Pschyrembel

Suchen. Finden. Sicher sein.

Monatliche Aktualisierung

NUTZEN SIE PSCHYREMBEL ONLINE 3 MONATE KOSTENLOS UND UNVERBINDLICH

So funktioniert's:

1 Gehen Sie auf **pschyrembel.de**

2 Klicken Sie in der rechten oberen Ecke auf **Login** und auf **Mitarbeiter-Code einlösen**

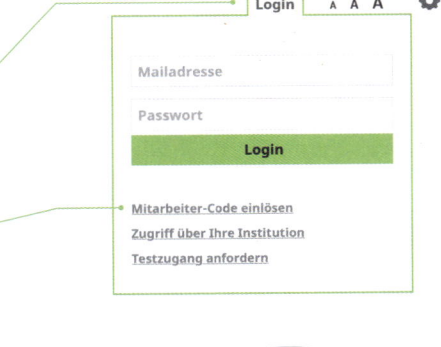

3 Geben Sie Ihren Namen, Ihre E-Mail-Adresse und **den folgenden Code*** ein:

D1664728

4 Sie erhalten Ihre **Zugangsdaten per E-Mail** und können sich damit auf **pschyrembel.de** einloggen.

pschyrembel.de

*Gültig bis zum 31.12.2023

Pschyrembel
Klinisches Wörterbuch

268., neu bearbeitete Auflage

Pschyrembel
Klinisches Wörterbuch

268., neu bearbeitete Auflage

DE GRUYTER

Wichtiger Hinweis:
Der Verlag hat für die Wiedergabe aller in diesem Buch enthaltenen Informationen (Programme, Verfahren, Mengen, Dosierungen, Applikationen usw.) mit Autoren und Herausgebern große Mühe darauf verwandt, diese Angaben genau entsprechend dem Wissensstand bei Fertigstellung des Werkes abzudrucken. Trotz sorgfältiger Manuskriptherstellung und Korrektur des Satzes können Fehler nicht ganz ausgeschlossen werden. Autoren bzw. Herausgeber und Verlag übernehmen infolgedessen keine Verantwortung und keine daraus folgende oder sonstige Haftung, die auf irgendeine Art aus der Benutzung der in dem Werk enthaltenen Informationen oder Teilen davon entsteht.

Die Wiedergabe von Gebrauchsnamen, Handelsnamen, Warenbezeichnungen und dergleichen in diesem Buch berechtigt nicht zu der Annahme, dass solche Namen ohne Weiteres von jedermann benutzt werden dürfen. Vielmehr handelt es sich häufig um gesetzlich geschützte, eingetragene Warenzeichen, auch wenn sie nicht eigens als solche gekennzeichnet sind.

ISBN 978-3-11-068325-7

Library of Congress Cataloging-in-Publication Data
A CIP catalog record for this book has been applied for at the Library of Congress.

Library of Congress Control Number: 2020931449

Bibliografische Information der Deutschen Nationalbibliothek
Die Deutsche Nationalbibliothek verzeichnet diese Publikation in der Deutschen Nationalbibliografie; detaillierte bibliografische Daten sind im Internet über https://portal.dnb.de abrufbar.

© 2020 Walter de Gruyter GmbH, Berlin/Boston

Einbandabbildung: Getty Images
Satz: Meta Systems Publishing & Printservices GmbH, Wustermark
Druck: Parzeller print & media GmbH & Co. KG

♾ Gedruckt auf UPM Cote matt, alterungsbeständig, lebensmittelunbedenklich.
Printed in Germany
www.degruyter.com

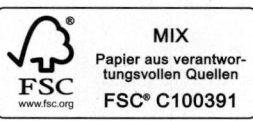

„Die klare Sprache, der Wille zur verständlichen Erklärung, die Forderung und das beständige Bemühen um schrittweise Erläuterung auch komplizierter Zusammenhänge waren die Kernpunkte seiner praxisorientierten Lehre."

Prof. Dr. med. J. W. Dudenhausen
über Willibald Pschyrembel,
dem Namensgeber des Klinischen Wörterbuchs

Vorwort

Liebe Leserin, lieber Leser,

hier und heute halten Sie die neueste, die 268. Auflage des Pschyrembel in den Händen. „Der Pschyrembel", das heißt:

- **Seit 1894**, also über 125 Jahren, *das* Standardnachschlagewerk in der Medizin
- **267 Druckauflagen** mit einer insgesamt zweistelligen Millionenauflage – und seit 2006 eine Online-Plattform mit inzwischen ca. 50.000 qualitätsgesicherten Einträgen
- Fundiertes Wissen zu **25.000 Krankheiten**, Beschwerden, Medikamenten, Diagnose- und Therapieverfahren

Ein Grund sich zurückzulehnen?

Nein. Vor drei Jahren haben wir mit der 267. Auflage dem Pschyrembel ein neues Gewand gegeben: im dreispaltigen Buchformat, mit besserer Typographie und Lesbarkeit und im Inneren einem durchgängigen Schwerpunkt auf die aktuelle Therapie von Krankheiten und Notfällen.

Dass diese Neukonzeption bei Zehntausenden von Leserinnen und Lesern auf große Zustimmung gestoßen ist, hat uns sehr gefreut.

Die jetzt vorliegende 268. Auflage hat sich der Forderung gestellt, die aktuellen Entwicklungen der Medizin wiederzugeben, die mehr denn je in unser Leben eingegriffen haben und eingreifen:

- Rund 20 Artikel beleuchten die Corona-Pandemie vom Erreger über die Klinik von COVID-19, von der Epidemiologie bis zur Seuchenhygiene.
- Up to date behandeln weitere Artikel die Brennpunkte von Medizin und Gesundheitsversorgung: ob zur Sterbehilfe, zur neuen generalistischen Pflegeausbildung oder zum mit dem Nobelpreis ausgezeichneten Konzept, Tumoren durch Checkpoint-Inhibitoren zu behandeln: Überall können Sie sich auf präzise, vor allem aber aktuelle Informationen verlassen.
- Deutlich ausgeweitet und differenzierter denn je sind die Informationen zu den Laborwerten und zur Arzneitherapie: Über 1.150 Artikel sind dafür neu verfasst und in ihrem klinischen Informationsgehalt verbessert worden.

Um das übersichtliche Format des Pschyrembel zu erhalten, wurden auf der anderen Seite die Informationen zu den Grundlagenbegriffen aus Physik, Chemie und Biologie gerafft. Wir glauben, dass dies kein Verlust ist, sondern ein Gewinn: So rückt im Pschyrembel noch mehr ins Zentrum, wofür dieses einmalige Nachschlagewerk einst geschaffen wurde: ein *Klinisches* Wörterbuch zu sein. Die Inhalte gehen selbstverständlich nicht verloren: Sie finden diese weiterhin auf Pschyrembel Online in voller Länge.*

Geblieben ist dagegen, was in der heutigen Ära voller oberflächlicher Informationsangebote wichtiger ist denn je: die gewissenhafte Arbeit von 205 Fachautoren aus Klinik und Praxis, der Pflege- und Hebammenprofession sowie

Vorwort

Psychotherapie und Logopädie. Und eine von Medizinern geleitete Fachredaktion, die die Arbeit der Fachautorinnen und -autoren koordiniert und deren Qualität sichert anhand der aktuellen in Deutschland, Österreich und der Schweiz gültigen **medizinischen Leitlinien**.

Geblieben ist auch die Tradition, der **Steinlaus** von Loriot Referenz zu erweisen – ein Artikel, der auch in der hier vorliegenden 268. Auflage des Pschyrembel nicht fehlen darf.

In diesem Sinne wünschen wir Erkenntnisgewinn und gleichermaßen praktischen Nutzen mit Ihrem neuen Pschyrembel.

Ein letztes: Ihr Echo und Ihre Kritik sind uns wichtig – und deshalb danken wir schon jetzt für Ihre Hinweise und Anregungen. Schreiben Sie per E-Mail an: **redaktion@pschyrembel.de**.

Berlin, im September 2020

Daniel Tiemann
Vice President Science, Technology, Medicine

Dr. med. Arne Schäffler
Leitung Fachredaktion Pschyrembel

* Außer in Buchform können Sie die Inhalte des Pschyrembels natürlich auch online durchsuchen und nutzen. Dazu erhalten Sie von uns für drei Monate freien Zugang zu www.pschyrembel.de. Schauen Sie einfach rein – wir freuen uns über Ihr Interesse!

Autoren

Allergologie

Prof. Dr. med. Bettina Wedi
Medizinische Hochschule Hannover
Klinik für Dermatologie, Allergologie
Carl-Neuberg-Straße 1
30625 Hannover

Allgemeinchirurgie

PD Dr. med. Robert Pfitzmann
DRK Kliniken Berlin-Mitte
Klinik für Allgemein- und Viszeralchirurgie
Drontheimer Straße 39–40
13359 Berlin

Allgemeinmedizin

Prof. Dr. med. Vittoria Braun
Charité – Universitätsmedizin Berlin
Charité Centrum für Human- und
Gesundheitswissenschaften (CC 1)
Institut für Allgemeinmedizin
Charitéplatz 1
10117 Berlin

Anästhesiologie

Prof. Dr. med. Michael Bucher
Universitätsklinik für Anästhesiologie und
Operative Intensivmedizin
Ernst-Grube-Straße 40
06120 Halle (Saale)

Anatomie, Embryologie und Zellbiologie

Dr. med. Eva-Maria Arlt
BG Klinikum
Bergedorfer Straße 10
21033 Hamburg

Prof. Dr. med. Jürgen Giebel
Dr. med. Bärbel Miehe
Dr. med. vet. Jens Weingärtner
Ernst-Moritz-Arndt-Universität Greifswald
Universitätsmedizin Greifswald
Institut für Anatomie und Zellbiologie
Friedrich Loeffler-Straße 23c
17487 Greifswald

Prof. Dr. Kerstin Krieglstein
Universitätsklinikum Freiburg
Institut für Anatomie und Zellbiologie
Albertstraße 17
79104 Freiburg

Dr. med. Dorit Schöller
Universitätsfrauenklinik Tübingen
Calwerstraße 7
72076 Tübingen

Dr. med. Svenja Schubring-Wübbe
Kanaldamm 131
25436 Tornesch

Dr. med. Andreas Zakrzewicz
Charité – Universitätsmedizin Berlin
Charité Centrum für Grundlagenmedizin (CC 2)
Institut für Physiologie
Charitéplatz 1
10117 Berlin

Andrologie

Dr. med. Joseph Dietrich
Oskar-Maria-Graf-Weg 2
86637 Wertingen

Angiologie

Prof. Dr. med. Sigrid Nikol
Asklepios Klinik Sankt Georg
Klinische und Interventionelle Angiologie
Lohmühlenstraße 5
20099 Hamburg

Arbeitsmedizin

Prof. Dr. med. habil. Hubert Meinel
Ernst-Moritz-Arndt-Universität Greifswald
Universitätsmedizin Greifswald
Institut für Community Medicine
Teterower Straße 78
17179 Gnoien

Arzneimittelrecht

Dr. Michael Binger
Hessisches Ministerium für Soziales und
Integration
Arzneimittel-, Apotheken-, Transfusions- und
Betäubungsmittelwesen
Dostojewskistraße 4
65187 Wiesbaden

Augenheilkunde

Prof. Dr. med. Uwe Pleyer
Charité – Universitätsmedizin Berlin
Charité Centrum für Augen- und HNO-
Heilkunde (CC 16)
Klinik für Augenheilkunde
Augustenburger Platz 1
13353 Berlin

Biochemie

Khalil Ahmad
Mag. pharm. Dr. Mario Wurglics
Goethe-Universität
Fachbereich Biochemie, Chemie, Pharmazie
Max von Laue-Straße 9
60438 Frankfurt am Main

Dr. Thorsten Jürgen Maier
Institut for Biomedicin
Vennelyst Boulevard
48000 Aarhus C
Dänemark

Autoren

Prof. Dr. rer. nat. Reinhard Walther
Ernst-Moritz-Arndt-Universität Greifswald
Universitätsmedizin Greifswald
Institut für Medizinische Biochemie und
Molekularbiologie
Ferdinand-Sauerbruch-Straße
17475 Greifswald

Chemie

Dipl. Chem. Matthias Gabler
Goethe-Universität
Institut für Pharmazeutische Chemie
Max von Laue-Straße 9
60438 Frankfurt am Main

Jan Christoph Peinemann
Henningstraße 6
21337 Lüneburg

Dermatologie

Dr. med. Berthold Gehrke
Klenzestraße 59
80469 München

Prof. Dr. med. Bettina Wedi
Medizinische Hochschule Hannover
Klinik für Dermatologie, Allergologie
Carl Neuberg-Straße 1
30625 Hannover

E-Health

PD Dr. med. Dr. rer. pol. habil. Karl Jähn
Praxis für Allgemeinmedizin
Giesebrechtstr. 7
10629 Berlin

Endokrinologie
und Stoffwechselmedizin

PD Dr. med. Thomas Bobbert
PD Dr. med. Knut Mai
Charité – Universitätsmedizin Berlin
Charité Centrum für Innere Medizin (CC 13)
Klinik für Endokrinologie, Diabetes
Charitéplatz 1
10117 Berlin

Ernährungsmedizin

Dr. med. Maren Abu-Amasheh
Deutsche Rentenversicherung Bund
Hirschberger Straße 4
10317 Berlin

Forensische Psychiatrie

Agata Maksymczak-Tretter
Isar-Amper-Klinikum München-Ost
Klinik für Forensische Psychiatrie
Vockestaße 72
85540 Haar bei München

Gastroenterologie

Dr. med. Markus Escher
Eltinger Straße 13
71229 Leonberg

Prof. Dr. med. Mathias Plauth
Städtisches Klinikum Dessau
Klinik für Innere Medizin
Auenweg 38
06847 Dessau-Roßlau

Dr. med. Anna-Elisa Schulze-Schleithoff
Universitätsklinikum Heidelberg
Gastroenterologie
Im Neuenheimer Feld 410
69120 Heidelberg

Geburtshilfe
und Perinatalmedizin

Dr. med. Kay Goerke
Hunsrück Klinik
Gynäkologie und Geburtshilfe
Holzbacher Straße 1
55469 Simmern

Geriatrie und Gerontologie

Dr. med. Anne-Grit Bialojan
Klinikum Pritzwalk
Klinik für Geriatrie
Giesensdorfer Weg 2a
16928 Pritzwalk

Gerontopsychiatrie
und -psychotherapie

Dr. med. Dipl.-Psych. Rainer Schaub
Klinikum am Weissenhof
Klinik für Gerontopsychiatrie und
-psychotherapie
Weißenhof1/1
74189 Weinsberg

Geschichte der Pharmazie
und Medizin

Prof. Dr. rer. nat. habil. Dipl.-Hist.
Christoph Friedrich
Philipps-Universität
Institut für Geschichte der Pharmazie
Roter Graben 10
35032 Marburg

Gesundheits-
und Krankenpflege

Thomas Buchholz
Am Feldsaum 5
76316 Malsch, Sulzbach

Natascha Möller-Woltemade
BEO Med Consulting Berlin
Alte Dorfstraße 38
21684 Stade

Angelika Warmbrunn
Ellen Scheuner-Weg 43
48147 Münster

Susanne Wied
An St. Swidbert 23
40489 Düsseldorf

Gesundheitswesen

Dr. med. Manfred Georg Krukemeyer
Paracelsus-Kliniken Deutschland
Sedanstraße 109
49076 Osnabrück

Gynäkologie

Dr. med. Ricca Kellermann
Haller Weg 8
33617 Bielefeld

Hämatologie und Onkologie

PD Dr. med. habil. Sebastian Fetscher
Sana Kliniken
Klinik für Hämatologie, Onkologie und
Immunologie
Kronsforder Allee 71–73
23560 Lübeck

Dr. med. univ. et scient. med. Katharina Troppan
Medizinische Universität Graz
Klinische Abteilung für Hämatologie
Auenbruggerplatz 36
8036 Graz
Österreich

Hämostaseologie

PD Dr. med. Jürgen Koscielny
Charité – Universitätsmedizin Berlin
Charité Centrum für Tumormedizin (CC 14)
Institut für Transfusionsmedizin
Charitéplatz 1
10117 Berlin

Hals-Nasen-Ohrenheilkunde

Prof. Dr. med. Dr. h.c. Heinrich Iro
Dr. med. Frank Waldfahrer
Universitätsklinikum Erlangen
Hals-Nasen-Ohren-Klinik, Kopf- und
Halschirurgie
Waldstraße 1
91054 Erlangen

Hebammenwissenschaft

Prof. Dr. Nicola H. Bauer
Studienbereich Hebammenwissenschaft
Hochschule für Gesundheit
Gesundheitscampus 6–8
44801 Bochum

Herzchirurgie

Prof. Dr. med. Michael Schmoeckel
Asklepios Klinik Sankt Georg
Lohmühlenstraße 5
20099 Hamburg

Humangenetik

Prof. Dr. med. Jürgen Kunze
Universitätsklinikum Halle (Saale)
Humangenetische Diagnostik
Ernst-Grube-Straße 40
06120 Halle (Saale)

Humor in der Medizin

Dr. med. Eckart von Hirschhausen
Herbert Management
Ansprechpartnerin: Sarah Ann Schneider
Im Sachsenlager 15
60322 Frankfurt

Hygiene und Umweltmedizin

Prof. Dr. med. Klaus Fiedler
Gesellschaft für Hygiene, Umweltmedizin und
Präventivmedizin
Am Treptower Park 21
12435 Berlin

Dr. med. Birger Heinzow
Tondernerstraße 18
24106 Kiel

Infektiologie

Dr. med. Ricarda Heller
Rurweg 11
53129 Bonn

Dr. med. Martin Schneider
Global Studies Institute
Case postale
1211 Genève 4
Schweiz

Innere Medizin

Dr. med. Guido Hollstein
Facharzt für Innere Medizin
Zur Russeer Au 6
24111 Kiel

Intensivmedizin

Dr. med. Markus Lüdi
Prof. Dr. med. Frank Stüber
Inselspital Bern
Universitätsklinik für Anästhesiologie
Freiburgstraße 4
3010 Bern
Schweiz

Prof. Dr. med. Thomas Nicolai
Kinderklinik und Kinderpoliklinik
im Dr. von Haunerschen Kinderspital
Lindwurmstraße 4
80337 München

Prof. Dr. Gunter Nils Schmidt
Asklepios Klinik Altona
Anästhesiologie, Intensivmedizin,
Notfallmedizin und Schmerztherapie
Paul Ehrlich-Straße 1
22763 Hamburg

Dr. med. Philipp Venetz
Universitätsklinik für Intensivmedizin
Inselspital Bern
Freiburgstraße 4
3010 Bern
Schweiz

Kardiologie

Prof. Dr. med. Christian Butter
Herzzentrum Brandenburg
Immanuel Klinikum Bernau
Ladeburger Straße 17
16321 Bernau

PD Dr. med. Gerian Grönefeld
Asklepios Klinik Barmbek
Kardiologie
Rübenkamp 220
22307 Hamburg

Dr. med. Boris Leithäuser
Preventive Care Center
Martinistraße 64
20251 Hamburg

Prof. Dr. med. Malte Meesmann
Stiftung Juliusspital
Kardiologie und Internistische
Intensivmedizin
Juliuspromenade 19
97070 Würzburg

Autoren

Dr. med. Anselm Schaumann
Asklepios Klinik Altona
Kardiologie
Paul-Ehrlich-Straße 1
22763 Hamburg

Kinderaugenheilkunde

Univ.-Prof. Dr. med. Daniel J. Salchow
Charité – Universitätsmedizin Berlin
Charité Centrum für Augen- und HNO-Heilkunde (CC 16)
Klinik für Augenheilkunde
Augustenburger Platz 1
13353 Berlin

Kinderchirurgie

Prof. Dr. med. Stuart Hosie
Kinderklinik München Schwabing
Klinik für Kinderchirurgie
Kölner Platz 1
80804 München

Kindergastroenterologie und -hepatologie

Prof. Dr. med. Heiko Witt
Pädiatrische Ernährungsmedizin TUM
Else Kröner-Fresenius-Zentrum (EKFZ)
Gregor-Mendel-Straße 2
85354 Freising

Kinder-Herz- und Thoraxchirurgie

Prof. Dr. med. Boulos Asfour
Asklepios Klinik Sankt Augustin
Kinder Herz- und Thoraxchirurgie
Arnold-Janssen-Straße 29
53757 St. Augustin

Kinderkardiologie

Dr. med. Thomas Boeckel
Praxis für Kinderheilkunde und Kinderkardiologie/EMAH
Prager Straße 10
10779 Berlin

Kindernephrologie

Dr. med. Peter Strotmann
Kinderklinik München Schwabing
Poliklinik für Kinder- und Jugendmedizin
Parzivalstraße 16
80804 München

Kinderorthopädie

Prof. Dr. med. Gerd Horneff
Asklepios Klinik St. Augustin
Zentrum für Allgemeine Kinderheilkunde
Arnold-Janssen-Straße 29
53757 St. Augustin

Kinder- und Jugendpsychiatrie

Prof. Dr. Günter Esser
Akademie für Psychotherapie und Interventionsforschung an der Universität Potsdam
Friedrich-Ebert-Straße 112
14467 Potsdam

Klinische Pharmakologie

Prof. Dr. rer. nat. Anne Eckert
Universitäre Psychiatrische Kliniken Basel
Neurobiologisches Labor
Wilhelm-Klein-Straße 27
4002 Basel
Schweiz

Dr. med. Christiane Korsukéwitz
Wilskistraße 98
14163 Berlin

Klinische Pharmazie

Prof. Dr. Hans-Peter Lipp
Prof. Dr. Peter Ruth
Eberhard Karls Universität
Pharmazeutisches Institut
Auf der Morgenstelle 8
72076 Tübingen

Prof. Dr. Ulrich Jaehde
Rheinische Friedrich-Wilhelms-Universität
Pharmazeutisches Institut
An der Immenburg 4
53121 Bonn

Dr. rer. nat. Elfriede Nusser-Rothermundt
Geislingerstraße 19
73312 Geislingen/Stg.

Jun.-Prof. Dr. Oliver Scherf-Clavel
Universitätsklinikum Würzburg
Institut für Pharmazie und Lebensmittelchemie
Am Hublandpsy
97074 Würzburg

Prof. Mag. pharm. Dr. rer. nat. Wolfgang Schlocker
Centrum für Chemie und Biomedizin
Innrain 80–82
6020 Innsbruck
Österreich

Ao. Univ.-Prof. Mag. Dr. rer. nat. Martin Schmid
Karl-Franzens-Universität Graz
Institut für Pharmazeutische Wissenschaften
Universitätsplatz 4/I
8010 Graz
Österreich

Klinische Psychologie

Prof. Dr. Georg W. Alpers
Universität Mannheim
Klinische Psychologie und Psychotherapie
Postfach 103462
68131 Mannheim

Prof. Dr. rer. nat. Eni S. Becker
Radboud University
Clinical Psychology
Montessorilaan 3
6500 Nijmegen
Niederlande

Prof. Dr. Dr. Jürgen Bengel
Albert-Ludwig-Universität Freiburg
Institut für Psychologie
Engelbergerstraße 41
79085 Freiburg

Prof. Dr. Tilmann Habermas
Goethe-Universität
Institut für Psychologie
Theodor-W.-Adorno-Platz 6
60629 Frankfurt am Main

Prof. Dr. rer. soc. Jürgen Margraf
Ruhr-Universität Bochum
Fakultät für Klinische Psychologie
Massenbergstraße 9–13
44787 Bochum

PD Dr. rer. nat. Gunther Meinlschmidt
Universität Basel
Fakultät für Psychologie
Missionsstraße 60
4055 Basel
Schweiz

Prof. Dr. Winfried Rief
Philipps-Universität
Psychotherapie-Ambulanz
Gutenbergstraße 18
35032 Marburg

Prof. Dr. Bernd Röhrle
Philipps-Universität
Fachbereich Psychologie
Verdistraße 8
72768 Reutlingen

Prof. Dr. rer. nat. Rolf-Dieter Stieglitz
Universitäre Psychiatrische Kliniken Basel
Wilhelm Klein-Straße 27
4002 Basel
Schweiz

Klinische Toxikologie

Dr. rer. nat. Herbert Desel
Bundesinstitut für Risikobewertung (BfR)
Postfach 12 69 42
10609 Berlin

Prof. Dr. med. Christian Fleck
Erfurter Straße 60
07743 Jena

Komplementärmedizin

Dr. med. Annette Güntert
Bundesärztekammer
Arbeitsgemeinschaft der deutschen
Ärztekammern
Herbert Lewin-Platz 1
10623 Berlin

Dr. med. Ursula Hackermeier
Prof. Dr. med. Dr. rer. nat. Bernhard Uehleke
Immanuel Krankenhaus Berlin
Abteilung für Naturheilkunde
Königstraße 63
14109 Berlin

Prof. Dr. Jürgen Reichling
Keplerstraße 33
69207 Sandhausen

Dr. med. Volker Schmiedel
Paramed AG
Ambulatorium für Komplementärmedizin
Neugasse 42
6340 Baar
Schweiz

Susanne Wied
An St. Swidbert 23
40489 Düsseldorf

Laboratoriumsmedizin

Prof. Dr. Hermann Füeßl
Praxis für integrative Innere Medizin
Renatastraße 50
80639 München

Dr. med. Sibylle Lahmeyer
Blankensteinstraße 6
71726 Benningen

Logopädie

Dietlinde Schrey-Dern
RWTH Aachen
Lehr- und Forschungslogopädie
Segnistraße 23
52066 Aachen

Barbara Engell
Elke Oetken
Peter Schneider
Ulrike Stiller
Uniklinik RWTH Aachen
Pauwelsstraße 30
52074 Aachen

Medizinethik

Dr. med. Dagmar Lühmann
Universitätsklinikum Hamburg-Eppendorf
Institut für Allgemeinmedizin
Martinistraße 52
20246 Hamburg

Medizinische Soziologie

Prof. Dr. Olaf von dem Knesebeck
Universitätsklinikum Hamburg-Eppendorf
Institut für Medizinische Soziologie
Martinistraße 52
20246 Hamburg

Medizinische Statistik und Studiendesign

Prof. Dr. med. Eva-Maria Bitzer
Pädagogische Hochschule Freiburg
Fachrichtung Public Health
Kunzenweg 21
79117 Freiburg

Jan Felix Kersten
Universitätsklinikum Hamburg-Eppendorf
Institut für Medizinische Biometrie und
Epidemiologie
Martinistraße 52
20246 Hamburg

Dr. Francesc Salvat-Pujol
Goethe-Universität
Institut für Theoretische Physik
Max-von-Laue-Straße 1
60438 Frankfurt am Main

Dr. rer. nat. Steven Talbot
Lehrter Straße 51
30559 Hannover

Medizinrecht

Prof. Dr. Martin H. Stellpflug
Dr. Thomas Bohle
Dr. Maximilian Warntjen
Dr. Jan Moeck
Christian Pinnow
Constanze Barufke
Dierks und Bohle Rechtsanwälte
Partnerschaft mbB
Kurfürstendamm 195
10707 Berlin

Molekulargenetik

Prof. Dr. rer. nat. Wolfgang Berger
Universität Zürich
Institut für Medizinische Molekulargenetik
Wagistraße 12
8952 Schlieren
Schweiz

Neonatologie

Dr. med. Andreas Mollweide
Kinderklinik München Schwabing
Klinik und Poliklinik für Kinder- und
Jugendmedizin
Kölner Platz 1
80804 München

Autoren

Neurochirurgie

Prof. Dr. med. habil. Michael R. Gaab
Facharzt für Neurochirurgie
Luisenstraße 10/11
30519 Hannover

Neurologie

Doz. Mag. Dr. Georg Dirnberger
Dominikanerbastei 3
1010 Wien
Österreich

Dr. med. Korina Tietjen
Klinikum Wolfsburg
Akademisches Lehrkrankenhaus der
Medizinischen Hochschule Hannover
Sauerbruchstr. 7
38440 Wolfsburg

Neuropädiatrie

Prof. Dr. med. Volker Mall
Lehrstuhl für Sozialpädiatrie TU MÜ
Heiglhofstraße 63
81377 München

Neuropathologie

Prof. Dr. med. Hans-Hilmar Goebel
Prof. Dr. med. Werner Stenzel
Charité – Universitätsmedizin Berlin
Charité Centrum für Neurologie,
Neurochirurgie und Psychiatrie (CC 15)
Institut für Neuropathologie
Charitéplatz 1
10117 Berlin

Notfallmedizin

Dr. med. Joachim Koppenberg
Ospidal-Gesundheitszentrum Unterengadin
Center da Sandà Engiadina Bassa
Via da l'Ospidal 280
7550 Scuol
Schweiz

Dr. med. Jochen Thiele
Asklepios Institut für Notfallmedizin (IfN)
Eißendorfer Pferdeweg 52
22075 Hamburg

Nuklearmedizin

Prof. Dr. med. Winfried Brenner
Charité – Universitätsmedizin Berlin
Klinik für Nuklearmedizin
Charitéplatz 1
10117 Berlin

Dr. med. Martin Heuschkel
Klinik und Poliklinik für Nuklearmedizin
Universitätsmedizin Rostock
Gertrudenplatz 1
18057 Rostock

Prof. Dr. Hans-Jürgen Machulla
Eberhard Karls-Universität Tübingen
Abteilung Nuklearmedizin
Otfried-Müller-Straße 14
72026 Tübingen

Orthopädie und Unfallchirurgie

Dr. med. Sebastian Hentsch
Bundeswehrzentralkrankenhaus Koblenz
Klinik für Unfallchirurgie und Orthopädie
Rübenacher Straße 170
56072 Koblenz

Prof. Dr. med. Roland E. Willburger
Martin-Luther Krankenhaus Wattenscheid
Voedestraße 79
44866 Bochum

Pädiatrie (Kinder- und Jugendmedizin)

Dr. med. Ute Krause
Karpfenweg 5
42477 Radevormwald

Pädiatrische Endokrinologie

PD Dr. med. Walter Bonfig
Klinikum rechts der Isar
Ismaninger Straße 22
81675 München

Pädiatrische Immunologie

Dr. med. Dr. sci. nat. Fabian Hauck
Kinderklinik und Kinderpoliklinik
im Dr. von Haunerschen Kinderspital
Lindwurmstraße 4
80337 München

Pädiatrische Infektiologie

Prof. Dr. med. Reinhard Berner
Klinik und Poliklinik für Kinder- und
Jugendmedizin
Universitätsklinikum Carl Gustav Carus an der
Technischen Universität Dresden
Fetscherstraße 74
01307 Dresden

Pädiatrische Onkologie und Hämatologie

Prof. (em.) Dr. med. Dr. h.c. Günter Henze
Charité – Universitätsmedizin Berlin
Charité Centrum Frauen-, Kinder- und
Jugendmedizin mit Perinatalzentrum und
Humangenetik (CC 17)
Augustenburger Platz 1
13353 Berlin

Dr. med. univ. et scient. med. Katharina Troppan
Medizinische Universität Graz
Auenbruggerplatz 2
8036 Graz
Österreich

Pädiatrische Pneumologie

Stephan Ingrisch
Fachklinik Gaißach der Deutschen
Rentenversicherung Bayern Süd
Zentrum für chronische Erkrankungen Kinder
– Jugendliche – Eltern
Dorf 1
83674 Gaißach

Pathologie

Dr. med. Christiane Blind
DRK Kliniken Westend
Institut für Pathologie
Spandauer Damm 130
14050 Berlin

Prof. Dr. med. Frederick Klauschen
Dr. med. Andrea Ullrich
Charité – Universitätsmedizin Berlin
Institut für Pathologie
Charitéplatz 1
10117 Berlin

Prof. Dr. med. Lydia Brandl
Pathologisches Institut der LMU München
Thalkirchnerstraße 36
80337 München

Pflegeversicherung und Pflegerecht

Dr. med. Thomas Gaertner
MDK Hessen
Zimmersmühlenweg 23
61440 Oberursel

Dr. med. Hans Gerber
ehemaliger Leitender Arzt
ehemaliger Leiter Sozialmedizinische
Expertengruppe „Pflege" der MDK-
Gemeinschaft (SEG 2)
Breitensteinstraße 3
83059 Kolbermoor

Pflegewissenschaft

Prof. Dr. Sabine Bartholomeyczik
Universität Lehrstuhl Pflegewissenschaft
Heiligenbergstraße 19
69121 Heidelberg

Physiologie

Dr. med. Bergita Ganse
Manchester Metropolitan University
Research Centre for Musculoskeletal Science &
Sports Medicine
Faculty of Science and Engineering
John Dalton Building
Manchester M15GD
Großbritannien

Prof. Dr. med. Axel R. Pries
Charité – Universitätsmedizin Berlin
Institut für Physiologie
Charitéplatz 1
10117 Berlin

Dr. med. Marianne Schoppmeyer
Deisterstraße 9
48527 Nordhorn

Prof. Dr. Sebastian Straube BM BCh, MA (Oxon), DPhil
Division of Preventive Medicine, Department of Medicine, University of Alberta
5-30 University Terrace
8303 – 112 Street
Edmonton, AB T6G 2T4
Kanada

Proktologie

Dr. med. Stefan Eisoldt
Zürcherstrasse 11
8854 Siebnen
Schweiz

Psychiatrie und Psychotherapie

PD Dr. med. habil. Ronald Bottlender
Klinikum Lüdenscheid
Klinik für Psychiatrie und Psychotherapie
Paulmannshöher Straße 14
58515 Lüdenscheid

Prof. Dr. Peter Brieger
kbo-Isar-Amper-Klinikum
Vockestraße 72
85540 Haar bei München

Prof. Dr. med. Thomas Bronisch
Neureutherstraße 12
80799 München

Prof. Dr. med. Peter Falkai
Klinikum der Universität München
Klinik für Psychiatrie und Psychotherapie
Nußbaumstraße 7
80336 München

Univ.-Prof. Dr. med. Hans-Jörgen Grabe
Universitätsmedizin Greifswald
Ellernholzstraße 1–2
17475 Greifswald

Prof. Dr. med. Martin Hatzinger
solothurner spitäler
Kliniken für Psychiatrie, Psychotherapie
und Psychosomatik, Psychiatrische Dienste
Weissensteinstrasse 102
4503 Solothurn
Schweiz

Prof. Dr. med. Achim Haug
Universität Zürich und Clienia AG
Neumarkt 4
8400 Winterthur
Schweiz

Dr. med. Michael Lucht
Helios Hanseklinikum Stralsund
Klinik und Poliklinik für Psychiatrie und
Psychotherapie
Rostocker Chaussee 70
18437 Stralsund

Prof. Dr. med. Hans-Jürgen Luderer
Klinikum am Weissenhof
Weißenhof 1/1
74189 Weinsberg

Prof. Dr. med. Wolfgang Maier
Universitätsklinikum Bonn
Klinik für Psychiatrie und Psychotherapie
Sigmund-Freud-Straße 25
53105 Bonn

PD Dr. med. Thomas Messer
Danuvius Klinik Pfaffenhofen
Fachklinik für Psychiatrie, Psychotherapie und
Psychosomatik
Krankenhausstraße 68
85276 Pfaffenhofen

Dr. med. Jennifer Schiffers
92627 Costa Mesa, CA
USA

Prof. Dr. med. Ulrich Schweiger
Helios Hanseklinikum Stralsund
Klinik für Psychiatrie und Psychotherapie
Rostocker Chaussee 70
18437 Stralsund

PD Dr. med. Dipl.-Psych. Roland Vauth
Universitäre Psychiatrische Kliniken Basel
Kornhausgasse 7
4051 Basel
Schweiz

Dr. med. Birgit Völkel
Fachärztin für Psychiatrie und Psychotherapie
Altheimer Eck 13
80331 München

Psychologische Psychotherapie

Univ.-Prof. Dr. Alexander L. Gerlach
Universität zu Köln
Department Psychologie
Pohligstraße 1
50969 Köln

Dr. Susanne Hedlund (Ph.D., USA)
Schön Klinik Roseneck
Am Roseneck 6
83209 Prien am Chiemsee

Prof. Dr. Thomas Heidenreich
Hochschule Esslingen
Fakultät Soziale Arbeit, Gesundheit und Pflege
Flandernstraße 101
73732 Esslingen am Neckar

Autoren

Vivian Keim
Evangelische Stiftung Alsterdorf
Dorothea-Kasten-Straße 3
22297 Hamburg

Dr. Barbara Schulte-Steinicke
Seelingstraße 21
39104 Magdeburg

Pulmologie

Dr. med. Uta Liebers
Charité – Universitätsmedizin Berlin
Charité Centrum für Innere Medizin (CC 12)
Klinik für Infektiologie und Pneumologie
Charitéplatz 1
10117 Berlin

Radiologie

Dr. med. Ernst-Joachim Malzfeldt
Asklepios Klinik Nord – Heidberg
Radiologie, Neuroradiologie
Tangstedter Landstraße 400
22417 Hamburg

Rechtsmedizin

Prof. Dr. med. Markus A. Rothschild
PD Dr. med. Sibylle Banaschak
Universitätsklinikum Köln
Institut für Rechtsmedizin
Melatengürtel 60/62
50823 Köln

Rehabilitationsmedizin

Dr. med. Wolfgang Cibis
Facharzt für Innere Medizin
Schleusenweg 5a
61206 Wöllstadt

Rheumatologie und Klinische Immunologie

Dr. med. Keihan Ahmadi-Simab
Klinikum Stephansplatz
Rheumatologie, Immunologie
Alte Oberpostdirektion, Stephansplatz 3
20354 Hamburg

Prof. Dr. med. Stefan Meuer
Universitätsklinikum Heidelberg
Institut für Immunologie
Im Neuenheimer Feld 305
69120 Heidelberg

Schlafmedizin

Dr. med. Johannes Beck
Klinik Sonnenhalde AG
Wilhelm Klein-Straße 27
4012 Basel
Schweiz

Dr. phil. Daniel Gassmann
Praxisgemeinschaft für Psychotherapie
Bundesgasse 16
3011 Bern
Schweiz

Dr. med. Peter Geisler
Klinik und Poliklinik für Psychiatrie und
Psychotherapie der Universität Regensburg
am Bezirksklinikum
Universitätsstraße 84
93053 Regensburg

Prof. Dr. rer. soc. Jürgen Zulley
Andreasstraße 2
93059 Regensburg

Sexualmedizin

Prof. Dr. med. Götz Kockott
Konrad-Witz-Straße 15
81479 München

Sozialmedizin und Public Health

PD Dr. med. Anne Berghöfer
Charité – Universitätsmedizin Berlin
Institut für Sozialmedizin, Epidemiologie und
Gesundheitsökonomie
Luisenstraße 57
10117 Berlin

Claudia Drechsel-Schlund
Berufsgenossenschaft für Gesundheitsdienst
Geschäftsführerin der Bezirksverwaltung
Röntgenring 2
97070 Würzburg

Silke Kramer
Medizinische Hochschule Hannover
Institut für Gesundheitssystemforschung
Carl-Neuberg-Straße 1
30625 Hannover

Sportmedizin

Dr. med. Nika Heidari
Praxis für Allgemein- und Sportmedizin
Eppendorfer Baum 21
20249 Hamburg

Dr. med. Andree Hillebrecht
Volkswagen Osnabrück GmbH –
Gesundheitswesen
Karmannstraße 1
49084 Osnabrück

Strahlentherapie

Dr. med. K. D. Haase
Medizinisches Versorgungszentrum Prof. Dr.
Uhlenbrock & Partner
Grünstr. 35
58095 Hagen

Prof. Dr. med. Oliver Lindner
Institut für Radiologie, Nuklearmedizin und
molekulare Bildgebung
Georgstraße 11
32545 Bad Oeynhausen

Thoraxchirurgie

Hermann Siegert
Bachstraße 54
70563 Stuttgart

Transfusionsmedizin

PD Dr. med. Oliver Meyer
Charité – Universitätsmedizin Berlin
Charité Centrum für Tumormedizin (CC 14)
Institut für Transfusionsmedizin
Hindenburgdamm 30
12203 Berlin

Prof. Dr. med. Axel Pruß
Charité – Universitätsmedizin Berlin
Charité Centrum für Tumormedizin (CC 14)
Institut für Transfusionsmedizin
Charitéplatz 1
10117 Berlin

Urologie

Dr. med. Joseph Dietrich
Oskar-Maria-Graf-Weg 2
86637 Wertingen

Prof. Dr. med. Dr. med. univ. Arkadiusz Miernik
Universitätsklinikum Freiburg
Klinik für Urologie
Hugstetter Straße 55
79106 Freiburg

Viszeralchirurgie

Dr. med. Johannes Diermann
Brandenburgische Straße 28
10707 Berlin

Zahn-, Mund- und Kieferheilkunde

Prof. Dr. med. dent. Michael Behr
Universitätsklinikum Regensburg
Poliklinik für Zahnärztliche Prothetik
Franz-Josef-Strauß-Allee 11
93053 Regensburg

PD Dr. med. dent. Christian Kirschneck
Prof. Dr. med. Dr. med. dent. Peter Proff
Universitätsklinikum Regensburg
Poliklinik für Kieferorthopädie
Franz-Josef-Strauß-Allee 11
93053 Regensburg

Zahnarzt Daniel P. Grotzer
Im Großen Freien 11
30559 Hannover

Prof. Dr. med. Dr. med. dent. Torsten E. Reichert
Universitätsklinikum Regensburg
Klinik und Poliklinik für Mund-, Kiefer- und Gesichtschirurgie
Franz-Josef-Strauß-Allee 11
93053 Regensburg

Prof. Dr. med. dent. Christian H. Splieth
Ernst-Moritz-Arndt-Universität Greifswald
Universitätsmedizin Greifswald
Abteilung für Präventive Zahnmedizin & Kinderzahnheilkunde
Rotgerberstraße 8
17475 Greifswald

Dr. med. dent. Ulrich Watzinger MSc
Werlbergerstr. 21
86551 Aichach

Hinweise zur Benutzung

Alphabetische Ordnung

Die Stichwörter sind alphabetisch geordnet. Die Umlaute ä, ö und ü werden eingeordnet wie ae, oe und ue sowie ß wie ss.

> Odynophagie
> Ödem
> Oedema glottidis

Dabei bleiben Zahlen, Bindestriche und Leerzeichen unberücksichtigt, ebenso Indizes und Exponenten.

> Tryptophan
> T-Score
> Tsetsefliegen

Griechische Buchstaben werden in der Regel ausgeschrieben, wenn sie fester Bestandteil des Stichworts sind.

> Betalactamasen unter *B*
> Gamma-Rhythmus unter *G*

Vorsilben von Eigennamen werden in der Sortierung berücksichtigt.

> De-Ritis-Quotient unter *D*
> McBurney-Punkt unter *M*

Stichwörter, die aus Adjektiv und Substantiv bestehen, sind unter dem Substantiv zu finden.

> adrenogenitales Syndrom unter *S*
> intrakranielles Aneurysma unter *A*

Ausnahme: Feststehende Begriffe finden sich unter dem vorangestellten Adjektiv.

> Akutes Abdomen unter *A*
> Multiple Sklerose unter *M*

Griechisches Alphabet

groß	klein	Name	Aussprache
Α	α	Alpha	a
Β	β	Beta	b
Γ	γ	Gamma	g
Δ	δ	Delta	d
Ε	ε	Epsilon	e
Ζ	ζ	Zeta	z
Η	η	Eta	e
Θ	θ, ϑ	Theta	th
Ι	ι	Jota	i
Κ	κ	Kappa	k
Λ	λ	Lambda	l
Μ	μ	My	m
Ν	ν	Ny	n
Ξ	ξ	Xi	x
Ο	ο	Omikron	o
Π	π	Pi	p
Ρ	ϱ	Rho	r
Σ	σ, ς	Sigma	s
Τ	τ	Tau	t
Υ	υ	Ypsilon	y
Φ	ϕ, φ	Phi	ph
Χ	χ	Chi	ch
Ψ	ψ	Psi	ps
Ω	ω	Omega	o

Abkürzungen

Über 400 Abkürzungen und wichtige Akronyme sind im Abkürzungsverzeichnis aufgeführt (siehe S. XIX). Spezifisch medizinische Abkürzungen und Akronyme finden Sich zudem im Lexikonteil an der entsprechenden Position im Alphabet als Artikel.

> KHK
> SSW

Terminologische Informationen

Dem Fließtext des jeweiligen Artikels vorangestellt sind folgende Informationen:
Betonung des Stichworts

> Fu̯ndus o̯culi = kurze Betonungszeichen
> Syndro̱m = langes Betonungszeichen

Geschlecht des Stichworts

> Mundflora *f* = Femininum
> Mundschutz *m* = Maskulinum
> Mundhöhlenkarzinom *n* = Neutrum

Mehrzahl des Stichworts

> Bakterien *pl* = Plural

… sowie **synonyme Bezeichnung, englische Übersetzung** und **geläufige Abkürzung** des Stichworts.

Sonderzeichen

Neben den üblichen mathematischen Symbolen und Sonderzeichen werden verwendet:

- ↑ Erhöhung eines Parameters
- ↓ Erniedrigung eines Parameters
- → Entwicklung, Abfolge, Reaktion in eine Richtung
- ⌀ Durchmesser
- ≈ ungefähr
- * Verweis im Fließtext (siehe unten)

Verweise

Fließtextverweise mit Asterisk (*) stehen am Ende des Wortteils, der im Alphabet nachzuschlagen ist.

> Gram*-Färbung.

„Siehe"-Verweise zeigen an inhaltlich passender Stelle auf Artikel mit erklärenden oder weiterführenden Informationen oder auf eine Abbildung oder Tabelle zum Stichwort.

Vergleiche-Verweise zeigen auf übergeordnete, gegensätzliche oder ergänzende Bezüge zum Stichwort, z. B.:

> Hämoglobinämie: … Die Ausscheidung erfolgt renal (vgl. Hämoglobinurie*).

Hinweise zur Benutzung

Quellen der Abbildungen

Soweit zu Abbildungen Quellen genannt werden, finden sich Quellennummern in eckigen Klammern, die in einem Verzeichnis am Ende des Bandes aufgelöst werden (ab S. 1997).

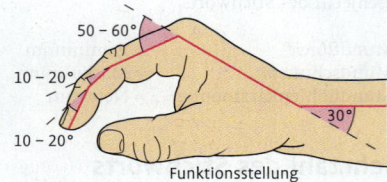

Immobilisierung der Hand [25]

Abkürzungen und Akronyme

Medizinisch gebräuchliche Abkürzungen, die im folgenden Verzeichnis nicht aufgeführt sind, finden sich als Stichworteinträge. Adjektive auf -isch und -lich werden in der Regel abgekürzt.

A

a	annus (Jahr)
A	Ampere
A.	Arteria
Aa.	Arteriae
Abb.	Abbildung
Abk.	Abkürzung
Abs.	Absatz
ACE-Hemmer	Angiotensin-Converting-Enzym-Hemmer
ACTH	adrenocorticotropes Hormon
ADH	antidiuretisches Hormon
AD(H)S	Aufmerksamkeitsdefizit-(Hyperaktivitäts-)Störung bzw. -Syndrom
ADP	Adenosindiphosphat
AFP	Alphafetoprotein
Ag	Antigen
AIDS	Acquired Immune Deficiency Syndrome
Ak	Antikörper
ALAT	Alanin-Aminotransferase (syn. Glutamat-Pyruvat-Transaminase)
ALL	akute lymphatische Leukämie
AMA	antimitochondriale Antikörper
AML	akute myeloische Leukämie
Amp.	Ampulle
ANA	Antinukleäre Antikörper
ANCA	antineutrophil cytoplasmic antibodies
Anti-HBc	Antikörper gegen Hepatitis-B-Core-Antigen
Anti-HBs	Antikörper gegen Hepatitis-B-Surface-Antigen
Anti-LC1-Antikörper	Anti-Leber-Zytosol-Antigen Typ 1-Antikörper
Anti-LKM-Antikörper	Anti-Leber-Nieren-Mikrosomen-Antikörper
Anti-SMA	antismooth muscle antibodies
a.p.	1. ante partum (vor der Geburt) 2. anterior-posterior (Strahlengang)
AP	1. Aktionspotential 2. Angina pectoris
aPTT	aktivierte partielle Thromboplastinzeit
Art.	Articulatio
ASL-Titer	Antistreptolysin-O-Titer
ATC-Klassifikation	Anatomisch-Therapeutisch-Chemische Klassifikation
ATP	Adenosintriphosphat

B

BCG	Bacille-Calmette-Guérin
Beta-HCG (auch ß-HCG)	Beta-humanes Choriongonadotropin
BfArM	Bundesinstitut für Arzneimittel und Medizinprodukte
BGA	Blutgasanalyse
BGB	Bürgerliches Gesetzbuch
BGBl.	Bundesgesetzblatt
BIPAP	biphasic positive airway pressure
BK	Berufskrankheit(en)
BMI	Body-Mass-Index
BNP	brain natriuretic peptide
BRAF	v-raf murine sarcoma viral oncogene homolog B1
BSE	bovine spongiforme Enzephalopathie
BSG	Blutkörperchensenkungsgeschwindigkeit
BZ	Blutzucker
bzw.	beziehungsweise

C

C	Kohlenstoff
CA	Cancer Antigen (125, 15-3, 19-9, 72-4 usw.)
ca.	circa
CAP-RAST	Carrier-Polymer-System-Radio-Allergo-Sorbent-Test
CAS-Nr.	Chemical-Abstracts-Service-Nummer
CCP	cyclische Citrullin Peptid-Antikörper
CCR5-Rezeptor	CC-Motiv-Chemokin-Rezeptor 5
CCT	kraniale Computertomografie, -tomogramm
cDNA	complementary DNA bzw. copy DNA
CEA	Carcino-embryonales Antigen
CE-Kennzeichnung	Communautés Européennes (Europäische Gemeinschaft)
CE-Winkel	Centrum-Ecken-Winkel nach Wiberg
CLL	chronische lymphatische Leukämie
CML	chronische myeloische Leukämie
CO2	Kohlendioxid
CoA	Coenzym A
COPD	chronic obstructive pulmonary disease
CPAP	continuous positive airway pressure
C-Peptid	Connecting-Peptid
C-Potenz	Centesimalpotenz
CRP	C-reaktives Protein
CT	Computertomografie, Computertomogramm
CTG	Kardiotokografie, Kardiotokogramm
CYFRA	Cytokeratinfragment
CYP	Zytochrom-P-450-Isoenzyme

D

d	Tag(e), täglich
D	Dezimalpotenz
D-A-CH	Deutschland-Österreich-Schweiz
DD	Differenzialdiagnose
d. h.	das heißt
DHEA, DHEAS	Dehydroepiandrosteron, Dehydroepiandrosteron-Sulfat
DIC	disseminated intravascular coagulation (disseminierte intravasale Gerinnung, Verbrauchskoagulopathie)
DIN	Deutsches Institut für Normung
DIN EN ISO	Deutsches Institut für Normung, Europäische Norm und International Organization for Standardization
4-DMAP	4-Dimethylaminophenol
DNA	Desoxyribonukleinsäure

Abkürzungen und Akronyme

DOPA	3,4-Dihydroxyphenylalanin	
D-Potenz	Dezimalpotenz	
DPP-4-Inhibitoren	Di-Peptidyl-Peptidase-4-Inhibitoren	
DRG	diagnosis related group	
DSA	digitale Subtraktionsangiografie	
DSM	Diagnostic and Statistical Manual of Mental Disorders	

E

- ECHO-Viren — Enteric Cytopathogenic Human Orphan-Viren
- E. coli — Escherichia coli
- ED — Einzeldosis
- EDTA — Ethylendiamintetraacetat
- EDV — elektronische Datenverarbeitung
- EE-Formen — exoerythrozytäre Vermehrungsstadien (Gewebeformen) der Malariaerreger
- EEG — Elektroenzephalografie, Elektroenzephalogramm
- E-Health — Electronic Health
- EHEC — enterohämorrhagische E. coli
- einschl. — einschließlich
- EKG — Elektrokardiografie, Elektrokardiogramm
- EL — Esslöffel
- ELISA — enzyme-linked immuno sorbent assay
- EMG — Elektromyografie, Elektromyogramm
- EMIT — enzyme multiplied immunotechnique
- ENG — Elektroneurografie
- engl. — englisch
- entspr. — entsprechend, entspricht
- Ep. — Erstarrungspunkt
- ERCP — endoskopische retrograde Cholangiopankreatikografie
- ESCOP — European Scientific Cooperative on Phytotherapy
- EU — Europäische Union
- EUV — Vertrag über die EU
- evtl. — eventuell
- EWG — Europäische Wirtschaftsgemeinschaft
- EZ — Esterzahl

F

- f — Femininum
- FAO — Food and Agriculture Organization
- Fc — fragment crystalline
- FCKW — Fluor-Chlor-Kohlenwasserstoffe
- ff. — folgende Seiten
- FKDS — farbkodierte Duplexsonografie
- fMRT — funktionelle Magnetresonanztomografie
- Fp. — Flammpunkt
- franz. — französisch
- FSH — follikelstimulierendes Hormon
- FSME — Frühsommermeningoenzephalitis

G

- GABA — Gammaaminobuttersäure
- Gc-System — Group-Specific-Component-System
- GdB — Grad der Behinderung
- geb. — geboren
- GFR — glomeruläre Filtrationsrate
- ggf. — gegebenenfalls
- GGT — Gammaglutamyltransferase (syn. Gamma-GT, γ-GT)
- GKV — Gesetzliche Krankenversicherung
- GnRH — Gonadotropin-Releasing-Hormon
- G-Proteine — Guaninnucleotide bindende Proteine
- gr. — griechisch
- GRV — Gesetzliche Rentenversicherung
- GUV — Gesetzliche Unfallversicherung

H

- h — Stunde, stündlich
- Hb — Hämoglobin
- HBA1c — glykosyliertes Hämoglobin
- HBcAg — Hepatitis-B-Core-Antigen
- HBDH — Hydroxybutyrat-Dehydrogenase
- HBeAg — Hepatitis-B-e-Antigen
- HCG — humanes Choriongonadotropin
- HDL — high-density-lipoprotein
- HE4 — human epididymis protein 4
- HIV — Humanes-Immundefizienz-Virus
- H-Ketten — schwere (engl. heavy) Ketten
- Hkt — Hämatokrit
- HLA-System — Human-Leucocyte-Antigen-System
- HLB-Wert — hydrophiler-lipophiler Balance-Wert
- HLH-Domäne — Helix-Loop-Helix-Domäne
- HMG-CoA — 3-Hydroxy-3-Methylglutaryl-Coenzym-A
- HMPC — Herbal Medicinal Products Commitee
- HNA-System — Human-Neutrophil-Antigen-System
- HNO — Hals-Nasen-Ohren-Heilkunde
- HPLC — high-performance liquid chromatography
- HPV — Humanes Papillomavirus
- 5-HT — 5-Hydroxytryptamin (syn. Serotonin)
- H-Untersuchung — Untersuchung auf der Grundlage des Hinweises der landwirtschaftlichen Berufsgenossenschaften zur arbeitsmedizinischen Vorsorgeuntersuchung
- HWZ — Halbwertszeit

I

- I — Jod
- i. a. — 1. intraarteriell 2. intraartikulär
- i. c. — intrakutan
- ICD — International Statistical Classification of Diseases and Related Health Problems
- ICF — International Classification of Functioning
- ICNP — International Classification for Nursing Practice
- i. d. F. — in der Fassung
- IE — Internationale Einheiten (Enzym, Arzneimittel, Impfstoff)
- IgA — Immunglobulin A
- IgD — Immunglobulin D
- IgE — Immunglobulin E
- IGF — insulin-like growth factors
- IgG — Immunglobulin G
- IgM — Immunglobulin M
- ILO-Klassifikation — International Labour Organization-Klassifikation
- i. m. — intramuskulär
- INN — International Nonproprietary Name for Pharmaceutical Substances
- INNv — vorgeschlagener INN
- INR — international normalized ratio (für die Thromboplastinzeit)
- IQ — Intelligenzquotient
- IR — infrarot
- ISO — International Organization for Standardization
- IT — Informationstechnologie
- ITP — idiopathische thrombozytopenische Purpura
- IUPAC — International Union of Pure and Applied Chemistry
- i. v. — intravenös
- IZ — Iodzahl

J

Jh.	Jahrhundert
J1, J2	Jugendgesundheitsuntersuchung 1 oder 2

K

K	Kalium
KG, insbesondere kg KG	Körpergewicht, Kilogramm Körpergewicht
KHK	koronare Herzkrankheit
KOF, insbesondere m² KOF	Körperoberfläche, Quadratmeter Körperoberfläche
K.-o.-Tropfen	Knock-out-Tropfen
KV	Kassenärztliche Vereinigung

L

lat.	lateinisch
LD	1. letale (tödliche) Dosis (meist LD50) 2. loading dose
LDH	Laktatdehydrogenase
LDL	low density lipoproteins
LE-Körperchen	Lupus-erythematodes-Körperchen
LE-Phänomen	Lupus-erythematodes-Phänomen
LE-Syndrom	Lupus-erythematodes-Syndrom
LH	luteinisierendes Hormon
Lig.	Ligamentum
Ligg.	Ligamenta
Lj.	Lebensjahr
L-Ketten	leichte Ketten
LSD	Lysergsäurediethylamid

M

m	Maskulinum
m-	meta-
M.	Musculus
MAK	Maximale Arbeitsplatzkonzentration
MALT	mucosa associated lymphoid tissue
M-Antigen	Mukosus-Antigen
max.	maximal, maximus
MCH	mean corpuscular hemoglobin (durchschnittlicher Hämoglobingehalt der roten Blutkörperchen)
MCHC	mean corpuscular hemoglobin concentration (mittlere korpuskuläre Hämoglobinkonzentration)
MCV	mean corpuscular volume (mittleres Erythrozytenvolumen)
MdE	Minderung der Erwerbsfähigkeit
MDK	Medizinischer Dienst der Krankenversicherung
MDS	Medizinischer Dienst der Spitzenverbände der Krankenkassen
MELD-Score	Model-of-end-stage-liver-disease-Score
MEN	Multiple endokrine Neoplasie
Mg	Magnesium
MIBG	123Iod-Metaiodobenzylguanidin
min	Minute
mind.	mindestens
Mio.	Million
Mm.	Musculi
mmHg	Millimeter Quecksilbersäule, in der Medizin übliche Maßeinheit für den Blutdruck
Mon.	Monat
MPV	mean platelet volume (mittleres Thrombozytenvolumen)
Mr	relative molare Masse
MR	Magnetresonanz
MRCP	Magnetresonanz-Cholangiopankreatikografie
Mrd.	Milliarde
mRNA	Messenger-RNA
MRSA	Methicillin-resistenter Staphylococcus aureus
MRT	Magnetresonanztomografie, Magnetresonanztomogramm

N

n	Neutrum
N.	Nervus
Na	Natrium
NACA-Score	National-Advisory-Committee-for-Aeronautics-Score
NAD	Nicotinamidadenindinukleotid
NADP	Nicotinamidadenindinukleotidphosphat
nBIPAP	nasal biphasic positive airway pressure
n. Chr.	nach Christus
NF-κB	nuclear factor of kappa-light-chain-enhancer of activated B cells
Nl.	Nodus lymphoideus (Lymphknoten)
Nll.	Nodi lymphoidei
NMDA	N-Methyl-D-Aspartat
NMR	nuclear magnetic resonance (Kernspinresonanz, Kernspintomografie)
Nn.	Nervi
NPH-Insulin	Neutral-Protamin-Hagedorn-Insulin
Nr.	Nummer
NSAR	nichtsteroidales Antirheumatikum
NSE	Neuron-spezifische Enolase
NW	Nebenwirkung(en)

O

o-	ortho-
o. B.	ohne Befund
Off., off.	offizinell
OHZ	Hydroxylzahl
OP (Plural: OPs)	Operation, Operationsraum
OSZE	Organisation für Sicherheit und Zusammenarbeit in Europa
OZ	1. Ordnungszahl (Protonenzahl), 2. Oxidationszahl

P

p-	para-
p.a.	posterior-anterior (Strahlengang)
Pap-Abstrich	Papanicolaou-Abstrich
PAS-Reaktion	Periodic-Acid-Schiff-Reaktion
pAVK	periphere arterielle Verschlusskrankheit
PBI	protein-bound iodine
p.c.	post conceptionem (nach der Empfängnis)
PCA-Reaktion	Passive-Cutaneous-Anaphylaxis-Reaktion
PCI	percutaneous coronary intervention (perkutane Koronarintervention)
PCR	Polymerase-Ketten-Reaktion
PDA	Periduralanästhesie
PEEP	positive endexpiratory pressure
PEG	perkutane endoskopische Gastrostomie
PET	Positronenemissionstomografie, Positronenemissionstomogramm
pH (auch pH-Wert)	Potenz (p) und Maß für Wasserstoffionenkonzentration (H)
p. i.	1. post infectionem 2. post inhalationem 3. post injectionem
pKS	Säurekonstante
PKV	Private Krankenversicherung
p. o.	peroral, per os

Abkürzungen und Akronyme

POZ	Peroxidzahl	SGLT2-Inhibitoren	Sodium-Glucose-Transporter-2-Inhibitoren	TPO-AK	Thyroid-Peroxidase-Antikörper
pp	postprandial			TPZ (syn. PTZ)	Thromboplastinzeit (syn. Prothrombinzeit)
p.p.	post partum (nach der Geburt)	SHGB	Sexualhormon-bindendes-Globulin	Tr.	Tropfen
ProGRP	Pro-gastrin releasing peptide	SI	Système International d'Unités	TRAK	Thyreotropin-Rezeptor-Autoantikörper (syn. TSH-Rezeptor-Antikörper)
PPSB	Prothrombinkonzentrat (Zusammensetzung: Prothrombin, Prokonvertin, Stuart-Prower-Faktor, antihämophiles Globulin B)	sicc.	siccus, siccatus (getrocknet)		
		SLE	systemischer Lupus erythematodes	TRH	thyreotropin releasing hormone
PP-Zellen	pankreatisches Polypeptid bildende Zellen	snRNA	small nuclear ribonucleic acid	tRNA	Transfer-RNA
		s. o.	siehe oben	TSH	Thyreoidea stimulierendes Hormon
PSA	prostataspezifisches Antigen	sog.	sogenannt		
PTZ (syn. TPZ)	Prothrombinzeit (syn. Thromboplastinzeit)	spag.	spagyrisch	TZ	Thrombinzeit
		Spec., spec.	Species		
PVC	Polyvinylchlorid	SPECT	Single-Photon-Emissions-computertomografie		
p-Wert	probability-Wert				

Q

		spp.	Species pluralis		**U**
Q-Potenz	Quinquagesimillesimapotenz	SPV	Soziale Pflegeversicherung	U1, U2, ..., U10	Kindergesundheitsuntersuchung 1–10
		ssp.	Subspecies (Unterart)		
QZ	Quellungszahl	SSW	Schwangerschaftswoche	u. a.	1. unter anderem 2. und andere(s)
		STDs	sexually transmitted diseases (sexuell übertragbare Krankheiten, Geschlechtskrankheiten)	UA	unverseifbare Anteile
				UAW	unerwünschte Arzneimittelwirkung[en] (Nebenwirkung[en])

R

R.	Ramus (Ast, Abzweigung)	STH	somatotropes Hormon (syn. Somatotropin)	UN	United Nations (Vereinte Nationen)
RAE-Tubus	Tubus nach Ring, Adair und Elwyn	STR-System	Short-Tandem-Repeat-System	usw.	und so weiter
		s. u.	siehe unten	UV	ultraviolett
R-Antigen	Rauantigen	Supp.	Suppositorium (Zäpfchen)		
RAST	Radio-Allergo-Sorbent-Test	syn.	synonym		
REM	rapid eye movement	SZ	Säurezahl		**V**
Rescue-PCI	rescue percutaneous coronary intervention			V.	Vena
			T	v. a.	vor allem
Rh	Rhesus (auch Rhesus-Faktor)	T.	Teil(e)	V. a.	Verdacht auf
RKI	Robert Koch-Institut	T3, T4	Trijodthyronin, Thyroxin	var.	Varietas (Varietät)
RNA	ribonucleic acid (Ribonukleinsäure)	Tab.	Tabelle	v. Chr.	vor Christus
		Tabl.	Tablette	vgl.	vergleiche
RPI	Retikulozyten-Produktionsindex	TAK	Thyreoglobulin-Antikörper	Vv.	Venae
		T-Antigen	Thomsen-Friedenreich-Antigen	VZ	Verseifungszahl
RV	Rentenversicherung				
RVO	Reichsversicherungsordnung	Tbc	Tuberkulose		
		TBG	ipThyroxin-bindendes-Globulin		**W**
	S	TCM	Traditionelle Chinesische Medizin	WHO	World Health Organization (Weltgesundheitsorganisation)
s	Sekunde	Tel.	Telefon		
S.	Seite, Satz	Temp.	Temperatur	Wo.	Woche
s. c.	subkutan	Th n	thorakales spinales Segment (Th 1–Th 12)		
SARS	severe acute respiratory syndrome				**Z**
SCC	squamous cell carinoma antigen	TL	Teelöffel	z. B.	zum Beispiel
Schmp.	Schmelzpunkt	TNF	Tumor-Nekrose-Faktor	Z. n.	Zustand nach
Sdp.	Siedepunkt	Tp.	Tropfpunkt	ZNS	Zentralnervensystem
SDS-PAGE	sodium dodecyl sulfate polyacrylamide gel electrophoresis	TPA	tissue polypeptid antigen	z. T.	zum Teil
		TPHA	Treponema pallidum-Hämagglutinationstest	ZVD	zentraler Venendruck
SGB	Sozialgesetzbuch			ZVK	zentraler Venenkatheter

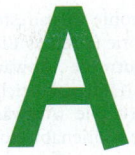

A: Abk. für → Adenin

A → Adenosin

a: Begriff mit mehreren Bedeutungen: Kurzzeichen für Jahr (Abk. von lat. annus), außerdem SI-Präfix für Atto, das 10^{-18}-Fache einer Grundeinheit (z. B. Attometer: am = 10^{-18} m; siehe auch Einheiten).

AA: Abk. für → Arrhythmia absoluta

Aa. → Arterien

AAC: Abk. für Antibiotika-assoziierte Kolitis → Kolitis, Antibiotika-assoziierte

AAC: Abk. für augmentative and alternative communication → Kommunikation, unterstützte

AAK: Abk. für Atemluftalkoholkonzentration → Alkoholbestimmung

AAMI → Age-Associated Memory Impairment

AAR: Abk. für → Antigen-Antikörper-Reaktion

AAT: Abk. für → Alpha-1-Antitrypsin

AAV: Abk. für Adeno-assoziiertes Virus → Parvoviridae

Abacavir *n*: Virostatikum aus der Gruppe der nukleosidischen Reverse*-Transkriptase-Inhibitoren. Abacavir wird als Teil antiviraler Kombinationstherapien* bei HIV*-Infektion (HLA-B5701-negative Patienten) eingesetzt. Als Nukleosidanalogon wird Abacavir in neu synthetisierte DNA eingebaut und führt zum Kettenabbruch. Dadurch wird die reverse Transkription von viraler DNA und somit der virale Replikationszyklus gehemmt.

Abadie-Zeichen → Dalrymple-Zeichen

Abart → Varietas

Abasie *f*: engl. *abasia*. Unfähigkeit zu gehen infolge Ataxie*, Beinlähmung, extrapyramidaler Syndrome (z. B. Chorea* Huntington oder Wilson*-Krankheit), ischämischer Schädigung von Basalganglien* oder Thalamus* oder durch psychogene Störung (im Rahmen der dissoziativen* Störung oder Konversionsstörung*).

abaxial: Von einer Achse weg oder abseits einer Achse gelegen, beispielsweise der kranio-kaudalen Körperachse* oder der Achse einer Gliedmaße.

Abbausyndrom *n*: engl. *organic brain syndrome*. Veraltete Bezeichnung für eine allmähliche, meist irreversible Abnahme der intellektuellen und psychischen Leistungsfähigkeit, heute als demenzielles Syndrom bezeichnet.

Abbé-Refraktometer → Refraktometer [Pharmakologie]

Abblassung, temporale: engl. *temporal pallor*. Abblassung der temporalen Hälfte der Sehvenpapille infolge isolierter Schädigung des papillomakulären Bündels im Rahmen einer partiellen Optikusatrophie*. Eine temporale Abblassung tritt u. a. auf bei entzündlichen Sehvenerkrankungen (z. B. Neuritis* nervi optici), toxischer oder hereditärer Optikusneuropathie sowie bei Makulopathien*.

Abbreviated Injury Scale: Abk. AIS. 1969 entwickelter und mehrfach erweiterter Score* mit Erfassung von über 2000 Diagnosen und Symptomen zur Beurteilung der Schwere von Verletzungen bei Patienten mit Polytrauma*.

Abbruchblutung *f*: engl. *withdrawal bleeding*. Uterine Blutung infolge Abstoßung der Lamina functionalis des Endometriums* durch Absinken der Östrogen- und/oder Progesteronkonzentration (sog. Hormonentzugsblutung), bei anovulatorischem Zyklus*, nach Verabreichung weiblicher Sexualhormone* und bei Extrauteringravidität*. Im weiteren Sinne ist die Menstruation* eine physiologische Abbruchblutung.

ABCDE-Regel *f*: 5 diagnostische Kriterien zur Erkennung eines malignen Melanoms. Die Buchstaben stehen für „Asymmetrie, Begrenzung, Colorierung, Durchmesser, Evolution".

ABCDE-Schema *n*: syn. Airway Breathing Circulation Disability Exposure und Environmental Control. Nach Priorität geordnetes Schema zur strukturierten Beurteilung und Versorgung von Patienten bei Trauma.

ABCD2-Score *m*: Score zur 48 Stunden Schlaganfall-Risikoabschätzung nach stattgehabter transitorisch ischämischer Attacke (TIA).

Abciximab *n*: Fab*-Fragment des monoklonalen Antikörpers 7E3 (Immunglobulin*) mit humanen und murinen Anteilen, der i. v. als Thrombozytenaggregations*-Hemmer verabreicht wird. Die Anwendung von Abciximab ist bei instabiler Angina* pectoris, akutem* Koronarsyndrom, PCI (evtl. zusätzlich zu Acetylsalicylsäure* und Heparin*) und zur koronaren Reperfusion im Rahmen der Herzkatheterisierung* indiziert.

ABC-Modell *n*: engl. *abc-model*. Arbeitsmodell psychischer Störungen nach Albert Ellis im Rahmen der rational-emotiven Therapie, wonach Menschen, die mit einem Ereignis (A = Activating Event) konfrontiert sind, aufgrund aktivierter Überzeugungen, Glaubenssätze und Gedanken (B = Beliefs, auch Schemata) mit emotionalen, physiologischen, kognitiven oder Verhaltenskonsequenzen (C = Consequences) reagieren.

Theorie: Betont die Rolle von Kognitionen* (B). Nach dem ABC-Modell ist eine direkte kausale Beziehung zwischen Situation (A) und Konsequenz (C) die Ausnahme. Im Umkehrschluss impliziert dies, dass die Kognitionen (B) das zu modifizierende Element bei problematischem Verhalten (C) sind.

ABC-Regel *f*: syn. ABC-Schema. In der Notfallmedizin* angewandtes Schema zur strukturierten Erstuntersuchung und Behandlung nach Prioritäten. In der Traumatologie ist dieses Konzept zum ABCDE*- Schema erweitert worden. Bei der Reanimation* hat sich die Reihenfolge zu CAB-Schema geändert.

Prinzip:
- **A**irway (Atemwege): **1.** Freimachen der Atemwege durch Kopfüberstrecken **2.** ggf. Fremdkörperentfernung
- **B**reathing (Beatmung): Ventilation* oder Beatmung* durch Atemspende*

- **Circulation** (Kreislauf): Einleiten der Herzdruckmassage*.

ABC-Transporter *m*: engl. *ATP-binding-cassette* (Abk. *ABC*). Hochkonservierte Superfamilie ATP-abhängiger transmembranärer Transportproteine. ABC-Transporter lassen sich in Subfamilien (A–G) unterteilen, z. B. ABCA1 als Mitglied 1 der Subfamilie A. Defekte oder fehlende ABC-Transporter führen zu Erkrankungen wie Tangier*-Krankheit oder Hypolipoproteinämie*.
Bedeutung: Bei der Sekretion von Pharmaka (z. B. Zytostatika* oder Digoxin*) spielt der humane ABC-Transporter MDR-1 (MDR) eine wichtige Rolle. Genetische Varianten in ABC-Genen können zu verschiedenen Erkrankungen (Tangier*-Krankheit, zystische Fibrose, Schizophrenie*, Adrenoleukodystrophien, Formen der spinozerebellaren Ataxie*) sowie zu individuellen Unterschieden im Therapieansprechen beitragen.

Abdecktest *m*: engl. *cover test*. Untersuchung zum Nachweis von Fehlstellungen der Augen bzw. Schielen. Die Testperson fixiert einen Gegenstand in der Ferne, während der Untersucher die Augen ab- und aufdeckt. Bei Fehlstellungen kommt es dabei zu Augenbewegungen.
- **einseitiger Abdecktest:** Ein Auge wird abgedeckt und dabei das andere Auge beobachtet zum Nachweis von Strabismus* (manifestem Schielen, siehe Abb.)
- **wechselseitiger Abdecktest:** Die Augen werden wechselseitig abgedeckt und das jeweils frei werdende Auge wird beobachtet zum Nachweis von Heterophorie* (latentem Schielen)
- **Aufdecktest:** Ein Auge wird abgedeckt und wieder aufgedeckt und dabei beobachtet.

Beurteilung: Ausschlaggebend ist die Position, von der aus die Einstellbewegung des beobachteten Auges zur Mitte hin erfolgt. Bei Bewegung von
- außen: Exotropie (manifestes Außenschielen) bzw. Exophorie (latentes Auswärtsschielen)
- innen: Esotropie (manifestes Innenschielen) bzw. Esophorie (latentes Einwärtsschielen)
- unten: Hypotropie (Abwärtsschielen) bzw. Hypophorie (Höhenabweichung nach unten)
- oben: Hypertropie (Aufwärtsschielen) bzw. Hyperphorie (Höhenabweichung nach oben).

Abdomen *n*: engl. *belly*; syn. Bauch. Rumpfabschnitt zwischen Thorax* und Pelvis, der die Bauchhöhle (Cavitas* abdominis) mit den Bauchorganen enthält.

Abdomen, akutes → Akutes Abdomen

Abdomenübersichtsaufnahme *f*: engl. *plain abdominal radiography*. Leeraufnahme* des Bauchraums, die in Rückenlage, stehend oder in Linksseitenlage angefertigt wird.
Indikationen:
- Verdacht auf Perforation* gastrointestinaler Organe: Nachweis freier Luft im Bauchraum
- Ileus: 1. Luft-Flüssigkeits-Spiegel 2. luftgefüllte, sog. stehende Darmschlingen
- intraabdominaler Fremdkörper*
- Nachweis schattengebender Konkremente oder Verkalkungen: 1. Gallenblase und -gänge (Cholelithiasis) 2. Pankreas (Pankreolithiasis) 3. Niere und ableitende Harnwege (Nephrolithiasis) 4. Milz 5. Gefäße.

Abdomen, unklares *n*: Bezeichnung für eine mit Bauchschmerzen einhergehende Erkrankung, deren Ursache abgeklärt werden muss, wobei jedoch nicht wie beim Akuten* Abdomen schneller Handlungsbedarf besteht. Ein unklares Abdomen kommt z. B. vor bei Gastroenteritis, Koprostase oder Lymphadenitis mesenterialis.

abdominal: engl. *relating to the abdomen*; syn. abdominalis. Zum Bauch bzw. Unterleib gehörig.

Abdominalatmung → Zwerchfellatmung

Abdominalgravidität → Extrauteringravidität

Abdominallavage → Peritoneallavage

Abdominalsonografie *f*: engl. *abdominal sonography*; syn. Abdomen-Sonografie. Ultraschalldiagnostik* des Abdomens meist unter Verwendung von konvexem oder linearem Schallkopf von 3,5–5 MHz. Die kostengünstige, nicht-invasive, schmerzfreie und ohne Strahlenbelastung erfolgende Untersuchung hat große Bedeutung in der Diagnostik von Erkrankungen und Beschwerden im Bauchraum (inkl. Retroperitonealraum) und Beckenraum.
Einteilung:
- Abdominalsonografie des Oberbauches zur Beurteilung von hepatobiliärem System (Leber, Gallenblase und -gänge) und Milz; ggf. Durchführung als kontrastmittelverstärktes Ultraschall (CEUS)
- Abdominalsonografie des Retroperitoneums zur Beurteilung von Pankreas, Nieren, Ureter, Harnblase, abdominalen Gefäßen
- Abdominalsonografie von gastrointestinalen Hohlorganen wie Magen und Darm
- Abdominalsonografie der inneren Genitalien.

Abdominaltrauma *n*: engl. *abdominal trauma*; syn. Bauchtrauma. Stumpfe oder penetrierende Verletzung des Abdomens. Die Verletzung innerer Organe ist möglich, komplizierend können sich Massenblutung, Verbrauchskoagulopathie und Sepsis entwickeln. Untersucht wird mit bildgebenden Verfahren. Die Behandlung hängt ab von Art und Schwere der Verletzungen. Häufig wird laparotomiert oder laparoskopiert.
Ursachen:
- stumpfes Abdominaltrauma: 1. direkte Krafteinwirkung 2. Dezeleration, z. B. bei Sturz aus Höhe oder Verkehrsunfall 3. in der Folge v. a. Milzruptur* (40 %), Leberruptur* (35 %), Hohlorganperforation (10 %), auch retroperitoneales Hämatom (15 %)
- penetrierendes Abdominaltrauma, z. B. Schusswunde* oder Pfählungsverletzung*, Splitter- oder Stichverletzung*.

Vorkommen:
- meist in Kombination mit anderen Verletzungen bzw. im Rahmen eines Polytraumas (in ca. 18 % der Fälle), selten isoliert
- cave: hohe Versorgungspriorität wegen hoher Letalität.

Klinik: Je nach Verletzungsform, z. B.:
- Eventeration* (siehe Schusswunde*, Abb. dort; cave: Kulissenphänomen*)
- ggf. akutes Abdomen
- cave: initial unter Umständen asymptomatisch oder sehr gering ausgeprägte Symptome (z. B. bei zweizeitiger Milzruptur).

Therapie: Abhängig von vorliegender Verletzung und klinischem Zustand des Patienten.

Abdomino-perineale Rektum-Exstirpation *f*: syn. abdomino-perineale Rektum-Amputation. Operation in 2 Schritten und mit 2 Zugangswegen (bauchseitig und über den Damm) zur Entfernung des Mastdarmes unter Mitnahme des Anus bei tiefsitzendem Rektumkarzinom. Heute wird der Eingriff nur noch in der Methode nach Miles ausgeführt.
Technik: Die Operation erfolgt in 2 Schritten:
- abdominal: Mobilisation und Absetzen des proximalen Rektums, Präparation der oberen 2/3 des Mesorektums, Implantation des endständigen Enterostomas
- perineal: Auslösen und Exzision des Kontinenzorgans unter Mitnahme der Beckenbodenmuskulatur, Präparation des unteren Mesorektumdrittels und Entfernung des

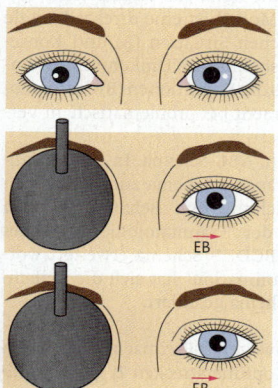

Abdecktest: Einseitiger Abdecktest bei Einwärtsschielen des linken Auges (EB: Einstellbewegung).

Präparates von perineal, schichtweiser Wundverschluss nach Einlage von Drainagen.
Abdominoplastik *f*: syn. Bauchdecken-Straffung. Meist elektive, ästhetische Operation zur Straffung der Bauchdecke, bei welcher Hautlappen (z. B. nach starker Gewichtsreduktion) und ggf. überschüssiges Fett oder Hernien* mit entfernt werden können. Die chirurgische Methode variiert je nach Operationsfläche. Postoperative Risiken sind z. B. Narbenbildung, Durchblutungs- und Sensibilitätsstörungen.
Abdomo-thorakale Atempumpe *f*: Zwei-Phasen-Pumpe, die auf der Bewegung des Brustkorbes und Zwerchfells beruht und durch Änderung der thorakalen und abdominalen Druckverhältnisse den venösen Rückfluss aus den Extremitäten beeinflusst.
Funktion: Bei Inspiration führt die Senkung des Zwerchfells und Erweiterung des Thorax zu einer Erniedrigung des thorakalen Druckes und Erhöhung des abdominalen Druckes. Dies hat zur Folge, dass der venöse Rückfluss aus den oberen Extremitäten und dem thorakalen Abschnitt der Vena cava inferior verstärkt wird. Bei Exspiration wird entsprechend der venöse Rückfluss aus den unteren Extremitäten begünstigt.
Abdruckverfahren → Podografie
Abductor-Opponens-Atrophie *f*: engl. *abductor opponens atrophy*. Atrophie* des Musculus* abductor pollicis brevis und des Musculus* opponens pollicis infolge Wurzelkompressionssyndrom* im Bereich des 7. zervikalen spinalen Segments (C7) oder Schädigung des Nervus* medianus, z. B. im Rahmen des Karpaltunnelsyndroms*.
Abduktion *f*: engl. *abduction*. Wegführen eines Körperteils oder Organs von der Medianebene*. Abduktion bezeichnet beispielsweise das Heben des Arms nach außen oder die Bewegung des Auges zur Schläfe. Bei der klinisch-orthopädischen Untersuchung der Gelenkbeweglichkeit nach der Neutral*-Null-Methode werden Einschränkungen der Abduktion befundet, z. B. im Hüftgelenk* bei Koxarthrose*.
Abduktionsfraktur → Schenkelhalsfraktur
Abduktionskeil *m*: engl. *abduction wedge*. Orthopädisches Hilfsmittel zur passageren Ruhigstellung eines Gelenks in Abduktionsstellung, u. a. im Bereich des Hüftgelenks, z. B. nach Implantation einer Hüftgelenkprothese oder bei Hüftgelenkprothesenluxation.
Abduktionskontraktur → Kontraktur
Abduktionsorthese *f*: engl. *abduction orthosis*. Orthese* zur Ruhigstellung eines Gelenks in Abduktionsstellung.
Formen:
– Abduktionsorthese des Hüftgelenks zur passageren Hüftführung bei Hüftgelenkluxation oder Instabilität von Gelenkkapsel und Bändern nach Implantation einer Hüftgelenkprothese
– Schulterabduktionsorthese.

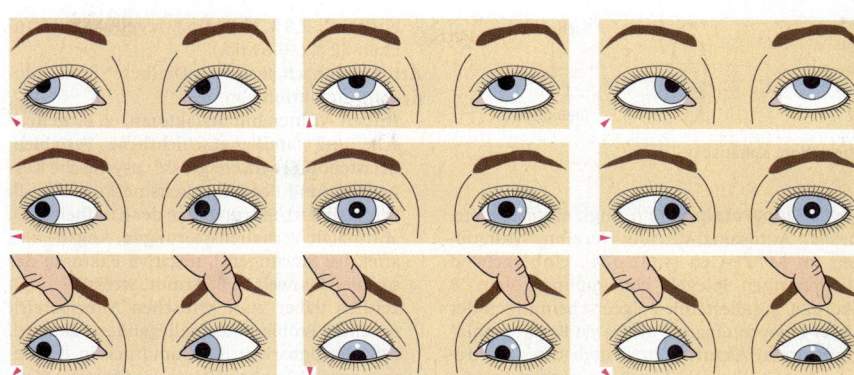

Abduzenslähmung: Untersuchung der 9 Blickrichtungen bei Abduzenslähmung links.

Abduktor *m*: engl. *abductor muscle*. Muskel, der eine Abduktion* (Wegführen, Abspreizen) eines Körperteils bewirkt, z. B. M. abductor hallucis.
Abduzens: Abk. für → Nervus abducens
Abduzenslähmung *f*: engl. *sixth nerve palsy*; syn. Abduzensparese. Form der Augenmuskellähmung* infolge Schädigung des N. abducens (VI. Hirnnerv) mit Lähmung des von ihm versorgten M. rectus lateralis, der das Auge horizontal nach außen bewegt. Der Patient nimmt ungekreuzte Doppelbilder* wahr. Das betroffene Auge bleibt beim Blick zur Seite der Lähmung zurück.
Hintergrund: Ursachen:
– lokale Kompression z. B. durch Aneurysma*
– entzündlich bedingt z. B. bei basaler Meningitis*
– Sinus-cavernosus-Affektion, z. B. Fistel* zwischen A. carotis und Sinus* cavernosus oder Tolosa-Hunt-Syndrom
– Trauma
– Hirndrucksteigerung* (einschließlich Pseudotumor* cerebri)
– Durchblutungsstörung*
– Wernicke*-Enzephalopathie.
Klinik:
– Es entstehen ungekreuzte Doppelbilder, deren Abstand beim Blick zur Seite der Abduzenslähmung zunimmt.
– Das betroffene Auge bleibt beim Blick zur Seite der Lähmung zurück (siehe Abb.).

Abernethy-Malformation *f*: Seltener, angeborener, in 2 Formen auftretender portosystemischer Shunt, bei dem das Blut aus dem mesenterialen Kreislauf unter Umgehung der Leber direkt in die V. cava inferior mündet. Klinisch imponieren hepatische Enzephalopathie, hepato-pulmonales Syndrom und ggf. Begleitfehlbildungen. Bildgebung sichert die Diagnose. Die Therapie ist operativ.
aberrans: engl. *aberrant*. Abweichend, z. B. Ductuli aberrantes.
Aberration → Chromosomenaberration
Aberration [Optik] *f*: Ungenaue Wiedervereinigung der von einem Punkt ausgehenden Lichtstrahlen nach Brechung durch Linsen*.
Physik:
– **sphärische** Aberration: **1.** verursacht eine Bildfeldkrümmung **2.** beruht auf der Verschiedenheit der Vereinigungsweite der Achsenstrahlen (weiter Brennpunkt) und Randstrahlen (naher Brennpunkt)
– **chromatische** Aberration: **1.** erzeugt farbige Ränder durch Dispersion* **2.** beruht auf der unterschiedlichen Brechbarkeit der verschiedenen Farbstrahlen.

Aberration, chromatische *f*: engl. *chromatic aberration*. Optischer Abbildungsfehler von Linsen infolge der in Abhängigkeit von der Frequenz unterschiedlichen Brechung des Lichts (farbige Bildränder als Spektrum, das durch die Farbenzerstreuung entsteht). Siehe Abb. Korrektur durch Achromat oder Apochromat.

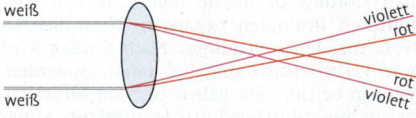

Aberration, chromatische

Aberration, sphärische *f*: engl. *spheric aberration*. Optischer Abbildungsfehler infolge relativ stärkerer Brechung des Lichts in den Randpartien eines optischen Systems. Siehe Abb. Korrektur durch Linsenkombination.

Abeta-Lipoproteinämie

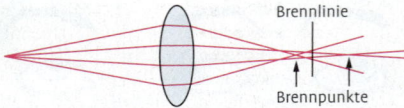

Aberration, sphärische

Abeta-Lipoproteinämie *f*: engl. *abetalipoproteinemia*. Autosomal-rezessiv vererbte Mutationen im MTTP-Gen (4q22-q24), einhergehend mit niedrigen Spiegeln von Apolipoprotein* B und LDL*-Cholesterol. Folgeerscheinungen der Abeta-Lipoproteinämie umfassen Retinopathia* pigmentosa, Akanthozytose (gehäuftes Auftreten von Akanthozyten* im Blut), spastische Ataxie* und Leberzirrhose*, die sich typischerweise schon in der frühen Kindheit manifestieren.

Abformung *f*: engl. *impression*. Verfahren zur Übertragung der Form intraoraler Gewebe (z. B. Zahnhartsubstanz, Gingiva) auf ein Modell aus Gips und Kunststoff.

Abführmittel → Laxanzien

Abgeschwächtes Atemgeräusch *n*: engl. *attenuated breath sound*. Im Vergleich zur Gegenseite schlechter zu auskultierendes Atemgeräusch. Ein abgeschwächtes Atemgeräusch kommt bei Lungenemphysem*, bei Adipositas* und beim Pleuraerguss* vor.

Abhängigkeits-Autonomie-Konflikt → Autonomie-Abhängigkeits-Konflikt

Abhängigkeitspotenzial *n*: engl. *dependence potential*. Einer psychotropen Substanz* oder einem Verhalten inhärentes Risiko zur Entwicklung einer Abhängigkeit.
Hintergrund: Kann z. B. im Tiermodell durch den auf die Einnahme der Substanz folgenden unterschiedlich starken Anstieg des Dopamins* im Belohnungssystem* (Nucleus* accumbens) gemessen werden oder durch die Bereitschaft des Tieres, für die erneute Zufuhr der Substanz zu „arbeiten".

Abhängigkeitssyndrom *n*: engl. *dependence syndrome*. Form der Substanzstörung* mit verhaltensbezogenen, kognitiven und körperlichen Symptomen bei wiederholtem Konsum psychotroper Substanzen*. Unterschieden werden störungsspezifische Merkmale von eher kulturell bedingten negativen Konsequenzen (z. B. soziale Verelendung). Nach Entzug wird mit Verhaltenstherapie behandelt, außerdem wird in bestimmten Fällen eine Substitutionsbehandlung durchgeführt. **Häufigkeit:** Anteil der 18- bis 64-Jährigen und Anzahl der Betroffenen in Deutschland:
- Alkohol: 2,4 % (1,6–2 Mio.)
- Cannabis*: 0,4 % (220 000)
- Heroin*: 0,3–0,4 % (150 000–200 000)
- psychotrope Arzneimittel: 2,7–3,7 % (1,4–1,9 Mio.)
- Nikotin*: 7,3 % (3,8 Mio.), regelmäßige Raucher: 32 % (16,6 Mio.).

Ätiologie: nach aktuellen Diathese*-Stress-Modellen Interaktion von
- frühen Vulnerabilitätsfaktoren, z. B. genetische und familiengeschichtliche Variablen, belastende Lebensereignisse, psychische Disposition und Persönlichkeitsmerkmale* (z. B. Impulsivität), Störungen in der Kindheit (z. B. antisoziale Verhaltensstörungen, Angst*- und affektive Störungen*), negative Faktoren der sozialen Umwelt (z. B. Armut, Stress)
- zeitlich näher zum kritischen Altersbereich für einen Probierkonsum liegenden Faktoren, z. B. Verfügbarkeit, Konsumdruck in der Bezugsgruppe, unbewältigte langfristige Konflikte, soziale Unterstützung sowie altersrelevante Verhaltensdefizite (Selbstwertgefühl, Lebenskompetenzen, kognitive Kontrollfunktionen, z. B. auf Belohnung warten können).

Die Relevanz einzelner Faktoren ist umstritten.

Klinik:
- nach **ICD-10** Auftreten von ≥ 3 der folgenden Kriterien innerhalb der letzten 12 Monate: 1. starker Konsumwunsch (Craving*) 2. Kontrollverlust über Konsummenge und -muster 3. Entzugssyndrom* 4. Toleranz* 5. Verschiebung des Verhaltensrepertoires zugunsten Substanzerwerb und -konsum 6. Konsum trotz schädlicher Folgen
- **Verlauf:** Insbesondere bei Alkohol und Cannabis langsame Entwicklung der Störung; meist unbewusster Übergang von schädlichem Substanzgebrauch zu Abhängigkeit, langjährige Verleugnung der Symptomatik, z. T. schwere psychische, soziale und somatische Störungen als Spätfolgen; **cave:** Suizidrisiko, erhöhte Mortalität (Herz-Kreislauf-Versagen, Atemdepression und -stillstand aufgrund Überdosierung).

Hinweis: Die **DSM-5** macht keinen Unterschied mehr zwischen „schädlichem Gebrauch" und „Abhängigkeitssyndrom", sondern subsumiert beides unter „Substanzgebrauchsstörung" (je nach Ausprägung „moderat" oder „schwer").

Therapie:
- Entzugs- und Entwöhnungsbehandlung
- Verhaltenstherapie*
- bei schwerer Ausprägung abstinenzfördernde Medikation (Acamprosat*, Disulfiram)
- bei jungen Personen auch Soziotherapie (therapeutische Gemeinschaft)
- zunehmend auch übergangsweise Substitutionstherapie* durch risikoarme Zufuhr der Originalsubstanzen bei Heroinabhängigkeit und Nikotinabhängigkeit (cave: Risiko einer Dauersubstitution).

Prognose:
- bei Alkohol- und Cannabisabhängigkeit gut (40–60 % Abstinenz nach 2 Jahren)
- bei Heroin-, Kokain*- und Nikotinabhängigkeit eher schlecht (20–25 % Abstinenz)
- bei Heroinabhängigkeit deutliche Verbesserung unter Substitutionstherapie*.

Prävention:
- Aufklärung, Gesundheitserziehung
- Zugangskontrolle
- Screening bei Arztbesuchen
- u. a.

ABH-Substanzen → Witebsky-Substanzen

Abhusten *n*: engl. *to cough up*; syn. Aushusten. Aktives Entfernen von Bronchialsekret aus den Atemwegen, ggf. mithilfe sekretlösender Maßnahmen wie Vibrationsmassage, Einreibung mit hyperämisierender Salbe, Inhalationstherapie und Brustwickel.

AB0-Inkompatibilität *f*: engl. *AB0 incompatibility*; syn. ABNull-Erythroblastose. Unverträglichkeit verschiedener Blutgruppen des AB0-Systems, die zu schweren medizinischen Komplikationen bei der Transfusion von Blutprodukten und in geringerem Schweregrad in der Schwangerschaft führen kann.

Klinische Bedeutung:
- Ursache von immunologisch bedingten schweren Transfusionszwischenfällen (akute hämolytische Transfusionsreaktion), hervorgerufen durch entsprechende Isoagglutinine* (IgM-Antikörper) des Empfängers bei Fehltransfusion (z. B. Empfänger der Blutgruppe 0 mit Isoagglutinin Anti-A erhält Erythrozytenkonzentrat der Blutgruppe A)
- in der Schwangerschaft mögliche Ursache eines zumeist blanden Morbus* haemolyticus neonatorum infolge Sensibilisierung der Mutter (IgG-Antikörper) gegenüber abweichenden kindlichen Blutgruppenantigenen (am häufigsten in Form einer 0/A-Inkompatibilität).

Abklatschkrebs → Metastase

Abklatschpräparat → Abklatschverfahren

Abklatschulkus *n*: engl. *kissing ulcer*; syn. Abklatschgeschwür. Durch Berührung zweier Schleimhäute übertragenes Ulkus, besonders bei Primäraffekt im Rahmen einer Syphilis* und bei Magen- oder Dünndarmulzera.

Abklatschverfahren *n*: engl. *impression method*; syn. Abklatschtest. Mikrobiologische Methode zum Nachweis von Bakterien an Oberflächen, z. B. Fußböden, Wänden, Instrumenten, Apparaten, Klinikkleidung und Händen. Abklatschpräparate dienen im Rahmen der Krankenhaushygiene zur Verhütung von Nosokomialinfektionen*. Siehe Abb.

Abklingquote [Radioaktivität] *f*: Prozentualer Anteil eines radioaktiven Stoffes, der sich aufgrund des radioaktiven Zerfalls in einer be-

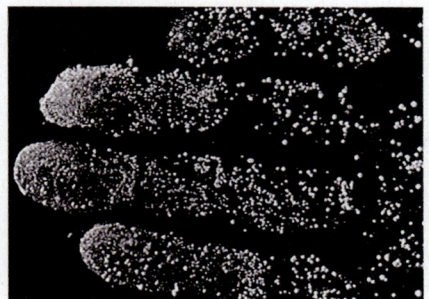

Abklatschverfahren: Ergebnis des Abklatschs der Handinnenfläche nach Kultur.

stimmten Zeit in ein anderes, in der Regel stabiles Nuklid umwandelt.

Abklopfen *n*: engl. *to tap*. Pflegetherapeutische Unterstützung zum Lösen von Bronchialsekret*.

Abkühlungsbad *n*: syn. absteigendes Bad. Verfahren der Hydrotherapie zur Senkung der Körpertemperatur als Vollbad bei Überwärmung durch Fieber* und Hitzschlag (vorwiegend bei Kindern) oder als Halbbad bei Hypotonie (erniedrigtem Blutdruck) und vegetativ bedingten Herzrhythmusstörungen.

Ablatio *f*: engl. *ablation*. Amputation* bzw. Abtragung, z. B. der weiblichen Brust (Ablatio mammae). Des Weiteren bezeichnet der Begriff Ablatio eine Ablösung, z. B. der Netzhaut (Ablatio retinae).

Ablatio choroideae → Amotio choroideae
Ablatio mammae → Mastektomie
Ablatio placentae → Plazentalösung, vorzeitige

Ablepharie *f*: engl. *ablephary*. Angeborenes oder erworbenes vollständiges Fehlen des Augenlids. Bei einem verkleinert ausgebildetem Augenlid (angeborenen oder erworbenen) spricht man von Mikroblepharie*.

Abmagerung *f*: engl. *emaciation*. Starker Verlust von Körpergewicht*. Abmagerung liegt vor, sobald das Körpergewicht mehr als 15 % unter dem alters- und körperlängenspezifischen Minimum (Body*-Mass-Index) liegt. Ursache ist ein Ungleichgewicht zwischen Energieaufnahme und -verbrauch. Die Folgen sind Schwäche, Mangelerscheinungen und Resorptionsstörungen.

Ursachen:
– nutritiv (Mangelernährung, auch infolge psychischer Erkrankungen wie Anorexia* nervosa, Depression*, Abhängigkeit)
– endokrin, z. B.: **1.** Hypophysenvorderlappen-Insuffizienz **2.** Addison*-Krankheit **3.** Diabetes* mellitus **4.** Hyperthyreose* **5.** dienzephal-tumoröses Abmagerungssyndrom

– sog. konsumierende chronische Erkrankung (Kachexie*): **1.** Malignom **2.** chronische Infektionskrankheit (z. B. AIDS) **3.** schwere Herz- oder Niereninsuffizienz **4.** Leberzirrhose*.

Abnabeln *n*: engl. *cord clamping*. Durchtrennen der Nabelschnur nach der Geburt des Kindes, in der Regel vor der Geburt der Plazenta. Nach zweifachem Abbinden oder Abklemmen der Nabelschnur, ca. 10 cm vom kindlichen Nabel entfernt, wird die Nabelschnur zwischen den beiden Abbindungsstellen mit einer Schere durchgeschnitten.

Einteilung: Nach dem Zeitpunkt der Durchtrennung können folgende Formen unterschieden werden:
– Sofortabnabelung: unmittelbar nach der Entwicklung des Kindes; Indikationen: Morbus haemolyticus fetalis; reanimationspflichtiges, deprimiertes Neugeborenes
– Frühabnabelung nach ca. 1,5–2 min: in der Regel bei reifem Kind
– Spätabnabelung nach ca. 3–5 min: nach Übertritt des Plazentarestbluts, ggf. Ausstreichen der Nabelschnur in Richtung Kind. Dadurch kommt es zu einer Steigerung des neonatalen Bluthämoglobingehaltes um bis zu 30 %. Insbesondere bei Frühgeborenen und Mehrlingen ist diese Maßnahme sinnvoll.

abnorme Hämoglobine → Hämoglobinopathien

ABNull-Erythroblastose → AB0-Inkompatibilität

Abnutzungsquote *f*: engl. *consumption rate*. Maß für die Summe der Verluste körpereigener Substanzen durch Abbauvorgänge, Energieumsatz* und Ausscheidung von Stoffwechselprodukten oder Zellen. Der Verlust wird ausgeglichen durch Assimilation* aus Nährstoffen* sowie durch Wiederverwertung von Stoffwechselendprodukten. Im engeren Sinne bezeichnet sie die Menge der renalen Exkretion von Stickstoff pro Tag.

ABO-Identitätstest → Bedside-Test
aboral: Vom Mund weggeführend.

Abort *m*: engl. *abortion*. Beendigung der Schwangerschaft vor der 24. SSW oder bei einem fetalen Gewicht von unter 500 g, entweder spontan oder induziert. Es besteht keine standesamtliche Meldepflicht oder Bestattungspflicht, außer bei Lebenszeichen des Fetus, aber durchaus eine Bestattungsmöglichkeit.

Ursachen:
– Chromosomenanomalien der Frucht
– Thrombophilie
– örtliche (lokale) oder ausgebreitete (generalisierte) Infektionen, z. B. mit Chlamydia trachomatis, Toxoplasma gondii, Zytomegalie-Virus

– mütterliche Störungen oder Erkrankungen, z. B. Corpus-luteum-Insuffizienz, uterine Fehlbildung, Diabetes* mellitus
– Autoimmunerkrankungen
– Umweltschadstoffe, z. B. Nikotin, Alkohol, Rauschgift, radioaktive Strahlung, Pflanzenschutzgifte, Arzneimittel
– psychosoziale Faktoren, z. B. Krieg, Flucht, Trennung.

Häufig kann auch keine Ursache gefunden werden.

Einteilung: Siehe Tab.

Abort, artifizieller → Schwangerschaftsabbruch

Abort, habitueller *m*: engl. *habitual abortion*; syn. Abortus habitualis. Drei- oder mehrmaliges Auftreten eines Spontanabortes. Ohne ausgetragene Schwangerschaft spricht man von primären habituellen Aborten. Wurde die Serie von Aborten durch eine ausgetragene Gravidität unterbrochen, von sekundären habituellen Aborten.

Ursachen: Gerinnungsstörungen (Thrombophilie), genetische, endokrinologische oder immunologische Gründe. In über 50 % der Fälle lässt sich eine Ätiologie aber nicht sicher bestimmen.

Therapie: Je nach Ursache, z. B.
– Antikoagulation
– operative Korrektur von Uterusfehlbildungen
– Entfernung von Myomen
– Hormonsubstitution.

Abortinduktion *f*: engl. *induced abortion*. Herbeiführen eines Schwangerschaftsabbruches, entweder durch Gabe von Medikamenten oder mittels eines Eingriffs.

abortiv: engl. *abortive*. Unfertig, abgekürzt, z. B. verkürzter oder milder Krankheitsverlauf; abtreibend bzw. eine Fehlgeburt (Abort) herbeiführend (als Eigenschaft bestimmter Substanzen; siehe auch Abortiva*).

Abortiva *n pl*: engl. *abortifacients*. Sammelbezeichnung für Arzneimittel und Substanzen, die zum Schwangerschaftsabbruch* führen. Zu den Abortiva zählen Wehenmittel (meist Prostaglandine*, Progesteron-Antagonisten (Sulproston*, Mifepriston*) und Folsäure-Antagonisten (z. B. Methotrexat*). Ergotalkaloide*, Chinin und Pflanzenstoffe (z. B. Aloe*) werden aufgrund ihrer Nebenwirkungen nicht mehr verwendet.

Abortivei *n*: engl. *blighted ovum*; syn. Mole. Entwicklungsstörung der befruchteten Eizelle mit mangelnder Embryonalentwicklung. Männliche Embryonalanlagen sind mit einem Verhältnis von 1,3 zu 1 etwas häufiger betroffen. Unterschieden werden die komplett fehlende Embryonalanlage (Windei, Windmole*) und die sog. Missed* Abortion bei mangelnder Weiterentwicklung bzw. abgestorbener Embryonal-

Abortpsychose

Abort: Übersicht zur Terminologie.

Bezeichnung	Definition
Einteilung nach dem Zeitpunkt der Fehlgeburt	
Frühabort	bis zur 12. SSW
Spätabort	ab der 12. SSW
Einteilung nach der Erscheinungsform	
Abortus imminens	drohender Abort mit vaginaler Blutung oder Wehen bei noch intakter Embryonalanlage und geschlossenem Zervikalkanal
Abortus incipiens	beginnender, nicht aufzuhaltender Abort mit vaginaler Blutung und zervixwirksamen Wehen
Abortus completus, einzeitiger Abort (syn. vollständiger Abort)	Ausstoßung des Eis in toto mit Embryo, Amnionsack und Chorionhülle; i. d. R. früher Frühabort
Abortus incompletus, zweizeitiger Abort (syn. unvollständiger Abort)	geburtsähnliche Ausstoßung von Fetus und Plazenta, von der häufig Teile in utero verbleiben, mit Blasensprung und wehenartigen Schmerzen; i. d. R. Spätabort
Missed Abortion (verhaltener Abort)	Retention einer abgestorbenen unreifen Frucht in utero
Einteilung nach der Abortinduktion	
Spontanabort	ohne äußere Einwirkung
Abort, artifizieller	absichtlich herbeigeführter Schwangerschaftsabbruch
Einteilung nach dem klinischen Verlauf	
afebril	ohne Fieber
febril (Abortus febrilis)	fieberhafter Abort, septischer Abort

anlage. Behandelt wird mit einer Abortkürettage.
Abortpsychose f: engl. *post abortion psychosis*. Durch einen Spontanabort oder einen Schwangerschaftsabbruch* ausgelöste psychische Störung, die das Ausmaß einer Psychose* annehmen kann.
Abort, septischer m: engl. *septic abortion*. Schwere Verlaufsform eines febrilen Abortes mit einer generalisierten, lebensbedrohlichen Infektion.
Abort, unvollständiger m: engl. *incomplete abortion*; syn. inkompletter Abort. Unvollständige Fehlgeburt mit Retention von Schwangerschaftsgewebe im Uterus. Siehe Abort*.
Abortus → Abort
Abortus-Bang-Infektion → Brucellose
Abortus cervicalis m: engl. *cervical abortion*. Selten auftretende Sonderform des verhaltenen Abortes (Missed* Abortion) mit Retention der Frucht durch einen verschlossenen Muttermund, z. B. aufgrund postoperativer Vernarbungen.
Abortus febrilis m: engl. *febrile abortion*; syn. febriler Abort. Durch Infektion und Fieber kompliziertes Abortgeschehen. Unterschieden werden der unkomplizierte febrile Abort mit lokaler Endometritis, der komplizierte febrile Abort mit Myometritis* und Adnexitis*, der septische Abort mit Bakteriämie, Pelveoperitonitis, diffuser Peritonitis* und Gefahr eines septischen Schocks* sowie schließlich der putride febrile Abort mit Eiterbildung.
Abortus habitualis → Abort, habitueller
Abortus imminens m: engl. *imminent abortion*. Drohende Fehlgeburt, gekennzeichnet durch vaginale Blutung und Kontraktionen der Gebärmutter bei noch intakter Embryonalanlage und geschlossener Zervix. Die Behandlung erfolgt durch Bettruhe und die Gabe von Progesteron.
Abortus incipiens m: engl. *incipient abortion*. In Gang befindliche, nicht mehr aufzuhaltende Fehlgeburt mit vaginaler Blutung und Eröffnung der Zervix.
Abortus spontaneus → Spontanabort
Abort, vollständiger m: engl. *complete abortion*; syn. Abortus completus. Komplette Ausstoßung der Leibesfrucht im Rahmen einer Fehlgeburt. Weitere Informationen siehe Abort*.
Abrasio f: engl. *abrasion*; syn. Ausschabung. Medizinische Bezeichnung für die diagnostische oder therapeutische Ab- oder Ausschabung von Körpergewebe. In der Zahnheilkunde wird der Begriff für den durch Reibung hervorgerufenen Zahnhartsubstanzverlust benutzt.
Anwendungen: Anwendung findet die Abrasio
- in der Gynäkologie als Abrasio uteri, die therapeutische oder diagnostische Kürettage* der Gebärmutter
- in der Augenheilkunde als Abschabung des Hornhautepithels (Abrasio* corneae) oder der Bindehaut (Abrasio conjunctivae)
- in der Dermatologie als Peeling oder Dermabrasion* zur Behandlung von Hyperkeratosen, Narben und Warzen
- in der Orthopädie als Abrasionsarthroplastik* zum Entfernen degenerativer Knorpelanteile.

Abrasio corneae f: engl. *corneal abrasion*. Abtragung der Epithelschicht der Hornhaut zur Glättung, z. B. bei rezidivierender Erosio corneae.
Abrasionsarthroplastik f: engl. *abrasion arthroplasty*. Operatives Verfahren, bei dem freiliegender Gelenkflächenknochen bis in die Spongiosa eröffnet wird (Fräsen), um eine Ersatzknorpelbildung durch Gelenkeinblutung und Umwandlung der sich bildenden Narbe in Faserknorpel zu induzieren. Voraussetzung ist ein umgebender, glattrandiger und belastungsfähiger Gelenkknorpel.
Abrasionszytologie f: engl. *abrasion cytology*. Zytologische Untersuchung von Zellen, die durch Bürstenbiopsie* gewonnen wurden.
Abreibung f: engl. *attrition*. Milde, reibende Massage zur Förderung der Hautdurchblutung und Steigerung des Stoffwechsels. Sie wird als Verfahren in der Hydrotherapie eingesetzt.
Vorgehen:
- Der Patient wird in ein angefeuchtetes Leinentuch gehüllt.
- Die Wassertemperatur kann kalt (10–15 °C), warm oder wechselnd gewählt werden.
- Der Behandelnde streicht mit beiden Händen über das Tuch oder massiert klatschend mit der hohlen Hand.
- Danach wird die Haut mit einem trockenen Tuch abgerieben, bis eine leichte Rötung entsteht.

Indikationen:
- Ganzkörperabreibung zur: 1. täglichen Körperpflege 2. Abhärtung 3. Kreislaufanregung bei hypotoner Kreislaufdysregulation und bei Infektionskrankheiten
- streichende Teilabreibung besonders bei Fieber.

Abrikossoff-Tumor → Granularzelltumor
Abrissfraktur → Fraktur
Abrollhilfe f: engl. *rocker sole*; syn. Sohlenrolle. Konvex gewölbte Schuhzurichtung*, die beim Abrollen des Fußes als Drehachse wirkt und gezielt Teile des Fußskeletts funktionell entlastet.

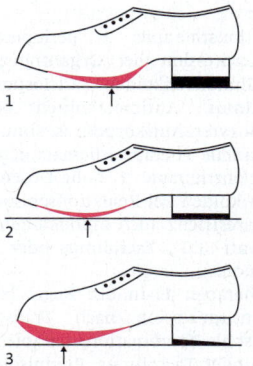

Abrollhilfe: Formen; 1: Mittelfußrolle; Drehachse (Pfeil) ca. in Höhe der tarsometatarsalen Gelenkreihe; 2: Ballenrolle; Drehachse hinter den Zehengrundgelenken; 3: Zehenrolle; Drehachse vor den Zehengrundgelenken.

Die Abrollhilfe ist verbunden mit Sohlenversteifung und -erhöhung, eine Anpassung der Schuhhöhe der Gegenseite ist erforderlich.
Formen: Siehe Abb.
Anwendung:
- Mittelfußrolle: Erleichterung des Abrollens des gesamten Fußes, z. B. bei Arthrose des oberen Sprunggelenks
- Ballenrolle: Entlastung der Zehengrundgelenke, z. B. bei Hallux* rigidus
- Zehenrolle: funktionelle Verlängerung des Vorfußes mit rückhebelnder Wirkung auf das Kniegelenk, z. B. bei Parese des M. quadrizeps.

Abrollsohle → Abrollhilfe
Abrollzurichtung → Abrollhilfe
Abruptio graviditatis → Schwangerschaftsabbruch
Abruptio placentae → Plazentalösung, vorzeitige
ABS: Abk. für → Belastungsstörung, akute
Absatzerhöhung → Sohlenerhöhung
Absaugen *n*: engl. *exsufflation*; syn. Freihalten der Atemwege (ICNP). Entfernen von Bronchialsekret* oder eingeatmeten Fremdsubstanzen (Aspiration*) aus den oberen und unteren Atemwegen sowie Entfernen von Magen- oder Darminhalt mit Magen*-, Zwölffingerdarm- oder Dünndarmsonden nach Einnahme giftiger Substanzen oder als präoperative Maßnahme zur Vermeidung von Aspiration bei Narkoseeinleitung (Aspirationsprophylaxe*).
Absauggerät *n*: engl. *aspirator*. Elektrisch betriebene Apparatur zum Entfernen von Sekret oder Fremdkörpern aus Körperhöhlen. Der Sog wird entweder vom zentralen Vakuumanschluss, vom Druck-Sogwandler einer Gasflasche oder von einer Elektropumpe erzeugt. Das Absaugen* erfolgt mithilfe eines flexiblen Absaugkatheters, integriertem Sekretbehälter und Bakterienfilter.
Absaugkatheter *m*: engl. *suction catheter*. Flexibler einlumiger Katheter zum Entfernen von Sekret, Blut oder Fremdkörpern v. a. aus Mund, Nase, Kehlkopf, Luftröhre oder Bronchien durch Absaugen*. Er wird mit einem Absauggerät* verbunden und unter Sog gesetzt.
Hinweis: Beim Einführen zur oralen Absaugung auf die Tiefe achten (Vagusreizung). Richtmaß ist der Abstand zwischen Ohrläppchen und Nasenspitze.
Abscessus → Abszess
Abscheidungsthrombus → Thrombus
Abscherfraktur → Fraktur
Absence *f*: engl. *absence seizure*. Kurzfristige, im EEG nachweisbare Bewusstseinsstörung mit nachfolgender Amnesie* als Zeichen eines epileptischen Anfalls. Sie ist durch Schlafentzug* und Hyperventilation* provozierbar. Zu unterscheiden sind typische und atypische Absencen sowie solche mit Myoklonien*.
Absencenepilepsie *f*: engl. *epileptic absence*. Kindliche und juvenile, durch Schlafentzug oder Hyperventilation* provozierbare generalisierte, bei Mädchen häufiger auftretende Epilepsie mit Absencen*. Klinik und EEG mit generalisierten Spikes*, Spikes* and Waves und Polyspikes sichern die Diagnose. Behandelt wird mit Antiepileptika*. Die Prognose ist insgesamt gut.
Absetz-Insomnie → Rebound-Insomnie
Absidia *n pl*: Pilzgattung der Ordnung Mucorales. Absidia-Arten sind Saprophyten*, als fakultativ humanpathogen gilt Absidia corymbifera als Erreger von Mucor*-Mykosen, insbesondere bei abwehrgeschwächten Patienten.
Absiedelung → Metastase
absolut: engl. *absolute*. Vollkommen.
absolute Arrhythmie → Arrhythmia absoluta
Absorption → Resorption [Physiologie]
Absorption [Immunologie] *f*: Absättigung eines Antikörpers mit dem homologen gelösten Antigen*.
Absorption [Physik] *f*: Molekular gleichmäßige Verteilung eines Gases (Sorptivs) in einer Flüssigkeit oder in einem festen Körper. Die Absorption steigt mit Erhöhung des Drucks. Sie nimmt mit zunehmender Temperatur ab. Absorption ist keine reine Oberflächenerscheinung wie bei der Adsorption*.
Absorptionsspektrum *n*: engl. *absorption spectrum*. Spektrum* elektromagnetischer Wellen nach dem Durchdringen von gasförmigen, flüssigen oder festen Substanzen unter Absorption bestimmter Wellenlängen, die sich bei Gasen als schmale Linien (Linienspektrum oder Bandenspektrum), bei Flüssigkeiten und festen Körpern als breite und oft unscharf begrenzte Bereiche (kontinuierliches Spektrum) darstellen.

Medizinische Anwendung: Ein Absorptionsspektrum ist charakteristisch für eine bestimmte Substanz oder ein Substanzgemisch wie etwa Urin oder Luft. Die Atomabsorptionsspektrometrie erlaubt in der Toxikologie und Rechtsmedizin den qualitativen und quantitativen Nachweis insbesondere von Schwermetallspuren im ppb-Bereich in Körperflüssigkeiten, Geweben (Haare) und Ausscheidungen.
Abspaltung, dissoziative *f*: engl. *dissociative splitting*. Desintegration zwischen motorischen, sensorischen, kognitiven und emotionalen Anteilen der Wahrnehmung und grundlegender Mechanismen der Dissoziation. Im engeren Sinne wird damit eine Amnesie* gegenüber traumatischen Ereignissen (z. B. Vergewaltigung) bezeichnet, bei der keine oder nur partielle Fragmente des Geschehens in der bewussten Erinnerung verfügbar sind.
Abstammungslehre → Evolutionstheorie
Abstandsquadratgesetz *n*: engl. *inverse square law*. Regel, dass die Intensität der von einer (annähernd) punktförmigen Quelle ausgehenden Strahlung nimmt proportional zum Quadrat der Entfernung von der Strahlenquelle abnimmt. Dies gilt für Licht ebenso wie für Röntgenstrahlung, die von einem kleinen Brennfleck (Fokus), bzw. Beta- oder Gammastrahlung, die von einem kleinen radioaktiven Präparat ausgesandt wird. Bei ionisierender Strahlung lautet das Abstandsquadratgesetz für die Energiedosisleistungen $\dot{D}_1$ bzw. $\dot{D}_2$ in den jeweiligen Abständen r_1 bzw. r_2 (siehe Abb.): $\dot{D}_1 : \dot{D}_2 = (r_2 : r_1)^2$.

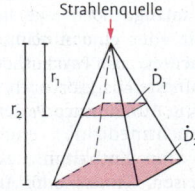

Abstandsquadratgesetz

Abstehende Ohren *n pl*: engl. *protruding ear*; syn. Otapostasis. Häufige anatomische Variante einer oder beider Ohrmuscheln mit einem über das normale Maß hinausgehenden Abstand zwischen Ohrmuschel und Kopfhaut. Das Hören ist unbeeinträchtigt. Betroffene, insbesondere Kinder, leiden häufig unter Hänseleien im sozialen Umfeld. Behandelt wird operativ mittels Otopexie*.
Epidemiologie:
- häufigste Ohrfehlbildung
- betrifft 5 % der Bevölkerung

Ursache: Gestörte Entwicklung der Ohrmuscheln in der Embryonalphase

- hereditäre Genese (dominante Vererbung) mit familiärer Häufung
- exogene Faktoren
- unbekannte Faktoren.

Diagnostik:
- Inspektion: 1. abstehende Ohrläppchen 2. mangelnde Faltung der Ohrmuschel 3. Tiefenausdehnung der Concha-Höhle
- Ausmessen: 1. Winkel zwischen Ohrmuschel und dahinter liegender Kopfhaut > 30° 2. Abstand zwischen Ohrmuschelrand und Kopfhaut > 20 mm
- Fotodokumentation.

Therapie:
- Otopexie* in jedem Lebensalter möglich
- Korrektur vorzugsweise im Vorschulalter (zwischen 4. und 6. Lebensjahr)
- keine Kassenleistung
- im Kindesalter in der Regel Kostenübernahme durch die jeweilige Krankenkasse nach vorheriger Rücksprache.

Abstinenz [Psychotherapie] *f*: Pflicht des Psychotherapeuten*, die Beziehungen zu Patienten und deren Bezugspersonen (bei Kindern und Jugendlichen insbesondere Eltern u. a. Sorgeberechtigte) professionell zu gestalten und nicht zur Befriedigung eigener Interessen und Bedürfnisse zu missbrauchen (Abstinenzregel*).

Klinische Bedeutung: Die Tätigkeit der psychotherapeutischen Unterstützung wird ausschließlich durch das vereinbarte Honorar abgegolten. Außertherapeutische Kontakte sind so zu gestalten, dass die therapeutische Beziehung* möglichst wenig gestört wird. Das Abstinenzgebot gilt auch nach Beendigung der Psychotherapie, solange noch eine Behandlungsnotwendigkeit oder eine Abhängigkeitsbeziehung des Patienten zum Psychotherapeuten gegeben ist (frühestens 1 Jahr nach Beendigung der Behandlung Aufnahme privater Kontakte).

Abstinenz [Suchtmedizin] *f*: engl. *abstinence*. Im weiteren Sinn Enthaltung, z. B. von bestimmten Speisen, Genuss- oder Arzneimitteln sowie sexueller Aktivität. In der Suchtmedizin* Bezeichnung für den Verzicht auf den Konsum von psychotropen Substanzen* und auf Verhaltensweisen, von denen eine Abhängigkeit besteht. Abstinenz ist das vorrangige Behandlungsziel beim Abhängigkeitssyndrom*.

Abstinenznachweis *m*: Nachweis über Abstinenz von Drogen* und Alkohol*. Der Abstinenznachweis wird u. a. bei Überprüfung der Fahreignung nach Alkohol- und Drogenkonsum oder als Bewährungsauflage verlangt. Der Abstinenznachweis erfolgt durch Blut-, Urin- und Haaranalyse*. Es wird dabei nach den evtl. konsumierten Substanzen sowie deren Metaboliten* gesucht.

Abstinenzregel *f*: engl. *rule of abstinence*. Enthaltsamkeit innerhalb der Therapie als Teil des therapeutischen Settings. Im weiteren Sinn betrifft die Abstinenzregel den Therapeuten und schützt den Patienten davor, in einem Abhängigkeitsverhältnis ausgenutzt zu werden. Im engeren Sinn soll der Patient durch Enthaltsamkeit Routinen des Handelns, Denkens und Fühlens unterbrechen.

Abstinenzsyndrom → Entzugssyndrom

Abstoßungsreaktion *f*: engl. *rejection reaction*; syn. Abstoßung. Zerstörung eines Transplantats infolge Immunantwort* des Empfängers (Host-versus-Graft-Reaktion).

Formen:
- pathologisch: 1. Erstabstoßungsreaktion (First Set Reaction) nach Ersttransplantation (ohne Sensibilisierung des Empfängers) mit folgendem Verlauf: Einheilungsphase (bis 5. Tag), beginnende Lymphozyten- und Granulozyteninfiltration nach vollendeter Vaskularisation, verstärkte Entzündungsreaktion ab 11. Tag, unter Umständen Abstoßung 2. Zweitabstoßungsreaktion (Second Set Reaction) nach vorangegangener Sensibilisierung durch den gleichen Spender (rasche Abstoßungsreaktion mit kurzer Latenz) 3. sog. weiße Abstoßungsreaktion infolge ungenügender Vaskularisation von Hautlappen*
- klinisch: 1. perakut verlaufende Abstoßungsreaktion (hyperakute Rejektion): irreversibles, pharmakologisch nicht beeinflussbares Transplantatversagen (Nekrose*) innerhalb von Stunden bis wenigen Tagen in der Regel infolge präformierter zytotoxischer Antikörper 2. akzelerierte Abstoßungsreaktion: in der Frühphase nach Transplantation* mit schwerem, meist durch Glukokortikoide* allein nicht beeinflussbarem Verlauf (steroidresistente Rejektion) 3. akute Abstoßungsreaktion: am häufigsten 1 Woche bis 3 Monate nach Transplantation, später seltener bei zu niedrig dosierter Immunsuppression* 4. chronische Abstoßungsreaktion: jenseits des 3. Monats mit über Monate bis Jahre fortschreitendem, pharmakologisch kaum beeinflussbarem Funktionsverlust des Transplantats.

Klinik: Bei akuter Abstoßungsreaktion
- Herz-, Lungen-, Herz-Lungen-Transplantation: Herzrhythmusstörungen (Vorhofflimmern, Extrasystolen), Hypotonie (erniedrigter Blutdruck), Dyspnoe* (erschwerte Atemtätigkeit), Oberbauchschmerzen, Appetitlosigkeit, Temperaturerhöhung
- Lebertransplantation: Müdigkeit, Lethargie, Appetitlosigkeit, Fieber, abdominale Schmerzen, lehmfarbener Stuhl, Dunkelfärbung des Harns, Ikterus (Gelbsucht)
- Nierentransplantation: Schmerzen im Bereich des Transplantats, Hypertonie (Bluthochdruck), Appetitlosigkeit, Fieber.

Therapie:
- Induktionstherapie: 1. perioperative Immunsuppression bei Organtransplantation mit Glukokortikoiden*, Ciclosporin* bzw. Tacrolimus*, Antimetaboliten* oder Antilymphozyten-Antikörpern 2. simultane und sequentielle Therapieschemata gebräuchlich
- Rejektionstherapie: 1. hohe Dosen von Glukokortikoiden bei Rejektionsepisoden 2. bei Steroidresistenz auch monoklonale Antikörper (Anti-CD3), Tacrolimus oder Mycophenolatmofetil
- Basistherapie: 1. in der Regel lebenslange Immunsuppression nach Transplantation 2. meist als Kombinationstherapie mit Ciclosporin bzw. Tacrolimus, Prednisolon, Mycophenolatmofetil, Sirolimus oder Azathioprin
- Langzeittherapie: bei stabiler Transplantatfunktion auf 1 oder 2 Immunsuppressiva* reduzierte Rejektionsprophylaxe.

Abstraktionsvermögen *n*: engl. *capacity for abstraction*. Fähigkeit, übergeordnete Gemeinsamkeiten aus einer Vielzahl von Einzelinhalten zu erkennen und auf eine allgemeine Ebene zu überführen, Voraussetzung für Begriffsbildung sowie grundsätzliche kognitive Fertigkeiten (z. B. Lernen, Gedächtnis) und zentrale Komponente in Intelligenzmodellen. Störungen kommen u. a. bei Schizophrenie* (Negativsymptomatik), Demenz* und Intelligenzminderung* vor.

Abstrich *m*: engl. *smear*. Entnahme von Untersuchungsmaterial von Haut- und Schleimhautoberflächen und Wunden zur mikrobiologischen oder zytologischen Diagnostik sowie zur genetischen Analyse. Die Proben werden mithilfe von Spateln, Bürsten oder Tupfern gewonnen.

Formen:
- zytologischer Abstrich, z. B. der Papanicolaou*-Abstrich zur Früherkennung des Zervixkarzinoms*
- mikrobiologischer Abstrich, z. B. der Rachenabstrich* zum Erregernachweis bei Tonsillitis
- Mundschleimhautabstrich zur DNA-Analyse, z. B. zur Gewinnung eines genetischen Fingerabdrucks.

AB0-System *n*: engl. *AB0 blood group system*; syn. AB0-Blutgruppen-System. System der sog. klassischen Blutgruppen* (A, B, AB und Null). Es ist gekennzeichnet durch das Vorhandensein regulärer Antikörper gegen diejenigen Blutgruppenantigene A oder B, die dem Individuum selbst fehlen. Die AB0-Blutgruppen wurden 1901 von Landsteiner entdeckt.

Grundlagen: Die Vererbung geschieht autosomal durch multiple Allele auf Chromosom 9, wobei sich A und B zueinander kodominant verhalten und dominant gegenüber stummem Al-

AB0-System:
Häufigkeit der AB0-Blutgruppen in den Bevölkerungen Mitteleuropas.

Blutgruppe	Erythrozytenantigen		Häufigkeit	Antikörper
0	H		≈ 40 %	Anti-A[1], Anti-B
A	A_1 ≈ 37 % A_2 ≈ 7,5 % (A_x) (selten)		≈ 44,5 %	Anti-B
B	B		≈ 10,5 %	Anti-A[1]
AB	A_1B ≈ 3,5 % A_2B ≈ 1,0 % (A_xB) (selten)		≈ 4,5 %	keine

[1] Individuen der Blutgruppen 0 und B besitzen regelmäßig A_1-Antikörper, der Titer gegen das Antigen A_2 ist dagegen variabel und meist niedrig.

lel 0. Die volle A- und B-Eigenschaft entwickelt sich in den ersten beiden Lebensjahren. Von den A- und B-Antigenen sind verschiedene Varianten bekannt. Wichtig sind die beiden häufigsten Subtypen A_1 und A_2 (A_1 gegenüber A_2 dominant) als quantitative Varianten von A (Antigenzahl pro Erythrozyt ca. 10×10^5 bzw. $2,5 \times 10^5$), daneben sind weitere A-Untergruppen (schwächere Varianten des A-Antigens mit geringerer Aktivität der jeweils codierten Transferase) beschrieben. 6 Geno- und 4 Phänotypen sind bei Blutgruppe 0 und AB identisch. Die Allele codieren Transferasen, die eine spezielle glykosidische Bindung an terminale Kohlenhydrate der H*-Substanz katalysieren:
- Antigene Determinante der Blutgruppe A ist N-Acetyl-D-Galaktosamin.
- Antigene Determinante der Blutgruppe B ist D-Galaktose.
- Durch das stumme (amorphe) Allel 0 wird die H-Substanz enzymatisch nicht verändert und wirkt selbst als H-Antigen (endständige L-Fucose).

Die ABH-Blutgruppenantigene kommen (als Glykolipide) nicht nur auf Erythrozyten vor, sondern auch auf anderen Zellen (Leuko- und Thrombozyten, Epithel- und Gewebezellen) und (als lösliche Glykoproteine) im Serum sowie bei sog. Sekretoren (Sekretorsystem*) auch in anderen Körperflüssigkeiten (Speichel, Sperma, Schweiß u. a.).

Häufigkeit: Siehe Tab.

Klinische Bedeutung: Bei Bluttransfusion* und Transplantation* muss das ABNull-System berücksichtigt werden, da eine Unverträglichkeit aufgrund der Antigen-Antikörper-Reaktion zu lebensbedrohlichen Transfusionszwischenfällen oder Transplantatabstoßung führen kann. Bei Blutgruppenunverträglichkeit zwischen Mutter und Kind kann die Mutter Antikörper gegen die kindlichen Erythrozyten entwickeln. Diese können eine Anämie des Neugeborenen verursachen.

Abszess *m*: engl. *abscess*. Eitrige Einschmelzung von Gewebe mit Ausbildung eines Hohlraums durch Verflüssigung einer bakteriell besiedelten Nekrose*, die sich dann durch eine Abszessmembran vom restlichen Gewebe abgrenzt. Kleinere kutane oder subkutane Befunde können spontan perforieren und abheilen. Größere und intrakorporale Abszesse bedürfen zumeist einer chirurgischen Intervention.

Klinik: Abszesstypische Zeichen (siehe Abb.):
- Rötung (rubor)
- Schwellung (tumor)
- Überwärmung (calor)
- Schmerzen (dolor)
- gestörte Funktion des Gewebes (functio laesa).

Therapie: Je nach Lokalisation des Abszesses:
- Inzision*
- ovaläre Exzision* mit Debridement*
- Abszessdrainage ggf. mit Saug-Spülkatheter
- operative Abszessausräumung
- Vacuum Assistet Closure-Therapie (VAC-Therapie).

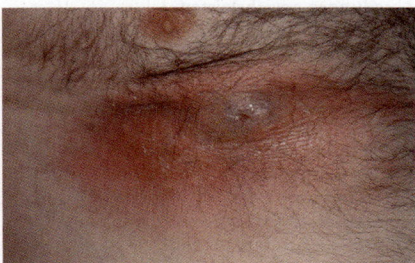

Abszess: Unscharf begrenzte, stark entzündliche Schwellung und Rötung über rechtem Rippenbogen. [120]

Systemische antibiotische Therapie lediglich bei:
- Immunsuppression*
- Diabetes* mellitus
- Phlegmone*, Lymphangitis*, Ausbreitung in vorgebildete Strukturen (u. a. Sehnenscheiden, Kompartimente)
- Endokarditisprophylaxe
- septischem Krankheitsbild.

Jede lokale antibiotische Behandlung ist obsolet (Resistenzbildung).

Abszess, intraperitonealer *m*: engl. *intraperitoneal abscess*; syn. Peritoneal-Abszess. Umkapselte Eiteransammlung (Abszess*) in der Bauchhöhle, meist aufgrund von Entzündung oder Hohlorganperforation. Folgen sind u. a. Fieber, Schüttelfrost und Schmerzen bis hin zu paralytischem Ileus und Sepsis*. Die Diagnose erfolgt mittels Ultraschall und CT, die Prognose hängt vor allem von der Grunderkrankung ab.

Ätiologie: Abszesse entstehen oft nach Perforation von Hohlorganen oder durch Ausbreitung entzündlicher Prozesse in der Bauchhöhle. Typische Erreger sind aerobe gramnegative Bakterien wie Escherichia coli und Klebsiella sowie Anaerobier (v. a. Bacteroides fragilis). Beispiele für intraperitoneale Abszesse sind:
- perityphlitischer Abszess bei Appendizitis (als Eiteransammlung in einer präformierten Höhle auch als Empyem* bezeichnet)
- subhepatischer Abszess bei Cholezystitis oder nach Cholezystektomie*.

Klinik:
- abdominale Schmerzen
- B*-Symptomatik (Fieber, Nachtschweiß, Gewichtsverlust)
- Zeichen des akuten Abdomens
- erhöhte Entzündungsparameter (Leukozytose, CRP).

Therapie: Je nach Lokalisation erfolgt unter antibiotischer Abschirmung die perkutane sonografisch- oder CT-gesteuerte Punktion und ggf. die Drainage*. Im Falle eines Douglas-Abszesses ist auch die transrektale bzw. -vaginale, bei retrogastralen Abszessen die transgastrale Punktion und Drainage möglich, ggf. in Kombination mit einem endoluminal angelegten Vakuumverband. Bei ungünstiger Lokalisation (z. B. bei Abdeckung des Geschehens durch Dünndarmschlingen), frustraner Therapie oder multiplen Abszessherden erfolgt die chirurgisch-operative Sanierung.

Abszess, paranephritischer *m*: engl. *paranephritic abscess*. Infektionsausdehnung über das Nierenparenchym hinaus mit Einschmelzung einzelner Eiteransammlungen in der Nierenfettkapsel zum Abszess. Dies geschieht häufig unter Immunsuppression. Symptome sind Flankenschmerz, Fieber, Schüttelfrost, Vorwölbung, Druckschmerz, Übelkeit, Erbrechen und

Abszess, perinephritischer Überwärmung des Nierenlagers. Behandelt wird mit Drainage (offen oder durch Katheteranlage), Antibiose, selten durch Nephrektomie.

Abszess, perinephritischer m: engl. *perinephritic abscess*. Eiteransammlung zwischen Nierenkapsel und Gerota-Faszie. Der Abszess kann sich nach kaudal in die Leiste oder ins perivesikale Gewebe oder nach kranial als subphrenischer Abszess ausbreiten. Diagnostiziert wird mit CT. Die Behandlung besteht aus offener Drainage und Lavage mit entsprechender Antibiose, selten Nephrektomie.

Abszess, perityphlitischer m: engl. *perityphlitic abscess*. Form der akuten Appendizitis*, bei der es nach einer Perforation* zu einer Abdeckung der Perforation durch umgebende Organe (Dünndarmschlingen, Omentum* majus, Zäkum*) und zur örtlich begrenzten Abszessbildung kommt. Klinisch ist meist nur eine palpable Raumforderung im rechten Unterbauch auffällig, die typischen Appendizitis-Zeichen fehlen.

Abszess, retromammärer m: engl. *retromammary abscess*. Hinter der Brustdrüse zwischen den Blättern der Fascia superficialis und Fascia profunda lokalisierter Abszess*. Siehe Mastitis* (Abb. dort).

Abszessspaltung f: Inzision* eines Abszesses, ggf. mit Gegeninzision. Die Abszessmembran wird gespalten, um eine Eiteransammlung abfließen zu lassen. Anschließend wird die Abszesshöhle gespült, die Wunde wird offen belassen. Je nach Befund werden Drainagen* oder Laschen eingebracht.

Abszess, subhepatischer m: engl. *subhepatic abscess*. Eiteransammlung unterhalb der Leber aufgrund eines entzündlichen Geschehens, einer gedeckten Perforation umliegender Organe oder als postoperative Komplikation. Behandelt wird mittels sonografisch- oder CT-gestützter Punktion und Drainage unter systemischer Antibiotikagabe. Bei ungünstiger Lage oder zur gleichzeitigen Ursachenbeseitigung ist ggf. zusätzlich eine chirurgische Intervention erforderlich.

Ursachen:
- akute Cholezystitis* oder Cholangitis* mit Wandnekrose, Gallenblasenempyem* mit konsekutiver Durchwanderungsperitonitis*, Gallenblasenperforation*
- infiziertes Biliom*
- penetrierendes gastro-duodenales Ulkus*
- komplizierter Leberabszess* (z. B. Amöbenabszess)
- iatrogen, als postinterventionelle oder postoperative Komplikation nach ERCP, Cholezystektomie*, Gallengangs- oder Leberchirurgie.

Klinik:
- häufig nur B*-Symptomatik mit Fieber, Abgeschlagenheit und Nachtschweiß
- je nach Größe eventuell kombiniert mit rechtsseitigem Druckschmerz
- ggf. Ikterus* oder Magenausgangsstenose bei Obturation*.

Abszess, subphrenischer m: engl. *subphrenic abscess*. Intraabdominelle Eiteransammlung, die häufiger unterhalb der linken als der rechten Zwerchfellkuppel hauptsächlich als postoperative Komplikation nach abdominalchirurgischen Eingriffen auftritt. Möglich auch bei penetrierender Entzündung und bakterieller Durchwanderung bei Pleuraempyem, Leber- oder Milzabszess und chronisch-entzündlicher Darmerkrankung (CED) mit Beteiligung der linken oder rechten Kolonflexur.

Klinik: Häufig besteht nur eine B*-Symptomatik mit Fieber, Abgeschlagenheit und Nachtschweiß, weiterhin treten atemabhängige Schmerzen und Schulterschmerz auf.

Komplikation: (Durchwanderungs-)Pleuritis* mit Pleuraerguss und konsekutiver Kompressionspneumonie, Pleuraempyem, Sepsis.

Therapie: Abszessdrainage, Abszessausräumung und Behandlung der Ursache.

Abteilung, geschlossene f: engl. *closed ward*; syn. geschützte Abteilung. Bereich einer psychiatrischen Klinik oder eines Heims mit verschlossenen Türen. Dort werden Patienten (bzw. Bewohner) gegen ihren Willen vom Verlassen der Abteilung abgehalten. Patienten können freiwillig oder gemäß Unterbringungsbeschluss (Unterbringung*) in einer geschlossenen Abteilung aufgenommen werden.

Ziel: Aufhebung von Selbstgefährdung* (Suizidgefahr, Weglaufgefahr) oder Fremdgefährdung* (Schutz Dritter).

Abteilung, offene f: engl. *open ward*. Bereich einer psychiatrischen Klinik oder eines Heims, den die Patienten nach eigenem Willen verlassen können. Die Mehrzahl der deutschsprachigen psychiatrischen Krankenhäuser besteht heute aus offenen und geschlossenen Abteilungen*. Einzelne Krankenhäuser können durch organisatorische Veränderungen die Vollversorgung einer Region ausschließlich mit offenen Abteilungen gewährleisten.

Abtreibung → Schwangerschaftsabbruch

Abtropfmetastase f: engl. *drop metastasis*. Fernmetastase*, die durch Verschleppung losgelöster Tumorzellen in Körperhöhlen entsteht (kavitäre Metastasierung). Die Tumorzellen wandern mit der Schwerkraft nach kaudal. Typisches Beispiel ist der Krukenberg*-Tumor, eine Metastase im Ovar*, die von einem Karzinom des Gastrointestinaltrakts abstammt.

Abusus → Substanzmissbrauch

Abusus m: Veraltete Bezeichnung für Substanzmissbrauch* oder sexuellen Missbrauch bzw. Kindesmissbrauch*.

Abutment n: Über die Schleimhaut ragender Aufbau auf einem dentalen Implantat*. Es dient der Befestigung von Suprastrukturen (z. B. Krone, Brücke, Prothese) durch Schrauben oder Zementieren. Siehe Abb.

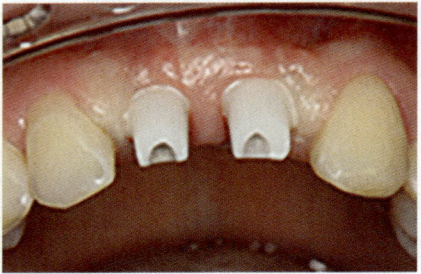

Abutment [145]

Abwehr f: engl. *defence*. Auseinandersetzung mit einer Gefahr, um diese abzuwenden. Dabei spielt beim Menschen neben dem körperlichen auch das seelische und soziale Sich-bedroht-Fühlen eine Rolle, z. B. bei Liebesverlust, Konkurrenz, Entwertung.

Formen: Wichtigste Formen der Abwehr bei Menschen sind Flucht- und Kampfverhalten. Das Flucht- oder Kampfverhalten kann über körperliche Reaktionen hinaus bestimmte soziale Verhaltensweisen beinhalten:
- **Flucht:** z. B. Leugnen, Umbewertung von Situationen, Verhaltensweisen oder Wünschen, Demutshaltung, Angst*
- **Kampf:** Einsatz psychologischer Mittel zur Gefahrenabwehr, z. B. kognitive Umstrukturierung bei Bedrohung des Selbstwertgefühls, Auftrumpfen, autoritäres Verhalten, Mittelpunktstreben, nach psychoanalytischer Auffassung zusätzlich (unbewusster) Einsatz Ich-schützender Erlebens- und Verhaltensweisen (Abwehrmechanismus*).

Des Weiteren spricht man von psychosozialer Abwehr, wenn ein psychischer Konflikt auf Personen der Umgebung verlagert wird.

Abwehrmechanismus → Immunantwort

Abwehrmechanismus [Psychologie] m: engl. *ego-defence mechanism*. Bezeichnung für einen im Lauf der Persönlichkeitsentwicklung unbewusst angeeigneten und im späteren Leben habituell eingesetzten Modus zum Schutz vor Impulsen, Gefühlen und Erfahrungen, die mit dem Bild von sich und der Welt nicht übereinstimmen.

Theorie: Im psychoanalytischen Sinn stellt ein Abwehrmechanismus eine unbewusst ablaufende Kompromissbildung zwischen in Konflikt stehenden Anforderungen verschiedener psychischer Instanzen (Es, Über-Ich) und der Um-

welt dar. Wenn die Kompromissbildung versagt bzw. dysfunktional ist, droht die neurotische Symptombildung.
Formen: Z. B. Verdrängung*, Projektion*, Rationalisierung*, Reaktionsbildung*, Regression*, Konversion, Ungeschehenmachen, Wendung gegen die eigene Person, Isolierung, Introjektion, Verleugnung*, Autoaggression, Verkehrung ins Gegenteil, Substitution und Sublimierung.

Abwehrphasereflexe *m pl*: engl. *defence phase reflexes*. Polysynaptische Reflexe* zum Schutz des Individuums, z. B. Fluchtreflex*.

Abwehrspannung *f*: engl. *muscular defense*; syn. Bauchdeckenspannung. Leitsymptom des akuten Abdomens mit reflektorisch fortschreitender, später auch kontinuierlicher zunächst ggf. lokaler, dann auch generalisierter ständiger Kontraktion der Bauchdeckenmuskulatur, ausgelöst durch eine lokale oder diffuse Peritonitis*.
Pathophysiologie: Eine entzündliche Affektion des Bauchfells bewirkt eine Erregung der afferenten somatosensiblen Nervenfasern. Die Reizantwort über den Reflexbogen führt reflektorisch zu einer Erregung der efferenten motorischen Fasern mit Kontraktion der quergestreiften Bauchdeckenmuskulatur.
Klinik: Bei der klinischen Untersuchung imponiert die charakteristische bretthartte Bauchdecke.

Abwehrstoffe *m pl*: Stoffe, die der Abwehr von Krankheitserregern oder Fremdsubstanzen dienen und von Zellen der spezifischen und unspezifischen Immunabwehr* gebildet und ausgeschüttet werden. Dazu gehören Antikörper*, antimikrobielle Substanzen (z. B. Lysozym*), Komplementfaktoren und Zytokine*.

abweichendes Verhalten → Devianz

AC: Abk. für abdominal circumference → Fetometrie

Acaeruloplasminämie *f*: engl. *ceruloplasmin deficiency*; syn. Acoeruloplasminämie. Seltene autosomal-rezessiv erbliche Erkrankung des Eisenstoffwechsels mit vermehrter Eisenablagerung in Gehirn und Viszeralorganen (v. a. Leber, Pankreas). Wegen einer Mutation* im Caeruloplasmin-Gen (Genlocus 3q23–24) und fehlender Ferroxidaseaktivität des Caeruloplasmins* erfolgt kein Eisentranport aus dem Monozyten*-Makrophagen-System. Therapiert wird mit Chelatbildnern wie Deferasirox.

Acamprosat *n*: Indirekter NMDA-Rezeptor-Antagonist zur Anwendung als Alkoholentwöhnungsmittel, der durch Blockade der NMDA*-Rezeptoren und agonistische Effekte an GABAergen Neuronen neuronale Erregbarkeit vermindert. Acamprosat moduliert die Erregungsübertragung glutamaterger Neurone und vermindert bzw. normalisiert die Übererregung. Dadurch wird der sog. Trinkdruck erniedrigt und das Rückfallrisiko gemindert.

Indikation: Pharmakologische Unterstützung und Aufrechterhaltung der Abstinenz bei Alkoholabhängigkeit* in Verbindung mit psychosozialen und/oder psychotherapeutischen Maßnahmen.

Acanthamoeba *f*: Gattung freilebender Amöben* mit fakultativ humanpathogenen Arten, welche die Akanthamöben*-Keratitis und die Amöben*-Meningoenzephalitis auslösen. Acanthamoeba beherbergen Bakterien der Gattung Legionella.
Morphologie:
– vegetative Form mit spitz auslaufenden Pseudopodien*
– einkernige Zysten als Dauerform (siehe Abb.).

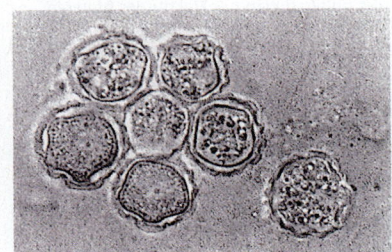

Acanthamoeba: Zysten; Isolat aus einem Ulcus corneae. [177]

Acanthosis → Akanthose

Acariasis *f*: engl. *acariadisis*; syn. Akarinose. Durch Milben* oder ihre Larven hervorgerufene Epizoonose*, z. B. Skabies, Trombidiose*, Gamasidiose* und Demodikose. Zumeist ist die Haut befallen, Organbefall (Lunge, Gastrointestinaltrakt*, Urogenitaltrakt*) ist möglich. Davon abzugrenzen ist die Hausstaubmilbenallergie, verursacht durch immunologische Reaktionen auf Milbenkot ohne Milbenbefall.

Acarida *m pl*: engl. *acarids*. Milben*; Ordnung der Spinnentiere (Arachnida).

Acarus siro → Milben

Acceptable Daily Intake: Abk. ADI. Diejenige Dosis* einer in Lebensmitteln enthaltenen Substanz (z. B. eines Pestizids), die bei lebenslanger täglicher Aufnahme als medizinisch unbedenklich gilt. Durch die WHO ist der ADI definiert als Quotient aus NOEL (No Effective Level) und einem Sicherheitsfaktor von mindestens 100.

ACE: Abk. für → Angiotensin-Converting-Enzym

ACE-Hemmer *m sg/pl*: engl. *ACE inhibitors*; syn. Angiotensin-converting-Enzym-Hemmer. Kompetitive Hemmstoffe des Angiotensin-Converting-Enzyms zur p. o. Anwendung.
Wirkungsmechanismus:
– Hemmung der Umwandlung von Angiotensin I durch ACE in Angiotensin II, wodurch die nachfolgende Freisetzung von Aldosteron* verhindert wird
– in der Folge Abnahme des systemischen Gefäßwiderstands und Hemmung der Natrium- und Wasserretention mit Blutdruckabfall sowie Senkung der kardialen Vor- und Nachlast
– zusätzlich Aktivierung des Kallikrein-Kinin-Systems durch verminderte Inaktivierung von Bradykinin*.

Vertreter:
– Captopril* und Lisinopril* (die einzigen ACE-Hemmer, die keine Prodrugs sind)
– Enalapril*, Ramipril*
– Benazepril, Cilazapril, Delapril, Fosinopril, Imidapril, Moexipril, Perindopril, Quinapril, Spirapril, Trandolapril, Zofenopril.

Indikationen:
– Herzinsuffizienz*
– essenzielle Hypertonie
– Sekundärprophylaxe nach Herzinfarkt
– bei Diabetes mellitus Typ 2 mit beginnender Nephropathie (Lisinopril).

ACENDIO: Abk. für Association for Common European Nursing Diagnosis, Interventions and Outcomes → North American Nursing Diagnosis Association

Acetabuloplastik *f*: engl. *acetabuloplasty*. Operatives Verfahren zur Verbesserung der knöchernen Überdachung des proximalen Femurs bei Hüftdysplasie* und Hüftgelenkluxation durch Beckenosteotomie.

Acetabulum *n*: engl. *acetabular cavity*; syn. Hüftgelenkpfanne. Gelenkpfanne des Hüftgelenkes*, die von Darmbein (Os* ilium), Sitzbein (Os* ischii) und Schambein (Os* pubis) gebildet wird. Das Acetabulum wird am oberen Randbereich vom Labrum acetabulare umfasst.

Acetabulumfraktur *f*: engl. *acetabular fracture*. Beckenfraktur im Bereich des Acetabulums* durch seitliche Gewalteinwirkung oder Dashboard* Injury.
Einteilung: Judet-Letournel-Klassifikation (siehe Abb.):
Klinik:
– Schmerzen in der Hüftregion/Becken
– Leistendruckschmerz, Trochanterdruckschmerz
– ggf. Verkürzung und Außenrotation* des Beins.

Therapie:
– konservativ bei fehlender Dislokation
– operativ: bei Protrusio acetabuli suprakondyläre Femurextension als Damage-Control-Surgery
– Plattenosteosynthese* mit ventralem (ilioinguinalem oder intrapelvinem) oder dorsalem (Kocher-Langenbeck) Zugang. An Bedeutung gewinnen der intrapelvine Zugang nach

Acetabulumwinkel

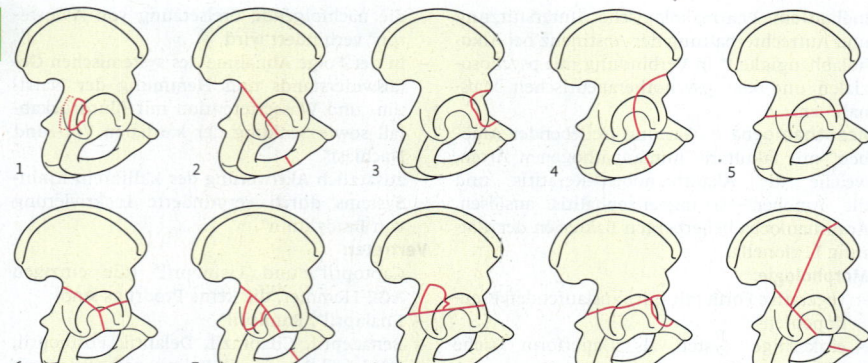

Acetabulumfraktur: Judet-Letournel-Klassifikation; 1: Fraktur der hinteren Wand; 2: Fraktur des hinteren Pfeilers; 3: Fraktur der vorderen Wand; 4: Fraktur des vorderen Pfeilers; 5: Querfraktur der Pfanne; 6–10: Kombinationsfrakturen; 6: Fraktur des hinteren Pfeilers und der hinteren Wand; 7: Querfraktur und hintere Wand; 8: T-Fraktur; 9: Fraktur des vorderen Pfeilers mit hinterer Hemiquerfraktur; 10: Zweipfeilerfraktur.

Stoppa und der pararektale Zugang nach Keel.

Acetabulumwinkel → Azetabulumwinkel

Acetaldehyd *n*: engl. *acetaldehyde*; syn. Ethanal. Metabolit im Intermediärstoffwechsel. Acetaldehyd entsteht z. B. bei der Glykolyse* durch Decarboxylierung* von Pyruvat, beim Abbau von Threonin* oder bei der enzymatischen Oxidation von Ethanol durch Alkoholdehydrogenase*. Es wirkt toxisch und wird durch Aldehyddehydrogenase* zu Acetat abgebaut.

Grenzwert: Arbeitsplatzgrenzwert (AGW) 50 ml/m³ bzw. 91 mg/m³.

Acetazolamid *n*: Carboanhydrase*-Hemmer aus der Gruppe der Sulfonamide*, der besonders in der Glaukomtherapie Anwendung findet. Acetazolamid wirkt harntreibend, wird als Diuretikum wegen begrenzter Wirksamkeit aber kaum noch verwendet. Unter Therapie kann es u. a. zur Hypokaliämie* und zu einer Störung des Wasser- und Mineralhaushalts kommen.

Indikationen:
- Ophthalmologie: **1.** primäres und sekundäres Glaukom* **2.** nach Katarakt- und Glaukom-OP **3.** akutes Weitwinkelglaukom
- HNO: Anfallsprophylaxe bei Morbus Menière*
- Innere Medizin: **1.** Ödeme unterschiedlicher Genese **2.** Aszitesbehandlung bei Leberinsuffizienz/Leberzirrhose oder bei Glomerulonephritiden **3.** Pakreatitis **4.** respiratorische Insuffizienz mit respiratorischer Azidose **5.** Prophylaxe der Höhenkrankheit*
- Neurologie: Epilepsie*.

Acetessigsäure *f*: engl. *acetoacetic acid*. Ketonkörper*, der primär durch Ketogenese in der Leber als Produkt des Lipidstoffwechsels entsteht. Acetessigsäure tritt vermehrt bei gestörtem Kohlenhydratmetabolismus auf, z. B. bei Diabetes* mellitus, Hunger oder Fasten.

Acetoacetyl-Coenzym A *n*: engl. *acetoacetyl coenzyme A*. Zwischenprodukt der Cholesterolbiosynthese und der Ketogenese (Ketonkörper*), u. a. beim Abbau von Lysin und Tryptophan. Es wird gebildet durch Ketolyse* aus Acetoacetat und mitochondrialem Succinyl-CoA.

Aceton *n*: engl. *acetone*; syn. Dimethylketon. Ketonkörper*, der in der Ketogenese durch Decarboxylierung* von Acetessigsäure entsteht und bei Ketonurie* zum großen Teil im Urin und mit der Atemluft ausgeschieden wird.

Acetylcholin *n*: Durch Cholinacetyltransferase synthetisierter Essigsäureester des Cholins*, der als physiologischer Neurotransmitter* an Nervenendigungen von efferenten Synapsen des Parasympathikus*, an allen prä- und einigen postganglionären efferenten Synapsen des Sympathikus* (Schweißdrüsen) und an motorischen Endplatten* freigesetzt wird. Acetylcholin wird in präsynaptischen Vesikeln gespeichert.

Acetylcholinesterase *f*: Cholinesterase*, ein Enzym (EC 3., Hydrolase), das insbesondere im synaptischen Spalt (Synapse*) vorkommt und sehr schnell Acetylcholin zu Cholin und Acetat hydrolysiert. Cholinesterase*-Hemmer werden als indirekt wirkende Parasympathomimetika* eingesetzt. Sie hemmen den Abbau von Acetylcholin und verlängern die Acetylcholinwirkung.

Acetylcholinrezeptor-Autoantikörper *m sg, pl*: syn. AChR-Autoantikörper; Abk. AChR-AK. Immunglobuline*, die die neuromuskuläre Signalübertragung stören und so eine belastungsabhängige Muskelschwäche verursachen. AChR-Ak richten sich gegen körpereigene Rezeptoren des Neurotransmitters Acetylcholin*. Vermehrt nachweisbar sind sie bei Myasthenia* gravis pseudoparalytica.

Acetylcholintest → Dysfunktion, endotheliale

Acetyl-CoA-Acetyltransferase *f*: syn. 3-Ketothiolase. Enzym, das die Acetylierung von Coenzym A und auch die umgekehrte Reaktion katalysiert. Diese Reaktionen spielen beim Aminosäurenabbau, bei der Steroidsynthese und beim Auf- und Abbau der Ketonkörper* eine Rolle. Es gibt 2 Formen: ACAT1 kommt hauptsächlich im Zytosol*, ACAT2 in den Mitochondrien vor.

Acetyl-CoA-Synthetase *f*: engl. *acetyl-CoA-ligase*; syn. Acetat-CoA-Ligase. Ligase, die an der zweistufigen Reaktion von Acetat und Coenzym A zu Acetyl*-CoA beteiligt ist und somit indirekt eine wichtige Rolle für den Citratzyklus* spielt. Die Acetyl-CoA-Synthetase besteht aus zwei Untereinheiten mit je einem aktiven* Zentrum.

Acetyl-Coenzym A *n*: engl. *acetyl coenzyme A*; syn. Acetyl-CoA. Aktivierte Form der Essigsäure, bei der der Essigsäurerest an die freie SH-Gruppe des Coenzyms* A gebunden ist. Acetyl-CoA ist ein sehr reaktiver Thioester, der eine Schlüsselstellung im Metabolismus einnimmt und Citratzyklus*, Glykolyse* und Fettstoffwechsel* verbindet.

Bedeutung: Acetyl-CoA nimmt eine zentrale Stellung im gesamten Stoffwechsel ein. Produkte des Kohlenhydrat-, Fett- und Proteinmetabolismus werden via Acetyl-CoA für den oxidativen Abbau in den Citratzyklus* eingeschleust. Der Acetylrest wird zur Synthese von Ester- und Amidderivaten verwendet.

Acetylcystein *n*: Expektorans und Mukolytikum, das bei schleimbildenden Erkrankungen der Atemwege oral, inhalativ oder intravenös angewendet wird. Acetylcystein kommt auch als Antidot* bei Intoxikationen*, z. B. mit Paracetamol*, zum Einsatz. Zu den Nebenwirkungen zählen Kopfschmerzen und Stomatitis. Acetylcystein sollte nicht gemeinsam mit Hustenblockern angewendet werden.

Indikationen:
- mit starker Schleimsekretion einhergehende akute und chronische Erkrankungen der Luftwege, Bronchiektasen*, Bronchitis*, Sinusitis*, Lungenfibrose*, Mukoviszidose*
- Antidot* bei Intoxikationen mit Paracetamol*, Acrylnitril, Methacrylnitril, Methylbromid.

Acetylsalicylsäure *f*: Antirheumatikum, schwaches Analgetikum und Antipyretikum aus der Gruppe der nichtsteroidalen Antirheumatika (NSAR) zur oralen Behandlung von Schmerzen und Fieber sowie zur Hemmung der Thrombozytenaggregation*. Acetylsalicylsäure

hemmt die Cyclooxygenase* (leichte Präferenz von COX-1 gegenüber COX-2) und verhindert so die Synthese entzündungsfördernder Prostaglandine* und Leukotriene*.
Indikationen:
- leichte bis mittlere Schmerzen, z. B. Rückenschmerzen, Kopfschmerzen
- Fieber
- Kawasaki-Syndrom
- akuter Herzinfarkt, instabile Angina* pectoris
- Herzinfarktprophylaxe
- nach Stentimplantation.

Die Anwendung bei Erkrankungen aus dem rheumatischen Formenkreis gilt als obsolet, da die hierfür erforderlichen hohen Acetylsalicylsäuredosen häufig Ohrensausen, Schwindel und Tinnitus* hervorrufen.

ACG-Luxation: Abk. für → Akromioklavikulargelenkluxation

ACh: Abk. für → Acetylcholin

Achalasie *f*: engl. *achalasia*. Neuromuskuläre Störung des unteren Ösophagus*, die durch eine gestörte Peristaltik* sowie mangelnde Erschlaffung des unteren Ösophagussphinkters gekennzeichnet ist. Histologisch zeigt sich eine Reduktion der Neurone des Plexus myentericus. Man unterscheidet eine primäre von sekundären Formen, z. B. aufgrund von Tumoren*, Chagas*-Krankheit oder nach Bestrahlung.

AChE: Abk. für → Acetylcholinesterase

AChE-Test *m*: engl. *acetylcholinesterase test*. Heute nicht mehr verwendeter Test mit Bestimmung der Acetylcholin-Esterase im Fruchtwasser bei V. a. Anenzephalus, Spina bifida oder Dysraphie-Syndrom.

Achillea millefolium → Schafgarbe

Achillessehne *f*: engl. *Achilles tendon*; syn. Tendo calcaneus (Achilles). Die am Tuber* calcanei ansetzende Endsehne des M. triceps surae. Siehe Abb.

Klinische Bedeutung:
- Achillessehnenruptur*: 1. häufig bei degenerativ vorgeschädigter Sehne* 2. typische Anzeichen: peitschenartiger Knall mit plötzlichen Schmerzen und Funktionsverlust
- Achillessehnenreflex* (ASR): Überprüfung des Segments S1, dessen Kennmuskel* der vom N. tibialis (S1, S2;) innervierte M. triceps surae ist.

Achillessehnenreflex *m*: Abk. ASR. Durch leichten Schlag auf die wenig angespannte Achillessehne* induzierte Streckung (Plantarflexion) des Sprunggelenks, ausgelöst durch Kontraktion des Musculus* triceps surae (S1). Es handelt sich um einen Eigenreflex.

Achillessehnenruptur *f*: engl. *Achilles tendon rupture*. Partielle (Achillessehnenpartialriss) oder komplette Kontinuitätsunterbrechung der Achillessehne* durch plötzliche körpereigene

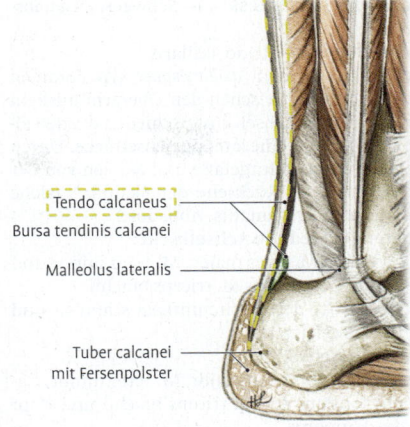

Achillessehne: Achillessehne von lateral. Die Sehne des M. triceps surae ist der gemeinsame Ansatz des M. gastrocnemius, des M. soleus und des M. plantaris. [4]

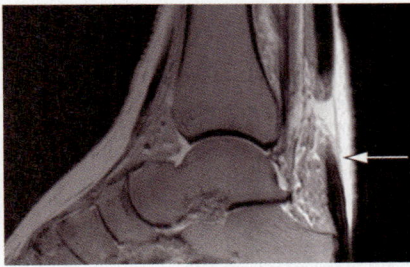

Achillessehnenruptur Abb. 1: Kontinuitätsunterbrechung bei kompletter Achillessehnenruptur; MRT, T2-Wichtung. [1]

Kraftanstrengung, äußere Gewalteinwirkung oder Vorschädigung der Sehne. Die Ruptur führt zu akut einsetzendem Schmerz und einer tastbaren Delle, die Therapie erfolgt meist operativ. Siehe Abb. 1

Pathogenese: Direktes oder indirektes Trauma bei häufig verminderter Belastbarkeit bei Vorschädigung durch
- langfristige Überlastung: z. B. durch Sportarten mit häufigen Richtungswechseln und schnell aufeinanderfolgenden Sprint- und Bremsbewegungen oder Übergewicht
- Diabetes* mellitus
- Einnahme von Chinolonen
- Hypercholesterolämie mit Xanthomatose
- Ehlers*-Danlos-Syndrom
- rezidivierende Mikrotraumen oder intra- bzw. paratendinöse Glukokortikoidinjektionen.

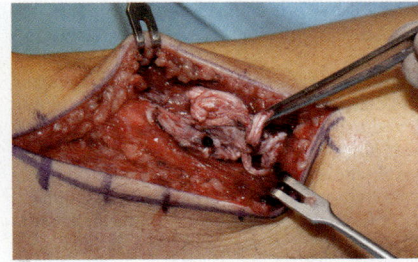

Achillessehnenruptur Abb. 2: Operationssitus. [73]

Klinik:
- lautes Rupturgeräusch bei kompletter Achillessehnenruptur, sog. Peitschenknall mit starken Schmerzen
- Bewegungsschmerz
- Dellenbildung und umschriebene Blutungen im Sehnenverlauf
- Wadenschwellung
- Unfähigkeit des betroffenen Fußes zur Plantarflexion gegen Widerstand.

Therapie:
- meist operativ (siehe Abb. 2): 1. offen oder minimal-invasive Chirurgie: Sehnennaht* oder Sehnenplastik, z. B. V*-Y-Plastik 2. selten Sehnentransplantation* 3. postoperativ: Spitzfußstellung z. B. im Vacoachill, alle 2 Wochen wird die Spitzfußstellung reduziert bis 0 Grad. Anschließend Physiotherapie und Kraftaufbau
- seltener konservativ-funktionell.

Achillessehnentendopathie *f*: engl. *achilles tendinopathy*. Tendopathie der Achillessehne* oder ihres Ansatzes (Insertionstendopathie*) infolge Überlastung oder aufgrund einer Achillessehnendegeneration. Diagnostiziert wird die Achillessehnentendopathie mit Ultraschall (fokale Degeneration, evtl. Teilruptur).

Achillessehnenzerrung *f*: Durch sportliche Belastung verursachte Zerrung der Achillessehne mit Anlaufschmerz sowie Schmerzen während und nach der Belastung. Die Diagnose wird klinisch sowie mittels Sonografie gesichert. Behandelt wird konservativ.

Klinik:
- Schwellung
- bei chronischen Prozessen Verformung der Sehne.

Therapie: Konservativ:
- Belastung minimieren, Sportpause
- Kältetherapie (zu Beginn)
- Quarkumschläge, abschwellende Salben
- Wärmetherapie (im Verlauf)
- Physiotherapie
- begleitende Bursitis* behandeln
- langsamer Wiedereinstieg in den Sport.

A

Achillobursitis *f*: engl. *Achilles bursitis*. Bursitis* am Achillessehnenansatz, z.B. bei Haglund*-Exostose.

Achillodynie *f*: engl. *achillodynia*. Schmerzen im Bereich der Achillessehne durch Erkrankung der Sehne (Achillessehnentendopathie, partielle oder komplette Achillessehnenruptur*, Insertionstendopathie) oder des Sehnengleitgewebes (Paratendinitis*, Tendovaginitis, Apophysitis* calcanei, Haglund*-Exostose, Knick-Senkfuß, Achillobursitis*). Mögliche Ursachen sind sportliche Überlastung, falsches Schuhwerk und Kortisontherapie.
Klinik:
- Schmerzen, teils in die Fußsohle ausstrahlend
- Schwellung der Sehne.

Therapie:
- Sportpause
- Belastungsänderung
- physikalische Therapie (Kryotherapie*, Elektrotherapie)
- Einlagenverordnung
- Faszientherapie.

Achillotenotomie *f*: engl. *achillotomy*. Operative Durchtrennung und Verlängerung der Achillessehne zur Korrektur eines Pes* equinus, Pes* cavus oder Pes* equinovarus. Je nach Befund erfolgt die subkutane oder offene Durchführung (Z-förmig, sagittal oder frontal). Postoperativ meist weiter Redressionsbehandlung im Gips (Ponseti). Achillessehnenanteile werden als Autograft zur Bandrekonstruktion (z.B. Kreuzband*) eingesetzt.

Achlorhydrie → Achylia gastrica
Acholie *f*: engl. *acholia*. Fehlende Sekretion von Galle in den Darm bei Cholestase*. Der Stuhl ist kalkfarben und reich an nicht resorbierten Fetten und Fettsäuren (siehe Steatorrhö*).

Achondroplasie *f*: engl. *achondroplasia*; syn. Chondrodystrophia fetalis. Autosomal-dominant erbliche Störung der Knorpelbildung infolge gestörter Knorpelwachstumszone mit stark verzögerter enchondraler Ossifikation* (bei normaler periostaler Ossifikation) und dadurch bedingtem dysproportioniertem Kleinwuchs*. Es drohen Atemstörung durch adenoide Vegetationen und schmalen Thorax sowie zervikomedulläre Kompression bei zu kleinem Foramen magnum.

Achromobacter *m*: Gattung gramnegativer, aerober, begeißelter Stäbchenbakterien der Familie Alcaligenaceae. Achromobacter-Spezies verursachen als opportunistische Erreger unter anderem Endokarditiden und Sepsis*. Sie verfügen über multiple Antibiotikaresistenzen*, zudem sind nosokomiale Ausbrüche durch mit Achromobacter verunreinigte Desinfektionsmittel beschrieben.

Achsel → Regio axillaris

Achseldrüsenabszess → Schweißdrüsenabszess
Achselhöhle → Regio axillaris
Achsellücke *f*: engl. *axillary space*; syn. Foramen axillare. Lücke zwischen den Oberarmmuskeln im Bereich der Achsel. Unterschieden werden eine mediale und eine laterale Achsellücke. Durch beide gelangen Blutgefäße und Nerven von der Vorder- auf die Rückseite der Skapula*. (siehe Musculus* infraspinatus, Abb. dort)
Anatomie: Mediale Achsellücke:
- zwischen M. teres major, M. teres minor und Caput longum des M. triceps brachii
- Durchtritt der A. circumflexa scapulae und ihrer Begleitvene.

Laterale Achsellücke:
- zwischen M. teres major, M. teres minor, Caput longum des M. triceps brachii und Kopf des Humerus
- Durchtritt der A. circumflexa humeri posterior und ihrer Begleitvene
- Durchtritt des N. axillaris.

Achsellymphknoten *m pl*: engl. *axillary glands*; syn. Nodus lymphoideus axillaris. Nodi lymphoidei axillares.
- Nll. apicales: medial der V. axillaris bis in die Spitze der Axilla; **E:** Brustdrüse, sonstige Achsellymphknoten; **A:** Truncus lymphaticus subclavius oder jugularis oder direkt in den Venenwinkel
- Nll. humerales (syn. Nll. laterales): an der A. axillaris; **E:** Arm
- Nll. subscapulares (syn. Nll. posteriores): an der A. subscapularis; **E:** hintere Brust-, Schulter- und Nackengegend
- Nll. pectorales (syn. Nll. anteriores): am seitlichen Rand des M. pectoralis major; **E:** Brustdrüse, vordere und seitlichen Rumpfwand bis zum Nabel

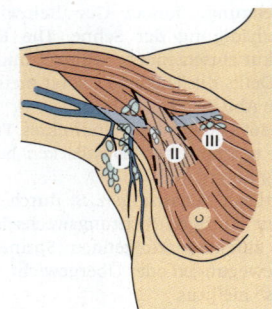

Achsellymphknoten: Nach Level I-III getrennte Lymphknotenregionen; Level I: alle Lymphknoten lateral des M. pectoralis minor; Level II: alle Lymphknoten hinter dem M. pectoralis minor; Level III: alle Lymphknoten medial des M. pectoralis minor.

- Nll. centrales: im Axillafettkörper; **E:** Arm, sonstige Achsellymphknoten; **A:** Nll. apicales.

Klinische Bedeutung: Z.B. bei Mammakarzinom* (siehe Sentinel*-Lymphknoten).
Einteilung: In die Regionen Level I–III (siehe Abb.).

Achselstütze → Gehstütze
Achselvenenthrombose → Paget-von-Schroetter-Syndrom
Achsenfehler der Extremitäten *m*: engl. *angular limb deformity*. Krümmungsfehlstellung der Gelenk- oder Röhrenknochenschaftachse in der Frontalebene (X- oder O-förmige Abweichung), Sagittalebene (Ante-, Rekurvation) oder Horizontalebene (Ante-, Retrotorsion). Es kann sich um eine Rotation, Verkürzung oder Translation handeln.
Diagnostik:
- Röntgen (siehe Abb.)
- CT.

Therapie:
- konservativ: 1. ggf. orthopädische Schuheinlagen, Schuhinnenranderhöhung 2. Physiotherapie: muskuläre Kräftigung der Antagonisten 3. bei Kindern: Fähigkeit der Spontankorrektur je nach Dimension der Abweichung und ausstehendem Wachstumsschub (außer Rotationsfehler)
- operativ: 1. ggf. Achsenkorrektur z.B. mit speziellem Fixateur* externe 2. im Wachstumsalter permanente oder temporäre Epiphysiodese (kanülierte Schrauben, 2-Loch-Platten, Klammern), Korrekturosteotomie*, asymmetrische Kallusdistraktion mit Fixateur externe bei Beinlängendifferenz 3. bei Erwachsenen Korrekturosteotomie* (additiv, subtraktiv, ein- oder mehrdimensional), Endoprothese, Arthrodese oder Resektions-Interpositions-Arthroplastik.

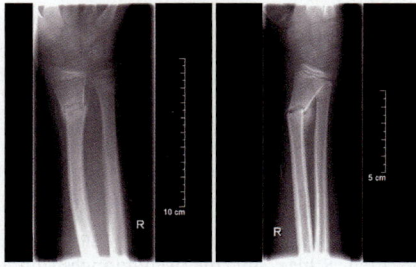

Achsenfehler der Extremitäten: Fehlstellung nach Fraktur des rechten Radius, Röntgenaufnahme in 2 Ebenen. [108]

Achsenzylinder → Axon
Achse, somatotrope: Achse des Hypothalamus-Hypophysen-Systems, welche die Bildung und Freisetzung von Somatotropin (STH) regu-

liert. Somatoliberin (SRH) stimuliert, Somatostatin (SIH) vermindert die Freisetzung von STH aus dem Hypophysenvorderlappen. STH vermittelt über Mediatoren wie dem Insulin*-like Growth Factor 1 einen anabolen Effekt.

Achtsamkeit *f*: engl. *mindfulness*. Unterschiedlich verwendete Bezeichnung für (1) eine aus meditativen (v. a. buddhistischen) Traditionen stammende Form der absichtsvollen und nicht wertenden Aufmerksamkeitslenkung auf den aktuellen Moment, (2) eine spezifische Geisteshaltung, (3) einen psychologischen Trait (Persönlichkeitsmerkmal im Rahmen der differenzialpsychologischen Forschung) oder (4) einen spezifischen psychologischen Verarbeitungsmodus.

Methode: Die Erfassung erfolgt durch psychometrisch fundierte Skalen. Die Validität zur Erfassung von Achtsamkeit ist jedoch umstritten (Freiburger Fragebogen zur Achtsamkeit, Abk. FFA; Mindful Attention and Awareness Scale, Abk. MAAS; Kentucky Inventory of Mindfulness Skills, Abk. KIMS; Five Factor Mindfulness Questionnaire, Abk. FFMQ).

Klinische Bedeutung: Es wird angenommen, dass Achtsamkeit trainierbar ist (Achtsamkeitsübungen*) und die Lebenszufriedenheit erhöht. Psychopathologische Symptome sollen sich durch Achtsamkeit mildern lassen. Das Konzept wird im Rahmen verschiedener therapeutischer Ansätze angewendet, z. B.
- achtsamkeitsbasierte Stressreduktion*
- achtsamkeitsbasierte kognitive Therapie*
- dialektisch-behaviorale Therapie*.

Achtsamkeitsübungen *f pl*: engl. *mindfulness exercises*; syn. Achtsamkeitstraining. Übungen zur Förderung und Erhöhung der Achtsamkeit*. Sie sind zentraler Bestandteil der Mindfulness*-Therapie.

Formen:
- **formelle** Achtsamkeitsübungen, z. B.: 1. Atemübungen*, bei denen die Aufmerksamkeit über einen längeren Zeitraum auf die körperlichen Empfindungen des Atmens gerichtet wird 2. Body Scan, bei dem Aufmerksamkeit systematisch nacheinander auf die verschiedenen Teile des Körpers gerichtet wird, wobei sämtliche Empfindungen nicht wertend wahrgenommen werden sollen 3. achtsames Yoga
- **informelle** Achtsamkeitsübungen im Alltag: Aufmerksamkeit wird bei Routinehandlungen wie Duschen, Zähneputzen oder Abspülen bewusst auf die bei diesen Tätigkeiten vorhandenen Empfindungen gelenkt.

Achylia gastrica *f*: engl. *gastric achylia*. Magensaftmangel, also ein Fehlen der gesamten Sekretbildung im Magen (Säure, Enzyme und Intrinsic* Factor). Die Achylia gastrica tritt auf bei chronischer atrophischer Gastritis und Magenkarzinom*. Aufgrund des fehlenden Intrinsic Factors entsteht zudem meist eine perniziöse Anämie*.

Aciclovir *n*: Nukleosidanalogon aus der Gruppe der Virostatika*, das bei der Therapie schwerer Infektionskrankheiten mit Herpes-Viren (HSV-1, HSV-2, VZV und Epstein*-Barr-Virus) eingesetzt wird. Chemisch ist Aciclovir der Purinbase* Guanin* ähnlich und hemmt nach seiner Aktivierung selektiv die virale DNA*-Synthese. Es wirkt nephrotoxisch und venenreizend.

Acidum *n*: engl. *acid*. Säure.

Acidum acetylosalicylicum → Acetylsalicylsäure

Acidum ascorbicum → Vitamin C

Acidum salicylicum → Salicylsäure

Acinetobacter *m*: Aerobes, sporenloses, unbegeißeltes, gramnegatives Stäbchenbakterium aus der Familie der Moraxellaceae. Acinetobacter sind in Boden sowie Trink- und Abwasser weit verbreitet und gehören zur natürlichen Bakterienflora der Haut. Wegen ihrer hohen Widerstandsfähigkeit und der ausgeprägten Bildung antimikrobieller Resistenz gelten sie zunehmend als Erreger von Nosokomialinfektionen*.

Klinische Bedeutung: Für nosokomiale Infektionen besonders bedeutend sind die Spezies Acinetobacter baumannii, Acinetobacter calcoaceticus und Acinetobacter lwoffii. Typische Infektion sind z. B.
- Meningitis*
- Harnwegsinfektionen
- Wundinfektionen
- Penumonie oder Sepsis*.

Es wurden bereits Stämme nachgewiesen, die über Penicillin*-, Carbapenem- und Chloramphinecol-Resistenzen verfügen.

ACKD: Abk. für engl. *acquired cystic kidney disease* → Nierenerkrankung, zystische

Ackerschachtelhalm → Schachtelhalm

ACLA: Abk. für engl. *anti-cardiolipin antibodies* → Antiphospholipid-Antikörper

AC-Luxation: Abk. für → Akromioklavikulargelenkluxation

Acne conglobata → Acne vulgaris

Acne cosmetica *f*: syn. Kosmetikakne. Variante der Acne venenata, bei der zu fetthaltige komedogene Kosmetika zu einer milden Acne comedonica führen mit kleinen, dicht stehenden, meist geschlossenen Komedonen, v. a. im Gesicht.

Acne infantum *f*: engl. *infantile acne*; syn. Säuglingsakne. Seltene, in der Regel nach dem 2.–3. Lebensmonat auftretende Akne*, v. a. bei männlichen Säuglingen und Kleinkindern. Ursache ist eine gesteigerte Talgdrüsenaktivität aufgrund temporär erhöhten Aktivität der kindlichen Zona reticularis der Nebennierenrinde im 1. Lj. und damit einer erhöhten Syntheserate an Androgenen*.

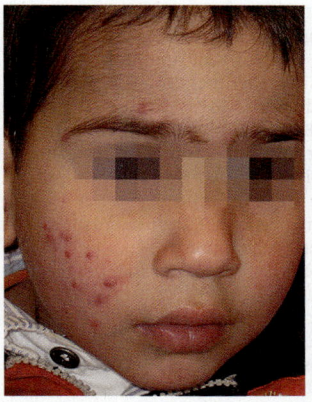

Acne infantum: Papeln und Pusteln im Bereich der Wangen.

Klinik: Im 6.–24. Lebensmonat treten Papeln und Pusteln auf, ggf. auch tief liegende Knoten (Nodi), ausschließlich im Gesicht, insbesondere im Wangenbereich (siehe Abb.) neben zahlreichen, offenen und geschlossenen Komedonen*. Unter Umständen kommt es zu chronischem oder schwerem Verlauf mit indurierten Knoten und Narbenbildung (Acne conglobata infantum).

Acne inversa *f*: syn. Hidradenitis suppurativa. Erkrankung der terminalen Haarfollikel in Haut und Subkutis in Verbindung mit lymphohistiozytären Entzündungen, granulomatösen Reaktionen, sowie der Bildung von Sinus-Trakten und Narben. Behandelt wird chirurgisch und medikamentös. Die Acne inversa verläuft meist chronisch rezidivierend und ist psychisch stark belastend.

Erkrankung: Epidemiologie: Die Erstmanifestation tritt nach der Pubertät und meist vor dem 30. Lebensjahr auf, mit schmerzhaften, tief lokalisierten, entzündlichen Hautläsionen, die in terminalfollikelreichen und apokrinen Hautregionen auftreten, am häufigsten perianal, inguinal und/oder axillär.

Klinik: Im Frühstadium zeigen sich teilweise entzündliche, oberflächlich gelegene, hochrote, schmerzhafte Knötchen und Knoten. Die primäre Läsion ist ein schmerzhafter, solitär tief sitzender, kutan-subkutaner Knoten, der sich spontan zurückbildet, persistiert oder sich in einen Abszess umwandeln kann.
- Stadium I: einzelne Abszesse, keine Fistelgänge und Vernarbungen
- Stadium II: ein oder mehrere weit auseinander liegende Abszesse mit Fistelgängen und Narbenbildung

Acne keloidalis nuchae

- Stadium III: flächiger Befall mit Abszessen, Fistelgängen und Narbenzügen.

Die Hautveränderungen sind meist symmetrisch lokalisiert: inguinal (90%), axillär (69%), perianal und perineal (37%), gluteal (27%), submammär (18%), genitofemoral, im Mons pubis und seltener am Gesicht, thorakal, retroaurikulär, am Capillitium, den Augenlidern und am Rücken.

Therapie: Empfohlene Therapie entsprechend der Leitlinien (siehe unten):
- radikale chirurgische Exzision des befallenen Gewebes
- chirurgische Exzision einzelner Läsionen
- ablative LASER-Exzision
- intravenöse (systemische) Behandlung mit Infliximab
- orale (systemische) Kombination von Clindamycin und Rifampicin
- subkutanes (systemisches) Adalimumab
- orale (systemische) Hormontherapie mit Ethinylestradiol/Cyproteronacetat
- topische Therapie mit 1%iger Clindamycin-Lösung
- orale (systemische) Behandlung mit Tetracyclin.

Prognose: Häufig ist der Verlauf chronisch rezidivierend

Acne keloidalis nuchae → Folliculitis sclerotisans nuchae

Acne necroticans f: syn. Acne necrotica. Nekrotisierende lymphozytäre Follikulitis ohne Bezug zur Acne vulgaris. Es handelt sich um eine seltene, chronisch-rezidivierende, entzündliche Erkrankung der Haarfollikel unbekannter Ätiologie, die als Pyodermie oder Folliculitis decalvans auftritt. Besonders an Haaransatz, Kopfhaut und Nacken finden sich papulonekrotische Effloreszenzen, die varioliform vernarben.

Acne vulgaris f: engl. common acne. Weltweit sehr häufige entzündliche Hauterkrankung der Talgdrüsenfollikel insbesondere in der Adrenarche. Es entwickeln sich Komedonen, evtl. Pusteln, bei schweren Formen Abszesse und Narben. Behandelt wird topisch und ggf. systemisch mit Antibiotika und Retinoiden. Eine spontane Besserung nach der Pubertät ist üblich.

Erkrankung: Ursachen:
- Androgene
- erbliche Faktoren
- diskutiert werden auch: 1. Hautlipide 2. Neuropeptide 3. Insulinresistenz 4. Hyperinsulinämie 5. diätetische Faktoren.

Ätiologie: Multifaktorielle Ursachen führen zur Zunahme des Talgdrüsenvolumens und der Talgproduktion, Hyperproliferation der follikulären Keratinozyten mit starker Verhornung (Mikrokomedonen), Hyperkolonisation mit Propionibacterium acnes sowie einer entsprechenden Immunantwort mit Entzündungsreaktion.

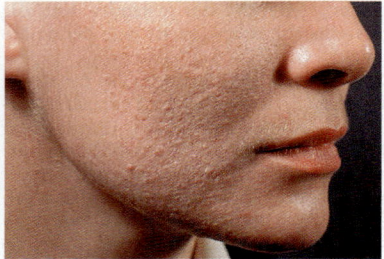

Acne vulgaris Abb. 1: Acne comedonica. [3]

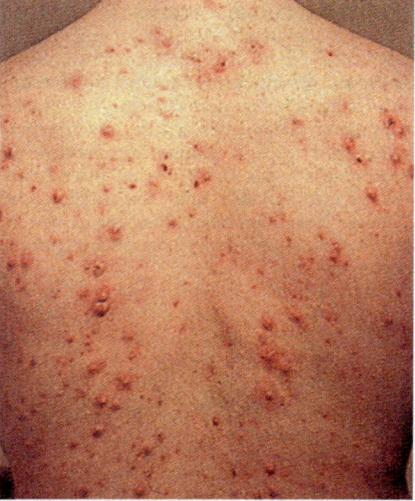

Acne vulgaris Abb. 2: Acne papulopustulosa. [3]

Klinik: Die **Acne vulgaris** ist im Frühstadium zumeist durch geschlossene (weiße) und offene (schwarze) Komedonen (Acne comedonica) (siehe Abb. 1) gekennzeichnet. Diese können zu entzündlichen Papeln und Papulopusteln übergehen (Acne papulopustulosa, siehe Abb. 2). Bei der schwersten Form der Akne (Acne* conglobata) findet man zusätzlich große entzündliche Knoten, Abszesse, Fisteln, tiefe Narben und Keloide.

Therapie: Gemäß Leitlinie in der Regel als Kombinationstherapie. **Topische Therapie:** Mittel der 1. Wahl sind topische Retinoide (Adapalen, Isotretinoin, Tretinoin) für die Acne comedonica und die Kombination von Retinoiden mit Antibiotika und/oder Benzoylperoxid oder die Kombination von Azelainsäure mit Antibiotika für die milde/mittelschwere Acne papulopustulosa. Die Anwendung einer Monotherapie mit topischen Antibiotika wird aufgrund der Entwicklung resistenter Bakterienstämme nicht mehr empfohlen. **Systemtherapie:** Systemische Antibiotika (Doxycyclin, Minocyclin, Tetracyclin; in Kombination mit topischen Retinoiden und/oder Benzoylperoxid) werden verwendet für die mittelschwere Acne papulosa/nodosa und Isotretinoin für die schwere Acne papulopustulosa nodosa und Acne conglobata. Bei Patientinnen mit mittelschwerer Acne papulopustulosa bis Acne conglobata erfolgt ggf. eine Kombinationstherapie mit hormonellen Antiandrogenen.

Prognose: Meist erfolgt nach der Pubertät eine spontane Rückbildung. Etwa 60% der Erkrankungen verlaufen mild und bedürfen keiner ärztlichen Behandlung.

Acokanthera n pl: engl. Acocanthera. Pflanzengattung der Familie Apocynaceae (Hundsgiftgewächse) aus dem südlichen und östlichen Afrika, deren Holz und Samen herzwirksame Glykoside (Herzglykoside*) enthalten, z.B. g-Strophanthin.

ACPO: Abk. für acute colonic pseudoobstruction → Pseudoobstruktion, akute kolonische

Acquired Immune Deficiency Syndrome: syn. erworbenes Immundefektsyndrom; Abk. AIDS. Erworbenes Immundefektsyndrom, das durch die neuro- und lymphotrope Viren HIV-1 und HIV-2 ausgelöst wird. Es resultiert eine ausgeprägte zelluläre Immunschwäche (Infektionen mit opportunistischen Erregern und Parasiten*) sowie spezifischen Malignomen wie Kaposi*-Sarkom und Lymphomen*. AIDS entspricht dem klinischen Stadium C der HIV*-Erkrankung (CDC-Klassifikation).

acralis: engl. acral. Die Akren* betreffend, weit von der Körpermitte entfernt lokalisiert.

Acrylamid n: engl. acrylamide; syn. Acrylsäureamid. In der Industrie häufig verwendete Chemikalie, welche im Tierversuch* bei Verabreichung in höheren Mengen das Erbgut verändern und Krebs erzeugen kann. Bei stärkerer Erhitzung kohlenhydratreicher Lebensmittel (Backen, Rösten, Braten) entsteht Acrylamid als Nebenprodukt der sogenannten Bräunungsreaktion.

Hintergrund: Acrylamid entsteht vor allem in Lebensmitteln mit einem hohen Gehalt bestimmter Aminosäuren* (insbesondere Asparagin*) sowie mit Glukose* und Fruktose*, wie sie z.B. in Kaffee, Getreide und Kartoffeln vorkommen. Acrylamid entwickelt sich vor allem in frittierten Kartoffelerzeugnissen (z.B. Kartoffelchips und Pommes Frites) sowie in Brot und Gebäck.

ACS: Abk. für engl. acute coronary syndrome → Akutes Koronarsyndrom

Actaea racemosa → Traubensilberkerze
ACTH-Stimulationstest *m*: engl. *ACTH stimulation test*. Verfahren zur Funktionsprüfung der Nebennierenrinde. Gemessen wird das Kortisol im Serum vor und nach Verabreichung von ACTH. Bei Gesunden steigt das Kortisol, bei Nebennierenrindeninsuffizienz* fehlt ein deutlicher Anstieg. Zur Diagnostik eines adrenogenitalen Syndroms* analysiert der Arzt außerdem den Anstieg von 17α*-Hydroxyprogesteron nach der ACTH-Gabe.
Actinobacillus *m*: Gattung gramnegativer, nicht sporender, unbeweglicher, mikroaerophiler Stäbchenbakterien der Familie Pasteurellaceae, die als fakultativ pathogene Schleimhautkommensalen in der Mundhöhle leben und in Ausnahmefällen eine Endokarditis* hervorrufen. Actinobacillus actomycetemcomitans gilt als häufiger Begleitkeim von Actinomyces* israelii. Es existieren mehrere Spezies, welche resistent gegen Penicillin* sind.
Actinomyces *m*: engl. *actinomycete*; syn. Aktinomyzet. Gattung grampositiver, unbeweglicher Bakterien der Familie Actinomycetaceae*. Actinomyces wachsen überwiegend anaerob und wurden wegen der Bildung verzweigter Fäden lange als Pilze angesehen. Morphologisch besitzen sie Ähnlichkeiten zu Nocardia*.
Spezies:
– Actinomyces bovis: Erreger der Rinderaktinomykose
– Actinomyces* israelii: Erreger der Aktinomykose*
– A. naeslundii, Actinomyces viscosus und A. odontolyticus werden häufig als Erreger milder Infektion der Tränenkanälchen isoliert und sind an der Entstehung von Karies und Parodontitis* beteiligt.

Actinomyces israelii *m*: Kommensale der Mundhöhle, der bei anaeroben Gewebeverhältnissen (Quetschung, Fremdkörpereinwirkung, chronische Entzündungsherde der Zähne oder Tonsillen) eine Aktinomykose* hervorrufen kann. Zur Entstehung einer Aktinomykose kommt es allerdings nur bei enzymatischer Unterstützung durch bestimmte Begleitkeime (v. a. Staphylokokken, anaerobe Spezies von Bacteroides, Fusobacterium, Propionibacterium und Actinobacillus).

Actinomycetaceae *f pl*: Familie grampositiver, unbeweglicher, sporenloser, fakultativ anaerober, fadenbildender Bakterien der Ordnung Actinomycetales (Bakterienklassifikation*), die säurelabil sind und einen fermentativen Kohlenhydratstoffwechsel betreiben. Medizinisch relevante Gattung ist Actinomyces. Actinomycetaceae sind fakultativ pathogene Schleimhautkommensalen der Mundhöhle (selten Verdauungs- und Genitaltrakt) des gesunden Erwachsenen u. a. gleichwarmer Wirtsorganismen.

Actinomycetales *n pl*: Taxonomische Ordnung (Bakterienklassifikation*) grampositiver, unbeweglicher, aerober (Ausnahme Actinomycetaceae) Fadenbakterien (⌀ 0,5–2 μm) mit echten Verzweigungen. Actinomycetales umfassen 8 Familien und kommen als Boden- und (seltener) Wasserkeime vor. Einige Arten fungieren außerdem als Schleimhautparasiten von homoiothermen Organismen.
Vertreter: Humanpathogene Spezies finden sich v. a. in den Familien Actinomycetaceae*, Mycobacteriaceae, Nocardiaceae, Streptomycetaceae, Dermatophilaceae und Micromonosporaceae.

Actinomycine *n pl*: engl. *actinomycines*. Zytostatika* aus der Gruppe der Chromoproteide, die bei Chorionkarzinom*, Hodentumoren*, Nephroblastom* und Rhabdomyosarkom* zum Einsatz kommen. Actinomycine sind Stoffwechselprodukte verschiedener Streptomyces-Stämme, z. B. aerober Actinomyces* (Streptomyces chrysomallus, Streptomyces antibioticus), und verfügen über antibiotische, aber auch zytotoxische Wirkungen. Zu den Vertretern gehören Dactinomycin und Cactinomycin.
Wirkung: Actinomycine lagern sich in die DNA-Doppelhelix zwischen 2 GC-Paaren ein und hemmen somit in niedriger Konzentration die DNA-abhängige Synthese der RNA (Transkription*), in höherer Konzentration auch die DNA-Replikation und damit das Zellwachstum in proliferierenden Geweben.

Acute Lung Injury: syn. akute Lungenschädigung; Abk. ALI. Akute Schädigung der Lunge. Früher definiert als Form der entzündlichen akuten respiratorischen Insuffizienz* mit diffuser Schädigung der alveolokapillären Membran* und konsekutiver interstitieller und alveolärer Exsudation von geringerem Schweregrad als bei Acute Respiratory Distress Syndrome (ARDS). Die Acute Lung Injury wird seit 2012 als mildes ARDS angesehen.

Acute Respiratory Distress Syndrome: syn. akutes Atemnotsyndrom; Abk. ARDS. Akute respiratorische Insuffizienz* zuvor lungengesunder Patienten durch direkte oder indirekte Lungenparenchymschädigung. Gesteigerte Permeabilität der alveolokapillären Membran* führt zu interstitieller und später alveolärer Exsudation (Lungenödem*). Klinisch besteht eine zunehmende Dyspnoe*. Trotz intensivmedizinischer Maßnahmen (Beatmung, extrakorporale* Membranoxygenierung) bleibt die Prognose schlecht (Letalität bis ca. 50%).
Ursachen:
– direkte pulmonale Schädigung bei: **1.** Pneumonie **2.** Inhalationstrauma **3.** Ertrinken **4.** Aspiration* **5.** Lungenkontusion **6.** Fettembolie
– indirekte pulmonale Schädigung bei: **1.** Sepsis* (in ca. 40% der Fälle) **2.** Schock* **3.** Polytrauma* **4.** hochgradiger Verbrennung **5.** Verbrauchskoagulopathie* **6.** Massentransfusion **7.** Pankreatitis* **8.** Hypoxie*.
Klinik:
– akuter Beginn von Tachypnoe*, Dyspnoe* (und Zyanose*)
– initial leichte Hypoxämie* und Hyperventilation* mit respiratorischer Alkalose*
– später zunehmende Hypoxämie mit respiratorischer Azidose* und Hyperkapnie*.
Diagnostik: Diagnosekriterien und Einteilung in Schweregrade siehe Tab. 1):
– anfangs perivaskuläres Ödem mit typischer Schmetterlingsfigur (siehe Abb. 1)
– später diffuse Infiltrationen (siehe Abb. 2), bei Rückbildung netzartige Strukturen

Acute Respiratory Distress Syndrome: Tab. 1 Einteilung des ARDS in Schweregrade entsprechend Mortalität (Berlin-Definition 2012).

Schweregrad	Horowitz-Index[1] bei PEEP[2] ≥ 5 cm H_2O
mildes ARDS	> 200 mmHg bis ≤ 300 mmHg
moderates ARDS	> 100 mmHg bis ≤ 200 mmHg
schweres ARDS	≤ 100 mmHg

Beatmung invasiv, bei mildem ARDS auch nichtinvasiv;
[1] paO_2/FiO_2; Oxygenierungsindex*;
[2] oder CPAP* bei ARDS milden Schweregrads

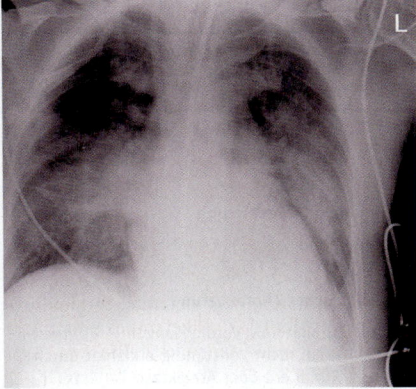

Acute Respiratory Distress Syndrome Abb. 1: Schmetterlingsförmige Verschattung bei perihilärem Lungenödem (Röntgen-Thorax-Aufnahme im posterior-anterioren Strahlengang). [69]

ACVB

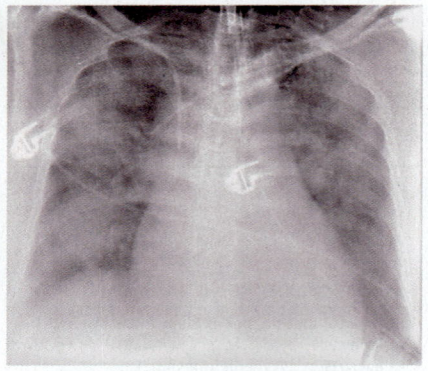

Acute Respiratory Distress Syndrome Abb. 2: Ausgeprägtes Lungenödem mit beginnendem Pleuraerguss beidseits, Röntgen-Thorax-Aufnahme mit mobilem Röntgengerät. [1]

Acute Respiratory Distress Syndrome: Diagnosekriterien nach Berlin-Definition (ARDS Definition Task Force).	Tab. 2
klinischer Verlauf	
akuter Beginn innerhalb ≤ 1 Woche (meist ≤ 72 h)	
pulmonale Oxygenierung	
Horowitz-Index[1] ≤ 300 mmHg bei PEEP[2] ≥ 5 cm H_2O	
radiologischer Thoraxbefund	
pulmonal bilaterale Verdichtungen in Röntgen- oder CT-Bild, nicht vollständig erklärbar durch Erguss, Rundherd oder Atelektase	
Ursache für Lungenödem	
respiratorische Insuffizienz, nicht vollständig erklärbar durch kardiale Dysfunktion (ggf.[3] Echokardiografie zum Ausschluss eines kardial bedingten Lungenödems) oder Volumenbelastung	
[1] paO_2/FiO_2; Oxygenierungsindex*; [2] oder CPAP* bei ARDS milden Schweregrads; [3] bei fehlendem Risikofaktor für ARDS	

- Wedge-Druck < 18 mmHg zum Ausschluss von Linksherzversagen kein Bestandteil der Berlin-Definition
- stattdessen ggf. Ausschluss kardialer Genese durch Echokardiografie* (siehe Tab. 2).

Therapie:
- Behandlung der auslösenden Grunderkrankung
- Beatmung*: **1.** möglichst frühzeitig lungenprotektiv **2.** druck- oder volumenkontrolliert **3.** PEEP 12–15 cm H_2O **4.** Tidalvolumen ≤ 6 ml/kg Standard-KG **5.** niedrigst möglicher FiO_2-Wert um eine arterielle Sauerstoffsättigung (SaO_2) von 90–94 % bzw. ein paO_2 von 60–80 mmHg (8,0-10,7 kPa) zu erreichen **6.** Bauchlagerung bei paO_2/FiO_2 < 150 mmHg (Bauchlagerungsintervall mindestens 16 Stunden) **7.** evtl. Rekrutierungsmanöver (Verbesserung der Oxygenierung ohne Auswirkung auf Outcome) nach Lachmann zur Eröffnung kollabierter Lungenareale **8.** frühzeitig Extubation anstreben (weaning*)
- pharmakologische Therapie: **1.** Heparinisierung (Thromboembolieprophylaxe) **2.** evtl. Surfactant* (nur bei Kindern im Rahmen von kontrollierten Studien) **3.** Antibiotika
- extrakorporale* Membranoxygenierung (ECMO)
- veno-venöse ECMO nur bei Patienten mit schwerem ARDS und therapierefraktärer Hypoxämie als Rescue-Therapie in Zentren mit ≥ 20 ECMO-Anwendungen/Jahr
- Ultima Ratio: Lungentransplantation*.

Prognose: Nahezu jeder zweite Patient mit ARDS stirbt im Krankenhaus.

ACVB: Abk. für engl. aortocoronary venous bypass → Bypass, aortokoronarer

A/C Ventilation: Abk. für engl. assist/control ventilation → Beatmung

AC-Winkel: Abk. für Acetabulumwinkel → Azetabulumwinkel

Acyl-CoA-Cholesterin-Acyltransferase f: syn. Sterol-O-Acyltransferase; Abk. ACAT. Enzym zur Veresterung von Cholesterin und Fettsäuren in Zellen des extrahepatischen Gewebes. Als Cholesterinester kann Cholesterin in zellulären Lipidtröpfchen gut gespeichert werden. Acyl-CoA-Acyltransferase ist im endoplasmatischen Retikulum lokalisiert, es gibt 2 Formen: ACAT-1 vor allem in Makrophagen, ACAT-2 vor allem im Bürstensaum.

Acylierung f: engl. acylation. Einführung einer Acylgruppe R–(C=O) in organische Verbindungen mithilfe von Acyl-Transferasen*. Als Acylierungsmittel dienen Fettsäuren* wie Myristinsäure, die in Form von aktivierten Fettsäure-CoA-Verbindungen an den Reaktionspartner, z. B. ein Protein*, binden. Eine besondere Form der Acylierung stellt die Friedel-Crafts-Acylierung von aromatischen Verbindungen dar.

Bedeutung:
- Modifikation von Proteinen
- wichtige Rolle bei der Invasion von Tumoren und Metastasen: durch Acylierung von Kinasen*, die an der Signaltransduktion* beteiligt sind, wird deren Aktivität in der Zelle erhöht und es kommt zu einer gesteigerten Proliferation* und/oder Expression von Rezeptoren, die an der Zelladhäsion beteiligt sind.

Adaktylie f: engl. adactyly. Angeborenes Fehlen einzelner oder aller Finger bzw. Zehen, evtl. in Kombination mit anderen Fehlbildungen (z. B. Analatresie).

Adalimumab n: Monoklonaler Antikörper*, der gegen TNF-alpha gerichtet ist (TNF-Alpha-Inhibitor). Adalimumab wird subkutan eingesetzt bei rheumatoider Arthritis*, juveniler idiopathischer Arthritis*, axialer Spondylarthritis*, Psoriasis*, Psoriasis*-Arthritis, Acne* inversa, Morbus* Crohn, Colitis* ulcerosa und nicht infektiöser Uveitis*. Häufige Nebenwirkungen sind Infektionen, Reaktionen an der Injektionsstelle, Kopfschmerzen und muskuloskelettale Schmerzen.

Adamantiades-Behçet-Syndrom → Behçet-Krankheit

Adamantinom → Ameloblastom

Adamantoblasten → Enameloblasten

Adamsapfel m: engl. adam's apple; syn. Prominentia laryngea. Der beim Mann stärker als bei der Frau hervortretende Schildknorpel des Larynx.* Der Ausprägungsgrad des Adamsapfels ist hormonell bedingt (siehe Androgene*).

Adams-Stokes-Anfall m: engl. Adams-Stokes disease; syn. Adams-Stokes-Syndrom. Synkope* ohne Aura durch zerebrale Hypoxämie infolge akuter Herzrhythmusstörung* (hämodynamisch relevante Bradykardie* oder Asystolie*). Es besteht die Gefahr des plötzlichen Herztods durch Herz*-Kreislauf-Stillstand. Die Therapie erfolgt durch Implantation eines Herzschrittmachers nach Akutbehandlung der ursächlichen Herzrhythmusstörung (Antiarrhythmika*; ggf. Reanimation*).

Ursachen: Hämodynamisch relevante Bradykardie* oder Asystolie* aufgrund kongenitaler, arteriosklerotischer, entzündlicher oder iatrogener Schädigung des Erregungsleitungssystems mit konsekutivem Sinusknotenstillstand (Sinusknotenarrest), SA*-Block oder AV*-Block bei fehlendem Ersatzrhythmus*.

Vorkommen:
- Herzinfarkt*
- Karotissinus*-Syndrom
- Sick*-Sinus-Syndrom
- Arzneimittel (z. B. Digitalisintoxikation*)
- Ausfall eines künstlichen Herzschrittmachers.

Adaptation [Auge] f: Anpassung des Auges an verschiedene Helligkeiten als Hell- und Dunkeladaptation. Durch Muskelaktivität kann die Pupille bei geringem Lichteinfall erweitert oder bei hoher Lichtintensität verengt werden (sog. Pupillenreflex*). Außerdem verändert sich die Lichtempfindlichkeit der Fotorezeptoren der Netzhaut (Zapfen und Stäbchen).

Adaptation [Begriffsklärung] f: Anpassung, z. B. von Organen und des Organismus an veränderte Bedingungen.

Formen: U. a.
- Anpassung des Auges an verschiedene Leuchtdichteverhältnisse (siehe auch Hell-

adaptation*, Dunkeladaptation*, Akkommodation*)
- postnatale Adaptation*
- Höhenreaktion*
- Aneinanderliegen bzw. enges Zusammenfügen von getrenntem Gewebe, z. B. im Rahmen der Wundheilung oder bei chirurgischer Naht.

Adaptation, postnatale f: engl. postnatal adaptation; syn. extrauterine Adaptation. Anpassung des Neugeborenen* an das extrauterine Leben mit plötzlicher Übernahme der Plazentafunktionen durch funktionell noch unreife Organe und Homöostase*. Die Adaptationsvorgänge umfassen kardiorespiratorische Umstellung, Wärmeregulation und Nahrungsaufnahme mit Stoffwechsel und Ausscheidungsfunktion. Physiologische Befunde sind von therapiebedürftigen postnatalen Anpassungsstörungen abzugrenzen.

Adaptationsvorgänge:
- kardiorespiratorisch: Atmung* und Umstellung des Blutkreislaufs*
- Wärmeregulation: **1.** neonatale Wärmebildung wegen noch fehlender Fähigkeit zum Muskelzittern nahezu ausschließlich über braunes Fettgewebe **2.** Wärmeverlust über in Relation zum Körpergewicht 2- bis 3-fach bzw. bei Frühgeborenen mit Körpergewicht von 1000 g 4-fach größere Körperoberfläche* als bei Erwachsenen
- Nahrungsaufnahme, Stoffwechsel und Ausscheidungsfunktion.

Adaptationssyndrom → Anpassungssyndrom, allgemeines

adaptive Reaktion → Hormesis

Adaptometer n: Gerät zur Messung der Dunkeladaptation*. Mit dem Adaptometer wird die Empfindlichkeitssteigerung auf Lichtreize beim Wechsel vom Hellen ins Dunkle ermittelt. Bei einer geringen Steigerung besteht Nachtblindheit*.

ADAS → Alzheimer's Disease Assessment Scale

ADB: Abk. für → Anti-DNase B

ADCA: Abk. für autosomal-dominante zerebellare Ataxie → Ataxie, spinozerebellare

ADCC: Abk. für engl. antibody dependent cell-mediated cytotoxicity → Killerzellen, natürliche

Add-Back-Therapie f: Zusätzliche Gabe von Östrogenen*, Gestagenen*, Östrogen-Gestagen-Kombinationen oder Tibolon bei Langzeitanwendung von GnRH*-Rezeptor-Agonisten zur Verminderung der hypoöstrogenen UAW wie Hitzewallungen und Osteoporose.

Addison-Krankheit f: engl. Addison's disease; syn. Addison-Syndrom. Primäre chronische Nebennierenrindeninsuffizienz* mit Mangel an Mineralokortikoiden*, Glukokortikoiden* und Androgenen*. Klinisch zeigen sich Müdigkeit,

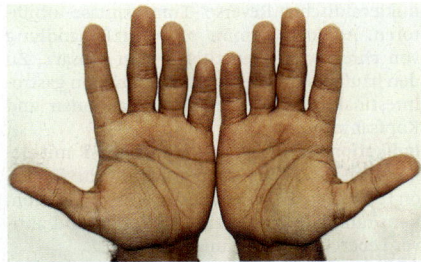

Addison-Krankheit Abb. 1: Typische Hyperpigmentierung der Handinnenflächen und der Handlinien. [135]

Schwäche, Übelkeit und Erbrechen, Gewichtsverlust, Hypotonie* mit Kollapsneigung und Herzrhythmusstörungen*. Behandelt wird durch Substitution der fehlenden Hormone*. Eine lebensbedrohliche Komplikation ist die Addison*-Krise.

Erkrankung: Ursachen:
- in ca. 75 % Autoimmunreaktion gegen Zellen der Nebennierenrinde (NNR) als organspezifische Autoimmunkrankheit* (Autoimmunadrenalitis), isoliert oder als Teil eines polyglandulären Autoimmunsyndroms
- NNR-Infektion (Tuberkulose* oder CMV-Infektion bei AIDS)
- Arteriitis*
- Karzinommetastase oder primärer maligner Nebennierenrinden-Tumor
- Hämochromatose*
- Amyloidose*
- Adrenoleukodystrophie.

Pathophysiologie:
- verminderte oder fehlende Produktion aller Nebennierenrinden-Hormone (Mineralokortikoide, Glukokortikoide und Androgene)
- vermehrte Ausschüttung von ACTH infolge verminderter negativer Rückkopplung auf die Sekretion von Corticotropin*-Releasing-Hormon.

Klinik:
- Müdigkeit und Schwäche (Adynamie*)
- Übelkeit und Erbrechen
- Gewichtsverlust
- Hyperpigmentierung* von Haut und Schleimhäuten infolge vermehrter Ausschüttung von Melanozyten* stimulierendem Hormon durch verminderte negative Rückkopplung auf die Sekretion von Corticotropin-Releasing-Hormon (siehe Abb. 1 und Abb. 2)
- Vitiligo*
- orthostatische Hypotonie mit Kollapsneigung
- Herzrhythmusstörungen (Tachykardie*)
- Muskelkrämpfe oder Lähmungen*

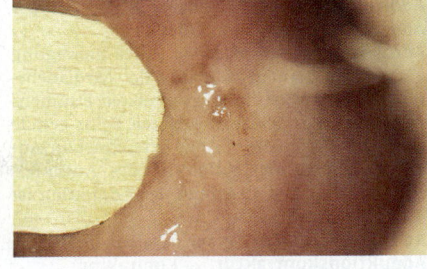

Addison-Krankheit Abb. 2: Hyperpigmentierung der Schleimhaut. [135]

- Atemstörungen (Hyperventilation*)
- psychische Störungen wie: **1.** Apathie* **2.** depressive Verstimmung
- Muskelatrophie* und Impotenz* durch Androgenmangel
- bei Frauen verminderte Sekundärbehaarung und Verlust der Libido* durch Androgenmangel sowie Amenorrhö*
- gelegentlich abdominale Schmerzen, Salzhunger, Diarrhö* oder Obstipation*
- Komplikation **Addison-Krise: 1.** lebensbedrohliche akute NNR-Insuffizienz **2.** klinisches Bild entsprechend dem Ausfall der mineralo- oder glukokortikoiden NNR-Funktion **3.** unter Umständen lebensbedrohlicher (endokriner) Schock **4.** fehlende Dosisanpassung oft ursächlich.

Therapie:
- Behandlung der Grunderkrankung, z. B. antibiotische Behandlung einer Tuberkulose
- lebenslange Substitution der fehlenden Hormone: **1.** Glukokortikoide: 15–25°mg Hydrocortison* in 2–3 Dosen (z. B. 10 - 5 - 5°mg oder 15 - 5 - 0°mg); bei Belastungen wie Infekten und Operationen sind die Dosen auf das 2- bis 5-Fache zu erhöhen **2.** Mineralokortikoide: Fludrocortison* 0,1–0,2°mg/d als Einmalgabe; Ziel: Normalisierung von Blutdruck, Natrium- und Kalium-Konzentration im Serum, hochnormale Einstellung der Reninkonzentration **3.** bei Frauen mit Libidoverlust evtl. Dehydroepiandrosteron* (DHEA).

Addison-Krise f: engl. Addisonian crisis. Lebensbedrohliche akute Nebennierenrindeninsuffizienz*, meist als Exazerbation* einer bekannten oder bis dahin asymptomatischen Nebennierenrindeninsuffizienz (Addison*-Krankheit) infolge erhöhten Bedarfs an Glukokortikoiden* bei Infektion*, Trauma* oder OP. Klinisch zeigen sich gastrointestinale Symptome, Bewusstseinsstörung* und hypovolämischer Schock*. Im Vordergrund der intensivmedizinischen Behandlung stehen Volumenersatz* und Glukokortikoid*-Substitution.

Additionsalkalose → Alkalose
Additionsazidose → Azidose
Adduktion f: engl. *adduction*. (Rück-)Bewegung eines Körperteils in Richtung der Medianebene*, beispielsweise des abgespreizten Daumens zur Hand oder des abgespreizten Beins gerade unter das Becken. Beim Auge bezeichnet die Adduktion die Einwärtsdrehung des Augapfels zur Nase hin. Das Gegenteil der Adduktion ist die Abduktion*.
Adduktionsfraktur → Schenkelhalsfraktur
Adduktionskontraktur → Kontraktur
Adduktoren m pl: engl. *adductors*. Muskeln, die eine Adduktion* (Heranführen) eines Körperteils bewirken. Beispiele sind der M. adductor longus, der M. adductor hallucis und der M. adductor pollicis. Mit dem Begriff Adduktoren sind häufig die Adduktoren des Oberschenkels gemeint. Siehe Abb.

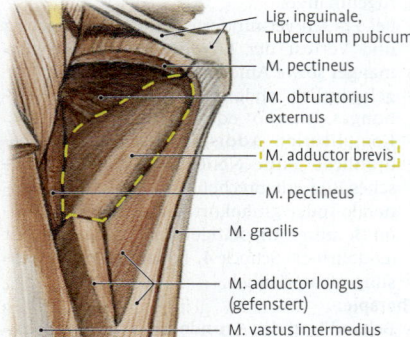

Adduktoren: Tiefe Lage der inneren Hüftmuskulatur von ventral. Die Oberschenkelmuskeln sind zum Teil entfernt bzw. gefenstert.

Adduktorenspastik f: engl. *adductor spasm*. Spastik* der Adduktoren der Oberschenkelinnenseiten mit innenrotierten und aneinander gepressten (evtl. überkreuzten) Beinen und Gangstörungen* im Sinne einer beidseitigen Zirkumduktion infolge Störungen des 1. motorischen Neurons (infantile Zerebralparese, Multiple Sklerose). Therapiert wird mit Physiotherapie* (Bobath*-Konzept), Muskelrelaxanzien* (Baclofen*, Benzodiazepine), lokaler Injektion von Botulinumtoxin* und Adduktorentenotomie*.
Adduktorentenotomie f: engl. *adductor tenotomy*. Korrektive Sehnendurchtrennung bei Hüftadduktionskontraktur (Adduktorenspastik*) zur Gangverbesserung sowie zur Prophylaxe einer sekundären spastischen Hüftgelenkluxation.
Adefovir n: Virostatikum (Nukleosidanalogon von Adenosinphosphaten*) aus der Gruppe der nukleosidischen Reverse*-Transkriptase-Inhibitoren. Adefovir kommt p.o. zur Behandlung von chronischer Hepatitis B zum Einsatz. Zu den häufigsten Nebenwirkungen zählen gastrointestinale Beschwerden, Hautreaktionen und Kopfschmerzen.
Indikationen: Chronische Hepatitis* B mit dekompensierter oder kompensierter Leberfunktion bei nachgewiesener aktiver Virusreplikation, kontinuierlich erhöhten ALT-Werten und aktiver Leberentzündung und -fibrose.
ADEM: Abk. für akute disseminierte Enzephalomyelitis → Enzephalomyelitis, akute disseminierte
Adenin n: engl. *adenine*; syn. 6-Aminopurin. Purinbase* und Baustein von Adenosin*, Desoxyadenosin und Adenosinphosphaten* (z. B. ATP). Als Bestandteil der Nukleinsäuren* paart Adenin über 2 Wasserstoffbrücken mit Thymin in DNA oder mit Uracil in RNA. 80–90 % werden über den Salvage-Pathway wiederverwendet.
Adenitis f: Entzündung* einer Drüse*, meist bakteriell, viral oder autoimmun bedingt. Beispiele sind Lymphadenitis*, Hepatitis*, Parotitis*, Dakryoadenitis* oder Sialadenitis*.
Adenofibrom n: engl. *adenofibroma*. Benigner Mischtumor mit epithelialen und mesenchymalen Anteilen, evtl. mit zystischer Ausweitung von epithelialen Elementen und Bildung von serösem oder muzinösem Sekret (Kystadenofibrom). Adenofibrome treten v. a. in Ovar (Ovarialtumoren*) und Mamma (Mammatumoren*) auf sowie selten im Uterus (von Zervixschleimhaut oder Endometrium ausgehend).
Adenohypophyse f: engl. *adenohypophysis*; syn. Hypophysenvorderlappen (Abk. HVL). Endokriner Anteil der Hypophyse*. Die Adenohypophyse bildet den größeren Teil der Hypophyse. Sie synthetisiert glandotrope Hormone wie follikelstimulierendes Hormon* und adrenocorticotropes Hormon* sowie nicht glandotrope Proteohormone wie Somatotropin und Prolaktin*. Die Regulation der Sekretion dieser Hormone erfolgt durch Releasing*-Hormone des Hypothalamus*.
Funktion:
- Bildung glandotroper Hormone, mit Wirkung auf andere endokrine Drüsen: **1.** Thyreoidea stimulierendes Hormon (TSH) **2.** follikelstimulierendes Hormon* (FSH) **3.** luteinisierendes Hormon* (LH) **4.** adrenocorticotropes Hormon* (ACTH)
- Bildung nichtglandotroper Hormone, mit direkter Wirkung auf das Erfolgsorgan: **1.** Somatotropin (STH) **2.** Prolaktin* **3.** Melanozyten* stimulierendes Hormon (MSH).

adenoid: engl. *adenoidal*. Drüsenähnlich.
Adenoidal Pharyngeal Conjunctival Viruses pl: Abk. APC-Viren. Vor allem die Schleimhäute der Mund- und Rachenhöhle und des Auges befallende Adenoviridae*.
adenoidzystisches Karzinom → Speicheldrüsentumoren
Adenokarzinom n: engl. *adenocarcinoma*. Maligner Tumor, der aus Drüsengewebe hervorgeht. Adenokarzinome kommen u. a. als Darmkrebs, Magenkrebs oder Lungenkrebs vor. Die Prognose hängt ab von der lokalen Tumorausdehnung, Metastasierung und vom Differenzierungsgrad.
Vorkommen:
- zylinderzellhaltige Schleimhäute, z. B. Lungenkarzinom*, Magenkarzinom*, kolorektales Karzinom*, Gallengangkarzinom*, Uteruskarzinom
- exokrine Drüsen, z. B. Prostatakarzinom*, Mammakarzinom*, Karzinom der Speicheldrüsen (Speicheldrüsentumoren*)
- endokrine Drüsen.

Pathologie: Adenokarzinome ahmen die drüsige Struktur ihres Ausgangsgewebes nach. Dabei kommt es je nach Tumor zu Sekret- und Schleimproduktion (z. B. muzinöses Adenokarzinom, Siegelringzellkarzinom*), zur Expression von Hormon-Rezeptoren (z. B. Östrogen- und Progesteron-Rezeptoren beim Mammakarzinom) oder Bildung von Antigenen (z. B. PSA beim Prostatakarzinom*).
Adenokarzinom des Ösophagus n: syn. Ösophagus-Karzinom Typ Balzac. Ösophaguskarzinom*, welches sich aus einer Barrettläsion im Ösophagus (vgl. Barrett*-Ösophagus) entwickelt. Die Häufigkeit von Adenokarzinomen des Ösophagus ist aufgrund einer Zunahme der gastroösophagealen Refluxkrankheit* und resultierender Barrettläsionen innerhalb der letzten 15 Jahre um das 4-Fache gestiegen. Rund 30–40 % aller Ösophaguskarzinome sind Adenokarzinome.
Adenokystom → Kystadenom
Adenolymphom → Speicheldrüsentumoren
Adenom n: engl. *adenoma*; syn. Epithelioma adenomatosum. Vom Epithelgewebe endokriner und exokriner Drüsen* oder der Schleimhäute (z. B. des Gastrointestinal- und Respirationstrakts) ausgehendes, primär benignes Neoplasma, das maligne entarten kann (Adenokarzinom*, Adenosarkom*).
Adenoma sebaceum → Angiofibrom
adenomatöse Polyposis des Kolons → Familiäre adenomatöse Polyposis
Adenomatose der Mamille f: engl. *nipple duct adenomatosis*; syn. Pseudo-Morbus-Paget. Seltene, benigne Veränderung der Mamille (benignes Adenom) mit Rötung, Epitheldefekten, Sekretion und Krustenbildung, die häufig auf die Areola mammae übergreifen. Die Mamille erscheint im Ganzen rundlich verdickt. Zum Aus-

schluss eines Paget*-Karzinoms erfolgen Exzision und Biopsie.
Differentialdiagnosen:
- Paget*-Karzinom
- Ekzem*
- Psoriasis*
- Basaliom.

Adenomatosis coli → Familiäre adenomatöse Polyposis

Adenom-Enukleation *f*: Ausschneidung bzw. Ausschälung eines Adenoms* unter Belassung des gesunden umliegenden Gewebes, insbesondere aus der Prostata*, aber auch aus der Schilddrüse* oder Nebenniere* etc.

Adenom-Karzinom-Sequenz *f*: engl. *adenoma carcinoma sequence*. Modell zur Tumorgenese, bei dem aus zunächst gutartigen Adenomen* der Kolonschleimhaut kolorektale Karzinome* entstehen. Initialer Zünder für die Veränderungen ist häufig die mutationsbedingte Inaktivierung von Tumorsuppressorgenen wie p53 oder APC-Gen.
Stadien: Bislang bekannte Stadien der Karzinomentstehung:
- normales Kolonepithel
- atypische Krypten
- frühes Adenom (z. B. tubuläres Adenom mit Low-Grade-Dysplasien*)
- fortgeschrittenes Adenom (z. B. tubulo-villöses Adenom mit High-Grade-Dysplasien)
- Adenokarzinom.

Adenom, nephrogenes *n*: engl. *nephrogenous adenoma*. Benigner seltener Tumor, der wahrscheinlich aus persistierenden mesonephritischen Zellresten entsteht. Er findet sich in Harnblase, Vagina, Urethra, Ovar und Cervix uteri.

Adenomyoepitheliom → Speicheldrüsentumoren

Adenomyom *n*: engl. *adenomyoma*. Seltener benigner Mischtumor aus glattem Muskel- und Drüsengewebe, z. B. als Variante des Myoma uteri.

Adenomyomatose *f*: engl. *adenomyomatosis*. Durch multiple Adenomyome* hervorgerufene benigne Erkrankung, z. B. in der Uteruswand, der Prostata (Prostataadenom) oder der Gallenblase.

Adenomyose *f*: engl. *adenomyosis*; syn. Adenomyosis uteri. Ektope, diffuse oder umschriebene Ansiedlung von endometrialen Drüsen und umgebendem Stroma im reaktiv hypertrophierten Myometrium, meist ohne Ansprechen auf Progesteron*. Evtl. kommt es zu Uterusvergrößerung, Menorrhagie, Dysmenorrhö oder Sterilität. Eine kausale Therapie ist die Hysterektomie*. **Ätiologie:** Unklar, vermutlich Dislokation des basalen Endometriums infolge Hyper- und Dysperistaltik des Uterus sowie aufgrund erhöhten intrauterinen Drucks. **Vorkommen:**

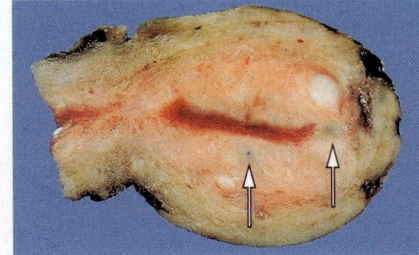

Adenomyose Abb. 1: Hysterektomiepräparat. [155]

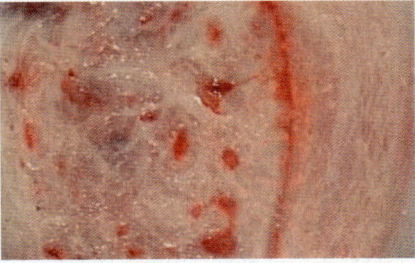

Adenomyose Abb. 2: Schnittpräparat. [155]

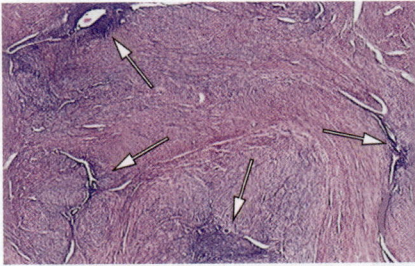

Adenomyose Abb. 3: Histologie (Endometriumdrüsen, zytogenes Stroma, reaktive Myometriumhyperplasie). [155]

Besonders zwischen dem 35. und 50. Lebensjahr
- in Kombination mit Endometriose*
- in Kombination mit Myoma uteri
- als histologischer Nebenbefund bei anderweitig begründeter Hysterektomie.

Pathologie: siehe Abb. 1, Abb. 2 und Abb. 3.
Diagnostik:
- bimanuelle Untersuchung*
- Vaginalsonografie*
- MRT.

Therapie:
- meist Hysterektomie

- alternativ: 1. Gestagene 2. hormonale Kontrazeptiva 3. lokal Gestagen (Levonorgestrel) freisetzendes Intrauterinpessar*.

Adenosarkom *n*: engl. *adenosarcoma*. Maligner Mischtumor aus atypischem Drüsengewebe und ähnlich wie beim Spindelzellsarkom aufgebautem Stroma. Adenosarkome finden sich z. B. im Endometrium* oder als Nephroblastom* in der kindlichen Niere.

Adenose, sklerosierende *f*: engl. *sclerosing adenosis*; syn. Adenosis Schimmelbusch. Sonderform der Mastopathie* mit Überwiegen der Hyperplasie der Azinusepithelien, der kleinen Ausführungsgänge und Myoepithelien bei auf die Läppchen begrenzter Zellproliferation. Unter Umständen kommt es zu diskreter Zystenbildung.

Adenosin *n*: Nukleosid* aus Adenin* und Ribose* und Baustein der RNA*, der als Vasodilatator* und Antiarrhythmikum zur i. v. Applikation bei Reentry- und AV-Knoten-Tachykardie zum Einsatz kommt.

Adenosinmonophosphat *n*: syn. Adenosin-5′-monophosphat; Abk. AMP. Adenosinphosphat* mit einer Phosphatgruppe. Adenosinmonophosphat entsteht im Körper aus Adenosintriphosphat (ATP) durch Abspaltung von Diphosphat. Das Ribonukleotid ist Bestandteil der Nukleinsäuren* (DNA*, RNA*). Therapeutisch wird AMP wegen seiner stark gefäßerweiternden Wirkung als Kreislaufmittel* verwendet.

Adenosinphosphat *n*: engl. *adenosine phosphate*. Phosphorsäureester von Adenosin*, die zu den Nukleotiden* gehören. Physiologisch wichtig sind die an der 5′-OH-Gruppe der Ribose veresterten Adenosinphosphate, die im Metabolismus u. a. als Energieüberträger und -speicher, als Bausteine der Nukleinsäuren* und als Regulatoren (Glykolyse*, Citratzyklus*) Bedeutung haben.

Adenosintriphosphat *n*: engl. *adenosine triphosphate*; syn. Adenosin-5′-triphosphat; Abk. ATP. Adenosinphosphat* mit 3 Phosphatgruppen in energiereicher Bindung. Das Ribonukleotid ist Bestandteil der Nukleinsäuren* (DNA*, RNA*), Signalmolekül und der wichtigste zelluläre Energieüberträger und -speicher. ATP wird für zahlreiche Stoffwechselprozesse, Transportprozesse (z. B. aktiver Transport*) und für die muskuläre Regeneration sowie muskuläre Energiebereitstellung benötigt. Siehe Abb.
Synthese und Abbau: Im ATP ist die α-Phosphatgruppe über eine Phosphorsäureester-Bindung und das β- und γ-Phosphat über energiereiche Phosphorsäureanhydrid-Bindungen verknüpft. Die ATP-Synthese durch die ATP-Synthasen findet an der inneren Membran der Mitochondrien durch oxidative Phosphorylierung* in der Atmungskette* oder durch Substratstufenphosphorylierung z. B. in der Glyko-

Adenosis

Adenosintriphosphat: Adenosin-5′-triphosphat.

lyse* statt. Die in ATP gespeicherte chemische Energie wird bei hydrolytischer Spaltung frei (ATPasen*). ATP wird für zahlreiche Stoffwechselprozesse (u. a. Fettsäurebiosynthese* und Fettsäureabbau*, Harnstoff-, Nukleotid- und Phospholipidsynthese) benötigt:
- ATP → ADP + Phosphat (P_i): **1.** $\Delta G = 30{,}5$ kJ/mol. **2.** Das Phosphat wird bei Phosphorylierungen im Kohlenhydrat-, Lipid- und Proteinstoffwechsel, bei Regenerierung von Triphosphaten aus Diphosphaten und bei Regenerierung von anderen energiereichen Verbindungen wie Kreatinphosphat direkt auf ein Substrat übertragen (Phosphokinasen).
- ATP → AMP + Pyrophosphat (PP_i): **1.** $\Delta G = 32{,}2$ kJ/mol. **2.** Es folgt die Hydrolyse von PP_i zu 2 P_i ($\Delta G° = 33{,}5$ kJ/mol). **3.** Dabei wird AMP, z. B. bei Aktivierung von Aminosäuren, Fettsäuren und Ribose*, übertragen.

Adenosis f: syn. Adenopathie. Drüsenerkrankung, z. B. Whipple-Krankheit.

Adenosis Schimmelbusch → Adenose, sklerosierende

Adenotomie f: engl. *adenotomy*; Abk. AT. Typischerweise im Kleinkindalter durchgeführte operative Abtragung einer hyperplastischen Rachenmandel (syn. adenoide Vegetationen*) mit dem Beckmann-Ringmesser in Vollnarkose. Die Adenotomie ist die häufigste HNO-Operation im Kindesalter. Der Eingriff wird meist in Kombination mit Ohrinspektion und Parazentese der Trommelfelle durchgeführt.
Indikation: Hyperplastische Rachenmandel mit folgenden möglichen Symptomen:
- Tubenbelüftungsstörung* mit Tubenkatarrh* und Schallleitungsschwerhörigkeit
- Nasenatmungsbehinderung
- Mundatmung
- Sprachentwicklungsverzögerung
- Schnarchen*.

Kontraindikation: Gaumenspalte (relativ).
Komplikationen: Nachblutung (deutlich seltener als bei Tonsillektomie der Gaumenmandeln), Vernarbung der Tubenwulst, Grisel*-Syndrom.

adenotrop: engl. *adenotropic*. Auf Drüsen wirkend, wie z. B. adenotrope Hormone.

Adenoviridae f pl: syn. Adenoviren. Familie kubischer DNA-Viren (Mastadenovirus, Aviadenovirus) ohne Hüllmembran mit einer Größe von ⌀ 60–90 nm, 252 Kapsomeren, linear-doppelsträngiger DNA mit ca. 50 Genen sowie Affinität zum Monozyten-Makrophagen-System. Adenoviridae verursachen weltweit endemisch, epidemisch und sporadisch akute Infektionen des Respirationstraktes mit dem Menschen als Erregerreservoir.

Aderhaut → Choroidea
Aderhauthämangiom → Aderhauttumoren
Aderhautmelanom → Aderhauttumoren
Aderhaut-Melanom, malignes n: engl. *malignant melanoma of the choroid*. Häufigster maligner Primärtumor des Auges (Choroidea*). Die Diagnose erfolgt ophthalmoskopisch und diaphanoskopisch sowie durch Ultraschalldiagnostik, Fundusfotografie, Fluoreszenzangiografie und Szintigrafie. Therapiert wird mit Strahlentherapie (externe und Applikatorbestrahlung), Lichtkoagulation oder mikrochirurgischer Exzision. Bei weit fortgeschrittenem Tumor wird enukleiert. Die Prognose ist insgesamt schlecht. Siehe Abb. 1 und Abb. 2.
Prognose:
- abhängig von Größe, Zelltyp, Lokalisation und Alter des Patienten
- insgesamt ungünstig (Metastasierung v. a. in die Leber).

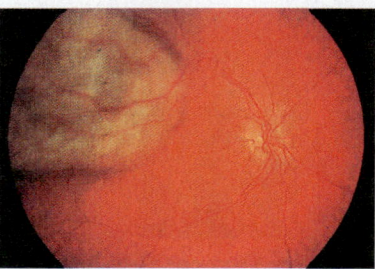

Aderhaut-Melanom, malignes Abb. 1 [27]

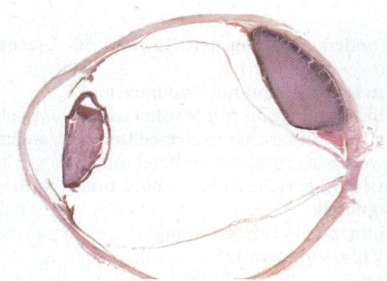

Aderhaut-Melanom, malignes Abb. 2: Histologischer Schnitt. [133]

Aderhauttumoren: engl. *choroidal tumors*; syn. Choroideatumoren. Benigne und maligne Tumoren der Aderhaut (Choroidea*). Die Therapie ist abhängig von der Ätiologie und umfasst Laserkoagulation, Strahlentherapie, (transsklerale) chirurgische Exstirpation oder unter Umständen Zytostatika.
Formen:
- primäre Aderhauttumoren: z. B. Nävus (siehe Abb. 1), malignes Melanom (siehe Abb. 2), Hämangiom
- sekundäre Aderhauttumoren: z. B. Metastasen eines Mamma- oder Lungenkarzinoms.

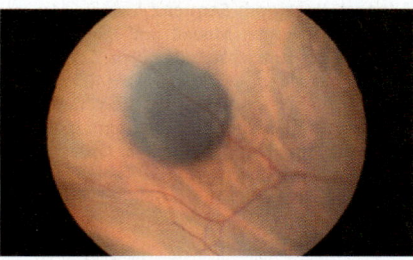

Aderhauttumoren Abb. 1: Nävus. [133]

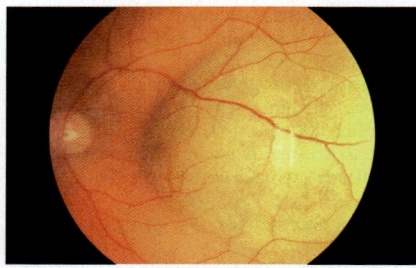

Aderhauttumoren Abb. 2: Malignes Melanom. [133]

Aderlass m: engl. *bleeding*; syn. Phlebotomie. Therapeutische Blutentnahme* (ca. 250–750 ml), in der Regel durch Punktion* einer peripheren subkutanen Vene, selten durch chirurgische Eröffnung (Venae* sectio). Ein Aderlass wird durchgeführt bei Erkrankungen mit erhöhter Zellzahl im Blut (polyzythämische Formen myeloproliferativer Erkrankungen; symptomatische reaktive Polyglobulie*) oder bei vermehrter Eisenspeicherung (Hämochromatose).

Aderlass, unblutiger m: engl. *rotating tourniquets*. Obsolete, historische Therapieform zur passageren Senkung des Blutvolumens im kleinen Kreislauf (siehe Blutkreislauf*) durch venöse Stauung der Extremitäten im Wechsel (meist ca. 10 min). Ziel ist die Senkung des zentralen Venendrucks, z. B. als Erste-Hilfe-Maßnahme bei Lungenödem.

Adermin → Vitamin B$_6$
ADH: Abk. für → Alkoholdehydrogenase
ADH: Abk. für Antidiuretisches Hormon → Hormon, antidiuretisches
ADH: Abk. für atypische duktale Hyperplasie → Neoplasie, duktale intraepitheliale
Adhärenz f: engl. adherence. Bezeichnung für langfristige Befolgung therapeutischer Anweisungen, beispielsweise Anwendung antiviraler Kombinationstherapie bei HIV-Erkrankung über Jahre. Adhärenz betont im Unterschied zu Compliance* das partnerschaftliche Verhältnis zwischen Behandelndem und Patient, etwa das gemeinsame Festlegen von Behandlungszielen, sowie die Rolle individueller Merkmale des Patienten und kontextueller Umweltfaktoren.
Adhäsiolyse f: engl. adhesiolysis. Lösen von symptomatischen Verwachsungen, sogenannten Adhäsionen*, als therapeutische Maßnahme zur Lösung derselben intrathorakal oder intraabdominell.
Einteilung:
- intraabdominelle Adhäsiolyse unter anderem bei Verwachsungen: 1. zwischen einzelnen Darmschlingen (interenterisch) 2. von Omentum majus und Darm zur Bauchdecke oder im kleinen Becken 3. der inneren Genitale bei der Frau zur Behandlung einer Infertilität
- intrathorakale Adhäsiolyse: sog. Pleurolyse zwischen Pleura* parietalis und Pleura visceralis oder dem Perikard*.

Adhäsion f: engl. adhesion; syn. Verwachsung. Verschiedenste Formen der mechanischen oder spezifischen Anhaftung zwischen zwei Stoffen oder Materialien. In der Medizin wird der Begriff z. B. verwendet für Verwachsungen (Bride*) oder Verklebungen von Gewebe sowie für die Anhaftung von Thrombozyten* (Thrombozytenaggregation*) an Oberflächen oder von Bakterien an Epithelzellen (siehe Adhäsine). Siehe Abb.

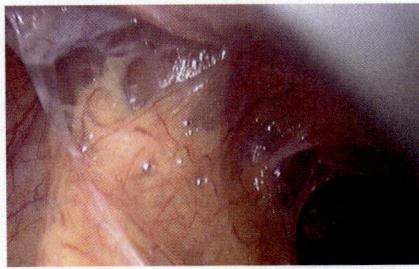

Adhäsion: Intraabdominale Adhäsion, hier infolge Adnexitis (Laparoskopie). [186]

Adhäsionen, intrauterine f pl: engl. intrauterine adhesions; syn. Asherman-Fritsch-Syndrom.

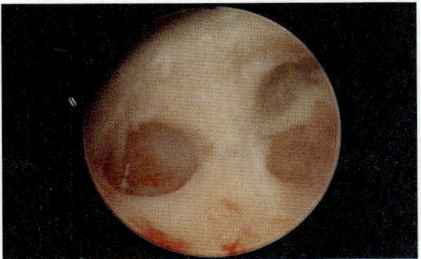

Adhäsionen, intrauterine: Medianer Adhäsionsstrang verlegt rechtes Tubenostium, linkes Tubenostium frei (Hysteroskopie). [154]

Partielle oder totale Synechien* im Bereich des Zervikalkanals und der Cavitas uteri durch Bildung bindegewebiger, z. T. vaskularisierter Narbenzüge, meist infolge intrauteriner Eingriffs. Die Adhäsionen sind verbunden mit Infertilität, Sterilität, Hypomenorrhö oder Amenorrhö* (Amenorrhoea traumatica), Dysmenorrhö* sowie chronischem Unterbauchschmerz. Therapie ist die hysteroskopische Adhäsiolyse.
Ursache:
- meist iatrogen (98 %) durch intrauterinen Eingriff (v. a. forcierte Kürettage*; auch nach Myomenukleation*, Metroplastik* oder Schnittentbindung)
- selten infolge Missed* Abortion, Endometritis* oder Genitaltuberkulose*.

Diagnostik:
- Hysterosalpingografie*
- Hysteroskopie* (siehe Abb.)
- Ultraschalldiagnostik (nur bei schweren Adhäsionen aussagekräftig).

Therapie: Adhäsiolyse, ggf. unter laparoskopischer Kontrolle.
- Grad I–II: Dissektion mit Mikroschere
- Grad III–IV: elektrochirurgische Dissektion oder Laserchirurgie
- Ultima Ratio: abdominale Metroplastik*.

Prophylaxe:
- strenge Indikationsstellung für intrauterine Eingriffe
- ggf. präoperative Antibiotika- und postoperative Östrogengabe
- Post*-abortion-Hysteroskopie.

Adhäsion, intraabdominale f: engl. intra-abdominal adhesion; syn. intraabdominelle Adhäsion. Meist asymptomatische Verwachsungen und Verklebungen zwischen Organen und Strukturen im Bauchinnenraum (meistens Dünn- und Dickdarm), die bis zur Ausbildung narbiger Stränge (Briden*) führen können. Bei interenterischen Verwachsungen zwischen den motilen Darmschlingen und soliden Strukturen wie Bauchdecke oder parenchymatösen Bauchorganen sind krampfartige Schmerzen und Ileussymptome möglich (Bridenileus).
Vorkommen:
- idiopathisch – schon bei der Geburt vorhanden
- erworben durch entzündliche Erkrankungen des Bauchraumes, z. B. im Rahmen einer Appendizitis*, Divertikulitis* oder chronisch-entzündlichen Darmerkrankung* mit Ausbildung einer Peritonitis*
- nach stumpfen oder penetrierenden Verletzungen des Bauchraumes
- iatrogen nach operativen Eingriffen
- im Rahmen eines paraneoplastischen Syndroms*.

Therapie: Bei Ileus*, Subileus oder chronischen Schmerzen und anderem mehr erfolgt die laparoskopische oder offen-chirurgische Adhäsiolyse*, ggf. mit anschließender Instillation von Substanzen (u. a. hydrophile Mikropartikel) zur Adhäsionsprophylaxe.
Prophylaxe: Um intraabdominalen Adhäsionen vorzubeugen, kommen in der Bauchchirurgie verschiedene prophylaktische Maßnahmen zum Einsatz:
- gewebeschonende Operationstechnik und mikroinvasive chirurgische Verfahren unter Vermeidung peritonealer Traumatisierung
- Anwendung feuchter Bauchtücher und Tupfer mit gelegentlicher Applikation von Kochsalzlösung zur Minimierung der mesothelialen Austrocknung
- Spülung des Bauchraumes.

Adhäsionsproteine → Zelladhäsionsmoleküle
Adhäsivprozess m: engl. adhesive process. Verwachsen des Trommelfells* mit der medialen Paukenhöhle* und den Gehörknöchelchen*. Ursache ist eine chronische Tubenbelüftungsstörung* mit nachfolgendem chronischen Unterdruck im Mittelohr. Betroffene sind asymptomatisch oder weisen eine Schallleitungsschwerhörigkeit auf. Behandelt wird operativ mittels Tympanoplastik*.
Pathogenese: Chronische Tubenbelüftungsstörung oder dauerhafte Nasenatmungsbehinderung bewirken
- chronische Minderbelüftung des Mittelohres mit Atelektase*
- rezidivierenden oder chronischen Paukenerguss
- dauerhafte Schädigung des Trommelfells mit Atrophie*
- Anlagerung und Verwachsen des Trommelfells mit Paukenhöhle und Gehörknöchelchen.

Klinik: Symptomatik:
- Normalhörigkeit über lange Zeit möglich
- Schallleitungsschwerhörigkeit häufig nur mild ausgeprägt, da durch das Verwachsen

eine direkte Schallübertragung auf die Gehörknöchelchen erfolgt.
Therapie: Zweistufige Therapie:
- zunächst Auslöser beseitigen, z. B. Behebung der Nasenatmungsbehinderung
- dann Tympanoplastik*.

Adherens Junction *f*: syn. Zonula adhaerens. Haftende Verbindung zwischen den Aktinfilamenten zweier Zellen zur mechanischen Verstärkung des Zellkontakts. Zur Gruppe der Adhärenzverbindungen gehören Zonula adhaerens, Fascia adhaerens und Punctum adhaerens. Neben den haftenden Verbindungen gibt es bei den Zell-Zell-Kontakten auch verschließende und kommunizierende Verbindungen.

ADHS *n*: syn. **Aufmerksamkeitsdefizit-Hyperaktivitätsstörung**. Psychische Störung* im Kindes-, Jugend- und Erwachsenenalter mit Unaufmerksamkeit, Hyperaktivität* und Impulsivität*, die in einem für den Entwicklungsstand des Betroffenen abnormen Ausmaß situationsübergreifend auftritt. Nach Diagnosestellung mit umfangreichen psychologischen Tests wird mit Psychotherapie* kombiniert mit Psychopharmaka* therapiert.
Hintergrund: Häufigkeit:
- abhängig von zugrunde gelegter Klassifikation ca. 8 % der Kinder und Jugendlichen
- männlich : weiblich = ca. 2–3 : 1.

Formen: nach ICD-10 Definition
- vorwiegend unaufmerksamer Typ: **1.** v. a. Aufmerksamkeitsdefizite **2.** kaum hyperaktives oder impulsives Verhalten
- vorwiegend hyperaktiv-impulsiver Typ: **1.** v. a. hyperaktiv-impulsives Verhalten **2.** kaum Aufmerksamkeitsdefizite
- kombinierter Typ: **1.** Mischtyp **2.** hyperaktiv-impulsives Verhalten und Aufmerksamkeitsdefizite.

Ätiologie: multifaktoriell
- erbliche Disposition (70–95 %)
- neurobiologische Faktoren
- psychosoziale Faktoren.

Klinik:
- Unaufmerksamkeit (Aufmerksamkeitsstörung, Ablenkbarkeit)
- Überaktivität (Hyperaktivität, motorische* Unruhe)
- Impulsivität*
- Autismus*-Spektrum-Störung als Komorbidität* möglich.

Diagnostik:
- Exploration
- strukturiertes Interview*
- Selbst- und Fremdbeurteilungsverfahren
- Rating-Skalen
- ggf. testpsychologische Untersuchung
- klinische Diagnosekriterien
- körperliche Untersuchung
- ggf. EEG und Videoanalyse.

Therapie:
- Psychotherapie: **1.** im Kindesalter kognitive Verhaltenstherapie* (v. a. Aufmerksamkeits- und Strategietraining), Elterntraining und soziales Kompetenztraining **2.** im Erwachsenenalter (Gruppen-)Verhaltenstherapie*, ggf. auch tiefenpsychologisch fundierte Psychotherapie
- kombiniert mit Pharmakotherapie mit Psychostimulanzien (z. B. Methylphenidat*) oder Atomoxetin.

Prognose:
- häufig Abschwächung der Symptome im jungen Erwachsenenalter, in 30–50 % jedoch Persistenz
- bei Erwachsenen mit ADHS häufig u. a. soziale und berufliche Probleme
- erhöhte Prävalenz anderer psychischer Störungen, z. B. Substanzmissbrauch* und Angststörungen*
- frühes Auftreten komorbider Dissozialität und ausgeprägter Substanzmissbrauch prognostisch ungünstig.

Adiadochokinese *f*: engl. *adiadochokinesis*. Im Rahmen von Koordinationsstörungen* und Lähmungen* vorkommende Unfähigkeit, antagonistische Bewegungen, z. B. Pronation* und Supination* (Einschrauben einer Glühbirne u. a.) oder Beugung und Streckung der Finger schnell abwechselnd auszuführen.

Adie-Syndrom *n*: engl. *pupillotonic pseudotabes*. Sporadisch auftretende, selten auch autosomal-dominant erbliche Erkrankung mit meist einseitiger, mit Anisokorie* einhergehender Pupillotonie* und Akkommodationslähmung* sowie Fehlen oder Abschwächung einzelner oder mehrerer Muskeleigenreflexe, zunächst distal an den Beinen, und evtl. segmentaler Hypo- oder Anhidrose* und Kollapsneigung (Ross-Syndrom*).
Vorkommen:
- Manifestation im 30.–50. Lj.
- besonders bei Frauen (70 % der Fälle).

Ätiologie:
- Funktionsstörung im Ganglion* ciliare unklarer Genese
- ggf. entzündlicher Prozess im Mesenzephalon*, z. B. Infektion mit Herpes*-simplex-Virus.

Adipocire *f*: engl. *adipocere*. Lipid, das bei Leichen nach längerer Liegezeit in Wasser oder feuchtem Erdboden sowie bei Lagerung unter Luftabschluss entsteht, und zwar infolge Spaltung des Neutralfetts des Unterhautfettgewebes in Glycerol und Fettsäure.
Hintergrund:
- keine Wachsbildung, sondern Verseifungsreaktion (Saponifikation)
- Beginn meist 4–6 Wochen post mortem
- Zerfall des Körpers wird dadurch lange aufgehalten (siehe Abb.).

Adipokine *n pl*: engl. *adipokines*; syn. Fettgewebshormone. Vom Fettgewebe gebildete und

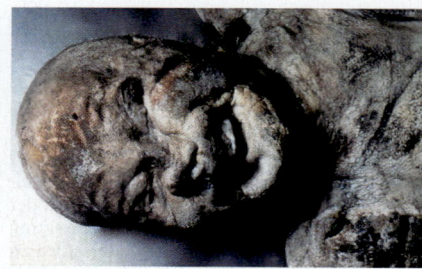

Adipocire [143]

ausgeschüttete Hormone, Zytokine und andere Mediatoren (Botenstoffe). Wegen der Bildung von Fettgewebshormonen wird das Fettgewebe heute als endokrines Organ angesehen. Adipokine beeinflussen den Glukose- und Fettstoffwechsel sowie das Hungergefühl. Für die Diabetes-Entstehung bedeutsam ist ihre Wirkung, die Insulinresistenz zu fördern.

Adiponecrosis subcutanea neonatorum *f*: engl. *subcutaneous fat necrosis of the newborn*; syn. symmetrische Fettgewebssklerose. 2–3 Tage nach der Geburt, selten später bei Säuglingen auftretende subkutane Fettgewebssklerose mit gut abgrenzbaren, derben bräunlichen, rötlich-lividen, tief subkutan liegenden Knoten oder Plaques. Diese sind wenig verschieblich, druckindolent und in der Regel selbstlimitierend.

Adiponektin *n*: engl. *adiponectin*; syn. 30-kDa adipocyte complement-related protein (Abk. Acrp30). Im Fettgewebe* synthetisiertes Peptidhormon (Adipokine*) mit anti-diabetischer, antiatherogener und antiinflammatorischer Wirkung. Adiponektin erhöht die Fettsäureoxidation und die Insulinsensitivität. Eine erniedrigte Adiponektin-Konzentration im Blut liegt bei Übergewicht und Insulinresistenz* vor.
Biochemie und Physiologie: Aufgaben: Vermittelt über die Rezeptoren AdipoR1 und AdipoR2 kommt es u. a. zur
- Aktivierung von AMP-Kinase, PPAR-α und PPAR-γ
- vermehrten Fettsäureoxidation
- erhöhten Insulinsensitivität.

Regulation:
- Die Produktion von Adiponektin wird angeregt bei leeren Fettspeichern.
- Bei zunehmender Füllung der Adipozyten wird die Adiponektin-Bildung gesenkt.

Indikation zur Laborwertbestimmung:
- Insulinresistenz
- metabolisches Syndrom*
- Marker für das Herzinfarkt-Risiko.

Bewertung:
- Die Konzentration im Blut ist erniedrigt bei Übergewicht* und Insulinresistenz*, z. B. bei

Adipositas

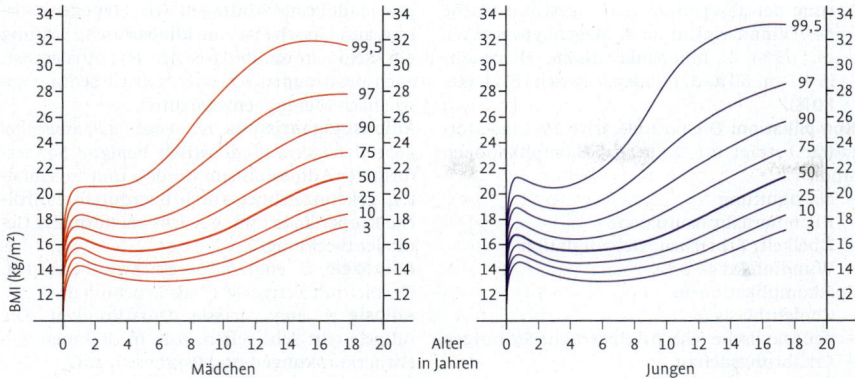

Adipositas: alters- und geschlechtsspezifische Perzentile.

Adipositas: Einteilung in Unter-, Normal- und Übergewicht bei jungen Erwachsenen (WHO-Klassifikation).

Kategorie	BMI (kg/m²)
Untergewicht	< 18,5
Normalgewicht	18,5 – < 25
Übergewicht	≥ 25
Präadipositas	25 – < 30
Adipositas	≥ 30
Grad I	30 – < 35
Grad II	35 – < 40
Grad III (Adipositas per magna)	≥ 40

metabolischem Syndrom* oder Diabetes* mellitus Typ 2.
- Bei koronarer Herzerkrankung ist die Höhe des Adiponektin-Spiegels mit dem Ausmaß der Herzkranzgefäßverkalkung assoziiert, d. h je niedriger der Adiponektin-Spiegel, desto stärker die koronare Schädigung und desto höher das Herzinfarkt-Risiko.
- Hohe Konzentrationen im Blut führen bei Frauen zu einem erhöhtem Demenz*-Risiko.

Adipositas f: engl. *adiposity*; syn. Fettleibigkeit (ICNP). Vermehrung des Körperfetts über das Normalmaß hinaus mit einem BMI ≥ 30 kg/m² (Erwachsene) bzw. > 97. alters- und geschlechtsspezifisches BMI-Perzentil (Kinder, Jugendliche). Adipositas gilt als Risikofaktor für metabolische und kardiovaskuläre Komplikationen, insbesondere bei abdominaler Adipositas. Siehe Abb.

Hintergrund: Epidemiologie:
- Häufigkeit der Adipositas in Deutschland u. a. Industrieländern kontinuierlich zunehmend, auch unter Kindern und Jugendlichen
- gleichzeitig zunehmendes Ausmaß der Adipositas (extreme Adipositas: > 99,5. alters- und geschlechtsspezifisches BMI-Perzentil)
- **Prävalenz** in Deutschland: **1.** Männer ca. 18 % (Übergewicht*: ca. 60 %) **2.** Frauen ca. 20 % (Übergewicht: ca. 43 %) **3.** bei Kindern und Jugendlichen (3.–17. Lj.) mit Lj. zunehmend, insgesamt ca. 6 % (> 97. alters- und geschlechtsspezifisches BMI-Perzentil; Übergewicht: ca. 15 %, > 90. alters- und geschlechtsspezifisches BMI-Perzentil).

Einteilung:
- Schweregrade (nach WHO): siehe Tab.
- abdominale Adipositas bei erhöhtem Taillenumfang auf ≥ 88 cm (Frauen) bzw. ≥ 102 cm (Männer) nach AHA/NHLBI (siehe Syndrom*, metabolisches, Tab. dort)
- erhöhtes Risiko für Adipositas-assoziierte Komplikation bei Taillenumfang ≥ 75–80 (Frauen) bzw. ≥ 90–94 cm (Männer) mit höherer Wertigkeit von Taillenumfang gegenüber BMI hinsichtlich Bewertung des Risikos infolge Relevanz des Fettverteilungsmusters (Assoziation von Taillenumfang und Taille*-Hüft-Quotient mit Mortalität größer als BMI).

Ätiologie: multifaktoriell
- Lebensstil (z. B. Hyperalimentation, Bewegungsmangel)
- familiäre Disposition
- erblich (z. B. Prader-Willi-Syndrom, Bardet*-Biedl-Syndrom)
- endokrinologisch (z. B. Hypothyreose*)
- UAW (z. B. Glukokortikoide*).

Klinische Bedeutung: Per se besteht kein negativer Prognosefaktor bei operativen Patienten. Zu beachten sind anästhesiologisch relevante potenzielle Risiken bzw. Besonderheiten:
- im Rahmen von anästhesiologischem Monitoring: **1.** gehäuft Messfehler bei nichtinvasiver Blutdruckmessung* (falsch hoch bei für Extremitätenumfang zu geringer Manschettenbreite, ggf. Messung an Unterarm oder Unterschenkel) **2.** erschwerte Pulsoxymetrie am Finger **3.** erschwerte EKG*-Ableitung bzw. Befundung (linksverlagerte Herzachse*, Niedervoltage*) **4.** erschwerte transthorakale Echokardiografie*
- schwierige Venenpunktion* (ggf. intraossärer Zugang) und andere Punktionen (z. B. zur Leitungsanästhesie*, daher ggf. ultraschallgesteuert)
- erhöhter intraabdominaler Druck* (cave: intraoperative Lagerung): **1.** Vena*-cava-inferior-Syndrom **2.** erhöhtes Aspirationsrisiko (vgl. Aspiration* und Aspirationsprophylaxe*)
- erschwerte Intubation (13–24 %) und Beatmung (79 %) durch schwierige Atemwege: **1.** vermehrt Atelektasen* **2.** erhöhter Atemwegswiderstand* **3.** erhöhte Atemarbeit **4.** verminderte pulmonale Compliance* **5.** reduzierte Apnoetoleranz* (ausreichend lange Präoxygenierung obligat; ggf. CPAP* für höheren Sauerstoffpartialdruck, weniger Atelektasen, Gewöhnung an postoperative nichtinvasive Beatmung) **6.** verminderte Lungenvolumina*
- relevante Begleiterkrankung (siehe unter Komplikationen), z. B.: **1.** arterielle Hypertonie* **2.** KHK **3.** obstruktives Schlafapnoesyndrom* (ggf. präoperative Versorgung mit CPAP-Gerät; keine Prämedikation, z. B. mit Benzodiazepin* oder Clonidin*) **4.** Rhabdomyolyse* (cave: Lagerung).

Komplikationen: Häufig als metabolisches Syndrom*
- metabolisch: **1.** pathologischer oraler Glukosetoleranztest* bzw. Diabetes* mellitus Typ 2 **2.** sekundäre Hyperlipoproteinämie* bzw. Dyslipidämie* im engeren Sinne **3.** Hyperurikämie*
- kardiovaskulär: **1.** Arteriosklerose **2.** arterielle Hypertonie* **3.** Mikroalbuminurie (siehe Albuminurie*) **4.** Herzinsuffizienz* **5.** arterielle Verschlusskrankheit*, z. B. KHK, Akutes* Koronarsyndrom, Schlaganfall*
- Störung der Hämostase* (Hyperkoagulabilität* bei verminderter Fibrinolyse*)
- weitere: **1.** Fettleber* **2.** Cholelithiasis* **3.** erhöhter intraabdominaler Druck mit sekundärer gastroösophagealer Refluxkrankheit* und erhöhtem Aspirationsrisiko (vgl. Aspiration*) **4.** Schlafapnoesyndrom* **5.** Ventilationsstörung* **6.** Arthrose* **7.** Gicht* **8.** erhöhtes Malignomrisiko (Frauen: Endometrium, Zervix, Ovarien, Mamma, Niere, Kolon;

Männer: Prostata, Kolon, Gallenblase, Pankreas, Leber, Niere, Ösophagus).
Therapie:
- Basistherapie: **1.** Diät mit Reduktion der Kalorienzufuhr (bzw. Umstellung auf mediterrane Ernährung*) **2.** Erhöhung körperlicher Aktivität **3.** Verhaltenstherapie
- ggf. pharmakologisch (Antiadiposita)
- ggf. chirurgisch (Adipositaschirurgie*).

Prävention: Gewichtsstabilisierung (bzw. -senkung) durch Ernährungsberatung (ausgewogene Energiebilanz) und regelmäßige körperliche Aktivität (Ausdauertraining).

Adipositaschirurgie f: engl. *bariatric surgery*; syn. metabolische Chirurgie. Spezialgebiet der Viszeralchirurgie* mit operativen und interventionellen Verfahren bei morbider Adipositas. Deren Erfolge wie deutliche Gewichtsreduktion bis hin zur kompletten Remission eines metabolischen Syndroms sind heute unstrittig, weshalb die Indikationen zunehmend ausgedehnt werden.
Indikation: Voraussetzungen für einen adipositaschirurgischen Eingriff:
- BMI > 40 kg/m² *oder* BMI > 35 kg/m² mit erheblichen Begleiterkrankungen, wie manifester Typ-2-Diabetes-mellitus, schwere arterielle Hypertonie, Schlafapnoe, Erhöhung der Triglyzeride, fortgeschrittene Veränderung des Bewegungsapparates
- Ausschöpfung aller konservativen Behandlungsmöglichkeiten im Sinne eines multimodalen Therapieprogramms aus Ernährungs- und Bewegungstherapie sowie Verhaltens- oder Psychotherapie über 6–12 Monate
- tolerables Operationsrisiko
- ausreichende Motivation und Mitwirkung (Compliance) des Patienten
- keine manifeste psychiatrische Erkrankung oder Essstörung
- Möglichkeit einer lebenslangen medizinischen Nachbetreuung.

Formen: Die interventionellen und operativen Verfahren sollten sich idealerweise nach der Indikation und den klinischen Merkmalen des Patienten richten wie BMI und Komorbiditäten.
- interventionelles Verfahren mit endoskopischer Implantation eines Magenballons (Reduktion des Übergewichts = excess weight loss [EWL] = 10–15 %)
- operative restriktive Verfahren: durch Verkleinerung des Magenreservoirs: **1.** Magenband* (adjustable gastric banding; EWL ca. 45 %) **2.** Sleeve*-Resektion (syn. Schlauchmagen; EWL ca. 65 %)
- kombinierte Verfahren aus Nahrungsrestriktion und zusätzlicher malabsorptiver und maldigestiver Komponente durch Verminderung der absorptiven und digestiven Fläche des Dünndarms, u. a.: **1.** Magenbypass (EWL ca. 65 %) **2.** biliopankreatische Diversion* (EWL ca. 80 %) **3.** duodenal switch (EWL 60–80 %).

Komplikation: Die postoperative 30-Tage-Mortalität beträgt 0,1–0,3 %. Frühkomplikationen sind:
- Nachblutung
- Klammernahtinsuffizienz
- Übelkeit, Erbrechen, Dehydratation
- Wundinfekte (< 3 %).

Spätkomplikationen:
- Cholelithiasis
- neurologische oder psychiatrische Störungen
- Ernährungsdefizit
- Magenpouchkomplikationen
- Dumping-Syndrom.

Verlauf: Je nach Verfahren kommt es zu einem deutlichen Gewichtsverlust (nach 6 Jahren bei resezierenden Verfahren EWL von ca. 55 %). In einem hohen Prozentsatz kommt es zur Komplettremission des metabolischen Syndroms und der Komorbiditäten (Typ-2-Diabetes nach 6 Jahren noch bei ca. 65 %).

Adipositas im Alter f: Übermäßige Ansammlung von Fettgewebe im Alter mit BMI > 30 kg/m². 20 % der Menschen über 65 Jahre und bis zu 30 % der Heimbewohner sind betroffen. Gewichtsreduktion ist vor allem bei degenerativen Gelenkerkrankungen und Typ-2-Diabetes* indiziert. Strikte Diäten sind zu vermeiden, um Malnutrition* und Sarkopenie* vorzubeugen.
Therapie: Strikte Diäten werden für adipöse geriatrische Patienten aufgrund einer möglichen Malnutrition nicht empfohlen. Zu den Basismaßnahmen der Adipositasbehandlung im Alter zählen dagegen:
- **Bewegung**, angepasst an die individuellen Möglichkeiten des Patienten
- **Ernährungsumstellung:** Kaloriendefizit von 500–1000 kcal bei ausreichender Protein- und Mikronährstoffzufuhr; empfohlen wird mediterrane Kost
- **medikamentöse Therapie: 1.** Orlistat (intestinaler Lipasehemmer, für alte Patienten bisher jedoch keine Studienevidenz) **2.** evtl. gewichtsneutrale- oder reduzierende Antidiabetika bei Typ-2-Diabetes mit DPP4-Hemmern und GLP-1-Analoga
- **Operation:** Bariatrische Operationen sind bei geriatrischen Patienten riskant und nur in Ausnahmefällen angezeigt.

Adipositas-Oligomenorrhö-Parotis-Syndrom n: engl. *adiposity oligomenorrhea parotid gland syndrome*. Kombiniertes Auftreten von Adipositas* und Oligomenorrhö* mit bilateraler, rezidivierender, nichtinfektiöser Parotisschwellung. Häufig treten zusätzlich rezidivierende, intermittierende Hyperthermien (AHOP-Syndrom) u. a. endokrine Störungen wie Hypogenitalismus auf. Ursache ist eine idiopathische Störung der Regio infundibularis des Hypothalamus*, auch posttraumatisch oder toxisch bedingt sowie nach Meningoenzephalitis*.

Adiposogigantismus m: engl. *adiposogenital puberal obesity*. Prognostisch benigne Sonderform der Adipositas* im Kindes- und Jugendalter, gekennzeichnet durch überdurchschnittliche Körperlänge und -gewicht bei normaler Genitalentwicklung.

Adipozele f: engl. *adipocele*; syn. Fettbruch. Hernie* mit Fettgewebe als Bruchinhalt.

Adipsie f: engl. *adipsia*. Durstlosigkeit. Die Adipsie tritt sehr selten, z. B. im Rahmen von Hirnerkrankungen und Psychosen, auf.

Adiuretin → Hormon, antidiuretisches

adjuvant: Unterstützend, z. B. adjuvante Chemo- oder Strahlentherapie (nach operativer Tumorentfernung zur Verbesserung des Behandlungsergebnisses durchgeführt).

ad libitum: Abk. ad lib. Nach Belieben.

Adnexe m pl: engl. *adnexa*; syn. Anhänge. Anhänge der Urogenitalregion. Es werden weibliche und männliche Adnexe unterschieden. Zu den weiblichen Adnexen zählen Tuben und Ovarien, zu den männlichen Adnexen Prostata* und Samenblase*, im weiteren Sinn auch Hoden*, Nebenhoden* und Samenleiter.

Adnexektomie f: engl. *adnexectomy*; syn. Salpingoophorektomie. Operative Entfernung des Eierstockes (Ovars*) gemeinsam mit dem dazugehörigen Eileiter (Tube, Salpinx). Gründe können beispielsweise ein Abszess*, ein suspekter Befund am Ovar oder eine präventive Entfernung bei familiärer Neigung zu Brust-/Eierstockkrebs und nachgewiesener BRCA-1/-2-Mutation sein.

Adnexitis f: Meist beidseitig auftretende Entzündung von Eileiter (Salpingitis*) und Eierstock (Oophoritis*). Die Adnexitis zählt zu den Pelvic* Inflammatory Diseases.

Ado → Adenosin

Adoleszentenkrise f: engl. *adolescent crisis*; syn. Pubertätskrise. Vorübergehende Verstimmung während der Pubertät*, die sich als Störung der Sexualentwicklung, Autoritätskrise, Identitätskrise, narzisstische Krise (Kränkung) oder Depersonalisation* und Derealisation* äußern kann, als Übersteigerung normaler adoleszenter Entwicklungsvorgänge zu erklären ist und im Gegensatz zur Persönlichkeitsstörung* meist durch plötzlichen Beginn und günstigen Verlauf charakterisiert ist.

Adoleszentenkyphose → Scheuermann-Krankheit

Adoleszenz f: engl. *adolescence*. Zeitlich nicht einheitlich definierter Lebensabschnitt zwischen (Beginn oder Ende) der Pubertät* und dem Erwachsenenalter, der durch eine zunehmende Persönlichkeitsfestigung mit stärkerer Betonung der psychosexuellen Entwicklung ohne Erwachsenenrolle gekennzeichnet ist.

Adonis vernalis f: engl. *yellow pheasant's eye*. Pflanze aus der Familie der Hahnenfußgewächse (Ranunculaceae), die in Südost- und Mitteleuropa verbreitet ist. Ihre getrockneten oberirdischen Teile enthalten 0,2–0,5 % Herzglykoside* (insbesondere Adonitoxin und Cymarin) mit positiver inotroper Wirkung.

Adoptionsstudie f: engl. *adoption study*. Studie zur Abschätzung der relativen Anteile von genetischen Faktoren und Umweltfaktoren, z. B. bei der Entstehung von Persönlichkeitsmerkmalen*, Verhaltensweisen und Störungen.
Formen: Beispiel Störungen:
- Vergleich der Störungsraten zwischen adoptierten Kindern von Eltern mit und ohne Störung (ausgehend von den Eltern)
- Vergleich der Störungsraten zwischen biologischen und Adoptivverwandten erkrankter Adoptivkinder (ausgehend von den adoptierten Kindern)
- Vergleich der Störungsraten von Kindern mit einem erkrankten biologischen Elternteil, die in einer Familie ohne die entsprechende Störung aufgewachsen sind, und Kindern von Eltern ohne die Störung, die in einer Familie mit der Störung aufgewachsen sind (sog. cross-fostering design).

ADP → Adenosinphosphat

ADPKD: Abk. für engl. *autosomal dominant polycystic kidney disease* → Nierenerkrankung, zystische

adrenal: engl. *adrenic*. Die Nebenniere(n) betreffend.

Adrenalektomie f: engl. *adrenalectomy*; syn. Epinephrektomie. Subtotale oder komplette Entfernung einer oder beider Nebennieren bei Nebennierentumoren*. Im Vergleich zu offenen Operationen erlauben endoskopische Verfahren (laparoskopisch oder retroperitoneoskopisch) eine bessere optische Darstellung und eine bessere Differenzierung zwischen Normal- und Tumorgewebe. Dies ermöglicht bei benignen Tumoren gewebeschonendere und funktionserhaltende Eingriffe (subtotale Adrenalektomie).
Indikationen:
- hormonaktive benigne oder maligne primäre Nebennierentumoren
- hormoninaktive Nebennierenrinden- und Nebennierentumoren ab einer Größe von 3 cm
- Tumoren > 6 cm: primär offene Operation
- Solitärmetastasen der Nebenniere.

Komplikationen: Bei bilateraler Adrenalektomie: Addison-Krise (Vermeidung durch subtotale endoskopische Resektion).

Adrenalin [Arzneimittel] n: Sympathomimetikum, das intravenös und intramuskulär eingesetzt wird bei schweren allergischen Reaktionen, Schock* und im Rahmen der Reanimation*. Weiterhin wird Adrenalin lokal angewendet zur Blutstillung* und inhalativ bei akuter Atemnot. Als Zusatz zu Lokalanästhetika* bewirkt Adrenalin über eine Vasokonstriktion* eine verlängerte Verweildauer und somit Wirkungdauer.
Indikationen:
- kardiopulmonale Reanimation bei Herz-Kreislauf-Stillstand
- Notfallbehandlung bei schweren akuten allergischen Reaktionen (Anaphylaxie* und anaphylaktischer Schock*), verursacht durch Allergene in Nahrungsmitteln, Arzneimitteln, Insektenstiche oder -bisse und andere Allergene sowie bei anstrengungsbedingter oder idiopathischer Anaphylaxie
- septischer Schock (nicht primär)
- lokale Anwendung zur Blutstillung
- vasokonstriktorischer Zusatz zu Lokalanästhetika
- als inhalative Zusatztherapie bei akuter Atemnot bei Patienten ab 6 Monaten, wenn alleinige Gabe von Kortikoiden nicht ausreicht, z. B. bei akuter stenosierender Laryngotracheitis und allergischen Reaktionen.

Adrenalin [Laborwert] n: engl. *adrenaline*; syn. Epinephrin. Katecholamin*, das insbesondere im Nebennierenmark synthetisiert wird und in den Blutkreislauf ausgeschüttet als Sympathomimetikum wirkt. Außerdem wird Adrenalin im ZNS in adrenergen Nervenzellen* gebildet und wirkt dort als Neurotransmitter*. Die Bestimmung von Adrenalin dient beispielsweise als Tumormarker* zur Diagnostik und Verlaufskontrolle des Phäochromozytoms*.
Biosynthese: Aus Tyrosin* über DOPA*, Dopamin* und Noradrenalin* in chromaffinen Zellen des Nebennierenmarks* und der Paraganglien*.
Wirkung: Vermittlung über G-Protein-gekoppelte adrenerge Rezeptoren mit Affinität insbesondere zu Beta*-Rezeptoren (v. a. Beta-2-Rezeptoren):
- kardiovaskulär: **1.** Erhöhung von Herzfrequenz, Herzminutenvolumen und systolischem Blutdruck **2.** diastolischer Blutdruck initial erniedrigt (beta-2-adrenerge Vasodilatation) **3.** in höherer Konzentration diastolischer und mittlerer* Blutdruck erhöht (alpha-adrenerge Vasokonstriktion; Adrenalinumkehr*)
- metabolisch rasche Bereitstellung von Energie: **1.** Grundumsatzsteigerung durch Förderung des O_2-Verbrauchs **2.** Hyperglykämie* durch Mobilisierung von Glykogen* (hepatische Glykogenolyse*) **3.** Steigerung der Lipolyse*
- Erschlaffung der Bronchialmuskulatur
- Verminderung der Darmperistaltik
- Mydriasis*.

Indikationen zur Laborwertbestimmung:
- V. a. Phäochromozytom
- Kontrolle nach Operation eines Phäochromozytoms (frühestens nach 1 Woche)
- diagnostische Differenzierung zwischen Neuroblastom und Ganglioneurom (gleichzeitige Bestimmung mit Noradrenalin*)
- Differenzialdiagnostik von Hochdruckerkrankungen, z. B. refraktäre arterielle Hypertonie, paroxysmale Blutdruckanstiege.

Bewertung:
- **leicht erhöhte Werte:** V. a. auf Phäochromozytom weiter mit Clonidin*-Test abklären
- **stark erhöhte Werte:** Phäochromozytom-Verdacht bestätigt
- **Differenzierung zwischen Neuroblastom und Ganglioneurom:** Beim Ganglioneurom Adrenalin und Noradrenalin erhöht mit Adrenalin-Wert < 20 % des Noradrenalin-Wertes
- **erhöhte Werte** außerdem bei: **1.** arterieller Hypertonie* (bei krisenhafter Hypertonie nur wenn während oder bis 3 Stunden nach der Krise bestimmt wurde) **2.** Nierenarterienstenose* **3.** Aortenisthmusstenose* **4.** Morbus Cushing (siehe Cushing*-Syndrom) **5.** akutem Myokardinfarkt **6.** körperlicher Belastung, Stress **7.** Hypoglykämie* **8.** Hypothermie*
- **erniedrigte Werte** bei: **1.** Shy-Drager-Syndrom **2.** Lesch-Nyhan-Syndrom **3.** familiärer Dysautonomie*.

Adrenalinumkehr f: engl. *reverse epinephrine response*. Bezeichnung für die nach Alpha*-Rezeptor-Blockade blutdrucksenkende (umgekehrte) Wirkung von Adrenalin* infolge der erhalten gebliebenen betasympathomimetischen vasodilatatorischen Wirkung.
Physiologie:
- Abnahme des peripheren Widerstands durch Stimulation von Beta-2-Rezeptoren
- Abfall des diastolischen Blutdrucks
- Erhöhung des Herzzeitvolumens (Tachykardie*) durch Erregung von Beta-1-Rezeptoren.

Adrenarche f: Beginn vermehrter Androgenproduktion (Dehydroepiandrosteron-Sulfat, DHEA-S) in der Nebennierenrinde (NNR) mit Wachstum der Achsel- und Pubesbehaarung und beginnendem Schweißgeruch als kontinuierlicher Prozess mit kontinuierlichem DHEA-S-Anstieg ab dem frühen Kindesalter.

Adrenarche, prämature f: engl. *premature adrenarche*. Vorzeitiges Auftreten von Achsel- oder Pubesbehaarung oder Schweißgeruch vor dem vollendeten 6. Lj. bei Fehlen anderer Pubertätszeichen. Sie geht zum Teil mit Entwicklungsbeschleunigung (Akzeleration des Knochenalters) und beschleunigtem Wachstum einher. Eine Therapie ist bei Überwachung von Wachstum und Pubertätsentwicklung in der Regel nicht erforderlich.

adrenerg: engl. *adrenergic*. Die Wirkung des Adrenalins* und des Noradrenalins* (neuronal und hormonell) betreffend.

adrenogenitales Salzverlustsyndrom → Syndrom, adrenogenitales

adrenokortikal: engl. *adrenocortical*. Zur Nebennierenrinde gehörig.

Adrenozeptor-Agonisten → Sympathomimetika

Adrenozeptor-Antagonisten → Sympatholytika

Adrenozeptor-Blocker → Sympatholytika

Adriamycin → Doxorubicin

ADS: Abk. für Aufmerksamkeitsdefizitstörung mit und ohne Hyperaktivität → ADHS

Adsorbenzien *n pl*: engl. *adsorbent agents*. Granulate oder Pulver, die gelöste oder gasförmige Substanzen physikalisch binden (Adsorption*). Eingesetzt werden v. a. Stoffe mit einer strukturbedingt großen Oberfläche und spezifischen Bindungsstellen zur Adsorption von unerwünschten, toxischen Substanzen, z. B. bei der Hämoperfusion*. Beispiele sind Aktivkohle, Antazida, Kaolin und Tonerde.

Adsorption [Labormedizin] *f*: Unspezifische Bindung von Antigenen oder Antikörpern an feste Phasen (aus organischen oder anorganischen Substanzen).
Bedeutung:
– Basis verschiedener Labormethoden, z. B.: 1. Adsorption an Latexpartikel beim Latextest* 2. Adsorption an die Innenfläche von Teströhrchen (z. B. Radio-Immunoassay) 3. Adsorption an Mikrotestplatten (z. B. Enzym*-Immunoassay) 4. Adsorption an Nitrozellulosemembranen (z. B. Western*-Blotting-Methode)
– Bedeutung für medizinische Zwecke, z. B. Adsorption an Aluminiumhydroxid zur Erhöhung der Depotwirkung von Adsorbatimpfstoffen.

Adsorption [Physik, Chemie] *f*: Reversible und spontan ablaufende Anreicherung von Atomen*, Molekülen* oder Ionen* an der Grenzfläche zweier benachbarter Phasen. Liegt die Energie der Anlagerung im Bereich der Van-der-Waals-Kräften, spricht man von Physisorption, liegt sie im Bereich chemischer Bindungen, spricht man von Chemisorption.

adultus: engl. *adult*. Erwachsen.

Advanced Life Support → Reanimation

Advanced Medical Life Support: Abk. AMLS. Internationales Konzept zur systematischen, prioritätsorientierten, akutmedizinischen Versorgung internistischer und neurologischer Notfallpatienten in Rettungsdienst und Notaufnahme. Von der National Association of Emergency Medical Technicians (NAEMT) und National Association of EMS Physicians (NAEMSP) entwickelt, wurde es 2010 unter dem Dach des Deutschen Berufsverbandes Rettungsdienst (DBRD) eingeführt.

Adventitia → Tunica adventitia

Adventitiadegeneration, zystische *f*: engl. *cystic adventitial disease*. Seltene, ätiopathogenetisch unklare, bevorzugt bei Männern mittleren Alters auftretende, nicht-atheromatöse Vaskulopathie gelenknaher Arterien (v. a. A. poplitea) mit Kompression des Gefäßlumens durch zystische Formationen in der Adventitia. Die Beschwerden ähneln mit Claudicatio* intermittens einer peripheren* arteriellen Verschlusskrankheit. Therapiert wird chirurgisch mit Zysten- oder Gefäßresektion.

advers: engl. *adverse*. Schädigend.

Adversivanfall → Versivanfall

Adynamie *f*: engl. *adynamia*. Schwäche, Kraftlosigkeit im Rahmen körperlicher Erkrankungen oder auch bei psychischen Störungen.
Vorkommen:
– Virusinfektion*
– Diabetes* mellitus
– Addison*-Krankheit
– Myasthenia* gravis pseudoparalytica
– depressives Syndrom*
– amotivationales Syndrom*
– chronisches Müdigkeitssyndrom.

AED: Abk. für → Automatisierter externer Defibrillator

Aedes *f*: Gattung der Culicidae, Ordnung Diptera (siehe Mücken*). Verschiedene Arten sind Überträger diverser Tropenkrankheiten wie Dengue*-Fieber und Gelbfieber*. Zu den wichtigsten Arten gehören Aedes aegypti (Stegomyia* aegypti), Aedes albopictus (Stegomyia* albopicta) und Aedes vexans (Aedimorphus vexans).

AEG-Klassifikation: Abk. für Klassifikation der Adenokarzinome des ösophagogastralen Übergangs → Ösophaguskarzinom

Ängstliche (-vermeidende) Persönlichkeitsstörung *f*: engl. *avoidant personality disorder*; syn. vermeidende Persönlichkeitsstörung. Spezifische Persönlichkeitsstörung*, die durch anhaltende Gefühle von Anspannung und Besorgnis gekennzeichnet ist. Zusätzlich bestehen Minderwertigkeitsgefühle mit großer Angst vor Ablehnung, weshalb die Betroffenen soziale Interaktion häufig vermeiden. Die Behandlung erfolgt überwiegend psychotherapeutisch. Chronische Verläufe sind häufig.
Erkrankung: Epidemiologie:
– Prävalenz bei etwa 1,5–3 % in der Allgemeinbevölkerung
– deutlich gehäuft bei psychiatrischen Patienten mit Depressionen* oder Angststörungen*.
Ätiologie: Multifaktorielle Genese:
– genetische Disposition: umschriebene Persönlichkeitseigenschaften treten familiär gehäuft auf
– Dysbalance von Neurotransmittern: Veränderungen von Serotonin* beeinflussen die Impulsivität*, Noradrenalin* und Dopamin* die Frustrationstoleranz*
– minimale zerebrale Dysfunktion: diskrete unspezifische EEG-Veränderungen, geringere Stoffwechselaktivität in Präfrontalkortex* und Amygdala*
– Einfluss von Erziehung und sozialem Milieu: Gewaltbereitschaft oder Suchterkrankungen der Eltern.
Klinik: Anhaltende Symptome seit dem frühen Erwachsenenalter:
– anhaltende Anspannung und Besorgnis
– Minderwertigkeitsgefühle
– Angst vor Kritik
– Vermeidung von sozialen Kontakten und Beziehungen
– eingeschränkter Lebensstil aufgrund des starken Wunsches nach körperlicher Unversehrtheit.
Therapie: Die Behandlung erfolgt vor allem psychotherapeutisch. Meist ist eine langjährige Begleitung zur Verhaltensmodifikation erforderlich. Bei umschriebenen Symptomen kann ein medikamentöser Behandlungsversuch erfolgen:
– Schlafstörungen* mit niederpotenten Neuroleptika
– Anspannungszustände mit niederpotenten Neuroleptika
– Panikattacken kurzfristig mit Benzodiazepinen
– depressive Symptomatik mit Antidepressiva*, vor allem Serotoninwiederaufnahme-Hemmer.
Prognose: Die Prognose ist in der Regel ungünstig. Komorbid treten häufig depressive* Störungen oder Angststörungen* auf, die die Prognose weiter verschlechtern. Suchtmittel werden oft zur Regulation von Angst und Anspannung eingesetzt.

Äquatorialplatte *f*: engl. *equatorial plate*. Ansammlung der Chromosomen in der Meridianebene der Teilungsspindel während der Metaphase von Mitose* und Meiose*.

Äquilibrium *n*: Gleichgewicht.

Äquivalentdosis *f*: engl. *dose equivalent*. Formelzeichen H; im Strahlenschutz* verwendetes Maß für die biologische Wirkung ionisierender Strahlung. Sie wird ermittelt als Produkt aus der Energiedosis* und dem dimensionslosen Bewertungsfaktor Q; als **effektive Dosis** wird eine aus der Äquivalentdosis abgeleitete Messgröße bezeichnet, bei der die Äquivalentdosis durch einen Gewebewichtungsfaktor* korrigiert wird, der ausdrückt, wie hoch das aus der Organexposition resultierende stochastische Risiko im Vergleich zum stochastischen Risiko bei Ganzkörperexposition gegenüber der gleichen

Äquivalentdosis angesetzt wird. Die SI-Einheit ist Sievert (Sv); 1 Sv = 1 J/kg; frühere Einheit: Rem (1 Rem = 10^{-2} Sv). vgl. Strahlungsmessgrößen.*

Äquivalentdosisleistung: engl. *dose equivalent rate*. Formelzeichen Ê; Äquivalentdosis* pro Zeiteinheit; SI-Einheit Sievert pro Sek. (Sv/s), auch mSv/h, μSv/min. vgl. Dosisleistung.

Äquivalent, energetisches *n*: engl. *energy equivalent*; syn. Wärmeäquivalent. Frei werdende Energiemenge bei der Umsetzung von Nährstoffen* mit 1 l Sauerstoff. Das energetische Äquivalent wird bestimmt auf Basis des respiratorischen Quotienten* (proportionaler Zusammenhang).

Aerämie *f*: engl. *aeremia*. Bildung von Gasbläschen, insbesondere von Stickstoff, im Blut bei plötzlichem Abfall des äußeren Luftdrucks. Dies tritt auf v. a. im Rahmen der sog. Dekompressionskrankheit (Caisson-Krankheit) bei Tauchern bei zu schnellem Aufstieg ohne Einhaltung der nötigen Dekompressionszeiten. Behandelt wird mit Erste-Hilfe-Maßnahmen gemäß ABCDE*-Schema und Sauerstoff*.

aerob: engl. *aerobe*. Sauerstoff* zum Leben brauchend.

Aerobier *m pl*: engl. *aerobic bacteria*. Bakterienarten, die ihren Energiebedarf nur in Gegenwart von Sauerstoff decken und demnach nur aerob wachsen können. Der Sauerstoff dient dabei als Elektronenakzeptor in der Atmungskette*.

Aerobilie *f*: engl. *aerobilia*. Vorkommen von Luft bzw. Darmgas in den Gallenwegen. Bei intaktem Gallengangsystem ist die Aerobilie Zeichen einer Infektion des biliären Systems mit Gasbildnern oder Folge einer spontanen biliodigestiven Fistel (vgl. Bouveret*-Syndrom). Wesentlich häufiger ist die Aerobilie nach Eingriffen am biliären System, beispielsweise nach Papillotomie im Rahmen einer ERCP oder nach OP der Gallenwege mit Anlage einer biliodigestiven Anastomose. Siehe Abb.

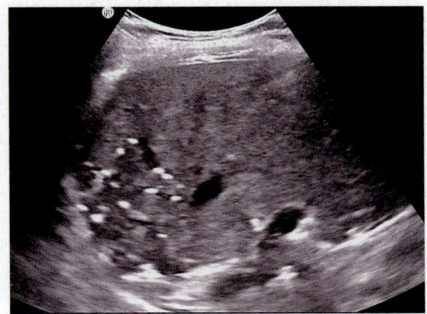

Aerobilie: Aerobilie und Cholestase im rechten Leberlappen (Ultraschalldiagnostik). [132]

Aeroembolismus → Caisson-Krankheit

aerogen: engl. *airborne*. Von der Luft ausgehend.

Aeromonas *f*: Gattung gramnegativer, fakultativ anaerober, gasbildender, monotrich begeißelter Stäbchenbakterien der Familie Aeromonaceae (Bakterienklassifikation*). **Aeromonas hydrophila** ist ein gefährlicher Erreger von Nosokomialinfektionen* (Dialysegeräte, Spülflüssigkeiten) und opportunistischer Erreger von Hornhautulzera, Tonsillitiden, Wundinfektionen, Aspirationspneumonien und Durchfallerkrankungen. Bei Abwehrgeschwächten kommt es zu peritonitischen und septischen Verläufen.

Aeromonas shigelloides → Plesiomonas shigelloides

Aerootitis *f*: syn. Barootitis. Indirekte Verletzung im Bereich des Mittelohrs* aufgrund einer Druckdifferenz zur Umgebung. Betroffen sind typischerweise Flugzeuginsassen und Taucher. Ein vorhandener rhinogener Infekt begünstigt die Entstehung. Die vorrangigen Symptome sind Ohrenschmerzen, Hörminderung* und Tinnitus*. Behandelt wird mit abschwellenden Nasentropfen und Nasenspülung oder Inhalation mit Kochsalzlösung.

Erkrankung: Pathogenese:
– Barotrauma* des Abstiegs: **1.** 90 % der Fälle **2.** Flugzeuglandeanflug, Abtauchen, Talfahrten **3.** Umgebungsdruck steigt: Volumen im Mittelohr* verkleinert sich proportional zum Druckanstieg **4.** falls Druckausgleich über die Ohrtrompete* eingeschränkt: Einblutung in Schleimhaut von Trommelfell* und Mittelohr
– Barotrauma des Anstiegs: **1.** 10 % der Fälle **2.** Flugzeugsteigflug, Auftauchen, Bergfahrten **3.** Umgebungsdruck sinkt: Volumen im Mittelohr dehnt sich aus **4.** Überdruck im Mittelohr kann nicht ausgeglichen werden: Einblutung ins Trommelfell bis hin zur Ruptur*.

Klinik:
– Druckgefühl im Ohr, Otalgie*
– Hörminderung bis Taubheit
– Tinnitus*
– Schwindel
– bei Trommelfellperforation: Durchblasgeräusch beim Valsalva*-Versuch.

Therapie: Ziel ist die Wiederherstellung der Mittelohrbelüftung
– abschwellende Nasentropfen
– Inhalation/Nasenspülung mit Kochsalzlösung
– Tauch- und Flugverbot bis zur Ausheilung (Ausnahme Trommelfellperforation*: Druckausgleich gegeben)
– ggf. Gabe von topischen Antibiotika* bei Trommelfellperforation
– bei persistierendem Paukenerguss, starker Otalgie* oder anhaltendem Unterdruck: Parazentese* und Einlage eines Paukenröhrchens (Paukendrainage)
– bei V. a. Rundfensterruptur: Tympanotomie mit Fistelabdeckung.

Prognose:
– ohne Innenohrbeteiligung: in der Regel folgenlose Ausheilung
– mit Innenohrbeteiligung: dauerhafte Beschwerden möglich (Tinnitus*, Hörminderung, Schwindel).

Aerophagie *f*: engl. *aerophagia*. Meist unbewusstes Verschlucken von Luft, v. a. bei schnellem Essen, Trinken oder Sprechen. Dadurch sammelt sich vermehrt Luft im Gastrointestinaltrakt und es kann zu Aufstoßen (Ruktus*), Meteorismus* und Abdominalschmerzen kommen.

Aerosinusitis *f*: engl. *barosinusitis*. Durch Luftdruckschwankungen hervorgerufene Entzündung der Nasennebenhöhlen (Sinusitis*). Die Schleimhäute schwellen an und verlegen die Tubenostien.

Aerosol *n*: Bezeichnung für den physikalischen Zustand kolloidal dispergierter, kleinster, in einem gasförmigen Medium schwebender und nur scheinbar gelöster Teilchen (Kolloide*). Man unterscheidet Staub*- oder Puderaerosole (fest/gasförmig) und Nebelaerosole (flüssig/gasförmig). Aerosole werden in der Aerosoltherapie*, z. B. der Inhalationstherapie*, eingesetzt.

Hintergrund: Aerosole werden durch Versprühen von Flüssigkeiten oder Zerstäuben von feinsten Pulverteilchen oder durch Kondensation beim Abkühlen einer Gasphase erzeugt (Nebulisator, Inhalate). Heute verwendet man den Begriff Aerosol für das gesamte Gebiet der Zerstäubung und Verschäumung mit Treibgasen aus Druckdosen (Druckgaspackung).

Aerosole zur Inhalation: Sie werden durch Inhalatoren mit Zerstäuber, Druckgas-Dosierinhalatoren oder auf trockenem Weg zerstäubende Pulverinhalatoren (engl. dry powder inhaler, Abk. DPI) verabreicht. Für die Anwendung (Wirkungsort) der Aerosole sind die Teilchengröße im Sprühstrahl und die Teilchengeschwindigkeit von Bedeutung. Größere und schnelle Teilchen werden eher durch Impaktion, kleinere durch Sedimentation abgeschieden. Teilchengröße:
– Teilchen mit mehr als 30 μm Durchmesser werden im Mund- und Rachenraum festgehalten.
– Bei 20–30 μm Durchmesser gelangen sie in die Luftröhre.
– Bei 10–20 μm Durchmesser gelangen sie in die Bronchien.
– Bei 1–5 μm Durchmesser werden sie in den Alveolen abgelagert und sind somit lungengängig.

Aerosolgerät

– Teilchen unter 1 µm sind weniger wirksam, da sie großteils wieder ausgeatmet werden.

Aerosolgerät *n*: engl. *aerosol device*; syn. Inhalationsgerät. Gerät zum Zerstäuben oder Verdampfen von Flüssigkeit und Arzneimitteln im Rahmen der Inhalationstherapie*, z. B. Dosieraerosole (Arzneimittel in Treibgas gelöst), Trockenaerosole (Arzneimittel in Pulverform) oder Zusätze zum Inhalieren. Gebräuchliche Geräte bilden alveolargängige Aerosolpartikel mit einem Durchmesser von 1–6 µm. Siehe Abb.

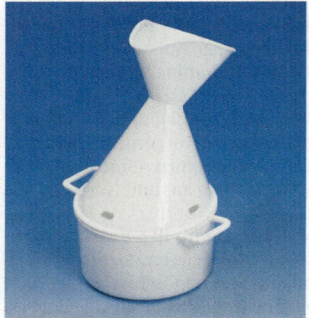

Aerosolgerät: Einfaches Modell. [158]

Aerosoltherapie *f*: engl. *aerosol therapy*. Applikation von Arzneimitteln in Form von Gasen, Dämpfen, Aerosolen* oder Stäuben über die Einatemluft. Die Vorteile sind schneller bronchopulmonaler Wirkungseintritt und geringe systemische Effekte. Die Aerosoltherapie wird angewendet bei obstruktiver Atemwegserkrankung* (Beta-2-Sympathomimetikum, Parasympatholytikum, Glukokortikoid*), zystischer Fibrose (Antibiotikum, Dornase alfa) und Pneumocystis*-Pneumonie-Prophylaxe bei AIDS (Pentamidin).

Aerozele *f*: engl. *aerocele*. Luftgefüllte Zyste*, z. B. Laryngozele*.

Ärztlicher Dienst der Bundesagentur für Arbeit → Sozialmedizinischer Dienst

ärztlicher Kunstfehler → Behandlungsfehler

Ärztlicher Notfalldienst der Kassenärztlichen Vereinigungen *m*: syn. ärztlicher Bereitschaftsdienst der Kassenärztlichen Vereinigungen. Einrichtung zur Sicherstellung der medizinischen Erstversorgung im ambulanten Sektor außerhalb der Praxissprechstunden, nachts sowie an Sonn- und Feiertagen. Der ärztliche Notfalldienst wird von der Kassenärztlichen Vereinigung gemeinsam mit der Ärztekammer der Region organisiert.

Ausgestaltung: Im Gegensatz zum Rettungsdienst*, der telefonisch über die Leitstelle* gerufen wird, ist der ärztliche Bereitschaftsdienst für die ambulante Akutversorgung von Patienten ohne akute vitale Bedrohung zuständig. Die Anforderung erfolgt über die Telefonnummer 116 117.

Aesculin *n*: engl. *esculin*. Cumarinderivat aus Rinde und Samen der Rosskastanie* (Aesculus hippocastanum). Die weißen, bitter schmeckenden Kristallnadeln sind löslich in heißem Wasser und Ethanol. Aesculin wird verwendet als Venenmittel (umstritten), außerdem dient es in Salben als Lichtschutz und in der Bakteriologie als Nährbodenzusatz zur Differenzierung von Kokken.

Aesculus hippocastanum → Rosskastanie

Ästhesiometrie *f*: syn. Zsthesiometrie. Prüfung bzw. Messung der Hornhautsensibilität. Sie erfolgt orientierend mit einem ausgezogenen Wattestäbchen, semiquantitativ mit dem Reizhaarset nach Luneau und quantitativ mit dem elektromechanischen Ästhesiometer nach Draeger.

Ästhesioneuroblastom → Olfaktoriusneuroblastom

Ästhesioneuroepitheliom *n*: engl. *esthesioneuroepithelioma*. Olfaktoriusneuroblastom* mit zusätzlichen glandulären Zellelementen.

Äthinylöstradiol → Ethinylestradiol

Ätiologie *f*: engl. *etiology*. Die im Einzelfall einer Erkrankung zugrunde liegende konkrete Ursache, bzw. allgemein die der Entstehung und Entwicklung einer Erkrankung zugrunde liegenden Ursachen, Risikofaktoren und krankhaften Regulationsmechanismen. Der Übergang zu den verwandten Begriffen Ätiopathogenese und Pathogenese* ist fließend.

Ätiologie in der Psychiatrie: Bei psychischen Störungen liegt zumeist ein Ursachenbündel bzw. eine Ursachenkette vor (Multikausalität). Unterschieden werden prädisponierende Faktoren, auslösende Faktoren*, aufrechterhaltende Bedingungen sowie krankheitsfördernde Faktoren (Risikofaktoren*, Vulnerabilität*) und vor Krankheit schützende Faktoren (protektive Faktoren, Ressourcen, Resilienz*).

Ätiologiemodell *n*: engl. *etiological model*. Modell der möglichen Ursachen einer Krankheit oder Störung. Die Bezeichnung erfasst einerseits Ansichten, Annahmen und Urteilsprozesse (praktische Ätiologie), andererseits theoretische Kausalitätsmodelle, die beschreiben, wie aus mehreren Faktoren und Vorbedingungen reale Störungen werden. Beispiele sind Vulnerabilitäts-Stress-Modell, psychodynamisches Modell*, biomedizinisches Krankheitsmodell*, behavioristisches Modell* und Determinismus.

Ätzmittel *n*: engl. *caustic agents*; syn. Kaustika. Gewebezerstörende Substanzen wie Metallsalze und Säuren, die zur Entfernung unerwünschter Hauterscheinungen genutzt werden. Der Verwendung von Ätzmitteln steht entgegen, dass es heute weniger aggressive Verfahren gibt und sich bei unsachgemäßem Gebrauch möglicherweise Narben bilden.

Ätzung *f*: engl. *cauterisation*; syn. Kauterisation. Gewebezerstörung durch Brenn- oder Ätzmittel*. Eine Ätzung verursacht durch ein nicht unerhebliches Gewebetrauma teilweise tiefe Nekrosen* mit schlechter Heilungstendenz. Therapeutisch wird sie z. B. bei der Warzenbehandlung eingesetzt.

A-Fasern → Nervenfaser

Affekt *m*: engl. *affect*. Kurzzeitige und intensive Gefühlsregung wie Freude oder Wut, meist mit physiologischem (vegetativem) Korrelat. Als psychopathologisch gilt der flache Affekt mit geringer Affektmodulation und trotz äußerer Anregung verminderter Schwankungsbreite, außerdem der inadäquate oder unangemessene Affekt mit situativ nicht zur geschilderten Situation passenden Affektäußerungen.

Affektarmut *f*: engl. *blunted affect*. Verminderung der Anzahl erlebter und gezeigter Affekte*, häufig auch gebraucht im Sinne von gefühlsarm, wenig emotional, nicht mitfühlend.

Affektdelikt → Affekthandlung

Affektdurchlässigkeit → Affektinkontinenz

Affekthandlung *f*: engl. *affective act*. Handlung aus einer unkontrollierten, intensiven Gemütsbewegung heraus mit heftiger Entladung eines Affektstaus, die auch ohne zugrunde liegende psychische Störung auftreten kann. Eine Affekthandlung ist von der individuellen Fähigkeit zur Affektregulation* im Sinne selbstregulatorischer Kompetenz abhängig.

Affektinkontinenz *f*: engl. *emotional incontinance*; syn. Affektdurchlässigkeit. Verminderte Beherrschung der Affekte* mit inadäquat starken Affektäußerungen bereits bei geringfügigem Auslöser. Die Gefühlsäußerungen entspringen v. a. traurigen Vorstellungen und Gedanken und können vom Betroffenen nicht ausreichend kontrolliert werden. Sie kommt v. a. bei hirnorganischen Erkrankungen vor, z. B. bei Demenz*.

Affektion *f*: engl. *affliction*. Befall durch eine Krankheit.

affektive Hemmung → Gedächtnishemmung

affektiver Tonusverlust → Kataplexie

Affektivität *f*: engl. *affectivity*. Gesamtheit des Gefühls- und Gemütslebens mit Stimmungen*, Affekten*, Emotionen* und Trieben*. Sie bestimmt die persönliche Tönung des Erlebens, wobei die Grundstimmung das Ausmaß und die Qualität der Affekte beeinflusst.

Affektkrampf, respiratorischer *m*: engl. *breath holding spell*. Bei Kleinkindern auf emotionalen Auslöser hin auftretender funktioneller Anfall, in der Regel ohne organische Grundlage, mit typischem Verlauf, d. h. initialem Schrei, Atemanhalten, Zyanose* und Bewusstlosigkeit* sowie Dauer < 1 min. Therapie ist in der Regel nicht erforderlich.

Affektlabilität *f*: engl. *affective lability*. Schnelles Mitschwingen der Affekte* (infolge gesenkter Schwelle zur Affektauslösung) auf wechselnde äußere Reize mit charakteristisch raschem Wechsel der Stimmung* (z. B. plötzlicher Übergang zwischen Lachen und Weinen), häufig schwer abzugrenzen von Affektinkontinenz*.
Vorkommen:
– Schizophrenie*
– bipolare Störung*
– organische psychische Störung*.

Affektmodulation *f*: engl. *affective modulation*. Steuernde Einflussnahme auf die Affektivität*.

Affektregulation *f*: engl. *affective regulation*. Gesamtheit der Vorgänge zur Beeinflussung des Auftretens von Affekten*, ihres Erlebens und Ausdrucks. Affektregulation unterliegt primären (vorbewussten) und sekundären (bewussten oder gelernten) Regulationsmechanismen, häufig Kombinationen aus beiden (z. B. Intensitätsregulation, Ausdruckskontrolle, Spannungsabbau).
Lokalisation: Getragen von verschiedenen miteinander vernetzten zerebralen Schaltkreisen: Amygdala, Insel, ventrales Corpus striatum, orbitofrontaler Präfrontalkortex, Hippocampus.
Klinische Bedeutung: Affektregulationsstörungen:
– Borderline*-Persönlichkeitsstörung
– histrionische Persönlichkeitsstörung*
– narzisstische Persönlichkeitsstörung*
– Schizophrenie*
– Manie*
– Depression*.

Affektstarre *f*: engl. *affective flattening*. Verminderung der affektiven Modulations- und Schwingungsfähigkeit mit herabgesetzter affektiver Ansprechbarkeit und flachen Affekten*. Dabei werden Affektäußerungen unabhängig von der Situation beibehalten (z. B. bei Depression* Verharren in gedrückt pessimistischer Stimmung auch bei freudigen Nachrichten).
Vorkommen: Unspezifisches Symptom verschiedener psychischer Störungen*, z. B.
– affektive Störungen*
– Schizophrenie*
– organische psychische Störungen*.

afferent: engl. *toward a center*; syn. *afferens*. Hinführend, zuführend. Bezeichnung für eine Leitungsrichtung im Nerven- oder Blutsystem, z. B. für Nerven, die Erregungen von peripheren Sensoren und Rezeptoren zum ZNS leiten. Der Gegensatz zu afferent ist efferent*.

Afferent-Loop-Syndrom → Syndrom der zuführenden Schlinge

AFI: Abk. für → Amniotic-Fluid-Index

Afibrinogenämie *f*: engl. *afibrinogenemia*. Fehlen von Fibrinogen* (Faktor I der Blutgerinnung*) im Blut*.
Klinik:
– hämorrhagische Diathese*
– bei kongenitaler Afibrinogenämie häufig intrauteriner Fruchttod*
– postnatal verlängerte Nabelschnurblutung
– verstärkte Verletzungsblutung und Menstruation*
– auch (Schleim-)Hautblutung sowie spontane intrazerebrale Blutung*
– selten Gelenkblutung.
Therapie: Substitution (primär durch Fibrinogenkonzentrat, sekundär durch Plasmatransfusion).

Aflatoxine *n pl*: engl. *aflatoxins*. Von Aspergillus*-Arten (insbesondere Aspergillus flavus und Aspergillus parasiticus) gebildete, in höherer Dosis tierexperimentell letal, in geringerer Dosis toxisch und kanzerogen wirkende Mykotoxine* (chemisch Cumarinderivate). Natürlich kommen mindestens 13 verschiedene Aflatoxine vor, u. a. Aflatoxin B_1, B_2, G_1, G_2, M_1 und M_2.
Vorkommen:
– Aflatoxin B_1 (stärkstes Gift der Aflatoxine) v. a. auf Nüssen, Mandeln, Getreide, Kastanien, geräuchertem Schinken und daraus hergestellten Erzeugnissen
– durch Befall von Futtermitteln Übergang z. B. in Milch und Milchprodukte; cave: in Nahrungsmitteln für Verbraucher häufig nicht festzustellen (und sehr hitzeresistent).

AFP: Abk. für Alphafetoprotein → Alpha-Fetoprotein

AFP-Bestimmung → Pränataldiagnostik

After → Anus

Afterdepolarization → Erregungsleitungsstörung

Afterjucken → Pruritus ani

Afterload → Nachlast

Afterloading-Verfahren *n*: engl. *afterloading technique*. Verfahren der interstitiellen und intrakavitären Strahlentherapie*, bei dem die Strahlenquelle über zuvor platzierte Applikatoren temporär in den Körper eingebracht wird. Indikationen sind Tumoren im Kopf-Hals-Region, an Ösophagus, Bronchien, Rektum sowie Anal-, Zervix-, Uterus-, Vaginal- und Prostatakarzinome, Weichteilsarkome und die Rekanalisierung endoluminal stenosierender Tumoren und anderer Prozesse.
Prinzip: Einlegen eines oder mehrerer, leerer, schlauchförmiger Applikatoren in den zu bestrahlenden Körperteil und anschließend automatisches Einbringen des Radionuklids (meist ^{192}Iridium). Durch schrittweise Fortbewegung der Strahlenquelle erfolgt eine gezielte Bestrahlung des Tumors mit geringer Belastung des umliegenden Gewebes bei gegenüber der Brachytherapie* mit Radium erheblich verbessertem Strahlenschutz für das beteiligte Personal.

AGA: Abk. für engl. *appropriate for gestational age* → Neugeborenes

Agalaktie *f*: engl. *agalactia*; syn. Alaktie. Komplettes Fehlen der Milchproduktion und der Sekretion in der Stillzeit. Eine Agalaktie ist insgesamt sehr selten. Sie kann bei Anlagestörungen der Brustdrüsen auftreten oder bei hormonellen Störungen in der Hypothalamus-Hypophysen-Achse (z. B. beim Sheehan*-Syndrom). Bei fehlendem Saugreiz kann eine temporäre Agalaktie entstehen.

Agammaglobulinämie *f*: engl. *agammaglobulinemia*. (Weitgehendes) Fehlen der Gammaglobuline* im Blut.

Aganglionose *f*: engl. *aganglionosis*. Aplasie der intramuralen Ganglienzellen des Plexus submucosus (Meissner*-Plexus) und des Plexus myentericus (Auerbach*-Plexus), immer im Anorektum, mit unterschiedlicher Ausdehnung in abnehmender Häufigkeit nach proximal, selten im gesamten Kolon. Sie ist die histopathologische Ursache der Hirschsprung-Krankheit und des Zuelzer*-Wilson-Syndroms.
Klinik: Dauerkontraktion betroffener Darmabschnitte infolge sekundärer Hyperplasie präganglionärer, parasympathischer Nervenfasern mit erhöhter Aktivität der Acetylcholinesterase in der Lamina propria mucosae und der Lamina muscularis mucosae. Sie führt zu Obstipation bis hin zu toxischem Megakolon und Ileus.

Agardilutionstest → Antibiogramm

Age-Associated Memory Impairment: syn. altersassoziierte Gedächtnisbeeinträchtigung; Abk. AAMI. Bezeichnung für graduellen Gedächtnisverlust bei über 50-jährigen gesunden Menschen, der Beeinträchtigungen insbesondere bei intellektuell anspruchsvollen Aufgaben verursacht.
Beschreibung: Umfasst subtile kognitive bzw. Gedächtnisveränderungen, die im klinischen Alltag nicht sichtbar, sondern nur messbar und ohne Krankheitswert sind bzw. Komponenten des normalen kognitiven Alterns darstellen. Der Unterschied zu anderen Konstrukten altersassoziierter Gedächtnisstörungen wie Mild Cognitive Impairment (MCI) liegt v. a. darin, dass sie sich auf auf Normen jüngerer Populationen beziehen. **Nachweis:**
– in entsprechenden Gedächtnistests mindestens eine Standardabweichung unterhalb der Normwerte für gesunde Menschen im Alter über 50 Jahre
– Ausschluss zusätzlicher kognitiver Beeinträchtigungen
– Ausschluss von Demenz* u. a. psychischen und organischen Störungen.

Agenesie *f*: engl. *agenesis*. Vollständiges Fehlen einer Gewebe- oder Organanlage als früheste und schwerste Form einer Hemmungsfehlbildung*. Beispiele sind Agenesie des Vermis cerebelli (Vermisagenesie) oder Agenesie des Corpus* callosum (Balkenagenesie*).

Agenesis corporis callosi → Balkenagenesie

Agenzien *n pl*: engl. *agents*. Wirkende Mittel.

Ageusie *f*: engl. *taste blindness*. Verlust des Geschmackempfindens, meist als Begleiterscheinung einer Anosmie*, sonst lokal-toxisch oder pharmakologisch bedingt, sehr selten auch bei histrionischer Persönlichkeitsstörung*.

Agglutination *f*: engl. *clumping*. Durch spezifische oder unspezifische Agglutinine* hervorgerufene Verklumpung von Zellen (Erythro-, Leuko-, Thrombozyten, Bakterien) oder antigentragenden Partikeln (z. B. Latex-, Polystyrolpartikel). Konglutination meint die Agglutination von Erythrozyten unter Beteiligung von Konglutininen, z. B. als komplementverbrauchende Konglutinationsreaktion.

Agglutinationsreaktion *f*: engl. *agglutination reaction*. Zu einer Agglutination* führende Antigen*-Antikörper-Reaktion.

Agglutinine *n pl*: engl. *agglutinins*. Substanzen mit der Fähigkeit, korpuskuläre Antigene oder an eine feste Phase gebundene Antigene zu verklumpen (Agglutination*). Sie werden eingeteilt in spezifische (agglutinierende Antikörper*) und unspezifische (Lektine) Agglutinine.

Agglutinogene *n pl*: engl. *agglutinogens*. Zellspezifische antigene Oberflächenstrukturen (u. a. Rezeptoren*), an die sich Agglutinine* binden und dadurch eine Agglutination* auslösen können. Agglutinogene finden sich beispielsweise auf Blutzellen oder Bakterien*. Im AB0-Blutgruppensystem werden die spezifischen Bindungsstellen auf der Erythrozytenmembran als Agglutinogene A und B bezeichnet.

Aggravation [Krankheitslehre] *f*: Zunahme des Schweregrads eines Symptoms oder einer Krankheit (siehe Exazerbation*).

Aggravation [Psychiatrie] *f*: syn. Exaggeration. Unangemessen übertriebene, unter Umständen zweckgerichtete Präsentation von Schmerzen, Symptomen oder Einschränkungen (z. B. Bewegungs- oder Leistungseinschränkungen) durch den Patienten.

Verdachtsfälle: Verdacht auf Aggravation* im Sinne eines Täuschungsphänomens liegt vor, wenn
- aus Sicht des Gutachters oder Diagnostikers eine erhebliche Diskrepanz zwischen den geschilderten psychischen oder körperlichen Symptomen und dem gezeigten Verhalten sowie den objektiven Untersuchungsbefunden einschließlich der Anamnese besteht
- intensive Schmerzen angegeben werden, deren Charakterisierung jedoch vage bleibt
- keine medizinische Behandlung in Anspruch genommen wird
- demonstrativ vorgetragene Klagen auf den Sachverständigen unglaubwürdig wirken
- schwere Einschränkungen im Alltag behauptet werden, das psychosoziale Umfeld jedoch weitgehend intakt ist.

Sozialmedizinische Bedeutung: Die Abgrenzung auf Aggravation beruhender von objektivierbaren, krankheitswertigen Einschränkungen bzw. Symptomen wird insbesondere im Zusammenhang mit Entscheidungen über Sozialleistungen bzw. Versicherungsleistungen im weitesten Sinne relevant. Problematisch ist die Abgrenzung zu krankheitswertigen Störungen (wie somatoformen Störungen, dissoziativen Störungen oder Artefaktstörungen), deren Charakteristik in der Divergenz zwischen gezeigten bzw. subjektiv erlebten Beschwerden und den objektiv nachweisbaren Befunden besteht. Die Ausprägung von Aggravation ist persönlichkeits- und kulturabhängig unterschiedlich ausgeprägt. Im konkreten Einzelfall können sich habituelle Verdeutlichungstendenz (Verdeutlichung) und situationsspezifische Aggravation überlagern.

Aggregations-Hemmer → Thrombozytenaggregations-Hemmer

Aggression *f*: Gegen Personen oder Dinge gerichtetes Verhalten unter Zufügen physischer oder psychischer Gewalt, z. B. aus Angst oder drohendem Machtverlust, das sowohl genetisch angelegt als auch reaktiv auslösbar ist.

Formen:
- Autoaggression*: 1. gegen sich selbst gerichtet, z. B. Selbstverletzung* (siehe auch Selbstgefährdung*) 2. ggf. auch somatisch bedingt, z. B. bei Lesch-Nyhan-Syndrom
- Fremdaggression*: 1. gegen andere Lebewesen oder Dinge gerichtet (siehe auch Fremdgefährdung*) 2. Vorkommen: normalpsychologisch als situativ angemessenes Phänomen, psychopathologisch bis zu massiver Fremdaggression mit Tötung anderer Menschen.

Aggressionshemmung *f*: engl. *inhibition of aggression*. Teilfunktion der innerartlichen Regulation der Aggression*. Sie hängt auf der sozialen Ebene eng mit kommunikativen Signalhandlungen (z. B. Aggression begrenzende Droh- oder Demutsgebärden) zusammen (ethologische Theorien).

Theorie: Beim Menschen aufgrund der Entfernung und Entfremdung von Täter und Opfer im Gegensatz zum Tier vermindert. Sozialpsychologische Theorien betonen die Bedeutung sozialer Kognitionen (z. B. soziale Wahrnehmungs- und Attributionsprozesse) für die Hemmung aggressiven Verhaltens.

Klinische Bedeutung: Vermehrte Aggressionshemmung (z. B. reduzierter Ärgerausdruck) spielt z. T. eine Rolle in bestimmten psychosomatischen Konzepten zur Entstehung psychischer und organischer Störungen (Aggressionsunterdrückung).

Aggressionstheorien *f pl*: engl. *aggression theories*. Entstehungsmodelle für Aggression*.

Modelle:
- **Psychoanalytisches Modell** (nach S. Freud): Aggression wird als eine biologisch verankerte Komponente des Lebenstriebs (Eros) aufgefasst, die in den einzelnen Phasen der kindlichen Entwicklung unterschiedlich ausgeprägt ist. Sie dient der Selbstbehauptung und kann als Reaktionsweise des Menschen auf die Umwelt verstanden werden.
- **Frustrations-Aggressionstheorie:** Aggression entsteht durch Frustration und Zurückweisung. Ob eine Bereitschaft zu aggressivem Handeln umgesetzt wird, hängt u. a. von der Interpretation der Außenreize und der eigenen Toleranz ab. Die unterstellte eindeutige und vereinfachte Ursache-Wirkungs-Beziehung zwischen Frustration und Aggression wird heute weitgehend angezweifelt.
- **Konditionierung:** Aggression bzw. aggressives Verhalten wird durch Lernvorgänge erklärt.
- **Modelllernen** (nach A. Bandura): Aggressives Verhaltens wird durch Beobachtung und Imitation aggressiver Vorbilder erlernt, wobei bereits vorhandene Verhaltensweisen reaktiviert werden können.
- **Instinkttheorie** (nach K. Lorenz): Aggression ist als spontane, angeborene Kampfbereitschaft zu verstehen, die für das Überleben des Einzelnen und der Art notwendig ist. Nach Lorenz hat der Aggressionstrieb 4 lebens- und arterhaltende Funktionen: Verteilung der Artgenossen im beschränkten Raum, Kämpfe zur Auslese des Stärksten, Gewinn starker Verteidiger für die Nachkommen und Entwicklung von Hierarchien, um weitere Kampfhandlungen zu verhindern (Instinkttheorien).

Aggressivität *f*: engl. *aggressivity*. Ausmaß individueller Bereitschaft zur Aggression*, das im Sinne individueller Persönlichkeitsdisposition zeitlich stabil und konsistent über Situationen hinweg auftritt. Umgangssprachlich wird Aggressivität auch direkt als ein hohes Maß jener Bereitschaft verstanden und somit als Feindseligkeit und Angriffslust aufgrund aggressiver Gestimmtheit.

Aging Male: Alterung des Mannes in all ihren medizinischen, psychologischen und sozialen Aspekten. Die Altersveränderungen betreffen kognitive Funktionen, psychische Verfassung, Beweglichkeit, Trainingszustand, Frailty („Gebrechlichkeit"), Ernährung (Gewichtsreduktion, Adipositas), metabolisches Syndrom, internistische Erkrankungen (Herz-Kreislauf, Diabetes* mellitus, Stoffwechsel), urologische Erkrankungen und Sexualfunktionen, endokrine Störungen sowie dermatologische Veränderungen (beispielsweise Haarwuchs).

Agitiertheit *f*: engl. *agitation*. Zustand psychomotorischer Unruhe, bei der affektive Erregung unkontrolliert in Bewegung umgesetzt wird, z. B. als gesteigerter Bewegungsdrang oder Zittern und Gefühl des Getriebenseins. Agitiertheit findet sich bei agitierter Depression*, Delir*, Katatonie* und Angststörungen*.

Agnathie *f*: engl. *agnathia*. Fehlen des Ober- oder Unterkiefers. Sie tritt z. B. als mandibuläre Agnathie oder schwere Hypognathie im Zusammenhang mit anderen Fehlbildungen* (Fehlbildungssyndrom) auf.

Agni casti fructus → Mönchspfeffer

Agnosie *f*: engl. *agnosia*. Störung des Erkennens, die nicht durch Demenz*, Aphasie* oder Störung der elementaren Wahrnehmung verursacht ist. Oft findet sich ein Funktionswandel (Senkung der Wahrnehmungsschwelle) des betreffenden Sinnesorgans. Als Form der Leitungsstörung erfolgt die Diagnosestellung mit ENG.

Formen:
- **akustische** Agnosie: **1.** sensorische Hörstummheit, sog. Seelen- oder Worttaubheit: Geräusche oder Töne werden gehört, in ihrem Zusammenhang (z. B. als Melodie oder Tierstimme) jedoch nicht erkannt **2.** Vorkommen v. a. bei Schädigung im Bereich der hinteren Schläfenlappen (Heschl-Windungen)
- **visuelle** Agnosie, sog. Seelenblindheit oder visuelle Amnesie: **1.** trotz normaler Sehleistung werden visuelle Reize nicht wahrgenommen **2.** Vorkommen v. a. bei Schädigung im Bereich der sekundären Sehrinde des Okzipitallappens
- **Autotopagnosie: 1.** Unfähigkeit, bei erhaltener Oberflächensensibilität Hautreize am eigenen Körper richtig zu lokalisieren, z. B. eigene Körperteile (wie Finger) zu benennen und/oder im Raum zu orientieren **2.** v. a. bei Läsionen des linken Parietallappens **3.** häufig in Verbindung mit einer Aphasie
- **Stereoagnosie** oder **taktile** Agnosie: **1.** sog. Tastlähmung oder Tastblindheit: Unvermögen, trotz erhaltener epikritischer und Tiefensensibilität ohne Sichtkontrolle Gegenstände durch Tasten zu erkennen **2.** Vorkommen bei zerebraler Schädigung, aber auch bei Läsionen des Hinterstrangs* im Halsmarkbereich.

Agonadismus *m*: engl. *agonadism*. Fehlen oder vollständige Funktionslosigkeit der Gonaden*, sowohl der Hoden* als auch der Ovarien, anlagebedingt oder sekundär z. B. durch bereits intrauterine Hoden- oder Ovarientorsionen. Agonadismus kommt eigenständig oder als Teil einer übergeordneten Erkrankung vor.

Agonie *f*: engl. *agony*. Sterbephase, Vorstadium des Exitus letalis mit reduzierten Körperfunktionen und verändertem Bewusstsein.

Agonist [Biochemie] *m*: Substanz (körpereigen oder körperfremd), die mit einem Rezeptor* in Wechselwirkung tritt und dadurch eine bestimmte pharmakologische Wirkung hervorruft. Ein Agonist besitzt sowohl Affinität als auch intrinsische Aktivität am Rezeptor. Agonisten werden auch als Mimetika bezeichnet.

Agonist [Motorik] *m*: Für eine bestimmte Bewegung zuständiger Muskel. Der Agonist löst eine Bewegung aus, die einem Antagonisten* entgegengesetzt ist.

Agoraphobie *f*: engl. *agoraphobia*. Phobie*, bei der aus Angst vor Angstsymptomen bzw. Panikanfällen vermieden wird, sich auf öffentlichen Straßen und Plätzen oder in Menschenmengen aufzuhalten, öffentliche Verkehrsmittel zu benutzen oder den schützenden Raum (Wohnung) zu verlassen. Behandelt wird mit Verhaltenstherapie* und ggf. pharmakologisch.

Klinik:
- Der Betroffene meidet Situationen, die Panikanfälle bzw. deren katastrophale Folgen auslösen könnten. In schweren Fällen kommt es: **1.** zur Vermeidung jeder Mobilität **2.** Berufsunfähigkeit **3.** zum ausschließlichen Aufenthalt in den eigenen vier Wänden.
- Selten können gefürchtete Situationen unter extremer Angst ertragen werden.
- Oft mindert Begleitung durch Vertrauenspersonen (z. B. Partner, Therapeut, Arzt) die Angst oder bringt sie zum Verschwinden.

Therapie:
- Verhaltenstherapie* (v. a. Konfrontation*, langfristige Wirksamkeit nachgewiesen)
- ggf. auch: **1.** kognitive Therapien* **2.** pharmakologische Therapie mit trizyklischen Antidepressiva oder selektiven Serotonin-Wiederaufnahme-Hemmern.

Agrafie → Dysgrafie

Agrammatismus *m*: engl. *agrammatism*. Nach abgeschlossener Sprachentwicklung* in der Spontansprache auftretende Störung bei der Bildung von Sätzen, die durch das Fehlen syntaktisch-grammatikalischer Strukturen gekennzeichnet ist und bei Aphasie* und Schizophrenie* auftreten kann. Behandelt wird mit Sprachtherapie*.

Agranulozytose *f*: engl. *agranulocytosis*. Hochgradige Granulozytopenie* mit entsprechender Immundefizienz und häufig lebensbedrohlichen, meist bakteriellen Infektionen. Nach Absetzen der auslösenden Noxe* erholt sich die Hämatopoese* innerhalb von 1 – 2 Wochen. Unter adäquater supportiver Therapie besteht eine deutlich verbesserte Prognose im Vergleich zum früher häufig letalen Verlauf.

Formen:
- dosisunabhängige, auf einem Immunmechanismus beruhende Schädigung der neutrophilen Granulozyten* oder der Knochenmarkvorläuferzellen durch bestimmte Arzneimittel: **1.** z. B. bei Einnahme von Analgetika*, Sedativa*, Antidiabetika*, Antibiotika*, Diuretika*, Goldpräparaten **2.** mit plötzlichem Beginn im Anschluss an die Arzneimitteleinnahme und selektiver Schädigung der Granulozytopoese* **3.** Rediziv bei erneuter Exposition
- dosisabhängige toxische Schädigung der Knochenmarkvorläuferzellen: **1.** z. B. durch Phenothiazine, Thiamazol* **2.** mit schleichendem Beginn nach meist mehrwöchiger Therapiedauer und kontinuierlichem Abfall der Leukozyten-, meist auch der Erythrozyten- und Thrombozytenzahl.

Klinik:
- schwere bakterielle Infektion mit Fieber
- schweres Krankheitsgefühl, Schüttelfrost und Tachykardie*
- Schleimhautnekrosen (Rachen, Tonsillen, Anal- und Genitalbereich) mit lokalen Lymphknotenschwellungen
- evtl. Nekrosen* im Bereich des Respirations- und Gastrointestinaltrakts.

Therapie:
- sofortiges Absetzen der auslösenden Arzneimittel
- bei Infektion antimikrobielle Therapie
- evtl. G-CSF (Abk. für engl. granulocyte colony stimulating factor; siehe auch colony stimulating factor).

Agrin: Protein der synaptischen Basalmembran*, das von Motoneuronen bzw. Muskelzellen produziert wird. Es führt vermutlich über eine Aktivierung der muskelspezifischen Rezeptor-Tyrosinkinase (MuSK) und nachfolgende Signalkaskaden zur Entwicklung und Regeneration der motorischen Endplatte*.

Agrypnie → Insomnie

AGS: Abk. für Adrenogenitales Syndrom → Syndrom, adrenogenitales

Ah [Blutgruppensysteme]: Blutgruppe A_h, siehe Para*-Bombay-Blutgruppen.

AHF: Abk. für Antihämophiliefaktor → Globulin, antihämophiles

AHG: Abk. für Antihämophiles Globulin → Globulin, antihämophiles

AHG-Test: Abk. für Antihumanglobulin-Test → Antiglobulintest, direkter

AH-Intervall → EKG, intrakardiales

Ahlfeld-Zeichen Typ 1: engl. *Ahlfeld's sign type 1*. Eines der Nabelschnurzeichen, um nach der Geburt des Kindes die spontane Plazentalösung erkennen zu können. Nach der Abnabelung des Kindes wird eine Klemme auf Höhe der Vulva

Ahlfeld-Zeichen Typ 2

an der Nabelschnur angelegt. Bei Lösung der Plazenta wandert diese Klemme um bis zu 10 cm tiefer.

Ahlfeld-Zeichen Typ 2 *n*: engl. *Ahlfeld's sign type 2*. Eines der unsicheren, klinischen Schwangerschaftszeichen. Bei der bimanuellen vaginalen Untersuchung kann die Konsistenz der Gebärmutter getastet werden. Diese ändert sich in der Frühschwangerschaft durch spürbare Kontraktionen. Die unsicheren Schwangerschaftszeichen sind heute durch den Ultraschall weitgehend abgelöst.

AHT: Abk. für → Anti-Hyaluronidase

Ahumada-Syndrom → Galaktorrhö-Amenorrhö-Syndrom

AICD: Abk. für engl. *automatic implantable cardioverter-defibrillator* → Kardioverter-Defibrillator, implantierbarer

AID: Abk. für engl. *artificial insemination donor* → Insemination

AID-Defizienz → Hyper-IgM-Syndrom

AIDP: Abk. für engl. *acute inflammatory demyelinating polyneuropathy* → Guillain-Barré-Syndrom

AIDS: Abk. für → Acquired Immune Deficiency Syndrome

AIDS-Demenz → HIV-Enzephalopathie

AIDS-Phobie *f*: engl. *AIDS phobia*. Mit heftigen Angstreaktionen, Vermeidungs- und Sicherheitsverhalten einhergehende Form der hypochondrischen Störung* oder Zwangsstörung* (kein eigenständiges Störungsbild). Betroffene sind entweder davon überzeugt, mit HIV infiziert zu sein, oder befürchten eine Ansteckung.
Therapie: Entsprechend der individuell zugrunde liegenden Störung.

AIDS-Related Complex: Abk. ARC. Obsoleter Begriff für ein durch HIV bedingtes Krankheitsbild. Der AIDS-Related Complex muss nicht zeitgleich mit AIDS auftreten. Die Bezeichnung ARC wurde durch Kategorie B der CDC-Klassifikation der HIV*-Erkrankung ersetzt.

AIH: Abk. für Autoimmunhepatitis → Hepatitis, autoimmune

AIH: Abk. für artificial insemination husband → Insemination

AION: Abk. für → Optikusneuropathie, anteriore ischämische

AIP: Abk. für → Autoimmunpankreatitis

Air-Bloc-Technik → Sklerotherapie

Air-Fluidised-Bett *n*: engl. *air-fluidised bed*; syn. Fluidisationsbett. Spezialbett zur Therapie von Dekubitus*- oder anderen großen Wundflächen, Hauttransplantaten oder großflächigen Verbrennungen*. Der Patient schwebt auf Mikroglaskugeln, die durch ein Gebläse aufgewirbelt werden. Dadurch wird der Auflagedruck unter die Kapillardruckschwelle gesenkt. Siehe Abb.

Air-Fluidised-Bett [82]

Nachteile:
- ausschließlich flache Lagerung möglich
- Eigenbewegung kaum möglich, dadurch Gefahr der Beeinträchtigung des Körperschemas*
- auditiver Stress durch Geräuschentwicklung des motorbetriebenen Gebläses
- nicht geeignet für Patienten mit einer Körperlänge > 1,80 m und/oder einem Gewicht > 120 kg.

Airport-Malaria *f*: engl. *airport malaria*. Seltener Übertragungsweg der Malaria* bei Personen, die an internationalen Flughäfen arbeiten oder wohnen, wo Malaria nicht endemisch ist. Die Übertragung des häufigsten Erregers, Plasmodium* falciparum, erfolgt durch Anopheles-Mücken, die in Flugzeugen mitreisen und bei Wärme in der Nähe des Flughafens überleben.

Air Trapping: Kompression der kleinen Atemwege (Bronchiolenkollaps) durch eine starke Erhöhung des intrathorakalen Drucks bei forcierter Exspiration, wodurch distal der komprimierten Bronchiolen Luft in den Alveolen eingeschlossen bleibt (sog. trapped air = eingefangene Luft).
Beschreibung: Im engeren Sinn pathophysiologische Bezeichnung für eine relative (dynami-

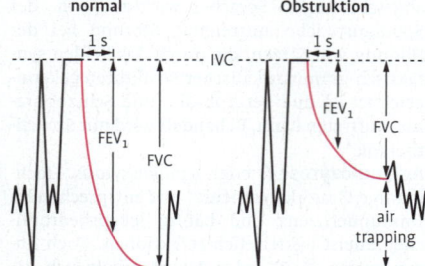

Air Trapping Abb. 1: Spirogramm mit Air Trapping bei respiratorischer Obstruktion; FEV₁: Einsekundenkapazität (Sekundenkapazität); FVC: forcierte Vitalkapazität (Lungenvolumina).

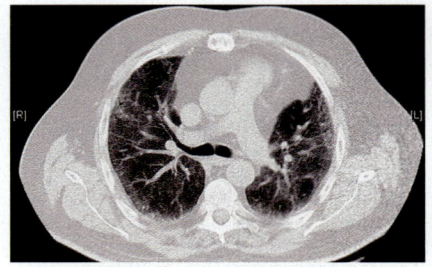

Air Trapping Abb. 2: Pulmonale Überblähung (peripher) im CT-Thorax. [217]

sche) Lungenüberblähung mit Vergrößerung des Residualvolumens auf Kosten der Vitalkapazität (bei Obstruktion: siehe Abb. 1).
Vorkommen:
- obstruktive Atemwegserkrankung*
- (bronchiale) Fremdkörperaspiration (v. a. Kleinkind)
- auch akut bei Tiffeneau*-Test (Fluss*-Volumen-Kurve)
- bei älteren Menschen bereits bei normaler Exspiration.

Diagnostik:
- röntgenologisch umschriebene Aufhellung umschriebener Lungenbezirke (Darstellung bei Aufnahme in maximaler Exspirationsstellung)
- CT (siehe Abb. 2).

AIS: Abk. für → Abbreviated Injury Scale

AIS: Abk. für → Amnioninfektionssyndrom

AIS: Abk. für Arztinformationssystem → Praxisverwaltungssystem

Ajellomyces capsulatus *m*: Teleomorphe (sexuell reproduzierende) Form der anamorphen (asexuell reproduzierenden) Pilzes Histoplasma capsulatum var. capsulatum und Erreger der Histoplasmose*.

Ajellomyces dermatitidis *m*: Sexuelle Form des Pilzes Blastomyces* dermatitidis und Erreger der nordamerikanischen Blastomykose*.

Ak: Abk. für → Antikörper

Akalkulie *f*: engl. *acalculia*. Erworbene Störung im Umgang mit Zahlen nach primär intaktem Erwerb der Zahlenverarbeitung und des Rechnens bei intakter Intelligenz. Ursache sind neurologische Störungen (wie Schlaganfall*), z. B. bei umschriebener Hirnschädigung (meist linker Temporallappen, nahe dem Sulcus lateralis cerebri). Behandelt wird mit neuropsychologischer Therapie* und/oder Sprachtherapie*.

Akanth-: Wortteil mit der Bedeutung Stachel, Dorn.

Akanthamöben → Akanthamöben-Keratitis

Akanthamöben-Keratitis *f*: engl. *acanthamoeba keratitis*. Durch das Protozoon Acanthamoe-

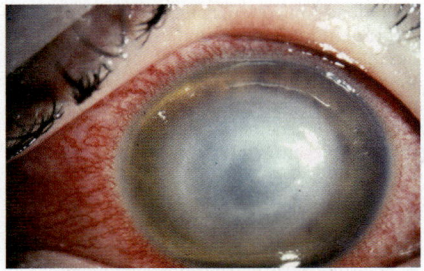

Akanthamöben-Keratitis: Nahaufnahme des Auges mit Ulcus corneae und deutlicher Keratokonjunktivitis. [133]

ba* verursachte Keratitis*, die primär bei Kontaktlinsenträgern vorkommt. Typisches Symptom ist ein sehr schmerzhaftes, oft ringförmiges Hornhautulkus. Die Diagnose erfolgt durch Hornhautbiopsie oder Hornhautmikroskopie. Behandelt wird die schwer therapierbare Infektion mit antibiotischen und desinfizierenden Augentropfen, ggf. chirurgisch mit einer Keratoplastik*. Siehe Abb.

Klinik:
- meist einseitige Symptomatik
- rotes Auge
- Epiphora*
- verschwommenes Sehen
- Schmerzen (spät, nach ca. 5 Wochen).

Therapie:
- viertelstündliche Tropftherapie über 3 Tage, danach ausschleichend über 6 Monate, z. B. mit Neomycin* plus Chlorhexidin* plus Propamidin (1 Antibiotikum, 2 Desinfektionsmittel)
- evtl. Keratoplastik*
- keimabtötende Kontaktlinsen in klinischer Erprobung.

Prävention:
- Kontaktlinsenpflege mit dafür vorgesehenen Reinigungsmitteln
- vor dem Baden und Duschen Kontaktlinsen herausnehmen.

Akantholyse *f*: engl. *acantholysis*. Histologisch nachweisbare Spalt- oder Blasenbildung in der Epidermis*. Ursache ist die Auflösung der Zellverbindungen oder der Untergang von Epithelzellen. Die Akantholyse tritt bei vielen dermatologischen Erkrankungen auf, z. B. bei Pemphigus* vulgaris, transitorischer akantholytischer Dermatose und Darier*-Krankheit.

Akanthom *n*: engl. *acanthoma*. Benigner Tumor aus Keratinozyten der Haut.

Akanthoma fissuratum → Granuloma fissuratum

Akanthose *f*: engl. *acanthosis*. Verdickung des Stratum spinosum der Epidermis*, die mit einer erhöhten Anzahl von Keratinozyten* einhergeht. Die Akanthose ist ein nicht pathognomisches Kennzeichen von mehreren Hauterkrankungen und Syndromen, z. B. Akanthosis* nigricans, Psoriasis* und Bloom*-Syndrom.

Akanthosis nigricans *f*: engl. *acanthosis nigricans*. Sammelbezeichnung für klinisch ähnliche Hauterkrankungen unterschiedlicher Ätiologie mit Hyperpigmentierung und Papillomatose besonders an Achseln, Nacken, Genitoanalbereich, Ellenbeugen und Kniekehlen. Die Akanthosis nigricans ist oft verbunden mit hypertrophen Veränderungen an den Handinnenflächen (sog. Tripe Palms) durch Überproduktion von oder Überempfindlichkeit gegen IGF. Siehe Abb.

Therapie: Behandlung der zugrunde liegenden Erkrankung sowie symptomatisch mit Retinoiden.

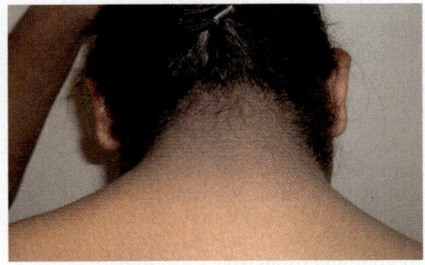

Akanthosis nigricans: Hyperpigmentierung und Papillomatose. [183]

Akanthozyt *m*: engl. *acanthocytes*; syn. Stachelzelle. Pathologisch veränderter Erythrozyt mit kleinen, irregulären zapfenförmigen Randzacken. Ursache ist eine Störung im Phospholipidmetabolismus, beispielsweise im Rahmen einer Fettstoffwechselstörung oder einer Niereninsuffizienz*. Akanthozyten sind nicht mit Echinozyten (siehe Stechapelform) zu verwechseln, deren Randzacken gleichmäßig verteilt sind. Siehe Abb.

Pathologie: Die Randzacken entstehen als Folge einer zu großen Zellmembran* in Relation zum Zellvolumen.

Vorkommen:
- im Blut bei: **1.** Fettstoffwechselstörung (z. B. Abeta*-Lipoproteinämie) **2.** Leberinsuffizienz* **3.** Niereninsuffizienz* **4.** Neuroakanthozytose*
- im Urin bei Mikrohämaturie (beispielsweise in Folge einer Glomerulonephritis*) in Form von dysmorphen Erythrozyten mit bläschenförmigen Ausstülpungen.

Akarizide → Pestizide

Akathisie *f*: engl. *acathisia*. Unstillbarer Bewegungsdrang mit Unvermögen, ruhig zu sitzen (Sitzunruhe), häufig als quälende Bewegungsunruhe (Trippelmotorik) mit ständig wechselndem Beinekreuzen und repetitiven Bewegungen der Gesichtsmuskulatur oder Extremitäten. Der Betroffene leidet oft unter quälender Ruhelosigkeit. Meist bessern sich die Symptome im Schlaf.

Vorkommen:
- sehr häufig als UAW von Dopamin-Antagonisten (insbesondere Neuroleptika*, auch als tardive Akathisie nach Langzeitmedikation) oder von selektiven Serotoninwiederaufnahme-Hemmern
- als extrapyramidales hyperkinetisches Symptom (extrapyramidale Symptome*)
- bei Parkinson*-Syndrom
- bei Neuralgien*
- im Rahmen von Zwangsstörungen*.

Therapie: Dosisreduktion oder Wechsel des (fraglich) ursächlichen Arzneimittels sowie probeweise Gabe von Anticholinergika*, Benzodiazepinen* oder Beta-Blockern.

Akinese *f*: engl. *akinesia*. Herabgesetzte oder fehlende Bewegung von Rumpf, Extremitäten sowie Gesichtsmuskulatur (fehlende unbewusste Mitbewegung der Arme beim Gehen, seltener Lidschlag, Maskengesicht*), im engeren Sinn vollständiges Fehlen von Bewegungen, auch Schluck- und Sprechbewegungen, bei erhaltenen Blickbewegungen bei Parkinson-Syndrom, Wilson-Krankheit, hypokinetisch-rigider Form der Chorea Huntington und Multisystematrophie.

Akinesie *f*: engl. *akinesia*. Myokardiale (regionale) Wandbewegungsstörung mit fehlender systolischer Bewegung in der Herzwand, z. B. bei KHK, Herzinfarkt* oder Herzwandaneurysma*. Der Nachweis erfolgt durch Echokardiografie*.

Akinesie, fetale *f*: engl. *fetal akinesia*. Völliges Fehlen oder zumindest erhebliche Verminderung von fetalen Bewegungen. Mögliche Ursachen sind chromosomale Störungen, neuromus-

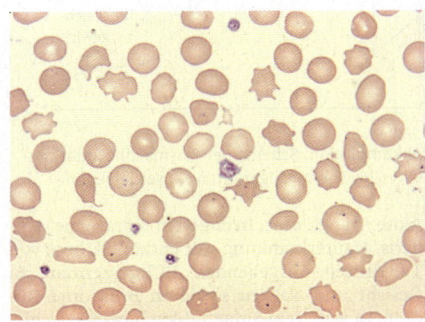

Akanthozyt: Akanthozyten im Blutausstrich. [211]

kuläre Erkrankungen, zerebrospinale Erkrankungen und exogene Noxen wie Medikamente oder Alkohol.

Akinospermie → Nekrozoospermie

Akkommodation [Auge] *f*: engl. *accommodation*. Fähigkeit des Auges, den Brechwert* der Linse der Entfernung des fixierten Gegenstandes so anzupassen, dass er auf der Netzhautebene in der Fovea* centralis scharf abgebildet wird. Das Akkommodationsvermögen wird in Dioptrien angegeben und nimmt mit zunehmendem Alter ab (Presbyopie). Siehe Abb. 1.

Regulation: Dem passiven Streben der elastischen Linse zur Kugelform (hoher Brechwert, Naheinstellung) steht die Zugwirkung des radiären Aufhängeapparats (Zonulafasern der Zonula Zinnii) entgegen, die eine Abflachung der Linse bewirkt (Ellipsenform; geringer Brechwert, Ferneinstellung). Durch aktive Kontraktion des Ziliarmuskels kommt es zur Erschlaffung der Zonulafasern (und damit zur Scharfeinstellung im Nahbereich, siehe Abb. 2). Die Akkommodationsbreite (Akkommodationsvermögen) beträgt z. B. mit 10 Jahren 12 dpt, mit 30 Jahren 7,5 dpt, mit 60 Jahren 0 dpt, evtl. infolge zunehmender Sklerosierung der Linse.

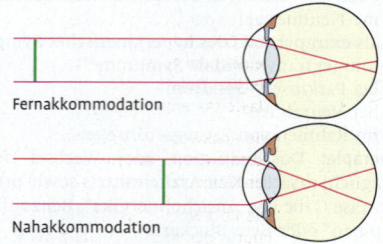

Akkommodation [Auge] Abb. 1: Anpassung des Brechwerts.

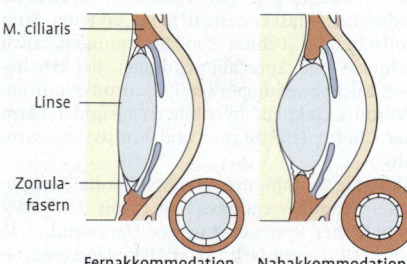

Akkommodation [Auge] Abb. 2: Funktion des Ziliarmuskels.

Akkommodation [Pathologie] *f*: Summe aller der Zellmembrandepolarisation entgegengerichteten Prozesse, welche abhängig von der Spannungsänderung pro Zeiteinheit dU/dt ist. Wenn der Quotient klein ist (sog. Einschleichen der Reizspannung), kann die Membran akkommodieren, d. h. sich dem Reiz anpassen.

Akkommodationslähmung *f*: engl. *paralysis of accommodation*. Teilweiser, selten vollständiger Ausfall des optosensorischen Regelvorgangs der Akkommodation*. Eine Zykloplegie tritt häufig zusammen mit Pupillotonie* auf. Mögliche Ursachen sind Iridozyklitis, Glaukom, Erkrankung des dorsalen Mesenzephalons (Tumor, Entzündung), Myasthenia gravis pseudoparalytica, Botulismus, Tetanus, Diphtherie, Diabetes mellitus sowie die Gabe von Anticholinergika.

Akkommodationsspasmus *m*: engl. *accommodative spasm*. Krampf des Ziliarmuskels mit dauernder oder zeitweiser extremer Naheinstellung, die ein scharfes Netzhautbild bei entfernten Objekten verhindert (Pseudomyopie) und oft mit Miosis* und inadäquat starker Konvergenz* der Augenachsen verbunden ist.

Akkommodationsstörungen *f pl*: engl. *accomodation disturbances*. Störungen der Anpassung des Sehsystems auf Gegenstände mit unterschiedlichen Objektweiten, ausgelöst durch fehlende oder überschießende Brechwertveränderung der Augenlinse. Therapiert wird durch geeignete optische Hilfsmittel, ausreichende Helligkeit beim Lesen und ggf. durch Behandlung der Grunderkrankung.

Akkommodationstrias → Konvergenzreaktion

Akkumulation *f*: engl. *accumulation*. Häufung oder Ansammlung von Substanzen, beispielsweise bei Mehrfachapplikation von Medikamenten, Stoffwechselanomalien oder im Sinne von Bioakkumulation und Geoakkumulation durch erhöhte Aufnahme. Siehe Abb.

Akkumulation: Schema der Plasmakonzentrationskurve bei mehrmaliger intravenöser Injektion.

Akne *f*: engl. *acne*. In engerem Sinne Acne* vulgaris. Hauterkrankung mit entzündlichen, von Talgdrüsen ausgehenden Effloreszenzen* in Gesicht und Nacken sowie an Brust und Rücken. In weiterem Sinne zählen hierzu verschiedene Erkrankungen der Talgdrüsenfollikel mit Sekretions- und Verhornungsstörungen, nachfolgender Entzündung und eventueller Vernarbung.

Ursache: Bildung von sog. Mitessern (Komedonen) durch Talgdrüsenhyperplasie und Verhornungsstörungen, meist beginnend in der Pubertät und gelegentlich bis zum 30. Lj. anhaltend.

Therapie:
- sorgfältige, auf die Akne abgestimmte Hautpflege, evtl. unter Verwendung von Aknemitteln
- Beratung über Behandlungsmethoden
- Eingehen auf die starke psychische Belastung, die vom Jugendlichen oder jungen Erwachsenen empfunden wird.

Akoasma *n*: engl. *acoasma*. Akustische Halluzination*, die in elementarer Form als Geräusch, Knallen, Brummen, Zischen, Lispeln oder Wispern (nicht aber von stimmlicher Qualität) erlebt wird. Sie tritt auf bei Schizophrenie*, organischen psychischen Störungen* und der epileptischen Aura*. Differenzialdiagnostisch ist der Tinnitus* aurium abzugrenzen.

Akorie [Begriffsklärung] *f*: engl. *acorea*. Begriff mit mehreren Bedeutungen: zum einen Fehlen der Pupille, zum anderen Unersättlichkeit bzw. mangelndes Sättigungsgefühl, z. B. im Rahmen einer Essstörung*.

akral: engl. *acral*. Die Akren* betreffend.

akral-lentiginöses Melanom → Melanom, malignes

Akranie *f*: engl. *acrania*. Angeborenes vollständiges oder partielles Fehlen des Neurocraniums, der Kopfschwarte, Schädeldecke und Dura* mater. Akranie ist mit Anenzephalie*, Holoprosenzephalie und fehlender Gyrierung des Großhirns assoziiert. Die Häufigkeit beträgt 1 : 1 000 000. Die Neugeborenen haben oft eine kurze Lebenserwartung.

Akren *n pl*: engl. *acra*. Sammelbegriff für Körperteile, die – in Relation zu benachbarten Körperteilen – jeweils am weitesten vom Rumpf entfernt liegen wie Finger, Zehen, Hände, Füße, Nase*, Kinn und Ohren. Diese Bereiche des Körpers sind besonders von Erfrierungen* betroffen.

Klinischer Hinweis: Ein durch das Wachstumshormon Somatotropin bedingtes übermäßiges Wachstum der Akren wird als Akromegalie* bezeichnet.

Akrinie *f*: engl. *acrinia*. Fehlen einer Sekretion*, z. B. bei chronischer oder myoepithelialer Speicheldrüsenentzündung (Sialadenitis*).

Akrodermatitis chronica atrophicans *f*: engl. *acrodermatitis chronica atrophicans*; syn. Akrodermatitis atrophicans Herxheimer. Meist schmerzlose Hautmanifestation im Spätstadium einer Infektion mit Borrelia* burgdorferi. Diagnostiziert wird mittels üblicher Borreliendiagnostik mikrobiologisch und molekularge-

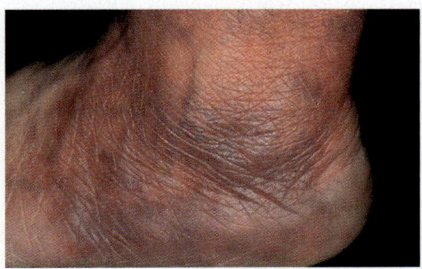

Akrodermatitis chronica atrophicans: Unscharf begrenzte Rötung der Haut mit Atrophie und Durchscheinen von Venen in der linken Außenknöchelregion. [120]

netisch. Die Therapie besteht aus hochdosierter Antibiotikagabe.
Klinik: Die Erkrankung verläuft progredient, Monate bis Jahre nach Infektion kommt es initial zu einer distal betonten, beschwerdearmen bis asymptomatischen, ödematös-infiltrativen, unscharf begrenzten, lividen Hautschwellung an den Extremitäten* (meist einseitig). Im Verlauf nach Monaten Atrophie* des subkutanen Fettgewebes mit Abnahme der Hautdicke, Verlust der Hautbehaarung, blau-rötlicher zigarettenpapierartiger Fältelung der Haut und deutlich sichtbarer Venenzeichnung (siehe Abb.).

Akrodermatitis papulosa infantum → Gianotti-Crosti-Syndrom
Akromegalie f: engl. *acromegaly*. Ausgeprägte selektive Vergrößerung der Akren nach dem Wachstumsalter aufgrund einer Überproduktion von STH im Hypophysenvorderlappen (HVL). Ursache ist meist ein hormonproduzierendes HVL-Adenom*. Klinisch kommt es zu einer charakteristischen Vergrößerung der Gesichtszüge und zur Vergrößerung der Extremitätenakren. Behandelt wird primär durch operative Entfernung des Adenoms.
Ätiologie:
– Überproduktion von Somatotropes Hormon (STH) in den eosinophilen, seltener chromophoben Zellen des HVL meist durch HVL-Adenome, gelegentlich aufgrund reiner Zellhyperplasie
– auch ektope STH-Produktion im Rahmen eines paraneoplastischen Syndroms*.
Klinik:
– charakteristische Vergrößerung der Gesichtszüge infolge vermehrten Wachstums insbesondere von Gesichtsweichteilen und -skelett (Nase, Ohren, Jochbeine, Supraorbitalränder, Ober- und insbesondere Unterkiefer, Lippen und Zunge)
– Fehlbiss
– Vergrößerung der Extremitätenakren und des Kehlkopfs (tiefe, kloßige Stimme)

– Gelenkknorpelwucherungen (Arthrosen)
– Viszeromegalie
– Zunahme der Hautdicke
– Hypertrichose*
– euthyreote Struma* diffusa sowie endokrine Störungen (herabgesetzte Glukosetoleranz oder instabiler Diabetes mellitus, Abnahme von Libido* und Potenz*, selten Amenorrhö*, Galaktorrhö*)

Therapie:
– mikrochirurgische transsphenoidale selektive Adenomexstirpation (Therapie der Wahl)
– Strahlentherapie*
– pharmakologisch: 1. Somatostatinanaloga (z. B. Octreotid, Lanreotid, Pasireotid), ggf. kombiniert mit Dopamin-Rezeptor-Agonisten (in 30–50 % Senkung der STH-Konzentration im Blut durch z. B. Bromocriptin*) 2. Pegvisomant s. c.
– Korrektur des Fehlbisses.

Prognose:
– unbehandelt insbesondere durch zerebro- und kardiovaskuläre Komplikation deutlich eingeschränkte Lebenserwartung
– bei STH-Überproduktion vor Abschluss des Wachstums proportionaler Riesenwuchs (Gigantismus*).

Akromikrie f: engl. *acromicria*. Abnorme Kleinheit der Akren* und des Skelettsystems, beispielsweise kleines Gesicht und kleine Hände. Die Kleinheit ist ein Symptom für einen STH-Mangel. Akromikrie geht häufig einher mit Minderbegabung (Intelligenzstörung*).

Akromioklavikulargelenk n: engl. *acromioclavicular joint*; syn. Articulatio acromioclavicularis. Gelenkige Verbindung zwischen Schulterhöhe (Acromion scapulae) und lateralem Schlüsselbeingelenk (Facies articularis acromialis claviculae). Als Kugelgelenk ist es an der Hebung und Senkung, dem Vor- und Zurückschieben sowie dem Kreisen der Schulter beteiligt.
Hilfsstrukturen: Verschiedene Bänder verhindern die Luxation der Gelenkkapsel unter Belastung:
– Lig. acromioclaviculare
– Lig. coracoclaviculare mit Lig. trapezoideum und Lig. conoideum.
Inkonstant ist ein Discus articularis vorhanden.
Klinische Bedeutung:
– Akromioklavikulargelenkluxation
– Akromioklavikulargelenkarthrose*.

Akromioklavikulargelenkarthrose f: engl. *arthrosis of the acromioclavicular joint*. Idiopathisch oder sekundär nach Akromioklavikulargelenkluxation* entstehende Arthrose* im Bereich des Akromioklavikulargelenks* (ACG) mit Schulterschmerz und lokalem Druckschmerz. Die Diagnostik beinhaltet Röntgen und Infiltrationstest, selten CT oder MRT. Abzugrenzen ist das Impingement*-Syndrom.

Therapie: Abhängig von Befund und Beschwerden:
– konservativ einschließlich lokaler Injektionen
– operativ: offene oder arthroskopische ACG-Resektion, ggf. mit Resektionsarthroplastik.

Akromioklavikulargelenkluxation f: engl. *acromioclavicular dislocation*; syn. Luxatio acromioclavicularis. Durch Bandrupturen entstehende Luxation* der Klavikula im Akromioklavikulargelenk.
Einteilung: Einteilung nach Rockwood (bzw. Tossy): siehe Tab. und Abb. 1.
Klinik:
– Spontanschmerz, Bewegungsschmerz, evtl. Schwellung

Akromioklavikulargelenkluxation: Einteilung nach Rockwood (erweiterte Tossy-Einteilung).

Rockwood	Charakteristika
I (Tossy I)	Distorsion der Ligamenta acromioclavicularia
II (Tossy II)	Ruptur der Ligamenta acromioclavicularia, Distorsion der Ligamenta coracoclavicularia, Subluxation der Klavikula
III (Tossy III)	Ruptur der Ligamenta acromio- und coracoclavicularia mit deutlichem Hochstand der Klavikula lateral, Klaviertastenphänomen
IV	wie Rockwood III, zusätzlich dorsale Einklemmung der Klavikula
V	wie Rockwood IV, zusätzlich Ruptur des Musculus deltoideus und/oder Musculus trapezius
VI	Luxation der lateralen Klavikula unter den Processus coracoideus

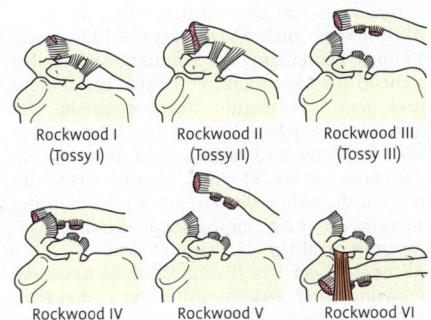

Akromioklavikulargelenkluxation Abb. 1: Einteilung nach Rockwood.

Akromion

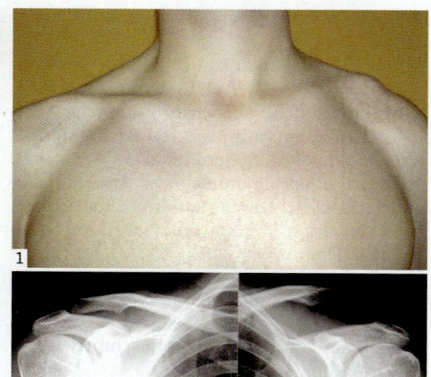

Akromioklavikulargelenkluxation Abb. 2: 1: Klavikulahochstand lateral bei Akromioklavikulargelenkluxation links; 2: gehaltene Röntgenaufnahme mit Belastung im Seitenvergleich.

- Klavikulahochstand lateral (siehe Abb. 2)
- Klaviertastenphänomen* (nach Herunterdrücken und Loslassen des lateralen Klavikulaendes geht dieses sofort in den Hochstand zurück).

Therapie: Abhängig von Art und Schwere der Verletzung nach der Rockwood-Klassifikation:
- bei Rockwood I: funktionelle Übungsbehandlung
- bei Rockwood II: ggf. kurzzeitige Ruhigstellung im Desault- oder Gilchrist*-Verband
- bei Rockwood III–VI: operativ mit offener Reposition und Retention, u. a. durch:
  1. Zuggurtungsosteosynthese 2. Plattenosteosynthese mit Hakenplatte (syn. Balser-Platte) 3. Bandersatzoperation 4. Banding-Operation (Reposition und Retention der Gelenkverbindung mit resorbierbaren Polydioxanon-Kordeln und Bandnaht).

Akromion n: engl. acromion; syn. Schulterdach. Kraniale Begrenzung des Schultergelenkes*, bestehend aus Akromion*, Processus* coracoideus und dem Ligamentum coracoacromiale. Das Schulterdach sichert die Lage des Humeruskopfes im Gelenk und begrenzt die Bewegungen des Humerus* nach kranial. Klemmt das Schulterdach die Sehne des M. supraspinatus unter sich ein, droht ein Impingement*-Syndrom.

Akromionfraktur → Skapulafraktur

Akroosteolyse f: engl. acro-osteolysis. Knochenschwund durch Strukturauflösung an den Endphalangen der Finger und Zehen und am distalen Klavikulaende mit Deformierung und Sensibilitätsstörung, z. B. bei Maroteaux-Lamy-Syndrom, primärem Hyperparathyreoidismus* und progressiver systemischer Sklerose* sowie selten nach Langzeitexposition gegenüber Vinylchlorid*.

Akroparästhesie f: engl. acroparesthesia. Parästhesie* (insbesondere Kribbel- und Taubheitsgefühl) im Bereich der Akren* (Hände und Zehen) v. a. bei Polyneuropathie*, seltener bei vasomotorisch-trophischer Dysregulation des vegetativen* Nervensystems.

Akrophobie f: engl. acrophobia. Phobische Angst vor Höhe, ggf. insbesondere vor dem Blick in die Tiefe (Bathophobie). Akrophobie kommt isoliert als spezifische Phobie* oder im Kontext einer Agoraphobie* (dann in der Regel verbunden mit Angst* vor der Angst) vor. Behandelt wird mit Verhaltenstherapie* (v. a. Konfrontation).

Akrosklerodermie → CREST-Syndrom

Akrosom n: Spermien

Akrozyanose f: engl. acrocyanosis. Periphere Zyanose* mit blauroter Verfärbung der Haut an den Akren bei Umgebungstemperaturen < 18 °C. Die Akrozyanose tritt oft bei jungen Frauen auf und wird möglicherweise ausgelöst durch eine neurohormonale Regulationsstörung mit Erweiterung des subpapillären Venenplexus bei max. Verengung der Arteriolen.

Klinik:
- Verfärbung lässt sich wegdrücken, beim Loslassen tritt sie von der Peripherie her wieder auf (sog. Irisblendenphänomen)
- oft mit Cutis* marmorata assoziiert
- häufig Entstehung von Warzen, Mykosen* und Pernionen (Frostbeulen) auf den minderdurchbluteten Hautarealen.

Aktin n: engl. actine. Globuläres Strukturprotein (G-Aktin), das ATP bindet und sich in Form von Myofibrillen* und Mikrofilamenten des Zytoskeletts* zu filamentösem F-Aktin zusammenlagert. ATP-Hydrolyse liefert die Energie für diesen Polymerisationsprozess. Neben Myosin* ist Aktin das wichtigste Muskelprotein. Bei der Muskelkontraktion* verbindet sich Aktin mit Myosin* reversibel zum Aktin-Myosin-Komplex.

Aktinfilament → Mikrofilament

aktinisch: engl. actinic. Durch Strahlen bewirkt.

aktinische Keratose → Keratosis actinica

Aktinobazillus → Actinobacillus

Aktinomykose f: engl. actinomycosis. Chronisch-fortschreitende Infektionskrankheit mit Abszess- und multipler Fistelbildung durch Actinomyces* israelii und verwandte Arten. Zu über 90 % ist die Zervikofazialregion betroffen. Eine Aktinomykose wird meist diagnostiziert durch mikroskopische Untersuchung des Eiters oder Druseninhaltes, therapiert wird mittels chirurgischem Eingriff und Antibiose. **Erreger:** Actinomyces* israelii und verwandte Arten, die Saprophyten* v. a. der Mundhöhle sind. Meist handelt es sich bei der Aktinomykose um eine aerob-anaerobe Mischinfektion mit Staphylokokken und Actinobacillus*. **Epidemiologie:** Männer sind häufiger betroffen als Frauen (Verhältnis ca. 3 : 1), Kinder sind nur selten betroffen. Die Inzidenz beträgt ca. 2–5/100 000 pro Jahr. **Übertragung:** Endogene Infektion bei Vorliegen prädisponierender Faktoren wie z. B.:
- Verletzung (z. B. Zahnfleischverletzungen)
- Infektionen anderer Genese (z. B. intraabdominelle Infektionen wie Appendizitis).

Klinik: Chronisch-fortschreitende Infektion mit Bildung von
- Abszessen
- Einschmelzungen
- harten Infiltraten
- multiplen Fisteln und Kammern
- im enthaltenen Eiter vorhandenen, kleinen, harten Granula, den charakteristischen Drusen (Bakterienkonvolut).

Therapie: Im Anfangsstadium ist meist eine Antibiose ausreichend, bei fortgeschrittener Erkrankung ist meist eine zusätzliche chirurgische Intervention notwendig. Hochdosierte, gewichtsadaptierte Antibiotika werden mindestens über 4 Wochen verabreicht. Aktinomyceten sind zwar sensibel gegen Penicillin G, die Begleitkeime werden jedoch damit oft nicht erfasst, weshalb folgende Kombinationen empfohlen werden:
- Aminopenicillin + Betalaktamase-Inhibitor
- Penicillin G/V ± Metronidazol
- Aminopenicillin ± Metronidazol
- alternativ: Clindamycin, Doxycyclin + Metronidazol.

Prävention: Orale und allgemeine Hygienemaßnahmen.

Aktionspotenzial n: engl. action potential; Abk. AP. Schnelle, vorübergehende, sich selbst fortpflanzende elektrische Erregung in der Zellmembran einer Zelle, z. B. einer Nerven- oder Muskelzelle. Das Aktionspotenzial ermöglicht eine Erregungsweiterleitung im Nervensystem. Es entsteht am Axonhügel und wird zu den kleinen Endverzweigungen des Axons weitergeleitet.

Aktionsstrom m: engl. action current. Durch Spannungsänderung an den Membranen von Muskeln oder Nerven erzeugter elektrischer Strom, der bei Ableitung mit 2 Elektroden durch den Erregungsverlauf zweiphasig erscheint. Der Aktionsstrom bildet die Grundlage für EEG, EKG*, EMG und Elektroneurografie*. **Klinische Bedeutung:** Einphasige Potenziale entstehen z. B. bei verhinderter Weiterleitung durch eine Verletzung.

Aktivator m: Herausnehmbare funktionskieferorthopädische Apparatur* zur Kieferregulie-

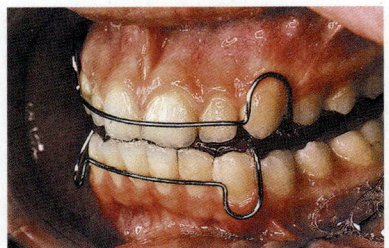

Aktivator: in Kopfbissposition konstruierter Aktivator zur funktionellen Korrektur einer sagittalen Rückbisslage des Unterkiefers. [141]

rung bei Dysgnathie*. Sie dient meist der sagittalen Nachentwicklung des Unterkiefers bei Kindern und Jugendlichen mit Rückbisslage des Unterkiefers, der in eine der neutralen Kieferstellung angenäherten oder überkompensierten Zielposition geführt wird. Siehe Abb.

Prinzip:
– Aufbau aus bimaxillärer Kunststoffbasis und Drahtelementen wie Ober- und Unterkieferlabialbogen
– Bissverbesserung durch unterschiedliche Effekte: **1.** skelettale Effekte: Knochenremodellierung, ggf. unter Ausnutzung des pubertalen Wachstumsschubs **2.** dentale Effekte: Korrektur der Zahnstellung **3.** muskuläre Effekte: Umorientierung der Muskulatur; Beeinflussung des Kieferwachstums durch Mundmuskelkräfte

Der Aktivator wurde in den 30er-Jahren des 20. Jahrhunderts von Viggo Andresen und Karl Häupl entwickelt.

Aktives Zentrum *n*: Katalytische Region eines Enzyms*, in der das Substrat nach dem Schlüssel-Schloss-Prinzip oder Induced-fit-Modell bindet und umgesetzt wird. Das aktive Zentrum hat meist die Form einer Höhle oder eines Spaltes und nimmt nur einen geringen Teil des Enzyms ein. Das aktive Zentrum ist ebenfalls Angriffspunkt für kompetitive Inhibitoren, z. B. Medikamente.

Aktivimeter *n*: engl. *activity ionisation chamber*. Gasgefüllte Schachtionisationskammer zur Messung der Aktivität (in der Einheit Becquerel Bq) von Radionukliden.

Aktivine *n pl*: engl. *activins*. Der TGF-β-Superfamilie zugehörige, in Gonaden, Hypophyse und Plazenta gebildete parakrine Wachstumsfaktoren*. Aktivine sind dimere Glykoproteine aus 2 (mit denen der Inhibine identischen) Beta-Untereinheiten (βA, βB). Zu unterscheiden sind dabei Homodimere (Aktivin A, Abk. βAβA; Aktivin B, Abk. βBβB) und Heterodimere (Aktivin AB, Abk. βAβB).

Wirkung:
– Stimulierung der Synthese und Sekretion von FSH (im Gegensatz zu Inhibinen ohne Einfluss auf LH-Biosynthese), Oxytocin* und ACTH
– Stimulierung der Proliferation von Zelllinien
– Beteiligung an der Regulation des Ovarialzyklus
– Beteiligung an der Ausbildung der Asymmetrie in der Embryonalentwicklung über Sonic Hedgehog (auch am Situs* inversus).

Aktivität [Radioaktivität] *f*: engl. *activity*. Größe, die angibt, wie viele Atomkerne einer Substanz pro Zeiteinheit zerfallen (Formelzeichen A, auch als Radioaktivität bezeichnet). Die SI-Einheit der Radioaktivität ist Becquerel (Bq).

Physik: Die Aktivität ist proportional zur Anzahl instabiler Kerne im Präparat. Der Zusammenhang zwischen der Aktivität einer radioaktiven Substanz und der durch diese in einem Organismus bei Bestrahlung von außen oder innen erzeugten Äquivalentdosis* muss für jede radioaktive Substanz einzeln ermittelt werden. Zur Umrechnung werden dabei sogenannte Dosisfaktoren* genutzt.

Aktivitäten des täglichen Lebens *f pl*: Abk. ATL. Strukturmodell der Pflege mit 12 grundlegenden Tätigkeiten zur Aufrechterhaltung der Lebensfunktionen und Erfüllung von Grund- und psychosozialen Bedürfnissen. Basierend auf den Modellen von Orem und Roper begründete Juliane Juchli das Konzept der ATL für die Pflegeausbildung, um den Menschen im Pflegeprozess ganzheitlich wahrzunehmen.

Aktivitäten und existenzielle Erfahrungen des Lebens *f pl*: Abk. AEDL. Strukturmodell der Pflege, das gegenüber dem älteren, verrichtungsorientierten Strukturmodell der ATL die bedürfnisorientierten Dimensionen des Hilfebedarfs von Pflegebedürftigen betont. Ursprünglich für die Pflege von Patienten mit Schlaganfall im Krankenhaus entwickelt, ist es heute v. a. in der Altenpflege und Altenpflegeausbildung verbreitet.

Hintergrund: Das Modell der AEDL wurde 1993 von Monika Krohwinkel begründet, die den Lebensaktivitäten nach N. Roper im Sinne der Rehabilitierenden Prozesspflege u. a. den Umgang mit existenziellen Erfahrungen hinzufügte (siehe Tab.). Die AEDLs wurden weiterentwickelt zum Modell der Aktivitäten, Beziehungen und existenziellen Erfahrungen des Lebens (ABEDL).

Aktivitätshypertrophie *f*: engl. *work hypertrophy*; syn. Arbeitshypertrophie. Durch vermehrte physiologische Anforderung bedingte Größenzunahme, z. B. eines Muskels oder einer Drüse.

Aktivität, spezifische *f*: engl. *specific activity*. Substratumsatz (Unit = Mikromol/s oder Katal =

Aktivitäten und existenzielle Erfahrungen des Lebens	
1.	kommunizieren
2.	sich bewegen
3.	vitale Funktionen des Lebens aufrechterhalten
4.	sich pflegen
5.	essen und trinken
6.	ausscheiden
7.	sich kleiden
8.	ruhen und schlafen
9.	sich beschäftigen
10.	sich als Mann oder Frau fühlen und verhalten
11.	für eine sichere Umgebung sorgen
12.	soziale Bereiche des Lebens sichern
13.	mit existenziellen Erfahrungen des Lebens umgehen

Mol/s) eines Enzyms pro Proteinmenge (mg): U/mg oder Kat/mg.

Aktivkohle *f*: Aus pflanzlichem Material gewonnenes Adsorbens, das zur primären Entgiftung bei Intoxikation oder zur Behandlung akuter Durchfallerkrankungen verwendet wird. Bei Vergiftungen mit ätzenden Stoffen sollte allerdings auf die Verwendung verzichtet werden.

Indikationen:
– akute Diarrhö
– orale Vergiftungen
– beschleunigte Elimination giftiger Stoffe, die dem enterohepatischen Kreislauf unterliegen.

Aktografie *f*: engl. *actography*; syn. Aktigrafie. Verfahren zur Erfassung und Darstellung von Körperbewegungen mit einem elektronischen Gerät. Die Bewegung wird mithilfe des Aktografen registriert, der an einer exponierten Körperstelle, z. B. am Handgelenk, befestigt ist.

Anwendung:
– z. B. zur Diagnostik von Schlafstörungen* (siehe Abb.), u. a. durch Bestimmung von globaler körperlicher Aktivität, Körperbewegungen, Schlaf*-Wach-Rhythmus, Schlafmuster* und Schlafqualität
– in der Bewegungs- und Schlafforschung.

Akupunktur *f*: engl. *acupuncture*. Aus der traditionellen chinesischen Medizin (TCM) stammende Therapiemethode (ca. 20 verschiedene Techniken). An charakteristischen Punkten der Körperoberfläche entlang den Meridianen werden Akupunkturnadeln unterschiedlich tief eingestochen, wodurch sog. energetische Stö-

Akustikusneurinom

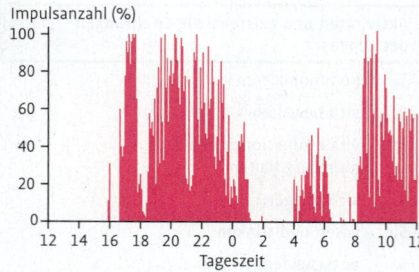

Aktografie: Beispiel für Befund bei Schlafstörungen mit Ruhephase zwischen 12 und 16 Uhr und Aktivitätsphase zwischen 4 und 6 Uhr; Anzahl der gemessenen Impulse innerhalb eines Zwei-Minuten-Intervalls (in Prozent der maximal erreichbaren Impulsanzahl von 120 Impulsen pro Minute) in Abhängigkeit von der Tageszeit.

rungen innerhalb des Organismus ausgeglichen bzw. einzelne Organsysteme angeregt oder gedämpft werden sollen.
Hintergrund: TCM unterscheidet 14 Meridiane mit 361 Hauptakupunkturpunkten, die histologisch eine Anhäufung rezeptiver Hautelemente (wie Merkel-Tastscheiben, Meissner-Tastkörperchen) aufweisen. Klassische Akupunktur setzt an TCM orientierte Diagnostik und Vorstellung von Krankheit voraus. Neuere Interpretationen verstehen Akupunktur als lokalen Reiz mit reflexiver Wirkung entsprechend den neurophysiologischen Grundlagen der Akupunktur – folgt man diesem Ansatz, lässt sich die Indikation zur Akupunktur auch vollständig aus dem schulmedizinischen Diagnoseprozess ableiten.
Indikationen:
– häufig bei Schmerzerkrankungen
– zur Beeinflussung funktioneller oder psychovegetativer Komponenten chronischer und ausgewählter akuter Erkrankungen
– in der Geburtshilfe zur Geburtsvorbereitung, Schmerzlinderung in der Eröffnungsperiode, postpartalen Uteruskontraktion und Behandlung schwangerschaftsinduzierter Ödeme.
Wirkung: Die schmerzreduzierende Wirkung konnte in empirischen, randomisierten Studien („**Ger**man **Ac**upuncture Trials", GERAC) bei Kniegelenkarthrose und chronischen, tiefen Rückenschmerzen nachgewiesen werden, bei Spannungskopfschmerz und Migräne als wirksame Ergänzung zur klassischen, leitlinienorientierten Schmerztherapie. Diese Studien belegen jedoch auch, dass die Scheinakupunktur (Sham) an willkürlich ausgewählten Punkten mit geringer Einstichtiefe und fehlender Nadelstimulation ebenfalls wirksam ist. Bei starken Schmerzen findet lediglich eine Schmerzdämpfung statt, die für eine dem heutigen Standard entsprechende Schmerztherapie* nicht ausreicht.

Akustikusneurinom → Vestibularisschwannom

akustisch: engl. *acoustic*. Auf das Gehör bezogen.

akut: engl. *acute*. Plötzlich auftretend und/oder schnell und heftig verlaufend in Bezug auf Krankheiten und Schmerz. Das Gegenteil von akut lautet chronisch.

akute Belastungsreaktion → Belastungsstörung, akute

Akute Dyskinesie → Frühdyskinesie

Akute Ertaubung → Hörsturz

Akute familiäre Hämolyse → Sphärozytose, hereditäre

Akute febrile neutrophile Dermatose → Sweet-Syndrom

Akute gelbe Leberatrophie → Leberversagen, akutes

Akute interstitielle Pneumonie *f*: engl. *acute interstitial pneumonia*; syn. Hamman-Rich-Syndrom; Abk. AIP. Seltene, akut verlaufende interstitielle Lungenerkrankung unbekannter Ursache mit Fieber, Dyspnoe* und Husten. Behandelt wird antientzündlich und immunsuppressiv, evtl. mit Sauerstoffgabe oder auch Beatmung. Mehr als die Hälfte der Patienten verstirbt wenige Wochen bis Monate nach Erkrankungsbeginn an akutem Lungenversagen/ARDS.
Therapie:
– Sauerstoffgabe
– Beatmung wie bei ARDS
– Glukokortikoide* (Wirksamkeit nicht bewiesen)
– Cyclophosphamid.

Akute Leukämie *f*: syn. akute Hyperleukozytose. Sammelbegriff akuter maligner Erkrankungen des blutbildenden Systems mit vermehrter Bildung von funktionsuntüchtigen Leukozytenvorstufen. Man unterscheidet akute myeloische Leukämie* (AML) und akute lymphatische Leukämie (ALL). Klinisch dominieren zumindest initial die Symptome der Knochenmarksinsuffizienz. Unbehandelt führen akute Leukämien innerhalb weniger Wochen bis Monate zum Tode.

Akute motorische axonale Neuropathie → Guillain-Barré-Syndrom

Akute periphere Vestibulopathie → Labyrinthausfall, akuter

Akute-Phase-Proteine *n pl*: engl. *acute phase proteins*; syn. APP. Vorwiegend in der Leber gebildete Plasmaproteine*, deren Konzentration im Blut bei akuten Entzündungen* und in der akuten Phase chronisch-fortschreitender Entzündungen (Akute-Phase-Reaktion) verändert ist. Sie haben immunmodulatorische Wirkung. Die Normalisierung der Serumkonzentration im Rahmen des Krankheitsverlaufs deutet auf eine Heilung der Erkrankung hin.
Wirkung: Immunmodulation (siehe Tab.) bei Entzündung, Infektion oder Gewebeverletzung mit dem Ziel, Mikroben zu zerstören bzw. deren Wachstum zu hemmen, den Entzündungsherd einzugrenzen sowie Gerinnungsfaktoren zu hemmen.
Einteilung:
– Positiv-Akute-Phase-Proteine (ca. 30 durch Zytokinstimulation hepatisch synthetisierte Proteine): Konzentration in der akuten Phase ist signifikant erhöht (um > 25 %), z. B. C-reaktives Protein (CRP), Serum-Amyloid-A-Protein
– Negativ-Akute-Phase-Proteine: Konzentration in der akuten Phase ist vermindert, z. B. Albumin*, Transferrin*, HDL, LDL, Transthyretin*.

Akute-Phase-Reaktion *f*: engl. *acute phase reaction*. Komplexe systemische Immunreaktion, die verursacht wird durch Gewebeschädigung (Trauma bzw. OP, Infektion sowie akute Entzündung oder akute Phase einer chronisch progredient verlaufenden entzündlichen Erkrankung) sowie Überlagerung mit dagegen gerichteten frühen und unspezifischen Reaktionen des Organismus. Sie wird durch Zytokine* (z. B. IL-1, TNF) ausgelöst.

Akuter Bauch → Akutes Abdomen

akute respiratorische Erkrankung → Adenoviridae

Akute respiratorische Erkrankung *f*: Abk. ARE. Sammelbegriff für die akuten respiratorischen Erkrankungen (ARE) Pharyngitis*, Bronchitis* und Pneumonie* jeweils mit oder ohne Fieber. Häufig wird auch die Laryngitis* dazugerechnet. Die ähnliche Abkürzung ARI steht für die akute respiratorische Insuffizienz*.

Akuter Hoden → Skrotum, akutes

Akuter Mesenterial-Arterien-Infarkt *m*: engl. *acute mesenteric infarction*; syn. akute Verschluss-Krankheit der Mesenterial-Arterien. Akute, lebensbedrohliche, mesenteriale Ischämie auf dem Boden eines Mesenterialarterienverschlusses. Diagnostiziert wird klinisch, anamnestisch, laborchemisch und bildgebend, behandelt wird operativ. Die Letalität beträgt bis zu 90 %.
Formen:
– arterielle Embolie: mit Verschluss des Stromgebiets der A. mesenterica superior bzw. seltener und klinisch milder verlaufend der A. mesenterica inferior, mit irreversibler Infarzierung und Nekrotisierung der betreffenden Darmabschnitte nach bereits 2 h
– arterielle Thrombose: bei chronisch arterieller Verschlusskrankheit, mit häufig blanderer Klinik

Akute-Phase-Proteine:
Auswahl von Positiv-Akute-Phase-Proteinen.

Protein	Referenzbereich im Blut (g/l)	Anstieg	Reaktionszeit (h)	Wirkung
CRP	< 0,005	bis 1000-fach	6–10	Opsonierung, Komplementaktivierung
Serum-Amyloid-A-Protein	< 0,01	bis 1000-fach	6–10	Opsonierung
Alpha-1-Antichymotrypsin	0,3–0,6	10-fach	10	Protease-Hemmer, Reduktion der Gewebeschädigung
saures Alpha-1-Glykoprotein	0,5–1,4	2- bis 3-fach	24–48	fördert Wachstum von Fibroblasten und interagiert mit Kollagen
Alpha-1-Antitrypsin	0,9–1,8	2- bis 3-fach	24–48	Protease-Hemmer, Reduktion der Gewebeschädigung
Haptoglobin	0,7–3,8	2- bis 3-fach	24–48	Hämoglobinbindung und -transport
Fibrinogen	2,0–4,5	2- bis 3-fach	24–48	Blutgerinnung und Wundheilung
C3-Komplementfaktor	0,5–1,2	< 2-fach	48–72	Opsonierung und Chemotaxis
C4-Komplementfaktor	0,2–0,5	< 2-fach	48–72	Opsonierung und Chemotaxis
Caeruloplasmin	0,15–0,6	< 2-fach	48–72	hemmt Bildung freier Sauerstoffradikale

Klinik:
- Initialstadium: Infarzierung des Darmes mit krampfartigen Bauchschmerzen, ggf. länger anhaltend, besonders periumbilikal, bei häufig fehlender Abwehrspannung und fehlendem Druckschmerz
- Intervall mit Besserung der Beschwerden, sogenannter fauler Friede, Dauer ca. 12 h
- Endstadium mit Durchwanderungsperitonitis, paralytischem Ileus und hämorrhagischem Schock bei blutiger Diarrhö.

Therapie: Notfallindikation zur sofortigen Operation. Je nach Befund:
- Embolektomie*, ggf. mit anschließender Lyse
- Gefäßrekonstruktion mit postoperativer Antikoagulation
- Darmresektion und am ehesten Diskontinuitätsresektion, da die Rate an Anastomoseninsuffizienzen bis zu 50 % beträgt
- in den meisten Fällen Second-Look-Operation.

Akutes Abdomen n: engl. *acute abdomen*; syn. akuter Bauch. Symptomenkomplex aus starken abdominellen Schmerzen mit Störung der Darmtätigkeit bis hin zur Darmlähmung, Kreislaufstörung bis hin zum Schock* sowie Reizzustand des Peritoneums mit Abwehrspannung*. Hinter einem akuten Abdomen können viele Erkrankungen verborgen sein, es bedarf der raschen Abklärung und häufig einer chirurgischen Intervention.

Häufigkeit: Bauchschmerzen als Leitsymptom treten sehr häufig auf. Das akute Abdomen im engeren Sinn dagegen ist eher seltener.

Klinik: Symptome:
- starke Abdominalschmerzen (lokalisiert oder diffus)
- Reizzustand des Peritoneums mit Abwehrspannung (Peritonismus)
- Kreislaufstörung bis hin zum Schock.

Leitsymptome:
- **heftiger Bauchschmerz** lokalisiert oder diffus, ggf. mit Projektion in Head*-Zonen und folgender Schmerzcharakteristik: 1. viszeraler Schmerz (Spasmen abdominaler Hohlorgane, Dehnung des Peritoneum viscerale), also dumpf, bohrend, intermittierend, kolikartig und eher diffus, häufig verbunden mit motorischer Unruhe und deutlich ausgeprägter vegetativer Reaktion 2. somatischer* Schmerz (Reizung des Peritoneum parietale bei Entzündung, Trauma oder Embolie), also dumpf bis scharf, brennend, kontinuierlich, lokalisierbar und häufig verbunden mit Schonhaltung und -atmung
- Reizzustand des Peritoneums mit **Abwehrspannung*** (Peritonismus*), häufig sichtbar durch Schonhaltung, gekrümmtes Laufen des Patienten und im Liegen Anziehen der Beine zur Schmerzentlastung
- Symptome durch **Störung der Peristaltik (Paralyse):** Übelkeit, Erbrechen bis hin zum Stuhlerbrechen (Miserere), Diarrhö, Meteorismus, Wind- und Stuhlverhalt, cave: Ileus* (paralytisch bzw. gemischt), ggf. diffuse Peritonitis* mit somatischem Schmerz
- **Störung der Kreislauffunktion** bis hin zum hypovolämischen bzw. septischen Schock*
- **schlechter Allgemeinzustand.**

Differenzialdiagnose: Sinnvoll zur differenzialdiagnostischen Orientierung ist eine topografische Einteilung nach Quadranten: siehe Tab.

Diagnostik:
- Anamnese (Voroperationen, aktuelle Medikation, Schmerzart und -dauer, Schmerzlokalisation)
- körperliche Untersuchung (einschließlich digitaler rektaler Untersuchung): 1. Inspektion (Narben, Bruchpforten) 2. Auskultation der Darmgeräusche (Totenstille, hochgestellte Darmgeräusche) 3. Palpation (Abwehrspannung, pulsierende Raumforderung, Tumor) 4. Perkussion (Meteorismus*)
- Labordiagnostik: 1. Blutbild* mit Differenzialblutbild* 2. Bestimmung von CRP, Laktat*, Glukose*, Elektrolyten, Kreatinin* (Nierendiagnostik) 3. Bilirubin* 4. Gerinnungsparameter 5. spezifische Enzymdiagnostik 6. ßHCG (bei Frauen zum Ausschluss einer Schwangerschaft) 7. BGA 8. okkultes Blut* im Stuhl
- apparativ: 1. EKG* 2. bildgebende Verfahren*, v. a. Ultraschall*, Spiral*-CT (Mehrzeilen-CT) mit Kontrastmittel, ggf. CT*-Angiografie, evtl. Röntgendiagnostik (Abdomenübersicht, Thorax)
- ggf. Probelaparotomie*.

Therapie: Stets dringlich, je nach Ursache:
- primär chirurgisch in den meisten Fällen, z. B. bei akuter Appendizitis oder Inkarzeration*
- primär intensivmedizinisch-internistisch, z. B. bei akuter Pankreatitis
- medikamentös: frühzeitig Analgetika (z. B. Fentanyl* i. v.), Spasmolyse, antiemetische Therapie, frühzeitig Antibiotika bei Verdacht auf Sepsis*
- ggf. Volumenersatz*
- ggf. Magensonde bei Ileus zur Entlastung.

Prognose: Letalität abhängig von Ursache und Lebensalter.

Akutes Aortensyndrom n: engl. *acute aortic syndrome*. Durch eine Störung in der Wand der Aorta* hervorgerufene lebensbedrohliche Notfallsituation. Zum akuten Aortensyndrom gehört die akute Aortendissektion*, die Aortenruptur* (z. B. aufgrund eines Aortenaneurys-

Akutes Koronarsyndrom

A

Akutes Abdomen

Lokalisation	Ursache (Auswahl)
Oberbauch	
rechts	akute Cholezystitis, Cholezystolithiasis, akute Cholangitis, Gallenblasenperforation, Ulkusperforation, akute Pankreatitis (5 %), Nierenbeckenstein, Pyelitis*, Leberabszess, Fitz*-Hugh-Curtis-Syndrom, Budd*-Chiari-Syndrom, akute Stauungsleber, Leberruptur, akute Appendizitis (atypische Appendixlage), Pleuritis, Pleuropneumonie (insbesondere Kinder), Abszess (perinephritisch, subhepatisch oder subphrenisch).
Mitte	akute Appendizitis (initial), (gedeckte) Ulkusperforation, akute Pankreatitis (5 %), Pankreaspseudozyste, Ösophagusruptur, Magenvolvulus*, Aortenruptur, Truncus*-coeliacus-Kompressionssyndrom, akutes Koronarsyndrom, Perikarditis, Pleuritis, Pleuropneumonie; **periumbilikal**: inkarzerierte Nabelhernie.
links	Ulkusperforation, akute Pankreatitis (5 %), Milzinfarkt, Milzabszess, Milzruptur, Nierenbeckenstein, Pyelonephritis, Niereninfarkt, Abszess (perinephritisch oder subphrenisch); akutes Koronarsyndrom, Perikarditis, Pleuritis, Pleuropneumonie.
Unterbauch	
rechts	akute Appendizitis (54 %), Morbus* Crohn, Colitis ulcerosa, Meckel-Divertikulitis, Invagination*, akute Cholezystitis (14 %), Gallenblasenperforation, Ureterstein, Adnexitis, Extrauteringravidität, Stieldrehung (Ovarialzyste, Ovarialtumor, Hodentorsion), inkarzerierte Leistenhernie, Lymphadenitis mesenterica acuta, eosinophile Enteritis, Psoasabszess*, Pyelonephritis, Ureterstein.
Mitte	abdominales Aortenaneurysma, Mesenterialinfarkt, mechanischer Ileus (11 %), akute Prostatitis, Harnabflussbehinderung (Harnstau).
links	Sigmadivertikulitis (4 %), inkarzerierte Leistenhernie, Morbus* Crohn, Colitis ulcerosa, Rektosigmoidkarzinom, Adnexitis*, Extrauteringravidität, Stieldrehung (Ovarialzyste, Ovarialtumor, Hodentorsion), Psoasabszess*, Pyelitis, Ureterstein.
diffus	diffuse Peritonitis, Ileus, Hämoperitoneum*, Peritonealkarzinose*, Mesenterialgefäß-verschluss*, infektiöse Gastroenteritis, Typhus* abdominalis, vorzeitige Plazenta-lösung; hämolytische Krise (z. B. Sichelzellenanämie), Urämie, diabetisches Koma, Laktatazidose*, Familiäres Mittelmeerfieber*.

mas*), das penetrierende Aortenulkus*, das intramurale Hämatom* der Aorta sowie iatrogene oder traumatische Aortenverletzungen.

Akutes Koronarsyndrom n: engl. *acute coronary syndrome*; Abk. ACS. Überbegriff für akute, potenziell lebensbedrohliche Krankheitsbilder infolge gestörter Koronardurchblutung, meist aufgrund einer koronaren Herzerkrankung. Gemeinsames Leitsymptom sind retrosternale Schmerzen. Anhand von EKG* und Labor unterscheidet man ST-Hebungs-Infarkt, Nicht-ST-Hebungsinfarkt und instabile Angina* pectoris. Behandelt wird medikamentös und meist interventionell.

Erkrankung: Einteilung und Formen: Anhand von EKG und Labor werden folgende Formen des akuten Koronarsyndroms unterschieden:
– akutes Koronarsyndrom mit ST-Hebung (STE-ACS): **1.** ST-Hebungs-Infarkt (STEMI) **2.** akutes Koronarsyndrom mit (neu aufgetretenem) Linksschenkelblock, da hier Beurteilung der ST-Strecke unmöglich

– akutes Koronarsyndrom ohne ST-Hebung (NSTE-ACS): **1.** Nicht-ST-Hebungs-Infarkt (NSTEMI) **2.** instabile Angina pectoris.

Ätiologie:
– meist stenosierende koronare Herzerkrankung
– gelegentlich nicht-stenosierende Koronararteriosklerose
– sehr viel seltener Koronarspasmus* oder -embolie.

Pathophysiologie: Durch aufbrechende arteriosklerotische Plaques bilden sich Thromben, die das Koronargefäß partiell oder komplett verschließen mit der Folge der myokardialen Minderperfusion.

Klinik:
– Leitsymptom ist der typische Thoraxschmerz* mit: **1.** intermittierendem oder anhaltendem retrosternalen Druck- oder Beklemmungsgefühl **2.** Ausstrahlung in den linken Arm (seltener rechter Arm oder beide), Hals, Kiefer oder Epigastrium* **3.** Druck- und Atemunabhängigkeit der Beschwerden.

– Weitere typische Symptome sind: **1.** Angstgefühl **2.** Schweißausbruch **3.** Übelkeit, Erbrechen **4.** Luftnot **5.** Synkope* **6.** Bauch- oder Rückenschmerzen.

– Atypische Symptome bis hin zu ganz fehlenden Beschwerden („Stummer Herzinfarkt") treten gehäuft auf bei: **1.** Patienten > 75 Jahren **2.** Frauen **3.** Diabetikern **4.** Patienten mit chronischer Niereninsuffizienz* **5.** Demenzkranken.

Therapie: Unter kontinuierlicher Rhythmusüberwachung bis ein Herzinfarkt ausgeschlossen ist:
– bei persistierenden Schmerzen, Hypertonie oder Herzinsuffizienz Gabe von Nitroglycerol* (1–3 Hub unter die Zunge); Kontraindikationen für Nitroglcyerolgabe: Blutdruck < 90 mmHg, Einnahme von PDE-5-Inhibitoren
– bei Sauerstoffsättigung* < 90 % Gabe von Sauerstoff (4–8 l/min)
– bei ängstlichen Patienten oder Vernichtungsangst Gabe eines Benzodiazepins*, wie z. B. Diazepam 5 mg intravenös
– bei schweren thorakalen Schmerzen Morphin* (3–5 mg intravenös)
– bei Übelkeit, Erbrechen Gabe von Antiemetika*, wie z. B. Metoclopramid* (10 mg intravenös)
– Acetylsalicylsäure* (150–300 mg oral oder 75–150 mg intravenös).

Prognose: Entscheidende Faktoren für die Langzeitprognose sind:
– Komplikationen während des Krankenhausaufenthaltes
– eingeschränkte systolische linksventrikuläre Funktion
– Schwere der koronaren Herzerkrankung
– Ergebnis der Revaskularisation.

Prävention: Primärprävention: Ausschaltung bzw. Behandlung beeinflussbarer kardiovaskulärer Risikofaktoren. **Sekundärprävention** nach Herzinfarkt: Behandlung mit Acetylsalicylsäure (100 mg pro Tag) und Statinen sowie die Verbesserung des Lebensstils (Bewegung, Gewichtsnormalisierung, Stressreduktion, Nikotinkarenz).

Akutes Nierenversagen n: engl. *acute renal failure*; syn. akute Nierenschädigung; Abk. ANV. Akuter partieller oder totaler Verlust der Nierenfunktion aufgrund eines meist reversiblen Nierenschadens. Die Einteilung erfolgt entsprechend der Ätiologie in ein prärenales, intrarenales und postrenales ANV. Leitsymptome sind Anstieg des Serumkreatinins und in 70 % der Fälle Oligurie* bzw. Anurie*.

Ursachen: Prärenales ANV: akute verminderte renale Perfusion (60 % der Fälle). Ursachen sind z. B.

- systemische Minderperfusion: **1.** absoluter Volumenmangel, z. B: **I.** schwere Blutungen **II.** Exsikkose **III.** Erbrechen **IV.** Diarrhö* **V.** osmotische Diurese* **VI.** Diuretika* **VII.** Hypoaldosteronismus* **VIII.** Verbrennung* **IX.** akute Pankreatitis* **X.** Ileus* **2.** Reduktion des effektiv zirkulierenden Blutvolumens bei: **I.** Schock* **II.** Herzinsuffizienz* **III.** nephrotischem Syndrom* **IV.** Leberversagen
- selektive renale Minderperfusion: **1.** NSAR-Einnahme **2.** hepatorenales Syndrom* **3.** Nierenarterienstenose* **4.** Katecholamintherapie.

Intrarenales ANV (35 %): Ursachen sind Nierenerkrankungen, z. B.

- akute Tubulusnekrose mit Schädigung der Tubuluszellen infolge ischämischer oder toxischer Nierenschädigung, z. B. durch: **1.** Kontrastmittel **2.** Drogen **3.** Quecksilber **4.** Rhabdomyolyse* **5.** thrombotische Mikroangiopathie
- akute interstitielle Nephritis
- akute Glomerulonephritis
- Abstoßungsreaktionen nach Nierentransplantation
- bilaterale Nierenrindennekrose bei Verbrauchskoagulopathie.

Klinik: Wenig spezifische Klinik mit relativ gleichförmigem Verlauf, unabhängig von der zugrunde liegenden Erkrankung. Die klinische Einteilung erfolgt nach KDIGO in 3 Stadien.

Therapie: Es gibt **keine** spezifische medikamentöse Therapie des ANV. Wichtig sind die Behandlung der Grunderkrankung, die zum ANV geführt hat, die symptomatische Therapie der ANV und eine möglichst frühzeitige Nierenersatztherapie (Hämodialyse oder venovenöse Hämofiltration). **Behandlung der Ursache:**
- Schocktherapie
- Ausschaltung möglicher Noxen bzw. Absetzen verdächtiger Medikamente
- Revaskularisierungsmaßnahmen bei Gefäßverschluss
- Beseitigung von Abflussbehinderungen
- bei Glomerulonephritis: **1.** Glukokortikoide **2.** Cyclophosphamid **3.** Plasmapherese.

Symptomatische Behandlung des ANV:
- Flüssigkeits- und Elektrolytbilanz
- Flüssigkeitszufuhr der Flüssigkeitsbilanz anpassen
- kaliumarme Diät, K⁺-Ionenaustauscher
- Bikarbonat bei Azidose
- Anpassung der Medikamente an die eingeschränkte Nierenfunktion.

Hämodialyse bzw. venovenöse Hämofiltration:
- frühzeitige Nierenersatztherapie (bei kritisch kranken Patienten bei Serumkreatinin > 4–6 mg/dl und Serumharnstoff > 120–140 mg/dl)
- Ausgleich der Elektrolyt- und Flüssigkeitsbilanz
- Ausgleich der metabolischen Azidose.

Prognose: Trotz Intensivbehandlung liegt die Mortalität bei 30–40 %. Prognostisch ungünstig ist ein posttraumatisches, postoperatives oder durch Sepsis bedingtes ANV.

Akute Zystitis *f*: syn. untere Harntraktinfektion. Akute bakterielle Harnblasenentzündung aufgrund einer Harnwegsinfektion. Betroffen sind v. a. Frauen wegen der kurzen Harnröhre. Im Vordergrund stehen Pollakisurie*, Dysurie* und Fieber. Therapie der Wahl sind Antibiotika und erhöhte Flüssigkeitszufuhr. Mittels Urinkultur lässt sich das ursächliche Bakterium bestimmen und nach Resistenztestung eine gezielte Antibiotikatherapie einleiten.

Diagnostik: In der Harnuntersuchung finden sich vermehrt
- Leukozyten
- Bakterien
- evtl. auch Erythrozyten.

Akut-PCI: Abk. für acute percutaneous coronary intervention → Koronarintervention, perkutane

Akzeleration [Geburtshilfe] *f*: Kurzfristiger Anstieg der fetalen Herzfrequenz um zumindest 15 Schläge pro Minute über die Basalfrequenz. Akzelerationen treten häufig im Zusammenhang mit Kindsbewegungen auf (erkennbar z. B. im Kineto-CTG) oder bei Wehentätigkeit. Physiologische sind sporadisch auftretende Akzelerationen im CTG, suspekt sind regelmäßige, mit jeder Wehe auftretende Akzelerationen.

Akzeleration [Sozialpädiatrie] *f*: engl. *acceleration*. Beschleunigung der körperlichen Entwicklung bei Kindern mit Zunahme der Endgröße bei beiden Geschlechtern. In Mitteleuropa nimmt die Körperlänge seit ca. 150 Jahren um 5–10 cm zu (Wachstumsakzeleration), mit Stagnation in den letzten Jahren und meist um 1–2 Jahre früherem Pubertätsbeginn (Entwicklungsakzeleration).

Ursache: Möglicherweise veränderte Ernährung und erhöhte vegetative, endokrine und zerebrale Reaktionsbereitschaft aufgrund von Einflüssen des städtischen Lebens.

Akzelerationstrauma *n*: Verletzung (Trauma) durch positive (Akzeleration) oder negative (Dezeleration) Beschleunigung. Der Begriff wird vor allem verwendet für die Beschleunigungsverletzung von Kopf und Halswirbelsäule, z. B. bei Auffahrunfall, ggf. aber auch für ein Thoraxtrauma mit kardiopulmonalen Komplikationen.

akzelerierter idioventrikulärer Rhythmus → Rhythmus, idioventrikulärer

Akzelerin *n*: engl. *accelerin*; syn. Serumakzelerator. Faktor Va (aktivierte Form von Faktor V durch proteolytische Spaltung durch Thrombin) bzw. Faktor VI der Blutgerinnung. Siehe Blutgerinnung* (Tab. 1 dort).

Akzeptanz *f*: engl. *acceptance*; syn. Annahme. Die Bereitschaft zur Annahme eines Menschen, eines Verhaltens oder eines Zustands sowie die Hinnahme oder Zustimmungsbereitschaft zu einer medizinischen Maßnahme (mit der Folge von Compliance*). Akzeptanz ist auch ein Bewältigungsverhalten im Umgang mit Stress oder ungewohnten Situationen.

Akzeptor *m*: engl. *acceptor*. Aufnehmende Substanz, Struktur oder Individuum, z. B. im Rahmen des fetofetalen Transfusionssyndroms*: intrauteriner Blutaustausch von einem Zwilling (Donor) zum anderen (Akzeptor).

akzessorisch: engl. *accessory*. Unterstützend, hinzutretend, zusätzlich, z. B. akzessorische Nährstoffe; auch zur Benennung anatomischer Strukturen, die inkonstant oder zusätzlich zur üblichen Ausprägung auftreten, z. B. Nn. phrenici accessorii oder akzessorische Mamma*.

akzessorische Brustdrüse → Mamma, akzessorische

Akzessorische Rippe *f*: syn. zusätzliche Rippe. Zusätzliche, stummelförmige Rippe* am 7. Halswirbel (Halsrippe) oder am 1. Lendenwirbel (Lendenrippe). Im Rahmen des Halsrippensyndroms* verengt die Halsrippe die Skalenuslücke* und komprimiert so den Plexus* brachialis und die Arteria* subclavia. Eine zusätzliche Lendenrippe hingegen verursacht keine Beschwerden.

Akzessorischer Knochen *m*: engl. *accessory bone*. Zusätzlicher Knochen*, der nur bei wenigen Individuen ausgebildet ist. Häufig entspricht der akzessorische Knochen einer evolutionär überholten Struktur. Beispiele sind eine zusätzliche Rippe am 1. Lendenwirbel und eine stummelförmige Halsrippe am 7. Halswirbel.

Akzessoriuslähmung *f*: engl. *accessory nerve paralysis*. Lähmung des Nervus* accessorius, durch Trauma der Halsweichteile oder iatrogen* bei Lymphknotendissektion im Trigonum cervicale laterale verursacht. Die Akzessoriuslähmung führt zum Ausfall des M. sternocleidomastoideus und M. trapezius. Klinisch zeigen sich Schiefhals, Tiefstand des Schulterblatts und beeinträchtigte Schulterhebung, aber keine Sensibilitätsstörung*.

akzidentell: engl. *accidental*. Zufällig, unwesentlich, nicht zum Krankheitsbild gehörend; z. B. akzidentelle Intoxikation (unwissentliche bzw. unbeabsichtigte Vergiftung, z. B. bei Kindern).

Ala: Abk. für → Alanin

Ala *f*: Lateinisch Flügel, Segel, Achsel. Beispiele sind die Nasenflügel (Ala nasi) und die Keilbeinflügel (Ala major ossis sphenoidalis und Ala minor ossis sphenoidalis).

A-Lagerung *f*: engl. *A-positioning*. Atemfördernde Lagerung zur Pneumonieprophylaxe*. 2 zu

Alagille-Syndrom

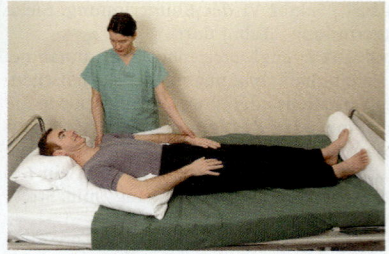

A-Lagerung [149]

Schiffchen geformte Kissen werden A-förmig mit Überschneidung der Kissen in Höhe des dritten Halswirbels unter den Patienten gelegt. Dadurch erfolgen eine Dehnung des Oberkörpers und eine vermehrte Belüftung der Lungenspitzen. Siehe Abb.
Indikationen:
- Pneumonieprophylaxe
- zur Entlastung der Wunde bei Thoraxoperationen
- Dekubitusprophylaxe*.

Hinweis: Durch die ungeregelte Kompression der Kissen und Bewegungen des Patienten besteht keine gesicherte antidekubitale Wirkung.

Alagille-Syndrom n: engl. *Alagille's syndrome*; syn. arteriohepatische Dysplasie; Abk. ALGS. Autosomal-dominant erbliches Krankheitsbild mit Hypoplasie der interlobulären Gallengänge, peripherer Pulmonalstenose, Gesichtsdysmorphie, Wirbelkörperanomalien und Embryotoxon posterius. Die Therapie ist symptomatisch und die Prognose sehr variabel.

Alaktie → Agalaktie

Alanin n: engl. *alanine*; syn. Ala. Proteinogene, glukoplastische Aminosäure*. Die α-Aminosäure ist eng mit dem Stoffwechsel von Zuckern und organischen Säuren verbunden. Alanin wird als Diätetikum und Lebertherapeutikum eingesetzt. β-Alanin ist eine nicht proteinogene Aminosäure. Sie ist Abbauprodukt der Pyrimidinnukleotide und Bestandteil der Pantothensäure und somit des Coenzyms* A.

Alaninaminotransferase f: syn. ALAT; Abk. ALT. Aminotransferase, die die Umwandlung von Ketosäuren in Aminosäuren katalysiert. Das Enzym kommt in Herz- und Muskelzellen sowie Leberzellen vor. Die ALT liegt hauptsächlich zytosolisch in Hepatozyten und zum kleineren Anteil in den Mitochondrien vor. Gemessene Aktivitätserhöhungen sind ein Hinweis für eine Schädigung der Leberzellen.
Indikation zur Laborwertbestimmung: Diagnostik und Verlaufsuntersuchung bei Erkrankungen der Leber- und Gallenwege.

Bewertung: Erhöhte Werte:
- Hepatitiden
- autoimmune Hepatitis
- alkoholbedingte Steatohepatitis
- Leberzirrhose (z. B. durch Hepatitiden, Hämochromatose, Morbus Wilson, Alpha-1-Antitrypsin-Mangel)
- Cholestase
- primär biliäre Cholangitis
- Leberzellkarzinom, Lebermetastasen
- hypoxische Lebererkrankungen
- Medikamente.

Alarmreaktion → Anpassungssyndrom, allgemeines

Alastrim → Variola

ALAT → Alaninaminotransferase

Alaun-Instillation f: Intravesikale Instillationstherapie zur Behandlung von therapierefraktärer Makrohämaturie. Die Blase wird mit 1% bis 3% Kalium-Aluminiumsulfat-Lösung gespült.

Albarran-Hebel m: engl. *Albarran's lever*. Hebel an der Spitze eines Endoskops zur Steuerung eines Katheters oder einer Koagulationssonde. Der Albarran-Hebel wird hauptsächlich angewendet in der Urologie (Zystoskopie*) und in der Gastroenterologie (Intubation von Gallen- und Pankreasgang).

Albarran-Ormond-Syndrom → Retroperitonealfibrose

Albendazol n: Breitband-Anthelminthikum aus der Gruppe der Benzimidazole zur oralen Behandlung von Parasitosen*. Albendazol wirkt antiparasitär durch Hemmung des Glukosestoffwechsels und der ATP-Synthese von Parasiten. Es inhibiert zudem durch spezifische Bindung an Beta-Tubulin* die Polymerisation von Mikrotubuli* und bewirkt dadurch ein Absterben der Larvenstadien und Eier.
Indikationen: Infektionen mit
- Nematoden* (z. B. Trichinellose*)
- Cestoden (z. B. Echinokokkose*)
- Strongyloides* stercoralis
- Askariden.

albicans: engl. *white*. Weißlich.

Albinismus m: engl. *albinism*. Angeborene Störungen in der Biosynthese der Melanine*. Es existieren zahlreiche Formen mit unterschiedlicher Hypopigmentierung von Haut, Haaren und Iris oder nur der Augen allein. Diagnostische Maßnahmen sind Funduskopie, visuelle evozierte kortikale Potenziale (VECP) und Stereoskopie. UV-Schutz der Augen und ggf. der Haut sind notwendig.

Albinismus congenitus circumscriptus partialis → Piebaldismus

Albinoidismus → Albinismus

Albrecht-Arzt-Tumor → Speicheldrüsentumoren

Albright-Butler-Bloomberg-Syndrom → Primäre Phosphatstörungen

Albtraum m: engl. *nightmare*; syn. Angsttraum. Meist in der zweiten Nachthälfte auftretender, Angst erregender Traum, der zum Erwachen führt. Es handelt sich um eine Form der Parasomnie*. Im Gegensatz zu Pavor* nocturnus ist meist eine sofortige Erinnerung an Trauminhalt und eine rasche (Re-)Orientierung nach dem Erwachen möglich.
Vorkommen:
- bei 10–50 % der Kinder zwischen 2 und 6 Jahren
- bei Erwachsenen: v. a.: **1.** nach psychischem Trauma* **2.** bei Depression* oder pharmakologisch induziert (Beta*-Rezeptoren-Blocker, Sedativa*, Schlafmittel*, Amphetamin, katecholaminerge Arzneimittel, Neuroleptika*, Antidepressiva*) **3.** bei Entzug von Barbituraten* und Alkohol ggf. sog. REM-Schlaf-Rebound mit Albträumen **4.** ggf. Albtraumstörung*.

Albtraumstörung f: engl. *nightmare disorder*. Nichtorganische Schlafstörung* mit rezidivierenden Albträumen. Die Diagnostik umfasst neben dem Ausschluss organischer oder pharmakologischer Ursachen eine polysomnografische Untersuchung im Schlaflabor (siehe Polysomnografie*). Methode der Wahl zur Behandlung von Albtraumstörungen ist die Verhaltenstherapie*.

Albuginea: Abk. für → Tunica albuginea

Albumin n: Wichtigstes Plasmaprotein* mit einem Anteil von etwa 60 % an der gesamten intravasalen* Proteinmenge. Wichtige Funktionen sind die Aufrechterhaltung des kolloidosmotischen Drucks* sowie die Bindung und der Transport von hydrophoben Substanzen, wie nichtkonjugiertes Bilirubin*, freie Fettsäuren*, Hormone* (T_4, Aldosteron*), Pharmaka, Spurenelemente* (Kupfer*, Zink*) sowie Kalzium*-Ionen*.

Albumin-Kreatinin-Ratio → Albuminurie

Albumin-Quotient Liquor/Serum m: syn. Albuminquotient (Abk. Q_{Alb}). Quotient aus dem ermittelten Albumin im Liquor und dem Albumin* im Serum. Die Bewertung erfolgt mithilfe des Reiber*-Diagramms gemeinsam mit dem Quotienten der Immunglobuline im Liquor und im Serum. Erhöhte Werte treten bei Störungen der Blut*-Hirn-Schranke und bei entzündlichen Erkrankungen des Zentralnervensystems auf.

Albuminurie f: engl. *albuminuria*. Ausscheidung von Albumin im Urin. Die Albuminurie ist ein wichtiger Verlaufs- und Prognoseparameter bei der diabetischen Nephropathie*. Bei schwerer Nierenschädigung mit nephrotischem Syndrom* kann eine Albuminurie zur Hypalbuminämie* führen.

Albuminurie: Referenzbereiche.		
Einteilung	Albuminausscheidung mg/l	mg/d
physiologisch	< 20	< 30
Mikroalbuminurie	20–200	30–300
Makroalbuminurie	> 200	> 300

Einteilung: Siehe Tab.
Ursachen:
- diabetische Nephropathie (Mikro-, Makroalbuminurie)
- renaler hypertensiver Endorganschaden (Mikroalbuminurie; arterielle Hypertonie*).

Diagnostik:
- Screening durch Schnelltestverfahren (Teststreifen mit immunologischer oder Farbreaktion)
- quantitativ, z. B. durch Immunoassay*
- genaue Bestimmung im 24*-Stunden-Sammelurin.

Prognostischer Wert: Die Albuminurie ist ein wichtiger Verlaufs- und Prognoseparameter der diabetischen Nephropathie. Persistierende Albuminurie innerhalb von 4 Wochen bei Diabetikern zeigt eine Nierenschädigung an. Bei ausgeprägter Nierenschädigung mit nephrotischem Syndrom kann es zu einer Hypalbuminämie kommen. Folgen sind ausgeprägte Ödeme (Anasarka*) und erhöhtes Thromboembolierisiko.

Alcaligenes *m sg, pl*: Gattung gramnegativer, beweglicher, peritrich begeißelter, aerober, stäbchenförmiger oder kokkoider Bakterien der Familie Alcaligenaceae (Bakterienklassifikation*). Alcaligenes sind Oxidase-positive, Wasser- und Bodenkeime und kommen im Intestinaltrakt von Vertebraten vor.
Klinische Bedeutung: Sie werden isoliert aus Wund- und eitrigem Ohrsekret sowie Blut, Urin und Spinalflüssigkeit. Alcaligenes sind opportunistische Erreger* v. a. bei Harnwegsinfektionen, wobei Alcaligenes faecalis als klinisch bedeutsame Spezies gilt.

Alchemilla vulgaris → Frauenmantel, gewöhnlicher

Aldehydalkohole *m pl*: engl. *aldols*; syn. Hydroxyaldehyde. Durch Oxidation von 3-, 4-, 5- und 6-wertigen Alkoholen am C-1 entstandene Verbindungen. Zu ihnen zählen insbesondere Aldehydzucker (Aldosen; Monosaccharide*), z. B. Glyceral.

Aldehyddehydrogenase *f*: engl. *aldehyde dehydrogenase*; syn. Aldehydoxidase; Abk. ALDH. Enzym (EC 1., Oxidoreduktase), das aromatische und aliphatische Aldehyde oxidiert. In Säugern gibt es 4 isoforme Enzyme. In der Leber setzt z. B. die mitochondriale ALDH2 das toxische Reaktionsprodukt Acetaldehyd der Alkoholdehydrogenase* (ADH) zu Acetat (Essigsäure) um. Dabei wird NAD als Coenzym verwendet.

Aldehyde *n pl*: syn. **Al**coholus **dehyd**rogenatus (Abk. Aldehyd). Bezeichnung für Verbindungen mit einer endständigen Carbonylgruppe (-C=O). Aldehyde sind das erste Dehydrierungsprodukt primärer Alkohole*. Ein im Stoffwechsel vorkommendes Aldehyd ist das Acetaldehyd*, das bei der Oxidation von Ethanol entsteht.
IUPAC-Nomenklatur:
- Suffix -al im Namen des Stammsystems; das Carbonyl-C-Atom erhält die Ziffer 1 bei der Nummerierung
- Suffix -carbaldehyd im Namen des Stammsystems (komplexe Kohlenwasserstoffe, cyclische Verbindungen), z. B. Cyclopropancarbaldehyd.

Aldehydzucker → Monosaccharide
Aldolasemangel → Fruktoseintoleranz
Aldole: Abk. für → Aldehydalkohole
Aldose → Monosaccharide
Aldosteron *n*: engl. *aldosterone*; syn. 11β,18-Epoxy-18,21-dihydroxy-4-pregnen-3,20-dion. Steroidhormon* der Nebennierenrinde, das über eine Vergrößerung des Blutvolumens den Blutdruck* steigert. Erhöhte Aldosteron-Werte in Blut (Hyperaldosteronismus*) oder Urin findet man beispielsweise bei arterieller Hypertonie*, erniedrigte Werte (Hypoaldosteronismus*) bei Nebennierenrindeninsuffizienz* oder Hypophysenvorderlappen-Insuffizienz. Zur Differenzialdiagnostik des Hyperaldosteronismus* bedarf es zusätzlich der Renin*-Werte (vgl. Renin*-Aldosteron-Orthostasetests).
Biochemie und Physiologie: Aufgaben: Aldosteron reduziert die renale Na^+-Ausscheidung, indem es den Einbau von Na^+-Transportern und -kanälen induziert (v. a. in den Sammelrohren). Gleichzeitig verstärkt es die renale K^+- und H^+-Ausscheidung. Dies hat eine vermehrte Wasserrückresorption zur Folge sowie einen Anstieg des Blut-pH-Wertes und eine Reduktion des K^+-Spiegels.
Indikation zur Laborwertbestimmung:
- Differenzialdiagnostik eines Hyperaldosteronismus* (primär oder sekundär)
- Differenzialdiagnostik eines arteriellen Hypertonus
- veränderte Natrium- oder Kalium-Werte.

Bewertung:
- **erhöhte Werte:** primärer oder sekundärer Hyperaldosteronismus* (zur Differenzialdiagnostik die Renin-Werte mitbestimmen
- **erniedrigte Werte** (Hypoaldosteronismus*): 1. Nebennierenrindeninsuffizienz* (Addison*-Krankheit) 2. Hypophysenvorderlappen-Insuffizienz 3. Arzneimittel: synthetische Glukokortikoide*
- **falsch-hohe Werte:** 1. EDTA*-Plasma 2. Arzneimittel: Saluretika, Sympathikomimetika, Laxanzien*, Ovulations*-Hemmer
- **falsch-niedrige Werte:** Arzneimittel wie Kortikosteroide, zentrale Alpha*-Rezeptoren-Blocker, Beta*-Blocker, Antazida*.

Aldosteron-Antagonist *m*: Kompetitive Hemmstoffe von Aldosteron* am intrazellulären Mineralokortikoid*-Rezeptor, die als Diuretika* und Antihypertensiva* zum Einsatz kommen. Durch Rezeptor-Blockade wird die natriumretinierende und kaliuretische Wirkung von Aldosteron* in den Nieren gehemmt und somit vermehrte Natriumausscheidung und Kaliumretention bewirkt. Zu den Vertretern zählen Spironolacton*, Kaliumcanrenoat und Eplerenon*.

Aldosteronismus → Hyperaldosteronismus
Aldosteronmangel → Hypoaldosteronismus
Aldosteronom *n*: engl. *aldosteronoma*. Aldosteron* produzierender Tumor*, der zu primärem Hyperaldosteronismus* (Conn-Syndrom) führt. Meist handelt es sich um ein gutartiges Nebennierenrindenadenom*, in seltenen Fällen um ein Aldosteron-produzierendes Karzinom* (Nebennierenrindenkarzinom oder Ovarialkarzinom*). Therapiert wird chirurgisch oder zytostatisch.

Aldosteron-Renin-Quotient *m*: Im Rahmen der Hypertonie-Diagnostik eingesetzter Screeningtest zum Ausschluss eines primären Hyperaldosteronismus (Conn*-Syndrom), welcher sich durch eine Erhöhung von Aldosteron* bei Suppression von Renin* auszeichnet.
Indikationen:
- Ursachenklärung einer Hypertonie
- Screeningtest bei Verdacht auf Conn-Syndrom.

Bewertung:
- Quotient Aldosteron/Renin > 20: Verdacht auf Conn-Syndrom

Alemtuzumab *n*: Monoklonaler Antikörper* zum Einsatz als selektives Immunsuppressivum bei Erwachsenen mit schubförmig-remittierender multipler Sklerose (MS) mit aktiver Erkrankung. Aufgrund schwerwiegender Nebenwirkungen wie Schlaganfall*, autoimmune Hepatitis*, schwerer Neutropenie* und Arteriendissektion wird Alemtuzumab aktuell nur restriktiv eingesetzt und derzeit von der EMA neu überprüft (Stand April 2019).
Indikationen: Die EMA empfiehlt den Neu-Einsatz von Alemtuzumab während der derzeitigen Risiko-Neubewertung nur bei MS-Patienten, deren Erkrankung trotz Behandlung mit mindestens 2 disease modifying drugs wie Interferon beta-1b und Glatiramer weiterhin hochaktiv verläuft. Bei Patienten, bei denen

Alemtuzumab aktuell erfolgreich eingesetzt wird, kann die Gabe fortgesetzt werden.
Aleppobeule → Leishmaniasen
Aleppogallen → Gallen [Phytotherapie]
Alexie *f*: engl. *alexia*. Unfähigkeit, infolge erworbener umschriebener Hirnschädigung, den Sinn von Gelesenem bei intaktem Sehvermögen zu erfassen. Man unterscheidet die literale Alexie (Buchstabenblindheit), bei der Einzelbuchstaben nicht erkannt werden, von der verbalen Alexie (Wortblindheit), bei der Wörter nicht erkannt werden.
Alexithymie *f*: engl. *alexithymia*. Unvermögen, Gefühle hinreichend wahrzunehmen und zu beschreiben. Alexithymie kann ein Persönlichkeitsmerkmal sein, das unter Umständen durch psychische Störungen verstärkt wird. Der Leidensdruck ist häufig gering. Behandelt wird psychotherapeutisch, die Therapieerfolge sind jedoch überwiegend gering. Alexithymie gilt als Risikofaktor für körperliche Erkrankungen, z. B. Hypertonie.
Alfentanil *n*: Synthetisches Opioidanalgetikum mit ultrakurzer Wirkdauer und hoher analgetischer Potenz zur intravenösen Applikation im Rahmen der Narkoseeinleitung und -fortführung. Als reiner Opioidrezeptor-Agonist dämpft es die Wirkung zentraler und peripherer schmerzleitender Neurone. Zu den Nebenwirkungen zählen Atemdepression* und Thoraxrigidität*.
Alfuzosin *n*: Alpha-1-selektiver Alpha*-Rezeptoren-Blocker vom Chinazolintyp zur oralen Behandlung eines benignen Prostatasyndroms*. Alfuzosin bindet an Alpha*-1-Rezeptoren der Harnblase und Prostata, wodurch es zu einer Relaxation der glatten Muskulatur und folglich zu einem verbesserten Harnfluss kommt. Der Wirkstoff hat fast keine Wirkung auf Herzfrequenz und Blutdruck.
Algen *f pl*: Sammelgruppe niederer, meist wasserbewohnender Pflanzen. Algen sind ein- oder mehrzellig, besitzen einen Zellkern und bilden Kolonien oder Zellverbände. Sie kommen als fädige oder flächige Formen vor und sind Chlorophyll- und farbstoffhaltig.
Einteilung: Klassen
- Chlorophyceae (Grünalgen, meist Süßwasser bewohnende Einzeller bis Thalluspflanzen)
- Phaeophyceae (Braunalgen)
- Rhodophyceae (Rotalgen)
- Diatomeen (Kieselalgen, einzellig).

Die Klassen 2–4 werden z. T. pharmazeutisch verwendet.
Algesie *f*: engl. *algesia*. Physiologische Schmerzempfindung.
Alginat *n*: engl. *alginate*. Irreversibel elastischer Werkstoff aus Rot- und Braunalgen zur Abformung* der Mundsituation. Durch Ausgießen der Abdrücke mit einem aushärtenden Material erhält man ein positives Modell. Alginate werden auch als Wundauflagen eingesetzt, die große Mengen Wundexsudat aufnehmen, sich an die Wundform anschmiegen und hohe Reinigungskraft besitzen.
Algopareunie → Dyspareunie
Algopathie → Psychosyndrom, algogenes
ALGS: Abk. für → Alagille-Syndrom
Alibidinie → Appetenzstörung, sexuelle
Alignment *n*: Konvergenz oder gemeinsame Ausrichtung, die natürlicherweise bei der Kommunikation von 2 oder mehr Personen entsteht. Die entstehende wechselseitige Annäherung der Kommunikationspartner ist sowohl in der Wahl der Wörter als auch in der Wahl der syntaktischen Muster zu beobachten.
alimentär: engl. *alimentary*. Zur Ernährung gehörig oder durch Nahrung hervorgerufen, z. B. alimentäres Fieber.
alimentäre Anämie → Mangelanämien
alimentäre Intoxikation → Lebensmittelvergiftung
Alimentärpsathyrose → Osteopathie, alimentäre
Alimentation *f*: engl. *nutrition*. Ernährung.
Aliskiren *n*: Hemmstoff des Renin-Angiotensin-Aldosteron-Systems für die p.o. Anwendung (einmal täglich) als Antihypertensivum. Aliskiren senkt den diastolischen und systolischen Blutdruck durch Hemmung der enzymatischen Umwandlung von Angiotensinogen* in Angiotensin* I durch direkte Hemmung von Renin* (Renin-Inhibitor).
Indikation: Essenzielle Hypertonie (Monotherapie oder in Kombination mit anderen Antihypertensiva).
Alkaliämie → Alkalose
Alkalimetalle *n pl*: engl. *alkali metals*. Gruppenbezeichnung für die Elemente der I. Hauptgruppe des Periodensystems der Elemente: Lithium*, Natrium*, Kalium*, Rubidium, Caesium und Francium. In Verbindungen liegen die Alkalimetalle überwiegend als einwertige Kationen vor.
Alkalireserve *f*: engl. *alkali reserve*. Plasmagehalt an basischen Ionen zur Pufferung, v. a. Bicarbonat. Der Bicarbonatgehalt wird nach Äquilibrierung bei einem pCO$_2$-Partialdruck von 5,3 kPa (40 mmHg) gemessen. Alkalireserve ist als Kenngröße zur Beurteilung des Säure-Basen-Gleichgewichts im Blut nicht mehr üblich, da andere Parameter (Basenabweichung*, Standardbicarbonat*) aussagekräftiger sind.
Alkaloide *n pl*: engl. *alkaloids*. Meist alkalisch reagierende, relativ kompliziert aufgebaute und als kristalline Substanzen darstellbare stickstoffhaltige Naturstoffe, die ausgeprägte pharmakologische Wirkungen besitzen. Bisher sind über 3000 Alkaloide bekannt. Die Alkaloidbasen sind meist lipophil und optisch aktiv. Durch Anlagerung von Säuren an die Stickstoffatome gebildete Alkaloidsalze sind hydrophil.
Alkalose *f*: engl. *alkalosis*; syn. Alkaliämie. Störung im Säure*-Basen-Haushalt mit Anstieg des arteriellen pH-Wertes auf > 7,45. Das Ausmaß der Alkalose ist abhängig von der Kompensationskapazität (Gegenregulation). Zur Feststellung des Säure*-Basen-Status dient die arterielle Blutgasanalyse (BGA).
Formen: Nicht respiratorische (metabolische) **Alkalose:** positive Basenabweichung* mit Anstieg von Standardbicarbonat* auf > 25 mmol/l
- Unterformen: 1. Additionsalkalose infolge übermäßiger Basenzufuhr: häufig iatrogen, z. B. durch Bicarbonat 2. Subtraktionsalkalose infolge des Verlusts von Protonen, z. B. durch Magensaftverlust bei Erbrechen 3. Verteilungsalkalose infolge intrazellulärer Protonen-Umverteilung bei Hypokaliämie* (hypokaliämische Alkalose): Austausch von K$^+$-Kationen aus dem intrazellulären Raum gegen Protonen infolge von extrazellulärem Kaliummangel 4. hypernatriämische Alkalose durch Dehydratation; hypoalbuminämische Alkalose; Stewart-Modell 5. endokrinologisch: z. B. bei Hyperaldosteronismus*, auch infolge Kortikoidtherapie

Respiratorische Alkalose: Abfall des CO$_2$-Partialdrucks* durch gesteigerte pulmonale Kohlendioxidabgabe infolge Hyperventilation*
- nicht respiratorische **Kompensation** (metabolisch; langsam): Pufferung* und gesteigerte renale Bicarbonat-Elimination (und damit negative Basenabweichung*)
- klinisch: Hyperventilationstetanie*, Bronchokonstriktion, bei chronischer Hyperventilation Hyperchloridämie.

Kombinierte Alkalose: Kombination von respiratorischer und nicht respiratorischer Alkalose (selten); arterieller pCO$_2$ erniedrigt, Basenabweichung erhöht.
Therapie: Jede Alkalose wird kausal behandelt, also durch Beseitigung der Grundstörung. Bei ausgeprägter nicht respiratorischer Alkalose werden Elektrolyte substituiert sowie eventuell Protonen unter Sauerstoffzugabe zugeführt.
Alkohol *m*: syn. Ethylalkohol. Kurzbezeichnung für Ethanol (C_2H_5OH). Alkohol entsteht durch Gärung aus Mono-, Di- oder Polysacchariden und kann aus Acetylen oder Ethen synthetisiert werden. In vielen Industrienationen ist Alkohol die wichtigste legale psychotrope Substanz*.
Verwendung:
- Desinfektionsmittel (Ethanol 70 Vol%, 96 Vol%)
- Getränke (Bier 2–6 Vol%, Wein 7–17 Vol%, Schnaps ca. 45 Vol%)
- klinische Anwendung z. B. in der Dermatologie (Einreibungen, Kühlung), als Lösungs-

mittel (Arzneimittel) und zur chirurgischen Händedesinfektion*.
Metabolismus:
– nach oraler Aufnahme Resorption in Magen und Darm
– Abbau durch Alkoholdehydrogenase* zu Acetaldehyd und durch Aldehyddehydrogenase weiter zu Essigsäure
– Eliminationsgeschwindigkeit ist (außer bei sehr niedrigen Konzentrationen) konstant.

Wirkung:
– zerebelläre und psychische Symptome: 1. gehobene Stimmung bis zur Euphorie, Entspannung 2. Rausch, Aggressivität, mangelnde Einsichts- und Steuerungsfähigkeit, in höheren Dosen Sedierung unter Umständen bis zu Koma und Atemdepression 3. bei langjährigem Konsum und besonders disponierten Personen Alkoholpsychose*
– in geringen Konzentrationen Blutdruckanstieg, in höheren Konzentrationen Blutdruckabfall, Vasodilatation, Hyperventilation und Zunahme der Atemfrequenz
– Steigerung der Diurese.

Folgen: Alle Formen einer Substanzstörung* (z. B. Alkoholabhängigkeit*).

Alkoholabhängigkeit *f*: engl. *alcohol dependence*; syn. Alkoholkrankheit. Form der Substanzstörungen* mit einer Gruppe von Verhaltens-, kognitiven und körperlichen Phänomenen, die sich nach wiederholtem Alkoholkonsum entwickeln. Alkoholabhängigkeit setzt einen chronischen (gewöhnlich mehr als 6 Monate andauernden) übermäßigen Gebrauch von Alkohol voraus (bei Jugendlichen z. T. kürzere Zeitspanne). Die Behandlung ist mehrstufig.

– **Häufigkeit:** In Deutschland 2 Mio. Betroffene; außerdem 2,5 Mio. mit schädlichem Substanzgebrauch (Beratungs- und Behandlungsbedarf)
– **Ätiologie:** multifaktoriell; diskutiert wird ein Zusammenwirken bestimmter: 1. **genetischer Faktoren** (Genmutationen z. B. im Dopamin- und Endorphinsystem und der Alkoholdehydrogenase; in einer genomweiten Assoziationsstudie (GWAS) bestätigte Suszeptibilitätsgene: ADH1B-Gen, ALDH2 1-Gen, GABA-A-β1-Gen) 2. **lerntheoretischer Faktoren** (Modelllernen) 3. **sozialer Faktoren** (begünstigende Situation in gesellschaftlichen Gruppen) 4. **psychischer Faktoren** (z. B. Krisensituationen; kognitives Störungsmodell siehe Abb.).

Klinik: Neben den Symptomen eines Abhängigkeitssyndroms* Einteilung des Trinkverhaltens:
– nach Cloninger: 1. Typ 1: Männer und Frauen, in der Regel leichtere Ausprägung, charakterisiert durch Verhaltensweisen wie harm avoidance (Schadensvermeidung) und

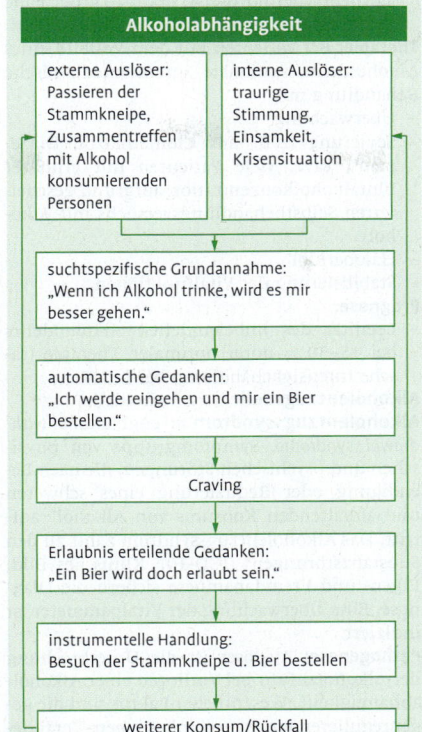

Alkoholabhängigkeit: Kognitives Störungsmodell.

reward dependance (Abhängigkeit von Belohnung) 2. Typ 2: v. a. Männer, stärkere genetische Belastung, früherer Beginn, häufig Kombination mit antisozialem Verhalten und antisozialer Persönlichkeit
– nach Babor: 1. Typ A: späterer Beginn, weniger Risikofaktoren, weniger gravierende Folgen 2. Typ B: früherer Beginn, psychopathologische Symptomatik stärker ausgeprägt.

Komplikationen: Sog. Alkoholfolgeschäden:
– **psychosozial:** im familiären und beruflichen Umfeld ggf. Rollenwechsel mit emotionaler Vereinsamung und familiärer und beruflicher Desintegration (Führerscheinverlust, Abmahnung oder Verlust des Arbeitsplatzes), häufig verbunden mit sozialem Abstieg und ggf. zivil- und strafrechtliche Konsequenzen
– **somatisch:** fast alle Organe können infolge der Alkoholabhängigkeit geschädigt werden: 1. häufigste Alkoholfolgeerkrankungen in der Inneren Medizin: alkoholische Leberkrankheit*, chronische Pankreatitis*, Ösophagitis*, Gastritis*, Mallory*-Weiss-Syndrom 2. akute neuropsychiatrische Folgeschäden: v. a. globale Hirnatrophie mit kognitiven Defiziten und Alkoholpsychose* wie Alkoholdelir*, Alkoholhalluzinose*, epileptische Anfälle im Entzug und alkoholischer Eifersuchtswahn 3. chronische neuropsychiatrische Alkoholfolgeerkrankungen: v. a. alkoholbedingte Polyneuropathie*, Wernicke*-Enzephalopathie, amnestisches Syndrom* (Korsakow-Syndrom) und alkoholische Demenz, amotivationales Syndrom*.

Therapie: Mehrstufig:
– in der Regel stationäre qualifizierte Entzugsbehandlung als akutmedizinische Maßnahme von ca. 3 Wochen Dauer mit Fokus auf Krankheitseinsicht und Stärkung von Veränderungsmotivation und Entwöhnung
– daran anschließend (je nach Indikation) ambulante oder stationäre Rehabilitation (Entwöhnungsbehandlung), ambulante Psychotherapie
– pharmakologische Unterstützung durch Acamprosat* oder Naltrexon*
– Nachsorge durch Beratungsstellen und Einbindung in Selbsthilfegruppen (z. B. Anonyme Alkoholiker).

Prognose: Unter Abstinenzbedingungen wird eine partielle Regeneration des Gehirns mit verbesserter, aber in der Regel nicht vollständiger Restitution der Denk- und Gedächtnisfunktionen und in den anderen Bereichen ein Sistieren der Symptomatik beobachtet.

Alkoholabhängigkeit im Alter *f*: Übermäßiger, regelmäßiger Trinkalkohol-Konsum bei alten Menschen. Rund 6 % der > 60-Jährigen sind betroffen, Männer mehr als Frauen. Durch den im höheren Lebensalter langsameren Abbau ist die Wirkung von Alkohol bei alten Menschen oft verstärkt. Typische Folgeerscheinungen sind neben kognitiven Veränderungen Stürze, Fehlernährung und Harninkontinenz.

Therapie: Eine Entzugstherapie ist auch im Alter sinnvoll. Für alte Patienten wird eine vorsichtige 30-tägige Entzugsbehandlung mit telefonischer Nachsorge und schriftlichem Informationsmaterial empfohlen. Näheres zur Entzugstherapie im Allgemeinen unter Alkoholabhängigkeit*.

Alkoholbestimmung *f*: engl. *alcohol assay*. Bezeichnung für die Bestimmung der Konzentration von Ethanol. Die Alkoholkonzentration kann im Blut oder orientierend in der Atemluft bestimmt werden.

Alkoholdehydrogenase *f*: engl. *alcohol dehydrogenase*; Abk. ADH. Enzym (EC 1., Oxidoreduktase), das die Oxidation von primären und sekundären Alkoholen zu Aldehyden und umgekehrt die Reduktion von Aldehyden zu Alkoholen katalysiert und als Coenzym NAD/

NADH + H⁺ verwendet. In der Leber baut Alkoholdehydrogenase den Blutalkohol zu Acetaldehyd ab.

Alkoholdelikt *n*: engl. *alcohol delict*. Rechtswidrige und strafbedrohte Handlung, die unter Alkoholeinfluss begangen wird.

Strafbarkeit:
- Vollrausch: den (möglicherweise) schuldunfähigen Rauschtäter bedroht § 323 a Strafgesetzbuch (StGB) mit Strafe
- §§ 316, 315 a Absatz 1 Nr. 1, 315 c Absatz 1 Nr. 1 a StGB: Wer infolge des Genusses von Alkohol oder anderer berauschender Mittel zur sicheren Führung eines Fahrzeugs im Verkehr außerstande ist, macht sich strafbar
- geringe Alkoholeinwirkung: Fälle dieser Art werden als Ordnungswidrigkeit von § 24 a Straßenverkehrsgesetz (StVG) erfasst.

Schuldunfähigkeit: Schuldfähigkeit für unter Alkohol oder anderen bewusstseinsverändernden Drogen begangene Tat kann nach § 21 StGB vermindert oder nach § 20 StGB ausgeschlossen sein.

Alkoholdelir *n*: engl. *delirium tremens*; syn. Alkoholentzugsdelir. Form der Substanzstörungen* im Sinne eines Delirs* als potenziell vital bedrohliche akute Folge erhöhten Alkoholkonsums (Alkoholabhängigkeit*), das als sog. Kontinuitätsdelir (nach Alkoholexzessen, selten) auftreten kann oder (meist) nach plötzlicher Unterbrechung einer chronischen Zufuhr von Alkohol* innerhalb von Stunden bis Tagen (Entzugsdelir*).

Häufigkeit: Ca. 3–15 % der Alkoholabhängigen.

Pathogenese: Folge der jahrelangen Aufnahme großer Mengen Alkohol oder regelmäßiger Trinkexzesse; Auslöser ist oft ein abrupter Alkoholentzug, z. T. auch ein diskreter Abfall des Blutalkoholspiegels.

Pathophysiologie: Adaptive Veränderungen im Neurotransmittersystem infolge des jahrelangen Alkoholkonsums (exzitatorisch: Überaktivität des glutamatergen Systems, inhibitorisch: herunterreguliertes GABAerges System).

Klinik:
- **Prodromalerscheinungen** entsprechen denen bei schwerem Entzugssyndrom* oder Prädelir*, d. h. psychische, neurologische und vegetative Symptome; gereizte Stimmung, Angst, Unruhe, Schlafstörungen, Albträume, Hyperhidrose, evtl. Schwindel
- im **Vollbild** neuropsychiatrische und autonome Symptome: 1. insbesondere Desorientierung (obligat: Orientierungsstörung*), Bewusstseinsstörungen*, affektive Störungen*, starke psychomotorische Aktivierung, Tremor* 2. Symptome der halluzinatorischen Psychose (Illusionen*, taktile und optische Halluzinationen*, Suggestibilität*) 3. vegetative Entgleisung (Fieber, Hypertonie, Tachykardie, Hyperhidrose) 4. in ca. 10 % der Fälle (generalisierte) epileptische Anfälle.

Therapie: Bei Patienten mit dem Vollbild eines Alkoholdelirs stationäre intensivmedizinische Behandlung mit
- Überwachung
- Sedierung (z. B. mit Clomethiazol, Diazepam*; cave: viele Patienten mit erhöhter Blutalkoholkonzentration aufgrund gescheiterten Selbstbehandlungsversuchs mit Alkohol)
- Haloperidol*
- Stabilisierung der Vitalfunktionen.

Prognose:
- Letalität des unbehandelten Alkoholdelirs bei 15–30 %, unter optimaler Therapie (rasche Intensivbehandlung) bei 1–2 %.

Alkoholentzugsdelir → Alkoholdelir

Alkoholentzugssyndrom *n*: engl. *alcohol withdrawal syndrome*. Symptomgruppe von physischen und psychischen Störungen, die nach Beendigung oder Reduzierung eines schweren und anhaltenden Konsums von Alkohol* auftritt. Das Alkoholentzugssyndrom zählt zu den Substanzstörungen* (ICD-10). Klinisches Bild, Eigen- und Fremdanamnese sichern die Diagnose. Eine Überwachung der Vitalparameter ist indiziert.

Pathogenese: Auslöser ist die Unterbrechung der Alkoholzufuhr bei Vorliegen einer Alkoholabhängigkeit*. Wesentlicher Faktor sind die gegenregulierenden neurobiologischen Veränderungen bei langjährigem Alkoholkonsum (Überaktivität des glutamatergen Systems, herunterreguliertes GABAerges System). Diskrete Zeichen zeigen sich schon bei abfallendem Blutalkoholspiegel.

Verlauf: Das Alkoholentzugssyndrom beginnt in der Regel 4–12 h nach Absetzen des Alkohols, hat seine stärkste Ausprägung nach 24–48 h und endet meist nach 4–5 d.

Alkoholhalluzinose *f*: engl. *alcohol hallucinosis*. Form der Substanzstörungen* im Sinne einer Alkoholpsychose*, meist nach Alkoholexzess im Rahmen einer chronischen Alkoholabhängigkeit* auftretend. Akut wird behandelt mit hochpotenten Neuroleptika* (z. B. Haloperidol*); keine Dauermedikation. Die Prognose unter Alkoholabstinenz ist gut, bei wiederholtem Rückfall besteht ein hohes Rezidivrisiko.

Klinik:
- lebhafte akustische (beschimpfende), seltener optische oder taktile Halluzinationen* bei ungestörtem Bewusstsein
- auch Angst und Verfolgungsideen
- in der Regel keine Ich-Störungen oder Beeinträchtigungen der Affektivität
- im Unterschied zu Störungen aus dem schizophrenen Formenkreis sehr selten formale Denkstörungen
- in Abgrenzung zum Alkoholdelir* keine vegetativen Begleiterscheinungen oder Orientierungsstörungen.

Alkoholhepatitis → Fettleberhepatitis

Alkoholintoxikation *f*: engl. *alcohol intoxication*; syn. Ethanolintoxikation. Bezeichnung für akute Intoxikation* durch übermäßigen Alkoholkonsum (Ethanol) als Form der Substanzstörungen* nach ICD-10. Die zugeführte Alkoholmenge kann hierbei je nach Toleranzlage sehr unterschiedlich ausfallen. Allgemein gilt eine Blutalkoholkonzentration > 5 ‰ als letal.

Alkoholische Kleinhirndegeneration → Kleinhirnatrophie

Alkoholismus → Alkoholabhängigkeit

Alkoholismus-Laborscreening *n*: Labor-Testverfahren zum Nachweis eines (chronischen) Alkoholkonsums oder zur Bestätigung einer Alkoholkarenz. Für die Beurteilung können die Blutalkoholkonzentration, ALT, γGT, das mittlere korpuskuläre Volumen der Erythrozyten* (MCV) und das Carbohydrat-defizientes Transferrin (CDT) im Serum* sowie Ethylglukoronid (EtG) im Serum, Urin oder Haar* herangezogen werden.

Alkoholkonsummarker *m*: Ethanol in Körperflüssigkeiten sowie Metabolite* und Enzyme*, die unter Alkoholkonsum vermehrt gebildet werden und zum Nachweis von Alkoholkonsum dienen.

Formen: Direkte Alkoholkonsummarker
- Ethanol–Blutalkoholkonzentration (BAK)
- Stoffwechselprodukte des Ethanols: 1. Ethylglucuronid (EtG) 2. Ethylsulfat (EtS) 3. Phosphatidylethanol (PEth).

Sie sind spezifisch für den Alkoholkonsum. **Indirekte Alkoholkonsummarker**
- γ-Glutamyltransferase (γ-GT)
- Carbohydrat-defizientes Transferrin (CDT)
- mittleres korpuskuläres Volumen (MCV).

Sie werden beim Konsum von alkoholischen Getränken vermehrt gebildet, aber auch bei Erkrankungen, die nicht auf den Alkoholkonsum zurückzuführen sind.

Alkoholkrankheit → Alkoholabhängigkeit

Alkohollebersyndrom → Leberkrankheit, alkoholische

Alkoholmissbrauch *m*: engl. *alcohol abuse*; syn. Alkoholabusus. Nach ICD-10 schädlicher Substanzgebrauch von Alkohol*, dessen Konsummuster zu einer psychischen oder physischen Gesundheitsschädigung führt. Die DSM-5 macht keinen Unterschied mehr zwischen „schädlichem Gebrauch" und „Abhängigkeitssyndrom*", sondern subsumiert beides unter „Substanzgebrauchsstörung" (je nach Ausprägung „moderat" oder „schwer").

Alkoholpsychose *f*: engl. *alcohol psychosis*; syn. Psychotische Störung durch Alkohol (nach ICD-10). Seltene, bei akutem oder chronischem Al-

koholkonsum vorkommende symptomatische Psychose, die gewöhnlich während oder unmittelbar nach dem Substanzgebrauch auftritt.
Formen:
- sog. Alkoholparanoia (speziell Eifersuchtswahn) bei chronischem Konsum
- Alkoholhalluzinose* (meist akustische Halluzinationen*, auch persistierend in längeren Abstinenzphasen)
- im Rahmen eines pathologischen Rauschs* infolge Alkoholunverträglichkeit (z. B. Halluzinationen*, Illusionen*, Aggressivität*, psychomotorische Erregung).

Alkoholtoxische Großhirnatrophie → Alkoholabhängigkeit

Alkylierung *f*: engl. *alkylation*. Übertragung einer Alkylgruppe ($-C_nH_{2n+1}$) auf ein anderes Molekül. Die Nomenklatur richtet sich nach der eingeführten Alkylgruppe und der Bindungsstelle der Alkylgruppe. Eine Sonderform der Alkylierung ist die Friedel-Crafts-Alkylierung aromatischer Verbindungen. In der Medizin nutzen Zytostatika* das Prinzip der Alkylierung, um die DNA-Synthese zu hemmen.

Alkyltransferasen *f pl*: Enzyme*, welche die Übertragung von Alkylgruppen auf andere Moleküle katalysieren (Alkylierung*).

Allästhesie *f*: engl. *allesthesia*. Form der qualitativen Sensibilitätsstörung*, bei welcher der Reiz als ungewöhnlich, fremd oder schlecht zu beschreiben wahrgenommen wird.

Allästhesie, visuelle *f*: engl. *visual allesthesia*. Wahrnehmung visueller Illusionen mit scheinbarer Verlagerung von Objekten von einer Gesichtsfeldhälfte in die andere. Visuelle Allästhesie tritt auf bei Migräne* und Schädigung des Okzipitalhirns.

Allantoin *n*: Endprodukt des Purinabbaus bei den meisten Wirbeltieren, die Harnsäure* durch Uricase spalten können. Medizinisch wird Allantoin als Dermatikum und Keratolytikum zur Wund- und Narbenbehandlung eingesetzt. Es löst nekrotisches Gewebe, fördert die Zellproliferation und Epithelisierung und wirkt antioxidativ sowie feuchtigkeitsspendend.

Allantois *f*: engl. *allantoid membrane*. Etwa am 16. Tag entstehende blinde Ausstülpung des Dottersacks* in den Haftstiel am kaudalen Ende des Embryos, die sich teilweise zur embryonalen Kloake* entwickelt. Die Allantois wird mit Vergrößerung der Blase zum Urachus*. Die im Haftstielmesenchym entstehenden Allantoisgefäße werden zu den Gefäßen der Plazenta*.

Allele *n pl*: engl. *allel(e)s*; syn. Allelomorphe. Ausprägungen eines Gens (oder eines genetischen Markers) mit Lokalisation am gleichen Genlocus eines homologen Chromosomenpaares.

allelisch: Das homologe Gen (den gleichen Genlocus) betreffend. Z. B. sind catecholaminergic polymorphic ventricular tachycardia (CPVT) Typ 2 und CPVT Typ 1 durch unterschiedliche Mutationen am selben Genlocus (1q43; RYR2-Gen) verursacht, also allelisch zueinander.

Allen-Masters-Syndrom *n*: engl. *Allen-Masters syndrome*. Durch Schwangerschaft und Geburt entstandene peritoneale Einrisse des Lig. latum uteri mit Kreuz- und abdominalen Schmerzen, sekundärer Dysmenorrhö* und Dyspareunie*.

Allen-Test *m*: engl. *Allen's test*. Klinischer Funktionstest zur Überprüfung des Palmarblutkreislaufs, bei dem abwechselnd die A. radialis und A. ulnaris komprimiert werden. Er dient dem Nachweis einer Durchblutungsstörung bei pAVK, sowie der Sicherstellung der Kollateralversorgung vor der Punktion der A. radialis zur invasiven Blutdruckmessung* oder vor der transradialen Herzkatheterisierung.*

Allergen *n*: Antigen*, das eine allergische Immunantwort hervorruft. Es induziert die Synthese von IgE-Antikörpern und dadurch eine allergische Reaktion vom Soforttyp (Typ I) an Haut und Schleimhaut, eine zytotoxische Reaktion (Typ II), eine Immunkomplex vermittelte (Typ III) oder eine verzögerte, zellvermittelte Reaktion (Typ IV).

Einteilung:
- nach der Herkunft: Pflanzen, Tiere, Chemie, Pharmazie
- nach der Art der Allergenexposition des Organismus: 1. **Inhalationsallergene** (aerogene Allergene): lösen primär Atemwegs-, sekundär auch Haut- und Darmsymptome aus, z. B. Pollen, Pilzkonidien, tierische Epithelien, Federstaub 2. **Ingestionsallergene** (Nahrungsallergene): entstehen oft erst durch enzymatische Abspaltung im Verdauungstrakt; verursachen primär Obstipation, Brechdurchfall oder abdominale Koliken, sekundär auch Haut- und Atemwegssymptome, z. B. Kuhmilch, Hühnerei, Soja, Nüsse, Mandeln, Roggen- und Weizenkörner (Nahrungsmittelallergie*) 3. **Kontaktallergene**: passieren die epidermale Barriere und lösen eine Soforttypreaktion aus, z. B. Nickelsulfat, Cobaltchlorid, Kaliumdichromat, *p*-Phenylendiamin, Duftstoffe, Thiurame, Formaldehyd, Perubalsam, Colophonium, Parabene und andere Konservierungsstoffe 4. **Injektionsallergene**: insbesondere tierische Gifte (von Bienen, Wespen, Feuerameisen, Quallen, Seeanemonen, Feuerkorallen) und Arzneimittel (z. B. Penicilline).

Allergenspezifische IgE-Antikörper *m pl*: Antikörper* des Typs Immunglobulin* E, die im Rahmen von Allergien vom Soforttyp (Typ 1, Hypersensitivitätsallergien) auftreten. Allergenspezifische IgE-Antikörper werden im Serum mittels Enzym-Immunoassay (FEIA) oder Enzym-Allergo-Sorbent-Test (EAST) bestimmt. Entweder werden einzelne Allergene getestet (z. B. Pollen, Insektengifte, Nahrungsmittelbestandteile und Tierallergene) oder über Mischungen ganze Allergengruppen.

Indikation zur Laborwertbestimmung: Verdacht auf IgE-vermittelte Allergie.

Allergenspezifische IgG-Antikörper *m pl*: syn. IGGQ. Antikörper* des Typs Immunglobulin* G, die im Rahmen von bestimmten Allergien* im Serum auftreten. Die allergenspezifischen IgG-Antikörper werden bestimmt, um den Therapieerfolg nach Hyposensibilisierung bei Bienen- oder Wespengift-Allergie zu prüfen und um exogen-allergische Alveolitiden oder bronchopulmonale Mykosen* festzustellen. Der Nachweis erfolgt mittels Enzym-Immunoassay (FEIA).

Indikation zur Laborwertbestimmung:
- Überprüfung des Therapieerfolges nach Hyposensibilisierung bei Bienen- oder Wespengift-Allergie
- Verdacht auf exogen-allergische Alveolitis wie Farmerlunge*, Vogelzüchterlunge*, Obstbauernlunge etc.
- Abklärung bronchopulmonaler Mykosen, z. B. allergische bronchopulmonale Aspergillose.

Allergie *f*: engl. *allergy*. Angeborene oder erworbene spezifische, krankhaft überschießende Immunreaktion und Immunreaktionsfähigkeit gegenüber körperfremden, eigentlich unschädlichen und zuvor tolerierten Substanzen, die als Allergen* erkannt werden. Abzugrenzen ist eine Pseudoallergie*.

Pathogenese: Dem klinisch stummen Erstkontakt folgt eine Sensibilisierungsphase, die nach erneutem Allergenkontakt zum Auftreten von Überempfindlichkeitsreaktionen führt, an individuell unterschiedlichen Organsystemen (Haut, Konjunktiven, Nasen-, Rachen-, Bronchialschleimhaut, Gastrointestinaltrakt) oder am gesamten Gefäßsystem. Möglich sind u. a. folgende Allergenexpositionen:
- topisch (allergisches Kontaktekzem*, Kontakturtikaria*, Proteinkontaktdermatitis)
- inhalativ (z. B. Rhinitis* allergica, allergisches Asthma* bronchiale)
- enteral (Nahrungsmittelallergie*)
- parenteral (z. B. s. c. oder i. v. Injektionen)
- Arzneimittelallergie*.

Einteilung:
- nach auslösendem Allergen: 1. Arzneimittelallergie* (z. B. Penicillinallergie*) 2. Pollinosis* 3. Latexallergie* 4. Kuhmilchallergie 5. Hymenopterengiftallergie
- nach entsprechendem Typ der Überempfindlichkeitsreaktion nach Coombs und Gell (siehe Tab.) mit Unterteilung in eine antikörpervermittelte Reaktion vom Soforttyp (ana-

Allergiediagnostik, molekulare

Allergie:
Die 4 Typen der immunologischen Überempfindlichkeitsreaktion (nach Coombs und Gell).

Typ	Mechanismus	Reaktionszeit	klinisches Bild
Frühtyp (humoral)			
Typ I (Soforttyp, anaphylaktischer Typ)	nach Interaktion von IgE-Antikörpern mit Fcε-RI-Rezeptoren Freisetzung von verschiedenen Mediatoren (u. a. Histamin, Leukotriene C_4, D_4, E_4, Prostaglandine D_2 und E_2, Thromboxan A_2, Kallikrein, ECF, NCF, PAF) aus Basophilen und Mastzellen	Sekunden bis Minuten; evtl. zweite, sog. verzögerte Reaktion nach 4–6 h	allergische Konjunktivitis, Rhinitis allergica, allergisches Asthma bronchiale, allergische Urtikaria, Angioödem, anaphylaktischer Schock
Typ II (zytotoxischer Typ)	Interaktion von zellwandständigen Antigenen (z. B. Arzneimittel, Blutgruppenantigene) mit spezifischen IgG-, evtl. auch IgM-Antikörpern; durch Aktivierung von Komplement oder zytotoxischen Killerzellen kommt es zur Zytolyse körpereigener Zellen	wenige Minuten bis 12 h	hämolytische Anämien, Thrombozytopenie und Agranulozytose, Transfusionszwischenfälle
Typ III (Immunkomplextyp, Arthus-Typ)	Bildung gewebeständiger oder zirkulierender Immunkomplexe aus präzipitierenden Antikörpern (IgG, IgM) und Antigenen; Aktivierung von Komplementfaktoren, insbesondere C3a und C5a, führt zur Phagozytose der Immunkomplexe durch Granulozyten unter Freisetzung gewebeschädigender Enzyme (z. B. Elastase, Kollagenase, Myeloperoxidase)	6–12 h	Serumkrankheit, Immunkomplex-Vaskulitis, exogen-allergische Alveolitis, allergische bronchopulmonale Aspergillose
Spättyp (zellvermittelt)			
Typ IV (verzögerter Typ)	Freisetzung von Zytokinen aus spezifisch sensibilisierten T-Lymphozyten bei erneutem Kontakt mit Vollantigen (aus kleinmolekularem Hapten und großmolekularem Trägerprotein), die zur Aktivierung bzw. Proliferation von Makrophagen und mononukleären Zellen sowie deren Wanderung an den Ort der Antigenbelastung beitragen (Infiltration und Entzündungsreaktion)	12–72 h	allergisches Kontaktekzem, Tuberkulinreaktion, Arzneimittelexantheme, Transplantatabstoßung, persistierende granulomatöse Reaktion

phylaktischer Schock*) und eine durch T-Lymphozyten vermittelte Spätreaktion; klinisch nicht immer isoliert verlaufend; z. T. Mischformen (Typ I und Typ IV).

Vorkommen:
- zunehmende Inzidenz atopischer Erkrankungen (Atopie*)
- atopische Dermatitis bei ≤ 30 % der Kleinkinder
- Sensibilisierung gegen Inhalationsallergene bei ca. 40 % der Grundschüler nachweisbar.

Klinik: Je nach Typ der Allergie und Lokalisation der allergischen Entzündungsreaktion, z. B.
- Conjunctivitis* vernalis, Conjunctivitis allergica
- Rhinitis* allergica
- exogen-allergische Alveolitis*
- allergische Urtikaria
- anaphylaktischer Schock*
- Arzneimittelexanthem*.

Diagnostik: Je nach Typ der Allergie, z. B.
- Nachweis der Sensibilisierung meist mit Hauttestung* und/oder Enzym*-Allergo-Sorbent-Test (evtl. CAST, Basophilen-Aktivierungstest, Lymphozytentransformationstest)
- ggf. Nachweis der Allergie durch Provokationstest.

Therapie: Je nach Klinik:
- Antiallergika*, symptomatische Pharmakotherapie (z. B. topische Alphasympathomimetika*), spezifische Immuntherapie* u. a.

- ggf. Adrenalin, Glukokortikoid, Reanimation.

Prävention: Allergenkarenz, bei genetischer Prädisposition (sog. allergische Diathese) u. a.:
- Säuglingsernährung: ausschließlich Stillen* in ersten 4 Lebensmonaten
- Raumklima: ausreichend lüften, relative Luftfeuchtigkeit ≤ 70 %
- Exposition gegenüber Tabakrauch (einschließlich pränatal) meiden
- zur Allergieprophylaxe vor nicht vermeidbarer Allergenexposition (z. B. Kontrastmittel): Prämedikation* durch Histamin*-H_1-Rezeptoren-Blocker in Kombination mit Histamin*-H_2-Rezeptoren-Blocker (sowie ggf. Glukokortikoid) und anästhetischem Stand-by.

Allergiediagnostik, molekulare f: Verfahren zur Allergiediagnostik mittels rekombinant hergestellter Allergenkomponenten.

Allergiesyndrom, orales n: engl. oral allergy syndrome. Schleimhautreaktion innerhalb weniger Minuten nach Ingestion von Nahrungsmitteln, die mit Pollen assoziiert sind. Betroffene zeigen Schwellung, Rötung, Angioödem*, Diarrhö, Erbrechen, ggf. Urtikaria, Rhinitis, Asthma bronchiale oder anaphylaktischen Schock*, häufig infolge Kreuzallergie* bei saisonaler Rhinitis* allergica.

Vorkommen:
- mit Birkenpollen assoziiert: z. B. Walnüsse, Kern- und Steinobst, Sellerie

- mit Beifußpollen assoziiert: z. B. Sellerie, Gewürze.

Allergiker → Allergie

allergische Granulomatose → Eosinophile Granulomatose mit Polyangiitis

Allergische Konjunktivitis f: Bindehautentzündung, die verursacht wird durch Allergene wie Pollen, Tierhaare, Milben und Schimmelpilzsporen. Zusätzlich zu Juckreiz sowie tränenden und brennenden Augen tritt oft eine Rhinitis* auf. Nach Allergietestung erfolgt die Therapie durch das Vermeiden von Allergenkontakt, eine spezifische Immuntherapie* sowie Augentropfen (Antihistaminika* und Mastzellstabilisatoren).

Allergologie f: engl. allergology. Lehre von den allergischen Erkrankungen. Sie behandelt deren immunologische, pharmakologische und biochemische Grundlagen sowie deren Diagnostik und Therapie. Letztere umfasst Karenzmöglichkeiten, spezifische Immuntherapie und Pharmakotherapie. Zusätzlich beschäftigt sich die Allergologie mit der speziellen Ökologie der Allergene.

Alles-oder-Nichts-Gesetz n: engl. all-or-none law. Beschreibung der Regelhaftigkeit der Reizantwort einer erregbaren Nerven- oder Muskelzelle. Hiernach tritt ein Aktionspotenzial* entweder vollständig oder gar nicht auf. Somit ist das Herz bei überschwelligem Reiz entweder

vollständig erregt und kontrahiert sich oder reagiert bei unterschwelligem Reiz nicht.
Allgemeinanästhesie → Narkose
Allgemeinbevölkerungsstudie f: engl. *general population study*. Studie, die Personen aus der Allgemeinbevölkerung untersucht und damit die Gesamtbevölkerung besser repräsentiert als klinische Studien*, die sich häufig auf Patienten beschränken, die eine bestimmte Gesundheitseinrichtung in Anspruch nehmen.
Anwendung: Z. B. um Verbreitung und Ätiologie* einer Störung und die ökonomische Wichtigkeit von Einflussfaktoren zu untersuchen.
Allgemeininfektion → Sepsis
Allgemeinmedizin f: engl. *general medicine*. Medizinische Grundversorgung aller Patienten mit körperlichen und seelischen Gesundheitsstörungen. Sie umfasst die Notfall-, Akut- und Langzeitversorgung, die Begleitung von Familien und alten Menschen sowie die Gesundheitsführung, d. h. Präventions- und Rehabilitationsmaßnahmen. Die Allgemeinmedizin ist eine eigenständige Funktion und Gegenstand einer spezifischen Grundlagenforschung.
Allgemeinnarkose → Narkose
Allgemeinzustand m: engl. *general condition*; Abk. AZ. Körperliche Verfassung eines Menschen unabhängig von eventuellen Krankheitssymptomen. Erfasst werden Selbstpflegeaspekte wie Ernährungszustand, Temperatur, Durst (tägliche Trinkmenge*, Dehydratation*), Schlafverhalten (Schlafrhythmus, -mangel, -losigkeit) und soziale Integration (Selbstpflege). Die Erfassung des Allgemeinzustandes ist unter unterschiedlichen Blickwinkeln sowohl pflegerischer als auch ärztlicher Anteil der
Allgöwer-Rückstichnaht → Hautnaht
Allii ursini herba → Allium ursinum
Allium sativum → Knoblauch
Allium ursinum n: Pflanzenart aus der Familie der Narzissengewächse (Amaryllidaceae), die in ganz Europa sowie in Sibirien bis Kamtschatka vorkommt. Bislang liegt keine Postivlistung der Kommission E vor. Allium ursinum wird volkstümlich bei Verdauungsstörungen eingesetzt.
Allmann-Klassifikation → Klavikulafraktur
Alloagglutinine → Isoagglutinine
Alloalbuminämie → Albumin
Alloantigen n: engl. *isophile antigen*. Lösliches oder auf Zelloberflächen lokalisiertes Antigen*, das nicht bei allen Individuen einer Spezies vorkommt und deshalb bei Individuen, denen dieses Antigen fehlt, eine Immunantwort* auslösen kann.
Alloantikörper m sg, pl: engl. *alloantibodies*. Gegen ein Alloantigen* (Antigen, das nicht alle Individuen einer Spezies besitzen) gerichteter Antikörper, z. B. Blutgruppenantikörper*.
Alloantiserum n: Zur Blutgruppenbestimmung* verwendetes Testserum*, das (meist monoklonale) Blutgruppenantikörper* einer bestimmten Spezifität enthält.
Alloarthroplastik f: engl. *alloarthroplasty*. Gelenkersatz durch Fremdmaterial aus z. B. Chrom-Cobalt-Molybdän- oder Titanlegierungen (Endoprothese*, Totalendoprothese*).
Allodynie f: engl. *allodynia*. Schmerzempfindung, die durch üblicherweise nicht schmerzhafte Reize ausgelöst wird. Wiederholte, kurz dauernde Berührungen lösen Allodynie aus, konstante Berührungen nicht. Allodynie tritt auf z. B. bei Polyneuropathie* oder Post-Zoster-Neuralgie.
Alloendoprothese → Endoprothese [Gelenke]
allogen: engl. *allogeneic*. Von genetisch differenten Individuen derselben Spezies stammend.
Allograft m: syn. Allotransplantat. Transplantiertes Gewebe, das von einem fremden Empfänger der gleichen Art stammt. Es besteht jedoch (außer bei Zwillingen) keine genetische Übereinstimmung.
Alloimmunisierung f: engl. *isoimmunisation*. Bildung von Antikörpern gegen fremde Antigene (Alloantigene). Eine Alloimmunisierung kann in der Schwangerschaft beim Übertritt fetaler Erythrozyten in den mütterlichen Blutkreislauf vorkommen. Die dann von der Mutter gebildeten Alloantikörper* sind plazentagängig, können fetale Erythrozyten zerstören und dadurch zu Anämie und Ikterus des Ungeborenen führen.
Beispiel: Bei AB0*-Inkompatibilität oder Rhesus*-Inkompatibilität (Mutter Rhesus-negativ, Kind Rhesus-positiv) kann sich ein Morbus* haemolyticus neonatorum entwickeln.
Allopathie f: engl. *allopathy*. Aus der Homöopathie* stammende Bezeichnung für Heilmethoden, die Erkrankungen mit Arzneimitteln entgegengesetzter Wirkung behandeln. Allopathie wird daher synonym verwendet für Schulmedizin. Eine relativ hochdosierte Arzneimittelgabe unter der Annahme einer proportionalen Dosis-Wirkungsbeziehung wird als allopathische Dosierung bezeichnet.
Alloplasma → Paraplasma
Alloplastik → Plastik
Allopurinol n: Urikostatikum aus der Gruppe der kompetitiven Xanthinoxidase-Hemmer. Es wird bei Hyperurikämie* und Gicht* eingesetzt. Zu den Nebenwirkungen zählen Hautreaktionen, die zum sofortigen Therapieabbruch zwingen, da ein Stevens*-Johnson-Syndrom droht. Reaktiv kann bei Therapiebeginn ein Gichtanfall ausgelöst werden. Allopurinol verstärkt die Wirkung oraler Antikoagulanzien.
allostatisch → Transplantation
Allotransplantation f: syn. allogene Transplantation. Übertragung des Organs eines Spenders auf ein anderes Individuum (Empfänger), das derselben Spezies angehört.
Allotypie f: engl. *allotypy*. Genetischer Polymorphismus* von Proteinstrukturen innerhalb einer Spezies (v. a. von Plasmaproteinen), z. B. allotypische Variationen in konstanten Regionen der H- und L-Ketten der Immunglobuline* und Serumgruppen.
allovital → Transplantat
ALM: Abk. für akrolentiginöses Melanom → Melanom, malignes
Almotriptan n: Migränetherapeutikum aus der Gruppe der Triptane*. Almotriptan hat die höchste Bioverfügbarkeit* aller Triptane und ist somit besonders wirksam. Die Wirkung tritt schnell ein (45–60 min.), hält aber kürzer an als bei Triptanen mit längerer Halbwertszeit* wie Naratriptan*. Almotriptan zählt zu den verträglichsten Triptanen.
Indikationen: Akute Behandlung der Kopfschmerzphase von Migräne*-Anfällen mit und ohne Aura*.
Aloe f: Eingedickter Saft (1,8-Dihydroxyanthracenderivate und Aloeresine) der Blätter einiger Arten der Gattung Aloe mit stark bitterem Geschmack. Dabei wird zwischen Aloe lucida mit glänzenden Bruchflächen, erhalten durch rasches Eindampfen des Saftes, und Aloe hepatica, leberfarben, matt, gewonnen durch langsames Eindampfen, unterschieden.
Anwendung: Zur kurzfristigen Therapie bei gelegentlich auftretender Obstipation*.
Alogie f: engl. *alogia*. Unvermögen, grammatikalisch richtige und in sich logische Sätze zu bilden.
Vorkommen:
– Aphasie*
– schwere Psychose*
– Intelligenzstörung*
– u. a.

Alopecia androgenetica f: engl. *androgenetic alopecia*; syn. androgenetische Alopezie. Alopezie* infolge von Haarverlust (telogenes Effluvium*) im Bereich der Kopfhaut aufgrund einer polygen erblich erhöhten Androgenempfindlichkeit der Haarfollikel (erhöhte Anzahl der Androgen-Rezeptoren) bzw. einer Erhöhung des freien Testosterons im Blut.
Formen:
– **männlicher Typ:** 1. Beginn im frühen Erwachsenenalter, unter Umständen bereits in der Pubertät (Alopecia praematura), beiderseits frontotemporal 2. anfangs schnelle, später verlangsamte Ausdehnung über den Scheitelbereich und Entstehung einer männlichen Glatze (Calvities) mit Aussparung eines hinteren, seitlichen Haarkranzes
– **weiblicher Typ:** 1. Beginn später als beim Mann, meist nach dem Klimakterium 2. diffuse Lichtung im Scheitelbereich mit Aussparung eines frontalen Haarstreifens.

Alopecia areata

Therapie:
- **bei Männern:** 1. lokal Minoxidil* in 5%iger Lösung, 17α-Estradiol 2. systemisch 5α-Reduktase(-Typ-II)-Hemmer, z. B. Finasterid* 3. unter Umständen Haartransplantation oder Reduktionsplastik der unbehaarten Kopfhaut
- **bei Frauen:** 1. lokal östrogenhaltige Haarwässer, 17α-Estradiol, Minoxidil in 2%iger Lösung 2. systemische Kombination aus Östrogenen und Antiandrogenen.

Alopecia areata *f*: engl. *alopecia circumscripta*; syn. kreisrunder Haarausfall. Erworbener, nicht vernarbender Haarverlust an umschriebenen Stellen besonders der Kopfhaut. Eine Generalisation ist möglich.

Ätiologie:
- familiär gehäuftes Auftreten
- möglicherweise Autoimmunkrankheit: Infiltrationen von Langerhans-, T-Helfer- und Suppressorzellen
- verstärkte Expression von Adhäsionsmolekülen wie das interzelluläre Adhäsionsmolekül (ICAM-)1, HLA-Klasse-I- und -Klasse-II-Molekülen auf Bulbusepithel und in dermaler Papille des Haarfollikels.

Therapie: Versuch u. a. mit
- topischen Kortikoiden
- Kontaktallergenen
- Dapson
- Zinksulfat oder -aspartat
- PUVA (Psoralene plus UV-A).

Prognose:
- meist Spontanremission innerhalb von 3 Jahren
- Rezidive in 50 % der Fälle.

Alopecia atrophicans → Pseudopelade

Alopecia climacterica *f*: engl. *climacteric alopecia*. Alopezie* durch Ausfall der Kopfhaare (telogenes Effluvium*) bei Frauen im Klimakterium infolge hormonaler Veränderungen (vgl. Alopecia* androgenetica).

Alopecia mechanica *f*: engl. *pressure alopecia*; syn. Alopecia traumatica. Haarausfall durch Druck (Tragen von Lasten auf dem Kopf, spezielle Kopfbedeckungen, länger dauerndes Aufliegen des Kopfs, z. B. während einer OP oder als Dekubitalalopezie bei Säuglingen) oder Zug (straff gekämmte Frisuren, Trichotillomanie), selten mit Entwicklung einer irreversiblen Alopezie infolge Atrophie der Haarfollikel.

Alopecia medicamentosa *f*: engl. *drug alopecia*. Reversibler, diffuser Ausfall der Kopf-, seltener auch der Körperhaare nach mehrwöchiger oder mehrmonatiger Einnahme von z. B. Zytostatika, Antikoagulanzien, Thyreostatika, Vitamin A (≥ 50 000 IE/d) bzw. hochdosierten Retinoiden, Lipidsenkern (Nikotinsäure) und Beta-Rezeptoren-Blockern.

Alopecia postpartualis *f*: engl. *postpartum alopecia*. Alopezie* infolge von Haarausfall (telogenes Effluvium*) 2–4 Monate nach der Entbindung als Folge eines während der Schwangerschaft verminderten Haarwechsels. In der Regel kommt es zu einer spontanen Normalisierung nach einigen Monaten.

Alopecia praematura → Alopecia androgenetica

Alopecia seborrhoica *f*: engl. *seborrheic alopecia*. Seborrhoische Form der Alopecia* androgenetica. Seborrhö* ist ein häufiges Begleitsymptom der Alopecia, aber kein ursächlicher Faktor.

Alopecia specifica *f*: engl. *syphylitic alopecia*. Alopezie* bei Syphilis*. Es wird unterschieden zwischen dem diffusen Effluvium im Rahmen der Frühsyphilis und der Alopecia areolaris specifica in der späten Phase der Frühsyphilis. Letztere befindet sich an Stellen abgeheilter Papeln und ist durch kleinfleckigen, disseminierten Haarausfall (wie von Motten zerfressen) gekennzeichnet. Siehe Abb.

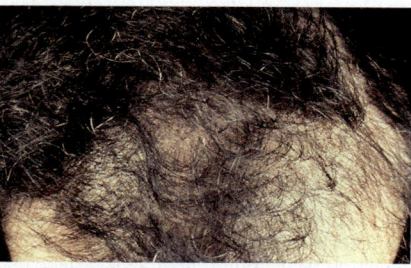

Alopecia specifica: Diffuses Effluvium im Rahmen der Frühsyphilis. [183]

Alopezie *f*: engl. *alopecia*. Kahlheit als Folge eines vermehrten Haarausfalls (Effluvium* capillorum). Die Alopezie ist erblich bedingt oder wird im Laufe des Lebens erworben. Je nach Morphologie und Pathophysiologie unterscheidet man zwischen herdförmiger und diffuser Alopezie. Diagnostiziert wird sie anhand des Haarwurzelstatus* bzw. eines Fototrichogramms.

Hintergrund: Ätiologie:
- erblich: 1. autosomal-dominant oder -rezessiv: Alopecia hereditaria und Atrichie 2. polygen: Alopecia* androgenetica
- erworben: 1. pharmakologisch induziert, z. B. bei mehrwöchiger oder mehrmonatiger Einnahme von Zytostatika*, Antikoagulanzien, Thyreostatika*, Vitamin* A (≥ 50 000 IE/d) bzw. hochdosierten Retinoiden*, Lipidsenkern (Nikotinsäure) und Beta-Rezeptoren-Blockern 2. toxisch induziert, z. B. bei Thalliumintoxikation 3. aufgrund eines Nährstoffmangels oder hormonaler Veränderungen (Alopecia* climacterica oder Alopecia* postpartualis) 4. Infektionskrankheiten (u. a. Mykosen*, nekrotisierender Zoster*).

Alpha-Amylase *f*: engl. *alpha amylase*; syn. Endoamylase. Enzym mit den Isoenzymen Pankreas-, Speichel- und Makro-Amylase, die im Serum als Gesamt-Amylase nachweisbar sind. Unterschieden wird der Pankreas- (organspezifisch) vom Speichel-Typ (organunspezifisch). Die Alpha-Amylase wird glomerulär filtriert und größtenteils über den Gastrointestinaltrakt ausgeschieden. Alpha-Amylasen katalysieren die Hydrolyse von Kohlenhydraten.

Alpha-1-Antichymotrypsin *n*: engl. *alpha 1-antichymotrypsin*. Akute*-Phase-Protein (Glykoprotein, M_r 68 000) der serumelektrophoretischen Alpha-1-Fraktion. Es wird v. a. hepatisch synthetisiert und dient als plasmatischer Protease*-Hemmer (Serinproteasen). Fraglich ist eine Assoziation von Alpha-1-Antichymotrypsin-Varianten (Genlocus 14q32.13) mit hepatischen (Leberfibrose*), pulmonalen (COPD) und neurologischen Erkrankungen (Alzheimer*-Krankheit, Parkinson*-Syndrom, Schlaganfall*).

Referenzbereich: Siehe Akute*-Phase-Proteine (Tab. dort).

Alpha-1-Antitrypsin *n*: engl. *alpha 1-antitrypsin*; syn. Alpha-1-Proteinase-Inhibitor; Abk. AAT. In der Leber gebildetes Akute-Phase-Protein und natürlicher Hemmer von Serinproteasen (z. B. Trypsin, neutrophile Elastase). Genmutationen führen zur Konformitätsänderung des Proteins, sodass es synthetisiert, aber nicht aus den Hepatozyten sezerniert wird und daher aggregiert. Ein Ungleichgewicht zwischen Elastase und Alpha-1-Antitrypsin führt zu einem Lungenemphysem.

Indikation zur Laborwertbestimmung: Verdacht auf erblich bedingten Alpha-1-Antitrypsin-Mangel bei
- prolongiertem Neugeborenenikterus
- Hepatitiden unklarer Ätiologie bei Säuglingen und (Klein-)Kindern
- Lungenemphysem bei Erwachsenen
- Leberentzündung oder Leberzirrhose unklarer Ätiologie.

Bewertung:
- erniedrigte Werte: 1. hereditärer Alpha-1-Antitrypsin-Mangel 2. Eiweißmangelernährung 3. Verbrennungen
- erhöhte Werte: 1. Akute-Phase-Reaktion 2. Lungenkarzinom 3. Schwangerschaft 4. Entzündungen wie Morbus Crohn, Colitis ulcerosa, glutenbedingte Enteropathie 5. Infektionen mit Bakterien.

Alpha-1-Antitrypsinmangel *m*: engl. *alpha$_1$-antitrypsin deficiency*; syn. Laurell-Eriksson-Syndrom. Autosomal-rezessiv erbliche Stoffwechselstörung des Alpha-1-Antitrypsins (AAT), eines Akute*-Phase-Proteins der serumelektrophoretischen Alpha-1-Fraktion. Neonatale Cholestase, Hepatopathie und Lungenemphysem sind charakteristische klinische Auffälligkeiten. Labor und Genotypisierung führen zur Diagnose. Therapeutisch ist für die Lunge die AAT-Substitution möglich.

Alpha-Fetoprotein n: engl. *alpha fetoprotein*; syn. Alpha-1-Fetoprotein; Abk. AFP. Quantitative Bestimmung von Alpha*-1-Fetoprotein im Fruchtwasser. Die Bestimmung ist indiziert bei Auffälligkeiten im fetalen Ultraschall oder bei der Amniozentese*. Erhöhte Werte weisen auf Anenzephalie*, Neuralrohrdefekte und Bauchwanddefekte hin. Der Nachweis erfolgt mittels Elektrochemiluminiszenz-Immunoassay (ECLIA).

Alphaglukosidasen-Inhibitoren m pl: Klasse oraler Antidiabetika*, zu der Acarbose und Miglitol* gehören und die zur Behandlung von Diabetes mellitus Typ 2 zum Einsatz kommen. Alphaglukosidasen-Inhibitoren hemmen kompetitiv reversibel intestinale α-Glukosidasen (Dünndarmmukosa) und vermindern dadurch die Hydrolyse von Glukoseverbindungen sowie den postprandialen Blutzuckeranstieg.
Indikationen: Diabetes mellitus Typ 2 (ohne Insulintherapie).

Alphahämolyse → Hämolysereaktionen
Alphakettenkrankheit → Schwerkettenkrankheit
Alphakettenmarker → Am-System
Alphalipoproteine n pl: engl. *alpha lipoproteins*. Fraktion der Lipoproteine*, die in der Elektrophorese mit den Alpha-1-Globulinen wandert und den high density lipoproteins (HDL) entspricht.

Alpha-2-Makroglobulin n: engl. *α2-macroglobulin*. Akute-Phase-Protein, das auch Hormone, Zytokine und Wachstumsfaktoren transportiert und Komponenten des Komplement-Systems und der Hämostase inhibiert. Der Nachweis im Urin ist ein Hinweis auf eine postrenale Proteinurie oder Blutbeimengung. Die Beurteilung erfolgt zusammen mit Immunglobulin G, Albumin, Alpha-1-Mikroglobulin sowie monoklonalen freien Leichtketten (einschließlich Kappa/Lambda).

Alphamethyldopa → Methyldopa
Alpha-1-Mikroglobulin n: engl. *α₁-microglobulin*. Labordiagnostisches Marker-Protein für Proteinurie* bzw. renale Tubulusschädigung, das durch eine vollständige glomeruläre Filtration und eine nahezu vollständige (ca. 99 %) Reabsorption (im proximalen Tubulus) charakterisiert ist. Es wird mittels Nephelometrie oder Turbidimetrie bestimmt. Der Referenzbereich liegt bei < 14 mg/g Kreatinin (im Harn).
Klinische Bedeutung: Alpha-1-Mikroglobulin dient in Kombination mit der Albumin-Bestimmung zur Diagnose von selektiver und unselektiver Proteinurie, in Kombination mit der IgG-Bestimmung zur Diagnose einer unselektiven Proteinurie.

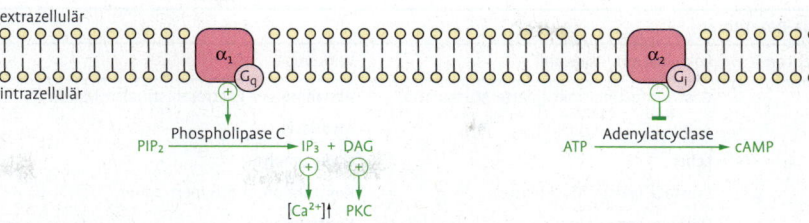

Alpha-Rezeptoren: Signaltransduktion; PIP$_2$: Abk. für Phosphatidylinositol-4,5-bisphosphat; IP$_3$: Abk. für Inositoltrisphosphat; DAG: Abk. für Diacylglycerol; ATP: Abk. für Adenosintriphosphat; cAMP: Abk. für zyklisches Adenosinmonophosphat.

Alphamotoneurone n pl: engl. *alpha motoneurons*; syn. α-Motoneurone. Ganglienzellen motorischer Kerne von Hirnnerven* und (im engeren Sinn) motorischen Nervenzellen* in den Vorderhörnern des Rückenmarks (motorische Vorderhornzellen). Alphamotoneurone innervieren mit ihren Axonen extrafusale Muskelfasern (efferente Alphafasern).

Alpha-1-Proteinase-Inhibitor → Alpha-1-Antitrypsin

Alpha-Rezeptoren m pl: engl. *alpha receptors*. Adrenerge Rezeptoren, deren Erregung durch die natürlichen Überträgerstoffe Noradrenalin* und Adrenalin* im peripheren Nervensystem vor allem eine Kontraktion glatter Muskelzellen hervorruft, im ZNS dagegen einen verminderten Sympathikotonus, Sedierung und Analgesie.
Einteilung:
– **Alpha-1-Rezeptoren:** 1. postsynaptisch, v. a. in glatter Muskulatur 2. Signaltransduktion (siehe Abb.): G*-Protein-G$_{αq}$-vermittelte Aktivierung der Phospholipase* C; second* messenger: Inositoltrisphosphat, Diacylglycerol 3. molekular und nach pharmakologischer Wirkungsspezifität weiter unterteilt in Subtypen A, B, D
– **Alpha-2-Rezeptoren:** 1. präsynaptisch und postsynaptisch 2. Signaltransduktion: G-Protein-G$_{αi}$-vermittelte Hemmung der Adenylatcyclase und Aktivierung zellmembranärer Kaliumkanäle (intrazellulärer Fluss) 3. molekular und nach pharmakologischer Wirkungsspezifität weiter unterteilt in Subtypen A, B, C.
Wirkung: Siehe Tab.
Klinische Bedeutung:
– Alpha*-Rezeptoren-Blocker (auch Alpha-Blocker): die Antagonisten zu Adrenalin* und Noradrenalin* werden zur Blutdrucksenkung, Behandlung der Prostatahyperplasie und sexueller* Dysfunktion eingesetzt
– Alphasympathomimetika*
– Antisympathotonika*.

Alpha-Rezeptoren-Blocker m sg, pl: engl. *alpha receptor blockers*; syn. Alpha-Adrenorezeptor-Antagonist. Arzneimittel aus der Gruppe der Sympatholytika*, die antagonistisch an Alpha*-Rezeptoren binden und dadurch die Anlagerung von Adrenalin* und Noradrenalin* an diesen Rezeptoren blockieren. Alpha-Rezeptoren-Blocker werden eingesetzt in der Behandlung von Hypertonie, Raynaud*-Syndrom, benignem Prostatasyndrom* und Erektionsstörungen. Unterschieden werden dabei selektive und nichtselektive Alpha-Rezeptoren-Blocker.
Einteilung:
– nichtselektive Alpha-Rezeptoren-Blocker: 1. blockieren sowohl Alpha-1- als auch Alpha-2-Rezeptoren und werden daher nur noch selten verwendet 2. Vertreter: z. B. Phenoxybenzamin
– Alpha-1-selektive Alpha-Rezeptoren-Blocker: 1. Anwendung als Antihypertensiva* und bei Raynaud-Syndrom: Bunazosin, Doxazosin*, Prazosin*, Urapidil*, Indoramin 2. Anwendung als Prostatamittel bei benignem Prostatasyndrom*: Alfuzosin*, Tamsulosin*, Silodosin 3. Anwendung als Antihypertensivum oder Prostatamittel: Terazosin
– Alpha-2-Rezeptoren-Blocker: Anwendung bei Erektionsstörung: Yohimbin.

Alpha-Rhythmus m: Frequenzband des EEG im Bereich 8–13 Hz. Der Alpha-Rhythmus ist meist ein Zeichen der Entspannung bzw. der Untätigkeit der betreffenden Gehirnareale.

Alphasympathomimetika n pl: engl. *alpha sympathomimetics*. Arzneimittel aus der Gruppe der Sympathomimetika*. Alphasympathomimetika wirken überwiegend auf Alpha*-Rezeptoren, weshalb sie topisch (in Nasensprays) bei Rhinitis* und Konjunktivitis*, als Mydriatika* und als vasokonstriktorischer Zusatz zu Lokalanästhetika* eingesetzt werden. Systemisch werden Alphasympathomimetika bei arterieller Hypotonie* angewendet.
Wirkungsweise: Alpha-1-Sympathomimetika binden agonistisch an Alpha-1-Rezeptoren und

Alpha-Rezeptoren

Rezeptor	Lokalisation (Auswahl)	Wirkung
α_1	Gastrointestinaltrakt (glatte Muskulatur)	Abnahme der gastrointestinalen Motilität
	Auge	Mydriasis
	Leber	Glykogenolyse
α_{1A}	Prostata (glatte Muskulatur)	Kontraktion und Hypertrophie
	Harnblasensphinkter	Kontraktion
	Blutgefäße (v. a. viszerale Arterien)	Vasokonstriktion (Blutfluss)
α_{1B}	Blutgefäße (glatte Muskelzellen, Venolen)	Vasokonstriktion, Mitose
α_{1D}	große Arterien (Aorta, Arteria carotis)	Vasokonstriktion (vaskuläre Compliance)
	Skelettmuskulatur	
α_2	Pankreas	Inhibition der Insulinfreisetzung
		Induktion der Glukagonfreisetzung
α_{2A}	ZNS	Minderung des zentralen Sympathikotonus
		Sedierung, Analgesie (Locus caeruleus)
	synaptischer Spalt (präsynaptische Membran sympathischer Nervenfaserenden)	Hemmung der Noradrenalinausschüttung
	Thrombozyten	Aggregation
	Arteriolen, Venolen	Vasodilatation
	Fettgewebe	Hemmung der Lipolyse
	Niere	Hemmung der Reninfreisetzung
	gastrointestinale Sphinkteren	Kontraktion
α_{2B} und α_{2C}		Funktionen nicht abschließend geklärt

lösen dadurch eine Kontraktion glatter Muskelzellen aus, wodurch es zur Vasokonstriktion* kommt. Bei Hypotonie bewirkt diese Vasokonstriktion eine Steigerung des Blutdrucks, indem der periphere Widerstand* erhöht wird. Alpha-2-Sympathomimetika führen im ZNS zu Sedierung, Analgesie und einem erniedrigten Sympathikotonus.

Einteilung:
– Alpha-1-Sympathomimetika: 1. Imidazolinderivate, z. B. Naphazolin, Oxymetazolin, Xylometazolin*, Tetryzolin, Tramazolin 2. Phenylephrin 3. Midodrin
– Alpha-2-Sympathomimetika: 1. Clonidin* 2. Methyldopa* 3. Moxonidin.

Alphazellen *f pl*: engl. *alpha cells*. Glukagonproduzierende Zellen der Langerhans*-Inseln des Pankreas* (syn. A-Zellen); des Weiteren veraltete Bezeichnung für die azidophilen Zellen des Hypophysenvorderlappens (HVL; siehe Hypophyse*).

Alphazerfall *m*: engl. *alpha decay*. Radioaktiver Zerfall schwerer Atomkerne, bei dem ein Alphateilchen emittiert wird. Durch die Emission geht der Kern in ein Isotop des Elements mit einer um 2 niedrigeren Ordnungszahl über.

Alprazolam *n*: Mittellang wirksames Benzodiazepin* mit anxiolytischen Eigenschaften. Es wird als Tranquilizer* bei Angst- und Spannungszuständen eingesetzt. Alprazolam unterliegt dem Betäubungsmittelgesetz*. Nebenwirkungen umfassen Schläfrigkeit, herabgesetztes Reaktionsvermögen, Sinnestäuschungen, gedämpfte Emotionen und anterograde Amnesie*. Durch Wirkung auf das vegetative Nervensystem treten auch Appetitstörungen, Harnverhaltung oder unfreiwilliger Harnabgang auf.

Alprostadil *n*: Prostaglandin* E_1, das als Vasodilatator* eingesetzt wird zur Behandlung der pAVK (Stadium III, IV) sowie zur diagnostischen Abklärung und symptomatischen Behandlung einer erektilen Dysfunktion*. Weiterhin wird Alprostadil angewendet zur präoperativen Offenhaltung des Ductus* arteriosus bei Neugeborenen mit angeborenen Herzfehlern.

ALPS: Abk. für autoimmunes lymphoproliferatives Syndrom → Syndrom, lymphoproliferatives autoimmunes

ALS: Abk. für Antilymphozytenserum → Antithymozytenglobulin

ALS: Abk. für Amyotrophische Lateralsklerose → Lateralsklerose, amyotrophische

ALS: Abk. für Advanced Life Support → Reanimation

Altenhilfe *f*: engl. *old age benefit*. Hilfe in Form von vorwiegend persönlicher Hilfe gemäß § 71 SGB XII, die älteren Menschen auch zur Vorbereitung auf das Alter gewährt wird. Die Altenhilfe soll dazu beitragen, Schwierigkeiten zu verhüten, zu überwinden oder zu mildern und am Leben in der Gemeinschaft teilzunehmen.

Altenpflege *f*: engl. *geriatric care*. Pflege* und Betreuung älterer Menschen. Es werden ambulante Altenpflege (z. B. mobile Hilfsdienste, Sozialstationen) und Pflege in stationären Pflegeeinrichtungen (z. B. Altenheime, Wohngemeinschaften) unterschieden. Altenpflege spielt bedingt auch in Krankenhäusern und Rehabilitationseinrichtungen (z. B. Geriatrie, Gerontopsychiatrie) eine Rolle.

Altern *n*: engl. *aging*; syn. Alterung. Degenerativer biologischer Prozess mit zunehmendem Verlust psychischer und physischer Funktionen bis hin zum Tod. Das „spürbare" Altern beginnt meist zwischen dem 50. und 65. Lebensjahr (Eugerie). Andere Begriffe für diese vom Funktionsverlust geprägte Definition des Alterns sind die Vergreisung und die Seneszenz.

Abgrenzung: Eine weiter gefasste Definition für den Begriff des Alterns schließt alle Veränderungsprozesse eines höheren Organismus mit ein, d. h. sowohl die Reifungsprozesse der Kindheit als auch die degenerativen Entwicklungen bei alternden Erwachsenen. Die Gesamtheit der physischen und psychischen Veränderungen von der Keimzelle bis zum Tod wird nach Max Bürger, einem der Begründer der Gerontologie, auch Biomorphose genannt.

Folgen des Alterns:
– geringere Hormonproduktion (z. B. Altershypothyreose*, Altershypogonadismus* des Mannes)
– oxidativ geschädigte Enzyme
– evtl. Verlangsamung geistiger und motorischer Funktionen
– bei beeinträchtigtem Kurzzeitgedächtnis: Vergesslichkeit
– evtl. soziale Isolierung, Verarmung, depressive Stimmung
– verminderte Wasserspeicherung im Gewebe (mit Abnahme der Körperlänge)
– reduzierte Regenerationsfähigkeit
– Elastizitätsverlust der Haut (Altershaut*)
– spröde Knochen (Osteoporose*)
– nachlassende Leistungsfähigkeit von: 1. inneren Organen (z. B. Altersherz*) 2. Nerven 3. Muskeln 4. Sinnesorganen, z. B. Augen (Akkommodation*, Presbyopie*) und Gehör (Hörgrenze*, Altersschwerhörigkeit).

alternans: engl. *alternating*. Abwechselnd, z. B. Pulsus alternans (Pulsus irregularis) oder Hemiplegia alternans.

Alternativmedizin f: engl. *alternative medicine*. Sammelbegriff für diagnostische und therapeutische Verfahren, die anstatt der Methoden der Schulmedizin* eingesetzt werden und auf Konzepten und Methoden beruhen, deren Wirkung durch wissenschaftliche Methoden aktuell nicht ausreichend nachgewiesen ist und die in der Regel von der Schulmedizin nicht anerkannt werden.
Hintergrund:
- Vorbehalte betreffen die Wirksamkeit und Unbedenklichkeit einzelner Methoden.
- Meist fehlen überzeugende Daten zur klinischen Evaluation.
- Die theoretischen Erklärungsmodelle erscheinen spekulativ.

Alternativpsychose f: engl. *alternative psychosis*. Im Rahmen einer Epilepsie* während anfallsfreier Intervalle auftretende psychotische Symptome. Sie können durch hochdosierte antiepileptische Pharmakotherapie ausgelöst werden. Therapiert wird insbesondere durch Reduzierung oder Änderung der antiepileptischen Medikation.

Alters-Appendizitis f: syn. Appendizitis im höheren Alter. Appendizitis* des älteren Menschen, wobei eine klare Grenze nicht definiert ist, jedoch meist ab dem 61. Lebensjahr angesetzt wird. Aufgrund larvierter Klinik und geringer Schmerzsymptomatik findet man häufig intraoperativ weit fortgeschrittene Befunde. Deshalb besteht die Empfehlung, bereits bei Auftreten erster Symptome die Operation durchzuführen.

Altersaufbau m: engl. *age distribution*; syn. Altersstruktur. Darstellung der Altersklassen oder Altersgruppen (gemessen in 1-, 2-, 5- oder 10-Jahresintervallen) einer betrachteten Population in absoluten oder relativen Zahlen, getrennt nach Geschlecht, z. B. grafisch aufbereitet in der sog. Bevölkerungspyramide.
Beschreibung: Eine Bevölkerung, deren Bevölkerungspyramide eine breite Basis und eine schmale Spitze hat, zeichnet sich durch hohe Fertilität aus. Die Bevölkerungspyramide Deutschlands ähnelt aufgrund abnehmender Geburtenrate und demografischen Alterns einer Zwiebel (siehe Abb.).

Altersdepression → Depression, senile

Altersdiabetes m: engl. *adult-onset diabetes*. Veraltete Bezeichnung für Diabetes* mellitus Typ 2.

Altersflecken → Alterspigmentierungen

Altersgehirn n: engl. *senile brain*. Gehirn im normalen Senium mit atrophischen Veränderungen, v. a. aufgrund des Verlusts von Nervenzellen (ab 20. Lebensjahr ca. 20 000 pro Tag), verbunden mit relativer Flüssigkeitszunahme. Histologisch finden sich Amyloidplaques, Neurofibrillen und Corpora amylacea. Siehe Abb.

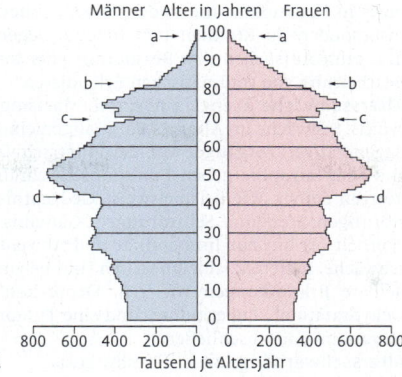

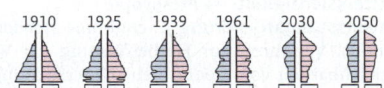

Altersaufbau: 1: Alter und Geschlecht der Bevölkerung in Deutschland, Schätzung 2009; a: Geburtenausfall im Ersten Weltkrieg; b: Geburtenausfall während der Wirtschaftskrise um 1932; c: Geburtenausfall Ende des Zweiten Weltkriegs; d: Einführung der hormonalen Kontrazeption im Jahr 1961; 2: zum Vergleich der Altersaufbau für 1910, 1925, 1939 (Reichsgebiet) und 1961 (Bundesgebiet) sowie Prognosen für 2030 und 2050.

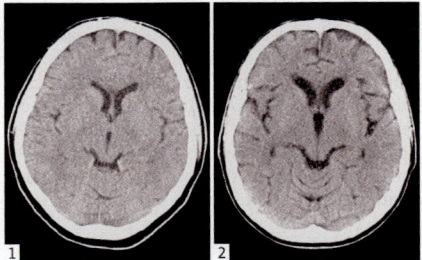

Altersgehirn: Kraniales CT; 1: 42-jährige Frau; 2: 70-jähriger Mann. [14]

Altershaut f: engl. *aging skin*. Bei älteren Menschen typischerweise auftretende Veränderungen der Haut. Zugrunde liegen sowohl physiologische altersentsprechende Vorgänge (senile Atrophie*) als auch äußere Faktoren wie kumulativ hohe UV-Lichtbelastung, Nikotinabusus oder Feinstaubbelastung.
Beschreibung:
- senile Atrophie: **1.** Verdünnung von Epidermis, Dermis und Subkutis **2.** Faltenbildung (Blepharochalasis*) **3.** Abnahme des Hautturgors **4.** Verminderung der Talg- und Schweißsekretion (Sebostase*, Austrocknung und pityriasiforme Schuppung*) **5.** Verminderung der Sensibilität **6.** verzögerte Wundheilung **7.** verminderte entzündliche Reaktivität **8.** vermehrt subkutane Blutungen (Purpura* senilis) **9.** unregelmäßige melanozytäre Pigmentbildungen (Alterspigmentierungen*)
- sonnenbedingtes Hautaltern (siehe dort).

Altersherz n: engl. *senile heart*; syn. Presbykardie. Alterstypische Veränderung des Herzens, v. a. infolge myokardialer Ischämie, z. B. bei bradykarder Herzrhythmusstörung*. Kennzeichnend für das Altersherz ist eine verminderte Herzleistung unter Belastung, eine diastolische Dysfunktion sowie eine erniedrigte Herzfrequenzvariabilität.
Histologie:
- Faseratrophie
- Lipofuszin-Ablagerung
- Zunahme des interstitiellen Bindegewebes
- Zunahme des myokardialen Kalziumgehalts und Abnahme des Kaliumgehalts
- Koronararteriensklerose
- Myolysen
- Herzklappen- und Herzskelettsklerose
- myogene Gefügedilatation.

Altershyperthyreose f: engl. *senile hyperthyroidism*. Überfunktion der Schilddrüse* bei alten Menschen mit oligo- bis monosymptomatischem Verlauf (z. B. nur Herzrhythmusstörungen* oder retrosternale Struma*). Klinische Symptome sind u. a. Depression*, Abgeschlagenheit, Gewichtsverlust und Herzinsuffizienz*. Präventiv wird bei älteren Patienten alle 12–24 Monate ein TSH-Screening durchgeführt.

Altershypogonadismus m: engl. *late onset hypogonadism* (Abk. LOH). Klinisches Syndrom, das durch eine endokrine Funktionsstörung des Hodens mit erniedrigtem Testosteron verursacht wird und im Erwachsenenalter auftritt.
Klinik:
- Beginn der Symptome ab dem 45. Lebensjahr
- vegetative Labilität
- Neigung zu depressiver Verstimmung
- Nachlassen der Leistungsfähigkeit, Abgeschlagenheit, Müdigkeit
- Gewichtszunahme
- trockene Haut
- Abnahme der Körperbehaarung (seltenere Rasur)
- Abnahme der Muskelmasse und Knochendichte
- nachlassende Libido, erektile Dysfunktion.
Therapie:
- Behandlung internistischer Grunderkrankungen (metabolisches Syndrom)
- Ernährungsberatung, Gewichtsreduktion, sportliche Tätigkeit

Altershypothyreose

- Testosteronsubstitution
- psychologisch stützende Maßnahmen.

Altershypothyreose *f*: engl. *senile hypothyroidism*. Hypothyreose* bei älteren Menschen mit meist unspezifischem oder symptomarmem Verlauf infolge geringen Schilddrüsenhormonmangels. Unter Umständen treten Symptome wie leichte Ermüdbarkeit, Kälteintoleranz, Depression* oder therapierefraktäre Herzinsuffizienz* auf. Präventiv wird bei älteren Patienten regelmäßig ein TSH-Screening durchgeführt (alle 12 bis 24 Monate).
Klinik: Mögliche Symptome:
- leichte Ermüdbarkeit, Antriebsarmut, allgemeine Schwäche
- Kälteintoleranz
- Depression*
- körperlicher und geistiger Leistungsabfall
- therapierefraktäre Herzinsuffizienz*
- Obstipation*.

Therapie: Bei symptomatischer Altershypothyreose ggf. mit Levothyroxin-Natrium zur pharmakologischen Substitution fehlender Schilddrüsenhormone.

Alterskompetenz *f*: engl. *age competency*; syn. Kompetenzmodell. Fähigkeit zur Führung eines selbstständigen und selbstbestimmten Lebens im Alter trotz gesundheitlicher Einschränkung (J. Mittelstraß, 1994) entsprechend der Grundüberzeugung, dass auch der alte Mensch trotz auftretender Abbauprozesse aufgrund seiner speziellen Kompetenzen glücks- und entwicklungsfähig ist.

Alterspigmentierungen *f pl*: engl. *senile pigmentation*; syn. Lentigo senilis. Bis zu einige cm große, braune Hautflecken bei älteren Menschen, evtl. gleichzeitig neben pigmentarmen Stellen. Histologisch entsprechen sie flachen Verrucae seborrhoicae. Wenn aus ästhetischen Gründen eine Behandlung gewünscht wird, kann dies mit Laser- oder Kryotherapie geschehen.
Vorkommen: Lichtexponierte Areale, besonders an Handrücken (siehe Abb.), Streckseiten der Unterarme und Gesicht.

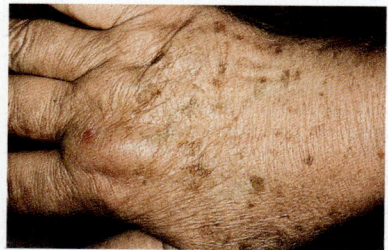

Alterspigmentierungen [70]

Altersregression *f*: engl. *regression in the elderly*. Schrittweise Rückführung (z. B. während Hypnose) in Situationen, die in der Vergangenheit, insbesondere in Kindheit und Jugend, liegen, u. a. zum Aufsuchen von Ressourcen oder zur Bearbeitung von traumatischen Erlebnissen.

Altersschwäche *f*: engl. *frailty*; syn. Marasmus senilis. Schwäche im Alter als Folge allgemeiner degenerativer Vorgänge. Mit der Altersschwäche oder -atrophie gehen Funktionseinschränkungen einher, wie beispielsweise Gedächtnisstörungen, Hör- und Sehstörungen, Gangunsicherheit bis hin zur Immobilität und Abwehrschwäche. Differenzialdiagnostisch sind behandelbare Erkrankungen wie z. B. Depression*, Dehydratation*, Tuberkulose* und eine Tumorerkrankung auszuschließen.

Altersschwerhörigkeit → Presbyakusis
Alterssichtigkeit → Presbyopie
Altersstandardisierung *f*: engl. *age standardisation*. Verfahren zur Herbeiführung der Vergleichbarkeit von 2 oder mehr Untersuchungsgruppen mit unterschiedlicher Alterszusammensetzung, die in Bezug auf ein altersabhängiges Merkmal (z. B. Vorkommen eines Tumors) verglichen werden sollen.

Altersstar → Katarakt
Altersulkus des Magens *n*: engl. *senile gastric ulcer*. Nicht mehr gebräuchliche Bezeichnung für ein Magengeschwür, welches nach dem 60. Lebensjahr auftritt und häufig im Kardia*-Fundus-Bereich lokalisiert ist. Die Größe des Ulkus* ventriculi steht im Gegensatz zu den geringen oder weitgehend fehlenden klinischen Symptomen.

Altersvergesslichkeit *f*: engl. *senile forgetfulness*. Nachlassen der Gedächtnisleistungen, v. a. für aktuelle Gedächtnisinhalte, aufgrund des Abbaus von Nervenzellen und der Plastizität des Gehirns im Rahmen der physiologischen Alterung (Altersgehirn*). Altersvergesslichkeit ist ein normalphysiologisches Kennzeichen des Alterns*, schließt die spätere Entwicklung einer Demenz* aber nicht aus.

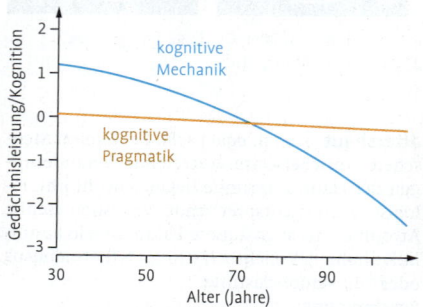

Altersvergesslichkeit Abb. 1: Altersgradienten im Erwachsenenalter für 2 exemplarische Aufgabentypen.

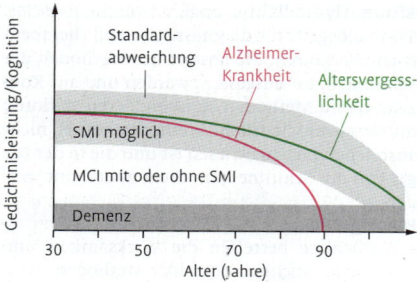

Altersvergesslichkeit Abb. 2: Gedächtnis und Kognition im Alter: gesundes und pathologisches Altern; SMI: Subjective Memory Impairment, subjektive Gedächtnisstörung; MCI: Mild Cognitive Impairment, leichte kognitive Störung.

Hintergrund:
- kumulative Schädigungen durch oxidativen Stress und Erschöpfung von Reparatur-Mechanismen (Telomerase)
- betrifft v. a. Arbeitsgedächtnis*, episodisches Gedächtnis* und neu gelernte Gedächtnisinhalte (sog. kognitive Mechanik), nicht langfristige Gedächtnisbestände wie semantisches Gedächtnis* (sog. kognitive Pragmatik, kristalline Intelligenz; siehe Abb. 1).

Differenzialdiagnosen:
- beginnende Demenz (siehe Alzheimer*-Krankheit, Tab. dort)
- subjective memory impairment (Abk. SMI) oder leichte kognitive Beeinträchtigung (Abk. MCI für mild cognitive impairment; siehe Abb. 2).

Alterswarzen *f pl*: engl. *seborrheic keratosis*; syn. seborrhoische Keratose. Hellbraune bis braunschwarze, papilläre, fettige, wie auf die Haut aufgesteckte benigne Neubildungen. Sie treten ab dem 5. Lebensjahrzehnt meist multipel auf, bevorzugt am Rumpf parallel zu den Hautspalt-

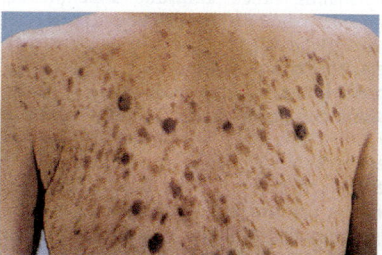

Alterswarzen: Zahlreiche warzenartige Herde mit unterschiedlich stark ausgeprägter Pigmentierung am Rücken. [3]

linien. Manchmal besteht leichter Juckreiz. Die Verrucae seborrhoicae sind rundlich bis oval, linsen- bis bohnengroß oder größer. Siehe Abb.

Altgedächtnis *n*: engl. *remote memory*. Teil des Langzeitgedächtnisses, das alle Informationen enthält, die bis zu einem bestimmten Zeitpunkt (bei Schädelhirntrauma* bis zur Schädigung) gespeichert wurden (sog. retrograde Prozesse wie z. B. Kenntnisse der Biografie, Schulwissen). Die Unterscheidung in Neu- und Altgedächtnis ist insbesondere bei Patienten mit Gedächtnisstörungen* (nach Hirnschädigungen) von Bedeutung.

Althaea officinalis → Eibisch

Altherr-Uehlinger-Syndrom → Polychondritis, rezidivierende

Aluminiumchlorid *n*: Anorganische Verbindung, die topisch als Adstringens, Antihidrotikum und Antiseptikum eingesetzt wird. Aluminiumchlorid wirkt adstringierend, weshalb es bei übermäßiger Schweißbildung eingesetzt wird, und hat zusätzlich eine schleimhautprotektive Wirkung, wodurch es das Eindringen von Erregern verhindert und bei Entzündungen im Mund- und Rachenraum zum Einsatz kommt.
Indikationen:
– übermäßige Schweißbildung (Hyperhidrose*)
– Entzündungen im Mund- und Rachenraum.

Aluminiumlunge → Aluminose

Aluminiumosteopathie *f*: engl. *aluminum osteopathy*. Demineralisation und Erweichung des Knochens im Sinne einer Osteomalazie durch die toxische Wirkung von Aluminium auf Osteoblasten. Zur Diagnose wird eine Beckenkammbiopsie durchgeführt und die Aluminium-Konzentration im Serum gemessen. Der Normwert beträgt 2–5 µg/l, eine Intoxikation besteht ab einem Wert von 60 µg/l.
Ursachen:
– hoher Aluminiumgehalt der Spülflüssigkeit und Einnahme aluminiumhaltiger Phosphatbinder bei der Hämodialyse*
– langjährige hochdosierte Einnahme von aluminiumhaltigen Antazida.

Aluminiumsulfat *n*: Aluminium-Verbindung aus der Gruppe der Sulfate, die p. o. als Adstringens bei Diarrhö* sowie topisch als Antiseptikum bei Zahnfleischentzündungen und eiternden Wunden eingesetzt wird. Aluminiumsulfat legt sich schützend auf Haut und Schleimhaut, führt zu Eiweißveränderungen in Erregern und wirkt austrocknend.

Aluminose *f*: engl. *aluminosis*; syn. Aluminiumlunge. Durch Einatmen von Aluminiumstäuben oder -rauch ausgelöste Form der Pneumokoniosen* (Aluminiumstaublunge), die persistierend oder progredient* mit diffus interstitieller Lungenfibrose* und evtl. mit Pneumothorax* einhergeht (Berufskrankheit Nr. 4106). Besondere Gefährdungen gibt es bei der Aluminiumpulverherstellung sowie beim Aluminiumschweißen (Schutzmaßnahmen: ausreichende Absaugung und persönliche Schutzausrüstung).

Alvarez-Wellen → Schwangerschaftswehen

alveolär: engl. *alveolar*. Mit kleinen Fächern oder Hohlräumen versehen, bläschenförmig; im engeren Sinn die Lungenbläschen (Alveolen) betreffend.

Alveolardruck *m*: engl. *alveolar pressure*. Druck in den Lungenbläschen. Die Differenz zwischen Alveolardruck und dem Druck der Umgebungsluft (atmosphärischer Druck) ist bei offenen Atemwegen die treibende Kraft für die Inspiration (Alveolardruck < Umgebungsdruck) und Exspiration (Alveolardruck > Umgebungsdruck).

Alveolarfortsatz *m*: engl. *alveolar process*; syn. Processus alveolaris. Der die Zähne tragende, mit Fächern für die Zähne ausgestattete Teil der Maxilla.

Alveolarfortsatztumor → Epulis

Alveolarkammatrophie *f*: engl. *alveolar ridge atrophy*; syn. Alveolarkammabbau. Irreversibler, progredient* verlaufender Abbau des knöchernen Alveolarfortsatzes*. Als Hauptursachen gelten Zahnverlust mit nachfolgender physiologischer Knochenresorption (Inaktivitätsatrophie*) und übermäßige Belastung nicht zahntragender Kammregionen durch einen Zahnersatz (Druckatrophie). Mittels Einsatzes von Zahnimplantaten kann der fortlaufende Verlust des Alveolarknochens teilweise gestoppt werden.

Alveolarkammglättung *f*: engl. *alveolar ridge smoothing*. Chirurgische Abtragung scharfer Knochenkanten am zahnlosen Alveolarfortsatz*. Sie wird vor prothetischer Versorgung zur Prophylaxe von Druckstellen durchgeführt.

Alveolarluft *f*: engl. *alveolar gas*. Atemgasgemisch, das sich in den Lungenbläschen befindet und am Gasaustausch* teilnimmt. Die Zusammensetzung der Alveolarluft entspricht dem zuletzt ausgeatmeten (endexspiratorischen) Gasgemisch. Der Partialdruck* von Sauerstoff in der Alveolarluft (pAO₂) wird mit der alveolären Gasgleichung berechnet (Sauerstoffpartialdruck*).

Alveolarmakrophage *m*: engl. *alveolar macrophage*. Wandernde Makrophagen* der Lunge*. Die Alveolarmakrophagen befinden sich in der Wand oder im Lumen der Alveolen* und dienen der Phagozytose* von Staubpartikeln, Keimen und Zellen*. Als Herzfehlerzellen* werden sie bezeichnet, da sie sich bei verminderter Herzleistung vermehrt im gestauten Blut* des Lungenkreislaufs befinden.
Funktion: Als Teil des Monozyten-Phagozyten-Systems gehören die Alveolarmakrophagen zum Abwehrsystem der Lunge. Nach der Phagozytose verlassen sie die Lunge entweder über die Atemwege* oder emigrieren in das Bindegewebe* der Lunge. Dort lagern sie sich ab oder werden über das Lymphsystem abtransportiert.

Alveolen *f pl*: syn. Alveoli. Mehrdeutiger Begriff: muldenartige Vertiefungen oder Ausbuchtungen in der Lunge (Lungen-Alveolen zum Gasaustausch), im Kiefer als knöcherne Zahnfächer (Alveolus dentalis) und als endständige Erweiterungen im Drüsengewebe der Mamma für die Milchsynthese.

Alveolitis [Lunge] *f*: Entzündliche Reaktion der Lungenalveolen und des angrenzenden Interstitiums. Auslöser sind unterschiedliche Noxen (infektiös, allergisch, toxisch) oder immunologische Systemerkrankungen. Die Alveolitis ist häufig idiopathisch bedingt und tritt gelegentlich familiär gehäuft auf. Betroffene zeigen trockenen Husten und Belastungsdyspnoe. Behandelt wird mit Glukokortikoiden und Sauerstoff. Siehe Abb.

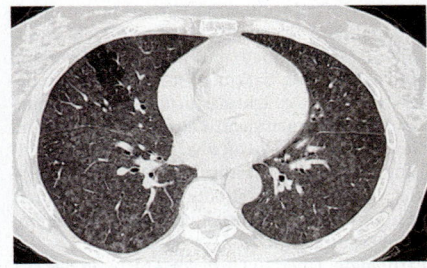

Alveolitis [Lunge]: Diffuse interstitielle Zeichnungsvermehrung und milchglasartige Verschattungen (HRCT). [136]

Alveolitis [Zähne] *f*: engl. *dry socket*. Entzündliche Veränderung des Zahnfachs nach Zahnextraktion* infolge mangelnder Stabilität des Koagulums und trockener Alveole. Behandelt wird mit lokalen Spülungen, desinfizierenden Tamponaden* und ggf. mit Antibiotika*, chirurgischer Wundrevision* und -verschluss.

Alveolitis, exogen-allergische *f*: engl. *extrinsic allergic alveolitis*; syn. Hypersensitivitätspneumonitis (Abk. HP). Allergische Reaktion vom Typ III und IV der Alveolen*, häufig berufsbedingt durch Inhalation organischer Stäube, v. a. Actinomyces* und tierische Proteine, selten Chemikalien (z. B. Isocyanate). Betroffene zeigen rasch nach der Exposition Dyspnoe*, bei chronischem Verlauf droht eine Lungenfibrose*. Wirksam sind Allergenkarenz und Glukokortikoide*.
Klinik:
– 3–12 h nach Allergenexposition: **1.** Husten **2.** Schüttelfrost **3.** Fieber **4.** zunehmende Dyspnoe* und thorakales Engegefühl

Alveolus dentalis

– bei chronischem Verlauf Übergang in Lungenfibrose*.

Alveolus dentalis *m*: Knöchernes Zahnfach im Alveolarfortsatz des Ober- und Unterkiefers. Die Alveole ist Teil des Zahnhalteapparates, in dem der Zahn* mit Sharpey-Fasern aufgehängt ist. Benachbarte Alveolen sind getrennt durch knöcherne Septa interalveolaria. Septa interradicularia trennen einzelne Wurzeln mehrwurzeliger Zähne.

Alzheimer's Disease Assessment Scale: Abk. ADAS. Fremdbeurteilungsverfahren zur Beurteilung des Schweregrads dementieller Symptome bei erwachsenen Patienten verschiedener Ursache, z. B. im Rahmen einer Alzheimer*-Krankheit oder anderen Form von Demenz*. Der Test besteht aus 3 Teilen und dauert ca. 45 Minuten.

Alzheimer-Degenerationsfibrillen → Neurofibrillen

Alzheimer-Krankheit *f*: engl. *Alzheimer's disease*; syn. Demenz vom Alzheimer-Typ (Abk. DAT). Primär degenerative Hirnerkrankung mit progredienter Demenz* (häufigste Demenzursache). Mischformen mit vaskulärer Demenz* sind möglich. Initial treten subjektive, dann objektivierbare Gedächtnisstörung auf, im weiteren Verlauf zunehmend kognitives Defizit und Demenzsyndrom (Unruhe, Orientierungsstörung, Wortfindungsstörung*, Agnosie*, Apraxie*, Stimmungslabilität, Wahn). Therapiert wird mit Antidementiva, kognitiv-aktivierenden Verfahren u. a.

Pathologie: Über 20 Jahre vor Auftreten des Demenz-Syndroms beginnt der neuropathologische Verlauf mit vermehrter Bildung bzw. verminderter Ausfuhr von Beta-Amyloid (siehe Amyloidkaskade).

Diagnostik:
– klinisch
– apparativ: 1. in FDG-PET typische parietotemporale Hypoaktivität (siehe Abb.)
– Liquordiagnostik.

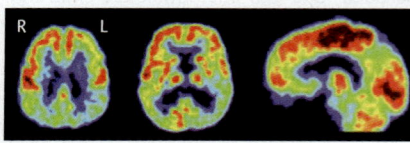

Alzheimer-Krankheit: Reduzierter Glukosemetabolismus (grün) biparietotemporal (FDG-PET). [111]

Amalgam *n*: Legierung von Quecksilber* (Hg) mit anderen Metallen in Form von Feilungspulver (Alloy), je nach Metallgehalt flüssig bis fest. Silberamalgam wird in der Zahnmedizin als Füllungswerkstoff verwendet.

Verwendung: Zahnmedizin: Anwendung als Füllungsmaterial, das unter Verwendung von Silber, Zinn und Kupfer als Legierungspartner schnell aushärtet. Die Quecksilberbelastung durch Amalgamzahnfüllungen ist gering.

Hinweise:
– Bei Schwangeren, stillenden Frauen und Kindern wird die Verwendung von Amalgam zunehmend kritisch betrachtet.
– Moderne Amalgame haben gute mechanische Eigenschaften und eine geringe Korrosionsanfälligkeit. Dennoch wird die Verwendung von Amalgam in vielen Ländern aus Vorsichtsgründen eingeschränkt (z. B. in einigen skandinavischen Ländern) oder komplett gemieden (z. B. in Japan). Über ein europaweites Verbot von Quecksilber wird seit längerem diskutiert.

AMAN: Abk. für engl. acute motor axonal neuropathy → Guillain-Barré-Syndrom

Amanita muscaria → Giftpilze

Amanita pantherina → Giftpilze

Amanita phalloides → Giftpilze

Amanitine → Mykotoxine

Amantadin *n*: Antiparkinsonmittel* und Virostatikum zur oralen und i. v. Behandlung des Parkinson*-Syndroms und einer Influenza-A-Infektion. Bei Influenza-Virus Typ A verhindert Amantadin das Uncoating der Viren und wirkt somit antiviral. Bei Parkinson ist der genaue Wirkungsmechanismus noch unbekannt.

Indikationen:
– Parkinson*-Syndrom, meist kombiniert mit Levodopa* und/oder Anticholinergika*, häufig in späteren Krankheitsstadien zusätzlich zur bestehenden Therapie zur Verbesserung von Hauptsymptomen wie Bewegungslosigkeit und Starre
– Influenzaprophylaxe und -therapie, v. a. bei Infektionen mit Influenza-A$_2$-Viren.

Amastie *f*; engl. *amastia*; syn. Aplasia mammae. Angeborenes ein- oder beidseitiges Fehlen der Brustdrüse bei fehlerhafter Entwicklung der Milchleiste*, evtl. kombiniert mit Fehlen der Mamille (Athelie). Amastie wurde vereinzelt bei Müttern und Töchtern in dominanter Erbfolge über mehrere Generationen beobachtet. Die operative Korrektur erfolgt ab dem 17. Lebensjahr.

Erkrankung: Vorkommen: Bei weiblichen Neugeborenen 4 Mal häufiger als bei männlichen.

Formen:
– bilateral, häufig mit weiteren Fehlbildungen auftretend, z. B. Rippendefekten und Fehlbildungen des M. pectoralis
– Aredyld-Syndrom mit ektodermaler Dystrophie, Lipoatrophie und Diabetes* mellitus
– unilateral als Entwicklungsstörung der Milchleiste in der 6. Schwangerschaftswoche.

Amaurose *f*; engl. *amaurosis*. Vollständige Erblindung eines oder beider Augen. Durch Ausfall sämtlicher optischer Funktionen ist jegliche Lichtwahrnehmung (im Unterschied zur gesetzlichen Blindheit*) aufgehoben. Ursache sind angeborene oder erworbene Erkrankungen, die zu einem kompletten Verlust der Signalübertragung vom Auge zum Gehirn führen. Objektives Kennzeichen ist die amaurotische Pupillenstarre.

Ursachen:
– angeboren: 1. Lebersche kongenitale Amaurose* 2. Infektionen während der Schwangerschaft (Röteln*, Masern*) 3. Tumor (Retinoblastom*)
– erworben: 1. Zentralarterienverschluss* 2. Netzhautablösung* (Amotio retinae) 3. Verletzungen 4. Grüner Star (Glaukom*) 5. Tumor 6. Entzündungen (Uveitis*, Trachom*)

Hinweis: Die Amaurosis* fugax ist ein kurzer, vorübergehender Sehverlust und kann der Vorbote eines Schlaganfalls sein.

Amaurose, eklamptische *f*: engl. *eclamptic amaurosis*. Auftreten von Blindheit infolge eines eklamptischen Anfalls. Eine eklamptische Amaurose ist ein sehr seltenes Ereignis. Als Ursachen werden generalisierte Gefäßspasmen der intrazerebralen Arteriolen vermutet.

Amaurose, lebersche kongenitale *f*: syn. Leber-Amaurose; Abk. LCA. Erkrankungen, bei denen von Geburt an eine z. T. erhebliche Funktionsminderung der Netzhaut vorliegt. Es besteht ein signifikanter Sehverlust, oft Erblindung bei oder kurz nach der Geburt, ansonsten im Verlauf Zunahme der Sehminderung. Die Diagnose erfolgt durch Elektroretinografie und Ophthalmoskopie*.

Therapie: Gentherapie für durch Mutationen im RPE65-Gen verursachte LCA.

Amaurosis fugax *f*; engl. *visual blackout*. Einseitige, meist 1–5 min anhaltende Blindheit durch eine Ischämie. Die häufigste Ursache ist eine Stenose der A. carotis interna gefolgt vom Verschluss der gleichseitigen A. centralis retinae. Die Sehstörung ist somit ein Warnsymptom vor Schlaganfall.

Ursachen: Weitere mögliche Ursachen:
– Entzündung des N. opticus
– Polyarteriitis* nodosa
– Migräne*
– Hirntumor
– Multiple Sklerose*
– systemischer Lupus* erythematodes.

Ambidextrie *f*: engl. *ambidexterity*. Gleiche Geschicklichkeit beider Hände.

Ambisexualität → Bisexualität

Ambivalenz *f*: engl. *ambivalence*. Gleichzeitiges Bestehen gegensätzlicher Gefühle und Strebungen sowohl im normalpsychologischen Bereich (Sich-Nicht-Entscheiden-Können) als auch pathologisch (z. B. bei Schizophrenie*, affektiven

Störungen). Sie wird in der Regel als quälend erlebt und kann auf der Handlungsebene (Ambitendenz) bis zur Blockade führen.

Amblyopie *f*: engl. *amblyopia*. Schwachsichtigkeit eines oder seltener beider strukturell normalen Augen (außer Deprivationsamblyopie). Ursache ist eine Entwicklungsstörung des Sehvermögens infolge sehr schlechter Abbildungsleistungen der Augen oder zentraler Unterdrückung der visuellen Informationen eines Auges. Therapie und Prognose hängen von Ursache und Lebensalter ab.

Erkrankung: Ätiologie: Bei massiven Differenzen zwischen den Netzhautbildern kommt es zur zentralen Unterdrückung der visuellen Informationen eines Auges mit Veränderungen im Corpus* geniculatum laterale und Funktionsdefekten in der Sehrinde*. **Formen:**
- **Deprivationsamblyopie** (Amblyopia ex anopsia): entsteht durch Reizentzug während der Entwicklung des Sehsystems
- **Refraktionsamblyopie** (Amblyopia ex anisometropia): entsteht bei Anisometropie* am höher ametropen Auge und bei beidseitig hoher Hyperopie
- **Schielamblyopie** entsteht bei Strabismus* am Schielauge.

Therapie: Erfolgt entsprechend der zugrundeliegenden Störung:
- konservativ: **1.** Amblyopieprophylaxe bei starker Ametropie (Hyperopie ab 3,0 dpt, Myopie gemäß dem altersentsprechenden Aufmerksamkeitsraum, Anisometropie ab 1,0 dpt, Astigmatismus ab 1,0 dpt) mit Okklusionstherapie mit hautfreundlichen Pflastern **2.** Schielamblyopie (optimale Brillenkorrektur und Okklusionstherapie) **3.** exzentrische Fixation (Vollokklusion des besseren Auges so viele Tage wie das Kind an Jahren alt ist im Wechsel mit Okklusion des amblyopen Auges für 1 Tag **4.** foveoläre Fixation (Teilzeitokklusion des besseren Auges stundenweise pro Tag je nach Verlauf der Visusentwicklung) **5.** therapierefraktäre oder spät entdeckte Amblyopien (Dauerokklusion des Führungsauges).
- operativ: **1.** chirurgische Beseitigung organischer Veränderungen mit Beeinträchtigung der Sehachse bei Kindern **2.** operative Korrektur des Schielwinkels.

Amboss → Incus

Ambroxol *n*: Expektorans, das sowohl sekretolytisch als auch sekretomotorisch wirkt. Ambroxol wird p.o. und inhalativ bei akuten und chronischen bronchopulmonalen Erkrankungen eingesetzt. Zu den Nebenwirkungen gehören gastrointestinale Störungen sowie Haut- und Überempfindlichkeitsreaktionen. Wird Ambroxol mit Antitussiva* kombiniert, droht ein gefährlicher Sekretstau.

Indikationen:
- Asthma* bronchiale
- COPD
- Bronchitis*
- zystische Fibrose
- Halsschmerzen.

ambulant: engl. *outpatient*. Ohne stationäre Aufnahme erfolgend.

AMD: Abk. für → Makuladegeneration, altersabhängige

Amelie → Dysmelie

Ameloblasten → Enameloblasten

Ameloblastom *n*: engl. *ameloblastoma*; syn. Adamantinom. Von der Lamina dentalis ausgehender, häufigster odontogener und meist benigner Tumor unbekannter Ursache im Kieferbereich (v. a. im Bereich der Molaren* der Mandibula* oder im Unterkieferast). Siehe Abb.

Pathologie:
- häufig expansives und lokal infiltrierendes Wachstum oder Zystenbildung
- histopathologisch aufgezeigte, proliferierende Epithelkomplexe, Hohlraumbildungen, fibröses Stroma.

Therapie:
- Exzision im Gesunden
- Rezidivgefahr (ca. 30 %) aufgrund der lokalen Infiltration.

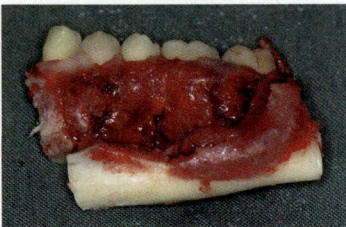

Ameloblastom: Unterkieferteilresektat mit Ameloblastom. [145]

Amelogenesis imperfecta *f*: engl. *hereditary enamel hypoplasia*. Sammelbezeichnung für erblich bedingte syndromatische Erkrankungen (z. B. Kohlschütter-Syndrom) mit gestörter Bildung des Zahnschmelzes. Therapeutisch wird die Zahnhartsubstanz mit Kompositfüllungen und Kronen geschützt oder ersetzt. Weitere Maßnahmen sind lokale Fluoridnutzung zur Mineralisation und Optimierung der Kariesprophylaxe.

Amenorrhö *f*: engl. *amenorrhea*. Physiologisch oder pathologisches Ausbleiben der Menstruation*. Die Ursachen sind vielfältig, häufig psychogen. Nach gynäkologischer Untersuchung, Vaginalsonografie und hormoneller Diagnostik wird je nach Ursache therapiert mit Hormonpräparaten, Psychotherapie oder Behandlung der Grunderkrankung.

Hintergrund: Formen:
- **physiologische** Amenorrhö vor der Menarche*, während Schwangerschaft* und Laktation* (sog. Laktationsamenorrhö*) und nach der Menopause
- **pathologische primäre** Amenorrhö: Nichteintreten der ersten Menstruation (Menarche*) über das vollendete 16. Lj. hinaus: **1.** zu 1/3 bedingt durch chromosomale Anomalien (z. B. Turner*-Syndrom, Swyer-Syndrom, Trisomie X) **2.** zu 2/3 durch organische Störungen wie genitale Fehlbildungen (Gynatresie*), Gonadendysgenesie*, Ovarialhypoplasie* und Intersexualität*
- **pathologische sekundäre** Amenorrhö: **1.** Ausbleiben der Menstruation über einen Zeitraum von 3 Zykluslängen bei Oligomenorrhö sowie von mehr als 3 Mon. nach vorherigem normalem Verlauf des Menstruationszyklus ohne Vorliegen einer Schwangerschaft **2.** meist funktionelle Störung infolge hypothalamisch-hypophysärer Dys- oder Unterfunktion mit konsekutiver Ovarialinsuffizienz*.

Einteilung: nach WHO, siehe Tab.

Amenorrhoea traumatica → Adhäsionen, intrauterine

Amenorrhö-Galaktorrhö-Syndrom → Galaktorrhö-Amenorrhö-Syndrom

Amenorrhö, postpartale *f*: engl. *postpartum amenorrhea*. Persistierendes Ausbleiben der Menstruation* über mehrere (meist > 6) Monate nach der Geburt* oder Laktation*. Ursächlich ist eine Regulationsstörung des hypothalamisch-hypophysären Regelkreises, selten ein Sheehan*-Syndrom, eine postpartale Ovarialinsuffizienz* häufig mit starker Gewichtszunahme oder intrauterine Adhäsionen*. Differenzialdiagnostisch ist die physiologische Laktationsamenorrhö* abzugrenzen.

Amethopterin → Methotrexat

Ametropie *f*: engl. *ametropia*. Fehlsichtigkeit infolge einer Refraktionsanomalie*, entweder als Myopie*, Hyperopie* oder Astigmatismus*. Ametropien werden entweder verursacht durch einen zu kurzen oder zu langen Augapfel oder durch eine abnorme Brechkraft von Hornhaut oder Linse. Therapiert wird je nach Erkrankung mit Brille*, Kontaktlinsen* oder refraktiver Chirurgie*.

Formen:
- Myopie* (Kurzsichtigkeit): Brennpunkt der Sehstrahlen vor der Netzhaut
- Hyperopie* (Weitsichtigkeit): Brennpunkt der Sehstrahlen hinter der Netzhaut
- Astigmatismus* (Stabsichtigkeit): fehlender Brennpunkt der Sehstrahlen.

Näheres zu den Erkrankungen siehe dort.

AMH: Abk. für → Anti-Müller-Hormon

Amenorrhö:
Diagnose und Ätiologie nach WHO.

WHO-Gruppe	Diagnose	Ätiologie
I	hypogonadotrope Amenorrhö	hypothalamohypophysäre Insuffizienz
II	hypothalamohypophysäre Dysregulation (Amenorrhö, anovulatorische Oligomenorrhö)	Rückkopplungsstörung polyzystisches Ovarialsyndrom
III	hypergonadotrope Amenorrhö	Ovarialinsuffizienz, Gonadendysgenesie (chromosomal), hyposensitive Ovarien
IV	normogonadotrope Amenorrhö	Endometriumstörung, kongenitale Anomalien, intrauterine Adhäsionen
V	hyperprolaktinämische Amenorrhö	hypophysäres Prolaktinom, funktionell, pharmakologisch
VI	hyperprolaktinämische Amenorrhö	unbekannt (psychisch)
VII	hypogonadotrope Amenorrhö	hypothalamohypophysäre Insuffizienz infolge eines Tumors

AMI: Abk. für akuter Myokardinfarkt → Herzinfarkt

AMIC-Verfahren *n*: syn. **a**utologe **m**atrix**i**nduzierte **C**hondrogenese-Verfahren. Chirurgisches Verfahren bei kleineren umschriebenen Knorpeldefekten auf Grundlage der Mikrofrakturierung*. Die Regeneration des Knorpelgewebes wird durch Abdecken der Mikrofrakturierung mit einer Kollagenmembran gefördert, durch die austretende, körpereigene Stammzellen auf der Knochenoberfläche angereichert werden. Meist wird eine kombinierte Operationstechnik aus Arthroskopie und Miniarthrotomie eingesetzt. Siehe Abb.

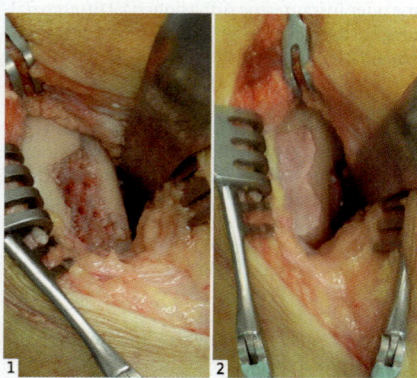

AMIC-Verfahren: 1: Knorpeldefekt nach Anfrischung; 2: nach Fixation der Kollagenmembran (Operationssitus). [93]

Amikacin *n*: Aminoglykosid*-Antibiotikum, das i. v. und i. m. appliziert wird bei Gentamicin*-Resistenz, Sepsis*, schweren bakteriellen Infektionen (Reserveantibiotikum) und als Alternative zu Streptomycin* bei Tuberkulose*. Amikacin ist wirksam gegen aerobe gramnegative Bakterien. Als Kanamycin*-Derivat kann es nephrotoxisch, ototoxisch (v. a. bei Talspiegel > 10 mg/l) und neurotoxisch wirken.
Indikationen:
– Gentamicin-Resistenz
– Sepsis
– Alternative zu Streptomycin bei Tuberkulose
– Verbrennungswunden
– schwere Infektionen mit gramnegativen Bakterien (Reservetherapeutikum), z. B. Atemwegsinfekte, Harnwegsinfekte, Meningitis*, Peritonitis*, Nephritis, Endokarditis*.

Amimie *f*: engl. *amimia*. Fehlen der Mimik* als pathologischer Zustand. Bei motorischer Amimie sind die Gesichtszüge unbeweglich, insbesondere im Rahmen von extrapyramidalen* Syndromen (z. B. Parkinson*-Syndrom). Bei sensorischer Amimie besteht eine Unfähigkeit, Mimik und Gestik zu verstehen und sich selbst darin auszudrücken, z. B. bei globaler Aphasie*.

Amine, biogene *n pl*: engl. *biogenic amines*. Durch Decarboxylierung* von Aminosäuren* entstehende Amine mit vielfältigen physiologischen Funktionen. So entstehen beispielsweise aus Tyrosin und Tryptophan direkte Decarboxylierungsprodukte sowie biogene Amine ihrer Derivate.
Funktion: Biogene Amine besitzen z. T. sehr unterschiedliche Funktionen, z. B. als:
– Bestandteil von: **1.** Ribosomen* (Cadaverin, Putrescin) **2.** Sperma (Spermin, Spermidin) **3.** Phospholipiden* (Ethanolamin) **4.** Vitaminen* (Vitamin B_{12}) **5.** Coenzymen (Coenzym* A)
– Ganglien-Blocker im Gehirn (GABA)
– Gewebehormone (Histamin*, Dopamin*, Adrenalin*, Serotonin*, Tyramin, Tryptamin).

Aminkolpitis → Vaginose, bakterielle
Aminoacyltransferasen *f pl*: engl. *aminoacyltransferases*. Enzyme*, welche die Übertragung von Aminoacylresten (Aminosäuregruppen) auf andere Moleküle katalysieren.
Aminoazidurie *f*: engl. *aminoaciduria*. Ausscheidung von Aminosäuren im Urin. Physiologisch erfolgen 3 % der Gesamtstickstoffausscheidung über den Harn.
Aminoessigsäure → Glycin
Aminoglykosid-Antibiotika *n pl*: engl. *aminoglycoside antibiotics*. Bakterizide Antibiotika zum Einsatz bei verschiedenen bakteriellen Infektionen. Aminoglykosid-Antibiotika bestehen aus untereinander glykosidisch verknüpften Aminozuckern, z. T. auch aus N-freien Zuckern und werden aus Streptomyces-Arten (Endung -mycin) oder Micromonospora-Arten (Endung -micin) gewonnen. Sie wirken nicht gegen Streptokokken. Zu beachten ist die geringe therapeutische Breite.
Wirkung: Aminoglykosid-Antibiotika wirken bakterizid durch Anlagerung an die 30 S-Untereinheiten der bakteriellen Ribosomen. Dadurch kommt es zum Einbau falscher Aminosäuren und folglich zu einer fehlerhaften Proteinsynthese, die zum Absterben der Bakterien führt.
Vertreter: U. a.
– Amikacin*
– Apramycin
– Framycetin
– Gentamicin*
– Kanamycin*
– Neomycin*
– Netilmicin
– Paromomycin*
– Spectinomycin*
– Streptomycin*
– Sisomicin
– Tobramycin*.
Nebenwirkungen:
– allergische Reaktionen
– Ototoxizität
– Nephrotoxizität
– selten neuromuskuläre Blockade (bei lokaler Hochdosistherapie).

Aminokrebs *m*: engl. *amino carcinoma*. Krebsgeschwulst der abführenden Harnwege, vorwiegend der Harnblase, hervorgerufen durch meist jahrelange Exposition gegenüber aromatischen Aminen (Benzidin, Betanaphthylamin). Der Aminokrebs ist als melde- und entschädigungspflichtige Berufskrankheit* anerkannt (BK Nr. 1301). Die krebserzeugenden aromatischen Amine sind heute weitgehend durch Ersatzstoffe ausgetauscht worden.

Aminolävulinsäure-Synthase *f*: syn. δ-Aminolaevulinat-Synthase. In Mitochondrien von Erythroblasten* und Leberzellen vorkommendes Enzym für die Biosynthese des roten Blutfarbstoffes Häm*. Es katalysiert die Kondensation von Glycin* mit Succinyl*-Coenzym A zu δ-Aminolävulinat. Die Regulation der Aminolävulinsäure-Synthase erfolgt über verschiedene Stoffwechselvorgänge, z. B. den Eisenstoffwechsel.
Klinische Bedeutung:
– Blei hemmt die Aminolävulinsäure-Synthase und 2 weitere Enzyme der Blutbildung. Die Folge ist eine Bleianämie.

Aminopenicillinexanthem *n*: engl. *Aminopenicillin exanthema*; syn. Ampicillinexanthem. Makulopapulöses Exanthem*, das während oder nach Aminopenicillintherapie durch transiente Immunstimulation bei gleichzeitiger Mononucleosis* infectiosa auftritt, bei Erwachsenen in 30–70 % und bei Kindern in nahezu 100 %.
Hintergrund: Nach Abklingen der Virus-Infektion (auch bei Infektion mit HIV und Herpes simplex Virus Typ 6) werden die Medikamente oft wieder vertragen. Ggf. wird später eine allergologische Abklärung zur Abgrenzung einer Amino(penicillin)-Allergie durchgeführt.

Aminopeptidasen *f pl*: engl. *aminopeptidases*. Enzyme (EC 3., Hydrolasen), die hydrolytisch N-terminale Aminosäuren von Peptiden/Proteinen abspalten. Die Exopeptidasen gehören zu den Zn-haltigen Metalloproteasen. Ein Beispiel ist Leucinaminopeptidase.

Aminosäuren *f pl*: engl. *amino acids*. Organische Verbindungen mit mindestens einer Carboxyl- und Aminogruppe. Die 21 proteinogenen α-Aminocarbonsäuren bilden die Primärstruktur* der Peptide* und Proteine*. In der Natur kommen Aminosäuren aufgrund 1 oder 2 asymmetrischer C-Atome als optisch aktive Verbindungen vor (außer Glycin*) und haben meist die L-Konfiguration.
Allgemeine Strukturformel:

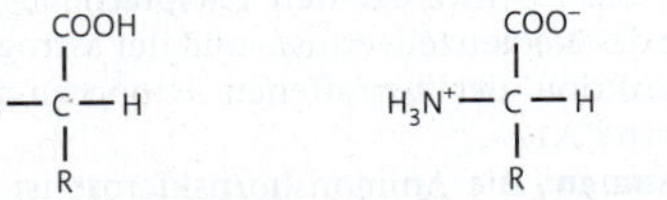

Nomenklatur und spezifische Strukturformeln: siehe Abb.
Nomenklatur: Je nach Abstand der NH₂-Gruppe in der Kohlenstoffkette zu der endständigen Carboxylgruppe werden Aminosäuren als **α-, β-** oder **γ-Aminosäuren** bezeichnet. α-Aminosäuren gehören als Bausteine der Proteine und Peptide, jedoch auch in freier Form, zu den wichtigsten organischen Stoffen der lebenden Zelle.
Proteinogene und nicht proteinogene Aminosäuren:
– **proteinogene Aminosäuren**, d. h. Protein bildende Aminosäuren sammeln sich in der Zelle in einem Aminosäurenpool, in dem sich mit der Nahrung aufgenommene, im Stoffwechsel synthetisierte und durch Proteinabbau anfallende Aminosäuren mischen. In diesem Pool befinden sich auch stickstoffhaltige Vor- und Zwischenstufen der Biosynthese der proteinogenen und nicht proteinogenen Aminosäuren. Außer den 21 Aminosäuren, die gewöhnlich in Proteinen vorkommen, gibt es einige, die in nur geringer Menge in speziellen Proteintypen gefunden wurden, z. B. 4-Hydroxyprolin und 5-Hydroxylysin

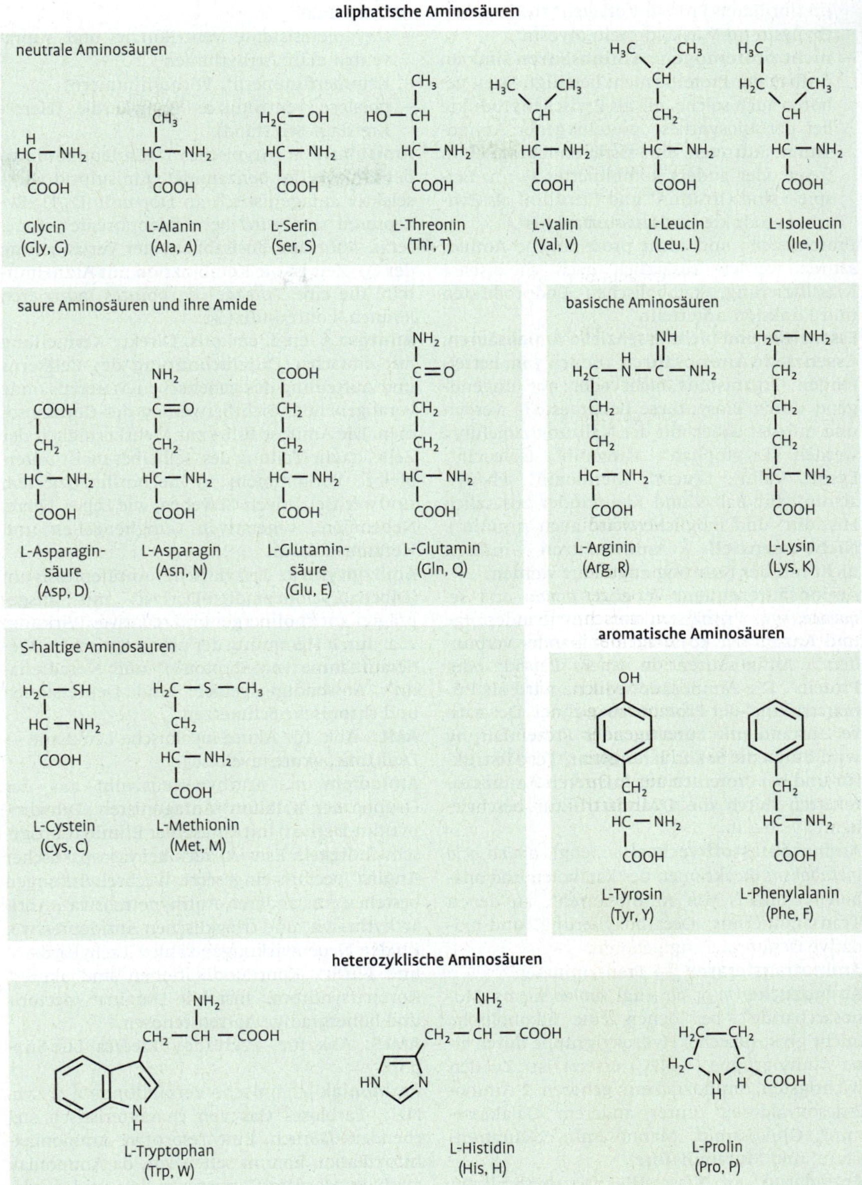

Aminosäuren

im fibrillären Protein Kollagen* sowie N-Methyllysin im Muskelprotein Myosin*.
- **nicht proteinogene Aminosäuren** sind am Aufbau der Proteine nicht beteiligt. Dazu gehören auch solche, die als Zwischenprodukte bei der Biosynthese proteinogener Aminosäuren auftreten. Sie existieren biologisch in freier oder anders kombinierter Form. Beispiele sind Ornithin* und Citrullin* als Zwischenprodukte im Harnstoffzyklus*.

Proteinogene und nicht proteinogene Aminosäuren werden zusätzlich nach chemischer Klassifizierung, katabolischen Endprodukten und Funktion unterteilt.

Essenzielle und nicht essenzielle Aminosäuren: **Essenzielle Aminosäuren** können vom betreffenden Organismus nicht oder nur ungenügend durch Biosynthese bereitgestellt werden und müssen daher mit der Nahrung zugeführt werden (Tryptophan*, Threonin*, Isoleucin*, Lysin*, Valin*, Leucin*, Methionin*, Phenylalanin*; für Babys und Kleinkinder zusätzlich Histidin* und möglicherweise auch Arginin*).

Nicht-essenzielle Aminosäuren müssen nicht mit der Nahrung zugeführt werden.

Aminosäuresequenz f; engl. *amino acid sequence*; syn. Primärstruktur. Aufeinanderfolge und Anzahl der kovalent miteinander verbundenen Aminosäuren* in einem Peptid* oder Protein*. Die Aminosäuresequenz wird als Primärstruktur der Proteine bezeichnet. Der native Zustand mit zunehmender Proteinfaltung wird durch die Sekundärstruktur, Tertiärstruktur und bei Proteinen aus mehreren Aminosäureketten durch die Quartärstruktur beschrieben.

Aminosäurestoffwechsel m; engl. *amino acid metabolism*. Reaktionen des katabolen und anabolen Umbaus von Aminosäuren*, zu denen Transaminierung, Decarboxylierung* und oxidative Desaminierung gehören.

Aminotransferasen → Transaminasen

Aminozucker m sg, pl; engl. *amino sugars*. Monosaccharide*, bei denen eine alkoholische (nicht glykosidische) Hydroxylgruppe durch eine Aminogruppe (—NH₂) ersetzt ist. Zu den wichtigsten Aminozuckern gehören 2-Amino-2-desoxyaldosen (unter anderem Galaktosamin*, Glukosamin, Mannosamin, Neuraminsäure* und Muraminsäure*).

Amiodaron n: Klasse-III-Antiarrhythmikum zur oralen oder i. v. Applikation bei Arrhythmien*, Kammerflimmern* sowie kardiopulmonaler Reanimation*. Amiodaron verlängert Aktionspotenziale und Refraktärzeit der Herzmuskelzellen (Hemmung kardialer spannungsabhängiger Kaliumkanäle), der genaue Wirkmechanismus ist jedoch unklar. Auf zellulärer Ebene hemmt Amiodaron die Wirkung von Glukagon*, Sekretin* und Noradrenalin*.

Indikationen:
- therapieresistente ventrikuläre und supraventrikuläre Arrhythmien
- Kammerflimmern*, Vorhofflimmern*
- pulslose ventrikuläre Tachykardie (Herz*-Kreislauf-Stillstand).

Amisulprid n: Atypisches Neuroleptikum aus der Gruppe der Benzamide*. Amisulprid wirkt selektiv antagonistisch an Dopamin-D₂/D₃-Rezeptoren und wird bei Schizophrenie* eingesetzt. Aufgrund dosisabhängiger Verlängerung der QT-Zeit ist die Kombination mit Arzneimitteln, die eine Torsade* de pointes induzieren können, kontraindiziert.

Amitose f; engl. *amitosis*. Direkte Kernteilung mit einfacher Durchschnürung des Zellkerns und Aufteilung des genetischen Materials ohne vorangehendes Sichtbarwerden der Chromosomen. Die Amitose führt zur Mehrkernigkeit der Zelle, da die Teilung des Zellleibes unterbleibt. Vorkommen: in hochdifferenzierten, stoffwechselaktiven Geweben, wie Leber, Niere, Nebenniere, vegetativen Ganglienzellen und Herzmuskulatur.

Amitriptylin n: Trizyklisches Antidepressivum (Dibenzocycloheptadien-Derivat) mit ausgeprägter anticholinerger und sedativer Wirkung, u. a. durch Hemmung der präsynaptischen Wiederaufnahme von Serotonin* und Noradrenalin*. Anwendungsgebiete sind Depressionen und chronische Schmerzen.

AML: Abk. für Akute myeloische Leukämie → Leukämie, akute myeloische

Amlodipin n: Antihypertensivum aus der Gruppe der Kalzium*-Antagonisten (Dihydropyridin-Derivat) mit langsamer Eliminationsgeschwindigkeit. Es wird auch bei vasospastischer Angina* pectoris eingesetzt. Wechselwirkungen bestehen mit anderen Antihypertensiva*, Antiarrhythmika* und trizyklischen Antidepressiva. Zu den Nebenwirkungen zählen Tachykardien* und Flush*. Kontraindikationen sind akutes* Koronarsyndrom, instabile Angina* pectoris und höhergradige Aortenstenosen.

AMLS: Abk. für → Advanced Medical Life Support

Ammoniak [chemische Verbindungen] n: syn. NH₃. Farbloses Gas von charakteristisch stechendem Geruch. Eine resorptive Ammoniak-Intoxikation kommt selten vor, da Ammoniak rasch in Harnstoff* umgewandelt und ausgeschieden wird. Inhalation größerer Mengen der auch augenreizenden Dämpfe führt zu Bronchialspasmen. 1,5–2,5 g Ammoniak-Gas führen innerhalb 1 h zum Tod.

Ammoniak [Laborwert] n: engl. *ammonia*. Farbloses Gas mit stechendem Geruch. Im Stoffwechsel entsteht Ammoniak beim Abbau von Aminosäuren*, Proteinen*, Purinen* und Pyrimidinen*. Es wird v. a. im Rahmen der Harnstoff*-Bildung in der Leber* (Harnstoffzyklus*) eliminiert. Bei Akkumulation, beispielsweise bei Leberzirrhose*, wirkt Ammoniak neurotoxisch.

Indikation zur Laborwertbestimmung:
- neurologische Symptome (z. B. psychische Veränderungen, Krampfanfälle, Koma*) bei: 1. Leberzirrhose oder Leberversagen 2. Chemotherapie* 3. portosystemischem Shunt 4. massiver GI-Blutung 5. Einnahme von Valproat (wirkt toxisch auf Mitochondrien*)
- Verdacht auf angeborene Stoffwechselstörungen, v. a. bei Kindern (hereditäre Hyperammoniämie*).

Bewertung: Erhöhte Konzentrationen:
- gestörte Harnstoffbiosynthese bei Lebererkrankungen, z. B. bei Leberzirrhose
- Umgehung des Pfortaderkreislaufs*
- hochdosierte Chemotherapie
- angeborene Enzymdefekte (hereditäre Hyperammonämie).

Ammoniakgas → Ammoniak [chemische Verbindungen]

Ammoniakgeruch m; engl. *ammonia odour*. Charakteristisch stechender Geruch des farblosen Gases Ammoniak (NH₃), das bei der Zersetzung von stickstoffhaltigen organischen Substanzen entsteht und in der Leber durch die Bildung von Harnstoff gebunden und mit dem Urin ausgeschieden wird. Bei Harnwegsinfektionen riecht der Urin nach Ammoniak, bei schweren Leberfunktionsstörungen die Ausatemluft.

Ammoniakintoxikation → Harnstoffzyklus-Enzymdefekt, angeborener

Ammoniummagnesiumphosphat → Magnesiumammoniumphosphat

Ammonshornsklerose f; engl. *Ammon's horn sclerosis*; syn. Hippocampussklerose. Nervenzellverlust und Gliose* im Hippocampus* mit Verhärtung bei langjähriger Temporallappenepilepsie*. Die Ammonshornsklerose wird eingeteilt nach Schweregraden entsprechend der Stärke des Nervenzellverlusts und der astroglialen Reaktion der betroffenen Hippocampus-Sektoren CA1–4.

Vorkommen: Die Ammonshornsklerose ist bei ca. 60 % der Patienten mit Temporallappenepilepsie zu finden. Unklarheit herrscht noch darüber, ob sie Ursache oder Folge der chronischen Epilepsie ist.

Amnesie f; engl. *amnesia*. Quantitative Gedächtnisstörung* mit zeitlich oder inhaltlich definierter Erinnerungsbeeinträchtigung aufgrund organischer oder psychogener Ursache.

Vorkommen:
- häufig nach Bewusstseinsstörung* (z. B. nach Schädelhirntrauma*) und bei symptomatischer Psychose*

– auch nach epileptischem Anfall, Intoxikation*, schwerer psychosozialer Traumatisierung, Migräne* oder bei Demenz*.

Einteilung:
– nach Zeitraum der Erinnerungsbeeinträchtigung: 1. retrograde Amnesie* 2. anterograde Amnesie* 3. kongrade Amnesie* 4. transiente globale Amnesie* 5. globale Amnesie* 6. partielle Amnesie*
– nach Inhalt der Erinnerungsbeeinträchtigung: dissoziative Amnesie*
 – weitere Formen: 1. semantische Amnesie 2. infantile Amnesie 3. hypnotische Amnesie 4. posttraumatische Amnesie 5. Paramnesie*.

Amnesie, anterograde *f*: engl. *anterograde amnesia*. Amnesie* für eine bestimmte Zeit oder anhaltend nach einem schädigenden Ereignis oder nach dem Beginn der Störung (z. B. Schädelhirntrauma*). Betroffene sind ansprechbar und können unauffällig reagieren.

Hintergrund: Vorkommen: z. B.
– bei Unfall mit Schädelhirntrauma
– bei alkoholbedingtem Korsakow*-Syndrom
– im Initialstadium der Demenz*
– bei affektiven Störungen* (sog. depressive Pseudodemenz).

Klinik:
– Domänen-, material- und modalitätsspezifische oder globale Neugedächtnisbeeinträchtigung mit Unfähigkeit, neue Informationen im Langzeitgedächtnis zu konsolidieren (anterograder zeitlicher Gradient) und Störung des Lernens und Erinnerns neuer Informationen ab Beginn der Amnesie
– Erinnerungsfähigkeit (retrograder zeitlicher Gradient) dabei weniger beeinträchtigt
– Betroffene sind ansprechbar und können unauffällig reagieren, d. h. weitere kognitive Funktionen sowie das Arbeitsgedächtnis sind nicht zwangsläufig betroffen.

Amnesie, dissoziative *f*: engl. *dissociative amnesia*. Meist unvollständige und selektive Amnesie*, die sich auf zurückliegende, häufig traumatische Ereignisse (z. B. Unfall, Kindesmisshandlung) bezieht. Behandelt wird mit Psychotherapie. Dabei wird der Bezug der Störung zu verursachenden Ereignissen oder Bedingungen rekonstruiert.

Vorkommen: U. a. im Rahmen dissoziativer Identitätsstörung*, dissoziativer Fugue*, akuter Belastungsreaktion, posttraumatischer* Belastungsstörung oder als isolierte Form der dissoziativen* Störungen. Die dissoziative Amnesie ist nicht kausal auf Intoxikationen oder neurologische oder andere medizinische Bedingungen zurückführbar.

Klinik:
– meist retrospektive Gedächtnislücke(n) in der individuellen Autobiografie
– zeit- und personenbezogene Variation bei Ausmaß und Vollständigkeit
– meist mit beständigem nicht-erinnerbarem Kern, der im Wachzustand nicht aufgehellt werden kann
– nur selten vollständige und generalisierte Amnesie (vgl. etwa amnestische Episode*).

Amnesie, globale *f*: engl. *global amnesia*. Gedächtnisstörung* mit retrograder* und anterograder Amnesie*, meist als Ausdruck schwerster, irreversibler Amnesien, oft nach bilateraler limbisch-dienzephaler Schädigung. Synonym verwendet wird der Begriff für reversible funktionale retrograde Amnesien*, meist im Rahmen dissoziativer Syndrome.

Amnesie, kongrade *f*: engl. *congrade amnesia*. Amnesie* für die Zeit der eigentlichen Bewusstlosigkeit.

Amnesie, partielle *f*: engl. *partial amnesia*. Retrograde Amnesie*, bei der nur Teile oder Aspekte von Episoden, Ereignissen oder Situationen erinnert werden können.

Vorkommen:
– mit psychogener Genese (häufig reversibel)
– posttraumatische* Belastungsstörung
– akute Belastungsstörung*
– dissoziative Amnesie*
– Intoxikation
– Narkolepsie*
– Migräne*
– akute Psychose*

Amnesie, posttraumatische *f*: engl. *posttraumatic amnesia*. Gedächtnisstörung* nach traumatischer Hirnschädigung (engl. *traumatic brain injury*, Abk. TBI) in Form von anterograder Amnesie* und evtl. zusätzlich mit Intervallen retrograder* Störung. Die Gedächtnisstörung betrifft hauptsächlich das episodische Gedächtnis. Prozedurales Lernen und Priming sind in der Regel kaum beeinträchtigt.

Amnesie, retrograde *f*: engl. *retrograde amnesia*. Amnesie* für den Zeitraum (Sekunden bis Wochen) vor einem schädigenden physischen (z. B. Schädelhirntrauma) oder psychischen (z. B. Psychotrauma) Ereignisses oder vor dem Beginn der Störung. Die anterograde Amnesie* ist dagegen meist länger. Therapie und Prognose sind abhängig von Ursache, Grunderkrankung und Ausmaß der Defizite.

Therapie:
– ggf. Beseitigung ursächlicher Krankheitsfaktoren
– kognitives Training
– neuropsychologische Therapie*
– Rehabilitation.

Amnesie, transiente globale *f*: engl. *transitory global amnesia*. Episode akuter Gedächtnisstörung* mit anterograder* und meist geringer ausgeprägter retrograder Amnesie* und Orientierungsstörung*. Auslöser können akute Schmerzzustände sein. Die Dauer beträgt meist nur wenige Stunden. Eine spezifische Therapie existiert nicht, das Rezidivrisiko innerhalb von 5 Jahren wird auf 3–20 % geschätzt.

amnestisch: engl. *amnestic*. Ohne Erinnerung bzw. die Amnesie* betreffend, z. B. nach Schädelhirntrauma*, bei Demenz*, organisch bedingter Bewusstseinstrübung oder Intoxikation*.

amnestisches Psychosyndrom → Korsakow-Syndrom

Amnion *n*: Im Stadium der zweiblättrigen Keimscheibe* aus dem Epiblasten (späteres Ektoderm) auswandernde Zellschicht unter dem Trophoblasten, die zusammen mit dem Ektoderm des Keimlings die Amnionhöhle bildet.

Funktion: Das Amnion stülpt sich während der weiteren Embryogenese von dorsal nach ventral über den späteren Embryo und bildet so die innerste der Eihäute*. Amnionzellen modulieren das Fruchtwasser*.

Amnionflüssigkeit → Fruchtwasser

Amnioninfektionssyndrom *n*: engl. *amniotic infection syndrome*; syn. Chorioamnionitis. Infektion von Fruchthöhle, Plazenta und Eihäuten sowie des Feten in der Schwangerschaft oder unter der Geburt. Das Amnioninfektionssyndrom tritt vorwiegend bei vorzeitigem Blasensprung auf, kann aber auch bei einer geschlossenen Fruchtblase vorkommen. Behandelt wird antibiotisch, in den meisten Fällen muss die Schwangerschaft beendet werden.

Ätiologie: Es handelt sich um eine aufsteigende Infektion über die Vagina und die oft auch leicht geöffnete Zervix. Die häufigsten Erreger sind: E. coli, Streptokokken der Gruppe B, Mycoplasmen, seltener kommen Chlamydien oder Gonokokken vor.

Klinik: Klinisch stehen Fieber, fetale Tachykardie, Anstieg der Entzündungsparameter im mütterlichen Blut (Leukozyten, CRP) und fötide riechendes Fruchtwasser im Vordergrund.

Komplikation: Bei fortschreitender Infektion kann es zur mütterlichen und kindlichen Sepsis* kommen.

Therapie: Die Behandlung besteht einerseits aus der Gabe von Antibiotika i. v., andererseits aus der Beendigung der Schwangerschaft bei erheblicher mütterlicher und kindlicher Gefährdung, und zwar vor der Lebensfähigkeit des Kindes als Schwangerschaftsabbruch, ab der 24. SSW in der Regel als Schnittentbindung.

Amnioninfusion *f*: engl. *amnioinfusion*. Fruchtwasserauffüllung bei Oligo- oder Anhydramnion*. Eine Amnioninfusion wird über eine Amniozentese* durchgeführt.

Indikationen:
– bessere Schallbedingungen in der Pränataldiagnostik*
– Versuch der Vermeidung von Kontrakturen

- Versuch der Verbesserung der Entwicklung des Lungengewebes und damit Vermeidung einer Lungenhypoplasie
- Nachweis oder Ausschluss eines vorzeitigen Blasensprunges*, hierzu wird die Flüssigkeit mit einem Farbstoff versetzt.

Amnioninfusionssyndrom → Fruchtwasserembolie

Amnionitis *f*: Entzündung der Eihäute (Amnion) bei bestehendem Amnioninfektionssyndrom*, meist infolge einer aufsteigenden Infektion.

Amnionpunktion → Amniozentese

Amnioskop *n*: engl. *amnioscope*. Starres Kunststoff- oder Metallrohr mit Lichtquelle zum vaginalen Einführen in den geöffneten Muttermund. Ein Amnioskop wird zur gezielten Amniotomie* oder bei fetaler Blutentnahme am Skalp (fetale Blutgasanalyse, Mikroblutuntersuchung) verwendet. Die früher durchgeführte Amnioskopie (reine Betrachtung des Fruchtwassers) hat heute keinen klinischen Stellenwert mehr.

Amniotic-Fluid-Index *m*: Abk. AFI. Index zur Quantifizierung der Fruchtwassermenge. Es erfolgt eine sonografische Messung der vertikalen Ausdehnung der größten Fruchtwasserdepots in allen 4 Quadranten im Uterus. Die Zahlenwerte (in cm) werden addiert.

Referenzbereich: Ein Polyhydramnion wird bei Überschreiten der 95-er Perzentile, ein Oligohydramnion bei Unterschreiten der 5-er Perzentile (z. B. am Geburtstermin < 7 cm) diagnostiziert.

Amniotomie *f*: engl. *amniotomy*. Eröffnung der Fruchtblase unter der Geburt mittels vaginaler Untersuchung und unter Verwendung eines Häkchens oder einer Klemme. Die Amniotomie der Vorblase dient zur Geburtseinleitung oder zur Beschleunigung des Geburtsverlaufes. Ist der kindliche Kopf noch nicht fest im Becken, ist als Komplikation ein Nabelschnurvorfall möglich.

Amniozentese *f*: engl. *amniocentesis*; syn. Amnionpunktion. Punktion der Fruchthöhle (Amnionhöhle) zur Gewinnung von Fruchtwasser. Die Punktion erfolgt unter Ultraschallsicht von der Bauchdecke der Mutter aus. Man unterscheidet die diagnostische von der seltenen therapeutischen Punktion. Siehe Abb.

Indikationen:
- diagnostisch: **1.** im Rahmen der Pränataldiagnostik ab der 13. SSW **2.** Frühamniozentese ab der 10. SSW mit erhöhtem Komplikationsrisiko bei vermuteten genetisch bedingten Fehlbildungen **3.** zur Bestimmung des Bilirubin bei V. a. Morbus* haemolyticus neonatorum (heute weitgehend durch Chordozentese ersetzt) **4.** Bei V. a. intrauterine Infektionen

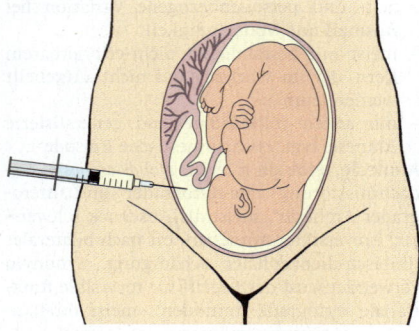

Amniozentese: Transabdominaler Zugang.

- therapeutisch: **1.** Amnioninfusion bei Ahydramnion **2.** Entlastungspunktion, z. B. bei Polyhydramnion oder fetofetalem Transfusionssyndrom*.

Komplikationen: Das Abortrisiko beträgt in der Frühschwangerschaft etwa 0,3 %, außerdem können Blasensprung, Infektionen und Blutungen auftreten. Verletzungen des Feten durch die Nadel sind extrem selten.

A-Mode: Abk. für engl. *amplitude modulation* → Ultraschalldiagnostik

Amöben *f pl*: engl. *amoebae*. Protozoen* der Klasse Rhizopoda, die sich durch ständige Formveränderung und Ausbildung von Pseudopodien* fortbewegen. Die meisten Arten leben im Süßwasser, teils aber auch im menschlichen Darmtrakt. Nur wenige sind fakultativ pathogen (z. B. Entamoeba* histolytica, Naegleria* fowleri).

Amöben-Antikörper: Antikörper* gegen Entamoeba histolyticum. Die Bestimmung ist indiziert bei Abszessen in Leber, Lunge oder im Gehirn mit Verdacht auf Amöbiasis*. Hinweise sind blutige Durchfälle nach Aufenthalt in den (Sub-)Tropen. Der Nachweis erfolgt im Serum* mittels Immunfluoreszenztest*. Er ist nicht geeignet zum Nachweis der akuten Amöbenruhr.

Amöben-Meningoenzephalitis *f*: engl. *amoebic meningo-encephalitis*. Seltene, akut verlaufende, nekrotisierende oder granulomatöse primäre Meningoenzephalitis* durch Infektion mit Amöben* mit meist infauster Prognose. In der Regel wird ein Therapieversuch mit Amphotericin* B in hoher Dosierung (i. v. und intrathekal) in Kombination mit Rifampicin* unternommen.

Amöben-Nachweis im Stuhl *m*: Nachweis von Zysten oder vegetativen* Formen von Entamoeba* histolytica, dem Erreger der Amöbiasis*, in der Parasiten-Stuhldiagnostik. Der Nachweis im Stuhl wird bei Verdacht auf intestinalen Befall bevorzugt, bei Verdacht auf extraintestinalen Amöbenbefall werden Amöben-Antikörper im Serum bestimmt.

Amöbenruhr → Amöbiasis

Amöbiasis *f*: engl. *amoebiasis*; syn. Amöbenruhr. Protozoen*-Infektion mit Entamoeba* histolytica. Die Mehrzahl der Infektionen ist asymptomatisch. In der Minderheit treten gastrointestinale Symptome oder Abszesse, meist in der Leber, auf.

Epidemiologie: Die Amöbiasis ist weltweit verbreitet, insbesondere in Ländern mit geringem Einkommen. Die Übertragung der Amöbenzysten erfolgt fäkal-oral. Entamoeba dispar ist nicht pathogen, während die morphologisch identische Entamoeba histolytica die Darmwand durchdringen kann und so die Enteritis verursacht.

Klinik: Bei Darmbefall:
- Durchfall
- Bauchschmerzen
- Tenesmen mit blutigem Stuhl
- häufig Fieber.

Bei Abszessen meist:
- hohes Fieber
- Schmerzen im betroffen Organ, in der Regel der Leber.

Therapie:
- bei Darmbefall und Abszess: **1.** Metronidazol **2.** Tinidazol
- zur Behandlung der Zysten anschließend: **1.** Diloxanid **2.** Paromomycin
- bei Amöbenabszessen gelegentlich Aspiration nötig.

Amoebida → Amöben

Amok *m*: Reaktiver Erregungszustand* mit plötzlichen, ungerichteten Gewaltausbrüchen, Hypermotorik (sog. Bewegungssturm) und massiver (Fremd-)Aggression*, gefolgt von einem schweren Erschöpfungszustand meist mit Amnesie* für die Episode und häufig beendet durch Suizid*. Heute werden diesem Begriff auch zielgerichtete und geplante Gewalttaten zugerechnet (z. B. Amokläufe an Schulen).

Vorkommen: Zur Risikogruppe gehören cholerische, leicht zu kränkende Personen mit unter Umständen entsprechenden Persönlichkeitsstörungen*, z. B.:
- paranoide Persönlichkeitsstörung*
- schizoide Persönlichkeitsstörung*
- narzisstische Persönlichkeitsstörung*
- dissoziale Persönlichkeitsstörung*
- emotional instabile Persönlichkeitsstörung*.

Ursachen: Meist Endpunkt einer langen Entwicklung mit fortgeschrittener psychischer und sozialer Desintegration (Rückzug) und Grübelei und als Reaktion auf empfundene Kränkungen und Zurückweisungen anzusehen (Rache).

amorph: engl. *amorphous*. Formlos, ohne scharfe Begrenzung; in der Chemie: unkristallin.

Amoss-Zeichen → Dreifußzeichen
Amotio *f*: Entfernung, z. B Amotio bzw. Ablatio* retinae (Netzhautablösung*).
Amotio choroideae *f*: engl. *choroidal detachment*; syn. Ablatio choroideae. Aderhautabhebung aufgrund einer Exsudation unter die Choroidea* bei länger andauerndem niedrigem Augeninnendruck*, z. B. nach Glaukomoperation, Entzündung der Aderhaut oder Sklera sowie Unterblutung (infolge OP oder Trauma).
Amotio retinae → Netzhautablösung
Amoxicillin *n*: Oral oder parenteral anwendbares Betalaktam*-Antibiotikum mit guter Gewebegängigkeit und breiter bakterizider Wirkung gegen grampositive und einige gramnegative Keime. Eine Kombination mit Clavulansäure* erweitert das Wirkspektrum. Zu den Nebenwirkungen zählen gastrointestinale Störungen, Anaphylaxie und Exantheme (insbesondere bei infektiöser Mononukleose).
Indikationen: Infektionen durch Amoxicillin-empfindliche Erreger:
- Infektionen der Atemwege, HNO-Infekte
- Infektionen der Harnwege und Nieren
- Infektionen der Geschlechtsorgane, Gonorrhö*
- Haut- und Weichteilinfektionen
- Knochen- und Gelenkinfektionen, Zahnabszesse
- Infektionen des Magen-Darm-Traktes, Helicobacter*-pylori-Eradikationstherapie
- Lyme*-Borreliose, Listeriose*, Typhus* abdominalis
- Endokarditisprophylaxe.

Amoxicillin + Clavulansäure: Die Fixkombination mit dem Betalaktamase*-Inhibitor Clavulansäure. Sie schützt das Breitband-Antibiotikum Amoxicillin* vor der Inaktivierung durch Betalaktamasen und erweitert dessen Wirkspektrum. Clavulansäure hat selbst nur eine schwache antibakterielle Wirkung. Zu den Nebenwirkungen zählen gastrointestinale Störungen, Anaphylaxie und Exantheme (insbesondere bei infektiöser Mononukleose) sowie Leberfunktionsstörungen.
Indikationen:
- Infektionen mit Amoxicillin/Clavulansäure-empfindlichen Erregern: **1.** Atemwegsinfektionen **2.** HNO-Infekte **3.** Infektionen der Nieren und der harnableitenden Wege **4.** Haut- und Weichteilinfektionen, Tierbisse **5.** Knochen- und Gelenksinfektionen **6.** intraabdominelle Infektionen, Infektionen der weiblichen Geschlechtsorgane
- Prophylaxe von Infektionen bei größeren operativen Eingriffen.

AMP: Abk. für → Adenosinmonophosphat
Amphetaminintoxikation *f*: engl. *amphetamine intoxication*. Akute Intoxikation* durch den Konsum von Amphetaminen. Die Amphetaminintoxikation gehört zu den Substanzstörungen* nach (ICD-10).
Amphiarthrosis → Gelenk
amphitrich: engl. *amphitrichous*. Beschreibender Begriff für eine Form der Begeißelung von Bakterien, bei der sich die Geißeln* an den gegenüberliegenden Polen des Bakteriums befinden, z. B. bei Spirillen.
Amphotericin B *n*: Antifugales Polyen-Antibiotikum zur topischen und systemischen Anwendung bei verschiedenen Mykosen*. Oral ist Amphotericin B nicht wirksam gegen systemische Pilzinfektionen. Bei intravenöser Anwendung treten häufig Nebenwirkungen wie Anaphylaxien, Kopfschmerzen, gastrointestinale Symptome und Elektrolytstörungen auf, die präventive Medikamentengaben erfordern. Die Genitalcreme beeinträchtigt die Sicherheit von Kondomen.
Ampicillin *n*: Betalaktam*-Antibiotikum mit breiter bakterizider Wirkung gegen grampositive und einige gramnegative Keime. Aufgrund schlechterer oraler Resorption und Verträglichkeit als Amoxicillin* wird es hauptsächlich intravenös verabreicht, meist in Kombination mit dem Betalaktamase*-Inhibitor Sulbactam*. Nebenwirkungen sind Überempfindlichkeitsreaktionen und gastrointestinale Beschwerden.
Indikationen: Akute und chronische bakterielle Infektionen mit Ampicillin-empfindlichen Erregern:
- Atemwegsinfektionen, HNO-Infekte
- Infektionen des Urogenitaltraktes
- Infektionen des Magen-Darm-Traktes, der Gallenblase und Gallenwege
- Haut- und Weichteilinfektionen
- Listeriose*, Typhus* abdominalis
- Meningitis*, Endokarditis*, Sepsis*,
- Osteomyelitis*Infektionen im Bereich der Augen.

Ampulla epiphrenica *f*: engl. *epiphrenic ampulla*; syn. epiphrenische Ampulle. 1,5–2,5 Sekunden nach dem Schluckakt* röntgenologisch sichtbare, ampullenartige Erweiterung im unteren Segment des Ösophagus*. Dieser nicht pathologische Befund erscheint auch bei starker Inspiration*, da der Ösophagus hier sehr dehnbar und dem starken Drücken des Thorax* ausgesetzt ist. Eine Differenzialdiagnose ist die Hiatushernie*.
Ampulla recti *f*: engl. *rectal ampulla*; syn. Rektumampulle. Unterhalb der Kohlrauschfalte gelegener kaudalster Teil des Mastdarms. Die extraperitoneal liegende Ampulla recti ist sehr dehnbar und reicht bis zur Junctio anorectalis, an der der trichterförmig verengte Analkanal* beginnt. Mit dem Eintritt von Fäzes* in die Ampulla recti wird die Defäkation* eingeleitet.
Ampulla tubae uterinae *f*: syn. Tubenampulle. Längster (ca. 7 cm) und weitester (ca. 0,4–1 cm) Abschnitt des Eileiters (Tuba uterina) zwischen Tubentrichter (Infundibulum tubae uterinae) und Tubenenge (Isthmus tubae uterinae). Die Befruchtung* der Eizelle findet meist in der Ampulla* tubae uterinae statt. Die Tubenampulle ist zugleich häufigster Lokalisationsort einer Tubargravidität*, die entsteht, wenn die Frucht nicht Richtung Uterus weiterbewegt wird.
Ampulle *f*: engl. *ampule*. Kleiner, steril verschlossener Glasbehälter mit Hals für Injektionslösungen.
Amputat *n*: engl. *amputated part*. Durch traumatische oder chirurgische Amputation* abgetrennter Teil eines Organs oder einer Extremität. Je nach Größe, Amputationshöhe und Transportbedingungen (v. a. Temperatur) ergeben sich unterschiedliche Ischämiezeiten (Ischämietoleranz*), innerhalb derer bei traumatischer Amputation in Abhängigkeit von z. B. Weichteiltraumatisierung und Begleitverletzungen ggf. eine Replantation* möglich ist.
Amputation *f*: syn. Amputatio. Operative oder traumatisch bedingte Abtrennung von Weichteilen, Gliedmaßen oder Gliedmaßenteilen. Anlass für Amputationen, insbesondere der unteren Extremitäten, sind häufig periphere arterielle Durchblutungsstörungen (v. a. durch Mikroangiopathie bei Diabetes* mellitus), außerdem Traumen, Infektionen, Malignome und Erfrierungen.
Formen:
- traumatische Amputation: auch subtotal (partiell) mit Durchtrennung wichtiger anatomischer Strukturen (v. a. Gefäße und Nerven) unter Erhalt einer Restgewebebrücke: **1.** Ursachen: u. a. Schnittverletzung, Verkehrsunfall, Explosionstrauma **2.** Prozedere: steriler Kompressionsverband, Transport des Amputats im sauberen Plastikbeutel, gekühlt auf 4 °C **3.** Therapie: nach Möglichkeit Replantation* (Versorgung von Amputationsstumpf und Amputattransport)

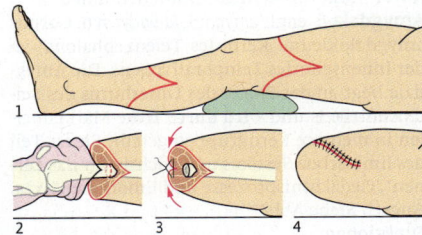

Amputation: 1: Amputationshöhen bei Ober- und Unterschenkelamputation; 2: chirurgisches Absetzen aller anatomischen Strukturen einschließlich Osteotomie; 3: Adaptation der Weichteile; 4: abschließende Hautnaht.

Amputationsneurom

– chirurgische Amputation, z. B. (Teil-)Amputation einer Extremität: **1.** Prinzip (siehe Abb.): Hautschnitt (z. B. Lappenschnitt*, Fischmaulschnitt*), Osteotomie oder Absetzen der Extremitäten im Gelenk (Exartikulation*), Durchtrennung von Nerven und Gefäßen, ggf. Fixation der Muskulatur am Knochenstumpf oder Myoplastik*; spannungsfreier Wundverschluss **2.** Amputationshöhe: so peripher wie möglich, u. a. abhängig von Weichteildurchblutung.

Amputationsneurom → Neurom

Amsler-Netz *n*: engl. *Amsler's chart*; syn. Gitternetz. Testtafel zur orientierenden Prüfung des zentralen Gesichtsfeldes. Das Amsler-Netz besteht aus einem Gitternetz mit vielen kleinen Quadraten. Bei Defekten des zentralen Gesichtsfeldes (z. B. Skotome* und Metomorphopsien) erscheinen die Linien unregelmäßig oder unterbrochen.

Amsterdam-Kriterien *n pl*: Von Experten in einer Amsterdamer Konferenz zusammengestellte Kriterien zur Identifikation von Personen mit einem erhöhten Risiko, ein hereditäres nichtpolypöses kolorektales Karzinom (HNPCC) zu entwickeln. Um weitere Risikogruppen zu identifizieren, werden auch die „revidierten Bethesda-Kriterien" herangezogen.

Am-System *n*: engl. *am system*; syn. **Alphakettenmarker-System**. Genetischer Polymorphismus* der Alpha-2-Ketten der IgA$_2$-Immunglobuline. Die sich in ihrer Aminosäuresequenz unterscheidenden Varianten A$_2$m (1) und A$_2$m (2) werden autosomal-kodominant vererbt. Die Häufigkeit von A$_2$m (1) beträgt bei Weißen fast 100 %, bei Asiaten 50–80 % und bei Afrikanern 30–50 %.

Amtsarzt *m*: engl. *medical officer*. Nicht rechtlich kodifizierte Bezeichnung für ärztlichen Leiter eines Gesundheitsamts mit folgenden Aufgaben: Aufsicht über Einrichtungen und Berufe des Gesundheitswesens, gesundheitliche Vorsorge, Beratung oder Begutachtung, Tätigkeit als Gerichtsarzt oder Vertrauensarzt.

AMV: Abk. für → Atemminutenvolumen

Amygdala *f*: engl. *amygdaloid body*; syn. Corpus amygdaloideum. Kern des Telenzephalons* an der Innenseite des Temporallappens. Die Amygdala liegt an der Spitze des Unterhorns des Seitenventrikels und wird durch feine Marklamellen in mehrere Kerngruppen geteilt. Sie ist Teil des limbischen Systems und wichtig für das Lernen*, Gedächtnisprozesse und Emotionen*, v. a. Angst*. Siehe Abb.

Funktionen:
– wichtig für Lern- und Gedächtnisprozesse
– unterstützt die Speicherung von Daten und Fakten für das deklarative Gedächtnis sowie von Gedächtnisinhalten emotionaler Art

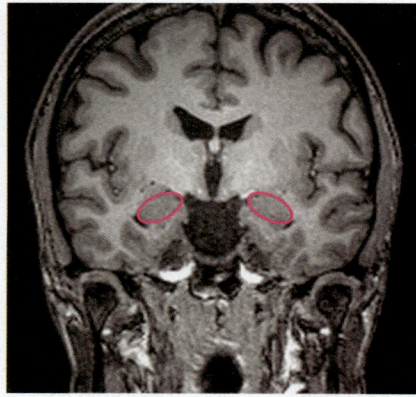

Amygdala: Darstellung in einer T1-gewichteten MRT-Aufnahme. [164]

– Erzeugung und Steuerung von Emotionen (insbesondere Angst)
– Zentrum der furcht- und angstgeleiteten Verhaltensbewertung und Verhaltenssteuerung
– Analyse möglicher Gefahren.

In der Amygdala werden sensorische Informationen und kontextuelle Gedächtnisinhalte verbunden, die bei Angst auslösenden Reizen vegetative und affektive Furchtreaktionen einleiten.

Amygdalae oleum → Mandelöl

Amylasen *f pl*: engl. *amylases*. Gruppe weit verbreiteter Glykosidasen, die in Oligosacchariden und Polysacchariden (z. B. Stärke, Glykogen* und Dextrine) die α-1,4-glykosidischen Bindungen spalten. Amylasen werden in Blut, Urin, Drainage- sowie Ergussflüssigkeit mittels optischem Test nachgewiesen. Eine Makroamylasämie äußert sich in erhöhter Amylase-Aktivität im Blut, aber nicht im Urin.

Klinische Bedeutung: Erhöhte Konzentration im Blut bei akuter Pankreatitis* sowie im akuten Schub einer chronischen Pankreatitis*.

Amyloid *n*: Hyaline, mikrofibrilläre Protein-Polysaccharid-Komplexe mit charakteristischem lichtmikroskopischem Färbeverhalten und Beta-Faltblattstruktur. Mehr als 26 Formen sind bekannt, von denen mindestens 15 medizinisch relevant sind (z. B. Beta-Amyloid bei Alzheimer*-Krankheit oder AL-Amyloid beim multiplen Myelom).

Vorkommen: Amyloide kommen extrazellulär ubiquitär (lokal oder generalisiert) vor, wobei sie asymptomatisch oder klinisch manifest (Amyloidose*) sein können:
– physiologisches Vorhandensein im Rahmen des Alterungsprozesses (seniles Amyloid), z. B. Akkumulation von Aβ (Beta-Amyloid) im Altersgehirn* als senile Plaques*
– pathologische Akkumulation von Amyloid bei Amyloidosen.

Amyloidangiopathie *f*: engl. *cerebral amyloid angiopathy*; syn. kongophile Angiopathie. Amyloidablagerungen v. a. in leptomeningealen und perforierenden Arteriolen, mit resultierender Hypoperfusion sowie Wandnekrose mit Mikroaneurysmen. Dies führt im älteren Lebensalter zu rezidivierenden, v. a. lakunären Ischämien, Leukenzephalopathie bzw. Blutungen, v. a. subkortikal. Eine Assoziation besteht mit Morbus Alzheimer.

Amyloidosen *f pl*: engl. *amyloidoses*. Erkrankungen, die durch Ablagerung pathologischer Proteine* (Amyloid*) im Interstitium* charakterisiert sind. Die Klinik ergibt sich durch die betroffenen Organe. Behandelt wird symptomatisch. Die Prognose ist unbehandelt sehr schlecht mit < 5 % 10-Jahres-Überleben.

Hintergrund: Ätiologie:
– hereditär* (meist ATTR-Amyloidose; systemische Amyloidose*)
– erworben im Rahmen verschiedener Grunderkrankungen mit vermehrter Produktion von Amyloid-Vorläuferprotein, z. B. bei chronischer Entzündung (AA-Amyloidose; systemische Amyloidose), Hormon* produzierendem Tumor (z. B. Insulinom* oder C-Zellkarzinom) oder Multiplem Myelom* (bei 20 % der Patienten mit AL-Amyloidose).

Klinik: Die klinische Symptomatik ergibt sich durch die interstitielle Ablagerung von Amyloid, das die Zellen des betroffenen Gewebes verdrängt und nachfolgend eine Schädigung des entsprechenden Organs bewirkt. Häufige Symptome sind:
– **Gehirn***: **1.** kognitive Störung **2.** Demenz*
– **peripheres Nervensystem**: **1.** Polyneuropathie* (einschließlich autonomer Dysregulation) **2.** Karpaltunnelsyndrom*
– **Herz***: **1.** Kardiomyopathie* mit Herzinsuffizienz* **2.** Herzrhythmusstörungen*
– **Blutgefäße**: Arteriosklerose
– **Auge***: **1.** Hornhautdystrophie* **2.** Glaskörpertrübung* **3.** Glaukom*
– **Niere***: **1.** nephrotisches Syndrom* **2.** Niereninsuffizienz*
– **Gastrointestinaltrakt***: **1.** Diarrhö* **2.** Malabsorption* **3.** gastrointestinale Blutung*
– **Leber***: **1.** Hepatomegalie* **2.** Leberinsuffizienz*
– **Milz***: Splenomegalie* mit Rupturgefahr.

Therapie:
– eine Behandlung, die das abgelagerte Amyloid aus dem Gewebe eliminiert, existiert nicht
– symptomatische Therapie bzw. Behandlung der ggf. zugrunde liegenden Plasmazellneoplasie: **1.** Glukokortikoide*, Melphalan* und

v. a. neue Therapeutika wie Bortezomib* und Lenalidomid **2.** autologe Stammzelltransplantation* bei Multiplem Myelom mit Leichtkettenamyloidose
- zusätzlich Radiatio* bei stabilitätsgefährdenden Osteolysen und Bisphosphonate
- bei hereditärer Transthyretin-Amyloidose (hATTR): Tafamidis, Patisiran, Inotersen.

Prognose:
- ohne Behandlung schlecht
- symptomatische Herzerkrankung hat die schlechteste Prognose mit medianem Überleben von etwa 6 Monaten
- Multiorganbefall ist ebenfalls ungünstig.

Amyloidose, systemische f: engl. *systemic amyloidosis*. Systemerkrankung mit generalisierter (bindegewebiger und perivaskulärer) Ablagerung von Amyloid*. Vorkommen im Kindesalter v. a. als erworbene Amyloidose im Rahmen systemischer entzündlicher Erkrankungen, oft assoziiert mit schlechter Prognose.

Formen:
- erworben: u. a. : **1.** AA-Amyloidose (Kurzbezeichnung für Amyloid-A-Amyloidose; früher sekundäre Amyloidose): Bildung von Amyloid-A aus Vorläuferprotein Serum-Amyloid-A-Protein (Akute*-Phase-Protein, Tab. dort) im Rahmen chronischer Entzündung, z. B. bei entzündlich-rheumatischer Erkrankung (ca. 70%, v. a. rheumatoide Arthritis*), bakterieller Infektion (z. B. Tuberkulose*), entzündlicher Darmerkrankung (v. a. Enteritis regionalis Crohn), maligner Neoplasie, hereditärem periodischem Fiebersyndrom; **2.** AL-Amyloidose (Kurzbezeichnung für Amyloid-Leichtketten-Amyloidose; früher primäre Amyloidose): Bildung von Amyloid-L aus Immunglobulin*-L-Kette als Vorläuferprotein bei klonaler Plasmazellerkrankung (monoklonale Gammopathie*: ca. 80% monoklonale Gammopathie unklarer Ursache, ca. 20% Multiples Myelom*)
- hereditär: meist ATTR-Amyloidose (früher familiäre Amyloidpolyneuropathie) infolge Mutation im Gen für Transthyretin* (Genlocus 18q11.2–q12.1) mit regional unterschiedlicher Inzidenz und klinischer Ausprägung.

Klinik: Typische Manifestation:
- AA-Amyloidose: Niere*, Leber*, Milz*
- AL-Amyloidose: Niere, Herz, Gastrointestinaltrakt*, peripheres Nervensystem, seltener Zunge* (pathognomische Makroglossie*)
- ATTR-Amyloidose: peripheres Nervensystem, Herz, Gastrointestinaltrakt, Auge.

Diagnostik: Organspezifische Funktionsdiagnostik (z. B. laborchemisch, sonografisch); Nachweis histologisch nach Fettaspirationsbiopsie (einfach, Sensitivität gering), Biopsie von Rektumschleimhaut (Standard, Sensitivität ca. 85%), Magen, Duodenum o. a. Geweben (siehe Abb.) und Gendiagnostik bei hereditärer systemischer Amyloidose.

Therapie: Pharmakotherapie von Grunderkrankung und Organkomplikation, selten operativ (siehe Tab.).

Prognose: Abhängig von Form und Organbefall; mittlere Überlebensdauer bei AL-Amyloidose <1 Jahr, bei AA-Amyloidose 24 Monate, bei ATTR-Amyloidose 10–15 Jahre.

Amyloidosis cutis f: engl. *cutaneous amyloidosis*. Lokalisierte Amyloidablagerung in der Haut. Die Amyloidosis cutis kann in verschiedenen Formen primär auftreten oder auch sekundär, z. B. in Hauttumoren.

Formen:
- primär kutan: **1.** papulös als Lichen amyloidosus: stark juckende, graubraune Papeln, meist an den Unterschenkeln **2.** makulöse Hautamyloidose: juckende, hyperpigmentierte, ovale Flecke **3.** knotig: Amyloidosis cutis nodularis atrophicans
- sekundär kutan: **1.** in Hauttumoren **2.** in altersbedingten Hautveränderungen **3.** bei systemischer Amyloidose.

Amyloidose, systemische		
Amyloidprotein	Therapie	Therapieziel
AL oder AH	Melphalan mit Dexamethason; alternativ autogene Stammzelltransplantation	zytostatische Behandlung des ursächlich verantwortlichen B-Zell-Tumors: Beseitigung klonaler Plasmazellen als Quelle für Immunglobuline
AA	Behandlung der Grunderkrankung: Therapie der Entzündung oder Infektion; Colchicin bei familiärem Mittelmeerfieber	reduzierter Spiegel an Serum-Amyloid-A
ATTR	Lebertransplantation	Quelle für mutantes Transthyretin eliminieren
AFib	Leber-Nieren-Transplantation	Quelle für Fibrinogen-α-Kette eliminieren (Leber), betroffenes Organ ersetzen (Niere)
AAppoA-I und II	Nierentransplantation	betroffenes Organ ersetzen

Amylum → Stärke

Amyotonie f: engl. *amyotonia*; syn. Myatonie. Verringerter bis fehlender Muskeltonus*.

Amyotrophie → Muskelatrophie

ANA: Abk. für Antinukleäre Antikörper → Antikörper, antinukleäre

Anabolika f pl: engl. *anabolics*. Wirkstoffe, die eine positive Stickstoffbilanz* bewirken und somit Wachstumsprozesse, v. a. von Muskeln, beschleunigen. In der Medizin kommen Anabolika zum Einsatz bei Muskelschwäche, Muskeldystrophie*, Kachexie*, Osteoporose* und aplastischer Anämie*. Früher wurden sie auch bei metastasierendem Mammakarzinom* und Hornhautschäden eingesetzt. Im Sport werden Anabolika zu Dopingzwecken missbraucht.

Einteilung:
- Anabolika im engeren Sinn: von Androgenen* abgeleitete (anabole) Steroide*, z. B. Nandrolon, Metenolon, Prasteron
- Aromatase*-Hemmer, z. B. Anastrozol, Letrozol
- Wachstumshormone
- Betasympathomimetika*, z. B. Clenbuterol.

Nebenwirkungen:
- Aggressivität*, Angst*, Depressionen*
- Akne*, Haarausfall
- Virilisierung* bei Frauen
- Hodenatrophie*, Azoospermie*, Gynäkomastie*, Prostatavergrößerung bei Männern
- erhöhtes HDL
- Herzrhythmusstörungen*, Tachykardie*, Herzinfarkt*
- Hypertonie
- Leberfunktionsstörung
- Tumoren.

Anabolismus m: engl. *anabolism*. Reaktionen des Stoffwechsels, die dem Aufbau von Stoffen (Aufbaustoffwechsel) dienen, im engeren Sinn dem Aufbau von Proteinen. Der Gegensatz zu Anabolismus ist Katabolismus*.

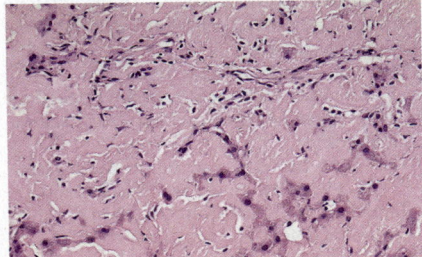

Amyloidose, systemische: Leberbiopsat (Histologie). [33]

Anachorese

Anachorese *f*: engl. *anachoresis*. Absiedelung pathologischer Mikroorganismen an bereits saniertem Herd.

Anaemia perniciosa → Anämie, perniziöse

Anämie *f*: engl. *anemia*. Verminderung von Erythrozytenzahl, Hämoglobin*-Konzentration und/oder Hämatokrit* unter die Referenzwerte. Typische Ursachen sind übermäßiger Blutverlust, ineffektive Erythrozytopoese*, z. B. durch Eisenmangel*, oder übermäßiger Erythrozytenabbau (Hämolyse*). Symptome der chronischen Anämie sind Abgeschlagenheit, Dyspnoe* und Blässe, akute Anämien zeigen Schock*-Symptomatik. Die Therapie richtet sich nach der Ursache. Siehe Tab.

Erkrankung: Epidemiologie:
- durchschnittliche Prävalenz* jeglicher Ursache: 1. weltweit ca. 27 % 2. in Europa ca. 10 % 3. Frauen in Deutschland 5–19 % 4. Männer in Deutschland ca. 1,5 % 5. Altersgruppe > 65 Jahre in Deutschland 11 % 6. Altersgruppe ≥ 85 Jahre in Deutschland 26,1 %
- häufigste Anämie: Eisenmangelanämie*
- zweithäufigste Anämie: Anämie bei chronischer Erkrankung.

Ätiologie:
- massiver Blutverlust: 1. akut 2. chronisch
- ineffektive, verminderte Erythrozytopoese*: 1. verminderte Hämoglobin*-Synthese, z. B. bei Eiweißmangelanämie* 2. verminderte Zellbildung, z. B. bei perniziöser Anämie*
- übermäßiger Erythrozyten*-Abbau (Hämolyse*): 1. durch vorwiegend extraerythrozytäre Störungen wie z. B. Hypersplenismus*, Traumata und Infektionserreger 2. durch Veränderungen der Erythrozyten*-Membran wie z. B. hereditäre Sphärozytose* 3. durch Störungen des Erythrozyten*-Stoffwechsels wie z. B. bei Pyruvatkinase-Mangel 4. durch Hämoglobinopathien* wie z. B. Sichelzellanämie.

Einteilung:
- nach Morphologie* und Hämoglobin*-Gehalt durch Berechnung der Erythrozyten*-Indizes (MCV, MCH, MCHC) in: 1. mikrozytär, normozytär oder makrozytär 2. hypochrom, normochrom oder hyperchrom 3. siehe hierzu auch hyperchrome makrozytäre Anämie*, normochrome normozytäre Anämie* und hypochrome mikrozytäre Anämie*
- nach Ätiologie.

Klinik:
- bei akuter Entwicklung, z. B. bei plötzlichem starkem Blutverlust: Symptome des Schocks*
- bei chronischer Entwicklung oft langsame Symptomprogredienz mit: 1. Leistungsbeeinträchtigung, Müdigkeit und Depression* 2. Blässe, besonders auffällig an den Schleimhäuten 3. Ruhe- und Belastungs-Dyspnoe* 4. Tachykardie* mit großer Pulsamplitude und funktionellem systolischem Herzgeräusch 5. selten Angina* pectoris, Claudicatio* intermittens und Zeichen einer Herzinsuffizienz* infolge reduzierten arteriellen Sauerstoffgehalts (anämische Hypoxie*).

Therapie:
- je nach Grunderkrankung, z. B. interventionelle oder operative Blutstillung bei akutem Blutverlust
- ggf. Bluttransfusion*, besonders bei akuter oder stark ausgeprägter Anämie
- Näheres bei den jeweiligen Erkrankungen.

Anämie, aplastische *f*: engl. *aplastic anemia*; syn. Panmyelophthise. Seltene Form der Knochenmarkinsuffizienz mit Störung aller 3 Zellreihen der Hämatopoese* mit einer deutschlandweiten Inzidenz von ca. 0,2 : 100 000. Als Therapieoptionen stehen u. a. Immunsuppression* und allogene Stammzelltransplantation* zur Verfügung. Die Prognose hängt neben der Behandlung auch vom Schweregrad der Erkrankung ab.

Pathogenese: Reduktion der Anzahl und Einschränkung der Funktion der pluripotenten hämatopoetischen Stammzellen infolge Autoimmunmechanismus oder toxischer Schädigung, seltener durch Schädigung des Markstromas.

Klinik: Abhängig vom Ausmaß der Panzytopenie* mit meist monate- oder jahrelangem Verlauf:
- Blässe von Haut und Schleimhäuten
- Leistungsschwäche
- Dyspnoe, Tachykardie (Anämiesymptomatik)
- Neigung zu lokalen und septischen Infektionen (Granulozytopenie)
- hämorrhagische Diathese* (Thrombozytopenie).

Therapie:
- allogene Stammzelltransplantation* von einem HLA-identischen Spender
- immunsuppressive Therapie, z. B. mit Antithymozytenglobulin*, Ciclosporin A und Prednisolon
- supportive Therapiemaßnahmen (z. B. Bluttransfusionen, Infektionsprophylaxe bei hochgradiger Granulozytopenie).

Prognose:
- unbehandelt hohe Letalität (ca. 70 %)
- nach allogener Stammzelltransplantation in ca. 80 % stabile Langzeitremission (> 10 Jahre)
- nach immunsuppressiver Therapie ca. 50 % Remissionen, aber häufiger hämatologischer Spätkomplikationen (v. a. Entwicklung einer Myelodysplasie; bei ca. 1 % der Patienten pro Jahr)
- sehr selten Spontanremission
- sehr selten akuter Verlauf (dann oft tödlich)
- extrem selten Übergang in akute myeloische Leukämie* (AML).

Anämie, fetale *f*: engl. *fetal anemia*. Intrauterine fetale Blutarmut. Bei schweren Formen der Anämie mit einem Hb-Wert unter 8,0 g/dl kann es zu generalisierten Ödemen des Ungeborenen (Hydrops fetalis) kommen. Diagnostiziert wird laborchemisch und sonografisch, behandelt wird mit intrauteriner Bluttransfusion oder durch Einleitung der Geburt.

Therapie: Therapeutisch kommen je nach SSW, Grad der Anämie und Ursache entweder eine Entbindung oder die Durchführung einer Bluttransfusion per Chordozentese infrage.

Anämie, hämolytische *f*: engl. *hemolytic anemia*. Anämie* infolge pathologischer intra- oder extravasaler Hämolyse* (beschleunigter Erythrozytenabbau bzw. verkürzte Erythrozytenlebensdauer) mit kompensatorisch gesteigerter Erythrozytopoese*.

Formen: Erythrozytärbedingte hämolytische Anämie (syn. korpuskulär bedingte hämolytische Anämie):
- Erythrozytenmembrandefekte*, paroxysmale nächtliche Hämoglobinurie*
- Erythrozytenenzymopathien
- genetische Hämoglobinvarianten, z. B. Sichelzellenanämie* u. a. Hämoglobinopathien*
- Störungen der Hämoglobinsynthese, z. B. Thalassämie*.

Extraerythrozytärbedingte hämolytische Anämie (syn. extrakorpuskulär bedingte hämolytische Anämie):
- bei Infektionen, z. B. Malaria*
- physikalisch bedingt, z. B. nach Verbrennungen, Herzklappenersatz, bei Marschhämoglobinurie
- chemisch bedingt, z. B. durch Arsenwasserstoff, Phenylhydrazin, bei Methämoglobinämie durch Methämoglobinbildner*
- immunologisch bedingt durch reguläre (Isoagglutinine*) oder irreguläre Blutgruppenantikörper (sog. serogene erworbene hämolytische Anämie), z. B. bei Morbus haemoly-

Anämie: Definition nach WHO.	
Patientengruppe	Hämoglobinwert
Kinder	
6 Monate bis 6. Lj.	< 11 g/dl
7.–14. Lj.	< 12 g/dl
Erwachsene	
Männer > 15 Jahre	< 13 g/dl
Frauen > 15 Jahre	< 12 g/dl
Schwangere	< 11 g/dl

ticus, paroxysmaler Kältehämoglobinurie*, Kälteagglutininkrankheit*, Transfusionshämolyse
- autoimmunologisch bedingt durch anti-erythrozytäre Autoantikörper*
- immunologisch bedingt oder pharmakologisch induziert infolge einer Induktion von antierythrozytären Antikörpern durch bestimmte Arzneimittel bzw. von Antikörpern, die gegen den Erythrozyten-Arzneimittel-Komplex gerichtet sind.

Anämie, hyperchrome makrozytäre *f*: Anämie* mit erhöhtem MCH (> 32 pg) und erhöhtem MCV (> 96 fl). Ursache ist eine gestörte Zellteilung, die eine geringere Zellzahl mit Hämoglobin*-Überladung zur Folge hat. Man unterscheidet megaloblastäre Anämien* (Folsäuremangel*, Vitamin*-B12-Mangel) und nicht megaloblastäre Formen (z. B. alkohol- und medikamententoxisch oder myeolodysplastische Syndrome).
Formen:
- megaloblastäre Anämien*: 1. Folsäuremangelanämie 2. perniziöse Anämie* 3. Imerslund*-Gräsbeck-Syndrom
- nicht megaloblastäre Formen: 1. alkohol- und medikamententoxische Syndrome 2. myeolodysplastische Syndrome 3. ggf. hämolytische Anämien*.

Anämie, hypochrome mikrozytäre *f*: Form der Anämie* mit erniedrigtem MCH (< 28 pg) und erniedrigtem MCV (< 80 fl). Häufigster Vertreter ist die Eisenmangelanämie*, gefolgt von der Thalassämie* oder selten einer Anämie* bei Bleivergiftung. Ursache ist die verminderte oder Fehlbildung des Hämoglobins*. Näheres siehe in den jeweiligen Artikeln.
Formen:
- Eisenmangelanämie*
- Thalassämie*: 1. Beta-Thalassämie* 2. Alpha-Thalassämie
- ACD („anemia of chronic disease)
- Anämie* bei Bleivergiftung
- Sichelzellanämie
- Sideroachrestische Anämie*
- Hämoglobin*-S-Betathalassämie
- Hämoglobin*-E-Krankheit
- Hämoglobin*-S-C-Krankheit
- Hämoglobin*-S-Betathalassämie
- Pyridoxin-Mangel.

Anämie, kongenitale dyserythropoetische *f*: engl. *congenital dyserythropoetic anemia* (Abk. CDA); syn. Dyserythropoetische Anämie. Seltene, familiär vorkommende, therapeutisch nicht beeinflussbare Anämie mit hochgradig ineffektiver Erythrozytopoese* bei qualitativer Funktionsstörung der Erythrozyten, häufig zusammen mit hämolytischen Zeichen. Klinisch zeigen sich unterschiedlich schwer ausgeprägte Anämie, intermittierender Ikterus* sowie Hepato- und Splenomegalie. Therapiert wird symptomatisch. Eine kurative Therapie ist die hämatopoietische Stammzelltransplantation.

Anämie, leukoerythroblastische *f*: engl. *leukoerythroblastic anemia*. Normo- bis hypochrome Anämie bei Myelofibrose* oder Knochenmarkkarzinose*. Im peripheren Blut finden sich Vorstufen der Granulo- und Erythrozytopoese infolge der extramedullären Hämatopoese. Die Patienten zeigen Symptome der Anämie (Schwäche, Leistungsabfall, Müdigkeit). Symptomatisch können Erythrozytenkonzentrate verabreicht werden, kausal muss eine Therapie der Grundkrankheit erfolgen.

Anämie, megaloblastäre *f*: engl. *megaloblastic anemia*. Hyperchrome makrozytäre Anämie mit Megaloblasten* bei ineffektiver Erythrozytopoese* infolge eines Folsäuremangels* bzw. Cobalaminmangels (vgl. perniziöse Anämie*, Imerslund*-Gräsbeck-Syndrom).

Anämie, normochrome normozytäre *f*: Form der Anämie* mit normwertigem MCH (28–32 pg) und normwertigem MCV (80–96 fl). Man unterscheidet zwischen Formen mit regenerativ erhöhter Anzahl der Retikulozyten* (bei einer Blutungsanämie oder hämolytischen Anämie*) und Formen mit erniedrigter Retikulozyten-Zahl bei Knochenmarksschädigung (bei einer aplastischen Anämie* oder renalen Anämie*).
Formen:
- regenerativ erhöhte Retikulozyten*-Zahl: 1. Blutungsanämie 2. hämolytische Anämie*
- verminderte Zellbildung mit erniedrigter Retikulozyten*-Zahl: 1. aplastische Anämie* 2. renale Anämie* 3. Anämie bei Endokrinopathien* (Myxödem) und Hypophysenunterfunktion 4. akute transiente Erythroblastopenie 5. Eiweißmangelanämie* 6. Anämie* bei Erkrankungen des hämatopoetischen Systems 7. Anämie* durch Ascorbinsäure-Mangel.

Anämie, perniziöse *f*: engl. *pernicious anemia*; syn. Morbus Biermer. Durch Vitamin*-B12-Mangel verursachte Anämie*, die bei Mangelernährung*, erhöhtem Vitaminbedarf oder gestörter Vitaminaufnahme (z. B. Intrinsic*-Faktor-Mangel) entsteht. Cobalamin dient als Kofaktor der Nukleotid*-Synthese, weshalb ein Mangel zur Störung der Erythrozytopoese* führt. Im Blutbild zeigen sich hyperchrome, hyperzytäre Erythrozyten (megaloblastäre Anämie*). Therapiert wird mittels Vitamin-B12-Substitution.
Klinik: Späte, langsame Symptomentstehung:
- typische progrediente Anämie-Symptomatik, wie z. B.: 1. Abgeschlagenheit, Müdigkeit 2. Blässe 3. Tachykardie
- diskreter Ikterus* an Skleren und Haut
- bei gleichzeitiger Panzytopenie*: 1. Blutungsneigung (Thrombozytopenie*) 2. Infektneigung (Neutropenie*)
- andere Symptome des Cobalamin-Mangels: 1. Gewichtsverlust 2. Hunter-Glossitis 3. funikuläre Myelose* und unspezifische neurologische Symptome durch Schädigung der Myelinscheiden* 4. Cobalaminmangel-Psychose.

Therapie:
- Therapie der ursächlichen Erkrankung
- parenterale oder enterale Vitamin-B12-Substitution (Genaueres siehe hierzu Vitamin*-B12-Mangel).

Prognose:
- bei früher Therapie meist gute Prognose mit Symptomrückgang
- unbehandelt sind besonders die neurologischen Symptome des Vitamin-B12-Mangels prognosebestimmend.

Anämie, refraktäre *f*: engl. *refractory anemia*. Form des myelodysplastischen Syndroms mit pathologischer Veränderung der Erythroblasten. Im Labor findet sich eine Anämie mit Blasten im Differenzialblutbild. Die Patienten klagen über Schwäche, Müdigkeit und Leistungsabfall. Behandelt wird mit Erythropoetin oder Erythrozytenkonzentraten, in Einzelfällen kann eine allogene Stammzelltransplantation zur Heilung führen.

Anämie, renale *f*: engl. *renal anemia*; syn. nephrogene Anämie. Blutarmut aufgrund verminderter Erythropoetinbildung bei einer Niereninsuffizienz*, oft in Kombination mit einem funktionellen Eisenmangel. Im Labor zeigt sich eine normozytäre normochrome Anämie*. Frühzeitige Erythropoetingaben senken das Risiko von Folgeerkrankungen.
Klinik: Das Ausmaß der renalen Anämie korreliert mit der Schwere der Nierenerkrankung und wird meist oberhalb eines Serumkreatinins von 3,5 mg/dl bzw. einer Kreatininclearance < 30 ml/min klinisch relevant. Allgemeine Symptome:
- reduzierte körperliche und geistige Leistungsfähigkeit
- Anämiezeichen: blasse Haut, Atemnot und erhöhter Puls.

Spezifische Symptome:
- Bluthochdruck
- Magen-Darm-Beschwerden
- Knochenschmerzen.

Therapie:
- Stimulation der Erythrozytopoese* mit Erythropoese-stimulierenden Proteinen (Epoetin alfa, Epoetin beta, Epoetin theta, Darbepoetin alfa, Methoxy-Polyethylenglycol-Epoetin beta).

Prognose: Eine frühzeitige Therapie der renalen Anämie bei Patienten mit chronischer Nierenerkrankung senkt das Risiko von Herz-Kreislauf-Erkrankungen und die Mortalität und erhöht die Lebensqualität.

Anämie, sideroachrestische f: engl. *sideroblastic anemia*; syn. sideroblastische Anämie. Sammelbezeichnung für meist hypochrome mikrozytäre Anämien mit gesteigerter partiell ineffektiver Erythrozytopoese* infolge einer Eisenverwertungsstörung. Man unterscheidet angeborene und erworbene Formen der Erkrankung. Bei positivem Tryptophanbelastungstest erfolgt die Therapie durch orale Zufuhr von Pyridoxin. Es besteht ein fließender Übergang zur Anämie bei chronischer Erkrankung.

anaerob: engl. *anaerobic*. Ohne Sauerstoff lebend.

Anaerobier *m sg, pl*: engl. *anaerobes*. Bakterienarten, die ausschließlich in Abwesenheit von Sauerstoff (obligate Anaerobier) wachsen. Ihre Energie gewinnen sie dabei durch Gärung. Fakultative Anaerobier sind sowohl unter Sauerstoffabschluss als auch in dessen Gegenwart lebensfähig, da der Sauerstoff über Flavinenzyme als Elektronenakzeptor verwendet wird.

Anaerobiose f: engl. *anaerobiosis*; syn. Anoxybiose. Leben unter absolutem Sauerstoffmangel mit Vergärung von Kohlenhydraten (Gärung*), z. B. bei Mikroorganismen im Darm.
Hintergrund: Homoiotherme Lebewesen können höchstens 3,5–5 min ohne Sauerstoff auskommen, bevor irreversible Organschäden auftreten. Ein lang andauernder Mangel an Sauerstoff führt zur Milchsäureanhäufung im Blut und schließlich zum Tod infolge Herzinsuffizienz. Die Toleranzzeit kann durch Hypothermie* verlängert werden.

Anaesthesia dolorosa f: engl. *anesthesia dolorosa*. Lokaler Schmerz trotz völligen Ausfalls der Oberflächensensibilität im gleichen Areal infolge vollständiger Unterbrechung der Nervenleitung, z. B. bei Ausriss der Wurzel eines Spinalnerven*.

Anästhesie f: engl. *anesthesia*. Völlige Unempfindlichkeit gegen Schmerz-, Temperatur- und Berührungsreize. Umgangssprachlich wird der Begriff auch für die Durchführung einer Narkose* verwendet. Sie ist iatrogen induziert (reversibel), z. B. im Rahmen der Narkose oder Analgosedierung, oder pathologisch infolge Störung des peripheren oder zentralen Nervensystems (Sensibilitätsstörungen).

Anästhesiepflege f: engl. *anaesthesia care*. Betreuung des Patienten durch Pflegepersonal der Anästhesieabteilung vor, während und nach einer Narkose*, beginnend mit der Pflegevisite am Vortag der Narkose.
Maßnahmen:
– Narkosevorbereitung
– Assistenz bei der Narkoseeinleitung und -ausleitung
– Überwachung während der Narkose und im Aufwachraum
– Dokumentation (siehe Pflegedokumentation*)

Anästhesiologie f: engl. *anesthesiology*. Teilgebiet der Medizin, das sich mit den wissenschaftlichen Grundlagen und praktischen Erfordernissen der Narkose* und Regionalanästhesie* bzw. Lokalanästhesie* befasst sowie bei operativen Eingriffen mit der Sicherung und Erhaltung von Vitalfunktionen* im Sinne eines perioperativen Gesamtmanagements.
Aufgaben:
– präoperative Untersuchung des Patienten im Rahmen der Prämedikation*
– Wahl und Durchführung des geeigneten Anästhesieverfahrens
– Überwachung und Versorgung des Patienten während der Anästhesie und postoperativ sowie bei diagnostischen Eingriffen als Stand*-by
– Tätigkeiten in der Notfallmedizin*, Intensivmedizin*, Schmerztherapie* und Palliativmedizin*.

Anästhetika *n pl*: engl. *anesthetics*. Wirkstoffe zur Erzeugung einer Anästhesie*. Anästhetika werden gemäß ihrer Anwendung eingeteilt in Lokalanästhetika* und Allgemeinanästhetika (Narkotika*). Je nach Substanz können Anästhetika sedierend, narkotisch, hypnotisch, muskelrelaxierend und analgetisch wirken. Die Wirkungen beruhen dabei entweder auf Interaktionen mit Rezeptoren* oder Ionenkanälen.
Einteilung:
– Lokalanästhetika*
– Allgemeinanästhetika: 1. Injektionsanästhetika, z. B. Ketamin*, Propofol*, Etomidat* 2. Inhalationsanästhetika*, z. B. Lachgas*, Isofluran.

Anagenhaare *n pl*: engl. *anagen hairs*. Haare in der Wachstumsphase (mit Wurzelscheide).

Anakinra *n*: IL-1-Rezeptor-Antagonist zum Einsatz als Immunsuppressivum bei rheumatoider Arthritis*, Still*-Syndrom und Cryopyrin-assoziiertem periodischem Syndrom. Anakinra wird s. c. verabreicht. Behandelte Patienten müssen ein Körpergewicht von mindestens 10 kg aufweisen. Häufige Nebenwirkungen sind Reaktionen an der Injektionsstelle, Kopfschmerzen, Neutropenie und erhöhte Anfälligkeit für Infektionen.
Indikationen:
– rheumatoide Arthritis
– Still-Syndrom
– Cryopyrin-assoziierte periodische Syndrome: 1. Neonatal-Onset Multisystem Inflammatory Disease (NOMID)/Chronisches infantiles neuro-kutaneo-artikuläres Syndrom (CINCA) 2. Muckle-Wells-Syndrom (MWS) 3. familiäres kälte-induzierbares autoinflammatorisches Syndrom (FCAS).

Anakusis → Taubheit [Sensibilitätsstörung]
anal: Zum After gehörend, den After betreffend.

Analabszess → Perianalabszess
Analatresie → Fehlbildung, anorektale
Analekzem *n*: engl. *anal eczema*. Akute bis chronische, stark juckende und häufig nässende Dermatitis* im Analbereich. Mögliche Ursachen sind Analerkrankungen wie Marisken* oder Hämorrhoiden*, Hauterkrankungen wie die atopische Dermatitis und Allergien auf Hautpflegemittel. Behandlungsoptionen sind Pasten und Lotionen mit Hydrokortison, Sitzbäder und Bestrahlung. Siehe Abb.
Erkrankung: Pathogenese: Durch das Feuchtraummilieu in der Analfalte kommt es bei Kontakt mit verschiedensten Reizen (Sekrete von Analerkrankungen, Stuhl, irritierende Substanzen in Hautpflegemitteln) leicht zu Mazeration* der Haut, Epithelabschilferungen und nässenden Entzündungen. **Formen:**
– irritativ-toxisches Analekzem: Hautschädigung durch nässende Analerkrankungen oder durch Dauereinwirkung von Stuhl, z. B. bei: 1. Hämorrhoiden* mit Begleitproktitis 2. Analprolaps*, Proktitis*, Analfistel* 3. chronische Enteritis* sowie Enterobiasis* 4. Candidose*
– konstitutionelles Analekzem bei: 1. atopischer Dermatitis 2. seborrhoischem Ekzem* 3. Psoriasis*
– kontaktallergisches Analekzem, Sensibilisierung durch: 1. Hautpflegemittel 2. Intimsprays, Feuchttücher, Toilettenpapier 3. früher oft durch Hämorrhoidalsalben mit Bufexamac (wegen Kontaktallergien nicht mehr auf dem Markt).
Klinik:
– Jucken, Nässen, Brennen am Anus
– Gefühl des Wundseins.
Therapie:
– Behandlung der Ursache
– sorgfältige, seifenfreie Analhygiene mit klarem Wasser oder pflanzlichen Ölen, Tro-

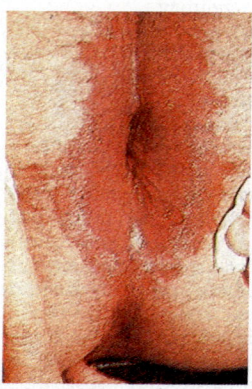

Analekzem: Aspekt eines akuten Analekzems. [3]

ckenhalten der Analfalte, evtl. Einlegen von Leinenstreifen in die Analfalte, um weitere Mazerationen zu verhindern
- keine Fettsalben, da dadurch das Feuchtraummilieu verstärkt wird
- bei irritativ-toxischem Analekzem Hydrokortison* in Zinkpaste
- bei kontaktallergischem Analekzem alle Externa absetzen, 4–5 Tage lang Hydrokortison in Lotio alba, später Zinkpaste
- bei konstitutionellem Analekzem kurzzeitig topische Glukokortikoide*, evtl. Sitzbäder mit Gerbstoffen, Bestrahlung mit UVA
- bei Candida-Infektion topische Therapie mit Nystatin* als Paste.

Analeptika n pl: engl. *analeptics*. Substanzen, die direkt oder reflektorisch bestimmte Funktionszentren des ZNS stimulieren, z. B. das Atem- oder Vasomotorenzentrum.
Einteilung:
- zentrale Analeptika (z. B. Pentetrazol, Doxapram): 1. ohne periphere Wirkung 2. aufgrund der atmungs- und kreislaufanregenden Wirkung werden zentrale Analeptika in geringerer Dosierung als Antidot* bei Schlafmittelvergiftungen und Opiatüberdosierung angewendet 3. **cave:** in höherer Dosierung wirken sie unter Umständen als Krampfgifte
- Psychostimulanzien (z. B. Koffein, Theophyllin, Psychopharmaka*): stimulieren psychische Funktionen und führen durch peripheren Angriff zu einer Kreislaufwirkung.

Analfissur f: engl. *anal fissure*; syn. Fissura ani. Längsverlaufender Einriss des sensiblen Anoderms unmittelbar distal der Linea dentata, v. a. in der dorsalen Mittellinie. Typisch sind Schmerzen beim und unmittelbar nach dem Stuhlgang. Im Akutfall wird mit Salben, Sitzbädern, Lokalanästhetika und Stuhlregulierung behandelt, in chronischen Fällen ist ein operativer Eingriff notwendig.
Klinik:
- Schmerzen
- Blutung
- Sphinkterspasmus (einschießende, krampfartige Schmerzen)
- bei chronischer Analfissur: 1. Vernarbungen, ggf. mit Analstenose 2. hypertrophierte Analpapille 3. Vorliegen einer subanodermalen Fistel 4. Nachweis einer Mariske am distalen äußeren Ende der Analfissur (Vorpostenfalte, siehe Abb.).

Therapie:
- akute Analfissur: Beseitigung des Defäkationsschmerzes (führt in ca. 50 % der Fälle zu einer Ausheilung): 1. anästhesierende und antiphlogistische Salben oder Suppositorien 2. Sitzbäder 3. stuhlregulierende Maßnahmen (z. B. Flohsamenschalen) und ausreichende Trinkmenge 4. lokale Applikation

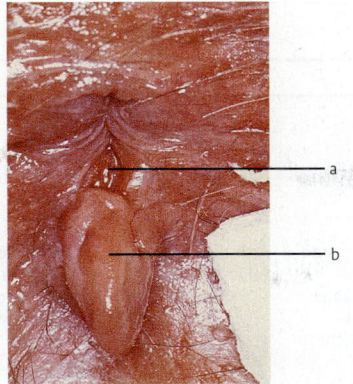

Analfissur: Chronische Analfissur in typischer Lokalisation (a) bei 6 Uhr mit großer Vorpostenfalte (b).

von Nitraten (Nitroglycerin-Salbe 0,2–0,4 %) oder Kalziumantagonisten (Diltiazem-Salbe 2 %) zur Senkung des Ruhedruckes des M. sphincter ani internus 5. ggf. Injektion von Lokalanästhetika oder Botulinumtoxin* (Off-Label-Use) in den Intersphinktärraum (zwischen M. sphincter ani internus und M. sphincter ani externus
- chronische Analfissur mit Sekundärveränderungen: 1. operativ mittels Fissurektomie, Exzision der Sekundärveränderungen und Sphinkterdehnung in Narkose 2. **cave:** die laterale interne Sphinkterotomie sollte aufgrund erhöhter Raten postoperativer Stuhlinkontinenz heutzutage nicht mehr durchgeführt werden.

Prophylaxe:
- konsequente Stuhlregulierung und ausreichende Trinkmenge
- Analhygiene
- Stuhlregulierung.

Analfistel f: engl. *anal fistula*; syn. Fistula ani. Fistel*, deren Ausführungsgang perianal mündet. Ursache ist meist eine Entzündung der Proktodäaldrüsen im intersphinktären Raum, die sich zur Hautoberfläche ausbreitet. Klinisch zeigt sich eine persistierende Sekretion von teils eitrigem Sekret aus der äußeren Fistelöffnung. Diagnostiziert wird klinisch, endoskopisch sowie bildgebend, behandelt mit operativer Sanierung.

Ätiologie:
- in 90 % der Fälle ausgehend von den Proktodäaldrüsen (aus diesem Grund auch als primäre, kryptoglanduläre Analfisteln bezeichnet); Analfisteln stellen das chronische Stadium einer Entzündung der Proktodäaldrüsen dar, im akuten Stadium kommt es zu einem Analabszess

- sekundäre Analfisteln bei einer zugrundeliegenden anderen Erkrankung: chronisch-entzündliche Darmerkrankungen (v. a. Morbus Crohn), Immunsuppression (HIV, Leukämie), Malignome, Z. n. Bestrahlungen des kleinen Beckens, Voroperationen (z. B. Rektumresektion).

Klinik:
- persistierende Sekretion von teils eitrigem Sekret
- bei intermittierend auftretender Abheilung der äußeren Fistelöffnung Sistieren der Sekretion und Entstehung eines Verhaltes mit lokaler Schwellung und Rötung.

Therapie:
- grundsätzlich operative Therapie; Ziel ist die Verhinderung eines Fistelrezidivs sowie der Erhalt der Kontinenz; eingesetztes Verfahren ist abhängig vom Fistelverlauf: 1. bei oberflächlichen Fisteln (subkutane, submuköse, subanodermale oder auch distale intersphinktäre Fisteln) ist eine direkte Fistelspaltung möglich 2. bei höher verlaufenden Analfisteln wird zunächst ein Gummizügel eingelegt, um einen Sekretablauf und ein Ausheilen der Entzündung zu gewährleisten
- in einer zweiten Operation (üblicherweise nach 6 Wochen) erfolgt dann die definitive Fistelsanierung; hierfür existieren verschiedenste Methoden, wobei keine Methode eine 100%ige Erfolgsrate bei gleichzeitig vollem Erhalt der Sphinkterfunktion leisten kann
- alternativ kann auch eine Langzeit-Drainage mittels eines Gummizügels durchgeführt werden.

Analgesie f: engl. *analgesia*. Aufhebung der Schmerzempfindung ohne Beeinträchtigung anderer Sinnesempfindungen. Analgesie kann iatrogen verursacht sein, z. B. im Rahmen einer Narkose, Analgosedierung bzw. Schmerztherapie, oder pathologisch aufgrund neurologischer Störungen.

Analgetika n pl: engl. *analgetics*. Medikamente, die die Schmerzwahrnehmung ausschalten, ohne das Bewusstsein zu beeinflussen. Starke, opioide Analgetika interagieren auf zentraler Ebene mit Opioid-Rezeptoren. Schwache, nichtopioide Analgetika beeinflussen unter anderem die Prostaglandinsynthese und damit die periphere Schmerzweiterleitung.

Hintergrund: Schmerzstillende Medikamente sind bezüglich ihrer Strukturen und Wirkungen ausgesprochen heterogen. Sie eignen sich zur Schmerzstillung im Rahmen von Operationen sowie zur Behandlung schmerzhafter Erkrankungen und Verletzungen. Die Wahl des passenden Analgetikums richtet sich nach Indikation, Schmerzintensität, Anamnese, Patien-

Analgetika-Asthma

Analgetika: Nichtsteroidale Antiphlogistika. — Tab. 1

	Acetylsalicylsäure	Ibuprofen	Celecoxib	Meloxicam	Diclofenac	Indometacin
HWZ	0,25 h	1,8–3,5 h	8–12 h	16–20 h	1–2 h	5–10 h
Bioverfügbarkeit	40–50 %	87–100 %	70 %	89 %	60 %	100 %
Wirkung	Irreversible Hemmung der Cyclooxygenase I und II	Hemmung der Cyclooxygenase I und II	Hemmung der Cyclooxygenase II	Hemmung der Cyclooxygenase I und II	Hemmung der Cyclooxygenase I und II	Hemmung der Cyclooxygenase I und II
Indikation	Schmerzen, Fieber, rheumatische Erkrankungen, arterielle Verschlusskrankheit, ischämischer Schlaganfall	Leichte bis mäßig starke Schmerzen, hämodynamisch wirksamer Ductus arteriosus Botalli, rheumatische Erkrankungen	Arthrose, rheumatoide Arthritis	Rheumatoide Arthritis, aktivierte Arthrose, Spondylitis alkylosans	Rheumatische Erkrankungen, Arthritiden, schmerzhafte Schwellungen	Rheumatische Erkrankungen, Arthritiden, schmerzhafte Schwellungen
Applikation	oral, parenteral	oral, rektal, dermal, parenteral	oral	oral	oral, parenteral, rektal, dermal, konjunktival	oral, rektal
Besonderheiten	Irreversible Hemmung der thrombozytären Cyclooxygenase, bei Kindern Reye-Syndrom möglich	Geeignet zur Anwendung bei Zahnschmerzen, fototoxisch	kardiovaskuläre Toxizität	Leichte Cyclooxygenase-II-Selektivität, langwirksam	Absolut kontraindiziert bei NYHA II–IV, erhöhtes Risiko für Magen-Darm-Ulcera, tokolytisch	Aplastische Anämie und Neutropenie als Nebenwirkungen, häufig gastrointestinale Nebenwirkungen

tenalter, gewünschter Applikationsart sowie Begleiterkrankung und -medikation. Häufig verfügen Analgetika über pharmakodynamisch bedingte Zusatzeffekte, die sie zur Anwendung bei bestimmten Indikationen prädestinieren. Beispielsweise eignen sich NSAR aufgrund ihrer antiphlogistischen Wirkung als Antirheumatika und Opioide aufgrund ihrer euphorisierenden Wirkung zur Therapie von Tumorschmerzen. Bestimmte Medikamente haben einen analgetischen Zusatzeffekt, zählen jedoch nicht zu den Analgetika im eigentlichen Sinn. Benzodiazepine etwa wirken schmerzstillend, indem sie die Patienten beruhigen, eine psychische Distanz zum Schmerz erzeugen und z. T. die muskelrelaxierend wirken.

Einteilung: WHO-Stufenschema nach Wirkstärke:
– Stufe 1: Nichtopioid-Analgetika: z. B. NSAR, Paracetamol*, Metamizol*
– Stufe 2: schwachpotente Opioid-Analgetika: z. B. Tilidin*, Tramadol*, Dihydrocodein*
– Stufe 3: hochpotente Opioid-Analgetika: z. B. Morphin*, Fentanyl*.

Nach Wirkmechanismus:
– nichtopioide Analgetika (schwache Analgetika, periphere Analgetika): **1.** Nichtsteroidale Antiphlogistika hemmen die Cyclooxygenase und erzielen so eine verschieden stark ausgeprägte analgetische, antipyretische und thrombozytenaggregationshemmende Wirkung. Sie dienen der symptomatischen Behandlung entzündlicher und schmerzhafter Erkrankungen. Unter den nichtsteroidalen Antiphlogistika nehmen die Cyclooxygenase-2-selektiven Coxibe eine Sonderstellung ein. **2.** Schwache, nicht saure Analgetika wirken ähnlich wie die nichtsteroidalen Antiphlogistika, vermitteln jedoch aufgrund fehlender Azidität keinen antiphlogistischen, sondern nur einen analgetischen und antipyretischen Effekt. Beispiele sind Paracetamol, Metamizol, Phenazon und Propyphenazon. **3.** Andere nichtopioide Analgetika wirken weder auf Opiodrezeptoren noch auf die Cyclooxygenase und vermitteln daher keine antiphlogistischen oder antipyretischen Effekte. Vertreter dieser Gruppe sind Ziconotid und Flupirtin.
– Opioide (starke Analgetika): Opioide interagieren wie die körpereigenen Endorphine mit Opioidrezeptoren, die sich an den schmerzleitenden Neuronen in der Peripherie und im zentralen Nervensystem befinden. Zusätzlich zur analgetischen Wirkung vermitteln sie unter anderem einen antitussiven, euphorisierenden, atemdepressiven, obstipierenden und suchterzeugenden Effekt. Opioide eignen sich v. a. zur Therapie starker bis sehr starker OP- und Tumorschmerzen sowie zur Substitutionstherapie*. Schwere Nebenwirkungen wie Abhängigkeit und Atemdepression beschränken die Anwendungsdauer auf möglichst kurze Zeitintervalle. Opioide unterliegen zumeist dem Betäubungsmittelgesetz.

Wirkstoffauswahl: Siehe Tab. 1, siehe Tab. 2.

Analgetika-Asthma → Asthma bronchiale

Analgetika-Intoleranz f: engl. *NSAID (nonsteroidal antiinflammatory drugs) intolerance*. Bezeichnung für pseudoallergische, nichtimmunologisch bedingte Haut-, Schleimhaut- oder Kreislaufreaktion nach Anwendung von Acetylsalicylsäure* oder anderer nichtsteroidaler Antiphlogistika*. Klinische Symptome sind u. a. Urtikaria, Rhinitis, Asthma bronchiale und Schock (Verlauf einer Allergie* vom Soforttyp imitierend).

Analgetika-Kopfschmerz → Dauerkopfschmerz, arzneimittelinduzierter

Analgetika-Nephropathie f: engl. *analgesic nephropathy*. Chronische interstitielle Nephritis nach jahrelangem Analgetikaabusus mit evtl. Nierenversagen in der Folge. Auslöser: Paracetamol, Acetylsalicylsäure und andere NSAR. Vor allem Frauen sind betroffen. Bei rechtzeitigem und konsequentem Meiden der auslösenden Analgetika ist die Prognose gut.

Analgosedierung f: engl. *analgosedation*. Kombination von Analgetika* mit Sedativa*, z. B. zur Minimierung der Belastung des Patienten bei kleinen diagnostischen oder operativen Eingriffen, wie Endoskopie oder Reposition, oder zur kontrollierten Beatmung* im Rahmen der Intensivmedizin.

Analgetika: Tab. 2
Schwache, nichtsaure Analgetika (Paracetamol, Metamizol), natürliche Opioide (Morphin, Codein) und andere nichtopioide Analgetika.

	Paracetamol	Metamizol	Flupirtin	Ziconotid	Morphin	Codein
HWZ	1,5–2,5 h	1,8–4,6 h	6,5 h	2,9–6,5 h	4–6 h	3–4 h
Bioverfügbarkeit	50 % (rektal) – 88 % (oral)	90 %	70 % (rektal) – 90 % (oral)	50 %	15–30 %	40–60 %
Wirkung	Hemmung der zerebralen Prostaglandinsynthese, vermutlich Hemmung der Cyclooxygenase II	periphere und zentrale Hemmung der Cyclooxygenase	selektive Aktivierung neuronaler G-Protein-gekoppelter Kaliumkanäle	Hemmung spannungsabhängiger N-Typ Ca^+-Kanäle	reiner µ-Rezeptor Agonist	reiner µ-Rezeptor Agonist
Indikation	leichte bis mäßig starke Schmerzen, Fieber	Kolikschmerzen, Tumorschmerz, akuter Schmerz nach Trauma oder OP, therapierefraktäres hohes Fieber	akuter Schmerz mit Kontraindikation für NSAR und Opioide	2. Wahl bei schweren, chronischen Schmerzen	Analgesie bei Tumorschmerz, Lungenödem, akutem Myokardinfarkt	starker Reizhusten, bei unzureichender Analgesie unter Ibuprofen und Paracetamol
Applikation	oral, rektal, parenteral	oral, rektal, parenteral	oral, rektal, i. m.	intrathekal	oral, parenteral	oral
Besonderheiten	für Schwangere geeignet, hepatotoxisch, nicht antiphlogistisch wirksam	spasmolytisch, geeignet bei Nervenschmerzen, Nebenwirkung: Blutbildveränderungen (Leukopenie, Agranulozytose), nicht antiphlogistisch wirksam	hepatotoxisch, kein Abhängigkeitspotenzial, kein Gewöhnungseffekt	zentralnervöse Nebenwirkungen wie kognitive Beeinträchtigung, Halluzinationen und Psychose, Seh- und Gangstörungen	reduziert den Atemantrieb, unterliegt dem BtMG, Gegenmittel: Naloxon	Prodrug von Morphin, rapide Umwandlung zu Morphin bei CYP2D6-Hypermetabolisierern

Analkanal m: engl. anal canal; syn. Canalis analis. 3–4 cm langes Lumen des Afters zwischen Oberrand des Musculus* sphincter ani internus und Linea anocutanea. Der Analkanal erlaubt die Defäkation* und gewährleistet ansonsten durch ein komplexes Sphinktersystem die Kontinenz.

Analkarzinom n: engl. anal carcinoma; syn. Analkrebs. Am Analrand bzw. Analkanal lokalisiertes Karzinom. Klinisch ist das Analkarzinom im Anfangsstadium meist symptomlos, die Diagnose wird oft erst durch eine histologische Untersuchung gestellt. Kleine Tumoren im Analkanal oder Tumoren am Analrand werden komplett exzidiert, größere Tumoren bestrahlt und chemotherapiert. Siehe Abb.

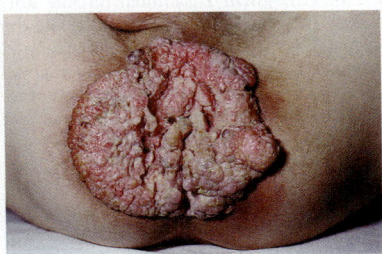

Analkarzinom: Plattenepithelkarzinom auf dem Boden eines Buschke-Löwenstein-Tumors (Condylomata gigantea).

Epidemiologie:
– gehäuftes Auftreten bei Immunsuppression, HIV-Infektion sowie Männern mit Analverkehr sowie bei Infektionen mit HPV.

Pathologie:
– In ca. 90 % handelt es sich um Plattenepithelkarzinome, wobei sich hier wiederum in ca. 80–90 % der Fälle HPV (Humanes Papilloma Virus) nachweisen lässt. Ein besonders hohes Risiko haben HPV Typ 16 und 18. Adenokarzinome treten seltener auf und gehen von der Transitionalzellzone der Linea dentata aus.
– In der Folge tritt eine frühzeitige lymphogene Metastasierung auf in inguinale (Analrand- und Analkanalkarzinome), perirektale sowie iliakale Lymphknoten (Analkanalkarzinome).

Klinik:
– bei frühem Stadium meist Zufallsbefund in der histologischen Untersuchung eines Resektates vom Anus, gelegentlich Juckreiz, Nässen, Brennen oder Blutungen
– später Blutungen, Juckreiz, Beschwerden bei der Defäkation, Inkontinenz, Schmerzen, Veränderungen der Stuhlgewohnheiten.

Therapie:
– bei kleinen Plattenepithelkarzinomen (< 2 cm, pT1) ohne Lymphknotenmetastasen und ohne Infiltration des Sphinkters lokale Exzision
– bei Plattenepithelkarzinomen primäre Radiochemotherapie
– operative Therapie bei Resttumoren oder Rezidivtumoren: abdomino-perineale Rektumamputation mit Anlage eines endständigen Descendostomas
– bei Adenokarzinomen: werden wie tiefsitzende Rektumkarzinome behandelt, d. h. neoadjuvante Radiochemotherapie, danach abdomino-perineale Rektumamputation mit Anlage eines endständigen Descendostomas.

Nachsorge: Eine regelmäßige Nachsorge ist entscheidend und wird nach einem festgelegten Schema durchgeführt.

Prognose: 5-Jahres-Überlebensrate abhängig vom Tumorstadium: T1 = 100 %, T2–3 = 80–90 %; T4 = 45 %.

Analknoten m sg, pl: Überbegriff für knotige Veränderungen im Bereich des Anus. Zugrunde liegende Erkrankungen sind u. a. prolabierte und thrombosierte Hämorrhoiden, Perianalvenenthrombosen, hypertrophe Analpapillen, Polypen, Mariksen oder auch ein Analkarzinom. Die Therapie besteht bei fraglicher Dignität in der kompletten Exzision und histologischen Untersuchung.

Analmanometrie f: Methode zur objektiven Messung der Funktion des analen Schließmuskels sowie der Rektumampulle. Gemessen werden der anale Ruhedruck, der maximale Kneifdruck, der rektoanale Inhibitionsreflex, die sensorische Stuhldrangschwelle sowie die Compli-

Analogexperiment

ance des Rektums. Das Verfahren wird eingesetzt bei der Abklärung einer Stuhlinkontinenz oder Entleerungsstörung.

Analogexperiment → Analogstudie

Analogon n: Chemisch nur minimal modifiziertes Derivat* einer physiologischen Substanz, z. B. Nukleosidanaloga* und Insulinanaloga (Insulin*).

Analogpräparate n pl: engl. analogous preparation. Fertigarzneimittel, dessen Wirkstoff neu ist, sich molekular aber nur minimal von bereits existierenden Arzneimitteln (Leitsubstanz) unterscheidet. Die pharmakologische Wirkung ist vergleichbar mit der der Leitsubstanz, die Möglichkeit eines Patentschutzes besteht.

Analogskala: engl. analogue scale. Semiquantitative Skala zur subjektiven Einschätzung von Einstellungen oder Empfindungsstärke, z. B. von Schmerz oder affektiven Beeinträchtigungen wie Ängstlichkeit oder Depressivität. Analogskalen dienen der Abschätzung des Ausmaßes eines Untersuchungsgegenstandes und werden insbesondere zur Beurteilung des Verlaufs einer Krankheit und deren Therapie herangezogen.

Analogskala, visuelle f: Abk. VAS. Eindimensionale, semiquantitative Skala zur standardisierten Erfassung der momentan empfundenen Schmerzintensität. Die VAS dient der subjektiven Selbsteinschätzung durch den Patienten und ist anwendbar ab einem Alter von 6 Jahren. Siehe Abb.

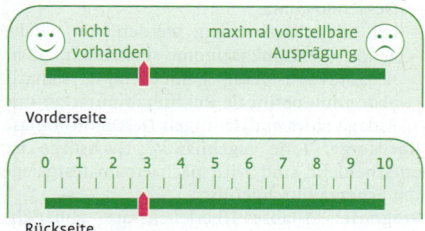

Analogskala, visuelle: Der Arzt lässt den Patienten z. B. mit einem Schieber seine momentanen Schmerzen auf der Vorderseite einer visuellen Skala einstellen; auf der Rückseite kann die vom Patienten geschätzte Schmerzintensität mithilfe einer numerischen Skala von 0 (schmerzfrei) bis 10 (stärkste vorstellbare Schmerzen) abgelesen werden.

Analogstudie f: engl. analoge study. Studie, welche die zu untersuchende Realität nur partiell oder vergleichsweise abbildet.

Analphase → Entwicklungsphasen

Analpolyp m: engl. anal polyp; syn. hypertrophe Analpapille. Synonym für eine harmlose, hypertrophierte Analpapille. Im eigentlichen Sinn ist die Bezeichnung Analpolyp nicht korrekt, da es sich nicht um eine Neoplasie handelt und keine maligne Entartung droht.
Ursache: Auftreten meist im Zusammenhang mit entzündlichen Prozessen im Bereich des Anorektums durch proliferative Fibrosierung.
Therapie:
– Abtragung des Analpolypen mit histologischer Untersuchung
– Behandlung der begleitend vorliegenden Erkrankungen.

Analprolaps m: engl. anal prolapse. Vorfall der Analschleimhaut aufgrund von Hämorrhoiden* 3. und 4. Grades, Analsphinkterschwäche oder mangelnder Fixation der Analhaut auf dem Schließmuskel. Symptome sind Schleimhautvorfall mit typischer radiärer Schleimhautfältelung, Pruritus ani sowie Stuhlinkontinenz. Behandelt wird besonders im Kindesalter mit der Sklerosierungstherapie, ansonsten werden die Hämorrhoiden ektomiert. Siehe Abb.

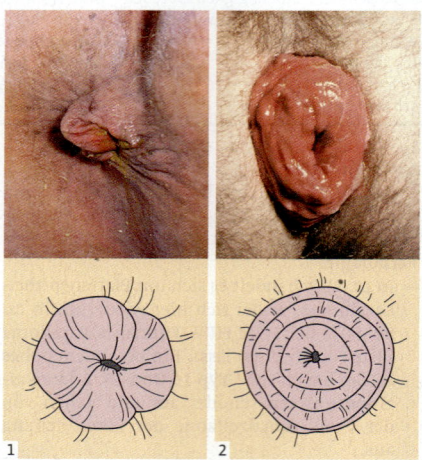

Analprolaps: 1: Analprolaps; 2: Rektumprolaps.

Analpruritus → Pruritus ani

Analreflex m: Bei Bestreichen der perianalen Haut auftretende Kontraktion des M. sphincter ani externus (S3–S5).

Analrhagaden f pl: engl. anal rhagades. Oberflächliche, strichförmige Epitheldefekte, die meist radiär zum Anus* verlaufen. Typische Symptome sind Schmerzen, Brennen und Juckreiz. Analrhagaden treten oft in Kombination mit einem Analekzem*, Hämorrhoiden* oder Pilzinfektionen (v. a. Candidose*) auf. Ein Übergang in eine Analfissur* ist möglich. Die Therapie ähnelt der bei der Analfissur.
Therapie: Siehe Analfissur*.

Analstenose f: Verengung des Analkanales, meist durch Narbenbildung aufgrund eines Traumas oder Operationen (z. B. Hämorrhoidektomie, intersphinktäre Rektumresektionen) oder Entzündungen (z. B. Morbus Crohn). Behandelt wird die Grunderkrankung, daneben wird die Narbe mit Analdehnern dilatiert bzw. operativ exzidiert oder gespalten, ggf. mit Rekonstruktion des Analkanals.

Analtampon m: engl. anal tampon. Hilfsmittel zum Zurückhalten von Stuhl bei Stuhlinkontinenz* oder zum Toilettentraining*. Der in verschiedenen Größen erhältliche Analtampon wird wie ein Zäpfchen (evtl. mit Einführhilfe) eingeführt. Die Verwendung ist nur bei kooperativen Patienten sinnvoll.

Anal-Tumor m: engl. anal neoplasm. Gewebsneubildung unklarer Dignität* am Anus. Differenzialdiagnostisch kommen sowohl benigne (z. B. Hämorrhoiden*, Perianalvenenthrombosen, Mariseken*) als auch maligne Erkrankungen wie das Analkarzinom* in Betracht. Die Diagnostik besteht bei unklarer Dignität in der Biopsie* und histologischen Untersuchung. In Abhängigkeit vom Ergebnis wird die weitere Therapie geplant.

Analverkehr m: engl. anal sex. Anogenitaler Geschlechtsverkehr* mit einem Einführen des Penis in den Anus.

Analyse: Abk. für → Psychoanalyse

Anamnese f: engl. anamnesis. Krankengeschichte eines Patienten. Zu unterscheiden sind 1. die durch Befragung des Patienten ermittelte Vorgeschichte seiner aktuellen Erkrankung sowie 2. patientenbezogene Aufzeichnungen des behandelnden Arztes in der Krankenakte einschließlich Stammdaten, erhobenen Untersuchungsbefunden und therapeutischen Maßnahmen.
Formen: Die Anamnese im Sinne der zu erhebenden Krankengeschichte erfolgt als:
– Eigenanamnese*: der Patient berichtet über seine Vorgeschichte
– Fremdanamnese: Angehörige oder Begleitpersonen geben Informationen.

Die fachgerecht durchgeführte Anamnese hat einen hohen Wert innerhalb des Diagnoseprozesses. Sie ermöglicht zusammen mit der körperlichen Untersuchung* in 70 % der Fälle die Stellung der richtigen medizinischen Diagnose.

Anamnese, biografische f: engl. biographical case history. Anamnese* im Rahmen der Vorgespräche einer Psychotherapie mit Erhebung der Krankheitsvorgeschichte im lebensgeschichtlichen Zusammenhang. Sie ist bedeutsam für alle Psychotherapien, anfangs unabhängig von Verfahren oder Krankheitsbild. Außerdem ist sie Berichtsbestandteil für den Gutachter der Krankenkassen im Rahmen eines Antrags auf Psychotherapie.

Anamnese, pädiatrische f: Vorgeschichte eines Kindes. Sie umfasst akute Beschwerden, Familien-, Schwangerschafts- und Geburtsanamnese sowie Besonderheiten der Neonatalzeit, Entwicklungsdaten, Auffälligkeiten bei den Kindervorsorgeuntersuchungen, Erkrankungen, Operationen, Allergien, durchgeführte Impfungen, Medikamente, Ernährung, Informationen zu Betreuung und sozialem Umfeld, ggf. Pubertätsentwicklung.

Anamnese, urologische *f*: Erfragen von aktuellen Beschwerden und Vorerkrankungen eines Patienten mit besonderem Fokus auf Niere*, harnableitende Organe und männliche Geschlechtsorgane. Neben Schmerzen im Urogenitaltrakt werden vor allem Miktionsstörungen in der urologischen Anamnese erfragt.
Inhalt:
- Miktion: Trinkmenge*, Miktionsfrequenz, Miktionsmenge, Probleme beim Wasserlassen, Dysurie*, Algurie, Nykturie*, Inkontinenz, Hämaturie*
- Schmerzlokalisation: Flanken, Unterbauch, Penis*, Hoden*, Dammregion, Ausstrahlung
- Schmerzcharakter: kolikartig, gleichbleibend, stechend, dumpf, brennend, einschießend
- bekannte Vorerkrankungen oder Voroperationen von Nieren, Blase, Prostata*, Penis, Hoden.

anamnestisch: engl. *anamnestic*. In Bezug auf die Krankengeschichte.

Anandamid → Endocannabinoide

Anankasmus *m*: engl. *anancasm*; syn. Zwanghaftigkeit. Unangemessen gewissenhaftes, rigides und ängstlich-zwanghaftes Verhalten. Im engeren Sinn ist Anankasmus das Auftreten von Zwangsphänomenen (Zwangsgedanken* oder Zwangshandlungen*), die als unsinnig oder unnötig erkannt werden, z. B. bei Zwangsstörung*, anankastischer Persönlichkeitsstörung*, Depression*, Schizophrenie* und anderen psychischen Störungen.

Anaphase → Meiose
Anaphase → Mitose

Anaphrodisiaka *n pl*: engl. *anaphrodisiacs*. Arzneimittel zur Hemmung sexueller Lust, z. B. Cyproteron, GnRH*-Rezeptor-Agonisten und Antiandrogene*.

anaphylaktische Reaktion → Anaphylaxie
anaphylaktische Reaktion → Schock, anaphylaktischer

anaphylaktoide Reaktion → Schock, anaphylaktoider

Anaphylatoxine *n pl*: engl. *anaphylatoxins*. Komplementspaltprodukte (C3a, C5a), die bei anaphylaktischer Reaktion (Anaphylaxie*) durch die Aktivierung von Komplement aus C3 und C5 entstehen. Sie bewirken die Freisetzung von Mediatoren aus Mastzellen, Einwanderung von Entzündungszellen und Kontraktion der glatten Muskulatur.

Anaphylaxie *f*: engl. *anaphylaxis*. Durch Antikörper* der Klasse IgE vermittelte maximale Überempfindlichkeitsreaktion vom Soforttyp (Typ I der Allergie*). Anaphylaxie tritt nach einer Sensibilisierungsphase (6–10 Tage bei Menschen) bei erneutem Kontakt mit dem spezifischen Allergen* auf. Häufige Ursachen sind Nahrungsmittel (v. a. bei Kindern), Arzneimittel und Insektengift.
Klinik: Plötzliches Auftreten typischer klinischer Manifestation:
- vor allem kutan (Juckreiz, Urtikaria, Angioödem, Erythem bzw. Flush)
- respiratorisch (Brennen, Kribbeln, Juckreiz, Ödem oropharyngeal, Dysphagie, Dysphonie, Rhinorrhö, Dyspnoe, Kehlkopfödem, Bronchospasmus, Zyanose, Atemstillstand)
- gastrointestinal (Nausea, Emesis, krampfartiger Bauchschmerz, Diarrhö, Meteorismus, unwillkürliche Defäkation u. a.)
- kardiovaskulär (Tachykardie, arterielle Hypotonie, kardiale Arrhythmie, Schock, Herz-Kreislauf-Stillstand).

Prävention: Allergologische Diagnostik und Allergenkarenz.

Anaplasie *f*: engl. *anaplasia*. Übergang höher differenzierter Zellen in weniger differenzierte.

Anarthrie → Dysarthrie

Anasarka *f*: engl. *anasarca*. Ausgedehntes, lagerungsabhängiges Ödem* in der Subkutis. Häufige Formen sind Lid-, Gesichts- und Flankenödeme. Ursachen einer Anasarka sind v. a. eine Herzinsuffizienz* und Eiweißmangel, z. B. auf Grund eines nephrotischen Syndroms* oder Tumors.

Anaspadie *f*: engl. *anaspadias*. Harnröhrenmündung auf dem Rücken des Penis.

Anastomose *f*: engl. *anastomosis*. Natürliche Verbindung zwischen Blut- (z. B. arteriovenöse Anastomose) oder Lymphgefäßen, außerdem operativ angelegte Verbindung (Anastomosierung) von Hohlorganen wie Enteroanastomose, Gastroenterostomie, Choledochojejunostomie oder Blut- (z. B. gefäßchirurgischer Shunt zur Hämodialyse) und Lymphgefäßen.
Formen: Einteilung der operativ angelegten Anastomosen (siehe Abb.):
- End-zu-End-Anastomose: Wiedervereinigung von Hohlorganstümpfen nach Teilresektion bzw. zur Interposition (z. B. Dünndarmanastomose, Gallenganganastomose)
- End-zu-Seit-Anastomose: seitliches Einnähen eines endständigen Hohlorganstumpfs in einen anderen Organabschnitt oder in ein anderes Hohlorgan (z. B. Hepatikojejunostomie, Gastrojejunostomie)
- Seit-zu-Seit-Anastomose: operative Verbindung von 2 jeweils seitlich eröffneten Hohlorganabschnitten (z. B. Darmanastomose,

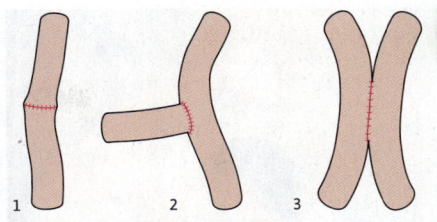

Anastomose: Operativ angelegte Anastomose des Gastrointestinaltrakts; 1: End-zu-End-Anastomose; 2: End-zu-Seit-Anastomose; 3: Seit-zu-Seit-Anastomose.

Gallenganganastomose, Pankreatikojejunostomie).

Anastomose, arteriovenöse *f*: engl. *arteriovenous anastomosis*. Physiologische Kurzschlussverbindung zwischen Arterien und Venen ohne Zwischenschaltung eines Kapillarnetzes, z. B. in der Lunge. Die beteiligten Gefäße weisen anatomische Besonderheiten wie Längsmuskelwülste im Bereich der Intima zur Steuerung der Durchblutung (sog. Sperrarterien und Sperrdrosselvenen) sowie epitheloide Zellen innerhalb der Media auf.

Anastomose, biliodigestive *f*: engl. *biliodigestive anastomosis*. Chirurgisch angelegte Verbindung zwischen dem Gallengangsystem bzw. der Gallenblase und dem Dünndarm (meist dem Jejunum), u. a. im Rahmen einer Lebertransplantation* oder Duodenopankreatektomie* sowie palliativ bei inoperablen Tumoren des Pankreas oder Duodenums.

Anastomoseninsuffizienz *f*: engl. *anastomotic leak*. Nahtinsuffizienz einer operativ angelegten Anastomose* infolge einer Mangeldurchblutung, Nahtverbindung unter Spannung oder aufgrund eines chirurgisch-technischen Fehlers.

Anastomosenkarzinom *n*: engl. *anastomotic carcinoma*. An einer Nahtverbindung gelegene Tumormanifestation nach Anlage von Anastomosen* im Gastrointestinaltrakt oder Respirationstrakt. Anastomosenkarzinome entstehen entweder wegen des Verbleibs von Tumorresten bei der Erstoperation oder durch Reflux aggressiver Verdauungssäfte.

Anastomosenulkus *n*: engl. *anastomotic ulcer*. In der Anastomosenregion auftretendes Geschwür als postoperative Komplikation nach Gastroduodenostomie bzw. Gastrojejunostomie nach Magenteilresektion*. Diagnostiziert wird mittels Ösophagogastroduodenoskopie*. Die Behandlung erfolgt je nach Ursache medikamentös durch Protonenpumpenhemmer, ggf. Helicobacter-pylori-Eradikationsbehandlung oder operativ durch Nachresektion und Roux*-Operation. Siehe Abb.

Anastomosierung

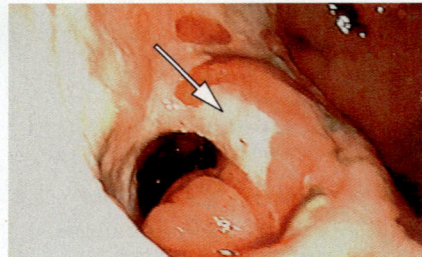

Anastomosenulkus: Zustand nach Magenteilresektion nach Billroth II. [32]

Klinik: Je nach Lage und Höhe der Anastomose
- Sodbrennen
- Völlegefühl
- Schmerzen
- Übelkeit und Erbrechen
- Blutung

Therapie:
- Protonenpumpen*-Hemmer
- Helicobacter*-pylori-Eradikationstherapie
- unter Umständen Nachresektion des Magens und Umwandlung einer Magenteilresektion nach Billroth II in eine Roux*-Operation mit Gastrojejunostomie.

Anastomosierung → Anastomose

Anastomositis *f*: Entzündung einer operativ angelegten Anastomose*, besonders von Hohlorganen.

Anatomie *f*. engl. *anatomy*. Lehre vom Bau der Körperteile sowie Kunst des Zergliederns.

Anazidität *f*. engl. *anacidity*; syn. Inazidität. Fehlen von Salzsäure im Magensaft*, verursacht durch eine Störung von oder einem Verlust an HCl-produzierenden Parietalzellen*. Eine fehlende Säureproduktion nach Gabe von Pentagastrin wird als absolute Anazidität bezeichnet. Durch den fehlenden Säureschutz im Magen können vermehrt Infekte auftreten.

Ursachen:
- chronisch atrophische Gastritis*
- medikamenteninduziert (Protonenpumpen*-Hemmer).

Anazidogenese *f*. engl. *anacidogenesis*. Unfähigkeit der Nieren, Wasserstoffionen auszuscheiden und Bikarbonationen aus dem Primärfiltrat zu resorbieren.

ANCA: Abk. für → Anti-Neutrophilen-Zytoplasma-Antikörper

Ancylostoma duodenale → Ankylostoma

Andersch-Ganglion → Nervus glossopharyngeus

Andersen-Syndrom → Long-QT-Syndrom

Anderson-Klassifikation → Dens-axis-Fraktur

Anderson-Montesano-Klassifikation → Kondylenfraktur, okzipitale

Andrews-Bakterid → Pustulosis palmaris et plantaris

Androblastom *n*: engl. *androblastoma*; syn. Sertoli-Zell-Tumor. Sehr seltener Keimstrangtumor*, der aus unreif gebliebenem bzw. männlich angelegtem Keimepithel hervorgeht. 10–20 % der Androblastome produzieren Androgene*, seltener Östrogene*. Dann kommt es zu Virilisierung* oder Feminisierung. Ca. 10 % der Androblastome entarten maligne*. Behandelt wird mittels operativer Entfernung.

Androgene *n pl*: engl. *androgens*. Sammelbezeichnung für männliche Sexualhormone*, v. a. Testosteron und seine Metaboliten* Dihydrotestosteron* (Wirkform), Androstendion* und Androsteron*. Androgene beeinflussen die Ausbildung von Penis*, Samenleiter, Samenblase* und Prostata* sowie die Spermatogenese*. Weiterhin haben Androgene anabole Wirkung und führen zur Ausbildung männlicher Geschlechtsmerkmale wie Bartwuchs und tiefer Stimme.

Vertreter:
- Testosteron
- Dihydrotestosteron (DHT)
- Androstendion
- Androsteron
- Dehydroepiandrosteron* (DHEA).

Physiologie: Biosynthese:
- Die Biosynthese findet in Hoden (Leydig-Zwischenzellen), Nebennierenrinde und in kleinen Mengen im Ovar statt.
- Die tägliche Produktionsmenge eines erwachsenen Mannes beträgt ca. 6–8 mg Testosteron.
- Im Blut sind Androgene zu ca. 98 % an Sexualhormon-bindendes Globulin gebunden.

Regulation: Die Hormonregulation erfolgt durch das luteinisierendes Hormon* (LH; siehe Hypothalamus*-Hypophysen-System).

Klinische Bedeutung:
- Erkrankungen, die im Zusammenhang mit Androgenen auftreten, sind beispielsweise: 1. Hyperandrogenämie* 2. Androgenisierung* 3. Hypogonadismus* und Altershypogonadismus* 4. Alopecia* androgenetica 5. Androgenresistenz*
- Substitutionstherapie bei Androgenmangel erfolgt mit Testosteron* , beispielsweise bei Hypogonadismus und zur Pubertätsinduktion
- Androgene werden häufig als Anabolika* im Sport missbraucht (siehe Doping*).

Androgenisierung *f*: engl. *androgenisation*; syn. Vermännlichung. Sammelbezeichnung für die Effekte verstärkter Androgen-Wirkung bei Mädchen oder Frauen wie Virilisierung*, Maskulinisierung* und Defeminisierung. Ursachen sind eine erhöhte Androgenproduktion in Ovar* und Nebennierenrinde. Behandelt wird symptomatisch mit Antiandrogenen*. Siehe Tab.

Androgenisierung: Formen.

Defeminisierung
Sterilität
anovulatorische Zyklen
dysfunktionelle Blutung
Amenorrhö
Uterusatrophie
Mammaatrophie
Maskulinisierung
Seborrhö
Akne
Hirsutismus
Alopezie
leichte Stimmveränderungen
Virilisierung
Hirsutismus
Klitorishypertrophie
Muskelhypertrophie
männliche Sprech- und Singstimme
Glatzenbildung
männliche Gesichtszüge
männlicher Habitus

Klinik:
- bei Mädchen vor der Pubertät: verfrühte Pubertätszeichen wie: 1. Axillar- oder Schambehaarung 2. Schweißgeruch 3. Akne* 4. fettige Haare
- bei jugendlichen Mädchen und Frauen: 1. Vermännlichung des Körperbaus 2. tieferwerdende Stimme 3. Wachstum der Klitoris 4. männliches Behaarungsmuster an Wangen, Oberlippe, Hals und Brust 5. Zyklusstörungen* und Infertilität*.

Therapie:
- kausal, z. B. operative Entfernung eines androgenproduzierenden Tumors
- medikamentös: 1. Antiandrogene (z. B. Cyproteron) 2. Kontrazeptiva* mit antiandrogener Wirkung 3. Spironolacton* (100 mg/d)
- kosmetisch: 1. bei Hirsutismus*: Epilation, Bleichen, Enthaarungscreme, Laser, Elektrolyse 2. bei Alopezie*: Haarwässer mit Minoxidil*, Alfatradiol 3. bei Akne: Retinoide*, Antibiotika.

Androgenresistenz *f*: engl. *androgen insensitivity syndrome* (Abk. *AIS*). Mutationsbedingte Form der sexuellen Differenzierungsstörung* mit normalem XY-Karyotyp. Sie kommt als komplette Form mit weiblichem Habitus und fehlender Sekundärbehaarung und als partielle Form mit intersexuellem Genitale vor.

Androgen-Rezeptor-Modulatoren, selektive *m pl*: engl. *selective androgen receptor modulators*. Gruppe von nicht mehr im Handel befindlichen Arzneimitteln mit anaboler Wirkung, z. B. Mesterolon und Nandrolon zur Therapie von Kachexie und Osteoporose. Sie wurden missbraucht als Dopingwirkstoff. Siehe Doping*, Tab. dort.

Androgynie *f*: engl. *androgyny*. Bei Menschen beiderlei Geschlechts vorkommende Ausprägung von typisch männlichen und weiblichen Merkmalen, die eine eindeutige Geschlechterzuordnung erschweren.

Andrologie *f*: engl. *andrology*. Lehre von der Anatomie, Funktion und den Störungen der männlichen Geschlechtsorgane. Die Andrologie ist ein interdisziplinäres Gebiet.

Aufgabengebiete:
- Anatomie und Physiologie der männlichen Geschlechtsorgane
- Erkrankungen von Prostata, Hoden, Urethra und Penis
- reproduktive Funktionen und Störungen des Mannes (Infertilität*, Spermiogramm*)
- endokrinologische Störungen, insbesondere der Testosteronproduktion (siehe Hypogonadismus*)
- sexuelle Gesundheit und Sexualstörungen des Mannes (Erektion*, erektile Dysfunktion*, Ejakulationsstörung*, Sexualmedizin)
- Fragen des heranwachsenden Mannes (Pubertät*)
- Altersveränderungen des Mannes (Aging* Male)
- Abklärung einer Gynäkomastie*
- männliche Kontrazeption*.

Androstendion *n*: engl. *androstenedione*; syn. 4-Androsten-3,17-dion. Schwach androgenes Steroidhormon*, das beim Mann in den Hoden gebildet wird und bei der Frau in der Nebennierenrinde und den Ovarien unter LH-Einfluss (luteinisierendes Hormon*). Androstendion ist ein Prohormon* und wird umgewandelt in Testosteron* und Estron. Labormedizinisch bestimmt wird Androstendion beispielsweise bei Virilisierung* und Hirsutismus*.

Physiologie:
- Bildung aus Dehydroepiandrosteron* (DHEA), katalysiert durch das Enzym 3β-Hydroxysteroid-Dehydrogenase
- Umwandlung v. a. im Fettgewebe: 1. mittels Testosteron-17β-Dehydrogenase zu Testosteron 2. durch Aromatase* zu Estron
- Sezernierung: 1. im zirkadianen Rhythmus (höchste Werte morgens) 2. bei der Frau auch zyklusabhängig (höchste Werte in Follikelphase).

Indikation zur Laborwertbestimmung:
- Virilisierung*
- Abklärung adrenaler Hirsutismus
- Nebennierenrinden-Tumore
- adrenogenitales Syndrom*.

Bewertung:
- **erhöhte Werte: 1.** Hirsutismus **2.** polyzystische Ovarien **3.** Ovarialtumoren **4.** androgenproduzierender Nebennierenrindentumor **5.** Schwangerschaft **6.** kongenitale Nebennierenrindenhyperplasie* **7.** zentrales Cushing-Syndrom **8.** Adipositas
- **erniedrigte Werte: 1.** Glukokortikoidmedikation **2.** Clomifen-Medikation (z. B. bei Sterilitätsbehandlung) **3.** Nebennierenrindeninsuffizienz **4.** Ovarialinsuffizienz **5.** Sichelzellanämie **6.** Postmenopause.

Androsteron *n*: engl. *androsterone*; syn. 3α-Hydroxy-5α-androstan-17-on. Natürlich vorkommendes, schwach androgenes Androgen. Androsteron ist ein Metabolit* beim Abbau von Testosteron*. Es ist das erste, von Adolf Butenandt (1931) aus männlichem Harn isolierte Steroidhormon*.

Androtropie *f*: engl. *androtropism*; syn. Androtropismus. Gehäuftes Vorkommen bestimmter Krankheiten und (erblicher) Syndrome bei Männern. Zu den androtropen Erkrankungen zählen beispielsweise Herzinfarkt*, Arteriosklerose, West-Syndrom, Asperger*-Syndrom, Norrie-Warburg-Syndrom, erythropoetische Porphyrie* und Rotgrünblindheit.

Anejakulation → Aspermie
Anelektrotonus → Elektrotonus
Anencephalus → Anenzephalie
Anenkephalus → Anenzephalie
Anenzephalie *f*: engl. *anencephaly*; syn. Anencephalus. Schwere Fehlbildung* mit Akranie* und Fehlen oder Degeneration von Teilen des Gehirns. Sie ist Folge eines ausbleibenden Verschlusses des Neuroporus anterior in der zukünftigen Gehirnregion des Neuralrohres. Anenzephalie ist oft kombiniert mit Spaltbildung im Zervikalbereich. In den letzten Schwangerschaftsmonaten wird ein Hydramnion* deutlich.

Häufigkeit: Ca. 1 : 1000 Lebendgeborene.
Prognose: Lebenserwartung wenige Stunden bis Tage aufgrund des fehlenden Schluckreflexes*.

Anergie: engl. *anergy*. Fehlende Immunantwort nach Antigenexposition.

Anethol *n*: engl. *anethole*. Phenylpropanderivat. Anethol ist in verschiedenen ätherischen Ölen enthalten, z. B. im Anis-, Sternanis- und Fenchelöl. Medizinisch eingesetzt wird beispielsweise Anisöl als Antitussivum, Sekretolytikum und Expektorans. Technisch dient es als Einbettungsflüssigkeit in der Mikroskopie.

Aneuploidie *f*: engl. *aneuploidy*. Abweichung vom euploiden Chromosomensatz (siehe Euplo-

idie), bei der einzelne Chromosomen nicht in normaler Anzahl vorhanden sind (numerische Chromosomenaberration*). Autosomale Aneuploidie beschreibt die numerische Abweichung der Autosomen*.

Formen: Z. B. Nullisomie (Fehlen eines homologen Chromosomenpaars), Monosomie*, Trisomie*.

Klinische Bedeutung: Wichtiger Parameter in der morphologischen Tumordiagnostik (DNA-Zytophotometrie).

Aneurin → Vitamin B_1

Aneurysma *n*: engl. *aneurysm*. Vaskuläre (meist arteriell, selten venös) oder kardiale, umschriebene, pathologische Ausweitung, zumeist Folge arteriosklerotischer Umbauvorgänge der Gefäßwand. Aneurysmen sind oft asymptomatisch. Es drohen jedoch ernste Komplikationen wie Dissektion, Thrombosen und Rupturen mit akut lebensgefährlicher Blutung.

Einteilung: Nach **Pathologie** (siehe Abb.):
- Aneurysma verum (echtes Aneurysma) mit Ausdehnung aller Wandschichten bei erhaltener Gefäßwandkontinuität
- Aneurysma dissecans (syn. dissezierendes Aneurysma): 1. sekundäres Aneurysma infolge Dissektion* mit Eindringen (entry) von Blut in ein Pseudogefäßlumen (sog. falsches Gefäßlumen) am Ort des intimalen Einrisses, Wühlblutung und Kanalisierung innerhalb der Gefäßwand (zwischen Intima und Media) 2. evtl. distale Wiedereinmündung (reentry) in das (sog. wahre Gefäßlumen) 3. z. B. Aortendissektion
- Aneurysma spurium (falsches Aneurysma): 1. perivasales, teilweise endothelialisiertes und organisiertes Hämatom, das mit dem Gefäßlumen in Verbindung steht 2. Entstehung aus Extravasat* nach Gefäßwandeinriss, perforierendem Trauma (häufigste Ur-

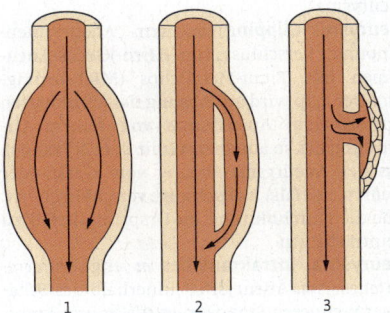

Aneurysma: Einteilung nach Pathologie, 1: Aneurysma verum, 2: Dissektion mit sekundärem Aneurysma (Aneurysma dissecans mit entry und reentry), 3: Aneurysma spurium.

sache: iatrogen nach Punktion der A. femoralis) oder als blutgefüllte Aussackung der Adventitia nach stumpfem Arterientrauma mit partiellem Einriss der Gefäßwand von innen nach außen (traumatische Aortenruptur*)
- Aneurysma arteriovenosum: **1.** infolge einer aneurysmatischen Verbindung zwischen Arterie und Vene **2.** Sonderform der arteriovenösen Fistel*.

Nach **Lokalisation**, z. B.:
- Aortenaneurysma* (Abb. dort)
- intrakranielles Aneurysma*
- kardial (z. B. Herzwandaneurysma*, Vorhofseptumaneurysma, Herzklappenaneurysma* oder Koronararterien betreffend)
- viszeral oder peripher (A. subclavia, A. femoralis, A. poplitea, A. carotis, supraaortal).

Klinik:
- häufig asymptomatisch (Zufallsbefund)
- je nach Lokalisation evtl.: **1.** Pulsation und Kompressionserscheinungen (bei großem Aneurysma)
- Nicoladoni-Israel-Branham-Zeichen bei Aneurysma arteriovenosum
- subfebrile Temperatur bei bakterieller Genese.

Therapie: Je nach Größe, Lokalisation und Klinik (neben Behandlung der Grunderkrankung):
- offene OP: ggf. mit chirurgischem Ersatz des aneurysmatischen Gefäßabschnitts durch Interponat (Gefäßprothese*, homologe Vene bei peripherem Aneurysma), Aorten-Autograft, selten (z. B. popliteales Aneurysma) Bypass-Operation
- ggf. endovaskuläre Aneurysmaausschaltung (EVAR) mit Stent(-graft).

Aneurysma, basales *n*: engl. *basal aneurysm.* Aneurysma* (Gefäßaussackung) an Hirngefäßen im Bereich der Schädelbasis (am Circulus* arteriosus cerebri). Basale Aneurysmen sind die häufigste Form der Hirngefäß-Aneurysmen. Es besteht Blutungsgefahr; siehe intrakranielles Aneurysma*.

Aneurysma-Clipping *n*: syn. Aneurysmen-Klippung. Verschluss von (Hirn-)Gefäß-Aneurysmen mit Titan-Metallclips (MRT-verträglich). Der Clip wird am Abgang des krankhaften (sackförmigen) Aneurysmas von seinem Ursprungsgefäß so aufgesetzt (mit der Clipzange), dass der Aneurysma-Abgang vom Gefäß (der Aneurysma-Hals) vollständig verschlossen ist, ohne die Durchblutung im Ursprungsgefäß zu beeinträchtigen.

Aneurysma, intrakranielles *n*: engl. *intracranial aneurysm.* Aneurysma* innerhalb des Schädels, im engeren Sinne ein *arterielles* intrakranielles Aneurysma, selten auch venös als Fehlbildung der V. magna cerebri (V. Galeni) mit Störung der Liquorpassage (Hydrozephalus*). Ohne rasche mikrochirurgische oder interventionelle Therapie hat eine Ruptur eine schlechte Prognose. Siehe Abb. 1.

Lokalisation:
- vor allem an der Schädelbasis (basales Aneurysma) im Bereich des Circulus arteriosus cerebri
- ca. 90 % im Stromgebiet der A. carotis interna, besonders an den Aufzweigungen (z. B. an der A. carotis interna oft am Abgang der A. communicans posterior, an der A. cerebri media meist in der Mediabifurkation)
- seltener vertebrobasilär bzw. hintere Schädelgrube (Vertebralisaneurysma, oft am Abgang der A. cerebelli inferior posterior; Basilarisaneurysma, meist an der Bifurkation in die Aa. cerebri posteriores)
- multiple Lokalisation in ca. 20–30 % der Fälle.

Klinik:
- meist asymptomatisch bis zur Ruptur (siehe Komplikationen) oder ischämischem Schlaganfall* durch Embolien aus teilthrombosiertem Aneurysma
- Zeichen intrakranieller Raumforderung durch Größenwachstum möglich, z. B. Okulomotoriuslähmung* durch Aneurysma der Arteria* communicans posterior (sog. plegisches Aneurysma), Hydrozephalus bei vertebrobasilärer Lokalisation.

Therapie: Bei Ruptur frühzeitig (innerhalb 24–48 h), bei asymptomatischem Aneurysma ggf. prophylaktisch nach individueller Nutzen-Risiko-Abwägung (Aneurysmagröße und -lokalisation sowie klinischer Status und Lebensalter des Patienten):
- mikrochirurgische Verfahren: **1.** Clipping: Verschluss mit Clip am Hals eines sackförmigen intrakraniellen Aneurysmas (siehe Abb. 2) **2.** Trapping: Ausklemmen eines fusiformen intrakraniellen Aneurysmas mit Clips, ggf. zusätzliche Bypass-Operation **3.** Wrapping: Ummantelung eines fusiformen intrakraniellen Aneurysmas, z. B. mit Durastreifen
- (zunehmend) interventionell-neuroradiologisch durch Coiling (therapeutische Embolisation*): **1.** Ausschaltung mit metallischen Spiralen (Coils, z. B. nach Guglielmi aus Platin) **2.** bei venösem Aneurysma der V. Galeni interventionell-neuroradiologische Embolisation der zuführenden arteriellen Shuntgefäße.

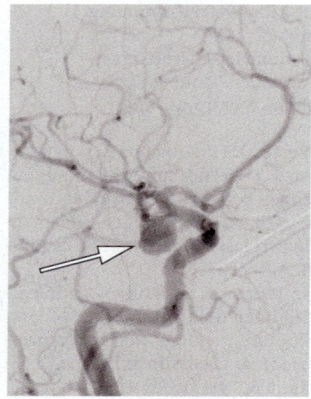

Aneurysma, intrakranielles Abb. 1: Großes basales Aneurysma der A. carotis interna rechts am Abgang der A. communicans posterior (Angiografie). [53]

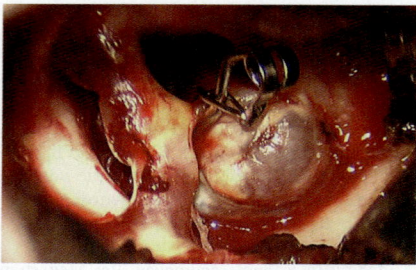

Aneurysma, intrakranielles Abb. 2: Großes basales Aneurysma der A. carotis interna rechts, mikrochirurgischer Verschluss des Aneurysmahalses mit (Titan-)Clip (intraoperatives Mikro-Foto). [53]

ANF: Abk. für atrialer natriuretischer Faktor → Peptide, kardiale natriuretische

Anfall, dissoziativer *m*: engl. *dissociative seizure.* Nichtepileptischer Anfall mit psychischen Ursachen als Form der dissoziativen* Störung mit unspezifischem oder dem epileptischen Anfall ähnelndem Muster, jedoch ohne EEG-Befund. Ursachen sind Konflikte, Belastungen, Trauma, Persönlichkeitsstörung oder Anfälle als erlerntes Coping* mit personalen oder sozialen Problemen. Therapiert wird mit Psychotherapie* und Verhaltenstherapie*.

Anfall, fokal-motorischer *m*: engl. *focal motor seizure.* Fokaler epileptischer Anfall mit motorischen Symptomen. Im Anschluss tritt häufig eine vorübergehende Lähmung der betreffenden Muskeln auf (sog. Todd-Lähmung).

Formen: U. a.
- Muskeltonuserhöhung, Myoklonien* oder klonische Bewegungen bestimmter Körperabschnitte (z. B. Finger, Hand, Gesicht), je nach Lokalisation des Fokus in kontralateraler Zentralregion (motorische Hirnrinde)
- bei Ausbreitung über die gesamte Zentralregion Jackson*-Anfall
- Mastikatoriusanfall (fokaler Anfall der kontralateralen Kaumuskulatur) mit schnellen

Mahl-, Leck- und Kaubewegungen der Kiefer
- Artikulationsstörungen oder (als Hemmungsphänomen) Sprechunfähigkeit (sog. speech arrest) bei Fokus im unteren Teil der Zentralregion der dominanten Hemisphäre
- epileptischer Nystagmus*
- ein- und beidseitige tonische Extremitätenbewegungen (sog. posturaler oder Haltungsanfall) bei Fokus im Frontalhirn
- tonische, schablonenhafte Bewegungen, Vokalisationen oder Sprechhemmung und vegetative Symptome (supplementär-motorischer Anfall) bei Fokus in der supplementär-motorischen Region im Frontallappen
- Versivanfall*.

Anfall, sensorischer *m*: engl. *sensory seizure*. Fokaler epileptischer Anfall mit abnormen visuellen, auditiven, olfaktorischen, gustatorischen oder vertiginösen Sinnesempfindungen bei Fokus in sensorischen Arealen des zerebralen Kortex.

Anfallserie *f*: engl. *serial seizure*. Folge von epileptischen Anfällen ohne andauernde Funktionsstörung zwischen einzelnen Anfällen.

Anfall, somatosensorischer *m*: engl. *somatosensory seizure*; syn. sensibler Anfall. Fokaler epileptischer Anfall mit somatosensorischen Symptomen in Form sensibler Reiz- oder Ausfallsymptome wie Kribbeln und Taubheitsgefühl bei Fokus in der Postzentralregion (sensible Projektionsfelder im Parietallappen* des Cortex cerebri).

Anfechtung der Vaterschaft → Vaterschaft

angeboren: engl. *inborn*. Zum Zeitpunkt der Geburt vorhanden. Angeborene, biologisch prädeterminierte Merkmale, Krankheiten oder Defizitsyndrome sind **kongenital***, d.h. durch Schädigung bzw. Fehlerhaftigkeit des genetischen Materials entstanden, oder **konnatal***, also intrauterin oder während des Geburtsvorgangs durch äußere Noxen entstanden.

Angeborene Hypothyreose → Hypothyreose

angeborener Schulterblatthochstand → Sprengel-Deformität

Angehörigenbetreuung *f*: engl. *relatives care*. Einbeziehung der Angehörigen in Therapie und Betreuung von Patienten besonders in der Geriatrie, Tumortherapie und Palliativmedizin. Die Angehörigenbetreuung umfasst die Beratung und Schulung von Angehörigen und geschieht durch Ärzte, Pflegekräfte, Physio- und Ergotherapeuten sowie den Sozialdienst.

Angehörigengruppe *f*: engl. *relatives group*. Gruppe für Angehörige von an bestimmten Erkrankungen leidenden Menschen, in der die Teilnehmer die im Zusammenhang mit der Erkrankung entstehenden Probleme besprechen und Entlastung erfahren können. Angehörigengruppen bestehen in Form von Selbsthilfegruppen* oder werden (meist unter professioneller Leitung) von therapeutischen Institutionen angeboten.

Angelhakenform *f*: engl. *J-shape*; syn. Rieder-Magenform. In Form eines Hakens durchhängender Magen, der sich bei aufrechtstehenden Patienten im Röntgenbild zeigt. Die Angelhakenform beschreibt dabei, dass der Magen (Corpus gastricum) zunächst steil abfällt bevor er in die Krümmung geht (unterer Magenpol) und anschließend zum Pylorus hin wieder nach kranial steigt. Siehe Abb.

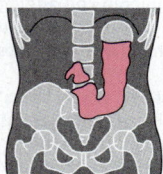

Angelhakenform: Beim stehenden Patienten verändert sich durch die Schwerkraft die Kontur des Magens. Im Röntgenkontrast zeigt sich diese in Form eines großen „J" oder Angelhakens.

Angelica archangelica → Engelwurz, echte
Anger-Kamera → Gammakamera
Angiektasie *f*: engl. *angiectasis*. Erweiterung eines Gefäßes, z.B. Aneurysma*, Teleangiektasie*, Varizen*, Lymphangiektasie*.
Angiitis *f*: Entzündung von Blut- oder Lymphgefäßen, z.B. systemische Vaskulitis*, Arteriitis*, Thrombophlebitis*, Lymphangitis*.
Angina *f*: Enge, Beklemmung; im engeren Sinne Angina tonsillaris (Tonsillitis*).
Angina abdominalis *f*: engl. *abdominal angina*; syn. Angina intestinalis. Postprandial einsetzende und bis zu 4 Stunden anhaltende dumpfe und krampfartige Bauchschmerzen, die durch intestinale Durchblutungsstörungen fast ausnahmslos durch eine Arteriosklerose (98%) mit Abgangsstenosen der großen Viszeralgefäße entstehen. Diagnostiziert wird mittels farbcodierter Duplexsonografie (FKDS) sowie Angio-CT und -MRT, behandelt durch Angioplastie* oder operative Erweiterungsplastiken.
Angina agranulocytotica *f*: engl. *agranulocytic angina*. Nekrotisierende Tonsillitis* mit starkem Foetor* ex ore bei Agranulozytose*. Häufig bestehen zusätzlich weitere Symptome der Agranulozytose (z.B. Fieber).
Angina intestinalis → Angina abdominalis
Angina Ludovici *f*: engl. *Ludwig's angina*. Phlegmone* des Mundbodens. Ursachen sind Infektionen von Rhagaden der Mund- oder Zungenschleimhaut, fortgeleitete dentogene Infektionen, abszedierende Entzündungen der Glandula submandibularis oder Fremdkörper. Typische Erreger sind Staphylokokken, Streptokokken und Anaerobier. Behandelt wird mit intravenöser Antibiose oder Eröffnung des Abszesses von submental.
Klinik:
- plötzlicher Beginn mit starken Schluckbeschwerden
- Schmerzen bei Zungenbewegung
- Schwellung des Mundbodens
- evtl. Atembeschwerden.

Angina mesenterica → Angina abdominalis
Angina pectoris *f*: syn. Brustenge; Abk. AP. Anfallsartig auftretende retrosternale* Schmerzen als typische Symptomatik bei akuter Koronarinsuffizienz* mit Gefahr eines Herzinfarktes*. Unterschieden werden stabile Angina pectoris (Auftreten bei körperlicher oder psychischer Belastung) und instabile AP (in Ruhe auftretend oder sich verschlimmernd). Behandelt wird eine ursächliche KHK, im Anfall wird Nitroglycerol* gegeben.
Ätiologie: Lokales Missverhältnis von myokardialem Sauerstoffangebot und -bedarf infolge
- koronarer Herzkrankheit mit Koronarsklerose und akuter Plaqueruptur oder -erosion und konsekutiver Thrombosierung (häufig kritische Koronarstenose*)
- Koronarspasmus (seltener).

Klinik:
- durch körperliche bzw. emotionale Belastung, Kälte oder schwere Mahlzeit ausgelöster, plötzlich einsetzender, Sekunden bis Minuten anhaltender Thoraxschmerz (meist retrosternal)
- häufig mit thorakalem Engegefühl und Atemnot bis zu Vernichtungsgefühl und Todesangst
- Schmerzausstrahlung in linke (selten rechte) Schulter-Arm-Hand-Region bzw. in Hals-Unterkiefer-Region sowie auch in Rücken oder Oberbauch
- Symptome können auch in Ruhe auftreten oder sich atypisch äußern.

Einteilung: Nach Klinik:
- **Stabile AP:** 1. bei körperlicher oder psychischer Belastung reproduzierbar auftretende AP, die in Ruhe innerhalb weniger Minuten sistiert 2. nicht progredient 3. Nitroglycerol-sensibel
- **Instabile AP:** 1. an Häufigkeit, Dauer oder Intensität progrediente AP (Crescendo-AP) oder in Ruhe auftretende AP (Ruhe-AP) 2. meist verzögert Nitroglycerol-sensibel oder -refraktär 3. gehört als lebensbedrohliche potenzielle Vorstufe des Herzinfarkts zum akuten* Koronarsyndrom (fließender Übergang zu NSTEMI) und ist entsprechend zu behandeln.

Therapie:
- stabile AP: Nitroglycerol* zur Anfallstherapie (häufig prompte Besserung), bei koronar-

spastischer Komponente Kalzium*-Antagonisten (Nicht-Dihydropyridine), ggf. Kombination mit Ranolazin
- instabile AP: Akuttherapie siehe akutes* Koronarsyndrom
- Dauertherapie der zugrunde liegenden KHK zur Prophylaxe der AP.

Prävention: Reduktion beeinflussbarer kardiovaskulärer Risikofaktoren.

Angina Plaut-Vincent *f*: engl. *Vincent's angina*; syn. Plaut-Vincent-Angina. Schmerzhafte ulzeröse (z. T. nekrotisierende) Tonsillitis* mit typischen Belägen infolge anaerober Mischinfektion aus Fusobacterium nucleatum und Treponema vincentii. Sie kommt insbesondere bei Männern vor. Meist handelt es sich um Einzelfälle. Gruppenerkrankungen in Familien, Anstalten und Wohnheimen sind möglich. Therapiert wird mit Antibiotikum.

Angina tonsillaris → Tonsillitis

Angioblastom *n*: engl. *angioblastoma*; syn. Gefäßtumor. Veraltete Bezeichnung für gut- oder bösartige Neubildungen die von den Zellen der Gefäßwände ausgehen. Aktuelle Einteilungen von Gefäßtumoren beinhalten u. a. Angiome, Hämangiome, Hämangioepitheliome und Angiosarkome.

Angio-CT: Abk. für → CT-Angiografie

Angiodynografie → Farbkodierte Duplexsonografie

Angiodysplasie → Syndrom, angiodysplastisches

Angioendotheliom → Hämangiosarkom

Angiofibrom *n*: engl. *angiofibroma*. Feste, hautfarbene, rötliche oder gelbliche Papeln und Knötchen im Bereich von Nase, Wangen und Kinn. Angiofibrome kommen selten isoliert vor, meist multipel, als dermatologisches Leitsymptom bei tuberöser Sklerose*. Therapiert werden sie mittels Dermabrasion und Laserchirurgie.

Angiogenese *f*: engl. *angiogenesis*. Wachstum von neuen Blutgefäßen durch Aussprossung und Abspaltung aus vorhandenen Gefäßen. Dagegen meint die Vaskulogenese die Neubildung von Gefäßen aus endothelialen Vorläuferzellen.

Formen:
- physiologische Angiogenese: Ausgewogenheit zwischen endogenen Angiogenese-Stimulatoren (proangiogene Faktoren, z. B. FGF, VEGF*, Angiopoietin*-1) und endogenen antiangiogenetischen Faktoren (z. B. Angiostatin*, Interferon*-α). Vorkommen: z. B. Wundheilung
- pathologische Angiogenese: **1.** exzessive Angiogenese: Überwiegen von Angiogenese-Stimulatoren mit Ausbildung unphysiologischer Blutgefäße; Vorkommen: z. B. Tumorangiogenese, diabetische Retinopathie*, feuchte altersabhängige Makuladegeneration*, Psoriasis*, rheumatoide Arthritis* u. a.

chronische Entzündungen **2.** insuffiziente Angiogenese: unzureichendes Wachstum von Blutgefäßen (Anzahl, Lumen); Vorkommen: z. B. KHK, zerebrovaskuläre Erkrankung, chronische Wunden (Wundheilungsstörung).

Angiogenese-Hemmer *m sg, pl*: engl. *angiogenetic inhibitors*; syn. Angiogenese-Inhibitoren. Sammelbezeichnung für Hemmstoffe der Vaskularisation*, die beispielsweise zur Behandlung von Tumoren und neovaskulärer Makuladegeneration eingesetzt werden. Angiogenese-Hemmer inhibieren proangiogene Faktoren, z. B. VEGF* u. a. Wachstumsfaktoren*, und verhindern dadurch die Angiogenese*.

Wirkung:
- antineoplastisch (Zytostatika* im weiteren Sinn) durch antiangiogenetische Wirkung auf Neoplasien (Hemmung der neoplastischen Neovaskularisation und Tumorangiogenese)
- Hemmung der chorioidalen Neovaskularisation.

Wirkstoffe:
- physiologisch: Angiostatin* und Endostatin
- therapeutisch: z. B. Bevacizumab*, Ranibizumab, Thalidomid*, Lenalidomid, Pegaptanib, Pazopanib und Tyrosinkinase*-Inhibitoren wie Sunitinib und Sorafenib*.

Angiografie *f*: engl. *angiography*. Darstellung von Gefäßen (Arterien, Venen, Lymphbahnen), röntgenologisch nach Injektion eines Röntgenkontrastmittels (KM), mittels MRT auch ohne KM möglich. Unterschieden werden konventionelle Röntgenuntersuchungen, DSA, CT- und MR-Angiografie, MRT und intravaskulärer Ultraschall (IVUS).

Einteilung: Nach dargestellter Gefäßart:
- **Arteriografie:** bezeichnet die Darstellung der Arterien. Der Zugang erfolgt vorwiegend über A. femoralis, A. brachialis und A. radialis, selten auch über A. carotis, A. axillaris oder A. poplitea
- **Phlebografie** (Venografie): bei dieser Methode werden die Venen nach direkter Punktion einer Hand- oder Fußarterie dargestellt. Bei der Kavografie*, einer Untersuchung der Hohlvenen, wird das Kontrastmittel direkt in die V. cava gegeben
- **Lymphografie:** bezeichnet die Darstellung der Lymphgefäße und Lymphknoten nach direkter Punktion zuvor operativ (in der Regel am Fußrücken) freigelegter Lymphgefäße, wird nur noch selten durchgeführt.

Indikationen: Die **Arteriografie** wird v. a. prä- oder periinterventionell durchgeführt. Beispiele hierfür sind:
- pAVK
- Mesenterialarterienverschluss
- Aortenaneurysma

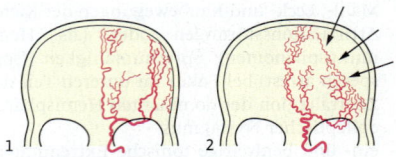

Angiografie: Karotisangiogramm (schematische Darstellung); 1: Normbefund; 2: subdurales Hämatom.

- Karotisstenose (Karotisarteriografie*)
- Nierentumor
- Darstellung der Beckenarterien (Beckenarteriografie*)
- Darstellung extra- und intrakranieller Hirngefäße (siehe Abb.)
- vor oder während einer Intervention an den zerebralen (Gefäß-)Prozessen
- (selten) zur Feststellung des Hirntods
- thorakale Arteriografie bei angeborenen oder erworbenen Anomalien des Herzens, der Herzklappen, der Koronararterien (Koronarangiografie*), des Aortenbogens, der brachiozephalen Gefäße und der Herzventrikel (Ventrikulografie*).

Die **Phlebografie** ist indiziert bei:
- Thrombosen
- Störung des venösen Abflusses durch Stenosen
- Kompression des Gefäßes von außen.

Angiohämophilie → Von-Willebrand-Jürgens-Syndrom

Angiokardiografie *f*: engl. *angiocardiography*. Röntgenkontrastuntersuchung der Herzhöhlen und der großen Gefäße nach Herzkatheterisierung*. Es handelt sich um ein radiologisches Verfahren, das v. a. früher zur Beurteilung von Form, Größe und Veränderungen der Herzhöhlen, Herzklappen sowie der großen Blutgefäße angewandt wurde.

Formen: Bei der Angiokardiografie* lassen sich verschiedene Formen unterscheiden:
- selektive Dextrokardiografie: Kontrastmittelinjektion entweder in: **1.** die Spitze des rechten Ventrikels **2.** oder in den Einflusstrakt des rechten Herzens über einen venösen Herzkatheter
- selektive Pulmonalarteriografie: **1.** Darstellung von Pulmonalarterien und Lungenvenen bei angeborenem Herzfehler **2.** Nachweis großer Embolie (Lungenembolie*), evtl. kann auch eine interventionelle Thrombolyse* durchgeführt werden **3.** Ausschluss einer Gefäßarrosion durch zentrales Bronchialkarzinom
- selektive Lävokardiografie: **1.** retrograde arterielle Lävokardiografie: nach Punktion der

A. femoralis (bzw. der A. brachialis) Vorschieben des Katheters entgegen des Blutstroms durch die Aorta in den linken Ventrikel **2.** transseptale Lävokardiografie: Vorschieben des Katheters transvenös in den rechten Vorhof, nach Punktion des Vorhofseptums weiteres Vorschieben in den linken Vorhof und durch die Mitralklappe in den linken Ventrikel. Dort wird das Kontrastmittel appliziert **3.** direkte perkutane Lävokardiografie (sehr selten).

Angiokardiopathie *f*: engl. *angiocardiopathy*. Oberbegriff für Erkrankungen des Herzens und großer herznaher Blutgefäße meist im Sinne angeborener Herzfehler* mit Gefäßmissbildung.

Angiokeratom *n*: engl. *angiokeratoma*. Kapillarerweiterung in der oberen Dermis* mit sekundärer Hyperkeratose*.

Angiokeratoma circumscriptum *n*: syn. verruköses Hämangiom. Meist angeborenes, solitäres, streifen- und netzförmig angeordnetes, blaurotes Knötchen mit Hyperkeratose*, besonders an den Beinen, selten an der gesamten Extremität. Als Differenzialdiagnosen gelten das Kaposi*-Sarkom, das Melanom* und die Livedo*-Vaskulitis. Siehe Abb.

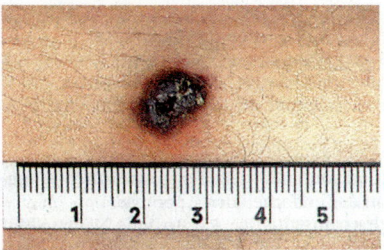

Angiokeratoma circumscriptum [3]

Angiokeratoma corporis diffusum → Fabry-Syndrom

Angiolipom *n*: engl. *angiolipoma*. Solitär oder multipel und familiär gehäuft auftretende Form des Lipoms* mit ausgeprägter hämangiomatöser Komponente. Anfangs treten bei Druck meist Schmerzen auf.

Angiolipomatosis *f*: Autosomal-rezessiv erbliche Erkrankung, die in der frühen Adoleszenz beginnt. In der Subkutis finden sich multiple gelenknahe Angiolipome*, außerdem Knochendeformationen nahe der betroffenen Gelenke, v. a. an Hand, Knie und Fußknöchel.

Angiologie *f*: engl. *angiology*. Schwerpunktfach der Inneren Medizin, das sich mit Erkrankungen der Blut- und Lymphgefäße beschäftigt.

Angiom *n*: engl. *angioma*. Sammelbezeichnung für geschwulstartiges Gefäßgewebe (vaskuläre Anomalie*).

Angioma serpiginosum *n*: engl. *Hutchinson's disease*. Oberflächliche naevoide Fehlbildung der Dermis aufgrund Gefäßdilatation, d. h. Kapillarektasien. Im Kindesalter erscheint besonders an den Beinen und gluteal ein leuchtend hellrot- bis purpurfarbener, scharf begrenzter Patch. Eine Therapie ist nicht notwendig. Auftreten selten, überwiegend Mädchen betroffen.

Angiomatosis cerebelli et retinae → Von-Hippel-Lindau-Syndrom

Angiomatosis encephalofacialis → Sturge-Weber-Krabbe-Syndrom

Angio-MR → Magnetresonanztomografie

Angiomyolipom *n*: engl. *angiomyolipoma*. Seltener, benigner Tumor des Nierenparenchyms mesenchymalen Ursprungs. Bei unspezifischen Symptomen, ggf. mit Flankenschmerzen, dienen Sonografie, CT und MRT der Diagnose. Eine elektive Resektion ist möglich. Als Komplikation tritt eine Blutung durch Spontanruptur auf. Die Erkrankung ist mit tuberöser Sklerose* assoziiert.

Angioneogenese *f*: engl. *angioneogenesis*. Neubildung von Blutgefäßen, meist als physiologischer Prozess. Klinische Bedeutung hat die Angioneogenese bei der Wundheilung, bei Ischämien (Ausbildung von Kollateralkreisläufen) und beim Tumorwachstum. Spezielle Wachstumsfaktoren regen die Angioneogenese an.

Angioneuropathien *f pl*: engl. *angioneuropathies*; syn. funktionelle Durchblutungsstörungen. Heute selten gebrauchte Bezeichnung für durch spastische Dysregulation der Endstrombahn* bedingte periphere Durchblutungsstörungen. Möglicherweise werden diese durch konstitutionelle Faktoren oder nervale und hormonale Fehlregulation ausgelöst. Ein Beispiel ist das Raynaud*-Syndrom, im weiteren Sinn auch Akroparästhesie*, Akrozyanose*, Erythromelalgie, Digitus* mortuus und Angioödem*.

Hintergrund: Einteilung der peripheren Durchblutungsstörungen nach Ratschow
– Angioneuropathien, z. B. Raynaud-Syndrom
– Angioorganopathien, z. B. Endangiitis obliterans, Atherosclerosis obliterans (Atherosklerose*)
– Angiolopathien, z. B. Akrozyanose.

angioneurotisches Ödem → Angioödem

Angioödem *n*: engl. *angioedema*. Ein bis mehrere Tage andauernde, tiefer liegende Schwellung des Koriums, der Subkutis oder Submukosa, die einmalig akut oder rezidivierend chronisch in unregelmäßigen Abständen auftritt, meist im Rahmen einer Urtikaria*. Die Behandlung richtet sich nach der Ursache.

Ursachen: Zu differenzieren sind
– die häufigeren histaminvermittelten Angioödeme bei spontaner oder induzierbarer Urtikaria, allergischen oder pseudoallergischen Reaktionen

– die bradykininvermittelten Angioödeme: **1.** durch Renin-Angiotensin-Aldosteron-System blockierende Medikamente (z. B. ACE*-Hemmer, Angiotensin-II-Rezeptorblocker) **2.** oder durch Genmutation des C1-Inhibitors oder des Faktor XII (hereditäres Angioödem*).

Klinik: Die in der Regel einseitige, unscharf begrenzte, meist blasse und eher schmerzhafte, plötzliche, prall-elastische, ödematöse Schwellung tritt in wechselnder Lokalisation auf:
– bevorzugt im Gesicht (Augenlider, Lippe, Wange) und Genitalbereich
– aber auch an der übrigen Haut
– Zunge, Glottis und Larynx sind außer bei schweren IgE-vermittelten allergischen Reaktionen und bradykininvermittelten Angioödemen eher selten betroffen, deren Beteiligung kann aber lebensbedrohlich sein.

Therapie:
– bei histaminbedingten Angioödemen entsprechend der Therapie bei akuter bzw. chronischer spontaner Urtikaria*: **1.** Vermeiden bzw. Behandlung identifizierter Triggerfaktoren **2.** symptomatische Therapie mit H1-Antihistaminika und Glukokortikoiden, ggf. Omalizumab
– bei bradykininbedingten Angioödemen mit C1-Inhibitor-Mangel oder Dysfunktion z. B.: **1.** mit C1-Inhibitor-Konzentrat **2.** oder Bradykinin-2-Rezeptor-Antagonist Icatibant.

Hinweis: bei bradykininbedingtem Angioödem durch Medikamente können Angioödeme noch mehrere Monate nach dem Absetzen auftreten.

Angioödem, hereditäres *n*: engl. *hereditary angioedema*. Rezidivierende, kininvermittelte, erbliche Form des Angioödems mit spontan oder durch Trigger ausgelösten akuten Anfällen mit Schwellung besonders an den Extremitäten, aber auch der Bauchorgane. Bei Larynxödem besteht Erstickungsgefahr. Diagnostiziert wird klinisch, laborchemisch und molekulargenetisch. Im Anfall und prophylaktisch wird entsprechend des Erkrankungstyps behandelt.

Angiopathia retinae traumatica: engl. *traumatic retinal angiopathy*; syn. Angiopathia retinae traumatica Purtscher. Mischbild von Netzhautblutung, Glaskörperblutung, Netzhautveränderung (ähnlich Cotton-Wool-Herden), Gefäßspasmus und Netzhautödem. Ursache ist vermutlich eine nicht direkt das Auge betreffende Gewalteinwirkung, z. B. im Rahmen eines Polytraumas mit Thoraxkompression.

Angiopathie *f*: engl. *angiopathy*; syn. Angiothia. Sammelbezeichnung für alle Gefäßkrankheiten.

Angiopathie, diabetische *f*: engl. *diabetic angiopathy*. Durch Diabetes* mellitus verursachte Gefäßerkrankungen. Man unterscheidet diabetische Mikro- und Makroangiopathien.

Angioplastie

Formen:
- diabetische Mikroangiopathie* als Ursache v. a. von diabetischer Retinopathie*, diabetischer Nephropathie*, diabetischer Neuropathie* sowie diabetischem Fuß (dieser ist häufig auch eine Kombination aus Mikro- und Makroangiopathie)
- diabetische Makroangiopathie*: früh einsetzende, verstärkte Arteriosklerose mit pAVK und KHK.

Angioplastie *f*: engl. *angioplasty*. Interventionelles Verfahren zur Beseitigung kurz- und mittelstreckiger Gefäßstenosen und -verschlüsse. Eine Angioplastie wird ggf. in Kombination mit Thrombolyse*, Thrombektomie* und/oder Einlage eines Stents* (Stentangioplastie) durchgeführt und kommt u. a. bei Koronarstenosen*, arteriellen Verschlusskrankheiten* und venösen Stenosen zum Einsatz.

Einteilung: Nach Art des Verfahrens:
- Ballonangioplastie: **1.** unter Verwendung von Ballonkathetern, deren Ballon in kollabiertem Zustand im Bereich der Gefäßstenose platziert und dort unter Druck entfaltet wird durch Auffüllen mit Kochsalzlösung und/oder Kontrastmittel **2.** dadurch Erweiterung des Gefäßvolumens und Glättung der Gefäßinnenwand
- Rotablationsangioplastie (Hochfrequenz-Rotablation)
- Laserangioplastie*
- Atherektomie*
- Radiofrequenzangioplastie (Hochfrequenzangioplastie, Thermotherapie).

Indikationen:
- Koronarstenosen im Rahmen der Koronaren Herzkrankheit (perkutane Koronarintervention, Abk. PCI)
- Stenosen und Verschlüsse im Rahmen arterieller Verschlusskrankheiten der Becken- und Beinarterien, der Aa. subclaviae (z. B. bei Subclavian*-Steal-Syndrom), der Mesenterialarterien, der Nierenarterien sowie der extra- und intrakraniellen Hirngefäße
- venöse Stenose bzw. Venenverschluss.

Angioplastik *f*: engl. *angioplasty*. Vaskuläre Plastik* mit operativer Wiederherstellung der vaskulären Kontinuität (direkte Naht, End-zu-End-Anastomose oder Interponat* bzw. Patch*-Plastik) nach tangentialer oder manschettenförmiger Gefäßresektion (siehe auch Manschettenresektion*).

Formen:
- herzchirurgisch: angioplastische Erweiterung im Rahmen der Waldhausen*-Operation
- thoraxchirurgisch: lungenparenchymsparende angioplastische Resektion betroffener Pulmonalgefäße im Rahmen einer pulmonalen Tumorresektion, isoliert (siehe Abb. 1)

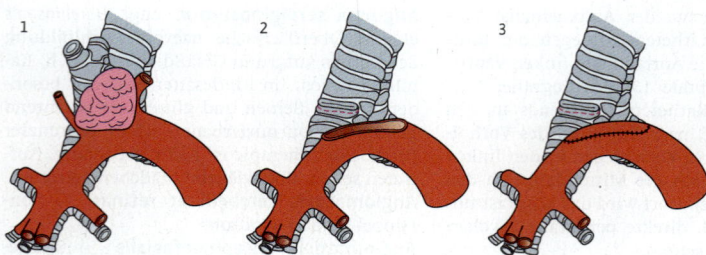

Angioplastik Abb. 1: Angioplastisch erweiterte Oberlappenresektion rechts; 1: die A. pulmonalis dextra (teilweise) infiltrierender Tumor des rechten Lungenoberlappens; 2: Tumorresektion (Oberlappenresektion) mit tangentialer Gefäßresektion; 3: Patch-Plastik zur Wiederherstellung der vaskulären Kontinuität.

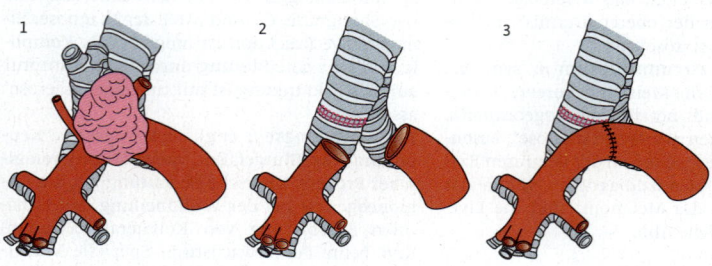

Angioplastik Abb. 2: Angioplastisch und bronchoplastisch erweiterte Oberlappenresektion rechts; 1: die A. pulmonalis dextra zirkulär infiltrierender Tumor des Lungenoberlappens; 2: Tumorresektion (Lungenoberlappenresektion) mit Bronchoplastik (klassische Bronchusmanschette) und manschettenförmiger Gefäßresektion; 3: End-zu-End-Anastomose zur Wiederherstellung der vaskulären Kontinuität.

oder zusammen mit Bronchoplastik* (siehe Abb. 2).

Angiopoietin *n*: engl. *angiopoietine*. Für die Neovaskularisation* erforderlicher endothelspezifischer Wachstumsfaktor*, der über Bindung an einen Tyrosinkinase*-Rezeptor wirkt. Biologisch handelt es sich um ein Polypeptid mit N-terminaler Schleifendomäne sowie rezeptorbindender, fibrinogenähnlicher Domäne.

Angiorezeptoren → Angiosensoren

Angiosarkom → Hämangiosarkom

Angioskopie *f*: engl. *angioscopy*. Visuelle Beurteilung von Gefäßen. Im engeren Sinn versteht man unter Angioskopie die selten, meist zusätzlich zur Koronarangiografie* durchgeführte Endoskopie* der rechten Herzkammer, des Pulmonalarteriensystems sowie der großen Koronararterien* mit flexiblem Spezialendoskop, das über eine periphere Vene oder Arterie in das Gefäßsystem eingeführt wird.

Angiospasmus → Vasospasmus

Angiostatin *n*: Endogener antiangiogenetischer Faktor (internes Fragment des Plasminogen*). Angiostatin hemmt die Angiogenese* durch Einschränkung der Migration und Proliferation von Endothelzellen sowie durch Stimulation der endothelialen Apoptose.

Angiostrongylus *m*: Parasitische Nematoden* (Fadenwürmer), die in Blutgefäßen leben. Medizinisch relevante Arten sind Angiostrongylus cantonensis (Ratten-Lungenwurm) und Angiostrongylus costaricensis.

Angiotensin-Converting-Enzym *n*: engl. *angiotensin-converting enzyme*; syn. Angiotensinkonvertierendes Enzym; Abk. ACE. Enzym* des Renin-Angiotensin-Aldosteron-Systems und Kallikrein-Kinin-Systems mit indirekt blutdrucksteigernder Wirkung. ACE kommt im Blut* und in zahlreichen Geweben vor. Der ACE-Blutwert wird photometrisch bestimmt und ist ein Aktivitätsmarker bei Sarkoidose*.

Physiologie: ACE wandelt Angiotensin I in das vasokonstriktorisch wirksame Angiotensin II um. Außerdem inaktiviert es den Vasodilatator Bradykinin*. ACE*-Hemmer werden therapeutisch zur Behandlung von Bluthochdruck eingesetzt. Pathophysiologisch dient ACE als Gradmesser für Aktivität von Granulomen*: es wird bei Umwandlung von Makrophagen in Epitheloidzellen sowie bei der Stimulation von Alveo-

larmakrophagen* durch T*-Lymphozyten freigesetzt.
Indikationen:
- Verdacht auf Sarkoidose*
- Verlaufskontrolle und Kontrolle einer Kortikoidtherapie bei Sarkoidose: ACE korreliert mit der Granulomlast.

Angiotensine *n pl*: engl. *angiotensins*. Peptidhormone des Renin-Angiotensin-Aldosteron-Systems. Dazu gehören Angiotensin I, Angiotensin II und Angiotensin III. Vgl. Renin*-Angiotensin-Aldosteron-System (Abb. dort).

Angiotensin I *n*: Prohormon* des Renin-Angiotensin-Aldosteron-Systems (RAAS). Das nicht aktive Angiotensin I wird durch Renin* aus Angiotensinogen* gebildet. Das Angiotensin-Convertig-Enzym (ACE) wandelt Angiotensin I in das vasoaktive Angiotensin II um.

Angiotensin II *n*: Gewebehormon, das den Blutdruck* steigert. Angiotensin II wird durch das Angiotensin*-Converting-Enzym (ACE) aus Angiotensin I gebildet und ist zentraler Bestandteil des Renin-Angiotensin-Aldosteron-Systems (RAAS). Es bindet an Angiotensinrezeptoren und wirkt an Arteriolen als starker Vasokonstriktor*.
Physiologie: Wirkung:
- Vasokonstriktion an peripheren Blutgefäßen sowie dem Vas efferens des Glomerulus*
- Stimulierung der Freisetzung von Aldosteron* aus der Nebenniere* und ADH aus der Hypophyse*

Indikation: Differenzialdiagnose eines Hyperaldosteronismus* (weitestgehend durch andere Verfahren ersetzt).
Bewertung:
- primärer Hyperaldosteronismus: Ausschüttung von Aldosteron unabhängig von Angiotensin II
- sekundärer Hyperaldosteronismus: ggf. Aktivierung des RAAS mit erhöhter Konzentration von Angiotensin II.

Angiotensin-II-Blocker → AT1-Rezeptor-Antagonisten

Angiotensin-II-Rezeptor-Antagonist → AT1-Rezeptor-Antagonisten

Angiotensinogen *n*: In Leber und Fettgewebe exprimiertes Prohormon (Alpha-2-Globulin), aus dem, katalysiert durch Renin*, Angiotensin* I abgespalten wird. Angiotensinogen wird durch Angiotensinase im Blut inaktiviert.

Angle-Klassifikation *f*: engl. *Angle classification*. Kieferorthopädische Einteilung der sagittalen Lagebeziehungen der Zahnbögen zueinander.

Angry-Back-Syndrom *n*: engl. *angry back syndrome*; syn. Falsch positive Epikutantestreaktion; Abk. ABS. Mehrere, häufig mehr als 5 falsch positive Mitreaktionen beim Epikutantest* aufgrund gesteigerter Empfindlichkeit, beispielsweise durch ein gleichzeitig vorhandenes florides Ekzem anderer Körperregionen. Siehe Abb.

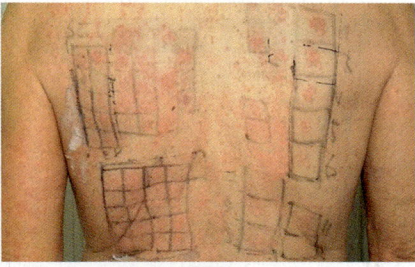

Angry-Back-Syndrom [206]

Angst *f*: engl. *anxiety*. Kulturübergreifend nachgewiesene, primäre Emotion* (Grundemotion des Gesichtsausdrucks nach P. Ekman) mit psychologischen (z. B. Unruhe sowie bei schwerer Angstreaktion Bewusstseins-, Denk- oder Wahrnehmungsstörungen) und physiologischen Symptomen (z. B. Anstieg von Puls- und Atemfrequenz und Blutdruck). Angst ist die meistuntersuchte Emotion in der Psychologie.
Formen:
- **realistische** Angst (syn. Furcht, sog. Realangst): objekt- oder situationsbezogene Angst, die sich als Reaktion auf eine konkrete, für das Individuum erkennbare Bedrohung einstellt, z. B. wenn Gefahr bemerkt oder Schmerz erwartet wird: 1. häufig als sehr intensive Emotion erlebt, verbunden mit bestimmten vermeidenden Verhaltensweisen, besonders Flucht oder Kampf 2. nach Extremsituationen Traumatisierung möglich mit dem Risiko einer akuten Belastungsstörung* oder posttraumatischen* Belastungsstörung
- **spontane** Angst (früher frei flottierende Angst): nicht situations- oder objektgebundene Form und typisch bei generalisierter Angststörung* und Panikstörung*
- **phobische** Angst: von bestimmten Objekten oder Situationen ausgelöst und zu übermäßigem Vermeidungsverhalten motivierend (Phobie*)
- **entwicklungsphasentypische** Angst: altersspezifische, milde Angst, die im Kindesalter verbreitet und normal ist; typische Angstinhalte sind: 1. Ende des ersten Lebensjahrs: Angst vor fremden Menschen, Gegenständen, lauten Geräuschen und Höhen besonders häufig 2. 2- bis 4-Jährige: Angst vor Trennung von Bezugsperson, vor Tieren, Dunkelheit und dem Alleinsein 3. 4- bis 6-Jährige: Angst vor Phantasiegestalten (z. B. Gespenster, Monster oder Geister) und Naturereignissen wie Sturm und Blitz 4. 7- bis 10-Jährige: Angst vor Schule, möglichem Versagen und negativen Bewertungen durch Andere sowie Angst vor Verletzungen, Krankheiten, Tod und medizinischen Eingriffen
- nach C. Spielberger: Angst als überdauerndes Persönlichkeitsmerkmal* (Trait-Angst) versus Angst als zeitlich variable, kurz andauernde emotionale Reaktion (State-Angst).

Angstabwehr *f*: engl. *anxiety defence*. Psychischer Abwehrmechanismus*, bei dem Angst erzeugende Erlebnisse und Gefühle geleugnet oder umgedeutet werden.

Angst, antizipatorische *f*: engl. *anticipatory anxiety*; syn. Erwartungsangst. Angst*, die bereits vor der Konfrontation mit gefürchteten Objekten, Situationen oder Symptomen auftritt („Angst vor der Angst"). Ebenfalls als antizipatorische Angst bezeichnet wird die ängstliche Erwartung, ein Erlebnis könne sich wiederholen, nach vorhergehenden negativen oder traumatisierenden Erfahrungen.
Vorkommen: Akut gelegentlich auch bei psychisch gesunden Menschen, verstärkt v. a. bei Phobien*, z. T. auch bei Panikstörung* und generalisierter Angststörung*.
Symptomatik: Bei chronischer und auf ein bestimmtes Erlebnis fixierter Erwartungsangst: z. B. Stottern, Impotenz infolge Ejaculatio praecox.
Verlauf: Antizipatorische Angst entwickelt sich typischerweise im Verlauf einer Angststörung, kann dann aber zu einem besonders belastenden Element der Störung werden und als Vermeidungsverhalten* die Folgen der Angststörung verschlimmern.
Therapie: Therapeutische Strategien fokussieren in der Regel Konfrontationsverfahren und kognitive Umstrukturierung.

Angstneurose → Angststörungen

Angstneurose → Panikstörung

Angstreaktion *f*: engl. *anxiety reaction*. Durch einen Schreckreiz ausgelöste Reaktion entlang der neuronalen Achse, beginnend mit dem Schließen des Augenlids (Schreckreflex*) und endend im der psychischen Repräsentation erlebter Angst*.
Folgen: In Abhängigkeit vom Ausgangszustand kommt es zu:
- Bahnung oder Dämpfung protektiver und defensiver Verhaltensprogramme (z. B. Flucht oder Erstarrung)
- möglicher Konditionierungsvorgänge
- Generalisierung der begleitenden Wahrnehmung von körperlichen und psychischen Angstsymptomen, z. B. Palpitation*, Zittern, Depersonalisation* und Derealisation*.

Angst-Spannung-Schmerz-Syndrom *n*: engl. *fear-tension-pain syndrome*. Beschreibung des Zusammenhanges zwischen Angst, Spannung und Schmerz zur Erklärung eines verzögerten

Angststörungen

Geburtsverlaufes. Angst vor der Geburt und dem Unbekannten führt zu verstärkter muskulärer Spannung, zu Atemstörungen und Vasokonstriktion sowie zur Überempfindlichkeit gegenüber auftretenden Schmerzen. Dies wiederum verstärkt im Sinne eines Teufelskreises die Angstgefühle.

Praktischer Hinweis: Durch eine gute Geburtsvorbereitung mit Erklärung der Abläufe unter der Geburt kann die Angst deutlich gemindert werden.

Angststörungen f pl: engl. *anxiety disorders*. Gruppe psychischer Störungen, bei denen die gefühlte Angst* keiner äußerlichen Bedrohung entspricht. Angstsymptome können körperlicher (Palpitation*, Schwitzen) oder psychischer Natur (katastrophisierende Fehlinterpretationen, Vermeidungsverhalten*) sein. Während Angst* als physiologische Emotion* sinnvoll ist, führen Angststörungen zur Entgleisung und Verselbstständigung der Angst, was Leidensdruck und Beeinträchtigung verursacht.

Erkrankung: Abgrenzung der Angststörung gegenüber normaler Angst:
- übermäßig starke oder anhaltende Angstreaktion*
- mangelnde Kontrolle der Angst
- subjektives Leiden und Beeinträchtigung in wichtigen Funktionen des Berufs-, Alltags- oder Familienlebens.

Einteilung von Angststörungen nach **DSM-5** und **ICD-10:**
- Phobie* (spezifische Phobie*, soziale Phobie*)
- Panikstörung*
- Agoraphobie*
- generalisierte Angststörung*
- Zwangsstörung*
- posttraumatische* Belastungsstörung.

Klassifikatorische Einordnung: siehe Abb.

Epidemiologie:
- häufigste Gruppe psychischer Störungen mit einer Lebenszeitprävalenz von ca. 15 %
- Frauen deutlich häufiger betroffen (Ausnahme z. B. Blutphobie)
- häufigste Angststörungen: Phobien, gefolgt von generalisierten Angststörungen und Panikstörung
- Verlauf: meist chronisch, z. T. mit längeren Fluktuationen.

Ätiologie: multifaktoriell:
- familiäre Häufung, aber unklarer relativer Anteil von genetischen, epigenetischen und Umweltfaktoren
- genetische Veranlagung (Preparedness) für das Erlernen spezifischer Reiz-Reaktions-Verbindungen bei manchen Phobien (z. B. Schlangen, Spinnen, soziale Reize); Lernmechanismen sind klassische, operante und evaluative Konditionierung, Imitations- bzw. Modelllernen und Instruktionslernen

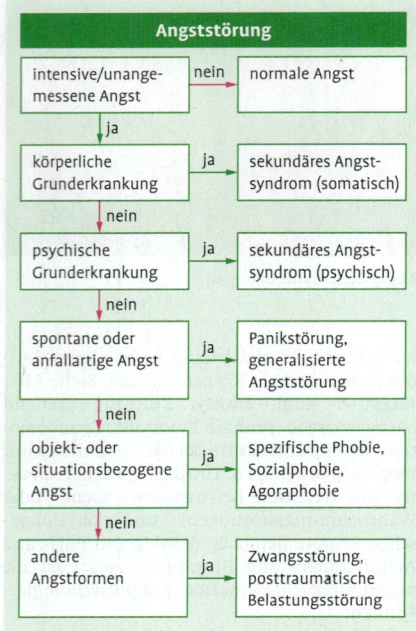

Angststörungen: Klassifikatorische Einordnung.

- neurobiologische Defizite oder Exzesse fraglich, plausibel ist auch eine Entgleisung physiologisch gesunder Mechanismen
- krankheitserhaltender Einfluss von Vermeidungsverhalten* und kognitiven Verzerrungen.

Klinik:
- Kernsymptome: 1. Angst und mit ihr einhergehende: I. körperliche Symptome, z. B. Palpitationen, Schwitzen, verminderte Belastbarkeit; sind oft die einzig wahrgenommen Symptome II. psychische Symptome wie katastrophisierenden Fehlinterpretation 2. Vermeidungsverhalten (v. a. bei Phobie und Zwangsstörungen) 3. Erwartungsangst und Angst vor der Angst
- physische Reaktion: Sympathikusaktivierung durch Angstreaktionen*, dabei z. T. erhebliche Differenz zwischen subjektiver Wahrnehmung und objektivierbaren Befunden; Sonderstellung haben parasympathische Reaktionen bis hin zur vasovagalen Synkope bei Blutphobie
- massive Beeinträchtigung der Lebensqualität für Betroffene und Angehörige, ggf. chronische Behinderung und erhöhte Suizidgefahr
- häufig Maskierung der Erkrankung durch die körperlichen Symptome, deswegen häufig falsche Diagnosestellung und Therapie (sog. iatrogene Chronifizierung).

Therapie: Abhängig von Störungstyp und Komorbidität:
- kognitive und verhaltenstherapeutische Verfahren (Konfrontation*): 1. Reinterpretation körperlicher Symptome, welche als bedrohlich, gefährlich und katastrophisierend wahrgenommen werden 2. Bei der Behandlung werden rationalere, besser der Realität entsprechende Bewertungen erarbeitet und eingeübt
- Antidepressiva*, Benzodiazepine* und Beta*-Blocker
- Leistungen zur medizinischen und/oder beruflichen Reintegration in das Alltags- und Berufsleben.

Prognose: Unbehandelt:
- erhebliche Chronifizierungstendenz
- Entwicklung von ausgeprägtem Vermeidungsverhalten mit sozialem Rückzug und damit fehlender Inanspruchnahme adäquater therapeutischer Angebote.

Hinweis: Viele Betroffene beantragen bereits in jüngerem Lebensalter eine Rente wegen Erwerbsminderung. Oft verstärkt sich die Symptomatik dadurch und die spätere Rückkehr in das Erwerbsleben wird weiter erschwert.

Angststörung, generalisierte f: engl. *generalized anxiety disorder*. Form der Angststörung*, nach DSM-5 und ICD*-10 mit exzessiver Furcht oder Sorgen über mindestens 6 Monate. Zusätzlich müssen mindestens 2 Lebensbereiche (z. B. Arbeit, Finanzen) betroffen sein. Wenn Betroffene generell grüblerisch sind und zu häufigen Sorgen neigen, ist ein Lebensbereich ausreichend.

Klinik: Kernsymptome:
- chronisches Grübeln bzw. sich Sorgen
- diffuses Gefühl der Angst*
- erhöhtes Erregungsniveau
- Nervosität
- Anspannung
- Hypervigilanz*
- vegetative Beschwerden
- Schwierigkeit, die Sorgen kontrollieren zu können (Kontrollverlust).

Therapie:
- Verhaltenstherapie*, z. B. kognitive Verfahren, psychotherapeutische Entspannungsmethoden (siehe Abb.), Gesprächspsychotherapie
- unter Umständen Antidepressiva* und andere medikamentöse Ansätze.

Angststörung im Kindesalter f: engl. *childhood anxiety disorder*. Psychische Störung* des Kindesalters (Beginn ab 3. Lebensjahr) mit alterstypischer oder -untypischer, übermäßig ausgeprägter, unrealistischer Angst*. Betroffen sind ca. 10 % der Schulkinder. Diagnostiziert wird anhand standardisierter Interviews und Fragebögen, behandelt wird verhaltensthera-

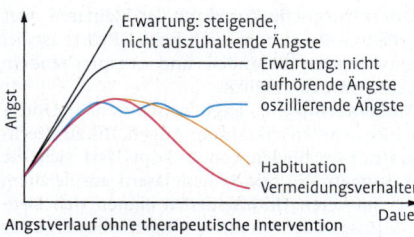
Angstverlauf ohne therapeutische Intervention

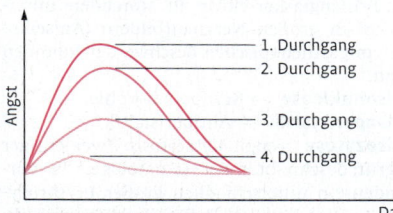
Angstverlauf bei Konfrontationstherapie

Angststörung, generalisierte: Angstverläufe bei generalisierter Angststörung ohne und mit therapeutischer Intervention.

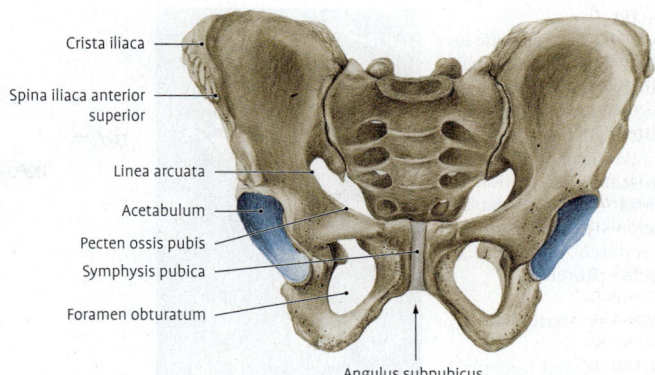

Angulus subpubicus: Männliches Becken von ventral. Das männliche Becken ist im Vergleich zum weiblichen Becken eher hoch, eng und schmal angelegt, zudem beträgt der Winkel der Schambeinfuge (Angulus subpubicus) weniger als 90°.

peutisch. Betroffene leiden häufig auch als Erwachsene an psychischen Störungen.
Angstsyndrom *n*: engl. *anxiety syndrome*. Begriff mit mehreren Bedeutungen für unterschiedliche psychische Störungen, die mit Angst* einhergehen.
Angsttraum → Albtraum
Angst-Vermeidungs-Modell *n*: engl. *fear-avoidance-model*. Konzept zur Integration verschiedener empirisch gesicherter Prozesse, die mit der Entwicklung chronischer Schmerzen verbunden sind.
Prinzip: Ausgehend von schmerzhaften Irritationen des Halteapparates (Muskulatur, Gelenke, Sehnen, Bänder, in der Regel nicht mehr nachweisbar) entwickeln sich aufgrund von Informationsdefiziten, bedrohlichen Informationen und negativem Affekt katastrophisierende Bewertungen der Schmerzen (Katastrophisierung*). Die Folge sind Ängste, die verbunden sind mit Hypervigilanz* und verstärkter Schmerzwahrnehmung. Sie fördern ein generalisiertes Vermeidungsverhalten* gegenüber potenziell schmerzhaften Aktivitäten und resultieren in operant (negativ) verstärktem Schmerzverhalten (Schonung, Passivität, vorsichtige Bewegungen) mit hoher Löschungsresistenz. Damit verbunden sind affektive Beeinträchtigungen. Dieser sich selbst aufrechterhaltende Prozess (siehe Abb.) ist bedeutsam für den Übergang von akuten zu chronischen Schmerzen* sowie für das Ausmaß von Schmerz-assoziierten Einschränkungen.
Angularissyndrom *n*: engl. *angular gyrus syndrome*. Dem Gerstmann-Syndrom ähnliche Erkrankung mit zusätzlicher amnestischer Aphasie* und Alexie*. Die Abgrenzung zum Gerstmann-Syndrom ist unscharf, daher wird es häufig auch synonym gebraucht.
Angulus costae → Rippe
Angulus infectiosus oris *m*: engl. *angular cheilitis*; syn. Perlèche. Meist schmerzhafte Entzündung der Mundwinkel mit schlechter Heilungstendenz. Typisch sind Fissuren*, Erosionen*, Krusten und Ulzerationen. Häufigeres Auftreten in den Wintermonaten. Die Diagnosestellung erfolgt klinisch, therapiert wird kausal (Ursachenbeseitigung) und symptomatisch mittels fetthaltiger Lokaltherapeutika.

Angulus inferior scapulae → Skapula
Angulus iridocornealis → Kammerwinkel
Angulus lateralis scapulae → Skapula
Angulus subpubicus *m*: engl. *subpubic angle*. Der vom rechten und linken Ramus inferior des Schambeins gebildete spitze Winkel (70–75°) des männlichen Beckens. Der Angulus subpubicus lässt sich durch den angelegten Winkel zwischen Zeige- und Mittelfinger bestimmen. Am weiblichen Becken ist der entsprechende Winkel mit 90–100° größer. Siehe Abb.
Angulus superior scapulae → Skapula
Anhedonie *f*: engl. *anhedonia*. Bezeichnung für eingeschränkte oder fehlende Fähigkeit, Freude und Lust (im engeren Sinne auch Libido*) zu empfinden, sowie für verminderte Genussfähigkeit.
Vorkommen: Normalpsychologisch kommt Anhedonie im Sinne einer überdauernden, persönlichkeitsgebundenen Eigenart vor, selten situativ. Psychopathologisch ist sie ein charakteristisches Symptom der Depression* oder Teil der Negativsymptomatik* bei Schizophrenie.
Anhidrose *f*: engl. *anhydrosis*; syn. Anhidrosis. Fehlende Perspiratio* sensibilis mit Gefahr von Hitzeintoleranz, bei manchen Betroffenen im Sommer Fieber und Kollapsneigung. Ursachen sind fehlende Schweißdrüsen, Hauterkrankungen und Syndrome mit Störungen der Schweißdrüsen.
Anhydramnion *n*: syn. Ahydramnion. Fehlen oder starke Verminderung des Fruchtwassers in der Gravidität. Ein Anhydramnion kann bei vorzeitigem Blasensprung, massiver Plazentainsuffizienz* oder fetalen Nierenschäden (Insuffizienz oder Agenesie) vorkommen.
anhydricus: Wasserfrei.
anikterisch: engl. *anicteric*. Ohne Ikterus* verlaufend. Dieses Attribut wird verwendet für eine Hepatitis*, die ohne Ikterus auftritt.

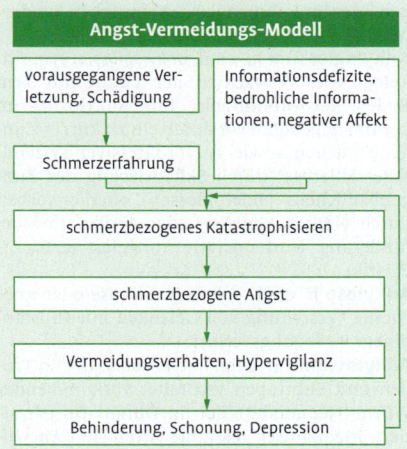
Angst-Vermeidungs-Modell

Anilingus → Sexualkontakt

Anionen *n pl*: engl. *anions*. Negativ geladene Ionen*, die bei Elektrolyse zur Anode wandern und dort unter Aufnahme von Elektronen in elektrisch neutrale Atome oder Moleküle übergehen können. Beispiele: Cl^-, NO_3^-, SO_4^{2-}, OH^-.

Anionenlücke *f*: engl. *anion gap*. Rechnerisch ermittelte Differenz zwischen der Kationen- und der Anionenkonzentration im Plasma als Maß für die Konzentration der in der Klinik nicht routinemäßig bestimmten Anionen (z. B. Proteinate, Salze organischer Säuren).
Referenzbereich:
– ältere Werte (Flammenfotometrie): 12 ± 4 mmol/l
– neuere Werte (ionenselektive Elektroden): 7 ± 4 mmol/l
– Vergrößerung unter anderem bei Urämie*, Ketoazidose*, Laktatazidose*, Salicylatintoxikation
– Verkleinerung z. B. bei Hypalbuminämie, multiplem Myelom*, Bromismus
– normal bei hyperchlorämischer nicht respiratorischer Azidose*.

Aniridie *f*: engl. *aniridia*. Vollständiges oder teilweises Fehlen der Iris. Unterschieden werden die angeborene, die sporadisch auftretende, nicht erbliche und die traumatisch bedingte Aniridie.
Komplikationen:
– Lichtscheu
– Glaukom* (in 50–75%)
– Hypoplasie der Fovea* centralis mit herabgesetztem Visus
– Nystagmus*
Therapie:
– symptomatisch (z. B. Sonnenbrille)
– Behandlung des Glaukoms.

Anis *m*: syn. Pimpinella anisum. Pflanze aus der Familie der Apiaceae (Umbelliferae), die im östlichen Mittelmeergebiet heimisch ist und in Deutschland, Russland, Holland, Polen, Spanien, Griechenland, Türkei, Ostindien, Afrika und Amerika kultiviert wird. Neben der Bedeutung als Gewürz werden Anisfrüchte (syn. Anis) und Anisöl medizinisch verwendet. Siehe Abb.

Aniseikonie *f*: engl. *aniseiconia*. Ungleiche Größe der Netzhautbilder der beiden Augen, meist aufgrund eines Brechkraftunterschiedes (Anisometropie*). Ab einer Brechkraftdifferenz von 2–3 dpt kann die Verschmelzung der Seheindrücke (Fusion*) beider Augen gestört sein, was asthenopische Beschwerden (Brennen, Verschwommensehen, Kopfschmerzen, Doppelbilder) verursacht. Ein Ausgleich mit Kontaktlinsen ist möglich.

Anisochromie *f*: engl. *anisochromia*. Uneinheitliche Anfärbbarkeit von Erythrozyten* im Blutausstrich*. Es liegen gleichzeitig hypochrome und normochrome* Erythrozyten vor, was

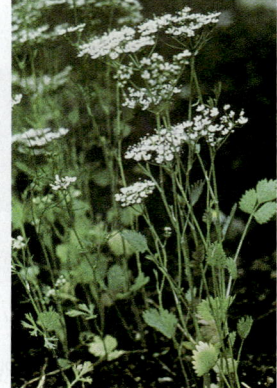

Anis [166]

durch einen unterschiedlichen Gehalt an Hämoglobin* bedingt ist. Anisochromie tritt bei hämatopoetischen Erkrankungen auf, z. B. einem beginnenden Eisenmangel* oder einer Anämie* im Verlauf einer chronischen Erkrankung.

Anisodontie → Heterodontie
Anisokaryose → Kernpolymorphie
Anisokorie *f*: engl. *anisocoria*. Seitendifferente Weite der Pupillen*. Unterschieden werden physiologische Formen sowie neurologische und ophthalmologische Ursachen. Siehe Abb.
Ätiologie:
– essenzielle oder physiologische Anisokorie (angeborene Anomalie): **1.** Pupillendifferenz selten > 0,6 mm **2.** Vorkommen bei 10–20 % aller Menschen
– Störung der parasympathischen Efferenz (Sphinkterstörung) bei: **1.** Okulomotoriuslähmung* **2.** Pupillotonie* **3.** Anwendung lokaler Parasympatholytika*
– Störung der sympathischen Efferenz (Dilatatorstörung) beim Horner*-Syndrom
– ophthalmologische Erkrankungen wie: **1.** Iritis* **2.** Glaukom* **3.** traumatische Läsion des M. sphincter pupillae.

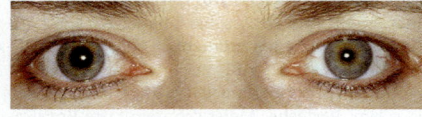

Anisokorie [157]

Anisomastie *f*: engl. *anisomastia*. Auffällige Seitendifferenz in Bezug auf Größe oder Form der Brust (Mamma*). Sie ist angeboren, Folge von Trauma*, Infektion* oder Bestrahlung. Eine funktionelle Beeinträchtigung besteht nicht. Die chirurgische Korrektur der kleineren oder größeren Brust oder auch beider Brüste ist bei gravierenden Befunden und entsprechendem Leidensdruck möglich.

Anisometropie *f*: engl. *anisometropia*. Unterschiedliche Brechkraft der Augen. Bis zu Brechkraftunterschieden von 2–3 dpt lässt sich die Anisometropie mit Brillengläsern ausgleichen. Bei stärkeren Unterschieden eignen sich Kontaktlinsen oder refraktive Eingriffe besser, da es bei Brillenglaskorrektur zu störenden unterschiedlich großen Netzhautbildern (Aniseikonie*) mit asthenopischen Beschwerden kommen kann.

Anisonukleose → Kernpolymorphie
Anisoperistaltik → Antiperistaltik
Anisozytose *f*: engl. *anisocytosis*. Zweideutiger Begriff: beschreibt in der Hämatologie* das Vorhandensein unterschiedlich großer Erythrozyten* im Blutausstrich*, beispielsweise von Mikrozyten* oder Makrozyten*. In der Tumorpathologie bezeichnet die Anisozytose eine allgemeine Vielgestaltigkeit des Zellleibes. Dies ist ein häufig vorkommendes Merkmal von Tumorzellen*.

Anitschkow-Zellen *f pl*: engl. *Anitschkow cells*. Histiozyten, die aufgrund eines spiraligen Chromatinfadens im Zellkern* optisch an ein Eulenauge erinnern. Anitschkow-Zellen kommen bei rheumatischer Myokarditis* und selten auch in anderen rheumatoiden Granulomen* der Gelenke* oder Weichteile vor.

ANK: Abk. für Ankryin codierendes Gen → Long-QT-Syndrom

Ankleideapraxie → Apraxie

Ankyloblepharon *n*: Angeborene Verkürzung der Lidspalte durch Verwachsung der Augenlider. Ein Ankyloblepharon kommt isoliert vor, in Kombination mit weiteren Augenerkrankungen oder im Rahmen von systemischen Syndromen.

Ankyloglossum *n*: engl. *ankyloglossia*; syn. Ankyloglossie. Verwachsen der Zunge mit dem Boden der Mundhöhle. Ein Ankyloglossum kommt angeboren vor durch ein zu kurzes Zungenbändchen sowie bei progressiver systemischer Sklerose* durch Sklerosierung des Zungenbändchens (Skleroglosson) oder erworben durch Narben. Bei Ess- oder Artikulationsbehinderung wird operativ korrigiert (z. B. Z*-Plastik).

Ankylose *f*: engl. *ankylosis*. Fibröse oder knöcherne Versteifung von Gelenken mit vollständigem Bewegungsverlust.

Ankylostoma *n*: engl. *Ancylostoma*. In den Tropen und Subtropen verbreitet vorkommender Wurm (Nematode*), der im Dünndarm parasitiert. Medizinisch relevante Arten sind Ancylostoma duodenale als Erreger der Ankylostomiasis* sowie die tierpathogenen Ancylostoma brasiliense und Ancylostoma caninum, die im Fehlwirt Mensch als Larva migrans cutanea auftreten.

Ankylostomiasis *f*: engl. *hookworm disease*; syn. Hakenwurmkrankheit. In Afrika, Asien und Lateinamerika vorkommender Befall des Dünndarms mit Hakenwürmern (Ancylostoma duodenale oder Necator americanus) mit uncharakteristischer Klinik (Bauchschmerzen, Müdigkeit). Antiprotozoenmittel* wie Albendazol sind wirksam.

Klinik:
- Juckreiz an der Eintrittsstelle durch die Haut
- Hustenreiz und Atemnot bei Wanderung durch die Lunge
- evtl. Bauchschmerzen wegen des Darmbefalls
- Anämie und Müdigkeit wegen Eisenverlust.

Therapie:
- Albendazol
- Mebendazol weniger wirksam.

Prävention:
- Verbesserung der sanitären Verhältnisse
- Massenbehandlung von Kindern und schwangeren Frauen
- individuell schützen Schuhe vor dem Befall.

Ankyrin → Long-QT-Syndrom

Anlaufschmerz *m*: engl. *start-up pain*; syn. Einlaufschmerz. Typischerweise bei Arthrose* auftretender Gelenkschmerz zu Beginn einer Bewegung, der allmählich nachlässt.

Annelida *n*: engl. *annelids*. Ringelwürmer. Medizinisch relevant sind Vertreter der Hirudinea* (Blutegel), z. B. Hirudo* medicinalis.

Annihilationsstrahlung → Vernichtungsstrahlung

Anodontie *f*: engl. *anodontia*. Nichtanlage aller bleibenden (permanenten) Zähne. Die Anodontie tritt meist in Kombination mit einer ektodermalen Entwicklungsstörung auf, z. B. dem hypohydrotischen Ektodermaldysplasie*-Syndrom. Die Ursache ist unbekannt; evtl. liegt eine Mutation im PAX9- und MSX1-Gen vor.

Anomalie *f*: engl. *anomaly*. Unregelmäßigkeit, Abweichung, Abnormität; auch Fehlbildung bzw. Entwicklungsstörung.

Anomalie, vaskuläre *f*: engl. *vascular anomaly*. Lokale pathologische, auch neoplastische Veränderung von Blut- oder Lymphgefäßen.

Anomaloskop *n*: engl. *anomaloscope*; syn. Farbenmischapparat. Spektralfarbenmischapparat zur Prüfung des Rot-Grün-Sehens. Das Ergebnis wird als Anomaliequotient ausgegeben. Als normal gilt ein Wert von 0,7–1,4. Eine Protanomalie (Rotsehschwäche) liegt vor bei Werten von 0,1–0,6, eine Deuteranomalie (Grünsehschwäche) bei Werten von 2,0–20.

Anomalquotient → Anomaloskop

Anonychie *f*: engl. *anonychia*. Erworbenes oder angeborenes Fehlen der Nägel an Fingern und/ oder Zehen. Ursachen sind eine anlagebedingte Agenesie*, Verletzungen oder Erkrankungen wie Psoriasis* und Lyell*-Syndrom. Behandelt wird die Grunderkrankung. Zum Schutz und aus kosmetischen Gründen können fehlende Nägel vom Podologen durch Nagelprothesen ersetzt werden.

Ursachen: Erworben:
- Psoriasis*
- Verletzungen
- Nagelpilz
- Syphilis*
- Erythrodermien*, z. B. das Lyell*-Syndrom

Angeboren:
- Cooks-Syndrom
- Nagel-Patella-Syndrom
- anlagebedingte Agenesie*
- medikamentös verursacht bei pränataler Phenytoin-Einnahme der Mutter.

anonyme Geburt → Geburt, vertrauliche

Anopheles *f*: Weltweit verbreitete, zur Gattung der Culicidae (Ordnung Diptera) gehörende Stechmücke, die Übertrager verschiedener Tropenkrankheiten ist (z. B. Malaria*, Filariosen*, Viruserkrankungen wie das O'nyong-nyong-Fieber).

Anophthalmie *f*: Völliges Fehlen eines oder beider Augäpfel (Bulbus* oculi) sowie dem Sehnerv. Sie ist meist eine kongenitale* Fehlbildung, z. B. bei Trisomie* 13. Weitere Ursachen sind intrauterine Schädigungen oder die medizinisch indizierte Enukleation*. Augenprothesen* verhindern, dass es im Wachstum durch die Anophthalmie zu Gesichtsasymmetrien kommt.

Anophthalmus congenitus *m*: Seltene Embryopathie* mit völligem Fehlen meist beider Augäpfel, des N. opticus und Tractus* opticus. Höhere Anteile der Sehbahn sind manchmal angelegt. Mögliche Ursachen sind Infektionen (siehe Röteln*), Mangelernährung (siehe Folsäuremangel*), Intoxikationen (siehe Alkohol*) oder Gendefekte während der frühen Schwangerschaft.

Anoplastik *f*: engl. *anoplasty*; syn. Proktoplastik. Rekonstruktion des Anus bei angeborener anorektaler Fehlbildung (z. B. Analatresie, Analstenose) oder bei narbiger Stenose des Analkanals beim Erwachsenen (z. B. bei chronischer Analfissur oder postoperativ).

Anoplura → Läuse

Anopsie *f*: engl. *anopia*; syn. Anopie. Zustand des Nicht-Sehens. Der Begriff wird als Suffix benutzt. Hemianopsie* oder Quadrantenanopsie bezeichnen Formen von Gesichtsfeldausfällen, während Deuteranopie, Protanopie und Tritanopie Formen von Farbenfehlsichtigkeit* sind.

Anorchie *f*: engl. *anorchia*; syn. Testesaplasie. Nicht nachweisbares Hodengewebe bei unauffälligem männlichem Genitale und Karyotyp 46,XY. Der Gonadenuntergang ist dabei nach der 12.–14. SSW anzunehmen, weil für die normale männliche Genitaldifferenzierung initial Hodengewebe vorgelegen haben muss. Bei fehlendem Gonadengewebe hätte sich ein weiblicher Phänotyp entwickelt, siehe.

Häufigkeit: Bilaterale Anorchie ca. 1:20 000, unilaterale Anorchie ca. 1:5000.

Differenzialdiagnose: Retentio testis abdominalis (Maldescensus* testis).

anorektal: engl. *anorectal*. After und Mastdarm (Rektum) betreffend.

anorektale Fistel → Analfistel

Anorektika → Appetitzügler

Anorektoplastik, posteriore sagittale *f*: Standardoperation für anorektale Fehlbildungen* aller Varianten. Hohe Formen (hohe Kloakenpersistenz bei weiblichen und Rekto-Blasenhals-Fisteln bei männlichen Patienten) bedürfen eines zusätzlichen abdominellen Zuganges.

Prinzip:
- sagittale posteriore Inzision
- Freilegung des Rektum-Blindsackes
- Verschluss etwaiger Fisteln zum Urogenitaltrakt
- Mobilisation des Rektums und anatomiegerechte Verlagerung des Darms in die Mitte der Kontinenzmuskeln (M. levator ani, Muskelkomplex und M. sphincter ani externus).

Anorexia nervosa *f*: syn. Magersucht. Essstörung* mit beabsichtigtem, selbst herbeigeführtem Untergewicht*. Klinisch zeigen sich außerdem Bradykardie*, arterielle Hypotonie*, Durchblutungsstörungen und Zyanose* der Akren*, Obstipation*, Zwangsstörungen* und Amenorrhö*. Behandelt wird mit Gewichtsrestitution und Psychotherapie. Der Langzeitverlauf geht mit einer Letalität* von 5–15 % und häufig weiteren psychischen Störungen* einher.

Hintergrund: Epidemiologie:
- Lebenszeit-Prävalenz* in westlichen Industrieländern 0,3–1 % bei Frauen bzw. 0,03–0,1 % bei Männern
- Altersgipfel 10.–25. Lebensjahr
- in Entwicklungsländern bei traditionellem Lebensstil praktisch unbekannt.

Einteilung:
- restriktive Anorexia nervosa: **1.** Gewichtsverlust und unter Umständen vital bedrohliche Kachexie*(siehe Abb.) **2.** ausschließlich durch Einschränkung der Nahrungszufuhr und/ oder verstärkte körperliche Aktivität
- Anorexia nervosa mit zusätzlichen Gewichtsreduktionsmethoden (Purging*)
- Anorexia nervosa mit bulimischen Attacken (Bulimarexie): **1.** eingeschränkte Nahrungszufuhr unterbrochen durch sog. objektive Essattacken* **2.** Gewichtszunahme vermieden durch gewichtsreduzierende Maßnah-

Anorexia senilis

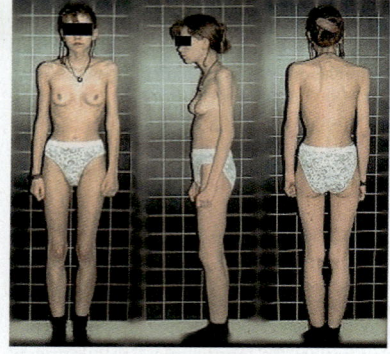

Anorexia nervosa: 16-jähriges Mädchen mit deutlicher Kachexie (BMI 16,4 kg/m²). [139]

men 3. selten nach vorbestehender Bulimia* nervosa.
Ätiologie:
- multifaktoriell als Zusammenspiel von genetischen, biologischen, sozialen, familiären und psychischen Faktoren.

Klinik:
- extrem langsames und auffälliges Essverhalten (Meiden kalorienreicher Speisen) und Rituale beim Essen
- Einengung des Denkens auf Körpergewicht, Kalorienzählen und Vermeidung einer Gewichtszunahme
- häufig nahrungsbezogene Zwangsgedanken* und Zwangshandlungen*, z. B. Horten von Nahrungsmitteln, z. T. auch komorbide, nicht essensbezogene Zwangsstörung wie excessive körperliche Betätigung
- excessive Gewichtskontrolle
- Körperschemastörung* mit Verleugnung der Krankheit auch bei massivem Untergewicht
- blasse, trockene, raue Haut, Haarausfall, Lanugobehaarung*, Bradykardie, arterielle Hypotonie, Durchblutungsstörungen der Akren, Akrozyanose*, Obstipation, Leukopenie*, Wachstumsstopp, Osteopenie* und ggf. Osteoporose*
- Amenorrhö über mindestens 3 aufeinander folgende Zyklen (nicht bei pharmakologischer Hormonsubstitution), Verlust der Libido*, ausbleibende Brustentwicklung
- Körpergewicht unter 85 % der Norm (10. Perzentile des altersbezogenen BMI bzw. BMI ≤ 17,5 kg/m², gültig ab 16. Lj.).

Therapie:
- Gewichtsrestitution
- Psychotherapie, v. a.: 1. Verhaltenstherapie* 2. Verbesserung der sozialen Kompetenz 3. Bewältigung von interpersonellen Konflikten 4. bei jüngeren Patienten Einbeziehung der Familie

- in schweren Fällen kann ggf. eine künstliche Ernährung angezeigt sein (Zwangsernährung*).

Prognose:
- Langzeitverlauf (> 10 Jahre) mit Letalität von 5–15 % (v. a. Suizid oder kardiale Arrhythmie nach Entgleisung des Elektrolythaushalts)
- Übergang in andere Essstörung möglich
- günstigerer Krankheitsverlauf bei frühem Beginn und unmittelbar einsetzender Therapie
- häufig andere psychische Störungen im Verlauf.

Anorexia senilis *f:* engl. *senile anorexia*. Beim alten Menschen auftretende Anorexie.*

Vorkommen:
- Depression*
- zerebrovaskuläre Insuffizienz

Anorexie *f:* engl. *anorexia*. Appetitlosigkeit, Herabsetzung des Triebs zur Nahrungsaufnahme. Zu Anorexie kann es bei Mund-, Magen-, Darm- oder Infektionskrankheiten, in der Schwangerschaft oder im Alter (Anorexia* senilis) kommen. Anorexia* nervosa bezeichnet eine psychische Störung, bei der keine Appetitlosigkeit besteht, sondern der Appetit unterdrückt wird.

Anorgasmie *f:* engl. *anorgasm*. Seit mindestens 6 Monaten bestehende sexuelle* Funktionsstörung mit häufigem oder völligem Fehlen des Orgasmus beim Geschlechtsverkehr, manchmal auch bei der Masturbation*. Die Behandlung ist psychotherapeutisch. **Ätiologie:** Wahrscheinlich ausschließlich psychogene Ursachen, z. B.
- Partnerschaftsprobleme
- Sexualängste
- Angst vor Kontrollverlust.

Vorkommen: Häufiger bei Frauen. **Formen:**
- primäre Anorgasmie: besteht schon immer
- sekundäre Anorgasmie: später entstanden
- vollständige Anorgasmie: besteht bei jeder Form sexueller Aktivität
- situative Anorgasmie: besteht situativ, z. B. nur bei Geschlechtsverkehr (sog. koitale Anorgasmie).

Therapie: Sexualpsychotherapie*, evtl. in Kombination mit einem Masturbationsprogramm (z. B. nach LoPiccolo und Lobitz).

Anorthoploidie → Polyploidie

Anoskopie *f:* engl. *anoscopy*. Endoskopische Untersuchungsmethode zur Inspektion des Analkanals sowie des Schließmuskels. Der Analkanal wird zunächst inspiziert, dann ein Anoskop oder Darmspekulum eingeführt und in gleicher Sitzung meist eine Proktoskopie und ggf. Rektoskopie durchgeführt. Durch die Anoskopie können u. a. Analfissuren, Perianalabszesse, Analthrombosen oder Hämorrhoiden diagnostiziert werden.

Anosmie *f:* engl. *anosmia*. Verlust des Riechvermögens, meist nach traumatischer oder infektiöser Schädigung des Sinnesepithels (Influenza*) oder der Riechbahn (Meningitis*), selten bei Hirntumoren* im Bereich von Stirnhirn, Olfaktoriusrinne und Sella turcica, bei Olfaktoriusneuroblastom* oder Kallmann-Syndrom.

Anosognosie *f:* engl. *denial of illness*. Selten auftretende Unfähigkeit, eine eigene Erkrankung oder Funktionsausfälle zu erkennen, v. a. bei Läsionen im dorsalen Teil der nichtsprachdominanten Hemisphäre, z. B. als Nichtwahrnehmen einer Hemiparese nach Schlaganfall* oder beim Anton*-Syndrom; im weiteren Sinn auch Nichtwahrhabenwollen einer Krankheit oder Störung.

Anotie *f:* engl. *anotia*. Angeborene Anomalie des äußeren Ohrs mit ein- oder beidseitig rudimentärer oder fehlender Ohrmuschel (siehe Ohrmuscheldysplasie*). Die Anotie kann mit einer Atresia auris congenita (siehe Gehörgangsatresie*) verbunden sein und kommt z. B. bei einer Retinoid-Embryopathie vor.

anovulatorische Blutung → Abbruchblutung

Anoxie *f:* engl. *anoxia*. Fehlen von Sauerstoff. Die Anoxie kann den Gesamtorganismus oder nur Teile desselben (z. B. hypoxischer Hirnschaden durch Herzstillstand oder Kammerflimmern) betreffen. Auf Zellebene kommt es rasch zum Zelltod aufgrund eines Zusammenbruchs der Energieversorgung durch Schädigung der Mitochondrien mit anschließender hydropischer Schwellung des Zellleibes.

Vorkommen: Anoxien im Bereich des Gehirns treten z. B. auf als Ischämie durch Gefäßverschluss (zerebrale Durchblutungsstörung*) und als hypoxischer Hirnschaden durch Herzstillstand oder Kammerflimmern.

Anoxybiose → Anaerobiose

ANP: Abk. für atriales natriuretisches Peptid → Peptide, kardiale natriuretische

Anpassungsreaktion *f:* engl. *adjustment reaction*. Widerstand gegenüber Stressoren*.

Anpassungsstörung *f:* engl. *adjustment disorder*. Bezeichnung (ICD-10) für eine psychische Störung* als Reaktion auf einmalige oder fortbestehende belastende Ereignisse (z. B. Arbeitsplatzverlust, Trennung). Die Störung tritt innerhalb eines Monats nach Beginn des kritischen Lebensereignisses oder der (Dauer-)Belastung auf und hält in der Regel nicht länger als 6 Monate an.

Epidemiologie: Anpassungsstörungen gehören zu den häufigsten Diagnosen in der ambulanten und stationären Versorgung. Dennoch liegen nur wenige Studien zur Häufigkeit von Anpassungsstörungen vor. Die Punktprävalenz liegt in der Allgemeinbevölkerung bei 0,6 % für Frauen und 0,4 % für Männer. In klinischen Gruppen findet man höhere Prävalenzraten: zwischen 10–30 % aller psychiatrischen Patienten in der ambulanten Versorgung und 8–12 % der Patienten im stationären Kontext.

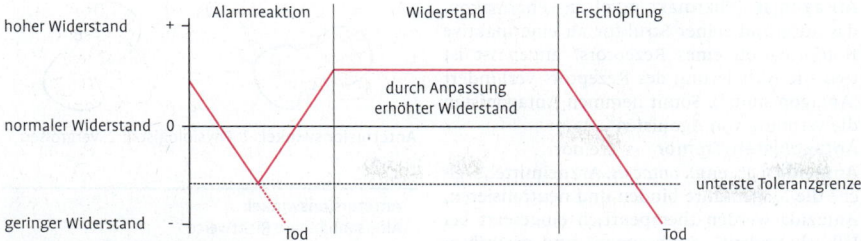

Anpassungssyndrom, allgemeines: Phasen des allgemeinen Anpassungssyndroms bei chronischem Stress nach H. Selye.

Klinik:
- gedankliches Verhaftetsein an Belastung
- psychische Fehlregulation innerhalb eines weiten Bereichs von emotionalen und verhaltensbezogenen Symptomen, z. B. depressive oder ängstliche Symptome, Störungen der Impulskontrolle* und des Sozialverhaltens
- ähnliche Symptomatik wie bei affektiven Störungen* sowie den neurotischen Störungen, Belastungsstörungen* und somatoformen Störungen*, wobei die Kriterien für diese Diagnosen nicht voll erfüllt werden.

Therapie: Abwartendes Beobachten (watchful waiting): Patient wird in engmaschigen Abständen untersucht, vor (weiteren) Interventionen wird Zeit gegeben und soziale (emotionale, instrumentelle oder informationelle) Unterstützung ist sichergestellt. Die therapeutischen Strategien richten sich nach der im Vordergrund stehenden Symptomatik, z. B. depressiven oder Angstsymptomen.

Prognose:
- Dauer einer Anpassungsstörung per Definition ca. 6 Monate, sofern der Stressor und dessen Folgen beendet sind
- Symptomatik in seltenen Fällen auch länger (z. B. nicht erfolgreiche Anpassung an eine Tumorerkrankung mit langandauernder Beeinträchtigung der finanziellen Situation des Betroffenen)
- im Allgemeinen günstige Prognose, jedoch ist der Übergang in depressive* Störungen fließend.

Anpassungssyndrom, allgemeines *n*: engl. *general adaptation syndrome*; syn. Adaptationssyndrom. Bezeichnung (H. Selye, 1945) für den Anpassungsmechanismus des Organismus bei starken äußeren Reizen (Anstrengung, Trauma, Hitze, Bestrahlung, Infektion u. a.) mit möglichen pathologischen Folgeerscheinungen.

Einteilung: Man unterscheidet verschiedene Phasen (siehe Abb.):
- **Alarmreaktion:** physiologische Stressreaktion im Zusammenspiel neuronaler und hormonaler Prozesse (Aktivierung des Hypothalamus, Hypophysenvorderlappens, Sekretion von Kortikoiden in der Nebennierenrinde). Die Glukokortikoide führen zur Blutzuckererhöhung und der Organismus kann mit dieser Energie auf Anforderungen reagieren. Im Nebennierenmark werden Katecholamine (z. B. Adrenalin, Noradrenalin) ausgeschüttet. Die Alarmreaktion kann unter Umständen auch ein Schock sein.
- **Widerstandsstadium** gegenüber dem Stressor*: Anpassung und Bewältigungsversuch, der auf Kosten der Widerstandsfähigkeit gegenüber anderen Stressoren gehen kann (z. B. Schwächung des Immunsystems). Dies führt zur vermehrten Sekretion von Somatotropin und Mineralokortikoiden sowie zu einer Zunahme der entzündlichen Reaktion.
- **Erschöpfungsstadium:** Anpassung an den fortbestehenden Stressor kann nicht länger aufrechterhalten werden. Es kommt zur regressiven Transformation der Nebenniere bei ausbleibender Heilung im Widerstandsstadium. Die anhaltende Anpassungsleistung und die Folgen deren Zusammenbruchs sind durch konstitutionelle Dispositionen bedingt.

Klinische Bedeutung: Bei ungenügenden oder überschießenden Reaktionen entwickeln sich Anpassungskrankheiten wie gastrointestinale Ulzera und Panarteriitis nodosa.

Anregung *f*: engl. *excitation*. Durch Energiezufuhr (Licht, Wärme, ionisierende Strahlung) erfolgende Anhebung von Elektronen im äußeren Teil der Hülle eines Atoms aus energetisch tieferen in Zustände höherer Energie (höhere Schalen). Die zugeführte Energie wird im Allgemeinen beim Rücksprung des Elektrons in einen energetisch tieferen oder den ursprünglichen Energiezustand wieder abgegeben (z. B. als Lichtquant).

Anreicherung → Bioakkumulation

ANS: Abk. für → Atemnotsyndrom des Neugeborenen

Ansa cervicalis *f*: Nervenschlinge am Hals, welche die unteren Zungenbeinmuskeln motorisch innerviert. Sie überkreuzt bedeckt vom Musculus* sternocleidomastoideus die Vena* jugularis interna und den Musculus* scalenus anterior. Ihre Radix superior erhält Fasern aus den Rückenmarksegmenten C1 und C2, die Radix inferior aus C2 und C3.

Ansatztendopathie → Insertionstendopathie

Anschlussheilbehandlung → Anschlussrehabilitation

Anschlussrehabilitation *f*: engl. *follow-up rehabilitation*. Medizinische Rehabilitationsmaßnahme im Anschluss an eine Krankenhausbehandlung. Kostenträger ist entweder die gesetzliche Rentenversicherung* oder Krankenversicherung. Ziel ist die allmähliche, ärztlich überwachte Wiederanpassung des Patienten an die Belastungen des Alltags und des Berufslebens durch Wiedererlangen oder Ausgleich verlorengegangener Funktionen und Fähigkeiten.

Vorgehen:
- Durchführung ambulant, teilstationär oder stationär in: 1. Unfallkrankenhäusern 2. Kurkliniken 3. Versorgungskrankenhäusern
- Organisation einer Anschlussrehabilitation: 1. Einleitung bereits im Krankenhaus 2. Beginn der Maßnahme innerhalb festgelegter Fristen (bei vorausgegangener Operation spätestens 2 Wochen nach Entlassung aus der Akutklinik, nach Strahlentherapie innerhalb von 6 bzw. bei Bestrahlung im Kopf- und Halsbereich innerhalb von 10 Wochen)
- Dauer in der Regel 3–4 Wochen.

Indikationen: Direkt im Anschluss, z. B.
- nach stationärer Behandlung eines Herzinfarkts
- nach stationärer Behandlung eines Schlaganfalls (Apoplexie)
- nach Einsatz einer Hüftendoprothese
- nach einer ambulanten Operation oder Strahlentherapie im Rahmen einer Krebserkrankung.

Anspannung, psychische *f*: engl. *psychological tension*. Psychischer Aspekt der Anstrengung, der bei jeder körperlichen und geistigen Aktivität zu erleben ist.

Anspannungsphase → Systole

Anstaltsapotheke *f*: In Österreich Bezeichnung für Krankenhausapotheke.

Ansteckung → Infektion

Ansteckungsverdächtiger *m*: engl. *suspect of infection*. Nach Infektionsschutzgesetz* (§ 2 Nr. 7) eine Person, von der anzunehmen ist, dass sie Krankheitserreger* aufgenommen hat, ohne selbst krank, krankheitsverdächtig oder Ausscheider* zu sein.

Anstrengungsasthma → Asthma bronchiale

Anstrengungs-Proteinurie *f*: engl. *effort proteinuria*; syn. Jogger's Nephritis. Benigne Form

der Proteinurie*, insbesondere bei jungen, gesunden Menschen nach körperlicher Anstrengung oder psychischem Stress. Auch nach Unterkühlung oder im Rahmen einer Schwangerschaft beobachtet man mitunter eine passagere Proteinurie ohne Krankheitswert.
Diagnostik: Die Abgrenzung zu einer weiter abklärungsbedürftigen, klinisch bedeutsamen Proteinurie erfolgt durch Eiweißbestimmung im Morgenurin. Die Eiweißkonzentration sollte im Morgenharn bei < 300 mg/l liegen.
Anstrengungsurtikaria → Urtikaria, cholinergische
Antagonismus m: engl. antagonism. Entgegengesetzte Wirkung von 2 funktionellen Einheiten (Agonist/Antagonist).
Formen:
- anatomisch: Gegenwirkung von Muskeln oder Muskelgruppen (Extensor/Flexor)
- physiologisch: Nerven (Sympathikus/Parasympathikus)
- pharmakologisch: Hemmung oder Aufhebung der Wirkung eines (physiologischen) Transmitters durch ein Pharmakon: **1. kompetitiver** Antagonismus bzw. kompetitive Hemmung: ein reversibler Effekt bei steigender Agonistenkonzentration. Der Antagonist geht eine Bindung mit dem Rezeptor* ein, ohne eine Eigenwirkung auszulösen (intrinsic activity ist 0). Der Rezeptor wird blockiert, sodass der Agonist nicht wirken kann. Durch Erhöhung der Konzentration des Agonisten kann der Antagonist von der Bindungsstelle verdrängt werden. Es entsteht eine Konkurrenz um den gemeinsamen Rezeptor. **2. partieller Antagonismus:** der Antagonist besetzt ebenfalls die Rezeptorstelle, löst dabei aber selbst eine mäßige agonistische Wirkung aus. **3. nichtkompetitiver Antagonismus:** die Bindungsstelle des Rezeptors bleibt hier zwar für den Agonisten frei, die antagonistisch wirksame Substanz (allosterischer Inhibitor) geht aber an anderer Stelle eine Bindung mit dem Rezeptormolekül ein und verhindert dadurch das Auslösen eines Effekts durch den Agonisten (Allosterie). Der nichtkompetitive Antagonismus ist nicht durch steigende Agonistenkonzentration reversibel. **4. funktioneller Antagonismus:** Agonist und Antagonist lösen über jeweils eigene Rezeptoren entgegengesetzte Wirkung aus, die sich am Erfolgsorgan gegenseitig aufheben. **5. chemischer Antagonismus:** der Agonist wird inaktiviert durch chemische Reaktion mit einer anderen Substanz; diese Reaktion läuft nicht am Rezeptor ab.

Antagonist [Motorik] m: Gegenspieler eines Agonisten* in einem dualen funktionellen System, z. B. Flexion versus Extension.
Antagonist [Pharmakologie] m: Pharmakon, das aufgrund seiner Struktur an eine inaktive Konformation eines Rezeptors* angepasst ist und die Aktivierung des Rezeptors verhindert (Antagonismus*). Somit hemmen Antagonisten die Wirkung von Agonisten*.
Antagonisten-Tremor → Tremor
Antazida n pl: engl. antacids. Arzneimittel, welche die Magensäure binden und neutralisieren. Antazida werden therapeutisch eingesetzt bei Ulkuskrankheit*, Sodbrennen* und gastroösophagealer Refluxkrankheit* sowie im Rahmen der Aspirationsprophylaxe*. Antazida enthalten meist Hydroxide oder Carbonate von Aluminium, Magnesium* oder Kalzium*.
Wirkstoffe:
- Aluminiumhydroxid
- Aluminiumoxid
- Magnesiumhydroxid
- Magnesiumhydrogencarbonat
- Kalziumhydroxid
- Hydrotalcit
- Magaldrat

Nebenwirkungen:
- allergische Reaktionen
- veränderte Stuhlkonsistenz
- Störungen des Elektrolythaushaltes
- Nephrolithiasis
- Osteoporose*

ante: Vor, bevor.
Anteflexio uteri → Flexio uteri
Antekurvation f: engl. antecurvation. Verbiegung z. B. des Femurs oder der Tibia in der Sagittalebene nach ventral, anatomisch-physiologisch beim Femur, u.a. bei Rachitis*, Paget*-Krankheit oder posttraumatisch. Siehe Korrekturosteotomie*, Abb. dort.
ante mortem: Vor dem Tode.
ante partum: Abk. a. p. Zeitraum vor der Geburt.
Antepositio uteri → Positio uteri
anterior: Abk. ant. Vorne liegend (anatomische Lagebezeichnung).
Anterior-Cord-Syndrom n: Verletzung der anterioren* Anteile (2/3) des Rückenmarks*. Klinisch zeigen sich vorwiegend motorische* Ausfälle und Sensibilitätsstörungen* (Schmerz- und Temperaturempfindung).
anterior-posterior-Projektion → a.p.-Projektion
anterograd: engl. anterograde. Zeitlich oder örtlich nach vorn gerichtet (z. B. anterograde Amnesie*, anterograde Erregungsleitung).
Antesystolie → Präexzitationssyndrom
Antetorsionswinkel m: engl. antetorsion angle; syn. Anteversionswinkel. Nativradiologisch oder per CT ermittelter Winkel zwischen der Achse des Collum femoris im Verhältnis zur Ausrichtung des Kniegelenkes, gemessen an der Ausrichtung der Femurkondylen. Es treten al-

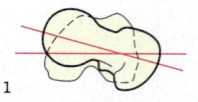
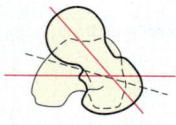

Antetorsionswinkel: 1: Physiologisch; 2: vergrößert.

Antetorsionswinkel: Altersabhängige Richtwerte.	
Altersklasse	Winkel
Neugeborenes	30°–50°
Kleinkind	30°–45°
Schulkind	25°–30°
Jugendlicher	15°
Erwachsener	12°

tersabhängige Veränderungen auf. Ein vergrößerter Winkel ist u. a. bei angeborener Hüftgelenkluxation oder Hüftdysplasie* typisch. Siehe Abb.
Klinische Bedeutung: Siehe Tab.
Anteversio-anteflexio uteri f: engl. anteversion-anteflexion of the uterus. Bezeichnung für die physiologische Lage des Uterus* im Becken*. Dieser ist üblicherweise nach vorne geneigt (Anteversio) und in sich nach vorne geknickt (Anteflexio).
Anteversion f: Drehbewegung einer Gliedmaße um eine Achse in der Frontalebene* nach vorn oder Beschreibung für die Vorwärtsneigung eines Organs wie der Gebärmutter. Konkret wird beispielsweise das Anheben des Arms im Schultergelenk* oder des Beins im Hüftgelenk* nach vorn als Anteversion bezeichnet.
Anteversio uteri → Versio uteri
Anthelminthika n pl: engl. anthelmintics. Antiparasitäre Chemotherapeutika* mit vermifuger (Würmer lähmender) oder vermizider (Würmer tötender) Wirkung zur Behandlung einer intestinalen Besiedlung oder systemischen Infektion* durch Helminthes*. Die Wirkung richtet sich gegen die geschlechtsreifen Würmer und nicht gegen Vorstadien wie Eier oder Larven.
Anthrakose f: engl. anthracosis; syn. Kohlenstaublunge. Form der persistierenden, nichtkollagenösen Pneumokoniosen*. Eine Anthrakose ist Folge von Kohlenstaubablagerungen oder anderen verbrennungsassoziierten Partikeln in den Alveolen.
Anthranilsäurederivat → Antiphlogistika, nichtsteroidale
Anthrax → Milzbrand
Anthrazykline n pl: Zytostatika* mit antibiotischer Wirkung, die aus Kulturen von Streptomyces* spp. gewonnen werden und in der Che-

motherapie* verschiedener Krebsarten zum Einsatz kommen. Während der Behandlung mit Anthrazyklinen muss aufgrund ihrer Kardiotoxizität die Funktion des Herzens engmaschig kontrolliert werden.

Anthropologie *f*: engl. *anthropology*. Allgemeine Bezeichnung für die Wissenschaft vom Menschen.

Einteilung:
- Die naturwissenschaftliche Anthropologie erforscht Entstehung und Entwicklung des Menschen.
- Die Sozial- und Kulturanthropologie untersucht die Wirkung der Gesellschaft auf das Individuum und dessen Verhalten.
- Die philosophische Anthropologie strebt nach der Erkenntnis vom Wesen des Menschen, seiner Aufgabe und Stellung in der Welt.
- Die medizinische Anthropologie befasst sich mit der Stellung des Menschen in der Natur und untersucht den kranken bzw. gesunden Menschen als Ganzes.

Anthroponose *f*: engl. *anthroponosis*; syn. Monoanthroponose. Infektionskrankheit, deren Erreger nur den Menschen befallen und die deshalb nur von Mensch zu Mensch übertragen werden kann.

Anthropozoonose *f*: engl. *anthropozoonosis*. Infektionskrankheit, die vom Tier auf den Menschen oder umgekehrt übertragbar ist.

Anti-A1 → Blutgruppenantikörper

Anti-A → Isoagglutinine

Antiadrenergika → Sympatholytika

Antiallergika *n pl*: engl. *antiallergics*. Wirkstoffe, die zur Behandlung von Allergien* und Asthma* eingesetzt werden. Antiallergika greifen in die allergische Reaktionskaskade ein und unterdrücken oder schwächen die allergische Reaktion. Zu den Wirkstoffen zählen Antihistaminika*, Cromoglicinsäure*, Kortisol*, Glukokortikoide*, Leukotrien*-Rezeptor-Antagonisten und Immunmodulatoren wie Ciclosporin* A.

Antiandrogene *n pl*: engl. *antiandrogens*; syn. Androgen-Rezeptor-Antagonisten. Arzneimittel, welche die Bildung von Androgenen* hemmen oder Androgenrezeptoren blockieren und somit die Wirkung von Androgenen* an den Erfolgsorganen unterdrücken. Antiandrogene werden beispielsweise eingesetzt bei Hormonstoffwechselstörungen, Prostatakarzinom* und zur Geschlechtsumwandlung*. Wirkstoffbeispiele sind Cyproteron, Flutamid, Bicalutamid als Androgen-Rezeptor-Antagonisten sowie Abirateron, Dutasterid* und Finasterid* als Androgen-Synthese-Hemmer.

Indikationen:
- bei Frauen: Virilisierung*
- bei Männern: 1. Pubertas* praecox 2. Prostatakarzinom 3. Alopecia* androgenetica 4. Mann-zu-Frau-Transsexualität* 5. bei Straftätern zur (reversiblen) Dämpfung des Sexualtriebs* (sog. chemische Kastration*) nach erfolgloser Sozio- und Psychotherapie*.

Antianginosa → Koronartherapeutika

Antiangiogenese → Angiogenese-Hemmer

Antiaphrodisiaka → Anaphrodisiaka

Antiarrhythmika *n pl*: engl. *antiarrhythmics*. Arzneimittelgruppe zur Behandlung und Rezidivprophylaxe von Herzrhythmusstörungen*. Antiarrhythmika werden in vier Klassen eingeteilt, daneben gibt es noch eine Reihe von Wirkstoffen, die aufgrund ihrer nicht gruppierbaren Wirkungsmechanismen zu den nicht-klassifizierbaren Antiarrhythmika zählen.

Einteilung:
- nach Vaughan Williams in 4 Klassen (siehe Tab.) entsprechend dem elektrophysiologischen Wirkungsspektrum
- nicht-klassifizierbare Antiarrhythmika: 1. Adenosin* 2. Herzglykoside*, z. B. Digitalis 3. I_f-Kanal-Inhibitoren, z. B. Ivabradin* 4. Sympathomimetika, z. B. Orciprenalin 5. Parasympatholytika, z. B. Atropin*.

Nebenwirkungen: Antiarrhythmika wirken pro-arrhythmogen, d. h. sie können selbst wiederum Herzrhythmusstörungen auslösen und im schlimmsten Fall zum plötzlichen Herztod führen (v. a. Klasse I nach Vaughan Williams).

Antiasthmatika *n pl*: engl. *antiasthmatics*. Arzneimittel* zur meist symptomatischen Behandlung des Asthma* bronchiale. Eingesetzt werden, nach sorgfältiger Schulung der Patienten, antientzündliche Wirkstoffe, Broncholytika sowie Expektoranzien. Desensibilisierung ist kausal wirksam, setzt aber die Kenntnis der Ursache voraus. Bei bakteriellen Ursachen sind Antibiotika* angezeigt.

Antiarrhythmika:
Einteilung nach Vaughan Williams.

Klasse	elektrophysiologische Wirkungen	Wirkstoffe
I	membranstabilisierende Antiarrhythmika; Natriumkanalblockade: Leitungsverzögerung	
I A	verlängerte Aktionspotentialdauer und effektive Refraktärperiode	Chinidin, Ajmalin, Prajmaliumbitartrat
I B	verkürzte Aktionspotentialdauer und verlängerte effektive Refraktärperiode	Lidocain, Mexiletin
I C	Dauer des Aktionspotentials und effektive Refraktärperiode kaum beeinflusst	Flecainid, Propafenon
II	Beta-Rezeptoren-Blocker	Propranolol
III	repolarisationsverlängernde Antiarrhythmika (verlängern Dauer des Aktionspotentials)	Amiodaron, Sotalol, Dronedaron
IV	Calcium-Antagonisten	Verapamil, Diltiazem

Wirkstoffe:
- **antientzündliche Wirkstoffe:** 1. Leukotrien-Rezeptor-Antagonisten (Montelukast*, Zafirlukast): hemmen die Bindung der entzündungsfördernden Leukotriene* an ihren Rezeptor 2. Hemmstoffe der 5-Lipoxygenase: hemmen die Leukotrien-Synthese durch pharmakologische Modulation der 5-LOX-Enzymaktivität 3. mastzellspezifische Antiallergika* (Cromoglicinsäure*, Ketotifen): hemmen die Freisetzung von Entzündungsmediatoren aus Mastzellen 4. Histamin-H_1-Rezeptoren-Blocker: verhindern histaminbedingte Bronchialspasmen (Antihistaminika*) 5. Glukokortikoide(Kortikoide*): wirken immunsuppressiv und werden nur bei schweren Formen systemisch angewendet; werden lokal (Aerosol) zur Anfallsbehandlung angewendet (z. B. Beclometason*)
- **Broncholytika:** 1. Beta-2-Sympathomimetika (kurzwirksam Salbutamol*, Fenoterol*; langwirksam Formoterol*, Salmeterol*): wirken nicht nur bronchienerweiternd (Erschlaffung der Bronchialmuskulatur über Stimulierung der Adenylatcyclase), sondern hemmen auch die Freisetzung der Mediatorsubstanzen aus den Mastzellen; kurzwirksame Beta-2-Sympathomimetika sind bei akuten Asthmaanfällen in Form von Aerosol* Mittel der Wahl 2. Theophyllin* und Derivate: wirken stark bronchienerweiternd; bei gleichzeitiger Anwendung von Beta-Sympathomimetika beeinflussen sich die Wirkungen; werden bei Asthma am besten parenteral verwendet; Anwendung auch in Form von Retardtabletten möglich 3. Parasympatholytika (Ipratropiumbromid*, Tiotropium): werden bei Nervus-vagus-bedingten

Bronchialspasmen verwendet und meist mit Beta-Sympathomimetika kombiniert
- **Expektoranzien*** (auswurffördernde Arzneimittel): sollen durch Verflüssigung des Schleims dessen Auswurf erleichtern und die Einengung des Bronchiallumens mit zähem Schleim verhindern.

Anti-B → Isoagglutinine

Antibabypille → Kontrazeption, hormonale

Antibasalmembran-Antikörper *m sg, pl*: engl. *anti basement membrane antibodies*; syn. Basalmembran-Antikörper. Autoantikörper* gegen Strukturen der alveolären, epidermalen, glomerulären oder tubulären Basalmembran*. Man bestimmt beispielsweise bei bullösen Dermatosen die epidermalen Basalmembran-Antikörper, bei Goodpasture*-Syndrom die glomerulären Basalmembran-Antikörper, bei tubulo-interstitieller Nephritis tubuläre Basalmembran-Antikörper.

Antiberiberi-Vitamin → Vitamin B_1

Antibiogramm *n*: engl. *antibiotic sensitivity pattern*. Ergebnis verschiedener bakteriologischer Untersuchungsmethoden*, die zur Resistenzbestimmung von Bakterien gegenüber diversen Antibiotika* eingesetzt werden. Die Empfindlichkeit des Erregers gegenüber den Wirkstoffen wird als S (sensibel bei Standardexposition), I (Sensibel bei erhöhter Exposition) oder R (Resistent) angegeben. Siehe Abb.

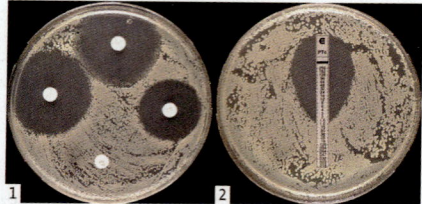

Antibiogramm: Agardiffusionstest: 1: qualitativ; 2: quantitativ. Der Teststreifen enthält ein zu prüfendes Antibiotikum in aufsteigender Konzentration. [185]

Antibiose *f*: engl. *antibiosis*. Wachstumshemmung oder Abtötung von Mikroorganismen durch Stoffwechselprodukte anderer Bakterien, Pilze und z. T. auch höherer Pflanzen, im klinischen Alltag als Ausdruck für die Behandlung einer Infektion mit Antibiotika* gebraucht.

Antibiotika *n pl*: engl. *antibiotics*. Chemotherapeutika* zur Therapie bakterieller Infektionen. Im eigentlichen Sinn handelt es sich um Stoffwechselprodukte von Schimmelpilzen, Bakterien u. a. Mikro- und Makroorganismen (Pflanzen), die auch synthetisch hergestellt werden. Der Prototyp ist das von A. Fleming 1928 entdeckte Penicillin G. Man unterscheidet bakteriostatische und bakterizide Antibiotika.

Einteilung: Nach Herkunft und chemischer Struktur:
- Aminoglykosid*-Antibiotika
- Carbapeneme*
- Cephalosporine*
- Chloramphenicol-Antibiotika
- Glykopeptid-Antibiotika
- Chinolone*
- Ketolid-Antibiotika
- Lincosamide
- Makrolid*-Antibiotika
- Monobactame*
- Polypeptid-Antibiotika
- Penicilline*
- Tetracycline
- andere Antibiotika: **1.** Steroid-Antibiotika (z. B. Fusidinsäure) **2.** Nukleosid-Antibiotika: Nukleosid-Analoga **3.** Nitroimidazole* **4.** Mupirocin* **5.** Fosfomycin* **6.** Ansamycin-Antibiotika **7.** Streptogramin-Antibiotika.

Indikation:
- therapeutisch: bei bakteriellen Infektionskrankheiten: **1.** initial nach Wahrscheinlichkeit des Erregers unter Berücksichtigung der aktuellen Epidemiologie der Antibiotikaresistenz **2.** nach bakteriologischer Diagnostik mit Resistenzbestimmung der Bakterien (siehe Antibiogramm*) und anschließend entsprechender Umstellung im Sinne einer Deeskalation (erregerspezifische gezielte Antibiotikatherapie)
- prophylaktisch: siehe Antibiotikaprophylaxe*.

Antibiotikaprophylaxe *f*: engl. *antibiotic prophylaxis*. Prophylaktische Gabe von Antibiotika, z. B. perioperativ als single shot. Eine Antibiotikaprophylaxe sollte aufgrund der Gefahr einer möglichen Resistenzentwicklung nur nach strenger Indikationsstellung erfolgen.

Antibiotikaresistenz *f*: engl. *antibiotic resistance*. Resistenz von Bakterien* gegenüber Antibiotika*, die zu einer unzureichenden Wirksamkeit dieser Medikamente bei der Behandlung von Infektionskrankheiten* führt. Durch die zunehmende Antibiotikaresistenz sind viele früher wirksame Medikamente nicht mehr verlässlich effektiv.

Ursache: Die Hauptursachen für die Antibiotikaresistenzentwicklung sind das Vorhandensein von resistenten Erregern und übertragbaren Resistenzgenen sowie der durch den Antibiotikaeinsatz gegen diese Keime ausgeübte Selektionsdruck. Während in den vergangenen Jahren insbesondere grampositive Infektionserreger wie der Methicillin*-resistente Staphylococcus aureus (MRSA) sowie Glykopeptid*-(Vancomycin-)resistente Enterokokken* u. a. (VRE, VRSA) dominierten, treten jetzt auch zunehmend gramnegative Infektionserreger auf, die neben anderen Antibiotikagruppen auch gegen alle Betalaktam*-Antibiotika resistent sind.

Maßnahmen: Die Entwicklung der Antibiotikaresistenz kann zumindest verlangsamt werden durch die Begrenzung der Übertragung resistenter Erreger (Dekolonisation, Desinfektion*, Isolierung) und durch die Vermeidung eines einseitigen chemotherapeutischen Selektionsdrucks durch korrekte, zielgerichtete und kritische Anwendung dieser Mittel. Eine wichtige Rolle spielt hier die Durchsetzung der Prinzipien der Krankenhaushygiene*, insbesondere des Krankenhaus-Infektions-Surveillance-Systems (KISS).

Anticholinergika *n pl*: engl. *anticholinergics*. Substanzen, welche die Wirkung von Acetylcholin* im parasympathischen Nervensystem unterdrücken. Anticholinergika werden u. a. eingesetzt in der Asthmatherapie, zur Muskelrelaxation und zur Behandlung von Demenzerkrankungen sowie einer hyperaktiven Blase. Zu den wichtigsten Vertretern zählen Atropin*, Solifenacin*, Darifenacin, Tolterodin, Oxybutynin, Ipatropiumbromid und Tiotropiumbromid*.

Einteilung:
- Parasympatholytika: hemmen die Acetylcholineffekte in postganglionären parasympathischen Nervenendigungen (Muscarin-Rezeptor-Antagonisten)
- Ganglien-Blocker: blockieren intermediäre Ganglien durch Angriff an nikotinische Acetylcholin-Rezeptoren, z. B. Nikotin*
- curareartige periphere Muskelrelaxanzien: blockieren die Acetylcholineffekte an der motorischen Endplatte.

Anticodon *n*: Zum Codon* der mRNA komplementäre Sequenz von 3 Nukleotiden* (Nukleotidtriplett) in einer Schleife der tRNA. Während der Proteinbiosynthese* treten Anticodonbasen durch Ausbildung von Wasserstoffbrückenbindungen mit komplementären Basen eines Codons der mRNA in Wechselwirkung, wodurch der Einbau einer bestimmten Aminosäure* in die Polypeptidsequenz gesichert wird.

anticonvulsants → Antiepileptika

Antidekubitussystem *n*: engl. *anti-decubitus system*. Mehrteilige, aufeinander abgestimmte Hilfsmittel zur Dekubitusprophylaxe* und -therapie, die alle dekubitusfördernden Risikofaktoren wie Druck, Feuchtigkeit und Hitze, Reibungs- und Scherkräfte minimieren.

Formen:
- statische Luftkammersysteme
- kombinierte Wechseldrucksysteme, deren Luftkammern durch ein elektrisches Pumpaggregat be- und entlüftet werden (auch als Antidekubitusmatratze mit darunter eingelegtem Unterfederungssystem (siehe Abb. 1)
- automatisches Umlagerungssystem (auch Seitenlagerungssystem), dessen Matratze in vorgegebenem Rhythmus automatisch ab-

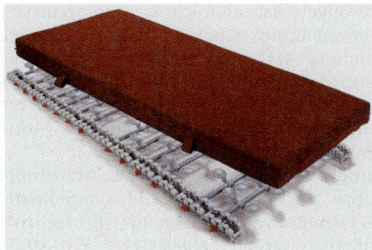

Antidekubitussystem Abb. 1: Matratze mit Unterfederungssystem. [191]

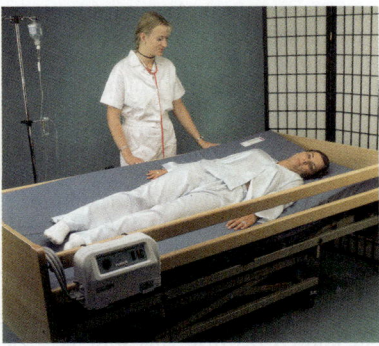

Antidekubitussystem Abb. 3: Die Patientin ist zwischen die Lufttunnel des automatischen Umlagerungssystems gelagert, die wechselseitig die Auflagefläche heben und senken. [178]

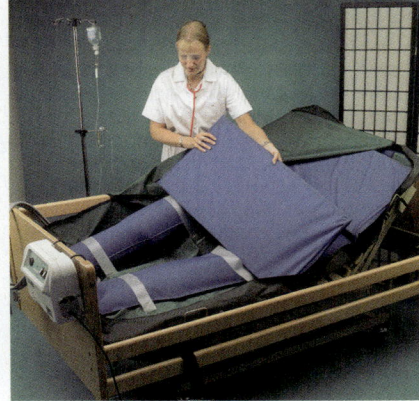

Antidekubitussystem Abb. 2: Automatisches Umlagerungssystem mit anatomisch geformten Lufttunneln, die auf die Unterlage aufgelegt und mit einer Schaumstoffmatratze abgedeckt werden. [178]

wechselnd rechts und links angehoben wird und Patienten in eine 30°-Schräglage bringt (siehe Abb. 2 und Abb. 3): **1.** Lagerungsintervall sowie Neigungswinkel lassen sich über das Antriebsaggregat einstellen **2.** das Seitenlagerungssystem dient auch der Pneumonieprophylaxe* (Drehbett*).

Antidementiva n pl: engl. antidementia drugs. Arzneimittel, die bei Demenz*-Erkrankungen und anderen zerebralen Funktionsstörungen, z. B. Gedächtnis-, Konzentrations- oder Denkfähigkeitsstörungen, eingesetzt werden. Zu den Antidementiva gehören Cholinesterase*-Hemmer (Donezepil, Galantamin*, Rivastigmin*) und NMDA*-Rezeptor-Antagonisten (Memantin*) sowie Nootropika und pflanzliche Wirkstoffe wie Ginkgo.

Antidepressiva n pl: engl. antidepressants. Psychopharmaka*, die hauptsächlich bei Depression* eingesetzt werden, aber auch bei Somatisierungsstörung*, Angststörung* und Zwangsstörung*. Antidepressiva wirken v. a. stimmungsaufhellend und anxiolytisch sowie je nach Wirkstoff aktivierend oder sedierend. Häufig eingesetzte Antidepressiva sind die selektiven Serotoninwiederaufnahme*-Hemmer, die selektiven Serotonin*-Noradrenalin-Wiederaufnahme-Hemmer und das tetrazyklische Antidepressivum Mirtazapin*.

Einteilung:
– selektive* **Serotoninwiederaufnahme-Hemmer** (SSRI für selective serotonin reuptake inhibitors): **1.** aktivitätssteigernde Wirkung durch selektive Hemmung der neuronalen Serotonin-Wiederaufnahme **2.** z. B. Citalopram*, Fluoxetin*, Paroxetin*
– selektive **Serotonin*-Noradrenalin-Wiederaufnahme-Hemmer** (SSNRI für selective serotonin noradrenaline reuptake inhibitors): **1.** Hemmung der Serotonin- und Noradrenalin-Wiederaufnahme wie trizyklische Antidepressiva, jedoch keine relevante Affinität zu adrenergen oder cholinergen Rezeptoren **2.** z. B. Venlafaxin* und Duloxetin
– selektive **Noradrenalin-Wiederaufnahme-Hemmer** (SNRI für selective noradrenaline reuptake inhibitors): **1.** Wirkung vergleichbar mit SSNRI **2.** z. B. Reboxetin*
– **trizyklische Antidepressiva** (Trizyklika): **1.** nichtselektive Serotonin/Noradrenalin-Wiederaufnahme-Hemmer mit zusätzlichen anticholinergen und antimuskarinergen Eigenschaften **2.** stimmungsaufhellende Wirkung erst 2–3 Wo. nach Therapiebeginn **3.** heute aufgrund der Nebenwirkungen nur noch als Mittel der 2. Wahl eingesetzt **4.** Dihydrodibenzazepine (Clomipramin*, Desipramin, Imipramin*, Trimipramin), Dibenzazepine (Opipramol), Dihydrodibenzocycloheptadiene (Amitriptylin*, Nortriptylin), Dibenzoxepine (Doxepin*)
– **tetrazyklische Antidepressiva** (Tetrazyklika): **1.** Maprotilin: nichtselektiver Monoamin-Wiederaufnahme-Hemmer mit Schwerpunkt auf der Noradrenalin-Wiederaufnahme **2.** Mianserin: Hemmung präsynaptischer Alpha-2-Rezeptoren, anticholinerger Effekt weniger ausgeprägt **3.** Mirtazapin*: stärkere Hemmung der Alpha-2-Rezeptoren und 5-HT$_3$-Rezeptoren
– **Monoaminoxidase-Hemmer:** **1.** vorwiegend antriebssteigernde Wirkung **2.** z. B. Tranylcypromin und Moclobemid
– **Melatonin-Rezeptor-Agonisten:** Agomelatin
– pflanzliche Antidepressiva: Johanniskraut-Extrakt
– andere Antidepressiva: Bupropion*.

Indikationen:
– alle Formen der Depression*
– Panikstörung*, generalisierte Angststörung* und Phobie*
– Zwangsstörung*
– unterstützend bei zahlreichen weiteren Erkrankungen wie chronische Schmerzsyndrome*, Schlafstörungen*, Belastungsinkontinenz*.

Hinweis zur Nomenklatur: Als **atypische Antidepressiva** werden gelegentlich neuere Antidepressiva zusammengefasst, die keinen gemeinsamen Wirkmechanismus besitzen, sich aber von den älteren Antidepressiva (z. B. den Trizyklika) durch ein geringeres Nebenwirkungspotenzial unterscheiden. Zu den atypischen Antidepressiva zählen beispielsweise Mirtazapin* und Trazodon.

Antidermatitis-Faktor → Vitamin B$_6$
Antidiabetika n pl: syn. Orales Antidiabetikum. Arzneimittelgruppe zur Behandlung des Diabetes* mellitus. Unterschieden werden Insulin*, orale Antidiabetika wie Sulfonylharnstoffe* und Alphaglucosidase*-Inhibitoren sowie parenterale Antidiabetika wie GLP-1-Analoga.

Einteilung:
– Substitution mit **Insulin*** i. m. oder s. c. bei absolutem Insulinmangeldiabetes vom Typ 1
– orale Antidiabetika: **1. Sulfonylharnstoffe*** führen durch Hemmung von K$_{ATP}$-Kanälen an Langerhans*-Inseln zur verbesserten Insulinfreisetzung bei vorhandener Restsekretion (Diabetes mellitus Typ 2) **2. Alphaglucosidase*-Inhibitoren** (Glykosidase-Hemmer) wie Acarbose und Miglitol* hemmen die α-Glucosidase im Darm, wodurch es zu einer verzögerten Spaltung von Di- und Polysacchariden* und damit Abflachung der postprandialen Blutglukosekurve kommt **3. Biguanidine** (Metformin*) **4. SGLT2-Inhibitoren** wie Canagliflozin (nicht mehr im deut-

Antidiarrhoika

schen Handel), Empagliflozin* und Dapagliflozin* 5. **Glinide** wie Repaglinid, Nateglinid binden wie Sulfonylharnstoffe an K_{ATP}-Kanäle, werden nach oraler Gabe schnell resorbiert und eliminiert, wirken kurzzeitig durch kohlenhydrathaltige Mahlzeiten getriggerte Stimulation der Insulinsekretion (bei Einnahme kurz vor den Mahlzeiten wird die postprandiale Blutglukosekonzentration signifikant gesenkt, während die Nüchtern-Blutglukosekonzentration kaum abnimmt) 6. **Glitazone** (Insulinsensitizer, Thiazolidindione) wie Pioglitazon*, Rosiglitazon und endogene PPAR$_\gamma$-Agonisten (Peroxisomen*-Proliferator-aktivierter-Rezeptor-gamma-Agonisten) wie Fischöle* und verschiedene Eicosanoide* (15-Hydroxyeicosatetraensäure und 15-Desoxy-$\Delta^{12,13}$-Prostaglandin J_2) verbessern die Insulinwirkung im peripheren Gewebe 7. **Glitazare** (duale PPAR$_{\alpha/\gamma}$-Agonisten) sind derzeit nicht im Handel (die Entwicklung von Muraglitazar und Tesaglitazar wurde aufgrund kardiovaskulärer UAW eingestellt) 8. **DPP*-4-Inhibitoren** (Di-Peptidyl-Peptidase-4-Inhibitoren; Gliptine) wie Linagliptin, Saxagliptin, Sitagliptin*, Vildagliptin* hemmen den Abbau von GLP-1
– andere parenterale Antidiabetika (ohne Insulin): **GLP-1-Analoga**, z.B. Exenatid*, Liraglutid, Lixisenatid, besitzen eine längere Halbwertzeit als humanes GLP-1, wirken dadurch länger und verstärken somit die Insulinfreisetzung bei Diabetes mellitus Typ 2.

Antidiarrhoika *n pl*: engl. *antidiarrheals*; syn. Styptika. Arzneimittel, die bei Diarrhö* eingesetzt werden. Zu Antidiarrhoika zählen Quellstoffe (Pektine*, Mucilaginosa), Adsorbenzien (Aktivkohle* u. a.), Adstringenzien (Tannin u. a.), Enkephalinase-Inhibitoren (Racecadotril), Motilitätsemmer (Loperamid* u. a.) und Probiotika.

Anti-D-Immunglobulin *n*: Humanes Hyperimmunglobulin, das gegen Rhesusfaktor D (RhD) gerichtete Antikörper (v. a. IgG) enthält. Anti-D-Immunglobulin wird angewendet zur Anti*-D-Prophylaxe bei Rhesus-negativen Frauen, die mit einem Rhesus-positiven Kind schwanger sind, sowie zur Therapie der Autoimmunthrombozytopenie (ITP) bei Rhesus-positiven Individuen.

Antidiurese *f*: engl. *antidiuresis*. Geringe, aber physiologisch angepasste Harnausscheidungsrate (ca. 1,5 l/d) bei wenig Flüssigkeitszufuhr. Die Antidiurese wird verursacht durch eine von ADH und AQP-2 (Aquaporine*) vermittelte, hohe Wasserresorption* im Sammelrohr. Die Harnosmolarität kann dabei bis zu 1200 mosmol/l betragen.

Anti-DNA-Antikörper *m sg, pl*: engl. *anti-DNA antibodies*; syn. Anti-DNS-Antikörper. Antinukleäre Antikörper*, die sich entweder gegen doppelsträngige DNA* (dsDNA) oder einzelsträngige DNA (ssDNA) richten. Anti-dsDNA-Antikörper sind sehr spezifisch für einen systemischen Lupus* erythematodes, jedoch nicht für die arzneimittelinduzierte Form. Anti-ssDNA-Antikörper steigen unspezifisch an bei zahlreichen Kollagenosen*, u. a. beim arzneimittelinduzierten* Lupus erythematodes.

Anti-DNase B *f*: engl. *anti-Deoxyribonuclease B*; syn. Antistreptodornase; Abk. ADB. Gegen das Hydrolase*-Enzym von Streptococcus* pyogenes gerichteter Antikörper. Der Serum-ADB-Titer steigt erst einen Monat nach Streptokokken*-Infektion an und persistiert über mehrere Monate hinweg. Der ADB-Titer wird meist zusammen mit dem ASL-Titer ermittelt, da letzterer früher ansteigt und die Diagnose einer akuten Infektion ermöglicht.

Antidot *n*: engl. *antidote*; syn. Antidotum. Substanz zur Minderung der Giftwirkung, z. B. durch direkte (chemische oder physikalische) Inaktivierung oder Hemmung der Giftwirkung am Rezeptor.

Antidotierung *f*: Aufhebung oder Blockierung der Wirkung eines Arzneimittels oder Giftes im Rahmen der Homöopathie. Gezielt eingesetzt wird die Antidotierung nach Verwendung falsch gewählter oder dosierter Arzneimittel. Eine ungewollte Antidotierung kann durch Allopathika, Nahrungs- oder Genussmittel oder arzneimittelspezifische Stressoren verursacht werden.

Anti-D-Prophylaxe *f*: engl. *anti-D-prophylaxis*. Parenterale Gabe von Anti*-D-Immunglobulinen an eine Rhesus-negative Frau, zur Verhinderung einer Rhesus-Sensibilisierung.

Hintergrund: Bei einer bestehenden Rhesus*-Inkompatibilität (Mutter Rhesus-negativ, Fetus Rhesus-positiv) kann es durch die diaplazentare Einschwemmung kindlicher Erythrozyten in den mütterlichen Kreislauf zur Sensibilisierung und Ausbildung von Anti-D-Antikörpern kommen. Diese wiederum sind plazentagängig und führen beim Ungeborenen (in der bestehenden oder einer späteren Schwangerschaft) zu einer Zerstörung der Erythrozyten (Hämolyse) und zur Ausbildung des Morbus* haemolyticus neonatorum. Durch die Gabe von Anti-D-Immunglobulinen werden die fetalen D-Antigene blockiert, bevor die Sensibilisierung einsetzt. Die Standarddosis beträgt 300 µg und bietet einen Schutz für 12 Wochen.

Indikationen: Die Gabe erfolgt prophylaktisch
– In der 28.–30. SSW: routinemäßig nach Mutterschafts-Richtlinien bei allen Rh-negativen Schwangeren
– innerhalb von 72 h nach Geburt des Rh-positiven Kindes
– bei Risiken für eine fetomaternale Transfusion*, z. B. bei: 1. Abort*, Extrauteringravidität*, Schwangerschaftsabbruch 2. Amniozentese*, Chorionbiopsie*, Chordozentese* 3. äußerer Wendung 4. fehlerhafter Transfusion mit Rhesus-inkompatiblem Blut 5. stumpfem Bauchtrauma (z. B. Verkehrsunfall).

Anti-dsDNA-Antikörper → Anti-DNA-Antikörper

Antiemetika *n pl*: engl. *antiemetics*. Arzneimittelgruppe zur Prophylaxe und symptomatischen Therapie von Übelkeit und Erbrechen*. Antiemetika werden gemäß ihrer Wirkstoffklassen in verschiedene Gruppen eingeteilt.

Einteilung:
– Dopamin-D_2-Rezeptor-Antagonisten: 1. Prokinetika: Metoclopramid*, Domperidon*, Alizaprid 2. Neuroleptika*: z. B. Butyrophenone* (Droperidol*, Haloperidol* u. a.), Phenothiazinderivate (Perphenacin u. a.)
– Serotonin*-Antagonisten (selektiv an Serotonin-5-HT_3-Rezeptoren): Granisetron, Tropisetron, Ondansetron, Palonosetron
– Histamin*-H_1-Rezeptoren-Blocker: v. a. Diphenhydramin, Dimenhydrinat*
– Parasympatholytika* (Muscarin-Rezeptor-Antagonisten): Scopolamin*
– Neurokinin-NK_1-Rezeptor-Antagonist: Aprepitant*.

Antiepileptika *n pl*: engl. *antiepileptics*. Arzneimittel, welche die neuronale Aktivität vermindern und dadurch epileptische Anfälle unterdrücken oder deren Entstehung verhindern. Antiepileptika beeinflussen die Wirkung von Neurotransmittern und Ionenkanälen, wodurch sie die Erregungsentstehung und -ausbreitung modulieren.

Indikationen:
– v. a. Epilepsie*
– akute Manie*
– Prophylaxe remittierter bipolarer affektiver Störungen* mit psychotischer Symptomatik und fehlender Wirkung von Lithium* (z. B. Carbamazepin)
– rezidivierende depressive Störung (z. B. Lamotrigin*)
– neuropathische Schmerzen (z. B. Gabapentin*, Carbamazepin).

Einteilung: Nach Substanzklassen:
– Barbiturate*, z. B. Phenobarbital*, Primidon*
– Benzodiazepine*, z. B. Clonazepam*, Diazepam*
– Carboxamidderivate, z. B. Carbamazepin*, Oxcarbazepin
– Hydantoine*, z. B. Phenytoin*
– Fettsäurederivate, z. B. Valproinsäure*, Tiagabin, Vigabatrin
– Succinimidderivate, z. B. Ethosuximid*, Mesuximid
– andere: Gabapentin*, Pregabalin*, Lamotrigin*, Topiramat, Felbamat, Levetiracetam*, Retigabin.

Wirkungsmechanismus: Erhöhung der Krampfschwelle ohne signifikante Beeinträchtigung der normalen motorischen Erregbarkeit durch
- Blockade spannungsabhängiger Na$^+$-Kanäle, wodurch es zur konsekutiven Hemmung der Ausbreitung exzitatorischer Impulse durch Glutamatfreisetzung kommt (z. B. Carbamazepin, Phenytoin, Valproinsäure, Lamotrigin und Topiramat)
- Verstärkung der GABA-Hemmwirkung durch erhöhte GABA-Freisetzung oder verzögerten Abbau (Barbiturate, Benzodiazepine, Tiagabin, Vigabatin, Topiramat) oder GABA-Analoga (Gabapentin, Pregabalin)
- Erhöhung der zerebralen GABA-Konzentration durch selektive, irreversible Hemmung der GABA-Transaminase (Vigabatrin)
- Hemmung des Ca^{2+}-Einstroms in die Nervenzelle (Ethosuximid).

Anti-Faktor-Xa-Aktivitätstest *m*: engl. *anti factor Xa activity test*; syn. Faktor-Xa-Test. Funktioneller Gerinnungstest zur Therapiekontrolle bei Gabe von Heparinoiden*, Heparin* oder Fondaparinux.* Bestimmt wird dabei die Aktivität von dem Blutplasma zugesetztem aktiviertem Faktor X der Blutgerinnung*.

Referenzbereich:
- physiologisch < 0,1 IE/ml Plasma
- unter Heparinisierung* (Maximalwert 4 h nach s. c. Applikation): **1.** therapeutisch: 0,5–0,8 IE/ml **2.** prophylaktisch: 0,2–0,4 IE/ml.

Antifibrinolysine → Antiplasmine
Antifibrinolytika → Fibrinolyse-Inhibitoren
Antiflatulenzien *n pl*: Arzneimittel, die bei Blähungsbeschwerden wie Flatulenz*, Meteorismus* und Luftschlucken (Aerophagie*) eingesetzt werden. Hierzu zählen oberflächenaktive Stoffe (Antischaummittel, z. B. Dimeticon), Karminativa (z. B. Species carminativae), Absorbentia (z. B. hochdisperses Siliciumdioxid), Enzympräparate (z. B. Pankreatin, Bromelaine) und Spasmolytika*.

Antigen *n*: Substanz, die von einem Organismus als fremd erkannt wird und eine spezifische Immunantwort* (Bildung von Antikörpern oder immunkompetenten Lymphozyten) oder Immuntoleranz* (Selbstantigen) auslöst.

Antigen-Antikörper-Komplex → Immunkomplexe

Antigen-Antikörper-Reaktion *f*: engl. *antigen-antibody reaction*. Anlagerung des Paratops eines Antikörpers (Ak) an das Epitop des Antigens (Ag), das seine Bildung induziert hat, oder an ein Ag mit ähnlicher Struktur (Kreuzreaktion*). Viele diagnostische Tests zur Bestimmung der Konzentration eines Antigens oder Antikörpers nutzen AAR, z. B. Enzym*-Immunoassay.

Antigen, carcinoembryonales *n*: engl. *carcinoembryonic antigen*; Abk. CEA. Als Tumormarker* verwendetes Glykoprotein*. Physiologisch entsteht CEA beispielsweise in Zellen von Magen-Darm-Trakt, Leber und exokrinem Pankreas. Pathologisch erhöhte Werte findet man bei zahlreichen malignen und benignen Erkrankungen. Klinisch bedeutsam ist CEA insbesondere für die Therapie- und Verlaufskontrolle von Kolonkarzinomen und die Differentialdiagnose von Lebertumoren*.

Antigendrift *f*: engl. *antigenic drift*. Geringgradige Veränderung der Antigenstruktur, die allmählich über Jahre entsteht. Dadurch verlieren im Rahmen einer vorausgegangenen Immunisierung gebildete Antikörper* ihre Spezifität für das Antigen und damit ihre Schutzwirkung. Beim Influenza*-Virus führen punktuelle Mutationen in der Aminosäurensequenz des Hämagglutinins* zu Varianten desselben Subtyps.

antigene Determinante → Epitop

Antigene, familiäre *n pl*: engl. *private antigens*. Alloantigene auf Erythrozyten, die selten (nur bei einzelnen Individuen oder in Familien) vorkommen. Hierzu zählen z. B. erbliche Blutgruppenantigene, die keinem der bekannten Blutgruppensysteme zugeordnet werden können.

Klinische Bedeutung: Familiäre Antigene können nach Bluttransfusion sowie bei Schwangerschaft die Bildung von Antikörpern induzieren, welche Transfusionszwischenfälle sowie Morbus* haemolyticus neonatorum und Totgeburten verursachen können.

Antigene, heterophile *n pl*: engl. *heterophilic antigens*. Antigene von nicht artverwandten Tieren oder Pflanzen mit partiell identischen Antigenstrukturen. Ihre Entstehung beruht wahrscheinlich auf der partiellen Antigengemeinschaft zwischen Blutgruppensubstanzen und Darmbakterien. Heterophile Antigene spielen in der Labordiagnostik eine entscheidende Rolle (u. a. bei der Weil-Felix-Reaktion).

Antigene, thymusabhängige *n pl*: engl. *T cell dependent antigens* (Abk. TD). Antigene (besondere Proteine), die nur unter Zusammenwirken von B- und T-Lymphozyten zu einer Immunantwort* führen.

Antigene, thymusunabhängige *n pl*: engl. *T cell independent antigens* (Abk. TI). Antigene, die ohne Mitwirkung von T-Lymphozyten (T*-Helferzellen) durch direkte Stimulation von B-Zellen eine Immunantwort* (meist nur IgM-Synthese) auslösen. Zu diesen Antigenen gehören v. a. Polysaccharide und D-Aminosäure-Polymere mit zahlreichen gleichartigen antigenen Determinanten.

Antigene, ubiquitäre *n pl*: engl. *ubiquitous antigens*. Bei nahezu allen Menschen vorkommende Antigene auf Erythrozyten, die keiner der bekannten Blutgruppen* zuzuordnen sind. Spezifische Antikörper gegen einige dieser ubiquitären Antikörper können (selten) im Rahmen einer Schwangerschaft und nach Bluttransfusion gebildet werden und einen Morbus* haemolyticus neonatorum oder Transfusionszwischenfälle verursachen.

Antigengemeinschaft *f*: engl. *antigen sharing*. Gemeinsames Vorkommen eines anteiligen Antigenbestands bei verschiedenen Bakterienspezies (Partialantigene, Epitope). Diagnostische Seren gegen eine Bakterienart reagieren dann auch mit Stämmen anderer Arten.

Antigen, prostataspezifisches *n*: syn. humanes Kallikrein 3 (Abk. hK3); Abk. PSA. Sekretionsprodukt des Prostataepithels, das das Ejakulat verflüssigt und den Zervixschleim* andaut. PSA dient als Tumormarker* für Prostatakarzinome*. Erhöhte Werte findet man jedoch auch bei gutartigen Prostataerkrankungen, wie Prostataadenom und Prostatitis*. Die Bestimmung der verschiedenen PSA-Formen (freies PSA, gebundenes PSA) hilft bei der Differenzialdiagnostik.

Biochemie und Physiologie: Regulation: Androgene* induzieren die PSA-Bildung. **Formen:**
- fPSA (= freies PSA)
- cPSA (= gebundenes PSA), gebunden an Plasmaproteine*
- tPSA (= totales PSA) = fPSA + cPSA.

Indikation zur Laborwertbestimmung: Prostatakarzinome*
- Screening; Vorsorgeuntersuchung für Männer ab 45 a (ab 40 a bei Risikopatienten)
- Staging*
- Therapie- und Verlaufskontrolle.

Praxishinweis: Ein positiver Einfluss auf die Gesamtüberlebenszeit durch das PSA-Screening ist nicht nachweisbar. Das PSA-Screening detektiert auch nicht therapiebedürftige Formen des Prostatakarzinoms.

Antigenprozessierung *f*: engl. *antigen processing*. Komplexer Prozess mit folgenden Teilschritten: Umwandlung von Antigenen aus Zytosol oder Extrazellulärraum in kleine Peptide, Beladung von antigenpräsentierenden Molekülen (HLA-Molekülen der Klassen I oder II) mit diesen Peptiden sowie Ausschleusung der Komplexe auf die Zelloberfläche von antigenpräsentierenden Zellen*.

Antigen-Rezeptor *m*: engl. *antigen receptor*. Zur Immunglobulin*-Superfamilie gehörender Rezeptor auf der Oberfläche von Lymphozyten*, an den Antigene binden. Unterschieden werden T-Zell-Antigen-Rezeptoren (kommen ausschließlich membrangebunden vor) sowie B-Zell-Antigen-Rezeptoren (Immunglobuline*, kommen membrangebunden sowie als lösliches Molekül in Körperflüssigkeiten vor) und erkennen freie, nicht an HLA-Moleküle gebundene Antigene).

Antigenshift *m*: engl. *antigenic shift*. Meist erhebliche Veränderung der Antigenstruktur bei Mikroorganismen (insbesondere Viren). Ein Antigenshift tritt plötzlich auf und lässt neue Subtypen entstehen. Beim Antigenshift von Influenza-Viren (Typ A) werden RNA-Segmente zwischen 2 Subtypen ausgetauscht (Reassortment), was in der Regel zu einer neuen Pandemie führen kann (Influenza*).

Antigenwechsel *m*: engl. *antigen variation*; syn. Antigenvariabilität. Änderung der Antigenstruktur von Bakterien und Viren im Sinne einer Variation*.

Antiglobuline *n pl*: engl. *antiglobulins*. Im weiteren Sinn Antikörper* gegen (art)fremde Serumglobuline, im engeren Sinn Antikörper, die gegen Immunglobuline gerichtet sind. Antiglobuline spielen eine Rolle bei der indirekten Hämagglutination*, z. B. im Antiglobulintest*, sowie beim indirekten Immunfluoreszenztest*.

Antiglobulintest, direkter *m*: engl. *Coombs' test*; syn. Antiglobulintest; Abk. DAT. Methode zum Nachweis von erythrozytengebundenen inkompletten Antikörpern der Klasse IgG oder erythrozytengebundenen Komplementfaktoren. Gewaschene Patientenerythrozyten werden mit Coombs-Serum versetzt, wodurch Antikörper-beladene Erythrozyten verklumpen (agglutinieren). Ursachen sind Morbus* haemolyticus neonatorum, Transfusionszwischenfälle und autoimmunhämolytische Anämien.

Antigonorrhoika *n pl*: Antiinfektiva zur Behandlung der Gonorrhö*.
Wirkstoffe:
- Arzneimittel der 1. Wahl: 1. Ceftriaxon* i. v. oder i. m., Cefotaxim* i. v. oder Cefixim* p. o. 2. alternativ Ciprofloxacin* p. o., Levofloxacin* p. o. und Azithromycin* p. o.
- Arzneimittel der 2. Wahl: u. a. Spectinomycin*, Ampicillin*, Ofloxacin*, Benzylpenicillin*.

Anti-H *n*: Gegen die H*-Substanz des Blutgruppensystems gerichtete Antikörper*. Sie kommen vor als Autoantikörper* oder als definierende Antikörper bei der Bombay*-Blutgruppe und Para*-Bombay-Blutgruppe. Labordiagnostisch werden sie bei der Blutgruppenbestimmung* verwendet, um die Blutgruppe A in A_1 und A_2 zu unterscheiden.

antihämophiler Faktor → Globulin, antihämophiles

Antihämophiliefaktor → Globulin, antihämophiles

Anti-HBe *m*: syn. **Antikörper gegen Hepatitis-B-e**-Antigen. Gegen das HBe-Antigen des Hepatitis*-B-Virus gerichtete IgG-Antikörper. Diese lassen sich nach Verschwinden des HBe-Antigens bei chronischer oder akuter Hepatitis nachweisen und zeigen eine geringe Viruslast an. HBe*-Antigen und Anti-HBe werden als Aktivitätsmarker benutzt.

Anti-HCV *m*: engl. *Hepatitis C Antibodies*; syn. Anti-HCV-Antikörper. Gegen Struktur- und Nichtstrukturproteine des Hepatitis*-C-Virus gerichtete Antikörper. Diese sind meist erst 2–6 Mon. nach der akuten Infektion, bei einer chronischen Infektion und bis zu mehrere Jahren nach Ausheilung nachweisbar. Ein negativer Anti-HCV-Test schließt eine frische Infektion nicht aus.

Antihidrotika *n pl*: engl. *antiperspirants*. Mittel gegen übermäßige Schweißsekretion (Hyperhidrosis). Äußerlich angewendet werden Adstringenzien wie Aluminiumsalze (Aluminiumchlorid* in Solutio Aluminii hexahydrici und Mucilago contra hyperhidrosim) und früher Tannin* (heute obsolet*). Innerlich kommen Anticholinergika* (Methanthelinbromid) und Phytopharmaka (Methenamin, Salvia officinalis) als Antihidrotika zum Einsatz.

Antihistaminika *n pl*: engl. *antihistamines*; syn. Histamin-Antagonisten. Pharmakologische Substanzen, welche die Wirkungen von Histamin* abschwächen bzw. aufheben, indem sie die Histamin-Rezeptoren reversibel blockieren (kompetitive Hemmung; Antagonismus*).
Einteilung:
- Histamin*-H_1-Rezeptoren-Blocker
- Histamin*-H_2-Rezeptoren-Blocker.

Indikationen:
- Histamin-H_1-Rezeptoren-Blocker: 1. Hautallergosen, Pruritus 2. Insektenstiche 3. allergische Rhinitis* (Antiallergika*) 4. ferner Kinetosen* (Antiemetika*) und Parkinson*-Syndrom
- Histamin-H_2-Rezeptoren-Blocker: 1. gastroduodenales Ulkus* 2. Refluxösophagitis*.

Anti-Histon-Antikörper *m*: engl. *antihistone antibodies*. Antinukleärer Antikörper (ANA) ohne Krankheitsspezifität, der z. B. bei arzneimittelinduziertem* Lupus erythematodes auftritt.

Antihormone *n pl*: engl. *antihormones*. Natürliche oder synthetische* Substanzen, welche die Wirkung von Hormonen* entweder durch Hemmung der Produktion bzw. Ausschüttung oder durch Blockierung ihrer Wirkung am Rezeptor aufheben. Siehe auch antihormonelle Therapie*.

antihormonelle Therapie → Therapie, antihormonale

Anti-Hyaluronidase *f*: syn. Anti-Streptokokken-Hyaluronidase; Abk. AHT. Antikörper* gegen das von hämolysierenden Streptokokken der Gruppen A, B, C, G, H und L abgegebene Enzym Hyaluronidase*. Die Bestimmung ist indiziert zur Diagnose von Streptokokken*-Folgeerkrankungen wie Rheumatischem Fieber*, Glomerulonephritis* oder Chorea* minor. Der Nachweis erfolgt im Serum* mittels Agglutinationstest.

Antihypertensiva *n pl*: engl. *antihypertensives*; syn. Antihypertonika. Arzneimittel* zur Senkung eines pathologisch erhöhten Blutdrucks*, insbesondere zur symptomatischen Behandlung einer Hypertonie. Hierzu zählen Diuretika, Sympatholytika, Kalzium-Antagonisten, Mittel mit Wirkung auf das Renin-Angiotensin-System und Vasodilatatoren.
Einteilung: Nach dem Wirkungsmechanismus:
- Hemmstoffe auf das Renin*-Angiotensin-Aldosteron-System: 1. ACE*-Hemmer (z. B. Enalapril*): Hemmung des Angiotensin-Converting-Enzyms 2. AT_1-Rezeptor-Antagonisten (z. B. Losartan*): Hemmung der Wirkung von Angiotensin*-II 3. Renin*-Inhibitoren (z. B. Aliskiren*): Hemmung der Umwandlung von Angiotensinogen in Angiotensin I durch die Inhibition von Renin*
- Sympatholytika*: Beta*-Rezeptoren-Blocker (u. a. Verminderung des Herzzeitvolumens, Hemmung der Reninfreisetzung); spezifische Alpha-1-Rezeptoren-Blocker (Alpha*-Rezeptoren-Blocker); Antisympathotonika* (z. B. Reserpin)
- Kalzium*-Antagonisten
- Diuretika*
- Alpha-2-Sympathomimetika (Sympathomimetika*)
- Vasodilatatoren* (z. B. Dihydralazin*, Minoxidil*); kaum noch verwendet
- Endothelin-Antagonisten (bei pulmonaler Hypertonie)
- zentral wirksame Antihypertensiva (Clonidin*, Moxonidin).

Antihypertonika → Antihypertensiva
Antiinfektiva → Chemotherapeutika
Antikardiolipin-Antikörper → Antiphospholipid-Antikörper
Antikardiolipin-Syndrom → Antiphospholipid-Syndrom

Antikörper *m sg, pl*: engl. *antibodies*. Proteine*, die zu den Globulinen* gehören und Teil des erworbenen Immunsystems sind. Antikörper werden von B*-Lymphozyten produziert und reagieren spezifisch (selektiv) mit entsprechenden Antigenen (Antigen*-Antikörper-Reaktion). Je nach Aufbau und Funktion werden 5 verschiedene Antikörperklassen unterschieden (siehe Immunglobuline*).
Struktur:
- Antikörper bestehen aus 2 leichten (κ oder λ) und 2 schweren Ketten, die im Rahmen der V(D)J-Rekombination gebildet werden und über Disulfidbrücken miteinander verbunden sind.
- Die schweren Ketten verfügen über eine variable Region und 3 (IgA, IgD, IgG) oder 4 (IgM und IgE) konstante Regionen.
- Die leichten Ketten besitzen eine variable und eine konstante Domäne.

Antikörper, antinukleäre:
Vorkommen im Kindesalter (Auswahl); nach Wagner u. Dannecker.

Antikörper	juvenile idiopathische Arthritis*	Sjögren*-Syndrom	juvenile Dermatomyositis	CREST*-Syndrom	progressive systemische Sklerose*	Mischkollagenose	systemischer Lupus erythematodes
ANA	40–80 %	85 %	40–80 %	50–90 %	95–100 %	99 %	95–100 %
Anti-ds-DNA	—	< 10 %	—	—	—	—	60–80 %
Anti-Histon	—	—	—	—	—	—	20–50 %
Anti-Zentromer	—	—	—	70 %	40 %	—	—
Anti-U1-RNP	—	< 10 %	15 %	10 %	> 90 %	> 90 %	30–40 %
Anti-Sm	—	—	—	—	< 10 %	< 10 %	30–40 %
Anti-Ro/SS-A	—	60 %	10 %	10 %	20 %	20 %	35 %
Anti-La/SS-B	—	60 %	—	10 %	< 10 %	< 10 %	15 %
Anti-Scl 70	—	—	—	—	40 %	—	—
Anti-Jo1	—	—	20–40 %	—	—	—	—

- Dabei wird die Antigenbindungsstelle (Fab*-Fragment) von den variablen Regionen der schweren und leichten Ketten gebildet.
- Zwischen der 1. und 2. konstanten Region der schweren Ketten bildet sich die sog. Gelenkregion aus, um den Antikörpern Flexibilität zu verleihen.
- Die 2., 3. und 4. konstante Region der schweren Ketten bilden zudem das Fc*-Fragment aus, das die Antikörperklasse bestimmt.

Produktion: Nach Präsentation der Antigene durch antigenpräsentierende Zellen* kommt es zur Aktivierung von T-Lymphozyten (T*-Lymphozyten-Aktivierung), welche wiederum über Präsentation von Antigenen und Produktion von Zytokinen* die B-Lymphozyten aktivieren. Diese wandeln sich dann zu Gedächtniszelle*n oder antikörperbildenden Plasmazellen* um.

Formen:
- monovalente Antikörper mit 1 Antigenbindungsstelle
- bivalente Antikörper (z. B. IgG) mit 2 Antigenbindungsstellen
- multivalente Antikörper (z. B. IgM) mit bis zu 10 Antigenbindungsstellen

Funktionen: Als Träger der spezifischen humoralen Immunität* v. a.
- Bindung von fremden (v. a. pathogene Mikroorganismen) und körpereigenen Antigenen (z. B. Tumorzellen)
- Aktivierung von B-Lymphozyten (B*-Zell-Aktivierung)
- Aktivierung von natürlichen Killerzellen* im Rahmen der ADCC
- Neutralisation (Präzipitationsreaktion) z. B. von Toxinen und Viren
- Agglutination* oder Lyse korpuskulärer Antigene durch Aktivierung von Komplement
- Stimulation der Phagozytose* durch Opsonierung der Antigene sowie Freisetzung biologisch wirksamer Mediatoren* aus aktivierten Mastzellen* (durch zytophile Antikörper).

Antikörper, antinukleäre *m pl*: engl. *anti-nuclear antibodies*; syn. antinukleäre Faktoren; Abk. ANA. Gegen Zellkernbestandteile (z. B. DNA) gerichtete Autoantikörper, die v. a. bei Kollagenosen* und anderen Autoimmunkrankheiten*, Tumoren und Infektionen* nachweisbar sind, jedoch auch bei ca. 5–10 % der Gesunden v. a. nach dem 60. Lebensjahr auftreten. ANA werden im Blut mittels indirektem Immunfluoreszenztest* nachgewiesen.

Indikation zur Laborwertbestimmung:
- V. a. Autoimmunkrankheiten*, v. a. Kollagenosen*
- V. a. rheumatischen Erkrankungen, z. B. rheumatoide Arthritis*
- rezidivierende Thrombophlebitis*
- Serositis*
- Fieber* unklarer Genese
- habituelle Aborte*.

Bewertung: Erhöhte Werte (hohe Titer über 1 : 320 erhöhen die Diagnosesicherheit):
- Kollagenosen*
- juvenile rheumatoide Arthritis*
- chronische Autoimmunhepatitis (AIH)
- primär biliäre Zirrhose*
- (bakterielle) Infektionen*
- langfristige Hämodialyse*
- bei bis zu 20 % der Gesunden > 60 a (ohne Krankheitswert!).

Falsch-negative Werte: Immunsuppressiva*.

Praxishinweise:
- Das Vorkommen der entsprechenden spezifischen Antikörper variiert je nach Erkrankung (siehe Tab.).

Antikörper, bispezifische *m pl*: engl. *bispecific antibodies*. Experimentell aus 2 monospezifischen monoklonalen Antikörpern (MAK) mit unterschiedlichen Spezifitäten hergestellte Antikörper*. Sie besitzen 2 verschiedene Paratope* und können damit 2 verschiedene Epitope oder Antigene erkennen und binden. Bispezifische Antikörper werden durch Trennung der beiden Ketten beider MAK und anschließende Konjugation gebildet.

Antikörper, bivalente *m pl*: engl. *bivalent antibodies*. Komplette oder inkomplette Antikörper* (v. a. der Klasse IgG) mit 2 Bindungsstellen (Paratope*) für die antigenen Determinanten (Epitope*).

Antikörper, heterologe *m pl*: engl. *heterologous antibodies*. Gegen artfremde Antigene gerichtete spezifische Antikörper.

Antikörper, heterophile *m pl*: engl. *heterophilic antibodies*. Spezifische Antikörper*, die mit partiell identischen (heterophilen) Antigenen einer anderen Spezies reagieren können.

Antikörper, homologe *m pl*: engl. *homologous antibodies*. Gegen arteigene Antigene gerichtete Antikörper*.

Antikörper, inkomplette *m pl*: engl. *incomplete antibodies*. Bivalente Antikörper*, die sich mit nur einer Antigenbindungsstelle an das entsprechende Antigen* anlagern, v. a. inkomplette Agglutinine* (z. B. inkomplette Hämagglutinine, Wärmeautoantikörper bei der autoimmunhämolytischen Anämie). Sie benötigen in physiologischer Kochsalzlösung ein Supplement zur sichtbaren Agglutination. Der Nachweis erfolgt durch Antiglobulintest* oder Enzymtest.

Antikörper, irreguläre *m pl*: engl. *irregular antibodies*. Durch nachweisbare Immunisierung* gebildete Antikörper*. Blutgruppenserologisch zählen hierzu v. a. irreguläre Alloantikörper gegen Alloantigene der Erythrozyten (Rhesus-, Kell-, Duffy-System u. a.; Blutgruppenantikörper*) nach Übertragung von fremdem, im AB-Null-System jedoch verträglichem Blut. Irreguläre Antikörper werden nachgewiesen durch Antikörpersuchtest*.
Klinische Bedeutung: Bei einer 2. Bluttransfusion mit dem gleichen Alloantigen führen die irregulären Alloantikörper evtl. zu einem Transfusionszwischenfall*. Bei hohem Titer während der Schwangerschaft besteht eine Gefährdung des Fetus.

Antikörper, komplette *m pl*: engl. *complete antibodies*. Bi- oder multivalente Antikörper* (z. B. Klasse IgM), die nach Bindung ihres homologen Antigens Sekundärreaktionen wie Agglutination, Präzipitation, Phagozytose oder Zytolyse in Gang setzen. Komplette Antikörper werden nachgewiesen durch einfache Agglutinationsreaktion in Kochsalzlösung (Trübung oder Präzipitatbildung).

Antikörpermangelsyndrom, primäres *n*: engl. *primary antibody deficiency syndrome*. Angeborener Immundefekt* mit Immunglobulinmangel*, eingeteilt in 6 Formen. Die Klinik reicht von asymptomatischem Verlauf bis zu schweren bakteriellen Infektionen und autoimmunen, granulomatösen, lymphoproliferativen Erkrankungen. Immunologische Untersuchungen führen zur Diagnose. Säulen der Therapie sind Immunglobulingabe, Behandlung bakterieller Infektionen, immunsuppressive und -supportive Maßnahmen.
Einteilung:
– schwere Reduktion aller Immunglobulin-Isotypen mit stark erniedrigten oder abwesenden B-Lymphozyten, z. B. Bruton-Agammaglobulinämie
– schwere Reduktion mindestens zweier Immunglobulin-Isotypen mit normwertigen oder niedrigen B-Lymphozyten, z. B. CVID
– schwere Reduktion von IgG und IgA mit normwertigem bis erhöhtem IgM und normwertigen B-Lymphozyten, z. B. Hyper*-IgM-Syndrom
– Isotyp- oder Leichtkettendefizienz mit generell normalen B-Lymphozyten, z. B. IgG-Subklassen-Defekt
– spezifischer Antikörpermangel mit normaler Immunglobulinkonzentration und normwertigen B-Lymphozyten, z. B. selektiver Mangel an Polysaccharid-spezifischen Antikörpern
– transiente Hypogammaglobulinämie des Kleinkindalters mit normalen B-Lymphozyten.

Antikörper, monoklonale *m pl*: engl. *monoclonal antibodies*. Mit Hybridom-Zellklonen (meist murinen Ursprungs) hergestellte homogene und monospezifische Antikörper* zum diagnostischen Antigen- und Antikörpernachweis, Tumorlokalisation, Hemmung chronischer Entzündungsreaktionen und Therapie hämatologischer oder onkologischer Erkrankungen. Monoklonale Antikörper entstehen auch paraneoplastisch bei malignen Plasmazelltumoren (vgl. hierzu Paraproteinämie*). Gekennzeichnet werden monoklonale Antikörper mit dem Suffix -mab. Siehe Abb.
Indikationen:
– Diagnostik: qualitativer und quantitativer Antigen- und Antikörpernachweis mit verschiedenen Immunoassays* und nach radioaktiver Markierung zur Tumorlokalisation in vivo
– Therapie: Biopharmazeutika zur Hemmung chronischer Entzündungsreaktionen und bei hämatologischen oder onkologischen Erkrankungen auch in Form von Immunotoxinen und Immunzytostatika (siehe Tab.).
Untergruppen und Vertreter: Murine monoklonale Antikörper:
– Antikörper, die aus immunisierten Mäusen (oder Ratten) gewonnen werden.
– Zur Herstellung werden aus der Milz der immunisierten Mäuse diejenigen Zellen isoliert, die spezifische Antikörper gegen ein bestimmtes Antigen bilden, anschließend werden diese Zellen mit einer B-Zell-Myelomlinie fusioniert. Nach Identifikation der geeigneten Zellklone und mehreren Aufreinigungsschritten erfolgt die Vermehrung des gewünschten Klons mittels Gewebekulturen in Fermentern.
– Die Kennzeichnung erfolgt innerhalb der INN-Bezeichnung durch die Endung -momab oder -omab.
– Vertreter sind beispielsweise Catumaxomab und Muromonab-CD3.

Chimäre monoklonale Antikörper:
– Gentechnisch veränderte monoklonale Antikörper, deren variable Bereiche der L- und H-Ketten von der Maus, alle anderen Domänen vom Menschen stammen (33 % Mausprotein).
– Sie zeichnen sich gegenüber reinen murinen monoklonalen Antikörpern durch eine geringere Immunogenität aus.
– Die Kennzeichnung erfolgt innerhalb der INN-Bezeichnung durch die Endung -ximab.
– Vertreter sind beispielsweise Abciximab*, Basiliximab, Cetuximab*, Infliximab* und Rituximab*.

Humanisierte monoklonale Antikörper:
– Gentechnisch veränderte monoklonale Antikörper, deren L- und H-Ketten überwiegend vom Menschen und nur die direkten Antigenbindungsstellen von der Maus stammen (10 % Mausprotein).
– Im Vergleich zu chimären monoklonalen Antikörpern ist die Immunogenität weiter reduziert.
– Die Kennzeichnung erfolgt innerhalb der INN-Bezeichnung durch die Endung -zumab.
– Vertreter sind beispielsweise Alemtuzumab*, Bevacizumab*, Eculizumab, Ipilimumab, Natalizumab*, Omalizumab*, Palivizumab, Ranibizumab, Tocilizumab* und Trastuzumab*.

Humane monoklonale Antikörper:
– Rein humane Antikörper: über genetisch veränderte Mäuse gewonnen werden, denen zuvor diejenigen Gene entfernt wurden, die sie zur Bildung funktioneller muriner Immunglobuline befähigen.
– Gruppe hochaffiner monoklonaler Antikörper, die sehr selektiv an spezifisch humane Epitope binden können.
– Die Kennzeichnung erfolgt innerhalb der INN-Bezeichnung meist durch die Endung -mumab.
– Vertreter sind beispielsweise Adalimumab*, Belimumab, Canakinumab, Denosumab*, Golimumab, Ofatumumab, Panitumumab und Ustekinumab.

Antikörper, monovalente *m pl*: engl. *regular antibodies*. Antikörper mit nur einem (z. B. Fab-Fragmente) Paratop*.

Antikörper, reguläre *m pl*: engl. *normal antibodies*. Ohne nachweisbare Immunisierung im

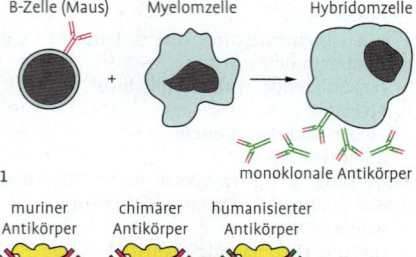

Antikörper, monoklonale: 1: Herstellung monoklonaler Antikörper mit Hybridomtechnik; 2: Übersicht. [196]

Antikörper, monoklonale:
Therapeutisch angewendete monoklonale Antikörper (Auswahl).

Antikörper	Typ	Zielstruktur	Indikation (Auswahl)
Abciximab	chimär	GPII b/III a auf Thrombozyten	instabile Angina pectoris (Akutes Koronarsyndrom), PCI
Adalimumab	human	TNF-α	rheumatoide Arthritis
Alemtuzumab	humanisiert	CD52-Antigen auf Lymphozyten	CLL
Basiliximab	chimär	CD25-Antigen (Interleukin-2-Rezeptor)	Prophylaxe der akuten Abstoßungsreaktion nach Nierentransplantation
Bevacizumab	humanisiert	VEGF (Vascular Endothelial Growth Factor)	kolorektales Karzinom
Cetuximab	chimär	EGF-Rezeptor (Epidermal Growth Factor Receptor)	kolorektales Karzinom
Daclizumab	humanisiert	CD25-Antigen (Interleukin-2-Rezeptor)	Prophylaxe der akuten Abstoßungsreaktion nach Nierentransplantation
Efalizumab	humanisiert	CD11 a-Antigen	Psoriasis vulgaris
Ibritumomab	murin, ^{90}Y-markiert	CD20-Antigen auf B-Lymphozyten	Non-Hodgkin-Lymphome
Infliximab	chimär	TNF-α	Enteritis regionalis Crohn, rheumatoide Arthritis
Palivizumab	humanisiert	Bestandteil des Respiratory Syncytial Virus (RSV)	Prophylaxe der RSV-Pneumonie bei Frühgeborenen
Rituximab	chimär	CD20-Antigen auf B-Lymphozyten	Non-Hodgkin-Lymphome
Trastuzumab	humanisiert	HER2/neu-Rezeptor	Mammakarzinom

Serum Gesunder regelmäßig vorkommende Antikörper*, v. a. der Klasse IgM. Reguläre Antikörper werden in den ersten Lebensmonaten gebildet und reagieren mit bestimmten körpereigenen Antigenen (Alloantigene, insbesondere Blutgruppenantigene).
Hintergrund: Reguläre Antikörper sind primär v. a. gegen bakterielle Antigene aus keimbesiedelten Körperregionen (insbesondere der Darmflora) gerichtet.
Antikörper-Spezifitäts-Index m: Abk. ASI. Verhältnis zwischen erregerspezifischem Antikörperquotient (Liquor/Serum) und Immunglobulinquotient (Gesamt-IgG im Liquor zu Gesamt-IgG im Serum). Der ASI wird mittels Immunoassay* bestimmt und dient der Diagnose einer ZNS-Infektion sowie der Erregeridentifikation z. B. von Herpes-simplex-Virus, Varicella-Zoster-Virus, Cytomegalie-Virus oder Treponema pallidum. Ein ASI > 1,5 deutet auf eine Antikörpersynthese im ZNS hin.
Antikörpersuchtest m: engl. antibody detection test. Methode zum Nachweis irregulärer Blutgruppenantikörper* im Serum, die für Transfusionsreaktionen oder einen Morbus haemolyticus fetalis/neonatorum ursächlich sein können.
Antikörper, zytophile m pl: engl. cytophilic antibodies. Antikörper*, die sich mit ihrem nicht antigenbindenden Molekülende (Fc*-Fragment) an spezifische Fc*-Rezeptoren von Zellen (u. a. natürliche Killerzellen, Mastzellen, Makrophagen) der gleichen (homozytotrop) oder einer anderen Spezies (heterozytotrop) anlagern können und dabei ihre Fähigkeit zur Bindung von Antigenen behalten.
Klinische Bedeutung:
– Antikörperabhängige zellvermittelte Zytotoxizität (ADCC, antibody dependent cell-mediated cytotoxicity) der natürlichen Killerzellen und Makrophagen
– Degranulation von Mastzellen bei Quervernetzung membrangebundener IgE-Moleküle durch Antigenbindung (Anaphylaxie*).
Antikörper, zytotoxische m pl: engl. cytotoxic antibodies; syn. zytolytische Antikörper. Antikörper*, die antigentragende Zellen unter Verbrauch von Komplement lysieren. Gegen körpereigene Zellen gerichtete zytotoxische Antikörper werden als Autolysine bezeichnet.
Antikonvulsiva → Antiepileptika
Antikonzeption → Kontrazeption
Antikuslähmung → Kehlkopflähmung
Antilipidämika → Lipidsenker
Antimere → Enantiomere
Antimetaboliten m pl: engl. antimetabolites. Substanzen, die mit natürlichen Metaboliten um Bindungsstellen konkurrieren oder deren Struktur verändern und somit Stoffwechselprozesse und das Zellwachstum stören. Zu den typischen Antimetaboliten gehören Folsäure*-Antagonisten, Aminosäure-Antagonisten, Purin*- sowie Pyrimidin*-Antagonisten. Sie werden als Zytostatika*, Immunsuppressiva*, Chemotherapeutika*, Virostatika* und Gichttherapeutika eingesetzt.
Einteilung:
– strukturähnliche Antimetaboliten: konkurrieren aufgrund chemischer Ähnlichkeit mit dem Metaboliten ohne Übernahme der Funktion
– strukturverändernde Antimetaboliten: binden den Metaboliten, was dessen Funktion oder Resorption verhindert oder den Metaboliten chemisch modifiziert
– indirekt wirkende Antimetaboliten: beeinträchtigen die Funktion des Metaboliten, z. B. über Bindung von Ionen.
Vertreter:
– Folsäure-Antagonisten, z. B. Methotrexat*
– Aminosäure-Antagonisten, z. B. Azaserin
– Purin-Antagonisten, z. B. Mercaptopurin, Allopurinol*
– Pyrimidin-Antagonisten, z. B. Fluorouracil*.
Hinweis: Da Antimetaboliten weitgehend unspezifisch wirken, sind alle Gewebe und Zellen in gleicher Weise betroffen, wodurch es zu ungewollten Wirkungen kommen kann.
Antimitochondriale Antikörper m sg, pl: engl. antimitochondrial antibodies; syn. Antikörper gegen Mitochondrien; Abk. AMA. Gegen verschiedene Bestandteile der äußeren und inneren Mitochondrienmembran gerichtete Autoantikörper*. Der Subtyp AMA-M2 hat Bedeutung in der Diagnostik der primären biliären Cholangitis (PBC). Der Nachweis erfolgt über einen indirekten Immunfluoreszenztest*, die Differenzierung der Untereinheiten über einen Immunoblot bzw. ELISA.
Referenzbereich: < 1 : 100. Der angegebene Referenzwert ist Standardquellen der Literatur entnommen und kann sich vom Referenzwert des untersuchenden Labors unterscheiden.
Indikation zur Laborwertbestimmung: Bei Verdacht auf primär biliäre Cholangitis oder auf Overlap-Syndrom bei autoimmuner Hepatitis.
Material und Präanalytik: Serum*.

Bewertung:
- PBC-Diagnostik: **1.** Antikörper bei 95 % der an PBC Erkrankten nachweisbar **2.** Subtyp AMA-M2 mit besonders hoher Sensitivität und Spezifität **3.** andere Subtypen sind von untergeordneter Bedeutung und werden unterschiedlich bewertet: **I.** Hinweise, dass Subtyp AMA-M4 gehäuft bei Patienten mit einer ungünstigen Prognose auftritt **II.** Subtypen AMA-M8 und -M9 werden auch als Prognosemarker eingesetzt.
- Diagnostik anderer Krankheiten: **1.** AMA-M1: nachweisbar bei Lues und Antiphospholipid*-Syndrom **2.** AMA-M3: nachweisbar bei medikamenten-induziertem Lupus* erythematodes **3.** AMA-M5: assoziiert mit Kollagenosen* und Antiphospholipid-Syndrom **4.** AMA-M6: nachweisbar bei MAO-Hemmer-assoziierter Hepatitis **5.** AMA-M7: nachweisbar bei Kardiomyopathien*.

Praxishinweis: Leicht erhöhte AMA-Titer treten auch bei vielen anderen Infektionen vorübergehend auf.

Anti-Müller-Hormon *n*: engl. *anti mullerian hormone*. In embryonalen Sertolizellen des Hodens und in Granulosazellen* der erwachsenen Frau synthetisiertes Hormon*. Das Glykoprotein* bewirkt embryonal die Rückbildung der Müller-Gänge (sexuelle Differenzierung des männlichen Embryos). Reste der Müller-Gänge finden sich beim erwachsenen Mann als Appendix testis.

Antimykotika *n pl*: engl. *antimycotics*. Substanzen, die zur topischen oder systemischen Behandlung von Mykosen* eingesetzt werden. Antimykotika hemmen Wachstum und Vermehrung von Pilzen (fungistatisch) oder töten diese ab (fungizid). Eine systemische Anwendung wird bei Schwangerschaft und Stillzeit, bei Allergien und schwerer Leberkrankung nicht empfohlen.

Indikationen: Haut-, Schleimhaut- und Systemmykosen*.

Wirkstoffe:
- Azole (fungistatisch bis fungizid): **1.** Imidazolderivate* (topisch): Bifonazol, Clotrimazol*, Miconazol*, Econazol und Ketoconazol* **2.** Triazole (systemisch): Itraconazol*, Fluconazol*, Posaconazol und Voriconazol* **3.** Wirkung: Hemmung der Ergosterolbiosynthese der Pilze
- Allylamine (fungizid): **1.** Naftifin (topisch), Terbinafin (topisch und systemisch) **2.** Wirkung: Hemmung der Ergosterolbiosynthese der Pilze; Breitband-Antimykotikum mit fungizider Wirkung, insbesondere gegenüber Dermatophyten, weniger wirksam gegenüber Hefepilzen
- Echinocandine (fungistatisch, systemisch): **1.** Anidulafungin, Caspofungin* und Micafungin **2.** Wirkung: Hemmung des 1,3-Beta-D-Glukan-Enzym-Komplexes (bei der Zellwandsynthese von Bedeutung)
- Polyene (fungizid): **1.** Nystatin* (topisch), Natamycin* (topisch), Amphotericin* B (topisch und systemisch) **2.** Wirkung: Erhöhung der Durchlässigkeit der Pilz-Zellmembranen (auch der Patientenzellen, deshalb toxische UAW möglich)
- Ciclopirox (fungizid, topisch): Bildung reaktiver Sauerstoffverbindungen; Breitband-Antimykotikum mit starker Penetration in tiefere Hautschichten und Nägel
- Antimetabolite (fungistatisch, systemisch): z. B. Flucytosin; Störung der Nukleinsäuresynthese
- Griseofulvin (fungistatisch, systemisch): Hemmung des Spindelapparats bei Kernteilung
- Morpholin-Derivate (fungizid, topisch): Amorolfin; Hemmung der Ergosterolbiosynthese der Pilze; Wirkung insbesondere gegenüber Dermatophyten
- Thiocarbamat (fungizid, topisch): z. B. Tolnaftat
- Undecylensäure (fungizid, topisch).

Nebenwirkungen:
- bei systemischer Anwendung: **1.** häufig Fieber, Schüttelfrost (Amphotericin B), Kopfschmerz, Übelkeit, Erbrechen und Blutbildveränderungen (Flucytosin) **2.** selten Nephro- und Neurotoxizität (Amphotericin B), gastrointestinale Störungen (Azolderivate, Flucytosin, Griseofulvin) **3.** auch Leberwerterhöhungen (v.a. Triazole), Thrombopenie, Neutropenie*, vereinzelt Agranulozytose* (Flucytosin) und Fotosensibilisierung (Griseofulvin)
- bei topischer Anwendung vorwiegend lokale Reaktionen.

Hinweis: Substanzen gegen Pilzbefall von Pflanzen, Holz und Lebensmitteln werden als Fungizide bezeichnet.

antineuritisches Vitamin → Vitamin B$_1$

Anti-Neutrophilen-Zytoplasma-Antikörper *m sg, pl*: Abk. ANCA. Autoantikörper* gegen Enzyme in den Granula neutrophiler Granulozyten* und Monozyten*. Man unterscheidet zytoplasmatische (cANCA), perinukleäre (pANCA) und atypische ANCA (aANCA). Ihr Verteilungsmuster hilft bei der Diagnostik autoimmuner Vaskulitiden. cANCA findet sich beispielsweise vermehrt bei Granulomatose* mit Polyangiitis, pANCA bei mikroskopischer Polyangiitis* und aANCA bei Colitis* ulcerosa.

Indikation zur Laborwertbestimmung: V. a. ANCA-assoziierte Vaskulitiden, z. B.:
- primäre systemische Vaskulitis*
- Glomerulonephritis* und ggf. pulmorenales Syndrom*; v. a. rapid-progressive Glomerulonephritis* (PGN) Typ III
- chronisch-entzündliche Darmerkrankungen.

Bewertung: Erhöhte Werte: bei ANCA-assoziierten Vaskulitiden
- **zytoplasmatische ANCA** (cANCA): **1.** Granulomatose* mit Polyangiitis, seltener bei: eosinophiler* Granulomatose mit Polyangiitis und mikroskopischer Polyangiitis*
- **perinukleäre ANCA** (pANCA): krankheitsunspezifisch; z. B. bei: **1.** mikroskopischer Polyangiitis* **2.** primärer systemischer Vaskulitis*, insbesondere eosinophiler Granulomatose mit Polyangiitis **3.** seltener bei: Granulomatose* mit Polyangiitis **4.** rapid-progressiver Glomerulonephritis* (PGN) Typ III **5.** primär sklerosierender Cholangitis*
- **atypische ANCA** (aANCA oder xANCA): krankheitsunspezifisch; z. B. bei: **1.** Colitis* ulcerosa **2.** primärer biliärer Cholangitis **3.** Morbus* Crohn.

antinukleäre Faktoren → Antikörper, antinukleäre

Anti-Null → Anti-H

Antiöstrogene *n pl*: engl. *antiestrogens*. Wirkstoffe, welche die Wirkung von Östrogenen* an den Erfolgsorganen hemmen (Östrogen-Rezeptor-Antagonisten). Antiöstrogene kommen beispielsweise zur Therapie von hormonabhängigen Mammakarzinomen* zum Einsatz und zur Ovulationsinduktion* bei Frauen mit unerfülltem Kinderwunsch.

Wirkmechanismus: Die Wirkung von Antiöstrogenen beruht auf partieller oder vollständiger Blockade des Östrogen*-Rezeptors. Zusätzlich verhindern sie die Bindung von 2 Östrogen-Rezeptoren untereinander und beschleunigen den Östrogen-Rezeptor-Abbau.

Wirkstoffe:
- Stilbenderivate: **1.** mit antiöstrogener Wirksamkeit: Fulvestrant **2.** mit partiell östrogener Wirksamkeit: z. B. Clomifen*, Tamoxifen* und Toremifen
- Aromatase*-Hemmer, z. B. Anastrozol, Letrozol, Exemestan.

Antiparkinsonmittel *n*: engl. *antiparkinsonians*; syn. Antiparkinsonikum. Arzneimittel* zur Therapie des Parkinson*-Syndroms. Eingesetzt werden Medikamente mit Wirkung auf das dopaminerge System (z. B. Levodopa zur Dopaminsubstitution oder Selegilin zur Hemmung des Dopaminabbaus), zentral wirkende Anticholinergika wie Biperiden sowie Betablocker (z. B. Propranolol).

Einteilung:
- Antiparkinsonmittel mit dopaminerger Wirkung: **1.** Dopaminsubstitution mit Levodopa*: aktivstes Antiparkinsonmittel, wirksam gegen Akinese* und psychische Störungen, weniger gegen Rigor* und Tremor* **2.** DOPA*-Decarboxylase-Hemmer: in Kombination mit Levodopa (Carbidopa*, Benserazid*) zur Minimierung peripherer UAW **3.** Dopamin-

Rezeptor-Agonisten: z. B. Bromocriptin*, Cabergolin*, Rotigotin*, Apomorphin* (Infusionslösung) **4. Monoaminoxidase-Hemmer:** z. B. Selegilin*, Rasagilin, Safinamid; verhindern den Abbau von Dopamin **5. COMT-Hemmer:** z. B. Entacapon*; hemmen den Dopaminabbau, verbessern die Parkinson-Symptomatik und mildern die Wirkungsfluktuation **6. Glutamat-Antagonisten:** z. B. Amantadin*, Budipin; verbessern v. a. Akinese und Rigor
- zentral wirksame Anticholinergika*: **1.** besonders wirksam in der Behandlung des tremordominanten Parkinson-Syndroms **2.** hauptsächlich Einsatz von Wirkstoffen mit geringeren peripheren Wirkungen wie Biperiden*, Bornaprin, Metixe, Trihexyphenidyl **3.** keine Verwendung der klassischen Antiparkinsonmittel (Atropin*, Scopolamin*) aufgrund ihrer UAW (z. B. Tachykardie*, Obstipation*, Akkomodationsstörungen)
- Beta*-Rezeptoren-Blocker: z. B. Propranolol*; wirken gegen Tremor.

Antiperistaltik *f*: engl. *antiperistalsis*; syn. Anisoperistaltik. Retrograde, das heißt von anal nach oral gerichtete, physiologische Bewegung des Verdauungstrakts – somit Gegensatz zur Peristaltik*. Antiperistaltik ist vor allem im Bereich vom Colon ascendens bis zum Colon transversum festzustellen.

Antiperniziosa-Faktor → Vitamin B_{12}
Antiperspirans → Antihidrotika
Antiphlogistika *n pl*: engl. *antiphlogistics*. Arzneimittel* mit entzündungshemmender Wirkung. Im engeren Sinn sind nichtsteroidale Antiphlogistika* gemeint, im weiteren Sinne sind auch Kortikoide* eingeschlossen. Einsatzgebiete der Antiphlogistika sind akute entzündliche und schmerzhafte Erkrankungen sowie chronische Entzündungen, z. B. rheumatoide Arthritis* und Psoriasis*.
Zugehörige Wirkstoffe:
- nichtsteroidale Antiphlogistika* und Antirheumatika
- Glukokortikoide*.

Antiphlogistika, nichtsteroidale *n pl*: engl. *nonsteroidal antiinflammatory drugs (Abk. NSAID)*; syn. nichtsteroidale Antirheumatika; Abk. NSAR. Von organischen Säuren abstammende, schwache Analgetika*, die das Enzym Cyclooxygenase* hemmen und verschieden stark ausgeprägte antiphlogistische, antipyretische und antithrombotische Zusatzwirkungen entfalten. NSAR eignen sich zur topischen, oralen und systemischen Therapie entzündlicher, schmerzhafter Erkrankungen. NSAR haben gastrointestinale, kardiale, vaskuläre und thrombozytäre Nebenwirkungen.
Wirkung: Nichtsteroidale Antirheumatika hemmen das Enzym Cyclooxygenase (COX; siehe Eicosanoide*) und damit die Bildung von zyklischen Endoperoxiden, Prostaglandinen* (PGE_2, $PGF_{2\alpha}$), Thromboxan*-A_2 sowie Prostazyklin* aus Arachidonsäure*. In der Folge sinkt die Prostaglandin-Konzentration sowohl lokal als auch systemisch. Da Prostaglandine wesentlich zur Entstehung von Schmerz, Fieber und Entzündungen beitragen, wirken NSAR in verschiedenem Ausmaß analgetisch, antipyretisch und antiphlogistisch. Zusammen mit den nichtsauren, antipyretischen Analgetika bilden NSAR die Gruppe der nichtopioiden (auch schwachen oder peripher wirksamen) Analgetika und stehen auf Stufe 1 des WHO*-Stufenschemas zur Schmerztherapie. Sämtliche NSAR entwickeln bei Dosissteigerung einen Ceiling-Effekt, d. h. ab einer gewissen Dosis ist keine Wirkungssteigerung mehr zu erreichen. Einige Studien belegen, dass bestimmte NSAR, insbesondere Ibuprofen, die Beta-Amyloid-Bildung im Rahmen der Alzheimer*-Krankheit hemmen.
Wirkstoffe: Gemäß Selektivität und chemischer Struktur lassen sich NSAR einteilen in: **Klassische NSAR** (tNSAR für traditionelle NSAR, früher als nichtselektive Cyclooxygenase-Inhibitoren bezeichnet). Sie hemmen beide Isoenzyme der Cyclooxygenase:
- Salicylsäure(derivate): **1.** z. B. Acetylsalicylsäure **2.** v. a. antipyretische Zusatzwirkung
- Pyrazolonderivate: **1.** z. B. Phenylbutazon **2.** v. a. antipyretische Zusatzwirkung
- Arylpropionsäurederivate: **1.** z. B. Ibuprofen*, Naproxen*, Ketoprofen, Dexibuprofen, Dexketoprofen, Flurbiprofen, Tiaprofensäure **2.** v. a. antiphlogistische Zusatzwirkung
- Arylessigsäurederivate: **1.** z. B. Diclofenac*, Indometacin*, Aceclofenac, Acemetacin, Proglumetacin, Bromfenac **2.** v. a. antiphlogistische Zusatzwirkung
- Oxicame: **1.** z. B. Piroxicam **2.** v. a. antiphlogistische Zusatzwirkung **3.** langwirksam.

Selektive Cyclooxygenase-2-Inhibitoren:
- z. B Etoricoxib, Celecoxib, Parecoxib
- gelten als magen- und nierenschonend
- erhöhtes kardiovaskuläres Risiko.

Indikationen:
- entzündliche, schmerzhafte Erkrankungen
- intensivmedizinische oder perioperative Anwendung in Kombination mit Opioiden zur Reduzierung der erforderlichen Opioiddosis (z. B. Ibuprofen, Diclofenac, Parecoxib, Etoricoxib).

Nebenwirkungen:
- Kopfschmerzen
- Überempfindlichkeitsreaktionen wie Exanthem, Bronchospasmus, Blutdruckabfall, Ödeme und selten Schock
- Fotosensibilität (siehe Lichtdermatose*) bei topischer Anwendung (z. B. Ketoprofen, Ibuprofen)
- Ödembildung
- gastrointestinale Störungen: **1.** Symptome unterschiedlichen Schweregrads bis hin zum Ulcus ventriculi und gastrointestinalen Blutungen **2.** bei einer monatelangen Therapie mit klassischen Analgetika, besteht ein 3- bis 5-fach erhöhtes Risiko für obere gastrointestinale Komplikationen
- renale Funktionsminderung
- kardiovaskuläre Komplikationen
- Leberfunktionsstörung
- hämorrhagische Diathese (Thrombozytopathie)
- Störungen der Hämatopoese
- bei Überdosierung und Intoxikation.

Antiphospholipid-Antikörper *m sg, pl*: engl. *antiphospholipid antibodies*. Autoantikörper* der IgG-, IgA- und IgM-Klasse gegen phospholipidbindende Proteine. Antiphospholipid-Antikörper sind assoziiert mit dem Antiphospholipid-Syndrom, das gekennzeichnet ist durch Symptome wie Thromboseneigung, Infarkte* und habituelle Aborte*. Wichtige Antiphospholipid-Antikörper sind Lupusantikoagulans*, Antikardiolipin-Antikörper und Anti-Beta-2-Glykoprotein-I-Antikörper.

Antiphospholipid-Syndrom *n*: engl. *antiphospholipid syndrome*; syn. Antikardiolipin-Syndrom. Eigenständiges oder bei Kollagenosen*, besonders bei systemischem Lupus* erythematodes und meist bei jungen Frauen vorkommendes Krankheitsbild mit Auftreten von Antiphospholipid-Antikörpern. Es kommt zu Aborten und Gefäßkrankheiten sowie Hautveränderungen. Therapiert wird mit Antikoagulanzien.

Antiplasmine *n pl*: engl. *antiplasmins*; syn. Antifibrinolysine. Körpereigene intrinsische (plasmatische) Inhibitoren* der Fibrinolyse*, die durch Komplexbildung mit Plasmin* dessen fibrino- bzw. proteolytische Wirkung hemmen.

Antiport → Transport
Antiport *m*: Cotransport, bei dem 2 unterschiedliche Verbindungen oder Ionen, entweder gleichzeitig oder nacheinander, in entgegengesetzter Richtung mithilfe eines Carriers durch Biomembranen transportiert werden. Ein Beispiel ist die Na^+/K^+-ATPase*.

Antiprotozoenmittel *n sg, pl*: engl. *antiprotozoals*; syn. Antiprotozoikum. Antiparasitäre Chemotherapeutika*, zur Behandlung von Protozoonosen (Protozoen*), z. B. bei Toxoplasmose*, Leishmaniose oder Trichomoniasis*.

Einteilung:
- gegen Plasmodien*: Antimalariamittel
- gegen Toxoplasmose*: Sulfadiazin* in Kombination mit Pyrimethamin; eventuell Cotrimoxazol oder Clindamycin*
- gegen Schlafkrankheit* (Trypanosomiasis): Suramin-Natrium, Pentamidin

Antipruriginosa

- gegen Leishmaniasen*: Stibogluconat-Natrium; liposomales Amphotericin B bei Antimontherapieversagen oder -resistenz
- gegen Trichomoniasis (Trichomonas*) und Amöbiasis* (Amöben): Metronidazol*
- gegen Infektionen mit Pneumocystis* jirovecii (bei HIV-Erkrankung oder Immunsupprimierten): Atovaquon, Cotrimoxazol, Pentamidin, in vitro: Echinocandine.

Antipruriginosa *n pl*: Juckreizstillende Arzneimittel* zur lokalen und/oder systemischen Applikation. Antipruriginosa lindern oder beseitigen Juckreiz (Pruritus*) jeder Art beispielsweise durch Hemmung sensibler Hautnerven über Blockade von Histamin-H₁-Rezeptoren oder anästhetische Wirkung.

Wirkstoffe:
- Histamin*-H₁-Rezeptoren-Blocker und Lokalanästhetika*, z. B. Polidocanol
- als Externa, z. B. Crotamiton, Harnstoff* und Pix Lithanthracis
- ferner allgemein empfindlichkeitsdämpfende Wirkstoffe wie Sedativa*.

Antipsoriatika *n pl*: Arzneimittel zur Behandlung der Psoriasis*. Eingesetzt werden Mittel zur Entfernung der Schuppen (Keratolytika), sonstige topisch anzuwendende Mittel (z. B. Glukokortikoide), systemische Immunmodulatoren (z. B. Methotrexat oder monoklonale Antikörper gegen TNF-α) und physikalische Behandlungsmethoden (PUVA).

Antipyretika *n pl*: engl. *antipyretics*; syn. Fiebermittel. Gruppe von Arzneimitteln zur symptomatischen Behandlung von Fieber*, häufig auch mit (schwach) analgetischer und z. T. antiphlogistischer Wirkung. Zu den Antipyretika gehören z. B. Derivate der Salicylsäure*, Paracetamol*, Phenazon und Metamizol*.

Einteilung:
- schwache Nichtopioid-Analgetika* mit antipyretischer Komponente (z. B. Paracetamol)
- nichtsteroidale Antiphlogistika*.

Wirkung: Normalisierung des Sollwerts der Körpertemperatur* in den Wärmezentren des Hypothalamus* durch Hemmung der Synthese von Prostaglandin E₂ (Prostaglandine*) oder (wie Anilinderivate, z. B. Paracetamol) wahrscheinlich über Hemmung eines Isoenzyms im Gehirn. Im Rahmen der Entfieberung kommt es zu einer erhöhten Wärmeabgabe durch erweiterte Hautgefäße und vermehrte Schweißsekretion.

antirachitisches Vitamin → Vitamin D

Antirefluxbarriere *f*: engl. *antireflux barrier*. Durch den unteren Ösophagussphinkter und das Zwerchfell* gebildete intraluminale Hochdruckzone am Übergang von Speiseröhre (Ösophagus) zum Magen. Diese Barriere verhindert den Reflux, d. h. das Eindringen sauren Magensafts in die Speiseröhre in Rückenlage oder bei intraabdominalem Druckanstieg.

Anti-Reflux-Operation *f*: Operatives Verfahren zur Behandlung von Hiatushernien* und gastroösophagealer Refluxkrankheit*. Goldstandard ist die laparoskopische hintere Hiatoplastik* mit anschließender Fundoplicatio* oder Fundophrenikopexie*. Neuere Verfahren, welche die Funktionalität des unteren Ösophagussphinkters verbessern sollen, sind das elektrische Stimulations-Impuls-System und das magnetische Ringsystem. Die sog. Angelchik-Prothese ist heute obsolet.

Antirefluxplastik *f*: engl. *antireflux plasty*. Operatives Verfahren zur Prävention eines Reflux*. In der Viszeralchirurgie Operationen zur Therapie der gastroösophagealen Refluxkrankheit* oder einer Hiatushernie* mittels Fundoplikatio*, Hiatoplastik* und ggf. Gastropexie*. In der Urologie Verfahren zur Therapie des vesikoureteralen Reflux (z. B. Lich*-Grégoir-Operation, Politano*-Leadbetter-Operation).

Antirheumatika *n pl*: engl. *antirheumatic drugs*. Arzneimittel zur Behandlung von Erkrankungen des rheumatischen Formenkreises.

Einteilung:
- **nichtsteroidale Antirheumatika (NSAR)**: zur symptomatischen (schmerzlindernden und entzündungshemmenden) Therapie, z. B. Diclofenac, Ibuprofen*
- **steroidale Antirheumatika (Glukokortikoide*)**: temporär zur Überbrückung („bridging") bis zum Wirkungseintritt der Basismedikamente oder längerfristig niedrig dosiert („low dose") als Zusatz zur Basistherapie, z. B. Prednison*, Dexamethason*
- **Basistherapeutika (DMARDs)**: zum Anhalten oder Verzögern der Krankheitsprogression, z. B. Methotrexat*, TNF*-Blocker
- **weitere Medikamente:** zur Behandlung ausgewählter Erkrankungen des rheumatischen Formenkreises: 1. Bisphosphonate* und Denosumab* bei Osteoporose* 2. Urikostatika* bei Gicht* 3. Antidepressiva* bei Fibromyalgie* 4. Antibiotika* bei Infektionen (z. B. akutes rheumatisches Fieber* oder reaktive Arthritis*) 5. Muskelrelaxanzien* oder Lokalanästhetika*, z. B. bei Wirbelsäulensyndromen*.

Anti-Rh-Serum → Anti-D-Immunglobulin

Anti-Saccharomyces-cerevisiae-Antikörper *m*: Abk. ASCA. IgG- und IgA-Antikörper gegen Zellwand-Epitope des Bäckerhefepilzes zur Differenzialdiagnose von Morbus* Crohn und Colitis* ulcerosa. Die Antikörper werden mittels ELISA nachgewiesen, wobei ihre Bestimmung in der täglichen Praxis nur noch selten Anwendung findet.

Anti-Scl70-Antikörper *m sg, pl*: engl. *anti-Scl70 antibodies*; syn. Topoisomerase-Antikörper. Antinukleäre Antikörper* (ANA), die sich gegen die DNA-Topoisomerase I richten. Anti-Scl70-Antikörper sind hochspezifisch und sensitiv, weshalb sie zur Diagnose der progressiven systemischen Sklerose* bestimmt werden.

Antiseborrhoika *n pl*: Arzneimittel zur Therapie von seborrhoischen Erkrankungen (Seborrhö*), die u. a. mit Schuppen- sowie Krustenbildung und damit verbundenem Pruritus* einhergehen. Zu den Antiseborrhoika gehören Antimykotika*, Keratolytika, Teerpräparate, Glukokortikoide*, Natriumbituminosulfonat, Desinfektionsmittel*, Schwefelpräparate (z. B. Selen(IV)-sulfid), Salicylsäure* und eine Kombination aus Lithiumsuccinat mit Zinksulfat.

Antisense-Oligonukleotide *n pl*: syn. Fusions-Inhibitoren. Kurzkettige synthetische Nukleotidsequenzen mit zur natürlich vorkommenden RNA* komplementärer, definierter Basenabfolge. Die Antisense-Oligonukleotide werden als Therapieform auf genetischer Ebene eingesetzt.

Antiseptika *n pl*: engl. *antiseptics*. Substanzen zur Abtötung, irreversiblen Inaktivierung oder Wachstumshemmung von an lebenden Geweben haftenden Mikroorganismen zur Infektionsprävention an Haut, Schleimhaut und Wunden. Wirkstoffe sind beispielsweise Jod* und Jodkomplexe (Povidon-Jod), Silberverbindungen, Alkohole (z. B. Ethanol 70 %), Phenole (Thymol, Eugenol, 8-Hydroxychinolinsulfat-Kaliumsulfat) und quartäre Ammoniumverbindungen (z. B. Octenidin).

Antiserum *n*: engl. *immune serum*; syn. Immunserum. Serum, das Antikörper* gegen ein (monospezifisches Antiserum) oder mehrere (polyspezifisches Antiserum) bestimmte Antigene bzw. Epitope* enthält. Antiseren werden eingesetzt zur Behandlung akuter Vergiftungen, Allergien und Infektionen sowie zur Blutgruppen- und Erregerbestimmung.

Gewinnung: Antiseren werden aus dem Blut von warmblütigen Tieren (z. B. Pferde, Rinder, Schafe) oder aus dem Blut von Menschen gewonnen, deren Immunsystem* durch Kontakt mit dem jeweiligen Antigen Antikörper gebildet hat. Bei der Gewinnung aus Tieren wird diesen zunächst eine geringe Konzentration an Antigen injiziert. Die Dosis wird stufenweise erhöht, woraufhin das Tier Antikörper gegen das Antigen bildet. Diese Antikörper werden dann aus Blutproben gewonnen. Aufgrund der Heterogenität der Immunantwort handelt es sich dabei um polyklonale Antikörper, sodass ein Antiserum unterschiedliche Antikörper gegen ein Antigen enthält.

Einteilung:
- nach Art der enthaltenen Antikörper: 1. antiviral, mit Antikörpern gegen Viren 2. antibakteriell, mit Antikörpern gegen Bakterien 3. antitoxisch, mit Antikörpern gegen Toxine (Antitoxin*)

– nach Art der Gewinnung: **1.** homolog, durch Gewinnung aus menschlichem Blutserum (Hyperimmunglobulin oder Humanserum, meist Rekonvaleszentenserum) **2.** heterolog, durch Gewinnung aus dem Blut von Säugetieren nach natürlicher oder künstlicher Immunisierung (Heteroserum), z. B. Botulismus-Antiserum, Diphtherie-Antiserum, Schlangengift-Antiserum, Antithymozytenglobulin*.

Anwendung:
– diagnostisch als Testserum*, z. B. zur Blutgruppenbestimmung*, Identifizierung von Krankheitserregern
– zur passiven Immunisierung bei Infektionsgefährdung (Serumprophylaxe*) oder nach erfolgter Infektion im Sinne einer Postexpositionsprophylaxe* (Serumtherapie*)
– zur Allergie-Prophylaxe und Behandlung von Allergien
– zur Neutralisierung von Toxinen
– im Rahmen von Transplantationen, z. B. Antithymozytenglobulin*.

Anti-SMA-Antikörper *m sg, pl*: engl. *smooth muscle antibodies* (Abk. SMA); syn. Autoantikörper gegen glatte Muskulatur. Gegen glatte Muskulatur gerichtete Autoantikörper*, die v. a. Aktin*, aber auch Mikrofilamente*, Mikrotubuli* und Intermediärfilamente* als Antigene erkennen. Hohe Titer sind charakteristisch für eine Autoimmunhepatitis, niedrige Titer lassen sich auch beispielsweise bei Virusinfektionen und Polymyositis* nachweisen. Die Bestimmung erfolgt mittels Immunfluoreszenztest*.

antisoziale Persönlichkeitsstörung → Persönlichkeitsstörung, dissoziale
Antispasmodika → Spasmolytika
Anti-ssDNA-Antikörper → Anti-DNA-Antikörper
Antistreptodornase → Anti-DNase B
Anti-Streptokokken-Hyaluronidase → Anti-Hyaluronidase
Antisympathotonika *n pl*: engl. *antisympathotonic agents*. Sympatholytika*, welche die Aktivität noradrenerger Neurone im ZNS oder den peripheren Sympathikotonus herabsetzen. Sie bewirken eine Gefäßerweiterung sowie eine Reduktion des Herzzeitvolumens und damit eine Senkung des arteriellen Blutdrucks. Sie wurden v. a. als Antihypertensiva* eingesetzt.
Antisynthetase-Syndrom *n*: engl. *antisynthetase syndrome*. Idiopathische inflammatorische Erkrankungen mit Myopathie*, Polyarthritis*, Raynaud*-Syndrom und Hyperkeratose*. Der Nachweis von Antisynthetase-Antikörpern ist pathognomonisch. Es tritt meist eine interstitielle Lungenbeteiligung auf. Häufiges Vorkommen als Überlappungssyndrom bei Kollagenosen*, z. B. die Überlappung von Polymyositis* und progressiver systemischer Sklerose* mit Nachweis von Anti-Jo1.

Antiteilchen: engl. *antiparticles*. Zu jedem Elementarteilchen* existierende Teilchen gleicher Masse und unterschiedl. Ladung bzw. Richtung des magnet. Moments (bei Teilchen ohne Ladung). Nicht beständig, zerstrahlt zusammen mit dem entspr. Elementarteilchen (Paarvernichtung).
Antithrombine *n pl*: engl. *antithrombins*; Abk. AT. Inhibitoren der Blutgerinnung*. Man unterscheidet 7 verschiedene Antithrombin-Formen (AT I–VII), die auf unterschiedliche Art Thrombin* inaktivieren und so die Thrombozytenaggregation verhindern. Bei Thromboseneigung (Thrombophilie*) veranlasst der Arzt einen Antithrombin-Test und beurteilt die Antithrombin-III-Konzentration. Erniedrigt sind die Blutwerte beispielsweise durch Verbrauchskoagulopathie* oder Lebersynthese-Störungen.
Antithrombin-Mangel *m*: engl. *antithrombin deficiency*. Hereditäre oder erworbene Thrombophilie* infolge Mangels an Antithrombin* mit erhöhter Thrombose- und Emboliegneigung (liegt ca. 0,3 % aller Thrombosen* bzw. Embolien* zugrunde). Die Einnahme oraler Kontrazeptiva* ist bei Antithrombin-Mangel kontraindiziert.
Antithrombosestrumpf → Thromboseprophylaxe
Antithrombotika *n pl*: engl. *antithrombotics*. Sammelbezeichnung für Antikoagulanzien und Thrombozyten-Aggregationshemmer. Antithrombotika lösen Blutgerinnsel auf oder verhindern deren Entstehung. Sie werden zur Prophylaxe und Therapie thromboembolischer Erkrankungen eingesetzt.
Antithymozytenglobulin *n*: engl. *antithymocyte globulin*; syn. Antithymoglobulin. Antiserum* gegen zirkulierende T*-Lymphozyten, das T-Lymphozyten unter Beteiligung von Komplement zerstört und durch Phagozytose* eliminiert. Dadurch wird insbesondere die zellvermittelte Immunität* unterdrückt. Antithymozytenglobulin wird gewonnen durch Immunisierung von Tieren.
Indikationen:
– Unterdrückung der Transplantatabstoßung (Abstoßungsreaktion*)
– Behandlung von (zellvermittelten) Autoimmunkrankheiten* (z. B. aplastische Anämie).
Antitoxine *n pl*: engl. *antitoxins*. Bezeichnung für neutralisierende Antikörper* (meist Immunglobuline* der Klasse IgG), die mikrobielle, pflanzliche oder tierische Toxine neutralisieren. Sie sind nachweisbar im Tierversuch oder mittels Präzipitation. Beispiele für die therapeutische Anwendung von Antitoxinen sind Botulismus- und Diphtherie-Antiserum, Tetanus-Immunglobulin oder Schlangengift-Immunserum.
Anti-Transglutaminase-Antikörper *m sg, pl*: syn. anti-tTG-AK. Autoantikörper* der Klasse IgA gegen die körpereigene Gewebetransglutaminase. Der Anti-Transglutaminase-Antikörper ist der wichtigste laborchemische Marker für den Nachweis einer Zöliakie* neben dem Endomysium-Antikörper und dem Antikörper gegen deamidiertes Gliadin. Der Nachweis erfolgt mittels standardisiertem ELISA.
Anti-Trendelenburg-Lagerung *f*: engl. *anti-Trendelenburg's position*; syn. Fußtieflagerung. Schräglagerung des Patienten (ca. 20–30°) mit hochgelagertem Oberkörper und tiefliegenden Beinen (Lagerung in schiefer Ebene).
Vorgehen:
– Schrägstellen des Bettes
– Verwendung einer Stütze am Fußende (siehe Abb.).
Indikationen:
– pAVK der unteren Extremität
– Spinalanästhesie* mit hyperbarer Lokalanästhetikalösung
– evtl. zur Aspirationsprophylaxe* im Rahmen der rapid sequence induction and intubation (RSII)
– intraoperative Lagerung, z. B. bei minimalinvasiven Eingriffen.

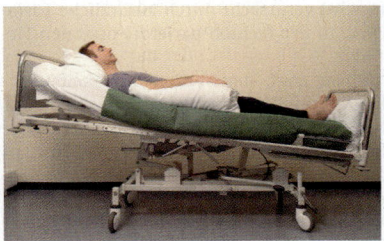

Anti-Trendelenburg-Lagerung [149]

Antitrypsin → Alpha-1-Antitrypsin
Antituberkulotika *n pl*: engl. *antituberculotics*; syn. Tuberkulostatika. Chemotherapeutika mit bakteriostatischer bis bakterizider Wirkung gegen Mycobacterium* tuberculosis und atypische Mykobakterien. Ausschlaggebend für die Wirksamkeit ist neben der Wirkungsstärke v. a. die Penetrationsfähigkeit in die befallenen Gewebe. Hauptproblem ist die rasche Resistenzentwicklung der Erreger. Eine mehrstufige Kombinationstherapie mit mehreren Antituberkulotika ist notwendig.
Einteilung: Die Einteilung erfolgt in Antituberkulotika der 1. Wahl (nach WHO bei Vorliegen von hoher mikrobieller Wirksamkeit, guter Verträglichkeit und eindeutigen Studiendaten) und 2. Wahl.
Antitussiva *n pl*: engl. *antitussives*. Den Hustenreiz stillende Arzneimittel, die bei trockenem und schlafstörendem Reizhusten angewendet werden. Sie wirken zentral (Hemmung

der reflektorischen Erregbarkeit des Hustenzentrums, z. B. durch Opioide wie Codein) oder peripher (Verminderung der Empfindlichkeit der tracheobronchialen Husten-Rezeptoren z. B. durch Pentoxyverin). Auch pflanzliche Mittel werden verwendet.

Antivertiginosa n pl: Heterogene Arzneimittelgruppe zur symptomatischen Behandlung von (vestibulärem) Schwindel*. Es werden v. a. Psychopharmaka*, Histamin-H1-Rezeptoren-Blocker (Antihistaminika*), Kalzium*-Antagonisten, Dopamin-Rezeptor-Antagonisten sowie durchblutungsfördernde Mittel eingesetzt.

Antivitamine → Vitamin-Antagonisten

Antizipation [Psychologie] f: engl. anticipation. Unter Umständen verhaltensbeeinflussende gedankliche Vorwegnahme einer Situation oder einer Handlungsentwicklung. Die Fähigkeit zur Antizipation ist u. a. Voraussetzung für fließendes Lesevermögen. Eine geringe Antizipationsleistung kann Hinweis auf eine erworbene oder angeborene Sprachstörung sein (Aphasie*).

Anton-Syndrom n: engl. Anton's syndrome. Bei kortikaler Blindheit auftretende Unfähigkeit, die eigene Erkrankung oder Funktionsausfälle zu erkennen (Anosognosie*). Das Anton-Syndrom wird verursacht durch zusätzliche Läsionen v. a. in der rechten parietotemporalen Hemisphäre.

Antrieb m: engl. impulse. Persönlichkeitsspezifische, vom Willen weitgehend unabhängige, treibende innere Kraft im Sinne von Energie und Initiative zur zielgerichteten Aktivität als Voraussetzung psychischer und physischer Leistungen.

Antriebsarmut f: engl. lack of drive; syn. Antriebsschwäche. Antriebsstörung* mit Abnahme des Antriebs*, Kraftlosigkeit, Passivität, Interessenlosigkeit, Minderung der vitalen Energie und innerer Zurückgezogenheit von den Geschehnissen in der Umgebung sowie Gleichgültigkeit.

Vorkommen: Meist im Sinne einer Antriebsverarmung mit situativ verringertem (ursprünglich normalem) Antrieb, z. B. durch Depression*, seltener als Kennzeichen einer wenig energischen, kraftlosen Persönlichkeit* und bei Demenz.

Antriebshemmung f: engl. inhibition of drive. Form der Antriebsstörung* mit subjektiv erlebter Gegenkraft zur eigentlich gewollten Aktivität. Die Betroffenen erleben sich als gebremst und blockiert, müssen mehr Mühe als gewöhnlich aufwenden, um bestimmte Aktivitäten durchzuführen.

Vorkommen:
- Depression*
- Teil der Negativsymptomatik bei Schizophrenie*
- Demenz*
- u. a.

Antriebssteigerung f: engl. increased drive. Gesteigerte, zielgerichtete und vitale Kraft (Antrieb*) mit starkem nach außen gerichtetem Interesse an der Umgebung und an Unternehmungen. Sie ist Leitsymptom der Manie und tritt u. a. bei Konsum psychotroper Substanzen auf.

Beschreibung: Aktionen werden häufiger als gewöhnlich und ggf. in unkontrolliert ausbrechender spontaner Weise (Antriebsenthemmung) unternommen. Soziale Kontakte werden schnell (und evtl. unkritisch) geknüpft, gelegentlich kommt es zu Distanzlosigkeit*.

Antriebsstörung f: engl. drive disorder. Veränderung des Antriebs* bei somatischen und psychischen Erkrankungen.

Formen: Antriebssteigerung*:
- ausgeprägtes Mitteilungsbedürfnis bis zur Logorrhö*
- Bewegungsdrang oder motorische Unruhe bis zum Erregungszustand
- Zunahme von Aktivitäten bis zur ziellosen Aktivität
- Vorkommen bei: 1. Manie*, manischem Syndrom* 2. organischer psychischer Störung* 3. Konsum von Stimulanzien* 4. Schilddrüsenüberfunktion.

Antriebsminderung/Antriebsarmut*:
- leise, schleppende Sprache bis zum Mutismus*
- verlangsamte Bewegungsabläufe bis zum Stupor*
- Mangel an Initiative und Energie, erschwerte Aktiviät
- Antriebshemmung (Sonderform, Energie und Initiative sind vermindert bei vorhandener Intention, die Betroffenen erleben sich als „gebremst")
- Vorkommen bei: 1. Depression*, depressivem Syndrom* 2. Demenz* 3. schizophrenem Residuum* 4. Schilddrüsenunterfunktion.

Antritis f: syn. Säuglingsotitis. Sonderform der akuten Otitis media, die bei Säuglingen auftritt. Durch aufsteigende Infektionen entsteht eine Otitis mit Entzündung des Antrum mastoideum. Im Verlauf ist ein retroaurikulärer Durchbruch des Eiters nach außen möglich. Behandelt wird antibiotisch; bei retroautikulärem Durchbruch operativ (Antrotomie*).

Antroskopie f: engl. antroscopy. Form der Sinuskopie* zur endoskopischen Untersuchung der Kieferhöhle (Sinus* maxillaris). Der Zugang erfolgt entweder vom unteren Nasengang aus oder über die Fossa canina im Mundvorhof. Die Antroskopie wurde durch die CT-Diagnostik als Routinemethode weitgehend abgelöst.

Antrotomie f: engl. antrotomy. Operative Erweiterung des Antrum mastoideum als Minimalvariante der Mastoidektomie*. Die Antrotomie wird angewandt z. B. als Antrumkontrolle bei der OP eines Cholesteatoms*.

Antrum n: Höhle.

Anuloplastik f: engl. anuloplasty. Chirurgische oder interventionelle Verkleinerung einer erweiterten und insuffizienten Mitral-, Trikuspidal- oder Aortenklappe, in der Regel durch Implantation einer offenen oder geschlossenen Ringprothese oder ggf. durch Naht (Raffung; cave: Rezidivrate).

Anulozyten m pl: engl. anulocytes; syn. Ringzellen. Hypochrome Erythrozyten* im Blutausstrich* mit dunklem Randsaum und einer zentralen Aufhellung. Sie entstehen durch einen Mangel an Hämoglobin* bei Eisenmangelanämie* und sind mit einem verminderten MCV vergesellschaftet.

Anulus [Terminologie] m: engl. ring. Ring.

Anulus fibrosus [Wirbelsäule] m: syn. Anulus fibrosus disci intervertebralis. Faserring um den Nucleus* pulposus der Bandscheibe*. Innen besteht der Anulus fibrosus aus Faserknorpel*, außen aus kollagenem Bindegewebe.

Anulus fibrosus dexter → Anulus fibrosus [Wirbelsäule]

Anulus fibrosus sinister → Anulus fibrosus [Wirbelsäule]

Anulus inguinalis m: engl. inguinal ring. Durchtrittsstelle für den schräg durch die Bauchwand verlaufenden Canalis inguinalis (Leistenkanal) mit innerem Leistenring (Anulus inguinalis profundus) aus dem schlitzförmig geöffneten M. obliquus externus abdominis und äußerem Leistenring (Anulus inguinalis superficialis) aus einer Ausstülpung der Fascia* transversalis. Beide sind Bruchpforten bei einer Leistenhernie*.

Anulus umbilicalis m: engl. umbilical ring. Faserring um den Nabel* in der Linea* alba. Der Nabelring ist Bruchpforte bei einem Nabelbruch (Hernia umbilicalis).

Anurie f: engl. anuria. Harnausscheidung unter 100 ml/24 h als unspezifisches Symptom verschiedener Erkrankungen, die zu einem Nachlassen der Harnausscheidung führen (akut oder innerhalb von Stunden bis Monaten). Häufige Auslöser sind Exsikkose, Schock, medikamentös-toxische Ursachen oder Glomerulonephritiden. Versagt die ursächliche Therapie, drohen Urämie, Multiorganversagen und Tod.

Ursachen: Physiologisch: Am ersten Lebenstag des Neugeborenen in Zusammenhang mit der postpartalen Adaptation; keine Therapie erforderlich. Pathologisch:
- **Prärenal** infolge renaler Minderperfusion: 1. systemische Minderperfusion: I. absoluter Volumenmangel, z. B. schwere Blutungen, Exsikkose, Erbrechen, Diarrhö*, osmotische Diurese*, Diuretika*, Hypoaldosteronismus*, Verbrennung*, akute Pankreatitis*, Ileus* II. Reduktion des effektiv zirkulierenden

Blutvolumens bei Schock*, Herzinsuffizienz*, nephrotischem Syndrom* **2.** selektiv renale Minderperfusion: NSAR-Einnahme, hepatorenales Syndrom*, Nierenarterienstenose*, Katecholamintherapie
- **renal** (echte Anurie): **1.** akute Tubulusnekrose infolge ischämischer oder toxischer Nierenschädigung (z. B. Kontrastmittel, Medikamente, Drogen, Quecksilber, Rhabdomyolyse*, thrombotische Mikroangiopathie) **2.** Glomerulopathie* **3.** tubulointerstitielle Nierenerkrankungen (z. B. akute Pyelonephritis*, interstitielle Nephritis*)
- **postrenal** infolge Obstruktion der ableitenden Harnwege (sog. falsche Anurie), z. B. infolge: **1.** benigner Prostatahyperplasie* **2.** Urolithiasis* **3.** Urothelkarzinom* **4.** Harnwegsstriktur.

Klinik:
- Urämie* infolge Retention harnpflichtiger Substanzen
- Störungen im Elektrolythaushalt*, v. a. Hyperkaliämie* mit Herzrhythmusstörungen
- Störungen im Säure*-Basen-Haushalt mit Entwicklung einer metabolischen Azidose
- Störungen im Wasserhaushalt* mit Gefahr der Überwässerung und Entwicklung eines Lungenödems und/oder einer Linksherzinsuffizienz*.

Prognose: Abhängig von Ursache und Verlauf drohen insbesondere akutes* Nierenversagen oder chronische Niereninsuffizienz*.

Anus *m*: syn. After. Austrittsöffnung des Analkanals* am unteren Ende des Gastrointestinaltrakts*. Die anatomische Grenzlinie zwischen Analkanal* und Anus ist die Linea anocutanea. Sie markiert den Übergang von der Schleimhaut des Analkanals* in die äußere Haut (Epidermis*) aus verhorntem Plattenepithel mit Haarbälgen, Talg-, Duft- und Schweißdrüsen (Glandulae* circumanales).

Anus perinealis → Fehlbildung, anorektale
Anus praeternaturalis → Enterostoma
Anus vestibularis → Fehlbildung, anorektale
ANV: Abk. für → Akutes Nierenversagen
Anxiolyse *f*: engl. *anxiolysis*. Pharmakologische Verminderung von Angstzuständen mithilfe von Anxiolytika bzw. Tranquilizer*n (z. B. Benzodiazepine*).
Anxiolytika → Tranquilizer
Anzapfsyndrom → Steal-Phänomen
Anzeigerecht *n*: engl. *right to disclose*. Recht des Arztes, z. B. im Rahmen des Gesetzes zur Kooperation und Information im Kinderschutz (Abk. KKG) unter Befreiung von der Schweigepflicht*, im Falle gewichtiger Anhaltspunkte für die Gefährdung des Wohls eines Kindes oder eines Jugendlichen erforderliche Daten an das Jugendamt zu übermitteln, sofern die Betroffenen vorab unterrichtet wurden.

AO-Klassifikation:
Klassifikation von Weichteilschäden.

Hautverletzung (Abk. I für Integument)
geschlossen (Abk. C für engl. *closed*)
IC1	keine Läsion
IC2	Kontusion
IC3	umschriebenes Décollement
IC4	ausgedehntes Décollement
IC5	Nekrose

offen (Abk. O)
IO1	Perforation von innen
IO2	Eröffnung von außen ≤ 5 cm
IO3	Eröffnung von außen > 5 cm
IO4	umschriebenes Décollement mit offener Hautverletzung
IO5	ausgedehntes Décollement mit offener Hautverletzung

Muskel- und Sehnenverletzung (Abk. MT für engl. *muscle, tendon*)
MT1	keine Läsion
MT2	umschriebener Defekt einer Muskelgruppe
MT3	Defekt mehrerer Muskelgruppen
MT4	Abledrung oder Verlust ganzer Muskelgruppen, Sehnenruptur
MT5	Kompartmentsyndrom, Crush-Syndrom

Nerven- und Gefäßverletzung (Abk. NV für engl. *nerve, vessel*)
NV1	keine Läsion
NV2	isolierte Nervenverletzung
NV3	lokalisierte Gefäßverletzung
NV4	kombinierte Gefäß- und Nervenverletzung
NV5	(sub)totale Amputation

AO-Klassifikation *f*: engl. *AO classification*. Klassifikation der Arbeitsgemeinschaft für Osteosynthesefragen zur Einteilung von Frakturen* des Stütz- und Bewegungsapparats und von Weichteilverletzungen.

Prinzip:
- Weichteilklassifikation berücksichtigt Haut-, Muskel- und Sehnen-, sowie Nerven- und Gefäßverletzungen (siehe Tab.)
- Frakturklassifikation umfasst jeweils 4 Zahlen und/oder Buchstaben: **1.** Nummerierung des betroffenen Knochens (1–9, siehe Abb.) **2.** Position innerhalb des Knochens (1–3) **3.** Komplexität der Fraktur (A–C) **4.** Schweregrad (1–3).

AOP-Syndrom → Adipositas-Oligomenorrhö-Parotis-Syndrom

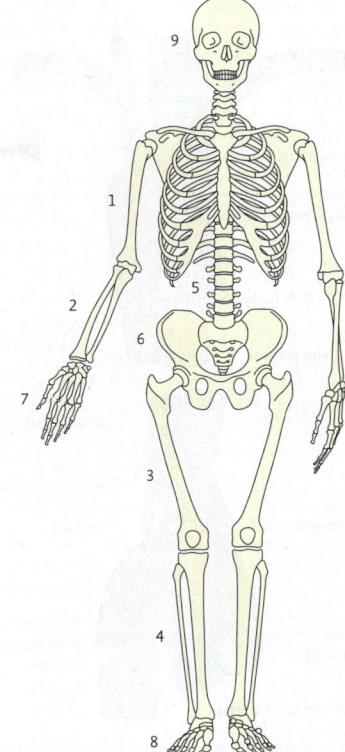

AO-Klassifikation: Nummerierung der Knochen: 1: Humerus, Klavikula, Skapula; 2: Radius, Ulna; 3: Femur, Patella; 4: Tibia, Fibula; 5: Wirbelsäule; 6: Becken; 7: Hand; 8: Fuß; 9: Kranium.

Aorta *f*: syn. Hauptschlagader. Von der linken Herzkammer* abgehende große Körperschlagader.

- **Aorta ascendens** (Pars ascendens aortae): **1.** teilweise innerhalb des Perikards* mit Aortenwurzel (Bulbus aortae*) und Sinus* aortae **2.** der physiologische Durchmesser beträgt 21 mm/m^2 Körperoberfläche **3.** gibt die A. coronaria dextra und die A. coronaria sinistra ab
- **Arcus aortae** (Aortenbogen, siehe Abb.): **1.** entlässt den Truncus* brachiocephalicus, die A. carotis communis sinistra und die A. subclavia sinistra (Varianten bei den Gefäßabgängen sind möglich und gelten als als Aortenbogenanomalien*) **2.** Übergang in Aorta descendens mit inkonstanter Enge (Isthmus aortae) proximal des Ansatzes des Lig. arteriosum
- **Aorta descendens** (Pars descendens aortae): **1.** Pars thoracica (thorakale Aorta): **I.** vom

aortale Konfiguration

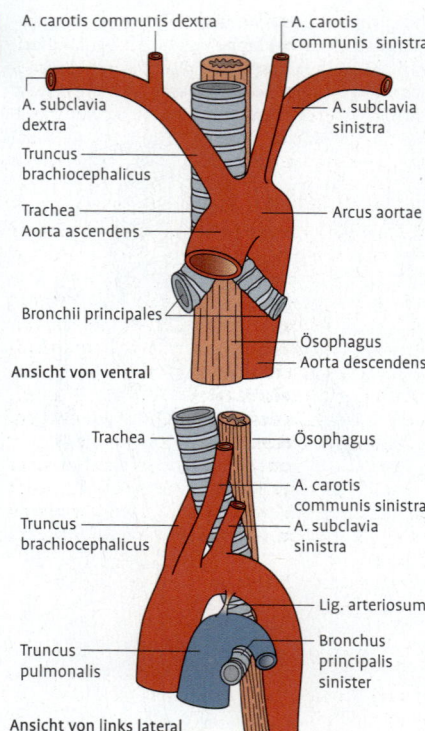

Aorta: Aortenbogen; Abgänge und topografische Anatomie.

Isthmus aortae bis zum Zwerchfelldurchtritt **II.** der physiologische Durchmesser beträgt 16 mm/m² Körperoberfläche (mit Zunahme um 1 mm pro Lebensdekade) **III.** entlässt u. a. die Aa. intercostales posteriores und die Aa. phrenicae superiores **2.** Pars abdominalis (abdominale Aorta*, Bauchaorta) **I.** unterteilt in suprarenale (oberhalb des Nierenarterienabgangs), juxtarenale (im Bereich der Nierenarterien) und infrarenale (unterhalb der Nierenarterien) Bauchaorta **II.** reicht kaudal bis zur Bifurcatio aortae* in Höhe des 4. Lendenwirbels **III.** teilt sich hier in die A. iliaca communis dextra und A. iliaca communis sinistra.

Klinische Bedeutung:
- Aortenaneurysma*
- Aortendissektion*
- Aortenruptur*
- Aortenisthmusstenose*.

aortale Konfiguration → Aortenkonfiguration

Aortenaneurysma n: engl. *aortic aneurysm*. Spindel- oder sackförmige Aufweitung eines Aortensegmentes (Aneurysma verum) bedingt durch verminderte Elastizität, seltener Entzündung oder Intimaeinriss bei Aortendissektion*. Durchmesser von > 3 cm bzw. eine Erweiterung von > 50 % des Normdurchmessers bezeichnet man als aneurysmatisch. Aneurysmen > 5 cm sind aufgrund erhöhter Rupturgefahr operationspflichtig.

Epidemiologie:
- Inzidenz: 40 Erkrankungen pro 100 000 Einwohner/Jahr
- Altersgipfel: zwischen 60. und 70. Lj.
- Männer 3× häufiger betroffen
- Lokalisation: **1.** 85 % abdominales Aortenaneurysma (AAA): **I.** infrarenales AAA: ca. 60 % entstehen unterhalb des Abganges der Nierenarterien (siehe Aortenaneurysma*, Abb. dort) **II.** seltener juxta- und suprarenal lokalisiert **2.** thorakale Aortenaneurysmen (TAA): **I.** 45 % Aneurysmem der A. ascendens **II.** 35 % der A. descendens **III.** 10–15 % Bogenaneurysmen und kombinierte Formen (polyaneurysmatische Aorta) **IV.** es können sowohl echte als auch dissezierende Formen des TAA auftreten.

Klinik: Häufig asymptomatisch verlaufend, ansonsten breit gefächerte klinische Symptomatik:
- akuter, heftiger, in den Rücken ausstrahlender Brust- oder Bauchschmerz bei gedeckter Ruptur und hypovolämischem Schock bei freier Perforation
- klinische Zeichen der Aortendissektion*
- Husten, Luftnot ggf. Schluckbeschwerden bei großen TAAs
- pulsierendes Gefühl im Bereich Bauches, Völlegefühl
- Apoplex, TIA oder PRIND
- Claudicatio* intermittens
- Heiserkeit infolge einer Läsion des linken N. laryngeus recurrens (Recurrensparese) bei großem TAA des Aortenbogens.

Diagnostik: Ultraschalluntersuchungen und CT sind der Goldstandard in der Akutsituation. Für die Erstdiagnose und Verlaufskontrolle des am häufigsten auftretenden Bauchaortenaneurysmas eignet sich die Sonografie am besten. Seit 2017 ist sie als Vorsorgeuntersuchung zur Früherkennung bei Männern ab dem 65. Lebensjahr zugelassen.
- Transösophageale Echokardiografie (TEE) für die einzelnen Segmente der thorakalen Aorta
- Abdomensonografie für die Bauchaorta
- CT*-Angiografie: ist unentbehrlich für die Beurteilung des Ausmaßes und der Lage, sowie die Planung der Operation insbesondere bei endovaskulären Stentprothesen (Abb. 1)
- MR-Angiografie (siehe Abb. 2)
- Echokardiografie.

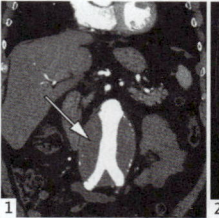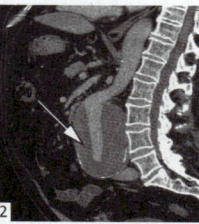

Aortenaneurysma Abb. 1: Abdominales Aortenaneurysma (CT-Angiografie); 1: anterior-posterior, 2: seitlich. [71]

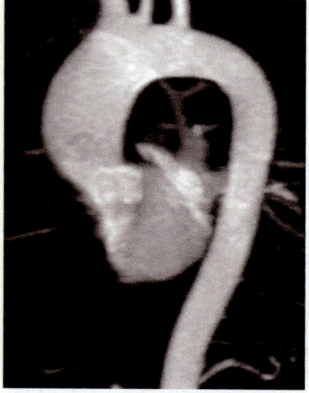

Aortenaneurysma Abb. 2: Thorakales Aortenaneurysma (Aszendensaneurysma; MR-Angiografie mit Kontrastmittel). [127]

Therapie: Operationsindikation:
- notfallmäßig jedes rupturierte Aortenaneurysma
- innerhalb von 24 h jedes symptomatische Aortenaneurysma
- elektiv in Abhängigkeit vom Aortensegment, der Größe (ab 5,5–6 cm bei TAA bzw. 4,5–5,5 cm bei AAA), der Wachstumsrate und der Ursache (z. B. wegen hoher Rupturgefahr bei Marfan*-Syndrom bereits früher indiziert). Aufgrund der geringeren postoperativen Frühletalität und Morbidität sind die endovaskulären Stentverfahren (endovascular* aneurysm repair; EVAR) den konventionellen offenen Operationen immer vorzuziehen. Nachsorge: zur rechtzeitigen Diagnose einer Undichtigkeit (Endoleak) bzw. Stentdislokationen obligat.

Prognose:
- perioperative Letalität bei elektiver OP eines infrarenalen AAA 2–4 %, bei suprarenalem AAA 5–17 %
- Letalität bei AAA-Ruptur 40–80 %.

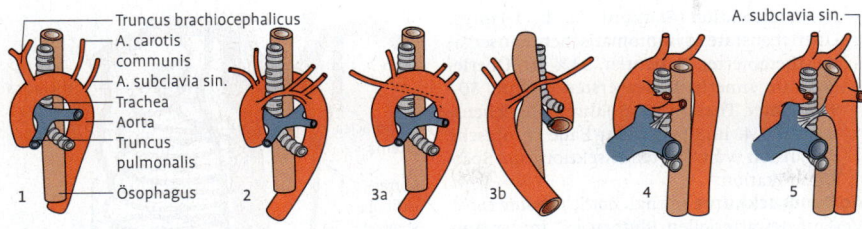

Aortenbogenanomalien: 1: normale Konfiguration; 2: doppelter Aortenbogen; 3: Linksabgang der rechten A. subclavia (A. lusoria) a: von vorn und b: von hinten; 4 und 5: rechter Aortenbogen ohne Gefäßring (4; sog. Spiegelbildform) und mit Gefäßring (5) durch retroösophageal abgehende A. subclavia sinistra aus Divertikel des distalen Aortenbogens (Kommerell-Divertikel).

Aortenbifurkationssyndrom → Leriche-Syndrom

Aortenbogen → Aorta

Aortenbogenanomalien f pl: engl. *aortic arch anomalies*. Angeborene Variationen der normalen Aortenbogenentwicklung (Aortenfehlbildung) bei Entwicklungsstörung der 4. Kiemenbogenarterien, oft unter Beteiligung des aus der 6. Kiemenbogenarterie hervorgehenden Ductus* arteriosus bzw. des Ligamentum* arteriosum. **Häufigkeit:** ca. 1 % der angeborenen Herzfehler*. **Einteilung:** siehe Abb. **Formen:**
- **Arcus aortae duplex:** doppelter Aortenbogen, häufig mit unterschiedlich weiten Gefäßlumina
- **Arteria* lusoria:** linker (normaler) Aortenbogen (Arcus aortae sinister) mit aberrierenden Arterien, v. a. des Truncus brachiocephalicus oder der rechten A. subclavia
- **Arcus aortae dexter**, hohe Rechtslage: rechter Aortenbogen mit Gefäßring (in ca. 80 % ohne assoziierte Herzfehler) oder ohne Gefäßring (z. B. bei Fallot*-Tetralogie)
- **Arcus aortae circumflexus:** im distalen Abschnitt retroösophageal zur Gegenseite ziehender linker oder rechter Aortenbogen
- seltene Aortenbogenanomalien, z. B. Unterbrechung des Aortenbogens infolge segmentaler Aplasie, häufig bei Mikrodeletion 22q11.21 (DiGeorge-Syndrom).

Klinik:
- unter Umständen symptomlos (Zufallsbefund)
- ggf. Dysphagie, Husten, Heiserkeit
- in- und exspiratorischer Stridor bis schwere Dyspnoe und Apnoeanfälle infolge einer Verlagerung und Einengung von Trachea und Ösophagus.

Therapie: Indikation zur OP bei typischen Symptomen, unter Umständen kommt es zu lebensbedrohlichen Notfällen im Neugeborenen-, Säuglings- und Kindesalter. Bei der Operation durchtrennt man meist den linken, vorn gelegenen Bogen bei doppeltem Aortenbogen, bei den anderen Anomalien wird jeweils der funktionell unbedeutendste Abschnitt des einengenden Gefäßrings durchtrennt und reseziert.

Aortenbogensyndrom n: engl. *aortic arch syndrome*. Stenosierender bzw. obliterierender Prozess an einer oder mehreren vom Aortenbogen abgehenden Stammarterien (Truncus* brachiocephalicus bzw. A. carotis communis und A. subclavia), der zu arterieller Hypotonie* im Bereich der oberen und Hypertonie im Bereich der unteren Körperhälfte führt (Syndrom der umgekehrten Aortenisthmusstenose*, sog. umgekehrtes Koarktationssyndrom). Siehe Abb.

Klinik:
- progrediente Ischämie (zerebral: Schlaganfall*; Ischämie der oberen Extremitäten: Symptome ähnlich Claudicatio* intermittens)
- bei Thrombarteriitis meist schwere Beeinträchtigung des Allgemeinzustands und stark beschleunigte BSG.

Therapie: Bei Arteriitis Glukokortikoide und Antikoagulanzien, evtl. rekonstruktive Gefäßchirurgie.

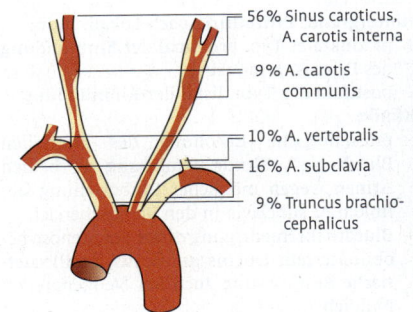

Aortenbogensyndrom: Häufigkeitsverteilung supraaortaler Stenosen.

Aortenchirurgie → Gefäßchirurgie

Aortendehnungston m: engl. *aortic ejection sound*; syn. aortaler Ejektionsklick. Unmittelbar nach dem 1. Herzton über dem Auskultationspunkt der Aortenklappe* (siehe Herzauskultation*) bis zur Herzspitze* hörbarer zusätzlicher Herzton (frühsystolischer Klick). Er entsteht durch verstärkte Anspannung der Aortenwand, wenn das Blut in der Systole unter erhöhtem Druck aus dem linken Ventrikel ausgeworfen wird.

Aortendissektion f: engl. *aortic dissection*. Aufspaltung der Wandschichten der Aorta mit Riss der Tunica intima und Eindringen von Blut in tiefere Wandschichten mit dissezierendem Aortenaneurysma* (Aneurysma dissecans der Aorta) als Folge. Therapie und Prognose hängen von Art und Ausmaß der Veränderungen ab. Männer sind 10-mal häufiger betroffen.

Hintergrund: Lokalisation: 70 % Aorta ascendens, 20 % Aorta descendens, 10 % Aortenbogen. **Pathologie:** Trennung aortaler Wandschichten (siehe Abb. 1 und Abb. 2) meist distal und in aortale Seitenäste fortsetzend, evtl. auch distal in Gefäßlumen wiedereinmündend (reentry) oder zu akutem Arterienverschluss* führend.

Einteilung:
- nach Dauer der Symptomatik: akut (≤ 14 Tage), chronisch (> 14 Tage)

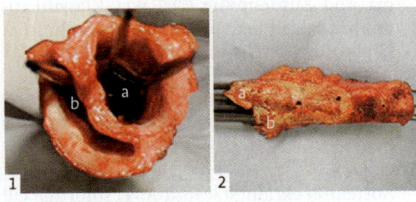

Aortendissektion Abb. 1: Darstellung des (sog. wahren) aortalen Gefäßlumens (a) sowie des durch (chronische) Dissektion entstandenen (sog. falschen) Lumens (b). [131]

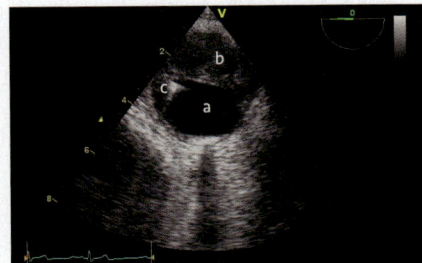

Aortendissektion Abb. 2: Chronische Aortendissektion Stanford B (transösophageale Echokardiografie während Stentimplantation); a: (sog. wahres) Lumen der Aorta descendens; b: teilthrombosiertes (sog. falsches) Lumen der Aortadescendens; c: Einführungsdraht (in sog. wahrem Lumen). [98]

Aortendruckkurve

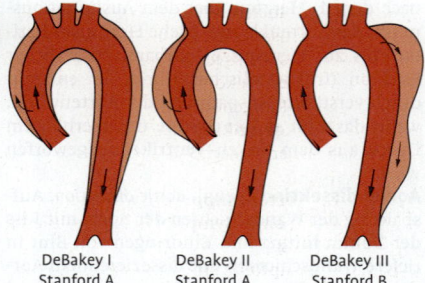

Aortendissektion Abb. 3: DeBakey- und Stanford-Klassifikation; DeBakey-Klassifikation: Typ I: Beginn in Aorta ascendens, Ausdehnung in Arcus aortae, Aorta descendens und große Äste; Typ II: Beschränkung auf Aorta ascendens; Typ III: Beginn in Aorta descendens nach Abgang der A. subclavia sinistra (III a oberhalb, III b unterhalb des Zwerchfells); Stanford-Klassifikation: Typ A: jede Aortendissektion mit Beteiligung der Aorta ascendens, Typ B: Dissektion der Aorta descendens ohne Beteiligung der Aorta ascendens (zusätzlich: Non-A-, Non-B-Aortendissektion: isolierte Dissektion des Aortenbogens).

- nach Lokalisation der Einrissstelle der Intima und Ausdehnung (DeBakey-Klassifikation) bzw. nach beteiligten Aortenabschnitten (Stanford-Klassifikation, siehe Abb. 3).

Klinik:
- heftige Schmerzen in Rücken, Thorax und/oder Epigastrium
- hypertensive Krise.

Therapie:
- Aortendissektion Stanford A: **1.** sofortige OP **2.** Herzklappenrekonstruktion* (Aortenklappenrekonstruktion) bzw. Herzklappenersatz (Aortenklappenersatz) mit suprakoronarem Aszendensersatz oder **3.** Implantation einer klappentragenden Rohrprothese mit Reimplantation der Koronarien in die Prothese oder **4.** Aszendensbogenersatz (operative Letalität 10–30 %, bei Dissektion mit Komplikationen 30–50 %)
- Aortendissektion Stanford B: **1.** konservativ (antihypertensive Therapie) **2.** ggf. operativ notfallmäßig bei Komplikation (Ruptur, Ischämie von Bauchorganen oder Beinen) oder aneurysmatischer Erweiterung der Aorta thoracalis descendens im Verlauf; Verfahren: **I.** möglichst minimal-invasiv: z. B. Katheter-induzierte Fenestrierung, Penetration der Dissektionsmembran, Ballonkatheter oder, falls möglich, endovaskuläre Stentprothese (Letalität 20–80 %) **II.** offen-chirurgisch: klassischer Deszendensersatz mit Rohrprothese.

Prognose:
- Aortendissektion Stanford A: Mortalitätsrate bei Spontanverlauf 36–72 %

- Aortendissektion Stanford B: **1.** 1-Jahres-Überlebensrate asymptomatischer, konservativ therapierter Patienten 94 % **2.** Überlebensrate innerhalb der ersten 2 Jahre 80–90 % unter Therapie **3.** 5-Jahres-Überlebensrate 86 % **4.** in 30–40 % der Fälle chronische Expansion von Aortendissektion als Spätkomplikation.

Aortendruckkurve *f*: engl. *aortic pressure curve*. Verlauf des arteriellen Blutdrucks* in der Aorta*. Die Aortendruckkurve wird im Rahmen einer Herzkatheterisierung* aufgezeichnet. Bei Öffnung der Aortenklappe* kommt es zum Druckanstieg, es folgt die Inzisur beim Schluss der Aortenklappe, danach fällt der Druck langsam ab.

Aortenfehlbildungen → Aortenbogenanomalien

Aortengabel *f*: engl. *aortic bifurcation*; syn. Bifurcatio aortae. Teilungsstelle der Aorta abdominalis auf Höhe des 4. Lendenwirbels. Hier gabelt sich die Aorta* in die A. iliaca communis sinistra und die A. iliaca communis dextra. Gefäßverschlüsse in diesem Bereich werden als Leriche*-Syndrom bezeichnet und sind beispielsweise auf kardiale Embolien* oder Arteriosklerosen zurückzuführen.

Aortenherz → Aortenkonfiguration

Aorteninsuffizienz → Aortenklappeninsuffizienz

Aortenisthmus → Aorta

Aortenisthmusstenose *f*: engl. *stenosis of the aortic isthmus*. Angeborene pathologische Verengung im Bereich des Isthmus aortae. Patienten zeigen Symptome der Herzinsuffizienz* sowie Kopfschmerzen, Epistaxis* und Wadenschmerzen. Typisch sind der prästenotisch erhöhte und der poststenotisch erniedrigte Blutdruck*. Diagnostiziert wird klinisch, mittels EKG* und bildgebend. Behandelt wird operativ oder interventionell.

Hintergrund: Einteilung nach Lokalisation:
- präduktaler Typ: proximal der Einmündung des Ductus* arteriosus
- postduktaler Typ: distal der Einmündung.

Klinik:
- prästenotische Erhöhung des arteriellen Blutdrucks*, Blutdruckmessung an beiden Armen wegen möglicher Einbeziehung der linken A. subclavia in den Stenosebereich
- Blutdruckerniedrigung distal der Stenose bei obliteriertem Ductus arteriosus, oszillometrische Bestimmung auch bei Neugeborenen möglich
- Minderperfusion der unteren Körperhälfte bei höhergradiger Aortenisthmusstenose mit Kollateralkreislauf v. a. über Aa. thoracicae internae und Aa. intercostales (siehe Abb.; führt zu Rippenusuren*)

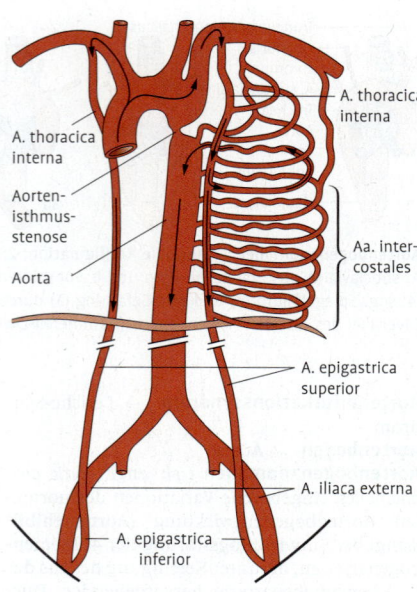

Aortenisthmusstenose: Kollateralkreislauf.

- Mischungszyanose der unteren Körperhälfte bei offenem Ductus arteriosus und präduktaler Aortenisthmusstenose infolge Rechts-Links-Shunt bei fast normalem Blutdruck
- Links-Rechts-Shunt mit Volumen- und Druckbelastung des Lungenkreislaufs (pulmonale Hypertonie*) bei offenem Ductus arteriosus und postduktaler Aortenisthmusstenose
- bereits in den ersten Lebenswochen kardiale Dekompensation mit Lungenödem, Hepatosplenomegalie und Ödemen bei Koarktationssyndrom.

Therapie:
- operativ: **1.** bei Neugeborenen und Säuglingen operative Resektion mit End-zu-End-Anastomosierung **2.** bei hypoplastischem distalem Aortenbogen operative Resektion mit erweiterter End-zu-End-Anastomose **3.** oder bei Erwachsenen Überbrückung durch Gefäßtransplantat oder Kunststoffprothese **4.** manchmal plastische Erweiterung durch die eigene A. subclavia (Waldhausen*-Operation) bzw. Kunststoff
- interventionell, v. a. bei postoperativer Restenose: Ballonangioplastie*, Stentimplantation.

Aortenklappe *f*: engl. *aortic valve*; syn. Valva aortae. Taschenklappe* zwischen Aorta* und linkem Ventrikel des Herzens. Im Ostium aortae liegend verhindert sie mit ihren 3 taschenähnlichen Ausstülpungen (Valvulae semiluna-

Aortenklappeninsuffizienz

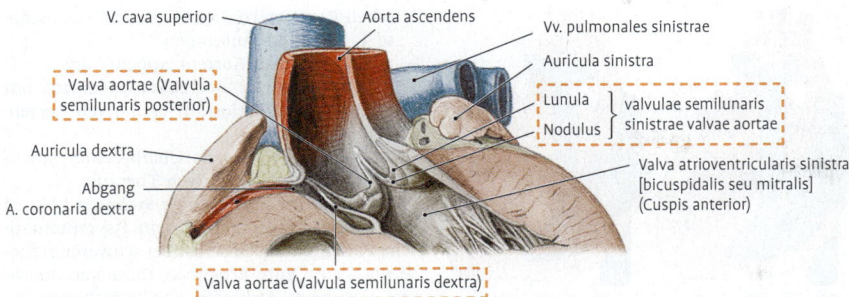

Aortenklappe: Frontalschnitt durch den Aortenabgang des Herzens. Die Aortenklappe liegt zwischen dem linken Ventrikel und der Aorta und verhindert den Blutrückfluss in der Diastole. Die Taschenklappe besteht aus 3 „Taschen" (Valvulae semilunares sinistra, dextra und posterior). Auf dem Rand jeder Valvula befinden sich ein feines Knötchen (Nodulus valvulae semilunaris) und ein feiner Saum (Lunula valvulae semilunaris), die die Taschen in der Diastole gegeneinander abdichten. Direkt hinter der Aortenklappe befinden sich die Abgänge der Aa. coronariae dextra und sinistra. [4]

res) während der Diastole*, dass Blut* aus der Aorta* zurück ins Herz fließt. Eine Aortenklappenstenose* ist ein möglicher Auslöser von Synkopen*. Siehe Abb.

Aortenklappenersatz m: Chirurgischer Eingriff (interventionell* oder am offenen Herzen), um eine stenosierte oder insuffiziente Aortenklappe* durch eine künstliche Herzklappe* zu ersetzen. Man unterscheidet zwischen einer biologischen und einer mechanischen Herzklappenprothese. Die Prognose nach erfolgreichem Ersatz ist gut.

Indikationen:
- symptomische oder schwere Aortenklappeninsuffizienz*
- symptomische oder schwere Aortenstenose*
- infektiöse Endokarditis*.

Methoden:
- interventionelle/minimal-invasive Methode: 1. kathetergestütze Implantation einer Kunstklappe über einen transfemoralen oder transapikalen Zugang 2. siehe hierzu auch TAVI
- chirurgische/invasive Methode = Operation am offenen Herzen: 1. Zugang zur Aortenklappe über die eröffnete Aorta nach Thorakotomie* (mediane Sternotomie*) und unter Anwendung der Herz*-Lungen-Maschine 2. Ross*-Operation 3. David*-Operation 4. Bentall*-deBono-Operation.

Prognose: 5-Jahres-Überlebensrate nach Klappenersatz 75 %.

Aortenklappenfehler → Aortenklappenstenose

Aortenklappeninsuffizienz f: engl. *aortic valve insufficiency*; syn. Aorteninsuffizienz. Akut oder chronisch auftretende Schlussunfähigkeit der Aortenklappe*. Leitsymptom ist Dyspnoe*, je-

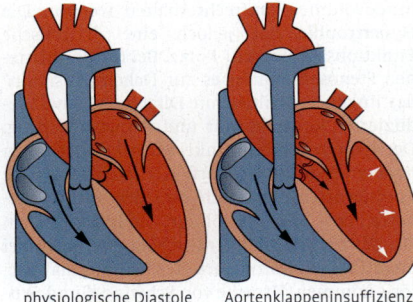

physiologische Diastole   Aortenklappeninsuffizienz

Aortenklappeninsuffizienz: Linksventrikuläre Volumenbelastung.

doch kann auch eine hochgradige Insuffizienz* lange asymptomatisch bleiben. Die Diagnose wird echokardiografisch gestellt, therapiert wird meist operativ. Asymptomatische Patienten haben eine gute Prognose, beim Auftreten von Symptomen verschlechtert sie sich erheblich.

Erkrankung: Pathophysiologie: Weil sich die Aortenklappe nicht schließt, kommt es zur diastolischen Regurgitation* von Blut aus der Aorta* in den linken Ventrikel. Die resultierende Volumenbelastung kann das Herz durch Dilatation* und exzentrische Hypertrophie* des linken Ventrikels zunächst kompensieren (siehe Abb.). Längerfristig kommt es jedoch zur Gefügedilatation und Abnahme der myokardialen Kontraktilität. Diese führt zum Anstieg von enddiastolischem Druck und Volumen sowie einer zunehmenden Linksherzinsuffizienz*. Bei der akuten Aortenklappeninsuffizienz führt die plötzliche Volumenbelastung aufgrund mangelnder Kompensationsmechanismen zum akuten Anstieg des linksventrikulären Füllungsdrucks, kardialer Dekompensation* und Entwicklung eines Lungenödems.

Klinik: Akute Aortenklappeninsuffizienz:
- akute Linksherzdekompensation
- Lungenödem.

Chronische Aortenklappeninsuffizienz:
- häufig lange ohne Symptome, Patient bleibt leistungsfähig
- klinische Symptome sind daher nicht ausreichend für die Einschätzung des Schweregrades
- mögliche Symptome nach Erschöpfung der kardialen Kompensationsmechanismen: 1. Dyspnoe (Leitsymptom) 2. Abnahme der Leistungsfähigkeit 3. Palpitationen* 4. pulssynchrones Dröhnen im Kopf 5. seltener: Synkopen*, Herzrhythmusstörungen*, Angina* pectoris (durch relative Koronarinsuffizienz*).

Therapie: Medikamentöse Therapie:
- akute Aortenklappeninsuffizienz: 1. nur als Überbrückungsmaßnahme bis zur schnellstmöglichen Operation des Patienten 2. Ziel: Senkung des arteriellen Blutdrucks mittels Vasodilatoren auf das niedrigste noch tolerable Maß
- chronische Aortenklappeninsuffizienz: 1. bei asymptomatischen Patienten: I. körperliche Aktivität: leichte bis mittelschwere Belastung II. Blutdruckregulation III. Vasodilatoren und Nachlastsenker wie ACE*-Hemmer und Hydralazin*: sie reduzieren das Regurgitationsvolumen und haben günstige hämodynamische Wirkung (Langzeitnutzen nicht gesichert) 2. bei symptomatischen Patienten, die nicht operiert werden können: I. Diuretika bei Zeichen kardialer Dekompensation II. Vasodilatoren III. möglichst keine Beta*-Blocker, aufgrund der Verlängerung der Diastolendauer.

Operative Therapie: In der Regel als Herzklappenersatz, seltener als Herzklappenrekonstruktion*. Bei höhergradiger Aortenklappeninsuffizienz drohen bereits vor dem Auftreten ausgeprägter klinischer Symptome irreversible Schädigungen des Myokards*, weshalb der Wahl des richtigen Operationszeitpunktes große Bedeutung zukommt. Die Operationsindikation ist abhängig von
- klinischen Symptomen
- echokardiografischen Parametern
- Schweregrad der Stenose
- Begleiterkrankungen.

Prognose: Auch eine hochgradige Aortenklappeninsuffizienz kann lange Zeit asymptomatisch sein. Bei leicht bis mittelgradiger Aortenklappeninsuffizienz liegt die 10-Jahres-Überle-

Aortenklappenrekonstruktion

bensrate* bei 90%. Mit dem Auftreten von Symptomen verschlechtert sich die Prognose rapide.

Aortenklappenrekonstruktion *f*: Komplexes Operationsverfahren zur Wiederherstellung einer funktionstüchtigen Aortenklappe* mit Ersatz der Aortenwurzel. Die Aortenklappenrekonstruktion ist eine Alternative zum Aortenklappenersatz*. Die Klappe des Patienten bleibt erhalten, sodass eine postoperative, lebenslange Antikoagulation überflüssig ist. Voraussetzung für die OP sind morphologisch intakte Taschenklappen*. Siehe hierzu auch Herzklappenrekonstruktion*.

Indikationen:
- dilatierte Aortenklappe (aber mit morphologisch intakten Taschenklappen), häufig in Kombination mit einem Aortenaneurysma*
- Aortenklappeninsuffizienz*.

Methoden und Ablauf:
- Technik angepasst an die individuelle Morphologie des Herzens
- Operation am offenen Herzen unter Vollnarkose und mit Anwendung der Herz*-Lungen-Maschine
- Verfahren nach Yacoub: **1.** bei isolierten Dilatationen, ggf. mit Aortenaneurysma* oder Aortendissektion* **2.** siehe hierzu auch Yacoub*-Operation
- Verfahren nach David: **1.** vollständige Reimplantation der Aortenklappe **2.** siehe hierzu auch David*-Operation

Vor- und Nachteile gegenüber einem Aortenklappenersatz*
- Vorteile: **1.** keine lebenslange Antikoagulation notwendig **2.** geringere Gefahr der Klappenabnutzung
- Nachteile: **1.** Operation kann nur von einem erfahrenen Chirurgen durchgeführt werden, d.h. die OP ist nicht an allen deutschen Krankenhäusern möglich **2.** neueres Operationsverfahren, d.h. es gibt keine Langzeitstudien über einen Zeitraum länger als 10 Jahre postoperativ.

Aortenklappenstenose *f*: engl. *aortic stenosis*; syn. Aortenstenose. Angeborener oder erworbener Herzklappenfehler* mit unzureichender Öffnung der Aortenklappe*. Symptome sind Belastungsdyspnoe*, Angina* pectoris, Schwindel und Synkopen*, jedoch können selbst hochgradige Stenosen* lange Zeit asymptomatisch bleiben. Therapiert wird operativ. Asymptomatische Patienten haben eine gute Prognose, beim Auftreten von Symptomen verschlechtert sie sich erheblich. Siehe Abb.

Erkrankung: Pathophysiologie: Die Verengung des linksventrikulären Ausflusstraktes führt zu chronischer Druckbelastung und konzentrischer Hypertrophie* des linken Ventrikels. Der systolische Gradient über der Klappe

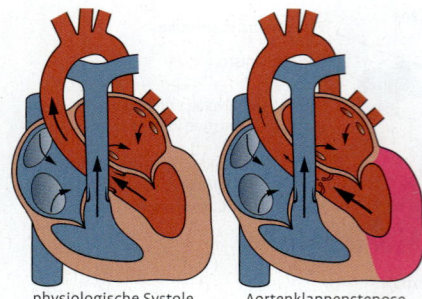

physiologische Systole   Aortenklappenstenose

Aortenklappenstenose: Verminderung der Aortenklappenöffnungsfläche, intrastenotische Flussbeschleunigung, linksventrikuläre Druckbelastung und erhöhter mittlerer Druckgradient bei valvulärer Aortenstenose.

kann zunächst überwunden und das Herzminutenvolumen* aufrechterhalten werden. Die Hypertrophie hat jedoch eine diastolische Funktionsstörung zur Folge. Bei fortgeschrittenen Stenosen kommt es zur Dekompensation* des linken Ventrikels mit Dilatation* sowie reduzierter Kontraktilität und Auswurfleistung. Der hypertrophierte linke Ventrikel hat einen höheren Sauerstoffbedarf. Gleichzeitig ist die Koronarperfusion durch erniedrigten poststenotischen und erhöhten enddiastolischen Druck vermindert. Hierdurch kann es auch bei unauffälligen Koronararterien* zu Angina* pectoris kommen. Ursache von Schwindel und Synkopen* bei hochgradigen Stenosen ist ein inadäquat steigerbares Herzminutenvolumen*, seltener Herzrhythmusstörungen*.

Klinik:
- häufig lange symptomlos, selbst bei hochgradiger Stenose
- Belastungsdyspnoe (häufigstes Initialsymptom)
- Angina pectoris
- Schwindel
- Synkopen
- Leistungsminderung
- Auskultationsbefund: **1.** spindelförmiges, raues Systolikum **2.** Punctum* maximum im 2. Interkostalraum parasternal rechts **3.** Fortleitung in die Karotiden.

Therapie: Konservativ:
- einzige konservativ mögliche Maßnahme: körperliche Schonung
- symptomatische Therapie der Herzinsuffizienz (bei Kontraindikationen für eine Operation und geringer Lebenserwartung).

Operative Therapie:
- die Operationsindikation ist abhängig von: **1.** klinischen Symptomen **2.** echokardiografischen Parametern **3.** Schweregrad der Stenose **4.** Begleiterkrankungen
- meist operativer Aortenklappenersatz
- kathetergeführter Aortenklappenersatz nur bei Kontraindikation für operativen Aortenklappenersatz
- Valvuloplastie* nur als Überbrückungsmaßnahme bis zur definitiven Therapie.

Prognose: Auch hochgradige Stenosen können viele Jahre asymptomatisch sein. Asymptomatische Patienten haben selbst bei schwerer Stenose noch eine gute Prognose. Diese verschlechtert sich beim Auftreten von Symptomen erheblich, die mittlere Überlebensdauer beträgt dann nur 2–3 Jahre, die Häufigkeit eines plötzlichen Herztodes nimmt zu.

Aortenknopf *m*: engl. *aortic knob*. Bezeichnung für den Teil der Herzsilhouette, der dem Aortenbogen entspricht. Im Röntgen ist er bei der Aortenkonfiguration* betont.

Aortenkoarktation → Coarctatio aortae

Aortenkonfiguration *f*: engl. *aortic configuration*; syn. Linksherzkonfiguration. Röntgenolo-

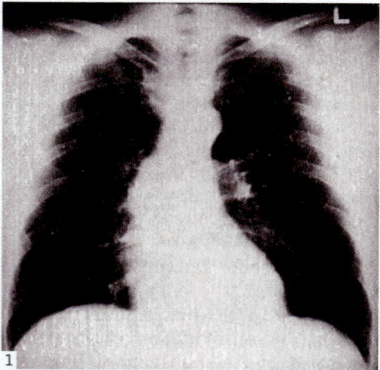

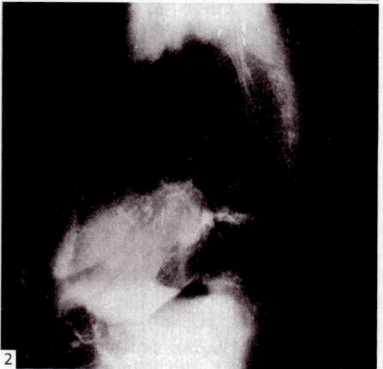

Aortenkonfiguration: Aortal konfiguriertes Herz bei Aortenklappeninsuffizienz; Röntgen-Thorax-Aufnahme (1: anterior-posteriorer; 2: seitlicher Strahlengang). [203]

gische Bezeichnung für die charakteristische Herzsilhouette bei einem Aortenvitium mit Linksherzvergrößerung und Erweiterung der Aorta ascendens. Die genaue Diagnostik dieser Erkrankung des Herzens erfolgt durch Echokardiografie*. Siehe Abb.

Aortenruptur f: engl. *aortic rupture*. Zerreißung der Aorta. Es handelt sich um einen medizinischen Notfall mit sofortiger OP-Indikation. Zur Diagnostik der Aortenruptur werden bildgebende Verfahren eingesetzt. Die Letalität der Erkrankung beträgt bei gedeckter Ruptur < 20 %, bei freier Ruptur > 90 %.
Klinik: Abhängig von der Lokalisation:
- freie oder gedeckte innere Blutung mit akut einsetzendem, heftigem Rücken-, Thorax- und/oder Bauchschmerz, Akutem* Abdomen, hämorrhagischem Schock
- Hämoperikard mit oder ohne Perikardtamponade, Pleuraerguss, Hämatothorax (meistens links)
- bei Ruptur in Bronchialsystem bzw. Ösophagus: Dyspnoe, Schock, Aspiration, Hämatemesis, Husten.

Therapie: Sofortige OP mit Interposition einer Gefäßprothese, bei gedeckter Ruptur auch endovaskuläre Stentprothesenimplantation (siehe Aortenaneurysma*).
Prognose:
- perioperative Letalität bei offener OP ≤ 30 %, bei endovaskulärem Verfahren 10–15 %
- postoperative Paraparese nach offener OP bei ≤ 10 %, nach endovaskulärem Verfahren bei < 5 % der Patienten.

Aortenschlitz → Hiatus aorticus
Aortensklerose f: engl. *aortic sclerosis*. Arteriosklerose der Aorta*. Die Aortensklerose tritt zu ca. 15 % im Aortenbogen, zu ca. 85 % im Bereich der Bauchaorta auf und kann dort abgehende Gefäße verschließen (beispielsweise die A. renalis oder A. mesenterica superior). Die Behandlung erfolgt entsprechend der Arteriosklerose.
Aortenstenose → Aortenklappenstenose
Aortenstenting n: engl. *aortic stenting*. Klinische Bezeichnung für aortale Stentimplantation einer gecoverten endovaskulären Stentprothese bei Aortenaneurysma* bzw. Aortendissektion* oder eines konventionellen (nicht gecoverten) Stents* bei Aorten(isthmus)stenose.
Aortenulkus, penetrierendes n: engl. *penetrating aortic ulcer*. Durch das Aufbrechen einer arteriosklerotischen Plaque entstandenes Ulkus* der Aortenwand, das die inneren Wandschichten durchbricht und meist zu einem intramuralen Hämatom* führt. Klinische Symptome sind (teils heftigste) thorakale Schmerzen. Als gefährliche Komplikation des penetrierenden Aortenulkus droht die Aortenruptur*. Behandelt wird mittels Stentimplantation oder Aortenprothese.

Lokalisation: In ca. 80 % der Fälle Aorta descendens, häufig suprarenal.
Klinik:
- thorakale Schmerzen durch Einblutung in die Gefäßwand
- Aussackung und Ausdünnung der Gefäßwand an der betroffenen Stelle, evtl. rezidivierende Thromboembolie, Aortendissektion oder -ruptur.

Therapie: Operativ: endovaskuläre Stentimplantation oder offene Operation mit Aortenprothese.
Aortitis f: Seltene, autoimmune oder infektiöse Entzündung der Aorta*. Ursächlich sind Infektionen, z. B. septische Streuung bei Endokarditis* oder Spätphase der Lues und Autoimmunerkrankungen wie Riesenzellarteriitis*, Takayasu*-Arteriitis, idiopathische Aortitis und Cogan-Syndrom I. Behandelt wird entsprechend der Ursache.
Mögliche Ursachen: Autoimmune Auslöser, z. B.
- Riesenzellarteriitis
- Takayasu-Arteriitis.

Infektiöse Auslöser, z. B.
- grampositive Bakterien wie Staphylococcus*, Enterokokken*, Streptococcus pneumoniae
- gramnegative Bakterien wie Salmonella*.

Aortografie → Angiografie
aortoiliakaler Arterienverschluss → Periphere arterielle Verschlusskrankheit
aortopulmonaler Septumdefekt → Fenster, aortopulmonales
AP: Abk. für → Aktionspotenzial
AP: Abk. für → Angina pectoris
AP [Physiologie] f: Abk. für Alkalische Phosphatase, die Gesamtheit der 15 menschlichen Isoenzyme, die Phosphorsäureester hydrolisieren. Sie finden sich u. a. in Knochen*, Leber und Gallenwegen. Ihre Erhöhung im Serum kann auf eine Erkrankung der Leber, der Gallenwege oder einen veränderten Knochenstoffwechsel hinweisen. Für Details siehe AP [Laborwert].
a.-p.: Abk. für → a.p.-Projektion
APA: Abk. für → Antiphospholipid-Antikörper
Apathie f: engl. *apathy*. Teilnahms- und Leidenschaftslosigkeit, Abwesenheit von Affekten* und Antrieb*, Unempfindlichkeit gegenüber äußeren Reizen, oft verbunden mit Inappetenz*, Schlafstörungen bzw. Schläfrigkeit und Niedergeschlagenheit. Ursächlich sind Demenz* und Depression*, psychische Traumata (posttraumatische* Belastungsstörung), Konsum psychotroper Substanzen, Psychose*, Hypothyreose*, Autismus* Nebenwirkung von Medikamenten (z. B. Neuroleptika*).
apathogen: engl. *non-pathogenic*. Nicht krank machend.

APC: Abk. für adenomatous polyposis coli → Familiäre adenomatöse Polyposis
APC: Abk. für aktiviertes Protein C → Protein C
APC: Abk. für antigen presenting cells → Zellen, antigenpräsentierende
APC-Protein n: engl. *adenomatous polyposis coli protein*; syn. Adenomatöses Polyposis Coli Protein. Tumorsuppressor, der Teil des β-Catenin-Abbaukomplexes und somit des Wnt*-Signalwegs ist. Das APC-Protein wird vom APC-Gen kodiert. Mutationen in diesem Gen verursachen familiäre adenomatöse Polyposis, Kolonkarzinom, Medulloblastom*, Gardner*-Syndrom und Turcot*-Syndrom.
APC-Viren: Abk. für → Adenoidal Pharyngeal Conjunctival Viruses
Apert-Syndrom n: engl. *Apert's syndrome*. Den Akrozephalosyndaktylie-Syndromen zugeordneter autosomal-dominant erblicher Fehlbildungskomplex. Charakteristisch sind Turmschädel, Gesichtsdeformierung, Syndaktylien und Intelligenzminderung. Behandelt wird operativ. Siehe Abb.

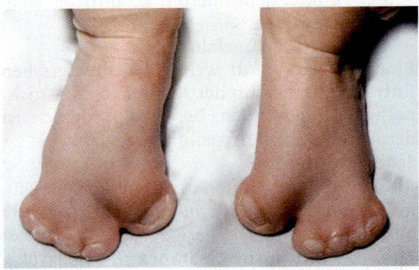

Apert-Syndrom: Totale Syndaktylie der Füße. [100]

Apertura pelvis inferior f: engl. *pelvic outlet*; syn. Beckenausgang. Längsovaler Beckenausgang. Die Öffnung ist begrenzt durch Os* coccygis, Arcus* pubicus und Ligg. sacrotuberalia. Die Apertura pelvis inferior wird durch die Muskulatur des Beckenbodens verschlossen.
Apertura pelvis superior f: engl. *pelvic inlet*. Querovaler Eingang in das kleine Becken, begrenzt durch die Linea terminalis, die von Promontorium, Ala sacralis, Linea* arcuata, Pecten* ossis pubis, Tuberculum pubis und Symphyse* umrandet wird.
Hinweis: Die 3 Durchmesser an der Apertura pelvis superior, Diameter obliqua, Diameter sagittalis und Diameter transversa sind in der Geburtshilfe wichtig.
Apex m: Spitze, z. B. Apex cordis (Herzspitze).
APF: Abk. für Animal-Protein-Faktor → Vitamin B_{12}
Apfelsinenschalenhaut → Orangenhaut
Apgar-Schema n: engl. *Apgar score*; syn. Apgar-Score. Punkteschema zur Beurteilung des kindli-

APGN

Apgar-Schema			
Kriterium	Bewertung 0 Punkte	1 Punkt	2 Punkte
Atembewegungen	keine	flach, unregelmäßig	gut, Schreien
Puls	nicht wahrnehmbar	langsam (< 100)	> 100
Grundtonus (Muskeltonus)	schlaff	wenige Beugungen der Extremitäten	aktive Bewegung
Aussehen (Kolorit)	blau, blass	Körper rosa, Extremitäten blau	vollständig rosa
Reflexerregbarkeit	keine Reaktion	Schrei	kräftiger Schrei

chen Wohlergehens nach der Geburt. Nach 1 (also nicht unmittelbar), 5 und 10 min postpartal werden jeweils 5 Kriterien beurteilt und mit 0, 1 oder 2 Punkten bewertet. Die Angaben erfolgen dann als Zahlenreihe, z. B. Apgar 9 – 10 – 10.
Einteilung:
- 9–10 Punkte: optimal lebensfrisches Neugeborenes
- 5–8 Punkte: deprimiertes, gefährdetes Neugeborenes
- < 5 akute Lebensgefahr.

Eine Korrelation zur weiteren neurologischen Entwicklung der Kinder konnte bislang nicht nachgewiesen werden, bei Frühgeborenen ist der Apgar-Score nur wenig aussagefähig.
Schema: Siehe Tab.
APGN: Abk. für akute Poststreptokokken-Glomerulonephritis → Glomerulonephritis, akute postinfektiöse

Apha-1-Antitrypsin-Clearance *f*: engl. *alpha-1-antitrypsin clearance*; syn. A1A-Clearance. Aus Alpha*-1-Antitrypsin im Stuhl und im Serum* berechneter Laborparameter. Alpha-1-Antitrypsin wird im Gastrointestinaltrakt* unverändert ausgeschieden, die Alpha-1-Antitrypsin-Clearance entspricht daher der enteralen Proteinausscheidung. Sie wird bei Hypoproteinämie* und bei Verdacht auf enteralen Proteinverlust bestimmt. Der Nachweis im Serum erfolgt per Nephelometrie, im Stuhl per ELISA.

Aphagie *f*: engl. *aphagia*. Griechisch „ohne essen", in der Medizin das (vollständige) Unvermögen oder die Weigerung, Nahrung zu schlucken. Das Ursachenspektrum entspricht dem der (wesentlich häufigeren) Dysphagie* (Schluckstörung). Ursachen und Behandlung siehe dort.

Aphakie *f*: engl. *aphakia*. Fehlen der Linse. Eine Aphakie ist selten angeboren und war früher häufig der Zustand nach Kataraktoperationen. Heute wird mittels Linsenimplantation*, Kontaktlinsen* oder Starglas behandelt.

Aphasie *f*: engl. *aphasia*. Zentrale Sprachstörung* nach (weitgehend) abgeschlossener Sprachentwicklung* infolge Schädigung der Sprachregion* (meist der linken Hemisphäre), z. B. bei Schlaganfall*, intrazerebralem Hämatom*, Schädelhirntrauma*, Hirntumoren*, Hirnatrophie* oder Enzephalopathie*. Meist sind Sprachverstehen und Sprachproduktion beeinträchtigt. Therapiert wird die Grunderkrankung sowie mit Logopädie*, Ergotherapie* und Psychotherapie*. **Klassifikation:** Nach dem neoklassischen Syndromansatz (z. B. Aachener Schule) hinsichtlich der pathologisch-anatomischen Befunde. **Standardsyndrome:**
- **Broca-Aphasie** (veraltet motorische Aphasie) als vorwiegend expressive Sprachstörung bei Läsionen im Versorgungsgebiet der A. precentralis, mit stark gestörter, verlangsamter und mühsamer Sprachproduktion, undeutlicher, oft dysarthrischer Artikulation, Agrammatismus*, eingeschränktem Wortschatz und phonematischer Paraphasie* bei nur leicht gestörtem Sprachverständnis
- **Wernicke-Aphasie** (veraltet sensorische Aphasie) als vorwiegend rezeptive Sprachstörung bei Läsionen im Versorgungsgebiet der A. temporalis posterior mit starker Störung des Sprachverständnisses bei flüssiger, jedoch paraphasisch und semantisch gestörter Sprachproduktion (bis zur Logorrhö*), meist gut erhaltener Artikulation, Paragrammatismus*, semantischer und phonologischer Paraphasie und Verwendung von Neologismen bis zum Jargon
- **amnestische Aphasie** bei temporoparietalen Läsionen mit Wortfindungsstörung*, Paraphasie und leicht gestörtem Sprachverständnis bei meist flüssiger Sprachproduktion
- **globale Aphasie** bei meist großen Läsionen im Versorgungsgebiet der Arteria* cerebri media mit starker Störung des Sprachverständnisses und der Sprachproduktion, bei der häufig nur einzelne Wörter, aber auch Paraphasien, Neologismen und sog. Sprachautomatismen (Automatismus*) vorkommen.

Klinik:
- tritt in unterschiedlichen Ausprägungen auf und betrifft verschiedene Komponenten des Sprachsystems (Phonologie, Syntax, Lexikon, Semantik)
- meist sind Sprachverstehen und Sprachproduktion beeinträchtigt
- sprachabhängige Leistungen wie Lesen, Schreiben und Rechnen können beeinträchtigt sein (Dyslexie*, Dysgrafie*, Akalkulie*)
- evtl. Kombination mit Sprechapraxie*, Agnosie*, Dysphagie* oder Dysarthrie*
- zu unterscheiden ist die permanente (dauerhafte) von der passageren (vorübergehenden) Aphasie
- insbesondere im Rahmen von Schädelhirntraumen kommt es zu passageren Aphasien.

Therapie:
- Behandlung der Grunderkrankung
- logopädische Therapie
- Psychotherapie
- Ergotherapie* und Physiotherapie*.

Prognose:
- meist rasche Verbesserung innerhalb der ersten 4 Wochen
- chronischer Zustand nach spätestens 12 Monaten.

Aphasie, amnestische *f*: engl. *Amnesic Aphasia*. Zentrale Sprachstörung, meist als Zeichen einer schweren Demenz. Die Patienten sind typischerweise gut artikuliert. Sie zeigen Wortfindungsstörungen, semantische und phonematische Paraphasien. Im Gegensatz zu motorischer, sensorischer bzw. globaler Aphasie finden sich aber kein Agrammatismus und keine Sprachverständnisstörung.

Aphasie, primär progressive *f*: Abk. PPA. Demenzielle Erkrankung mit vorrangigem Abbau von sprachlichen Leistungen. Unterschieden wird zwischen der flüssigen und der nichtflüssigen PPA. Die PPA wird in den Syndromkomplex der frontotemporalen lobären Degeneration integriert. Häufig stellen Wortfindungsstörungen* das erste Symptom dar. Die Sprachstörung* bleibt über Jahre das herausragende kognitive Defizit.

Apherese → Plasmapherese

Aphonie *f*: engl. *aphonia*. Ton- bzw. Stimmlosigkeit (Flüsterstimme, Schonstimme*) verschiedener Ätiologien (z. B. psychogen, organisch, funktionell). Behandelt wird je nach Ursache mit logopädischer Therapie (Stimmtherapie*), ggf. Psychotherapie bzw. operativ oder medikamentös.

Ätiologie:
- **organisch:** 1. Entzündung (z. B. Laryngitis*) 2. Tumor 3. morphologische Veränderungen (z. B. Verdickungen, Ödeme, Granulome, Zysten, Polypen, Papillome) 4. Stimmlip-

penlähmung 5. Kehlkopfoperation (z. B. Laryngektomie)
- **iatrogen:** unklare Ursache
- **funktionell: 1.** funktionelle Aphonie* (engl. *functional aphonia*) **2.** z. B. nach extremer Überlastung der Stimme
- **psychogen: 1.** psychogene Aphonie **2.** z. B. bei psychischer Belastung, Traumata, Stress oder als Begleiterscheinung psychischer Erkrankungen (z. B. Depression) **3.** Vitalfunktionen wie Husten, Räuspern, Lachen, Weinen, Seufzen und Stöhnen können weiter noch stimmhaft produziert werden **4.** bei Vertäubung ist in der Regel stimmhafte Phonation möglich.

Therapie:
- Beratung
- ggf. Stimmruhe
- logopädische Therapie (Stimmtherapie)
- bei psychogener Aphonie ggf. zusätzlich Psychotherapie
- bei organischer bedingter Aphonie ggf. operativ
- bei Entzündung ggf. medikamentös.

Aphonie, funktionelle: engl. *functional aphonia*. Psychogene Stimmstörung, die sich als Tonlosigkeit oder Schonstimme manifestiert. Therapiert wird durch Logopädie mit Stimm- und Atemübungen, Entspannungsübungen und/oder Psychotherapie. **Formen:**
- Hypofunktionelle Aphonie mit entspannten Taschenfalten und Glottis
- hyperfunktionelle Aphonie mit krampfartiger Kontraktur von Taschenfalten und Glottis.

Ätiologie:
- Vermehrte Stimmbelastung, Überlastung der ungeübten Stimme (z. B. bei Sprechberufen, Sängern)
- Infektionen (insbesondere Laryngitis)
- psychische Belastung, Schreckerlebnisse o. a. Stressoren.

Diagnostik: Laryngologisch: Fehlender Stimmlippenschluss bei Phonationsversuch bei intakten Strukturen.

Aphrodisiaka *n pl*: engl. *aphrodisiacs*. Den Sexualtrieb, die sexuelle Lust und die Potenz steigernde bzw. wiederherstellende Mittel. Indikation und Wirkung der Aphrodisiaka sind umstritten und nicht objektiv messbar.
Formen: Innerlich angewendete Aphrodisiaka:
- Nahrungsmittel und pflanzliche Wirkstoffe, z. B.: **1.** Austern, Chili und Kaffee (wirken anregend) **2.** Schokolade und Muskatnuss **3.** Zimt und Ingwer (verstärken die Durchblutung) **4.** Sellerie und Petersilie (wirken v. a. auf die männlichen Harnwege, was auch die Geschlechtsorgane reizt) **5.** ätherische Öle **6.** Yohimbin

- pharmakologische Wirkstoffe, z. B.: **1.** Papaverin* **2.** Sildenafil* **3.** Androgene*.

Aphthe, bednarsche *f*: engl. *Bednar's aphtha*; syn. Bednar-Aphthe. Traumatisch verursachter aphthöser Epitheldefekt der Mundhöhle bei Säuglingen, z. B. durch Saugen oder Auswischen des Mundes. Klinisch imponiert häufig eine ovale, blass-gelbliche, < 1 cm große Aphthe* proximal im lateralen Anteil des Gaumens. Sie bildet sich spontan zurück. Mechanische Irritationen sind zu meiden.

Aphthen *f pl*: engl. *aphtha*. Sehr häufige, meist schmerzhafte Bläschen der Mundschleimhaut. Sie treten spontan oder z. B. im Rahmen von Infektionen auf. Zumeist verschwinden Aphthen innerhalb von 2 Wochen, Rezidive kommen jedoch oft vor. Behandlungsoptionen sind Mundspülungen*, Mundgele oder Kortikoid-Cremes, in schweren Fällen auch Kortison* oder Colchizin* systemisch.

Erkrankung: Ursachen und Risikofaktoren
- Die Ursache ist unbekannt und vermutlich nicht infektiös.
- Das Auftreten wird durch Stress, Menstruation, Nahrungsmittel, Infektionen und immunologische, gastrointestinale sowie hämatologische Erkrankungen begünstigt.
- Eine Assoziation des in Zahnpasta häufig enthaltenen Natriumlaurylsulfats (SLS) wird diskutiert.
- Raucher sind seltener betroffen als Nichtraucher, der Verzicht auf das Rauchen fördert das Auftreten.

Klinik:
- schmerzhafte, erhabene, von einem entzündlichen Randsaum umgebene Bläschen der Mundschleimhaut mit weißlich-gelbem Fibrinbelag
- Auftreten einzeln oder in Gruppen v. a. an der Lippeninnenseite (Abb.), Wange oder Zunge
- evtl. vergrößerte Lymphknoten
- häufig Schmerzen oder Brennen vor Ausbildung der Läsionen.

Stadien
- Prodromalphase mit Schmerzen, Brennen (ca. 24 h)

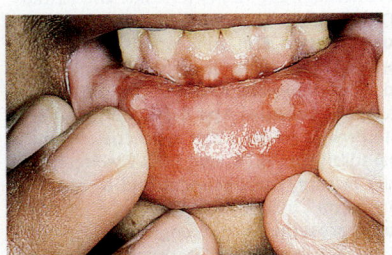

Aphthen: Weißlich belegte, flache Ulzera an der Schleimhaut der Unterlippe. [70]

- präulzeröse Phase mit entzündlichem Erythem (1–3 Tage)
- ulzeratives Stadium (1–16 Tage)
- Abheilungsphase (4–30 Tage).

Therapie: Je nach Beschwerden werden empfohlen:
- gezielte Mundpflege mit Antiseptika* (z. B. Chlorhexidindigluconat-Lösung 20 %)
- Umstieg auf eine Natriumlaurylsulfat-freie Zahnpasta (SLS)
- örtlich aufgetragene adstringierende Mittel wie Rhabarberwurzelextrakt oder Myrrhentinktur, schmerzstillende Wirkstoffe wie Lidocain* sowie Spülungen mit Kamille oder Gentianaviolett-Lösung
- Reduktion der entzündlichen Beläge durch Applikation einer Lösung mit sulfonierten Phenolen* und Schwefelsäure
- evtl Dynexan®-Mundgel oder lokale Kortikoidcreme (z. B. Volon®A- Haftsalbe)
- evtl. Kortikoide systemisch
- Versuch mit Colchizin* oder Dapson bei schweren therapieresistenten Verläufen.

Aphthongie *f*: engl. *aphthongia*. Fehlerhafte Anspannung der Zungen- und Schlundmuskulatur mit Sprechbehinderung infolge tonisch-klonischer Krämpfe* der Zunge.

apikal: engl. *apical*; syn. *apicalis*. Den Scheitel, die Spitze (in der Zahnmedizin die Wurzelspitze) betreffend. Der Begriff apikal wird auch zur Bezeichnung von Strukturen verwendet, die an einer Oberfläche bzw. lumenwärts gelegen sind.

apikale Osteotomie → Schröder-Lüftung

apikales Granulom → Zahngranulom

Apixaban *n*: Direktes orales Antikoagulans, das den Faktor Xa der Blutgerinnung und somit die Gerinnungskaskade hemmt. Apixaban wird eingesetzt zur Schlaganfall-Prophylaxe bei nicht valvulär bedingtem Vorhofflimmern* und nach elektiven Hüft-/Kniegelenksoperationen zur Vermeidung venöser Thromboembolien*. Es wirkt Antithrombin-III-unabhängig und erhöht Thromboplastinzeit*, INR und aPTT.

Aplasia cutis congenita *f*: engl. *epitheliogenesis imperfecta*. Fehlende Anlage eines scharf begrenzten Hautareals und ggf. zusätzlich tiefer liegender Strukturen. Postnatal manifestiert sich ein solitärer, unbehaarter, geröteter und epithelfreier Hautdefekt mit Erosion oder einer dünnen pergamentartigen Membran. Fakultativ treten zusätzliche Anomalien auf. Die Therapie richtet sich nach der Ausprägung.

Aplasia uteri *f*: engl. *uterine aplasia*; syn. Uterusaplasie. Angeborenes Fehlen des Uterus* infolge fehlender Anlage (Uterusagenesie) oder Hemmungsfehlbildung der Müller-Gänge, dann häufig in Kombination mit Vaginalaplasie (vaginale Fehlbildung*) bei normalen Ovarien (Mayer-von-Rokitansky-Küster-Hauser-Syndrom).

Aplasie *f*: engl. *aplasia*. Fehlen eines Organs oder Gewebes trotz vorhandener Anlage, z. B. durch ausgebliebene Entwicklung oder Rückbildung. Beispiele sind Nervus-opticus-Aplasie und Sinusaplasie.

aplastisches Syndrom → Anämie, aplastische

Apley-Grinding-Test *m*: engl. *Apley's grinding test*; syn. Apley-Test. Klinisch-diagnostisches Untersuchungsverfahren bei Meniskusriss*. Der Patient liegt in Bauchlage mit 90° gebeugtem Kniegelenk. Bei axialem Druck auf den Fuß in Richtung Knie treten Schmerzen auf bei Innenrotation des Knies (Ursache: Außenmeniskusriss) oder bei Außenrotation (Ursache: Innenmeniskusriss).

Apley-Kompressionstest → Apley-Grinding-Test

APMPPE: engl. *Acute Posterior Multifocal Placoid Pigment Epithelopathy*; syn. Akute posteriore multifokale plakoide Pigmentepitheliopathie. Meist beidseitig auftretende Entzündung des retinalen Pigmentepithels mit unterschiedlichen Graden der Visusminderung. Die Diagnose ergibt sich aus dem klinischen Bild und der Fluoreszenzangiographie*. Eine Therapie ist nicht bekannt. Die Prognose ist im Allgemeinen gut, evtl. heilt die Erkrankung unter Narbenbildung ab.

Apnoe *f*: engl. *apnea*; syn. Atemstillstand. Klinische Bezeichnung für Atemstillstand*. Auch ein längeres Aussetzen der normalen Atemtätigkeit, eine ausgedehnte Atempause, gilt als Apnoe. Die klinisch relevante Apnoedauer ist individuell unterschiedlich und mit Hypoxie*, Bradykardie* und anderen Symptomen vergesellschaftet. Apnoetaucher können die Atempause willkürlich bis zu 10 Minuten aufrechterhalten.

Apnoe-Bradykardie-Syndrom *n*: syn. Apnoe-Bradykardie-Hypoxämie-Symptomatik (Abk. ABHS). Relevanter passagerer Atemstillstand beim Frühgeborenen mit konsekutiver Bradykardie* (Herzfrequenz < 80/min) oder Absinken der pulsoxymetrischen Sauerstoffsättigung* < 80 % durch Unreife der Atemregulation. Auszuschließen sind Infektionen*, Anämie*, zerebrale oder Elektrolytstörungen, Azneimittelreaktionen, Atemwegsobstruktionen und Hyperbilirubinämie*. Kardiorespiratorische Überwachung, nCPAP und Koffeinzitrattherapie sind Therapieoptionen nach Behandlung anderer möglicher Auslöser.

Apnoe-Hypopnoe-Index *m*: engl. *respiratory disturbance index (Abk. RDI)*; Abk. AHI. Zahl der Episoden aller Apnoen* und Hypopnoen* (obstruktiv, zentral oder gemischt) pro Stunde Schlaf. Die Apnoe-Hypopnoe-Episoden werden durch Polysomnografie* aufgezeichnet. Der Apnoe-Hypopnoe-Index wird herangezogen, um den Schweregrad des Schlafapnoesyndroms* zu ermitteln. Ein Apnoe-Hypopnoe-Index unter 5 gilt als normal.

Apnoetest *m*: engl. *apnea test*. Erst nach Ausfall der Hirnstammreflexe durchzuführendes obligates Verfahren zur Prüfung des Atemstillstands* im Rahmen der Feststellung des Hirntods*. Der Apnoetest dient als Nachweis der zentralen Atemdepression* (kein spontaner Atemzug unter Hyperkapnie* innerhalb einer bestimmten Frist).

Apnoetoleranz *f*: engl. *apnea tolerance*. Zeitspanne ohne Sauerstoffversorgung, die ein Organismus unbeschadet überstehen kann, gemessen anhand der maximalen Apnoe-Zeit ohne Hypoxämie* nach optimaler Präoxygenierung. Die Apnoetoleranz ist u. a. abhängig vom Lebensalter bzw. der funktionellen Residualkapazität (FRC) der Lunge.

Durchschnittswerte:
– Erwachsene ca. 8–10 Minuten
– Schwangere: 4–6 Minuten
– hochgradig Adipöse (abdominell): 4–6 Minuten
– Säuglinge: 50–110 Sekunden
– Kleinkinder ca. 2–3 Minuten.

Anmerkung: FRC: ca. 20–35 ml/kg KG.

Apo B/Apo A-I-Quotient *m*: syn. Apo B/Apo A1-Quotient. Verhältnis von Apolipoprotein* B zu Apolipoprotein* A-I. Der Laborparameter wird zur Bestimmung des Atherosklerose*-Risikos erhoben. Nach Studien ist dieser Quotient dem LDL/HDL*-Quotienten an Aussagekraft überlegen, die Bestimmung wird in der Routine-Diagnostik allerdings zurzeit nicht durchgeführt.

Apoferritin *n*: Eisenfreies Ferritin*.

Apolipoprotein A-I *n*: syn. Apolipoprotein A1; Abk. Apo A-I. Drittstärkste Proteinfraktion nach Albumin und Immunglobulin. Apo A-I ist ein wesentliches Strukturprotein der HDL. Syntheseorte sind die Darmmukosa und die Leber. Es aktiviert den Cholesterin-Efflux aus Zellen.

Referenzbereiche:
– Männer: 1,02–1,75 g/l
– Frauen: 1,15–2,07 g/l.

Indikationen:
– Früherkennung des Arteriosklerose-Risikos
– Diagnostik seltener HDL-Mangel-Syndrome.

Apolipoprotein B *n*: Abk. Apo B. Viertstärkste Proteinfraktion nach Albumin, Immunglobulin und Apolipoprotein A-I. Es sind 2 Isoformen von Apo B bekannt: Apo B-100 und Apo B-48. Ersteres wird in der Leber synthetisiert und ist Bestandteil von VLDL und LDL. Zweiteres wird in der Darmmukosa gebildet und ist Strukturprotein von Chylomikronen.

Apolipoproteine *n pl*: engl. *apolipoproteins*; Abk. Apo. In Leber und Darm gebildete Strukturproteine der Lipoproteine*. Sie werden anhand ihrer immunologischen Eigenschaften, Aminosäuresequenz und Kohlenhydratanteil in Apo A bis Apo G eingeteilt und sind u. a. an der Lipidresorption beteiligt. Labordiagnostisch werden sie v. a. zur Abschätzung des kardiovaskulären Risikos bestimmt.

Funktionen:
– Strukturproteine der Lipoproteine
– Beteiligung an Lipidresorption und transzellulärem Transport
– Rezeptorbindungsproteine
– Aktivierung der Lipoproteinlipase*
– Steuerung der Lipolyse.

Apomorphin *n*: Dopamin-Rezeptor-Antagonist aus der Gruppe der tetrazyklischen Dibenzochinolinderivate zur parenteralen Behandlung eines Parkinson*-Syndroms, zur oralen Applikation bei erektiler Dysfunktion* und zur Anwendung als Emetikum bei akuten Intoxikationen. Apomorphin entsteht durch säurekatalytische Umlagerung von Morphin*. Es bindet nicht an Opioid-Rezeptoren und wirkt dopaminerg im Nucleus paraventricularis.

Indikationen:
– Parkinson*-Syndrom mit behindernden Komplikationen wie On-Off-Phänomenen, die trotz Behandlung mit Levodopa* und/oder Dopamin-Agonisten (Dopaminergika) weiterbestehen
– als Emetikum bei akuter Intoxikation, aber nicht bei Kindern unter 6 Jahren
– erektile Dysfunktion.

Aponeurose *f*: engl. *aponeurosis*. Sehnenhaut, breitflächige Sehne; z. B. Aponeurosis linguae (derbe kollagenfaserige Sehnenplatte unter der Zungenschleimhaut, die der Zungenbinnenmuskulatur als Ansatz dient).

Aponeurosis epicranialis → Galea aponeurotica

Aponeurosis palatina *f*: engl. *palatine aponeurosis*; syn. Gaumenaponeurose. Gaumensehne, die hauptsächlich vom M. tensor veli palatini und vom Periost* des harten Gaumens gebildet wird. Die Aponeurose* ist Ursprung bzw. Ansatz für viele Gaumenmuskeln.

Apophyse *f*: engl. *apophysis*. Knochenvorsprung, der dem Ansatz von Muskeln und Bändern dient und oft die mechanische Funktion als Hebelarm übernimmt. Apophysen finden sich sehr häufig an Röhrenknochen, aber auch an Wirbeln und flachen Knochen. Im Bereich der Apophysen können sich in der Jugend aseptische Knochennekrosen (juvenile aseptische Knochennekrosen) entwickeln.

Entwicklung: Zu den Apophysen zählen z. B. Trochanter major/minor oder die Dornfortsätze von Wirbeln. Apophysen besitzen eigene Knochenkerne, die epiphysennah-metaphysär auftreten, eigenständig bleiben oder mit dem Hauptknochenkern der Diaphyse verschmelzen können. Bei unphysiologischer Belastung können sie ausreißen.

Apophysenlösung f: engl. *apophysial avulsion*; syn. Apophyseolyse. Traumatische Lösung der noch nicht knöchern fixierten Apophyse* bei Jugendlichen, z. B. durch starken Muskelzug (Sportverletzung). Lokalisation: z. B. Tuber ischiadicum.

Apophysitis calcanei f: engl. *Sever's disease*; syn. Sever-Krankheit. Bei älteren Kindern und Jugendlichen häufig doppelseitig auftretende Entzündung des Achillessehnenansatzes mit Schmerz und Schwellung. Pathogenetisch sind die aseptische Knochennekrose* und Insertionstendopathie*/Überbeanspruchungssyndrom schwer zu unterscheiden. Diagnostiziert wird anhand von Röntgenaufnahmen mit inhomogener, verhältnismäßig kalkdichter Apophyse. Die Behandlung erfolgt symptomatisch, evtl. mit zeitlich begrenzter Absatzerhöhung.

apoplektischer Insult → Schlaganfall
Apoplexia cerebri → Schlaganfall
Apoplexia pancreatis → Pankreatitis
Apoplexia papillae → Optikusneuropathie, anteriore ischämische
Apoplexia uteri f: engl. *uterine apoplexy*. Hämorrhagische Nekrose* durch Einblutung in die Uteruswand. Häufig am senilen, minderperfundierten Uterus* oder in Form eines ausgeprägten retroplazentaren Hämatoms* bei vorzeitiger Plazentalösung (Couvelaire*-Syndrom). Am senilen Uterus kommt es zu einer symptomarmen Rissblutung, die bis in die Parametrien reichen kann (Apoplexia uteroparametrica).

Apoplexie → Schlaganfall
Apoproteine n pl: engl. *apoproteins*. Proteine ohne ihre prosthetische Gruppe. Sie sind im Allgemeinen biologisch inaktiv, z. B. Apolipoproteine* und Apoferritin*.

Apoptose f: engl. *apoptosis*. Zelluntergang, der im Gegensatz zur Nekrose* durch genetische Informationen der betroffenen Zelle selbst ausgelöst und reguliert wird.
Prinzip: Die Apoptose wird durch verschiedene Mechanismen ausgelöst, z. B. durch Bindung von TNF-α oder Fas-Liganden an entsprechende Rezeptoren und anschließende Aktivierung von Zytochrom* c und Caspasen. Die Regulation erfolgt durch hemmende (Bcl-2-Proteine) und fördernde Faktoren (Bax-Proteine). Tumorsuppressionsfaktoren (z. B. p53) können ebenfalls die Apoptose auslösen.
Funktion:
– physiologisch: Grundlage einer geregelten Embryogenese* (Absterben überflüssiger Organanlagen), Gewebehomöostase (Schutz vor Neubildungen) und Funktion des Immunsystems (Auslösung von Apoptose bei Zielzellen durch zytotoxische T*-Lymphozyten und natürliche Killerzellen*)

– therapeutisch: Rolle bei Zytostatikawirkung bzw. -resistenz, Strahlentherapie und anderen therapeutischen Prinzipien.

Apothekenpflicht [Deutschland] f: Im Arzneimittelgesetz (§ 43 AMG) und im Medizinproduktegesetz verankerte Regelung, der Arzneimittel* und Medizinprodukte* unterliegen, die grundsätzlich nur in Apotheken vorrätig gehalten, feilgehalten und abgegeben werden dürfen (Apothekenmonopol). Diese dürfen nach § 17 ApBetrO nicht im Wege der Selbstbedienung in den Verkehr gebracht werden.
Umfang: Die Verordnung über apothekenpflichtige und freiverkäufliche Arzneimittel legt ergänzend entsprechend § 45–46 AMG im 1. Abschnitt fest, welche Mittel aus der Apothekenpflicht freigegeben werden, und im 2. Abschnitt, welche Mittel darin einbezogen werden.
Ausnahmen: Das AMG bestimmt Ausnahmen (§ 43–46 AMG), z. B. das Inverkehrbringen von Arzneimitteln durch Tierärzte (tierärztliche Hausapotheke) und den Verkauf von Arzneimitteln, die von pharmazeutischen Unternehmen ausschließlich zu anderen Zwecken als zur Beseitigung oder Linderung von Krankheiten, Leiden, Körperschäden oder krankhaften Beschwerden bestimmt sind.

Apotransferrin n: Eisenfreie Form des Transferrins*.

Apparat, juxtaglomerulärer m: engl. *juxtaglomerular apparatus*; syn. JGA. Zellverband, der das Nierenkörperchen (Malphigi-Körperchen) unmittelbar umgibt, die glomeruläre Durchblutung und den Filtrationsdruck reguliert sowie Hauptbildungsort des Hormons Renin ist. Dadurch ist der juxtaglomeruläre Apparat an der Homöostase von Blutdruck und Elektrolythaushalt beteiligt.
Strukturen:
– Macula-densa-Zellen (schlanke Zellen mit großen Zellkernen), die im aufsteigenden Teil der Henle-Schleife im distalen Tubulus lokalisiert sind und in engem räumlichem Kontakt zum Gefäßpol des Glomerulus* stehen
– in der Wand des Vas afferens (und Vas efferens) als Kontaktzone zum distalen Tubulus liegende granulahaltige epitheloide Zellen, die Renin* produzieren
– dazwischen liegendes extraglomeruläres Mesangium (Goormaghtigh-Zellen).
Siehe Abb.

Apparatur, funktionskieferorthopädische f: Herausnehmbare kieferorthopädische Apparatur (Zahnspange*), die auf Ober- und Unterkiefer gemeinsam wirkt und (im Gegensatz zur herausnehmbaren Plattenapparatur sowie zur festsitzenden Multibandapparatur) über eine Änderung der Funktionsmuster der Kaumuskulatur funktionell eine Positionsveränderung von Zähnen und Kiefer bewirkt. Hierzu zählen z. B. Aktivator*, Bionator* und Fränkel*-Funktionsregler.

apparent: Manifester bzw. sichtbarer Verlauf einer Krankheit, z. B. einer Infektion.

Appendektomie f: engl. *appendectomy*. Operative Entfernung des Wurmfortsatzes (Appendix* vermiformis). Indikation ist meist eine akute Appendizitis*, seltener chronische rechtsseitige Unterbauchschmerzen oder kleine Tumoren der Appendixspitze. Die Methode der Wahl ist heutzutage die laparoskopische Appendektomie, selten ist bei einer ausgedehnten Entzündung eine Ausweitung der Operation bis zur Ileozökal-Resektion notwendig.
Indikationen:
– akute Appendizitis
– chronische bzw. rechtsseitige Unterbauchschmerzen (neurogene Appendikopathie)
– kleine (meist neuroendokrine) Tumoren der Appendixspitze
– Gelegenheitsappendektomie (im Rahmen einer anderen Operation).
Komplikationen:
– Frühkomplikationen: Nachblutung, Abszessbildung (meist kleines Becken oder interenterisch zwischen Dünndarmschlingen), Nahtinsuffizienz, Wundinfektion*
– Spätkomplikationen: mechanischer bzw. Bridenileus* aufgrund postoperativer Verwachsungen (Briden* sind die häufigste Ursache eines Dünndarmileus!), Narbenhernien.

Appendices epiploicae f pl: engl. *omental appendices*; syn. Appendices epiploicae omentales. 1–4 cm große, zipfelförmige, mit Fett gefüllte Aussackungen des subserösen Bindegewebes der Kolonwand, vorwiegend lokalisiert entlang der Taenia libera. Jede Appendix epiploica wird von 1–2 Arteriolen und Venolen versorgt.

Appendicitis → Appendizitis
Appendicitis epiploica f: Selten auftretende Entzündung* eines Fettanhängsels des Colons*

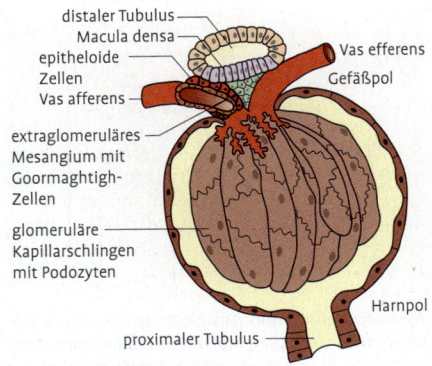

Apparat, juxtaglomerulärer

Appendicitis in graviditate

(Appendix epiploica) und wichtige Differenzialdiagnose zur klassischen Appendizitis* und Sigmadivertikulitis. Symptome sind starke Bauchschmerzen bis hin zum akuten Abdomen*. Da die Appendicitis epiploica keine spezifischen Laborbefunde aufweist, ist sie oft eine Ausschlussdiagnose. Therapiert wird konservativ* mit NSAR.

Therapie:
- oft selbstlimitierend, d. h. es ist keine Therapie notwendig
- ggf. medikamentöse Therapie mit z. B. nichtsteroidalen Antiphlogistika* zur Schmerzlinderung
- bei Komplikationen und Rezidiven selten chirurgische Resektion nötig.

Appendicitis in graviditate *f*: Appendizitis* in der Schwangerschaft mit einer Häufigkeit von ca. 1 : 1000. Typischerweise ist die Symptomatik verdeckt und die klassischen Symptome fehlen aufgrund der schwangerschaftsbedingten Verlagerung der Appendix bis in den rechten Oberbauch.

Therapie:
- Frühzeitige laparoskopische Appendektomie
- bei diffuser Peritonitis ggf. auch offene Appendektomie.

Appendicitis larvata *f*: engl. *larvate appendicitis*. Heute aufgrund verbesserter bildgebender Diagnostik wie Sonografie, CT und MRT kaum noch gängige Bezeichnung für eine symptomarme Appendizitis* oder appendizitische Reizung, früher bei schlechteren diagnostischen bildgebenden Möglichkeiten häufige Verlegenheitsdiagnose bei ansonsten unklarem Befund mit weniger ausgeprägten Zeichen einer Appendizitis.

Appendixkarzinom *n*: engl. *carcinoma of the appendix*. Karzinom des Wurmfortsatzes (Appendix vermiformis). Das klinische Bild kann einer akuten Appendizitis mit kolikartigen Bauschmerzen, Übelkeit und Erbrechen gleichen. Die Therapie erfolgt analog dem Kolonkarzinom mit rechtsseitiger Hemikolektomie, ggf. Chemotherapie. Das Appendixkarzinom ist sehr selten, weshalb Daten aus größeren Patientenkollektiven fehlen.

Appendixmukozele *f*: engl. *appendiceal mucocele*. Mukozele* des Wurmfortsatzes (Appendix veriformis), die als seltener Zufallsbefund bei ca. 0,25 % der Resektate im Rahmen einer Appendektomie* diagnostiziert wird. Klinisch und makroskopisch entspricht die Appendixmukozele dem Bild einer Appendizitis*. Feingeweblich handelt es sich häufig auch um einen benignen oder malignen Appendixtumor.

Komplikation: Gefürchtete Komplikation ist die freie Perforation mit der Ausbildung eines Pseudomyxoma* peritonei (z. B. bei Perforation* der Appendix).

Therapie:
- Appendektomie (wenn nicht schon erfolgt), ggf. erneute histologische Aufarbeitung
- je nach histologischem Befund ggf. onkochirurgisch radikale rechtsseitige Hemikolektomie mit Lymphadenektomie.

Appendixtumoren *m pl*: engl. *tumor of the appendix*. Seltene, benigne und maligne Tumoren des Wurmfortsatzes (Appendix* vermiformis). In 85 % findet sich – meist zufällig – ein neuroendokriner Tumor. Appendixkarzinome* oder Appendixadenome sind selten. Die Inzidenz liegt bei ca. 1 % aller Appendektomien, davon sind 0,1 % maligne. Beschwerden bestehen gewöhnlich nicht, wenn ähneln sie einer Appendizitis.

Therapie: Maligne Tumoren sollten primär chirurgisch nach onkologischen Gesichtspunkten entfernt werden. Adenome am Appendixeingang können endoskopisch entfernt werden. Benigne Tumoren bedürfen bei eindeutiger Bildgebung bzw. Histologie keiner spezifischen Therapie.

Appendixtumor, neuroendokriner *m*: engl. *neuroendocrine tumor of the appendix*. Von neuroendokrinen Zellen der Appendix* vermiformis ausgehender neuroendokriner Tumor*. Der Tumor ist meist asymptomatisch, sehr selten setzt er endokrine Stoffe wie Serotonin* oder andere vasoaktive Substanzen frei. Therapie ist die Appendektomie*, selten die Hemikolektomie. Die Prognose bei nichtmetastasierten Tumoren unter 3 cm gut.

Appendix vermiformis *f*: engl. *appendix*; syn. Wurmfortsatz. Kleinlumiger Fortsatz des Blinddarms. Die Appendix vermiformis ist sehr variabel in Form, Größe und Lage und nimmt über ihre zahlreichen sekundären Lymphfollikel immunologische Aufgaben war (Teil des GALT). Eine Entzündung* des Appendix vermiformis (Appendizitis*) wird umgangssprachlich als Blinddarmentzündung bezeichnet. Siehe Abb.

Anatomie: Die Abgangsstelle der Appendix vermiformis befindet sich an der medialen Seite des Blinddarms unterhalb des Ostium ileale. Die 3 Tänien des Dickdarms* gehen an der Appendix vermiformis in eine geschlossene Längsmuskelschicht über. Das Mesenterium* der Appendix vermiformis wird als Mesoappendix* bezeichnet.

Lage: Um die Appendix vermiformis aufzufinden, ist es hilfreich, die Taenia libera des Colon ascendens aufzusuchen und zu verfolgen. Der Wurmfortsatz liegt:
- in 65 % der Fälle: im Recessus retrocaecalis (Retrozäkalposition); auf die Bauchwand* projiziert entspricht seine Lage hier dem Sonnenburg-Punkt
- in 31 % der Fälle: über die Linea terminalis im kleinen Becken* (Kaudalposition)
- in 2 % der Fälle: horizontal hinter dem Zäkum (transversale retrozäkale Lage)
- in 1 % der Fälle: hochgeschlagen vor dem Ileum* (Medialposition)
- in 0,5 % der Fälle: aufsteigend hinter dem Ileum (aufsteigend parazäkale, retroiliakale Lage).

Appendizitis *f*: engl. *appendicitis*; syn. Blinddarmentzündung. Entzündung der Appendix* vermiformis. Man unterscheidet zwischen einer akuten und einer chronischen Form. Meist handelt es sich um eine enterogene (selten hämatogene) Infektion, begünstigt durch Stauung des Wurmfortsatzinhalts infolge Verengung oder Verlegung des Appendixlumens durch Abknickung, Narbenstränge, entzündliche Schleimhautschwellung, Kotsteine, Würmer oder Fremdkörper (selten). siehe Abb. 1

Formen: Akute Appendizitis: häufigste akut chirurgische Abdominalerkrankung (siehe auch akutes* Abdomen)
- Pathologie: Aufgrund einer Abflussstörung entwickelt sich ein Sekretstau in der Appendix* mit intraluminaler Druckerhöhung und Minderperfusion der Darmwand; hierdurch

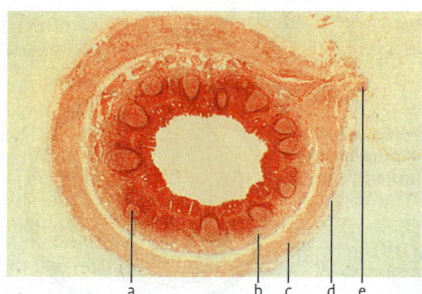

Appendix vermiformis: Histologischer Schnitt; a: Tunica mucosa mit Lymphfollikeln (Noduli lymphoidei aggregati); b: Tela submucosa; c: Tunica muscularis; d: Tunica serosa; e: Mesoappendix (Mesenteriolum).

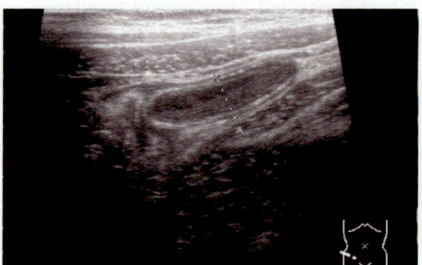

Appendizitis Abb. 1: Längsschnitt. [190]

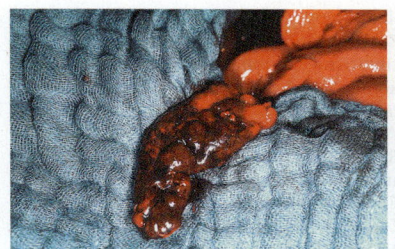

Appendizitis Abb. 2: Hämorrhagisch-nekrotisierende Appendizitis. [131]

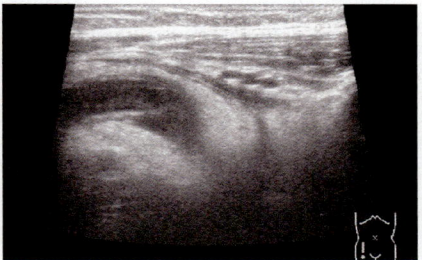

Appendizitis Abb. 3: Längsschnitt durch die Appendixspitze mit unterbrochener Wand und Netzreaktion. [190]

kommt es zu einer Störung der Darmwandbarriere und einer Einwanderung von Bakterien in die Darmwand
- histopathologische Formen: katarrhalische, ulzero-phlegmonöse, gangränöse, perforierte (frei oder gedeckt) oder abszedierende (perityphlitischer Abszess*) Appendizitis (siehe Abb. 2)
- seltenere Ursachen einer Appendizitis: neurogene Appendikopathie, Endometriose*, neuroendokriner Tumor* der Appendix, Morbus* Crohn, Divertikel*, muzinöses Zystadenom
- Klinik: 1. initial Inappetenz, Übelkeit, Erbrechen, kolikartige Bauchschmerzen (meist im Epigastrium bzw. periumbilikal beginnend, in der Folge in den rechten Unterbauch wandernd), belegte Zunge, Fieber (häufig Differenz zwischen rektaler und axillärer Körpertemperatur* erhöht), Stuhlverhalt 2. cave: symptomfreies Intervall möglich (Druckentlastung bei Perforation*) 3. bei Kindern und Patienten hohen Lebensalters (> 60. Lj.) unter Umständen nur geringe Symptomatik
- Komplikationen: 1. gedeckte oder freie Perforation* (perakuter Schmerz und anschließend vorübergehend Schmerzerleichterung) mit umschriebener oder diffuser Peritonitis* 2. Abszessbildung (z. B. perityphlitischer Abszess*, Douglas-Abszess*, subphrenischer Abszess*, pylephlebitischer Leberabszess (Fortleitung der Bakterien über die Pfortader) 3. Verwachsungen mit Nachbarorganen (Adhäsionen*), Ileus* (bis zu 3 %) 4. Wundheilungsstörungen
- Diagnostik: 1. v. a. klinisch: Schmerzen im rechten Unterbauch bei Erschütterung (Klopfschmerz) und Palpation (Druckschmerz) an typischen Punkten innerhalb des Sherren*-Dreiecks 2. cave: wegen großer Lagevariabilität der Appendix vermiformis nicht immer zuverlässig; atypische Schmerzlokation u. a. bei Kleinkindern und atypischer Appendixlage, 3. labordiagnostisch mit Entzündungsparametern (häufig Leukozytose* mit relativer Lymphopenie*, CRP anfangs nur mäßig erhöht oder unauffällig; bei längerem Verlauf normale Leukozyten und deutlich erhöhtes CRP) sowie differenzialdiagnostische Untersuchungen (z. B. Urinstatus, β*-HCG 4. apparativ: v. a. abdominale Ultraschalldiagnostik (Abszessnachweis, Ausschluss anderer Abdominalerkrankungen), entzündliche Veränderungen der Appendix (Wandverdickung, siehe Abb. 3; Kokarde), bei unklaren klinischen Befunden MRT oder CT Abdomen 5. operative Sicherung der Diagnose (histopathologisch und mikrobiologisch mit Resistenzbestimmung)
- Therapie: 1. Appendektomie* (in der Regel laparoskopisch) möglichst als Frühoperation im akuten Stadium innerhalb der ersten 24 h, in der Regel unter Antibiotikaprophylaxe* (z. B. Cephalosporin* in Kombination mit Metronidazol* als single shot präoperativ) 2. bei ausgeprägter Mitbeteiligung des Zäkums* ggf. Ileozäkalresektion mit Ileo-Aszendostomie notwendig 3. zusätzliche Therapie je nach Komplikation, z. B. bei Perforation operative Spülung, Drainagen und perioperativ Antibiotika (initial kalkuliert, dann gezielt nach Antibiogramm) 4. bei perityphlitischem Abszess und erhöhtem Operationsrisiko ggf. primär sonografisch oder CT-gesteuerte Drainageneinlage und ggf. Appendektomie* im Verlauf
- Prognose: Letalität < 1 %, bei Perforation und eitriger Peritonitis < 10 %

Chronische (rezidivierende) Appendizitis: Folgezustand nach akuter Appendizitis, bei chronischer enteraler Yersiniose oder im Rahmen chronisch-entzündlicher Darmerkrankungen
- Klinik: uncharakteristische, intermittierende Beschwerden im rechten Unterbauch
- Diagnostik: 1. sonografisch: evtl. Darstellung einer verdickten Appendix 2. MR oder CT Abdomen 3. Ileokoloskopie 4. diagnostische Laparoskopie 5. Ausschluss einer chronisch-entzündlichen Darmerkrankung, auch durch Histologie nach Appendektomie*
- Therapie: (in der Regel laparoskopische) Appendektomie.

Appendizitis, chronische *f*: syn. chronisch rezidivierende Appendizitis. Nicht mehr gebräuchliche Bezeichnung für eine mild verlaufende Form der Appendizitis*. Intraoperativ finden sich makroskopisch keine Anzeichen einer Appendizitis, jedoch findet sich in > 50 % der pathohistologisch aufgearbeiteten Präparate eine neurogene Appendikopathie.

Appendizitis-Druckpunkte *m pl*: engl. *appendicitis sign*; syn. Akute-Appendizitis-Druckpunkte. Typische Stellen der Druckschmerzhaftigkeit bei akuter Appendizitis. Die Appendizitis-Druckpunkte befinden sich auf der sogenannten Monro-Linie und dem Sherren*-Dreieck.
Lokalisation:
- Kümmell-Punkt: ca. 2 cm distal des Nabels auf der sogenannten Monro-Linie, einer gedachten Verbindungslinie zwischen Nabel und rechter Spina iliaca anterior superior
- Lanz-Punkt: am rechtsseitigen Drittelpunkt einer gedachten Verbindungslinie zwischen beiden Spinae iliacae anteriores superiores (Lenzmann-Linie)
- Lenzmann-Punkt: ca. 5 cm von der Spina iliaca anterior superior dextra entfernt auf der sogenannten Lenzmann-Linie
- McBurney-Punkt: am Übergang vom lateralen zum mittleren Drittel einer gedachten Verbindungslinie zwischen Nabel und rechter Spina iliaca anterior superior (Monro-Linie)
- Morris-Punkt: proximaler Anteil der Monro-Linie ca. 4–5 cm vom Nabel entfernt.

Appetenz *f*: engl. *appetence*. Auf bestimmten Schlüsselreiz (spezifischer Reiz*, auf den eine in unterschiedlichem Maß automatische Reaktion erfolgt) ausgerichtetes Verlangen, Begehren bzw. Bedürfnis*. Beispiele sind Hunger oder sexuelles Verlangen. Appetenz führt zu einer Suche nach entsprechenden Zielobjekten, die eine Annäherung hervorrufen.

Appetenzstörung, sexuelle *f*: engl. *sexual desire disorders*. Mangel oder Verlust an sexuellen Fantasien und sexuellem Verlangen. Von einer Störung spricht man nur, wenn der Zustand mit psychischem Leidensdruck einhergeht und seit mindestens 6 Monaten besteht, entweder anhaltend oder wiederkehrend. Behandelt wird vor allem psychotherapeutisch. **Einteilung:**
- sexueller Appetenzmangel oder -verlust: 1. allgemein 2. situativ (z. B. gegenüber bestimmten Partnern oder Formen sexuellen Handelns)
- sexuelle Aversion bzw. Sexualangst mit ausgeprägtem Widerwillen gegen bestimmte oder jede Form von sexueller Aktivität, evtl.

Appetit

mit Symptomen einer Panikstörung* und ausgeprägter Vermeidung sexueller Aktivität (Phobie*).
Vorkommen: bei Frauen häufiger (ca. 20 %) als bei Männern (< 3 %). **Ätiologie:**
– körperliche Erkrankungen (z. B. ausgeprägter Hypogonadismus*)
– Wirkungen chemischer Substanzen (z. B. Cyproteron)
– Depression* (bei allgemeinem sexuellem Appetenzmangel oder -verlust)
– Partnerschaftsprobleme
– negative sexuelle Erfahrungen
– andere sexuelle* Funktionsstörungen.
Therapie:
– Sexualpsychotherapie*
– Paartherapie
– evtl. als Adjuvans Medikamente: **1.** Antidepressiva **2.** oder Tranquilizer (bei ausgeprägter sexualphobischer Symptomatik).

Appetit *m*: Im lateralen Hypothalamus* ausgelöstes Bedürfnis nach der Aufnahme bestimmter Lebensmittel, das durch exogene (z. B. Geruch, Geschmack, Gehör, Optik) und endogene Faktoren (z. B. Füllungszustand des Magens, Blutglukosespiegel, individuelles Wohlbefinden) beeinflusst wird. Appetit ist nicht zwingend an Hunger gekoppelt.

Appetitzügler *m*: engl. *appetite depressants*; syn. Anorektika. Zentralnervös anorexigen wirkende indirekte Sympathomimetika*, die zu einer verminderten Nahrungsaufnahme und zur Gewichtsabnahme führen sollen. Den Appetitzüglern wird eine direkte Wirkung auf das wahrscheinlich im Hypothalamus gelegene, appetitregulierende Zentrum zugesprochen. Sie werden temporär unterstützend bei Adipositas-Therapie eingesetzt.

Applanationstonometer *f*: Gerät zur Messung des Augeninnendruckes* mittels eines Messkölbchens, das auf die Hornhaut aufgesetzt wird. Gemessen wird die Kraft, die nötig ist, um die Hornhaut an dieser Stelle abzuflachen (zu applanieren). Siehe Abb.

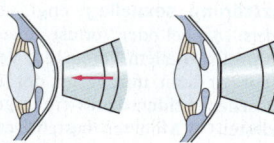

Applanationstonometer

Applanationstonometrie: Standardmethode zur Augeninnendruckmessung (vgl. Tonometrie*), bei der die Hornhaut unter Lokalanästhesie* mit einem Messkölbchen abgeflacht und die dafür benötigte Kraft mittels einer Federwaage gemessen wird. Der Augendruck wirkt dabei als Gegendruck der Waage. Die Applanationstonometrie wird als Vorsorgeuntersuchung oder zur Therapieüberwachung bei Glaukom* durchgeführt.

Apposition *f*: Auflagerung, Anbau (Anlagerung).
Appositionsthrombose → Pfropfthrombose
Apprehensionstest *m*: engl. *apprehension test*. Stabilitätsprüfung im Rahmen der funktionellen Schultergelenkuntersuchung*. Durch Erwartungsangst kommt es unbewusst zu einer behinderten schmerzhaften Subluxation des Humeruskopfs bei passiver Abduktion und Außenrotation des Arms mit Druck auf den Glenoidalrand, z. B. bei Schulterinstabilität.
Approbation *f*: engl. *licence to practise medicine*. Staatliche Erlaubnis zur Ausübung des Berufs als Arzt*, Zahnarzt, Psychologischer Psychotherapeut*, Kinder- und Jugendlichenpsychotherapeut, Apotheker und Tierarzt.
a.p.-Projektion *f*: engl. *anteroposterior projection*; syn. anterior-posterior-Projektion; Abk. a.-p. Strahlengang von vorn nach hinten durch den Körper bei der Aufnahme von Röntgenbildern.
approximal: Benachbart, nebenstehend. Approximal bezeichnet in der Zahnmedizin mesial* oder distal an einen Zahn angrenzende Strukturen bzw. Zähne.
Apraxie *f*: engl. *apraxia*. Störung der Ausführung willkürlicher, zielgerichteter und geordneter Bewegungen bei intakter motorischer Funktion und ausreichendem Auffassungsvermögen mit Störungen von Handlungen oder Bewegungsabläufen und Unfähigkeit, Gegenstände bei erhaltener Bewegungsfähigkeit, Motilität und Wahrnehmung sinnvoll zu verwenden. Behandelt wird mit Ergotherapie*.
Ätiologie:
– erworbene Störung als Apraxie im engeren Sinn durch Erkrankung (z. B. kortikobasale Degeneration) oder Schädigung (z. B. vaskuläre Läsion) des Gehirns oder der Kommissurenbahnen*)
– umschriebene Koordinations- und Entwicklungsstörung (klinisch meist als Dyspraxie bezeichnet) bei ca. 8–10 % aller Kinder, häufiger bei Jungen.
Therapie: Übungsbehandlung mit kontrollierten Bewegungen zum Aufbau komplexerer Handlungen.
Aprepitant *n*: Antiemetikum und aktiver Metabolit von Fosaprepitant* aus der Gruppe der selektiven Neurokinin*-1-Rezeptor-Antagonisten zur p. o. und i. v. Anwendung bei Übelkeit und Erbrechen während der Chemotherapie oder nach Operationen. Aprepitant bindet antagonistisch in der Area postrema an Substanz-P-Neurokinin-1(NK_1)-Rezeptoren (hochaffin) und verhindert dadurch den Brechreiz.

Indikationen:
– Zytostatika-induzierte Übelkeit und Erbrechen (Anwendung in Kombination mit Kortikoiden* und Serotonin-5-HT_3-Rezeptor-Antagonist)
– PONV.
APRV: Abk. für engl. airway pressure release ventilation → Beatmung
APS: Abk. für → Antiphospholipid-Syndrom
APSD: Abk. für aortopulmonaler Septumdefekt → Fenster, aortopulmonales
aPTT: Abk. für Aktivierte partielle Thromboplastinzeit → Thromboplastinzeit, aktivierte partielle
aPTT, Lupus-sensitive: Funktionelles Screening für den Nachweis von Lupusantikoagulans*. Die aPTT wird mit 2 Reagenzien unterschiedlicher Lupussensitivität bestimmt. Bei Lupuskoagulans-positiver Probe zeigt sich eine deutliche aPTT-Verlängerung mit Lupus-sensitivem Reagenz, bei fehlender aPTT-Verlängerung mit gering Lupus-sensitivem Reagenz.
Aptyalismus *m*: engl. *aptyalism*. Fehlende Speichelsekretion, z. B. infolge Dehydratation*, septischer Infektionskrankheit* oder Intoxikation* (z. B. Atropin*). Aptyalismus führt zur Xerostomie*.
Apudom → Tumoren, neuroendokrine
APUD-System: Abk. für engl. Amine-Precursor-Uptake-and-Decarboxylation → System, disseminiertes neuroendokrines
APV: Abk. für allgemeine Palliativversorgung → Palliativversorgung
APW: Abk. für engl. aorto-pulmonary window → Fenster, aortopulmonales
APZ: Abk. für antigenpräsentierende Zellen → Zellen, antigenpräsentierende
AQ: Abk. für Anomalquotient → Anomaloskop
AQP: Abk. für → Aquaporine
Aquacobalamin → Vitamin B_{12}
Aquäduktoplastie *f*: engl. *aqueductal plasty*. Endoskopische Wiederherstellung des Liquorflusses im Aquädukt bei Verschlusshydrozephalus* durch endoskopische Erweiterung einer Aquäduktstenose, Perforation einer Membran oder Stenteinlage (Silikonkatheter).
Aquäduktstenose *f*: engl. *aqueductal stenosis*. Einengung des Aquaeductus mesencephali.
Aquäduktsyndrom *n*: engl. *sylvian aqueduct syndrome*; syn. Dorsales Mittelhirnsyndrom. Vertikale Blickparese, insbesondere nach oben (Parinaud-Syndrom), und Licht*-Nah-Dissoziation, häufig zusammen mit Lidretraktion, klonischem Konvergenzspasmus* oder Konvergenz-Retraktionsnystagmus. Mögliche Ursachen sind Läsionen in der dorsalen Haube des Mesenzephalons* oder im Bereich der Commissura* posterior, meist durch Hirntumoren* oder Hydrozephalus*.

Aquajogging *n*: Laufen oder Joggen im Wasser, das als **water running** mit Bodenkontakt der Füße oder als **suspended deep water running** als treibendes Aquajogging gelenkschonend ohne Bodenberührung mit Auftriebshilfe wie Schwimmweste oder -gurt erfolgt. Aquajogging wird zur Rehabilitationsbehandlung nach OP der unteren Extremität oder Wirbelsäulenoperation eingesetzt.

Aquaporine *n pl*: engl. *aquaporins*; Abk. AQP. Ubiquitär vorkommende, multimere Membranproteine (AQP-0 bis -13), die Kanäle für selektiven Wassertransport durch die Zellmembran bilden. Durch AQP-3, -7, -9, -10 erfolgt zusätzlich ein Transport kleiner ungeladener Moleküle, wie Glycerol oder Harnstoff.

Klinische Bedeutung:
- AQP-0: in der Augenlinse lokalisiert, Mutationen führen zu Katarakt*
- AQP-2: fast ausschließlich im Sammelrohr der Niere lokalisiert; Einbau in die apikale Zellmembran wird durch ADH stimuliert; AQP-2 bewirkt Antidiurese*, AQP-2-Mangel verursacht Wasserdiurese*; ADH-Mangel oder Mutationen im AQP-2-Gen führen zu Diabetes* insipidus
- im Dünndarm vorhandene AQP-1, -3, -7, -10 und -11 bei Zöliakie* stark vermindert.

Aqueductus cerebri *m*: engl. *aqueduct of midbrain*; syn. Auqaeductus mesencephali. Kanal im Mittelhirn, der den 3. und 4. Hirnventrikel* miteinander verbindet und daher zu den inneren Liquorräumen zählt. Er verläuft zwischen dem Tegmentum mesencephali und der Lamina tecti. Ein eingeengter Aqueductus mesencephali (Aquäduktstenose*) ist die häufigste Urache für einen angeborenen Hydrozephalus*.

Arabin-Pessar *n*: engl. *Arabin's pessary*. Intravaginal eingeführter Kunststoffring zur Unterstützung des unteren Uterinsegmentes in der Schwangerschaft. Das Arabin-Pessar wird bei Zervixinsuffizienz über die Zervix gestülpt und hält dort durch Ausbildung eines Ödems. Oft kommt es zu vermehrtem Ausfluss.

Arachidonsäure *f*: engl. *arachidonic acid*; syn. 5,8,11,14-Eicosatetraensäure. 4-fach ungesättigte, essenzielle Omega-6-Fettsäure. Arachidonsäure ist die Vorstufe in der Biosynthese der Leukotriene*, Prostaglandine* und Thromboxane*. Sie ist Bestandteil der Membranlipide, z. B. des Phospholipids* Phosphatidylinositol-4,5-bisphosphat, aus dem die second messenger Diacylglycerol und Inositoltrisphosphat durch die Rezeptor-aktivierte Phospholipase Cβ gebildet werden.

Arachnida *f pl*: Spinnentiere; taxonomische Klasse der Chelicerata (Arthropoden*). Medizinisch bedeutsam sind v. a. Zecken* und Milben*.

Arachnodaktylie *f*: engl. *arachnodactyly*. Im Verhältnis zu Handteller oder Fußsohle überproportional lange und dünne Finger oder Zehen. Sie kommen im Rahmen genetischer Syndrome vor, z. B. bei Marfan*-Syndrom, Homozystinurie* und kongenitaler kontraktureller Arachnodaktylie, als isolierte familiäre Besonderheit und isoliert als Normvariante.

Arachnoidalzyste *f*: engl. *arachnoid cyst*; syn. Subarachnoidalzyste. Liquorgefüllte Duplikatur der Arachnoidea* mater mit z. T. raumforderndem Charakter. Arachnoidalzysten kommen meist kongenital vor (Ausbildung häufig nach der Geburt), außerdem postentzündlich als meningeale Verklebung und selten traumatisch. Diagnostiziert wird mit MRT. Siehe Abb.

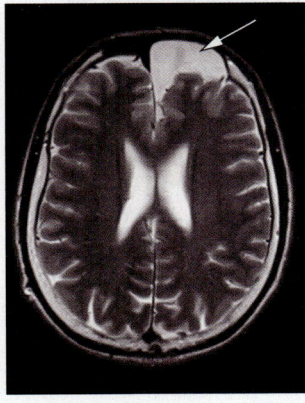

Arachnoidalzyste: Frontale Arachnoidalzyste links; Darstellung in einer T2-gewichteten MRT-Aufnahme. [68]

Arachnoidea mater *f*: engl. *arachnoid mater*; syn. Spinngewebshaut. Äußeres Blatt der weichen Hirn- und Rückenmarkshaut (Leptomeninx). Die zarte bindegewebige Membran umgibt als Arachnoidea mater cranialis das Gehirn* und als Arachnoidea mater spinalis das Rückenmark*. Nach außen ist die Arachnoidea mater mit der Dura* mater verwachsen, nach innen folgen Subarachnoidalraum* und Pia* mater.

Arachnoiditis *f*: engl. *arachnitis*. Entzündung der Arachnoidea* mater, z. B. bei Syphilis*.

Arachnoiditis optico-chiasmatica *f*: engl. *opticochiasmatic arachnoiditis*. Umschriebene, meist produktiv-hyperplastische basale Meningitis* im Bereich der Cisterna chiasmatis mit abnehmender Sehfunktion durch Narbenbildung und Kompression von Chiasma* opticum und N. opticus. Die Ätiologie ist meist unklar (evtl. Syphilis, Trauma). Therapiert wird mit Prednisolon, Antiphlogistika und durch neurochirurgische Entfernung des Entzündungs- und Narbengewebes.

Klinik:
- binasale (sonst eher selten vorkommend) oder bitemporale Hemianopsie*
- Abnahme der Sehfunktion und beginnende Stauungspapille* beidseits
- Übergang in Optikusatrophie.

Arachnoiditis ossificans *f*: engl. *ossifying arachnoiditis*. Verkalkende Entzündung der Arachnoidea* mater mit Bevorzugung der Thorakolumbalregion.

Aran-Gesetz *n*: engl. *Aran's law*. Gesetz der fortgeleiteten oder ausstrahlenden (sog. irradierenden) Frakturen, insbesondere an der Schädelbasis, hiernach setzen sich Schädelbasisfrakturen* auf dem kürzesten Weg fort.

Arbeitsdruck [Kompressionstherapie] *m*: engl. *working pressure*. Begriff aus der Kompressionstherapie*, der eine der Wechselwirkungen von Kompressionsmaterial und bandagiertem Gewebe beschreibt. Der Druck auf das Gewebe geht dabei von der aktiven Muskelbewegung aus, die gegen den maximalen Widerstand des Materials arbeitet, das sich der Ausdehnung des Muskels entgegensetzt.

Wirkung:
- Entstauung des Gewebes
- Förderung des venösen Rückflusses.

Hinweis: Hoher Arbeitsdruck wird mit Kurzzugbinden und unelastischen Binden (siehe Kompressionsverband*) oder Kompressionsstrümpfen und -miederwaren ab Klasse II erreicht.

Arbeitseinsatzfähigkeit → Zumutbarkeit

Arbeitsfähigkeit *f*: engl. *ability to work*. Summe von Faktoren, die eine Person in einer bestimmten Situation in die Lage versetzen, eine gestellte Aufgabe erfolgreich zu bewältigen. Im Beamtenrecht als Dienstfähigkeit bezeichnet.

Hintergrund: Die Arbeitsfähigkeit wird beeinflusst durch
- Gesundheit (körperliche, psychische und soziale Ressourcen)
- Ausbildung und Kompetenz (einschließlich spezifischer Fähigkeiten, beruflichen Erfahrungswissens)
- Werte und Einstellungen (einschließlich Motivation, Arbeitszufriedenheit)
- Arbeitsbedingungen (körperliche, psychische und soziale Arbeitsanforderungen, Arbeitsgestaltung, Führungsverhalten).

Sozialmedizinische Bedeutung: Arbeitsfähigkeit liegt nach dem Leistungsrecht der Arbeitsförderung vor, wenn ein Arbeitsloser
- eine versicherungspflichtige, mindestens 15 h wöchentlich umfassende Beschäftigung unter den üblichen Bedingungen des für ihn in Betracht kommenden Arbeitsmarktes aufnehmen und ausüben kann und (aus ärztlicher Sicht) darf

Arbeitsgedächtnis

- an Maßnahmen zur beruflichen Eingliederung in das Erwerbsleben teilnehmen kann und (aus ärztlicher Sicht) darf.
- Vorschlägen der Arbeitsagentur zur beruflichen Eingliederung zeit- und ortsnah Folge leisten kann und (aus ärztlicher Sicht) darf.

Arbeitsgedächtnis n: engl. *working memory*. Modellvorstellung nach Baddeley und Hitch (1974) und Baddeley (1986, 1990) für einen Teilbereich des Gedächtnisses, in dem die aus dem sensorischen Gedächtnis transferierten Wahrnehmungsinhalte kurzzeitig für die Weiterverarbeitung gespeichert sowie nach ihrer Bedeutung selektiert werden und Relevantes mit Inhalten aus dem Langzeitgedächtnis verknüpft wird.

Theorie: Im Gegensatz zum Modell des Kurzzeitgedächtnisses von Atkinson und Shiffrin (1968), das auf eine eher passive Speicherung von Wahrnehmungsinhalten reduziert war, betont das Arbeitsgedächtnis-Modell den prozessualen, komplexen, flexiblen und dynamischen Aspekt der aktiven **Informationsverarbeitung**. Nach dem Mehrkomponenten-Modell von Baddeley und Hitch (siehe Abb. 1) besteht das Arbeitsgedächtnis aus einer zentralen Exekutive (**Exekutivfunktionen**), welche die aktive Informationsverarbeitung steuert, und 2 der zentralen Exekutive untergeordneten Subsystemen für die temporäre, bewusste Aufrechterhaltung von phonologisch codierbarer Information (phonologische Schleife) und visuell-räumlich codierbaren Reizen (visuell-räumlicher Notizblock). Die **Speicherkapazität** des Arbeitsgedächtnisses umfasst nach Miller 7 ± 2 Items, nach neueren Theorien nur 3–4 (Chunking), die über Sekunden bis Minuten aktiv im Bewusstsein gehalten werden können. Die Anzahl der Elemente, die gleichzeitig aufgerufen und bearbeitet werden können, lässt sich durch systematisches Lernen und Üben erhöhen (z. B. durch Bildung von Sinneinheiten, Chunks). Bewertungs-, Entscheidungs- und Problemlösungsprozesse, Erwerb neuen Wissens und gleichzeitige Bearbeitung von mehreren verschiedenartigen Aufgaben lassen sich durch die integrative Funktion des Arbeitsgedächtnisses erklären.

Lokalisierung: Die kurzzeitige Informationsspeicherung bewirkt eine Aktivierung (fMRT; siehe Abb. 2) im:
- Präfrontalkortex
- Kortexareal (aufgabenspezifisch je nach Sinnesmodalität des Reizmaterials): **1.** verbales Arbeitsgedächtnis: v. a. linker dorsolateraler Präfrontalkortex **2.** visuell-räumliches Arbeitsgedächtnis: v. a. rechter dorsolateraler Präfrontalkortex (siehe Abb. 3)
- inferioren Parietalkortex und Cerebellum.

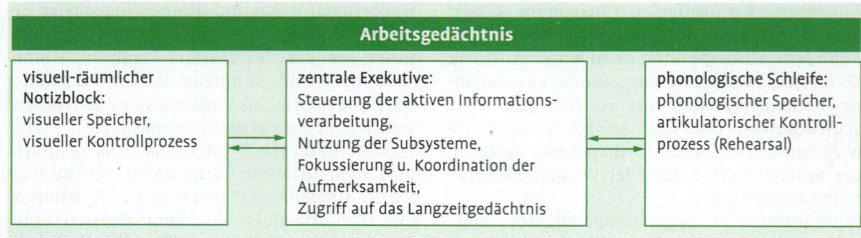

Arbeitsgedächtnis Abb. 1: Mehrkomponenten-Modell von Baddeley.

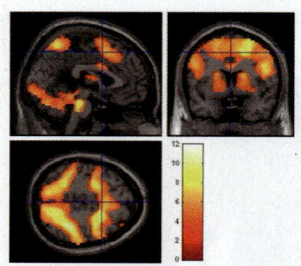

Arbeitsgedächtnis Abb. 2: K0F25isuelles Arbeitsgedächtnis; bilaterale Aktivierung parietaler und frontaler Areale; fMRT. [63]

Klinische Bedeutung:
- Leistungseinschränkung bei Schizophrenie, ADHS, Frontalhirnsyndrom, frontotemporaler Demenz (u. a. Demenzen), Depression; Bestimmung: u. a. N-Back-Test, Zahlen nachsprechen, Wisconsin-Card-Storting-Test
- Leistungssteigerung ggf. durch spezifische Stimulanzien wie Kokain oder Neuroenhancer wie Modafinil und Ritalin.

Arbeitsgemeinschaft der leitenden Medizinalbeamten der Länder → Gesundheitswesen

Arbeitshypertrophie → Aktivitätshypertrophie

Arbeitsmedizin f: engl. *occupational medicine*; syn. Betriebsmedizin. Fachgebiet der Medizin, das sich in Forschung, Lehre und Praxis (Diagnostik, Begutachtung und Beratung) mit den Wechselwirkungen von Arbeit und Gesundheit beschäftigt (insbesondere der Entstehung von Berufskrankheiten). Ziele sind der Erhalt und die Förderung der Gesundheit sowie Leistungsfähigkeit der Beschäftigten, insbesondere durch Präventionsmaßnahmen.

Rechtliches: Ein umfangreiches Gesetzes- und Regelwerk staatlicher und berufsgenossenschaftlicher Vorschriften bildet die Basis für das praktische Handeln, z. B.: Arbeitsschutzgesetz*, ArbMedVV, Gefahrstoffverordnung*, Arbeitssicherheitsgesetz und Unfallverhütungsvorschrift* DGUV V2.

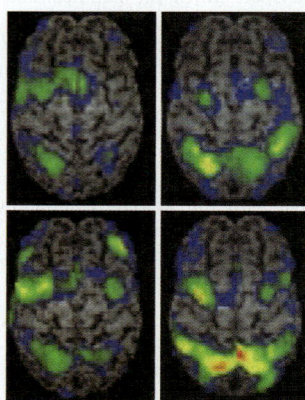

Arbeitsgedächtnis Abb. 3: Episodisches Gedächtnis: Hirnaktivierung im PET (FDG); einseitige Aktivierung des verbalen (links) und räumlichen Arbeitsgedächtnisses (rechts) bei Jüngeren (oben), zweiseitige Aktivierung im Alter (unten). [111]

Arbeitspflicht → Zumutbarkeit

Arbeitsplatzgrenzwert m: Abk. AGW. Durch die Gefahrstoffverordnung* (GefStoffV) eingeführter Grenzwert für die zeitlich gewichtete durchschnittliche Konzentration eines Stoffes in der Luft am Arbeitsplatz in Bezug auf einen gegebenen Referenzzeitraum. Bei Einhaltung der AGW sind akute oder chronische schädliche Auswirkungen auf die Gesundheit im Allgemeinen nicht zu erwarten.

Hintergrund:
- Der AGW berücksichtigt eine übliche 8-stündige Exposition an 5 Tagen in der Woche während der Lebensarbeitszeit und ersetzt die bisherige Maximale Arbeitsplatzkonzentration* (MAK) sowie die Technische Richtkonzentration (TRK)
- die AGW werden in Deutschland mit Beratung durch den Ausschuss für Gefahrstoffe vom Bundesministerium für Arbeit und Soziales festgelegt, in der Technischen Regel für Gefahrstoffe 900 (TRGS 900) veröffent-

licht und über das Bundesarbeitsblatt (BArbBl) bekannt gegeben.

Arbeitsplatzkonzentration, maximale *f*: Abk. MAK. Höchstzulässige Konzentration eines Stoffes in der Luft am Arbeitsplatz als Gas, Dampf oder Schwebstoff, die langfristig bei einer 40-Stunden-Woche und täglicher achtstündiger Exposition keine Gesundheitsschädigungen oder unangemessenen Belästigungen verursacht. MAK-Werte werden von der Deutschen Forschungsgemeinschaft (DFG) jährlich veröffentlicht nach dem aktuellen Stand der Wissenschaft. **Rechtliches:** Seit der Neuordnung der Gefahrstoffverordnung 2005 sind die MAK-Werte nicht mehr rechtlich verbindlich. Sie wurden ersetzt durch die Arbeitsplatzgrenzwerte* (AGW), die in der TRGS 900 (Technische Regel für Gefahrstoffe) veröffentlicht werden. Für dort nicht erfasste Stoffe werden jedoch z. T. weiterhin die MAK-Werte herangezogen. Rechtliche Grundlage hierfür ist die TRGS 402 („Ermitteln und Beurteilen der Gefährdungen bei Tätigkeiten mit Gefahrstoffen: Inhalative Exposition").

Arbeitsschutz *m*: engl. *industrial safety*. Maßnahmen und Verhaltensregeln zum Schutz der Beschäftigten vor Gesundheitsgefahren und Unfällen bei der Arbeit sowie zur menschengerechten Arbeitsgestaltung. Hierzu gehören Gefährdungsbeurteilungen, technischer und persönlicher Arbeitsschutz einschließlich der persönlichen Schutzausrüstung, Betriebsvereinbarungen sowie Unterweisungen. Rechtliche Regelungen finden sich beispielsweise im Arbeitsschutzgesetz und Arbeitssicherheitsgesetz mit ihren Verordnungen.
Formen:
– Auf der **betrieblichen Ebene** ist der Arbeitgeber verantwortlich für die Anwendung und Durchsetzung des Arbeitsschutzes. Er kann sachkundige Personen mit der Wahrnehmung von Teilaufgaben bestellen (Betriebsbeauftragte). Die Beschäftigten und die Arbeitnehmervertretungen haben Mitwirkungs- und Initiativrechte im Arbeitsschutz.
– Die **überbetriebliche Ebene** des Arbeitsschutzes ist in Deutschland durch einen Dualismus zwischen staatlichem Arbeitsschutz (Überwachung und Beratung) und selbstverwaltetem Arbeitsschutz durch die Unfallversicherungsträger geprägt (siehe Unfallversicherung*, siehe Berufsgenossenschaft*).
– Als **persönlicher Arbeitsschutz** wird die Summe aller Arbeitsschutzmaßnahmen bezeichnet, die der persönlichen Sicherheit des Arbeitnehmers dienen (persönliche Schutzausrüstung). Diese werden notwendig, wenn technische sowie arbeitsorganisatorische Maßnahmen (**technischer Arbeitsschutz**) alleine keinen ausreichenden Schutz gewährleisten.
– Der **technische Arbeitsschutz** hat Vorrang vor persönlichen Schutzmaßnahmen.

Arbeitsschutzgesetz *n*: engl. *Health and Safety at Work Act*; Abk. ArbSchG. „Gesetz über die Durchführung von Maßnahmen des Arbeitsschutzes zur Verbesserung der Sicherheit und des Gesundheitsschutzes der Beschäftigten bei der Arbeit" (ArbSchG). Es legt Maßnahmen zum Arbeitsschutz (z. B. arbeitsmedizinische Vorsorge) fest und verpflichtet jeden Arbeitgeber zu deren Einhaltung.
Inhalte: Das ArbSchG von 1996, zuletzt geändert 2015, fordert vom Arbeitgeber Maßnahmen zur Verhütung von Arbeitsunfällen und arbeitsbedingten Gesundheitsgefahren sowie zur menschengerechten Gestaltung der Arbeit, insbesondere Erste-Hilfe- und sonstige Notfallmaßnahmen sowie arbeitsmedizinische Vorsorge (§§ 10 und 11). Die Kosten für diese Maßnahmen trägt der Arbeitgeber (§ 4). Das ArbSchG begründet aber auch die Mitverantwortung der Beschäftigten für ihre Arbeitssicherheit (§§ 15–17). Als Beschäftigte gelten:
– Arbeitnehmerinnen und Arbeitnehmer
– die zu ihrer Berufsausbildung Beschäftigten
– arbeitnehmerähnliche Personen im Sinne des § 5 Abs. 1 des Arbeitsgerichtsgesetzes, ausgenommen die in Heimarbeit Beschäftigten und die ihnen Gleichgestellten
– Beamtinnen und Beamte
– Richterinnen und Richter
– Soldatinnen und Soldaten
– die in Werkstätten für Behinderte Beschäftigten.

Arbeitssucht *f*: engl. *workaholism*. Nicht stoffgebundene Abhängigkeit mit übermäßigem, suchtartig erscheinendem Arbeitsverhalten unter Vernachlässigung anderer Lebensbereiche und Unfähigkeit zu einer angemessenen Balance zwischen Arbeit und Freizeit oder anderen Funktionen. Arbeitssucht hat meist negative Folgen für Sozialleben sowie Gesundheit und geht häufig mit schädlichem Substanzgebrauch einher.

Arbeitstherapeut → Ergotherapeut
Arbeitstherapie *f*: engl. *occupational therapy*. Teilgebiet der Ergotherapie*, das den Einsatz komplexer, zielgerichteter Tätigkeiten aus dem Berufsleben oder Training einzelner Arbeitsverrichtungen umfasst; z. B. als vorbereitende Maßnahme zur Wiedereingliederung in das Arbeitsleben (Rehabilitation*).
Anforderungen: Inhalte und Strukturen der Arbeitstherapie sollten unter Berücksichtigung der individuellen Ressourcen möglichst realitätsnah im Hinblick auf die Gegebenheiten des Arbeitslebens gestaltet sein.
Ziel:
– Einübung spezifischer Fertigkeiten
– Verbesserung von Ausdauer, Sorgfalt und Umstellungsfähigkeit
– Förderung von Tagesstrukturierung, Pünktlichkeit, Frustrationstoleranz, Kommunikationsfähigkeit und Selbstwertgefühl.

Arbeitstoxikologie → Gewerbetoxikologie
Arbeitsunfall *m*: engl. *occupational accident*. Personenschaden im zeitlichen und sachlichen Zusammenhang mit einer versicherten Tätigkeit, der einen Anspruch gegen die GUV (Unfallversicherung*) begründet. Arbeitsunfälle geschehen sowohl durch mechanisch-physikalische Einwirkungen (Stich, Schnitt, Strom u. a.) als auch durch psychische Einwirkungen mit besonderem Belastungsmoment, z. B. Gewaltanwendung, Nötigung mit Waffengewalt.
Voraussetzungen: Der Arbeitsunfall
– muss sich innerhalb einer Arbeitsschicht ereignen
– liegt nur bei einem äußeren Ereignis vor, von dem Geschehnisse aus innerer Ursache (z. B. epileptischer Anfall) abgegrenzt werden (Gelegenheitsursache)
– beinhaltet auch körpereigene Bewegungen, insbesondere unkontrollierte oder nicht koordinierte Bewegungsabläufe (z. B. wegen betrieblich bedingter Eile: fahrlässig ausgelöster Stolper-, Rutsch- oder Sturzunfall) kommen als äußere Ereignisse in Betracht.

Versicherungsschutz: Versicherungsschutz besteht in der GUV u. a. für
– Beschäftigte und vergleichbare Personengruppen, z. B. Menschen mit Behinderungen in anerkannten Werkstätten
– Schüler und Studierende (Schulunfall)
– Personen, die im Interesse der Allgemeinheit tätig werden (z. B. Blutspender)
– sowie ggf. auch für Unternehmer.

Geschützt durch die GUV sind die physische und die psychische Gesundheit. Versicherungsschutz wird nicht durch Verschulden oder verbotswidriges Handeln (z. B. unterlassenes Tragen eines durch Unfallverhütungsvorschriften vorgeschriebenen Schutzhelms) ausgeschlossen. Gefordert ist aber, dass der Unfall bringende Tätigkeit einen betrieblichen, unternehmensdienlichen Bezug hat. Werden ausschließlich private Zwecke verfolgt, ist diese sog. eigenwirtschaftliche Tätigkeit während der Arbeitszeit nicht versichert. Versicherte Tätigkeiten sind auch das Zurücklegen des mit der versicherten Tätigkeit zusammenhängenden unmittelbaren Weges von und zur Arbeitsstätte (Wegeunfall*). Versichert sind insoweit auch Arbeitslose, die auf dem Weg zum Arbeitsamt sind, um ihre Meldepflicht zu erfüllen. Rechtliche Grundlage ist § 8 SGB VII. Ein Arbeitsunfall im Sinne des SGB VII liegt nicht vor, wenn der Gesundheitsschaden absichtlich herbeigeführt wird.
Prozedere: Behandlung erfolgt durch den D*-Arzt und umfasst nach Abschluss der Akut-

und Rehabilitationstherapie die Reintegration in das Arbeitsleben.

Arbeitsweise, rückenschonende *f*: Berücksichtigung und Anwendung von Hebe-, Brück-, Lagerungs- und Tragetechniken zur Arbeitserleichterung und zur Prävention von Rückenschmerzen* und -erkrankungen.

Arborisationsblock → Verzweigungsblock

Arboviren *n pl*: engl. *arboviruses*. Teilweise humanpathogene Viren, die zu einer Gruppe zusammengefasst werden, weil sie alle durch blutsaugende Arthropoden* (z. T. auch hämatogen) auf Wirbeltiere übertragen werden. Arboviren sind Erreger der Arbovirosen*. Die natürlichen Wirte sind meist Vögel, die zur weltweiten Verbreitung beitragen.

Arbovirosen *f pl*: engl. *arthropode-borne virus diseases*. Infektionskrankheiten, die endemisch-epidemisch, sporadisch, manchmal saisonal gehäuft auftreten und durch Arboviren* verursacht werden. Arbovirosen kommen im Verbreitungsgebiet (meist der Tropen oder Subtropen) der entsprechenden Vektoren* (Arthropoden: Mücken, Zecken) vor. Wirbeltiere dienen als Reservoir der Arboviren. Beispiele sind das Dengue- und das Chikungunya-Fieber.

Erkrankung: Informationen zur Klinik, Diagnostik und Therapie der Arbovirosen sind bei den jeweiligen Erkrankungen aufgeführt.

Arc de cercle *m*: engl. *hysterical arching*. Aufstützen des Hinterkopfs und der Fersen unter gleichzeitigem, bogenförmigen Emporheben der Körpermitte, meist mit Konvexität vorn (Opisthotonus*), selten vorkommend bei dissoziativer* Störung oder dissoziativem Anfall*.

Archoplasma → Zentrosphäre

ARCO-Klassifikation → Femurkopfnekrose

Arctostaphylos uva-ursi → Bärentraube

Arcus *m*: engl. *arch*. Bogen.

Arcus aortae → Aorta

Arcus lipoides *m*: syn. Arcus lipoides corneae. Als weißer Ring um die Iris sichtbare Lipidablagerungen am Rand der Hornhaut. Es handelt sich um eine normale Altersveränderung, auch Greisenring (Gerontoxon, Arcus senilis) genannt. Bei Auftreten vor dem 50. Lebensjahr kann die Ursache eine Fettstoffwechselstörung sein. Siehe Abb.

Arcus palatoglossus *m*: engl. *palatoglossal arch*; syn. Plica anterior faucium. Vorderer der beiden Gaumenbögen, die ventral den Oropharynx von der Mundhöhle* abgrenzen. Die Schleimhautfalte zieht über dem M. palatoglossus vom Gaumen* zur Zunge*. Zwischen den Gaumenbögen befindet sich die Fossa tonsillaris.

Arcus palatopharyngeus *m*: engl. *palatopharyngeal arch*; syn. Plica posterior faucium. Hinterer der beiden Gaumenbögen, die ventral den Oropharynx von der Mundhöhle* abgrenzen. Die Schleimhautfalte liegt oberhalb des M. palatopharyngeus zwischen Gaumen* und Pharynxwand. Zwischen den Gaumenbögen befindet sich die Fossa tonsillaris.

Arcus palmaris profundus *m*: engl. *deep palmar arch*; syn. tiefer Hohlhandbogen. Gefäßbogen, der von der Anastomose* zwischen A. radialis und Ramus palmaris profundus der A. ulnaris gebildet wird. Der Arcus palmaris profundus liegt den Mm. interossei palmares der Hohlhand auf und versorgt die Mittelhand.

Arcus palmaris superficialis *m*: engl. *superficial palmar arch*; syn. oberflächlicher Hohlhandbogen. Gefäßbogen, der aus der Anastomose* zwischen A. ulnaris und Ramus palmaris superficialis der A. radialis entsteht. Der Arcus palmaris superficialis verläuft zwischen Palmaraponeurose* und Beugersehnen und gibt die Aa. digitales palmares communes ab. Er versorgt Mittelhand und Finger.

Arcus pedis longitudinalis *m*: engl. *longitudinal arch of foot*; syn. Fußlängsgewölbe. Längswölbung des Fußes. Er teilt sich in einen lateralen und einen medialen Teil: Arcus pedis longitudinalis pars lateralis und Arcus pedis longitudinalis pars medialis. Bei Fußdeformitäten wie Senkfuß und Plattfuß ist das Längsgewölbe abgeflacht oder ganz abgesunken.

Arcus plantaris profundus *m*: engl. *deep plantar arch*. Tiefer Arterienbogen der Fußsohle, analog zum Arcus* palmaris profundus. Der Bogen entstammt der A. plantaris lateralis, die sich an der Basis des Os metatarsale V zum Arterienbogen wendet, und zu einem kleineren Teil zum R. profundus der A. plantaris medialis.

Anatomie: Aus dem Arcus plantaris profundus zweigen mehrere Aa. metatarsales plantares ab, welche zwischen den Metatarsalknochen in Richtung Zehen verlaufen.

Arcus pubicus *m*: engl. *pubic arch*; syn. Arcus pubis. Der vom rechten und linken Ramus inferior des Schambeins gebildete Winkel (90–100°) des weiblichen Beckens. Der Arcus pubicus lässt sich durch den angelegten Winkel zwischen Daumen und Zeigefinger darstellen. Am männlichen Becken ist der entsprechende Winkel mit 70–75° kleiner.

Arcus vertebrae *m*: engl. *vertebral arch*. Wirbelbogen. Der Arcus vertebrae ist ein knöcherner Bogen, der rechts und links an der Rückseite der Wirbelkörper ansetzt. Die Gesamtheit der Wirbelbögen mit ihren bindegewebigen Verbindungen bildet die Rückwand und die seitliche Begrenzung des Spinalkanals*.

ARDS: Abk. für → Acute Respiratory Distress Syndrome

ARE: Abk. für akute respiratorische Erkrankung → Adenoviridae

ARE: Abk. für → Akute respiratorische Erkrankung

Area entorhinalis *f*: Rindenfeld* am medialen Rand des Temporallappens, das Teile des Gyrus ambiens und des Gyrus parahippocampalis umfasst. Die Area entorhinalis ist Teil des limbischen Systems und fungiert als Umschaltstation zwischen Neokortex* und limbischem System.

Areal, supplementär-motorisches *n*: engl. *supplementary motor area*; Abk. SMA. Zum motorischen System gehörendes, im Frontallappen* lokalisiertes kortikales Areal. Das supplementär-motorische Areal ist besonders von Bedeutung beim Erlernen von komplexen Bewegungsmustern, bimanuellen Bewegungsabläufen und Beginn sowie Ende einer Bewegung.

Area postrema *f*: Chemorezeptive Trigger*-Zone, die am kaudalen Ende der Rautengrube in der Medulla* oblongata liegt. Die Area postrema gehört zu den zirkumventrikulären Organen*, sie verfügt aufgrund fenestrierter Kapillaren über eine besonders ausgeprägte Permeabilität* der Blut*-Hirn-Schranke und ist reich vaskularisiert. Die Area postrema vermittelt Übelkeit* und Erbrechen*.

Area striata *f*: engl. *striate area*; syn. primäre Sehrinde. Primär visueller Kortex um den Sulcus calcarinus des Okzipitallappens (Lobus occipitalis). Die Area striata repräsentiert das Brodmann*-Areal 17. Optische Reize werden hier bewusst, die Interpretation erfolgt erst in den höheren visuellen Kortexareale Brodmann 18 und 19.

Areca catechu → Betelnuss

Areflexie *f*: engl. *areflexia*. Aufhebung aller oder einzelner Muskeleigenreflexe, v. a. bei peripherer Lähmung*, Schädigung der Wurzeln der Spinalnerven* oder Polyneuropathie*, seltener als familiäre (angeborene) Areflexie oder beim Adie*-Syndrom.

Arenaviridae *f pl*: engl. *arena viruses*; syn. Arenaviren. Familie pleomorpher, 50–300 nm großer RNA-Viren mit Hüllmembran und einzelsträngiger, segmentierter RNA negativer Polarität. Im Inneren der Virionen befinden sich „sandige" Körnchen (∅ 20–30 nm), die als Ribosomen der Wirtszelle identifiziert wurden.

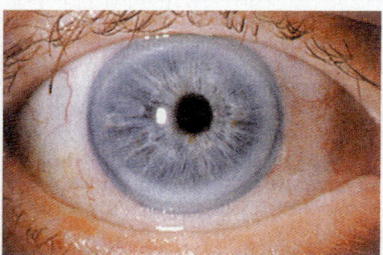

Arcus lipoides [124]

Klinische Bedeutung: Arenaviridae werden durch Tiere auf den Menschen übertragen (virale Zoonose) und verursachen fieberhafte, hämorrhagische Erkrankungen.

Areola mammae *f*: engl. *mammary areola*; syn. Warzenhof. Gerunzelte, pigmentierte Umgebung der Brustwarze (Mamille). Die Areola mammae weist 10–15 durch Montgomery-Drüsen (Glandulae areolares) aufgeworfene und kreisförmig angeordnete kleine Erhebungen (Tubercula areolae) auf, die während der Laktation die Haut vermehrt befeuchten und einfetten.

Areolitis *f*: Seltene Entzündung der Areola* mammae. Eine Areolitis tritt meist im Puerperium* im Rahmen einer Mastitis*, exogen fortgeleitet sowie ggf. bei Scabies* auf. Wichtige Differenzialdiagnosen sind Entzündung der Montgomery-Drüsen, Paget*-Karzinom, Ekzem* und Psoriasis*.

ARF: Abk. für akutes rheumatisches Fieber → Fieber, akutes rheumatisches

Argatroban *n*: Niedermolekularer, synthetischer und direkter Thrombin-Inhibitor aus der Gruppe der Antikoagulanzien. Argatroban wird zur i. v. Behandlung (Ziel-aPTT 1,5- bis 3-fach und < 100 s) einer heparininduzierten Thrombozytopenie* Typ II eingesetzt.

argentaffine Zellen → Zellen, enterochromaffine

Argentum → Silber

Arginin *n*: engl. *arginine*; syn. L-Arginin; Abk. Arg. Stark basische, proteinogene und glukoplastische α-Aminosäure*. Arginin ist Zwischenprodukt im Harnstoffzyklus* und Ausgangsstoff der Biosynthese von Stickstoffmonoxid*. Für Erwachsene ist die Aminosäure nicht essenziell. L-Arginin kommt besonders in Protaminen und Histonen* vor und ist Bestandteil von Infusionslösungen.

Arginin-Harnstoff-Zyklus → Harnstoffzyklus

Argininosuccinatsynthetase-Mangel → Citrullinämie

Argon-Plasma-Koagulation *f*: engl. *argon plasma coagulation*. Thermisches Verfahren zur Koagulation* von Gewebe. In der Gastroenterologie v. a. zur Behandlung von Angiodysplasien, Blutstillung oder Tumorverkleinerung verwendet. Seltene Komplikationen sind Perforation* und subkutanes Emphysem.

Argonz-Ahumada-Castillo-Syndrom *n*: engl. *del Castillo syndrome*. Idiopathische Form des Galaktorrhö*-Amenorrhö-Syndroms.

Argyll-Robertson-Phänomen *n*: engl. *Argyll Robertson pupil*; syn. Argyll-Robertson-Pupille. Klassisches Pupillenzeichen bei 60–70 % der Patienten mit Neurosyphilis* in Form von beeinträchtigter Lichtreaktion* bei erhaltener Konvergenzreaktion*, Licht*-Nah-Dissoziation und Miosis*. Anfangs tritt das Argyll-Robertson-Phänomen unilateral auf mit einhergehender Anisokorie*, später bilateral.

Argyrie *f*: engl. *argyria*; syn. Argyrose. Irreversible Ablagerung von Silbersalzen mit schiefergrauer Pigmentierung der Haut* und Schleimhaut* sowie der Fingernägel oder innerer Organe. Ursächlich ist meist die Einnahme silberhaltiger Arzneimittel, die Verfärbung kann jedoch auch lokal durch Schmuck oder nach einer Akupunktur auftreten. Eine kausale Therapie ist nicht bekannt.

argyrophile Fasern → Gitterfasern

Argyrose → Argyrie

Arhinenzephalie *f*: engl. *arhinencephaly*. Fehlen von Riechbahn* und Rhinenzephalon* sowie häufig auch der Stirnlappen des Gehirns durch frühzeitige Entwicklungsstörungen nach Schluss des Neuralrohrs, z. B. bei Holoprosenzephalie, Trisomie* 13, Trisomie* 18 und beim Zellweger-Syndrom.

Arias-Stella-Phänomen *n*: engl. *Arias-Stella phenomenon*. Atypische Zellkernveränderungen im Drüsenepithel des Endometriums*, die u. a. bei intrauterinem Fruchttod* oder Extrauteringravidität* auftritt. Das Arias-Stella-Phänomen wird verursacht durch eine erhöhte Gonadotropinstimulation. Betroffene Zellen zeigen u. a. Hyperchromasie, gesteigerte Mitoseaktivität und Hypertrophie*.

Arithmasthenie → Dyskalkulie

Arlt-Reposition *f*: engl. *Arlt's method*. Verfahren zur Reposition einer vorderen Schultergelenkluxation*. Der Patient sitzt auf einem Stuhl mit Lehne. Der verletzte Arm wird über die gepolsterte Oberkante der Stuhllehne gelegt. Die Reposition geschieht durch Dauerzug am Arm nach distal bei gebeugtem Ellenbogen.

Hinweis: Eine gute Polsterung ist erforderlich für den Schutz von Nerven und Gefäßen in der Axilla (siehe Abb.).

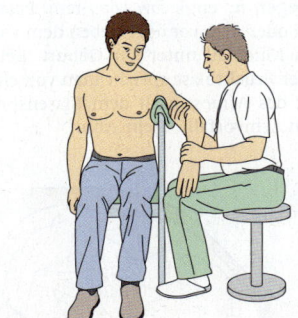

Arlt-Reposition: Reposition nach Arlt.

Armaturenbrettverletzung → Dashboard Injury

Arm-Bein-Index → Knöchel-Arm-Index

Armbeuger → Musculus biceps brachii

Armlagerung *f*: engl. *positioning of the arm(s)*. Lagerung des Arms bei der Bobath*-Lagerung zur Vermeidung von Kontrakturen* und schmerzhaftem Schulter-Arm-Syndrom bei Patienten mit Querschnittsyndromen (z. B. Tetraplegie*) sowie Hochlagerung zur Entstauung bei Ödemen, (z. B. bei Lymphabflussstörungen nach Brustentfernung) oder fehlgeleiteten Infusionen (Paravasat*).

Armlösung *f*: engl. *arm delivery*. Geburtshilflicher Handgriff zur Lösung eines oder beider Arme bei einer Geburt aus Beckenendlage. Siehe Abb.

Formen: Armlösung nach Bickenbach, klassische Armlösung, Armlösung nach Løvset, Armlösung nach Müller.

Hintergrund: Bei einem Geburtsverlauf aus Beckenendlage kann es zum Hochschlagen eines oder beider Arme neben den kindlichen Kopf kommen. In diesem Fall ist geburtsmechanisch im mütterlichen Becken zu wenig Platz, um die Geburt zu beenden. Deswegen gibt es verschiedene Verfahren oder Handgriffe, um die Arme zu lösen und die akute Notsituation zu beenden.

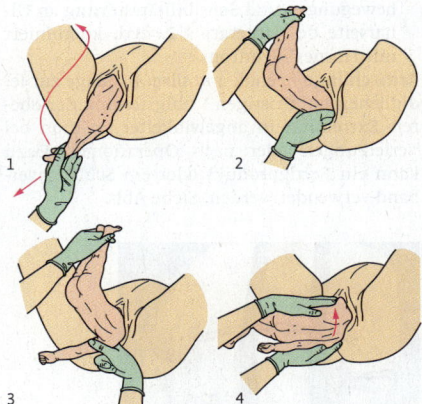

Armlösung: 1: Erfassen der Füße des bis zu den Schultern geborenen Kindes und kräftiges Strecken des Kindes bodenwärts; 2: kräftiges Hineinschieben der Beine in die entsprechende Schenkelbeuge; 3: Schienen des Oberarms mit mindestens 2 Fingern und Herausstreifen durch wischende Bewegung über die Brust; 4: stopfende Bewegungen und Drehung um 180°, um den vorderen Arm nach hinten in die Kreuzbeinhöhle zu bringen (anschließend analoge Entwicklung). [39]

Armödem → Paget-von-Schroetter-Syndrom

Armorthese → Orthese

Armplexus → Plexus brachialis

Armplexusanästhesie f: engl. *brachial plexus anesthesia*. Anästhesie* der oberen Extremität durch Blockade des Plexus* brachialis. Dabei wird ein Lokalanästhetikum injiziert in die umgebende Gefäßnervenscheide bzw. in die unmittelbare Nähe des Plexus brachialis.

Armplexusparese f: engl. *brachial plexus paralysis*; syn. Armplexusläsion. Lähmung* durch Läsion des Plexus* brachialis, z. B. infolge Geburtstrauma, Unfall (häufig bei Motorradfahren), Klavikulafraktur* oder Strahlentherapie* bei Mammakarzinom* oder anderen Tumoren.

Formen:
- Obere Armplexusparese (syn. Erb- oder Duchenne-Erb-Lähmung): **1.** 5.–6. zervikales spinales Segment (C5–C6) mit Lähmung von Abduktion* und Außenrotation im Schultergelenk, Flexion* im Ellenbogengelenk und Sensibilitätsstörung* über Musculus* deltoideus und an Radialseite des Unterarms **2.** erweiterte obere Armplexusparese (C5–C7) mit zusätzlicher Lähmung von Flexion und Extension* im Ellenbogen und der Finger sowie Dorsalextension der Hand
- untere Armplexusparese (syn. Klumpke- oder Déjerine-Klumpke-Lähmung): **1.** 8. zervikales Segment bis 1. thorakales spinales Segment (C8–Th1) mit Lähmung der Fingerbewegungen und Sensibilitätsstörung an Ulnarseite des Unterarms **2.** evtl. kombiniert mit Horner*-Syndrom.

Armschlinge f: engl. *arm sling*. Bandage zur lediglichen kurzfristigen Ruhigstellung der oberen Extremität in angewinkelter Position bei Verletzungen oder nach Operationen. Dazu kann ein Fertigprodukt oder ein Schlauchverband verwendet werden. Siehe Abb.

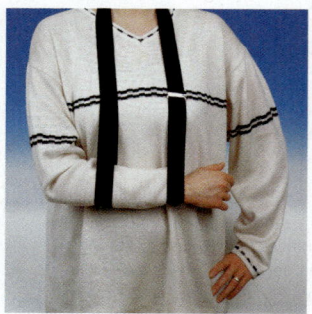

Armschlinge: Fertigprodukt aus Baumwolle. [158]

Armstrecker → Musculus triceps brachii

Armstrong-Krankheit → Choriomeningitis, lymphozytäre

Armstütze [Operationstisch] f: syn. Armlagerung. Zusatzplatte für den Operationstisch mit Polstermulde, verstellbarem Gelenk und Gurten zur Fixierung des Arms während einer Operation.

Armtonusreaktion f: engl. *brachial tonicity reaction*; syn. Armvorhalteversuch. Test zur Gleichgewichtsprüfung* und bei Verdacht auf zentrale Parese, bei dem der Proband beide Hände mit den Handflächen nach oben horizontal ausstreckt und dabei die Augen schließt. Einseitiges Absinken ist Hinweis auf z. B. Schädigung des homolateralen Labyrinths oder eine latente zentrale Parese.

Armvorfall m: engl. *arm prolapse*; syn. Armvorliegen. Position von Hand oder Arm vor oder neben dem vorangehenden Kindsteil unter der Geburt, nach erfolgtem Blasensprung. In dieser Situation ist eine Entbindung durch Kaiserschnitt (Sectio caresarea) notwendig.

Vorkommen:
- häufiger bei Querlage; bei Armvorfall spricht man dann auch von einer verschleppten Querlage mit der Gefahr einer Uterusruptur (siehe Querlage* Abb. 2 dort und siehe Abb.)
- ebenfalls etwas häufiger bei Frühgeburten, kleinen Kindern und Mehrgebärenden.

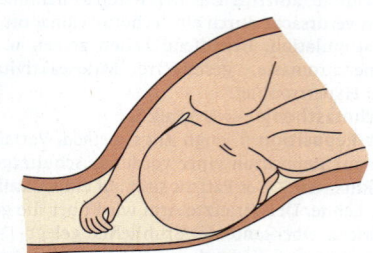

Armvorfall: Vorfall des rechten Arms bei I. Schädellage.

Armvorhaltetest → Matthiass-Armvorhaltetest

Armvorliegen n: engl. *low lying arm*. Position von Hand oder Arm vor oder neben dem vorangehenden Kindsteil unter der Geburt. Bei geschlossener Fruchtblase spricht man von einem Vorliegen des Armes, nach dem Blasensprung von einem Armvorfall*. Siehe Abb.

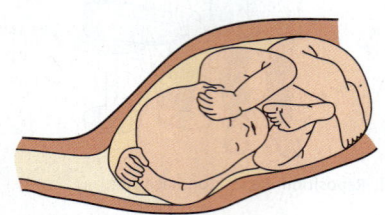

Armvorliegen: Vorliegen des rechten Arms bei I. Schädellage.

ARN: Abk. für akute Retinanekrose → Retinanekrose, akute

Arneth-Leukozytenschema n: engl. *Arneth's formular*. Schema zur Einteilung der myeloischen Zellreihe (siehe Granulozytopoese*) in Myelozyten*, unterschiedliche Granulozyten* (leicht und stark eingebuchtet, nichtsegmentiert, segmentiert) und in zahlreiche Unterklassen.

Arnika f: Pflanze aus der Familie der Korbblütler zur topischen Anwendung bei Prellungen, Quetschungen, Hämatomen, rheumatischen Beschwerden und Entzündungen. Die Blütenköpfe enthalten Sesquiterpene vom Helenanolidtyp, Flavonoide, ätherische Öle, Phenolcarbonsäuren und Cumarine mit antiphlogistischer, analgetischer, antiseptischer und granulationsfördernder Wirkung.

Indikationen:
- Quetschungen, Verstauchungen, Prellungen, Hämatome
- rheumatischen Beschwerden
- Entzündungen der Schleimhäute im Mund- und Rachenraum, aphthenartige Geschwüre
- Furunkulose* und Entzündungen infolge von Insektenstichen
- oberflächliche Venenentzündungen.

Arnold-Ganglion → Ganglion oticum

Arnold-Reflex m: engl. *Arnold's ear-cough reflex*; syn. Ohrhusten. Hustenreflex, der durch eine Reizung des äußeren Gehörgangs ausgelöst wird und bei ca. 5 % der Menschen auftritt. Berührungsreize, beispielsweise durch ein Wattestäbchen oder einen Fremdkörper, werden über einen Ast des Nervus* vagus verarbeitet und lösen den Reflex aus. Er ist ohne Krankheitswert.

Aromatase f: syn. CYP19. Enzym (EC 1., Oxidoreduktase), das androgene Steroidhormone (z. B. Testosteron, Androstendion) zu Östrogen* (Estradiol, Estron) umwandelt, indem es Cytochrom*-P-450-abhängig den Ring A durch oxidative Eliminierung der Methylgruppe am C10 aromatisiert. Aromatase*-Hemmer werden bei postmenopausalen Patientinnen mit Mammakarzinom eingesetzt.

Aromatase-Hemmer m pl: engl. *aromatase inhibitors*. Substanzen, die durch Inhibition der Aromatase* die Östrogenbiosynthese unterbinden und damit als Antiöstrogene* und endokrin wirksame Zytostatika* fungieren. Sie werden eingesetzt zur Behandlung eines metastasierenden Mammakarzinoms* und bei Ovarialinsuffizienz* (Anregung der Ovulation bei intaktem Hypothalamus*-Hypophysen-System). Aktuell sind Aromatase-Hemmer der 3. Generation im Einsatz.

Vertreter:
- Anastrozol
- Letrozol
- Exemestan (steroidal).

Aromatisierung *f*: Chemische Bezeichnung für die Überführung von Verbindungen in aromatische Verbindungen. In der Lebensmittelindustrie und pharmazeutischen Herstellung bezeichnet Aromatisierung den Zusatz von Geruchskorrigenzien und Geschmackskorrigenzien zu Arznei- und Lebensmitteln.

Arousal *n*: Grad der zentralnervösen Aktivierung, meist nach sensorischer Stimulation. Typische Merkmale sind Aufmerksamkeit*, Reaktionsbereitschaft und Vigilanz*. Der Zusammenhang zwischen Arousal und Leistungsfähigkeit wird mit dem Yerkes*-Dodson-Gesetz beschrieben. Hiernach besteht niedrige Leistungsfähigkeit bei sehr geringem und sehr hohem Arousal und beste Leistungsfähigkeit bei mittlerem Arousal.

Arousal-Effekt *m*: engl. *arousal effect*. Änderung des Aktivitätszustandes des ZNS.
Physiologie: In der Schlafmedizin* bezeichnet der Arousal-Effekt einen mittels EEG bzw. Polysomnografie* festgestellten abrupten Wechsel von einem tieferen zu einem leichteren Schlafstadium, hervorgerufen durch äußere oder innere Reize. Im wachen Zustand bezeichnet der Arousal-Effekt einen Wechsel der Wellen im EEG von α-Wellen bei geschlossenen Augen zu β-Wellen bei geöffneten Augen.

ARPKD: Abk. für engl. autosomal recessive polycystic kidney disease → Nierenerkrankung, zystische

Array: Räumliche Anordnung von mehreren Schallkopfelementen (linear, ringförmig, kreisförmig) bei der B-Bild-Methode der Ultraschalldiagnostik* oder von mehreren Spulenelementen in der MRT.

Arrhythmia absoluta *f*: engl. *continuous arrhythmia*; syn. Absolute Arrhythmie; Abk. AA. Bezeichnung für absolut arrhythmische Kammererregungen mit völlig regellosen Abständen zwischen den einzelnen QRS-Komplexen im EKG bei Vorhofflimmern*. Klinisch imponiert ein Pulsus irregularis mit Pulsdefizit*.
Einteilung: Nach Kammerfrequenz (AV-Überleitungszeit)
- Bradyarrhythmia absoluta (BAA): bradykardes Vorhofflimmern (mit bradykarder Kammerüberleitung), Kammerfrequenz unter 60/min
- normfrequente AA: normfrequentes Vorhofflimmern (mit normfrequenter Kammerüberleitung), Kammerfrequenz 60–100/min
- Tachyarrhythmia absoluta (TAA): tachykardes Vorhofflimmern (mit tachykarder Kammerüberleitung), Kammerfrequenz über 100/min.

Arrhythmie *f*: engl. *arrhythmia*. Unregelmäßiger oder fehlender Rhythmus. Im engeren Sinn steht der Begriff Arrhythmie für eine zeitliche Unregelmäßigkeit der elektrischen Herz- oder Hirntätigkeit.

Arrosion *f*: Zerstörung von Gewebe und Organen, insbesondere von Gefäßwänden und Knochen*, durch benachbarte Entzündungen*, Geschwüre, Aneurysmen oder maligne Tumoren*. Bei Arrosion von Blutgefäßen sind Blutungen* die Folge, beispielsweise eine obere Gastrointestinalblutung bei Arrosion von Gefäßen im Magen* durch ein Ulcus*ventriculi.

Artefakt *n*: engl. *artifact*. Auffälligkeit in einem Untersuchungsbefund ohne physiologisches bzw. pathologisches Korrelat, z. B. im Rahmen der bildgebenden Diagnostik (Bewegungsartefakte, Ringartefakte). Auch durch Selbstverletzung* beigefügte Traumata werden als Artefakte bezeichnet (insbesondere Hautläsionen; siehe auch kutaner* Artefakt).

arteficialis: Künstlich hergestellt.

Artemether *n*: Antimalariamittel aus der Gruppe der Artemisinin*-Derivate, dessen endogene Peroxidgruppe in den infizierten Erythrozyten* für Plasmodien* toxische Radikale bildet und somit Blutschizonten abtötet. Artemether wird derzeit nur in fixer Kombination mit Lumefantrin zur p. o. Therapie der unkomplizierten Malaria* tropica eingesetzt.

Artemisinin *n*: Aus den Blüten von Artemisia cina und anderen Artemisia-Arten wie Artemisia annua und Artemisia maritima L. (Meerwermut) gewonnenes Sesquiterpen mit blutschizontozider Wirkung. Artemisinin ist Ausgangsstoff für Antimalariamittel wie Artemether*, das bei Malaria* tropica zum Einsatz kommt. Häufige Nebenwirkungen sind Kopfschmerzen*, Appetitverlust, Übelkeit und Erbrechen.
Indikationen: Durch Plasmodium* falciparum ausgelöste Malaria* tropica.

Arteria alveolaris inferior *f*: engl. *inferior alveolar artery*. Ast der A. maxillaris, der im Canalis* mandibulae verläuft und Mandibula*, untere Zähne und Zahnfleisch, Mundboden, Kinn und Unterlippe versorgt. Die A. alveolaris inferior gibt in ihrem Verlauf die Rami dentales, Rami peridentales, den Ramus mentalis und den Ramus mylohyoideus ab.

Arteria angularis *f*: engl. *angular artery*; syn. A. angularis. Endast der A. facialis, der den inneren Augenwinkel und die äußere Nase* versorgt. Gemeinsam mit der A. supraorbitalis verbindet die A. angularis die Versorgungsgebiete von A. carotis interna und A. carotis externa.

Arteria appendicularis *f*: engl. *appendicular artery*; syn. A. appendicularis. Endarterie aus der A. ileocolica. Die A. appendicularis zieht im Mesoappendix* zum Appendix* vermiformis und versorgt diesen.

Arteria arcuata *f*: engl. *arcuate artery*; syn. A. arcuata. Inkonstant ausgebildeter Ast der A. dorsalis pedis. Die A. arcuata verläuft in einem Bogen auf den Basen der Mittelfußknochen und unter dem M. extensor digitorum brevis. Sie versorgt Fußrücken und Zehen.

Arteria auricularis posterior *f*: engl. *posterior auricular artery*; syn. A. auricularis posterior. Ast aus der A. carotica externa, der mit dem M. stylohyoideus aufsteigt und zwischen Warzenfortsatz und Ohrmuschel* verläuft. Die A. auricularis posterior versorgt unter anderem Teile von Ohrmuschel, Trommelfell* und die Ohrspeicheldrüse.

Arteria axillaris *f*: engl. *axillary artery*; syn. A. axillaris. Fortsetzung der A. subclavia am Oberarm. Die A. axillaris beginnt auf Höhe der 1. Rippe und geht am Unterrand des M. pectoralis major in die A. brachialis über. Sie versorgt die Muskeln der seitlichen Brustwand, der Schultergegend und des Oberarms.

Arteria basilaris *f*: engl. *basilar artery*; syn. A. basilaris. Arterie*, die durch die Vereinigung der zwei Aa. vertebrales beim Eintritt ins Schädelinnere entsteht. Die A. basilaris verläuft zwischen Pons* und Clivus* nach rostral und versorgt dabei Innenohr* und Teile des Gehirns*. Sie ist Teil des Circulus* arteriosus cerebri.

Arteria-basilaris-Stenose → Durchblutungsstörung, vertebrobasiläre

Arteria brachialis *f*: engl. *brachial artery*; syn. Oberarm-Arterie. Arterie* des Oberarms. Die A. brachialis setzt sich am Unterrand des M. pectoralis major aus der A. axillaris fort und zieht im Sulcus bicipitalis medialis zur Ellenbeuge. Dort teilt sie sich in die A. radialis und A. ulnaris. Sie versorgt weite Bereiche des Oberarms.

Arteria brachialis superficialis *f*: engl. *superficial brachial artery*. Manchmal ausgebildete Variante der A. brachialis. Die A. brachialis verläuft dann nicht unter, sondern über dem N. medianus.

Arteria buccalis *f*: engl. *buccal artery*; syn. A. buccalis. Ast aus der A. maxillaris. Die A. buccalis verläuft auf dem M. buccinator und versorgt Wange und Zahnfleisch.

Arteria callosa mediana → Arteria cerebri anterior

Arteria carotis communis *f*: engl. *common carotid artery*; syn. A. carotis communis. Seitlich von Luftröhre und Kehlkopf verlaufendes, paarig angelegtes Gefäß, das rechts aus dem Truncus* brachiocephalicus bzw. links aus dem Aortenbogen entspringt. Auf Höhe des 4. Halswirbels entlässt die A. carotis communis die A. carotis interna und die A. carotis externa. Hier kann der Karotissinusreflex ausgelöst werden.

Arteria carotis externa *f*: engl. *external carotid artery*; syn. A. carotis externa. Paarig angelegte Arterie*, die an der Bifurcatio* carotidis aus der A. carotis communis hervorgeht und über den Hals zum Schädel zieht. Gemeinsam mit ihren

Ästen versorgt sie Schädel, Gesicht, Teile von Schilddrüse*, Kehlkopf und Pharynx*.

Arteria-carotis-externa-Stenose → Durchblutungsstörung, zerebrale

Arteria-carotis-externa-Stenose → Schlaganfall

Arteria carotis interna *f*: engl. *internal carotid artery*; syn. A. carotis interna. Arterie*, die an der Bifurcatio* carotidis aus der A. carotis communis hervorgeht. Die A. carotis interna lässt sich in 4 Abschnitte unterteilen: Pars cervicalis, Pars petrosa, Pars cavernosa und Pars cerebralis. Mit ihren Ästen versorgt sie weite Teile von Schädel, Gehirn* und Auge*.

Arteria-carotis-interna-Dissektion *f*: syn. Karotis-Dissektion. Einblutung in die Gefäßwand der A. carotis interna mit Risiko eines Hirninfarkts. Die Diagnose gelingt mit kontrastmittelgestützter MR-Angiografie sowie fettsupprimierten Sequenzen. Eine Akuttherapie erfolgt innerhalb der Zulassungskriterien mit systemischer Lysetherapie, die Sekundärprophylaxe mit oralen Antikoagulanzien oder Thrombozytenaggregations-Hemmern. Die Arteria-carotis-interna-Dissektion ist häufige Ursache juveniler Hirninfarkte.

Ursachen: Unterschieden werden spontane Dissektionen (ohne sicheren Auslöser, nach Bagatelltraumen sowie bei vorbestehenden Bindegewebsstörungen wie z.B. dem Marfan*-Syndrom) von traumatischen Dissektionen (häufig durch Verkehrs- oder Sportunfälle).

Klinik:
- lokaler Schmerz entlang des Gefäßverlaufs, ggf. Projektionsschmerz orbital, facial, temporoparietal
- Horner*-Syndrom
- kaudale Hirnnervenausfälle
- pulsatiler Tinnitus*
- retinale Ischämien
- ischämische Symptome des Anterior- und Mediastrombahngebietes (häufig arterio-arteriell embolisch bedingte Infarkte).

Arteria-carotis-interna-Stenose *f*: engl. *internal carotid artery stenosis*; syn. ACI-Stenose. Stenose* der A. carotis interna, meist extrakraniell im Abgangsbereich gelegen. Häufigste Ursache ist Arteriosklerose, weitere Ursachen sind Dissektionen, Vaskulitiden oder fibromuskuläre Dysplasien. Die Diagnostik erfolgt mit Doppler/Duplexsonografie und ggf. KM-unterstützter Bildgebung. Therapiert wird mit Thrombozytenaggregationshemmern und je nach Stenosegrad und Symptomatik mit Rekanalisierungsverfahren.

Klinik:
- asymptomatisch
- Ischämie im Strombahngebiet der A. cerebri media
- Ischämie im Strombahngebiet der A. cerebri anterior

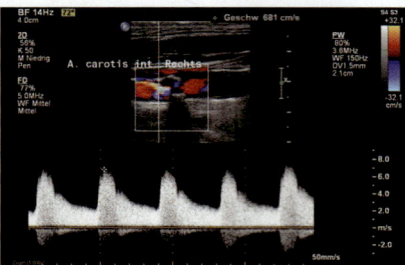

Arteria-carotis-interna-Stenose Abb. 1: Hochgradige Stenose der A. carotis interna rechts mit erheblicher Flussbeschleunigung und Aufhebung des schallfreien Fensters (Duplexsonografie). [122]

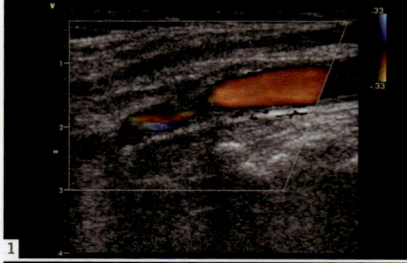

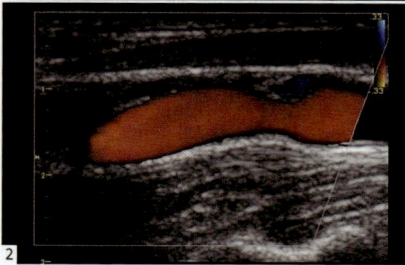

Arteria-carotis-interna-Stenose Abb. 2: Darstellung der A. carotis interna durch FKDS; 1: hämodynamisch relevante Stenose der A. carotis interna (Abgangsstenose); 2: Normbefund. [13]

- Ischämie im Strombahngebiet der A. ophthalmica.

Diagnostik:
- evtl. auskultatorisches Stenosegeräusch
- farbcodierte Doppler-/Duplexsonografie (siehe Abb. 1): **1.** Nachweis und Graduierung der Stenose nach NASCET (North American Symptomatic Carotid Endarterectomy Trial), um direkt mit angiografischen Methoden vergleichen zu können, hierbei wird Stenosegrad in Relation zum distalen Lumen der Arteria carotis interna gesetzt (siehe Abb. 2)

Nachweis von Kollateralen
- CT*-Angiografie: **1.** Nachweis und Graduierung der Stenose **2.** genauere Beurteilung der Beschaffenheit der Stenose (weichteildichte Anteile, Kalk)
- MR-Angiografie: Nachweis und Graduierung der Stenose
- digitale* Subtraktionsangiografie: **1.** Nachweis und Graduierung der Stenose **2.** Nachweis von Kollateralen.

Therapie:
- Thrombozytenaggregations*-Hemmer
- **Rekanalisierungsverfahren: 1.** stentgestützte Angioplastie* **2.** Thrombendarteriektomie* (TEA).

Arteria caudae pancreatis *f*: engl. *artery to tail of pancreas*; syn. A. caudae pancreatis. Ast aus einem der Rami pancreatici [A. splenica]. Die A. caudae pancreatis zieht zum Pankreasschwanz und versorgt diesen. Sie anastomosiert mit der A. pancreatica inferior.

Arteria centrales anterolaterales → Arteria cerebri media

Arteria centralis retinae *f*: engl. *central retinal artery*. Ast aus der A. ophthalmica, der die Netzhaut des Auges versorgt. Die A. centralis retinae besteht aus 2 Teilen: die Pars extraocularis, die ca. 1 cm hinter dem Bulbus in den Sehnerv eintritt und dann in diesem verläuft, und die Pars intraocularis, die nach Durchtritt durch den Discus nervi optici beginnt.

Arteria cerebri *f pl*: engl. *cerebral arteries*; syn. A. cerebri. Die 3 paarig angelegten Hauptgefäße für die Versorgung des Gehirns*: Arteria* cerebri anterior, Arteria* cerebri media und Arteria* cerebri posterior. Die A. cerebri anterior und die A. cerebri media entspringen aus der A. carotis interna, die A. cerebri posterior aus der A. vertebralis.

Arteria cerebri anterior *f*: engl. *anterior cerebral artery*; syn. A. cerebri anterior. Paarig angelegte, vordere der großen Hirnarterien (Arteriae* cerebri). Die Aa. cerebri anteriores entspringen links bzw. rechts aus der A. carotis interna und untergliedern sich in 2 Teile: die Pars precommunicalis und die Pars postcommunicalis. Sie versorgen die mediale Hirnoberfläche und basale Teile von Telenzephalon* und Dienzephalon*.

Arteria-cerebri-anterior-Infarkt *m*: engl. *Anterior Cerebral Artery Infarction*; syn. Anterior-Infarkt. Durchblutungsstörung im Strombahngebiet der A. cerebri anterior. Je nach betroffenem Areal sind die Symptome eine beinbetonte, vorwiegend motorische kontralaterale Hemiparese* oder isolierte kontralaterale Beinparese (mantelkantennahe Ischämien), brachiofazialbetonte kontralaterale Hemiparese (innere Kapsel/Caudatuskopf-Ischämien), Frontalhirnsyndrom* (bilaterale Ischämien), Neglect* (nichtdominante Hemisphäre), Inkontinenz und Primitivreflexe.

Arteria cerebri media *f*: engl. *middle cerebral artery*; syn. A. cerebri media. Mittlere der großen Hirnarterien. Die Aa. cerebri mediae setzen sich nach Erreichen des Schädelinneren aus der A. carotis interna fort und untergliedern sich in die Pars sphenoidalis und Pars insularis. Sie geben die Aa. cerebri anteriores ab und versorgen die seitliche Hirnoberfläche.

Arteria-cerebri-media-Infarkt *m*: engl. *Middle Cerebral Artery Infarction*; syn. Media-Infarkt. Durchblutungsstörung im Strombahngebiet der A. cerebri media. Je nach betroffenem Areal sind die Symptome eine kontralaterale sensomotorische Hemiparese*, Aphasie* (dominante Hemisphäre), Akalkulie*, Agrafie, Anosognosie*, Apraxie*, Neglect* (nichtdominante Hemisphäre), Blickwendung und/oder Hemianopsie. Komplikation kann ein maligner Hirninfarkt mit intrakranieller Drucksteigerung sein.

Arteria cerebri posterior: engl. *posterior cerebral artery*; syn. A. cerebri posterior, Abk. A. cerebri posterior. Hintere der großen Hirnarterien. Aus der A. basilaris stammend untergliedern sich die Aa. cerebri posteriores in eine Pars precommunicalis, Pars postcommunicalis, A. occipitalis lateralis und A. occipitalis medialis. Über die Aa. communicantes posteriores mit der A. cerebri media verbunden versorgen sie Schläfenlappen und Hinterhauptlappen.

Arteria-cerebri-posterior-Infarkt *m*: engl. *Posterior Cerebral Artery Infarction*; syn. Posterior-Infarkt. Durchblutungsstörung im Strombahngebiet der A. cerebri posterior. Je nach betroffenem Areal sind die Symptome eine homonyme Hemianopsie*, Metamorphopsien, kortikale Blindheit (bilaterale okzipitale Infarkte) und/oder neuropsychologische Symptome wie Alexie*, Agraphie, Leitungsaphasie u. a. (dominante Hemisphäre). Die Beteiligung tiefer perforierender Äste führt u. a. zum Thalamussyndrom* und Hirnstammsyndrom*.

Arteria cervicalis ascendens *f*: engl. *ascending cervical artery*; syn. A. cervicalis ascendens. Halsarterie, die aus dem Truncus* thyrocervicalis enspringt und auf dem M. scalenus anterior verläuft. Die A. cervicalis ascendens gibt Rami spinales ab und versorgt Spinalkanal*, Rückenmarkhäute sowie tiefe Hals- und Nackenmuskeln.

Arteria cervicalis profunda *f*: engl. *deep cervical artery*; syn. A. cervicalis profunda. Halsarterie, die aus dem Truncus* costocervicalis entspringt. Die A. cervicalis profunda zieht zwischen dem Querfortsatz des 7. Halswirbels und der 1. Rippe nach dorsal und verläuft dann auf dem M. semispinalis aufwärts. Sie versorgt die Nackenmuskulatur.

Arteria choroidea anterior *f*: engl. *anterior choroidal artery*; syn. A. choroidea anterior. Arterie*, die aus der Pars cerebralis der A. carotis interna entspringt und zwischen Crus cerebri und Schläfenlappen zieht. Die A. choroidea anterior gibt in ihrem Verlauf mehrere Äste ab und versorgt Teile der Seitenventrikel, Hirnbasis, Hirnkerne sowie Rindenanteile des Telenzephalons*.

Arteria circumflexa femoris lateralis *f*: engl. *lateral circumflex femoral artery*. Ast der A. profunda femoris, der unter dem M. rectus femoris nach lateral zieht zur Fossa trochanterica und dort mit der A. circumflexa femoris medialis anastomosiert. Gemeinsam umschlingen die beiden Gefäße den Schenkelhals* und die Metaphyse*.

Arteria circumflexa femoris medialis *f*: engl. *medial circumflex femoral artery*. Ast der A. profunda femoris, der medial zwischen M. iliopsoas und M. pectineus nach dorsal zur Fossa trochanterica zieht und mit der A. circumflexa femoris lateralis anastomosiert. Gemeinsam umschlingen die beiden Gefäße den Schenkelhals* und die Metaphyse*.

Arteria circumflexa humeri anterior *f*: engl. *anterior circumflex humeral artery*. Ast der A. axillaris. Die A. circumflexa humeri verläuft vor dem Collum chirurgicum humeri zum Humeruskopf und versorgt diesen sowie den M. deltoideus und das Schultergelenk*. Mit der A. circumflexa humeri posterior geht sie eine Anastomose* ein.

Arteria circumflexa humeri posterior *f*: engl. *posterior circumflex humeral artery*. Ast der A. axillaris, der vom Unterrand des M. subscapularis mit dem N. axillaris durch die laterale Achsellücke und hinten um das Collum chirurgicum humeri zieht. Dieser Ast versorgt M. deltoideus, M. triceps brachii und Schultergelenk* und anastomosiert mit der A. circumflexa humeri anterior.

Arteria circumflexa scapulae *f*: engl. *circumflex scapular artery*. Ast der A. subscapularis. Die A. circumflexa scapulae zieht durch die mediale Achsellücke in die Fossa infraspinata und anastomosiert mit der A. suprascapularis zur Schulterblattarkade. Sie versorgt M. subscapularis, M. teres minor, M. teres major und M. infraspinatus.

Arteria colica dextra *f*: engl. *right colic artery*; syn. A. colica dextra. Arterie* aus der A. mesenterica superior. Die A. colica dextra zieht nach rechts zum oberen Teil des Colon ascendens und versorgt dieses. Manchmal ist die Arterie als Ast der A. colica media ausgebildet, mit der sie über eine Anastomose* verbunden ist.

Arteria colica media *f*: engl. *middle colic artery*; syn. A. colica media. Arterie* aus der A. mesenterica superior, die im Mesocolon transversum verläuft und das Colon transversum versorgt. Die A. colica media anastomosiert links mit der A. colica sinistra (Riolan*-Anastomose). Rechts besteht eine Anatomose mit der A. colica dextra.

Arteria colica sinistra *f*: engl. *left colic artery*; syn. A. colica sinistra. Arterie* aus der A. mesenterica inferior, die nach links zieht und das Colon descendens versorgt. Die A. colica sinistra anastomosiert mit der A. sigmoidea sowie mit der A. colica media (Riolan*-Anastomose). Letztere verbindet die Versorgungsgebiete von A. mesenterica superior und A. mesenterica inferior.

Arteria collateralis media *f*: engl. *medial collateral artery*. Ast der A. profunda brachii. Die A. collateralis media verläuft unter dem medialen Trizepskopf zum Rete* articulare cubiti und versorgt den medialen Trizepskopf und das Ellenbogengelenk*.

Arteria collateralis radialis *f*: engl. *radial collateral artery*. Ast aus der A. profunda brachii. Die A. collateralis radialis zieht mit dem N. radialis durch das Septum intermusculare brachii lateralis zum Rete* articulare cubiti und versorgt den M. triceps brachii sowie das Ellenbogengelenk*.

Arteria collateralis ulnaris inferior *f*: engl. *inferior ulnar collateral artery*. Ast der A. brachialis. Die A. collateralis ulnaris inferior entspringt direkt oberhalb des Ellenbogengelenks* und zieht durch das Septum intermusculare brachii mediale zum Rete* articulare cubiti. Sie versorgt das Ellenbogengelenk.

Arteria collateralis ulnaris superior *f*: engl. *superior ulnar collateral artery*. Ast der A. brachialis auf Höhe der Oberarmmitte. Die A. collateralis ulnaris superior verläuft zusammen mit dem N. ulnaris zum Rete* articulare cubiti und versorgt den M. brachialis, den medialen Kopf des M. triceps brachii und das Ellenbogengelenk*.

Arteria collicularis → Arteria cerebri posterior

Arteria commissuralis mediana → Arteria communicans anterior

Arteria communicans anterior *f*: engl. *anterior communicating artery*; syn. A. communicans anterior. Arterie*, die die Aa. cerebri anteriores beider Seiten miteinander verbindet und somit an der Ausbildung des Circulus* arteriosus cerebri beteiligt ist. Die A. communicans anterior versorgt basale Anteile von Telenzephalon* und Dienzephalon*.

Arteria communicans posterior *f*: engl. *posterior communicating artery*; syn. A. communicans posterior. Kurzschlussartiger Verbindungsast zwischen A. carotis interna und A. cerebri posterior aus der A. basilaris. Rechte und linke A. communicans posterior bilden zusammen mit anderen Arterien den Circulus* arteriosus cerebri.

Arteria coronaria dextra *f*: engl. *right coronary artery (Abk. RCA)*; syn. A. coronaria dextra. Rechte der beiden Koronararterien*. Die A. coronaria

Arteria coronaria sinistra

dextra entspringt aus dem Sinus* aortae und zieht zwischen Conus* arteriosus und rechtem Herzohr in den Sulcus coronarius. Mit den von ihr abzweigenden Ästen versorgt sie weite Teile von rechtem Herzen*, Kammerseptum und Erregungsleitungssystem*.

Arteria coronaria sinistra f: engl. *left coronary artery* (Abk. LCA); syn. A. coronaria sinistra. Linke der beiden Koronararterien*. Die A. coronaria sinistra entspringt aus dem Sinus* aortae und verläuft zwischen Truncus* pulmonalis und linkem Herzohr, ehe sie sich nach ca. 1 cm aufteilt. Gemeinsam mit ihren Ästen versorgt sie weite Teile von linkem Herzen*, Kammerseptum und Erregungsleitungssystem*.

Arteria cystica f: engl. *cystic artery*; syn. A. cystica. Ast aus dem R. dexter der A. hepatica propria. Die A. cystica zieht zur Gallenblase* und versorgt deren Vorderfläche und Rückfläche.

Arteria dorsalis nasi f: engl. *dorsal nasal artery*; syn. A. dorsalis nasi. Endast aus der A. ophthalmica. Die A. dorsalis nasi zieht durch den M. orbicularis oculi zur äußeren Nase* und versorgt den Nasenrücken. Sie ist über eine Anastomose* mit der A. facialis verbunden. Die gute Blutversorgung führt bei Verletzungen im mittleren Gesichtsbereich zu starken Blutungen*.

Arteria dorsalis pedis f: engl. *dorsalis pedis artery*. Fortsetzung der A. tibialis anterior am Fußrücken. Dort verläuft sie lateral der Sehnen des M. extensor hallucis longus und M. extensor hallucis brevis auf der Linie des 2. Strahls. Ihr Puls ist nahe der Fußwurzel gut tastbar.

Arteria dorsalis penis f: engl. *dorsal artery of penis*; syn. A. dorsalis penis. Ast aus der A. pudenda interna. Die A. dorsalis penis verläuft subfaszial zwischen Lig. transversum perinei und Lig. pubicum inferius auf dem Penisrücken und versorgt Radix penis, Skrotum*, Glans penis und Preputium penis.

Arteria dorsalis scapulae f: engl. *dorsal scapular artery*; syn. A. dorsalis scapulae. Ast der A. transversa cervicis (selten direkt aus der A. subclavia). Die A. dorsalis scapulae verläuft gemeinsam mit dem N. dorsalis scapulae am Margo medialis scapulae nach kaudal und versorgt die Mm. rhomboidei. Sie anastomosiert mit der A. circumflexa scapulae und der A. thoracodorsalis.

Arteriae arcuatae renis f pl: engl. *arcuate arteries of kidney*; syn. Aa. arcuatae renis. Jeweils 2 Äste, die an der Rinden-Mark-Grenze der Niere* aus einer A. interlobularis hervorgehen, um dann an der Mitte der Markpyramide mit den Aa. arcuatae der benachbarten A. interlobularis zu anastomosieren. Die Aa. arcuatae renis versorgen Nierenmark* und Nierenrinde. Siehe Abb.

Arteriae ciliares anteriores f pl: engl. *anterior ciliary arteries*; syn. Aa. ciliares anteriores. Arteri-

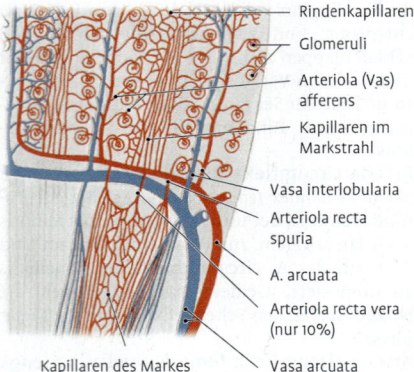

Arteriae arcuatae renis: Die Aa. arcuatae in ihrem bogenförmigen Verlauf aus den Aa. lobares. Sie geben die Aa. interlobulares ab. [4]

en* am Auge*, die aus den Aa. musculares stammen. Die Aa. ciliares anteriores ziehen durch die Sklera* zur Choroidea* und anastomosieren schließlich mit den Aa. ciliares posteriores. Sie versorgen Sklera, Choroidea und Corpus ciliare des Auges.

Arteriae gastricae breves f pl: engl. *short gastric arteries*; syn. Aa. gastricae breves. Arterien* aus der A. splenica. Die Aa. gastricae breves ziehen im Lig. gastrosplenicum zum Magenfundus und versorgen diesen.

Arteriae ileales f pl: engl. *ileal arteries*; syn. Aa. ileales. Äste aus der A. mesenterica superior, die im Mesenterium* verlaufen und das Ileum* versorgen. Gemeinsam mit den Aa. jejunales bilden die Aa. ileales Gefäßarkaden und sorgen so für die stetige Blutversorgung des lageveränderlichen Dünndarms*.

Arteriae interlobares renis f pl: engl. *interlobar arteries*. Äste aus der A. renalis, die zwischen den Nierenpyramiden zur Nierenkapsel ziehen. Dort geben sie je 2 Aa. arcuatae sowie Aa. interlobulares renis ab. Die Aa. interlobares versorgen das Nierenparenchym, wobei jeweils 1 Arterie* für 2 benachbarte Nierenpyramiden sowie den angrenzenden Rindenanteil verantwortlich ist. Siehe Abb.

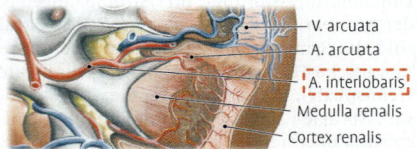

Arteriae interlobares renis: Verlauf der A. interlobaris zwischen zwei Nierenpyramiden. Dort gibt sie die Bogenarterie, die A. arcuata, ab. [4]

Arteriae interlobulares hepatis f pl: engl. *interlobular arteries of liver*; syn. Aa. interlobulares hepatis. Äste aus der A. hepatica propria. Die Aa. interlobulares hepatis verlaufen zusammen mit den Vv. interlobulares hepatis und den Ductuli interlobulares zwischen den Leberläppchen* in den periportalen Feldern der Leber* (Glisson-Trias).

Arteriae interlobulares renis f pl: engl. *interlobular arteries of kidney*; syn. Aa. interlobulares renis. Äste aus den Aa. arcuatae, die radiär zwischen den Markstrahlen der Niere* verlaufen. Die Aa. interlobulares renis geben die Arteriolae glomerulares afferentes ab. Siehe Abb.

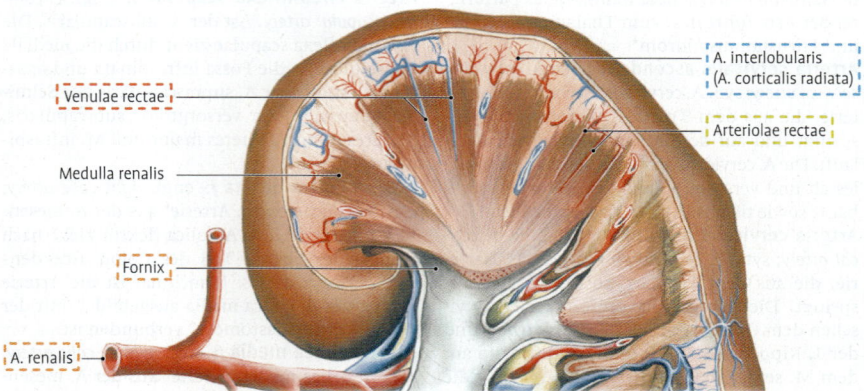

Arteriae interlobulares renis: Oberer Anteil der rechten Niere von dorsal. Nierensubstanz teilweise entfernt, Sinus renalis eröffnet. Sichtbar sind Gefäßverzweigungen, Markpyramiden und die Rindensubstanz. [4]

Arteriae jejunales *f pl*: engl. *jejunal arteries*; syn. Aa. jejunales. Äste aus der A. mesenterica superior. Die Aa. jejunales verlaufen im Mesenterium* und versorgen das Jejunum*. Durch die Ausbildung von Gefäßarkaden wird sichergestellt, dass der Dünndarm* trotz seiner Beweglichkeit ausreichend durchblutet wird.

Arteriae lumbales *f pl*: engl. *lumbar arteries*; syn. Aa. lumbales. Segmentale Arterien* aus der Pars abdominalis der Aorta*. Die 4 Aa. lumbales entspringen an den 4 oberen Lendenwirbelkörpern und ziehen bis zur Bauchwand*. Gemeinsam mit ihren Ästen versorgen sie Bauchmuskeln*, Rückenmuskeln und Spinalkanal*.

Verlauf:
– Ursprung an den oberen Wirbelkörpern der Lendenwirbel
– nach lateral hinter den M. psoas major
– zwischen M. transversus abdominis und M. obliquus internus abdominis in der Bauchwand.

Arteriae mesencephalicae *f pl*: engl. *mesencephalic arteries*; syn. Aa. mesencephalicae. Äste aus der A. basilaris. Die Aa. mesencephalicae versorgen das Mesenzephalon*.

Arteriae musculares *f pl*: engl. *muscular arteries*; syn. Aa. musculares. Äste aus der A. ophthalmica. Die Aa. musculares versorgen die äußeren Augenmuskeln und geben in ihrem Verlauf die Aa. ciliares anteriores, die Aa. conjunctivales anteriores und die Aa. episclerales ab.

Arteriae nutriciae humeri *f pl*: engl. *humeral nutrient arteries*; syn. Aa. nutritientes humeri. Äste aus der A. profunda brachii. Die Aa. nutriciae humeri ziehen zum Knochenmark des Humerus* und versorgen dieses.

Arteriae palatinae minores *f pl*: engl. *lesser palatine arteries*; syn. Aa. palatinae minores. Äste aus der A. palatina descendens. Die Aa. palatinae minores ziehen durch die Foramina palatina minora und versorgen den weichen Gaumen.

Arteriae perforantes: engl. *perforating arteries*; syn. Aa. perforantes. Äste aus der A. profunda femoris. Die Aa. perforantes ziehen durch die Ansätze der Adduktoren* nach dorsal und versorgen Muskeln und Haut* der Rückseite der Oberschenkel* sowie den Femur*. In ihrem Verlauf geben sie die Aa. nutriciae femoris ab.

Arteriae perforantes anteriores → Arteria cerebri anterior

Arteriae phrenicae superiores *f pl*: engl. *superior phrenic arteries*; syn. Aa. phrenicae superiores. Arterien* aus dem Pars thoracica aortae. Die Aa. phrenicae superiores versorgen die obere Fläche des Zwerchfells*.

Arteria epigastrica inferior *f*: engl. *inferior epigastric artery*. Arterie* zur Versorgung von M. rectus abdominis, Os* pubis, Funiculus* spermaticus und Skrotum* bzw. großen Schamlippen. Sie verlässt die A. iliaca externa, bevor diese die Lacuna vasorum durchtritt, zieht hinter dem Ligamentum* inguinale in die Bauchwand* und innerhalb der Rektusscheide* zur A. epigastrica superior.

Arteria epigastrica superficialis *f*: engl. *superficial epigastric artery.* Ast der A. femoralis zur Versorgung der Bauchhaut und der Faszien* bis zum Bauchnabel. Die A. epigastrica superficialis tritt durch den Hiatus saphenus und wendet sich anschließend nach kranial zur vorderen Bauchwand*.

Arteria epigastrica superior *f*: engl. *superior epigastric artery*; syn. A. epigastrica superior. Fortsetzung der A. thoracica interna ab dem Trigonum sternocostale des Diaphragmas. Die A. epigastrica superior zieht hinter dem M. rectus abdominis in die Rektusscheide* und versorgt das Zwerchfell und den M. rectus abdominis. Die Arterie anastomosiert mit der A. epigastrica inferior.

Arteriae pontis *f pl*: engl. *pontine arteries*; syn. Aa. pontis. Äste aus der A. basilaris. Die Aa. pontis versorgen den Pons* des Hirnstammes* und geben in ihrem Verlauf die Rami mediales und Rami laterales ab.

Arteriae preopticae → Arteria cerebri anterior

Arteriae retroduodenales *f pl*: engl. *retroduodenal arteries*; syn. Aa. retroduodenales. Äste aus der A. gastroduodenalis. Die Aa. retroduodenales ziehen zur Rückfläche von Duodenum* und Pankreaskopf. In ihrem Verlauf kreuzen sie den Ductus* coledochus, den sie auch versorgen.

Arteriae sigmoideae *f pl*: engl. *sigmoid arteries*; syn. Aa. sigmoideae. Äste aus der A. mesenterica inferior. Die Aa. sigmoideae ziehen nach links abwärts zum Colon sigmoideum und versorgen dieses.

Arteriae striatae mediales proximales → Arteria cerebri anterior

Arteria ethmoidalis posterior *f*: engl. *posterior ethmoidal artery*; syn. A. ethmoidalis posterior. Ast aus der A. ophthalmica. Die A. ethmoidalis posterior zieht durch das Foramen ethmoidale posterius zu den hinteren Siebbeinzellen* und versorgt diese sowie die seitliche Nasenwand.

Arteria facialis *f*: engl. *facial artery*; syn. A. facialis. Ast aus der A. carotis externa, der gemeinsam mit seinen zahlreichen Ästen weite Teile des Gesichts, Pharynx* und Gaumens versorgt. Die A. facialis hat ihren Ursprung im Trigonum caroticum und zieht bis zur Wange und dem medialen Augenwinkel.

Arteria femoralis *f*: engl. *femoral artery*; syn. A. femoralis. Arterie*, die sich in der Lacuna vasorum aus der A. iliaca externa fortsetzt. Die A. femoralis zieht vom Lig. inguinale bis zum Hiatus adductorius. Sie gibt mehrere Äste ab und versorgt Bein, äußere Genitalien und die Bauchhaut.

Arteria fibularis *f*: engl. *peroneal artery*; syn. A. fibularis. Arterie*, welche Schienbein (Tibia*), Wadenbein (Fibula*), Ferse, Knöchel und tiefe Beugemuskeln (Flexoren) des Unterschenkels* versorgt. Sie entspringt dem Anfangsteil der A. tibialis posterior und zieht in der tiefen Flexorenloge dorsal auf der Fibula nach distal. Dabei wird sie vom M. flexor hallucis longus bedeckt.

Arteria gastrica dextra *f*: engl. *right gastric artery*; syn. A. gastrica dextra. Ast aus der A. hepatis communis, der zur Pars pylorica des Magens* und im kleinen Netz an der kleinen Magenkurvatur entlangzieht. Die A. gastrica dextra versorgt den Magen und antastomosiert dann mit der A. gastrica sinistra.

Arteria gastrica posterior *f*: engl. *posterior gastric artery*; syn. A. gastrica posterior. Ast aus der A. splenica. Die A. gastrica posterior versorgt die Hinterwand des Magens*.

Arteria gastrica sinistra *f*: engl. *left gastric artery*; syn. A. gastrica sinistra. Arterie* aus dem Truncus* coeliacus, die in der Plica gastropancreatica zur Pars cardiaca des Magens* und an der kleinen Magenkurvatur entlangzieht. Neben dem Magen versorgt die A. gastrica sinistra mit ihren Rami oesophageales Teile des Ösophagus* und anastomosiert mit der A. gastrica dextra.

Arteria gastroduodenalis *f*: engl. *gastroduodenal artery*; syn. A. gastroduodenalis. Ast aus der A. hepatica communis, der hinter dem Pylorus* zum Duodenum* zieht. Gemeinsam mit ihren Ästen versorgt die A. gastroduodenalis Duodenum, Pankreas*, Magen* und großes Netz (Omentum majus).

Arteria glutea inferior *f*: engl. *inferior gluteal artery*. Untere Gesäßarterie. Ast aus der A. iliaca interna entspringt. Die A. glutea inferior tritt durch das Foramen infrapiriforme und entlässt Äste für den M. gluteus maximus und die Außenrotatoren sowie eine A. comitans n. ischiadici, die den Nervus* ischiadicus versorgt.

Arteria glutea superior *f*: engl. *superior gluteal artery*. Parietaler und stärkster Ast der A. iliaca interna zur Versorgung der Glutealmuskulatur.

Arteria hepatica communis *f*: engl. *common hepatic artery*; syn. A. hepatica communis. Aus dem Truncus* coeliacus entspringende Arterie*, die nach rechts zum Lig. hepatoduodenale zieht und schließlich in die A. hepatica propria übergeht. Die A. hepatica communis gibt mehrere Äste ab und versorgt Leber*, Magen*, Duodenum*, Pankreas*, Gallenwege und großes Netz (Omentum majus).

Arteria hepatica propria *f*: engl. *hepatic artery proper*; syn. A. hepatica propria. Ast aus der A. hepatis communis. Die A. hepatica propria zieht im Lig. hepatoduodenale zum Leberhilus* und versorgt als Vas privatum mit ihren Ästen Leber* und Gallenblase*. 30 % des Blutes gelangen über die A. hepatica propria in die Leber, 70% über die V. portae.

Arteria ileocolica *f*; engl. *ileocolic artery*. Ast aus der A. mesenterica superior. Die A. ileocolica zieht Richtung Zäkum* und versorgt den Endteil des Ileums*, das Zäkum* und die Appendix* vermiformis sowie den unteren Abschnitt des Colon ascendens.

Arteria iliaca communis *f*; engl. *common iliac artery*; Abk. A. iliaca communis. Paarige Arterie*, die an der Bifurcatio aortae* in Höhe des 4. Lendenwirbels aus der Aorta abdominalis hervorgeht. Die A. iliaca communis versorgt Bauchwand*, Becken* und untere Extremitäten*. Auf Höhe des Iliosakralgelenks* teilt sie sich in die A. iliaca externa und A. iliaca interna.

Arteria iliaca externa *f*; engl. *external iliac artery*; Abk. A. iliaca externa. Arterie*, die auf Höhe des Iliosakralgelenks aus der A. iliaca communis entspringt. Die A. iliaca externa zieht durch das Becken* und geht schließlich in die A. femoralis über. Sie versorgt M. psoas major, Bauchwandmuskeln, Funiculus* spermaticus und Skrotum* bzw. große Schamlippen.

Arteria iliaca interna *f*; engl. *internal iliac artery*; Abk. A. iliaca interna. Arterie*, die auf Höhe des Iliosakralgelenks* aus der A. iliaca communis entspringt. Die A. iliaca interna zieht in das kleine Becken* und versorgt mit ihren zahlreichen Ästen das Becken*, Beckenorgane, äußere Genitalien sowie Oberschenkel-, Gesäß- und Hüftmuskeln.

Arteria iliolumbalis *f*; engl. *iliolumbar artery*. Parietaler Ast aus der A. iliaca interna. Sie verläuft hinter dem M. psoas major nach lateral zum Kamm der Fossa* iliaca. Die A. iliolumbalis bildet eine Anastomose mit der A. circumflexa ilium profunda.

Arteria insulares → Arteria cerebri media

Arteria intercostalis *f*; syn. Arteriae intercostales. Arterien*, die in den Interkostalräumen des Thorax* verlaufen und diesen versorgen. Dazu zählen die aus der Aorta* stammenden Aa. intercostales posteriores und die aus der A. thoracica interna hervorgehenden Rami intercostales anteriores mit ihren jeweiligen Ästen.

Arteria lacrimalis *f*; engl. *lacrimal artery*; syn. A. lacrimalis. Ast aus der A. ophthalmica. Die A. lacrimalis zieht am oberen Rand des M. rectus lateralis bulbi zur Tränendrüse* und versorgt diese sowie Augenmuskeln* und lateralen Augenwinkel mit Bindehaut*. Dabei gibt sie den R. anastomoticus mit A. meningea media und die Aa. palpebrales laterales ab.

Arteria laryngea inferior *f*; engl. *inferior laryngeal artery*; syn. A. laryngea inferior. Ast aus der A. thyroidea inferior. Die A. laryngea inferior durchbohrt den M. constrictor pharyngis inferior und zieht am Unterhorn des Schildknorpels in den Kehlkopf. Sie versorgt die Hinterfläche des Kehlkopfs, M. cricoarytenoideus posterior, M. constrictor pharyngis inferior und den oberen Teil des Ösophagus*.

Arteria laryngea superior *f*; engl. *superior laryngeal artery*; syn. A. laryngea superior. Ast aus der A. thyroidea superior. Die A. laryngea superior zieht durch die Membrana thyrohyoidea in den Kehlkopf und versorgt dort Schleimhaut* und Muskeln sowie die untere Zungenbeinmuskulatur.

Arteria lienalis → Arteria splenica

Arteria lingualis *f*; engl. *lingual artery*; syn. A. lingualis. Kräftig ausgebildeter Ast aus der A. carotis externa, der unter anderem die Zunge* versorgt. Die A. lingualis zieht vom Trigonum caroticum bis zur Zungenspitze und entlässt dabei mehrere Äste für Zungenbeinmuskeln, Glandula* sublingualis, Mundbodenschleimhaut, Zahnfleisch und Kehldeckel.

Arterialisation *f*; engl. *arterialization*. Umwandlung des venösen (desoxygenierten) Blutes in arterielles (mit Sauerstoff* gesättigtes) Blut. Die physiologische Oxygenierung* während der Atmung* erfolgt im pulmonalen Blutkreislauf* durch Diffusion, die apparative Oxygenierung im Oxygenator* von ECMO (Extrakorporale Membranoxygenierung) oder in der Herz*-Lungen-Maschine.

Arteria lobi caudati → Arteria hepatica propria

Arteria lusoria *f*; engl. *lusoric artery*; syn. A. lusoria. Bezeichnung für abweichenden Verlauf der A. subclavia dextra. Die A. lusoria entspringt als letztes Gefäß aus der Pars descendens aortae und nicht aus dem Truncus brachiocephalicus. Diese Variante tritt auf bei angeborenen Herzfehlern, kongenitaler Ösophagusatresie und ösophagotrachealer Fistel. Vgl. Aortenbogenanomalien* (Abb. dort).

Klinische Bedeutung: Die Arteria lusoria kann aufgrund des atypischen Verlaufs den Ösophagus einengen und zur Dysphagia lusoria führen. Engt die Arterie die Trachea ein, führt das zu Dyspnoe. In solchen Fällen ist eine operative Korrektur indiziert.

Arteria maxillaris *f*; engl. *maxillary artery*; syn. A. maxillaris. Endast der A. carotis externa, der sich in 3 Teile untergliedert: Pars mandibularis, Pars pterygoidea und Pars pterygopalatina. Die A. maxillaris versorgt mit ihren zahlreichen Ästen weite Teile des Oberkiefers, Unterkiefers, Mundes und Schädels.

Arteria meningea media *f*; engl. *middle meningeal artery*; syn. A. meningea media. Hauptarterie der Dura* mater. Die A. meningea media zweigt aus der A. maxillaris ab und zieht unter Abgabe mehrerer Äste durch das Foramen spinosum in die mittlere Schädelgrube. Verletzungen der Arterie* bei Schädeltraumata sind eine häufige Ursache für Epiduralhämatome*.

Arteria meningea posterior *f*; engl. *posterior meningeal artery*; syn. A. meningea posterior. Ast aus der A. pharyngea ascendens. Die A. meningea posterior zieht durch das Foramen jugulare in die hintere Schädelgrube und versorgt die Dura* mater.

Arteria mesenterica inferior *f*; engl. *inferior mesenteric artery*; syn. A. mesenterica inferior. Ast aus der Pars abdominalis der Aorta*. Die A. mesenterica inferior entspringt unpaar in Höhe des 3. bis 4. Lendenwirbels und zieht nach links. Sie versorgt mit ihren Ästen (A. ascendens, A. colica sinistra, Aa. sigmoideae, A. rectalis superior) Colon descendens, Sigmoideum und Rektum*.

Arteria mesenterica superior *f*; engl. *superior mesenteric artery*; syn. A. mesenterica superior. Ast aus der Pars abdominalis der Aorta*. Die A. mesenterica superior zieht von ihrem Ursprung am Truncus* coeliacus in das Mesenterium* und versorgt mit ihren Ästen weite Teile des Darms*. An der linken Kolonflexur anastomosiert sie mit der A. mesenterica inferior.

Arteria nutricia *f*; engl. *nutrient artery*; syn. A. nutricia. Der Ernährung des Knochens dienende Arterie mit Vorkommen insbesondere bei Röhrenknochen und großflächigen platten Knochen. Sie tritt über das Foramen nutricum in die Substantia compacta des Knochens ein und verzweigt sich dann in die Gefäßkanäle der Osteone (Havers-Kanäle) und in das Knochenmark.

Hinweis: Die Bezeichnung wird ergänzt um den Namen des Knochens.

Arteria obturatoria *f*; engl. *obturator artery*; syn. A. obturatoria. Parietaler Ast aus der A. iliaca interna. Die A. obturatoria verläuft an der Innenwand des kleinen Beckens entlang und zieht gemeinsam mit dem N. obturatorius und der begleitenden Vene durch den Canalis* obturatorius. Sie versorgt tiefe Hüftmuskeln, Hüftgelenk*, Adduktoren* des Oberschenkels und die Symphyse*.

Arteria occipitalis *f*; engl. *occipital artery*; syn. A. occipitalis. Große Arterie zur Versorgung der Regio occipitalis. Die A. occipitalis geht als 2. Ast von der A. carotis externa ab und zieht bis zum Hinterhaupt. In ihrem Verlauf gibt sie zahlreiche Äste ab.

Arteria occipitalis lateralis → Arteria cerebri posterior

Arteria occipitalis medialis → Arteria cerebri posterior

Arteria ophthalmica *f*; engl. *ophthalmic artery*; syn. A. ophthalmica. Ast aus der Pars cerebralis der A. carotis interna. Die A. ophthalmica zieht bis in die Orbita* und versorgt gemeinsam mit ihren Ästen Dura* mater, Auge* und Augenhöhle mit dazugehörigen Strukturen sowie Teile des Schädels.

Arteria palatina descendens *f*: engl. *descending palatine artery*; syn. A. palatina descendens. Ast aus der Pars pterygopalatina der A. maxillaris. Die A. palatina descendens zieht durch die Fossa pterygopalatina und den Canalis palatinus major und versorgt Gaumen* und Rachen. In ihrem Verlauf entlässt sie die A. palatina major, die Aa. palatinae minores und den R. pharyngeus.

Arteria palatina major *f*: engl. *greater palatine artery*; syn. A. palatina major. Ast aus der A. palatina descendens. Die A. palatina major zieht durch das Foramen palatinum majus und versorgt harten Gaumen sowie Zahnfleisch.

Arteria pericardiacophrenica *f*: engl. *pericardiacophrenic artery*; syn. A. pericardiacophrenica. Ast aus der A. thoracica interna, der mit dem N. phrenicus zwischen Pleura mediastinalis und Perikard* verläuft. Die A. pericardiacophrenica versorgt Herzbeutel und Zwerchfell*.

Arteria perinealis *f*: engl. *perineal artery*; syn. A. perinealis. Ast aus der A. pudenda interna. Die A. perinealis verläuft auf oder unter dem Diaphragma* urogenitale und gibt bei der Frau die Rr. labiales posteriores zur Versorgung der großen Schamlippen ab. Beim Mann verlaufen die Rr. scrotales posteriores zur dorsalen Seite des Skrotums*.

Arteria pharyngea ascendens *f*: engl. *ascending pharyngeal artery*; syn. A. pharyngea ascendens. Ast aus der A. carotis externa. Die A. pharyngea ascendens verläuft an der seitlichen Pharynxwand und versorgt Pharynxmuskulatur, Tuba auditiva, Rachenmandeln, Paukenhöhle* sowie Dura* mater der hinteren Schädelgrube. Sie gibt die A. meningea posterior, die Rr. pharyngeales und die A. tympanica inferior ab.

Arteria phrenica inferior *f*: engl. *inferior phrenic artery*; syn. A. phrenica inferior. Paarig angelegte Arterie* aus der Pars abdominalis aortae. Die Aa. phrenicae inferiores entspringen unterhalb des Hiatus* aorticus und versorgen die Unterfläche des Zwerchfells* und die Nebennieren*. Sie entlassen die Aa. suprarenales superiores.

Arteria poplitea *f*: engl. *popliteal artery*; syn. A. poplitea. Arterie*, die sich am Hiatus adductorius aus der A. femoralis fortsetzt. Die A. poplitea verläuft bis zur Fossa* poplitea und teilt sich dort weiter auf. Sie versorgt die Beuger am Oberschenkel* sowie Kniegelenk*, Unterschenkel* und Fuß*. Siehe Abb.

Arteria profunda brachii *f*: engl. *profunda brachii artery*; syn. tiefe Armarterie. Tief verlaufende Oberarmarterie mit Ursprung aus der A. brachialis. Sie tritt mit dem N. radialis durch den Trizepsschlitz, verläuft im Sulcus nervi radialis unterhalb des lateralen Kopfes des M. triceps brachii und zweigt sich in die A. collateralis media und A. collateralis radialis auf.

Arteria profunda femoris *f*: engl. *deep artery of thigh*; syn. Arteria femoris profunda. Arterie zur

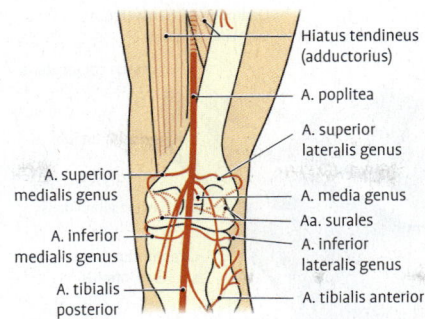

Arteria poplitea: Arterien des Knies von hinten. Die A. poplitea verläuft als Fortsetzung der A. femoralis an der hinteren Wand der Kniegelenkkapsel, bildet das Rete articulare genus und geht in die A. tibialis posterior über.

Versorgung der Oberschenkelmuskulatur. Sie zweigt ca. 3 cm distal des Ligamentum* inguinale aus der A. femoralis ab und zieht in die Tiefe. U. a. entlässt sie mehrere Aa. perforantes, welche die Adduktoren* durchstoßen, um auf die Dorsalseite des Oberschenkels* zu gelangen.
Anatomie: Äste der A. profunda femoris:
– A. circumflexa femoris medialis
– A. circumflexa femoris lateralis
– Aa. perforantes.

Arteria pudenda interna *f*: engl. *internal pudendal artery*. Aus der A. iliaca interna entspringende Arterie zur Versorgung von Anus* und Dammregion, äußeren Geschlechtsorganen und Harnröhre.

Arteria pulmonalis *f*: syn. Pulmonalarterie. Rechte (A. pulmonalis dextra) und linke (A. pulmonalis sinistra) Lungenarterie, die aus dem Truncus* pulmonalis entspringen und sauerstoffarmes Blut vom rechten Herzventrikel zu den Lungen transportieren. Die beiden Lungenarterien teilen sich in die Aa. lobares der Lungenlappen und weiter in die Aa. segmentales auf. Siehe Herz* (Abb. dort).

Arteria-pulmonalis-Katheter → Pulmonaliskatheter

Arteria radialis *f*: engl. *radial artery*; syn. A. radialis. Radialseitig verlaufende Fortsetzung der A. brachialis am Unterarm*. Die A. radialis zieht proximal unter dem M. brachioradialis und verläuft nach distal zur Hand*. Sie endet im tiefen Hohlhandbogen und versorgt über zahlreiche Äste das Ellenbogengelenk*, die radiale Seite des Unterarms* sowie Hand und Finger.

Arteria rectalis inferior *f*: engl. *inferior rectal artery*. In der Fossa ischioanalis bis zum Anus* verlaufende, paarige Arterie aus der A. pudenda interna zur Versorgung des äußeren Analkanals* und der Schließmuskeln.

Arteria rectalis media *f*: engl. *middle rectal artery*. Aus der A. iliaca interna entspringende Arterie zur Versorgung des mittleren Rektums*. Sie verläuft oberhalb des M. levator ani bis zur Ampulla* recti, wo sie sich verzweigt.

Arteria rectalis superior *f*: engl. *superior rectal artery*. Endast der A. mesenterica inferior und Hauptarterie zur Versorgung des Rektums* sowie des Corpus* cavernosum recti.

Arteria renalis *f*: engl. *renal artery*; syn. A. renalis. Paarig angelegte Nierenarterie, die ca. auf Höhe des 1. Lendenwirbels aus der Pars abdominalis aortae entspringt. Die A. renalis dextra und die deutlich kürzere A. renalis sinistra teilen sich beim Eintritt ins Nierenhilum in 5 Äste, die jeweils ein Nierensegment versorgen. Varianten der Nierenarterie sind häufig.

Arteria spinalis anterior *f*: engl. *anterior spinal artery*; syn. A. spinalis anterior. Ast aus der Pars intracranialis der A. vertebralis. Die A. spinalis anterior verläuft vor der Fissura mediana anterior des Rückenmarks* und versorgt mit ihren radiären Ästen Rückenmark und Rückenmarkshäute.

Arteria-spinalis-anterior-Syndrom *n*: engl. *anterior spinal artery syndrome*. Durchblutungsstörung des Rückenmarks infolge eines Verschlusses der A. spinalis anterior. Symptome sind gürtelförmige Schmerzen/Parästhesien*, dissoziierte Sensibilitätsstörungen* unterhalb der Läsion, initial schlaffe, dann spastische Querschnittlähmung unterhalb der Läsion (auf Höhe der Läsion anhaltend schlaffe Lähmungen* wegen der Vorderhornbeteiligung) sowie Blasen-, Mastdarm- und Potenzstörungen.

Arteria spinalis posterior *f*: engl. *posterior spinal artery*; syn. A. spinalis posterior. Paariger Ast aus der A. inferior posterior cerebelli. Die A. spinalis posterior verläuft im Sulcus posterolateralis des Rückenmarks* und versorgt mit ihren radiären Ästen Rückenmark und Rückenmarkshäute.

Arteria splenica *f*: engl. *splenic artery*; syn. A. splenica. Ast aus dem Truncus* coeliacus, der am Oberrand des Pankreas* zur Milz* zieht.

Arteria subclavia *f*: engl. *subclavian artery*; syn. A. subclavia. Große Arterie mit Ursprung rechts aus dem Truncus* brachiocephalicus und links aus dem Aortenbogen. Die A. subclavia verläuft durch die Skalenus-Lücke und geht auf Höhe der 1. Rippe in die A. axillaris über. Sie versorgt Teile von Kopf, Gehirn, Hals, Rückenmark, Arm und Brust.

Arteria subcostalis *f*: engl. *subcostal artery*; syn. A. subcostalis. Ast aus der Pars thoracica der Aorta*. Die A. subcostalis verläuft unter der 12. Rippe* und versorgt die Bauchwandmuskeln.

Arteria sublingualis *f*: engl. *sublingual artery*; syn. Unterzungenschlagader. Ast aus der A. lin-

Arteria subscapularis

gualis, der zwischen M. mylohyoideus und Glandula* sublingualis verläuft. Die A. sublingualis versorgt Mundbodenmuskeln, Glandula sublingualis, Mundbodenschleimhaut und Zahnfleisch. Die Arterie* bildet schließlich eine Anastomose* mit der A. submentalis.

Arteria subscapularis *f*: engl. *subscapular artery*; syn. A. subscapularis. Ast der A. axillaris. Die A. subscapularis zieht am lateralen Rand der Skapula* nach kaudal und verzweigt sich in die A. thoracodorsalis und die A. circumflexa scapulae. Sie versorgt M. subscapularis, M. latissimus dorsi und M. teres major.

Arteria supraduodenalis *f*: engl. *supraduodenal artery*; syn. A. supraduodenalis. Nicht immer ausgebildeter Ast aus der A. gastroduodenalis. Die A. supraduodenalis versorgt die Pars pylorica des Magens* und das Duodenum*.

Arteria supraorbitalis *f*: engl. *supra-orbital artery*; syn. A. supraorbitalis. Ast aus der A. ophthalmica. Die A. supraorbitalis zieht unter dem Dach der Orbita* durch die Incisura supraorbitalis zur Stirn und versorgt diese sowie das Os* frontale. In ihrem Verlauf gibt sie den Ramus diploicus ab.

Arteria suprarenalis inferior *f*: engl. *inferior suprarenal artery*; syn. A. suprarenalis inferior. Ast aus der A. renalis. Die A. suprarenalis inferior versorgt gemeinsam mit der A. suprarenalis media und A. suprarenalis superior die Nebenniere*. Radiär von der Nebennierenkapsel ins Nebennierenmark* ziehend werden die Arterien* dort zu sinusoiden Kapillaren*.

Arteria suprarenalis media *f*: engl. *middle suprarenal artery*; syn. A. suprarenalis media. Ast aus der Pars abdominalis der Aorta*. Die A. suprarenalis media versorgt gemeinsam mit der A. suprarenalis inferior und A. suprarenalis superior die Nebenniere*. Radiär von der Nebennierenkapsel ins Nebennierenmark* ziehend werden die Arterien* dort zu sinusoiden Kapillaren*.

Arteria suprarenalis superior *f*: engl. *superior suprarenal arteries*; syn. A. suprarenalis superior. Ast aus der A. phrenica inferior. Die A. suprarenalis superior zieht zur Nebenniere* und versorgt diese.

Arteria suprascapularis *f*: engl. *suprascapular artery*; syn. A. suprascapularis. Arterie* aus dem Truncus* thyrocervicalis. Die A. suprascapularis zieht oberhalb und hinter der Klavikula* in die Fossa supraspinata und Fossa infraspinata. Sie gibt einen R. acromialis [A. suprascapularis] ab und versorgt Akromion*, M. supraspinatus und M. infraspinatus. Siehe Abb.

Arteria temporalis anterior *f*: engl. *anterior temporal artery*; syn. A. temporalis anterior. Ast aus der Pars sphenoidalis der A. cerebri media. Die A. temporalis anterior versorgt die Gyri temporales des Gehirns*.

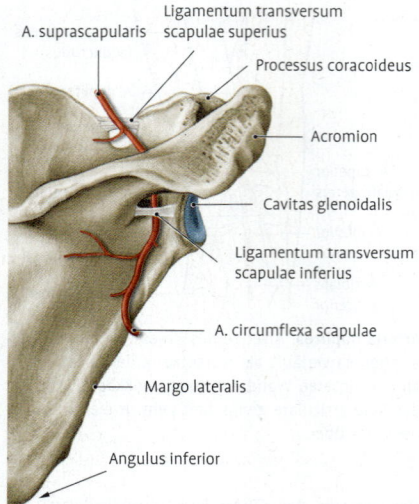

Arteria suprascapularis: Rechte Skapula, Facies dorsalis, Verlauf der Arteria suprascapularis.

Arteria temporalis media *f*: engl. *middle temporal artery*; syn. A. temporalis media. Ast aus der A. temporalis superficialis, der oberhalb des Jochbogens unter dem M. temporalis auf der Schläfenbeinschuppe verläuft. Die A. temporalis media versorgt den M. temporalis sowie das Periost* der Pars squamosa des Os* temporale.

Arteria temporalis profunda anterior *f*: syn. A. temporalis profunda anterior. Ast aus der A. maxillaris, der im M. temporalis aufwärts verläuft. Die A. temporalis profunda anterior versorgt den M. temporalis und die laterale Augenhöhlenwand.

Arteria temporalis superficialis *f*: engl. *superficial temporal artery*; syn. A. temporalis superficialis. Ast der A. carotis externa. Die A. temporalis superficialis verläuft auf der Glandula* parotidea, vor dem äußeren Gehörgang, über dem Jochbogen und auf der Fascia temporalis. Sie versorgt Glandula parotidea, mimische Muskeln, den vorderen Teil der Ohrmuschel*, den äußeren Gehörgang und Schläfe.

Arteria testicularis *f*: engl. *testicular artery*; syn. A. testicularis. Ast der Aorta abdominalis. Die A. testicularis zieht im Funiculus* spermaticus durch den Canalis inguinalis und versorgt Ureter*, Hoden* und Nebenhoden*. In ihrem Verlauf gibt sie die Rr. ureterici [A. testicularis] und die R. epididymales ab.

Arteria thoracica interna *f*: engl. *internal thoracic artery*; syn. A. mammaria interna (Abk. IMA). Großer Ast aus der A. subclavia. Die A. thoracica interna verläuft parallel zum Sternum* zwischen Pleura* und Rippenknorpeln, tritt durch das Zwerchfell* und wird zur A. epigastrica superior. Sie versorgt mit ihren Ästen angrenzende Strukturen, u. a. Teile der Rumpf- und Bauchwand* sowie das Perikard*.

Arteria thoracica lateralis *f*: engl. *lateral thoracic artery*; syn. A. thoracica lateralis; Abk. A. thoracica lateralis. Ast der A. axillaris. Die A. thoracica lateralis verläuft am dorsalen Rand des M. pectoralis minor zur seitlichen Brustwand. Sie versorgt den M. serratus anterior und den M. pectoralis minor.

Arteria thoracica superior: engl. *superior thoracic artery*; syn. A. thoracica suprema; Abk. A. thoracica superior. Ast meist der proximalen A. axillaris. Sie verläuft unter dem M. subclavius, wird bisweilen durch die Rami pectorales [A. thoracoacromialis] ersetzt und versorgt M. subclavius, teilweise M. pectoralis major und M. pectoralis minor sowie M. serratus anterior und Mm. intercostales* I und II.

Arteria thoracoacromialis *f*: engl. *thoracoacromial artery*; syn. A. thoracoacromialis. Ast aus dem mittleren Teil der A. axillaris. Die A. thoracoacromialis verläuft im Trigonum deltoideopectorale und teilt sich in mehrere Äste auf, um Akromion*, Schultergelenk*, Schlüsselbein, M. deltoideus, M. serratus anterior sowie M. pectoralis major und M. pectoralis minor zu versorgen.

Arteria thoracodorsalis *f*: engl. *thoracodorsal artery*; syn. A. thoracodorsalis. Ast der A. subscapularis. Die A. thoracodorsalis zieht zusammen mit dem N. subscapularis zwischen M. serratus anterior und M. teres major zum M. latissimus dorsi. Sie versorgt die benachbarte Muskulatur, darunter M. serratus anterior, M. teres major und M. latissimus dorsi.

Arteria thyroidea ima *f*: engl. *thyroid ima artery*; syn. A. thyroidea ima. Nur in 10 % der Fälle auftretender Ast aus Truncus* brachiocephalicus oder Arcus aortae*. Die A. thyroidea ima versorgt die Schilddrüse*.

Arteria tibialis anterior *f*: engl. *anterior tibial artery*. Aus der A. poplitea entspringende Arterie zur Versorgung des Kniegelenks* und der Vorderfläche des Unterschenkels*. Am Fußrücken setzt sie sich in der A. dorsalis pedis fort.

Arteria tibialis posterior *f*: engl. *posterior tibial artery*. Fortsetzung der A. poplitea nach deren Teilung unterhalb des M. popliteus. Sie versorgt Kniegelenk*, Schienbein (Tibia*) und Fußsohle. Plantar teilt sie sich unter dem M. abductor hallucis auf in die A. plantaris medialis und die A. plantaris lateralis.

Arteria transversa colli *f*: engl. *transverse cervical artery*; syn. A. transversa colli. Ast aus dem Truncus* thyrocervicalis. Häufig zieht die A. transversa colli zwischen Primärsträngen des Plexus* brachialis zum Angulus superior scapulae und versorgt die Muskeln des Schulterblatts sowie die benachbarten Nackenmuskeln. In ihrem Verlauf gibt sie mehrere Äste ab.

Arteria transversa faciei *f*: engl. *transverse facial artery*; syn. A. transversa faciei. Ast aus der A. temporalis superficialis. Die A. transversa faciei verläuft in der Glandula* parotidea und unterhalb des Jochbogens. Sie versorgt Glandula parotidea und mimische Muskeln.

Arteria tympanica superior *f*: engl. *superior tympanic artery*; syn. A. tympanica superior. Ast aus der A. meningea media. Die A. tympanica superior zieht durch den Hiatus canalis nervi petrosi minoris in die Paukenhöhle* und versorgt diese.

Arteria ulnaris *f*: syn. A. ulnaris. Ast der A. brachialis unterhalb des Ellenbogengelenks*. Sie versorgt den Unterarm*, die Hand* und die Finger.

Arteria umbilicalis *f*: engl. *umbilical artery*; syn. Nabelarterie. Paarig angelegte Arterie*, die im pränatalen Blutkreislauf fetales (sauerstoffarmes) Blut zur Plazenta* führt. Die A. umbilicalis entspringt aus der A. iliaca interna. Nach der Geburt* obliteriert der distale Teil (Pars occlusa) und wird zum Lig. umbilicale mediale (Chorda* arteriae umbilicalis). Der proximale Teil (Pars patens) bleibt arteriell durchströmt.

Arteria vertebralis *f*: engl. *vertebral artery*; syn. A. vertebralis. Ast aus der A. subclavia. Die A. vertebralis unterteilt sich auf ihrem Weg von der Brusthöhle zum Schädel in 4 Abschnitte: Pars prevertebralis, Pars transversaria, Pars atlantica und Pars intracranialis. Sie gibt mehrere Äste ab und versorgt Halsmuskeln, Spinalkanal* und Anteile von Rückenmark* und Cerebellum.

Arteria-vertebralis-Dissektion *f*: syn. Vertebralis-Dissektion. Einblutung in die Gefäßwand der A. vertebralis mit Risiko eines Hirninfarkts. Die Diagnose gelingt mit kontrastmittelgestützter MR-Angiografie sowie fettsupprimierten Sequenzen. Eine Akuttherapie erfolgt innerhalb der Zulassungskriterien mit systemischer Lysetherapie, die Sekundärprophylaxe mit oralen Antikoagulanzien oder Thrombozytenaggregations-Hemmern. Die Arteria-vertebralis-Dissektion ist häufige Ursache juveniler Hirninfarkte.

Klinik:
- einseitige Nackenschmerzen ggf. mit Ausstrahlung
- ischämische Symptome des vertebrobasilären Strombahngebiets.

Therapie:
- Akuttherapie: systemische Lysetherapie innerhalb der Zulassungskriterien
- Sekundärprophylaxe: **1.** Thrombozytenaggregations*-Hemmer, v. a. bei erhöhtem Blutungsrisiko (z. B. bei ausgedehntem Hirninfarkt) oder wenn kein Infarkt vorliegt **2.** alternativ zunächst Therapie mit unfraktioniertem oder niedermolekularem Heparin in therapeutischen Dosen, anschließend Antikoagulation mit oralem Vitamin-K-Antagonisten für mindestens 6 Monate, v. a. bei hohem Risiko embolischer Infarkte, Arterienverschluss, Pseudookklusion oder Nachweis eines flottierenden Thrombus.

Arteria-vertebralis-Stenose → Durchblutungsstörung, vertebrobasiläre

Arteria vesicalis inferior *f*: engl. *inferior vesical artery*. Viszeraler Ast der A. iliaca interna. Die A. vesicalis inferior versorgt den Blasengrund und gibt beim Mann Rami prostatici zur Versorgung der Prostata* und Samenblase* ab. Bei der Frau ziehen Rami vaginales zur Vagina*.

Arteria vesicalis superior *f*: engl. *superior vesical artery*. Aus dem offenen Teil (Pars patens) der A. umbilicalis hervorgehende Arterie zur Versorgung des oberen und mittleren Bereichs der Harnblase* sowie des Beckenabschnitts des Harnleiters. Ihre Äste ziehen bis zum Apex* der Blase und zur Prostata*.

Arteriektasie *f*: engl. *arteriectasia*. Diffuse Arterienerweiterung im Gegensatz zur lokalisierten Ausweitung (Aneurysma*).

arterieller Hypertonus → Hypertonie, arterielle

Arterieller Zugang *m*: Einmalige Punktion einer Arterie* oder auch dauerhafte Kanülen- oder Katheteranlage meist zur invasiven Blutdruckmessung, zur Entnahme von arteriellem Blut für eine Blutgasanalyse* oder als Zugang für arterielle Interventionen. Nach Zugangsentfernung wird die Punktionsstelle komprimiert und mit einem Druckverband versorgt.

Indikationen:
- arterielle Blutgasanalyse*
- invasive Blutdruckmessung* beim hämodynamischen Monitoring
- intraarterielle Injektion und Infusion von Medikamenten
- als Zugang für arterielle Interventionen (meist über A. femoralis): **1.** Angioplastie* **2.** perkutane Koronarintervention* **3.** Herzkatheterisierung* **4.** Dialyse* (arteriovenöser Zugang) **5.** Bestimmung des zerebralen Perfusionsdrucks*.

Praxishinweis: Um eine versehentliche intraarterielle Medikamentengabe zu verhindern, ist die Kennzeichnung des arteriellen Zugangs obligat.

arterielle Stenose → Verschlusskrankheiten, arterielle

Arterien *f pl*: engl. *arteries*; syn. Arteriae; Abk. Aa. Blutgefäße, die das Blut vom Herzen* wegleiten. Dementsprechend führen Arterien im Körperkreislauf oxygeniertes und im Lungenkreislauf desoxygeniertes Blut*. Unterschieden werden große herznahe Arterien vom elastischen Typ und peripher gelegenen Arterien vom muskulären Typ. Klinisch relevante pathologische Veränderungen sind beispielsweise Arteriosklerose und Aneurysma*. Siehe Abb.

Histologie: Typischer 3-schichtiger Wandaufbau:
- Tunica interna (Intima)
- Tunica media (Media)
- Tunica adventitia (Externa, Adventitia).

Einteilung: Einteilung nach Funktion:
- Arterien vom **muskulären Typ**: peripher gelegen mit kräftigen Muskelfasern in der Tunica media. Sie dienen der Aufrechterhaltung des Blutdrucks* (Widerstandsgefäße)
- Arterien vom **elastischen Typ**: herznahe große Arterien mit einem hohen Anteil von elastischen Fasern in der Tunica media. Die Arterienwand ist reversibel dehnbar und ermöglicht einen kontinuierlichen Blutfluss (Windkesselfunktion*). Durch Arteriosklerose werden die elastischen Eigenschaften abgemindert. Zu den Arterien vom elastischen Typ gehören: **1.** Aorta* **2.** A. brachiocephalica **3.** A. carotis communis **4.** A. subclavia **5.** A. iliaca communis
- ein dritter Typ sind **Sperrarterien***. Sie enthalten längs zur Fließrichtung orientierte glatte Muskelzellen in der Gefäßwand. Bei Kontraktion wird der Blutfluss durch das Gefäß komplett unterbrochen. Sperrarterien befinden sich beispielsweise im Schwellkörper* des Penis*.

Einteilung nach Größe:
- Aorta
- Arterien
- Arteriolen
- Kapillaren* (Übergang zu den Venen).

Arterienchirurgie → Gefäßchirurgie

Arteriendissektion → Dissektion [Chirurgie]

Arteriengeräusch → Gefäßgeräusch

Arterienklemme → Gefäßklemme

Arterienpunktion *f*: engl. *arterial puncture*. Einstechen in eine Arterie*, z. B. diagnostisch zur Blutentnahme und invasiven Blutdruckmessung, für diagnostische und therapeutische Interventionen im Bereich der Radiologie (z. B. Embolisation*) oder zur Injektion von Medikamenten. Bevorzugte Punktionsorte sind A. radialis im Handgelenkbereich oder A. femoralis in der Leistengegend.

Arterienverkalkung → Atherosklerose

Arterienverschluss, akuter *m*: engl. *acute arterial occlusion*. Plötzliche Verlegung eines Arterienlumens mit konsekutiver Ischämie* im Versorgungsgebiet (Gewebe bzw. Organbezirk) der betroffenen Arterie* und akuter arterieller Verschlusskrankheit*. Die Klinik ist abhängig von der Lokalisation der Stenose, so kommt es beispielsweise bei einem zerebralen Arterienver-

Arterienverschluss, akuter

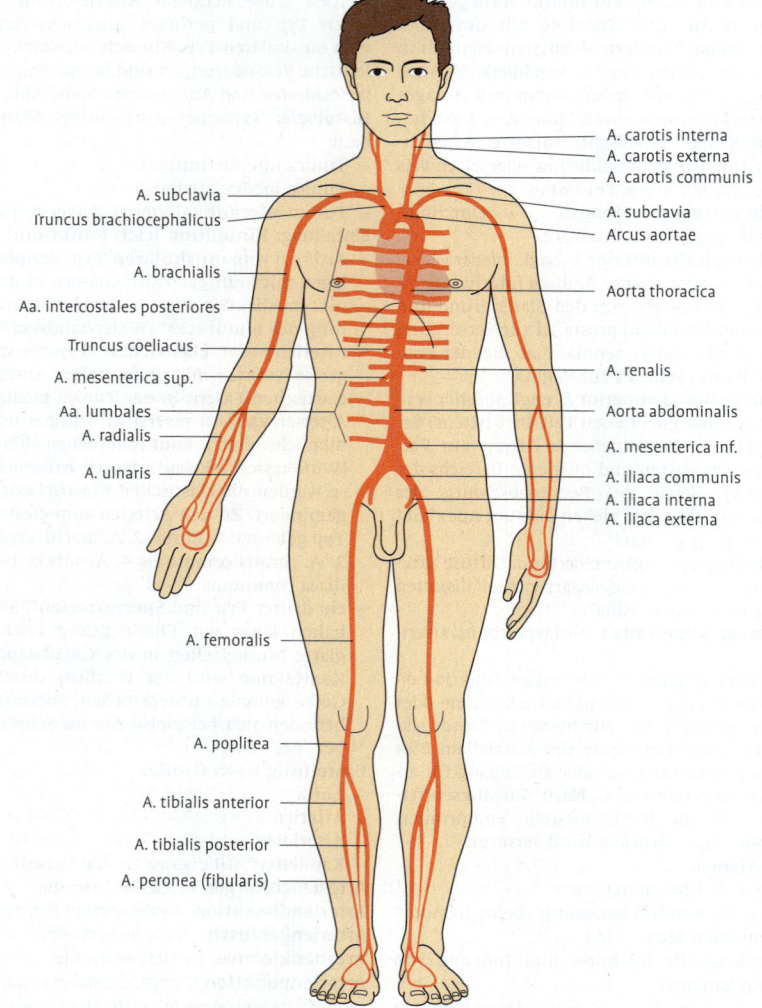

Arterien: Große Arterien des Körperkreislaufs. [4]

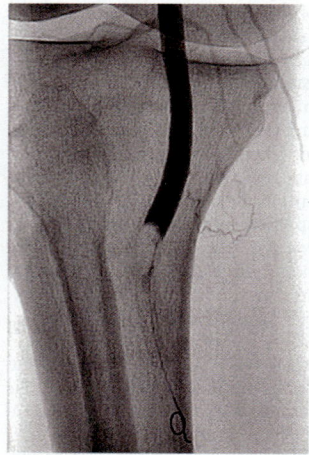

Arterienverschluss, akuter Abb. 1: A. poplitea bei akutem embolischem Verschluss mit Kuppelphänomen (konventionelle Röntgenangiografie). [127]

Arterienverschluss, akuter: Klinische Symptomatik (sog. 6P-Regel nach Pratt).	
1.	Pain (Schmerz)
2.	Pallor (Blässe)
3.	Pulselessness (Pulsverlust)
4.	Paresthesia (Sensibilitätsstörung)
5.	Paralysis (Bewegungsunfähigkeit)
6.	Prostration (Schock)

schluss zum Schlaganfall. Zur Diagnosefindung dienen bildgebende Verfahren. Siehe Abb. 1.

Ätiologie:
– Embolie*, v. a. Thromboembolie*
– Thrombose*
– selten: 1. Aneurysma dissecans 2. Gerinnungsstörungen mit Thrombophilie*, z. B. heparininduzierte Thrombozytopenie* Typ II 3. Vasospasmus 4. Trauma.

Klinik: Abhängig von der Lokalisation:
– zerebral: Schlaganfall*
– Gefäßverzweigungen (v. a. Femoralis-, Iliaka- und Aortenbifurkation), Extremitätenarterien (v. a. A. poplitea und A. brachialis): 1. plötzlich heftige Schmerzen, Blässe, Abkühlung und Verfärbung (Marmorierung) der Haut distal des Gefäßverschlusses, Taubheitsgefühl, Ruheschmerzen infolge Mangeldurchblutung der Muskulatur 2. fehlende periphere Arterienpulse 3. bei kompletter Ischämie sensomotorisches Defizit 4. Schock durch Hypovolämie (sog. 6P-Regel nach Pratt, siehe Tab.) 5. Azidose und Einschwemmung von Proteinzerfallsprodukten bei Reperfusion
– viszeral (besonders A. mesenterica superior, Truncus coeliacus, A. renalis): 1. Mesenterialgefäßverschluss* 2. Nierenembolie.

Diagnostik:
– klinischer Befund
– Doppler-Sonografie mit Bestimmung des Knöchel*-Arm-Index
– farbcodierte Duplexsonografie
– CT- oder MR-Angiografie, Angiografie (siehe Abb. 2).

Therapie:
– Embolektomie* bzw. Thrombendarteriektomie* oder Bypass*-Operation
– Heparinisierung
– Analgesie
– Hämodilution
– Fibrinolyse
– postoperative Emboliprophylaxe*.

Prognose: Abhängig von Ischämietoleranz*, Kollateralkreislauf* und Dauer (bei Extremitä-

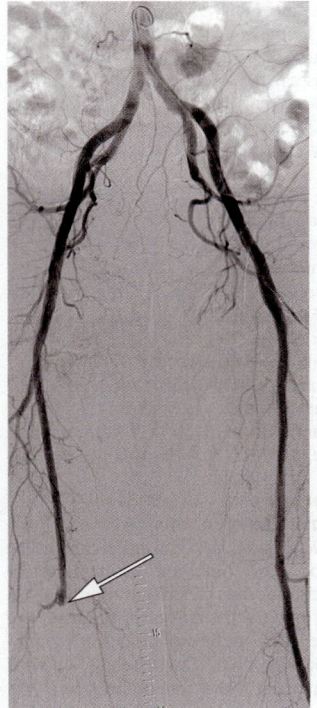

Arterienverschluss, akuter Abb. 2 [71]

tenembolie Amputationsrate innerhalb 6 Stunden ca. 4 %, innerhalb 48 Stunden ca. 25 %).
Arteriitis *f*: engl. *arteritis*. Entzündung einer Arterie* und Unterform der Vaskulitiden. Ursachen sind Infektionen, z. B. Typhus*, HIV oder Tuberkulose*, sowie physikalische oder chemische Noxen. Auch immunologische Erkrankungen sind Auslöser, beispielsweise die Riesenzellarteriitis* oder die Panarteriitis nodosa.
Arteriitis brachiocephalica → Aortenbogensyndrom
Arteriitis cranialis → Riesenzellarteriitis
Arteriitis temporalis → Riesenzellarteriitis
Arteriografie *f*: engl. *arteriography*; syn. Arteriographie. Bezeichnung für die röntgenologische Darstellung der Arterien* nach Injektion eines Röntgenkontrastmittels*. Die Injektion des Kontrastmittels erfolgt meist über einen Katheter, der nach perkutaner Gefäßpunktion unter Anwendung der Seldinger*-Methode selektiv in das interessierende Gefäß mithilfe eines Führungsdrahts vorgeschoben wird (z. B. Pigtail-Katheter).
arteriohepatische Dysplasie → Alagille-Syndrom
Arteriola *f*: engl. *arteriole*. Arterien* vom muskulären Typ mit einlagiger Muskelschicht, die an der Mikrozirkulation* teilnehmen. Arteriolen regeln den Blutfluss im terminalen, präkapillären Gefäßabschnitt der Arterien (Endstrombahn*). Als Widerstandsgefäße regulieren sie maßgeblich den peripheren Widerstand*.
Funktion: Arteriolen kontrollieren den Blutfluss des Kapillarbettes vorrangig durch lokale vasoaktive* und metabolische Faktoren, beispielsweise Stickstoffmonoxid* (NO). Sie sind dicht durch sympathische Fasern innerviert.
Arteriolae mediales retinae *f pl*: engl. *medial arterioles of retina*. Kleine Äste der A. centralis retinae. Die Arteriolae mediales retinae versorgen den Teil der Retina*, der zwischen dem Discus nervi optici und der Makula* lokalisiert ist.
Arteriolae rectae renis *f pl*: engl. *straight arterioles of kidney*. Äste der Aa. arcuatae und der Vasa efferentia, die aus den marknahen Glomeruli kommend ins Nierenmark* ziehen und dieses versorgen.
Arteriole → Arteriola
Arteriolosklerose *f*: engl. *arteriolosclerosis*; syn. Arteriolenhyalinose. Hyaline Wandverdickung (Hyalinisierung) der Arteriolenintima. Häufige Ursachen sind arterielle Hypertonie* und Diabetes* mellitus. Durch Verengung des Gefäßlumens kommt es zu Durchblutungsstörungen und Hypoxie im Versorgungsgebiet. Je nach betroffenem Organ treten Folgeschäden wie Schrumpfnieren* oder eine subkortikale arteriosklerotische Enzephalopathie* auf. Weitere Einzelheiten siehe Arteriosklerose.
Lokalisation: Betroffen sind die Arteriolen, also kleinste Arterien, vor allem in Niere, Pankreas, Milz, Uterus, Retina, Gehirn oder in den peripheren Extremitäten.
Pathogenese: Ursächlich ist vermutlich eine Störung der Endothelfunktion, wodurch es zu einer erhöhten Syntheseleistung der Endothelzelle und zu einem Eindringen von Plasmabestandteilen kommt. Dies führt zur Ablagerung von hyalinem eosinophilem Material in der Intima und später auch in der Media. Das hyaline Material besteht aus Mukopolysacchariden, Lipiden, Hyaluronsäure* und Fibrinogen*.
Folgen: Je nach Ausprägung der hyalinen Ablagerungen wird das Gefäßlumen der betroffenen Gefäße verengt, was zu Durchblutungsstörungen führt. Ist die Niere betroffen, sind ischämische Bereiche mit Atrophie* der betroffenen Nephren die Folge, was zu einer arteriolosklerotischen Schrumpfniere mit feinsten rötlichen Narben führt (auch rote Granularniere genannt). Im Gehirn kann die Arteriolosklerose eine subkortikale arteriosklerotische Enzephalopathie* verursachen.
arteriosus: engl. *arterial*. Reich an Arterien, zur Arterie gehörend bzw. arteriell.
Arteriotomie *f*: engl. *arteriotomy*. Operative Eröffnung einer Arterie, z. B. zur Embolektomie*.

arteriovenös: engl. *arterovenous*; Abk. a.-v. Arterien und Venen betreffend; auch Verbindung zwischen einer Arterie und Vene, z. B. arteriovenöse Fistel*.
arteriovenöse Durafistel → Malformation, arteriovenöse
arteriovenöser Shunt → Shunt
Arthralgie *f*: engl. *joint pain*. Gelenkschmerz, z. B. bei Arthrose* oder Arthritis*.
Arthrektomie *f*: engl. *arthrectomy*. Vollständige oder teilweise Resektion eines Gelenks*.
Arthritis *f*: Entzündliche Gelenkerkrankung. Typische Symptome sind Gelenkschmerzen und -schwellungen sowie Funktionsverlust. Therapiert wird durch Gabe von Antirheumatika* oder operativ durch Gelenksspülungen oder Synovektomie*. Unterstützend wird Physiotherapie empfohlen. **Pathologie:** Synovialitis. **Ursachen:** siehe Tab. **Formen:**
- **infektiöse** Arthritis: **1.** direkte Infektion durch penetrierende Wunde (septische Arthritis, Gelenkempyem), z. B. Trauma oder iatrogen durch Punktion oder Injektion; häufigste Erreger: Staphylokokken **2.** septisch-metastatisch (hämatogen) bei verschiedenen Infektionskrankheiten (Gonorrhö, Tuberkulose, Infektion mit Pilzen, Brucellen, Parasiten), bei Sepsis: Streuung von infektiösen Herden
- **parainfektiöse** Arthritis: **1.** zeitgleich mit einer Allgemeininfektion auftretende, durch Immunkomplexe bzw. Zytokine bedingte Begleitarthritis ohne Nachweis lebender Erreger im Gelenk **2.** Vorkommen im Rahmen bakterieller Infektionen (meist akute Mon- oder Oligoarthritis, z. B. bei Yersinien- oder Chlamydieninfektion), bei Virusinfektionen (oft eher subakute Polyarthritis, insbesondere bei Hepatitis B) oder bei Infektion mit Parasiten (v. a. Filarien)
- **postinfektiöse** Arthritis: reaktive Arthritis* infolge persistierender Immunaktivierung
- Arthritis **bei lokaler Störung innerhalb des betroffenen Gelenkes**: **1.** Arthritis bei Erkrankung des Gelenkknorpels: sog. aktivierte Arthrose, Chondropathia* patellae, freier Gelenkkörper (v. a. Osteochondrosis* dissecans), rezidivierende Polychondritis* **2.** (post-)traumatische Arthritis (auch postoperative Synovialitis) **3.** neoplastische Arthritis durch primären Gelenktumor: benignes (villonoduläre pigmentierte Synovialitis*) oder malignes Synovialom* (Synovialsarkom) oder Chondromatose* **4.** Arthritis bei Gelenkblutung infolge einer Störung der Blutgerinnung, z. B. bei Koagulopathie (Blutergelenk* bei Hämophilie) und Antikoagulanzientherapie
- Arthritis **bei Erkrankungen des rheumatischen Formenkreises** (meist chronische Ar-

Arthritis, Akne-assoziierte

Arthritis: Ursachen (Auswahl).

monoartikulär	oligoartikulär (2–5 Gelenke)	polyartikulär (> 5 Gelenke)
infektiöse Arthritis	seronegative Spondylarthritis (reaktive Arthritis)	rheumatoide Arthritis
Lyme-Arthritis	juvenile idiopathische Arthritis	Kollagenose (systemischer Lupus erythematodes)
aktivierte Arthrose	Löfgren-Syndrom	Vaskulitis
Gicht, Pseudogicht	Hämochromatose (meist asymmetrisch)	Polyarthrose
aseptische Knochennekrose		Psoriasis-Arthritis
Tumor		

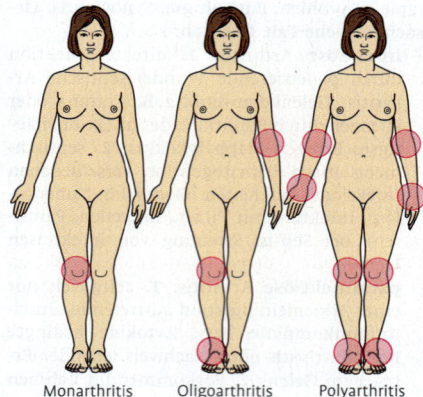

Arthritis: Befallmuster. Monarthritis – Oligoarthritis – Polyarthritis

thritis): rheumatoide Arthritis*, juvenile idiopathische Arthritis*, Spondylarthritis* (v. a. Spondylitis ankylosans und Arthritis psoriatica), Arthritis bei Kollagenose* (v. a. bei systemischem Lupus* erythematodes) oder Vaskulitis (z. B. Purpura* Schoenlein-Henoch, Polyarteriitis* nodosa, Behçet*-Krankheit);
- **enteropathische** Arthritis (meist als Spondylarthritis) bei entzündlichen Darmerkrankungen, z. B. Enteritis regionalis Crohn, Colitis* ulcerosa, Whipple-Krankheit; auch nach intestinaler Bypass-Operation und Magenteilresektion nach Billroth II (Polyarthritis, episodisches Fieber, Hautläsionen ähnlich dem Sweet*-Syndrom).

Einteilung:
- nach **Anzahl** betroffener Gelenke (siehe Abb.): Monarthritis*, Oligoarthritis*, Polyarthritis*
- nach **Lokalisation:** z. B. Gonarthritis*, Spondylarthritis*, Sakroiliitis*

- nach **Verlauf: 1.** akute Arthritis (v. a. septische Arthritis, kristallinduzierte Arthritis, reaktive Arthritis*, akute Sarkoidose) **2.** subakute Arthritis (v. a. bei Kollagenose und Vaskulitis) **3.** chronische Arthritis (v. a. rheumatoide Arthritis*, seronegative Spondylarthritis*).

Klinik:
- akute Formen: Schmerzen, Schwellung, Überwärmung und Bewegungseinschränkung der betroffenen Gelenke in Ruhe, Entlastungsschonhaltung, Gelenkerguss* (seröse Formen), Gelenkempyem (eitrige Formen), Rötung, Fieber
- bei allergischer Arthritis: zusätzlich Tachykardie, Kopfschmerz, Übelkeit, Bauchschmerzen, Lymphadenopathie, Exanthem
- bei chronischem Verlauf: v. a. Funktionsverlust des betroffenen Gelenks.

Arthritis, Akne-assoziierte *f*: engl. *acne associated arthritis*. Mit hohem Fieber einhergehende Arthritis bei entzündlichen Formen der Acne* vulgaris (Acne papulopustulosa, Acne conglobata oder Acne fulminans). Labordiagnostisch bestehen eine Leukozytose und eine beschleunigte BSG.

Klinik: Asymmetrische, selten erosiv verlaufende Oligoarthritis (besonders der Kniegelenke), daneben Sakroiliitis sowie entzündliche Beteiligung von Wirbelsäule (Spondylitis, Spondylodiszitis) und sterno-kosto-klavikulären Knochenverbindungen. Mit Besserung der Akne kommt es zur Rückbildung.

Arthritis dysenterica → Arthritis, reaktive

Arthritis-Gelenkpunktat *n*: syn. Synovialflüssigkeit [Labordiagnostik]. Mikrobiologische und chemisch-immunologische Untersuchung der Gelenkflüssigkeit. Die Untersuchung ist indiziert bei Verdacht auf septische Arthritis* oder Arthritiden im Rahmen von Stoffwechsel- oder Tumorerkrankungen.

Untersuchungsparameter und Normalbefund:
- Farbe und Transparenz: klar, gelblich, transparent
- Viskosität*: normal
- Kristalle: keine
- Anzahl und Differenzierung der Leukozyten*: bis ca. 10 % neutrophile segmentkernige Leukozyten, davon < 5 % Rhagozyten, ca. 90 % Lymphozyten
- Erythrozyten*: keine
- Eiweiß: 11–22 g/l
- Glukose*: 60–95 mg/dl
- Laktat*: < 5 mmol/l
- Harnsäure*: 3–7 mg/dl
- Laktatdehydrogenase*: < 200 mg/dl
- Immunglobuline*: **1.** IgG: 4–9 g/l **2.** IgA: 0,45–2,25 g/l **3.** IgM: 0,3–1,4 g/l
- ANA: 1: < 40
- Streptokokken*-Antikörper: < 117 U/ml
- Rheumafaktor*: < 20 U/ml
- C-reaktives Protein*: < 6 mg/l
- Komplementfaktoren: **1.** C3-Komplement: 55–120 mg/dl **2.** C4-Komplement: 20–50 mg/dl

Arthritis gonorrhoica → Gonorrhö

Arthritis, juvenile idiopathische *f*: engl. *juvenile idiopathic arthritis*; syn. juvenile chronische Arthritis (Abk. JCA); Abk. JIA. Sammelbezeichnung für chronische Gelenkentzündung im Kindes- und Jugendalter mit mindestens 6 Wochen anhaltender Entzündung eines oder mehrerer Gelenke vor dem 17. Lj. Behandelt wird physiotherapeutisch und medikamentös. Bei begleitender Uveitis* droht Erblindung, daher ist eine engmaschige augenärztliche Kontrolle auch bei Symptomfreiheit obligat.

Häufigkeit: Ca. 1:1000 Kinder und Jugendliche.

Ätiologie:
- ungeklärt
- vermutlich multifaktorielle Genese mit genetischer Prädisposition und auslösendem Ereignis
- evtl. Viren.

Einteilung: Nach Art und Umfang des Gelenkbefalls und des Vorhandenseins extraartikulärer Organmanifestationen in 7 Kategorien:
- seronegative (ohne Rheumafaktor*) Polyarthritis (10–15 % der Fälle): **1.** Erkrankungsbeginn ab frühem Kleinkindalter **2.** symmetrische Arthritis* unter möglicher Beteiligung sämtlicher Extremitätengelenke (mindestens 5 Gelenke in den ersten 6 Erkrankungsmonaten), der Kiefergelenke und der HWS; unterschiedlich stark ausgeprägte radiologische Veränderungen **3.** keine Beteiligung innerer Organe
- seropositive (mit Rheumafaktor*) Polyarthritis (ca. 3–5 %): **1.** Erkrankungsbeginn im 2. Lebensjahrzehnt, v. a. Mädchen betroffen **2.** klinische Ähnlichkeit mit rheumatoider Arthritis* des Erwachsenen **3.** oft erosiver Verlauf mit funktionell ungünstiger Prognose

- systemische Arthritis (ca. 10–15 %): **1.** mit oder nach mindestens 2 Wochen Fieber **2.** sowie mit mindestens einem der nachfolgenden Nebenkriterien: flüchtiges rötliches Exanthem*, generalisierte Lymphknotenschwellung, Hepatomegalie* oder Splenomegalie*, Serositis*, Still*-Syndrom
- Oligoarthritis*: **1.** mit Entzündung von 1–4 Gelenken während der ersten 6 Erkrankungsmonate (bei > 6 Monate anhaltender Arthritis auch Befall von > 4 Gelenken möglich) **2.** Rheumafaktor*-negativ, ANA in ca. 70 % positiv **3.** Auftreten einer Iridozyklitis* verschlechtert die Prognose
- Enthesitis-assoziierte Arthritis (15 %): **1.** Erkrankungsbeginn um das 10. Lj., v. a. Jungen betroffen **2.** mit Befall v. a. der unteren Extremitäten, häufig enthesiopathische Symptome (Tarsitis, Achillodynie* u. a.) Sakroiliitis*; häufig Nachweis von HLA-B27 **3.** oft akute Iridozyklitis* (meist Abheilung ohne Dauerschäden)
- juvenile Psoriasis*-Arthritis (5–10 %): **1.** Kombination von Psoriasis* und Arthritis oder Arthritis in Kombination mit mindestens 2 der folgenden 3 Kriterien: Daktylitis*, Nagelbefall (Tüpfel oder Onycholyse; mindestens 2 Tüpfel an 1 oder mehr Nägeln) oder Psoriasis bei erstgradig Verwandten (Diagnosekriterien der International League of Associations for Rheumatology, ILAR) **2.** in 50 % tritt zuerst Arthritis auf, in 50 % zuerst Psoriasis; Rheumafaktor negativ, z. T. Beginn im frühen Kindesalter als Polyarthritis, bei älteren Kindern oftmals zunächst nur wenige Gelenke betroffen, insbesondere Kniegelenk; variables, unsymmetrisches Gelenkbefallsmuster; auch Befall distaler Interphalangealgelenke, Sakroiliitis oder Enthesiopathien möglich **3.** in Einzelfällen rasche Gelenkdestruktion, typischerweise auch Nebeneinander von Knochenabbau und Knochenaufbau, z. T. mutilierende Arthritis (siehe Abb.)
- undifferenzierte Arthritis: keiner oder mehrerer der vorhergehenden Kategorien entsprechend.

Therapie: In Abhängigkeit von der Manifestation individuell und mehrdimensional in Zusammenarbeit mit Kinderrheumatologen.
- Physiotherapie mit physikalischer Therapie, Ergotherapie
- Pharmakotherapie: **1.** nichtsteroidale Antiphlogistika **2.** Glukokortikoide u. a. (langwirkende) Antirheumatika* **3.** bei hoher Krankheitsintensität Methotrexat **4.** bei polyartikulärer JIA mit unzureichendem Therapieerfolg unter Methotrexat oder bei Unverträglichkeit von Methotrexat auch TNF*-Blocker, IL-6-Blocker, CTLA-4-Agonisten, ggf. in Kombination mit Methotrexat

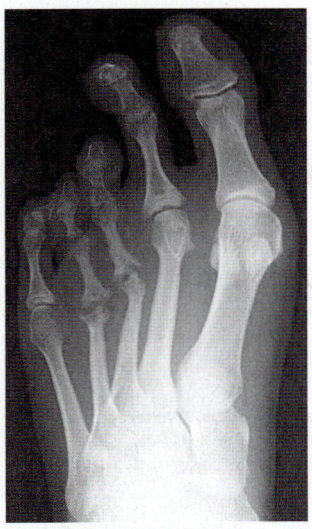

Arthritis, juvenile idiopathische: Mutilierende Arthritis der Metatarsophalangealgelenke 3 und 4 bei juveniler Psoriasis-Arthritis (Röntgenaufnahme). [79]

- bei Bedarf rheumachirurgischer Eingriff
- rehabilitative Maßnahmen.

Arthritis mutilans *f*: Arthritis mehrerer kleiner Gelenke mit schweren Schädigungen, die zu Deformierung und Mutilation* der Hände und Füße führen, z. B. infolge rheumatoider Arthritis*, Psoriasis*-Arthritis oder Arthropathia* neuropathica.

Arthritis psoriatica → Psoriasis-Arthritis

Arthritis psoriatica im Kindesalter → Arthritis, juvenile idiopathische

Arthritis, reaktive *f*: engl. *reactive arthritis*; syn. postinfektiöse Arthritis. Durch meist enteritische oder urethritische Infektionen ausgelöste nichtseptische Arthritis* (ohne Erregernachweis im Gelenk). Das klinische Vollbild manifestiert sich als Reiter-Syndrom mit Arthritis, Urethritis* und Konjunktivitis*. Therapiert wird die ursächliche Infektion, außerdem mit NSAR. Spontanheilungen sind häufiger als chronische Verläufe.

Hintergrund: Vorkommen:
- weltweite Verbreitung
- 2–3 % der Menschen nach bestimmten bakteriellen Infekten
- Patienten meist jünger als 40 Jahre
- keine Geschlechtspräferenz oder Androtropie* (Literatur uneinheitlich).

Ätiologie:
- gastrointestinale Infektion durch: **1.** Yersinien **2.** Salmonellen **3.** Shigellen **4.** Campylobacter* jejuni **5.** andere Enteritiserreger

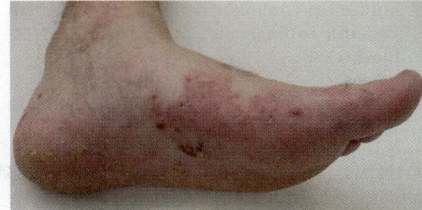

Arthritis, reaktive: Keratoma blennorrhagicum bei Reiter-Krankheit. [44]

- meist sexuell übertragene urethritische Infektion (sexually acquired reactive arthritis, SARA) durch: **1.** Chlamydia* trachomatis **2.** Mykoplasmen **3.** Neisseria* gonorrhoeae
- selten Infektion der Atemwege.

Pathogenese:
- nicht sicher geklärt
- genetische Prädisposition (HLA*-B27)
- evtl. Autoimmunreaktion durch molekulare Mimikry* bei Erregerpersistenz (Nachweis nicht anzüchtbarer Erregerbestandteile im Gelenkpunktat).

Klinik:
- 1–4 Wochen nach (nicht selten asymptomatischer und daher unbemerkter) Infektion akute bis subakute Arthritis mit steriler Synovialitis
- meist asymmetrischer Gelenkbefall v. a. der unteren Extremitäten und Iliosakralgelenke
- bei HLA-B27-positiven Patienten häufig Beteiligung des Achsenskeletts
- häufig Insertionstendopathie*
- häufig extraartikuläre Begleitmanifestation als Reiter-Krankheit (auch Fiessinger-Leroy-Syndrom, urethro-okulo-synoviales Syndrom): **1.** Reiter-Trias: I. sterile Arthritis II. unspezifische (nicht gonorrhoische) oder spezifische (gonorrhoische) Urethritis oder Zervizitis* (eingetrübter Ausfluss, gelegentlich milde Prostatitis* und Zystitis*) III. bilaterale Konjunktivitis (Beteiligung der Uvea sowie Iridozyklitis* möglich) **2.** Reiter-Tetrade: Reiter-Trias + Reiter-Dermatose: I. Leitsymptom: Balanitis* erosiva circinata II. papulopustulöses parakeratotisches Exanthem* besonders an Fußsohlen und Handinnenflächen (Keratoma* blennorrhagicum, siehe Abb.) III. subunguale Keratose IV. Onycholysis*, Onychodystrophie*.

Therapie:
- ggf. Sanierung der ursächlichen Infektion (z. B. Tetrazyklin* bei Chlamydiennachweis in Urethra)
- symptomatisch: **1.** physikalisch (Kryotherapie* bei akuter Arthritis) **2.** pharmakologisch (v. a. nichtsteroidale Antiphlogistika*, evtl.

Arthritis, rheumatoide

kurzzeitig Glukokortikoide* (bei schwerem Verlauf), Sulfasalazin*, Methotrexat*, TNF*-Blocker).

Prognose:
– in den meisten Fällen Ausheilung innerhalb weniger Monate
– chronischer Verlauf in ca. 20 % der Fälle.

Arthritis, rheumatoide f: engl. *rheumatoid arthritis*; syn. chronische Polyarthritis (Abk. cP); Abk. RA. Ätiologisch unklare, unbehandelt zur Invalidität führende chronisch-entzündliche Systemerkrankung mit Synovialitis und konsekutiver Polyarthritis* sowie extraartikulären Manifestationen an inneren Organen, Augen und Gefäßen. Die Diagnose wird anhand festgelegter ACR-Kriterien gestellt. Behandelt wird physiotherapeutisch, pharmakologisch und in schweren Fällen operativ. Früher Therapiebeginn verbessert die Prognose deutlich.

Ätiologie:
– ungeklärt (Autoimmunkrankheit?*)
– bei 50–80 % genetische Prädisposition mit HLA-DR4-Expression u. a. immungenetischen Merkmalen.

Epidemiologie:
– häufigste entzündliche Gelenkerkrankung
– weltweites Vorkommen
– Prävalenz 0,5–1,0 %, Inzidenz 1 : 2000/Jahr, alle Altersgruppen sind betroffen
– Gynäkotropie (w : m = 3 : 1)
– Erkrankungsbeginn häufig im 4. Lebensjahrzehnt, zunehmende Häufigkeit mit steigendem Alter.

Klinik:
– **Leitsymptome: 1.** Arthralgien* **2.** Morgensteifigkeit* **3.** Inappetenz* **4.** Abgeschlagenheit **5.** Myalgien*
– charakteristische symmetrische Arthritis* kleiner stammferner Gelenke (v. a. Fingergrund- und Fingermittelgelenke sowie Zehengrundgelenke) mit weichen, fluktuierenden, oft spindelförmigen Gelenkschwellungen (siehe Abb. 1)

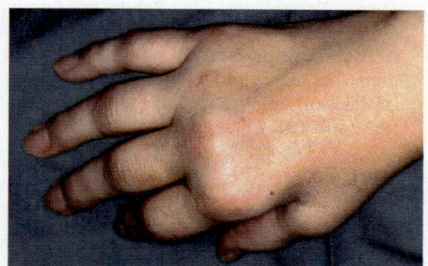

Arthritis, rheumatoide Abb. 1: Typische Schwellung der Fingergelenke. [35]

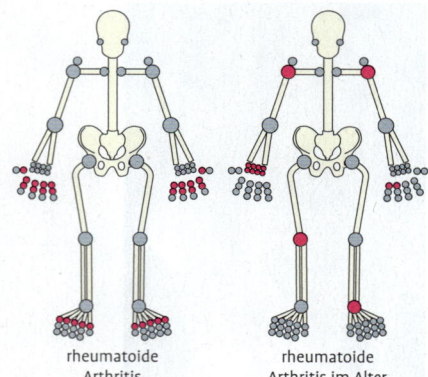

Arthritis, rheumatoide Abb. 2: Verteilungsmuster des Gelenkbefalls.

– im Alter evtl. auch asymmetrisches Gelenkbefallmuster unter Einbeziehung großer Gelenke (siehe Abb. 2)
– **extraartikuläre Organmanifestationen: 1.** Pleuritis* **2.** Lungenfibrose* **3.** Perimyokarditis **4.** Polyneuropathie* **5.** Hepatitis* **6.** Keratoconjunctivitis sicca **7.** Lymphadenopathie* **8.** Rheumaknoten* (hochspezifisch) **9.** generalisierte Vaskulitis* (evtl. lebensbedrohlich) **10.** chronische Laryngitis* (selten).

Sonderformen:
– Caplan-Syndrom
– Felty*-Syndrom
– Alters-RA (Late Onset Rheumatoide Arthritis (LORA))
– RS3PE-Syndrom.

Komplikationen:
– zervikale Myelopathie
– Osteoporose*
– Sepsis*
– AA-Amyloidose*
– gastrointestinale Ulzera
– mutilierende Sonderform.

Therapie: Prinzip:
– frühzeitige effektive Therapieeinleitung („hit hard and early"), da bereits in der Frühphase irreversible Gelenkschäden auftreten können
– Therapieziel: klinische Remission, Hemmung der radiologischen Progression
– wenn möglich im Verlauf Therapiedeeskalation („step down-Therapie").

Physikalische Therapie:
– Hydrotherapie
– Kryotherapie*, evtl. als Ganzkörperkältetherapie in Kältekammer (1–2 min bei −180 °C)
– Ergotherapie*
– Krankengymnastik*.

Medikamente:
– NSAR
– Glukokortikoide*
– DMARDs: **1.** synthetische DMARDs: **I.** konventionelle DMARDs: Methotrexat*, Leflunomid*, Sulfasalazin*, Hydroxychloroquin **II.** JAK-Inhibitoren: Baricitinib, Tofacitinib **2.** biologische DMARDs: **I.** TNF-Alpha-Inhibitoren: Adalimumab*, Certolizumab, Etanercept*, Golimumab, Infliximab* **II.** IL-6-Rezeptor-Blocker: Sarilumab, Tocilizumab* **III.** IL-1-Rezeptorantagonist: Anakinra* (schwach wirksam, Reservemedikament) **IV.** anti-CD20-Ak: Rituximab* **V.** Abatacept.

Weitere Therapiemaßnahmen:
– intraartikuläre Glukokortikoid-Injektion
– Radiosynoviorthese*
– chirurgische Therapie: **1.** Synovektomie* **2.** Arthrodese* **3.** alloplastischer Gelenkersatz (Hüft-TEP, Knie-TEP).

Verlauf und Prognose:
– unbehandelt sehr unterschiedlicher und unvorhersehbarer Verlauf, meist chronisch-progredient, z.T. mit ausgeprägten Schüben, selten Totalremission
– in 10–15 % stark destruierender Verlauf mit rascher Invalidität
– erhöhte Mortalität* durch Beteiligung von Herz (Karditis) und Lunge (Lungenfibrose) und insbesondere vorzeitige Arteriosklerose
– deutliche Verbesserung der Prognose und Verminderung der Sterblichkeit durch frühzeitige effektive krankheitsmodifizierende Therapie sofort nach Diagnosestellung.

Arthritis sicca → Arthritis tuberculosa

Arthritis tuberculosa f: engl. *tuberculous arthritis*. Arthritis* als sekundäre Organmanifestation einer Tuberkulose*, ausgehend von einer gelenknahen Knochentuberkulose* oder hämatogen entstanden. Lokalisiert ist sie bei Erwachsenen meist als Einzelläsion im Bereich der Wirbelsäule und an den unteren Extremitäten (besonders Hüft- und Kniegelenke). Bei Kindern sind häufig Hände und Füße (Daktylitis) betroffen.

Arthritis urica → Gicht

Arthroderma f: Pilzgattung, die zu den Dermatophyten* gezählt wird.

Arthrodese f: engl. *arthrodesis*. Operative Gelenkversteifung in funktionell günstiger Position.

Anwendung:
– bei fortgeschrittener Gelenkzerstörung zum Erhalt einer belastungsfähigen Extremität
– Ausschaltung der Ursache für chronische Schmerzen
– Achsenkorrektur (sog. Korrekturarthrodese)
– Ultima Ratio z. B. bei Schlottergelenk*, schmerzhafter Gelenkreizung infolge posttraumatischer Veränderungen, Entzündung oder schwerer Arthrose*, falls andere Maß-

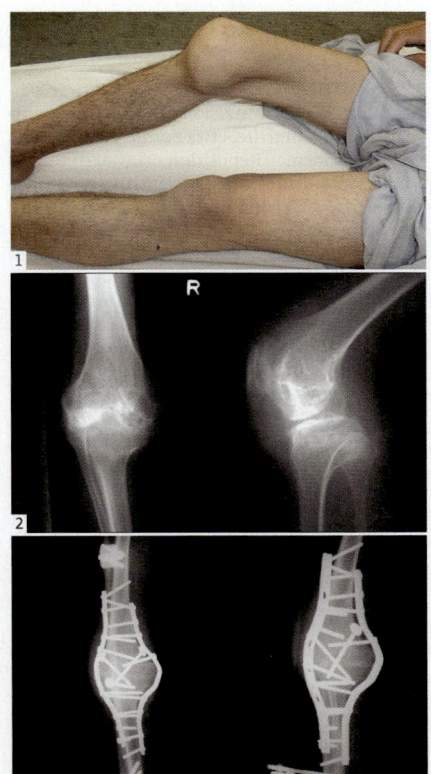

Arthrodese: 1: schwere postinfektiöse Arthrose des rechten Kniegelenks; 2: präoperative Röntgenaufnahme in 2 Ebenen; 3: Kniegelenkarthrodese mit Doppelplattenosteosynthese.

nahmen zur Gelenkwiederherstellung (z. B. Endoprothese*) erfolglos oder nicht (mehr) möglich (siehe Abb.).

Arthrodeseschuh *m*: engl. *arthrodesis footwear*. Schuh mit Abrollhilfe*.

Arthrofibrose *f*: Durch pathologische Bindegewebevermehrung bedingte Bewegungseinschränkung eines Gelenkes bis zur subtotalen Einsteifung, z. B. postoperativ oder posttraumatisch bei Verdickung der Gelenkkapsel sowie infolge Ausbildung von Narbenzügen im Gelenk und Verlötung von Gleitflächen (z. B. Recessus subpopliteus am Kniegelenk).

Arthrografie *f*: engl. *arthrography*. Verfahren der Röntgenkontrastuntersuchung einer Gelenkhöhle durch Injektion von negativem (z. B. Luft) oder positivem (wasserlöslichem) Röntgenkontrastmittel* bzw. durch Doppelkontrastmethode*. Die Methode ist heute weitgehend durch MRT ersetzt.

Arthrolith → Gelenkkörper, freier

Arthrolyse *f*: engl. *arthrolysis*. Operative Wiederherstellung der Gelenkbeweglichkeit bei Arthrofibrose durch Entfernung von Narben innerhalb oder außerhalb des Gelenkes. Evtl. wird zusätzlich ein Gelenkkapsel-, Muskel- oder Sehneneingriff durchgeführt. Im Anschluss ist eine intensive physio- und schmerztherapeutische Nachbehandlung (z. B. continuous* passive motion) zwingend notwendig.

Formen:
- **arthroskopische Arthrolyse** zur Adhäsiolyse
- **offene Arthrolyse**, z. B. bei ausgeprägter Fibrose oder zur Entfernung periartikulärer Ossifikationen.

Arthropathia → Arthropathie

Arthropathia alcaptonurica *f*: engl. *alcaptonuric arthropathy*. Arthropathie* mit Ablagerung von Oxidationsprodukten der Homogentisinsäure infolge Störung des Phenylalanin-Tyrosin-Stoffwechsels bei Alkaptonurie.

Arthropathia neuropathica *f*: engl. *neuropathic arthropathy*. Arthropathie* mit schwerster atrophischer oder hypertrophischer Gelenkverformung aufgrund mechanischer Gelenkschädigung durch rezidivierende Traumatisierung bei Verlust der schützenden Schmerzempfindung und Propriozeption, unter Umständen mit trophischen Störungen.

Arthropathia ovaripriva *f*: engl. *ovariprival arthropathy*. Vermutlich hormonal bedingte Arthropathie* der Iliosakral-, Knie- oder Fingerlenke bei Ausfall der Ovarialfunktion, meist im Klimakterium* oder nach Ovarektomie*, mit Gefahr der Ausbildung einer Ankylose*.

Arthropathia psoriatica → Psoriasis-Arthritis

Arthropathie *f*: engl. *arthropathy*. Gelenkerkrankung mit heterogenen entzündlichen und nichtentzündlichen Komponenten, v. a. bei metabolischen, hämostaseologischen, hämatopoetischen und neuropathischen Störungen (z. B. Arthritis* bei Neuropathien).

Arthroplastik *f*: engl. *arthroplasty*. Gelenkersatz durch Schaffung eines künstlichen Gelenks. Mögliche Formen sind die **Alloarthroplastik** mit Endoprothese*, die **Resektionsarthroplastik** oder die **Autoarthroplastik** mit körpereigenen Geweben wie Faszie, Fett oder Haut als Interponat zwischen neugebildeten Gelenkflächen, z. B. Resektionsarthroplastik bei Akromioklavikulargelenkarthrose*.

Arthropod-Borne-Diseases *pl*: engl. *Arthropode-borne diseases*. Durch Arthropoden* übertragene Erkrankung aufgrund einer Infektion mit Viren (Arbovirosen*) oder Bakterien (z. B. Lyme*-Borreliose).

Arthropoden *m pl*: engl. *arthropods*. Formenreichster Tierstamm bestehend aus wechselwarmen Bewohnern von Land und Wasser, v. a. warmer und feuchter Regionen. Arthropoden sind wichtige Parasiten, Zwischenwirte oder Krankheitsüberträger für den Menschen.

Arthrose *f*: engl. *arthrosis*; syn. Arthrosis deformans. Degenerative Gelenkerkrankung, die vorwiegend bei einem Missverhältnis zwischen Beanspruchung und Belastbarkeit der einzelnen Gelenkanteile und -gewebe entsteht (Form-Funktions-Störung).

Erkrankung: Epidemiologie: Arthrose ist die häufigste Gelenkerkrankung und zeigt eine altersabhängige Prävalenz (bei 20-Jährigen ca. 9 %, bei 34-Jährigen bis 17 %, bei über 65-Jährigen bis über 90 %). **Lokalisation:** Am häufigsten sind die Hüft- (Koxarthrose*), Knie- (Gonarthrose*) und Fingergelenke (Heberden*-Polyarthrose und Bouchard*-Arthrose) betroffen. siehe Tab. **Formen:**
- **primäre** Arthrose: 1. Ätiologie und Pathogenese unbekannt 2. Prädispositionsfaktoren: körperliche Schwerarbeit, hohes Körpergewicht oder Verminderung der Leistungsfähigkeit der bradytrophen Gewebe durch en-

Arthrose: Häufige Lokalisationen.	
Wirbelsäule	Bandscheiben (Chondrose, Osteochondrose, Spondylose)
	kleine Wirbelgelenke (Spondylarthrose)
Hüfte	Koxarthrose (in 80 % sekundär)
Knie	Femoropatellararthrose
	Valgusgonarthrose
	Varusgonarthrose
	Pangonarthrose
Hand	Daumensattelgelenk (Rhizarthrose; primär v. a. bei Frauen)
	Fingerendgelenke (Heberden-Arthrose)
	radiocarpal (nach Scaphoidfraktur)
	Fingermittelgelenke (Bouchard-Arthrose)
Großzehengrundgelenk	Hallux rigidus (Hallux valgus)
Schulter	Omarthrose (selten, posttraumatisch)
Ellenbogen	posttraumatisch (Fraktur, Pressluftschaden)
Fingergelenke	Polyarthrose

Arthrosis deformans

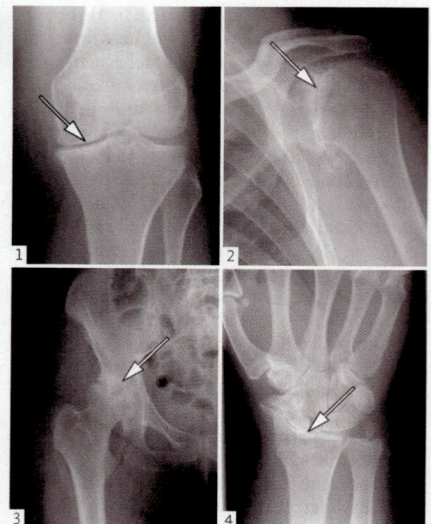

Arthrose: 1: Gonarthrose links; 2: Omarthrose links; 3: Koxarthrose rechts; 4: Handgelenkarthrose rechts. [108]

dogene Veränderungen wie Alterung und Stoffwechselstörung oder durch Überbeanspruchungsschäden
- **sekundäre** Arthrose: **1.** bei kongenitalen Dysplasien: **I.** flache Pfannenbildung (Coxa valga luxans) **II.** Subluxation (Hüfte, Knie) **III.** Luxation (verschiedene Gelenke, v. a. Hüfte) **IV.** Folge einer Wachstumsstörung im Epiphysenbereich (z. B. Osteochondrosis deformans juvenilis coxae, Scheuermann*-Krankheit; Osteochondrosis* dissecans, Epiphyseolyse) **2.** bei erworbener Gelenkdeformierung: **I.** Folge von entzündlichen Gelenkkrankheiten **II.** Folge rheumatischer Gelenkerkrankung **III.** posttraumatisch nach Verletzung von Gelenkweichteilstrukturen (z. B. Menisci), des Gelenkknorpels oder nach intraartikulärer Fraktur **IV.** nach Gelenkachsenverschiebung (Skoliose*, Beckenschiefstand, Coxa vara, Genu valgum, Pes valgus, Pes planus) **V.** Folge chronischer nichtentzündlicher Arthropathie*.

Pathophysiologie: Es besteht ein veränderter Chondrozytenmetabolismus (verstärkter Proteoglykanabbau, erhöhte Aktivität der Matrixmetalloproteinasen) durch mechanischen Stress. Infolge von Mikrofrakturen und Erosion des degenerierten Gelenkknorpels werden Knorpelpartikel durch Druck und Reibung bei Gelenkbewegung abgeschert und führen zu schmerzhafter Synovialitis.

Klinik:
- anfangs Spannungsgefühl und Steifigkeit in den Gelenken, typischerweise morgens auftretend
- später Einlauf-, Belastungs- und Dauerschmerz
- schließlich schmerzhafte Bewegungseinschränkung bis zur Kontraktur mit: **1.** Fehlstellung **2.** Muskelatrophie **3.** Gelenkinstabilität **4.** Gelenkgeräuschen.

Diagnostik:
- Gelenkspaltverschmälerung
- Inkongruenz der Gelenkflächen
- subchondrale Sklerosierungen
- Zystenbildungen
- Osteophyten (siehe Abb.).

Therapie: Die Therapie ist möglichst lange konservativ, bei Beschwerdezunahme nach Ausschöpfung der konservativen Möglichkeiten operativ.

Arthrosis deformans → Arthrose

Arthroskopie *f*: engl. *arthroscopy*. Minimal-invasives Verfahren zur Untersuchung und/oder therapeutischen Intervention eines Gelenkraums mit einem speziellen Endoskop (Arthroskop), das nach Auffüllen des Gelenks mit Flüssigkeit (Ringer*-Lösung), selten auch Gas (CO_2), über eine Stichinzision eingeführt wird.

Indikationen:
- therapeutisch: arthroskopische OP mit Verfahren der minimal-invasiven Chirurgie* durch Einführung spezieller Instrumente in das Gelenk über zusätzliche Stichinzision (siehe Abb.)
- diagnostisch: Einzelfall-Entscheidung bei unklarem Gelenkbefund, auch zur Probeexzision aus Synovialis*.

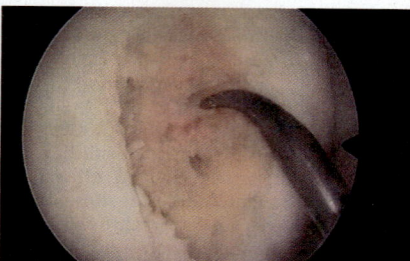

Arthroskopie: Mikrofrakturierung eines Knorpeldefekts an der Femurkondyle. [73]

Arthrosonografie *f*: engl. *arthrosonography*. Ultraschalldiagnostik* von Gelenken zur Diagnose von Gelenkerkrankungen wie Pannus*, Bursitis, Verkalkung, Sehnenruptur, Synovialitis oder Meniskusriss*, zur Lokalisation von Gelenkergüssen und Weichteilprozessen sowie vor Punktion oder Injektion. Eingesetzt wird die Arthrosonografie besonders am Schultergelenk und beim Säugling am Hüftgelenk (Hüftgelenksonografie).

Arthrotomie *f*: engl. *arthrotomy*. Eröffnung eines Gelenks durch Inzision als Zugang für intraartikuläre Eingriffe, etwa zur Beseitigung von Gelenkschäden, Reposition intraartikulärer Frakturfragmente vor Osteosynthese, Entfernung freier Gelenkkörper, Implantation von Endoprothesen.

Arthus-Reaktion *f*: engl. *Arthus reaction*. Form der Überempfindlichkeitsreaktion nach Coombs und Gell (Allergie*) vom Arthus-Typ (Typ III) mit lokalem Ödem und Hämorrhagie sowie evtl. Ulzeration und Nekrose infolge Thrombosierung von Blutgefäßen.

Beschreibung: Immunkomplexvaskulitis mit lokalen Entzündungsreaktionen (max. Ausprägung nach 4–10 Stunden), hervorgerufen durch Injektion ausreichender Mengen eines Antigens in die Haut eines spezifischen, sensibilisierten Organismus. Intravasal bilden sich Immunkomplexe* zwischen den Antigenen und zirkulierenden, präzipitierenden Antikörpern (IgG und IgM), Komplement wird aktiviert und chemotaktisch eine paravaskuläre Infiltration induziert mit neutrophilen Granulozyten und Mastzellen, die bei Phagozytose der Immunkomplexe lysosomale Enzyme und Entzündungsmediatoren freisetzen.

Articulatio capitis costae *f*: engl. *joint of head of rib*; syn. Rippenkopfgelenk. Rippenkopfgelenk, welches mit den Articulationes costotransversaria die Kostovertebralgelenke bildet. Caput costae und Fovea costalis superior sowie Fovea costalis inferior des nachfolgenden Wirbelkörpers artikulieren funktionell als Scharniergelenke miteinander und ermöglichen ein Heben und Senken der Rippen*. Das 1., 11. und 12. Gelenk ist nicht zweigeteilt.

Articulatio carpometacarpalis pollicis *f*: engl. *carpometacarpal joint of thumb*. Verbindung zwischen Os trapezium und erstem Mittelhandknochen (Os metacarpale I). Das Daumensattelgelenk ermöglicht Abduktion (Abspreizen), Adduktion (Heranführen), Flexion (Beugung), Extension (Streckung), Opposition (Daumenbewegung Richtung Kleinfinger) und bei Kombination Zirkumduktion (Kreisen) des Daumens.

Articulatio costotransversaria *f*: engl. *costotransverse joint*; syn. Rippenquerfortsatzgelenk. Rippenquerfortsatzgelenk, welches zusammen mit den Articulationes capitis costae die Kostovertebralgelenke bildet. Im Rippenquerfortsatzgelenk artikulieren das Tuberculum costae der 1. bis 10. Rippe* mit den Querfortsätzen des gleichen Brustwirbels als Scharniergelenk und ermöglichen ein Heben und Senken der Rippen.

Articulatio cricothyroidea *f*: engl. *cricothyroid joint*; syn. Artt. cricothyroideae. Scharniergelenk

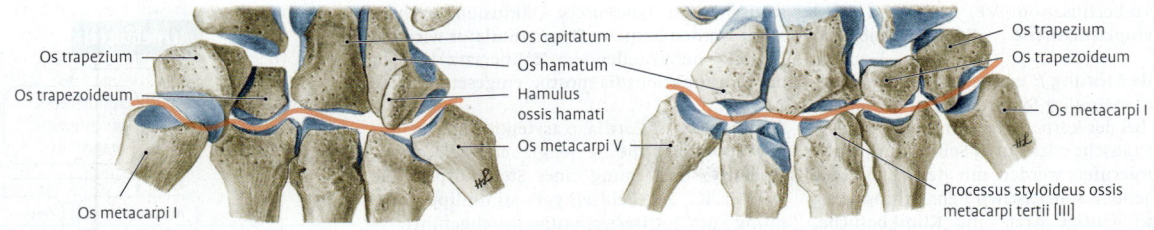

Articulationes carpometacarpales: Gelenkige Verbindungen zwischen distaler Handwurzelknochenreihe und Mittelhandknochen (Os metacarpi I–V).

zwischen Ringknorpel und dem Cornu inferius des Schildknorpels. Es ermöglicht Kippbewegungen zwischen den beiden Knorpeln, wodurch die Stimmbänder angespannt oder entspannt werden. Während das Lig. cricothyroideum medianum den Ringknorpelbogen mit dem Schildknorpel verbindet, verstärkt das Lig. ceratocricoideum die Gelenkkapsel.

Articulatio humeroradialis → Ellenbogengelenk

Articulatio humeroulnaris → Ellenbogengelenk

Articulatio interphalangealis manus: engl. *Interphalangeal joints of hand*. Gelenke zwischen den Phalangen (Fingerglieder). Die Finger II–V weisen je drei Phalangen auf, weshalb es zwischen ihnen zwei Interphalangealgelenke (Art. interphalangeales proximales, Fingermittelgelenk, PIP, und Art. interphalangeales distalis, Fingerendgelenk, DIP) gibt. Der Daumen (Pollex) hat nur ein Interphalangealgelenk.

Articulatio lumbosacralis f: engl. *lumbosacral joint*. Die beidseitige, einem Wirbelgelenk entsprechende Verbindung zwischen dem 5. Lendenwirbel und dem Os sacrum. Sie erlaubt Rotation, Vor- und Rückwärts- sowie geringfügige Seitwärtsneigung und wird stabilisiert durch das Ligamentum iliolumbale, das von den Seitfortsätzen des 5. Lendenwirbelkörpers auf die Innenseite des Os ilium zieht.

Articulatio mediocarpalis → Handgelenk

Articulationes carpometacarpales f pl: engl. *carpometacarpal joints*; syn. Karpometakarpalgelenke. Amphiarthrosen (straffe Gelenke) zwischen distalen Handwurzelknochen II–V und Basen der Mittelhandknochen (Ossa metacarpi) II–V. Die Articulationes carpometacarpales werden palmar und dorsal durch Bänder (Ligg. metacarpalia dorsalia, palmaria und interossea) gestrafft und dienen dazu, die Beweglichkeit des Handgelenks* zu erhöhen. Siehe Abb.

Articulationes costovertebrales f pl: engl. *costovertebral joints*; syn. Articulatio costovertebralis. Überbegriff für die Articulationes capitis costae und die Articulationes costotransversaria. Die Gelenke verbinden die Rippen* mit den Brustwirbeln und ermöglichen ein Heben und Senken der Rippen.

Articulationes intercarpales f pl: engl. *carpal joints*; syn. Articulationes carpi (Abk. Artt. carpi). Amphiarthrosen (straffe Gelenke) zwischen Handwurzelknochen einer Reihe. Die Articulationes intercarpales sind durch Bänder (Ligg. intercarpalia interossea) fixiert und dienen dazu, die Verschieblichkeit der Handwurzelknochen gegeneinander zu gewährleisten und damit die Beweglichkeit des Handgelenks* zu erhöhen.

Articulationes intermetacarpales f pl: engl. *intermetacarpal joints*; syn. Intermetakarpalgelenke. Kleine Gelenke zwischen den Basen der Mittelhandknochen II–V (Ossa* metacarpi), die gesichert werden durch die Ligamenta metacarpalia dorsalia, interossea, palmaria. Die Articulationes intermetacarpales und carpometacarpales (Karpometakarpalgelenke) teilen sich eine Gelenkhöhle.

Articulationes interphalangeae pedis f pl: engl. *interphalangeal joints of foot*. Mittel- und Endgelenke zwischen den Zehengliedern. Die Articulationes interphalangeae pedis werden durch Ligg. collateralia und Ligg. plantaria stabilisiert. Die Zehengelenke sind Scharniergelenke und erlauben eine Beugung und Streckung. Klinisch bedeutsam sind Hammerzehe* und Krallenzehe*.

Articulationes sternocostales f pl: engl. *sternocostal joints*; syn. Sternokostalgelenk. Verbindungsgelenk zwischen Rippenknorpel und Brustbein. Die 1., 6. und 7. Rippen* sind durch Synchondrosen mit Manubrium* bzw. Corpus sterni verbunden. Die 2.–5. Rippenknorpeln bilden mit den Incisurae costales des Sternum* echte Gelenke, die durch das Lig. sternocostale intraarticulare zweigeteilt werden.

Articulatio radiocarpalis → Handgelenk

Articulatio radioulnaris distalis f: engl. *distal radio-ulnar joint*; syn. distales Radioulnargelenk (DRUG). Gelenk am distalen Unterarm, das Ulna* (Elle) und Radius* (Speiche) miteinander verbindet. Das distale Radioulnargelenk ermöglicht ein Schwenken der Speiche um die Elle, wodurch sich das Handgelenk ein- oder auswärtsdreht (Pronation* und Supination*).

Anatomie: Die Bewegungen des distalen und des proximalen Radioulnargelenks (Articulatio radioulnaris proximalis) sind funktionell miteinander gekoppelt über die Membrana interossea antebrachii. Zwischen dem distalen Radioulnargelenk und dem Handgelenk* befindet sich der Discus* articularis ulnocarpalis.

Articulatio radioulnaris proximalis → Ellenbogengelenk

Articulatio sacrococcygea f: engl. *sacrococcygeal joint*. Verbindung zwischen Kreuz- und Steißbein, teils auch als Knorpelhaft. Die Articulatio sacrococcygea wird stabilisiert durch die folgenden Bänder: Ligg. sacrococcygeum anterius, laterale, posterius superficiale und profundum.

Articulatio sternoclavicularis f: engl. *sternoclavicular joint*. Verbindung zwischen Sternum (Incisura clavicularis) und Klavikula* (Extremitas sternalis). Die Articulatio sternoclavicularis stellt die gelenkige Verbindung der oberen Extremität mit dem Rumpf dar und ermöglicht die Hebung, Senkung, Vor- und Rückführung sowie Zirkumduktion der Schulter.

Articulatio subtalaris f: engl. *subtalar joint*; syn. Talokalkaneus-Gelenk. Hinterer Teil des unteren Sprunggelenkes*. Er besteht aus Talus und Kalkaneus*. Die Articulatio subtalaris ist ein Zapfengelenk und erlaubt bis zu 20° Eversion und bis zu 35° Inversion.

Hilfsstrukturen:
– Lig. talocalcaneum laterale
– Lig. talocalcaneum mediale
– Lig. talofibulare posterius.

Articulatio tibiofibularis f: engl. *tibiofibular joint*. Proximales Tibiofibulargelenk zwischen Caput fibulae* und Condylus lateralis tibiae*. Es wird durch die Ligg. capitis fibulae anterius und Ligg. capitis fibulae posterius stabilisiert, stellt eine Amphiarthrose dar und ist nahezu unbeweglich.

Artificial Reproduction Technology: Gesamtheit der medizinischen Eingriffe, die unternommen werden, um eine Schwangerschaft herbeizuführen, sowohl in der Human- als auch in der Tiermedizin. Reproduktionsmedizinische Techniken werden angewandt bei Paaren mit unerfülltem Kinderwunsch.

Methoden: Übliche Methoden der assistierten Reproduktion sind:
– intrauterine Insemination*

- In-vitro-Fertilisation (IVF)
- intrazytoplasmatische Spermieninjektion (ICSI).

Artifizielle Störung *f*: engl. *hospital hopper syndrome*; syn. Mimikry-Syndrom. Extrem seltene Störung, bei der körperliche Symptome wiederholt vorgetäuscht oder durch Selbstmanipulation hervorgerufen werden mit dem Ziel einer entsprechenden somatischen Behandlung. Auffällig sind häufige Arzt- und Klinikbesuche, nicht selten in verschiedenen Städten. Die Behandlung erfolgt in der Regel psychotherapeutisch. Chronische Verläufe sind häufig.

Artikulation *f*: engl. *articulation*; syn. Lautbildung. Differenzierte Aussprache von Standardlauten einer Sprache (Lautbildung), d. h. die beim Sprechen entstehende Veränderung des Mund-Nasen-Rachen-Raumes (sog. Ansatzrohr) unter Beteiligung der Zunge und anderer Artikulatoren wie Lippen, Zähne, Gaumen, Gaumensegel, Gaumenzäpfchen, Rachenhöhle und Nasenraum sowie Kehlkopf und Atmungsorganen.

Artikulationsstörung *f*: engl. *articulation disorder*. Funktionelle oder organisch bedingte Aussprachestörung, genauer Lautbildungsstörung. Sie ist eine im Kindesalter auftretende Form der Sprechstörung mit verminderter Fähigkeit, Phone (Sprachlaute) isoliert und unabhängig von der sprachlichen Umgebung sprechmotorisch korrekt zu bilden. Die Artikulationsfähigkeiten liegen unterhalb des sonst unauffälligen Entwicklungsniveaus. **Formen:**
- Entwicklungsbedingt: Dyslalie, häufig sich manifestierend als Sigmatismus*
- erworben: Dysarthrie* oder Dysglossie*
- bei Erwachsenen häufig nach Schlaganfällen bzw. Verletzungen mit eingeschränkten Bewegungsabläufen beim Sprechen im Sinne von Lähmungen bzw. Koordinationsstörungen.

Therapie: Logopädische Behandlung

Artikulator *m*: engl. *articulator*. Zahnmedizinisches Gerät, mit dem anhand individuell montierter Ober- und Unterkiefergipsmodelle die statische und dynamische Okklusion* nachgeahmt werden können. Der Artikulator wird bei indirekt herzustellendem Zahnersatz und in der Kaufunktionsdiagnostik eingesetzt. Siehe Abb.

Aryknorpel → Cartilago arytenoidea

Arytenoidektomie *f*: engl. *arytenoidectomy*. Operative Entfernung eines Stellknorpels. Sie wird z. B. bei beidseitiger Stimmlippenlähmung zur Glottiserweiterung durchgeführt.

Arzneibuch *n*: engl. *pharmacopoeia*; syn. Pharmakopöe. Amtliche Vorschriftensammlung für die Zubereitung, Qualität, Prüfung, Bezeichnung, Lagerung und Abgabe einer bestimmten Auswahl von Arzneimitteln (sog. offizinelle Mittel). Fast alle Länder haben ein eigenes Arzneibuch.

Deutschland: In Deutschland sind gültig:
- Deutsches Arzneibuch (DAB 2019)
- Europäisches Arzneibuch (Pharmacopoea Europaea, 9. Ausgabe, Ph.Eur.9)
- Homöopathisches Arzneibuch (HAB 2019)
- Deutscher Arzneimittel-Codex/Neues Rezeptur-Formularium (DAC/NRF).

Österreich: Durch Arzneibuchgesetz 2012 (BGBl. Nr. 44/2012) geregelt, besteht aus dem Europäischen Arzneibuch, Amtliche Österreichische Ausgabe (Ph. Eur.) und dem Österreichischen Arzneibuch ÖAB (Amtliche Ausgabe 2019).

Schweiz: Das Arzneibuch besteht aus der Europäischen Pharmakopöe und ihren Nachträgen sowie der Schweizerischen Pharmakopöe (Pharmacopoea Helvetica, aktuell 11. Ausgabe).

Arzneiformen, magensaftresistente *f pl*: Überzogene Tabletten (Compressi obducti) mit verzögerter Wirkstofffreisetzung. Ihre Überzüge werden vom sauren Magensaft* nicht angegriffen (Magensaftresistenz), jedoch im Milieu des Dünndarms zügig aufgelöst. Die Arzneistoffe kommen erst im Darm zur Wirkung.

Hinweis: Einnahme im Allgemeinen mindestens eine halbe Stunde vor den Mahlzeiten, um eine rasche Magenpassage zu ermöglichen.

Vorteile:
- keine Zerstörung oder Inaktivierung der Wirkstoffe im Magen
- keine Reizwirkung der Wirkstoffe auf den Magen
- direkte Wirkung auf den Darm oder im Darm
- Wirkstoffe behindern die Verdauung im Magen nicht
- protrahierte Wirkung (Retardpräparate*)
- verbesserte Resorption durch Freisetzung der gesamten Wirkstoffmenge im Dünndarm.

Arzneimittel *n sg, pl*: engl. *medicinal products*; syn. Pharmaka. Zu in vivo diagnostischen, therapeutischen oder prophylaktischen Zwecken eingesetzter Stoff oder Zubereitung aus Stoffen, bestehend aus einem oder mehreren aktiven Wirkstoffen* sowie meist einem, seltener mehreren inaktiven Hilfsstoffen. Herstellung, Lagerung und Vertrieb sind u. a. im Arzneimittelgesetz (AMG), darauf beruhenden Verordnungen und in der Apothekenbetriebsordnung geregelt.

Definition: Laut Arzneimittelgesetz sind Arzneimittel Stoffe oder Zubereitungen aus Stoffen
- die entweder zur Anwendung im oder am menschlichen oder tierischen Körper bestimmt sind und als Mittel mit Eigenschaften zur Heilung oder Linderung oder zur Verhütung menschlicher oder tierischer Krankheiten oder krankhafter Beschwerden bestimmt sind (Arzneimittel nach der Zweckbestimmung)
- oder die im oder am menschlichen oder tierischen Körper angewendet oder einem Menschen oder Tier verabreicht werden können, um entweder die physiologischen Funktionen durch eine pharmakologische, immunologische oder metabolische Wirkung wiederherzustellen, zu korrigieren oder zu beeinflussen oder eine medizinische Diagnose zu erstellen (Funktionsarzneimittel, § 2 Abs. 1 AMG).

Abgrenzung: Abgegrenzt von den Arzneimitteln werden u. a.
- Medizinprodukte*
- Lebensmittel*
- kosmetische Mittel
- Biozide*
- Organe.

Einteilung: Nach den Regelungen zur Abgabe gemäß AMG (siehe Abb.): **Nicht apotheken-**

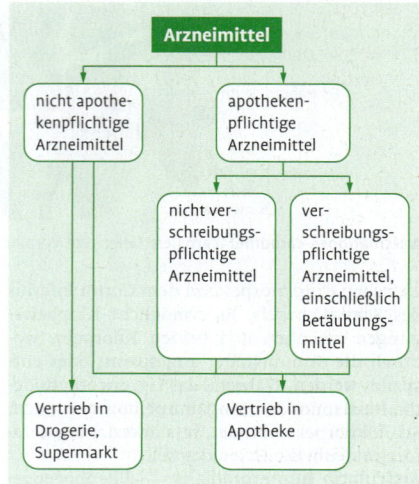

Arzneimittel

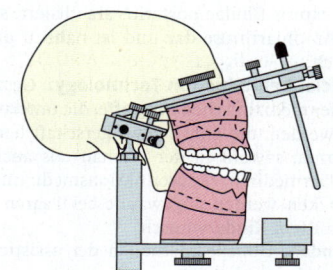

Artikulator

pflichtige Arzneimittel (syn. freiverkäufliche Arzneimittel, apothekenfreie Arzneimittel) dürfen auch außerhalb von Apotheken abgegeben werden. Der Einzelhandel mit freiverkäuflichen Arzneimitteln darf nach § 50 Abs. 1 AMG nur betrieben werden, wenn in dem Unternehmen die erforderliche Sachkenntnis vorhanden ist. **Apothekenpflichtige Arzneimittel** dürfen grundsätzlich nur in Apotheken vorrätig gehalten, feilgehalten und abgegeben werden (§ 43 Abs. 1 AMG, Apothekenmonopol). **Nicht verschreibungspflichtige Arzneimittel** (syn. Over-The-Counter-Arzneimittel, Kurzbezeichnung OTC-Arzneimittel): bedürfen keiner ärztlichen, zahnärztlichen oder tierärztlichen Verschreibung. **Verschreibungspflichtige Arzneimittel:** unterliegen besonderen Sicherheits- und Überwachungsanforderungen. Sie dürfen nur nach Vorlage einer ärztlichen, zahnärztlichen oder tierärztlichen Verordnung ausschließlich in Apotheken abgegeben werden.

Arzneimittelallergie *f*: engl. *drug allergy*. Arzneimittelüberempfindlichkeit*, bedingt durch einen definierten immunologischen Mechanismus wie arzneimittelspezifische IgE-Antikörper oder T-Lymphozyten. Wichtigste Maßnahme ist das Meiden des auslösenden Arzneimittels.
Einteilung:
- Typ I (Soforttyp): z. B. nach Einnahme von Penicillinen mit klinischer Manifestation als Urtikaria*, Angioödem* und/oder Anaphylaxie*
- Typ II (zytotoxischer Typ): z. B. durch Sulfonamide mit klinischer Manifestation als thrombotisch-thrombozytopenische Purpura, hämolytische Anämie, Leukopenie, Agranulozytose
- Typ III (Immunkomplextyp): z. B. durch Penicilline mit klinischer Manifestation u. a. als Serumkrankheit, Vasculitis allergica
- Typ IV (verzögerter Typ): z. B. nach Einnahme von Antibiotika als Arzneimittelexanthem*, selten auch als fotoallergische Reaktion
- Mischformen (aus Typ I und IV): z. B. Angioödem und Exanthem auf Penicillin.

Klinik: In mehr als 80 % der Fälle Symptome an Haut- und Schleimhäuten.
Therapie:
- Absetzen des verdächtigen Arzneimittels
- lebenslange strikte Karenz bei gesicherter Arzneimittelallergie (Allergiepass), ggf. Identifikation sicherer Alternativen in der Ausweichexpositionstestung.

Therapie der akuten Reaktion abhängig von der klinischen Manifestation:
- bei Typ I wie bei Urtikaria oder Anaphylaxie z. B. mit: 1. H1-Antihistaminika 2. ggf. systemischen Glukokortikoiden 3. ggf. Adrenalin
- bei Typ IV wie bei Arzneimittelexanthem z. B. mit: 1. H1-Antihistaminika 2. topischen oder ggf. systemischen Glukokortikoiden.

Arzneimittelbezoar → Bezoar
Arzneimittelexanthem *n*: engl. *Drug rash*. Arzneimittelüberempfindlichkeit* (meist Typ IV-Allergie) mit klinischer Manifestation an der Haut als Exanthem (makulös, makulopapulös, urtikariell, morbilli-, scarlatini- oder rubeoliform, ekzematös oder bullös). Bei erstmaliger

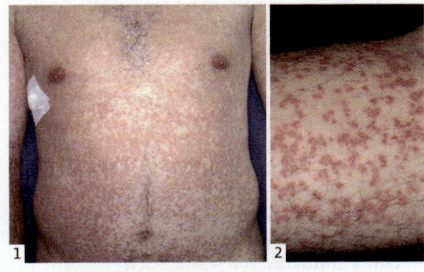

Arzneimittelexanthem Abb. 1: Morbilliformes Arzneimittelexanthem. [206]

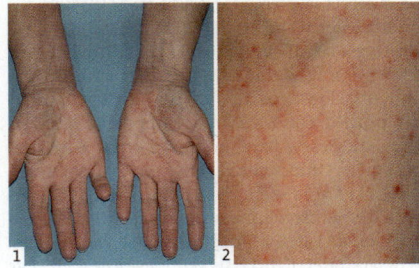

Arzneimittelexanthem Abb. 2: Vesikulopapulöses Arzneimittelexanthem. [206]

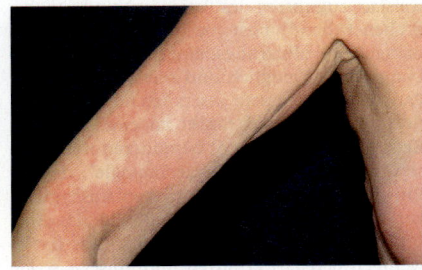

Arzneimittelexanthem Abb. 3: Makulopapulöses Arzneimittelexanthem. [206]

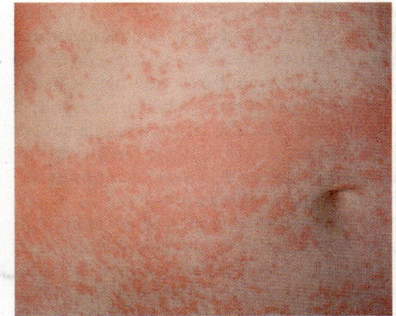

Arzneimittelexanthem Abb. 4: Makulopapulöses Arzneimittelexanthem am Abdomen. [7]

Arzneimitteleinnahme treten die Symptome meist zwischen dem 7.–14. Tag auf, bei bereits stattgefundener Sensibilisierung schon ab dem 2. Einnahmetag. Siehe Abb. 1, Abb. 2, Abb. 3 und Abb. 4.
Klinik: Fixe Arzneimittelexantheme: rundliche, münzen- bis handtellergroße, violette bis tiefrote, leicht ödematöse (blasige) Exantheme, die bei erstmaliger Arzneimitteleinnahme häufig solitär, bei wiederholter Arzneimitteleinnahme oft an mehreren (und stets gleichen) Körperstellen auftreten (spezifisch sensibilisierte Gewebe) und bei Abheilung eine schiefergraue Pigmentierung hinterlassen.

Arzneimittelhepatitis *f*: Durch Arzneimittel verursachter Leberparenchymschaden, der unter dem histologischen Bild und der Laborkonstellation einer Hepatits auftritt, die akut oder chronisch bis hin zur Ausbildung einer Leberzirrhose* verlaufen kann. Im englischen Sprachraum hat sich der allgemeinere Begriff der Drug Induced Liver Injury (DILI) etabliert.

Arzneimittelikterus *m*: engl. *drug-induced jaundice*. Ikterus* als Symptom einer durch toxische oder allergische Arzneimittelwirkungen (z. B. durch Phenothiazine, Clavulansäure*, Östrogene*) ausgelösten degenerativen oder cholestatischen Leberparenchymschädigung.

Arzneimittelinduzierter Lupus erythematodes *m*: engl. *drug-induced lupus erythematosus*; syn. Lupus-ähnliches Syndrom; Abk. DILE. Lupus* erythematodes, ausgelöst durch Arzneimittel wie Hydralazin*, Hydantoin*, Isoniazid*, Sulfasalazin* und Penicillamin*. Klinisch ähnelt er dem systemischen Lupus* erythematodes, jedoch meist ohne Nephritis oder ZNS-Symptomatik. Diagnostiziert wird durch Nachweis von ANA, besonders gegen Histone* und Einzelstrang-DNA. Die Symptome klingen nach Absetzen des Auslösers ab.

Arzneimittelinformation → Fachinformation

Arzneimittel-Nutzenbewertung *f*: Verfahren gemäß § 35a SGV, in dem der Gemeinsame Bundesausschuss (G-BA) den Nutzen von erstattungsfähigen Arzneimitteln mit neuen Wirkstoffen bewertet. Hierzu gehört insbesondere die Bewertung des Zusatznutzens gegenüber der derzeitigen, zweckmäßigen Vergleichstherapie, des Ausmaßes des Zusatznutzens und seiner therapeutischen Bedeutung.

Arzneimittelprüfung *f*: engl. *drug study*. Prüfung von Arzneimitteln zu dem Zweck, über den einzelnen Anwendungsfall hinaus Erkenntnisse über deren therapeutischen Wert, insbesondere hinsichtlich Wirksamkeit und Unbedenklichkeit, zu gewinnen. Eine Arzneimittelprüfung durch die zuständige Bundesoberbehörde (§ 77 AMG; in der Regel BfArM) ist gesetzlich gefordert bei Erst- oder erweiterter Arzneimittelzulassung*.

Arzneimittel-Toxikologie *f*: Teilgebiet der Toxikologie, das sich mit der Vergiftung durch Medikamente beschäftigt und Folgendes untersucht: das toxikologische Gefährdungspotenzial bei Einführung neuer Arzneimittel, die toxikologischen Konsequenzen einer chronischen Arzneimitteltherapie sowie geeignete Therapiemaßnahmen bei Vorliegen einer Arzneimittelvergiftung.

Arzneimittelüberempfindlichkeit *f*: engl. *drug hypersensitivity*. Durch Arzneimittel ausgelöste Arzneimittelunverträglichkeit vom Typ B („bizarre"), die individuell und nicht vorhersehbar ist, d. h. nur bei speziell prädisponierten Patienten auftritt. Unterschieden werden die Arzneimittel-Allergie basierend auf einer immunologischen Reaktion (Typ I–IV) und die nicht-immunologische Arzneimittelüberempfindlichkeit basierend auf nicht im Detail geklärtem Mechanismus.

Arzneimittelwachsamkeit → Pharmakovigilanz

Arzneimittelwirkung, unerwünschte *f*: engl. *adverse drug reaction(s)*; Abk. UAW. Wirkung eines Arzneimittels, die neben der erwünschten Hauptwirkung diesem Arzneimittel ebenfalls eigentümlich, aber nicht erwünscht ist und zur Änderung oder Absetzung der Therapie zwingen kann. Auftreten und Ausmaß von UAW sind individuell unterschiedlich, da Geschlecht, Alter, Enzymbestand und Gewicht die Toleranz verändern.

Arzneimittelzulassung *f*: engl. *market authorisation of drugs*. Durch Verordnung (EG) Nr. 726/2004, Richtlinie 2001/83/EG sowie Arzneimittelgesetz geregeltes Verfahren zur Zulassung von Arzneimitteln. Zuständige Behörden auf nationaler Ebene sind das BfArM, das Paul*-Ehrlich-Institut (Zulassung von Sera und Impfstoffen) bzw. das Bundesamt für Verbraucherschutz und Lebensmittelsicherheit (Zulassung von Tierarzneimitteln) und auf europäischer Ebene die Europäische* Arzneimittelagentur (EMA).

Arzneipflanzen → Heilpflanzen

Arzt *m*: engl. *physician*. Geschützte Bezeichnung für Person mit staatlicher Zulassung zur Ausübung des ärztlichen Heilberufs nach Bundesärzteordnung und Approbationsordnung für Ärzte (Approbation*). Die Berufsausübung wird durch die Ärztekammer geregelt, der jeder Arzt gesetzlich als Pflichtmitglied angehört. Bei vertragsärztlicher Tätigkeit ist die Zugehörigkeit zur Kassenärztlichen Vereinigung obligatorisch.

Aufgaben: Prävention, Diagnostik, Therapie und Nachsorge von Krankheiten und Verletzungen (Patientenversorgung).

Ausbildung:
– ein Studium der Medizin von 6 Jahren an einer Universität oder gleichgestellten Hochschule, wobei das letzte Jahr des Studiums eine zusammenhängende praktische Ausbildung (sog. Praktisches Jahr) von 48 Wochen einschließt
– eine Ausbildung in Erster Hilfe
– einen Krankenpflegedienst von 3 Monaten
– eine Famulatur von 4 Monaten
– die Ärztliche Prüfung, die in 2 Abschnitten abzulegen ist.

Arzthaftung *f*: engl. *physician's liability*. Einstehenmüssen für Schäden aus dem Arzt- oder Krankenhausvertrag (§§ 630a ff. BGB) und aus unerlaubter Handlung (§§ 823 ff. BGB).

Hintergrund: Insbesondere Behandlungsfehler, Einwilligungs- und Aufklärungsmängel und Organisationsdefizite führen zur Schadensersatzpflicht. Die Schadensersatzpflicht aus Vertrag und Gesetz kann kumulativ oder alternativ bestehen. Unterschiede bestehen zwischen vertraglicher und deliktischer Haftung hinsichtlich des Einstehenmüssens für Hilfspersonen (§§ 278, 831 BGB). Regelmäßig ist Verschulden (Vorsatz oder Fahrlässigkeit*) erforderlich. Die Schadensersatzpflicht gilt in allen Bereichen (z. B. auch Unterhaltsbelastung nach misslungener Sterilisierung). Beweisrechtliche Besonderheiten (Erleichterung oder Umkehr der Beweislast zugunsten des Patienten) sind u. a. bei groben Behandlungsfehlern, Dokumentationsmängeln, Aufklärungsmängeln, Befunderhebungsfehlern möglich und seit 2013 mit dem Patientenrechtegesetz gesetzlich normiert.

Arzt, hygienebeauftragter *m*: engl. *hygienist*. Erfahrener Facharzt mit besonderen Kenntnissen in Hygiene* und Mikrobiologie*, der im Einvernehmen mit dem Krankenhaushygieniker u. a. die Hygienestrategien und das Ausbruchsmanagement des Krankenhauses im jeweiligen bereichsspezifischen Infektionsrisiken analysiert und den Antibiotikagebrauch optimiert.

Arztinformationssystem → Praxisverwaltungssystem

Arzt-Patient-Beziehung *f*: engl. *doctor-patient-relationship*. Das besondere Verhältnis zwischen Patient und Arzt im Rahmen einer Beratung oder Behandlung. Man unterscheidet 4 Beziehungsmodelle, die allein oder mit einem bestimmten Anteil vorliegen: das paternalistische, das informative, das interpretative und das deliberative Modell.

Prinzip: Die Arzt-Patient-Beziehung ist Grundlage jedes medizinischen Handelns. Verbale und nonverbale Information werden auf verschiedenen Wahrnehmungskanälen ausgetauscht. Die Arzt-Patient-Beziehung lässt sich durch Compliance* (Verordnungstreue), Adhärenz* (Therapietreue), Empowerment (gestärkte Eigenverantwortung des Patienten), Shared Decision Making (partizipative Entscheidungsfindung*) oder Informed* Consent (Information und Entscheidungsspielraum ausschließlich beim Patienten) charakterisieren. Jeder Patient hat eine eigene Persönlichkeit und unterschiedliche Bedürfnisse, die die Art der Beziehung bestimmen. **Das paternalistische Modell (paternalistic model).** Die Entscheidung über diagnostische und therapeutische Maßnahmen liegt beim Arzt, der mit seinen Kenntnissen über die Auswahl der Informationen die Zustimmung des Patienten erwirkt. Grundlage des Modells ist die Annahme, dass das Beste für den Kranken objektivierbar und eindeutig ist. Der Arzt fungiert als Beschützer des Patienten. **Das informative Modell (informative model).** Der Arzt stellt dem Patienten alle relevanten Informationen zur Verfügung. Dieser wählt dann allein die medizinischen Interventionen aus, die seinen Vorstellungen und Werten entspricht. Der Patient hat feststehende Werte, ist autonom und kontrollierend. Der Arzt fungiert als Techniker. **Das interpretative Modell (interpretative model).** Der Arzt erfasst außer den medizinischen Informationen auch die Vorstellungen und Werte des Patienten und hilft ihm das passende Vorgehen herauszufinden. Bei diesem Modell stehen die Vorstellungen des Patienten nicht schon fest, sondern Arzt und Patienten suchen gemeinsam nach einem passenden Weg. Der Patient entscheidet aber allein. **Das abwägende Modell (deliberative model).** Im Wissen um die Gesamtsituation des Patienten erarbeitet der Arzt eine Lösung, die er mit dem Patienten bespricht und erörtert. Voraussetzung ist Verstehen auf beiden Seiten. Die Entscheidung treffen beide gemeinsam. Das abwägende Modell entspricht dem aktuell angestrebten SDM-Modell (shared decision model), bei dem auch Patient und Arzt die Entscheidung gemeinsam treffen. Die Reflexion der Arzt-Patient-Beziehung kann im Rahmen einer Balint*-Gruppe oder Supervision* erfolgen.

Arztrolle *f*: engl. *doctor's role*. Soziale Rolle des Arztes. Sie beinhaltet fachliche Kompetenz, funktionelle Spezifität seiner Handlungen gegenüber dem Patienten, affektive Neutralität sowie Hilfsbereitschaft ohne Unterschiede der Person.

As: Abk. für Amperesekunde → Coulomb

ASAT: Abk. für → Aspartataminotransferase

ASB: Abk. für engl. assisted spontaneous breathing → Beatmung

ASB: Abk. für engl. assisted spontaneous breathing → Spontanatmung

Asbest *m*: engl. *asbestos*. Sammelbezeichnung für verschiedene und in 2 Gruppen unterteilte faserförmige Silikat-Mineralien (Serpentinasbeste und Amphibolasbeste). Asbest setzt bei Bearbeitungs- und Verschleißvorgängen den fibrinogenen und v. a. kanzerogenen Asbestserstaub frei und löst beim Einatmen schwere Erkrankungen der Lunge aus.

Hintergrund:
– Aufgrund von Hitzebeständigkeit, Festigkeit, Elastizität, Laugenbeständigkeit und Spinnbarkeit wurde Asbest verbreitet eingesetzt, z. B. als Feuerschutz- und Isoliermaterial, Asbestzement, in Autoreifen, Brems- und Kupplungsbelägen.
– Häufigste Verwendung fand Chrysotil (Weißasbest, magnesiumhaltiger Serpentinasbest).
– Seit dem 01.01.1993 besteht in Deutschland für Asbest ein vollständiges Import- und Verwendungsverbot; zuvor gab es bereits seit 1979 teilweise Verbote.
– Gefährdungen bestehen seitdem insbesondere bei Abbruch-, Sanierungs- und Instandhaltungsarbeiten (TRGS 519) sowie bei Verschleiß.

Asbestbedingte Berufserkrankungen:
– Nr. 4103 Asbeststaublungenerkrankung (Asbestose*) oder durch Asbeststaub verursachte Erkrankungen der Pleura
– Nr. 4104 Lungenkrebs und/oder Kehlkopfkrebs
– Nr. 4105 durch Asbest verursachtes Mesotheliom des Rippenfells, des Bauchfells und des Perikards
– Nr. 4114 Lungenkrebs durch das Zusammenwirken von Asbestfaserstaub und polyzyklischen aromatischen Kohlenwasserstoffen.

Asbestkörperchen *n*: engl. *asbestos body*. Asbestfaser mit (insbesondere) polständiger eisenhaltiger Proteinhülle und aufgereihten Makrophagen* in Hantel-, Bambusrohr- oder Schaschlikspießform als Indikator einer Asbestexposition in der Lungenhistologie, bronchoalveolären Lavage oder im Sputum*, z. B. bei Asbestose*.

Asbestose *f*: engl. *asbestosis*; syn. Asbeststaublunge. Pneumokoniose* durch Inhalation von Asbestfasern. Asbest ist kanzerogen und fibrogen und kann zu Lungenkrebs und/oder Lungenfibrose* führen. Asbestose-Kranke zeigen Dyspnoe*, trockenen Husten, spärlichen Auswurf und entwickeln schließlich eine respiratorische Insuffizienz* mit Cor* pulmonale. Die Behandlung erfolgt symptomatisch, eine kausale Therapie ist nicht bekannt.

Formen:
– pulmonale Asbestose: diffuse, interstitielle Lungenfibrose*, v. a. basal (siehe Abb. 1), meist mit Schrumpfungsneigung
– pleurale Asbestose: diffuse Pleuraverdickungen (Pleurafibrose), hyaline bzw. verkalkte Plaques (Abb. 2) und rezidivierende Pleuraergüsse (sog. Asbestpleuritis) durch Ablagerung eingeatmeter Asbestfasern in der Pleura parietalis (sog. Pleurotropie). Die pleurale Asbestose kann der pulmonalen Asbestose vorausgehen oder gleichzeitig auftreten.

Komplikationen: Spätkomplikationen (Latenzzeit von 15–50 Jahren)
– Lungenkarzinom*
– Larynxkarzinom*

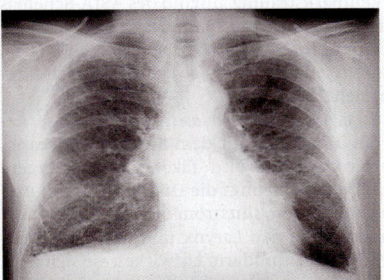

Asbestose Abb. 1: Pulmonale Asbestose in Mittel- und Unterfeldern beidseits. [185]

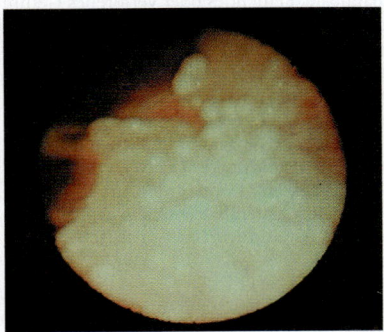

Asbestose Abb. 2: Pleuraplaques bei pleuraler Asbestose (Thorakoskopie). [185]

– maligne Mesotheliome der Pleura, des Peritoneums oder Perikards

Therapie:
– keine kurative Therapie möglich, Glukokortikoide* und Immunsuppressiva* zeigen keine Wirkung
– Vermeidung weiterer Exposition
– supportive Maßnahmen, Atemtherapie ähnlich wie bei COPD
– evtl. Sauerstoffgabe
– aktive Immunisierung gegen Pneumokokken, Influenza.

Asbestwarze *f*: engl. *asbestos wart*. Durch eingespießte Asbestfasern hervorgerufene Hautwarze, die nicht zu den Präkanzerosen* zählt. Es handelt sich um ein lokales Geschehen, das chirurgisch entfernt wird. Präventiv sollte eine persönliche Schutzausrüstung (insbesondere geeignete Handschuhe) getragen werden.

A-Scan: Abk. für Amplituden-Scan → Ultraschalldiagnostik

Ascaris lumbricoides *f*: Zu den Nemathelminthes gehörender Spulwurm des Menschen. Die Infektion (Askariasis*) erfolgt durch orale Aufnahme larvenhaltiger Eier (z. B. kontaminierte Lebensmittel oder Trinkwasser). Bei einer Infektion mit Ascaris lumbricoides lassen sich in Stuhlproben Würmer oder Wurmeier nachweisen, selten auch Larven im Sputum. Siehe Abb. 1.

Entwicklung: Die geschlechtsreifen Würmer besiedeln den Dünndarm, in dem sie ihre Eier ablegen (etwa 200 000 Stück pro Tag). Über den Stuhl gelangen die Eier dann ins Freie. Ab einer Außentemperatur von über 10 °C entwickeln sich die Larven bis zum 2. Larvenstadium. Nach oraler Aufnahme der Larven schlüpfen diese im Dünndarm, wandern durch die Darmwand und gehen in das Blut über. Über den Blutkreislauf gelangen die Larven dann zunächst in die Leber, in der die Entwicklung zum 3. Larvenstadium stattfindet. Anschließend treten die Larven in den Lungenalveaolen in das 4. Larvenstadium über. Nach Wanderung der Larven in Trachea und Pharynx gelangen diese wieder in den

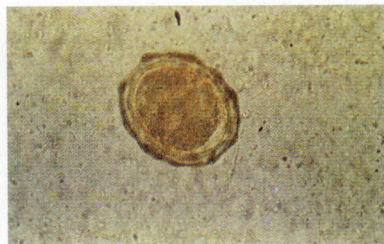

Ascaris lumbricoides Abb. 1: Nativpräparat eines befruchteten Eis. [171]

Ascaris-Nachweis im Stuhl

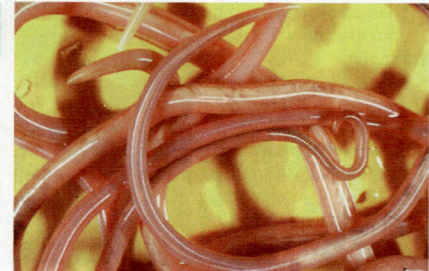

Ascaris lumbricoides Abb. 2: Ascaris lumbricoides. [199]

Dünndarm. Dort entwickeln sie sich nach mehreren Häutungen zu geschlechtsreifen Würmern (siehe Abb. 2).
Ascaris-Nachweis im Stuhl *m*: Nachweis von Ascaris* lumbricoides (Spulwurm), dem Erreger der Askariasis*, in der Parasiten-Stuhldiagnostik. Der Stuhlnachweis ist der Bestimmung von Ascaris-Antikörpern im Serum überlegen.
Indikation: Verdacht auf Askariasis.
Material: Frische Stuhlproben aus 3 verschiedenen Stühlen.
Bewertung: Bestätigung einer Askariasis bei Nachweis adulter Würmer oder von Eiern im Stuhl. Eier sind nur mikroskopisch sichtbar, adulte Würmer können auch makroskopisch sichtbar sein.
Praxishinweis: Bei negativem Ergebnis und bestehendem klinischen Verdacht sollte die Untersuchung wiederholt werden.
ascendens: engl. *ascending*. Aufsteigend, z. B. Aorta ascendens.
Aschoff-Geipel-Knötchen *n*: engl. *Aschoff-Geipel nodule*; syn. Aschoff-Knoten. Granulom* aus großkernigen Riesenzellen mit zentraler fibrinoider Nekrose* und umgeben von Infiltraten aus Aschoff- und Anitschkow*-Zellen, Lymphozyten*, eosinophilen Leukozyten* sowie Plasmazellen. Es kommt zur finalen Narbenbildung. Die Knötchen entwickeln sich als immunpathologische Reaktion gegen Streptococcus* (M-Protein).
Aschoff-Tawara-Knoten → Erregungsleitungssystem
Ascites → Aszites
ASD: Abk. für → Atriumseptumdefekt
Asemie → Aspermie
Asepsis *f*: Resultat der Herstellung keimfreier (bzw. keimarmer) Bedingungen durch Desinfektion* oder Antiseptika* zur Prävention mikrobieller Kontaminationen sowie zur Prävention von Infektionen*, z. B. Wundinfektionen* bei chirurgischen Eingriffen.
Aseptik → Asepsis

aseptische Apophysennekrose → Knochennekrose, aseptische
aseptische Epiphysennekrose → Knochennekrose, aseptische
aseptische Kautelen → Asepsis
aseptisches Fieber → Resorptionsfieber
Aseptische Wunde *f*: Infektionsfreie Wunde*. Eine aseptische Wunde ist keimarm und entsteht unter sterilen Bedingungen in nicht infiziertem Gewebe (z. B. Operationswunden, Einstichstellen von Gefäßzugängen).
Asexualität *f*: Völliges Fehlen sexuellen Interesses ohne psychischen Leidensdruck. Als Ursachen angenommen werden ausgeprägte, präpubertär aufgetretene Sexualhormonstörungen, für die es aber bisher keine Hinweise gibt. Im psychologischen Sinne handelt es sich um die psychische Abwehr eines sexuellen Problems oder eine bewusst gelebte Lebenshaltung.
ASH: Abk. für alkoholische Steatohepatitis → Fettleberhepatitis
Asherman-Fritsch-Syndrom → Adhäsionen, intrauterine
ASIA Impairment Scale: syn. ASIA-Klassifikation. Klassifikation und Verlaufsbeurteilung der Querschnitts-Symptomatik (neurologische Symptome) bei Wirbelsäulenverletzung* bzw. Rückenmarkstrauma anhand des ASIA-Schemas (American Spinal Injury Association), einer Modifikation des FRANKEL-Schemas (1969).
Asialie *f*: engl. *asialia*. Fehlende Speichelsekretion, siehe Xerostomie*.
Askariasis *f*: engl. *ascariasis*; syn. Askariose. Befall des Menschen mit dem Spulwurm Ascaris* lumbricoides. Er wird fäkal-oral übertragen. Die Larve durchdringt die Dünndarmwand und erreicht mit dem Blutstrom die Lunge. Von dort wandert sie in den Larynx und wird dann verschluckt. Im Dünndarm entwickelt sie sich zum adulten Wurm. Die Infektion verläuft in aller Regel asymptomatisch.
Asn → Asparagin
Asomatognosie *f*: engl. *asomatognosia*; syn. Somatoagnosie. Fehlendes oder verlorenes Gefühl für den eigenen Körper (v. a. Wahrnehmung von Körperteilen) oder fehlende Rechts-Links-Orientierung (Rechts*-Links-Störung). Asomatognosie betrifft häufig nur die linke Körperhälfte aufgrund einer Schädigung des rechten (hinteren) Parietallappens (Gyrus supramarginalis).
Asozialität *f*: engl. *antisociality*. Begriff mit in der Regel negativer Konnotation für ein Verhalten, das von sozialen Normen abweicht und als gemeinschaftsfeindlich bzw. gesellschaftsschädigend gilt.
Vorkommen:
– Dissoziale Persönlichkeitsstörung*
– Verwahrlosung*
– Deprivation
– u. a.

Asp: Abk. für → Asparaginsäure
Asparagin *n*: engl. *asparagine*; syn. L-Asparagin; Abk. Asn. Saure, proteinogene und nicht essenzielle Aminosäure*. Asparagin ist das Säureamid der Asparaginsäure*. Asparagin und Asparaginsäure kommen in freier Form und als Proteinbausteine im Organismus vor. Im Pflanzenreich ist die Aminosäure z. B. in Spargel zu finden.
Asparaginase *f*: Zytostatikum, das als Enzym die für bestimmte Tumorzellen essenzielle Aminosäure L-Asparagin verstärkt abbaut. Der entstehende Asparagin-Mangel hemmt die Proteinsynthese in diesen Zellen. Zu den Nebenwirkungen zählen Überempfindlichkeitsreaktionen auf das Fremdprotein und Störungen von Organsystemen mit hoher Proteinsyntheseleistung, insbesondere von Leber und Pankreas.
Asparaginsäure *f*: engl. *aspartic acid*; syn. L-Asparaginsäure; Abk. Asp. Saure, proteinogene und glukoplastische Aminosäure*. Asparaginsäure ist als Aminogruppendonor bei Transaminierungen wichtig, besonders im Harnstoffzyklus* und bei der Purin*- und Pyrimidinbiosynthese. Physiologisch ist es als exzitatorischer Neurotransmitter* dem Glutamat* eng verwandt (Ligand der Glutamat-Rezeptoren).
Aspartataminotransferase *f*: syn. Glutamat-Oxalacetat-Transaminase (Abk. GOT); Abk. AST. Im Körper ubiquitär vorkommende Transaminase, vor allem in Herz, Skelett oder Leber. In den Zellen befindet sich das Enzym vorwiegend in den Mitochondrien und zu einem geringeren Anteil im Zytoplasma. Die AST wird zur Quantifizierung einer Zellschädigung herangezogen.
Indikation zur Laborwertbestimmung:
– Erkrankungen der Leber und Gallenwege
– Erkrankungen des Skelettmuskelsystems
Bewertung: Erhöhte Werte:
– Herzerkrankungen: 1. Myokardinfarkt, Herzrhythmusstörungen 2. Myokarditis, Perikarditis 3. Herzkatheteruntersuchung 4. Lungenarterienembolie
– Skelettmuskelerkrankungen: 1. progressive Muskeldystrophie 2. Myositis 3. Traumata (durch körperliche Arbeit, bei epileptischen Anfällen)
– hämolytische Anämien oder Hämolysen.
Asperger-Syndrom *n*: engl. *Asperger's syndrome*. Atypische Form einer tief greifenden Entwicklungsstörung ohne eindeutige allgemeine Entwicklungsverzögerung hinsichtlich gesprochener oder rezeptiver Sprache oder kognitiver Entwicklung, jedoch häufig mit Beeinträchtigung der sozialen Interaktion, intensiven umschriebenen Interessen, repetitiven Verhaltensmustern und Stereotypien; meist bei Jungen vorkommend und wahrscheinlich gene-

tisch bedingt. Behandelt wird mit Verhaltenstherapie.*

Aspergillom *n*: engl. *aspergilloma*. Lokalisierte Infektion mit Schimmelpilzen* unter Ausbildung eines Hyphengeflechts. Ein Aspergillom bildet sich in einer präformierten Höhle der Lunge (z. B. Kaverne, Zyste, Bronchiektase, Abszess). Betroffene zeigen rezidivierende Hämoptysen und einen reduzierten Allgemeinzustand. Behandelt wird mit chirurgischer Segment- oder Lappenresektion.

Diagnostik:
– Lungenkrankheit in der Anamnese
– in Röntgen-Thorax-Aufnahmen typische halbmondförmige Luftsichel über einem Rundherd (image en grelot)
– Aspergillusserologie
– in Sputum und Bronchialsekret häufig kein Aspergillus nachweisbar.

Aspergillose *f*: engl. *aspergillosis*; syn. Aspergillus-Mykose. Opportunistische Schimmelpilzinfektion des stark abwehrgeschwächten Organismus (v. a. nach Knochenmarktransplantation). Am häufigsten ist die Lunge befallen. Die Aspergillose wird meist durch Aspergillus* fumigatus verursacht. Behandelt wird mit Antimykotika*. Trotz rechtzeitiger Diagnose und Therapie droht eine Sepsis* mit letalem Ausgang.

Formen:
– abhängig von der Lokalisation: **1. pulmonal** (am häufigsten): z. T. abszedierender Befall der Lungen (im Gegensatz zum Aspergillom* disseminiert; siehe Abb.) **2. extrapulmonal** (seltener): ZNS, Gastrointestinaltrakt, Ohr (Otomykose*), Nasennebenhöhlen (Sinusitis), Hornhaut des Auges (Keratitis*), Herz (Endokarditis*), Leber und Haut.
– abhängig von der Immunlage: **1. Aspergillom** in Nasennebenhöhlen oder Lunge: „Pilzball" aus Mukus, Pilzhyphen und zellulären Bestandteilen, meist in einer vorbestehenden Höhle, z. B. einer alten tuberkulösen Kaverne; Immunlage meist normal **2. allergische bronchopulmonale Aspergillose** (ABPA): Typ 1-Hypersensitivitätsreaktion gegen Aspergillus mit Asthma* bronchiale, Bluteosinophilie, erhöhtem Serum-IgE, pulmonalen Infiltraten, Atelektasen*, Bronchiektasen* **3. Aspergillus-Pneumonie bei schwerer Immunsuppression** (z. B. AIDS, Neutropenie*, Organtransplantation): drohende system-invasive Aspergillose mit Eindringen der Erreger in die Pulmonalarterien und schlechter Prognose.

Therapie:
– invasive Aspergillose: Triazol-Antimykotika (Isavuconazol, Voriconazol*), liposomales Amphotericin* B, Echinocandine
– Aspergillom: operativ
– ABPA: Allergenkarenz, Glukokortikoide*, Bronchodilatatoren, zur Rezidivprophylaxe Itraconazol*.

Aspergillus *m*: Gattungsbegriff für weit verbreitete Fungi* imperfecti mit kolbenförmigen Anschwellungen der Konidienträger (Gießkannen-Schimmelpilz) und strahlenförmig angeordneten Konidiosporen. Als Saprophyten* auf organischen Stoffen produzieren sie Aflatoxine*, einzelne Arten bilden Antibiotika* und andere dienen zur Produktion von Enzymen, die als Substitutionstherapeutika (Verdauungsenzyme*; Aspergillus* niger) eingesetzt werden.

Klinische Bedeutung: Aspergillus-Arten fungieren als opportunistische Erreger*, z. B. nach Organtransplantationen.

Aspergillus flavus *m*: Gießkannen-Schimmelpilz, der auf Sabouraud-Glukoseagar mit unterschiedlichem Farbton wächst (gelb, gelb-grün bis braun). Aspergillus flavus ruft Dermato-, Pneumo- und Keratomykosen hervor. Aflatoxine* werden nur von wenigen Isolaten gebildet.

Aspergillus fumigatus *m*: Rauchgrauer Gießkannen-Schimmelpilz, der mit rauchgrauer bis brauner Koloniefärbung auf Sabouraud-Glukoseagar bei 37 °C und mit dunkelgrüner Färbung bei 28 °C wächst. Aspergillus fumigatus ist der häufigste opportunistische Erreger von Aspergillosen und des Aspergilloms*. Siehe Abb.

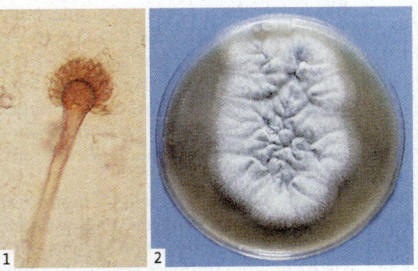

Aspergillus fumigatus: 1: Mikroskopie eines Konidienträgers mit Konidiosporen; 2: Kultur.

Aspergillus niger *m*: Schwarzer Gießkannen-Schimmelpilz mit schwarz bis schwarzbraun gefärbten Konidienköpfen, der Infektionen (Aspergillosen*) z. B. der Haut hervorruft. Aspergillus niger wurde früher zur industriellen Herstellung von Zitronensäure und Pektinase verwendet, was heute jedoch als obsolet gilt.

Aspermie *f*: engl. *aspermia*; syn. Asemie. Fehlende Ejakulation oder fehlendes Sperma trotz Orgasmus. Mögliche Ursachen sind neurofunktionelle oder organische Störungen (z. B. bei Läsion der sympathischen Innervation des Genitales durch radikale Tumorchirurgie im kleinen Becken, abdominoperineale Rektumexstirpation, radikale Zystoprostatektomie oder retroperitoneale Lymphadenektomie), Verschluss der distalen Samenwege oder retrograde Ejakulation*.

Asphyxie *f*: engl. *asphyxia*. Lebensbedrohender Zustand mit Kreislauf- und Atemdepression, der mit Sauerstoffmangel (Hypoxie*) und Kohlendioxidretention im Blut (Hyperkapnie*) einhergeht. Ursächlich können eine Atemlähmung, eine Verlegung der Atemwege oder ein Herz-Kreislauf-Versagen sein. Symptome sind Zyanose* bis hin zu Bewusstseinsstörung und Koma. Lebensrettend ist die sofortige Reanimation.

Vorkommen:
– Rauchgas- und CO-Intoxikation
– Ertrinken, Erwürgen
– perinatal als fetale (Fetal* Distress; fetale* Azidose) oder neonatale Azidose (Depressionszustand* des Neugeborenen)
– bei Lawinenverschüttung infolge Verlegung der Atemwege durch Schnee (Asphyxie ohne Atemhöhle)
– bei Lawinenverschüttung ohne Verlegung der Atemwege durch Schnee infolge zu langer Verschüttungsdauer (Asphyxie trotz Atemhöhle)

Aspirat *n*: Zweideutiger Begriff: bezeichnet entweder durch Aspiration* (Ansaugung) gewonnenes Material (z. B. bei Knochenmarkaspiration) oder feste Stoffe bzw. Flüssigkeiten, die in die unteren Atemwege gelangt sind.

Aspiration *f*: Eindringen flüssiger oder fester Stoffe wie Mageninhalt, Blut* oder Fremdkörper (Fremdkörperaspiration*) in die Atemwege* während der Inspiration*. Ursache sind unzureichende Schutzreflexe* (Husten- und Schluckreflex*) oder eine Störung der gastrointestinalen Motilität*. Des Weiteren bezeichnet Aspiration das Ansaugen von Gasen oder Flüssigkeiten, beispielsweise mittels einer Injektionsspritze.

Vorkommen:
– Bewusstseinsstörung*
– Dysphagie*
– Erbrechen*
– als Komplikation einer Anästhesie* v. a. durch Regurgitation* von Mageninhalt während der Einleitung einer Narkose* mit erhöhtem Aspirationsrisiko aufgrund: **1.** Erhö-

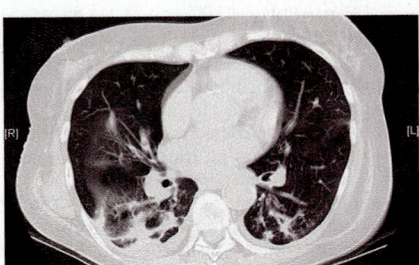

Aspergillose [217]

Aspirationsbiopsie

hung des intraabdominalen Drucks 2. schwerer Blutung im HNO-Bereich oder oberen Gastrointestinaltrakt 3. postoperativer Übelkeit und Erbrechen (PONV).
Klinik:
- asymptomatisch (stille Aspiration)
- symptomatisch (Husten, Dyspnoe*).

Aspirationsbiopsie *f*: engl. *aspiration biopsy*. Punktion mittels Hohlnadel (Feinnadelbiopsie) und nachfolgendem Ansaugen (Aspiration) von Zellen bzw. Gewebematerial zur mikroskopischen Untersuchung. Anwendung findet diese Methode beispielsweise bei der ungezielten Leberpunktion (Menghini-Punktion) oder bei der Feinnadelbiopsie von Schilddrüsenknoten.

Aspirationsembolektomie, perkutane *f*: engl. *percutaneous aspiration embolectomy*. Katheterverfahren, bei dem Anteile eines Gefäßthrombus durch großlumige Katheter abgesaugt werden. Die Anwendung erfolgt meist in Kombination mit einer Thrombolyse*.

Aspirationsküretttage *f*: engl. *aspiration curettage*. Saugkürettage* der Cavitas uteri zu diagnostischen Zwecken mit einer Aspirationskürette. Vorteil ist die ambulante Durchführbarkeit ohne Narkose und Dilatation des Zervikalkanals. Nachteile sind fehlende Lokalisierung, beispielsweise von Karzinomen* und mögliche unvollständige Kürettage. Eine vorherige Hysteroskopie* mit fraktionierter Kürettage* erhöht die Treffsicherheit.

Aspirationspneumonie *f*: engl. *aspiration pneumonia*. Pneumonie* durch Eindringen flüssiger oder fester Stoffe in die Atemwege (Aspiration*). Eine akute Aspirationspneumonie wird verursacht z. B. durch Aspiration von Erbrochenem bei Bewusstseinstrübung oder Wasser bei Ertrinken, eine chronische z. B. durch Ösophaguserkrankungen oder neurologische Erkrankungen.

Formen:
- akute Aspirationspneumonie (siehe Abb.), z. B. durch: 1. Erbrochenes bei Bewusstseinstrübung, Bewusstlosigkeit (Intoxikation, Schlaganfall, Epilepsie u. a.) 2. Magensaft bzw. sauren Mageninhalt (Mendelson-Syndrom) 3. Wasser bei Ertrinken 4. Petroleum bei Feuerschluckern 5. mekoniumhaltiges Fruchtwasser (Fruchtwasseraspiration*)
- chronische Aspirationspneumonie, z. B. bei: 1. Ösophagusachalasie* 2. Ösophagotrachealfistel* 3. Bulbärparalyse*.

Therapie:
- Breitbandantibiotika (parenteral) gegen aerobe und anaerobe Bakterien (Clindamycin* plus Cephalosporin der Gruppen II/III, Carbapeneme*, Ampicillin/Sulbactam, Moxifloxacin*)
- in schweren Fällen Intubation und Beatmung mit positivem endexspiratorischen Druck (PEEP)

Aspirationsprophylaxe *f*: engl. *aspiration prophylaxis*. Präoperative Maßnahmen zur Vermeidung einer Aspiration* bzw. Milderung von deren Folgen. Ein erhöhtes Aspirationsrisiko liegt z. B. vor bei fehlender Nahrungskarenz oder Abdominal-Erkrankungen. Mögliche Präventionsmaßnahmen beinhalten die Wahl eines sicheren Zeitpunkts für einen Eingriff, Patientenaufklärung zur Nahrungskarenz sowie Absaugen des Mageninhalts vor der Anästhesie.

Vorgehen:
- Wahl des Anästhesiezeitpunkts: 1. Gewährleistung von perioperativer Nüchternheit und Karenzzeiten 2. Verschieben elektiver Operationen
- bei erhöhtem Aspirationsrisiko: 1. Medikamentengabe: Antazidum, z. B. Natriumcitrat vor Schnittentbindung, Histamin-H_2-Rezeptoren-Blocker, Protonenpumpen-Hemmer, Prokinetika, evtl. Antiemetika 2. Lagerung: Anti-Trendelenburg-Lagerung oder Trendelenburg*-Lagerung 3. Absaugen des Mageninhalts vor Narkose über Magensonde, (cave: fungiert möglicherweise als Regurgitationsleitschiene, daher vor Narkoseneinleitung entfernen) 4. Anästhesieverfahren: falls möglich oder nötig Regionalanästhesie*, Einleitung mit fiberoptischer Wachintubation 5. Extubation* nur bei sicheren Schutzreflexen.

Aspiration, transtracheale: engl. *transtracheal aspiration*. Selten durchgeführtes diagnostisches Verfahren zur Gewinnung von Bronchialsekret*, das nicht kontaminiert ist durch Keime aus Mund und Rachen. Die transtracheale Aspiration ist invasiver als die häufiger durchgeführte bronchoalveoläre Lavage*.

Vorgehen: Injektion steriler Kochsalzlösung und Aspiration von Bronchialsekret über einen Kunstoffkatheter, der nach Punktion durch das Lig. cricothyroideum 10–15 cm tief eingeführt wird.

Asplenie *f*: engl. *asplenia*. Funktionsverlust der Milz, anatomisch infolge angeborener Agenesie* (z. B. Ivemark-Syndrom), nach Splenektomie* oder funktionell, z. B. bei Sichelzellanämie. Die Infektionsgefahr verlangt Indikationsimpfungen*, z. B. aktive Immunisierungen* gegen Haemophilus* influenzae, Meningokokken (Serogruppen A, C, W_{135}, Y; siehe Neisseria* meningitidis) und Pneumokokken (siehe Streptococcus pneumoniae).

ASR: Abk. für Achillessehnenreflex → Reflex
ASS → Acetylsalicylsäure
Assessment *n*: Bezeichnung für standardisierte Verfahren, Methoden und Instrumente zur Beantwortung medizinischer, funktionaler oder psychosozialer Fragestellungen. Anwendungsbereiche sind z. B. die Beurteilung nach wiederholten Stürzen, bei seniler Demenz* oder Schlaganfall* sowie die Erfassung der Pflegebedürftigkeit* bzw. Notwendigkeit einer Heimunterbringung.

Hintergrund: Durch geeignete Assessmentverfahren kann ggf. die individuelle Leistungsfähigkeit mit den Anforderungen z. B. des Arbeitsplatzes verglichen werden. Die Ergebnisse müssen im Kontext der zugrunde liegenden Krankheit, von klinischer Untersuchung, Beobachtung und weiteren Befunden bewertet werden. Ein Assessment kann mit praktischer Belastung einhergehen oder mithilfe einer medizinischen oder psychologischen Untersuchung erstellt werden (vgl. hierzu auch Functional Capacity Evaluation).

Anwendung:
- in der Geriatrie: 1. geriatrische Assessmentverfahren 2. pflegegesetzadaptiertes geriatrisches Basisassessment
- in der Pflege: 1. Ernährungsassessment 2. Resident Assessment Instrument.

Assessment, geriatrisches *n*: Begutachtung und Analyse des körperlichen, funktionellen und psychosozialen Zustands eines geriatrischen Patienten*. Mithilfe verschiedener Tests werden Probleme, aber auch erhaltene Funktionen des Betroffenen erfasst und ein Plan zur ganzheitlichen Therapie und Betreuung aufgestellt. Eine sachgerechte geriatrische Behandlung wird von kontinuierlichen Re-Assessments begleitet.

Ziele des geriatrischen Assessments: Mithilfe der Ergebnisse eines multidimensionalen geriatrischen Assessments erhofft man sich
- bessere Diagnosen
- verlässlichere prognostische Aussagen
- sicherere Empfehlungen zur Unterbringung der Patienten (z. B. Rehaklinik, Pflegeheim, ambulante Versorgung)

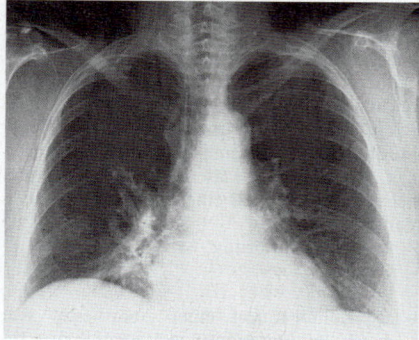

Aspirationspneumonie: Röntgen-Thorax-Bild, Aspirationspneumonie im Mittellappen. [99]

- Klärung des Bedarfs an Hilfsangeboten und Hilfsmitteln
- rationale Therapiepläne und eine bessere Therapiekontrolle durch regelmäßige Re-Assessments.

Typische Tests: Die umfassende Wahrnehmung und Einschätzung des geriatrischen Patienten benötigt ärztliche, aber auch nicht-ärztliche Experten wie Logopäden oder Physiotherapeuten. Typische Tests sind:
- Tinetti-Test
- Daniels-Test
- Timed-up-and-go-Test
- Mini-Mental-Status-Test.

Neben den Tests kommen auch standardisierte Beurteilungen oder Fragebögen wie z. B. der Barthel-Index oder die Geriatrische Depressionsskala zum Einsatz.

Assimilation [Biochemie] *f*: Anaboler Stoffwechsel, bei dem aufgenommene, körperfremde Ausgangsstoffe unter Energieverbrauch in körpereigene Substanzen umgewandelt werden. Im engeren Sinn steht Assimilation für den Aufbau körpereigener Substanzen aus Bestandteilen, die nach der Verdauung* von Nahrungsstoffen resorbiert wurden.

Assistent, operationstechnischer *m*: engl. *operating room assistant*; Abk. OTA. Staatlich anerkannter Gesundheitsfachberuf. Operationstechnische Assistenten übernehmen die Aufgaben von Operationspflegern und -pflegerinnen innerhalb des Krankenhauses. Hierzu zählen unter anderem die Vorbereitung des Operationsraums und die Assistenz bei der Operation. Empfehlungen der Deutschen Krankenhausgesellschaft und landesrechtliche Vorschriften regeln die 3-jährige Ausbildung.

Assistent, pharmazeutisch-technischer *m*: engl. *pharmaceutical medical technician*; syn. pharmazeutisch-technische Assistentin. Im „Gesetz über den Beruf des pharmazeutisch-technischen Assistenten" (PharmTAG) und in der entsprechenden Ausbildungs- und Prüfungsverordnung geregelter Assistenzberuf zur Unterstützung der Tätigkeiten eines Apothekers durch Beratung und Aufklärung von Patienten und Kunden in einer Apotheke, Laboruntersuchungen, Bestellung und Buchhaltung. Der Frauenanteil bei den PTAs liegt bei über 90 %.

Ausbildung: 2-jähriger Lehrgang an einer staatlich anerkannten Lehranstalt für PTA, 160 h Praktikum in einer Apotheke, Ausbildung in Erster Hilfe (8 Doppelstunden), praktische Ausbildung von 6 Mon. in einer Apotheke.

Assistenzsystem, ventrikuläres *n*: engl. *ventricular assist device* (Abk. VAD); syn. mechanisches Kreislaufunterstützungssystem. Extern oder intern angetriebenes, implantierbares

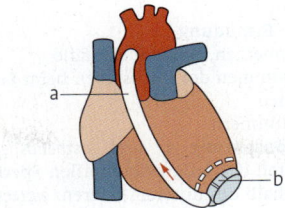

Assistenzsystem, ventrikuläres Abb. 1: LVAD: intrakorporales linksventrikuläres Assistenzsystem; a: zur Aorta, b: Pumpkammer mit Kanüle an linksventrikulärer Herzspitze.

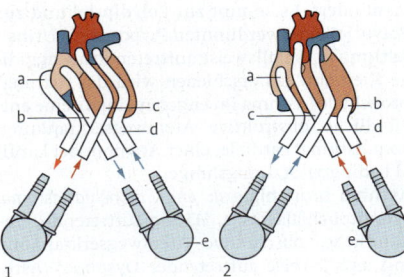

Assistenzsystem, ventrikuläres Abb. 2: BiVAD: biventrikuläres Assistenzsystem; 1: mit Kanülierung des linken Vorhofs, a: vom linken Vorhof, b: vom rechten Vorhof, c: zur Aorta, d: zur A. pulmonalis, e: parakorporale Pumpkammer; 2: mit Kanülierung der linksventrikulären Herzspitze, a: vom rechten Vorhof, b: von linksventrikulärer Herzspitze, c: zur Aorta, d: zur A. pulmonalis, e: parakorporale Pumpkammer.

künstliches Pumpsystem zur mechanischen Unterstützung des in situ belassenen Herzens.

Einteilung:
- Nach unterstützter Herzkammer: **1.** univentrikulär: linksventrikulär (LVAD für left ventricular assist device; siehe Abb. 1) **2.** rechtsventrikulär (RVAD für right ventricular assist device) **3.** biventrikulär (BiVAD für biventricular assist device) zur Unterstützung beider Ventrikel (siehe Abb. 2 und Abb. 3)
- nach Antriebsform: **1.** pneumatisch **2.** elektrisch
- nach Flussprofil: **1.** pulsatil **2.** kontinuierlich
- nach Pumpenlage: **1.** extrakorporal **2.** parakorporal **3.** intrakorporal

Indikationen:
- Herzversagen (Herzinsuffizienz*, kardiogener Schock*)
- passager zur Überbrückung (Bridging*) bis zur Herztransplantation* oder bis zur Herzerholung

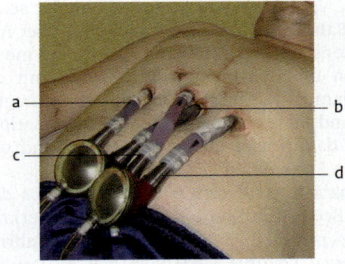

Assistenzsystem, ventrikuläres Abb. 3: Pneumatisch angetriebenes, pulsatiles, parakorporales, biventrikuläres Assistenzsystem; a: vom rechten Vorhof; b: zur A. pulmonalis; c: zur Aorta; d: von linksventrikulärer Herzspitze. [37]

- permanent als Alternative zur Herztransplantation.

Assmann-Herd → Frühinfiltrat

Assoziation [Psychologie] *f*: Verknüpfung von Gedächtnisinhalten wie Sinneswahrnehmungen, Bewegungen, Vorstellungen, Emotionen und Gedanken – etwa Rosenduft und Rose oder Zitronenduft und Spülmittel. Das Assoziieren geschieht bewusst wie unbewusst und ist ein Grundvorgang des Lernens. Die Beeinträchtigung sinnvoller Assoziationen (z. B. Denkstörung bei Schizophrenie) wird als Assoziationsstörung bezeichnet.

Assoziation, freie *f*: engl. *free association*. Patientenbezogene psychoanalytische Kommunikationsregel, die zusammen mit der Regel der gleichschwebenden Aufmerksamkeit die psychoanalytische Behandlungssituation strukturiert.

Assoziationsbahnen *f pl*: engl. *association pathways*; syn. Assoziationsfasern. Nervenfasern, die verschiedene Areale innerhalb derselben Großhirnhemisphäre miteinander verbinden. Verbindungen zwischen den beiden Hemisphären des Großhirns (Telencephalon*) sind die Kommissurenbahnen*.

Anatomie: Es werden 3 verschiedene Arten von Assoziationsbahnen unterschieden:
- Fibrae arcuatae verbinden direkt benachbarte Gyri miteinander und haben keine Eigennamen.
- Fibrae associationes breves verbinden Areale innerhalb eines Hirnlappens miteinander, zum Beispiel die Fibrae occipitales horizontales.
- Fibrae associationes longae verbinden Areale unterschiedlicher Hirnlappen miteinander, diese Bahnen sind immer benannt. Ein Beispiel ist der Fasciculus arcuatus.

Assoziationsfelder *n pl*: engl. *association areas*; syn. Assoziationskortex. Rindenfelder* ohne di-

Assoziationsstörung

rekte Verbindung zu motorischen oder sensiblen Bahnen. Assoziationsfelder sind über Assoziationsbahnen* miteinander, mit dem motorischen und sensiblen Kortex* sowie mit dem Thalamus* verbunden. Sie dienen der Integration und Bewertung eingehender Informationen und damit auch höheren geistigen und seelischen Funktionen des ZNS.

Assoziationsstörung *f*: engl. *association disorder*. Beeinträchtigung der sinnvollen Verknüpfung psychischer Funktionen wie Wahrnehmungen, Gefühle, Gedanken, z. B. als Denkstörung* bei Schizophrenie* oder als Ich*-Störung bei Depersonalisation* und Derealisation*.

AST [Physiologie] *f*: syn. Glutamat-Oxalacetat-Transaminase (Abk. GOT). Abk. für das Leber-Enzym Aspartat-Aminotransferase (AST, ASAT, ältere Bezeichnung Glutamat-Oxalacetat-Transaminase, GOT), das im Zytosol* der Hepatozyten, der Herz*- und Skelettmuskulatur vorkommt. Es katalysiert die Übertragung der Aminogruppe des Aspartats auf 2-Ketoglutarat. Dabei entstehen Glutamat* und Oxalacetat.

Klinische Bedeutung: Der AST-Wert im Blut ist ein Indikator für Schäden im Leberparenchym. Für Details siehe Aspartataminotransferase*.

Astasie *f*: engl. *astasia*. Völlige Unfähigkeit zu stehen oder mangelnde Festigkeit des Stehens (geringere Ausprägung: Dysstasie) bei ungestörter Kraft und Sensibilität*, meist kombiniert mit trippelnder, choreiformer oder paralytischer Gehstörung (Abasie*), meist infolge psychogener Störung, Hysterie* oder Neurasthenie*, auch bei Erkrankungen des Thalamus* (thalamische Astasie) oder Kleinhirn-Brücken-Erkrankungen.

Asthenie *f*: engl. *asthenia*. Schnelle Ermüdbarkeit, Kraftlosigkeit und (auch psychische) Schwäche. Als **Asthenisierung** wird eine durch Extremsituationen ausgelöste allgemeine Schwächung bezeichnet. Der Übergang zur Neurasthenie* ist fließend.

Asthenopie *f*: engl. *asthenopia*. Missempfindungen, die entstehen, weil Sehfähigkeit und Sehanforderung voneinander abweichen. Ein Beispiel sind beim Lesen auftretende Kopfschmerzen bei Weitsichtigkeit. Die Diagnose erfolgt über den Ausschluss krankheitsbedingter Ursachen der Symptome. Therapiert wird die zugrunde liegende Fehlsichtigkeit. Alternativ erfolgt eine Optimierung der äußeren Umstände, z. B. eine verbesserte Beleuchtung.

Klinik: Die Asthenopie selbst ist keine Erkrankung, kann aber zu ausgeprägten Symptomen führen, die zu einer Beeinträchtigung der Arbeitsleistung und zu psychischen Störungen führen können. Dazu zählen
- Spannungs- und/oder Druckgefühl im Augenbereich
- brennende Augen
- Tränenfluss
- schnelle Ermüdung
- Kopfschmerzen, Schwindelanfälle
- Verschwimmen der Buchstaben beim Lesen
- Lichtscheu
- Augenflimmern.

Asthenozoospermie *f*: engl. *asthenospermia*. Prozentanteil der progressiv-motilen Spermien (PR) unterhalb des unteren Referenzwertes, diagnostiziert mittels Spermatozoon*-Vitalitätstest.

Asthenurie *f*: Unvermögen zur Harnkonzentrierung. Asthenurie ist ein häufiges Symptom beim Diabetes* insipidus. Hierbei ist die Fähigkeit der Niere, Urin zu konzentrieren, deutlich vermindert. Es kommt zur Polydipsie* und zur Polyurie* eines verdünnten (hypotonen) Urins.

Asthma *n*: Anfallsweise auftretende hochgradige Atemnot. Unterschieden wird das Asthma* bronchiale (Asthma im engeren Sinne), eine entzündliche obstruktive Atemwegserkrankung, vom Asthma* cardiale, einer Atemnot bei kardial bedingter Stauungslunge.

Asthma bronchiale *n*: engl. *bronchial asthma*; syn. Bronchialasthma. Häufig auftretende, entzündliche, obstruktive Atemwegserkrankung mit anfallsweise auftretender Dyspnoe* (Asthmaanfall) und chronischem Husten infolge reversibler Bronchialverengung und bronchialer Hyperreaktivität*. Die typische Symptomatik und Lungenfunktionstests helfen bei der Diagnosestellung. Therapiert wird nach Stufenschema, u. a. mit Kortikosteroiden und Bronchodilatatoren. Bei Kindern und Jugendlichen ist eine Remission möglich.

Erkrankung: Pathogenese: Die Trias aus Bronchospasmus, Schleimhautschwellung und Dyskrinie entsteht
- durch verschiedene **Auslöser:** 1. Allergene 2. Infektionen 3. chemisch-physikalische Inhalationsreize, z. B. Rauch oder Kälte 4. körperliche Belastung
- auf unterschiedlichen Reaktionswegen: 1. IgE-vermittelte Sofortreaktion 2. Freisetzung von Histamin, Leukotrienen, plättchenaktivierendem Faktor (PAF) u. a. Mediatoren aus Mastzellen und weiteren Entzündungszellen 3. direkte nervale Wirkung (Parasympathikus).

Formen: Einteilung nach Ursache:
- allergisches Asthma bronchiale (extrinsisches Asthma bronchiale): IgE-vermittelte Sofortreaktion, ausgelöst durch die Inhalation von Allergenen
- nicht allergisches Asthma bronchiale (intrinsisches Asthma bronchiale): 1. infektbedingtes Asthma bronchiale 2. analgetikabedingtes Asthma bronchiale 3. anstrengungsbedingtes Asthma bronchiale 4. berufsbedingtes Asthma bronchiale
- gemischtförmiges Asthma bronchiale (häufigste Form): es spielen gleichzeitig mehrere Auslöser eine Rolle, z. B. infektbedingte Exazerbation eines allergischen Asthma bronchiale.

Einteilung nach Klinik unter Berücksichtigung des Ansprechens auf die Therapie:
- kontrolliertes Asthma bronchiale: 1. Symptome und/oder Einsatz der Bedarfsmedikation nicht öfter als 2-mal/Woche 2. uneingeschränkte Belastbarkeit 3. normale Lungenfunktion
- teilweise kontrolliertes Asthma bronchiale: 1. Symptome und/oder Einsatz der Bedarfsmedikation häufiger als 2-mal/Woche 2. FEV_1 oder exspiratorischer Peak*-Flow < 80 % 3. Einschränkung der körperlichen Aktivität 4. nächtliches Erwachen 5. Exazerbationen > 1-mal pro Jahr
- unkontrolliertes Asthma bronchiale: ≥ 3 Kriterien des teilweise kontrollierten Asthma bronchiale bei einer aktuell vorliegenden Exazerbation.

Klinik:
- rezidivierende Episoden von: 1. Dyspnoe (Atemnot) mit exspiratorischem Stridor 2. Husten 3. zähem Auswurf 4. verlängertes Exspirium unter Einbezug der Atemhilfsmuskulatur 5. Tachypnoe 6. trockenes Rasselgeräusch (Giemen und Brummen, evtl. auch auf Distanz zu hören)
- in schweren Fällen Status* asthmaticus (schwerer Anfall über 24 Stunden)

Therapie:
- Vermeidung der auslösenden Noxe, Allergenkarenz
- Anweisungen zum Selbstmanagement
- Lebensstilanpassungen: Rauchverzicht, Bewegung, Halten des Normalgewichts, Entspannungstechniken
- Akuttherapie des Asthmaanfalls je nach Schweregrad (Einschätzung anhand FEV_1, arterielle BGA, Sauerstoffsättigung, Atemfrequenz, Herzfrequenz): 1. Oberkörperhochlagerung 2. Sauerstoffgabe (Nasensonde, ggf. Intubation und Beatmung) 3. Beta-2-Sympathomimetika inhalativ und ggf. parenteral (s. c. oder kontinuierlich i. v.) 4. Glukokortikoid (z. B. Prednisolon) systemisch (wiederholt i. v., evtl. p. o.) 5. Bronchospasmolytika, v. a. rasch wirksame Beta-2-Sympathomimetika
- therapeutisches Drugmonitoring und Volumentherapie
- pharmakologische Langzeittherapie nach Stufenschema mit Ziel der vollständigen Asthmakontrolle (entweder Step-up oder Step-down, d. h. Beginn entweder unter oder bei vermutetem Bedarf, danach Anpassung), jede Stufe besteht aus einer Langzeittherapie

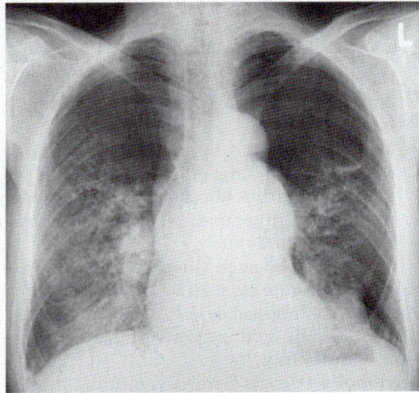

Asthma bronchiale: Pneumothorax beidseits (Oberlappen) nach schwerem Asthmaanfall bei bullösem Lungenemphysem. [99]

plus Bedarfsmedikation: **1.** Stufe 1: ggf. inhalative Glukokortikoide (ICS) niedrigdosiert, bei Bedarf kurzwirksame Beta-2-Sympathomimetika (SABA) **2.** Stufe 2: ICS niedrig dosiert, alternativ Leukotrien-Rezeptor-Antagonist (LTRA), bei Bedarf SABA **3.** Stufe 3: ICS niedrigdosiert und Long-acting Beta2-Agonist (LABA) oder ICS mitteldosiert, alternativ ICS niedrig dosiert und langwirkende Anticholinergika (LAMA) oder ICS niedrig dosiert und LTRA, bei Bedarf SABA oder evtl. Kombination aus ICS und Formoterol **4.** Stufe 4: ICS mittel- bis hochdosiert und LABA oder ICS mittel- bis hochdosiert und LABA und LAMA; bei Bedarf SABA oder evtl. Kombination aus ICS und Formoterol **5.** Stufe 5: ICS in höchster Dosis + LABA + LAMA, Anti-IgE- oder Anti-IL-5-(R)-Antikörper; zusätzlich oder alternativ orale Kortikosteroide: bei Bedarf SABA oder evtl. Kombination aus ICS und Formoterol
- evtl. Atemphysiotherapie
- Sauerstofftherapie bei respiratorischer Insuffizienz.

Prognose:
- bei Kindern und Jugendlichen Remission möglich
- bei Erwachsenen meist chronischer Verlauf
- unter Umständen Übergang in obstruktives Lungenemphysem* mit Cor* pulmonale
- cave: unter Umständen symptomatischer Pneumothorax* als Komplikation eines schweren Asthmaanfalls bei bullösem Lungenemphysem (siehe Abb.)

Asthma cardiale *n*: engl. *cardiac asthma*. Atemnot als Folge einer Stauung im Lungenkreislauf (Stauungslunge*). Diese führt zu einem Übertritt von Flüssigkeit in die Alveolen und kann im Extremfall in ein Lungenödem* übergehen. Das Asthma cardiale ist evtl. von einem reflektorischen Bronchospasmus* begleitet und kommt v. a. bei Linksherzinsuffizienz* oder Mitralklappenstenose* vor.

Klinik:
- meist nachts im Liegen auftretende beträchtliche und oft ängstigende Atemnot
- Orthopnoe*
- starker Husten mit dünnflüssigem, manchmal blutig tingiertem Auswurf
- verlängerte Ausatmungszeit
- bei der Lungenauskultation: **1.** trockenes Rasselgeräusch (reflektorischer Bronchospasmus) **2.** basal überwiegend feuchtes, feinblasiges Rasselgeräusch (interstitielle und intraalveoläre Flüssigkeitsansammlung durch Stauung in der Pulmonalstrombahn).

Astigmatismus *m*: engl. *astigmatism*. Sehstörung* mit verminderter Sehschärfe* durch einen „stabförmigen" Brechungsfehler des optischen Apparats. Einfallendes Licht wird strichstatt punktförmig auf der Netzhaut abgebildet. Ursachen sind Hornhautverkrümmungen, Keratokonus* und Keratoglobus, nicht-sphärische Linsen* (Linsenastigmatismus*) oder Hornhautschäden. Die Korrektur erfolgt mit Zylindergläsern in Brillen oder Kontaktlinsen sowie refraktiver Chirurgie*.

Erkrankung: Ätiologie: Einfallende Lichtstrahlen werden nicht in einem Punkt, sondern in einer Brennlinie („Stab") auf der Netzhaut abgebildet, so bei
- angeborener Hornhautverkrümmung
- Hornhautnarben, z. B. nach Keratitis* oder Verletzungen
- Keratokonus
- Keratoglobus.

Linsenastigmatismus entsteht durch unterschiedliche Kontraktion des Ziliarmuskels oder eine ungleich gekrümmte bzw. unterschiedlich dichte Linse.

Klinik:
- unscharfe oder verzerrte Wahrnehmung in der Nähe und in der Ferne
- erhöhte Blendempfindlichkeit
- Kopfschmerzen und Augenbrennen als asthenopische Beschwerden.

Komplikation: Bei angeborenem, unbehandeltem höhergradigem Astigmatismus: Erblindung.

Therapie: Ein geringgradiger Astigmatismus ist physiologisch, ab einem Astigmatismus von 0,5 dpt soll die Hornhautverkrümmung jedoch ausgeglichen werden mit
- Brillengläsern: **1.** zylindrischer, auf die Hornhautverkrümmung abgestimmter Schliff **2.** bei gleichzeitiger Hyperopie* oder Myopie* kombiniert mit sphärischem Schliff
- Kontaktlinsen: **1.** harte oder weiche torisch geschliffene Kontaktlinsen zum Ausgleich der Hornhautverkrümmung **2.** bei irregulärem Astigmatismus Korrektur nur mit harten torischen Kontaktlinsen möglich
- Laserverfahren: **1.** Abtragung von Gewebeschichten der Hornhaut
- operative Verfahren, vor allem bei höhergradigem Astigmatismus: **1.** Keratoplastik* **2.** implantierbare (phake) Kontaktlinsen.

A-Streifen → Myofibrillen
A-Streptokokken → Streptococcus
Astroblastom *n*: engl. *astroblastoma*. Seltener neuroepithelialer Hirntumor unklaren Ursprungs (WHO Grad IV). Die Therapie besteht in der möglichst vollständigen operativen Resektion, bei höhermalignen Formen zusätzlich mit Bestrahlung und Chemotherapie.

Astrovirus *n*: Sphärisches, unbehülltes RNA-Virus (⌀ 28–30 nm) der Familie Astroviridae, welches sowohl bei Vögeln als auch bei Säugetieren vorkommt. Humane Astroviren sind Erreger von gastrointestinalen Infektionen.

Astrozyt *m*: engl. *astrocytes*; syn. Spinnenzellen. Sternenförmige Gliazelle*, die das Stützgewebe im ZNS bildet. Die Astrozyten formen mit ihren zahlreichen Zellausläufern ein stabiles Grundgerüst zwischen den Nervenzellen*. Sie kontrollieren die Zusammensetzung der Extrazellulärflüssigkeit*, spielen bei der Ernährung der Neurone eine Rolle und sind Teil der Blut*-Hirn-Schranke.

Astrozytom *n*: engl. *astrocytoma*. Häufigster Tumor des Gehirns (über 60 %), von astroglialen Zellen ausgehend. Astrozytome kommen auch im Rückenmark vor und stellen dort 15 % der Tumoren (hier sind Ependymome häufiger). Therapie und Prognose hängen ab von Grading, Lokalisation, Ausdehnung und Lebensalter.

Erkrankung: Formen:
- Niedrigmaligne: **1.** pilozytisches Astrozytom WHO-Grad I (im Gehirn Vorkommen v. a. im Kindes- und Jugendalter; siehe Abb. 1) **2.** As-

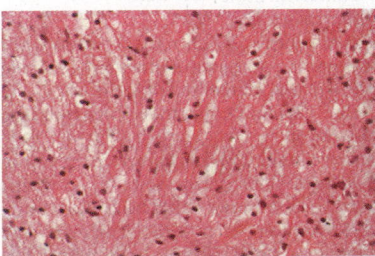

Astrozytom Abb. 1: Pilozytisches Astrozytom; im Rückenmark ca. 90 % der Astrozytome, histologisch zellarmer Tumor mit Rosenthal-Fasern. [41]

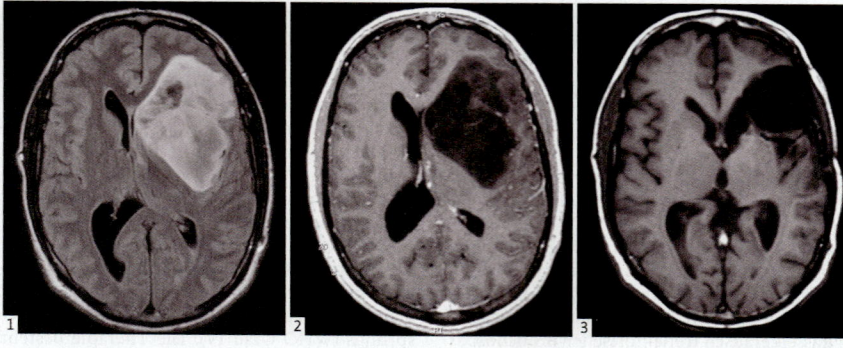

Astrozytom Abb. 2: Großes A. (WHO-Grad III) der linken Insel bis fronto-temporal; 1: MRT (Flair); 2: MRT (T1 mit Kontrastmittel); 3: Kontrollaufnahme nach navigationsgestützter Resektion (MRT, T1 ohne Kontrastmittel). [53]

trozytom WHO-Grad II (synonym diffuses Astrozytom), neigt zu Rezidiven und maligner Progression 3. diffuse, fibrilläre, gemischt-zystische und protoplasmatische Astrozytome (deskriptive Einteilung)
– hochmaligne: 1. Astrozytom WHO-Grad III (anaplastisches Astrozytom), neigt zu Rezidiven und maligner Progression 2. Astrozytom WHO-Grad IV (Glioblastom*, Gliosarkom*).
Pathogenese. u. a. Mutation im p53-Gen (v. a. niedrigmalignes Astrozytom) und Amplifikation des EGFR-Gens (v. a. Glioblastom). **Lokalisation:**
– Großhirnhemisphären (siehe Abb. 2, v. a. diffuses und anaplastisches Astrozytom, Glioblastom)
– Kleinhirn (v. a. pilozytisches Astrozytom)
– Sella-Region (Optikusgliom*)
– seltener spinal (Rückenmarktumoren*).

Therapie: Die Behandlung ist abhängig von Lage, Abgrenzbarkeit und Anaplasietendenz bzw. -grad (Grading) und erfolgt in der Regel primär operativ unter Anwendung von
– Neuronavigation*
– evtl. mikrochirurgischer fluoreszenzgestützter Tumorchirurgie*
– evtl. intraoperativer MRT.

Früh postoperativ (< 72 h nach Operation, vor signifikanter operationsinduzierter Störung der Blut-Hirn-Schranke) erfolgt ein MRT und ggf. eine Sekundäroperation. **Astrozytom WHO-Grad I:**
– operative Resektion mit kurativer Intention
– bei inoperablem Astrozytom: 1. zunächst Verlaufsbeobachtung (langsames Wachstum) 2. bei Symptom- oder Größenzunahme evtl. Strahlentherapie* (fraktionierte stereotaktische Strahlentherapie* v. a. bei Kindern > 5. Lj.; interstitielle Strahlentherapie, z. B. mit Jod-125 bei Tumoren < 4 cm, ggf. kombiniert mit Mikrochirurgie zur Tumorverkleinerung) 3. Chemotherapie (z. B. Carboplatin, Vincristin), bei subependymalem Riesenzellastrozytom mit Everolimus*

Astrozytom WHO-Grad II:
– ggf. operative Resektion (cave: funktionelle Limitierung der operativen Radikalität)
– bei inoperablem Tumor/nur Teilresektion: 1. zunächst Verlaufsbeobachtung (MRT, Spektroskopie, PET-CT/MRT, Biopsie anaplasieverdächtiger Bereiche) und Therapie bei Progression zu WHO-Grad III oder IV 2. bei teilreseziertem Astrozytom evtl. auch primär Strahlentherapie (z. T. mit Chemotherapie) 3. bei Rezidiv nach Strahlentherapie operative Resektion sowie unter Umständen Chemotherapie

Astrozytom WHO-Grad III:
– operative Resektion
– postoperative Radiochemotherapie
– bei Lokalrezidiv ≤ 2 cm ggf. Radiochirurgie*
– Chemotherapie (insbesondere bei Rezidiv) mit Temozolomid, besonders bei methyliertem MGM-Promoter (DNS-Reparaturaktivität reduziert), evtl. PCV-Schema (Procarbazin, CCNU und Vincristin), evtl. Bevacizumab-Off-Label-Use (zugelassen derzeit nur für Glioblastom-Rezidiv, begrenzte Wirkung)

Astrozytom WHO-Grad IV: Resektion so weit wie möglich, ggf. mit Neuronavigation, und postoperativ Bestrahlung/Radiochemotherapie wie beim Astrozytom III; siehe auch Glioblastom*.

Prognose: Abhängig von Grading, Lokalisation, Ausdehnung und Lebensalter
– bei WHO-Grad I und II bei günstiger Lage (z. B. Kleinhirn) kurative Resektion möglich
– bei Grad II Verlaufskontrolle über mindestens 5 Jahre, wegen Rezidivgefahr mit maligner Progression; 2-Jahres-Überlebensrate ca. 70 %
– bei nicht resektablem, diffusem Tumor v. a. im Hirnstamm, Zwischenhirn oder Optikusbereich nicht heilbar, allerdings oft langsame Progression
– bei anaplastischem Astrozytom WHO-Grad III Nachbestrahlung, ggf. Chemotherapie begleitend (siehe Radiochemotherapie*) oder nach Strahlentherapie, 2-Jahres-Überlebensrate ca. 37–46 %
– Grad IV: siehe auch Glioblastom*, 2-Jahres-Überlebensrate ca. ≤ 10 %.

Astrup → Blutgasanalyse
ASV: Abk. für engl. adaptive support ventilation → Beatmung
Asymbolie *f*: engl. *asymbolia*. Störung des Erkennens oder Gebrauchs von Symbolen bzw. Zeichen, u. a. als Sonderform der Aphasie*.
asymptomatisch: engl. *asymptomatic*. Ohne Krankheitserscheinungen oder ohne Symptome.
Asynergie *f*: engl. *asynergy*. Bei Kleinhirnschädigung auftretende Störung der Koordination*, wobei das exakte Zusammenspiel verschiedener Muskelgruppen zur Durchführung einer bestimmten Bewegung nicht mehr gelingt.
Asynklitismus *m*: engl. *asynclitism*. Einstellungsanomalie im Beckeneingang mit Abweichung des kindlichen Kopfes nach vorne oder hinten durch seitliche Flexion in der Halswirbelsäule. Die Pfeilnaht ist bei der vaginalen Untersuchung nach hinten (Naegele-Obliquität) oder nach vorne (Litzmann-Obliquität) abgewichen, die Veränderungen finden sich meist bei einem verengten Becken.
Komplikation: Geburtsmechanisch bedingt kommt es häufig zum verzögerten Geburtsverlauf oder auch Geburtsstillstand mit Notwendigkeit der operativen Entbindung.
Asystolie *f*: engl. *asystole*. Fehlen der elektrischen Herzaktivität und dadurch ausbleibende Kontraktion des Herzens (Herzstillstand) mit konsekutivem Kreislaufstillstand (siehe Herz*-Kreislauf-Stillstand).
Ursachen:
– kardial, z. B. Herzinfarkt*, Sinusknotenstillstand ohne Ersatzrhythmus*
– reflektorische Vagusstimulation, z. B. bei Bolustod*, Karotissinus*-Syndrom
– Elektrolytstörung, z. B. Hyperkaliämie* oder Hypokaliämie*
– Hypothermie*
– Intoxikation*
– respiratorisch durch Hypoxie* bedingte Asystolie.
Cave: Die Asystolie ist bei Kindern der häufigste Herzrhythmus bei der Reanimation*. Ursache ist meist die prolongierte Hypoxie durch eine respiratorische Störung.

Diagnostik:
- Der Kreislaufstillstand wird klinisch aufgrund der Pulslosigkeit diagnostiziert.
- Im Oberflächen-EKG findet sich aufgrund der fehlenden elektrischen Aktivität in allen Ableitungen eine sog. Nulllinie.
- In der Ultraschalldiagnostik findet man ein stehendes Herz ohne jegliche muskuläre Aktion, was zu einem klinisch nachweisbaren Kreislaufstillstand führt.

Therapie:
- notfallmedizinisch: sofortige Reanimation* mit Korrektur reversibler Ursachen
- klinisch: je nach Ursache ggf. Herzschrittmacher* zur Rezidivprophylaxe.

asz<u>e</u>ndierend: engl. *ascending*. Aufsteigend.

Asz<u>i</u>tes *m*: engl. *ascites*; syn. Hydrops abdominis. Ansammlung von freier Flüssigkeit in der Bauchhöhle aufgrund einer Störung des Gleichgewichts zwischen portalvenösem Druck und Lymphproduktion einerseits und Lymphabstrom und kolloidosmotischem Druck* andererseits. Therapeutische Maßnahmen richten sich nach der Grunderkrankung.

Einteilung: Entsprechend dem Albumingradienten (AG), der sich aus der Differenz zwischen Serum- und Aszitesalbuminkonzentration ergibt
- Aszites mit AG ≥ 1,1 g/dl: 1. bei vaskulärer Genese infolge portaler Hypertension* (syn. portaler Aszites), Herzinsuffizienz 2. bei erniedrigtem onkotischen Druck infolge Hypalbuminämie* (Malabsorption, Malnutrition)
- Aszites mit AG < 1,1 g/dl: 1. maligne Genese, z. B. bei Peritonealkarzinose*, Pseudomyxom, Meigs*-Syndrom 2. entzündliche Genese, z. B. bei Tuberkulose, Chlamydien- oder Gonokokkeninfektion, eosinophiler Gastroenteritis, biliärer Erkrankung, Vaskulitis, Pankreatitis und eitriger Peritonitis* 3. bei extremem Eiweißverlust, z. B. nephrotisches Syndrom*
- Sonderformen: 1. Bakteraszites mit AG ≥ 1,1 g/dl und Nachweis bakterieller Kolonisation ohne wesentliche Entzündungsreaktion (< 250 Granulozyten/mm³) als Komplikation bei portalem Aszites 2. spontan bakterielle Peritonitis* mit AG ≥ 1,1 g/dl und Entzündungsreaktion (> 250 Granulozyten/mm³) als häufige Komplikation bei portalem Aszites 3. Aszites bei Peritonealdialyse* 4. chylöser Aszites (siehe Abb. 1), meist infolge von Lymphfistel oder Trauma 5. Cholaskos* infolge Galleleckage 6. hämorrhagischer Aszites durch Einblutung in vorbestehenden Aszites bei Peritonealkarzinose, Tuberkulose, Gerinnungsstörungen oder Verletzungen.

Diagnostik:
- Messung des zunehmenden Bauchumfangs (siehe Abb. 2)
- Perkussion (Dämpfung)
- abdominale Ultraschalldiagnostik* (siehe Abb. 3; Abdominalsonografie*), auch zum Nachweis kleiner Aszitesmengen sowie ätiologischer Zuordnung, z. B. duplexsonografisch z. B. Budd*-Chiari-Syndrom, VOD
- evtl. Parazentese* (insbesondere bei neu aufgetretenem oder aggraviertem Aszites zur Bestimmung von Zellzahl (Granulozyten), Albumin, Gesamteiweiß, Triglyzeriden (chylöser Aszites), Lipase (Pankreatitis, Pankreasfistel), Billirubin (Cholaskos), sowie zur zytopathologischen und mikrobiologischen Diagnostik.

Hinweis: Suprapubische Harnblasenpunktionen, PEG-Anlage und perkutane Leberpunktionen sind bei Aszites kontraindiziert.

Therapie: Je nach Form und Klinik
- bei Leberzirrhose Kochsalz- und Flüssigkeitsrestriktion, eiweißreiche Kost, Spironolacton, ggf. in Kombination mit Schleifendiuretika; cave: Hyponatriämie < 125 mmol/l, Verschlechterung der Nierenfunktion
- antibiotische Therapie bei spontan-bakterieller Peritonitis*
- bei therapierefraktärem portalem oder rezidivierendem Aszites: 1. Anlage eines transjugulären intrahepatischen portosystemischen Shunts* 2. ggf. therapeutische großvolumige Parazentese* (Aszitespunktion) mit Volumenersatz durch Humanalbumin 3. Implantation einer Aszitespumpe 4. inzwischen verlassene Methode: Anlage eines peritoneovenösen Shunts* (Denver-Shunt)
- ggf. Lebertransplantation*.

Aszitespumpe *f*: engl. *ascites pump*. Subkutan in die Bauchdecke implantierbare, batteriebetriebene Mikropumpe zur kontinuierlichen intravesikalen Aszitesdrainage. Als Alternative zur repetitiven Parazentese* bei (therapierefraktärem) Aszites* soll die Aszitespumpe zur Verbesserung der Lebensqualität beitragen. Siehe Abb.

Aszitespunktion *f*: engl. *ascites puncture*; syn. Peritonealpunktion. Punktion* zur Entleerung von Flüssigkeit aus der Bauchhöhle mit einer Kanüle oder einem Trokar*.

Vorgehen: Vorbereitung:
- Entleerung der Harnblase und ggf. Rasur an der Einstichstelle
- Messung, Markierung und Dokumentation des Bauchumfangs des Patienten
- Vorbereitung von Material zur Hautdesinfektion, Lokalanästhesie, Diagnostik und Wundverschluss.

Durchführung: Bevorzugter Einstichort ist der Übergang vom mittleren zum äußeren Drittel der gedachten Verbindungslinie zwischen Bauchnabel und vorderem oberem Darmbeinstachel (Spina iliaca anterior superior) des linken Beckenknochens. Punktiert wird in leichter Linksseitenlage des Patienten unter Kontrolle der Vitalzeichen*. Nach der Punktion wird eine Bauchbinde angelegt oder ein Sandsack auf die Punktionsstelle gelegt. Die Punktatmenge wird gemessen und das spezifische Gewicht festgestellt.

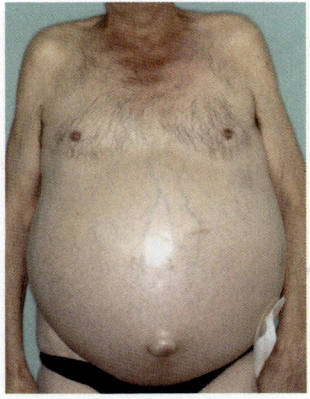

Aszites Abb. 2: Klinisches Bild bei ausgeprägtem Aszites. [132]

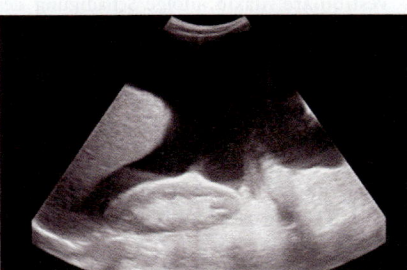

Aszites Abb. 3: Nachweis von Aszites im rechten Oberbauch; abdominale Ultraschalldiagnostik. [132]

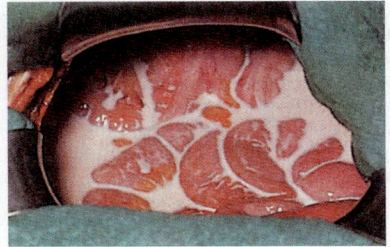

Aszites Abb. 1: Chylöser Aszites. (Operationssitus). [30]

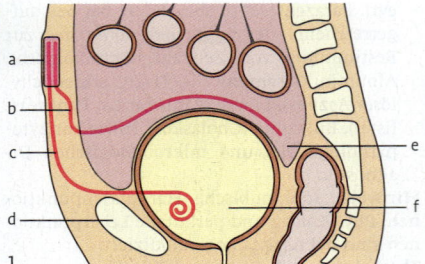 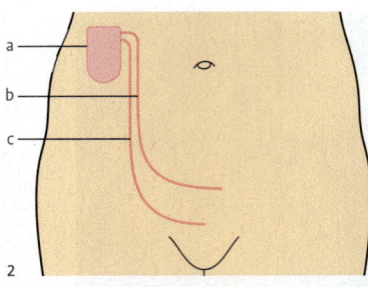

Aszitespumpe: Darstellung von lateral (1) und anterior (2); Drainage von Aszitesflüssigkeit durch subkutan in seitlicher Bauchregion implantierte Pumpe (a) über intraperitoneal im Douglas-Raum (e) platzierten Katheter (b) zur Ableitung (Katheter; c) in die Harnblase (f); Symphyse (d).

AT: Abk. für → Adenotomie
AT: Abk. für → Antithrombine
AT: Abk. für → Arbeitstherapie
AT: Abk. für → Austauschtransfusion
AT: Abk. für → Autogenes Training
ataktisch: engl. *ataxic*. Unregelmäßig.
Ataluren *n*: Orphan Drug zur oralen Behandlung einer zystischen Fibrose und Duchenne-Muskeldystrophie* mit erhaltener Gehfähigkeit (≥ 75 Meter ohne Gehhilfe im 6-Minuten-Gehtest) und Lebensalter ≥ 2 Jahre. Ataluren ermöglicht trotz Nonsense*-Mutation ein vollständiges Ablesen des Gens.
Ataraktika → Tranquilizer
Ataraxie *f*: engl. *ataraxia*. Zustand der Ausgeglichenheit und inneren Ruhe.
Ataxia teleangiectatica *f*; engl. *ataxia teleangiectasia*; syn. Louis-Bar-Syndrom. Autosomal-rezessiv erbliche Erkrankung mit Defekt in der Zellzykluskontrolle und DNA*-Reparatur (Doppelstrangbruchreparatur) sowie mit erhöhter Chromosomenbrüchigkeit, Heredo-Ataxien (siehe Ataxie*) und kombinierten Immundefekten mit assoziierten Merkmalen. Sie zählt zu den Phakomatosen*. Wichtige Frühsymptome sind okulomotorische Apraxie*, internukleäre Ophthalmoplegie und Fixationsnystagmus. Die Diagnosesicherung erfolgt molekulargenetisch, die Therapie ist symptomatisch.
Ataxie *f*: engl. *ataxia*. Störung der Koordination* von Bewegungsabläufen, meist infolge eines mangelhaften Zusammenspiels verschiedener Muskelgruppen (Asynergie*) und aufgrund falscher Abmessung von Zielbewegungen (Dysmetrie*). Klinisch zeigen sich unkontrollierte und zugleich überschüssige Bewegungen wie Stand- und Gangunsicherheit, Störungen der Augenbewegungen, Dysarthrie*, Dysdiadochokinese* und Intentionstremor*. Behandelt wird mit Physiotherapie.
Einteilung: Nach Lokalisation der Läsion:
– **zerebellare** Ataxie: **1.** z. B. bei Schlaganfall* oder degenerativen Erkrankungen des Kleinhirns*

– **sensible** (afferente) Ataxie: **1.** Vorkommen als Hinterstrangsymptom* bei Läsion der Hinterstrangbahnen des Rückenmarks (spinale Ataxie), z. B. bei funikulärer Myelose* oder Multipler Sklerose
– **vestibuläre** Ataxie infolge Schädigung des Vestibularapparats* (akuter Labyrinthausfall*)
– Ataxie bei Hydrozephalus* oder Läsionen der Hirnhemisphären (häufig in Kombination mit Gangapraxie und Apraxie*).

Klinik:
– Ataxie der Extremitäten mit Dysmetrie*, Asynergie*, Dysdiadochokinese*, kinetischem Tremor, Greifunsicherheit und Makrografie
– Standataxie (Verlust des Gleichgewichts durch Schwankung im Rumpf)
– Gangataxie (breitbeiniger Gang, ausfahrende bis schleudernde Bewegungen der Beine)
– Rumpfataxie* (Unvermögen frei zu sitzen)
– Störung der Augenbewegungen mit Nystagmus* und sakkadierter Blickfolge
– Dysarthrie

Therapie:
– bisher keine wirksame medikamentöse Therapie
– Besserung unter Riluzol bei zerebellären Ataxien
– spezifische Therapie bei bekannten Gendefekten, z. B.: **1.** Vitamin E bei Vitamin-E-Mangelataxie und Abetalipoproteinämie
– Physiotherapie (Koordinationstraining).

Ataxie, spinozerebellare *f*: engl. *spinocerebellar ataxia* (Abk. SCA). Autosomal-dominant erbliche, progrediente degenerative Ataxie* mit Kleinhirnatrophie* und ggf. extrazerebellarer Beteiligung. Nach Diagnosestellung durch MRT und molekulargenetische Untersuchung wird symptomatisch therapiert. **Ätiologie:**
– bisher 30 verschiedene Genloci beschrieben (SCA 1–8, SCA 10–28)
– bei 17 SCA-Formen verantwortliche Gene lokalisiert bzw. Mutationen identifiziert:

1. v. a. Trinukleotid-Repeat (z. B. bei SCA 3 verlängertes Cytosin-Adenin-Guanin-Repeat > 60-mal) **2.** z. T. auch Ionenkanalerkrankungen
– bei unbekanntem Gendefekt z. T. Verwendung der veralteten Bezeichnung ADCA
– häufigste Formen sind SCA 1, 2, 3 und 6.

Erkrankungsbeginn:
– bei SCA 1, 2 und 3 meist im 3. Lebensjahrzehnt
– bei SCA 6 im 5. Lebensjahrzehnt.

Ataxie, sporadische *f*: engl. *sporadic ataxia*. Sporadisch auftretende neurodegenerative Erkrankung unbekannter Ätiologie mit progressiver zerebellarer Ataxie* im Erwachsenenalter und z. T. auch extrazerebralen Begleitsymptomen. Nach Diagnosestellung durch MRT und Ausschluss anderer Ursachen wird symptomatisch therapiert.

AT$_1$-Blocker → AT1-Rezeptor-Antagonisten
ATC-Klassifikation *f*: engl. *ATC classification*; syn. **A**natomisch-**T**herapeutisch-**C**hemische Klassifikation. Einteilung von Wirkstoffen in verschiedene Gruppen anhand des Organsystems, auf das sie einwirken, sowie nach chemischen, pharmakologischen und therapeutischen Kriterien. Jedem Wirkstoff wird eine definierte Tagesdosis zugeordnet (defined daily dose). Das Deutsche Institut für Dokumentation und Information (DIMDI) veröffentlicht jährlich eine amtliche deutsche Fassung, um Kostenvergleiche von Arzneimitteln zu erleichtern.

ATD: Abk. für abdominaler Transversaldurchmesser → Fetometrie

Atelektase *f*: engl. *atelectasis*. Nicht entfalteter oder kollabierter Alveolarraum der Lunge, z. B. wegen Bronchialverschluss oder angeboren bei Säuglingen. Wegen des fehlenden Gasaustausches folgt bei großflächigem Befund Hypoxie. Kann das Lungengewebe nicht wiederbelüftet werden, muss es evtl. entfernt werden. Bleibt die Atelektase bestehen, drohen ödematöse Entzündungen, Fibrosierungen und Bronchiektasen.

Erkrankung: Formen und Ursachen:
– primäre (fetale oder angeborene) Atelektase
– sekundäre (erworbene) Atelektase: **1.** Resorptionsatelektase (siehe Abb. 1 und Abb. 2): Kollaps der Lunge durch Resorption der in den Alveolen enthaltenen Luft nach Verschluss der zuführenden Atemwege **2.** Kompressionsatelektase infolge eines Drucks von außen **3.** Kontraktionsatelektase infolge pulmonaler Fibrosierung (Vernarbung) **4.** Entspannungsatelektase durch Pneumothorax.

Klinik: Symptomlos, Beschwerden treten nur bei Komplikationen auf, z. B. Kurzatmigkeit bei Hypoxie.

Therapie:
– Wiederbelüftung des Lungenabschnitts durch kausale Therapie je nach Ursache, z. B.

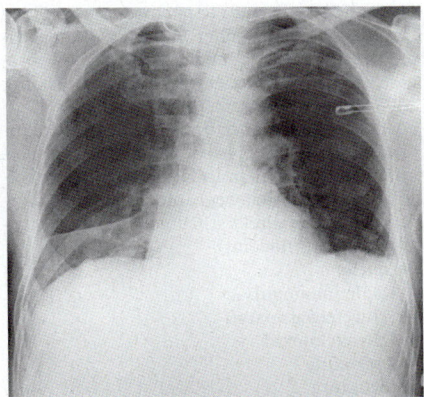

Atelektase Abb. 1: Mittellappenatelektase nach Speiserest-Aspiration; Zustand nach therapeutischer Speiserest-Entfernung: siehe Abb. 2. [99]

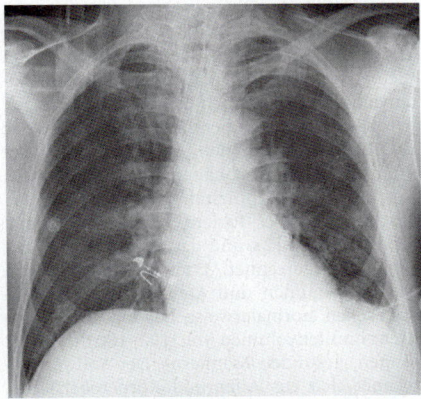

Atelektase Abb. 2: Zustand nach bronchoskopischer Speiserest-Entfernung (bei Mittellappenatelektase nach Speiserest-Aspiration; siehe Abb. 1) röntgenologisch keine Mittellappenatelektase mehr darstellbar. [99]

Entfernung eines Tumors, Fremdkörpers oder Sekretpfropfes
– physikalische Maßnahmen, z. B. Atemphysiotherapie mit tiefen Atemübungen oder regelmäßige Lagewechsel
– Behandlung der Sekundärinfektion
– evtl. chirurgische Resektion des betroffenen Lungenabschnittes bei chronischen Atelektasen.

Atemabhängiger Schmerz *m*: Schmerz, der sich beim Atmen verstärkt. Beispiele sind die akute Perikarditis*, bei der sich der retrosternale Schmerz bei tiefer Inspiration* verstärkt, die Pleuritis*, der Pneumothorax* und Rippenfrakturen* bzw. -prellungen.

Atemäquivalent *n*: engl. *ventilatory equivalent*; syn. Ventilationsäquivalent. Leistungsdiagnostisches Kriterium der Spiroergometrie* und Maß für die Atemökonomie. Es gibt die Menge an Luft an, die notwendig ist, um 1 l Sauerstoff ins Blut aufzunehmen bzw. Kohlendioxid abzugeben.

Atemantriebe *m pl*: engl. *respiratory stimuli*. Faktoren, die über ihre Wirkung auf das Atemzentrum in der Medulla oblongata zur Zunahme der Ventilation führen. Unterschieden werden rückgekoppelte und nicht rückgekoppelte Atemantriebe.
Einteilung:
– Rückgekoppelte Atemantriebe wirken über zentrale oder periphere Chemosensoren* und werden durch Zunahme der Ventilation wieder vermindert; Beispiele: 1. Erhöhung des arteriellen und zentralen CO_2-Partialdrucks*, vermittelt über Veränderung des Liquor-pH-Werts 2. Erhöhung der arteriellen Wasserstoffionenkonzentration, z. B. bei nicht respiratorischer Azidose 3. Verminderung des arteriellen Sauerstoffpartialdrucks*
– nicht rückgekoppelte Atemantriebe werden von der Zunahme der Ventilation nicht beeinflusst; Beispiele: 1. Schmerz 2. Emotion 3. Mitinnervation des respiratorischen Netzwerks bei körperlicher Arbeit.

Atemarbeit *f*: engl. *respiratory work*. Maß für geleistete Druck-Volumen-Arbeit, die während der Atmung* von den Atemmuskeln gegen viskose (Strömungs-, nichtelastische Gewebe- und Trägheitswiderstände) und elastische Widerstände (von Lunge und Thorax) überwiegend bei der Inspiration erbracht wird. Die physiologischerweise passive Exspiration benötigt nur bei forcierter Exspiration aktive Atemarbeit.
Bestimmung: Die Atemarbeit wird berechnet als Produkt aus intrapleuralem Druck und respiratorischer Volumenänderung. Mit der Lungenfunktionsprüfung kann Atemarbeit durch Flächenberechnung aus einem Druck*-Volumen-Diagramm (siehe Abb.) ermittelt werden.

Atembeutel → Handbeatmungsbeutel

Atembewegungen *f pl*: engl. *respiratory movements*; syn. Atemexkursionen. Sichtbare und tastbare Hebe- und Senkbewegungen von Brustkorb (Brustatmung*) und Bauchraum (Zwerchfellatmung*) bei Ein- und Ausatmung. Atembewegungen erfolgen durch die Atemmuskeln* und werden bei Bedarf durch atmungsunterstützende Mechanismen (Atemhilfsmuskeln) verstärkt.

Atemdepression *f*: engl. *respiratory depression*. Verminderung der Atemtätigkeit (Atemfrequenz* und Atemtiefe*) durch gestörte Atemre-

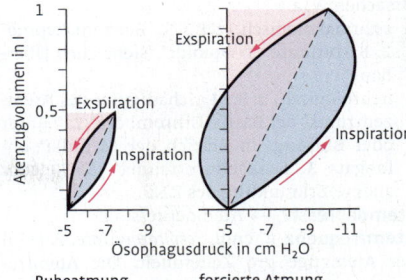

Atemarbeit: Die Fläche zwischen statischer (linearer) Druck-Volumen-Beziehung (gestrichelte Linie) und der Ordinate gibt die Atemarbeit zur Überwindung der elastischen Widerstände bei Einatmung (Inspiration) wieder (rotes Dreieck). Die Fläche innerhalb der dynamischen Druck-Volumen-Kurve (Atemschleife) repräsentiert die Atemarbeit gegen viskose Widerstände. Bei Ruheatmung liegt die Fläche der exspiratorischen Atemarbeit gegen visköse Atemwiderstände vollständig in der Fläche der während der vorangegangenen Inspiration zur Überwindung der elastischen Atemwiderstände gespeicherten Energie, die Ausatmung (Exspiration) kann daher passiv erfolgen. Bei forcierter Atmung reicht die gespeicherte Energie nicht mehr aus, auch bei der Exspiration wird nun Atemarbeit geleistet (blaue Fläche links der Ordinate).

gulation* mit mangelhafter Belüftung der Lunge und möglicher Hyperkapnie und Hypoxie als Folgen. Eine Atemdepression kann zum Atemstillstand* führen und erfordert in diesem Falle eine sofortige Reanimation*.
Ursachen:
– Bewusstseinsstörungen*, verursacht durch: 1. Medikamente (Sedativa*, Narkotika*) 2. erhöhten Hirndruck bei Schädelhirntraumata, intrazerebralen und subarachnoidalen Blutungen oder raumfordernden Hirntumoren (Hirnerkrankungen)
– zentraler Sauerstoffmangel
– massiver Kohlendioxidüberschuss (Hyperkapnie*; CO_2-Narkose)
– Unterkühlung des Körpers
– Erhöhung des pH-Werts des Bluts (metabolische Alkalose*).
Komplikationen:
– Sauerstoffmangel
– Atelektasen*
– Lungeninfekte.

Atemdepression, zentrale *f*: engl. *central respiratory depression*. Verminderte Ansprechbarkeit des Atemzentrums*. Eine zentrale Atemdepression ist UAW verschiedener Medikamente und kommt vor bei neurologischen Erkrankungen.

atemdepressiv

Ursachen: V. a.
- pharmakologisch, z. B.: **1.** Benzodiazepine* **2.** Barbiturate* **3.** Opioide* (siehe auch Überhang*)
- neurologisch, z. B.: **1.** Schädigung des Atemzentrums* bei Basilaristhrombose* **2.** Tumor oder Blutung im Bereich der Medulla* oblongata **3.** Schädelhirntrauma* (SHT) oder andere Erkrankung des ZNS.

atemdepressiv → Atemdepression

Atemfrequenz f: engl. respiratory rate. Anzahl der Atemzüge pro Zeiteinheit. Die Atemfrequenz nimmt beim gesunden Menschen mit steigendem Alter ab. Sie wird unwillkürlich über das Atemzentrum gesteuert und durch Atemreize* beeinflusst. Das Verhältnis von Pulsfrequenz* zu Atemfrequenz beträgt vom 3. Lj. an ca. 4 : 1. Siehe Tab.

Atemfrequenz: Ruhe-Atemfrequenz in Abhängigkeit vom Lebensalter.	
Lebensalter	Ruhe-Atemfrequenz
Frühgeborenes	50–60/min
Neugeborenes (reif geboren)	30–50/min
Säugling	20–40/min
Kleinkind	20–30/min
6 Jahre	18–24/min
Erwachsene	12–16/min

Atemgasanalyse f: engl. analysis of respiratory gases. Untersuchung der menschlichen Atemluft, z. B. die Messung der Konzentration von Kohlendioxid und Sauerstoff im Rahmen der Leistungsdiagnostik (Spiroergometrie). Möglich ist auch die Messung von anderen Gasen (z. B. CO, NO, H_2), Alkohol oder auch Markersubstanzen, die in Zukunft Hinweise auf Stoffwechsel- oder Tumorerkrankungen geben können.
Anwendungen: Atemgase in der Ausatemluft
- CO_2-Bestimmung zur Kontrolle der Lage eines Tubus oder Überwachung von Beatmungspatienten (Kapnometrie*)
- CO-Bestimmung bei Rauchern (bis 50 ppm, Nichtraucher bis 5 ppm)
- NO-Bestimmung bei Asthma* bronchiale (beim Asthma wird in stärkerem Maße als bei Gesunden in den entzündeten Bronchien Stickstoffmonoxid gebildet)
- H_2-Bestimmung, siehe Wasserstoff*-Exhalationstest.

Atemgase n pl: engl. respiratory gases. Für die Atmung* relevante Gase wie Sauerstoff (O_2), Kohlendioxid (CO_2), Stickstoff (N_2) und Edelgase. Die Atemgase in der Atemluft* werden mit Atemgasanalyse in der Spiroergometrie gemessen. Der Atemgasgehalt des arteriellen und venösen Blutes wird mithilfe der Blutgasanalyse* bestimmt.

Atemgasfraktionen f pl: engl. fractions of respiratory gases. Volumenanteile von Gasen (Sauerstoff, Kohlendioxid, Stickstoff und Edelgase) am inspiratorischen, alveolären und exspiratorischen Gasgemisch.
Referenzbereich: Unter STPD-Standardbedingung betragen die Atemgasfraktionen inspiratorisch ca. 20,9 % O_2, 0,03 % CO_2, 78,1 % N_2, 1 % Edelgase (v. a. Ar), alveolär ca. 14 % O_2, 5,6 % CO_2 sowie exspiratorisch ca. 16 % O_2 und 4 % CO_2.

Atemgeräusch, bronchiales n: syn. Bronchialatmen. Über den großen Bronchien auskultierbares Atemgeräusch. Es klingt wie das Trachealatmen lauter und schärfer als das Vesikuläratmen. Außerhalb von Trachea und Bronchien ist es pathologisch und weist auf eine Pneumonie* hin.

Atemgeräusch, tracheales n: Über der Trachea auskultierbares Atemgeräusch. Es klingt lauter und schärfer als das Vesikuläratmen aufgrund der Nähe zu lufthaltigem Gewebe.

Atemgeruch m: engl. breathing odor. Charakteristischer auffälliger Geruch ausgeatmeter Luft, auch bei geschlossenem Mund. Atemgeruch kann ein Hinweis auf eine zugrunde liegende Erkrankung sein wie z. B. schwere Lebererkrankungen oder eine Niereninsuffizienz* und auch zu sozialen Problemen führen. Abzugrenzen ist der Mundgeruch.
Ursachen:
- Erkrankungen des Atmungstrakts, z. B. Infektionen der oberen Atemwege, Bronchiektasen* (Aussackungen der Bronchien), Lungenabszesse (abgekapselte Infektionen der Lungen): Atemgeruch süßlich, nach Eiter riechend
- Erkrankungen des Verdauungstrakts*, z. B. Ösophagusdivertikel* (Aussackungen der Speiseröhre), Karzinome*, Verschluss des Magenausgangs, Ileus* (Darmverschluss)
- Hungerzustände und Insulinmangel bei unzureichend eingestelltem Diabetes* mellitus (gesteigerter Fettabbau): Atemgeruch obstartig (Acetongeruch)
- terminale Niereninsuffizienz* (endgültiges Nierenversagen): Atem mit Ammoniakgeruch
- schwere Lebererkrankungen: Atem mit frischem rohem Lebergeruch oder Lehmerdegeruch
- Arzneimittel, Vergiftungen, Nahrungs- und Genussmittel: Alkohol-, Nikotin-, Mentholgeruch.

Atemgifte n pl: engl. respiratory poisons. Substanzen mit erstickender Wirkung (Kohlendioxid*, Methan), Reiz- und Ätzwirkung (Nitrosegase, Ammoniak*) oder hemmender Wirkung auf Sauerstofftransport (Kohlenmonoxid*) und/oder Sauerstoffverwertung (Blausäure). Atemgifte werden inhalativ, oral, parenteral oder perkutan aufgenommen. Inhalative Atemgifte reizen die oberen Atemwege und können das Lungenparenchym direkt schädigen (Gefahr des toxischen Lungenödems).
Beispiele:
- Kohlenmonoxid
- Schwefelwasserstoff
- Schwefeldioxid
- Stickoxide
- Blausäure
- Ammoniak
- Nitrosegase
- Phosgen
- Chlor
- Ozon
- Isocyanate
- Lost (Senfgas).

Atemgrenzwert m: engl. maximum voluntary ventilation. Durch willkürliche Mehrventilation theoretisch maximal erreichbares Atemminutenvolumen*, das durch Spirometrie ermittelt wird. Der Parameter dient zur Verlaufskontrolle bei Erkrankungen der Atemmuskeln*. Der Atemgrenzwert ist abhängig von Alter, Größe, Geschlecht und Ethnizität.
Bestimmung: Der Patient ventiliert maximal für 6, 10 oder 12 s und das Ergebnis wird auf 1 min hochgerechnet. Dadurch steigern sich Atemzugvolumen und Atemfrequenz* bei Erwachsenen normalerweise auf ein maximales Atemminutenvolumen von 100–180 l/min (bei jungen, gesunden Männern). Der Sollwert errechnet sich aus Alter und Körperoberfläche, Sollvitalkapazität oder absoluter Einsekundenkapazität. Erniedrigte Werte werden bei Ventilationsstörungen* der Lunge gemessen.

Atemhilfsmuskulatur f: engl. auxiliary respiratory muscles; syn. Atemhilfsmuskeln. Muskeln, die bei forcierter Atmung (Auxiliaratmung) als Atemmuskeln* im weiteren Sinn aktiviert werden. Sie werden v. a. aktiviert bei Dyspnoe* oder bei Lähmung eines Teils der Atemmuskeln (im engeren Sinn), z. B. bei neuromuskulären Erkrankungen (Zwerchfellparese*, Guillain*-Barré-Syndrom, amyotrophische Lateralsklerose*) oder Querschnittläsion.
Einteilung:
- inspiratorische Atemhilfsmuskeln: Mm. scaleni, Mm. sternocleidomastoidei und Mm. pectorales; evolutionär (klinisch ohne Bedeutung) auch die Muskulatur der Alae nasi (Nasenflügeln*)

- exspiratorische Atemhilfsmuskeln: äußere Bauchmuskulatur.

Ateminsuffizienz f: engl. *respiratory insufficiency*. Versagen der Atmung mit Störung des Gasaustauschs im Organismus. Unterschieden werden einerseits Störungen der inneren Atmung* (Zellatmung) bei Anämie oder bei Intoxikation des Sauerstofftransportsystems (Kohlenmonoxidintoxikation*) sowie der Enzyme der Atmungskette (z. B. Blausäureintoxikation). Störungen der äußeren Atmung andererseits werden als respiratorische Insuffizienz* bezeichnet.

Atemlähmung f: engl. *respiratory paralysis*. Lebensbedrohlicher Ausfall der Atemtätigkeit, welcher sofortige Reanimationsmaßnahmen erfordert. Eine Atemlähmung führt zu Atemstillstand* (Apnoe*) und ohne unverzügliche Reanimation* und Beatmung* zu Hirnschäden (bedingt durch Sauerstoffmangel) oder Tod. Behandelt wird wie beim Atemstillstand*.

Formen:
- zentrale Atemlähmung: infolge Atemdepression* und Schädigung des Atemzentrums, z. B. durch: 1. Tumoren, Thrombosen* oder Blutungen im Bereich des verlängerten Rückenmarks (Medulla* oblongata) sowie Pathologien im Bereich des Großhirns (ICB, SAB, EDH, SDH etc.) 2. Arzneimittel (u. a. Anästhetika*, Opioide*): Hemmung der Ansprechbarkeit des Atemzentrums auf chemische Atemreize* (Liquor pH, paCO$_2$)
- periphere Atemlähmung: Lähmung der Atemmuskeln*, z. B. bei: 1. Rückenmarkverletzungen oberhalb des 4. Halswirbels (vgl. Querschnittläsion*) 2. neurologischen Erkrankungen (z. B. Myasthenia* gravis pseudoparalytica, Polyneuropathie*, Poliomyelitis*) 3. pharmakologischer Muskelrelaxation*.

Atemluft f: engl. *respiration air*. Gasgemisch, das geatmet wird. Der Volumenanteil jedes einzelnen Gases am Gesamtvolumen bestimmt seinen Teildruck (Partialdruck*). Die Anteile der Atemgase* bleiben in der Erdatmosphäre bis in eine Höhe von 100 km nahezu unverändert, die Anzahl der Gasmoleküle pro Volumen nimmt mit der Höhe stetig ab.

Atemluftbefeuchter m: engl. *respiratory humidifier*. Technische Vorrichtung an Beatmungsgeräten, welche bei intubierten Patienten die physiologische Anfeuchtung der Atemluft übernimmt. Atemluftbefeuchter gibt es in verschiedenen Ausführungen, z. B. HME*-Filter, Verdampfer* und Vernebler*.

Anwendung: Beispielsweise bei länger dauernder Beatmung* zur Vermeidung der Austrocknung der oberen und unteren Atemwege (siehe Abb.).

Atemmaske f: engl. *respiratory mask*; syn. Beatmungsmaske. Nasen- und Mundöffnung dicht umschließende Gesichtsmaske (Mund-Nasen-Maske, auch als Ganzgesichtsmaske) aus Kunststoff (Silikon) oder Gummi unterschiedlicher Größe und Form (z. B. Rendell-Baker-Maske) mit eingearbeitetem Anschlussstück für Handbeatmungsbeutel* oder Faltenschlauch (für Narkoseapparat bzw. Respirator*) bzw. speziellem Adapter zur fiberoptischen Intubation* in Narkose. Siehe Abb.

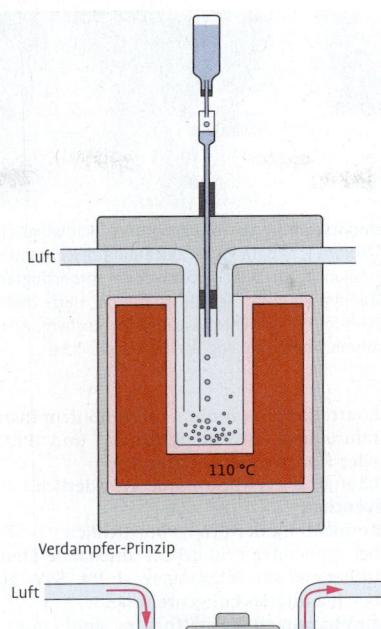

Verdampfer-Prinzip

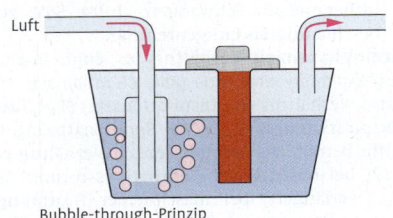

Bubble-through-Prinzip

Atemluftbefeuchter

Anwendung:
- Zur Atemtherapie* (z. B. CPAP*) bzw. Beatmung*, z. B. Nasenmaske für nichtinvasive Beatmung (NIV; siehe Biphasic* Positive Airway Pressure, Abb. dort) oder Maskenbeatmung* im Notfall: 1. Mund-Nasen-Maske: insbesondere für Patienten mit vorwiegender Mundatmung* (z. B. bei ausgeprägter Dyspnoe* oder Ventilationsstörung*) 2. NIV über Nasenmaske 3. bei Kontraindikation für Mund-Nasen-Maske (z. B. Hautläsion, für Passform schwierige Anatomie) ggf. Ganzgesichtsmaske 4. Mundmaske (für NIV nicht geeignet)
- im Rahmen einer Narkose* zur Präoxygenierung; Maskenbeatmung während Einleitung (sog. Zwischenbeatmung; cave: nicht bei Rapid Sequence Induction und Intubtion (RSII)) und bei Maskennarkose.

Atemmechanik f: engl. *breathing mechanics*. Zentral regulierte Tätigkeit der Atemmuskeln* im Zusammenspiel mit den Druckverhältnissen und dem elastischen Zustand der Lunge und des Brustkorbs. Atemmechanik dient der Lungenbelüftung und -entlüftung (Ventilation) zum Zweck des Gasaustauschs. Treibende Kraft ist der Luftdruckunterschied zwischen Lungenbläschen (Alveolardruck, intrapulmonaler Druck) und der Umwelt.

Atemminutenvolumen n: engl. *minute volume*; Abk. AMV. Luftvolumen, das in einer Minute ein- bzw. ausgeatmet wird. Das Atemminutenvolumen entspricht rechnerisch dem Produkt aus Atemzugvolumen und Atemfrequenz. Siehe Lungenvolumina*, Abb. dort.

Referenzbereich:
- Erwachsene: 1. in Ruhe ca. 7 l/min 2. unter 50 Watt Belastung 20–25 l/min 3. unter 100 Watt Belastung 40–45 l/min
- Kinder: ca. 150 ml/kg KG.

Atemmittellage → Atemruhelage

Atemmonitoring n: engl. *respiratory monitoring*. Automatische Überwachung von Atemfrequenz*, Atemtiefe* und Atemrhythmus insbesondere bei Patienten, die maschinell beatmet werden. Die Atembewegungen* werden über

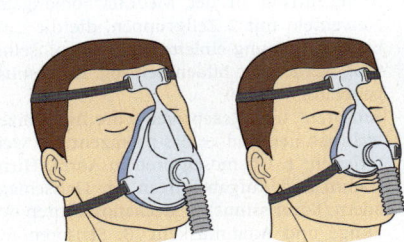 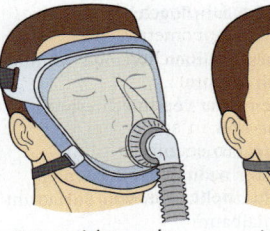 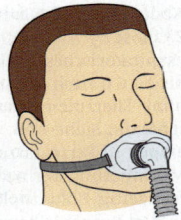

Mund-Nasen-Maske | Nasenmaske | Ganzgesichtsmaske | Mundmaske

Atemmaske: Unterschiedliche Atemmasken.

Atemmuskeln

die am Brustkorb des Patienten befestigten EKG*-Elektroden abgeleitet und über den Monitor (z. B. Respirationseinschub) umgewandelt, gemessen und optisch als Atemkurve dargestellt oder als Zahlenwert angegeben.

Atemmuskeln *m pl*: engl. *respiratory muscles*; syn. Atemmuskulatur. Muskeln, die bei Inspiration* eine aktive Vergrößerung und bei Exspiration* eine Verkleinerung des Innenraums des Thorax* bewirken. Neben den Musculi thoracis umfassen sie das Zwerchfell* und die Atemhilfsmuskeln.

Beteiligte Muskeln:
- Musculi thoracis: **1.** Mm. intercostales externi **2.** Mm. intercostales interni **3.** M. transversus thoracis **4.** Mm. subcostales
- Atemhilfsmuskeln: **1.** Mm. scaleni **2.** Mm. sternocleidomastoidei **3.** Mm. pectorales **4.** äußere Bauchmuskulatur
- Zwerchfell.

Atemmuster *n*: Nach Tiefe, Frequenz und Rhythmus der Atemzüge unterschiedene Formen der Atmung*. Wichtige pathologische Atemmuster sind die Cheyne*-Stokes-Atmung und Biot*-Atmung als Ausdruck des Atemzentrums* sowie die Kussmaul*-Atmung bei metabolischer Azidose.

Atemnotsyndrom des Neugeborenen *n*: engl. *infant respiratory distress syndrome* (Abk. IRDS); syn. Surfactantmangelsyndrom; Abk. ANS. Typisches klinisches Erscheinungsbild meist beim Frühgeborenen mit Tachy- und/oder Dyspnoe, d. h. Einziehungen und Nasenflügeln, Zyanose* und exspiratorischem Stöhnen. Ursache ist die verminderte Surfactantsynthese oder selten die verminderte Surfactantaktivität. Die Röntgenuntersuchung bestätigt die klinische Verdachtsdiagnose. Surfactantgabe, ggf. CPAP* und kontrollierte Beatmung sind notwendige Therapiemaßnahmen. **Häufigkeit:**
- ca. 1 % aller Neugeborenen
- < 28. SSW ca. 60 %
- 28.–34. SSW ca. 30 %
- > 34. SSW ca. 5 %.

Klinik:
- Tachypnoe mit einer Atemfrequenz > 60/min
- Dyspnoe mit Einziehungen des Thorax und Abdomens und Nasenflügeln
- Zyanose
- exspiratorisches Stöhnen, wenige Minuten bis zu 6 h nach Geburt
- ohne Therapie rasche Verschlechterung.

Diagnostik: Siehe Abb.
Therapie: In Perinatalzentrum:
- Minimierung der neonatalen Belastung
- frühzeitig Bolusapplikation von Surfactant* in den Bronchialbaum*
- Atemtherapie* mit CPAP je nach Schweregrad, ggf. endotracheale Intubation und kontrollierte Beatmung mit erhöhtem inspiratorischem Beatmungsdruck* und PEEP oder Hochfrequenzbeatmung
- häufig Langzeitbeatmung* erforderlich.

Prävention:
- Vermeidung der Frühgeburtlichkeit
- bei drohender Frühgeburt antenatale Steroidtherapie für Schwangere ab 24. SSW zur beschleunigten Lungenreifung.

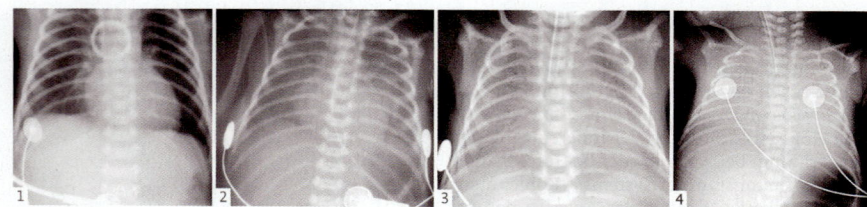

Atemnotsyndrom des Neugeborenen: Radiologische Einteilung:
1: Stadium I, feingranuläre Zeichnung der gesamten Lunge;
2: Stadium II, zusätzlich positives Aerobronchogramm;
3: Stadium III, zusätzlich Unschärfe der Herz- und Zwerchfellkonturen;
4: Stadium IV, verdichtetes Lungenparenchym, Auslöschen der Herz- und Zwerchfellkontur, positives Aerobronchogramm, sog. weiße Lunge. [195]

Atemphasenzeit-Verhältnis *n*: engl. *inspiratory-expiratory time ratio* (Abk. I:E ratio); syn. I:E ratio. Verhältnis von Inspirationszeit (T_{insp}) zur Exspirationszeit (T_{exp}). Bei Spontanatmung in Ruhe beträgt das Atemphasenzeit-Verhältnis ca. 1:2, bei obstruktiver Ventilationsstörung* ist T_{exp} verlängert, bei maschineller Beatmung* verwendet man nach Bedarf meist 1:2, bei Narkosebeatmung 1:1 bis 1:2. Vgl. Beatmungsdruck* (Abb. dort).

Atemregulation *f*: engl. *respiratory control*. Komplexes Zusammenspiel von nervalen Steuerungsmechanismen zur Anpassung der Atmung* an die wechselnden Bedürfnisse des Körpers. Die Atemregulation geschieht größtenteils unwillkürlich, aber die Atmung kann auch willkürlich beeinflusst werden (z. B. beim Sprechen und Singen).

Regulation: Bei der unwillkürlichen Atemregulation wirken zusammen:
- Atemzentrum in der Medulla* oblongata: Nervenfeld mit 2 Zellgruppen, die die Ein- bzw. Ausatmung einleiten und abwechselnd tätig werden; sie bilden den sog. Rhythmusgenerator
- Sensoren* und Rezeptoren*, die Atemreize* wahrnehmen und an das Atemzentrum weiterleiten: **1.** Chemosensoren in Aorta, Hirnstamm und Aufgabelungen der Halsschlagadern (Karotissinus) **2.** Mechanosensoren der Lunge und Atemmuskeln* **3.** Sensoren für die Tiefensensibilität des Bewegungssystems **4.** Thermosensoren der Haut **5.** Hormon-Rezeptoren
- Einflüsse aus höheren Arealen des Zentralnervensystems bei Emotionen* oder Reflexen wie Husten, Niesen, Gähnen und Schlucken.

Atemreize *m pl*: engl. *respiratory stimuli*; syn. Atemantrieb. Faktoren, die eine Zunahme der Belüftung der Lungen (Ventilation*) bewirken. Die Atemregulation* erfolgt unwillkürlich über das Atemzentrum und wird durch Atemreize beeinflusst (moduliert). Unterschieden werden rückgekoppelte und nicht rückgekoppelte Atemreize.

Formen:
- rückgekoppelte Atemreize: **1.** wirken über zentrale und periphere Sensoren und werden durch die Zunahme der Belüftung selbst wieder vermindert (negative Rückkopplung) **2.** Sensoren führen eine Gasanalyse von Blut und Liquor* cerebrospinalis durch **3.** wichtigster Atemreiz ist der Anstieg des Partialdrucks* von Kohlendioxid, registriert wird auch der Abfall des Sauerstoffpartialdrucks sowie der pH*-Wert
- nicht rückgekoppelte Atemreize wie Schmerz wirken nach Zunahme der Ventilation weiter.

Atemreserve *f*: engl. *respiratory reserve*. Differenz zwischen Atemgrenzwert* und Atemminutenvolumen* in Ruhe.

Atemruhelage *f*: engl. *resting expiratory position*; syn. Atemmittellage. Zustand des Atemapparats am Ende einer normalen Exspiration, dabei befinden sich die elastischen Rückstellkräfte von Lunge und Thorax im Gleichgewicht. In Atemruhelage entspricht das intrapulmonale Luftvolumen der funktionellen Residualkapazität, der intrapulmonale Druck ist gegenüber dem Umgebungsdruck gleich Null, der intrapleurale Druck ist negativ.

Atemschutzmaske *f*: engl. *respirator*. Maske zum Schutz vor gesundheitsschädlichen Schwebepartikeln einschließlich aerogen übertragener Krankheitserreger. Atemschutzmasken sind

Atemschutzmaske: Klassifikation von Halbmasken.		
Klasse	Gesamtleckage	Einsatzbereich
FFP-1	max. 25%	– Schutz vor ungiftigen und nicht-fibrogenen Stäuben – Überschreitung des Arbeitsplatzgrenzwertes für die entsprechenden Schadstoffe darf höchstens 4-fach sein.
FFP-2	max. 11%	– Schutz vor gesundheitsschädlichen und fibrogenen Stäuben, Rauch und Aerosolen – Überschreitung des Arbeitsplatzgrenzwertes für die entsprechenden Schadstoffe darf höchstens 10-fach sein
FFP-3	max. 5%	– Schutz vor gesundheitsschädlichen, giftigen und fibrogenen Stäuben sowie Rauch und Tröpfchenaerosolen – Empfohlen bei Umgang mit Krankheitserregern (Viren, Bakterien) sowie mit kanzerogenen und radioaktiven Stoffen – Überschreitung des Arbeitsplatzgrenzwertes für die entsprechenden Schadstoffe darf höchstens 30-fach sein – Empfohlen für den Umgang mit (potenziell) Corona-Infizierten

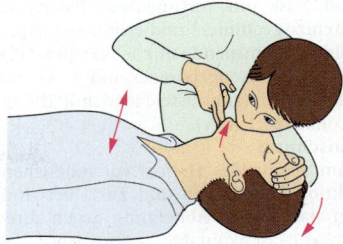

Mund-zu-Mund-Beatmung beim Erwachsenen

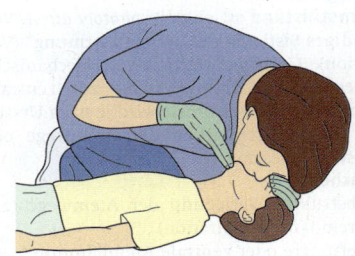

Mund-zu-Mund-Beatmung beim Kind

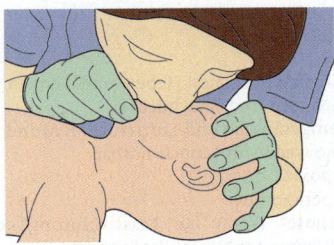

Mund-zu-Mund-Nase-Beatmung beim Säugling

in verschiedenen Schutzklassen verfügbar und bedecken Mund und Nase (Halbmaske) oder das komplette Gesicht (Vollmaske). Gemäß der Technischen Regeln für Biologische Arbeitsstoffe (TRBA 250) sind Atemschutzmasken Teil des Arbeitsschutzes*.

Formen:
- Vollmaske: 1. bedeckt das gesamte Gesicht und dichtet es gegenüber der Außenluft ab 2. verfügt über Atemfilter, um die eingeatmete Luft zu reinigen 3. das Abatmen erfolgt über ein Ausatemventil 4. Einsatz v. a. im militärischen Bereich 5. medizinisch wenig relevant
- Halbmaske: 1. bedeckt Mund und Nase, teilweise auch noch das Kinn 2. Einsatz u. a. im Krankenhaus, Rettungswesen und an Arbeitsplätzen, an denen der Arbeitsplatzgrenzwert* (AGW) lungengängiger Schadstoffe überschritten wird 3. verfügbar mit verschiedenen Partikel- und Gasfiltern sowie Staubfiltern (FFP-Masken).

Klassifikation Halbmasken: Gemäß der europäischen Norm (EN 149) werden partikelfiltrierende Halbmasken in drei Kategorien unterteilt. Die Einteilung erfolgt nach der sog. Gesamtleckage. Diese beruht auf dem Filterdurchlass, den undichten Auflagestellen an Gesicht und Nase und der Leckage am Ausatemventil, sofern ein solches vorhanden ist. Die erforderliche Schutzstufe (FFP1, FFP2 oder FFP3; FFP für filtering facepiece) muss anhand der Gegebenheit des jeweiligen Einsatzortes ausgewählt werden. Ein fester Sitz der Atemschutzmaske ist wichtig, um die Dichtigkeit und somit die Funktionstüchtigkeit zu gewährleisten. Siehe Tab.

Tragedauer und Wiederverwendbarkeit: FFP-Masken sollten aus hygienischen Gründen nur einmalig und maximal 8 Stunden lang getragen werden. Sind FFP-2- und FFP-3-Masken mit der Zusatzbezeichnung „R" (reusable) versehen, dürfen sie nach Desinfektion und Austausch der Filter wiederverwendet werden. Bei Masken mit Atemventil empfiehlt das Bundesministerium für Arbeit und Soziales eine maximale Tragedauer von 120 Minuten und bei Masken ohne eine Tragedauer von max. 75 Minuten. Danach ist eine Erholungszeit von 30 Minuten einzuhalten, da der erhöhte Atemwiderstand beim Ausatmen zu einer Erschöpfung der Lunge führt.

Hinweis: Die Atemschutzmaske ist nicht mit einem herkömmlichen Mundschutz gleichzusetzen. Ein Mundschutz bietet keinerlei zusätzliche Filterfunktion gegenüber Staubpartikeln oder luftgängigen Krankheitserregern. Er dient in erster Linie dazu, eine Krankheitsübertragung vom Träger auf Andere zu verhindern. Näheres siehe Mundschutz*.

Atemspende f: engl. rescue breathing. Notfallmäßige Beatmung* bei unzureichender oder vollständig fehlender Spontanatmung* (Atemstillstand* oder Schnappatmung*) oder bei Herz*-Kreislauf-Stillstand. Dabei insuffliert der Atemspender dem Patienten die ausgeatmete Luft via Mund oder Nase. Siehe Abb.

Vorgehen: Durchführung:
- Säubern der Mundhöhle (Blut, Erbrochenes, Fremdkörper), herausnehmbaren Zahnersatz entfernen, wenn dieser nicht festsitzt
- Freimachen der Atemwege durch Überstrecken des Kopfes und Anheben des Kinns (siehe Esmarch*-Heiberg-Handgriff)

Atemspende

- 1 s lang Insufflation der eigenen Ausatemluft (FiO_2 ca. 16%; siehe auch Atemgasfraktionen*) bis zur sichtbaren Thoraxhebung
- beim Erwachsenen über den Mund bei zugehaltener Nase des Patienten (Mund-zu-Mund-Beatmung) oder über die Nase (Mund-zu-Nase-Beatmung; dabei Mund zuhalten) oder falls vorhanden über ein Tracheostoma*
- anschließend Entweichenlassen der Luft vor der nächsten Insufflation
- Beatmungsfrequenz 8–10/min (cave: Hyperventilation vermeiden)
- auch unter Verwendung eines Pharyngealtubus* möglich
- bei Säuglingen (Kopf in neutraler Position, Kinn angehoben; meist Mund-zu-Mund-Nase-Beatmung) und Kleinkindern über Mund

Atemstillstand

und Nase mit verringertem Tidalvolumen (Atemzugvolumen) und erhöhter Frequenz
- initiale Atemspende mit 1–1,5 s pro Tidalvolumen, bei Neugeborenen mit 2–3 s pro Tidalvolumen (zur ausreichenden Blähung der neonatalen Lunge).

Eigenschutz:
- zum Schutz des Helfers vor möglichen Infektionskrankheiten und zur Überwindung der natürlichen Abneigung gegen direkten Mund-/Nasenkontakt Atemspende auch über spezielle Erste-Hilfe-Beatmungsmasken möglich.

Atemstillstand *m*: engl. *respiratory arrest*. Vollständiges Sistieren der äußeren Atmung* (Ventilation). Ursachen reichen von mechanischer Verlegung der Atemwege bis zur zentralen Atemlähmung. Behandelt wird je nach Ursache z. B. durch Freimachen der Atemwege oder künstliche Beatmung.

Ursachen:
- obstruktiv: Verlegung der Atemwege (z. B. Fremdkörperaspiration)
- periphere oder zentrale Atemlähmung*
- häufig auch kombiniert
- Vorkommen auch im Rahmen der postnatalen Adaptation* als Zeichen neonataler Unreife.

Klinik:
- kein rhythmisches Heben und Senken von Brustkorb und Bauchdecke
- Atemgeräusche und Luftstrom an Mund und Nase weder fühl- noch hörbar
- Hypoxie*
- Hyperkapnie*
- Zyanose* (kann bei Massivblutung* oder Kohlenmonoxidintoxikation* fehlen).

Diagnostik: Atmungskontrolle (Dauer < 10 s; sog. Sehen, Hören, Fühlen; siehe Abb.) nach Freimachen und unter Freihalten der Atemwege (überstreckter Kopf, angehobenes Kinn,

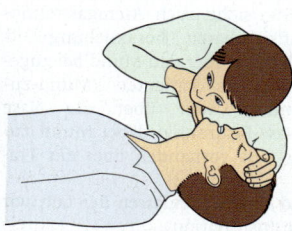

Atemstillstand: Atmungskontrolle; Ohr des Ersthelfers über Mund-Nase-Bereich des Patienten mit Blickrichtung des Ersthelfers tangential auf Thorax zur Sichtkontrolle (Detektion thorakaler Atembewegung des Patienten), während der Ersthelfer zeitgleich die ausströmende Luft des Patienten hören und fühlen kann.

engl. *chin lift*, vgl. Esmarch*-Handgriff, Abb. dort).

Therapie:
- sofortiges Freimachen und Freihalten der Atemwege
- bei anhaltendem Atemstillstand Beatmung* (assistierte oder kontrollierte Beatmung; bei fehlenden Hilfsmitteln als Atemspende*)
- ggf. Atemantriebsstimulation durch taktile Reizung (v. a. Fußsohlen, Rücken) bei Säuglingen und Frühgeborenen (in Bauchlage mit 15° Oberkörperhochlagerung, Koffein systemisch und CPAP* nasal)
- ggf. Reanimation* (BLS bzw. ACLS).

Atemstoßtest → Tiffeneau-Test

Atemstromstärke *f*: syn. Atemstrom. Menge an bewegtem Atemvolumen (l/s) während der Inspiration und Exspiration. Die Atem-Stromstärke ist bei Mundatmung höher als bei Nasenatmung und dient klinisch der Diagnose von obstruktiven Atemwegserkrankungen*.

Atemtest → Alkoholbestimmung

Atemtest → Kohlenstoff-13-Atemtest

Atemtherapie *f*: engl. *respiratory therapy*. Konservative und apparative Verfahren zur Besserung oder Aufrechterhaltung der Atemfunktion. Wichtigste Indikationen sind bronchopulmonale Erkrankungen wie chronische Bronchitis, Bronchiektasen*, zystische Fibrose, ferner Thorax- und Wirbelsäulendeformitäten sowie respiratorische Insuffizienz* im Rahmen der kontrollierten Beatmung.

Formen:
- konservativ im Rahmen der Physiotherapie: 1. Atemschulung 2. Bewegungstherapie 3. physikalische Therapie: Klopfmassage, Vibration, PEP (positive expiratory pressure), Mobilisation bzw. Lagerung
- apparativ (bzw. pharmakologisch): 1. Aerosoltherapie* 2. CPAP*-Beatmung (continuous positive airway pressure) 3. kontrollierte Beatmung*.

Atemtiefe *f*: engl. *tidal air*; syn. Atemzugvolumen. Atemqualität, die dem Volumen eines Atemzugs entspricht. Die Luftmenge, die pro Atemzug eingeatmet wird (Atemzugvolumen), beträgt in Ruhe beim Erwachsenen 400–600 ml. Abweichungen von der Norm sind Hyperpnoe* und Hypopnoe*.

Atemtrainer *m*: engl. *respiratory trainer*. Gerät zur Einübung einer anhaltenden maximaltiefen, langen und gleichmäßigen Einatmung (Inspiration). Der Atemtrainer wird zur Ventilationssteigerung und Atelektasenprophylaxe (Pneumonieprophylaxe*) eingesetzt.

Vorgehen: Patient sitzt in aufrechter Position und atmet durch das Mundstück des Gerätes ein und aus. Bei atemflussorientierten Geräten müssen je nach Modell 1–3 Bälle mehrere Sekunden lang in der Schwebe gehalten werden

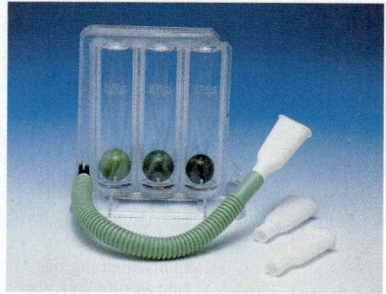

Atemtrainer [158]

(siehe Abb.). Bei volumenorientierten Geräten muss der Indikator mehrere Sekunden im vorgegebenen Grenzbereich schweben. Das Atemtraining ist mehrmals täglich zu wiederholen.

Atemübungen *f pl*: engl. *respiratory exercise*. Übungen zur Verbesserung der Wahrnehmung des körperlichen Empfindens während des Atmens und zur gezielten Beeinflussung der Atemtätigkeit. Atemübungen sind Bestandteil verschiedener körperorientierter Verfahren, z. B. autogenes* Training, Achtsamkeitsübungen* und Atemtherapie*.

Atemventil → PEEP-Ventil

Atemwege *m pl*: engl. *airways*; syn. Respirationstrakt. Im engeren Sinn die anatomischen Strukturen, welche die Luft durch den Körper leiten, ohne sie zu resorbieren. Diese reichen von der Nase* bis zu den Bronchien. Im klinischen Sprachgebrauch werden jedoch auch die Lungenalveolen*, in denen der Gasaustausch* stattfindet, zu den Atemwegen gezählt.

Einteilung:
- obere Atemwege (oberer Respirationstrakt): 1. Nasenhöhle* (Cavitas nasi) 2. Nasennebenhöhlen* (Sinus paranasales): Stirnhöhle (Sinus* frontalis), Kieferhöhle (Sinus* maxillaris), Keilbeinhöhle (Sinus* sphenoidalis) und Siebbeinzellen (Cellulae ethmoidales) 3. Rachen (Pharynx*)
- untere Atemwege (unterer Respirationstrakt): 1. Kehlkopf (Larynx*) 2. Luftröhre (Trachea*) mit ihrer Gabelung, der Bifurcatio tracheae 3. Hauptbronchien (Bronchi principales) 4. Segment*-Bronchien (Bronchi segmentales) 5. Bronchiolen (Bronchioli) 6. Alveolargänge (Ductuli alveolares) 7. Lungenbläschen (Lungenalveolen*).

Atemwegsdruck → Beatmungsdruck

Atemwegserkrankungen, obstruktive *f pl*: engl. *obstructive airways diseases*. Sammelbezeichnung für Erkrankungen des bronchopulmonalen Systems mit obstruktiver Ventilationsstörung*. Sie sind gekennzeichnet durch einen erhöhten Atemwegswiderstand, beispielsweise durch Sekrete oder Fremdkörper in den Atemwegen, gestörter Gewebearchitektur (Emphysem) oder Verdrängung der luftleitenden Wege (Tumor). Die wichtigsten obstruktiven Atemwegserkrankungen sind Asthma* bronchiale und COPD.

Atemwegshilfsmittel *n*: engl. *airway aid*. Sammelbezeichnung für Hilfsmittel zum Freihalten der Atemwege im Rahmen der Atemwegssicherung* (Atemwegsmanagement*).
Formen:
- endotracheal: Endotrachealtubus* (Goldstandard)
- extraglottisch: **1.** Larynxmaske* **2.** Larynxtubus* **3.** Kombinationstubus.

Atemwegsinfektion *f*: engl. *respiratory tract infection*. Sammelbezeichnung für Infektionen der oberen und unteren Atemwege* wie Rhinitis, Sinusitis, Nasopharyngitis oder Bronchitis und Pneumonie.

Atemwegsmanagement *n*: engl. *management of the airway*; syn. Airway management. Algorithmus zur Sicherung der Vitalfunktion* Atmung. Dies geschieht durch Freimachen und Freihalten der Atemwege (Atemwegssicherung*) zur Gewährleistung einer suffizienten Spontanatmung* und ggf. auch durch Beatmung* des Patienten. Die (präoperative) Evaluation der oberen Atemwege ist für das Management des schwierigen Atemwegs von herausragender Relevanz.

Atemwegssicherung *f*: engl. *maintainance of airway patency*. Gewährleistung einer suffizienten Oxygenierung und Respiration als eine der Kernkompetenzen der Anästhesiologie. Die Atemwegssicherung erfolgt durch das Freimachen und Freihalten der Atemwege. Je nach Situation wird dafür ein entsprechender Algorithmus zum Atemwegmanagement durchgeführt. Das Vorgehen erfolgt nach Eskalationsstufen und Rückfallebenen.

Atemwegswiderstand *m*: engl. *airway resistance*; syn. Resistance. Strömungswiderstand in den Atemwegen, den der Luftstrom bei der Atmung überwinden muss. Bei obstruktiven Atemwegserkrankungen* ist der Atemwegswiderstand erhöht. Bestimmt wird er mittels Ganzkörperplethysmografie* oder Oszillometrie*. Referenzwerte liegen bei < 3,0 cm H_2O/l/s (0,3 kPa/l/s), abhängig von Alter und Körpergewicht.

Atemzeitvolumen *n*: engl. *breathing time volume*. Luftvolumen, das pro Zeiteinheit (Atemminutenvolumen*) geatmet wird.

Atemzentrum *n*: engl. *respiratory center*. In der Formatio reticularis der Medulla oblongata gelegenes Netzwerk von Neuronen, deren oszillierendes Aktivitätsniveau bei retrograder Hemmung und anterograder Aktivierung oder Disinhibition zu einer rekurrent kreisenden Erregung führt, die Rhythmus und Automatie der Atmung* bestimmt.

Atemzugvolumen → Atemtiefe
Atemzugvolumen → Lungenvolumina

Atenolol *n*: Antihypertensivum und Antiarrhythmikum (Klasse II) aus der Gruppe der kardioselektiven Beta*-Blocker, das die Bindung von Adrenalin* und Noradrenalin* an Beta-1-Rezeptoren hemmt und somit negativ inotrop, chronotrop und dromotrop wirkt. Atenolol kommt p. o. zum Einsatz bei funktionellen Herz-Kreislauf-Beschwerden, arterieller Hypertonie*, KHK, Angina* pectoris und Tachyarrhythmien*.

ATG: Abk. für → Antithymozytenglobulin

Athelie → Amastie

Atherektomie *f*: engl. *atherectomy*. Exzision atheromatösen Materials aus Arterien. Eine Atherektomie kann offen als gefäßchirurgischer Eingriff oder interventionell durchgeführt werden, je nach Indikation ggf. in Kombination mit einer Ballonangioplastie* und/oder Implantation eines Stents*.

atherogen: engl. *atherogenic*. Arteriosklerotische Gefäßveränderungen fördernd.

Atherom [Angiologie] *n*: engl. *atheroma*. Bezeichnung für eine atherosklerotische Plaque, Näheres siehe Arteriosklerose.

Atherom [Dermatologie] *n*: syn. Talgzyste. Bezeichnung verschiedener benigner Zysten* der Haarfollikel (Follikelretentionszysten) und der Talgdrüsen, die durch eine Verstopfung des Ausführungsganges entstehen. Unterschieden werden infundibuläre Zysten (Epidermiszysten, Milien*, Steatokystome) und Isthmus-Zysten (Tricholemmzysten). Bei Entzündung oder bakterieller Superinfektion werden Atherome inklusive Atheromhülle chirurgisch exzidiert.
Vorkommen:
- Kopfhaut (Tricholemmzysten)
- Ohren
- Gesicht
- Rücken
- Skrotum.

Atherosklerose *f*: engl. *arteriosclerosis*; syn. Arteriosklerose. Wichtigste und häufigste pathologische Veränderung der Arterien* mit Verhärtung, Verdickung, Elastizitätsverlust und Lumeneinengung. In der Folge kommt es zu Durchblutungsstörungen* (pAVK, Karotisstenose, KHK, Schlaganfall*) in betroffenen Gebiet. Präventive Maßnahmen, z. B. Nikotinkarenz und Behandlung eines Bluthochdrucks, beeinflussen Auftreten und Schwere der Arteriosklerose positiv.

Nomenklatur: In der Pathologie* wird die Atherosklerose der Arteriosklerose untergeordnet. Diese umfasst zusätzlich die Arteriolosklerose* und die Mönckeberg*-Sklerose. Im klinischen Sprachgebrauch werden Arteriosklerose und Atherosklerose meist synonym verwendet.

Ätiologie: Zahlreiche exogene und endogene Noxen und Erkrankungen als auslösende bzw. aktivierende (atherogene) Faktoren (kardiovaskuläre Risikofaktoren*), u. a.
- arterielle Hypertonie, Diabetes* mellitus, Adipositas*, Nikotinkonsum, metabolisches* Syndrom*, Bewegungsmangel
- Alter, männliches Geschlecht
- Stoffwechselfaktoren, z. B. Hyperlipidämie* (erhöhte Lipoprotein*(a)-Spiegel), erhöhter LDL-Spiegel und verminderter HDL-Spiegel, Hyperhomozysteinämie.

Pathologie: Pathogenese:
- Schädigung der arteriellen Intima mit endothelialer Dysfunktion*, dadurch Einstrom von LDL
- oxidiertes LDL induziert die Sezernierung von Chemokinen*: diese ermöglichen die Zelladhäsion von Monozyten*
- Einwanderung von Monozyten in die Intima und Differenzierung zu ortsständigen Makrophagen*, welche Wachstumsfaktoren* und Zytokine* bilden
- Aufnahme der Makrophagen von LDL über Apo-B-Rezeptoren und von stark oxidiertem LDL über Scavenger*-Rezeptoren: es folgt eine intimale Entzündungsreaktion, nachfolgend sind auch Myozyten der Media betroffen
- Umwandlung der mit Cholesterol überladenen Makrophagen zu Schaumzellen (Xanthomzellen*), sie bilden histologisch sichtbare ‚fatty streaks'
- Anreicherung von Lipiden und Detritus in der Intima durch untergehende Schaumzellen
- Proliferation und Migration von glatten Muskelzellen in der Intima, diese bilden Extrazellulärmatrix
- Einwanderung von Lymphozyten*, die zusammen mit Makrophagen eine Entzündungsreaktion unterhalten
- konsekutiv Verdickung der Arterienwand und Stenose* (siehe Abb. 1)
- im Verlauf Kalzifizierung der Läsion.

Arteriosklerotische Plaque: Sie liegt in der Intima und wölbt sich in das Lumen vor. Sie besteht aus:
- einem Kern von Lipiden (hauptsächlich Cholesterin* und Cholesterinester), die sich durch untergehende Schaumzellen anreichern
- einer fibrösen Kappe aus Extrazellulärmatrix, die von eingewanderten glatten Muskelzellen gebildet wird
- Monozyten, Makrophagen, glatten Muskelzellen, Lymphozyten und weiterer Extrazellulärmatrix.

Athetose

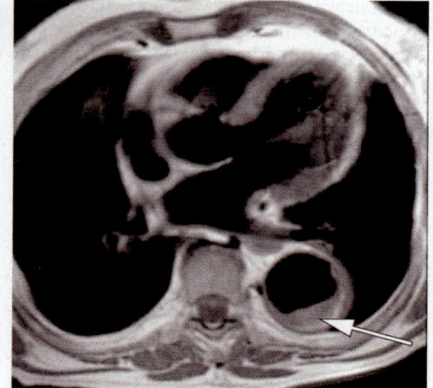

Atherosklerose Abb. 1: Ausgedehnte Plaquebildung in der abdominalen Aortenwand (MRT). [127]

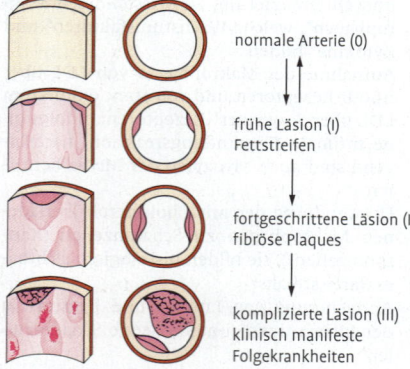

Atherosklerose Abb. 2: Stadieneinteilung nach WHO.

Plaqueruptur:
– Freisetzung von Plaque-Inhalten, die als Embolus* (z. B. Cholesterinembolus) ein Gefäß in der Peripherie verstopfen können
– Thrombosierung rupturierter Plaques führt zu einer weitergehenden Stenose.

Histologie: Einteilung in Stadien (WHO) (siehe Abb. 2).
Klinik: Arterielle Durchblutungsstörung*, je nach Lokalisation z. B.
– koronar (KHK)
– zerebral (zerebrale Durchblutungsstörung*, vertebrobasiläre Durchblutungsstörung*)
– peripher (pAVK)

Komplikation: Akuter Arterienverschluss (z. B. Herzinfarkt*, kritische Extremitätenischämie*, Schlaganfall*) durch Plaqueruptur oder -erosion und Thrombosierung in der Folge.

Prävention: Frühzeitiges Ausschalten bzw. Reduktion atherogener Noxen und kardiovaskulärer Risikofaktoren (evtl. Rückbildung der Frühstadien).

Athetose f: engl. *athetosis*. Funktionsbeeinträchtigung des extrapyramidalen Systems mit langsamen, bizarr geschraubten Bewegungen v. a. an den distalen Extremitätenabschnitten, evtl. mit Hyperextension oder Subluxation*. Athetose tritt sowohl auf bei willkürlichen als auch bei unwillkürlichen Bewegungen. Siehe Abb. **Vorkommen:** häufig in Kombination mit anderen (auch iatrogenen) extrapyramidalen Bewegungsstörungen (extrapyramidale Symptome*), z. B. als Choreoathetose*, Athétose* double oder Spätdyskinesie*. **Ätiologie:** Schädigung von Putamen*, Nucleus* caudatus oder Globus* pallidus, z. B. infolge Kernikterus* bei prolongiertem Icterus neonatorum, nach intrazerebraler Blutung*, Hypoxie* oder ischämischem Schlaganfall* (häufig einseitig als Hemiathetose) oder infolge Intoxikation*.

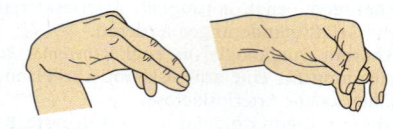

Athetose

Athétose double f: engl. *double athetosis*; syn. Hammond-Syndrom. Beidseitig auftretende Athetose*, v. a. bei frühkindlichem Hirnschaden, z. B. durch Kernikterus*.

Atlantoaxialgelenk n: engl. *atlanto-axial joint*. Unteres Kopfgelenk, das den Atlas* mit dem Axis* verbindet. Das Atlantoaxialgelenk ermöglicht das Drehen des Kopfes. Die Densspitze wird durch verschiedene Bänder in der Grube des vorderen Atlasbogens zentriert.
Einteilung:
– **mittlerer, unpaariger Anteil: 1.** Articulatio atlantoaxialis mediana zwischen Dens axis und Fovea dentis des vorderen Atlasbogens **2. Hilfsstrukturen:** Ligg. alaria, Lig. apicis dentis, Lig. cruciforme atlantis, Membrana tectoria
– **seitlicher, paariger Anteil:** Articulatio atlantoaxialis lateralis zwischen den unteren Gelenkflächen des Atlas und oberen Gelenkflächen des Corpus axis.

Atlantookzipitalgelenk n: engl. *atlantooccipital joint*; syn. Articulatio atlantooccipitalis. Paarige gelenkige Verbindung zwischen dem 1. Halswirbel (Atlas*) und dem Hinterhauptsbein (Os* occipitale). Das Atlantookzipitalgelenk ist ein Teil des Kopfgelenks und ist als Eigelenk an Extension (Streckung) und Flexion (Beugung) sowie Seitneigungen beteiligt.

Hilfsstrukturen: Die Gelenkkapsel wird durch bandartige Faserzüge verstärkt.
– Membrana atlantooccipitalis anterior (Lig. atlantooccipitalis anterius)
– Membrana atlantooccipitalis posterior (Lig. atlantooccipitalis posterius).
Zusätzliche Stabilität gewährleistet das Lig. cruciforme atlantis.
Funktion:
– Seitneigung des Kopfes
– Nickbewegungen (Extension und Flexion).

Atlas m: Oberster Halswirbel (HWK 1). Der ringförmige Atlas besitzt im Gegensatz zu den übrigen Wirbeln keinen Wirbelkörper. Er besteht aus Arcus anterior und Arcus posterior sowie der beidseits diese Bögen verbindenden Massa lateralis. Der Atlas verbindet die Schädelbasis mit dem zweiten Halswirbelkörper (Axis*).

Atlasfraktur f: engl. *fracture of the atlas*. Fraktur des 1. Halswirbels (Atlas*), oft kombiniert mit Verletzung des 2. Halswirbels (Axis), z. B. mit einer Dens*-axis-Fraktur (Instabilität zwischen 1. und 2. Halswirbel, Gefahr der Atlas-Luxation). Betroffene zeigen schmerzhafte Bewegungseinschränkung, Schiefhals, Verletzung der A. vertebralis (30%) und hohe Rückenmarksschädigung bis zum Querschnitt (mit Atemlähmung!).
Ursachen: Vor allem durch axiale Kräfte, z. B. beim Kopfsprung, dabei wirken die Hinterhaupt-Kondylen (Gelenkmassive des Hinterhauptbeins) direkt auf den knöchernen Atlas.
Einteilung: (Gehweiler-Klassifikation)
– Typ I: isolierte Fraktur des vorderen Atlasbogens
– Typ II: isolierte Fraktur des hinteren Atlasbogens
– Typ III: kombinierte Fraktur von hinterem und vorderem Atlasbogen (Jefferson*-Fraktur)
– Typ IV: Fraktur der Massa lateralis
– Typ V: Fraktur des Processus transversus
Weiteres Therapiekriterium: Riss des Lig. transversum atlantis mit Instabilität.
Therapie:
– stabile unverschobene Frakturen (Typ I, II): **1.** konservativ mit spezieller Orthese **2.** bei Ruptur des Lig. transversum Halo Fixateur externe oder operative Stabilisierung
– Frakturen Typ III (Jefferson) mit seitlicher Verschiebung immer operativ, z. B.: **1.** transorale Reposition **2.** Osteosynthese nach HARMS **3.** Fusion vom Hinterhaupt bis zum 2. Halswirbel.

Atmung f: engl. *respiration*. Biologischer Prozess, bei dem Sauerstoff (O_2) aufgenommen, zu jeder Körperzelle transportiert und anschließend für sauerstoffabhängige Stoffwechselprozesse verbraucht wird. Dabei wird Energie in

Form von ATP gespeichert. Im Gegenzug entstehen Wasser (H_2O) und Kohlendioxid (CO_2) als Abbauprodukte, wobei CO_2 aus dem Körper entfernt werden muss.

Einteilung: Äußere und innere Atmung:
- **äußere Atmung** (Lungenatmung, Respiration): Gastransport und Gasaustausch von Sauerstoff und Kohlendioxid zwischen Organismus und Umwelt: **1. Ventilation:** Belüftung der Lungenalveolen im Wechsel von Inspiration* und Exspiration*; Steuerung durch Atemzentrum und Sensoren in den großen Gefäßen **2. Perfusion:** der Ventilation regional angepasste Durchblutung der Alveolarkapillaren; Euler*-Liljestrand-Reflex **3. Diffusion:** Sauerstoffaufnahme und Kohlendioxidabgabe über die alveolokapilläre Membran*; Gasaustausch durch Konzentrationsgefälle **4. Konvektion** (Strömungsbewegung): Sauerstoff-Transport im Blutstrom des arteriellen Kreislaufsystems zu jeder Körperzelle
- **innere Atmung** (Zellatmung, Gewebeatmung): sauerstoffabhängige Stoffwechselprozesse in der Zelle, die der Bereitstellung von Energie in Form von ATP dienen.

Atmung, inverse f: engl. *inverted breathing*; syn. thorakoabdominale paradoxe Atmung. Passive paradoxe maximale Brustkorbbewegungen ohne ausreichende Lungenbelüftung. Betroffene zeigen eine Bauch-Vorwölbung bei Senkung des Brustkorbs während der ineffektiven Einatmung sowie ein Einziehen des Bauchs mit Brustkorb-Hebung während der ineffektiven Ausatmung. Bei paradoxer Atmung besteht ein funktioneller Atemstillstand*, Atemgeräusche fehlen. Der Patient zeigt Todesangst.

Klinik: Der Patient hat Panik und akute Todesangst, ist agitiert und unternimmt maximale Atemanstrengungen. Die Haut ist blau-rot gefärbt (Zyanose*).

Ursachen:
- maximale Zwerchfellkontraktion bei hochgradiger Ermüdung der Atemmuskulatur oder Atemwegsobstruktion im Bereich von Larynx oder Trachea, z. B. durch: **1.** Fremdkörper (Fremdkörperaspiration*, Bolusobstruktion*) **2.** Ödem **3.** Laryngospasmus
- reine Zwerchfellatmung bei peripherer (Teil-)Atemlähmung* durch hochthorakale bis tiefzervikale Querschnittläsion*.

Atmung, paradoxe f: engl. *paradoxical respiration*. Störung der physiologischen (synchronen und symmetrischen) Atembewegungen* von Thorax* und Abdomen* im Sinne gegensinniger (widersprüchlicher, asynchroner, asymmetrischer) Atemexkursionen.

Formen:
- thorakale paradoxe Atmung (sog. Brustwandflattern, Flatterbrust, engl. *flail chest*): inspiratorische Einwärts- und exspiratori-

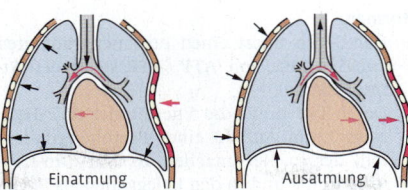

Atmung, paradoxe: Thorakale paradoxe Atmung mit Mediastinalflattern und Pendelluft bei thorakaler Instabilität durch einseitige, mehrfragmentäre Rippenserienfraktur.

sche Auswärtsbewegung eines pathologisch beweglichen Thoraxwandanteils durch (meist mehrfragmentäre) Rippenserienfrakturen* mit Pendelluft* (siehe Abb.) und damit respiratorischer Insuffizienz* (entsteht primär durch eine vermehrte Atemarbeit und meist schmerzbedingt eingeschränkter Sekretmobilisation erst im Verlauf von 2-3 Tagen)
- diaphragmale paradoxe Atmung: inspiratorische Senkung der gesunden und Hebung der kranken Zwerchfellhälfte bei Phrenikusparese* im Rahmen einer perioperativen Verletzung, z. B. bei Herzoperationen, oder eines hohen Querschnitts (Tetraplegie*)
- thorakoabdominale paradoxe Atmung: siehe inverse Atmung*
- Wechsel von Zwerchfellatmung und thorakaler Atmung (sog. respiratorischer Alternans) meist bei zentralnervöser Störung.

Atmung, periodische f: engl. *periodic respiration*. Atmung mit abwechselnd auftretenden mehreren tiefen Atemzügen und darauf folgender kurzer apnoischer Pause als Zeichen einer Regelabweichung des bulbären Atemzentrums*. Diese Form der Atmung ist meist pathologisch (Biot*-Atmung oder Cheyne*-Stokes-Atmung). Beim Neugeborenen findet sie sich auch als normale Atmung im Schlaf.

Atmungskette f: engl. *respiratory chain*. In Mitochondrien* lokalisiertes Multienzymsystem mit verschiedenen Redoxsystemen, das die Übertragung von Reduktionsäquivalenten und Elektronen auf Sauerstoff mit Energiegewinn in Form von ATP koppelt (siehe oxidative Phosphorylierung*). Toxische Hemmstoffe der Atmungskette sind Rotenon, Amytal, Antimycin A, Cyanide (Blausäureintoxikation), Kohlenmonoxid (Kohlenmonoxidintoxikation*) und Azid.

Reaktionsgleichung: $NADH + H^+ + 1/2\,O_2 \rightarrow H_2O + NAD^+$, $\Delta G° = -220\,kJ/mol$.

Atmungskettenphosphorylierung → Phosphorylierung, oxidative

ATNR: Abk. für → Nackenreflex, asymmetrisch tonischer

Atom n: Aus Elektronen, Neutronen und Protonen bestehender Baustein der Materie. Das Atom besitzt die typischen chemischen Eigenschaften des betreffenden Elements* und ist mit physikalischen Methoden weiter in Elementarteilchen* zerlegbar. Dabei gehen die elementtypischen Eigenschaften verloren.

Atonia uteri → Uterusatonie

Atonie f: engl. *atonia*. Schlaffheit, Erschlaffung infolge fehlender Gewebespannung.

atonische Blutung → Blutung, peripartale

atonische Blutung → Uterusatonie

Atopie f: engl. *atopy*. Polygen vererbte genetische Prädisposition für verschiedene klinische Manifestationen der Überempfindlichkeitsreaktion (wie atopisches Ekzem*, exogen-allergisches Asthma* bronchiale und Urtikaria*) vom Soforttyp (Typ I der Allergie*). Betroffen sind ca. 10–15 % der Bevölkerung in unterschiedlich starker Ausprägung.

Pathogenese:
- Dominieren einer über TH2-Zellen (T*-Helferzellen) gesteuerten Immunantwort mit entsprechend verstärkter IL-4/IL-13-Produktion und Überreaktion des IgE-abhängigen Immunsystems mit Mediatorenfreisetzung aus Mastzellen nach Bindung von Allergen-spezifischen IgE-Molekülen an deren FcεRI-Rezeptoren
- chronische Entzündung mit Infiltration von TH1-Zellen und Makrophagen.

Atopie-Patch-Test m: engl. *atopy patch test*; syn. Aeroallergen-Patch-Test. Bei Säuglingen und Kleinkindern angewandter nichtinvasiver Epikutantest*. Getestet werden in Vaseline gelöste Allergene, die zu Typ I- Überempfindlichkeitsreaktionen führen (Tierhaar- und Haus-

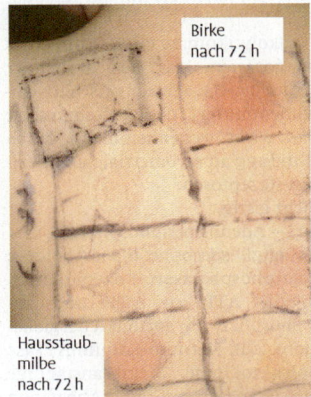

Atopie-Patch-Test: Ekzemreaktion 72 h nach Atopie-Patch-Test mit Hausstaubmilben- bzw. Birkenpollenallergenen bei einem Kleinkind. [206]

Atopie-Stigmata

stauballergie, Heuschnupfen, Nahrungsmittelallergie). Der Test gilt als positiv, wenn sich 48–72 h später ein Ekzem bildet. Die Reproduzierbarkeit der Ergebnisse ist strittig. Siehe Abb.

Atopie-Stigmata n pl: syn. Atopie-Stigma. Befunde, die auf das Vorliegen einer Atopie* hinweisen. Während im engeren Sinne nur Hauterscheinungen gemeint sind, können auch Laborbefunde oder genetische Prädisposition hierzu gezählt werden. Stigmata sind allein nicht beweisend für das Vorliegen einer Atopie.

Beispiele:
- Haut, u. a.: **1.** Hertoghe-Zeichen **2.** Ichthyosis-Hand (Minimalform) **3.** doppelte Lidfalte (Dennie-Morgan-Falte) **4.** Xerodermie **5.** Beugeekzem **6.** Windeldermatitis **7.** weißer Dermografismus* **8.** akute Urtikaria* **9.** Pruritus*
- Erkrankungen: **1.** Pollinosis, Rhinitis allergica **2.** Asthma* bronchiale.

Labor: Erhöhung des IgE.

atopische Dermatitis → Ekzem, atopisches

Atopobium vaginae n: Grampositives kokkoides unbewegliches sporenloses und obligat anaerobes Stäbchenbakterium (vgl. Bakterienklassifikation*), welches kein Bestandteil der physiologischen Scheidenflora ist. Bei bakterieller Vaginose* hingegen wird es oftmals im Vaginalsekret gefunden und ist aufgrund einer natürlichen Resistenz gegen Metronidazol* ein häufiger Grund für Therapieversagen.

Atorvastatin n: Lipidsenker* aus der Gruppe der HMG*-CoA-Reduktase-Hemmer (Statine), der bei Hypercholesterolämie das Risiko eines kardiovaskulären Ereignisses, z. B. eines Herzinfarkts*, senken kann. Atorvastatin senkt die Konzentration an Gesamtcholesterol, LDL*-Cholesterol und Triglyceriden* im Blutplasma. Es kann Leberfunktionsstörungen und Muskelschmerzen auslösen, selten bis hin zur Rhabdomyolyse*.

Atosiban n: Tokolytikum aus der Gruppe der Oxytocin*-Antagonisten, das bei drohender Frühgeburt in der 28.–34. Schwangerschaftswoche zur Wehenhemmung (Tokolyse*) eingesetzt wird. Atosiban wirkt wehenhemmend durch kompetitive Bindung an myometriale und deziduale Oxytocin-Rezeptoren.

atoxisch: Nicht giftig.

ATP: Abk. für → Adenosintriphosphat

ATPasen f pl: engl. adenosine triphosphatases; syn. **A**denosin**tri**phosph**at**asen. Enzyme (EC 3. Hydrolasen*), die ATP zu ADP und anorganischem Phosphat* (P_i) spalten (energieliefernde Reaktion), z. B. Natrium-Kalium-ATPase und Phosphofruktokinase. Membranständige ATPasen katalysieren den Auf- oder Abbau von ATP und transportieren Teilchen (Ionen, kleine Moleküle, Proteine) durch Zell- oder Organellenmembranen.

Formen:
- Der F-Typ nutzt einen Protonengradienten zur Synthese von ATP (ATPase in der Atmungskette).
- Der P-Typ nutzt die Energie der ATP-Hydrolyse zum Aufbau eines Protonengradienten, der in den Nervenzellen als Natrium-Kalium-Pumpe und in den Belegzellen als Protonen-Kalium-Pumpe wirkt.
- Der V-Typ generiert ebenfalls einen Protonengradienten unter Hydrolyse von ATP, wodurch in Vesikeln und Vakuolen der Import von Molekülen ermöglicht und der pH-Wert reguliert werden kann.

ATP-Synthasen f pl: engl. adenosine triphosphate synthases; syn. ATP-S. Enzyme (EC 3. Hydrolasen*), die aus ADP und anorganischem Phosphat (P_i) mit der protonenmotorischen Kraft ATP (Adenostriphosphate) synthetisieren (Energiebereitstellung) oder die ATP-Hydrolyse zur Generierung eines Protonengradienten nutzen. ATP-Synthasen sind Transmembranproteine und kommen in der prokaryotischen Plasmamembran, eukaryotischen inneren Mitochondrienmembran und in der Thylakoidmembran pflanzlicher Chloroplasten vor.

ATRA: Abk. für engl. all-trans retinoid acid → Retinoide

Atracuriumbesilat n: Acetylcholin-Rezeptor-Antagonist aus der Gruppe der nicht depolarisierenden, peripheren Muskelrelaxanzien mit Stereoisomerie zu Cisatracuriumbesilat. Atracuriumbesilat kommt zum Einsatz während der Narkose bei Operationen und bei endotrachealer Intubation und Beatmung, um die Toleranz für den Endotrachealtubus* zu erhöhen.

Atransferrinämie f: engl. atransferrinemia. Erworbener oder angeborener (dominant erblicher) Mangel an oder Fehlen von Transferrin* im Serum. In der Folge kommt es durch eine Eisentransportstörung zu einer normo- bis hypochromen Anämie (Eisenmangelanämie*) und zu einer vermehrten Eisenablagerung (Hämosiderose*) in Leber, Milz, Pankreas, Nieren und Herzmuskel.

Atraumatisches Nahtmaterial n: syn. atraumatische Nadel. Chirurgische Nadeln und Fäden, die das Gewebe beim Nähen maximal schonen. Die Nadeln sind fest mit dem Faden (ohne Öse) verbunden (armiert), der Faden besitzt eine glatte Oberfläche (monofil, einfädig) und ist nicht geflochten (polyfil).

Atresia auris congenita → Gehörgangsatresie

Atresie [Embryologie] f: engl. atresia. Angeborener Verschluss von Hohlorganen oder natürlichen Körperöffnungen, z. B. Gynatresie*, Darmatresie*, Ösophagusatresie*, Choanalatresie* und Gallengangatresie*.

Atresie [Ovar] f: syn. Follikelatresie. Physiologischer Untergang von Follikeln im Ovar* (fetal, postnatal* oder während der Menarche*).

AT1-Rezeptor-Antagonisten m pl: engl. AT_1 receptor antagonist; syn. AT_1-Rezeptor-Antagonist. Antihypertensiva* mit kompetitiver Hemmung von Angiotensin* II am AT_1-Rezeptor, wodurch die vasokonstriktorischen Effekte von Angiotensin II verhindert werden.

Vertreter:
- Azilsartanmedoxomil
- Candesartan*
- Eprosartan
- Irbesartan*
- Losartan*
- Valsartan*
- Olmesartan*
- Telmisartan*.

Indikationen:
- essenzielle Hypertonie
- Herzinsuffizienz in Kombination mit Diuretika* und herzwirksamen Glykosiden.

Nebenwirkungen:
- Kopfschmerz
- Schwindel
- Kreislaufstörung und Blutdruckabfall
- Exanthem*
- Eosinophilie*.

atriale Dehnungs-Sensoren → Gauer-Henry-Reflex

atrialer Druck → Herzzyklus

atriale Tachykardie → Vorhoftachykardie

atrialis: engl. atrial. Den Vorhof (im engeren Sinn des Herzens) betreffend, atrial.

Atrialisation → Ebstein-Anomalie

Atrioseptektomie → Blalock-Hanlon-Operation

atrioventrikulär: engl. atrioventricular. Zwischen Herzvorhof* und Herzkammer* gelegen bzw. beide betreffend, z. B. Atrioventrikularknoten*, Atrioventrikularklappen*.

Atrioventrikularklappen f pl: engl. atrioventricular valves; syn. AV-Klappen. Herzklappen zwischen Vorhöfen und Kammern (Mitralklappe* im linken und Trikuspidalklappe* im rechten Herzen), die während der Kammerkontraktion einen Blutrückstrom aus den Kammern in die Vorhöfe verhindern. Durch den Schluss der AV-Klappen zu Beginn der Systole entsteht der 1.* Herzton.

Aufbau und Lokalisation:
- Trikuspidalklappe (Valva atrioventricularis dextra) im rechten Herzen, bestehend aus 3 Klappensegeln
- Mitralklappe (Valva atrioventricularis sinistra) im linken Herzen, bestehend aus 2 Klappensegeln (daher auch der Name Bikuspidalklappe).

Die AV-Klappen liegen im Ostium atrioventriculare zwischen Vorhof (Atrium) und Herzkammer (Ventrikel):
- Die Klappenbasis ist an einem bindegewebigem Ring (Anulus* fibrosus) am Ostium atrioventriculare befestigt.

- Die freien Ränder der Klappensegel sind über Sehnenzüge (Chordae tendineae) der Papillarmuskeln an der Ventrikelwand befestigt.

Die Befestigung über die Chordae tendineae verhindert, dass die Klappensegel während der Systole* in den Vorhof umschlagen und es zu einem Blutrückstrom aus dem Ventrikel in den Vorhof kommt.

Funktion: Regulation des Blutflusses im Herzen während unterschiedlicher Phasen der Herzaktion:
- Systole: in der Anspannungsphase Schluss der AV-Klappen, sobald der Kammerdruck höher ist als der Druck in den Vorhöfen.
- Diastole: in der Füllungsphase Öffnung der AV-Klappen, sobald der Druck in der Herzkammer geringer ist als der Druck in den Vorhöfen.

Atrioventrikularknoten *m*: engl. *atrioventricular node*; syn. AV-Knoten. Teil des Erregungsleitungssystems des Herzens zwischen Sinusknoten und His-Bündel. Bei einem Ausfall des Sinusknotens kann der AV-Knoten einspringen und einen Ersatzrhythmus* generieren (sekundärer Schrittmacher).
Anatomie: Der AV-Knoten liegt im Koch-Dreieck im Septum interatriale des rechten Vorhofs. Während der Sinusknoten die Erregung mit ca. 0,5 m/s zum AV-Knoten sendet, verlangsamt sich die Fortleitung im AV-Knoten auf 0,05 m/s. Dadurch wird die Erregungsleitung zwischen Vorhof und Kammer um ca. 60–120 ms verzögert. Durch diese Verzögerung kann der Vorhof vor der Kammer kontrahieren, wodurch die Kammern mit Blut gefüllt werden.

Atrioventrikular-Reentry-Tachykardie → WPW-Syndrom

Atriumseptumdefekt *m*: engl. *atrial septal defect*; syn. Vorhofseptumdefekt; Abk. ASD. Angeborener Defekt des Septum interatriale mit atrialem Links-Rechts-Shunt. Der isolierte Defekt betrifft ca. 7 % der angeborenen Herzfehler*. Betroffene erleiden in schweren Fällen häufige pulmonale Infekte und eine Rechtsherzinsuffizienz. Ein Vorhofseptumdefekt wird echokardiografisch nachgewiesen und quantifiziert. Behandelt wird interventionell oder operativ.
Pathophysiologie: Atrialer Links-Rechts-Shunt durch unterschiedliche diastolische Dehnbarkeit (Compliance) der Ventrikel (rechts > links) beim diastolischen Bluteinstrom aus den Vorhöfen (siehe Abb.), wobei das Shuntvolumen v. a. von der Defektgröße abhängt. Es resultiert eine Volumenbelastung des rechten Ventrikels und des Lungenkreislaufs mit sekundären Gefäßveränderungen im Sinne einer Eisenmenger*-Reaktion. Eine Shuntumkehr erfolgt in der Regel nur bei großen Shuntvolumina und erst im Erwachsenenalter.

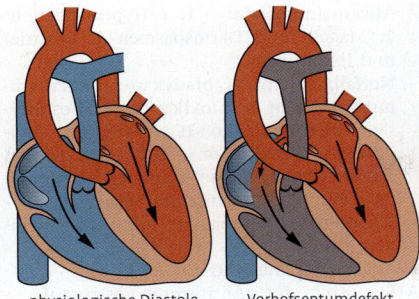

physiologische Diastole   Vorhofseptumdefekt

Atriumseptumdefekt: Atrialer Links-Rechts-Shunt; pulmonale Hyperperfusion in der Folge.

Klinik:
- rezidivierende pulmonale Infekion (Bronchitis, Pneumonie) infolge Lungenstauung und Belastungsdyspnoe
- unter Umständen Zeichen der rechtsventrikulären Herzinsuffizienz*
- häufig sog. Herzbuckel* mit hebenden rechtsventrikulären Pulsationen
- im Kindesalter oft völlig asymptomatisch (selbst große ASD).

Therapie:
- kleine Vorhofseptumdefekte (< 5 mm) bedürfen meist keiner Therapie. Sie verschließen sich in 80 % der Fälle in den ersten 4 Lj spontan.
- bei symptomatischen Patienten oder Volumenbelastung des rechten Herzens mit Shuntvolumina > 30–40 % interventioneller oder operativer Defektverschluss: **1.** bei ASD II meist interventioneller Verschluss mit einem Schirmchen (Okkluder) **2.** bei den übrigen Defekten operativer Verschluss durch direkte Naht oder Patch*-Plastik, offen oder minimalinvasiv (siehe minimal-invasive Chirurgie*) mit extrakorporaler Zirkulation **3.** bei Mitralklappenspalt (ASD I) mit Verschluss **4.** bei Sinus-venosus-Defekt operativ mit Tunnel aus autologem Perikard* (Lungenveneneinmündung unter dem Tunnel durch den ASD in den linken Vorhof geleitet).

Prognose: Bei erfolgreichem interventionellen oder operativen Verschluss sehr gute Prognose mit normaler Lebenserwartung.

Atropa belladonna → Tollkirsche

Atrophia gyrata *f*: engl. *gyrate atrophy*. Seltene chorioretinale Dystrophie mit Nachtblindheit*, konzentrischer Gesichtsfeldeinengung und Sehschärfeminderung. Die Diagnose wird gestellt bei charakteristischem Augenhintergrund* und Hyperornithinämie. Therapiert wird durch Reduktion der Plasmaornithinkon-

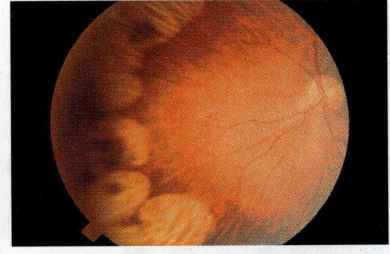

Atrophia gyrata: Augenhintergrund mit girlandenförmigen Atrophiearealen. [133]

zentration im Rahmen einer argininarmen Diät, in Einzelfällen auch durch Pyridoxin. Siehe Abb.
Ätiologie: Autosomal-rezessiv erbliche Mutation im Gen für das mitochondriale Matrixenzym Ornithin-delta-Aminotransferase (OAT) mit Genlocus 10q26.

Atrophia nervi optici → Optikusatrophie

Atrophie *f*: engl. *atrophy*. Verkleinerung eines Organs oder Gewebes aufgrund einer verminderten Zellfunktion. Pathologisch-anatomisch unterscheidet man zwischen der einfachen Atrophie mit volumetrischer, reversibler Verkleinerung der Zellen (Hypotrophie), der numerischen Atrophie mit Abnahme der Zellzahl (Hypoplasie) bei gleichem Volumen der Einzelzelle und Kombinationen (volumetrisch-numerische Atrophie).

Ursachen:
- physiologische Atrophie: z. B. Altersatrophie, puberale Thymusinvolution
- pathologische Atrophie: **1.** generalisiert, z. B. metabolisch (Kachexie*, schwere Verlaufsform der chronischen Ernährungsstörung des Säuglings oder andere Mangelernährung) oder endokrin bedingt (Hypophysenvorderlappen-Insuffizienz) **2.** lokalisiert, z. B. infolge Ischämie*, Kompression (Druckatrophie), oder Inaktivitätsatrophie* oder Innervationsatrophie bei zerebralen bzw. nervalen Schäden.

Atrophie, horizontale *f*: engl. *horizontal atrophy*; syn. Höhenabbau. Gleichmäßiger horizontaler Abbau der Alveolenwand an allen Zähnen. Ursache sind Zahnbetterkrankungen. Röntgenologisch sind auf einer Ebene, die mehr oder weniger senkrecht zu den Zahnachsen verläuft, Kuppen aller interdentalen Knochensepten sichtbar. Siehe Abb.

Atrophie, vertikale *f*: engl. *vertical atrophy*. Trichterförmiger Abbau der Alveolenwand bei marginalen Zahnbetterkrankungen. Röntgenologisch sichtbar sind dreieckige durchscheinende Abbaubereiche, die apikalwärts gerichtet sind. Siehe Abb.

Atrophodermia idiopathica Pasini-Pierini

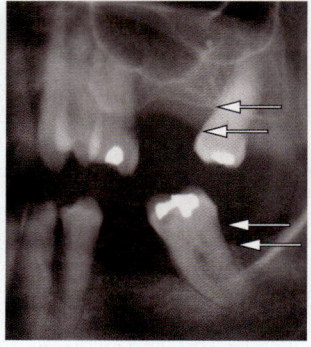

Atrophie, horizontale: Ober- und Unterkieferzähne mit Knochenhöhenverlust (Markierung) des Alveolarkamms. [42]

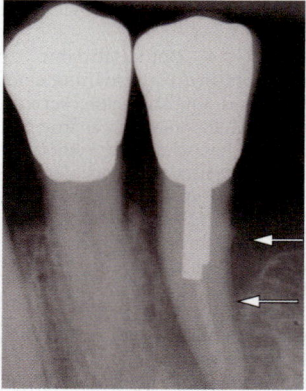

Atrophie, vertikale: Distaler vertikaler Knochendefekt (Markierung); Prämolar des Unterkiefers. [42]

Atrophodermia idiopathica Pasini-Pierini → Sclerodermia circumscripta

Atropin *n*: Parasympatholytikum, das die muskarinerge Wirkung des Acetylcholins* antagonisiert und in Nachtschattengewächsen, wie z. B. der Tollkirsche*, vorkommt. In der Medizin findet es Anwendung als Mydriatikum, in der Narkoseprämedikation, zur Kurzzeittherapie von akut aufgetretenen bradykarden Herzrhythmusstörungen und als Antidot* bei Vergiftungen mit Parasympathomimetika*.

Indikationen:
- Ophthalmologie: 1. diagnostische Pupillenerweiterung 2. Synechien* 3. Ruhigstellen von Iris und Ziliarkörper bei intraokulären Entzündungen 4. Akkommodationsspasmen bei Hyperopie 5. Penalisation bei Strabismus*
- Allgemeinmedizin: 1. Hypersalivation* 2. Magen- und Darmspasmen 3. Dysurie* und Inkontinenz
- Notfallmedizin: 1. bradykarde Herzrhythmusstörungen 2. Intoxikation: **I.** Phosphorsäureesterintoxikation **II.** Neostigmin*-/Pyridostigminintoxikation **III.** Intoxikation durch Cholinesterase*-Hemmer (Insektizide*) **IV.** Medikamentenintoxikation: Ca^{2+}-Kanalblocker, Carbamate- und Muskarin-Vergiftung
- Anästhesie: Pränarkose.

ATS: Abk. für Antithrombosestrumpf → Thromboseprophylaxestrumpf, medizinischer

Attachmentverlust *m*: engl. *loss of attachment*. Rückgang aller Strukturen des Parodontiums (Zahnhalteapparates) einschließlich der dentogingivalen Verbindung. Er ist definiert als Distanz zwischen dem Boden der Zahnfleischtasche und der Schmelz-Zement-Grenze.

Diagnostik: Vermessung mittels skalierter Parodontalsonde.

Ursachen:
- z. B. chronische Parodontitis* (siehe Abb.)
- aggressive Parodontitis*
- nekrotisierende ulzerierende Parodontitis*.

Therapie:
- systematische Parodontalbehandlung*
- ggf. gesteuerte Geweberegeneration*.

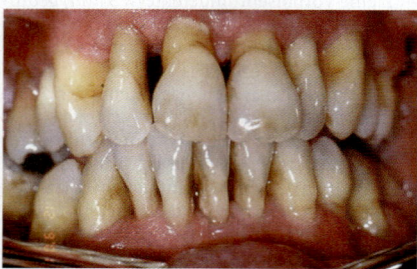

Attachmentverlust: Generalisierte, chronische Parodontitis. [42]

Attacke, transitorische ischämische: Abk. TIA. Passagere Durchblutungsstörung des Gehirns mit Schlaganfall-ähnlichen Symptomen. Diese bestehen meistens < 1 Stunde und maximal 24 Stunden. In der Bildgebung ist kein ischämischer Hirninfarkt nachweisbar. TIAs neigen zu Rezidiven und Progression Richtung PRIND und Schlaganfall*. Das Schlaganfallrisiko ist mit dem ABCD2*-Score abschätzbar.

Klinik: Die Symptome sind abhängig vom betroffenen Gefäßgebiet.

Therapie:
- Sekundärprophylaxe mit einem Thrombozytenaggregationshemmer und einem Statin
- ggf. alternativ orale Antikoagulation, z. B. bei Vorhofflimmern*
- Überwachung von neurologischem Status und Vitalfunktionen (z. B. auf einer Stroke Unit)
- Blutdruckeinstellung < 140/90 mmHg
- Frühmobilisierung zur Vermeidung von Komplikationen.

Attenuierung *f*: engl. *attenuation*. Abschwächung der krankmachenden Fähigkeiten (Virulenz*) eines Erregers im Wirtsorganismus, ohne dass dessen antigene Eigenschaften oder seine Vermehrungsfähigkeit verloren gehen. Attenuierte Erreger werden in Lebendimpfstoffen* verwendet, beispielsweise zur Masern*-, Röteln*-, Mumps*- und Gelbfieber*-Impfung. Die Attenuierung wird erreicht durch zahlreiche Passagen in Zellkulturen, Hühnerembryonen oder Tieren.

Attest *n*: engl. *certificate*; syn. Ärztliches Attest. Bescheinigung eines Arztes oder Psychotherapeuten über den Gesundheitszustand eines Menschen, insbesondere über den Untersuchungsbefund eines Patienten im Krankheitsfall.

Hinweis: Nach § 25 der (Muster-)Berufsordnung hat der Arzt bei Ausstellung eines Attests mit der notwendigen Sorgfalt zu verfahren und nach bestem Wissen seine ärztliche Überzeugung innerhalb einer angemessenen Frist auszusprechen. Das Ausstellen unrichtiger Atteste oder von Gefälligkeitsattesten ist gemäß § 278 StGB strafbar.

Attikoantrotomie → Cholesteatom

Attribution *f*: Kognitiver Prozess, durch den einem Verhalten, Handlungsresultat oder einer Emotion eine Ursache (Kausalattribution) oder ein Motiv (Finalattribution) zugeschrieben wird.

Attributionsfehler *m sg, pl*: engl. *attribution error*; syn. Korrespondenzverzerrung. Kognitive Verzerrung bei der Ursachenzuschreibung. Beobachter führen Handlungen anderer eher auf deren Persönlichkeitsmerkmale (internale Attribution) als auf situative Bedingungen zurück. Das eigene Handeln hingegen wird häufiger situativ erklärt. Extreme und persistierende Attributionsfehler sind Risikofaktoren für psychische Störungen und werden psychotherapeutisch behandelt.

AT-Winkel: Abk. für → Antetorsionswinkel

Atypika → Neuroleptika

AU: Abk. für Abdomenumfang → Fetometrie

Au → Gold

Au^a: Dominant erbliches Blutgruppenantigen

Audimutitas → Sprachstörung, zentrale

Audiogramm *n*: engl. *audiogram*. Grafische Darstellung der Hörschwelle* in Abhängigkeit von der Frequenz. Ein Audiogramm wird im Rahmen der Audiometrie* erstellt.

Audiologie *f*: engl. *audiology*. Teilgebiet der Hals*-Nasen-Ohren-Heilkunde. Es befasst sich mit der Erforschung der Funktion (auditive Wahrnehmung) sowie der Störungen des Gehörorgans (Dysakusis*). Die Audiologie nutzt die Methoden der Audiometrie*.

Audiometrie f: engl. *audiometry*. Verfahren zur Prüfung der Gehörfunktion mit elektroakustischen Ton- oder Klickgeneratoren, die Testsignale erzeugen. Bei den Testsignalen handelt es sich um Einzelfrequenzen oder Klickreize von definierter Lautstärke. Die Tongeneratoren werden Audiometer genannt.

Vorgehen: Tonaudiometrie, Tonschwellenaudiometrie:
– Bei bestimmten Frequenzen im Bereich von 0,125–10 kHz werden die Lautstärkepegel in Dezibel (dB) bestimmt, die beim Untersuchten gerade noch eine Hörempfindung hervorrufen.
– Die nötigen Lautstärken bei Luft- und Knochenleitung* werden getrennt ermittelt, im Audiogramm eingetragen und mit einer Nulllinie (Normalschwelle) verglichen.
– Die Hörschwelle bei Knochenleitung erlaubt eine Beurteilung der Innenohrleistung, die Kurve der Luftleitung* Aussagen über Mittelohrveränderungen (siehe Abb.)
– überschwellige tonaudiometrische Prüfungen ermöglichen bei Schallempfindungsschwerhörigkeit die Differenzierung zwischen einer Schädigung der Haarzellen* des Innenohrs* (Knalltrauma, Lärmschwerhörigkeit) oder des Hörnervs* und der Hörbahn* (retrocochleäre Schwerhörigkeit, z. B. beim Vestibularisschwannom*): **1. Fowler-Test:** Lautstärkevergleich bei einseitiger Schwerhörigkeit **2. Geräuschaudiometrie** nach Langenbeck bei Schallempfindungsstörung mit überwiegendem Hochtonverlust **3. SISI-Test** (Abk. für short increment sensitivity index): Lautstärkeschwankungen werden von Innenohrgeschädigten scheinbar deutlicher wahrgenommen als von Normalhörenden.

Sprachaudiometrie:
– über Kopfhörer werden Gruppen (je 10) von mehrsilbigen Zahlen oder einsilbigen Wörtern von definiertem Sprachschallpegel angeboten (meist Freiburger Sprachverständlichkeitstest)
– gewählter Lautstärkepegel und Prozentsatz der verstandenen Testwörter werden in ein entsprechendes Diagramm eingetragen
– dB-Wert wird bestimmt, bei dem 50%iges Zahlenverständnis erreicht wird
– Einsilbenverständnis wird geprüft bei 60, 80 und 100 dB.

Objektive Hörprüfungen:
– Impedanzaudiometrie* mit Stapediusreflexmessung
– Ableitung otoakustischer Emissionen*

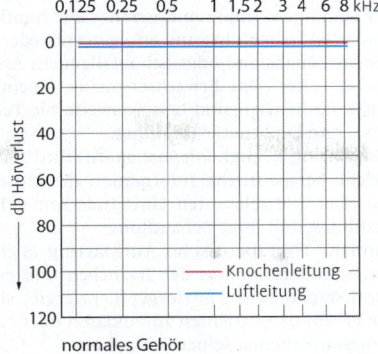
normales Gehör

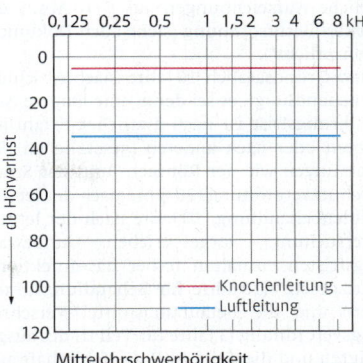
Mittelohrschwerhörigkeit

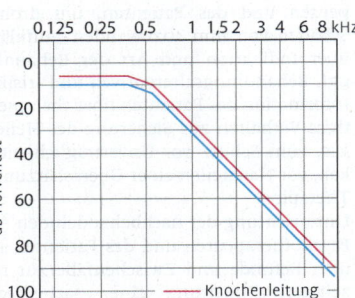
Innenohrschwerhörigkeit

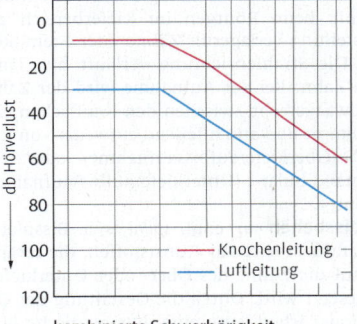
kombinierte Schwerhörigkeit

Audiometrie: Normales Gehör: Knochen- und Luftleitungskurve liegen im Bereich der Nulllinie Mittelohrschwerhörigkeit (Schall-Leitungsschwerhörigkeit): die Luftleitungskurve liegt unter der Knochenleitungskurve (Otosklerose); Innenohrschwerhörigkeit (Schallempfindungsschwerhörigkeit): Luft- und Knochenleitungskurve verlaufen in Deckung (z. B. Altersschwerhörigkeit, Hörsturz, Lärmtrauma).

– Ableitung akustisch evozierter Potenziale durch ERA (Elektrische Reaktionsaudiometrie*).

auditive Wahrnehmungsstörung → Verarbeitungs- und Wahrnehmungsstörung, auditive

Auditus m: engl. *audition*. Gehör.

Auerbach-Plexus m: engl. *Auerbach's plexus*. Zwischen Längs- und Ringmuskulatur der Tunica* muscularis gelegenes Nervengeflecht des enterischen Nervensystems. Zusammen mit dem Meissner*-Plexus reguliert er die Darmperistaltik und die Drüsensekretion. Bei einer fehlenden Anlage des enterischen Nervensystems drohen Erkrankungen wie Morbus* Hirschsprung oder die Ösophagusachalasie*.

Auer-Stäbchen n pl: engl. *Auer rods*. Stäbchenförmige, bei Pappenheim-Färbung rotviolette Zellorganellen, die aus azurophilen Granula gebildet werden. Der Enzymgehalt und die Struktur der Auer-Stäbchen gleichen Lysosomen. Sie treten bei AML und refraktärer Anämie mit Exzess von Blasten auf sowie in Bündeln bei akuter Promyelozytenleukämie*.

Aufbaukost f: engl. *convalescent diet*. Therapeutische, leicht verdauliche Kostform mit hoher Nährstoff- und Energiedichte, bei Untergewicht oder krankheitsbedingt erhöhtem Energiebedarf. Die Nahrungsvariabilität wird allmählich gesteigert, Unverträglichkeiten und Wünsche werden berücksichtigt. Einsatz z. B. nach Nahrungskarenz, bei Mangelernährung* aufgrund von Alter, konsumierender oder Stoffwechselerkrankung, Anorexia* nervosa oder chronischem Hunger.

Aufbewahrungsfrist f: engl. *period for safekeeping*. Gesetzlich festgelegter Zeitraum, innerhalb dessen Daten nicht vernichtet werden dürfen. Dieser ergibt sich für Krankengeschichten u. a.

Aufbissaufnahme

ärztliche Aufzeichnungen aus § 10 Abs. 3 der (Muster-)Berufsordnung (siehe auch Dokumentationspflicht*).

Dauer: Grundsätzlich 10 Jahre (nach Abschluss der Behandlung), es sei denn, eine längere Aufbewahrungsfrist ist nach ärztlicher Erfahrung geboten oder nach anderen (gesetzlichen) Bestimmungen wie der Röntgen- und der Strahlenschutzverordnung (30 Jahre nach der letzten Strahlenbehandlung, 10 Jahre nach der letzten Untersuchung) vorgeschrieben. Aufbewahrungsfristen enthalten ferner das Infektionsschutzgesetz* (10 Jahre für Behandlungsunterlagen) und die Betäubungsmittel*-Verschreibungsverordnung (3 Jahre für Teil III des ausgefertigten und die Teile I–III des fehlerhaft ausgefertigten Betäubungsmittelrezepts).

Aufbissaufnahme *f*: engl. *occlusal radiograph*; syn. Okklusalaufnahme. Spezielle Projektionstechnik beim Röntgen im Kieferbereich zur Darstellung verlagerter Zähne oder Fremdkörper. Die Strahlenrichtung verläuft hier längs zum Zahn. Bei der Aufnahme wird der Zahnfilm waagerecht zwischen den Kauflächen eingeklemmt und anschließend entweder von kranial* (Oberkieferaufbissaufnahme) oder von submandibulär (Unterkieferaufbissaufnahme) geröntgt.

Aufbissbehelf *m*: engl. *splint*; syn. Bissplatte. Apparatur, meist aus Kunststoffen, die temporär auf die Zähne des Ober- und Unterkiefers aufgesetzt wird. Durch die Gestaltung der Okklusionsflächen kann eine therapeutische Bisslage eingestellt und ausprobiert werden.

Formen:
– Fixierungsschiene zur Stabilisierung gelockerter Zähne bei Parodontalerkrankung* oder nach therapeutischer kieferorthopädischer Zahnbewegung*.
– Relaxationsschiene/Bissführungsschiene:
  1. zur therapeutischen Korrektur der Bisslage (Zahnkontakte) bei Kieferschluss 2. zur Reduktion des Tonus der Kaumuskulatur bei Parafunktionen (z. B. Bruxismus*)
– Pivot-Schiene zur Entlastung des Kiefergelenks bei kraniomandibulärer Dysfunktion*.

Aufdecktest → Abdecktest

Auffangbeutel *m*: engl. *recovery bag*. Beutel aus Plastik zum Sammeln von Flüssigkeit aus dem Verdauungstrakt oder den ableitenden Harnwegen. Er ist mit einem halbgeschlossenen oder geschlossenen System ausgestattet. Nur das halbgeschlossene System ermöglicht eine Unterbrechung der Verbindung zum Ableitungssystem.

Auffrischimpfung *f*: engl. *booster vaccination*; syn. Boosterimpfung. Wiederholte Schutzimpfung* zur Aufrechterhaltung des durch Grundimmunisierung* erreichten Impfschutzes. Auffrischimpfungen nutzen den Booster*-Effekt. Sie werden entsprechend den Empfehlungen der Ständigen* Impfkommission (siehe Impfkalender*) durchgeführt und erfolgen entweder in festem Zeitabstand oder bei abfallendem Antikörper*-Titer. Im Erwachsenenalter regelmäßig aufzufrischen sind beispielsweise die Tetanus*- und Diphtherie*-Impfung.

Aufklärung *f*: engl. *information*. Ärztliche oder psychotherapeutische Information des Patienten über alle relevanten Umstände seiner Erkrankung und ihrer Behandlung.

Formen: Therapeutische Aufklärung (Sicherungsaufklärung): aus der ärztlichen und psychotherapeutischen Fürsorgepflicht ergibt sich die Pflicht den Patienten aufzuklären über:
– Besonderheiten seiner Erkrankung
– erforderliche Maßnahmen seitens des Therapeuten und des Patienten, um drohende Schäden von ihm abzuwenden (Aufklärung über Indikation und Art der Behandlung, ggf. Behandlungsalternativen und -risiken).
– Information des Patienten über therapierichtiges Verhalten zur Sicherung des Heilerfolges, zum Schutz vor Unverträglichkeitsrisiken, vor Nachteilen einer Überschätzung der Therapie
– Unterrichtung der nachbehandelnden Ärzte, Psychotherapeuten und des Patienten selbst über Befunde und Zwischenfälle zur rechtzeitigen Einleitung einer sachgerechten Nachbehandlung.

Die Aufklärung muss vor Beginn einer Behandlung (und ggf. wiederholt bei im Behandlungsverlauf nötigen Änderungen) in einer auf die Befindlichkeit und Aufnahmefähigkeit des Patienten abgestimmten Form erfolgen. **Selbstbestimmungsaufklärung:** Der Arzt muss die für die Entscheidung über einen Heileingriff notwendigen Informationen vermitteln, die der verfassungsrechtlich gewährleisteten Entschlussfreiheit des Patienten dienen. Dies ist Voraussetzung für die Wirksamkeit der Einwilligung* zum Eingriff, von deren Vorliegen die Rechtmäßigkeit des Eingriffs abhängt (Körperverletzung*). Ohne ausreichende Aufklärung ist ein Eingriff auch bei Einwilligung des Patienten rechtswidrig, weil dieser eine sinnvolle Entscheidung nur treffen kann, wenn er über deren Bedeutung und Tragweite hinreichend aufgeklärt worden ist. Ein sog. therapeutisches Privileg hat die Rechtsprechung bislang nicht anerkannt. Ein Unterlassen der Aufklärung wird nur dann für zulässig gehalten, wenn die ernste Gefahr eines schweren psychischen oder körperlichen Schadens besteht.

Aufklärungspflicht *f*: engl. *obligation to inform*. Ethische und rechtliche Verpflichtung des Arztes zur Information und Aufklärung* des Patienten über alle relevanten Umstände seiner Erkrankung und ihrer Behandlung aus therapeutischen und rechtlichen Gründen.

Aufklärungsrecht *n*: Aus dem allgemeinen Persönlichkeitsrecht gemäß Artikel 2 Grundgesetz sowie der Menschenwürde gemäß Artikel 1 Grundgesetz resultierender Anspruch des Patienten auf ordnungsgemäße Aufklärung (Aufklärungspflicht*) durch den Arzt über die wesentlichen Punkte des Befundes (Diagnoseaufklärung), einer Heilbehandlung (Verlaufsaufklärung) und deren typische Folgen (Risikoaufklärung).

Auflage *f*: engl. *pad*; syn. Wundauflage. Lokale, flächig angewendete Bedeckung einer Körperstelle zu gesundheitsförderndem oder therapeutischem Zweck - im Gegensatz zum Wickel* die Körperpartie nicht umschließend. Auflagen werden feucht oder trocken, kalt oder warm, mit oder ohne Zusätze angewendet. Auflagen sind anordnungspflichtige therapeutische Mittel.

Indikationen:
– Schwellungen und Blutergüsse
– Verstauchungen und Prellungen
– kolikartigen Schmerzen (bei Kindern z. B. bei unklaren Bauchbeschwerden im Oberbauch, sog. Nabelkoliken)
– Spasmen, Spannungsschmerzen
– Gelenkschmerzen (z. B. bei Erkrankungen des rheumatischen Formenkreises)
– Wundreinigung (z. B. Octeniseptumschlag).

Auflichtmikroskopie *f*: engl. *dermoscopy*; syn. Epilumineszenzmikroskopie. Einsatz eines Auflichtmikroskops zur diagnostischen Beurteilung von Hautveränderungen. Der Einsatz erfolgt deshalb vor allem in der Dermatologie.

Indikation: Bei der Untersuchung der Haut wird die Auflichtmikroskopie eingesetzt zur Unterscheidung von benignen, semimalignen und malignen (pigmentierten) Hauttumoren (ABCD-Regel). Darüber hinaus hilft die Auflichtmikroskopie bei der Differenzialdiagnose anderer Hautveränderungen. Hilfreich ist sie z. B. beim Erkennen von Krätzmilben (Scabies*).

Aufmerksamkeit *f*: engl. *attention*. Aktive oder passive Wahrnehmungsbereitschaft mit willkürlicher oder unwillkürlicher Ausrichtung des Bewusstseins* auf einen bestimmten gegebenen oder erwarteten Ausschnitt aus dem gesamten Wahrnehmungsfeld, abhängig von äußeren (z. B. Komplexität und Anzahl der Wahrnehmungsgegenstände) und inneren Faktoren (z. B. Vigilanz*, Motivation, Intention, Volition).

Aufmerksamkeitsdefizit-Hyperaktivitätsstörung → ADHS

Aufmerksamkeitseinengung *f*: engl. *cognitive tunneling*. Ausrichtung der Aufmerksamkeit* auf einen einzigen Wahrnehmungsgegenstand oder auf einzelne Teilaspekte komplexer Wahrnehmungsgegenstände mit Störung der simul-

tanen Wahrnehmung mehrerer Reize. Dadurch wird das Erkennen von Situationszusammenhängen erschwert oder verhindert.
Vorkommen:
- starke emotionale Reaktionen
- Halluzinationen*
- Wahn*
- neurologische Störungen (z. B. dorsale Simultanagnosie, siehe Agnosie*).

Aufmerksamkeitskontrolle f: engl. attentional control. Willkürliche selektive Fokussierung der Aufmerksamkeit* und ggf. Ausblendung ablenkender oder störender Reize. Sie ist von Aufmerksamkeitsaktivierung abhängig, eine aktive kognitive Leistung zur Ausrichtung des Bewusstseins auf einen physischen oder mentalen Gegenstand, und entscheidet darüber, welche Informationen in das Langzeitgedächtnis* übernommen und ggf. weiterverarbeitet werden.

Aufmerksamkeitsstörung f: engl. attentional disorder. Eingeschränkte Fähigkeit, sich mental längere Zeit einem bestimmten Gegenstand zuzuwenden (Unaufmerksamkeit), sowie Einengung und Schwankungen der Aufmerksamkeit*.
Vorkommen:
- Schlaganfall*
- Schädelhirntrauma und andere neurologischen Erkrankungen mit Beteiligung des ZNS (z. B. hirnorganisches Psychosyndrom*)
- ADHS*
- Depression*
- Angststörung*
- Schizophrenie*
- Substanzstörungen*.

Aufmerksamkeitstraining n: engl. attention training. Sammelbezeichnung für Verfahren, die zur Verbesserung der Aufmerksamkeit* oder deren gezielter Lenkung auf einen bestimmten Wahrnehmungsbereich eingesetzt werden, z. B. das Attentional-Control-Training. Indikationen sind z. B. ADHS, Schizophrenie, Angststörungen, Schmerzstörungen und körperliche Beschwerden.

Aufrichter → Patientenaufrichter
Aufrichtigkeit → Kongruenz
Aufrichtungsreflex m: engl. righting reflex. Frühkindlicher Reflex (bis 6. Lebensmonat): Durch plötzlichen Druck auf Fußsohle oder Berührung in ihrer gesamten Fläche wird die Streckung aller Gelenke des entsprechenden Beins (Stehbereitschaft) bei gleichzeitiger Knie- und Hüftbeugung des anderen. Der Aufrichtungsreflex bedingt das Schreitphänomen*.
Klinik: Frühkindliche Reflexe werden gleich nach der Geburt und im Rahmen der weiteren Vorsorgeuntersuchungen zur Beurteilung der kindlichen Entwicklung geprüft. Das Fehlen des Reflexes kann ein Hinweis auf eine neurologische Störung sein.

Aufschiebeverhalten → Prokrastination
Aufsteigendes retikuläres aktivierendes System n: Abk. ARAS. In der Formatio* reticularis des Hirnstamms* gelegenes System, das von verschiedenen sensiblen Afferenzen (eingehenden Reizinformationen) unspezifisch angeregt wird und über Efferenzen* (weiterleitende Nervenfasern) mit Thalamus* und Großhirnrinde* verbunden ist. Das ARAS spielt eine bedeutende Rolle in der Regulierung des Schlaf*-Wach-Rhythmus.

Aufstoßen → Ruktus
Aufwach-Grand-mal-Epilepsie f: engl. awakening epilepsy. Häufig vererbte, idiopathische mit generalisiert tonisch-klonischen Krämpfen beim Erwachen einhergehende Epilepsie*. Sie beginnt meist im 2. Lebensjahrzehnt und ist prognostisch günstig mit weitgehend normaler kognitiver Entwicklung und meist gutem Ansprechen auf Antiepileptika*. Trigger sind Schlafentzug, übermäßiger Alkoholgenuss und Stress.

Aufwachraum m: engl. recovery room. Überwachungsraum für Frischoperierte zur postoperativen Überwachung (Monitoring), bei Bedarf mit Sauerstoffgabe* und weiteren erforderlichen Maßnahmen. Dabei ist das Ziel die Prävention bzw. frühzeitige Detektion akut postoperativ möglicher Anästhesie- oder operationsbedingter Störungen (respiratorisch, Übelkeit und Erbrechen, kardiovaskulär). Die übliche erforderliche Überwachungszeit beträgt 2–4 h.
Aufgaben:
- postoperative Analgesie*
- Volumenersatz*
- bei Bedarf Nachbeatmung
- Beurteilung des klinischen Zustandes
- Verlegungskriterien: **1.** suffiziente Schutzreflexe **2.** Spontanatmung **3.** ausreichende Analgesie.

Aufwachtemperatur → Basaltemperatur
AUG → Start-Codon
Augapfelprellung → Contusio bulbi
Auge n: engl. eye; syn. Oculus. In der knöchernen Orbita* gelegenes paariges Organ, das zusammen mit dem Sehnerv (N. opticus) das Sehorgan bildet und visuelle Reize an die Sehzentren* weiterleitet. Zum Auge zählen neben dem Augapfel auch Hilfseinrichtungen, die das Auge schützen und bewegen, z. B. Augenmuskeln* und Augenlider.
Aufbau: Das Auge (siehe Abb.) setzt sich zusammen aus dem
- Augapfel: dient der eigentlichen Aufnahme visueller Informationen; diese werden über Sinneszellen der Retina* aufgenommen, in elektrische Reize umgewandelt und an die Sehzentren des Gehirns weitergeleitet (vgl. hierzu Sehbahn* und Sehen)
- Hilfsstrukturen: sorgen für eine mechanische Ausrichtung des Auges auf Objekte und

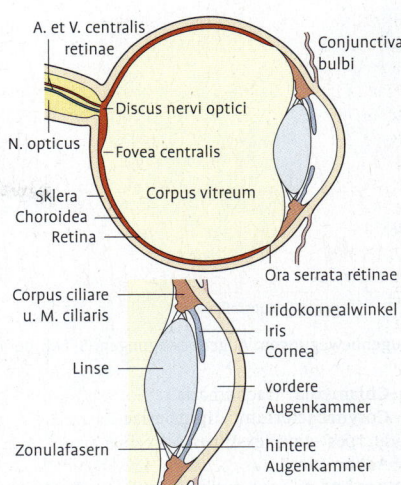

Auge: Schematische Darstellung von Augapfel und vorderer Augenkammer mit Linse im Querschnitt.

den Schutz vor schädigenden Umwelteinflüssen; dazu zählen: **1.** äußere Augenmuskeln (Mm. externi bulbi oculi) **2.** Augenbrauen (Supercilia) **3.** Augenlider (Palpebrae)* **4.** Bindehaut (Conjunctiva) **5.** Tränenapparat (Apparatus lacrimalis).

Augenabstand m: engl. interpupillary distance; syn. Pupillendistanz. Abstand zwischen den Augen. Er wird anhand des Abstands zwischen den Pupillenmittelpunkten (sogenannter Pupillenabstand) gemessen. Der Normwert beträgt bei Erwachsenen 63 +/− 3 mm, bei Neugeborenen 39 +/− 3 mm. Der Pupillenabstand ist wichtig für eine korrekte Brillenanpassung.
Beurteilung: Ein sehr großer Abstand wird als Hypertelorismus*, ein sehr kleiner als Hypotelorismus bezeichnet.

Augenabstrich [Labordiagnostik] m: syn. Konjunktivalabstrich [Labordiagnostik]. Mikrobiologische Untersuchung eines Konjunktivalabstrichs. Die Untersuchung ist indiziert zum Erregernachweis bei Konjunktivitis* oder Keratitis*. Untersuchungsmethoden sind die Mikroskopie, Kultur, Resistenztestung und der DNA-Nachweis mittels PCR.
Erregerspektrum:
- Streptococcus pneumoniae
- A-Streptokokken
- Staphylococcus* aureus
- Haemophilus* influenzae
- Enterobacteriaceae*
- Pseudomonas*
- Moraxella lacunata
- Neisseria* gonorrhoeae

Augenbad

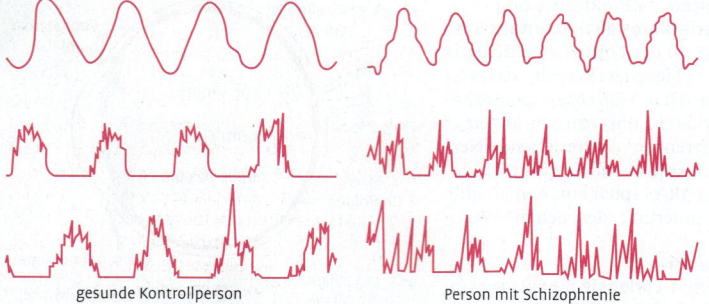

Augenbewegungen: Augenbewegungen (SPEM) bei Kontrollperson und Person mit Schizophrenie.

- Chlamydia* trachomatis
- Corynebacterium* diphtheriae
- Herpes*-simplex-Virus
- Adeno-Viren.

Augenbad *n*: engl. *eye bath*. Spülung der Augen in einer mit Arzneimittellösung gefüllten Augenbadewanne*, die für 10 min bei geöffnetem Auge an die Augenpartie gepresst wird. Die Anwendung erfolgt nach ärztlicher Anordnung z. B. bei Konjunktivitis*.

Augenbadewanne *f*: engl. *eye cup*. Ovales Gefäß aus Glas oder Kunststoff zur Anwendung beim Augenbad*. Das Auge wird von dem schalenförmigen Gefäß umschlossen und in ausreichend Flüssigkeit gespült. Siehe Abb.

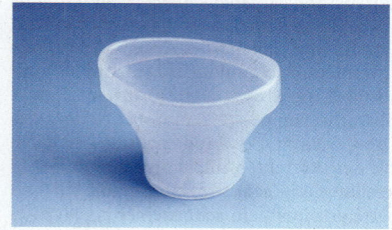

Augenbadewanne [158]

Augenbewegungen *f pl*: engl. *eye movements*; syn. Okulomotorik. Willkürliche oder unwillkürliche Bewegungen der Augen. Physiologische Augenbewegungen erfolgen in der Regel gleichsinnig in linkem und rechtem Auge, um Gegenstände zu fixieren. Pathologische Augenbewegungen wie ein pathologischer Nystagmus* kommen bei Augenmuskellähmungen sowie zerebellaren und Hirnstammsyndromen vor.

Klinische Bedeutung:
- ruckartige Augenbewegungen werden bei der psychotherapeutischen Therapiemethode EMDR (Eye Movement Desensitization and Reprocessing) angewendet
- Störungen der smooth pursuit eye movements (SPEM) bei sich bewegenden Zielobjekten sind bei Schizophrenie gut belegt (siehe Abb.): 1. Betroffene haben Defizite bei der Verfolgung sehr schneller Zielobjekte (v. a. bei vorhersagbarer Geschwindigkeit) 2. da diese Defizite auch außerhalb florider Phasen sowie bei Angehörigen 1. Grades auftreten, wird eine Rolle als Marker für mit Schizophrenie assoziierte Genotypen diskutiert
- Störungen der Augenbewegungen finden sich auch bei Autismus und posttraumatischer* Belastungsstörung.

Augenfundus → Augenhintergrund

Augengymnastik *f*: syn. Augenentlastungstraining. Augentraining bei Beschwerden und Sehstörungen. Es gibt verschiedene Ansätze mit umstrittener Wirksamkeit.

Augenhintergrund *m*: engl. *ocular fundus*; syn. Fundus oculi. Innenseite des Augapfels, bestehend aus Retina*, Chorioidea, Sklera*, Papille, Makula* sowie deren Blutgefäßen. Der Augenhintergrund wird mittels Augenhintergrundspiegelung untersucht.

Augeninnendruck *m*: engl. *intraocular pressure*; syn. intraokularer Druck. Druck im Augeninneren, der mit der Menge des Kammerwassers, aber nicht mit dem Blutdruck korreliert. Ein dauerhaft erhöhter Augeninnendruck schädigt meistens den Sehnerven und führt zu typischen Gesichtsfeldausfällen bis hin zur Erblindung. Der Augeninnendruck wird mittels Tonometrie* gemessen.

Referenzbereich: Der Normwert beträgt 15 +/− 3 mmHg (bzw. 1,995 kPa +/− 0,399 kPa). Bei dünnen Hornhäuten liegt er um 1 mmHg höher, bei dicken um 1 mmHg niedriger. Der Augeninnendruck unterliegt einer zirkadianen Rhythmik und ist morgens nach dem Aufwachen am höchsten.

Regulation: Das Kammerwasser wird vom Ziliarkörper produziert und in die hintere Augenkammer sezerniert. Von dort fließt es durch die Pupille in die vordere Augenkammer, die es über den Schlemm-Kanal im Kammerwinkel verlässt. Bei Abflussstörungen (z. B. beim Glaukom*, Abb. 2 dort) ist der Augendruck erhöht. Weitere Ursachen für einen erhöhten Augeninnendruck sind z. B. intraokulare Tumoren, Contusio bulbi sowie das Sturge-Weber-Syndrom. Mögliche Ursachen für einen erniedrigten Augeninnendruck sind Netzhautablösung, Contusio bulbi oder osmotische Hypotonie, z. B. durch Urämie.

Augenkammern *f pl*: engl. *chambers of eyeball*; syn. Camerae bulbi. Mit Kammerwasser* gefüllte Räume zwischen der Rückseite der Hornhaut (Cornea*) und der Vorderfläche des Glaskörpers (Corpus* vitreum) des Auges. Man unterscheidet eine vordere Augenkammer von einer hinteren Augenkammer. Abflussstörungen des Kammerwassers führen zu einer Erhöhung des Augeninnendrucks* und Schädigungen der Netzhaut.

Augen-Laser-OP *f*: Operative Laserbehandlung zum Refraktionsausgleich oder zur Behandlung von Augenerkrankungen. Häufige Eingriffe sind das Abtragen von Hornhaut in der refraktiven Chirurgie*, die Koagulation* von Gefäßen bei diabetischer Retinopathie* oder das Abtragen von Zellen beim Glaukom*. Wichtigster Risikofaktor ist eine postoperative Augeninfektion mit möglichem Sehverlust.

Formen:
- **Laserbehandlung der Hornhaut in der refraktiven Chirurgie*:**
  Abtragen der Hornhaut, sodass Wölbung und Brechkraft optimiert und Sehfehler ausgeglichen werden: 1. tiefes Verfahren: LASIK 2. oberflächliche Verfahren: LASEK, PRK (fotorefraktive Keratektomie) und Epi-LASIK
- **Laserbehandlung der Netzhaut bei Netzhauterkrankungen:**
  Veröden von Gefäßen (= Laserkoagulation), um einzelne Netzhautteile miteinander zu verkleben oder eine Netzhautablösung* zu fixieren
- **Lasertrabekuloplastik bei Glaukom*:**
  Gezieltes Zerstören von Zellen des Trabekelwerks, sodass durch den körpereigenen Heilungsprozess Kammerwasser wieder abfließt und der Augeninnendruck* sinkt: 1. Argon Laser Trabekuloplastik (ALT) 2. Zytophotokoagulation (CPK) 3. Selektive Laser Trabekuloplastik (SLT)

Indikationen:
- Refraktionsfehler: 1. Astigmatismus* 2. Hyperopie* 3. Myopie*
- Erkrankungen des Auges: 1. diabetische Retinopathie* 2. Netzhautablösung* 3. Glaukom*.

Risiken:
- trockenes Gefühl der Augen
- erhöhte Lichtempfindlichkeit

- Beeinträchtigung der Sehkraft bis hin zum Visusverlust
- verschwommene Sicht direkt nach Behandlung
- Infektion des Auges
- refraktive Laser-Chirurgie: Über- oder Unterkorrektur der Sehfähigkeit.

Augenlid → Palpebrae

Augenmuskellähmung f: engl. *ocular muscle paralysis*; syn. Ophthalmoplegie. Lähmung eines oder mehrerer Augenmuskeln, meist infolge von Unfällen oder Krankheiten. Durch die eingeschränkte Beweglichkeit des Auges resultiert ein Lähmungsschielen (Strabismus* paralyticus) mit Diplopie*.

Ursachen:
- Hirntumor*
- Schlaganfall*
- Polyneuropathie*
- Multiple Sklerose*
- Enzephalitis*, Meningitis*, Myositis*
- endokrine Ophthalmopathie*.

Angeborene Ursachen sind selten (z. B. Stilling-Türk-Duane-Syndrom bei Aplasie* der Augenmuskelkerne).

Einteilung: Nach Lokalisation der Störung:
- **periphere** Augenmuskellähmung: Störung von Augenmuskeln oder Nerven der Augenmuskeln
- **faszikuläre** Augenmuskellähmung: Störung des Fasciculus longitudinalis medialis, der im Mittelhirn die Augenmuskelkerne koordiniert
- **zentrale** Augenmuskellähmung: Störung von Augenmuskelkernen.

Augenmuskeln m pl: engl. *ocular muscles*; syn. Augenmuskulatur. Muskeln im Bereich des Auges. Sie lassen sich unterteilen in innere, glatte und äußere, quergestreifte Augenmuskeln. Die inneren Augenmuskeln dienen der Akkommodation* der Linse* und der Anpassung der Pupillenweite. Die äußeren Augenmuskeln sorgen für die willkürliche Ausrichtung des Augapfels in Blickrichtung.

Einteilung:
- äußere Augenmuskeln: **1.** gerade Augenmuskeln mit: **I.** M. rectus superior bulbi **II.** M. rectus inferior bulbi **III.** M. rectus medialis bulbi **IV.** M. rectus lateralis bulbi **2.** schräge Augenmuskeln (siehe Abb.) mit: **I.** M. obliquus superior bulbi **II.** M. obliquus inferior bulbi
- innere Augenmuskeln: **1.** M. ciliaris im Ziliarkörper*: Er vollzieht über den Mechanismus der Linsenkrümmungsänderung die Akkommodation. **2.** M. sphincter pupillae in der Iris*: Er verengt die Pupille. **3.** M. dilatator pupillae zwischen Iris und Pigmentepithel: Er erweitert die Pupille und ist zu einem kleinen Teil auch an der Akkommodation beteiligt.

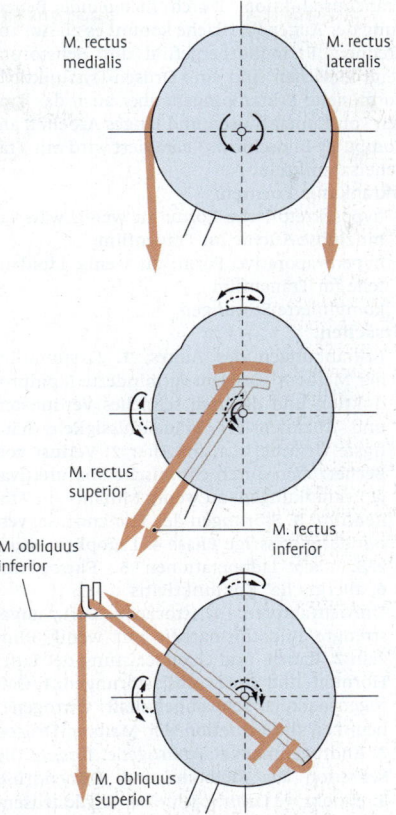

Augenmuskeln: Wirkung der Bulbusmuskeln auf die 3 Bewegungsachsen. [4]

Augenpflege f: engl. *ophthalmic care*. Maßnahmen zur Prophylaxe und Therapie von Augenerkrankungen oder zur Minimierung der Gefahren für die Augen. Sie unterteilt sich in die allgemeine Augenpflege beim gesunden Auge und die spezielle Augenpflege bei Augenerkrankungen, fehlendem Lidschlag* (z. B. bei Bewusstlosigkeit*, Fazialislähmung), Austrocknung des Auges sowie nach Operationen.

Augenprothese f: engl. *artificial eye*. Halbkugelige Prothese aus Glas oder Kunststoff, die dem verbliebenen Auge nachgebildet ist und der kosmetischen Korrektur nach Verlust des Auges dient.

Augenreizstoffe m pl: engl. *eye irritants*. Flüssige oder feste Substanzen, die im Auge sofort Tränenfluss, Brennen, Lidkrampf und Lidschluss verursachen. Beispiele sind Bromaceton, Benzylbromid, Cyanide, Chlor- oder Bromacetophenon, Chlorpikrin sowie Bromessigester, Xylylbromid und Acrolein (z. T. als Tränengas verwendet). Bei höherer Konzentration sind irreversible Augenschädigungen möglich.

Augensalbe f: engl. *eye ointment*. Arzneimittel* zur lokalen Anwendung am Auge. Die Wirkstoffe sind in einer geeigneten, meist wasserfreien Salbengrundlage gelöst (einphasige Augensalbe) oder als Suspension* oder Emulsion* gleichmäßig in feinster Form verteilt (mehrphasige Augensalbe). Augensalben dürfen nach Anbruch höchstens 4 Wochen verwendet werden.

Anwendung: Während der Patient nach oben blickt, wird das Unterlid leicht nach unten gezogen und ein ca. 1 cm langer Salbenstreifen in den Bindehautsack von außen nach innen eingebracht. Dabei darf die Tubenöffnung den Bindehautsack nicht berühren. Nachdem der Patient das Auge geschlossen hat, wird die überschüssige Salbe mit einer Kompresse* entfernt.

Hinweis: Lipophile Augensalben können durch Ausbildung eines schmierigen Filmes ein Fremdkörpergefühl im Auge hervorrufen und die Sehfähigkeit beeinträchtigen. Am häufigsten werden sie daher für die Nacht oder unter Augenverbänden verwendet.

Augenschutz m: engl. *eyeguard*. Teil der persönlichen Schutzausrüstung eines Arbeitnehmers in Form einer Schutzbrille, eines Schutzschildes, einer Schutzhaube oder eines Schutzschirms. Augenschutz ist notwendig bei Gefahr von umherfliegenden Teilen, Keimübertragung (Patientenkontakt), Verspritzen von Flüssigkeiten oder augengefährdender Strahlung.

Augenspiegel m: engl. *ophthalmoscopy*. Instrument zur Untersuchung des Augenhintergrunds*. Zur direkten Ophthalmoskopie* ist der Augenspiegel (Ophthalmoskop) in der Regel ausgestattet mit elektrischer Lichtquelle, evtl. mit vorschaltbaren Lochmasken oder Filtern. Zum Ausgleich von Refraktionsfehlern des Patienten oder des Arztes ist die Vorschaltung von Linsen vor die Sichtöffnung möglich.

Augentropfen pl: engl. *eye-drops*. Steriles, flüssiges Arzneimittel* zur lokalen Anwendung am Auge. Augentropfen bestehen aus wässrigen oder öligen Lösungen oder Suspensionen eines oder mehrerer Wirkstoffe.

Anwendung:
- Das Einbringen der Augentropfen erfolgt beim liegenden oder sitzenden Patienten mit zurückgeneigtem Kopf.
- Mit Hilfe eines Tupfers wird das Unterlid leicht nach unten gezogen, wobei der Patient einen Punkt über dem Kopf des Behandelnden fixieren soll.
- Die Flüssigkeit wird in den Bindehautsack (Mitte des Unterlids) ohne Berührung der Applikationsstelle eingetröpfelt.

Augenverätzung

- Der Patient schließt das Auge und austretende Flüssigkeit wird mit einem Tupfer entfernt.

Indikationen:
- bei infektiösen oder allergischen Augenentzündungen und Augenverletzungen
- ohne Arzneiwirkstoff als Tränenersatzmittel zur Befeuchtung der Augenoberfläche.

Hinweise:
- Augentropfen werden vor der Verabreichung in der Hand angewärmt, da es sonst zu reflektorischem Zucken der Augen kommen kann.
- Bei Verwendung mehrerer Augenarzneimittel werden Tropfen zur Vermeidung des Auswascheffekts im Abstand von etwa 10 Minuten und Salben stets nach Tropfen verabreicht.

Augenverätzung f: Verätzung des Auges durch Laugen oder Säuren. Die wichtigste Erste-Hilfe-Maßnahme ist die sofortige Spülung des Auges mit Wasser, außer bei Branntkalk oder Zement (hier darf keine Spülung erfolgen).

Augenverband m: engl. eye bandage; syn. Uhrglasverband. Spezialverband, der die Wirksamkeit von Augensalben* verlängert oder eine motorische Ruhigstellung der Augen bewirkt. Da Augenbewegungen koordiniert werden, ermöglicht nur der beidseitige Augenverband (Binoculus*) eine weitgehende motorische Ruhigstellung beider Augen.

Formen:
- einfacher Augenverband: Abdecken des Auges mit einer Kompresse (nach Operation steril), die mit Pflasterstreifen fixiert wird
- Uhrglasverband: gebrauchsfertiger elastischer Verband mit transparentem, gewölbtem Augendeckel, der dem Patienten das Sehen und dem Arzt die Beurteilung des Augenzustands ermöglicht; wird bei fehlendem Lidschlag zur Befeuchtung der Hornhaut oder zum Schutz des operierten oder traumatisierten Auges vor Druck, Fremdkörpern oder Infektion eingesetzt
- Okklusionspflaster: fertiger Verband, der bei einer Verletzung des Auges oder zur Abdeckung des führenden Auges beim Schielen Verwendung findet
- Leichtmetallklappe zur mechanischen Sicherung des Auges; bei unruhigen Patienten wird die Klappe über dem Augenverband angebracht
- Druckverband: mehrere übereinanderliegende Kompressen, die mit Pflasterstreifen fixiert werden; wird selten postoperativ eingesetzt, um Nachblutungen zu verhindern.

Augenzittern → Nystagmus

Auge, trockenes n: syn. Keratoconjunctivitis sicca. Häufig auftretende Entzündung von Kornea* und Konjunktiva aufgrund einer gestörten Tränenproduktion. Durch mangelnde Benetzung der Augenoberfläche kommt es zu Augenbrennen, Fremdkörpergefühl und Sehstörungen*. Ursachen sind eine Drüsen-Dysfunktion, hormonelle Erkrankungen, aber auch das Tragen von Kontaktlinsen und langes Arbeiten am Computer-Bildschirm. Therapiert wird mit Tränenersatzmitteln.

Erkrankung: Formen:
- hyposekretorische Form: zu wenig wässrig-muzinöse Anteile im Tränenfilm
- hyperevaporative Form: zu wenig Lipidanteile im Tränenfilm
- kombinierte Störungen.

Ursachen:
- Erkrankungen des Auges: 1. Dysfunktion der Meibom*-Drüsen: verminderte Lipidproduktion und dadurch schnelles Verdunsten und Ablaufen der Tränenflüssigkeit; häufigste Ursache, v.a. im Alter 2. Verlust von Becherzellen durch chronische konjunktivale Erkrankungen: zu wenig Muzine* im Tränenfilm 3. Störungen der Tränendrüse: verminderte wässrige Phase 4. Lagophthalmus* z.B. nach Lidoperationen 5. Ektropium* 6. allergische* Konjunktivitis
- Umweltfaktoren: 1. trockene Luft, angestrengte Bildschirmarbeit mit wenig Blinzeln 2. Rauch- und Ozonbelastung der Luft
- Hormon- und Stoffwechselstörungen: 1. Östrogentherapie, Schwangerschaft: Östrogene* hemmen die Sekretion der Meibom-Drüsen 2. Androgenmangel: Androgene* fördern die Sekretion aus Meibom- und Tränendrüse 3. endokrine Orbitopathie bei Schilddrüsenerkrankungen 4. Diabetes* mellitus
- Medikamente: 1. ASS 2. Retinoide* 3. Ovulationshemmer 4. Betablocker 5. Psychopharmaka*
- dermatologische Erkrankungen: 1. Acne vulgaris 2. Rosacea* 3. atopisches Ekzem*
- systemische Erkrankungen: 1. Sjögren*-Syndrom (Sicca-Syndrom) 2. Rheumatoide Arthritis*.

Klinik:
- Augenbrennen, Juckreiz
- Fremdkörpergefühl
- morgens klebriges Sekret im Augenwinkel
- Sehstörungen.

Therapie:
- Behandlung der Grunderkrankung
- allgemeine Maßnahmen wie: 1. Optimierung des Raumklimas (40–60 % Luftfeuchtigkeit, Stoßlüften, Luftbefeuchter) 2. Meiden von Zugluft, verrauchten Räumen und klimatisierten Räumen 3. regelmäßige Pausen bei der Bildschirmarbeit, bewusstes Blinzeln 4. physikalischer Schutz der Augen mit Brille mit Seitenschutz oder Uhrglasverband
- Tränenersatzmittel* (konservierungsmittelfrei), je nach Störung wässrig-muzinös oder lipidreich
- Lidrandhygiene, regelmäßiges vorsichtiges Ausdrücken der Lidranddrüsen
- bei sehr starken Beschwerden Glukokortikoid-Augentropfen (über höchstens 4 Wochen aufgrund des Risikos von Katarakt*, Glaukom*, Infektionen)
- bei bakterieller Superinfektion antibiotische Augentropfen
- evtl. Vitamin-A-Säure-Salbe
- Sondierung der Ausführungsgänge der Meibom-Drüsen
- Intense-Pulse-Light-Behandlung (Erwärmung der Augenlider durch Lichtimpulse und danach Ausdrücken der Meibom-Drüsen)
- Einsetzen eines Punctum Plugs in das Tränenpünktchen.

Augmentation f: Begriff mit mehreren Bedeutungen. Meist wird unter Augmentation die verstärkte Wirkung eines Arzneimittels durch zusätzliche Gabe einer anderen Substanz verstanden, ein Phänomen, das therapeutisch eingesetzt wird. Zum anderen bezeichnet Augmentation beim Restless*-Legs-Syndrom die rasche Zunahme der Beschwerden unter Medikation trotz Dosissteigerung.

Augmentationsplastik f: engl. augmentation. Plastische Operation zur Defektfüllung oder Verstärkung einer anatomischen Struktur. Sie wird angewendet u. a. zur Verstärkung von Bändern oder Sehnen (z.B. Achillessehne, Lig. patellae), im Gesichtsbereich zum Aufbau eines atrophierten Kiefers und zur Mammaaugmentation*.

Augmentationszystoplastik → Blasenerweiterungsplastik

Aura f: Wahrnehmungen unmittelbar vor einem epileptischen Anfall oder vor einer Migräne. Sie sind sensibel (z.B. Taubheitsgefühl, Kribbeln), sensorisch (z.B. Geruchs- oder Geschmacksaura), vegetativ (epigastrische Aura) oder psychisch (Glücks-, Angstgefühl, Déjà-vu-Erlebnis), außerdem kommen auch neurologische Symptome wie Seh- oder Sensibilitätsstörungen, Paresen oder Aphasie vor.

Aura continua f: Stunden bis Tage anhaltender, im EEG nachweisbarer fokaler epileptischer Anfall ohne Einschränkung von Bewusstsein oder Aufmerksamkeit, entspricht dem nonkonvulsiven Status* epilepticus.

aural: Zum Ohr gehörend, auf das Ohr bezogen. Die Wortherkunft ist lateinisch von auris, Ohr.

Aurantii amari epicarpium et mesocarpium → Pomeranzenschale

Aurikularanhänge m pl: engl. auricular appendages. Angeborene Fehlbildung des äußeren

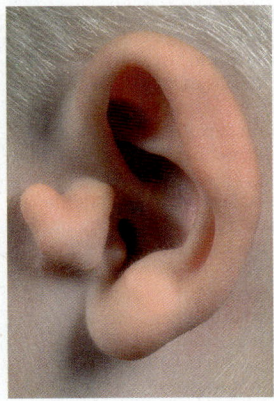

Aurikularanhänge: Mit Haut überzogenes Knorpelstück am Vorderrand des Tragus. [204]

Ohrs im Bereich des Tragus durch meist einseitige Hautduplikaturen, z. T. mit Knorpeleinlagerungen, evtl. in Kombination mit Ohrfistel* oder Dysplasie der Ohrmuschel. Siehe Abb.
Vorkommen: Bei 0,2–0,5 % aller Neugeborenen; häufig bei kraniomandibulofazialen Dysmorphien, z. B. Dysostosis mandibulofacialis und Goldenhar*-Symptomenkomplex.

Aurikulotemporalpunkt m: engl. auriculotemporal point. Diagnostischer Druckpunkt (vor dem Ohr in Höhe des Jochbogens) bei Trigeminusneuralgie*.

aurourogenitales Syndrom → Winter-Kohn-Mellmann-Wagner-Syndrom

Ausblendzeit f: engl. gating time; syn. Blankingzeit. Zeitdauer, in der der Herzschrittmacher* Signale ausblendet (ignoriert), um Wahrnehmung ferner Signale (fare field sensing, z. B. atriale Detektion ventrikulärer Erregung oder ventrikuläre Detektion atrialer Signale) und Crosstalk zu verhindern.

Ausdauertraining n: engl. endurance training. Trainingsform mit dem Ziel, eine bestimmte Leistung über einen ausgedehnten Zeitraum zu erbringen. Dabei unterscheidet man zwischen der Dauermethode mit konstanter Belastungsintensität und der Intervallmethode mit einem Wechsel von Belastungen und Pausen.
Anwendung: In der Präventivmedizin, kurativen Medizin und Rehabilitation
- zur Verbesserung der Leistungsfähigkeit von Herz-Kreislauf-System, Atmungssystem, Stoffwechsel und psychischer Verfassung (z. B. bei somatoformer Störung und Depression)
- bei chronischen Gelenk- und Wirbelsäulenschmerzen.

Ausfluss m: engl. vaginal discharge. Bezeichnung für meist unblutigen Fluor* genitalis aus dem Bereich der äußeren weiblichen Geschlechtsorgane, der zyklisch oder im Zusammenhang mit sexueller Aktivität auftritt. Klare weißlich-helle Absonderungen sind im Normbereich. Auffällig sind Veränderungen in Konsistenz, Farbe oder Geruch sowie eitriger Ausfluss oder blutige Beimischungen.
Ursache:
- **Vestibulärer** Ausfluss (aus dem Scheidenvorhof, dem Vestibulum): physiologische Transsudation der sog. Gleitsubstanz durch das Vaginalepithel während der sexuellen Erregungsphase
- **vaginaler** Ausfluss (aus der Scheide, der Vagina): 1. Infektionen durch Bakterien (z. B. Chlamydien), Pilze (Candida), Viren oder Protozoen (z. B. Trichomonaden) 2. mechanische Reizungen durch Fremdkörper wie Tampons oder Pessare 3. chemische Reizungen durch Scheidenspülungen mit Seifenlösungen oder desinfizierenden Substanzen 4. Schmierblutungen bei Hormonspiegelveränderungen unterschiedlicher Ursachen
- **zervikaler** Ausfluss (aus dem Gebärmutterhals, der Zervix): 1. anatomische Veränderungen 2. erhöhte Drüsensekretion bei psychosomatischen Reaktionen 3. Infektionen (Gonokokken, Chlamydien) 4. Tumoren 5. Polypen
- **korporaler** Ausfluss (aus dem Gebärmutterkörper, dem Corpus uteri): 1. Entzündungen 2. Tumoren (Myom, Karzinom) 3. Gewebereste nach Fehlgeburt
- **tubarer** Ausfluss (aus den Eileitern, den Tuben): 1. sehr selten 2. bei Eileiterkarzinom (große Mengen dünnflüssigen Ausflusses).

Maßnahmen:
- Einhaltung allgemeiner hygienischer Regeln
- sorgfältige Selbstbeobachtung
- gynäkologische Kontrolle bei krankhaften Veränderungen
- Therapie der Grunderkrankung
- ggf. Paartherapie
- keine Scheidenspülungen mit schädigenden Substanzen
- keine Vaginaltampons bis zur Ausheilung
- Scheidenzäpfchen zum Wiederaufbau eines natürlichen sauren Scheidenmilieus.

Ausgussstein m: engl. staghorn calculus. Ein das Nierenbecken und die Nierenkelche ausfüllender großer Nierenstein mit korallenförmiger Gestalt. Symptome bei großen Ausgusssteinen sind oft nur trüber Harn und Fieber. Sie können komplett schmerzfrei bleiben. Behandelt wird primär durch perkutane Nephrolitholapaxie, evtl. in Kombination mit Stoßwellenlithotripsie. Siehe Abb.

Aushusten → Abhusten

Auskleiden n: engl. to undress; syn. Ausziehen. Selbständiges oder unterstütztes Ausziehen von

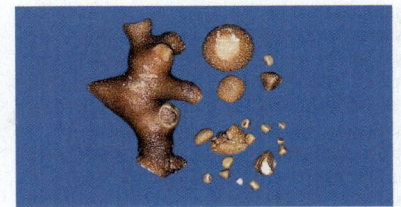

Ausgussstein: Struvit-Ausgussstein aus dem linken Nierenbecken. [7]

Schuhen und Kleidung. Mögliche Beeinträchtigungen bestehen bei Patienten mit eingeschränkter Feinmotorik, Lähmung, Sehschwäche, Gelenkfixierung aufgrund eines Gipsverbands oder zerebralen Schäden.

Auskultation f: engl. auscultation; syn. Abhören. Abhorchen der im Körper entstehenden Geräusche und Töne mit einem Stethoskop. Routinemäßig durchgeführt werden die Herzauskultation*, die vaskuläre Auskultation, d. h. die Erfassung von Strömungs- und Gefäßgeräuschen*, die Lungenauskultation* und die abdominale Auskultation.

Auskunftsanspruch m: engl. right to demand information. Recht des Patienten auf Auskunft über Inhalte ihn betreffender Krankenunterlagen, einhergehend mit Einsichtsrecht* in die ihn betreffenden Krankenunterlagen.

Auskunftspflicht → Auskunftsanspruch

Auskunftspflicht → Offenbarungspflicht

auslösende Bedingungen → Faktoren, auslösende

Ausnutzungskoeffizient m: engl. absorption ratio. Verhältnis der im Darm resorbierten Nährstoffe zur Gesamtmenge der mit der Nahrung aufgenommenen Nährstoffe.

Auspitz-Phänomen → Psoriasis

Ausräumung, digitale f: engl. curettage. Entleerung der Rektumampulle mit dem Finger bei chronischer Obstipation*, Kotsteinen* oder Entleerungsstörungen z. B. infolge Querschnittläsion. Bei dem links seitlich liegenden Patienten führt die Pflegeperson den durch Handschuh geschützten sowie eingefetteten Zeigefinger in die Ampulle und entfernt unter drehenden Bewegungen den verhärteten Kot.
Einsatz: Die digitale Ausräumung ist eine Ausnahmebehandlung, wenn alle anderen Maßnahmen zur Darmentleerung erfolglos waren, also Obstipationsprophylaxe (Ernährung, Bewegung, medikamentöse Unterstützung), Darmreinigung*, Miniklistier* und Zäpfchen zur Stuhlerweichung. Patienten mit Querschnittläsion können zur selbstständigen digitalen Ausräumung angeleitet werden.

Ausrüstungsbeihilfe → Mobilitätshilfen

Aussatz → Lepra
Ausschabung → Kürettage
Ausscheider *m*: engl. *carrier*; syn. Dauerausscheider. Laut Infektionsschutzgesetz* (§ 2 Nr. 6) Bezeichnung für eine Person, die durch Ausscheidung von Krankheitserregern eine Infektionsquelle sein kann, ohne selbst krank oder krankheitsverdächtig zu sein.
Einteilung: Ausscheider von Krankheitserregern werden eingeteilt in
- Inkubationsausscheider: Ausscheiden der Erreger bereits vor dem Auftreten klinischer Erkrankungen (z. B. Hepatitis* A, AIDS)
- Rekonvaleszentenausscheider: Ausscheidung noch nach klinischer Heilung (z. B. Ruhr, Diphtherie*)
- Dauerausscheider*: Ausscheidung noch nach mehr als 3 Monaten nach einer klinischen Heilung, häufig lebenslang (z. B. Typhus* abdominalis).

Schutzmaßnahmen: Die zuständigen Behörden treffen notwendige Schutzmaßnahmen zur Verhinderung der Verbreitung von übertragbaren Krankheiten*. Hierzu gehören z. B. die Beobachtung*, berufliche Tätigkeitsverbote und das Verbot bestimmte Orte zu betreten oder zu verlassen, bis die notwendigen Schutzmaßnahmen getroffen wurden.

Ausscheidersystem → Sekretorsystem
Ausscheidungsurografie *f*: Abk. AUG. Urografie* mittels i. v. appliziertem, renal ausgeschiedenem Kontrastmittel.
Prinzip:
- i. v. Injektion von (wasserlöslichem, nichtionischem) iodhaltigem Röntgenkontrastmittel, das renal ausgeschieden wird und die Harnwege füllt
- erste sichtbare Ausscheidung des Kontrastharns ca. 3 min nach Injektion
- anschließend mehrere Aufnahmen in verschiedenen Zeitabständen, in der Regel 5, 10 und 20 min nach Injektionsbeginn
- Untersuchung unter Kompression der Ureteren (Kompressionsurografie) auf Höhe der Iliosakralgelenke bewirkt Rückstauung des Kontrastharns zur besseren Beurteilung der anatomischen Details des Nierenbeckenkelchsystems
- Spätkontrollen (Späturografie, Aufnahmen bis 24 h nach Injektion) bei verzögerter Kontrastmittelausscheidung und bei Abflusshindernis erforderlich
- seitengetrennte Beurteilung der Ausscheidung erfolgt durch Radioisotopennephrografie*.

Anwendungen:
- Beurteilung der Konfiguration des Nierenhohlraumsystems, der Abflussverhältnisse über Ureteren in Harnblase und von in der Harnblase zurückbleibendem Restharn*
- Diagnose der Nephrolithiasis und von Tumoren der Harnwege (Steine oder Tumoren als Kontrastmittelaussparung sichtbar).

Ausschlusskriterien *n pl*: engl. *exclusion criteria*. Kriterien im Rahmen von klinischen und epidemiologischen Studien*, die zum Ausschluss potenzieller Studienteilnehmer von der Studienteilnahme führen. Hierbei sollte es sich um möglichst gut operationalisierbare Merkmale einer Person handeln.

Aussprachestörung *f*: engl. *articulation disorder*. Kombinierte Sprach- und Sprechstörung mit Störung des Lauterwerbs und/oder der Lautbildung, bei der die Anordnung oder Realisierung der Laute in einem Wort nicht den Regeln der Standardsprache entspricht (phonologische Störung) oder bei der einzelne Laute oder Lautverbindungen nicht normgerecht artikuliert werden (phonetisch-artikulatorische Störung).

Hintergrund: Ursachen: u. a.
- Sprachentwicklungsstörung
- psychische Faktoren
- Hörstörung
- zentrale Sprachstörung.

Einteilung:
- nach Anzahl der fehlerhaft gebildeten bzw. verwendeten Laute: 1. partielle, multiple und universelle Dyslalie 2. Vokalsprache
- nach betreffendem Phon: 1. Sigmatismus 2. Schetismus
- nach Beschreibung der phonologischen Abweichungen: 1. z. B. Alveolarisierung von [g, k] zu [d, t].

Ausstrichpräparat → Blutausstrich
Außenbandruptur *f*: engl. *lateral ligament rupture*. Ruptur der Außenbänder eines Gelenks (z. B. Knie, Finger), im engeren Sinn Außenbandriss des oberen Sprunggelenks. Ursache ist das Umknicken mit dem Fuß (Supination und Inversion). Symptome sind Schwellung, Hämatom und Druckschmerz am Außenknöchel. Diagnostiziert wird klinisch und bildgebend, behandelt wird überwiegend konservativ.

Therapie:
- bei frischer Außenbandruptur fast ausschließlich konservativ-funktionell: abschwellende Maßnahmen bei gleichzeitiger Sicherung durch Sprunggelenkorthese über 6–8 Wochen bei Vollbelastung und physiotherapeutischer Behandlung
- bei chronischer Instabilität: kontinuierliche orthetische Sicherung oder operativer Einsatz einer Bandplastik.

Außenbandzerrung *f*: syn. Außenbanddistorsion. Schmerzhafte, meist selbstlimitierende Überdehnung der Außenbänder bei Supinations*- und Adduktions*-Traumata, überwiegend von Sprung- und Kniegelenk*. Prädilektionsstellen sind das Ligamentum talofibulare anterius des Sprunggelenks* und das Ligamentum* collaterale fibulare des Kniegelenks. Im Gegensatz zur Außenbandruptur* ist selten ein Hämatom sichtbar und die Gelenkstabilität bleibt erhalten.

Lokalisation: Häufig betroffene Bänder
- Kniegelenk: Ligamentum* collaterale fibulare
- Sprunggelenk: 1. Ligamentum talofibulare anterius 2. Ligamentum talofibulare posterius 3. Ligamentum calcaneofibulare.

Klinik:
- Gelenkschwellung
- reduzierte Belastbarkeit des Gelenks
- Schmerzen.

Therapie:
- Sportkarenz und Entlastung
- Kühlung
- abschwellende und schmerzlindernde Therapie mit nichtsteroidalen Antiphlogistika*
- ggf. Ruhigstellen des Gelenks mittels Schiene
- Physiotherapie.

Außenknöchelfraktur → Knöchelfraktur
Außenranderhöhung → Sohlenerhöhung
Außenrotation *f*: engl. *external rotation*; syn. Rotatio externa. Auswärtsdrehen einer Extremität* um ihre eigene Längsachse. Physiologisch ist die Außenrotation nur in einem Kugel- oder Radgelenk möglich, also im Schultergelenk*, Hüftgelenk* und im gebeugten Kniegelenk*. Hingegen dreht sich beispielsweise auch der Fuß* durch Flexion*/Extension* des oberen und gleichzeitige Pronation*/Supination* des unteren Sprunggelenks*.

Außenrotationsgang → Gangstörung
Außenrotationstest der Schulter → Schultergelenkuntersuchung, funktionelle
Austastung *f*: engl. *palpation*. Palpation* des Abdomens oder von Körperhöhlen ohne Sichtkontrolle, z. B. rektale oder vaginale Untersuchung.

Austauschtransfusion *f*: engl. *exchange transfusion*; syn. Blutaustauschtransfusion. Bluttransfusion* mit dem Ziel der Entfernung schädigender Bestandteile im Blut durch dessen weitgehenden Ersatz mit Spenderblut. Unterschieden werden die Einwegmethode mit Blutzufuhr und -entnahme im Wechsel aus dem gleichen, meist venösen Gefäß und die Zweiwegmethode mit kontinuierlicher Blutentnahme aus einem anderen Blutgefäß.

Indikationen:
- v. a. perinatal: 1. Morbus* haemolyticus fetalis mit Hydrops 2. pathologische Hyperbilirubinämie* des Neugeborenen (meist bei Morbus* haemolyticus neonatorum) mit Zeichen einer progredienten akuten Bilirubinenzephalopathie (Kernikterus*) oder bei Überschreiten der Fototherapiegrenze um

10 mg/dl bzw. bei Überschreiten der Fototherapiegrenze um 5 mg/dl nach unzureichendem Therapieerfolg einer Fototherapie*; cave: sehr untergewichtige Frühgeborene (very low birth weight, Abk. VLBW)
- evtl. auch bei schwerer Intoxikation, Infektion, Transfusionszwischenfall, hepatischem Koma oder Hyperleukozytose.

Austin-Flint-Geräusch → Flint-Geräusch
Australischer Teebaum → Teebaum, australischer
Austreibungsperiode → Geburt
Austreibungsphase → Geburt
Austreibungsphase → Systole
Austreibungswehen → Wehen
Ausweichexpositionstest *m*: Expositionstest unter kontrollierten Bedingungen mit (strukturell) nicht verwandten Substanz(en) bei diagnostizierter Überempfindlichkeit oder Allergie, z. B. gegenüber einem Arzneimittel, zur Empfehlung einer sicheren Alternative.
Auswurf → Sputum
Auswurfvolumen → Schlagvolumen
Autakoide *n pl*: engl. *autacoids*. Sammelbezeichnung für endothelial gebildete, vasoaktive Gewebehormone mit v. a. parakriner oder autokriner Wirkung. Dazu gehören z. B. EDRF, Prostazyklin*, EDHF, Endothelin*, Histamin*, Serotonin*, Angiotensin* II und Bradykinin*.
Autismus *m*: engl. *autism*. Störung der Wahrnehmung und Informationsverarbeitung mit resultierenden Problemen in den Bereichen Interaktion, Kommunikation und Verhalten. Die Bezeichnung geht auf Bleuler (1914) zurück und deutet auf die Unfähigkeit hin, eine Beziehung zu Menschen einzugehen. Von der WHO wird Autismus als tief greifende Entwicklungsstörung klassifiziert.
Autismus, frühkindlicher *m*: engl. *early infantile autism*. Tief greifende Entwicklungsstörung, die sich vor dem 3. Lj. manifestiert und mit schweren Kontakt- und Kommunikationsstörungen, aufgehobener oder verzögerter Sprachentwicklung, Stereotypien, häufig Intelligenzminderung* sowie unspezifischen Symptomen (Angst, Wut, Aggressivität, Selbstverletzung) einhergeht. Behandelt wird mit Frühförderung kommunikativen Verhaltens und sozialer Integration durch Verhaltenstherapie und Elternberatung. **Vorkommen:**
- v. a. bei Jungen
- männlich : weiblich = 3–6 : 1.

Ätiologie:
- meist genetisch (Heredität > 70–90 %)
- in genomweiter Assoziationsstudie (GWAS) und Kopplungsanalysen bestätigte Suszeptibilitätsgene (MACROD2-Gen und CDH-Gen) und seltene, aber assoziationsstarke copy number variation (CNV): Neurorexin-Gen, Neuroligin-Gen und Shank3-Gen

- Risikofaktoren: höheres väterliches, z. T. auch mütterliches Alter.

Autismus-Spektrum-Störung *f*: engl. *autism spectrum disorders (Abk. ASD)*. Bezeichnung für Autismus*-Störungen mit unterschiedlicher Ausprägung von qualitativen Beeinträchtigungen der sozialen Interaktion, der Sprache und Kommunikation sowie eingeschränkten und stereotypen* Verhaltensmustern, Interessen und Aktivitäten. Nach umfangreicher Diagnostik anhand klinischer Kriterien, psychologischer Testverfahren und nach Ausschluss anderer Erkrankungen wird mit Verhaltenstherapie* und ggf. Psychopharmaka* behandelt.

Hintergrund: Epidemiologie:
- vor allem bei Jungen (4–6 : 1)
- Prävalenz* ca. 1 % der Bevölkerung im Kindesalter.

Formen:
- Einteilung in: **1.** frühkindlicher Autismus **2.** Asperger-Syndrom **3.** atypischer Autismus **4.** sonstige und nicht näher bezeichnete tiefgreifende Entwicklungsstörung*.

Klinik:
- Beeinträchtigt sind soziale Interaktion, qualitative Beeinträchtigung der Kommunikation, zudem kommt es zu beschränkten Verhaltensweisen, Interessen und Aktivitäten (siehe Tab.).
- Die Kommunikationsdefizite führen dazu, dass Betroffene bei Konversationen inadäquat reagieren, non-verbale Kommunikation fehlinterpretieren und Schwierigkeiten haben, adäquate gleichaltrige Freundschaften zu finden.
- Betroffene zeigen eine starke Abhängigkeit von Alltagsroutinen, reagieren empfindlich auf Veränderungen ihrer Umwelt oder fokussieren auf inadäquate Items.
- Symptome müssen seit früher Kindheit bestehen, auch wenn sie häufig erst später erkannt werden, z. B. wenn die sozialen Anforderungen die kommunikativen Fähigkeiten der Patienten übersteigen.

Therapie:
- Eingesetzt werden multimodale Behandlungsprogramme, v. a. verhaltensorientierte, direkte und strukturierte Behandlungsmethoden.
- Die verhaltenstherapeutischen Ansätze sollten Sprachanbahnung, Förderung der sprachlichen Kommunikation, Förderung der sozialen Interaktion und Kommunikation beinhalten (Aufbau von Verhaltensweisen).
- Die Reduktion von Selbststimulation, Stereotypen und selbstverletzendem Verhalten sowie die Reduktion von Wutausbrüchen und aggressivem Verhalten (Abbau von Ver-

Autismus-Spektrum-Störung: Klinische Diagnosekriterien.

Beeinträchtigung der sozialen Interaktion in mindestens 2 der folgenden Bereiche:

- Beeinträchtigung von Blickkontakt, Mimik, Gestik
- Unfähigkeit, entwicklungsgemäße Beziehungen zu Gleichaltrigen aufzubauen
- Mangel an Freude oder Interesse, Erfolge mit anderen zu teilen
- Mangel an sozio-emotionaler Gegenseitigkeit

qualitative Beeinträchtigung der Kommunikation in mindestens einem der folgenden Bereiche:

- verzögertes Einsetzen oder völliges Ausbleiben der Entwicklung gesprochener Sprache
- deutliche Beeinträchtigung der Fähigkeit, ein Gespräch zu beginnen oder fortzuführen
- Stereotype oder repetitiver Gebrauch der Sprache
- fehlende Übernahme von entwicklungsgemäßen Rollen

beschränkte Verhaltensweisen, Interessen und Aktivitäten in mindestens einem der folgenden Bereiche:

- umfassende Beschäftigung mit einer oder mehreren Interessen von abnormalem Inhalt und Intensität
- auffälliges starres Festhalten an bestimmten nicht funktionalen Gewohnheiten
- motorische Manierismen
- ständige Beschäftigung mit Teilen von Objekten

haltensweisen) sollten berücksichtigt werden.
- Psychopharmaka können symptomatisch ausgerichtet eingesetzt werden, z. B. flankierende Stimulanzientherapie zur Verbesserung der Selbststeuerung oder Einsatz atypischer Neuroleptika zur Reduktion aggressiven Verhaltens.

autistische Störung → Autismus, frühkindlicher
Autoagglutinine → Autohämagglutinine
Autoaggression → Autoimmunkrankheit
Autoaggression *f*: Aggression*, die sich gegen die eigene Person richtet, z. B. in Form von Selbstschädigung*, Selbstverletzung* oder Automutilation*.
Vorkommen: Häufig im Rahmen schwerer psychischer Störungen:

Autoantikörper

- Borderline*-Persönlichkeitsstörung
- dissoziale Persönlichkeitsstörung*
- dissoziative* Störung
- Schizophrenie*.

Autoantikörper m sg, pl: engl. *autoantibodies*. Gegen körpereigene Antigene gerichtete Antikörper*, beispielsweise gegen Oberflächenantigene, Rezeptoren*, Nukleinsäuren* oder Proteine*. Die Genese ist genetisch (z. B. HLA-Typ), immunologisch (z. B. Kreuzreaktivität oder defekte Apoptose) oder exogen bedingt (z. B. Infektion, molekulare Mimikry*, Arzneimittel). Autoantikörper sind v. a. bei Autoimmunkrankheiten* nachweisbar. Siehe Tab.
Formen: Bei Diabetes* mellitus Typ 1 lassen sich Insulin-Autoantikörper gegen verschiedene Anteile der Inselzellen des Pankreas* nachweisen (siehe Abb.).

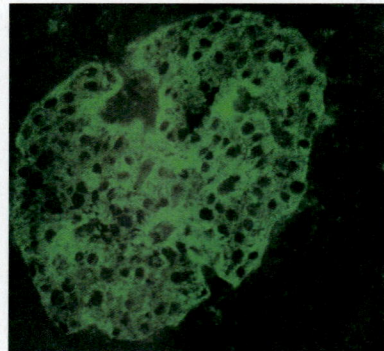

Autoantikörper: Inselzell-Autoantikörper (ICA); Pankreasinsel im Kryostatschnitt eines frischen humanen Pankreas. Fluoreszeinmarkierte zytoplasmatische ICA binden an Zytoplasmabestandteile der Inselzellen; die Kerne sind ausgespart. [165]

Autoaugmentation → Blasenerweiterungsplastik

Autobiografisches Gedächtnis n: engl. *autobiographical memory*. Gedächtnis* für das gelebte Leben der eigenen Person, die mentale Repräsentation der eigenen Biografie.
Speicherung: Autobiografische Gedächtnisinhalte werden im Langzeitgedächtnis* gespeichert, wobei im episodischen Gedächtnis persönliche Erlebnisse und im semantischen Gedächtnis autobiografische Fakten abgelegt werden. Die langfristig gespeicherten autobiografischen Gedächtnisinhalte werden vom emotionalen Zustand zum Zeitpunkt des Erlebnisses beeinflusst und sind eng an das Bewusstsein* gekoppelt. Episoden von großer Bedeutung für das Individuum können durch Selbstreflexion wieder aufgerufen werden.

Autoantikörper:
Diagnostisch relevante Autoantikörper bei Autoimmunkrankheiten (Auswahl).

Autoantikörper	diagnostische Bedeutung (Beispiele)
cANCA	Granulomatose mit Polyangiitis
pANCA	mikroskopische Polyangiitis, Churg-Strauss-Syndrom
Anti-Acetylcholin-Rezeptor-Antikörper	Myasthenia gravis pseudoparalytica
Antibasalmembran-Antikörper	Goodpasture-Syndrom, bullöses Pemphigoid, Epidermolysis bullosa aquisita
Anti-CCD	rheumatoide Arthritis
Anti-dsDNA-Antikörper	systemischer Lupus erythematodes
Anti-Galaktocerebrosid-Antikörper	Guillain-Barré-Syndrom
Anti-Gangliosid-Antikörper	multifokale motorische Neuropathie
Anti-Glutamat-Decarboxylase-Antikörper	insulinpflichtiger Diabetes mellitus
Anti-Histon-Antikörper	evtl. arzneimittelinduzierter Lupus erythematodes
Anti-Insulin-Antikörper	Diabetes mellitus
Anti-LKM-Antikörper	autoimmune chronische Hepatitis
Anti-MAS-Antikörper	autoimmune Myositis
Anti-SMA-Antikörper	Hepatitis
antimitochondriale Antikörper (Subtyp AMA-M2)	primäre biliäre Cholangitis
ANA	primäres Sjögren-Syndrom, systemischer Lupus erythematodes, neonataler Lupus erythematodes, Kollagenosen, Sharp-Syndrom
Anti-SS-A/Anti-SS-B	Sjögren-Syndrom
Anti-U1RNP	Mischkollagenosen
Anti-DFS70	schließt bei positivem ANA eine Kollageniose fast sicher aus
Antiphospholipid-Antikörper	Antiphospholipid-Syndrom
antiribosomale Antikörper	systemischer Lupus erythematodes
Anti-Scl70-Antikörper	progressive systemische Sklerose
Anti-thyreoidale Peroxidase-Antikörper (TPO-AK)	Hashimoto-Thyreoiditis, Basedow-Krankheit, endokrine Ophthalmopathien
Anti-Zentromer-Antikörper	CREST-Syndrom
Rheumafaktor (Anti-IgM)	rheumatoide Arthritis, Kollagenosen, chronisch-entzündliche Erkrankungen
TG-AK	Hashimoto-Thyreoiditis, primäre Hypothyreose
TR-AK	Basedow-Krankheit

Inhalte: Das autobiografische Gedächtnis enthält Informationen über:
- länger andauernde Lebensabschnitte (z. B. Kindheit)
- allgemeine Ereignisse des öffentlichen Lebens, die mit dem persönlichen Leben in Verbindung standen
- ereignisspezifisches Wissen, das u. a. Sinneseindrücke, Emotionen, Ort und Zeit konkreter persönlicher Erlebnisse beinhaltet.

Klinische Bedeutung: Das autobiografische Gedächtnis ist für das Selbstbild*, soziale Beziehungen und die Handlungsplanung unerlässlich. Beeinträchtigungen des autobiografischen Gedächtnisses sind:
- infantile Amnesie/frühkindlicher Gedächtnisverlust: entwicklungsbedingte Unfähigkeit, sich an Ereignisse der sehr frühen Kindheit zu erinnern

- retrograde Amnesie*: Störung des Altgedächtnisses mit Verlust oder Verminderung autobiografischer Erinnerungen
- Symptom bei bestimmten psychischen Störungen (z. B. Overgeneral* memory, False-memory-Syndrom) und im Alter (z. B. AAMI).

Untersuchungsmethoden:
- Galton-Cuing-Technik: Präsentation eines Wortes als Hinweisreiz für persönliche, mit dem Hinweisreiz in Verbindung stehende Erlebnisse
- Autobiographic Memory Interview: semistrukturiertes Interview zu bestimmten Lebensabschnitten
- Tagebuchstudie
- eigene Datierung von Erlebnissen anhand von Hinweisreizen oder gezielter Fragestellung
- Life-Chart-Methode.

autochthon: engl. *autochthonous*. An Ort und Stelle bzw. ohne äußere Einwirkung entstanden.

Autoerotik *f*: engl. *autoerotism*. Eine auf den eigenen Körper gerichtete sexuelle Aktivität, bei der sexuelle Stimulation und Befriedigung ohne Beteiligung anderer Personen erfolgen, z. B. Masturbation*.

AutoFlow *m*: Optionale Zusatzfunktion eines Geräteherstellers (eingetragenes Warenzeichen) für einen volumengesteuerten Beatmungsmodus bei der Beatmung.

Technik:
- automatische Regulation des Inspirationsflow als dezelerierender Inspirationsflow im Gegensatz zum sonst üblichen konstanten inspiratorischen Flow bei volumengesteuerter Beatmung (siehe Abb.)
- automatische Regulation des Inspirationsdrucks.

Ziel ist die Applikation des voreingestellten Atemzugvolumens (Tidalvolumen) mit möglichst niedrigem Inspirationsdruck und somit Reduktion des Atemwegsspitzendrucks. Während des gesamten Atemzyklus ist die ungehinderte Spontanatmung des Patienten möglich.

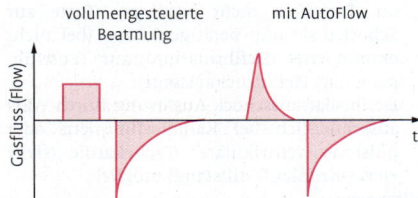

AutoFlow: Dezelerierender Inspirationsflow, dagegen konstanter inspiratorischer Flow bei volumengesteuerter Beatmung.

Auch bei Spontanatmung mit individueller Variation des Atemzugvolumens wird unter AutoFlow im zeitlichen Verlauf ein konstantes Atemzugvolumen erreicht, ebenso bei Änderung der pulmonalen Compliance.

Autofluoreszenzbronchoskopie *f*: engl. *autofluorescence bronchoscopy*; Abk. AFB. Bronchoskopisches Verfahren zur Früherkennung des Lungenkarzinoms*. Die Bronchialschleimhaut wird mit Laserlicht (Blaulicht) bestrahlt. Je nach Oberflächenbeschaffenheit der Schleimhaut wird Autofluoreszenzlicht unterschiedlicher Wellenlänge bzw. Farbe emittiert und so verdickte Schleimhaut (Dysplasien, Carcinoma in situ) sichtbar gemacht.

Autofluoreszenzendoskopie *f*: engl. *autofluorescence endoscopy*. Diagnostisches Verfahren insbesondere der gastrointestinalen und bronchialen Endoskopie*. Durch Bestrahlung mit Licht eines genau definierten Wellenlängenbandes wird in körpereigenen Fluorophoren Fluoreszenzlicht erzeugt. Schon leicht pathologisch verändertes Gewebe hebt sich im Fluoreszenzbild deutlich vom gesunden Gewebe ab.

autogen: engl. *autogenous*. Vom gleichen Individuum stammend; z. B. autogene Transplantation (Empfänger und Spender identisch).

Autogenes Training *n*: engl. *autogenous training*. Autosuggestive Entspannungsmethode zur Beeinflussung autonomer, zentralnervöser und psychischer Funktionen, die von J. H. Schultz aus der Hypnose* entwickelt wurde und bei verschiedenen Erkrankungen eingesetzt wird.

Prinzip:
- Konzentration auf autosuggestive Formeln (Suggestion)
- Beeinflussung psychovegetativer Funktionen durch verbale Affirmation
- geübtes Empfinden von Schwere, Wärme, Kühle, Atmung, Herztätigkeit u. a. führt zu einer Wahrnehmungseinengung mit Beruhigung der vegetativen Funktionen und damit zu einer ruhigeren Atem- und Herzfrequenz sowie zu muskulärer Entspannung
- Durchführung in 3 Stufen: **1.** Grundstufe mit Induktion von Empfindungen wie Schwere, Kühle, Wärme u. ä. **2.** Mittelstufe mit Einübung individuell bedeutsamer Kernsätze (z. B. „Ich bin gelassen."). **3.** Oberstufe mit Imagination von symbolträchtigen Bildern (katathym-imaginative Psychotherapie), Konzentration auf Selbsterkenntnis fördernde Fragen, das Selbst akzeptierende Instruktionen (z. B. eigene Stärken und Schwächen annehmen) und sinnstiftende Kontemplationen abstrakter Werte
- nach Einübung auch ohne Arzt oder Therapeuten durchführbar.

Indikationen:
- Verschiedene psychische Störungen, z. B.: **1.** Schlafstörungen* **2.** Somatisierungsstörung* **3.** Angststörung*
- Regulierung psychophysiologischer Dysfunktionen, z. B. im Rahmen von: **1.** Asthma* bronchiale **2.** Erkrankungen des rheumatischen Formenkreises **3.** Obstipation* **4.** Hypertonie **5.** Schmerzen **6.** Nachbehandlung nach Herzinfarkt* **7.** Geburtshilfe **8.** Sexualpsychotherapie*
- Stimmtherapie bei Dysphonie*.

Autohämagglutinine *n pl*: engl. *autohemagglutinins*. Autoantikörper*, die körpereigene Erythrozyten agglutinieren (z. B. Kältehämagglutinine). Sie verursachen eine (erworbene) hämolytische Anämie.

Autohämolysine *n pl*: engl. *autohemolysins*. Hämolysierende Autoantikörper*.

Autohypnose → Selbsthypnose

Autoimmunadrenalitis → Addison-Krankheit

Autoimmune Hepatitis-Labordiagnostik *f*: syn. AIH-Labordiagnostik. Nachweis verschiedener Autoantikörper* bei Verdacht auf eine autoimmune Hepatitis* (AIH). Die Bestimmung der leberspezifischen Antikörper ermöglicht die Differenzierung der unterschiedlichen AIH-Typen und eine Abgrenzung der AIH zu autoimmun bedingten Erkrankungen der Gallenwege.

autoimmunhämolytische Anämie → Anämie, hämolytische

Autoimmunhepatitis → Hepatitis, autoimmune

Autoimmunisierung *f*: Gegen körpereigene antigene Substanzen (Autoantigene) gerichtete Immunisierung mit Bildung von Autoantikörpern und spezifisch sensibilisierten Lymphozyten*. Autoimmunisierung hebt die Autotoleranz auf infolge von Störungen der „Selbst"-Erkennung und der Kontroll- und Regulationsmechanismen des Immunsystems zur Begrenzung pathologischer und u. U. lebensbedrohlicher Autoimmunreaktionen.

Autoimmunität *f*: engl. *autoimmunity*; syn. Autosensibilität. Gegen körpereigene antigene Substanzen (Autoantigene) gerichtete Immunreaktion (Verlust der Toleranz) mit Bildung von Autoantikörpern und spezifischen autoreaktiven B- und T*-Lymphozyten. Autoimmunität kann Organsysteme und den Gesamtorganismus schädigen (Autoimmunkrankheit*).

Autoimmunkrankheit *f*: engl. *autoimmune disease*; syn. Autoaggressionskrankheit. Erkrankung durch Autoimmunreaktion. Unterschieden werden organspezifische (z. B. Diabetes mellitus Typ I) und nicht organspezifische (z. B. rheumatoide Arthritis) Autoimmunkrankheiten sowie Mischformen (z. B. Sjögren-Syndrom). Diagnostisch wichtig ist der Nachweis von Au-

Autoimmunneutropenie

toantikörpern, Behandlung und Prognose hängen ab von der Ursache.

Hintergrund: Einteilung
- organspezifische Autoimmunkrankheit mit Immunreaktion ausschließlich gegen spezifische Antigene eines Organs oder Organsystems
- nicht organspezifische Autoimmunkrankheit (Erkrankungen des rheumatischen Formenkreises) mit Immunreaktion gegen Autoantigene verschiedener Körpergewebe und systemische Ablagerung der Immunkomplexe*
- Misch- oder Übergangsformen, z.B. Goodpasture-Syndrom, Myasthenia gravis pseudoparalytica, Pemphigus vulgaris, bullöses Pemphigoid, Ophthalmia sympathica, phakogene Uveitis, autoimmunhämolytische Anämie, ITP, primäre biliäre Zirrhose, chronisch-aggressive Hepatitis, Colitis ulcerosa, Sjögren-Syndrom, evtl. Multiple Sklerose.

Therapie:
- organspezifische Autoimmunkrankheit: **1.** häufig pharmakologisch durch Substitutionsbehandlung, nichtsteroidale Antiphlogistika **2.** ggf. operativ: Implantation (z.B. Endoprothese) oder Transplantation (z.B. Niere)
- systemische Autoimmunkrankheit: Immunsuppressiva*.

Autoimmunneutropenie f: engl. *autoimmune neutropenia*. Verminderung der neutrophilen Granulozyten* durch Autoantikörper gegen verschiedene mono- und polymorphe Antigene der Granulozytenoberfläche. Häufigstes Antigen: CD16, beispielsweise HNA-1a. Klinisch treten gelegentlich gehäuft bakterielle Infektionen auf. Granulozytopenie*, möglicherweise gesteigerte Hämatopoese und Autoantikörpernachweis führen zur Diagnose. Bei komplizierender Infektion sind G-CSF oder hochdosiert IgG indiziert.

Autoimmunpankreatitis f: engl. *autoimmune pancreatitis*; Abk. AIP. Durch autoimmunologische Prozesse bedingte chronische Pankreatitis* mit Manifestation an Pankreas und häufig an Leber und Gallengängen mit Ausbildung von Strikturen. Das klinische Bild entspricht der chronischen Pankreatitis* mit Ikterus*. Differenzialdiagnostisch muss stets ein Pankreaskarzinom* ausgeschlossen werden. Behandelt wird mit Glukokortikoiden*, die Prognose ist gut.

Autoimmunthrombozytopenie → Immunthrombozytopenie

Autoinfektion n: engl. *autoinfection*; syn. Selbstansteckung. Infektion* durch bereits im Körper vorhandene Mikroorganismen mit Ausbreitung des Keims und Krankheitserscheinungen. Auslöser einer Autoinfektion sind Ortswechsel des Keims (z.B. von der Haut der Hand zur Nasenschleimhaut), Resistenzminderung, Immunitätsschwäche des Wirtsorganismus oder Virulenzsteigerung der Erreger.

Autoinflammation → Autoinflammatorische Erkrankungen

Autoinflammatorische Erkrankungen f pl: engl. *autoinflammatory diseases*. Seltene, meist genetisch bedingte Erkrankungen mit systemischer Entzündungsreaktion ohne Anhalt für zugrundeliegenden Infekt, Allergie* oder Autoimmunkrankheit*. Bei fast allen Formen kommt es zu rezidivierenden Fieberschüben (siehe auch hereditäres periodisches Fiebersyndrom), häufig Haut- und Augenmanifestationen, Arthritis*, Abgeschlagenheit, Kopf- und Bauchschmerzen sowie teilweise schwerwiegenden Folgeschäden wie Taubheit*, Blindheit* oder Niereninsuffizienz*.

Autointoxikation f: engl. *autointoxication*. Selbstvergiftung durch Stoffwechselprodukte des eigenen Körpers, z.B. bei schwerer Leberinsuffizienz* und Niereninsuffizienz* oder bei diabetischem Koma*.

Autoklav m: engl. *autoclave*. Druckkessel, also ein gasdicht verschließbarer Druckbehälter, zur Sterilisation* im gespannten und gesättigten Wasserdampf. Die Dampfsterilisation* (Autoklavierung) ist die wirksamste Maßnahme der Sterilisation*.

autolog → autogen

Autolyse f: engl. *autolysis*. Abbau von Proteinen und lokale Gewebeeinschmelzung durch zelleigene Enzyme, die beim Zellzerfall freiwerden. Autolyse erfolgt ohne Bakterienhilfe. Physiologischerweise lösen sich nicht mehr vermehrungsfähige Zellen durch selbstverdauende Enzyme (Autolysine) auf. Zu einer pathologischen Autolyse kommt es z.B. bei autodigestiver Pankreatitis*.

Autolysine → Antikörper, zytotoxische

Automatie → Autorhythmie

Automatie → Herzautomatie

Automatiezentrum → Autorhythmie

Automatiezentrum → Herzautomatie

Automatisierter externer Defibrillator m: engl. *automated external defibrillator*; Abk. AED. Gerät zur Defibrillation* durch geschulte Ersthelfer oder Laien im Rahmen der Reanimation bei Herz*-Kreislauf-Stillstand. Der AED ist im Vergleich zum herkömmlichen Defibrillator hinsichtlich Handhabung stark vereinfacht durch intuitive Bedienbarkeit, automatische EKG-Analyse, Piktogramm und sprachgesteuerte Anweisungen.

Einsatz: Verfügbarkeit:
- als Public Access Defibrillation (PAD) z.B. in öffentlichen Gebäuden, Bahnhöfen, Flughäfen
- Hinweise auf Standorte vorhandener AED durch einheitliches Piktogramm (siehe Abb. 1).

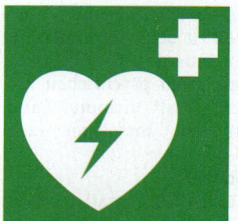

Automatisierter externer Defibrillator Abb. 1: universelles Hinweisschild der International Liaison Committee on Resuscitation, um die Position eines AED anzuzeigen. Dieses Zeichen kann mit Richtungspfeilen zum nächstgelegenen AED kombiniert werden.

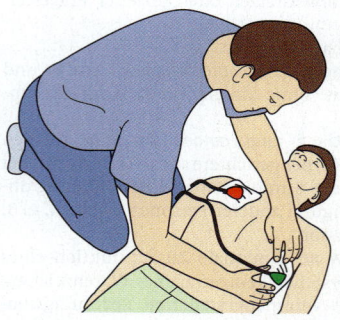

Automatisierter externer Defibrillator Abb. 2: Elektrodenplatzierung.

Ablauf:
- Aufforderung zur Elektrodenplatzierung (Klebeelektroden, siehe Abb. 2), bei Kindern sind ggf. altersentsprechend kleinere Elektroden zu verwenden
- automatische EKG-Analyse
- Ergebnis der EKG-Analyse
- Ansage der (dem Ergebnis der EKG-Analyse entsprechenden) Empfehlung für (Schock empfohlen) oder gegen (Schock nicht empfohlen) Defibrillation
- Führung (konkrete Aufforderungen) des Anwenders durch den Prozess zur Defibrillation (Patienten nicht berühren, Taste zur Schockauslösung betätigen) bzw. (bei nicht empfohlener Defibrillation) zur (Fortführung der) Herzdruckmassage
- Defibrillationsschock-Auslösung durch AED ausschließlich bei Kammerflimmern oder pulsloser ventrikulärer Tachykardie (siehe Herz*-Kreislauf-Stillstand) möglich.

Hinweise:
- Anwendung durch Laien im Rahmen der Ersten* Hilfe auch ohne Schulung rechtlich unproblematisch

- im Rahmen jeder AED-Anwendung ist eine Rettungsdienst*-Alarmierung obligat
- AED-Einsatz darf zu keiner Verzögerung oder Unterbrechung der Herzdruckmassage* führen
- Auswertung (Analyse und Qualitätsmessung) nach AED-Anwendung über integrierten Datenspeicher des AED.

Automatismen *m pl*: engl. *automatisms*. Unkontrollierte, unbeabsichtigte, z. T. auf einen auslösenden Reiz hin automatisch ablaufende Bewegungen oder Sprachäußerungen. Sie treten auf bei Schizophrenie* (z. B. katatone Form), hirnorganischen Störungen, Verhaltensstörungen, Tic-Störung (z. B. Tourette-Syndrom) und Querschnittläsion* (spinale Automatismen).
Formen:
- Störungen der Psychomotorik*
- Bewegungsautomatismen (Bewegungsstereotypien), z. B. Schlucken, Kauen, Grimassieren, Gehen, Weglaufen, Nachahmen von Bewegungen (Echopraxie*), Ausführen befohlener Handlungen, auch gegen den eigenen Willen (Befehlsautomatismen)
- Sprachautomatismen (Sprachstereotypien), z. B. häufige Wiederholung von Silben, Wörtern oder Sätzen (Echolalie*)
- Tics: plötzlich einsetzende, unwillkürliche Bewegungen (auch Vokalisationen) von z. T. komplexer Qualität
- spinale Automatismen: reflexartige, durch Hautreize oder Muskeldehnung ausgelöste Bewegungen nach Querschnittläsion*.

Automatismus *m*: engl. *automatism*. Unkontrollierte, nicht bewusst intendierte, z. T. auf auslösenden Reiz hin automatisch ablaufende Handlung oder Sprachäußerung. Man unterscheidet Bewegungsautomatismus, Sprachautomatismus und spinalen Automatismus.
Formen:
- **Bewegungsautomatismus** (auch Bewegungs-Stereotypie*), z. B.: **1.** oral: Schlucken, Kauen, Schlecken, Schnalzen **2.** mimisch-gestisch: Wischen, Nesteln, Grimassieren **3.** ambulatorisch: (Gehen oder Weglaufen) **4.** Vorkommen z. B. bei fokalem epileptischem Anfall, als Tic* oder Befehlsautomatismus*
- **Sprachautomatismus: 1.** mehrfach wiederkehrende, formstarre, nicht kontextadäquate sprachliche Äußerungen (Worte, Phrasen oder Neologismen), z. B. Echolalie*, Stereotypie oder Recurring* utterances **2.** Vorkommen z. B. bei Schizophrenie* oder Aphasie*
- **spinaler** Automatismus als reflexartige Bewegungsphänomene nach Querschnittläsion*.

Automutilation *f*: engl. *self-mutilation*; syn. Selbstverstümmelung. Form der Autoaggression* (meist) ohne Suizidabsicht mit massiver Schädigung (z. B. tiefe Unterarm-Ritzverletzungen) bis hin zur Selbstverstümmelung (z. B. Fingerabtrennung, Augenausstechung), um Vorteile (z. B. Ausmusterung, seltener Rentenbegehren) zu erlangen, religiöse Opfer zu erbringen oder imperativen psychischen Zwängen (z. B. zur genitalen Selbstverstümmelung) zu gehorchen.

Autonome Reflex-Blase *f*: syn. spinale Reflex-Blase. Neurogene Blasenentleerungsstörung*, die durch eine Unterbrechung des spinalen Reflexbogens entsteht. Die Reflexblase ist zu unterscheiden von der autonomen Blase (Blasenautonomie). Zum Schutz der Niere vor Harnstau und Infektion muss therapeutisch der Abfluss des Urins sichergestellt werden, z. B. durch Selbstkatheterismus.
Erkrankung:
- die spinale, komplette Läsion befindet sich oberhalb des sakralen Miktionszentrums
- typische urodynamische Befunde sind die Detrusorhyperaktivität* und eine Detrusor*-Sphinkter-Dyssynergie
- klinisch besteht eine reflexartige, nicht hemmbare Blasenentleerung, in der Regel mit: **1.** rezidivierenden Harnwegsinfekten **2.** Restharn* **3.** vesikoureteralem Reflux*.

Therapie: Oberstes Ziel ist der Schutz der Nieren vor Reflux, Harnwegsinfektion und Harnstauung:
- medikamentöse Therapie des hyperreflexiven Detrusors durch Anticholinergika
- intermittierender Selbstkatheterismus
- externe Sphinkterotomie
- Harnableitung durch: **1.** Dauerkatheter **2.** Kondomurinal **3.** supravesikale Harnableitung, z. B. Ileum-conduit.

autonomes Nervensystem → Nervensystem, vegetatives

Autonomie-Abhängigkeits-Konflikt *m*: engl. *autonomy-dependence-conflict*. Unfähigkeit, wechselseitige, auf gegenseitigem Austausch aufbauende Beziehungen eingehen zu können mit Schwierigkeiten, ein Gleichgewicht zwischen der Bindung an einen anderen und der gleichzeitig angestrebten Selbstständigkeit der eigenen Person herzustellen.
Folge: Beziehungsangebote anderer werden gemieden oder abgelehnt. Dies führt zu emotionaler Verarmung bestehender Beziehungen oder weitgehendem Fehlen von Beziehungen zu anderen Menschen.
Psychoanalyse: Liegt der klassischen Psychoanalyse zufolge vor, wenn die Angst vor dem Verlust der Zuneigung die Wahrnehmung und Gestaltung der Beziehung zu einem anderen Menschen prägt.

Auto-PEEP → Intrinsic-PEEP

Autophonie *f*: engl. *autophony*. Widerhall der eigenen Stimme bei geöffneter Ohrtrompete. Ursache ist ein Schwund des Fettkörpers, der die Ohrtrompete umgibt. Die Autophonie tritt auf bei extremer Gewichtsabnahme, wie bei Anorexia nervosa oder Tumorkachexie.

Autoplastik → Plastik

Autopsie → Sektion

Autorhythmie *f*: engl. *automatic rhythmicity*. Fähigkeit, ohne Einwirkung eines äußeren Reizes rhythmische Erregungen auszulösen. Zur Autorhythmie sind z. B. die Neuronen des Atemzentrums* und die spezifischen Herzmuskelzellen des Erregungsleitungssystems des Herzens (Herzautomatie*) befähigt.

Autoskopie → Laryngoskopie

Autosomal-dominante polyzystische Niere *f*: engl. *autosomal dominant polycystic kidney disease*; syn. autosomal-dominante polyzystische Nephropathie. Siehe Polyzystische* Nieren-Erkrankung.

Autosomal-rezessive polyzystische Niere *f*: engl. *Autosomal Recessive Polycystic Kidney*; syn. autosomal-rezessive poly-zystische Nierenkrankheit. Siehe zystische Nierenerkrankung*.

Autosomen *n pl*: engl. *autosomes*. Alle Chromosomen*, die keine Geschlechtschromosomen (Gonosomen*) sind und in somatischen Zellen in 2 Kopien vorliegen (jeweils von der Mutter und vom Vater). Beim Menschen existieren 22 homologe* Autosomenpaare, die sich durch Lage des Zentromers und Vorhandensein oder Fehlen von Satelliten unterscheiden lassen.
Vererbung: Die Vererbung von Genen, die sich auf Autosomen befinden, wird als autosomale Vererbung bezeichnet. Sind Mutationen* auf Autosomen die Ursache von erblichen Erkrankungen, so können diese Erkrankungen entweder autosomal-rezessiv oder autosomal-dominant vererbt werden. Von autosomal-rezessiver Vererbung spricht man, wenn die Ausprägung des Phänotyps* bzw. der Krankheit erst beim Vorliegen beider defekter Allele* erfolgt (siehe auch autosomal-rezessiver Erbgang). Bei autosomal-dominanter Vererbung hingegen reicht das Vorliegen eines defekten Allels* auf einem der beiden homologen Autosomen (siehe auch autosomal-dominanter Erbgang).

Autosplenektomie *f*: engl. *autosplenectomy*. Bezeichnung für funktionelle Selbstzerstörung der Milz (funktionelle Asplenie) durch Infarkte, Blutungen, Fibrosierung, maligne Tumoren und Involution, v. a. bei Patienten mit Sichelzellenanämie* mit rezidivierenden Milzinfarkten (im amerikanischen Schrifttum „functional autosplenectomy").

Autostereotyp → Stereotyp

Autotopagnosie → Agnosie

Autogene Transfusion *f*: engl. *autogenous transfusion*; syn. Eigenbluttransfusion. Bluttransfusion* von Eigenblut bzw. (aufbereiteten) Eigenblutbestandteilen zur Reduktion oder als

Autotransfusion

Ersatz von Fremdblutspenden. Sie werden eingesetzt bei Eingriffen mit hohem Blutverlust.
Prinzip: Z. B.
– intra- bzw. postoperative Retransfusion von Blut, das geeigneten Patienten vor einem geplanten operativen Eingriff (mit Transfusionswahrscheinlichkeit > 10 %) abgenommen wurde und deren Erythropoese dadurch bereits präoperativ steigert: **1.** je nach geschätzter Menge an benötigtem Eigenblut Blutspende in wöchentlichen Abständen ca. 2- bis 3-mal wiederholt **2.** letzte Eigenblutspende ca. 1 Woche vor dem Operationstermin, damit der Körper genügend Zeit hat, sich vor der Operation zu regenerieren **3.** bei entsprechender Behandlungsindikation Verpflichtung des Arztes zur Aufklärung über die Möglichkeit einer Eigenblutspende
– intraoperative Retransfusion (innerhalb von 6 h) gewaschener und filtrierter Erythrozyten, die aus dem während der OP in einem Reservoir (unter Zusatz von Antikoagulanzien) gesammelten Patientenblut mithilfe eines Zellseparators (**cell saver**) gewonnen wurden (MAT für maschinelle Autotransfusion; v. a. zur Kompensation größerer Blutverluste): **1.** cave: parallele Anwendung von gefrorenem Frischplasma erforderlich **2.** Anwendung in Geburtshilfe umstritten.

Vorteile:
– keine immunologisch bedingten Transfusionszwischenfälle
– keine Übertragung von Krankheitserregern. Bei entsprechender Transfusionsindikation besteht die ärztliche Aufklärungspflicht über die Möglichkeit der autogenen Transfusion.

Autotransfusion *f*: Blutumverteilung (ca. 300–450 ml beim Erwachsenen) von peripheren zu zentralen venösen Blutgefäßen durch spezielle Lagerung (Anheben der Beine oder Kopftieflagerung; Trendelenburg*-Lagerung) bei orthostatischer arterieller Hypotonie* oder hypovolämischem Schock*.

Autotransplantation → Transplantation
autotroph: Beschreibende Bezeichnung für Organismen, die sich von anorganischen Stoffen (z. B. CO_2) ernähren, z. B. durch Fotosynthese.
auxiliar: engl. *auxiliary*. Helfend oder unterstützend, z. B. Unterstützung eines funktionseingeschränkten Organs.
Auxiliaratmung *f*: engl. *auxiliary breathing*. Forcierte Atmung mit Aktivierung der Atemhilfsmuskeln bei schwerer Dyspnoe* und Orthopnoe*.
auxotroph: engl. *auxotrophic*. Beschreibender Begriff für Mikroorganismen, bei denen durch Genmutation bestimmte, für die Synthese von Körperbausteinen notwendige Enzyme nicht mehr gebildet werden. Dadurch müssen entsprechende Stoffwechselzwischenprodukte mit der Nahrung zugeführt werden. Beispielsweise sind bei Histidin-a-Bakterienmutanten eines oder mehrere Gene mutiert, die Enzyme für die Histidin-Produktion bilden.

a.-v.: Abk. für → arteriovenös
avaskuläre Knochennekrose → Knochennekrose, aseptische
AV-Block: engl. *atrioventricular block*; syn. atrioventrikulärer Block. Bradykarde Herzrhythmusstörung* aufgrund einer Erregungsleitungsstörung* zwischen Vorhöfen und Kammern des Herzens. Je nach Ausprägung zeigen sich keine oder bradykardiebedingte Symptome wie Schwindel und Palpitationen*, manchmal kommt es zur Synkope*. Diagnostiziert wird mittels EKG*. Therapeutisch ist in manchen Fällen die Implantation eines künstlichen Herzschrittmachers erforderlich.
Einteilung:
– AV-Block I. Grades (AVB I°): **1.** Leitungsverzögerung **2.** PQ*-Zeit > 0,2 s, alle P*-Wellen sind erkennbar **3.** evtl. Überlagerung von T- und P-Welle
– AV-Block II. Grades (AVB II°): **1.** intermittierende Leitungsunterbrechung **2.** Typ Wenckebach (früher Mobitz Typ 1): progredient zunehmende PQ*-Zeit bis zum Ausfall einer Herzaktion (Wenckebach*-Periodik) **3.** Typ Mobitz (früher Mobitz Typ 2): meist regelmäßige intermittierende Blockierung der AV-Überleitung; Überleitung nur jeder zweiten (2 : 1-Block), dritten (3 : 1-Block) oder vierten (4 : 1-Block) Erregung
– AV-Block III. Grades (AVB III°, syn. totaler AVB): **1.** vollständige Leitungsunterbrechung **2.** P-Wellen ohne Beziehung zu QRS*-Komplexen **3.** klinisch resultiert (bei fehlendem Ersatzrhythmus*) pulslose elektrische Aktivität (Herz*-Kreislauf-Stillstand) **4.** nach Einsetzen eines Ersatzrhythmus (junktional oder ventrikulär) Dissoziation zwischen Vorhof- und Kammeraktionen (voneinander unabhängig und nicht konkurrierend; meist schenkelblockartig deformierte QRS-Komplexe).

Klinik:
– AVB I°: asymptomatisch
– höhergradiger AVB: **1.** Palpitationen, Schwindel, Präsynkope **2.** Herzinsuffizienz (bei lang anhaltender Herzfrequenz < 40/min) **3.** Synkope (Adams*-Stokes-Anfall bei langer Latenz bis zum Einspringen eines tiefergelegenen Automatiezentrums).

Therapie: Je nach AVB-Grad und Klinik
– akut (symptomatisch): Atropin i. v., passagere Schrittmacherstimulation (temporäre ventrikuläre Stimulation; selten transthorakale Elektrostimulation)
– Implantation eines künstlichen Herzschrittmachers
– Therapie der Grunderkrankung.

AV-Dissoziation *f*: engl. *AV dissociation*; syn. AV-Frequenzdissoziation. Form der Pararhythmie, bei der die Vorhöfe und Kammern des Herzens mit ähnlich niedriger Frequenz für einige Herzaktionen (konkurrierend) voneinander unabhängig schlagen. Dabei wird die Vorhoffrequenz vom (langsamen) Sinusknoten bestimmt und die Kammerfrequenz vom heterotopen junktionalen oder ventrikulären Erregungsbildungszentrum.
Vorkommen:
– bei Vagotonie* oder Sportlerherz* (in der Regel nicht behandlungsbedürftig)
– bei Hirndrucksteigerung*.

av-ECLA: Abk. für engl. arteriovenous extracorporal lung assist → Extrakorporale Membranoxygenierung
Avellis-Stellung *f*: engl. *Avellis position*. Kopfstellung des Patienten bei der indirekten Laryngoskopie*. Der Kopf wird zur Inspektion des subglottischen Raums (Cavitas infraglottica) und seitlicher Kehlkopfanteile seitlich geneigt.
Aversionstherapie *f*: engl. *aversion therapy*. Verhaltenstherapeutische Methode, bei der durch zeitnahe Kopplung eines aversiven Reizes mit einem ungewünschten Verhalten die Häufigkeit des Auftretens dieses Verhaltens reduziert oder eliminiert werden soll. Die Aversionstherapie basiert auf den Konzepten der klassischen Konditionierung* bzw. operanten Konditionierung.
Aversionsverfahren → Aversionstherapie
AVI: Abk. für akute viszerale Ischämie → Mesenterialgefäßverschluss
Avidität *f*: engl. *avidity*. Die Stärke, mit der polyklonale Antikörper (Antiserum*) ein multivalentes Antigen binden. Die Avidität von Antikörpern gegen einen Erreger nimmt mit der Dauer der Infektion zu. Je höher die Avidität (speziell Antikörper der Klasse Ig), desto älter die Infektion (Aviditätsbestimmung).
Avitaminose *f*: engl. *avitaminosis*. Heute seltene, schwere Form des Vitaminmangels* mit vollständigem Fehlen eines Vitamins* bei fehlender Zufuhr, schwerer Malabsorption des Vitamins oder fehlender Transformation von Vorstufen in den Körper. Siehe Vitamine* Tab. dort.
AV-junktionale ektope Tachykardie → AV-Knotentachykardie
AVK: Abk. für → Verschlusskrankheiten, arterielle
AV-Knoten → Atrioventrikularknoten
AV-Knoten-Reentry-Tachykardie → AV-Knotentachykardie
AV-Knotenrhythmus → AV-Rhythmus
AV-Knotentachykardie *f*: engl. *atrioventricular nodal tachycardia*; syn. Atrioventrikularknoten-

tachykardie. Im Bereich des AV-Knotens (siehe Erregungsleitungssystem*) entstehende Form der supraventrikulären Tachykardie* (SVT). Klinische Zeichen sind Palpitationen* und selten das sog. Froschzeichen (unangenehmes pulssynchrones Klopfen im Hals mit deutlich prominentem Jugularvenenpuls) bei Vorhofkontraktion gegen geschlossene AV-Klappen (Vorhofpfropfung*). Behandelt wird pharmakologisch oder durch Katheterablation (kurative Fokusablation).

AVP: Abk. für Argininvasopressin → Hormon, antidiuretisches

AVPU-Schema n: engl. *alert, verbal (voice, vocal), pain, unresponsive (Abk. AVPU)*; syn. **w**ach, **a**ntwortet, **S**chmerzreaktion, **b**ewusstlos (Abk. WASB). Insbesondere im Rahmen der taktischen Medizin angewendetes Verfahren zur schnell-orientierenden Beurteilung des Bewusstseinszustands eines Patienten.

Beschreibung:
- A (alert): Patient wach und ansprechbar
- V (verbal, vocal stimuli): Patient reagiert auf Ansprache
- P (painful stimuli): Patient reagiert auf Schmerzreiz
- U (unresponsive): keine Reaktion des Patienten (Bewusstlosigkeit).

AV-Rhythmus m: engl. *atrioventricular rhythm*; syn. Atrioventrikularrhythmus. Vom AV-Knoten als sekundäres Automatiezentrum gesteuerter Ersatzrhythmus* (z. B. bei Sinusknotenausfall) mit einer Frequenz von meist 40–60/min. Ein AV-Rhythmus tritt beispielsweise bei Sportlerherz*, kardialen Erkrankungen sowie als UAW (Herzglykoside*) auf.

AVRT: Abk. für AV-Reentry-Tachykardie → WPW-Syndrom

AVSD: Abk. für Atrioventrikulärer Septumdefekt → Septumdefekt, atrioventrikulärer

AV-Synchronität: Abk. für Atrioventrikularsynchronität → Schrittmacher, sequentieller

AV-Überleitungszeit f: engl. *atrioventricular conduction time*; syn. AV-Intervall. Zeit zwischen Erregungsbeginn der Vorhöfe und der Kammern. Die AV-Überleitungszeit entspricht der PQ*-Zeit im EKG*.

Avulsio bulbi f: Gewaltsamer Ausriss des Augapfels aus der Augenhöhle, auch als „loses Auge" bezeichnet.

Avulsio nervi optici f: Partieller oder kompletter Ausriss des Sehnerven. Ein kompletter Sehnervabriss führt zur sofortigen Erblindung. Klinisch zeigt sich eine amaurotische Pupillenstarre*.

Awareness f: syn. intraoperative Wachheit. Klinische Bezeichnung für unerwünschte intraoperative Wachheit während der Narkose* mit bewusster (expliziter) Erinnerung daran (ohne Amnesie). Bei Awareness droht eine posttrau-

matische* Belastungsstörung. Die American Society of Anesthesiologists empfiehlt daher eine Aufklärung über Awareness bei Patienten mit erhöhtem Risiko.

Hintergrund: Der Begriff beinhaltet im weitesten Sinne die Wahrnehmung der Umwelt oder aktives Befolgen einer Aufforderung (teilweise oder vollständig). Awareness kann auch mit Amnesie und Speicherung von Gedächtnisinhalten im Unterbewusstsein einhergehen, im Sinne einer impliziten Erinnerung, und ist dann klinisch kaum erfassbar.

Häufigkeit: Geschätzte Inzidenz je nach Risikofaktor 0,1–1 %, bei Kindern höher als bei Erwachsenen.

Prävention:
- präoperativ: standardisierte Anamnese im Rahmen der (Prämedikations-)Visite zur Identifikation und ggf. Minimierung von Risikofaktoren
- intraoperativ: Prävention bzw. frühzeitige Awareness-Detektion : 1. Auswahl der Narkosemittel: volatile Anästhetika reduzieren und Muskelrelaxanzien erhöhen das Awareness-Risiko 2. anästhesiologisches Monitoring der Narkosetiefe (Narkosestadien*) 3. klinische Zeichen: Bewegung von Augen, Augenlidern, Kopf, Extremitäten, Schlucken, Husten, Grimassieren, Änderung von Herzfrequenz, Blutdruck oder Atmungstyp, Schwitzen, Tränenfluss.

A-Welle → Venenpuls

Axenfeld-Schürenberg-Syndrom → Okulomotoriuslähmung

Axiale Hiatushernie f: syn. axiale Gleit-Hernie. Mit 80 % häufigste Form der Hiatushernie*. Aufgrund einer Erhöhung des intraabdominellen Drucks gegenüber dem Brustkorb (begünstigt durch Adipositas, Schwangerschaft, Lockerung des Bandapparates im Alter) gleitet die Kardia in den Mediastinalraum, wobei in 20 % der Fälle eine Refluxkrankheit resultiert.

Axilla → Regio axillaris

Axilläre Lymphadenektomie f: syn. Axilläre Lymphonodektomie. Operative Entfernung einzelner, gruppierter oder aller ipsilateralen* Achsellymphknoten* meist im Rahmen des Stagings* und der Therapie des invasiven Mammakarzinoms*. Der Umfang der Resektion wird in Level eingeteilt (siehe Achsellymphknoten*) und variiert je nach Karzinomstufe. Ziel ist der Nachweis und das Entfernen von Lymphknotenmetastasen.

axillar: engl. *axillary*. Zur Achsel oder Achselhöhle gehörend bzw. in der Achselhöhle.

Axillarisblock → Armplexusanästhesie

Axillarisparese f: engl. *axillary nerve palsy*. Lähmung des Nervus* axillaris mit Ausfall des Musculus* deltoideus sowie des Musculus* teres minor und Sensibilitätsstörungen* an der Au-

ßenseite des Oberarms. Nach Diagnosestellung durch körperliche Untersuchung, EMG und ENG wird konservativ* oder ggf. mit Neurolyse* oder Nervenersatzoperation therapiert.

Vorkommen:
- Schädigung des N. axillaris z. B. bei Schultergelenkluxation* oder proximaler Humerusfraktur*
- iatrogen* bei Arthroskopie* des Schultergelenks.

Axillarlinien f pl: engl. *axillary lines*. Orientierungslinien an der seitlichen Brustwand.

Einteilung:
- mittlere Axillarlinie (Linea axillaris media): Senkrechte vom höchsten Punkt der Achselgrube nach kaudal
- vordere (Linea axillaris anterior) und hintere (Linea axillaris posterior) Axillarlinie: Senkrechte durch die Punkte, an denen sich der M. pectoralis major bzw. der M. latissimus dorsi bei abduziertem Arm von der Brustwand abheben.

Axis m: syn. Epistropheus. Zweiter Halswirbel (HWK 2). Der Axis besteht aus Corpus axis mit kranial aus dem Corpus axis ragenden Dens axis. Er besitzt am Dens sowie am Wirbelkörper Gelenkflächen für das untere Kopfgelenk. Der Dens axis ragt in den vorderen Abschnitt des Wirbellochs des Atlas*.

Axisfraktur f: engl. *axis fracture*. Fraktur des 2. Halswirbels (Axis*). Stabile Frakturen werden mit Halo-Fixateur externe ruhiggestellt, bei instabiler Fraktur wird häufig operiert.

Formen:
- Fraktur des Dens axis mit Untertypen (nach Anderson und D'Alonso): 1. Typ I: Spitze oberhalb des Lig. transversum atlantis gebrochen 2. Typ II: Fraktur nahe der Densbasis, häufigste Form mit Gefahr der Pseudarthrose (keine knöcherne Heilung, bindegewebige Überbrückung) 3. Typ III: Bruch reicht bis in den Axiskörper (Flexionsverletzung)
- Fraktur des Axiskörpers: Verletzung durch Kompression, selten als isolierter Bruch
- Axisbogenfraktur: z. B. Hanged*-Man-Fraktur: Abriss des Axisbogens, Axiskörper nach vorne luxiert.

Therapie: Von der Art und insbesondere Stabilität der Fraktur abhängig.
- stabile Fraktur: externe Ruhigstellung durch Halo-Fixateur externe (Kopfring, mit Schrauben-Pins im Schädel befestigt und über Längsträger stabil mit Haloweste am Brustkorb verbunden)
- Densfraktur Typ I mit Ausriss der Lig. alaria: operative Stabilisierung
- Typ II: operativ durch ventrale Densverschraubung (BÖHLER) oder Fusion C1/2 von ventral oder dorsal
- Typ III: meist Halo-Fixateur.

Axolemm → Axon

Axon n: engl. axone; syn. Neurit. Zylindrischer Fortsatz der Nervenzelle* (Neuron), der Nervenimpulse zu anderen Zellen weiterleitet. Eine Nervenzelle kann mehrere Dendriten* aufweisen, besitzt jedoch immer nur ein Axon*. Axone transportieren Erregungen in Form von Aktionspotenzialen* und geben diese über Synapsen* an nachgeschaltete Nervenzellen* oder Erfolgsorgane (z. B. Muskelzellen) weiter.

Axonaler Transport m: engl. axonal transport; syn. axoplasmatischer Transport. Beförderung von Substanzen wie Neurotransmittern entlang eines Nervenzell*-Fortsatzes (Axon*) – entweder aus der Zell-Peripherie zum Perikaryon oder in die umgekehrte Richtung. Das Transportgut bestimmt Art und Geschwindigkeit der Fortbewegung. Beispielsweise wandern Strukturproteine* für das Axon langsam, während Neurotransmitter schnell von Neurotubuli und Motorproteinen* weitergeleitet werden.

Axonotmesis f: Schwere Schädigung eines Nervs durch Kontinuitätsunterbrechung endoneuraler Strukturen und der Axone* bei erhaltener Nervenhülle. Distal der Schädigung unterliegen die Nervenfasern einer Waller*-Degeneration, die Bedingungen für eine Regeneration sind jedoch wegen der erhaltenen Hüllstrukturen günstig.

Axonreflex m: engl. axon reflex. Antidrome Impulsübertragung innerhalb eines Nerven über dessen Verzweigungen nach peripher, ohne Überschreiten einer Synapse. Der Axonreflex ist kein Reflex im engeren Sinn.

Axoplasma → Axon

Axotomie f: engl. axotomy. Absichtliches Durchtrennen von Axonen* oder ganzen Nerven, meist zu Forschungszwecken in der Neurobiologie. Man prüft hiermit beispielsweise die nervale Regenerationsfähigkeit. Die Axotomie kann verschiedene Formen der Degeneration* auslösen, beispielsweise eine Waller*-Degeneration am distalen Nervenende.

AZ: Abk. für → Allgemeinzustand

Azathioprin n: Immunsuppressivum und Zytostatikum aus der Gruppe der Purinanaloga. Azathioprin wird nach Organtransplantationen und bei Autoimmunerkrankungen oder als Medikament 2. Wahl bei chronisch-entzündlichen Erkrankungen eingesetzt. Klinisches Ansprechen zeigt sich nach mehreren Wochen. Nebenwirkungen sind Infektanfälligkeit, Knochenmarkdepression*, schwere Überempfindlichkeitsreaktionen und Hepatotoxizität*. Wechselwirkungen bestehen mit Allopurinol*.

Azetabulumwinkel m: engl. acetabular angle; syn. Hilgenreiner-Acetabulumwinkel. Röntgenologisch bestimmbarer Winkel zwischen Acetabulum und Hilgenreiner-Linie. Er dient der Beurteilung der Steilstellung der Pfanne bei einer angeborenen Hüftgelenkluxation sowie allgemein der Entwicklung des kindlichen Hüftgelenks.

nicht respiratorische Azidose: erhöhter Anfall von H^+

$H^+ + HCO_3^- \rightleftharpoons H_2CO_3 \rightleftharpoons H_2O + CO_2$
$H^+ + NBP^- \rightleftharpoons NBP\text{-}H$

Verbrauch von Puffern (Abnahme von GPB)

$H^+ + HCO_3^- \rightleftharpoons H_2CO_3 \rightleftharpoons H_2O + CO_2$
$H^+ + NBP^- \rightleftharpoons NBP\text{-}H$

respiratorische Azidose: erhöhter Anfall von CO_2

mehr HCO_3^-, weniger NBP (gleichbleibendes GPB)

Azidose: Respiratorische Azidose durch Erhöhung des CO_2-Partialdrucks: Gleichgewicht verschiebt sich in Richtung HCO_3^- und H^+, entstehende Protonen werden ausschließlich durch Nicht-Bicarbonat-Pufferbasen (Abk. NBP) gepuffert, sodass die Gesamtpufferbasen (Abk. GPB) gleich bleiben; Protonen nichtflüchtiger Säuren bei nicht respiratorischer Azidose werden von beiden Puffersystemen abgefangen, sodass die GPB sinken.

Azidämie → Azidose

Azidität f: engl. acidity. Maß für die Fähigkeit einer Verbindung, sich als Säure* zu verhalten, oder die Protonenkonzentration einer Lösung (pH*-Wert). Da Brønstedt-Säuren Protonen abspalten können, wird die Azidität dort mittels der Säurekonstante ausgedrückt. Bei Lewis-Säuren beschreibt die Azidität die Fähigkeit, Elektronenpaare zu akzeptieren.

Aziditätsbestimmung → Magensaftuntersuchung

azidophil: engl. acidophilic; syn. oxyphil. Eigenschaft basischer Strukturen, die eine Affinität zu sauren Farbstoffen (wie Eosin) besitzen und durch diese anfärbbar sind.

Azidophile → Granulozyten

Azidose f: engl. acidosis; syn. Azidämie. Störung im Säure*-Basen-Haushalt mit Abfall des arteriellen pH-Wertes auf < 7,37. Das Ausmaß ist abhängig von der Kompensationskapazität (Gegenregulation). Zur Feststellung des Säure*-Basen-Status dient die arterielle Blutgasanalyse (BGA).

Formen: Nicht respiratorische (metabolische) Azidose: negative Basenabweichung* mit Abfall von Pufferbasen* und Standardbicarbonat* (und aktuellem Bicarbonat)
- Formen: 1. Additionsazidose: vermehrte Zufuhr oder Produktion von Säuren (nicht respiratorische Azidose im engeren Sinne), z. B. Ketoazidose*, Laktatazidose*; Anionenlücke* erhöht 2. Subtraktionsazidose: vermehrter Basenverlust (Verlust von Bicarbonat u. a. durch Galle- oder Pankreasfisteln, Diarrhö*, Ileus); Anionenlücke* normal (hyperchlorämische nicht respiratorische Azidose) 3. renale Azidose (Retentionsazidose): Einschränkung der renalen Protonenelimination (akutes* Nierenversagen, renale tubuläre Azidose*) 4. pharmakologisch (u. a. Salicylate, Diuretika), Drogen (Alkohol, Methanol, Glykol) 5. Verteilungsazidose: hyperkaliämische Azidose durch Austausch von Protonen aus dem intrazellulären Raum gegen K^+-Kationen infolge von extrazellulärem Kaliumüberschuss 6. hyponatriämische Azidose durch Hyperhydratation; hyperphosphatämische Azidose; Stewart-Modell 7. Verdünnungsazidose (Dilutionsazidose) durch unphysiologisch hohe Zufuhr an neutralen Lösungen und damit relative Verminderung der Bicarbonatkonzentration im Blut 8. Transfusionsazidose durch Bluttransfusion* (v. a. Massivtransfusion bei reduzierter hepatischer Metabolisierungskapazität) mit Erythrozytenkonzentrat*
- respiratorische Kompensation (schnell): Hyperventilation* zur Begrenzung der pH-Abweichung über vermehrte pulmonale CO_2-Elimination und Reduktion des arteriellen pCO_2 (siehe Abb.)
- klinisch: u. a. vertiefte Atmung (Kussmaul*-Atmung), Blutdruckabfall, Schock.

Respiratorische Azidose: Hyperkapnie* durch Hypoventilation*
- nicht respiratorische **Kompensation** (langsam): vermehrte renale Bicarbonatresorption bei chronisch respiratorischer Azidose (1–2 Tage bis maximale Wirksamkeit) und damit positive Basenabweichung*
- klinisch: u. a. Zyanose*, Dyspnoe*, Tachykardie*.

Kombinierte Azidose: Kombination von respiratorischer und nicht respiratorischer Azidose (z. B. Hypoventilation und Nierenversagen); arterieller pCO_2 erhöht, Basenüberschuss negativ.

Therapie: Die Azidose wird kausal behandelt, also durch Beseitigung der Grundstörung. Bei nicht respiratorischer Azidose werden Natriumbicarbonat* oder Tris-Puffer i. v. verabreicht (cave: (Rebound-)Alkalose*, daher nur teilweise pH-Korrektur). Zur Behandlung einer respiratorischen Azidose wird die Ventilation gesteigert. Bei akuter respiratorischer Azidose wird bei Bedarf kontrolliert beatmet. Chronische Störungen (z. B. infolge obstruktiver Ventilationsstörung) werden v. a. mittels Bronchospasmolyse und Sekretolyse therapiert.

Azidoseatmung → Azidose

Azidoseatmung → Kußmaul-Atmung

Azidose, renale tubuläre *f*: engl. *renal tubular acidosis* (Abk. *RTA*); syn. nephrogene Azidose. Heterogene Erkrankungsgruppe mit Entwicklung einer chronischen metabolischen Azidose infolge Störung der renalen Säureausscheidung. Abhängig von der Ätiologie werden 4 verschiedene Typen mit zum Teil sehr unterschiedlicher klinischer Symptomatik unterschieden. Therapeutisch stehen die Alkalisierung sowie die Behandlung von Komplikationen im Vordergrund.

Azinuszellkarzinom *n*: engl. *acinus-cell tumor*. Typischer, von den speichelbildenden Zellen der Endstücke von Drüsengängen ausgehender Speicheldrüsentumor*, der selten auch in Mamma, exokrinem Pankreas und Lunge auftritt.

Azithromycin *n*: Makrolid*-Antibiotikum mit breiter bakteriostatischer Wirkung gegen grampositive und gramnegative Erreger (auch Chlamydien* und Mykoplasmen). Appliziert wird Azithromycin oral, intravenös oder als Augentropfen. Einmal tägliche Verabreichung ist aufgrund der langen Verweildauer im Gewebe ausreichend. Nebenwirkungen sind gastrointestinale Symptome sowie Kardio-, Nephro- und Hepatotoxizität*.

Azoospermie *f*: engl. *azoospermia*. Fehlen von Spermatozoen im Ejakulat, zu verstehen als die Grenze der Quantifizierung für die jeweilige Bestimmungsmethode.

Azothioprin → Azathioprin

Azoturie *f*: engl. *azoturia*. Vermehrte Stickstoffausscheidung im Urin, v. a. in Form von Harnstoff. Ursächlich ist meist ein Hyperkatabolismus (z. B. beim Postaggressionssyndrom*) mit überschießender Harnstoffausscheidung (> 20 g/Tag).

Azygos-System *n*: Kavokavale* Anastomosen im Thorax*. Das Azygos-System umfasst die V. azygos und die V. hemiazygos, die als Begleitung zur Aorta* im Brustkorb verlaufen und als dorsale Abflussmöglichkeit von venösem Blut* dienen. Bei Abflusshinderungen verbinden sie das Drainagegebiet von V. cava inferior und V. cava superior.

Blutfluss:
– V. cava inferior
– Vv. lumbales/V. iliaca communis
– V. lumbalis ascendens
– V. azygos (rechte Körperseite)/V. hemiazygos (linke Körperseite)
– V. cava superior.

azyklisch: engl. *acyclic*. Nicht kreisförmig; in der Chemie organische Verbindungen, die in verzweigten oder unverzweigten Ketten vorliegen und keine Ringe aufweisen. In der Medizin bezeichnet „azyklisch" Vorgänge, die zeitlich außerhalb ihres periodischen Zyklus auftreten (z. B. azyklische Blutung = außerhalb der Menstruation auftretende vaginale Blutung).

azyklische Blutung → Metrorrhagie

DE GRUYTER

MEDIZINISCHE FACHZEITSCHRIFTEN

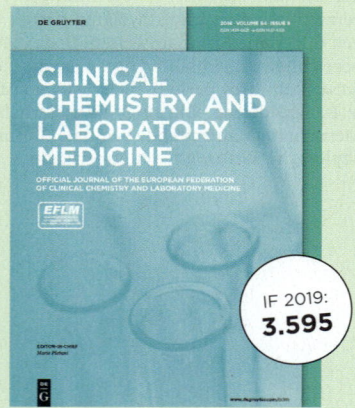

ISSN 1437-4331

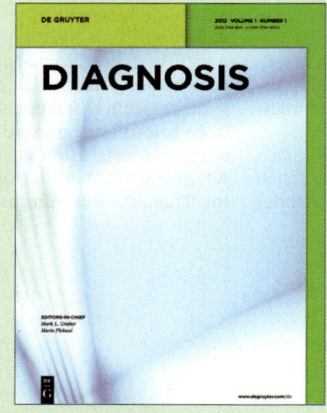

ISSN 2194-802X

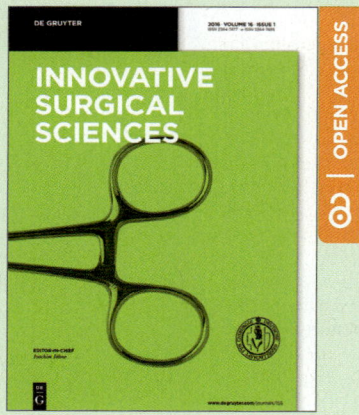

ISSN 2364-7485

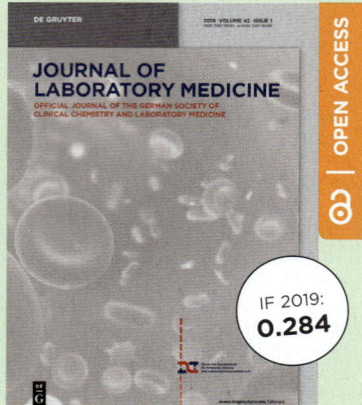

ISSN 2567-9449

degruyter.com

B

Ba → Barium

BAA: Abk. für Bauchaortenaneurysma → Aortenaneurysma

BAA: Abk. für Bradyarrhythmia absoluta → Arrhythmia absoluta

Baastrup-Syndrom *n*: engl. *kissing spine*; syn. Diarthrosis interspinalis. Rückenschmerzen durch sich stark annähernde Dornfortsätze (Processus spinosus), besonders der Lendenwirbelsäule, mit Irritation der Bänder und Muskeln mit reaktiver Sklerose und Nearthrosen. Als möglicher Risikofaktor für die Erkrankung gilt schwere körperliche Arbeit, Männer sind häufiger betroffen.

Diagnostik:
- körperliche Untersuchung: Druck- und Klopfschmerz, verstärkt bei Extension
- Röntgendiagnostik mit Funktionsaufnahmen in Reklination: Kontakt der Dornfortsätze (sog. „Kissing Spine"), lumbale Dornfortsätze oft verbreitert (siehe Osteochondrose*)
- diagnostische Infiltration mit Lokalanästhesie, Besserung bestätigt Diagnose.

Therapie:
- konservativ: Physiotherapie zur Entlordosierung (Reduktion des Hohlkreuzes), physikalische Therapie, interspinöse Infiltration mit Lokalanästhetika oder Glukokortikoiden, nichtsteroidale Antiphlogistika
- bei therapierefraktären Beschwerden ggf. keilförmige operative Verkleinerung der gegenüberliegenden Dornfortsätze (evtl. in Lokalanästhesie).

Babcock-Methode → Varizenstripping

Babesia *f*: Durch Zecken* übertragene intraerythrozytäre Parasiten, die zur Gattung der Sporozoa (siehe Protozoen*) gehören und bei Tieren Babesiose hervorrufen können. Eine Erkrankung beim Menschen kommt nur in Ausnahmefällen vor, z. B. bei immunsupprimierten oder splenektomierten Patienten nach Infektion mit Babesia microti oder Babesia divergens.

Babinski-Zeichen *n*: engl. *Babinski sign*; syn. Babinski-Reflex. Befund, der als frühkindlicher Reflex oder bei Störung bzw. Verletzung des ersten motorischen Neurons (Pyramidenbahnzeichen*) auftritt. Bei Bestreichen des seitlichen Fußrandes wird die Großzehe Richtung Fußrücken gestreckt, die anderen Zehen werden gebeugt und auseinandergespreizt. Bei peripherer Lähmung* ist das Babinski-Zeichen negativ.

Babkin-Reflex → Hand-Mund-Reflex

Baby Blues → Dysphorie, postpartale

Bacillaceae *f pl*: Familie grampositiver, sporenbildender Stäbchenbakterien u. a. mit der medizinisch bedeutsamen Gattung Bacillus*.

Bacillus *m*: Gattung grampositiver, aerob wachsender Sporenbildner der Familie Bacillaceae*. Klinisch relevant ist beispielsweise der obligat pathogene B. anthracis als Erreger des Milzbrands*. Der Nachweis von Bacillus-Arten erfolgt primär über Mikroskopie und kulturelle Anzucht.

Vertreter: Medizinisch relevante Vertreter:
- Bacillus* anthracis: Erreger des Milzbrandes*
- Bacillus cereus: 1. Auslöser von Lebensmittelvergiftungen* 2. bildet Bacillustoxine
- Bacillus subtilis: 1. Auslöser von Lebensmittelvergiftungen 2. häufige Verwendung zum Nachweis von Hemmstoffen und Antibiotika in Körperflüssigkeiten (Hemmstofftest) 3. bildet Bacillustoxine und Bacitracin, Lebensmittelvergifter
- Bacillus polymyxa: Bildung von Polymyxin-Antibiotika (Polymyxine*)
- Bacillus licheniformis: Bildung von Bacitracin*.

Weitere für die mikrobiologische Differenzialdiagnose wichtige apathogene Vertreter:
- Bacillus stearothermophilus: zur Kontrolle der Funktionstüchtigkeit von Sterilisatoren
- Bacillus thuringiensis.

Bacillus anthracis *m*: syn. Milzbrandbazillus. Sporenbildendes, grampositives Stäbchen-Bakterium aus der Bacillus*-Gruppe und Erreger des Milzbrandes*. Die Sporen überdauern jahrzehntelang im Boden und sind die Ansteckungsquelle für Tiere. Die Infektion des Menschen erfolgt durch Kontakt mit Tier oder Tierprodukten. Der Nachweis mittels Kultur, Identifizierung und Toxinnachweis ist nach § 7 IfSG meldepflichtig.

Erreger: Übertragung:
- Weiterverbreitung durch ubiquitär im Boden vorkommende Sporen, die v. a. von pflanzenfressenden Nutz- und Wildtieren aufgenommen werden, Infektion des Menschen durch direkten und indirekten Kontakt mit Tieren und Tierprodukten (auch Felle, Wolle)
- Sporen weisen eine hohe Umweltresistenz auf und können jahrzehntelang in der Umwelt überleben.

Medizinische Relevanz: Der Erreger verursacht Milzbrand. Näheres zur Erkrankung siehe dort.

Erreger-Empfindlichkeit: Wirksam sind u. a. Penicillin* G (hochdosiert), Doxycyclin*, Ciprofloxacin*, Imipenem* und Clindamycin*.

Bacillus Calmette-Guérin *m*: syn. Bacille Calmette-Guérin; Abk. BCG. Bezeichnung für einen durch Kulturpassagen attenuierten Lebendimpfstoff aus Mycobacterium* bovis. Die Impfung ist obsolet, BCG wird aber in der adjuvanten Therapie des Blasenkrebses eingesetzt. Entwickelt wurde es durch die französischen Wissenschaftler Albert Calmette und Camille Guérin Anfang des 20. Jahrhunderts.

Anwendungen:
- zur lokalen und adjuvanten Therapie z. B. bei Blasenkarzinom*, Applikation über intravesikale Instillation*
- (früher) zur Schutzimpfung* gegen Tuberkulose*: Aufgrund begrenzter Wirksamkeit und Häufigkeit von Impfkomplikationen wird die Impfung in Deutschland nicht mehr empfohlen. Sie verursacht einen tuber-

Bacillus stearothermophilus *m*: Thermophiles Bakterium (Wachstumsoptimum bei 55 °C, unter 30 °C kein Wachstum) mit sehr hitzeresistenten Sporen, die zur Prüfung von Sterilisatoren dienen.

Bacitracin *n*: Bakterizid wirkendes Polypeptid-Antibiotikum aus Kulturen von Bacillus subtilis. Bacitracin darf wegen erheblicher Nephrotoxizität* nur äußerlich zur Behandlung lokaler bakterieller Infekte angewendet werden. Das Wirkungsspektrum beinhaltet, ähnlich wie Penicillin*, grampositive Bakterien*, Neisserien sowie Haemophilus influenzae. Eine häufig genutzte Kombination mit Neomycin* erfasst auch gramnegative Keime.

Indikationen:
- stark verschmutzte Wunden, Brandwunden, oberflächliche Hautwunden
- Phlegmonen* und Abszesse
- Entzündungen des äußeren Ohres
- bakterielle Infektionen des Auges
- chirurgische Infektionen.

Bacitracin-Test *m*: engl. *bacitracin test*. Verfahren zur diagnostischen Differenzierung von betahämolysierenden Streptokokken. Der Nachweis erfolgt im Ausstrich mittels Testplättchen, die Bacitracin* enthalten. Streptokokken der serologischen Gruppe A (Streptococcus pyogenes) sind im Gegensatz zu denen anderer Gruppen sensitiv gegenüber Bacitracin, sodass sich ein Hemmhof um die Plättchen ausbildet.

Backenzahn *m*: engl. *buccal back tooth*; syn. Seitenzahn. Sammelbezeichnung für Prämolar* (vorderer Backenzahn; Vormahlzahn) und Molar* (hinterer Backenzahl; Mahlzahn).

Back-up-Schrittmacher *m*: engl. *back up pacemaker*. Künstlicher Herzschrittmacher*, der ausschließlich dann mit (programmierter konstanter) Impulsabgabe reagiert, wenn die herzeigene Frequenz den programmierten unteren Grenzwert unterschreitet. Er dient zum Schutz vor Asystolie und Bradykardie und wird bei geringem vorgesehenem Stimulationsanteil angewandt, z. B. als VVI*-Back-up.

Backwash-Ileitis *f*: syn. Rückfluss-Ileitis. Ausbreitung der entzündlichen Veränderungen einer (normalerweise nur im Kolon* vorkommenden) Colitis* ulcerosa in das Ileum*. Meist sind nur wenige Zentimeter im Bereich der Ileozäkalklappe betroffen, die Ursache ist unklar. Eine Backwash-Ileitis erhöht das ohnehin bei Colitis ulcerosa gesteigerte Risiko für ein kolorektales Karzinom* zusätzlich.

Baclofen *n*: Zentral wirkendes Muskelrelaxans, das v. a. bei Spasmen infolge Multipler Sklerose und Rückenmarkschädigungen angewandt wird, nicht jedoch bei rheumatischen Spastiken. Es wird oral oder intrathekal verabreicht. Die dämpfende Wirkung führt zur Schmerzreduktion, jedoch auch zu Müdigkeit und Hypotonie*. Baclofen ist nicht anzuwenden bei Niereninsuffizienz*.

Bacterium → Bakterien

Bacteroidaceae *f pl*: Familie gramnegativer, sporenloser, obligat anaerober Stäbchenbakterien (siehe auch Bakterienklassifikation*), die organische Säuren (Succinat, Laktat*, Format, Propionat, Buttersäure*) produzieren. Eine besondere Bedeutung für die klinische Medizin hat die Gattung Bacteroides* (Näheres siehe dort), weitere humanpathogene Genera sind Porphyromonas, Prevotella und Fusobacterium.

Bacteroides *f pl*: Gramnegative, obligat anaerobe Stäbchenbakterien der Familie Bacteroidaceae*. Der Nachweis wird kulturell mit Identifizierung durch MALDI-TOF geführt. Sie sind wichtiger Bestandteil in der physiologischen Darmflora des Menschen und opportunistische Erreger* endogener Infektionen.

Erreger: Übertragung:
- Nach Nahrungsumstellung von Milch auf feste Nahrung im Säuglingsalter stellt Bacteroides spp. zusammen mit anderen Anaerobiern die führende Bakterienart im Kolon dar.
- Infektionen mit Bacteroides sind praktisch immer endogen (also von körpereigener Flora, v. a. Darm- und Urogenitalflora und Mundhöhle ausgehend).
- Ausnahme sind exogene Infektionen durch Bissverletzungen.
- B. vulgatus ist die im Darm am häufigsten vertretene Spezies, tritt jedoch als Infektionserreger kaum in Erscheinung.

Medizinische Relevanz: Bei Translokation aus der physiologischen Standortflora in das Gewebe mit anaerobem Milieu (u. a. bei Verletzungen, schlechter Durchblutung) verursachen Bacteroides subakute bzw. chronische (selten akute) Infektionen. Sie manifestieren sich als eitrige Entzündungen bzw. nekrotische (stinkende!) Abszesse. In der Mehrzahl der Fälle handelt es sich um Mischinfektionen verschiedener aerober und anaerober Bakterien. Die am häufigsten nachgewiesenen Bacteroides-Arten sind B. fragilis und B. thetaiotaomicron.

- Urogenitalsystem: u. a. vorzeitiger Blasensprung, Tuben-, Ovarial- und Douglasabszesse
- vom Darm ausgehend: Appendizitis, Peritoneal- und Retroperitonealabszesse, Peritonitis
- sonstige Infektionen: u. a. Aspirationspneumonie, Meningitis (nach otogenem Hirnabszeß), Sepsis.

Badedermatitis [Heilbäder] *f*: engl. *swimmer's itch*. Veraltete Bezeichnung für entzündliche Hautreaktion nach einer Serie von Heilbädern, insbesondere Sole- und Schwefelbädern ab 1 h Dauer, als Zeichen einer Überdosierung, evtl. Zeichen zu langen und zu häufigen Badens. In der traditionellen Medizin ist sie eine wünschenswerte Form der Badereaktion.

Therapie: Rückfettende Körperpflege kann das Auftreten einer Badedermatitis verhindern.

Badedermatitis [Tropenerkrankung] *f*: Juckende Hautreaktion auf Zerkarien der Gattung Trichobilharzia nach dem Baden in stehenden Gewässern. Wasservögel sind Endwirte für Trichobilharzia, einem Saugwurm (Schistosoma). Im Menschen können sich die Zerkarien nicht weiter entwickeln und lösen eine lokale allergische Reaktion aus.

Badehilfen *f pl*: engl. *bathing aids*; syn. Badewannenschwenksitz. Hilfsmittel zur Durchführung von Bädern und zur Verhütung von Badeunfällen.

Formen:
- Badesitze
- Haltegriffe (siehe Abb.)
- Antirutschmatten
- Badewannenschwenksitz: 1. Hilfsmittel aus Stahlrohr und Kunststoff zum sicheren Einstieg in die Badewanne 2. wird auf den Wannenrand aufgesetzt, befestigt und kann dann um 90° zum Wannenrand hin gedreht werden 3. nach jeder Drehung arretiert der Badewannenschwenksitz selbsttätig
- Badewannenlifter: 1. Einstieghilfe für die Badewanne 2. mit einem hydraulisch bedienbaren Gerät wird der im Lift sitzende Patient bequem und sicher in die Badewanne gelassen.

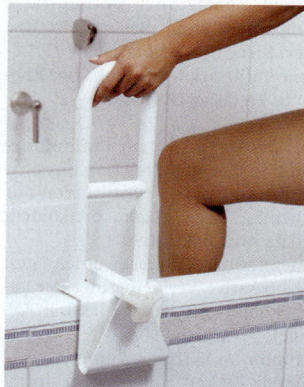

Badehilfen: Haltegriff als Einstiegshilfe in die Badewanne. [158]

Badeotitis → Otitis externa

Badethermometer *n*: engl. *bath thermometer*. Messgerät zur genauen Bestimmung der Wassertemperatur bei Säuglingen, Kleinkindern und Pflegebedürftigen mit Kommunikationsproblemen oder gestörter Temperaturempfindung. Es dient der Vermeidung von Verbrühung und übermäßiger Kreislaufbelastung beim Baden.

Badetod m: engl. *sudden death in water*. Tod im Wasser aus innerer Ursache, v. a. bei plötzlichem Herz*-Kreislauf-Stillstand oder Bewusstseinsstörung*. Meist gibt es keinen Hinweis auf Ertrinken*.

Badewannenlifter → Badehilfen

Badewannenschwenksitz → Badehilfen

Bado-Klassifikation → Monteggia-Luxationsfraktur

Bäckerasthma n: engl. *baker's asthma*; syn. Bäckerkrankheit. Allergisches Asthma durch Inhalation von Mehl- und Kleiestaub, Backhilfsstoffen, Schimmelpilzen oder Verunreinigungen, z. B. durch Insekten. Bäckerasthma beginnt meist als Rhinitis* allergica (Bäckerrhinitis) und geht ins Asthma* bronchiale über (sog. Etagenwechsel). Häufig entwickelt sich eine unspezifische bronchiale Hyperreaktivität*.

Berufskrankheit: Bäckerasthma wird – bei Vorliegen der Voraussetzungen – als Berufskrankheit (Nr. 4301) anerkannt.

Bäckerekzem n: engl. *baker's eczema*; syn. Bäckerdermatitis. Kontaktekzem* bei Bäckern durch Kontakt mit Berufsstoffen wie Mehlen, Vorratsmilben, Aroma-, Backhilfs- und Konservierungsstoffen. Das Bäckerekzem kann als Berufskrankheit Nr. 5101 anerkannt werden. Eine Umschulung wird angeraten.

Bändelungsoperation → Pulmonalis-Banding

Bänderriss → Bandruptur

Bänderriss [oberes Sprunggelenk] m: Meist Supinationstrauma im Sport (Fußball, Basketball, Skifahren) oder im Alltag mit Außenbandruptur, seltener Innenbandruptur oder Syndesmosenruptur. Die Diagnose erfolgt klinisch und mittels MRT, behandelt wird in der Regel konservativ.

Klinik:
- akut einsetzender Schmerz
- Schwellung, Hämatom
- eingeschränkte Beweglichkeit, keine Belastung möglich.

Therapie: Ist abhängig von den Begleitverletzungen, v. a. davon, ob die Syndesmosen betroffen sind. Konservativ (meist):
- Aircastschiene, zunächst kurze Immobilisierung (Heparinisierung)
- Kältetherapie, Schmerzmedikation mit nichtsteroidalen Antiphlogistika
- frühe Physiotherapie, ggf. Lymphdrainage und abschwellende Maßnahmen
- Muskelaufbautraining, Stabilisierungstraining
- schrittweise Wiedereingliederung in den Sport
- Sportpause, abhängig von Sportart und Fitness, 4–6 Wochen.

Operativ (bei knöchernem Ausriss, massivem Hämatom; Syndesmosenruptur).

Bänderzerrung [Knie] f: Zerrung des Bandapparates des Knies ohne Bandruptur, durch Trauma (z. B. Distorsion). Es kommt zu akutem Schmerz sowie Schwellung. Die Diagnose erfolgt durch klinische Untersuchung sowie zum Ausschluss weiterer Verletzungen mittels MRT. Behandelt wird konservativ, die Prognose ist günstig.

Klinik:
- Schmerz
- Schwellung
- Hämatom
- Bewegungseinschränkung.

Bänderzerrung [oberes Sprunggelenk] f: Meist durch Supinationstrauma Zerrung des Bandapparates des oberen Sprunggelenks ohne Bandruptur. Es kommt zu akutem Schmerz sowie Schwellung und Hämatom. Die Diagnose zeigt sich in der klinischen Untersuchung sowie zum Ausschluss weiterer Verletzungen mittels MRT. Behandelt wird konservativ, die Prognose ist günstig.

Therapie: Konservativ:
- Schienenversorgung
- Sportpause meist 2–3 Wochen, abhängig von Sportart und Fitness
- Kältetherapie, antiphlogistische Therapie, Arnikatherapie
- Physiotherapie.

Bärenlauch → Allium ursinum

Bärentatzen f pl: engl. *grouped congenital hypertrophy of the retinal pigment epithelium*. Durch Hypertrophie entstandene, multiple kleine schwarze Flecken auf der Netzhaut des Auges, die wie eine Tierspur aussehen können. Typisch sind sie bei kongenitaler Hypertrophie des retinalen* Pigmentepithels (CHRPE). Siehe Abb.

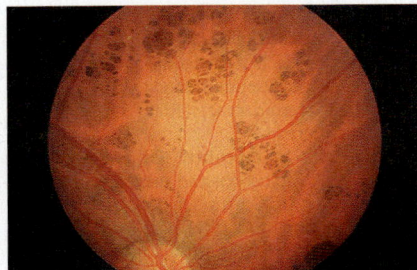

Bärentatzen [133]

Bärentraube f: syn. Arctostaphylos uva-ursi. Immergrüner, niedriger Strauch aus der Fami-

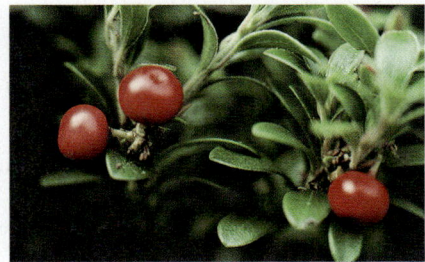

Bärentraube: Frucht. [166]

lie der Heidekrautgewächse (Ericaceae), der in den Alpen, Heide- und Gebirgsgegenden des nördlichen Europas, Spaniens, Asiens und Amerikas vorkommt. Bärentraube wirkt antimikrobiell (Arbutin, Hydrochinon), diuretisch und adstringierend. Sie wird bei leichten Harnwegsinfekten eingesetzt. Siehe Abb.

Baer-Handgriff m: engl. *Baer's method*. Geburtshilflicher Handgriff zur Ausstoßung der Plazenta. Durch manuelle Raffung der mütterlichen Bauchdecke in der Mittellinie mit beiden Händen wird die Rektusdiastase zusammengezogen, der Bauchraum verkleinert und die Expulsion der Plazenta unterstützt. Der Baer-Handgriff wurde durch den kontrollierten Zug an der Nabelschnur (cord* traction) weitgehend ersetzt.

Bärlauch → Allium ursinum

Bagatellisierung f: In der Medizin Verharmlosung einer Erkrankung oder einer bestimmten Symptomatik, im forensisch-psychiatrischen Kontext Verharmlosung einer Straftat. Bagatellisierungstendenzen sind bei Straftätern prognostisch ungünstig.

Bag-Technik f: engl. *bag method*. Verfahren zur Bergung von Tumoren mithilfe eines Kunststoffbeutels bei laparoskopischen Operationen, um eine Streuung von Tumorzellen zu vermeiden. Die Bag-Technik wird v. a. bei Ovarialtumoren* unklarer Dignität angewendet.

BAHA: Abk. für *bone anchored hearing aid* → Hörgerät

Bahn, motorische f: engl. *motor tract*. Pyramidale und extrapyramidale Leitungsbahnen* mit Verlauf vom motorischen Zentrum im Großhirn bis zu den Erfolgsorganen in der peripheren Muskulatur.

Bahnung f: engl. *priming*. Die Erhöhung der Wirkung von Reizen gleicher Stärke bei wiederholter Darbietung (Priming). Nach dem ersten Reiz wird eine gleich hohe Erregung der beteiligten Nervenbahn schon bei schwächeren Reizen möglich. Bei Angststörungen wurden störungsspezifische Priming-Effekte nachgewiesen, die z. T. durch Verhaltenstherapie* normalisiert werden konnten. **Semantisches Priming:** Die Verarbeitung eines Wortes beeinflusst die Verarbeitung des nachfolgenden Wortes, wenn eine semantische Beziehung zwischen den Wörtern vorliegt. **Affektives (auch emotionales) Priming:** Die Verarbeitung von Reizen wird durch deren emotionale Bewertung beeinflusst.

Bailout-PCI: Abk. für bailout percutaneous coronary intervention → Koronarintervention, perkutane

Bajonettstellung *n*: engl. *bayonet deformity*. Begriff mit mehreren Bedeutungen, verwendet sowohl für orthopädische als auch neurologische Erscheinungen.
Formen:
- Stellungsanomalie der Finger mit Überstreckung im Grund- und Mittelgelenk bei leichter Beugung der übrigen Gelenke als häufiges Zeichen einer Hirnstammschädigung
- durch Schlag oder Stoß auf die gestreckten Finger bedingte Luxation* meist in den Interphalangealgelenken mit federnder Fixation
- bajonettartige Abknickung der Hand nach volar bei Madelung*-Deformität
- bei distaler Radiusfraktur* klinisch und in der Röntgenaufnahme erkennbare Abwinkelung und stufenförmige Verschiebung des distalen Fragments nach (dorso-)radial (siehe Abb.).

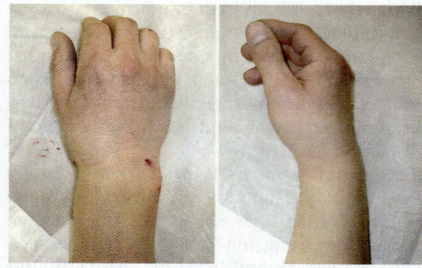

Bajonettstellung: Winkelbildung und stufenförmige Verschiebung nach dorso-radial bei distaler Radiusfraktur. [73]

BAK: Abk. für Blutalkoholkonzentration → Alkoholbestimmung

Baker-Zyste *f*: engl. *Baker's cyst*. Ausstülpung der dorsalen Gelenkkapsel am Kniegelenk (Synovialhernie) zwischen M. gastrocnemius und M. semimembranosus. Primäre Zysten sind angeboren, sekundäre entstehen durch rezidivierenden Gelenkerguss aufgrund von Kniegelenkbinnenläsion, z. B. Meniskusriss oder Knorpelschaden. Hauptsymptome sind Schwellung und posteriore Schmerzen. Behandelt wird konservativ, bei Persistenz operativ. Siehe Abb.

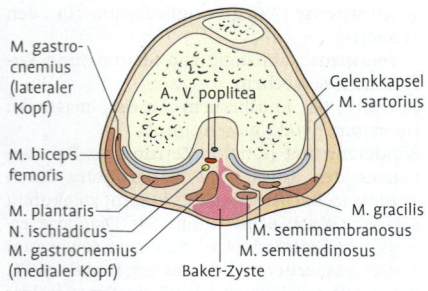

Baker-Zyste: Transversalschnitt durch das Kniegelenk mit einer Baker-Zyste, die sich lateral des M. semimembranosus und M. semitendinosus entwickelt.

Therapie:
- Beseitigung der ursächlichen Läsion, danach häufig Zystenremission
- ggf. Zystenresektion, aber cave: keine Zystenoperation ohne vorherige Abklärung und wenn möglich Beseitigung einer Kniegelenkbinnenläsion.

Bakteraszites → Aszites

Bakteriämie *f*: engl. *bacteremia*. Zeitweiliges Vorhandensein von Bakterien im Blut, möglicherweise nach bestimmten diagnostischen und therapeutischen Eingriffen, wobei es definitionsgemäß weder zur Vermehrung der Bakterien im Blut noch zur Absiedelung der Infektion in andere Organe kommt. Unter bestimmten Voraussetzungen ist der Übergang in eine septische Infektion möglich.

Bakterien *n pl*: engl. *bacteria*. Einzellige Kleinlebewesen ohne echten Zellkern, die das Organismenreich der Procaryotae bilden (Prokaryot*). Bakterien kommen einzeln sowie in fadenförmigen, flächigen oder würfelförmigen Kolonien vor und sind meist farblos und unsichtbar. Zahlreiche Arten sind außerdem durch Geißelbildung zeitweise aktiv beweglich.

Einteilung: Das Reich der Procaryotae wird seit 1984 in 4 Divisiones eingeteilt:
- Gracilicutes: gramnegative Bakterien, u. a. die medizinisch wichtigen Familien Enterobacteriaceae, Pseudomonadaceae, Neisseriaceae, Bacteroidaceae, Rickettsiaceae und Chlamydiaceae
- Firmicutes: grampositive Bakterien, u. a. die Familien Micrococcaceae und Mycobacteriaceae sowie die Gattungen Clostridium, Actinomyces und Nocardia
- Tenericutes: zellwandlose bakterienähnliche Einzeller, u. a. Mycoplasma- und Ureaplasma-Arten
- Mendosicutes: neu abgegrenzte Klasse der Archaeobacterien (thermophile Bakterien mit atypischem Zellwandaufbau).

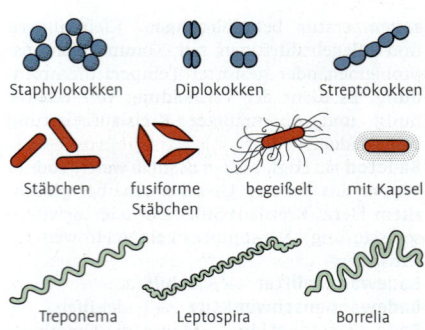

Bakterien Abb. 1: Typische Formen.

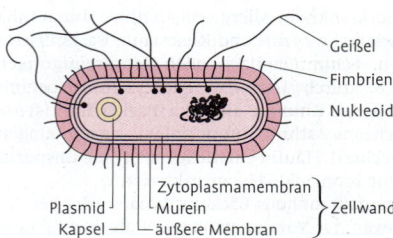

Bakterien Abb. 2: Schema des Aufbaus gramnegativer Stäbchenbakterien.

Aufbau:
- Zelle von Zellwand umgeben, Zytoplasma enthält DNA und RNA
- ⌀ meist < 0,001 mm (größte Dicke: Milzbrandbakterien 0,002 mm, Tuberkelbakterien 0,0015 mm)
- morphologisch: Kugeln, Stäbchen und Schrauben (siehe Abb. 1) mit äußerer Membran (bei gramnegativen Bakterien), Murein, Zytoplasmamembran, Zytoplasma und Kernäquivalenten (Nucleoid)
- z. T. mit Geißeln und Kapseln (siehe Abb. 2).

Eigenschaften: Die Fortpflanzung erfolgt nach Längenwachstum ungeschlechtlich durch Zweiteilung (Spaltung), z. T. bilden Bakterien äußerst widerstandsfähige Sporen. Prokaryoten verfügen über einen autotrophen oder heterotrophen Stoffwechsel und sind teils Aerobier*, teils fakultative oder obligatorische Anaerobier*. Aufgrund der vielfältigen Enzymsysteme lassen sich Bakterien auf künstlichen unbelebten Nährböden züchten und je nach Zellwandstärke nach Gram unterschiedlich anfärben (Gram*-Verhalten).

Bakterien-Antagonismen *m pl*: engl. *bacterial antagonisms*. Gegenseitige Entwicklungshemmung von Bakterien durch deren Stoffwechselprodukte (ggf. Toxine), z. B. Bakteriozine oder Antibiotika* zur Regulation der Bakterienflora.

Bakterienembolie → Embolie

Bakterienenzyme n pl: engl. *bacterial enzymes*. Von Bakterien* gebildete Enzyme, die ihrem Stoffwechsel dienen. Vorkommen oder Fehlen bestimmter Enzyme gestattet eine Unterscheidung verschiedener Bakteriengruppen: z. B. laktosespaltende und nichtspaltende, Ureasepositive und -negative, indolbildende, Plasmakoagulase-positive, Oxidase-positive Bakterien (Bunte* Reihe). Bestimmte Antibiotika* wie z. B. Chinolone* können Bakterienenzyme hemmen.

Bakterienflora f: engl. *bacterial flora*. Physiologische Besiedlung der Körperoberfläche (Standort- und Anflugflora der Haut) sowie bestimmter Körperhöhlen (Mundhöhle, Nasen-Rachen-Raum) bzw. Hohlorgane (Jejunum, Ileum, Kolon, Urethra, Vagina) des gesunden Makroorganismus mit verschiedenen Mikroorganismen*.

Bedeutung: Meist handelt es sich um nicht krankmachende (apathogene) Bakterien*. Es kommen aber auch krankmachende (pathogene) Keime vor, die unter bestimmten Voraussetzungen (z. B. Veränderung der natürlichen Standortbedingungen, Schwächung des Wirtsorganismus, Antibiotikatherapie) eine Erkrankung hervorrufen können.

Funktion:
– Schutz- und Barrierefunktion („Kolonisationsresistenz")
– Stimulierung unspezifischer Abwehrfaktoren (Immunsystem*).

Bakterienklassifikation f: engl. *bacteriological classification*. Teilgebiet der systematischen Bakteriologie, das Nomenklatur, Identifizierung, Beschreibung und Ordnung der Bakterien umfasst. Die Klassifikation erfolgt in einem hierarchischen System nach Verwandtschaftsbeziehungen, beruhend auf morphologischen, färberischen, physiologischen, biochemischen (Bunte* Reihe), antigenen und genetischen Merkmalen (DNA-Homologie u. a.).

Bakterienkulturen f pl: Anzucht von Bakterien auf Bakteriennährmedien, z. B. in unterschiedlichen Kulturverfahren wie Plattenkulturen und Stichkulturen zum spezifischen Erregernachweis. Die Bakterien werden nach Anzucht auf bestimmte Charakteristika, wie z. B. die Gramfärbung, untersucht, ggf. mit weltweiten Bakteriensammlungen verglichen und so identifiziert.

Vorgehen:
– Probeentnahme und Materialtransport unter für den Erreger idealen Bedingungen: um ein frühzeitiges Bakteriensterben zu vermeiden, werden bei unbekanntem Erreger z. B. eine aerobe und eine anaerobe Blutkultur abgenommen
– Anlegen der Kultur durch Aufbringen des Probenmaterials auf ein geeignetes Nährmedium: **1.** anschließende Inkubation (humanpathogene Bakterien bei Temperatur von 37 °C) **2.** bei mehreren verschiedenen Bakterienspezies: Auftrennen und Separieren der einzelnen Bakterienkolonien **3.** zur Vereinzelung von Kolonien: z. B. Verdünnungsausstriche wie Dreiösenausstrich
– Identifikation des Erregers durch bestimmte Charakteristika der Kultur, die ggf. mit einer Datensammlung abgeglichen werden: **1.** Wachstumsbedingungen (z. B. aerob/anaerob; Nährboden mit oder ohne Aminosäuren) **2.** Wachstumsform der Kolonie **3.** Gramfärbung **4.** Hämolysereaktionen* im Blutagar **5.** Nachweis von Enzymen (z. B. Katalase, Koagulase) in biochemischen Tests **6.** Resistenzen **7.** Morphologie der einzelnen Bakterien: Form (Stäbchen/Kokken), Größe, Kapsel
– Erstellen eines Antibiogramms* zur Resistenzbestimmung von Bakterien.

Bakterienpolysaccharide n pl: engl. *bacterial polysaccharides*. Bauelement vieler Bakterienkapseln, das die Spezifität der Bakterientypen bedingt.

Bakterienruhr → Shigellose

Bakterien, säurefeste n pl: engl. *acid-fast bacteria*. Von einer dicken Lipidschicht (Mykolsäuren, Wachse) umhüllte Bakterien, die die üblichen Farblösungen wie Gentianaviolett schlecht oder langsam annehmen bzw. einmal angenommene Farblösungen bei Behandlung mit starken Entfärbungsmitteln (Salz-Schwefelsäure, Salzsäure-Alkohol) kaum wieder abgeben (Ziehl*-Neelsen-Färbung). Säurefestigkeit wird bei Spezies der Gattungen Mycobacterium*, Nocardia* und Rhodococcus nachgewiesen.

Bakterien, tolerante n pl: engl. Bakterien, die gegenüber einer Noxe* unempfindlich sind. Z. B. können aerotolerante Bakterien im Gegensatz zu obligaten Anaerobiern in sauerstoffhaltiger Umgebung leben, obwohl sie den Sauerstoff nicht verstoffwechseln können.

Bakteriologie f: engl. *bacteriology*. Lehre von den Bakterien*.

Bakteriolysine n pl: engl. *bacteriolysins*. Spezifische Antikörper*, die Bakterien unter Aktivierung von Komplement lysieren.

Bakteriophagen m pl: engl. *bacteriophages*; syn. Phagen. Viren*, die sich in Bakterien* vermehren. Mithilfe bestimmter Bakteriophagen können die zugehörigen Wirtsbakterien (Wirtsspektrum beschränkt) erkannt werden (Bakterienddiagnostik; Lysotypie). Hierzu ist ein spezieller Rezeptor erforderlich, der durch Mutation* verloren gehen kann. Eine therapeutische Anwendung zur Behandlung bakterieller Infektionen befindet sich noch im Versuchsstadium.

Hintergrund:
– Nach der Anhaftung wird die Nukleinsäure (DNA oder RNA) in das Bakterieninnere eingeschleust, die Phagenhülle (das Phagenprotein) verbleibt an der Zellwand (siehe Abb.).
– Die Phagennukleinsäure führt zur Produktion phageneigener Proteine und Nukleinsäuren als Phagenbestandteile (pro Zelle 100–300).
– Unter dem Einfluss von Lysozym* platzt die Bakterienzelle, die reifen Phagenpartikel werden frei und können sich an eine neue Bakterienzelle anheften (virulenter Zyklus).

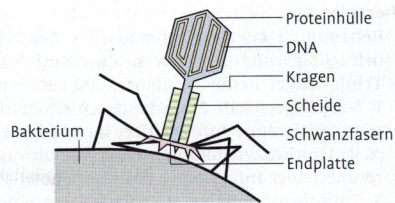

Bakteriophagen: Schema des Anheftens eines Phagen (hier T2-Phage) auf einer Bakterienkapsel; durch Kontraktion der Scheide wird die DNA in die Bakterienzelle eingeschleust.

Bakteriostase f: engl. *bacteriostasis*. Konzentrationsabhängige Fähigkeit einer chemischen Substanz (Bakteriostatikum), die Keimvermehrung ohne Abtötung zu verhindern, wodurch ihre Elimination durch das körpereigene Abwehrsystem erleichtert wird. Die geschädigten Keime vermehren sich wieder nach Einbringen in frische Nährmedien.

Bakteriurie f: engl. *bacteriuria*. Nachweis von Bakterien im Harn. Spontanurin ist häufig mit Keimen der physiologischen Bakterienflora der Urethra oder des äußeren Genitales kontaminiert. Eine symptomatische Bakteriurie mit typischen Symptomen des Harnwegsinfekts wird antibiotisch behandelt.

Vorkommen: Typischer Befund der Harnwegsinfektion.

Diagnostik:
– Urinkultur*: Keimnachweis aus: **1.** spontanem Mittelstrahlurin* (Methode der Wahl): wegen Kontamination gilt erst eine Keimzahl von $\geq 10^5$ Keime/ml Urin (Kass-Zahl) als signifikant, jedoch bei typischer Klinik bzw. Vorbehandlung mit Antibiotika auch niedrigere Keimzahlen von $\geq 10^3$–10^4 Keime/ml Urin **2.** Katheterurin*: signifikant ab einer Keimzahl von $\geq 10^3$–10^4 Keime/ml Urin **3.** Blasenpunktionsurin*: jeder Keimnachweis ist pathologisch
– makroskopischer Aspekt: Trübung, häufig unangenehmer Geruch (scharf, fade) infolge bakterieller Zersetzung des Harns
– Eintauchverfahren*: Alternative ungefähre Keimzahlbestimmung mit Eintauchnährboden möglich
– Antibiogramm*.

Bakteriurie, asymptomatische

Therapie:
- Behandlung bei asymptomatischer Bakteriurie: Steigerung der Diurese durch erhöhte Trinkmenge, keine Antibiose; Ausnahmen: 1. Schwangerschaft 2. geplante schleimhauttraumatisierende Intervention im Harntrakt (z. B. Urethrozystoskopie) wegen Gefahr aszendierender Infektion (v. a. Pyelonephritis*) 3. Immunsuppression 4. nach Organtransplantation
- Behandlung bei symptomatischer Bakteriurie: Antibiose (siehe Harnwegsinfektion*).

Bakteriurie, asymptomatische *f*: Nachweis von Bakterien im Urin ohne Symptome. Eine asymptomatische Bakteriurie bei gesunden, nicht schwangeren Frauen muss in der Regel nicht behandelt werden.

Bakterizidie *n pl*; engl. *bacteriocidity*. Fähigkeit einer chemischen Substanz (Bakterizid) Bakterien abzutöten. Antibiotika gelten als bakterizid wirksam, wenn sie in therapeutisch erreichbarer Konzentration Bakterien ihres Wirkungsspektrums abtöten. Messungen der Bakterizidie dienen zur Beurteilung der Wirksamkeit antibakterieller Substanzen.

Formen:
- primäre Bakterizidie: Abtötung auch ruhender Bakterien
- sekundäre Bakterizidie: Abtötung sich in Vermehrung befindlicher Bakterien.

BAL: Abk. für Bronchoalveoläre Lavage → Lavage, bronchoalveoläre

Balanitis *f*: syn. Eichelentzündung. Meist infektiöse Entzündung* der Glans penis, häufig kombiniert mit einem entzündeten Präputium*, dann korrekterweise als Balanoposthitis bezeichnet. Die Balanitis wird durch Smegma*, schlechte Genitalhygiene und Phimose* begünstigt. Die typischen Entzündungszeichen der Eichel sind zur Diagnosestellung ausreichend. Therapiert wird durch strikte Hygiene und Salben.

Klinik:
- Schmerzen, Brennen, Rötung, Schwellung, Überwärmung der Glans penis und ggf. des Präputiums
- Nässen, Juckreiz
- Harnröhren*-Ausfluss (oder präputialer Ausfluss)
- Ulzerationen oder Plaquebildung
- unmögliche Vorhautretraktion
- zusätzlich Symptome einer Harnwegsinfektion*.

Therapie:
- Genitalhygiene (cave: bei Kindern keine forcierte Retraktion der Vorhaut)
- Umschläge und Sitzbäder mit Antiseptika*
- lokale Antibiotikasalben, ggf. Antimykotika*
- bei nicht-infektiöser Balanitis ggf. Glukokortikoid*-Salben
- Schmerztherapie, z. B. Ibuprofen*oder Paracetamol*
- bei rezidivierender Balanitis evtl. Zirkumzision* im symptomfreien Intervall
- bei Vorhautverschluss und Harnverhalt ggf. notfallmäßige dorsale Inzision des Präputiums
- bei sekundärer Balanitis Therapie der Grunderkrankung.

Balanitis plasmacellularis Zoon *f*: engl. *Zoon plasma cell balanitis*. Vorwiegend nach dem 60. Lebensjahr auftretende, chronische Entzündung* der Glans penis mit rotbraunen, lackartig-glänzenden, glatten Plaques* unklarer Ätiologie. Als Auslöser diskutiert werden chronische Reizfaktoren, beispielsweise Urin bei Harninkontinenz*. Die Klinik reicht zur Diagnosestellung meist aus. Therapiert wird durch Hygienemaßnahmen und bei Therapieresistenz durch Zirkumzision*.

Balanitis xerotica obliterans → Lichen sclerosus

Balanoposthitis → Balanitis

Balantidium coli *n*: Dickdarmkommensale des Schweins, der beim Menschen Balantidiose hervorrufen kann. Von Infektionen sind hauptsächlich Schweinezüchter und Schlachter betroffen, allerdings werden die Erreger auch durch den Verzehr zystenkontaminierter Nahrungsmittel auf den Menschen übertragen.

Balbuties → Stottern

Baldrian *m*; engl. *common valerian*; syn. Valeriana officinalis. Heilpflanze, deren Wurzelextrakte beruhigend, zentral dämpfend, antikonvulsiv und muskelentspannend wirken. Baldrian wird in verschiedenen Zubereitungen (Tabletten, Tee, Tinktur) einzeln oder in Kombination mit anderen pflanzlichen Extrakten zur Beruhigung und bei Schlafstörungen eingesetzt. Baldrian ist sehr gut verträglich und macht nicht abhängig. Siehe Abb.

Indikationen:
- Unruhezustände
- nervös bedingte Einschlafstörungen.

Balint-Gruppe *f*; engl. *Balint's group*. Durch Supervisor angeleitete Selbsterfahrungsgruppe* für Ärzte und Angehörige helfender Berufe mit psychodynamischer Grundorientierung (Psychodynamik*). Ziel ist die Verbesserung der Kommunikation in der Arzt*-Patient-Beziehung und der Umgang mit emotional belastenden Inhalten. Die Entsprechung in der Verhaltenstherapie ist die IFA-Gruppe.

Prinzip: Die Gruppenmitglieder diskutieren unter psychotherapeutischer Supervision* über einen längeren Zeitraum Fälle aus der eigenen Praxis. Im Mittelpunkt stehen Gespräche über die Beziehung zwischen dem Behandelnden und seinen Patienten hinsichtlich aufgetretener Störmomente und positiver Einflüsse. Der Gruppenprozess (Reaktionen, Einfälle, Phantasien anderer Gruppenteilnehmer) dient dazu, sich eigener Haltungen und Reaktionen in Bezug auf den Patienten bewusst zu werden. Grundlage ist die Annahme, dass sich die Arzt-Patient-Dynamik in der Dynamik zwischen Supervisand und Gruppe widerspiegelt.

Balint-Syndrom *n*; engl. *Balint's syndrome*. Störung der visuellen, räumlichen Aufmerksamkeit* und Orientierung* mit optischer Ataxie*, okularer Apraxie* (Danebengreifen) und Simultanagnosie infolge Läsion parieto-okzipitaler Leitungsbahnen v. a. der rechten Hemisphäre, häufig assoziiert mit Alexie (Dyslexie*), Agrafie (Dysgrafie*) und (Hemi-)Neglect*.

Balkan-Nephropathie *f*; engl. *Balkan endemic nephropathy*; syn. Danubian endemic familial nephropathy (Abk. DEFN). Langsam progrediente, chronisch interstitielle Nephropathie, endemisch in einzelnen Balkanregionen (Flusstäler der Donau, Save, Morave). Häufig bestehen Beschwerden wie bei Nierensteinkoliken, die Krankheit schreitet fort bis zur terminalen Niereninsuffizienz.

Balken → Corpus callosum [Neuroanatomie]

Balkenagenesie *f*; engl. *callosal agenesis*; syn. Agenesis corporis callosi. Angeborenes, vollständiges oder teilweises Fehlen des Corpus* callosum. Die Balkenagenesie ist eine der häufigsten angeborenen Hirnfehlbildungen. Sie hat keine pathognomonischen Symptome; die Diagnostik erfolgt durch bildgebende Verfahren. Im Vordergrund steht die Klinik der Epilepsie oder der Begleitfehlbildungen. Eine kausale Therapie ist nicht möglich.

Diagnostik:
- MRT (siehe Abb.)
- Schädelsonografie.

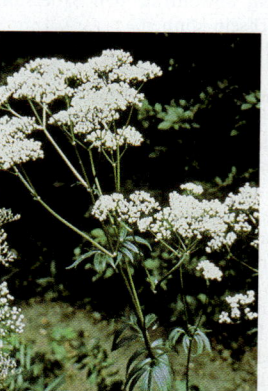

Baldrian: Pflanze. [146]

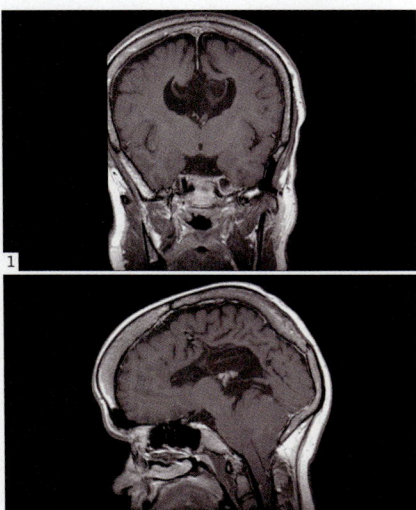

Balkenagenesie: MRT: 1: koronar, 2: sagittal. [69]

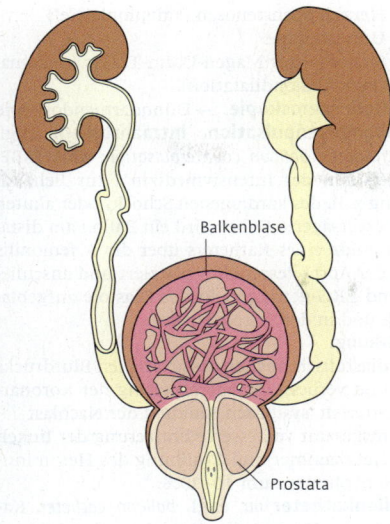

Balkenblase Abb. 1: Angehobener Blasenboden und beginnende Harnstauung beidseits bei histologisch benigner Prostatahyperplasie.

Balkenarterien *f pl*: engl. *trabecular branches of splenic artery*; syn. Trabekelarterien. Äste der A. splenica, die innerhalb der bindegewebigen Milzbalken (Milztrabekel) verlaufen.

Balkenblase *f*: engl. *trabeculated bladder*; syn. Trabekelblase. Balkenartige Hypertrophie* des Musculus* detrusor vesicae bei chronischen infravesikalen Harnabflussbehinderungen*, beispielsweise benignem Prostatasyndrom*. Die Blase ist häufig stark erweitert und nicht vollständig kontraktionsfähig. Komplikationen sind die Bildung von Pseudodivertikeln, rezidivierende Harnwegsinfektionen und Harnverhalte. Diagnostiziert wird sonografisch und urodynamisch. Nach Ursachenbehandlung ist die Hypertrophie reversibel.

Hintergrund: Ätiologie:
– lang bestehende mechanische Harnabflussbehinderung, z. B. benignes Prostatasyndrom* (siehe Abb. 1)
– Sphinktersklerose*
– Harnröhrenstriktur.

Diagnostik:
– Sonografie
– Zystoskopie*.

Pathologie: Netzartige, sich in das Blaseninnere vorwölbende Muskelbündel (Bälkchen) mit dazwischenliegenden Schleimhautmulden (Pseudodivertikel, siehe Abb. 2).

Therapie: Die Balkenblase selbst wird nicht therapiert, jedoch ihre Ursache (meist ein benignes Prostatasyndrom).

Prognose: Die Muskelhypertrophie bildet sich durch Behandlung der Ursache meist zurück.

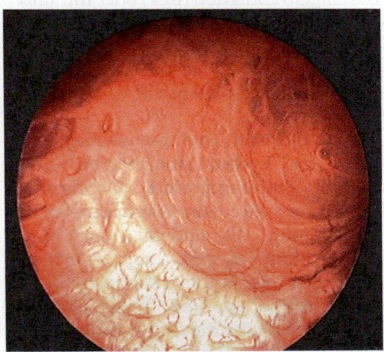

Balkenblase Abb. 2: Endoskopischer Befund mit deutlicher Trabekulierung der Blasenwand (Zystoskopie). [170]

Nur bei sehr ausgeprägter Balkenblase und starker Dilatation des M. detrusor vesicae ist sie irreversibel.

Balkendiskonnektionssyndrom *n*: engl. *corpus callosum disconnection syndrome*. Unterbrechungen des Corpus* callosum durch ischämischen* Hirn-Infarkt, intrazerebrale Blutung*, Tumor* oder Trauma. Unterschieden werden vorderes Balkendiskonnektionssyndrom mit Ausführungsdyspraxie (Apraxie*) der linken Hand beim Rechtshänder bzw. der rechten beim Linkshänder und hinteres Balkendiskonnektionssyndrom mit Alexie* des linken Gesichtsfeldes* beim Rechtshänder bzw. des rechten beim Linkshänder.

Balkenvenen *f pl*: engl. *trabecular veins*; syn. Trabekelvenen. Innerhalb der Milztrabekel gemeinsam mit den Balkenarterien* verlaufende Venen, die keine muskuläre Tunica media aufweisen und in die Äste der V. splenica münden.

Ballance-Zeichen *n*: engl. *Ballance's sign*. Nach Sir Charles A. Ballance (1856–1936, Chirurg, London) benanntes klinisches Zeichen nach Milzruptur*. Bei der Perkussion des Abdomens stellt der Untersucher eine lageunabhängige Dämpfung in der linken Flanke sowie unterhalb des linken Zwerchfells fest. Ursächlich hierfür ist geronnenes Blut, das die Milzloge ausfüllt.

Ballaststoffe *m pl*: engl. *dietary fibres*. Überholter, aber weiterhin üblicher Begriff für die unverdaulichen Nahrungsbestandteile aus Stütz- und Strukturelementen pflanzlicher Lebensmittel. Ballaststoffe werden zwar weitgehend unverdaut wieder ausgeschieden, sind aber notwendig für die Darmperistaltik (sie steigern das Darminhaltsvolumen) und den Weitertransport des Darminhalts. Die empfohlene Mindestzufuhr beträgt 30 g/d.

Einteilung:
– wasserlösliche Ballaststoffe senken die postprandiale Konzentration von Blutzucker* sowie die Konzentration von Gesamt- und LDL-Cholesterol im Blut, ohne das Risiko für Diabetes mellitus Typ 2 oder kardiovaskuläre Erkrankung zu reduzieren: **1.** Inulin* **2.** Pektin* **3.** Guar* **4.** Flohsamen*
– wasserunlösliche Ballaststoffe mit hoher Wasserbindungskapazität (Quellung oder Gelbildung) sind assoziiert mit reduziertem Risiko für Diabetes mellitus Typ 2 oder kardiovaskuläre Erkrankung: **1.** Zellulose* **2.** Hemizellulosen (z. B. in Kleie) **3.** Lignin*.

Im Dickdarm fermentieren Bakterien v. a. wasserlösliche Ballaststoffe und bilden kurzkettige Fettsäuren (v. a. Butyrat, Acetat und Propionat), die nahezu vollständig resorbiert werden. Wasserunlösliche Ballaststoffe werden weitgehend unverändert mit den Fäzes* ausgeschieden.

Klinische Bedeutung: Ein Mangel an Ballaststoffen erhöht die Darmpassagezeit und begünstigt Obstipation, Divertikulose und Karzinom des Dickdarms, Gallensteinbildung, Fettstoffwechselstörungen sowie Diabetes mellitus.

Ballen, dorsaler *m*: Exostose auf der Dorsalseite des ersten Mittelfußkopfs bei Hallux* rigidus, meist verbunden mit Bewegungseinschränkung im Großzehengrundgelenk. Behandelt wird in der Regel konservativ mit Entlastung durch Anpassung des Schuhwerks und ggf. operativer Resektion (Cheilotomie*).

Ballenhohlfuß → Pes cavus

Ballen, medialer m: Bezeichnung für Hervortreten des ersten Mittelfußköpfchens am medialen Fußrand infolge Abspreizung des Metatarsale I (Pseudoexostose ohne Knochenneubildung). Ein medialer Ballen tritt in der Regel in Kombination mit Hallux* valgus auf.

Therapie:
- Entlastung durch Anpassung des Schuhwerks
- symptomatisch: Antiphlogistika
- bei Hallux* valgus ggf. operative Korrektur des Intermetatarsalwinkels*.

Ballenrolle → Abrollhilfe
Ballenzeh → Hallux valgus
Ball-Falten → Valvulae anales

Ballismus m: engl. ballism. Meist einseitige (Hemiballismus), selten beidseitige (Paraballismus) Hyperkinese* vorwiegend der proximalen Extremitätenmuskulatur durch Schädigung im Bereich des Nucleus subthalamicus infolge Schlaganfall*, Enzephalitis* oder Kernikterus*, seltener bei Hirntumoren*. Klinisch zeigen sich plötzlich einsetzende und mit großer Kraft ablaufende Schleuderbewegungen der Arme oder Beine sowie extrapyramidale Symptome*.

Ballonangioplastie f: engl. balloon angioplasty. Form der Ballondilatation*.

Ballonatrioseptostomie f: engl. balloon atrioseptostomy; syn. Rashkind-Manöver. Interventionelle Herstellung eines Defekts im Vorhofseptum im Rahmen einer Herzkatheterisierung, v. a. palliativ bei Neugeborenen mit Transposition* der großen Arterien, Trikuspidalatresie*, totaler Lungenvenenfehlmündung* oder bei fortgeschrittener pulmonaler Hypertonie* mit Hämoptysen und Synkopen*.

Prinzip:
- Vorschieben eines (leeren) Ballonkatheters über V. cava inferior (oder V. umbilicalis) und rechten Vorhof durch Foramen ovale in linken Vorhof unter echokardiografischer oder angiografischer Kontrolle
- anschließend ruckartiges Zurückziehen der Katheterspitze mit dem Ballon in flüssigkeitsgefülltem Zustand durch das Septum
- Ziel: Verbesserung der arteriellen Sauerstoffsättigung durch Vergrößerung des interatrialen Blutaustauschs.

Ballondilatation f: engl. balloon dilatation. Erweiterung verengter Hohlorgane oder Gefäße unter Nutzung eines Ballonkatheters. Der Ballon vergrößert sich unter Druck und dehnt so die Stenose* auf. Die anschließende Implantation eines Stents* verhindert einen erneuten Verschluss. Indikationen sind z. B. Koronar- und Ureterstenosen.

Indikationen:
- Gefäßstenosen: **1.** Angioplastie* **2.** Drug* Eluting Balloon
- Herzklappenstenosen (Valvuloplastie*)
- Ureterstenose
- Stenosen des Magen-Darm-Trakts (pneumatische Ballondilatation).

Ballonenteroskopie → Dünndarmendoskopie

Ballongegenpulsation, intraaortale f: engl. intra-aortic balloon counterpulsation; Abk. IABP. Verfahren der Intensivmedizin*, zur Behandlung z. B. des kardiogenen Schocks oder akuten Herzversagens. Dabei wird ein Ballon am distalen Ende eines Katheters über die A. femoralis in der Aorta descendens platziert und anschließend EKG-getriggert in der Diastole aufgeblasen und in der Systole entleert.

Wirkung:
- diastolisch Anstieg des arteriellen Blutdrucks und verbesserte Durchblutung der Koronararterien, systolisch Senkung der Nachlast
- insgesamt verbesserte Entleerung der linken Herzkammer und Erhöhung des Herzminutenvolumens um 10–20 %.

Ballonkatheter m: engl. balloon catheter. Katheter aus Kunststoff mit (meist endständigem) füllbarem Ballonsegment, verwendet bei Herzkatheterisierung* (Ballondilatation*, Ballonvalvuloplastie*, Transkatheter*-Aortenklappenimplantation (TAVI), Pulmonaliskatheter*), außerdem als Blasenkatheter*, bei der Kyphoplastie, zur Einlungenventilation (ELV) oder intrauterinen Blutstillung bei Placenta* accreta. Unterschieden werden z. B. Fogarty*-Ballonkatheter, Grüntzig*-Katheter, Bronchusblocker* und Foley*-Katheter (insbesondere für Urogenitalbereich).

Ballonkoagulation f: engl. balloon coagulation. Verfahren zur Endometriumablation* durch intrauterines Einbringen eines ballonförmigen Einmalkatheters, der über Wärmeentwicklung zur Koagulation* des Endometriums führt. Hauptindikation sind perimenopausale Menometrorrhagien*. Bei Uterusfehlbildung* ist die Ballonkoagulation ggf. nicht einsetzbar. Eine Alternativmethode ist die Endometriumablation mittels Goldnetz (NovaSure-Methode).

Ballonsonde f: engl. balloon probe. Sonde* mit endständigem Ballonsegment, das für einen therapeutischen Eingriff im Gastrointestinaltrakt aufgeblasen oder mit Flüssigkeit gefüllt wird (als Ein- oder Doppelballonsonde). Sie wird vor allem zur Stillung einer oberen gastrointestinalen Blutung bei Ösophagusvarizen* eingesetzt.

Ballonvaginoskop n: engl. balloon vaginoscope. Vor allem in der Kindergynäkologie zur Darstellung der Portio oder Entfernung intravaginaler Fremdkörper verwendetes Vaginoskop, über das eine aufblasbare Manschette gezogen ist.

Ballonvalvuloplastie f: engl. balloon valvuloplasty; syn. perkutane transluminale Ballondilatation. Sprengung oder Dilatation einer valvulären Aortenstenose ohne Klappenverkalkung, einer Pulmonalstenose* oder einer Mitralklappenstenose* durch einen Ballonkatheter im Rahmen der therapeutischen Herzkatheterisierung*.

Balneum n: Bad.

Baló-Krankheit f: engl. Baló's disease; syn. Leucoencephalitis periaxialis concentrica. Entmarkungskrankheit mit schichtförmig-konzentrischen Entmarkungsherden um Blutgefäße im zentralen Marklager beider Großhirnhemisphären. Wahrscheinlich handelt es sich um eine Sonderform der chronisch progredienten Multiplen Sklerose. Klinisch zeigen sich zunächst fokale Anfälle, später entwickeln sich rasch progrediente Paresen und Demenz. Die Prognose ist infaust.

Balsambaum m: syn. Myroxylon balsamum. In Mittelamerika beheimateter Baum aus der Familie der Schmetterlingsblütler (Fabaceae), der in 2 Varianten vorkommt: als Perubalsambaum (Myroxylon balsamum var. pereirae) und als Tolubalsambaum (Myroxylon balsamum var. balsamum). Aus den beiden Balsambaumarten wird das Perubalsam (Balsamum peruvianum) und das Tolubalsam (Balsamum tolutanum) gewonnen.

Perubalsam:
- antibakteriell, antiseptisch, antiparasitär (besonders gegen Krätzmilben)
- granulationsfördernd und antiphlogistisch.

Verwendung:
- zur äußeren Anwendung in Form ethanolischer Lösungen, Salben und Salbenkompressen
- medizinisch bei infizierten und schlecht heilenden Wunden, Verbrennungen, Dekubitus, Frostbeulen, Ulcus cruris, Prothesendruckstellen, Hämorrhoiden (Kommission E); cave: Allergisierungsrisiko.

Tolubalsam: Antimikrobiell und expektorierend. Verwendung: Zubereitungen zum Einnehmen und medizinisch bei Katarrhen der Atemwege (Kommission E).

Baltimore-Schema n: engl. Baltimore classification. Schema zur molekularbiologischen Einteilung der Virusfamilien in 7 Klassen entsprechend ihres Genoms (DNA oder RNA) und Replikationsmodus. Zur Translation viraler Proteine wird immer Einzelstrang-RNA in Positivstrangorientierung (mRNA) synthetisiert. Das Baltimore-Schema wird zunehmend abgelöst von der universalen Virus-Taxonomie des International Committee on Taxonomy of Viruses.

Bamberger-Divergenzzange f: engl. Bamberger's forceps; syn. Bamberger-Zange. Geburtshilfliches Instrument zur Zangengeburt, mit Begrenzung des Anpressdrucks an den kindlichen Kopf. Die Bamberger Divergenzzange wird heute kaum noch verwendet. Siehe Abb.

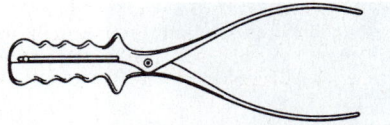

Bamberger-Divergenzzange

Bambusstabwirbelsäule → Spondylitis ankylosans
Bambusstabwirbelsäule → Wirbelankylose
Bancroft-Filarie → Wuchereria bancrofti
Bandage *f*: engl. *dressing*. Schutz- oder Stützverband zum Fixieren, zum Ausüben von Druck oder zur Bewegungseinschränkung eines Körperteils. Sie besteht aus Stoff oder elastischem, z. T. selbstklebendem Material.
Bandbreite *f*: syn. Oszillationsamplitude. Unterschied zwischen höchster und niedrigster Herzfrequenz des Ungeborenen als eines der Beurteilungskriterien im CTG. Physiologisch ist eine Bandbreite zwischen 5 und 25 Schlägen pro Minute (Abk. bpm für beats per minute).
Banden, oligoklonale *f pl*: engl. *oligoclonal bands*; syn. oligoklonale Immunoglobuline. Mehrere scharfe (klonale) Gamma-Globulin-Banden in der isoelektrischen Fokussierung des Liquor* cerebrospinalis, die in der isoelektrischen Fokussierung des Serums fehlen und so eine intrathekale Immunglobulin*-Produktion anzeigen. Sie finden sich typischerweise bei Multipler Sklerose, aber auch bei anderen chronischen Entzündungen im Liquorraum, z. B. bei Neuroborreliose.
Banding *n*: Medizinisches Verfahren, bei dem elastische Ringe entweder den Blutfluss unterbinden (z. B. Hämorrhoiden-Banding) oder einschränken (Pulmonalis*-Banding) oder ein Organ in seiner Funktion eingeschränkt wird. Letzteres findet in Form eines Magenbandes* Anwendung bei der chirurgischen Therapie der Adipositas*.
Bandinsuffizienz *f*: engl. *ligament insufficiency*; syn. Bandlaxität. Bandschlaffheit mit pathologischer Zunahme des Bewegungsspielraums eines Gelenks mit Neigung zu uni- bis multidirektionaler Gelenkinstabilität, (Sub-)Luxation und sekundärer Arthrose*. Behandelt wird mit externer Schienung (Orthese*) oder ggf. Bandplastik*. Als Ultima Ratio wird eine Arthrodese* durchgeführt.
Ursachen:
- posttraumatisch: unzureichende Adaptation des gerissenen Bandes infolge mangelhafter Ruhigstellung oder inadäquater operativer Rekonstruktion
- chronische Überdehnung durch unphysiologische Beanspruchung, z. B. des Außenbands des Kniegelenks bei Genu varum
- angeboren (z. B. Ehlers-Danlos-Syndrom).

Bandlaxität → Bandinsuffizienz
Bandl-Furche *f*: engl. *Bandl's ring*; syn. Bandl-Kontraktionsring. Tastbarer, ringförmiger Muskel-Wulst an der Grenze zwischen oberem und unterem Uterinsegment. Der Bandl-Kontraktionsring entsteht durch starke Kontraktionen des oberen Uterinsegments. Ein Aufsteigen (also Bewegung Richtung Bauchnabel) der Bandl-Furche kann eine drohende Uterusruptur* anzeigen.
Bandplastik *f*: engl. *ligament reconstruction*. Plastische OP am Bandapparat unter Verwendung auto- oder allogenen, selten auch xenogenen Materials. Indikationen sind chronische Gelenkinstabilität bei Bandinsuffizienz* oder Bandruptur* (z. B. Außenbandruptur* des Knie- oder Sprunggelenks und Skidaumen*, wenn keine nahtfähigen Bandstümpfe mehr vorhanden sind).
Bandruptur *f*: engl. *ligament rupture*; syn. Bänderriss. Komplette oder teilweise Zerreißung einer oder (oft) mehrerer Bandstrukturen infolge indirekter Gewalteinwirkung auf ein Gelenk mit charakteristischen Untersuchungsbefunden bei Gelenkinstabilität. Formen sind z. B. Außenbandruptur*, Kreuzbandruptur* oder Skidaumen*.
Bandscheibe *f*: engl. *intervertebral disc*; syn. Zwischenwirbelscheibe. Knorpelige Verbindung zwischen 2 Wirbelkörpern, bestehend aus dem Anulus* fibrosus (faserknorpeliger Ring) und dem Nucleus* pulposus (innerer Gallertkern). Histologisch-anatomisch ist die Bandscheibe eine (Wirbel-) Synchondrose und gehört zu den knorpelhaften Verbindungen. In der Klinik ist die Bezeichnung Discus intervertebralis gebräuchlich.
Funktion: Durch die Elastizität der Gallertmasse wirkt die Bandscheibe einerseits als Puffer; durch ihre gewisse Verformbarkeit ermöglicht sie andererseits zusammen mit den Wirbelgelenken Bewegungen zwischen den einzelnen Wirbelkörpern und damit der Wirbelsäule insgesamt.
Bandscheibendegeneration *f*: syn. Diskose. Verschleißbedingte, morphologische Veränderungen (Chondrose*) des Bandscheiben*-Gewebes als typische Alterserscheinung und Folge anhaltender Überbelastung. Durch geringere Wasserbindung und reduzierte Elastizität sind die Bandscheiben in ihrer dämpfenden und druckverteilenden Funktion eingeschränkt, es droht u. a. ein Einriss des Faserrings (Anulus* fibrosus). Siehe hierzu auch Chondrosis* intervertebralis.
Folge:
- Höhenminderung des Zwischenwirbelraums
- daraus folgend: Funktionseinschränkung und vermehrte Belastung der knöchernen Gelenkanteile

- daraus folgend: Arthrose* (Wirbelsäule): Spondylarthrose, Facettensyndrom*) mit Schmerzsymptomatik.

Bandscheibenerkrankung → Bandscheibenschaden
Bandscheibenoperation → Bandscheibenvorfall
Bandscheibenoperation → Nukleotomie
Bandscheibenprotrusion *f*: syn. Diskusprotrusion. Vorwölbung der Bandscheibe* nach dorsal* ohne Einriss des Faserrings (Anulus* fibrosus [Wirbelsäule]). Die Protrusion ist meist auf altersbedingten Verschleiß oder ein Trauma zurückzuführen und tritt häufig an der Lendenwirbelsäule auf. Bei Spinalnervenkompression kommt es zu radikulären Schmerzen ggf. mit Lähmungen und Sensibilitätsausfällen.
Klinik: Unterschiedliche Symptomatik je nach Lage und Ausmaß der Vorwölbung
- asymptomatisch
- bei Kompression der Spinalnerven*: **1.** radikuläre Schmerzen, Dermatom* bezogene Ausstrahlung **2.** ggf. Paresen* und Sensibilitätsausfälle.

Näheres zu Diagnostik und Therapie unter Bandscheibenvorfall*.
Komplikationen:
- Fortschreiten der Protrusion bis Übergang zum Bandscheibenvorfall*
- Dauerreizung mit Destruktion der Faszien des Spinalkanals
- chronische Schmerzsymptomatik.

Bandscheibenschaden *m*: engl. *intervertebral disc lesion*; syn. Diskopathie. Bandscheibenerkrankung. Der Begriff ist eine Sammelbezeichnung für meist degenerative, selten traumatische Veränderungen im Bereich von Bandscheibe und Zwischenwirbelraum, z. B. Bandscheibenvorfall* oder Bandscheibenvorwölbung (Bandscheibenprotrusion*). Ein Bandscheibenschaden ist oft verbunden mit Knochen- und Knorpeldegeneration (Osteochondrose*).

Bandscheibensequester *m*: Herausgerutschter Bandscheibenteil bei degeneriertem Gallertkern (Nucleus* pulposus) der Bandscheibe. Der Bandscheibensequester tritt durch Risse des umgebenden Faserrings (Anulus fibrosus) aus und hat keine direkte Verbindung mehr zur Bandscheibe.

Bandscheibenvorfall *m*: engl. *intervertebral disc prolapse*; syn. Diskushernie. Verlagerung bzw. Austritt von Gewebe des Nucleus* pulposus der Bandscheibe* durch meist degenerative oder selten traumatisch entstandene Risse im Anulus* fibrosus mit Schmerzen, Bewegungseinschränkung, Sensibilitätsstörungen* und evtl. Lähmungen*. Nach Diagnosestellung mit MRT oder CT wird konservativ mit Physiotherapie* und Analgetika* oder ggf. chirurgisch therapiert.

Bandsyndrom, iliotibiales

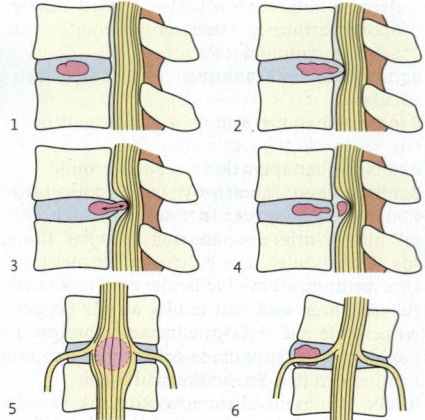

Bandscheibenvorfall: Ansicht von lateral (1–4) und dorsal (5–6); 1: Normbefund; 2: Protrusion; 3: pendelnder (mobiler) Prolaps, subligamentär; 4: Sequestration, perforiert; 5: medialer (dorsomedialer) B.; 6: (medio-)lateraler B.; intraspinal (bis intraforaminal) oder extraforaminal-extraspinal; ggf. in Kombination.

Hintergrund: Einteilung in Schweregrade (siehe Abb.):
- Protrusion mit Vorwölbung des Anulus fibrosus
- Prolaps: 1. in der Regel noch vom ausgezogenen Längsband (Lig. longitudinale posterius) gedeckter raumfordernder Vorfall
- Sequestration: 1. sequestrierter Prolaps ohne Verbindung der prolabierten Anteile (Bandscheiben-Sequester) mit der Bandscheibe.

Lokalisation:
- Am häufigsten (97 %) lumbal/lumbosakral (L IV/L V, L V/S I und L III/L IV)
- in > 2 % der Fälle HWS (C V/C VI oder C VI/C VII)
- betroffene Spinalnerven(wurzel) je nach Lokalisation des Bandscheibenvorfalls in der Horizontalebene (z. B. medial, mediolateral)

Klinik:
- Bewegungseinschränkung der Wirbelsäule*
- schmerzbedingte Schonhaltung*
- oft mit akut und nach mechanischer Belastung auftretenden Symptomen, die v. a. durch Irritation (Wurzelirritationssyndrom*) oder Kompression (Wurzelkompressionssyndrom*) von Wurzeln der Spinalnerven verursacht werden: 1. Schmerzen (radikulär mit typischem Nervendehnungsschmerz) 2. Sensibilitätsstörung im betroffenen Dermatom* 3. Abschwächung der Reflexe* 4. evtl. Lähmung und Atrophie* der Kennmuskeln
- je nach Lokalisation: 1. lumbal/lumbosakral als Lumbago* 2. radikuläres Schmerzsyndrom des N. ischiadicus (lateraler bzw. mediolateraler Prolaps, Ischiassyndrom) 3. bei medialem Prolaps Kaudasyndrom* 4. bei höherer Lokalisation (Th XI–L II) als Konussyndrom* (selten) 5. zervikal als Brachialgie* oder Zervikobrachialsyndrom* bei lateralem Prolaps
- chronische medulläre Kompression mit progredienter und meist seitenbetonter Paraspastik oder akut als zervikale Querschnittläsion* bei medialem Prolaps.

Therapie: Konservativ:
- in > 80 % der Fälle erfolgreich
- analgetisch und funktionell durch Physiotherapie: 1. Wärme 2. Massage 3. initial isometrische Übung der Nacken- und Rückenmuskeln zur Extension der Wirbelsäule 4. frühestens nach 1–2 Wochen bei eingetretener Schmerzreduktion zusätzlich aktive Bewegungstherapie und Rückenschule*
- evtl. in Kombination mit: 1. nichtsteroidalen Antiphlogistika* 2. zentral wirkenden Analgetika 3. Muskelrelaxanzien* 4. Tranquilizern 5. Injektion von Lokalanästhetika* und Glukokortikoiden*, z. B. als periradikuläre Therapie*
- bei einfacher Lumbalgie auch Akupunktur*.

Operativ:
- primär bei progredienter sensibler oder motorischer Parese (drohender Wurzeltod) und ggf. bei Sequestration
- als Notfall-OP bei Querschnittläsion und Kaudasyndrom mit Sphinkterstörungen von Harnblase und Rektum
- sekundär bei unzureichendem Erfolg der konservativen Therapie innerhalb 3–6 Wochen.

Bandsyndrom, iliotibiales n: syn. Tractussyndrom. Schmerzsyndrom durch Überlastung des Tractus* iliotibialis. Es kommt häufig bei Läufern und Radsportlern vor.
Klinik: Druckdolenz an Knieaußenseite und am Ansatzpunkt des Tractus iliotibialis (Tuberculum gerdyi).
Therapie:
- Korrektur von Fehlstellungen, Einlagenverordnung
- Kryotherapie*
- Entspannung und Dehnung des M. tensor fasciae latae
- ggf. Physiotherapie mit gezielter Kräftigung abgeschwächter Muskelgruppen, sowie Faszientherapie und physikalische Therapiemaßnahmen.

Bandwürmer → Cestoda
Bandwurmbefall → Taeniasis
Bandwurmmittel → Anthelminthika
Bang-Krankheit → Brucellose
Bankart-Fragment n: engl. *Bankart's fragment*. Ausbruch eines knöchernen Fragments aus dem

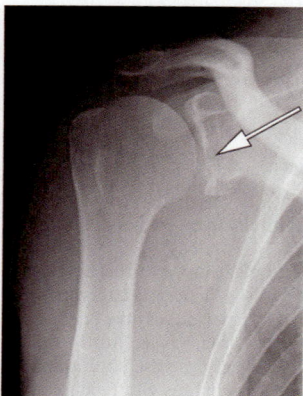

Bankart-Fragment: Ausbruch eines knöchernen Fragments aus der unteren Zirkumferenz des Glenoids (Röntgenaufnahme). [108]

vorderen unteren Pfannenanteil des Glenoids bei vorderer Schultergelenkluxation*. Die Diagnosesicherung erfolgt durch Röntgen und CT. Wegen der Gelenkbeteiligung wird regelhaft das Fragment offen oder arthroskopisch assistiert refixiert (bei Fragmenten > 1/5 der Gelenkfläche Refixation durch Osteosynthese*). Siehe Abb.

Bankart-Läsion f: engl. *Bankart's lesion*. Abriss des Labrum glenoidale des Schulterblatts (unterer vorderer Pfannenrand), bei Schultergelenkluxation*. Die Bankart-Läsion ist der bedeutendste Risikofaktor für eine Rezidivluxation. Diagnostiziert wird mit MRT, behandelt meist operativ. Differenzialdiagnostisch sollte eine habituelle Schultergelenkluxation bedacht werden; möglich ist auch eine knöcherne Bankart-Läsion.
Therapie: Die Therapie ist meist operativ mit arthroskopischer oder offener Refixation und abhängig von evtl. Begleitverletzungen (Hill-Sachs-Delle, Rotatorenmanschettenruptur*). Konservative Therapie durch Ruhigstellung und Analgetika führt zu hoher Rezidivrate der Luxation.

Bannwarth-Syndrom n: engl. *Bannwarth's syndrome*. Nichteitrige, lymphozytäre Meningoradikulitis mit Beteiligung des peripheren Nervensystems und besonders schmerzhaftem und langwierigem Verlauf als Manifestation einer Infektion mit Borrelia* burgdorferi nach Zeckenstich (Lyme*-Borreliose). Siehe Abb.

Banti-Syndrom n: engl. *Banti's syndrome*. Inzwischen obsolete Bezeichnung für Splenomegalie, Hypersplenismus und portale Hypertension ohne Vorliegen einer Lebererkrankung. Dabei ist die Splenomegalie Folge einer Behinderung des Blutabflusses aus der Milz (z. B. Milz-

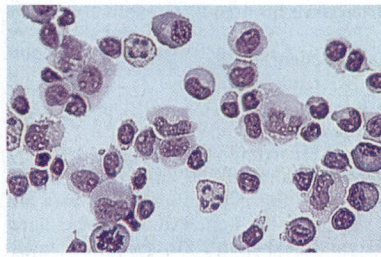

Bannwarth-Syndrom: Mikroskopischer Liquorbefund mit lymphoplasmazellulärer Pleozytose, einzelnen Granulozyten und Monozyten. [41]

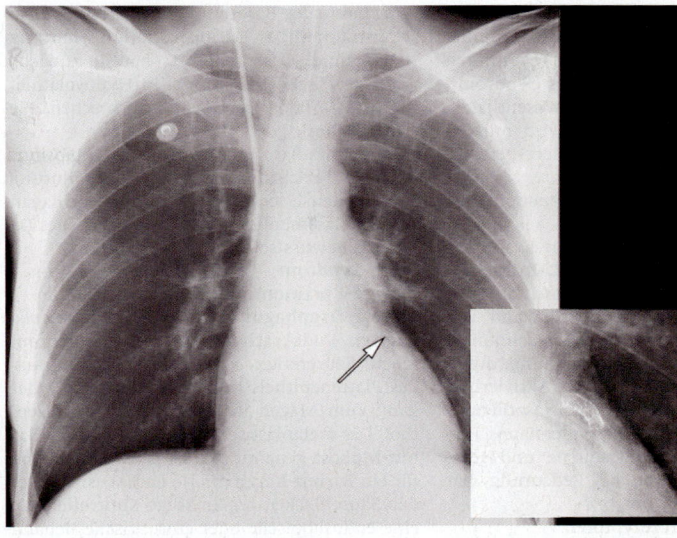

Bare Metal Stent: Im Röntgen-Thorax-Bild am linken Herzrand sichtbarer Stent. [99]

venenthrombose, Pfortaderthrombose*, portale Hypertension*) aufgrund unterschiedlicher nicht hepatischer Ursachen (z. B. Gefäßfehlbildung, Gerinnungsstörung, Trauma, Myeloproliferation).
Klinik: Aszites, Anämie, Leuko- und Thrombozytopenie sowie gastrointestinale Blutung.
BAP: Abk. für Beatmungs-assoziierte Pneumonie → Pneumonie, nosokomiale
Bárány-Lärmtrommel f: engl. *Bárány's noise box.* Historischer Apparat zur Erzeugung von Lärm im Rahmen von Hörprüfungen*. Durch Ausschalten der akustischen* Wahrnehmung eines Ohrs ist die isolierte Prüfung des Gegenohrs möglich.
Bárány-Versuch m: engl. *Bárány's test.* Thermische Untersuchung der Labyrinthfunktion zur Prüfung des vestibuloookulären Reflexes. Der Bárány-Test dient der Diagnostik von vestibulären oder neurologischen Störungen.
Einsatz: Kaltes oder warmes Wasser wird in den äußeren Gehörgang eingebracht:
– bei warmem Wasser bewegen sich beide Augen zum kontralateralen Ohr mit einem horizontalen Nystagmus zur ipsilateralen Seite
– bei kaltem Wasser bewegen sich beide Augen zum ipsilateralen Ohr mit einem horizontalen Nystagmus zur kontralateralen Seite.
Fehlende Augenbewegungen können einen Vestibularis-Schaden der untersuchten Seite anzeigen.
Bárány-Zeigeversuch m: engl. *Bárány's pointing test.* Test zur Prüfung der vestibulo-spinalen Funktion und Koordination*. Der Patient streckt bei offenen Augen den Arm senkrecht nach oben, senkt ihn dann nach vorn in die Horizontale. Wiederholung mit geschlossenen Augen führt bei einseitiger akuter vestibulärer oder zerebellärer Störung zur Abweichung zur betroffenen Seite.
Barbiturate n pl: engl. *barbiturates.* Derivate der Barbitursäure mit dosisabhängig sedierender, hypnotischer und narkotischer Wirkung. Der Gebrauch von Barbituraten ist im Allgemeinen zurückhaltend, da das Nutzen-Risiko-Verhältnis bei der Anwendung als Sedativum und Schlafmittel* ungünstig ist. Barbiturate werden nach ihrer Wirkungsdauer in langwirkende und kurzwirkende Barbiturate eingeteilt.
Wirkung: Barbiturate hemmen die Freisetzung erregender Überträgerstoffe und steigern die Hemmwirkung von GABA.
Indikationen:
– als Injektionsnarkotika* (z. B. Thiopental*-Natrium)
– als Sedativa in Kombination mit Analgetika und Antipyretika
– aufgrund einer unspezifischen antikonvulsiven Wirkung bei Intoxikationen z. B. mit Strychnin
– bei Einschlaf- und Durchschlafstörungen (heute kaum noch eingesetzt)
– früher als Antiepileptika* bei Epilepsie (Methylphenobarbital).
Bardenheuer-Bogenschnitt m: engl. *Bardenheuer's incision.* Halbkreisförmiger Hautschnitt etwas oberhalb der submammären Falte zur Freilegung eines durch Mastitis* bedingten, tiefliegenden oder retromammären Abszesses mit postoperativ kosmetisch günstigen Narben.
Bardet-Biedl-Syndrom n: engl. *Bardet-Biedl syndrome.* Komplexes, autosomal-rezessiv erbliches Fehlbildungssyndrom mit Polydaktylie*, Adipositas, Hypogonadismus* und Retinopathia* pigmentosa als Leitsymptomen. Es ist genetisch heterogen.
Bare Metal Stent m: Abk. BMS. Konventioneller Koronarstent (Stent*) aus schergitterartigem Metallgeflecht zur intrakoronaren Implantation im Rahmen der Percutaneous Coronary Intervention (PCI) ohne zusätzliche Wirkstoffbeschichtung (Drug* Eluting Stent). Siehe Abb.
Barium n: Chemisches Element aus der Gruppe der Erdalkalimetalle*. Es ist ein silberweißes, 2-wertiges Leichtmetall (Härte 2 der Härteskala), das an der Luft grauschwarz anläuft. Wasserlösliche Bariumsalze sind giftig. Das nahezu wasserunlösliche Bariumsulfat wird als Röntgenkontrastmittel eingesetzt und findet als Weißpigment in Malerfarbe Anwendung.
Anwendung: Medizinisch wichtigste Bariumverbindung: Bariumsulfat ($BaSO_4$), Barium sulfuricum (purissimum). Bariumsulfat wird als Röntgenkontrastmittel* verwendet und dient zur Untersuchung des Ösophagus und Gastrointestinaltrakts in Doppelkontrastmethode* nach oraler, rektaler oder intestinaler (über Sonde) Applikation (Nebenwirkung: Obstipation). Das Bariumsulfat muss chemisch rein und frei von löslichen Bariumverbindungen sein.
Barizität → Lokalanästhetika
Barkan-Membran f: engl. *Barkan's membrane.* Angeborene, wie eine Membran erscheinende Fehlbildung infolge unvollständiger Ausdifferenzierung von Kammerwinkel und Trabekelwerk. Die Barkan-Membran ist Ursache für ein angeborenes Glaukom. Sie behindert den Abfluss des Kammerwassers und führt somit zu einem vergrößerten Augapfel, der Buphthalmus (Ochsenauge) oder Hydrophthalmus (Wasserauge) genannt wird.
Barker-Hypothese f: engl. *Barker's hypothesis.* Vermutung, dass durch mütterliches Verhalten

in der Schwangerschaft (z. B. Mangelernährung) eine Disposition des Feten (fetale Programmierung) für das spätere Auftreten von bestimmten Erkrankungen (z. B. Metabolisches Syndrom*) entsteht. Die Annahme beruht im Wesentlichen auf epidemiologischen Studien, wird mittlerweile aber weitgehend als gesichert betrachtet.

Barlow-Syndrom → Mitralklappenprolapssyndrom

Barlow-Syndrom → Möller-Barlow-Krankheit

barometrische Höhenformel → Luftdruck

Barorezeptoren m pl: engl. *pressosensors*; syn. Pressosensoren. Vorrangig in der Wand von Aorta* und Karotissinus lokalisierte Dehnungssensoren, die auf Gefäßwanddehnung durch Blutdruckerhöhung reagieren. Bei Aktivierung senken sie den Blutdruck* durch Vasodilatation* (Abnahme des peripheren Widerstands*) sowie Erniedrigung von Herzfrequenz* und Herzminutenvolumen*. Klinische Bedeutung hat das Karotissinus*-Syndrom.

Barosensoren → Barorezeptoren

Barotrauma n: Durch plötzliche Druckveränderung in gasgefüllter Körperhöhle bei mangelndem Druckausgleich verursachte Verletzung. Barotrauma und dadurch ausgelöste Erkrankungen wie Aerootitis* oder Aerosinusitis* sind beispielsweise bei Tauchern und Beschäftigten im Tunnelbau anerkannte Berufskrankheiten (Berufskrankheit Nr. 2201).

Vorkommen:
– Tauchen (Barotrauma des Ohres)
– Beatmung* mit hohem Druck (pulmonales Barotrauma)
– im Rahmen eines akuten akustischen Traumas* oder primären Explosionstraumas*.

Formen:
– Barotrauma des Ohres: z. B. Trommelfellruptur* durch Ohrfeige oder im Rahmen eines akuten akustischen Traumas* einschließlich Explosionstrauma
– pulmonales Barotrauma: 1. Schädigung der Lungenstrukturen, Störung des Gasaustauschs, pulmonale Dekompensation mit Notwendigkeit der (Langzeit-)Beatmung 2. Komplikation: acute* respiratory distress syndrome (ARDS), Luftembolie 3. Therapie: intensivmedizinische, lungenprotektive Beatmung 4. Prävention: langsame Änderung (Anpassung) von Druck bzw. Volumen, lungenprotektive Beatmung
– Barotrauma als mukosale Läsion (tracheal bei Endotrachealtubus) durch Cuffexpansion
– Aerodontalgie: Zahnschmerz in Höhe (Flug, Gebirge) z. B. nach Füllungstherapie* durch Luft unter der Füllung
– Ebullismus-bedingte klinische Manifestation bei Tauchunfall: Caisson*-Krankheit (Aerämie*)
– abdominales Barotrauma (primäres Explosionstrauma*): 1. Darmperforation, -blutung, -ischämie, Gasembolie 2. häufig zunächst unspezifische Symptomatik (Hypovolämie*, akutes* Abdomen, Übelkeit, Erbrechen, Fieber, Schock*)
– zerebrales Barotrauma (primäres Explosionstrauma*): Schädelhirntrauma*, Hirnblutung, Hirnödem*, axonale Schädigung, Schlaganfall*, Gasembolie, fokales neurologisches Defizit, Bewusstseinsstörung* bis Koma*.

Barré-Syndrom → Guillain-Barré-Syndrom

Barrett-Karzinom → Ösophaguskarzinom

Barrett-Ösophagus m: engl. *Barrett's esophagus*; syn. Endobrachyösophagus. Durch chronischen Säurereflux verursachte Umwandlung des Plattenepithels* der Speiseröhre am Übergang zum Magen in intestinales Zylinderepithel. Das metaplastische Epithel wird auch Barrett-Mukosa genannt und ist eine Präkanzerose für ein Barrett-Karzinom. Je nach Ausmaß werden Säureblocker, regelmäßige Kontrollen und eine endoskopische oder chirurgische Behandlung empfohlen.

Klinik: Die Barrett-Mukosa alleine macht keine Beschwerden. Betroffene spüren Beschwerden im Rahmen ihrer Refluxerkrankung wie etwa:
– retrosternales Brennen
– Dysphagie (bei peptischer Stenose)
– Aufstoßen
– Regurgitation.

Therapie: Die Therapie des Barrett-Ösophagus richtet sich nach den Beschwerden des Patienten und nach dem Ausmaß der Veränderungen. Folgende Maßnahmen stehen zur Verfügung:
– Protonenpumpen-Hemmer bei Refluxbeschwerden
– ggf. Radiofrequenzablation (RFA – Barrx-Ablation)
– endoskopische Mukosaresektion (EMR)
– photodynamische* Therapie
– chirurgische Ösophagusresektion.

Barrett-Ulkus n: engl. *Barrett's ulcer*; syn. Barrett-Syndrom. Gewebedefekt im Ösophagus*, der die Schleimhaut überschreitet und in tiefere Gewebsschichten reicht. Es entsteht meist als Komplikation der gastroösophagealen Refluxkrankheit* im distalen Ösophagus*, seltener durch lokale Säureproduktion von versprengten Parietalzellen* im gesamten Ösophagus. Die Therapie besteht in einer Säuresuppression bzw. Behandlung der gastroösophagealen Refluxkrankheit.

Vorkommen: Meist im distalen Ösophagus:
– im unverhornten Plattenepithel* des Ösophagus als isoliertes Ulkus
– im metaplastisch umgewandelten Zylinderepithel im distalen Ösophagus im Rahmen der gastroösophagealen Refluxkrankheit
– kombiniertes Auftreten sowohl im metaplastischen Zylinderepithel als auch im benachbarten unverhornten Plattenepithel des Ösophagus.

Komplikationen:
– rezidivierende Blutungen
– Perforation*
– Strikturen*
– maligne Entartung.

Barrieremaßnahmen f pl: engl. *barrier precautions*. Anwendung mechanischer Barrieren zur Verhinderung einer Kontaktinfektion bei übertragbaren Krankheiten*. Zu den Barrieremaßnahmen gehören Schutzkleidung, Einweghandschuhe und Abdecktücher sowie sorgfältige Händehygiene* (Händewaschen*, Händedesinfektion) nach Kontakt mit infektiösen Patienten oder kontaminierten Materialien und Flächen. Bei Gefahr einer Tröpfcheninfektion* muss auch Augenschutz* und Mund-Nasen-Schutz getragen werden.

Bársony-Teschendorf-Syndrom → Ösophagospasmus, diffuser

Bartflechte → Folliculitis barbae

Bartflechte → Trichophytie

Barthel-Index m: engl. *Barthel index*. Score* zur Erfassung grundlegender physischer Alltagsfunktionen nach einer standardisierten Skala mit Wertung in 0-, 5-, 10- oder 15-Punkte-Schritten. Der von der Ärztin F. Mahoney und der Physiotherapeutin D. Barthel entwickelte Test dient der Beurteilung, in welchem Umfang Aktivitäten* des täglichen Lebens eingeschränkt sind.

Prinzip: Der Score dient der Beurteilung, in welchem Umfang Aktivitäten* des täglichen Lebens (ATL) eingeschränkt sind (siehe Tab.).

Bartholin-Abszess → Bartholinitis

Bartholinische Drüsen f pl: engl. *Bartholin's glands*; syn. Glandulae vestibulares majores. Paarige, erbsengroße akzessorische Geschlechtsdrüsen im unteren Drittel der großen Schamlippen der Frau, die bei sexueller Erregung das Vestibulum* vaginae befeuchten. Ihre Ausführungsgänge münden zwischen unterem und mittlerem Drittel der Innenseite der kleinen Schamlippen. Erkrankungen der Bartholin-Drüsen (Bartholinitis*) sind häufig und sehr schmerzhaft.

Entsprechung beim Mann: Die Bartholin-Drüsen entsprechen den Glandulae* bulbourethrales beim Mann.

Klinische Bedeutung:
– Bartholinitis
– Bartholinischer Abszess.

Bartholinitis f: Hauptsächlich Frauen zwischen dem 20. und 30. Lj. betreffende, meist einseitige Entzündung der Bartholin-Drüsen und ihrer Ausführungsgänge mit lokalen Schmerzen, Schwellung und Rötung sowie Ausbildung eines Empyems bzw. Abszesses. Behandelt wird mittels Marsupialisation*. Eine Anti-

Barthel-Index:
Erhebungsbogen.

Alltagsfunktion	Punkte
Essen	
unabhängig, isst selbstständig, benutzt Geschirr und Besteck	10
braucht etwas Hilfe, z. B. Fleisch oder Brot schneiden	5
nicht selbstständig, auch wenn oben genannte Hilfe gewährt wird	0
Bett-/(Roll-)Stuhltransfer	
unabhängig in allen Phasen der Tätigkeit	15
geringe Hilfen oder Beaufsichtigung erforderlich	10
erhebliche Hilfe beim Transfer; Lagewechsel, Liegen/Sitzen selbstständig	5
nicht selbstständig, auch wenn oben genannte Hilfe gewährt wird	0
Waschen	
unabhängig beim Waschen von Gesicht, Händen; Kämmen, Zähne putzen	5
nicht selbstständig bei oben genannten Tätigkeiten	0
Toilettenbenutzung	
unabhängig in allen Phasen der Tätigkeit (einschließlich Reinigung)	10
benötigt Hilfe, z. B. wegen unzureichenden Gleichgewichts oder Kleidung/Reinigung	5
nicht selbstständig, auch wenn oben genannte Hilfe gewährt wird	0
Baden	
unabhängig bei Voll- und Duschbad in allen Phasen der Tätigkeit	5
nicht selbstständig bei oben genannter Tätigkeit	0
Gehen auf Flurebene bzw. Rollstuhl fahren	
unabhängig beim Gehen über 50 m, Hilfsmittel erlaubt, nicht aber Gehwagen	15
geringe Hilfe oder Überwachung erforderlich, kann mit Hilfsmittel 50 m gehen	10
nicht selbstständig beim Gehen, kann aber Rollstuhl selbstständig bedienen, auch um Ecken herum und an einen Tisch heranfahren; Strecke mindestens 50 m	5
nicht selbstständig beim Gehen oder Rollstuhl fahren	0
Treppensteigen	
unabhängig bei der Bewältigung einer Treppe (mehrere Stufen)	10
benötigt Hilfe oder Überwachung beim Treppensteigen	5
nicht selbstständig, kann auch mit Hilfe nicht Treppen steigen	0
An- und Auskleiden	
unabhängig beim An- und Auskleiden (ggf. auch Korsett oder Bruchband)	10
benötigt Hilfe, kann aber 50 % der Tätigkeit selbstständig durchführen	5
nicht selbstständig, auch wenn oben genannte Hilfe gewährt wird	0
Stuhlkontrolle	
ständig kontinent	10
gelegentlich inkontinent, maximal 1-mal/Woche	5
häufiger/ständig inkontinent	0
Urinkontrolle	
ständig kontinent, ggf. unabhängig bei Versorgung mit Dauerkatheter/Zystofix	10
gelegentlich inkontinent, maximal 1-mal/Tag, Hilfe bei externer Harnableitung	5
häufiger/ständig inkontinent	0
Summe:	

biose ist nur bei Gonokokken-Nachweis angezeigt. Differenzialdiagnostisch abzugrenzen sind Furunkel*.
Erreger:
- Meist polymikrobiell (Staphylococcus* aureus, Escherichia* coli, Chlamydia* trachomatis, Anaerobier*)
- selten primäre Infektion mit Neisseria* gonorrhoeae.

Klinik:
- Lokale Schmerzen, Schwellung, Rötung, selten Fieber
- Ausbildung eines bis hühnereigroßen Empyems (Eiteransammlung in der Drüsenanlage) bzw. Bartholin-Abszesses (Ausbreitung in die Umgebung) im unteren Drittel der großen oder kleinen Schamlippe durch entzündliche Verklebung des Ausführungsgangs
- bei chronisch-rezidivierender Bartholinitis Entwicklung einer Bartholin*-Zyste.

Bartholin-Zyste *f*: engl. *Bartholin's cyst*. Retentionszyste* infolge Sekretansammlung im Ausführungsgang der Bartholin-Drüse (Pseudozyste) als Endzustand einer Bartholinitis*. Klinisch zeigt sich eine meist einseitige kugelige, mobile, prallelastische und nicht druckdolente Schwellung bis zu Hühnereigröße. In der Postmenopause muss ein Karzinom ausgeschlossen werden. Therapiert wird durch Inzision oder Marsupialisation*.
Lokalisation: Unteres Drittel der großen, vorwiegend aber der kleinen Labien.
Therapie:
- Einfache Inzision (hohe Rezidivquote)
- Inzision und Einlage eines kurzen Ballonkatheters
- klassische chirurgische Therapie (Marsupialisation*).

Bartonella *f*: Gattung gramnegativer, kugel-, stäbchen- oder diskusförmiger Bakterien der Familie Bartonellaceae (Ordnung Rickettsiales; Bakterienklassifikation*), die in Giemsa-Färbung rot-violett und in Kultur monotrich begeißelt erscheinen. Bartonella vermehren sich im Innern von Erythrozyten sowie Endothelzellen und reagieren sensitiv gegenüber Penicillin, Oxytetracyclin und Streptomycin.

Bartonella-Antikörper: Antikörper gegen Bartonella* henselae. Die Bestimmung ist indiziert bei Lymphknotenschwellungen nach einer Biss- oder Kratzverletzung durch Katzen. Der Nachweis erfolgt im Serum* mittels Immunfluoreszenztest*.

Barton-Fraktur *f*: engl. *Barton's fracture*. Distale Radiusfraktur* mit Abscherung des dorsalen (Barton-I-Fraktur) bzw. palmaren (Barton-II-Fraktur, reverse Barton-Fraktur) Randes des distalen Radius mit Gelenkbeteiligung, (Sub-)Luxation und Dislokation der Handwurzel nach

Bartter-Schwartz-Syndrom

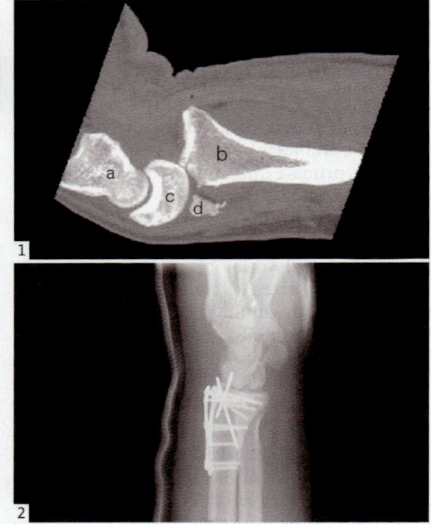

Barton-Fraktur: 1: dorsale Barton-Fraktur mit Lunatumluxation (CT, sagittale Rekonstruktion); a: Os capitatum, b: Radius, c: Os lunatum, d: dorsales Radiusfragment; 2: postoperative Röntgenaufnahme nach Reposition und ORIF (open reduction internal fixation) des Radius mit dorsaler winkelstabiler Platte. [108]

dorsal bzw. palmar und proximal. Siehe Radiusfraktur*, distale (Abb. 1 dort).
Therapie: Geschlossene oder offene (meist bei instabiler Barton-Fraktur) Reposition und Plattenosteosynthese (siehe Abb.).
Bartter-Schwartz-Syndrom → Syndrom der inadäquaten ADH-Sekretion
Bartter-Syndrom *n*: engl. *Bartter syndrome*. Seltene, autosomal-rezessiv (Typ I–IV) bzw. autosomal-dominant (Typ V) vererbte Funktionsstörung der Nieren. Sie manifestiert sich als hypochlorämisch-alkalotische Salzverlust-Tubulopathie mit Hyponatriämie, sekundärem Hyperaldosteronismus und Hypokaliämie. Histologisch zeigt sich eine Hyperplasie des juxtaglomerulären Apparats. Behandelt wird supportiv und mit Indometacin zur Suppression der gesteigerten Prostaglandinsynthese.
basale Stimulation → Stimulation, basale
Basalfibroid → Nasenrachen-Angiofibrom
Basalfrequenz *f*: engl. *baseline rhythm*. Mittelwert der fetalen Herzfrequenz. Sie ist eines der Beurteilungskriterien im CTG. Der Normbereich liegt bei 110–150 Schlägen pro Minute.
Basalganglien *n pl*: engl. *basal ganglia*; syn. Stammganglien. Zusammenfassende Bezeichnung für die subkortikalen Kerne Nucleus* caudatus, Putamen*, Nucleus* accumbens, Globus* pallidus, Nucleus subthalamicus und Substantia* nigra.
basalgekörnte Zellen → Zellen, enterochromaffine
Basalinsulin *n*: Kontinuierlich über den Tag und die Nacht zugeführte, kleine Menge an Insulin*. Basalinsulin wird meist über eine Pumpe zugeführt und hält den Blutzucker zwischen den Mahlzeiten und in der Nacht konstant.
Basaliom → Basalzellkarzinom
Basalis → Endometrium
Basalkörperchen → Kinetosomen
Basalmembran *f*: engl. *basement membrane*. Lichtmikroskopisch sichtbare Schicht zwischen bindegewebigem Stroma und Epithelien, Endothelien, Gliazellen*, Fettzellen oder Muskelzellen. Die Basalmembran verleiht dem Gewebe Zugfestigkeit, indem sie die Zellen am Bindegewebe* verankert. Sie besteht aus Kollagen*, Proteinen* und Proteoglykanen.
Anatomie: Die Basalmembran wird gebildet von den Zellen, die auf ihr sitzen, beispielsweise von Epithelzellen. Sie besteht v. a. aus Kollagen Typ IV, Glykoproteinen (Laminin*, Fibronektin*, Entaktin) und sauren Proteoglykanen (Heparansulfat). Im Elektronenmikroskop erkennt man, dass die Basalmembran in verschiedenen Schichten organisiert ist:
– Basallamina, bestehend aus: **1.** Lamina rara **2.** Lamina densa
– Lamina fibroreticularis mit retikulären Fasern zur Befestigung der Basallamina am Stroma*.
Basalplatte → Plazenta
Basalsekretion [Magen] *f*: engl. *basal acid output* (Abk. BAO); syn. Nüchternsekretion. Nichtstimulierte Sekretion von Bicarbonat* und Muzin* durch die Magendrüsen im Nüchternzustand des Magens (interdigestive Phase). Sie beträgt kontinuierlich etwa 2 ml/min. Das Basalsekret ist neutral bis alkalisch und zähflüssig. Die Basalsekretion wird z. B. im Rahmen der Magensaftuntersuchung* bestimmt.
Basaltemperatur *f*: engl. *basal temperature*; syn. Aufwachtemperatur. Nach dem Erwachen vor dem Aufstehen vaginal*, rektal* oder oral* gemessene Körpertemperatur der Frau, die abhängig vom Menstruationszyklus* schwankt. Im Rahmen der Kontrazeption wird die Basaltemperatur bei der Temperaturmethode bestimmt. Ihr Verlauf kann außerdem Hinweise auf Zyklusstörungen geben. **Temperaturverlauf:**
– Anstieg um ca. 0,4–0,6 °C etwa einen Tag nach der Ovulation als Zeichen des sog. thermogenetischen Effekts des Progesterons* (bei 10–15 % der Frauen nicht nachweisbar)
– gleichbleibende Erhöhung in der Sekretionsphase des Menstruationszyklus

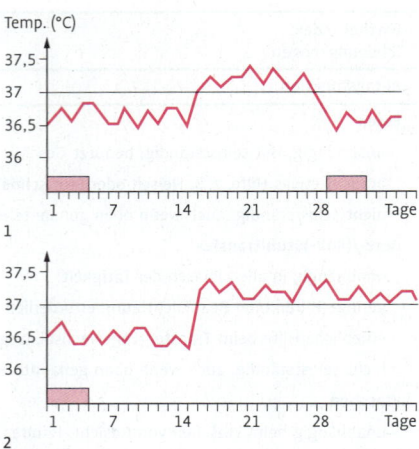

Basaltemperatur: 1: normaler Verlauf, 2: Verlauf bei Schwangerschaft.

– Abfall kurz vor der Menstruation* mit niedrigem Niveau in der Proliferationsphase (biphasischer Zyklus; siehe Abb.).
Bedeutung:
– globaler, unsicherer Parameter zur Diagnostik und Therapie von Zyklusstörungen* und Sterilität* (siehe Zyklus*, anovulatorischer, Abb. dort)
– Voraussetzung für die Temperaturmethode* zur Konzeptionsverhütung (als alleinige Methode zum Zyklusmonitoring ungeeignet)
– bei Ausfall der Menstruation und fehlendem Temperaturabfall liegt mit großer Wahrscheinlichkeit eine Schwangerschaft vor.
Basalumsatz → Grundumsatz
Basalzellen *f pl*: engl. *basal cells*. Zellen in mehrschichtigen Epithelien, die auf oder in der Nähe der Basalmembran liegen. Die Basalzellen bilden das Stratum basale und sind Reservezellen, die der Regeneration des Epithels dienen. Von den Basalzellen können sowohl benigne (z. B. Basalzellpapillome) als auch maligne (z. B. Basaliome) Tumoren ausgehen.
Basalzellkarzinom *n*: engl. *basal cell carcinoma* (Abk. BCC). Von Zellen des Stratum basale der Epidermis* und der äußeren epithelialen Wurzelscheide der Haarfollikel* ausgehende, langsam-infiltrierende und lokal destruierende epitheliale Neoplasie der Haut an chronisch UV-Strahlen-exponierten Arealen (Gesichtshaut, Kopf, Hals und Dekolleté) mit basaloider Differenzierung, in der Regel ohne Metastasierung (sog. semimaligner Tumor).
Erkrankung: Vorkommen:
– Lebensalter durchschnittlich 60 Jahre
– Risikofaktoren: **1.** chronische UV-B-Strahlen-Exposition (kumulative Wirkung) **2.** gene-

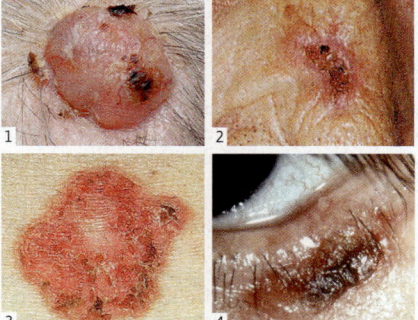

Basalzellkarzinom: Formen: 1: Knoten mit kleinen hämorrhagischen Krusten auf der behaarten Kopfhaut, 2: an der Nase mit zentraler Einschmelzung und Verkrustung sowie perligem Randsaum, 3: typisches Rumpfhautbasalzell-Karzinom mit zentraler Abheilung und Vernarbung sowie feinen perlschnurartigen Erhebungen im Randbereich, 4: stark pigmentiertes Basalzellkarzinom am Unterlid.

tisch determinierte Prädisposition, z. B. Typ 1: Genlocus 1p36, allgemein geringe Hautpigmentierung
– im Rahmen von Basalzellnävussyndrom* o. a. erblichen Erkrankungen
– chronische Immunsuppression
– Arsenintoxikation
– Naevus sebaceus.

Klinik: Vielgestaltige Ausprägungen (siehe Abb.).

Therapie: Das Basalzellkarzinom wird chirurgisch im Gesunden entfernt (histopathologisch gesichert). Alternativ kommen ggf. in Betracht:
– Strahlentherapie
– Vismodegib
– Imiquimod*
– fotodynamische* Therapie o. a. Verfahren je nach Operabilität, Lebensalter u. a. Faktoren.

Basalzellnävussyndrom *n*: engl. *basal cell nevus syndrome*; syn. Gorlin-Goltz-Syndrom. Autosomal-dominant vererbtes Syndrom mit Auftreten zahlreicher Basalzellkarzinome* in frühem Lebensalter und mit multiplen Fehlbildungen, insbesondere des Zentralnervensystems und Skelettsystems. Diagnostiziert wird anhand von klinischen Haupt- und Nebenkriterien. Malignome werden möglichst im Gesunden entfernt, eine systemische Prophylaxe mit Acitretin ist möglich.

Baseballellenbogen → Epikondylitis
Baseballfinger → Hammerfinger
Basedow-Krankheit *f*: engl. *Basedow's disease*; syn. Basedow-Hyperthyreose. Autoimmun bedingte, chronische Thyreoiditis*, die klinisch mit Hyperthyreose* und Struma* diffusa parenchymatosa variabler Ausprägung einhergeht. Die Basedow-Krankheit tritt häufig in Kombination mit Tachykardie und endokriner Ophthalmopathie* (sog. Merseburger Trias) auf. Behandelt wird mit Thyreostatika*, bei Rezidivhyperthyreose ggf. mit ablativen Therapieverfahren (operativ oder mittels Radiojodtherapie*).

Vorkommen: Die Basedow-Krankheit tritt häufig gemeinsam mit anderen Autoimmunkrankheiten auf, z. B.
– Diabetes* mellitus Typ 1
– Rheumatoide Arthritis*
– Morbus* Crohn
– Vitiligo*.

Prognose:
– bei chronischem Verlauf Spontanremissionen und häufig Rezidive (Langzeitremissionen bis zu 50 %)
– gelegentlicher Übergang in Hashimoto*-Thyreoiditis mit Hypothyreose* (sog. Hashitoxikose*).

Base Excess → Basenabweichung
Basen *f pl*: engl. *bases*; syn. Laugen. Anorganische oder organische Verbindungen, die in wässriger Lösung Protonen aufnehmen können (Brønsted-Basen). Die Protonen stammen von der konjugierten Säure. Im Fall von Wasser entstehen dabei Hydroxidionen. Je nach Dissoziationsgrad unterscheidet man schwache und starke Basen.

Basenabweichung *f*: engl. *base excess (Abk. BE)*; syn. Basenüberschuss. Überschüssiger Basengehalt der Extrazellulärflüssigkeit in mmol/l, wobei der Referenzbereich bei ± 3 mmol/l liegt. Die Basenabweichung ist ein wichtiger Parameter zur Bestimmung nicht respiratorischer Faktoren bei Störungen im Säure*-Basen-Haushalt (Alkalose*; Azidose*).

Bestimmung: Die Basenabweichung wird rechnerisch aus aktuellem Bicarbonat (Bicarbonat*-Ion-Konzentration in mmol/l; Standardbicarbonat*) automatisiert ermittelt oder durch direktes Ablesen aus dem Siggaard-Andersen-Nomogramm.

Basenanaloga *n pl*: engl. *base analogues*. Den Purinbasen* bzw. Pyrimidinbasen* chemisch ähnliche Verbindungen, die natürlicherweise nicht in Nukleinsäuren vorkommen. Basenanaloga werden eingesetzt zur Dichtemarkierung von DNA und als Antimetaboliten* in der Krebs-, Immun- und Infektionstherapie.

Basenpaarung *f*: engl. *base pairing*. Ausbildung von Wasserstoffbrückenbindungen zwischen 2 komplementären Purinbasen* und Pyrimidinbasen*. Aufgrund der festen Basenpaarung folgt bei der Nukleinsäuresynthese die Basensequenz des einen DNA-Strangs aus der des anderen. Die Basenpaarung stabilisiert die sekundäre, räumliche Struktur der Nukleinsäuren*.

Basensequenz *f*: engl. *base sequence*; syn. Nukleotidsequenz. Aufeinanderfolge von Purinbasen* und Pyrimidinbasen* in DNA* und RNA*. Die Basensequenz wird als Primärstruktur* der Nukleinsäuren* bezeichnet und enthält die spezifischen Informationen des Genoms.

Basentripel → Basenpaarung
Basentriplett → Codon
Basenüberschuss → Basenabweichung
Basidiomyzeten *m pl*: engl. *basidiomycetes*. Klasse der Basidiomycota, zu der viele Speisepilze, Giftpilze und Antibiotikaproduzenten gehören. Basidiomyzeten bilden in Basidien Sporen (Basidiosporen).

basilar: engl. *basilaris*. Zur Basis gehörend.
Basilarisstenose → Durchblutungsstörung, vertebrobasiläre
Basilaristhrombose *f*: engl. *basilar artery thrombosis*; syn. Arteria-basilaris-Thrombose. Akuter Verschluss der A. basilaris durch Thrombose, mit Minderdurchblutung des Hirnstamms (vertebrobasilärer Infarkt) mit fluktuierender Symptomatik bis hin zum Koma. Nach Bildgebung erfolgt eine systemische Lysetherapie mit rtPA als Bridging (Überbrückungsmaßnahme) kombiniert mit mechanischer Thrombektomie. Ohne Rekanalisation der A. basilaris besteht eine hohe Mortalitätsrate.

Klinik: In den ersten 48 Stunden zeigt sich häufig ein fluktuierender Verlauf. Klassische Symptome sind
– Schwindel
– Okulomotorikstörungen)
– Dysarthrie*, Dysphagie*
– Hirnnervenausfälle
– Hemiparese*, Tetraparese*
– Pyramidenbahnzeichen* beidseits
– Vigilanzstörung* bis zum Koma*.

Basilarmembran *f*: engl. *basilar membrane*; syn. Lamina basilaris ductus cochlearis. Bindegewebeplatte im Innenohr*, die zwischen Scala vestibuli und Ductus* cochlearis verläuft. Die Basilarmembran trägt mit dem Corti*-Organ das eigentliche Gehörorgan*.

Basis cerebri → Gehirn
Basisdokumentation → Psychotherapie-Basisdokumentation
Basisfrequenz → Basalfrequenz
Basisimmunität *f*: engl. *basic immunity*. Empfänglichkeit bzw. Unempfänglichkeit des Makroorganismus gegenüber antigenen Reizen.

Basis mandibulae *f*: engl. *base of mandible*. Unterer Teil des Corpus mandibulae.
Basismonitoring → Monitoring [Klinische Überwachung]
basophil: engl. *basophilic*. Mit basischen Farbstoffen anfärbbar. Dies trifft vor allem auf anionische Gewebe*, Zellen* oder Zellbestandteile wie etwa DNA* oder sulfatierte Glykosaminoglykane zu.

Basophilenleukämie *f*: engl. *acute basophilic leukemia*; syn. akute basophile Leukämie. Seltene Form der akuten myeloischen Leukämie* mit Dominanz der basophilen Granulozyten. Klinisch imponieren Symptome der Knochenmarksinsuffizienz, nach Diagnosestellung sollte umgehend mit einer Polychemotherapie begonnen werden. Die Prognose ohne Therapie ist infaust.

Basophile Tüpfelung *f*: engl. *basophilic stippling*; syn. basophile Punktierung. Punktförmig angeordnete, basophile Granula in Erythrozyten*, die im Blutausstrich* sichtbar sind. Es handelt sich wahrscheinlich um Reste von Ribosomen* und Mitochondrien*. Eine Zunahme getüpfelter Erythrozyten kommt vor bei gesteigerter oder gestörter Erythropoese (z. B. Thalassämie*), chronischer Nephritis, toxisch bedingten Anämien*, Leukämien* und chronischer Blei-Intoxikation.

Basophilie [Histologie] *f*: Anfärbbarkeit von Zellen oder Gewebe mit basischen Farbstoffen. Basophilie bezeichnet auch die Vermehrung der basophilen Granulozyten im peripheren Blut z. B. bei CML oder, meist diskreter, Morbus Hodgkin.

Bathmotropie *f*: engl. *bathmotropy*. Veränderung der Reizschwelle* des Herzens. Positive Bathmotropie setzt die Reizschwelle herab und steigert die Erregbarkeit des Herzens mit der Gefahr von Herzrhythmusstörungen*, negative Bathmotropie setzt die Reizschwelle herauf und mindert somit die Erregbarkeit. Negativ bathmotrope Arzneimittel eignen sich zur Therapie von Herzrhythmusstörungen.

Bathophobie → Akrophobie

Batista-Operation *f*: engl. *Batista procedure*. Partielle linksventrikuläre Ventrikulektomie (Myokardresektion) mit Volumenreduktion des linken Ventrikels (Masse und Durchmesser) bei dilatativer Kardiomyopathie* zur Verbesserung der Pumpleistung des Herzens. Wegen des hohen perioperativen Risikos und postoperativer Komplikationen wie Herzrhythmusstörungen hat sich das Verfahren nicht etabliert.

Batroxobinzeit → Reptilasezeit

Battered Child Syndrome → Kindesmisshandlung

Bauch → Abdomen

Bauchaorta → Aorta

Bauchaortenaneurysma → Aortenaneurysma

Bauchatmung → Zwerchfellatmung

Bauchdeckenabszess *m*: engl. *abdominal wall abscess*. Subkutan, subfaszial oder präperitoneal gelegener Abszess* der Bauchwand, der mehrere Wandschichten betreffen kann. Bauchdeckenabszesse treten nach chirurgischen Eingriffen oder Injektionen auf, selten auch nach Insektenstichen. Behandelt wird durch Abszessausräumung und Debridement von nekrotischem Gewebe. Bei größeren Abszessen wird anschließend ein Vakuumverband angelegt.

Ursachen:
- Infektion von Wunden oder Injektionsstellen
- bakteriell besiedelte Serome und Hämatome, speziell nach Notfalloperationen im Bauchraum, z. B. bei Perforation von Hohlorganen, Darmverschluss (Ileus), intraabdominellen Abszessen, Bauchfellentzündung (Peritonitis) oder Untergang von Darm durch Minderdurchblutung (Darmgangrän).

Bauchdeckenfistel *f*: engl. *abdominal wall fistula*; syn. Bauchwandfistel. Verbindung zwischen einer Körperhöhle bzw. einem Hohlorgan und der Bauchdecke (sog. äußere Fistel*). Bauchdeckenfisteln werden bei entsprechender Indikation chirurgisch interventionell angelegt, können aber auch spontan bzw. als postoperative Komplikation auftreten.

Formen:
- künstlich angelegt, z. B. als: **1.** PEG-Sonde **2.** perkutane endoskopische Jejunostomie* (PEJ) **3.** Witzel*-Fistel **4.** suprapubische Blasenfistel* **5.** Kotfistel (Zökalfistel)
- spontan entstehende Bauchdeckenfistel: **1.** durch intraabdominelle Entzündungen, z. B. des Darms (sog. enterokutane Fisteln) **2.** u. a. bei chronisch-entzündlichen Darmerkrankungen, Tbc des Bauchraumes, Bauchdeckenabszessen, fortgeschrittenem Tumorleiden
- im Rahmen einer sekundären Wundheilung nach: **1.** direkter Verletzung, z. B. Schuss- oder Stichverletzung **2.** operativen Eingriffen, z. B. bei Anastomoseninsuffizienz* oder Implantation von Fremdmaterial.

Bauchdeckenhaken → Fritsch-Bauchdeckenhaken

Bauchdeckenhaken → Roux-Bauchdeckenhaken

Bauchdeckenhalter *m*: engl. *abdominal retractor*. Chirurgisches Instrumentarium zum Aufhalten der Bauchhöhle, Auseinanderspreizen der Bauchdecke und Einstellen des Operationssitus bei konventioneller Laparotomie*.

Bauchdeckenspannung → Abwehrspannung

Bauchfell → Peritoneum

Bauchfellentzündung → Peritonitis

Bauchglatze *f*: Klinische Bezeichnung für Verlust der Behaarung an Bauch, Brust und ggf. Genitalregion beim Mann bei erhöhtem Östrogenspiegel bei Leberzirrhose*.

Bauchhautreflexe *m pl*: Durch Hautreizung verursachte polysynaptische Reflexe. Am Bauch kommt es auf der Seite und im Bereich der Reizung zu einer kurzen Muskelkontraktion (Th6–Th12). Bauchhautreflexe sind hilfreich in der Querschnittsdiagnostik. Bei schlaffer Bauchdecke, adipösen Menschen und nach Bauchoperationen fehlen Bauchhautreflexe ganz oder lokal.

Bauchhoden → Maldescensus testis

Bauchhöhle → Cavitas abdominis

Bauchhöhlenschwangerschaft → Extrauteringravidität

Bauchhöhlenspülung → Peritoneallavage

Bauchlage *f*: engl. *abdominal position*. Liegende Position auf der Vorderseite des Körpers, die von vielen Menschen als Schlafposition eingenommen wird.

Bauchlagerung *f*: engl. *prone position*. Flache Lagerung mit der Bauchseite auf möglichst fester Unterlage. Sie wird v. a. bei Lungenerkrankungen angewandt, zur besseren und intensiveren Belüftung unterschiedlicher Lungenbezirke durch Wechsel von Rücken- in Bauchlage. Der Begriff wird häufig auch für die sog. 135°-Lagerung (halbe Bauchlage) benutzt.

Vorgehen:
- Lagerung des Kopfes abwechselnd rechts und links
- Arme in einer für den Patienten bequemen Stellung
- Füße heraushängend über das untere Bettende oder mit Lagerungshilfsmitteln im Bereich des oberen Sprunggelenks lagern (siehe Abb.).

Kontraindikation: Fortgeschrittene Herzinsuffizienz.

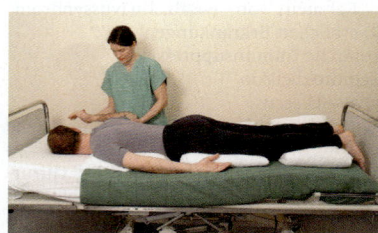
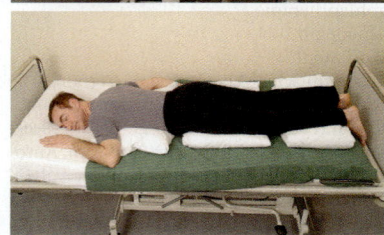

Bauchlagerung: Oben: Kopf rechts; unten: Kopf links. [149]

Bauchmuskeln *m pl*: engl. *abdominal muscles*; syn. Bauchwandmuskeln. Flache Muskeln mit breiten flächigen Sehnen (Aponeurosen), welche die Bauchhöhle vorn und seitlich abschließen. Die Muskelgruppe wird in die oberflächlichen und tiefen Bauchmuskeln unterteilt. Sie dienen dem Schutz der Bauchhöhle, als Atemhilfsmus-

keln, der Bewegung des Rumpfes und zur Bauchpresse* z. B. bei der Stuhlentleerung (Defäkation*).
Einteilung:
- oberflächliche Bauchmuskeln: 1. laterale Gruppe: M. obliquus externus abdominis (äußerer schräger Bauchmuskel), M. obliquus internus abdominis (innerer schräger Bauchmuskel), M. transversus abdominis (querer Bauchmuskel) 2. medialeGruppe: M. rectus abdominis (gerader Bauchmuskel), M. pyramidalis
- tiefe Bauchmuskeln: M. quadratus lumborum (quadratischer Lendenmuskel), M. psoas major (großer Lendenmuskel).

Bauchpresse *f*: engl. *abdominal press*. Willentliche Steigerung des intraabdominalen Drucks durch Kontraktion der Bauchwandmuskulatur, der Beckenbodenmuskulatur und des Zwerchfells* (inspiratorisch geblähte Lunge, Schluss der Stimmritze). Die Bauchpresse unterstützt die Defäkation*, die Miktion* und die Austreibung des Kindes während der Geburt*.

Bauchschnitt → Laparotomie
Bauchspeicheldrüse → Pankreas
Bauchspiegelung → Laparoskopie
Bauchtrauma → Abdominaltrauma
Bauchtuch *n*: engl. *abdominal pad*. Textiles, saugfähiges Tuch, das bei operativer Eröffnung der Bauchhöhle eingesetzt wird. Zum Ausschluss eines versehentlichen Verbleibs im Bauchraum sind die Tücher mit Röntgenstreifen versehen und werden nach der Operation gezählt.

Bauchwand *f*: engl. *abdominal wall*. Struktur, die die Bauchhöhle und Beckenhöhle sowie deren Organe umgibt. Ihre Grenzen bilden Rippenbogen, Crista* iliaca, Lig. inguinale und Symphyse*. Grundlage der Bauchwand ist die Bauchmuskulatur. Schwachstellen in der Bauchwand können zur Ausbildung von Hernien* führen. Siehe Abb.

Anatomischer Aufbau: Die äußersten Schichten der Bauchwand stellen Cutis, Subkutis*, subkutanes Fettgewebe und Fascia* abdominis superficialis dar. Darunter befindet sich die Bauchmuskulatur als eigentliche Grundlage. Weiter innen schließen sich Fascia* transversalis und Peritoneum parietale an.

Funktion: Die Bauchwand umschließt Bauchhöhle und Beckenhöhle. Die ihr zugrunde liegende Muskulatur ist an Rumpfbewegungen beteiligt und erhöht durch Kontraktion (Bauchpresse*) gleichzeitig den Druck im Bauchraum z. B. beim Stuhlgang oder während der Geburt*.

Bauchwanddefekt → Gastroschisis
Bauchwanddefekt → Omphalozele
Bauchwandfistel → Bauchdeckenfistel
Bauchwandhernie → Hernia ventralis
Bauchwassersucht → Aszites

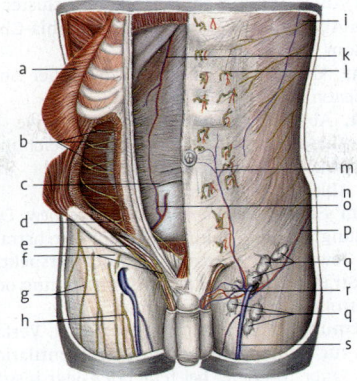

Bauchwand: a: M. obliquus externus abdominis; b: Nn. intercostales IX, X, XI; c: N. intercostalis XII (N. subcostalis); d: N. iliohypogastricus; e: N. ilioinguinalis; f: R. femoralis u. R. genitalis des N. genitofemoralis; g: N. cutaneus femoris lateralis; h: Rr. cutanei anteriores des N. femoralis; i: R. cutaneuslateralis eines N. intercostalis; k: Vasa epigastrica superiora; l: Rr. cutanei anteriores; m: V. epigastrica superficialis; n: R. cutaneus des N. iliohypogastricus; o: Vasa epigastrica inferiora; p: Vasa circumflexa ilium superficialia; q: Nodi lymphatici inguinales superficiales; r: Vasa pudenda externa; s: V. saphena magna. [4]

Bauchwickel *m*: syn. Bauch-Auflage. Verfahren der physikalischen Therapie mit Anwendung feuchter Wärme als Wickel* um den Leib. Bauchwickel werden bei Entzündungen im Oberbauchbereich, Ulcus* ventriculi, Ulcus* duodeni, Enteritis* und Kolitis sowie im Rahmen der konservativen Therapie eines Ileus* im Dünndarmbereich eingesetzt.

Baudelocque-Durchmesser *m*: engl. *Baudelocque's diameter*; syn. Conjugata externa. Beckenmaß, das die Distanz zwischen Symphyse* und Dornfortsatz des 5. Lendenwirbels darstellt. Der Baudelocque-Durchmesser des weiblichen Beckens beträgt 19–21 cm und ist in der Geburtshilfe klinisch relevant.

Baufett *n*: Druckelastisches Baumaterial an Stellen wie Hand- oder Fußballen zur Abfederung von Druck oder dazu, Organe in ihrer Lage zu halten, wie das Orbitalfettpolster oder das Nierenfettlager. Selbst bei langen Hungerperioden wird das Baufett nur selten abgebaut.

Bauhin-Klappe *f*: engl. *Bauhin's valve*; syn. Valva ileocaecalis. Eine aus Schleimhautfalten bestehende, ventilartige Klappe am Übergang vom terminalen Ileum in das Zäkum*. Die Bauhin-Klappe wird gebildet durch die Einstülpung der Mukosa, Submukosa und Ringmuskulatur des Ileums und formt im Lumen des Zäkums die Papilla* ilealis mit dem Ostium* ileale.

Klinische Bedeutung: Die Bauhin-Klappe dient als funktioneller Verschluss des terminalen Ileums, um einen Reflux des bakterienreichen Darminhalts des Kolons in den keimarmen Dünndarm zu verhindern. An diesem Engpass können verschluckte Fremdkörper oder größere Gallensteine stecken bleiben, die dann zum Ileus des Dünndarms führen können.

Baumgarten-Syndrom → Cruveilhier-Baumgarten-Syndrom

Baumgartner-Amputation *f*: Verfahren zur Fußamputation mit (Teil-)Resektion von Mittelfuß- und Fußwurzelknochen unter Belassen der Zehen (sog. innere Amputation). Indikation ist das operativ behandlungsbedürftige diabetische Fußsyndrom* mit Malum perforans. Siehe Abb.

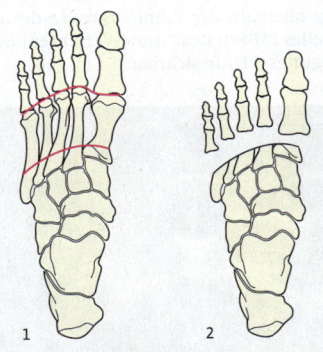

Baumgartner-Amputation: 1: Schnittführung (Beispiel; auch proximalere Resektion möglich); 2: Zustand 6 Monate postoperativ.

Baumm-Handgriff *m*: engl. *Baumm's maneuvre*. Heute nicht mehr verwendeter klinischer Handgriff zur Abschätzung der geburtshilflich relevanten Beckenmaße*. Nach beidhändigem Umgreifen der Darmbeinschaufeln wird die Distanz der Zeigefinger zueinander beurteilt. Generell korrelieren die äußeren Beckenmaße nicht mit den inneren, weswegen die äußere Beckenmessung heute keinen klinischen Stellenwert mehr hat.

Baxter-Nerv-Syndrom *n*: Kompression des Ramus calcanearis lateralis (Baxter-Nerv) mit Fersenschmerzen. Die Diagnose kann durch klinische Untersuchung und Infiltration vermutet werden. Behandelt wird konservativ, bei Persistenz operativ.

Bayliss-Effekt *m*: engl. *Bayliss effect*. Reaktive Kontraktion der glatten Gefäßwandmuskulatur bei intravasaler Druckerhöhung in einem begrenzten Blutdruckbereich. Der Effekt gehört zur Autoregulation des Blutkreislaufs* und zur Erhaltung des myogenen Tonus. Er hält die Organdurchblutung besonders von Niere*, Gehirn* und Darm konstant. Lungengefäße werden als Ausnahme nicht vom Bayliss-Effekt reguliert.

Bazillen → Bacillaceae
Bazillenruhr → Shigellose
Bazin-Krankheit → Tuberkulid
B-Bild-Methode f: engl. B-mode; syn. B-Scan. Verfahren der Ultraschalldiagnostik* zur Darstellung zweidimensionaler Ultraschallbilder. Andere Bezeichnungen sind B-Scan, Brightness-Scan, Helligkeits-Scan, B-Mode, Ultraschalltomografie. Das zweidimensionale Bild entsteht durch das Bewegen des ausgesandten Schallstrahls entlang einer Linie (Abtasten einer Schnittfläche). Die Bildpunkte werden in einer Grauwert-Skala dargestellt (umso heller, je stärker das Echo). Siehe Abb.

Einsatz: Bei periodischem Abtasten mit Frequenz oberhalb der Flimmergrenze des Auges (schnelles B-Bild, Real*-time-Verfahren) werden Bewegungsabläufe sichtbar.

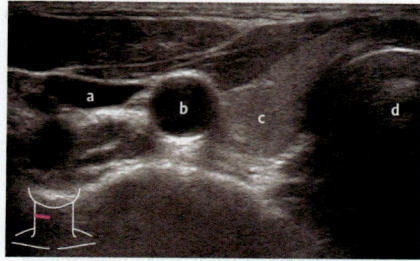

B-Bild-Methode: B-Bild-Methode, Querschnitt rechts zervikal, a: V. jugularis, b: A. carotis communis, c: Schilddrüse, d: Trachea. [69]

BCG: Abk. für → Bacillus Calmette-Guérin
BCG-Impfung f: Früher gegen Tuberkulose* eingesetzte Schutzimpfung* mit einem Lebendimpfstoff* aus einer Mycobacterium* bovis-Kultur (BCG für Bacillus* Calmette-Guérin). Aufgrund der epidemiologischen Situation in Deutschland, der nicht belegten Wirksamkeit und der schwerwiegenden Nebenwirkungen des BCG-Impfstoffs empfiehlt die Ständige Impfkommission diese Impfung nicht mehr.
BCL-2-Protein n: Anti-apoptotisches Regulatorprotein in der Membran der Mitochondrien*. Es wirkt der Apoptose* entgegen, d. h. es verhindert den selbstgesteuerten Zelltod der Zelle. Überexprimiert können BCL-2-Proteine die Entstehung von Krebs fördern. BCL-2-Inhibitoren wie Venetoclax werden in der Krebstherapie, z. B. bei chronisch-lymphatischer Leukämie*, eingesetzt.

BCR-ABL: Abk. für engl. breakpoint cluster region-Abelson oncogene → Philadelphia-Chromosom
BDA: Abk. für Berufsverband deutscher Anästhesisten → Patientensicherheit
BDD: Abk. für → Diversion, biliodigestive
BE: Abk. für base excess → Basenabweichung
BE: Abk. für → Beckenendlage
BE: Abk. für → Broteinheit
Beam's-Eye-View: engl. Beam's eye view. Darstellung des Bestrahlungsfelds im durchstrahlten Gewebe des Patienten aus der Perspektive des Strahlenquellpunkts zur Vorbereitung oder Kontrolle einer Strahlentherapie*.
Beatmung f: engl. artificial ventilation. Verfahren zur pulmonalen Belüftung (Ventilation) und Sauerstoffgabe* bei fehlender oder insuffizienter Spontanatmung*.

Einteilung:
– mit oder ohne Hilfsmittel (Atemspende*)
– manuelle Beatmung*: mit Handbeatmungsbeutel*; meist Maskenbeatmung*; auch kurzfristig bei invasiver Beatmung mit Schwierigkeit bei maschineller Beatmung
– maschinelle Beatmung mit Respirator*; nach Zugang zu Atemwegen: **1.** nichtinvasive Beatmung (NIV) ohne künstlichen Luftweg in die Trachea über Atemmaske* **2.** invasive Beatmung über Endotrachealtubus* bzw. Trachealkanüle*
– nach Dauer der Beatmung: **1.** Kurzzeitbeatmung (Dauer ≤ 48 h) **2.** Langzeitbeatmung (Dauer > 48 h)
– in unterschiedliche Beatmungsformen.

Indikationen:
– v. a. respiratorische Insuffizienz*, z. B. im Rahmen der Atemtherapie* bei schwerer pulmonaler Erkrankung oder Atemlähmung*
– ggf. als Notfallmaßnahme bei Reanimation*
– Narkose* (Narkosebeatmung)
– ggf. zur Reduktion der Atemarbeit* nach OP (Nachbeatmung), schwerem Trauma (z. B. Thoraxtrauma) oder bei schwerer neurologischer Erkrankung (z. B. Amyotrophische Lateralsklerose* oder Guillain*-Barré-Syndrom).

Beatmung, ambulante f: engl. home respiration; syn. Heimbeatmung. Versorgung eines beatmungspflichtigen Patienten außerhalb des Krankenhauses, z. B. in einer allgemeinen Pflegeeinrichtung oder im eigenen Wohnumfeld mit einem Beatmungsgerät (Heimrespirator).
Technik: Heimrespiratoren sind in Größe und einzelnen Funktionen minimiert und damit der häuslichen Situation (Pflege durch Angehörige oder im Rahmen der häuslichen Krankenpflege*) angepasst. Die Patienten werden über eine Maske (nichtinvasive Beatmung: siehe Abb.) oder über eine Trachealkanüle* (invasive Beatmung) beatmet.

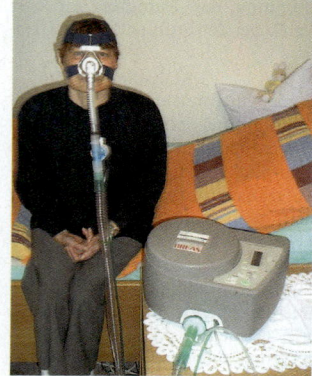

Beatmung, ambulante: Beatmung mit Atemmaske. [2]

Indikationen:
– Pneumonie*
– chronisch-obstruktive Lungenerkrankung* (COPD)
– Lungenemphysem*
– Mukoviszidose*
– Amyotrophische Lateralsklerose* (ALS)
– rheumatisch bedingte Deformationen des Thorax (z. B. Kyphose*)
– erfolgloses Entwöhnen vom Respirator.

Beatmung, assistierte f: engl. assisted respiration. Übergang von der kontrollierten Beatmung* in die Spontanatmung* durch partielle Übernahme der Atmung vom Beatmungsgerät mit eingestellter Mindestventilation, die dem Patienten Spontanatmung ermöglicht.
Hinweis: SIMV (synchronised intermittend mandatory ventilation, synchronisierte intermittierende mandatorische Beatmung) ist für den Patienten angenehmer als die Form der IMV (intermittend mandatory ventilation, intermittierende mandatorische Beatmung).
Beatmung beim Frühgeborenen f: syn. Beatmung beim Neugeborenen. Maschinell gesteuerte, die Eigenatmung des Neugeborenen ersetzende oder unterstützende Atmung nach Intubation bei verschiedenen Ursachen einer Ateminsuffizienz*. Standardmodus ist die druckkontrollierte Beatmung*. Die Indikation erfolgt nach Versagen nichtinvasiver Atemhilfen, z. B. Nasen-CPAP* mit Einsatz unterschiedlicher Beatmungsregimes. Häufigste Langzeitkomplikation ist die Entwicklung einer bronchopulmonalen Dysplasie*.

Indikationen: Immer erst nach Versagen nichtinvasiver Atemhilfen:
– Depressionszustand* des Neugeborenen
– neonatale Apnoen* und zentrale Atemstörungen

- Atemnotsyndrom* des Neugeborenen, meist des unreifen Frühgeborenen
- Aspiration*
- neonatale Pneumonie* und Sepsis*
- Herzinsuffizienz*.

Formen:
- Intermittent* Positive Pressure Ventilation (IPPV)
- intermittierende mandatorische Ventilation (IMV)
- synchronisierte und assistierende Beatmung mit Anpassung des Beatmungsgeräts an die kindliche Spontanatmung
- Hochfrequenzbeatmung*.

Beatmungsbeutel → Handbeatmungsbeutel
Beatmungsdruck *m*: engl. *airway pressure*. Atemwegsdruck (Formelzeichen p_{aw}) bei Beatmung*. Die Messung des Beatmungsdrucks erfolgt am oralen Ende des Endotrachealtubus* (bei geschlossenem Inspirations- und Exspirati-

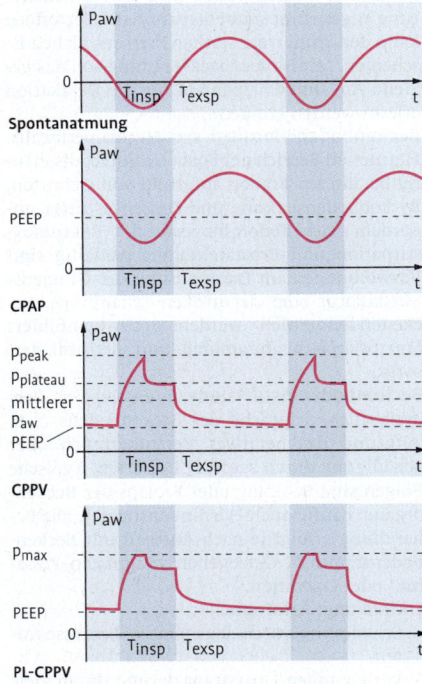

Beatmungsdruck: Typischer Kurvenverlauf des Atemwegsdrucks (p_{aw}) bei Spontanatmung, PEEP, CPAP sowie volumenkontrollierter Beatmung (CPPV) ohne und mit Drucklimitierung (PL-CPPV; PL für engl. pressure limited) bei Überschreiten des oberen Grenzwerts p_{max}; Atemphasenzeit-Verhältnis (zwischen inspiratorischer Zeitdauer T_{insp} und exspiratorischer Zeitdauer T_{exsp}) ca. 1 : 2.

onsventil des Respiratorkreissystems). Siehe Abb.

Beatmungsgerät → Respirator
Beatmungsmaske → Atemmaske
Beatmungsschläuche *m pl*: engl. *respiratory tubes*. Schlauchsystem aus Gummi oder Kunststoff (latexfrei) zum Atemgastransport (Atemgase*) zwischen Patient und Beatmungsgerät. Die luftdichten Beatmungsschläuche (Leckagen verursachen unzureichende Luftzufuhr) erhöhen den Luftströmungswiderstand wenig, vergrößern jedoch künstlich den Totraum*. Um die Infektionsgefahr durch Verkeimung gering zu halten, werden die Schläuche nach geltendem Intensivpflege-Standard gewechselt.

Beau-Reil-Querfurchen *f pl*: engl. *Beau's lines*; syn. Beau-Linien. Rillenartige Vertiefungen der Nagelplatte, die quer von einem Nagelrand zum anderen verlaufen und im Extremfall zur Abtrennung des vorderen Nagelanteils führen. Betroffen sind einzelne oder alle Nägel. Als Ursache gelten vorübergehende Störungen des Nagelwachstums. Neben Nagelpflegemaßnahmen ist keine spezielle Behandlung der Nägel erforderlich.

Ursachen:
- Intoxikationen (Thallium, Arsen, Zytostatika*)
- Infektionen (Pneumonie*, Typhus*)
- Verletzungen, z. B. zu starkes Zurückschieben des Nagelhäutchens bei der Nagelpflege
- physiologisch bei Säuglingen gegen Ende des ersten Monats.

Prognose: Werden die zugrundeliegenden Ursachen behandelt oder vermieden, erholt sich der Nagel wieder.

Becherfütterung *f*: engl. *cup feeding*. Fütterungsmethode bei Neu- und Frühgeborenen* mit kleinem Becher, der halbgefüllt an die Unterlippe des Kindes geführt und geneigt wird, bis es einzelne Tropfen ablecken und schließlich einen eigenen Trinkrhythmus finden kann.

Becherzellen *f pl*: engl. *goblet cells*. Schleimbildende Drüsenzellen im Epithel* des Darmkanals, der respiratorischen* Mukosa der Atemwege* und der Konjunktiva. Becherzellen produzieren Muzine*, die über Exozytose* aus Speichervakuolen im Zytoplasma* auf das Oberflächenepithel gelangen und für eine erhöhte Viskosität* sorgen. Sie treten entweder einzeln oder in Gruppen auf.

Becherzellkarzinoid *n*: engl. *goblet cell carcinoid*. Seltene Form eines gemischten adeno-neuroendokrinen Karzinoms der Appendix (MANEC). Becherzellkarzinoide außerhalb der Appendix stellen eine Rarität dar. Meist zufällig im Rahmen viszeralchirurgischer Eingriffe entdeckt. Einteilung der Tumore gemäß TNM*-Klassifikation für Appendixkarzinome*. Therapie analog des kolorektalen Karzinoms*.

Bechterew-Kern → Nuclei vestibulares
Bechterew-Strümpell-Marie-Krankheit → Spondylitis ankylosans
Beck-Angstinventar *n*: engl. *Beck's anxiety inventory*. Psychologisches Selbstbeurteilungsverfahren für Jugendliche und Erwachsene mit phobischen Ängsten zur Quantifizierung des Schweregrads der Angst*. Das Beck-Angstinventar umfasst 21 Merkmale, z. B. Schwitzen, weiche Knie, Schwächegefühl und Palpitation. Die Testdauer beträgt 5 min.

Beck-Depressionsinventar *n*: engl. *Beck's depression inventory*. Psychologisches Selbstbeurteilungsverfahren zur Quantifizierung des Schweregrads des depressiven Syndroms*, geeignet für Jugendliche ab 16 Jahren und Erwachsene, umfasst 21 Merkmale (Kurzform 13 Merkmale), z. B. traurige Stimmung, Versagen, Weinen, Reizbarkeit, Schuldgefühle, Schlafstörungen und Pessimismus. Die aktuelle Version ist BDI-II, die Testdauer beträgt 5–10 min.

Becken *n*: engl. *pelvis*. Knochenring aus unpaarigem Os* sacrum und paarigem Os* coxae. Das Becken besteht aus einer Verbindung zwischen Os sacrum und Os coxae über das nahezu unbewegliche Iliosakralgelenk* und der beiden Ossa coxae über die Symphysis pubica. In der Geburtshilfe* wichtig sind die Beckenmaße*.

Anatomie: Nach kranial ist das Becken über die Apertura* pelvis superior zur Bauchhöhle offen, nach kaudal über die Apertura* pelvis inferior durch den muskulären Beckenboden* verschlossen.

Einteilung:
- Pelvis major (großes Becken): begrenzt von der oberhalb der am Promontorium ossis sacri beginnenden und nach vorn zum Tuberculum pubicum der Symphyse* verlaufenden Linea terminalis
- Pelvis minor (kleines Becken): nach kranial begrenzt durch die Linea terminalis, nach kaudal durch die Apertura* pelvis inferior.

Beckenanomalie *f*: engl. *pelvic anomaly*. Von der Norm abweichende Form des (weiblichen) Beckens. Siehe Abb.

Formen:
- allgemein verengtes Becken: 1. infantiles bzw. juveniles Becken 2. Zwergbecken bei Kleinwuchs 3. viriles, androides Becken 4. hohes Assimilationsbecken
- gerade verengtes Becken: 1. plattes Becken bei Rachitis oder Osteomalazie 2. Wirbelgleitbecken, sog. spondylolisthetisches Becken
- allgemein verengtes und plattrachitisches Becken: Kombination aus 1 und 2
- schräg verengtes Becken: 1. Koxitis 2. Skoliose 3. Rachitis 4. Luxation 5. Naegele*-Becken 6. Klaudikationsbecken 7. (einseitig) ankylotisch oder ostitisch-synostotisches Becken

Beckenarteriografie

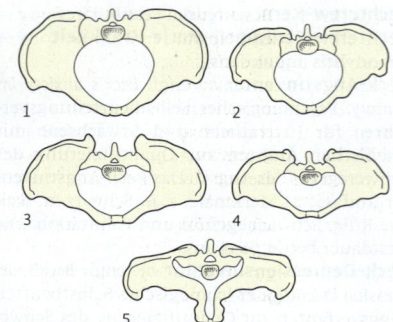

Beckenanomalie: 1: normales Becken; 2: allgemein verengt; 3: gerade verengt; 4: allgemein verengt und plattrachitisch; 5: unregelmäßig verengt.

- quer verengtes Becken: **1.** Robert-Becken (beidseitige Ankylose der Iliosakralgelenke) **2.** Protrusionsbecken
- unregelmäßig verengtes Becken: **1.** Osteomalazie* **2.** Osteodystrophie **3.** Exostose **4.** Frakturen **5.** Rachitis*
- Trichterbecken*: Verengung im Beckenausgang bei infantilem Becken oder virilem Becken, Kyphose*.

Beckenarteriografie *f*: engl. *pelvic arteriography*; syn. Beckenarteriographie. Röntgenkontrastuntersuchung der Beckenarterien. Sie wird meist als Becken-Bein-Arteriografie (siehe Angiografie*) durchgeführt, bei der die Beinarterien mituntersucht werden. Der Zugang erfolgt häufig transfemoral nach der Seldinger*-Methode. Indikationen sind pAVK, arterielle Embolie, perkutane transluminale Angioplastie, Stentimplantation und Tumor-Embolisation. Siehe Abb.

Beckenausgang → Apertura pelvis inferior

Beckenaustastung *f*: engl. *pelvis exploration*. Klinische, vaginale Untersuchung, die geburtshilflich angewendet wird zum Ausschluss mechanischer Geburtshindernisse oder gynäkologisch-onkologisch verwendet wird zur Bestimmung von Größe und Ausbreitung von Tumoren.

Beckenbindegewebe *n*: engl. *pelvic connective tissue*. Lockeres Bindegewebe im subperitonealen Raum, das im Bereich der Organe Bindegewebspfeiler ausbildet. Diese enthalten Blutgefäße, Nerven und Lymphgefäße und ziehen von der seitlichen Beckenwand zu den Organen: das Paracystium zur Harnblase, das Parakolpium zur Scheide, das Parametrium zur Gebärmutter und das Paraproktium zum Rektum.

Klinische Bedeutung: In den Bindegewebspfeilern finden sich vegetative Nervenplexus, die u. a. für die Kontinenz von Harnblase und Rektum sowie die Funktion innerer Geschlechtsorgane (z. B. Prostata, Uterus) verantwortlich sind.

Beckenboden *m*: engl. *pelvic floor*. Muskulöser und bindegewebiger Verschluss des Beckens und des Bauchraums, der vom Diaphragma* pelvis, dem Diaphragma* urogenitale sowie der Sphinkter- und Schwellkörpermuskulatur gebildet wird. Klinisch kann eine Schwächung des Beckenbodens zu einem Prolaps uteri oder einer Harninkontinenz* führen.

Anatomischer Aufbau:
- Diaphragma pelvis: breite Muskelplatte, die hauptsächlich von der trichterförmigen M. levator ani gebildet wird. Ein Teil des M. levator ani, der M. puborectalis, bildet eine Muskelschlinge um den Mastdarm (Rektum*). Der hohe Ruhetonus dieses Muskels trägt zur Stuhlkontinenz bei, indem er den Analkanal* nach vorn zieht.
- Diaphragma urogenitale: Muskelplatte, die unterhalb des Diaphragma pelvis liegt und die Grundlage des Damms (Perineum*) bildet. Der M. transversus perinei profundus bedeckt einen Teil des Levatortors und wird von der Urethra* (bei der Frau auch Vagina*) durchzogen. Dorsal von diesem ist der M. transversus perinei superficialis aufzufinden. Oberhalb des Diaphragma urogenitale liegt beim Mann die Prostata* (Vorsteherdrüse).
- Sphinkter- und Schwellkörpermuskulatur: oberflächlichste Schicht des Beckenbodens. Der M. sphincter ani externus umgibt den Analkanal, der M. bulbospongiosus umschließt bei der Frau den Scheideneingang, beim Mann das Corpus spongiosum des Penis*. Zur Verstärkung des Diaphragma urogenitale ist der M. ischiocavernosus an der Unterseite von Schambein und Sitzbein fixiert.

Funktion:
- Lagesicherung von Bauch- und Beckenorganen
- Durchtritt des unteren Endes des Verdauungskanals sowie der Harn- und Geschlechtswege sowie Beeinflussung von deren Funktion
- Befestigung des Damms

Klinische Bedeutung: Schwere Geburten, Mehrfachgeburten oder gynäkologische Operationen führen zur Beckenbodenschwäche bis hin zur Beckenbodeninsuffizienz. Mögliche Folgen sind Inkontinenz und Vorfall (Prolaps) von Mastdarm (Rektum) und Gebärmutter (Uterus*).

Beckenbodendyssynergie *f*: Funktionelle anale Blockade durch eine gestörte Koordination der Beckenbodenmuskulatur, auch Anismus genannt: Der Schließmuskel wird bei Stuhlentleerung angespannt statt entspannt, der Betroffene kann den Stuhl trotz starken Pressens nicht ausscheiden. Mit Biofeedback-Training soll das gezielte An- und Entspannen für die Defäkation erlernt werden können.

Beckenboden-Hernie *f*: syn. Hernia perinealis. Hernie* im Bereich der Fossa ischiorectalis, häufig bei älteren Frauen aufgrund von Geburten, Beckenbodensenkung und Descensus uteri, außerdem nach abdominoperinealer Rektumexstirpation und Prostatektomie. Auffällig sind Vorwölbungen am Damm, unter der Glutaeus-Muskulatur oder der großen Schamlippe. Beckenbodenhernien werden evtl. kombiniert laparoskopisch abdominell und perineal versorgt.

Beckenbodeninsuffizienz *f*: engl. *pelvic floor dysfunction*. Schwäche des Beckenbodens, z. B. aufgrund degenerativer Veränderungen oder Schädigung durch vaginale Geburten. Typische Folgen sind Senkung oder Prolaps der Beckenorgane, häufig auch Harninkontinenz*. Die Behandlung erfolgt je nach Ausmaß mit Beckenbodentraining*, Östrogenen*, vaginalen Pessaren* oder Operation.

Erkrankung: Ätiologie:
- Schädigung durch degenerative Prozesse (Alter)
- Verletzungen/Überstrapazierung durch viele vaginale Geburten
- Adipositas* (erhöhter Druck im Bauchraum)
- schwere körperliche Arbeit
- genetische Faktoren (z. B. anlagebedingte Bindegewebsschwäche).

Klinik: Je nach Art und Ausmaß
- Belastungsinkontinenz*, Dranginkontinenz*
- Harnblasenentleerungsstörungen

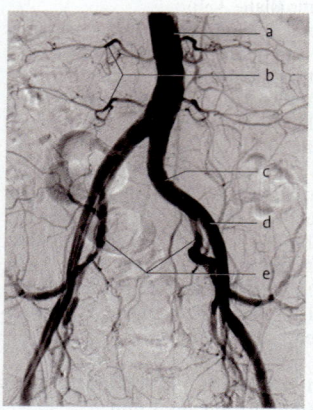

Beckenarteriografie: DSA (Subtraktionsbild); Normbefund; a: Aorta abdominalis; b: Arteriae lumbales; c: Arteria iliaca communis; d: Arteria iliaca externa; e: Arteriae iliacae internae. [69]

- vesikorenaler Reflux* und Harnstauungsnieren*
- Fluor* genitalis, Kolpitis* und Blutungen durch Klaffen der Vagina
- Dysurie* und/oder Druckgefühl durch Dehnung und Schädigung der sensiblen Nerven im Beckenbereich
- Dyspareunie*, Verlust der Libido*.

Therapie:
- konservative Therapie: 1. Östrogenzäpfchen 2. vaginale Pessare* 3. Beckenbodentraining*
- vaginale Operationen: 1. Verstärkung der pubozervikalen Faszie, Schlingenoperation*, Kolposuspension* bei Belastungsinkontinenz 2. Korrektur einer Enterozele* oder Rektozele* 3. Beckenbodenrekonstruktion mit Prolene-Netzen bei ausgeprägter Beckenbodensenkung
- abdominale Operationen: 1. offene oder laparoskopische Operation mit Einlage eines Prolene-Netzes 2. evtl. Hysterektomie*.

Beckenbodentraining n: engl. pelvic floor exercise; syn. Beckenbodengymnastik. Spannungs- und Entspannungsübungen zur Kräftigung und Verbesserung der Reaktionsfähigkeit der Muskulatur des Beckenbodens.

Anwendung:
- prophylaktisch vor und nach Geburt
- bei OP im Beckenbereich
- unterstützend bei Belastungsinkontinenz* und Dranginkontinenz*
- nach operativer Prostataentfernung.

Durchführung: Gezielte und zunächst durch Hebammen oder Physiotherapeuten angeleitete Übungen zur isolierten Anspannung des Beckenbodens und der tiefen Bauchmuskulatur, verbunden mit Übungen zum Wahrnehmen und Spüren des Beckenbodens in unterschiedlichen Ausgangsstellungen, ggf. unterstützt durch Biofeedback*.

Beckendurchmesser → Beckenmaße
Beckendystokie → Beckenmaße
Beckendystokie → Dystokie
Beckenebenen f pl: engl. pelvic planes. Geburtshilflich relevante Einteilung der Ebenen des weiblichen Beckens zur Bestimmung des Höhenstandes des vorangehenden Teiles unter der Geburt. Es gibt mehrere gebräuchliche Klassifikationssysteme. Klassifikation nach Levret (die Ebenen laufen divergent, nicht parallel):
- Beckeneingang
- Beckenmitte*: 1. Beckenweite 2. Beckenenge
- Beckenausgang.

Klassifikation nach Hodge (parallel verlaufende Ebenen; siehe Abb.
- Beckeneingangsebene
- untere Schoßfugenrandebene (Beckenweite)
- Interspinalebene (Beckenenge)
- Beckenausgang, Beckenboden.

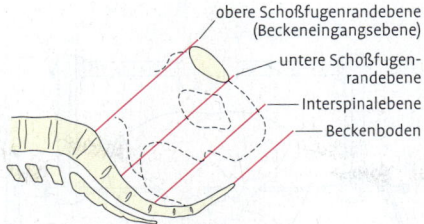

Beckenebenen: Parallelebenen nach Hodge.

Klassifikation nach de Lee: Das Becken wird dabei in 9 jeweils 1 cm voneinander entfernte Ebenen eingeteilt, mit der Interspinalebene in der Mitte als Null-Punkt. Ausgehend von der Interspinalebene erfolgen die Höhenangaben oberhalb (z. B. I-2) oder unterhalb (z. B. I+3) in cm.

Beckeneingang → Apertura pelvis superior
Beckeneingangsebene f: Kranialer Punkt des Geburtskanals in der Klassifikation nach Levret (divergente Ebenen). Zur Höhenstandsbeurteilung sollte besser die Nomenklatur nach de Lee verwendet werden (siehe Beckenebenen*).
Beckenendlage f: engl. breech presentation. Intrauterine Lage des Kindes, bei der das Becken des Kindes führt. Dies betrifft 3–4 % aller Geburten am Termin und ist bei Frühgeburten häufiger. Diagnostiziert wird sonografisch. Teilweise gelingt eine Wendung des Kindes durch äußere Manipulation, häufig wird per Sectio entbunden.

Einteilung: Je nach vorangehendem Kindsteil unterscheidet man
- Reine oder komplette Steißlage
- Steiß-Fuß-Lage
- Fußlage
- Knielage.

Ätiologie: Die fehlende Drehung des Kindes in Schädellage findet sich gehäuft bei
- Frühgeburten
- Uterusanomalien (Uterus duplex, Uterus bicornis)
- Beckenanomalien
- Mehrlingsschwangerschaften
- tief sitzender Plazenta (Plazenta* praevia).

Therapie:
- Versuch der äußeren Wendung*: 1. Manipulation am wehenlosen Uterus durch die mütterlichen Bauchdecken mit dem Ziel der Drehung („Purzelbaum") des Kindes 2. Erfolgsrate: etwa 30 % bei Erstgebärenden, bis zu 75 % bei Mehrgebärenden
- Entbindungsmodus: 1. heute meist primäre Sectio caesarea 2. vaginale Geburt nach Aufklärung und Ausschluss von Risiken (z. B. fetale Makrosomie, Fehlbildungen, Wachstumsretardierung, Fußlage) möglich.

Beckenform f: Beschreibung der Anatomie des weiblichen Beckens. Normal sind ein querovaler Beckeneingang und ein längsovaler Beckenausgang. Formvarianten, wie z. B. ein allgemein verengtes Becken oder eine Asymmetrie (angeboren oder posttraumatisch), können zu Verzögerungen im Geburtsverlauf oder zur Notwendigkeit einer Kaiserschnittentbindung führen.

Beckenkammlappen m: engl. iliac bone flap. Knöchernes, auch osteokutanes Gewebetransplantat aus der Beckenkammregion. Ein Beckenkammlappen wird eingesetzt als Augmentationsplastik* oder Lappenplastik*.

Einsatz:
- bei rein knöcherner Zusammensetzung und kleiner Knochenmasse als freies Transplantat ohne Gefäßversorgung (Augmentationsplastik*)
- als osteokutaner Lappen oder bei größerer Knochenmasse durch mikrochirurgische Gefäßanastomose mit der A. und V. circumflexa ilium profunda zur Lappenplastik* in der plastischen Gesichtschirurgie.

Beckenkammpunktion → Knochenmarkpunktion
Beckenkammspan m: engl. iliac crest bone graft. Bei der Knochenspanplastik* aus der (vorderen oder hinteren) Crista iliaca entnommener kortikospongiöser Knochenspan.
Beckenmaße n pl: engl. pelvic measurements. Maße des mütterlichen Beckens, die im Zuge einer Schwangerschaft erhoben werden und abhängig vom Verhältnis zu den Kopfmaßen* des Fetus eine Aussage über einen möglicherweise komplizierten Geburtsverlauf aufgrund einer mechanischen Störung (sog. Beckendystokie) erlauben.

Einteilung: Man unterscheidet äußere und innere Beckenmaße (siehe Abb.):

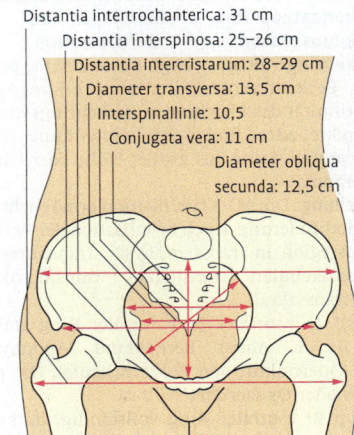

Beckenmaße

Beckenmitte

- äußere Beckenmaße: Maße des großen Beckens; geben Hinweise auf die Verhältnisse im geburtshilflich wichtigen kleinen Beckens: **1.** Distantia interspinosa (Abstand der beiden Spinae iliacae posteriores superiores); 25–26 cm **2.** Distantia intercristarum (größter Abstand der Cristae iliacae); 28–29 cm **3.** Distantia intertrochanterica (Abstand der Trochanteren); ca. 31 cm **4.** Conjugata externa: Baudelocque*-Durchmesser; 18–21 cm
- innere Beckenmaße: **1.** Conjugata anatomica (Promontorium bis Symphysenoberrand); 11–12 cm **2.** Conjugata vera (engste Stelle zwischen Promontorium und Symphyse); 11 cm.

Bestimmung:
- äußere Beckenmaße mithilfe des Beckenzirkels
- innere Beckenmaße mittels MRT.

Klinische Bedeutung: Abhängig vom Verhältnis zu Kopfmaßen* des Fetus evtl. mechanische Störung des Geburtsverlaufs (Beckendystokie), bei Conjugata vera < 8,5 cm in der Regel Vorliegen eines absoluten Missverhältnisses von Fetus zu Becken und Indikation zur primären Schnittentbindung.

Beckenmitte f: Die Mitte des Geburtskanals in der Klassifikation nach Levret (divergente Ebenen). Zur Höhenstandsbeurteilung sollte besser die Nomenklatur nach de Lee verwendet werden (siehe Beckenebenen*).

Beckenneigung → Inclinatio pelvis

Beckenniere f: engl. pelvic kidney. Im Becken lokalisierte Niere. Eine Beckenniere kann einseitig oder doppelseitig auftreten und bildet sich, wenn der physiologische Aszensus ausbleibt. Ihre Funktion ist meist ausreichend, das Risiko eines Harnstaus oder aufsteigender Infektionen ist jedoch erhöht. Gehäuft finden sich Kombinationen mit genitalen Fehlbildungen.

Beckenosteotomie → Chiari-Operation

Beckenosteotomie → Salter-Operation

Beckenringfraktur f: engl. fracture of the pelvic ring. Beckenfraktur mit Unterbrechung der Kontinuität des knöchernen Beckenrings durch indirekte oder direkte Krafteinwirkung (Verkehrsunfall, Sturz aus großer Höhe oder Überrolltrauma).

Einteilung: Die AO-Klassifikation ermöglicht eine Modifizierung durch Lokalisation der Verletzungsregion in transsymphysär, transpubisch, transazetabulär, transiliakal, transiliosakral und transsakral:
- Typ A: ventraler und dorsaler Ring stabil, z.B.: **1.** Abriss Beckenrand, Apophyse* **2.** Querfraktur von Beckenschaufel, Os* pubis oder Os sacrum
- Typ B: ventraler Ring vollständig, dorsaler Ring partiell verletzt mit horizontaler Rotationsinstabilität: **1.** Typ B1, sog. Open-book-Verletzung: Symphysensprengung bei Außenrotationstrauma **2.** Typ B2: Innenrotationstrauma mit Fraktur des vorderen Beckenrings, ggf. auch des ventralen Os sacrum **3.** Typ B3: bilaterale Innen- und/oder Außenrotationsverletzung
- Typ C: vollständig (vertikale und horizontale) dorsale Instabilität (sog. Vertical-shear-Verletzung, häufig kombiniert mit Abscherung des Querfortsatzes von LWK V.

Klinik:
- Schmerzen, Prellmarken und Hämatome im Becken- und Schambereich
- Beinlängenunterschied oder -fehlstellung
- Blutung aus dem Genitalbereich
- erweiterter Symphysenspalt
- hypovolämischer Schock*
- Störung der Perfusion, Motorik oder Sensibilität beider Beine
- Beckenkamminstabilität.

Therapie: (Unter Sicherung der Vitalfunktionen) präklinische mechanische Notfallstabilisierung bei instabiler Beckenringfraktur und hämodynamischer Instabilität initial durch Umschlingen des Beckens mit Tuch oder die Anwendung eines (z. B. textilen oder pneumatischen) Beckengürtels bis zur effektiveren, klinischen Stabilisierung durch Beckenzwinge oder Fixateur externe.
- Typ A: **1.** meist frühfunktionell-konservativ **2.** selten Osteosynthese*, z. B. bei Abrissfraktur oder großer Schaufelfraktur
- Typ B und C: **1.** Notfallversorgung mit Beckenzwinge (siehe Abb.), Beckenschlaufe, Beckentuch, Fixateur externe zur Blutungskontrolle
- klinische-hämodynamische Stabilisierung mit Volumenersatztherapie und ggf. chirurgischer Blutstillung (Tamponade*) oder evtl. angiografisch-interventionell durch selektive Embolisation (siehe auch therapeutische Embolisation*)
- Mitversorgung von Begleitverletzungen: Hohlorganversorgung, Packing als Eingriff im Sinne des Damage Control

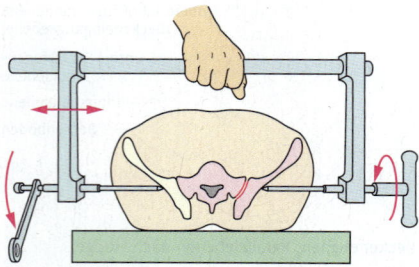

Beckenringfraktur: Beckenzwinge zur temporären Stabilisierung.

- operativ: perkutane Verschraubung, spinopelvine Abstützosteosynthese oder offene Verfahren (z. B. Plattenosteosynthese*).

Prognose:
- Komplikationen, Komorbidität und Letalität: abhängig von Begleitverletzungen
- insbesondere bei Typ C: Gefahr lebensbedrohlicher Blutung.

Beckenringlockerung f: engl. widening of pelvic ligaments. Hormonell bedingte Auflockerung der Bandstrukturen im Beckenbereich (vorwiegend der Symphyse* und der Iliosakralgelenke). Zur Vorbereitung auf die Geburt kommt es zu vermehrter Wassereinlagerung. Bei zu starker Auflockerung kann es zur Symphysensprengung* und Instabilität des Beckens kommen.

Beckenschiefstand m: engl. pelvis obliquity. Fehlstellung des Beckens infolge angeborener Hypoplasie* einer Beckenhälfte und einseitiger Beinverkürzung (z. B. angeborene Hüftgelenkluxation, Coxa* vara) oder erworbener (Krankheit, Verletzung) oder scheinbarer einseitiger Beinverkürzung (z. B. Poliomyelitis* mit Verkürzung oder Achsenfehlstellung, verheilte Fraktur, Koxitis*). Im Verlauf kann sich eine statisch bedingte Skoliose* entwickeln.

Beckenschmerz-Syndrom, chronisches n: syn. CPPS. Chronischer oder persistierender Schmerz, der von Männern oder Frauen im Bereich des Beckens erfahren wird (Schmerzsyndrom). Die Behandlung richtet sich nach den Ursachen.

Ursachen:
- Beschwerden des unteren Harntraktes: **1.** Miktionsstörung **2.** benignes Prostatasyndrom **3.** Lower Urinary Tract Symptoms (LUTS) **4.** chronische Prostatitis **5.** interstitielle Zystitis*
- Sexualstörung*
- Darmstörung (Colon irritabile, Stuhlunregelmäßigkeit)
- gynäkologische Dysfunktion: **1.** Schmerz des äußeren Genitale **2.** zyklischer Schmerzverlauf **3.** Dysmenorrhö
- Störungen des Beckenbodens (Verspannung, Inkontinenz)
- Beschwerden des knöchernen Beckens.

Therapie:
- Behandlung zugrunde liegender Ursachen
- Psychosomatik*, Psychotherapie
- Entspannungsverfahren

Beckenvenensporn m: engl. iliac vein compression syndrome; syn. May-Thurner-Syndrom. Fibröse Intimaproliferation der V. iliaca communis sinistra aufgrund chronischer, pulssynchroner Reizung der Venenwand durch Einklemmung zwischen der kreuzenden A. iliaca communis dextra und Lendenwirbelsäule. Es kommt zur Behinderung des Blutflusses mit Gefahr einer linksseitigen Beckenvenenthrombose*. Die Therapie eines Beckenvenensporns erfolgt durch Ballondilatation* und Stentimplantation.

Beckenvenenthrombose *f*: engl. *iliac vein thrombosis*. Ein- oder seltener beidseitige Thrombose* der großen Beckenvene (V. iliaca communis), meist als kombinierte Becken-Beinvenenthrombose. Drohende Komplikationen sind deszendierendes Thrombenwachstum, Lungenembolie* durch verschleppte Thromben und später die Entwicklung eines postthrombotischen Syndroms*. Die Initialtherapie erfolgt durch sofortige Antikoagulation und Kompressionstherapie* des betroffenen Beins.

Beckenzwinge *f*: engl. *pelvic clamp*. Instrument zur temporären Reposition einer instabilen Beckenringfraktur* mit massiver Blutung. Siehe Beckenringfraktur*, Abb. dort.

Becker-Muskeldystrophie *f*: engl. *Becker's muscular dystrophy*; syn. Muskeldystrophie Typ Becker; Abk. BMD. X-chromosomal-rezessiv erbliche progressive Muskeldystrophie* infolge Mangel an Dystrophin mit langsam progredienter, proximal betonter Muskelschwäche (beginnend zwischen dem 5. und 20. Lj.) und Verlust der Gehfähigkeit zwischen dem 20. und 40. Lj. sowie evtl. schwerer Kardiomyopathie*. Diagnostisch hinweisend ist die Kreatinkinase*-Erhöhung. Die Behandlung ist symptomatisch.

Beclometason *n*: Halogeniertes Glukokortikoid* aus der Gruppe der Antiasthmatika*, Broncholytika und Rhinologika*. Beclometason wird aufgrund seiner antiinflammatorischen, immunsuppressiven und antiallergischen Wirkung topisch* bei Atemwegserkrankungen angewandt. Bei mittelschwerem und schwerem Asthma* wird die Kombination mit einem lang wirksamen Beta-Sympathomimetikum, z. B. Formoterol*, empfohlen.

Indikationen:
– Asthma* bronchiale
– Rhinitis* allergica
– COPD
– chronische obstruktive Bronchitis*
– toxisches Lungenödem*

BED: Abk. für engl. binge eating disorder → Binge-Eating-Störung

Bedarfsgerechtigkeit *f*: engl. *meeting the needs*. Nach dem Sachverständigenrat zur Begutachtung der Entwicklung im Gesundheitswesen 2014 ein normatives Konzept, nach dem jedes Individuum die Gesundheitsversorgung erhalten soll, die in qualitativer und quantitativer Hinsicht seinem oder ihrem objektiven Bedarf entspricht.

Bedarfsmedikation *f*: engl. *relievers*. Verschreibung oder Verordnung von Arzneimitteln zur Einnahme bei entsprechenden Symptomen, z. B. Schmerzen oder Übelkeit, zusätzlich zur regulären Medikation. Im Pflegebereich ist durch Pflegepersonen verabreichte Bedarfsmedikation verordnungs- und dokumentationspflichtig, auch bei nicht verschreibungspflichtigen Arzneimitteln.

Bedeutungserlebnis, wahnhaftes *n*: engl. *interpretative delusion*. Wahnphänomen, bei dem Gegenständen und Ereignissen eine neue, meist auf die eigene Person bezogene Bedeutung beigemessen wird (Wahnwahrnehmung*). Wahnhafte Bedeutungserlebnisse treten u. a. zu Beginn einer Schizophrenie* im Rahmen der Apophänie auf.

Bedside-Test *m*: syn. ABO-Identitätstest. Bestätigung der zuvor ermittelten ABO-Blutgruppenmerkmale des Empfängers einer Transfusion erythrozytenhaltiger Blutprodukte (Erythrozytenkonzentrate, Granulozytenkonzentrate). Der Test ist vom transfundierenden Arzt oder unter seiner direkten Aufsicht am Empfänger durchzuführen. Er dient der Identitätssicherung des Empfängers und somit der Vermeidung von Verwechslungen. Er ersetzt nicht die Blutgruppenbestimmung!

Prinzip: Agglutinationsnachweis (siehe Abb.) vorliegender Blutgruppenantigene. Der Bedside-Test wird meist mit einem kommerziell erhältlichen Testkit durchgeführt (sog. Identitätskarte). Das Ergebnis wird in der Patientenakte dokumentiert. Es gilt das Vieraugenprinzip. Bei Wechsel des behandelnden Arztes muss der Test wiederholt werden.

Testserum				Blutgruppe
Anti-A	Anti-B	Anti-D	Kontrolle	
○	○	●	○	0 Rh positiv
○	○	○	○	0 Rh negativ
●	○	●	○	A Rh positiv
●	○	○	○	A Rh negativ
○	●	●	○	B Rh positiv
○	●	○	○	B Rh negativ
●	●	●	○	AB Rh positiv
●	●	○	○	AB Rh negativ
●	○	○	●	nicht gültig

○ keine Agglutination ● Agglutination

Bedside-Test: Nachweis der Blutgruppenantigene durch Agglutination.

Bedsonien → Chlamydien

Bedürfnis *n*: engl. *need*. Mit dem Erleben von Mangel verbundener intrapsychischer Spannungszustand, der über das Streben nach Beseitigung des Mangels zu Entspannung führt (sog. Bedürfnisbefriedigung). Man unterscheidet primäre Elementarbedürfnisse (physiologisch bedingt, z. B. Hunger, Durst) und sekundäre Bedürfnisse (erlernt bzw. kulturell geformt, z. B. Bedürfnis nach Anerkennung).

Beeinflussbarkeit → Suggestibilität

Beeinflussungsgedanken *m pl*: engl. *ideas of being controlled*; syn. Beeinflussungswahn. Typische Ich*-Störung mit der Überzeugung, dass das eigene Denken, Fühlen, Handeln von außen kontrolliert und beeinflusst wird. Beeinflussungsgedanken sind häufig verbunden mit körperlich spürbaren Sensationen (z. B. Wärmegefühl) und kommen insbesondere vor bei Schizophrenie* (als leibliche Beeinflussungserlebnisse und Willensbeeinflussung, Erstrangsymptom nach K. Schneider, 1938).

Beeinflussungswahn → Beeinflussungsgedanken

Beeinträchtigungswahn *m*: engl. *delusion of persecution*. Form des Wahns*, gekennzeichnet durch die Überzeugung des Betroffenen, dass andere ihm Schaden zufügen möchten (z. B. Wohnung und Post durchsuchen, Möbel verstellen oder beschädigen, giftiges Gas in die Wohnung leiten, das Essen vergiften). Zu Beeinträchtigungswahn kommt es z. B. bei Schizophrenie*, wahnhafter Störung und beginnender Demenz*.

Befehlsautomatismus *m*: engl. *command automatism*. Unkritisches, automatenhaftes Ausführen befohlener Handlungen (auch gegen den eigenen Willen).

Vorkommen: Wie andere Automatismen* (z. B. Echolalie*, Echopraxie*) u. a. bei:
– katatoner Schizophrenie
– organischen psychischen Störungen*.

Befindlichkeitsstörung *f*: Subjektiv beeinträchtigtes Empfinden und Erleben einzelner Körperfunktionen wie z. B. der Verdauung oder des gesamten körperlichen, seelischen und sozialen Befindens. Befindlichkeitsstörungen sind häufige Phänomene in Allgemeinmedizin und Psychiatrie. Anders als bei funktionellen Syndromen* sind hier organische Krankheitsprozesse im Frühstadium oder in leichterer Form noch auszuschließen.

Befruchtung *f*: engl. *fertilisation*; syn. Fecundatio. Verschmelzung haploider Geschlechtszellen (Spermium und Eizelle*) zu diploider Zygote*. Im engeren Sinn bezeichnet Befruchtung die Verschmelzung zweier Gameten und ihrer Kerne (Konjugation, Karyogamie).

Hintergrund: Nach Imprägnation (aktives Eindringen des Spermiums in das Ei) vollendet der Kern der Eizelle die 2. Reifeteilung mit Ausstoßung eines Polkörpers (siehe Abb.). Danach wandelt sich der Spermienkopf zum Vorkern

Befruchtung, künstliche

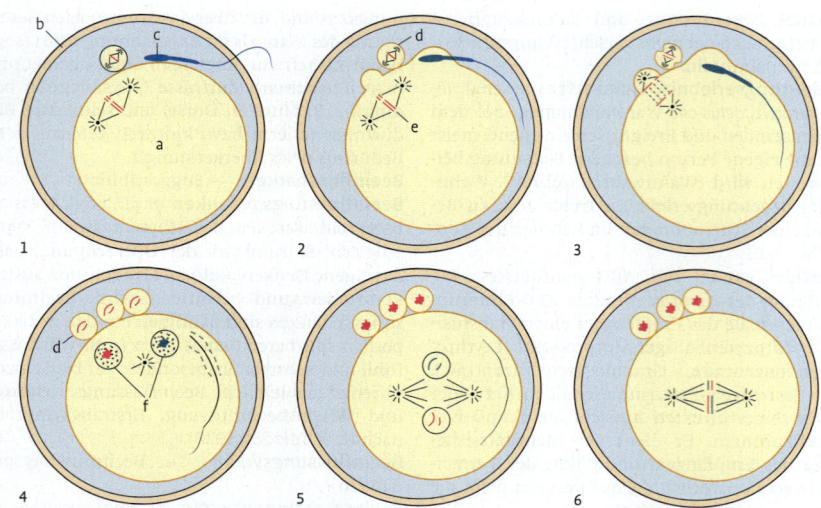

Befruchtung: 1–2: Imprägnation; 3: 2. Reifeteilung; 4: Bildung der Vorkerne; 5: Konjugation; 6: Einleitung der 1. mitotischen Teilung; a: Eizelle; b: Zona pellucida; c: Spermium; d: Polkörper; e: Teilungsspindel; f: männlicher und weiblicher Vorkern.

um. Nach der Konjugation liegt die entwicklungsfähige Zygote mit diploidem Chromosomensatz vor.

Befruchtung, künstliche *f*: engl. *artificial insemination*. Prozedur für die Kinderwunschbehandlung. Dabei wird die Ei- oder Samenzelle außerhalb des Körpers aufbereitet. Die Zusammenführung erfolgt im Rahmen eines medizinischen Eingriffs.
– Insemination: künstliches Einbringen des männlichen Samens (Sperma) in den oberen Genitaltrakt der Frau (meist in die Gebärmutter): **1.** homologe Insemination: künstliche Befruchtung der Eizelle mit dem Sperma des Ehemanns (oder Lebenspartners); juristisch unbedenklich, fällt gemäß § 27 a, 121 a SGB V bei Begrenzung auf 3 durchgeführte Maßnahmen unter die Leistungspflicht der gesetzlichen Krankenversicherung **2.** heterologe Insemination: künstliche Befruchtung mit dem Sperma eines Spenders (Donor). Nicht verboten oder eingeschränkt, jedoch berufsethisch und juristisch problematisch (z. B. Persönlichkeitsrechte und familienrechtlicher Status des Kindes)
– In-vitro-Fertilisation (IVF): **1.** Befruchtung einer aus den Ovarien entnommenen Eizelle mit Spermazellen außerhalb des weiblichen Körpers (extrakorporal) **2.** die befruchteten Eizellen (Zygoten) werden in die Gebärmutter oder Eileiter eingebracht **3.** dabei ist die Übertragung von mehr als 3 Embryonen innerhalb eines Menstruationszyklus strafbar **4.** das Verfahren darf in Deutschland im Regelfall nur bei Ehepaaren angewendet werden **5.** die Verwendung eines Sperderspermas ist von der Entscheidung einer bei der Ärztekammer eingerichteten Kommission abhängig.

Befunddokumentation *f*: engl. *documentation of (medical) findings*. Dokumentation, die Einzelbefunde aller diagnostischen und therapeutischen Maßnahmen bei einem Patienten enthält (Dokumentationspflicht*).
Formen:
– strukturierte Befunde, z. B. Laborbefunde mit tabellarischen Labormess- und Referenzwerten
– frei formulierte Texte, z. B. radiologischer, histologischer Befund
– komplexe Befunde, die Tabellen, frei formulierten Text und Bilder (z. B. Sonografiebefunde) enthalten.
Systeme: Für Arztpraxen und entsprechende Leistungsbereiche in Krankenhäusern (z. B. Labor, Röntgen, Endoskopie, Sonografie) gibt es spezifische Softwarelösungen, die sowohl die Organisation als auch die Befunderstellung unterstützen. Diese Systeme müssen in Krankenhäusern über entsprechende Schnittstellen in das Krankenhausinformationssystem* integriert sein und einen einheitlichen „patient identifier" verwenden, damit die Befunde der elektronischen Patientenakte zugeordnet werden können.

Befund, psychopathologischer *m*: engl. *psychopathological signs*; syn. Psychischer Befund. Schriftliche Zusammenfassung der in einem diagnostischen Gespräch erhobenen psychopathologischen Symptome. Diese fokussieren auf Störungen in unterschiedlichen Funktionsbereichen wie Bewusstsein, Orientierung, Denken (formal und inhaltlich), Wahrnehmung, Affektivität (inkl. Suizidalität), Antrieb und Psychomotorik. Im deutschen Sprachbereich hat sich das AMDP-System zur Erhebung des psychopathologischen Befunds etabliert.

Begasung [Sterilisation] *f*: Sterilisationsverfahren mit mikrobiziden Gasen wie Ethylenoxidgas oder Formaldehyddampf in Sterilisationsapparaten.

Begattung *f*: engl. *copulation*; syn. Kopulation. Klinisch ungebräuchliche Bezeichnung für die geschlechtliche Vereinigung verschiedengeschlechtlicher Menschen oder Tiere, die zur Befruchtung* und damit zur Fortpflanzung führen kann.

Begleitarthritis → Arthritis
Begleithepatitis → Hepatitis
Begleitotitis *f*: engl. *accompanying otitis*. Häufig symptomarme Otitis* media im Säuglings- und Kleinkindalter, begleitend zu einem Atemwegsinfekt. Sie wird bei umschriebenen Infektionskrankheiten (z. B. Masern*, Influenza*), aber auch bei unkomplizierten viralen Atemwegsinfektionen beobachtet. Klinik, Diagnostik und Therapie entsprechen denen bei der akuten Otitis media. Näheres siehe dort.

Begleitvene → Vena comitans
Begriffszerfall *m*: engl. *item decomposition*. Formale Denkstörung*, bei der ein Begriff die exakte Bedeutung verliert und daraufhin unscharf von anderen Begriffen abzugrenzen ist bzw. sich bis zur vollständigen Begriffsauflösung steigert. Zum Begriffszerfall kommt es typischerweise bei Schizophrenie*.

Begrüßungsberührung *f*: engl. *initial touch*; syn. Initialberührung. Erwünschte oder tolerierte Berührung* (z. B. Händeschütteln) zur Einleitung einer gemeinsam zu verbringenden Zeit. In der Basalen Stimulation* berührt die Pflegeperson meist die Schulter des bewusstseinsgetrübten oder schläfrigen Patienten zur sensorischen Ankündigung einer Pflegehandlung. Nachteilig ist die Übertragung von Krankheitserregern.
Vorgehen:
– mit der leicht gerundeten Innenfläche der Hand den Patienten zu Beginn und zum Abschluss einer Pflegetätigkeit mit einem gleichmäßigen, festen und eindeutigen Händedruck an Schulter, Arm oder Hand berühren
– den Patienten mit seinem Namen ansprechen und über die Durchführung der Maßnahme aufklären.

Eine Begrüßungsberührung sollte von jeder Person durchgeführt werden, die mit dem Patienten in Kontakt tritt (z. B. Ärztin, Physiotherapeut, Familie).

Begutachtungs-Richtlinien *f pl*: Richtlinien zum Verfahren der Feststellung der Pflegebedürftigkeit sowie zur pflegefachlichen Konkretisierung der Inhalte des Begutachtungsinstruments nach SGB XI (Begutachtungs-Richtlinien – BRi) vom 15.4.2016, die rechtsverbindlich die Abgrenzung der Merkmale der Pflegebedürftigkeit* und der Pflegegrade* sowie das Verfahren der Feststellung der Pflegebedürftigkeit regeln.

Behandlung, endodontische *f*: engl. *endodontic therapy*; syn. Wurzelkanalbehandlung. Therapeutisches Verfahren zur Behandlung des erkrankten Endodonts (Pulpa* dentis). Eine Wurzelkanalbehandlung umfasst Aufbereitung und Füllung des Wurzelkanalsystems. Das Ziel ist ein sauberer und bakterienfreier Wurzelkanal, der mit einer dichten Füllung vor erneutem Eindringen von Mikroorganismen geschützt werden soll.

Indikationen:
- irreversible Schädigung der Pulpa dentis infolge Zahnkaries* oder Trauma
- Pulpitis*.

Prinzip: Eine Wurzelkanalbehandlung umfasst mehrere Schritte, von denen mehrere zeitgleich oder (je nach Indikation) getrennt durchgeführt werden:
- klinischer und radiologischer Befund
- Lokalanästhesie (falls notwendig)
- Exkavation von Karies, ggf. mit Aufbaufüllung, um eine suffiziente Behandlung gewährleisten zu können
- Trepanation*: Schaffung einer Zugangskavität
- Aufsuchen der Kanaleingänge
- Längenbestimmung (radiologisch und ggf. elektrometrisch)
- Aufbereiten der Kanäle mittels spezieller Feilen und Reamer mit zusätzlichem Einsatz von Spüllösungen
- ggf. medikamentöse Einlage und provisorischer Verschluss der Zugangskavität
- Wurzelkanalfüllung
- radiologische Kontrolle
- provisorische oder definitive Füllung der Kavität, ggf. mit nachfolgender Kronenversorgung.

Behandlung, gnotobiotische *f*: engl. *gnotobiotic treatment*. Behandlung in kompletter Isolation, bei der die (noch) vorhandenen Krankheitserreger bekannt sind. Der Begriff wird meist in Bezug auf Labortiere benutzt. In weiterem Sinne handelt es sich z. B. um die Life-Island-Therapie von Patienten mit angeborenem Immundefekt, Knochenmarktransplantation und Hochdosischemotherapie.

Behandlung, heilpädagogische *f*: engl. *orthopaedagogical treatment*. Methode der systematischen Hilfe für entwicklungsverzögerte und förderungsbedürftige Kinder. Durch ein ausgewogenes Angebot von Übungseinheiten werden unter Berücksichtigung der individuellen Möglichkeiten im Spiel neue Erkenntnisse, Fähigkeiten und Verhaltensweisen in Einzel- und Gruppensituationen geweckt, entwickelt und gefestigt.

Anwendungsbereiche:
- Gedächtnis
- taktile, visuelle, auditive und kinästhetische Wahrnehmung
- sensorische Integration
- Grob- und Feinmotorik
- Sprache
- soziale und emotionale Erfahrung
- Kommunikation und Interaktion
- Handlungs- und Bewegungserfahrung.

Behandlung, palliative *f*: engl. *palliative treatment*; syn. palliative Therapie. Behandlung zur Linderung oder Beherrschung von Symptomen, wenn eine Heilung unmöglich ist. Sie umfasst die Behandlung von Atemnot, Schmerzen, Übelkeit, Verstopfung und psychischen Symptomen (z. B. Depression) durch Medikamente, psychologische Behandlung und Beistand, seltener auch Strahlen-, Chemo- und operative Therapien zum Erhalt lebenswichtiger Funktionen.

Behandlungsabbruch → Sterbehilfe

Behandlungsfehler *m*: engl. *treatment error*. Juristischer Begriff für eine Situation, in der ein Behandelnder bei Diagnostik, Therapie oder einer sonstigen medizinischen Maßnahme die nach den Erkenntnissen der medizinischen Wissenschaft unter den jeweiligen Umständen objektiv erforderliche Sorgfalt außer Acht lässt.

Hintergrund: Vermeidbare Behandlungsfehler entstehen durch:
- organisatorische Unzulänglichkeiten (z. B. Verfahren, Institution, Schnittstellen, Ablauf, Kommunikation)
- technische Unzulänglichkeiten (von Verfahren, Geräten, Wirksubstanzen)
- unzureichende Sorgfalt von Ärzten oder Therapeuten.

Den Arzt betreffend geht es um diejenige Sorgfalt, die der Verkehr von einem ordentlichen, pflichtgetreuen Facharzt in der konkreten Situation erwartet.
- Die übliche Sorgfalt hingegen reicht nicht aus, wenn sie den geforderten Facharztstandard nicht erreicht. Verfügt der Arzt über den zu verlangenden Facharztstandard hinaus über Spezialkenntnisse, so hat er diese einzusetzen. Soweit allgemein anerkannte Regeln der medizinischen Wissenschaft gelten, hat der Arzt grundsätzlich danach zu handeln.
- Handlungsempfehlungen und Hilfen für den sorgfältig handelnden Arzt geben die Leitlinien für Diagnostik und Therapie der Wissenschaftlichen Medizinischen Fachgesellschaften, sofern sie an den medizinischen Fortschritt angepasst sind und den aktuellen Stand ärztlichen Wissens widerspiegeln. Leitlinien besitzen keinen Gesetzescharakter, sodass sie weder haftungsbefreiend noch -begründend wirken.
- Methodenfreiheit besteht nur innerhalb enger Grenzen. Die Anwendung neuer Behandlungsmethoden verpflichtet zu gesteigerter Sorgfalt und intensiver und umfassender Aufklärung.
- Eine Sorgfaltspflichtverletzung begeht der Arzt, der eine Behandlung übernimmt, die sein Können überfordert (sog. Übernahmeverschulden).

Seit 2006 wurden in Deutschland Schlichtungsstellen bei den Landesärztekammern eingerichtet, die Fälle von Behandlungsfehlern untersuchen.

Behandlungsfreiheit *f*: engl. *therapeutic freedom*. Rechtsgrundsatz, nach dem der Arzt oder Psychotherapeut auf Grund der Vertragsfreiheit und seiner Berufsfreiheit berechtigt ist, eine ärztliche bzw. psychotherapeutische Behandlung abzulehnen, insbesondere, wenn er der Überzeugung ist, dass das notwendige Vertrauensverhältnis zwischen ihm und dem Patienten nicht besteht.

Einschränkung: Die Behandlungsfreiheit wird durch die Behandlungspflicht* eingeschränkt. Diese kann sich beispielsweise aus dem mit der vertragsärztlichen oder vertragspsychotherapeutischen Zulassung erteilten Versorgungsauftrag zur Behandlung gesetzlich Krankenversicherter ergeben.

Behandlungsgruppe → Interventionsgruppe

Behandlungskonzept, störungsspezifisches *n*: engl. *disorder-specific treatment concept*. Teil des Behandlungskonzepts, der die spezifischen Behandlungselemente einer Einrichtung für eine bestimmte Erkrankung beschreibt. Häufig drückt sich darin aus, ob und wie stark eine Einrichtung auf die spezifische Krankheit spezialisiert ist. Ein spezifisches Behandlungskonzept wird gewöhnlich von Kliniken formuliert, seltener von (spezialisierten) ambulanten Einrichtungen.

Behandlungspflege *f*: engl. *nursing treatment*; syn. Spezielle Pflege. Nach Einzelanordnung oder regelmäßig an Pflegepersonen delegierte diagnostische und therapeutische Maßnahmen, um Krankheiten zu heilen, ihre Verschlimmerung zu verhüten oder Krankheitsbeschwerden zu lindern. Dazu gehören Verbandwechsel, Wundpflege, Medikamentengabe, Blutdruck- und Blutzuckermessung und im weiteren Sinne die ärztliche Assistenz.

Behandlungspflicht f: engl. *obligation to treat*. Ausnahme vom Grundsatz der Behandlungsfreiheit* des Arztes, die ihn in bestimmten Fällen zu Diagnostik und Behandlung verpflichtet.

Behandlungsprognose f: Im allgemeinen Sinne die Vorhersage, inwiefern eine Erkrankung oder ihre bestimmten Symptome durch therapeutische Maßnahmen gemildert werden können; in der forensischen Psychiatrie* die Vorhersage, ob die Therapie das Risiko für eine erneute Straffälligkeit eines Täters maßgeblich verringern kann.

Behandlungsvertrag m: engl. *contract governing medical treatment*. Zivilrechtlicher Vertrag (§ 630 a BGB) zwischen Patient und Arzt, Zahnarzt, Psychotherapeut oder Krankenhausträger, in der Regel bei gesetzlich Versicherten nicht schriftlich.

Recht: Der Vertrag
- begründet wechselseitige Pflichten: **1.** des Arztes zur Vornahme einer Behandlung entsprechend dem Stand der medizinischen Erkenntnisse und Grundsatz der Nichtschädigung (ärztliche Sorgfaltspflicht) sowie Informations- und Dokumentationspflichten **2.** des Patienten zur Beachtung und Mitwirkung am ärztlichen Bemühen sowie Entgelt
- regelt Art und Umfang der Behandlung
- kann als Bestandteil auch eine schriftliche Aufklärung* über die Risiken der Behandlung umfassen
- kann nur von einem geschäftsfähigen Patienten geschlossen werden (§ 104 BGB); ist der Betroffene nicht geschäftsfähig, kann ein gesetzlicher Vertreter (sorgeberechtigte Eltern, Betreuer, Vormund) oder ein Bevollmächtigter für die Gesundheitssorge des Betroffenen den Vertrag wirksam schließen
- ist jederzeit von beiden Parteien kündbar; der Behandler darf lediglich nicht zur Unzeit kündigen und damit nicht dann, wenn der Patient nicht in der Lage ist, sich die ärztliche Behandlung in der notwendigen Zeit anderweitig zu beschaffen, z. B. in Notfällen.

Behandlungswandern → Doktor-Shopping

Behaviorismus m: engl. *behaviorism*. In den USA gegründete psychologische Schule (u. a. Watson, Skinner), die davon ausgeht, dass Verhalten von Menschen und Tieren mit Methoden der Naturwissenschaft untersucht werden kann. Verhalten ist der einzige wissenschaftsfähige Gegenstand. Behaviorismus rückt die Bedeutung des Lernens in den Mittelpunkt.

Behinderung f: engl. *disability*. Körperliche, seelische, geistige oder Sinnesbeeinträchtigungen, die Menschen in Wechselwirkung mit einstellungs- und umweltbedingten Barrieren an der gleichberechtigten Teilhabe an der Gesellschaft mit hoher Wahrscheinlichkeit länger als sechs Monate hindern können.

Klassifikation: Im Sinne der Internationalen Klassifikation der Funktionsfähigkeit, Behinderung und Gesundheit (ICF) ist Behinderung ein Oberbegriff für Schädigungen (Funktionsstörungen, Körperstrukturschäden) und Beeinträchtigungen der Aktivität und Partizipation (Teilhabe). Sie bezeichnet die negativen Aspekte der Interaktion zwischen einer Person mit einem Gesundheitsproblem und ihren Kontextfaktoren (Umwelt- und personbezogenen Faktoren). Der Behinderungsbegriff der ICF ist wesentlich weiter gefasst als der des SGB IX.

Behinderung, psychische f: engl. *psychogenic disability*; syn. seelische Behinderung. Durch eine psychische Störung* bedingte chronische Beeinträchtigung der Teilhabe an der Gesellschaft (u. a. hinsichtlich Erwerbstätigkeit, Alltagsbewältigung, sozialer Integration). Sie ist rechtlich der körperlichen und geistigen Behinderung* (Intelligenzminderung*) gleichgestellt und kann zur Inanspruchnahme von Sozialleistungen (z. B. nach SGB IX) berechtigen.

Behçet-Krankheit f: engl. *Behçet's disease*; syn. (franz.) Grande Aphthose Touraine. Schubartig verlaufende systemische Vaskulitis* mit Befall venöser und arterieller Gefäße (sämtlicher Gefäßgrößen) und variabler Organe. Betroffene entwickeln z. B. rezidivierende Aphten*, Arthritis* und Uveitis*. Diagnostiziert wird klinisch, behandelt mit Immunsuppressiva*. Bei jungen männlichen Patienten ist die Prognose schlecht, ansonsten sind Spontanheilungen möglich.

Beihilfe zum Suizid → Sterbehilfe

Beikonsum m: syn. Beigebrauch. Zusätzliche Einnahme von Drogen*, Alkohol* oder nicht verschriebenen Medikamenten neben einem stetigen Gebrauch von einem anderen Suchtmittel, insbesondere bei einer Substitutionstherapie*.

Beikost f: engl. *supplementary food*. Im Säuglingsalter neben Muttermilch (Stillen*) oder Säuglingsmilch verabreichte Nahrungsmittel. Die Einführung von Beikost zur Gewährleistung einer bedarfsdeckenden Energie- und Nährstoffversorgung erfolgt frühestens im 5. und spätestens im 7. Lebensmonat durch schrittweisen Ersatz von Milchmahlzeiten durch verschiedene Breie.

Beinbeutel → Urinauffangbeutel

Beinbewegungen, periodische f pl: engl. *periodic limb movements (Abk. PLM)*. Serien von uni- oder bilateralen, unwillkürlichen Bewegungen der Extremitäten unterschiedlicher Intensität (meist Beine, seltener Arme und Beine). Kommt häufig vor bei Restless-Legs-Syndrom, periodic limb movement disorder, Schlafapnoesyndrom und Narkolepsie, bei Gesunden als Nebenbefund in der Polysomnografie ohne Krankheitswert, wenn nicht mit Schlafstörung assoziiert.

Hintergrund:
- Auftreten während des Schlafs, z. T. auch im ruhigen Wachzustand, alle 5–90 s in stereotypem Muster von 0,5–10 s Dauer und in Serien von mindestens 4 Bewegungen
- Ausmaß sehr variabel von Anspannung des M. tibialis anterior ohne Bewegungseffekt bis zu abrupter Beugung von Sprung-, Knie- und Hüftgelenk mit Streckung und Spreizung der Zehen
- führen teilweise zu kurzem Arousal*-Effekt
- Messung in der Polysomnografie*.

Beinexoprothese f: engl. *lower limb prosthesis*. Abnehmbarer Ersatz oder Teilersatz der unteren Extremität zur Gewährleistung der Steh- und Gehfähigkeit von Patienten mit Amputationen im Bereich des Beckens, Ober- und Unterschenkels, Knies und Fußes. Patienten erhalten eine Schulung durch Physio- oder Ergotherapeuten.

Formen:
- kosmetische Beinprothese: Wiederherstellung des äußeren Erscheinungsbilds
- funktionelle Beinprothese: **1.** Erreichen statischer und dynamischer Sicherheit beim Gehen und Stehen und Ermöglichen eines weitgehend natürlichen Bewegungsablaufs beim Gehen **2.** modular aufgebaute Beinprothese besteht abhängig von Amputationsniveau aus Fuß-, Kniegelenk-, Hüftgelenk- und Strukturkomponenten (einschließlich Dämpfungs- und Funktionselementen, oft computergesteuert) sowie Prothesenschaft, der den Stumpf aufnimmt und Prothese an Patienten ankoppelt.

Beingeschwür → Ulcus cruris

Beinhochlagerung f: engl. *leg-up position*. Erhöhte Lagerung der unteren Extremität(en) auf einem Kissen, einer Schiene oder durch die Einstellung des Krankenbetts zur Unterstützung des venösen Rückstroms im Rahmen der Thromboseprophylaxe*, bei venösen Erkran-

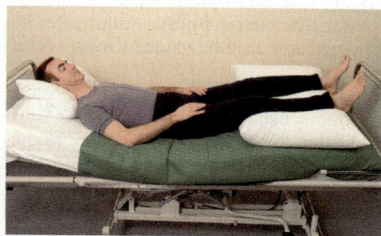

Beinhochlagerung [149]

kungen und kurzzeitiger Bewusstlosigkeit* (Schock*), bei Verletzungen oder zur Entspannung.

Vorgehen: Hochlagerung der Beine in einem Winkel von ca. 20° (siehe Abb.). Bei der Wahl der Lagerungshilfsmittel* ist darauf zu achten, dass die Gelenke in physiologischer Stellung und die dem Druck ausgesetzten Stellen weich (Weichlagerung*) oder frei (Freilagerung*) gelagert werden.

Beinlängendifferenz *f*: *engl.* limb length discrepancy. Unterschied der Beinlänge, evtl. mit Beckenschiefstand*, Skoliose*, oder Spitzfußstellung des gesunden Beins. Man unterscheidet zwischen echter und funktioneller Beinlängendifferenz. Die Diagnostik beinhaltet neben der körperlichen Untersuchung die Beinlängenmessung und bildgebende Verfahren. Behandelt wird konservativ, bei echter Beinlängendifferenz unter Umständen auch operativ.

Formen:
- echte Beinlängendifferenz (reelle einseitige Beinverkürzung oder -verlängerung): **1.** angeboren: z. B. bei partiellem Riesenwuchs, Dysmelie einer Extremität **2.** erworben: am wachsenden Skelett z. B. infolge Parese (u. a. bei Poliomyelitis), nach Epiphysenfraktur*, bei Gelenkerkrankung (z. B. Hüftgelenkluxation, Perthes*-Calvé-Legg-Krankheit, Koxitis*, Epiphyseolyse, Femurkopfnekrose*); beim Erwachsenen v. a. nach Hüftgelenkprothesenimplantation
- funktionelle Beinlängendifferenz: **1.** scheinbare Beinverlängerung oder -verkürzung durch Funktionsstörung im Bereich von Wirbelsäule, Becken, Muskulatur oder Gelenken, z. B. bei Hüft- und Kniebeugekontraktur, Adduktionskontraktur der Hüfte, Genu recurvatum **2.** bei Hüftgelenkluxation durch Verkürzung des Abstands zwischen Femurkopf und Beckenkamm.

Therapie: Abhängig von Ausmaß der Beinlängendifferenz und Alter des Patienten
- konservativ: **1.** Beinlängenausgleich, z. B. durch orthopädische Schuheinlage, Sohlenerhöhung oder orthopädischen Schuh **2.** bei funktioneller Beinlängendifferenz v. a. Physiotherapie
- operativ (nur echte Beinlängendifferenz): **1.** unter Umständen Beinverlängerung (Kallusdistraktion* mittels Fixateur oder Verlängerungsnagel) oder (selten) Verkürzungsosteotomie.

Beinödem *n*: Ein- oder beidseitige abnorme Flüssigkeitsansammlung (Ödem*) im Subkutangewebe der unteren Extremität. Die Ursachen sind vielfältig (z. B. kardial, renal, venöse oder Lymph-Abflussstörung, Eiweißmangel), die Therapie richtet sich nach der Grunderkrankung.

Hintergrund: Ursachen eines einseitigen Beinödems:
- venöse Abflussstörung (Phlebödem): **1.** tiefe Beinvenenthrombose (Phlebothrombose*) **2.** chronisch-venöse Insuffizienz* **3.** postthrombotisches Syndrom*
- Lymphabflussstörung (Lymphödem*)
- Verletzungen: **1.** Distorsion* des Knie- oder Sprunggelenks **2.** Muskelfaserriss* mit Einblutung, Muskelhämatom
- popliteale Synovialzyste (Baker*-Zyste)
- venöse Kompression durch Unterbauchtumor
- arterielle Erkrankungen (Aneurysma*, akute Thrombose oder Embolie)
- Begleitödem bei: **1.** akuter Phlebitis* **2.** Erysipel* **3.** Arthritis*
- artifizielles Ödem (Selbstverletzung).

Ursachen beidseitiger Beinödeme:
- Herzinsuffizienz*
- Niereninsuffizienz*
- Eiweißmangel (nephrotisches Syndrom, exsudative Enteropathie, Leberzirrhose)
- venöse Abflussstörung (Phlebödem, tiefe Beinvenenthrombose Phlebothrombose*), chronisch-venöse Insuffizienz*, postthrombotisches Syndrom*
- Lymphabflussstörung (Lymphödem*)
- venöse Kompression durch Unterbauchtumor
- Ödeme durch Medikamente (z. B. NSAR, Glukokortikoide, Östrogene, Kalziumantagonisten)
- Myxödem* bei Hypothyreose
- Lipödem*
- prämenstruelles Ödem (prämenstruelles* Syndrom)
- Schwangerschaftsödem.

Klinik:
- renale und kardiale Beinödeme sind „eindrückbar", d. h. nach Druck auf das geschwollene Gewebe bleibt eine sichtbare „Delle" zurück
- das Myxödem, das Lipödem und das Lymphödem im fortgeschrittenen Stadium sind nicht eindrückbare Beinödeme
- ein Lymphödem lässt sich über dem Grundgelenk der 2. Zehe die Haut nicht in Form einer Falte abheben (positives Stemmer*-Zeichen).

Therapie: Abhängig von der Grunderkrankung, z. B.
- bei renalen und kardialen Ödemen Behandlung mit Diuretika
- bei Lymphödem manuelle Lymphdrainage und Physiotherapie.

Beinorthese → Orthese

Beinplexuslähmung *f*: *engl.* lumbosacral plexus paralysis. Lähmung* infolge Schädigung des Plexus* lumbosacralis, z. B. bei Beckentrauma mit Schädigung der Nervenwurzeln. Nach Diagnosestellung durch körperliche Untersuchung, EMG und ENG wird meist konservativ* therapiert.

Beinschmerz *m*: *engl.* leg pain; *syn.* Schmerzen in den unteren Extremitäten. Ein- oder beidseitiger, in Ruhe oder bei Belastung auftretender Schmerz in der unteren Extremität, der von Schwellungen, Rötungen, Parästhesien*, Sensibilitätsstörungen* oder Bewegungseinschränkungen begleitet sein kann. Ursächlich sind Verletzungen, orthopädische, rheumatologische, neurologische, vaskuläre und metabolische Erkrankungen.

Hintergrund: Ursachen:
- Verletzungen: **1.** Fraktur* **2.** Luxation* **3.** Muskelfaserriss* **4.** Sehnenruptur*
- orthopädische Erkrankungen: **1.** Arthrose* (Hüft-, Knie-, Sprunggelenk) **2.** Arthritis* **3.** Bandscheibenvorfall* **4.** Bursitis* **5.** Tendovaginitis **6.** Knochentumor*
- rheumatologische Erkrankungen: **1.** rheumatoide Arthritis* **2.** Baker*-Zyste
- neurologische Erkrankungen: **1.** Ischialgie* **2.** Bannwarth*-Syndrom (Lyme-Borreliose) **3.** Polyneuropathie* **4.** Restless*-Legs-Syndrom
- vaskuläre Erkrankungen: **1.** pAVK **2.** Thrombose* **3.** Varikose*
- metabolische Erkrankungen: **1.** Diabetes mellitus (diabetische Polyneuropathie) **2.** Gicht* (Gichtarthritis).

Beintest *m*: *engl.* leg sign. Methode zum Nachweis der psychogenen Lähmung eines Beins. Wenn der liegende Patient das gesunde Bein gegen Widerstand hochhält, drückt er das angeblich paretische Bein unwillkürlich und unwissentlich mit Kraft gegen die Unterlage, um den Rumpf stabil zu halten.

Beinvenenthrombose *f*: *engl.* phlebothrombosis of the leg. (Oberflächliche) Thrombophlebitis* oder (tiefe) Phlebothrombose* der Beinvene(n).

Beinverkürzung → Beinlängendifferenz

Beinverlängerung → Beinlängendifferenz

Beinverlängerung → Verlängerungsosteotomie

Beinwell *m*: *engl.* comfrey; *syn.* Symphytum officinale. Staude aus der Familie der Rauhblattgewächse (Boraginaceae), die in Europa vorkommt und über entzündungshemmende, antimitotische, granulationsfördernde und wundheilende Wirkungen verfügt. Ihre Wurzel (Symphyti radix) enthält Allantoin*, Gerbstoffe, Rosmarinsäure, Triterpene und Pyrrolizidinalkaloide. Beinwell wird bei Prellung, Zerrung und Verstauchung äußerlich angewendet.

Beißzangen-Impingement → Pincer-Impingement

Bejel → Syphilis, endemische

Békésy-Hörtheorie

Békésy-Hörtheorie *f*: engl. *Békésy's theory*. Theorie zur Erklärung der beim Hören im Innenohr* ablaufenden hydromechanischen Prozesse.
Hintergrund: Vom Schall ausgelöste Wellen (sog. Wanderwellen) in der Endolymphe* wandern vom Stapes in Richtung Helicotrema* und lenken die Basilarmembran des Corti*-Organs aus. Entsprechend ihrer Frequenz wird an einer bestimmten Stelle ein Amplitudenmaximum aufgebaut (Dispersionstheorie). Dieses erregt die Sinneszellen an diesem Ort (Einorttheorie). Schallwellen hoher Frequenzen haben dieses Maximum in der Nähe des Stapes, Schallwellen niedriger Frequenzen im Bereich des Helicotremas*.
BEL: Abk. für → Beckenendlage
Belastung [Toxikologie] *f*: engl. *maximum permissible load*. Kurz- oder längerfristiger Kontakt des Organismus mit Schadstoffen oder Strahlung. Man unterscheidet äußere und innere Belastung.
Belastungsaufnahme → Röntgenaufnahme, gehaltene
Belastungsblutdruck *m*: engl. *exercise blood pressure*. Systolischer und diastolischer Blutdruck* während körperlicher Arbeit. Der Belastungsblutdruck wird auf dem Fahrradergometer mit dosierter Belastung (Ergometrie*) gemessen. Ein relativ zu hoher systolischer Belastungsblutdruck ist oft ein erster Hinweis auf eine später zu erwartende Ruhehypertonie. Werte > 200 mmHg deuten auf (spätere) kardiovaskuläre Erkrankungen.
Belastungsdyspnoe *f*: engl. *dyspnea on exertion*. Kurzatmigkeit (Atemnot) bereits bei geringer körperlicher Belastung*. Ursächlich sind z.B. eine verminderte Pumpfunktion des Herzens bei Herzinsuffizienz*, eine verminderte pulmonale Sauerstoffaufnahme bei interstitieller Lungenerkrankung oder eine verminderte Sauerstofftransportkapazität bei Anämie*.
Belastungsechokardiografie → Stressechokardiografie
Belastungs-EKG *n*: engl. *stress electrocardiogram*. Nichtinvasives kardiologisches Untersuchungsverfahren mit Aufzeichnung eines Elektrokardiogramms (EKG*) unter standardisierter, dynamischer körperlicher Belastung bei einem Fahrradergometer oder Laufband (Ergometrie*) zur Provokation myokardialer Ischämien* bei (Verdacht auf) KHK oder (Verdacht auf) Herzrhythmusstörungen*. Die Sensitivität* beim Nachweis einer signifikanten Koronarstenose* beträgt nur 45–50 %.
Prinzip:
– Aufzeichnung von Oberflächen-EKG* sowie nichtinvasive Blutdruckmessung vor, während und nach dosierter, zunehmender und reproduzierbarer körperlicher Belastung

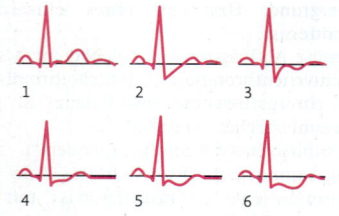

Belastungs-EKG: 1: unauffällige Erregungsrückbildung; 2: aszendierende ST-Streckensenkung von gesenktem Abgang (unspezifischer Befund); pathologische Befunde (Hinweis auf myokardiale Ischämie): 3: präterminale T-Negativierung; 4: horizontale ST-Streckensenkung; 5: deszendierende ST-Streckensenkung mit präterminal negativer T-Welle; 6: wie 5, nur ausgeprägtere ST-Streckensenkung.

– Beurteilung von Symptomen, Erregungsrückbildung und Herzrhythmus sowie Blutdruckverhalten
– Ziel: kardiale Ausbelastung mit Erreichen der maximalen Herzfrequenz unter Beachtung der Abbruchkriterien (siehe unten): 1. 200 – Lebensalter (Jahre) bei Fahrradergometrie 2. 220 – Lebensalter (Jahre) bei Laufbandergometrie.
– Untersuchung ist unter Reanimationsbereitschaft durchzuführen.

Auswertung: Zeichen einer KHK
– Auslösung von Angina pectoris
– pathologische Senkung der ST*-Strecke im EKG (siehe Abb.): 1. horizontale oder deszendierende ST-Senkung: **I.** ≥ 0,1 mV in den Extremitätenableitungen* oder **II.** ≥ 0,2 mV in den Brustwandableitungen* 2. träge aszendierende ST-Strecke, die 0,08 Sekunden nach dem J-Punkt noch 0,1 mV unterhalb der Nulllinie verläuft.

Belastungsfaktoren [Psychiatrie] *m pl*: engl. *burden*. Von außen auf eine Person einwirkende psychologische Größen, die zu Beanspruchung führen und dadurch die Person-Umwelt-Passung stören. Dazu gehören soziale Ereignisse ebenso wie Umweltfakten, z. B. Hunger, Schlafmangel, Krankheiten, Armut, Scheidung oder Misshandlungen.

Belastungsinkontinenz *f*: engl. *stress incontinence*. Unwillkürlicher Harnabgang bei intraabdominaler Druckerhöhung (z. B. körperliche Anstrengung) ohne spürbaren Harndrang bei insuffizientem Beckenbodenverschluss.
Ursachen:
– Insuffizienz des Verschlussmechanismus der weiblichen Urethra infolge Muskelschwäche des Beckenbodens und Hormonmangels
– postoperative Inkontinenz des Mannes (z. B. nach radikaler Prostatektomie)

Belastungsinkontinenz: Klinische Einteilung in Schweregrade.

Grad	Klinik
I	Harnverlust bei schwerer Belastung, z. B. Husten und Niesen
II	Harnverlust bei leichter Belastung, z. B. Aufstehen und Gehen
III	Harnverlust in Ruhe

Einteilung: In Schweregrade: siehe Tab.
Diagnostik:
– Anamnese: 1. Miktionstagebuch 2. Leidensdruck
– körperliche Untersuchung: 1. Provokationstest (Husten, Pressen, Lagewechsel) 2. Spekulumuntersuchung (Descensus) 3. Windeltest, Bonney*-Probe
– Harnuntersuchung, sonografische Restharnbestimmung
– urodynamische Untersuchung mit: 1. Zystomanometrie* (Ausschluss eines Dranges) 2. Urethradruckprofil* (urethraler Verschlussdruck, hypotone Urethra) 3. Uroflowmetrie* (infravesikale Obstruktion).

Therapie:
– primär konservativ (außer bei Kombination mit ausgeprägtem Descensus* uteri et vaginae): 1. Beckenbodentraining*, Vaginalkonen 2. Elektrostimulation 3. ggf. Gewichtsreduktion; 4. medikamentös (Duloxetin) 5. lokale Östrogentherapie
– operativ: 1. Schlingenoperation* 2. Kolposuspension 3. urethrale Injektion von bulking agents bewirkt nur kurzfristige Besserung und soll Frauen, die eine langfristige Heilung ihrer Belastungsinkontinenz anstreben, NICHT angeboten werden 4. Implantation eines artifiziellen Sphinkters.

Belastungsstörung, akute *f*: engl. *acute stress disorder* (Abk. ASD). Auftreten typischer Symptome als Folge einer außergewöhnlichen psychischen oder physischen Belastung (z. B. Unfall, Katastrophe, Gewalttat) mit einer Persistenz von > 2 Tagen. Davor gelten sie als normale psychische Reaktion bzw. Zustand ohne Krankheitswert im Sinne einer psychischen Störung.
Ursache: Außergewöhnliche körperliche bzw. psychische Belastung, für die der Betroffene keine Bewältigungsstrategie (Coping*) besitzt. Die Belastung stellt in der Regel eine ernsthafte Bedrohung der eigenen Sicherheit oder der einer nahestehenden Person dar (z. B. Gewalttat, Unfall, Naturkatastrophe, Kriegserlebnis).
Klinik:
– Bewusstseinseinengung*
– emotionale Taubheit (besonders Teilnahmslosigkeit und Anhedonie, Gleichgültigkeit)

- Intrusionen*
- erhöhte Erregung (mit Schlafstörung*, Reizbarkeit*, Schreckhaftigkeit, Steigerung der Vigilanz*, vegetativen Störungen)
- Überaktivität
- Vermeiden von Erinnerungsreizen
- sozialer Rückzug und Symptome einer generalisierten Angststörung
- dissoziative Zustände (Amnesie*, Derealisation*, Depersonalisation*)
- Verzweiflung und Hoffnungslosigkeit.

Therapie: Psychosoziale Unterstützung (z. B. Begleitungsangebot), bei Weiterentwicklung zu posttraumatischer* Belastungsstörung (siehe Trauma*, Abb. dort) oder anderen Folgeproblemen jedoch dann spezifisch dafür indizierte Therapie.

Belegzellen → Parietalzellen
Belladonna → Tollkirsche
Bell-Lähmung *f*: engl. *Bell's palsy*. Idiopathische* periphere Fazialisparese*.
Bellocq-Tamponade *f*: engl. *Bellocq's technique*. Hintere Nasentamponade* bei Epistaxis* mit Blutungsquelle in den hinteren Nasenabschnitten. Die Bellocq-Tamponade wird mit einer vorderen Nasentamponade kombiniert. Alternativ kann einfacher und für den Patienten weniger belastend mit einem speziellen Ballonkatheter* oder im Notfall mit einem Blasenkatheter* tamponiert werden.
Vorgehen: Einführen eines Gaze- oder Schaumstofftampons vom Mund aus bevorzugt in Intubationsnarkose (siehe Abb.).

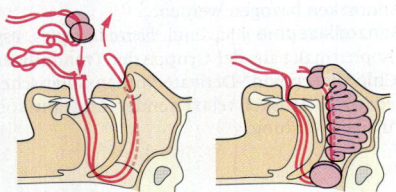

Bellocq-Tamponade

Bell-Phänomen *n*: engl. *Bell's phenomenon*. Simultane Aufwärtsbewegung der Augenbulbi bei geschlossenen Augen als Teil eines physiologischen Schutzreflexes. Bei peripherer Fazialisparese* kann häufig das Auge der betroffenen Gesichtshälfte nicht völlig geschlossen werden, durch die offene Lidspalte ist das Bell-Phänomen sichtbar (Abb.). Bei etwa 15 % der Gesunden fehlt das Bell-Phänomen.
Belly-Press-Test *m*: syn. Napoleon-Test. Klinische Untersuchungsmethode zur Funktionsprüfung des Musculus* subscapularis bei Verdacht auf eine Rotatorenmanschettenruptur*. Bei Läsion der Muskelsehne ist eine Innenrotation und damit die beim Test eingenommene „Napoleon-Haltung" nur eingeschränkt oder unter Schmerzen möglich (positiver Test).
Belmont-Report *m*: engl. *Belmont report*. Publikation zu den Grundprinzipien einer medizinischen Forschung, 1978 im Belmont Conference Center in Elkridge, Maryland (USA) entwickelt und am 18.4.1979 veröffentlicht.
Inhalte:
- Prinzip des Respekts und der Autonomie des Patienten, welches sich in der Einholung des informed* consent realisiert
- Prinzip der Fürsorge und Benefizienz (Nutzen-Risiko-Abwägung, „do not harm")
- Prinzip der Gerechtigkeit, welches Fairness bei der Auswahl von Forschungsprobanden postuliert, vor allem den Schutz besonders schutzbedürftiger Personengruppen (z. B. Menschen in Haft oder mit psychischen Störungen).

Belohnung *f*: engl. *remuneration*. Positives Ereignis oder positiver Reiz, der auf eine Reaktion oder ein Verhalten folgt, als Anreiz zur Motivation dient und damit diese Reaktion verstärkt. Belohnte Reaktionen treten mit größerer Wahrscheinlichkeit erneut auf.
Belohnungsaufschub *m*: engl. *reward delay*. Entscheidung für verzögert erfolgende, im Vergleich aber größere Belohnung*. Längerfristig zielführendes Verhalten wird nicht sofort verstärkt.
Forschung: Experimentell prüfbar durch Versuchsanordnungen in Abhängigkeit von Größe der zu erwartenden Belohnung und Latenz bis zu deren Eintritt. Die Aktivierung erfolgt v. a. in Präfrontalkortex und dopaminergen Nervenzellen. Die Entscheidung für größere und später eintretende Belohnung aktiviert v. a. den dorsolateralen Präfrontalkortex.
Belohnungslernen *n*: engl. *reward learning*. Lernen* durch positive Verstärkung*. Positive Verstärkung ist eine angenehme Konsequenz eines Verhaltens und tritt dann auf, wenn die Verhaltenskonsequenz die Wahrscheinlichkeit des Wiederauftretens dieser Reaktion unter ähnlichen Umständen steigert.
Anwendung: Die Wirksamkeit von positiver Verstärkung wird ausdrücklich in kognitiven Verhaltenstherapien eingesetzt, um die Auftretenswahrscheinlichkeit von erwünschtem Verhalten zu erhöhen und neue Verhaltensweisen aufzubauen. Belohnungslernen wird als Therapieelement über alle Störungen eingesetzt. So kann z. B. die persönliche Hygiene eines an Schizophrenie erkrankten Patienten oder die Aktivität eines depressiven Patienten durch das gezielte Belohnen erwünschter Verhaltensweisen gesteigert werden.
Benachteiligungsverbot *n*: engl. *prohibition of discrimination*. In der Verfassung verbrieftes Recht, nicht wegen seines Geschlechts, seiner Abstammung, seiner Sprache, seiner Heimat oder Herkunft, seines Glaubens, seiner religiösen oder politischen Anschauungen oder seiner Behinderung benachteiligt zu werden.
Rechtsgrundlagen:
- Art. 3 Abs. 3 Grundgesetz
- Art. 14 Europäische Menschenrechtskonvention (EMRK)
- § 7 Allgemeines Gleichbehandlungsgesetz
- § 35 Bundesbeamtengesetz
- § 81 Abs. 2 S. 1 SGB IX.

Inhalt: Das subjektive Abwehrrecht des Art. 3 Abs. 3 GG bindet unmittelbar die Träger öffentlicher Gewalt. Im Privatrechtsverhältnis entfaltet es keine unmittelbare Wirkung, bindet aber den Gesetzgeber, der für eine diskriminierungsfreie Rechtsordnung zu sorgen hat.
Benazepril → ACE-Hemmer
Bence-Jones-Proteine *n pl*: Unkontrolliert von entarteten Plasmazellen* gebildete freie* Leichtketten (Paraproteine*), die im Urin ausgeschieden werden (Bence*-Jones-Proteinurie). Bence-Jones-Proteine sind typisch für das multiple Myelom*. Sie sind frei filtrierbar und werden im proximalen Tubulus der Niere* teilweise rückresorbiert. Sie sind nephrotoxisch, bei Auftreten drohen eine Myelomniere oder Leichtketten-Nephropathie.
Indikationen zur Laborwertbestimmung:
- Verdacht auf multiples Myelom oder monoklonale Gammopathie, z. B. bei Osteolysen* oder auffälliger Serum-Eiweiß-Elektrophorese (M*-Gradient)
- Sturzsenkung
- unklare Niereninsuffizienz*
- Verdacht auf Amyloidose*.

Bewertung: Erhöhte Konzentrationen oder qualitativer Nachweis im Urin:
- Monoklonale Gammopathie unklarer Signifikanz (MGUS)
- Plasmozytom*, multiples Myelom und andere Non*-Hodgkin-Lymphome
- Morbus Waldenström
- passager im Rahmen von (chronischen) Infektionen
- Amyloidose*.

Bence-Jones-Proteinurie *f*: engl. *Bence-Jones proteinuria*. Ausscheidung niedermolekularer, nephrotoxischer Paraproteine* (Bence*-Jones-Proteine) im Urin (Leichtketten der Immunglobuline* vom κ- und/oder λ-Typ). Eine Bence-Jones-Proteinurie kommt vor bei 60–70 % der Patienten mit multiplem Myelom*, Makroglobulinämie* und AL-Amyloidose.
Komplikationen:
- Leichtketten-Nephropathie mit: **1.** progredienter Niereninsuffizienz* infolge Glomerulosklerose **2.** Verlegung der distalen Tubuli durch präzipitierte Proteinkomplexe aus

benigne

Leichtketten-Polypeptiden und Tamm-Horsfall-Mukoprotein
- Entstehung einer Myelomniere (interstitielle Nephropathie)
- akutes Nierenversagen durch intrarenale Obstruktion
- sekundäres Debré-Toni-Fanconi-Syndrom, verursacht durch chronische proximal-tubuläre Schädigung
- erhöhte Empfindlichkeit der Nierenfunktion gegenüber Hypovolämie u. a. nephrotoxischen Einflüssen.

benigne: engl. *benign*. Gutartig.
benigne Granulomatose → Sarkoidose
benigne Hirnstammenzephalitis → Bickerstaff-Enzephalitis
benignes synoviales Histiozytom → Synovialitis, pigmentierte villonoduläre
Ben-Lucas-Effekt → Versuchsleiter-Erwartungseffekt
Bennet-Bewegung f: engl. *Bennet's movement*. Körperlicher Seitversatz des Unterkiefers bei Seitwärtsbewegungen (physiologisch), bei denen der Gelenkkopf auf der Mediotrusionsseite (Okklusion*) nach innen unten und vorn und gleichzeitig der Gelenkkopf der Laterotrusionsseite nach außen geht.
Bennett-Luxationsfraktur f: engl. *Bennett's fracture-dislocation*. Luxationsfraktur an der Basis des Metakarpale I (MC I) durch Stauchung des adduzierten Daumens in seiner Längsachse. Behandelt wird meist operativ.
Ursache: Bei dieser Form der Mittelhandfraktur* wird der Schaft durch Zug des M. abductor pollicis longus nach proximal-radial disloziert, während ein Fragment mit ligamentärem Anschluss an die Mittelhand an seiner normalen Stelle am ulnaren Rand der Basis bleibt (siehe Abb.).
Differenzialdiagnose: Rolando*-Fraktur.
Therapie: Wegen dynamischer Instabilität wird in der Regel eine offene (ORIF = Open* Reduction Internal Fixation mit Miniplatten) oder geschlossene (perkutane Spickdrahtosteosynthese mit temporärer Transfixation des MC I auf MC II nach Moberg) Stabilisierung erforderlich.
Benommenheit f: engl. *numbness*. Leichteste Form der quantitativen Bewusstseinsstörung* mit verlangsamtem Denken, Handeln und erschwerter Orientierung, aber erhaltener Kommunikationsfähigkeit; Vorkommen bei Flüssigkeitsmangel, Sonnenstich, Fieber, Migräne, Alkohol, Drogen, UAW, Intoxikationen*, Enzephalitis*, metabolischen Störungen (etwa Diabetes* mellitus) und Schlafentzug. Physiologisch ist Benommenheit beim Aufwachen, unter Hypnose, bei Meditation und Entspannungsübungen.
Benserazid n: DOPA*-Decarboxylase-Hemmer, der in Kombination mit Levodopa* zur Behandlung des Parkinson*-Syndroms eingesetzt wird. Die Einnahme vermindert den Abbau von DOPA* außerhalb des Gehirns und führt somit zu höheren Blutkonzentrationen. Eine Anwendung beim Restless*-Legs-Syndrom ist ebenfalls möglich. Nebenwirkungen sind Übelkeit und Tachykardien*.

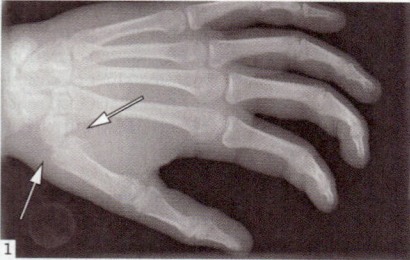
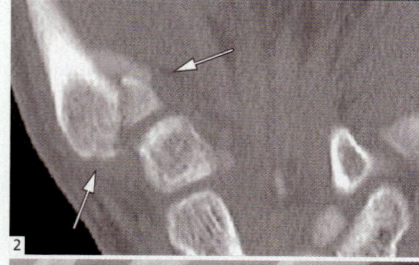
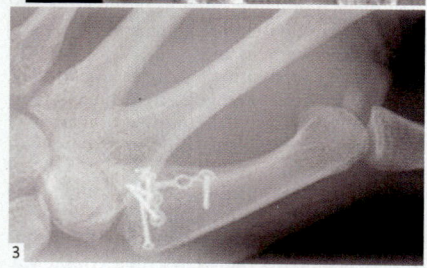

Bennett-Luxationsfraktur: 1: Luxationsfraktur des linken Daumens, Röntgenaufnahme a.-p.; 2: CT, 2 Schichten; Pfeile zeigen auf das in Position verbleibende ulnare Fragment und das dislozierte Metakarpale I; 3. postoperative Röntgenaufnahme nach Versorgung mit Miniplatten. [108]

Bentall-deBono-Operation f: engl. *Bentall deBono operation*; syn. Bentall-Operation. Operatives Verfahren mit Ersatz von Aorta ascendens und Aortenklappe durch klappentragende Gefäßprothese* und End-zu-Seit-Anastomosierung der Koronararterien in der Prothese. Indikationen für den Eingriff sind Aortenaneurysma* oder Aortendissektion* der proximalen Aorta ascendens mit Aortenklappeninsuffizienz* durch Dilatation des Aortenrings. Siehe Abb.
Bentley-Filter → Bluttransfusionsfilter
Benzamide n pl: Derivate des Carbonsäureamids der Benzoesäure, die als Neuroleptika* und Antidepressiva* eingesetzt werden. Benzamide weisen ein geringes Interaktionsprofil auf, sodass eine Kombination mit anderen Neuroleptika möglich ist. Zu den Vertretern gehören Amisulprid*, Sulpirid und Tiaprid.
B-Enzephalitis → Enzephalitis, japanische
Benznidazol n: Antiprotozoenmittel* (Imidazolderivat*), das zur Behandlung der Chagaskrankheit (amerikanische Trypanosomiasis) auf der WHO-Liste der unentbehrlichen Arzneimittel aufgeführt ist. Benznidazol führt durch die Bildung von Nitrosoradikalen zu DNA-Strangbrüchen und Zelltod. Es ist in Deutschland nicht im Handel, kann aber über internationale Apotheken bezogen werden.
Benzodiazepine n pl: engl. *benzodiazepins*. Psychopharmaka aus der Gruppe der Tranquilizer* (Chlordiazepoxid*-Derivate) mit anxiolytischer, sedativer, Muskel relaxierender und antikonvulsiver Wirkung.

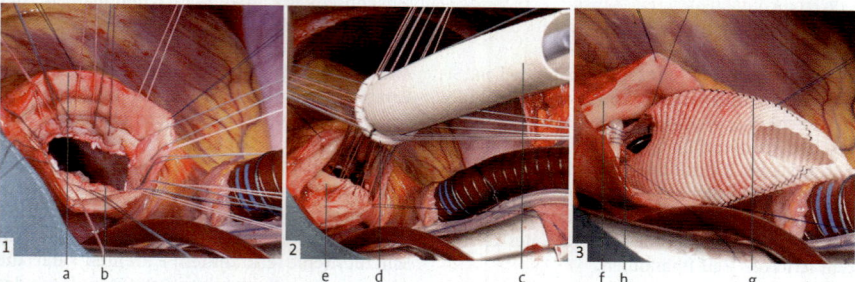

Bentall-deBono-Operation: Operationssitus; 1: native Aortenwurzel (a) nach Resektion der Aortenklappentaschen am Anulus fibrosus (b); 2: Verankerung der klappentragenden Gefäßprothese (c; d: mechanische Aortenklappe) in den nativen aortalen Anulus fibrosus (e) durch Polyester/Polybutylat-Filz (Teflonfilz) unterlegte U-Nähte; 3: Reimplantation der Koronarostien (f) in die Dacronprothese (g) nach Ausschneiden passender Öffnungen (h) in die Prothese. [129]

Wirkungsmechanismus: Benzodiazepine verstärken über die allosterische Veränderung des $GABA_A$-Rezeptors* (Steigerung des Chlorideinstroms in die Zelle) die hemmende Funktion GABAerger Neurone. Dadurch schirmen sie das limbische System gegenüber äußeren Einflüssen ab. Dies erfolgt durch Dämpfung der Aktivierung des Wachzentrums (Formatio reticularis) durch einen verstärkenden Einfluss auf die inhibierenden GABA-Neurone. Über spezifische Bindungsstellen (Benzodiazepin*-Rezeptoren) werden benachbarte GABA*-Rezeptoren von einer Low-affinity-Form in eine High-affinity-Form überführt, mit der die freigesetzte GABA stärker reagiert. Im Gegensatz zu anderen Psychopharmaka* haben sie keinen oder nur minimal ausgeprägte antagonistische Wirkungen gegenüber Dopamin und Histamin.

Indikationen:
- Angst- und Spannungszustände, Schlafstörung*
- im Rahmen der Anästhesiologie z. B. zur Prämedikation* (meist Midazolam*, auch Lormetazepam*, Lorazepam*, Diazepam*, Flunitrazepam*) oder als Injektionsnarkotikum bzw. mit Ketamin* zur RSI
- in der Intensivmedizin z. B. im Rahmen von Analgosedierung*, notfallmedizinisch bei Status* epilepticus (z. B. Lorazepam)
- in der Neurologie Anwendung als Antiepileptikum, zentrales Muskelrelaxans.

Praxishinweise:
- möglichst kurzfristige Krisenintervention: wegen Abhängigkeitspotenzial Einnahme max. 4 Wochen
- Antidot: Flumazenil*.

Benzodiazepin-Rezeptoren *m pl*: Rezeptoren des ZNS, an denen Benzodiazepine* als Agonisten wirken.

Klinische Bedeutung: Pharmakologische Beeinflussung durch
- Benzodiazepin-Rezeptor-Antagonisten: können die pharmakologischen Effekte der Benzodiazepine aufheben und finden deswegen Anwendung bei Benzodiazepinintoxikation, z. B. Flumazenil*
- Benzodiazepin-Rezeptor-Agonisten: finden Anwendung bei Schlafstörungen, z. B. Zolpidem*, Zopiclon*, Zaleplon*, Eszopiclon, Indiplon (aktuell in klinischer Entwicklung als Wirkstoff gegen Insomnien).

Benzoylperoxid *n*: Keratolytikum und Aknemittel, das antimikrobiell, antiseptisch und sebostatisch wirkt. Es wird als Lokaltherapeutikum bei (milden Formen von) Acne* vulgaris eingesetzt. Benzoylperoxid darf nicht mit Schleimhäuten und der Augenbindehaut in Kontakt kommen. Zu den Nebenwirkungen zählt die irritative Dermatitis.

Benzylbromid → Augenreizstoffe

Benzylpenicillin *n*: Penicillin G aus der Gruppe der halbsynthetischen, nicht Betalaktamase-festen Betalaktam*-Antibiotika. Benzylpenicillin ist das wirksamste Penicillin mit bakterizider Wirkung insbesondere auf proliferierende grampositive Bakterien wie Strepto-, Meningo-, Gonokokken, Diphtheriebakterien und Spirochäten. Benzylpenicillin ist säurelabil und daher nur zur parenteralen Anwendung geeignet. Im Handel ist auch eine Depotformulierung (Benzylpenicillin-Benzathin) erhältlich.

Beobachtung *f*: engl. *observation*. Erfassung sinnlich wahrnehmbarer Vorgänge und Umstände. Zur wissenschaftlichen Beobachtung gehören planmäßige, theoretisch begründete Erfassungen von Vorgängen, Ereignissen und Verhaltensweisen von Lebewesen in bestimmten Situationen anhand eines Beobachtungsprotokolls. Die Beobachtung ist neben Interview*, Experiment* und Inhaltsanalyse eine der 4 wesentlichen empirischen Forschungsmethoden der Psychologie.

Beobachtungsfehler *m*: engl. *error of observation*. Fehler in bei Beobachtungen* gewonnen Daten. Beobachtungsfehler können minimiert werden durch u. a. Reduktion der Beobachtungskategorien auf eine überschaubare Menge, Verankerung der Beobachtungsmerkmale an beobachtbaren Verhaltensweisen, Verwenden deskriptiver (im Gegensatz zu interpretativer) Sprache, zeitnahes Erfassen des Beobachteten. Sie sind zu unterscheiden von Beurteilungsfehlern.

Einteilung:
- Fehler beim Beobachter: beziehen sich auf Wahrnehmung, Interpretation, Erinnern und Wiedergabe des Beobachteten
- Fehler beim Beobachtungsinstrument: entstehen durch Reaktivitäts- und Erwartungseffekte, durch mangelhafte Beobachtungssysteme oder Auswahl der Beobachtungsobjekte
- Fehler aufgrund äußerer Bedingungen: entstehen durch mangelhafte Beobachtungsbedingungen, durch Selektion und durch Verzerrung bei technischen Geräten.

BERA: Abk. für engl. *brainstem evoked response audiometry* → Reaktionsaudiometrie, elektrische

Beratung, genetische *f*: engl. *genetic counselling*. Beratung durch einen Arzt für Humangenetik oder einen anderen speziell qualifizierten Arzt bei Vorliegen von erblichen oder möglicherweise erblichen Erkrankungen in der Familie. Sie umfasst die diagnostische, therapeutische und soziale Situation der zu Beratenden in Hinblick auf die eigene Situation und auf möglichen Kinderwunsch.

Beratungseinsatz [Pflege] *m*: engl. *compulsory nursing care assignment*. Bei Bezug von Pflegegeld* nach § 37 SGB XI gesetzlich vorgeschriebene Beratung des Pflegebedürftigen und der Pflegepersonen in der eigenen Häuslichkeit durch eine zugelassene Pflegeeinrichtung. Ziel ist die Sicherung der Qualität der ambulanten Pflege* sowie regelmäßige Hilfestellung und praktische pflegefachliche Unterstützung der häuslich Pflegenden.

Bereichskleidung *f*: engl. *scrubs*. Besonders (meist farblich) gekennzeichnete Berufs- und Arbeitskleidung, die in Funktionsbereichen mit einer erhöhten Anforderung an Keimarmut getragen wird, z. B. im Operationsbereich oder in der Intensivpflege*. Ein infektionspräventiver Effekt der Bereichskleidung ist nicht nachgewiesen. In der TRBA 250 wird das Tragen von Bereichskleidung nicht gefordert.

Prinzip: Die Farbe (oft grün oder blau) dient als Signal dafür, dass die Bereichskleidung nicht außerhalb des zugewiesenen Bereichs getragen werden soll (Kontrollfunktion). Bereichskleidung wird über der privaten Unterwäsche getragen und meist in einer Personalschleuse übergezogen. Ein komplettes Set besteht aus Hose (am Knöchel geschlossen), Hemd, Socken und Schuhen. Aus ökonomischen und organisatorischen Gründen empfiehlt sich eine einheitliche Bereichskleidung für beide Geschlechter. Besondere Anforderungen an die Bereichskleidung sind:
- flusenarm (Partikel verschmutzen Umgebung)
- ergonomisch
- bequem
- aufbereitbar
- Gewährleistung von ausreichend Bewegungsfreiheit (erhöht die Trageakzeptanz)
- Austausch von Wärme und Feuchtigkeit.

Bereitschaftspotenzial *n*: engl. *readiness potential*. Vor Ausführung einer willentlichen Bewegung ableitbares, langsam (ca. 2 s) ansteigendes negatives EEG-Potenzial, das mit der Vorbereitung der Bewegung in Zusammenhang steht. Es wird zu den kognitiven Potenzialen gerech-

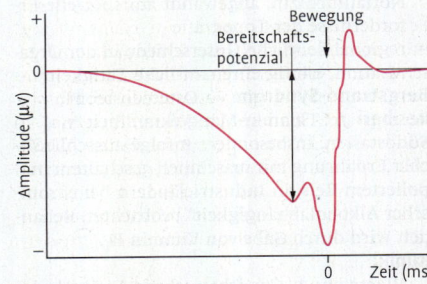

Bereitschaftspotenzial

net, da kognitive Prozesse wie das Planen der Bewegung ebenso wie motorische Prozesse zur Entstehung beitragen.
Vorgehen: Das Bereitschaftspotenzial wird durch Mittelung zahlreicher (> 30) EEG-Abschnitte errechnet. Es hat die höchste Amplitude über prämotorischen kortikalen Arealen kontralateral zur Körperhälfte, welche die Bewegung ausführt. Die maximale Negativierung fällt ungefähr mit dem Zeitpunkt zusammen, zu dem die Bewegung ausgeführt wird (siehe Abb.).
Berger-Effekt m: engl. Berger's effect. Unterdrückung des okzipitalen Alpha*-Rhythmus im EEG beim Öffnen der Augen (On-Effekt) und Aktivierung der okzipitalen Alpha-Wellen beim Schließen der Augen (Off-Effekt).
Berger-Nephritis → IgA-Nephropathie
Berger-Rhythmus m: engl. Berger's rhythm. Okzipitaler Alpha*-Rhythmus (ca. 10 Hz) im EEG. Der Berger-Rhythmus ist die Hauptkomponente des EEG bei wachen, entspannten, gesunden Personen.
Bergkrankheit → Höhenkrankheit
Bergonié-Tribondeau-Gesetz n: engl. law of Bergonié-Tribondeau. Regel, die aussagt, dass die Strahlensensibilität von Zellen mit dem Grad der reproduktiven Aktivität steigt und mit dem Grad der Differenzierung sinkt. Heute nicht mehr als allgemeingültig angesehen.
Bergrettung f: engl. mountain rescue service. Rettungsdienstliche Patientenversorgung in Berggebieten. Die Bergrettung geschieht möglichst durch medizinisches und paramedizinisches Personal, das eine spezielle Ausbildung im Bereich Gebirgsmedizin und Bergungstechnik besitzt, in Zusammenarbeit mit Personal mit speziellen Kenntnissen zu Topografie und meteorologischen Bedingungen, z. B. Bergführern.
Beschreibung:
– notfallmedizinische Rettung und Transport von Patienten bodengebunden oder durch Rettungstransporthubschrauber je nach Lage mit Landung, Abseilung, Windenbergung oder Rettung am Fix-Seil
– Beachtung allgemeingültiger Regeln der Notfallmedizin, angewandt auf spezielle Erfordernisse der Topografie
– regional deutliche Unterschiede in der Organisation, häufig ehrenamtliche Tätigkeit.
Bergstrand-Syndrom → Osteoidosteom
Beriberi f: Thiamin-Mangelkrankheit v. a. in Südostasien, insbesondere infolge ausschließlicher Ernährung mit maschinell geschältem und poliertem Reis. In Industrieländern bei chronischer Alkoholabhängigkeit* beobachtet. Behandelt wird durch Gabe von Vitamin B_1.
Klinik:
– allgemein: **1.** Gewichtsverlust, Appetitlosigkeit, Übelkeit, Erbrechen **2.** Müdigkeit **3.** psychische Veränderung (Depression, Angstzustände, Reizbarkeit) **4.** Muskellähmung und -atrophie
– akute Säuglingsberiberi bei bruststillten Kindern von Müttern mit Thiaminmangel: in der Folge akute Herzinsuffizienz* (häufig letal)
– chronische Beriberi: Ödeme, periphere Nervenlähmung und Herzinsuffizienz (Shôshin)
– zerebrale Beriberi: neurologische Symptome, Wernicke*-Enzephalopathie, häufig auch als Komplikation der chronischen Alkoholabhängigkeit*.
Berliner-Blau-Reaktion f: engl. Berlin-blue reaction. Zytochemische Methode zum Nachweis von Eisen in Makrophagen und zur Darstellung von Sideroblasten* und Siderozyten. Mit der gleichen Reaktion (andere Technik) ist auch ein Eisennachweis in Herzfehlerzellen* möglich.
Berlin-Ödem n: engl. Berlin's edema. Schwellung und weißliche Trübung der Retina* nach einer Augenprellung (Contusio bulbi). Das Berlin-Ödem führt zu vorübergehenden Sehstörungen, kann aber auch bleibende Schäden wie Netzhautlöcher und Ablatio retinae verursachen. Siehe Abb.

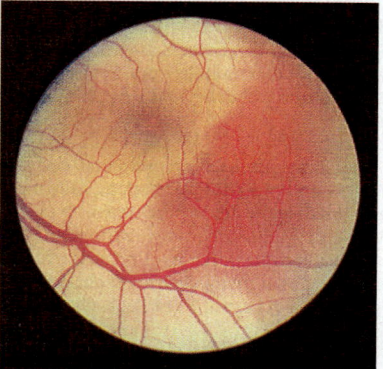

Berlin-Ödem: Ausgedehntes Berlin-Ödem nach Contusio bulbi. [216]

Berloque-Dermatitis → Lichtdermatose
Bernard-Soulier-Syndrom → Thrombozytopathie, makrothrombozytäre
Berührung f: engl. touch; syn. Hautkontakt. Aktiver oder passiver Körperkontakt als Form der nonverbalen Kommunikation. Berührungen unterliegen kultur-, status- und altersabhängigen Regeln. Im Unterschied zur allgemeinen Freiwilligkeit von Berührung kommt es bei Pflegetätigkeiten (z. B. Waschen, Hilfeleistung beim Ausscheiden) häufig zur Überschreitung der individuell unterschiedlichen Intimgrenze (siehe Scham*).
Hintergrund: Die Bewertung von Berührung durch die beteiligten Menschen erfolgt
– situationsbedingt
– direkt durch: **1.** körperliche Voraussetzungen für die Berührungsempfindung (somatosensorische Disposition) **2.** das betroffene Körperteil **3.** Qualität und Grund der Berührung
– individuell.
Den Einflussgrößen entsprechend wird eine Berührung als angenehm oder unangenehm empfunden und ggf. verweigert. Allgemein akzeptiert sind Berührungen an Hand, Stirn und Arm. Die Berührung am Oberarm wird von älteren Menschen als angenehm, Berührung an der Schulter jedoch als unangenehm geschildert. Nicht akzeptiert sind Berührungen an Beinen oder Rumpf und alle als unerwünschte sexuelle Annäherung empfundenen Berührungen (Berührungstabu).
Formen:
– spontane, auch dem eigenen Ausdruck dienende (expressive) Berührung; z. B. im therapeutischen Sinn ausgeübte Berührungen wie: **1.** Streicheln **2.** Einreibung **3.** Massage
– Berührung im Rahmen von mechanisch (instrumentell) ausgeführten Handlungen (z. B. Intimpflege*, Säuberung) zur Erledigung der vom Patienten normalerweise selbstständig ausgeführten Tätigkeiten.
Um für Patienten und Pflegende unangenehme Berührungen zu vermeiden, gilt nach H. P. McKenna:
– expressive Berührung nur bei Vertrauen des Patienten
– Berührung auf das Notwendige beschränken oder ggf. nach Bedürfnis des Patienten ausweiten
– auf Signale achten und Distanzbedürfnis akzeptieren.
Berührungssensibilität f: engl. touch sensitivity. Empfindungen bei Berührung*, die abhängig sind aufseiten des Berührten von der psychischen und physischen Verfassung (Sensibilitätsstörungen*), z. B. der Leitfähigkeit und Dichte der Nervenendigungen in der Haut (Sensoren), sowie aufseiten des Berührenden von der empathischen Sensibilität und dem Tastsinn*.
Berührungssensor m: syn. Berührungs-Rezeptor. Kutane Mechanosensoren*, die zur Wahrnehmung von Berührung, Scherung, Dehnung und Druck dienen. Berührungssensoren können oberflächlich (Epidermis*, obere Dermis*) oder tief (untere Dermis, Subkutis*) liegen und unterscheiden sich u. a. in ihrer Adaptionsgeschwindigkeit, in der Größe ihrer rezeptiven Felder und der Qualität ihres adäquaten Reizes*.
Einteilung: Es lassen sich 4 Berührungssensoren unterscheiden:

- Meissner*-Tastkörperchen: **1.** schnell adaptierend **2.** oberflächlich liegend (obere Dermis) **3.** geringe Reizschwelle* **4.** kleines rezeptives Feld **5.** primäre Sinneszelle **6.** misst Geschwindigkeit (Druckänderung) und reagiert auf Vibrationen mit einer Frequenz von 20–50 Hz **7.** fehlt bei behaarter Felderhaut (stattdessen Haarfollikel*-Sensor)
- Merkel*-Tastscheibe: **1.** langsam adaptierend **2.** oberflächlich liegend (Epidermis) **3.** höhere Reizschwelle **4.** kleines rezeptives Feld **5.** sekundäre Sinneszelle **6.** misst den Druck
- Ruffini*-Körperchen: **1.** langsam adaptierend **2.** tiefer liegend (untere Dermis) **3.** höhere Reizschwelle **4.** großes rezeptives Feld **5.** primäre Sinneszelle **6.** misst Dehnung und Druck
- Vater*-Pacini-Lamellenkörperchen: **1.** schnell adaptierend **2.** tiefer liegend (Subkutis) **3.** geringe Reizschwelle **4.** großes rezeptives Feld **5.** primäre Sinneszelle **6.** misst Beschleunigung und reagiert auf Vibrationen mit einer Frequenz von 250–300 Hz.

Berufsethik *f*: engl. *professional standards*. Moralischer Kodex, an dem sich die Mitglieder einer Berufsgruppe in ihrem Verhalten orientieren sollen. Die Menschenrechte als eine der grundlegenden ethischen Vereinbarungen stellen auch die Basis einer Berufsethik dar.

Berufsgeheimnis → Schweigepflicht

Berufsgenossenschaften *f pl*: engl. *employers' liability insurance fund*. Die für Unternehmen (Betriebe, Verwaltungen, Einrichtungen und definierte Tätigkeiten) zuständigen Träger der gesetzlichen Unfallversicherung* (GUV), soweit nicht durch Gesetz die Zuständigkeit der landwirtschaftlichen Berufsgenossenschaft oder der Träger der GUV der öffentlichen Hand gegeben ist.

Berufskrankheit *f*: engl. *occupational disease*; Abk. BK. Durch besondere Einwirkungen (z. B. chemische, physikalische, infektiöse) bei beruflichen Tätigkeiten verursachte oder wesentlich verschlimmerte, meist chronische Erkrankung insbesondere von Haut, Halte- und Bewegungsapparat, Atemwegen und Innenohr, die als Versicherungsfall im Sinne der gesetzlichen Unfallversicherung* (§ 9 Abs. 1 SGB VII) gilt.

Berufslebensdosis *f*: engl. *lifetime dose*; syn. Lebensalterdosis. Maximale Strahlendosis (400 mSv), der nach § 77 Strahlenschutzgesetz eine Person in ihrem Leben aufgrund beruflicher Strahlenexposition insgesamt ausgesetzt sein darf.

Berufsunfähigkeit *f*: engl. *occupational disability*. Zustand eines Versicherten, der infolge Krankheit oder Behinderung nicht mehr in der Lage ist, seinen Beruf oder eine nach der bisherigen Ausbildungs- und Berufserfahrung gleichwertige Tätigkeit auszuüben. In der GRV wurde der Begriff der Berufsunfähigkeit zum 1.1.2001 durch den der Erwerbsminderung* ersetzt.

Voraussetzungen: Nach der seit 1.1.2001 gültigen Fassung des § 43 SGB VI ist ein Versicherter der GRV:
- teilweise erwerbsgemindert, wenn dieser wegen Krankheit oder Behinderung* auf nicht absehbare Zeit außerstande ist, unter den üblichen Bedingungen mindestens 6 Stunden täglich erwerbstätig zu sein
- voll erwerbsgemindert, wenn dieser unter den gleichen Voraussetzungen außerstande ist, mindestens 3 Stunden täglich erwerbstätig zu sein.

BES: Abk. für → Binge-Eating-Störung

Beschäftigungsneuritis *f*: engl. *occupational neuritis*. Durch bestimmte repetitive Tätigkeiten auftretende mechanische Irritation oder Läsion peripherer Nerven, z. B. Ulnarislähmung, Radialislähmung oder Karpaltunnelsyndrom*.

Beschäftigungsneuropathie → Beschäftigungsneuritis

Beschäftigungstherapeut → Ergotherapeut

Beschäftigungstherapie *f*: engl. *occupational therapy*. Nicht mehr gebräuchlicher Begriff für ein Teilgebiet der Ergotherapie*, das handwerkliche oder gestalterische Angebote umfasst (z. B. singen, basteln, malen, kochen).

Anwendung:
- bei Patienten im Rahmen von Rehabilitationsmaßnahmen, psychisch Kranken und Kindern mit Entwicklungsverzögerungen
- im Altenbereich zum Erhalt individueller Fähigkeiten
- als Sozialprogramm für Langzeitarbeitslose.

Beschäftigungsverbot *n*: engl. *prohibition to employ*. Arbeitnehmerschutz, der in Verordnungen sowie Gesetzen geregelt ist und Beschäftigte vor Gefahren schützen soll, die bei oder durch die Arbeit entstehen.

Anwendung:
- im Rahmen von § 4 Mutterschutzgesetz und Mutterschutzrichtlinienverordnung
- bei Kindern über 13 Jahren und vollzeitschulpflichtigen Jugendlichen, soweit nicht das Jugendarbeitsschutzgesetz und die Kinderarbeitsschutzverordnung (vom 23.6.1998) Ausnahmen vorsehen: 1. unter 13 Jahren gilt nach § 5 Jugendarbeitsschutzgesetz ein generelles Arbeitsverbot 2. für Theater-, Musik- oder Filmvorführungen gelten Ausnahmeregeln nach § 6 Jugendarbeitsschutzgesetz zu „behördlichen Ausnahmen für Veranstaltungen".

Beschleuniger → Teilchenbeschleuniger

Beschleunigungstrauma der Halswirbelsäule → HWS-Distorsion

Beschneidung → Klitoridektomie

Beschneidung → Zirkumzision

Beschwerde *f*: engl. *appeal complaint*. Rechtsbehelf gegen Entscheidungen und Maßnahmen einer Behörde oder eines Gerichts. Ausgenommen sind grundsätzlich Urteile, gegen die in der Regel die ordentlichen Rechtsmittel (Berufung, Revision) zulässig sind.

Rechtsgrundlagen:
- Regelung des zivilprozessualen Beschwerderechts in §§ 567–577 Zivilprozessordnung (ZPO)
- im Strafverfahren in §§ 304–311a Strafprozessordnung (StPO)
- im verwaltungsgerichtlichen Verfahren in §§ 146–152a Verwaltungsgerichtsordnung (VwGO)
- im sozialgerichtlichen Verfahren in §§ 172–176 Sozialgerichtsgesetz (SGG).

BESD-Skala → Beurteilung von Schmerzen bei Demenz-Skala

Besenreiservarizen *f pl*: engl. *spider veins*; syn. Besenreiser. Unterform der Varikose* mit Erweiterung kleinster intrakutaner Beinvenen, die spinnwebenartig, rötlich-bläulich durch die Haut schimmern. Besenreiservarizen sind oft ohne Krankheitswert, können aber auch Frühsymptom einer chronischen Venenerkrankung sein (siehe chronisch-venöse Insuffizienz*). Die meist aus kosmetischen Gründen durchgeführte Behandlung erfolgt mit Laserkoagulation oder Sklerotherapie*. Siehe Abb.

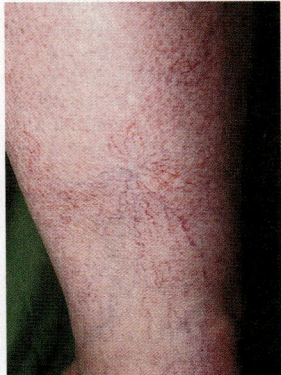

Besenreiservarizen: Typische, von einem zentralen Punkt ausgehende, oberflächliche Venenbildung am Bein. [31]

Besnier-Boeck-Schaumann-Krankheit → Sarkoidose

Best-Krankheit *f*: engl. *Best macular dystrophy*; syn. vitelliforme Makuladystrophie. Autosomal-dominant erbliche Form der Makuladystrophie*. Zentralskotom, Visusminderung*, Farbsinnstörung und Blendempfindlichkeit manifestieren sich meist zwischen dem 10. und 20. Lj. Die Diagnostik erfolgt durch Ophthalmoskopie*, Elektrookulografie, bildgeben-

Bestrahlung → Strahlentherapie

Bestrahlung, isozentrische *f*: engl. *isocentric radiation*. Form der Strahlentherapie* unter Verwendung mehrerer Einstrahlrichtungen mit konstantem Abstand zwischen Strahlenfokus und festem Punkt im Patienten, der bei Teilchenbeschleunigern in der Regel 1 m beträgt.

Bestrahlungsplanung *f*: engl. *radiation therapy planning*. Planungsschritte vor einer radiotherapeutischen Maßnahme. Die Bestrahlungsplanung ist Voraussetzung für die Durchführung einer Bestrahlung in der Strahlentherapie*. Bei inverser Bestrahlungsplanung erfolgt die Berechnung der erforderlichen Dosisprofile der intensitätsmodulierten Bestrahlungsfelder nach Vorgabe der Dosisverteilung im Planungszielvolumen* und den Risikoorganen.

Beta-Blocker *m pl*: engl. *beta blockers*; syn. Beta-Rezeptoren-Blocker. Sympatholytika*, welche die sympathomimetisch wirkenden Neurotransmitter Noradrenalin* und Adrenalin* an den zellulären Beta*-Rezeptoren kompetitiv hemmen.

Wirkungen:
– am Herzen (überwiegend Beta-1-Rezeptoren): 1. Verminderung der Kontraktilität: negative Inotropie 2. Abnahme der Herzfrequenz: Hemmung der Reizbildung, negative Chronotropie 3. Verlangsamung von Sinusknotenrhythmus und Überleitungsgeschwindigkeit im AV-Knoten: negative Dromotropie 4. Abnahme der Erregbarkeit des Myokards: negative Bathmotropie
– an der Niere (Beta-1-Rezeptoren): verminderte Freisetzung von Renin* aus dem juxtaglomerulären Apparat
– an der glatten Muskulatur (überwiegend Beta-2-Rezeptoren): Erhöhung des Muskeltonus, z. B. als Konstriktion von Bronchien, peripheren Gefäßen und Uteruskontraktion
– an Leber und Skelettmuskel (Beta-2-Rezeptoren): Verminderung der Glykogenolyse*
– im Fettgewebe: Hemmung der katecholaminabhängigen Lipolyse
– am Auge: Senkung der Kammerwasserproduktion
– am ZNS: diskrete anxiolytische und sedative Wirkung.

Eine längere Therapie mit Beta-Rezeptoren-Blocker führt zur Up*-Regulation von Beta-Rezeptoren und dadurch bei plötzlichem Absetzen zum sog. Rebound*-Phänomen.

Indikationen:
– kardiovaskulär: KHK, arterielle Hypertonie* (Antihypertensiva*; blutdrucksenkende Wirkung durch Verminderung des Herzminutenvolumens und Hemmung der Reninsekretion), tachykarde Herzrhythmusstörung, hyperkinetisches Herzsyndrom, chronische Herzinsuffizienz zusätzlich zur Standardtherapie, zur Prävention des plötzlichen Herztods durch Kammerflimmern
– weitere Indikationen: 1. Hyperthyreose, Phäochromozytom* 2. Tremor, z. B. beim Parkinson-Syndrom 3. prophylaktisch bei Migräne* 4. lokal bei Glaukom* 5. selten bei primären Angstsyndromen* wie objekt- und situationsbezogene Angst (soziale Phobie*, Ausbildungs- und Berufsängste, Prüfungsangst)

Beta-Carotin *n*: Provitamin von Vitamin* A aus der Gruppe der Carotinoide. Beta-Carotin wirkt antioxidativ und wird im Darm zu Vitamin A umgewandelt. Es kommt zur Prophylaxe und Behandlung von Vitamin-A-Mangelzuständen, bei polymorpher Lichtdermatose*, erythropoetischer Protoporphyrie* und Vitiligo* zum Einsatz.

Betäubung → Lokalanästhesie
Betäubung → Narkose

Betäubungsmittel *n sg, pl*: engl. *narcotics*. Sammelbezeichnung für die in den Anlagen I, II und III des Betäubungsmittelgesetzes* (BtMG) abschließend aufgezählten Wirkstoffe mit psychotropen, bewusstseins- und stimmungsverändernden Wirkungen. Bei diesen Wirkstoffen droht physische und psychische Abhängigkeit, daher unterliegen sie Anwendungsverboten oder -beschränkungen.

Betäubungsmittelgesetz *n*: engl. *Narcotics Act*. „Gesetz über den Verkehr mit Betäubungsmitteln". Das BtMG stellt den ungesetzlichen Gebrauch der dort abschließend aufgezählten Betäubungsmittel* unter Strafe und regelt zusammen mit der Betäubungsmittel*-Verschreibungsverordnung die ärztliche, zahnärztliche und tierärztliche Verordnung von Betäubungsmitteln.

Regelungen: Das BtMG unterscheidet zwischen
– nicht verkehrsfähigen Stoffen (Anlage I)
– verkehrs-, aber nicht verschreibungsfähigen Stoffen (Anlage II)
– verkehrs- und verschreibungsfähigen Stoffen (Anlage III).

Österreich: „Bundesgesetz über Suchtgifte, psychotrope Stoffe und Vorläuferstoffe" (Suchtmittelgesetz, SMG) regelt, welche Substanzen verkehrs- und verschreibungsfähig sind.

Schweiz: „Bundesgesetz über die Betäubungsmittel und die psychotropen Stoffe" (Betäubungsmittelgesetz, BetmG) regelt, welche Substanzen verkehrs- und verschreibungsfähig sind.

Betäubungsmittelrezept *n*: engl. *prescription form for controlled drugs*. Dreiteiliges amtliches Formblatt zum Verschreiben von Betäubungsmitteln, das vom Bundesinstitut für Arzneimittel und Medizinprodukte ausgegeben sowie fortlaufend nummeriert wird und mit der BtM-Nummer des Arztes und dem Ausgabedatum versehen ist.

Regelungen:
– Teil I und II des BtM-Rezepts: Vorlage beim Apotheker
– Teil III des BtM-Rezepts: Verbleib beim Arzt
– 3-jährige Aufbewahrungsfrist*: 1. für Teil III 2. für Teile I–III von fehlerhaft ausgefertigten Betäubungsmittelrezepten
– auf Verlangen der nach Betäubungsmittelgesetz* zuständigen Landesbehörde vorzulegen.

Betäubungsmittel-Verschreibungsverordnung *f*: engl. *Narcotics-Prescription Regulation*. „Verordnung über das Verschreiben, die Abgabe und den Nachweis des Verbleibs von Betäubungsmitteln (BtMVV)", zuletzt geändert mit Gesetz vom 2.7.2018 (BGBl. I S. 1078). Sie regelt zusammen mit dem Betäubungsmittelgesetz* (BtMG) die Verschreibungsmodalitäten von Betäubungsmitteln durch einen Arzt oder Zahnarzt.

Hinweis: Insbesondere sind für die jeweiligen Substanzen Höchstmengen festgesetzt. Überschreitungen der festgelegten Höchstmenge liegen in der Verantwortung des Arztes und sind hinsichtlich der therapeutischen Notwendigkeit zu begründen. Auch wird ein spezifisches Betäubungsmittelrezept* vorgeschrieben (§ 8 BtMVV). Für das Verschreiben von Substitutionsmitteln durch den Arzt gelten besondere Maßgaben (§ 5 BtMVV).

Betagalaktosidase → Disaccharidasen
Betahämolyse → Hämolysereaktionen
Beta-hCG: Abk. für → Beta-humanes Choriongonadotropin

Beta-humanes Choriongonadotropin *n*: Abk. Beta-hCG. Schwangerschaftserhaltendes Hormon*, das von der Plazenta* produziert wird und im ersten Schwangerschaftsdrittel (Trimenon*) physiologischerweise im Blut ansteigt. Erhöhte Werte findet man während der Schwangerschaft beispielsweise bei Zwillingsschwangerschaft*, Trophoblasttumoren* oder Down*-Syndrom des Ungeborenen. Außerhalb einer Schwangerschaft deuten erhöhte Werte auf Keimzelltumoren*.

Betahydroxybuttersäure *f*: engl. *beta-hydroxybutyric acid*. Ketonkörper*, der als physiologischer und pathologischer Metabolit besonders beim Abbau von Fettsäuren und ketoplastischen Aminosäuren entsteht (im Rahmen der Betaoxidation oder durch Reduktion von Acetessigsäure*).

Betalactamasen *f pl*: Bakterielles Enzym* (EC 3., Hydrolase), Genom- oder Plasmid-codiert, das den Betalactamring hydrolytisch spaltet und dadurch Bakterien Resistenz gegen Betalactam-Antibiotika (Penicilline*, Cephalosporine*) verleiht.

Betalaktam-Antibiotika n pl: engl. *beta-lactam antibiotics*. Antibiotika mit Betalaktamring. Zu den Betalaktam-Antibiotika zählen im engeren Sinn Penicilline*, Cephalosporine*, Monobactame* und Carbapeneme*. Betalaktam-Antibiotikahemmen selektiv die bakterielle Zellwandbiosynthese und stören dadurch die Zellwandintegrität, wodurch die Bakterien absterben. Auch Betalaktamase*-Inhibitoren zählen zu den Betalaktam-Antibiotika, wobei diese kaum antibakterielle Aktivität aufweisen.

Betalaktamase-Inhibitoren m pl: Wirkstoffe, wie z. B. Clavulansäure*, Sulbactam* oder Tazobactam*, mit einer ähnlichen chemischen Struktur wie Betalaktam-Antibiotika. Sie wirken selbst nur schwach oder gar nicht antibakteriell, inaktivieren aber das bakterielle Enzym Betalaktamase. In Kombination mit einem Betalaktamase-labilen Penicillin* erweitern sie dessen Wirkungsspektrum.

Indikationen:
- Erweiterung des Wirkspektrums Betalaktamase-labiler Penicilline
- als fixe Arzneimittelkombinationen sind in Deutschland erhältlich: **1.** Amoxicillin und der Betalaktamase-Inhibitor Clavulansäure **2.** Ampicillin und der Betalaktamase-Inhibitor Sulbactam **3.** Piperacillin und der Betalaktamase-Inhibitor Tazobactam **4.** Ceftazidim und der Betalaktamase-Inhibitor Avibactam
- Meropenem und der Betalaktamase-Inhibitor Varobactam befinden sich noch in der klinischen Prüfung.

Betalipoproteine n pl: engl. *beta-lipoproteins*. Lipoproteine*, die in der Elektrophorese im Bereich der Betaglobuline wandern und zu den low-density lipoproteins (LDL) zählen.

Betamethason n: Langwirksames Glukokortikoid* ohne relevante mineralokortikoide Wirkung. Es wird bei zahlreichen entzündlichen und allergischen Erkrankungen eingesetzt. Gegeben wird Betamethason oral, parenteral, rektal oder topisch. Seine glukokortikoide Aktivität ist 25-fach höher als bei Kortisol. Das Risiko für gastroduodenale Ulcera ist erhöht, besonders in Kombination mit NSAR.

Betamethyldigoxin → Herzglykoside

Beta-2-Mikroglobulin n: engl. *beta-2 microglobulin*. Auf der Zelloberfläche befindliches Protein. Beim Abbau von humanem Leukozyten-Antigen wird es sezerniert und ist in Körperflüssigkeiten wie Serum oder Harn (siehe Beta*-2-Mikroglobulin im Urin) nachweisbar. Freies Beta-2-Mikroglobulin wird glomerulär filtriert und tubulär rückresorbiert.

Beta-2-Mikroglobulin im Urin n: syn. β2-Mikroglobulin. Bestimmung der Beta*-2-Mikroglobulin-Konzentration im Urin mittels Chemilumineszenzimmunoassay (CLIA). Beta-2-Mikroglobulin wird glomerulär frei filtriert und in den proximalen Nierentubuli fast vollständig rückresorbiert. Der Urin enthält bei Nierengesunden nur minimale Mengen Beta-2-Mikroglobulin, bei Schädigung der Nierentubuli steigt die Ausscheidung an.

Beta-Rezeptoren m pl: engl. *beta receptors*. Form adrenerger Rezeptoren. Es werden 3 Typen unterschieden, Beta-1-Rezeptor, Beta-2-Rezeptor und Beta-3-Rezeptor, mit unterschiedlichen Zielgeweben und Wirkungen.

Einteilung:
- Beta-1-Rezeptor: **1.** v. a. kardial und renal (juxtaglomerulärer Apparat) **2.** Signaltransduktion (siehe Abb.): G*-Protein-$G_{\alpha s}$-vermittelte Aktivierung der Adenylatcyclase; dadurch über cAMP* als second* messenger Aktivierung von PKA und vermehrter Ca^{2+}-Einstrom in die Zelle über zellmembranäre Kalziumkanäle (positiv ino-, chrono- und dromotrop) sowie in sarkoplasmatisches Retikulum* (positiv lusitrop)
- Beta-2-Rezeptor: **1.** unter anderem auf glatten Muskelzellen **2.** Signaltransduktion v. a. wie Beta-1-Rezeptor, auch geringe G*-Protein-$G_{\alpha i}$-vermittelte Hemmung der Adenylatcyclase **3.** glattmuskuläre Relaxation über Senkung der intrazellulären Kalzium-Konzentration durch vermehrten Einstrom in das sarkoplasmatische Retikulum
- Beta-3-Rezeptor: **1.** Wirkung in braunem Fettgewebe über cAMP-Erhöhung **2.** Struktur und Funktion noch nicht abschließend geklärt.

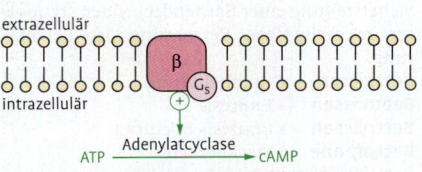

Beta-Rezeptoren: Signaltransduktion.

Beta-Rhythmus [EEG] m: Frequenzband des EEG im Bereich 14–30 Hz. Der Beta-Rhythmus ist meist ein Zeichen konzentrierter Aktivität.

beta sympatholytics → Sympatholytika
Betasympatholytika → Beta-Blocker
Betasympatholytika → Sympatholytika
Betasympathomimetika n pl: engl. *beta sympathomimetics*; syn. Betamimetika. Sympathomimetika* mit überwiegender Wirkung auf die Beta*-Rezeptoren. Betasympathomimetika wie Adrenalin* werden bei einer bradykarden Herzrhythmusstörung* verabreicht. Beta-2-selektive Sympathomimetika (Fenoterol, Salbutamol, Terbutalin, Vilanterol) kommen als Bronchospasmolytika sowie als Wehen-Hemmer (Tokolyse*) zum Einsatz.

Wirkungen:
- am Herzen (Beta-1-Rezeptoren): positiv chronotrope, dromotrope und inotrope Wirkung durch Zunahme des Kalziumeinstroms bei Steigerung des myokardialen Sauerstoffverbrauchs
- an der glatten Muskulatur (Beta-2-Rezeptoren): Erschlaffung, damit Bronchodilatation und Uterusrelaxation.

Betateilchen n pl: engl. *beta particles*. Negativ bzw. positiv geladene Korpuskeln*, die bei radioaktiver Kernumwandlung emittiert werden. Beta-minus-Teilchen (β⁻-Teilchen) sind Elektronen, Beta-plus-Teilchen (β⁺-Teilchen) sind Positronen, die beim Betazerfall* von Radionukliden entstehen.

Betathalassämie → Thalassämie

Beta-Trace-Protein n: syn. β-Trace-Protein. Protein, das in den Hirnhäuten gebildet wird. Es wird zur Identifizierung von Liquor eingesetzt, da es in anderen Körperflüssigkeiten nahezu nicht vorkommt. Die Bestimmung ist indiziert bei Schädelhirntrauma* mit V. a. nach außen geöffnetem Liquorraum (Liquorfistel*). Der Nachweis erfolgt mittels Nephelometrie.

Betatron n: syn. Kreisbeschleuniger. Teilchenbeschleuniger* zur Erzeugung hochenergetischer Elektronen und (mit Streufolien) von Gammastrahlen. Das Betatron wurde u. a. aufgrund zu geringer Gammadosisleistung in der Strahlentherapie* durch Linearbeschleuniger ersetzt. Siehe Abb.

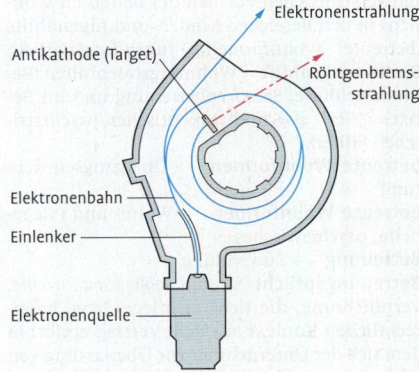

Betatron

Betazellen f pl: engl. *beta cells*; syn. B-Zellen. Insulinproduzierende Zellen der Langerhans*-Inseln des Pankreas. Nicht mehr gebräuchlich ist die frühere Verwendung des Begriffs zur Bezeichnung sowohl für B*-Lymphozyten als auch für eine Untergruppe der basophilen Zellen des Hypophysenvorderlappens (HVL; siehe Hypophyse*).

Betazerfall *m*: engl. *beta decay*. Radioaktiver Zerfall, bei dem ein Betateilchen*, also ein Elektron oder Positron, emittiert wird. Die abgegebenen Elektronen sind keine Hüllenelektronen.

Einteilung:
- negativer Betazerfall (β^--Zerfall): ein Neutron* (n) wandelt sich in ein Proton (p) um, ein Elektron (e^-) und ein Antineutrino ($\bar{v}$) werden emittiert: n zerfällt zu $p + e^- + \bar{v}$
- positiver Betazerfall (β^+-Zerfall, Positron-Zerfall): ein Proton wird in ein Neutron* umgewandelt, dabei werden ein Positron (e^+) und ein Neutrino (v) abgegeben: p zerfällt zu $n + e^+ + v$.

Betelnuss *f*: engl. *betel nut*; syn. Semen arecae. Samen der Betelnusspalme (Areca catechu, Südostasien). Die Betelnuss enthält das Hauptalkaloid Arekolin, das beim Kauen der Nuss zusammen mit Betelblättern und Kalk zu Arekaidin mit zentral stimulierender Wirkung verseift wird. Bei langfristigem Gebrauch entwickelt ein Teil der Anwender ein Oropharynxkarzinom*.

Bethesda-Test *m*: Quantitative Bestimmung des Faktor-VIII- oder Faktor-IX-Hemmkörpers zur Diagnostik und Verlaufskontrolle bei Hemmkörperhämophilie*, meist modifiziert als Nijmegen-Bethesda-Test.

Betreutes Wohnen *n*: engl. *assisted living*. Wohnform für Personen mit spezifischem Betreuungsbedarf durch medizinisches, pflegerisches, sozialpädagogisches und/oder psychologisch-therapeutisches Fachpersonal. Es existieren verschiedene Formen des betreuten Wohnens in den Bereichen Kinder- und Jugendhilfe (betreute Wohnformen), Jugendsozialarbeit, Suchtkrankenhilfe, Wohnungslosenhilfe, Behindertenhilfe, Seniorenbetreuung und im Bereich der psychotherapeutischen/psychiatrischen Hilfen.

betreute Wohnformen → Übergangseinrichtung

betreute Wohnformen → Wohn- und Pflegeheim, psychiatrisches

Betreuung → Zuwendung

Betreuungspflicht *f*: engl. *obligation to care*. Verpflichtung, die sich im pflege- bzw. heimrechtlichen Kontext aus dem Vertrag ergibt, in dem sich der Unternehmer zur Überlassung von Wohnraum und zur Erbringung von Pflege- oder Betreuungsleistungen verpflichtet, die der Bewältigung eines durch Alter, Pflegebedürftigkeit oder Behinderung bedingten Hilfebedarfs dienen (Heimvertrag).

Rechtsgrundlagen: Im Gegensatz zur (rechtlichen) Betreuung gemäß § 1896 BGB ist die Betreuungspflicht kein feststehender Rechtsbegriff. Sie ergibt sich z. B. aus einem Heimvertrag gemäß § 1 Wohn- und Betreuungsvertragsgesetz. Nach §§ 2, 15 Heimgesetz (HeimG) ist es Aufgabe der zuständigen Behörden, eine dem allgemein anerkannten Stand der fachlichen Erkenntnisse entsprechende Qualität des Wohnens und der Betreuung zu sichern. Insbesondere bei der Betreuung geistig behinderter Menschen können Anleitung und Beaufsichtigung als Hilfeleistungen einen größeren zeitlichen Aufwand und höhere Beanspruchung bedingen als die Unterstützung bei wiederkehrenden Verrichtungen im Sinne einer Grundpflege.

Betreuungsverfügung *f*: Erklärung einer Person für den Fall, dass sie zukünftig selbst nicht mehr in der Lage ist, eigene Angelegenheiten zu erledigen und die Voraussetzungen der Anordnung einer Betreuung gegeben sind, mit Aussagen beispielsweise zur Frage der Person des Betreuers oder Art der Versorgung im Pflegefall.

Betriebsarzt *m*: engl. *company physician*. Arzt mit Gebietsbezeichnung Arbeitsmedizin* oder Zusatzbezeichnung Betriebsmedizin, der auf der Grundlage des Arbeitssicherheitsgesetzes sowie der staatlichen und berufsgenossenschaftlichen Vorschriften (Unfallverhütungsvorschrifte*n) arbeitsmedizinische Aufgaben für ein Unternehmen ausführt. Er wird durch das Unternehmen bestellt, ist jedoch weisungsfrei in seinem medizinischen Handeln und seinen fachlichen Entscheidungen.

Bett → Krankenbett

Bettbügel → Patientenaufrichter

Bettenschlüssel *m*: Im Krankenhausplan von den Bundesländern festgelegter prozentualer Anteil zur Verfügung stehender Betten einzelner Fachabteilungen eines Krankenhauses zur Sicherstellung einer flächendeckenden stationären medizinischen Versorgung der Bevölkerung.

Bettgitter → Seitenhalterung

Bettnässen → Enuresis

Bettnässen → Enuresis nocturna

Bettpfanne → Steckbecken

Bettverlängerung → Krankenbett

Bettwaage *f*: engl. *bed scale*. Elektronische Waage zur digitalen Gewichtserfassung bei bettlägerigen Patienten. Sie besteht aus einzelnen Messplattformen, die mit einem integrierten Hebesystem unter die Räder des Krankenbettes* geschoben werden. Um das exakte Patientengewicht ermitteln zu können, muss zuvor das Gewicht des Bettes bestimmt werden. Bettwaagen müssen geeicht werden.

Indikation: V. a. bei Dialysebehandlung und in der Intensivmedizin, z. B. bei großflächigen Verbrennungen zur Langzeitmessung des Flüssigkeitsverlustes.

Bettwanzen → Wanzen

Betula → Birke

Beturie → Chromurie

Beugekontraktur → Kontraktur

Beugereflex *m*: engl. *flexor reflex*. Physiologischer Schutzreflex. Eine Aktivierung von Schmerzsensoren im Fuß erregt über spinale Verschaltung der Afferenzen die Motoneuronen ipsilateraler Beugemuskeln sowie kontralateraler Streckmuskeln (gekreuzter Streckreflex) und hemmt die Motoneuronen der ipsilateralen Streckmuskeln und der kontralateralen Beugemuskeln des Beins. Ergebnis ist eine Entlastung des betroffenen Fußes.

Beugesehnennaht → Fingerbeugesehnenruptur

Beugesehnenplastik → Fingerbeugesehnenruptur

Beugung → Flexion

Beulenpest → Pest

Beurteilung von Schmerzen bei Demenz-Skala *f*: Abk. BESD. Beobachtungsskala zur klinischen Schmerzmessung bei nicht-kommunikativen Demenzkranken. Beobachtet und analysiert werden Atmung, negative Lautäußerungen, Gesichtsausdruck, Körpersprache und Reaktion auf Tröstung. BESD ist die deutsche Übersetzung der PAINAD-Scale.

Bevacizumab *n*: Rekombinanter, humanisierter, monoklonaler IgG-Antikörper gegen VEGF*, der in der onkologischen Therapie häufig in Kombination mit anderen Chemotherapeutika* eingesetzt wird. Durch Hemmung des Wachstumsfaktors* wird die Vaskularisation* des Tumors und so das Tumorwachstum gehemmt. Wichtige Nebenwirkungen entstehen aufgrund Veränderungen der Thrombozyten*-, Granulozyten*-, Leukozyten*- und Erythrozyten*-Zahl.

Indikationen:
- metastasiertes kolorektales Karzinom*
- Nierenzellkarzinom*
- Mammakarzinom*
- nicht-kleinzelliges Brochialkarzinom
- primäres Peritoneal-Karzinom
- epitheliales Ovarialkarzinom*
- Eileiter*-Karzinom
- Zervixkarzinom*
- off-label: diabetisches Makulaödem und altersabhängige Makuladegeneration*.

Bewältigungsverhalten → Coping

Bewegungen, koordinierte *f pl*: engl. *coordinated movements*. Bezeichnung für Bewegungen, die zeitlich und räumlich aufeinander abgestimmt zusammenwirken und durch übergeordnete Handlungsprogramme gesteuert werden.

Störungen: Beeinträchtigungen koordinierter Bewegungen sind bei Bewegungsstörungen* zu beobachten. Bei unkoordinierten Bewegungen ist die Synergie von Agonisten und Antagonisten gestört, die Bewegungen sind z. B. choreatisch, choreiform, athetotisch und ataktisch (Dyskinesie*; Ataxie*).

Bewegungen, unwillkürliche *f pl*: engl. *involuntary movements*. Bewegungsmuster, die nicht unter bewusster Kontrolle stehen und oft ohne Auslösung im motorischen Kortex erfolgen. Unwillkürliche Bewegungen kommen physiologisch vor, manche Muster sind aber Symptome von Erkrankungen.

Bewegungsapparat *m*: engl. *musculoskeletal system*; syn. muskuloskelettales System. Gesamtheit aller anatomischen Strukturen, welche der Bewegung und dem Stützen des Körpers dienen. Der Bewegungsapparat besteht aus dem Skelett* als Stützstruktur, sowie den Muskeln, Sehnen und Gelenken*. Das Skelett wird durch Muskeln bewegt, die über Sehnen an den Knochen ansetzen.

Bewegungsautomatismus → Automatismus
Bewegungsbestrahlung *f*: engl. *moving field irradiation*. Strahlentherapie* mit beweglichen Strahlenquellen, deren emittierte Strahlenbündel sich im Tumorgebiet treffen, unter Schonung des umgebenden Gewebes. Hierzu zählen z. B. Pendel- oder Rotationsbestrahlung.

Bewegungsdrang *m*: Gesteigertes, nicht zu unterdrückendes Bedürfnis nach (oft ungezielter) Bewegung, meist im Rahmen psychischer oder neurologischer Störungen. Bewegungsdrang tritt häufig in Kombination mit innerer Angespanntheit und Konzentrationsstörungen auf. Bei alten, verwirrten Menschen sowie auch bei hyperaktiven Kindern besteht Sturz- und Verletzungsgefahr.
Vorkommen:
– Manie*
– agitierte Depression*
– hyperkinetisches Syndrom
– Tic*-Störung
– hirnorganische Störungen (z. B. Demenz*)
– neurologische Störungen (z. B. Restless*-Legs Syndrom).

Beschreibung: Primäre Maßnahme ist immer soweit möglich die gezielte Behandlung der Grunderkrankung, u. U. auch symptomatisch (z. B. mit Sedativa, cave: Sturzgefahr). Darüber hinaus sollte dem Bewegungsdrang möglichst Raum gegeben und die Umgebung gesichert werden, ggf. sind Helm sowie Arm- oder Knieschoner einzusetzen, bei alten Menschen auch Hüftprotektoren* (Gefahr des Oberschenkelhalsbruches). Bei Kindern sollte für gezieltes Bewegungstraining (Sport- und Physiotherapie*) gesorgt werden. Freiheitsentziehende Maßnahmen (Fixierung*) sind nur bei lebensbedrohlichen Zuständen (Selbstgefährdung*) indiziert.

Bewegungs-Entwurf *m*: Planung von zielgerichteten, komplexen Willkür-Bewegungen durch den Prämotorkortex (zeitliche und örtliche Bewegungsplanung), den supplementärmotorischen Kortex* (Planung von Rumpf- und Extremitätenbewegung) und das Kleinhirn (Feinjustierung der Bewegung). Der sensorische Kortex sowie der somatosensorische Kortex liefern wichtige Informationen zur Unterstützung der Planung.

Bewegungsfixateur → Fixateur externe
Bewegungsgedächtnis *n*: engl. *movement memory*. Implizites, prozessuales Gedächtnis* für Bewegungen und motorische Fertigkeiten. Oft wiederholte Bewegungen und motorische Fertigkeiten sind unbewusst.
Hintergrund: Werden Bewegungsaufgaben variiert, erfordern die neuen, komplexen Bewegungsabläufe bewusste, kognitive Prozesse für die Initiation und Ausführung der Bewegung und für die Auswertung der Bewegungsdurchführung, um ggf. Korrekturbewegungen einleiten zu können. Häufig wiederholte Bewegungsfolgen können sich als Engramme* neuronal in der Hirnstruktur konsolidieren und tragen zu einem schnelleren Abruf der entsprechenden Bewegungsmuster bei.

Bewegungshalluzination → Halluzination, zönästhetische
Bewegungskontrolle → Bewegungssteuerung
Bewegungskrankheit → Kinetose
Bewegungsmuster *n sg/pl*: Abfolgen von ineinandergreifenden, komplexen Bewegungen wie Laufen, Bücken, Aufstehen oder Strümpfe anziehen. Bewegungsmuster werden in einzelnen Schritten erlernt und als Ganzes im ZNS (Gehirn und Rückenmark) verarbeitet, gespeichert und ausgeführt.

Bewegungsreflexe → Labyrinthreflexe
Bewegungsschiene *f*: engl. *dynamic splint*. Motorbetriebene Schiene mit Halterungsgestell zur postoperativen frühfunktionellen Übungsbehandlung und Kontrakturenprophylaxe, v. a. nach Knie- und Hüftoperationen. Über Handschalter kann der Patient die Anwendung starten und beenden. Siehe Abb.
Hinweis: Bewegungsschienen sind als orthopädisches Hilfsmittel verordnungsfähig.

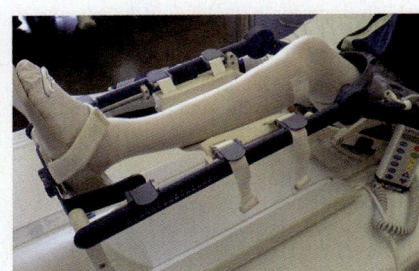

Bewegungsschiene [73]

Bewegungssteuerung *f*: engl. *motor control*. Prozesse zur Bestimmung des Ablaufs (Planung, Ausführung, Überwachung, Ergebnisauswertung) willkürlicher Bewegungen.
Hintergrund: Die Bewegungsausführung wird über die Sinnesorgane an die sensorischen Rindenfelder des Kortex und das Kleinhirn zurückgemeldet und bei Abweichungen der Bewegung vom Bewegungsplan kann diese auf dem oben beschriebenen Weg korrigiert werden. Auf der Basis automatisierter, im Kleinhirn gespeicherter motorischer Fertigkeiten (Bewegungsprogramme, gespeichert in dynamischen Engrammen) können auch komplexere Bewegungen ausgeführt werden, wobei die Präzision der gespeicherten Bewegungsprogramme umso größer ist, je häufiger eine Bewegungsabfolge ausgeführt wurde (Übungsfaktor, sensomotorischer Lernprozess). **Störungen** der Bewegungssteuerung:
– Bewegungsdrang (v. a. bei Manie*, agitierter Depression*, Akathisie*, organischen Hirnkrankheiten)
– Bewegungssperre (Kataplexie*, Katatonie* bei Psychosen)
– Bewegungsstereotypie (Stereotypie*)
– Bewegungssturm (bei starker Erregung, Panik, Überforderung, Katatonie oder epileptischen Erregungszuständen plötzlich auftretende planlose und übermäßige Bewegungsflut).

Zur Erklärung werden informationstheoretische (Bewegung als Ergebnis von Informationsverarbeitungsprozessen), kybernetische bzw. systemdynamische (Bewegung als Ergebnis von Selbstorganisationsprozessen) und handlungstheoretische (Bewegung als Ergebnis der Auseinandersetzung der Person mit der Umwelt) Ansätze herangezogen. Dabei werden meist 2 Hauptkomponenten unterschieden: die innere Repräsentation der Bewegung (z. B. ein Bewegungsprogramm) und die Anpassung an Umweltvariationen.
Bestimmung:
– Bewegungsanalyse: apparative Tests wie Pursuit-rotor- und Papier-und-Bleistift-Test wie Dotting- sowie Tapping-, Tracing-, Tracking-Aufgaben
– speziell für die Erfassung des motorischen Entwicklungsstandes: verschiedene Entwicklungstests.

Bewegungsstörungen *f pl*: engl. *movement disorders*. Störungen des Bewegungsablaufs und der Haltungsregulation, die somatische oder psychische (dissoziative Bewegungsstörungen*) Ursachen haben können. Infolge fehlerhafter zentralnervöser Steuerung entstehen fehlerhafte und zusätzliche Bewegungen, die der Patient nicht willkürlich beeinflussen kann. Beispiele für Bewegungsstörungen sind Dyskinesie*,

Myoklonien*, Dystonie*, Chorea*, Tremor*, Tic* und stereotype Bewegungsstörungen*.

Bewegungsstörungen, dissoziative *f pl*: engl. *dissociative motor disorders*. Vollständiger oder teilweiser Verlust der Bewegungsfähigkeit, welcher in oder als Reaktion auf belastende oder traumatisierende Situationen auftritt. Betroffen sind eines oder mehrere Körperglieder, eine somatische Ursache fehlt. Meist resultiert ein unbewusster Gewinn für den Betroffenen, z. B. Konfliktvermeidung. Behandelt wird nach Ausschluss anderer Ursachen psychotherapeutisch.

Formen:
- Ataxie*
- Dysarthrie*
- Dyskinesie*
- Paresen* (vgl. dissoziative* Lähmung).

Bewegungsstörungen, schlafbezogene *f pl*: engl. *sleep related movement disorders*. Form der Schlafstörungen* mit relativ einfachen, in der Regel stereotypen Bewegungen (Stereotypie*), die den Schlafablauf stören, oder anderen monophasischen Bewegungsstörungen wie Restless*-Legs-Syndrom, periodic* limb movement disorder, Beinkrämpfe im Schlaf, Bruxismus*, stereotype rhythmische Bewegungsstörungen (z. B. Jactatio* capitis nocturna, Jactatio corporis nocturna).

Einteilung: Nach ICSD-3
- Insomnie
- schlafbezogene Atmungsstörungen (zentrales und obstruktives Schlafapnoesyndrom)
- Hypersomnie mit Ursprung im ZNS
- zirkadiane Schlafrhythmusstörungen
- Parasomnie
- schlafbezogene Bewegungsstörungen.

Bewegungsstörungen, stereotype *f pl*: engl. *stereotypic movement disorders*; syn. stereotype motorische Störungen. Willkürliche, dysfunktionale und oft rhythmische Bewegungen (Stereotypien*), die nicht selbstbeschädigend und (nach ICD-10) nicht Teil einer anderen Erkrankung sind. Sie werden als zwanghaft erlebt und sind kaum zu unterdrücken. Sie sind häufig bei Intelligenzminderung, aber auch bei vielen anderen psychischen oder neurologischen Erkrankungen.

Beispiele:
- Körperschaukeln, Kopfschaukeln, Kopfanschlagen, Haarezupfen, Haaredrehen, Fingerschnipsgewohnheiten und Händeklatschen.
- Der Übergang zu sozial akzeptierten „Angewohnheiten" wie Nägelkauen und Nasebohren ist fließend.

Bewegungssystem *n*: engl. *movement system*. Anatomisches Organsystem bestehend aus passivem und aktivem Anteil. Der passive Teil aus Skelettknochen, Knorpel und Gelenken verantwortet die äußere Gestalt des Körpers und schützt seine Eingeweide. Der aktive Teil besteht aus Muskulatur. Beide Anteile werden über Blut- und Lymphbahnen ernährt und drainiert.

Funktion: Das mit dem Skelett verbundene Bewegungssystem wird überwiegend willkürlich innerviert und verantwortet Stellung, Bewegung und Beweglichkeit des Körpers. Die Skelettmuskulatur unterstützt durch den wechselnden Druck bei Kontraktion und Erschlaffung zudem entscheidend den venösen Rücktransport von Blut und Lymphe Richtung Herz (Muskelpumpe*).

Klinische Hinweise: Bei Inaktivität größerer Teile des Bewegungssystems, z. B. der Muskulatur des Schultergürtels, drohen innerhalb weniger Wochen Muskelatrophie und Gelenkversteifung – und auch nur stundenlange Inaktivität, z. B. bei Operationen oder Langstreckenflügen, können Thrombosen und sogar Lungenembolien verursachen. In Medizin und Pflege zielen eine Vielzahl von Maßnahmen, wie regelmäßige Lagewechsel, (passive) Durchbewegung und (aktive) Frühmobilisation, darauf ab, diese Risiken zu minimieren.

Bewegungsumfang eines Gelenks → Gelenk
Bewegungsumfang eines Gelenks → Neutral-Null-Methode
Bewegungsunruhe → Akathisie
Bewegungswahrnehmung *f*: engl. *dynamic perception*. Bezeichnung für die Wahrnehmung von Eigen- und Fremdbewegung. Bewegungswahrnehmung beinhaltet das Erkennen von Richtungs- und Geschwindigkeitsveränderungen in Raum und Zeit und entsteht über das visuelle, auditive oder taktile Abgleichen von sich verändernden physikalischen Bedingungen.

Beschreibung: Zentralnervös sind 2 Systeme beteiligt, die Sinnesreize zu einer adaptiven Gesamtwahrnehmung verarbeiten:
- die Anzeige von Geschwindigkeit
- die Positionsveränderung.

Bewusstlosigkeit *f*: engl. *unconsciousness*. Schwere Form der quantitativen Bewusstseinsstörung* mit Fehlen bewussten psychischen Geschehens und aufgehobener Kontakt- sowie erheblich eingeschränkter bis aufgehobener Reaktionsfähigkeit bei initial erhaltener somatischer* Funktion. Mit zunehmender Tiefe der Bewusstlosigkeit kommt es zur Störung von Schutzreflexen, Atem- und Kreislauffunktion sowie Temperaturerhalt. Therapiert wird intensivmedizinisch.

Hintergrund: Ätiologie:
- kardiovaskulär
- metabolisch (Hypoglykämie* oder Hyperglykämie*)
- traumatisch (Schädelhirntrauma*)
- iatrogen* im Rahmen der Narkose*
- zerebral z. B. bei Schlaganfall*
- Intoxikation* mit z. B. Alkohol
- Elektrolytstörung* u. a.

Einteilung: (notfallmedizinisch, intensivmedizinisch) durch Quantifizierung, mit Glasgow* Coma Scale (Tab. dort).

Therapie:
- stabile Seitenlagerung* im Rahmen der ersten Hilfe
- Indikation zur Beatmung* (Intubation) in der Regel bei Glasgow Coma Scale < 8
- Sicherung der Vitalfunktionen mit Wärmeerhalt (Hypothermie*-Prävention) sowie symptomatische und kausale Therapie
- intensivmedizinische Überwachung (Intensivpflege*) und ggf. Reanimation*.

Bewusstsein *n*: engl. *consciousness*. Gesamtheit von Bewusstseinsinhalten (z. B. Wahrnehmungen, Gedanken) im Sinne von Wissen um die umgebende Welt sowie um das Selbst (Ich) als Träger der Bewusstseinsinhalte (Selbst- bzw. Ich-Bewusstsein).

Einteilung: In der Psychiatrie, Psychologie und Psychotherapie bezeichnet Bewusstsein u. a.:
- Bewusstsein als solches, unabhängig vom Inhalt (im engeren Sinn die Fähigkeit, einen mentalen Vorgang bewusst zu erleben)
- Bewusstsein des eigenen Erlebens (im engeren Sinn Selbstbewusstsein* als Erleben der eigenen personalen Identität über die Zeit und der darin begründeten Autonomie bei der Gestaltung des mentalen und sozialen Raumes, z. B. bei Entscheidungen)
- Gerichtetheit des bewussten Erlebens auf etwas (im engeren Sinn Intentionalität)
- inhaltliche Bestimmtheit des Bewusstseins durch Wahrnehmungen
- in der Psychotherapie nach Freud Bewusstsein als das dem Unbewussten gegenübergestellte Wachbewusstsein.

Klinische Bedeutung:
- klinische Qualitäten des Bewusstseins: z. B. Vigilanz*, Orientierung* (nach Zeit, Raum und Person), Zielgerichtetheit, Aktivität, Aufmerksamkeit, Auffassung, Denkablauf und Merkfähigkeit
- klinische Grade des Bewusstseins: klares Bewusstsein (Luzidität) über qualitative und/oder quantitative Bewusstseinsstörung* bis hin zur Bewusstlosigkeit*.

In der psychoanalytischen Tradition wird dem (Wach-)Bewusstsein das Unbewusste gegenübergestellt. Entscheidend ist hierbei nicht die bloße Existenz nicht (voll) bewusster mentaler Ereignisse, sondern deren Bedeutung als steuernde Elemente für das Verhalten (S. Freud). Die Bewusstseinsforschung wird aktuell durch neurobiologische Befunde und Hypothesen dominiert: z. B. die Annahme (F. Crick), wonach Bewusstsein durch die Synchronisierung des

Antwortverhaltens räumlich verteilter neuronaler Netzwerke entsteht, oder die These (A. Damasio), wonach innerhalb des Konstruktes Bewusstsein eine Hierarchie existiert von der einfachen Körperrepräsentation über die komplexere Selbstrepräsentation bis hin zu den funktionell höchsten kognitiv-affektiven Ebenen. Aus psychopathologischer Sicht bedeutend ist der Schritt vom Verständnis des Bewusstseins als punktueller Einzeltatbestand zu einem Verständnis als Bewusstseinsfeld (als Kombination von bewusst wahrgenommenem Sinneseindruck mit emotionaler und sozialer Einbettung und Einbeziehung der Kulturabhängigkeit des Bewusstseinsbegriffs).

Bewusstseinseinengung f: engl. *narrowed consciousness*. Qualitative Bewusstseinsstörung* mit Fokussierung des gesamten Erlebens und Verhaltens auf wenige Themen und verminderter Ansprechbarkeit auf Außenreize. **Vorkommen:**
– Dämmerzustand*
– akute Belastungsstörung*
– posttraumatische* Belastungsstörung
– akute Psychose*
– im Kontext von meditativen Verfahren und intensiver Konzentration (einschließlich Hypnose*).

Bewusstseinserweiterung f: engl. *expanded consciousness*. Qualitative Bewusstseinsstörung*, bei der die Betroffenen eine gesteigerte Wachheit, Präsenz und Offenheit sowie eine intensivierte Emotionalität* erleben (Bewusstseinsverschiebung). **Vorkommen:**
– meist substanzinduziert (z. B. Halluzinogene*)
– akute Schizophrenie*
– Manie*
– im Rahmen meditativer Verfahren und intensiver Konzentration (einschließlich Hypnose*)

Bewertung: Die Bewusstseinserweiterung wird meist positiv bewertet im Sinne einer Ausdehnung des für die Person zugänglichen psychischen Raumes. Sie erschließt sich fast ausschließlich über subjektive Erlebnisberichte, kaum über objektivierbare Verhaltensweisen.

Bewusstseinsstörung f: engl. *disorder of consciousness*. Störung des Bewusstseins*, d. h. der Gesamtheit von Bewusstseinsinhalten wie Wahrnehmungen und Gedanken. Unterschieden werden qualitative und quantitative Bewusstseinsstörungen.
Formen:
– quantitative Bewusstseinsstörung: **1.** graduelle Verminderung des bewussten Erlebens und der Vigilanz* **2.** quantifizierbar nach der Glasgow* Coma Scale **3.** Vorkommen: z. B. bei intrakraniellen Prozessen (z.B. bei Schädelhirntrauma*) oder infolge Stoffwechselstörungen (z. B. bei Diabetes* mellitus) oder Regulationsstörungen, kardialer Arrhythmie oder Intoxikation* **4.** Einteilung (nach zunehmender Ausprägung): **I.** Benommenheit* **II.** Somnolenz* **III.** Sopor* **IV.** Bewusstlosigkeit* (Synkope*, Koma*)
– qualitative Bewusstseinsstörung: die Qualität des Erlebens ist insgesamt verändert, was subjektiv negativ oder positiv erlebt werden kann: **1.** Bewusstseinstrübung* **2.** Bewusstseinseinengung* **3.** Bewusstseinserweiterung*.

Bewusstseinstrübung f: engl. *clouding of consciousness*. Qualitative Bewusstseinsstörung* mit Beeinträchtigung der Klarheit des Bewusstseins* (Luzidität*) und damit der Fähigkeit, verschiedene Aspekte der eigenen Person und der Umwelt zu erfassen, sie sinnvoll miteinander zu verbinden, entsprechend zu handeln und sich mitzuteilen. **Klinisches Bild:** Betroffene wirken häufig verlangsamt, umständlich, konzentrationsgestört und wie abgekoppelt von der Umgebung. **Vorkommen:**
– Delir*
– andere organisch bedingte Psychosen
– Oneirismus*
– Dämmerzustand*
– Intoxikation*.

Bezafibrat n: Lipidsenker* aus der Gruppe der Fibrate zur Anwendung bei Hyperlipoproteinämie*.

Beziehung f: engl. *relationship*; syn. Pflegeinteraktion. Qualität der Verbundenheit oder Distanz sowie der Verbindung zwischen Menschen aufgrund von Austauschprozessen, z. B. Sprache, Gestik, Mimik, Berührung (Kommunikation). Beziehungen sind immer wechselseitig und entstehen sowohl bei aktivem, scheinbar einseitigem oder vermeintlich nichtvorhandenem Austausch (z. B. gemeinsames Schweigen). **Klinische Bedeutung:** Von besonderer klinischer Bedeutung sind u. a:
– psychopathologische Beziehungsphänomene wie Beziehungsidee, Beziehungswahn*
– die wichtigsten und am besten erforschten Beziehungen wie die Eltern*-Kind-Beziehung, Geschwisterbeziehung* und Liebesbeziehung
– die vielfach diskutierte und theoretisierte therapeutische Beziehung, Arzt*-Patient-Beziehung sowie Pflegender-Patient-Beziehung (z. B. lebendige Beziehung nach Pelletier).

Beziehungsaufnahme f: engl. *relationship acceptance*. Interaktion zwischen Patient und Therapeut als Basis der Entwicklung von positiven Merkmalen der therapeutischen Beziehung* wie Vertrauen und Offenheit.
Klinische Bedeutung: Die erste Kontaktaufnahme erfolgt im ambulanten Umfeld durch den Patienten selbst, die Hauptaspekte der Gestaltung der Beziehungsaufnahme beim Erstkontakt (und im Verlauf der Therapie) liegen beim Therapeuten. Insbesondere werden in den ersten Sitzungen die Rollen von Therapeut und Patient definiert, z. B.
– der Therapeut als professioneller Helfer in einer Arbeitsbeziehung zum Patienten
– der Patient mit den Aufgaben der aktiven Mitarbeit in der Therapie, der Kooperation mit dem Therapeuten und der grundsätzlichen Bereitschaft zur Veränderung.

Beziehungsstörung f: engl. *relation disorder*. Bezeichnung von Störungen der sozialen Interaktion, z. B. bei gestörten Therapeut-Patient-Interaktionen, bei der Definition des Autismus* und im psychoanalytischen Übertragungs-/Gegenübertragungskonzept (siehe Übertragung*).

Beziehungswahn m: engl. *delusion of reference*. Form des Wahns*, bei der objektiv belanglose Äußerungen und Verhaltensweisen anderer Menschen sowie Ereignisse in der Umwelt auf die eigene Person bezogen werden und ihnen eine besondere Bedeutung beigemessen wird, meist im Sinne einer Beeinträchtigung (Beeinträchtigungswahn*) oder Beeinflussung.
Vorkommen:
– Schizophrenie*
– organisch bedingte Psychose
– psychotische Depression.

Beziehung, therapeutische f: engl. *therapeutic relationship*. Alle Verhaltensweisen, Emotionen und Kognitionen, die das Verhältnis zwischen Therapeut und Patient kennzeichnen. Im weiteren Sinn ist es ein Oberbegriff für die Arzt*-Patient-Beziehung und im engeren Sinn spezifisch für die psychotherapeutische Beziehung. Eine positive therapeutische Beziehung begünstigt den Therapieerfolg.
Klinische Bedeutung: Die Bedeutung der therapeutischen Beziehung ist durch empirische Studien belegt, die eine (bereits frühe) positive hilfreiche Beziehung oder ein Arbeitsbündnis mit einem günstigen Ergebnis der Therapie in Verbindung bringen. Dieser Befund ist unabhängig davon, ob der therapeutischen Beziehung bei einem bestimmten Therapieansatz konzeptuell ein hoher Stellenwert zugeordnet wird. Die Psychotherapieforschung zeigt konsistent mittelstarke Korrelationen zwischen der Qualität der therapeutischen Beziehung und dem Therapieerfolg. Sie ist demnach wichtig, aber weder hinreichend noch notwendig für den Therapieerfolg. Die Bedeutung der therapeutischen Beziehung und die Auffassung, was eine positive therapeutische Beziehung konstituiert, variiert zwischen therapeutischen Ansätzen:
– In den psychodynamischen Therapieverfahren gilt eine positive Beziehung als zentrale Voraussetzung für das Gelingen der Therapie und als unspezifischer Wirkfaktor, während

das Verstehen und Transformieren von Übertragung* und Gegenübertragung* als methodenspezifischer Wirkfaktor gilt.
- In der Gesprächspsychotherapie* gelten die in der dort formulierten Grundhaltung enthaltenen Elemente (Wertschätzung*, Kongruenz* und Empathie*) als essenzielle Elemente der therapeutischen Beziehung.
- In der kognitiven Verhaltenstherapie* wird darauf geachtet, die Beziehung bewusst supportiv und strukturierend zu gestalten. Das Interesse an der therapeutischen Beziehung basiert hier auf der Erkenntnis, Therapieerfolge nicht ausschließlich durch Technik- oder Störungsvariablen bei der Anwendung verhaltenstherapeutischer Maßnahmen in der Praxis erklären zu können.

Formation: Maßnahmen zur Schaffung bzw. Verbesserung einer erfolgversprechenden therapeutischen Beziehung umfassen u. a.:
- glaubwürdiges Erklärungsmodell für Störung und Intervention
- adäquate Vorbereitung auf therapeutische Übungen und Aufgaben
- intensive soziale Verstärkung
- häufige Zusammenfassungen und Rückmeldungen und komplementäre Beziehungsgestaltung
- besonders bei kritischen Situationen (Reaktanz, Widerstand) Anerkennung des Patienten in seinem Erfahrungszustand und Vermeidung von Überforderung.

Bezoar *m*: syn. Gastrolith. Verklumpung von verschluckten, unverdaubaren Materialien in Magen oder Darmtrakt mit der Gefahr eines Darmverschlusses. Härtet die äußere Schicht unter Einfluss von Magensekret oder anderen Verdauungssäften aus, bezeichnet man das Gebilde als Bezoarstein.

Bezold-Mastoiditis *f*: engl. *Bezold's mastoiditis*; syn. Bezold-Abszess. Komplikation der Mastoiditis* mit Eiterdurchbruch von der Mastoidspitze in den Musculus* sternocleidomastoideus. Die Bezold-Mastoiditis tritt bei Erwachsenen und älteren Jugendlichen nach abgeschlossener Pneumatisation der Mastoidspitze auf. Klinisch zeigen sich Schwellung und Druckschmerz im oberen seitlichen Halsbereich und Schiefhals. Behandelt wird mit Mastoidektomie* und Antibiotika*.

Bezugsperson *f*: engl. *attachment figure*; syn. Bezugsperson [Psychologie]. Person, deren Werte, Normen, Einstellungen und Verhaltensweisen als Orientierungsgrundlage für eigenes Verhalten, Handlungen und Meinungen dienen. Bezugspersonen sind u. a. nahe Angehörige, Freunde, nahestehende Kollegen, aber evtl. auch Verstorbene, die noch immer als Maßstab für Handlungen einer Person gelten.

Klinische Bedeutung: Bei (Akut- oder Langzeit-)Patienten gilt es, Bezugspersonen zu ermitteln, ihren Besuch zu fördern und ggf. Formulare zur Aufhebung der Schweigepflicht zur Verfügung zu stellen.

Bezugspflege *f*: syn. primary nursing. Patientenorientierte Arbeitsorganisation in der Pflege. Dabei übernimmt eine Pflegeperson die Pflegeverantwortung für einen Patienten während seines gesamten stationären Aufenthalts oder während der Betreuung und Begleitung im ambulanten Bereich mit allen dazugehörigen pflegerischen Aufgaben. Das Gegenmodell ist die Funktionspflege*.

B-Fasern → Nervenfaser

BFNE: Abk. für benigne familiäre neonatale Epilepsie → Neugeborenenkrämpfe

BGA: Abk. für → Blutgasanalyse

Bh [Blutgruppensysteme]: Blutgruppe B_h, siehe Para*-Bombay-Blutgruppen.

Bias *n*: Einseitige Verzerrung von Studienergebnissen vom theoretischen Wert, der Ergebnis einer perfekten Messung wäre (wahrer Wert). Ein Bias wird verursacht durch Störgrößen oder fehlerhafte Messtechnik, beispielsweise Selektionsbias: systematische Verzerrung durch Selektion von besonders gesunden oder gesundheitsbewussten Personen, die sich freiwillig zur Teilnahme an Präventionsstudien melden.

Bibernelle, große *f*: syn. Pimpinella major. Ausdauernde Staude aus der Familie der Doldengewächse (Apiaceae), die in Europa sowie West-Asien vorkommt. Sie wirkt sekretomotorisch und -lytisch. Zusammen mit der Kleinen Bibernelle bildet die Große Bibernelle die Stammpflanze der Droge. Medizinisch wird sie innerlich bei Katarrhen der oberen Atemwege verwendet (Kommission E).

Bibliotherapie *f*: engl. *bibliotherapy*. Form der Psycho- und Kunsttherapie, bei welcher der Patient durch Lektüre geeigneter Literatur oder die Produktion von Texten darin unterstützt werden soll, die eigene emotionale Ausdrucksfähigkeit zu fördern und verbessern. Ziel ist die Unterstützung von Heilungs-, Bewältigungs- sowie Entwicklungsprozessen. Die Wirksamkeit ist belegt.

Prinzip:
- Trainingsverfahren mit psychoanalytischem, patientenzentriertem, v. a. aber lerntheoretischem Hintergrund
- psychoanalytische und patientenzentrierte Formen gehen u. a. spieltherapeutisch vor (siehe Spieltherapie*).

Bicarbonate *n pl*: engl. *bicarbonates*; syn. Hydrogencarbonate. Bezeichnung für die einprotonigen Salze der Kohlensäure. Bicarbonate sind meist gut wasserlöslich und reagieren sauer.

Bicarbonat-Ion *n*: engl. *bicarbonate ion*. Haupttransportform des im Gewebe anfallenden CO_2 (chemische Formel HCO_3^-). Bicarbonat-Ionen bilden als Basen mit H^+-Ionen die Säure H_2CO_3.

Bicarbonatpuffer *m*: engl. *bicarbonate buffer*. Wichtiges Puffersystem aus Kohlensäure (H_2CO_3), Bicarbonat (HCO_3^-) und H^+ mit pK 6,1. Im arteriellen Blut werden durch Abatmung von CO_2 Abweichungen des pH-Wertes vom Normalwert (7,35–7,45) stark gedämpft. Die Bicarbonatkonzentration (24 mmol/l) wird durch Sekretion und Resorption in Niere und Leber reguliert.

Bichel-Bing-Harboe-Syndrom → Bing-Neel-Syndrom

Bickenbach-Armlösung *f*: engl. *Bickenbach's arm delivery*. Geburtshilflicher Handgriff zur Lösung der neben den Kopf hochgeschlagenen Arme bei einer Geburt aus Beckenendlage. Bei der Armlösung nach Bickenbach wird zunächst der hintere Arm aus der Kreuzbeinhöhle und danach der vordere Arm unter der Symphyse gelöst.

Bickerstaff-Enzephalitis *f*: engl. *Bickerstaff brainstem encephalitis*; syn. benigne Hirnstammenzephalitis. Umschriebene Enzephalitis* des Hirnstamms meist unklarer, oft postinfektiöser Ätiologie mit günstiger Prognose. Klinisch äußert sie sich durch Ophthalmoplegie und Ataxie*. Differenzialdiagnostisch kommen Fisher*-Syndrom oder Hirnstammenzephalitiden infektiöser Genese infrage.

bicuspidalis: engl. *bicuspidal*. Zweizipfelig; auch bikuspidal, bikuspid; z. B. Valva bicuspidalis (Mitralklappe*) oder bikuspide Aortenklappe als angeborener Herzfehler (siehe auch Aortenklappeninsuffizienz*).

Biedl-Syndrom → Bardet-Biedl-Syndrom

Biegungsfraktur → Fraktur

Bielschowsky-Körper *m sg, pl*: engl. *Bielschowsky's bodies*. Zytoplasmatische neuronale Polyglukosaneinschlüsse, die bei wahrscheinlich perinatalen Erkrankungen histologisch nachweisbar sind.

Bielschowsky-Zeichen *n*: engl. *Bielschowsky head-tilt phenomenon*. Neigen des Kopfes zur gesunden Seite und leichtes Senken des Kopfes als Zeichen einer Trochlearislähmung* zur Vermeidung sonst auftretender schräg stehender Doppelbilder.

Bienengift *n*: engl. *bee venom*. Gift der Honigbiene (Apis mellifera), das eine Allergie* vom Typ I (Hymenopterengiftallergie) auslösen kann. Es setzt sich zusammen aus Proteinen (z. B. Phospholipase A_2), Peptiden (insbesondere Melittin, Apamin), Histamin und Dopamin sowie Lipidmediatoren (Leukotriene B_4 und C_4).

Bierhefe *f*: engl. *brewers' yeast*; syn. Faex medicinalis. Ausgewaschene, entbitterte untergärige

Back- oder Bierhefe von Saccharomyces* cerevisiae bzw. carlsbergensis, die v. a. Vitamine der B-Gruppe (Thiamin*, Riboflavin, Pantothensäure) enthält.

Biermer-Anämie → Anämie, perniziöse

bifaszikulärer Block → Schenkelblock

Bifidobacterium n: syn. Bifidusbakterien. Gattung grampositiver, unbeweglicher, sporenloser, anaerober Stäbchenbakterien der Familie Bifidobacteriaceae mit über 30 Spezies. Sie sind vorherrschend in der Normalflora des Intestinaltraktes muttermilchernährter Säuglinge und Bestandteil der physiologischen Darmflora bei Erwachsenen. Der Nachweis erfolgt mikroskopisch sowie über die Kultur.

Verbreitung:
- vorherrschend in der Normalflora des Intestinaltraktes muttermilchernährter Säuglinge (B. brevis, B. infantis)
- Bestandteil der physiologischen Darmflora bei Erwachsenen (u. a. B. adolescentis, B. longum)
- einige Vertreter dieser Gattung (z. B. B. dentium) gelten als kariogen und lösen in seltenen Fällen an Aktinomykose* erinnernde Infektionen aus.

bifidus: Zweigeteilt.

Bifidusflora f: engl. *bifidus flora*. Überbegriff für intestinale Arten von Bifidobacterium spp., die in allen Altersstufen des Menschen einen quantitativ unterschiedlichen Anteil der bakteriellen Darmflora bilden. Bei muttermilchernährten Säuglingen ist Bifidobacterium vorherrschend in der residenten Darmflora. Der Stuhl von mischkosternährten Kindern und Erwachsenen enthält vorwiegend Bifidobacterium longum.

Bifokalgläser → Brillengläser

Bifurcatio aortae → Aorta

Bifurcatio carotidis f: engl. *carotid bifurcation*; syn. Karotisgabel. Teilungsstelle der A. carotis communis. Die Bifurcatio carotidis befindet sich auf Höhe des 4. Halswirbels. Hier ist das Gefäß zum Sinus* caroticus erweitert, in dem Barorezeptoren liegen, die bei einem Anstieg des Blutdrucks stimuliert werden. Auch das Glomus* caroticum mit Sauerstoffrezeptoren ist dort lokalisiert.

Bifurkationsprothese f: syn. Y-Stück. Y-förmige Prothese zur künstlichen Umgehung eines verengten Gefäßes, in der Regel modular und aus 2 Teilen bestehend.

Bifurkationssyndrom → Leriche-Syndrom

Bigeminie f: engl. *bigeminy*. Herzrhythmusstörung*, bei der mehrmals hintereinander auf eine normale Herzaktion regelmäßig eine (meist ventrikuläre) Extrasystole* folgt (= Bigeminus). Diese fällt zeitlich vor der zu erwartenden nächsten regulären Systole ein, sodass auf je 2 dicht aufeinanderfolgende Herzaktionen (v. a. bei ventrikulären Extrasystolen) eine postextrasystolische kompensatorische Pause* folgt.

Big-five-Persönlichkeitsmodell → Fünf-Faktoren-Modell

Biguanide n pl: Klasse oraler Antidiabetika* aus der Gruppe der Guanidderivate, die bei Diabetes mellitus Typ 2 eingesetzt werden (z. B. Metformin*). Biguanide senken den Blutzucker durch Verzögerung der enteralen Glukoseresorption, hemmen die hepatische Glukoneogenese, stimulieren die Glykolyse sowie die Aufnahme von Glukose in Skelettmuskulatur und Fettgewebe.

Indikation: Diabetes* mellitus Typ 2.

bikuspidal → bicuspidalis

Bikuspidalklappe → bicuspidalis

Bilanzierung → Nahrungsbilanzierung

Bilanzierung f: engl. *equilibration*; syn. Flüssigkeitsbilanzierung. Sicherstellung eines ausgeglichenen Wasserhaushalts* und Elektrolythaushalts* durch Erstellen eines individuellen Einfuhrplans (bzw. Infusionsplans) für jeweils 24 h. Einfuhr (Gesamtwasseraufnahme einschließlich parenterale Applikation) und Ausfuhr (Gesamtwasserabgabe einschließlich Ausfuhr über Drainage*) werden einander rechnerisch gegenübergestellt.

Bilanzsuizid m: engl. *balance suicide*. Form des Suizids*, der als bewusst vollzogene Willenshandlung ausgeführt wird, nachdem die Bilanz des bisherigen Lebens im Zusammenhang mit der gegenwärtigen Lebenssituation so negativ ausfällt, dass ein Weiterleben nicht sinnvoll erscheint.

Bewertung: Es wird diskutiert, ob der Bilanzsuizid tatsächlich aus freiem Willen begangen wird oder ob situative Bedingungen bzw. psychische Störungen* ausschlaggebend sind.

bilateral: Beidseits, zweiseitig oder disymmetrisch.

Bildertest m: engl. *images test*. Einzel- oder Gruppentest für Grundschulkinder zur Erfassung der intellektuellen Begabung (Intelligenztest*).

bildgebende Diagnostik → Verfahren, bildgebende

bildgesteuerte Radiotherapie → Image-Guided-Radiotherapie

Bildverschiebung, retinale f: engl. *retinal image movement*. Verschiebung der Projektion auf der Netzhaut bei Bewegung eines Objekts im Verhältnis zum Auge. Die retinale Bildverschiebung führt zur Wahrnehmung der Bewegung, wenn sich das Auge nicht oder nicht im selben Ausmaß bewegt. Klinisch bedeutsam sind Wahrnehmungsstörungen* v. a. des Bewegungssehens sowie Doppelbilder*.

Hintergrund: Eine retinale Bildverschiebung aufgrund einer Bewegung des Auges im Verhältnis zu einem feststehenden Objekt führt dagegen unter normalen Umständen nicht zu einer Bewegungswahrnehmung, sondern das Objekt wird als stabil gesehen. Wahrscheinlich wird die so genannte Efferenzkopie der neuronalen Signale, welche die Bewegung des Auges steuern, mit dem Wahrnehmungseindruck verrechnet und dies verhindert die Wahrnehmung einer Bewegung. **Ausnahme:** Wird das Auge z. B. durch leichten Druck mit dem Finger bewegt, gibt es keine Efferenzkopie, die der Bildverschiebung entspricht, weshalb in einem solchen Fall eine Bewegung des stabilen Objekts wahrgenommen wird.

Bildverstärker → Röntgenbildverstärker

Bilhämie f: engl. *bilemia*. Seltenes Krankheitsbild nach Leberverletzung mit Übertritt von Galle aus dem verletzten Gallengangsystem in Lebervenen. Laborchemisch zeigt sich typischerweise eine massive Hyperbilirubinämie* und eine Erhöhung der Gallensäuren. Die Diagnose erfolgt mittels bildgebender Verfahren. Behandelt wird durch operative oder endoskopisch interventionelle Sanierung (z. B. Stenting).

Bilharzia f: Nach dem Entdecker des Erregers der ägyptischen Hämaturie (Distomum haematobium) benannte Parasitengattung, die heute als Schistosoma* bezeichnet wird.

Bilharziose → Schistosomiasis

biliär: engl. *biliary*. Gallig, die Galle betreffend oder durch eine Gallenwegserkrankung bedingt.

biliäre Fistel → Gallefistel

biliäre Leberzirrhose → Zirrhose, biliäre

bilifer: Galle leitend.

Biliom n: engl. *bilioma*. Durch spontane oder verletzungsbedingte Gallengangseröffnung (Gallefistel oder -leckage) entstehende, außerhalb des Gallengangsystems intra- oder extrahepatisch lokalisierte, zystische Raumforderung mit Galle als Inhalt. Biliome treten vorwiegend als postoperative Komplikation auf, z. B. nach Cholezystektomie*, Leberresektion* und Operationen am Ductus* hepatocholedochus mit Anlage von biliodigestiven Anastomosen*.

Klinik:
- häufig inapparent verlaufend
- Symptome treten meist erst nach Größenzunahme mit konsekutivem Druckgefühl oder durch eine Infektion des Blioms auf.

Therapie: Bei Größenprogredienz und Symptomen je nach Ursache und Lokalisation:
- Punktion
- Drainage
- endoskopische Papillotomie und Stenteinlage in den Ductus* hepatocholedochus nach Cholezystektomie und Zystikusstumpfinsuffizienz
- Revisionslaparoskopie oder -laparotomie mit Absaugen und Ausspülen, je nach Befund

Bilirubin

Übernähung eines Luschkäschen Ganges; Revision einer biliodigestiven Anastomose ggf. mit Voelker-Drainage
- bei systemischer Entzündungsreaktion Antibiotikagabe.

Bilirubin n: Abbauprodukt des Häms*. Bilirubin wird als unkonjugiertes (indirektes) Bilirubin an Albumin* gebunden zur Leber transportiert, dort in konjugiertes (direktes) Bilirubin umgewandelt und mit der Galle ausgeschieden. Behinderungen des Galleabflusses (Cholestase*) lassen die Bilirubin-Serumwerten ansteigen (Hyperbilirubinämie*) und können so eine Gelbsucht (Ikterus*) verursachen.

Physiologie und Biochemie: Kreislauf: Bilirubin wird v. a. aus dem Hämoglobin alter Erythrozyten* in Knochenmark, Milz und Leber gebildet. Bei perniziöser Anämie* entsteht es auch durch den Abbau von Myoglobin* und Cytochromen*. Zunächst entsteht Biliverdin, das weiter zum indirekten, unkonjugierten Bilirubin reduziert wird. Das unkonjugierte Bilirubin wird an Serumalbumin gebunden in die Leber transportiert. Dort wird es von Albumin gelöst, in den Leberzellen konzentriert und mit 2 Glucuronsäureresten zum wasserlöslichen, direkten Bilirubin konjugiert. Das konjugierte Bilirubin gelangt dann, z. T. gebunden an Lecithin oder Gallenproteine, in den Darm. Hier dekonjugieren Darmbakterien das Bilirubin wieder und bauen es ab, u. a. zu Urobilinogen*, Stercobilinogen* und Mesobilirubinogen. Ca. 20 % des Bilirubins bzw. seiner Metabolite werden im Darm rückresorbiert und gelangen in den enterohepatischen Kreislauf*.

Indikation zur Laborwertbestimmung: Abklärung eines Ikterus*.

Bewertung: Für die Interpretation einer Hyperbilirubinämie* ist entscheidend, welche Bilirubin-Form (unkonjugiertes oder konjugiertes Bilirubin) dominiert. **Vorwiegend indirekte (unkonjugierte) Hyperbilirubinämie*** (80–85 % des Gesamtbilirubins entfallen auf das indirekte Bilirubin) bei:
- prähepatischem Ikterus*: 1. hämolytische Anämie* (unwahrscheinlich bei Gesamtbilirubin > 3mg/dl) 2. Störungen der Erythropoese (wie Thalassämie*, Perniziosa) 3. Resorption ausgedehnter Hämatome* 4. Verbrennungen* und Myolyse*
- intrahepatischem Ikterus*: 1. Ikterus neonatorum 2. Meulengracht-Krankheit 3. Crigler*-Najjar-Syndrom 4. Medikamenten-Einnahme: Chloramphenicol*, Vitamin* K 5. Leberparenchymschaden.

Direkte (konjugierte) oder vorwiegend direkte Hyperbilirubinämie* bei:
- intrahepatischem Ikterus* durch intrahepatische Cholestase*: 1. Dubin*-Johnson-Syndrom 2. Rotor*-Syndrom 3. Leberparenchymschaden 4. Medikamenten-Einnahme, z. B.: Acetylsalicylsäure*, Androgene*, Azathioprin*, Carbamazepin*, Erythromycin*, Halothan, Isoniazid*, Methotrexat*, Penicillamin*, Ranitidin* 5. wiederholte intrahepatische Schwangerschaftscholestase*
- posthepatischem Ikterus durch extrahepatische Cholestase*: 1. Gallensteine* 2. Karzinome von Gallengang oder Pankreaskopf 3. parasitär (Askariden) 4. Gallengangatresie* 5. Abstoßungsreaktion* nach Lebertransplantation*.

Stark erhöhte Werte im Urin (Bilirubinurie*): intrahepatischer oder posthepatischer (Verschluss-)Ikterus*. **Normale Werte** im Urin (= negativ) bei Hyperbilirubinämie: prähepatischer (hämolytischer) Ikterus.

Bilirubinenzephalopathie → Kernikterus
Bilirubin-UDP-Glucuronyl-Transferase: syn. UDP-Glucuronosyltransferase-1A1; Abk. UGT1A1. Enzym* (UDP-Glucuronyltransferase*) zur intrazellulären Glucuronidierung von endo- oder exogenen Substraten. Durch die vor allem in der Leber stattfindende Glucuronidierung werden Substrate wasserlöslich und können mit dem Harn ausgeschieden werden.

Bilirubinurie f: engl. bilirubinuria. Ausscheidung von Bilirubin im Urin. Makroskopisch führt eine Bilirubinurie zu einer dunkelbraunen bzw. „bierbraunen" Färbung des Harns. Beim Schütteln entsteht gelblicher Schaum. Zur Bestätigung kann Bilirubin im Urin bestimmt werden (Schnelltestverfahren, Diazoreaktion). Die Therapie richtet sich nach der zugrunde liegenden Erkrankung.

Ursachen: Eine Bilirubinurie tritt auf, wenn Bilirubin* im Blut auf > 34 μmol/l (2 mg/dl) erhöht ist, z. B. bei
- cholestatischem Ikterus* z. B. bei: 1. Tumor 2. Gallensteinen
- Dubin*-Johnson-Syndrom
- Rotor*-Syndrom.

Biliverdin → Bilirubin
Billings-Ovulationsmethode f: engl. Billings' method; syn. Zervixschleimmethode. Methode der natürlichen Kontrazeption*, bei der die Konsistenz des Zervixschleims* zur Bestimmung fruchtbarer und unfruchtbarer Tage beurteilt wird. Die Methode ist bei alleiniger Anwendung unzuverlässig. Siehe Pearl*-Index. Tab. dort.

Prinzip: Die Frau nimmt täglich Zervixsekret zwischen Daumen und Zeigefinger und öffnet die beiden Finger. Kurz vor dem Eisprung und bis 4 Tage danach ist der Schleim dünnflüssig und sind 6–12 cm lange Fäden zwischen den Fingern (sog. Spinnbarkeit des Zervixsekrets). Während der unfruchtbaren Tage ist der Schleim zähflüssig und für Spermien schwer durchgängig.

Billroth-II-Resektion f: syn. Billroth-Magen-Resektion. Distale Magenteilresektion mit Blindverschluss des Duodenums und Wiederherstellung der gastrointestinalen Passage durch eine ante- oder retrokolisch zum Restmagen hochgezogene Jejunumschlinge, die in Form der Seit-zu-Seit-Gastrojejunostomie anastomosiert wird. Zur Verhinderung des Gallerefluxes in den Restmagen wird eine Braun*-Fußpunktanastomose zwischen dem zu- und abführenden Dünndarmschenkel angelegt.

Billroth-I-Resektion f: syn. Billroth-I-Rekonstruktion. Operatives Verfahren zur Rekonstruktion der gastrointestinalen Passage nach distaler Magenteilresektion*. Durch eine termino-terminale Gastroduodenostomie* erfolgt der physiologische Wiederanschluss des Magens an das Duodenum. Am häufigsten wird das Verfahren bei gutartigen Erkrankungen des gastroduodenalen Übergangs angewendet.

Bilobektomie f: engl. bilobectomy. Resektion zweier benachbarter Lungenlappen. Die Bilobektomie ist nur rechtsseitig möglich, da der linke Lungenflügel lediglich aus 2 Lappen besteht. Die Operation kann als obere Bilobektomie (Ober- und Mittellappen) oder untere Bilobektomie (Mittel- und Unterlappen) durchgeführt werden.

Indikationen: Indikationen für eine Bilobektomie stellen das lappenüberschreitende Bronchialkarzinom oder ein weitreichender Tumorbefall im Bronchus dar, sodass eine radikale Resektion der zweite Lappen geopfert werden muss. Die Bilobektomie ist neben der Lobektomie* ein Standardeingriff der Lungenresektion*.

bilocularis: Zweikammerig, z. B. Cor biloculare.

Bimalleolar-Fraktur f: Form der Knöchelfraktur* mit Fraktur des Malleolus* medialis und der distalen Fibula*. Häufig als Luxationsfraktur*. Operative Versorgung durch Schrauben- und Plattenosteosynthese* notwendig, da höchst instabil.

Bimatoprost n: Antiglaukomatosum aus der Gruppe der Prostaglandin-Derivate, das als Tropfen zur Behandlung des chronischen Offenwinkelglaukoms und der okulären Hypertension eingesetzt wird. Es wird häufig in Kombination mit Timolol* verabreicht. Wichtige Nebenwirkungen sind Augenjucken und verstärktes Wachstum der Wimpern.

Bindegewebe n: engl. connective tissue. Während der Embryonalentwicklung aus dem Mesoderm* bzw. dem sich daraus entwickelnden Mesenchym* entstandenes Gewebe. Bindegewebe kommt fast überall im Körper vor, befindet sich zwischen Zellen und Organen, ist relativ zellarm und erfüllt z. T. sehr spezifische Aufgaben (Stabilität, Wasserbindung). Bindegewebe

ist zugleich Ausgangspunkt vieler Entzündungen.
Einteilung:
- embryonales Bindegewebe (Mesenchym*): Vorläufer aller Bindegewebe
- gallertiges Bindegewebe: Wharton-Sulze der Nabelschnur*, Zahnpulpa; reich an Grundsubstanz (Hyaluronan)
- retikuläres Bindegewebe: Grundgerüst von lymphatischen Organen und Knochenmark
- Fettgewebe
- spinozelluläres Bindegewebe: im Ovar*, aus fischzugartig angeordneten spindelförmigen Fibrozyten, wenig Fasern
- kollagenes Bindegewebe: 1. lockeres (interstitielles) Bindegewebe 2. straffes Bindegewebe: geflechtartig als Faszien* und Organkapseln oder parallelfaserig als Bänder, Aponeurosen*, Sehnen
- elastisches Bindegewebe: im deutschsprachigen Raum klassischerweise Ligamenta* flava und einige andere Bänder (Lig. nuchae, Lig. stylohyoideum). Allerdings sind elastische Fasern auch im elastischen Knorpel*, oft im lockeren Bindegewebe (z. B. Haut*, Atemwege*) und als „Membranen" in Arterien* des elastischen Typs zu finden.

Bindegewebsmassage f; engl. *connective tissue massage*; syn. Bindegewebemassage. Form der Reflexzonenmassage, bei der mit 1 oder 2 Fingerkuppen langsam und ausgedehnt tangentiale Druck- und Zugreize auf das subkutane Bindegewebe ausgeübt werden. Bindegewebsmassagen beeinflussen segmental-reflektorisch innere Organe, Sympathikotonus und periphere Durchblutung. Indikationen sind Erkrankungen des Bewegungsapparates, innerer Organe oder Gefäße sowie neurologische Störungen.
Wirkungen:
- Lockerung von Verspannungen und Verhärtungen
- segmentale reflektorische Beeinflussung innerer Organe (siehe viszerokutane Reflexe*) und der peripheren arteriellen Durchblutung
- Detonisierung sklerodermiformer Hautveränderungen.

Indikationen:
- Erkrankungen des Bewegungsapparats, z. B.: 1. Arthrose* 2. rheumatische Erkrankung
- Erkrankungen innerer Organe, z. B.: 1. Atemwegserkrankungen 2. gastrointestinale Störungen 3. urogenitale Erkrankungen
- Gefäßerkrankungen, z. B.: 1. arterielle Durchblutungsstörung* 2. Arteriosklerose 3. Migräne* 4. postthrombotisches Syndrom*
- neurologische Störungen, z. B.: 1. Parese* 2. Spastik* 3. Neuralgie*.

Bindegewebsnävus m; engl. *connective tissue nevus*; syn. Pflastersteinnävus. Angeborene oder im Kindesalter auftretende, beschwerdefreie, einzeln oder gruppiert stehende Papeln oder Plaques der Dermis. Eine Therapie ist in der Regel nicht notwendig; wenn kosmetisch störend, ist die Exzision möglich. Siehe Abb.

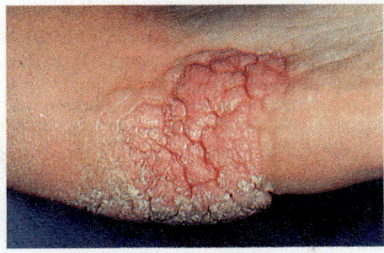

Bindegewebsnävus: Befund an der Ulnarseite der Handinnenfläche. [3]

Bindehaut f; engl. *conjunctiva*; syn. Konjunktiva. Gut durchblutete und innervierte Schleimhaut* auf der Innenseite der Augenlider und auf dem verdeckten Teil des Augapfels, auf dem sie sich mit der Sklera* verbindet. Sie formt den Bindehautsack*, in dessen oberem Gewölbe (Fornix conjunctivae superior) am seitlichen Augenwinkel die Tränendrüse* mündet.
Anatomie: Die Bindehaut hat 2 Abschnitte: Die Tunica conjunctiva palpebrarum auf der Innenseite des Augenlids und die Tunica conjunctiva bulbi auf dem Augapfel. An ihrem Treffpunkt bilden sie ein Gewölbe (Fornix conjunctivae superior und Fornix conjunctivae inferior). Histologisch unterscheiden sich die beiden Tunicae:
- Tunica conjunctiva palpebrarum: 1. zwei- oder mehrschichtiges **hochprismatisches Epithel** mit zahlreichen Becherzellen* 2. Lamina* propria: lockeres Bindegewebe*; sehr gefäßreich; durchsetzt mit Abwehrzellen (Lymphozyten*, Plasmazellen*)
- Tunica conjunctiva bulbi: 1. mehrschichtig **unverhorntes Plattenepithel*** mit wenigen Becherzellen* 2. Lamina* propria: lockeres Bindegewebe mit elastischen Fasern; zellarm.

Klinische Bedeutung: Erkrankungen der Bindehaut sind z. B.
- Konjunktivitis* (Bindehautentzündung)
- Syndrom des trockenen Auges (Keratoconjunctivitis sicca).

Bindehautblutung → Hyposphagma
Bindehautchemose → Chemosis
Bindehautentzündung → Konjunktivitis
Bindehautphlyktäne → Keratoconjunctivitis phlyctaenulosa
Bindehautsack m; engl. *conjunctival sac*; syn. Saccus conjunctivalis. Spaltraum zwischen Augapfel und Augenlid, der von 2 Bindehaut*-Blättern geformt wird (Tunica conjunctiva bulbi, Tunica conjunctiva palpebrarum). Durch die enthaltene Tränenflüssigkeit* ermöglicht der Konjunktivalsack gleitende, reibungslose Augenbewegungen.
Anatomie: Am oberen und unteren Ende des Bindehautsacks schlägt sich die Tunica conjunctiva bulbi um auf die Tunica conjunctiva palpebrarum. Dort entsteht ein Gewölbe (Fornix conjunctivae superior und Fornix conjunctivae inferior). Es beherbergt Lymphozyten* zur Immunabwehr*.
Bindehautverletzung f; Trauma der Bindehaut* durch eine äußere Kraft. Die Verletzungen reichen von oberflächlichen Prellungen bis hin zu großen Bindehautrissen. Das Ausmaß der Läsionen lässt sich durch das Anfärben mit Fluorescein-Augentropfen und anschließende Spaltlampenuntersuchung beurteilen. Kleine Verletzungen heilen meist spontan ab, schwerere Schädigungen werden operativ versorgt.
Bindung → Eltern-Kind-Beziehung
Bindungsqualität f; engl. *attachment quality*. In der Bindungstheorie sichere versus unsichere Bindung zwischen dem heranwachsenden Kind und der primären Bezugsperson. Die Bindungsqualität ist abhängig von der Wahrnehmung, der angemessenen Interpretation und der prompten und angemessenen Reaktion auf kindliche Bedürfnisse.
Bindungsstörung f; engl. *attachment disorder*. Abnormes Beziehungsmuster eines Kindes zu Betreuungs- bzw. Bezugspersonen innerhalb der ersten 5 Lebensjahre. In der Bindungstheorie* wird sie charakterisiert als frühe Antwort des Kindes auf die Unfähigkeit der Eltern, seinen Bedürfnissen nachzukommen. Im weiteren Sinn versteht man darunter auch eine allgemeine Störung der Beziehungsfähigkeit. **Formen:**
- reaktive Bindungsstörung des Kindesalters
- Bindungsstörung* mit Enthemmung.

Ätiologie:
- Vernachlässigung, Misshandlung oder Missbrauch durch Bezugspersonen
- ggf. Institutionalisierung (Heimaufenthalt) im Kleinkindalter.

Therapie:
- kindzentrierte Psychotherapie*
- Milieutherapie*
- Sozialarbeit
- ggf. Unterbringung in Pflegefamilie oder Heim (häufig Persistenz trotz Milieuwechsels).

Bindungsstörung mit Enthemmung f; engl. *disinhibited attachment disorder*. Diffuse Bindungen und relatives Fehlen selektiver sozialer Bindungen als anhaltendes Merkmal während der ersten 5 Lebensjahre infolge Vernachlässigung und Misshandlung durch Bezugspersonen (z. B. Eltern), am deutlichsten nach Institutionalisierung (Heimaufenthalt) im Kleinkindesalter. Behandelt wird mit Psychotherapie*, Milieutherapie* und Sozialarbeit.

Bindungsstörung, reaktive f: engl. *reactive attachment disorder*. Störungen der sozialen Funktionen, insbesondere abnormes Beziehungsmuster zu Bezugs- und Betreuungspersonen und emotionale Auffälligkeiten, die sich vor dem 5. Lebensjahr entwickeln. Klinisch zeigen sich z. B. Furchtsamkeit, Mangel an Ansprechbarkeit und sozialer Rückzug. Behandelt wird mit Psychotherapie*, Milieutherapie* und Sozialarbeit.
Ätiologie: Am häufigsten Vernachlässigung und Misshandlung durch Bezugspersonen (z. B. Eltern).
Bindungstheorie f: engl. *attachment theory*. Von J. Bowlby (1957) beschriebene Theorie, nach der Säuglinge ein angeborenes überlebenswichtiges Bindungsverhalten haben, das bei Bezugspersonen* fürsorgliches Verhalten auslöst (personale Bindung). Das Herstellen bzw. Aufrechterhalten von Nähe zu den Bezugspersonen gelingt mit Verhaltensweisen, die bei Mangel an Schutz aktiviert werden (Weinen, Klammern).
Einteilung: Anhand von Beobachtungen von Kindern zwischen 12 und 24 Monaten in Belastungssituationen lassen sich hinsichtlich der Sicherheit einer Bindung unterschiedliche **Bindungstypen** unterscheiden:
1. **sichere** Bindung (Typ B): Kinder zeigen deutlich, dass sie die Mutter vermissen; die Bezugsperson stellt eine sichere Basis für die Exploration ihrer Umgebung dar, sie suchen Nähe und Körperkontakt, wenn sie sich verunsichert fühlen und begrüßen die Bezugsperson nach ihrer Abwesenheit offen und freudig; situationsangepasster Wechsel zwischen Bindungs- und Erkundungsverhalten
2. **unsicher ambivalente** Bindung (Typ C): Kinder zeigen Kummer über Abwesenheit der Mutter, verhalten sich bei ihrer Rückkehr zwiespältig, indem sie einerseits Nähe suchen, sich andererseits den Kontaktangeboten der Mutter entziehen; sie suchen bereits vor der Trennung von der Bindungsperson Nähe und Körperkontakt, reagieren jedoch gereizt und ärgerlich, wenn die Bindungsperson zurückkommt und lassen sich durch diese nur schwer beruhigen
3. **unsicher vermeidende** Bindung (Typ A): kaum emotionale Reaktion beim Weggehen der Mutter, wenig Beachtung bei der Rückkehr; Kinder nutzen ihre Bindungsperson nicht oder nur eingeschränkt als sichere Basis, sie vermeiden Blick- und Körperkontakt, unterdrücken ihr Bindungsverhalten und scheinen ihre Aufmerksamkeit verstärkt auf Gegenstände zu konzentrieren, wenngleich erhöhte Cortisolwerte im Vergleich zu sicher gebundenen Kindern einen erhöhten Stresslevel anzeigen

4. **desorganisierte** Bindung: neben den Reaktionen aus 2. und 3. werden für die Situation unangemessene Verhaltensweisen (z. B. Erstarren und Grimassieren) gezeigt.
Aus den Erfahrungen von Verfügbarkeit und Intensität der Beziehung sowie aus den folgenden Bindungserfahrungen mit weiteren Bezugspersonen entwickelt das Kind bis zum Jugendalter innere Konzepte von Bindung, die sich je nach Entwicklungsstand im Verhalten zeigen.
Klinische Bedeutung: Für sich genommen stellt unsicheres Bindungsverhalten kein psychopathologisches Phänomen dar, sondern einen Risikofaktor. In Belastungssituationen kann es zu psychischer Dekompensation und sozialen Konflikten kommen. Sichere Bindung gilt bei Kindern wie im Erwachsenenalter als Risikopuffer in der Bewältigung kritischer Lebensereignisse (**Coping**). Es resultieren ein höheres Selbstwertgefühl und die Möglichkeit, Hilfe anzunehmen (diese Tatsache wird auch in der Betreuung von Demenzkranken genutzt, die alte Kindheitsmuster reaktivieren). Therapeutische Angebote können in Anspruch genommen werden, da Menschen mit stabilem Bindungsverhalten eher in der Lage sind, sich auf Beziehung basierende Prozesse einzulassen. Bei Jugendlichen geht sichere Bindung mit hoher sozialer Kompetenz, der realistischen Einschätzung der eigenen Fähigkeiten und Flexibilität einher.

Binge Eating → Essattacke
Binge Eating Disorder → Binge-Eating-Störung
Binge-Eating-Störung f: engl. *binge eating disorder* (Abk. *BED*); Abk. BES. Essstörung* mit Essattacken* an mindestens 2 Tagen pro Woche über 6 Monate. Im Gegensatz zu Bulimia* nervosa erfolgen keine regelmäßigen, einer Gewichtszunahme entgegensteuernden Maßnahmen. Nach den Essattacken treten häufig Schuld- oder Ekelgefühle auf. Behandelt wird mit Psychotherapie*. Übergang in Bulimia nervosa ist möglich.
Hintergrund: Vorkommen:
– Gesamtbevölkerung ca. 2 % (Männer) bzw. 3,5 % (Frauen)
– bis zu 30 % bei Patienten mit Adipositas* in gewichtsreduzierender Behandlung
– häufig in Kombination mit Übergewicht oder Adipositas und depressiver Episode*.
Ätiologie:
– komplex und multifaktoriell
– ggf. gestörte Emotionsregulation* oder belastende Lebensereignisse.
Therapie:
– kognitive Verhaltenstherapie mit Etablieren eines regelmäßigen Essverhaltens und Verbesserung der Interozeption* von Hunger

und Sättigung sowie von Emotionswahrnehmung und -regulation
– interpersonelle Psychotherapie*
– Behandlung komorbider psychischer Störungen*.

Bing-Horton-Syndrom → Cluster-Kopfschmerz
Bing-Neel-Syndrom n: Veraltete Bezeichnung für neurologische Veränderungen bei Makroglobulinämie*.
Binoculus m: engl. *binocular occlusion*. Verband über beide Augen. Dieser Verband dient meist der Ruhigstellung des gesunden Auges, um Mitbewegungen des kranken Auges zu vermeiden.
Binokularsehen → Sehen, binokulares
Binomialverteilung f: Verteilung, welche die Wahrscheinlichkeit des vielfachen Eintretens einer von 2 Alternativen beschreibt. Wenn p die Wahrscheinlichkeit für das Eintreten einer Alternative ist (z. B. fehlerbehaftet), dann ist $1-p$ die Wahrscheinlichkeit für die andere Alternative (z. B. fehlerfrei).
Binswanger-Krankheit → Enzephalopathie, subkortikale arteriosklerotische
Bioäquivalenz f: engl. *bioequivalence*. Biopharmazeutische Gleichwertigkeit zweier Arzneipräparate, die den gleichen Wirkstoff* in gleicher Dosierung und Arzneiform enthalten. Bioäquivalenz schließt den Begriff der pharmazeutischen Äquivalenz ein und erfordert zusätzlich eine gleiche Bioverfügbarkeit*. Die Ermittlung der gesetzlich geforderten Bioäquivalenz ist nur durch eine klinische Studie* möglich.
Bedeutung: Die Bioäquivalenzentscheidung hat große Bedeutung für die Hersteller von Generika*, da diese bei nachgewiesener Bioäquivalenz für die Zulassung auf die Unterlagen des Originalherstellers Bezug nehmen können, d. h. nicht alle klinischen Tests für den Wirkstoff wiederholen müssen.
Bioakkumulation f: engl. *bioaccumulation*. Anreicherung chemischer Substanzen in belebten Komponenten des Ökosystems, wobei steigende Konzentrationen der Substanzen resultieren. Dabei werden meist unphysiologische oder toxische Elemente oder chemische Verbindungen aus der unbelebten Natur selektiv aufgenommen und über die Nahrungskette weitergegeben (Pflanze, Tier, Mensch).
Voraussetzung: Relativ lange Verweildauer der Substanzen im Organismus (lange biologische Halbwertzeit) bzw. insgesamt geringe oder selektive Elimination, z. B. Speicherung in bestimmten Organen oder Elimination über die Milch.
Biochemie f: engl. *biochemistry*. Naturwissenschaft, die als Physiologische Chemie aus der Physiologie hervorging. Sie analysiert die chemischen Abläufe der Lebensvorgänge in vitro,

in Zellen, Geweben sowie Organismen und untersucht die daran beteiligten Biomoleküle (Proteine, Kohlenhydrate, Nukleinsäuren und Lipide), deren Bau und Funktion, deren Stoffwechsel sowie dessen Regulation.

Biochirurgie f: engl. *biosurgery*; syn. Madentherapie. Einsatz von Fliegenmaden, z. B. der Spezies Lucilia sericata, zur Reinigung von Wunden. Das Speichelsekret der Maden löst Nekrosen und Wundbeläge und frischt die Wundoberfläche an. Indikationen sind Dekubitus* mit Gewebedefekt, Ulkus am diabetischen Fuß sowie arteriell oder venös bedingte Ulzerationen der Haut.

Bioethik f: engl. *bioethics*. Teilgebiet der Ethik*, das sich mit Überlegungen zum Umgang mit Lebewesen und deren Umwelt beschäftigt. Bioethik umfasst dabei auch biomedizinische und biotechnische Fragestellungen, z. B. im Rahmen der Präimplantationsdiagnostik. Von besonderer Bedeutung sind ökologische Gesichtspunkte, Interessenkonflikte zwischen verschiedenen Spezies, globale Umweltaspekte und interkulturelle Unterschiede.

Bioethik-Konvention f: engl. *Bioethics Convention*. Am 4.4.1997 vom Europarat verabschiedete rechtsverbindliche Konvention, vollständiger Titel: „Übereinkommen zum Schutz der Menschenrechte und der Menschenwürde im Hinblick auf die Anwendung von Biologie und Medizin: Übereinkommen über Menschenrechte und Biomedizin". Sie beinhaltet beispielsweise ein Verbot jeglicher Diskriminierung aufgrund genetischer Anlagen.

Biofeedback n: Wissenschaftlich fundiertes Verfahren, mit dem körperliche Prozesse, die in der Regel der unmittelbaren Sinneswahrnehmung nicht zugänglich sind, mit technischen Hilfsmitteln in visueller oder akustischer Form kontinuierlich rückgemeldet werden. Beispiele sind Herz- und Atemfrequenz, Blutdruck, EEG- und EMG-Signale. Ziel ist deren verbesserte Wahrnehmung und Beeinflussung.

Prinzip:
- Ziel ist die verbesserte Wahrnehmung und Beeinflussung peripherer physiologischer und zentralnervöser Körperprozesse und -signale, z. B. Herz- und Atemfrequenz, Blutdruck, EEG-, EMG-, EKG*-Signale, periphere Durchblutung, Hauttemperatur und -widerstand
- als therapeutische Wirkprinzipien werden neben dem lerntheoretischen Paradigma der operanten Konditionierung auch Veränderungen der Selbstwirksamkeitserwartung (Selbstwirksamkeit), der Interozeption* und subjektiver Krankheitsmodelle diskutiert.

Biofilm m: Gemeinschaft von Mikroorganismen an Grenzflächen (z. B. zwischen Fest- und Flüssigphase), in einer Matrix (aus Exopolysacchariden, DNA, Protein) auf Fremdkörpern und belebten Oberflächen. Die Mikroorganismen können dabei untereinander kommunizieren (Quorum sensing) und genetisches Material austauschen.

Biogenerika → Biosimilars

Biogenese f: Entstehungsgeschichte von Lebewesen (aus anderen Lebewesen). Als Biogenese wird auch die Entstehung von Stoffen und Strukturen in oder durch Lebewesen bezeichnet.

Biologie f: engl. *biology*. Wissenschaft von den Lebewesen (z. B. Mensch, Tier, Pflanze, Mikroorganismus), ihrem Bau und ihren Funktionen, den Lebensvorgängen sowie den Beziehungen der Lebewesen zueinander und zur Außenwelt.

Biolumineszenz → Lumineszenz

Biomarker m: Objektiv erkenn- und bestimmbares biologisches Merkmal (Protein*, Enzym*, Hormon*), dessen Vorhandensein oder vermehrtes Vorkommen in Geweben und Körperflüssigkeiten ein unverwechselbares, physiologisches (z. B. Blutgruppe*) oder auf einen Krankheitszustand hindeutendes (z. B. Tumormarker) Kennzeichen ist.

Biomathematik f: engl. *biomathematics*. Wissenschaft von Theorie und Anwendung mathematischer Methoden in Biologie und Medizin. Verwandte Begriffe sind Biometrie* und Biostatistik.

biomedizinisches Modell → Krankheitsmodell, biomedizinisches

Biometrie f: engl. *biometry*. Anwendung mathematisch-statistischer Messmethoden auf physische und verhaltenstypische Merkmale von Lebewesen und ihrer Einzelteile. In der Medizin ist die Biometrie bedeutsam für Planung, Durchführung und Auswertung klinischer und epidemiologischer Studien*. Biometrie wird auch bei der Identifikation von Personen angewendet. Verwandte Begriffe sind Biomathematik* und Biostatistik.

Biomonitoring n: Überwachung biologischer Prozesse, insbesondere Messung von Schadstoffen oder deren Metaboliten in biologischen Proben (Blut, Serum, Muttermilch, Harn, Haare, Ausatmungsluft u. a.). Die Untersuchung kann sich auf Einzelpersonen mit erhöhtem Expositionsrisiko beschränken oder im Rahmen epidemiologischer Studien ganze Bevölkerungsgruppen erfassen (z. B. bei Lärmbelastung).

Biomphalaria → Schistosoma

Bionator m: Herausnehmbare, v. a. bei Kindern und Jugendlichen angewendete funktionskieferorthopädische Apparatur* aus einer bimaxillären Kunststoffbasis und Drahtelementen (Gaumenbogen, intermaxillärer Labialbogen). Sie wurde in den 50er-Jahren des 20. Jahrhunderts von Wilhelm Balters (1893–1973) entwickelt.

Prinzip: Sagittale, vertikale und transversale Korrektur der Bisslage* und -höhe durch Unterstützung der eigenen Muskelkraft (orofaziale Muskulatur) und Weichteilfunktion von Wangen, Lippen und Zunge. Heute existieren grazilere Modifikationen des Aktivators* mit deutlich erhöhtem Tragekomfort und geringerer Interferenz beim Sprechen.

Biopsie f: engl. *biopsy*. Entnahme einer Gewebeprobe (= Biopsat) am Patienten beispielsweise durch Punktion* mit einer Hohlnadel oder Exzision* mit dem Skalpell zur histologischen (Gewebe), zytologischen (Zellen) oder molekulargenetischen Untersuchung. Zu den Biopsie-Formen gehören Feinnadelbiopsie*, Knipsbiopsie, Stanzbiopsie*, Aspirationsbiopsie*, Bürstenbiopsie*, transbronchiale Zangenbiopsie* und endoskopische Polypektomie*.

Biopsychologie → Psychologie, biologische

Biopterin → Sapropterin

Biorhythmus m: Periodische Schwankungen (Minuten, Tage oder Monate) von Körperfunktionen und psychischer Befindlichkeit, die durch exogene Faktoren wie Sonnenlicht und endogene Faktoren wie Hormone* beeinflusst werden. Biorhythmen stehen meist unter dem Einfluss des ZNS und sind zugleich zentraler Forschungsgegenstand der Chronobiologie*. Bedeutsam ist die Regelmäßigkeit.

Einteilung:
- zirkadianer Rhythmus* (Tagesrhythmus)
- ultradianer Rhythmus (< 24 h): z. B. Herzschlag, Atemfrequenz*, Aktionspotenzial*
- infradiane Rhythmen (> 24 h): z. B. Menstruationszyklus*.

Biosimilars: engl. *biogenerics*; syn. Biogenerika. Aus rekombinanten Proteinen mit einem Molekulargewicht zwischen 5000 und 145 000 Dalton biotechnologisch hergestellte Generika*, die den Wirkstoffen der Originalpräparate ähneln, jedoch nicht identisch sind. Biosimilars müssen im arzneimittelrechtlichen Zulassungsprozess ihre Bioäquivalenz gegenüber dem Originalpräparat unter Beweis stellen.

Biosynthese → Biogenese

Biosynthese f: engl. *biosynthesis*; syn. Biogenese. Aufbau organischer Verbindungen in lebenden Zellen zur Aufrechterhaltung der physiologischen Funktionen des Gesamtorganismus.

Biot-Atmung f: engl. *Biot's respiration*. Form der periodischen Atmung* mit kräftigen Atemzügen gleicher Tiefe, die von plötzlich auftretenden Atempausen unterbrochen werden. Diese Atmung tritt auf bei Störungen des Atemzentrums durch direkte Hirnverletzung oder durch erhöhten intrakraniellen Druck (wie bei Hirnblutung, Meningoenzephalitis*, Hirnödem*), aber auch bei gesunden Neugeborenen, insbesondere Frühgeborenen.

Biotin → Vitamin B_7

biotisch: Das Leben betreffend bzw. zum Leben gehörend.

Biotop *m, n*: engl. *biotope*. Im weiteren Sinn Lebensraum, im engeren Sinn Bezeichnung für den Lebensbereich oder Standort von Mikro- und Makroorganismen. Letzterer ist durch spezifische, relativ konstante physikalisch-chemische Bedingungen charakterisiert (u. a. Klima, Terrain und Lichtverhältnisse).
Grundlagen: Die Mikro- und Makroorganismen sind an die im Biotop herrschenden Bedingungen evolutiv angepasst (unter Umständen hochspezialisiert) und bilden eine Lebensgemeinschaft (Biozönose) aus Produzenten, Konsumenten und Destruenten. Störungen des dynamischen Gleichgewichts solcher Ökosysteme haben meist nachteilige Auswirkungen auf alle Mitglieder des Systems.

Biotransformation *f*: Enzymatische Metabolisierung lipophiler Xenobiotika (Pharmaka, Konservierungsstoffe, Pestizide), endogener Substanzen (z. B. Steroidhormone) und intestinaler mikrobieller Abbauprodukte (Eiweißfäulnis) v. a. in der Leber zur anschließenden renalen oder biliären Elimination. Biotransformation bewirkt eine Wirkungsabschwächung oder Entgiftung* bzw. eine Aktivierung oder Giftung (z. B. Epoxide*).

Bioverfügbarkeit *f*: engl. *bioavailability*. Geschwindigkeit und Ausmaß, mit denen ein Wirkstoff* aus der Arzneiform resorbiert wird und an den Wirkungsort oder in den systemischen Kreislauf gelangt.
Hintergrund: Da die Bestimmung der Konzentration am Wirkungsort in der Regel nicht möglich ist, geht man meist von Plasmakonzentrationskurven aus. Dabei wird angenommen, dass zwischen Plasmakonzentration* und Wirkung ein enger Zusammenhang besteht, was nicht immer der Fall ist. Der quantitative Aspekt der Bioverfügbarkeit (Ausmaß) wird durch die Parameter AUC (Fläche unter der Plasmakonzentrationskurve) und C_{max} (Maximum der Plasmakonzentration), der zeitliche Aspekt (Geschwindigkeit) durch C_{max} und t_{max} (Zeitpunkt des Auftretens von C_{max}) wiedergegeben (siehe Abb.). Die Bioverfügbarkeit kann sowohl nach Einfach- als auch (z. T. vorteilhaft) nach Mehrfachapplikation bestimmt werden.

Biozide *n pl*: engl. *biocide*. Wirkstoffe oder Zubereitungen mehrerer Wirkstoffe, die Organismen wie Viren, Bakterien, Pilze, Schädlinge u. a. Lebewesen zerstören, abschrecken, unschädlich machen oder in anderer Weise bekämpfen. So verhindern sie Infektionskrankheiten, Lebensmittel- oder Materialschädigungen. Die meisten Desinfektionsmittel haben in ausreichender Konzentration biozide Wirkung.

Biozönose *f*: engl. *biocoenosis*. Lebensgemeinschaft von Organismen innerhalb eines Biotops*.

BIP: Abk. für → Durchmesser, biparietaler

bipartitus: In 2 Teile geteilt.

Biperiden *n*: Vorwiegend zentral wirkendes Anticholinergikum, das eingesetzt wird beim Parkinson*-Syndrom und bei z. B. Neuroleptika* bedingten extrapyramidalen Symptomen*. Biperiden bindet reversibel antagonistisch an zentrale Acetylcholin-Rezeptoren* und verringert den Tremor*. Da es eine Parkinson-Demenz auslösen kann, wird es heute nur noch selten verordnet.

Biphasic Positive Airway Pressure: Abk. BIPAP. Form der maschinellen Beatmung. Es handelt sich um eine druckkontrollierte Beatmung* mit zeitgesteuertem Wechsel (einstellbar) zwischen oberem (inspiratorischem) und unterem (exspiratorischem) Druckniveau bei jederzeit möglicher Spontanatmung* (Unterschied zu anderen partiellen Beatmungsformen). Durch Erwartungszeitfenster ist auch eine patientengetriggerte Druckunterstützung nach Ablauf der Phasendauer möglich.
Indikationen: BIPAP wird im Rahmen der Intensivmedizin häufig eingesetzt
– insbesondere bei: **1.** restriktiver Ventilationsstörung **2.** acute respiratory distress syndrome (ARDS) **3.** postoperativer Nachbeatmung **4.** Weaning*
– über Endotrachealtubus
– auch über Atemmaske
– als nBIPAP (Abk. für engl. nasal BIPAP; siehe Abb.) über Nasenmaske (Atemmaske*).
Hinweis: BIPAP ist ein eingetragenes Warenzeichen.

bipolar: Mit 2 Polen oder Fortsätzen, klinisch meist in Zusammenhang mit rezidivierenden affektiven Erkrankungen gebraucht, in deren Verlauf sowohl Depressionen* (depressiver Pol) als auch Manien* (manischer Pol) auftreten. Der gegensätzliche Begriff zu bipolar lautet unipolar*.

Birdshot-Retinopathie *f*: engl. *birdshot retinopathy*. HLA-A29-assoziierte Erkrankung mit multifokaler Entzündung von Retina*, Pigmentepithel und Choroidea*. Klinisch resultieren eine Sehminderung unterschiedlichen Ausmaßes sowie z. T. ausgedehnte narbige Fundusveränderungen. Die Diagnose ergibt sich aus klinischem Bild, HLA-Typisierung und Fluoreszenzangiografie*. Behandelt wird antiinflammatorisch, was die Progredienz häufig vermindert. Siehe Abb. 1 und Abb. 2.

Bioverfügbarkeit: Vergleich zweier Zubereitungen A und B hinsichtlich der Parameter AUC (Fläche unter der Plasmakonzentrationskurve), C_{max} (Maximum der Plasmakonzentration) und t_{max} (Zeitpunkt des Auftretens von C_{max}).

Biphasic Positive Airway Pressure: Nichtinvasive Beatmung (nBIPAP). [12]

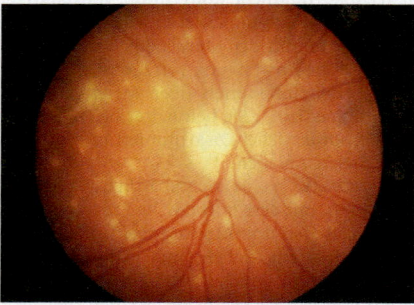

Birdshot-Retinopathie Abb. 1 [133]

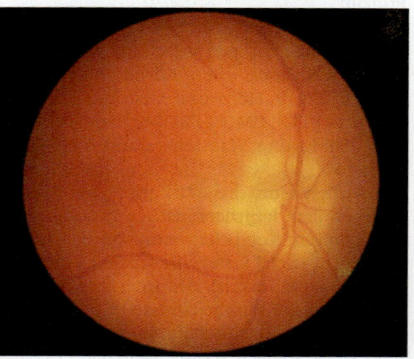

Birdshot-Retinopathie Abb. 2 [133]

Birke *f*: syn. Betula. Bäume aus der Familie der Birkengewächse (Betulaceae). Die Laubblätter der Birke wirken diuretisch und antipyretisch. Sie werden zur Behandlung von Erkrankungen des Harntrakts eingesetzt. Hängebirke (Betula pendula) und Moorbirke (Betula pubescens) sind Stammpflanzen der Droge. Siehe Abb.

Verwendung:
– **medizinisch: 1.** zur Durchspülungstherapie der ableitenden Harnwege, insbesondere bei Entzündungen und Nierengrieß (European Scientific Cooperative on Phytotherapy, Kommission E) **2.** adjuvant zur Therapie bakterieller Infekte der ableitenden Harnwege und bei rheumatischen Beschwerden (European Scientific Cooperative on Phytotherapy)
– traditionell zur Erhöhung der Harnmenge und somit zur Durchspülungstherapie der Harnwege bei leichten Harnwegsbeschwerden (Herbal Medicinal Products Committee)
– volkstümlich auch bei Gicht, Ödemen, Hauterkrankungen und zur Stoffwechselanregung
– in der anthroposophischen Medizin: **1.** äußerlich bei degenerativen Hauterkrankungen und Ekzemen **2.** innerlich unterstützend bei rheumatischen Erkrankungen.

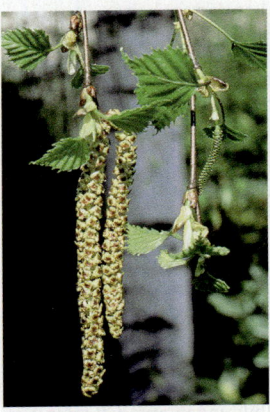

Birke: Blütenstand. [146]

Birkhäuser-Tafeln → Sehprobentafeln
Bisexualität *f*: engl. *bisexuality*. Bezeichnung für die sexuelle Orientierung* auf sowohl männliche als auch weibliche Partner sowie entsprechende sexuelle Aktivität ohne deutliche Präferenz eines Geschlechts. Wahrscheinlich entsteht Bisexualität biografisch früh. Sie wird nach der Pubertät bewusst.

Häufigkeit: Im Vergleich zu heterosexueller oder homosexueller Orientierung ist die Bisexualität eher selten.

Ätiologie:
– unklar
– genetische Faktoren sind sehr wahrscheinlich von Bedeutung.

Bisgaard-Zeichen → Thrombose
Bishop-Koop-Anastomose *f*: engl. *Bishop-Koop anastomosis*. Verfahren zur Wiederherstellung der Darmpassage, z. B. nach Mekoniumileus* mit ausgeprägtem Kalibersprung zwischen proximal und distal des Pfropfes gelegenem Ileum.

Prinzip: Resektion und End-zu-Seit-Anastomose* mit Ileostoma zur Dekompression und Ermöglichung von Spülungen (siehe Abb.).

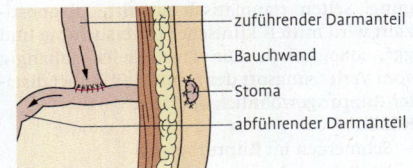

Bishop-Koop-Anastomose

Bishop-Score *m*: engl. *Bishop's score*. Indexwert zur Beurteilung des Geburtsverlaufes. Bei der vaginalen Untersuchung werden folgende Parameter bestimmt: Länge, Konsistenz und Stellung der Portio, Muttermundweite sowie Höhe des vorangehenden Kindsteiles. Jedes Kriterium kann mit 0–3 Punkten beurteilt werden, die Summe der Punkte ergibt den Bishop-Score.

Bisoprolol *n*: Antihypertensivum aus der Gruppe der Beta*-Blocker. Bisoprolol wird oral eingesetzt bei essenzieller Hypertonie, chronischer Angina* pectoris und chronischer Herzinsuffizienz* mit eingeschränkter systolischer linksventrikulärer Funktion. Häufige Nebenwirkungen sind Kopfschmerzen, Müdigkeit, Hypotonie* und Bradykardie*. Bisoprolol wird oft in Fixkombination mit Hydrochlorothiazid* verabreicht (siehe Bisoprolol und Hydrochlorothiazid).

Bisphosphonate *n pl*: engl. *bisphosphonates*. Substanzgruppe mit struktureller Ähnlichkeit zur Pyrophosphorsäure. Bisphosphonate werden eingesetzt zur Behandlung von Osteoporose*, Hyperkalzämie*, Osteodystrophia* deformans und Knochentumoren. Sie regulieren den Kalziumstoffwechsel, indem sie hemmend auf Osteoklasten* wirken. Zudem werden Bisphosphonate nach Resorption in die Knochenmatrix eingebaut.

Wirkungsmechanismus: Bisphosphonate werden wegen der Strukturverwandtschaft zu Diphosphat nach der Resorption schnell in die Knochen eingebaut und sind dort noch Monate nach einer einmaligen Einnahme nachweisbar. Während des Abbauprozesses werden sie von Osteoklasten* aufgenommen und induzieren die Apoptose* dieser Zellen. Dadurch wird das Gleichgewicht zwischen Osteoklasten und Osteoblasten* zugunsten der Osteoblasten, d. h. zugunsten des Knochenaufbaus, verschoben. Durch Hemmung der Osteoklastenaktivität blockieren Bisphosphonate die Kalziumfreisetzung aus dem Knochen sowie den Knochenabbau.

Vertreter:
– Alendronsäure
– Clodronsäure
– Etidronsäure
– Ibandronsäure
– Pamidronsäure
– Risedronsäure
– Tiludronsäure
– Zoledronsäure.

Bissanomalie *f*: engl. *malocclusion*. Angeborene oder erworbene Fehlstellung der Zähne oder des Kiefers.

Formen:
– transversale Bissanomalie: Formen (nach Abweichung des antagonistischen Molaren im 4. Quadranten bei Bukkal- bzw. Lingualbewegung, ausgehend von Fixposition der Oberkiefermolaren im 1. Quadranten): siehe Abb.
– vertikale Bissanomalie
– sagittale Bissanomalie: z. B. Distalbiss*, Mesialbiss*.

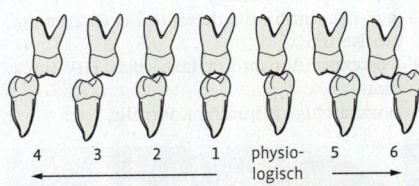

Bissanomalie: Formen transversaler Bissfehler; links: Abweichung bei Bukkalbewegung des antagonistischen Molaren: 1: doppelter Höckerbiss (syn. Kopfbiss); 2: voller Kreuzbiss; 3: gekreuzter, einfacher Höckerbiss; 4: gekreuzter seitlicher Scherenbiss (syn. gekreuzte Nonokklusion, bukkale Nonokklusion); rechts: Abweichung bei Lingualbewegung; 5: einfacher Höckerbiss; 6: seitlicher Scherenbiss.

Bissflügel-Aufnahme *f*: engl. *bitewing radiography*. Primär zur Karies-Diagnostik im nicht einsehbaren Approximalbereich (Berührungsbereich der Zähne) eingesetzte Röntgentechnik. Weitere Anwendungsgebiete sind radiologische Randschlusskontrolle von Zahnersatz, Ausschluss von Kariesrezidiven unter Zahnfüllungen, sowie mit Einschränkung die Früherkennung von Knochenabbau. Die Sensitivität der Methode wird in der Literatur mit 50–90 % angegeben.

Bisshöhe *f*: engl. *vertical dimension*. Entfernung des Unterkiefers zum Oberkiefer bei habitueller Interkuspidation*. Die Bisshöhe kann durch Zahnverlust oder Abnutzung der Zähne deutlich absinken.

Bisslage *f*: engl. *occlusion*. Verhältnis der Zahnbögen zueinander in sagittaler, transversaler und vertikaler Ebene.

Biss, offener *m*: engl. *open bite*; syn. Hiatodontie. Lückenbildung zwischen den Zahnreihen. Unterschieden werden der dentale offene Biss aufgrund von Zungenlage oder Lutschgewohnheiten sowie der skelettale offene Biss infolge Divergenz der Kieferbasen oder rachitischer Deformierung der Kiefer (selten).

Bissplatte → Aufbissbehelf

Bissverletzung *f*: engl. *bite injury*. Durch Menschen- oder Tierbiss zugefügte Körperverletzung* mit obligater Kontamination der Wunde durch die orale Bakterienflora*.

Klinik:
- Kombination aus Riss- und Quetschverletzung mit unregelmäßigen Wundrändern (siehe Abb.)
- große Variabilität der Wundformen mit hoher Infektionsrate.

Therapie:
- Wundreinigung und Débridement* (Wundmanagement*), Drainage, kein primärer Verschluss, Ruhigstellung, häufig Second-Look-Operation notwendig
- ggf. i. v. Antibiotikatherapie, bei Gifttier ggf. Antiserum
- Postexpositionsprophylaxe bei HIV-Infektion
- engmaschige klinische Kontrolle.

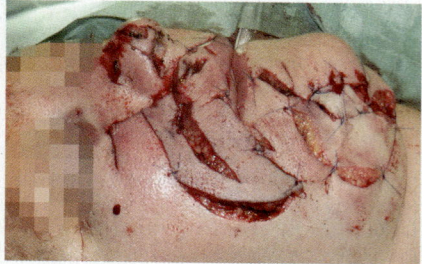

Bissverletzung: Hundebissverletzung im Gesicht nach Primärversorgung mit Adaptationsnähten. [73]

Bitot-Flecke *m pl*: engl. *Bitot's spots*. Schaumige weißliche Flecken der Bindehaut am korneoskleralen Limbus, primär temporal gelegen. Sie sind ein typisches Symptom bei Xerophthalmie* durch Vitamin-A-Mangel und Mukoviszidose*.

Bitterfenchel → Fenchel, gewöhnlicher

Bitterorange → Pomeranzenbaum

Bittersüßer Nachtschatten → Nachtschatten, bittersüßer

BiVAD: Abk. für engl. *biventricular assist device* → Assistenzsystem, ventrikuläres

biventrikuläre Stimulation → Resynchronisationstherapie, kardiale

Bizeps → Musculus biceps brachii

Bizepssehnenreflex *m*: engl. *biceps reflex*; Abk. BSR. Durch Schlag auf die Sehne des Musculus biceps brachii bei leicht angewinkeltem Unterarm auslösbare Beugung des Arms im Ellenbogengelenk (C5–C6). Der BSR ist ein Eigenreflex.

Bizepssehnenruptur *f*: engl. *biceps tendon rupture*. Ruptur der langen, seltener der kurzen Sehne des Musculus* biceps brachii, die meist spontan aufgrund degenerativer Vorschädigung, selten traumatisch auftritt. Diagnostiziert wird mittels klinischer Untersuchung und ggf. sonografisch. Die Therapie ist abhängig vom Verletzungsort der Sehne und ist bei distaler Ruptur gewöhnlich operativ.

Klinik:
- Schmerzen im Rupturbereich
- bei Ruptur der langen Bizepssehne: 1. proximal: Verlagerung des Muskelbauchs des Caput longum nach distal (siehe Abb.); geringer Kraftverlust (weil eine Kompensation durch die kurze Bizepssehne und den M. coracobrachialis möglich ist) 2. distal: sichtbarer Muskelbauch am proximalen Oberarm und zusätzlich eingeschränkte Kraft für die Supination.

Therapie:
- Bei der Ruptur der langen Bizepssehne in der Regel konservativ-symptomatisch, nur unter besonderen Umständen operativ (Tenodese im Sulcus bicipitalis)

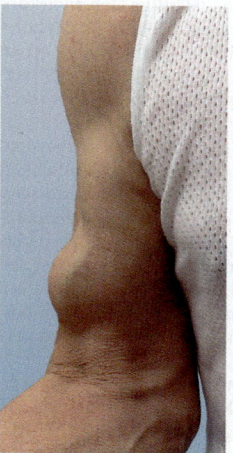

Bizepssehnenruptur: Charakteristische Verlagerung des Muskelbauchs nach distal bei Ruptur der langen Bizepssehne. [73]

- bei der distalen Bizepssehnenruptur meist operativ.

Bizepssyndrom *n*: engl. *biceps muscle syndrome*. Schmerzsyndrom im Bereich der Sehne des Musculus* biceps brachii.

Formen:
- Bizeps-longus-Syndrom: 1. Schmerzen bei Beugung und Supination des Unterarms ggf. gegen Widerstand sowie bei Druck im Bereich der Sehne im Sulcus intertubercularis 2. sonografisch und im MRT verdickte Sehnenscheide, Flüssigkeitssaum und ggf. Bizepssehnenruptur darstellbar.
- Bizeps-brevis-Syndrom: Schmerzen bei Adduktion und Anteversion im Schultergelenk ggf. gegen Widerstand sowie bei Druck auf den Ursprung am Processus coracoideus.

Bjerrum-Skotom *n*: engl. *Bjerrum's scotoma*; syn. Bjerrum-Zeichen. Ring- oder bogenförmiger zentraler Gesichtsfeldausfall* (Skotom). Das Bjerrum-Skotom entsteht durch eine Druckschädigung von Nervenfaserbündeln am Papillenrand, die sich im Bjerrum-Areal entsprechend dem Nervenfaserverlauf des Blinden Flecks bogenförmig um die Makula ausdehnen. Ursachen sind grüner Star (Glaukom*), Drusenpapille* oder Papillenödem*.

Björk-Shiley-Klappe → Herzklappe, künstliche

BK: Abk. für → Berufskrankheit

BKS: Abk. für Blutkörperchensenkungsreaktion → Blutkörperchensenkungsgeschwindigkeit

BK-Virus → Polyomavirus

Blackout *n, m*: Plötzlich einsetzendes, kurzfristiges Aussetzen der Gedächtnis-, Sprach- und Denkfunktion bis zur Bewusstlosigkeit* bei starker psychischer Anspannung.

Blähhals → Laryngozele

Blähungen → Flatulenz

Bläschendrüsenaplasie *f*: engl. *aplasia of the seminal vesicle*. Sehr seltenes, angeborenes, ein- oder beidseitiges Fehlen der Bläschendrüsen. Die Bläschendrüsenaplasie tritt in der Regel mit gleichzeitiger Aplasie* oder Atresie* des Ductus* deferens auf, woraus dann eine Infertilität* resultiert. Manchmal treten zusätzlich weitere Fehlbildungen auf, z. B. eine Nierenaplasie* oder Hypospadie*.

Bläschendrüsenentzündung → Vesikulitis

Bläschendrüsenfistel *f*: engl. *cysto-seminal fistula*. Von den Bläschendrüsen ausgehende Fistel mit variabler Endung, häufig in Rektum* oder Harnblase*. Bläschendrüsenfisteln treten beispielsweise nach operativen Eingriffen, Pfählungsverletzung oder Beckenfraktur auf. Es kommt zu chronisch-rezidivierenden Vesikulitiden und zur Entleerung von Bläschendrüsensekret in Harn* oder Stuhl. Behandelt wird durch Antibiotikagabe oder operativen Fistelverschluss.

Blakemore-Sonde → Ballonsonde

Blalock-Hanlon-Operation *f*: engl. *Blalock-Hanlon operation*. Nicht mehr übliches Verfahren zur operativen Herstellung eines Defekts im Vorhofseptum. Die Blalock-Hanlon-Operation wurde früher als palliative Methode bei Transposition* der großen Arterien, Trikuspidalatresie* und hypoplastischem Linksherzsyndrom* angewendet (siehe auch Ballonatrioseptostomie*).

Blalock-Taussig-Operation *f*: engl. *Blalock-Taussig operation*. Operatives, meist palliativ eingesetztes Verfahren mit End-zu-Seit-Anastomosierung einer A. subclavia mit dem gleichseitigen Hauptast der A. pulmonalis jenseits der Stenose bei angeborenem zyanotischem Herzfehler mit verminderter Lungendurchblutung (beispielsweise Fallot*-Tetralogie oder Trikuspidalatresie*). Ziel ist, einen Teil des hypoxämischen Aortenbluts erneut der Lunge zuzuführen, zur Verbesserung der pulmonalen Perfusion. Siehe Abb.
Prinzip: Meist modifiziert durch Implantation eines Interponats* zwischen A. subclavia bzw. Truncus* brachiocephalicus und A. pulmonalis oder durch zentralen aortopulmonalen Shunt (Waterston-Shunt) zwischen Aorta ascendens und A. pulmonalis.

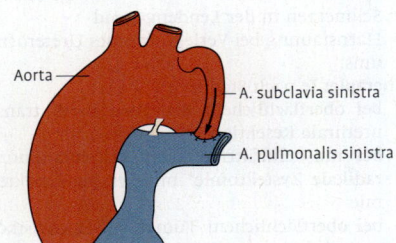

Blalock-Taussig-Operation: Blalock-Taussig-Shunt (Kurzbezeichnung BT-Shunt).

Bland-White-Garland-Syndrom *n*: engl. *Bland-White-Garland syndrome*. Seltener angeborener Herzfehler mit Ursprung der A. coronaria sinistra aus der A. pulmonalis. Folgen sind Herzinsuffizienz und rezidivierende Herzinfarkte. Ohne operative Korrektur durch Reimplantation der Koronararterien in die Aorta sterben Betroffene meist im 2. Lebenshalbjahr. Bei ausreichender Kollateralentwicklung ist jahrzehntelange Symptomfreiheit möglich.

Blanking, postatriales ventrikuläres *n*: Abk. PAVB. Temporäre Ausblendung durch den Herzschrittmacher von ventrikulär detektierten Signalen mit Beginn der atrialen Erregung. Mit Zunahme der ventrikulären Ausblendzeit* kommt es zur Abnahme von AV-Crosstalk und Detektion ventrikulärer Arrhythmie.

Blankingzeit → Ausblendzeit

Blasenatonie *f*: engl. *atonic bladder*; syn. Detrusorareflexie. Meist reversible Lähmung des Musculus* detrusor vesicae. Ausgelöst wird die Blasenatonie z. B. durch Operationen im kleinen Becken, das anticholinerge Syndrom* oder Nervenschäden (Querschnittsyndrom). Es kommt zum Harnverhalt* und zu rezidivierenden Harnwegsinfekten. Diagnostiziert wird sonografisch und urodynamisch, therapiert durch Katheterisierung*.
Ursachen:
- postoperativ, vor allem nach größeren Eingriffen im Becken, z. B. Hysterektomie* oder Prostatektomie
- anticholinerges Syndrom, z. B. Überdosierung mit Atropin*
- Nervenschäden, z. B. Querschnittsyndrom.

Klinik:
- Unmöglichkeit der Miktion*
- rezidivierende Harnwegsinfekte durch Restharn*bildung
- schmerzhafter Harnverhalt
- sicht- und tastbare Vorwölbung kranial der Symphyse*.

Therapie:
- Katheterisierung, um Harnverhalte und Harnwegsinfektionen zu vermeiden
- nach Operationen oder anticholinergem Syndrom Katheterauslassversuch (häufig ist hier die Blasenatonie nur vorübergehend)
- bei Querschnittsyndrom Dauerkatheterisierung oder intermittierender Katheterismus*.

Blasenauslassobstruktion *f*: engl. *bladder outlet obstruction* (Abk. BOO). Blasenentleerungsstörung durch Behinderung des Urinflusses aus der Harnblase*. Ursachen sind Obstruktionen* im Bereich des Blasenhalses (z. B. Blasenhalsstenose*, Detrusor*-Sphinkter-Dyssynergie, benignes Prostatasyndrom*) oder der Urethra* (z. B. Harnröhrenstriktur). Diagnostiziert wird urodynamisch, sonografisch und zystoskopisch, behandelt je nach Auslöser.

Blasenautomatie → Reflexblase
Blasenautonomie → Blasenlähmung

Blasendivertikel *n*: engl. *bladder diverticulum*. Sackartige Ausstülpung der Harnblasenwand. Echte Divertikel entstehen bei schwachem M. detrusor vesicae. Stülpt sich nur die Harnblasenschleimhaut nach außen, entstehen Pseudodivertikel. Bei Beschwerden wird das Divertikel operativ entfernt. Davon abzugrenzen ist die Balkenblase* mit divertikelähnlichen Veränderungen der Harnblasenwand.

Blasendrainage *f*: engl. *bladder drainage*. Künstliche Harnableitung* durch transurethrale oder suprapubische Blasenkatheter*. Indikationen zur Einlage eines Dauerkatheters sind z. B. Harnverhalte*, Bilanzierung* bei kardialer* Dekompensation*, operative Eingriffe oder Blasenentleerungsstörungen. Da Blasenkatheter das Risiko für Harnwegsinfekte erhöhen, sollten sie frühestmöglich wieder entfernt werden.

Blasendruck *m*: engl. *bladder pressure*. Innendruck der Harnblase. Der Blasendruck entsteht durch den Abdominaldruck und den Druck des M. detrusor vesicae. Der Blasendruck wird durch Zystomanometrie* bestimmt und stellt einen der basalen Parameter der funktionellen Untersuchung des Harntraktes dar.

Blasendruckmessung → Druck, intraabdominaler

Blasenendometriose *f*: engl. *endometriosis of the bladder*. Endometriose* der Harnblase* mit zyklischer Hämaturie und Dysurie. Die Diagnose erfolgt durch Zystoskopie* mit Biopsie, transvaginale oder transabdominale Sonografie zum Ausschluss eines Harnstaus und selten MRT. Behandelt wird operativ (Exzision der Endometrioseherde, ggf. Teilzystektomie) und/oder pharmakotherapeutisch.

Blasenentleerungsstörung, neurogene *f*: syn. neurogene Blase. Störung der Blasen- und Sphinkterfunktion aufgrund von Erkrankungen oder Läsionen des Zentralnervensystems oder der peripheren Innervation. Sie wird urodynamisch untersucht und entsprechend der Ursache behandelt.
Beschreibung: Urodynamische Symptomatik:
- unwillkürliche, nicht hemmbare Eigenkontraktionen des Detrusor vesicae: typisch bei Läsionen des ZNS und des sog. oberen Motoneurons (Th10–L2)
- verminderte Kontraktilität des Detrusors mit Restharnbildung: typisch bei Läsionen des sakralen Miktionszentrums (sog. unteres Motoneuron in Höhe S2–4)
- Detrusor*-Sphinkter-Dyssynergie: typisch für Läsionen oberhalb des sakralen Miktionszentrums
- „Sensibilitätsstörung des Detrusors" bei Läsion der sensorischen Afferenzen der Harnblase mit verringertem oder fehlendem Gefühl für die Blasenfüllung und verspätetem Harndrang. Meist bildet sich Restharn. Die Miktion kann aber eingeleitet werden.

Ursachen:
- neurologische Erkrankungen, z. B.: 1. Parkinson*-Syndrom 2. Schlaganfall* 3. Multiple Sklerose* 4. Diskusprolaps der Wirbelsäule 5. Querschnittslähmung 6. Konus-Kauda-Syndrom
- nichtneurologische Erkrankungen: 1. Harnwegsinfekt 2. Tumor 3. Stein 4. Diabetes mellitus.

Diagnostik:
- urodynamische Untersuchung (Videourodynamik)
- Miktionszystourethrogramm bzw. Videourodynamik (insbesondere zum Ausschluss eines vesikoureteralen Refluxes)
- Urethrozystoskopie.

Blasenentzündung

Blasenentzündung → Zystitis
Blaseneröffnung → Amniotomie
Blasenersatz, orthotoper *m*: engl. *orthotopic bladder substitution*. Bildung einer Ersatzblase zur Harnspeicherung in einer der Harnblase entsprechenden Position, meist als Dünndarmersatzblase*. Ziel ist ein niedriger Reservoir-Innendruck und Erhaltung der Kontinenz (im Gegensatz zum Conduit*).
Blasenerweiterungsplastik *f*: engl. *bladder augmentation*; syn. Augmentationszystoplastik. Operatives Verfahren zur Erweiterung der Harnblase bei Erkrankungen mit verminderter Blasenkapazität und/oder reduzierter Dehnbarkeit wie z. B. Blasenekstrophie (angeboren), Schrumpfblase* (erworben) und Multiple Sklerose oder Meningomyelozele (neurogen). Ziele sind der langfristige Erhalt der Nierenfunktion und die Harninkontinenzbehandlung.
Formen:
- Erweiterung mit detubularisierten (an der von der Gefäßversorgung abgewandten Seite eröffneten und zu einer Platte geformten) Darmsegmenten oder Magenwand
- Autoaugmentation (Schaffung eines Divertikels nach teilweiser Entfernung der fibrosierten Muskulatur am Blasendach).

Blasenfehlbildung *f*: engl. *malformation of the urinary bladder*. Angeborene Fehlbildung der Harnblase. Dazu gehören Blasenekstrophie, Blasenektopie, Blasenfistel*, Doppel- oder Sanduhrblase (Vesica duplex oder Vesica partita), Harnblase mit vollkommener oder unvollkommener Scheidewand sowie sehr selten Aplasie oder Agenesie der Harnblase. Die Diagnostik erfolgt sonografisch und mit Miktionszysturethrografie, die Therapie ist meist operativ.
Blasenfistel *f*: engl. *bladder fistula*. Pathologische oder therapeutisch angelegte Verbindung zwischen Harnblase und Körperoberfläche (äußere Blasenfistel) oder anderen Hohlorganen (innere Blasenfistel), mit entsprechend unterschiedlichen Beschwerden. Je nach Lokalisation und Ursache der Fistel wird meist zunächst der Blasendruck gemindert, möglicherweise auch operativ eingegriffen.
Vorkommen:
- (selten) angeboren, z. B. als Urachusfistel oder Fissura vesicalis superficialis
- erworben infolge Trauma, Entzündung, Tumor oder nach Operationen
- therapeutisch im Rahmen künstlicher Harnableitung.

Klinik: In Abhängigkeit von der Fistellokalisation.
- oft unspezifische Beschwerden
- Diarrhö*
- Harnwegsinfekte
- Hämaturie*
- Pneumaturie
- Koprourie
- vaginaler Urinabgang.

Therapie: Zunächst werden zur Unterstützung des Heilungsprozesses Niederdruckbedingungen hergestellt. Gelegentlich verschließen sich Fisteln dadurch spontan. Die weitere Behandlung richtet sich nach Ursache und Lokalisation der Fistel. Meistens werden interdisziplinäre Behandlungskonzepte eingesetzt (z. B. Darm- und Harnblasenresektion durch Allgemeinchirurgen und Urologen). Das Ziel ist die Wiederherstellung korrekter anatomischer Verhältnisse.

Blasengeschwür → Ulcus vesicae
Blasenhals *m*: engl. *bladder neck*; syn. cervix vesicae. Sich trichterförmig verjüngender Teil der Harnblase*, aus dem die Urethra* hervorgeht. Der Blasenhals beinhaltet den inneren Blasenschließmuskel (Musculus* sphincter urethrae internus) und die innere Harnröhrenmündung (Ostium urethrae internum).
Blasenhalssklerose → Blasenhalsstenose
Blasenhalsstenose *f*: engl. *bladder neck stenosis*; syn. Blasenhalsobstruktion. Mechanische oder funktionelle Verengung des Blasenhalses mit Behinderung des Harnflusses. Klinisch kommt es häufig zu Blasenentleerungsstörungen mit zunehmendem Restharn* und Harnwegsinfekten. Behandelt wird durch Harnableitung, chirurgische Resektion oder Blasenhalsrekonstruktion.
Ursachen:
- Aangeborene Fehlbildung (Klappen oder Engen)
- vernarbende Entzündung (z. B. Blasenhalssklerose infolge chronischer Prostatitis)
- postoperative Narbenkontraktur (z. B. nach radikaler Prostatektomie oder transurethralen Eingriffen an der Prostata).

Therapie:
- transurethrale Narbenresektion im Stenosebereich
- bei Rezidiven: offen-chirurgische Blasenhalsrekonstruktion, ggf. vesikokutane Harnableitung.

Blasenhernie *f*: engl. *hernia of the bladder*. Hernie* mit Harnblasenanteilen im Bruchsack, v. a. bei direkter Leistenhernie des Mannes und Schenkelhernie der Frau. Ein asymptomatischer Verlauf ist möglich, häufig kommt es zu Restharngefühl, Restharnbildung und rezidivierenden Harnwegsinfekten. Behandelt wird durch offen-chirurgische Versorgung im Rahmen einer Hernienoperation.

Blaseninkontinenz → Harninkontinenz
Blaseninstabilität *f*: engl. *unstable bladder*. Ungewollte, nicht unterdrückbare Kontraktionen des M. detrusor vesicae in der Füllungsphase der Harnblase (idiopathische Detrusorhyperaktivität*).

Blaseninstillation *f*: engl. *bladder instillation*. Therapeutisches Einbringen von Flüssigkeit in die Harnblase mit Katheter, Spritze oder Installationsbehälter. Angewandt wird sie z. B. zur lokalen Chemotherapie bei Blasenkarzinom*, zur Antibiotikatherapie oder bei unstillbarer Blasenblutung (intravesikale Formalininstillation*).

Blasenkarzinogene *n pl*: engl. *bladder carcinogens*. Auf das Urothel krebserregend wirkende Substanzen, u. a. aromatische Amine (Tabakrauch). Entsprechend der Oberflächenverteilung wirken sie v. a. auf die Harnblase ein.

Blasenkarzinom *n*: engl. *bladder carcinoma*. Karzinom* der Harnblase, unter anderem verursacht durch Einwirkung aromatischer Amine (Tabakrauch) oder infolge chronischer Zystitis (z. B. bei Schistosomiasis*). Betroffen sind meist Männer > 60. Lj. Wichtigstes Leitsymptom ist die schmerzlose Makrohämaturie. Nach radikaler Zystektomie beträgt die 5-Jahres-Überlebensrate ca. 45 %.

Klinik:
- Leitsymptom: schmerzlose Makrohämaturie
- evtl. Dysurie* und Pollakisurie*
- Pyurie
- Schmerzen in der Lendengegend
- Harnstauung bei Verlegung eines Ureterostiums.

Therapie: Je nach Stadium:
- bei oberflächlichem Blasenkarzinom transurethrale Resektion
- bei muskelinfiltrierendem Blasenkarzinom radikale Zystektomie* mit Lymphadenektomie
- bei oberflächlichem Tumor bei Hochrisikopatienten Immuntherapie mit Bacillus Calmette-Guérin (BCG) zur Senkung der Rezidivrate
- in der mittleren Risikogruppe Blaseninstillation von Zytostatika* (z. B. Mitomycin, Doxorubicin, Epirubicin)
- im fortgeschrittenen Stadium oder als Alternative zur radikalen Zystektomie bei selektierten Patienten Radiochemotherapie.

Prognose: Je nach Stadium, Eindringtiefe, Differenzierung der Karzinomzellen und Therapie beträgt die 5-Jahres-Überlebensrate bei infiltrierendem Blasenkarzinom ohne Fernmetastasen nach radikaler Zystektomie ca. 45 %.

Blasenkatheter *m*: engl. *urinary catheter*. Transurethral oder suprapubisch in die Harnblase* eingeführter Kunststoffschlauch zur künstlichen Harnableitung*. Der Blasenkatheter kann diagnostisch, z. B. zur sterilen Uringewinnung, oder therapeutisch, z. B. bei Harnverhalt*, eingesetzt werden. Die Katheter unterscheiden sich in Dicke, Länge, Material, Liegedauer und Form der Spitze.

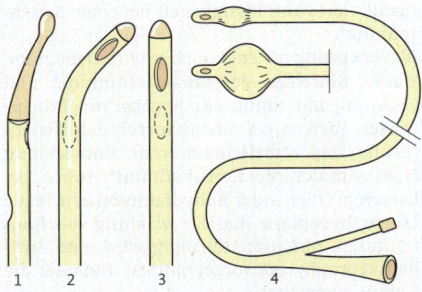

Blasenkatheter: Katheterspitzenformen: 1: Tiemann-Katheter; 2: Mercier-Katheter; 3: Nélaton-Katheter; 4: Ballonkatheter.

Allgemeines: Katheterarten:
- transurethraler Blasenverweilkatheter (Dauerkatheter, DK)
- transurethraler Einmalkatheter* (EK)
- suprapubischer Blasenkatheter (SBK).

Katheterlumina:
- Einmalkatheter: 1 Lumen zur Blasendrainage oder retrograden Blasenfüllung
- Dauerkatheter: 2 Lumina (Foley*-Katheter): **1.** Blasendrainage oder retrograde Füllung **2.** Auffüllung eines Ballons zur Blockierung an der Katheterspitze, um unabsichtliche Entfernung des Katheters zu verhindern
- Spülkatheter: 3 Lumina: **1.** kontinuierliche Blasendrainage **2.** kontinuierliche Blasenspülung*, meist mit NaCl **3.** Blockierung.

Katheterspitzen:
- Nelaton: gerade Katheterspitze mit abgerundetem Ende
- Mercier: wie Nelaton, um 30° abgeknickte Spitze
- Olivenspitze: gerade und oliv-konisch zulaufend
- Tiemann: wie Olivenspitze, um 30° abgeknickt (siehe Abb.)
- Couvelaire: sog. Flötenspitze
- Dufour: wie Couvelaire, um 30° abgeknickt.

Kathetergrößen:
- angegeben in Charrière (Ch., Charr., CH, engl.: French)
- 1 Ch. = 0,33 mm Außendurchmesser, 3 Ch. = 1 mm Außendurchmesser.

Materialien:
- Polyvinylchlorid (PVC)
- Latex
- Silikon (Polyorganosiloxane).

Komplikationen:
- Harnröhrenverletzungen*, Harnröhrenstrikturen
- Harnwegsinfektionen
- Unverträglichkeit, z. B. Latexallergie*
- transurethrale Katheter: schlechter Patientenkomfort

- Verstopfung des Katheters
- Entwicklung von Harnblasensteinen*.

Blasenlähmung *f*: engl. *vesical paralysis*. Partielle oder vollständige Lähmung der Harnblasenmuskulatur infolge einer Querschnittläsion* des Rückenmarks im sakralen Miktionszentrum (S2–S4), in der Cauda* equina oder dem Plexus hypogastricus inferior. Eine Blasenlähmung tritt infolge von Trauma, Bandscheibenvorfall*, Rückenmarktumor*, Querschnittmyelitis oder nach radikaler Tumorchirurgie im kleinen Becken auf.

Klinik:
- im akuten Stadium (spinaler Schock*): Schockblase mit Harnverhalt* (veraltet Blasenatonie)
- nach 6–12 Wochen je nach Höhe der Querschnittläsion: **1.** Reflexblase (sog. obere Läsion oberhalb S2) **2.** persistierende Blasenareflexie (sog. untere Läsion im sakralen Miktionszentrum in S2–S4) **3.** bei inkomplettem Querschnitt teilweise Blasenlähmung mit Detrusorhypokontraktilität*.

Infolge der gestörten Entleerung kommt es zu Restharnbildung mit Gefahr einer Infektion.

Therapie:
- (bei Querschnittläsion) akut suprapubische Harnableitung*
- im weiteren Verlauf wiederholter Katheterismus 4- bis 5-mal/24 h mit Einzelvolumen < 400 ml
- Regulierung der Diurese (1,5 l/24 h), ggf. Anticholinergika nach ärztlicher Anordnung.

Die Bauchpresse* darf zur Entleerung nur ausnahmsweise bei Blasendruck < 60 cmH2O eingesetzt werden. Bei Reflux* sollte sie vermieden werden.

Blasenmole *f*: engl. *cystic mole*; syn. Mola hydatiformis. Partielle oder komplette hydropisch-ödematöse Degeneration der Chorionzotten der Plazenta* unter Umwandlung in traubenförmig angeordnete, mit heller Flüssigkeit gefüllte Bläschen bis Traubengröße, bei gleichzeitiger Proliferation des Zyto- und Synzytiotrophoblasten (Form der Trophoblasttumoren*). Blasen-

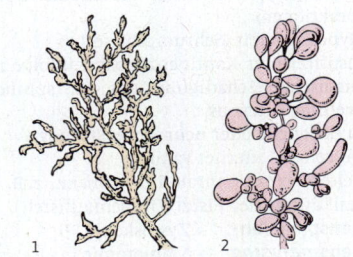

Blasenmole: 1: normales Zottenbäumchen; 2: entartetes Zottenbäumchen bei Blasenmole.

molen gehen manchmal in gestationsbedingte trophoblastäre Neoplasien (GTN) über. Siehe Abb.

Klinik:
- gegenüber der Norm vergrößerter Uterus (Fundusstand*)
- bei kompletter Blasenmole Fehlen kindlicher Herztöne und Kindsbewegungen
- uterine Blutungen, evtl. Abgang von Bläschen
- evtl. Zeichen hypertensiver Schwangerschaftserkrankung*
- bei etwa 1/3 Ausbildung von Luteinzysten*.

Therapie: Partielle Blasenmole:
- Kürettage und sequentielle Beta-HCG-Kontrolle alle 2–3 Wochen für 3–6 Monate
- bei persistierender HCG-Erhöhung ggf. erneute Kürettage unter sonografischer Kontrolle.

Komplette Blasenmole:
- vollständige Uterusentleerung, z. B. durch prostaglandininduzierte Ausstoßung und nachfolgende Aspirationskürettage* oder Kürettage unter sonografischer Kontrolle; cave: Risiko von Uterusperforation oder Nachblutungen
- bei starker Nachblutung i. v. Gabe von Oxytocin* und Erythrozytenkonzentrat*
- bei lebensbedrohlicher Blutung Hysterektomie als Ultima Ratio.

Nachsorge: Kontrazeption* (z. B. hormonal) für 1 Jahr und regelmäßige Beta-HCG-Kontrollen.

Blasenpapillom *n*: engl. *bladder papilloma*; syn. Papilloma vesicae. Benigner papillärer Tumor* der Harnblase, der vom Urothel ausgeht. Leitsymptom ist die schmerzlose Hämaturie*. Therapeutisch erfolgt die transurethrale Resektion. Die Diagnostik entspricht dem Blasentumor*.

Formen:
- invertiertes Blasenpapillom: **1.** v. a. im Bereich von Trigonum und Blasenhals lokalisiert **2.** histologische Unterscheidung in trabekuläre (von der Basalzellschicht ausgehend) und glanduläre Formen (vom Zylinderepithel, z. T. auch von Becherzellen ausgehend) **3.** geringes Entartungsrisiko
- exophytisches Blasenpapillom: schmalblasiger papillärer Tumor aus regelhaft geschichtetem Urothel mit typischen oberflächlichen Deckzellen (sog. Umbrellazellen).

Blasenpunktion, suprapubische *f*: engl. *suprapubic bladder puncture*. Punktion* der Harnblase* durch die Bauchdecke zwei Querfinger kranial der Symphysis pubica. Nach sonografischer Kontrolle der Blasenfüllung, Desinfektion* und ggf. Lokalanästhesie* wird die Harnblase senkrecht zur Haut mittels einer Kanüle* oder eines Trokars* punktiert. Meist wird danach ein suprapubischer Blasenkatheter* eingelegt.

Blasenpunktionsurin

Indikationen:
- diagnostisch: sterile Harngewinnung*
- therapeutisch: 1. Entlastungspunktion bei Harnverhalt* 2. künstliche Harnableitung* (suprapubischer Katheter) 3. Harnabflussbehinderung* unterhalb der Harnblase 4. Harnblasenspülung, z. B. im Rahmen einer transurethralen Resektion* (TUR) der Prostata*, um die Resektionsspäne aus der Blase zu spülen.

Komplikationen:
- Blutungen
- Verletzung von Nachbarorganen, z. B. Perforation* von Darmschlingen
- Infektionen.

Blasenpunktionsurin m: Durch sterile Punktion der Harnblase* mittels eines Einmalkatheters oder per suprapubischer Blasenpunktion* gewonnener Urin. Durch die Punktion soll die Kontamination des Urins mit Bakterien* in der Harnröhre ausgeschlossen werden. Blasenpunktionsurin wird bei fraglichen Befunden in der mikrobiologischen Diagnostik untersucht, beispielsweise bei Verdacht auf Harnwegsinfektion*.

Blasenruptur f: engl. *bladder rupture*. Riss der Harnblasenwand infolge stumpfer Gewalteinwirkung auf die gefüllte Harnblase, Eindringen von Knochensplittern (bei Frakturen) oder anderen Fremdkörpern (Pfählung, Stich, Schuss) sowie spontan bei Cystitis necroticans. Es kommt zu Hämaturie. Je nach Lokalisation kann eine Katheterisierung ausreichen oder ein operativer Verschluss notwendig sein.

Einteilung:
- intraperitoneale Blasenruptur, meist in Kombination mit Unterbauchtrauma
- extraperitoneale Blasenruptur (siehe Abb.).

Klinik:
- Hämaturie* (> 80 % der Fälle)
- Miktions- und Unterbauchschmerz
- Anurie
- Genitalödem möglich
- bei intraperitonealer Blasenruptur evtl.: 1. Urinaszites mit Peritonitis* 2. Akutes* Abdomen 3. Anstieg der Serumharnstoffkonzentration durch Resorption.

Da die Blase bei Kindern höher im Becken steht, kommt es bei ihnen häufiger zu Verletzungen von Blasenhals, Prostata und Vagina.

Therapie:
- bei Blasenkontusion (ohne Wandruptur) vorsichtiges Abwarten, ggf. Blasenirrigation über Spülkatheter
- bei isolierter extraperitonealer Blasenruptur evtl. Katheterismus über 10–21 Tage ausreichend
- bei intraperitonealer Blasenruptur operativer Verschluss, Harnableitung und Wunddrainage.

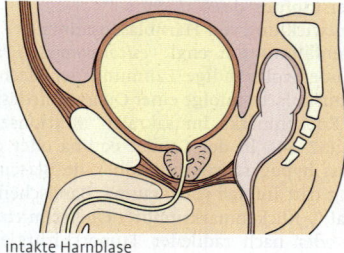
intakte Harnblase

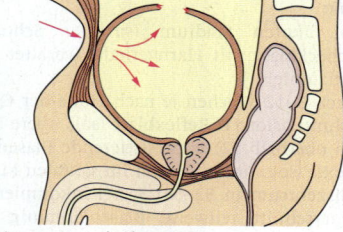
intraperitoneale Blasenruptur

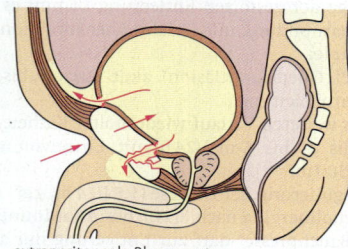
extraperitoneale Blasenruptur

Blasenruptur: Einteilung.

Blasenscheidenfistel → Urogenitalfistel

Blasenspeicherstörungen f pl: engl. *urine storage disorders*. Sammelbezeichnung für Störungen der Harnblasenspeicherfunktion infolge Veränderungen der Harnblase.

Ursachen:
- Hypersensitivität (überaktive Blase*)
- Detrusorhyperaktivität (autonome Detrusoraktionen)
- Hypokapazität (Schrumpfblase*)
- insuffizienter Kontinenzapparat infolge mechanischer Schädigung des M. sphincter urethrae externus
- funktionelle oder neurogene Störung
- Descensus* uteri et vaginae
- (selten) extraurethrale Inkontinenz, z. B. bei vesikovaginaler Fistel (Urogenitalfistel*).

Blasenspiegelung → Zystoskopie
Blasensprengung → Amniotomie
Blasenspritze f: engl. *bladder syringe*. Sterile Spritze mit ca. 50–100 ml Fassungsvolumen zur Instillation von Flüssigkeiten bei einer Blasenspülung*.

Blasensprung m: engl. *rupture of the fetal membranes*. Einreißen der Eihäute (Amnion* und Chorion*) mit vaginalem Abgang von Fruchtwasser. Risiken bei einem vorzeitigen Blasensprung sind Nabelschnurvorfall, Entwicklung eines Amnioninfektionssyndroms* sowie bei längerem Oligo- oder Anhydramnion eine fetale Lungenhypoplasie und Entwicklung von Kontrakturen. Situationsabhängig wird eine Antibiotikaprophylaxe vorgenommen und/oder die Geburt eingeleitet.

Einteilung:
- vorzeitiger Blasensprung: vor Beginn der Wehentätigkeit
- frühzeitiger Blasensprung: während der Eröffnungsperiode
- rechtzeitiger Blasensprung: am Ende der Eröffnungsperiode/Anfang der Austreibungsperiode
- verspäteter Blasensprung: während oder sogar nach der Austreibungsperiode (Geburt des Fetus in der Fruchtblase).

Diagnostik:
- sichtbarer Abgang von Fruchtwasser aus dem Muttermund bei der Spiegeleinstellung
- pH-Kontrolle des Scheidensekretes mit Lackmus-Papier (normalerweise sauer, Fruchtwasser ist alkalisch)
- Nachweis von IGFBP-1 (Insulin-like growth factor-binding protein 1) im Scheidensekret durch einen Schnelltest.

Differenzialdiagnosen:
- vermehrte vaginale Sekretion
- Abgang von Urin
- sog. falscher Blasensprung mit Einreißen des Chorions ohne Ruptur des Amnions.

Vorgehen: Siehe Tab.

Blasensprung, vorzeitiger m: engl. *premature rupture fetal membranes*; syn. vorzeitiger Fruchtblasensprung. Zerreißen der Eihäute vor dem Wehenbeginn. Die häufigste Ursache ist eine aszendierende Infektion. Ein vorzeitiger Blasensprung kann auch bei Zervixinsuffizienz* oder durch Amniozentese entstehen. Nach der Ruptur der Eihäute droht ein Amnioninfektionssyndrom* (AIS). Das weitere Vorgehen nach Blasensprung richtet sich nach der Schwangerschaftswoche.

Blasenspülung f: engl. *bladder irrigation*. Therapeutisches Durchspülen der Harnblase zur Reinigung oder Arzneimittelverabreichung (Blaseninstillation*).

Blasenstein m: engl. *bladder stone*; syn. Calculus vesicae. Konkrement* in der Harnblase* durch Mangelernährung oder sekundär* z. B. bei subvesikaler Obstruktion* mit Restharn*bildung. Blasensteine verursachen nur selten Beschwerden, im Verlauf sind jedoch Harnwegsin-

Blasensprung:
Maßnahmen bei vorzeitigem Blasensprung.

Zeitpunkt (SSW)	Maßnahmen
< 20 + 0	ggf. Schwangerschaftsabbruch; Abwarten, wenn von Patientin ausdrücklich gewünscht; bei Oligo- oder Anhydramnion Aufklärung über schlechte Prognose
20 + 0 bis 23 + 6	abwartendes Verhalten unter engmaschiger Kontrolle der Infektionsparameter; ggf. Antibiotikatherapie; bei manifestem Amnioninfektionssyndrom Entbindung ab der 23. SSW
24 + 0 bis 33 + 6	engmaschige Kontrolle der Infektionsparameter; Antibiotikaprophylaxe; ggf. Tokolyse*; Lungenreifeinduktion* und Entbindung
34 + 0 bis 37 + 0	Geburtseinleitung und Antibiotikaprophylaxe
> 37 + 0	Geburtseinleitung und Antibiotikaprophylaxe, wenn der Blasensprung > 12 h zurückliegt

fektionen*, Dysurie* oder Harnverhalt möglich. Die Diagnose erfolgt meist sonografisch. Therapiert wird je nach Steingröße mittels ESWL, endoskopisch oder offen operativ.
Ätiologie:
– primäre (endemische) Harnblasensteine: 1. entstehen bei sterilem Urin und ohne Harnabflussbehinderung* 2. Mangelernährung: eiweißarm, getreidereich 3. Dehydratation* 4. endemisch in Entwicklungsländern (z. B. Nordafrika, ferner Osten)
– sekundäre Harnblasensteine: 1. Risikofaktoren: Harnwegsinfekte oder Harnabflussstörungen 2. subvesikale Obstruktionen begünstigen Restharnbildung, Urinstase und dadurch Ausfallen von Salzen und Konkrementbildung 3. Harnwegsinfektionen führen zur Bildung von Struvit*steinen 4. Fremdkörper fördern Kristallisation, z. B. Katheter*, Fadenmaterial, Harnleiterschienen oder selbst eingeführte Fremdkörper (autoerotisch) 5. Urinstase bei Harnableitung nach Zystektomie*, z. B. Mainz-Pouch*.

Klinik: Endemische Harnblasensteine (meist Kinder betroffen):
– Bauchschmerzen, Dysurie*, Algurie, Pollakisurie*
– unterbrochener Harnstrahl.

Sekundäre Harnblasensteine:
– Klinik der Grunderkrankung oft im Vordergrund
– rezidivierende Harnwegsinfekte, Unterbauchschmerzen
– Dysurie, Algurie, Pollakisurie
– selten Hämaturie*
– unterbrochener Harnstrahl, Harnverhalt*.

Therapie:
– Behandlung der Ursache, sonst hohe Rezidivgefahr!
– ESWL (extrakorporale Stoßwellenlithotripsie)
– endoskopische Zerkleinerung und Bergung der Konkremente durch die Harnröhre
– perkutane Zystolithotomie: 1. perkutane Punktion der Harnblase 2. endoskopische Zerkleinerung und Bergung von Konkrementen über diesen Zugang 3. Vorteil: Schonung der Harnröhre
– Sectio* alta mit Steinbergung.

Blasensteinlithotripsie f: syn. Blasensteinzertrümmerung. Zertrümmerung von Harnsteinen in der Blase. Sie erfolgt meistens endoskopisch-transurethral. Zum Einsatz kommen mechanische (Steinpunch), ballistische, Ultraschall-, und Laser-basierte Verfahren.

Blasentamponade f: engl. vesical tamponade. Vollständige Ausfüllung der Harnblase* mit Blutkoageln aufgrund einer starken Hämaturie*, z. B. bei Zustand nach TUR-Blase. Häufig besteht initial Makrohämaturie, bis Koagel die Miktion* behindern und zu einem schmerzhaften Harnverhalt* führen. Therapiert wird zunächst durch Einlage eines Spülkatheters, anhaltende Blutungsquellen werden endoskopisch koaguliert.

Ätiologie:
– iatrogen* nach TUR der Blase oder Prostata*
– Tumoren von Nieren*, Harnleiter, Harnblase, Prostata
– hämorrhagische* Zystitis
– Risikofaktoren: Störungen der Blutgerinnung*, z. B. Hämophilie*, Therapie mit Antikoagulanzien.

Klinik:
– Abgang von Blutkoageln bei der Miktion
– Harnverhalt mit starken Unterbauchschmerzen
– Harnstau bis in das Nierenbecken*, ggf. Pyelonephritis*
– Extremfall: Harnblasenruptur.

Therapie:
– manuelles Ausräumen: Einlage eines Einmalkatheters (20–24 Ch), wiederholtes Aspirieren und Spülen mit physiologischer Kochsalzlösung* mittels Blasenspritze*
– Einlage eines Spülkatheters: permanente Spülung bis Blutung abnimmt
– anhaltende Blutung: Zystoskopie*, Absaugen der Koagel über Resektoskopschaft, Koagulation der Blutungsquelle.

Blasenteilresektion f: engl. partial cystectomy. Partielle Exzision veränderter Harnblasenabschnitte über einen trans- oder extraperitonealen Zugang (Sectio* alta). Blasenboden, Sphinkter und Trigonum mit Ostien werden belassen. Die Indikation besteht v.a. bei umschriebenen ulzerösen Prozessen und Fisteln, selten bei Tumoren.

Blasentraining n: engl. bladder training. Verhaltenstherapie zur Unterstützung oder Wiederherstellung der kontrollierten Blasenentleerung. Blasentraining wird bei Kindern und Erwachsenen allein oder ergänzend zur medikamentösen oder chirurgischen Therapie angewandt. Das Training korrigiert die falsche Wahrnehmung des Harndranges und die Ausscheidungsgewohnheiten, verbessert damit die Blasenkapazität und die Fähigkeit, die Miktion aufzuschieben.

Indikationen:
– Belastungsinkontinenz* bei Gebärmuttersenkung, nach Unfällen oder radikaler Prostatektomie, dann in Kombination mit Beckenbodentraining*
– Dranginkontinenz* bei Blasenentzündung oder -dysfunktion
– kindliche Enuresis* nocturna et diurna.

Erforderlich sind kognitive Fähigkeiten und ausreichende Motivation auf Seiten des Patienten.

Methoden:
– Miktionsplan mit etwa 5 bis 7 Miktionen pro Tag
– Erlernen der entspannten Sitzhaltung (Frauen und Männer) oder Stehhaltung (Männer) bei Miktion
– Behavioraltraining der Wahrnehmung des Harndrangs (autosuggestive „Beruhigung" der Harnblase)
– Erfassen und Dokumentieren der körperlichen Zeichen des Blasenfüllzustandes (z. B. Schwitzen, Kopfschmerz, Spastik)
– Stimulation der Blasenentleerung (Valsalvatechnik, reflektorische Miktionsauslösung)
– oft in Kombination mit Beckenbodentraining (z. B. bei Enuresis oder Belastungsinkontinenz)
– wegen Infektionsgefahr umstritten ist das intermittierende Abklemmen des Blasenverweilkatheters zur Vergrößerung des Blasenvolumens.

Blasentumor m: engl. bladder tumor. Geschwulst der Harnblase* mit einem Häufigkeitsmaximum zwischen 60. und 70. Lebensjahr. Multiples Vorkommen ist möglich. Häufige Formen sind Blasenpapillom* und Blasenkarzinom*. Seltener sind Fibrom, Myom, Neurofibrom oder embryonales Rhabdomyosarkom. Das wichtigste Leitsymptom ist Hämaturie*. Das therapeutische Vorgehen hängt vom histopathologischen Befund ab.

Blase, überaktive f: engl. *overactive bladder* (Abk. OAB); syn. überaktive Harnblase. Form der Harnblasendysfunktion mit Symptomenkomplex aus Pollakisurie*, imperativem Harndrang und Nykturie* mit oder ohne Dranginkontinenz* bei Abwesenheit von Harnwegsinfektion und lokalen pathologischen Faktoren. Ursache ist eine Detrusorhyperaktivität mit spontanen Kontraktionen in der Füllungsphase. Abzugrenzen sind Zystitis, Blasenstein, Descensus* uteri et vaginae und Blasenkarzinom.

Therapie:
- Blasentraining*
- Beckenbodentraining* in Kombination mit Elektrostimulation
- Biofeedback*
- Pharmakotherapie: 1. Parasympatholytikum (Darifenacin, Fesoterodin, Oxybutynin, Propiverin, Solifenacin*, Tolterodin, Trospiumchlorid) 2. Östrogen (topisch) 3. bei Therapieresistenz Botulinumtoxin*-A (transurethrale Injektion in Musculus detrusor vesicae).

Blasser Sonnenhut → Sonnenhut, blasser

Blastem n: engl. *blastema*. Verdichtung im Mesenchym* eines Embryos*, aus dem eine Organanlage entsteht.

Blasten m pl: engl. *blasts*. Vor allem in der Hämatoonkologie verwendete Bezeichnung für unreife, nicht näher charakterisierte Zellen der Hämatopoese*. Blasten treten physiologischerweise im Knochenmark auf, im peripheren Blut bei hämatologischen Erkrankungen und passager bei Infektionen oder im Rahmen der hämatopoetischen Regeneration nach Chemotherapie, Strahlentherapie oder einer Sepsis.

Blastenkrise, terminale f: engl. *terminal blast crisis* (Abk. BC); syn. Blastenschub. Zunahme des Anteils zirkulierender Blasten* im peripheren Blut und/oder im Knochenmark ≥ 20 % oder/ und zytologisch oder histologisch gesicherte blastäre Infiltrate außerhalb von Knochenmark, Milz oder Lymphknoten im fortgeschrittenen Stadium der chronisch myeloischen Leukämie*.

Blastenschub → Blastenkrise, terminale
Blastenschub → Myeloblastenschub
Blast Lung → Explosionstrauma

Blastocystis hominis f: Strikt anaerobes Protozoon, kommensal im Darm des Menschen vorkommend oder fakultativ pathogen (Blastozystose*). Zu beachten ist eine mögliche Verwechslung mit Zysten von Flagellaten (v. a. Trichomonas, Giardia lamblia) und Amöben.

Blastogenese f: engl. *blastogenesis*. Zeitraum von der Bildung der Zygote* über die Morula* bis zur Blastozyste* zwischen dem 1. und 15. Gestationstag des Menschen, d. h. bis zum Beginn der Embryogenese*.

Blastom n: engl. *blastoma*. Gering differenzierter, embryonaler Tumor mit epithelialem und mesenchymalem Gewebeanteil und meist unklarer Herkunft, z. B. das Medulloblastom*. Behandelt wird mittels Bestrahlung und Chemotherapie*. Die Prognose ist abhängig von der Tumorentität. Je nach betroffener Region treten Spätschäden wie beispielsweise Hörminderung oder Nierenfunktionsstörungen auf.

Blastomeren f pl: engl. *blastomeres*. Durch Furchung der Zygote* entstehende Zellen. Die Zellen teilen sich äquatorial und meridional ohne Wachstum und werden so bei jeder Teilung kleiner. Das Plasma/Kern-Verhältnis verschiebt sich zugunsten der Kerne.

Omni- und Pluripotenz: Die Zellen sind bis zum 8-Zellstadium omnipotent und mit dem Eintritt der Compaction nur noch pluripotent, wobei die äußeren Zellen einen epitheloiden Charakter zeigen.

Blastomyces dermatitidis m: Primär pathogener, dimorpher Pilz, der der Erreger der nordamerikanischen Blastomykose* ist. Blastomyces dermatitidis ist eine Nebenfruchtform von Ajellomyces dermatitidis, die bei 22 °C in der saprophytären Myzelphase und bei 37 °C in der parasitären Hefephase wächst.

Blastomykose f: engl. *blastomycosis*. Chronisch und häufig schwer verlaufende systemische Mykose durch den primär pathogenen dimorphen Pilz Blastomyces* dermatitidis mit Haut- und Lungenbefall (Husten, Dyspnoe*). Diagnostiziert wird mit direktem Erregernachweis (z. B. mikroskopisch), behandelt wird mit Antimykotika (z. B. Amphotericin B). Nur bei adäquater und frühzeitiger Therapie ist die Prognose gut.

Blastopathie f: engl. *blastopathy*. Intrauterine Entwicklungsstörung der Frucht in den ersten 2 Entwicklungswochen. Sie führt in der Regel zu tiefgreifenden Fehlbildungen des Keims durch unvollständige Teilungen (z. B. Doppelfehlbildung*) oder Frühabort. Eine Restitutio ad integrum ist durch ein hohes Reparationsvermögen möglich.

Blastosporen f pl: engl. *blastospores*. Asexuell aus vegetativen Pilzhyphen (Fungi*) durch Knospung entstandene Sporen*.

Blastozyste f: engl. *blastocyst*; syn. Blastula. Keimblase, die sich etwa am 4. Tag nach der Befruchtung aus der Morula* bildet. Sie besteht aus einer äußeren Zona* pellucida, einer darunter liegenden Zellschicht (Trophoblast), einer inneren Zellmasse (Embryoblast*) und der Blastozystenhöhle. Siehe Abb.

Blastozystose f: engl. *blastocystosis*. Meist gastro-intestinale Infektion mit Blastocystis* hominis. Der Erreger wird fäkal-oral durch verunreinigtes Wasser übertragen. Er findet sich weltweit, mit höherer Prävalenz in Ländern mit geringem Einkommen. Es ist umstritten, ob der Parasit* tatsächlichen Krankheitswert besitzt und ursächlich zu Durchfall, Übelkeit, Abdominalkrämpfen und Blähungen führt. Zur Behandlung werden Metronidazol, Cotrimoxazol und Nitazoxanid empfohlen.

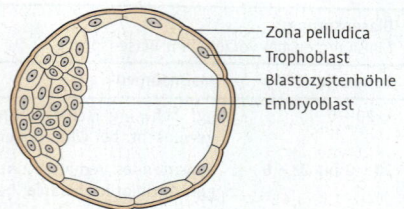

Blastozyste: Struktur etwa am 4. Tag der Entwicklung.

Blattern → Variola

Blattfilmkamera f: engl. *recording camera*. Bei der Röntgendurchleuchtung* verwendetes Aufnahmegerät zur Dokumentation von Befunden.

Blauanomalie → Farbenfehlsichtigkeit
Blaubeere → Heidelbeere
blauer Nävus → Naevus coeruleus
Blausehen → Zyanopsie
Blausucht → Zyanose
Blau-Syndrom → Sarkoidose

Bleaching n: syn. Zahnaufhellung. Ästhetisches Verfahren zur Aufhellung verfärbter Zähne unter Verwendung von Bleichmitteln wie Wasserstoffperoxid* oder Carbamidperoxid. Bleaching-Mittel werden über eine Zahnschiene (Home-Bleaching) oder direkt auf die Zähne (Power-Bleaching) aufgetragen oder in den Zahninnenraum eingebracht (Walking-Bleach-Technik). Zu den Risiken zählen die Schwächung der Zahnstruktur und Gingivitiden.

Bleeding on Probing n: syn. Blutung auf Sondierung. Das Sondieren von Zahnfleischtaschen zur Diagnostik von Zahnfleischentzündung oder Entzündungen des Zahnhalteapparates. Tritt bei Sondierung unter geringem Druck bei 25 % der untersuchten Stellen Blut aus, ist der Test positiv (BOP+) und eine Entzündung wahrscheinlich. Gesundes Zahnfleisch blutet bei Sondierung in der Regel nicht (BOP−).

Bleianämie f: engl. *lead poisoning anemia*. Normo- oder evtl. hypochrome Anämie* bei Blei-Intoxikation infolge partieller Blockierung der Synthese von Häm*.

Bleienzephalopathie → Enzephalopathie

Bleistiftkot m: engl. *ribbon stool*; syn. Bleistiftstuhl. Durch Stenose* im Rektumbereich (z. B. bei kolorektalem Karzinom) entstehende bandartige Formung des Stuhls.

Blende *f*: engl. *diaphragm*. Konstruktive Komponente radiologischer Apparaturen zur variablen Eingrenzung des Strahlenbündels auf die erforderliche sog. Feldgröße. Unerwünschte Strahlenanteile werden von Metalllamellen der Blende absorbiert. Zur Blendeneinstellung wird die gewünschte Feldgröße durch ein entsprechendes Lichtbündel simuliert. Feste, nicht verstellbare Blenden werden als Tubus* oder Kollimator* bezeichnet.

Blendung *f*: engl. *glare*. Für kurze Zeit eingeschränkte Sehfähigkeit, wenn die Lichtintensität die Anpassungsfähigkeit des Auges überfordert. Eine Blendung kann reversible und irreversible Veränderungen am Auge bewirken, wie z. B. die Ausbildung eines Makuloforamens. Um die Blendempfindlichkeit herabzusetzen, eignen sich Sonnenbrillen, Schutzbrillen, Kantenfiltergläser oder polarisierende Gläser.

Blennorrhö *f*: engl. *blennorrhea*. Eiterabsonderung durch Schleimhäute. Der Begriff Ophthalmoblennorrhö wird für eine eitrige Bindehautentzündung verwendet. Von Gonoblennorrhö spricht man bei akuter Konjunktivitis* durch Gonokokken. Siehe Abb.

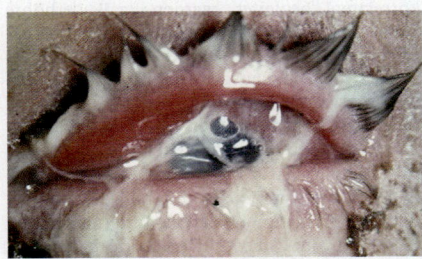

Blennorrhö: Ophthalmoblennorrhö. [133]

Blennorrhoea neonatorum → Gonoblennorrhö

Bleomycin *n*: Gemisch von Glykopeptiden, das aus Streptomyces verticillus gewonnen wird. Seine spezifische Bindung an DNS hemmt die DNS-Synthese in Säugerzellen, Viren und Bakterien. Als Zytostatikum wird Bleomycin u. a. bei Plattenepithelkarzinomen und Hodentumoren eingesetzt. Bedeutendste Nebenwirkungen sind die interstitielle plasmazelluläre Pneumonie und Überempfindlichkeitsreaktionen, z. T. mit Todesfolge.

Blepharitis *f*: engl. *palpebritis*. Lidrandentzündung mit brennenden und juckenden Augen sowie morgens verklebten Lidrändern. Die häufigsten Ursachen sind Infektionen mit Staphylokokken oder Sekrete der Meibom- und Zeis-Drüsen. Begünstigend wirken Staub, Wind, Rauch, Hitze und Kälte, Übermüdung der Augen sowie diverse Grunderkrankungen.

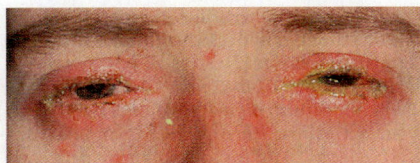

Blepharitis [124]

Ursachen: Weitere Ursachen sind:
- Hautkrankheiten wie Rosazea und atopische Dermatitis
- Hautexantheme bei Infektionen mit z. B. Masern, Windpocken und Influenza
- Infektionen mit z. B. Milben, Filzläusen oder Candida.

Therapie: Basis ist die regelmäßige Reinigung und Pflege der Lidränder (siehe Abb.), ergänzt um die Therapie der auslösenden Ursache. Ggf. erfolgt zusätzlich eine
- Mitbehandlung einer parallelen Konjunktivitis oder Keratitis oder eines Sicca-Syndroms
- Kortisongabe bei schweren Verläufen.

Blepharochalasis *f*: engl. *dermatolysis palpebrarum*. Atrophie und Erschlaffung der Lidhaut, die dadurch über den Lidrand hängt und die Pupillen verdecken kann. Eine Blepharochalasis tritt meist im Senium auf, kann aber auch idiopathisch vorkommen, sekundär nach entzündlicher Hauterkrankung oder im Rahmen des Ascher-Syndroms. Behandelt wird durch Blepharoplastik.

Blepharokonjunktivitis *f*: Kombination aus Augenlidentzündung (Blepharitis*) und Bindehautentzündung (Konjunktivitis*).

Blepharophimose *f*: engl. *blepharophimosis*. Verengung der Lidspalte in horizontaler Richtung. Eine Blepharophimose kann angeboren (z. B. Waardenburg-Syndrom) oder erworben (z. B. bei Trachom* und Pemphigoid durch Narbenzug) sein.

Blepharorrhaphie → Tarsorrhaphie

Blepharospasmus *m*: engl. *blepharospasm*. Krampfhafte Lidkontraktion mit Lidschluss. Er kann als essenzieller oder sekundärer Blepharospasmus auftreten, oder als Symptom bei neurologischen Erkrankungen. Behandelt wird durch Injektion von Botulinumtoxin in den M. orbicularis oculi oder eventuell durch eine Suspensionsoperation.

Bleuler-Krankheit → Schizophrenie

Blickbewegungen *f pl*: engl. *eye movements*. Wahrnehmungsabhängige Augenbewegungen* in Verbindung mit visuellen Wahrnehmungsprozessen. Unterschieden werden Fixation, Nystagmus, Drift, Mikrokaskade, Vergenz, vestibuläre Augenbewegungen, Sakkade und Verfolgung.

Blickdeviation *f*: syn. Blickrichtungsabweichung. Bleibendes oder temporäres Abweichen des Bulbus von der normalen Sehachse. Betroffen sind entweder ein oder beide Augäpfel. Die Blickdeviation ist ein typisches Symptom von Erkrankungen des ZNS, z. B. bei epileptischem Anfall und Schlaganfall* oder von Störungen der Augenmotilität (Okulomotorik), z. B. beim Schielen.

Ursachen:
- Störungen des ZNS, beispielsweise: 1. Schlaganfall* 2. epileptischer Anfall
- Störungen der Okulomotorik.

Einteilung:
- nach Ausrichtung: 1. horizontal 2. vertikal
- nach Läsionsherd (Déviation* conjugée) im ZNS: 1. ipsiversiv = Abweichung zum Herd gerichtet 2. kontraversiv = Abweichung zur Gegenseite der Läsion gerichtet.

Blickfeld *n*: engl. *field of gaze*. Der bei unbewegtem Kopf durch Blickbewegungen optisch maximal erfassbare Teil des Raums. Unterschieden werden monokulares und binokulares Blickfeld mit dem im Überlagerungsbereich gelegenen gemeinsamen Blickfeld, in dem stereoskopisches Sehen* möglich ist.

Blickfolgebewegung → Blickbewegungen

Blickkontakt *m*: engl. *eye contact*. Kommunikation auf nonverbaler Ebene durch das Augenspiel zwischen aufeinander bezogenen Partnern. Blickkontakt wird kulturell unterschiedlich aufgefasst. Er gilt als Ausdruck von Verbindlichkeit. Die Dauer des Blickkontakts lässt auf das Ausmaß der zugelassenen Intimität schließen.

Hinweis: Blickkontakt ist ein wichtiges Kommunikationsmittel, das Vertrauen schafft, aber speziell bei psychisch kranken Menschen auch Angst* oder Aggression* auslösen kann.

Blickkrampf *m*: engl. *oculogyric crisis*; syn. okulogyre Krise. Minuten bis Stunden andauerndes unwillkürliches Verdrehen der Augen im Sinne einer krampfartigen tonischen* Blickdeviation, meist nach oben (déviation verticale) oder nach einer Seite. Mögliche Ursachen sind UAW bestimmter Neuroleptika* (z. B. neuroleptikainduzierte Frühdyskinesie*), Erkrankungen der Basalganglien* und des extrapyramidalen Systems oder postenzephalitisches Parkinson*-Syndrom.

Blicklähmung *f*: engl. *gaze palsy*. Beeinträchtigung (Parese)* oder Verlangsamung konjugierter Augenbewegungen durch Schädigung supranukleärer Strukturen, meist infolge von Durchblutungsstörungen*, entzündlichen Prozessen (z. B. Multiple Sklerose*) oder Tumoren*.

Blickrichtungsnystagmus → Nystagmus

Blinddarm → Zäkum

Blinddarmentzündung *f*: engl. *appendicitis*. Eigentlich Entzündung des Zäkums, auch Typhilitis (griechisch: typhlos = blind) genannt. In der Umgangssprache wird die Appendizitis*, die Entzündung des Wurmfortsatzes, fälschlicherweise mit diesem Begriff belegt.

Blinddarm-Karzinoid n: syn. Appendix-Karzinoid. In der Appendix* vermiformis lokalisiertes Karzinoid*. Mit ca. 50 % ist dies der häufigste Manifestationsort gastrointestinaler Karzinoide. Fälschlicherweise wird die Appendix in der deutschen Sprache häufig als Blinddarm bezeichnet.

Blindheit f: engl. blindness; syn. Caecitas. Angeborene oder erworbene starke Sehschwäche auf einem oder beiden Augen bis hin zum kompletten Sehverlust (Amaurose*). Häufige Ursachen für eine erworbene Blindheit sind altersbedingte Makuladegeneration*, diabetische Retinopathie*, Erkrankungen des Sehnervs, Glaukom* sowie Katarakt*. Die meisten Formen der Blindheit sind nicht therapierbar.

Erkrankung: Definition: Eine Person gilt als blind, wenn
- die Sehschärfe (Visus*) auf dem besser sehenden Auge auch mit bestmöglicher Korrektur < 0,02 beträgt (maximal Hell-/Dunkelwahrnehmung bis komplette Amaurose*)
- sie unter einer dauerhaften Störung des Sehvermögens leidet, die dieser Beeinträchtigung gleichzusetzen ist (z. B. ein extremer Tunnelblick* bei Retinopathia* pigmentosa).

Ätiologie:
- angeborene Blindheit: 1. fehlende Elemente des visuellen Systems, z. B. der Netzhaut 2. fehlende Verbindung zwischen Netzhaut und ZNS
- entwicklungsbedingte Blindheit: 1. ungenügende Ausdifferenzierung der Sehrinde* durch nicht korrigierte Sehfehler wie Astigmatismus* oder Strabismus* 2. juveniles Glaukom
- Erblindung durch genetische Veranlagung: 1. Retinopathia* pigmentosa 2. hereditäre Optikusatrophie 3. juvenile Makuladegeneration 4. Morbus Wagner (autosomal vererbte Verflüssigung des Glaskörpers)
- erworbene Blindheit, z. B. durch: 1. altersbedingte Makuladegeneration (AMD, 50 % der Erblindungen in Deutschland) 2. Grauer Star (Katarakt*), weltweit häufigste Ursache für Erblindung 3. Glaukom* (20 % der Erblindungen in Deutschland) 4. diabetische Retinopathie* (etwa 17 % der Erblindungen in Deutschland).

Therapie:
- kausale Therapie: 1. Behandlung der Grunderkrankung bei akut auftretender Erblindung, z. B. durch einen Zentralarterienverschluss, Zentralvenenverschluss, ischämischen Infarkt oder einer Netzhautablösung 2. nicht möglich bei den allermeisten Formen der Blindheit, die Patienten sind auf Hilfsmittel* und Rehabilitationsmaßnahmen angewiesen
- Gentherapie: zum Teil in der Erforschung (Retinopathia* pigmentosa) oder auch schon in der klinischen Anwendung, z. B. in den USA seit 2018 für die kongenitale Leber-Amaurose* (RPE65-Gen) zugelassen
- Stammzellentherapie: 1. klinische Forschungen zu retinalen Erkrankungen (z. B. altersbedingter Makuladegeneration oder Retinopathia pigmentosa) 2. direkte Injektion von Stammzellen unter die Netzhaut
- elektronische Netzhautimplantate.

Prävention:
- frühzeitige Korrektur von Astigmatismus, Strabismus und anderen behandelbaren Sehfehlern bei Kleinstkindern
- sachgerechte Behandlung und regelmäßige Kontrollen bei AMD, Glaukom, diabetischer Retinopathie und Katarakt.

Blindheit, funktionelle f: engl. functional blindness. Nach ICD*-10 dissoziative Sensibilitätsstörung* mit psychogen bedingter, meist reversibler Sehstörung* oder Erblindung ohne objektivierbaren pathologischen Befund an Auge oder Sehbahn*. Funktionelle Blindheit kommt meist nach schweren Traumatisierungen vor.

Blindschlingensyndrom → Syndrom der blinden Schlinge

Blindversuch m: engl. blind trial. Versuchsanordnung, z. B. bei klinischer Therapiestudie (Interventionsstudie*), bei der zur Vermeidung unbewusster und ungewollter Verfälschungen der Ergebnisse die Probanden oder Patienten sowie teilweise auch Ärzte und Auswerter nicht wissen, welche der getesteten Mittel (z. B. Wirksubstanz oder Placebo) bei wem angewendet werden.

Formen:
- Einfachverblindung: Die Patienten kennen ihre Gruppenzuordnung nicht.
- Doppelverblindung: Auch der Prüfarzt kennt die Zuordnung nicht, um eine psychologische Beeinflussung der Patienten auszuschließen.
- Dreifachverblindung: Zusätzlich ist auch dem statistischen Auswerter die Zuordnung unbekannt.

Nicht verblindete Studien werden als offen bezeichnet.

Blinkreflex → Glabellareflex

Blitzschlag m: engl. lightning stroke. Klinische Bezeichnung für Form des Elektrounfalls durch Blitzeinschlag (Hochenergietrauma; bis 10^9 kW). Es kommt zu Verbrennungen und Beeinträchtigung von Atemfunktion, Herz, Kreislauf und ZNS. Behandelt wird je nach Schwere der Beeinträchtigungen, ggf. auch intensivmedizinisch.

Bloch-Zeichen n: engl. Bloch's sign. Unwillkürliches Emporziehen der Patella* beim Stehen mit geschlossenen Augen bei Ataxie*.

Block → Erregungsleitungsstörung

Block m: engl. blockade. Unterbrechung einer Leitung bzw. einer Leitungsfunktion.

Beispiele:
- Herzblock (siehe auch Erregungsleitungsstörung*)
- Strömungshindernis in einem Gefäß, im engeren Sinn Behinderung des venösen Blutstroms im Leberkreislauf (siehe auch portale Hypertension*)
- Unterbrechung einer Nervenleitung (Leitungsblock, -blockade), z. B. bei Leitungsanästhesie*.

Blockade → Leitungsanästhesie

Blockade, kognitive f: engl. cognitive blockage. Beeinträchtigung des aufgabenbezogenen Denkens (z. B. bei der Beantwortung von Sachfragen oder beim Lösen von Prüfungsfragen) durch störende Gedanken (z. B. Fokussieren auf Defizite, Antizipation von Versagens und möglichem Anerkennungsverlust, Katastrophenerwartung infolge des Scheiterns).

Beschreibung: Kann von körperlichen Angstkorrelaten begleitet werden (z. B. erhöhte Schweißproduktion und Herzfrequenz*). **Vorkommen:** häufig bei Angst, die durch Bedrohungssituationen ausgelöst ist, z. B. soziale Bewertungsangst bei Prüfungen.

Block, atrioventrikulärer → AV-Block

Blockierung [Orthopädie] f: engl. block. Reversible schmerzhafte Einschränkung des Bewegungsablaufes im Gelenk, die eine oder mehrere Bewegungsrichtungen betrifft und nicht durch eine Kontraktur* bedingt ist. Dadurch kommt es zur segmentalen oder artikulären Hypomobilität. Behandelt wird manuell oder mit Chirotherapie.

Blockresektion → En-bloc-Resektion

Blockwirbel m: engl. fused vertebrae. Unvollständige oder vollständige Verschmelzung zweier Wirbelkörper unter entsprechendem Verlust der Bandscheibe. Blockwirbel treten angeboren oder erworben auf. Sie verursachen Bewegungseinschränkungen und neurologische Läsionen. Meist sind regelmäßige klinische Kontrollen bis zum Wachstumsabschluss ausreichend und keine weitere Therapie erforderlich.

Bloom-Syndrom n: engl. Bloom's syndrome. Seltene, autosomal-rezessiv erbliche Erkrankung auf dem Genlocus 15q26.1 mit Störung der DNA*-Reparatur. Neben der verstärkten Infektanfälligkeit und zahlreichen Symptomen erscheint das teleangiektatische Erythem als Schmetterlingserythem im Gesicht bereits im 1. Lj.

Blount-Schlinge → Cuff-and-Collar-Verband

Blow-in-Fraktur *f*: Seltene Form der Orbitafraktur mit Verlagerung des Orbitabodens in die Orbita, meist verbunden mit Exophthalmus* (Proptosis), Einschränkung der Augenbewegung und Doppelbildern (evtl. persistierend). Es besteht die Gefahr der Augenschädigung. Behandelt wird operativ mittels Dekompression der Augenhöhle und Reposition der Fraktur. Häufiger ist die Blow*-out-Fraktur.

Blow Out: syn. Blow-out-Phänomen. Deutlich sichtbare, schmerzhafte Aussackung des Abgangsbereiches einer insuffizienten Perforansvene (siehe Venae perforantes) durch retrograden* Blutfluss vom tiefen ins oberflächliche Venensystem. Es drohen Blutungen und Thrombosierungen. Insuffiziente Perforansvenen werden operativ oder minimal-invasiv saniert (siehe chronisch-venöse Insuffizienz*). Siehe Varizen* (Abb. dort).

Blow-out-Fraktur *f*: engl. *blow-out fracture*. Häufige Form einer Fraktur* im Bereich der Augenhöhle (Orbita) mit Verlagerung des Orbitabodens oder der Obitawand nach außen. Es droht die Einklemmung von Orbitainhalten (besonders der unteren Augenmuskeln) und das Absinken des Orbitabodens in die Kieferhöhle. Bei länger anhaltenden Begleitsymptomen wird operativ behandelt.

Ursache: Meist direkte Gewalteinwirkung (z. B. Squash- oder Tennisball, Faustschlag; siehe Abb. 1).

Klinik:
- Einsinken des Augapfels in die Augenhöhle (Enophthalmus*)
- Doppelbilder
- eingeschränkte Augenbeweglichkeit (siehe Abb. 2)
- Monokelhämatom durch Einklemmung des M. rectus inferior
- Mitverletzung des Auges möglich.

Therapie:
- bei persistierenden Doppelbildern oder eingeschränkter Augenbeweglichkeit sowie bei Irritation des N. infraorbitalis operative Reposition bzw. Rekonstruktion, z. B. mit Folie oder Titannetz
- (selten) Stabilisierung mit lyophilisierter Dura oder durch Platzieren eines Kunststoffstempels in die Kieferhöhle.

BLTx: Abk. für bilateral lung transplantation → Lungentransplantation

Blue Baby → Zyanose

Blue Bloater: Klinisches Erscheinungsbild bei schwerer COPD in Folge einer chronischen Bronchitis*. Betroffene sind meist übergewichtig und zeigen produktiven Husten, Zyanosen*, hochgradige Hypoxie* sowie Hyperkapnie*, aber nur geringe Dyspnoe*. Aufgrund der respiratorischen Globalinsuffizienz kommt es kompensatorisch zur Polyglobulie*.

Blue Dot Sign → Hydatidentorsion

Blue-Toe-Phänomen *n*: engl. *blue toe phenomenon*; syn. Blue-Toe-Syndrom. Durch akrale Durchblutungsstörung hervorgerufene plötzliche Blauverfärbung einer oder mehrerer Zehen bei erhaltenem Fußpuls. Das Blue-Toe-Phänomen tritt z. B. bei Embolie* (kardiale, arterio-arterielle oder Cholesterolkristall-Embolie), pAVK, im Rahmen eines paraneoplastischen Geschehens (durch gestörte Fließgeschwindigkeit) oder als UAW (z. B. bei Einnahme von Ciclosporin*) auf. Siehe Abb.

Blumberg-Zeichen *n*: engl. *Blumberg's sign*. Typischer Palpationsbefund des Bauches bei einer akuten Appendizitis. Hierbei erzeugt das plötzliche Loslassen des zuvor tief eingedrückten linken Unterbauches einen Erschütterungsschmerz im rechten Unterbauch. Dies wird im klinischen Alltag als kontralateraler Loslassschmerz bezeichnet.

Blumenkohlohr → Othämatom

Blumensaat-Linie *f*: engl. *Blumensaat's line*. Im seitlichen Röntgenbild des Kniegelenks sichtbare linienartige Sklerosierung, die durch die Fossa intercondylaris bedingt ist. Bei 30° Kniegelenkbeugung schneidet deren Verlängerung normalerweise den unteren Patellapol, nicht aber bei Patellahochstand. Siehe Abb.

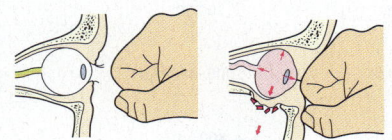

Blow-out-Fraktur Abb. 1: Frakturmechanismus.

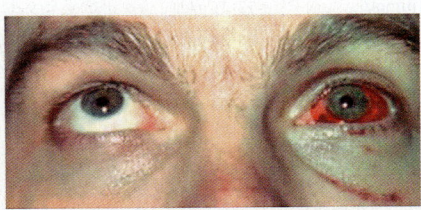
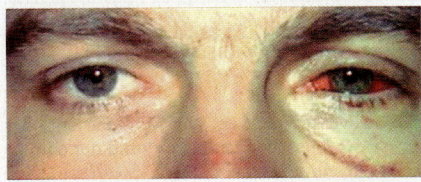
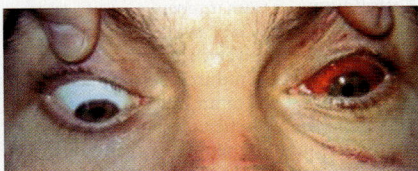

Blow-out-Fraktur Abb. 2: Eingeschränkte Blickhebung und -senkung links nach Blow-out-Fraktur. [133]

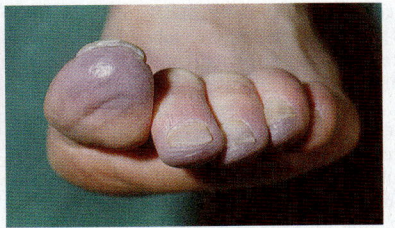

Blue-Toe-Phänomen [31]

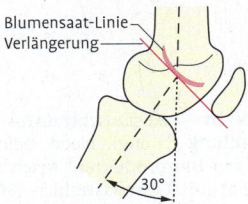

Blumensaat-Linie

Blut *n*: engl. *blood*; syn. Sanguis. In den Blutgefäßen zirkulierende Körperflüssigkeit. Blut versorgt die Gewebe mit Sauerstoff und Nährstoffen, transportiert Kohlendioxid und Stoffwechselprodukte ab, ist an der Wärmeregulation beteiligt sowie an der Verteilung von Enzymen und Hormonen. Die normale Blutmenge des Erwachsenen beträgt ca. 1/12 des Körpergewichts.

Hintergrund: Bestandteile:
- **Blutplasma** (55 % des Gesamtblutvolumens) enthält: **1.** Proteine (7–8 %; bekannt sind > 4000 zirkulierende Proteine mit z. T. noch nicht geklärter Funktion), v. a. Albumine (60–80 %), Globuline (20–40 %) und Fibrinogen (ca. 4 %); Blutplasma ohne Fibrinogen wird als **Blutserum** bezeichnet; Aufgaben: Wasserbindung, Transport-, Puffer- und Immunfunktionen **2.** Wasser **3.** Plasmaelektrolyte: Kationen Na^+, K^+, Ca^{2+}, Mg^{2+}; Anionen Cl^-, HCO_3^-, $HPO_4^{2-}/H_2PO_4^-$ **4.** Transportstoffe: Nahrungsstoffe (Aminosäuren, Kohlenhydrate, Fette), Rest-N, Hormone, Enzyme
- **korpuskuläre Bestandteile:** Blutkörperchen wie Erythrozyten*, Leukozyten* und Thrombozyten* (vgl. Blutbild*, Tab. dort), ca. 45 % des Gesamtblutvolumens (sog. Hämatokrit*).

Blutarmut → Anämie
Blutausstrich m: engl. *blood smear*; syn. dünner Tropfen. Für die lichtmikroskopische Untersuchung des Blutes* hergestelltes Präparat, bei dem ein Tropfen Vollblut* auf einem Objektträger dünn ausgestrichen wird. Er dient der Beurteilung der Blutzellen, zum Nachweis von Erregern im Blut und zur Erstellung eines Differenzialblutbildes*. Siehe Abb.

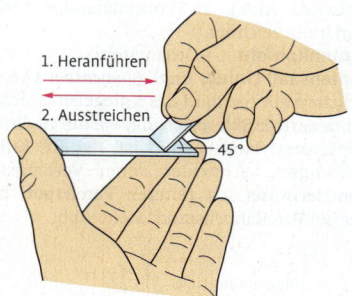

Blutausstrich

Blutaustausch → Austauschtransfusion
Blutbestrahlung f: engl. *blood radiation*. Bestrahlung von Blutprodukten* (nach Leukozytendepletion) mit Gammastrahlen (30 Gy) zur Verhinderung einer mit einer Bluttransfusion* assoziierten Graft*-versus-Host-Reaktion. Die Wirkung beruht auf einer Teilungs- bzw. Proliferationsunfähigkeit immunkompetenter Spenderlymphozyten im Blutprodukt durch DNA-Schädigung.
Anwendung:
- bei fehlender Immunkompetenz, z. B.: **1.** Fetus bei intrauteriner Transfusion **2.** Frühgeborene **3.** im Rahmen einer Hochdosis-Chemotherapie oder Knochenmarktransplantation
- bei gerichteten Blutspenden von genetisch Verwandten.

Blutbild n: engl. *blood count*; syn. Kleines Blutbild. Aus einer Blutprobe ermittelte hämatologische Parameter zu korpuskulären Bestandteilen des Blutes*. Man unterscheidet das kleine Blutbild* (mit Leukozyten-, Erythrozyten-, Thrombozytenzahl, Hämoglobinkonzentration, Hämatokrit* und Erythrozytenindizes*) und das große Blutbild* (zusätzlich mit Differenzialblutbild* und Retikulozytenzahl).
Referenzbereiche: Siehe Tab.
Indikationen:
- kleines Blutbild: **1.** V. a. Hämatopoese*-Störungen **2.** Vorsorgeuntersuchungen
- großes* Blutbild: **1.** veränderte Leukozytenzahl **2.** Tumoren* **3.** Infektionen* **4.** Hämostase*-Störungen **5.** Intoxikationen*.

Blutbild:
Referenzbereiche für Erwachsene.

Parameter	SI-Einheit	konventionelle Einheit
Erythrozyten		
Männer	4,8–5,9 Tpt/l	4,8–5,9 Mio./µl
Frauen	4,3–5,2 Tpt/l	4,3–5,2 Mio./µl
Retikulozyten	5–21 Gpt/l	5–24 ‰
Thrombozyten	150–400 Gpt/l	150 000–400 000/µl
Leukozyten	4,0–10 Gpt/l	4000–10 000/µl
stabkernige neutrophile Granulozyten	0,03–0,05	3–5 %
	0–0,7 Gpt/l	< 700/µl
segmentkernige neutrophile Granulozyten	0,5–0,7	50–70 %
	1,8–7,8 Gpt/l	1800–7800/µl
eosinophile Granulozyten	0,01–0,04	1–4 %
	0–0,45 Gpt/l	< 450/µl
basophile Granulozyten	< 0,01	< 1 %
	0–0,2 Gpt/l	< 200/µl
Lymphozyten	25–40 %	
	1–4,8 Gpt/l	1000–4800/µl
Monozyten	3–7 %	
	0–0,8 Gpt/l	< 800/µl
Hämoglobin		
Männer	8,7–11,2 mmol/l	14–18 g/dl
Frauen	7,5–10 mmol/l	12–16 g/dl
MCH	1,7–2,0 fmol/Zelle	28–34 pg/Zelle
MCHC	18–22 mmol/l	30–36 g/dl
MCV	78–94 fl	78–94 µm^3
Hämatokrit		
Männer	0,4–0,54	40–54 %
Frauen	0,37–0,47	37–47 %
pt: Partikel		

Blutbilddifferenzierung → Differenzialblutbild
Blutbild, leukoerythroblastisches n: engl. *leukoerythroblastic blood count*. Auftreten unreifer granulopoetischer (Myeloblasten bis Myelozyten) und erythropoetischer (Erythroblasten) Zellen im Blut bei extramedullärer Hämatopoese*, z. B. infolge Knochenmarkkarzinose*.
Blutbild, pseudoregeneratives n: engl. *pseudoregeneration*. Blutbild mit verformten reifen neutrophilen Granulozyten*, deren Kerne wie stabkernige Granulozyten erscheinen und damit eine Linksverschiebung* vortäuschen. Sie kommen vor bei der Pelger*-Huët-Kernanomalie, schweren Infekten, Myelodysplasien*, der akuten myeloischen Leukämie* und der chronischen myeloischen Leukämie*.
Blutbildung → Hämatopoese
Blutchimärismus m: engl. *blood chimerism*. Vorkommen von 2 verschiedenen Blutgruppen bei einem Menschen durch den Austausch von erythropoetischen Stammzellen bzw. Primordialerythrozyten zwischen zweieiigen Zwillingen über Gefäßanastomosen der gemeinsamen Plazenta. Es fehlen gegen die aufgenommenen Erythrozyten gerichtete Isoagglutinine*.
Blutdoping n: engl. *blood doping*. Methode zur unphysiologischen Steigerung der Leistungsfä-

higkeit (insbesondere Ausdauerleistungsfähigkeit) eines Sportlers durch Steigerung der Sauerstoffbindungsfähigkeit des Blutes infolge Verwendung von eigenem, homologem oder heterologem Blut oder Erythrozytenpräparationen. Siehe Doping* (Tab. dort).

Blutdruckamplitude *f*: engl. *amplitude of blood pressure*. Differenz zwischen systolischem und diastolischem Blutdruck*. Die Blutdruckamplitude in peripheren Arterien* entspricht der Puls(druck)amplitude und beträgt physiologischerweise < 50 mmHg. Damit liegt sie höher als in zentralen Arterien* aufgrund einer stärker ausgeprägten Membrana elastica interna.

Blutdruckapparat *m*: engl. *blood pressure apparatus*; syn. Riva-Rocci-Apparat. Gerät zur unblutigen Blutdruckmessung*, bestehend aus einer größenverstellbaren, durch einen Handblasebalg aufblasbaren Gummimanschette, die mit einem Manometer verbunden ist. Der Blutdruckapparat wurde 1896 von dem italienischen Kinderarzt Riva Rocci entwickelt.

Blutdruckkrise → Krise, hypertensive

Blutdruckmessgerät *n*: Instrument zum Feststellen des arteriellen Blutdrucks* in den Blutgefäßen.

Formen: direkte Blutdruckmessung*:
- Ins Blutgefäß (meist A. radialis) eingeführtes elektronisches Manometer
- Anwendung v. a. während Narkose und in der Intensivmedizin.

indirekte Blutdruckmessung:
- Auskultatorisch (halbautomatisch) nach Riva-Rocci: Das Gerät erfasst den ersten (Systole) und letzten Ton (Diastole) des distal der Manschette auftretenden pulssynchronen Geräuschs (Korotkow*-Ton)
- oszillatorisch (vollautomatisch): **1.** Erfassung der Werte aus den Manometerpulsationen **2.** Ausführungen mit Display, Speicher zur Aufzeichnung und Mittelwertbildung und mit Manschetten für Arm- oder Handgelenksdirektmessung (siehe Abb.). Moderne Geräte ermöglichen die Anzeige von Arrhythmien* und eine 24-Stunden-Aufzeichnung, verbunden mit computerunterstützten Datenmanagementsystemen.

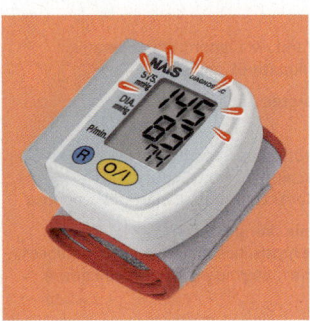

Blutdruckmessgerät: Elektronisches Handmessgerät. [158]

Blutdruckmessung *f*: Messung des Drucks in arteriellen Blutgefäßen (leicht durchführbar) oder venösen Blutgefäßen (aufwändig und Sonderfällen vorbehalten). Bei der arteriellen Blutdruckmessung unterschieden wird die direkte intravasale* Blutdruckmessung im Rahmen von Operationen und Intensivüberwachung von der indirekten Blutdruckmessung mit aufblasbarer Manschette und Manometer.

Formen:
- **direkte** Blutdruckmessung (invasive bzw. blutige Methode): während der Operation oder bei Intensivüberwachungspatienten mittels eines elektronischen Manometers an der Spitze eines arteriell liegenden Katheters
- **indirekte** Blutdruckmessung (nichtinvasive bzw. unblutige Methode): nach Riva-Rocci mit einer aufblasbaren Gummimanschette, welche mit einem Manometer verbunden ist und um den Oberarm gelegt wird, durch Palpation des Radialispulses, Auskultation der Korotkow-Töne, vollautomatische Erfassung der Schwingungen der Gefäßwand an der Manschette (Manometerpulsation), oszillatorische Messung) oder mit Ultraschall-Dopplermethode.

Blutdruckmessung, invasive *f*: engl. *invasive blood pressure monitoring*; syn. Direkte Blutdruckmessung. Intravasale Blutdruckmessung über einen intraarteriell liegenden Katheter* im Rahmen der (invasiven) kardiovaskulären Überwachung (Monitoring), z. B. während Narkose*, Herzkatheterisierung* oder im Rahmen der Intensivmedizin*. Vorteil gegenüber nichtinvasiver Blutdruckmessung* ist die größere Messgenauigkeit und die kontinuierlichere Messung.

Prinzip:
- Punktion einer Arterie, z. B. A. radialis (1. Wahl) oder A. femoralis (2. Wahl)
- Einführen eines Katheters, z. B. mit Seldinger*-Methode
- der Druckaufnehmer* (Transducer) befindet sich: **1.** extrakorporal angeschlossen an den Katheter oder **2.** in der Katheterspitze (Kathetertipmanometer*)
- Druckänderungen werden in elektronische Signale umgewandelt
- nach Kalibrierung (sog. Nullabgleich) wird der Blutdruck am Monitor in Werten (mmHg) oder als Kurve angezeigt.

Blutdruckmessung, nichtinvasive *f*: engl. *noninvasive blood pressure measurement* (Abk. NIBP); syn. unblutige Blutdruckmessung. Äußerliche, ohne Verwendung von Messsonden im Körper- bzw. Gefäßinneren auskommende Messung des peripheren arteriellen Blutdrucks*. Sie ist die häufigste Art der Blutdruckbestimmung und Teil einer jeden internistischen Krankenuntersuchung.

Formen:
- klinisch in der Regel manuell mit Stauungsmanschette nach Riva Rocci (RR): **1.** eine um den Oberarm in Herzhöhe angelegte aufblasbare Gummimanschette, deren Breite dem Umfang des Messarmes entspricht und die mit einem Manometer verbunden ist, wird aufgepumpt, bis der Puls der A. radialis nicht mehr tastbar ist **2.** bei langsamer Verminderung des Manschettendrucks durch Ablassen von Luft Messung des systolischen Blutdrucks durch Palpation des Radialispulses, erster Pulsschlag tastbar, wenn der arterielle Blutdruck den Manschettendruck gerade überwindet **3.** analog RR-Methode: Bestimmung des systolischen und diastolischen Blutdrucks durch Auskultation (Standardmethode) des Korotkow*-Tons an der A. cubitalis bzw. oszillometrisch oder dopplersonografisch
- Selbstmessung durch Patienten durch semiautomatisches oszillometrisches Messgerät mit unter Umständen ≤ 10 mmHg Abweichung zu konventionell auskultatorischer Messung
- automatisch diskontinuierliche Messung über längeren Zeitraum (Monitoring) im Rahmen der Anästhesiologie und Intensivmedizin
- ambulante Langzeit-Blutdruckmessung mit diskontinuierlicher Registrierung über 24 h zur Beurteilung des Blutdruckverlaufs unter für den Patienten nahezu normalen Alltagsbedingungen.

Cave: Eine Blutdruckdifferenz zwischen den Extremitäten kommt vor bei arterieller Hypertonie*, Subclavian*-steal-Syndrom oder Aortenisthmusstenose*.

Blutdruckregulation *f*: engl. *blood pressure regulation*; syn. Blutdruckregelung. Komplexes Regelsystem (Regelkreis*) zur Einstellung des arteriellen Blutdrucks*. Presso-, Chemo- und Volumensensoren* in den Gefäßwänden vermitteln akute Änderungen an Kreislaufzentren in der Medulla* oblongata, die wiederum in Sekunden Gefäßwiderstand, Herzfrequenz* und Inotropie reaktiv beeinflussen. Längerfristig steuert die Niere* die Blutdruckregulation über Wasser- und Elektrolythaushalt.

Regulation:
- kurzfristig neurogen über Kreislaufreflexe: **1.** Pressosensoren in Aortenbogenwand und Karotissinus **2.** Volumensensoren in den Herzvorhöfen **3.** Chemosensoren im Bereich von Aortenbogen und Karotisgabel (Glomus* caroticum)
- längerfristig hormonell und renal: **1.** Volumenregulation (atriale Dehnungs-Sensoren;

Gauer*-Henry-Reflex) **2.** Renin*-Angiotensin-Aldosteron-System **3.** Kallikrein*-Kinin-System.

Blutdruckwellen *f pl*: engl. *blood pressure waves*. Rhythmische Schwankungen des arteriellen Blutdrucks* durch Herzaktion, Atmung* und Vasomotorik*. Die Erfassung erfolgt im Rahmen der direkten Blutdruckmessung*.

Blutegel → Hirudinea

Blutegel → Hirudo medicinalis

Bluteiweiß-Elektrophorese *f*: syn. Serumelektrophorese. Verfahren zur Auftrennung der Serumproteine in Albumin*, α_1-, α_2-, β- und γ-Globulin*. Die Bluteiweiß-Elektrophorese detektiert quantitative Veränderungen der Proteinfraktionen (Dysproteinämien*) und hilft so u. a. bei der Diagnostik von Entzündungen, Eiweißverlusten, Malignomen und Leberzirrhose*.

Referenzbereiche: Methodenabhängig (Agarosegel-, Kapillarzonen- oder Zelluloseacetat-Elektrophorese): siehe Tab. 1.

Indikationen:
- akute oder chronische Entzündungen: Diagnose und Verlaufskontrolle
- verändertes Gesamteiweiß
- Protein-Verlust (z. B. bei nephrotischem Syndrom* oder exsudativer Enteropathie*)
- Hepatopathie*
- erhöhte Blutkörperchensenkungsgeschwindigkeit* (BSG)
- monoklonale Gammopathien*
- Antikörper-Mangel.

Material und Präanalytik: Serum*.

Bewertung: Siehe Tab. 2.

blutende Mamille → Thelorrhagie

Blutentnahme *f*: engl. *blood sampling*. Blutgewinnung zu diagnostischen, selten therapeutischen Zwecken, zur Verlaufsbeobachtung oder für Blutspenden. Sie erfolgt kapillär, venös oder arteriell. Die Blutabnahme aus Venen erfolgt in standardisierte, farblich gekennzeichnete Blutabnahmeröhrchen.

Arten:
- kapilläre Blutabnahme: Mit den geringen Blutmengen werden Blutzucker*, BGA und Sauerstoffsättigung* des Blutes bestimmt. In der Pädiatrie ist die venöse Blutabnahme schwierig. Mit einer sterilen Lanzette wird bei Säuglingen und Kindern daher in die gut durchblutete Fingerbeere oder das Ohrläppchen eingestochen und die erforderliche Blutmenge gewonnen
- venöse Blutabnahme: meist V. mediana cubiti oder V. cephalica am Unterarm (siehe Venenpunktion*)
- arterielle Blutabnahme: v. a. in der Intensivmedizin* durchgeführt, meist Punktion der A. radialis oder A. femoralis.

Aufbereitung der Proben:
- Serumröhrchen für z. B. Elektrolyte*: weiß oder rot
- Zitratröhrchen für z. B. BSG (1+4): violett oder schwarz
- Zitratröhrchen für z. B. Gerinnung (1+9): grün oder hellblau
- EDTA-Röhrchen für z. B. Blutbild*: rot oder violett.

Blutentnahmesystem *n*: System aus Venenpunktionskanüle, Blutstoppsystem und Vakuumblutröhrchen zur Entnahme mehrerer Blutproben bei einmaliger Venenpunktion. Die Blutröhrchen enthalten evtl. Trennmittel oder Gerinnungshemmer (z. B. Citrat) und unterscheiden sich durch die Farbcodierung.

Bluterbrechen → Hämatemesis

Bluteiweiß-Elektrophorese: Referenzbereiche. Tab. 1

Eiweißfraktion	Relativ (%)
Albumin	55,3–67
α_1-Globulin	2,9–5,3
α_2-Globulin	7,1–11,5
β-Globulin	8,2–13,7
γ-Globulin	10–19,6

Bluteiweiß-Elektrophorese: Bewertung. Tab. 2

Proteinfraktion	Vertreter	Ergebnis	Ursachen
Albumin		↓	Eiweißverlust oder -mangel, Malignom und Entzündungen
α_1-**Globulin**	Alpha*-1-Antitrypsin, thyroxinbindendes Globulin, Transcortin*, Transcobalamin*, Prothrombin*, Gc-Globulin, Bilirubin-Transporter	↓	Alpha1-Antitrypsinmangel, akute Hepatopathien* und Hepatitis*, Eiweißverlust, Mangel an thyroxinbindendem Globulin
		↑	Myokardinfarkt, Malignom
α_2-**Globulin**	Alpha-2-Haptoglobin*, Alpha-2-Antithrombin, Alpha*-2-Makroglobulin, Plasminogen*, Caeruloplasmin*, Fetuine	↓	Wilson*-Krankheit, Haptoglobinmangel, chronische Hepatitis*, Hepatopathie*, akute Pankreatitis*
		↑	nephrotisches Syndrom*, Entzündungen*, Myokardinfarkt, Malignom, postoperativ, posttraumatisch*, Verschlussikterus, Verbrauchskoagulopathie*
β-**Globulin**	Transferrin*, Fibrinogen*, Betalipoprotein*, Hämopexin*, C-reaktives Protein*, C3-/C4-Komplement, Immunglobuline*, Beta*-2-Mikroglobulin	↓	selektiver IgA*-Mangel, Atransferrinämie*, Defektdysproteinämie, chronische Lebererkrankungen*
		↑	chronische Entzündungen*, akute Infektionen*, nephrotisches Syndrom*, Paraproteinämie*, Amyloidose*, Hyperlipidämie*, Verschlussikterus, Septikämie, Bechterew-Krankheit, Schwangerschaft*, hormonale Kontrazeption*, Panarteriitis nodosa
γ-**Globulin**	Immunglobuline* = Antikörper*	↓	Antikörper-Mangel (erworbene Hypogammaglobulinämie, kongenitale Agammaglobulinämie*), exsudative Enteropathie*, nephrotisches Syndrom*, Amyloidose*, therapieinduziert (Immunsuppressiva*, Strahlentherapie*, Steroide*, ACTH-Medikation), Sepsis*
		↑	Entzündungen*, Verschlussikterus, chronische Hepatitis, Malignom, Plasmozytom*, HIV-Infektion, Morbus Waldenström, Schwerkettenkrankheit*

Blutgasanalyse: Bewertung.				
	pH-Wert	pCO$_2$	Standardbikarbonat	Basenabweichung
metabolische Azidose	↓ (↔)	↔ (↓)	↓	negativ
metabolische Alkalose	↑ (↔)	↔ (↑)	↑	positiv
respiratorische Azidose	↓ (↔)	↑	↔ (↑)	positiv
respiratorische Alkalose	↑ (↔)	↓	↔ (↓)	negativ
Angaben in Klammer: bei (teil-)kompensierten Störungen				

Blutergelenk n: engl. *hemophilic arthropathy*; syn. hämophile Arthropathie. Allmähliche Zerstörung von Knorpel und Knochen mit Gefahr der Gelenkversteifung in Fehlstellung (Beugekontraktur) infolge rezidivierender intraartikulärer Blutungen bei Hämophilie*. Betroffen sind v. a. Knie und Ellenbogen. Der Verlauf ist meist chronisch-destruierend mit rezidivierenden entzündlichen Schüben.
Bluterguss → Hämatom
Bluterkrankheit → Hämophilie
Blutfarbstoff → Hämoglobin [Physiologie]
Blutflussmessung → Doppler-Sonografie
Blutgasanalyse: engl. *arterial blood gas*; syn. Astrup; Abk. BGA. Zusammenschau von Laborparametern zur Überwachung der respiratorischen Funktion und des Säure*-Basen-Haushaltes. Im arteriellen Blut werden gemessen: Partialdrücke der Atemgase* (O$_2$-Partialdruck* und CO$_2$-Partialdruck*), Sauerstoffsättigung*, pH*-Wert, Basenüberschuss, Standardbikarbonat und Anionenlücke*. Je nach Befundkonstellation werden Azidosen* oder Alkalosen* als metabolisch* oder respiratorisch verursacht differenziert.
Indikationen:
– schwere Lungenerkrankungen
– Sepsis*, Schock*, Kreislaufinsuffizienz
– Nierenversagen*
– Verlaufskontrolle bei Stoffwechselentgleisungen, z. B. dekompensierter Diabetes* mellitus
– unklares Koma*
– gastrointestinale* Erkrankungen, z. B. Erbrechen*, Fisteln
– Hyperkaliämie* und Hypokaliämie*
– (intensivmedizinische) Überwachung, z. B. bei Beatmung*, Dialyse*, künstlicher Ernährung
– Überwachung des Kindes unter der Geburt*.
Bewertung: Siehe Tab. Bei metabolischen Störungen verändern sich pH, Bicarbonat und pCO$_2$ stets gleichsinnig.
Blutgase n pl: engl. *blood gases*. Im zirkulierenden Blut in gebundener oder physikalisch gelöster Form vorhandene Gase (hauptsächlich O$_2$ und CO$_2$), die mittels Blutgasanalyse* bestimmt werden.
Blutgefäße → Arterien
Blutgefäße → Arteriola
Blutgefäße → Blutkapillaren
Blutgefäße → Venae
Blutgefäße → Venolen
Blutgerinnsel n: engl. *blood clot*; syn. Blutkoagulum. Geronnenes Blut, das aus einem Fibrinnetz mit eingelagerten Blutkörperchen* besteht.
Formen:
– Thrombus*
– Cruor sanguinis (Blutkuchen): 1. rotes, überwiegend Erythrozyten* enthaltendes Blutgerinnsel 2. entsteht in vitro oder direkt postmortal
– Cruor phlogisticus (Speckhautgerinnsel, Leichengerinnsel): 1. gelblich weißes, überwiegend Thrombozyten* und Leukozyten* enthaltendes Blutgerinnsel 2. entsteht im Rahmen der langsamen postmortalen Blutgerinnung.
Blutgerinnselretraktion f: engl. *blood clot retraction*. In der Nachphase der Blutgerinnung* erfolgende Zusammenziehung eines Blutgerinnsels* unter Auspressung von Serum*, ausgelöst durch Thrombasthenin*. Die Retraktion ist hauptsächlich abhängig von der Anzahl und Funktion der Thrombozyten* sowie der Fibrin-Polymerisation und wird durch Thrombin* und Adrenalin* verstärkt sowie durch Antithrombine* gehemmt.
Blutgerinnung f: engl. *secondary hemostasis*; syn. plasmatische Gerinnung. Bezeichnung für die sekundäre Hämostase*. Bei der Blutgerinnung kommt es zu komplexen plasmatischen Reaktionen, die durch physiologische und pathologische Prozesse ausgelöst werden und der Blutstillung dienen. Siehe Abb. 1.
Blutgerinnungsfaktoren: Siehe Tab. 1.
Verlauf:
– **Aktivierungsphase** (Initiationsphase): 1. Durch spontane Hydrolyse liegt ca. 1 % von Faktor VII ständig in aktiver Form (VIIa) im Plasma vor. 2. Nach Gewebeverletzung oder

Blutgerinnung: Blutgerinnungsfaktoren.		Tab. 1
I	Fibrinogen	
II	Prothrombin	
III	Gewebefaktor	
IV	Kalziumionen (Ca^{2+})	
V	Proakzelerin, Plasma-Akzelerator-Globulin, labiler Faktor	
VI	Akzelerin (syn. Faktor Va)	
VII	Prokonvertin, stabiler Faktor, Prothrombinogen, serum prothrombin conversion accelerator (Abk. SPCA)	
VIII	antihämophiles Globulin (Abk. AHG), antihämophiler Faktor (Abk. AHF)	
IX	Christmas-Faktor, plasma thromboplastin component (Abk. PTC), antihämophiles Globulin B, antihämophiler Faktor B (Abk. AHB)	
X	Stuart-Prower-Faktor	
XI	Rosenthal-Faktor, plasma thromboplastin antecedent (Abk. PTA), antihämophiler Faktor C (Abk. AHC)	
XII	Hageman-Faktor	
XIII	fibrinstabilisierender Faktor (Abk. FSF), Laki-Lorand-Faktor, Fibrinoligase	
PF 3	Plättchenfaktor 3 (Phospholipide)	

Die Faktoren II, VII, IX, X, XI, XII, XIII und Plasmapräkallikrein sind Proenzyme, die (in Gegenwart von HMW-Kininogen) zu den **enzymatischen Faktoren** IIa, VIIa, IXa, Xa, XIa, XIIa, XIIIa und Plasmakallikrein aktiviert werden können. I, III, V, VI, VIII, PF 3 sind **Substratfaktoren** (Proteine oder Lipide). Enzymatische Faktoren und Substratfaktoren bilden in Gegenwart von Ca^{2+} gerinnungsaktive Komplexe.

Aktivierung von Endothelzellen (bzw. von Monozyten bei Verbrauchskoagulopathie* bei Sepsis) bindet Faktor VIIa unter Beteiligung von Kalzium an den membranständigen Gewebefaktor*. 3. Der entstandene Komplex aktiviert durch limitierte Proteolyse Faktor VII und Faktor X (exogener Weg, tissue factor pathway; Beurteilung durch Thromboplastinzeit*) sowie Faktor IX (Josso-Schleife), der ebenfalls Faktor X aktiviert. 4. Die Aktivierungsphase wird durch den tissue factor pathway inhibitor (TFPI) beendet. 5. In vitro (unter pathophysiologischen Bedingungen auch in vivo) kann die Blutgerinnung alternativ durch Kontaktaktivierung von Faktor XII gestartet werden. Faktor XIIa

Blutgifte

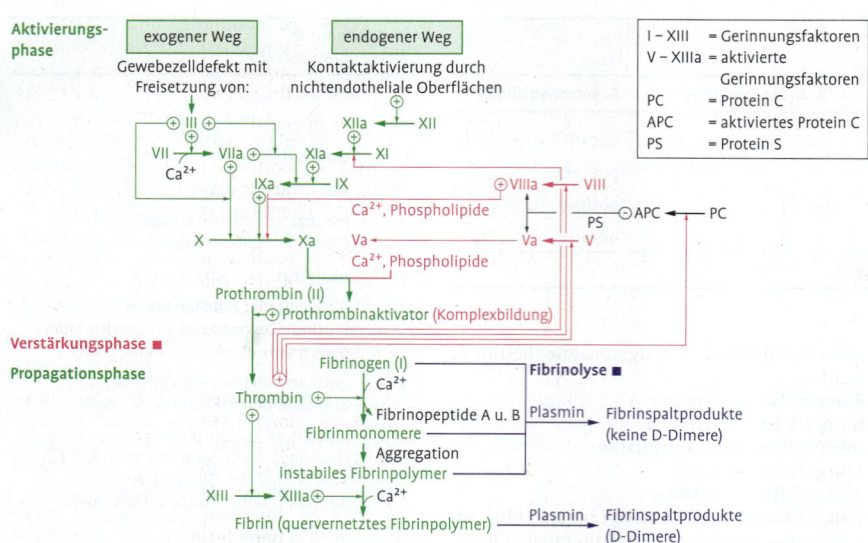

Blutgerinnung: Referenzbereiche.	Tab. 2
Parameter	Referenzbereich
Anti-Faktor-Xa-Aktivitätstest	< 0,1 IE/ml
Antithrombin III	80–120 %
Reptilasezeit	< 22 s
Blutungszeit (nach Ivy)	120–360 s
Blutungszeit, in vitro	
Kollagen/Epinephrin	< 165 s
Kollagen/ADP	< 118 s
D-Dimer	< 0,5 mg/l
Faktoren II–XIII	> 60–70 %
Fibrinogen	2–4 g/l
Protein C	70–120 %
Protein S	
gesamt	70–120 %
frei	30–60 %
Thrombinzeit	18–22 s
aPTT	25–38 s
Thromboplastinzeit	12 s
Quick-Wert	
normal	70–125 %
bei Cumarintherapie	13–35 %
INR	
normal	um 1
bei Cumarintherapie	2,0–4,0
von-Willebrand-Faktor	50–160 %

Blutgerinnung Abb. 1: Aktivierung der Gerinnungsfaktoren bis zur Bildung des (unlöslichen) quervernetzten Fibrins sowie Fibrinolyse mit D-Dimer-Bildung; physiologische Hemmung der Blutgerinnung über APC; miteinander gekoppelte, vielfach positiv rückgekoppelte, zeitgleich ablaufende Reaktionen; Trennung in exogen und endogen in vivo nicht möglich (zellbasiertes Modell der Blutgerinnung).

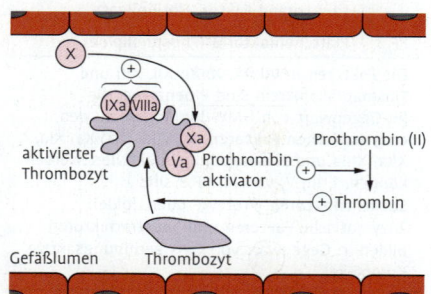

Blutgerinnung Abb. 2: Amplifikation auf Zellmembran aktivierter Thrombozyten (Komplex aus Faktoren IXa und VIIIa sowie Prothrombinaktivator) in der Verstärkungsphase; Aktivierung von Prothrombin zu Thrombin durch (sub-)endothelial lokalisierten Prothrombinaktivator; initiale Thrombozytenaktivierung durch in der Aktivierungsphase gebildetes Thrombin.

aktiviert Faktor XI, Faktor XIa aktiviert Faktor IX (endogener Weg). Weil dieser Weg in vitro isoliert aktivierbar ist, spielt er für die Labordiagnostik eine Rolle (aPTT).
– **Verstärkungsphase** (syn. Amplifikationsphase; siehe Abb. 2): 1. Aktivierter Faktor X bildet mit Faktor V, Phospholipiden bzw. Zellmembranen und Kalziumionen einen Komplex (Prothrombinaktivator), der Prothrombin zu Thrombin aktiviert (1. Phase der Thrombinbildung). 2. Thrombin spaltet Faktor V zu Va (und verstärkt so den Prothrombinaktivator) sowie Faktor VIII zu VIIIa und aktiviert Faktor XI zu XIa (Aktivator des Faktor IX, siehe oben). 3. Die Faktoren IXa und VIIIa bilden vermittelt von Kalziumionen auf Zellmembranen einen Komplex, der Faktor X aktiviert. Die dadurch erhöhte Aktivität des Prothrombinaktivators führt zu weiterer Thrombinbildung (2. Phase der Thrombinbildung). 4. Zusätzlich aktiviert Thrombin Thrombozyten*, die weitere Gerinnungsfaktoren freisetzen und deren Membran als Matrix für die Reaktionen dient, sowie (nach Bindung an Thrombomodulin*) Thrombin Aktivierter Fibrinolyse Inhibitor (TAFI).
– **Propagationsphase:** 1. Unter Abspaltung der Fibrinopeptide A und B führt Thrombin Fibrinogen in Fibrinmonomere über, die spontan über Wasserstoffbrücken Fibrinpolymere bilden. 2. Thrombin aktiviert Faktor XIII, der die (in Monochloressigsäure noch löslichen) Fibrinpolymere durch Bildung kovalenter Bindungen in das unlösliche (quervernetzte) Fibrin umwandelt.
– **Nachphase:** Blutgerinnselretraktion*.

Klinische Bedeutung: Hemmung der Blutgerinnung:
– **physiologische** Hemmung durch intaktes Gefäßendothel, tissue factor pathway inhibitor (TFPI), Thrombomodulin zusammen mit Protein* C und S, Antithrombin, Fibrinspaltprodukte, Heparin* bzw. Heparansulfate, α$_2$-Makroglobulin sowie C1-Esterase-Inhibitor
– **pharmakologische** Hemmung durch Antikoagulanzien und Fibrinolytika.

Diagnostik der Blutgerinnung:
– labordiagnostische Verfahren und Parameter der Blutgerinnung: 1. D*-Dimere 2. Heptest* 3. Thromboplastinzeit*, aktivierte partielle Thromboplastinzeit* 4. Anti*-Faktor-Xa-Aktivitätstest 5. Reptilasezeit* 6. Blutungszeit*, in* vitro Blutungszeit 7. Thrombinzeit*, Thrombinkoagulasezeit*
– Referenzbereich siehe Tab. 2.

Blutgifte → Hämotoxine

Blutgruppen f pl: engl. blood groups. Erbliche, meist stabile strukturelle Eigenschaften (antige-

Blutgruppen: Übersicht.
ABNull-Blutgruppen
Bombay-Blutgruppen
Cartwright-Blutgruppen
Colton-Blutgruppen
Diego-Blutgruppen
Dombrock-Blutgruppen
Duffy-Blutgruppen
Gerbich-Blutgruppe
Kell-Blutgruppen
Kidd-Blutgruppen
Lewis-Blutgruppen
Lutheran-Blutgruppen
MNSs-Blutgruppen
P-Blutgruppen
Rhesus-Blutgruppen
Scianna-Blutgruppen
Vel-Blutgruppe
Wright-Blutgruppen
Xg-Blutgruppe

ne Determinanten) von Blutbestandteilen. Blutgruppen werden aufgrund eines genetischen Polymorphismus* bei Individuen und Gruppen (Familien, ethnische Gruppen) unterschieden und mithilfe spezifischer Antikörper nachgewiesen (Blutgruppenbestimmung*).

Formen:
- im engeren Sinn Blutgruppenantigene* auf der Oberfläche von Erythrozyten
- im weiteren Sinn auch erbliche polymorphe Serumproteine (Serumgruppen), intrazelluläre Komponenten (v. a. Enzymgruppen) und Membran-assoziierte Glykoproteine (HLA*-System)
- unter 300 verschiedenen Blutgruppensystemen sind ABNull- und Rhesus-Blutgruppen die gebräuchlichsten Klassifikationssysteme
- weitere Beispiele sind Kell-Blutgruppen, Duffy-Blutgruppen und MNSs-Blutgruppen (siehe Tab.).

Wichtigste Vertreter:
- ABNull-Blutgruppen (ABO-Blutgruppen): 1. System der klassischen Blutgruppen, das durch das Vorhandensein regulärer Antikörper gegen diejenigen Blutgruppenantigene A oder B, die dem Individuum selbst fehlen, gekennzeichnet ist 2. Vererbung erfolgt autosomal, A und B verhalten sich dabei zueinander kodominant und gegenüber dem stummen Allel 0 dominant 3. Häufigkeit in Mitteleuropa: 0 ca. 40 %, A ca. 44,5 %, B ca. 10,5 %, AB ca. 4,5 %
- Rhesus-Blutgruppen (Symbol Rh oder CDE): 1. umfangreiches Blutgruppensystem, die wichtigsten Rh-Blutgruppenantigene sind D, C,c und E,e sowie weak D 2. Individuen mit Rh-Antigen D (stärkstes Rh-Antigen; Häufigkeit: ca. 85 % in Europa) werden als Rh-positiv, Individuen mit fehlendem Antigen D als Rh-negativ bezeichnet.

Klinische Bedeutung:
- Transfusions- und Transplantationsmedizin: zur Vermeidung von Transfusionszwischenfällen bzw. primärer Transplantatabstoßung Prüfung der Kompatibilität der Blutgruppen des Spenders mit der des Empfängers vor jeder Bluttransfusion und Transplantation (in abnehmender Bedeutung insbesondere ABNull-, Rhesus-, Kell-, Kidd- und Duffy-Blutgruppen)
- Geburtshilfe: Morbus haemolyticus fetalis bzw. Morbus haemolyticus neonatorum bei Blutgruppeninkompatibilität zwischen einer Schwangeren und ihrem ungeborenen Kind (ABNull-Inkompatibilität; Rhesus*-Inkompatibilität)
- Autoantikörper gegen eigene Blutgruppenantigene (Autohämagglutinine, Autohämolysine) als pathogenetischer Faktor autoimmunologisch bedingter hämolytischer Anämien*
- für genetische und anthropologische Untersuchungen.

Blutgruppenantigene *n pl*: engl. *blood group antigens*. Genetisch determinierte, auf der Zellmembran von Erythrozyten* (häufig auch anderen Blut- und Gewebezellen) lokalisierte makromolekulare Substanzen (Proteine*, Glykolipide* und Glykoproteine*) mit spezifischen antigenen Eigenschaften, die durch serologische Methoden nachweisbar und für die einzelnen Blutgruppen* charakteristisch sind.

Funktion: Blutgruppenantigen tragende Moleküle haben physiologisch unterschiedliche Funktionen, z. B. Rezeptoren* für die Bindung von Viren*, Bakterien* oder Parasiten*, Zelladhäsionsmoleküle* oder Transportproteine.

Blutgruppenantikörper *m sg, pl*: engl. *blood groups antibodies*. Gegen Blutgruppenantigene* gerichtete Alloantikörper*, durch die Transfusionszwischenfälle und Morbus haemolyticus neonatorum verursacht werden können. Vor einer Bluttransfusion müssen v. a. irreguläre Blutgruppenantikörper durch Kreuzprobe* erfasst bzw. durch Antikörpersuchtest* nachgewiesen werden. Bei Schwangerschaft erfolgt eine serologische Schwangerenvorsorge.

Vorkommen:
- Als **reguläre** Antikörper* des ABNull-Blutgruppensystems: die sog. natürlichen Isoagglutinine* Anti-A und Anti-B
- als **irreguläre** Antikörper*, die infolge Immunisierung v. a. durch Blutgruppen-inkompatible Bluttransfusionen und in der Schwangerschaft gebildet werden: 1. z. B. Anti-D, Anti-M, Anti-N, Anti-K, Anti-IK(a), Anti-Fy(a) 2. als irreguläre ABNull-Blutgruppenantikörper: auch Anti-A_1 (relativ häufig im Serum bei Blutgruppe A_2 und A_2B) und Anti-H (selten bei Blutgruppe A_1, A_1B und B).

Blutgruppenbestimmung *f*: engl. *blood typing*. Dokumentationspflichtige Bestimmung von Blutgruppen* durch serologischen Nachweis der Blutgruppenantigene* mittels spezifischer Testseren oder Testreagenzien (z. B. Lektine, Phythämagglutinine).

Prinzip:
- ABNull-Blutgruppensystem: meist Agglutinationsreaktion im Milieu physiologischer Kochsalzlösung (siehe Abb.) unter gleichzeitiger Prüfung auf Vorhandensein der nicht korrespondierenden Isoagglutinine* Anti-A bzw. Anti-B im Serum mithilfe von Testerythrozyten der Blutgruppe A_1, A_2 und B (sog. Serumkontrolle oder umgekehrte Typisierung; Negativkontrollen mit 0-Testerythrozyten bzw. AB-Testserum obligat)
- Nachweis irregulärer Blutgruppenantikörper* im Serum durch Antikörpersuchtest*.

Blutgruppe	Testseren		
	Anti-B	Anti-A	Anti-A und Anti-B
A	○	●	●
B	●	○	●
AB	●	●	●
0	○	○	○

○ keine Agglutination   ● Agglutination

Blutgruppenbestimmung: Bestimmung der ABNull-Blutgruppen mit Testseren.

Blutgruppeninkompatibilität *f*: engl. *blood group incompatibility*. Unverträglichkeit von Spender- und Empfängerblutgruppe. Dabei richten sich vom Empfänger gebildete Antikörper gegen Antigene der Spendererythrozyten. Beispiele sind ABNull-Inkompatibilität und Rhesus*-Inkompatibilität.

Blutgruppenserologie *f*; engl. *blood group serology*; syn. Blutgruppenbestimmung. Immunhämatologische Untersuchung des Patientenblutes zur Ermittlung der Blutgruppe*. Hierzu werden die Patienten-Erythrozyten* mit definierten Antiseren gemischt und anhand der Agglutinationsreaktionen den Blutgruppen zugeordnet. Die Blutgruppenserologie ist erforderlich vor Operationen, diagnostischen Interventionen oder Antikoagulanzientherapie.

Blutgruppensubstanzen *f pl*: engl. *blood group substances*. Im weiteren Sinn Blutgruppenantigene*, im engeren Sinn H*-Substanz.

Blut-Hirn-Schranke *f*: engl. *blood-brain barrier*. Selektiv durchlässige Schranke zwischen Blut und Hirnsubstanz, durch die der Stoffaustausch mit dem ZNS aktiv kontrolliert wird. Als morphologisches Äquivalent werden Kapillarendothel und perivaskuläre Gliastrukturen (Membrana limitans gliae perivascularis) angesehen. Das Endothel ist nicht fenestriert und durch tight junctions abgedichtet.

Klinische Bedeutung: Wirkstoffe, die im ZNS wirken sollen, müssen die Blut-Hirn-Schranke überwinden. Die Durchlässigkeit wird durch Bakterientoxine (siehe Toxine*), Fieber*, chronischen Alkohol- und Nikotinmissbrauch, Hypoxie* sowie bei manchen Hirntumoren gesteigert.

Bluthochdruck → Hypertonie, arterielle

Blut-Hoden-Schranke *f*: engl. *testicular-blood barrier*. Barriere zwischen Blutgefäßen und Lumina der Hodenkanälchen, gebildet durch die tight junctions der Sertoli*-Zellen untereinander. Die Blut-Hoden-Schranke bildet eine Barriere zwischen Keimzellen und Immunsystem, verhindert die Bildung von Autoantikörpern gegen Spermien und führt zu einer Sonderstellung der Hoden aus immunologischer Sicht.

Bluthusten → Hämoptyse

Blut im Stuhl, okkultes *n*: engl. *occult blood in faeces*. Nicht sichtbare Blutbeimengungen im Stuhl durch eine Blutung im Gastrointestinaltrakt. Der Nachweis per i-FOBT (früher Guajakprobe) erfolgt z. B. im Rahmen der Darmkrebsvorsorge oder bei Eisenmangelanämie*. Bei positivem Befund werden zur differenzierten Suche der Blutungsquelle Koloskopie*, Kapselendoskopie* oder Ösophagogastroduodenoskopie* (ÖGD) eingesetzt.

Vorkommen: Die Ursachen für eine okkulte Blutung sind sehr vielfältig. Häufigere Ursachen sind:
- kolorektales Karzinom*, intestinale Polypen*
- Ösophagitis*, gastroduodenales Ulkus*, Gastritis*
- chronisch-entzündliche Darmerkrankung*, Zöliakie*
- vaskuläre Ektasien*, portale hypertensive Gastropathie*, GAVE-Syndrom
- Dünndarmtumoren*.

Vorgehen: Bei einem positiven i-FOBT sind weitere Untersuchungen erforderlich, z. B.
- Koloskopie
- Ösophagogastroduodenoskopie
- bei negativem Ergebnis weitergehende Untersuchung des Dünndarms mittels Kapselendoskopie*.

Blutkapillaren *f pl*: engl. *capillaries*; syn. Vasa capillaria. Haargefäße mit einem Durchmesser von 4–30 μm und dünner (für Erythrozyten noch permeabler) Gefäßwand.

Blutkoagulum → Blutgerinnsel

Blutkörperchen *n sg, pl*: engl. *blood cell*. Geformte Bestandteile des Blutes*. Folgende Zelltypen sind zu unterscheiden: Erythrozyten*, Leukozyten* (Granulozyten, Lymphozyten, Monozyten) und Thrombozyten*.

Blutkörperchensenkung → Blutkörperchensenkungsgeschwindigkeit

Blutkörperchensenkungsgeschwindigkeit *f*: engl. *erythrocyte sedimentation rate* (Abk. ESR); syn. Blutkörperchensenkungsreaktion (Abk. BKS); Abk. BSG. Sedimentation von Erythrozyten einer Blutprobe in einem speziell geformten Sedimentationsröhrchen innerhalb 1 h. Die Messung der BSG dient als unspezifischer Suchtest auf Entzündungen*. Sie ist u. a. beschleunigt bei Infektionen*, Autoimmunerkrankungen (insbesondere Polymyalgia* rheumatica und Arteriitis temporalis) sowie malignen Tumoren und verlangsamt bei Polyglobulie*.

Hintergrund: Die erhöhte BSG im Rahmen von Entzündungen beruht auf der Veränderung der Plasmaprotein*-Zusammensetzung. Aufgrund der Zunahme von Akute*-Phase-Proteinen und Immunglobulinen* wird die Bildung von Erythrozyte*n-Aggregaten gefördert, die aufgrund ihrer größeren Masse schneller sedimentieren.

Blutkompartiment *n*: engl. *blood compartment*. Definierter Verteilungsraum der zirkulierenden Blutmenge (Intravasalraum) für Arzneimittel oder Stoffwechselmetaboliten. Der Ausdruck beschreibt auch einen Teil des Dialysators.

Blutkonserve *f*: Unter sterilen Bedingungen gewonnenes menschliches (Voll-)Blut, das nach Auftrennung in Komponenten (Erythrozyten, Thrombozyten, Plasma) unter definierten Temperaturbedingungen in geeigneten Behältnissen (im Allgemeinen Kunststoffbeutel) mit Zusatz gerinnungshemmender und stoffwechselerhaltender Substanzen (z. B. CPD*-Stabilisator) zur Konservierung aufbewahrt wird.

Blutkreislauf *m*: engl. *circulation*. Physiologisch aus Blutgefäßen (Arterien, Venen und Blutkapillaren) bestehendes Strömungssystem für das Blut zur Versorgung der Körpergewebe. Der Blutkreislauf wird durch neuronale und hormonelle Regelsysteme gesteuert und durch eine effiziente Herzfunktion aufrechterhalten.

Funktionen:
- Sauerstoff- und Nährstoffversorgung der Körperzellen
- Abtransport von Stoffwechselendprodukten
- Wärmeregulierung
- Transport von körpereigenen Botenstoffen, wie z. B. Hormone, Gerinnungsfaktoren und Bestandteile des Immunsystems.

Formen: Postnataler Blutkreislauf:
- kleiner Kreislauf, Lungenkreislauf: **1.** Vom rechten Herzvorhof* fließt das Blut durch die Trikuspidalklappe* in die rechte Herzkammer*. **2.** Diese pumpt das Blut in den Truncus* pulmonalis mit seinen rechten und linken Ästen (Aa. pulmonales). **3.** In den Lungenkapillaren erfolgt der Gasaustausch (Arterialisation*). **4.** Das oxygenierte Blut fließt dann durch die Vv. pulmonales zum linken Vorhof.
- großer Kreislauf, Körperkreislauf: **1.** Vom linken Vorhof gelangt das Blut durch die Mitralklappe* in die linke Herzkammer*. **2.** Diese pumpt das Blut in die Aorta* und ihre Verzweigungen. **3.** Nach Sauerstoffabgabe und Kohlendioxidaufnahme im Kapillargebiet der Organe und Gewebe fließt das Blut durch die Venen zurück zum Herzen und gelangt über die Vv. cavae in den rechten Herzvorhof.

Pränataler Blutkreislauf:
– Verhältnisse im Mutterleib: **1.** Das in der Plazenta* oxygenierte Blut gelangt über die V. umbilicalis und den Ductus* venosus Arantii, z. T. durch den Pfortaderkreislauf, in die V. cava inferior, zum rechten Vorhof (hier Zusammenfluss mit Blut aus der V. cava superior aus der Kopfgegend) und weiter zum größten Teil durch das offene Foramen* ovale in den linken Vorhof und die linke Kammer zur Aorta*, um sich über die Karotiden zum Kopf, die Aorta descendens zur unteren Körperhälfte und die Nabelarterien (Aa. umbilicales) zurück zur Plazenta zu verteilen. **2.** Das in die rechte Herzkammer gelangte Blut fließt über den Truncus* pulmonalis zu einem kleinen Teil in die Lungen und zum größten Teil durch den Ductus* arteriosus (Botalli) ebenfalls in die Aorta.
– Anpassungen unmittelbar postnatal: **1.** Ductus arteriosus und Foramen ovale schließen sich innerhalb weniger Stunden postnatal, wodurch Lungen- und Körperkreislauf getrennt werden.

Unter pathologischen Bedingungen (O_2-Mangel) können die pränatalen Kreislaufverhältnisse für mehrere Tage nach der Geburt bestehen bleiben und eine persistierende pulmonale Hypertonie des Neugeborenen (PPHN) verursachen. Siehe Abb.

Blutkuchen → Blutgerinnsel

Blutkultur *f*: engl. *blood culture*. Mikrobiologische Untersuchung von Blut, bei der über Anzuchtverfahren Krankheitserreger nachgewie-

Blutreinigungsverfahren

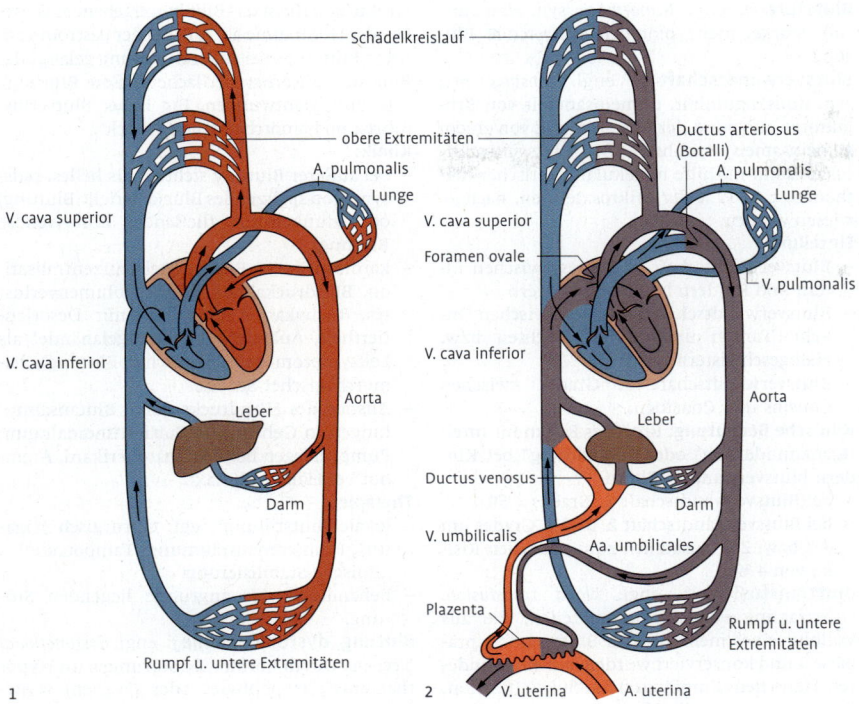

Blutkreislauf: Schematische Darstellung; 1: postnataler Blutkreislauf; 2: pränataler Blutkreislauf.

sen werden. Das unter sterilen* Bedingungen entnommene Blut wird im Flüssignährmedium jeweils aerob* und anaerob* bei 37 °C inkubiert. Die Untersuchung ist indiziert zur Erregeridentifizierung bei Bakteriämie* oder Fungämie, oft ist ein anschließender Resistenztest sinnvoll.
Indikationen:
- Fieber* unklarer Genese
- klinische Hinweise auf Sepsis* oder septischen Schock*
- klinische Hinweise auf systemische Ausbreitung einer lokalisierten Infektion, z. B. Osteomyelitis*, Meningitis*
- Verdacht auf Endokarditis*
- Verdacht auf zyklisch verlaufende Infektionskrankheit*, z. B. Typhus* abdominalis
- Verdacht auf Katheter- oder Implantat-assoziierte Infektion.

Praxishinweise:
- für Bakterien*, Mykobakterien und Pilze verschiedene Blutkulturflaschen verwenden
- für Bakterien jeweils eine aerobe und eine anaerobe Blutkulturflasche aus zwei verschiedenen Entnahmeorten anlegen
- bei Verdacht auf Endokarditis mehrere Blutkulturen über einen längeren Zeitraum, mindestens über mehrere Stunden, anlegen.

Blutlanzette *f*: engl. *blood lancet*. Kleines lanzettförmiges Instrument in steriler Einmalpackung zur Blutentnahme* (nach Michaelis).
Blutleere *f*: Minderdurchblutung eines Gewebes. Kann zur Verminderung intraoperativer Blutverluste auch iatrogen* induziert sein (siehe Esmarch*-Blutleere).
Blut-Liquor-Schranke *f*: engl. *blood-cerebrospinal fluid barrier*. Barriere zwischen Blut und Liquor* cerebrospinalis, die für die Liquorzusammensetzung mitbestimmend ist und in den Plexus choroidei und den Blutgefäßen des ZNS lokalisiert ist. In der Blutbahn befindliche Arzneimittel überwinden die Schranke nur zum Teil. Erkrankungen können die Durchlässigkeit verändern.
Blut-Luft-Schranke → Lungenalveolen
Blut-Luft-Schranke → Membran, alveolokapilläre
Blutmastzellen → Granulozyten
Blutmole *f*: engl. *blood mole*. Heute nicht mehr verwendete Bezeichnung für ein Abortivei* mit Einblutung.
Blutpatch, epiduraler *m*: engl. *epidural blood patch*. Verfahren zur Vermeidung postpunktioneller Kopfschmerzen (postpunktionelles Syndrom bzw. Liquorunterdrucksyndrom* nach Spinalanästhesie*, diagnostischer Lumbalpunktion* oder akzidenteller Duraperforation). Durch epidurale Injektion und die folgende Gerinnung von ca. 20 ml Eigenblut des Patienten kann ein rasches Verkleben und Abdichten der Duraperforation erreicht werden.
Blutplättchen → Thrombozyten
Blutplättchenmangel → Thrombozytopenie
Blutplasma → Blut
Blutpoolphase *f*: engl. *bloodpool phase*; syn. Weichteilphase. Zeitabschnitt bei der Mehrphasenszintigrafie (2. Phase der Dreiphasen-Skelettszintigrafie* bzw. 1. Phase der Zweiphasen-Skelettszintigrafie) etwa 2–5 Minuten nach i. v. Injektion des Radiopharmakons. In diesem Zeitraum lässt sich eine Hyperämie des betroffenen Gewebes darstellen (z. B. bei Entzündungen wie aktivierter Arthrose*, rheumatoider Arthritis*, Osteomyelitis*).
Zusätzliche Anwendung: Darstellung der frühen Verteilung eines Radiopharmakons im Rahmen biokinetischer Studien.
Blutpoolszintigrafie *f*: engl. *bloodpool szintigraphy*. Szintigrafie*, bei der durch die radioaktive Markierung patienteneigener Erythrozyten* (meist in vivo mit ^{99m}Technetium) eine intravasale Gleichverteilung des Radiopharmakons erreicht wird und damit der Blutpool dargestellt werden kann. Sie wird zur Bestimmung der kardialen Pumpfunktion (Radionuklidventrikulografie) und zum Nachweis gastrointestinaler (okkulter) Blutungen eingesetzt. Siehe Abb.

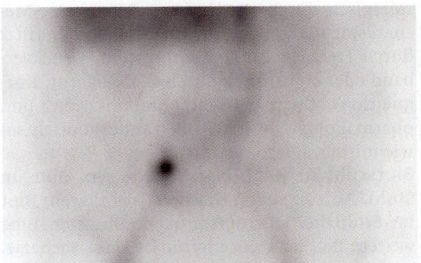

Blutpoolszintigrafie: Blutung im terminalen Ileum. [51]

Blutprodukte *n pl*: engl. *blood products*. Im Sinne des Arzneimittelgesetzes Blutzubereitungen (aus Blut gewonnene Blut-, Plasma- oder Serumkonserven, Blutbestandteile oder Zubereitungen aus Blutbestandteilen mit arzneilich wirksamen Bestandteilen) und Sera aus Blut mit spezifischen, therapeutisch einzusetzenden Antikörpern.
Blutreinigungsverfahren *n*: engl. *blood purification method*. Sammelbezeichnung für Verfahren zur Entfernung harnpflichtiger, toxischer oder pathogener Substanzen aus dem Blut. Zu

Blutschwamm

den häufigsten Verfahren in der klinischen Praxis zählen die Hämodialyse*, Hämofiltration*, der unselektive Plasmaaustausch und die Hämoperfusion bei akuten Intoxikationen.

Blutschwamm → Hämangiom, infantiles
Blutschwamm → Hämangiom, kapilläres
Blutschwamm → Hämangiom, kavernöses
Blutsenkung → Blutkörperchensenkungsgeschwindigkeit
Blutserum → Blut
Blut-Sludge → Sludge-Phänomen
Blutspende *f*: engl. *blood donation*. Entnahme von Spenderblut, das für Bluttransfusionen* oder zur Herstellung von Plasmaersatzstoffen* eingesetzt wird. Unterschieden wird die Spende von Vollblut, Plasma oder Thrombozyten. Die Blutentnahme erfolgt nur in geschlossenem Vakuumsystem (Vacutainer*-System) oder Spritzensystem und nur mit durch Gütesiegel zertifizierten Materialien. Sicherheitsstandards sind unbedingt einzuhalten.

Blutsperre *f*: Verfahren zur Erzielung verminderter Blutfülle in einer Extremität durch Anheben und Ausstreichen der Extremität und anschließendes Aufpumpen einer Manschette zur Unterbrechung des arteriellen Blutflusses. Ziel ist die Optimierung der intraoperativen Sicht und die Minimierung von operativem Blutverlust.

Blutspucken → Hämatemesis
Blutspuren → Präzipitine
Blutstillung *f*: engl. *haemostasis*; syn. Stypsis. Beendigung einer Blutung*. Dies geschieht physiologisch durch körpereigene Hämostase-Mechanismen und wird medizinisch unterstützt durch Hochlagerung, Kompression, Druckverband oder chirurgisch durch Gefäßligatur, Koagulation*, therapeutischer Embolisation* und pharmakologisch (lokal oder endoskopisch sowie mittels Sklerotherapie).

Blutstuhl *m*: engl. *bloody stool*; syn. Blut im Stuhl. Auftreten von frischem, sichtbarem Blut im Stuhl bei gastrointestinaler Blutung. Eine weitere Bezeichnung hierfür ist Hämatochezie. Verweilt das Blut längere Zeit im Magen-Darm-Trakt oder hat Kontakt mit Magensäure, kommt es zu einer Schwarzfärbung. Dies nennt man Teerstuhl* oder Meläna.
Ursachen: Häufige Ursachen einer Hämatochezie:
- Divertikelblutung
- Hämorrhoiden*, Analfissur*
- Kolitis*, Proktitis*
- Kolonkarzinom, inflammatorische Polypen.
Kommt es bei einer oberen Gastrointestinalblutung zu einer Hämatochezie, liegt meist zeitgleich eine Kreislaufinstabilität vor. Ursachen können sein:
- Ulcera ventriculi et duodeni
- Ösophagusvarizen.

Blutsturz *m*: engl. *hemorrhage*; syn. Hämatorrhö. Starke, meist plötzlich auftretende Blutung.

Blutsverwandtschaft *f*: engl. *consanguinity*; syn. Konsanguinität. Gemeinsamkeit von Erbfaktoren aufgrund der Abstammung von einem gemeinsamen Vorfahren. Die Blutsverwandtschaft kann mithilfe molekulargenetischer Methoden, z. B. PCR der Mikrosatelliten, nachgewiesen werden.
Einteilung:
- Blutsverwandtschaft 1. Grades zwischen Eltern und Kindern bzw. Geschwistern
- Blutsverwandtschaft 2. Grades zwischen Onkeln, Tanten und Neffen, Nichten bzw. Halbgeschwistern
- Blutsverwandtschaft 3. Grades zwischen Cousins und Cousinen.

Klinische Bedeutung: Erhöhtes Risiko für Intelligenzminderung* oder Fehlbildung* bei Kindern blutsverwandter Eltern
- bei Blutsverwandtschaft 1. Grades > 50 %
- bei Blutsverwandtschaft 2. und 3. Grades um 4 % bzw. 2 % (zusätzlich zum normalen Risiko von 4 %).

Bluttransfusion *f*: engl. *blood transfusion*. Übertragung von Blutbestandteilen, die aus Vollblut eines menschlichen Blutspenders präpariert und konserviert wurden, auf einen anderen Menschen (Empfänger) durch i. v. Infusion. Voraussetzung ist die Blutgruppenkompatibilität zwischen Spender und Empfänger (siehe Blutgruppenbestimmung* und Kreuzprobe*).
Indikationen:
- akuter und chronischer Blutverlust (v. a. mit Hypovolämie und hämorrhagischem Schock)
- Anämie
- Hämoblastose
- Blutgerinnungsstörung (Substitution von Blutgerinnungsfaktoren).

Bluttransfusion, fetale *f*: engl. *intrauterine blood transfusion*. Intrauterine Bluttransfusion beim Feten durch Punktion der Nabelschnur (Chordozentese) oder der fetalen freien Bauchhöhle unter Ultraschallkontrolle. Indikationen sind fetale Anämie, z. B. bei Morbus* haemolyticus fetalis, oder Infektion mit Parvovirus B19. Verwendet wird in der Regel Blut der Blutgruppe 0 Rhesus-negativ.

Bluttransfusionsfilter *m*: engl. *transfusion filter*. Begriff mit mehreren Bedeutungen: Filter im Transfusionsbesteck zur Verhinderung der Transfusion größerer Zellaggregate oder Gerinnsel (Porengröße von Standardfiltern 170–230 μm); außerdem Bezeichnung für einen Spezialfilter, der zur Leukozytendepletion* dient und während der Herstellung der Blutkonserve (sog. In-line-Filtration) verwendet wird.

Blutung *f*: engl. *bleeding*; syn. Hämorrhagie. Austritt von Blut aus einem Blutgefäß. Bei innerer Blutung fließt das Blut in umgebendes Gewebe oder Hohlräume ab, z. B. bei der gastrointestinalen Blutung*. Bei äußerer Blutung gelangt das Blut an die Körperoberfläche (äußere Blutung), z. B. über Hautwunden. Ein hoher Blutverlust führt zum hämorrhagischen Schock*.
Klinik:
- bei äußerer Blutung sichtbar als helles, pulssynchron spritzendes Blut (arterielle Blutung) oder dunkelrotes, fließendes Blut (venöse Blutung)
- kardiovaskulär: Blässe, Kreislaufzentralisation, Blutdruckabfall infolge Volumenverlustes, Tachykardie*, Hypoxie mit Desorientiertheit, Anämie* (Eisenmangelanämie* als Leitsymptom bei chronischer Blutung), hämorrhagischer Schock
- Anstieg des Hirndrucks durch Blutansammlungen in Gehirn und Subarachnoidalraum, Pumpversagen beim Hämatoperikard, Atemnot bei Hämatothorax*.

Therapie:
- lokale Blutstillung*, ggf. chirurgisch (Ligatur*, Hämatomausräumung, Tamponade*)
- klinische Stabilisierung
- Behandlung der zugrunde liegenden Störung.

Blutung, dysfunktionelle *f*: engl. *dysfunctional bleeding*. Durch hormonale Störungen (in Hypothalamus*, Hypophyse* oder Ovarien) verursachte uterine Blutung, v. a. bei Follikelpersistenz*, im Klimakterium* oder als sog. juvenile Blutung*.

Blutung, gastrointestinale *f*: engl. *gastrointestinal bleeding*. Okkulter bis massiver Blutabgang aus dem Verdauungstrakt. Je nach Lokalisation und Intensität der Blutung kommt es klinisch zu Kreislaufinstabilität, Blut- oder Kaffeesatzerbrechen, peranalem Abgang von Blut bzw. Teerstuhl. Behandelt wird meist durch endoskopische Blutstillung, unter Umständen wird radiologisch interveniert (coiling; siehe therapeutische Embolisation*).
Formen: Nach Lokalisation der Blutungsquelle:
- obere gastrointestinale Blutung*: Blutungsquelle oberhalb der Flexura duodenojejunalis im Ösophagus, Magen, Duodenum, im weiteren Sinn auch Pharynx; Ursachen: 1. Ulkus* duodeni oder ventriculi 2. gastrale oder duodenale Erosionen 3. Ösophagus- und Magenvarizen 4. Mallory*-Weiss-Syndrom 5. Magenkarzinom*
- mittlere gastrointestinale Blutung: Blutungsquelle aboral der Flexura duodenojejunalis bis zum terminalen Ileum; Ursachen: 1. v. a. Angiodysplasie 2. Morbus* Crohn 3. Meckel*-Divertikel (v. a. bei Kindern) 4. Tumoren*
- untere gastrointestinale Blutung: Blutungsquelle im Dickdarm; Ursachen: 1. v. a. Diver-

tikulose* 2. Hämorrhoiden* 3. Kolitis*: infektiös, ischämisch, chronisch-entzündliche Darmerkrankungen (Morbus* Crohn, Colitis* ulcerosa) 4. Neoplasie (Polypen*, Karzinome*) 5. Angiodysplasien (häufigste Ursachen bei Patienten > 60 Jahren).
Klinik: Je nach Lokalisation und Schweregrad:
- Anämie*
- okkultes Blut* im Stuhl, Hämatochezie, Meläna
- Hämatemesis*, kaffeesatzartiges Erbrechen
- arterielle Hypotonie*, hypovolämischer Schock*.

Therapie:
- bei Kreislaufinstabilität: intensivmedizinische Betreuung, Volumenersatz*, Gabe von Erythrozytenkonzentraten*, Gerinnungsstabilisierung
- diagnostische und therapeutische Endoskopie: 1. Ulkusblutung: Unterspritzung mit verdünnter Adrenalinlösung, Injektion von Fibrinkleber*, Applikation eines Hämoclips bei sichtbarem Gefäßstumpf 2. Ösophagusvarizenblutung: Ligaturbehandlung
- bei Nachweis der Blutungsursache im CT: selektive Angiografie und Verschluss der Arterie mittels Coiling*
- hochdosierte Gabe von Protonenpumpeninhibitoren bei Ulkusblutung, ggf. Helicobacter*-pylori-Eradikationstherapie
- bei Ösophagusvarizenblutung: medikamentöse Senkung des Drucks im Pfortaderkreislauf mit Terlipressin*.

Falls endoskopische Blutungsstillung nicht erfolgreich, z. B. bei Blutung aus Ulkus duodeni, operative Ulkusumstechung mit Ligatur der A. gastroduodenalis.

Blutung, hypertensive zerebrale f: engl. hypertensive cerebral hemorrhage; syn. hypertensive zerebrale Hämorrhagie. Blutung in das Hirnparenchym, meist in Stammganglien, Thalamus, Kleinhirn, durch entgleisten arteriellen Hypertonus verursacht.

Blutung, intraabdominale f: engl. intra-abdominal bleeding. Blutung in die freie Bauchhöhle. Ursachen sind Abdominaltraumata (z. B. Leber*- oder Milzruptur*, ruptiertes Blutgefäß), Beckenringfraktur*, Bauchaortenaneurysma, Extrauteringravidität*, Endometriose* und Gerinnungsstörungen* (z. B. nach Therapie mit Cumarinderivaten*).

Klinik:
- hämorrhagischer Schock*
- Tachykardie*
- arterielle Hypotonie*
- Übelkeit*
- akutes Abdomen.

Diagnostik:
- körperliche Untersuchung
- abdominale Ultraschalldiagnostik*

- Angio-CT
- ggf. diagnostische Laparoskopie* oder explorative Laparotomie*.

Blutung, intrakranielle geburtstraumatische f: engl. perinatal intracranial hemorrhage. Subdurale, subarachnoidale, intraventrikuläre oder intrazerebrale Blutung bei Neugeborenen, v. a. Frühgeborenen*, als Geburtsfolge. Sie manifestiert sich v. a. als Atemstörung mit pathologischen Atmungstypen, unter Umständen Atemstillstand* oder Asphyxie* und mit Zeichen der Hirndrucksteigerung*.

Blutung, intraventrikuläre → Ventrikelblutung

Blutung, intrazerebrale f: engl. intracerebral hemorrhage. Intraparenchymatöse Blutung in das Gehirn mit der Folge einer direkten Gewebezerstörung und Ischämie* durch kompressive Wirkung auf das Gehirngewebe, ggf. mit Hirnödem*. Nach Diagnosestellung mit bildgebenden Verfahren sowie Bestimmung des Gerinnungsstatus folgen in der Regel eine intensivmedizinische Überwachung, ggf. Anlage einer Ventrikeldrainage*, operative Hämatomausräumung/Kraniektomie.

Ursachen:
- AV-Malformation
- intrakranielles Aneurysma*
- Kavernom
- Durafistel
- Hirntumor oder Hirnmetastase
- arterielle Hypertonie*
- zerebrale Amyloidangiopathie*
- Vaskulitis*
- Sinusvenenthrombose
- ischämischer* Hirninfarkt
- Gerinnungsstörungen*, Therapie mit Antikoagulanzien
- Trauma.

Klinik: In Abhängigkeit von Lokalisation und Größe
- meist akut einsetzende fokal-neurologische Ausfälle wie beim ischämischen Hirninfarkt
- Kopfschmerz
- epileptischer Anfall
- Bewusstseinsstörung.

Therapie:
- intensivmedizinische Überwachung
- Ventrikeldrainage bei Liquorzirkulationsstörung
- bei signifikanter Raumforderung operative Hämatomausräumung, Kraniektomie
- medikamentöse Normalisierung der Gerinnung unter Antikoagulanzientherapie unter Abwägung der Komplikationen und des Nutzens.

Blutung, juvenile f: engl. juvenile bleeding. Unregelmäßig auftretende, häufig lang andauernde und sehr starke uterine Blutung bei jungen Mädchen infolge ovarieller Dysfunktion (Follikelpersistenz*) in den ersten Jahren nach der Menarche*.

Blutung, klimakterische f: engl. climacteric bleeding. Während der Wechseljahre (Klimakterium)* auftretende uterine Blutung, in der Prä- und frühen Postmenopause oft als dysfunktionelle Blutung* bei anovulatorischem Zyklus* infolge einfacher Hyperplasie. Differenzialdiagnostisch sollte besonders bei Wiederauftreten nach der Menopause eine organische Ursache ausgeschlossen werden (u. a. Zervixkarzinom*, Endometriumkarzinom*, Myom*, Polyp*, Endometritis*).

Blutung, okkulte f: engl. occult bleeding; syn. verborgene Blutung. Mit bloßem Auge nicht erkennbare Blutung im Gastrointestinaltrakt (im Gegensatz zum Teerstuhl*). Okkultes Blut wird im Stuhl mittels i-FOBT aufgespürt, z. B. bei einer ungeklärten Anämie oder im Rahmen der Darmkrebsvorsorge. Die eigentliche Blutungsquelle muss endoskopisch gesichert werden, z. B. mittels Gastroskopie* oder Koloskopie*.

Blutung, peripartale f: engl. peripartale hemorrhage (Abk. PPH). Blutung unter der Geburt (sehr selten) oder verstärkte, über das normale Maß der Nachgeburtsblutung hinausgehende, postpartale Blutung. Die peripartale Blutung ist die häufigste Ursache der mütterlichen perinatalen Mortalität. Behandelt wird entsprechend der Ursache.

Ursachen:
- unter der Geburt: 1. vorzeitige Plazentalösung 2. Plazenta praevia 3. Blutungen bei Eröffnung der Zervix (sog. Zeichnungsblutungen)
- postpartal stehen im Vordergrund: 1. Geburtsverletzungen (Scheidenriss, Zervixriss, Uterusruptur) 2. postpartale Atonie 3. Plazentalösungsstörungen 4. Gerinnungsstörungen.

Diagnostik:
- wichtig: Messen oder Abschätzen des Blutverlustes, bei vaginalen Blutungen wird dieser in der Regel deutlich unterschätzt
- Tasten des Fundusstandes und der Konsistenz der Gebärmutter zur Feststellung einer Atonie
- Ultraschall zum Ausschluss intrauteriner Plazentareste
- vaginale Spiegeleinstellung zur Erkennung und Therapie von Geburtsverletzungen
- Blutentnahme zur Gerinnungsdiagnostik.

Blutung, periventrikuläre f: engl. periventricular hemorrhage; syn. subependymale Blutung. Neonatale intrakranielle* Blutung in der Substantia alba im Bereich um die Hirnventrikel (germinale Matrix) infolge funktioneller Unreife und Fragilität subependymaler Blutgefäße bei Frühgeborenen*. Diagnostiziert wird sonografisch. Zu behandeln sind Komplikationen je nach Schweregrad.

Blutung, postmenstruelle *f*: engl. *postmenstrual bleeding*. Vaginale Zusatzblutung im Anschluss an die eigentliche Menstruation*, am häufigsten als leichte Schmierblutung*. Die Ursachen sind zumeist gutartig. Wichtigstes diagnostisches Instrument neben der Anamnese ist der transvaginale Ultraschall. Die Therapie richtet sich nach der Ursache.

Blutung, prämenstruelle *f*: engl. *premenstrual bleeding*. Bis zu 10 Tage vor Beginn der eigentlichen Menstruation* einsetzende, meist leichte Blutung (Schmierblutung*) aus den Spiralarterien des Endometriums*. Häufig liegt eine Corpus*-luteum-Insuffizienz (Gelbkörperinsuffizienz) oder ein vorzeitiger Rückgang der Östrogenbildung zugrunde. Bei wiederholter Symptomatik werden Progesteron* oder Östradiol* für einen Teil des Zyklus substituiert.

Blutungskrankheiten → Diathese, hämorrhagische

Blutung, spinale *f*: engl. *spinal bleeding*. Blutung im Spinalkanal, die sich intramedullär* oder extramedullär* (subdural*, epidural* oder subarachnoidal*) befinden kann. Mögliche Ursachen sind u. a. ein Trauma, eine spinale vaskuläre Malformation, Tumoren oder iatrogene Maßnahmen wie Punktionen und gerinnungshemmende Medikation.

Blutungsschock → Schock, hypovolämischer

Blutungszeit *f*: engl. *bleeding time*. Zeit zwischen Stichinzision und Blutungsstillstand (primäre Hämostase*). Die Erhebung der Blutungszeit dient als globaler Suchtest bei V. a. auf eine hämorrhagische Diathese*.

Bestimmung:
- Blutungszeit nach Ivy: **1.** querer Schnitt an der Innenseite des Unterarms (ca. 1 mm tief, 5 mm lang) bei Stauung am Oberarm mit 40–50 mmHg (Gummimanschette) **2.** Abtupfen des Bluts mit Filterpapier (seitlich, ohne den Wundrand zu berühren) bis die Blutung sistiert und Fibrinfäden auftreten (Referenzbereich bis 6 min bei Erwachsenen).
- Blutungszeit nach Duke: Abtupfen des blutenden Ohrläppchens bis zum Auftreten von Fibrinfäden (Referenzbereich 3–4 min)
- subaquale Blutungszeit nach Marx: Eintauchen des blutenden Ohrläppchens bzw. Fingers in eine Wasserschale, bis der sich bildende Blutfaden abreißt (Referenzbereich bis 6 min bzw. 2 min).

Blutungszyste → Geröllzyste

Blutvergiftung → Sepsis

Blutvolumen *n*: engl. *blood volume*. Gesamtmenge des zirkulierenden Blutes*, die physiologisch 4–6 l beträgt. Das Blutvolumen wird unterteilt in Plasmavolumen* und korpuskuläres Volumen, das annähernd dem Erythrozytenvolumen* entspricht. Die Bestimmung erfolgt klinisch durch Messung des ZVD über einen zentralen* Venenkatheter oder durch die Indikatorverdünnungsmethode*.

Referenzbereiche:
- Frauen 57–64 ml/kg KG
- Männer 69–70 ml/kg KG
- höher bei kleinen Kindern: **1.** Frühgeborene ca. 95 ml/kg KG **2.** Neugeborene 85 ml/kg KG **3.** bei Säuglingen 80 ml/kg KG **4.** Kleinkinder 75 ml/kg KG.

Blutwäsche → Hämodialyse

Blutwarze → Angiokeratom

Blutzucker *m*: engl. *blood sugar*; syn. Glukose im Blut; Abk. BZ. Gehalt an Glukose* im Blut. Die Konzentration der Glukose im Blut wird als Blutzuckerspiegel bezeichnet und ist im Normalfall relativ konstant. Deutlich erhöhte oder erniedrigte Werte führen unter Umständen zu komatösen Zuständen. Erhöhte Blutzuckerwerte sind bei Diabetes* mellitus nachweisbar.

Material und Präanalytik:
- Material: Blutplasma (Fluoridröhrchen) oder Kapillarblut
- es werden unterschieden: **1.** Nüchternblutzucker: morgens nach 8–10 h Fasten **2.** präprandialer Blutzucker: vor einer Mahlzeit **3.** postprandialer Blutzucker: bis zu 4–6 h nach der Mahlzeit.

Bewertung: Erhöhte Konzentrationen:
- Diabetes mellitus
- Gestationsdiabetes*
- Pankreas*-Erkrankungen
- Cushing*-Syndrom
- Hepatitis C
- Hyperthyreose*
- parenterale Ernährung*
- Frühgeborene*.

Erniedrigte Konzentrationen:
- Insulin*- oder orale Antidiabetika*-Überdosierung
- Insulinom*
- Alkoholabusus
- Lebererkrankungen
- Nebennierenrindeninsuffizienz* oder Hypophyseninsuffizienz*
- Mangelernährung*
- Neugeborene: angeborene Stoffwechselstörungen*
- lang andauernde körperliche Anstrengung.

Blutzucker-Belastungsprobe → Glukosetoleranztest, oraler

Blut-Zucker-Bestimmung → Blutzuckerselbstmessung

Blutzuckermessgerät *n*: Gerät zur exakten, sekundenschnellen Bestimmung der Glukosekonzentration aus Kapillarblut (Ohr, Fingerkuppe). Heutige Geräte arbeiten mit elektrochemischer Sensormethode. Moderne Geräte mit Vakuumblutentnahme sind an jeder Körperstelle einsetzbar und auch als Kombinationsgeräte zur Bestimmung von Blutfetten erhältlich.

Blut-Zucker-Messung → Blutzuckerselbstmessung

Blutzuckerselbstmessung *f*: syn. BZ-Stix. Bestimmung von Glukose* im Blut durch ein tragbares Messgerät und „Blutzucker-Sticks". Die Untersuchung dient einer schnellen Einschätzung des Blutzuckerspiegels. Eine genauere Bestimmung der Glukose-Konzentration ist über eine Bestimmung von Glukose im Serum möglich, zur Diagnose eines Diabetes* mellitus wird ein oraler Glukosetoleranztest* durchgeführt.

Prinzip: Über einen Lanzettestich wird Kapillarblut, meist an Finger oder Ohrläppchen, freigesetzt und über den Blutzucker-Stick in das Gerät eingelesen.

Bewertung: Erniedrigte Werte: Hypoglykämie*. **Erhöhte Werte:** Verdacht auf Diabetes* mellitus, weitere Tests (oraler Glukosetoleranztest, HbA1c im Serum) sind erforderlich.

B-lymphoblastisches Lymphom *n*: Abk. B-LB. Lymphom der Vorläufer-B-Zellen mit sehr aggressivem klinischem Verlauf. Die Abgrenzung zur akuten lymphatischen Leukämie* (ALL) ist schwierig. Die Therapie erfolgt analog der ALL, mit kurativem Ansatz, der jedoch aufgrund der Toxizität oft nur bei jüngeren Patienten anwendbar ist.

B-Lymphozyt-Aktivierung *f*: syn. B-Zell-Aktivierung. Durch Zusammenspiel aus Antigen*-Kontakt, Antigen-Präsentation und T-Zell-Hilfe erfolgte Aktivierung von B*-Lymphozyten.

Ablauf: Erkennt die B-Zelle über ihre membranständigen Immunglobuline* ein Antigen, wird dieses aufgenommen, prozessiert und über das MHC-Klasse-II-Molekül an der Oberfläche präsentiert. In diesem Zustand ist der B-Lymphozyt noch inaktiv. Erst nach Erkennung des Antigens durch T*-Lymphozyten kommt es über kostimulatorische Moleküle wie CD40L (Kostimulation*) und Zytokine* zu einer Aktivierung der B-Lymphozyten, die daraufhin proliferieren, einen Immunglobulin*-Klassenwechsel vollziehen und Antikörper* (siehe Plasmazelle*) produzieren.

Klinische Bedeutung: Beim Hyper*-IgM-Syndrom kommt es zu einer verminderten B-Lymphoyten-Aktivierung und somit zum Ausbleiben des Immunglobulin-Klassenwechsels und damit einhergehend zu wiederkehrenden, fieberhaften Infektionen.

B-Lymphozyten *m pl*: engl. *B lymphocytes*; syn. **B**ursa-abgeleitete Lymphozyten bzw. **b**one-marrow-derived lymphocytes (engl. für Knochenmark, das Bursaäquivalent der Säugetiere). Lymphozyten*, die sich ab der 8.–9. Entwicklungswoche im hämatopoetischen Gewebe der fetalen Leber sowie später im Knochenmark entwickeln und sich danach in den sekundären Organen des lymphatischen Systems ansiedeln.

Charakteristische Zellmarker* auf der Zelloberfläche sind CD19 und CD20.
Funktion: B-Lymphozyten entwickeln sich bei Stimulation durch das entsprechende Antigen über klonale Expansion zu antikörperbildenden Plasmazellen* oder Gedächtniszellen (memory cells). Unterschiedliche Lymphozytensubgruppen im Blut werden über die Lymphozyten*-Differenzierung nachgewiesen.
B-Lynch-Naht *f*: engl. *B-Lynch's suture*. Spezielle Nahttechnik zur Kompression des Uterus bei postpartaler Atonie. Über die eröffnete Bauchhöhle wird am Uterus eine sog. „Hosenträger-Naht" gelegt und die Fäden zur Blutstillung fest angezogen und verknotet.
Prinzip: Siehe Abb.

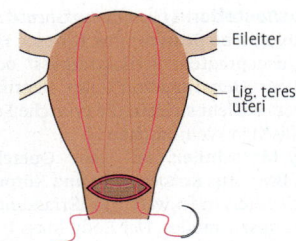

Vorderwand: Fadenverlauf bei Hysterotomie

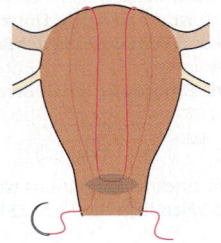

Hinterwand: Fadenverlauf bei Hysterotomie

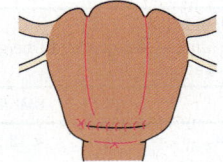

Vorderwand: verschlossene Hysterotomie (Naht)

B-Lynch-Naht [152]

BLyS: Abk. für engl. B-lymphocyte stimulator → B-Zell-aktivierender Faktor der TNF-Familie
BMC: Abk. für engl. bone marrow cells → Stammzelltherapie, kardiale
BMI: Abk. für → Body-Mass-Index
BM-MNC: Abk. für engl. bone marrow mononuclear cells → Stammzelltherapie, kardiale
B-Mode: Abk. für Brightness mode → Ultraschalldiagnostik
BMS: Abk. für → Bare Metal Stent
BMS: Abk. für → Burning-Mouth-Syndrom
BNP: Abk. für → Brain Natriuretic Peptide
BNP: Abk. für engl. brain natriuretic peptide → Peptide, kardiale natriuretische
Boari-Plastik *f*: engl. *Boari's operation*. Ersatz des distalen Ureters durch einen gestielten röhrenförmigen Lappen aus der Blasenvorderwand. Die Boari-Plastik wird eingesetzt bei bei langstreckigen, prävesikalen Ureterdefekten oder -stenosen sowie nach Verletzungen. Komplikationen sind Harnleiterstriktur mit/ohne konsekutivem Harnstau, vesikoureterorenaler Reflux und Harnblasenentleerungsstörung. Siehe Abb.

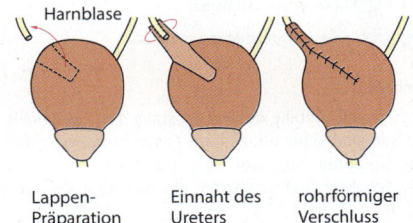

Boari-Plastik: Vorgehen (schematisch).

Bobath-Konzept *n*: engl. *Bobath concept*. Von K. und B. Bobath in den 40er-Jahren des 20. Jh. entwickeltes interdisziplinäres therapeutisches Verfahren zur Befundaufnahme und Behandlung von Menschen mit Störungen der Funktion, Bewegung und Haltungskontrolle bei Schädigung des Zentralnervensystems. Siehe Bobath*-Lagerung, Abb. dort.
Prinzip: Die Therapie basiert auf der Behandlung der zugrunde liegenden Beeinträchtigungen auf Körperfunktions- und -strukturebene, um die größtmögliche Aktivität und Partizipation zu erreichen. Dabei wird auf den Ressourcen des Patienten aufgebaut. Voneinander abhängig für die optimale motorische Wiederherstellung und Funktionsfähigkeit sind die Integration von posturaler Kontrolle und Handlungsausführung, die selektive Bewegungskontrolle für koordinierte Bewegungssequenzen und der sensorische Input.
Bobath-Lagerung *f*: engl. *Bobath positioning*. Positionierung und Positionsunterstützung nach den Prinzipien des Bobath*-Konzepts bei Patienten mit verändertem Bewegungsverhalten nach Erkrankungen des ZNS. Siehe Abb.
Ziele:
– Wohlbefinden des Patienten, Schmerzfreiheit

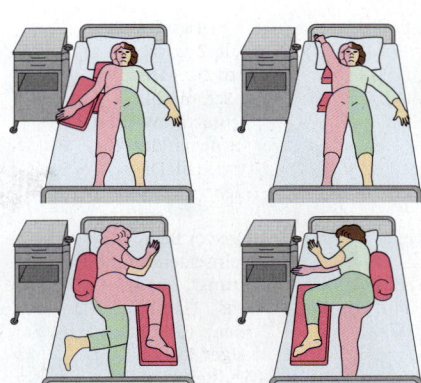

Bobath-Lagerung: Die gelähmte Körperhälfte (magenta) wird durch Lagerungskissen unterstützt; der Tisch steht neben der gelähmten Körperseite.

– Bewegungserleichterung
– Verhinderung weiterer Sekundärschäden (z. B. Dekubitus*, Pneumonie, Kontrakturen).

Vorgehen: Das Positionieren beginnt mit aktivierendem, ressourcenorientiertem und interaktivem Bewegen des Patienten. Damit für den Patienten Bewegung erfahrbar wird, steht die Gestaltung von Bewegungsübergängen und Positionen innerhalb und außerhalb des Bettes im Vordergrund. Durch die Stabilität im eigenen Körper wird die Voraussetzung für die Orientierung in sich und in der Umgebung sowie für das Nutzen der individuellen Alltagsfähigkeiten geschaffen. Zur Förderung der Stabilität (z. B. in Seitenlage oder im Rollstuhl) und der Annahme der unterstützenden Fläche (Umgebung) wird Lagerungsmaterial eingesetzt. Um Bewegungen im Schwerkraftfeld für den Patienten wie auch für die Pflegenden zu erleichtern, werden die Körperabschnitte zueinander eingestellt und Aktivitäten möglichst über Rotation durchgeführt.

Bocavirus, humanes *n*: engl. *human Bocavirus*. Unbehülltes Virus mit einzelsträngiger DNA (ssDNA) aus der Familie der Parvoviridae*. Es wird übertragen durch Schmier- oder Tröpfcheninfektion über die Atemwege. Das Virus verursacht Rhinitis*, Pharyngitis*, Husten und obstruktive Bronchitis*, Bronchiolitis*, Pneumonie* sowie Fieber > 39 °C.

Bochdalek-Dreieck *n*: engl. *Bochdalek's triangle*; syn. Trigonum lumbocostale. Dreieckige Lücke zwischen der Pars lumbalis und der Pars costalis des muskulösen Anteils des Zwerchfells* (Diaphragma). Verschließt sich das Zwerchfell bei der embryonalen Entwicklung nicht vollständig, entsteht hier die häufigste al-

Bochdalek-Foramen

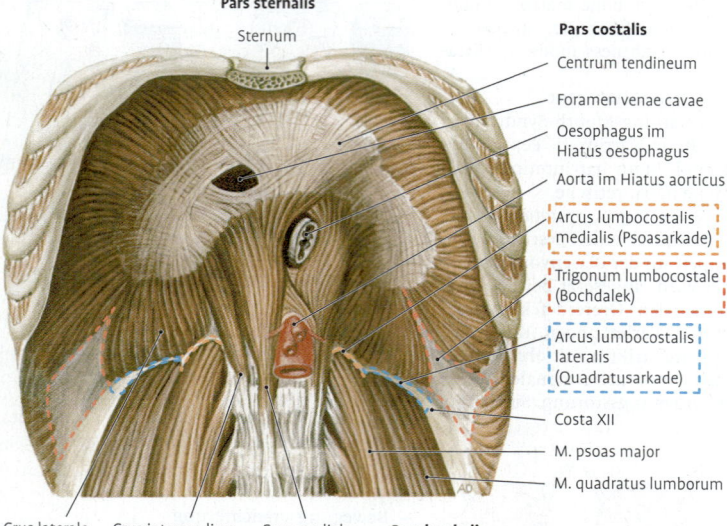

Bochdalek-Dreieck: Ansicht der Pars lumbalis, Crus sinistrum und Anteile des Pars costalis des Zwerchfells von kaudal und ventral. Die Psoas- und die Quadratusarkade sind Sehnenbögen am posterioren Zwerchfellrand, welche den M. psoas major bzw. den M. quadratus lumborum bogenförmig umspannen.
Das Bochdalek- Dreieck ist eine muskuläre Schwachstelle des Zwerchfells zwischen der Pars lumbalis und der Pars costalis.

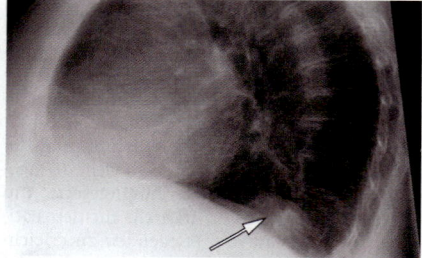

Bochdalek-Hernie Abb. 1: Röntgen-Thorax-Aufnahme im seitlichen Strahlengang. [69]

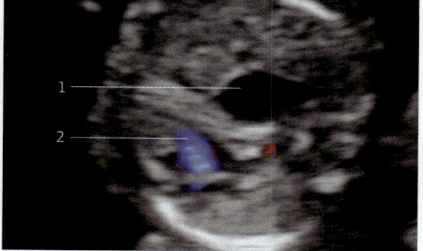

Bochdalek-Hernie Abb. 2: Diaphragmale Bruchpforte im Transversalschnitt (pränatale Ultraschalldiagnostik); Magen (1) und Herz (2) in einer Ebene sichtbar wegen gastraler Verlagerung nach kranial (oberhalb des Zwerchfells). [167]

ler angeborenen Zwerchfellhernien*, die Bochdalek*-Hernie. Siehe Abb.

Bochdalek-Foramen → Bochdalek-Dreieck

Bochdalek-Hernie *f*: engl. *Bochdalek's hernia*. Vorwiegend neonatal auftretende Zwerchfellhernie* mit Bruchpforte im Bochdalek*-Dreieck. Bereits intrauterin kommt es zur Verlagerung von Darm-, Milz- und Leberteilen in den Thorax mit resultierender Kompressionsatelektase und pulmonaler Entwicklungsstörung (Lungenhypoplasie), die sich postnatal als Atemnotsyndrom* des Neugeborenen manifestiert. Siehe Abb. 1.

Klinik:
- bereits intrauterin Verlagerung von Darm-, Milz- und Leberteilen in den Thorax (siehe Abb. 2)
- Kompressionsatelektase
- Verdrängung von Herz und Mediastinum auf die Gegenseite
- pulmonale Entwicklungsstörung (Lungenhypoplasie) in der Folge
- postnatal symptomatisch als Atemnotsyndrom* des Neugeborenen.

Therapie:
- intensivmedizinisch symptomatisch, u.a.: 1. Beatmung 2. pharmakologische Kreislaufstabilisierung
- bei klinischer Stabilisierung operative Korrektur: Zwerchfellverschluss, ggf. mit Patch.

Bochdalek-Zyste *f*: engl. *Bochdalek's cyst*; syn. mediane Halszyste. Bei der Embryogenese* nicht zurückgebildeter Teil des Ductus* thyreoglossus im Bereich des Foramen caecum linguae, der in Halsmitte als prallelastische, schluckverschiebliche Resistenz getastet werden kann. Mögliche Folgen sind Atem- und Schluckbeschwerden, bei Infektion Ausbildung einer Fistel. Zyste und ggf. Fistel werden operativ entfernt.

Bockhart-Krankheit → Folliculitis staphylogenes superficialis

Bocksbeutelform *f*: engl. *Bocksbeutel silhouette*. Radiologische Bezeichnung für eine Herzform* bei ausgeprägtem Perikarderguss* oder hochgradiger Herzdilatation*. Der Begriff „Bocksbeutel" bezieht sich auf die typische Form einer fränkischen Weinflasche.

Body-Mass-Index *m*: syn. Quetelet-Index; Abk. BMI. Aus Körpergröße und Körpergewicht abgeleiteter Indexwert zur Erfassung des Ernährungszustandes. Der Body-Mass-Index wird vorrangig genutzt, um den Grad des Übergewichts* eines Menschen sowie das damit verbundene kardiovaskuläre Risiko einzuschätzen. Problematisch ist die fehlende Unterscheidung von Muskel- und Fettmasse bei der Berechnung des BMI.

Referenzwert: Ermittlung durch Berechnung:

$$BMI = \frac{Körpergewicht\ [kg]}{(Körperlänge\ [m])^2}$$

oder mithilfe eines Nomogramms (siehe Abb.); der Normalbereich liegt bei 18,5–25 kg/m² (siehe Tab.).

Body-Mass-Index: Einteilung in Unter-, Normal- und Übergewicht (WHO-Klassifikation).	
Kategorie	BMI (kg/m²)
Untergewicht	< 18,5
Normalgewicht	18,5 – < 25
Übergewicht	≥ 25
Präadipositas	25 – < 30
Adipositas	≥ 30
Grad I	30 – < 35
Grad II	35 – < 40
Grad III (extreme Adipositas)	≥ 40

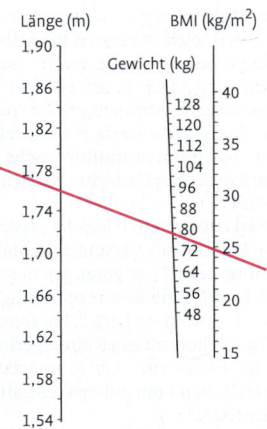

Body-Mass-Index: Nomogramm zur Ermittlung des BMI durch Verlängerung der Geraden, die sich durch Körperlänge und -gewicht ergibt.

Bewertung: Der BMI berücksichtigt nicht
– Statur
– Geschlecht
– individuelle Körpermassezusammensetzung aus Fett- und Muskelgewebe: sehr sportliche, trainierte Menschen können somit laut BMI fälschlicherweise als übergewichtig bewertet werden.

Praxishinweis: Auch für Kinder ab 1 Jahr und Jugendliche wird die BMI-Berechnung genutzt. Besser eignen sich jedoch Perzentilenkurven zur Gewichtsbeurteilung in Relation zum Alter, da hierbei die Entwicklungsstand in die Berechnung miteinbezogen wird und somit Fehlinterpretationen z. B. in Wachstumsphasen, wie zu Beginn der Pubertät, geringer ausfallen.

Body-Plethysmografie → Ganzkörperplethysmografie

Body Temperature Pressure Saturated: engl. *saturated body temperature pressure*; Abk. BTPS. Volumenmessbedingungen, die für das Gasgemisch in der Lunge gelten: T = 37 °C (310,15 K), P = aktueller Barometerdruck, Wasserdampfpartialdruck = 47 mmHg (6,25 kPa).

Boeck-Krankheit → Sarkoidose

Böhler-Hüftgelenkreposition f: engl. *Böhler's manœuvre*; syn. Reposition nach Böhler. Manöver zur Reposition* einer traumatischen Hüftgelenksluxation* oder Luxation einer Totalendoprothese* des Hüftgelenks.

Prinzip: Der Patient liegt angegurtet unter Analgosedierung* oder (bei traumatischer Hüftgelenkluxation zwingend) in Narkose relaxiert auf einer festen Unterlage. Ein Tuch oder Gurt dient als Schlinge, die achterförmig den Hals

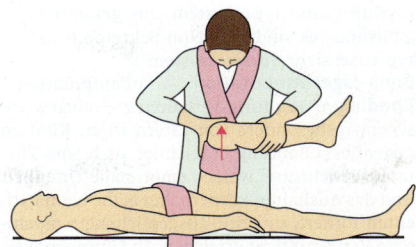

Böhler-Hüftgelenkreposition: Prinzip: gleichmäßiger Zug durch Aufrichten des Oberkörpers des Arztes.

des Arztes und das Knie des luxierten Oberschenkels umfasst (siehe Abb.). Das Aufrichten des Oberkörpers des Arztes bewirkt bei rechtwinklig gebeugtem Hüft- und Kniegelenk des Patienten einen gleichmäßigen Zug, der bei gleichzeitiger Rotation im Hüftgelenk die Reposition ermöglicht.

Böhler-Schiene f: engl. *Böhler's splint*. Gepolsterte Drahtschiene zur präklinischen Immobilisation, z. B. bei Unterarm- oder Unterschenkelfraktur.

Böhler-Winkel → Tubergelenkwinkel

Böhler-Zeichen n: engl. *Böhler's meniscus sign*. Klinisch-diagnostisches Zeichen zur Untersuchung des Kniegelenks auf Basis einer Schmerzprovokation bei gestrecktem Kniegelenk durch Anspannung der Kollateralbänder mit Druck auf den kontralateralen Gelenkspalt. Schmerz bei Adduktion des Unterschenkels weist auf eine Innenmeniskus- oder Außenbandläsion hin, eine schmerzhafte Abduktion auf eine Außenmeniskus- oder Innenbandläsion.

Boenninghaus-Syndrom n: Akute Schwerhörigkeit* durch Lärmeinwirkung von > 90 Dezibel bei gleichzeitiger Minderdurchblutung des Ohrs durch Torsion der Halswirbelsäule. Das Boenninghaus-Syndrom tritt auf bei Tätigkeiten, die mit Lärm und ungünstiger Körperhaltung verbunden sind. Die Schwerhörigkeit ist meist einseitig, irreversibel und kann zusätzlich von Tinnitus* begleitet sein.

Boerhaave-Syndrom n: engl. *Boerhaave's syndrome*. Spontaner Riss aller Wandschichten der Speiseröhre durch plötzlichen starken intraösophagealen Druckanstieg bei massivem Erbrechen. Vor allem Männer sind betroffen, oft liegt eine Alkoholkrankheit vor. Die Notfalltherapie erfolgt kombiniert chirurgisch und endoskopisch (Stent, Vakuumtherapie mit Endo-Sponge-Verfahren). Die Prognose ist schlecht, häufig entstehen persistierende Fisteln.

Bogaert-Enzephalitis → Panenzephalitis, subakute sklerosierende

Bogengangapparat m: engl. *semicircular canals and ducts*; syn. Bogengangsystem. Zum Vestibularapparat* des Innenohrs* gehörendes System zur Wahrnehmung von Winkelbeschleunigungen. Das Grundgerüst des Bogengangapparats bilden die 3 senkrecht aufeinander stehenden knöchernen Bogengänge (Canales semicirculares). Innerhalb dieser befinden sich die häutigen Bogengänge (Ductus semicirculares) mit den Cristae ampullares und dem eigentlichen Sinnesepithel.

Aufbau: Knöcherne Grundlage des Bogengangapparates sind die drei knöchernen Bogengänge
– Canalis semicircularis anterior
– Canalis semicircularis posterior
– Canalis semicircularis lateralis.

Canalis semicircularis anterior und posterior sind im 45°-Winkel zur Sagittalebene* ausgerichtet, der laterale Bogengang neigt sich um 30° nach kranioventral. Innerhalb der knöchernen Bogengänge sind vom Utriculus ausgehend drei mit Endolymphe* gefüllte häutige Bogengänge exzentrisch aufgehängt
– Ductus semicircularis anterior
– Ductus semicircularis posterior
– Ductus semicircularis lateralis.

Funktion: Bei der Rotation* des Kopfes bewegen sich die Bogengänge gleichsinnig, während die Endolymphe aufgrund ihrer Trägheit an Ort und Stelle verbleibt. Der so entstehende Druckunterschied im Bogengang führt zu einer Auslenkung der Crista ampullaris und der aufsitzenden Sinneszellen in die Gegenrichtung. Da die 3 Bogengänge senkrecht zueinanderstehen, kann die Rotation sinnlich in jede Richtung erfasst werden.

Bogengangsdehiszenz f: Unvollständiger Verschluss des knöchernen Dachs des vorderen Bogengangs, der Hör- und Gleichgewichtsstörungen* auslöst. Die Ursache ist ein gestörter Knochenstoffwechsel, z. B. bei Ossifikationsstörungen* oder sekundär nach Trauma. Der Defekt lässt sich mittels CT nachweisen und wird medikamentös oder bei starker Ausprägung operativ versorgt.

Bogenschnitt m: engl. *curved incision*. Bogenförmiger Hautschnitt, z. B. Kocher*-Kragenschnitt, Bardenheuer*-Bogenschnitt und Radiärschnitt*.

Bohr-Effekt m: engl. *Bohr effect*. Abhängigkeit des Verlaufs der Sauerstoff*-Dissoziationskurve von pH-Wert und CO_2-Partialdruck des Blutes. Sinkt der pH-Wert oder steigt der CO_2-Partialdruck, nimmt die Affinität des Sauerstoffs zum Hämoglobin (prozentuale Sättigung) ab und umgekehrt.

Bedeutung: Der Bohr-Effekt trägt wesentlich zum gezielten O_2- und CO_2-Transport im Blut sowie zum effizienten Gasaustausch bei, indem er die Sauerstoffbindung im Lungenkreislauf, die Sauerstoffabgabe im Gewebe sowie die Sauerstoffaufnahme des Fetus über die Plazenta erleichtert.

Bolus *m*: Bissen; im medizinischen Sinn eine schnell applizierte und (große) Wirkstoffmenge (z. B. Bolusinjektion), um rasch die Effektivdosis zu erreichen. In der Strahlentherapie* ein auf der Haut platziertes, wachsartiges und gewebeäquivalentes Material, dass die Dosis der externen Strahlungsquelle homogenisiert oder moduliert.

Bolusinjektion *f*: engl. *bolus injection*; syn. Schnellinjektion. Injektion einer definierten Arzneistoffmenge innerhalb kurzer Zeit (wenige Sekunden). Ziele sind die schnell eintretende Wirkung durch rasche Anflutung und der Aufbau einer effektiven Plasmakonzentration* von Medikamenten.

Anwendung: Die rasche Injektion einer definierten Arzneimenge dient:
- dem zügigen oder sogar unmittelbaren Wirkungseintritt, z. B. zur Einleitung einer Narkose* oder bei Gabe von Adrenalin* im Rahmen einer Reanimation*
- dem Aufbau einer effektiven Plasmakonzentration bei Medikamenten mit sehr kurzer Halbwertszeit; Beispiel ist die Terminierung einer symptomatischen paroxysmalen* supraventrikulären Tachykardie* mit Adenosin*.

Bolusobstruktion *f*: engl. *bolus obstruction*. Verlegung der Speiseröhre oder Luftröhre durch großen Fremdkörper. Symptome sind heftige Schmerzen im Oberbauch und hinter dem Brustbein, übermäßige Speichelabsonderung und Luftnot. Bolusobstruktionen treten häufig auf bei Nahrungsaufnahme unter Alkoholeinfluss oder Fortbewegung sowie bei Dysphagien* (z. B. bei Parkinson). Unbehandelt drohen Ersticken oder Bolustod*.

Therapie:
- manuelle (ggf. mit Magill-Zange als Hilfsmittel) oder endoskopische Bolusentfernung
- Heimlich*-Handgriff als Ultima Ratio bei akuter Erstickungsgefahr.

Bolustod *m*: engl. *bolus death*. Tod durch Bolusobstruktion*, in der Regel durch Nahrungsbissen oder Fremdkörper in der Speiseröhre (intraösophagealer Fremdkörper). Ob der Tod durch Ersticken oder vagale Reizung (N. laryngeus superior und N. vagus) eintritt, ist umstritten. Folge einer vagalen Reizung ist ein reflektorischer Herz-Kreislaufstillstand, der zu Atemstillstand führt.

Bolustokolyse → Tokolyse

Bombay-Blutgruppe *f*: engl. *Bombay blood group*. Seltene Blutgruppe, die durch das rezessive Allel h am H/h-Genlocus gesteuert wird. Individuen mit Blutgruppe 0_h (Genotyp h/h) fehlt nicht nur das H-Antigen, sondern auch die Blutgruppenantigene A und B (siehe H*-Substanz; ABNull-Blutgruppensystem) im gesamten Organismus, es sind sog. Non-Sekretoren (Genotyp se/se; siehe Sekretorsystem*).

Bona-Jäger-Amputation → Fußamputation

Bonding *n*: Bindungsverhalten zwischen Menschen, insbesondere von Eltern ihren Kindern gegenüber. Bonding bezeichnet auch eine Therapieausrichtung, welche emotionale Offenheit und das Aushalten körperlicher Nähe beim Patienten fördert, um eine ausgeglichenere psychische Verfassung zu erreichen. In Übungen werden beispielsweise Ängste gemeinsam und vorwiegend in der Gruppe bearbeitet.

Bone Morphogenetic Proteins *pl*: Abk. BMP. Der TGF-β-Superfamilie angehörende Wachstumsfaktoren*. Aktuell sind ca. 20 verschiedene Formen bekannt. BMP induzieren u. a. die Osteogenese (BMP3), Knorpelentwicklung (BMP5), Osteoblastendifferenzierung (BMP2, BMP7) und Neurogenese.

Klinische Bedeutung:
- diagnostisch: 1. Nachweis einer Überexpression z. B. bei Marfan-Syndrom, Hodgkin-Lymphom, Glioblastom, T-Zell-Leukämie, AIDS, rheumatoider Arthritis*, progressiver systemischer Sklerose* 2. Mutation des BMP-Rezeptor-Gens z. B. bei juvenilem Polyposissyndrom sowie bei bestimmten Formen der pulmonalen Hypertonie und Brachydaktylie
- therapeutisch: rekombinantes BMP (Dibotermin alpha), z. B. zur Wundbehandlung.

Bone Splitting: Verfahren der Osteotomie* zur Verbreiterung des Kieferknochens. Bone Splitting dient meist als Vorbereitung zum Einbringen eines dentalen Implantats.

Bonfils-Endoskop → Intubationsendoskop

Bonnet-Zeichen → Ischialgie

Bonney-Probe *f*: engl. *Bonney's test*; syn. Marshall-Bonney-Test. Klinischer Test bei Belastungsinkontinenz* zur Abschätzung des Risikos einer larvierten Harninkontinenz vor und nach operativer Therapie bei Descensus* uteri et vaginae und Indikationsstellung einer Kolposuspension*.

Prinzip: Anheben der Blasenhalsregion mit in die Fornix vaginae eingeführten gespreizten Fingern oder gestieltem Tupfer. Der Test ist positiv, wenn auf diese Weise unwillkürlicher Harnabgang unter Provokation (z. B. Husten) verhindert wird.

BOO: Abk. für engl. bladder outlet obstruction → Blasenauslassobstruktion

Boost: Lokale Strahlendosiserhöhung, die sich hochkonformal auf Tumor oder Tumorbett konzentriert. Ziel ist eine Erhöhung der Tumorkontrollraten. Ein Boost wird eingesetzt bei perkutaner Strahlentherapie, Brachytherapie und stereotaktischer Strahlentherapie. Man unterscheidet u. a. Elektronen-, Protonen- und Schwerionen-Boost.

Booster-Effekt *m*: engl. *booster effect*. Verstärkte und im Vergleich zur ersten Reaktion des Immunsystems beschleunigte zweite (sekundäre) Immunantwort*. Der Booster-Effekt tritt auf bei wiederholtem Antigenkontakt nach einer gewissen Verzögerungszeit (Latenzzeit). Dabei erkennen die für das immunologische Gedächtnis verantwortlichen Gedächtniszellen* das Antigen* wieder.

Booster-Sitzung *f*: engl. *booster session*. Therapeutische Sitzung zur Verstärkung und Wiederauffrischung des in der vorangegangenen Therapie Erlernten. Eine Booster-Sitzung findet in der Regel 3–6 Monate nach Therapieabschluss statt. Dadurch kommt es zu einer geringen Steigerung der Effektivität bei Schmerzstörungen in randomisierten kontrollierten Studien (Mangels et al., 2009).

Borderline: Grenzlinie; Bereich zwischen normal und pathologisch, im engeren Sinne Gewebe an der Grenze zum Malignen, z. B. Borderline*-Tumor des Ovars; auch Kurzform für Borderline*-Persönlichkeitsstörung (emotional instabile Persönlichkeitsstörung auf der „Grenze" zwischen Neurose und Psychose).

Borderline-Hypertonie → Grenzwerthypertonie

Borderline-Lepra → Lepra

Borderline-Persönlichkeitsstörung *f*: engl. *borderline personality disorder*; syn. Borderline-Syndrom. Spezifische Persönlichkeitsstörung*, die durch ein instabiles Selbstbild* sowie eine gestörte Affektregulation* mit rasch auftretenden Anspannungszuständen gekennzeichnet ist. Die Diagnose erfolgt anhand von strukturierten klinischen Interviews, die Behandlung überwiegend psychotherapeutisch. Selbstschädigendes und suizidales Verhalten verkomplizieren die Therapie. Chronische Verläufe sind häufig.

Erkrankung: Epidemiologie: Die Prävalenz liegt bei etwa 1,5–3 % in der Allgemeinbevölkerung und bei etwa 20 % unter psychiatrischen Patienten, besonders solche mit affektiven Störungen*, posttraumatischen* Belastungsstörungen oder Essstörungen*. **Ätiologie:** Multifaktorielle Genese:
- genetische Disposition: umschriebene Persönlichkeitseigenschaften treten familiär gehäuft auf
- Dysbalance von Neurotransmittern: Veränderungen von Serotonin* beeinflussen die Impulsivität*, Noradrenalin* und Dopamin* die Frustrationstoleranz*
- minimale zerebrale Dysfunktion: diskrete unspezifische EEG-Veränderungen, geringere Stoffwechselaktivität in Präfrontalkortex* und Amygdala*
- Einfluss von Erziehung und sozialem Milieu: Gewaltbereitschaft oder Suchterkrankungen der Eltern

- Entwicklung aus Störungen im Kindesalter: hyperkinetische Störungen begünstigen die Entwicklung einer Borderline-Persönlichkeitsstörung.

Klinik: Anhaltende Symptome seit dem frühen Erwachsenenalter:
- Affektinstabilität
- Impulsivität*
- Angst vor Verlassenwerden
- Gefühl der inneren Leere
- instabiles Beziehungsmuster, das durch den Wechsel von Idealisierung und Entwertung gekennzeichnet ist
- Selbstverletzung* und parasuizidale Handlungen (Parasuizid*)
- zusätzlich dissoziative Symptome (Dissoziation*)
- selten Identitätsstörung.

Therapie: Störungsspezifische Psychotherapie:
- empirische Evidenz für Wirksamkeit der dialektisch-behavioralen Therapie* (DBT)
- Hinweise auf Wirksamkeit der Schematherapie*, der übertragungsfokussierten Psychotherapie und der mentalisierungsbasierten Therapie.

Allen Psychotherapien gemeinsam ist
- die sorgfältige Beachtung der therapeutischen Beziehung mit: **1.** Einhaltung eines dialektischen Gleichgewichts zwischen Sicherheit (durch Komplementarität, d. h. bedürfnisbefriedigende Erfahrungen) und Herausforderung (Konfrontation mit pathologischen Erlebens- und Beziehungsmustern) **2.** hoher Behandlungsstrukturierung mit detaillierter Problemanalyse und Hierarchisierung von Behandlungszielen
- das übergeordnete Ziel der: **1.** Emotions- und Spannungsregulation **2.** Veränderung dysfunktionaler Beziehungs- und Erlebensmuster.

Bei umschriebenen Symptomen kann ein medikamentöser Behandlungsversuch erfolgen:
- Schlafstörungen* mit niederpotenten Neuroleptika
- Anspannungszustände mit niederpotenten Neuroleptika
- Suizidalität* mit Benzodiazepinen*
- depressive Symptomatik mit Antidepressiva*, vor allem Serotonin-Wiederaufnahmehemmer.

Prognose: Die Prognose ist eher ungünstig. Teilweise lässt die Intensität der Symptome im Verlauf des Lebens nach. Komorbid bestehen häufig Abhängigkeitserkrankungen, Suchtmittel werden zur Spannungsregulation eingesetzt. Selbstschädigendes Verhalten kann zu schweren somatischen Komplikationen führen. Impulsives Verhalten ist ein wichtiger Risikofaktor bei Suizidalität*, die Suizidrate ist höher als in der Normalbevölkerung.

Borderline-Syndrom → Borderline-Persönlichkeitsstörung

Borderline-Tumor *m*: engl. *borderline carcinoma*. Klinische Bezeichnung für einen nichtinvasiven Tumor mit potenzieller Malignität wie das Kystadenom*, das von atypischem Epithel ausgekleidet ist, welches jedoch einer (noch) intakten Basalmembran aufsitzt.

Bordetella *f*: syn. Bordetellen. Gattung gramnegativer, aerober, kokkoider Kurzstäbchen der Familie Alcaligenaceae (siehe auch Bakterienklassifikation*). Von den 8 bekannten Spezies sind 4 humanpathogen: B. pertussis, B. parapertussi, B. bronchiseptica (selten) und B. holmesii (bei Immunsupprimierten). B. pertussis ist der klassische Erreger des Keuchhustens. Der Nachweis erfolgt über die Kultur (schwierig) und die PCR.

Erreger: Verbreitung:
- Pertussis ist hochkontagiös! Es erkranken ca. 90 % der empfänglichen Kontaktpersonen.
- Die Infektion mit B. pertussis und B. parapertussis (ca. 3–4 % der Pertussis-Fälle) erfolgt nach Tröpfchen aus dem Respirationstrakt erkrankter Patienten, z. B. durch Husten, Niesen und Sprechen innerhalb eines Abstandes von 1 m.

Borgruppe *f pl*: engl. *triels*; syn. Triele. Gruppenbezeichnung für die Elemente der III. Hauptgruppe des Periodensystems der Elemente: Bor, Aluminium, Gallium, Indium, Thallium und Ununtrium.

Borg-Skala → Dyspnoe

Borkenpinzette *f*: Kniegebogene Pinzette* aus Edelstahl mit stumpfen Enden zum Entfernen von wasserunlöslichen, verkrusteten Sekretrückständen an der Trachealkanüle eines Tracheostomas*.

Borneol *n*: Monoterpenalkohol mit dem Grundgerüst von Bornan (Alkohol der Camphenreihe). Borneol ist Bestandteil verschiedener ätherischer Öle* und wird verwendet in der Parfümerie. Natürlich kommt es beispielsweise vor in Rosmarin-, Thuja-, Schafgarben-, Baldrian-, Lavendel-, Cardamom-, Muskat- sowie Fichtennadelöl. Borneocampher (Dryobalanops aromatica) ist fast reines D(+)-Borneol.

Borrelia *f*: syn. Borrelien. Gattung großer, gramnegativer, beweglicher, schraubenförmiger Bakterien der Familie Spirochaetaceae* mit relativ breiten, unregelmäßigen Windungen. Borrelia sind Erreger der Borreliosen*, nach Giemsa gut anfärbbar und wachsen nur auf speziellen Nährmedien.

Vertreter:
- **Borrelia recurrentis** (syn. Spirochaeta obermeieri): **1.** Erreger des epidemischen Rückfallfiebers, das durch Läuse übertragen wird **2.** Epidemiologie: globale Verbreitung, Übertragung durch Läuse, Epidemien v. a. in Notzeiten
- **Borrelia duttoni** (syn. Spirochaeta duttoni): **1.** Erreger des endemischen Zeckenrückfallfiebers, das durch Zecken übertragen wird **2.** Epidemiologie: Übertragung des Erregers durch zahlreiche Zeckenarten, Vorkommen auf wärmere Länder beschränkt
- **Borrelia burgdorferi** (sensu lato): **1.** Borrelia burgdorferi (sensu stricto), Borrelia afzelii, Borrelia garinii, Borrelia valeisiana, Borrelia lusitaniea, Borrelia spielmanii **2.** Erreger der Lyme*-Borreliose, die durch Zeckenstiche übertragen wird
- **Borrelia vincenti** (syn. Treponema vincentii): Treponema*
- zahlreiche weitere ortsständige Borrelia-Spezies (in allen Erdteilen), die Rückfallfieber auslösen können.

Übertragung: Häufig Übertragung über Vektoren, die je nach Borellienart variieren
- Laus (Pediculus humanus): Borrelia recurrentis
- Schildzecke (Ixodes ricinus): **1.** Borrelia duttoni **2.** Borrelia burgdorferi.

Borrelien-Antikörper *m sg, pl*: syn. Lyme-Arthritis-Antikörper. Antikörper gegen Borrelia-Spezies des Borrelia-burgdorferi-Komplexes im Serum* und Liquor*. Indikation für die Bestimmung ist der Verdacht auf Lyme*-Borreliose nach Zeckenbiss*. Ein Antikörper-Nachweis erfolgt stufenweise über einen ELISA und einen Immunoblot und ist nur aussagekräftig in Verbindung mit klinischen Symptomen. Positive Titer persistieren jahrelang.

Borreliosen *f pl*: engl. *borrelioses*. Durch Bakterien der Gattung Borrelia* verursachte Infektionen. Diese umfassen die Lyme*-Borreliose sowie das Zecken- und Läuse-Rückfallfieber*. Übertragen werden die Zoonosen abhängig vom Erreger durch Zecken (z. B. Borrelia burgdorferi-Komplex, Borrelia duttoni) oder Läuse (z. B. Borrelia recurrentis). Behandelt wird mit Antibiotika (meist Doxycyclin).

Borrowing-Lending-Phänomen *n*: syn. Borrow-Lending-Syndrom. Änderung der Blutverteilung durch gefäßerweiternde Arzneimittel (Vasodilatanzien), wodurch sich die Perfusion in durchblutungsgestörten Bereichen weiter verschlechtert. Ursache ist die Weitstellung von Arterien*, die den Perfusionsdruck* in Richtung verengter Arterien absinken lässt. Der Effekt ist zu berücksichtigen bei kritischen arteriellen Durchblutungsstörungen wie KHK und pAVK.

Bortezomib *n*: Inhibitor des 26S-Proteasoms aus der Gruppe der Zytostatika* zur parenteralen Behandlung des multiplen Myeloms*. Bortezomib hemmt das Wachstum der Krebszellen durch Blockade der Proteolyse*, wodurch es zu einer Anhäufung von Proteinen und toxischen

Metaboliten kommt sowie zum Fehlen der für das Wachstum benötigten Energie.
Indikation: Multiples Myelom* (MM):
- Monotherapie: bei vortherapiertem progressivem MM nach erfolgter oder nicht möglicher Knochenmarktransplantation
- in Kombination mit Melphalan* und Prednison*: bei bisher unbehandeltem MM und nicht möglicher Hochdosis-Chemotherapie mit Knochenmarktransplantation.

Botallo-Band → Ligamentum arteriosum
Botallo-Foramen → Foramen ovale
Botryomykom → Granuloma pyogenicum
Botulinum-Antiserum *n*: syn. Botulinus-Antitoxin. Mischung von 7 verschiedenen Botulinum-Antikörpern, bezeichnet als Heptavalent Botulism Antitoxin (H-BAT). Mit H-BAT werden Vergiftungen mit Botulinumtoxin (Typ A bis G) im Sinne einer passiven Immunisierung behandelt. Das Antiserum wird von immunisierten Pferden gewonnen.

Botulinumtoxine *n pl*: engl. *botulinum toxins*. Vor allem von Clostridium* botulinum gebildete Neurotoxine, die die Erregungsübertragung an cholinergen Neuronen blockieren. Folge bei Intoxikation* (Botulismus*) sind eine Hemmung des vegetativen Nervensystems, Muskellähmung und potenziell Tod. Therapeutisch wird Botulinumtoxin zur Behandlung der fokalen Dystonie sowie zu kosmetischen Zwecken (Faltenglättung) eingesetzt.
Toxikologie:
- Entwicklung v. a. anaerob bei neutralem oder schwach saurem pH, Lagertemperatur über 10° und geringem Salzgehalt: v. a. in Wurstkonserven, aber auch in Fisch-, Frucht- und Gemüsekonserven (Bombage der Konserve durch Gasbildung)
- Toxin wird durch Erhitzen instabil (15 Minuten bei 100° gelten als sicher).

Botulismus *m*: engl. *botulism*. Durch bestimmte Neurotoxine von Clostridium* botulinum verursachte Intoxikation*. Klinisch zeigen sich zunächst gastrointestinale Symptome, Augenmuskel-Paresen*, Dysphagie* und Dysarthrie*, gefolgt von schlaffer Tetraparese* und häufig tödlich endender Atemlähmung*. Bei Verdacht wird sofort mit Botulinum*-Antiserum und intensivmedizinischer Betreuung sowie bei Wundinfektion zusätzlich antibiotisch behandelt. **Epidemiologie:**
- weltweit verbreitet
- in Deutschland (2014) 6 gemeldete Infektionen* (nach Referenzdefinition des Robert Koch-Instituts).

Ätiologie: Intoxikation mit Botulinumtoxin* A, B, E, F oder Wundinfektion mit Clostridium* botulinum. **Formen:**
- lebensmittelbedingter Botulismus (foodborne botulism): 1. häufigste Form 2. durch toxinhaltige, unzureichend erhitzte Fleisch- und Gemüsekonserven als Lebensmittelvergiftung*
- Wundbotulismus: 1. selten 2. durch Besiedlung von Wunden mit Clostridium botulinum
- Säuglingsbotulismus, syn. infantiler Botulismus: durch Aufnahme von Sporen mit der Nahrung (z. B. Honig), die nach Auskeimung im Darm Toxin produzieren; Vorkommen bei Säuglingen und Erwachsenen (vermutlich wird Kolonisation beim Erwachsenen durch Achlorhydrie, gastrointestinale Erkrankung oder postoperativen Zustand ermöglicht)
- Inhalationsbotulismus durch Inhalation des reinen Toxins.

Klinik:
- 18–36 h nach Ingestion und < 1–36 h nach Inhalation zunächst gastroenteritische Symptome: 1. Übelkeit und Erbrechen 2. abdominale Krämpfe 3. frühzeitig Diarrhö und typischerweise später im Verlauf Obstipation
- darauf folgt Entwicklung von: 1. okulomotorischen und bulbären Paresen mit Ptose und Doppelbildern 2. Dysarthrie und Dysphagie 3. autonomen Symptomen wie Mydriasis* und Mundtrockenheit 4. keine sensiblen Ausfälle
- später folgt schlaffe symmetrische, meist absteigende Tetraparese
- hohe Letalität infolge peripherer Atemlähmung (meist nach ca. 8 d).

Therapie:
- bereits bei klinischem Verdacht sofort Botulismus-Antiserum und intensivmedizinische (symptomatische) Therapie ggf. mit Cholinesterase*-Hemmer
- bei Wundbotulismus Wundmanagement mit chirurgischer Sanierung sowie Antibiotika (Penicillin* G).

Bouchard-Arthrose *f*: engl. *Bouchard's nodes*. Arthrose* der proximalen Interphalangealgelenke unbekannter Ätiologie mit diffuser, knöcherner Auftreibung des Fingers (Osteophyten) und evtl. Gelenkkapselschwellung (Begleitsynovitis). Die Bouchard-Arthrose tritt häufig zusammen mit der Heberden*-Polyarthrose auf. Eine wichtige Differenzialdiagnose ist die rheumatoide Arthritis*.

Bouffée delirante *f*: Bezeichnung für abrupt einsetzende vielgestaltige psychotische Störungen mit besonders nächtlich akzentuierter Wahnsymptomatik und qualitativer Bewusstseinsstörung* und in der Regel rascher Rückbildung. Nach ICD-10 gehört diese zur Gruppe der „akuten vorübergehenden psychotischen Störungen" bzw. entspricht einer „akuten polymorphen psychotischen Störung ohne Symptome einer Schizophrenie".

Vorkommen:
- Nach Intoxikation mit psychotropen Substanzen
- bei akuter Psychose*.

Bougie *f*: Weicher Katheter* ohne Öffnung zum Aufdehnen narbiger oder tumorbedingter Verengungen oder Verlegungen von Hohlorganen wie Harn- oder Speiseröhre.

Bougierung *f*: engl. *bougienage*. Aufdehnen und Weiten narbiger Strikturen und tumorbedingter Verengungen bzw. Verlegungen von Hohlorganen unter Verwendung von konisch zulaufenden, flexiblen Kunststoffstäben, von Ballonkathetern (sog. pneumatische Bougierung) oder starren Metallstäben.

Bourgery-Band → Ligamentum popliteum obliquum

Bourneville-Pringle-Syndrom → Sklerose, tuberöse

Boutonniere → Knopflochdeformität

Bouveret-Syndrom *n*: engl. *Bouveret's syndrome*. Gallensteinileus* mit Einklemmung des Gallensteins* intra- oder postpylorisch mit den klinischen Zeichen der Magenausgangsstenose. Durch eine Cholezystitis bei Cholelithiasis mit penetrierender Entzündung zum gastroduodenalen Übergang kommt es zur Ausbildung einer Fistel und zur Penetration eines großen Gallensteins mit Verlegung des gastroduodenalen Übergangs.
Klinik:
- Übelkeit, rezidivierendes Erbrechen
- Oberbauchschmerzen
- Fieber.

Therapie: Entfernung oder Zertrümmerung des Steins durch Endoskopie, extrakorporale Stoßwellenlithotripsie, Enterolithotomie* mit oder ohne Cholezystektomie und Fistelsanierung.

bovin: Zum Rind gehörend, aus dem Rind stammend.

Bovine spongiforme Enzephalopathie *f*: engl. *bovine spongiform encephalopathy*; Abk. BSE. Früher verbreitete tödliche Prionenkrankheit von Rindern mit schwammartiger Degeneration des Gehirns. Ursächlich sind fehlgefaltete zelluläre Proteine (PrP^C). Durch Rinderschlachtprodukte wurde BSE auf den Menschen übertragen und eine ebenfalls tödliche Variante der Creutzfeldt-Jakob-Krankheit (vCJK) ausgelöst. BSE gilt durch Verbot der Tiermehlfütterung inzwischen als eliminiert.

Bowditch-Effekt *m*: engl. *(Bowditch) staircase phenomenon*; syn. Treppe-Phänomen. Erhöhung der myokardialen Kontraktilität bei Steigerung der Herzfrequenz* durch Verkürzung der Diastolendauer und Erhöhung der intrazellulären Kalziumkonzentration im gesunden Herzen*. Bei Herzinsuffizienz* ist der Bowditch-Effekt abgeschwächt oder fehlend, vermutlich infolge Abnahme der Kontraktionsfähigkeit.

Bowen-Karzinom n: engl. *Bowen's carcinoma*. Aus der Bowen*-Krankheit hervorgegangenes Karzinom* mit infiltrierendem, destruierendem Wachstum und Potenzial zu lymphogener Metastasierung.

Bowen-Krankheit f: engl. *Bowen's disease*; syn. Morbus Bowen. Veraltete Bezeichnung für Carcinoma* in situ der Epidermis mit histologisch zahlreichen Kern- und Zellatypien nach beruflicher oder iatrogener Arsenexposition, UV-Licht und Infektion mit Humanpapillomaviren (Papillomavirus*). Die Bowen-Krankheit tritt sporadisch auf.
Klinik:
- über Jahre langsam, dann sehr schnell und invasiv wachsender, scharf begrenzter, ein bis mehrere Zentimeter großer, entzündlich geröteter Herd mit psoriasiformer Schuppung besonders an Stamm, Gesicht, Hand- und Fingerrücken
- auch an der Schleimhaut mit möglichem Übergang in invasives, zu Metastasierung neigendes Bowen*-Karzinom
- häufig zusammen mit internen Tumoren.

Therapie:
- Exzision im Gesunden
- Kryotherapie
- photodynamische Therapie
- lokale Zytostatikatherapie
- Strahlentherapie.

Bowman-Kapsel f: engl. *Bowman's capsule*; syn. Capsula glomeruli. Becherförmiger Anfang des Harnkanälchens, der den Glomerulus* der Niere umgibt. Die Bowman-Kapsel hat ein äußeres und ein inneres Blatt. Das innere Blatt schmiegt sich direkt an die Basallamina des Glomerulus. Zwischen äußerem und innerem Blatt der Bowman-Kapsel befindet sich das Glomerulusfiltrat*, der sog. Primärharn.

Bowman-Membran f: engl. *lamina limitans anterior corneae*; syn. Bowman-Schicht. Zellfreie Schicht zwischen dem Stroma* der Hornhaut (Kornea*) und ihrem Epithel. Die Bowman-Membran besteht aus Kollagenfibrillen und Proteoglykanen. Sie stellt eine besonders differenzierte Lamina fibroreticularis der epithelialen Basalmembran* dar.

Boxerenzephalopathie f: engl. *punch drunk encephalopathy*; syn. Dementia pugilistica. Chronische Enzephalopathie* mit neuraler Degeneration infolge traumatischer Hirnschädigung durch häufige Kopftreffer bei Boxern und evtl. auch nach einem schweren Schädelhirntrauma*. Ein Auftreten bei anderen Sportarten wie American Football, Rugby oder Fußball wird diskutiert. Klinisch zeigt sich eine langsam progrediente Gedächtnisminderung bis zur Demenz*. **Ätiologie:** Hinweise auf Beteiligung von Scherkräften an der Pathogenese ergeben sich aus dem Verteilungsmuster der Tau*-Proteine, die in betroffenen Gehirnen in den Windungstälern der Kortexfaltung konstant stärker ausgeprägt sind als in den Windungskuppen.
Pathologie:
- zerebrale Einblutung
- diffuse axonale Verletzungen
- Amyloidplaques.

Boxerfraktur f: Fraktur des 5. Mittelhandknochens unterhalb des Knochenköpfchens, die beim Schlag mit der geballten Faust entsteht. Abhängig von der Krafteinwirkung kommt es zur medialen Abweichung des Knochenköpfchens. Die Diagnose erfolgt mittels Röntgen. Bei Achsenabweichung erfolgt eine operative Stabilisierung, ansonsten ist eine konservative Therapie ausreichend.

Boxerstellung: engl. *left anterior oblique position*; syn. Fechterstellung. Position, die der Patient bei einer linksschrägen Röntgenaufnahme des Thorax* einnimmt (Strahlengang im 2. schrägen Durchmesser; von rechts hinten nach links vorn). In dieser Stellung kann der linke Ventrikel des Herzens gut beurteilt werden. Siehe Abb., vgl. Koronarangiografie* (Abb. dort).

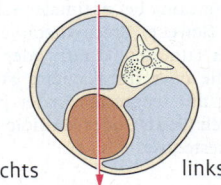

rechts links

Boxerstellung: Strahlengang bei LAO-Projektion; Patient um 60° gedreht, linke Schulter röntgenfilmnah.

Boyd-Vene f: engl. *Boyd's communicating perforating vein*; syn. Boyd-Gruppe. Perforansvene* an der Innenseite des Unterschenkels auf Höhe der Tuberositas tibiae. Sie verbindet die Vena saphena magna mit den Venae tibiales posteriores. Bei chronisch-venöser Insuffizienz* droht eine sekundäre Varikose*.

BPD: Abk. für → Durchmesser, biparietaler
BPD: Abk. für → Dysplasie, bronchopulmonale
BPH: Abk. für → Benigne Prostatahyperplasie → Prostatahyperplasie, benigne
BPO: Abk. für engl. benign prostatic obstruction → Blasenauslassobstruktion
BPP: Abk. für → Profil, biophysikalisches
BPS: Abk. für → Prostatasyndrom, benignes
BPtK: Abk. für Bundespsychotherapeutenkammer → Psychotherapeutenkammer
brace → Schiene

Brachialgia paraesthetica nocturna f: syn. Brachialgia nocturna. Beschwerdebild, das in seiner typischen Ausprägung pathognomonisch ist für ein Karpaltunnelsyndrom*. Nach dem Erwachen aus dem Nachtschlaf zeigen sich diffuses Schwellungsgefühl und Parästhesien* der Hand (evtl. ausstrahlend in den gesamten Arm) sowie Steifigkeit der Finger, wobei Ausschütteln der Hand Erleichterung verschafft.

Brachialgie f: engl. *brachialgia*. Schmerz im Arm, im engeren Sinn als Bezeichnung für neuralgiforme Schmerzen, verursacht durch eine Irritation der zervikalen Spinalnervenwurzeln im Rahmen von degenerativen Halswirbelsäulenveränderungen, zervikalem Bandscheibenvorfall* (Zervikobrachialsyndrom*) oder Erkrankungen des Plexus* brachialis (z. B. neuralgische Schulteramyotrophie*) bzw. durch Schädigung eines peripheren Nerven.

Brachialislähmung → Armplexusparese
brachiofazial: engl. *brachiofacial*. Lateinischer Begriff für „den Arm (Brachium) und das Gesicht (Facies*) betreffend".

Bracht-Handgriff m: engl. *Bracht's maneuver*. Geburtshilflicher Handgriff zur Entwicklung des Kindes bei Beckenendlage*. Nach Geburt des Steißes und des Rumpfes kann mit Sichtbarwerden des unteren Winkels des vorderen Schulterblattes die Manualhilfe* angewendet werden.
Vorgehen:
- Der Rumpf des Kindes wird umfasst, sodass die Handflächen auf dem Rücken des Kindes und die Daumen auf den Oberschenkeln zu liegen kommen.
- Das Kind wir dann mit einer rotierenden Bewegung um die mütterliche Symphyse herum auf den Bauch der Mutter entwickelt (siehe Abb.).
- Durch direkten Druck oberhalb der Symphyse wird die Entwicklung des Kopfes unterstützt.

Wird der Handgriff zu früh eingesetzt besteht die Gefahr des Hochschlagens der Arme, die

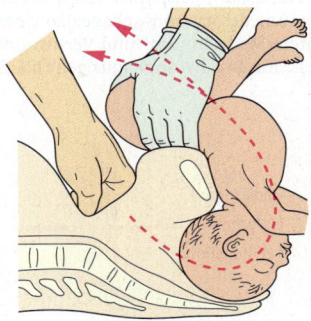

Bracht-Handgriff: Druck von oben und rotierendes Führen des Kindkörpers um die Symphyse. [39]

dann separat durch entsprechende Handgriffe gelöst werden müssen.

Brachybasie *f*: engl. *brachybasia*. Trippelnder, kleinschrittiger Gang, z. B. beim Parkinson*-Syndrom.

Brachydaktylie *f*: engl. *brachydactyly*; syn. Kurzfingrigkeit. Oberbegriff für genetisch bedingte (autosomal-dominante) Verkürzungen einzelner oder mehrerer Finger oder Zehen, meist seitensymmetrisch. Sie tritt isoliert oder in Kombination mit Fehlbildungen anderer Organe auf. Siehe Abb.

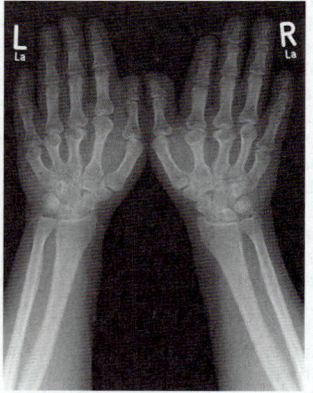

Brachydaktylie: Seitensymmetrische Verkürzung aller Ossa metacarpi im Röntgenbild. [69]

Brachygnathie → Mikrognathie

Brachymenorrhö *f*: engl. *brachymenorrhea*. Verkürzte und meist schwache Menstruation* über wenige Stunden bis 1,5 Tage.

Brachymetapodie *f*: engl. *brachymetapody*. Angeborene Verkürzung eines oder mehrerer Mittelhand- oder Mittelfußknochen. Sie tritt sporadisch und familiär auf.

Brachyösophagus *m*: engl. *short esophagus*. Abnorm verkürzte Speiseröhre (Ösophagus*) mit Verlagerung des gastroösophagealen Übergangs ins untere Mediastinum* und Verlust des His*-Winkels. Ein Brachyösophagus geht häufig einher mit einer Kardiainsuffizienz*. Differenzialdiagnostisch sind Endobrachyösophagus* und Hiatushernie* auszuschließen. Siehe Abb.

Ätiologie:
– in der Regel sekundär nach chronisch-entzündlicher Längsschrumpfung des Ösophagus
– selten angeboren: **1.** mit fehlendem Peritonealüberzug des oberhalb des Zwerchfells gelegenen Magenanteils **2.** mit arterieller Versorgung durch Segmentarterien aus der Aorta.

Brachyphalangie *f*: engl. *brachyphalangia*. Ungebräuchliche und durch Brachydaktylie* ersetzte Bezeichnung für abnorme Verkürzung einer Phalanx von Fingern oder Zehen, die bei verschiedenen erblichen Fehlbildungssyndromen vorkommt. Unterschieden wird: Brachytelephalangie (Verkürzung der Endphalanx), Brachymesophalangie (Verkürzung der Mittelphalanx), Brachybasophalangie (Verkürzung der Grundphalanx), Brachymetacarpie (Verkürzung der Metacarpalia) sowie Brachymetatarsie (Verkürzung der Metatarsalia).

Brachytherapie *f*: engl. *brachytherapy*. Verfahren der Strahlentherapie* mit präziser gezielter Applikation von ionisierender Strahlung auf kurze Entfernung bei optimaler Schonung umliegender Gewebe. Brachytherapie wird angewendet bei Tumoren (kurativ oder palliativ) als interstitielle oder intrakavitäre Strahlentherapie, meist mit temporären oder permanenten Implantaten (Seeds), oder kardiologisch bei der In-Stent-Restenose.

Einteilung:
– nach Dosisleistung in: **1.** LDR (low dose rate; 0,4–2 Gy/h) **2.** MDR (middle dose rate; 2–12 Gy/h) **3.** HDR (high dose rate; > 12 Gy/h)
– nach Strahlungsart und verwendeten Radionukliden (^{125}I, ^{103}Pd, ^{192}Ir, ^{133}Cs, ^{60}Co).

Brachyzephalus *m*: engl. *brachycephaly*. Kurz- oder Rundkopf mit abgeflachtem Hinterkopf mit und ohne Koronarnahtsynostose. Er tritt primär auf bei vielen genetischen Erkrankungen (z. B. Down*-Syndrom) sowie sekundär bei Kindern mit Bewegungsstörungen, die in den ersten Lebensjahren häufig auf dem Rücken liegen. Vgl. Schädeldeformation*, Abb. dort.

Brackets *n pl*: Kieferorthopädisches Behandlungsmittel aus Stahl, Keramik oder Kunststoff zum Aufkleben auf die Zähne, das mit Schlitzen versehen ist, durch welche die Drahtbögen zur Korrektur von Zahnfehlstellungen geführt werden.

Formen:
– selbstligierende Brackets mit integriertem Drahtbogenhaltemechanismus
– linguale Brackets mit Befestigung an der lingualen Seite eines Zahns.

Braden-Skala *f*: engl. *Braden scale*. Instrument zur Einschätzung des Dekubitusrisikos bei immobilen und bewegungseingeschränkten Patienten. Die 6 Bewertungskriterien sensorisches Empfindungsvermögen, Feuchtigkeit, Aktivität, Mobilität, Ernährung, Reibungs- und Scherkräfte beurteilt man mit jeweils 1–4 Punkten. Dekubitusgefährdung besteht bei ≤ 18 Punkten.

Bradyarrhythmie *f*: engl. *bradyarrhythmia*. Arrhythmische Bradykardie*, meist als Bradyrhythmia absoluta (vgl. Arrhythmia* absoluta) bei Vorhofflimmern*.

Bradydiadochokinese *f*: engl. *bradydiadochokinesia*. Verlangsamte Diadochokinese*.

Bradykardie *f*: engl. *bradycardia*. Herzrhythmusstörung* mit niedriger Herzfrequenz* (Erwachsene < 60/min). Klinische Zeichen sind Müdigkeit, Leistungsschwäche, Herzinsuffizienz, Schwindel oder Synkope (Adams*-Stokes-Anfall). Diagnostiziert wird mittels EKG bzw. Langzeit*-EKG. Bei therapierefraktärer symptomatischer Bradykardie ist ggf. die Implantation eines Herzschrittmachers erforderlich.

Formen:
– Sinusbradykardie*
– AV*-Rhythmus
– Bradyarrhythmie*
– idioventrikulärer Rhythmus*
– Blockierung der intrakardialen Erregungsleitung (Erregungsleitungsstörung*).

Vorkommen:
– Sportlerherz* (physiologisch)
– als UAW (negativ chrono- und dromotrope Wirkung), z. B. durch Herzglykoside*, Kalzium*-Antagonisten (Nicht-Dihydropyridine, z. B. Verapamil) oder Beta*-Rezeptoren-Blocker
– Elektrolytstörung (z. B. Hyperkaliämie*)
– kardiale Grunderkrankung (Herzinfarkt*, Sick*-Sinus-Syndrom u. a.)
– neurologische Grunderkrankung (z. B. Hirndrucksteigerung*)
– Schlafapnoesyndrom* u. a.

Therapie: Bei symptomatischer Bradykardie:
– akut: Atropin*, ggf. Herzschrittmacher* (passager)
– Herzschrittmacherimplantation (permanent) bei bleibender symptomatischer Bradykardie trotz Beseitigung der zugrunde liegenden Ursache.

Bradykardie, fetale *f*: engl. *fetal bradycardia*. Niedrige fetale Herzfrequenz von unter 110 Schlägen pro Minute über einen Zeitraum von mindestens 3 Minuten. Behandelt wird mittels intrauteriner Reanimation durch Gabe von Sauerstoff, außerdem durch medikamentöse Wehenhemmung, bei Persistenz der Bradykardie mittels umgehender Geburt, oft als operative Entbindung.

Bradykardiereaktion → Karotissinus-Druckversuch

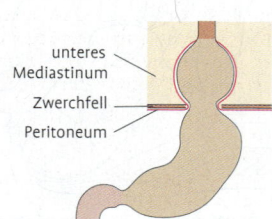

Brachyösophagus

Bradykardie-Tachykardie-Syndrom → Sick-Sinus-Syndrom

Bradykinese *f*: engl. *bradykinesia*. Allgemeine Verlangsamung der Bewegungsabläufe.

Bradykinin *n*: syn. Kinin 9. Zu den Kininen* gehörendes Nonapeptid (Sequenz Arg-Pro-Pro-Gly-Phe-Ser-Pro-Phe-Arg), das im Plasma durch proteolytische Spaltung entsteht. Dabei wird es aus Bradikininogen durch Kallikrein freigesetzt. Bradykinin wird proteolytisch durch Kininase II (Angiotensin*-converting-Enzym) abgebaut. Es ist beteiligt an Entzündungsprozessen und ähnelt dabei dem Histamin.

Bradypnoe *f*: engl. *bradypnea*. Erniedrigte Atemfrequenz (bei Erwachsenen < 10 Atemzüge/min, Definition uneinheitlich). Eine Bradypnoe tritt physiologisch im Schlaf und bei tiefer Entspannung (Meditation*, autogenes* Training) auf, pathologisch z. B. bei Schädigung des zentralen Nervensystems (z. B. Schädelhirntrauma*), pharmakologisch (z. B. durch Opiate*, Benzodiazepine*) oder metabolisch (z. B. Hypothyreose*).

Bradyteleokinese *f*: engl. *bradyteleokinesia*. Unwillkürliche vorzeitige Verlangsamung einer beabsichtigten Bewegung bei Kleinhirnerkrankungen. Diagnostiziert wird durch den Finger-Finger-Versuch oder Finger*-Nase-Versuch.

bradytroph → Gewebe, bradytrophes

Bradyzoiten → Toxoplasma gondii

Bragard-Gowers-Zeichen → Ischialgie

Bragard-Zeichen *n*: Teil der neurologischen Untersuchung, ähnlich dem klinisch relevanteren Lasègue*-Zeichen. Das Bragard-Zeichen ist positiv v. a. bei lumbalem Bandscheibenvorfall.
Vorgehen: Die untersuchte Person liegt mit ausgestreckten Beinen flach auf dem Rücken, der Untersuchende hebt das Bein passiv im Hüftgelenk um bis zu 70° an und beugt das Fußgelenk passiv nach dorsal (Mittelfuß und Zehen werden in Richtung Kopf angehoben). Bei positivem Bragard-Zeichen verstärkt dies den Schmerz, der im untersuchten Bein bis in das Gesäß ausstrahlt.

Brainmapping: engl. *brain mapping*. Bildliche Darstellung meist physiologischer Messwerte, die bestimmten Gehirnregionen zugeordnet werden (z. B. EEG, kognitive Potenziale*, motorische evozierte Potenziale). Die unterschiedliche Größe der Messwerte wird z. B. über verschiedene Farben codiert.

Brain Natriuretic Peptide *n*: engl. *B-type natriuretic peptide*; syn. natriuretisches Peptid Typ B; Abk. BNP. Bestandteil der kardialen natriuretischen Peptide*, die insbesondere vasodilatatorisch und diuretisch wirken. BNP wird bei Dehnung des Myokards* von den Herzmuskelzellen gebildet. Der Nachweis im Blut dient als diagnostischer und prognostischer Marker für den Grad einer Herzinsuffizienz*.

Brain-Sparing-Effect: syn. fetales Brain sparing. Umverteilung des fetalen Blutes bei bestehender Plazentainsuffizienz* zur maximalen Versorgung des zentralen Nervensystems mit sauerstoffreichem Blut. Bei intrauteriner Wachstumsretardierung aufgrund plazentarer Mangelversorgung (beispielsweise bei Plazentationsstörungen* oder hypertensiven Schwangerschaftserkrankungen) werden die zerebralen Gefäße weitgestellt, um trotzdem für das Gehirn eine möglichst hohe Sauerstoffversorgung zu erreichen.

Branchialbögen → Kiemenbögen

Branchiata → Arthropoden

Brand → Gangrän

Brandblase *f*: engl. *blister*; syn. Combustio. Schmerzhafte Verbrennung* 2. Grades (Combustio bullosa). Durch direkte Flammeneinwirkung, explodierende Gase, heiße Metalle oder Flüssigkeiten kommt es zu toxischen Schädigung von Haut und Schleimhaut. Zunächst entwickelt sich ein Erythem mit nachfolgender subepidermaler Blasenbildung, nach Einreißen der Blasendecke treten dann Erosion und Verkrustung auf.

Brandes-Operation → Keller-Brandes-Operation

Brandpilze *m pl*: engl. *smuts*. Getreideschädlinge, die schwarze Sporen bilden (Klasse Ustomycetes). Brandpilze produzieren Mykotoxine* und verursachen Pilzekzeme sowie Pilzasthma bei Erntearbeitern (speziell Malassezia).

Brandverletzung → Verbrennung

Brauneisenstein → Eisen

brauner Tumor → Osteoklastom

Braun-Fußpunktanastomose *f*: engl. *Braun's entero-anastomosis*; syn. Braun-Enteroanastomose. Seit-zu-Seit-Anastomose zwischen zu- und abführendem Schenkel einer Jejunumschlinge, u. a. bei Gastroenterostomie* und Magenteilresektion* nach Billroth II. Die Braun-Fußpunktanastomose dient der Vermeidung duodenogastralen Refluxes und des Schlingen*-Syndroms. Die Länge der beiden Schenkel sollte mehr als 40 cm betragen.

Braun-Schiene *f*: engl. *Braun's frame*. Schiene (meist aus Schaumstoff) zur Lagerung der unteren Extremität mit funktionsgerechter Stellung des Kniegelenks (20° Flexion) und Neutralstellung im oberen Sprunggelenk zur Vermeidung einer Spitzfußstellung. Eine Braun-Schiene wird eingesetzt u. a. bei Entzündung der oberflächlichen Venen (Thrombophlebitis) und Beinödemen, perioperativ oder bei konservativer Therapie.
Vorgehen:
– seitliche Fixierung des Unterschenkels in der sog. Schienenkammer mit kleinen Sand-, Spreu- oder Hirsesäcken oder auch Schaumstoffkeilen

– zur Dekubitusprophylaxe (Dekubitus*) Ferse mit Wattebinden frei lagern
– zur Spitzfußprophylaxe* Handtuch zwischen Fuß- und Schienenende einlegen

Braxton-Hicks-Kontraktionen → Schwangerschaftswehen

BRCA → Breast Cancer Gene

Breakpoint-Methode → Antibiogramm

Breast Cancer Gene *n*: Abk. BRCA-Gen. Tumorsuppressorgene BRCA1 und BRCA2, deren Mutation mit erhöhtem Erkrankungsrisiko v. a. für Mammakarzinom, aber auch für Ovarialkarzinom assoziiert ist.
Hintergrund: Formen:
– BRCA1-Gen: **1.** Genlocus 17q21 **2.** Mutationsträgerinnen erkranken bis zum 50. Lj. zu 50 %, bis zum 75. Lj. zu 85 % an Mammakarzinom* **3.** Risiko für Entwicklung eines Ovarialkarzinoms ebenfalls deutlich erhöht (Lebenszeitmorbidität 36–46 %) **4.** männlicher Mutationsträger kann Konduktor sein, ohne selbst ein erhöhtes Mammakarzinomrisiko zu haben
– BRCA2-Gen: **1.** Genlocus 13q12-13 **2.** Mammakarzinomrisiko für Mutationsträgerinnen ähnlich erhöht wie bei BRCA1-Gen-Mutation, Lebenszeitmorbidität für Ovarialkarzinom 10–27 % **3.** bei männlichem Mutationsträger ebenfalls erhöhtes Mammakarzinomrisiko.

Brechdurchfall → Gastroenteritis, infektiöse

Brechkraft → Brechwert

Brechmittel → Emetika

Brechungsfehler → Ametropie

Brechungsgesetz *n*: engl. *law of refraction*. Trifft eine elektromagnetische Welle* wie Licht auf die Grenzfläche zweier Medien, dann ändert sich ihre Ausbreitungsgeschwindigkeit. Bei schrägem Auftreffen ändert sich zusätzlich die Richtung.

Brechungsindex *m*: engl. *refractive index*; syn. Brechzahl. Symbol N, das Verhältnis der Lichtgeschwindigkeit im materiefreien Raum (Vakuum) c zur Lichtgeschwindigkeit in einem Stoff c_m. Der Brechungsindex ist dimensionslos und stoffspezifisch. Es gilt: $n = c/c_m$. Da $c = v \times \lambda$ (λ = Wellenlänge) ist und sich die Frequenz v nicht ändert, gilt auch: $n = \lambda/\lambda_m$.

Brechwert *m*: engl. *refractive power*; syn. Brechkraft. Symbol D, Größe zur Charakterisierung von lichtsammelnden oder -zerstreuenden Linsen* oder Linsensystemen. Die Einheit des Brechwertes ist die Dioptrie (dpt).

Brechwurz → Ipecacuanha

Brechzentrum *n*: engl. *vomiting center*. Zentrum des ZNS, das in der Formatio* reticularis der Medulla oblongata nahe dem Atemzentrum liegt und das Erbrechen* koordiniert.

Breitband-Antibiotika *n pl*: engl. *broad-spectrum antibiotics*; syn. Breitspektrum-Antibioti-

Breite, therapeutische

ka. Antibiotika* mit breitem Wirkungsspektrum gegen die Mehrzahl der grampositiven und gramnegativen Bakterien sowie z. T. Chlamydien und Mykoplasmen. Vertreter sind z. B. Breitband-Penicilline*, z.B. Carbapeneme*, Glycylcycline*, Fluorchinolone und viele Cephalosporine* sowie Acylaminopenicilline.

Breite, therapeutische f: engl. therapeutic index; syn. therapeutischer Index. Begriff der klinischen Pharmakologie für die Differenz zwischen den Dosen bei Erreichen des Maximums der erwünschten Wirkung eines Arzneimittels und dem Auftreten erster unerwünschter Wirkungen (UAW). UAW bei der Anwendung oder gelegentlichen Überdosierung eines Arzneimittels drohen umso weniger, je größer die therapeutische Breite ist.

Prinzip: In der Grafik (siehe Abb.) stellt Kurve a die Dosis-Wirkungs-Beziehung für eine erwünschte, a′ für eine nicht erwünschte Wirkung desselben Pharmakons dar. Bei Dosen, die gerade zur maximalen erwünschten Wirkung führen, tritt die nicht erwünschte Wirkung noch nicht ein. Analoge, flacher verlaufende Kurven einer anderen Substanz (b, b′) zeigen, dass bereits eine unerwünschte Wirkung in Erscheinung tritt, noch bevor das erwünschte Wirkungsmaximum erreicht ist. Eine exakte Beurteilung des Sicherheitsabstandes ist nur möglich, wenn der gesamte Kurvenverlauf betrachtet wird.

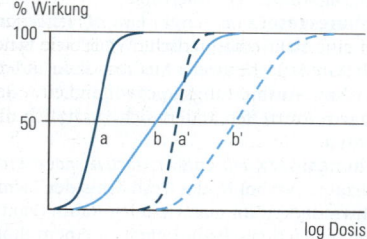

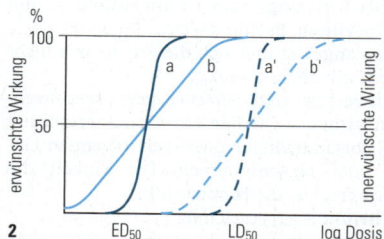

Breite, therapeutische: 1 und 2: erwünschte Wirkungen (a, b) und unerwünschte Wirkungen (a′, b′) von 2 Pharmaka (s. Text); 1: a hat die größere therapeutische Breite; 2: a hat den günstigeren therapeutischen Index.

Bremsen → Fliegen

Brenner-Tumor m: engl. Brenner tumor. Derber, meist benigner Ovarialtumor* bei postmenopausalen Frauen, der häufig als Zufallsbefund bei Ovariektomie auffällt. Er wird meist nur wenige Zentimeter groß und bildet gelegentlich Östrogene*. Histopathologisch finden sich urothelartige Zellen, faserreiches Stroma, vereinzelt Walthard-Zellinseln. Eine maligne Entartung ist selten. Benigne Brenner-Tumoren bedürfen keiner Behandlung.

Brennnessel f: syn. Urtica. Pflanze aus der Familie der Brennnesselgewächse (Urticaceae), die in Europa, Nordamerika, Asien und Nordafrika vorkommt. Große Brennnessel (Urtica dioica), Kleine Brennnessel (Urtica urens) und deren Hybride (Kreuzungen) sind Stammpflanzen der Drogen. Verwendet werden Blätter, Kraut und Wurzel (Urticae radix) bei Harnwegs- und Skeletterkrankungen. Siehe Abb.

Wirkung:
- diuretisch
- analgetisch, lokalanästhetisch
- dosisabhängige Hemmung der Sekretion von TNF-α (TNF für Tumor-Nekrose-Faktor) und Interleukin-1β.
- Wurzel: Hemmeffekte auf die Prostata-Aromatase (Urtica dioica-Agglutinin) und die 5-α-Reduktase.

Verwendung:
- medizinisch: **1.** zur unterstützenden Therapie rheumatischer Beschwerden, Arthrosen und Arthritis sowie zur Durchspülung bei entzündlichen Harnwegserkrankungen (European Scientific Cooperative on Phytotherapy, Kommission E) **2.** Durchspülungstherapie zur Prophylaxe und Therapie von Nierengrieß (Kommission E) **3.** Wurzel: **I.** zur symptomatischen Therapie von Miktionsbeschwerden bei benignem Prostatasyndrom Stadium I und II nach Alken (Kommission E, European Scientific Cooperative on Phytotherapy) **II.** bei nächtlichem Harndrang, Störung der Harnblasenentleerung mit Restharnbildung, schmerzhaftem und erschwertem Wasserlassen sowie Harnverhalt (European Scientific Cooperative on Phytotherapy).
- traditionell: Brennnesselblätter und -kraut zur Erhöhung der Harnmenge bei leichten Harnwegsbeschwerden sowie zur Linderung von leichten rheumatischen Gliederschmerzen (Herbal Medicinal Products Committee)
- volkstümlich: **1.** bei Leber- und Gallenbeschwerden, zur Anregung des Stoffwechsels, bei rheumatischen Beschwerden, Gicht und Hauterkrankungen, als Haarwuchs- und Schuppenmittel **2.** Blätter als lokale Auflage bei rheumatischen Beschwerden **3.** Wirksamkeitsnachweise liegen vor bei Osteoarthrose, rheumatoider Arthritis, aktivierter Gonarthrose und Coxarthritis.

Brennwert m: engl. caloric value; syn. Energiegehalt. Für den Organismus verfügbarer Energiegehalt der Nährstoffe bei vollständiger Reaktion mit Sauerstoff zu Kohlendioxid und Wasser. Die Einheit ist Joule (J) oder Kalorie (cal). 1000 Joule sind 1 Kilojoule (kJ), 1000 Kalorien sind 1 Kilokalorie (kcal). Man unterscheidet den physikalischen Brennwert vom physiologischen Brennwert*.

Brennwert, physiologischer m: engl. physiological caloric value; syn. biologischer Brennwert. Beim Abbau von Nährstoffen im Organismus freigesetzte Energiemenge. Es wird der physiologische vom physikalischen Brennwert unterschieden. Die Einheit ist Joule (J) bzw. Kalorie (cal).

Brennwerte: Bei Fetten und Kohlenhydraten ist der physiologische Brennwert identisch mit dem physikalischen Brennwert. Bei Proteinen ist er geringer, da das Endprodukt des Proteinstoffwechsels* (Harnstoff*) selbst noch einen Brennwert besitzt. Der physiologische Brennwert beträgt für:
- 1 g Protein* 17,2 kJ (4,1 kcal)
- 1 g Kohlenhydrate* 17,2 kJ (4,1 kcal)
- 1 g Fett 39,0 kJ (9,3 kcal)
- 1 g Alkohol 29 kJ (6,91 kcal).

Brenztraubensäure f: engl. pyruvic acid; syn. 2-Oxopropionsäure. Einfachste α-Ketocarbonsäure. Brenztraubensäure ist Bindeglied im Stoffwechsel der Kohlenhydrate, Fettsäuren sowie einiger Aminosäuren. Es wird als Endprodukt der Glykolyse durch Pyruvatdehydrogenase in Acetyl*-Coenzym A umgewandelt und zur vollständigen Oxidation in den Citratzyklus eingeschleust.

Breschet-Venen → Diploevenen

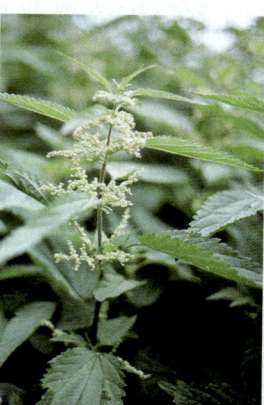

Brennnessel: Blüte. [166]

Brescia-Cimino-Fistel → Dialyseshunt
brevis: Kurz.
BRIC: Abk. für benign recurrent intrahepatic cholestasis → Cholestase, benigne rezidivierende intrahepatische
Bricker-Blase → Ileum-Conduit
Bride *f*: Bindegewebiger Narbenstrang oder Verwachsungen in der Bauchhöhle, die meist durch eine Bauchoperation entstehen. Briden können die Ursache für Bauchschmerzen, Verwachsungsbauch* oder Bridenileus* sein. Minimalinvasive Eingriffe anstatt einer offenen Laparotomie* vermindern das Risiko der Bridenbildung. Bei Beschwerden wird symptomatisch oder chirurgisch behandelt.
Bridenileus *m*: engl. *adhesive ileus*; syn. Adhäsionsileus. Mechanischer, häufig nach Voroperationen im Bauchraum auftretender Ileus* aufgrund eines oder mehrerer narbiger Stränge, die zu einer inneren Hernierung und zur Strangulation meistens des Dünndarms führen können.
Bridge to Decision → Extrakorporale Membranoxygenierung
Bridge to Recovery → Assistenzsystem, ventrikuläres
Bridging [Pharmakotherapie]: Überbrückende intermittierende Umstellung einer Pharmakotherapie. Häufiges Beispiel ist eine Änderung der antithrombotischen Therapie (Verwendung eines Antithrombotikums mit kurzer Halbwertzeit) bei Operationen.
Bridging [Transplantationsmedizin]: engl. *bridge to transplantation*. Technisches Verfahren, das angewendet wird zur Überbrückung der Zeit bis zur Transplantation*.
Brille *f*: engl. *glasses*. Hilfsmittel, um Sehfehler zu korrigieren (z. B. Lesebrille), die Augen zu schützen (z. B. Sonnenbrille), Tests durchzuführen (z. B. Frenzel*-Brille) oder besondere Seheffekte (z. B. 3D-Brille) zu erzielen. Die Korrektur von Sehfehlern kann alternativ mittels Kontaktlinsen* oder Eingriffen der refraktiven Chirurgie* erfolgen.
Formen: Zur Korrektur von **Refraktionsfehlern** werden unterschiedliche Brillengläser* verwendet. Durch die im Alter nachlassende Fähigkeit zur Akkommodation* sind für unterschiedliche Entfernungen unterschiedliche Gläserstärken notwendig. Dem **Schutz der Augen** dienen:
- Sonnenbrillen
- Schutzbrillen bei Arbeiten z. B. mit Chemikalien, Staub, Splittern, Strahlung: mit Seitenschutz oder umlaufender Dichtung, bei Sehfehlern mit korrigierenden Gläsern.

Eine **Ruhigstellung der Augen**, z. B. bei Netzhautablösung, erfolgt mittels Lochbrillen. Zur **Diagnostik** von Gleichgewichtsstörungen wird die Frenzel*-Brille verwendet. Einer **vergrößerten Darstellung** bei bestimmten Arbeiten sowie bei starker Sehschwäche dienen Lupenbrillen.

Brillengläser *n pl*: engl. *lenses*. Für die optische Korrektur verantwortlicher Bestandteil der Brille. Die meisten Brillengläser bestehen nicht mehr aus Glas, sondern aus Kunststoff. Es gibt Brillen* mit Ein-, Zwei- oder Dreifachstärkengläser sowie Gleitsichtgläser. Je nach Sehfehler werden Konvex- oder Konkav- sowie Zylinder- und Prismengläser verwendet.
Einteilung:
- **Konvexgläser** (Sammel- oder Plusgläser): bei Hypermetropie und Presbyopie*
- **Konkavgläser** (Zerstreuungs- oder Minusgläser): bei Myopie*
- **Zylindergläser** (torische Gläser): bei Astigmatismus*
- **Prismengläser**: bei Stellungsfehlern, z. B. beim Schielen.

Brillenhämatom *n*: engl. *bilateral periorbital hematoma*. Beidseitiges periorbitales Hämatom* im Bereich der Ober- und Unterlider, das vorkommt bei Blow*-out-Fraktur, Nasenbeinfraktur*, zentraler Mittelgesichtsfraktur und bei retrobulbärem Neuroblastom*. Nach Trauma ist ein Brillenhämatom pathognomonisch für eine Schädelbasisfraktur*. Untersucht wird mit Röntgen, CT und MRT. Besonders bei Blow-out-Fraktur droht die Einklemmung von Augenhöhlen-Inhalten.
Brill-Symmers-Krankheit → Lymphom, follikuläres
Bringprinzip → Intensivtransport
Brisement forcé: engl. *brisement*; syn. Narkosemobilisation. Geschlossene Mobilisation eines (teil-)eingesteiften Gelenks in Narkose durch passiv erzwungene Bewegung der Extremität (cave: Fraktur- und Fettemboliegefahr).
Brissaud-Skoliose *f*: engl. *Brissaud's scoliosis*. Schonhaltung der Wirbelsäule beim Ischiassyndrom durch reflektorisches Ausweichen zur Entspannung der gereizten Nervenwurzel.
Broca-Aphasie → Aphasie
Broca-Areal *n*: engl. *Broca's area*; syn. Broca-Zentrum. Motorische Sprachregion*. Das Broca-Areal befindet sich in der dominanten Hemisphäre des Gehirns* im Bereich des Gyrus frontalis inferior (Brodmann*-Areale 44 und 45). Beim Sprechen aktiviert es die Bereiche im motorischen Kortex für den Mund und die Zunge*. Ein Ausfall verursacht Sprachstörungen* (vgl. Broca-Aphasie*). Siehe Abb.
Broca-Formel *f*: engl. *Broca's formula*; syn. Broca-Index. Veraltete Formel zur orientierenden Bestimmung des Normalgewichts* bei Erwachsenen. Der Wert (in kg) ergibt sich rechnerisch aus der Differenz von Körperlänge (in cm) minus 100. Heute ist der Body-Mass-Index (BMI) gebräuchlicher, da die Broca-Formel nur bei

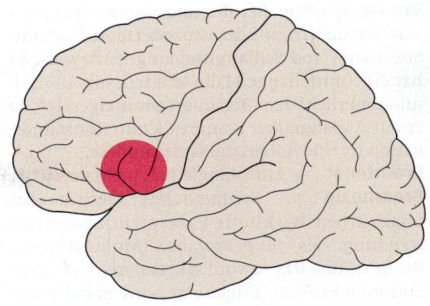

Broca-Areal

mittlerer Größe und mittlerem Fettanteil geeignet ist.
Broca-Index → Broca-Formel
Brodie-Knochenabszess *m*: engl. *Brodie's abscess*; syn. Brodie-Abszess. Chronisch verlaufender, umschriebener Herd einer hämatogenen Osteomyelitis* in der Metaphyse eines langen Röhrenknochens, meist bei jungen Patienten mit gutem Immunsystem.
Therapie: Abszessentlastung über Kortikotomie sowie nach Abklingen des Infekts Auffüllen mit (antibiotikahaltigem) Knochenzement (Masquelet*-Technik) oder Einlegen einer Antibiotikakette. Ggf. erfolgt eine Versorgung mit Spongiosaplastik* oder Kallusdistraktion* über Fixateur externe.
Brodmann-Areale *n pl*: engl. *Brodmann's areas*. Fortlaufend nummerierte Gebiete der Großhirnrinde*, die entsprechend einer unterschiedlichen Zytoarchitektur eingeteilt sind. Beispiele sind Brodmann-Areal 3 für die sensible Rinde, Brodmann-Areale 4 und 6 für die motorische Rinde, Brodmann-Areal 17 für die Sehrinde sowie Brodmann-Areale 41 und 42 für die Hörrinde.
Zuordnung: Die Zuordnung bestimmter Hirnfunktionen (Rindenfelder*) zu Brodmann-Arealen ist nur begrenzt möglich (siehe Abb.).

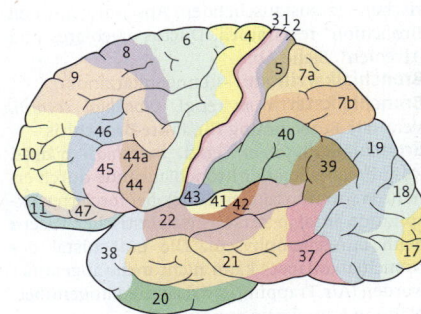

Brodmann-Areale: Schematische Darstellung des Gehirns mit Markierung der Brodmann-Areale.

Bromazepam *n*: Beruhigungsmittel (Tranquilizer*) aus der Gruppe der Benzodiazepine*, das als Sedativum und Schlafmittel eingesetzt wird. Es hat eine mittellange Halbwertszeit von 10–20 h und unterliegt dem Betäubungsmittelgesetz*, da es zur Abhängigkeit kommen kann. Kontraindikation ist eine Abhängigkeitsanamnese.

Bromfenac → Antiphlogistika, nichtsteroidale

Bromhexin *n*: Synthetisches Derivat des pflanzlichen Wirkstoffs Vasicin zur oralen Anwendung als Expektorans (Mukolytikum). Bromhexin wirkt sowohl sekretolytisch als auch sekretomotorisch. Eingesetzt wird es bei bronchopulmonalen Erkrankungen wie Bronchitis*, Asthma* bronchiale, zystischer Fibrose oder COPD. Bei gleichzeitiger Einnahme von Antitussiva* droht Sekretstau.

Bromocriptin *n*: Halbsynthetisches Ergotalkaloid*-Derivat aus der Gruppe der Dopamin-Rezeptor-Agonisten zur oralen Einnahme. Bromocriptin wird eingesetzt zum Abstillen, bei Mastitis*, Fruchtbarkeitsstörungen und Prolaktin-bedingten Erkrankungen. Der Wirkstoff bindet mit hoher Affinität an zentrale D_2-Rezeptoren* und hemmt dadurch die Sekretion von Prolaktin und STH.

Bromperidol *n*: Hochpotentes typisches Neuroleptikum aus der Gruppe der Butyrophenone*, das mit Haloperidol* weitgehend vergleichbare Eigenschaften hat. Es wird eingesetzt bei psychotischen Symptomen im Rahmen von Schizophrenie*, paranoid-halluzinatorischem Syndrom, Manie* und psychomotorischen Erregungszuständen sowie bei Hyperkinesien, Übelkeit und Erbrechen verschiedener Ursache und schweren chronischen Schmerzen.

Bronchialasthma → Asthma bronchiale

Bronchialbaum: engl. *bronchial tree*; syn. Arbor bronchialis. Gesamtheit der sich verzweigenden Bronchialäste. Der Bronchialbaum lässt sich unterteilen in einen konduktiven (luftleitenden) Abschnitt mit den Bronchi principales, Bronchi lobares, Bronchi segmentales, Bronchioli und Bronchioli terminales sowie in einen respiratorischen (gasaustauschenden) Abschnitt mit den Bronchioli* respiratorii, Ductus alveolares und Alveolen*. Siehe Abb.

Bronchialkarzinom → Lungenkarzinom

Bronchialkatarrh *m*: engl. *bronchial catarrh*. Veraltete Bezeichnung für akute Bronchitis*.

Bronchialkollaps *m*: engl. *bronchial collapse*. Zusammenfallen der Bronchialwände durch erhöhten intrathorakalen Druck bei forcierter Exspiration infolge Zerstörung elastischer Fasern beim Lungenemphysem. Die Luft distal des Bronchialkollapses kann nicht mehr abgeatmet werden (Air Trapping), so dass die Lungenüberblähung konsekutiv zunimmt.

Bronchiallavage *f*: engl. *bronchial lavage*. Spülung der Bronchien mit physiologischer Kochsalzlösung im Rahmen einer Bronchoskopie*, evtl. unter Zusatz von Sekretolytika. Eine Bronchiallavage wird therapeutisch eingesetzt bei Alveolarproteinose, Aspiration größerer Mengen ätzender Flüssigkeiten, mucoid impaction sowie unter Umständen bei Status* asthmaticus. Als diagnostisches Mittel dient sie bei bronchialer Infektion.

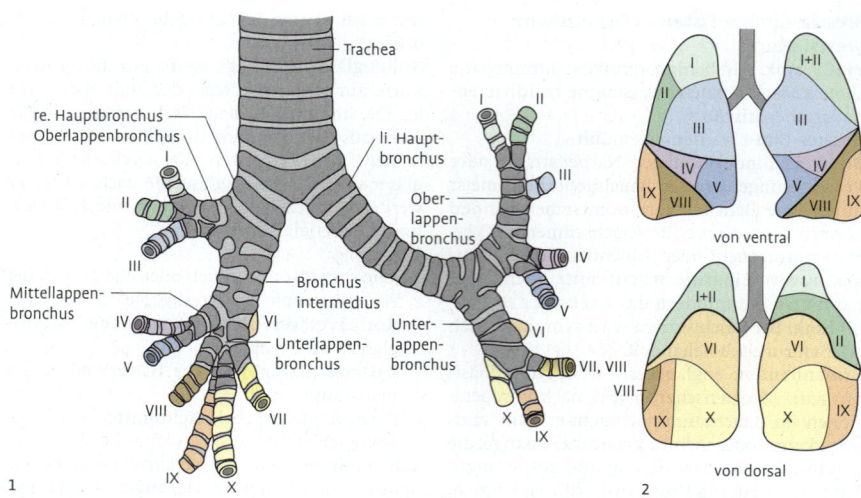

Bronchialbaum: 1: Abgänge; 2: zugehörige Lungensegmente.

Bronchiallymphknotentuberkulose *f*: engl. *hilar tuberculosis*; syn. Hilustuberkulose. Tuberkulosebefall der Lymphknoten, die um die Bronchien an der Lungenpforte (Hilus) liegen. Symptomarme Einbrüche der Bronchiallymphknotentuberkulose in den Bronchus sind möglich. Die Lymphknoten können spontan abheilen und sind später als Narbe bronchoskopisch nachweisbar, häufig mit Kohlestaub pigmentiert. Siehe Abb.

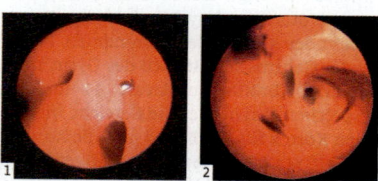

Bronchiallymphknotentuberkulose: 1: frischer Durchbruch eines tuberkulösen Lymphknotens; 2: narbige Abheilung mit typischer Kohlestaubeinlagerung (Bronchoskopie). [95]

Bronchialmuskeltonus *m*: engl. *bronchial tone*. Spannungszustand der Bronchialmuskulatur, der neben dem Schwellungszustand der Schleimhaut den Durchmesser des Bronchuslumens bestimmt und sich aus dem Zusammenwirken bronchokonstriktorischer und -dilatorischer Kräfte ergibt.

Beeinflussung:
- **Senkung** des Bronchialmuskeltonus durch Substanzen, die den Gehalt an cAMP in der Muskelzelle erhöhen: 1. Betasympathomimetika* 2. Adenosin-A1-Rezeptor-Antagonisten 3. Phosphodiesterase*-Hemmer
- **Erhöhung** des Bronchialmuskeltonus durch Substanzen, die den Gehalt an cAMP senken bzw. die intrazelluläre Ca^{2+}-Konzentration erhöhen wie Parasympathomimetika*.

Bronchialsekret *n*: engl. *bronchial secretion*. Schleimiges Produkt sezernierender Zellen der unteren Atemwege (Clara-Zellen, Becherzellen, submuköse Bronchialdrüsen). Bronchialsekret reinigt das Bronchialsystem von inhalierten Partikeln (muköziliäre Clearance*), schützt die Bronchialschleimhaut vor Austrocknung und enthält Effektorstoffe der Immun- und Infektabwehr (IgA, Lysozym, Laktoferrin, Rhodanidionen).

Bronchialtoilette *f*: engl. *bronchial toilet*. Absaugen von Bronchialsekret* bzw. Trachealsekret bei Störung der bronchialen Selbstreinigung bzw. invasiver Beatmung*. Die Bronchialtoilette kann „blind" über Trachealtubus, Tracheostoma* oder gezielt unter bronchoskopischer Sichtkontrolle durchgeführt werden.

Bronchiektasen *f pl*: engl. *bronchiectases*. Angeborene oder erworbene irreversible Erweiterungen der Bronchien durch Zerstörung des Knorpelskeletts, der glatten Muskulatur und des elastischen Bindegewebes der Bronchialwand. Betroffene leiden unter chronischem Husten mit großvolumigem Auswurf (sog. maulvolle Expektoration). Behandelt wird je nach Ausprägung operativ oder konservativ mit Medikamenten und physikalischen Maßnahmen.

Beschreibung:
- Pathogenese: 1. längerfristige Obstruktion des Bronchiallumens durch Sekret oder Fremdkörper und Vorliegen einer gestörten Immunabwehr; nachfolgend entwickelt sich eine Entzündung, die die Bronchialwand zerstört 2. Traktionsbronchiektasen durch Zugkräfte von schrumpfendem umliegenden Lungengewebe 3. sehr selten auch lokale angeborene Wanddefekte mit lokalisierter Bronchienerweiterung
- Bronchiektasen sind zu Beginn zylindrisch geformt, später sackförmig (zystisch) oder varikös.

Bronchien → Bronchus

Bronchiolen *f pl*: engl. *bronchioles*; syn. Bronchiolus. Teile des Bronchialbaums* der Lunge*. Aus den Segmentbronchien abzweigend lassen sie sich unterteilen in die Bronchioli lobulares, Bronchioli terminales und Bronchioli* respiratorii. Sie dienen dem Transport der Atemluft* sowie dem Gasaustausch* (Bronchioli respiratorii). Ein erhöhter Tonus ihrer kontinuierlich ausgebildeten Tunica* muscularis führt zu Lungenobstruktionen.

Bronchioli respiratorii *m pl*: engl. *Respiratory Bronchioles*; syn. respiratorische Bronchiole. Distal gelegener Abschnitt des Bronchialbaums*, der gemeinsam mit den Ductus alveolares und den Alveolen* für den Gasaustausch* in der Lunge* zuständig ist. Die Bronchioli respiratorii gehen aus den Bronchioli terminales hervor und tragen bei einem Durchmesser von 0,4 mm bereits vereinzelt Alveolen.

Bronchiolitis *f*: Entzündung der kleinsten Bronchien und Bronchiolen, infektiös akut meist bei jungen Säuglingen durch das Respiratory-Syncytial-Virus ausgelöst, toxisch bedingt

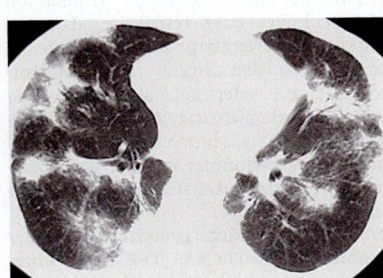

Bronchiolitis: Bronchiolitis obliterans mit organisierender Pneumonie (CT). [95]

oder als Bronchiolitis obliterans verlaufend. Klinisch treten je nach Form v. a. Dyspnoe und Tachypnoe auf. Bei Ateminsuffizienz sind Hospitalisierung und ggf. Beatmung notwendig. Siehe Abb.

Formen:
- akute Bronchiolitis*
- toxische Bronchiolitis: 4–6 Wochen nach Inhalation toxischer Dämpfe (z. B. Chlor, Chlorwasserstoff) auftretende Bronchiolitis mit oft letalem Verlauf
- Bronchiolitis obliterans: chronische Entzündung und fibrotischer Umbau im Bereich der Bronchiolen mit Obstruktion und Sekretstau.

Bronchiolitis, akute *f*: Bei meist jungen Säuglingen durch das Respiratory* Syncytial Virus (RSV) ausgelöste, akute Entzündung der kleinsten Bronchien und Bronchiolen. Klinisch treten v. a. Dyspnoe und Tachypnoe auf. Bei Ateminsuffizienz sind Hospitalisierung und ggf. Beatmung notwendig.

Epidemiologie: V. a. Säuglinge zwischen dem 4. und 6. Lebensmonat.

Pathogenese: Partieller oder vollständiger Verschluss der Bronchiolen durch nekrotische Epithelzellen und vermehrten Schleim.

Klinik:
- zuerst Prodromalstadium mit Schnupfen, Husten, mäßigem Fieber
- nach 24–48 h Tachypnoe, Dyspnoe, Trinkschwäche und je nach Schweregrad Zyanose
- bei jungen Säuglingen auch Apnoen
- teilweise schweres, in 2–3 % lebensbedrohliches Krankheitsbild mit Hypoxämie und Hyperkapnie.

Therapie:
- Hospitalisierung bei beginnender Ateminsuffizienz, Zyanose, Trinkunfähigkeit
- supportiv: Minimal Handling
- Sicherstellung ausreichender Flüssigkeitszufuhr
- O_2-Zufuhr, bei respiratorischer Insuffizienz Atemunterstützung durch CPAP* oder Beatmung
- Antibiotika bei längerer Beatmung
- Glukokortikoide meist nicht wirksam, Bronchospasmolytika als probatorischer Therapieversuch; bei immunkomprimierten Risikopatienten mit RSV-Infektion evtl. anfangs Ribavirin*.

Prävention: RSV-Prophylaxe mit Palivizumab bei bestimmten Risikogruppen, z. B. Frühgeborene < 35 SSW.

Prognose: Bei schwerer RSV-Bronchiolitis höheres Risiko für obstruktive Episoden in den nächsten Jahren.

Bronchitis *f*: Durch verschiedene Reize (infektiös, allergisch, chemisch-irritativ, toxisch) ausgelöste Entzündung der Bronchialschleimhaut.

Leitsymptom ist Husten, manchmal mit Auswurf. Es werden 2 Formen unterschieden: die akute Bronchitis* ist meist infektionsbedingt, die chronische Bronchitis* häufig Folge von Zigarettenrauchen. Die Therapie richtet sich nach Form und Ursache.

Bronchitis, akute *f*: engl. *acute bronchitis*. Durch verschiedene Reize (vor allem infektiös, aber auch allergisch, chemisch-irritativ, toxisch) ausgelöste Entzündung der Bronchialschleimhaut. Leitsymptom ist Husten, manchmal mit Auswurf. Die unkomplizierte akute Bronchitis wird symptomatisch behandelt. Ansonsten wird therapiert nach Ursache, beispielsweise Kortison* bei Reizgasinhalation oder Antibiotika* bei bakterieller Superinfektion.

Ursachen: Infektiöse Ursachen einer akuten Bronchitis:
- meist in Verbindung mit: 1. Rhinitis* 2. Laryngitis* 3. Tracheitis*
- im Rahmen einer viralen Infektion
- bakterielle Bronchitis häufig infolge bakterieller Superinfektion* einer vorbestehenden viralen Bronchitis
- Vorkommen auch im Rahmen von: 1. Masern* 2. Pertussis* 3. Varizellen* 4. Scharlach* 5. Diphtherie* 6. Typhus* abdominalis 7. Bronchitiden durch Pilze (z. B. Candida*) v. a. bei Immunsuppression*.

Nichtinfektiöse Ursachen einer akuten Bronchitis:
- allergisch (Asthma* bronchiale)
- toxisch bedingt durch die Inhalation von z. B.: 1. Schwefeldioxid 2. Nitrosegasen 3. Ozon* 4. Kohlenwasserstoffen
- akute Linksherzinsuffizienz* (Stauungsbronchitis).

Klinik:
- anfangs trockener, nächtlicher Husten
- später produktiver Husten mit Auswurf (cave: wird von kleinen Kindern meist geschluckt), Sputum zäh: 1. zunächst weißlich schleimig 2. später gelblich (Granulozyten*, Eosinophile*) oder grünlich 3. evtl. bräunlich durch Blutbeimengung (hämorrhagische Bronchitis)
- leichte Erhöhung der Körpertemperatur
- Thoraxschmerzen retrosternal bei begleitender Tracheitis*
- auskultatorisch mittel- bis grobblasige diskontinuierliche Atemnebengeräusche.

Therapie:
- bei **unkomplizierter, viraler Bronchitis** meist keine Therapie erforderlich, ggf. symptomatisch: 1. abschwellende Nasentropfen 2. Flüssigkeitszufuhr 3. NaCl-Inhalationen 4. evtl. Bronchospasmolytika bei zusätzlicher Atemwegsobstruktion 5. bei Erwachsenen ggf. Expektoranzien*, Antitussiva* (nur bei quälendem, trockenem Husten)

Bronchitis, chronische

- bei **Reizgasinhalation** (cave: Lungenödem*) prophylaktische Gabe von inhalativen Glukokortikoiden*, ggf. zusätzlich Glukokortikoide i. v.
- bei Wiederanstieg des Fiebers oder **Verdacht auf bakterielle Superinfektion** ggf. Antibiotika (Makrolide, Cephalosporine*, Amoxicillin*+Betalaktamase*-Inhibitor)
- bei **Fortbestehen** über 2–3 Wochen weitere Diagnostik erforderlich: **1.** bei Erwachsenen v. a. Röntgen-Thorax-Aufnahme und Bronchoskopie* zum Ausschluss von Lungenkarzinom* oder Tuberkulose* **2.** bei Kindern Fortbestehen einer bronchialen Überempfindlichkeit mit Husten für 4–6 Wochen möglich.

Bronchitis, chronische *f*: engl. *chronic bronchitis*. Entzündung der Bronchialschleimhaut mit Husten und Auswurf an den meisten Tagen während mindestens je 3 Monaten in 2 aufeinander folgenden Jahren. Die chronische Bronchitis wird vor allem durch Zigarettenrauchen, aber auch durch umweltbedingte oder berufliche Noxen ausgelöst und je nach Ursache und Form behandelt.
Formen bei Erwachsenen:
- einfache (nichtobstruktive) chronische Bronchitis: Husten mit Auswurf (weißlich schleimig), normale Lungenfunktion
- chronisch-obstruktive Bronchitis: unter COPD zusammengefasst; vgl. Peak*-Flow Abb. dort
- mukopurulente chronische Bronchitis: rezidivierender eitrig-schleimiger Auswurf, auskultatorisch kontinuierliches und diskontinuierliches Atemnebengeräusch.

Therapie:
- strikte Nikotinkarenz
- Atemgymnastik
- ausreichende Flüssigkeitszufuhr
- inhalative Beta-2-Sympathomimetika und Parasympatholytika
- inhalative Glukokortikoide*
- ggf. Sauerstoffgabe bei respiratorischer Insuffizienz*.

Chronische Bronchitis im Kindesalter: Die chronische Bronchitis im Kindesalter ist definiert als eine länger als 3 Monate anhaltende Bronchitis. Häufig sind die Nasennebenhöhlen mitbetroffen. Abzugrenzen von der chronischen Bronchitis sind gehäufte akute Bronchitiden mit zeitlichem Abstand im Sinne normaler Infekthäufigkeit, wie sie z. B. bei Kindergartenkindern oft vorkommen.. **Therapie:** vor allem Behandlung der Sinusitis*, sonst wie bei akuter Bronchitis* bzw. entsprechend der Grunderkrankung.

Obstruktive Bronchitis im Kindesalter: Die obstruktive Bronchitis im Kindesalter wurde früher auch als asthmatische Bronchitis oder spastische Bronchitis bezeichnet. Sie tritt vor allem im Kleinkind- bis Vorschulalter episodisch oder wiederkehrend auf. Typisch ist die Verlegung (Obstruktion) der Atemwege durch Schleimhautschwellung und Hypersekretion, weniger ausgeprägt auch durch Bronchospasmen. **Ursachen:**
- virusinduziert (meist Rhinovirus*, auch RSV, Corona-, Influenza-, Parainfluenza-, Adeno- und das humane Metapneumovirus)
- gehäuft in den Herbst- und Wintermonaten auftretend.

Klinik:
- 1–2 Tage nach Infektbeginn exspiratorisch pfeifendes Atemgeräusch (sog. Wheezing)
- teilweise erhebliche Atemnot
- je nach Schweregrad O_2-Sättigungsabfall
- Dauer 7–14 Tage
- anschließend symptomfreies Intervall (wichtiges Unterscheidungsmerkmal zum Asthma bronchiale).

Therapie:
- symptomatisch (Mukolytika*, ausreichende Flüssigkeitszufuhr)
- inhalative Beta-2-Sympathomimetika
- inhalative Glukokortikoide, bei schweren Episoden systemische Gabe
- O_2-Gabe bei Bedarf.

Bronchografie *f*: engl. *bronchography*. Röntgenologische Darstellung des Bronchialsystems in mindestens 2 Ebenen. Dabei wird ein jodhaltiges Kontrastmittel* in die zu untersuchenden Bronchialabschnitte injiziert zum Nachweis von Bronchiektasen*. Die Bronchografie wurde weitgehend durch hochauflösende CT (HRCT) ersetzt.
Vorgehen:
- Kontrastmittel-Injektion über halbstarren Katheter (z. B. Metras-Katheter), Doppellumentubus* (z. B. Carlens-Tubus) oder flexibles Bronchoskop
- durch Einblasen von Luft Doppelkontrastdarstellung des Bronchialbaums.

Bronchokonstriktionstest → Provokationstest, bronchialer

Bronchophonie *f*: engl. *bronchophony*. Beim Abhören der Lunge deutlich feststellbare Fortleitung der Sprache des Patienten über die Brustwand, v. a. bei höheren Frequenzen wie beim Flüstern von „66". Die Bronchophonie entsteht durch Verdichtungen des zwischenliegenden Lungengewebes (z. B. Infiltrat bei Pneumonie*).

Bronchoplastik *f*: engl. *bronchoplastic*. Operative Rekonstruktion der Kontinuität des Bronchialbaums durch broncho-bronchiale Anastomose.

Bronchopneumonie → Pneumonie

Bronchoskopie *f*: engl. *bronchoscopy*. Endoskopische Untersuchung des Tracheobronchialsystems mit starrem oder flexiblem Endoskop (Fiberbronchoskopie) in Lokalanästhesie oder Vollnarkose (Beatmungsbronchoskopie). Die Bronchoskopie dient der Diagnostik, z. B. von Lungentumoren oder -infektionen, und wird therapeutisch eingesetzt, z. B. zur Fremdkörperentfernung oder Abtragung von Tumoren.

Indikationen: Diagnostisch
- z. B. bei: **1.** Tumor (siehe Abb. 1) **2.** unklarer interstitieller Lungenkrankheit* **3.** Infektion **4.** obstruktiver oder restriktiver Lungenkrankheit **5.** Verletzung
- zur direkten Betrachtung (als Weißlichtbronchoskopie oder ggf. als Autofluoreszenzbronchoskopie*, u. a. zur Tumorfrüherkennung)
- zur Materialgewinnung mithilfe von Spezialzangen, -nadeln, -bürsten oder -absaugkathetern (siehe Abb. 2)
- zur transbronchialen Lymphknoten- oder Tumorpunktion (TBNA, TBB) ggf. unter Durchleuchtung, sonografischer Kontrolle (endobronchialer Ultraschall*) oder CT-gestützt

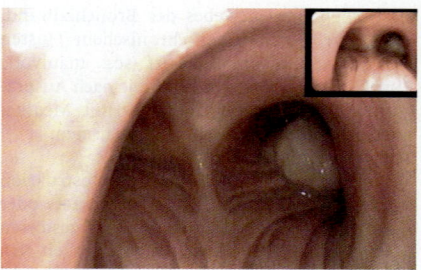

Bronchoskopie Abb. 1: Metastase eines Nierenzellkarzinoms mit Verlegung des rechten Hauptbronchus. [217]

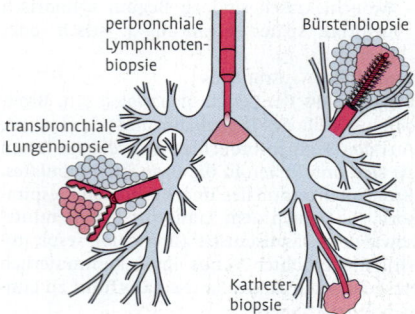

Bronchoskopie Abb. 2: Möglichkeiten der Gewebeentnahme.

- zur Instillation eines Röntgenkontrastmittels zur Bronchografie*, v. a. bei Verdacht auf Bronchiektasen* (weitgehend durch hochauflösendes CT ersetzt).

Therapeutisch z. B.
- zur Fremdkörperentfernung
- Blutstillung (Ballonkatheter)
- Stenteinlage bei Stenosen
- Abtragung von Tumoren (mechanisch oder mit Laser)
- zur endoskopischen Lungenvolumenreduktion* (ELVR)
- zur endobronchialen Bestrahlung (Afterloading*-Verfahren)
- zum Absaugen von Sekret, z. B. bei beatmeten Intensivpatienten.

Bronchospasmolysetest *m*: syn. Broncholysetest. Bestimmung von Sekundenkapazität* (FEV_1) und evtl. Atemwiderstand vor und ca. 10 Minuten nach Inhalation von Bronchospasmolytika. Der Bronchospasmolysetest ist positiv, wenn sich die FEV_1 um mindestens 15 % und mindestens 200 ml verbessert.
Indikation: Differenzialdiagnostische Abgrenzung von reversiblen Obstruktionen (Bronchospasmus*, Asthma* bronchiale) von partiell reversiblen (COPD) und irreversiblen Atemwegsobstruktionen (Lungenemphysem*).

Bronchospasmus *m*: engl. *bronchospasm*. Krampf der Bronchialmuskeln vor allem bei Asthma* bronchiale und obstruktiver Bronchitis*. Bronchospasmen kommen ebenfalls vor während der Anästhesie* bei operativen Manipulationen der Atemwege in zu flacher Narkose (z. B. bei einer endotrachealen Intubation), des Weiteren auch bei anaphylaktischen Reaktionen oder bei Aspiration*.

Bronchotomie *f*: engl. *bronchotomy*. Operative Eröffnung oder Durchtrennung eines Bronchus*, z. B. zur Entfernung eines festsitzenden Fremdkörpers.

Bronchus *m*: Teil der Atemwege* distal der Trachea*. Bronchien sind ausgekleidet mit Flimmerepithel* mit Becherzellen auf dicker Basalmembran und besitzen glatte, zirkuläre, in kleinen Bronchien schraubig angeordnete Muskulatur, außerdem Knorpelplatten sowie zahlreiche gemischte Drüsen. Vgl. Bronchialbaum* (Abb. dort).

Bronchusblockade *f*: engl. *bronchial block*. Isolierte Blockade eines Bronchus* mit einem Ballonkatheter* (z. B. Fogarty*-Ballonkatheter). Die Bronchusblockade wird z. B. zur Blutstillung bei Hämoptoe angewandt.

Bronchusblocker *m*: Unter bronchoskopischer Sichtkontrolle in einem Hauptbronchus zu platzierender, dünner Ballonkatheter* (Katheter mit Cuff*) in einem Endotrachealtubus. Bronchusblocker dienen der Ein-Lungen-Belüftung (ELV) oder zur selektiven Blockade eines Lungenlappenbronchus bei thoraxchirurgischen Eingriffen.

Formen:
- Bronchusblocker in Endotrachealtubus integriert
- Bronchusblocker zur Platzierung bei bereits intubiertem Patienten.

Siehe Abb.

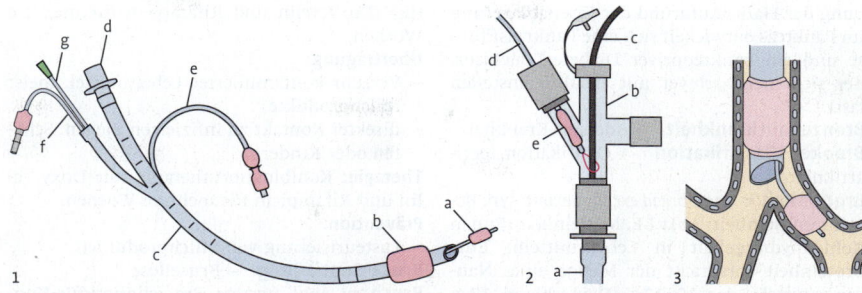

Bronchusblocker: 1: in Endotrachealtubus integriert; a: Blockercuff, b: Tubuscuff, c: Endotrachealtubus (mit integriertem Bronchusblocker), d: Konnektor, e: Lumen zum Tubuscuff, f: Lumen zum Blockercuff, g: Bronchusblocker (integriert in Endotrachealtubus); **2:** Bronchusblocker zur bronchoskopischen Platzierung bei bereits intubiertem Patienten; a: Endotrachealtubus, b: Adapter, c: Bronchoskop (distal in distale Führungsschlaufe des Bronchusblockers), d: Bronchusblocker, e: Blockercuff (ungeblockt); **3:** (Prinzip) distales Bronchusblocker-Ende in linken Hauptbronchus nach Platzierung (mit integriertem oder durch liegenden Endotrachealtubus) und Blocken unter bronchoskopischer Sicht.

Bronchusfistel *f*: engl. *bronchial fistula*. Krankhafte Verbindung von Bronchien mit Nachbarorganen der Lunge oder der Körperoberfläche. Ursachen sind Thoraxtraumen oder Tumoren. Betroffene husten insbesondere nach dem Trinken. Die Diagnostik sichern bildgebende Verfahren und eine Bronchoskopie. Behandelt wird je nach Befund mittels Drainage, operativ oder interventionell. Siehe Abb.

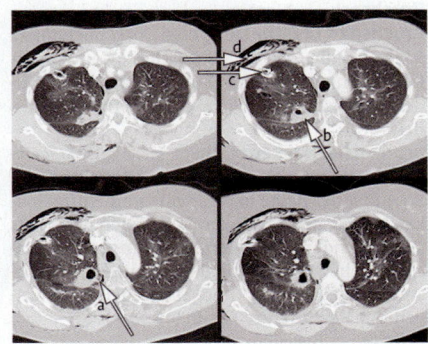

Bronchusfistel: Bronchopleurale Fistel (a) bei perforierter Lungenmetastase (b, nekrotisch) mit liegender Thoraxdrainage (c) im Bereich des Weichteilemphysems (d); thorakale CT; palliative Resektion zur Therapie der Fistel und des konsekutiven Empyems. [192]

Bronchusmanschette → Bronchoplastik

Bronchusriss *m*: engl. *bronchial rupture*. Ein- oder Abriss eines Bronchus, z. B. durch stumpfes Thoraxtrauma, v. a. bei Verschüttungstrauma. Bronchusrisse treten häufig im Kindesalter auf, meist ist der linke Hauptbronchus betroffen. Diagnostiziert wird mittels Bronchoskopie, die Behandlung erfolgt operativ (ggf. abwartendes Verhalten gerechtfertigt bei kleinem Riss).
Klinik:
- Mediastinalemphysem*
- Hautemphysem* oder Pneumothorax*
- bei inkomplettem Abriss oft narbige Stenose mit Atelektase* des nachgeschalteten Lungenlappens in der Folge.

Therapie:
- Sicherung der Atemwege (bronchoskopisch gestützte Intubation*, Bronchusblockade*) und schnellstmögliche operative Versorgung innerhalb von 8 h
- bei kleinem Bronchusriss (< 1/3 der Zirkumferenz) ggf. zunächst nur Verlaufsbeobachtung, da spontane Verheilung möglich ist.

Bronchusstenose *f*: engl. *bronchostenosis*. Verengung eines Bronchus durch Tumor, Fremdkörper, narbige Schrumpfung bei Infektionen oder postoperativ.

Bronchusstumpfinsuffizienz *f*: engl. *bronchial stump insufficiency*. Mangelnder Verschluss eines per Naht geschlossenen Bronchus nach Lungenresektion*. Eine Bronchusstumpfinsuffizienz ist eine schwere postoperative Komplikation, meist entwickelt sich nachfolgend ein Pleuraempyem*. In der frühen postoperativen Phase nach Pneumektomie* ist eine unverzügliche Reoperation erforderlich, mit ausreichender Drainage der Pleurahöhle.

Bronzediabetes *m*: engl. *bronze diabetes*. Spätsymptom der Hämochromatose* mit Bronzefär-

Bronzehautkrankheit
bung der Haut. Aufgrund der Eisenablagerung im Pankreas entwickelt sich eine Pankreasfibrose und ein pankreopriver Diabetes* mellitus, der sich meist schwer mit Insulin einstellen lässt.

Bronzehautkrankheit → Addison-Krankheit
Brooker-Klassifikation → Ossifikation, periartikuläre
Broteinheit *f*: engl. *bread exchange unit*; syn. Berechnungseinheit; Abk. BE. Maßeinheit für den Kohlenhydratgehalt in Lebensmitteln. Eine Broteinheit entspricht der Menge eines Nahrungsmittels, das 10–12 g (Deutschland 12 g, Österreich 10–12 g, Schweiz 10 g) an Kohlenhydraten* oder Zuckeralkoholen* enthält. Dabei wird der glykämische Index* der Lebensmittel nicht berücksichtigt.
Brown-Séquard-Syndrom *n*: engl. *Brown-Séquard syndrome*. Halbseitige Querschnittläsion* des Rückenmarks mit spastischen Lähmungen und Störung der Tiefensensibilität distal der Unterbrechung auf der Seite der Läsion sowie Herabsetzung oder Aufhebung der Schmerz- und Temperaturempfindung (dissoziierte Sensibilitätsstörung*) auf der Gegenseite. Die Berührungsempfindung ist meist beiderseits ungestört.
Brucella *f*: Weltweit verbreitete Gattung gramnegativer, aerober, kokkoider Stäbchen der Familie Brucellaceae. Brucellen (insbesondere Brucella abortus, Brucella melitensis) sind Erreger der Brucellose*, einer Zoonose*, die vom erkrankten Tier auf den Menschen übertragen wird. Das wichtigste Erregerreservoir bilden landwirtschaftliche Nutztiere. Der Nachweis erfolgt über die Kultur.
Erreger: Übertragung:
– Infektion des Menschen durch direkten oder indirekten Kontakt (unpasteurisierte Milch, Käse) mit erkrankten Tieren oder deren Ausscheidungen
– Übertragungen von Mensch zu Mensch sehr selten, u. a. über Stillen, Bluttransfusionen, cave: Aerosolbildung, z. B. bei Operationen von Knochen.
Brucella-Antikörper *m sg, pl*: syn. Brucellose-Antikörper. Antikörper* gegen Brucella-Spezies im Serum*. Indikation für die Bestimmung ist der Verdacht auf Brucellose*. Nur ein Titeranstieg ist beweisend für eine Infektion. Der Nachweis erfolgt mittels Mikroagglutinationstest, Komplementbindungsreaktion* oder ELISA.
Brucellose *f*: engl. *brucellosis*. Weltweit vorkommende, langwierige, fieberhafte Erkrankung hervorgerufen durch Brucella melitensis, Brucella abortus und Brucella suis. Die Übertragung auf den Menschen erfolgt durch den Verzehr nicht pasteurisierter Milch sowie durch engen Kontakt mit infizierten Tieren (Ziegen, Schafe, Schweine). Behandelt wird mit Antibiotika (Doxycyclin und Rifampicin für mehrere Wochen).
Übertragung:
– Verzehr kontaminierter Lebensmittel, meist Milchprodukte
– direkter Kontakt zu infizierten Ziegen, Schafen oder Rindern.
Therapie: Kombinationstherapie mit Doxycyclin und Rifampicin für mehrere Wochen.
Prävention:
– Pasteurisierung von Milchprodukten.
Bruce-Septikämie → Brucellose
Bruch *m*: engl. *fracture*. Bezeichnung für Knochenbruch (Fraktur*), Eingeweidebruch (Hernie*) oder Muskelbruch (Muskelhernie*).
Brucheinklemmung → Inkarzeration
Bruch-Entzündung *f*: syn. Hernien-Entzündung. Entzündliche Reaktion im Bruchsack bei bestehender Inkarzeration des Bruchinhalts aufgrund der bestehenden Mangeldurchblutung des Inkarzerates.
Bruch-Membran *f*: engl. *Bruch's membrane*; syn. Complexus basalis. Membran zwischen der Choriokapillaris und der Retina*. Die mittlere Schicht der Bruch-Membran besteht in der Mitte aus einem Netz elastischer Fasern, beidseits umgeben von Kollagenfibrillen. Den Abschluss bildet auf beiden Seiten eine Basallamina: außen die der choroidealen Kapillaren, innen die des retinalen* Pigmentepithels.
Anatomie: Teile des Musculus* ciliaris strahlen in die Bruch-Membran ein. Über diesen Muskel übt die Choroidea Zugkräfte auf die Linse* aus. In „Ruhestellung" flacht die Linse ab und ermöglicht so das Sehen in der Ferne (Fern-Akkommodation*).
Bruchoperation → Hernioplastik
Bruchoperation → Herniotomie
Bruchpforte → Hernie
Bruchsack → Hernie
Bruchspaltanästhesie *f*: engl. *local anaesthesia in the fracture gap*. Lokalanästhesie* durch perkutane Injektion eines Lokalanästhetikums in den Bruchspalt einer Fraktur, häufig bei Radiusfraktur.
Brudzinski-Nackenzeichen *n*: engl. *Brudzinski's sign*; syn. Nackenzeichen. Reflektorische Beugung der Beine in den Knie- und Hüftgelenken bei raschem passivem Vorbeugen des Kopfs am liegenden Patienten. Das Brudzinski-Nackenzeichen ist positiv bei Meningitis*, Subarachnoidalblutung* und anderen Erkrankungen mit Reizung der Hirnhäute.
Brücke → Brückenzahnersatz
Brücke → Pons
Brückenkolobom *n*: engl. *bridge coloboma*. Von normal gebildetem Gewebe unterbrochenes Kolobom* (angeborene oder erworbene Spaltbildung) der Netz- bzw. Aderhaut, meist lokalisiert im nasalen unteren Quadranten. Kolobome können zu Sehstörungen führen. Eine kausale Therapie existiert nicht, eine Korrektur von Sehfehlern mit Brille oder speziellen Kontaktlinsen ist möglich.
Brückenlappen → Hautlappen
Brückenzahnersatz *m*: engl. *fixed partial denture*. An angrenzenden Zähnen, Zahnwurzeln oder dentalen Implantaten* verankerter Zahnersatz (in der Regel festsitzend).
Brückner-Test *m*: engl. *Brückner test*. Orientierendes Untersuchungsverfahren zur Prüfung der Klarheit der brechenden Medien des Auges und eines Strabismus* mittels eines Ophthalmoskops.
Vorgehen: Der Untersucher blickt aus 1–2 m Entfernung durch ein direktes Ophthalmoskop, dessen Lichtkreis beide Augen einschließt.
– physiologischer Befund: rötlich-orange leuchtende Pupillen
– pathologischer Befund: 1. weißer Reflex, sog. Leukokorie*, z. B. beim Retinoblastom* 2. gräulicher oder fehlender Reflex bei Trübung der brechenden Medien, z. B. infolge Hornhauttrübung, Glaskörpertrübung, Katarakt* (siehe Abb.) 3. hellerer Fundusrotreflex beim manifesten Schielen.

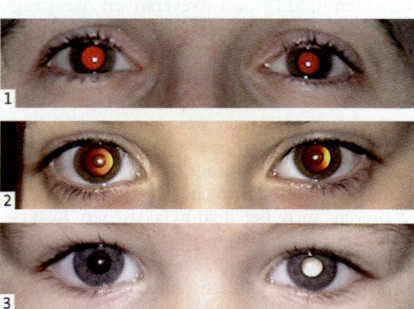

Brückner-Test: 1: physiologischer Befund mit rötlich leuchtenden Pupillen; 2: gräulicher Reflex und zentrale Trübungen bei beidseitiger Katarakt; 3: Leukokorie bei Retinoblastom des linken Auges. [162]

Brueghel-Syndrom → Meige-Syndrom
Brugada-Syndrom *n*: engl. *Brugada syndrome*. Seltene dominant erbliche Erkrankung mit charakteristischen EKG-Veränderungen, erhöhtem Risiko für ventrikuläre Tachyarrhythmie und für plötzliche Todesfälle infolge Kammerflimmerns bei unauffälliger kardialer Morphologie. EKG, elektrophysiologische Untersuchung (EPU) und ggf. Molekulargenetik mit Einteilung in 8 Typen sichern die Diagnose. Die Therapie ist symptomatisch.
Bruit de rappel → Mitralöffnungston
Brummen: Niederfrequentes Atemgeräusch bei der Lungenauskultation*. Es geht auf

Schwingungen des Sekrets zurück und verändert sich nach kräftigem Husten.
Brunhilde-Stamm → Poliomyelitis-Viren
Brunneriom n: engl. *Brunner's gland hyperplasia*. Lokalisierte Proliferation* bzw. Hyperplasie* von Brunner-Drüsen im Bulbus* duodeni. Selten adenomatöse Veränderung. Brunneriome sind meist asymptomatisch, bei Obstruktion oder Blutung werden sie chirurgisch entfernt.
Brustatmung f: engl. *costal breathing*; syn. Kostalatmung. Form der Atmung* mit Erweiterung des Brustraums durch Hebung der Rippen mittels Interkostalmuskulatur (Atemhilfsmuskeln). Diese normale Variante der Atmung tritt häufiger bei Frauen auf, z. B. infolge Einengung des Bauchraums durch Kleidung oder Schwangerschaft, außerdem als Schonatmung nach Operationen im Bauchraum.
Brustbein → Sternum
Brustbeinpunktion → Knochenmarkpunktion
Brustdrüse → Mamma
Brustdrüsenentzündung → Mastitis
Brustdrüsenschwellung, initiale f: engl. *breast engorgement*. Anschwellen der Brustdrüsen am 2. oder 3. postpartalen Tag über etwa 24 h, verursacht durch verstärkte Durchblutung und Beginn der Laktation. Im Wesentlichen handelt es sich um ein Ödem aufgrund der Abflussbehinderung in den Venen und Lymphbahnen. Der Begriff Milcheinschuss ist daher irreführend.
Therapie:
– regelmäßiges Anlegen des Kindes
– anschließend Kühlen der Brust
– Ausstreichen der Brust.
Brusternährungsset n: Flasche mit dünnem Schlauch, der an die Brustwarze reicht und das Verabreichen von Zusatznahrung während des Stillens ermöglicht.
Brustfell → Pleura
Brustfellentzündung → Pleuritis
Brusthöhle → Cavea thoracis
Brustimplantat n: engl. *breast implant*. Implantierbare Mammaprothese* zur Mammaaugmentation*, z. B. Silikonprothese oder auffüllbare Prothese mit Füllung aus Kochsalzlösung. Die Größe eines Brustimplantats wird in ml oder cm³ angegeben.
Aufbau:
– Hülle: 1. in der Regel aus weichem Silikon (glatt oder texturiert), seltener Mikro-Polyurethan-Schaum (MPS; höherer Schutz vor Kapselfibrose) oder Polyurethan 2. Form der Hülle symmetrisch (linsenförmig) oder asymmetrisch (tropfenförmig); bildet Form der weiblichen Brust im Stehen besser nach
– Füllung: 1. hochvernetztes, kohäsives Silikongel oder Kochsalzlösung (in Deutschland nur noch selten verwendet) 2. mit Ventil versehenes, mit Kochsalzlösung gefülltes Mammaimplantat kann als sog. Expander nachträglich zur Dehnung des Hautmantels aufgefüllt werden.
Brustkorb → Cavea thoracis
Brustkorbprellung f: engl. *chest contusion*; syn. Contusio thoracis. Stumpfes Thoraxtrauma* mit Atemnot und evtl. Herzrhythmusstörungen (bei Herzkontusion*). Plötzliche Druckerhöhung im Thorax bei reflektorischem Verschluss der Glottis kann zum akuten Blutrückstau in die Hals- und Kopfvenen führen und es kommt zu petechialen Hautblutungen, subkonjunktivalen Blutungen, intraokularen Einblutungen und beim Hochenergietrauma auch zur Lungenkontusion*.
Therapie:
– symptomatisch: Analgetika
– Behandlung vorhandener Begleitverletzungen
– ggf. Sauerstoffzufuhr und intensivmedizinische Überwachung.
Brustkrebs → Mammakarzinom
Brustlattich → Huflattich
Brustlymphknoten → Achsellymphknoten
Brustmilchgang → Ductus thoracicus
Brustpflege f: engl. *breast care*. Pflege der Brust und der Brustwarzen während der Stillzeit sowie in der postoperativen Versorgung nach Eingriffen oder Bestrahlung der Brust.
Brustschmerz → Mastodynie
Brustschmerz → Thoraxschmerz
Brustschmerz, akuter m: syn. akuter Thorax-Schmerz. Plötzlich auftretender Schmerz im Brustraum, der sofort abgeklärt werden muss, weil sich dahinter die folgenden fünf ernsthaften Krankheitsbilder verbergen können: Akutes Koronarsyndrom, Lungenembolie*, Aortendissektion*, Spannungspneumothorax, Boerhaave*-Syndrom.
Brustsuchreflex → Suchreflex
Brustwandableitungen f pl: engl. *precordial leads*. Registrierung eines EKGs durch Ableitung des Erregungsablaufs des Herzens in der Horizontalebene mithilfe von typischerweise 6 auf die Brustwand aufgesetzten Elektroden (Saugelektroden oder seltener Klebeelektroden).
Einteilung: Wilson-Ableitungen:
– unipolare Ableitungen
– Standardableitungen* im Rahmen eines Oberflächen-12-Kanal-EKGs: **1.** V_{1-6} (siehe Tab.) **2.** ggf. zusätzlich V_{7-9} (Verlängerung der V_{4-6}-Linie auf der posterioren Thoraxwand) **3.** ggf. V_R (rechtsthorakale Brustwandableitungen: V_{3R-4R}, möglich bis V_{9R}) sowie z. B. 2 ICR höher (auch V_{C2-3} für kraniale Ableitung zwischen 2. und 3. Rippe, z. B. V_{C2-3} entsprechend Brustwandableitung V_2; siehe Abb. 1)

Brustwandableitungen: Elektrodenlokalisationen für die Wilson-Ableitungen V_{1-6}.

Wilson-Ableitungen	Lokalisation horizontal	vertikal
V_1	rechts parasternal	4. ICR
V_2	links parasternal	
V_3	zwischen V_2 und V_4	5. Rippe
V_4	linke MCL	5. ICR
V_5	vordere linke Axillarlinie	
V_6	mittlere linke Axillarlinie	

ICR: Interkostalraum; MCL: Medioklavikularlinie

Brustwandableitungen Abb. 1: Unipolare Brustwandableitungen nach Wilson; V_{1-6} im Rahmen eines Standard-Oberflächen-EKG; ggf. zusätzlich posteriore (V_7 in hinterer Axillarlinie, V_8 in Skapularlinie, V_9 in linker Paravertebrallinie), rechtsthorakale (z. B. V_{3R-4R}) sowie kraniale Ableitungen, hier gezeigt im 2. ICR entsprechend V_2 (V_{2C2-3}) und im 3. ICR entsprechend V_4 (V_{4C3-4}).

Nehb-Ableitungen
– bipolare Ableitungen (D, A, I; siehe Abb. 2)
– bilden das sog. kleine Herzdreieck
– zusätzliche EKG-Ableitungen v. a. zur Beurteilung der Herzhinterwand.

Brustwandflattern

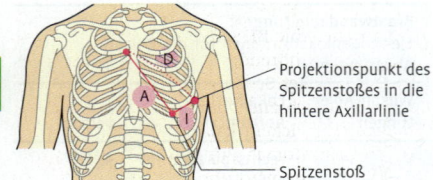

Brustwandableitungen Abb. 2: Bipolare Brustwandableitungen nach Nehb; D: dorsal; A: anterior; I: inferior.

Brustwandflattern → Atmung, paradoxe
Brustwandtumoren m pl: engl. *chest wall tumors*. Im Bereich der Brustwand lokalisierte Tumoren, die in ca. 60 % der Fälle maligne sind.
Einteilung:
- von den Weichteilen ausgehende Brustwandtumoren: **1.** benigne: Adenom* (z. B. Haut, Mamma), Lipom*, Rhabdomyom, Fibrom*, Neurinom*, Angiom* **2.** maligne: malignes Melanom*, Sarkom*, Metastasen
- von Lunge und Pleura ausgehende Brustwandtumoren: peripheres Lungenkarzinom* (sog. Ausbrechertumor, Pancoast*-Tumor), Mesotheliom*
- vom Skelett ausgehende Brustwandtumoren: **1.** benigne: Chondrom*, Osteochondrom*, Riesenzelltumor*, Knochenzyste*, benigne Knochentumoren* **2.** maligne: osteogenes Sarkom, Ewing*-Sarkom, Myelom*, Metastasen.

Brustwarze f: engl. *mamilla*; syn. Mamille. Stark pigmentierter, runder Gewebebezirk in der Brustregion, der von einem Warzenhof (Areola* mammae) umgeben ist. In die Brustwarze münden die 12–20 Ausführungsgänge (Ductus lactiferi) der Milchdrüsen. Gefäßfüllung und Kontraktion glatter Muskelzellen unter der Brustwarze und dem Warzenhof führen zur Erektion der Brustwarze. Siehe Abb.

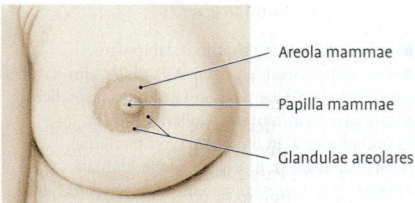

Brustwarze: Weibliche Brustdrüse mit Brustwarze. [4]

Brustwarzenhof → Areola mammae
Brustwarzenplastik → Mamillenplastik
Brustwickel m: engl. *chest compress*. Straffer, bei mittlerer Atemstellung von den Achselhöhlen bis unter den Rippenbogen angelegter Wickel* aus 2 Tüchern. Beim feuchten Brustwickel ist das Innentuch mit Wickellösung getränkt, beim trockenen Brustwickel werden beide Tücher trocken um die eingesalbte Brust gewickelt. Brustwickel werden bei Atemwegserkrankungen und Brustfellentzündung eingesetzt.

Bruxismus m: engl. *bruxism*; syn. Zähneknirschen. Nichtfunktionelle Kontakte der Ober- und Unterkieferzähne, welche sich in Form von Pressen oder Knirschen äußern, entweder als Schlafstörung (sleep bruxism) oder am Tage (awake bruxism). Beschwerden umfassen Attrition (Abrieb) der Zahnhartsubstanz, Abplatzungen von Zähnen oder Zahnersatz sowie Schmerzen in beteiligten Muskeln und Gelenken. **Ätiologie:** Die hergebrachte Ansicht, dass eine fehlerhafte Okklusion im Sinne einer peripheren Störung zum Bruxismus führt, wird zunehmend durch die Vorstellung einer Störung in Zentren des motorischen Cortex abgelöst. **Vorkommen:**
- bei psychischen Belastungssituationen (z. B. Stress*)
- gehäuft bei Kindern mit mentaler Retardierung* oder Enzephalopathie*
- selten aufgrund lokaler anatomischer Faktoren (z. B. kaufunktionell durch Okklusionshindernisse)
- selten im Rahmen orthopädischer (z. B. zu Schiefhaltungen führende Skeletterkrankungen) oder neurologischer Erkrankungen (z. B. Multiple Sklerose).

Klinik:
- Attrition der Zahnhartsubstanz
- Abplatzungen oder gar Frakturen von Zähnen und Restaurationen
- Schmerzen in den beteiligten Muskeln und Gelenken.

Therapie:
- Aufbissbehelf*
- Physiotherapie
- unter Umständen Psychotherapie.

Bryant-Dreieck n: engl. *Bryant's triangle*. Nahezu gleichschenkliges Dreieck aus der Verbindungslinie zwischen Spina iliaca anterior superior und Trochanterspitze, Verlängerungslinie der Femurachse über den Trochanter hinaus und einer Senkrechten von der Spina auf diese Linie. Siehe Abb.

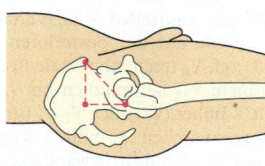

Bryant-Dreieck

Klinische Bedeutung: Ermöglicht Abschätzung des Trochanterstands. Bei Trochanterhochstand (z. B. bei Hüftgelenkluxation) ist die durch die Femurachse gebildete Kathete verkürzt.

Bryce-Smith-Salt-Tubus → Doppellumentubus
BSA: Abk. für → Serumalbumin, bovines
BSE: Abk. für → Bovine spongiforme Enzephalopathie
BSG: Abk. für → Blutkörperchensenkungsgeschwindigkeit
BSR: Abk. für → Bizepssehnenreflex
B-Streptokokken → Streptococcus agalactiae
B-Symptomatik f: engl. *B-symptoms*. Symptomkonstellation mit Fieber > 38 °C, Nachtschweiß und Gewichtsverlust von > 10 % des Körpergewichts in den letzten 6 Monaten als Parameter für die Stadieneinteilung maligner Lymphome. Im weiteren Sinne steht der Begriff für eine unspezifische Begleitsymptomatik bei konsumierenden Erkrankungen wie malignen Tumoren sowie schweren subakuten oder chronischen Entzündungen.
Einsatz: Bei der Stadieneinteilung von Hodgkin- und Non-Hodgkin-Lymphomen wird in der Ann-Arbor-Klassifikation das Vorliegen einer B-Symptomatik berücksichtigt.

BSZT: Abk. für Blutstammzelltransplantation → Stammzelltransplantation
BT: Abk. für → Basaltemperatur
BT: Abk. für → Beschäftigungstherapie
BT: Abk. für → Bildertest
BTB-Transplantat: Abk. für Bone-tendon-bone-Transplantat → Kreuzbandruptur
BtM: Abk. für → Betäubungsmittel
BtMG: Abk. für → Betäubungsmittelgesetz
BtMVV: Abk. für → Betäubungsmittel-Verschreibungsverordnung
BT-Shunt: Abk. für Blalock-Taussig-Shunt → Blalock-Taussig-Operation
BU: Abk. für → Berufsunfähigkeit
Bubble-Oxygenator → Oxygenator
Bubo m: Lymphknotenschwellung in der Leistenbeuge (Bubo = latein. Beule). Ein Bubo ist fast immer infektiös-entzündlich bedingt, z. B. bei Syphilis* (Bubo indolens, nicht schmerzhaft), Ulcus* molle, Lymphogranuloma* venereum und (Bubonen-) Pest*.
Bubonenpest → Pest
Bucca f: engl. *cheek*; syn. Wange. Teil des Gesichts, der sich vom Mundwinkel und Ohr zu Jochbogen und Unterrand der Mandibula erstreckt und seitlich vom Vestibulum oris begrenzt wird.
Anatomie: Passiv und aktiv beweglich durch den zur mimischen Muskulatur gehörigen Musculus* buccinator. Durch Erhöhung des Luftdrucks in der Mundhöhle kann die Wange stark gedehnt werden (sog. Pausbacken). Aus dieser Stellung kann durch Kontraktion des M.

buccinator ein gut dosierbarer Luftstrom erzeugt werden (sog. Trompetermuskel).

Buccinator: Abk. für → Musculus buccinator

Budd-Chiari-Syndrom n: engl. *Budd Chiari syndrome*. Abflussstörung des Bluts aus der Leber infolge einer Okklusion der Lebervenen, beispielsweise durch eine Thrombose. Ein akutes Budd-Chiari-Syndrom verursacht eine akute Stauungsleber mit Lebervergrößerung, Oberbauchschmerz, Übelkeit, Erbrechen und Aszites; ein chronisches führt zur Ausbildung einer Zirrhose mit portaler Hypertension und Ösophagusvarizen(-Blutung).

Ursachen: Z. B.
- Thrombophilie (z. B. Myeloproliferatives Syndrom)
- Schwangerschaft
- Tumor
- Vaskulitis
- Trauma
- Infektionen (z. B. Pertussis, Peritonitis)
- Arzneimittel (z. B. Chemotherapeutika, Thioguanin, Azathioprin, pflanzliche Alkaloide)
- Strahlentherapie.

Therapie:
- Antikoagulanzien
- Thrombolyse
- transjugulärer intrahepatischer portosystemischer Shunt* (TIPS)
- Lebertransplantation.

Budesonid n: Glukokortikoid* aus der Gruppe der Antiasthmatika*, Broncholytika und Rhinologika* zur inhalativen Anwendung u. a. bei Asthma* bronchiale und COPD sowie zur p. o. Anwendung bei Morbus* Crohn und Colitis* ulcerosa. Budesonid wirkt antiinflammatorisch, antiexsudativ, immunsuppressiv und antiallergisch, indem es die Produktion von Zytokinen* und Entzündungsmediatoren hemmt.

Bücktechnik, rückenschonende f: Rückenentlastende Techniken zum Bücken und Heben mit umstrittener positiver Wirkung. Bei der **horizontalen Technik** beugt man sich im Hüftgelenk mit geradem Oberkörper nach vorn. Bei der **vertikalen Technik** bleibt der Oberkörper aufrecht und die Beugung erfolgt im Kniegelenk (in die halbe Hocke gehen).

Bülau-Drainage f: engl. *siphon drainage*. Mit oder ohne Sog anwendbare Thoraxdrainage* mit lateralem Zugangsweg zum fortlaufenden Entfernen von Luft oder Flüssigkeit aus der Pleurahöhle*, z. B. bei Pneumothorax* (bei Spannungspneumothorax lebensrettend), Hämatothorax*, Serothorax*, Pleuraempyem* sowie nach thoraxchirurgischen Eingriffen (Thorakotomie*).

Prinzip:
- Einführen eines Drainageschlauchs in den Pleuraspalt mittels stumpfer Minithorakoto-

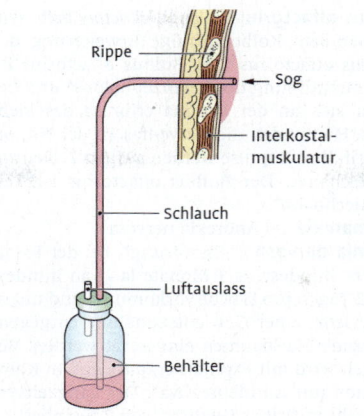

Bülau-Drainage

mie* im 4. oder 5. Interkostalraum* in der vorderen Axillarlinie (**Bülau-Drainage**)
- prinzipiell auch im 2. oder 3. Interkostalraum medioklavikular möglich (**Monaldi-Drainage**)
- Anlage der Drainage mit permanentem Sog von 5–20 cm H_2O (siehe Abb.).

Buerger-Syndrom → Thrombangiitis obliterans

Bürstenbiopsie f: engl. *brush biopsy*. Biopsie* mit Gewinnung von Zellmaterial insbesondere aus Hohlorganen (Bronchien, Ösophagus*, Magen*, Gallengang, Ureter*, Nierenbecken* u. a.) zur zytologischen Untersuchung unter Anwendung kleiner Kunststoff- oder Stahlbürsten, die über einen Führungskatheter bzw. den Instrumentenkanal eines Endoskops in das Organ eingeführt werden.

Bürstensaum m: engl. *brush border*. An der freien Oberfläche resorbierender Epithelzellen z. B. von Darm, Gallenblase oder Nierentubuli rasenartig angeordnete Mikrovilli*. Diese dienen der Oberflächenvergrößerung und sind mit Enzymen und Mikrofilamenten ausgestattet.

Bürstenschädel m: engl. *hair-on-end appearance*. Verbreiterung der Schädelkalotte mit Verschmälerung der Substantia corticalis (vgl. Knochengewebe*) und erheblicher Erweiterung der Diploe v. a. bei Thalassaemia major (siehe Thalassämie*) sowie seltener bei hereditärer Sphärozytose* und Sichelzellenanämie*.

Buffy Coat: Schicht aus Leukozyten und Thrombozyten zwischen Plasma und (sedimentierten) Erythrozyten, z. B. in einer frischen Vollblutkonserve. Sie bildet sich nach längerem Stehen und Zentrifugieren von ungerinnbar gemachtem Blut.

bukkal: engl. *buccal*. In Richtung der Wange, wagenwärts, zur Wange gehörend.

Bulbärhirnsyndrom, akutes n: engl. *acute bulbar syndrome*; Abk. BHS. Zu den Dezerebrationssyndromen* gehörendes Krankheitsbild infolge schwerer diffuser Schädigung der Medulla* oblongata, das sich aus einem akuten Mittelhirnsyndrom* entwickeln kann. Klinische Symptome sind tiefes Koma*, Pupillenerweiterung und zunehmende Atemstörungen.

Einteilung:
- BHS I: 1. tiefes Koma bei erloschener Spontanmotorik und fehlender Reaktion auf Schmerzreize 2. abnehmender Muskeltonus, zunehmende Pupillenerweiterung, flache unregelmäßige Atmung und erloschener okulozephaler Reflex
- BHS II: 1. völlige Reglosigkeit bei allgemeiner muskulärer Atonie 2. Pupillen maximal erweitert, Areflexie und Atemstillstand 3. rascher Übergang in den Hirntod*.

Bulbärparalyse f: engl. *bulbar paralysis*. Sammelbezeichnung für neurologische Krankheitsbilder, die durch umschriebene bilaterale Schädigung motorischer Hirnnervenkerne in der Medulla* oblongata entstehen. Klinisch zeigen sich Dysarthrie*, Aphonie* Störung der Schluck- und Kaubewegungen sowie Zungenatrophie.

bulbiformis: Zwiebelförmig; gleichbedeutend mit bulboides oder bulboideus.

Bulbokavernosusreflex m: engl. *bulbocavernosus reflex*. Durch sensorische Reizung der Glans penis oder des Clitoris ausgelöste Muskelkontraktion des M. bulbospongiosus und des M. ischiocavernosus (S2–S4). Es handelt sich um einen Fremdreflex. Nach spinalem Schock* (Koma-Diagnostik) ist der Bulbokavernosus-Reflex einer der ersten Reflexe, die wieder auftreten.

Bulbospongiosusreflex m: engl. *bulbospongiosus reflex*. Fremdreflex mit an der Peniswurzel tastbarer Kontraktion des Musculus* bulbospongiosus durch Reizung der Penishaut über afferente* sensible Fasern des Nervus* dorsalis penis und efferente* motorische Fasern des Nervus* pudendus zur Differenzialdiagnose von neurologischen und urologischen Blasenstörungen.

Bulbus aortae → Aorta

Bulbus duodeni m: engl. *duodenal cap*; syn. Ampulla duodeni. Der kurze erste Abschnitt (Pars superior) des Duodenums*. Der Bulbus duodeni stellt eine ampullenartige Erweiterung am Beginn der Pars superior dar und ist die häufigste Lokalisation gastroduodenaler Ulcera (siehe Ulcus* duodeni).

Bulbus oculi m: engl. *eyeball*; syn. Augapfel. Kugelförmiger Teil des Auges aus 3 Schichten, der die Augenkammern* mit dem Kammerwasser*, die Linse* und den Glaskörper enthält. Der Augapfel wird durch die äußeren Augenmuskeln* bewegt. Unter anderem dient er der Akkommodation* der Linse, der Produktion des

Bulbus olfactorius

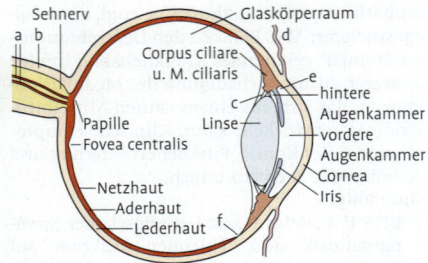

Bulbus oculi: a: Zentralgefäße; b: Sehnervenscheiden; c: Zonulafasern; d: Bindehaut; e: Iridokornealwinkel; f: Ora serrata retinae.

Kammerwassers und der Regulation des Lichteinfalls. Siehe Abb.
Aufbau: Die **äußere Augenhaut** (Tunica fibrosa bulbi) besteht aus der harten, weißen Lederhaut (Sklera*), in der vorn die uhrglasförmige, lichtdurchlässige Hornhaut (Cornea*) eingelassen ist. Die **mittlere Augenhaut** (Tunica vasculosa bulbi, Uvea) besteht aus
- Regenbogenhaut (Iris*): bildet verschieden gefärbt eine zentrale, kreisrunde Öffnung (Sehloch, Pupille*) und regelt durch glatte Muskeln die Pupillenweite und damit den Lichteinfall auf die Netzhaut
- Strahlenkörper (Ziliarkörper*, Corpus ciliare): **1.** befindet sich seitlich hinter der Iris und enthält Fortsätze, die das Kammerwasser produzieren **2.** über sich kreuzende Zonulafasern* ist der Ziliarkörper mit der Linse verbunden **3.** der M. ciliaris reguliert die Spannung der Zonulafasern und ist somit maßgeblich an der Regulation der Linsendicke (Akkomodation) beteiligt
- Aderhaut (Choroidea*): die gefäß- und pigmentreiche Aderhaut versorgt die Schichten des Augapfels mit Sauerstoff* und Nährstoffen*, insbesondere die äußeren Abschnitte der Netzhaut.

Die **innere Augenhaut** (Netzhaut, Retina) enthält die Sinneszellen (Fotosensoren). Die Stäbchen* (ca. 110–125 Mio.) unterscheiden hell und dunkel, die Zapfen* (ca. 6,6–7 Mio.) sind für das Farbensehen zuständig. Der gelbe Fleck (Macula* lutea) liegt in der Sehachse* und ist die Stelle des schärfsten Sehens (Fovea* centralis), die nur Zapfen enthält. Etwas nach medial versetzt liegt der Sehnervenkopf (Papilla nervi optici). Hier treffen sich die Nervenfasern des Sehnervs, bevor sie den Augapfel verlassen. Die Papille enthält keine Fotosensoren. An der Papille tritt die zentrale Netzhautarterie (A. centralis retinae) an die innere Oberfläche der Retina und verzweigt sich nach einem relativ konstanten Muster.

Bulbus olfactorius *m*: engl. *olfactory bulb*; syn. Riechkolben. Kolbenförmige Erweiterung des Tractus olfactorius. Der Bulbus olfactorius ist eine Ausstülpung des Telenzephalons* und befindet sich an der Lamina cribrosa des Siebbeins. Hier enden die Nervenfasern der Nn. olfactorii, ihre Impulse werden auf ein 2. Neuron umgeschaltet. Der Bulbus olfactorius ist Teil der Riechbahn*.
Bulimarexie → Anorexia nervosa
Bulimia nervosa *f*: Essstörung*, bei der Essattacken* mindestens 3 Monate lang an mindestens 2 Tagen pro Woche vorkommen und unangemessene, einer Gewichtszunahme entgegensteuernde Maßnahmen eingesetzt werden. Behandelt wird mit Psychotherapie*, ggf. in Kombination mit Antidepressiva*. Der Langzeitverlauf geht mit einer Letalität* von 2% einher.
Hintergrund: Häufigkeit: geschätzte Prävalenz 1–3% der Frauen und ca. 0,01% der Männer zwischen dem 18.–35. Lebensjahr. **Einteilung** (nach DSM-IV):
- Purging-Typ: **1.** auch Ess-Brech-Sucht **2.** Bulimia nervosa mit Gewichtskontrolle durch Purging*
- Nicht-Purging-Typ: **1.** Bulimia nervosa ohne Erbrechen **2.** Gewichtskontrolle durch Fasten und exzessive körperliche Betätigung.

Ätiologie:
- multifaktoriell
- Interaktion soziokultureller (z.B. Schlankheitsideal, genetischer, biologischer (Störung von Peptiden mit Relevanz für das Hunger- und Sättigungsgefühl wie Corticotropin*-Releasing-Hormon, Neuropeptid Y, Leptin*; gezügeltes Essverhalten), familiärer (Interaktionsstil oder entwicklungsbedingte Konflikte) und psychischer Faktoren (niedriges Selbstwertgefühl).

Klinik:
- Körperschemastörung*
- übermäßig von Figur und Gewicht abhängiges Selbstwertgefühl
- häufig Verheimlichung der Symptome
- z. T. vorausgehendes Übergewicht* oder Anorexia* nervosa
- mögliche Komplikationen beim Purging-Typ: **1.** Elektrolytstörungen (Hypokaliämie* und Hyponatriämie*) **2.** ggf. Herzrhythmusstörungen* **3.** epileptische Anfälle **4.** Ileus* **5.** schwere Zahnschäden bei häufigem Erbrechen **6.** ggf. Zyklusstörungen* (anovulatorische Zyklen oder Störungen der Lutealphase).

Therapie:
- Psychotherapie: **1.** kognitive Verhaltenstherapie* **2.** interpersonelle Psychotherapie* **3.** Förderung sozialer Kompetenz **4.** Einbeziehen von Angehörigen

- ggf. Antidepressiva: **1.** tricyclische Antidepressiva **2.** selektive Serotonin-Wiederaufnahme-Hemmer.

Prognose: Im Langzeitverlauf
- 50% Ausheilung (meist erst nach mehrjährigem Krankheitsverlauf)
- 30% teilweise Besserung
- 20% Chronifizierung (wobei tödliche Fälle viel seltener sind als bei Anorexia* nervosa).

Bulimie *f*: engl. *bulimia*. Anfallartig auftretendes Bedürfnis, eine bestimmte Form von Nahrung sofort zu sich zu nehmen (Heißhunger). Bulimie ist ein vieldeutiges Symptom mit organischen (z. B. Hypoglykämie*) oder psychischen Ursachen (z. B. Leitsymptom der Bulimia* nervosa).
Klinik und Therapie: siehe unter Bulimia* nervosa.
Bulinus → Schistosoma
Bulla *f*: syn. Blase. Über das Hautniveau erhabener, mit Flüssigkeit gefüllter Hohlraum. Die Bulla ist eine primäre Effloreszenz* und entsteht durch einfache Spaltung der Hautschichten. Ursachen sind beispielsweise Scheuerverletzungen, Verbrennungen*, Erfrierungen*, infektiöse Erkrankungen wie Herpes* simplex oder Autoimmunerkrankungen wie Pemphigus* vulgaris. Diagnostiziert wird klinisch, die betroffene Stelle schmerzt.
Bulldogklemme → Gefäßklemme
Bumetanid → Diuretika
Bundesärzteordnung → Approbation
Bundesärzteordnung → Arzt
Bundesinstitut für Infektionskrankheiten und nicht übertragbare Krankheiten → Robert Koch-Institut
Bundespsychotherapeutenkammer → Psychotherapeutenkammer
Bundesseuchengesetz → Infektionsschutzgesetz
Bunnell-Reaktion → Paul-Bunnell-Reaktion
Bunnell-Sehnennaht → Sehnennaht
Bunte Reihe *f*: engl. *Analytical Profile Index*; syn. Analytischer Profil-Index. Laborchemische Methode zur Identifizierung von Bakterien anhand verschiedener biochemischer Leistungen. In einer standardisierten Anordnung von Reagenzröhrchen werden u.a. Enzymaktivitäten, der Abbau von bestimmten Substraten* und die Bildung von Stoffwechselprodukten geprüft. Die Reagenzröhrchen werden zum Test mit einer Reinkultur* des zu testenden Bakteriums beimpft.
Kleine Bunte Reihe:
- traditionelle Methode
- zur Identifizierung von Darmbakterien (Enterobacteriaceae*)
- verwendete Nährmedien: **1.** Kligler-Agar **2.** Harnstoff-Agar **3.** MIO-Agar **4.** Simmons-Zitrat-Agar.

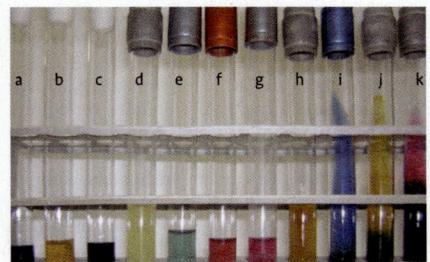

Bunte Reihe: Typisierung von Salmonella enterica durch biochemische Reaktionen; a: Laktose-Vergärung (–); b: Glukose-Vergärung (+) und CO_2-Bildung (+); c: Saccharose-Vergärung (–); d: Indol-Bildung aus Tryptophan (–); e: Malonat-Abbau (–); f: Lysindecarboxylase (+); g: Ornithindecarboxylase (+); h: Mannit-Abbau und Beweglichkeit (–/+); i: Citratverwertung (+); j: Dextrose-Harnstoff-Agar (+/–); k: Kligler-Medium (Laktose –, Glukose +, H_2S +). [185]

Erweiterte Bunte Reihe: Erweiterung der Kleinen Bunten Reihe um weitere Tests, z. B.:
– Indolbildung
– Methylrot-Probe
– Nitratreduktion
– Voges-Proskauer-Reaktion
– Zitrat-Verwertung
– SIM-Agar
– Gelatineverflüssigung
– Stärke-Hydrolyse
– Zellulose-Hydrolyse
– DNase
– Lysindecarboxylase
– Argininhydrolase.

Bewertung: Indikatoren als Zusatz in den meist flüssigen Nährböden reagieren durch Farbumschlag (infolge pH-Verschiebung) oder durch Farbreaktion (siehe Abb.). Das Ergebnismuster aller Reagenzröhrchen wird mit Referenztabellen verglichen, wodurch mit unterschiedlicher Wahrscheinlichkeit die Spezies des Bakteriums identifiziert werden kann.

Bunyaviridae *f pl*: syn. Bunyaviren. Familie kubischer RNA-Viren mit Membranhülle (⌀ 90–100 nm, zyklisch, segmentierte einzelsträngige RNA, hexagonal angeordnete Oberflächenprojektionen). Bisher werden den Bunyaviridae ca. 350 Virustypen zugeordnet.

Klinische Bedeutung: Zu den humanpathogenen Bunyaviridae gehören u. a. Bunyamwera-, California-Enzephalitis-, Hantaan-, Krim-Kongo-hämorrhagisches-Fieber-, Oropouche-, Puumala-, Rift-Tal-Fieber-, Sandmücken-Fieber-, Seoul- und Sin-Nombre-Virus. Sie verursachen beim Menschen fiebrige Infekte, z. T. mit Hämorrhagien und Beteiligung des ZNS.

Buphthalmus → Hydrophthalmus
Buprenorphin *n*: Agonistisch und antagonistisch wirkendes Opioidanalgetikum zur Behandlung von mäßigen bis starken Schmerzen sowie als Substitution bei Opioidabhängigkeit. Buprenorphin hat eine 30-mal höhere analgetische Potenz als Morphin*, aber ein geringeres Risiko für Abhängigkeit und Atemdepression. Es dämpft die Wirkung zentraler und peripherer schmerzleitender Neurone.

Bupropion *n*: Antidepressivum aus der Gruppe der selektiven Dopamin- und Noradrenalin-Wiederaufnahmehemmer. Es wird in Tablettenform eingesetzt bei depressiven* Störungen und zur Nikotinentwöhnung. Nebenwirkungen umfassen Schlafstörungen*, Kopfschmerzen* und seltener Veränderung der kardialen Erregungsleitung sowie Anämie*, Leukopenie* und Thrombozytopenie*.

Burch-Cowan-Operation → Kolposuspension
Burdach-Strang → Hinterstrang
Burgess-Amputation → Unterschenkelamputation
Buried-Bumper-Syndrom → Gastrostomie
Burkitt-Lymphom *n*: engl. *Burkitt's lymphoma*; syn. Burkitt-Tumor. Blastäres Non*-Hodgkin-Lymphom, endemisch bei Kindern in Afrika und häufig unter HIV*-Infektion. Klinisch zeigt sich oft ein extranodales Wachstum, die Diagnose erfolgt durch Immunphänotypisierung aus einer Gewebepunktion. Das Lymphom* zeigt ein aggressives Wachstumsmuster mit unbehandelt infauster Prognose, jedoch potenzieller Heilung durch hochdosierte Chemotherapie*.

Ätiologie: Das Epstein*-Barr-Virus (EBV) spielt eine wesentliche Rolle für das endemische Burkitt-Lymphom. Der Lymphomentwicklung geht die lange Periode einer mikrobiell verursachten polyklonalen B-Zell-Aktivierung voraus. Beim sporadischen Burkitt-Lymphom spielt eine EBV-Assoziation in etwa 30 % der Fälle eine Rolle.

Burned-out-Tumor *m*: engl. *burned-out tumor*. Sehr seltenes Auftreten von spontaner, partieller oder totaler Regression eines Keimzelltumors*, z. B. des Hodens*. Die Mechanismen des „burn-out" sind noch nicht abschließend erforscht. Diskutiert werden Immunantworten oder Ischämien* durch fehlende Vaskularisation.

Burner-Syndrom *n*: Verletzung eines oder mehrerer Nerven des Plexus brachialis durch Trauma, z. B. im Kontaktsport oder bei Verkehrsunfällen. Es kommt zum brennenden Schmerz, die EMG-Untersuchung kann bei Diagnosestellung helfen. Die Therapie ist konservativ, bei Therapieresistenz operativ.

Klinik:
– brennender Schmerz zwischen Arm und Schulter
– Ausstrahlung in den Arm
– bei schweren Verletzungen Lähmung des Arms.

Therapie:
– Sportpause, Ruhigstellung des Arms
– Schmerzmedikation
– nur bei lang anhaltenden Beschwerden mikrochirurgischer Eingriff in einigen Zentren möglich.

Burnett-Syndrom *n*: engl. *Burnett's syndrome*; syn. Milch-Alkali-Syndrom. Hyperkalzämie*, Hyperphosphatämie* und metabolische Alkalose* infolge längerer Zufuhr von Antazida* sowie größerer Mengen Milch. Klinische Symptome sind Übelkeit, Erbrechen, Schwindel, Ataxie*, Stupor*, Gelenkschmerzen und Polydipsie*. Ein unbehandeltes Burnett-Syndrom führt zu progredienter Niereninsuffizienz*.

Burning-Feet-Syndrom *n*: engl. *burning feet syndrome*. Anfallsweise, meist nachts auftretende schmerzhafte Parästhesie* (Brennen) der Füße infolge Polyneuropathie*.

Burning-Mouth-Syndrom *n*: engl. *burning mouth syndrome*. Komplexe, multifaktoriell bedingte Erkrankung mit unangenehmen, brennenden Parästhesien* an der Mundschleimhaut und insbesondere der Zunge. Ursachen sind endokrine Veränderungen (z. B. klimakterisches Syndrom*), Vitaminmangel, gastroösophagealer Reflux* und psychosomatische Störungen*. Therapiert wird durch Behandlung der zugrunde liegenden Ursache und ggf. symptomatisch mit Alpha-Liponsäure.

Burnout-Prophylaxe *f*: engl. *burnout prophylaxis*. Vorsorge zur Verhinderung eines Burnout*-Syndroms, v. a. durch regelmäßige Distanz zur Arbeit, Ausgleich zwischen Arbeit und Freizeit sowie durch bewusstes Bedenken der Arbeitssituation und der eigenen Möglichkeiten und Grenzen.

Vorgehen: Burnout-Prophylaxe ist auch eine Aufgabe des (Pflege-)Managements, z. B. durch
– gezielte Personalauswahl
– kompetenzadäquaten Einsatz von Mitarbeitern (keine dauerhafte Über- oder Unterforderung)
– Personalentwicklungsplanung
– Sorge für ein gutes, offenes Arbeitsklima
– Möglichkeit zur Supervision*
– Rückmeldung (negativ wie positiv zur Stärkung von Kompetenzen).

Burnout-Syndrom *n*: engl. *burnout syndrome*; syn. Burnout. Affektive Störung* mit diffuser Symptomatik als Reaktion auf chronischen Stress* und Überlastung besonders am Arbeitsplatz. Betroffene zeigen eine depressive Stimmungslage, Interessenverlust*, sozialen Rückzug und Erschöpfung, aber auch Unruhe, Schlafstörungen*, Angst* und Panikattacken so-

wie Suizidalität*. Die Behandlung erfolgt psychotherapeutisch, bei Bedarf in Kombination mit Antidepressiva*.
Erkrankung: Ätiologie: Diskrepanz von als belastend wahrgenommenen Arbeitsbedingungen und den individuellen Möglichkeiten, diese zu bewältigen. **Belastende Arbeitsbedingungen:**
- hohe Arbeitsbelastung mit unerfüllbaren Vorgaben
- unklare oder wechselnde Erfolgskriterien
- große Verantwortung unter Zeitdruck
- aber auch langweilige Routinen
- mangelnde Kontroll- und Einflussmöglichkeiten
- stark wechselnde Arbeitszeiten, Schichtdienst
- wenig Austausch mit Kollegen, schlechtes Betriebsklima
- mangelnde Anerkennung
- Angst um den Arbeitsplatz.

Persönlichkeitsfaktoren:
- hohe Ansprüche an sich selbst, Perfektionismus*
- eher schwach ausgeprägtes Selbstwertgefühl*
- geringe Toleranz für Kränkungen, Enttäuschungen oder Frustration
- großes Harmoniebedürfnis, Schwierigkeiten, „nein" zu sagen, Kompromisse einzugehen oder Aufgaben abzugeben
- fehlende sachliche Distanz zur Arbeit
- starke Identifikation mit dem beruflichen Erfolg, Misserfolge treffen tief und persönlich
- hohes Engagement.

Klinik:
- Gefühl, der beruflichen Aufgabe nicht mehr gewachsen zu sein, und geringe Selbstwirksamkeitswahrnehmung
- reduzierte Leistungsfähigkeit, Erschöpfung
- psychosomatische Störungen* wie Schmerzsyndrome, erhöhte Infektanfälligkeit*, Schwindel* oder Tinnitus*
- Depressivität* oder Aggressivität*
- erhöhte Suchtgefahr
- Unruhezustände, generalisierte Angst*, Panikattacken
- Schlafstörungen
- Distanzierung von anderen Menschen (sozialer Rückzug)
- Interessenverlust
- Selbstmordgedanken.

Therapie:
- Schwerpunkt auf Psychotherapie
- Entspannungsmethoden
- bei Schlafstörungen niederpotente Neuroleptika*
- bei komorbider Depression Antidepressiva*
- bei komorbider Angst- und Panikstörung SSRI oder SNRI

- bei ausgeprägter Symptomatik und Suizidgedanken Klinikeinweisung erwägen.

Burow-Dreieck → Hautlappen
Bursa omentalis f: engl. omental bursa; syn. Bauchfelltasche. Größter der intraperitonealen Recessus*. Die Bursa omentalis unterteilt sich in ein Vestibulum* bursae omentalis und einen Hauptraum mit 3 weiteren Räumen. Das Foramen* omentale zwischen Lig. hepatogastricum und Pars superior duodeni ist der einzige Zugang zur Bursa omentalis.
Begrenzung:
- vorn: kleines Netz und hintere Fläche des Magens*
- hinten: Zwerchfell*, links Nebenniere*, oberer Pol der linken Niere*, Pankreas* (bedeckt von Peritoneum parietale)
- unten: Mesocolon* und Colon transversum
- oben: Lobus caudatus der Leber*
- links: Lig. gastrosplenicum und Milz*.
Siehe Abb.

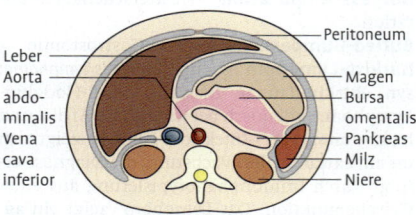

Bursa omentalis: Anatomische Verhältnisse. [4]

Bursa subacromialis f: engl. subacromial bursa. Schleimbeutel zwischen Akromion* und Schultergelenkkapsel bzw. den in oder auf der Kapsel verlaufenden Sehnen des M. supraspinatus und des M. biceps brachii. Die Bursa subacromialis erlaubt ein reibungsfreies Gleiten der Sehne und schützt die Gelenkkapsel.
Bursa subdeltoidea f: engl. subdeltoid bursa. Schleimbeutel zwischen M. deltoideus und Schultergelenkkapsel, der ein reibungsfreies Gleiten des Muskels ermöglicht.
Bursa subtendinea musculi subscapularis f: engl. subtendinous bursa of subscapularis. Schleimbeutel zwischen der Ansatzsehne des M. subscapularis und der Schultergelenkkapsel. Die Bursa subtendinea musculi subscapularis kommuniziert mit der Gelenkhöhle und erlaubt ein reibungsfreies Gleiten der Sehne.
Bursa synovialis f: engl. synovial bursa. Spaltartiger, Gelenkschmiere (Synovia) enthaltender Bindegewebssack (Schleimbeutel), der insbesondere an druckbelasteten Stellen liegt, also zwischen Knochen und Muskeln oder Sehnen sowie zwischen Gelenkkapseln und Sehnen. Die Bursa synovialis dient der gleichmäßigen Druckverteilung und dem reibungsfreien Gleiten der verschiedenen Strukturen.

Klinische Bedeutung: Bursen können auch mit Gelenkhöhlen kommunizieren, wodurch größere Ausstülpungen entstehen (z. B. Recessus suprapatellaris der Kniegelenkskapsel). Durch Überbeanspruchung, Infektion oder Verletzung kann es zur schmerzhaften Entzündung von Schleimbeuteln (Bursitiden) kommen. Schleimbeutel sind von Geburt an vorhanden, können sich an beanspruchten Stellen aber neu bilden.
Bursektomie f: syn. Schleimbeutel-Entfernung. Vollständige chirurgische Schleimbeutel-Entfernung, z. B. nach traumatischer Eröffnung (durch Sturz u. a.), Infektion oder bei chronischer Entzündung (Dauerreizung) insbesondere subkutan gelegener Schleimbeutel.
Bursitis f: Akute (seröse oder eitrige) bzw. chronische (Wandverdickung, Fibrinstränge, Hygrom) Schleimbeutelentzündung mit druckschmerzhafter Schwellung, evtl. Hautrötung und palpabler Fluktuation. Diagnostiziert wird klinisch und durch Ultraschall, behandelt mit antiphlogistischen Maßnahmen und bei chronischen Prozessen operativ (Bursektomie). Eine beruflich bedingte chronische Bursitis kann als Berufskrankheit anerkannt werden. Siehe Abb.
Ursachen:
- stumpfes Trauma
- mechanische Überbelastung (z. B. bei Fliesenleger, Reinigungsfachkraft oder bei überwiegend sitzender Bürotätigkeit)
- sekundäre Infektion bei penetrierender Verletzung
- degenerative Prozesse
- Gicht
- Arthritiden
- selten Infektionskrankheit (Tuberkulose, Gonorrhö, Arthritis).

Therapie:
- akute Bursitis: Ruhigstellung, Antiphlogistika, kühlende Umschläge, ggfs. Steroidinstillation
- chronische Bursitis: Bursektomie.

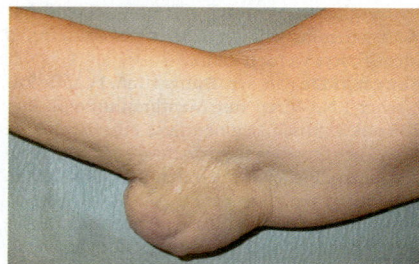

Bursitis: Klinisches Bild bei Bursitis olecrani. [212]

Bursitis olecrani f: Akute oder chronische Entzündung des Schleimbeutels am Ellenbogen (Bursa subcutanea olecrani). Abakterielle Entzündungen entstehen meist als Folge chronischer Überlastungen oder rheumatischer Erkrankungen, bakterielle Entzündungen hingegen als Folge offener Verletzungen. Die lokale, gerötete und überwärmte Schwellung ist diagnoseführend. Antiphlogistische Maßnahmen (Kühlung, NSAR) sind meist ausreichend.

Bursitis pedis anserini *f*: Schleimbeutelentzündung häufig mit Sehnenentzündung (Tendinitis), meist durch Überlastung, seltener durch akutes Trauma mit Schmerzen und Schwellung im Bereich des Pes anserinus. Betroffen sind Muskelansätze der Mm. semimembranosus, sartorius und gracilis an der anteromedialen Tibia. Die Diagnose wird klinisch und sonografisch gestellt. Behandelt wird konservativ.

Bursitis pharyngealis *f*: engl. *pharyngeal bursitis*; syn. Tornwaldt-Krankheit. Selten vorkommende Entzündung der Bursa pharyngea mit fötider Sekretion und möglicher Zystenbildung.

Bursitis praepatellaris *f*: engl. *prepatellar bursitis*. Akute oder chronische Entzündung des subkutanen Kniescheibenschleimbeutels (Bursa subcutanea prepatellaris). Die starke, druckschmerzhafte Schwellung des Knies ist diagnoseführend, muss aber von einem Kniegelenkerguss mittels Sonografie differenziert werden. Verursacht wird die Bursitis beispielsweise durch Infektionen, Traumata oder chronische Fehlbelastung. Eine antiphlogistische Behandlung ist meist ausreichend.

Bursitis subacromialis *f*: Akute oder chronische Schleimbeutelentzündung im Schultergelenk mit Schmerzen und Bewegungseinschränkung. Die Diagnose wird klinisch sowie mittels MRT gestellt. Die Therapie ist zunächst konservativ.

Bursitis trochanterica *f*: Meist akut verlaufende schmerzhafte Entzündung des Schleimbeutels im Hüftgelenk mit Ausstrahlung in Gesäß und Oberschenkel. Die Diagnose wird klinisch gestellt und kann durch MRT gesichert werden. Behandelt wird akut konservativ.

Burst-Neurone, exzitatorische *n pl*: engl. *excitatory burst neurons*; Abk. EBN. Im Colliculus superior gelegene Neurone, die 10 ms vor Sakkadenbeginn bis 10 ms vor Sakkadenende (Blickbewegungen*) eine Erregungsweiterleitung ins kontralaterale Gesichtsfeld* auslösen. EBN sind wichtig für die Sakkadengenerierung. Sog. Onmipause-Neurone hemmen die EBN, um eine Sakkadengenerierung während des Fixationsvorgangs zu unterdrücken.

Burst-Neurone, inhibitorische *n pl*: engl. *inhibitory burst neurons*; Abk. IBN. In der Formatio reticularis gelegene Neurone, die den kontralateralen Nucleus abducens hemmen und die Sakkadengenerierung (Blickbewegungen*) steuern.

Busch-Fraktur → Fingerfraktur
Busch-Fraktur → Fingerstrecksehnenabriss
Buschke-Löwenstein-Tumoren → Condylomata gigantea
Busse-Buschke-Krankheit → Kryptokokkose
Butanolgärung → Gärung
Buttersäure *f*: engl. *butyric acid*; syn. Butansäure. Gesättigte Fettsäure* mit typischem Geruch, z. B. in Schweiß, Fäzes (Kot), ranziger Butter, Sauerkraut und faulendem Eiweiß. Sie entsteht durch Buttersäuregärung, z. B. durch Darmbakterien. Als *iso*-Buttersäure (($CH_3)_2CH{-}COOH$) kommt sie z. B. in Kamillenöl vor. Salze der Buttersäure werden als Butyrate bezeichnet.

Buttersäuregärung → Gärung

Button-PEG *f*: Spezielle, kurze PEG-Sonde, deren Gesamtlänge dem Abstand Magenschleimhaut – Bauchdecke entspricht und die durch einen Ballon (ähnlich einem Cuff) im Magen sicher gehalten wird. Der Ballon wird über ein seitliches Ventil mit 5–7,5 ml sterilem Wasser oder isotoner Kochsalzlösung gefüllt.

Butylscopolaminiumbromid *n*: Spasmolytikum mit parasympatholytischer und ganglionär hemmender Wirkung, das oral oder rektal bei krampfartigen Abdominalbeschwerden eingesetzt wird. Butylscopolaminiumbromid bindet antagonistisch an muskarinerge Acetylcholin-Rezeptoren* und wirkt dadurch krampflösend.

Butyrophenone *n pl*: Gruppe von Neuroleptika*, die prä- und postsynaptische Dopamin*-Rezeptoren blockieren (hohe Affinität v. a. zum D_2-Rezeptor). Zu den Vertretern gehören Benperidol, Bromperidol*, Droperidol*, Haloperidol*, Melperon und Pipamperon*.

Butyrylcholinesterase → Cholinesterasen [Biochemie]

BV: Abk. für → Blutvolumen

BWG-Syndrom: Abk. für → Bland-White-Garland-Syndrom

BWS-Syndrom *n*: Sammelbegriff für Beschwerden und Schmerzen in der Brustwirbelsäule. Das BWS-Syndrom zeigt sich durch lokalen Druckschmerz, Klopfschmerzhaftigkeit und Atemschmerz. Ursächlich sind degenerative Veränderungen von Wirbelgelenken und Bandscheiben. Therapiert wird meist konservativ mit NSAR, Physiotherapie* und physikalischer Therapie.

Byler-Krankheit → Familiäre intrahepatische Cholestase

Bypass *m*: Umgehung oder Ausschaltung von verschlossenen oder stenotischen Gefäßen und Hohlorganen durch autogenes oder alloplastisches Material, wobei oberhalb und unterhalb des Hindernisses oder des ausgeschalteten Organs eine Anastomose* (Bypass) angelegt wird. Beispiele sind der aortokoronare Bypass* zur Behandlung der KHK und der Magenbypass.

Formen:
- in der Gefäßchirurgie: **1.** autogen: zumeist V. saphena magna, V. saphena parva oder A. thoracica interna für koronare oder periphere Gefäßbypässe **2.** allogen durch Gefäßprothese*
- in der Viszeralchirurgie: **1.** als Kurzschlussverbindung zur Umgehung inoperabler, stenosierender Prozesse in Dünn- und Dickdarm (z. B. Kolonkarzinom), zumeist mit Anschluss des Dünndarms unterhalb des Passagehindernisses **2.** als sog. Magenbypass zur Ausschaltung des Magens und proximaler Dünndarmanteile in der Adipositaschirurgie*

Bypass, aortokoronarer *m*: engl. *coronary artery bypass grafting* (Abk. *CABG*); syn. koronarer Bypass. Operative Bypass-Anlage zwischen Aorta (bzw. Arteria thoracica interna) und Koronararterie zur Umgehung einer Koronarstenose* bzw. eines -verschlusses.

Einteilung: Nach verwendetem Bypassgefäß (siehe Abb. 1):
- arteriell (arteriokoronarer Bypass): meist Arteria* thoracica interna (LIMA bzw. RIMA für left bzw. right internal mammary artery), selten A. radialis oder A. gastroepiploica
- venös (ACVB für aortocoronary venous bypass): v. a. V. saphena magna, seltener V. saphena parva.

Prinzip:
- OP unter Einsatz der Herz*-Lungen-Maschine (HLM) im induzierten Herzstillstand, auch ohne HLM am schlagenden Herzen (OPCAB für off-pump coronary artery bypass)

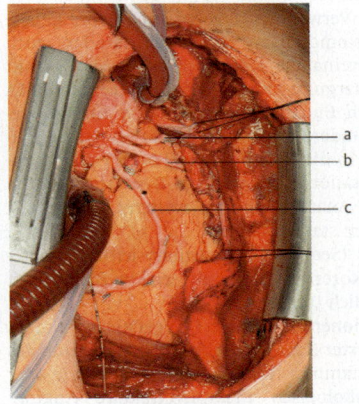

Bypass, aortokoronarer Abb. 1: Operationssitus; a: ACVB (Abk. für engl. aortocoronary venous bypass) auf RCX (Abk. für Ramus circumflexus arteriae coronariae sinistrae); b: ACVB auf Ramus diagonalis; c: ACVB auf RCA (Abk. für engl. right coronary artery). [205]

Bypass-Operation

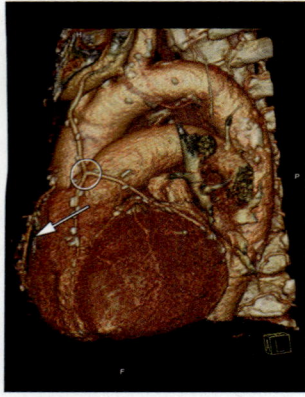

Bypass, aortokoronarer Abb. 2: Dual-source-CT (3D-Rekonstruktion); T-Graft (Kreis) zu RIVA (Abk. für Ramus interventricularis anterior; durch LIMA, Abk. für engl. left internal mammary artery) und RCX (Abk. für Ramus circumflexus; durch RIMA, Abk. für engl. right internal mammary artery) sowie arterieller Bypass mit A. radialis (Pfeil) auf RCA (Abk. für engl. right coronary artery). [121]

- operativer Zugangsweg in der Regel über mediane Sternotomie*
- sind isoliert Koronararterien der Herzvorderwand betroffen, Durchführung ggf. auch als minimal-invasive Chirurgie* über anterolaterale (Interkostalraum der linken Thoraxhälfte über dem Herzen) Minithorakotomie* (MIDCAB für minimally invasive direct coronary artery bypass)
- bei Verwendung mehrerer Bypassgefäße Anastomosierung unter Umständen auch untereinander möglich, z. B. als sog. T-Graft (Versorgung zweier Gefäßgebiete mit LIMA durch End-zu-Seit-Anastomose eines weiteren in der Regel arteriellen Bypasses, z. B. RIMA, in diese; siehe Abb. 2) oder Y-Graft (Implantation eines venösen Bypasses in Aorta und Anastomisierung weiterer Bypässe in diesen statt in Aorta)
- auch (Sequenzial-)Anastomosierung mehrerer Koronararterien mit einem Bypassgraft möglich (Jumpgraft*).

Indikationen: KHK mit Dreigefäßerkrankung, reduzierter Kammerfunktion, Stenosierung des Hauptstammes der linken Koronararterie oder pharmakologisch therapierefraktäre Angina* pectoris (in diesen Fällen bessere Ergebnisse gegenüber PCI).
Prognose: Patency* Rate nach 10 Jahren von LIMA > 90 %, von venösem Bypassgraft ca. 50 %.

Bypass-Operation f: Verfahren zur operativen Umgehung oder Überbrückung eines Verschlusses oder einer Stenose*. Bypass-Operationen werden häufig bei Gefäßkrankheiten oder im Verdauungssystem durchgeführt. Bei sekundärer Stenosierung ist eine Bypass-Reoperation nötig.
Formen:
- Gefäßtransplantation* mit autogener Vene oder alloplastischem Material zur proximalen und distalen seitlichen Anastomosierung bei Gefäßstenose oder -verschluss (funktionelle Rekonstruktion durch Schaffung eines künstlichen Kollateralkreislaufs); z. B. aortokoronarer Bypass* bei Koronarstenose* oder Umgehungsplastik bei peripherer arterieller Verschlusskrankheit (pAVK) der unteren Extremität (siehe Abb.) durch: 1. anatomischen Bypass: dem normalen Gefäßverlauf entsprechend, z. B. aorto-bifemoral, durch Anastomosierung einer Y-förmigen Gefäßprothese aus Kunststoff oberhalb der Aortenbifurkation und den Aa. femorales (z. B. bei Leriche*-Syndrom) 2. Crossover*-Bypass
- Anlage einer Kurzschlussverbindung bei Hohlorgan, das durch inoperablen Tumor stenosiert oder verschlossen ist (z. B. Gastroenterostomie* bei fortgeschrittenem Pankreaskopfkarzinom).

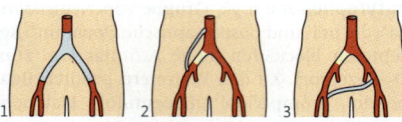

Bypass-Operation: Formen bei Verschluss der Aorta abdominalis bzw. der A. femoralis; 1: aorto-bifemoral (Y-Bypass); 2: aorto-femoral; 3: femoro-femoral (Crossover-Bypass).

BZ: Abk. für → Blutzucker
B-Zell-aktivierender Faktor der TNF-Familie m: engl. B-lymphocyte stimulator (Abk. BLyS); syn. TALL-1; Abk. BAFF. Von neutrophilen Granulozyten*, Monozyten* und Makrophagen* produziertes Zytokin aus der TNF-Superfamilie mit spezifischer Wirkung auf die B-Lymphozyten-Überlebensdauer und -Differenzierung. Einige Autoimmunkrankheiten, z. B. SLE und rheumatoide Arthritis*, sind assoziiert mit erhöhten BAFF-Konzentrationen im Serum*. BAFF ist kein Routineparameter und wird v. a. zu Studienzwecken bestimmt.
B-Zell-Antigen-Rezeptor m: engl. B-Cell Antigen Receptors; syn. B-Zell-Antigenrezeptoren. Auf der Membran von B*-Lymphozyten befindliches Immunglobulin*. Auf reifen, naiven B-Lymphozyten befinden sich Rezeptoren* der Immunglobuline IgM und IgD. Im Rahmen der T*-Zell-abhängigen B*-Zell-Aktivierung kommt es zu einem Immunglobulin*-Klassenwechsel des Rezeptors, der entweder auf Gedächtniszellen* verbleibt oder von Plasmazellen* als Antikörper* sezerniert wird.
Klinische Bedeutung: Defekte des B-Zell-Antigen-Rezeptors führen zu einer verminderten Antigenproduktion, Störungen in der Signaltransduktion, Autoimmunität* und Immundefizienz.
B-Zellen: Abk. für → B-Lymphozyten
B-Zell-Non-Hodgkin-Lymphom n: syn. B-Zell-NHL. Sammelbegriff maligner Erkrankungen, die sich von B*-Lymphozyten ableiten. Die Erkrankung tritt meist im Lymphknoten*, aber auch in Knochenmark und Milz* auf. Unterschieden werden zahlreiche verschiedene Subtypen, die sich bezüglich Krankheitsverlauf, gewählter Therapiemodalität und Prognose grundsätzlich unterscheiden.
Formen: Die klinische Einteilung erfolgt nach dem Wachstumsmuster des B-Zell-Non-Hodgkin-Lymphoms (B-NHL) in indolente (niedrigmaligne) und aggressive (hochmaligne) Formen. Des Weiteren kann eine histologische Einteilung, basierend auf dem Reifungsgrad der B-Zelle erfolgen.
Klinik: Als häufigstes Symptom tritt eine schmerzlose Lymphknotenvergrößerung auf. Andere lymphatische Organe (Mandeln, Milz, etc.) können ebenfalls betroffen sein. Allgemeinsymptome wie Abfall der Leistungsfähigkeit, Schwäche, Blässe, Infektneigung oder Blutungszeichen sind oft Vorboten der Erkrankung. Sehr häufig kommt es zum Auftreten von B*-Symptomatik:
- Fieber (über 38,5 °C ohne Infekt)
- Gewichtsverlust (von über 10 % des Körpergewichts, ungewollt und ohne erkennbare andere Ursache)
- Nachtschweiß.

Zur Stadieneinteilung ist weltweit die Ann-Arbor-Klassifikation in Gebrauch.
Therapie: Die Therapieoptionen variieren enorm zwischen den unterschiedlichen Subtypen und reichen von beobachtendem Verhalten bis zu intensiver Chemotherapie* und Bestrahlung.
B-Zell-Wachstumsfaktor m: engl. B-cell growth factor (Abk. BCGF). Klinisch ungebräuchliche Bezeichnung für Substanzen, welche die Proliferation und Differenzierung von B*-Lymphozyten stimulieren, z. B. Interleukine* (IL-1, -2, -4, -5, -6) sowie TNF und Interferon*-γ.
BZ-Messung: → Blutzuckerselbstmessung

C: Abk. für → Clearance
C: Abk. für Coulomb bzw. Grad Celsius (korrekt: °C) → Coulomb
C: Abk. für → Cystein
C: Abk. für → Cytosin
C: Abk. für → Kohlenstoff
C: Abk. für Komplement → Komplementsystem
Ca: Abk. für → Karzinom
C3a → Komplementfaktor C3
CA: Abk. für cancer antigens → Tumorantigene
CA 125 *n*: engl. *Cancer Antigen 125*; syn. CA-125 Antigen. Tumormarker*, der v. a. der Verlaufs- und Therapiekontrolle von Ovarialkarzinomen* dient. Erhöhte Werte findet man aber auch bei zahlreichen anderen malignen und benignen Erkrankungen, beispielsweise bei Pankreaskarzinom*, Leberzellkarzinom oder Endometriose*. Für die Diagnostik eines Ovarialkarzinoms sind daher weitere Untersuchungsergebnisse zu berücksichtigen.
CA 15-3 *n*: engl. *Mucin-1*; syn. Epitheliales Membranantigen. Tumormarker* mit hoher Spezifität* für Mammakarzinome*. Aufgrund seiner geringen diagnostischen Sensitivität dient CA 15-3 der Therapie- und Verlaufskontrolle, nicht jedoch der Diagnosestellung. Erhöhte Werte findet man bei fortschreitendem Mammakarzinom, jedoch auch bei anderen gut- und bösartigen Erkrankungen, wie Mastopathie* und Ovarialkarzinomen*.
CA 19-9 *n*: engl. *CA-19-9 Antigen*; syn. Antigen CA-19-9. Tumormarker* für gastrointestinale Karzinome. CA 19-9 dient v. a. als Erstmarker in der Diagnostik und Nachsorge von Pankreaskarzinomen*. Weniger spezifisch und sensitiv ist es für Gallenwegskarzinome, Leberzellkarzinome, Magen- und kolorektale Karzinome*, wird hier jedoch teilweise als Zweitmarker verwendet.
Cabergolin *n*: Dopamin-Rezeptor-Agonist zur oralen Behandlung des Parkinson*-Syndroms und prolaktin-bedingter Erkrankungen sowie zum Abstillen. Cabergolin bindet selektiv an D$_2$-Dopamin*-Rezeptoren laktotroper Zellen der Hypophyse* und hemmt die Prolaktin*-Sekretion.
CABG: Abk. für engl. coronary artery bypass grafting → Bypass, aortokoronarer
Cabot-Ringe *m pl*: engl. *Cabot's bodies*. Mikroskopisch sichtbare (in Giemsa-Färbung rotviolette) Ringe oder Schleifen in Erythrozyten*. Sie treten auf bei megaloblastärer Anämie*, Bleivergiftung und anderen Störungen der Erythropoese sowie in einigen Fällen nach einer Splenektomie*. Vermutlich handelt es sich um Reste der Spindelfasern*.
Cabrera-Kreis *m*: engl. *Cabrera's circle*. Didaktisches Hilfsmittel zur Bestimmung des Lagetyps* des Herzens im EKG*. Der Cabrera-Kreis berücksichtigt im Vergleich zum Einthoven*-Dreieck alle Ableitungen der Frontalebene. Siehe Lagetyp* des Herzens (Abb. dort).
Cabrol-Operation *f*: engl. *Cabrol's operation*. Verfahren mit Ersatz von Aorta ascendens und Aortenklappe durch eine klappentragende Gefäßprothese* und Implantation der Koronararterien über zusätzlichen Prothesenarm, der die Koronararterien über End-zu-End-Anastomosierung miteinander verbindet und durch Seit-zu-Seit-Anastomose mit der Aortenprothese verbunden wird.
Prinzip: Siehe Abb.
Indikation: Aortenaneurysma* oder Aortendissektion* mit Aortenklappeninsuffizienz durch Dilatation des Aortenrings, wenn direkte Anastomosierung der Koronarostien (Bentall*-deBono-Operation) nicht möglich ist (Alternative insbesondere bei schwierigen anatomischen Verhältnissen).
CAD/CAM-Verfahren *n*: syn. **C**omputer **A**ided **D**esign/**C**omputer **A**ided **M**anufacturing Verfahren. Computergestützte Verfahren zur Herstellung von zahnärztlichen Modellen und Zahnersatz (Krone*, Brückenzahnersatz*) aus Dentallegierung*, Dentalkeramik* oder dentalen Kunststoffen.
Cadherine *n pl*: engl. *cadherins*. Kalziumabhängige transmembrane Glykoproteine*. Sie gehören zu den Zelladhäsionsmolekülen* und sind Bestandteil von adherens* junctions und Desmosomen*. Cadherine sind u. a. an der Regulation des Nervenzellwachstums beteiligt.
Klinische Bedeutung:
– DNA-Sequenzvarianten in CDH-9- und CDH-13-Genen sind assoziiert mit Autismus*-Spektrum-Störungen mit jeweils geringer Risikoerhöhung in der genomweiten Assoziationsstudie (GWAS)
– DNA-Sequenzvarianten im CDH-13-Gen sind assoziiert mit ADHS* (geringe Risikoerhöhung in GWAS) und zeigen geringer ausgeprägte genetische Assoziationen mit Amphetaminabhängigkeit und Schizophrenie
– Cadherine sind beteiligt an der Pathogenese blasenbildender Hauterkrankungen (u. a. Pemphigus* vulgaris und Pemphigus foliaceus).
Caecitas → Blindheit

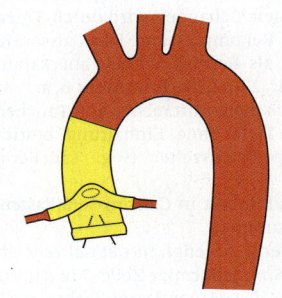

Cabrol-Operation: Schematische Darstellung.

Caecum → Zäkum
caeruleus: Blau, dunkelblau, himmelblau, bläulich.
Caeruloplasmin n: engl. *ceruloplasmin*; syn. Ferroxidase I; Abk. Cp. In der Leber synthetisiertes, kupferbindendes Alpha-2-Globulin. Bis zu 95 % des im Körper vorhandenen Kupfers liegt an Caeruloplasmin gebunden vor. Caeruloplasmin ist im Rahmen von Akute-Phase-Reaktionen verändert und diagnostisch wichtig für Morbus Wilson oder Morbus Menkes.
Cäsarenhals → Diphtherie
Café-au-lait-Fleck m: engl. *café-au-lait spot*; syn. Milchkaffeeflecken. Meist in früher Kindheit auftretende, gutartige, hellbraune Pigmentierung aufgrund benigner Melanozytenhyperplasie. Bei 6 oder mehr Flecken ist eine Neurofibromatose differenzialdiagnostisch auszuschließen. Eine Therapie ist nicht notwendig; wenn kosmetisch störend, kommt ggf. beim Erwachsenen der Rubinlaser zum Einsatz.
Klinik: Hell-blassbraune, homogene, scharf abgegrenzte, nicht erhabene und nicht palpable Hyperpigmentierung variierender Größe und Form, ohne Hypertrichose oder Follikelkeratosen (siehe Abb. 1 und Abb. 2).

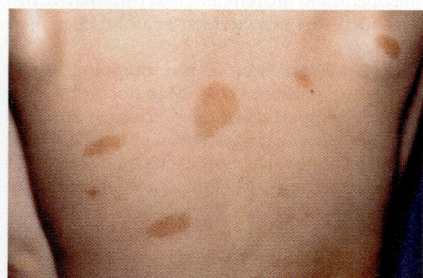
Café-au-lait-Fleck Abb. 1: Multiple Café-au-lait-Flecken bei Neurofibromatose. [74]

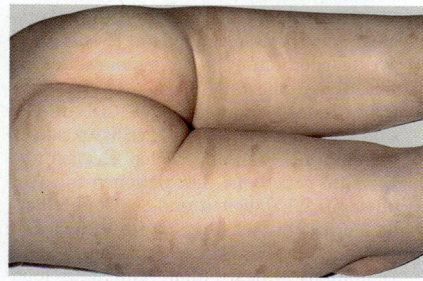
Café-au-lait-Fleck Abb. 2: Multiple Café-au-lait-Flecken. [29]

Cage m: Platzhalter für eine entfernte Bandscheibe, evtl. auch als Wirbelköperersatz (etwa nach Sinterung, Entfernung eines Tumors), der Stabilisierung in korrekter Wirbelsäulenposition dient. Verwendet werden Körbchen oder Ringe, z. B. aus Metall (meist Titan, evtl. drahierbar), Polyetheretherketon, Carbonfasern zur intervertebralen Implantation und Stabilisierung der Wirbelsäule.
Technik:
– Anwendung ggf. zusammen mit Knochenmaterial (autogen, zur knöchernen Durchbauung, z. B. aus entfernten Knochenteilen, oder aus dem Beckenkamm)
– evtl. zusätzliche Stabilisierung durch Osteosynthese mit Platte oder Fixateur* interne.
CAGE-Test [Alkoholabhängigkeit]: engl. *CAGE Questionaire*. Selbstbeurteilungsverfahren (Mayfeld et al., 1974) zur Erfassung einer potenziellen Alkoholabhängigkeit*. Erfasst werden vier Paramater (Cut-Down, **A**nnoyance, **G**uilt, **E**ye-Opener) über vier standardisierte Entscheidungsfragen. Zwei oder mehr positive Antworten deuten auf eine Alkoholabhängigkeit hin.
Fragenkatalog:
– Cut-Down: Hatten Sie schon einmal das Gefühl, dass Sie Ihren Alkoholkonsum einschränken sollten?
– Annoyance: Haben Sie sich darüber geärgert, wenn andere Personen Ihr Trinkverhalten kritisieren?
– Guilt: Haben Sie sich wegen Ihres Alkoholkonsums schon einmal schlecht oder schuldig gefühlt?
– Eye-Opener: Haben Sie jemals bereits morgens Alkohol getrunken, um Ihre Nerven zu beruhigen oder einen Kater loszuwerden?
Testdauer: Ca. 1 min.
CAIS: Abk. für complete androgen insensitivity syndrome → Androgenresistenz
Caisson-Krankheit f: engl. *decompression illness* (Abk. DCI); syn. Aeroembolismus. Bei zu raschem Druckabfall (Dekompression) nach Aufenthalt in Überdruck (Gefährdung bei > 10 kPa über normal) auftretendes Krankheitsbild. In schweren Fällen kann es zu Querschnittsläsionen kommen. Behandelt wird durch Sauerstoffgabe und Rekompression. Die Caisson-Krankheit kann als Berufskrankheit anerkannt werden (BK Nr. 2201). **Vorkommen:** u. a.
– bei zu raschem Auftauchen von Tauchern aus großer Tiefe ohne Einhaltung bestimmter Dekompressionszeiten (sog. Taucherkrankheit)
– nach Aufenthalt in Caisson-Senkkasten oder Druckkammer.
Cajal-Zellen f pl: engl. *interstitial cells of Cajal* (Abk. ICC). Spindelförmige Zellen* in der Tunica* muscularis des Magen-Darm-Trakts sowie anderer, extraintestinaler Organe. Spontanaktiv ermöglichen sie Aktionspotenziale*, die Kontraktionswellen auslösen und somit die Organmotorik steuern. Die Cajal-Zellen werden vom enterischen Nervensystem* innerviert.
Calcaneus → Kalkaneus
Calcaneus → Ossa tarsi
Calcidiol n: engl. *calcifediol*; syn. 25-Hydroxycholecalciferol. Biologisch schwach aktiver Metabolit und Speicherform des Cholecalciferols*. Calcidiol ist die Vitamin D-Form mit der höchsten Zirkulation im Körper und der beste Marker zur Bestimmung des Vitamin-D-Spiegels. Die Bestimmung erfolgt beispielsweise per Enzym*-Immunoassay oder Lumineszenz-Immunoassay.
Physiologie:
– Die Vitamin-D-25-Hydroxylase hydroxyliert Cholecalciferol zu Calcidiol.
– Dieses wird am Vitamin-D-bindenden Protein (DBP) transportiert.
– Die Synthese des aktiven Calcitriols* ist abhängig von der Calcidiol-Konzentration.
– Calcidiol bindet an den Vitamin D-Rezeptor (VDR).
– Die Halbwertszeit* beträgt ca. 3 Wochen.
Arzneimittel:
– Einsatz bei renaler Osteopathie* oder Vitamin-D-resistenter Rachitis*.
– Dosierung 2500–5000 IE/d p. o.
Referenzbereiche:
– Alter < 50 : 50–175 nmol/l (20–70 µg/l)
– Alter > 50 : 62,5–175 nmol/l (25–75 µg/l)
– Stillzeit und Dialyse-Patienten: 75–175 nmol/l (30–70 µg/l)
– aufgrund von schwankender Sonnenlicht-Exposition sind im Winter niedrigere Spiegel zu erwarten.
Die Referenzwerte sind methodenabhängig und dienen lediglich der Orientierung. Laborspezifische Referenzwerte sind zu beachten.
Indikation zur Laborwertbestimmung:
– Verdacht auf Vitamin D-Mangel
– Verdacht auf Vitamin D-Überdosierung bzw. -Intoxikation.
Material und Präanalytik:
– Serum*, Heparin*-Plasma oder EDTA*-Plasma
– Serum ist zu bevorzugen.
Bewertung:
– 25–50 nmol/l (10–20 µg/l) bzw. unter Referenzbereich: leichter Vitamin D-Mangel
– 12,5–25 nmol/l (5–10 µg/l): mittlerer Vitamin D-Mangel
– < 12,5 nmol/l (5 µg/l): schwerer Vitamin D-Mangel
– Konzentrationen < 50 nmol/l erhöhen das Risiko für einen sekundären Hyperparathyreoidismus*, da aufgrund des Vitamin D-Mangels weniger Kalzium* resorbiert wird

- \> 200 nmol/l (80 µg/l): Überdosierung einer Vitamin D-Therapie.

Praxishinweise:
- Blutentnahme morgens nüchtern, da eine Hyperlipoproteinämie* die Bestimmung beeinflusst
- bei Dialyse*: Blutentnahme vor der Dialyse
- Aktivierung von Cytochrom*-P-450, beispielsweise durch Antiepileptika*, begünstigt einen Vitamin D-Mangel
- weiterführende Untersuchung bei erniedrigter Calcidiol-Konzentration: Bestimmung von Kalzium, Phosphat*, Kreatinin*, Calcitriol und Parathormon* im Serum sowie Kalzium im Urin
- Ergebnisse zwischen verschiedenen Laboren sind nicht vergleichbar, da unterschiedliche Methoden angewendet werden.

Calcificatio → Kalziphylaxie
Calcificatio → Mikroverkalkungen
Calcificatio → Ossifikation
Calcineurin *n*: engl. *calcineurine*. Ca^{2+}-Calmodulin-aktivierte Protein-Phosphatase, die Nuclear Factor of Activated T Cells (NF-AT) in den Lymphozyten dephosphoryliert und dadurch aktiviert. Die immunsuppressive Wirkung von Ciclosporin* und Tacrolismus beruht auf der Hemmung von Calcineurin.

Calcineurin-Inhibitoren *m pl*: engl. *calcineurine inhibitors*; Abk. CNIs. Immunsuppressiva* zur topischen Anwendung bei atopischem Ekzem* und zur systemischen Anwendung gegen Abstoßungsreaktionen bei Transplantationen*. Calcineurin-Inhibitoren verhindern die Dephosphorylierung des Transkriptionsfaktors NF-AT durch Calcineurin*, wodurch die Zytokinproduktion (v. a. IL-2) blockiert und die T-Zell-Aktivierung reversibel gehemmt wird.

Vertreter:
- Tacrolimus*
- Pimecrolimus
- Cyclosporin A.

Calcinosis → Kalzinose
Calcinosis cutis *f*: syn. Hautverkalkung. Lokalisierte oder generalisierte Kalksalzablagerungen in Haut und darunter liegenden Geweben, sichtbar als harte Knötchen, z. B. an den Fingerbeeren und in Gelenknähe. Ursachen sind sekundäre Verkalkungen, systemische Bindegewebserkrankungen oder Störungen im Kalzium-Phosphat-Stoffwechsel. Behandelt wird die Grunderkrankung, schmerzende oder störende Knötchen werden exzidiert.

Erkrankung: Formen: Klinisch und pathophysiologisch werden 3 Formen unterschieden:
- Calcinosis dystrophica (häufigste Form) 1. als sekundäre Verkalkung umschriebener Hautveränderungen 2. als ausgedehnte Veränderungen z. B. bei Progressiver systemischer Sklerose*, CREST*-Syndrom, Dermatomyositis
- Calcinosis metabolica: 1. universale Form (Lipokalzinogranulomatose) 2. umschriebene Form (besonders an den Akren) bei peripheren Durchblutungsstörungen (Raynaud*-Syndrom, Akrozyanose*) und diffusen Erkrankungen des Bindegewebes
- Calcinosis metastatica (sehr selten): durch Störungen des Kalzium-Phosphat-Stoffwechsels (Hyperkalzämie* infolge vermehrten Abbaus von Knochen, Ablagerungen auch in Nieren, Magen und Lunge) bei: 1. Hyperparathyreoidismus 2. D$_3$-Hypervitaminose 3. Dihydrotachysterol-Dauermedikation 4. Knochenmetastasen.

Klinik:
- steinharte, weißlich-gelbe Knoten und Plaques unter der Haut
- vor allem an den Fingerbeeren, Ohrrändern, Gelenken und in gelenknahen Bereichen
- Perforation mit Entleerung krümeligen, kreidigen Materials möglich
- entzündliche Reaktionen möglich
- Schmerzen.

Therapie:
- Behandlung der Grunderkrankung
- bei entzündlichen Reaktionen evtl. Glukokortikoide* lokal
- Exzision schmerzhafter oder störender Herde.

Calcinosis intervertebralis *f*: engl. *chondritis intervertebralis calcanea*. Kalkablagerungen in den Disci intervertebrales infolge degenerativer oder (bei Kindern) entzündlicher Erkrankungen des rheumatischen Formenkreises sowie (meist) bei Ochronose*. Die Ablagerungen betreffen meist den Gallertkern, seltener den Faserring. Calcinosis intervertebralis ist häufig kombiniert mit Spondylosis* deformans oder Lipokalzinogranulomatose.

Calcinosis metabolica → Calcinosis cutis
Calcinosis metastatica → Calcinosis cutis
Calcipotriol *n*: Vitamin-D$_3$-Derivat, das bei Psoriasis* vulgaris topisch angewendet wird. Es hemmt die Proliferation von Keratinozyten*. Insgesamt dürfen nur 30 % der Hautfläche eingerieben werden, keinesfalls Kopf und Gesicht. Eine Kombination mit UV*-B-Therapie ist möglich. Kontraindikationen sind Schwangerschaft, Stillzeit sowie schwere Nieren- und Lebererkrankungen.

Calcitonin → Kalzitonin
Calcitonin-Stimulationstest → Pentagastrintest
Calcitriol *n*: syn. 1,25-Dihydroxycolecalciferol. Biologisch aktive Form des Cholecalciferols*, die durch Hydroxylierung von Calcidiol* (Speicherform von Vitamin D$_3$) in der Niere* entsteht. Es erhöht die Resorption von Kalzium* und Phosphat* im Dünndarm* sowie die Reabsorption in der Niere. Die Bestimmung erfolgt per Radio-Immunoassay oder ELISA.

Physiologie: Eigenschaften:
- Calcidiol wird am Vitamin-D-bindenden Protein (DBP) in die Niere* transportiert und dort zu Calcitriol hydroxyliert.
- Diese Reaktion wird von der 25-Hydroxyvitamin-D-1α-Hydroxylase katalysiert.
- Die Konzentration von Calcitriol spiegelt die Aktivität der 25-Hydroxyvitamin-D-1α-Hydroxylase wider.
- Calcitriol bindet an den Vitamin D-Rezeptor (VDR).
- Halbwertszeit* beträgt ca. 4 h.

Referenzbereiche:
- Erwachsene: 75–200 pmol/l (30–80 ng/l)
- Schwangere: 100–325 pmol/l (40–130 ng/l)
- alte Menschen: 63–125 pmol/l (25–60 ng/l)
- Kinder: 100–250 pmol/l (40–100 ng/l).

Die Referenzwerte sind methodenabhängig und dienen lediglich der Orientierung. Laborspezifische Referenzwerte sind zu beachten.

Indikation zur Laborwertbestimmung:
- Bestimmung des Vitamin D-Metabolismus
- Verdacht auf granulomatöse Erkrankung
- Verdacht auf Vitamin D-resistente Rachitis*.

Material und Präanalytik:
- Serum*, Heparin*-Plasma oder EDTA*-Plasma
- Serum ist zu bevorzugen.

Bewertung: Erhöhte Konzentrationen:
- im Wachstum
- in der Schwangerschaft
- bei Hypophosphatämie*
- bei Hyperparathyreoidismus*
- bei Sarkoidose* und weiteren granulomatösen Erkrankungen durch Aktivität einer extrarenalen 1α-Hydroxylase in Granulomen*
- Vitamin D-resistente Rachitis.

Erniedrigte Konzentrationen bei:
- Hyperphosphatämie*
- Vitamin D-abhängige-Rachitis
- Niereninsuffizienz*.

Verminderte Konzentrationen treten erst bei einem länger andauernden Vitamin D-Mangel ein, da niedrige Konzentrationen von Calcidiol zunächst einen sekundären Hyperparathyreoidismus und die 25-Hydroxyvitamin-D-1α-Hydroxylase induzieren.

Praxishinweise:
- Blutentnahme morgens nüchtern
- bei Dialyse*: Blutentnahme vor der Dialyse.

Calcium-Blocker → Kalzium-Antagonisten
Calciumkanal → Kalziumkanal
Calcium/Phosphor-Quotient → Kalzium/Phosphor-Quotient
Calculus *m*: Steinchen, Konkrement.
Calculus felleus → Gallenstein
Calculus salivalis → Sialolithiasis

Calculus vesicae → Blasenstein

Caldesmon *n*: Protein, das an Aktin*, Calmodulin, Tropomyosin* sowie Myosin* bindet und funktionell z. T. dem Troponin* der quergestreiften Muskulatur entspricht.

Caldwell-Luc-Operation *f*: engl. *Caldwell-Luc operation*. Radikaloperation bei Tumoren der Kieferhöhle (invertiertes Papillom, Karzinome). Die Kieferhöhle wird vom Mundvorhof (Fossa canina) aus unter Lokalanästhesie oder Intubationsnarkose operativ eröffnet. Die erkrankte Schleimhaut wird ausgeräumt und ein Fenster zum unteren Nasengang in der lateralen Nasenwand angelegt.

Caliciviridae *f pl*: Familie kubischer RNA-Viren ohne Membranhülle (⌀ 30–40 nm, ikosaedrisches Kapsid aus 180 Einheiten eines einzigen Proteins, einzelsträngige RNA mit 20–30 Genen). Caliciviridae werden in 2 humanpathogene Genera eingeteilt: Norovirus* und Sapovirus*.

Caliculi gustatorii → Geschmacksknospen

California-Enzephalitis *f*: engl. *California encephalitis*. In ländlichen Gebieten der USA auftretende Infektion des ZNS durch Viren der Familie Bunyaviridae* mit meist symptomlosem Verlauf oder milder Enzephalitis bzw. Meningitis.

Calix *m*: Kelch, Becher.

Calix renalis → Nierenkelche

Call-Exner-Körperchen *n sg, pl*: engl. *Call-Exner bodies*. Follikelähnliche Hohlräume, die in der Granulosazellschicht reifer Ovariolfollikel oder in Granulosa-Thekazelltumoren* vorkommen. Die Call-Exner-Körperchen enthalten eosinophiles, PAS-positives, eingedicktes Sekret und nekrotische Tumorzellen*.

Calliphora → Fliegen

callosus: Schwielig.

Callotasis → Kallusdistraktion

Calmette-Reaktion → Tuberkulinreaktion

Calor *m*: Wärme, Hitze, z. B. als Zeichen einer lokalen Entzündungsreaktion.

Calprotectin *n*: Protein im Zytoplasma neutrophiler Granulozyten und Monozyten, das zur Differenzierung zwischen entzündlicher Darmerkrankung und Reizdarmsyndrom* herangezogen wird. Es besteht aus S100A8 (Calgranulin A) und S100A9 (Calgranulin B) mit hoher Affinität für Kalzium und Zink.
Klinische Bedeutung: Leukozyten wandern bei entzündlichen Darmerkrankungen in das Darmlumen ein. Somit sind bei Entzündungen auch die neutrophilen Granulozyten im Darmlumen erhöht. Mit diesen korreliert die Calprotectin-Konzentration. Calprotectin im Stuhl ist somit ein guter Marker, der zwischen Entzündung (infektiös oder chronisch-entzündliche Darmerkrankung) und Reizdarmsyndrom differenzieren kann. Auch bei Neoplasien finden sich erhöhte Calprotectin-Werte.

Labor: Stuhlprobe
- ELISA
- immunologisch qualitativer Schnelltest.

Bei granulomatösen Erkrankungen wie z. B. der rheumatoiden Arthritis kann Calprotectin auch im Serum bestimmt werden. Seine Erhöhung spiegelt die Krankheitsaktivität wieder.
Referenzbereich: < 50 µg/g Stuhl.

Calvé-Legg-Perthes-Krankheit → Perthes-Calvé-Legg-Krankheit

Calvities → Alopezie

Camellia sinensis → Teestrauch

Camerae bulbi → Augenkammern

Cam-Impingement *n*: syn. Nockenwellenimpingement. Überwiegend bei Männern auftretendes, femorales Impingement*-Syndrom. Siehe Abb.

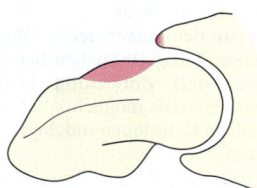

Cam-Impingement: Durch knöcherne Verdickung des Schenkelhalses kommt es zum Anschlagen an die Gelenklippe des Hüftgelenks.

cAMP *n*: syn. **Cyclo-A**denosin**m**ono**p**hosphat. Zyklisches Derivat von Adenosinmonophosphat (Adenosinphosphate*). cAMP ist der wichtigste second messenger und dient der Aktivierung der Proteinkinase A. Somit spielt es eine wichtige Rolle in der Signalübertragung von Hormonen wie Adrenalin* sowie in Stoffwechselvorgängen (z. B. durch CREB-Aktivierung).
Synthese und Abbau: Die Biosynthese von cAMP erfolgt mithilfe von G*-Protein gekoppelten Rezeptoren (GPCR), deren α-Untereinheit nach GTP-Bindung die Adenylylcyclase aktivieren. Diese katalysiert die Bildung von cAMP aus Adenosintriphosphat (ATP). Der Abbau von cAMP zu AMP erfolgt durch eine spezifische Phosphodiesterase*.

Campylobacter *m*: Zu den Campylobacteriaceae gehörende, gramnegative Stäbchenbakterien, von denen v. a. C. jejuni, C. coli und C. fetus als humanpathogene Erreger in Erscheinung treten. Eine Campylobacter-Infektion erfolgt hauptsächlich über den Verzehr kontaminierter tierischer Lebensmittel sowie über den Kontakt zu infizierten Tieren. Der Nachweis wird über die Kultur und Antigen-Tests erbracht.
Erreger: Übertragung: Menschen infizieren sich über direkten Tierkontakt (eher selten), indirekten Kontakt über kontaminierte Lebensmittel, insbesondere Geflügel (am häufigsten), sowie gelegentlich durch direkte Übertragungen, z. B. bei Kindern.
Medizinische Relevanz:
- Die Inkubationszeit beträgt zwischen 1 und 10 Tagen.
- Eine Campylobacter-Enteritis*, ausgelöst insbesondere durch **C. jejuni/C. coli**, äußert sich mit wässrig-breiigen, von Krämpfen begleiteten Durchfällen, die z. T. auch blutig sein können. Zusätzliches Fieber, Kopf- und Gliederschmerzen sind häufig.
- **C. fetus** kann vor allem bei immungeschwächten Patienten zu extraintestinalen Infektionen wie Peritonitis*, Salpingitis*, Cholangitis* und Meningitis* führen. Ebenfalls ist eine Übertragung von der Mutter auf das Kind perinatal oder intrauterin beschrieben, die zu Abort oder aber Sepsis und Meningitis des Kindes führt.
- **Komplikation:** Guillan-Barré-Syndrom.

Erreger-Empfindlichkeit: Antibiose mit einem Makrolid (1. Wahl Azithromycin*) oder Fluorchinolon. **Cave:** Inzwischen sind ca. 50 % der Stämme gegen Ciprofloxacin* resistent.

Campylobacter-Antikörper *m sg, pl*: Antikörper gegen Campylobacter* jejuni und Campylobacter coli. Indikation für die Bestimmung im Serum* ist der Verdacht auf eine reaktive Arthritis* oder ein Guillain*-Barré-Syndrom nach Campylobacter-Infektion. Der Nachweis erfolgt mittels Komplementbindungsreaktion* oder ELISA. Die Diagnose wird über eine Erregerzüchtung aus Körperflüssigkeiten bestätigt.

Campylobacter pylori → Helicobacter pylori

CA-MRSA → Methicillin-resistenter Staphylococcus aureus

Canales alveolares *m pl*: engl. *alveolar canals*. Oberkiefer: Knochenkanäle für Aa. und Nn. alveolares superiores zu den Zähnen. Unterkiefer: Knochenkanal (Canalis alveolaris inferior; Mandibularkanal), in welchem die sensiblen Äste (Rami dentales) des N. alveolaris inferior verlaufen. Diese treten am Foramen mentale wieder aus und innervieren das Weichgewebe im Kinn- und Lippenbereich.

Canaliculi lacrimales → Tränenapparat

Canaliculitis *f*: syn. Kanalikulitis. Entzündung der Mund- oder Tränenkanälchen durch Bakterien, Viren oder Pilze. Der häufigste Auslöser ist das Bakterium Actinomyces* israelii, prädisponierend sind Fremdkörper und Obstruktionen. Eine erregerspezifische, medikamentöse Therapie mit z. B. Antibiotika ist meist ausreichend. Bei bleibender Obstruktion werden die Canaliculi chirurgisch eröffnet.

Canalis analis → Analkanal

Canalis carpi → Karpaltunnel

Canalis centralis medullae spinalis *m*: engl. *central canal of spinal cord*. Zentralkanal des Rückenmarks* in der Substantia intermedia centralis, beim Erwachsenen meist verödet.

Canalis cervicis uteri → Cervix uteri

Canalis infraorbitalis *m*: engl. *infra-orbital canal*. Kanal im Oberkiefer zwischen Augenhöhlenboden und Dach des Sinus maxillaris.
Klinische Bedeutung: Im Canalis infraorbitalis verlaufen A. und N. infraorbitalis, deren Äste die Schleimhaut der Kieferhöhle erreichen, unter dieser zum Processus alveolaris ziehen, um die Incisivi, den Caninus und die Prämolaren des Oberkiefers sowie die vestibuläre Gingiva des Bereiches dieser Zähne zu versorgen. Der im Kanal verlaufende N. infraorbitalis ist Ziel der Infraorbitalanästhesie.

Canalis mandibulae *m*: engl. *mandibular canal*. Kanal im Unterkiefer, welcher A., V. und N. alveolaris inferior enthält. Diese versorgen alle Zähne und den größten Teil der vestibulären Gingiva des Unterkiefers.

Canalis nasolacrimalis → Tränenwege

Canalis obturatorius *m*: engl. *obturator canal*. Kanal lateral oben im Foramen* obturatum des Hüftbeins (Os* coxae). Er enthält die A. obturatoria, die V. obturatoria und den N. obturatorius. Klinisch relevant ist die Hernia* obturatoria.

Canalis opticus *m*: engl. *optic canal*; syn. Sehnervkanal. Knochenkanal im kleinen Keilbeinflügel (Ala minor ossis sphenoidalis), der die Augenhöhle (Orbita*) mit der mittleren Schädelgrube (Fossa cranii media) verbindet. Durch den Canalis opticus ziehen der N. opticus und die A. ophthalmica.

Canalis sacralis *m*: engl. *sacral canal*. Fortsetzung des Spinalkanals im Kreuzbein. Klinisch wird er für die Kaudalanästhesie genutzt, eine spezielle Form der Periduralanästhesie.
Klinische Bedeutung: Das Lokalanästhetikum wird über den Hiatus sacralis appliziert. Bei Kindern reicht die Anästhesie durch tiefstehenden Conus bis ca. zum Nabel, bei Erwachsenen wird sie als sakrale Umflutung in der Schmerztherapie bei Beteiligung der Cauda-Nervenwurzeln eingesetzt.

Canalis ulnaris → Guyon-Loge

Canalis vertebralis → Spinalkanal

cANCA: Abk. für engl. cytoplasmatic antineutrophil cytoplasmic antibodies → Anti-Neutrophilen-Zytoplasma-Antikörper

Cancer *m*: Krebs*, z. B. Karzinom*.

Candela *f*: engl. *candle*. SI-Basiseinheit der Lichtstärke*, Einheitenzeichen cd.

Candesartan *n*: Antihypertensivum aus der Gruppe der AT_1-Rezeptor-Antagonisten (Sartane), das auch bei Herzinsuffizienz* eingesetzt werden kann. Die blutdrucksenkende Wirkung kann durch NSAR wie Ibuprofen vermindert werden, da eine Kombination zu Nierenfunktionsstörungen führen kann. Es besteht ein erhöhtes Risiko einer Hyperkaliämie*, besonders in Kombination mit kaliumsparenden Diuretika*.

Candida *f*: Gattungsbegriff für Sprosspilze der Fungi* imperfecti, die den Endomycetes nahestehen. Die Gattung umfasst zahlreiche Arten, von denen einige medizinisch relevant sind. Die wichtigste fakultativ pathogene Art ist Candida* albicans. Einige Arten bilden auf Reisagar charakteristisches Pseudomyzel (bei Candida albicans Chlamydosporen terminal am Pseudomyzel).
Vorkommen: Candida-Pilze kommen in der Normalflora* der Schleimhaut von Mensch und Tier vor. Folglich handelt es sich bei Infektion um endogene* Infektionen (Ausnahme: Candidose des Neugeborenen).
Klinische Bedeutung: Candida-Arten, die klinisch relevante Infektionen beim Menschen (Candidosen*) auslösen:
– Candida* albicans (genaueres siehe Artikel)
– Candida auris: 1. gegen Fluconazol* resistenter Krankenhauskeim, der nur schwer laborchemisch nachweisbar ist 2. Auslöser von Harnwegsinfekten, Wundinfektionen und Sepsis* mit schlechter Prognose 3. Übertragung via Schmierinfektion* 4. zunehmende Verbreitung in Europa
– Candida tropicalis: 1. zweithäufigster Candida-Stamm (nach Candida albicans) 2. ubiquitäres Vorkommen 3. Auslöser von Harnwegsinfekten, Haut- und Nagelmykosen, Sinusitis, Sepsis* und systemischen Mykosen 4. prädisponierend sind Patienten mit Lymphomen*, Leukämien* und Diabetes 5. typische Antimykotika* sind wirksam
– Candida pseudotropicalis
– Candida glabrata: 1. häufiger opportunistischer Erreger von Soor* bei immunsupprimierten Patienten, z. B. bei AIDS 2. Auslöser von invasiven Kandidosen* und Sepsis* 3. Resistenz gegen Imidazolderivate*
– Candida krusei: 1. opportunistischer Erreger von systemischen Kandidosen bei Immunsupprimierten 2. bei Immunkompetenten: Auslöser von Windeldermatitiden, Haut- und Nagelmykosen und Vaginalsoor 3. Resistenz gegen Fluconazol* und Ketoconazol* 4. industrielle Anwendung: Fermentierung von Kakaobohnen
– Candida parapsilosis: 1. Auslöser von nosokomialen Kandidosen, Wundinfektionen und Sepsis bei Immunsupprimierten 2. typischer Erreger von Infektionen nach invasiven, operativen Eingriffen (Endokarditis nach kardiovaskulären Eingriffen, Peritonitis nach Peritonealdialyse, Endophthalmitis nach Linsenimplantation), von septischer Arthritis, Haut- und Nagelmykosen und Mykosen des Gastrointestinaltraktes
– Candida guilliermondii: 1. Luftkeim 2. Auslöser von Haut- und Schleimhautmykosen, Mykosen* des Darms und Sepsis* bei Immundefizienz 3. geringe Virulenz bei Immunkompetenten.

Candida albicans *f*: Grampositive, kapsellose, sprossende Hefe von ovaler bis rundlicher Form, teils mit grampositiven Pseudohyphen. Candida albicans ist fakultativ pathogen u. a. für Mensch, Meerschweinchen, Maus, Ratte und Geflügel und ist der häufigste Erreger der Candidose*. In Kultur vermehrt sich Candida albicans durch Sprossung (Blastosporen, Sprosszellen).

Candida-Antikörper *m sg, pl*: Antikörper* gegen Candida-Spezies im Serum*. Indikation für die Bestimmung ist die Diagnose von systemischen* Candida-Infektionen. Der Nachweis erfolgt mittels indirekter Hämagglutination* oder indirekter Immunfluoreszenz*. Die Sensitivität und Spezifität sind nur gering. Bei immunsupprimierten Patienten ist die Antikörperbestimmung aufgrund der ausbleibenden Immunantwort* nicht aussagekräftig.
Indikation zur Laborwertbestimmung: Zur Überwachung infektionsgefährdeter Patienten, z. B. Patienten unter Intensivpflege.

Candida-Granulom *n*: engl. *candida granuloma*; syn. Soorgranulom. Granulomentwicklung in der Haut oder Schleimhaut im Rahmen einer Candidainfektion durch Störung der zellulären Immunität. Candidagranulome treten gehäuft auf bei chronischer mukokutaner Candidose oder Immundefizienz. Die Diagnosestellung erfolgt klinisch und anamnestisch, therapiert wird mittels antimykotischer Lokaltherapie.

Candida-Mykose → Candidose

Candida-Nachweis *m*: syn. Hefepilz-Nachweis. Verschiedene Verfahren zum Nachweis von Candida-Spezies. Bei lokaler Besiedelung an Haut, Nägeln, Schleimhäuten, Darm und Körpersekreten erfolgt der Nachweis mikroskopisch im Nativpräparat oder in der Pilzkultur. Bei systemischer Candidiasis werden neben der Pilzkultur aus Blut auch Candida-Antigene, Candida-Antikörper oder Candida-DNA bestimmt (siehe auch Pilzdiagnostik*).
Referenzbereiche: Unterschiedlich je nach untersuchtem Material und je nach Methode. Beispiele:
– Pilzkultur aus Stuhlproben: $< 10^4$ Candida/g Stuhl bei natürlicher Besiedlung; Grauzone: 10^4–10^6 Candida/g Stuhl (kontrollbedürftig)
– Candida-DNA im Liquor*: nicht nachweisbar
– Candida-Antigen im Liquor: < 1 : 2
– Candida-Antikörper im Serum*: allenfalls leicht erhöhte IgG-Titer durch physiologische Schleimhautkolonisation.
Praxishinweise:
– Die Pilzkultur von Haut, Fuß- oder Fingernägeln braucht bis zu 3 Wochen für eine sichere Befundung.

Candidavulvitis

- Lokale Abstriche am besten aus dem Randbereich des Befalls entnehmen, dort ist die Pilzkonzentration am höchsten.
- Das Anlegen einer Pilzkultur ist auch für eine Resistenzbestimmung nötig, z. B. bei unbefriedigendem Therapieverlauf einer hartnäckigen lokalen Candidose.

Candidavulvitis → Vulvovaginalcandidose

Candidose f: engl. candidiasis; syn. Candidosis. Infektionen durch Sprosspilze der Gattung Candida*, die meist bei geschwächtem Immunsystem auftreten. Erreger ist zu > 90 % der Hefepilz Candida* albicans. Klinisch zeigen sich am häufigsten Vaginalmykose und Mundsoor. Diagnostiziert wird u. a. mittels direktem mikroskopischem Erregernachweis im Nativpräparat, therapiert mit Antimykotika (Azolderivate). siehe Abb.

Erkrankung: Pathogenese: Meist handelt es sich um endogene Infektionen aufgrund saprophytärer Besiedlung der Haut und Schleimhäute (z. B. äußere Genitalien, Nasen-Rachen-Raum, Gastrointestinaltrakt).
- begünstigend wirken: 1. feuchtes, okklusives Milieu (Körperfalten, Windeldermatitis*) 2. Schwangerschaft 3. Diabetes mellitus
- ein zusätzliches Risiko für eine systemische Candidose besteht bei: 1. Immundefekt/Immunsuppression 2. schwerer Erkrankung, Trauma und nach ausgedehnten Operationen 3. Zytostatika- und Antibiotikatherapie 4. Alkoholabhängigkeit.

Klinik: Infektion der Haut und Hautanhangsgebilde mit Papeln und Pusteln im Randbereich des Herds, begünstigt durch feuchtes, okklusives Milieu:
- im Bereich von Körperfalten (intertriginöse Candidose*), auch im Windelbereich
- Mundwinkel (Angulus* infectiosus oris)
- Nägel (Onychomykose*, meist sekundär bei Paronychie*)
- Haarfollikel (Folliculitis barbae candidomycetica).

Infektion der **Schleimhäute** mit leicht abstreifbaren weißlichen Belägen:

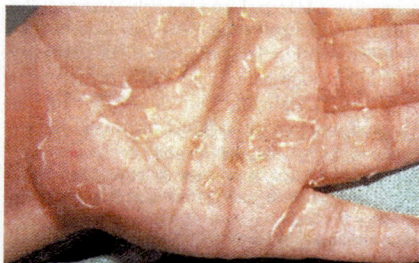

Candidose: Oberflächliche Candidose an der Hand. [8]

- gastrointestinal (meist im Zusammenhang mit Grunderkrankungen wie z. B. HIV oder Leukämie* oder durch iatrogene Immunsupression): 1. Mundsoor 2. Soorösophagitis (siehe Candidose* der Mundschleimhaut, Abb. dort; siehe Soorösophagitis*, Abb. dort)
- urogenital: 1. bei der Frau z. B. Vulvovaginalcandidose* 2. beim Mann z. B. Balanitis* 3. Urethritis* (Sekundärinfektion bei primär durch Bakterien, Trichomonaden oder Viren irritierter Schleimhaut, begünstigt durch wiederholten Geschlechtsverkehr mit infizierten Personen oder Fremdkörper, z. B. Katheter).

Systemmykose mit Dissemination des Erregers und Organbefall, v. a. bei Störung der (zellvermittelten) Immunität*, z. B. bei Neutropenie nach Chemotherapie
- Lunge und Atemwege
- Leber
- Peritoneum
- seltener Candida-Endokarditis, -Meningitis, -Nephritis oder -Endophthalmitis
- cave: hohe Letalität; in Abhängigkeit von der Spezies bis zu 90 %.

Therapie:
- bei Candidose der Haut: 1. topische Therapie mit Nystatin*, Amphotericin B oder Natamycin 2. ggf. systemische Therapie mit Fluconazol
- bei Candidose der Schleimhäute: 1. lokale Therapie mit Nystatin, Amphotericin* B oder Miconazol* 2. ggf. systemische Therapie, z. B. mit 50 mg Fluconazol p. o. 1 x täglich
- bei akuter vulvovaginaler Candidose: 1. systemisch Fluconazol* für 1 d 2. oder lokal mit Imidazolderivaten oder Polyenen für 1 bis 7 d
- bei durch Candida verursachter Systemmykose: 1. (liposomales) Amphotericin B 2. Fluconazol 3. Reserveoption u. a. Voriconazol und Echinocandine (z. B. Caspofungin).

Candidose der Körperfalten → Candidose, intertriginöse

Candidose der Mundschleimhaut f: engl. oral candidiasis; syn. Stomatitis candidomycetica. Infektion der Mundschleimhaut durch Candida* albicans oder andere humanpathogene Candida*-Arten. Die Diagnosestellung erfolgt klinisch oder mikroskopisch, therapiert wird mittels topischer und systemischer Antimykotikagabe. Siehe Abb.
- allgemeine Mundhygiene
- topische Anwendung von Antimykotika* (z. B. Miconazol*, Nystatin*, Amphotericin* B)
- systemische Antimykotikaverabreichung (per os) bei Ausbreitung auf den Gastrointestinaltrakt (z. B. Nystatin*, Amphotericin* B als Suspension).

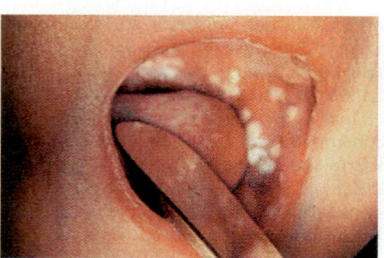

Candidose der Mundschleimhaut [84]

Candidose der Nägel f: engl. candida onychia; syn. Nagel-Kandidose. Infektion des Nagels mit dem Hefepilz Candida* albicans. Da Hefepilze einen gesunden Nagel nicht befallen, kommen Candida-Onychomykosen meist sekundär vor, z. B. bei Paronychie* oder Onycholyse. Näheres unter Onychomykose*.

Candidose der Scheide → Vulvovaginalcandidose

Candidose, intertriginöse f: engl. candida intertrigo. Hautinfektion durch humanpathogene Candida*-Arten, die im Bereich großer Hautfalten, besonders inguinal, perianal, perigenital, axillär und submammär auftritt. Die Diagnosestellung erfolgt klinisch und mikrobiologisch, seltener histologisch. Therapiert wird mittels topischer und systemischer Antimykotika.

Candidose, konnatale f: engl. congenital cutaneous candidiasis. Fetale Mykose* durch Amnion*-Infektion mit Candida* albicans. Besonderes Risiko besteht für kleine Frühgeborene. Initial zeigen sich Maculae*, miliare Papeln und kleinste Pusteln mit Befall von Handflächen und Fußsohlen sowie eine Erythrodermie*. Pilzdiagnostik* führt zur Diagnose. Die Therapie ist antimykotisch. Differenzialdiagnostisch sind andere Erythrodermieursachen auszuschließen.

caninus: engl. canine. Hunds-, Hunde-, z. B. Dens caninus: Eckzahn* (Reißzahn).

Cannabidiol n: Cannabinoid* aus indischem Hanf*, das in Kombination mit THC zur symptomatischen Behandlung von Spastik* bei Multipler Sklerose eingesetzt wird. Cannabidiol bindet an Cannabinoid*-Rezeptoren und wirkt dadurch muskelrelaxierend sowie antiemetisch, dämpfend, schmerzlindernd und appetitstimulierend. Es unterliegt dem Betäubungsmittelgesetz. Nebenwirkungen und Kontraindikationen sind unter THC beschrieben.

Cannabinoide n pl: engl. canabinoides. Sammelbezeichnung für Substanzen aus indischem Hanf* und deren synthetischen Derivaten. Zu den Cannabinoiden gehören ca. 70 verschiedene terpenoide Benzpyranderivate mit gemeinsamem Cannabinol-Grundskelett und ca. 21 C-Atomen. Sie wirken analgetisch, appetitsteigernd (Endocannabinoide*), antiemetisch, muskelrelaxierend, sedierend, anxiolytisch und psychotrop (psychotrope Substanzen*). Cannabinoide unterliegen dem Betäubungsmittelgesetz*.

Indikationen: Anwendung z. B. von Δ9-Tetrahydrocannabinol und Cannabidiol in fixer Kombination als Oromukosalspray bei Multipler Sklerose mit Spastik*.

Cannabinoid-Rezeptoren *m pl*: engl. *cannabinoid receptors*. Rezeptoren, die durch endogene (Endocannabinoide*) und exogene Cannabinoide* aktiviert werden.

Cannabinoid-Vergiftung *f*: syn. Cannabis-Intoxikation. Intoxikation mit Phytocannabinoiden aus der Hanfpflanze (Cannabis sativa), mit deren Metaboliten bzw. mit synthetischen Analoga, meist im Rahmen einer Substanzabhängigkeit. Betroffene erleiden z. B. Halluzinationen und Krämpfe. Die Vergiftung ist meist nicht lebensbedrohlich, daher ist eine Behandlung meist nicht notwendig.

Cannabiose *f*: engl. *hemp fever*; syn. Hanffieber. Durch langjährige Inhalation von Hanfstaub ausgelöste Sonderform der Byssinose. Betroffene zeigen u. a. Atemnot, insbesondere nach Arbeitspausen. Die Cannabiose ist anerkannt als Berufskrankheit* Nr. 4202 „Erkrankungen der tieferen Atemwege und der Lungen durch Rohbaumwoll-, Rohflachs- oder Rohhanfstaub (Byssinose)".

Cannabis *m*: Psychotrope Substanz* aus der Gruppe der Psychedelika*, die aus harzhaltigen Triebspitzen der weiblichen Pflanzen der Indischen Hanfs* gewonnen wird und zahlreiche psychotrop wirkende Cannabinoide* enthält, insbesondere THC. Die enthaltenen Cannabinoide haben zudem analgetische, muskelrelaxierende sowie appetitanregende Wirkung und senken den Augeninnendruck.

Formen:
- **Haschisch: 1.** Harz der weiblichen Pflanzen **2.** THC-Gehalt 1,4–11 %
- **Marihuana: 1.** getrocknete, zerkleinerte Blütentrauben und Blätter **2.** THC-Gehalt 0,1–8 %
- **Haschischöl: 1.** aus Kraut oder selten auch aus Haschisch durch Lösungsmittelextraktion oder Destillation gewonnen **2.** ölartiges Harzextrakt (kein Öl im eigentlichen Sinn) **3.** THC-Gehalt 6–30 %.

Inhaltsstoffe:
- Nachweis von mindestens 400 Substanzen
- davon ca. 60 Cannabinoide, darunter: **1.** Δ9-Tetrahydrocannabinol (Delta-9-trans-Tetrahydrocannabinol, THC): Hauptwirkstoff für die halluzinogenen Effekte **2.** Cannabidiol* (CBD): beeinflusst sowohl die THC-Wirkungen und soll auch für entspannende und euphorisierende Wirkung verantwortlich sein
- unter 0,4 % ätherisches Öl mit α- und β-Pinen, Limonen, p-Cymol, Borneol*, Eugenol
- Terpene
- Caryophyllinepoxid, das von entsprechend abgerichteten Hunden (sog. Haschischhunden) noch in geringsten Mengen aufgespürt wird.

Wirkungen:
- nach wenigen Minuten (inhalatorisch) und bei geringen Dosen (ab 15mg THC): psychotrope Wirkungen, z. B. halluzinogen, euphorisierend, entspannend, Intensivierung von Sinneseindrücken
- bei höheren Dosen (ab 40 mg THC): **1.** Körperschemastörungen **2.** Angststörungen* **3.** substanzinduzierte Psychose* **4.** gestörter Denkablauf **5.** erhöhte Risikobereitschaft **6.** generell milde bis extreme Verstärkung der positiven oder negativen Gefühlslage **7.** komplexes sedierendes, stimulierendes und halluzinogenes Wirkungsbild
- weitere Wirkungen mit medizinischer Bedeutung: **1.** Anregung des Appetits, z. B. bei AIDS **2.** antiemetische Wirkung, z. B. nach Chemotherapie **3.** muskelrelaxierende Wirkung, z. B. gegen Spastik* bei Multiple Sklerose* **4.** bronchodilatierende Wirkung **5.** analgetische Wirkung **6.** Senkung des Augeninnendrucks
- cave: **1.** Abhängigkeitspotenzial (Cannabisabhängigkeit*, Cannabismissbrauch, Cannabisentzugssyndrom) **2.** karzinogene Risiken durch den Teergehalt gerauchten Haschischs **3.** Fahruntüchtigkeit **4.** gefährliche Wechselwirkungen mit Alkohol (psychotische Störungen, Herz-Kreislauf-Störungen).

Anwendung:
- Cannabis-Pflanzen und -Produkte: international klassifiziert als Betäubungsmittel (Rauschgift, Suchtmittel)
- Haschisch und Marihuana: halluzinogene Rauschmittel in verschiedener Zusammensetzung: **1.** meist Inhalation (Rauchen mit oder ohne Tabakbeimischung) **2.** selten auch oral (z. B. als Tee)
- Cannabis-Fertigarzneimittel sind seit 18. Mai 2011 in Deutschland verschreibungsfähig; für die Verordnung sind besondere Vorschriften zu beachten: **1.** Zulassung besteht für die Schmerztherapie und zum Einsatz gegen Spastik*, rezeptfähig zur Verwendung z. B. bei Multipler Sklerose und Krebs **2.** Off*-Label-Use: **I.** palliative Behandlung **II.** Parkinson*-Syndrom **III.** Tourette*-Syndrom **IV.** Entzugsbehandlung **V.** Appetitanregung und Antiemesis bei Marasmus, bösartigen Tumoren und AIDS.

Nebenwirkungen: Vor allem bei Dauergebrauch oder Überdosierung drohen:
- Antriebslosigkeit und Persönlichkeitsveränderungen („amotivational syndrome*")
- Wahnvorstellungen und Paranoia
- bei langjährigem Konsum durch Rauchen: hochgradiges Lungenemphysem*
- bei Konsum während der Schwangerschaft: **1.** beeinträchtigte embryonale Gehirn- und Gewichtsentwicklung **2.** verzögertes Längenwachstum **3.** erhöhtes Risiko für Geburtskomplikationen.

Cannabisabhängigkeit *f*: engl. *Cannabis dependence syndrome*. Form der Substanzstörungen* (ICD-10) als Abhängigkeitssyndrom* durch den Gebrauch von Cannabinoiden*. Cannabisabhängigkeit tritt insbesondere bei sog. reinen Cannabiskonsumenten auf, aber auch bei Abhängigkeit von anderen illegalen Drogen (sog. Beikonsum). Wichtigste Therapieoption ist die Verhaltenstherapie mit einer Erfolgsquote von 30–50 % bei reiner Cannabisabhängigkeit.

Cannon-Böhm-Punkt *m*: engl. *Cannon-Böhm's point*. Theoretische Grenze zwischen mittlerem und linkem Drittel des Colon transversum, an welcher das Innervationsgebiet des Nervus* vagus endet und das des sakralen Parasympathikus* beginnt. Diese Grenze existiert in der Realität jedoch nicht, die Innervationsgebiete der beiden Parasympathikus-Anteile überlappen sich erheblich.

Cannot-Ventilate-and-Cannot-Intubate-Situation → Atemwegsmanagement

Canyon-Varizen *f pl*: engl. *canyon varicose veins*. Im Hautniveau liegende Varizen* in stark sklerosierter oder hypodermitischer Unterhaut. Es besteht ein rascher Übergang zwischen weicher Vene und harter, holzartiger Unterhaut. Die operative Entfernung bzw. Sklerosierung ist problematisch.

CAP: Abk. für engl. community acquired pneumonia → Pneumonie

CAPD: Abk. für engl. continuous ambulatory peritoneal dialysis → Peritonealdialyse

Capdepont-Syndrom → Dentinogenesis imperfecta

Capgras-Syndrom *n*: engl. *Capgras' syndrome*; syn. Doppelgängersyndrom. Wahnhafte Personenverkennung, bei welcher der Betroffene eine ihm bekannte Person nicht identifizieren kann, sondern für einen Doppelgänger hält. Nahe stehende Personen erscheinen wie durch Schauspieler ersetzt. Die Verkennung kann sich auch auf Tiere oder Gegenstände beziehen.

capillaris: Haarförmig, haarfein.

Capillaritis alba *f*: engl. *atrophie blanche*; syn. weiße Atrophie. Bei chronisch-venöser Insuffizienz* als Folge von Verschlüssen kleinster Hautgefäße entstehende weiße, atrophisch-narbige Hautläsionen, meist im Bereich (medialer)

Capillitium

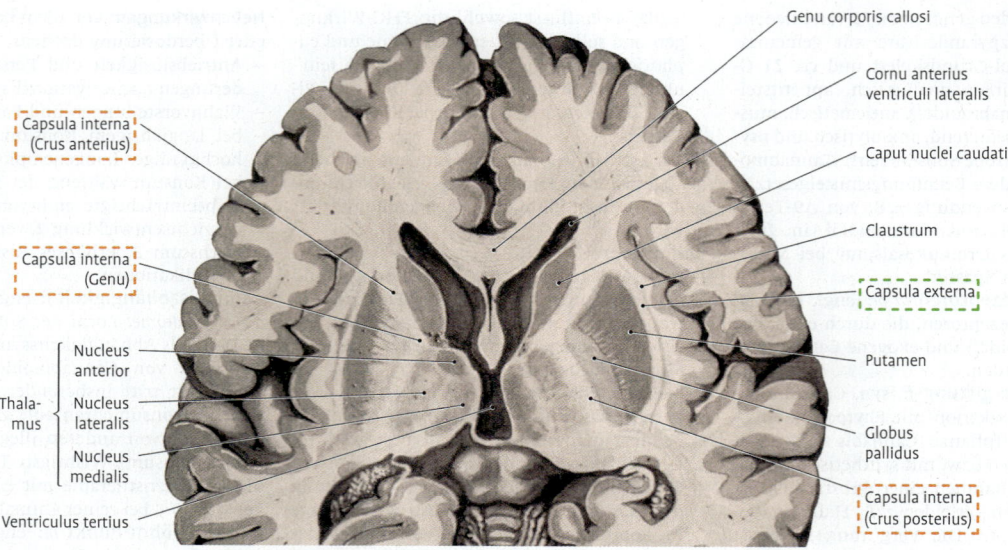

Capsula interna: Lage der Capsula interna und externa im Horizontalschnitt durch das Gehirn. Sie wird nach medial vom Nucleus caudatus und vom Thalamus, nach lateral vom Putamen und vom Pallidum begrenzt. [4]

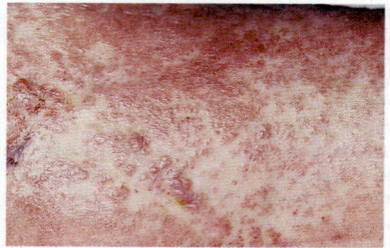

Capillaritis alba [70]

Knöchel, Fußrücken, seltener distaler (prätibialer) Unterschenkel. Im Verlauf kommt es häufig zu außerordentlich schmerzhaften und therapieresistenten Ulzera. Behandelt wird die Grunderkrankung, ferner analgetisch-antiphlogistisch (NSAR, evtl. Glukokortikoide*). Siehe Abb.
Capillitium n: Behaarte Kopfhaut.
Capistrum n: engl. *bandage*. Kopfbindenverband mit senkrechten Wangentouren und waagerechten Hals- und Stirntouren (Capistrum duplex). Beim Capistrum simplex bleiben Ohr und Wange der einen Seite frei.
capitatus: Mit einem Kopf versehen.
Capping → mRNA-Reifung
Capronsäure f: engl. *caproic acid*; syn. Hexansäure. Gesättigte Fettsäure* mit ranzigem Geruch. Die farblose, ölige Capronsäure entsteht bei der Buttersäuregärung, z. B. durch Darmbakterien, und ist als Glycerinester in Butter und anderen Fetten enthalten.
Capsaicin n: Ursprünglich aus Paprikafrüchten stammende Substanz zur topischen Behandlung von neuropathischen Schmerzen*, Muskelverspannungen, Muskelschmerzen und rheumatischen Erkrankungen. Capsaicin wirkt durchblutungsfördernd, gefäßerweiternd und schmerzlindernd.
Capsella bursa-pastoris → Hirtentäschel
Capsid → Kapsid
Capsula → Kapsel [Begriffsklärung]
Capsula glomeruli → Bowman-Kapsel
Capsula interna f: engl. *internal capsule*. Somatotop gegliederte Nervenfaserbahnen, welche die Großhirnrinde* mit subkortikalen* Zentren verbinden. In der Capsula interna verlaufen Pyramidenbahn*, Radiatio* thalami sowie Sehbahn* und Hörbahn*. Medial grenzt sie an den Nucleus* caudatus und den Thalamus*, lateral an Putamen* und Globus* pallidus. Siehe Abb.
Captopril n: Antihypertensivum aus der Gruppe der ACE*-Hemmer, das vasodilatierend wirkt, indem es die Umwandlung von Angiotensin* I in Angiotensin* II hemmt. Captopril ist ein Prodrug (aktiver Metabolit: Captoprilat) und wird bei Hypertonie, Herzinsuffizienz*, nach Herzinfarkt* und diabetischer Nephropathie* eingesetzt.

Indikationen:
- essenzielle Hypertonie
- linksventrikuläre Dysfunktion nach Herzinfarkt
- Herzinsuffizienz
- diabetische Nephropathie.

Häufig mit einem Diuretikum kombiniert.
Capture Beat → Kammertachykardie
Caput galeatum n: Eihaut-Anteile, die bei der Geburt des Kindes den Kopf wie eine Haube bedecken.
Caput medusae n: engl. *Medusa's head*. Venenerweiterung mit zentral zusammenlaufenden gestauten, geschlängelten Venen. Der Begriff wird sowohl für Gefäßveränderungen an der Bauchdecke als auch an den Hirngefäßen verwendet.

Vorkommen:
- als klinischer Befund: Paraumbilikal mit deutlicher Venenzeichnung in der Bauchdecke bei Behinderung des Blutabflusses innerhalb der Bauchhöhle, v. a. als Umgehungskreislauf von der Pfortader über die Venae paraumbilicales zur V. cava inferior bei portaler Hypertension*
- als radiologischer Befund: Im zerebralen MRT mit Kontrastmittel bei venöser vaskulärer Malformation* (erweiterte Sammelvene mit radiärer Einmündung geschlängelter Venen).

Caput obstipum → Torticollis
Caput succedaneum → Geburtsgeschwulst

Carabelli-Höcker → Tuberculum anomale dentis
Carb-: syn. Karb-. Wortteil mit der Bedeutung Kohlenstoff oder Kohle.
Carbacephem-Antibiotika n pl: Klasse oraler Cephalosporine* der 2. Generation, zu der Loracarbef gehört. Carbacepheme sind eine Weiterentwicklung des Cefaclors* durch Austausch des Schwefels gegen ein Kohlenstoffatom im Cephem-Ringsystem (höhere Stabilität).
Carbachol n: Parasympathomimetikum, das die Wirkung des Neurotransmitters Acetylcholin* imitiert und in Form von Augentropfen Anwendung beim chronischen Offenwinkelglaukom (siehe Glaukom*) zur Herabsetzung des Augeninnendrucks* findet. Zudem wird Carbachol als Miotikum bei chirurgischen Eingriffen (z. B. Kataraktoperation*) am Auge eingesetzt.
Carbacholtest [Urologie] m: Differenzialdiagnostisches Verfahren bei neurogener Blasenentleerungsstörung mit Denervierung des Detrusor vesicae infolge infranukleärer, neuromotorischer Läsion. Nach der Gabe von Carbachol kommt es bei Denervierung zu einem intravesikalen Druckanstieg ≥ 20 cmH$_2$O. Die noch intakte Detrusormuskulatur zeigt vermutlich eine Denervierungsüberempfindlichkeit auf cholinerge Substanzen.
Carbamazepin n: Mit den trizyklischen Antidepressiva strukturverwandtes Antiepileptikum (Caboxamidderivat). Carbamazepin reduziert u. a. die Fortleitung konvulsiver Entladungen und hemmt die synaptische Reizübertragung im spinalen Trigeminuskern. Carbamazepin wird zur Behandlung von Epilepsien und der Trigeminus-Neuralgie eingesetzt.
Carbapeneme n pl: engl. carbapenems. Betalaktam*-Antibiotika (Reserveantibiotika) mit sehr breitem Wirkungsspektrum, die in der Regel auch gegen ESBL-bildende Bakterien wirksam sind. Carbapeneme wirken bakterizid gegen grampositive und gramnegative Bakterien, Pseudomonas* aeruginosa (Ausnahme: Ertapenem) und Anaerobier*, jedoch nicht gegen Mykoplasmen und Chlamydien*. Vertreter sind Imipenem*, Meropenem* und Ertapenem*.
Wirkmechanismus: Carbapeneme hemmen den bakteriellen Zellwandaufbau, indem sie die Quervernetzung der Peptidoglykan-Ketten blockieren. Dadurch wird die Zellwandintegrität gestört und die Bakterien sterben ab.
Indikationen:
- Mischinfektionen
- Resistenzen gegen andere Betalaktam-Antibiotika
- nosokomiale Infektionen

Praxishinweise:
- Carbapeneme können Resistenzen fördern und zu sekundären Infektionen führen.
- Die Darmflora wird beim Einsatz von Carbapenemen stark beeinflusst.

Carbidopa n: DOPA*-Decarboxylase-Hemmer, der die katalytische Umsetzung von DOPA* zu Dopamin* in der Peripherie verhindert, sodass die Konzentration von DOPA im Blut steigt. Carbidopa kommt als Antiparkinsonmittel* in Kombination mit Levodopa* beim nicht pharmakologisch induziertem Parkinson*-Syndrom zum Einsatz.
Carbimazol n: Thyreostatikum aus der Gruppe der Thioharnstoffderivate zur oralen Behandlung einer Hyperthyreose*, Morbus Basedow* und thyreotoxischen Krise* sowie zur präoperativen Strumatherapie. Carbimazol ist die Prodrug von Thiamazol*, welches die Thyreoperoxidase hemmt und die Oxidation von Jodid zu Jod* unterbindet. Dadurch werden keine Schilddrüsenhormone* mehr produziert.
Carbo m: Kohle.
Carboanhydrase-Hemmer m sg, pl: engl. carbonic anhydrase inhibitors; syn. Carboanhydrase-Inhibitoren. Aromatische Sulfonamide*, die als Enzyminhibitoren spezifisch die Carboanhydrase hemmen. In der Medizin finden sie Anwendung beim Glaukom* und bei bestimmten Formen der Epilepsie*. Die Anwendung als Diuretikum ist heute obsolet.

Wirkmechanismen:
- Senkung der Kammerwasserproduktion mit nachfolgender Reduzierung des intraokulären Drucks
- Verringerung der tubulären Rückresorption von Na$^+$-Ionen
- verstärkte renale Ausscheidung von HCO$_3^-$, Na$^+$- und K$^+$-Ionen und Wasser
- durch leicht azidotische Stoffwechsellage im Blut Verringerung der Anfallshäufigkeit bestimmter Formen der Epilepsie.

Nebenwirkungen:
- gastrointestinale Symptome
- Parästhesien*
- Verschlechterung einer (prä-)diabetischen Stoffwechsellage
- Störungen des Elektrolythaushalts, z. B. Hypokaliämie*
- Überempfindlichkeitsreaktionen
- nicht respiratorische Azidose
- Pankreatitis*.

Carbogen n: engl. carbon dioxide and oxygen. Atemstimulierendes Gemisch aus 95 % O$_2$ und 5 % CO$_2$. Man verwendet Carbogen bei Intoxikationen mit Atemgiften*.
Carboneum → Kohlenstoff
Carbonsäuren f pl: engl. carboxylic acids. Organische Säuren, die eine oder mehrere Carboxygruppen als charakteristische funktionelle Gruppe enthalten. Nach Anzahl der Carboxygruppen unterscheidet man Monocarbonsäuren mit einer und Polycarbonsäuren mit mehreren Carboxygruppen (z. B. Dicarbonsäuren mit 2 Carboxygruppen). Carbonsäuren entstehen beispielsweise durch Oxidation primärer Alkohole*, wobei Aldehyde* als Zwischenprodukt auftreten.
Carboplatin n: Zytostatikum (Alkylans), das durch Vernetzung von DNA-Strängen diese funktionsunfähig macht. Carboplatin wird zur Behandlung von malignen Tumoren wie Ovarial-, Bronchial-, Plattenepithel- und Zervixkarzinomen eingesetzt. Häufige UAW sind Myelosuppression, gastrointestinale Beschwerden und Ototoxizität mit Hörstörungen und Tinnitus.
Carboxylgruppe → Carbonsäuren
Carboxylierung f: Im biochemischen Sinne die enzymatische Übertragung einer Carboxylgruppe durch eine Carboxylase von einer prosthetischen Gruppe, meist Biotin, auf ein organisches Substrat. Beispiel ist die Übertragung der Carboxylgruppe von Carboxybiotin auf Pyruvat, wobei Oxalacetat im Rahmen einer anaplerotischen Sequenz für den Citratzyklus* entsteht.
Carbunculus → Karbunkel
Carcinoma → Karzinom
Carcinoma embryonale → Teratokarzinom
Carcinoma in situ n: engl. preinvasive carcinoma; syn. präinvasives Karzinom. Karzinom*, das die Basalmembran* noch nicht durchbrochen hat. Es findet sich überwiegend an Zervix, Harnblase, Schleimhäuten des Kopfes, Ösophagus, Trachea und Haut. Im Verdauungstrakt wird die nichtinvasive Karzinomvorstufe als high-grade intraepitheliale Neoplasie und im Uterus als komplexe Hyperplasie mit Atypien (Endometriumhyperplasie*) bezeichnet. Siehe Abb.

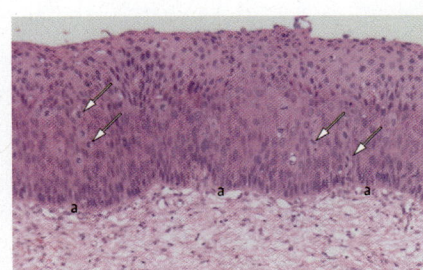

Carcinoma in situ: Befund der Portio; erhebliche Architekturstörung des Plattenepithels, atypische Zellkerne, zahlreiche Mitosen (Pfeile) und scharfe Begrenzung durch die erhaltene Basalmembran (a). [33]

Cardiac Index → Herzindex
Cardiac Output → Herzminutenvolumen
Cardiac Power Index m: Abk. CPI. Herzleistung* in Watt. Der CPI ist ein Prognoseparame-

ter der myokardialen Kontraktilität und wird beim hämodynamischen Monitoring* (z. B. bei kardiogenem Schock*) berechnet. In die Berechnung geht das auf die Körperoberfläche* bezogene Herzminutenvolumen* und der mittlere* arterielle Blutdruck (MAP) mit ein. Der Referenzbereich liegt bei 0,5–0,7 W/m².

Cardiac Power Output m: Abk. CPO. Parameter der myokardialen Leistungsfähigkeit als Prädiktor für die Krankenhausmortalität bei kardiogenem Schock*. In die Berechnung gehen das Herzzeitvolumen und der mittlere* arterielle Blutdruck (MAP) mit ein. Der Referenzbereich liegt in Ruhe bei 0,6–0,8 W.

Cardiac Resynchronization Therapy → Resynchronisationstherapie, kardiale

cardiacus: engl. *cardiac*. Zum Herzen (z. B. Plexus* cardiacus) oder Magenmund (z. B. Glandulae cardiacae [Kardiadrüsen, siehe Glandulae* gastricae]) gehörend.

cardialis: engl. *cardiac*. Zum Herzen gehörend, das Herz betreffend, z. B. Asthma* cardiale.

Care: Bezeichnung für die umsorgenden, akzeptierenden, aufmerksamen Aspekte der Pflege. In diesem Sinne ist Care ein Teilkonzept von beruflicher Pflege (Nursing), da Patienten nicht nur in existenziell belastenden Situationen mehr als die rein technische Versorgung (z. B. Injektionen, Verbandwechsel) brauchen. Siehe Abb.

Hintergrund: In der professionellen Pflege entspricht Care/Caring einer Grundhaltung. Dem Begriff werden instrumentelle (Fachwissen, Pflegetechnik) und expressive (Zuwendung, Anteilnahme) Seiten zugewiesen. Caring wird als eine Kraft gesehen, die sowohl das Gespräch als auch den Einsatz von Wissen und Technik zu einem Ausdruck fürsorglicher Zuwendung umwandelt.

Carey-Coombs-Geräusch → Coombs-Geräusch

Carhart-Senke f: syn. Carhart-Mulde. Abfall der Knochenleitungskurve* im Audiogramm* im Frequenzbereich von 1000 bis 4000 Hertz als Zeichen eines Hörverlusts bedingt durch Otosklerose*.

Carhart-Test m: engl. *tone decay test*. Audiometrisches Testverfahren, um eine Hörermüdung festzustellen. Dabei werden unter Einwirkung eines knapp überschwelligen Dauertons Veränderungen der Hörschwelle* im zeitlichen Verlauf erfasst.

Caries sicca f: engl. *dry caries*. Form der Gelenktuberkulose (Arthritis* tuberculosa), v. a. am Schulter- und Hüftgelenk.

Carina tracheae f: engl. *carina of trachea*. In das Lumen der Trachea* ragende Leiste auf der Höhe der Bifurcatio tracheae. Die Carina trachea ist von unverhorntem Plattenepithel* bedeckt.

Carlens-Tubus → Doppellumentubus

Carleton-Flecken m pl: engl. *Carleton's spots*. Auf Röntgenaufnahmen als Flecken sichtbare, herdförmige Osteoperiostitis im Rahmen einer Gonorrhö* als Zeichen einer septischen Absiedlung.

Carnett-Test m: Klinische Untersuchungsmethode zur Einschätzung und Differenzialdiagnose von Bauchschmerzen. Der Carnett-Test ist negativ, wenn Anwinkeln der Beine oder Anheben des Kopfes Schmerzlinderung bewirkt. Er ist positiv, wenn Anspannung der Bauchmuskulatur persistierende oder vermehrte Schmerzen bewirkt (beispielsweise bei Bauchwandhernie, Interkostalneuralgie, Rippenfraktur, Entrapmentsyndrom eines Nervus cutaneus abdominalis).

carneus: Fleischig.

Carnitin n: engl. *carnitine*; syn. 3-Hydroxy-4-(trimethylammonium)butanoat. Vitaminähnliche Verbindung aus der Gruppe der Betaine. Carnitin wird im tierischen und menschlichen Organismus synthetisiert und dient als Carrier beim Transport aktivierter Acetyl- und Acyl-Gruppen durch die innere Mitochondrienmembran zur Betaoxidation. Hohe Konzentrationen liegen im Nebenhoden, eine diagnostische Bestimmung erfolgt im Rahmen einer Spermauntersuchung*.

Bedarf: Das natürlich vorkommende Carnitin ist L-konfiguriert (Levocarnitin). Die Eigensynthese erfolgt aus Methionin und Lysin, zusätzlich wird Carnitin über fleischhaltige Nahrung, Milch(produkte), Obst, Gemüse und Vollkornerzeugnisse aufgenommen. Der errechnete Bedarf für einen 70 kg schweren Erwachsenen beträgt 0,23 mg/kg KG; die tägliche Aufnahme mit der Nahrung entspricht ca. 32 mg.

Anwendung: L-Carnitin wird therapeutisch angewendet zur Substitution dialysebedingter Carnitinverluste, bei Kardiomyopathie und bei Carnitin-Defizit. Als Schlankheitsmittel oder zum Fettabbau bei Übergewicht wird es als Nahrungsergänzungsmittel angeboten (fehlender klinischer Wirksamkeitsnachweis).

Carnivora m pl: syn. Karnivoren. Ordnung der Säugetiere.

Caro luxurians f: engl. *proud flesh*. Überschießendes, leicht blutendes Granulationsgewebe*, das die Wundheilung* stört. Caro luxurians wird entweder lokal mit Glukokortikoiden* therapiert oder operativ entfernt, z. B. mit CO_2-Laser.

Carotine → Carotinoide

Carotinoide n pl: engl. *carotenoids*. Zu den Lipochromen gehörende, im Pflanzen- und Tierreich weit verbreitete Klasse gelber und roter Farbstoffe. Carotinoide sind beteiligt an der Energieübertragung bei der Fotosynthese*, schützen Zellen vor schädigendem Lichteinfluss, fungieren als Provitamin A und insbesondere Betacarotin besitzt eine antioxidative Wirkung.

Carotis-Sinus-cavernosus-Fistel n: engl. *carotid-cavernous aneurysm*; syn. Carotis-Sinus-cavernosus-Aneurysma. Bezeichnung für unterschiedliche Formen von arteriovenösen Fisteln zwischen A. carotis und Sinus cavernosus. Es gibt direkte und indirekte Fisteln. Betroffene zeigen Bindehautschwellung, pulsierenden Exophthalmus, pulssynchrones Ohrgeräusch sowie gelegentlich Hirnnervenstörungen. Carotis-Sinus-cavernosus-Fisteln werden embolisiert.

Einteilung: Einteilung nach Barrow:
– Typ A (Verletzung der A. carotis interna im intrakavernösem Segment) nach Trauma, z. B. Schädelbasisverletzung
– Typ B (arteriovenöse Fisteln, spontan oder traumatisch)
– Typ C (durale arteriovenöse Fisteln in der Sinuswand)
– Typ D (Kombination von Typ B und C, venöse Drainage über den Sinus cavernosus).

Klinik:
– Erweiterung von Venen der Sklera
– Bindehautschwellung (Chemosis*)
– (pulsierender) Exophthalmus*
– pulssynchrones Ohrgeräusch
– evtl. Störungen von hier liegenden Hirnnerven (II, IV, VI) mit Beeinträchtigung der Augenbewegung (Doppelbilder, Ophthalmoplegie)
– Sehstörungen
– Glaukom*
– Gefahr von zerebralen Thrombosen.

Therapie: Embolisation:
– über Katheterisierung zuführender Arterien (A. carotis interna, externa)
– venös über Mikrokatheter (V. ophthalmica).

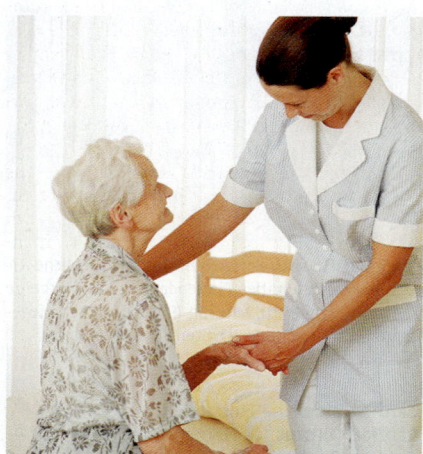

Care: Aufmerksamkeit als Teil der Pflege. [114]

Carotissinus-Syndrom → Karotissinus-Syndrom

Carpenter-Effekt → Ideomotorik

Carpus → Handwurzel

Carrier [Immunsystem] *m*: Hochmolekulare Substanz (häufig ein Protein), an die Haptene gekoppelt werden. Die niedermolekularen Haptene sind als Antigene zu klein, weshalb sie einen Carrier benötigen, um eine Immunantwort* auszulösen.

Carrier [Mikrobiologie] *m*: Krankheitsüberträger.

Carter-Robbins-Test *m*: Veraltetes Verfahren zur Differenzialdiagnose von psychogener Polydipsie und Diabetes* insipidus. Beim Carter-Robbins-Test wird eine hypertone Kochsalzlösung zur Stimulation der Osmosensoren infundiert. Anschließend werden die Plasmakonzentration von ADH und die Harnosmolarität bestimmt.

Cartilagines tracheales *f pl*: *engl. tracheal cartilages*; syn. Trachealknorpel. Hyaline spangenförmige Knorpel*, die das Grundgerüst der Trachea* bilden. Die 16 bis 20 Knorpel sind zur Rückwand hin offen und seitlich über die Ligg. anularia trachealia miteinander verbunden.

cartilagineus: *engl. cartilaginous*. Knorpelig, z. B. Meatus acusticus externus cartilagineus (knorpeliger Anteil des äußeren Gehörgangs).

Cartilago → Knorpel

Cartilago arytenoidea *f*: *engl. arytenoid cartilage*; syn. Stellknorpel. Paariger, größtenteils aus hyalinem Knorpel bestehender, pyramidenförmiger Anteil des Kehlkopfs. Seine Basis trägt 2 Fortsätze: den Processus muscularis cartilaginis arytenoideae für die Kehlkopfmuskeln und den Processus vocalis für die Stimmbänder. Gelenkig mit der Ringknorpelplatte verbunden (Art. cricoarytenoidea) reguliert er Spannung und Stellung der Stimmbänder.

Cartilago cricoidea *f*: *engl. cricoid cartilage*. Größtenteils aus hyalinem Knorpel bestehender siegelringförmiger Anteil des Kehlkopfes auf Höhe des 6. Halswirbels. Er setzt sich aus der dorsalen Lamina cartilaginis cricoideae und dem ventralen Arcus cartilaginis cricoideae zusammen und ist mit Schildknorpel und Aryknorpel gelenkig verbunden.

Cartilago thyroidea *f*: *engl. thyroid cartilage*; syn. Schildknorpel. Aus hyalinem Knorpel bestehender Anteil des Kehlkopfes. Die hinteren Kanten ihrer Lamina dextra und ihrer Lamina sinistra tragen jeweils ein Cornu superius und ein Cornu inferius. Am unteren Horn artikuliert der Schildknorpel mit dem Ringknorpel. Außen setzt die Kehlkopfmuskulatur* an.

Cartwright-Blutgruppensystem *n*: *engl. Cartwright's blood group system*; syn. Yt-Blutgruppensystem. Seit 1956 bekanntes Blutgruppensystem (Symbol Yt) mit autosomal-kodominanter (3 Phänotypen) Vererbung der Allele Yt^a (Häufigkeit bei Weißen und bei Schwarzen in den USA fast 100 %) und Yt^b.

Caruncula *f*: *engl. caruncle*. Im Allgemeinen Knötchen aus lockerem Bindegewebe, das ein gewundenes und erweitertes Gefäß enthält.

Beispiele:
- Caruncula lacrimalis (Tränenwärzchen): Schleimhauthöcker im medialen Augenwinkel
- Caruncula sublingualis: beidseits des Frenulum linguae liegende Schleimhauthöcker, jeweils mit gemeinsamer Mündung von Ductus submandibularis und Ductus sublingualis
- Caruncula hymenalis: nach einer Geburt an der Vaginalwand verbleibender Rest des Hymens
- Caruncula urethralis: weiche, leicht blutende Schleimhautwucherung (polypöses Adenom) an der äußeren Harnröhrenöffnung der Frau.

Carvedilol *n*: Antihypertensivum aus der Gruppe der Beta*-Rezeptoren-Blocker, das auch als Alpha*-Rezeptoren-Blocker wirkt. Es wird bei Herzinsuffizienz*, KHK und arterieller Hypertonie* eingesetzt. Häufige Nebenwirkungen sind Schwindel und Müdigkeit. Es darf nicht bei dekompensierter Herzinsuffizienz und obstruktiven Atemwegserkrankungen* verwendet werden. Wechselwirkungen bestehen mit Verapamil*, Herzglykosiden* und Antidiabetika*.

Caryophylli aetheroleum → Nelkenöl

Casal-Halsband → Pellagra

Casein *n*: *engl. casein(ogen)*. Phosphorhaltiges Milchprotein (25 g/l Milch), das sich elektrophoretisch in α-, β-, γ- und δ-Casein trennen lässt (Elektrophorese*). Casein besitzt als Eiweiß ampholytischen Charakter, der isoelektrische Punkt liegt bei pH 4,7.

Case Manager *m*: Berufsbild für Pfleger, Sozialarbeiter oder andere geeignete Berufsgruppen, die nach Weiterbildung hauptberuflich oder im Rahmen ihrer originären Tätigkeit (meist im Auftrag eines Kostenträgers oder Leistungserbringers) individuelle, an den Patientenbedürfnissen orientierte Versorgungsmaßnahmen über Fachdisziplinen und Institutionen hinweg durch direkte oder indirekte Intervention koordinieren (Case Management).

Aufgaben: Das Konzept des Case Managements (Fallmanagement) wurde aus den USA übernommen und umfasst
- Assessment (Erfassung und Beurteilung) der Bedürfnisse des Patienten und notwendigen Ressourcen sowie Planung von Gesundheitsdienstleistung
- Organisation und Sicherstellung durchgängiger Versorgung z. B. im Rahmen von Clinical Pathways
- Hilfestellung für und durchgängige Kommunikation mit dem Patienten, auch zur Förderung der Selbstmanagementfähigkeit
- Förderung sozialer Unterstützung.

Case Report Forms → Studie, klinische

Casper-Regel *f*: *engl. Casper's rule*. Regel zur Abschätzung der Todeszeit bzw. Leichenliegezeit. Die Casper-Regel besagt, dass vergleichbare Fäulnisveränderungen eintreten an der Luft nach 1, im Wasser nach 2 und im Erdgrab nach 8 Wochen.

Caspofungin *n*: Antimykotikum aus der Gruppe der Echinocandine zur intravenösen Behandlung einer invasiven Candidose* und invasiven Aspergillose* bei Erwachsenen, Jugendlichen und Kindern ab 12 Monaten. Caspofungin wird eingesetzt, wenn eine Behandlung mit Itraconazol* und/oder Amphotericin B erfolglos ist. Häufigste Nebenwirkungen sind Fieber und Phlebitis* am Verabreichungsort.

Casserio-Muskel → Musculus brachialis

Cassirer-Syndrom *n*: *engl. Cassirer's syndrome*; syn. Acroasphyxia chronica hypertrophica. Akrozyanose* mit vasomotorisch-trophischer Störung der Haut und Sensibilitätsstörungen* infolge Dysregulation des vegetativen Nervensystems.

Cast → Inhalationstrauma, thermisches

Cast → Kunststoffverband

Castillo-Syndrom *n*: *engl. Castillo's syndrome*; syn. Sertoli-cell-only-Syndrom. Histochemisches Erscheinungsbild mit einem fokalen oder kompletten Verlust des Keimepithels des Hodens, das erstmals 1947 von Del Castillo et al. beschrieben wurde. Klinische Zeichen sind Infertilität, z. T. auch Störung der testikulären und hypophysären Hormone.

Castle-Faktor → Intrinsic-Faktor

Cataracta → Katarakt

Cataracta brunescens *f*: *engl. brunescent cataract*. Bräunlich schwärzlicher Kernstar, der v. a. beim Altersstar (Katarakt*, Cataracta senilis) vorkommt. Durch die Linsenkernsklerose verhärtet sich die Linse massiv. Der Cataracta brunescens tritt auch beim Marfan*-Syndrom auf.

Cataracta senilis → Katarakt

Catgut *n*: Chirurgisches Nahtmaterial* aus Darmsaiten (Kollagenfasern) von Säugetieren, das während der Wundheilung* resorbiert wird. Die Verwendung von Catgut ist in der Humanmedizin obsolet wegen der Gefahr von BSE-Risikomaterial. Stattdessen werden heutzutage synthetisch-resorbierbare Materialien eingesetzt.

Cat Scratch Disease → Katzenkratzkrankheit

Cauda equina *f*: Nervenfaserbündel, das die Vorder- und Hinterwurzeln der Rückenmarksegmente ab dem 3. Lumbalsegment enthält. Es verläuft vom Ende des Rückenmarks* (etwa in Höhe des 2. Lendenwirbels gelegen) sich verjün-

Caudasyndrom

gend nach kaudal durch den untersten Teil des Spinalkanals*. Eine Schädigung der Cauda equina führt zum Kaudasyndrom*.
Caudasyndrom → Kaudasyndrom
caud<u>a</u>tus: engl. *caudate*. Geschwänzt, z. B. Nucleus* caudatus.
C<u>au</u>sa *f*: Ursache, Grund.
Cavafilter *m*: engl. *inferior vena cava filter (Abk. IVC filter)*; syn. Vena-cava-Filter. Zur Vena*-cava-Blockade eingesetzter Metallfilter, um das Abschießen von Thromben aus den unteren Extremitäten und dem Beckenraum Richtung große Lungenarterien zu verhindern. Indikationen sind Beckenvenen- und tiefe Beinvenenthrombose, rezidivierende Lungenembolien* und sonst unbeherrschbare Risikosituationen für eine Lungenembolie, additiv zu oder bei Kontraindikation einer oralen Antikoagulation.
Cava-inf<u>e</u>rior-Syndr<u>o</u>m → Vena-cava-Kompressionssyndrom
Cavakath<u>e</u>ter → Zentraler Venenkatheter
Cava-sup<u>e</u>rior-Syndr<u>o</u>m: Abk. für → Vena-cava-superior-Syndrom
c<u>a</u>ve: Vermeide! Hüte dich vor …! Vorsicht! Beachte!
C<u>a</u>vea thor<u>a</u>cis *f*: engl. *thoracic cage*; syn. Brustkorbhöhle. Durch den Thorax* begrenzte Körperhöhle. Sie lässt sich topografisch unterteilen in die 2 serösen Pleurahöhlen*, die seröse Herzbeutelhöhle und das Mediastinum*. Die Brusthöhle beherbergt wichtige Organe wie Herz und Lunge* und wird von zahlreichen Leitungsstrukturen durchzogen.
Abgrenzung:
– knöcherner Thorax mit Apertura thoracis superior und Apertura thoracis inferior: **1.** 1. bis 12. Brustwirbel **2.** 1. bis 12. Rippe **3.** Sternum*
– Zwerchfell* als kaudale Grenze zur Bauchhöhle
– Bindegewebe des Halses mit Leitungsstrukturen als kraniale Grenze.
C<u>a</u>vitas abd<u>o</u>minis *f*: engl. *abdominal cavity*; syn. Cavitas abdominalis. Körperhöhle*, in der sich die Bauchorgane befinden. Sie wird vorne und seitlich von den Bauchwandmuskeln verschlossen, hinten von der Rückenmuskulatur. Nach oben wird sie durch das Zwerchfell*, nach unten durch den Beckenboden* begrenzt.
Einteilung: Die Bauchhöhle wird untergliedert in:
– Peritonealhöhle (Cavitas peritonealis): mit Peritoneum* ausgekleidet
– Extraperitonealraum (Spatium extraperitoneale): mit Spatium retroperitoneale (Retroperitonealraum*), Spatium* retropubicum und Spatium retroinguinale.
C<u>a</u>vitas d<u>e</u>ntis → Zahn
C<u>a</u>vitas medull<u>a</u>ris *f*: engl. *medullary cavity*; syn. Knochenmarkhöhle. Einheitlicher, von En-

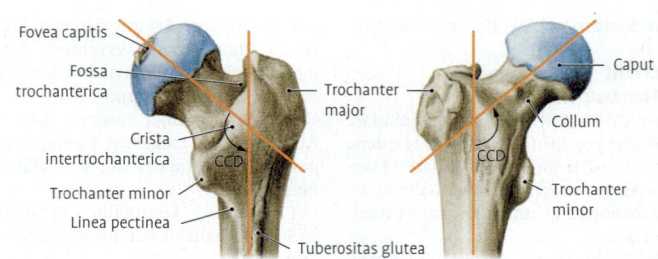

CCD-Winkel: Der Winkel, den die Längsachse des Schenkelhalses mit der Hauptachse des Schaftes bildet, wird als Schenkelhalswinkel oder CCD- Winkel bezeichnet. Beträgt dieser beim Erwachsenen etwa 125°, handelt es sich um eine Coxa norma.

dost umgebener Raum im Schaft von Röhrenknochen, der mit Knochenmark ausgefüllt ist.
C<u>a</u>vitas p<u>e</u>lvis *f*: engl. *pelvic cavity*; syn. Beckenhöhle. Körperhöhle*, in der sich die Beckenorgane befinden. Man unterscheidet zwischen großem Becken (Pelvis major, oberhalb der Linea terminalis) und dem für den Geburtsvorgang maßgeblichen kleinen Becken (Pelvis minor, unterhalb der Linea terminalis).
C<u>a</u>vitas perikardi<u>a</u>ca *f*: engl. *pericardial cavity*; syn. Perikardhöhle. Spalt zwischen Lamina visceralis (Epikard*) und Lamina parietalis des Perikards* (Herzbeutel). Die mit Flüssigkeit (10–20 ml) gefüllte Herzbeutelhöhle dient als reibungsarmer Verschieberaum für die Volumenänderungen während der Systole* und Diastole*. Entzündungen oder Einblutungen in die Herzbeutelhöhle führen zum Perikarderguss* mit Gefahr der Perikardtamponade*.
C<u>a</u>vitas pleur<u>a</u>lis → Pleurahöhle
C<u>a</u>vitas thor<u>a</u>cis → Cavea thoracis
C<u>a</u>vum Dougl<u>a</u>si → Douglas-Raum
C<u>a</u>vum epidur<u>a</u>le → Epiduralraum
C-Bogen *m*: engl. *C-shaped frame*. Röntgengerät mit bogenförmiger, fester Verbindung zwischen Röntgenröhre und Röntgenbildverstärker*. Es ist fahrbar oder an Decke bzw. Fußboden montiert und wird für die Durchleuchtung* verwendet. Der C-Bogen wird eingesetzt bei unfallchirurgischen oder orthopädischen Operationen sowie zur Platzierung von Kathetern bei Herzkatheterisierung* und Interventionsradiologie.
CCA: Abk. für engl. *choriocarcinoma* → Chorionkarzinom
CCD-Winkel *m*: engl. *femoral neck-shaft angle*; syn. **C**entrum-**C**ollum-**D**iaphysen-Winkel (auch Kollodiaphysenwinkel). Der von der Schenkelhalsachse (ausgehend vom Femurkopfzentrum) und der Achse der Femurdiaphyse gebildete Winkel (sog. projizierter Schenkelhalsneigungswinkel). Die Bestimmung des reellen CCD-Winkels erfolgt durch Beckenübersichtsaufnahme

CCD-Winkel: Altersabhängigkeit.	
Altersklasse	Winkel
Neugeborenes	140°–150°
Kleinkind	135°–140°
Schulkind	130°–140°
Jugendlicher	130°
Erwachsener	125°

anterior-posterior sowie Rippstein-Aufnahme der Antetorsion und Abgleich mit einer Korrekturtabelle. Der CCD-Winkel beträgt altersabhängig 125°–150°. Siehe Abb. Siehe Tab.
Klinische Bedeutung:
– Vergrößerung bei Coxa* valga
– Verringerung bei Coxa* vara.
CCE → Cholezystektomie
CCK: Abk. für → Cholecystokinin
CCR5-Rez<u>e</u>ptor *m*: syn. **CC**-Motiv-Chemokin-**R**ezeptor **5**. Chemokin-Rezeptor auf Makrophagen, $CD4^+$-Zellen, $CD8^+$-Zellen und natürlichen Killerzellen*, der zur Signalübertragung mit Chemokinen* (z. B. Interleukine*) im Rahmen einer Immunreaktion wichtig ist. Der CCR5-Rezeptor wird durch seine Liganden CCL3 (MIP-1α), CCL4 (MIP-1β), CCL5 (RANTES) und CCL8 (MCP-2) aktiviert.
Klinische Bedeutung: Der CCR5-Rezeptor ist ein essenzieller Co-Rezeptor (für R5-Viren) bei der Infektion von T-Lymphozyten mit HIV. Neben CCR5 ist CXCR4 der wichtigste Co-Rezeptor (für X4-Viren) bei einer HIV-Infektion. Die Blockade beider Rezeptoren stellt einen therapeutischen Ansatzpunkt in der Behandlung einer HIV-Infektion dar (Entry*-Inhibitoren; Maraviroc).
CCT: Abk. für craniale Computertomografie → Computertomografie

cd: Abk. für → Candela
CD152 → Cytotoxic T-Lymphocyte-Associated Protein 4
CD133 → Stammzelltherapie, kardiale
CD28: CD80- und CD86-Rezeptor für das kostimulatorische Signal auf einigen T*-Lymphozyten.
CD30: engl. *lymphoid activation antigen CD30*. Zellmembranärer Zytokin-Rezeptor, der bei Aktivierung über Trimerisierung, TNF-Rezeptor-assoziierte-Proteine (TRAF) und NF*-κB an der Apoptose beteiligt ist. CD30 ist Mitglied der TNF-Rezeptor-Superfamilie.
Klinische Bedeutung: Expression und therapeutischer Angriffspunkt z. B. bei Hodgkin-Lymphom.
CD80: Ligand zur Vermittlung des kostimulatorischen Signals über CD28 und CTLA-4 an T*-Lymphozyten. CD80 wird auf B-Lymphozyten, Monozyten, Makrophagen, dendritischen Zellen sowie T-Lymphozyten exprimiert.
CD86: Ligand zur Vermittlung des kostimulatorischen Signals über CD28 und CTLA-4 an T*-Lymphozyten. CD86 wird neben T-Zellen auch auf B-Lymphozyten, Monozyten, Makrophagen und dendritischen Zellen exprimiert.
CD4-Antigen *n*: engl. *cluster of differentiation 4*; syn. CD4-Rezeptor. Oberflächenrezeptor und Marker von T*-Zellen, Monozyten* und Makrophagen*. CD4 besteht aus den Proteindomänen D1–D4 (Immunglobuline*) und erkennt zusammen mit dem T-Zell-Rezeptor MHC-Klasse-II-Molekül-präsentierte Antigene (CD4 bindet an der Außenseite des MHC II Moleküls). Diese gemeinsame Bindung gilt als erstes Aktivierungssignal der T-Zelle.
Klinische Bedeutung: Defekte oder das Fehlen von CD4 führen zu einer gestörten Erkennung von MHC-Klasse-II-präsentierten Antigenen und somit zur verminderten Reaktion (Antikörperproduktion, Phagozytose*) auf diese. Zudem spielt das CD4-Antigen bei der HIV*-Erkrankung eine wichtige Rolle, das das HI-Virus u. a. an das CD4-Antigen bindet, um anschließend in die T-Zellen aufgenommen zu werden.
CD8-Antigen *n*: engl. *cluster of differentiation 8*; syn. CD8-Molekül. Oberflächenrezeptor und Marker von zytotoxischen T*-Zellen, T_{reg}-Zellen, NK-Zellen und dendritischen Zellen*. CD8 besteht aus einem α-Homodimer oder einem α-β-Heterodimer und erkennt zusammen mit dem T-Zell-Rezeptor MHC-Klasse-I-Molekül-präsentierte Antigene (CD8 bindet an der Außenseite des MHC-II-Moleküls).
Klinische Bedeutung: Defekte oder das Fehlen von CD8 führen zu einer gestörten Erkennung von MHC-Klasse-I-präsentierten Antigenen und somit zur verminderten Reaktion (Zytolyse und Apoptose befallener Zellen) beispielsweise auf Virusinfektionen.

CDCA: Abk. für chenodeoxycholic acid → Chenodesoxycholsäure
CD4/CD8-Quotient *m*: engl. *CD4/CD8 ratio*. Verhältnis der T*-Helferzellen ($CD4^+$-T-Lymphozyten) zu den T-Suppressorzellen ($CD8^+$-T-Lymphozyten). Der Quotient dient als immunologischer Verlaufs- und Prognoseparameter bei HIV*-Erkrankung und zur Differenzialdiagnose interstitieller Lungenerkrankungen. Die dafür erforderliche Lymphozytendifferenzierung erfolgt mittels Durchflusszytometrie* unter Verwendung von fluoreszierenden Markern.
CDK-Inhibitoren *m pl*: Stoffe, die cyclin-abhängige Kinasen (CDK) hemmen. CDK-Inhibitoren bewirken durch Hemmung des Zellzyklus einen Wachstumsarrest von Zellen.
CD3-Komplex *m*: engl. *cluster of differentiation 3*; syn. T3-Antigene. Oberflächenrezeptor und wichtiger Marker von T*-Zellen, der mit dem T-Zell-Rezeptor assoziiert ist. CD3 ist ein Proteinkomplex bestehend aus je einer γ, δ, ε und 2 ζ-Untereinheiten, deren intrazelluläre ITAM-Domäne (immunoreceptor tyrosine-based activation motif) nach Aktivierung des T-Zell-Rezeptors eine intrazelluläre Signalkaskade auslöst.
CDLE: Abk. für chronic discoid lupus erythematosus → Lupus erythematodes, kutaner
cDNA *f*: engl. *complementary DNA bzw. copy DNA*. Doppelsträngige DNA-Kopie einer RNA, die in vitro durch reverse Transkription (mit Reverser Transkriptase) und DNA-Polymerase entsteht. RNA wird schnell degradiert, das Umschreiben in stabile cDNA wird zur DNA*-Klonierung sowie Herstellung einer Genbibliothek* verwendet und ermöglicht die Analyse der RNA-Expression und -Sequenz.
CD-Nomenklatur *f*: engl. *CD nomenclature*. Internationales System für die Bezeichnung von Differenzierungsantigenen (**c**luster of **d**ifferentiation bzw. cluster determinants) auf der Zelloberfläche von Leukozyten* und Zellen, deren Zellmembran-Antigene mit denen von Immunzellen identisch sind. Die Antigene werden differenziert durch monoklonale Antikörper* in der Durchflusszytometrie.
CEA: Abk. für carcinoembryonales Antigen → Antigen, carcinoembryonales
CED: Abk. für chronisch-entzündliche Darmerkrankungen → Colitis ulcerosa
CED: Abk. für chronisch-entzündliche Darmerkrankungen → Darmerkrankungen, chronisch-entzündliche
CED: Abk. für chronisch-entzündliche Darmerkrankungen → Morbus Crohn
Ceelen-Gellerstedt-Krankheit → Lungenhämosiderose
CEE-Virus *n*: engl. *central european encephalitis virus*. Flavivirus, europäischer Subtyp des Erregers der durch Zecken übertragenen Enzephalitis (Frühsommer*-Meningoenzephalitis) und eng verwandt mit dem russisch-asiatischen Erregertyp der Erkrankung.

Cefaclor *n*: Bakterizid wirkendes Cephalosporin* (Betalaktam*-Antibiotikum) der 1. Generation zur oralen Anwendung. Eine gute Empfindlichkeit zeigen grampositive Kokken wie Staphylokokken, Streptokokken, Meningokokken und Gonokokken. Gegen gramnegative Stäbchen wie Escherichia* coli, Proteus* und Klebsiellen besteht eine eingeschränkte Wirksamkeit. Nebenwirkungen betreffen hauptsächlich den Gastrointestinaltrakt.
Cefadroxil *n*: Bakterizid wirkendes Cephalosporin* (Betalaktam*-Antibiotikum) der 1. Generation zur oralen Anwendung. Eine gute Empfindlichkeit zeigen insbesondere grampositive Kokken wie Staphylokokken, Streptokokken, Meningokokken und Gonokokken. Gegen gramnegative Stäbchen wie Escherichia* coli, Proteus* und Klebsiellen besteht eine eingeschränkte Wirksamkeit.
Cefalexin *n*: Bakterizid wirkendes Cephalosporin* (Betalaktam*-Antibiotikum) der 1. Generation zur oralen Anwendung. Eine gute Empfindlichkeit zeigen grampositive und gramnegative Kokken wie Staphylokokken, Streptokokken, Meningokokken und Gonokokken. Gegen gramnegative Stäbchen wie Escherichia* coli, Proteus* und Klebsiellen besteht eine eingeschränkte Wirksamkeit.
Cefazolin *n*: Penicillinasefestes Cephalosporin* (Betalaktam*-Antibiotikum) der 1. Generation zur parenteralen Anwendung. Es verfügt über bakterizide Wirkungen gegen grampositive Keime wie Streptokokken, Staphylokokken, Diphteriebakterien und Bacillus* anthracis sowie gegen gramnegative Erreger wie Escherichia* coli, Klebsiellen, Proteus*, Gonokokken und Meningokokken. Es erfolgt keine Resorption nach peroraler Applikation.
Cefixim *n*: Weitgehend Betalaktamase-festes Cephalosporin* (Betalaktam*-Antibiotikum) der 3. Generation zur peroralen Anwendung. Es verfügt über eine breite bakterizide Wirkung sowohl gegen grampositive als auch insbesondere gegen gramnegative Bakterien. Eine hohe Empfindlichkeit zeigen beispielsweise einige Streptokokken-Spezies, Haemophilus*, Moraxella, Neisseria* und Proteus*. Staphylokokken und Enterokokken* sind resistent gegen Cefixim.
Cefotaxim *n*: Cephalosporin* (Betalaktam*-Antibiotikum) der 3. Generation zur parenteralen Anwendung. Cefotaxim besitzt eine breite bakterizide Wirkung, u. a. gegen Staphylococcus* aureus, Streptokokken, Borrelien, Haemophilus* influenzae und Proteus*. Nach der WHO-Liste der unentbehrlichen Arzneimittel ist Cefotaxim Mittel der Wahl zur Behandlung von Neugeborenen im Krankenhaus.

Cefpodoxim n: Orales Antibiotikum aus der Gruppe 3 der Cephalosporine* (Betalaktam*-Antibiotikum), das bei Infektionen der Atemwege eingesetzt wird. Es ist weitgehend Betalaktamase-stabil und gut wirksam gegen grampositive und gramnegative Bakterien, jedoch nicht gegen MRSA, Enterokokken* und Pseudomonaden. Nebenwirkungen betreffen hauptsächlich den Gastrointestinaltrakt.
Indikationen: Infektionen durch Cefpodoxim-empfindliche Erreger, insbesondere
- Infektionen der Atemwege
- Infektionen des HNO-Bereichs
- Harnwegsinfektionen
- Gonorrhö*
- Haut- und Weichteilinfektionen.

Ceftriaxon n: Cephalosporin* (Betalaktam*-Antibiotikum) der 3. Generation zur parenteralen Anwendung mit hoher Stabilität gegenüber Betalaktamasen. Ceftriaxon besitzt eine breite bakterizide Wirkung gegen zahlreiche gramnegative und grampositive Erreger. Bei gleichzeitiger Anwendung kalziumhaltiger Lösungen besteht die Gefahr von Präzipitationen, insbesondere in Lunge und Nieren bei Neugeborenen.

Cefuroxim n: Cephalosporin* der Gruppe 2 zur parenteralen Anwendung. Als Cefuroximaxetil ist auch eine orale Verabreichung möglich. Cefuroxim ist Mittel der Wahl zur Erstbehandlung von Atemwegsinfektionen. Es wird zudem bei Gonorrhö*, Harnwegs- und Gewebeinfektionen, schweren Infektionen mit Staphylokokken und multiresistenten gramnegativen Stäbchen sowie bei Sepsis* eingesetzt.

Ceiling-Effekt [Klinik] m: Erreichen eines Maximalwertes, bei dem es trotz Steigerung eines Reizes nicht zu einer Steigerung der Reaktion kommt. Beispiel ist das Ausbleiben einer Verbesserung der Leistung trotz Steigerung der Förderung.

Ceiling-Effekt [Testtheorie] m: Bezeichnung für die fehlende Reliabilität eines psychologischen Tests ab einer bestimmten Obergrenze. Beispielsweise differenzieren Intelligenztests in der Regel ab einem IQ von ca. 140 nicht reliabel zwischen hochintelligenten Personen. Der Ceiling-Effekt würde in diesem Fall verschwinden, wenn die Testaufgaben schwieriger wären.

celer: engl. quick. Schnell; z. B. Pulsus celer.
Celestin-Tubus m: engl. Celestin tube. Weitestgehend durch selbstexpandierende Stents verdrängter Tubus, der endoskopisch platziert zur Wiederherstellung der Passage im Ösophagus diente. Celestin-Tuben wurden in der palliativen, supportiven Behandlung inoperabler Tumoren oder zur Überbrückung von Fisteln eingesetzt.
Celiprolol → Beta-Blocker
Cella f: engl. cell. Hohlraum, Zelle.

Cellano-Faktor m: engl. Cellano factor. Hauptantigen (Symbol k) des Kell-Blutgruppensystems. Die Häufigkeit bei Weißen beträgt > 99 %. Die Beschaffung kompatibler Blutkonserven bei Vorhandensein von Anti-k ist problematisch.
Cell Saver → Autotransfusion
Cellula f: engl. cellule. (Kleine) Zelle.
Cellulae mastoideae f pl: engl. mastoid cells. Mit Schleimhaut ausgekleidete, luftgefüllte Warzenfortsatzzellen. Die Cellulae mastoideae stehen über das Antrum mastoideum mit der Paukenhöhle* in Verbindung.
Cellulite f: engl. Status protrusus cutis. Umgangssprachliche Bezeichnung für eine nichtentzündliche, konstitutionell bedingte umschriebene Degeneration der kollagenen und elastischen Fasern des subkutanen Bindegewebes, die besonders bei Frauen in der Oberschenkel- und Glutealregion vorkommt. Eine Behandlung ist nicht möglich, der Prophylaxe dienen Gewichtsreduktion und körperliches Training.
Klinik:
- Matratzenphänomen (durch Bindegewebesepten netzartig eingezogene Oberfläche)
- Orangenschalenhaut (trichterförmige Follikeleinziehungen).

Celsius → Temperatur
Celsus-Entzündungszeichen → Entzündung
Cementum → Zahn
Centaurium erythraea → Tausendgüldenkraut
Centrum tendineum diaphragmatis n: engl. central tendon of diaphragm. Kleeblattförmige Sehnenplatte im Zentrum des Zwerchfells*. Sie ist umgeben von dessen muskulösen Anteilen und kranial mit dem Herzbeutel verwachsen. Durch das Foramen* venae cavae im Centrum tendineum treten die V. cava inferior und ein Ast des rechten N. phrenicus. Siehe Zwerchfell* Abb. dort.
Funktion: Das Centrum tendineum bildet die Kuppel des Zwerchfells. Bei der Inspiration* wird diese nach unten gezogen, wodurch sich das Volumen des Thorax* vergrößert.
Cephaelin → Ipecacuanha
Cephalgia → Kopfschmerz
Cephalocele → Enzephalozele
Cephalosporine n pl: engl. cephalosporins. Gruppe von Breitband*-Antibiotika, die auf Stoffwechselprodukte des Schimmelpilzes Cephalosporium acremonium zurückzuführen sind; chemische Abkömmlinge der 7-Aminocephalosporansäure mit naher Verwandtschaft zu Penicillinen*. Sie wirken sekundär bakterizid durch Hemmung der Zellwandbiosynthese der Erreger in der Proliferationsphase. Das Wirkungsspektrum umfasst grampositive und gramnegative Keime einschließlich penicillinresistenter Staphylokokken.

CERA: Abk. für engl. cortical evoked response audiometry → Reaktionsaudiometrie, elektrische
Ceramid n: engl. ceramide; syn. N-Acylsphingosin. Säureamid aus Sphingosin, einem langkettigen, einfach ungesättigtem Aminodialkohol und einer langkettigen Fettsäure. Es dient als Vorstufe für Ganglioside* und Sphingolipide*.
Ceratonia siliqua → Johannisbrotbaum
Cerclage f: Operative Stabilisierung der Zervix uteri bei drohender oder bestehender Zervixinsuffizienz* durch Anlegen einer die Portio umschlingenden Naht.
Formen:
- Zervixumschlingung durch Tabakbeutelnaht ohne Kolpotomie (McDonald-Operation, siehe Abb.)
- Zervixumschlingung mit Kolpotomie (Shirodkar-Operation): Präparation der Blase bis in Höhe des inneren Muttermunds und Anlegen einer zirkulären Naht.

Indikationen:
- prophylaktisch: bei Mehrlingsschwangerschaft, Zustand nach gynäkologischen Eingriffen der Zervix (z. B. Konisation, Trachelektomie*), bei Zustand nach Spätabort oder habituellen Aborten
- therapeutisch: bei bestehender Zervixinsuffizienz
- Notfallcerclage: bei eröffnetem Muttermund mit Fruchtblasenprolaps in den Zervikalkanal oder die Vagina.

Komplikationen:
- Abortgeschehen, ausgelöst z. B. durch operativ bedingte Induktion von Wehen
- Verletzung der Fruchtblase
- Amnioninfektionssyndrom*
- Hämatom.

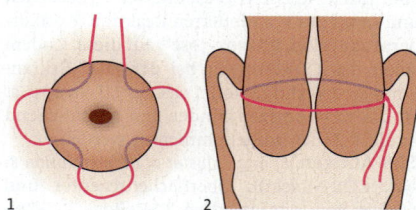

Cerclage: McDonald-Operation (Zervixumschlingung durch Tabakbeutelnaht).

Cerebr-: syn. Cerebro-. Wortteil mit der Bedeutung Gehirn.
Cerebrale autosomal-dominante Arteriopathie mit subkortikalen Infarkten und Leukenzephalopathie f: Abk. CADASIL. Autosomal-dominant erbliche Erkrankung des mittleren Lebensalters mit wiederholten zerebralen Durchblutungsstörungen*, migräneartigen Kopfschmerzen und im Verlauf kognitiven De-

fiziten bis zur subkortikalen Demenz, psychiatrischen Störungen wie z. B. Depression* sowie im Verlauf Pseudobulbärparalyse* und spastische Tetraparese*.

cerebralis: engl. *cerebral*. Das Gehirn betreffend.

Cerebroside *n pl*: engl. *cerebrosides*. Glykolipide* aus Sphingosin, Fettsäuren und Zucker. Cerebroside bilden ca. 11 % der Trockenmasse der weißen Hirnsubstanz. Sie kommen ferner in Erythrozyten und Leukozyten vor. Je nach veresterter Fettsäure werden Cerasin (Lignocerinsäure), Phrenosin (Cerebronsäure), Nervon (Nervonsäure) und Oxynervon (Oxynervonsäure) unterschieden.

Ceroid *n*: Dem Lipofuszin ähnliche Verbindung, die bei der Peroxidierung ungesättigter Fette entsteht.

Cerumen obturans → Zerumen
Cervicitis → Zervizitis
Cervix *f*: syn. Zervix. Nacken, Hals, z. B. Cervix* uteri.
Cervix dentis → Zahnhals
Cervix uteri *f*: engl. *cervix of uterus*; syn. Gebärmutterhals. Ca. 3 cm langer unterster Abschnitt des Uterus*, der in die Vagina* hineinragt. Er wird in die Portio supravaginalis und die Portio vaginalis uteri unterteilt. In seiner Mitte verläuft der Zervikalkanal*, mit dem inneren Muttermund als Öffnung zur Gebärmutter und dem äußeren Muttermund als zur Vagina zeigende Öffnung. Siehe Fundus* uteri (Abb. dort).
Histologie: Die Cervix* uteri ist von Zylinderepithel bedeckt. Dieses reicht bis zur Epithelgrenze* und geht dort in das Plattenepithel* der Portio vaginalis uteri über. In der Schleimhaut der Zervix befinden sich die Glandulae* cervicales, die den Zervixschleim produzieren.

Cervix vesicae → Blasenhals
C1-Esterase-Inhibitor *m*: engl. *C1 esterase inhibitor*; syn. C1-Inaktivator; Abk. C1-INH. Protein*, das über eine Hemmung des Komplementfaktors C1 das Komplementsystem (siehe Komplement) kontrolliert und so Einfluss auf Immunantwort* und Entzündungsreaktionen nimmt. Das aktivierte Komplementsystem führt u. a. zu einer Steigerung der Gefäßpermeabilität. Daher verursacht ein funktioneller oder quantitativer Mangel an C1-Esterase-Inhibitor Angioödeme.

Cestoda *f pl*: engl. *Cestodes*. Zur Klasse der Plathelminthes* gehörende Bandwürmer. Medizinisch relevante Gattungen sind Taenia* (Taeniasis*), Echinococcus* (Echinokokkose*), Diphyllobothrium (Diphyllobothriose), Multiceps, Dipylidium, Hymenolepis, Spirometra, Bertiella, Inermicapsifer und Raillietina.

Cetirizin *n*: Orales Antihistaminikum, das zu den Histamin*-H_1-Rezeptoren-Blockern der 2. Generation gehört. Cetirizin unterdrückt die Symptome bei allergischer Rhinitis*, chronischer Urtikaria* oder atopischem Ekzem*. Zu den häufigsten Nebenwirkungen zählen gastrointestinale Beschwerden und Müdigkeit. Der sedierende Effekt ist jedoch seltener als bei Histamin*-H_1-Rezeptoren-Blockern der 1. Generation.

Cetuximab *n*: Chimärer monoklonaler Antikörper* (Typ IgG_1) gegen den EGF-Rezeptor (EGFR) zur i. v. Applikation in der Tumortherapie bei kolorektalem Karzinom und Plattenepithelkarzinom. Der Antikörper bremst das Wachstum von Krebszellen, indem er an EGFR bindet und die Downstream-Signalkaskade hemmt. Cetuximab wird rekombinant aus einer Säugerzelllinie (Sp2/0) gewonnen.

Indikationen:
- EGFR-exprimierendes metastasiertes kolorektales Karzinom*: **1.** in Kombination mit Chemotherapie **2.** als Monotherapie nach therapeutischem Versagen von Oxaliplatin* und Irinotecan **3.** Beginn der Anwendung nach Bestimmung des ras-Mutationsstatus
- lokal fortgeschrittenes Plattenepithelkarzinom* in Kopf-Hals-Bereich: Anwendung in Kombination mit Strahlentherapie*.

CE-Winkel *m*: engl. *center-edge angle*; syn. Centrum-Ecken-Winkel nach Wiberg. Winkel zwischen einer Parallelen der Körperlängsachse durch das Femurkopfzentrum und einer Geraden vom äußeren Pfannenerker zum Femurkopfzentrum zur genauen (röntgenologischen) Beurteilung der Pfannendachentwicklung bei Hüftgelenksluxation oder Hüftdysplasie*. Der CE-Winkel beträgt bei Kindern normalerweise mindestens 15° und nimmt mit steigendem Alter zu. Siehe Abb.

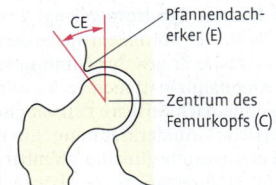

CE-Winkel

C-Fasern → Nervenfaser
CFS: Abk. für → Chronic Fatigue-Syndrom
cGMP *n*: syn. **c**yclisches 3′,5′-**G**uanosin**m**ono**p**hosphat. Zyklisches Guanosinmonophosphat* aus GTP, durch membranständige oder intrazelluläre Guanylatcyclasen gebildet. cGMP ist second* messenger bei der Signalübertragung von Hormonen und Neurotransmittern, z. B. Acetylcholin*, Histamin* und Prostaglandinen*, in der Zelle. Außerdem ist cGMP an Stickstoffmonoxid* vermittelten Wirkungen und biochemischen Sehprozessen beteiligt.

Abbau: cGMP wird durch Phosphodiesterasen zu GMP abgebaut.

C-Griff → Maskenbeatmung
CHA_2DS_2-VASc-Score *m*: Auf Grundlage des $CHADS_2$-Scores* entwickelter Punktwert zur initialen Beurteilung des Schlaganfallrisikos bei Vorhofflimmern*. Der CHA_2DS_2-VASc-Score ist bei nicht-valvulärem Vorhofflimmern die Basis für die Entscheidung zur Thromboembolieprophylaxe mit Antikoagulanzien.

Klinische Bedeutung: Eindeutige Indikation für eine Therapie mit Antikoagulanzien bei nichtvalvulärem Vorhofflimmern
– CHA_2DS_2-VASc-Score ≥ 2 bei Männern
– CHA_2DS_2-VASc-Score ≥ 3 bei Frauen.
Siehe Tab.

$CHA2DS2$-VASc-Score: $_2DS_2$-VASc-Score.	
Kriterium	Punkte[1]
chronische Herzinsuffizienz oder linksventrikuläre systolische Dysfunktion mit LVEF ≤ 40 %	1
(anamnestisch) arterielle **H**ypertonie	1
Patienten**a**lter ≥ 75 Jahre	2
(anamnestisch) **D**iabetes mellitus	1
(anamnestisch) **S**chlaganfall oder TIA oder Thromboembolie	2
vaskuläre Erkrankung: (anamnestisch) Herzinfarkt oder pAVK oder KHK	1
Patienten**a**lter 65–74 Jahre	1
Patientengeschlecht (**s**ex) weiblich	1

TIA: Abk. für transitorische ischämische Attacke;
[1] Punktsumme: CHA_2DS_2-VASc-Score (0–9; korreliert mit Höhe des Risikos für Schlaganfall bei Vorhofflimmern)

Chagas-Krankheit *f*: engl. *Chagas' disease*; syn. südamerikanische Trypanosomiasis. In Lateinamerika verbreitete Infektion mit Trypanosoma* cruzi (auch amerikanische Trypanosomiasis genannt), die zu Myokarditis und Dilatation im Gastrointestinaltrakt führen kann. Der Einzeller Trypanosoma cruzi ist nach der Übertragung im Blut zu finden und befällt nach der akuten Phase Skelett- und Herzmuskelzellen sowie periphere Nervenzellen.

Chagom → Chagas-Krankheit
Chalasie *f*: engl. *chalasia*. Insuffizienz oder Entspannung eines Sphinkters. Als vorübergehende Chalasie der Kardia kommt sie häufig vor bei Neugeborenen und jungen Säuglingen. Dabei besteht Neigung zu Regurgitation, besonders im Liegen oder bei Palpation des Abdomens.

Die unkomplizierte Form ist nicht behandlungsbedürftig.

Chalazion *n*: syn. Hagelkorn. Granulomatöses, bis erbsengroßes, nicht druckempfindliches Knötchen im oberen Augenlid. Das Chalazion wird meist verursacht durch eine chronische Entzündung der Meibomdrüse und dem daraus resultierenden Sekretstau. Die Therapie erfolgt mittels entzündungshemmender Augentropfen und ggf. operativer Entfernung. Siehe Abb.

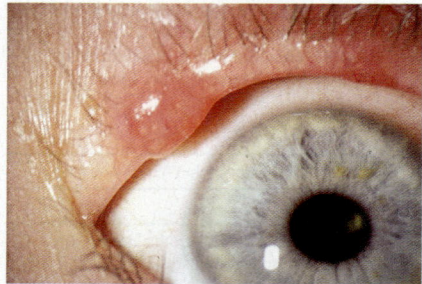

Chalazion [133]

Chalkose *f*: engl. *chalcosis*. Intraokuläre Kupferablagerungen durch intraokulare kupferhaltige Fremdkörper. Es entwickelt sich ein Kayser*-Fleischer-Ring, eine olivgrüne bis bräunliche Linsentrübung (sog. Sonnenblumenstar) und Netzhautablagerungen. Je nach Größe erfolgt die rasche Erblindung oder eine langsame Intoxikation der Retina* mit Erlöschen des Elektroretinogramms (Elektroretinografie).

Chalone *n pl*: engl. *chalones*. Endogene zellspezifische Mitosehemmstoffe, die die normale Zellteilung regeln und u. a. in der Epidermis nachgewiesen wurden. Chalone werden in dem Gewebe gebildet, auf das sie einwirken und stoppen das Zellwachstum nach Erreichen der vorgegebenen Organform. Eine Verminderung der Chalone führt zu gesteigerter Zellteilung.

Chance-Fraktur → Magerl-Klassifikation
Charakterneurose → Persönlichkeitsstörung
Charakterzug → Persönlichkeitsmerkmale
Charcot-Bouchard-Aneurysma *n*: engl. *miliary aneurysms*; syn. Miliaraneurysmen. Wenige Millimeter große Aneurysmen der Arteriolen und Kapillaren des Gehirns, häufig innerhalb der Basalganglien*, v. a. bei chronischer arterieller Hypertonie*. Ihre Ruptur führt häufig zu intrazerebralen Blutungen.

Charcot-Gelenk *n*: engl. *Charcot's joint*; syn. Charcot-Arthropathie. Sekundäre Gelenkzerstörung infolge peripherer Sensibilitätsstörung (neuropathische Osteoarthropathie) v. a. bei diabetischer Neuropathie (meist Articulationes tarsometatarsales, sog. Charcot-Fuß), Polyneuropathie infolge Alkoholmissbrauch und Cobalaminmangel (funikuläre Myelose*), Syringomyelie, Multipler Sklerose sowie als Spätfolge der Syphilis (Tabes* dorsalis).
Einteilung:
– nach klinischen und radiologischen Kriterien
– nach Lokalisation (Sanders-Klassifikation): **1.** Typ I: Inter- und Metatarsalgelenk **2.** Typ II: Articulationes tarsometatarsales (sog. Lisfranc-Gelenklinie) **3.** Typ III: Articulatio tarsi transversa (sog. Chopart-Gelenklinie) **4.** Typ IV: oberes Sprunggelenk **5.** Typ V: unteres Sprunggelenk.

Charcot-Marie-Tooth-Hoffmann-Krankheit → Charcot-Marie-Tooth-Neuropathie
Charcot-Marie-Tooth-Neuropathie *f*: engl. *hereditary motor and sensory neuropathy I*; syn. hereditäre motorisch-sensible Neuropathie; Abk. CMT. Heterogene, chronisch-progredient verlaufende, erbliche (familiäre) Degeneration peripherer Neuronen mit symmetrischer atrophischer Lähmung* v. a. der distalen Extremitäten, Sensibilitätsstörungen* und generalisierter Verzögerung der Nervenleitgeschwindigkeit*. Biopsie* und Molekulargenetik* sichern die Diagnose. Physiotherapie*, orthopädische Hilfsmittel und chirurgische Fußkorrekturen sind therapeutische Optionen.

Charcot-Trias *f*: engl. *Charcot's triad*. In der Neurologie kombiniertes Auftreten von Nystagmus*, Intentionstremor* und skandierender Sprache* (galt früher als charakteristisch für Multiple Sklerose*, betrifft jedoch nur etwa 15 % der Fälle); in der Inneren Medizin kombiniertes Auftreten von rechtsseitigem Oberbauchschmerz, Fieber* mit Schüttelfrost und passagerem Ikterus* bei akuter Cholangitis*.

Charcot-Weiss-Baker-Syndrom → Sick-Sinus-Syndrom
Charles-Bonnet-Syndrom *n*: engl. *Charles Bonnet syndrome*. Bei normalem Bewusstsein* auftretende visuelle Trugwahrnehmungen (Illusionen, Pseudohalluzinationen, z. T. mit Verzerrungen) ohne nachweisbare neurologische oder psychiatrische Grunderkrankung. Ein reduziertes Vigilanzniveau begünstigt offenbar das Auftreten von Halluzinationen*. Betroffene haben häufig nur eine partielle Einsicht in die halluzinatorische Natur der Sinneseindrücke.
Vorkommen:
– bei älteren Menschen mit Visuseinschränkung (Sehstörung*)
– analoge Wahrnehmungsstörung auch bei Lewy*-Körperchen-Demenz.

Charlin-Neuralgie → Nasoziliarisneuralgie
Charlson-Komorbiditätsindex *m*: engl. *Charlson co-morbidity index*; Abk. CCI. Statistischer Test zur Abschätzung der Morbidität und Mortalität von Patienten anhand 19 prognostisch relevanter Nebenerkrankungen wie Herzinfarkt*, Lebererkrankung oder Demenz*. Die Haupterkrankung des Patienten (z. B. ein Karzinom) fließt in die Berechnung nicht ein. Der Index hilft u. a. bei Therapieentscheidungen in der Onkologie.

Charnley-Fixateur → Fixateur externe
Chassaignac-Lähmung *f*: syn. Pronatio dolorosa. Schmerzinduzierte Streck- und Flexionshemmung nach Subluxation des Radiusköpfchens aus dem Ellenbogengelenk und Einklemmen des Ligamentum* anulare radii. Meist sind Kinder betroffen, die am nach oben ausgestreckten Arm ruckartig nach oben gezogen werden. Die Diagnose erfolgt klinisch, die Subluxation wird ambulant reponiert.
Klinik:
– Schonhaltung des Ellenbogens in leichter Beugung und Pronation* („Pronatio dolorosa")
– Streck- und Flexionshemmung.
Diagnostik:
– typischer Unfallhergang in der Anamnese
– wegweisende Klinik
– Röntgen meist nicht notwendig.
Differenzialdiagnose: Radiuskopffraktur*.
Therapie:
– ambulantes Repositionsmanöver ohne Narkose: **1.** Druck mit dem Daumen auf das Radiusköpfchen **2.** ruckartige, gleichzeitige Streckung und Auswärtsdrehung (Supination) des Unterarms
– bei rezidivierender Subluxation: Ruhigstellen des Ellenbogengelenks für 3–6 Wochen.

CHE → Cholezystektomie
ChE: Abk. für → Cholinesterasen
ChE → Cholinesterasen [Biochemie]
Checkpoint-Inhibitoren *m pl*: syn. Immun-Checkpoint-Inhibitoren. Monoklonale Antikörper, die in der Tumortherapie zum Einsatz kommen. Checkpoint-Inhibitoren binden an Immun*-Checkpoints wie PD-1, PD-L1 oder CTLA-4 und blockieren diese. Dadurch wird die Immunevasion* der Tumorzellen aufgehoben, wodurch sie wieder von Immunzellen erkannt und angegriffen werden.
Vertreter:
– PD-1-Inhibitoren: **1.** Nivolumab* **2.** Pembrolizumab*
– PD-L1-Inhibitoren: **1.** Atezolizumab **2.** Avelumab **3.** Durvalumab
– CTLA-4-Inhibitoren: **1.** Ipilimumab.

Chediak-Higashi-Syndrom *n*: engl. *Chediak-Higashi syndrome*. Autosomal-rezessiv erbliche Erkrankung mit Immundefekt* und dermatologischen, neurologischen und hämatologischen Manifestationen infolge Funktionsstörung der Lysosomen*. Die Diagnose erfolgt durch Blutausstrich, Knochenmarkpunktion, Haarmikroskopie und Hautbiopsie sowie molekulargenetisch. Eine kausale Therapie existiert nicht. Die Prognose ist schlecht.

Cheilektomie → Cheilotomie
Cheilitis actinica f: engl. *actinic cheilitis*; syn. Aktinische Cheilitis. Entzündung des Lippenrotes (insbesondere Unterlippe) durch akute oder chronische Lichtschädigung. Die akute Cheilitis actinica ist eine Dermatitis solaris (Sonnenbrand), die chronische mit Atrophie und Hyperkeratosen eine Präkanzerose* mit möglichem Übergang zum Plattenepithelkarzinom* mit Infiltration. Vorbeugend wirken Fettstifte mit Sonnenschutz, bei Hyperkeratose wird exzidiert (Vermillonektomie). Siehe Abb.

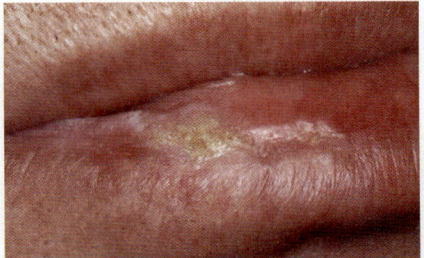

Cheilitis actinica: Mit Plattenepithelkarzinom. [183]

Cheilitis angularis → Angulus infectiosus oris
Cheilitis glandularis simplex f: engl. *glandular cystic cheilitis*; syn. Cheilitis glandularis cystica. Hyperplasie labialer Schleim- und Speicheldrüsen (Glandulae labiales) meist im Bereich der Unterlippe, häufiger bei Männern. Es bilden sich Pseudozysten mit Retention visköser Flüssigkeit, die sich auf Druck entleeren. Durch Sekundärinfektion entsteht selten eine Cheilitis glandularis apostematosa mit Schwellung, Abszedierung und Ulzeration.
Cheilitis granulomatosa f: engl. *granulomatous cheilitis*; syn. Orofaziale Granulomatose. Seltene, chronische, granulomatöse Entzündung der Lippe (meist Oberlippe) unbekannter Ätiologie, entweder isoliert oder im Rahmen einer granulomatösen Systemerkrankung wie Melkersson*-Rosenthal-Syndrom (zusätzlich Lingua plicata, Fazialisparese), Enteritis regionalis Crohn (häufig zusätzlich orale Aphthen, insbesondere bei Kindern) oder Sarkoidose*.
Cheilitis simplex f: engl. *common cheilitis*; syn. Cheilitis vulgaris. Häufigste Cheilitis, mit entzündlicher Schwellung, Schuppung und Rhagaden der Lippen als Folge von häufigem Ablecken (Lippenleckekzem*), trockenem Klima, Wind, Kontaktekzem* durch Lippenstift oder Zahnpasta, sowie hohen Dosen von Vitamin A, Retinoiden (Isotretinoin) oder lokaler Vitamin-A-Säure. Weitere Ursachen sind Riboflavinmangel und Eisenmangel (Plummer*-Vinson-Syndrom).

Cheilognathopalatoschisis → Lippen-Kiefer-Gaumen-Segelspalte
Cheiloplastik → Lippenplastik
Cheiloschisis → Lippenspalte
Cheilose → Cheilitis simplex
Cheilotomie f: engl. *cheilotomy*; syn. Cheilektomie. Operative Entfernung von Osteophyten*, z. B. bei Arthrose oder Hallux* valgus.
Cheiroarthropathie f: engl. *cheiroarthropathy*. Pathologische Veränderung v. a. der Finger- und Handgelenke* mit Einschränkung der Beweglichkeit (limited joint mobility) und Streckfähigkeit, v. a. bei Diabetes* mellitus. Die Erkrankung gibt einen (anästhesiologischen) Hinweis auf schwierige Atemwege (erschwerte Laryngoskopie durch eingeschränkte Halswirbelsäulen-Reklination und Mundöffnung). Siehe Abb. 1 und siehe Abb. 2.

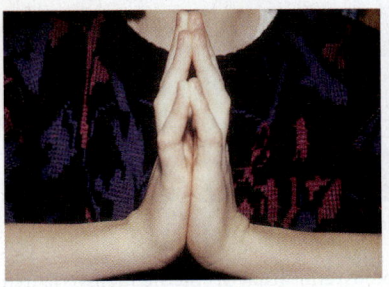

Cheiroarthropathie Abb. 1: Typische diabetische Cheiroarthropathie mit Streckhemmung der Finger im Mittelgelenk. [165]

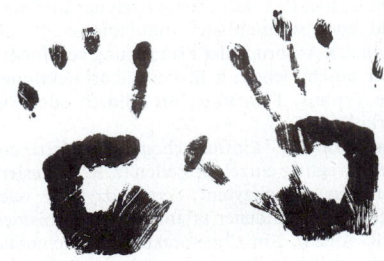

Cheiroarthropathie Abb. 2: Ausmaß der Streckhemmung mithilfe eines Handabdrucks (sog. palm print test) dokumentiert. [165]

Cheiropompholyx → Dyshidrotisches Hand-Fuß-Ekzem
Chelatbildner m sg, pl: engl. *chelating agents*. Bezeichnung für organische Verbindungen, die mit (meist 2-wertigen) Metallen Chelate bilden. Sie werden bei Metallintoxikation als Antidot* verwendet z. B. EDTA*, DTPA, BAL, Calciumtrinatrium-pentetat, Deferoxamin*, Deferipron, Deferasirox, Dimercaptopropansulfonsäure, Tiopronin und Penicillamin*.
Chemerin n: engl. *retinoic acid receptor responder 2*. Zu den Adipokinen* gehörendes Protein.
Chemie, analytische f: Teilgebiet der Chemie, das sich mit der Bestimmung von Art (qualitative Analyse) und Menge (quantitative Analyse) eines Stoffes oder Gemisches befasst. Die Bestimmung erfolgt mit chemischen, physikalischen oder biochemischen Methoden.
Chemilumineszenz → Lumineszenz
Chemische Kastration f: syn. Androgendeprivation. Medikamentöse Unterdrückung der Keimzellenfunktion durch antihormonale Therapie* mit GnRH*-Agonisten. Eingesetzt wird die chemische Kastration* v. a. beim fortgeschrittenen Prostatakarzinom*, bei Endometriose* und selten auch zur Kastration von Sexualstraftätern. Appliziert wird der Wirkstoff als subkutanes Depot.
Chemisches Peeling n: Reversibles Abtragen der äußeren Hautschicht (Teile der Epidermis) durch das Auftragen chemischer Ätzmittel*. Das Peeling („Schälen") dient der kosmetischen Behandlung störender „Hautunreinheiten" und Fältchen vor allem im Gesichts- und Halsbereich. Da die Ursache nicht beseitigt wird, ist in entsprechenden Abständen eine Wiederholung erforderlich.
Indikationen:
– Akne*narben
– Falten
– Chloasma
– Alterspigmentierungen*
– aktinische Keratosen (geringe bis leichte Ausprägungen).
Chemodektom → Paragangliom
Chemoembolisation, transarterielle f: engl. *transarterial chemoembolization*; Abk. TACE. Minimal-invasives, radiologisch-interventionelles Verfahren zur Behandlung von Lebertumoren* mittels therapeutischer Embolisation* durch selektive regionale Applikation eines Zytostatikums und begleitender Okklusion* der versorgenden Gefäße. Ziel ist die maximale Tumornekrose durch Kombination von Chemotherapie* und Ischämie* innerhalb des Tumors.
Vorgehen:
– über Katheterangiografie der A. hepatica gezielte Applikation einer hohen Zytostatikadosis (je nach Tumortyp u. a. Doxorubicin*, Cisplatin*, Mitomycin*) in Kombination mit jodhaltigem Kontrastmittel (z. B. Imeron) direkt an die Tumorzellen
– lange Kontaktzeit zwischen Zytostatika und Tumorzellen bei Schonung des gesunden Leberparenchyms
– auch unter Anwendung von Mikrosphären*, welche die Zytostatika verzögert freisetzen

(DEB-TACE; DEB für engl. Drug Eluting Beats)
- Induktion der Ischämie durch passagere Embolisation mit öliger Substanz (TOCE für engl. Transarterial Oil Chemoembolization) oder Stärke- oder Gelantinepartikeln definierter Größe.

Chemokine n pl: engl. *chemokines*. Vornehmlich auf Phagozyten und T-Lymphozyten chemotaktisch wirkende Zytokine*, die von Makrophagen und Gewebezellen als Reaktion auf Infektion oder Verletzung gebildet werden. Chemokine steuern über spezifische Chemokin*-Rezeptoren der Zellmembran das Migrationsverhalten einzelner Immunzellen (Chemotaxis*) und wirken auf diese Weise z. T. proinflammatorisch oder homöostatisch.

Chemokin-Rezeptor m: engl. *chemocine receptor*. G*-Protein-gekoppelter Rezeptor (GPCR) mit 7 Transmembran-Domänen. Die Bindung von Liganden (Chemokine*) löst die Aktivierung des Rezeptors und nachfolgend die Wanderung von Immunzellen aus. Chemokin-Rezeptoren werden entsprechend der Chemokine in 4 Typen eingeteilt, z. B. CXCR1 bis 7, CCR1 bis 10, CX3CR.

Chemokoagulation f: engl. *chemical coagulation*. Koagulation* von Gewebe mit chemischen Mitteln, z. B. bei Blasentumoren* durch Instillation und Ätzung mit Trichloressigsäure und zur Verödung von Besenreiser-Varizen mit einem Durchmesser von < 1 mm oder gastro-oesophagealer Varizen (Ösophagusvarizen*) unter Verwendung von Polidecanol (Aethoxysklerol).

Chemolitholyse → Cholelitholyse
Chemolitholyse → Urolitholyse

Chemoprophylaxe f: engl. *chemoprophylaxis*. Prophylaktische Anwendung von Chemotherapeutika* (Antiinfektiva) vor einer erfolgten Infektion. Die unkritische und meist sinnlose Routineprophylaxe gilt als wichtigste Ursache für die Resistenzentwicklung.
Anwendung:
- gegen bakterielle Infektionen in Risikosituationen (Antibiotikaprophylaxe*), z. B zum Schutz vor postoperativer Wundinfektion
- zur viralen Postexpositionsprophylaxe* und Malariaprophylaxe*.

Chemoresistenz f: engl. *chemoresistance*; syn. Chemotherapeutika-Resistenz. Resistenz* von Erregern gegenüber Chemotherapeutika*.

Chemorezeptive Triggerzone f: syn. Chemorezeptor-Triggerzone; Abk. CTZ. Für die Auslösung von Übelkeit und Koordination von Erbrechen (zusammen mit dem Brechzentrum*) zuständige Zone. Die CTZ befindet sich am Boden des 4. Hirnventrikels* in der Area postrema und kann durch Stoffe und Toxine, die über das Blut transportiert werden, stimuliert werden.

Hintergrund: Die CTV liegt außerhalb der Blut*-Hirn-Schranke und das Endothel der dort verlaufenden Kapillaren ist fenestriert. Ein weiterer Weg der Aktivierung der CTV verläuft über Afferenzen des Nervus* vagus.

Chemorezeptoren → Chemosensoren
Chemosensoren m pl: engl. *chemosensors*. Spezialisierte Zellen und Nervenendigungen, die chemische Reize in elektrische Erregungen umwandeln. Dazu gehören Geruchssensoren in der Riechschleimhaut*, Geschmacksknospen* auf der Zunge und die peripheren oder zentralen Chemosensoren zur Atmungsregulation.

Chemosis f: Ödem der Bulbusbindehaut mit blasenartiger Abhebung von der Lederhaut, z. B. bei allergischer Konjunktivitis*. Siehe Abb.

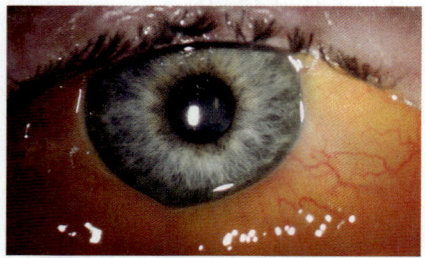

Chemosis [133]

Chemosterilisation f: Sterilisationsverfahren mithilfe von chemischen Substanzen, z. B. Formaldehyd*, Wasserstoffperoxid*, Ethylenoxid und Peressigsäure.

Chemosuppression f: Anwendung von Chemotherapeutika* kurzfristig nach der Infektion und noch während der Inkubationszeit*. Sie kann den Ausbruch der Erkrankung verhindern oder abschwächen, z. B. bei Laborinfektionen wie Typhus, Tularämie, Brucellosen oder Tuberkulose.

Chemotaxis f: Einfluss chemischer Reize auf die Bewegung einzelner Zellen (z. B. Bakterien, Gameten, Phagozyten*, Lymphozyten*) oder nicht ortsgebundener pflanzlicher Organismen (z. B. Algen). Ein Chemotaktikum (chemotaktisch wirkende Substanz) mit positivem Einfluss wird als **Attraktant**, ein solches mit negativem als **Repellent** bezeichnet.

Hintergrund: Bewegen sich Zellen dem chemischen Reiz, d. h. der höheren Konzentration einer chemischen Substanz entgegen, spricht man von positiver, im anderen Fall von negativer Chemotaxie. Als Chemotaktika wirken z. B. Zucker, Aminosäuren oder spezifische Sexuallockstoffe.

Klinische Bedeutung: Die Chemotaxis spielt u. a. eine Rolle bei der Wundheilung*, der Transplantatabstoßung, der Abwehr von Bakterien, Pilzen, Parasiten sowie bei der Tumorabwehr.

Chemotherapeutika n pl: engl. *chemotherapeutic substances*. Sammelbezeichnung für natürlich vorkommende oder synthetisch hergestellte niedermolekulare Substanzen mit (weitgehend) selektiv schädigender Wirkung auf Krankheitserreger oder Tumorzellen durch Blockade des Stoffwechsels. Antiinfektive Chemotherapeutika (Antiinfektiva) umfassen Antibiotika*, Virostatika*, Antimykotika*, Antiparasitika und Desinfektionsmittel*. Antineoplastische Chemotherapeutika (Antineoplastika) werden als Zytostatika* bezeichnet.

Chemotherapie f: engl. *chemotherapy*. Pharmakotherapie mit Chemotherapeutika* zur Hemmung von Infektionserregern oder Tumorzellen im Organismus, klinisch meist syn. verwendet für antineoplastische Therapie mit Zytostatika*.

Formen: Einteilung der onkologischen Chemotherapie nach Zielsetzung:
- **kurative** Chemotherapie: auf Heilung ausgerichtete Behandlung
- **adjuvante** Chemotherapie: Elimination von potenziell vorhandenen Mikrometastasen im Anschluss an eine OP oder Strahlentherapie* mit dem Ziel, die Heilungsrate zu erhöhen
- **neoadjuvante** Chemotherapie: Größenreduktion des Tumors oder der Metastasen vor einer geplanten Operation oder Strahlentherapie
- **palliative** Chemotherapie: Einschränkung des Tumor- oder Metastasenwachstums mit dem Ziel, die Lebensqualität zu verbessern und evtl. die Lebenszeit zu verlängern.

Einteilung nach Phasen:
- **Induktionstherapie:** 1. Therapiephase mit dem Ziel, eine komplette Remission durch 1 oder 2 (Doppelinduktion) Chemotherapiezyklen zu erreichen
- **Konsolidierungstherapie:** 2. Therapiephase nach Erreichen einer Remission mit dem Ziel einer weiteren Reduzierung bzw. Elimination der malignen Zellen, Verlängerung der Remission und Verbesserung der Heilungschance
- **Erhaltungstherapie:** 3. Therapiephase mit dem Ziel der Verbesserung des Therapieergebnisses durch weitere Chemotherapiezyklen.

Chemotherapie, hypertherme intraperitoneale f: Abk. HIPEC. Im Kontext mit der zytoreduktiven Chirurgie intraoperativ eingesetztes regionäres Tumor-Therapieregime. Bei diffuser peritonealer Tumorbesiedelung wird durch die komplette Durchspülung des Bauchraumes (intraperitoneale Perfusion bzw. Lavage) mit auf 41–43 °C erwärmten zytotoxischen Chemotherapeutika* die komplette Abtötung von Tumorzellen angestrebt.

Indikationen: Das Verfahren ist ausschließlich nach kompletter zytoreduktiver Chirurgie ohne Nachweis einer extraperitonealen Tumormanifestation durchzuführen.
Prognose: Bessere Überlebensrate als bei alleiniger adjuvanter i. v. Chemotherapie.
Chenodesoxycholsäure f: Natürlich vorkommende Gallensäure*, welche die Cholesterolsynthese in der Leber hemmt, die biliäre Sekretion von Cholesterol vermindert und der Fettverdauung sowie Fettresorption dient. Chenodesoxycholsäure kommt p. o. zur Behandlung angeborener Störungen der Gallensäure-Produktion sowie zur Auflösung cholesterolhaltiger Gallensteine* zum Einsatz.
Cherubismus m: engl. cherubism; syn. familiäre fibröse Kieferschwellung. Autosomal-dominant vererbte Erkrankung mit beidseitigen, meist symmetrischen Auftreibungen des Unter- und evtl. auch Oberkiefers mit Wangenverdickung, progressivem Exophthalmus und Prognathie. Zur Namensgebung kam es durch die Verformung des Gesichtes mit nach oben gerichteten Augen, was an Engelsgesichter (Cherubim) aus der Kunst erinnert.
Klinik: Beginn im 1.–4. Lj., Höhepunkt in der Pubertät:
- Auftreibung der Kiefer
- umschriebene, multilokulare, seifenblasenähnliche Aufhellungen an den Zahnwurzeln
- Zahnfehlbildungen
- unvollständige Entwicklung oder Resorption der Wurzeln, Zahnagenesie.

Im 3. Lebensjahrzehnt Reossifikation: granuläre oder sklerotische Veränderungen am Manifestationsort.
Chevassu-Katheter m: engl. Chevassu's catheter. Katheter zur retrograden Kontrastmitteldarstellung des Harnleiters (Ureterkatheter*). Der röntgendichte Katheter wird unter zystoskopischer Kontrolle in den Harnleiter eingeführt. Die olivenartige Spitze dichtet das Ureterostium ab, damit Kontrastmittel nicht in die Harnblase zurückfließen kann. Seltener werden mit dem Chevassu-Katheter Fistelgänge dargestellt, z. B. vesiko-vaginale Fisteln.
Cheyne-Stokes-Atmung f: engl. Cheyne-Stokes respiration. Form der periodischen Atmung* mit rhythmisch wechselnder, zu- und abnehmender Atemfrequenz* und -tiefe sowie mit Atempausen. Cheyne-Stokes-Atmung kommt z. B. vor bei Störungen des Atemzentrums*, bei bestimmten Medikamenten und im Schlaf, insbesondere bei Patienten mit fortgeschrittener Herzinsuffizienz* und zentralem Schlafapnoesyndrom*.
Ursachen:
- Enzephalitis* und zerebrale Durchblutungsstörungen als Ausdruck einer Schädigung des bulbären Atemzentrums (Unterbrechung hemmender Nervenbahnen)
- pharmakologische Sedierung mit Hemmung des Atemzentrums* (zentrale Atemdepression*)
- kardiale Erkrankung mit verlangsamter Blutzirkulation
- auch bei Gesunden: 1. nach kurzfristigem Aufstieg in große Höhe 2. im Schlaf (Abnahme des pO_2 bei gleichzeitiger Dämpfung des Atemantriebs).

CHFV: Abk. für engl. combined high frequency ventilation → Beatmung
Chiari-Frommel-Syndrom n: engl. Chiari-Frommel syndrome; syn. Laktationsatrophie des Genitale. Postpartal bestehende Hyperprolaktinämie* mit konsekutiver, sekundärer Amenorrhö* bei postpartal verlängerter oder (evtl. jahrelang) persistierender Laktation* mit klinischen Zeichen des Östrogenmangels. Begleitend besteht eine Laktationshyperinvolution* des Uterus.
Chiari-Operation f: engl. Chiari's operation. Beckenosteotomie (Os ileum) direkt kranial der Gelenkpfanne (extraartikulär) mit Verschiebung des kaudalen Anteils nach medial zur Überdachung des Femurkopfes bei angeborener Hüftgelenkluxation. Die Chiari-Operation ist durchführbar ab dem 4.–6. Lj., wird aber wegen knöcherner, nicht gelenkknorpeliger Überdachung mit hohem Arthrosepotenzial kaum noch durchgeführt.
Prinzip: Siehe Abb.

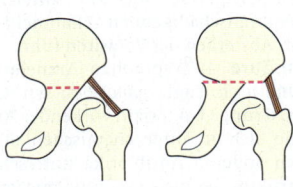

Chiari-Operation: Osteotomie des Os ileum und Verschiebung des kaudalen Anteils nach medial.

Chiasma opticum n: engl. optic chiasm. Teil der Sehbahn*. Das Chiasma opticum liegt rostral des Infundibulums im Bereich der Sella* turcica. An dieser Stelle treffen die Nervenfasern der beiden Sehnerven aufeinander und ziehen dann als Tractus* opticus weiter. Dabei kreuzen sich die Nervenfasern aus den nasalen Hälften der Retina*.
Chiasma-opticum-Tumoren → Hirntumoren
Chiasmasyndrom n: engl. chiasmal syndrome. Bitemporale Hemianopsie* und beidseitige (unter Umständen anfangs einseitige) einfache Optikusatrophie* infolge von Hirntumoren*, Hypophysen*(gang)tumoren (Rathke-Tasche), suprasellären und Chiasmatumoren (intrasellärer Tumoren häufig ohne Chiasmasyndrom), Meningeom im Bereich des vorderen Chiasmawinkels, Hydrocephalus* internus, intrakranieller Blutung, Meningitis* oder Arachnoiditis* in dieser Region.
Chiasmata n pl: Überkreuzungen von Nicht-Schwesterchromatiden, die im Pachytän der ersten Reifeteilung (Meiose*) auftreten. Chiasmata sind die morphologische Grundlage des Crossing*-over. Ihre Häufigkeit ist abhängig von der Länge der Chromosomen, Umwelteinflüssen (Temperatur, Wassergehalt, bestimmte Chemikalien) und genetischen Faktoren.
Chiba-Nadel → Perkutane transhepatische Cholangiografie
Chicago-Klassifikation → Ösophagusmanometrie
Chiclero-Ulkus → Leishmaniasen
Chien-De-Fusil-Stellung f: engl. meningitic posture. Streckstellung des Nackens und Rückens bei angezogenen Beinen, v. a. bei Meningitis* und Enzephalitis*.
Chikungunya-Virus → Bunyaviridae
Chilaiditi-Syndrom n: engl. Chilaiditi syndrome; syn. Interpositio coli hepato-diaphragmatica. Bevorzugt bei Männern auftretende, seltene Verlagerung der rechten Kolonflexur und des proximalen Colon transversum zwischen Leber und Zwerchfell. Meist asymptomatisch, häufig Erstdiagnose bei schwieriger oder unmöglicher Vorsorgekoloskopie. Eine Therapie ist in aller Regel nicht notwendig. Bei Beschwerden wird konservativ oder chirurgisch behandelt.
Childhood Health Assessment Questionnaire n: Abk. CHAQ. Fragebogen für Kinder verschiedener Altersstufen zur Erfassung der funktionellen Beeinträchtigung des täglichen Lebens durch rheumatische Erkrankungen. Der CHAQ-Fragebogen ist in zahlreichen Sprachen verfügbar.
Child Neglect → Kindesmissbrauch
Child-Pugh-Klassifikation f: engl. Child-Pugh score. Bewertungssystem zur Beurteilung des Schweregrads einer Leberzirrhose* mit portaler Hypertension* sowie zur Beurteilung präoperativer Risiken. Beurteilungskriterien sind die Kenngrößen der Leberfunktion (INR, Bilirubin und Albumin) und das Ausmaß der Dekompensation (Aszites, hepatische Enzephalopathie). Siehe Tab.
Chilomastix mesnili f: Birnenförmiger, apathogener parasitär im Dickdarm des Menschen vorkommender Flagellat. Siehe Abb.

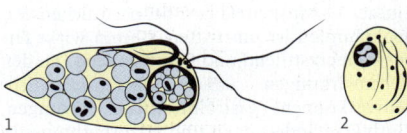

Chilomastix mesnili: 1: vegetative Form; 2: Zyste.

China-Restaurant-Syndrom

Child-Pugh-Klassifikation:
Einteilung nach erreichter Punktzahl.

Beurteilungskriterium	Bewertung 1 Punkt	2 Punkte	3 Punkte
INR	< 1,7	1,7–2,3	> 2,3
Albumin im Serum (g/l)	> 35	28–35	< 28
Bilirubin im Serum (µmol/l)	< 34	34–52	> 52
bei primärer biliärer Cholangitis	< 68	68–170	> 170
Aszites	nein	mäßig	viel
Enzephalopathie (Grad)	nein	I–II	III–IV

Child-Pugh A (5–6): gute Leberfunktion;
Child-Pugh B (7–9): mäßige Leberfunktion;
Child-Pugh C (≥ 10): schlechte Leberfunktion

China-Restaurant-Syndrom n: engl. *Chinese restaurant syndrome.* Umgangssprachliche Bezeichnung für Hitze- und Engegefühl sowie Missempfindungen (Kribbeln) im Halsbereich und vegetative Symptome v. a. nach Genuss von chinesischen Gerichten. Mögliche Auslöser sind hoher L-Mononatriumglutamat-, Natrium- oder Histamingehalt der Nahrungsmittel. Abzugrenzen sind Nahrungsmittelallergie* und Lebensmittelvergiftung*.

Chinarinde f: engl. *cinchona bark.* Getrocknete Rinde von Cinchona pubescens (syn. Cinchona succirubra) oder deren Varietäten und Hybriden. Sie enthält ca. 30 Alkaloide (besonders Cinchonidin, Cinchonin, Chinin, Chinidin, Bitter- sowie Gerbstoffe und wird als Bittermittel, Tonikum und Adstringens v. a. zur Appetitanregung angewandt.

Chinesische Minze → Minze, japanische

Chinesischer Rhabarber → Rhabarber, handlappiger

Chinidin n: Klassisches Antiarrhythmikum vom membranstabilisierenden Typ mit parasympatholytischer und alpha-sympatholytischer Wirkung zur p. o. Anwendung bei Vorhofflimmern*. Aufgrund der ausgeprägten proarrhythmischen Potenz (Torsade* de pointes, Kammerflimmern*) wird Chinidin heute jedoch nur noch äußerst selten eingesetzt.

Chinin n: Natürlicher Inhaltsstoff der Chinarinde*, der in höherer Konzentration als Antimalariamittel und in niedriger Konzentration als Bitterstoff für Getränke eingesetzt wird. Der Einsatz als Muskelrelaxanz bei nächtlichen Wadenkrämpfen ist umstritten. Chinin wirkt ferner schmerzstillend und fiebersenkend. Zu den Nebenwirkungen zählen Überempfindlichkeitsreaktionen, gastrointestinale Störungen, Blutbildveränderungen und Herzrhythmusstörungen*.

Indikationen: Behandlung der Malaria*, verursacht durch Plasmodium falciparum bei Resistenz gegen das Antimalariamittel Chloroquin* (Chininsulfat ist nicht zur Prophylaxe bestimmt).

Chinoline n pl: engl. *quinolines.* Substanzen, die sich vom Chinolin* ableiten, z. B. Malariamittel (Chinin*, Primaquin*, Chloroquin*). Chinoline wirken als direkte Zellgifte und wurden früher als Darmdesinfizienzien und Amöbenmittel eingesetzt. Die Wirkstoffe hemmen die parasitäre Hämpolymerase, was zur Anreicherung von membranschädigenden Hämmetaboliten und zum Absterben der Parasiten führt.

Chinolinsäure → Tryptophan [Arzneimittel]

Chinolone n pl: engl. *quinolones;* syn. Gyrasehemmer. Gruppe bakterizid wirkender Antibiotika*, die sich in ihrer chemischen Struktur stark von anderen Antibiotika unterscheiden. Grundstruktur der meisten Chinolone ist das 4-Chinolon, ein essenzielles Strukturelement ist die Säurefunktion in Stellung 3.

Wirkungsmechanismus: Hemmung der DNA-Topoisomerase II (Gyrase), welche die Bildung der Tertiärstruktur der DNA-Helix im Rahmen der Reduplikation in Bakterien steuert.

Pharmakokinetik:
- hohe Bioverfügbarkeit bei oraler Applikation
- teilweise Metabolisierung in der Leber
- Elimination erfolgt substanzabhängig renal, biliär und gering intestinal

Chinone n pl: engl. *quinones.* Carbozyklische aromatische Verbindungen mit 2 Ketogruppen in o- (Orthochinone) oder p-Stellung (Parachinone). Chinone entstehen z. B. durch Oxidation von Hydrochinon oder Brenzkatechin. Natürliche Chinone sind Vitamin* K (Phyllochinone) und Ubichinon.

Chiralität f: engl. *chirality;* syn. Händigkeit. Isomerieform, die die Eigenschaft von Molekülen beschreibt, deren Spiegelbildisomere sich wie rechte und linke Hand nicht zur Deckung bringen lassen. Sie tritt bei Molekülen auf, bei denen Spiegelebene, Drehspiegelachse oder Symmetriezentrum fehlen. Chiralität ist Voraussetzung für das Auftreten von Enantiomeren* und optischer Aktivität.

Chirogymnastik f: engl. *chirogymnastics.* Spezielle funktionelle Wirbelsäulengymnastik zur muskulären Kräftigung, Koordinierung und Stabilisierung des muskulären Gleichgewichtes und zur Dehnung bindegewebiger Strukturen. Der entlastete Rumpf wird über von den Extremitäten initiierte fortgeleitete Bewegungsimpulse schmerzfrei mobilisiert. Im Gegensatz zu Chirotherapie* erfolgt keine gezielte Manipulation.

Indikationen: Funktionelle, degenerative oder posttraumatische Erkrankungen von Wirbelsäule und großen Extremitätengelenken.

Chiropraktik f: engl. *chiropractic.* Therapiemethode zur Behandlung von schmerzhaften Funktionsstörungen (u. a. von Blockierungen*) der Wirbel- und Extremitätengelenke. Dabei sollen Blockierungen und Subluxationen manuell gelöst werden. Cave: Bei unsachgemäßer Ausführung besteht Gefahr der Verletzung nervaler, knöcherner, muskulärer und ligamentärer Strukturen.

Chirotherapie f: engl. *chirotherapy;* syn. manuelle Medizin. Handgrifftechnik zur Diagnostik und Therapie reversibler Funktionsstörungen der Wirbel- und Extremitätengelenke. Chirotherapie ist eine Zusatzqualifikation, die in physiotherapeutischer (Mobilisation) bzw. ärztlicher (Mobilisation und Manipulation) Weiterbildung erlangt werden kann.

Prinzip:
- Mobilisation (sog. weiche Technik): beeinflusst reflektorische Fehlspannungen von Muskulatur (und Weichteilen) und damit gestörtes Gelenkspiel
- Manipulation (manipulative Therapie; sog. harte Technik, Impulsstoß): **1.** Dehnung der Propriosensoren zur Verbesserung der gestörten Gelenkbewegung **2.** cave: Durchführung nur unter Beachtung strenger Einschlusskriterien (u. a. Vorhandensein eines aktuellen Röntgenbefunds) und Ausschlusskriterien (z. B. Osteoporose, Knochentumor oder -fehlbildung).

Chirurgie f: engl. *surgery.* Medizinisches Fachgebiet zur Erkennung und Behandlung von Erkrankungen, das neben konservativen (mechanische, physikalische, pharmakologische) besonders operative Verfahren zur kausalen Therapie organischer Erkrankungen oder zur Verkürzung des Heilungsverlaufs bzw. Verbesserung des funktionellen Ergebnisses umfasst.

Chirurgie, computerassistierte f: engl. *computer aided surgery;* Abk. CAS. Überbegriff für verschiedene Verfahren und Methoden zur rechnergestützten Planung und/oder Durchführung chirurgischer Interventionen. Durch exakte 3-D-Modelle der Anatomie sowie pathologischer Befunde kann bereits prä-, aber auch intraoperativ eine größtmögliche Sicherheit für den Patienten erreicht werden. Eine vollautonome Roboterchirurgie ist aktuell nicht etabliert.

Formen: Navigationschirurgie: Unterstützung des Operators durch Navigationssystem, mit dessen Hilfe Eingriffe präziser durchgeführt werden können, z. B. bei
- Implantation von Endoprothesen* in der Orthopädie*
- Osteosynthese*
- Eingriff an Gesichtsschädel und Schädelbasis*
- Leberresektion*
- Verfahren der Herzchirurgie* bzw. Neurochirurgie* (Neuronavigation*).

Roboterchirurgie:
- in klinischer Anwendung als semiautonome Roboterchirurgie mit computergestütztem Führen chirurgischer Instrumente (Roboter übernimmt unter Führung eines Operateurs Teile der OP).

Chirurgie, kieferorthopädische *f*: engl. *orthognatic surgery*. Aufgabengebiet der Mund*-Kiefer-Gesichtschirurgie zusammen mit der Kieferorthopädie zur operativen Behandlung funktioneller und ästhetischer Störungen des stomatognathen Systems und des Gesichts (Korrekturosteotomien* der zahntragenden Kieferknochensegmente).

Chirurgie, minimal-invasive *f*: engl. *minimally invasive surgery*. Chirurgie* mit minimal-invasivem Operationszugang. Kennzeichnend ist die Anwendung spezieller Apparate und entsprechender Instrumentarien (Endoskop).

Operationszugänge:
- Punktion
- Inzision mit minimaler Schnittlänge
- Zugang über physiologische Körperöffnung.

Chirurgie, refraktive *f*: engl. *refractive surgery*. Eingriffe an Hornhaut oder Augenlinse zur Korrektur von Refraktionsfehlern (Astigmatismus*, Hyperopie* und Myopie*). Hierzu zählen primär die Laserbehandlungen der Linse (z. B. LASIK und LASEK), aber auch die Implantation von intraokularen Kontaktlinsen sowie der Austausch einer klaren Linse gegen eine Kunstlinse („clear lens exchange").

Chirurgie, zahnärztliche *f*: engl. *oral surgery*; syn. Oralchirurgie. Teilgebiet der Zahnmedizin. Die zahnärztliche Chirurgie beschäftigt sich u. a. mit operativer Behandlung von entzündlichen Erkrankungen des Kieferknochens (Zahn- und Kieferzystenentfernung, Abszesseröffnung), zahnerhaltender Chirurgie (Wurzelspitzenresektion), Implantologie und Weichgewebschirurgie zur Optimierung des Lagers für Zahnprothesen.

Chirurgische Diagnostik *f*: Untersuchungsmethoden eines chirurgisch zu behandelnden Krankheitsbildes. Chirurgische Diagnostik umfasst neben der klinischen bzw. körperlichen Untersuchung auch Labordiagnostik und bildgebende Verfahren wie Ultraschall*, CT, MRT oder Endoskopie*.

Chirurgische Endoskopie *f*: syn. interventionelle Endoskopie. Hohlorganspiegelung zur Diagnostik oder Kontrolle eines prä-, intra- oder postoperativen Befundes, z. B. intraoperative Spiegelung vor Resektion* eines bestimmten Organabschnittes oder Kontrolle einer Anastomose*.

Chirurgische Naht *f*: Ein- oder mehrreihige Naht, mittels derer bei chirurgischen Eingriffen eine Gewebevereinigung Stoß-auf-Stoß erreicht wird.

Formen:
- **Einzelnähte:** 1. einfache überwendliche Knopfnaht (z. B. Haut, Faszie, Darm (Albert-Naht), Gallengang 2. Einzelmatratzennaht (horizontale U-Naht, z. B. Haut) 3. vertikale Rückstichnaht nach Donati (z. B. Haut) 4. vertikale Rückstichnaht nach Allgöwer (z. B. Haut) 5. Rückstichnaht nach Jobert, Gambee oder Herzog (Darm)
- **fortlaufende Nähte:** 1. Intrakutannaht (Haut, plastische Chirurgie) 2. fortlaufende überwendliche Naht (Kürschnernaht) 3. durchschlungene überwendliche Naht 4. fortlaufende Naht nach Schmieden (Magen-Darm-Trakt) 5. fortlaufende Knüpfnaht nach Block (Knotensicherung nach jeder Schlinge) 6. Matratzennaht (z. B. einstülpend nach Pribram, Magen-Darm-Trakt) 7. allschichtige Naht (z. B. Magen-Darm-Trakt, Faszien)
- **Sonderformen:** 1. Sehnenausziehnaht nach Lengemann oder Bunell (Sehnenvereinigung nach Durchtrennung) 2. Tabaksbeutelnaht (Kreisnaht, Verschluss von Hohlorganen, z. B. Appendixstumpf) 3. Patellanaht (Kreisnaht, nach Patellafraktur) 4. Cervixnaht nach Shirodkar, McDonald oder Wurm-Hefner (bei Cervixinsuffizienz).

chirurgisches Nahtgerät → Klammernahtgerät

chirurgisches Nahtgerät → Nadel

Chitin *n*: syn. [N-Acetyl-D-glukosamin]$_n$. Natürlich vorkommendes N-haltiges Polysaccharid mit β-1,4-glykosidischer Bindung. Chitin ist Bestandteil der Zellwand von Pilzen und Flechten sowie des Außenskeletts von Insekten, Würmern und Krebstieren. Chitin wird durch starke Säuren vollkommen in Glukosamin und Essigsäure* gespalten.

Chlamydia *f*: engl. *chlamydiae*. Gattung kokkoider Bakterien der Familie Chlamydiaceae.

Chlamydia-Antikörper *m sg, pl*: syn. Chlamydien-Antikörper. Antikörper* der Klassen IgA, IgM und IgG gegen Chlamydia-Spezies im Serum*. Indikation für die Bestimmung ist die Bestätigung einer Chlamydieninfektion bei Gelenksentzündungen, atypischer Pneumonie*, Ornithose* und Lymphogranuloma* venereum. Der Nachweis erfolgt mittels Komplementbindungsreaktion* oder ELISA.

Chlamydiales *pl*: Ordnung von Bakterien mit den Familien Chlamydiaceae (Gattungen Chlamydia, Chlamydophila; Chlamydien*), Simkaniaceae* und Waddliaceae.

Chlamydia trachomatis *f*: Chlamydienspezies mit mehreren, in ihrer Pathogenität deutlich verschiedenen Serovaren. Der Mensch fungiert als Erregerreservoir. Chlamydia trachomatis wird übertragen durch Kontaktinfektion. Es handelt sich um die häufigste sexuell übertragene Infektion. Resultierende Erkrankungen sind z. B. Urethritis, Salpingitis und Lymphogranuloma* venereum.

Einteilung:
- Serovare A–C: Erreger des Trachoms*
- Serovare D–K: 1. häufigste Erreger der nichtgonorrhoischen Urethritis* und Zervizitis* 2. Erreger der Salpingitis*, Perihepatitis*, Epididymitis*, Einschlusskonjunktivitis*
- Serovare L_1–L_3: Erreger des Lymphogranuloma* venereum.

Chlamydien *f pl*: engl. *chlamydiae*. Gramnegative, unbewegliche, kokkoide, pleomorphe Bakterien der Familie Chlamydiaceae (Ordnung Chlamydiales*; Bakterienklassifikation*). Clamydien vermehren sich als obligate Zellparasiten nur in zytoplasmatischen Vakuolen der Wirtszelle (benötigen energieliefernde Enzyme) und können im Dottersack des Hühnerembryos oder in Versuchstieren kultiviert werden.

Einteilung: Genera:
- Chlamydia (Chlamydia* trachomatis, Chlamydia suis)
- Chlamydophila (Chlamydophila* pneumoniae, Chlamydophila* psittaci).

chlamydieninduzierte Arthritis → Arthritis, reaktive

Chlamydiosen *f pl*: engl. *chlamydial infection*; syn. Chlamydien-Infektion. Durch Bakterien der Ordnung Chlamydiales* ausgelöste Infektionskrankheiten. Wichtige Erreger sind Chlamydia* trachomatis, Chlamydophila* pneumoniae, Chlamydophila* psittaci und Simkaniaceae*.

Chlamydophila pneumoniae *f*: syn. Chlamydia pneumoniae. Humanpathogene Spezies der Familie Chlamydiaceae, die u. a. chronische Infektionen der Atemwege bis zur Pneumonie* verursacht. Chlamydophila pneumoniae wird durch Tröpfcheninfektion übertragen, ist sensitiv für Tetrazykline sowie Makrolid*-Antibiotika und zeigt einen hohen Durchseuchungsgrad ab dem Schulkindalter.

Chlamydophila psittaci f: Erreger der Ornithose*. Infektionen führen zu fieberhaften Erkrankungen mit interstitieller (atypischer) Pneumonie*, selten mit systemischer Manifestation, z. B. Myokarditis*, Hepatitis, Enzephalitis und lymphozytären Infiltrationen im Bereich der Konjunktiven (MALT-Lymphom). Chlamydophila psittaci ist sensitiv gegenüber Tetrazyklinen (Doxycyclin), alternativ auch gegenüber Makroliden oder Chinolonen.

Chloasma gravidarum n: syn. Chloasma uterinum. Schwangerschaftsbedingte flächenhafte Hautveränderung mit Hyperpigmentierung im Gesicht, vorwiegend im Bereich der Wangen, der Stirn und der Schläfen. Die Veränderungen bilden sich nach der Geburt spontan zurück, wobei die komplette Rückbildung manchmal mehrere Jahre dauern kann.

Chlorakne f: engl. chloric acne. Hauterkrankung mit follikulären Hyperkeratosen, Komedonen, Knoten, Abszessen und Zysten, besonders im Gesicht, an den Ohren und anderen exponierten Hautstellen.

Chloralhydrat n: Schlafmittel*, Sedativum und Antiseptikum. Chloralhydrat wird eingesetzt zur Kurzzeittherapie hochgradiger Schlafstörungen, zur Sedierung von Kindern vor therapeutischen und diagnostischen Eingriffen sowie bei Rachenkatarrh und Tonsillitis*. Die frühere Anwendung bei Erregungszuständen und zentral ausgelösten Krämpfen ist heute obsolet.

Chloraluminium → Aluminiumchlorid

Chlorambucil n: Zytostatikum (Alkylans, Stickstofflost-Analogon), das durch Alkylierung zu abnormer Basenpaarung und Vernetzung von DNA- und RNA-Strängen führt. Die Hemmung der DNA-Replikation wird in der Krebstherapie bei chronischer lymphatischer Leukämie, Non-Hodgkin-Lymphomen und der Waldenström-Makroglobulinämie genutzt. Zu den UAW gehören Knochenmarkdepression, gastrointestinale Beschwerden und eine sekundäre Leukämie.

Chloramphenicol n: Synthetisch hergestelltes Breitband-Antibiotikum mit bakteriostatischer Wirkung auf intra- und extrazelluläre Bakterien durch Hemmung der bakteriellen Eiweißsynthese. Gefürchtete Nebenwirkungen sind aplastische Blutschäden und das Grey*-Syndrom. Die systemische Therapie kommt wegen starker Toxizität nur noch extrem selten in Frage. Lokal wird Chloramphenicol am Auge angewendet.

Chlordiazepoxid n: Benzodiazepin* mit langer Halbwertzeit, das als Tranquilizer* eingesetzt wird. Bei psychotischen Angstzuständen wird es vorübergehend als Adjuvans angewendet. Es verstärkt die GABAerge Hemmung über spezifische Benzodiazepin*-Rezeptoren (GABA$_A$-Rezeptor-Komplex). Chlordiazepoxid unterliegt dem Betäubungsmittelgesetz*. Bei einer Abhängigkeitserkrankung (Alkohol, Drogen) in der Anamnese darf es nicht verwendet werden.

Chlorhexidin n: Antiplaquemittel und Antiseptikum mit breitem Wirkungsspektrum. Es wird zur Desinfektion von Haut und Schleimhäuten sowie zur Karies- und Parodontalprophylaxe, z. B. nach Operationen, eingesetzt. Zu den Nebenwirkungen zählen reversible Geschmacksirritationen und Verfärbungen von Zunge und Zahnfleisch. Bei Neugeborenen kann es zu starken Hautverätzungen führen.

Chlorid n: engl. chloride. Wichtiges Anion* im Säure*-Base-Haushalt, das zu 88 % extrazellulär vorliegt. Chlorid ist beteiligt an der Magensäure*-Produktion, dem Mineralstoffwechsel und reguliert zusammen mit Natrium* den Wasserhaushalt*. Die Bestimmung ist indiziert bei Störungen des Säure-Base-Haushalts, des Natrium-Wasserhaushalts sowie zur Berechnung der Anionenlücke* und Klassifizierung metabolischer Azidosen*.

Referenzbereiche:
- Blut: **1.** Erwachsene: 98–110 mml/l **2.** Kinder: 95–112 mmol/l
- 24-h-Urin: 166 ± 71 mmol/d
- im Schweiß* nach Stimulation (Pilocarpin-Iontophorese): < 40 mmol/l.

Die angegebenen Referenzwerte sind Standardquellen der Literatur entnommen und können sich von den Referenzwerten des untersuchenden Labors unterscheiden.

Material und Präanalytik:
- Serum* (frei von Hämolyse* und starker Lipämie) oder Heparin*-Plasma
- 24*-h-Sammelurin
- Schweiß.

Praxishinweise:
- Die Bestimmung von Chlorid im Serum ist nicht indiziert bei Erstuntersuchung oder als Routineuntersuchung der Elektrolyte in der Praxis.
- Die Bestimmung erfolgt mittels ionensensitiver Elektroden oder Coulometrie.

Chlorodontie f: engl. chlorodontia. Grün-gelbliche Verfärbung des Milchzahns* durch Einlagerung von Bilirubin* nach Morbus* haemolyticus neonatorum. Die Chlorodontie ist teilweise mit Schmelzhypoplasie* und -defekt kombiniert. Das bleibende Gebiss ist nicht betroffen.

Chlorophyceae → Algen

Chlorophyll n: syn. Blattgrün. Grüne fotosynthetische Pigmente, die bei allen höheren Pflanzen in den Chloroplasten vorkommen. Chlorophylle sind eine Gruppe von verschiedenen Chromoproteinen mit Porphyrin-Magnesiumkomplex als Chromophor (chemisch dem Häm* ähnlich), die in der Fotosynthese* Lichtenergie in chemische Energie umwandeln.

Chlorophyllin n: engl. chlorophylline. Durch Esterverseifung aus Chlorophyll* gewonnener wasserlöslicher Porphyrinkörper (Na- oder K-Salz). Chlorophyllin dient in der Kosmetik als Mittel gegen Mund- und Körpergeruch, außerdem als natürlicher grüner Farbstoff (Lebensmittelzusatzstoff* E 141).

Chloroquin n: Antimalariamittel und Antirheumatikum (4-Aminochinolinderivat). Chloroquin ist wirksam gegen alle 4 humanpathogenen Malariaerreger (Ausnahme: Chloroquin-resistente Stämme). Es wird zur Malariatherapie und -prophylaxe, bei rheumatoider Arthritis und bei systemischem Lupus erythematodes eingesetzt. Eine kumulative Gesamtdosis von 50 g sollte nicht überschritten werden (Gefahr einer irreversiblen Retinaschädigung).

Chlorphenon → Augenreizstoffe

Chlorpromazin n: Älteres, mittelstark wirksames trizyklisches Neuroleptikum aus der Gruppe der Phenothiazine. Der Wirkstoff wird heute nur noch selten eingesetzt zur oralen und parenteralen Behandlung von psychotischen Störungen. Chlorpromazin wirkt antiemetisch, antipsychotisch, sedierend, anticholinerg und antiadrenerg durch kompetitive Hemmung von dopaminergen und α-adrenergen Rezeptoren.

Choana f: engl. posterior nasal aperture; syn. Apertura nasalis posterior. Hintere Öffnungen der Nasenhöhle in den Nasenrachenraum.

Choanalatresie f: engl. choanal atresia. Angeborener knöcherner (30 %) oder membranöser (70 %), ein- oder beidseitiger (2:1) Verschluss der hinteren Nasenöffnung. Symptome sind eitrige Schleimsekretion bis zum Atemnotsyndrom des Neugeborenen bei beidseitiger Choanalatresie. Die Diagnostik erfolgt durch Nasensondierung, Spiegelprobe, Endoskopie und MRT. Intubation, operative Eröffnung und Einlegen von Platzhaltern sind Therapiemaßnahmen.

Choanalpolyp m: engl. choanal polyp. Häufig bei Kindern vorkommender, meist von einer Kieferhöhle ausgehender, lang gestielter Nasenpolyp im mittleren Nasengang, der zur Verlegung einer Choane führen kann. Er führt v. a. zur Behinderung der Nasenatmung. Endoskopie und CT sichern die Diagnose. Die Therapie ist operativ.

Diagnostik:
- Rhinoskopie (siehe Abb.), Nasenendoskopie
- CT.

Choanaltamponade → Bellocq-Tamponade

Cholämie f: engl. cholemia. Übertritt von Gallenbestandteilen in das Blut mit Gelbfärbung des Serums bei Cholestase*.

Cholangiodrainage, perkutane transhepatische f: Abk. PTCD. Verfahren zur Entlastung

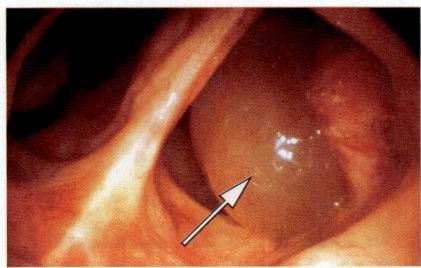

Choanalpolyp: Postrhinoskopischer Befund. [204]

gestauter Gallenwege nach extern, das eingesetzt wird, sofern z. B. aufgrund eines malignen Prozesses im Bereich der ableitenden Gallenwege eine Stenteinlage mittels ERCP nicht möglich ist. Die Drainage* der gestauten Gallenwege erfolgt nach außen durch einen eingelegten Drainagekatheter.

Vorgehen:
- sonografisch- oder CT-gesteuerte perkutane transhepatische Punktion eines dilatierten Gallenganges
- über die liegende Kanüle wird ein Führungsdraht vorgeschoben und anschließend in Seldinger-Technik ein Drainagekatheter über den liegenden Führungsdraht in die Gallenwege eingebracht
- die gestaute Galle entleert sich in der Folge nach extern in einen Beutel.

Cholangiografie f: engl. *cholangiography*; syn. Cholangiographie. Sammelbezeichnung für Verfahren zur bildlichen Darstellung der Gallenwege.

Vorgehen:
- **nichtinvasiv:** 1. MR*-Cholangiopankreatikographie 2. MR*-Cholangiografie
- **invasiv:** direkte Cholangiografie durch unmittelbares Einbringen von Kontrastmittel in das Gallenwegssystem über verschiedene Zugangswege: 1. endoskopische aszendierende Cholangiografie mit transpapillärem Zugang (ERCP), Anwendung bei Cholangitis* 2. perkutane transhepatische Cholangiografie (PTC) 3. intraoperative Cholangiografie, z. B. während Cholezystektomie* zur Überprüfung der freien Gallenpassage nach Entfernen eines Hindernisses. Auch zum Nachweis einer Choledochuszyste*, Gallengangatresie* oder eines Gallepfropfsyndroms.

Cholangiokarzinom → Gallengangkarzinom
Cholangiolithiasis → Cholelithiasis
Cholangiolitis f: Entzündung der Gallenkapillaren und kleinsten Gallengänge in der Leber.
Cholangiom n: engl. *cholangioma*. Vom Epithel der Gallengänge* ausgehender Tumor. Man unterscheidet das maligne Cholangiom (Gallengangkarzinom*, syn. Cholangiokarzinom) und das seltenere benigne Cholangiom (intrahepatisches Gallengangadenom*).

Cholangiomanometrie f: engl. *cholangiomanometry*. Diagnostisches Verfahren zur Druckmessung in den extrahepatischen Gallenwegen sowie zur Registrierung von Kontraktionen des Sphinkter Oddi. Dabei wird ein Messkatheter entweder mithilfe eines Endoskops oder operativ in die Gallenwege eingeführt. Die Cholangiomanometrie ist sehr aufwendig und kommt nur selten zum Einsatz.

Cholangiopankreatikografie f: engl. *cholangiopancreatography*. Darstellung und Untersuchung der Gallen- und Pankreasgänge, z. B. bei einem Verdacht auf Gallengangstein, Pankreatitis* oder Pankreaskarzinom*. Die Untersuchung erfolgt nichtinvasiv als Magnetresonanz-Cholangiopankreatikografie (MRCP) oder invasiv als endoskopisch retrograde Cholangiopankreatikografie (ERCP). Vorteil der ERCP ist die Möglichkeit, Biopsien* zu gewinnen oder therapeutisch einzugreifen (Steinextraktion*).

Praxishinweis: Die ERCP hat eine hohe Komplikationsrate, sie liegt je nach Schwierigkeitsgrad bei bis zu 34 %. Häufigste Komplikation ist die postinterventionelle Pankreatitis*, gefolgt von Cholangitis*, Cholezystitis*, Blutung und Perforation.

Cholangiopathie f: engl. *cholangiopathy*. Sammelbezeichnung für Erkrankungen der Gallenwege ohne nosologische Zuordnung.

Cholangiophytiasis f: Ansammlung unverdaulicher (pflanzlicher) Nahrungsbestandteile im Ductus choledochus mit Gefahr der Entwicklung einer Cholangitis und eines Leberabszesses. Mögliche Ursachen sind Papillotomie* im juxtapapillären Divertikel und Choledochoduodenostomie*.

Therapie:
- nach Papillotomie: je nach Befund Blindverschluss des Duodenums mit Gastrojejunostomie (siehe Roux*-Operation)
- nach Choledochoduodenostomie: operative Wiederherstellung der Gallenwege oder Choledochojejunostomie*.

Cholangioskopie f: engl. *cholangioscopy*. Endoskopie* der größeren Gallenwege insbesondere des Ductus hepaticus communis und des Ductus choledochus. Man verwendet ein flexibles Endoskop, z. B. bei einer Steinextraktion oder Cholelithotripsie*.

Vorgehen:
- endoskopische retrograde Cholangioskopie (ERCS) mittels eines durch den Instrumentierkanal des Seitblick-Duodenoskops vorgeschobenen Cholangioskops
- perkutane transhepatische Cholangioskopie (siehe PTC)
- intraoperative Cholangioskopie im Rahmen einer Choledochusrevision*.

cholangiozelluläres Karzinom → Gallengangkarzinom

Cholangitis f: Entzündung der Gallenwege meist wegen Gallengangobstruktion durch Gallengangsteine. Weitere Ursachen sind Gallengangstriktur, Papillenstenose, Tumorkompression, Parasitenbefall, autoimmune Genese u. a. Die Behandlung hängt von der Ursache ab.

Formen:
- **akute eitrige Cholangitis:** bakteriell bedingte Infektion, v. a. durch: 1. Escherichia coli 2. Klebsiellen 3. Enterokokken
- **chronisch-sklerosierende Cholangitis** (selten): 1. primär sklerosierende Cholangitis (PSC): in ca. 75 % der Fälle als extraintestinale Manifestation bei chronisch entzündlichen Darmerkrankungen (v. a. Colitis* ulcerosa). Es besteht ein erhöhtes Risiko für die Entwicklung eines Gallengangkarzinoms* 2. IgG4-assoziierte autoimmune Cholangitis 3. sekundär sklerosierende Cholangitis bei verschiedenen Erkrankungen und Zuständen, die weitere entzündliche Destruktionen und narbenbedingte Abflusshindernisse begünstigen, z. B. rezidivierende Schübe einer bakteriellen Cholangitis, chirurgische Eingriffe am Gallengang, Parasitenbefall, Immundefekt oder Langerhans*-Zell-Histiozytose 4. sekundär sklerosierende Cholangitis bei kritisch Kranken (engl. Critical Illness Cholangiopathy), typischerweise nach überstandenem (septischem) Schock, mit Ausgüssen (Casts) der Gallengänge durch nekrotische Gallengangepithelien und eingedickte Galle 5. neonatale sklerosierende Cholangitis, oft vergesellschaftet mit Ichthyose* (NISCH-Syndrom).
- **primär biliäre Cholangitis** (PBC) ist die aktuelle Bezeichnung der früher als primär biliäre Zirrhose (PBC) bezeichneten Erkrankung, siehe biliäre Zirrhose*.

Klinik: Akute Cholangitis: Sog. Charcot-Trias:
- rechtsseitiger Oberbauchschmerz
- Fieber mit Schüttelfrost
- passagerer Ikterus.

Sekundär sklerosierende Cholangitis:
- zu Beginn häufig asymptomatisch
- rezidivierende Fieberschübe
- später schmerzloser obstruktiver Ikterus (Differenzialdiagnose maligne Tumoren).

Therapie: Akute Cholangitis:
- Antibiotika
- umgehende Ableitung der Galle und Beseitigung des Hindernisses (in der Regel endoskopisch durch ERCP oder auch PTCD, selten chirurgisch).

Primär biliäre Cholangitis: Ursodesoxycholsäure. **Primär sklerosierende Cholangitis:**

- Ursodesoxycholsäure (keine evidenzbasierte Datenlage)
- endoskopische Ballondilatation in ausgewählten Fällen
- ggf. Lebertransplantation (Rezidiv in 10–30 % der Fälle).

Sekundär sklerosierende Cholangitis:
- Antibiotika bei bakterieller Cholangitis
- endoskopische Extraktion der Ausgüsse (bei Critical-Illness-Cholangiopathie)
- ggf. Lebertransplantation.

Neonatale Cholangitis: ggf. Lebertransplantation.

Choláskos *n*: engl. *cholascos*; syn. Choleperitoneum. Übertritt von Galle in die Bauchhöhle, z. B. bei perforierter Cholezystitis*, Trauma oder iatrogen (Leberblindpunktion) mit Gefahr der galligen Peritonitis*.

Cholate → Gallensalze

Cholecalciferol *n*: syn. Colecalciferol. Fettlösliches Vitamin* aus der Vitamin*-D-Gruppe. Cholecalciferol ist nach Umwandlung in seine Wirkformen Calcidiol* und Calcitriol* an der Regulation des Kalzium*- und Phosphat*-Haushalts beteiligt und hat immunmodulatorische Eigenschaften. Labormedizinisch bestimmt wird meist Calcidiol, seltener Calcitriol. Therapeutisch eingesetzt wird Cholecalciferol zur Vorbeugung und Behandlung von Vitamin-D-Mangelerkrankungen.

Cholecystokinin *n*: syn. Pankreozymin; Abk. CCK. Gastrointestinales Peptid*-Hormon* zur Stimulation von Pankreassekretion und Gallenblasenkontraktion.

Hintergrund: Funktionen:
- fördert die Gallenblasenkontraktion und die Erschlaffung des Sphincter Oddi
- stimuliert die Sekretion von Pankreasenzymen
- stimuliert die Sekretion von Pepsinogen*
- stimuliert die Darmperistaltik
- verstärkt die Wirkung von Sekretin*
- verzögert die Magenentleerung.

Cholecystokininrezeptoren konnten außer im Magen-Darm-Trakt auch im Gehirn nachgewiesen werden. Dort spielt das Hormon eine Rolle beim Sättigungsgefühl, aber auch bei der Entstehung von Angst und Panik.

Choledochoduodenostomie *f*: engl. *choledochoduodenostomy*. Aufgrund häufiger postoperativer Spätfolgen nur noch sehr selten angelegte biliodigestive Anastomose* zwischen Ductus* choledochus und Duodenum unter Umgehung der Papilla* duodeni major. Die postoperativen Folgen reichen von Cholangiophytiasis* über aufsteigende Cholangitiden bis hin zum Sump-Syndrom.

Choledochojejunostomie *f*: engl. *choledochojejunostomy*. Chirurgische Rekonstruktion zwischen Ductus* choledochus und nach Roux-Y (siehe Roux*-Operation) ausgeschalteter Jejunumschlinge als Form der biliodigestiven Anastomose*.

Indikationen:
- zur Sicherung des Galleablaufes bei tumorösen Prozessen, die den physiologischen Weg mit Einmündung des Gallengangs in den Zwölffingerdarm verlegen
- nach onkochirurgischer Exstirpation* eines Pankreaskopf- oder Papillenkarzinoms.

Choledocholithiasis → Cholelithiasis
Choledochoskopie → Cholangioskopie
Choledochotomie *f*: Häufig im Rahmen einer Choledochusrevision* durchgeführte (Längs-)Eröffnung des Ductus* choledochus zur Entfernung oder zum Nachweis von Gallengangssteinen bei Choledocho-Cholezystolithiasis.

Choledochus: Abk. für → Ductus choledochus
Choledochuskarzinom → Gallengangkarzinom

Choledochusrevision *f*: engl. *bile duct revision*. Überprüfung des Ductus* hepatocholedochus (DHC) auf pathologische Veränderungen, v. a. durch direkte Cholangiografie* oder Cholangioskopie*. Eine Choledochusrevision wird hauptsächlich zur Diagnostik und Entfernung von Gallengangssteinen (Choledocholithiasis) im Rahmen einer Cholezystektomie* durchgeführt.

Indikationen:
- nach frustraner präoperativer Steinextraktion im Rahmen einer ERC (siehe ERCP) bei Cholelithiasis*
- Gallenwegsverletzung.

Choledochuszyste *f*: engl. *choledochus cyst*. Angeborene Fehlbildung mit zystischer Erweiterung des Ductus* choledochus und anderer Gallengänge unklarer Ätiologie. Die Choledochuszyste manifestiert sich in 50 % der Fälle in den ersten 2 Lebensjahren mit Verschlussikterus, Erbrechen, Bauchschmerzen, Fieber und Hepatomegalie. Die Therapie ist operativ.

Cholegrafie → Cholangiografie
Cholelith → Gallenstein

Cholelithiasis *f*: Häufigste Erkrankung der Gallenblase und der Gallengänge hervorgerufen durch Gallensteine*. Ursache der Gallensteinbildung ist ein Lösungsungleichgewicht zwischen Cholesterin*, Phospholipiden*, Kalzium* und Gallensäuren*. Unterschieden wird je nach Lokalisation zwischen Cholezystolithiasis, Cholangiolithiasis und Choledocholithiasis. Leitsymptom ist die Gallenkolik*, wobei der Großteil der Gallensteinträger asymptomatisch ist. Siehe Abb. 1.

Risikofaktoren:
- 6-F-Regel: **1.** female (weiblich) **2.** fair (hellhäutig) **3.** fat (adipös) **4.** forty (vierzig) **5.** fertile (fruchtbar) **6.** family (genetisch bedingt)
- Ernährung (ballaststoffarme Diät, parenterale Ernährung, Fasten)

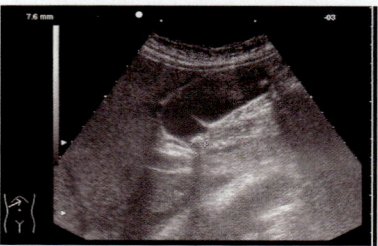

Cholelithiasis Abb. 1: Kleiner Gallenstein in der Gallenblase; Ultraschalldiagnostik. [132]

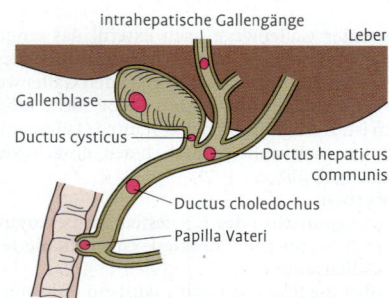

Cholelithiasis Abb. 2: Mögliche Lokalisation.

- Gallensäureverlustsyndrom, Kurzdarmsyndrom*.

Lokalisationen: Siehe Abb. 2.

Klinik:
- 75 % der Steinträger sind asymptomatisch
- Gallenkolik* (Leitsymptom)
- unspezifische Oberbauchbeschwerden bzw. Schmerzen im rechten Oberbauch
- bei Cholangio- oder Choledocholithiasis mit (passagerer) Abflussbehinderung evtl. Ikterus*.

Therapie:
- bei Gallenkolik: **1.** symptomatische Therapie mit Spasmolytika* (Butylscopolaminiumbromid*) und Analgetika* (z. B. Metamizol*) **2.** bei Infektion (und ggf. als präoperative Chemoprophylaxe*) Antibiotika*, z. B. mit Ceftriaxon
- bei symptomatischer Cholezystolithiasis in der Regel laparoskopische Cholezystektomie*
- bei Cholangiolithiasis ERCP mit endoskopischer Papillotomie* und Steinextraktion (siehe Abb. 3)
- bei großen Konkrementen, die die Papille nicht passieren können, Ballondilatation* der Papille mit Zertrümmerung der Steine im Ductus choledochus: mechanische Lithotripsie*, Laserlithotripsie

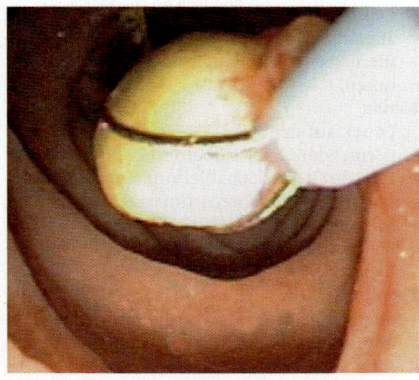

Cholelithiasis Abb. 3: Bergung eines kleinen Konkrementes mittels Dormia-Körbchen. [163]

- sofern ERCP nicht möglich oder nicht erfolgreich: chirurgische Choledochusrevision mit Steinextraktion
- bei Cholezystocholangiolithiasis therapeutisches Splitting (präoperativ ERC, anschließend laparoskopische Cholezystektomie)
- nichtinvasive Methoden der Steinbeseitigung, z. B. chemische Litholyse mit Ursodesoxycholsäure* oder extrakorporale Stoßwellenlithotripsie* mit anschließender chemischer Litholyse haben heutzutage praktisch keine Bedeutung mehr!

Cholelitholyse *f*: engl. *cholelitholysis*. Inzwischen verlassenes Behandlungskonzept der pharmakologischen Auflösung (Chemolitholyse) von Gallensteinen* durch Ursodesoxycholsäure* oder Chenodesoxycholsäure*. Behandelt wurde bis mindestens 3 Monate nach dokumentierter Steinfreiheit. Die Choleolitholyse ist heute obsolet.

Cholelitholytika *n pl*: Arzneistoffe, welche die Auflösung von Gallensteinen* bewirken sollen, z. B. bestimmte Gallensäuren* wie Chenodesoxycholsäure* oder Ursodesoxycholsäure*. Cholelitholytika sind nur als Dauertherapie und nur bei inoperablen cholesterolhaltigen Gallensteinen (sog. Cholesterolsteinen) und funktionstüchtiger Gallenblase sinnvoll.

Cholelithotripsie *f*: engl. *cholelithotrypsy*; syn. PTCL. Zertrümmerung (Lithotripsie*) von Gallengangsteinen, die nach endoskopischer Papillotomie nicht mittels Dormiakörbchen oder Ballonkatheter extrahiert werden können. Der Zugang erfolgt endoskopisch retrograd oder perkutan transhepatisch (PTCL = perkutane transhepatische Cholelithotripsie).

Choleperitoneum → Cholaskos

Cholera *f*: Akute, schwere Durchfallkrankheit, hervorgerufen durch das Cholera-Bakterium (Vibrio* cholerae). Epidemien treten unter schlechten hygienischen Bedingungen auf. Bei rechtzeitiger Behandlung beträgt die Letalität* < 1 %. **Epidemiologie:** Die sogenannte „siebte Pandemie" ab 1961 betrifft warme Regionen mit schlechten sanitären Verhältnissen in Afrika und Südostasien und seit 1991 auch in Lateinamerika. Vibrio cholera überlebt im Wasser und wird fäkal-oral übertragen. 2 Serogruppen, O1 und O139, führen zu Epidemien, letztere in Ostasien. Serogruppe O1 hat 2 Biotypen, Cholera und El Tor, die jeweils in 2 Serotypen eingeteilt sind, Inaba und Ogawa. 2017 wurden 1.227.391 Fälle mit 5654 Todesfällen in 34 Ländern gemeldet. **Pathogenese:** Beide Serogruppen, O1 und O139, produzieren das Choleratoxin*. In der Dünndarmzelle verursacht es über eine Zunahme des zyklischen Adenosinmonophosphats (AMP) eine vermehrte Exkretion von Chloridionen und verminderte Resorption von Natrium. Dadurch entsteht eine starke Diarrhö mit Wasserverlust.
Klinik: Starker, wässriger Durchfall und Erbrechen, dadurch Dehydratation, die rasch zum hypovolämischen Schock und Tod führen kann. Viele Infektionen verlaufen asymptomatisch.
Therapie:
- orale Rehydratation
- intravenöse Rehydratation in schweren Fällen
- Antibiotika können die Dauer der Symptome verkürzen: 1. Tetracycline 2. Chinolone.

Prävention:
- individuell durch orale Cholera-Impfung: die Impfung kann auch während Epidemien eingesetzt werden
- auf Bevölkerungsebene durch Verbesserung des Trink- und Abwassersystems.

Cholera nostras *f*: engl. *salmonellosis*; syn. einheimische Cholera. Brechdurchfall, der durch Viren oder Bakterien hervorgerufen wird. Bei Kleinkindern spricht man auch von Cholera infantum.

Cholera sicca → Cholera

Choleratoxin *n*: engl. *cholera toxin*. Aus einer enzymatischen Untereinheit (A) und einer pentameren Bindungsuntereinheit (B) bestehendes Enterotoxin des Bakteriums Vibrio* cholerae, das beim Menschen eine schwere Durchfallerkrankung (Cholera*) auslöst.

Choleratyphoid *n*: Veraltete Bezeichnung für ein Spätstadium der Cholera*, das durch Fieber, Benommenheit, Schock und Koma gekennzeichnet ist.

Choleravibrionen → Vibrio cholerae

Choleretika *n pl*: engl. *choleretics*. Substanzen, die die Leberzellen zu vermehrter Sekretion von Gallensäuren* (Cholerese) anregen, z. B. Dehydrocholsäure und Ursodesoxycholsäure.

Cholestase *f*: engl. *cholestasis*. Störung des Galleabflusses, die auf jedem Niveau zwischen Gal-

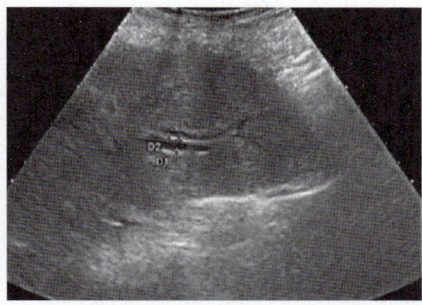

Cholestase Abb. 1: Intrahepatische Cholestase mit typischem sog. Doppelflintenphänomen (Ultraschalldiagnostik). [187]

lekanalikulus und Sphinkter Oddi eintreten kann. Es kommt zum Rückstau von Galle*, bzw. Gallebestandteilen wie Bilirubin*, Gallensäuren*, Cholesterol und zu einem Anstieg cholestaseanzeigender Enzyme wie AP und GGT. Klinisch zeigen sich Ikterus*, Pruritus* und Steatorrhö*.
Einteilung: Nach Ursache der Abflussstörung:
- **obstruktive Cholestase:** 1. durch mechanisches Abflusshindernis in extrahepatischen (Ductus* hepaticus communis oder Ductus* choledochus) oder intrahepatischen (Segment und Subsegment) Gallengängen 2. Vorkommen bei Gallenstein*, Gallengangtumor (z. B. Gallengangadenom* oder Gallengangkarzinom*), Lebermetastasen, Papillenstenose* (z. B. durch Pankreastumor*), Entzündung (Cholangitis*), Gallengangatresie u. a.
- **parenchymatöse Cholestase:** 1. nichtobstruktiv durch Störung der Gallebildung bzw. -exkretion 2. Vorkommen bei Fettleberhepatitis, Virushepatitis, Arzneimittelhepatitis, Sepsis*, Schwangerschaft (intrahepatische Schwangerschaftscholestase*), als intrahepatisches familiäres Cholestasesyndrom* u. a.

Klinik:
- Ikterus*
- dunkler Harn (infolge Bilirubinurie*)
- grauer bis kalkfarbener Stuhl bei Acholie*
- generalisierter Pruritus*
- Vitaminmangel (A, D, E, K)
- Steatorrhö* infolge Fettmalabsorption.

Diagnostik:
- Labordiagnostik: 1. Hyperbilirubinämie (direkt, indirekt) 2. Enzymdiagnostik* (v. a. Anstieg von Alkalischer Phosphatase* und GGT als Cholestaseparameter) 3. INR, ggf. Koller-Test
- abdominale Ultraschalldiagnostik* (z. B. Nachweis erweiterter Gallenwege, ggf. auch des Abflusshindernisses; siehe Abb. 1)

Cholestase, benigne rezidivierende intrahepatische

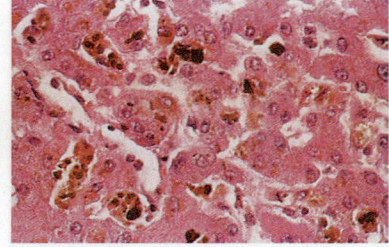

Cholestase Abb. 2: Histologisches Bild der Leber bei ausgeprägter Cholestase (HE-Färbung). [30]

- MR*-Cholangiopankreatikografie (MRCP)
- ggf. Leberbiopsie* (siehe Abb. 2).

Therapie:
- **obstruktive Cholestase** je nach Lokalisation, z. B.: 1. Steinextraktion im Rahmen einer ERC 2. Einlage einer Gallengangendoprothese oder perkutanen transhepatischen Cholangiodrainage* (PTCD) 3. Tumorresektion oder Umgehung durch biliodigestive Anastomose* bzw. Kasai-Operation 4. Radiotherapie
- **parenchymatöse Cholestase** je nach Ursache: 1. Lebensstiländerung bei nichtalkoholischer Steatohepatitis und Adipositas 2. Karenz der Noxe (Alkohol, Arzneimittel) 3. Immunsuppression bei Autoimmunhepatitis 4. symptomatisch choleretisch (z. B. Ursodesoxycholsäure*).

Cholestase, benigne rezidivierende intrahepatische
f: engl. *benign recurrent intrahepatic cholestasis* (Abk. *BRIC*); syn. benigne rezidivierende intrahepatische Cholestase. Angeborene intrahepatische Cholestase* ohne Obstruktion der extrahepatischen Gallenwege und meist ohne Übergang in eine Leberzirrhose. Die Erkrankung verläuft schubweise mit Ikterus*, starkem, quälendem Pruritus*, Inappetenz, Diarrhö (Steatorrhö*) und teilweise Cholelithiasis* im Wechsel mit beschwerdefreien Intervallen. Die Lebenserwartung ist normal.

Cholestase, neonatale
f: Aufstau von Gallenflüssigkeit in den Gallengängen und Retention der Bestandteile beim Neugeborenen im Rahmen von Fehlbildungen, Entzündungen und Stoffwechselstörungen. Ikterus und Hyperbilirubinämie sind richtungsweisende Symptome. Diagnostik und Therapie richten sich nach der Grunderkrankung.

Cholestasesyndrome, familiäre
n pl: Genetisch bedingte Erkrankungen mit reduzierter Ausscheidung gallepflichtiger Substanzen, einhergehend mit Ikterus*, Pruritus* und Leberveränderungen. Nach Lokalisation der Störung erfolgt die Einteilung in intrahepatische, extrahepatische und gemischte familiäre Cholestasesyndrome.

Cholesteatom n: engl. *cholesteatoma*. Form der chronischen Otitis* media, bei der verhornendes Plattenepithel* in das Mittelohr* einwächst und sich ausbreitet. Symptome sind Hörminderung* und Ohrenschmerzen. Ein Übergreifen der Entzündung auf Nerven, Knochen und ZNS ist möglich. Therapie ist die chirurgische Entfernung des Cholesteatoms mit Sanierung der Mittelohrräume.

Erkrankung: Formen:
- **angeborenes Cholesteatom:** entwickelt sich aus embryonal versprengten Mesenchymzellen. Es besitzt keine Verbindung zu Bereichen, die mit verhornendem Gehörgangsepithel (Plattenepithel) ausgekleidet sind, d. h. das Trommelfell* ist intakt.
- **primäres Cholesteatom** (syn. epitympanales Cholesteatom, Flaccida-Cholesteatom): entwickelt sich infolge Epithelproliferation im Bereich der Shrapnell-Membran des Trommelfells (siehe Abb.). Begünstigend wirken Reste von embryonalem Bindegewebe und chronische Tubenventilationsstörungen.
- **sekundäres Cholesteatom** (syn. Tensa-Cholesteatom): Das verhornende Gehörgangsepithel wächst durch einen randständigen Trommelfelldefekt oder -vernarbung in die Mittelohrräume ein. Nachfolgend verbleiben die abgeschilferten Hornlamellen dort und es kommt zur entzündlichen Proliferation.
- **posttraumatisches Cholesteatom:** Das Gehörgangsepithel wächst durch eine Fraktur ein oder wird in einen Frakturspalt eingeklemmt (Felsenbeinlängsfraktur, Schädelbasisfraktur*), der bis in den Gehörgang reicht.
- **Cholesteatom als Komplikation nach Tympanoplastik:** Das verhornende Plattenepithel wird eingeschlossen bei unvollständiger Entepithelisierung des Trommelfelldefektrands oder des Hammergriffs.

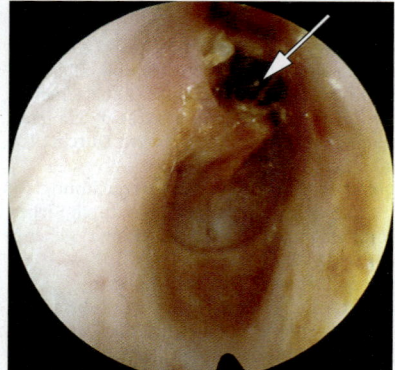

Cholesteatom: Epitympanales Cholesteatom; Otoskopie. [204]

- **Gehörgangscholesteatom:** Im Gehörgang abgeschilferte Epithelmassen werden retiniert, meist begünstigt durch Gehörgangstenosen.

Klinik:
- Druck auf dem Ohr
- permanente, meist übelriechende Otorrhö*
- fortschreitende Schallleitungsstörung
- rezidivierende Ohrenschmerzen
- Schwindel, Tinnitus*
- Lähmungserscheinungen im Gesicht (Fazialisparese).

Therapie:
- operative Entfernung pathologischer Veränderungen sowie Erhalt bzw. Wiederherstellung des Hörvermögens, z. B. durch Tympanoplastik* mit Verschluss der Paukenhöhle* zur funktionellen Rekonstruktion
- bei ausgedehntem Cholesteatom: radikale chirurgische Sanierung der Mittelohrräume (sog. Radikaloperation des Mittelohrs) unter Schaffung einer weiten Verbindung zwischen Mastoid und äußerem Gehörgang (sog. Radikalhöhle)
- ggf. Second-Look-Operation zur Kontrolle des Mittelohrs nach 1–1,5 Jahren.

Cholesteatose
f: engl. *cholesteatosis*. Mikroskopische Cholesterinspeicherung in Makrophagen, die sich in der Gallenblasenschleimhaut subepithelial herdförmig ansammeln (sog. Lipoidflecke).

Cholesterin
n: engl. *cholesterole*; syn. Cholesterol. Sterol, das über Chylomikronen vom Darm aufgenommen und teilweise in der Leber synthetisiert wird. Es dient der Herstellung von Steroidhormonen, Vitamin D sowie Gallensäuren und ist Bestandteil der Zellmembranen und Lipoproteine. Cholesterin wird über die Galle ausgeschieden. Gesamtcholesterin dient der Diagnostik von Fettstoffwechselstörungen.

Indikationen zur Laborwertbestimmung:
- Vorsorgeuntersuchungen zur Einschätzung des Atherosklerose- und KHK-Risikos
- Verlaufskontrolle bei medikamentöser Lipidsenkung
- Verdacht auf und Kontrolluntersuchung bei Hyperlipoproteinämie.

Bewertung: Erhöhte Werte:
- primäre Fettstoffwechselstörungen
- sekundäre Fettstoffwechselstörungen: 1. Diabetes mellitus 2. Hypothyreose 3. nephrotisches Syndrom 4. chronische Niereninsuffizienz 5. Cholestase 6. Adipositas 7. Morbus Cushing 8. Medikamente (orale Kontrazeptiva, Betablocker, Diuretika, Glukokortikoide, Retinoide).

Erniedrigte Werte:
- Hyperthyreose
- Tumorerkrankungen
- Lebererkrankungen

- schwere Infektionen
- Kachexie.

Cholesterol → Gallenstein

Cholesterolmessgerät *n*: Gerät zur reflexionsfotometrischen Selbstbestimmung des Gesamtcholesterols (nach enzymatischer Oxidation zu Cholestenon) aus Kapillarblut. Es ist als Kombinationsgerät zur Messung von Blutglukose und Triglyceriden verfügbar.

Cholesterol-Synthese-Enzym-Hemmer → HMG-CoA-Reduktase-Hemmer

Cholestyramin → Colestyramin

Cholezystatonie *f*: engl. *atony of the gall bladder*. Primäre Atonie der Gallenblase mit Ektasie und verminderter Kontraktilität, meist in Kombination mit Hypotonie von Gallenwegen und Sphinkteren.

Cholezystektomie *f*: engl. *cholecystectomy*; syn. Gallenblasenentfernung. Chirurgische Entfernung der Gallenblase, laparoskopisch (ca. 95 %) oder konventionell über einen Rippenbogenrandschnitt. Bei Komplikationen wie z. B. dem Übergreifen einer schweren Entzündung auf das Calot-Dreieck, Verwachsungen, einer Verletzung des Ductus* hepatocholedochus oder einer Blutung wird der primär laparoskopische Eingriff zur konventionellen (offen-chirurgischen) Cholezystektomie erweitert. Siehe Abb.

Formen:
- offen-chirurgisches Verfahren (konventionelle Cholezystektomie)
- laparoskopische Techniken: 1. konventionelle laparoskopische Technik über 3–4 kleine Hautschnitte 2. Single-Port-Technik 3. Natural* Orifices Transluminal Endoscopic Surgery (NOTES).

Technik:
- retrograde Cholezystektomie: 1. Präparation des Calot-Dreiecks 2. Darstellen des Ductus* cysticus und der A. cystica, anschließend Unterbinden bzw. Verschluss durch Clips (sog. Clippen) und Durchtrennen
- anterograde Cholezystektomie: 1. vom Fundus aus 2. insbesondere bei stark entzündlicher oder narbiger Veränderung im Calot-Dreieck 3. Unterbinden und Durchtrennen des Ductus* cysticus erst bei einwandfreier Übersicht 4. ggf. Choledochusrevision*.

Cholezystektomie, offene *f*: syn. konventionelle Cholezystektomie. Operative Entfernung der Gallenblase über einen Bauchschnitt (meist Rippenbogenrandschnitt rechts). Das Verfahren ist heute in der elektiven Chirurgie weitgehend durch die weniger invasive laparoskopische Technik abgelöst. Die offene Cholezystektomie* wird gewählt bei schwierigen pathoanatomischen Verhältnissen, intraoperativen Komplikationen bei laparoskopischer Cholezystektomie oder ggf. bei Gallenblasenkarzinom.

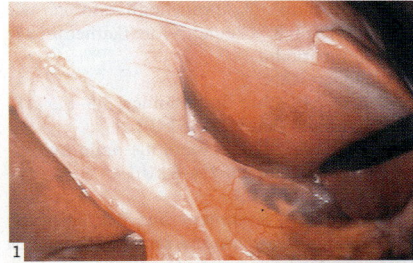
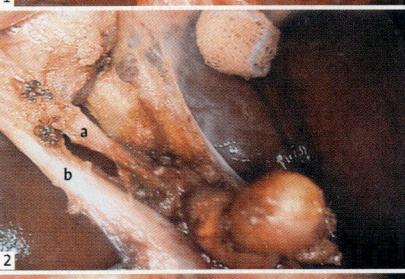
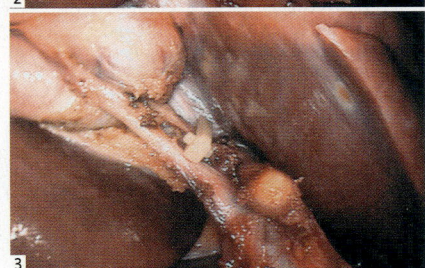
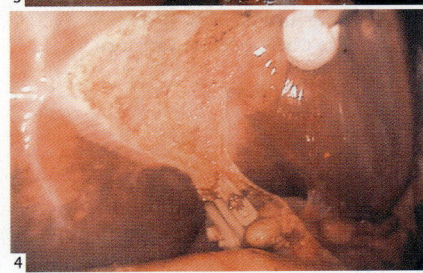

Cholezystektomie: 1: Gallenblase und Calot-Dreieck; 2: Präparation der Arteria cystica (a) und des Ductus cysticus (b); 3: Abklemmen der Arteria cystica; 4: nach Abklemmen und Absetzen von Ductus cysticus und der Arteria cystica laparoskopische Entfernung der Gallenblase aus dem Leberbett. [131]

Cholezystitis *f*: engl. *cholecystitis*. Entzündung der Gallenblase, meist sekundär infolge Cholelithiasis*. Vaskuläre, infektiöse oder chemisch-toxische Ursachen sind selten. Abzugrenzen ist ein Akutes* Abdomen anderer Ursache. Behandelt wird abhängig von Stadium und Befund konservativ oder operativ.

Formen:
- akute Cholezystitis* (siehe akute Galle*): 1. v. a. durch Steineinklemmung im Ductus cysticus 2. zunächst abakterielle Entzündung der überdehnten Gallenblase 3. in der Regel nachfolgende bakterielle Infektion infolge Keimaszension aus dem Duodenum, hämatogene oder lymphogene Infektion (besonders durch Echerichia coli sowie Enterokokken, Proteus-Arten oder Klebsiellen)
- chronische Cholezystitis: durch andauernde mechanische Irritation bei Cholelithiasis als Vor- oder Folgezustand der akuten Cholezystitis.

Klinik: Akute Cholezystitis:
- Schmerzen im rechten Oberbauch mit Ausstrahlung in rechte Schulter
- Übelkeit
- Erbrechen
- Fieber
- Hyperalgesie im Bereich des 6.–9. Brustwirbelkörpers paravertebral rechts (sog. Mackenzie-Zeichen)
- positives Murphy*-Zeichen
- positives Boas-Zeichen.

Chronische Cholezystitis:
- häufig symptomlos
- dyspeptische Beschwerden oder dumpfer Oberbauchschmerz.

Therapie:
- akute Cholezystitis: 1. orale Nahrungskarenz in Abhängigkeit von der Klinik 2. Antibiotika 3. Cholezystektomie (Frühcholezystektomie)
- akalkulöse Cholezystitis: je nach Befund.

Cholezystocholangiografie *f*: engl. *cholecystocholangiography*; syn. Cholezystocholangiographie. Röntgenkontrastuntersuchung der Gallenblase und der Gallengänge. Diese Methode wurde durch Ultraschalldiagnostik* ersetzt.

Cholezystografie *f*: engl. *cholecystography*; syn. Cholezystographie. Röntgenologische Darstellung der Gallenblase nach oraler Kontrastmittelgabe. Diese Methode wurde durch Ultraschalldiagnostik* ersetzt.

Cholezystokinin → Cholecystokinin

Cholezystolithiasis → Cholelithiasis

Cholezystopathie *f*: Zusammenfassende klinische Bezeichnung für nicht näher definierte Erkrankungen der Gallenblase, z. B. Cholezystolithiasis (siehe Cholelithiasis*) oder Cholezystitis*.

Cholezystostomie *f*: engl. *cholecystostomy*. Selten durchgeführtes operatives Verfahren mit Bildung einer äußeren Gallenfistel, das nur im Notfall und bei akut lebensbedrohlichen Erkrankungen mit Ausbildung einer sog. Stress-Gallenblase bei schwerstkranken intensivmedizinisch behandelten und langzeitbeatmeten Patienten angewandt wird, für die ein größerer operativer Eingriff ein zu hohes Risiko darstellen würde.

Cholin *n*: Quartäre Ammoniumbase, die aus 2-Aminoethanol durch Methylierung entsteht und Bestandteil von Acetylcholin*, Lecithin* u. a. Phospholipiden* ist. Cholin senkt wie Acetylcholin* (jedoch geringer) den Blutdruck, gehört zu den lipotropen Substanzen* und fungiert als Emulgator und Methylgruppendonator, z. B. in der Biosynthese von Sarkosin aus Glycin*.

cholinerg: engl. *cholinergic*. Auf die Wirkung des Acetylcholins* bezogen.

Cholinergika → Parasympathomimetika

Cholinesterase-Hemmer *m sg, pl*: engl. *cholinesterase inhibitors*; syn. Cholinesterase-Inhibitoren. Indirekt wirkende Parasympathomimetika*, die durch Hemmung des Enzyms Cholinesterase* die Acetylcholin-Konzentration am Rezeptor erhöhen und die Acetylcholinwirkung verlängern. Unterschieden werden reversible Cholinesterase-Hemmer (medizinischer Einsatz bei Alzheimer*-Krankheit, Myasthenia* gravis pseudoparalytica, Darmatonie* und Harnverhalt*), sowie toxikologisch bedeutsame irreversible Cholinerstase-Hemmer.

Einteilung:
- reversible Cholinesterase-Hemmer: 1. zentral wirksam, z. B. Galantamin*, Rivastigmin*, Donepezil* 2. nicht zentral wirksam, z. B. Neostigmin*, Physostigmin*, Pyridostigminbromid
- irreversible Cholinesterase-Hemmer: 1. Phosphorsäureester, die v. a. in Insektiziden verwendet werden 2. toxikologische Bedeutung.

Cholinesterasen *f*: engl. *cholinesterase*; Abk. ChE. In der Leber synthetisierte Enzyme*, die Cholinester (z. B. Acetylcholin*) spalten. Die labordiagnostische Bestimmung ist indiziert bei Verdacht auf Leberfunktionsstörungen, atypische Cholinesterase-Varianten und bei Landarbeitern mit Pestizidexposition. Sie erfolgt mittels Kolorimetrie. Zu den Cholinesterasen zählen die Pseudocholinesterase und die Acetylcholinesterase* (AChE).

Biochemie:
- Synthese erfolgt gekoppelt mit Albumin*
- wird gehemmt durch Physostigmin*, Neostigmin* und organische Phosphorsäureester (Insektizide*)
- Hemmung auch durch eine Vielzahl von Medikamenten: 1. Antibiotika* wie Penicillin* und Streptomycin* 2. Muskelrelaxanzien wie Succinylcholin, Pancuroniumbromid und Vecuroniumbromid 3. Zytostatika* wie Cyclophosphamid 4. Kortikosteroide 5. hormonelle Kontrazeptiva* 6. Psychopharmaka* wie Lithium* 7. Bronchodilatatoren wie Bambuterol 8. Glaukom-Medikamente wie Ecothiopatiodid.

Referenzbereiche:
- Frauen > 40 Jahre und Männer: 3,5–8,5 kU/l
- Frauen < 40 Jahre: 2,8–6 kU/l
- Schwangere sowie Frauen, die orale Kontrazeptiva einnehmen: 2,4–6 kU/l
- Dibucainzahl > 0,7.

Die angegebenen Referenzwerte sind Standardquellen der Literatur entnommen und können sich von den Referenzwerten des untersuchenden Labors unterscheiden.

Material und Präanalytik: Serum*, Heparin*-Plasma.

Bewertung: Erhöhte Aktivität:
- KHK
- Diabetes* mellitus
- alkoholische Fettleber*
- Morbus* Meulengracht
- Fettstoffwechselstörungen, Hypertriglyzeridämie*, Hyperbilirubinämie*
- Proteinverlust
- Hyperthyreose*
- nephrotisches Syndrom*.

Verminderte Aktivität:
- schwere Leberschäden
- katabole Stoffwechsellage: 1. Intensivpatienten 2. septischer Schock*
- floride chronisch-entzündliche Darmerkrankung*
- Muskeldystrophie*
- Trichinose
- Herzinfarkt*
- perniziöse Anämie*
- atypische Cholinesterase-Varianten
- Tetanus*
- diabetische Azidose*
- Hypothyreose*
- Urämie*
- Malignome
- Schwangerschaft
- nach Einnahme von Kontrazeptiva*, Psychopharmaka*, Antibiotika* (v. a. Penicilline), Muskelrelaxanzien, Bronchodilatatoren.

Praxishinweise:
- Bei erniedrigten Werten sollte zusätzlich die Dibucainzahl bestimmt werden, um auf ein eventuelles Vorliegen atypischer Cholinesterase-Varianten zu prüfen.
- Bei fortgeschrittener chronischer Lebererkrankung können die Gamma-GT sowie ALT normwertig sein, während die ChE-Aktivität als einziger Parameter erniedrigt ist.

Cholinesterasen [Biochemie] *f pl*: engl. *cholinesterasen*; syn. Serumcholinesterase. Acetylcholin* hydrolysierende Esterasen*. Es existieren 2 Formen: die Acetylcholinesterase* [AChE] (auch spezifische Cholinesterase oder Acetylcholin-acetylhydrolase genannt), die Acetylcholin in der Synapse* und der motorischen Endplatte* spaltet, sowie die unspezifische Cholinesterase* [ChE] (Acetylcholin-acylhydrolase), die beispielsweise im Blut, der Leber und der weißen Substanz vorkommt.

Cholinesterase-Reaktivatoren *m pl*: engl. *cholinesterase reactivators*. Antidote (z. B. Obidoximchlorid) bei Intoxikation mit organischen Phosphorsäureestern (Alkylphosphaten, z. B. Parathion; Phosphorsäureesterintoxikation). Eingesetzt werden z. B. Obidoxim und Pralidoximiodid.

Cholinozeptoren → Rezeptoren, cholinerge

Cholsäure *f*: engl. *cholic acid*; syn. Acidum cholalicum. Primäre Gallensäure*, die beim Umbau von Cholesterin* in der Leber* gebildet und anschließend mit Glycin* oder Taurin* konjugiert wird.

Funktion: Mit der Galle gelangt sie in den Dünndarm. Hier setzt sie die Oberflächenspannung des Wassers herab und ist so für die Emulgierung der Fette und damit für deren Verdauung und Resorption verantwortlich. Über den enterohepatischen Kreislauf gelangt sie zu etwa 95 % zurück in die Leber. Ein kleiner Teil wird im Dickdarm durch anaerobe Bakterien in die sekundäre Gallensäure Desoxycholsäure umgewandelt.

Chondritis *f*: Knorpelentzündung, z. B. Chondritis typhosa (Entzündung der Rippenknorpel bei Typhus oder Paratyphus).

Chondrocranium *n*: Teile des Schädels (Cranium), die durch chondrale Ossifikation* aus einem knorpelig präformierten Teil des fetalen Schädels entstehen. Hierzu gehören unter anderem große Teile des Hinterhauptbeins (Os* occipitale) und die Gehörknöchelchen*.

Chondrodiastase *f*: engl. *chondrodiastasis*; syn. Epiphysenfugendistraktion. Operatives Verfahren zur Extremitätenverlängerung im Wachstumsalter durch schrittweise Distraktion der Epiphysenfuge mit einem Fixateur externe bei ausgeprägter Beinlängendifferenz.

Chondrodysplasia metaphysaria *f*: engl. *metaphyseal chondrodysplasia*. Fehlbildungssyndrome mit Störung der metaphysären enchondralen Ossifikation*. Gemeinsame Symptome sind Knochendeformitäten und Kleinwuchs. Sie erscheinen in mindestens 7 Typen mit verschiedenen Erbgängen und zusätzlichen Veränderungen anderer Organsysteme.

Chondrodysplasie → Achondroplasie

Chondrodystrophia fetalis → Achondroplasie

Chondroitinpolysulfat → Heparinoide

Chondroitinsulfate *n pl*: engl. *chondroitin sulfates*. Mit Schwefelsäure veresterte Glykosaminoglykane, die in vivo als Proteoglykane vorkommen (Knorpel, Nabelschnur, Haut, Sehnen, Bindegewebe) und am Knorpelaufbau beteiligt sind. Chondroitinsulfate werden auch synthetisch hergestellt und trotz fehlendem Wirkungsnachweis eingesetzt bei degenerativen Gelenkserkrankungen wie Arthrosen*. Aufgrund starker anionischer Ladung haben Chondroitinsulfate ein hohes Wasserbindungsvermögen.

Chondrokalzinose f: engl. *chondrocalcinosis*. Ablagerung von Kalziumpyrophosphat in Knorpelgeweben, vor allem in den Menisken, Bandscheiben sowie im hyalinen Gelenkknorpel. Klinisch äußern sich gichtähnliche monarthritische Beschwerden („Pseudogicht") im Knie und anderen größeren Gelenken (siehe Chondrokalzinose*-Arthropathie). Grunderkrankungen wie Diabetes* mellitus, Gicht* sowie Gelenkfehlstellungen disponieren zur Chondrokalzinose oder sind damit assoziiert.

Chondrokalzinose-Arthropathie f: engl. *chondrocalcinosis arthropathy*. Artikuläre Manifestation der Chondrokalzinose-Krankheit, infolge angeborener oder erworbener Kristallarthropathie* mit Calciumpyrophosphat-Ablagerung in Faserknorpeln (Menisken) und oberflächlich hyalinen Knorpelschichten.
Erkrankung: Pathogenese:
– Auslösen akuter arthritischer Attacken durch Freisetzung abgelagerter Calciumpyrophosphat-Kristalle nach frustaner Phagozytose und Ausschüttung lysosomaler Enzyme
– entzündliche Reaktion und Proliferation der Synovialis nach Phagozytose durch synoviale Deckzellen (auch freies Ca^{2+} wirkt mitogen).
Klinische Einteilung (nach McCarty):
– sog. Pseudogicht (ca. 25–30 %): plötzliche, selbstlimitierende, meist monarthritische Attacke von durchschnittlich 10 (1–31) Tagen Dauer, vorwiegend im Kniegelenk und in stammnahen Gelenken (selten in Zehengrundgelenken), Fieber; v. a. Männer betroffen
– pseudochronische Polyarthritis (ca. 5–10 %): subakute, der rheumatoiden Arthritis* ähnelnde Entzündung zahlreicher Gelenke mit häufiger Beteiligung der Hand- und Fingergrundgelenke; oft chronischer Verlauf mit Proliferation und Hyperplasie der Synovialis, nichterosiven Gelenkdestruktionen, -fehlstellungen und Beugekontrakturen (besonders Hand-, Ellenbogengelenke und Knie); häufig bei Frauen
– Pseudoarthrose (ca. 50–70 %): gewöhnlich bilateral-symmetrischer Gelenkbefall, hauptsächlich der Kniegelenke, seltener der Hand- und Fingergelenke, Hüft-, Schulter-, Ellenbogen- und Sprunggelenke; oft Beugekontrakturen; überwiegend bei Frauen.
Therapie:
– Behandlung der Grunderkrankung
– symptomatisch: nichtsteroidale Antiphlogistika, lokale Glukokortikoidinjektion
– ggf. Colchicin oder Magnesiumcarbonat.

Chondroklasten m pl: engl. *chondroclasts*. Knorpelmatrix abbauende, mehrkernige Zellen, die bei der enchondralen Ossifikation* Teile der vom Blasenknorpel produzierten mineralisierten Knorpelmatrix durch Phagozytose* abbauen, während die Chondrozyten* durch Apoptose* untergehen. Chondroklasten sind den Osteoklasten* sehr ähnlich, die durch Fusion von Monozyten*-Vorläuferzellen entstehen.
Herkunft: Chondroklasten gehören zu den Phagozyten. Wahrscheinlich sind Chondroklasten Knorpelmatrix-abbauende Osteoklasten, da zwischen beiden bisher keine molekularen Unterschiede gefunden wurden.

Chondrokostal-Präkordialsyndrom → Präkordialsyndrom, chondrokostales

Chondrom n: engl. *chondroma*; syn. Chondroblastom. Meist benigne Geschwulst aus Knorpelgewebe, die von Knorpel, Knochen oder knorpelfreiem Gewebe (heterotopes Chondrom) ausgeht. Das Chondrom neigt zu schleimiger oder fettiger Erweichung, Zystenbildung, Verkalkung und Verknöcherung (Mischformen: Chondrofibrom, -myxom, -angiom, -osteom). Der Übergang in ein Chondrosarkom* ist möglich.

Chondromalacia patellae f: engl. *patellar chondromalacia*. Nachgewiesene Erweichung des Patellaknorpels, als degenerative Veränderung (Chondropathia* patellae) oder als aseptische Knochennekrose (Büdinger-Ludloff-Läwen-Syndrom). Oft wird der Begriff Chondromalacia patellae fälschlich für das femoropatellare Schmerzsyndrom* verwendet.

Chondromalazie f: engl. *chondromalacia*. Belastungsinduzierte Knorpelerweichung mit Knorpelverlust, z. B. im Bereich der Patella (Chondromalacia* patellae), u. a. durch Überbelastung, posttraumatische Gelenkinkongruenz oder Achsenfehler des Beines.

Chondromatose f: engl. *chondromatosis*. Multiple Bildung von Chondromen* in Knochen oder Gelenken (Gelenkchondromatose*).

Chondromyxoidfibrom n: engl. *Chondromyxoid fibroma*; syn. Fibroma chondromyxomatodes. Seltener benigner, knorpelbildender Knochentumor*. Er tritt häufig bei Kindern metaphysär, meist exzentrisch in den langen Röhrenknochen der unteren Extremität auf, teils mit leichten Schmerzen und Schwellungen. Zur Diagnose erfolgt Röntgen und Histologie, zur Therapie die Resektion. Eine Entartung ist selten.

Chondron n: engl. *isogenous chondrocytes*; syn. Territorium. Funktionelle Baueinheit des Knorpels, die aus einer isogenen Gruppe von Chondrozyten* innerhalb einer Knorpelhöhle und der umgebenden fibrillenarmen, proteoglykanreichen extrazellulären Matrix*, dem sogenannten Knorpelhof, besteht. Zwischen den Chondronen findet sich zellfreie, faserreiche und grundsubstanzreiche interterritoriale Substanz.

Chondropathia patellae f: Erkrankung des Patellaknorpels mit daraus resultierenden degenerativen Veränderungen der Patella.
Ursachen:
– angeborene Fehlbildung der Patella oder des Gleitlagers, Abweichungen der Beinachse mit ungleicher Druckverteilung im Patellofemoralgelenk
– mechanische oder enzymatische Eröffnung der Gelenkflächen setzt Enzyme für weitere Knorpelzellzerstörung frei.
Klinik:
– Schmerzen beim Aufrichten aus der Hocke
– Patellaverschiebeschmerz
– positives Zohlen*-Zeichen
– Kapselschwellung und Gelenkerguss.
Therapie:
– konservativ: 1. Bewegung mit reduzierter Belastung 2. Antiphlogistika 3. Physiotherapie 4. im Frühstadium evtl. Chondroprotektiva, z. B. Hyaluronsäure
– operativ: 1. arthroskopisches Shaving und Gelenkspülung 2. laterale Retinakulumspaltung und Ventralisation der Tuberositas tibiae 3. reparative Verfahren: Pridie*-Bohrung 4. regenerative Verfahren: Transplantation von Knorpel- und Knochengewebe (Knorpelersatz*) und In-vitro-Züchtung autogener Knorpelzellen mit anschließender Replantation oder lokale Stammzellanreicherung mit dem AMIC*-Verfahren.

Chondropathie f: syn. Knorpelerkrankung. Überbegriff für pathologische Veränderungen am Gelenkknorpel. Knorpelschäden sind traumatischer, degenerativer oder entzündlicher Genese. Die typische Schmerzsymptomatik zeigt sich erst im späten Verlauf bei Beteiligung des Knochens. Diagnostiziert wird mittels Röntgen, MRT und Arthroskopie*. Die Therapie erfolgt zunächst konservativ, mittels Physiotherapie* und NSAR.
Ursachen:
– altersbedingte, degenerative Abnutzung (siehe hierzu auch Arthrose*)
– chronische und akute Fehlbelastung (besonders bei adipösen Patienten)
– Traumata und Infektionen
– Knorpelernährungsstörungen
– rheumatische Erkrankungen.
Pathophysiologie: Da Gelenkknorpel keine eigenen Nerven und Blutgefäße besitzen, können Knorpelschäden lange asymptomatisch voranschreiten bis umliegendes nerven- und blutgefäßreiches Gewebe, meist der subchondrale Knochen (Osteochondrose*), mitbetroffen ist. Der betroffene Knochen bildet daraufhin Narbengewebe vom Faserknorpel*-Typ, was zur

Chondrosamin

klinischen Symptomatik führt. Zudem regeneriert sich Knorpel nur schlecht, sodass kleine Läsionen oft unbemerkt bleiben und sich zu großen Defekten entwickeln.
Klinik:
- Fremdkörpergefühl und Schmerzen im Knie
- eingeschränkte Gelenkbeweglichkeit und -belastbarkeit.

Klassifikation: Beurteilung des Schweregrads mittels Arthroskopie: Outerbridge-Klassifikation
- Grad 0: 1. Normalbefund 2. gesunder Knorpel mit glatter weißer Oberfläche
- Grad 1: 1. Erweichung der Knorpeloberfläche 2. keine Fibrillation*
- Grad 2: 1. gefaserte Oberfläche 2. kleine Einrisse in der Knorpeloberfläche 3. deutliche Fibrillation
- Grad 3: 1. tiefe Fissuren oder Ulkus* 2. unbeteiligter subchondraler Knochen
- Grad 4: 1. Läsion durch alle Knorpelschichten 2. Beteiligung des subchondralen Knochens.

Therapie:
- Anfangsstadium mit dem Ziel, die voranschreitende Schädigung zu verlangsamen oder aufzuhalten: 1. Physiotherapie: Muskelaufbau und Korrektur von Fehlhaltungen 2. nichtsteroidale Antiphlogistika*: Schmerz- und Entzündungshemmung 3. Gewichtsreduktion 4. intraartikuläre Injektion von Hyaluronsäure*
- Spätstadium: 1. chirurgische Intervention mittels therapeutischer Arthroskopie zur Knorpelglättung und Entfernung von intraartikulären Knorpelsplittern (Nutzen-Risiko stark umstritten) 2. operativer Einbau eines Gelenkersatzes (Totalendoprothese*).

Chondrosamin → Galaktosamin

Chondrosarkom n: engl. *chondrosarcoma*; syn. Knorpelsarkom. Zweithäufigster maligner Knochentumor*, der sich aus embryonalem oder ausgereiftem knorpeligem Gewebe entwickelt. Die Behandlung besteht in der kompartmentgerechten radikalen Resektion* (schlechtes Ansprechen auf Chemotherapie*), bei Inoperabilität besteht die Indikation zur stereotaktischen Strahlentherapie*. Die Prognose hängt vom histologischen Differenzierungsgrad (Grading*) des Tumors ab. **Lokalisation:** Vor allem hüftgelenknahe knöcherne Epiphysen, distaler Femur, Os coxae (siehe Abb.), Os sacrum sowie auch Schulterregion (Humerus, Scapula) und Rippen.

Chondrose f: Degenerative Knorpelveränderung.

Chondrosis intervertebralis f: Beginnender Bandscheibenschaden* mit degenerativer Veränderung der Wirbelsynchondrose (Bandscheibe*) infolge von Gewebealterung. Der Alte-

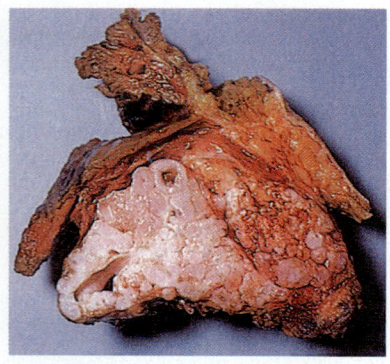

Chondrosarkom: Knorpelig-graublaue, glasige Schnittfläche eines in das Fett- und Muskelgewebe des M. gluteus eingebrochenen Chondrosarkoms der Beckenschaufel. [181]

rungsprozess betrifft speziell die Kollagenfaserfibrillen durch Verlust des Wasserbindungsvermögens.

Chondrotomie f: syn. Knorpeldurchtrennung. Fachbegriff, der den operativen Einschnitt in einen Knorpel oder die Durchtrennung von Knorpel beschreibt.

Chondrozyt: engl. *chondroblasts*; syn. Chondroblasten. Knorpelzelle, welche die Grundsubstanz bildet. Chondrozyten liegen einzeln oder als isogene Gruppe vor und sind von einem Knorpelhof aus fibrillenarmer, proteoglykanreicher Matrix umgeben (Chondron*, Territorium).

Chopart-Gelenklinie f: engl. *Chopart's line*. Bewegungsachse des Fußes. Sie verläuft zwischen Talus und Kalkaneus* sowie Os* naviculare und Os cuboideum. Bei der Chopart-Amputation wird die Chopart-Gelenklinie durch die Durchtrennung des Lig. bifurcatum eröffnet. Siehe Lisfranc*-Gelenklinie (Abb. dort).

Chopart-Luxationsfraktur f: engl. *Chopart's dislocation fracture*. Schwere Verletzung des Metatarsus durch Kombination eines Supinationstraumas des Mittelfußes gegenüber dem Rückfuß und zusätzlich axialer Stauchung, z.B. beim Autounfall durch Einklemmen des Fußes zwischen den Pedalen. Sie ist eine häufig übersehene Verletzung bei Patienten mit Polytrauma*. Siehe Abb.

Therapie:
- geschlossene oder offene Reposition
- Retention meist durch Spickdrahtosteosynthese
- Schrauben und Gipsverband
- ggf. Fixateur externe
- nach Heilung orthopädische Schuhversorgung.

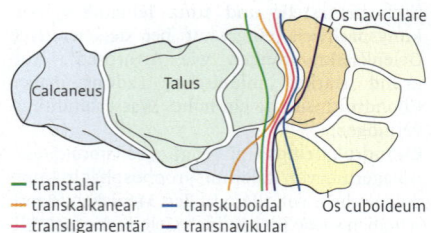

— transtalar
— transkalkanear — transkuboidal
— transligamentär — transnavikular

Chopart-Luxationsfraktur: Einteilung (u. a. nach Zwipp).

Chorangiom n: engl. *chorangioma*. Gutartiger Tumor der Blutgefäße in der Plazenta (Hämangiom, Hamartom*). Werden kleine Befunde in die Inzidenz mit einbezogen, finden sich Chorangiome bei etwa 1 von 300 Plazenten. Bei großen Chorangiomen drohen kreislaufbedingte Schädigungen des Feten bis zum intrauterinen Fruchttod.

Chorangiosis placentae f: → Plazentationsstörung

Chorda arteriae umbilicalis f: engl. *cord of umbilical artery*. Bindegewebsstrang zum Nabel, der aus der Pars occlusa der A. umbilicalis entsteht. Die Chorda arteriae umbilicalis liegt in der Plica umbilicalis medialis.

Chorda dorsalis f: engl. *notochord*. Erstes primitives Stützskelett in der Entwicklungsphase von der 2- zur 3-blättrigen Keimscheibe*, zwischen Entoderm* und Ektoderm* im Mesoderm*. Sie verläuft zwischen Urdarmanlage und Neuralrohr und entsteht aus Zellen im Dach des Chorda(kopf)fortsatzes. Abkömmlinge sind der Nucleus* pulposus und das Ligamentum apicis dentis.

Chordafortsatz m: engl. *chordal process*; syn. Kopffortsatz. Mesodermstreifen, der als Vertiefung der Primitivgrube bis zur Prächordalplatte der Keimscheibe nach vorn reicht.
Aufbau: Am Boden des Chordafortsatzes befindliche Zellen verschmelzen mit darunter liegenden Entodermzellen und degenerieren mit diesen. Dadurch entstehen Perforationen und eine offene Verbindung zwischen Amnionhöhle und sekundärem Dottersack (siehe Canalis neurentericus). Die Zellen am Dach dieses Kanals bilden die Chordaplatte, aus der sich die Chorda* dorsalis entwickelt.

Chordata f pl: syn. Chordatiere. Tierstamm bestehend aus Kopelaten (kleine marine Arten), Akraniern (Schädellose), Tunikaten (Manteltiere) und Vertebraten (Wirbeltiere). Gemeinsam ist allen die Chorda dorsalis (elastischer Stützstab ventral vom Neuralrohr).

Chorda tympani f: syn. Paukensaite. Ast des N. facialis, der diesen im Canalis facialis kurz vor dem Foramen stylomastoideum verlässt und zwischen Malleus* und Incus* durch die Paukenhöhle* und die Fissura petrotympanica zur Fossa infratemporalis verläuft. Hier legt sie sich dem N. lingualis an und zieht zum Ganglion* submandibulare.

Versorgungsgebiete:
- parasympathisch (nach Umschaltung der prä- auf postganglionäre Fasern hauptsächlich im Ganglion submandibulare): Glandulae submandibularis und sublingualis, Zungendrüsen
- sensorisch: Geschmacksfasern der vorderen 2/3 der Zunge.

Chordektomie → Kehlkopfoperation

Chordom *n*: engl. *chordoma*. Äußerst seltener Tumor* mit langsamem, lokal invasivem Wachstum entlang der Wirbelsäule*, insbesondere an Schädelbasis* und Steißbein. Chordome metastasieren selten, die Therapie erfolgt mittels Resektion oder bei Inoperabilität per hochdosierter Strahlentherapie*. In 2/3 der Fälle treten Lokalrezidive auf.

Chordotomie *f*: engl. *cordotomy*; syn. Cordotomie. Neurochirurgische Durchtrennung des Tractus spinothalamicus im Vorderseitenstrang des Rückenmarks zur Schmerzbehandlung. Die Chordotomie wird nur noch selten palliativ angewandt bei tumorbedingten Schmerzen auf der kontralateralen Körperseite. Eine initiale Besserung oder Beseitigung der Schmerzen gelingt bei 90 %, nach einem Jahr noch bei 50–60 % der Betroffenen.

Chordozentese *f*: engl. *chordocentesis*; syn. Nabelschnurpunktion. Ultraschallgesteuerte Punktion der fetalen Nabelschnur durch die mütterliche Bauchdecke. Der Eingriff kann etwa ab der 20. SSW durchgeführt werden. Gründe für eine Nabelschnurpunktion können diagnostisch oder therapeutisch sein.

Indikationen:
- Bestimmung der Blutgruppe
- Abklärung einer Anämie*
- Gewinnen von Zellmaterial für eine genetische Untersuchung
- Bestimmung von Antikörpern (Blutgruppe, Infektionen)
- Nachweis von Virus-DNA
- intrauterine Transfusion
- Gabe von Antiarrhythmika bei fetalen Herzrhythmusstörungen
- selektiver Fetozid*, z. B. bei höhergradigen Mehrlingen.

Chorea *f*: Distal betonte Bewegungsstörungen mit unwillkürlichen, unregelmäßigen (nichtrhythmischen, nichtrepetitiven), kurz dauernden, raschen, häufig asymmetrischen Bewegungen, die gestischen Charakter annehmen können und im Schlaf sistieren. Als hyperkinetisch-hypotone Form der extrapyramidalen Symptome* gehen sie mit Hyperkinese* und allgemeiner Hypotonie* der Muskulatur einher. Therapiert wird symptomatisch mit Antihyperkinetika.

Vorkommen: U. a.
- Chorea* Huntington (sog. Chorea major)
- benigne familiäre Chorea
- Chorea* minor Sydenham
- Wilson*-Krankheit.

Chorea Huntington *f*: engl. *Huntington's chorea*; syn. Chorea major. Autosomal-dominant erbliche neurodegenerative Erkrankung, die sich meist zwischen dem 30. und 50. Lebensjahr manifestiert mit Chorea*, Dystonie* und progressiver Demenz. Ursächlich ist eine CAG-Expansion auf dem kurzen Arm des Chromosoms 4, die zu progressivem Neuronenverlust in Basalganglien (insbesondere im Corpus striatum) und Kortex führt.

Chorea minor *f*: engl. *Sydenham's dancing chorea*; syn. Chorea minor Sydenham. Nach einer Infektion mit β-hämolysierenden Streptokokken der Gruppe A als Form des akuten rheumatischen Fiebers auftretende Autoimmunerkrankung mit charakteristischen Bewegungsstörungen (Chorea*). Behandelt wird mit Penicillin zur Eradikation verbleibender Streptokokken und Rezidivprophylaxe sowie symptomatisch mit Sedativa oder Neuroleptika, in manchen Fällen außerdem mit Glukokortikoiden.

Choreoathetose *f*: engl. *choreoathetosis*. Kombination von choreatischer und athetotischer Hyperkinese*, z. B. bei Status* marmoratus oder fortgeschrittener Chorea* Huntington bzw. als paroxysmale Dyskinesie*.

Chorioadenoma destruens *n*: engl. *invasive mole*, syn. destruierende invasive Blasenmole. Trophoblasttumor*, der aus einer kompletten Blasenmole* durch Invasion des Zyto- und Synzytiotrophoblasten in das Myometrium entsteht, häufig unter Zerstörung des Myometriums bis unter den Serosaüberzug des Uterus. Selten kommt es zur Metastasierung (vaskulär beispielsweise in Vagina, Leber, Lunge). Der Übergang zum Chorionkarzinom* ist fließend.

Chorioamnionitis → Amnioninfektionssyndrom

Choriomeningitis *f*: Meningitis* unter Beteiligung des Plexus choroidei.

Choriomeningitis, lymphozytäre *f*: engl. *lymphocytary choriomeningitis*; syn. Armstrong-Krankheit. Durch das LCM-Virus hervorgerufene und durch Nagetiere übertragene Viruserkrankung. Zunächst zeigen sich grippeähnliche Symptome wie Schnupfen, Fieber und Kopfschmerzen. Im Verlauf entwickelt sich eine Meningitis* mit Übergang in eine Meningoenzephalitis* oder (seltener) Enzephalomyelitis*. Therapiert wird symptomatisch und ggf. antiviral mit Ribavirin.

Chorion *n*: Mittlere Eihaut, die sich aus Trophoblast und dem ihm innen anliegenden extraembryonalen Mesenchym* entwickelt. Im Chorion werden HCG, Östrogene* und Progesteron* gebildet.

Einteilung:
- Chorion villosum: vollständig und gleichmäßig mit Zotten besetzt (ca. 1.–8. SSW)
- Chorion laeve: **1.** entwickelt sich durch Atrophie von der Decidua capsularis zugewandten Zotten gegen Ende des 2. Schwangerschaftsmonats **2.** wird Teil der künftigen Eihäute*
- Chorion frondosum: **1.** bildet sich durch Hypertrophie der in der Decidua basalis wurzelnden Zotten **2.** durch enge Verbindung der einzelnen Zottenbäume mit darunter liegender Decidua basalis Entstehung der Plazenta*.

Chorionbiopsie *f*: engl. *chorion villus sampling* (Abk. CVS). Pränataldiagnostisches Verfahren zur Gewinnung von Chorionzotten (aus der Plazenta) durch transvaginale oder transabdominale Punktion in der 10.–12. SSW.

Indikationen: Dient der Abklärung bzw. dem Ausschluss von chromosomalen Störungen, z. B. bei auffälligen Ultraschallbefunden, genetischen Erkrankungen in der Familie oder einem erhöhten berechneten Risiko im Ersttrimester-Screening oder der nichtinvasiven Pränataldiagnostik (siehe Abb.).

Komplikationen:
- Im Vergleich zur Amniozentese* findet sich mit 1–2 % ein etwas erhöhtes Abortrisiko.
- Durch möglicherweise bestehende chromosomale Mosaike in der Plazenta sind Fehldiagnosen möglich.

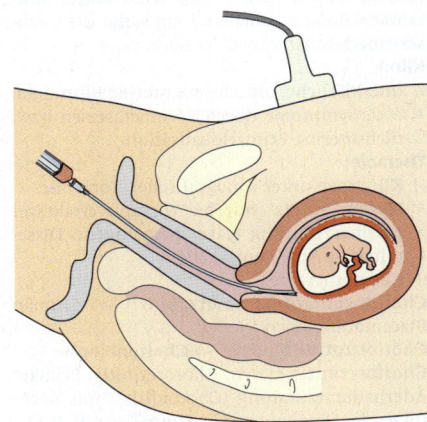

Chorionbiopsie: Transzervikale Punktion.

Chorionepitheliose → Chorioadenoma destruens

Chorionhöhle

Chorionhöhle *f*: engl. *chorionic cavity*; syn. extraembryonales Zölom. Die Keimscheibe* in den frühen Tagen der Embryonalentwicklung umgebende Höhle. Die Chorionhöhle entsteht im extraembryonalen Mesoderm* und umschließt neben der Keimscheibe inklusive Amnionhöhle auch den Dottersack*. Sie obliteriert im Verlaufe der Entwicklung und wird von der Amnionhöhle verdrängt.

Chorionizität *f*: Bezeichnung für die Anzahl der Plazenten, die zusammen mit der Amniozität den Typ der Plazentation bei Mehrlingen bestimmt. Das ohnehin bei Mehrlingen deutlich erhöhte Schwangerschafts- und Geburtsrisiko steigt bei monochorialen Zwillingen, also Feten mit gemeinsamer Plazenta, nochmal extrem an.
Formen: Da die Fruchtblase aus 2 Eihäuten (Chorion außen, Amnion innen) besteht, sind bei Zwillingen folgende Konstellationen möglich:
- dichorial-diamnial: jeder Embryo in einer eigenen, kompletten Fruchtblase, 72 %
- monochorial-diamnial: gemeinsames Chorion, aber getrennte Amnionhöhlen, 26 %
- monochorial-monoamnial: eine gemeinsame Fruchtblase, 1 %.

Monochoriale Zwillinge teilen sich eine Plazenta und sind monozygot (eineiig), dichoriale Zwillinge haben getrennte Plazenten und können dizygot (zweieiig) oder monozygot sein.

Chorionkarzinom *n*: engl. *choriocarcinoma* (Abk. CCA). Maligne Form der Trophoblasttumoren* mit ausgeprägter Blutungsneigung durch Angioinvasion. Behandelt wird mittels Kürettage oder Chemotherapie, mittels Hysterektomie nur bei therapierefraktärer uteriner Blutung (cave: hämatogene Dissemination von Tumorzellen). Unbehandelt beträgt die 1-Jahres-Mortalität > 90 %, mit Behandlung steigt die 5-Jahres-Überlebensrate auf 50–90 %.
Klinik:
- unerklärliche, oft schwere uterine Blutungen
- evtl. Symptome durch Fernmetastasen bzw. nichtuterine Primärlokalisation.

Therapie:
- Kürettage unter sonografischer Kontrolle
- Hysterektomie* nur bei therapierefraktärer uteriner Blutung (cave: hämatogene Dissemination von Tumorzellen)
- Chemotherapie.

Chorionsomatomammotropin → Human Placental Lactogen

Chorionzottenbiopsie → Chorionbiopsie

Chorioretinitis *f*: syn. Chororetinitis. Primäre Aderhautentzündung (Choroiditis*) mit nachfolgender Netzhautentzündung (Retinitis*). Ursache sind häufig Erreger (Bakterien, Viren, Pilze oder Parasiten), eine Chorioretinitis kommt auch vor bei Autoimmunerkrankungen wie Sarkoidosen. Siehe Abb. 1.

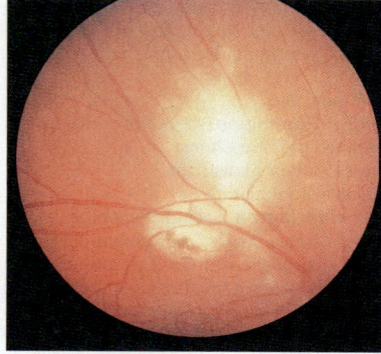

Chorioretinitis Abb. 1: Narbe und neuer Herd (Ophthalmoskopie). [216]

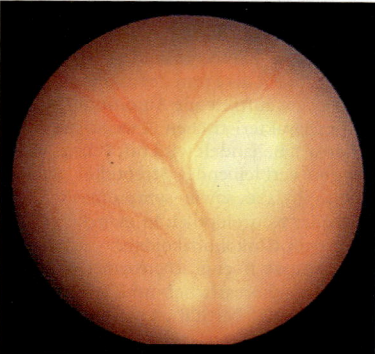

Chorioretinitis Abb. 2: Ophthalmoskopie. [133]

Beschreibung: Retinochoroiditis mit umgekehrtem Verlauf (meist infolge einer Toxoplasmose*). Oft entwickelt sich eine zellige Infiltration des Glaskörpers (siehe Abb. 2).

Choristom *n*: engl. *choristoma*. Dysontogenetische Geschwulst, die durch tumorartige Proliferation versprengten ortsfremden Gewebes (Choristie) entsteht.

Choroidea *f*: engl. *choroid*; syn. Chorioidea. Gefäß- und pigmentreiche Aderhaut des Auges, die vom Sehnervaustritt bis zur Ora serrata retinae reicht. Die Choroidea ist neben der Iris und dem Corpus ciliare ein Teil der mittleren Augenhaut (Tunica vasculosa bulbi, Uvea).

Choroideasklerose *f*: engl. *choroidal sclerosis*; syn. Chorioideasklerose. Aderhautsklerose. Unterschieden werden die altersbedingte Choroideasklerose sowie die primäre und sekundäre Choroideasklerose.
Formen:
- altersbedingte Choroideasklerose: 1. v. a. durch Atrophie des Kapillarnetzes der Choroidea* bedingte bessere Sichtbarkeit der großen Aderhautgefäße ohne wesentliche Wandveränderungen 2. selten Abnahme der zentralen Sehschärfe
- primäre Choroideasklerose: 1. diffuse oder fokale, genetisch bedingte Atrophie des Kapillarnetzes und der kleinen Aderhautgefäße 2. schwere Sehschärfenminderung bei Befall der Macula lutea
- sekundäre Choroideasklerose: Folge schwerer entzündlicher, traumatischer oder degenerativer Vorgänge in der Choroidea.

Choroidepitheliom → Plexuspapillom

Choroiditis *f*: syn. Chorioiditis. Entzündung der Choroidea* mit Sehschärfenverlust bei zentraler Lage in Richtung Macula lutea. Die Diagnose erfolgt durch Ophthalmoskopie. Die Therapie besteht in der Behandlung der Grunderkrankung und evtl. Vitrektomie*.
Einteilung: Nach
- Lokalisation: zentral, juxtapapillär, disseminiert
- Erreger: z. B. bei Toxoplasmose, Tuberkulose, Syphilis, Borreliose, Candida-Mykose
- Entstehungsart: Choroiditis metastatica bei Sepsis oder generalisierter Infektion.

Chororetinopathia centralis serosa *f*: Makulopathie unklarer Ätiologie infolge subretinaler Flüssigkeitsansammlung mit plötzlich einsetzendem, mäßigem Sehschärfeverlust, zentralem Skotom* und Metamorphopsie*. Die Erkrankung mit hoher Selbstheilungsrate betrifft v. a. Männer zwischen dem 20. und 45. Lj. In manchen Fällen ist eine Laserkoagulation erforderlich.
Prognose:
- Spontanheilung in 80–90 % der Fälle
- Wiederherstellung der ursprünglichen Sehschärfe meist innerhalb von 1–6 Monaten
- hohe Rezidivrate (ca. 40 %).

Christian-Schüller-Krankheit → Hand-Schüller-Christian-Krankheit

Christmas Disease → Hämophilie

Chrobak-Zeichen *n*: engl. *Chrobak's sign*; syn. Chrobak-Sondenversuch. Tiefes Einsinken einer dünnen Sonde in nekrotisches Gewebe bei Vorliegen eines Zervixkarzinoms*.

Chrom *n*: engl. *chromium*. Chemisches Element aus der Chromgruppe. Es ist ein essenzielles Spurenelement*. Als Metall ist es silberglänzend, zäh, dehn- und schmierbar sowie außerordentlich widerstandsfähig. Chrom(III)-Verbindungen gelten als notwendiges Spurenelement, auf der anderen Seite sind Chrom(IV)- und Chrom(VI)-Verbindungen stark giftig.

Chromatiden *n pl*: engl. *chromatids*. Die aus Chromatin* bestehenden 2 identischen Hälften eines Chromosoms, die durch das Zentromer* zusammengehalten werden. Sie werden auch Schwesterchromatiden genannt.

Chromatin *n*: Mit spezifischen Farbstoffen anfärbbare Substanz im Karyoplasma. Der nicht anfärbbare Teil wird als Achromatin (Linin) bezeichnet. Aus Chromatin gehen die in der Zellteilungsphase (siehe Zellzyklus*) sichtbaren Chromosomen* hervor.

Chromatografie *f*: engl. *chromatography*; syn. Chromatographie. Physikalisch-chemisches Verfahren zur Trennung von Substanzen in komplexen Stoffgemischen durch Aufteilung der zu trennenden Substanzen in eine stationäre und eine mobile Phase. Zur Identifizierung oder Quantifizierung der getrennten Stoffe sind weitere Analyseschritte erforderlich (z. B. Fotometrie*, Messung der Radioaktivität).

chromatophil: engl. *chromatophilic*. Leicht färbbar.

Chromatophoren *n pl*: engl. *chromatophores*. Begriff mit mehreren Bedeutungen: zum einen Ausdruck für pigmenthaltige Zellen bei Wirbeltieren und Krebstieren (z. B. Melanozyten beim Menschen), zum anderen Bezeichnung für pigmenttragende Organellen von Pflanzenzellen (farbige Plastiden, insbesondere Chloroplasten und Chromoplasten) und fototrophen Bakterien (von einer einfachen Membran umgebene Vesikel mit Fotosynthesepigmenten).

Chromatopsie → Chromopsie

Chromoblastomykose → Chromomykose

chromogen: engl. *chromogenic*. Farbstoff bildend, z. B. chromogene Bakterien.

Chromogranin A *n*: syn. CgA; Abk. CgA. Saures Glykoprotein*, das von neuroendokrinen Tumoren* exprimiert und freigesetzt wird. Die Bestimmung als Tumormarker* erfolgt im Rahmen der Therapiekontrolle und Rezidiverkennung bei Karzinoid*, Phäochromozytom*, Insulinom*, Neuroblastom* und kleinzelligem Bronchialkarzinom. Es ist nicht tumorspezifisch und wird auch bei benignen Erkrankungen vermehrt exprimiert.

Chromomere *n pl*: engl. *chromomeres*. Heterochromatische Verdickungen in Chromatiden* mit erhöhtem DNA-Gehalt.

Chromomykose *f*: engl. *chromomycosis*; syn. Chromoblastomykose. Hauptsächlich in Tropen und Subtropen vorkommende Pilzinfektion der Haut durch Chromomyzeten (Schwärzepilze). Eintrittspforten sind meist kleinste Hautverletzungen. Die Erkrankung verläuft chronisch-progressiv, langwierig und mitunter therapieresistent. Die Diagnosestellung erfolgt durch histologischen und kulturellen Erregernachweis, eine systemische antimykotische Langzeittherapie ist erforderlich, häufig auch chirurgische Eingriffe.

Chromopertubation → Pertubation

chromophob: engl. *chromophobic*. Ohne Affinität zu Farbstoffen, schwer färbbar, farbabweisend.

Chromopsie *f*: engl. *chromopsia*; syn. Chromatopsie. Vorübergehende Sehstörung, bei der alles in einem bestimmten Farbton gesehen wird. Durch Adaptationsvorgänge verschwindet die Chromopsie nach einiger Zeit wieder. Ursachen sind Kunstlinsen, Aphakie*, Medikamente, Vergiftungen, Glaskörper- und Netzhautblutungen, Optikusatrophie* bei Tabes* dorsalis, Schneeblindheit, Makulopathie* durch Lichtbogen beim Schweißen sowie Arbeiten an monochromen Videodisplay-Terminals.

Formen:
- Xanthopsie (Gelbsehen)
- Erythropsie* (Rotsehen)
- Chloropsie (Grünsehen)
- Zyanopsie* (Blausehen)
- Ianthinopsie (Violettsehen).

chromosomale Geschlechtsbestimmung → Geschlechtsdiagnostik, pränatale

chromosomales Geschlecht → Geschlecht

Chromosomen *n pl*: engl. *chromosomes*. Mikroskopisch sichtbare, gefärbte Körperchen, die die genetische Information* tragen. Chromosomen erscheinen faden- oder schleifenförmig und sind Bestandteile des Zellkerns*.

Vorkommen: In einer befruchteten Eizelle (Zygote) und in allen Körperzellen sind die Chromosomen doppelt vorhanden, man spricht von einem **diploiden Chromosomensatz**. Eine Ausnahme bilden die Geschlechtschromosomen des heterogametischen Geschlechts, beim Menschen der Mann. In Keimzellen ist nach der Reifeteilung (Meiose*) nur ein einfacher, **haploider Chromosomensatz** vorhanden. Die Anzahl der Chromosomen ist artspezifisch verschieden. Beim Menschen gibt es insgesamt 46 Chromosomen (siehe Karyogramm*, Abb. dort): Neben 22 Paaren von **Autosomen** (homologe Chromosomen) sind als **Gonosomen** (Geschlechtschromosomen) das relativ große X-Chromosom und das sehr viel kleinere Y-Chromosom vorhanden. Diese bestimmen das Geschlecht:
- weiblich: von Mutter und Vater je ein X-Chromosom
- männlich: von der Mutter ein X- und vom Vater ein Y-Chromosom.

Einteilung: Nach Größe und Zentromerposition:
- metazentrisch
- submetazentrisch
- akrozentrisch.

Siehe Denver-Klassifikation.

Aufbau: Chromosomen bestehen hauptsächlich aus Chromatin*, v. a. DNA*, Histonen und Nichthistonen. Die Gene sind überwiegend linear angeordnet, mit Ausnahmen wie etwa bei einem im Intron* eines anderen Gens lokalisierten Gen. Das Chromosom wird durch das Zentromer in einen kurzen (p-) und einen langen (q-) Arm unterteilt (vgl. Genlocus*, Abb. dort). Die Endstrukturen werden als Telomere* bezeichnet.

Chromosomenaberration *f*: engl. *chromosome aberration*. Abweichung von der normalen Struktur (strukturelle Chromosomenaberration) oder der normalen Anzahl (numerische Chromosomenaberration) der Chromosomen*. Das Risiko für chromosomale Abweichungen beim Kind steigt mit dem Alter der Mutter.

Formen:
- **strukturelle Chromosomenaberration:** 1. bei Verlust (Deletion*) oder Vermehrung (Duplikation, Insertion) von genetischem Material 2. als sog. balancierte Chromosomenaberration bei Mutation* mit unveränderter Menge des genetischen Materials (balancierte Translokation*, Inversion*)
- **numerische Chromosomenaberration:** Aneuploidie* (v. a. Trisomie*; Monosomie*): **1. autosomal:** z. B. Trisomie 21 (Down*-Syndrom), Trisomie* 18, Trisomie 13, Trisomie 8 **2. gonosomal:** z. B. Klinefelter*-Syndrom, Trisomie X, XYY*-Syndrom, Turner*-Syndrom.

Diagnostik: Im Rahmen der zytogenetischen Chromosomenanalyse z. B. mit Fluoreszenz*-in-situ-Hybridisierung. Angabe entsprechend definierter Nomenklatur (siehe Tab.), z. B.
- Karyotyp* 46,XY, del(5) (pter–p.15.1) für männliches Individuum mit diploidem Chromosomensatz und Deletion am kurzen Arm von Chromosom 5 von terminal bis 15.1 (siehe Genlocus*, Abb. dort)
- Karyotyp* 47,XX,+18 für weibliches Individuum mit Trisomie 18.

Ursachen: Wahrscheinlich sind Chromosomenaberrationen häufig durch Störung der Meiose* bedingt, auch nach Störungen in den Furchungsteilungen der Zygote treten sie auf. Bei

Chromosomenaberration:
Abkürzungen (Beispiele) nach International System of Cytogenetic Nomenclature (Abk. ISCN).

Abkürzung	Bedeutung
t	Transversion
inv	Inversion
i	Isochromosom
ter	terminal
f	Fragment
r	Ring
m	Markerchromosom
–	fehlend
+	zu viel

Chromosomenanalyse

numerischen Chromosomenaberrationen entsteht nach der Befruchtung ein Embryo, dessen Zellen entweder hyperdiploid (trisom) oder hypodiploid (monosom) sind. Beim Ausreifen dieser meist nicht lebensfähigen (Letalfaktor) aberranten Zellen kommt es zum Übergang des um ein Chromosom vermehrten oder verminderten Chromosomensatzes in alle Zellen des neu entstandenen Organismus. Das Risiko für Chromosomenaberrationen steigt mit zunehmendem Alter der Mutter an:
- Alter 35 J.: 1 % der Schwangerschaften
- Alter 40 J.: 2,3 % der Schwangerschaften
- Alter 45 J.: 6,2 % der Schwangerschaften

Chromosomenanalyse → Molekulargenetik
Chromosomenanalyse → Zytogenetik
Chromosomendeletion → Deletion
Chromosomenmutation → Mutation [Biologie]
Chromosomenzählung → Karyogramm
Chromosomenzählung → Zytogenetik
Chromosom-5p⁻-Syndrom → Katzenschrei-Syndrom

Chromozentren *n pl*: engl. *chromocenters*. Gut anfärbbare Strukturen in Ruhekernen (siehe Zellzyklus*), die mit heterochromatischen Chromosomenabschnitten identisch sein sollen.

Chromsäure → Chrom

Chromurie *f*: engl. *chromaturia*. Färbung des Urins. Eine Chromurie hat nicht immer eine krankhafte Ursache, sondern kann auch nach dem Genuss bestimmter Lebensmittel wie Rote Bete vorkommen. Eine Chromurie als Symptom einer Erkrankung gibt es beispielsweise bei Gelbsucht (Ikterus), Porphyrie oder Hämolyse.

Chronaxie *f*: engl. *chronaxy*; syn. Kennzeit. Minimale Reizdauer, die bei doppelter Rheobase noch einen Nervenimpuls hervorruft. Als Rheobase wird die Mindeststromstärke bezeichnet, die bei lang andauernder Reizung mit galvanischem Strom zum Auslösen eines Nervenimpulses notwendig ist. Chronaxie ist ein Maß für die Erregbarkeit eines Nerven. Siehe Abb.

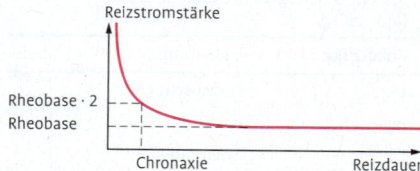

Chronaxie: Reizzeit-Intensitätskurve.

Chronic Fatigue-Syndrom *n*: engl. *chronic fatigue syndrome*; syn. chronisches Müdigkeitssyndrom; Abk. CFS. Chronische neuroimmunologische Systemerkrankung unklarer Ätiologie. Leitsymptom ist die andauernde geistige und körperliche Erschöpfung (Fatigue*) bis zur Bettlägerigkeit sowie weitere Symptome wie Kopf- und Muskelschmerzen, Lymphknotenschwellung und neurologische Störungen. Diagnostiziert wird durch Ausschluss anderer Erkrankungen. Behandelt wird symptomatisch, kausale Therapien existieren nicht. Spontanheilungen sind selten. **Ätiologie:**
- bis heute ungeklärt, vermutlich multifaktorielle Genese
- disponierende Faktoren: 1. Infekt zum Zeitpunkt hoher körperlicher Aktivität oder Stressbelastung 2. familiäre Disposition 3. Immundefekte
- auslösende Faktoren: 1. meist virale Infektion, z. B. Epstein*-Barr-Virus 2. seltener bakterielle Infektion (z. B. Q-Fieber) 3. oft unspezifischer Atemwegsinfekt 4. andere vorausgehende Ereignisse wie Schwangerschaft, Unfall (insbesondere HWS-Trauma), Operation oder kritisches Lebensereignis* wie z. B. Tod eines Angehörigen
- krankheitsunterhaltende Faktoren: 1. Überlastung (körperlich, geistig, psychisch) 2. mangelnde soziale Unterstützung 3. (weitere) Infektion, Operation, Unfall 4. reaktive Depression*.

Klinik:
- meist akuter Beginn mit Grippesymptomatik, Hals-, Kopf-, Muskel- und Gelenkschmerzen, druckschmerzhaften Lymphknoten, subfebrilen Temperaturen, Konzentrationsstörungen und gesteigertem Schlafbedürfnis oder Schlafstörungen
- selten schleichender Beginn und schubförmiger Verlauf
- auch nach 6 Monaten persistierende Symptomatik mit ausgeprägter Erschöpfung und eingeschränkter Leistungsfähigkeit
- charakteristisches **Kardinalsymptom** ist die sog. post-exertionelle neuroimmune Erschöpfung (sofortige oder verzögerte, stunden- bis tagelang andauernde Verschlechterung der Symptomatik nach einer nicht im Verhältnis dazu stehenden körperlichen oder geistigen Anstrengung)
- **neurologische Manifestationen**, z. B.: 1. Schmerzen im Bereich der Muskulatur, der Gelenke und/oder Kopfschmerzen oft schon nach geringer Belastung und auch in Ruhe 2. neurokognitive Symptome wie Konzentrations- und Gedächtnisstörungen (sog. Brain Fog)
- **immunologische, gastrointestinale und urogenitale Beeinträchtigungen**, z. B.: 1. zunehmende Allergieneigung (auch gegen Medikamente) 2. Nahrungsmittelunverträglichkeiten und Reizdarmbeschwerden wie Bauchschmerzen, Durchfall und Verstopfung im Wechsel, Flatulenz* und Meteorismus*
- **Störung von Energieproduktion und Ionentransport**, z. B.: 1. Störungen der orthostatischen Regulation*, Tachykardie* 2. Kurzatmigkeit.

Therapie:
- symptomatische Therapie: 1. Analgetika* (nichtsteroidale Antiphlogistika, bei starken Schmerzen auch Pregabalin* oder Gabapentin*) 2. bei Schlafstörungen Melatonin*, Tryptophan, niedrig dosiertes Doxepin* (bei ausgeprägten Schlafstörungen auch Zopiclon* oder Zolpidem*) 3. bei Muskelschmerzen und Fatigue Liponsäure und N-Acetylcystein* 4. Physiotherapie und angepasste körperliche Belastung (falls noch tolerierbar) 5. Coping* und Pacing (Krankheitsmanagement durch Einteilung der Energiereserven, Tagesstrukturierung, Vermeidung krankheitsunterhaltender Faktoren, v. a. Überlastungen, Infektionsprophylaxe) 6. bei reaktiver Depression Antidepressiva* 7. bei starker Symptomfixierung kognitive Verhaltenstherapie*
- Infektkontrolle: 1. Valaciclovir* bei Herpesrezidiven 2. bei häufigen bakteriellen Atemwegsinfekten antibiotische Therapie nach Antibiogramm 3. Immunglobulinsubstitution bei nachgewiesenem Mangel.

Prognose:
- Spontanheilungen sind selten (Remissionsrate 0–31 %)
- teilweise Symptombesserung erreichen 8–63 % der Patienten.

chronisch: engl. *chronic*. Langsam sich entwickelnd, langsam verlaufend; im klinischen Sprachgebrauch ein (psychopathologischer) Zustand, der sich durch eine persistierende Symptomatik auszeichnet. Der gegensätzliche Begriff zu chronisch lautet akut.

chronische endemische Nephropathie → Balkan-Nephropathie
chronische lymphozytäre Thyroiditis → Hashimoto-Thyreoiditis
chronische Niereninsuffizienz → Niereninsuffizienz, chronische
chronische Polyarthritis → Arthritis, rheumatoide
chronischer Phosphatdiabetes → Primäre Phosphatstörungen
chronische Veneninsuffizienz → Insuffizienz, chronisch-venöse
Chronische Wunde *f*: Nach 4 Wochen nicht abgeheilte Wunde* z. B. bei Diabetes* mellitus oder immunsupprimierten Patienten. Chronische Wunden werden durch Débridement* versorgt.

Vorkommen:
- Diabetes* mellitus
- pAVK
- chronisch venöse Insuffizienz*

- Immunsuppression*
- Tumorpatienten
- Mangelernährung*
- angeborene Störung der Gewebeneubildung.

Prozedere: Entfernung von abgestorbenen Zellen oder entzündetem Gewebe:
- chirurgisches Débridement* (Abtragen mit Skalpell oder Schere und Pinzette)
- mechanisches Débridement (z. B. Reinigung mit Wasserstrahl, sog. Jet-Lavage)
- enzymatisches Débridement (Auftragen von lytischen Enzymen)
- biochirurgisches Débridement (z. B. Fliegenlarven).

Chronisch rekurrierende multifokale Osteomyelitis f: engl. chronic recurrent multifocal osteomyelitis; syn. CRMO-Syndrom; Abk. CRMO. Meist im Kindesalter auftretende gutartige und nichtinfektiöse autoinflammatorische* Erkrankung des Knochengewebes ungeklärter Ätiologie mit schubhaftem Verlauf. Leitsymptome sind lokalisierter Knochenschmerz, Schwellung und Überwärmung. Bei einigen Kindern ist das klinische Bild zusätzlich von Hautbeteiligungen wie palmoplantarer Pustulose oder Akne* geprägt, auch Begleitarthritiden sind möglich.

Chronobiologie f: Forschungsgebiet, das sich mit der wissenschaftlichen Untersuchung biologischer Rhythmen befasst, z. B. Menstruationszyklus*, zirkadiane Rhythmen wie Schlaf*-Wach-Zyklus sowie Rhythmus von Atmung und Herzschlag.

Chronotherapie f: engl. chronotherapeutics. Oberbegriff für Therapieformen, bei denen in Anlehnung an den zirkadianen Rhythmus* der optimale Zeitpunkt für eine therapeutische Intervention gewählt wird.

Einsatz:
- In der Onkologie werden häufig die individuellen zirkadianen Schwankungen der Abbauvorgänge in der Leber bei der Gabe von Zytostatika* berücksichtigt.
- In der Psychiatrie sind chronotherapeutische Interventionen Lichttherapie* und therapeutischer Schlafentzug*.

chronotrop engl. chronotropic. Den Zeitablauf, im engeren Sinn die Schlagfrequenz des Herzens beeinflussend. Ein positiv chronotroper Effekt steigert die Herzfrequenz* (z. B. durch Sympathikus*-Aktivierung). Ein negativ chronotroper Effekt mindert die Herzfrequenz (z. B. durch Parasympathikus*-Aktivierung).

Chronotropie f: Beeinflussung der Frequenz der Aktionspotenziale* im Sinusknoten und somit der Herzfrequenz*. Als positive Chronotropie bezeichnet man die Frequenzsteigerung über die Wirkung des Sympathikus* sowie positiv chronotrope* Medikamente wie Dobutamin*. Negative Chronotropie entspricht einer Frequenzsenkung über die parasympathische Wirkung sowie negativ chronotrope* Medikamente wie Beta*-Blocker.

CHRPE: Abk. für Kongenitale Hypertrophie des retinalen Pigmentepithels → Pigmentepithels, kongenitale Hypertrophie des retinalen

CH$_{50}$-Test m: engl. complement hemolytic 50 %. Funktioneller Globaltest zur Bestimmung der gesamthämolytischen Aktivität des klassischen Komplementwegs. Der CH$_{50}$-Test wird bei V. a. Komplementfaktormangel durchgeführt. Antikörperbeladene Schaferythrozyten werden mit Patientenserum inkubiert. Der reziproke Wert der Verdünnungstufe, die 50 % der Erythrozyten* lysiert, entspricht dem Komplement-Titer. Weiteres siehe Komplementfaktoren* [Labordiagnostik].

Churg-Strauss-Syndrom → Eosinophile Granulomatose mit Polyangiitis

Chutta-Karzinom → Oropharynxkarzinom

Chvostek-Zeichen n: engl. Chvostek's sign; syn. Fazialiszeichen. Kontraktion der gleichseitigen Gesichtsmuskulatur bei Beklopfen des Fazialisstamms vor dem Ohr als klinisches Zeichen neuromuskulärer Übererregbarkeit bei Tetanie*.

Chylaskos → Chyloperitoneum

Chylaszites → Chyloperitoneum

Chylomediastinum n: Ansammlung von Chylus* im Mediastinum*, die v. a. im Rahmen eines Chylothorax* (Ansammlung von Lymphe im Pleuraspalt), nach thoraxchirurgischen (v. a. Ösophagektomie*) oder kardiochirurgischen Eingriffen, selten bei Thoraxtrauma und sehr selten nichttraumatisch auftritt.

Chyloperikard n: engl. chylopericardium. Herzbeutelerguss mit Ansammlung von Chylus* im Herzbeutel. Das Chyloperikard tritt idiopathisch auf, außerdem infolge Trauma (OP), Entzündung oder Tumoren mit Beteiligung des Ductus* thoracicus sowie bei angeborener Fehlbildung des Lymphgefäßsystems (lymphografisch nachweisbar).

Chyloperitoneum n: syn. Chylaskos. Ansammlung von Chylus* in der Bauchhöhle. Mögliche Ursachen sind Ruptur einer Lymphzyste (angeboren), operative Verletzung von Lymphgefäßen, Lymphome*, Leberzirrhose* oder ein Lymphstau ausgelöst durch Herniation und Inkarzeration*. Die Therapie besteht in einer Ursachenbehandlung, Nahrungskarenz, parenteralen Ernährung und/oder Diät mit mittelkettigen Fettsäuren.

Chylothorax m: Intrapleurale Ansammlung von Chylus* (Lymphflüssigkeit, chylöser Pleuraerguss*).

Ursachen:
- traumatisch
- Perforation des Ductus* thoracicus: 1. iatrogen (z. B. bei Thorakotomie*) 2. durch Verlegung ableitender Lymphgefäße (z. B. bei Lymphangioleiomyomatose*, Non*-Hodgkin-Lymphom o. a. Tumor).

Therapie:
- konservativ durch parenterale Ernährung und Thoraxdrainage*
- bei Persistenz operativ: 1. videoassistierte thorakoskopische Chirurgie (VATS) rechts zur Ligatur des Ductus thoracicus 2. bei Erkrankung des Lymphsystems ist zusätzlich eine partielle Pleurektomie erforderlich.

Chylozele f: engl. chylocele. Meist schmerzlose Ansammlung von Flüssigkeit der Darmlymphgefäße (Chylus*) im Hodensack zwischen visezralem und parietalem Blatt der Tunica* vaginalis testis mit starkem Anschwellen des Skrotums*. Eine Chylozele kommt im Rahmen einer Elephantiasis* durch Filarien* vor.

Chylurie f: engl. chyluria. Milchige Trübung des Harns durch Beimengung von Chylus bei Chylusfistel mit Anschluss an den Harntrakt.

Chylus m: engl. chyle. Milchig-trüber Inhalt der Darmlymphgefäße. Chylus enthält einen hohen Anteil an Chylomikronen, die in der Darmmukosa synthetisiert werden und die aus der Nahrung aufgenommene Fette binden. Von den Dünndarmzotten wird der Chylus über den Ductus* thoracicus in den Angulus venosus sinister geleitet.

Chylusfistel f: engl. chyle fistula. Verbindung zwischen chylushaltigen Lymphgefäßen (v. a. Darmlymphgefäße und Ductus* thoracicus) und anderen Organen.

Formen:
- Chylurie* bei Anschluss an den Harntrakt
- chylöse Kolporrhö bei Anschluss an Vagina oder Uterus
- Chylothorax* bei Fistelverbindung im Thoraxbereich.

Chymotrypsin n: Verdauungsenzym aus der Gruppe der Serinproteasen. Die Aktivität von Chymotrypsin im Stuhl wurde früher bei Verdacht auf exokrine Pankreasinsuffizienz* bestimmt. Diese Laboruntersuchung ist heutzutage obsolet und wurde durch die Bestimmung der Elastase*-1 im Stuhl abgelöst.

Hintergrund:
- Die inaktive Vorstufe von Chymotrypsin ist Chymotrypsinogen. Dieses wird im Pankreas* gebildet, im Darmlumen durch Trypsin* gespalten und somit zu Chymotrypsin aktiviert.
- Chymotrypsin ist eine Endopeptidase. Sie spaltet Peptidbindungen im Inneren eines Proteins, bevorzugt hinter aromatischen und hydrophoben Aminosäureresten wie Tryptophan- und Tyrosinresten.
- An der Reaktion im aktiven Zentrum sind Aspartat, Histidin* und Serin* beteiligt (katalytische Triade). Das pH-Optimum liegt bei 8–8,5.

Referenzbereich: > 6 U/g Stuhl. *Der Referenzwert ist methodenabhängig und dient lediglich der Orientierung. Laborspezifischer Referenzwert ist zu beachten.*
Indikation zur Laborwertbestimmung: Verdacht auf exokrine Pankreasinsuffizienz (obsolet).
Material und Präanalytik: Stuhl (mindestens 3 Proben).
Chymus *m*: engl. *chyme*; syn. Speisebrei. Mit Speichel* und Verdauungssekreten wie Pepsinogen und Salzsäure vermischter homogener Speisebrei, der im Magen* unter Einwirkung peristaltischer Wellen bei geschlossenem Pylorus* durchmischt und homogenisiert wird und von dort in den Darm* gelangt.
CI: Abk. für engl. Cochlear Implant → Cochlea-Implantat
CI: Abk. für engl. cardiac index → Herzindex
CIC → Immunkomplexe
CIC: Abk. für engl. clean intermittent catheterization → Katheterismus, intermittierender
Cicatrix → Narbe
CID: Abk. für → Combined Immunodeficiency
Cidofovir *n*: Virostatikum aus der Gruppe der nukleosidischen Reverse*-Transkriptase-Inhibitoren zur i. v. Behandlung einer Zytomegalie*-Retinitis bei AIDS-Patienten. Cidofovir ist auch wirksam gegen Herpes*-simplex-Virus und HPV. Der Wirkstoff wird in die virale DNA eingebaut und behindert die Funktion der viralen DNA*-Polymerase, wodurch die Virusreplikation und -vermehrung gestört wird.
CIDP: Abk. für engl. chronic inflammatory demyelinating polyneuropathy → Guillain-Barré-Syndrom
Ciguatera *f*: Intoxikation durch Verzehr von Meerestieren, die das Nervengift Ciguatoxin (hemmt Na+-Kanäle) und Maitotoxin enthalten. Betroffene zeigen z. B. Krämpfe und Lähmungserscheinungen, 7 von 100 sterben. Eine vollständige Genesung kann sich über Jahre hinziehen. Spezifische Antidote gibt es nicht.
Ciguatoxin → Ciguatera
Cilia → Zilien
Ciliata → Protozoen
Cilien → Zilien
Cimetidin *n*: Guanidin-Derivat aus der Gruppe der Histamin*-H2-Rezeptoren-Blocker. Cimetidin kommt vor allem bei der Behandlung von gastroduodenalen Ulzera und Refluxösophagitis* zum Einsatz, da es an Histamin-Rezeptoren von Belegzellen bindet und somit die Sekretion der Magensäure verringert. Eine häufige Nebenwirkung ist Obstipation.
Cimex lectularius → Wanzen
CIMF: Abk. für → Myelofibrose, chronische idiopathische
Cimino-Fistel → Dialyseshunt
CIN: Abk. für → Neoplasie, zervikale intraepitheliale

Cingulum *n*: Vom Frontallappen* ausgehende Assoziationsfasern, die im Gyrus* cinguli verlaufen und im Bogen um das Corpus* callosum in die Temporallappen* gelangen. Das Cingulum ist Teil des limbischen Systems und enthält weit verzweigte Projektionen zu verschiedenen Assoziationskortizes, Hirnstamm*, Präfrontalkortex* und Amygdala*.
C1-INH: Abk. für → C1-Esterase-Inhibitor
Ciprofloxacin *n*: Breitband-Antibiotikum aus der Gruppe der Fluorchinolone zur topischen, i. v. und oralen Behandlung bakterieller Infektionen. Ciprofloxacin ist wirksam gegen gramnegative Keime sowie gegen Chlamydien* und Mykoplasmen. Der Wirkstoff hemmt bakerielle Topoisomerasen* und stört dadurch die DNA-Replikation und folglich die Vermehrung der Bakterien.
circinatus: engl. *circinate*; syn. zirzinär. Kreisförmig.
Circuli arteriosi irides *m*: engl. *circulus arteriosus of iris*; syn. Circulus arteriosus iridis. Gefäßringe (Circulus arteriosus iridis major und Circulus arteriosus iridis minor) an der Wurzel und am Pupillarrand der Regenbogenhaut des Auges. Die Circuli arteriosi irides werden von den Aa. ciliares posteriores longae und den Aa. ciliares posteriores breves versorgt.
Circulus *m*: engl. *circle*. Kreis.
Circulus arteriosus cerebri *m*: engl. *cerebral arterial circle*. Arterieller Gefäßring um die Sella* turcica an der Hirnbasis, der das Gehirn* mit Blut* versorgt. Er entsteht durch die Verbindung von A. carotis interna und A. basilaris. Der Zusammenschluss kann bis zu einem gewissen Grad eine Minderperfusion des Gehirns durch Gefäßverschlüsse kompensieren. Aneurysmen mit Subarachnoidalblutungen* treten hier häufig auf. Siehe Abb.
Anatomie: Die am Circulus arteriosus cerebri beteiligten Gefäße sind interindividuell sehr unterschiedlich. In den meisten Fällen (40 %) sind folgende Gefäße beteiligt:
– A. communicans anterior
– Aa. cerebri anteriores
– A. carotis interna
– Aa. communicantes posteriores
– Aa. cerebri posteriores aus der A. basilaris.
Circulus vitiosus *m*: engl. *vicious circle*; syn. Teufelskreis. In der Medizin gleichzeitiges Vorhandensein zweier oder mehrerer krankhafter Zustände, die sich gegenseitig ungünstig beeinflussen, z. B. Hyperventilation* und Hypokalzämie* bei der Pathophysiologie der Hyperventilationstetanie*. Der Begriff bezeichnet außerdem die Verschlimmerung einer Störung durch die zweckmäßige Behandlung einer anderen Störung.
Beispiel: Der chronische Gebrauch von Laxanzien* führt zu Elektrolytstoffwechselstörungen, insbesondere zum Kaliumverlust, der seinerseits wiederum die Obstipation* verstärkt.
Circumcisio → Zirkumzision
Circumferentia fronto-occipitalis *f*: syn. Hutmaß. Umfang des fetalen Kopfes als geburtsmechanisch wirksame Größe (vgl. Fetometrie*).
Circumferentia mento-occipitalis *f*: Großer schräger Kopfumfang, einer der drei geburtsmechanisch wichtigen Kopfumfänge, gemessen von Kinnspitze bis zum Hinterhaupt. Die Circumferentia mento-occipitalis beträgt beim reifen Neugeborenen ca. 39 cm.
Circumferentia suboccipito-bregmatica *f*: Kleiner schräger Kopfumfang, einer der drei geburtsmechanisch wichtigen Kopfumfänge, gemessen vom Nacken über die Mitte der großen Fontanelle. Die Circumferentia suboccipito-bregmatica beträgt beim reifen Neugeborenen ca. 33 cm.
Cirrhose cardiaque: engl. *cardiac cirrhosis*. Verbreiterung der Periportalsepten der Leber als Folge lang anhaltender venöser Stauung bei Rechtsherzinsuffizienz* mit Pulmonalstenose* oder Pericarditis constrictiva (sog. perikarditische Pseudoleberzirrhose). Eine Cirrhose cardiaque ist keine Zirrhose* im engeren Sinne.
Cisgender: Übereinstimmung des angeborenen biologischen Geschlechts und der Geschlechtsidentität*.
Cisplatin *n*: Platinhaltiges Zytostatikum und anorganischer Schwermetallkomplex (Cis-Diamindichloroplatin) zur i. v. Behandlung z. B. von Lungenkarzinomen* und maligner Tumoren des Urogenitaltraktes. Cisplatin wirkt hemmend auf die DNA-Replikation, indem es Quer-

Circulus arteriosus cerebri: Zuflüsse und Äste; II: N. opticus; III: N. oculomotorius; VI: N. abducens.

verknüpfungen innerhalb des DNA*-Stranges erzeugt und somit zum Abbruch der Replikation* führt.

Cisterna basalis *f*: engl. *basal cistern*; syn. Basalzisterne. Erweiterter Subarachnoidalraum* an der Schädelbasis* zwischen Crista galli und Foramen* magnum. Der Begriff wird uneinheitlich verwendet: Entweder fasst er nur die Cisterna* interpeduncularis und die Cisterna chiasmatica zusammen oder er beinhaltet zusätzlich die Cisterna ambiens und die Cisterna pontocerebellaris.

Cisterna cerebellomedullaris posterior *f*: engl. *posterior cerebellomedullary cistern*. Mit Liquor* cerebrospinalis gefüllte Aussackung des Subarachnoidalraums* zwischen Kleinhirn* und Medulla* oblongata.

Anatomie: Die Cisterna cerebellomedullaris posterior liegt kaudal des Kleinhirns. Sie steht über die Apertura mediana mit dem IV. Hirnventrikel in Verbindung. Kaudal ist sie mit dem Subarachnoidalraum des Rückenmarks* verbunden. Über eine Subokzipitalpunktion* kann hier Liquor entnommen werden.

Cisterna interpeduncularis *f*: engl. *interpeduncular cistern*. Anterior der Fossa interpeduncularis des Mesencephalon* gelegene Zisterne. Die Cisterna interpeduncularis ist eine mit Liquor* cerebrospinalis gefüllte Aussackung des Subarachnoidalraums*. Hier verläuft der N. oculomotorius.

Cisterna lumbalis *f*: engl. *lumbar cistern*; syn. Lumbalzisterne. Zisterne kaudal des Rückenmarks*. Die Cisterna lumbalis ist eine mit Liquor* cerebrospinalis gefüllte Aussackung des Subarachnoidalraums* und beginnt kaudal des 1. Lendenwirbels. Bei der Lumbalpunktion* wird an dieser Stelle Liquor gewonnen.

Citalopram *n*: Aktuell häufig verordnetes antriebssteigerndes Antidepressivum der Gruppe der selektiven Serotonin-Wiederaufnahme-Hemmer (SSRI). Citalopram wird oral bei depressiven* Störungen, Angststörungen* und im Off*-Label-Use bei Zwangsstörungen* eingesetzt. Citalopram ist gegenüber trizyklischen Antidepressiva bei gleicher antidepressiver Wirksamkeit besser verträglich.

Citratblut *n*: engl. *citrated blood*. Durch Zugabe von 3,8%iger Natriumcitratlösung ungerinnbar (Kalziumbindung) gemachtes Blut. Es dient zur Bestimmung der Blutkörperchensenkungsgeschwindigkeit (BSG), zur Messung verschiedener Schritte der Blutgerinnung* und zur Kontrolle der Thrombozytenwerte bei EDTA-assoziierter Pseudothrombozytopenie.

Citratzyklus *m*: engl. *citric-acid cycle*; syn. Zitronensäurezyklus. Wichtigste zyklische Reaktionsfolge für den oxidativen Endabbau der Kohlenhydrate*, Fette* und Proteine*. Der Citratzyklus läuft bei Eukaryoten* in den Mitochondrien* ab, in enger struktureller Beziehung zur Atmungskette* und zum Fettsäureabbau*. Bei den Prokaryoten* ist der Citratzyklus im Zytoplasma lokalisiert.

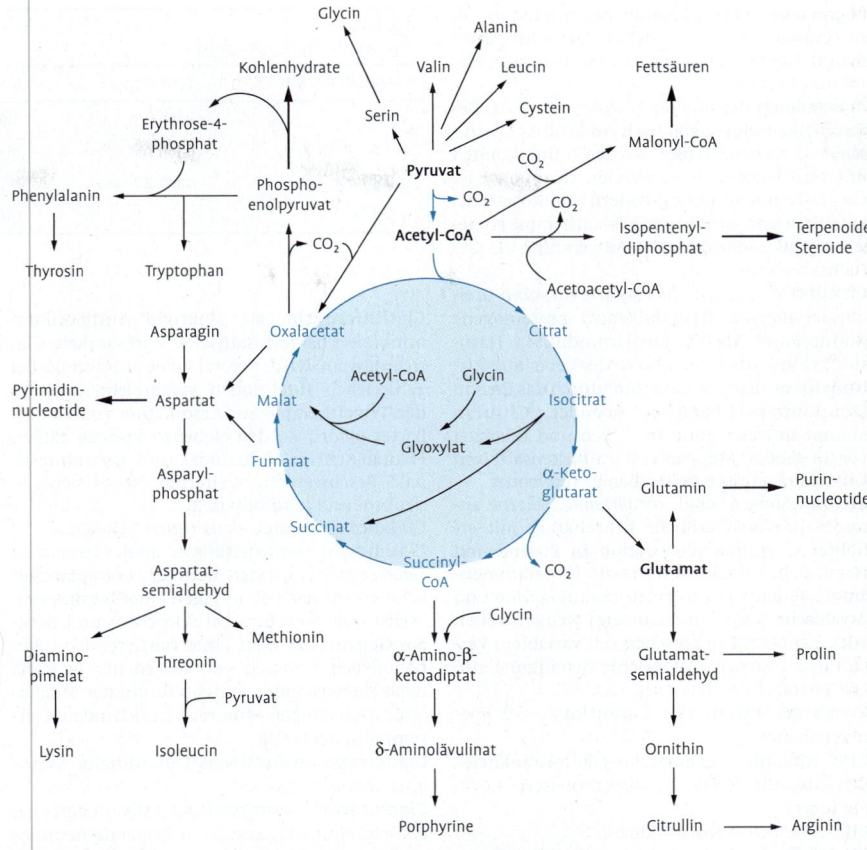

Citratzyklus: Vereinfachtes Schema der biosynthetischen Funktionen. [176]

Funktionen:
– Der oxidative Endabbau von Acetyl-CoA (katabole Funktion) dient der Energielieferung in Form von GTP und Reduktionsäquivalenten (NADH + H$^+$ und FADH$_2$). Acetyl-CoA entsteht dabei aus dem Abbau von Kohlenhydraten, Amino- und Fettsäuren. Des Weiteren ist der Citratzyklus das biochemische Bindeglied zwischen Substratabbau (Kohlenhydrate, Proteine, Fette; Produkte: v. a. Pyruvat, Acetyl-CoA, Oxalacetat, α-Ketoglutarat) und Atmungskette*.
– Aus den Zwischenprodukten des Citratzyklus (anabole Funktion) können zahlreiche Substanzgruppen entstehen. Zudem treten verschiedene Stoffwechselzyklen in Wechselbeziehungen (siehe Abb.): **1.** Der Citratzyklus steht über Oxalacetat mit der Glukoneogenese in Verbindung. **2.** Der Citratzyklus ist ferner Ausgangspunkt für die Synthese mehrerer Aminosäuren*, besonders für die Synthese von Asparaginsäure* und Glutaminsäure*. **3.** Succinyl*-Coenzym A ist eine Ausgangsverbindung für die Biosynthese der Porphyrine* (z. B. Häm*, Chlorophyll* und Vitamin B$_{12}$). **4.** Unter Einbeziehung weiterer Zwischenprodukte kann der Citratzyklus abgewandelt werden, solche Nebenwege des Citratzyklus sind der Gamma-Aminobutyrat-Weg, der Glyoxylatzyklus und der Succinat-Glycin-Zyklus. **5.** Bei dem Citratzyklus analogen Reaktionen werden Schritte des Citratzyklus für die Biosynthese anderer wichtiger Verbindungen (z. B. Leucin*, Lysin*) genutzt.

Citronellöl *n*: engl. *citronella oil*. Aus den getrockneten oberirdischen Teilen (Cymbopogonis winteriani herba) von Citronellgras (Cymbo-

pogon winterianus) gewonnenes ätherisches Öl. Es enthält u.a. Citronellal (geruchsbestimmend), Geraniol, Eugenol, Citral, Borneol*, Nerol und Farnesol.
Anwendung: Bei innerer Unruhe, nervösen Befindlichkeitsstörungen nach Ausschluss organischer Ursachen. Dabei werden Einreibungen mit verdünntem Öl verwendet. Citronellöl ist ebenfalls in Beruhigungsbädern und Kosmetika enthalten und wird in der Aromatherapie eingesetzt. Außerdem findet es Anwendung als Geruchskorrigens.

Citrullin n: engl. citrulline; syn. α-Amino-δ-ureidovaleriansäure. Basische, nicht proteinogene Aminosäure*. Als Intermediärprodukt im Harnstoffzyklus* wird Citrullin in der Leber aus Carbamylphosphat und Ornithin* durch das Enzym Ornithintranscarbamylase gebildet. Citrullin kommt in freier Form in Tieren und Pflanzen vor (in großen Mengen v. a. in Birkensaft) und wird therapeutisch bei Asthenie* verwendet.

Citrullinämie f: engl. citrullinemia. Seltene autosomal-rezessiv erbliche Erkrankung mit erhöhter Citrullinkonzentration in Plasma und Harn, d. h. Citrullinurie, sowie Hyperammonämie*. Je nach Form treten neurologische und psychische Auffälligkeiten beim Neugeborenen oder erst beim Erwachsenen mit variablem Verlauf und gastroenterologischer Beteiligung auf. Die Therapie ist diätetisch.

Citrus aurantium ssp. aurantium → Pomeranzenbaum

CJK: Abk. für → Creutzfeldt-Jakob-Krankheit

CK: Abk. für Cervikalkanal Cervix uteri → Cervix uteri

CK: Abk. für → Kreatinkinase

CK-MB f: engl. MB Form Creatine Kinase; syn. MB-Form Kreatinkinase. Dimer, aufgebaut aus den Isoformen CK-M und CK-B. Das Hybridmolekül CK-MB ist ein wichtiger Parameter zur Beurteilung der Herzischämie. Die CK-MB ist ein sensitiver Parameter in der Frühphase eines Myokardinfarkts. Ihre diagnostische Spezifität ist jedoch gering.
Referenzbereiche:
- < 10 µg/l (herstellerabhängig)
- < 6 % der Gesamt-CK.

Indikationen zur Laborwertbestimmung:
- Verdacht auf Herzmuskelerkrankung, Myokarditis
- Verdacht auf akuten Myokardinfarkt.

Material und Präanalytik: Serum.
Bewertung: Siehe Tab.

Cladophialophora f: Zu den Dematiaceae gehörende Gattung von Schwärzepilzen (melaninhaltig). Cladophialophora bantiana ist neurotrop* mit Vorkommen in intrazerebralen Abszessen.

Clamping: Abklemmen großer arterieller Gefäße, meist der Aorta oder deren Äste.

CK-MB:
Myokardinfarkt-Diagnostik.

%-Anteil CK-MB/CK	Zeitintervall	Interpretation
< 6 %	nach 6 h	Skelettmuskelschaden
> 6 % < 25 %	nach 6 h	Myokardinfarkt
> 13 %	nach 12–18 h	Myokardinfarkt
> 25 %		mögliche CK-BB-Erhöhung, Makro-CK, Störfaktor

Clarithromycin n: Makrolid*-Antibiotikum mit breiter bakteriostatischer Wirksamkeit. Clarithromycin wird peroral oder intravenös bei zahlreichen Infektionen verabreicht, auch in der Tripeltherapie zur Eradikation von Helicobacter pylori. Zu den Nebenwirkungen zählen Hautausschläge, Schwindel und gastrointestinale Beschwerden. Weiterhin ist es hepato-, nephro- und kardiotoxisch.

Claudicatio f: engl. claudication. Hinken.

Claudicatio intermittens f: engl. intermittent claudication. Auftreten heftiger, krampfartiger Schmerzen nach dem Gehen einer bestimmten Wegstrecke (verkürzt bei schnellem und Bergauf-Gehen), die zum „intermittierenden" Stehenbleiben zwingen und wegen der in Ruhe noch ausreichenden Durchblutung der Muskulatur nach einigen Minuten verschwinden. Leitsymptom der pAVK.

Claudicatio intermittens abdominalis → Angina abdominalis

Claudicatio intermittens spinalis f: engl. cerebral claudication. Passager auftretende neurologische Symptome (Schmerzen, Lähmungen*, Sensibilitätsstörungen*) in den Beinen beim Gehen und Stehen, die sich erst beim Liegen oder Sitzen bessern. Ursache ist ein oft konstitutionell bedingter enger lumbaler Spinalkanal* (Spinalkanalstenose*) in Verbindung mit degenerativen Veränderungen der Lendenwirbelsäule und verstärkter Lordose* bei Belastung.

Claudicatio masticatoria → Riesenzellarteriitis

Claudicatio venosa f: engl. venous claudication. Belastungsinduzierter mäßiger (und keinesfalls einschießender) Beinschmerz infolge einer venösen Druckerhöhung z. B. beim kräftigen Auftreten und beim Treppensteigen. Sie ist ein Leitsymptom der tiefen Beinvenen- und der Beckenvenenthrombose*. Hochlagerung der Beine und Hinlegen führen zum Abklingen der Beschwerden.

Claudin n: Abk. Cldn. An Bildung der Tight* Junction beteiligtes, transmembranäres Protein (M_r 20–36 000) in der lateralen Zellmembran von Epithel und Endothel. Die Grundstruktur besteht aus 4 transmembranären Domänen und 2 extrazellulären Schleifen; der C- sowie der N-Terminus befinden sich im Zytoplasma.
Klinische Bedeutung:
- Leckflux-Diarrhö (Diarrhö*): vermehrte Aufnahme von Toxinen* und verstärkte Abgabe von Soluten und Wasser infolge veränderter Claudin-Genexpression (Cldn2 erhöht, interzellular abdichtende Claudine vermindert)
- primäre Hypomagnesiämie Typ 3 (renal) infolge autosomal-rezessiv erblicher CLDN16-Mutation (Genlocus 3q28).

Claustrum n: In die weiße* Substanz des Gehirns* eingelagerter Nucleus. Das Claustrum liegt zwischen Putamen* und Inselrinde*; es zählt nicht zu den Basalganglien*. Seine Funktion ist bisher ungeklärt, wird aber im Zusammenhang mit Sexualität* vermutet.

Clavicula → Klavikula

Clavulansäure f: Betalaktamase*-Inhibitor ohne relevante eigene antibakterielle Aktivität. Die Anwendung erfolgt in Kombination mit Amoxicillin*, das so vor der Zerstörung durch Betalaktamasen geschützt wird. Betalaktamase bilden z. B. Staphylokokken, Moraxella catarrhalis, Haemophilus* influenzae und Bacteroides* fragilis. Zu den Nebenwirkungen zählen insbesondere Leberschäden, selten auch tödlich verlaufende.

Indikation: Erweiterung des Wirkspektrums von Amoxicillin durch Aufhebung des Resistenzmechanismus durch Betalaktamasen (siehe Amoxicillin + Clavulansäure).

Clavus m: engl. corn; syn. Druckschwiele. Durch Fehlbelastung entstandene umschriebene, schmerzhafte Druckschwiele (Hyperkeratose), bevorzugt unter den Metatarsale-Köpfchen, am Großzehenballen und bei Krallen- und Hammerzehen dorsalseitig über die Mittel- und Endgelenken sowie an der Zehenspitze. Behandelt wird durch Aufweichen mit Salicylsäure* oder Hühneraugenpflaster und vorsichtiges chirurgisches Entfernen der Hornschicht sowie Druckentlastung.

Clayton-Operation f: Resektionsarthroplastik im Bereich des Zehengrundgelenks* mit Resektion des metatarsalen Köpfchens und der Grundphalanxbasis.

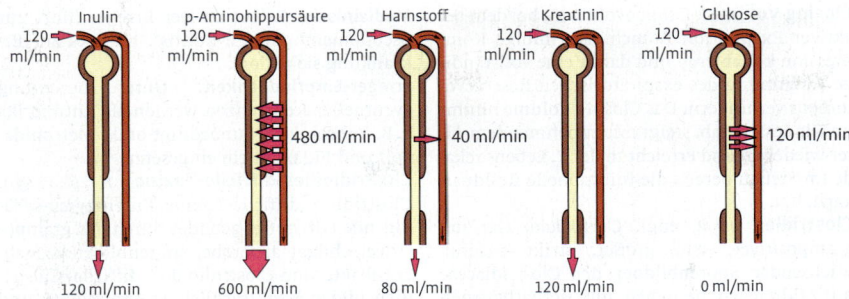

Clearance: Verhalten einiger exogener und endogener Substanzen.

Cldn: Abk. für → Claudin
Clearance: Diejenige Blutplasmamenge, die pro Zeiteinheit beim Durchfluss durch die Nieren (im weiteren Sinn auch durch eine Dialysemembran) vollständig von einer bestimmten Substanz gereinigt wird. Im klinischen Gebrauch ist die renale Clearance in ml/min ein Maß für die Nierenleistung.
Einteilung: Siehe Abb.
- **exogene** Clearance: Clearance körperfremder Substanzen (u. a. Inulin*, p-Aminohippursäure)
- **endogene** Clearance: Clearance körpereigener Substanzen (u. a. Harnstoff*, Kreatinin*, Glukose, Cystatin* C, Phosphat).

Bestimmung: Rechnerisch: $C = (U \times V)/P$.
- U: Konzentration der Substanz im Harn in mmol/l
- V: Harnzeitvolumen in ml/min
- P: Konzentration der Substanz im Blutplasma in mmol/l.

Klinische Bedeutung: Klinisch wird die Clearance verwendet als quantitative Funktionsprüfung (Nierendiagnostik*).
- Schätzung der glomerulären Filtrationsrate* durch Clearance von Substanzen, die ausschließlich durch Glomerulusfiltration ausgeschieden und weder rückresorbiert noch tubulär sezerniert oder metabolisiert werden: 1. in der Regel (endogene) Kreatinin*-Clearance 2. Cystatin-C-Clearance durch Bestimmung der Konzentration im Blut:

$$\text{Clearance (ml/min)} = \frac{80}{\text{Cystatin C (mg/l)}}$$

oder

$$\text{Clearance (ml/min)} = \frac{74{,}8}{\text{Cystatin C (mg/l)}^{1{,}33}}$$

- Bestimmung des renalen Plasmaflusses: Clearance von Substanzen, die sowohl durch glomeruläre Filtration als auch durch tubuläre Sekretion ausgeschieden werden
- Bestimmung der Filtrationsfraktion.

Clearance, mukoziliäre *f*: engl. *mucociliary clearance*; syn. muköziliäre Klärfunktion. Mechanismus zum Abtransport von inhalierten Partikeln durch Schleimsekretion und wellenförmig koordinierten adoralen Zilienschlag des bronchialen Flimmerepithels. Die muköziliäre Clearance ist der wichtigste Selbstreinigungsmechanismus der Atemwege neben dem Husten*. Siehe Abb.

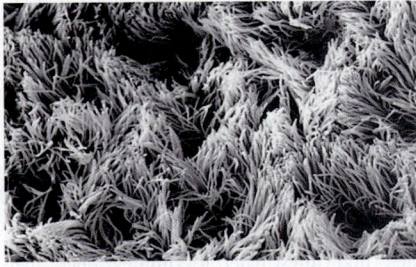

Clearance, muköziliäre: Zilien eines Bronchus von der Luftseite aus (Bild des wogenden Ährenfeldes); Elektronenmikroskopie. [95]

Clérambault-Syndrom → Erotomanie
Click → Klick, systolischer
Clindamycin *n*: Gut gewebe- und knochengängiges Antibiotikum aus der Gruppe der Lincosamide. Clindamycin wird oral oder parenteral angewendet, intravenös jedoch nur langsam und verdünnt gegeben. Vorteile sind gute Wirksamkeit im Abszess und langsame Resistenzentwicklung. Eine Kombination mit Makroliden ist kontraindiziert, die Wirkung oraler Kontrazeptiva wird beeinträchtigt.
Clinitronbett → Air-Fluidised-Bett
Clip *m*: Klammer, z. B. zur Tubensterilisation, Ligatur des Ductus* cysticus, Ligatur von Gefäßen (offene oder endoskopische Blutstillung) oder Ausschaltung eines intrakraniellen Aneurysmas*. Vgl. Aneurysma*, intrakranielles (Abb. 2 dort).

Clipping → Clip
Clivus *m*: Hügel, Abhang, z. B. Clivus Blumenbachii.
Clivuskantensyndrom → Klivuskantensyndrom
CLL: Abk. für Chronische lymphatische Leukämie → Leukämie, chronische lymphatische
Clobazam *n*: Benzodiazepin* mit langer Halbwertzeit, das dem Betäubungsmittelgesetz* unterliegt und als Tranquilizer* angewendet wird. Es kommt zum Einsatz bei akuten und chronischen Angst-, Spannungs- und Erregungszuständen sowie als Zusatztherapie bei Epilepsie*. Nebenwirkungen sind beispielsweise Sedierung* und Verwirrtheit.
Clobetasol *n*: Stark wirksames Glukokortikoid, das topisch bei schweren lokalen Dermatosen wie Psoriasis* eingesetzt wird. Diverse Hauterkrankungen, z. B. Lupus vulgaris oder infektiöse Erkrankungen, sind Kontraindikationen. Clobetasol darf nicht im Gesicht und während einer Schwangerschaft angewendet werden. Lokal kann es zu Hautirritationen kommen.
Clockwise Atrial Flutter → Vorhofflattern
Clomifen *n*: Triphenylethylen-Derivat aus der Gruppe der SERMs mit schwach östrogener und antiöstrogener Wirkung. Clomifen wird eingesetzt bei funktioneller Sterilität*, um eine Ovulation* auszulösen. Der Wirkstoff stimuliert die LH- und FSH-Sekretion und fördert somit die Follikelreifung* und Ovulation.
Clomifentest *m*: engl. *clomifene test*; syn. Clomifen-Stimulationstest. Differenzialdiagnostische Methode bei Funktionsstörungen der Hypothalamus-Hypophysen-Ovar-Achse. Clomifen* stimuliert die hypothalamische GnRH-Sekretion. Daraufhin sezerniert die Hypophyse* FSH und LH und fördert so die Follikelreifung* und ovarielle Estradiol-Produktion. Bei fehlender Stimulierbarkeit der Ovarien steigt LH und Estradiol bleibt konstant, bei hypothalamisch-hypophysären Störungen steigt LH nur mangelhaft.
Clomipramin *n*: Trizyklisches Antidepressivum vom Imipramin*-Typ, das bei Panikstörungen* und Phobien* Mittel der Wahl ist. Es wird außerdem bei chronischen Schmerzen und Enuresis* eingesetzt. Da Clomipramin zunächst antriebssteigernd und erst sekundär stimmungsaufhellend wirkt, steigt die Suizidgefahr bei Therapiebeginn zunächst an.
Clon → Klon
Clonazepam *n*: Langwirksames Benzodiazepin* mit ausgeprägter antikonvulsiver Wirkung. Clonazepam aktiviert zentrale Hemmmechanismen exzitatorischer Impulse über Allosterie am GABA$_A$-Rezeptor (GABA). Es wird eingesetzt als Antiepileptikum bei allen Formen von Epilepsie*, als Antikonvulsivum im Status* epilepticus, bei Angstzuständen und mani-

Clonidin

schem Syndrom* sowie bei Zwangsstörungen*. Clonazepam unterliegt dem Betäubungsmittelgesetz*.

Clonidin n: Antisympathotonikum aus der Gruppe der Imidazolderivate* mit blutdrucksenkender und sedierender Wirkung. Indikationen sind hypertensive Krise*, Entzugssyndrom* (v. a. Alkohol* und Opioide*) sowie Behandlung des Glaukoms*. Clonidin darf nicht mit Alkohol kombiniert oder plötzlich abgesetzt werden. Kontraindikationen sind Sick*-Sinus-Syndrom und AV*-Block II. oder III. Grades.

Clonidin-Hemmtest m: engl. clonidine inhibition test; syn. Clonidin-Test. Suppressionstest zum Nachweis oder Ausschluss einer autonomen Katecholaminproduktion, v. a. in Verbindung mit einem Phäochromozytom*. Das beim Test verabreichte Clonidin* greift in den ZNS-Regelkreis ein und unterdrückt dort die Katecholaminausschüttung. Da bei einem Phäochromozytom die Ausschüttung autonom erfolgt, sinken die Katecholaminwerte bei Erkrankung nicht ab.

Clonorchis sinensis m: Chinesischer Leberegel mit einer Größe von ca. 5 mm × 25 mm, der zur Klasse der Trematodes* gehört und Erreger der Opisthorchiasis des Menschen ist. Clonorchis sinensis ist in Russland, China, Korea, Taiwan und Japan verbreitet. Als Endwirt fungieren Katze, Hund, Schwein und Mensch.

Clopamid n: Analog zu den Benzothiadiazinderivaten wirkendes Diuretikum, das p. o. zur Behandlung von arterieller Hypertonie eingesetzt wird. Clopamid hemmt im distalen Tubulus Na^+/Cl^--Cotransporter und erhöht dadurch die NaCl- sowie Wasser-Sekretion und Kalium-Reabsorption, wodurch es zu einer vermehrten Flüssigkeitsausscheidung und Senkung des Blutdrucks kommt.

Clopidogrel n: Thrombozytenaggregations*-Hemmer zur oralen Anwendung. Er hemmt die Blutgerinnung und dient der Prophylaxe einer Thrombose* oder Embolie* bei Arteriosklerose bzw. arterieller Verschlusskrankheit*. Clopidogrel wird in Kombination mit Acetylsalicylsäure* nach Herzinfarkt gegeben. Wechselwirkungen mit Protonenpumpen-Hemmern sind zu beachten.

Cloquet-Hernie → Schenkelhernie

Closed-Loop-Stimulation f: Abk. CLS. In Herzschrittmacher* oder ICD* integrierte Funktion zur Regulierung der Herzfrequenz*. Die CLS ahmt die Funktion des gesunden Sinusknotens nach. Sie reagiert sowohl auf physische als auch auf psychische Beanspruchungen und passt dadurch die Herzfrequenz des Schrittmacherträgers an die äußeren Erfordernisse an.

Closed-Loop-System → Insulininfusionssystem

Closing Volume: Lungenvolumen, bei dem bei aktiver Exspiration Bronchiolen infolge Kompression kollabieren und damit eine vollständige Ausatmung des exspiratorischen Reservevolumens verhindern. Das Closing Volume nimmt im Kindesalter ab, steigt mit zunehmendem Alter wieder an und erreicht in der 7. Lebensdekade im Stehen bereits die funktionelle Residualkapazität.

Clostridien n pl: engl. Clostridium. Gattung grampositiver, sehr großer, strikt anaerob wachsender Sporenbildner der Clostridiaceae mit zahlreichen menschen- und tierpathogenen Arten. Clostridien kommen ubiquitär im Erdreich vor, manche Spezies zählen zur normalen Darmflora des Menschen.

Klinische Bedeutung: Klinisch bedeutsame Spezies v. a. durch Bildung von Exotoxinen und/oder Exoenzymen:

- **Clostridium difficile:** Erreger der Antibiotika-assoziierten pseudomembranösen Kolitis*; natürliches Vorkommen im Darm
- **Clostridium* tetani:** Toxine verursachen Wundstarrkrampf (Tetanus*); Vorkommen im Boden
- **Clostridium* botulinum:** Toxine verursachen Botulismus*, eine Lebensmittelvergiftung
- **Clostridium* perfringens** (Clostridium septicum, Clostridium novyi, Clostridium histolyticum): Gasbrandbazillen; Toxine verursachen Gasbrand*.

Clostridien-Infektion f: Infektion mit grampositiven, obligat anaeroben, sporenbildenden Stäbchenbakterien, die in der Umwelt ubiquitär vorkommen. Sie sind Erreger des Gasbrandes*, Tetanus*, Botulismus*, eitriger (Wund)infektionen und intestinaler Toxininfektionen (beispielsweise Antibiotika-assoziierte pseudomembranöse Kolitis*). Diagnostiziert wird mittels Mikroskopie und Toxinnachweis, therapiert je nach Erkrankung mit Antibiotika* oder Antitoxin*.

Clostridien-Tumorphänomen n: engl. clostridium tumor phenomenon. Selektive Auskeimung und Vermehrung von Clostridien (z. B. Clostridium* tetani, Clostridium butyricum) in malignem Tumorgewebe.

Clostridioides difficile n: syn. Clostridium difficile. Obligat anaerobes, grampositives Stäbchenbakterium, das Erreger der Antibiotika-assoziierten pseudomembranösen Kolitis ist. Pathogene Stämme besitzen die Fähigkeit zur Toxinbildung. Enterotoxin A führt zur Elektrolytsekretion, Zytotoxin B zur Kolonepithelschädigung. Der Nachweis erfolgt über die Kultur sowie den Toxinnachweis.

Erreger: Übertragung: Infektion durch die orale Aufnahme der Sporen, die dann im Darm auskeimen.

Medizinische Relevanz: Der Erreger führt zur pseudomembranösen Kolitis*. Näheres zur Erkrankung siehe dort.

Erreger-Empfindlichkeit: Unter Beachtung eventueller Resistenzen werden als Antibiotika z. B. Vancomycin* (unbedingt oral), Metronidazol* und Fidaxomicin eingesetzt.

Clostridioides-difficile-Toxine n pl: syn. Clostridium-difficile-Toxine. Enterozyten-schädigende Giftstoffe, gebildet durch das grampositive, obligat anaerobe, sporenbildende Stäbchenbakterium Clostridioides* difficile. Clostridien bilden hauptsächlich Enterotoxin A und Zytotoxin B (selten noch das binäre Toxin), welche als Virulenzfaktoren für Diarrhö* und Kolitis* unterschiedlicher Schweregrade bis hin zur pseudomembranösen Kolitis* verantwortlich sind.

Clostridium botulinum n: Obligat anaerobes, peritrich begeißeltes Stäbchen, das subterminale Sporen bildet. Clostridium botulinum produziert Botulinumtoxine* und ist der Erreger des Botulismus*, einer Lebensmittelvergiftung*. Das Bakterium kommt ubiquitär vor (cave: mangelhaft konservierte Lebensmittel). Der Nachweis erfolgt über die Kultur, entscheidend ist jedoch der Toxinnachweis.

Erreger: Übertragung:

- **lebensmittelbedingter Botulismus:** Toxine werden mit der Nahrung aufgenommen
- **Wundbotulismus:** Kontaminierung der Wunde mit C. botulinum-Sporen und Auskeimung derselben in anaerobem Milieu, beinahe ausschließlich bei i. v.-Drogenabhängigen
- **Säuglingsbotulismus:** orale Aufnahme von C. botulinum-Sporen (die für den Erwachsenen ungefährlich sind) und Auskeimung im Darm mit Toxinbildung, besondere Vorsicht ist bei Honig und Naturprodukten wie z. B. Kräutern geboten.

Medizinische Relevanz: Der Erreger verursacht Botulismus. Näheres zur Erkrankung siehe dort.

Erreger-Empfindlichkeit: Als Antibiotika werden, z. B. Penicillin* oder Metronidazol* eingesetzt.

Clostridium perfringens n: engl. Clostridium welchii; syn. Emphysembazillus. Zu den Clostridiaceae gehörende, grampositive Stäbchenbakterien, die zur sog. Gasödemgruppe zählen. Eine Infektion mit toxigenen Clostridium perfringens-Stämmen führt zu Gasbrand*, andere Stämme verursachen Wundbesiedlung bzw. -infektion oder Zellulitis. Der primäre Nachweis erfolgt über die Mikroskopie.

Medizinische Bedeutung:

- **atoxische Infektionen:** eitrige Entzündungen, oft in Mischinfektionen – können sich in praktisch allen Organen manifestieren

- **Clostridienzellulitis:** Infektion der Muskelfaszienloge mit Gewebsnekrose – keine Toxinbildung
- **Gasbrand:** rasch (innerhalb weniger Stunden) fortschreitende Myonekrose („Brand") mit Toxinämie und hoher Letalität – Gasbildung im Gewebe mit „Krepitus-Zeichen" (Klang wie das Knirschen von Schnee), auch als Spätfolge von Kriegsverletzungen durch Fremdkörper
- **Lebensmittelvergiftung:** durch C. perfringens Typ A bei sehr hoher Keimzahl im Lebensmittel – verursacht dann eine Enteritis.

Erreger-Empfindlichkeit: Als Antibiose werden z. B. Penicillin* oder Cephalosporine* eingesetzt.

Clostridium tetani *n*: syn. Tetanusbazillus. Peritrich begeißelte, schlanke Stäbchenbakterien mit kugelförmigen Sporen*, die die typische Trommelschlägelform verursachen. Clostridium tetani ist ubiquitär verbreitet und bildet die Toxine Tetanolysin und Tetanospasmin. Das neurotoxische Tetanospasmin löst den Wundstarrkrampf (Tetanus*) aus. Der Nachweis erfolgt hier über die Klinik, da Anzuchtversuche oft erfolglos bleiben. Siehe Abb.

Erreger: Übertragung: Die Infektion erfolgt über Eindringen der Sporen z. B. in Wunden mit Auskeimen zu vegetativen Bakterien mit Toxinproduktion.

Erreger-Empfindlichkeit: Antibiotisch eingesetzt werden z. B. Penicillin* oder Metronidazol*.

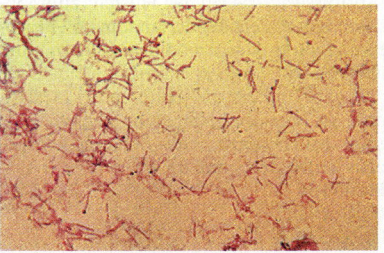

Clostridium tetani: Kulturpräparat von endständig sporenbildenden Clostridien (tetanomorphe Clostridien). [213]

Clot Formation Time → Rotationsthrombelastografie

Clotrimazol *n*: Antimykotikum aus der Gruppe der Imidazolderivate* mit breitem Wirkungsspektrum zur topischen Anwendung. Es wird bei Haut- und Genitalmykosen durch Candida* angewendet. Die Genitalcreme kann die Sicherheit von Kondomen beeinträchtigen. Lokale Hautirritationen, Juckreiz und Brennen gehören zu den Nebenwirkungen.

Clotting Time → Ecarin Clotting Time

Cloxacillin *n*: Penicillinasefestes Betalaktam*-Antibiotikum (Isoxazolyl-Penicillin) mit bakterizider Wirkung gegen grampositive Bakterien, insbesondere gegen Betalaktamase-produzierende Staphylokokken. Eine intravenöse, intramuskuläre oder perorale Verabreichung ist möglich. Cloxacillin steht auf der WHO-Liste der unentbehrlichen Arzneimittel, ist in Deutschland aber nur noch als Tierarzneimittel erhältlich.

Clozapin *n*: Sedierendes atypisches Neuroleptikum, das bei therapieresistenten Schizophrenien* und bei Psychosen* im Verlauf eines Parkinson*-Syndroms eingesetzt wird. Wegen der Gefahr einer Agranulozytose* ist das Blutbild regelmäßig zu kontrollieren. Bei Kombination mit Benzodiazepinen* droht eine Atemdepression. Im Gegensatz zu anderen Neuroleptika besitzt Clozapin keine extrapyramidalen Begleitwirkungen.

Clumping-Faktor *m*: engl. *clumping factor*. Virulenzfaktor von Staphylococcus* aureus.

Cluster *m, n*: Zeitliche und örtliche Aggregation eines Merkmals, z. B. maligner Erkrankungen.

Cluster-Kopfschmerz *m*: engl. *cluster headache*; syn. Bing-Horton-Syndrom. Primärer Kopfschmerz mit besonders bei Männern auftretenden schwersten halbseitigen Schmerzattacken im Augen-Schläfenbereich (engl. Bout) von 15–180 min Dauer bis zu 8-mal pro Tag (häufig nachts). Therapiert wird mit Sauerstoffinhalation und Triptanen* sowie prophylaktisch mit Verapamil* und Prednisolon*.

Klinik:
- halbseitige Schmerzen im Augen-Schläfen-Bereich
- evtl. mit Rötung des Auges und des Gesichts, Hyperhidrose*, vermehrter Nasensekretion, Tränenfluss und Horner-Syndrom

CM: Abk. für engl. cardiomyopathy → Kardiomyopathie

CML: Abk. für Chronische myeloische Leukämie → Leukämie, chronische myeloische

CMP *n*: syn. Cytidinmonophosphat. Cytidinphosphat mit genau einer Phosphatgruppe. Das Ribonukleotid leitet sich von Cytosin* ab. CMP ist Bestandteil von Coenzymen* und beteiligt an der Biosynthese von Phospholipiden und Nukleinsäuren.

CMV: Abk. für controlled mechanical ventilation → Beatmung

CNP: Abk. für engl. C-type natriuretic peptide → Peptide, kardiale natriuretische

CNV: Abk. für chorioidale Neovaskularisation → Neovaskularisation

CO: Abk. für engl. cardiac output → Herzminutenvolumen

CoA: Abk. für → Coenzym A

Co-Abhängigkeit *f*: engl. *co-dependency*. Pathologische Ausprägung der bedingungslosen familiären oder professionellen Zuwendung und Hilfe für eine substanzabhängige Person (Abhängigkeit). Eigene Interessen und Bedürfnisse werden bis zur Selbstverleugnung aufgegeben. Extreme Ausprägungen der Co-Abhängigkeit führen zu schweren Folgen wie Verschuldung, Burnout*-Syndrom oder psychischen Störungen (z. B. Substanzstörungen*).

Vorkommen: Oft bei engen Bezugspersonen einer substanzabhängigen Person, wobei die Suchtproblematik durch das co-abhängige Verhalten häufig gestützt wird.

COAD: Abk. für engl. chronic obstructive airways disease → Atemwegserkrankungen, obstruktive

Coalitio *f*: engl. *coalition*. Verschmelzung von Knochenkernen der Hand- und Fußwurzel (siehe auch Synostose*).

Coarctatio aortae *f*: engl. *coarctation of aorta*. Angeborene Verengung der Aorta* von unterschiedlicher Ausprägung und Längenausdehnung. Meist befindet sich die Verengung in Form einer Aortenisthmusstenose* am Übergang vom Aortenbogen zur Aorta descendens (Isthmus aortae), seltener an der Aorta abdominalis als Coarctatio aortae abdominalis (Midaortic Syndrome). Siehe Abb.

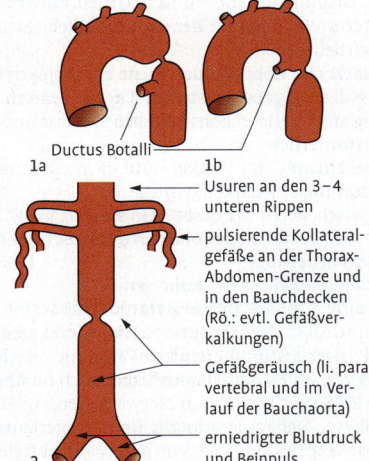

Coarctatio aortae: 1: Aortenisthmusstenose vom präduktalen (a) und postduktalen Typ (b); 2: Coarctatio aortae abdominalis; Hauptsymptome und diagnostische Kriterien.

Coats-Krankheit *f*: engl. *Coats disease*. Angeborene Anomalie des Gefäßendothels der peripheren Netzhautgefäße des Auges, insbesondere bei Jungen im 1. und 2. Lebensjahrzehnt. Es

Cobalamin

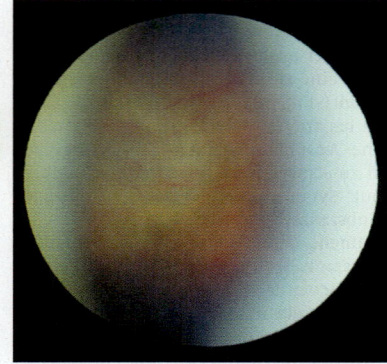

Coats-Krankheit [133]

handelt sich meist um eine einseitige Erkrankung mit exsudativer Ablatio retinae mit Lipidexsudaten. Behandelt wird mit Laser- oder Kryokoagulation. Siehe Abb.

Cobalamin → Vitamin B_{12}
Cobb-Skoliosewinkel → Skoliose
Cobb-Winkel *m*: syn. Cobb-Winkel-Messung. Maß für eine Skoliose*, Winkel zwischen der Tangente an der Deckplatte des oberen Neutralwirbels* (oberer Wendepunkt der Skoliose) und der Grundplatte des unteren Neutralwirbels (unterer Wendepunkt der Skoliose), siehe Neutralwirbel.
Einsatz: Der Cobb-Winkel dient zur Objektivierung der Diagnose sowie zur Therapieentscheidung und Verlaufskontrolle bei Skoliose*; z. B. ist erforderlich
- bei einem Cobb-Winkel < 20° im Wachstumsalter meist Krankengymnastik
- zwischen 20° bis ca. 50° ein Korsett
- > 50° in der Regel operative Korrektur und Stabilisierung.

Coca-Cola-Effekt → Kapnografie
Cocaine Amphetamine Related Transcript *n*: Abk. CART. Neuropeptid* mit anorexigener und psychostimulierender Wirkung. CART wird v. a. im Hypothalamus*, aber auch im übrigen ZNS und peripheren Nervensystem, in Hypophyse, Nebennierenmark und Langerhans*-Inseln exprimiert. Die Synthese wird aktiviert durch Cholecystokinin* und inhibiert durch Ghrelin*. CART wirkt auf Hunger*, Belohnung* und Stress*.

Cocainum hydrochloricum → Kokain
Coccidia → Kokzidien
Coccidioides immitis *m*: Dimorpher Pilz aus der Gruppe der Fungi imperfecti, der im Süden und Westen der USA, in Mittel- und Südamerika sowie in China endemisch vorkommt. Coccidioides immitis ist ein primär-pathogener Erreger der Coccidioides-Mykose bei Mensch und Tier.

Cochlea *f*: syn. Schnecke. Teil des Innenohrs*. Die Cochlea bildet das knöcherne Gehäuse des Gehörorgans* und umgibt den häutigen Ductus* cochlearis. Sie besteht aus 3 schneckenartig gewundenen Gängen, der Scala vestibuli, Scala media und Scala tympani. Die Basis cochleae grenzt an das Mittelohr*.

Cochlea-Implantat *n*: engl. *Cochlear Implant* (Abk. CI). Innenohrprothese in Form eines elektronischen Gerätes zur Höreindruckvermittlung über einen Sprachprozessor und ein am Ohr sitzendes Mikrofon. Cochlea-Implantate werden eingesetzt bei Innenohrschwerhörigkeit mit intaktem Hörnerv, also erhaltenen, stimulierbaren Neuronen im Ganglion cochleare.

Einsatz:
- Prinzip: Überbrückung der Haarzellfunktion mit Umwandlung des mechanischen Reizes, der aus der Schwingung der Basilarmembran resultiert, in einen Nervenreiz. Dies erfolgt durch direkte elektrische Reizung der Ganglienzellen im Ganglion cochleare über eine in die Scala tympani implantierte mehrkanalige Elektrode.
- Ablauf: 1. Aufnahme des aus der Umwelt auf das Ohr einwirkenden Signals über ein Mikrofon 2. Frequenzanalyse des Signals im Prozessor 3. Weiterleitung des Signals an die Elektrode
- Technik: induktive Übertragung des Reizmusters und der für die Erregung der Neurone erforderlichen Energie vom außen platzierten Prozessor auf eine implantierte Empfängerspule nach dem Sender-Empfänger-Prinzip.

Indikationen: Ausfall oder Einschränkung der Leistung der cochleären Sinneszellen
- ohne verbleibende nutzbare Hörreste für die Kommunikation (auch mit Hörgerät)
- mit erhaltenen, stimulierbaren Neuronen im Ganglion cochleare (die versuchsweise elektrische Reizung löst einen Höreindruck aus), z. B. bei: 1. angeborener Innenohrschwerhörigkeit 2. postlingual erworbener Innenohrschwerhörigkeit (z. B. durch Meningitis).

Cochrane Collaboration: Internationales (Non-profit-)Netzwerk von Wissenschaftlern und Ärzten, das auf Grundlage wissenschaftlicher Daten aus Studien mit hohem Evidenzgrad die beste verfügbare Evidenz für diagnostische und v. a. therapeutische Entscheidungen zur Verfügung stellt. Systematische Reviews werden von meist international zusammengesetzten Arbeitsgruppen erstellt und veröffentlicht (Cochrane Library online).

Cochrane Library → Cochrane Collaboration
Cockcroft-Gault-Formel → Kreatinin-Clearance

Cockett-Vene *f*: engl. *Cockett vein*. Bezeichnung für Venen innen am distalen Unterschenkel*. Die Cockett-Venen zählen zu den Vv. perforantes der Waden und verbinden somit oberflächliche und tiefe Venen der unteren Extremitäten*. Bei Insuffizienz der Cockett-Venen kommt es zur Entwicklung einer Varikose*.

Cocktailparty-Effekt → Presbyakusis
Code, genetischer *m*: engl. *genetic code*. Beziehung zwischen der Nukleotidfolge (Basensequenz*) in der DNA* oder in der mRNA und der Aminosäurenfolge in den durch Proteinbiosynthese* am Ribosom* gebildeten Polypeptiden und Proteinen*. Siehe Abb.

Prinzip: Der genetische Code erklärt die Übersetzung der 4 Basen (Adenin*, Guanin*, Cytosin* sowie Thymin* in der DNA bzw. Uracil* in der RNA*) aus den Nukleinsäuren* in die 20 Aminosäuren* der Proteine. Der Code ist ein Triplettcode: 3 Nukleotide* enthalten die Information für den Einbau einer Aminosäure in die Polypeptidkette (Translation*). In der Natur können $4^3 = 64$ Codeeinheiten (Codons*, Basentripletts) gebildet werden. Der genetische Code wird kollinear, kommafrei und nicht überlappend (Codons folgen lückenlos aufeinander) gelesen. Er ist universell (bei allen Lebewesen gleich) und degeneriert, d. h., die meisten Aminosäuren werden durch 2 oder mehr Codons festgelegt. Der genetische Code enthält spezielle Signale für Initiation (Start-Codon AUG, codiert für Methionin) und Termination (3 Stopp-Codons) der Proteinbiosynthese.

Codein *n*: Phenanthrenalkaloid aus der Gruppe der Antitussiva*, das v. a. bei Husten* zum Einsatz kommt. Codein bindet an Opioid*-Rezeptoren und wirkt dadurch schmerzlindernd und hustenstillend. Eine gemeinsame Einnahme mit Alkohol und zentral dämpfenden Medikamenten ist kontraindiziert. Eine längerfristige Therapie sollte aufgrund des Abhängigkeitspotenzials vermieden werden.

Indikationen:
- Reizhusten
- Schmerzen
- Diarrhö* (aufgrund stopfender Eigenschaften).

Codon *n*: Abfolge von 3 Basen (Basentriplett) in der DNA*, mRNA und tRNA. Ein Codon codiert in der Regel für eine Aminosäure* oder enthält das Signal für die Initiation oder Termination der Translation* von Proteinen (Proteinbiosynthese*).

Coecum → Zäkum
Coeliakografie → Zöliakografie
Coeloma → Zölom
Coenästhesie → Zönästhesie
Coenzym A *n*: engl. *coenzyme A*. Coenzym* der Acylgruppenübertragung, z. B. verschiedene Acyl-CoAs als Zwischenprodukte bei der Beta-

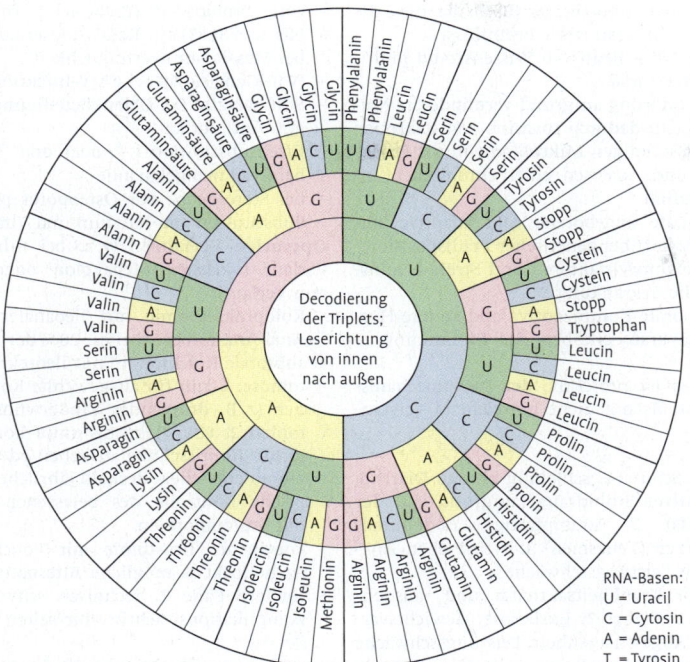

Code, genetischer: Decodierung der RNA-Triplets von innen nach außen; Beispiel: Triplett AGG codiert die Aminosäure Arginin, Triplett AUG (Startcodon) die Aminosäure Methionin, Triplett UAA ein Stop-Codon; A: Adenin; G: Guanin; C: Cytosin; U: Uracil.

oxidation. Acetyl-CoA besitzt eine Schlüsselstellung im Metabolismus, es verbindet Citratzyklus*, Glykolyse* und Fettstoffwechsel*. Coenzym A ist die Wirkungsform des Vitamins Pantothensäure (praktisch die gesamte Menge ist an CoA gebunden).
Coenzyme n pl: engl. coenzymes. Nichtproteinogene Moleküle, die zusammen mit dem Enzymprotein, dem Apoenzym, das enzymatisch aktive Holoenzym bilden. Coenzyme leiten sich strukturell meist von Vitaminen* ab, sie nehmen stöchiometrisch an der Reaktion teil. Es gibt nichtkovalent (Cosubstrate) und kovalent gebundene Coenzyme (prosthetische Gruppen).
Coenzym I → Nicotinamid-Adenin-Dinucleotid
Coenzym II → Nicotinamid-Adenin-Dinucleotid-Phosphat
Coeruloplasmin → Caeruloplasmin
Cofaktoren m pl: engl. cofactors. Nicht proteinogene Substanzen, die für Enzymwirkung notwendig sind. Zu ihnen gehören Coenzyme, Metallionen, z. B. Fe^{2+}, Fe^{3+} (Peroxidasen, Cytochromoxidase), Mg^{2+} (Kinasen), Zn^{2+} (Alkoholdehydrogenase, Carboanhydrase), Mn^{2+} (Ami-

nopeptidasen) sowie Gallensäuren (z. B. Pankreaslipase).
Coffea → Kaffeestrauch
Coffey-Mayo-Operation f: engl. Coffey's operation. Operation zur künstlichen Harnableitung* mit Implantation der Ureteren in das Colon* sigmoideum. Die Operation wird heute nicht mehr durchgeführt, da der Urin im Darm zu einer anhaltenden Schleimhautreizung führt, was wiederum die Entstehung von Sigma- und Rektumkarzinomen begünstigt.
Cogan-Syndrom I n: engl. Cogan's syndrome I; syn. Cogan-I-Syndrom. Seltene, vermutlich autoimmunologische Erkrankung von Auge und Innenohr* aus der Gruppe der primären Vaskulitiden. Hauptsymptome sind Keratitis*, Schallempfindungsschwerhörigkeit, Schwindel*, Tinnitus* und teilweise systemische Manifestationen wie Fieber, Splenomegalie* und Lymphadenopathie*. Behandelt wird mit Immunsuppressiva* und Cochlea*-Implantat. Kardiovaskuläre Komplikationen (z. B. Aortitis*) sind lebensbedrohlich.
Cohn-Fraktionierung → Plasmafraktionierung

Coil-Embolisation → Embolisation, therapeutische
Coiling: Verfahren zur therapeutischen Embolisation*. Außerdem ist Coiling eine Bezeichnung für die Schlingenbildung von Arterien (z. B. im Bereich der A. carotis interna).
Coitus → Koitus
Coitus interruptus m: engl. withdrawal method. Traditionelle Methode der natürlichen Kontrazeption*, wobei der Penis beim Koitus* kurz vor der Ejakulation aus der Vagina gezogen wird. Die Zuverlässigkeit ist gering. Siehe Pearl*-Index (Tab. dort).
Colchicin n: Alkaloid aus Colchicum autumnale (Herbstzeitlose), welches als Mitosehemmstoff (Spindelgift*) eingesetzt wird zur oralen Behandlung eines akuten Gichtanfalls. Colchicin beeinträchtigt die Mikrotubuli*-Funktion. Dadurch hemmt es die Mitose* und schränkt die Phagozytoseaktivität von Leukozyten* ein. Letzteres führt zu einer Verminderung von Gewebeläsionen sowie entzündlichen Reaktionen.
Indikationen:
- akuter Gichtanfall
- Off-Label: chronische Myokarditis*, familiäres Mittelmeerfieber*, Behçet*-Krankheit.

COLD: Abk. für engl. chronic obstructive lung disease → Lungenerkrankung, chronisch obstruktive
Cold-Pressure-Test m: engl. cold pressure test; syn. Hines-Brown-Test; Abk. CP-Test. Kälte-Expositions-Test zur Beurteilung der individuellen Kreislaufregulation durch Blutdruckmessung vor, während und nach Eintauchen einer Hand in Eiswasser für 1 min. Der Test dient v. a. wissenschaftlichen Zwecken.
Cole-Rezessus m: engl. Cole recess. Röntgenologisch kaum gebräuchliche Bezeichnung für den Raum, der bei der Magen*-Darm-Passage unterhalb des Bulbus duodeni sichtbar wird.
Colestyramin n: Lipidsenker* aus der Gruppe der Anionenaustauscher sowie adjuvantes Antidot* durch Unterbrechung des enterohepatischen Kreislaufs.
Indikationen:
- Hypercholesterolämie
- Pruritus* oder Ikterus* bei Cholestase
- chologene Diarrhö
- Antidot bei Intoxikation mit herzwirksamen Glykosiden oder Cumarinderivaten.

Cole-Tubus → Endotrachealtubus
Colica → Kolik
Colica gastrica → Kolik
Colica hepatica → Cholelithiasis
Colica hepatica → Kolik
Colica renalis → Nierenkolik
Colitis → Kolitis
Colitis cystica profunda f: engl. cystic colitis. Seltene Kolitis* mit schleimhaltigen Zysten* in der Wand von Kolon* oder Rektum*. Folgen

Colitis indeterminata

sind rektale Schleimabgänge, Blutungen sowie Schmerzen. Die Ursache ist ungeklärt, Auslöser kann ein Rektumprolaps* sein. Zur Diagnose eignen sich bildgebende Verfahren samt Schleimhautbiopsie. Therapiert wird mit Stuhlregulierung, lokal anti-entzündlich und chirurgisch.

Colitis indeterminata *f*: engl. *indeterminate colitis (Abk. IC)*. Nicht eindeutig klassifizierbare entzündliche Darmerkrankung. Vor allem im Bereich des Kolons kann manchmal zunächst nicht zwischen Colitis* ulcerosa und Morbus* Crohn unterschieden werden, in etwa 10 % der Fälle bleibt die undifferenzierte Diagnose auch langfristig bestehen. Behandelt wird analog der Therapie einer Colitis ulcerosa.

Colitis ischaemica → Kolitis, ischämische
Colitis pseudomembranacea → Kolitis, pseudomembranöse
Colitis ulcerosa *f*: engl. *ulcerative colitis*. Schubweise verlaufende, chronische Entzündung der Kolonschleimhaut. Sie beginnt immer im Rektum und dehnt sich nach proximal aus. Die Colitis ulcerosa befällt selten das terminale Ileum. Therapiert wird lokal oder systemisch mit Mesalazin*, Prednisolon*, Immunsuppressiva*, Integrin-Antikörpern oder Calcineurin*-Inhibitoren. Ultima ratio ist die Proktokolektomie* mit Pouch-Anlage.

Einteilung:
- Montreal-Klassifikation (siehe Abb.): **1.** E1: Proktitis (distal des rektosigmoidalen Übergangs, 40–50 %) **2.** E2: Linksseitenkolitis (Befall bis zur linken Flexur, 30–40 %) **3.** E3: Ausdehnung über die linke Flexur hinaus bis zur Pankolitis (10–20 %) **4.** in wenigen Fällen auch Entzündung des terminalen Ileums (sog. Backwash-Ileitis) **5.** Erfassung einer gleichzeitig vorliegenden primär sklerosierenden Cholangitis (PSC), da dies die Überwachungsstrategie beeinflusst.

Ätiologie: Nach heutigem Wissensstand multifaktorielle Genese:
- Barrierestörung aufgrund verminderter Mukusschicht; dadurch Invasion von Bakterien des ortsständigen Mikrobioms in die Darmwand und Auslösen einer chronischen Inflammation
- inadäquate angeborene und adaptive Immunantwort bei genetischer Prädisposition
- weitere Umweltfaktoren und Stress begünstigen die Erkrankung
- NSAR, orale Kontrazeptiva und andere Hormonpräparate erhöhen das Erkrankungsrisiko
- Rauchen ist protektiv, der Pathomechanismus ist bislang nicht hinreichend verstanden.

Klinik:
- akuter Schub: **1.** schleimig-blutige Diarrhö, imperativer Stuhldrang (aufgrund v. a. der Proktitis) **2.** krampfartige Abdominalschmerzen (Tenesmen) **3.** evtl. Fieber, Anämie mit Leistungsschwäche
- je nach Krankheitsaktivität und -ausdehnung: **1.** Fieber **2.** Exsikkose, Gewichtsverlust **3.** Abgeschlagenheit, Leistungsschwäche **4.** Blässe (Anämie!), arterielle Hypotension, Tachykardie
- extraintestinale Manifestationen: **1.** primär sklerosierende Cholangitis* (2–10 %) **2.** Erythema* nodosum (14–19 %) **3.** Pyoderma* gangraenosum (1–2 %) **4.** Episkleritis* und Uveitis* (ca. 1–23 %) **5.** Arthritis (15 %), ankylosierende Spondylarthritis (1 %, meist HLA-B27 positiv).

Therapie: Ziel der Therapie ist eine klinische und endoskopische Remission (Mucosal Healing), die mit einem günstigen Verlauf korreliert. **Pharmakotherapie** je nach Schwere, Ausdehnung der Entzündung und Komorbiditäten:
- Mesalazin* (topisch, systemisch), langfristige Einnahme zur Remissionserhaltung empfohlen (Reduktion der Inzidenz eines kolorektalen Karzinoms)
- Steroide (topisch, systemisch)
- Immunmodulatoren (Azathioprin*, 6-Mercaptopurin)
- Calcineurin*-Inhibitoren (Ciclosporin*, Tacrolimus*)
- TNF-alpha-Inhibitoren: **1.** Infliximab* (Remicade®, Remsima®, Inflectra®, Flixabi®) **2.** Adalimumab* (Humira®) **3.** Golimumab (Simponi®)
- Integrin-Antagonist Vedolizumab (Entyvio®)
- Interleukin-12/23-Antikörper Ustekinomab (Stelara®)
- Januskinase-Inhibitor Tofacitinib (Xelianz®)
- evtl. Probiotika* (Escherichia coli Stamm Nissle, VSL#3) zur Remissionserhaltung, v. a. bei Mesalazinunverträglichkeit
- (Val-)Ganciclovir bei CMV-Infektion
- Sulfasalazin* bei Gelenkbeteiligung
- ggf. Antibiotika
- Eisensubstitution i. v. oder oral (Feraccru®) bei Eisenmangelanämie
- bei Steroidgabe zur Osteoporoseprophylaxe Substitution von Kalzium und Vitamin D.

Operative Verfahren (v. a. bei fulminantem Verlauf, toxischem Megakolon* oder refraktärem Verlauf):
- Koloproktektomie mit ileoanaler J-Pouch-Anal-Anastomose (bei ca. 20 % der Patienten)
- subtotale Kolektomie* mit ileorektaler Anastomose: **1.** nur für ausgewählte Konstellationen (z. B. dringender Kinderwunsch) empfohlen **2.** vom Rektumstumpf können weiterhin Kolitisschübe ausgehen oder ein Karzinom entstehen, deshalb jährliche endoskopische Kontrolle des belassenen Rektums mit Stufenbiopsien
- kontinente Ileostomie mit Pouch-Bildung nach Kock: **1.** mögliche Alternative für besondere Fälle **2.** technisch schwierig und komplikationsträchtig, nur selten angewendet
- nach Koloproktektomie gilt die Colitis ulcerosa als geheilt, Besserung der extraintestinalen Manifestation
- selten: Pouchitis* (Therapie wie Colitis* ulcerosa)
- nach chirurgischem Eingriff: bei ca. 10–20 % der Frauen Beeinträchtigung des Sexuallebens, bei 12 % der Männer Ejakulationsstörungen, bei 5 % Impotenz.

Prognose:
- typisch: chronische Erkrankung mit schubweisem Verlauf
- häufig: Wochen bis Monate anhaltende Schübe im Wechsel mit Phasen z. T. langanhaltender Remission (chronisch-rezidivierend)
- bei Notwendigkeit einer Langzeittherapie mit Immunsuppressiva*: erhöhte Inzidenz für Malignome (z. B. etwa 4-fach erhöhtes Risiko für Lymphome unter Azathioprin*, Hautkrebsrisiko)
- abgesehen von der zuweilen deutlich eingeschränkten Lebensqualität und dem Langzeitrisiko für kolorektale Karzinome gute Prognose unter Therapie mit normaler Lebenserwartung.

Collagen → Kollagen
Colles-Fraktur *f*: Distale Radiusfraktur* durch Sturz auf die dorsalflektierte, ausgestreckte Hand mit Dislokation des distalen Fragments nach radial und dorsal. Die Diagnose wird durch Anamnese, klinische Untersuchung und

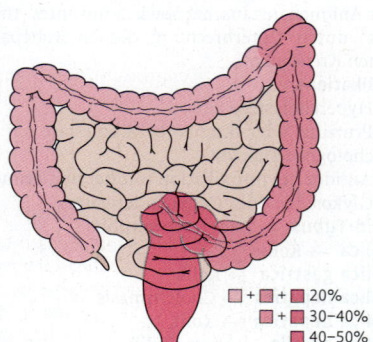

Colitis ulcerosa: Lokalisation, Manifestation bei ca. 40–50 % ausschließlich auf Rektum und Sigmoid beschränkt, bei 30–40 % als linksseitige Kolitis und bei 20 % als Pankolitis (v. a. im Kindesalter).

Röntgen gestellt. Die Therapie erfolgt nur bei Komplikationen operativ.
Klinik:
- Weichteilschwellung
- Druckschmerz
- eingeschränkte Beweglichkeit im Handgelenk.

Therapie: Konservativ:
- geschlossene Reposition in Lokalanästhesie
- Stellungskontrolle
- dorsale Unterarmgipsschiene für 4–6 Wochen, darunter Röntgenkontrollen
- anschließend Physiotherapie.

Operativ bei offenen oder Trümmerfrakturen, bei Gelenkbeteiligung:
- Reposition in Narkose und volare winkelstabile Platte
- ggf. Spickdrahtosteosynthese
- postoperativ Physiotherapie.

Colliculus inferior *m*: engl. *inferior colliculus*; syn. unterer Zweihügel. Unterer paariger Hügel am Dach des Mittelhirns (Tectum mesencephali). In den Colliculi inferiores werden Nervenfasern der Hörbahn* verschaltet. Gemeinsam mit den Colliculi superiores bilden sie die Vierhügelplatte (Lamina tecti).

Colliculus superior *m*: engl. *superior colliculus*; syn. oberer Zweihügel. Oberer paariger Hügel am Dach des Mittelhirns (Tectum mesencephali). Die Colliculi superiores spielen eine wichtige Rolle bei willkürlichen und reflektorischen Augenbewegungen*. Gemeinsam mit den Colliculi inferiores bilden die Colliculi superiores die Vierhügelplatte (Lamina tecti).

Collins-Test → Toluidinblau-Probe
Collodium *n*: engl. *collodion*. Dickflüssige Lösung von Zellulosedinitrat (Colloxylinum) in einem Alkohol*-Ether-Gemisch, das beim Verdunsten einen dünnen Film hinterlässt. Es wird zum Wundverschluss kleiner Wunden und zur Herstellung von Hühneraugen- und Warzentinkturen verwendet.
Collodium-Baby → Ichthyosis congenita
Collum *n*: engl. *neck*; syn. Cervix. Lateinisch Hals. Der Begriff wird in der Anatomie auch bei Knochen und Organen verwendet, z. B. Collum anatomicum humeri.
Collum dentis → Zahnhals
Collum uteri → Cervix uteri
Colombo radix → Kolombowurzel
Colon → Kolon
Colon irritabile → Reizdarmsyndrom
Colonlavage → Darmreinigung
Colon spasticum → Reizdarmsyndrom
Colony-stimulating-Faktor → Koloniestimulierende Faktoren
Colostrum → Kolostrum
Colpitis senilis → Kolpitis
Coltivirus *n*: Genus der Familie Reoviridae* (⌀ 60–80 nm, Innenkörper mit 32 ringförmig ikosaedrisch angeordneten Kapsomeren, Genom in 10 Segmenten doppelsträngiger RNA). Coltiviren werden durch Zecken (v. a. Dermacentor) verbreitet.

Einteilung: Humanpathogene Vertreter:
- Serotypen des Colorado-Tick-Fever-Virus: **1.** Vorkommen in den USA **2.** akutes Fieber, Kopfschmerz und Myalgie als Folgen einer Infektion; häufig verbunden mit Exanthem, Arthralgie und Lymphadenopathie; nur selten mit Hämorrhagie oder ZNS-Beteiligung
- Eyach-Virus: mehrere Isolate aus Deutschland und Frankreich.

Columella-Effekt → Tympanoplastik
Columna grisea → Rückenmark
Columna grisea anterior medullae spinalis → Rückenmark
Columna grisea intermedia medullae spinalis → Rückenmark
Columna grisea posterior medullae spinalis → Rückenmark
Columna vertebralis → Wirbelsäule
Coma → Koma
Coma vigile → Status, vegetativer
Combined Immunodeficiency: syn. kombinierter Immundefekt; Abk. CID. Primärer erblicher Immundefekt* mit kombinierter Insuffizienz der zellvermittelten und humoralen adaptiven Immunität* infolge gestörter Entwicklung und/oder Funktion der T*-Lymphozyten, B-Lymphozyten und/oder der natürlichen Killerzellen. Jenseits des 1. Lj. treten u. a. schwere Infektionen auf. Die Diagnose erfolgt laborchemisch, mittels Durchflusszytometrie, Immunfunktionsdiagnostik und molekulargenetisch.
Combined Test → Ersttrimester-Screening
Combustio → Verbrennung
Comedo → Komedonen
Commiphora molmol → Myrrhenbaum
Commissura anterior *f*: engl. *anterior commissure*. Kommissurenbahn* zwischen rechter und linker Großhirnhemisphäre in der Vorderwand des III. Hirnventrikels*. Der vordere Anteil der Commissura anterior verbindet die Riechhirne miteinander, der hintere Anteil verbindet die Temporallappen*. Sie ist neben dem Corpus* callosum die wichtigste Verbindung zwischen beiden Hemisphären.
Commissura posterior *f*: engl. *commissure of epithalamus*; syn. Commissura epithalamica. Faserkreuzung (Kommissurenbahn*) im Epithalamus* zwischen Epiphyse* und oberer Mündung des Aqueductus* mesencephali in der Hinterwand des 3. Hirnventrikels*. In der Commissura posterior kreuzen Fasern des Tectum mesencephali, des Tegmentum mesencephali und der Area pretectalis. Sie ist dadurch von großer Bedeutung für die Pupillenreaktionen*.
Common Cold Virus → Rhinovirus

Common Type Atrial Flutter → Vorhofflattern
Commotio *f*: Erschütterung von Organen durch stumpfe Gewalteinwirkung mit der Folge evtl. vorübergehender funktioneller Störungen ohne morphologische Veränderungen, z. B. Commotio* cerebri.
Commotio cerebri *f*: engl. *concussion of the brain*. Leichtes Schädelhirntrauma* (SHT I) mit traumatisch bedingter, reversibler, funktioneller Schädigung des Gehirns* ohne morphologisch fassbares Substrat. Klinisch zeigen sich Bewusstseinsstörung*, Benommenheit*, Amnesie*, Kopfschmerz, Schwindel*, Kreislaufstörung, Übelkeit* und Erbrechen*. Therapiert wird symptomatisch und mit kurzfristiger Bettruhe.
Klinik:
- akut: **1.** initial kurzzeitige (≤ 15 min) Bewusstlosigkeit* bzw. quantitative oder qualitative Bewusstseinsstörung **2.** leichte Benommenheit auch länger (z. T. ≥ 60 min) **3.** peritraumatische retrograde und evtl. anterograde Amnesie ≤ 24 h **4.** hypotone Kreislaufreaktion, Kopfschmerz, Schwindel, Übelkeit und Erbrechen **5.** evtl. passagere posttraumatische Hirnleistungsstörung* oder Durchgangssyndrom* **6.** neurologische Fokalzeichen fehlen (CCT in der Regel ohne Herdbefund) **7.** Glasgow Coma Scale (GCS) 15–14 (meist 15, siehe Glasgow* Coma Scale, Tab. dort)
- langfristig postkommotionelles Syndrom*.

Therapie:
- kurzfristige Bettruhe
- Analgetika*
- Antiemetika*
- Kreislaufstabilisierung
- Frühmobilisation.

Commotio retinae *f*: engl. *concussion of the retina*. Ischämie* umschriebener Netzhautbezirke als Folge einer prellungsbedingten spastischen Kontraktur der Netzhautarterien mit Ausbildung eines Berlin*-Ödems.
Commotio spinalis *f*: engl. *spinal cord concussion*. Traumatische Schädigung des Rückenmarks mit reversibler Symptomatik einer Querschnittläsion*.
compactus: Zusammengedrängt, fest.
completus: Vollständig.
Compliance [Medizin] *f*: syn. Adherence. Akzeptanzverhalten des Patienten oder eines Ratsuchenden gegenüber medizinischen oder psychotherapeutischen Maßnahmen; im engeren Sinn die korrekte Einnahme verordneter Medikamente, das Befolgen einer Ernährungsumstellung oder die Veränderung des Lebensstils.
Hintergrund: Ratschläge, Empfehlungen und Vorschriften bezüglich der Therapie werden von Patienten oder Bevölkerungsgruppen in

verschiedenem Ausmaß befolgt bzw. nicht befolgt (Non-Compliance). Compliance ist von der Einsicht in die Notwendigkeit geprägt, wird vom Vertrauen in die Kompetenz des Therapeuten getragen und ist u. a. abhängig von der Persönlichkeit, von der ärztlichen bzw. psychotherapeutischen Beziehung, der Anzahl und Schwierigkeit der Anweisungen, der Art der Therapie und evtl. erforderlicher Verhaltensänderungen.

Compliance [Physiologie]: syn. Dehnbarkeit. Maß für die Dehnbarkeit von Körperstrukturen, z. B. pulmonale Compliance für Dehnbarkeit der Lunge, vaskuläre oder kardiale Compliance für Dehnbarkeit von Blutgefäßen und Herzwand sowie Blasencompliance für Dehnungsfähigkeit der Harnblasenwand.

Composite Graft: Aus mehreren verschiedenen Materialien zusammengesetztes Transplantat.
Formen:
– rein autogen, z. B. aus der Ohrmuschel entnommenes Haut-Knorpel-Transplantat zur rekonstruktiven Rhinoplastik
– Kombination aus autogenem und alloplastischem Material, z. B. aus Vene und Kunststoffprothese zusammengesetzter gefäßchirurgischer Bypass oder in der Herzchirurgie klappentragende Rohrprothese (siehe auch Gefäßprothese*).

compositus: Zusammengesetzt.
Comprehensive-Stage-II-Operation → Linksherzsyndrom, hypoplastisches
Compressio f: syn. Kompression. Druck, Quetschung.
Compressio cerebri f: engl. *cerebral compression*; syn. Gehirnkompression. Schädigung des Gehirns* durch Hirndrucksteigerung* (z. B. intrakranieller Druck chronisch > 30 mmHg), u. a. bei intrakraniellem Hämatom*, Liquorstopp, Hirnödem*, Schlaganfall*, Enzephalitis* oder Hydrozephalus*.
computerassistierte Chirurgie → Chirurgie, computerassistierte
Computertomografie f: engl. *computed tomography*; Abk. CT. Röntgendiagnostisches, computergestütztes bildgebendes Verfahren (Schnittbildverfahren*) zum Nachweis umschriebener und diffuser morphologischer Veränderungen (z. B. Fraktur, Tumor, Abszess, Gefäßveränderungen, interstitielle Lungenkrankheiten). Vorteil der Computertomografie gegenüber dem konventionellen Röntgen ist die Möglichkeit einer überlagerungsfreien Darstellung von Weichteilen und inneren Organen (allerdings mit deutlich höherer Strahlenbelastung).
Prinzip:
– Erzeugung eines schmalen Fächerstrahls mit einer Röntgenröhre und einem speziellen Blendensystem (siehe Abb.), der innerhalb

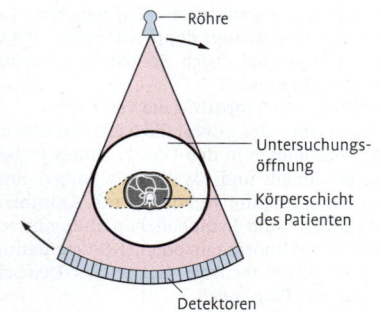

Computertomografie: Prinzip der Bilderzeugung.

der durchstrahlten Körperschicht des Patienten in Abhängigkeit von den vorhandenen Strukturen verschieden stark geschwächt wird
– Detektion der abgeschwächten Röntgenstrahlung als Signal mit einem mit einer Vielzahl von Detektoren bestückten Detektorkranz, elektronische Aufbereitung und Berechnung durch Rechner
– während Signalakquisition dreht sich das System aus Röhre und Detektoren gemeinsam um die Mitte des kreisförmigen Messfeldes, dadurch Erzeugung verschiedener Projektionen derselben Schicht (Dicke 0,5–10 mm)
– im Rechner Verarbeitung zu einem Bild (Schnittbild, 3D-Bild) mit Darstellung der Verteilung der (auf Wasser bezogenen) Schwächungswerte (Dichtewerte; in Hounsfield-Einheiten, als Grautonskala jedem Bild beigeordnet) in der durchstrahlten Körperschicht
– im Vergleich zur konventionellen Röntgendiagnostik* wesentlich höhere Kontrast-, jedoch geringere Struktur- und Formauflösung.

Formen: Einteilung nach Datenakquisition:
– Einzelschicht-CT (syn. sequenzielles CT): **1.** Röhrenrotation und Tischvorschub diskontinuierlich **2.** pro Röhrenrotation Untersuchung einer einzelnen Schicht, Patient wird für Untersuchung der nächsten Schicht verschoben und eingestellt
– Spiral*-CT.

Einteilung nach Lokalisation bzw. Indikation:
– **kraniale CT (CCT): 1.** in weiten Bereichen von der kranialen MRT abgelöst **2.** Ausnahmen (Indikation für CCT): frische Subarachnoidalblutung* oder Subduralhämatom* (nicht älter als 10 h) **3.** Primärdiagnostik von Schlaganfall* und Schädelhirntrauma*, Schädelbasisfraktur* (Abb. 1 dort) **4.** Schädelbasistumor mit knöchernem Defekt

– **Wirbelsäulen-CT: 1.** u. a. zur Beurteilung von Frakturen oder Luxation sowie der knöchernen Stabilität z. B. bei Tumoren oder osteodestruktiven Entzündungen **2.** alternativ zur MRT (1. Wahl), z. B. bei MRT-Kontraindikation **3.** Bandscheibendiagnostik (Bandscheibenvorfall*) **4.** Myelo-CT (Kurzbezeichnung für CT-Myelografie): Wirbelsäulen-CT nach intrathekaler Kontrastmittelinjektion zur Beurteilung von Stenosen bzw. Raumforderungen des Spinalkanals
– **Ganzkörper-CT: 1.** fester Bestandteil der Röntgendiagnostik im Thorakal- und Abdominalbereich, besonders bei Suche und Verlaufsbeurteilung von Tumoren bzw. Metastasen und bei Polytrauma **2.** ohne Kontrastmittel beurteilbar: z. B. Lungenstruktur, Harnkonkremente **3.** (bessere) Beurteilbarkeit durch Kontrastmittel: Raumforderung (z. B. räumliche Ausdehnung, Vaskularisation, Differenzierung von Zyste und Tumor) sowie vaskuläre Veränderungen (z. B. Aneurysma, Dissektion)
– **High Resolution Computerized Tomography (HRCT; syn. Dünnschicht-CT):** CT in sehr dünnen Schichten mit hoher Ortsauflösung; Indikationen: **1.** pulmonale HRCT, u. a. Differenzialdiagnosen von Erkrankungen des Lungengerüsts, z. B. Lungenfibrose*, Alveolitis* (Abb. dort), interstitielle Pneumonie oder Pneumokoniosen* **2.** Darstellung kleiner Knochen, z. B. Felsenbein (Schädelbasisfraktur*) oder Handwurzelknochen
– **Kardio-CT** bzw. **CT-Koronarangiografie: 1.** nichtinvasive CT des Herzens und/oder der Koronararterien (CT*-Angiografie) mit Mehrzeilen-CT (> 16 Zeilen, besser ≥ 64 Zeilen) oder Dual*-Source-CT **2.** Indikation: Ausschluss von Koronararterienanomalie oder ggf. signifikanter Koronarstenose*
– **CT-Kolonografie und CT-Enteroklysma** (syn. CT-Sellink): Formen der virtuellen Endoskopie mit Untersuchung des Dick- oder Dünndarms
– **dynamische CT:** mehrfache CT-Untersuchung einzelner Schichten oder Körperregionen innerhalb eines definierten Zeitraumes zur Gewinnung einer Aussage über dynamische Prozesse, z. B.: **1.** dynamische CCT zur Beurteilung der Hirnperfusion **2.** dynamische CT zur Differenzialdiagnose von Tumoren anhand der Tumorperfusion.

Concha nasalis f: engl. *nasal concha*. Nasenmuschel. In der Regel gibt es in jeder Nasenhöhle 3 Nasenmuscheln: die Concha nasalis superior et media sind Bestandteile des Os ethmoidale, die Concha nasalis inferior ist ein eigenständiger Knochen.
Bemerkung: Die Concha nasalis inferior wird in der Klinik auch als Os turbinale bezeichnet. Zu-

sätzlich zu den 3 üblichen Nasenmuscheln kann eine Concha* nasalis suprema, welche ebenfalls Bestandteil des Os ethmoidale ist, ausgebildet sein.

Concha nasalis suprema *f*: engl. *supreme nasal concha*. Oberste Nasenmuschel. Die Concha nasalis suprema ist Bestandteil des Os ethmoidale und kommt bei Neugeborenen in 88 % der Fälle vor. Sie bildet sich aber während der postnatalen Entwicklung zurück. Bei Erwachsenen tritt die oberste Nasenmuschel noch in ca. 18 % der Fälle auf.

concomitans: Begleitend.

Concretio pericardii *f*: engl. *concretion of the heart*. Partielle oder totale (Obliteratio pericardii) schwielige Verwachsung der Perikardblätter (Lamina visceralis (= Epikard*) und Lamina parietalis) als Folge einer chronischen Perikarditis* mit Atemnot, Zyanose* sowie hochgradiger Einflussstauung* mit sichtbar gestauten Halsvenen auch bei aufrechter Körperhaltung, Leberstauung und Stauungsniere* sowie peripheren Ödemen* und arterieller Hypotonie*.

Concussio *f*: Erschütterung.

Conduit [Herzchirurgie] *n*: Interponat*. In der Herzchirurgie steht die Bezeichnung Conduit für eine klappentragende Gefäßprothese* (Composite* Graft).

Conduit [Urologie] *n*: Operative Bildung einer inkontinenten künstlichen Harnableitung* (sog. Urostoma) aus ausgeschaltetem Darmsegment, z. B. Ileum*-Conduit, Kolon*-Conduit und Sigma*-Conduit.

Conduplicato-corpore-Geburt *f*: engl. *conduplicato corpore evolution*; syn. Roederer-Selbstentwicklung. Vaginale Geburt eines Kindes aus Querlage, durch Abknickung der Wirbelsäule im Bereich des Thorax. Dies kommt heute durch die Geburt per Sectio caesarea bei Querlage* eigentlich nicht mehr vor.

Condurangostrauch *m*: syn. Marsdenia condurango. Liane aus der Familie der Apocynaceae (früher Asclepiadaceae), die in Südamerika, Peru, Ecuador und in den Kordilleren verbreitet ist und in Ostafrika kultiviert wird. Medizinisch verwendet wird die Condurangorinde (Condurango cortex). Sie regt die Speichel- und Magensaftsekretion* an und mindert den Brechreiz.

Condylomata acuminata *n pl*: engl. *acuminate warts*; syn. Feigwarzen. Sexuell übertragene Infektion mit humanen Papillomaviren (HPV), die zur Ausbildung primär benigner Papillome* im Anogenitalbereich führt. Eine Spontanheilung ist unwahrscheinlich, Rezidive häufig und maligne Entartung möglich. Die Diagnosestellung erfolgt klinisch, therapiert wird mittels Abtragung oder Lokaltherapeutika.

Klinik: Aus stecknadelkopfgroßen Knötchen, v. a. an äußeren Genitalien, Vagina, Zervix, intraurethral und -anal (siehe Abb. 1) entstehen

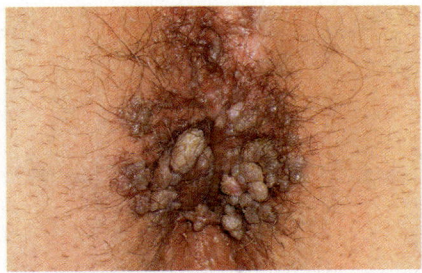

Condylomata acuminata Abb. 1: Typischer Befund am Anus mit multiplen aufrecht stehenden, warzenförmigen Wucherungen. [32]

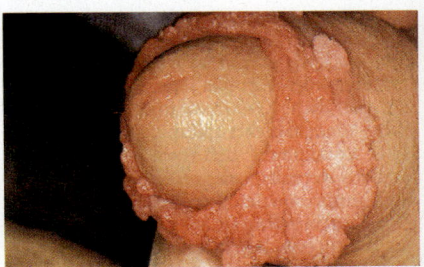

Condylomata acuminata Abb. 2: Warzige Papeln primär am inneren Vorhautblatt. [3]

blumenkohl- oder hahnenkammartige, papilläre Wucherungen (siehe Abb. 2). Im Verlauf kann es zu invasivem Wachstum mit Fistelbildung (Condylomata* gigantea) oder zu Mazeration und übelriechendem Zerfall kommen.

Therapie:
– Prophylaxe mittels quadrivalenter oder nonavalenter HPV-Vakzine und Nutzung von Kondom oder Femidom
– Zirkumzision* reduziert die Rezidivrate bei wiederholtem Penisbefall
– lokale Anwendung von Immunmodulatoren (z. B. Imiquimod*), Podophyllotoxin und Ätzmitteln
– Elektrokoagulation* (bei ausgedehntem Befall auch unter Vollnarkose)
– Kürettage* mit scharfem Löffel und anschließender Elektrokoagulation*
– Abtragung mittels Diathermieschlinge
– Abtragung mittels CO_2-, YAG- oder Diodenlasersystemen (nur mit Schutzbrille, Maske und Rauchabsaugung)
– Partnerbehandlung
– evtl. Prophylaxe mit Interferon-β bei häufigen Rezidiven

Condylomata gigantea *n pl*: engl. *giant condylomata*; syn. Buschke-Löwenstein-Tumoren.

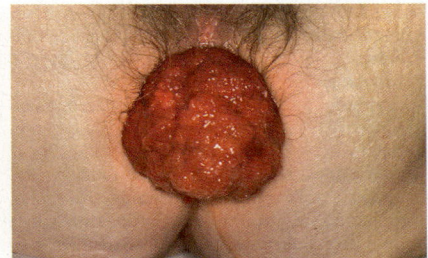

Condylomata gigantea Abb. 1 [32]

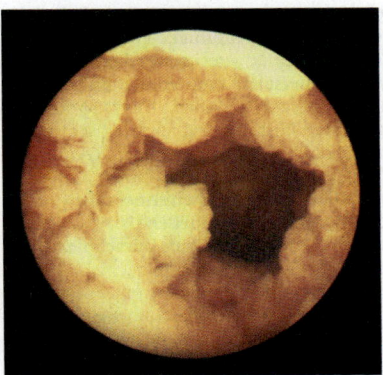

Condylomata gigantea Abb. 2: Intraurethrale Lokalisation. [7]

Ausgedehnte, lange Zeit persistierende Feigwarzen (Condylomata* acuminata) im Anogenitalbereich, klinisch imponierend als exophytisch wachsende blumenkohlartige Tumoren. Condylomata gigantea werden aufgrund ihres infiltrierenden Wachstums zu den verrukösen Karzinomen gerechnet. Die Diagnosestellung erfolgt klinisch und histologisch, therapiert wird mittels chirurgischer Exzision. Siehe Abb. 1 und Abb. 2.

Vorkommen: V. a. bei Männern zwischen dem 20. und 40. Lebensjahr vorkommend, meist assoziiert mit HPV-Typ 6, 11 oder 56.

Diagnostik:
– klinisches Erscheinungsbild, Anamnese
– Histologie
– evtl. molekularbiologischer HPV-DNA-Nachweis (nicht routinemäßig).

Differenzialdiagnose: Nicht-virale pigmentierte Papillome*.

Therapie:
– großzügige chirurgische Exzision* im Gesunden (histologisch randschnittkontrolliert), evtl. Penisamputation nötig

Condylomata lata

- bei Inoperabilität Therapie mit 5 % Imiquimod*-Salbe und/oder CO$_2$-Laser-Behandlung.

Prophylaxe:
- Impfung mit quadrivalentem oder nonavalentem HPV-Impfstoff
- Safer Sex.

Condylomata lata *n pl*: engl. *flat condylomata*. Breitbasig aufsitzende, wuchernde, nässende, treponemenreiche und daher hochinfektiöse Papeln im späten Stadium der Frühsyphilis (siehe Syphilis*). Condylomata lata treten vorwiegend an Stellen mit starker Schweißbildung auf, z. B. Vulva, Analtrichter oder Axillen. Siehe Syphilis*. Abb. 2 dort.

Condylomata plana *n pl*: Flache Sonderform der Condylomata* acuminata. Prädilektionsstellen sind die Cervix* uteri sowie das Präputium, grundsätzlich ist das Vorkommen im gesamten Anogenitalbereich möglich. Die Diagnosestellung erfolgt klinisch und histologisch, therapiert wird mittels Abtragung oder ätzender Lokaltherapeutika.

Cone-Operation → Ebstein-Anomalie
confluens: Zusammenfließend.
Confluens sinuum → Sinus durae matris
Congelatio → Erfrierung
congenitus → angeboren
Congestio → Kongestion
Conidia → Konidiosporen
Conjugata → Beckenmaße
Conjunctivitis → Konjunktivitis
Conjunctivitis diphtherica → Conjunctivitis pseudomembranosa
Conjunctivitis follicularis *f*: engl. *follicular conjunctivitis*. Akute oder chronische Bindehautentzündung mit Bildung subepithelialer Lymphfollikel auf der Lidinnenseite. Ursachen sind chemikalische oder physikalische Reize sowie Infektionen (z. B. mit Moraxella, Chlamydia*, Adenoviridae* oder Herpesviridae*, Molluscum* contagiosum).
Conjunctivitis gonorrhoica → Gonoblennorrhö
Conjunctivitis lignosa *f*: Bindehautentzündung mit gelbweißen Pseudomembranen auf der Rückseite der Oberlider. Die Ablagerungen entstehen bei Verletzungen und Infektionen aufgrund eines Plasminogen-Mangels. Die Erstmanifestation erfolgt meist im Kindesalter. Die Therapie besteht in der Gabe von Plasminogen oder Plasma sowie lokaler Applikation von Heparin und Immunsuppressiva.
Conjunctivitis pseudomembranosa *f*: engl. *pseudomembranous conjunctivitis*. Akute Bindehautentzündung mit bretthart infiltrierten Lidern und grau-gelblicher Membran auf der Bindehaut* des unteren Lids. Ursache sind Infektionen, v. a. mit dem Corynebacterium* diphtheriae. Die Behandlung erfolgt ursachengemäß,

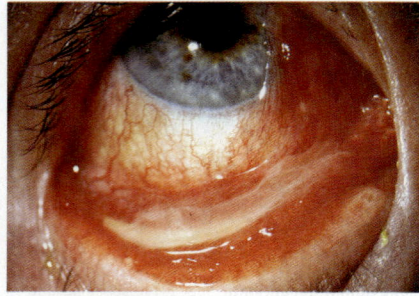

Conjunctivitis pseudomembranosa [133]

bei Diphtherie* z. B. systemisch mit Diphtherie-Antitoxin und antibiotischen Augentropfen. Siehe Abb.
Conjunctivitis trachomatosa → Trachom
Conjunctivitis vernalis *f*: engl. *vernal catarrh*; syn. Allergische Konjunktivitis. Exsudativ-allergische Bindehautentzündung, teils mit zusätzlicher Entzündung der Hornhaut (Keratoconjuctivitis vernalis). Sie verläuft oftmals chronisch mit saisonalen Exazerbationen, teils mit Hornhautkomplikationen, meist jedoch spontan abklingend. Behandelt wird mit Mastzellstabilisatoren (z. B. Cromoglicinsäure) oder Antihistaminika, unter Umständen mit Glukokortikoidsalbe bzw. -tropfen sowie Ciclosporin-A-Augentropfen.

Formen:
- palpebrale Form mit pflastersteinartigen Wucherungen der Lidinnenseite (siehe Abb.)
- bulbäre (limbale) Form mit grauweißen Wucherungen der perilimbären Bindehaut.

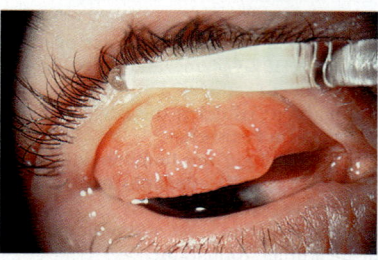

Conjunctivitis vernalis: Tarsale Form mit pflastersteinartigen Riesenpapillen. [133]

connatus: engl. *congenital*. Angeboren*.
Conn-Syndrom *n*: engl. *Conn's syndrome*; syn. primärer Hyperaldosteronismus. Pathologisch gesteigerte autonome Sekretion von Aldosteron*. Leitsymptom ist die arterielle Hypertonie*. Die Diagnose erfolgt labormedizinisch, bei zugrunde liegendem Aldosteronom* werden zur Lokalisationsdiagnostik bildgebende Ver-

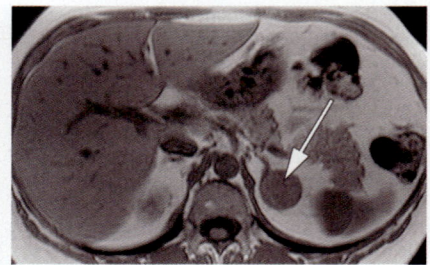

Conn-Syndrom: Adenom der Nebenniere (Pfeil), CT. [135]

fahren eingesetzt. Behandelt wird chirurgisch und pharmakologisch.

Erkrankung: Ätiologie:
- meist beidseitige idiopathische Hyperplasie der Zona glomerulosa (Nebennierenrindenhyperplasie, ca. 60 %)
- Nebennierenrindenadenom (klassisches Conn-Syndrom, ca. 30 %, siehe Abb.)
- makronoduläre Nebennierenrindenhyperplasie (< 5 %)
- selten familiärer Hyperaldosteronismus* (< 5 %), z. B.: **1.** Typ I: durch Glukokortikoid* supprimierbarer Hyperaldosteronismus*, CYPB11B1-Mutation, Genlocus 8q24.3 **2.** Typ II: FHII-Mutation, Genlocus 7p22 **3.** Typ III: KCNJ5-Mutation, allelisch zu Long*-QT-Syndrom (LQTS) 13
- Aldosteron-produzierendes Karzinom (adrenal oder ektop, < 1 %).

Klinik:
- **Leitsymptom** arterielle Hypertonie* (v. a. durch Zunahme des intravasalen Flüssigkeitsvolumens infolge Hypernatriämie* und direkter Vasokonstriktion*)
- infolge Hypokaliämie* (Spätsymptom, bei ca. 10–20 %), Hypomagnesiämie* und nicht respiratorischer Alkalose* v. a.: **1.** Obstipation **2.** Muskelschmerzen und -schwäche **3.** paroxysmale* Lähmungen **4.** Tetanie* **5.** Parästhesien* **6.** Herzrhythmusstörungen*
- häufig zusätzlich Kopfschmerz und Sehstörungen.

Differenzialdiagnose: V. a. sekundärer Hyperaldosteronismus* bei mit Diuretika behandelter primärer Hypertonie.

Therapie:
- bei Nebennierenrindentumor operative Entfernung der Nebenniere (laparoskopische Adrenalektomie*)
- bei Nebennierenrindenhyperplasie Dauertherapie mit Aldosteron*-Antagonisten (z. B. Spironolacton* 50–100 mg/d)
- bei Aldosteron-produzierendem Karzinom: Operation und zytostatische Behandlung mit Mitotan

– bei Glukokortikoid-supprimierbarem Hyperaldosteronismus: niedrig dosierte Dexamethason*-Gabe.

Constraint-Induced-Movement-Therapy *f*: syn. Forced-Use-Therapie; Abk. CIMT. Therapiekonzept der Physiotherapie* zur motorischen Rehabilitation bei neurologischer Erkrankung (v. a. Schlaganfall*). Bei der CIMT erfolgt ein funktionelles Training der beeinträchtigten Extremität bei gleichzeitiger Immobilisation der gesunden Extremität (z. B. durch Tragen einer Schlinge). Die Wirksamkeit der CIMT ist nachgewiesen.

Prinzip: Bei Hemiparese:
– Ruhigstellung der unbeeinträchtigten oder weniger beeinträchtigten Extremität (Constraint) zur Verhinderung kompensatorischer Bewegungen, z. B. durch Schiene, Schlinge oder auch symbolisch über einen Handschuh
– intensives, stufenweises Training mit der beeinträchtigten Extremität über mehrere Stunden täglich an mehreren aufeinander folgenden Wochentagen (Shaping).

Therapieziel: Zunehmender Gebrauch der beeinträchtigten Extremität, verbesserte Funktionalität bei alltagsrelevanten Verrichtungen.

contagiosus: Ansteckend, kontagiös.

Contergan-Syndrom → Thalidomid-Embryopathie

Continuous Arterial Spin Labelling: Abk. CASL. Bildgebendes Verfahren zur Messung der zerebralen Perfusion mit Magnetresonanz über magnetische Markierung im arteriellen Blut. Vorteile gegenüber der PET-Messung sind fehlende Strahlenbelastung und die Möglichkeit der Mehrfachmessung bei derselben Person in kurzen Zeitabständen. CASL findet Anwendung in der psychologischen, neurologischen und neurowissenschaftlichen Forschung.

Continuous Passive Motion: Abk. CPM. Frühfunktionelle Behandlung mit passiver Bewegung von Extremitäten(abschnitten) durch eine einstellbare Bewegungsschiene*. Continuous Passive Motion wird nach Trauma oder OP angewendet, wenn eine (evtl. primär limitierte) Bewegungstherapie zur Kontrakturprophylaxe notwendig ist, z. B. bei übungsstabiler gelenknaher Osteosynthese* mit zunächst notwendiger Entlastung. Siehe Abb.

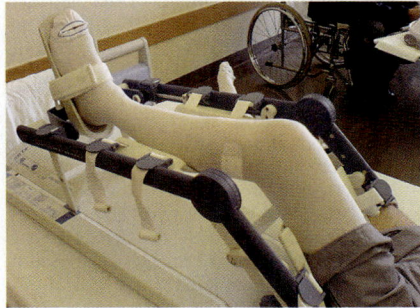

Continuous Passive Motion: Motorschiene zur passiven Bewegung des Beins. [73]

Continuous Positive Airway Pressure → CPAP-Beatmung

Continuous Positive Pressure Ventilation: Abk. CPPV. Kontinuierliche Überdruckbeatmung, eine Form der kontrollierten Beatmung*.

contortus: Gewunden, verschlungen.

contra: Gegen.

contractilis: syn. kontraktil. Zur Kontraktion fähig, z. B. kontraktiles Gewebe.

contractus: syn. kontrakt. Zusammengezogen, gekrümmt.

Contrast-Enhanced Ultrasound *m*: syn. kontrastmittelgestützter Ultraschall (Abk. KUS; Abk. CEUS. Ultraschalldiagnostik* unter Anwendung von Ultraschallkontrastmitteln. CEUS wird kardiologisch eingesetzt in der Echokardiografie (Kontrastechokardiografie), gastroenterologisch v. a. im Rahmen der Abdominalsonografie und neurologisch bei der transkraniellen zerebralen Blutflussmessung (kontrastverstärkte transkranielle FKDS, Doppler-Sonografie) nach i. v. Applikation des Ultraschallkontrastmittels.

Prinzip: Verstärkung der von zirkulierenden Kontrastmittel-Gasbläschen reflektierten Schallwellen bei gleichzeitiger Unterdrückung der vom Organparenchym reflektierten Schallwellen und Beurteilung der Kontrastmittel-Dynamik in unterschiedlichen Phasen der Organperfusion.

Contrast-Induced Nephropathy: Abk. CIN. Akutes* Nierenversagen als Komplikation bei Gabe iodhaltiger Kontrastmittel beim CT.

Contrecoup-Verletzung *f*: engl. *countrecoup injury*. Verletzung an der der Gewalteinwirkung gegenüberliegenden Lokalisation bei okzipitalem oder parietalem stumpfem Schädelhirntrauma*, typischerweise ausgeprägter als die Verletzung auf der Stoßseite (Coup-Verletzung). Möglich sind z. B. Contusio* cerebri mit sog. Rindenprellungsherden* und evtl. davon ausgehend Subarachnoidal- oder Subduralblutung und Augenhöhlen-Fraktur (Orbitazeichen*).

Contusio → Kontusion

Contusio bulbi *f*: engl. *ocular contusion*. Nicht perforierende Augenverletzung mit Einblutungen in die Vorderkammer, erheblicher Augeninnendruckerhöhung, Schädigung des Trabekelwerks, Rissen im Irissphinkter, Abriss der Iris von ihrer Basis (Iridodialysis), Katarakt, Glaskörperblutungen, Berlin-Ödem sowie Netzhaut- und Aderhautrissen. Mögliche Spätfolgen sind auch Jahre nach einer Verletzung auftretender Augendruckanstieg, Netzhautablösung und Katarakt*. Siehe Berlin*-Ödem (Abb. dort).

Contusio cerebri *f*: engl. *brain contusion*. Veraltete Bezeichnung für gedecktes mittelschweres oder schweres Schädelhirntrauma* (SHT II oder III ohne Perforation der Dura mater). Klinisch zeigen sich u. a. Bewusstseinsstörung*, Pupillenstarre, Atmungsstörung, zentrales Fieber* sowie Symptome eines Hirnödems. Nach Diagnosestellung mit CT oder MRT und EEG ist intensivmedizinische Behandlung erforderlich.

Contusio cordis → Herzkontusion

Contusio spinalis *f*: engl. *spinal cord contusion*. Mechanische Schädigung des Rückenmarks durch Prellung oder Quetschung, evtl. mit Hämatomyelie*. Klinisch zeigen sich spinaler Schock* und (ggf. reversible) Symptome einer Querschnittläsion*.

Contusio thoracis → Brustkorbprellung

Conus arteriosus *m*: engl. *infundibulum*; syn. Conus pulmonalis. Trichterförmige Ausströmungsbahn der rechten Herzkammer* (Ventrikel). Der Conus arteriosus liegt oberhalb der Crista supraventricularis und ist durch die Pulmonalklappe* getrennt vom Truncus* pulmonalis. Abb. dort

Conus medullaris → Rückenmark

Conus pulmonalis → Conus arteriosus

Convallaria majalis → Maiglöckchen

Converting-Enzym → Angiotensin-Converting-Enzym

Cooley-Anämie → Thalassämie

Coombs-Geräusch *n*: engl. *Coombs' murmur*; syn. Carey-Coombs-Geräusch. Ursprünglich mesodiastolisches Herzgeräusch* über der Herzspitze bei rheumatischer Endokarditis* der Mitralklappe. Heute bezeichnet Coombs-Geräusch ein mesodiastolisches funktionelles Herzgeräusch bei relativer (funktioneller) Mitralklappenstenose*. Das Coombs-Geräusch ist auskultatorisch kurz, niederfrequent, meist spindelförmig um den 3. Herzton mit Punctum maximum in der Medioklavikularlinie über der Herzspitze.

Vorkommen: Das Coombs-Geräusch tritt auf bei großem Links-Rechts-Shunt bei Ventrikelseptumdefekt oder persistierendem Ductus* arteriosus.

Coombs-Test → Antiglobulintest, direkter

Cooper-Hernie → Schenkelhernie

Cooper-Schere *f*: engl. *Cooper's scissors*. Über die Fläche gebogene, kräftige chirurgische Schere. Sie wird verwendet zur Durchtrennung von Nahtmaterial (Fäden), Drainagen*, Verbandsmaterialien und kräftigem bzw. festem Gewebe, wie z. B. Faszien* (Faszienspaltung).

CO_2-Partialdruck *m*: engl. *CO_2 partial pressure*; Abk. pCO_2. Teildruck der Kohlendioxid*-Komponente (pCO_2) in einem Gasgemisch wie der Ein- oder Ausatemluft entsprechend dem Produkt aus seinem Volumenanteil am Gesamtvolumen des Gasgemisches und dem Gesamtgasdruck. Der arterielle pCO₂ wird mit einer Glaselektrodenkette (Blutgasanalyse*) oder transkutan bestimmt, der alveoläre pCO₂ durch enddidale Kapnografie*.

Referenzbereiche:
- arterielles Blut: 40 mmHg = 5,3 kPa
- venöses Mischblut: 45 mmHg = 6 kPa.

COPD: Abk. für Chronisch obstruktive Lungenerkrankung → Lungenerkrankung, chronisch obstruktive

Cope-Zeichen → Psoaszeichen

Coping n: Prozess der Auseinandersetzung mit und Bewältigung von bestehenden oder erwarteten belastenden Situationen und Stressoren*, der behaviorale, emotionale, kognitive oder motivationale Reaktionen umfasst. Das Konzept geht auf Lazarus (1960er) zurück, der damit den Fokus von den Stressoren auf die individuellen Ressourcen zur Stressbewältigung lenkte.

Klinische Bedeutung:
- Ein erfolgreiches Coping hat einen positiven Einfluss auf den Verlauf vieler Erkrankungen und wird u. a. gefördert durch: **1.** ein hohes Ausmaß an Selbstwertgefühl*, Selbstvertrauen, Problemlösungs- und sozialer Kompetenz **2.** Unterstützung seitens des sozialen Umfelds (Familie, Selbsthilfegruppen) **3.** ein von Schuldzuweisungen freies Krankheitskonzept **4.** eine vertrauensvolle therapeutische Beziehung bei Autonomie des Patienten bezüglich der Entscheidung über diagnostische und therapeutische Maßnahmen.
- In der Stressforschung gelten erfolgreiche bzw. geeignete Coping-Strategien als bedeutsame gesundheitliche Ressourcen. Welche Strategien als erfolgreich gelten können, ist bisher noch nicht ausreichend geklärt. Je nach Zeitpunkt im Verlauf und je nach Erfolgskriterium (u. a. Symptomreduktion, Lebensqualität, soziale Integration) sind unterschiedliche Strategien nach Perspektive des Urteilenden (Betroffener, Therapeut, soziales Umfeld) als hilfreich anzusehen.

coracoideus: engl. coracoid. Rabenschnabelähnlich, z. B. Processus* coracoideus (Rabenschnabelfortsatz) der Scapula.

Cor asthenicum → Tropfenherz

Cor bilaterale n: engl. bilateral cor. Bezeichnung für eine auf dem Röntgen sichtbare Vergrößerung der Herzsilhouette, die sich bis auf die rechte Thoraxseite erstreckt. Das Cor bilaterale findet sich z. B. bei Herzhypertrophie* oder Herzinsuffizienz*. Eine genaue Diagnostik, in deren Verlauf auch ein Perikarderguss* ausgeschlossen werden kann, erfolgt durch Echokardiografie*.

Cor bovinum n: engl. cor taurinum. Selten benutzte Bezeichnung für eine stark vergrößerte Herzform. Diese tritt v. a. bei schwerer Herzinsuffizienz, Kardiomyopathie oder kombiniertem Herzklappenfehler auf. Die genaue Diagnostik erfolgt im Rahmen der Echokardiografie*. Siehe Abb.

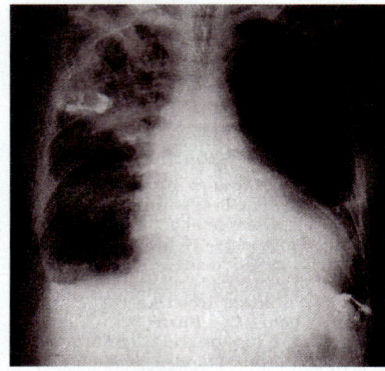

Cor bovinum [203]

Cordotomie → Chordotomie

Cord Traction: Dosierter, vorsichtiger Zug an der Nabelschnur nach Geburt und Abnabeln des Kindes zur Lösung der Plazenta*. Bei festsitzender Plazenta besteht die Gefahr des Abreißens der Nabelschnur mit anschließender stärkerer Blutung.

Core: Der Nukleinsäuren enthaltende, aus viralen Proteinen bestehende Innenkörper eines Virus.

Coriandrum sativum → Koriander

Corium → Dermis

Cornea → Kornea

Cornu cutaneum n: engl. cutaneous horn. Tierhornartige Hyperkeratose*, evtl. assoziiert mit Verrucae vulgares, Keratosis* actinica oder Plattenepithelkarzinom*. Siehe Abb.

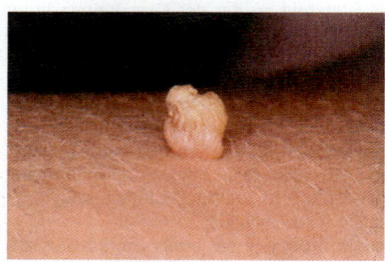

Cornu cutaneum [3]

Corona phlebectatica paraplantaris f: Variköser Venenkranz an den Fußrändern (sog. Cockpit-Varizen) bei Abflussstörung im Bereich der tiefen Unterschenkelvenen infolge chronisch-venöser Insuffizienz*.

Coronaviridae f pl: Familie pleomorpher RNA-Viren* mit Hüllmembran. Coronaviridae führen zu Erkrankungen des Respirationstraktes, indem sie die Zilienbewegung des respiratorischen Flimmerepithels* beeinträchtigen. Schwere, z.T. tödliche Coronavirus-Infektionen werden durch das MERS-CoV, SARS-CoV und das neuartige SARS-CoV-2 verursacht (siehe COVID*-19-Infektion). Die Viren werden durch Tröpfchen-, Schmier- und Kontaktinfektion übertragen.

Merkmale:
- Größe ⌀ 70–160 nm
- einzelsträngige RNA mit 26000–32000 Basen
- Hüllmembran, in die 3–4 Polypeptide eingelagert sind
- Elektronenmikroskopisch zeigen Coronaviren namengebende kronenförmig angeordnete Hüllproteine (Spikes) mit einer Länge von 15–29 nm.

Einteilung:
- Alpha-Coronaviren
- Beta-Coronaviren, z.B. SARS-Coronavirus, MERS-Coronavirus, SARS-CoV-2
- Gamma-Coronaviren
- Delta-Coronavirus.

Übertragung: Die Übertragung von Coronaviren ist von Tier zu Mensch sowie von Mensch zu Mensch möglich über:
- Tröpfcheninfektion
- Kontaktinfektion
- Schmierinfektion.

Klinische Bedeutung:
- in der Regel milde Erkrankung der oberen Atemwege durch Infektion mit Coronaviridae der Stämme 229E (hCoV-229E) und OC43 (hCoV-OC43) sowie der Stämme NL63 und HKU1
- Symptome einer Coronavirus-Infektion umfassen Husten, Fieber, Kurzatmigkeit und Atembeschwerden. In schweren Fällen kommt es zu Pneumonie, SARS, Nierenversagen und Tod
- SARS durch Infektion mit SARS-assoziiertem Coronavirus (SARS-CoV): **1.** Beschreibung erstmals 2003 **2.** Herkunft vermutlich aus dem Tierreich (Fledermäuse, Larvenroller)
- Kombination von schwerem Atemnotsyndrom und akutem Nierenversagen durch Infektion mit MERS-Coronavirus (Middle East Respiratory Syndrome Coronavirus, Abk. MERS-CoV): **1.** Nachweis erstmals 2012 **2.** Herkunft vermutlich aus dem Tierreich (Fledermaus) **3.** Vorkommen v. a. in Saudi-Arabien, Jordanien, Katar
- z.T. schwere akute respiratorische Erkrankung durch Infektion mit neuartigem SARS-CoV-2 (siehe auch COVID*-19-Infektion):

1. Nachweis erstmals 2019 2. nach erstmaligem Auftreten in China inzwischen weltweite Verbreitung (Pandemie laut WHO-Kriterien).
Diagnostik:
- serologisch: Immunfluoreszenztest, Komplementbindungsreaktion
- RT-PCR.

Therapie: Symptomatisch und Isolation der Patienten (Isolier-/Quarantänemaßnahmen).

Cor pendulum → Tropfenherz

Corpora amylacea *n pl*: engl. *amylaceous bodies*; syn. Amyloidkörperchen. Lamellär geschichtete, meist verkalkte Ausfällungen von Glykoprotein. Corpora amylacea ohne Krankheitswert treten auf in Schilddrüse, Prostata, Ovar, Lunge, Pleura und Gelenken. Sie kommen außerdem vor bei degenerativen Erkrankungen des Gehirns und im Altersgehirn*, v. a. an den Zellfortsätzen von Astrozyten perivasal, subpial und subependymal.

Corpora oryzoidea *n pl*: engl. *rice bodies*. Fibrinablagerungen in Gelenken, Sehnenscheiden und Schleimbeuteln.

Cor pulmonale *n*: engl. *pulmonary heart disease*; Abk. CP. Hypertrophie* und/oder Dilatation* des rechten Ventrikels als Folge einer Lungenerkrankung mit erhöhtem Druck im Lungenkreislauf (pulmonale Hypertonie*). Wichtige Ursachen sind COPD (chronisches CP) und Lungenembolie* (akutes CP). Betroffene entwickeln abhängig vom Schweregrad der Rechtsherzbelastung Tachykardie*, Dyspnoe*, Thoraxschmerz*, Zyanose*, gestaute Halsvenen, Stauungsleber* und Ödeme*.

Formen:
- **akutes CP:** akute rechtsventrikuläre Dilatation und Rechtsherzinsuffizienz* (unter Umständen lebensbedrohliches akutes Rechtsherzversagen) bei akuter Drucksteigerung im Lungenkreislauf. Mögliche Ursachen sind: 1. massive Lungenembolie* 2. Status* asthmaticus 3. Spannungspneumothorax (Pneumothorax*)
- **chronisches CP:** Rechtsherzhypertrophie, später auch rechtsventrikuläre Dilatation und evtl. Rechtsherzinsuffizienz bei chronischer Drucksteigerung im Lungenkreislauf. Mögliche Ursachen sind: 1. idiopathische oder hereditäre pulmonalarterielle Hypertonie 2. COPD 3. chronische interstitielle Lungenkrankheit (z. B. Sarkoidose*, Alveolitis*, Lungenfibrose*) 4. chronische Hypoventilation* durch Störung der Thoraxwandbewegung (u. a. schwere Skoliose*, neuromuskuläre Erkrankungen), Schlafapnoesyndrom* 5. rezidivierende Lungenembolien u. a.

Diagnostik:
- Herzauskultation*
- EKG

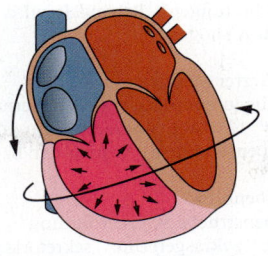

Cor pulmonale: Formwandel des Herzens; Hypertrophie der rechten Kammerwand, Verlängerung der Herzachse, Verbreiterung der rechten Kammer, Linksdrehung und Querlagerung des Herzens.

- Echokardiografie*
- Rechtsherzkatheterisierung mit Einschwemmkatheter* zur intrakardialen und pulmonalarteriellen Druckmessung (siehe Pulmonaliskatheter*)
- Röntgen- und CT-Thorax: 1. Änderung der Herzform* (linker Ventrikel nach dorsal verdrängt, rechter Ventrikel spitzenbildend; siehe Abb.) 2. starke Prominenz des Pulmonalarterienbogens 3. Kalibersprung von zentralen Lappenarterien zu stark verengten Segmentarterien
- Angio-CT* oder Pulmonalisangiografie bei V. a. Lungenembolie*.

Therapie: Wie bei pulmonaler Hypertonie*.

Corpus adiposum infrapatellare *n*: engl. *infrapatellar fat pad*. Unterhalb der Patella vor dem Kniegelenksspalt gelegener, von einer Synovialhaut, der Membrana* fibrosa, überzogener Fettkörper. Entzündungen im Kniegelenk führen zu einer Hypertrophie* des Corpus adiposum infrapatellare, auch Hoffa-Körper genannt. Klinisch relevant ist das Hoffa-Kastert-Syndrom. Siehe Abb.

Corpus adiposum orbitae *n*: engl. *retrobulbar fat*; syn. Orbitaler Fettkörper. Fettgewebskörper in der Augenhöhle, welcher Augapfel, Tränendrüse*, Nerven und äußere Augenmuskeln einbettet und schützt. Die Grenze zum Augapfel bildet die Tenon-Kapsel. Bei Unterernährung schwindet das Fettgewebe und das Auge sinkt tiefer in die Höhle (Enophthalmus*).

Corpus albicans *n*: engl. *whitening body*; syn. Weißkörper. Narbiger, bindegewebiger Rest des Corpus* luteum auf der Oberfläche des Ovars*. Es entsteht durch das Zugrundegehen des Corpus* luteum (Luteolyse). Die Weißkörper persistieren und sind für die narbige Oberfläche des senilen Eierstocks verantwortlich.

Corpus alienum → Fremdkörper

Corpus atreticum *n*: engl. *atretic ovarian follicle*; syn. atretischer Follikel. Follikel im Ovar, der in die Entwicklung eingetreten ist (Follikelreifung*), aber nicht zur Ovulation gelangt und untergeht (siehe Atresie*).

Corpus callosum [Neuroanatomie]: Quere Faserverbindung zwischen den beiden Hemisphären des Telencephalons* am Grund der Fissura longitudinalis cerebri. Das Corpus callosum enthält Kommissurenbahnen*.

Corpus cavernosum penis *n*: engl. *cavernous body of penis*; syn. Corpora cavernosa penis. Paariger, Y-förmiger Schwellkörper* des Penis* mit Hohlräumen aus glatter Muskulatur und Bindegewebe (Sinusoide), die sich bei der Erektion* mit arteriellem Blut füllen und den Penis anschwellen lassen und aufrichten. Die Penisschwellkörper sind dabei gegenüber dem Ruhezustand bis zu 40-fach vergrößert und nicht mehr kompressibel.

Corpus cavernosum recti *n*: syn. Plexus haemorrhoidalis internus. Breitbasiges, schwammartiges arterio-venöses Gefäßkonglomerat mit

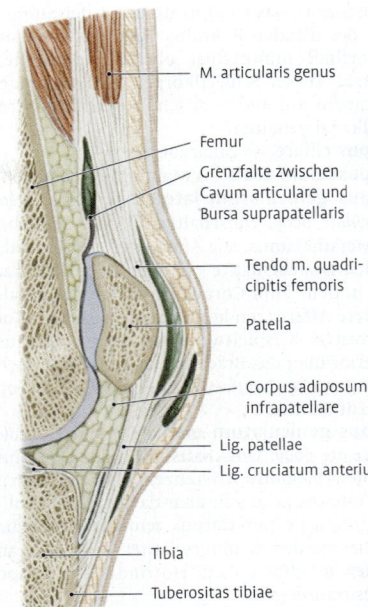

Corpus adiposum infrapatellare: Kniescheibe als Sesambein für die Quadratussehne im Sagittalschnitt. Der untere Pol der Patella wird von dem sogenannten Hoffa-Fettkörper umrahmt. Dieser befindet sich zwischen dem Tibiakopf und der Kniescheibe, dorsal vom Ligamentum patellae und liegt in der Synovialhaut. Proximal der Kniescheibe liegt die Bursa suprapatellaris zwischen Femur und Sehne des M. quadriceps femoris. Der Schleimbeutel (Recessus suprapatellaris) kommuniziert mit der Gelenkhöhle des Knies. [4]

Sinusoiden*, das ringförmig unter der Submucosa des distalen Rektums* liegt. Es endet im Normalfall unmittelbar oberhalb der Linea* dentata. Dieser Schwellkörper wird durch den M. canalis ani und elastische Fasern im oberen Analkanal gehalten.

Corpus ciliare → Ziliarkörper

Corpusculum renis → Malpighi-Körperchen

Corpus geniculatum laterale *n*: engl. *lateral geniculate body*. Umschaltstation der Sehbahn* im Metathalamus. Die Afferenzen der kontralateralen Gesichtshälfte gelangen über den Tractus* opticus zum Corpus geniculatum laterale. Weitere Afferenzen kommen aus visuellen Kortexarealen, beispielsweise aus dem Colliculus* superior über das Brachium colliculi superioris. Die Efferenzen* verlaufen über die Radiatio* optica zur Sehrinde*.

Corpus geniculatum mediale *n*: engl. *medial geniculate body*. Umschaltstation der Hörbahn* im Metathalamus. Afferenzen aus dem Colliculus* inferior gelangen über das Brachium colliculi inferioris zum Corpus geniculatum mediale. Hier werden sie umgeschaltet und ziehen anschließend efferent* zur Hörrinde (Gyri temporeales transversii).

Corpus liberum → Gelenkkörper, freier

Corpus linguae *n*: engl. *body of tongue*; syn. Zungenkörper. Aus der Zungenwurzel hervorgehender, vorderer, beweglicher Abschnitt der Zunge*. Der Zungenkörper reicht vom v-förmigen Sulcus terminalis bis zur Zungenspitze (Apex linguae) und wird durch die innere Zungenmuskulatur gebildet.

Corpus luteum *n*: syn. Gelbkörper. Hormonproduzierende Zellansammlung, die im Ovar nach der Ovulation* aus dem gesprungenen Follikel (gelegentlich auch aus einem nicht geplatzten Follikel) entsteht. Im Corpus luteum werden Östrogene* und Corpus-luteum-Hormon (Progesteron*) gebildet.
Formen:
- Corpus luteum graviditatis: **1.** sezerniert bis zur 8.–10. SSW Östrogene und Progesteron **2.** danach wird die Produktion der Sexualhormone von Plazenta bzw. fetoplazentarer Einheit übernommen (sog. luteoplazentarer Shift)
- Corpus luteum menstruationis: **1.** bildet sich bei fehlender Befruchtung des Eis zurück **2.** infolge der abfallenden Hormonproduktion setzt die Menstruation ein.

Corpus-luteum-Insuffizienz *f*: engl. *insufficiency of the luteal corpus*; syn. Lutealphaseninsuffizienz. Funktionsschwäche des Corpus* luteum mit erniedrigter Estradiol- und Progesteron*-Konzentration im Plasma als eine der häufigsten Ursachen weiblicher Sterilität*. Bei Betroffenen ist beispielsweise der Menstruationszyklus* verkürzt und sie haben prämenstruelle Schmierblutungen*. Behandelt wird mit Progesteron-Analoga.
Klinik:
- verkürzter Menstruationszyklus*
- Corpus-luteum-Phase (hypertherme Phase) unter 12 Tage und/oder mit langsamem (treppenförmigem) Anstieg der Basaltemperatur*
- Polymenorrhö
- prämenstruelle Schmierblutung
- keine zyklusgerechte sekretorische Umwandlung des Endometriums*.

Corpus-luteum-Zyste *f*: engl. *lutein cyst*. Flüssigkeitsgefüllte (seröse) Eierstockzyste, die aus einem Gelbkörper (Corpus* luteum) entsteht. Dieses ist der Rest des beim Eisprung gesprungenen Graaf-Follikels und geht üblicherweise bei Nichteintreten einer Schwangerschaft zugrunde. Durch Einblutungen oder in der Frühschwangerschaft kann es zu einer persistierenden, vergrößerten Corpus-luteum-Zyste kommen.

Corpus mammillare *n*: engl. *mamillary body*; syn. Mamillarkörper. An der Basalseite des Gehirns sichtbare paarige Erhebung am Boden des Zwischenhirns (Diencephalon*), posterior der Hypophyse*. Die Corpora mammillaria sind eine Schaltstelle des limbischen Systems und besitzen viele Faserverbindungen zu weiteren Gehirnanteilen. Sie spielen eine wichtige Rolle bei der Gedächtnisbildung und bei Lernvorgängen.

Corpus medullare cerebelli → Kleinhirn

Corpus rubrum *n*: syn. Corpus haemorrhagicum. Der unmittelbar nach dem Eisprung mit frischem Blut gefüllte, leere Ovarialfollikel, der sich durch Resorption des Blutes sowie Luteinisierung der Granulosazellen zum Corpus* luteum weiterentwickelt.

Corpus spongiosum penis *n*: engl. *spongy body of the penis*. Unpaariger kompressibler Schwellkörper* an der Unterseite des Penis*. Die Glans penis ist das vordere, der Bulbus penis das hintere Ende des Corpus spongiosum, das dem Diaphragma* urogenitale anliegt. In die Mitte des Corpus spongiosum ist die Urethra* eingebettet; diese wird bei der Erektion* gepolstert.
Funktion: Das Corpus spongiosum penis schwillt bei der Erektion* schwach an und führt zu vermehrter Perfusion der Glans penis, da es die versorgenden Blutgefäße umgibt.

Corpus striatum *n*: engl. *striate body*; syn. Streifenkörper. Kerngebiet im Marklager des Telencephalons*, das zu den Basalganglien* zählt. Das Striatum ist Teil des extrapyramidalen Systems und besteht aus Putamen* und Nucleus* caudatus. Gemeinsam mit den anderen Basalganglien kontrolliert und beeinflusst es u. a. die Willkürmotorik und Stützmotorik.

Corpus uteri → Uterus

Corpus vitreum *n*: engl. *vitreous body*. Glaskörper des Auges, zwischen Linse* und Netzhaut gelegen. Er besteht aus Glaskörpergallerte, Stroma vitreum mit bis zu 98 % Flüssigkeit, Humor vitreus und eingelagerten Fibrillen, die durch Verdichtung an der Oberfläche eine Grenzmembran (Membrana vitrea) bilden.

Cortex cerebelli → Kleinhirn

Cortexolon → Desoxycortisol

Cortexon → Desoxycorticosteron

corticalis: Rinden-, die Rinde (eines Organs) betreffend.

Corticorelin *n*: Synthetisches Corticotropin*-Releasing-Hormon zum Einsatz als Diagnostikum im Rahmen des Corticotropin*-Releasing-Hormon-Tests. Der Test dient zur Überprüfung der Hypothalamus*-Hypophysen-Nebennierenrinden-Achse, beispielsweise zur Differenzialdiagnostik eines Cushing*-Syndroms. Corticorelin wird i. v. verabreicht. Häufige Nebenwirkungen sind Flush* vorübergehende Geruchs- und Geschmackstörung, Blutdruckabfall und Tachykardie*.

Corticosteroid-Binding-Globulin → Transcortin

Corticosteron → Glukokortikoide

Corticotropin → Hormon, adrenocorticotropes

Corticotropin-Releasing-Hormon: engl. *corticotropin-releasing-hormone*; syn. Corticotropin-Releasing-Factor (CRF); Abk. CRH. Im Nucleus paraventricularis des Hypothalamus* gebildetes Peptidhormon aus 41 Aminosäuren*, das über die Hypothalamus*-Hypophysen-Nebennierenrinden-Achse an der Stressreaktion beteiligt ist. CRH stimuliert im Hypophysenvorderlappen die Freisetzung von ACTH und aktiviert so den Sympathikus*. Außerdem bewirkt CRH eine Freisetzung von β-Endorphin* in Schmerz- und Stress-Situationen.

Corticotropin-Releasing-Hormon-Test *m*: engl. *corticotropin releasing hormone stimulation test*; syn. CRH-Test. Verfahren zur Überprüfung der Hypothalamus*-Hypophysen-Nebennierenrinden-Achse, beispielsweise zur Differenzialdiagnostik eines Cushing*-Syndroms. Gemessen werden der ACTH-Anstieg und die Kortisol*-Konzentration im Blut nach Corticorelin*-Injektion. Bei **zentralem** Cushing-Syndrom steigt beides übermäßig an, bei **adrenalem** Cushing-Syndrom hingegen bleibt Kortisol konstant. Eine Hypophysenvorderlappen-Insuffizienz liegt vor, wenn beide Werte konstant bleiben.

Corti-Ganglion → Ganglion cochleare

Corti-Lymphe *f*: Flüssigkeit in den Spalträumen des Corti*-Organs. Ihre Elektrolyt*-Zusammensetzung ähnelt der Perilymphe*. Während die Basilarmembran* den Austausch mit der Perilymphe* erlaubt, verhindert die Membrana reticularis die Diffusion zwischen Corti-Lymphe und Endolymphe*.

Corti-Organ n: engl. *organ of Corti*; syn. Organum spirale. Sinnesepithel der Gehörschnecke. Das Corti-Organ umfasst die inneren und äußeren Haarzellen (Hörzellen) und mehrere Arten Stützzellen: Pfeilerzellen, die den Corti-Tunnel begrenzen, innere und äußere Phalangenzellen u. a. (siehe Abb.); vgl. Deiters-Zellen; vgl. Hensen-Zellen.

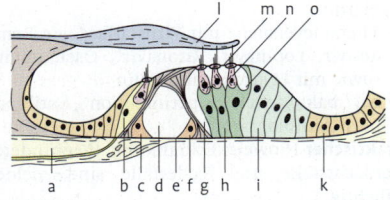

Corti-Organ: Corti-Organ im Schema. a: Nervenfaser der Pars cochlearis des VIII. Hirnnervs; b: innere Phalangenzelle mit innerer Haarzelle; c: innere Pfeilerzelle; d: innerer (Corti-)Tunnel; e: Basilarmembran; f: äußere Pfeilerzelle; g: Nuel-Raum; h: äußere Phalangenzellen (Deiters-Zellen); i: Hensen-Zellen; k: Claudius-Zellen; l: Membrana tectoria; m: Membrana reticularis; n: äußere Haarzelle; o: äußerer Tunnel.

Cor villosum → Perikarditis
Corynebacterium n: Gattung grampositiver, nicht sporenbildender, pleomorpher, unbeweglicher Stäbchenbakterien der Familie Corynebacteriaceae (Bakterienklassifikation*). Corynebacterium ist ein ubiquitärer Boden- und Wasserkeim und Teil der Normalflora der menschlichen sowie tierischen Haut und Schleimhaut.
Medizinische Relevanz:
– Corynebacterium* diphtheriae und Corynebacterium ulcerans: Diphtherie*
– Corynebacterium ulcerans: vermehrt auftretender Erreger bei Wunddiphtherie; Zoonose*
– Corynebacterium jeikeium: intrinsische Resistenzen, schwere katheterassoziierte Infektion bei abwehrgeschwächten Patienten
– Corynebacterium minutissimum: Erythrasma*.

Corynebacterium diphtheriae n: syn. Bacterium diphtheriae. Grampositives, in Neisser-Polkörnchenfärbung gelb-braunes Stäbchenbakterium, das terminal eine keulenförmige, dunkelbraune Auftreibung aufweist. Corynebacterium diphtheriae mit den Biovarietäten mitis, intermedius und gravis ist Erreger der Diphtherie*. Die Infektion erfolgt durch direkten Kontakt oder Tröpfcheninfektion. Diagnostiziert wird über die Mikroskopie, Kultur und den Toxinnachweis. Siehe Abb.
Erreger: Übertragung: Die Ansteckung erfolgt über Tröpfchen- und Schmierinfektionen, wo-

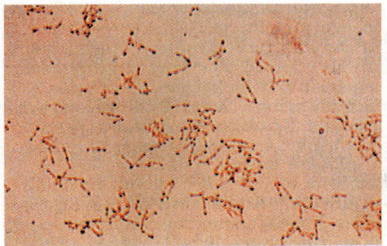

Corynebacterium diphtheriae [84]

bei die Keimquelle zumeist ein Erkrankter ist (Trägerrate – in der Regel atoxigene Stämme – bei Gesunden liegt unter 0,1 %).
Corynebacterium minutissimum n: Erreger des Erythrasmas*. Corynebacterium minutissimum lässt sich zudem häufig bei Harnwegsinfektionen sowie gelegentlich bei bakterieller Vaginitis nachweisen.
Coryza → Rhinitis
Coryza syphilitica → Syphilis
Costello-Syndrom → Cutis laxa
Cosubstrate → Coenzyme
Cotard-Syndrom n: engl. *Cotard's syndrome*. Form des Wahns*, bei dem die Betroffenen annehmen, sie hätten keinen Körper mehr, hätten ihre Organe verloren oder seien verfault, bis hin zur Negation der eigenen Existenz und Existenz der Welt (nihilistischer Wahn). Es besteht erhöhte Suizidgefahr.
Vorkommen: Schwere wahnhafte Depression*, v. a. bei älteren Menschen, oft in Verbindung mit ausgeprägtem Schuld- oder Versündigungswahn.
Co-Therapeut m: engl. *co-therapist*. Psychosoziale Ressource, die in den psychotherapeutischen Prozess eingebunden wird. Hierzu zählen Psychotherapeuten* (v. a. bei Paarpsychotherapie* und Gruppenpsychotherapie*), Laientherapeuten (z. B. Partner oder Eltern von Patienten) und Tiere (z. B. Pferde). Bei stationärer Behandlung fungiert meist Pflegepersonal mit spezieller Fort- und Weiterbildung als Co-Therapeut.
Aufgaben:
– organisatorische und inhaltliche Mitarbeit bei der Durchführung der Therapie, z. B. Begleitung des Psychotherapeuten bei Einzel-, Partner- und Familiengesprächen
– Unterstützung des Patienten bei der Durchführung von Verhaltensübungen und der Umsetzung therapeutischer Hausaufgaben.

Co-Transmitter m: Substanzen, welche die Wirkung eines Neurotransmitters auf eine Nervenzelle beeinflussen und teilweise an eigene spezifische Rezeptoren binden. Beispiele sind Substanz P mit Wirkung über Neurokinin-Rezeptoren (Schmerzwahrnehmung) und Neuropeptid Y mit Wirkung über NPY-Rezeptoren (emotionale Verarbeitung).
Funktion: Co-Transmitter reagieren wesentlich langsamer als klassische Neurotransmitter (Neuromodulatoren*), wirken langanhaltend und mit großer Reichweite über verschiedene Areale des ZNS bis in die Peripherie und tragen u. a. bei zu Regulation von Aufmerksamkeit, Verhalten, Wach- und Schlaf-Rhythmus, vegetativen Reaktionen, Durst, Hunger, Sexualverhalten.
Cotransport → Antiport
Cotransport → Symport
Cotton-Wool-Herde m pl: engl. *cotton wool spots*. Augenhintergrundveränderungen mit weißen, unscharf begrenzten Flecken aufgrund von Kapillarverschlüssen der Retina mit ischämischem Axoplasmastau, z. B. bei diabetischer Retinopathie*, hypertensiver Retinopathie*, Kollagenose, Zentralvenenverschluss oder HIV-Retinopathie. Siehe Abb.

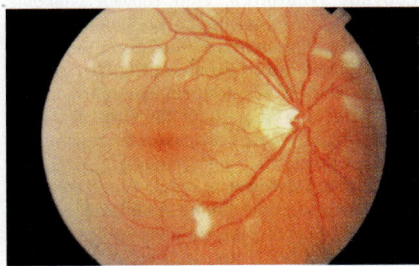

Cotton-Wool-Herde: HIV-Retinopathie. [216]

Coulomb n: Einheitenzeichen C. Abgeleitete SI-Einheit für elektrische Ladung*: 1 C = 1 As (Ampèresekunde). In einer Sekunde fließt bei der Stromstärke 1 Ampère die Elektrizitätsmenge von 1 Coulomb.
Councilman-Körperchen n sg,pl: engl. *Councilman bodies*; syn. apoptotische Zellen. Einzelzell-

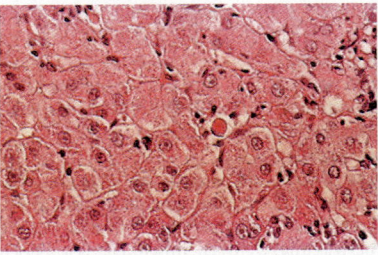

Councilman-Körperchen: Einzelzellnekrose bei akuter Virushepatitis (Leberhistologie, HE-Färbung). [30]

untergänge von Leberzellen benannt nach dem Erstbeschreiber William Thomas Councilman (1854–1933). Histologisch handelt es sich um kleine, hyaline*, azidophile* (eosinophile), runde oder ovale, aus dem Verband gelöste, apoptotische Leberepithelien. Sie kommen v. a. bei Hepatitis*, Gelbfieber* und akuter Abstoßung nach Organtransplantation vor. Siehe Abb.

Counter-Clockwise Atrial Flutter → Vorhofflattern

Couperose → Rosazea

Couplet *n*: Bezeichnung für 2 (meist ventrikuläre) Extrasystolen* hintereinander.

Courvoisier-Zeichen *n*: engl. *Courvoisier's sign*. Klinischer Befund einer vergrößerten tastbaren, prall-elastischen Gallenblase* bei gleichzeitig vorhandenem schmerzlosen Ikterus* aufgrund eines langsam progredienten Verschlusses der ableitenden Gallenwege distal der Einmündung des Ductus* cysticus in den Ductus* choledochus. Ursächlich sind meist Tumoren im Bereich der ableitenden distalen Gallenwege.

Couvade-Syndrom *n*: engl. *couvade syndrome*. Auftreten unspezifischer körperlicher und psychischer Symptome (z. B. Änderung des Appetits, Übelkeit, aufgetriebener Leib, Gewichtszunahme, Gefühl von Wehen) bei Männern im Übergang zur Vaterschaft als Ausdruck eines konflikthaft erlebten Anpassungsvorgangs an die Schwangerschaft der Partnerin.

Couvelaire-Syndrom *n*: engl. *Couvelaire's syndrome*; syn. uteroplazentare Apoplexie. Massive Einblutung ins Myometrium bei vorzeitiger Plazentalösung*, mit Untergang der Muskulatur.

COVID-19-Infektion *f*: engl. *COVID-19 infection*; syn. Coronavirus-SARS-CoV-2-Infektion. Virale Lungenerkrankung durch das Coronavirus-Typ SARS-CoV-2. Typisch sind grippeähnliche Symptome (Fieber, trockener Husten, bis 85 %), seltener schwere Verläufe mit Atemnot (bis 15 %) bis hin zum beatmungspflichtigen Lungenversagen (bis 6 %). Die Sterblichkeit beträgt 0,25 bis 3 % abhängig von der Qualität der medizinischen Versorgung.

Erkrankung: Epidemiologie:
– Ende 2019 erstmalig in China aufgetreten
– Nachweis des Virustyps im Januar 2020
– Einstufung als Pandemie durch die WHO im März 2020.

Erreger:
– Coronavirus-Typ SARS-CoV-2, Näheres siehe Coronaviridae*.

Übertragung
– aktuell nur von Mensch zu Mensch (also nicht durch Lebensmittel, Haus- oder Wildtiere); die Infektionsfähigkeit und damit die Übertragungswahrscheinlichkeit ist hoch und Folge der hohen Viruslast im Nasenrachenraum bereits in der Inkubationszeit
– Tröpfcheninfektion*
– fraglich über Schmierinfektionen* (nicht nachgewiesen)
– Virusnachweis auch im Stuhl, fäkal-orale Übertragung wird diskutiert
– Inkubationszeit zumeist 2 bis maximal 14 Tage (in wenigen Fällen bis 21 Tage)
– Eine Reinfektion nach ausgestandener Erstinfektion ist aktuell unwahrscheinlich.

Klinik: Symptomfreier Verlauf:
– positiv getestet aber ohne Symptome
– Häufigkeit unklar.

Milder Verlauf:
– Fieber (90 %)
– trockener Husten (70 %)
– Kurzatmigkeit (20 %)
– in einigen Fällen Verlust des Geruchssinns vor und während der Akutphase
– seltener Abgeschlagenheit und Halsschmerzen, Schnupfen, Bauchschmerzen oder Durchfall
– Dauer im Mittel 2 Wochen.

Schwerer Verlauf:
– Betroffen sind vor allem Risikopatienten. Dazu zählen: **1.** Patienten über 60 Jahre **2.** Vorerkrankung von Herz (z. B. KHK), Lunge (Asthma* bronchiale) sowie Diabetes* mellitus und Immunsuppression* **3.** Raucher.
– Klinisch dominiert die Atemnot, die voranschreiten kann zum ARDS (Acute Respiratory Distress Syndrome)
– Weitere Komplikationen sind Herzrhythmusstörungen*, akutes* Nierenversagen, Sepsis* und Schock*.

Diagnostik:
– Anamnese: Frage nach Aufenthalt in Risikogebieten (Liste siehe www.rki.de) sowie Kontakt zu Infizierten
– PCR vom Naso- oder Oropharyngealabstrich zum Virusnachweis (Hinweis: falsch negative Testergebnisse bis 1 Tag vor Erkrankungsausbruch sind möglich, Häufigkeit ist unklar)
– klinische Untersuchung: Fieber, Auskultation*
– Thorax-Röntgen oder CT zum Nachweis einer Lungenbeteiligung
– Pulsoxymetrie* zur Abschätzung der Krankheitsschwere
– Blutbild: meist Lymphozytopenie, bei schweren Verläufen oft deutlicher Anstieg von CRP und Prokalzitonin*; auch Anstieg von LDH und D*-Dimeren
– bei bakterieller Superinfektion* Kultur mit Erregernachweis.

Differenzialdiagnosen:
– Influenza*. Die Unterscheidung ist klinisch nicht sicher zu treffen – Hinweise können sein: **1.** die Kurzatmigkeit ist für COVID-19 typisch, nicht aber für Influenza **2.** Kopfschmerzen und Gliederschmerzen sind typisch für die Grippe, treten aber bei COVID-19 nur selten auf.
– Erkältungskrankheit
– andere Formen der Pneumonie*.

Therapie: Akut Erkrankte:
– symptomatisch: Fiebersenker
– Beatmung bei schwerer Lungenbeteiligung, wenn nötig extrakorporale* Membranoxygenierung
– Therapieversuche mit Virostatika* wie Remdesivir, Lopinavir, Ritonavir*, Oseltamivir* sowie mit Hydroxychloroquin
– bei bakterieller Superinfektion Antibiose nach Antibiogramm.

Praktischer Hinweis: Erkrankung, (begründete) Verdachtsfälle und Todesfälle sind meldepflichtig.

Prophylaxe:
– Quarantänemaßnahmen (Isolierung): da Infizierte schon Tage vor Einsetzen der Krankheitssymptome infektiös sein können, reicht es nicht aus, nur klinisch auffällige Personen zu isolieren. Aktuell werden empfohlen: **1.** häusliche Quarantäne für 14 Tage bei Verdachtsfällen (Kontakt mit positiv getesteten Personen, positive PCR aber keine Symptome oder klinischer Verdacht auf COVID-19 ohne Alternativdiagnose) **2.** generelle Quarantäne z. B. für Einreisende aus Regionen oder Staaten mit hoher COVID-19-Fallzahl
– Verzicht auf Körperkontakt (1 bis 2 Meter Abstand einhalten)
– Hygieneregeln beachten: regelmäßiges Händewaschen, Schleimhäute nicht mit den Händen berühren, Husten und Niesen in Ellenbeuge oder Papiertücher
– für Gefährdete Impfprophylaxe gegen Influenza und Pneumokokken
– aktuell noch kein Corona-Impfstoff verfügbar.

Cowper-Drüsen → Glandulae bulbourethrales

COX: Abk. für → Cyclooxygenase

Coxa *f*: engl. *hip*; syn. Hüfte. Körperregion, die das obere Ende des Oberschenkelknochens (Femur*) und das Hüftbein (Os* coxae) bezeichnet. Die Hüfte enthält das Hüftgelenk* (Articulatio coxae).

Coxa saltans *f*: Ruckartiges, schmerzhaftes Gleiten eines derben Strangs des Tractus* iliotibialis über dem Trochanter major bei Flexion und Extension im Hüftgelenk. Die Diagnose erfolgt durch klinische Untersuchung sowie zum Ausschluss differenzialdiagnostischer Erkrankungen mittels MRT. Behandelt wird in der Regel konservativ.

Klinik:
– Überspringen und Springen des Tractus iliotibialis über den Trochanter major

– bei begleitender Bursitis trochanterica Schwellung.
Therapie: Vor allem konservativ:
– Aufklärung
– Krankengymnastik, Dehnübungen
– Ausgleich einer Beinlängendifferenz, wenn vorhanden
– ggf. Infiltration mit Lokalanästhetikum.

Selten operativ (bei therapieresistenten Beschwerden):
– Fixation des Tractus iliotibialis am Trochanter major
– Verlängerung des Tractus
– Abtragen von vorstehenden Trochanteranteilen.

Prognose: Die Prognose ist gut.

Coxa valga *f*: Abnorm steile Aufrichtung des Schenkelhalses im Sinne der Abduktion mit Vergrößerung des CCD*-Winkels auf > 130° beim Erwachsenen oder > 140° beim Kleinkind. Siehe Abb.

Formen:
– angeboren (beidseitig als Coxa valga congenita): **1.** bei angeborener Hüftdysplasie* meist mit gleichzeitiger Antetorsion (Coxa valga antetorta) **2.** später fortschreitende Femurkopfwanderung nach kranial (Coxa valga luxans)
– erworben **1.** bei Lähmungen der Hüft- und Beinmuskeln (infolge Poliomyelitis* oder Myopathie*) und bei Verminderung der auf das Hüftgelenk einwirkenden statisch-dynamischen Kräfte (z. B. bei Tragen einer Orthese als Entlastungs-Coxa-valga) **2.** bei Überwiegen der Hüftadduktoren (spastische Lähmung, Little-Krankheit, Lähmung der kleinen Glutealmuskeln) infolge traumatischer Veränderung oder Gelenkinfektion mit Schädigung der Epiphysenfuge.

Klinik: Meist nur geringe Symptomatik:
– Leistenschmerzen, vorzeitige Ermüdung, Hinken
– unter Umständen frühzeitige Ausbildung einer Koxarthrose* (präarthrotische Deformität).

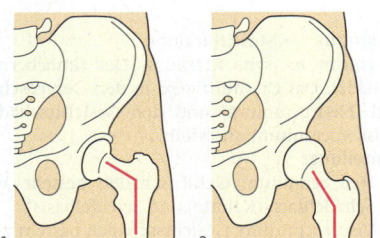

Coxa valga 1: physiologischer CCD-Winkel; 2: vergrößerter CCD-Winkel bei Coxa valga.

Therapie:
– bei asymptomatischer Coxa valga: keine Therapie erforderlich
– bei symptomatischer Coxa valga: Physiotherapie, röntgenologische Verlaufskontrollen zur Indikationsstellung für Derotationsvarisierungsosteotomie* im Kindesalter bzw. Varisierungsosteotomie im Erwachsenenalter.

Coxa vara *f*: engl. *coxa adducta*. Schenkelhalsverbiegung im Sinne der Adduktion mit einem CCD*-Winkel < 120° beim Erwachsenen und Kind. Siehe Abb. 1 und Abb. 2

Formen:
– Angeboren (ein- oder beidseitig): **1.** oft alle Übergangsformen zu angeborenen partiellen (proximalen) Femurdefekten **2.** bei Belastung Ausbildung von sog. Hirtenstabfemora und Schenkelhalspseudarthrosen
– erworben z. B.: **1.** infolge Rachitis* oder Epiphyseolysis* capitis femoris **2.** verschiedene Verformungen oder Zerstörungen des Femurkopfs, z. B. infolge Koxitis*, Perthes*-Calvé-Legg-Krankheit, Tumor, Trauma.

Klinik:
– Belastungsbeschwerden
– Gelenkinstabilität
– ggf. Beinlängendifferenz
– bei zusätzlicher mechanischer Insuffizienz des Schenkelhalses gelegentlich Ermüdungsfraktur.

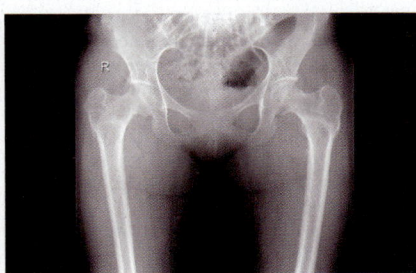

Coxa vara Abb. 1: Beidseitig; Röntgenaufnahme. [69]

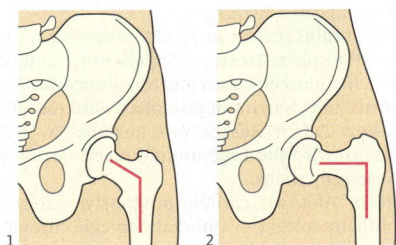

Coxa vara Abb. 2: 1: physiologischer CCD-Winkel; 2: verkleinerter CCD-Winkel bei Coxa vara.

Therapie:
– Valgisierung
– bei erworbener Coxa vara Behandlung der Grunderkrankung
– ggf. Korrekturosteotomie*.

COX-2-Hemmer → COX-2-Inhibitoren
COX-Hemmer: Abk. für Cyclooxygenase-Hemmer → Cyclooxygenase-Inhibitoren
Coxibe → COX-2-Inhibitoren
Coxibe → Cyclooxygenase-Inhibitoren
Coxiella *f*: Gattung gramnegativer, unbegeißelter, kurzer, kokkoider Stäbchenbakterien der Familie Coxiellaceae (siehe auch Bakterienklassifikation*). Die einzige bekannte Spezies ist Coxiella burnetii, der Erreger des aerogen übertragenen Q-Fiebers. Die Bakterien vermehren sich als obligate Zellparasiten durch Querteilung in den Vakuolen der Wirtszelle (sehr umweltresistent).

Coxiella-Antikörper *m sg, pl*: Antikörper* gegen Lipopolysaccharide* (LPS) der Phase I und II auf der Zelloberfläche von Coxiella burnetii. Indikationen zur Bestimmung sind hoch fieberhafte Erkrankungen oder interstitielle Pneumonien* mit Verdacht auf Q-Fieber. Der Nachweis erfolgt im Serum* mittels ELISA, Komplementbindungsreaktion* (KBR) oder Immunfluoreszenztest* (IFT).

Indikation zur Laborwertbestimmung: Hoch fieberhafte Erkrankung mit interstitieller Pneumonie oder Hepatitis* oder Endokarditis* bei folgenden Risikopersonen für Q-Fieber*:
– Beschäftigte mit Kontakt zu Tieren oder Tierprodukten: Landwirtschaft, Viehzucht, Molkerei, Gerberei, Schlachtwirtschaft, Veterinärmedizin, Zoohaltung
– Tierhalter
– Laborpersonal.

Material und Präanalytik: Serum.

Referenzbereiche:
– ELISA: Phase-1-IgA, Phase-I-IgG, Phase-II-IgM und Phase-II-IgG negativ
– KBR: ≤ 1 : 10
– indirekter IFT: 1 : < 40.
– Die angegebenen Referenzwerte sind Standardquellen der Literatur entnommen und können sich von den Referenzwerten des untersuchenden Labors unterscheiden.

Bewertung:
– akute Infektion*: **1.** nur Phase-II-LPS-Antikörper nachweisbar **2.** im KBR nur Titeranstieg interpretierbar
– chronische Infektion: Phase-I-LPS-Antikörper und Phase-II-LPS-Antikörper nachweisbar.

Cox-III-Operation → Maze-Operation
COX-2-Inhibitoren: engl. *cyclooxygenase-2 inhibitors*; syn. Coxibe. Gruppe nichtsteroidaler Antiphlogistika* mit selektiver Wirkung auf die Cyclooxygenase 2 (Cyclooxygenasen*). Cyclo-

Coxitis fugax

oxygenase-2-Inhibitoren gelten als magen- und nierenschonend, weisen jedoch ein erhöhtes Risiko für kardiovaskuläre Ereignisse und diverse andere, z.T. schwere Nebenwirkungen, auf. Sie dienen v. a. zur oralen Therapie von Arthrose* und rheumatoider Arthritis sowie Dysmenorrhö*. Beispiele sind Etoricoxib, Celecoxib und Parecoxib.

Nebenwirkungen:
- Ödeme*
- Risiko für kardiovaskuläre Ereignisse wie Herzinfarkt und Schlaganfall
- Asthma* bronchiale
- geringes Risiko für gastrointestinale Ulzera
- geringer Einfluss auf die Hämatopoese*
- Depression und Suizidgedanken.

Coxitis fugax → Koxitis

Cox-Maze-Operation → Maze-Operation

Coxsackie-B-Virus-Infektion f: Durch verschiedene Serotypen von Enteroviren der Subgruppe Coxsackie B verursachte Erkrankung. Betroffene infizieren sich mit den RNA-Viren von Mensch zu Mensch fäkal-oral oder über Tröpfcheninfektion. Sie leiden an Fieber, epidemischer Pleurodynie (Bornholm-Krankheit), Myokarditis* und grippalen Infekten („Sommergrippe"). Diagnostiziert wird mittels PCR, therapiert symptomatisch.

Coxsackie-Viren n pl: engl. *coxsackie viruses*. Nach dem amerikanischen Ort Coxsackie benannte, zum Genus Enterovirus* gehörende RNA-Viren der Familie Picornaviridae*. Coxsackie-Viren sind weltweit verbreitet. Sie werden in 2 Subgruppen eingeteilt: A (Serotypen 1–22, 24) und B (Serotypen 1–6) und verursachen eine Reihe unterschiedlicher Infektionskrankheiten.

Klinische Bedeutung: Cocksackie-Viren verursachen
- Fieberhafte Allgemeininfektionen
- abakterielle Meningitis* (gelegentliche Enzephalitis und Paralyse, v. a. durch Typ A9)
- Sommergrippe*
- Myokarditis* und Perikarditis (v. a. bei Neugeborenen und Kleinkindern)
- Herpangina* (A-Serotypen)
- epidemische Pleurodynie (B-Serotypen)
- Hand*-Fuß-Mund-Krankheit (v. a. Typ A16)
- der Poliomyelitis ähnliche Lähmungen (Pseudopoliomyelitis) durch Typ A7
- Pankreatitis (Typ B4 wurde mehrfach in Zusammenhang mit Diabetes mellitus Typ 1 nachgewiesen) sowie Hepatitis*.

Coxsackie-Virus-Antikörper m sg, pl: Antikörper* der Klassen IgA, IgM oder IgG gegen Coxsackie*-Viren im Serum*. Indikation für die Bestimmung ist die Diagnose von durch Coxsackie-Viren verursachter Meningitis*, Myokarditis*, Herpangina* und Pleurodynie. Der Nachweis erfolgt mittels indirekter Immunfluoreszenz, Neutralisationstest*oder ELISA.

Bewertung: Eine frische Infektion ist bewiesen bei:
- Anstieg der IgG-Antikörper um den Faktor 10 innerhalb von 7–14 Tagen
- Nachweis spezifischer IgA- oder IgM-Antikörper.

Cozymase → Nicotinamid-Adenin-Dinucleotid

cP: Abk. für chronische Polyarthritis → Arthritis, rheumatoide

Cp: Abk. für → Caeruloplasmin

CP: Abk. für → Cor pulmonale

CP: Abk. für Cerebralparese → Infantile Zerebralparesen

CP: Abk. für Creatinphosphat → Kreatin

CPA: Abk. für c(k)avopulmonale Anastomose → Fontan-Operation

CPA: Abk. für c(k)avopulmonale Anastomose → Glenn-Operation

cPAN: Abk. für classic polyarteriitis nodosa → Polyarteriitis nodosa

CPAP-Beatmung f: engl. *CPAP ventilation*. Form der assistierten Beatmung* mit kontinuierlichem positivem Atemwegsdruck. Es handelt sich um eine assistierte Spontanatmung* mit druckunterstützter Ein- und Ausatmung gegen einen positiven Ausatmungsdruck (PEEP). Bei physiologischer Spontanatmung ist der Druck innerhalb der Alveolen bei Einatmung negativ und bei Ausatmung null bis leicht positiv.

Ziele:
- Die CPAP-Beatmung dient der Aufrechterhaltung eines positiven Drucks während des gesamten Atemzyklus, um einen vorzeitigen Alveolenkollaps bei der Ausatmung zu vermeiden oder ggf. verlegte Atemwege wieder zu eröffnen.
- Dadurch stehen dem Gasaustausch mehr Alveolen zur Verfügung und es kommt zur besseren Sauerstoffsättigung des Bluts.

Indikationen:
- Atemnotsyndrom* des Neugeborenen
- Atemtherapie*
- Beatmungsentwöhnung
- Schlafatemstörung (obstruktives Schlafapnoesyndrom*).

CPB: Abk. für engl. cardiopulmonary bypass → Herz-Lungen-Maschine

CPD-Stabilisator m: engl. *CPD solution*; syn. **C**itate-**P**hosphate-**D**extrose-Stabilisator. Stabilisator für Blutkonserven aus Natriumcitrat, Zitronensäure, Natriumbiphosphat, Glukose und Wasser. Durch Zusatz von Purinbasen (z. B. Adenin) wird die Lagerungsfähigkeit der Blutkonserven erhöht.

CPEO: Abk. für chronic progressive external ophthalmoplegia → Ophthalmoplegia chronica progressiva

C-Peptid n: syn. **C**onnecting-Peptid. Peptid*, das bei der Umwandlung von Proinsulin zu Insulin* entsteht. Bei Unterzuckerung dient C-Peptid als Marker für die Insulin*-Produktion und hilft bei der Diagnostik von Diabetes* mellitus, Insulinomen* und Hypoglycaemia factitia. Insulinome* und Typ-2-Diabetes weisen erhöhte C-Peptid-Blutwerte auf, Typ-1-Diabetes erniedrigte und Hypoglycaemia factitia normale.

Praxishinweise:
- Gleichzeitig muss der Blut-Glukose*-Wert bestimmt werden.
- Sicherer ist die Bewertung des C-Peptids im Rahmen eines Funktionstests wie dem Hungerversuch*.

CPI: Abk. für → Cardiac Power Index

CPK: Abk. für Carotispulskurve → Karotispulskurve

CPK: Abk. für Creatinphosphokinase → Kreatinkinase

CPM: Abk. für → Continuous Passive Motion

CPO: Abk. für → Cardiac Power Output

CPP: Abk. für engl. cerebral perfusion pressure → Perfusionsdruck, zerebraler

CPR: Abk. für engl. cardiopulmonary resuscitation → Reanimation

CPZi: Abk. für Chlorpromazin-Index → Potenz, neuroleptische

Cr → Chrom

Crack n: Bezeichnung für die rauchbare Base des Kokains*. Crack ist eine psychotrope Substanz*, deren Konsum noch schneller als beim schnupfbaren Kokain zu psychischer und physischer Abhängigkeit führt.

Cramer-Schiene f: engl. *Cramer's splint*. Biegsame, mit Schaumstoff abgepolsterte Drahtschiene zur Ruhigstellung von Extremitäten bzw. Extremitätenabschnitten, angewendet zur präklinischen Immobilisation z. B. bei Fraktur*. Siehe Abb.

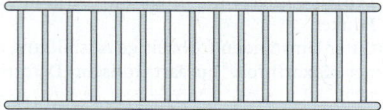

Cramer-Schiene

Crampus → Muskelkrampf

Cranium n: syn. Kranium. Der (knöcherne) Schädel. Das Cranium wird in den Gehirnschädel (Neurocranium) und den Gesichtsschädel (Viscerocranium) unterteilt.

Einteilung:
- Neurocranium: Gehirnschädel, besteht aus Schädeldach (Kalotte) und Schädelbasis*
- Viscerocranium: Gesichtsschädel, besteht aus Augen-, Nasen- und Mundhöhle, Zungenbein und Gehörknöchelchen.

Crataegus laevigata → Weißdorn, gemeiner

Craurosis *f*: engl. *kraurosis*. Atrophisch-sklerosierende Dystrophie (Schrumpfungszustand) der Übergangsschleimhäute, besonders im Genitalbereich (Craurosis vulvae bzw. Craurosis penis). Dabei kommt es zu starkem Juckreiz im Sinne einer fortgeschrittenen Lichen sclerosus et atrophicans; Therapie siehe dort. Die Craurosis gilt als fakultative Präkanzerose*, daher wird eine regelmäßige Kontrolle auf maligne Entartung empfohlen.

Craurosis penis → Lichen sclerosus

Craving *n*: Extrem starker Wunsch, psychotrope Substanzen* zu konsumieren, mit zwanghaftem Ausführungsverlangen. Craving ist ein wichtiges diagnostisches Kriterium für ein Abhängigkeitssyndrom* im Rahmen der Substanzstörungen*. Es kann reduziert werden durch pharmakologische (Anticraving-Substanzen) und psychotherapeutische Verfahren.

Creatin → Kreatin

Creatinin → Kreatinin

Creatinphosphokinase → Kreatinkinase

CREB-bindendes Protein *n*: engl. *CREB-binding protein*; syn. p300; Abk. CBP. Coaktivator (bindet an durch PKA phosphoryliertes CREB) zur Regulation der Transkription durch Acetylierung von Histonen* und Transkriptionsfaktoren* (z. B. p53) mit der assoziierten Histonacetyltransferase PCAF. Klinische Bedeutung: Rubinstein-Taybi-Syndrom.

Credé-Handgriff *m*: engl. *Credé's maneuver*. Handgriff zur Unterstützung der Plazentalösung oder zur Kompression des Uterus bei postpartaler Atonie. Der Fundus uteri wird durch die Bauchdecke mit der Hand umfasst und komprimiert. Siehe Abb.

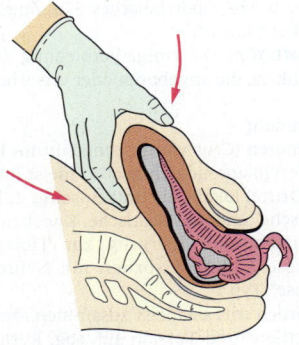

Credé-Handgriff: Manuelle Kompression des Uterus. [39]

Cremasterreflex → Reflex

Crepitatio [Orthopädie] *f*: engl. *crepitation*; syn. Krepitation. Knisterndes Geräusch infolge Aneinanderreibens von Knochenfragmenten als sicheres Frakturzeichen.

Crepitatio [Pulmologie] *f*: engl. *crepitation*; syn. Krepitation. Auskultationsgeräusch, das beim Abhören der Lunge* als Knistern oder feines Knisterrasseln wahrgenommen wird. Das Geräusch entsteht bei Lobärpneumonie während des Atmens durch die Trennung von Bronchiolenverklebungen, und zwar als Crepitatio indux bei Beginn (Anschoppung) und Crepitatio redux bei Lösung (Lyse) der Entzündung.

Crescendo *n*: engl. *crescendo murmur*. In der Medizin Bezeichnung für das Anschwellen der Lautstärke von Herzgeräuschen*, z. B. das präsystolische Crescendo bei Mitralklappenstenose*.

Crescendo-AP → Angina pectoris

Crescent-Zeichen *n*: Radiologisches Zeichen einer fortgeschrittenen Femurkopfnekrose* (ab ARCO-Stadium III), das sich im Röntgenbild oder MRT als sichelförmige Aufhellungszone parallel zur Femurkopfkontur darstellt.

CREST-Syndrom *n*: engl. *CREST syndrome*; syn. Akrosklerodermie. Sonderform der progressiven systemischen Sklerose* (PSS) mit **C**alcinosis cutis, **R**aynaud-Syndrom, ösophagealer (**e**sophageal) Motilitätsstörung, **S**klerodaktylie und **T**eleangiektasien. In rund 80 % der Fälle werden Anti-Zentromer-Antikörper nachgewiesen. Therapiert wird immunsuppressiv und symptomatisch, die Prognose ist insgesamt besser als bei Vollform der PSS.

Creutzfeldt-Jakob-Krankheit *f*: engl. *Creutzfeldt-Jakob disease (Abk. CJD)*; syn. Humane spongiforme Enzephalopathie; Abk. CJK. Subakute spongiforme Enzephalopathie, die den Prionkrankheiten* zugerechnet wird und durch umfangreiche progrediente* neurologische Ausfallerscheinungen auffällt. Bereits bei Krankheitsverdacht besteht Meldepflicht. Die Prognose ist infaust.

Klinik:
- zu Beginn: 1. Gedächtnis-, Konzentrations- und Merkfähigkeitsstörungen 2. erhöhte Reizbarkeit 3. Sehstörungen 4. Insomnie*
- im weiteren Verlauf: 1. progrediente Demenz 2. Tetraparese* mit Spastik* oder Rigor* 3. Ataxie* 4. Myoklonien* 5. Epilepsie* 6. akinetischer Mutismus 7. Dezerebrationsstarre* 8. Koma*.

Prognose: Tod wenige Wochen bis zu 2 Jahre (durchschnittlich 4 Monate) nach Auftreten der ersten Symptome.

CRF: Abk. für engl. case report forms → Studie, klinische

CRH: Abk. für → Corticotropin-Releasing-Hormon

CRH-Test → Corticotropin-Releasing-Hormon-Test

cribriformis: engl. *cribriform*; syn. kribriform. Siebförmig, z. B. Lamina cribriformis.

Cri-du-chat-Syndrom → Katzenschrei-Syndrom

Crigler-Najjar-Syndrom *n*: engl. *Crigler-Najjar syndrome*. Autosomal-rezessiv vererbte Hyperbilirubinämie mit schwerem neonatalem Ikterus und zentralnervösen Folgestörungen je nach Typ. Laborchemie und Gentest sichern die Diagnose. Symptomatische Therapie der Hyperbilirubinämie, ggf. Austauschtransfusion und Lebertransplantation sind therapeutische Optionen. Bei Typ I ist die Prognose sehr ungünstig.

Cristae cutis → Hautleisten

Cristae mitochondriales *f pl*: engl. *mitochondrial cristae*. Einstülpungen der Innenmembran in die Matrix der Mitochondrien*.

Crista iliaca *f*: engl. *iliac crest*; syn. Darmbeinkamm. Verbreiterter, nach innen gewölbter Rand der Darmbeinschaufeln, aus 3 Knochenleisten bestehend: Labium internum, Linea intermedia und Labium externum. Lateraler Ausgangspunkt ist die Spina iliaca anterior superior. Sie verknöchert während des kindlichen Wachstums von außen nach innen. Klinisch relevant ist das Risser*-Zeichen.

Crista intertrochanterica *f*: engl. *intertrochanteric crest*. Knochenleiste dorsal zwischen Trochanter major und Trochanter minor des Femurs. An der Grenze zwischen mittlerem und proximalem Drittel befindet sich das Tuberculum quadratum als Ansatz des M. quadratus femoris.

CRL: Abk. für engl. crown-rump length → Fetometrie

Crohn-Krankheit → Morbus Crohn

Cromoglicinsäure *f*: Schwach wirksames Antiallergikum aus der Gruppe der Mastzellstabilisatoren, das zur Prophylaxe allergisch bedingter Konjunktivitis* und Rhinitis* dient.

Indikationen:
- allergisch bedingte akute oder chronische Konjunktivitis*
- allergische Rhinitis*
- präventive Behandlung von Nahrungsmittelallergien*
- früher: Prophylaxe von Asthma* bronchiale.

Cromolyn → Cromoglicinsäure

Cronkhite-Canada-Syndrom *n*: engl. *Cronkhite-Canada syndrome*. Seltenes, nicht vererbbares Polyposissyndrom mit wässrigen Diarrhöen und Malabsorption*. Neben zahlreichen Polypen im Gastrointestinaltrakt kommen Veränderungen an Haut, ZNS und Nerven vor. Die Therapie erfolgt symptomatisch (Ausgleich der Malabsorption) und mit Steroiden, ggf. Cromoglicinsäure. Die Letalität beträgt bis zu 50 % nach Beginn der Durchfälle.

Epidemiologie: Die Erkrankung tritt überwiegend bei Menschen japanischer Abstammung auf und manifestiert sich meist im späten Erwachsenenalter.

Cross Check → Double Check
Crossektomie f: engl. *crossectomy*. Präparation und Ligatur der Crosse, einschließlich aller vorfindbaren Nebenäste. Bei der Crossektomie handelt es sich um die Standardoperation bei Stammvarikosis zur Verhinderung einer erneuten Varikose* nach Varizenstripping*.
Crosseninsuffizienz f: Klappeninsuffizienz der Schleusenklappen der V. saphena magna. Es resultiert ein Rückfluss von venösem Blut aus der V. femoralis in die V. saphena magna bzw. V. saphena parva. Siehe Abb.

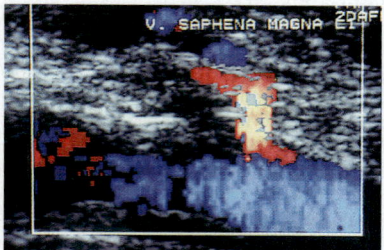

Crosseninsuffizienz: Farbcodierte Duplexsonografie des Refluxes aus der V. femoralis in die V. saphena magna. [31]

Crossing-over: syn. Chiasmabildung. Mechanismus in der Prophase der ersten Reifeteilung (Meiose*), führt zum Austausch von Chromosomenabschnitten zwischen homologen Chromosomen*. Crossing-over dient der intrachromosomalen Rekombination*, indem in einem Chromosom liegende Allele gekoppelter Gene (genetische Kopplung*) nicht immer gemeinsam an die Nachkommenschaft weitergegeben werden.
Crossover-Bypass m: Extraanatomischer alloplastischer oder autogener (Vene) Bypass* mit subkutanem Verlauf und Anschluss an ein kontralaterales Gefäß.
Formen:
- meist femoro-femoral oder iliako-femoral (sog. Cross-Leg-Bypass): **1.** Verbindung der A. femoralis der erkrankten Seite distal der Stenose mit der kontralateralen, gesunden Femoral- oder Iliakalarterie durch eine allogene Gefäßprothese (siehe Bypass*-Operation, Abb. dort) **2.** Indikation: Risikopatient mit pAVK vom Becken- oder Oberschenkeltyp nach vorausgegangener Gefäßoperation oder als primäre OP (siehe auch Palma*-Operation)
- axillo-bifemoral: **1.** Verbindung zwischen der A. axillaris und der A. femoralis der erkrankten Seite distal der Stenose mit der kontralateralen gesunden Femoralarterie durch allogene Gefäßprothese **2.** Indikation: bei Gefäßinfektion oder funktioneller Inoperabilität
- subklavio-subklavial bei Subclavian*-Steal-Syndrom.

Cross-over-Design → Cross-over-Studie
Crossover-Plastik → Palma-Operation
Cross-over-Studie f: Studiendesign, das die Wirksamkeit zweier Behandlungsformen vergleicht, indem diese zeitlich versetzt denselben Probanden verabreicht werden. Voraussetzungen sind ein rasch messbarer und rasch abklingender Behandlungseffekt sowie ein stabiles Erkrankungsbild. Gegenüber dem Parallelgruppendesign werden Versuchsfehler verringert (jeder Proband ist seine eigene Kontrolle).
Crosstalk → Ausblendzeit
Crotonöl n: engl. *croton oil*; syn. Crotonis aetheroleum. Öl aus Samen der tropischen Pflanze Croton tiglium, das früher innerlich als stark wirkendes Abführmittel, äußerlich als lokales Reizmittel zur Therapie bei Erkrankungen des rheumatischen Formenkreises eingesetzt wurde. Crotonöl enthält den Tumorpromotor (Kokanzerogene*) 12-O-Tetradecanoyl-phorbol-13-acetat.
CRP: Abk. für C-reaktives Protein → Protein, C-reaktives
CRT: Abk. für engl. *cardiac resynchronization therapy* → Resynchronisationstherapie, kardiale
Crus n: engl. *leg*. Schenkel, Unterschenkel*.
Crus ampullare → Bogengangapparat
Crus anterius capsulae internae → Capsula interna
Crus curvatum n: Unterschenkelverbiegung in Frontal-, Sagittal- bzw. Längsachse.
Formen:
- Crus recurvatum: kongenitale oder sich im 1. Lj. entwickelnde Verkrümmung in der Sagittalebene (Tibia recurvata)
- Crus valgum (X-förmige Verbiegung)
- angeboren: sehr selten, meist einseitig, häufig in Zusammenhang mit Systemerkrankung des Skeletts
- erworben: im Rahmen einer Rachitis*, infolge einer Störung des normalen Wachstumsrichtung durch epiphysennahe oder epiphysäre Prozesse (z. B. Osteomyelitis, Tumor, Verletzung) sowie nach in Fehlstellung verheilter Fraktur
- Crus* varum (O-förmige Verbiegung).

Therapie:
- Orthese bis zum 4. Lj.
- bei ausbleibender Spontankorrektur: operative Korrektur nach Resektion der Pseudarthrose, oft Mehrfacheingriffe erforderlich.

Crushed Chest → Brustkorbprellung
Crush Fracture → Fraktur
Crush-Syndrom n: engl. *crush syndrome*. Nierenversagen (Crush-Niere) auf dem Boden einer Rhabdomyolyse. Weiterhin kann es im Rahmen eines Crush-Syndroms zu Leberzellnekrosen mit Gelbsucht kommen. Behandelt wird meist intensivmedizinisch, z. B. mittels Dialyse.

Ursachen:
- Freisetzung von Myoglobin durch: **1.** schwere Verletzung der Extremitätenmuskulatur **2.** Kompartmentsyndrom **3.** kritische Minderperfusion (z. B. bei pAVK) **4.** Arzneimittel, die den Energiestoffwechsel des Muskels beeinträchtigen (z. B. PPAR-γ-Aktivatoren, Lipidsenker*) **5.** Elektrounfall **6.** maligne Hypertonie
- als weitere Ursache wird eine verminderte Nierendurchblutung bei Schock (hypoxische Nierenschädigung) diskutiert.

Klinik:
- arterielle Hypotonie durch Flüssigkeitssequestration in traumatisiertes Gewebe
- evtl. Schmerzen
- weitere Beschwerden als Folge der zunehmenden Nieren- und evtl. Leberinsuffizienz.

Therapie: (Intensivmedizinisch) kalkulierte Volumensubstitution mit physiologischer Kochsalzlösung*, Dialysebehandlung*, forcierte Diurese, Alkalisierung des Urins, chirurgische Therapie des Kompartmentsyndroms*.

Crus intermedium → Zwerchfell
Crus laterale et mediale → Anulus inguinalis
Crus laterale et mediale → Zwerchfell
Crus posterius capsulae internae → Capsula interna
Crusta lactea f: engl. *milk crust*; syn. Milchschorf. Überwiegend am Kapillitium des Säuglings festhaftende, gelbliche, fettige Hautschuppung. Sie tritt häufig bereits vor der 6. Lebenswoche auf und ist selten noch im Kleinkindesalter vorhanden. Die Therapie ist symptomatisch. Im weiteren Verlauf entwickelt sich möglicherweise ein seborrhoisches Säuglings- oder atopisches Ekzem*.
Crus varum n: O-förmige Verbiegung des Unterschenkels, die angeboren oder erworben auftritt.

Vorkommen:
- angeboren (Crus varum congenitum, kongenitale Tibiapseudarthrose): **1.** meist im unteren Drittel lokalisiert und einseitig **2.** häufig zystische und dysplastische Knochenveränderungen und Übergang zur Tibiapseudarthrose **3.** meist assoziiert mit Neurofibromatose* Typ I
- erworben tritt sie meist zusammen mit Antekurvation* und Torsion auf, sog. Korkenzieherbeine.

Crutchfield-Klammer f: engl. *Crutchfield tongs*. Extensionsklammer zur Behandlung von Halswirbelfrakturen oder deren intraoperative Lagerung durch Zugsystem über 2 in die Schädelkalotte eingebrachte Haltestifte zur Durchführung einer Crutchfield-Extension. Dieses Ver-

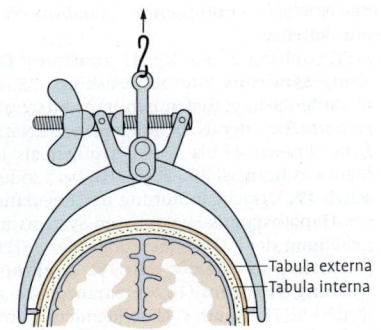

Crutchfield-Klammer: In der Tabula externa der Schädelkalotte verankerte Extensionsklammer.

fahren ist heute weitgehend abgelöst von der Haloextension*. Siehe Abb.

Cruveilhier-Baumgarten-Syndrom n: engl. patent umbilical vein in liver cirrhosis. Venöse Kollaterale vom linken Pfortaderast zu paraumbilikalen Venen (sog. wiedereröffnete Umbilikalvene). Das Cruveilhier-Baumgarten-Syndrom kommt vor bei portaler Hypertension*. In den venösen Kollateralen der Bauchwand bei Leberzirrhose* lässt sich evtl. das Cruveilhier-Baumgarten-Geräusch (sog. CvB-Geräusch, engl. CvB Murmur) auskultieren.

Crypta → Krypten
Cryptococcose → Kryptokokkose
Cryptococcus m: Gattungsbegriff für ubiquitäre Hefen aus der Gruppe der Fungi imperfecti, die morphologisch grampositive, rundliche und ovale 3–6 μm große Sprosszellen mit Polysaccharid-Kapsel bilden. Cryptococcus* neoformans und Cryptococcus bacillisporus sind Erreger der tiefen Kryptokokkose* mit Befall von Lungen, Meningen und Hirnparenchym bei Abwehrschwäche.

Cryptococcus neoformans m: syn. Torula neoformans. Ubiquitärer opportunistischer Erreger der Kryptokokkose* mit Polysaccharidkapsel. Cryptococcus neoformans kommt in organischen Substanzen vor (speziell in Vogelmist).

Cryptosporidium n: Gattung ubiquitärer, v. a. tierpathogener Protozoen* (Sporozoa) mit einer Größe von 4–6 μm. Beim Menschen verursacht Cryptosporidium parvum die Kryptosporidiose. Diagnostisch ist ein Nachweis von Oozysten im Stuhl mittels modifizierter Ziehl-Neelsen-Färbung möglich, ggf. wird zusätzlich eine Dünndarmbiopsie durchgeführt.

Hinweis: Ein direkter oder indirekter Nachweis von Cryptosporidium parvum ist meldepflichtig nach § 7 IfSG.

Crystal Meth n: syn. Meth. Bezeichnung für kristallines Metamphetamin (Methylamphetamin; N-Methyl-Derivat von Amphetamin). Die synthetische psychotrope Substanz* wird als illegale Droge geschnupft, geraucht, in Wasser gelöst injiziert oder rektal verabreicht. Crystal Meth hat ein extrem hohes Abhängigkeitspotenzial und gehört zu den am schnellsten körperlich und psychisch zerstörenden Drogen.

CS: Abk. für engl. complete stroke → Schlaganfall
CSC: Abk. für engl. cardiac stem cells → Stammzelltherapie, kardiale
CSE: Abk. für engl. combined spinal and epidural anesthesia → Leitungsanästhesie
CSE-Hemmer: Abk. für Cholesterol-Synthese-Enzym-Hemmer → HMG-CoA-Reduktase-Hemmer
CSE-Hemmer: Abk. für Cholesterol-Synthese-(Enzym)-Hemmer → Lipidsenker
CT: Abk. für → Computertomografie
CTA: Abk. für → CT-Angiografie
CT-Angiografie f: engl. CT angiography; syn. computertomografische Angiografie; Abk. Angio-CT. Verfahren zur Beurteilung von Blutgefäßen im Spiral*-CT unter Einsatz von Kontrastmittel. Dieses Verfahren ermöglicht die Verwendung geringerer Mengen an Kontrastmittel. Die Injektionsgeschwindigkeit sowie die Zeit zwischen Kontrastmittelgabe und Datenakquisition können der Fragestellung angepasst und optimiert werden. Weiterhin ist eine 3D*-Rekonstruktion der Gefäße möglich.

CT-Enteroklysma → Computertomografie
CTG: Abk. für → Kardiotokografie
CT-Kolonografie → Computertomografie
CT-Koronarangiografie → Computertomografie
CTP n: syn. Cytidintriphosphat. Cytidinphosphat mit 3 Phosphatgruppen. Das Ribonukleotid leitet sich von Cytosin* ab. CTP ist Bestandteil von Coenzymen* der Biosynthese von Phospholipiden* und Nukleinsäuren*.

CtW: Abk. für chemo-thermische Desinfektionswaschverfahren → Desinfektion
Cu → Kupfer
Cubitus valgus m: Radialabweichung des Unterarms gegenüber dem Oberarm, die bei Supination des Unterarmes auftritt.

Vorkommen:
– physiologisch bei Frauen: in geringerem Grad und mit gleichzeitiger Überstreckbarkeit
– als posttraumatische Wachstumsstörung oder Verletzungsfolge: Olekranonfraktur*, suprakondyläre Humerusfraktur*
– bei Achsenfehlstellung.

Cubitus varus m: engl. gun stock deformity. Posttraumatisch verstärkte Ulnarabweichung des Unterarms gegenüber dem Oberarm.

Cuff: syn. Tubusmanschette. Aufblasbare Manschette am distalen Ende eines blockbaren Tubus* (z. B. Endotrachealtubus* oder Trachealkanüle*). Zur Aspirationsprophylaxe dichtet der Cuff den Raum ab zwischen Tubus und Trachealwand (bzw. Bronchialwand bei bronchialem Cuff des Doppellumentubus* oder Endobronchialtubus). Nach der Intubation* wird der Cuff mit Luft gefüllt (geblockt).

Komplikationen: Cuffs verursachen tracheale oder bronchiale Schleimhautschäden. Präventiv werden sie nur mit dem minimal erforderlichen Volumen gefüllt und manometrisch kontrolliert.

Cuff-and-Collar-Verband m: engl. cuff and collar bandage; syn. Blount-Schlinge. Konservative Methode zur Ruhigstellung einer reponierten stabilen suprakondylären Humerusfraktur* durch maximale spitzwinklige Flexion im Ellenbogengelenk und Fixation des Arms in Höhe des Handgelenks an einer Halsschlinge. Der Cuff-and-Collar-Verband wird v. a. im Kindesalter angewandt. Siehe Abb.

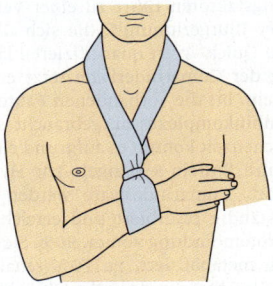

Cuff-and-Collar-Verband

Culdoskopie f: engl. culdoscopy; syn. Douglasskopie. Endoskopie* des Douglas*-Raums von vaginal*, aufgrund schwieriger Lagerung und schlechter Übersicht weitgehend durch die Laparoskopie* ersetzt. Sie findet noch Anwendung als transvaginale Hydrolaparoskopie* im Rahmen der Fertilitätsdiagnostik.

Culex m: Stechmückengattung (siehe Mücken*). Culex molestus wird als sog. Hausmücke lästig, die v. a. nachts sticht. Die wichtigste Art in warmen Ländern ist Culex quinquefasciatus als Überträger von Wuchereria bancrofti, Rift-Tal-Fieber-Virus und verschiedenen Enzephalitis-Viren.

Hintergrund:
– Überwinterung in Kellern
– Larvenentwicklung z. B. in Gartenteichen und Regentonnen.

Culicidae → Mücken
Cullen-Phänomen n: engl. Cullen's phenomenon. Blau-grünliche Verfärbung der periumbilikalen Haut bei akuter Pankreatitis*; prognostisch ungünstiges Zeichen als Hinweis auf den

Cumarinderivate

Übergang in eine hämorrhagisch-nekrotisierende Verlaufsform. Ursache ist eine Einblutung infolge Schädigung kleiner Gefäße durch Pankreasenzyme. Seltener ist das Cullen-Phänomen auch als Spätsymptom einer Einblutung in die Bauchhöhle beschrieben.

Cumarinderivate n pl: engl. *coumarin derivatives*; syn. Cumarine. Orale Antikoagulanzien zur langfristigen Prophylaxe und Therapie thromboembolischer Erkrankungen. Cumarinderivate unterbinden als Vitamin-K-Antagonisten die γ-Carboxylierung der Gerinnungsfaktoren* II, VII, IX, X sowie von Protein* C und S. Nachteilig sind ihr hohes Wechselwirkungspotenzial und die lange Halbwertszeit. Antidot ist Vitamin K.

Wirkung: Cumarinderivate leiten sich vom 4-Hydroxycumarin ab. Sie unterbrechen den Vitamin-K-Zyklus, indem sie Vitamin-K-abhängig die hepatische γ-Carboxylierung der Gerinnungsfaktoren II, VII, IX, X sowie von Protein C und S hemmen. Der resultierende Mangel an Gerinnungsfaktoren führt zu einer Verlangsamung der Blutgerinnung*, die sich über den INR- und Quick*-Wert quantifizieren lässt. Die Wirkung der Cumarinderivate setzt erst nach 36–48 h ein, bis die vorhandenen Faktoren des Prothrombinkomplexes aufgebraucht sind. In der Zwischenzeit kommt es aufgrund eines Protein-C- und Protein-S-Mangels zur Hyperkoagulabilität*. Cumarinderivate werden enteral fast vollständig resorbiert und erreichen eine Plasmaproteinbindung von ca. 99 %. Sie werden hepatisch metabolisiert, zu 70 % renal ausgeschieden als Glucuronide und zu 30 % biliär unter Passage des enterohepatischen Kreislaufs. Nach Absetzen ist wegen der unterschiedlichen Eliminationsgeschwindigkeiten erst nach 3–10 d eine Normalisierung der Gerinnung zu erwarten. Therapiebegleitend ist die Thromboplastinzeit* zu kontrollieren. Angestrebt wird meist ein Ziel-INR von 2–3, bei alloprothetischen künstlichen Herzklappen von 2–3,5. Zur zusätzlichen Sicherheit führen die Patienten regelmäßig Selbstkontrollen durch und tragen einen Antikoagulanzien-Ausweis mit sich.

Indikationen:
- Prophylaxe und (Langzeit-)Therapie venöser und arterieller Thrombosen und Embolien bei Vorhofflimmern*, Kardiomyopathie*, Herzklappenersatz
- Rezidivprophylaxe bei Herzinfarkt.

Cumarinnekrose f: engl. *cumarin necrosis*; syn. Marcumarnekrose. Seltene, durch Cumarinderivate* hervorgerufene Nekrose im Bereich der Haut, evtl. auch an inneren Organen (besonders Nebenniere). Auslöser ist eine hohe Initialdosis des Cumarinderivats, insbesondere bei gleichzeitigem Protein*-C-Mangel. In der Folge entsteht eine Hyperkoagulabilität* mit Bildung von Thromben in der Endstrombahn*.

Pathogenese:
- sehr schnelle Abnahme von Protein* C noch vor Abnahme der meisten Vitamin-K-abhängigen Faktoren der Blutgerinnung*
- dadurch initiale Hyperkoagulabilität* mit Thrombenbildung in der Endstrombahn.

Differenzialdiagnose: Heparininduzierte Thrombozytopenie Typ II (häufig überlappende Heparinisierung* zur Überbrückung der Zeit bis zum antikoagulatorischen Wirkungseintritt der Cumarinderivate).

Cumulus oophorus m: engl. *proligerous disc*; syn. Cumulus oviger. Anhäufung von Granulosazellen* des Ovars*. Diese umschließen die Eizelle* im Stadium des Tertiärfollikels und des Graaf*-Follikels radiär. Die Granulosazellen* synthetisieren eine hyaluronsäurereiche Flüssigkeit, die den Tertiärfollikel ausfüllt und sind somit an der Follikelreifung* beteiligt.

Cunnilingus m: Genitaler Sexualkontakt* mit einer Stimulation der Vulva mit dem Mund.

Cuprum → Kupfer

CUP-Syndrom n: syn. Cancer of Unknown Primary. Vorhandensein von Metastasen* ohne Nachweis eines Primärtumors, v.a. als Halslymphknotenmetastasen eines Plattenepithelkarzinoms* und Knochenmetastasen eines Adenokarzinoms*. Behandelt wird in der Regel mit Systemtherapie (Radiotherapie, Chemotherapie), bei Halslymphknotenmetastasen auch Neck* Dissection.

Cupula pleurae → Pleurakuppel

curabilis: Heilbar.

Curcuma longa → Kurkuma

Curschmann-Steinert-Batten-Syndrom → Dystrophie, myotonische

Cushing-Schwelle f: engl. *Cushing threshold dose*. Interindividuell stark variierende Grenzdosis für Glukokortikoide* (ca. 7 mg Prednisolon-Äquivalent pro Tag), ab der bei lang dauernder systemischer Anwendung klinische Zeichen des Hyperkortisolismus (Cushing*-Syndrom) ausgelöst werden.

Cushing-Syndrom n: engl. *Cushing's disease*; syn. Hyperkortisolismus. Durch erhöhte Konzentration von Kortisol* bzw. synthetischem Glukokortikoid* im Plasma gekennzeichnetes Krankheitsbild. Man unterscheidet das weitaus häufiger auftretende exogene (infolge einer Glukokortikoid*-Überdosierung bei Langzeittherapie) vom endogenen Cushing-Syndrom. Unter dem sog. Morbus Cushing versteht man ein endogen bedingtes Cushing-Syndrom aufgrund eines ACTH-produzierenden Tumors des Hypophysenvorderlappens.

Formen: Exogenes Cushing-Syndrom (häufig): Iatrogenes Cushing-Syndrom bei zu hoher Dosierung von Glukokortikoiden oder ACTH (Tetracosactid). Endogenes Cushing-Syndrom (selten):
- **ACTH-abhängig (85 %):** 1. **zentrales Cushing-Syndrom** (Morbus Cushing, 75 %): hypophysär-hypothalamisch mit bilateraler Hyperplasie* der Nebennierenrinde (NNR): I. bei Frauen 4- bis 5-mal häufiger als bei Männern II. meist 30.–50. Lj. III. bei Kindern selten IV. Ursachen: Störung der Regulation des Hypothalamus-Hypophysen-Systems mit Erhöhung der ACTH-Sekretion oder ACTH-produzierender Tumor des HVL 2. **ektopes Cushing-Syndrom** (10 %): paraneoplastisch durch ACTH- und CRH-bildenden Tumor (z. B. kleinzelliges Lungenkarzinom; siehe auch paraneoplastisches Syndrom*)
- **ACTH-unabhängig (15 %):** 1. **adrenales Cushing-Syndrom:** adrenal durch ein primäres NNR-Adenom oder -Karzinom.

Sonderform: **zyklisches Cushing-Syndrom** (zyklischer Hyperkortisolismus):
- Wechsel zwischen Phasen mit erhöhtem und Phasen mit normalem Kortisolspiegel.

Klinik:
- Facies* lunata (Vollmondgesicht)
- Stammfettsucht
- nuchales Fettpolster (sog. Büffelhöcker oder Büffelnacken)
- Hirsutismus*
- arterielle Hypertonie* (in 90 %)
- Lympho- und Eosinopenie*
- blaurote Striae (häufig außerhalb der typischen Hautdehnungsstellen)
- Osteoporose*
- Muskelschwäche
- herabgesetzte Glukosetoleranz
- bei Kindern Wachstumshemmung
- bei Frauen häufig Amenorrhö*
- bei Männern Erektionsstörung.

Therapie:
- Hypophysenadenom: 1. operativ: transnasale/transsphenoidale Adenomentfernung (Methode der Wahl, Erfolgschance > 80 %) 2. wenn Op. erfolglos oder nicht möglich: Bestrahlung der Hypophyse. Wirkungseintritt oft erst nach Monaten bis Jahren, daher überbrückende medikamentöse Therapie erforderlich (Erfolgschance 40–50 %). 3. medikamentös: I. Pasireotid*, ggf. in Kombination mit Cabergolin* II. Adrenostatika: Ketoconazol*, Mitotan, Metyrapon 4. Ultima Ratio: bilaterale Adrenalektomie* mit lebenslanger Hormonsubstitution
- NNR-Tumoren: unilaterale Adrenalektomie (operativ oder laparoskopisch)
- inoperables NN-Karzinom oder Paraneoplasie: 1. Adrenostatika: Ketoconazol, Aminogluthetimid, Mitotan, Metyrapon 2. Antagonist am Glukokortikoidrezeptor: Mifepriston*.

Prognose: Abhängig von der Ursache:
- exogenes bzw. iatrogenes Cushing-Syndrom mit guter Prognose nach Reduktion der zugeführten Glukokortikoid*- bzw. ACTH-Dosis
- endogenes Cushing-Syndrom verläuft unbehandelt möglicherweise tödlich innerhalb von Monaten bis wenigen Jahren.

Cutis → Haut

Cutis hyperelastica f: engl. *hyperelastic skin*. Angeborene, abnorme Dehnbarkeit der Haut. Sie entsteht durch die Verminderung der kollagenen Fasern. Typisches Beispiel ist das Ehlers*-Danlos-Syndrom.

Cutis laxa f: engl. *lax skin*; syn. generalisierte Elastolyse. Zumeist erbliche oder erworbene Erkrankung unterschiedlichen Schweregrads und unterschiedlicher Prognose mit abnormer Faltenbildung der Haut durch Verminderung und strukturelle Veränderung der elastischen Fasern in der Dermis. Die Klinik liefert Hinweise auf die Diagnose, die durch umfangreiche Untersuchungen inklusive Molekulargenetik gesichert wird. Eine Kausaltherapie fehlt.

Cutis marmorata f: engl. *marble skin*; syn. Livedo reticularis. Regelmäßiges Netzwerk blauroter Streifen der Haut, vor allem an den Extremitäten. Die Cutis marmorata entsteht durch Gefäßspasmen bei Abkühlung. Sie ist meist harmlos und tritt bei jungen Frauen und Neugeborenen auf, kann aber auch Zeichen einer Chromosomenanomalie oder Erkrankung sein.

Cutis marmorata pigmentosa → Hitzemelanose

Cutis rhomboidalis nuchae → Elastose, aktinische

CVCI: Abk. für engl. cannot ventilate and cannot intubate → Atemwegsmanagement

CVI: Abk. für → Insuffizienz, chronisch-venöse

CVI: Abk. für chronische viszerale Ischämie → Mesenterialgefäßverschluss

CVS: Abk. für engl. chorion villus sampling → Chorionbiopsie

CVVH: Abk. für continuous veno-venous hemofiltration → Hämofiltration

CW: Abk. für engl. continuous wave → Doppler-Sonografie

CXCR4-Rezeptor → CCR5-Rezeptor

Cyber Knife: Hochpräzisionsbestrahlungsgerät, das aus einem auf einen Roboterarm montierten Linearbeschleuniger und einem computergesteuerten Bildortungssystem besteht. Es ermöglicht einen flexiblen Einstrahlwinkel durch schwenkbaren Roboterarm und computergesteuerten Ausgleich von Patientenbewegungen durch permanente Ortung des Zielvolumens. Anwendungsgebiete sind Radiochirurgie* und stereotaktische Strahlentherapie*.

Cyberstalking n: Stalking* mithilfe von Informationstechnik, vor allem des Internets. Es kann sich dabei u. a. um Überwachung, Belästigung, Bedrohung, Identitätsdiebstahl sowie Datenvernichtung und -manipulation handeln.

Cyclamate n pl: engl. *cyclamates*. Natrium- und Kalziumsalze der N-Cyclohexylsulfaminsäure. Es handelt sich um hitzebeständige, kalorienfreie synthetische Süßstoffe* mit 35- bis 70-fach stärkerer Süßkraft als Saccharose. Der Großteil der Cyclamate wird unverändert renal eliminiert, z. T. erfolgt ein bakterieller Metabolismus im Darm.

Cyclooxygenase f: syn. Prostaglandinendoperoxid-Synthase; Abk. COX. Zu den Oxygenasen* (Dioxygenase und Peroxidase) gehörendes Schlüsselenzym der Biosynthese von Prostaglandin*, Prostazyklin*, Thromboxan* u. a. Eikosanoiden* aus Arachidonsäure* im endoplasmatischen Retikulum. Das Abschalten der Prostaglandinsynthese erfolgt durch selbstkatalysierte Zerstörung der COX (Suizidenzym).

Cyclooxygenase-2-Inhibitoren → COX-2-Inhibitoren

Cyclooxygenase-Inhibitoren m pl: syn. Cyclooxygenase-Hemmer (Abk. COX-Hemmer). Wirkstoffgruppe, welche nichtsteroidale Antiphlogistika*, Analgetika* und Antirheumatika* umfasst. Cyclooxygenase*-Inhibitoren unterbinden Entzündungsreaktionen, indem sie die Cyclooxygenase 1 und/oder Cyclooxygenase 2 hemmen, wodurch es zu einer verminderten Produktion der entzündungs- und schmerzfördernden Prostaglandine* kommt.

Formen:
- **nicht-selektive Cyclooxygenase-Inhibitoren:** hemmen sowohl die Cyclooxygenase 1 als auch die Cyclooxygenase 2, z. B. Acetylsalicylsäure*
- **selektive Cyclooxygenase*-2-Inhibitoren** (COX-2-Hemmer, Coxibe): hemmen die Cyclooxygenase 2, z. B. Celecoxib, Etoricoxib, Parecoxib.

Cyclopyrrolone n pl: engl. *cyclopyrrolones*; syn. Zyklopyrrolone. Klasse von Schlafmitteln, die strukturell weder mit Benzodiazepinen* noch mit Barbituraten* verwandt sind. Wie bei Benzodiazepinen wird die GABA-Hemmwirkung am GABA-Rezeptor-Komplex im ZNS mit sedierender Wirkung verstärkt. Ein Vertreter der Cyclopyrrolone ist beispielsweise der Wirkstoff Zopiclon*.

CYFRA 21-1: syn. Zytokeratin-Fragment 21-1. Tumormarker* zur Differenzialdiagnose sowie Therapie- und Verlaufskontrolle von Lungenkarzinomen*. Der Blutspiegel von CYFRA 21-1 steigt an mit dem Fortschreiten des Tumors, bei erfolgreicher Therapie sinkt er rasch ab. CYFRA 21-1 dient außerdem der Verlaufskontrolle bei muskelinvasiven Blasenkarzinomen*.

Cymbopogon citratus → Lemongras

Cynips tinctoria → Gallen [Phytotherapie]

CYP: Abk. für → Cytochrom-P450-System

Cys: Abk. für → Cystein

Cystatin C n: Cystein-Protease-Inhibitor. Cystatin C wird aufgrund seines geringen Molekulargewichtes primär glomerulär filtriert, wodurch die Serumkonzentration von der glomulären Filtrationsleistung der Niere abhängt. Cystatin ist nicht durch eine Akute-Phase-Reaktion beeinflusst. Es dient insbesondere der Bestimmung der glomerulären Filtrationsrate.

Cystein n: engl. *cysteine*; syn. α-Amino-β-mercaptopropionsäure; Abk. Cys. Schwefelhaltige, proteinogene, glukoplastische Aminosäure*. Cystein ist die zentrale Verbindung im Schwefelstoffwechsel. In Proteinen ist die Thiolgruppe des Cysteins -SH und die Disulfidbindung -S-S- durch Oxidation zu Cystin wichtig für die Proteinstruktur. Es wird als Bestandteil von Infusionslösungen und zur Prophylaxe von Strahlenschäden eingesetzt.

Cysticercus → Zystizerkus

Cysticercus bovis m: Finne von Taenia* saginata.

Cysticercus cellulosae m: Finne von Taenia* solium.

Cystin-Stein m: syn. Zystin-Stein. Harnstein, aus der Aminosäure Cystin bestehend. Ursache für die Steinbildung ist die schlechte Löslichkeit von Cystin im sauren Urin. Der Cystin-Stein ist selten (bis zu 3 % der Harnkonkremente). Behandelt wird häufig operativ.

Prozedere:
- Die Diagnose wird durch die Steinanalyse gestellt.
- Der Cystin-Stein ist röntgendicht (Abdomenübersichtsaufnahme).
- Die Steinsanierung erfolgt operativ: 1. extrakorporale Stoßwellenlithotripsie (ESWL) 2. Ureterorenoskopie 3. Nephrolitholapaxie.
- Die Steinprophylaxe erfolgt durch: 1. diätetische Einschränkung der Proteinzufuhr 2. Harnalkalisierung 3. Harndilution.

Cystitis → Zystitis

Cystitis gravidarum f: engl. *cystitis of pregnancy*. Infektion der Harnblase in der Schwangerschaft bei ca. 10–15 % der Schwangeren. Eine Entzündung der Harnblase sollte in der Schwangerschaft auch bei geringer Beschwerdesymptomatik antibiotisch therapiert werden, da die Gefahr einer aufsteigenden Infektion der Harnwege deutlich größer ist.

Cystocele → Zystozele

Cystosarcoma phylloides n pl: engl. *phylloid sarcoma*; syn. phylloide Tumoren. Seltene Sonderform des Mammasarkoms mit strukturell und histogenetisch enger Beziehung zum Fibroadenom*. Es kommt zu keulenförmigen Wucherungen des Tumorstromas. Cystosarcoma phylloides sind zu 27 % maligne, 31 % fraglich benigne und 42 % benigne. Behandelt wird meist mittels einfacher Mastektomie* bzw. brusterhaltender Chirurgie.

Cytochrome n pl: engl. cytochromes; syn. Zytochrome. Hämoproteine* (Häm als prosthetische Gruppe) der inneren Mitochondrienmembran, die hintereinandergeschaltet in der Atmungskette* den Elektronentransport vom Ubichinon zum molekularen Sauerstoff bewerkstelligen. Sie fungieren auch als Redoxkatalysatoren bei der Fotosynthese*. Die Elektronenübertragung erfolgt durch den reversiblen Valenzwechsel des zentralen Eisenatoms von Fe(II) zu Fe(III).

Cytochrom-P450-Isoenzyme n pl: engl. cytochrome P_{450} isoenzymes. Konstitutionelle oder induzierbare Monooxygenasen (EC 1.). Sie spielen v. a. bei Biotransformationen*, Interaktionen* und Wechselwirkungen* von Arzneimitteln (u. a. Xenobiotika) eine entscheidende Rolle. Es gibt ca. 20 verschiedene Hämoproteine* mit Cytochrom-P450 (Cytochrome*).

Cytochrom-P450-Oxidoreduktasemangel → Syndrom, adrenogenitales

Cytochrom-P450-System n: engl. cytochrome P450; Abk. CYP. Vor allem im endoplasmatischen Retikulum* der Leberzellen vorkommende Enzymfamilie für die Metabolisierung körpereigener und körperfremder Stoffe. Die derzeit 57 beim Menschen identifizierten Cytochrom-P450-Proteine spielen eine Schlüsselrolle bei zahlreichen Stoffwechselprozessen. In der Arzneimitteltherapie können sie z. B. zu Toleranzentwicklung, Wirkungsverstärkung oder -verringerung führen.

Einteilung: Derzeit sind 57 humane CYP-Enzyme bekannt, die aufgrund der Ähnlichkeit ihrer Aminosäuresequenzen in 18 Familien (CYP1, CYP2 usw.) und 43 Subfamilien (CYP1A, CYP1B usw.) eingeteilt werden.

Bedeutung:
- physiologisch: 1. bedeutende Rolle bei der Phase-I-Metabolisierung (Metabolismus) von v. a. lipophilen endogenen und körperfremden Stoffen sowie u. a. bei der Biosynthese von Steroiden* 2. Metabolisierung erfolgt durch Hydroxylierung, O-, N- und S-Dealkylierung, N-Oxidation, Dehalogenierung, Sulfoxidation, Desaminierung und Epoxidierung 3. lipophile Stoffe werden durch CYP-vermittelte Oxidation polarer und daher besser eliminierbar, sie können aber auch zu toxischen Stoffen oder verschiedenen Kanzerogenen* umgewandelt werden
- pharmakologisch: 1. Metabolisierung von > 75 % aller Arzneistoffe 2. Enzymaktivität durch Arzneistoffe (z. B. Barbiturate*) induzierbar (Toleranzentstehung) 3. verschiedene Formen mit unterschiedlichen Substratspezifitäten 4. Konkurrenz von (Arznei-)Stoffen und endogenen Substraten um dasselbe Enzym ist Ursache zahlreicher Sekundärwirkungen von Wirkstoffen (Wirkungsverlängerung oder -verkürzung)
- pharmakogenetisch: 1. hoher Polymorphismus 2. genetische Varianten mit unterschiedlicher Aktivität führen zu unterschiedlichen Metabolisierer-Phänotypen, die individuelle Unterschiede in der Clearance* von Arzneistoffen und der Aktivierung von Prodrugs hervorrufen und dadurch UAW und Therapieerfolg beeinflussen können 3. genetische Analyse von CYP-Enzymen daher Bestandteil pharmakogenetischer Analysen
- pathophysiologisch: Beeinflussung der Expression von CYP-Enzymen neben Alter und Geschlecht auch durch Infektionen, Entzündungen, maligne Tumoren und Diabetes mellitus.

Vertreter: Von besonderer Bedeutung sind:
- **CYP3A4:** ca. 30 % der in der Leber exprimierten CYP-Enzyme; metabolisiert > 50 % aller Arzneistoffe (z. B. Antibiotika*, Neuroleptika*, Immunmodulatoren*, Kalzium*-Antagonisten, Protonenpumpen*-Hemmer)
- **CYP2D6:** ca. 1–2 % der in der Leber exprimierten CYP-Enzyme; metabolisiert ca. 30 % aller Arzneistoffe (z. B. Antiarrhythmika*, Antidepressiva*, Antihypertensiva*, Neuroleptika*, Tamoxifen*)
- **CYP2C19:** ca. 13 % der in der Leber exprimierten CYP-Enzyme; metabolisiert Clopidogrel*, Antidepressiva, Antiepileptika*, Antimalariamittel, Protonenpumpen-Hemmer sowie Zytostatika*
- **CYP2C9:** ca. 15 % der in der Leber exprimierten CYP-Enzyme; metabolisiert ca. 15 % aller Arzneistoffe (z. B. Antiepileptika, Cyclooxygenase-2-Inhibitoren, Diuretika*, nichtsteroidale Antiphlogistika*, Warfarin*)
- **CYP2B6:** ca. 2–10 % der in der Leber exprimierten CYP-Enzyme; metabolisiert Anästhetika*, Antidepressiva, antiretrovirale Therapeutika sowie Zytostatika.

Wechselwirkung: Für verschiedene CYP wurden unterschiedliche Induktoren und Inhibitoren beschrieben. Beispielsweise induziert Rifampicin CYP3A4, dagegen hemmt Ritonavir* CYP3A4. Induktion und Inhibition von CYP und anderen Enzymen sind wesentliche Faktoren bei der Entstehung von UAW durch Arzneimittelinteraktionen.

Cytosin n: engl. cytosine; syn. Cyt. Pyrimidinbase* und Baustein von Cytidin und Cytidinphosphaten, somit Bestandteil der Nukleinsäuren DNA und RNA. Derivate von Cytosin wie 5-Methylcytosin und 5-Hydroxymethylcytosin sind Bausteine entsprechender Nukleoside* (5-Methylcytidin und 5-Hydroxymethylcytidin).

Cytotoxic T-Lymphocyte-Associated Protein 4: syn. CD152; Abk. CTLA-4. Auf T*-Lymphozyten exprimierter Rezeptor*, der ein hemmendes Signal auf die Aktivität des T-Lymphozyten vermittelt. CTLA-4 gehört zur Immunglobulin*-Superfamilie und ist auf der Zelloberfläche von zytotoxischen T-Lymphozyten (Killerzellen*), T*-Helferzellen und regulatorischen T*-Lymphozyten vorhanden. Der Rezeptor verhindert eine Überreaktion des Immunsystems.

Wirkmechanismus: CTLA-4 bindet an CD80* und CD86*. Über diesen Komplex wird anschließend eine Proteinkinase aktiviert, die das Signal zur Proliferation* abschwächt. Die Stimulation antigenpräsentierender Zellen* wird ebenfalls vermindert.

C-Zellen f pl: engl. C-cells. Sog. (wasser-)helle Zellen, die parafollikulär in der Schilddrüse* liegen und Kalzitonin* produzieren.

Czermak-Spiegelprobe f: engl. Czermak's speculum experiment. Versuch zur Differenzialdiagnose der Rhinolalie*. Es besteht ein Hinweis auf Rhinolalia aperta, wenn ein unter die Nasenlöcher gehaltener Spiegel beim Aussprechen z. B. von Vokalen beschlägt.

Czermak-Versuch → Karotissinus-Druckversuch

Czerny-Pfeilernaht → Pfeilernaht

D

D → Brechwert
D → Energiedosis
d'Acosta-Syndrom → Höhenkrankheit
Dabigatran n: Oral angewendetes Antikoagulans, das als direkter Thrombininhibitor wirkt. Es wird zur Prophylaxe und Therapie verschiedener thromboembolischer Ereignisse eingesetzt. Dabigatran besitzt zahlreiche Kontraindikationen und Wechselwirkungen, u. a. mit weiteren Antikoagulanzien. Nebenwirkungen sind Blutungskomplikationen und Magen-Darm-Beschwerden. Die Einnahme verlängert die partielle Thromboplastinzeit*. Eine Antagonisierung ist möglich.
Dachziegelverband m: engl. *imbricated bandage*. Stützverband aus sich überkreuzenden, von rumpffern (distal) nach rumpfnah (proximal) angelegten Heftpflasterstreifen zur Behandlung einer Zehenfraktur* bzw. -luxation. Außerdem Bezeichnung für veraltetes Verfahren zur Therapie unkomplizierter Rippenfrakturen* mit 5–6 langen, sich dachziegelartig überlagernden Pflasterstreifen, die Sternum* und Wirbelsäule* einbeziehen. Siehe Abb.

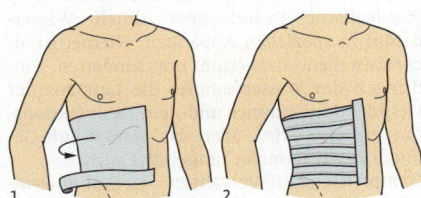

Dachziegelverband: Bei Rippenfraktur; 1: Anbringung von Pflastertapete, kaudaler Beginn mit Pflasterstreifen; 2: Fortsetzung der Pflasterstreifen nach kranial mit abschließendem Sicherungsstreifen.

DAD: Abk. für engl. *delayed afterdepolarization* → Erregungsleitungsstörung

DAEC: Abk. für diffus adhärente Escherichia coli → Escherichia coli
Dämmerungssehen n: engl. *scotopic vision*; syn. skotopisches Sehen. Sehvermögen bei Dunkelheit, das mit der Kontrastempfindlichkeit der Zapfen korreliert. Es nimmt mit zunehmendem Alter schneller ab als die Sehschärfe* bei Tageslicht, vor allem bei zusätzlichen Blendeffekten. Dämmerungssehen wird an bestimmten Geräten geprüft (z. B. Nyktometer), die zusätzlich die Blendempfindlichkeit prüfen können.
Dämmerzustand m: engl. *twilight state*. Form der akuten organischen Psychose* mit Bewusstseinstrübung*, Wahrnehmungs- und ggf. auch Orientierungsstörungen* (unter Umständen Desorientierung) und Bewusstseinseinengung*, mit nachfolgender totaler oder partieller Amnesie*. Betroffene befinden sich in einem schläfrigen Zustand, aus dem sie aber durch äußere Reize noch zu wecken sind.
Vorkommen:
- als post- bzw. anteparoxysmaler Dämmerzustand ohne Orientierungsstörung bei Epilepsie*
- posttraumatisch (sog. organischer Dämmerzustand) nach Schädelhirntrauma*
- bei Intoxikation oder Fieber.

Differenzialdiagnose: Psychogener Dämmerzustand nach Psychotraumatisierung, u. a. mit Stupor* oder Fugue, tranceartigem Verhalten, Desorientierung und Amnesie.
Dämpfung f: engl. *dullness*. Abklingen der Schwingungsamplitude mit der Zeit und in Abhängigkeit vom Medium, in dem sich die Schwingung ausbreitet. In der Medizin ermöglicht die Dämpfung des Klopfschalls über dem Herzen (Herzdämpfung) dem Untersucher bei der Perkussion des Brustkorbs, die Herzgröße abzuschätzen.

DAH: Abk. für diffus alveoläre Hämorrhagie → Syndrom, pulmorenales

Dakryoadenitis f: engl. *dacryoadenitis*; syn. Tränendrüsenentzündung. Entzündung der Tränendrüse. Die akute Form ist Folge einer lokalen oder systemischen Infektion, verbunden mit einer berührungsempfindlichen Schwellung des Oberlides (Paragrafenform des Oberlidrandes). Die chronische Form ist Folge von granulomatösen Entzündungen (z. B. Tuberkulose*, Syphilis*, Lepra*, Sarkoidose*) oder der Mikulicz-Krankheit. Siehe Abb.

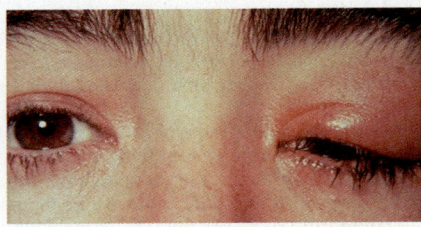

Dakryoadenitis: Typischer Befund: sog. Paragrafenform der Lidspalte. [133]

Dakryocystitis congenita f: syn. Tränensackentzündung. Angeborene Entzündung des Tränensacks. Meist wird sie durch einen häutigen Verschluss im Bereich des Ausgangs des Tränen-Nasen-Gangs (Ductus nasolacrimalis) verursacht.
Dakryolith m: engl. *dacryolith*; syn. Tränenstein. Konkrement* in den ableitenden Tränenwegen, das bei einer chronischen Dakryozystitis* entstehen kann.
Dakryorrhö → Epiphora
Dakryostenose f: engl. *dacryostenosis*. Angeborene oder erworbene Verengung des Tränen-Nasen-Gangs, führt zu Stauung der Tränenflüssigkeit (siehe Epiphora*) mit Risiko der Dakryozystitis*.
Dakryozystitis f: engl. *dacryocystitis*; syn. Tränensackentzündung. Akute oder chronische

Dakryozystografie

Entzündung des Tränensacks. Ursache sind Infektionen, häufig aufgrund einer Abflussbehinderung der Tränenwege*. Bei der akuten Form dominieren Schmerz und entzündliche Sekrete, die chronische Dakryozystitis verursacht Tränenlaufen und Tränensackschwellung. Therapiert wird ursachengemäß mit Wärme, Antibiotika, evtl. Inzision und Sanierung der Tränenwege.
Erkrankung: Ursachen: lokale oder systemische Infektionen z. B. mit
- Pneumokokken
- Staphylokken
- häufig aufgrund einer Tränenwegsstenose (angeboren oder erworben, z. B. durch Verletzungen, eingedrungene Fremdkörper, Polyposis nasi et sinum oder Septumdeviation*).

Klinik: Akute Dakrozystitis:
- schmerzhafte, druckempfindliche und gerötete Schwellung am unteren inneren Lidwinkel
- schleimiges Sekret im Augenwinkel
- Fieber, Krankheitsgefühl.

Chronische Dakrozystitis:
- Epiphora*
- Tränensackschwellung.

Therapie:
- Wärmeapplikation, evtl. desinfizierende Umschläge
- Antibiotika lokal (Erythromycin*) und systemisch (Cephalosporin*), Anpassung der Antibiotika nach Ergebnissen der Bakterienkultur
- bei abszedierender Dakryozystitis: Inzision
- operative Beseitigung von Stenosen: **1.** Tränenwegsendoskopie mit Beseitigung von Stenosen, z. B. mithilfe eines Minibohrers (Mikrodrill-Dakryoplastik) **2.** Kanalikuloplastik: Schienung der Tränenwege mit Silikonschlauch, sofern die Stenose zwischen Tränenpünktchen und Tränensack liegt **3.** Dakryorhinostomie.

Dakryozystografie: engl. *dacryocystography*; syn. Dakryozystographie. Röntgenkontrastuntersuchung der ableitenden Tränenwege* mittels Injektion eines Farbstoffes in den unteren Tränenkanal (Canaliculus lacrimalis inferior). Die Dakryozystografie wird eingesetzt bei Störung des Tränenabflusses.

Dakryozystotomie f: engl. *dacryocystomy*. Eröffnung des Tränensacks bei ausgeprägter akuter Dakryozystitis* (Dakryocystitis phlegmonosa) oder zur Entfernung eines Dakryolithen*.

Daktyl-: Wortteil mit der Bedeutung Finger, Zehe.

Daktylitis f: engl. *dactylitis*. Entzündung an Finger oder Zehe mit Befall mehrerer Gelenke, oft ist der gesamte Finger bzw. Zeh betroffen.

Dammriss: Einteilung der Dammrisse nach Schweregrad.

Grad	Klinik	Therapie
I	Riss der Vaginalhaut, ggf. oberflächlicher Riss der Dammhaut	Naht der Scheidenhaut und ggf. der Dammhaut durch fortlaufende Naht oder Einzelknopfnähte
II	Riss des Dammgewebes ohne Verletzung der Sphinktermuskulatur	Zusätzlich zum Dammriss Grad I Naht der Muskulatur und des Gewebes am Damm durch Einzelknopfnähte
III	Verletzung des Sphincter ani ohne Verletzung der Rektumschleimhaut	Rekonstruktion des Sphincter ani, ggf. Naht des Rektums, dann wie bei Dammriss Grad II; Laxanzien, Antibiotika über 5 Tage
IV	Verletzung oder Durchtrennung des Sphincter ani und der Rektumschleimhaut	

Ursachen sind Infektionen, Erkrankungen des rheumatischen Formenkreises oder Gicht (klassischerweise mit Daktylitis der Großzehen).

DALI: syn. Dosisanpassung bei Leberinsuffizienz. Angaben zur Dosisanpassung von Arzneimitteln bei leichter, mittelgradiger und/oder schwerer Leberinsuffizienz.

Dalrymple-Zeichen n: engl. *Dalrymple's sign*; syn. Abadie-Zeichen. Oberlidretraktion beim Blick geradeaus, wodurch die weiße Sklera oberhalb der Iris sichtbar ist. Dieses Symptom ist typisch für eine endokrine Orbitopathie.

Dalteparin n: Antikoagulans aus der Gruppe der niedermolekularen Heparine*, das den Blutgerinnungsfaktor Xa durch Bildung eines Antithrombin*-III-Komplexes hemmt. Dalteparin wird s. c. zur Prophylaxe und Therapie von Thrombosen* und Thrombembolien eingesetzt. Nebenwirkungen umfassen Reaktionen an der Einstichstelle, Thrombozytopenie*, Hämatombildung, Übelkeit, Erbrechen und Kopfschmerzen*.

Damm → Perineum

Damminfiltration f: Form der Lokalanästhesie unter der Geburt mit Injektion eines Lokalanästhetikums in das Perineum, z. B. vor einem geplanten Dammschnitt oder postpartal zur operativen Versorgung von Rissverletzungen.

Dammpflege f: engl. *perineum care*. Pflege des Damms (Perineum), d. h. aller Strukturen des Beckenbodens zwischen After und äußeren Geschlechtsteilen (Vorderdamm) sowie zwischen Steißbein und After (Hinterdamm) zur Vorbereitung auf die Geburt und nach Geburten mit Dammriss* oder Scheidendammschnitt (Episiotomie).

Maßnahmen:
- vor der Geburt: Massage mit Körperöl zur Förderung der Durchblutung und Gewebeelastizität
- nach der Geburt: **1.** für weichen Stuhlgang sorgen **2.** weitere Maßnahmen: siehe Dammriss* oder Scheidendammschnitt.

Dammriss m: engl. *perineal laceration*. Geburtsverletzung am mütterlichen Damm mit Einriss von Dammhaut, Scheidenhaut, evtl. Beckenbodenmuskulatur und Musculus sphincter ani externus (Schließmuskel des Afters). Dies betrifft bis zu 30 % aller vaginalen Geburten. Der Riss wird vernäht. Mögliche Folgen eines Dammrisses sind schmerzhafte Narben, Fistelbildung und Stuhlinkontinenz.
Einteilung: Siehe Tab.
Komplikationen:
- Narbenbildung mit Schmerzen, Dyspareunie
- Infektion, Abszessbildung
- Ausbildung von Rektovaginalfisteln

Dammschnitt → Episiotomie

Dammschutz m: engl. *perineal support*. Kombination verschiedener geburtshilflicher Handgriffe zur Verhinderung eines Dammrisses unter einer vaginalen, auch vaginal operativen Geburt. Eine Hand stabilisiert den Damm von außen durch mäßigen Druck, die andere Hand auf dem kindlichen Köpfchen bremst die Durchtrittsgeschwindigkeit des Kopfes, damit der Damm sich entsprechend dehnen kann.

Dampfdesinfektion f: engl. *steam disinfection*. Physikalische Desinfektion* durch Wasserdampf in speziellen Apparaten. Hierbei ist sicherzustellen, dass zum ungehinderten Eindringen des Wasserdampfes die Luft aus der Desinfektionskammer und dem Desinfektionsgut entfernt wird oder das Dampf-Luft-Gemisch in der Kammer umgewälzt wird.

Dampf-Kreislauf-Verfahren → Dampfdesinfektion

Dampfsterilisation f: engl. *steam sterilization*; syn. Autoklavierung. Im Krankenhaus* am häufigsten eingesetztes und sicherstes Verfahren zur Sterilisation* thermostabiler Materialien mit gesättigtem Wasserdampf im Autoklav*.
Prinzip: Die Richtwerte der Einwirkungszeit (Abtötungszeit und Sicherheitszuschlag) der Dampfsterilisation nach Erreichen der vorge-

schriebenen Temperatur in sämtlichen Teilen des Sterilisiergutes* sind:
- 15 Minuten bei 121 °C (= 2 bar Überdruck) oder
- 3 Minuten bei 134 °C (= 3 bar Überdruck).

Grundsätzlich gilt bei der Autoklavierung: Je höher Temperatur und Druck sind, desto geringer ist die Sterilisierzeit.

Verfahren: Bei der Dampfsterilisation kommen folgende **Verfahren** zum Einsatz:
- **Gravitationsverfahren** und **Strömungsverfahren:** Der Sattdampf wird von oben in die Sterilisierkammer geleitet und verdrängt so die Luft nach unten aus der Kammer. Beim fraktionierten Strömungsverfahren erfolgt diese Verdrängung durch mehrere Dampfstöße. Die Behälter mit dem Sterilisiergut* müssen Lochungen im Deckel und Boden haben und die OP-Wäsche ist längs zur Strömungsrichtung so zu lagern, dass die Luft gut verdrängt werden kann.
- **Vakuumverfahren:** Vor der Dampfeinleitung wird die Sterilisierkammer mittels einer Pumpe evakuiert. Die Sterilisierkammer und die mit ihr unmittelbar in Verbindung stehenden Ventile und Rohrleitungen müssen vakuumsein. Der Dampf muss frei von Fremdgasen sein, insbesondere frei von Luft: **1. Vorvakuumverfahren:** einmaliges Evakuieren des Sterilisierdruckbehälters auf einen Druck von 20–70 mbar und anschließendes Dampfeinlassen bis zum Erreichen des Arbeitsdruckes **2. Dampfinjektionsverfahren:** einmaliges Evakuieren bis zu einem Druck von ≤ 70 mbar, bei gleichzeitigem Einströmen geringer Dampfmengen und anschließendem Dampfeinlassen bis zum Erreichen des Arbeitsdruckes **3. Hochvakuumverfahren:** einmaliges Evakuieren auf einen Druck von ≤ 20 mbar und anschließendes Dampfeinlassen bis zum Erreichen des Arbeitsdruckes **4. Fraktioniertes Vakuumverfahren:** mehrfach wiederholtes Evakuieren im Wechsel mit Dampfeinströmung (auch Pulsen genannt) und anschließendem Dampfeinlassen bis zum Erreichen des Arbeitsdruckes. Dieses Verfahren hat in der Praxis eine große Bedeutung.

Dampfströmungsverfahren → Dampfdesinfektion

Damus-Kaye-Stansel-Operation *f*: engl. *Damus-Kaye-Stansel operation.* Operatives Verfahren bei angeborenem Herzfehler* zur Gewährleistung der aortalen Perfusion durch End-zu-Seit-Anastomosierung der A. pulmonalis mit der Aorta ascendens. Indikationen für den Eingriff sind Trikuspidalatresie* mit Transposition* der großen Arterien und restriktivem (kleinem, drucktrennendem) Ventrikelseptumdefekt* sowie Formen des singulären Ventrikels* mit subvalvulärer Aortenstenose.

Danaparoid *n*: Antikoagulans aus der Gruppe der niedermolekularen Heparine*, das den Blutgerinnungsfaktor Xa durch Bildung eines Antithrombin*-III-Komplexes hemmt und s. c. oder i. v. appliziert wird. Danaparoid kommt zur Prophylaxe tiefer Venenthrombosen bei kontraindizierter Heparinisierung* und zur Behandlung von Thromboembolie* zum Einsatz.

Dandy-Operation → Neurotomie

Dane-Partikel → Hepatitis-B-Virus

DANI: syn. Dosisanpassung bei Niereninsuffizienz. Angaben zur Dosisanpassung von Arzneimitteln bei leichter, mittelgradiger und/oder schwerer Niereninsuffizienz.

Daniels-Biopsie *f*: engl. *Daniels' biopsy.* Von A.C. Daniels (1949) beschriebene Methode der Biopsie* von präskalenischen Halslymphknoten zur Abklärung intrathorakaler Erkrankungen (siehe Skalenus-Biopsie) oder Lymphknotenmetastasen von z. B. gynäkologischen Tumoren.

Danlos-Syndrom → Ehlers-Danlos-Syndrom

Dapagliflozin *n*: Orales Antidiabetikum, das die renal-tubuläre Glukose-Reabsorption reversibel hemmt (SGLT2-Inhibitor) und zur Glukosurie* führt. Dapagliflozin wird zur Monotherapie oder Kombinationstherapie des Diabetes* mellitus Typ 2 Erwachsener eingesetzt.

Darier-Krankheit *f*: engl. *Darier's disease;* syn. Dyskeratosis follicularis. Seltene autosomal-dominant vererbte Erkrankung mit Haut- und Schleimhautveränderungen (Dyskeratose* und Akantholyse*), vermehrtem Auftreten von Herpes*-simplex- und bakteriellen Superinfektionen sowie in einigen Fällen Intelligenzminderung. Diagnostiziert wird klinisch, histologisch und molekulargenetisch. Behandelt wird extern keratolytisch, in schweren Fällen systemisch mit Retinoiden sowie operativ.

Darier-Zeichen *n*: engl. *Darier's sign.* Bildung rötlich-brauner Quaddeln nach starkem Reiben der Haut. Das Darier-Zeichen tritt auf beim Mastozytom* und bei kutaner Mastozytose. Siehe Abb.

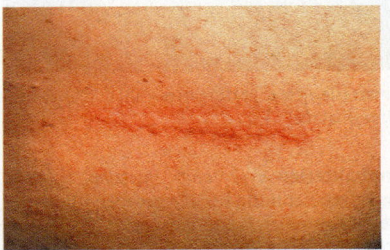

Darier-Zeichen: Quaddelbildung nach scherendem Druck. [74]

Darm *m*: engl. *intestine;* syn. Intestinum. Abschnitt des Verdauungstraktes vom Pylorus* bis zum Anus*. Der Darm besteht aus Dünndarm und Dickdarm. Die Dünndarmschleimhaut weist eine große Anzahl von Schleimhauterhebungen (Darmzotten, Villi intestinales) auf, die der Resorption der Nährstoffe dienen. Im Dickdarm siedelt der Hauptanteil der Darmbakterien.

Anatomie: Der Darm unterteilt sich in verschiedene Abschnitte:
- **Dünndarm (Intestinum tenue)** mit ca. 4–5 m Länge: 1. Duodenum* 2. Jejunum* 3. Ileum*
- **Dickdarm (Intestinum crassum)** mit ca. 1–1,5 m Länge: 1. Zäkum* mit Appendix* vermiformis 2. Colon ascendens 3. Colon transversum 4. Colon descendens 5. Colon sigmoideum
- **Enddarm:** 1. Rektum* 2. Canalis analis.

Funktionen:
- **Dünndarm:** 1. enzymatische Auftrennung des Chymus (Verdauung*) 2. Resorption* von Monosacchariden, Aminosäuren und kleinen Peptiden durch intestinalen Transport*
- **Kolon:** 1. Eindickung des Darminhalts durch Resorption von Natrium und Wasser 2. intestinaler Transport kurzkettiger Fettsäuren 3. Abbau und Verwertung nicht resorbierter Nährstoffe durch Darmbakterien (Darmflora*)
- **Enddarm:** 1. Eindickung des Darminhalts 2. Speicherung der Fäzes* bis zur Defäkation*.

Darmamöben → Dientamoeba fragilis

Darmamöben → Entamoeba histolytica

Darmatonie *f*: engl. *intestinal atony.* Fehlender oder stark herabgesetzter Spannungszustand (Tonus) der Darmmuskulatur durch Störungen des vegetativen Nervensystems. Folge ist die Verzögerung der Darmpassage, die in einen paralytischen Ileus (Darmverschluss) münden kann. Die Therapie richtet sich nach der Ursache und reicht von konservativer Darmstimulierung bis chirurgischer Intervention.

Ursachen: Erworbene Störungen:
- **reflektorisch:** Krankheitsprozesse im Bauchraum oder retroperitoneal* bewirken Schutzreflexe, damit der Darm stillgelegt und Speisebrei nicht mehr weitergeschoben wird; solche Schutzreflexe entstehen z. B.: 1. bei einer Darmobstruktion (mechanischer Ileus) oder einer Appendizitis: intestino-intestinaler Reflex 2. bei Nephrolithiasis: reno-intestinaler Reflex 3. bei einer Peritonitis*: peritoneo-intestinaler Reflex 4. nach Operationen, vor allem nach abdominalchirurgischen Eingriffen
- **vaskulär:** verminderte Durchblutung des Darms, z. B. bei Arteriosklerose oder dem

Darmatresie

- Verschluss eines Darmgefäßes (Mesenterialinfarkt)
- pharmakologisch: Nebenwirkung medikamentöser Therapien, z. B. unter Opiaten, Antipsychotika, Anticholinergika
- zentralnervös: z. B. bei einer Querschnittlähmung mit Unterbrechung der parasympathischen Efferenzen zum Darm.

Angeborene Störung: Fehlen der Nervengeflechte innerhalb der muskulären Wand eines Darmsegments, sog. Morbus* Hirschsprung (kongenitales Megakolon).

Klinik:
- verzögerte Darmentleerung
- Abdominalschmerzen
- Übelkeit, selten Erbrechen
- evtl. Fieber

Therapie: Die Therapie der Darmatonie ist abhängig von ihrer Ursache und reicht von der konservativen **Darmstimulierung** bis hin zum **chirurgischen Eingriff** (Laparatomie, Resektion befallener Darmabschnitte, z. B. bei Mesenterialinfarkt oder beim kongenitalen Megakolon). Zur **Stimulierung der Darmtätigkeit** werden angewendet:
- feucht-warme Bauchumschläge
- Medikamente (Parasympathomimetika wie z. B. Neostigmin) bzw. Überprüfung der Medikation und evtl. Absetzen auslösender Substanzen
- Darmeinläufe.

Darmatresie *f*: engl. *intestinal atresia*. Angeborener kompletter Verschluss des Darmlumens mit Ausbildung einer Ileussymptomatik. Am häufigsten betroffen sind Duodenum (Duodenalatresie*) und Anorektum. Diagnostisch wegweisend ist ein bereits während des pränatalen Screenings sonografisch sichtbares Polyhydramnion, postnatal sind erweiterte Darmschlingen erkennbar. Die Behandlung erfolgt chirurgisch.

Klinik: Nachgeburtlich je nach Lokalisation:
- Erbrechen
- aufgetriebener Leib
- fehlender Abgang von Mekonium*
- als Nebenbefund evtl. (stets ventral gelegene) Fisteln bei Mädchen zur Vagina*, zum Vestibulum oder zum Perineum*, bei Jungen zum Perineum oder zum Skrotum*.

Diagnostik:
- pränatal: Screeninguntersuchung mittels Ultraschall: **1.** Abdomenerweiterung, Polyhydramnion **2.** bei Duodenalatresie* Double-Bubble-Zeichen, siehe Abb. 1 **3.** bei tieferem Sitz ggf. dilatierte Darmschlingen nachweisbar, siehe Abb. 2 und Abb. 3
- postnatal: **1.** Ultraschalldiagnostik zur Höhenlokalisation **2.** MRT zum Nachweis assoziierter Fehlbildungen.

Therapie: Je nach Befund und Lokalisation notwendige (evtl. auch mehrzeitige) Operationen.

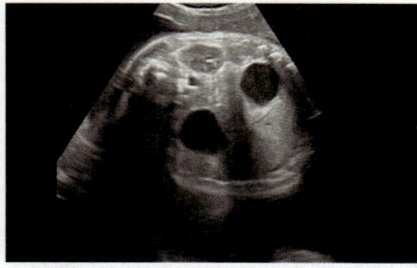

Darmatresie Abb. 1: Double-Bubble-Zeichen (Magenblase und dilatiertes Duodenum) bei Duodenalatresie (pränatale Ultraschalldiagnostik). [168]

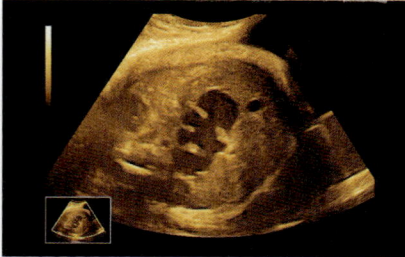

Darmatresie Abb. 2: Dilatierte Darmanteile bei Kolonatresie (pränatale Ultraschalldiagnostik). [168]

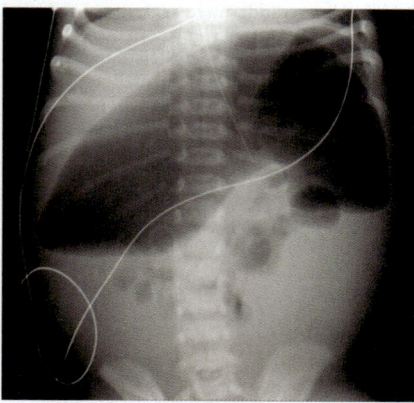

Darmatresie Abb. 3: Rektumatresie (Abdomenübersichtsaufnahme). [15]

Darmbakterien *n pl*: engl. *intestinal bacteria*. Sammelbezeichnung für alle aeroben und anaeroben intestinalen Bakterienspezies.

Darmbein → Os ilium

Darm-Bilharziose *f*: syn. hepato-lienale Schistosomiasis. Befall des Darmes durch Schistosoma mansoni, Schistosoma intercalatum, Schistosoma guineensis, Schistosoma japonicum oder Schistosoma mekongi. Die Krankheit kommt in Afrika, Gegenden Lateinamerikas und Südostasiens vor.

Darmblutung → Blutung, gastrointestinale

Darmbrand → Enteritis necroticans

Darmdekontamination, selektive *f*: engl. *intestinal decontamination*; Abk. SDD. Gezielte intestinale Dekontamination* des Darms, in der Regel durch nicht bzw. kaum gastrointestinal resorbierbare Antiinfektiva (Polymyxine, Neomycin, Tobramycin, Amphotericin B) via Magensonde in Kombination mit i.v. Applikation eines Antibiotikums (z. B. Cephalosporin*). Bei rein oropharyngealer Anwendung als selektive orale Darmdekontamination (SOD).

Vorgehen: 2- bis 4-tägige intravenöse Antibiotikagabe und topische Applikation nicht resorbierbarer Antibiotika in Mund-Rachenraum als SOD oder via Magensonde* als SDD während der gesamten Intubationszeit.

Indikationen:
- Infektionsprophylaxe vor Stammzell- oder Organtransplantationen
- bei Leberinsuffizienz
- als Teil der gnotobiotischen Behandlung bei Immunsuppression
- präventiv zur Senkung nosokomialer Infektionen – v. a. Pneumonien und Bakteriämien bei Intensivpatienten
- zur Senkung der Letalitätsrate von beatmeten Intensivpatienten

Die SOD als selektive Dekontamination des Darmes zur Verhinderung postoperativer Komplikationen, speziell der Anastomoseninsuffizienz, hat sich in prospektiv randomisierten Studien nicht als vorteilhaft erwiesen.

Risiken:
- Resistenzentwicklung der Krankheitserreger gegen Antiinfektiva
- eine Verbesserung des Langzeitüberlebens ist nicht gesichert.

Darm-Distension *f*: Erweiterung des Darmdurchmessers durch Überdehnung der Darmwand aufgrund eines Ileus*.

Darmegel *m sg, pl*: engl. *intestinal flukes*. Im Darm parasitierende Saugwürmer (Trematodes*) der Gattungen Fasciolopsis, Gastrodiscoides, Metagonimus, Echinostoma und Heterophyes. Eine Infektion des Menschen ist nur bei starkem Befall klinisch relevant (Fasciolopsiasis, Echinostomiasis). Die Diagnose wird bei Nachweis von Wurmeiern im Stuhl gestellt.

Darmeinklemmung → Inkarzeration

Darmeinlauf → Darmreinigung

Darmentzündung → Enteritis

Darmerkrankungen, chronisch-entzündliche *f pl*: engl. *inflammatory bowel disease* (Abk. *IBD*); Abk. CED. Chronische Darmerkrankungen, die auf immer wiederkehrenden oder anhaltenden entzündlichen Prozessen im Darm beruhen. Hauptvertreter sind die Colitis* ulcerosa und der Morbus* Crohn.

Darmfistel f: engl. *intestinal fistula*. Durch chronisch-entzündliche Prozesse entstandene oder chirurgisch angelegte Verbindung zwischen zwei Darmabschnitten oder zwischen Darm und einem anderen Hohlorgan (innere Darmfistel) bzw. zur Körperoberfläche (äußere Darmfistel). Sie führt entweder zur Ausschaltung von Darmanteilen oder nach Diskontinuitätsresektion zur Ableitung des Stuhls nach außen.

Pathogenese:
- spontan entstehend durch schwere floride bzw. chronisch-entzündliche Penetration wie bei Divertikulitis*, Morbus* Crohn oder Cholezystitis*
- als postoperative Komplikation bei Nahtinsuffizienz oder iatrogener Darmverletzung
- traumatisch: bei direkter oder indirekter Gewalteinwirkung
- operativ indiziert: als Enterostoma*.

Therapie:
- chirurgisch operative Auflösung der Fistel
- Verschluss der Defekte durch Naht
- plastische Deckung oder Resektion*.

Darmflagellaten → Chilomastix mesnili
Darmflagellaten → Giardia lamblia
Darmflagellaten → Trichomonas hominis
Darmflora f: engl. *intestinal flora*. Im Darm lebende Mikroorganismen. Zusammensetzung und Gesamtkeimzahl verändern sich während der Entwicklung, sind individuell und unterscheiden sich je nach Darmabschnitt. Die Darmflora übernimmt zahlreiche Funktionen, wie Teilnahme an Verdauung, Immunmodulation und Metabolisierung von Xenobiotika. Antibiotikatherapie und Darmerkrankungen können zu Dysbiose führen.

Klinische Bedeutung: Die Darmflora ist an zahlreichen Prozessen beteiligt, u. a. an Verdauung, Vitaminversorgung und Immunmodulation. Außerdem spielt sie eine Rolle bei der Biotransformation von Medikamenten. So inaktiviert sie beispielsweise das Herzglykosid Digoxin* und setzt die gewünschte Wirkung herab. Eine **Dysbiose**, z. B. im Rahmen einer Antibiotikatherapie oder einer Darmerkrankung wie Enteritis regionalis Crohn, beeinflusst ebenfalls die Metabolisierung von Xenobiotika oder endogenen Stoffen. So können Antibiotika durch eine Hemmung der Flora die Wirkung von oralen Kontrazeptiva* verringern und eine Schwangerschaft begünstigen.

Darmgrippe → Gastroenteritis, infektiöse
Darminfektion → Enteritis
Darminfektion → Enterokolitis
Darminfektion → Gastroenteritis, infektiöse
Darminfusion → Darmreinigung
Darminkontinenz → Stuhlinkontinenz

Darmkarzinom n: engl. *intestinal carcinoma*. Häufigster maligner Darmtumor (v. a. als kolorektales Karzinom*, seltener als Analkarzinom* oder maligner Dünndarmtumor*).

Darmklemme f: engl. *intestinal clamp*. Federnde Klemmzange zum Ausklemmen von Darmteilen bei Darmresektion. Das Ansetzen der Darmklemme verhindert den Austritt von Fäzes aus dem eröffneten Darmlumen in die Bauchhöhle.

Formen:
- weiche Darmklemme: weitestgehend atraumatisch zur Vermeidung einer Schädigung der gesunden Darmwand
- harte Darmklemme: zum Ausklemmen des dem Präparat zugeschlagenen Darmanteils.

Darmkrampf → Enterospasmus
Darmkrebs → Karzinom, kolorektales
Darmlähmung → Ileus
Darmmotilität f: engl. *intestinal motility*; syn. Darmperistaltik. Aktivität der Ring- und Längsmuskulatur des Darms, die der Durchmischung und dem Weitertransport des Chymus* und der Fäzes* dient. Es werden propulsive Peristaltik, nicht-propulsive Peristaltik, rhythmische Segmentationen und Pendelbewegungen unterschieden. Gesteuert wird die Darmmotilität durch die Cajal-Schrittmacherzellen, das enterische Nervensystem sowie Sympathikus und Parasympathikus. Bei intestinaler Motilitätsstörung* drohen Obstipation*, Darmatonie* und Ileus*.

Darmnaht → Nahtmethoden
Darmparasiten → Balantidium coli
Darmparasiten → Cryptosporidium
Darmparasiten → Entamoeba
Darmparasiten → Helminthes
Darmparasiten → Trichomonas
Darmperforation f: engl. *intestinal perforation*. Perforation* der Darmwand. Es wird zwischen gedeckter und offener Perforation unterschieden. Bei Letzterer besteht eine Verbindung zur Bauchhöhle, die Symptomatik entspricht dem Akuten Abdomen und eine Notoperation ist angezeigt.

Einteilung:
- gedeckte Darmperforation: abgedichtet durch Gewebe, das die Perforationsstelle umgibt (Dünndarm, Omentum majus u. a.)
- freie Darmperforation: mit Anschluss an die Bauchhöhle.

Vorkommen:
- Dünndarmperforation: **1.** Ulkusperforation (Duodenalperforation bei gastroduodenalem Ulkus*) **2.** iatrogen (z. B. Duodenalperforation bei endoskopischer* retrograder Cholangiopankreatikografie; 0,3–1,3 %) o. a. Trauma **3.** akute oder chronisch-entzündliche Darmerkrankung **4.** Glukokortikoid-Langzeittherapie **5.** mechanischer Ileus* **6.** Gangrän bei mesenterialer Ischämie **7.** Dünndarmvolvulus oder inkarzerierte Hernie, Meckel-Divertikel, Dünndarmtumor **8.** intestinale Infektion durch Parasiten u. a.
- Dickdarmperforation: **1.** Divertikulitis, Appendizitis **2.** kolorektales Karzinom **3.** toxisches Megakolon **4.** Ogilvie-Syndrom **5.** mechanischer Ileus **6.** Fremdkörper (v. a. im Rektum) **7.** auch iatrogen (bei Koloskopie) o. a. Trauma.

Klinik:
- gedeckte Darmperforation: **1.** B-Symptomatik **2.** ggf. umschriebener geringer Druck- oder Klopfschmerz
- freie Darmperforation: **1.** akutes Abdomen **2.** Peritonitis **3.** septischer Schock.

Diagnostik:
- körperliche Untersuchung
- Ultraschalldiagnostik
- CT-Abdomen.

Therapie:
- gedeckte Darmperforation: **1.** ggf. konservativ mit Überwachung, Antibiotika **2.** bei Aggravation operativ
- freie Darmperforation: notfallmäßig operativ, je nach Lokalisation Übernähung, Darmresektion.

Darmpolyp → Polyp, kolorektaler
Darmreinigung f: engl. *enema*. Retro- oder orthograde Darmentleerung. Eine Darmreinigung dient in der Schulmedizin meist der Vorbereitung für eine radiologische oder endoskopische Untersuchung bzw. für einen operativen Eingriff. In der Naturheilkunde wird die Darmreinigung im Rahmen einer Darmsanierung zur Behandlung verschiedener Erkrankungen eingesetzt.

Formen:
- orthograde Darmspülung: Trinken von bis zu 4 Litern einer Lösung aus z. B. Propylenglykol, Macrogol, Natriumhydrogencarbonat, Magnesiumsulfat und Elektrolyten*
- retrograd als Einlauf bzw. Klistier* bei Obstipation oder vor einer Proktoskopie
- subaquales Darmbad in der Naturheilkunde, z. B. Colon-Hydro-Therapie.

Risiken:
- allergische Reaktion
- Übelkeit, Erbrechen
- Exsikkose, v. a. bei missbräuchlicher Verwendung
- Kreislaufbeschwerden.

Darmresektion f: engl. *intestinal resection*. Chirurgische Entfernung eines erkrankten oder verletzten Darmabschnitts. Dies kann sowohl konventionell offen chirurgisch durch Laparotomie* erfolgen oder minimalinvasiv in laparoskopischer Operationstechnik.

Formen:
- Dünndarmresektion*: meist Segmentresektionen, unter anderem Jejunumteilresektion, Ileumteilresektion

Darmrohr

- Kolonteilresektion: wie bei Hemikolektomie, Transversumresektion, Sigmaresektion
- Kolektomie*
- Proktokolektomie*
- Rektumresektion*.

Indikationen: Unter anderem bei Karzinomen, Darmgangrän, mechanischem Ileus, Invagination, Darmperforation, Darmfistel.

Darmrohr *n*: engl. *intestinal tube*. Katheterähnliches, großlumiges weiches Rohr zum Einführen in den Mastdarm für hohe Einläufe oder zur Kontrastmittelgabe (Kolon-Kontrasteinlauf*) sowie zum Ableiten von Darmgasen z. B. nach Operationen. Ein geschlossenes, abgerundetes Ende vermeidet Verletzungen, die Öffnung liegt seitlich. Es wird, mit Gleitmittel versehen, unter Drehung vorsichtig eingeführt.

Material: Als Material kommen Kunststoff, Latex oder Silikon zum Einsatz.

Hinweis: Verletzungen und Veränderungen im äußeren Genital sowie Passagehindernisse beim Einführen sind sorgfältig zu beachten.

Darmspiegelung → Koloskopie
Darmspülung → Darmreinigung
Darmsteifung *f*: engl. *spastic intestinal convolution*. Durch spastische Dauerkontraktionen bedingte Verhärtung und Verdickung einzelner Darmschlingen oberhalb einer Darmstenose, z. B. bei Obstruktion des Darmlumens. Die Darmsteife ist bei dünnen Menschen häufig als Wulst durch die Bauchdecke sichtbar und palpabel.

Darmstein → Kotstein
Darmstenose *f*: engl. *intestinal stenosis*; syn. Enterostenose. Angeborene oder erworbene Einengung des Darmlumens durch Obstruktion von innen oder Kompression von außen, z. B. infolge von Tumor* oder Bride*. Eine Darmstenose kann zum Ileus* führen.

Darmsterilisation *f*: engl. *bowel sterilisation*. Notwendige Reduktion der Darmkeime durch Arzneimittel bei bestimmten Erkrankungen.

Einsatz:
- bei Leberzirrhose oder zur Operationsvorbereitung Gabe von Antibiotika* und Lactulose kombiniert mit einem hohen Reinigungseinlauf* zur Reduktion der ammoniakproduzierenden Bakterien im Darm
- bei Agranulozytose: Gabe von Antibiotika und Antimykotika*, um Bakterien und Pilze im Darm abzutöten und den Patienten vor schweren Infektionen durch die eigenen Darmkeime zu schützen.

Darmstimulation *f*: engl. *bowel stimulation*. Anregung der Darmperistaltik durch Ernährung, mechanische Dickdarmmassage oder als gewünschte oder unerwünschte Arzneimittelwirkung.

Maßnahmen:
- **Ernährung: 1.** hoher Anteil von Quellstoffen (z. B. Weizenkleie, Flohsamen, Leinsamen, Trockenpflaumen) **2.** vermehrte Flüssigkeitsaufnahme
- als gezielte Arzneimittelwirkung, z. B. durch: **1.** Bisacodyl **2.** Natriumpicosulfat **3.** Sennesblätter **4.** Rhizinusöl **5.** osmotisch durch Darmeinlauf (z. B. mit Sorbitol*, Lactulose*)
- mechanische Kolonmassage*.

Kontraindikation: Keine Darmstimulation bei mechanisch bedingtem Ileus*, da die Gefahr einer Darmruptur durch Anregung der Darmperistaltik besteht.

Darm-Strangulation *f*: syn. Intestinal-Strangulation. Minderdurchblutung bis zur vollständigen Unterbrechung der Blutzufuhr des Darmes mit konsekutivem Ileus* und Darmgangrän, verursacht durch Briden*, Volvulus*, Invagination* und Inkarzeration* in einer Hernie*.

Darmträgheit → Obstipation
Darmtraining *n*: engl. *bowel training*. In regelmäßigen Zeitabständen durchgeführte Maßnahmen zur Darmentleerung bei verlangsamter oder inaktiver Darmtätigkeit nach Rückenmarkverletzung. Stuhldrang wird weder verspürt noch kann Stuhl willkürlich zurückgehalten werden. Es besteht Bedarf an Laxanzien*.

Maßnahmen:
- **regelmäßiges Abführen: 1.** Vermeidung der Bildung von Kotsteinen (mit u. U. resultierender lebensbedrohlicher autonomer Dysreflexie)* und unkontrollierter Stuhlentleerungen (Gefahr von Druckstellen) **2.** immer zur gleichen Tageszeit in gleichen Intervallen **3.** Ziel ist die systematische Darmentleerung in regelmäßigen Abständen, dies zu erreichen kann etwa 2 Wochen bis 1 Monat oder sogar länger dauern. **4.** die beste Zeit ist etwa eine halbe bis 1 Stunde postprandial, um vom Verdauungsreflex zu profitieren
- **Ernährung: 1.** ausgewogene Ernährung für normale Konsistenz des Stuhls **2.** ballaststoffreich: Getreide und Vollkornprodukte, Hülsenfrüchte, frische, rohe Früchte und Gemüse und in Maßen Nüsse **3.** viel Flüssigkeit, da der Stuhl im Darm nur dann optimal weitertransportiert werden kann (besonders wichtig bei heißem Wetter oder Fieber) **4.** ein heißes Getränk vor dem Abführen kann den Verdauungsvorgang begünstigen
- **Kolonmassage** beginnend am rechten Unterbauch, dann nach oben in Kreisbewegung zur linken Leiste entlang dem Verlauf des Dickdarms
- **Laxanzien** als stärkste stuhlgangfördernde Arzneimittel für den Anfang, dauerhaft leichtere Methoden wie Stuhlweichmacher und stuhlformende Arzneimittel
- **viel Bewegung.**

Darmtransplantation *f*: Orthotope Dünn- bzw. Dickdarmtransplantation bei Kurzdarmsyndrom, chronischem Darmversagen oder einem angeborenen zu kurzen Darm.

Darmtrichine → Trichinella spiralis
Darmtuberkulose *f*: engl. *intestinal tuberculosis*. Durch Mykobakterien verursachte Darmentzündung. Bevorzugte Lokalisationen sind Zäkum*, Appendix* und Ileum*. Führende Beschwerden sind Abdominalschmerzen, Durchfälle, Fieber und Gewichtsverlust. Endoskopisch zeigt sich eine aphthöse Entzündung, bei schwerer Ausprägung eine tumorähnliche Raumforderung. Histologisch dominiert eine granulomatöse Entzündung. Die Therapie entspricht der Behandlung der Lungentuberkulose*.

Formen:
- primäre Darmtuberkulose nach Aufnahme kontaminierter Nahrung
- sekundäre Darmtuberkulose als Folge einer Lungentuberkulose* oder Miliartuberkulose* (Verschlucken von Sputum bzw. hämatogene Aussaat von Mykobakterien)
- ulzeröse Form (ca. 30 %)
- stenosierende, pseudotumoröse Form (ca. 10 %).

Klinik:
- Abdominalschmerzen, Gewichtsverlust, Fieber, Nachtschweiß
- Diarrhö, selten Hämatochezie
- selten: Aszites*, Fistelbildung.

Therapie: Kombinationstherapie mit folgenden Medikamenten: Isoniazid* (INH), Rifampicin* (RMP), Pyrazinamid* (PZA), Ethambutol* (EMB) oder Streptomycin* (SM) als Alternative für Ethambutol.
- 2 Monate Vierfach-Therapie (INH, RMP, EMB, PZA) gefolgt von 4 Monate Zweifach-Therapie (INH, RMP)
- problematisch: zunehmendes Auftreten von multiresistenten (MDR-TB) oder extensiv resistenten (XDR-TB) Mykobakterien
- ggf. chirurgische Exploration bei fehlendem Ansprechen auf medikamentöse Therapie.

Darmtumor → Dünndarmtumor
Darmtumor → Karzinom, kolorektales
Darmverschlingung → Volvulus
Darmverschluss → Ileus
Darm-Volvulus *m*: engl. *Intestinal Volvulus*; syn. Volvulus intestini. Stiel- oder Achsendrehung eines Teils des Dünn- bzw. Dickdarmes um die eigene mesenteriale Achse mit der Gefahr des Strangulationsileus bis hin zu Darmgangrän. Therapeutisches Ziel ist die operative Derotation und Fixierung in anatomisch korrekter Position.

Formen: Man unterscheidet nach der Lokalisation:
- Dünndarmvolvulus: bei Säuglingen auftretend, häufig in Kombination mit Darmlageanomalien, z. B. einer Malrotation*

– Dickdarmtorsion: (selten bei Kleinkindern) meist als Ileozäkalvolvulus oder Sigmavolvulus.

Darmwandbruch → Littré-Hernie
Darmwandnervensystem → Nervensystem, enterisches
Darmwürmer → Helminthes
Darwinismus → Evolutionstheorie
D-Arzt *m*: syn. **D**urchgangsarzt. Von den Berufsgenossenschaften beauftragter niedergelassener Facharzt für Orthopädie und Unfallchirurgie (im Krankenhaus: Facharzt für Orthopädie und Unfallchirurgie, Zusatzbezeichnung Spezielle Unfallchirurgie oder Facharzt für Chirurgie, Schwerpunktbezeichnung Unfallchirurgie), dem durch Arbeitsunfall* (oder Wegeunfall) Verletzte umgehend vorzustellen sind. Die Zulassung erfolgt durch die Landesverbände der gesetzlichen Unfallversicherung (DGUV).
DAS: Abk. für → Disease Activity Score
Dasatinib *n*: Tyrosinkinase*-Inhibitor zur oralen Behandlung einer Philadelphia-Chromosom-positiven chronisch-myeloischen Leukämie (CML) und akuten lymphatischen Leukämie* (Orphan Drug). Dasatinib wirkt antineoplastisch über Inhibition der BCR-ABL-Tyrosinkinase und SRC-Kinase.
Indikationen:
- chronische myeloische Leukämie* (CML): **1.** in der chronischen oder akzelerierten Phase: bei Intoleranzen gegenüber einer vorherigen Therapie, einschließlich Imatinib **2.** in der lymphatischen Blastenkrise der CML: bei Resistenz oder Intoleranz gegenüber einer vorherigen Therapie
- Philadelphia-Chromosom-positive akute lymphatische Leukämie: bei Resistenz oder Intoleranz gegenüber einer vorherigen Therapie.

Dashboard Injury *f*: Bei Auffahrunfall über fortgeleitete Gewalteinwirkung durch das Armaturenbrett entstehende Verletzung, häufig in Form einer Ketten- oder Etagenfraktur (siehe Fraktur*) der unteren Extremitäten mit gehäuftem Auftreten von ipsilateraler Tibiakopf- und Patellafraktur, hinterer Kreuzbandruptur, dis-

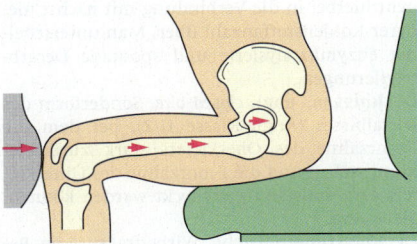

Dashboard Injury: Übertragung der kinetischen Energie bei Hinderniskollision.

taler Femurfraktur und Hüftgelenkluxation in das Becken mit Acetabulumfraktur* (Pfannendachsprengung) sowie Wirbelsäulentrauma. Siehe Abb.

DAT: Abk. für Demenz vom Alzheimer-Typ → Alzheimer-Krankheit
Daten, personenbezogene: engl. *personal data*. Daten, welch die Identität der datenbezüglichen Person direkt erkennen lassen bzw. aus denen die Person bestimmbar ist. Im Sinne der Datenschutzgesetze liegen personenbezogene Daten meist auch dann noch vor, wenn die administrative Identifikationsdaten nicht miterfasst bzw. unkenntlich gemacht wurden, d. h. wenn die Daten im sozialwissenschaftlichen Sinn anonymisiert wurden (siehe Anonymisierung). Gesundheitsdaten unterliegen als sensitive Daten besonderen Verarbeitungsanforderungen.
Datenschutz *m*: engl. *privacy of information*. Aus den Grundrechten auf Menschenwürde und Freiheit der Person (Artikel 1 und 2 GG) abgeleitetes Recht auf Persönlichkeitsschutz bei der Datenverarbeitung sowie alle rechtlichen, organisatorischen und technischen Maßnahmen zur Sicherung der informationellen Selbstbestimmung, insbesondere zum Schutz personenbezogener Daten vor Indiskretion und Missbrauch (Geheimnisschutz).
Medizinische Bedeutung: Medizinischer Datenschutz bei der Verarbeitung von patienten- oder probandenbezogenen Daten sowie der Wahrung der Persönlichkeitsrechte dienende oben genannte Maßnahmen. Neben den Datenschutzgesetzen sind für den medizinischen Datenschutz insbesondere die Vorschriften zur ärztlichen Schweigepflicht* sowie die Bestimmungen zum Sozialdatenschutz relevant.
DaTSCAN: Abk. für → Dopamintransporter-Szintigrafie
Dauerausscheider *m*: engl. *chronic carrier*. Person, die nach überstandener Infektionskrankheit noch längere Zeit (> 3 Monate, evtl. lebenslang) Krankheitserreger* ausscheidet, ohne selbst krank zu sein, und dadurch andere Personen gefährden kann. Relevant sind v. a. Ausscheider* von Salmonella enterica Serovar Typhi und Paratyphi sowie Shigella.
Dauerbeatmung → Langzeitbeatmung
Dauerblutung *f*: engl. *continuous uterine bleeding*. Über 10 Tage andauernde uterine Blutung.
Dauerdialyse *f*: engl. *long-term dialysis*. Form der Nierenersatztherapie*, die sich über Jahre erstreckt. Nach Beginn einer dauerhaften Nierenersatztherapie beträgt die durchschnittliche Lebenserwartung bei Patienten im Alter zwischen 40 und 44 Jahren ca. 8 Jahre, bei 60- bis 64-jährigen Patienten nur ca. 4,5 Jahre.
Dauerdrainage → Redon-Saugdrainage
Dauerdrainage → Ventrikeldrainage

Dauerkatheter → Blasenkatheter
Dauerkopfschmerz, arzneimittelinduzierter *m*: engl. *drug-induced headache*. Chronisches Schmerzsyndrom* mit toxisch bedingtem, diffusem sekundärem Kopfschmerz* an mindestens 15 Tagen pro Monat nach langfristiger (mindestens 3-monatiger) Einnahme von Analgetika*, Ergotamin* oder anderen Arzneimitteln. Therapiert wird durch Entwöhnung.
Dauerleistungsgrenze *f*: engl. *endurance limit*. Von individuellen Faktoren (Trainingszustand, Gesundheitszustand) abhängige Beanspruchung, bis zu der die statische oder dynamische Arbeit ohne zunehmende muskuläre Ermüdung erbracht werden kann. Die Arbeitsmedizin definiert Dauerleistungsgrenze als höchste körperliche Arbeit, die über 8 h/d ohne zunehmende physische Ermüdung durchgeführt werden kann.
Bestimmung: Mögliche Messgrößen sind:
- Energieumsatz*
- Pulsfrequenz (z. B. 110–120/min bei untrainierter 30-jähriger Testperson im Rahmen einer Fahrradergometrie)
- maximale Sauerstoffaufnahme*.

Daumen *m*: engl. *pollex*; syn. Digitus manus I. Radialseitig gelegener erster Finger. Der Daumen besteht im Gegensatz zu den anderen Fingern nur aus 2 Phalangen (Phalanx proximalis und Phalanx distalis). 2 Gelenke (Art. carpometacarpalis pollicis und Art. metacarpophalangealis pollicis) und eine Vielzahl von Muskeln ermöglichen die große Beweglichkeit des Daumens.
Daumenballenatrophie → Karpaltunnelsyndrom
Daumengrundgelenk → Fingergrundgelenk
Daumengrundgelenkluxation *f*: engl. *dislocation of the first metacarpophalangeal joint*. Verrenkung des Daumens im Grundgelenk mit bleibender Fehlstellung oder Spontanreposition, meist mit Ruptur des ulnaren Kollateralbands. Röntgenaufnahmen erfolgen zur Abklärung der Stellung oder knöcherner Bandausrisse, bei Bandüberdehnung mit gehaltener Aufnahme. Behandelt wird durch Ruhigstellung mit Daumeneinschluss, Bandnaht oder Bandplastik des Kollateralbandes.
Ursache: Meist Sturz beim Skifahren mit Hängenbleiben des Daumens am Skistock (Skidaumen*). Unterschieden werden:
- Subluxation
- Luxation mit senkrechter Stellung der Grundphalanx auf dem 1. Mittelhandknochen
- Bajonettstellung durch Stoß oder Schlag auf den gestreckten Daumen (selten).

Klinik:
- Schwellung, Hämatom, Druckschmerz
- Funktionsverlust

Daumensattelgelenk

- Gelenkinstabilität
- Fehlstellung.

Therapie:
- Reposition und anschließende Prüfung der Kollateralbandstabilität
- bei Bandriss Naht, bei älterer Verletzung Bandplastik
- im Anschluss jeweils Ruhigstellung durch palmare Gipsschiene mit Daumeneinschluss.

Daumensattelgelenk → Articulatio carpometacarpalis pollicis

Daumensattelgelenksarthrose → Rhizarthrose

Daumenzeichen → Marfan-Syndrom

Daunorubicin *n*: Zytostatikum (Anthracyclin), das aus Streptomyces peucetius und Streptomyces coeruleorubidus isoliertes wird. Seine antineoplastischen Eigenschaften beruhen auf einer Hemmung der DNA- und RNA-Synthese. Daunorubicin wird zur Remissionsinduktion bei akuten Leukämien verwendet. Häufige Nebenwirkungen sind eine Myelosuppression und Kardiomyopathien.

DAV: Abk. für (stationäres) Durchgangsarztverfahren → Heilverfahren

David-Operation *f*: engl. *David's operation*. Klappenerhaltendes Verfahren mit Ersatz der Aorta ascendens durch Gefäßprothese* und Reimplantation von autologer Aortenklappe und Koronararterien in die Prothese. Indikationen für den Eingriff sind Aortenaneurysma* oder Aortendissektion* der proximalen Aorta ascendens mit Aortenklappeninsuffizienz durch Dilatation des Aortenrings bei morphologisch intakter Aortenklappe. Siehe Abb.

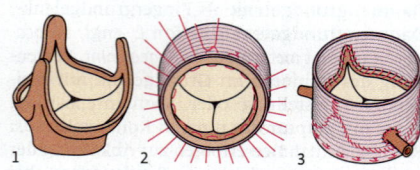

David-Operation: 1: Aortenwurzel nach Resektion; 2: Gefäßprothese nach Überstülpen der Aortenklappe und Fixierung (Nähte); 3: Gefäßprothese nach Reimplantation von Aortenklappe und Koronarostien; Sinus aortae durch Prothese ersetzt.

Dawson-Einschlusskörperchenenzephalitis → Panenzephalitis, subakute sklerosierende

dB: syn. Dezibel. Einheitenzeichen für Dezibel, SI-fremde Einheit des Schallpegels.

dB(A) → Schallpegel

DBS: Abk. für engl. deep brain stimulation → Tiefenhirnstimulation

DBT: Abk. für → Therapie, dialektisch-behaviorale

DCB → Drug Eluting Balloon

DCI: Abk. für engl. decompression illness → Caisson-Krankheit

DCIS: Abk. für duktales Carcinoma in situ → Mammatumoren

DCM: Abk. für engl. dilated cardiomyopathy → Kardiomyopathie

DCS: Abk. für engl. dorsal column stimulation → Hinterstrangstimulation

DDD-Schrittmacher *m*: Am häufigsten (ca. 70 %) eingesetzter künstlicher Herzschrittmacher, der als Zweikammerschrittmacher nach Bedarf sowohl im Vorhof als auch in der Kammer Erregungen ableiten (2. **D** des NBG-Codes) und (3. **D** des NBG-Codes) durch Inhibierung oder Triggerung av-sequenziell stimulieren (1. **D** des NBG-Codes) kann.

Hintergrund: Im Vergleich zu übrigen Schrittmacherformen physiologischste Form der Stimulation:
- bei atrialer Eigenaktion mit fehlender Überleitung auf den Ventrikel wird atriales Pacing inhibiert und ventrikuläres Pacing getriggert
- bei atrialer Eigenaktion mit Überleitung auf den Ventrikel wird sowohl atriales als auch ventrikuläres Pacing inhibiert
- bei fehlender atrialer Eigenaktion mit fehlender AV-Überleitung erfolgt nach atrialer Stimulation (av-sequenziell) die Stimulation im Ventrikel.

D-Dimere *n pl*: engl. *D-dimers*. Fibrinspaltprodukte, die bei intravasaler Auflösung von Blutgerinnseln (Fibrinolyse*) entstehen. D-Dimere sind vermehrt nachweisbar u. a. bei disseminierter intravasaler Gerinnung, Phlebothrombose* und Lungenembolie*. Ein negatives Testergebnis schließt eine Thrombose mit hoher Wahrscheinlichkeit aus, ein positives erfordert weiterführende Untersuchungen aufgrund der geringen Spezifität* des D-Dimer-Tests.

Bewertung:
- **erhöhte Werte:** 1. Thrombose* (v. a. tiefe Beinvenenthrombose), Embolie* (v. a. Lungenembolie*) 2. Verbrauchskoagulopathie* 3. Hyperfibrinolyse* 4. Aortendissektion* 5. Myokardinfarkt 6. septischer Schock* 7. Trauma*, einschließlich Operationen und Verbrennungen* 8. Thrombolyse* 9. Schwangerschaft und deren Komplikationen, z. B. missed* abortion, HELLP*-Syndrom 10. Entzündungen, Malignome, Leberzirrhose*, Urämie* 11. fortgeschrittenes Alter
- **negatives Ergebnis:** Zu ca. 99 % liegt kein thrombembolisches Ereignis vor.

Praxishinweis: Im Rahmen der Point*-of-Care-Diagnostik in der Akutmedizin können D-Dimere im semiquantitativen Schnelltest bestimmt werden.

Dead-Fetus-Syndrom *n*: engl. *dead fetus syndrome*. Schwere Gerinnungsstörung im Sinne einer Verbrauchskoagulopathie* bei intrauterinem Fruchttod*. Fibrinolytische Enzyme können nen diaplazentar vom Feten in den mütterlichen Kreislauf gelangen. Die Behandlung besteht in der Therapie der Verbrauchskoagulopathie (u. a. Gabe von Blutplasma und Heparin) und der Induktion von Wehen zur Ausstoßung des Feten.

DEB: Abk. für → Drug Eluting Balloon

DeBakey-Klassifikation → Aortendissektion

Debilität *f*: engl. *debility*. Frühere Bezeichnung für eine leichte Intelligenzminderung* (ICD-10: F70). Debilität entsprach einem Intelligenzquotienten* zwischen 50 und 69.

deBono-Operation → Bentall-deBono-Operation

Débridement *m*: engl. *debridement*. Abtragung von nekrotischem Gewebe und ggf. Schmutzpartikeln in einer Wunde* im Rahmen des Wundmanagements*. Je nach Wundsituation wird es auch als serielles Débridement (Second Look) mit temporärer Wundabdeckung durchgeführt.

DEB-TACE: Abk. für drug eluting beats transarterial chemoembolization → Chemoembolisation, transarterielle

Debulking *f*: engl. *Cytoreductive Surgery*. Chirurgische Bezeichnung für palliativ intendierte Tumorreduktion. Es handelt sich um eine chirurgische Tumormassenreduktion zur Verbesserung der Funktion von Organsystemen (z. B. bei Ileus*-Symptomatik) oder der Lebensqualität des Tumorpatienten. Debulking dient auch der Wirkungsoptimierung z. B. vor einer geplanten Antikörpertherapie.

Decarboxylasen *f pl*: engl. *decarboxylases*. Lyasen, die CO_2 aus der COOH-Gruppe von Carbonsäuren* abspalten. Als Coenzyme bei der Decarboxylierung* dienen v. a. Thiamindiphosphat bei Alphaketosäuren und Pyridoxalphosphat bei Aminosäuren*. Beispiele sind die Pyruvatdecarboxylase, die Pyruvat zu Acetaldehyd* decarboxyliert, wobei Thiamindiphosphat (Vitamin B_1) als Coenzym* wirkt, außerdem die DOPA-Decarboxylase.

Decarboxylierung *f*: engl. *decarboxylation*. Bezeichnung für die Abspaltung von Kohlendioxid* aus einer Carbonsäure. Die Carbonsäure geht hierbei in die Verbindung mit nächst niederer Kohlenstoffanzahl über. Man unterscheidet enzymkatalysierte und spontane Decarboxylierungen.

Deckbiss *m*: engl. *closed bite*. Sonderform des Distalbisses (Angle-Klasse II/2), bei dem die Frontzähne des Oberkiefers stark zurückgekippt stehen und die Frontzähne des Unterkiefers evtl. vollständig verdeckt werden können. Siehe Abb.

Deckplatteneinbruch: Wirbelfraktur* im Bereich der Deckplatte (Einbruch der oberen Fläche) eines Wirbelkörpers (Impressionsfraktur*),

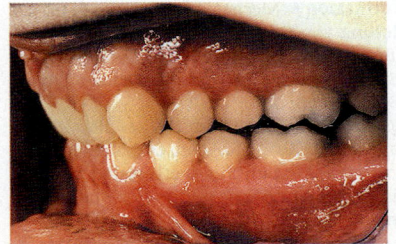

Deckbiss [141]

siehe auch Grundplatteneinbruch (Einbruch der unteren Fläche des Wirbelkörpers), sowie Fischwirbel* (Einbruch von Grund- und Deckplatte).

Deckprothese → Hybridprothese [Orthopädie]

Declamping: Wiedereröffnen großer arterieller Gefäße, z. B. Aorta oder deren Äste.

Décollement n: syn. Ablederungswunde. Flächenhafte Ablederung der Haut infolge von Rotation und Quetschung. Durch Lösung der Haut von der Faszie kommt es zur Unterbrechung der Blutzufuhr.

Decrementum n: engl. decrement. Abnahme, Abklingen; z. B. Stadium decrementi: Stadium der Abnahme einer Krankheit.

decrepitus: syn. dekrepide. Schwach, heruntergekommen.

Dedifferenzierung f: engl. dedifferentiation. Umwandlung normal differenzierter Zellen in atypische Zellen mit Funktionsverlust oder -gewinn. Dedifferenzierung tritt als partielle (Dysplasie*) oder vollständige Dedifferenzierung (Anaplasie*) auf und ist ein Kennzeichen maligner Tumoren. Ursache für die Umwandlung sind genetische und epigenetische Veränderungen. Der Nachweis erfolgt über histologische und molekulargenetische Verfahren.

Defäkation f: engl. defecation; syn. Stuhlausscheidung. Physiologische Entleerung des Rektums*. Der ausgeschiedene Fäzes (Kot, Stuhl) besteht aus unverdaulichen Nahrungsbestandteilen, abgestorbenen Epithelzellen, Sekreten des Verdauungstraktes, Gallenfarbstoff, E. coli und anderen (abgestorbenen) Darmbakterien sowie Wasser.

Defäkationsstörung f: syn. Stuhlentleerungsstörung. Überbegriff für Störungen der normalen Stuhlentleerung. Unterschieden wird zwischen Obstipation und obstruktiver Defäkationsstörung. Bei der Obstipation steht meist eine Verzögerung des Stuhltransportes im Vordergrund. Ursache der obstruktiven Defäkationsstörung ist eine unvollständige Entleerung des Enddarmes, z. B. aufgrund einer Beckenbodensenkung oder einer Rektozele.

Defäkationssyndrom, obstruktives n: engl. obstructive defecation syndrome. Obstruktive Entleerungsstörung des Enddarms bei ventraler Rektozele* oder innerem Rektumprolaps* (rektoanale Invagination), häufig kombiniert mit Descensus* uteri et vaginae. Ursächlich abzugrenzen sind chronische Obstipation* und verlangsamter Kolontransit. Symptome sind ständiger Stuhldrang, unvollständiges Entleerungsgefühl und anales Druckgefühl. Behandelt wird je nach Schweregrad konservativ oder operativ.

Ätiologie:
- ventrale Rektozele
- Enterozele, Sigmoidozele
- rektale Intussuszeption
- Beckenbodeninsuffizienz
- Beckenbodendyssynergien.

Therapie:
- **konservativ: 1.** stuhlregulierende Maßnahmen z. B. mit Flohsamen (Metamucil®), sofern keine Hinweise auf eine maligne Erkrankung bestehen **2.** bei Beckenbodeninsuffizienz Beckenbodengymnastik und Biofeedback
- **operativ** (entsprechend zugrunde liegender Erkrankung): **1.** bei ventraler Rektozele bzw. rektaler Intussuszeption STARR (= Stapled Transanal Rectal Resection), alternativ laparoskopische (Resektions-)Rektopexie oder auch laparoskopische ventrale Mesh-Rektopexie nach d'Hoore (heute auch zunehmend roboterassistiert) **2.** bei Beckenbodeninsuffizienz gemeinsame Operation mit Gynäkologie und Urologie.

Defekt m: engl. defect. Fehlen, Verlust, Schaden oder Fehler, z. B. eines Organs oder einer Funktion.

Defektfraktur → Fraktur

Defektheilung f: engl. partial recovery. Unvollständige Wiederherstellung der Gesundheit (oder des Ausgangszustands) nach Erkrankung oder Trauma mit Zurückbleiben eines Defekts. Dieser ist z. B. eine schmerzhafte Bewegungseinschränkung, eine Pseudarthrose* oder eine Narbe*. Das Gegenteil der Defektheilung ist die Restitutio ad integrum.

Defektproteinämie f: engl. defective proteinemia. Meist angeborene pathologische Zusammensetzung der Plasmaproteine* mit fehlender bzw. zu geringer Bildung bestimmter Komponenten (z. B. Agammaglobulinämie*, Analbuminämie).

Defektprothese f: engl. maxillo-facial-prosthesis. Prothese*, die in den Defektbereich des Kiefers ausgedehnt wird. Der Verschluss von Knochenhöhlen oder der Abschluss von Verbindungen zwischen Mund- und Nasen- oder Kieferhöhle erfolgt durch einen Obturator.

Defektpseudarthrose → Pseudarthrose

Defensine n pl: engl. defensins. In allen tierischen Organismen und höheren Pflanzen natürlich vorkommende, antimikrobiell wirksame Peptide. Defensine sind ein Teil der unspezifischen Immunabwehr* des Menschen und werden v. a. von Epithelzellen von Darm, Lunge und Haut und neutrophilen Granulozyten produziert und sezerniert.
Funktion: Wirksam gegen ein breites Spektrum von Bakterien, Pilzen, Viren und Protozoen. Eine Störung der Defensinbildung liegt u. a. bei chronisch-entzündlichen Darmerkrankungen vor.

Deferoxamin: Komplexbildner (Chelatbildner*) für trivalente Kationen, der aus Kulturen von Streptomyces pilosus gewonnen wird. Deferoxamin wird eingesetzt z. B. bei Eisenvergiftungen.

Defervesenz → Fieber

Defibrillation f: Verfahren zur Durchbrechung eines Herz*-Kreislauf-Stillstands bei Kammerflimmern* oder pulsloser ventrikulärer Tachykardie* (PVT) im Rahmen der Reanimation*.
Prinzip: Simultane Entladung aller zu diesem Zeitpunkt nicht refraktären Herzmuskelfasern und damit Induktion einer rhythmischen Herzaktion (angeführt vom Sinusknoten als Schrittmacherzentrum). Der optimale Therapieerfolg besteht in der Wiederherstellung eines geordneten Herzrhythmus mit suffizienter Auswurfleistung bei ausreichender myokardialer Oxygenierung. **Erster Schritt:** 2 großflächige Elektroden* (Klebeelektroden oder mit Gel bestrichene Plattenelektroden) werden auf dem Brustkorb platziert. Lokalisation in der Regel entsprechend der Herzachse* sternal-apikal (syn. anterior-lateral)
- rechts parasternal unter Klavikula (Herzbasis)
- links unterer Rippenbogenrand in vorderer Axillarlinie (lateral Herzspitze, siehe Abb.).

Zweiter Schritt: Anschließend Entladung des sehr kurzen Gleichstromimpulses sehr hoher Spannung (1000–2000 V, 20–30 A; sog. Elektroschock) aus Kondensatoren ohne Berührung des Patienten. Hierzu müssen die Basismaßnahmen der Reanimation kurzfristig unterbro-

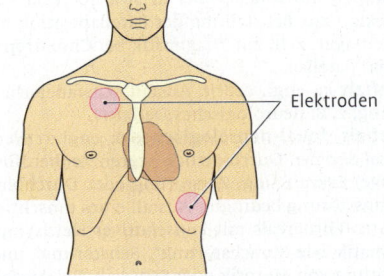

Defibrillation: Sternal-apikale Platzierung der Elektroden.

Defibrillator

chen und nach erfolgter Abgabe des Elektroschocks unverzüglich wieder aufgenommen werden. Die Gleichstrom-Energie wird vor Abgabe des Schocks eingestellt:
- Richtwerte für Erwachsene: 150–200 J bei biphasischer, 360 J bei monophasischer Defibrillation
- Richtwert für Kinder: 2(–4) J/kg KG.

Formen:
- extern: neben der Defibrillation mit einem manuellen Defibrillator als ärztliche Notfallmaßnahme auch halbautomatisch durch nichtärztliches Fachpersonal sowie durch nichtmedizinische, geschulte Ersthelfer (First Responder Defibrillation, z. B. Flugzeugpersonal) mit AED (Automatisierter Externer Defibrillator) und zur zusätzlichen Verkürzung der Zeitspanne bis zur Defibrillation ggf. Defibrillation durch Laien (Public Access Defibrillation, PAD)
- intern: automatisch (implantierbarer Kardioverter-Defibrillator, siehe ICD*).

Defibrillator m: Elektronisches Gerät mit Plattenelektroden zur notfallmäßigen oder geplanten Verabreichung elektrischer Impulse zur Durchbrechung eines Herz*-Kreislauf-Stillstands (Defibrillation*) und Wiederherstellung eines normofrequenten Sinusrhythmus* (Kardioversion*) bei Arrhythmie*. Meist ist ein EKG*-Monitor zur EKG-Analyse integriert. Tragbare Defibrillatoren gehören zur Standard-Notfallausrüstung von Rettungswagen, zunehmend auch von Flugzeugen und Fernzügen.

Defibrinogenierung f: engl. defibrogenation. Fibrinogen*-abbauende Wirkung, insbesondere von Schlangengiften (siehe auch Ancrod und Batroxobin).

Defibulation f: Nach genitaler Verstümmelung vorgenommene operative Eröffnung des durch Infibulation* verschlossenen Ostium vaginae.

Formen:
- partielle Defibulation (um Vaginalverkehr möglich zu machen)
- komplette Defibulation (vor Geburten).

Defilé-Aufnahmen f pl: Axiale Röntgenaufnahmen des Kniegelenks in 30°, 60° und 90° Flexion zur Beurteilung der Patellaposition im Gleitlager, z. B. zur Diagnostik bei Chondropathia* patellae.

Defizit n: engl. deficit. Ausfall, Ausfallerscheinung; z. B. neurologisches Defizit.

Defizit, fokal-neurologisches n: engl. cerebral focal disorder. Durch örtlich begrenzte (herdförmige) Erkrankung, Zerstörung oder Durchblutungsstörung bedingter Ausfall eines umschriebenen Hirnareals mit konsekutiver Herdsymptomatik wie Sprachstörung*, Sehstörung* und Störung von Motorik oder Sensorik. Bei Ausfall mehrerer koordinierter Zentren kommt es zum sog. verwaschenen Herdsymptom.

Formen:
- supratentoriell, z. B. Hemiparese bei Schlaganfall*
- infratentoriell, z. B. zerebellare Symptome*.

Defizitorientierung f: engl. deficit orientation. Traditionelle, am Defizitmodell ausgerichtete Sichtweise in Pflege, Medizin und Psychologie. Die Defizitorientierung steht dem Ansatz der Ressourcen- bzw. Kompetenzorientierung (Ressourcen) gegenüber. Beide können einander ergänzen.

Klinische Bedeutung:
- **Pflege:** Sichtweise eines Menschen unter dem Gesichtspunkt dessen einschätzen und behandeln, was er nicht (mehr) zu leisten imstande ist (Gegensatz: ganzheitliche, ressourcenorientierte Sicht)
- **Medizin:** Schwerpunkt auf Behandlung von Krankheit und Einschränkung (Gegensatz: Bemühen um Gesundheitsförderung)
- **Psychologie:** Betrachtung der Lebensgeschichte des Menschen unter der Fragestellung, was seine Entwicklung gestört hat (Gegensatz: ressourcenorientiertes Erkennen und Fördern der eigenen Möglichkeiten und Fähigkeiten, wie z. B. verstärkt in kognitiven Ansätzen der Verhaltenstherapie* und der humanistischen* Psychologie).

Geschichte: Der Begriff stammt aus der bildungspolitischen Diskussion in den 1970er-Jahren. Die Heil- und Sonderpädagogik kritisierte den vom sog. medizinischen Modell herrührenden, defizitorientierten Umgang mit Menschen mit Behinderung in Schule und Betreuung.

Deflexionslage f: engl. deflexed position. Regelwidrige Haltung des kindlichen Kopfes unter der Geburt. Anstatt der üblichen Flexion („Kinn auf die Brust") kommt es zur zunehmenden Deflexion, wodurch sich der geburtsmechanisch relevante Durchmesser vergrößert. Bei Deflexionslagen ist der Geburtsverlauf oft verzögert. Gesichts- oder Kinnlagen sind eine Indikation zum Kaiserschnitt.

Vorkommen: Deflexionslagen treten fast immer bei dorso-posteriorer Stellung des Rückens auf, man spricht dann auch von den sog. „Sternenguckern", da das Gesicht des Kindes bei der Geburt nach oben zeigt.

Einteilung: Je nach Grad der Deflexion unterscheidet man
- Vorderhauptslagen
- Stirnlagen
- Gesichtslagen
- Kinnlagen.

Defloration f: syn. Entjungferung. Zerreißen des intakten Hymens* beim ersten Koitus (Kohabitarche*), selten infolge Trauma oder instrumenteller Manipulation (medizinisch meist komplikationslos).

Deformation f: Mechanisch bedingte Formveränderung von Organen, Organteilen oder Körperregionen. Man unterscheidet angeborene (z. B. Skoliose) und erworbene Deformationen (z. B. bei Osteoporose*).

Degeneration f: Rückbildung, Verfall und Entartung von Zellen, Geweben, Organen oder des Organismus mit Funktionsverlust und morphologischen Veränderungen.

Formen:
- hydropische Degeneration: pathologische Veränderung des Zellwasserhaushalts, vor allem bei Ödemen
- fettige Degeneration: Ansammlung von Fetten in Zellen, die normalerweise keine Lipide enthalten
- hyaline Degeneration: Zenker*-Muskeldegeneration
- amyloide Degeneration: Amyloidose*
- Degeneration von Nervenzellen: 1. retrograde Degeneration des Axons, die von distal nach zentral in Richtung Corpus neuroni fortschreitet (sog. Dying Back) 2. neuronale Degeneration nach Neurotmesis* (Waller*-Degeneration) 3. transneuronale Degeneration von intakten Neuronen bei Schädigung vorgeschalteter Neurone.

Degeneration, hydropische f: engl. hydropic degeneration; syn. vakuoläre Degeneration. Reversible, insbesondere im Zusammenhang mit Ödemen vorkommende pathologische Veränderung des Wasserhaushalts* der Zelle.

Ursache: Wenn durch Anoxie oder toxische Substanzen die Permeabilität der Zelle erhöht oder die die Zelle umgebende Flüssigkeit osmotisch-hypotonisch wird, kommt es zu intrazellulärer Zunahme an Wasser mit einer Schwellung der Zelle. Das Wasser bildet im Zytoplasma Vakuolen.

Degeneration, kortikobasalganglionäre f: engl. cortical-basal ganglionic degeneration. Seltene, langsam progressive neurodegenerative Erkrankung* als Form der Multisystemdegeneration* mit verschiedenen Bewegungsstörungen*, Sprach- und Gedächtnisstörung und einer mittleren Überlebenszeit von 5–10 Jahren.

Degeneration, paraneoplastische zerebellare f: engl. paraneoplastic cerebellar degeneration. In Zusammenhang mit einer Neoplasie auftretende autoimmun bedingte diffuse Kleinhirnrindendegeneration mit zerebellaren Symptomen*.

Degos-Syndrom → Papulosis maligna atrophicans

Dehiszenz f: engl. dehiscence. Klaffen, Auseinanderweichen, z. B. von Geweben bzw. von 2 angrenzenden Strukturen, z. B. von Wundrändern oder Nähten. Ursachen hierfür sind Wundheilungsstörungen, Entzündungen, Nachblutungen im Wundbereich oder mangelnde Ruhigstellung.

Dehnungslähmung f: engl. *hyperextension paralysis*. Lähmung* durch Dehnung peripherer Nerven oder Nervengeflechte, z. B. Armplexusparese*.

Dehnungsreflex: engl. *muscle spindle reflex*; syn. Stretch Reflex. Durch Muskeldehnung hervorgerufener Eigenreflex (monosynaptischer Reflex), bei dem es zur Muskelkontraktion* kommt. Der Dehnungsreflex reguliert die Muskeldehnung und wird mittels der Muskelspindel* überwacht, um eine Überdehnung des Muskels zu vermeiden.

Formen:
- phasischer Dehnungsreflex bei schneller Dehnung des Muskels
- tonischer Dehnungsreflex bei langsamer Dehnung des Muskels.

Hintergrund: Über afferente Nervenfasern, die mit der Muskelspindel verbunden sind, wird die Dehnung des Muskels erkannt und als Signal an das Rückenmark weitergeleitet. Dort erfolgt die monosynaptische Umschaltung auf efferente Nervenfasern (α-Motoneuron), die wiederum zur Kontraktion des Muskels führen.

Dehydratation f: engl. *dehydration*; syn. Hypohydratation. Abnahme des Körperwassers durch gesteigerte renale, gastrointestinale, pulmonale oder perkutane Wasserabgabe ohne entsprechende Zufuhr oder iatrogen verursacht, als therapeutische Maßnahme oder falsche Infusionstherapie.

Formen: siehe Abb.
- **isotone Dehydratation:** Verlust von Wasser und Na^+ in einem Verhältnis, das der osmolaren Zusammensetzung des Extrazellulärraums entspricht (d. h. Verlust isotonischer Flüssigkeit); Vorkommen bei Erbrechen, forcierter Diurese, Diarrhö, Flüssigkeitssequestration (Third Space), Blutverlusten und unzureichender Wasser- und Na^+-Zufuhr
- **hypertone Dehydratation (Exsikkose):** Verlust von hypotoner Flüssigkeit (Schweiß, hypotoner Urin) und unzureichende Wasserzufuhr; Anstieg der Plasma-Na^+-Konzentration; Vorkommen bei Fieber, Diabetes* mellitus, Diabetes* insipidus, hyperosmolarem Koma (diabetisches Koma*), Verdursten*
- **hypotone Dehydratation:** Verlust von hypertoner Flüssigkeit, Salzverlust (v. a. Na^+ und Cl^-); Vorkommen bei gestörter Osmoregulation, ungenügender NaCl-Zufuhr bzw. überwiegender Zufuhr von freiem Wasser, z. B. Trinken von salzarmer Flüssigkeit bei starkem Schwitzen, Nebennierenrindeninsuffizienz*, zentralem Salzverlustsyndrom*, Verbrennungen*, Laxanzienmissbrauch*.

Klinik: Allen Formen gemeinsam sind Zeichen des Volumenmangels (Abnahme von Herzzeitvolumen und Blutdruck, unter Umständen hypovolämischer Schock*). Bei isotoner und hypertoner Dehydratation bestehen trockene Schleimhäute, halonierte Augen, verringerter Hautturgor, Oligurie und Durst, der jedoch infolge häufig gleichzeitig bestehender zentralnervöser Störungen und Bewusstseinstrübungen nicht wahrgenommen wird.

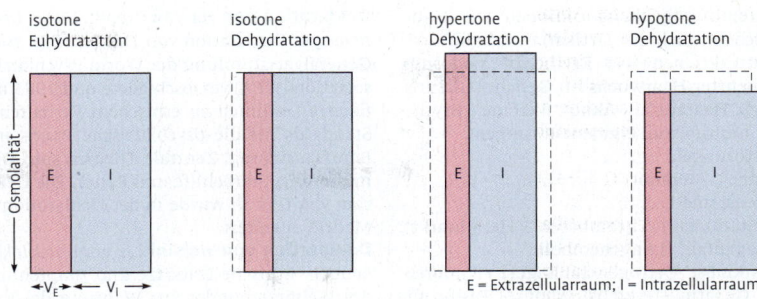

Dehydratation: Serum-Osmolalität (v. a. Na^+-Konzentration) und Volumen der extrazellulären (V_E) und intrazellulären Flüssigkeit (V_I) im Vergleich zur physiologischen isotonen Euhydratation.

Dehydratation im Alter f: syn. Dehdratation im Alter. Verringerung des Körperwassers, in schweren Fällen bis hin zur Exsikkose, aufgrund zu starker Ausscheidung (Diuretika*, starke Diarrhö*) oder zu geringer Wasserzufuhr. Die Folgen sind je nach Ausprägung trockene Haut, Hypotonie, Apathie und akute Verwirrtheit. Therapiert wird mit oraler, subkutaner oder intravenöser Flüssigkeitszufuhr.

Erkrankung: Ursachen: Alte Menschen sind durch folgende physiologische Altersveränderungen deutlich anfälliger für Störung des Wasser- und Elektrolythaushaltes als junge:
- Der Wassergehalt nimmt ab dem 30. Lebensjahr von etwa 60 auf 45 % ab.
- Der Körperfettanteil nimmt zu, das Muskeleiweiß sinkt.
- Die Nierenfunktion verschlechtert sich mit dem Alter. Pro Dekade sinkt die GFR um 10 ml/min. Außerdem nimmt die Konzentrationsfähigkeit der Niere ab, der Körper verliert Wasser.
- Das Durstgefühl verringert sich mit dem Alter.
- Renin- und Aldosteronspiegel sinken und die Niere spricht weniger auf ADH an. Folglich wird weniger Natrium rückresorbiert und die Dehydratation begünstigt.

Therapie:
- Trinken, bei alten Menschen mit Trinkplänen
- subkutane Flüssigkeitszufuhr (Hypodermoclysis*, auch zu Hause oder im Pflegeheim möglich)
- intravenöse Flüssigkeits- und Elektrolytsubstitution (stationär)
- Hinweis: Der Ausgleich von Hyper- oder Hyponatriämie muss aufgrund der Gefahren von Hirnödem* bzw. pontiner Myelinolyse immer langsam erfolgen.

Dehydroepiandrosteron [Arzneimittel] n: engl. *dehydroandrosterone*; syn. Gynodian Depot. In Deutschland nicht im Handel befindliches, in der Schweiz als Kombinationspräparat mit Estradiolvalerat erhältliches Steroidhormon*. Zugelassen ist das Hormonpräparat für die Behandlung von Wechseljahrsbeschwerden. In den USA wird es auch bei Dyspareunie* im Zusammenhang mit den Wechseljahren angewendet sowie als Nahrungsergänzungsmittel mit Anti-Aging-Effekt vertrieben.

Wirkmechanismus: DHEA wird im Organismus sowohl in Östrogene* als auch in Androgene* umgewandelt und dient daher als Prohormon* zur Hormonersatztherapie* bei Sexualhormon*-Mangel.

Applikationsform: Injektionslösung in einer Fertigspritze.

Praxishinweise:
- Bei Frauen mit Gebärmutterkrebs darf DHEA + Estradiolvalerat nicht angewendet werden, außer unter gleichzeitiger regelmäßiger Gabe von Gelbkörperhormonen (Gestagenen*).
- Während der Anwendung sind regelmäßige gynäkologische Kontrolluntersuchungen erforderlich.
- Die Anwendung von DHEA + Estradiolvalerat kann bei Dopingkontrollen zu positiven Ergebnissen führen.

Nebenwirkungen:
- Kopfschmerzen, Schwindel, Migräne*, Müdigkeit, Gewichtszunahme oder Gewichtsverlust, depressive Verstimmung, Angst
- Reaktionen an der Injektionsstelle
- Muskelkrämpfe
- gesteigerte Libido, Brustschmerzen, -spannung, Brustvergrößerung, Blutungen aus der Gebärmutter und der Vagina, Dysmenorrhoe*, prämenstruelles* Syndrom, Vermännlichung (Virilisation).

Dehydrogenasen

- Überempfindlichkeitsreaktionen wie Hautausschlag, Juckreiz, Urtikaria*, Ödeme*
- Hautreaktionen wie Erythema* nodosum, vermehrter Haarwuchs im Gesicht (Hirsutismus*), Haarausfall, Akne*, Ekzeme*, Erythema* multiforme, Pigmentstörungen
- Sehstörungen*
- Husten*, Atemnot
- Gallensteine*
- Palpitationen*, Thrombosen*, Herzinfarkt*, Schlaganfall*, Lungenembolie*
- Brustkrebs, Östrogen-abhängige Tumoren, v. a. Gebärmutterkrebs, erhöhtes Risiko für Eierstockkrebs
- Demenz*.

Kontraindikationen:
- Überempfindlichkeit gegen den Wirkstoff
- Mammakarzinom*
- Östrogen-abhängige Tumoren wie Gebärmutterkrebs
- Endometriumhyperplasie*
- venöse Thrombose*, Lungenembolie*
- Blutgerinnungsstörung, z. B. Protein*-C-, Protein*-S- oder Antithrombin*-Mangel
- arterielle Thrombose*, Herzinfarkt*, Schlaganfall*, Angina* pectoris
- Leberinsuffizienz*
- Porphyrie*
- stark erhöhte Blutfettwerte
- Schwangerschaft, Stillzeit
- Anwendung bei Kindern und Jugendlichen.

Dehydrogenasen *f pl*: engl. *dehydrogenases*. Zu den Oxidoreduktasen (EC 1.) gehörende Enzyme*, z. B. Flavinenzyme und Alkoholdehydrogenase*. Dehydrogenasen katalysieren die Übertragung von Wasserstoff (2 H⁺, 2 e⁻) auf Akzeptormoleküle. Coenzyme sind häufig NAD⁺, NADP⁺ und FAD.

Deiters-Kern → Nuclei vestibulares

Déjà-vu-Erlebnis *n*: engl. *déjà-vu experience*. Erinnerungstäuschung (Paramnesie*), bei der man glaubt, etwas gerade Erlebtes schon in gleicher Weise gesehen, gehört (Déjà-entendu) oder erlebt (Déjà-vécu), aber nicht geträumt zu haben. Déjà-vu-Erlebnisse kommen bei starker Müdigkeit, Drogenkonsum, Vergiftungen oder hohem Fieber, als Frühsymptom von Psychosen* oder in der epileptischen Aura vor.

Déjerine-Klumpke-Lähmung → Armplexusparese

Déjerine-Sottas-Krankheit → Charcot-Marie-Tooth-Neuropathie

Dejour-Klassifikation → Trochleadysplasie

Dekapsulation *f*: engl. *decapsulation*. Operatives Spalten und Abziehen einer Organkapsel, insbesondere bei der Niere*, aber auch in der Leberchirurgie. Eine Dekapsulation kann auch iatrogen (intraoperativ) oder traumatisch (durch Hämatom* oder Einriss) erfolgen.

Deklaration von Hawaii *f*: engl. *Hawai Declaration*; syn. Deklaration von Hawai. 1977 von der Generalversammlung der World Psychiatric Association (WPA) verabschiedete und 1983 modifizierte Leitlinien zu ethischem Verhalten und Standards für die psychiatrische Praxis in der Berufsausübung. Zentrale Themen sind Diskriminierung, Sterbehilfe und Folter. Die Deklaration von Hawaii wurde in der Deklaration* von Madrid erweitert.

Deklaration von Helsinki *f*: engl. *Helsinki Declaration*. Ethische Leitsätze und Empfehlungen des Weltärztebundes zur Wahrung der Rechte des Individuums bei medizinischer Forschung am Menschen, einschließlich identifizierbarer menschlicher Materialien und Daten. Wesentliche Inhalte sind Einwilligung des Patienten, Schutz Einwilligungsunfähiger sowie Genehmigung durch Ethikkommissionen. Die Deklaration gilt als Standard ärztlicher Ethik.

Deklaration von Madrid *f*: engl. *Madrid Declaration*. Modifikation der Deklaration* von Hawaii (1977) der World Psychiatric Association (WPA) aus dem Jahr 1996 mit den zentralen Themen Sterbehilfe, Folter, Todesstrafe, Organhandel, Genetik u. a. Zuletzt wurde die Deklaration von Madrid 2002 in Yokohama (Japan) ergänzt.

Deklaration von Tokio *f*: engl. *Tokyo Declaration*. Arztethische Leitsätze, Empfehlungen und Richtlinien des Weltärztebundes (1975) über das Verhalten von Ärzten gegenüber Gefangenen. Abzugrenzen ist danach die zu missbilligende Duldung, Unterstützung oder Teilnahme an Folter von der erlaubten Bereitstellung von medizinischer Hilfe für Gefangene. Enthalten ist außerdem die revidierte Deklaration von Helsinki.

Dekompensation *f*: engl. *decompensation*. Nicht mehr ausreichender Ausgleich (Kompensation) einer verminderten (organischen) Funktion oder Leistung und die daraus resultierenden Folgen, z. B. bei Herzinsuffizienz* oder Schock*.

Dekompression *f*: engl. *decompression*. Druckabfall oder Druckentlastung, z. B. von Organen.
Formen:
- operative Dekompression: z. B. bei: **1.** Ileus (durch doppelläufiges Stoma) **2.** Kompartmentsyndrom* (Dermatofasziotomie) **3.** Stenose des Spinalkanals durch Tumor, knöchernes Fragment oder degenerative Veränderungen (Laminektomie*, Hemilaminektomie*)
- Dekompression des oberen oder unteren Gastrointestinaltrakts durch Drainagen und Sonden oder koloskopisches Absaugen von Kot und Darmgasen, z. B. bei: **1.** Atonie **2.** Stase **3.** Ileus*
- pharmakologische Dekompression, z. B. osmotisch wirksame Infusion bei Hirndrucksteigerung.

Dekompressionskrankheit → Caisson-Krankheit

Dekompressionssonde *f*: engl. *decompression tube*. Sonde* zur Druckentlastung, zum Ablauf und Absaugen von Flüssigkeiten aus dem Gastrointestinaltrakt. Dekompressionssonden werden verwendet bei Ileus* und Paralyse* in Form einer Magensonde* oder Ileusdekompressionssonde.

Dekompressive Kraniektomie *f*: engl. *Decompressive Craniectomy*; syn. Dekompressions-Kraniotomie. Eröffnung des Schädels (Trepanation*) zur Druckentlastung bei Hirnschwellung und Hirnödem*. Ein Teil des Schädeldachs wird einseitig (meist) oder beidseits entfernt, anatomisch angepasst an die Schwellung und meist zur Wiedereinsetzung (Reimplantation) konserviert (tiefgefroren oder unter der Bauchhaut). Zusätzlich wird die harte Hirnhaut eröffnet und erweitert.

Dekonditionierung → Desensibilisierung [Psychologie]

Dekontamination *f*: engl. *decontamination*. Beseitigung einer Kontamination*, also Verunreinigung, durch verschiedene Verfahren und Methoden, z. B. hygienisch-mikrobiologisch, toxikologisch oder nuklearmedizinisch.

Dekontaminationsanlage *f*: engl. *decontamination unit*. Einrichtung zur Beseitigung der radioaktiven Verunreinigungen von radioaktiv belasteten Abwässern, Gegenständen oder Personen, z. B. Abwasser-Abklinganlage zur Dekontamination radioaktiver Abwässer mit langlebigen Radionukliden (Halbwertszeit* > 100 Tage).

Dekorporation *f*: engl. *decorporation*. Entfernung von Stoffen (Gifte*, Radionuklide) aus dem Körper, um Intoxikationen bzw. Strahlenschäden* zu vermindern oder zu verhindern.
- **mechanisch:** zur unspezifischen Verhinderung der Resorption (z. B. Lungenspülung, Gewebeexzision)
- **chemisch:** zur spezifischen Verminderung der Resorption und Beschleunigung der Elimination; dabei kann durch die Bereitstellung eines Überangebots inaktiver Isotope die Exkretion der Radionuklide unter Umständen beschleunigt werden (Schilddrüsenblockade* durch Jod); eingesetzt werden u. a.: **1.** Adsorbenzien (z. B. Bariumsulfat oder Alginsäure bei Radiostrontium-Ingestion) **2.** Komplexbildner (z. B. Ferrihexacyanoferrat bei Radiocaesium-Ingestion) **3.** Chelatbildner* (z. B. Ca-DTPA und Deferoxamin bei Plutonium-Inkorporation)
- **medikamentös:** zur Verhinderung der Akkumulation in einzelnen Organen, z. B. thyreostatische Behandlung zur Verhinderung der längeren Akkumulation von Radiojod durch Steigerung des Jodumsatzes, oder

durch Diuretika und Laxanzien zur Steigerung der Ausscheidung.

Dekortikation *f*: engl. *decortication*. In der Thoraxchirurgie operative Entfernung von krankhaften Veränderungen der Pleura*, zumeist von entzündungsbedingten Vernarbungen (Pleuraschwarte*) mit Verlust der Elastizität der Organhüllen. Allgemein wird unter einer Dekortikation die Entfernung krankhaft veränderter Organhüllen verstanden (beispielsweise Perikardektomie bei konstriktiver Perikarditis*). Auch eine Dezerebration* wird als Dekortikation bezeichnet.

Dekortikationsstarre → Dezerebrationsstarre

Dekubitus *m*: engl. *decubitus*. Wundliegen mit Haut- und Unterhautnekrosen, -mazeration und -infektionsgefahr bei lokaler Ischämie (Minderdurchblutung) durch länger einwirkenden äußeren Druck. Betroffen sind vor allem bettlägerige Patienten. Die Behandlung ist langwierig und schwierig. Hohe Bedeutung hat deshalb die Dekubitus-Prophylaxe.

Terminologischer Hinweis: Die Pluralbildung von „Dekubitus" (von lateinisch decumbere = sich niederlegen) ist strittig. Es kursieren drei Version: „Dekubiti", „Dekubitalulcera" sowie „Dekubitus" mit betontem, langgezogenem „u". Im klinischen Sprachgebrauch Deutschlands wird am häufigsten „Dekubiti" verwendet.

Hintergrund: Vorkommen: Vom Dekubitus bedroht sind
- alle Körperstellen bettlägeriger Patienten, an denen die Haut dem Knochen anliegt (Prädi-

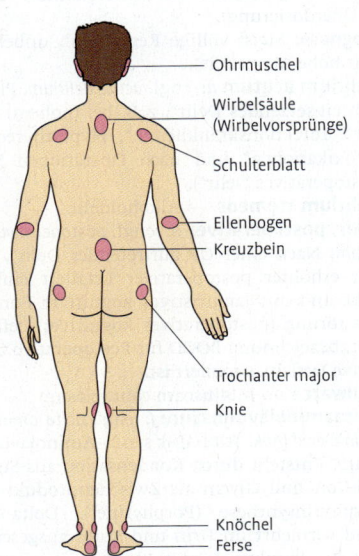

Dekubitus Abb. 1: Dekubitus-Prädilektionsstellen.

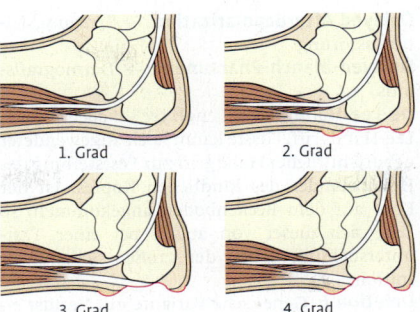

Dekubitus Abb. 2: Dekubitus an der Ferse; Einteilung in 4 Grade.

lektionsstellen*, siehe Abb. 1), wie: **1.** Steiß- und Kreuzbein **2.** Trochanter major des Oberschenkels sowie **3.** Fersen
- die Hautpartien unter schlecht sitzenden Prothesen
- Hautpartien unter zu engen Gipsverbänden
- Fußsohlen in zu engen (orthopädischen) Schuhen.

Risikofaktoren: Die Gefahr des Wundliegens erhöht sich durch
- Immobilität, Paresen, Sensibilitätsstörungen
- ungenügende oder unsystematische Umlagerung
- venöse und arterielle Durchblutungsstörungen
- Diabetes mellitus
- hohes Lebensalter
- Demenz*, Vigilanzstörungen
- schlechten Pflegezustand der Haut
- Mangelernährung, Flüssigkeitsmangel
- Über-, Untergewicht
- Fieber
- Tumorerkrankungen
- Skelettdeformitäten
- Inkontinenz, Dauerkatheter.

Einteilung:
- 1. Grad: persistierende, umschriebene Rötung, noch intakte Haut (Fingertest* positiv)
- 2. Grad: Oberflächenläsion/Teilverlust der Haut (Blase, Erosion)
- 3. Grad: Verlust aller Hautschichten, Schädigung/Nekrose des Subkutangewebes bis zur Faszie
- 4. Grad: Schädigung aller Schichten, Nekrose von Muskeln, Knochen, Sehnen, Gelenkkapseln (Sepsis-, Osteomyelitisgefahr).

Siehe Abb. 2.

Kausaltherapie: Herstellung der Durchblutung des betroffenen Hautareals mithilfe verschiedener Lagerungstechniken und Hilfsmitteln:
- **Lagerungstechniken: 1. Makrolagerung:** Lagerung mit kompletter Druckentlastung; es sollte 4- bis 8-mal/Stunde umgelagert werden: **I.** 30°-Lagerung: Schräglagerung, bei der die rechte oder linke Körperhälfte belastet wird **II.** 135°-Lagerung (halbe Bauchlagerung) **III.** Freilagerung, z. B. von den Fersen durch untergelegte Handtuchrolle **2. Mikrolagerung:** kleinste Schwerpunktverlagerungen zur besseren Druckverteilung mit Positionsänderungen im Uhrzeigersinn: **I.** dabei wird z. B. ein zusammengefaltetes Handtuch zuerst unter dem Becken, später unter der Schulter positioniert **II.** gewechselt wird die Lagerung 8- bis 40-mal/Stunde **III.** erzielt keine komplette Druckentlastung und ersetzt das regelmäßige Umlagern nicht
- **nicht mehr verwendet werden** bei der Lagerung: Felle, Wassermatratzen, Sitzringe, Fellschuhe und Watteverbände
- **eingeschränkt empfohlen werden:** Weichlagerungsmatratzen (Verlangsamung der Feinmotorik als Nebenwirkung) sowie Wechseldruck-Matratzen (können Muskeltonus erhöhen, sind laut und stören den Schlaf, irritieren Demenzkranke und wahrnehmungseingeschränkte Schlaganfallpatienten, kontraindiziert bei Schmerzpatienten).

Schmerztherapie: Druckgeschwüre und chronische Wunden schmerzen. Die Patienten sind deshalb während der pflegerischen Maßnahmen zu beobachten und zu befragen, um ggf. eine adäquate Therapie einzuleiten. Hilfreich sind Schmerzassessments. **Ausreichende Mobilisation.**

Lokaltherapie und Wundversorgung: Wundanamnese: Initial genaue Wundanamnese mit Beschreibung und (Foto-)Dokumentation, um Erfolg/Misserfolg der Behandlung zu erkennen und die Therapie gegebenenfalls anzupassen. Dokumentiert werden:
- Lokalisation
- Stadium
- Größe/Ausdehnung
- Taschenbildung
- Beschreibung der Wundheilungsphase.

Nekrosen und Wundinfektionen: Zunächst werden die Nekrosen durch sorgfältiges Débridement entfernt. Große Nekrosen erfordern einen chirurgischen Eingriff, evtl. sogar eine plastische Deckung. Wundinfektionen werden mit Antiseptika oder Kochsalz- bzw. Ringerlösung gespült, bis die Entzündung abgeklungen ist. **Phasengerechte Wundversorgung:**
- Reinigungsphase: **1.** schwarze, trockene Nekrose: Débridement, Feuchtigkeitszufuhr, Aufweichen der Restnekrosen mit Hydrogelen plus Deckverband oder Feuchtverbänden **2.** grau-gelbe, feuchte Nekrose: Débridement, Auflösung und Absorption von Belägen z. B. mit Hydrokolloiden oder Hydrogelen plus Deckverband **3.** infizierte und belegte Wunden: Aufnahme von Wundsekreten,

Eiter und Bakterien, z. B. mit Aktivkohle-Silber-Auflagen, Alginaten oder Polyurethanschäumen
- Granulationsphase: **1.** blassrosa Wunde, schlechte Granulation: Wundkonditionierung* mit z. B. Polyurethanwundauflagen, gepulster* elektrischer Stimulation oder Vakuumversiegelungstechnik* **2.** rote, feste Granulation: Schutz vor Austrocknung und Verkleben, z. B. mit Hydrokolloiden, Kollagenschwämmen oder Polyurethanschaumauflagen
- Epithelisierungsphase: mechanischer Schutz mit z. B. dünnen Hydrokolloidverbänden oder Hydropolymeren.

Prophylaxe:
- regelmäßige Hautbeobachtung und -pflege
- Minimierung von Risikofaktoren wie Feuchtigkeit, Druck, Scher- und Reibekräfte
- Maßnahmen zur Dekubitusprophylaxe*.

Die früher empfohlene Risikoeinschätzung anhand von Dekubitusskalen (Norton*-Skala, Braden*-Skala) wird heute nur noch teilweise empfohlen. Stattdessen soll eine geschulte Pflegekraft systematisch das Dekubitusrisiko aller gefährdeten Patienten beurteilen.

Dekubitus, innerer *m*: Bezeichnung für Weichteilnekrose infolge Drucks von innen durch auftragendes Implantat oder nach langer Luxationsstellung eines Gelenks.

Dekubitusprophylaxe *f*: engl. *pressure sore prevention*. Gesamtheit der pflegerischen Maßnahmen zur Vorbeugung eines Dekubitus*, bestehend aus Mobilisation, Hautpflege und bei Bettlägerigkeit regelmäßiger Umlagerung sowie kontinuierlicher Beobachtung gefährdeter Körperstellen.

Maßnahmen:
- Einschätzung des Dekubitusrisikos durch erfahrene und geschulte Pflegeperson (z. B. Braden*-Skala, Norton*-Skala)
- Mobilisation des Patienten und Vermeidung von Bettlägerigkeit
- Hautpflege, Hautschutz und Hautbeobachtung
- ausgewogene Ernährung und Flüssigkeitszufuhr
- regelmäßige Positionswechsel nach Plan (z. B. Rückenlage, Seitenlage 30° rechts, evtl. Bauchlage, Seitenlage 30° links, Rückenlage) in individuell an den Patienten angepassten Zeitintervallen (Hilfe durch den Fingertest* und Hautinspektion)
- Vermeidung von Hautfeuchtigkeit durch Inkontinenz oder Schwitzen
- Antidekubitusmatratze oder Luftkammer- bzw. Wechseldrucksystem zur Druckreduktion.

Delaire-Maske → Gesichtsmaske, kieferorthopädische

Delayed Afterdepolarization → Erregungsleitungsstörung

Delayed-blanch-Phänomen → Dermografismus

De-Lee-Handgriff *m*: engl. *Lee's maneuver*; syn. Lee-Handgriff. Heute kaum noch angewendeter geburtshilflicher Handgriff zur Feststellung des Höhenstandes des kindlichen Kopfes. Ist der Kopf auf dem Beckenboden angekommen, so lässt sich dieser von außen bei einer Tastuntersuchung neben der großen Schamlippe spüren.

Deletion *f*: Genetische Variante mit Verlust eines interstitiellen* oder terminalen* Chromosomenstücks (strukturelle Chromosomenaberration*), eines DNA-Abschnitts oder weniger oder einzelner Nukleotide* infolge Mutation* oder auch durch gentechnologische Verfahren experimentell herbeigeführt. Der funktionsfähige Originalzustand ist in der Regel durch erneute Mutation* nicht wiederherzustellen.

Delinquenz *f*: engl. *delinquency*. Straffälligkeit sowie Missachtung gesellschaftlicher Gebote. Zu delinquenten Verhaltensweisen zählen neben Taten, die strafrechtlich geahndet werden, auch andere, die gesetzte Normen durchbrechen, wie z. B. das Schulschwänzen.

Delinquenzmuster *n sg, pl*: Gemeinsamkeiten in der Art, Straftaten zu begehen – bei einer Person oder bei einem bestimmten Typus von Tätern. Delinquenzmuster können u. a. aus der psychischen Störung* resultieren. Ein impulsiver Charakter der Straftaten kommt z. B. häufiger bei einer Impulskontrollstörung* vor.

Delinquenzrisiko *n*: Gefahr für das Begehen von Straftaten. Das Risiko für Begehen von Gewalttaten liegt in der Allgemeinbevölkerung bei 1 : 10 000. Beim Vorliegen von mehreren kriminogenen Faktoren* kann es deutlich höher sein.

Delir *n*: engl. *delirium*; syn. delirantes Syndrom. Akute organisch bedingte Psychose mit qualitativer Bewusstseinsstörung* in Form von Bewusstseinstrübung*, Aufmerksamkeits-, Orientierungs*- und Wahrnehmungsstörungen* sowie affektiven und vegetativen Symptomen.

Epidemiologie: 10–15 % aller internistischen Patienten, 30–50 % aller akut erkrankten geriatrischen Patienten.

Vorkommen:
- organische Störungen: **1.** zerebrale Läsionen (z. B. Schädelhirntrauma*) **2.** zerebrovaskuläre Störungen **3.** Demenz*, hohes Lebensalter (Verwirrtheitssyndrom) **4.** postoperativ (Durchgangsyndrom)
- Alkoholabhängigkeit* (Delirium tremens, meist Entzugsdelir*, auch Kontinuitätsdelir)
- Intoxikationen*: anticholinerg wirksame Substanzen (z. B. trizyklische Antidepressiva)
- Infektionen: Enzephalitis*

- andere somatische Störungen: **1.** Hypoxie* **2.** Hypovolämie* **3.** Elektrolytstörungen* **4.** Diabetes* mellitus.

Klinik: Typisch ist ein fluktuierender Verlauf mit u. a.:
- Bewusstseinsstörungen* (von leichter Bewusstseinsminderung bis Koma*)
- kognitiven Störungen (z. B. Gedächtnis*- und Konzentrationsstörungen*)
- Desorientiertheit (zeitlich, örtlich, situativ, zur Person)
- Wahrnehmungsstörungen* (z. B. Illusionen*, meist optische Halluzinationen*)
- psychomotorischen Störungen (z. B. Hypo- oder Hyperaktiviät im Wechsel, Schreckhaftigkeit)
- Schlafstörungen* (z. B. völlige Schlaflosigkeit, Umkehr des Schlaf*-Wach-Rhythmus, Alpträume)
- affektiven Störungen* (z. B. Angst*, Furcht, Reizbarkeit*, Ratlosigkeit)
- vegetativen Störungen (z. B. Tachykardie*, Schwitzen*).

Therapie:
- symptomatisch: **1.** Überwachung (ggf. intensivmedizinisch) **2.** medikamentös (u. a. Carbamazepin, Clomethiazol, Diazepam* oder dämpfende Neuroleptika*, z. B. Melperon, evtl. Clonidin*, Thiamin* und Folsäure*) **3.** Orientierungshilfen* (u. a. Bezugspersonen*, Belassen in gewohnter Umgebung)
- Behandlung der Grunderkrankung (z. B. antibiotisch)
- Ausschaltung/Entzug der Noxe* (Suchtmittel, Arzneimittel bei Intoxikation* bzw. Überdosierung).

Prognose: Meist völlige Remission*, unbehandelt hohe Mortalität*.

Delirium acutum *n*: engl. *acute delirium*. Plötzlich einsetzendes Delir*, z. B. bei (hohem) Fieber*, Infektionskrankheiten*, Hyperthyreose*, Intoxikationen* und nach Operationen (vgl. postoperatives Delir*).

Delirium tremens → Alkoholdelir

Delir, postoperatives *n*: engl. *postoperative delirium*. Nach einer OP auftretendes Delir*, das mit erhöhter postoperativer Letalität einhergeht und mit langfristiger kognitiver Funktionsstörung (postoperatives kognitives Defizit, Kurzbezeichnung POCD für Postoperative Cognitive Deficit) assoziiert ist.

Dellwarze → Molluscum contagiosum

Deltaaminolävulinsäure *f*: engl. *delta-aminolevulinic acid* (Abk. delta-ALA); syn. 5-Aminolävulinsäure. Entsteht durch Kondensation aus Succinyl-CoA und Glycin als Zwischenprodukt der Porphyrinsynthese (Porphyrine*). Delta-ALA wird vermehrt im Urin und Stuhl ausgeschieden bei Porphyrie* oder Blei-Intoxikation. Es wird als Fotosensibilisator verwendet bei fotodynamischer* Therapie oder fluoreszenzgestützter operativer Entfernung eines Hirntumors*.

Deltaknochen *m*: engl. *longitudinal epiphyseal bracket bone.* Angeborener, dreieckähnlich geformter, kleiner Röhrenknochen. Die Ursache ist eine abnorm von proximal nach distal verlaufende Epiphyse, die sich durch abgewinkelten Finger infolge schräg gestellter, distaler Gelenkfläche zeigt.

Deltarad → Gehwagen

Delta-Rhythmus *m*: engl. *delta rhythm*; syn. EEG-Delta-Wellen. Frequenzband der EEG im Bereich 0,5–3,5 Hz. Der Delta-Rhythmus ist bei gesunden Erwachsenen nur im tiefen Schlaf zu finden.

Delta-Schlaf *m*: engl. *delta sleep*. Abschnitt des Schlafs* in den Schlafstadien* III und IV des Non*-REM-Schlafs. Kennzeichen ist ein Anteil an Delta-Wellen im Schlaf-EEG von 20–50 % (Schlafstadium III) bzw. > 50 % (Schlafstadium IV). Benzodiazepine unterdrücken ihn und reduzieren die Schlafqualität. Störungen sind Somnambulismus und Pavor nocturnus.
Hintergrund: Der Delta-Schlaf beträgt beim jungen, gesunden Erwachsenen etwa 20 % der Gesamtschlafdauer, mit zunehmendem Alter vermindert sich der Anteil deutlich. Der Delta-Schlaf wird als Korrelat der Schlaftiefe und Schlafintensität angesehen. Sein Anteil nimmt unabhängig vom Zeitpunkt des Schlafbeginns über die Schlafzyklen ab. **Kennzeichen:**
- Aufwachen: hohe Weckschwelle; dem Wecken folgt in der Regel eine Phase der Schlaftrunkenheit, mangelnder Orientierung und eingeschränkter Erinnerungsfähigkeit
- physische Aktivität: sehr gering
- psychische Aktivität: findet statt und kann erinnert werden, inhaltlich handelt es sich in der Regel um Erlebnisse des vergangenen Tages
- Gedächtnis: Konsolidierung von Gedächtnisinhalten, der Delta-Schlaf unterstützt insbesondere die vom Hippocampus abhängige Bildung des deklarativen Gedächtnisses.

Delta-Wellen → WPW-Syndrom
Delta-Zellen → D-Zellen
Demand-Schrittmacher *m*: engl. *demand pacemaker.* Herzschrittmacher, der nur dann einen Impuls abgibt, wenn innerhalb eines programmierten Zeitintervalls kein kardiales Aktionspotenzial entsteht bzw. die herzeigene Frequenz den programmierten unteren Grenzwert unterschreitet (z. B. VVI*, AAI). Die Demand-Funktion wird bei Herzschrittmachern zur Unterstützung der physiologischen Herzfrequenz*-Variabilität bevorzugt. Siehe Herzschrittmacher* (Tab. dort).

Demarkation *f*: engl. *demarcation.* Abgrenzung, z. B. entzündliche Trennung von krankhaft verändertem und gesundem Gewebe. Demarkationen lassen sich z. B. nachweisen im Hautbefund des Erysipels* oder als im CT erkennbare Grenze zwischen betroffenem und nicht-betroffenen Hirngewebe beim Hirninfarkt.

Demastikation *f*: engl. *demastication.* Form der Abrasio dentium. Durch abschleifende Nahrungsmittel kommt es während des Kauvorgangs zu Zahnhartsubstanzverlust an den Kauflächen.

DeMeester-Score *m*: Score zur Quantifizierung gastroösophagealer Refluxepisoden durch 24-Stunden-Langzeit-pH-Metrie (Ösophagus*-pH-Metrie). Der Score bezieht sich auf den pH-Wert im Magen sowie die Häufigkeit und die Dauer des Refluxes.
Prinzip: Der Wert wird gebildet aus
- dem prozentualen Anteil der Zeit mit pH-Wert < 4 (der gesamten Messdauer sowie der Messung in aufrechter und liegender Position)
- der Anzahl der Refluxepisoden > 5 Minuten
- der Dauer der längsten Refluxepisode insgesamt
- der Anzahl der Refluxepisoden insgesamt.

Dementia praecox → Schizophrenie
Dementia pugilistica → Boxerenzephalopathie
Demenz *f*: engl. *dementia*; syn. Chronische Verwirrtheit. Erworbene, zumeist chronisch-progrediente Störung der kognitiven, sozialen und emotionalen Gehirnfunktionen, die über mindestens 6 Monate besteht. Leitsymptome sind Gedächtnisverlust und chronische Verwirrtheit. Die häufigste Ursache ist die Alzheimer-Demenz. Diagnostiziert wird klinisch-neurologisch, psychiatrisch, mit CT und MRT sowie Demenz-Tests. Die Therapiemöglichkeiten sind unbefriedigend.
Erkrankung: Einteilung:
- primäre Demenz (80–90 %): **1.** degenerativ v. a. als Alzheimer*-Krankheit, frontotemporale Demenz*, Lewy*-Körperchen-Demenz und bei neurodegenerativen Erkrankungen* **2.** vaskulär v. a. als Multiinfarktdemenz* und subkortikale arteriosklerotische Enzephalopathie* oder als seltene Syndrome wie CADASIL (Cerebral Autosomal Dominant Arteriopathy with Subcortical Infarcts and Leukoencephalopathy) **3.** Mischformen
- sekundäre Demenz als symptomatische Demenz bei: **1.** anderen Gehirnerkrankungen (z. B. Parkinson*-Syndrom, Normaldruckhydrozephalus*, Chorea* Huntington, Friedreich*-Ataxie, Multiple Sklerose*, Creutzfeldt*-Jakob-Krankheit, Epilepsie*, Hirntumoren*) **2.** metabolisch-toxischen Störungen (z. B. Hyperthyreose*, Hypothyreose*, Wilson*-Krankheit oder chronische Alkoholabhängigkeit*) **3.** infektiösen Erkrankungen (z. B. HIV*-Erkrankung, Toxoplasmose*, Zytomegalie* oder Syphilis*)
- häufige Vorstufe: leichte kognitive Beeinträchtigung („Mild Cognitive Impairment", MCI), im höheren Alter häufig mäßige Beeinträchtigung von Gedächtnis, Aufmerksamkeit und Denkvermögen ohne wesentliche Alltagseinschränkungen. 10–20 % der Fälle gehen jährlich in eine Demenz über. Trotzdem wird bei der MCI und der Demenz von zwei distinkten Krankheitsentitäten ausgegangen: weder geht eine MCI regelmäßig in eine Demenz über, noch hat jede Demenz eine MCI als Vorstadium. Auch sind die Komorbidäten und Risikofaktoren unterschiedlich, folgt man der aktuellen Daten- und Studienlage.
- selten Demenz im Kindesalter: **1.** isoliert als Heller-Syndrom **2.** als Symptom neurodegenerativer Erkrankungen, z. B. bei infantiler Verlaufsform der Gaucher*-Krankheit, bei unbehandelter Phenylketonurie*, metachromatischer Leukodystrophie, Gangliosidose G_{M1}, Pantothenatkinase-assoziierter Neurodegeneration (PKAN), Epilepsie*, progressiver Rötelnpanenzephalitis, Rett*-Syndrom oder psychosozialer Deprivation.

Häufigkeit: Ca. 1,6 Mio. Fälle (Deutschland, 2014). Die häufigste Demenz-Form ist die Alzheimer-Krankheit, gefolgt von der vaskulären Demenz. Die Prävalenz nimmt mit steigendem Lebensalter zu, bei über 90jährigen beträgt sie rund 35 %.
Klinik: Die Symptome sind bei allen Formen prinzipiell gleich. Welche Symptome besonders ausgeprägt sind und wie schnell die demenzielle Entwicklung voranschreitet, hängt von der Form der Demenz ab. Die nachfolgende Rangfolge orientiert sich an der Alzheimer-Krankheit:
- Störungen von Neugedächtnis, zunehmend ist auch das Langzeitgedächtnis betroffen; im Spätstadium wird selbst der eigene Name „vergessen"
- Wortfindungs- und Rechenstörungen, im Spätstadium Totalverlust der sprachlichen Ausdrucksfähigkeit, Einzelworte und -sätze können meist noch formuliert werden
- chronische Verwirrtheit*, also gestörte Orientierung in Bezug auf Zeit, Ort und (zuletzt) Person; häufiges Verlaufen in bekannter Umgebung ist ein Frühsymptom
- zunehmende Störungen von Kognition, abstraktem Denken und Urteilsfähigkeit
- Persönlichkeitsveränderungen (besonders bei frontotemporaler Demenz), verminderte Affektkontrolle (Ängstlichkeit, Reizbarkeit, Aggressivität, im Verlauf v. a. depressive Grundstimmung) und Antriebsstörung (Un-

Demenz

ruhe, Getriebenheit, Impulskontrollstörungen*, Übergriffigkeit); im Spätstadium vor allem Apathie
- Sozialverhaltensstörung, am häufigsten sozialer Rückzug
- psychotische Symptome, am häufigsten optische Halluzinationen* wie das „Sehen" nicht anwesender Personen
- Verlust von Durst und Appetit (Hinweis: Flüssigkeitsmangel verstärkt die demenziellen Symptome!)
- Inkontinenz.

Stadien der Demenz: Demenz-Einteilung nach der **Global Deterioration Scale** = Reisberg-Skala (leicht gekürzt): siehe Tab. Die 7 Stadien überlappen sich häufig. Dennoch erlaubt die Einteilung einen orientierenden Überblick über Ausmaß, Schwere und weitere Entwicklung der Erkrankung.

Diagnostik:
- Demenz-Tests (z. B. Uhren-Test, Mini*-Mental-State-Test, Demenz-Detektion = DemTect*).
- neurologische, psychiatrische und neuropsychologische Untersuchung
- MRT und CT zeigen z. B.: **1.** eine allgemeine oder regionale Hirnatrophie **2.** Veränderungen der kleinen Gefäße oder Infarkte bei der vaskulären Demenz **3.** Atrophien im Parietallappen* und im mittleren Temporallappen*, v. a. im entorhinalen Kortex, in die Gedächtnisleistungen lokalisiert sind, bei der Alzheimer-Demenz **4.** raumfordernde Strukturen bei Hirntumoren **5.** erweiterte Hohlräume bei Hydrozephalus
- Single Photon Emission Computed Tomography (SPECT) und Positronen*-Emissionstomografie (PET) zeigen z. B.: **1.** einen verminderten Glukosestoffwechsel in atrophierten Hirnarealen **2.** alzheimertypische Amyloid-Ablagerungen
- Liquoruntersuchungen: bei Alzheimer-Patienten veränderte Konzentrationen von Beta-Amyloid und Tau-Protein im Liquor
- Laboruntersuchungen wie Elektrolyte (Hyponatriämie), Blutbild, CRP, Blutzucker, Vitamin-B$_{12}$-Spiegel, Leberwerte, Nierenwerte, Schilddrüsenhormone vor allem zum Ausschluss sekundärer Demenzursachen.

Therapie: Verfügbare Behandlungsmöglichkeiten verbessern die Lebensqualität oft deutlich, können aber das Voranschreiten der Demenz allenfalls verlangsamen. Die Beurteilung, was „wirkt" oder nicht wirkt, ist schwierig, zudem oft Multimorbidität besteht.
- nichtmedikamentöse Therapie: Gedächtnistraining, Biografiearbeit, adäquate Beschäftigung (Kochen, Spielen, Musik)
- adäquater Umgang: stabiles Umfeld, Strukturierung des Alltags, Geduld, minimale Bevormundung, Vermeidung überfordernder Situationen
- die Pharmakotherapie mit Antidementiva kann das Fortschreiten der Erkrankung unter Umständen aufhalten. Je nach Ursache und Schweregrad wird eine Behandlung mit Memantin* oder Acetylcholinesterase-Hemmer empfohlen. Der Einsatz von Gingko biloba kann in leichten bis mittelschweren Fällen erwogen werden

Demenz: Einteilung nach der Global Deterioration Scale = Reisberg-Skala (leicht gekürzt).

Stadium	Symptome
1. Stadium	**Keine Beeinträchtigung.** Der Betroffene zeigt keine Gedächtnisprobleme und im Gespräch mit einem Arzt keine Anzeichen einer Demenz.
2. Stadium	**Diskret gemindertes Wahrnehmungsvermögen.** Anzeichen wie leichte Vergesslichkeit treten auf. Demenz-Symptome werden vom Arzt, von der Familie oder Mitarbeitern jedoch nicht vermutet.
3. Stadium	**Leicht gemindertes Wahrnehmungsvermögen.** Freunde und Familienangehörige bemerken erste kognitive Schwierigkeiten, bei ausführlichem Gespräch erkennt der Arzt Gedächtnis- oder Konzentrationsschwierigkeiten. Der Betroffene - hat Wortfindungsstörungen - vergisst Namen von kürzlich kennengelernten Personen - verliert oder verlegt Gegenstände von Wert.
4. Stadium	**Mäßig gemindertes Wahrnehmungsvermögen.** Es treten vermehrte Gedächtnis- und Konzentrationsschwierigkeiten auf, auch im Arzt-Patient-Gespräch. Typisch ist, dass der Betroffene - kürzliche Ereignisse vergisst - Rechenaufgaben wie Rückwärtszählen von 100 in 7er-Schritten nicht mehr schafft - Schwierigkeiten bei komplexen Tätigkeiten, Bezahlen von Rechnungen, Verwalten von Finanzen, Planen von Festlichkeiten hat - sich in sozial herausfordernden Situationen (Familiengeburtstag, Sommerfest, Schulaufführung des Enkels) zurückzieht oder schlechte Stimmung hat.
5. Stadium	**Mittelschwer gemindertes Wahrnehmungsvermögen.** Es treten auffällige Gedächtnislücken und Denkprobleme auf. Sehr häufig wird Hilfe bei alltäglichen Aktivitäten benötigt. Typisch ist, dass der Betroffene - oft die eigene Adresse oder Telefonnummer nicht erinnern kann - häufig verwirrt über Ort und Zeit ist - hilfsbedürftig ist bei der angemessenen Kleiderwahl - sich aber noch an wichtige Details über sich und seine Familie erinnert - noch keine Hilfe beim Essen oder für den Toilettengang braucht.
6. Stadium	**Schwerwiegend gemindertes Wahrnehmungsvermögen.** Das Gedächtnis verschlechtert sich weiter und Persönlichkeitsveränderungen können auftreten. Der Kranke kann Alltägliches nicht mehr ohne Hilfe bewältigen, er - hat praktisch kein Kurzzeitgedächtnis mehr - erinnert seinen Namen noch, hat aber seinen Lebenslauf oft vergessen - hat Schwierigkeiten, den Ehepartner, seine Kinder oder Betreuer beim Namen zu nennen - hat Schwierigkeiten beim Anziehen und beim Toilettengang - leidet unter erheblich verändertem Schlafverhalten - hat Probleme mit Blasen- und Darmkontrolle - neigt zum Umherirren und Verlaufen - erfährt Charakteränderungen, hat Misstrauen oder erlebt Wahnvorstellungen.
7. Stadium	**Sehr schwerwiegend gemindertes Wahrnehmungsvermögen.** In der letzten Phase der Erkrankung sind die Betroffenen vollkommen auf die Hilfe anderer angewiesen. Menschen werden nicht mehr erkannt. Sinnvolles Sprechen ist nicht mehr möglich. Oft kann der Patient seinen Kopf nicht mehr halten. Muskeln erstarren, das Schlucken ist beeinträchtigt.

– symptomatische Therapie (z. B. Antidepressiva*, Neuroleptika*)
– Behandlung der Grunderkrankung und von Begleiterkrankungen (Schilddrüsenerkrankung, Depressionen)
– adäquate Ernährung und Flüssigkeitsbilanz.

Prognose: Die Demenz selbst führt nicht zum Tode, trotzdem ist die Lebenserwartung verkürzt, im Fall der Alzheimer-Demenz um etwa 7–10 Jahre. Die Patienten versterben durch die vielfachen Folgeprobleme wie
– Abmagerung und Exsikkose
– Herz-Kreislauf-Insuffizienz
– Immobilität (Thrombosen und Lungenembolie)
– Infektanfälligkeit
– Schluckprobleme oder das Verwechseln von Schlucken mit Luftholen (Aspirationspneumonie).

Demenzdetektion → DemTect

Demenz, frontotemporale *f*: engl. *frontotemporal dementia*; syn. Stirnhirndemenz. Zweithäufigste Form der degenerativen Demenz* mit umschriebener progressiver Hirnatrophie* und Frontalhirnsyndrom*. Klinisch stehen progrediente Veränderungen der Persönlichkeit und des Sozialverhaltens im Vordergrund.

Demenztest *m*: engl. *dementia test*; Abk. DT. Testbatterie zur Erfassung kognitiver Beeinträchtigungen im Alter, Beurteilung des Schweregrads einer Demenz*, Differenzierung dementieller Alterskrankheiten sowie Verlaufsdokumentation und Diagnosefestigung für leichte kognitive Beeinträchtigung (Abk. MCI) und neuropsychologische Defizite in früherem Stadium. Die Testdauer beträgt ca. 30 Minuten.

Prinzip:
– umfasst Mini*-Mental-Status-Test, Gedächtnistest mit freiem Abruf und Wiedererkennen, verbale Flüssigkeitsaufgabe, Apraxietest (Apraxie*) und Fragen zur Orientierung
– Fremdbeurteilung bei nicht mehr testbaren Patienten zu verschiedenen kognitiven und nichtkognitiven Leistungen ist möglich.

Demenz, vaskuläre *f*: engl. *vascular dementia*. Durch Durchblutungsstörungen im Gehirn verursachte Demenz* mit je nach Lokalisation variabler Klinik. Die Diagnostik beinhaltet u.a. kognitive Tests und zerebrale Bildgebung. Es erfolgt eine Behandlung der Grunderkrankung mit Sekundärprophylaxe und Minimierung der vaskulären Risikofaktoren. Antidementiva sind nur als Off-Label-Use möglich.

Klinik:
– psychomotorische Verlangsamung
– Konzentrations- und Aufmerksamkeitsstörung
– Antriebsstörung
– Affektlabilität

länger erhalten sind häufig Werkzeugleistungen (z. B. Uhrenlesen, Wiedererkennung von Gedächtnisinhalten)
– häufig begleitende somatische Symptome wie Gangstörung, Blasenstörung, Pseudobulbärparalyse* u. a.

Demers-Katheter *m*: engl. *Demers' catheter*. Ein- oder zweilumiger Katheter zur langfristigen Hämodialyse*. Er wird operativ oder transkutan in die V. jugularis externa oder V. subclavia implantiert mit Seldinger*-Methode und subkutaner Tunnelung.

Demineralisation *f*: engl. *demineralization*. Verlust von Mineralstoffen.

Vorkommen: U. a.
– Demineralisation des Knochens durch Phosphat- und Kalziumverlust z. B. bei Rachitis* oder Ruhigstellung/fehlender Belastung
– Demineralisation des Zahns bei Zahnkaries*
– Demineralisation des Körpers durch Kochsalzverlust bei Pylorusstenose*, Erbrechen*; ferner bei mineralienarmer Ernährung.

Deming-Tubus *m*: engl. *Deming's tube*. Beatmungsschlauch ohne Cuff zum Einlegen in die Luftröhre, geeignet für Säuglinge und Kleinkinder.

Demodex → Milben

DemTect *f*: syn. **Dem**enzdetek(c)tion. Fremdbeurteilungsverfahren zum Screening und zur Diagnostik bei Demenz*. Es umfasst 5 Aufgaben zu verbalem Gedächtnis, Wortflüssigkeit, intellektueller Flexibilität und Aufmerksamkeit und dauert ca. 10 Minuten. Die fehlende Wichtung nach Alter und Bildung ist problematisch bezüglich Testvalidität und Auswertung.

Demyelinisierung → Erkrankungen, demyelinisierende

Denaturierung *f*: Mehrdeutiger Begriff, der entweder das Vergällen eines Genussmittels oder die reversible oder irreversible Zerstörung nativer Strukturen bei Proteinen und Nukleinsäuren beschreibt.

Dendrit *m*: engl. *dendrite*. Kurzer, zellleibnah verzweigter Zytoplasmafortsatz einer Nervenzelle*, der der Aufnahme von elektrischen Signalen und deren Weiterleitung zum Zellkörper

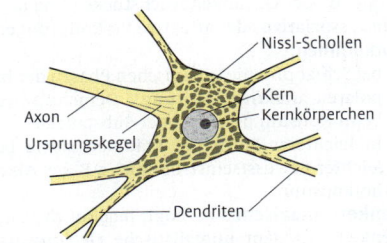

Dendrit: Motorische Vorderwurzelzelle.

(Soma bzw. Perikaryon) dient. Ausläufer, die Signale vom Zellkörper wegleiten, werden als Axone* bezeichnet. Eine Nervenzelle kann mehrere Dendriten* aufweisen, besitzt jedoch immer nur ein Axon*. Siehe Abb.

Denecke-Zeichen → Thrombose
Denervation → Denervierung
Denervationssyndrom → Postvagotomiesyndrom

Denervierung *f*: engl. *denervation*; syn. Enervierung. Allgemeine Bezeichnung für eine Unterbrechung der Verbindung zwischen Nerv und zugehörigem Organ bzw. Organsystem mit konsekutivem* Funktionsausfall. Sie tritt iatrogen als operative oder interventionelle (funktionell) nervale Durchtrennung auf (z. B. zur Schmerztherapie, bei Organtransplantation, Nierendenervation oder Vagotomie) oder pathologisch infolge Degeneration oder Trauma.

Denervierungspotenziale *n pl*: engl. *denervation potentials*; syn. Denervierungspotentiale. Fibrillationspotenziale, positive scharfe Wellen und verlängerte Einstichaktivität im EMG als Hinweis auf die neurogene Schädigung eines Muskels. Denervierungspotenziale entwickeln sich 10–20 Tage nach der Schädigung.

Dengue-Fieber *n*: engl. *dengue fever*; syn. Siebentagefieber. Schwere, akut fiebrige Infektion durch das Dengue*-Virus (4 Serotypen: DEN-1-4) in tropischen und subtropischen Gebieten. Übertragen durch Stechmücken (Aedes aegypti, Aedes albopictus, Stegomyia), breitet sich die Infektion in den letzten Jahrzehnten aus. Bei rechtzeitiger Behandlung liegt die Letalität unter 1 %.

Klinik:
– Fieberanstieg auf 39–40 °C
– Gliederschmerzen
– Myalgien
– starke Gelenkschmerzen
– morbilli- oder skarlatiniformes Exanthem
– hämorrhagische und hypotensive Komplikationen nach dem Sinken des Fiebers.

Therapie:
– symptomatisch mit Paracetamol. Aspirin und nicht steroidale Antirheumatika sind kontraindiziert
– beim schweren Dengue-Fieber Behandlung des hypovolämischen Schocks
– eventuell Bluttransfusion.

Prävention:
– Bekämpfung der Mücken
– Impfstoff CYD-TDV für seropositive Personen zur Vermeidung des schweren Dengue-Fiebers.

Dengue-Virus *n*: engl. *dengue virus*. Humanpathogenes Virus der Gattung Flavivirus* der Familie Flaviviridae, welches das Dengue*-Fieber sowie das hämorrhagische Dengue-Fieber verursacht. Es sind 4 Serotypen bekannt: DEN-1

Dengue-Virus-Antikörper

bis -4. Dengue-Viren werden v. a. durch Mücken (Stegomyia und andere Culicinae) übertragen.
Dengue-Virus-Antikörper *m sg, pl*: Antikörper* gegen das Dengue*-Virus. Indikationen für die Bestimmung sind unklare fieberhafte Erkrankungen mit Verdacht auf Dengue*-Fieber bei oder nach Aufenthalt in den Subtropen. Der Nachweis erfolgt mittels Hämagglutinationshemmtest oder Immunoassay*.
Denkblockade → Denksperrung
Denken *n*: engl. *thinking*. Mentaler Prozess des Unterscheidens, Ordnens und Klassifizierens von Informationen, durch den Wahrnehmung, Erinnerung und Vorstellung miteinander in Beziehung gebracht werden und neue Beziehungen geschlussfolgert werden können. Im engeren Sinne meint Denken die Problemlösung („das Nachdenken").
Denken, autistisches *n*: engl. *autistic thinking*. Von E. Bleuler eingeführte und heute veraltete Bezeichnung für selbstbezogenes Denken mit offenkundigen – aber unberücksichtigten – Widersprüchen zur Wirklichkeit. Die Beschäftigung mit der eigenen inneren Erlebenswelt mit teils wahnhaften, stereotypen Ideen steht im Vordergrund. Der soziale Umgang ist von Problemen geprägt.
Vorkommen: „Autistisches Denken" ist Merkmal von Autismus*-Spektrum-Störungen, aber auch anderen tiefgreifenden Entwicklungsstörungen* und von schizophrenen Störungen.
Denken, beschleunigtes *n*: engl. *acceleratic thinking*. Formale Denkstörung* mit erhöhtem Tempo des Ablaufens von Gedanken, das sich auf sprachlicher Ebene manifestiert.
Denken, dissoziiertes *n*: engl. *dissociative thinking*. Denken, das durch den Zerfall assoziativer Verbindungen bis hin zum Verlust der Integration von Bewusstsein*, Gedächtnis*, Identität und Wahrnehmung gekennzeichnet ist; in der Traumaforschung Bezeichnung für desintegrative Denkprozesse, mit denen traumatische Erinnerungsinhalte kognitiv abgespalten werden, um die zurückliegenden Erlebnisse subjektiv besser ertragen zu können.
Denken, divergentes *n*: engl. *divergent thinking*. Bezeichnung (Guilford, 1950) für Fähigkeit zur gedanklichen Produktion verschiedener Lösungsansätze (z. B. Generierung alternativer Verwendungsmöglichkeiten für einen Gegenstand). Divergentes Denken wird als Merkmal von Kreativität angesehen und kann durch offene Problemstellungen, die mehr als eine Lösungsmöglichkeit zulassen, gefördert werden.
Erfassung: Zur Erfassung divergenter Denkleistungen wird z. B. das Neun-Punkte-Problem von Guilford (1950) eingesetzt (siehe Abb.), bei dem die Lösung außerhalb des erwarteten Suchhorizonts (Quadrat) liegt.

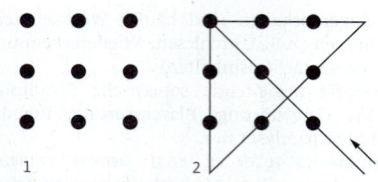

Denken, divergentes: 9 quadratisch angeordnete Punkte sollen mit genau 4 geraden Linien ohne Absetzen des Stiftes verbunden werden; die Linien müssen durch alle Punkte gehen; 1: Aufgabe; 2: Lösung.

Denken, eingeengtes *n*: engl. *restricted thinking*. Formale Denkstörung mit Einschränkung des Denkumfangs auf ein oder wenige Themen bzw. Fixierung auf wenige Zielvorstellungen (sog. Haften).
Beschreibung: Der Betroffene kommt im Gespräch immer wieder unaufgefordert auf ein für ihn wichtiges und zentrales Thema zurück (z. B. ernsthaft körperlich krank zu sein). Für den Untersucher ist es erkennbar durch verminderte geistige Beweglichkeit, mangelnden Überblick bzw. mangelndes Einbeziehen verschiedener Gesichtspunkte und Schwierigkeiten beim Themenwechsel. Subjektiv kann die Einengung als Gedankenkreisen und Grübeln erlebt werden.
Vorkommen: U. a. bei Depression*.
Denken, idiosynkratisches *n*: engl. *idiosyncratic thinking*. Denken* innerhalb der eigenen Bezugssysteme, wobei die Person häufig zugleich annimmt, dass andere Personen nach den gleichen Regeln und Strukturen denken oder handeln. Idiosynkratisches Denken ist kein psychopathologisches Symptom, kann im Rahmen von Störungen jedoch negative Wirkungen haben und daher behandelt werden.
Denken, inkohärentes *n*: engl. *incoherence*; syn. zerfahrenes Denken. Formale Denkstörung, die dem Untersuchenden als unverständliches, sprunghaftes und zusammenhangsloses Denken* und Sprechen erscheint. Der Betroffene äußert im Extremfall nur noch scheinbar zufällig durcheinander gewürfelte Sätze, Satzgruppen oder Gedankenbruchstücke ohne logische, assoziative oder affektive Verknüpfungen.
Vorkommen:
– bei Schizophrenie*, manischen Phasen der bipolaren affektiven Störung*, Demenz sowie beim Konsum psychotroper Substanzen
– in leichterer Form bei Träumen sowie bei leichter Bewusstseinstrübung*, z. B. bei Alkoholkonsum.
Denken, magisches *n*: engl. *magical thinking*. Denken, bei dem unrealistische Gedankeninhalte mit nicht im Zusammenhang stehenden realen Faktoren verbunden werden in dem Wunsch oder Glauben, dadurch auf magische Weise Ereignisse herbeiführen oder verhindern zu können.
Vorkommen: Magisches Denken ist Teil der kindlichen Entwicklung (2.–3. Lebensjahr), kommt aber auch häufig im Erwachsenenalter vor (z. B. in Form von Glauben an gute oder böse Vorzeichen). Psychopathologisch kann es als Zwangssymptom oder bei Steigerung des Glaubenscharakters bis zur unkorrigierbaren Überzeugung als Wahn* vorkommen, z. B. bei:
– Zwangsstörung*
– schizotyper Persönlichkeitsstörung
– Schizophrenie*
– in geringerem Umfang auch bei Panikstörung*.
Denken, positives *n*: engl. *positive thinking*. V. a. populärwissenschaftliches Konzept, das davon ausgeht, dass konstante positive Beeinflussung der bewussten Denkinhalte hilfreiche Auswirkungen auf Gesundheit, Wohlbefinden oder das allgemeine Leistungsniveau hat, z. B. mithilfe mentaler Techniken (wie langsames Wiederholen einer positiven Formel, Visualisierungen, Hinterfragen pessimistischer Gedanken).
Denken, umständliches *n*: engl. *circumstantial thinking*. Formale Denkstörung*, bei der bezogen auf den Gesprächsinhalt Nebensächliches nicht vom Wesentlichen getrennt werden kann und alle bei einem Thema entstehenden Assoziationen* als gleichwertig berücksichtigt werden. Der inhaltliche Zusammenhang bleibt dabei stets gewahrt. Umständliches Denken tritt auf bei Schizophrenie*, Manie* und der bipolar-affektiven Störung*.
Denken, verlangsamtes *n*: engl. *slow thinking*. Formale Denkstörung mit vom Beobachter als schleppend und verlangsamt erlebtem Denken, das meist zu einem zähen Gesprächsverlauf führt.
Denkhemmung *f*: engl. *inhibited thinking*. Formale Denkstörung*, bei der das Denken* subjektiv als gebremst oder blockiert erlebt wird und das Gefühl auftritt, gegen einen inneren Widerstand angehen zu müssen. Sie kommt vor bei Depression*, Schizophrenie* und hirnorganischen Störungen.
Beschreibung: Auch bei starker Bemühung um einen flüssigen Gedankengang ist es dem Betroffenen nicht möglich, diese Hemmung aufzuheben. Sie kann bei schwerer Ausprägung bis zur vollständigen Blockade führen. Dem Untersucher zeigt sich die Denkhemmung als Erschwerung der sprachlichen Kommunikation bis hin zum völligen Ausbleiben.
Denkinhalt *m*: engl. *mental content*. Inhalt, der Gegenstand oder Ergebnis eines Denkprozesses ist. Psychopathologisch und therapeutisch bedeutsam ist v. a. abnormer Denkinhalt bzw.

dysfunktionale Kognition, z. T. als Ergebnis inhaltlicher Denkstörung. Für fast alle psychischen Störungen ist inzwischen ein typischer Denkinhalt beschrieben.
Klinische Bedeutung: Häufig besitzen Denkinhalte einen großen Stellenwert als diagnostisches Kriterium in ICD und DSM sowie als Ansatzpunkte für z. B. kognitive Therapie. Der Denkinhalt wird häufiger als die Prozesse bzw. formalen Aspekte des Denkens zum Gegenstand psychotherapeutischer Maßnahmen gemacht.
Beispiele:
- Fehlinterpretation körperlicher Symptome als Anzeichen eines unmittelbar drohenden Todes bei Panikstörung oder als Zeichen schwerer Krankheiten bei Hypochondrie
- Gedankenkreisen um die Themen Schuld und Verantwortung bei Zwangsstörung
- Grübeln bei generalisierter Angststörung und Depression
- Nachdenken über Figur und Gewicht bei Essstörungen
- Wahnvorstellungen bei Schizophrenie.

Denksperrung f: engl. *blocking.* Formale Denkstörung* mit Abreißen eines Gedankens und Entstehung von Denkpausen ohne äußeren Anlass und oft mitten im Satz oder Wort, die vom Patienten häufig als Gedankenentzug erlebt wird.
Vorkommen:
- v. a. bei Schizophrenie* (schizophrene Denkstörung nach E. Bleuler)
- in schwächerer Form als sog. Denkblockade oder Blackout* in Stress- oder Prüfungssituationen.

Differenzierung: Begrifflich unterscheidet man:
- Gedankensperrung (von einem außenstehenden Beobachter festgestellt)
- Gedankenabreißen (vom Patienten selbst bemerkt).

Denkstörung f: engl. *thought disorder.* Störung des Denkprozesses, der Verknüpfung der einzelnen Denkakte (z. B. einzelne Gedanken, Prämissen und Konklusionen) oder des Denkinhalts*. **Formen:**
- formale Denkstörungen: **1.** in Bezug auf **Geschwindigkeit** (z. B. beschleunigtes Denken, verlangsamtes Denken, Denkhemmung*) **2.** in Bezug auf **Ablauf** (z. B. umständliches Denken*, Perseveration*, Einengung, Sperrung*) **3.** in Bezug auf **logische Struktur** (z. B. Lockerung der Assoziation*, Vorbeireden, Ideenflucht*, Paralogik, Zerfahrenheit, Inkohärenz, Neologismen)
- inhaltliche Denkstörungen: **1.** mit Urteilsstörung über die Realität (z. B. überwertige Idee*, Wahn*) **2.** nicht wahnhaft (z. B. Zwangsgedanken*, Hypochondrie*, Phobien*).

Vorkommen:
- Schizophrenie*
- organische Psychose
- Bewusstseinsstörung*
- Intoxikationen*
- Depression*.

Denman-Selbstentwicklung f: engl. *Denman's spontaneous development.* Vaginale Geburt eines Kindes aus Querlage* durch Abknickung und Fraktur der Wirbelsäule im unteren Teil. Eine Denman-Selbstentwicklung kommt heute durch die Geburt per Sectio caesarea bei Querlage eigentlich nicht mehr vor.

Dennis-Sonde f: Dreilumige, 2,4 m lange Ileusdekompressionssonde* aus Silikon, mit intestinalem Schenkel zur Dekompression und als Ablauf sowie mit Belüftungskanal bei an der Darmwand anliegender Sonde und einem Ballonschenkel zur Insufflation und Desufflation.

Denosumab n: Rekombinanter humaner monoklonaler Antikörper*, der s. c. als Osteoporosemittel zur Reduktion des Frakturrisikos eingesetzt wird. Anwendungsgebiete sind postmenopausale und glukokortikoidinduzierte Osteoporose*, Knochenschwund infolge Hormonablationstherapie beim Prostatakarzinom* sowie auf das Skelett ausgedehnte Tumorerkrankungen. Häufigste Nebenwirkungen sind Hypokalzämie*, Dyspnoe*, Diarrhö* und muskuloskelettale Schmerzen.

de-novo-AP → Angina pectoris

Densaplasie f: engl. *odontoid aplasia.* Angeborene Fehlbildung des Axis* (2. Halswirbel). Ein Fehlen des Dens axis führt zu abnormer Beweglichkeit im Atlantoaxialgelenk* bis zu Subluxationen. Sie tritt u. a. bei der Dysplasia spondyloepiphysaria congenita auf. Bei Instabilität sollte eventuell eine operative Fusion mit dem Atlas* (1. Halswirbel) erfolgen.

Dens-axis-Fraktur f: engl. *odontoid fracture.* Fraktur des Zahnfortsatzes (Dens axis) des 2. Halswirbels (Axis*). Der Dens axis reicht nach oben in den darüber liegenden Atlas* (1. Halswirbel), fixiert damit den Axis und ermöglicht gleichzeitig Drehbewegungen. Eine Fraktur führt daher zu Instabilität. Behandelt wird abhängig vom Frakturtyp konservativ mit Orthese oder operativ.
Ursache: Meist durch Flexion, z. B. durch Schleudertrauma* der Halswirbelsäule (häufigste Fraktur der oberen Halswirbelsäule).
Einteilung: (nach Anderson und D'Alonzo)
- Typ I: Fraktur der Densspitze
- Typ II: Fraktur der Densmitte oder -basis (häufigster Typ)
- Typ III: in den Wirbelkörper hineinreichende Fraktur.

Therapie:
- Typ I: konservativ (Zervikalorthese*, z. B. Philadelphia-Halskrawatte)

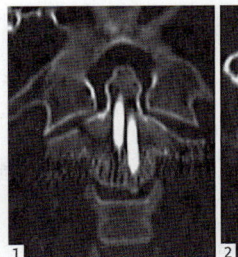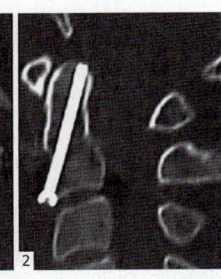

Dens-axis-Fraktur: Schraubenosteosynthese; CT (dreidimensionale Rekonstruktion); 1: anterior-posterior; 2: sagittal. [108]

- Typ II: hohe Pseudarthroserate (> 50 %) bei konservativer Therapie (z. B. mit Halo-Fixateur externe), daher meist operativ: **1.** entweder von ventral direkte Kompressionsschrauben-Osteosynthese durch den Hals mit 2 Schrauben, um Lockerungen durch Drehbewegung zu vermeiden, siehe Abb. **2.** oder von dorsal mittels transartikulärer atlantoaxialer Verschraubung (nach Magerl); hifreich ist dabei computergestützte spinale Navigation
- Typ III: je nach Frakturbiomechanik: **1.** konservativ (z. B. Halo-Fixateur externe) **2.** operative Verfahren: Reposition und (gedeckte) Densverschraubung von ventral.

Dens caninus → Eckzahn
Dens deciduus → Milchzahn
Dense Deposit Disease → Glomerulonephritis, membranoproliferative
Dens emboliformis m: engl. *peg-shaped tooth.* Missgebildete Zahnform, besondere Form der genetisch bedingten Hypoplasie. Die Zahnkrone ist verkümmert ausgebildet mit rundem Querschnitt und spitz auslaufender Krone. Auch Umwelteinflüsse werden als mögliche Ursache diskutiert.
Vorkommen: Betrifft am häufigsten die oberen seitlichen Schneidezähne oder in der Form als akzessorischer Zahn den Bereich der oberen Weisheitszähne.
Therapie: Die gerade im Frontzahnbereich als unästhetisch wahrgenommenen Zähne können in der Regel mittels Kompositmaterialien oder durch Veneers bzw. Kronen optisch angepasst werden.

Dens incisivus → Schneidezahn
Dens molaris → Molar
Dens molaris tertius → Weisheitszahn
Dens natalis m: engl. *premature dentition.* Zum Zeitpunkt der Geburt vorhandener (häufig hypoplastischer) Zahn. Meist handelt es sich dabei um einen unteren mittleren Schneidezahn*, selten um einen zusätzlichen „Hexenzahn" mit oft unvollständiger Wurzelbildung.

Dens neonatalis *m*: engl. *neonatal dentition*. Zahn, der verfrüht beim Neugeborenen durchbricht. Häufig ist eine Hyperodontie* in Form von wurzellosem Frontzahn (ohne Alveole).

Dens permanens *m*: engl. *permanent tooth*. Bleibender Zahn. Dies betrifft sowohl die Zähne, welche einen Milchzahn als Vorläufer haben, als auch die Zähne, welche ohne Milchvorläufer gebildet werden (Dentes molares).

Dens premolaris → Prämolar

Dens serotinus → Weisheitszahn

densus: Dicht.

dental: Die Zähne betreffend.

Dentalfluorose *f*: engl. *dental fluorosis*. Farb- und Strukturveränderungen des Zahnschmelzes durch Fluoride, infolge Überdosierung oder chronischer Fluorintoxikation.

Ursache:
- Überdosierung von Fluoriden, chronische Fluoridzufuhr (> 1,5 mg/d) während der Mineralisation der Zähne von Geburt bis zum 8. Lebensjahr
- chronische Fluorintoxikation, z. B. berufsbedingt (beruflicher Zahnschaden).

Klinik:
- kalkig-weiße Zahngrundfarbe, befallene Zähne weiß gesprenkelt
- in schweren Fällen sekundäre Braunfärbung der Schmelzporositäten und Defektbildung.

Dentalkeramik *f*: engl. *dental ceramics*. Nichtmetallischer, anorganischer Werkstoff zur Herstellung von Restaurationen und Gerüsten in der prothetischen und konservierenden Zahnmedizin. Die Vorteile keramischer Werkstoffe liegen in ihrer Biokompatibilität und der guten Ästhetik, nachteilig sind geringere Biegefestigkeit und höhere Sprödigkeit im Vergleich zu metallischen Materialien.

Dentallegierung *f*: engl. *dental alloy*. Metallischer Werkstoff in der zahnärztlichen Prothetik zur Herstellung permanenter Restaurationen (z. B. Krone*, Brückenzahnersatz*) und Gerüste herausnehmbaren Zahnersatzes. Unterteilt wird nach Edelmetall und Nichtedelmetall.

dentatus: Gezähnt, mit Zähnen versehen, z. B. Gyrus* dentatus.

Dentes supplementarii *m pl*: engl. *supplemental teeth*. Form der Hyperodontie* mit normal ausgebildeten überzähligen Zähnen. Vorkommend als doppelte seitliche Schneidezähne oder hinter (Distomolar) bzw. neben und zwischen den Molaren* (Paramolar) liegende zusätzliche Zähne.

denticulatus: Feinzähnig, mit kleinen Zähnen versehen, z. B. Ligamentum denticulatum.

Dentikel *m*: engl. *denticle*. Rundlicher bis ovaler, unterschiedlich großer Hartgewebekörper in oder am Rande der Zahnpulpa, meist als regressive Veränderung. Betroffen sind bis zu 90 % aller Zähne von über fünfzigjährigen Erwachsenen.

Ursachen:
- altersbedingt
- Folge von Heilungsvorgängen nach Trauma oder therapeutischem Eingriff (z. B. Beschleifen der Zahnhartsubstanz vor Füllungstherapie*).

Formen:
- frei: isoliert im Pulpagewebe auftretend
- adhärent: mit der pulpalen Dentinwand verwachsen
- interstitiell: in die pulpale Dentinwand eingebettet.

Klinische Bedeutung: Evtl. neuralgiforme Beschwerden oder Hindernis bei endodontischer Behandlung*.

Dentin *n*: engl. *dentine*; syn. Dentinum. Knochenähnliches Gewebe aus organischen und anorganischen Bestandteilen, welches den größten Teil der Zahnhartsubstanz bildet. Das Dentin umschließt die Pulpahöhle als unmineralisiertes Prädentin und wird von Dentintubuli (Tubuli* dentinales) mit darin enthaltenen Tomes*-Fasern und Nerven durchzogen. Man unterscheidet Kronendentin, das von Zahnschmelz überzogen ist, von zementüberzogenem Wurzeldentin.

Dentinkanälchen → Tubuli dentinales

Dentinoblasten → Odontoblasten

Dentinogenesis imperfecta *f*: Sammelbezeichnung für genetisch bedingte Erkrankungen mit gestörter und unvollständiger Bildung des Zahnbeins (Dentin*).

Therapie: Frühzeitige Überkronung von Milch- und permanenten Zähnen.

Dentitio difficilis *f*: engl. *difficult dentition*. Erschwerter Zahndurchbruch. Bei Erwachsenen sind meist die Weisheitszähne infolge Platzmangels und oft ungenügender Mundhygiene betroffen. **Milchgebiss:** Bei gleichzeitiger Allgemeininfektion meist mit Schwellung, Schmerzen und erhöhtem Speichelfluss. **Bleibendes Gebiss:**
- Schmerzen
- perikoronare Schwellung und Rötung
- evtl. Schluckbeschwerden
- Kieferklemme
- bei fortschreitender Entzündung Abszess*, Ostitis*, Osteomyelitis.

Therapie:
- Lokalbehandlung durch Spreizung oder Inzision, Spülung und ggf. Einlage von Medikamenten oder Jodoform-Streifen
- Antibiotika
- sekundäre Zahnentfernung oder operative Freilegung im entzündungsfreien Intervall.

Dentition *f*: syn. Zahnen. Durchbruch der Zähne aus Ober- und Unterkiefer. Der Durchbruch der Milchzähne (1. Dentition) erfolgt regulär

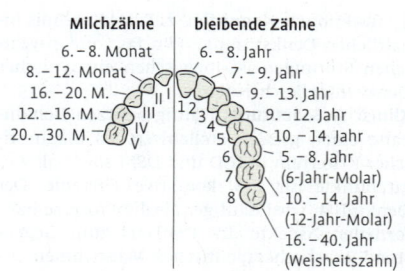

Dentition: Zeitliche Abfolge.

vom 6.–30. Monat, der Durchbruch des bleibenden Gebisses (2. Dentition) vom 6.–12. Lj., mit Ausnahme der 3. Molaren (Weisheitszähne), die vom 16. Lj. an durchbrechen können. Siehe Abb.

Dentitionszyste *f*: engl. *dentition cyst*; syn. Eruptionszyste. Odontogene Kieferzyste*. Sie entsteht während des Zahndurchbruchs durch Abhebung des Zahnsäckchen*s von der Krone des betroffenen (meist Milch-)Zahns.

Dentitio praecox *f*: engl. *premature dentition*. Verfrühter Zahndurchbruch beim Neugeborenen, siehe Dens* neonatalis.

Dentitio senilis *f*: engl. *senile dentition*. Zahndurchbruch in höherem Alter. Häufig erweckt der altersbedingte Knochenabbau um einen retinierten Zahn herum den Eindruck eines neu durchbrechenden Zahns.

Dentitio tarda *f*: engl. *delayed dentition*. Verzögerter Zahndurchbruch, neben familiär genetisch bedingter Abweichung auch in Assoziation mit systemischen Erkrankungen wie z. B. bei Achondroplasie*, Dysostosis* acrofacialis, Hyalinosis cutis et mucosae, Incontinentia pigmenti, Kretinismus*, Rachitis*, Rothmund-Thomson-Syndrom oder Thymuspersistenz.

dentogen: engl. *odontogenic*. Durch Zähne verursacht, besser odontogen.

Denudierung *f*: engl. *denudation*. Möglichst schonende Freipräparierung anatomischer Strukturen während einer Operation zum Erhalt der Blutversorgung und Innervation der betroffenen Gewebe.

Depersonalisation *f*: engl. *depersonalization*. Ich*-Störung, bei der das Erleben der persönlichen Einheit im Augenblick oder der Identität über den Lebenszeitlauf gestört ist. Betroffene kommen sich selbst verändert, fremd, unwirklich oder wie eine andere Person vor. Sie ist häufig mit der Derealisation* verbunden bzw. bildet mit dieser ein Kontinuum.

Vorkommen:
- Ausnahmesituationen (z. B. bei Übermüdung, sensorischer Deprivation*)
- psychische Störungen (z. B. Phobien*, Depression*, Zwangsstörungen*, Borderline*-Persönlichkeitsstörung)

- somatische Störungen (z. B. epileptische Aura*, Migräne*, Substanzgebrauch, Intoxikationen, Entzugssyndrom*)
- selten als eigenständiges klinisches Syndrom (z. B. als Form der dissoziativen* Störung nach DSM-5 oder eigenes Störungsbild nach ICD-10).

Dephosphorylierung f: engl. *dephosphorylation*. Chemische oder enzymatische Abspaltung eines Phosphatrests. Die Dephosphorylierung besitzt zusammen mit der Phosphorylierung* von Proteinen (Enzyme, Transkriptionsfaktoren) eine regulatorische Funktion im Stoffwechsel.

Depigmentierung f: engl. *depigmentation*. Lokal begrenzte, generalisierte Verminderung oder Fehlen der normalen Hautfarbe.

Vorkommen: Tritt auf als Albinismus*, Vitiligo*, Naevus achromicus, Leukoderm* bei Syphilis*, Psoriasis* oder Pityriasis* versicolor sowie bei erblichen Stoffwechselstörungen (z. B. Ahornsirupkrankheit oder Phenylketonurie*), Arzneimitteleinnahme (z. B. Chloroquin).

Depletion f: Verminderung oder Verlust körpereigener Stoffe, z. B. nach Wasser- oder Blutverlust (Volumendepletion), bei exzessivem Verbrauch von Gerinnungsfaktoren* (Verbrauchskoagulopathie*) oder nach Therapie mit Antikörpern (Depletion von Lymphozyten*); auch Bezeichnung für die komplette Ausschüttung von Vesikeln aus Zellen oder eine zahlenmäßige Reduktion der mtDNA-Kopien (mtDNA-Depletion).

Depolarisation f: engl. *depolarization*. Im physiologischen Sinn die Abnahme des Ruhemembranpotenzials* einer Zelle. Ist eine Depolarisation stark genug, um einen gewissen Schwellenwert zu überschreiten, wird in erregbaren Zellen ein Aktionspotenzial* ausgelöst. Nach einer Depolarisation wird das Ruhemembranpotenzial durch die Repolarisation wieder hergestellt.

Depolarisationsblock → Muskelrelaxation

Depot n: Ablagerung, Speicher.

Depotarzneiformen → Depotpräparat

Depotfett n: engl. *depot fat*; syn. Fettreserve. Besonders subkutan und intraabdominal (aber nahezu am gesamten Körper) zu findendes Fettgewebe*. Der Fettanteil am Gesamtkörpergewicht beträgt bei normalgewichtigen Männern ca. 10 % und bei Frauen ca. 12 %, während er bei Adipositas* bis auf 50 % ansteigen kann.

Funktion: Depotfett dient
- der Speicherung und Freisetzung von Energie v. a. durch intraabdominales Fettgewebe
- der Speicherung von Wasser und Wärme
- der Wärmeisolierung durch subkutanes Fettgewebe
- dem Schutz tieferliegender Strukturen vor mechanischem Trauma
- der Synthese verschiedener Hormone*, z. B. Leptin* und Adiponektin*.

Depotgestagen n: engl. *deposit gestagen*. Gestagene mit lang anhaltender Wirkung (Norethisteron, Medroxyprogesteron) zur hormonalen Kontrazeption* (Zuverlässigkeit siehe Pearl*-Index) als sog. Dreimonatsspritze (i. m. Injektion) oder zur Implantation (Etonogestrel). Therapeutische Indikationen sind Endometriose* und prämenstruelles* Syndrom. Häufige Nebenwirkungen sind Zwischenblutung* oder Zusatzblutung.

Depotneuroleptika n pl: engl. *depot neuroleptics*. Lang wirksame Depotformen typischer und atypischer Neuroleptika* zur intramuskulären Applikation alle 2–4 Wochen. Sie werden vor allem zur Rezidivprophylaxe bei Schizophrenie* oder schizoaffektiver Störung* eingesetzt. Vorteil ist die bessere Akzeptanz beim Patienten durch die lange Wirksamkeit. Nachteil ist die schlechtere Steuerbarkeit.

Depotpenicilline → Penicilline

Depotpräparat n: engl. *sustained release medications*; syn. Depotpräparate. Arzneimittel*, welches einen konstanten Medikamentenspiegel* über einen längeren Zeitraum erzeugt. Depotpräparate im engeren Sinne werden parenteral verabreicht. Am Injektionsort entsteht ein Speicher, aus welchem das Arzneimittel* allmählich resorbiert wird. Depotpräparate verbessern die Medikamenten-Compliance. In Depot-Form sind u. a. einige Neuroleptika* und Kontrazeptiva* erhältlich.

Depression f: engl. *dejection*. Affektive Störung*, die durch gedrückte Stimmung, Interessenverlust* und Antriebsarmut* gekennzeichnet ist. Weitere Symptome sind Konzentrationsstörungen*, vermindertes Selbstwertgefühl* und Störungen der Psychomotorik*. Die Behandlung erfolgt mit Antidepressiva* und Psychotherapie*, bei akuter Suizidalität* zusätzlich mit Benzodiazepinen*. Chronische Verläufe sind häufig.

Erkrankung: Epidemiologie
- Lebenszeitprävalenz: 5–12 % (Männer), 10–25 % (Frauen)
- Auftreten in jedem Lebensalter
- Erstmanifestation gehäuft zwischen 18. und 25. Lebensjahr
- Häufigkeitsgipfel im 3. Lebensjahrzehnt.

Ätiologie:
- Kombination aus genetischen Faktoren, kritischen Lebensereignissen und weiteren neurochemischen, psychologischen und sozialen Faktoren
- genetisch: bei unipolarer Depression deutlich geringerer Einfluss als bei den bipolaren affektiven Störungen*
- neurobiologisch: Verminderung der Monoamine*, vor allem Serotonin* und Noradrenalin* (Monoaminhypothese)
- psychisch-soziale Faktoren: 1. Persönlichkeitstyp (Typus melancholicus) 2. Traumata/Verlusterlebnisse 3. ungünstige Entwicklungsbedingungen, z. B. ängstlich-fürsorglicher Erziehungsstil der Eltern, erlernte Hilflosigkeit 4. Lebenskrisen oder lang andauernde Konflikte
- somatisch: 1. (V. a. chronische) körperliche Erkrankungen 2. Medikamente (pharmakogene Depression*) 3. physikalische Einflussgrößen wie Lichtentzug.

Außerdem gibt es verschiedene psychologische Entstehungstheorien:

- **Erlernte Hilflosigkeit:** Von Martin Seligman und Steven Maier (1968) entwickeltes Konzept. Demnach führt die Erfahrung der mangelnden Beeinflussbarkeit bestimmter Situationen in Kindheit und Jugend im Verlauf zur Verallgemeinerung und in der Folge zu Resignation und Passivität, die eine depressive Entwicklung begünstigen. Ereignisse in der Umwelt werden als zufällig, unkontrollierbar und damit unabhängig vom eigenen Verhalten erlebt.
- **Negative Kognition:** Nach Aaron Beck führen negative Lebenserfahrungen zu einer pessimistischen Einstellung und die Realität wird durch negative Kognition verzerrt. Die Bewertung der eigenen Person, der Welt und der Zukunft ist pessimistisch gefärbt (negative Triade).
- **Emotionale Intelligenz*:** Daniel Goleman erweitert das Konzept von Aaron Beck und sieht zusätzlich zur negativen Kognition fehlende zwischenmenschliche Fertigkeiten als depressionsauslösend.

Einteilung: Nach klinischem Befund:
- leichte, mittelgradige oder schwere Episode
- mit oder ohne psychotische Symptome
- psychomotorisch agitiert oder gehemmt.

Nach zeitlichem Verlauf:
- einzelne Episode oder rezidivierend
- depressives Syndrom*: Symptome weniger als zwei Wochen
- depressive Episode*: Symptome länger als zwei Wochen
- Dysthymie*: leichte Symptome über mindestens zwei Jahre, meist mit eindeutigem Beginn
- depressive Persönlichkeitsstörung: leichte Symptome über mindestens zwei Jahre ohne eindeutigen Beginn, aber vor dem 18. Lebensjahr.

Klinik: Hauptsymptome:
- gedrückte Stimmungslage
- Interessenverlust*
- Antriebsarmut*.

Weitere Symptome:
- Konzentrationsstörungen*
- vermindertes Selbstwertgefühl* oder Selbstvertrauen
- Schuldgefühle

Depression, agitierte

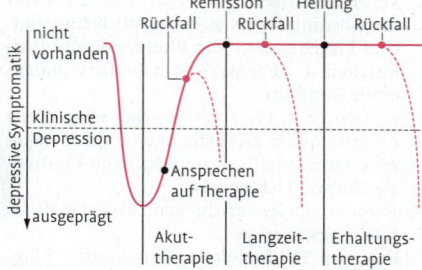

Depression: Behandlung der Depression in definierten Therapiephasen; Akuttherapie: 6–12 Wochen, Langzeittherapie: 4–9 Monate, Erhaltungstherapie: mindestens 1 Jahr, ggf. mehrere Jahre.

- Suizidalität*
- verminderter oder gesteigerter Appetit
- psychomotorische Agitiertheit oder Hemmung bis zum Stupor*
- vegetative Symptome wie Schlafstörungen*, Libidostörung, unspezifische Schmerzen, vor allem Kopf-, Nacken- und Rückenschmerzen.

Therapie:
- initial bei ausgeprägter Symptomatik und/oder Suizidalität Benzodiazepine oder niederpotente Neuroleptika
- Antidepressiva nach Stufenschema (Wirkeintritt nach etwa vier Wochen): **1.** SSRI **2.** SNRI **3.** Trizyklika
- MAO-Hemmer
- Ketamin*
- bei unzureichender Wirkung Kombination mit atypischen Neuroleptika
- bei unzureichender Wirkung oder ausgeprägter Suizidalität Augmentation* mit Lithium*
- nach erster Besserung Psychotherapie mit spezifischen Verfahren wie CBASP (Cognitive Behavioral Analysis System of Psychotherapy)
- unterstützend Bewegungstherapie und Entspannungsverfahren
- Rehabilitation und Wiedereingliederung
- bei chronischen Verläufen Soziotherapie*
- bei ausgeprägter Symptomatik Klinikaufnahme
- bei akuter Eigengefährdung durch Suizidalität Zwangseinweisung erwägen
- nichtmedikamentöse somatische Verfahren: **1.** Elektrokrampftherapie* (bei therapieresistenter Depression) **2.** Schlafentzugstherapie (Wachtherapie) **3.** Lichttherapie **4.** Sporttherapie*- und Bewegungstherapie **5.** Entspannungsverfahren wie Autogenes* Training oder Progressive Muskelrelaxation*
- Therapiephasen: siehe Abb.

Prognose:
- 50 % Rückfallhäufigkeit nach der 1. Episode, die mit jeder weiteren Episode zunimmt.
- weitere depressive Episoden bei 70 % der Patienten mit zwei depressiven Episoden und 90 % der Patienten mit drei depressiven Episoden
- bei einem Drittel der Betroffenen Übergang der rezidivierenden depressiven Störung mit symptomfreien Intervallen in eine chronische Depression
- Suizide sind häufig: mindestens 50 % aller Suizide sind durch depressive Störungen bedingt oder mitbedingt. Bis zu 10 % der Patienten mit einer rezidivierenden depressiven Störung suizidieren sich.

Depression, agitierte *f*: engl. *agitated depression*. Depression*, bei der psychomotorische Symptome, Angst* und Unruhe im Vordergrund stehen. Im Unterschied zur gehemmten Depression geht sie häufig einher mit rastlosen Bewegungen, klagender Schilderung von Beschwerden, und ständigem Wiederholen der gleichen Fragen. Therapiert wird hauptsächlich sedierend mit Trizyklika, Benzodiazepinen* und/oder niedrigpotenten Neuroleptika*.

Depression, atypische *f*: engl. *atypical depression*. Sonderform einer Depression*, bei der klassische Beschwerden wie gedrückte Stimmung und Antriebsarmut zusammen mit atypischen Symptomen auftreten. Dazu zählen z. B. Hypersomnie* statt Schlaflosigkeit, gesteigerter Appetit statt Appetitlosigkeit und hysterie-ähnliche Reaktionen. Behandelt wird v. a. mit MAO-Hemmern. Betroffene entwickeln häufig eine bipolare affektive Störung* mit ungünstiger Prognose.

Depression, endogene *f*: engl. *endogenous depression*. Veraltete Bezeichnung für eine Depression*, bei der neurobiologische Veränderungen, z. B. ein Serotonin*-Mangel, im Vordergrund stehen. Sie grenzt sich von der exogenen* Depression ab, die durch psychosoziale Belastungen ausgelöst wird. Eine strikte Trennung ist nur selten möglich, weshalb die Begriffe nicht mehr verwendet werden.

Depression, larvierte *f*: engl. *larvate depression*; syn. maskierte Depression. Veraltete Bezeichnung für eine Depression*, bei der somatische Symptome wie Herz- und Verdauungsbeschwerden, Kopf- und Rückenschmerzen, Appetit- und Schlafstörungen*, gynäkologische Beschwerden oder Libidostörungen im Vordergrund stehen. Im ICD 10 wird die Erkrankung als Somatisierungsstörung*, somatoforme Störung* oder Neurasthenie* klassifiziert.

Depression, peripartale *f*: engl. *peripartal depression*. Im letzten Trimenon der Schwangerschaft bis etwa 2 Monate nach der Geburt auftretende Depression*.

Depression, pharmakogene *f*: engl. *drug-induced depression*. Depression*, die als Nebenwirkung von Medikamenten auftritt. Symptome sind vor allem Antriebsarmut und eine verminderte affektive Schwingungsfähigkeit. Nach Absetzen der Medikamente bilden sich die Symptome in der Regel vollständig zurück. Nur in Ausnahmefällen sollte zusätzlich ein Antidepressivum verordnet werden.

auslösende Medikamente:
- primär depressionsauslösend: **1.** hochpotente Neuroleptika **2.** Glucocorticoide* **3.** Kontrazeptiva* **4.** Antikonvulsiva **5.** Interferone* **6.** Antibiotika* **7.** Retinoide* **8.** Betablocker
- sekundär depressionsauslösend: Amphetamine und Benzodiazepine*, die v. a. nach dem Absetzen oder im Entzug Depressionen auslösen.

Depression, postpartale *f*: engl. *postpartum depression*; syn. Puerperaldepression. Depression*, die innerhalb von 8 Wochen nach einer Entbindung auftritt. Ursachen sind u. a. die hormonelle Umstellung und die Belastung durch die Versorgung des Neugeborenen. Betroffene Frauen haben oft eine depressive Vorgeschichte. Behandelt wird mit Psychotherapie* und Antidepressiva*. Rezidive bei weiteren Schwangerschaften sind häufig.

Erkrankung: Epidemiologie: Auftreten bei etwa 0,01–0,5 % der Geburten. **Ätiologie:**
- genetische Prädisposition
- hormonelle Umstellung nach der Geburt
- depressive Episoden in der Vorgeschichte (insbesondere in vorhergehenden Schwangerschaften).

Klinik:
- abrupter Beginn innerhalb der ersten 2 Wochen bis spätestens zur 8. Woche nach der Entbindung
- Depressivität*
- Schlafstörungen*
- Konzentrationsstörungen*
- Verlangsamungen im Denken
- Unfähigkeit, Entscheidungen zu treffen
- Versagensängste
- Schuldgefühle
- Suizidalität.

Diagnostik:
- Anamnese
- klinisches Bild wie oben beschrieben
- Entbindung vor höchstens 8 Wochen
- Ausschluss einer organischen Ursache: **1.** Labor (Blutbild, Entzündungsparameter, Leberwerte*, Elektrolyte*, Harnsäure*, Nierenretentionsparameter, Blutzucker*, Schilddrüsenwerte, Vitamin* B_{12}, Folsäure*, Kortisol*, Drogenscreening) **2.** zerebrale Bildgebung (kraniales CT oder besser MRT) **3.** bei Verdacht auf Infektion oder Demenz*: Liquorpunktion* **4.** bei Verdacht auf Epilepsie*: EEG.

Differenzialdiagnosen:
- Baby Blues in den ersten 1–7 Tagen nach Entbindung
- Wochenbettpsychose* bei zusätzlich psychotischen Symptomen
- Formen oft schwer voneinander abgrenzbar.

Therapie:
- Antidepressiva, vor allem SSRI, SNRI auch während dem Stillen möglich; aber Wirklatenz von vier Wochen
- Kombination mit niederpotenten Neuroleptika* bei Schlafstörungen, Grübeln und Gedankenkreisen
- nach erster Besserung: Psychotherapie, v. a. kognitive Verhaltenstherapie*
- Behandlung bei schweren Verläufen idealerweise in spezialisierten Mutter-Kind-Einheiten
- bei akuter Suizidalität kurzfristig Behandlung mit Benzodiazepinen*.

Prognose:
- Übergang in eine rezidivierende depressive Störung* oder eine bipolare affektive Störung* bei etwa der Hälfte der Patientinnen
- hohes Risiko für eine postpartale Depression bei weiteren Schwangerschaften.

Praxishinweis: Medikation in Schwangerschaft und Stillzeit: www.embryotox.de

Depression, postschizophrene *f*: engl. *postpsychotic depression*; syn. postpsychotische Depression. Depression*, die im Anschluss an eine Schizophrenie* auftritt und bei der einzelne Symptome der Positivsymptomatik* oder Negativsymptomatik* (noch) vorhanden sind, das klinische Bild aber nicht (mehr) dominieren. Cave: Es besteht erhöhte Suizidgefahr.

Depression, senile *f*: syn. Altersdepression. Veraltete Bezeichnung für eine Depression*, die erstmals im hohen Lebensalter auftritt.

Depressionszustand des Neugeborenen *m*: Herabgesetzte oder fehlende Atmung, Beeinträchtigung des Kreislaufs, metabolische und respiratorische Azidose* oder Störungen des zentralen Nervensystems beim Neugeborenen. Risikoschwangerschaft*, Komplikationen unter der Geburt, niedriger Nabelarterien*-pH-Wert und Apgar*-Score < 7 sind diagnostisch hinweisend. Umgehende und schonende primäre Reanimation* des Neugeborenen verhindert Folgeschäden.

depressiv engl. *depressive*. An einer depressiven* Störung leidend. Hinweis: Diese fachsprachliche Definition ist enger als der umgangssprachliche Gebrauch von „depressiv" im Sinne von „nicht gut drauf".

Depressive Episode mit psychotischen Symptomen *f*: engl. *psychotic depression*; syn. psychotische Depression. Depression*, bei der zusätzlich psychotische Symptome wie Wahn*, Halluzinationen* oder Ich*-Störungen bestehen. Typisch sind wahnhafte Symptome mit depressiven Inhalten wie Schuldgefühlen, Verarmungsängsten oder Minderwertigkeitsgefühlen*. Die Behandlung erfolgt mit Antidepressiva*, teilweise in Kombination mit Neuroleptika* und Psychotherapie*. Chronische Verläufe sind häufig.

Depressive Störung *f*: Sammelbezeichnung, auch im Sinne einer Erst- oder Verdachtsdiagnose für depressive Erkrankungen, also depressive Episoden*, Depressionen*, oder andere affektive, depressiv-betonte Störungen, depressive Zustände mit psychotischen Symptomen (psychotische Depression), und ohne Ursachenzuweisung (z. B. Wochenbettdepression oder pharmakogenen Depression*).

depressive Triade → Kognition, depressionstypische

Depressivität *f*: engl. *depressive moods*. Seelische Verstimmung, Sammelbegriff für Übergang von subklinischen zu klinischen Formen eines depressiven Syndroms* mit u. a. Traurigkeit, psychischer Hemmung und Antriebsarmut*.

Depressoren → Barorezeptoren

Deprivationsamblyopie → Amblyopie

Deprivation, sensorische *f*: engl. *sensory deprivation*. Ausschaltung oder weitgehende Reduktion von Sinneseindrücken, z. B. durch extreme Isolation. Langfristige Folgen sind Persönlichkeitsänderung, Halluzinationen, psychische Störungen und Verhaltensstörungen sowie Veränderung biologischer Prozesse wie Schlafverhalten.

Folgen:
- kurzfristig veränderter Wachbewusstseinszustand (nach Beendigung des Reizentzuges reversibel), Halluzinationen*
- langfristig Persönlichkeitsänderungen, psychische Störungen* und Verhaltensstörungen*, Veränderung biologischer Prozesse (z. B. Schlafverhalten, Stoffwechselprozesse)
- Entwicklung eines Deprivationssyndroms* (z. B. bei Isolationshaft mit chronischer sensorischer Deprivation, bei Kaspar-Hauser-Syndrom mit chronischer sensorischer in Kombination mit sozialer Deprivation).

Deprivation, soziale *f*: engl. *social deprivation*. Unzureichende oder fehlende körperliche und affektive Zuwendung bei sozialer Isolation, mangelnder familiärer Pflege oder emotionaler Vernachlässigung. Ursachen sind z. B. die Isolation von Bezugspersonen (maternale Deprivation bei früher Isolation von der Mutter, auch Inhaftierung, Krankenhaus- oder Heimaufenthalt), familiäre Fehlbehandlung oder Vernachlässigung, sog. passive (Kindes-)Misshandlung.

Klinik: Symptome für soziale Deprivation insbesondere bei maternaler Deprivation sind:
- anaklitische Depression
- psychomotorische Retardierung* (insbesondere Abweichung der Sprachentwicklung und des psychosozialen Verhaltens, Kontaktstörung)
- psychischer Hospitalismus*
- ggf. (altersunabhängig) Entwicklung eines Deprivationssyndroms* bei chronischer sozialer Deprivation.

Deprivationssyndrom *n*: engl. *deprivation syndrome*. Negative physische und psychische Folgen chronischer sozialer Deprivation* oder sensorischer Deprivation* mit den typischen Deprivationstrias Angst*, Aggressivität* und Kontaktschwäche. Zusätzlich zeigt sich schwere mentale, emotionale und psychosomatische Begleitsymptomatik. Somatische Diagnostik und psychiatrische Exploration führen zur Diagnose. Psycho- und Pharmakotherapie* sind Therapieoptionen.

Klinik:
- Deprivationstrias aus Angst*, Aggressivität* und Kontaktschwäche
- Denkstörungen*, Konzentrationsstörungen*, depressives Syndrom* und Halluzinationen*
- tiefgreifende emotionale Störung mit furchtsamem, gehemmtem und ambivalentem Verhalten (z. B. ist das Kind beim Fortgehen der Mutter extremem Stress ausgesetzt und zeigt bei ihrer Rückkehr keine Beruhigung)
- vielfältige psychosomatische Begleiterscheinungen, u. a. auch erhöhte Krankheitsanfälligkeit.

Therapie:
- Kinder: wie bei der reaktiven Bindungsstörung*
- Erwachsene: 1. ressourcenorientierte Psychotherapie* (Ressourcenaktivierung) 2. Pharmakotherapie.

De-Quervain-Krankheit → Tendovaginitis stenosans

De-Quervain-Thyreoiditis → Thyreoiditis de Quervain

Derealisation *f*: Ich*-Störung mit Gefühl der Entfremdung gegenüber der Umwelt (Umgebung, Personen und Gegenstände) mit dem Eindruck, diese habe sich verändert, sei fremd und unwirklich bei gleichzeitig erhaltenem Realitätsurteil. Sie ist häufig mit der Depersonalisation* verbunden bzw. bildet mit dieser ein Kontinuum.

Vorkommen:
- Ausnahmesituationen (z. B. bei Übermüdung, sensorische Deprivation*)
- psychische Störungen (z. B. Phobien*, Depression*, Zwangsstörungen*, Borderline*-Persönlichkeitsstörung)
- somatische Störungen (z. B. epileptische Aura*, Migräne*, Substanzgebrauch, Intoxikationen, Entzugssyndrom*)

– selten als eigenständiges klinisches Syndrom (z. B. als eine Form der dissoziativen* Störung nach DSM-5 oder eigenes Störungsbild nach ICD-10).

De-Ritis-Quotient *m*: engl. *de Ritis ratio*. Verhältnis der Konzentration der Transaminasen Aspartat-Aminotransferase (AST*) zu Alanin-Aminotransferase (ALT) im Serum. Anhand des de-Ritis-Quotienten lassen sich schwere von leichten Leberparenchymschäden unterscheiden. Der Referenzbereich liegt bei 0,6–0,8.
Bewertung: Wenn die Serumkonzentration von AST und ALT erhöht ist,
– weist ein de-Ritis-Quotient < 1 hin auf einen leichten (v. a. akut entzündlichen) Leberparenchymschaden, da ALT im Gegensatz zu AST ausschließlich zytosolisch lokalisiert ist
– weist ein de-Ritis-Quotient > 2 hin auf eine schwere nekrotische Leberparenchymschädigung (v. a. alkoholbedingt oder chronisch aktiv).

Derivat *n*: engl. *derivative*. Chemische Verbindung, die sich auf eine Grundsubstanz zurückführen lässt. Acetylsalicylsäure* ist beispielsweise ein Derivat der Salicylsäure*.
Derma → Haut
Dermabrasion *f*: syn. Mikrodermabrasion. Mechanisches Abschleifen der Epidermis* mit hochtourigen Schleifgeräten (z. B. Diamant-Fräsen) oder Sandpapier. Unter dem geschlossenen Wundverband bildet sich neue Epidermis. Um störenden Narben vorzubeugen, muss die Oberhaut-Lederhaut-Grenze intakt bleiben. Indikationen sind Narben, Akne*, Varizellen*, Zoster*, sowie epidermaler Nävus*, Rhinophym* und die Beseitigung oberflächlicher Tätowierungen.
Dermalsinus → Sinus dermalis
Dermatitis *f*: syn. Ekzem. Verwendeter Oberbegriff für Entzündungsreaktionen der Haut (Epidermis und obere Dermis) auf chemische, physikalische, mikrobielle oder parasitäre Noxen sowie im Rahmen anderer Hauterkrankungen. Unterschieden werden akute und chronische Dermatitis. Die Klassifikation ist möglich nach Lokalisation, Morphologie, Kinetik, Lebensalter oder Ätiologie.
Dermatitis artefacta → Kutanes Artefakt
Dermatitis chronica atrophicans → Akrodermatitis chronica atrophicans
Dermatitis exfoliativa neonatorum → Staphylococcal Scalded Skin Syndrome
Dermatitis factitia → Kutanes Artefakt
Dermatitis herpetiformis *f*: engl. *Duhring's disease*; syn. Duhring-Brocq-Krankheit. Chronisch-rezidivierende Hauterkrankung mit subepidermaler Blasenbildung. Sie zeigt ein polymorphes Bild mit herpesähnlich gruppierten, selten erkennbaren Bläschen, die sich durch Aufkratzen infolge des starken Juckreizes zu Papeln mit blutigen Krusten entwickeln. Selten bestehen größere Blasen wie beim bullösen Pemphigoid*.
Ursache: Ätiologie: Autoimmunerkrankung, in 80–90 % der Fälle assoziiert mit HLA-B8/DR3 (HLA für Human Leukocyte Antigen; siehe HLA*-System) und fast immer mit glutensensitiver Enteropathie mit Zottenatrophie (wie bei Zöliakie*). **Prädilektionsstellen:**
– Sakralregion
– Knie
– Ellenbogen
– behaarter Kopf.
Therapie:
– glutenfreie Diät
– Dapson
– alternativ Sulfapyridin, Salicylpyrimidin.
Dermatitis hidrotica → Miliaria
Dermatitis intertriginosa → Intertrigo
Dermatitis lichenoides purpurica et pigmentosa *f*: engl. *pigmented purpuric lichenoid dermatitis*; syn. Gougerot-Blum-Krankheit. Häufig bei Frauen auftretende hämorrhagische Pigmentdermatose mit rot-braunen, teilweise purpurischen (punktförmige Einblutungen) und teleangiektatischen Papeln an den Beinen.
Dermatitis, periorale *f*: engl. *perioral dermatitis*; syn. Stewardessen-Krankheit. Besonders bei Frauen im 20.–45. Lj. auftretende, häufig chronische Dermatitis* im Gesichtsbereich unter Aussparung eines perioralen Saums (durch Fehlen von Vellushaaren). Wahrscheinliche Ursachen sind exzessiver Gebrauch von Pflegekosmetika oder Kortikoidexterna, seborrhoische Konstitution, gastrointestinale Störungen, Sonnenlicht, Kontrazeptiva. Es existiert eine lupoide Sonderform.
Klinik: Juckende, brennende flächige Erytheme und rote, disseminierte, follikuläre Papeln, teils mit gelblicher Spitze (Pseudopusteln) und Pusteln, siehe Abb. Lokalisation auch periorbital und im übrigen Gesicht möglich.
Diagnostik: Typisches klinisches Bild. **Differenzialdiagnosen** sind Kontaktekzem und Rosazea.
Therapie:
– Nulltherapie. d. h. Absetzen aller Kosmetika und bisheriger Salben sowie aller Glukokortikoidexterna (ggf. Ausschleichen)
– ggf. austrocknende feuchte Aufschläge mit Schwarztee oder Gerbstoffen
– ggf. blande, duftstofffreie, feuchtigkeitsspendende Pflege (Gel, Creme)
– in schweren Fällen Tetracycline oral (z. B. Doxycyclin).
Dermatitis, periorbitale *f*: engl. *periocular dermatitis*; syn. periokuläre Dermatitis. Entzündung der Haut (Dermatitis*) um die Augen nach Anwendung von halogenierten Glukokortikoidexterna, meist im Rahmen der Therapie einer Rosazea* oder eines Kontaktekzems. Siehe Abb.

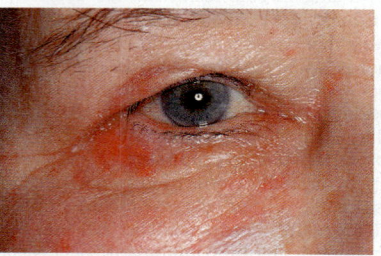

Dermatitis, periorbitale: Rötung am Ober- und Unterlid des Auges. [74]

Dermatitis pratensis → Lichtdermatose
Dermatitis solaris → Lichtdermatose
Dermatitis ulcerosa → Pyoderma gangraenosum
Dermatochalasis → Cutis laxa
Dermatofasziosklerose → Dermatoliposklerose
Dermatofasziotomie *f*: engl. *dermatofasciotomy*. Notfalleingriff zur Dekompression bei

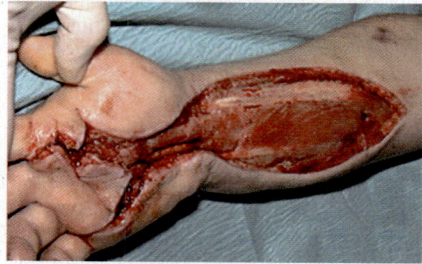

Dermatofasziotomie Abb. 1: An Hand und Unterarm rechts mit Karpaltunnelspaltung. [73]

Dermatitis, periorale: Rötung im Gesicht, meist perioral mit typischer Aussparung eines Saums direkt um den Mund. [3]

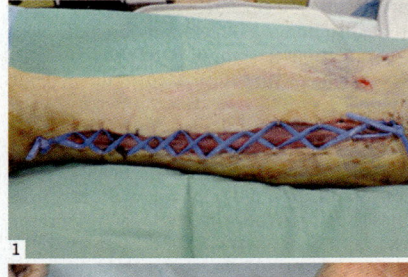
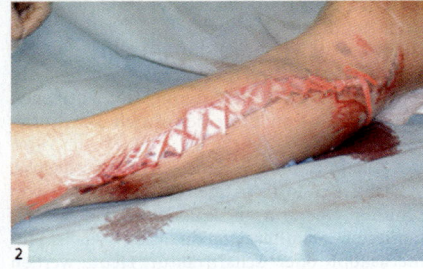

Dermatofasziotomie Abb. 2: 1: Am Unterschenkel bei vorgelegter Dermatotraktion (schrittweise Adaptation der Wundränder durch Gummizügel); 2: sekundäre Weichteildeckung mit Polyalkoholschwamm. [73]

Kompartmentsyndrom* im Rahmen von Damage Control mit vollständiger Spaltung der Haut und der Kompartimentfaszien über einer Faszienloge der Extremitäten. Siehe Abb. 1 und Abb. 2

Dermatoglyphen → Hautleisten

Dermatoliposklerose f: engl. dermatosclerosis. Tastbare Konsistenzvermehrung von Haut und Unterhaut (Subkutis*) am Unterschenkel. Sie entsteht aufgrund einer Fibrosierung bei chronisch-venöser Insuffizienz*. Ursache ist die schlechte Sauerstoffversorgung des Gewebes und die daraus resultierende gesteigerte Kollagenbildung. Ist die Faszie einbezogen, spricht man von einer Dermato(lipo)faszioklerose.

Dermatologie f: engl. dermatology. Fachgebiet der Medizin, das sich mit den Erkrankungen der Haut und Schleimhäute und deren Anhangsgebilden sowie mit deren Therapie befasst. Zur Dermatologie im weiteren Sinne gehören je nach Definition und Historie auch Venerologie*, Andrologie* und Allergologie*, die ebenfalls von anderen Fachgebieten versorgt werden, z. B. Urologie, Gynäkologie und HNO.

Dermatom [Chirurgie] n: Instrument zur Gewinnung von Hautschichten in unterschiedlich einstellbarer Schichtdicke als Hauttransplantat*.

Dermatom [Neuroanatomie] n: engl. dermatome. Hautareal, das von einem Rückenmark-

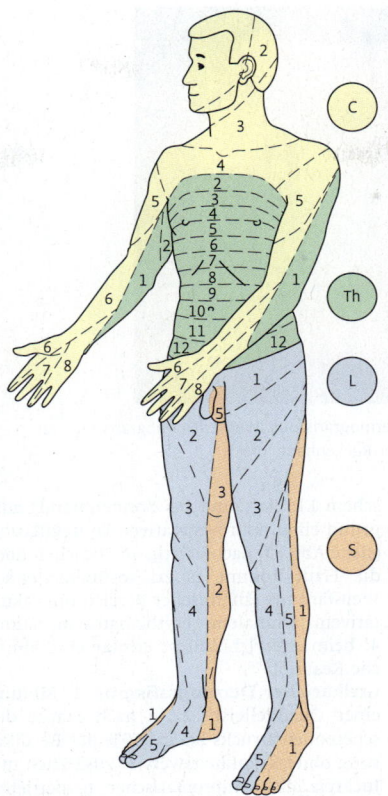

Dermatom [Neuroanatomie]: Sensible Versorgung der Körperoberfläche (radikuläre Innervation) durch spinale Segmente, genauer durch zervikale (C), thorakale (Th), lumbale (L) und sakrale (S) Spinalnervenwurzeln.

segment und dem zugehörigen Spinalnerven* sensibel innerviert ist. Siehe Abb.

Klinischer Hinweis: Wegen der Überlappung der Dermatome führt erst der Ausfall zweier benachbarter Segmente zu einem merklichen Sensibilitätsausfall (Hypästhesie*).

Dermatomykose f: engl. dermatomycosis; syn. Hautmykose. Infektion der Haut, Haare und Nägel durch Pilze, v. a. Dermatophyten*, aber auch durch Hefen* und Schimmelpilze*. Die Ansteckung erfolgt von Mensch zu Mensch, von Tier zu Mensch oder durch kontaminierte Gegenstände. Prädispositionierende Faktoren für eine Infektion sind Immunsuppression*, Diabetes* mellitus und Adipositas*.

Formen: Häufigste Formen von Dermatomykosen:
– Favus*
– Mikrosporie*
– Trichophytie*
– Candidose*
– Tinea*
– Onychomykosen*.

Therapie: Lokale und/oder systemische antimykotische Therapie über einen ausreichend langen Zeitraum, vor allem bei schweren Verlaufsformen nach kulturellem Erregernachweis.

Dermatophagoides → Milben

Dermatophyten m pl: engl. dermatophytes. Sammelbezeichnung für keratinophile, hyphenbildende Fungi* imperfecti, die sich in den äußeren Schichten der Epidermis, in Haaren sowie Nägeln ansiedeln und Hauterkrankungen verursachen können.

Einteilung:
– Gattungen: Trichophyton*, Microsporum*, Epidermophyton
– einige Spezies sind anthropophil, andere zoophil
– asexuelle Stadien sind krankheitserregend (Dermatophytose*).

Dermatophytose f: engl. dermatophytosis. Sammelbezeichnung für Infektionen der Haut, Nägel und Haare durch Dermatophyten* (Fadenpilze*). Die Infektion erfolgt durch direkten oder indirekten Kontakt mit Sporen*. Unterschieden wird zwischen anthropophilen, zoophilen und geophilen Erregern. Die Therapie besteht meist aus einer Kombination lokaler und systemischer Antimykotika.

Dermatose f: engl. dermatosis; syn. Hautkrankheit. Allgemeine Bezeichnung für eine Hautkrankheit. Eingeschlossen sind Erkrankungen der Haut und Hautanhangsgebilde wie Nägel, Haare, Schweiß- und Talgdrüsen.

Dermatoskopie f: engl. dermatoscopy. Verfahren zur differenzialdiagnostischen Beurteilung pigmentierter Hautveränderungen (z. B. Verruca seborrhoicae, melanozytärer Nävus*, Melanom*) oder von Milbengängen bei Scabies*. Zum Einsatz kommen zumeist handliche Auflicht-Mikroskope mit integrierter Lichtquelle mit oder ohne Immersionsöl, die eine 10fache bis 400fache vergrößerte Inspektion auch tieferer Hautschichten ermöglichen.

Indikationen:
– Beurteilung von Hauttumoren
– Beurteilung von Nägeln und Hautanhangsgebilden.

Verfahren:
– monokulare Dermatoskopie: 1. mit Schräglicht und Kontaktmedium wie Paraffinöl, das den Brechungswinkel des Lichts verändert 2. mit polarisiertem Licht
– binokulare Dermatoskopie: digitale, kostenintensive Geräte.

Dermatostomatitis Baader → Stevens-Johnson-Syndrom

Dermatozoen → Parasit [Mikrobiologie]

Dermatozoenwahn: engl. *dermatozoic delusion*; syn. taktile Halluzinose. Organische Halluzinose* mit taktilen (haptischen) Halluzinationen und der wahnhaften Überzeugung, eine schwere Hautkrankheit zu haben, bei der sich Parasiten, Insekten oder Würmer unter der Haut befinden und bewegen, was bei den Betroffenen zu Angst und Kratzen führt. Er kommt meist bei älteren Menschen vor.

Dermatozoonosen *f pl*: engl. *dermatozoonoses*. Hauterkrankungen durch parasitäre tierische Erreger (Dermatozoen), die sich entweder kurzfristig oder permanent auf bzw. in der Haut ihres Wirts aufhalten. Hiervon abzugrenzen ist die psychiatrische Diagnose Dermatozoenwahn*, bei der Patienten die nicht zutreffende wahnhafte Vorstellung einer Besiedelung ihrer Haut durch Dermatozoen haben.

Formen:
- Befall durch Flöhe* (Pulikose)
- Befall durch Läuse* (Pedikulose)
- Befall durch Wanzen* (vgl. Cimicosis)
- Befall durch Milben* (vgl. Skabies, Demodikose, Trombidiose*)
- Befall durch Zecken* (vgl. Borreliose*, FSME)
- Befall durch Zerkarien*
- Befall durch Helminthen*.

Dermis *f*: engl. *corium*. Kollagenfaserreiche Hautschicht zwischen Epidermis* und Subkutis*. Die Dermis wird in das Stratum reticulare und das Stratum papillare unterteilt und dient der Verankerung und Ernährung der Epidermis. Siehe Haut* (Abb. dort).

Aufbau:
- Stratum papillare (Papillarschicht an der Grenze zum Stratum basale der Epidermis): 1. verzahnt Dermis und Epidermis durch Papillen, die in Längsreihen angeordnet sind (Hautleisten*) 2. feinfaserig, reich an elastischen und retikulären Fasern, Zellen, Blutkapillaren und Nervenendorganen
- Stratum reticulare (Netzschicht an der Grenze zur Subkutis): 1. besteht aus geflechtartigem straffem Bindegewebe und elastischen Fasern 2. enthält größere Nerven und Blutgefäße, Schweißdrüsen und Haarfollikel.

Dermografismus *m*: engl. *dermatographism*; syn. Dermographismus. Hautreaktion, die Sekunden bis Minuten nach mittelstarker mechanischer Hautreizung entsteht. Sie wird z. B. ausgelöst mittels Druck durch einen Stift, Spatel oder Fingernagel. Der physiologische rote Dermografismus zeigt sich als roter Strich, davon abweichende Reaktionen wie der weiße Dermografimus sind ggf. ein Krankheitshinweis.

Formen:
- **weißer Dermografismus** (syn. Dermografismus albus; Delayed-blanch-Phänomen): 1. Abblassen infolge Vasokonstriktion 2. bei diversen Hauterkrankungen, z. B. bei atopi-

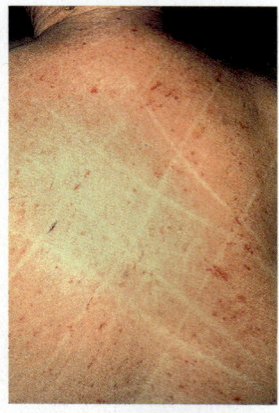

Dermografismus: Weißer Dermografismus auf der Rückenhaut. [70]

schem Ekzem*, und bei Sonnenbrand* aufgrund einer neurovegetativen Dysregulation (siehe Abb.) 3. nach kräftigem Streichen über die Haut kommt es zu vorübergehender Weißfärbung (anämischer Bereich mit fakultativem schmalem, erythematösem Saum) 4. beim Acetylcholintest erfolgt eine ähnliche Reaktion
- **urtikarieller Dermografismus:** 1. Bildung einer Quaddelleiste 2. je nach Stärke des scherenden Drucks bei ca. 50 % der Bevölkerung ohne Krankheitswert 3. zusätzlich mit Juckreiz als symptomatischer urtikarieller Dermografismus, synonym mit Urticaria* factitia
- **roter Dermografismus** (syn. Dermographismus ruber) physiologische Reaktion (Rötung infolge Vasodilatation)
- **schwarzer Dermografismus** (syn. Dermographismus niger): durch feinste Metallteilchen von Ringen, Armbändern etc. verursachte umschriebene Dunkelfärbung der Haut.

Dermoid *n*: engl. *dermoid cyst*. Benignes, reifes Teratom*, das Abkömmlinge der Keimblätter enthalten kann. Das Dermoid gehört zu den Keimzelltumoren* und kommt hauptsächlich im Ovar (Ovarialtumoren*), Gehirn (Mittellinie oder Kleinhirnbrückenwinkel), Hoden und in der Haut vor. Zu malignen Entartungen kommt es ca. 3–5 % der Fälle.

Pathologie: Meist Dermoidzyste, die von Epidermis ausgekleidet ist und eine mit Haaren vermengte talgartige Masse und einen Kopfhöcker mit Zähnen, Knorpel-, Knochen- und Nervengewebe enthält.

Dermojet *m*: Druckinjektor zur subkutanen (s. c.) oder intrakutanen (i. c.) Applikation von Arzneimitteln. Die Anwendung erfolgt v. a. in der Neuraltherapie und zum Quaddeln.

Derotation *f*: Operative Beseitigung einer Drehfehlstellung, z. B. eines Röhrenknochens mit Derotationsosteotomie (Drehosteotomie*).

Derotationsvarisierungsosteotomie *f*: engl. *derotational varisation osteotomy*. Intertrochantäre Osteotomie* am proximalen Femurende zur Varisierung und Derotation von Schenkelhals und Femurkopf mit anschließender Osteosynthese. Indikation für eine Derotationsvarisierungsosteotomie besteht bei Coxa* valga und Coxa valga et antetorta, bei Hüftdysplasie* und bei Coxa plana im Rahmen der Perthes*-Calvé-Legg-Krankheit.

DES: Abk. für → Drug Eluting Stent

Desantigenisierung *f*: engl. *deantigenation*. Abschwächung oder Beseitigung der antigenen Wirksamkeit von Proteinen durch Denaturieren.

Desault-Verband *m*: engl. *Desault's bandage*. Verband zur kurzfristigen Ruhigstellung von Schulter, Oberarm und Ellbogengelenk bei (reponierter) Schultergelenkluxation* sowie Humeruskopf- oder -schaftfraktur. Heute werden zumeist vorgefertigte Desault-Westen angewandt. Wegen der Gefahr der Schultergelenksversteifung ist die Anwendungsdauer auf 3 Wochen begrenzt.

Technik: Steht kein vorgefertigter Verband zur Verfügung, wird ein Körperschlauchverband (siehe Abb.) in folgenden Schritten angelegt:

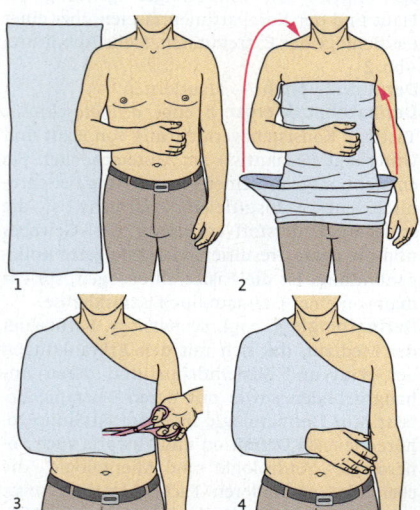

Desault-Verband: 1: Länge des Körperschlauchs vom Nacken bis unter das Gesäß; 2: Anziehen des Körperschlauchs von oben oder unten, Polsterung der Achsel der verletzten Seite und anschließendes Hochschlagen des unteren Endes; 3: Längsschnitt für die Hand; 4: fertiger Verband.

- Länge des Körperschlauchverbands vom Nacken bis unter das Gesäß abmessen und zuschneiden
- Anziehen des Körperschlauchs von oben oder unten
- Polsterung der Achsel an der verletzten Seite
- Hochschlagen des unteren Schlauchendes
- Schlauchverband längs für die Hand einschneiden.

Descemet-Membran *f*: engl. *Descemet's membrane*; syn. Lamina limitans posterior corneae. Basalmembran* des kornealen Endothels*. Die Descement-Membran ist im Vergleich zu anderen Basalmembranen besonders dick und schützt bei Hornhautverletzungen die Vorderkammer des Auges als letzte Schutzbarriere.

Descemetozele *f*: engl. *descemetocele*; syn. Keratozele. Vorwölbung bzw. Herniation der Descemet*-Membran in einen entzündlichen, traumatisch und trophisch entstandenen Substanzdefekt des Hornhautstromas infolge intraokularen Drucks. Bei Ruptur resultiert ein Abfließen der Vorderkammer mit chronischer Fistelbildung oder eine Tamponade des Defekts durch Einlagerung von Iris. Siehe Abb.

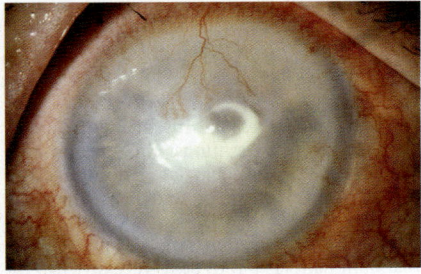

Descemetozele [133]

Descensus testis *m*: engl. *descent of testis*; syn. Hodenabstieg. Physiologische Verlagerung der fetalen Hoden aus dem dorsalen Bereich hinter der Bauchhöhle (Lendengegend) durch den Canalis inguinalis in das Skrotum* während der Fetogenese*. Dabei schiebt der Hoden das Peritoneum* vor sich her. Der Descensus beginnt im 3. Embryonalmonat und ist etwa zur Geburt abgeschlossen.

Descensus uteri et vaginae *m*: engl. *uterine-vaginal descensus*; syn. Descensus genitalis der Frau. Tiefertreten der Vagina und des Uterus, in engerem Sinne Senkung bis zum Hymenalsaum (darüber hinausgehende Senkung: Prolapsus* uteri et vaginae) infolge Beckenbodeninsuffizienz (z. B. nach Geburten) sowie Erschlaffung des Band- und Haltesystems. Symptome sind Schmerzen, Miktionsstörungen und evtl. Defäkationsbeschwerden. Behandelt wird konservativ oder operativ.

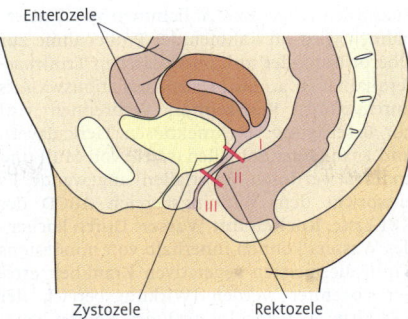

Descensus uteri et vaginae: Anatomische Zuordnung unterschiedlicher Deszensusformen nach De-Lancey (Level I–III); Enterozele, Zystozele, Rektozele.

Hintergrund: Formen: Zum Teil besteht eine Aussackung der vorderen Scheidenwand mit Ausbildung einer Zystozele* bzw. der hinteren Scheidenwand mit Ausbildung einer oft weniger ausgeprägten Rektozele*, häufig einhergehend mit Elongatio cervicis (Ausziehung des Halsteils der Gebärmutter). Deszensusformen nach De-Lancey (siehe Abb.):
- Level I (oberes Scheidendrittel): ggf. mit Enterozele, Scheidenstumpfprolaps
- Level II (mittleres Scheidendrittel): ggf. mit Zystozele oder Rektozele
- Level III (unteres Scheidendrittel): ggf. mit Urethrozystozele.

Klinik:
- Druck- und Fremdkörpergefühl, ziehender Unterleibsschmerz
- Miktionsstörungen, v. a. Belastungsinkontinenz*, Pollakisurie*, evtl. obstruktiv bedingte unvollständige Blasenentleerung bis zum Harnverhalt
- Defäkationsbeschwerden (Obstipation, unvollständige Darmentleerung)
- bei stärkerer Senkung Vorfall von Teilen des Genitales aus der Vulva (Prolapsus* uteri et vaginae).

Therapie:
- konservativ: Reduktion von Risikofaktoren, Beckenbodentraining, Elektrostimulation, Pessarbehandlung
- operativ: nach Lokalisation: **1.** vordere Scheidenwand: bei Pulsionszystozele (Zystozele*) vaginale Hysterektomie mit Zystozelenversenkung und Kolpoperineoplastik*, bei Traktionszystozele (sog. Lateraldefekt; siehe Zystozele*) Anheftung der Fascia endopelvina an Arcus tendineus (sog. Paravaginal Repair) **2.** hintere Scheidenwand: hintere Scheidenplastik* mit medianer Faszienraffung **3.** Zervix oder Scheidenabschluss: abdominale oder laparoskopische Sakrokolpopexie; vaginale sakrospinale Fixation (auch uteruserhaltend).
Bei Belastungsinkontinenz erfolgt ggf. die gleichzeitige Einlage eines TVT-Bands (siehe Schlingenoperation*).

Deschamps-Nadel *f*: engl. *Deschamps' needle*. Instrument mit einem Öhr an der Spitze zur Positionierung von Fäden in schwer zugänglichen anatomischen Regionen (z. B. zum Unterbinden von Gefäßen in der Tiefe oder Vorlegen von Cerclagen am Knochen oder Sternum*). Siehe Abb.

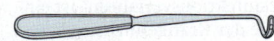

Deschamps-Nadel

Desensibilisierung [Psychologie] *f*: engl. *desensitisation*. Reduktion oder Elimination einer problematischen Reaktion (z. B. durch positive Verstärkung von Alternativverhalten) und damit schlussendlich die Auflösung einer gelernten Verknüpfung von bestimmten Situationsmerkmalen mit bestimmten Reaktionsweisen.
Klinische Bedeutung: Desensibilisierung findet häufig Anwendung in der Verhaltenstherapie*. Desensibilisierung gliedert sich nach J. Wolpe grundsätzlich in:
- Entspannung (z. B. progressive Muskelrelaxation* nach Jacobson)
- Sammlung und Ordnung Angst auslösender Stimuli nach dem Grad ihrer Belastung (individuelle Angsthierarchie)
- gestufte Darbietung der Reize erst auf der Vorstellungsebene, dann in der Realität, während der Klient entspannt ist.

Beispiel: Eine zufällig gelernte Angst (z. B. allein über weite Plätze gehen) wird eliminiert durch gezieltes, kleinschrittiges Einüben der zunächst ängstigenden Situation.

Desensibilisierung, passive *f*: engl. *passive desensitization*. Reduktion oder Elimination einer konditionierten Reaktion durch die wiederholte Präsentation konditionierter Reize (Habituation*). Passive Desensibilisierung wurde als Alternative zur systematischen Desensibilisierung entwickelt, bei welcher der Einsatz von Entspannungsmethoden eine zentrale Stellung einnimmt. Die klinische Anwendung erfolgt durch ausgeprägt graduierte Reizkonfrontation ohne Einsatz einer Entspannungsmethode.

Desferrioxamin → Deferoxamin

Desikkation [Chirurgie] *f*: engl. *electric desiccation*. Entwässerung von Zellen und Gewebe. In der Chirurgie* wird Desikkation zur Koagulation* von Gewebe genutzt. Dabei wird das Gewebe über eine Nadelelektrode auf 50–80 °C erhitzt.

Desinfektion

Desinfektion f: engl. *disinfection*. Maßnahme zur weitgehenden oder vollständigen Elimination von potenziell pathogenen Mikroorganismen durch Desinfektionsmittel* und Desinfektionsverfahren* gemäß Desinfektionsmittelliste, um totes oder lebendes Material in einen Zustand zu versetzen, dass es nicht mehr infizieren kann (Dekontamination*).
Hintergrund: Die Desinfektion* wird im Allgemeinen mit einer Keimzahlreduktion um 5 $\log_{10}$-Stufen erreicht. Bakterielle Sporen* werden mit einer Desinfektion nicht immer abgetötet. Die Desinfektion kann chemisch oder physikalisch erfolgen. Die Desinfektion mit verschiedenen Desinfektionsverfahren* ist eine wichtige Maßnahme der Krankenhaushygiene*.
Formen:
- wichtige Einsatzbereiche: 1. Händedesinfektion, Hautdesinfektion* 2. Instrumentendesinfektion 3. Flächendesinfektion*, Raumdesinfektion* 4. Desinfektion von Ausscheidungen und Desinfektionswaschverfahren*
- spezielle Formen der Desinfektion: 1. Sprühdesinfektion* 2. Scheuerdesinfektion* 3. laufende Desinfektion* 4. Schlussdesinfektion.

Desinfektionsmittel f pl: engl. *disinfectants*; syn. Desinfizienzien. Zur Desinfektion* geeignete Substanzen verschiedener Wirkungsbereiche. Im Gesundheitswesen sind nur Mittel der Desinfektionsmittellisten (RKI- und VAH-Liste) anzuwenden. Die Wirkstoffgruppen gehören meist zu den Alkoholen*, Aldehyden*, Phenolen*, Antioxidanzien, Halogenen*, Metallen und ihren Salzen*, Guanidinen*, quartären Verbindungen sowie anionischen und amphoteren Tensiden.

Desinfektionsverfahren f: Physikalische, physikalisch-chemische und chemische Verfahren zur Desinfektion*. Das Desinfektionsverfahren richtet sich sowohl nach den zu desinfizierenden Erregern (vegetative Keime, Sporen*, Viren*) als auch nach dem Desinfektionsgut (Raum, Wäsche, Ausscheidungen, Geräte, Hände, Haut*).
Thermische Desinfektion: Pasteurisieren: Das Verfahren erfolgt zur Haltbarmachung hitzeempfindlicher Flüssigkeiten, insbesondere in der Lebensmittelindustrie zum Abtöten pathogener Mikroorganismen (z. B. Staphylokokken, Streptokokken, Salmonellen, Mykobakterien, Brucellen in der Milch). Bei der Ultrahocherhitzung wirkt eine Temperatur von 135–150 °C wenige Sekunden ein. Die Inaktivierung* thermolabiler* Viren*, z. B. von HIV, in Gerinnungsfaktorpräparaten wird durch Erhitzung bei 60 °C über einen Zeitraum von 10 h durchgeführt. **Abflammen, Ausglühen:** Diese Verfahren sind unsicher, da sie nicht standardisierbar sind. Ausglühen wird in mikrobiologischen Laboratorien zur thermischen Desinfektion* von Platinösen eingesetzt. Abflammen von Wasserhähnen wird im Rahmen der Probenahme zur Überprüfung der mikrobiologischen Trinkwasserqualität u. a. des Hausinstallationswassers durchgeführt. **Verbrennen:** Verbrennen wird zur Beseitigung von infektiösen Tierkadavern und Krankenhausabfällen (sowie von Müll und anderen wertlosen Materialien) angewandt. Es entspricht dem Wirkungsbereich ABCD der RKI-Liste. **Kochen mit Wasser:** Durch kochendes Wassers können innerhalb von mindestens 3 min die meisten vegetativen Krankheitserreger abgetötet werden (Wirkungsbereich der RKI-Liste: AB). Bacillus-anthracis-Sporen benötigen 15 min Einwirkungszeit (Wirkungsbereich: ABC). Da die Desinfektionswirkung bei Verunreinigungen des Desinfektionsgutes, z. B. mit Blut*, Eiter*, Fäzes*, verringert wird, ist zur Reinigungswirkung ein Zusatz von ca. 1 % Soda erforderlich. Die Anwendung erfolgt u. a. zur Desinfektion* von Instrumenten und kochfester Wäsche. **Spülen mit heißem Wasser:** Dieses Verfahren wird in Reinigungsdesinfektionsgeräten zur Entkeimung* von Instrumenten u. a. Utensilien und von Wäsche in Desinfektions-Waschmaschinen durchgeführt. Die Desinfektionstemperatur beträgt 85–95 °C, die Einwirkungszeit 7–20 min. Zur Abtötung der Mikroorganismen nach Gruppe A und B der RKI-Liste sind 93 °C für 10 min erforderlich. **Dampfdesinfektionsverfahren:** Bei der Dampfdesinfektion wird das Desinfektionsgut in speziellen Apparaten Wasserdampf ausgesetzt. Zum ungehinderten Eindringen des Wasserdampfes muss die Luft aus der Desinfektionskammer und dem Desinfektionsgut entfernt oder das Dampf-Luft-Gemisch in der Kammer umgewälzt werden. Desinfektionsanlagen sind regelmäßig auf Funktionstüchtigkeit zu prüfen.
Chemo-thermisches Desinfektionswaschverfahren: Das Verfahren ist für thermolabile* Materialien wie Wolle oder Mischgewebe mit Synthesefasern geeignet. In Trommelwaschmaschinen erfolgt die Zugabe von Desinfektionsmitteln. Das Waschen wird bei 60–75 °C und Waschzeiten von 10–20 min unter Zugaben von Perverbindungen oder Chlor als Wirkstoff durchgeführt. Es erfolgt eine gleichzeitige Reinigung und Desinfektion*. Die Wärme steigert die Desinfektionswirkung. Die Verfahren sind nicht für stark verschmutzte und auch nicht für merklich mit Blut* behaftete Wäsche geeignet.
UV-Desinfektion: Da UV-Strahlen nur eine geringe Eindringtiefe besitzen und deshalb lediglich direkt von der Strahlung ausgesetzte Mikroorganismen* (z. B. auf glatten Flächen) abgetötet werden, werden UV-Strahlen in der Krankenhaushygiene* nicht mehr als Desinfektionsverfahren eingesetzt. Auch bei der Luftdesinfektion ist ihr Einsatz nicht zu empfehlen. Ein Einsatzgebiet haben UV-Strahlen jedoch bei der Desinfektion von Trinkwasser, Schwimmbeckenwasser und anderen Flüssigkeiten.
Chemische Desinfektion: Die chemische Desinfektion erfolgt mit Desinfektionsmitteln.

Desinfektionswaschverfahren n: Waschverfahren bei gleichzeitiger Einwirkung von höheren Temperaturen und Desinfektionsmittel*. Das Chemo-Thermo-Desinfektionswaschverfahren ist für thermolabile Materialien wie Wolle oder Mischgewebe mit Synthesefasern geeignet. In Trommelwaschmaschinen werden Desinfektionsmittel zugegeben, gewaschen wird bei 60–70 °C für 10–20 min unter Zugabe von Perverbindungen oder Chlor.

Desinfestation → Entwesung
Desinfiziens → Desinfektionsmittel
Desinsektion → Entwesung

desmal: Bandartig, ein Band betreffend; im weiteren Sinn bindegewebig, aus Bindegewebe bestehend, z. B. desmale Ossifikation.

Desmarres-Lidhalter m: engl. *Desmarres' blepharostat*; syn. Lidhalter. Instrument zum Ektropionieren des Oberlides und zum Auseinanderhalten der Augenlider. Siehe Abb.

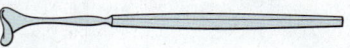

Desmarres-Lidhalter

Desmin n: engl. *desmine*. Intermediärfilament* des Zytoskeletts*. Desmin ist ein akzessorisches Protein der Muskelzellen, das an der Längsseite der Aktinfilamente liegt und benachbarte Z-Scheiben verbindet.

Desminopathie f: engl. *desminopathy*. Autosomal-dominant (Typ I, II) oder -rezessiv (Typ III) erbliche Myopathie*, gekennzeichnet durch vermehrte Einlagerung von Desmin* in Muskelzellen.

Desmocranium n: Teile des Schädels (Cranium), die durch desmale Ossifikation direkt aus dem Mesenchym* entstehen. Hierzu gehören unter anderem der Oberkiefer (Maxilla*) und Unterkiefer (Mandibula*).

Desmodont n: syn. Ligamentum periodontale. Zum Zahnhalteapparat (Parodontium) gehörendes, vaskularisiertes, faserreiches Bindegewebe. Das Desmodont füllt den Spalt zwischen Wurzelzement und der Innenseite des Alveolarknochens aus. Die spezielle Anordnung der Kollagenfasern (Sharpey-Fasern) ermöglicht das federnde Abfangen der Kräfte, die auf den Zahn wirken.
Funktion:
- Halten des Zahns in der Alveole
- federndes Auffangen des Kaudrucks und Übertragung auf den Knochen, dessen Regeneration hierdurch angeregt wird.

Desmopressin *n*: Synthetisches Vasopressin-Analogon (ADH) zur oralen oder parenteralen bzw. intranasalen Behandlung von Harninkontinenz*, Diabetes* insipidus centralis, Enuresis* nocturna und zur Blutstillung bei beispielsweise Hämophilie* A. Desmopressin wirkt als selektiver Agonist an V_2-Rezeptoren und verfügt über antidiuretische und hämostatische Wirkungen.

Desmopressin-Test *m*: syn. 1-Desamino-8-D-Arginin-Vasopressin-Test (Abk. DDAVP-Test). Methode zur Differenzialdiagnostik eines Diabetes* insipidus. Der Arzt verabreicht dem Patienten das antidiuretisch-wirkende Desmopressin* (ADH-Analogon) und beurteilt die resultierende Urin-Osmolalität*. Bei zentralem Diabetes insipidus ist diese erhöht, bei renalem bleibt sie konstant.

Desmosom *n pl*: engl. *desmosome*; syn. Macula adhaerens. Bestandteil des Schlussleistenkomplexes* besonders von Epithel- und Herzmuskelzellen. Die punktförmigen Haftverbindungen bestehen aus desmosomalen Cadherinen*. Desmosomen verbinden mechanisch stabil die Intermediärfilament-Systeme benachbarter Zellen. Bei Enteritis regionalis Crohn verursachen geschädigte Desmosomen eine Leckflux-Diarrhö (siehe Diarrhö*). Autoantikörper gegen Desmosomkomponenten verursachen Pemphigus* vulgaris und Pemphigus foliaceus.

Desobliteration *f*: engl. *disobliteration*. Verfahren der Gefäßchirurgie* zur Rekanalisierung verschlossener Gefäßabschnitte durch operativ-instrumentelle Gefäßausräumung. Man unterscheidet zwischen intraluminaler Desobliteration (Embolektomie*, Thrombektomie*) und intramuraler Desobliteration (Thrombendarteriektomie*).

Desogestrel *n*: Synthetisches Gestagen, das zur hormonalen Kontrazeption* eingesetzt wird. Es wird häufig mit einem Östrogenpräparat kombiniert, kann jedoch auch als alleiniger Wirkstoff eingenommen werden (östrogenfreie „Minipille"). Die Einnahme der Minipille erfolgt ohne Einnahmepause. Desogestrel unterdrückt den Eisprung. Das Thromboserisiko kann durch die Einnahme steigen.

Desorientierung *f*: engl. *disorientation*; syn. Desorientiertheit. Ausgeprägte Orientierungsstörung* hinsichtlich Zeit, Ort, Situation oder zur eigenen Person.

Desoxy-: Wortteil, der das Fehlen von Sauerstoffatomen oder Hydroxylgruppen in chemischen Verbindungen in Bezug auf die Stammverbindung bezeichnet.

Desoxycholsäure → Gallensäuren

Desoxycorticosteron *n*: engl. *deoxycorticosterone*; syn. Cortexon. Precursor in der Biosynthese des Mineralokortikoids* Aldosteron* mit 10-mal schwächerer biologischer Wirksamkeit.

Desoxycortisol *n*: engl. *deoxycortisol*; syn. Cortexolon. Vorstufe von Kortisol*, die vermehrt beim adrenogenitalen Syndrom* mit 11β-Hydroxylasemangel auftritt.

Desoxyhämoglobin *n*: engl. *desoxyhemoglobin*. Desoxygeniertes (sauerstoffarmes) Hämoglobin*.

Desoxyribonukleinsäure → DNA

Desoxyribonukleoside *n pl*: engl. *deoxyribonucleosides*. Nukleoside* mit einem Purin- (Adenin, Guanin) oder Pyrimidinbaseanteil (Cytosin, Thymin, Uracil) und D-2*-Desoxyribose als Pentoseanteil. Die Reduktion von Ribose* zu D-2-Desoxyribose erfolgt durch Ribonukleotidreduktase. Mit Phosphatgruppen veresterte Desoxyribonukleoside* (Desoxyribonukleotide*) sind DNA*-Bausteine.

Desoxyribonukleotide *n pl*: engl. *deoxyribonucleotides*. Nukleotide* mit einem Purin- (Adenin, Guanin) oder Pyrimidinbaseanteil (Cytosin, Thymin, Uracil), einem Phosphatanteil und 2*-Desoxyribose als Pentoseanteil. Sie sind Grundbausteine der DNA*. Die Reduktion von Ribose zu D-2-Desoxyribose erfolgt durch Ribonukleotidreduktase. Desoxyribonukleotide* liegen mono-, di- oder triphosphoryliert vor.

Desquamatio → Desquamation

Desquamatio furfuracea → Schuppung, pityriasiforme

Desquamatio membranacea → Schuppung, membranöse

Desquamation *f*: engl. *exfoliation*. Abstoßung der obersten Hornschicht der Haut mit Bildung von Schuppen*. Die kontinuierliche, physiologische Desquamation verläuft unbemerkt. Eine vermehrte, krankhafte Desquamation findet sich bei Hyperkeratosen* oder bei Psoriasis*.

Desquamationsphase → Menstruationszyklus

Destination Therapy → Assistenzsystem, ventrikuläres

Destroyed Lung: Zerstörtes pulmonales Parenchym* bei (rezidivierender) Pneumonie*, Bronchitis*, Lungenabszess*, Tuberkulose* oder Bronchiektasen*. Behandelt wird mittels extrapleuraler Pneumektomie*. Siehe Abb.

Destruktionsluxation *f*: engl. *pathologic dislocation*. Nichttraumatische Luxation* infolge pathologischer Veränderung der Gelenkanteile. Sie tritt häufig bei Arthritis* auf.

Deszendenz *f*: engl. *descendants*. Nachkommenschaft.

deszendierend: Absteigend, sich nach unten hin ausbreitend.

DET: Abk. für Double-Embryo-Transfer → Embryotransfer

Determann-Syndrom *n*: engl. *Determann's syndrome*; syn. Dyskinesia intermittens angiosclerotica. Intermittierendes Versagen von Muskelgruppen verschiedener Körperteile (z. B. Extremitäten, Zunge) infolge von Durchblutungsstörungen durch organische (Arteriosklerose) oder funktionelle Gefäßerkrankungen (Vasospasmus*).

Detoxifikation → Detoxikation

Detoxikation *f*: engl. *detoxication*; syn. Entgiftung [Therapieverfahren]. Verfahren zur Entfernung aufgenommener Gifte.

Formen:
- **primäre Detoxikation**: Minderung der Giftresorption durch Entfernung von Gift auf (innerer oder äußerer) Körperoberfläche; z. B. bei Intoxikation* durch: **1.** Ingestion: Magenspülung*, induziertes Erbrechen*, Aktivkohle* **2.** perkutane Giftaufnahme: Hautdekontamination
- **sekundäre Detoxikation**: Beschleunigung der Giftelimination (nach Resorption*); z. B. durch Gabe von Gegengiften (Antidot*; Antitoxine*), Hämodialyse*.

Detritus *m*: Meist breiige Masse aus zerfallenen Zellen und Zellinhalten. Detritus entsteht beim Absterben von Gewebe oder auch beim Einschmelzen eitriger Entzündungen. Der physiologisch in den Krypten* der Tonsillen* vorkommende Detritus besteht aus abgeschilfertem Zellmaterial und Speiseresten.

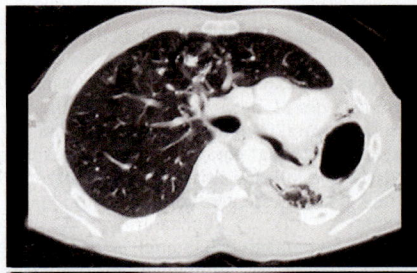
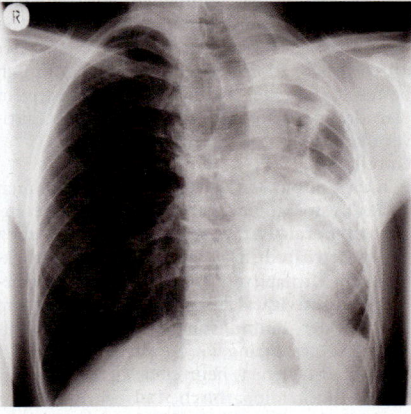

Destroyed Lung: Zerstörte linke Lunge (CT und Röntgen-Thorax-Aufnahme). [192]

Detrituszyste → Geröllzyste

Detrusorakontraktilität → Detrusorhypokontraktilität

Detrusorareflexie f: engl. *detrusor areflexia*. Unvermögen des M. detrusor vesicae zur reflektorischen Kontraktion infolge von Läsionen im Bereich der Cauda* equina und des Conus medullaris. Die Miktion ist erschwert und erfolgt mittels Bauchpresse. Oft kommt es zum Harnverhalt.

Detrusorhyperaktivität f: engl. *detrusor hyperactivity*. Befund der Zystomanometrie* mit ungewollten Detrusorkontraktionen in der Füllungsphase der Harnblase, die spontan oder durch Provokation auftreten können. Klinisch besteht meist eine Assoziation mit imperativem Harndrang, Dranginkontinenz oder überaktiver Blase*.

Einteilung:
– nach Zeitpunkt des Auftretens im Rahmen der Zystomanometrie: **1. phasische Detrusorhyperaktivität**: wellenförmiger Anstieg des Detrusordrucks, ggf. mit ununterdrückbarem Urinabgang **2. terminale Detrusorhyperaktivität**: Detrusordruckerhöhung am Ende der Füllungsphase mit unwillkürlichem Harnabgang
– nach Ursachen: **1.** neurogene Detrusorhyperaktivität **2.** idiopathische Detrusorhyperaktivität (Blaseninstabilität).

Therapie: Therapieformen:
– Antimuscarinergika bzw. Antimuscarinika (Blockade des M3-Rezeptors)
– intravesikale Pharmakotherapie (Applikation von Oxybutynin, Trospium oder Vanilloidrezeptoragonisten in die Harnblase)
– Medikamente zur Dämpfung einer Spastik der quergestreiften Muskulatur (z. B. Baclofen)
– in therapierefraktären Fällen permanente perkutane Harnableitung.

Detrusorhypokontraktilität f: engl. *impaired detrusor hypocontractility*. Verminderte Kontraktionsfähigkeit des M. detrusor vesicae mit resultierender verminderter Druckamplitude oder -dauer. Detrusorakontraktilität bezeichnet ein komplett fehlendes Kontraktionsvermögen des M. detrusor vesicae.

Ursachen:
– neurogen: Schädigung der parasympathischen Nerven (Plexus hypogastricus inferior), z. B. durch Neuropathie oder Operation
– myogen: direkte Schädigung der Harnblasenmuskulatur, z. B. Blasenüberdehnung oder kollagener Umbau der Blasenwand
– spinale Schockphase nach traumatischer spinaler Querschnittsläsion (zeitlich begrenzte Detrusorakontraktilität mit fließendem Übergang hin zur hyperaktiven Blase)
– psychogen.

Detrusor-Sphinkter-Dyssynergie f: engl. *detrusor-sphincter dyssynergia*. Harnblasendysfunktion mit neurogener Hyperaktivität des M. detrusor vesicae und gleichzeitiger Hyperaktivität des äußeren Harnblasenschließmuskels sowie der Beckenbodenmuskulatur nach Schädigung des Rückenmarks oberhalb des sakralen Miktionszentrums, z. B. bei fortgeschrittener Multipler Sklerose, Tumoren und spinalen Verletzungen, Bandscheibenvorfällen und zervikaler Myelopathie.

Klinik:
– Harninkontinenz* mit Abgang kleiner Urinmengen
– Restharnbildung
– rezidivierende Harnwegsinfektionen.

Detumeszenz f: engl. *detumescence*. Abschwellen, z. B. Zurückgehen einer Schwellung, (vorzeitiges) Erschlaffen des erigierten Penis (fehlende bzw. ausbleibende penile Detumeszenz: siehe Priapismus*).

Deuteranomalie → Farbenfehlsichtigkeit
Deuteranopie → Farbenfehlsichtigkeit
Deuteromycetes → Fungi imperfecti
Deutsche Horizontale → Frankfurter Horizontalebene
Deutsches Arzneibuch → Arzneibuch
Deutschländer-Fraktur → Marschfraktur
Devagination → Invagination

Devianz f: engl. *deviance*. Verhalten, das sich in bedeutsamer Weise von allgemeinen Normen und Wertvorstellungen unterscheidet. Im weiteren Sinn versteht man unter Devianz auch Behinderung*, Krankheit* und Abhängigkeit. Die Klassifizierung abweichender Verhaltensweisen ist relational an die jeweils gültigen Normen gebunden, kultur- und schichtspezifisch sowie dem gesellschaftlichen Wandel unterworfen.

Deviation f: Abknickung im Verlauf, z. B. Deviation arthritischer Gelenke (Ulnardeviation der Fingergelenke, Bajonettstellung des Karpoantebrachialgelenks) oder Deviation des Nasenseptums (Septumdeviation*).

Déviation conjuguée f: engl. *conjugate deviation*. Konjugierte Bulbusabweichung nach einer Seite. Bei akuten Großhirnprozessen schaut der Patient in Richtung Herd-Seite (der Patient „sieht den Herd an"), bei fokalen epileptischen Anfällen oder einseitiger akuter Läsion des horizontalen Blickzentrums (paramediane pontine Formatio* reticularis) schaut der Patient vom Herd weg zur Gegenseite.

devital: Leblos.

Devitalisierung f: engl. *devitalisation*. Abtöten (erkrankter) Pulpa* dentis als Notfallbehandlung durch lokal applizierte Arzneimittel, die zur Proteingerinnung führen (z. B. Paraformaldehyd). Das Verfahren ist heute wegen möglicher Schädigung des parodontalen oder periapikalen Gewebes meist durch Vitalexstirpation* ersetzt. Anschließend ist eine endodontische Behandlung* erforderlich.

Dexamethason n: Langwirksames Glukokortikoid* ohne relevante mineralokortikoide* Wirkung, das entzündungshemmend und immunsuppressiv wirkt. Es wird unter anderem bei zahlreichen entzündlichen und allergischen Erkrankungen sowie bei Autoimmun- und Tumorerkrankungen verabreicht. Seine glukokortikoide Aktivität ist 25-fach höher als die des Kortisols*.

Dexamethason-Hemmtest m: engl. *dexamethasone suppression test*; syn. Dexamethason-Suppressionstest. (Differenzial-)Diagnostisches Verfahren bei Cushing*-Syndrom. Gemessen wird das Kortisol im Serum vor und nach einmaliger (Kurztest) oder mehrmaliger (Langtest) Dexamethason*-Einnahme. Bei Gesunden hemmt Dexamethason die ACTH- und somit die Kortisolsekretion. Diese Hemmung fehlt beim Cushing-Syndrom. Für die Differenzialdiagnose berücksichtigt man die zur Hemmung notwendige Dexamethason-Menge.

Dexamethason-Kurztest m: Kurze Variante des Dexamethason*-Hemmtests bei Verdacht auf einen Hyperkortisolismus*. Zur weiteren Differenzierung der Genese bei Bestätigung des Hyperkortisolismus wird der Dexamethason*-Langtest durchgeführt.

Dexamethason-Langtest m: Über 4 Tage laufender Dexamethason*-Hemmtest zur Differenzierung zwischen hypophysärer oder adrenaler Genese bei nachgewiesenem Hyperkortisolismus* im Dexamethason*-Kurztest. Der Dexamethason-Langtest wird auch bei unklarem Ergebnis des Kurztests angewendet.

Dex-CRH-Test m: engl. *Dex CRH test*; syn. kombinierter Dexamethason-CRH-Stimulationstest. Neuroendokrinologischer Funktionstest zur Prüfung der Hypothalamus*-Hypophysen-Nebennierenrinden-Achse durch die konsekutive Gabe von Dexamethason* und CRH. Dexamethason wird über mehrere Tage verabreicht und supprimiert die Synthese von ACTH in der Hypophyse*. Anschließend wird CRH infundiert, um die Synthese von ACTH und folgend Kortisol* zu stimulieren.

Dexpanthenol n: Vitamin-B-Derivat und Alkohol der Pantothensäure. Dexpanthenol wirkt stimulierend auf die Epithelisierung und wird in Form von Augentropfen oder Hautsalben zur Wundversorgung von Haut- und Schleimhautläsionen (beispielsweise im Auge) angewendet.

Indikationen:
– adjuvante Therapie bei Haut- und Schleimhautläsionen des Auges
– Wundversorgung (akute und chronische Wunden).

Dexrazoxan n: *S*-Enantiomer von Razoxan und Chelatbildner* (EDTA-Analogon) zur i. v. Anwendung als Zytoprotektivum. Dexrazoxan hemmt die Topoisomerase*-II und wird eingesetzt zur Prävention chronischer kumulativer Kardiotoxizität durch Doxorubicin* oder Epirubicin* bei Erwachsenen mit fortgeschrittenem und/oder metastasiertem Mammakarzinom* nach vorheriger Anthrazyklintherapie.

dexter: Rechts, rechter, z. B. Ductus* lymphaticus dexter.

Dextrokardie f: engl. dextrocardia. Verlagerung des Herzens nach rechts. Unterschieden werden Spiegelbilddextrokardie, Dextroversio cordis und Dextropositio cordis.
Formen:
- **Spiegelbilddextrokardie: 1.** bei totalem Situs* inversus viscerum **2.** beim Fehlen zusätzlicher Anomalien ohne pathologische Bedeutung
- **Dextroversio cordis: 1.** infolge unvollständiger Rechtsdrehung v. a. der Herzkammern, häufig mit Situs solitus viscerum (normaler Lage der Organe) und normaler viszeroatrialer Konkordanz* **2.** meist mit anderen Herzfehlbildungen kombiniert
- **Dextropositio cordis:** infolge von Verdrängung oder Verziehung des Mediastinums nach rechts bei extrakardialer Erkrankung ohne Drehungsanomalie.

Dextrokardiografie → Angiokardiografie
Dextrose → Glukose [Arzneimittel]
Dextrose → Glukose [Laborwert]
Dextrosum anhydricum → Glukose [Arzneimittel]
Dextrosum monohydricum → Glukose [Arzneimittel]
Dextro-TGA → Transposition der großen Arterien
Dextroversio → Dextrokardie
Dextroversio → Versio uteri

Dezeleration f: engl. deceleration. Verminderung der fetalen Herzfrequenz um mindestens 15 Schläge/min oder die Hälfte der Bandbreite, über mindestens 15 Sekunden lang. Die klinische Bedeutung einer Dezeleration hängt vom Dezelerations-Typ ab.
Formen: Folgende Formen der Dezeleration werden unterschieden:
- **Dezeleration Typ I** (frühe Dezeleration oder Dip I): **1.** tiefster Punkt der Dezeleration ist zeitgleich mit dem Höhepunkt der Wehen **2.** meist vagal ausgelöste Reaktion, oft infolge einer stärkeren Kompression des Kopfes in der Austreibungsperiode **3.** in der Regel nicht mit fetaler Hypoxie bzw. Azidose verbunden, bei sonst unauffälligem Herzfrequenzmuster sind keine weiteren Maßnahmen erforderlich
- **Dezeleration Typ II** (späte Dezeleration oder Dip II): **1.** Auftreten 20–90 s nach dem Wehenhöhepunkt **2.** gilt als Hinweis auf ei-

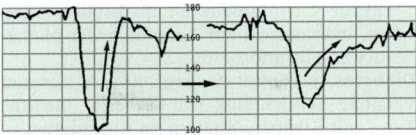
Abflachung der Anstiegssteilheit

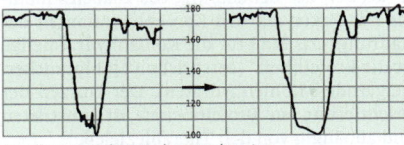
Oszillationsverlust in der Dezeleration

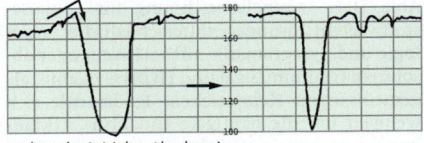
Verlust der initialen Akzeleration

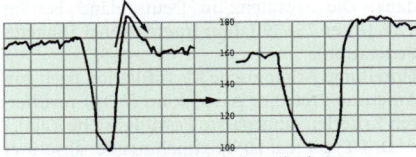
Fortbestehen der kompensatorischen Akzeleration

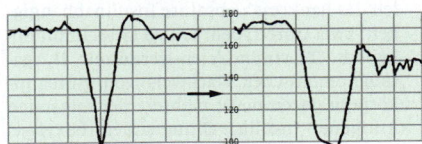
Nichterreichen der ursprünglichen Basalfrequenz

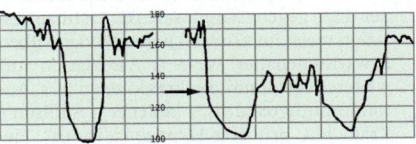
Auftreten von gedoppelten, verrundeten Dezelerationen

Dezeleration: Prognostisch ungünstige Zusatzkriterien variabler Dezelerationen.

ne unzureichende uteroplazentare Sauerstoffversorgung, z. B. bei Plazentareifungsstörung, vorzeitiger Plazentalösung* oder bei fetalem Blutverlust **3.** Vorgehen: antenatal: Doppler-Sonografie der fetalen Gefäße; sub partu: ggf. Fetalblutuntersuchung* und evtl. operative Entbindung
- **variable Dezeleration: 1.** wechselnd hinsichtlich Form, Dauer und Zusammenhang mit dem Wehenverlauf **2.** variable Dezelerationen treten vor allem bei Nabelschnurkomplikationen* auf **3.** prognostisch ungünstige Zusatzkriterien: siehe Abb. 4. Vorgehen: Lagewechsel, Tokolyse bei hypoxiesuspektem Herzfrequenzmuster, ggf. Fetalblutuntersuchung* mit Entscheidung über den weiteren Geburtsverlauf
- **Dezeleration Typ 0** (Spike oder Dip 0): Absinken der Herzfrequenz über eine Dauer von unter 30 s.

Dezerebration f: engl. decerebration. Ausfall der Großhirnfunktionen in unterschiedlichem Ausmaß infolge funktioneller Entkopplung des Hirnmantels vom Hirnstamm* (auch sog. Dekortikation) bzw. des oberen vom unteren Hirnstamm oder des Großhirns vom Rückenmark*. In der Folge kommt es zu Dezerebrationssyndromen* (akutes Mittelhirnsyndrom*, akutes Bulbärhirnsyndrom*; Sonderform: Syndrom reaktionsloser Wachheit).
Ursachen:
- v. a. Hirndrucksteigerung* und Einklemmung* des Hirnstamms infolge Trauma, Tumor, Entzündung, intrakranieller Blutung
- diffuse hypoxische Schädigung des Hirnmantels, z. B. durch Schock*, vorübergehenden Herz*-Kreislauf-Stillstand.

Klinik:
- tiefe Bewusstlosigkeit*
- erhöhter Muskeltonus*
- Opisthotonus*
- Beugung der Finger- und Handgelenke
- Mittelhirnsyndrom*
- lebenswichtige Körperfunktionen werden vom Hirnstamm gesteuert und weiterhin aufrechterhalten
- Zustand kann über Jahre andauern.

Dezerebrationsstarre f: engl. decerebrate rigidity. Nach Dezerebration* auftretende spastische Streckhaltung des Rumpfs und der Extremitäten mit Innenrotation der Arme. Im weiteren Sinne wird auch das klinische Bild des akuten Mittelhirnsyndroms* als Dezerebrationsstarre bezeichnet. Ursache der Dezerebrationsstarre ist die Aufhebung zentraler, hemmender Projektionen auf niedere Reflexbögen infolge Einklemmung* des Mesenzephalons*.

Dezerebrationssyndrome n pl: engl. decerebration syndromes. Neurologische Veränderungen nach Unterbrechung der Verbindung zwischen Hirnstamm und darüber liegender Großhirnrinde.
Einteilung: Entsprechend anatomischer Region und Ausmaß der Schädigung:
- akutes Mittelhirnsyndrom*
- akutes Bulbärhirnsyndrom*
- Hirntod*.

Sonderformen:
- vegetativer Status*
- Locked*-in-Syndrom
- akinetischer Mutismus.

Dezibel → Schallpegel
D-Form → Isomerie
DFS: Abk. für Diabetisches Fußsyndrom → Fußsyndrom, diabetisches
DGI: Abk. für disseminierte Gonokokkeninfektion → Gonokokkensepsis
DHC: Abk. für → Ductus hepaticus communis
DHE: Abk. für → Dihydroergotamin
DHS: Abk. für → Hüftschraube, dynamische
Diabetes, infantiler m: engl. *infantile diabetes*. Diabetes* mellitus Typ 1 (Insulinmangeldiabetes) bei Kleinkindern. Unterschieden werden verschiedene Formen von angeborenem Diabetes mellitus bei genetischen Defekten in der Regel der Insulinsekretion.
Diabetes insipidus m: engl. *insipid diabetes*. Diuresestörung mit Verminderung der Wasserreabsorption in den renalen Sammelrohren infolge ADH-Mangel oder fehlendem Ansprechen der Niere* auf ADH. Zu den Folgen zählen Polyurie* mit Ausscheidung von > 3 l/d hypotonem Urin, Polydipsie* und Asthenurie*.
Einteilung: Diabetes insipidus centralis (syn. Diabetes insipidus neurohormonalis):
– Ätiologie: ADH-Mangel infolge ungenügender Sekretion oder fehlender Produktion.
Diabetes insipidus renalis:
– Ätiologie: Defekt der ADH-sensitiven Rezeptoren mit ineffizienter Ausbildung der Wasserkanäle (Aquaporine*) in den Sammelrohren
– **Diabetes insipidus in der Schwangerschaft** infolge eines vermehrten ADH-Abbaus durch Produktion einer Vasopressinase in der Plazenta
– **dipsogener Diabetes insipidus** infolge einer übermäßigen Flüssigkeitszufuhr ohne Nachweis pathologischer Veränderungen in der Hypothalamus-/Hypophysenregion, z. B. bei Schizophrenie*, Neurosarkoidose.
Klinik: Zu den Leitsymptomen zählen:
– Polyurie*, ggf. mit Dehydratation*
– starker Durst und Polydipsie*
– Asthenurie*
– bei Kleinkindern evtl. Diarrhö* statt Polyurie.
Zusätzlich können neurologische Symptome wie Verwirrtheit, Muskelschwäche und Lethargie infolge der Hypernatriämie auftreten. Hinweis: Durchschlafen ohne nächtliches Wasserlassen und Trinken schließt einen Diabetes insipidus aus.
Therapie:
– Diabetes insipidus centralis: Behandlung der Grunderkrankung, Substitution eines synthetischen ADH-Analogons (Desmopressin*), Korrektur der Wasserbilanz
– Diabetes insipidus renalis: Behandlung der Grunderkrankung, natriumarme Kost, Korrektur der Wasserbilanz, Hydrochlorothiazid zur Natriumreduktion im distalen Tubulus, Indometacin zur Reduktion der glomerulären Filtrationsrate.

Diabetes, juveniler m: engl. *juvenile diabetes*. Veraltete Bezeichnung für Diabetes* mellitus Typ 1 mit Erstmanifestation im Jugendalter.
Diabeteskost f: engl. *diabetic diet*. Spezielle Diät* als Teil der Behandlung des Diabetes mellitus mit Fokus auf den Kohlenhydratanteil der Nahrung. Das Maß für die Kohlenhydratmenge ist die Broteinheit* (entspricht 12 g blutzuckersteigernden Kohlenhydraten). Der Nutzen der Orientierung an Broteinheiten ist umstritten und abhängig von den Therapiezielen.
Diabetes mellitus m: syn. Zuckerkrankheit; Abk. DM. Sammelbezeichnung für Glukosestoffwechselstörungen unterschiedlicher Ätiologie und Symptomatik mit relativem oder absolutem Insulinmangel und Hyperglykämie* als gemeinsamem Kennzeichen. Es handelt sich weltweit um die häufigste endokrine Erkrankung mit kontinuierlich zunehmender Tendenz. Die Prävalenz in Deutschland beträgt 12 % (Alter 25–79 Jahre; International Diabetes Federation).
Einteilung: Ätiologische Klassifikation nach von American Diabetes Association (ADA) revidierten Kriterien (angepasste Fassung; siehe Tab.).
– **DM Typ 1 (ca. 10 %):** zunehmender absoluter Insulinmangel infolge Zerstörung der B-Zellen des Pankreas*; absolute Insulinabhängigkeit; zwei Untertypen: **1. Typ 1A: I.** immunologisch (T-Lymphozyten-)vermittelt **II.** pathognomonischer Nachweis von Autoantikörpern gegen meist mehrere der folgenden Antigene: Insulin, Glutamatdecarboxylase, Tyrosinphosphatase IA-2, Zink-Transporter-8 sowie zytoplasmatische Insel-Antikörper (ICA) gegen Gangliosid **III.** Erstmanifestation meist im Kindes-, Jugend- oder frühen Erwachsenenalter **IV.** z. T. Assoziation mit weiteren Autoimmunerkrankungen (v. a. Autoimmunthyreoiditis, seltener Addison*-Krankheit, primärer Hypogonadismus*, Hypophyseninsuffizienz*), bei Koinzidenz von 2 oder mehr endokrinen Autoimmunerkrankungen als polyglanduläres Autoimmunsyndrom bezeichnet **V.** Sonderform **LADA** (für engl. Latent Autoimmune Diabetes in Adults): initial nicht insulinpflichtig, deshalb klinisches Erscheinungsbild zunächst wie DM Typ 2; frühes Sekundärversagen auf orale Antidiabetika; Ketoazidoseneigung gering **2. Typ 1B:** ätiopathogenetischer Mechanismus unbekannt (idiopathisch)
– **DM Typ 2 (ca. 90 %): 1.** Folge von Insulinresistenz* und Insulinsekretionsstörung mit Erhöhung der Blutglukose über eine definierte Grenze, ohne autoimmunologische Beeinträchtigung der Inselzellen **2.** relative Insulinresistenz* bei Manifestation, im Krankheitsverlauf Erschöpfung der Inselzellfunktion (B-Zellen) und Übergang in absoluten Insulinmangel möglich **3.** Ketoazidoseneigung gering **4.** polygenetische Prädisposition mit hoher Penetranz **5.** Manifestation im höheren Lebensalter **6.** bei Adipositas und

---

Diabetes mellitus:
Ätiologische Klassifikation (Expert Committee on the Diagnosis and Classification of Diabetes Mellitus).

I Diabetes mellitus Typ 1
(zerstörte B-Zellen)
  A immunologisch
  B idiopathisch

II Diabetes mellitus Typ 2
(Insulinresistenz und/oder Insulinmangel)

III andere spezifische Diabetestypen
(Typ-3-Diabetes)
  A genetische Defekte der B-Zellfunktion
    1. Chromosom 12 (HNF-1α)
    2. Chromosom 7 (Glukokinase)
    3. Chromosom 20 (HNF-4α)
    4. mitochondriale DNA
    5. andere
  B genetische Defekte der Insulinwirkung
    1. Insulinresistenz Typ A
    2. Leprechaunismus
    3. Rabson-Mendenhall-Syndrom
    4. lipatrophischer Diabetes
    5. andere
  C Erkrankungen des exokrinen Pankreas
    1. Pankreatitis
    2. Trauma, Pankreatektomie
    3. Neoplasma
    4. zystische Fibrose
    5. Hämochromatose
    6. fibrosierend verkalkende Pankreatitis
    7. andere
  D Endokrinopathien
    1. Akromegalie
    2. Cushing-Syndrom
    3. Glucagonom
    4. Phäochromozytom
    5. Hyperthyreose
    6. Somatostatinom
    7. Aldosteronom
    8. andere
  E arzneimittel- oder chemikalieninduziert
  F Infektionen
  G seltene, immunologisch vermittelte Formen
  H andere genetische Syndrome

IV Gestationsdiabetes (Typ-4-Diabetes)

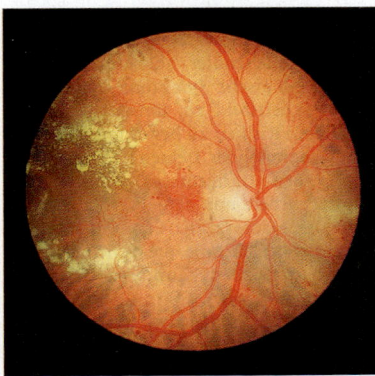

Diabetes mellitus: Diabetische Retinopathie mit Netzhautblutungen und Exsudaten. [133]

Bewegungsmangel häufig frühere Manifestation 7. oft assoziiert mit metabolischem Syndrom* 8. hohe Assoziation mit frühen makrovaskulären Erkrankungen schon vor Manifestation der chronischen Hyperglykämie
- **andere spezifische Diabetestypen**
- **Gestationsdiabetes***.

Pathobiochemie:
- verminderte Glukoseaufnahme in peripheres Muskel- und Fettgewebe
- gesteigerte Glukoneogenese* und verminderte Glykogenese* mit Hyperglykämie*
- gesteigerte Lipolyse* und erhöhter kataboler Proteinabbau mit Anstieg von Triglyceriden, freien Fettsäuren und Aminosäuren
- verminderte Verwertung von Brenztraubensäure*
- verminderte Glykolyse* als direkte Folge der Hyperglykämie.

Klinik:
- Hyperglykämie, bei Überschreiten der renalen Rückresorptionsrate mit Glukosurie*, Polyurie und Polydipsie
- evtl. transitorische Refraktionsanomalie infolge Dehydratation und Anstieg der Serumosmolarität
- Gewichtsabnahme infolge kataboler Stoffwechsellage und Dehydratation
- allgemeine Schwäche und Adynamie von leichter Ausprägung bis hyperosmolares oder ketoazidotisches Koma mit Kussmaul*-Atmung bei absolutem Insulinmangel.

Komplikationen:
- diabetische Retinopathie* (siehe Abb.)
- diabetische Nephropathie*
- diabetische Neuropathie*
- diabetischer Fuß
- Cheiroarthropathie*

- Arteriosklerose und damit erhöhtes Risiko für Herzinfarkt*, Schlaganfall* und pAVK
- diabetische Angiopathie*.

Diagnostik:
- anamnestisch, klinisch, labordiagnostisch
- Konzentration der venösen Nüchtern-Plasmaglukose ≥ 7,0 mmol/l (≥ 126 mg/dl)
- venöse Plasmaglukosekonzentration oder im kapillären Vollblut zu 2 verschiedenen Zeitpunkten ≥ 11,1 mmol/l (≥ 200 mg/dl) bei gelegentlicher Messung
- Plasmaglukose 2 h nach oraler Belastung mit 75 g Glukose ≥ 11,1 mmol/l (≥ 200 mg/dl): siehe Gestörte Glukosetoleranz* (Tab. dort)
- HbA_{1C} ≥ 6,5 % (≥ 48 mmol/mol): **1.** bei HbA_{1C} 5,7–6,4 % (39–47 mmol/mol) oraler Glukosetoleranztest (oder Nüchternblutglukose-Bestimmung) indiziert **2.** bei HbA_{1C} < 5,7 % (< 39 mmol/mol) Diabetes mellitus diagnostisch ausgeschlossen.

Therapie: Möglichst normnahe Einstellung von Blutglukose und HbA_{1c} ohne (schwere) Hypoglykämie durch folgende Maßnahmen:
- Lebensstiländerung (strukturelles Schulungsprogramm) durch: **1.** Ernährungsschulung **2.** körperliche Aktivität **3.** ggf. Diät
- regelmäßige Untersuchungen zur frühzeitigen Diagnostik und Therapie diabetischer Spätkomplikationen bzw. Folgeerkrankungen
- **DM Typ 1:** individualisierter, möglichst physiologienaher Ersatz des fehlenden Insulins* durch: **1.** intensivierte konventionelle Insulintherapie* (Abk. ICT) **2.** alternativ: subkutane Insulininfusionstherapie (Abk. CSII; Insulininfusionssysteme) **3.** ggf. konventionelle Insulintherapie
- **DM Typ 2** (Stufentherapie): **1.** 1. Stufe (Basistherapie): Schulung, Diät, Lebensstiländerung und/oder Bewegung **2.** 2. Stufe: zusätzlich ggf. orales Antidiabetikum **3.** 3. Stufe: ggf. zusätzlich anderes Antidiabetikum, z. B. (in alphabetischer Reihenfolge) Acarbose, DPP*-4-Inhibitor, Glinid*, GLP-1-Rezeptoragonist, Pioglitazon*, SGLT-2-Hemmer, Sulfonylharnstoff* oder ggf. zusätzlich supportive Insulintherapie bzw. alleinige Insulintherapie **4.** 4. Stufe: ggf. z. B. (intensivierte) Insulintherapie* zusammen mit Metformin* **5.** Modifikation der Stufentherapie je nach Kontraindikationen.

Diabetes salinus renalis → Salzverlustsyndrom, renales

Diabetikerschulung f: engl. *diabetic education*. Anleitung von Patienten mit Diabetes* mellitus zum Umgang mit der Krankheit und daraus resultierenden Problemen. Ziel ist die Aufrechterhaltung eines möglichst normalen Blutzuckerspiegels und die Vermeidung oder Verminderung von Langzeitfolgeschäden. Besonders bei Kindern und älteren Patienten ist das Einbeziehen von Angehörigen und Betreuungspersonen wichtig.

Diabetische Glomerulosklerose → Nephropathie, diabetisch

Diabetische Ketoazidose f: engl. *Diabetic Ketoacidosis*; syn. diabetische Azidose. Durch absoluten oder relativen Insulinmangel ausgelöste, mit metabolischer Azidose durch Ketonkörper* einhergehende Stoffwechselentgleisung als gefürchtete, lebensbedrohliche Komplikation vorwiegend beim Typ-1-Diabetes* mellitus (Form des diabetischen Komas*). Typische Symptome sind Übelkeit, Bauchschmerzen, Kussmaul*-Atmung und Acetongeruch der Atemluft. Umgehende Intensivtherapie mit kontrollgesteuertem Insulinmanagement und Flüssigkeitssubstitution ist erforderlich.

Diabetisches Koma → Koma, diabetisches

diabetogen: engl. *diabetogenic*. Eine diabetische Stoffwechsellage begünstigend oder auslösend. Diabetogene Substanzen sind z. B. Glukagon*, STH, TSH, Adrenalin*, Glukokortikoide*, ACTH oder Thiazide (siehe Diuretika*).

Diadochokinese f: Fähigkeit, rasch aufeinanderfolgende Bewegungen auszuführen. Die Diadochokinese ist beeinträchtigt v. a. bei Erkrankungen des Kleinhirns und der Basalganglien.

Beurteilung:
- Prüfung über Beobachtung rasch abwechselnder Pronation und Supination beider Arme („Glühbirne einschrauben")
- alternative Prüfung durch abwechselndes Klatschen mit der palmaren und dorsalen Seite der Hand in die Fläche der anderen Hand
- Einteilung in: **1.** normal (Eudiadochokinese) **2.** verlangsamt (Bradydiadochokinese) **3.** ungeschickt (Dysdiadochokinese).

Diät f: engl. *diet*. Diagnostisch, therapeutisch oder präventiv indizierte Kostform, die vorübergehend oder zeitlebens eingehalten werden soll und auf die Bedürfnisse des Patienten und die Therapie der Erkrankung abgestimmt ist.

Formen:
- adaptierte Vollkost*, z. B. reduzierter Purinbzw. Harnsäuregehalt bei Gicht* oder Kochsalzrestriktion bei arterieller Hypertonie*
- energiedefinierte Diät, z. B. Reduktionsdiät* zur Senkung des Körpergewichts bei Adipositas*, Diabetes* mellitus Typ 2, polyzystischem Ovarialsyndrom*
- protein- und elektrolytdefinierte Diät, z. B. bei Niereninsuffizienz* (proteinarm) oder Protein*-Energie-Mangelsyndrom (proteinreich)
- Sonderdiäten: **1.** gastroenterologische Diät (z. B. bei Malassimilation* oder postoperativem Kostaufbau) **2.** Diät bei speziellen Systemerkrankungen (z. B. Erkrankungen des

Diätberatung

rheumatischen Formenkreises) **3.** seltene Diät (z. B. mit definiertem Gehalt an Aminosäuren bei Phenylketonurie*) **4.** diagnostische Diät (Eliminationsdiät, z. B. bei Verdacht auf Nahrungsmittelallergie*).

Diätberatung → Diätetik

Diätetik *f*: engl. *dietetics*. Praxisorientierte Beratung und Versorgung von Kranken hinsichtlich aller Fragen der Ernährung zur Förderung der Behandlung und Heilung von Krankheiten. Die individuelle Diätberatung und Ernährungstherapie liegt, nach ärztlicher Verordnung, in der Verantwortung der Berufsgruppe der Diätassistenten.

Diätetisches Lebensmittel *n*: engl. *dietetic food*; syn. diätetische Lebensmittel. Lebensmittel*, das für einen besonderen Ernährungszweck bestimmt ist und dazu dient, die Zufuhr bestimmter Nährstoffe, anderer diätetischer oder ernährungsphysiologisch wirkender Stoffe zu steigern bzw. zu verringern. Es unterscheidet sich von anderen Lebensmitteln vergleichbarer Art durch das Verfahren seiner Herstellung, Zusammensetzung oder Eigenschaften.

Diätverordnung: Zusammensetzung, Herstellung, Verwendung und Kennzeichnung regelt die Diätverordnung (Abk. DiätV): „Verordnung über diätetische Lebensmittel" vom 28.4.2005 (BGBl. I S. 1161), zuletzt geändert am 1.10.2010 (BGBl. I S. 1306).

Eigenschaft: Die Eignung muss wissenschaftlich hinreichend belegbar sein. Diätetische Lebensmittel

- tragen dazu bei, besonderen Ernährungserfordernissen gerecht zu werden, die aufgrund von Krankheit, Mangelerscheinung oder Überempfindlichkeit gegen einzelne Lebensmittel oder physiologischen Umständen (z. B. Schwangerschaft, Stillzeit) gegeben sind
- müssen sich von anderen Lebensmitteln vergleichbarer Art durch ihre Zusammensetzung oder Eigenschaften maßgeblich unterscheiden
- enthalten in definierter Zusammensetzung z. B.: **1.** Proteine* **2.** Aminosäuren* **3.** Vitamine* **4.** Elektrolyte **5.** Spurenelemente **6.** Kohlenhydrate **7.** Zuckeraustauschstoffe **8.** Diätsalz.

Beispiele: Zu den diätetischen Lebensmitteln zählen u. a.:

- Kochsalzersatz
- Zuckeraustauschstoffe (Fruktose, Mannitol, Sorbitol, Xylitol)
- zugelassene Süßstoffe*
- Sondernahrung
- sog. bilanzierte Diäten
- Lebensmittel für Diabetiker und Übergewichtige
- natriumarme Lebensmittel zur Verwendung bei Nierenerkrankungen und Hypertonie
- besonders zusammengesetzte Lebensmittel zur Verwendung bei Fettstoffwechselstörungen
- glutenfreie Lebensmittel zur Verwendung bei Zöliakie oder einheimischer Sprue
- ballaststoffreiche Erzeugnisse zur Behandlung von Obstipation
- Lebensmittel, die nach Kennzeichnung wie Darbietung mit diätetischer Zweckbestimmung in den Handel gelangen.

Diätetische Lebensmittel für Diabetiker: Diätetische Lebensmittel für Diabetiker dürfen nicht mehr Fett und Alkohol* als vergleichbare Lebensmittel des allgemeinen Verzehrs enthalten. Der Verzehr energieliefernder Zuckeraustauschstoffe bietet gegenüber normalem Haushaltszucker keinen Vorteil. Zugelassen sind Zusätze von

- D-Glukose
- Invertzucker
- Disacchariden
- Maltodextrinen
- Glukosesirup.

Diagnose *f*: engl. *diagnosis*. Benennung einer Erkrankung und Endpunkt des diagnostischen Prozesses, in dem aus der Konstellation von Symptomen sowie erhobenen Untersuchungsbefunden eine Zuordnung zu einem bekannten Krankheitsbild bzw. einer Störungskategorie gelingt. Aus der Diagnose ergeben sich die Therapie sowie der zu erwartende Ausgang der Erkrankung.

Formen: Das Vorgehen, eine Diagnose zu stellen, ist die Diagnostik. Sie umfasst im klassischen Fall Anamnese*, körperliche Untersuchung*, Labor- und apparative Untersuchungen. Ein eindeutiger Befund führt zu einer klaren Diagnose. Ist dies nicht der Fall, sind folgende Diagnoseformen möglich:

- Differenzialdiagnose: Der aktuelle Befund lässt mehrere mögliche Erkrankungen zu, die gegeneinander abzugrenzen und durch weitere diagnostische Maßnahmen auf die tatsächlich vorliegende Erkrankung einzugrenzen sind, z. B. Differenzialdiagnose des akuten Abdomens.
- Verdachtsdiagnose: Die Ergebnisse lassen eine Erkrankung vermuten, die durch weitere Diagnostik zu erhärten ist, z. B. Verdacht auf Knochenfraktur bei entsprechender, äußerlich erkennbarer Fehlstellung.
- Arbeitsdiagnose: Die Arbeitsdiagnose ermöglicht den Beginn der Behandlung, wenn aus unterschiedlichen Gründen (Notfall, Kosten-Nutzen-Relation, verweigertes Patienten-Einverständnis zu weiterer Diagnostik) die Diagnose nicht weiter gesichert werden kann, z. B. bei der Arbeitsdiagnose allgemeine Entwicklungsverzögerung bei Kleinkind: Behandlung durch Frühförderung.
- Scheindiagnose: Eine Erkrankung ist nicht nachweisbar, in Abwägung aller Umstände ordnet der Behandler aber unklare oder nicht pathologische Symptome bewusst einem Krankheitsbild zu, um den Patienten vor weiteren Risiken zu bewahren, z. B. Patient mit beginnender Demenz ist überzeugt davon, einen Darmtumor zu haben: in Zusammenarbeit mit dem Psychiater übermittelt der Hausarzt als Ergebnis einer ergebnislosen Koloskopie die Scheindiagnose schmerzhafter, aber harmloser Darmpolypen.
- Fehldiagnose: Falsch gedeutete oder unterbliebene Untersuchungen führen zu einer falschen Diagnose und möglicherweise auch zu einer fehlerhaften Therapie, z. B. unterbliebene Malaria-Diagnostik bei Fieberschüben und länger zurückliegender Fernreise.
- Ausschlussdiagnose: Sie ergibt sich, nachdem man die anderen infrage kommenden Erkrankungen nicht festgestellt hat, z. B. somatoforme Erkrankung nach Ausschluss körperlicher Ursachen.
- Diagnosis ex* juvantibus: Man stellt die Diagnose nicht anhand von Untersuchungsbefunden, sondern schließt auf sie, nachdem eine ihr zuzuordnende Therapie geholfen hat.

Klassifizierung: Diagnosen werden verschlüsselt, um für medizinstatistische Zwecke Vergleichbarkeit zu schaffen. Die bekannteste Klassifikation ist der von der WHO herausgegebene ICD-10-Code (International Classification of Diseases, 10. Revision).

Diagnostik *f*: engl. *diagnostic investigation*. Medizinisches Verfahren, an dessen Endpunkt die Diagnose* steht. Die Diagnostik umfasst die Erhebung der Anamnese*, die körperliche Untersuchung*, Labor- und mikrobiologische Diagnostik, apparative Verfahren sowie differenzialdiagnostische Überlegungen.

Diagnostika *n pl*: Substanzen, die zur Untersuchung des Zustandes oder der Funktion des Organismus verwendet werden. Diagnostika dienen der Diagnose*, Verlaufskontrolle und Therapiesteuerung. Sie werden außerhalb des Körpers, peroral* oder parenteral* angewendet. Mit Diagnostika durchgeführte Bestimmungsmethoden sollten bei hoher Spezifität, Genauigkeit und Nachweisempfindlichkeit automatisiert durchführbar sein.

Hinweis: Mit den Analysen zur Stoffwechsel- und Funktionsprüfung durch Diagnostika beschäftigt sich die Klinische Chemie.

Diagnostik, neurochirurgische *f*: Untersuchungsmaßnahmen in der Neurochirurgie. Sie sind weitgehend identisch mit der neurologischen und neuroradiologischen Diagnostik (körperliche und neurologische Untersuchung;

Elektrophysiologie mit EEG, EMG; Bildgebung mit Röntgen, CT, MRT, Angiografie, Ultraschall einschließlich Flussmessung). Hinzu kommen neurochirurgisch-invasive Untersuchungsmaßnahmen wie Hirn- und Nervenbiopsie, Endoskopie in Hirnventrikeln und Spinalkanal u. a.

Diagnostik, neuropsychologische f: engl. *neuropsychological diagnostics*. Untersuchung von kognitiven Funktionen (z. B. Aufmerksamkeit, Lernen und Gedächtnis, Wahrnehmung), emotionaler Befindlichkeit (z. B. depressive Verstimmung, Angst) sowie Verhalten unter besonderer Bezugnahme auf die Art und (wo möglich) die Ursache einer vermuteten zugrunde liegenden Gehirnerkrankung (z. B. Schlaganfall, Depression).

Diagnostik, nichtinvasive f: syn. nicht invasive diagnostische Verfahren. Untersuchungsverfahren ohne Eingriff in den Körper des Patienten wie z. B. Palpation, Puls- und Blutdruckmessung, Sonografie. Auch Blutentnahme und digitale rektale Untersuchung* zählen in Deutschland dazu, während diese Untersuchungen in anderen Ländern bei enger gefasster Definition zu den invasiven Verfahren gerechnet werden.

Diagnostik, operationalisierte f: engl. *operationalized diagnostics*. Diagnostik im Rahmen der Klassifikation psychischer Störungen (DSM-IV, ICD-10) nach festgelegten obligaten und fakultativen Symptom-, Zeit- und Verlaufskriterien sowie Algorithmen mit hoher Reliabilität diagnostischer Entscheidungen, besonders in Verbindung mit strukturierten oder standardisierten diagnostischen Interviews*.

Diagnostik, psychologische: engl. *psychodiagnostics*; syn. Psychodiagnostik. Prozess, mit dem unter Einsatz verschiedener Verfahren systematische Informationen über psychische (psychologische) Merkmale einer Person ermittelt werden. Eingesetzt werden v. a. psychologische Tests*, Erhebung der Anamnese*, diagnostisches Interview*, Exploration* und Verhaltensbeobachtung.

Diagnostische Punktion f: Punktion* von Körperhohlräumen, Hohlorganen, parenchymatösen Organen oder Tumoren zur Entnahme von Flüssigkeiten, Zellen oder Gewebe zu diagnostischen Zwecken (evtl. unter Ultraschall-, Röntgen- oder endoskopischer Kontrolle).

Dialektisch-behaviorale Psychotherapie → Therapie, dialektisch-behaviorale

Dialog, innerer m: engl. *internal dialogue*. Inneres Selbstgespräch, das bei vielen Menschen unbewusst abläuft. In verschiedenen psychotherapeutischen Techniken (kognitive Therapie*, neurolinguistisches Programmieren) wird der innere Dialog durch Bewusstmachung genutzt als Steuerungsfunktion menschlichen Handelns (Selbstinstruktion, Selbst-Coaching).

Dialysance f: Messgröße für die Leistungsfähigkeit eines Dialysators in der Nierenersatztherapie. Dialysance bezeichnet dasjenige Blutvolumen, das bei Durchfluss durch den Dialysator pro Zeiteinheit von der untersuchten Substanz gereinigt wird.

Beschreibung:

$$D = Q_B \cdot \frac{A - V}{A - W}$$

- Q_B = Blutdurchfluss in ml/min
- A = Konzentration im arteriellen Blut
- V = Konzentration im venösen Blut
- W = Konzentration im Dialysat

Dialysat n: engl. *permeate*; syn. Permeat. Spüllösung für die Hämodialyse* und die Peritonealdialyse*. Es handelt sich um eine sterile, standardisierte, gepufferte Dialysierlösung, in der sich beim Dialysevorgang die auszuscheidenden, im Blut gelösten Substanzen anreichern.

Dialysata [Pharmazie] f pl: Durch Dialyse gewonnene flüssige Extrakte (Fluidextrakte, Extracta) aus frischen Pflanzen.

Dialyse → Dialysebehandlung

Dialyse f: engl. *dialysis*. Oberbegriff für verschiedene Blutreinigungsverfahren zur Abtrennung gelöster Teilchen mithilfe einer semipermeablen Membran* und Regulation des Flüssigkeitshaushaltes. Das wichtigste Einsatzgebiet ist die Blutreinigungsverfahren bei akuter oder chronischer Niereninsuffizienz.

Formen:
- Hämodialyse*
- Hämofiltration*
- Hämodiafiltration*
- Sonderform: Peritonealdialyse*

Prinzipien: Den verschiedenen Dialyseverfahren liegen folgende physikalische Prinzipien zugrunde:
- Diffusion*/Osmose*: 1. die treibende Kraft des Stofftransports ist ein Konzentrationsgefälle zwischen den durch die semipermeable Membran* getrennten Flüssigkeitskompartimenten (Patientenblut und Dialysat). 2. für den Erhalt eines möglichst großen osmotischen Gradienten werden die beiden Flüssigkeitskompartimente in entgegengesetzter Richtung durch den Dialysator geleitet (Gegenstromprinzip).
- Ultrafiltration*: Aufbau eines hydrostatischen Druckgefälles über die semipermeable Membran zum Entzug überschüssiger Flüssigkeit.

Dialysearthropathie f: engl. *dialysis-related arthropathy*; syn. dialyse-assoziierte Amyloidose. Unter Langzeit-Hämodialyse auftretendes arthritisähnliches Krankheitsbild mit Gelenkschmerzen. Ursache ist ein dialysebedingter Proteinabbau mit Bildung von Amyloid-Präzipitaten in Gelenkkapseln und subchondralem Gewebe. Es kommt zu rezidivierenden arthritischen Schüben und bei einem Teil der Patienten zu fortschreitender Gelenkdestruktion, besonders an den großen stammnahen Gelenken.

Dialysebehandlung f: Behandlungsmethode zur Elimination von harnpflichtigen Substanzen*, anderen Stoffwechsel(end)produkten und Wasser aus dem Organismus sowie zur Equilibrierung des Säure*-Basen-Haushalts mittels Blutreinigungsverfahren* wie Hämodialyse* und Peritonealdialyse*. Die Dialysebehandlung kann trotz Flüssigkeits- und Elektrolytbilanzierung nur annähernd eine physiologische Homöostase* erreichen und die Niere nicht vollständig ersetzen.

Vorgehen:
- übliche Therapiefrequenz bei Dauerdialyse 3-mal pro Woche
- bei akutem Nierenversagen und Entgiftung alle 12–24 h Durchsatz von 50–100 l Blut während einer Dialysebehandlung von 3–4 h Dauer
- technische Optimierung der individuellen Dialysebehandlung hinsichtlich: 1. Verfahren 2. Dialysedauer und -terminen 3. Permeatzusammensetzung 4. diätetischen Maßnahmen (insbesondere Einschränkung der Wasser-, Natrium- und Kaliumzufuhr)
- evtl. Substitution von Eisen, Calciferolen, Erythropoetin* und pharmakologische Zusatztherapie (z. B. mit phosphatbindenden Substanzen, Antihypertensiva) zur Prophylaxe von Komplikationen.

Indikatoren für adäquate Dialysebehandlung sind:
- Laborparameter (Werte nach 2-Tage-Intervall vor der Dialyse): 1. Harnstoff < 30 mmol/l 2. Kreatinin < 1000 µmol/l 3. HPO_4^{2-} < 2,3 mmol/l 4. Ca^{2+} < 2,6 mmol/l 5. Bicarbonat > 20 mmol/l 6. Hämoglobin > 11 g/dl
- klinische Parameter wie: 1. Blutdruck 2. Herzgröße 3. Knochenmorphologie.

Die erforderliche Dialysedosis wird über die Harnstoffclearance ($Kt/V_{Harnstoff}$) oder die Harnstoffreduktionsrate (URR, Urea Reduction Rate) definiert.

Indikationen:
- akutes* Nierenversagen
- Entgiftung bei Intoxikation mit dialysierbaren Substanzen
- bei terminaler Niereninsuffizienz* als Überbrückung bis zu einer Nierentransplantation* oder als chronische lebenslange Nierenersatztherapie.

Komplikationen:
- typische Stoffwechselstörungen aufgrund des Verlustes der endokrinen Funktionen der Niere und wegen behandlungsbedingter diskontinuierlicher bzw. ungenügender Elimination von Stoffwechselprodukten (v. a.

Dialysediät

der sog. Mittelmoleküle mit M_r 500–5000) und evtl. im Permeat vorhandener schädlicher Substanzen (z. B. Aluminium): **1.** Störungen des Knochen-, Eisen-, Kohlenhydrat-* und Fettstoffwechsels* **2.** Störungen des Elektrolyt-*, Wasser- und Säure*-Basen-Haushalts **3.** Folgeerkrankungen (z. B. sog. Dialysearthropathie* und Dialyseosteopathie*, arterielle Hypertonie*, Anämie*, Neuropathie)
- heparininduzierte Thrombopenie (Typ II); bei Auftreten Ersatz von Heparin* durch Heparinoide*.

Dialysediät: engl. *dialysis diet*; syn. Dialysekost. Eiweiß- und kalorienreiche Ernährung bei dialysepflichtigen Patienten mit chronischer Niereninsuffizienz. Die Flüssigkeitszufuhr wird streng bilanziert und die Phosphataufnahme reduziert durch Einnahme von Phosphatbindern und Vermeidung stark phosphathaltiger Lebensmittel. Bei guter Selbstpflege können die Patienten Komplikationen positiv beeinflussen.

Dialyseosteopathie *f:* engl. *dialysis-related osteopathy.* Unter Dauerdialyse auftretende Knochenveränderungen im Sinne einer renalen Osteopathie*. Unterschieden werden 3 Typen unterschiedlicher Ätiologie mit Funktionsstörung der Nebenschilddrüsen und/oder des Vitamin-D-Metabolismus. Die Therapie richtet sich nach der bestehenden Form.

Dialysepflege *f:* engl. *dialysis nursing care.* Pflegerische Betreuung von Dialysepatienten durch speziell qualifiziertes Personal. Die Dialysepflege umfasst die Beurteilung der Dialysefähigkeit des Patienten, die Nierenersatztherapie nach ärztlicher Anordnung, Patientenbeobachtung und Vitalzeichenkontrolle während der Behandlung sowie Beratung und psychosoziale Betreuung von Patienten und Angehörigen.

Formen:
- Hämodialyse* im Zentrum (ambulant)
- Peritonealdialyse* oder Hämodialyse* als Heim-/Selbstbehandlungsverfahren (Heimhämodialyse*).

Allgemein:
- am Patienten: **1.** Erhebung einer Kurzanamnese vor jeder Behandlung **2.** Durchführung der Nierenersatztherapie nach ärztlicher Verordnung (Punktion des Shunts, Herstellen der Verbindung zum extrakorporalen Kreislauf („Anschließen"), regelmäßige Überwachung der Geräteparameter, Rückgabe des extrakorporalen Blutes („Abschließen") **3.** Beobachtung der Vitalzeichen und Auswertung der Beobachtungsergebnisse **4.** Information des Arztes bei Komplikationen, Handeln in Notfallsituationen
- Beratung: **1.** Einbeziehung von Angehörigen und externen Pflegeeinrichtungen **2.** Schulung und Beratung der Patienten, der Angehörigen und des Behandlers zur Steigerung des Potenzials zur Selbstpflege und zur Vermeidung von behandlungsbedingten Komplikationen **3.** Information und psychosoziale Betreuung
- Qualitätskontrolle.

Bei stationärem Aufenthalt:
- Grundsätzliches: **1.** am Shuntarm keinen Blutdruck messen und kein Blut entnehmen **2.** zentrale Katheter für die Dialyse sind ausschließlich der Dialysebehandlung vorbehalten **3.** Patienten immer nach eigenen Behandlungsschemata fragen
- Ernährung: **1.** dem Appetit und dem individuellen Ernährungsplan angepasst, v.a. eiweiß- und kalorienreich sowie phosphat-, kalium- und kochsalzarm; im Krankenhaus (Ausfall von Mahlzeiten) sind die Patienten häufig gefährdet, in einen katabolen Zustand (siehe Stoffwechsel) zu geraten **2.** Trinkmengen und sonstige Flüssigkeitszufuhr müssen bilanziert und vom Nephrologen individuell festgelegt werden (Faustregel: Restharnmenge + 500 ml). Die Gewichtszunahme zwischen den Dialyseterminen sollte maximal 1,5–2 kg betragen
- bei Patienten mit Peritonealdialyse* muss zusätzlich geklärt werden, ob: **1.** ihre Dialyselösung im Krankenhaus vorhanden ist **2.** die Beutelwechsel von ihnen selbst durchgeführt werden können oder Dialysepersonal informiert werden muss **3.** der Dialysemodus geändert werden muss.

Dialyseshunt *m:* engl. *hemodialysis shunt.* Operativ als subkutane arteriovenöse Fistel* angelegte Verbindung. Dabei wird eine gut zugängliche Extremitätenarterie mit einer benachbarten Vene kurzgeschlossen. Ziel ist, eine ausreichende Blutentnahme für den extrakorporalen Blutkreislauf zu ermöglichen, der bei einer Hämodialyse* erforderlich ist.

Formen:
- native Shuntanlage (siehe Abb.): gefäßchirurgische Anastomosierung der A. radialis mit der V. cephalica am distalen Unterarm (Brescia-Cimino-Fistel); ein analoges operatives Vorgehen ist in der Ellenbeuge (Vena-cephalica-, Vena-basilica-Fistel) und am Oberschenkel möglich (Saphenaschlinge)
- Shuntanlage unter Verwendung von Kunststoff-Gefäßprothesen mit Polytetrafluorethylen zur Gefäßüberbrückung bei schlecht ausgebildeten oder thrombosierten Gefäßen.

Komplikationen:
- Blutung
- thrombotischer Shuntverschluss
- Shuntinfektion*
- Steal-Phänomen: **1.** kalte Hände **2.** Hautveränderungen **3.** Gefühlsstörungen **4.** Infektion **5.** Fingernekrosen
- Aneurysmabildung.

Ein Steal-Phänomen kann behandelt werden mittels DRIL (Distal Revascularization Interval Ligation) oder PAI (Proximalization of the Arterial Inflow).

Diameter → Beckenmaße

Diameter frontooccipitalis *m:* syn. gerader Durchmesser. Schädeldurchmesser von Stirn bis Hinterhaupt, eines der sonografisch zu erfassenden Maße am fetalen Schädel.

Diamine *n pl:* engl. *diamines.* Organische Verbindungen mit 2 Aminogruppen, die durch Decarboxylierung* von Diaminosäuren als biogene Amine* (z. B. Histamin) oder bei Eiweißfäulnis (z. B. Cadaverin [Pentamethylendiamin], Putrescin [Tetramethylendiamin], Hexamethylendiamin) entstehen.

Diaminosäuren *f pl:* engl. *diaminoacids.* Basische Aminosäuren* mit einer zweiten Aminogruppe (NH_2), z. B. Lysin* und Ornithin*.

Diaminurie *f:* engl. *diaminuria.* Ausscheidung von Diaminen (z. B. Cadaverin und Putrescin) im Urin.

Diamond-Blackfan-Anämie *f:* engl. *Diamond-Blackfan anemia;* Abk. DBA. Seltene, angeborene Form der Pure Red Cell Aplasia (Störung der Erythrozytopoese*) infolge einer Mutation ribosomaler Gene, am häufigsten im Gen für das ribosomale Protein S19 (RPS19) mit autosomal-rezessivem (Genlocus 19q13.2) bzw. autosomal-dominantem (Genlocus 8p23.3–p22) Erbgang. Meist wird die Diagnose bereits im Säuglingsalter gestellt.

Diamond-Shwachman-Syndrom → Shwachman-Diamond-Syndrom

Diapedese *f:* engl. *diapedesis;* syn. Migration. Austritt von Blutzellen aus kleinen Blutgefäßen. Die Migration von Leukozyten* (Leukodiapede-

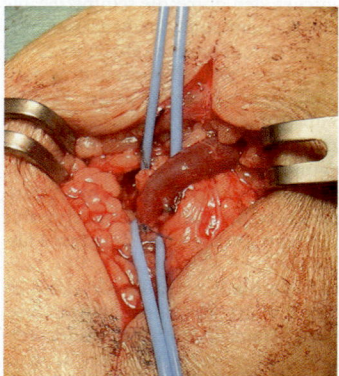

Dialyseshunt: Native Shuntanlage (Operationssitus). [105]

se), insbesondere neutrophilen Granulozyten, durch die unverletzte Kapillarwand bei Entzündung wird chemotaktisch vermittelt durch Zelladhäsionsmoleküle* auf der Oberfläche der Leukozyten und Endothelzellen. Bei starker Blutstauung (Haemorrhagia per diapedesem) kommt es zur Diapedese von Erythrozyten.

Diaphanoskopie f: engl. *diaphanoscopy*. Durchleuchtung eines Körperteils mit einer Lichtquelle zur Beurteilung der Transparenz. Das Verfahren wird in der Ophthalmologie* eingesetzt als diasklerale Augendurchleuchtung, z. B. zur Diagnostik eines Aderhautmelanoms, und in der Pädiatrie als Durchleuchtung des Schädels, meist zur Hydrozephalus*-Diagnostik.

Diaphorese → Schweißsekretion

Diaphragma → Scheidendiaphragma

Diaphragma → Zwerchfell

Diaphragma pelvis n: engl. *pelvic diaphragm*. Breite Muskelplatte, die hauptsächlich aus dem trichterförmigen M. levator ani, der Fascia superior diaphragmatis pelvis und der Fascia inferior diaphragmatis pelvis besteht. Sie bildet gemeinsam mit dem Diaphragma* urogenitale und der Schließ- und Schwellkörpermuskulatur von Urogenital- und Darmtrakt den Beckenboden*.

Diaphragma urogenitale n: engl. *urogenital diaphragm*. Vorderer Beckenbodenteil, der zusammen mit dem Diaphragma* pelvis den Rumpf nach unten hin abschließt. Es setzt sich zusammen aus M. transversus perinei profundus, M. transversus perinei superficialis und Centrum perinei und wird von der Fascia diaphragmatis urogenitalis superior und Fascia diaphragmatis urogenitalis inferior bedeckt.

Diaphyse f: engl. *diaphysis*. Von Metaphyse und Epiphyse abzugrenzendes Mittelstück der Röhrenknochen, das auch als Schaft bezeichnet wird.

diaplazentar: engl. *transplacental*; syn. transplazentar. Durch die Plazenta* hindurch, also die Plazentaschranke überwindend. Der Begriff wird verwendet, wenn es zum Übertritt von Substanzen aus dem mütterlichen in den kindlichen Kreislauf oder umgekehrt kommt.

Diarrhö f: engl. *diarrhea*. Mehr als 3 ungeformte Stühle täglich mit Wassergehalt > 75 % oder Stuhlmasse > 250 g/d. Man unterscheidet akute Diarrhö (bis 14 Tage, Prognose gut) und chronische Diarrhö (> 14 Tage, Prognose ernster). Die Ursachen sind vielfältig. Die Therapie ist symptomatisch oder folgt der Ursache.

Klinischer Verlauf:
- akute Diarrhö wie z. B. Reisediarrhö* und Lebensmittelvergiftung*: 1. meist nur wenige Tage anhaltend, selbstlimitierend 2. Therapie meist symptomatisch
- chronische Diarrhö: z. B. Zöliakie*, chronisch entzündliche Darmerkrankung*:
1. Dauer > 14 Tage 2. erfordert spezifische Diagnostik und Therapie.

Pathophysiologie und Sonderformen: Osmotische Diarrhö:
- Ursachen: 1. osmotisch wirksame Substanzen im Darmlumen (z. B. Lactulose*, Mannitol*, Sorbit, Süßstoffe u. a. im Darm verbleibende, primär nicht resorbierbare Substanzen) 2. aufgrund von Maldigestion* bzw. Malabsorption* durch funktionell reduzierte intestinale epitheliale Resorptionsfläche (z. B. Zöliakie, Kurzdarmsyndrom) oder durch primär mukosalen Mangel bzw. Defekt eines resorptiven Transporters (z. B. Kohlenhydratmalabsorption*, familiäre Chloriddiarrhö, Gallensäureverlustsyndrom) 3. im Kleinkindalter z. B. als sog. Toddler's* Diarrhea (unspezifische Diarrhö des Kleinkinds) durch verringerte Transportkapazität für Fruktose
- diagnostischer Hinweis: bei Nahrungskarenz lässt der Durchfall nach.

Sekretorische Diarrhö:
- Ursachen: 1. gesteigerte Wasser- und Elektrolytsekretion 2. parazelluläre Wasser- und Elektrolytverluste durch interepitheliale Barrierestörung des Darms (HIV-Enteropathie, Colitis* ulcerosa u. a. entzündliche Diarrhöen) bzw. Exsudat durch Zelldefekte (z. B. Ulkus, bakterielle invasive Enteritis) 3. Vorkommen der sekretorischen Diarrhö durch gesteigerte Chloridsekretion u. a.: I. bei infektiöser Gastroenteritis* durch Enterotoxin* mit v. a. wässriger Diarrhö (z. B. Salmonellose*, Cholera*, Infektion mit Rotavirus*, Brechdurchfall des Säuglings II. bei neuroendokrinem Tumor (z. B. Verner-Morrison-Syndrom)
- diagnostischer Hinweis: Persistenz bei Nahrungskarenz (Ausnahme: sekretorische Diarrhö bei Nahrungsmittelallergie*).

Entzündliche Diarrhö:
- häufig Mischform von osmotischer und sekretorischer Diarrhö
- mukosale Läsion mit Exsudation von Proteinen und Blut, z. B. bei infektiöser invasiver Enteritis mit v. a. blutig-schleimiger Diarrhö und Tenesmen (Shigellose*, Amöbiasis*, Enterokolitis durch Infektion mit Campylobacter*, enterohämorrhagischer Escherichia* coli u. a.)
- bei Antibiotika-assoziiertem Kolitis*
- nichtinfektiös u. a. bei Morbus* Crohn und Colitis* ulcerosa.

Diarrhö bei Motilitätsstörung:
- verminderte Kontaktzeit durch Hypermotilität
- Vorkommen u. a. bei Reizdarmsyndrom, Hyperthyreose.

Diarrhö als Medikamentennebenwirkung:
- Antibiotika (Störung der Darmflora)
- Magnesium, magnesiumhaltige Antazida*
- nichtsteroidale Antirheumatika (NSAR)
- Antidepressiva* (selektive Serotonin-Wiederaufnahmehemmer)
- Statine
- Laxanzien*
- Chemotherapeutika*.

Sonderformen:
- **falsche Diarrhö**: vermehrte Stuhlfrequenz bei normalem Stuhlgewicht (z. B. bei Reizdarmsyndrom)
- **paradoxe Diarrhö**: Stuhlverflüssigung durch bakterielle Vergärung (z. B. bei Tumorstenose im Kolon)
- **nosokomiale Diarrhö**: Durchfallerkrankung bei stationären Patienten 72 h nach Klinikaufnahme, meist infektiöser Genese z. B. durch Clostridium-difficile-Infektion.

Symptomatik: Neben flüssigem, breiigem Stuhl kommt es häufig zu folgenden Begleitsymptomen:
- Übelkeit, verursacht durch bakterielle Toxine
- Bauchschmerzen
- Fieber bei invasiven Erregern (z. B. Noroviren, Rotaviren, Shigellen, enteroinvasive E. coli, Salmonellen, Campylobacter*).

Therapie:
- symptomatisch: Substitution von Elektrolyten und Flüssigkeit, ggf. Antidiarrhoika (z. B. Loperamid)
- kausal je nach Ursache z. B. thyreostatische Therapie bei Hyperthyreose, Substitution von Pankreasenzymen bei exokriner Pankreasinsuffizienz, Colestyramin bei Gallensäureverlustsyndrom und glutenfreie Ernährung bei Zöliakie
- evtl. Probiotika
- Antibiotika nur in Ausnahmefällen, z. B. bei infektiöser Diarrhö mit blutigen Durchfällen oder schwerem Krankheitsbild oder toxinbildender Clostridium-difficile-Infektion.

Prognose: Milde, selbstlimitierende Krankheitsverläufe bis 14 Tage heilen meist aus. Beim länger dauernden Durchfall sind v. a. alte Menschen und Kleinkinder durch Exsikkose und Elektrolytstörungen gefährdet.

Diarrhoea → Diarrhö

Diarrhoea chylosa f: engl. *diarrhea chylosa*. Diarrhö* mit Entleerung von Schleim und Eiter.

Diarrhoea nocturna f: engl. *nocturnal diarrhea*; syn. Nächtlicher Durchfall. Nächtliche Durchfälle (Diarrhö*). Auslöser können prinzipiell alle Ursachen für Diarrhöen sein, wobei psychisch bedingte Durchfälle und auch Durchfälle bei Reizdarm eher tagsüber auftreten. Früher wurde die Diarrhoea nocturna vor allem mit der Darmtuberkulose* assoziiert.

Diarrhoea stercoralis → Diarrhö, paradoxe

Diarrhö, paradoxe f: engl. *paradoxic diarrhea*; syn. Verstopfungsdurchfall. Absetzen von verflüssigtem, übelriechendem Stuhl, häufig mit oder im Wechsel mit festen Kotballen. Ursache ist ein Passagehindernis im Dickdarm*, beispielsweise ein Tumor. Dadurch kann der Stuhl den Darm nicht mehr passieren, er wird vor dem Hindernis bakteriell zersetzt, verflüssigt und auf diese Weise ausgeschieden.

Diaschisis f: Bezeichnung für zum einen eine Funktionsminderung funktionell zusammenhängender Hirnregionen nach Schädigung eines Anteils, z. B. eine Beeinträchtigung der linken Kleinhirnhemisphäre bei Schädigung der rechten Zentralregion; zum anderen für den Begriff spinaler Schock* verwendet.

Diasklerale Augendurchleuchtung → Diaphanoskopie

Diastase → Amylasen

Diaster m: engl. amphiaster. Sternförmige Konfiguration der Chromosomenpaare in der Anaphase der Meiose* und Mitose*.

Diastereomerie f: engl. diastereomerism. Unterform der Stereoisomerie. Sie bezeichnet das Phänomen, dass sich 2 Moleküle in der Verknüpfung gleichen, sich aber nicht wie Bild und Spiegelbild zueinander verhalten. Die beiden Moleküle nennt man Diastereomere. Sie können mehrere Chiralitätszentren haben und zeigen chemische und physikalische Unterschiede.

Diastole f: Erschlaffungsphase der Herzkammern im Rahmen des Herzzyklus*. Während der Diastole füllen sich die Herzkammern mit Blut. Die Taschenklappen* sind geschlossen, die Segelklappen öffnen sich während der Diastole. Es schließt sich die Systole* an. Näheres siehe unter Herzzyklus*.

Diastolikum → Herzgeräusch

Diastolisches Geräusch → Herzgeräusch

Diathermie f: engl. diathermy. Erzeugung von Tiefenwärme im Körper durch hochfrequenten elektrischen Strom. Das Verfahren kommt im Rahmen der physikalischen Therapie als Hochfrequenztherapie* sowie in der Chirurgie als Elektrokoagulation* zur Blutstillung und bei der Katheterablation* zum Einsatz.

Diathese, angiospastische f: engl. angiospastic diathesis. Neigung zur Vasomotorenhyperaktivität, u. a. bei vegetativer Labilität mit Blutdruckschwankung, schnellem Erröten, Ohnmacht und Migräne.

Diathese, atopische f: engl. atopic diathesis; syn. allergische Diathese. Genetisch bedingte Veranlagung zu atopischen Erkrankungen, zu denen allergische Rhinokonjunktivitis, allergisches Asthma bronchiale, atopisches Ekzem und Nahrungsmittelallergie gehören. Eine atopische Diathese liegt vor, ohne dass sich diese Erkrankungen bereits klinisch manifest haben.

Diathese, hämorrhagische f: engl. hemorrhagic diathesis. Vermehrte Blutungsneigung, die sich klinisch beispielsweise durch eine gestörte Blutstillung nach Punktionen* und Verletzungen äußert. **Ätiologie:**
- angeboren bzw. primär
- erworben bzw. sekundär (auch iatrogen*, z. B. durch Antikoagulanzien oder Thrombozytenaggregations*-Hemmer).

Klinik:
- Menorrhagie, Hypermenorrhö, gestörte Blutstillung nach Punktionen oder Verletzungen
- z. T. spontan auftretende, nur schwer stillbare Blutungen*
- Hautblutungen (bei thrombozytärer oder vaskulärer hämorrhagischer Diathese v. a. punktförmig bis kleinfleckig mit Schleimhautblutung, bei plasmatischer hämorrhagischer Diathese v. a. flächig).

Diathese-Stress-Modell n: engl. diathesis-stress model; syn. Vulnerabilitäts-Stress-Modell. Allgemeingültiges, schulenunabhängiges Modell der Entstehung psychischer Störungen*. Die Grundannahme ist, dass sowohl Diathese (Disposition*) als auch Stress* zur Entwicklung von Störungen nötig sind. Das Modell basiert auf biologischen, psychologischen und Umweltfaktoren.

Diatomeenprobe f: engl. diatom test. Untersuchung zum Nachweis von Kieselalgen in Organen des großen und kleinen Kreislaufs, mit Übereinstimmung zwischen Befund und lokalen Planktonarten. Die Diatomeenprobe zur Diagnostik des Todes durch Ertrinken* ist umstritten wegen möglicher enteraler und inhalativer Aufnahme in vivo, postmortalem Eindringen in die Lunge und Artefakten bei der Aufbereitung.

Diatrigerie → Altern

Diazepam n: Benzodiazepin* mit sehr langer Halbwertzeit (20–50 h) zur vorübergehenden Behandlung von schweren Angstzuständen, Schlafstörungen, Muskelverspannungen und epileptischen Anfällen. Diazepam kann nach längerer Einnahme zur Abhängigkeit führen und beim plötzlichen Absetzen Entzugssymptome hervorrufen.

Indikationen:
- zur Prämedikation vor operativen oder diagnostischen Eingriffen und zur postoperativen Behandlung
- bei akuten Angst-, Erregungs-, Spannungs- und Unruhezuständen
- beim Status epilepticus
- bei Tetanus und anderen Formen eines akuten Muskelspasmus.

Dichotomie f: engl. dichotomy. Zweiteilung, z. B. Verzweigung von Drüsengängen oder der Bronchien.

Dichromasie → Farbenfehlsichtigkeit

Dichromatopsie → Farbenfehlsichtigkeit

Dichtegradient → Ultrazentrifuge

Dickdarm m: engl. large intestine; syn. Intestinum crassum. Terminaler Abschnitt des Darms zwischen Ileozäkalklappe (Bauhin*-Klappe) und Anus*. Der Dickdarm ist ca. 150 cm lang und besteht aus den 3 Abschnitten Zäkum*, Kolon* und Rektum*, die rahmenförmig um den Dünndarm* liegen. Seine Hauptaufgaben sind Wasserrückresorption sowie Eindickung und Weitertransport des Stuhls. Siehe Abb.

Anatomie: Abschnitte:
- Blinddarm (Zäkum, Caecum) mit Wurmfortsatz (Appendix* vermiformis)
- Grimmdarm (Kolon*, Colon): 1. aufsteigender Dickdarm (Colon ascendens) 2. Querkolon (Colon transversum) 3. absteigender Dickdarm (Colon descendens) 4. Sigmadarm (Colon sigmoideum)
- Mastdarm (Rektum*, Rectum): 1. Ende des Verdauungstrakts 2. besteht aus einer Ampulla* recti zur Kotaufnahme und einem Analkanal* zur Defäkation* 3. der Analkanal* ist über einen inneren, unwillkürlich gesteuerten und einen äußeren willkürlich gesteuerten Sphinktermuskel ständig geschlossen.

Funktion:
- Vergärung des Speisebreis durch bakterielle Besiedelung (Darmflora)
- Wasser- und Salzrückresorption im Kolon zur Eindickung des Stuhls
- Transport, Speicherung und Ausscheidung des Stuhls

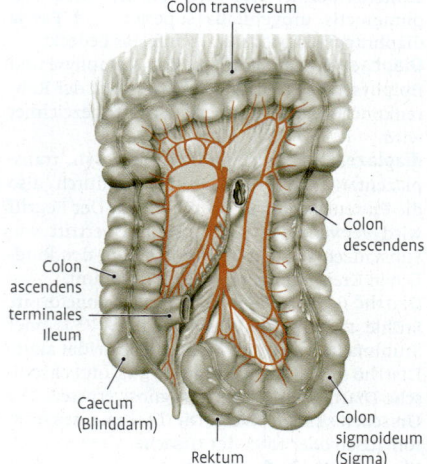

Dickdarm: Abbildung des Dickdarmes mit seinen verschiedenen Anteilen. Vom Blinddarm (Caecum) geht er in das Colon ascendens über, dann in das Colon transversum, das in das Colon descendens übergeht. Darauf folgen Colon sigmoideum und Rektum. [4]

– immunologische Identifikation von Antigenen in der Nahrung (v. a. im Zäkum und Appendix vermiformis).

Dickdarmentzündung → Kolitis

Dickdarmflora *f*: syn. Kolon-Flora. Besiedlung des Dickdarms mit Bakterien. Der Begriff Flora ist hier strenggenommen inkorrekt, korrekterweise spricht man vom intestinalen Mikrobiom, siehe Darmflora*.

Dickdarm-Ileus *m*: syn. tiefer Ileus. Obstruktiver mechanischer oder pseudoobstruktiver funktioneller Ileus* des Dickdarms. Beim mechanischen Ileus kommt es zur intraluminalen, teils massiven Druckerhöhung mit teils monströs aufgetriebenem Kolonrahmen, insbesondere des rechten Hemikolons mit konsekutiven Serosaeinrissen und Minderdurchblutung der Darmwand. Ein funktioneller Ileus wird verursacht durch Paralyse oder Ogilvie-Syndrom.

Dickdarmkarzinom → Karzinom, kolorektales

Dickdarmpolyp → Polyp, kolorektaler

Dickdarmpolypose → Polyposis intestinalis

Dickdarmtumor → Karzinom, kolorektales

Diclofenac *n*: Arylessigsäurederivat aus der Gruppe der nichtsteroidalen Antirheumatika (NSAR) und Analgetika*, das über die Hemmung der Cyclooxygenase* antirheumatisch, entzündungshemmend, analgetisch und antipyretisch wirkt. Gastrointestinale Blutungen* können während der Therapie auftreten. Wichtige Kontraindikationen sind Asthma* bronchiale und Herzinsuffizienz*.

Indikationen:
– schmerzhafte Schwellungen und Entzündungen
– Rheuma
– Arthrosen
– Schmerzen in Folge von Trauma*
– akuter Gicht*-Anfall
– Morbus Bechterew
– Neuritiden
– Neuralgien*
– akinetische Keratose*.

Didymitis → Orchitis

Didymus *m*: engl. *twin*. Zwilling, Hoden.

Dieffenbach-Plastik *f*: engl. *Dieffenbach's operation*. Verschiebelappenplastik zur operativen Deckung eines Dekubitus bzw. von Defekten an Lippe, Nasenflügel und Ohrläppchen.

Diego-Blutgruppensystem *n*: engl. *Diego blood group system*. Blutgruppensystem (Symbol Di) mit den autosomal-kodominant erblichen Allelen Di^a und Di^b. Je Erythrozyt werden ca. 1000 entsprechende Antigenkopien exprimiert. Es besteht eine physiologische Funktion bei der Chloridverschiebung (Aufnahme von Chlorid- im Austausch mit Bicarbonat-Ionen) des Erythrozyten.

Vorkommen: Di^a v. a. bei indigenen Einwohnern des amerikanischen Kontinents, Japanern und Chinesen.

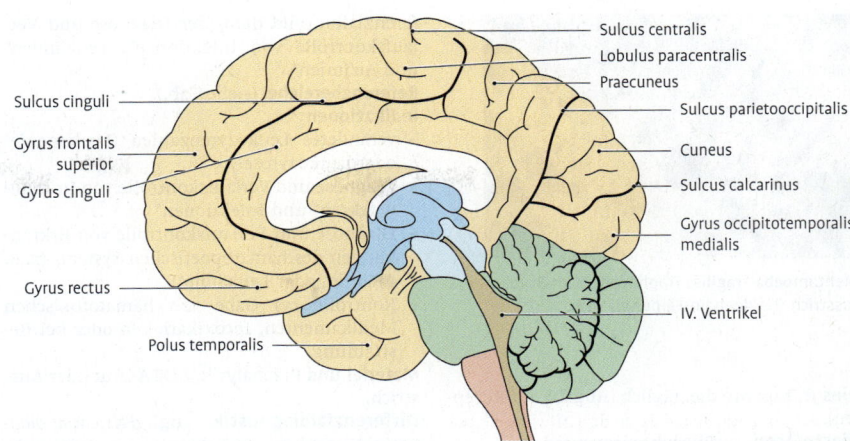

Diencephalon Abb. 2: Mediansagittalschnitt des Gehirns. Die einzelnen Hirnteile sind farbig gekennzeichnet: Telencephalon gelb, Diencephalon blau, Mesencephalon hellblau, Metencephalon grün und Myelencephalon rosa. [4]

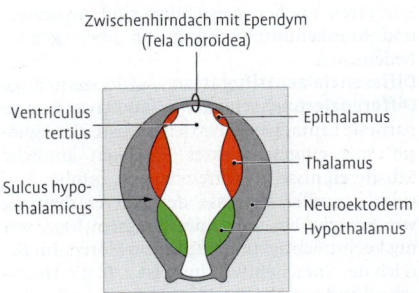

Diencephalon Abb. 1: Schematischer Querschnitt durch das Diencephalon mit seinen Bestandteilen: dorsal der Epithalamus, lateral der aus der Flügelplatte entstandene Thalamus und basal der aus der Grundplatte hervorgehende Hypothalamus. [4]

Klinische Bedeutung:
– Auftreten spezifischer Antikörper nach Bluttransfusion und während der Schwangerschaft
– sehr selten Ursache von Transfusionszwischenfällen bzw. Morbus* haemolyticus neonatorum.

Diencephalon *n*: Lebenswichtiger Teil des Gehirns* mit Funktion für zahlreiche Lebensvorgänge, das aus Epithalamus*, Thalamus*, Subthalamus*, Metathalamus und Hypothalamus* besteht. Siehe Abb. 1.

Anatomie: Umschließt den 3. Hirnventrikel*, kranial liegt das Telencephalon*, Abgrenzung z. T. schwierig, da Di- und Telencephalon während der Embryogenese* partiell ineinander wachsen (z. B. Teil des Subthalamus im Marklager des Telencephalons), kaudal vom Mesencephalon* begrenzt (siehe Abb. 2).

Physiologie: Enthält vegetative Zentren zur Steuerung aller wichtigen Stoffwechselvorgänge: Wärme-, Wasserhaushalt, Kohlenhydrat-, Fett-, Proteinstoffwechsel; zentralnervöse Regulierung des Vasomotorenapparats (Änderung des Blutdrucks, Kollaps), der blutbildenden Organe und der Schweißsekretion; außerdem mehrere, dem extrapyramidalen System* zugehörige Kerne, deren wichtigster der Globus* pallidus ist. Die nervösen Impulse zur Steuerung vegetativer Funktionen gelangen z. T. direkt über das vegetative Nervensystem* an die Erfolgsorgane (endokrine und nichtendokrine innere Organe, glatte Muskulatur u. a.), werden insbesondere aber über das Hypothalamus*-Hypophysen-System endokrin (Neurosekretion) vermittelt und koordiniert (Regelkreis*, Rückkopplung*).

Dienogest *n*: Antiandrogenes und antiöstrogenes Gestagen, das bei Endometriose*, bei Akne*, zur hormonalen Kontrazeption* (in Kombination mit Ethinylestradiol*), und bei Poly- und Dysmenorrhö* eingesetzt wird. Kontraindikationen sind akute und stattgehabte Thrombosen*. Das Thromboserisiko steigt durch die Einnahme von Dienogest.

Dientamoeba fragilis *f*: Taxonomisch den Flagellaten zugehöriges, fakultativ pathogenes, 4–12 µm großes und in drei Viertel der Stadien 2-kerniges amöbenartiges Darmprotozoon des Menschen. Siehe Abb.

DIEP-Lappen: Abk. für Deep-Inferior-Epigastric-Perforator-Lappen → Mammaplastik

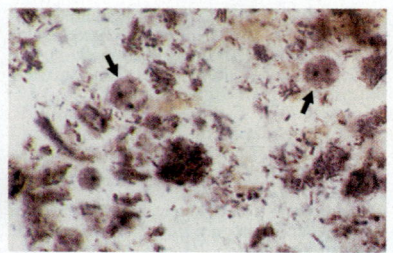

Dientamoeba fragilis: Trophozoiten im Stuhlausstrich (Heidenhain-Färbung). [177]

Dies *f*: Tag; pro die: täglich (Angabe auf Rezepten).
Diesterasen → Phosphodiesterasen
Dieterich-Krankheit *f*: engl. *Dieterich's disease*. Aseptische Knochennekrose* der Metakarpalia in der Wachstumszeit mit röntgenologisch deutlicher Deformierung der Metakarpalköpfchen (II, III, IV) bei meist nur geringen klinischen Symptomen.
Diethylentriaminpentaacetat *n*: Abk. DTPA. Chelatbildner* zur Bindung von Metallkationen, z. B. in der Nuklearmedizin ^{111}In-DTPA oder ^{99m}Tc-DTPA (siehe Leberszintigrafie*, Lungenventilationsszintigrafie*, Nierendiagnostik* und Radioisotopennephrografie*).
Dieulafoy-Ulkus → Ulcus Dieulafoy
Differenzialblutbild *n*: engl. *differential blood count*; syn. Differentialblutbild. Verfahren zur Differenzierung und Quantifizierung der Leukozyten* im Blut. Unterschieden werden neutrophile, eosinophile und basophile Granulozyten*, Lymphozyten* und Monozyten*. Das Differenzialblutbild dient der Diagnose und Verlaufskontrolle von Infektionen*, Leukämien* und Anämien*.
Referenzbereiche: (siehe Tab.).
Indikationen:
– veränderte Leukozytenzahlen (Leukopenie* oder Leukozytose*)
– Diagnose und Verlaufskontrolle von Immundefekten* und Infektionen*
– Diagnose und Verlaufskontrolle von Erkrankungen des hämatopoetischen Systems (z. B. Anämie* oder Leukämie*)
– Kontrolle bei Gabe von hämatotoxischen Medikamenten, Intoxikationen oder bei Bestrahlung.

Material und Präanalytik: EDTA-Blut oder Ausstrich.
Differenzialdiagnostik: engl. *differential diagnosis*. Ausschluss von Erkrankungen mit ähnlicher oder sogar identischer Symptomatik vor Beginn einer Behandlungsmaßnahme. Diese Differenzialdiagnosen müssen vom Arzt neben seiner Verdachtsdiagnose als Auslöser der Patientenbeschwerden in Betracht gezogen werden. Für ihren raschen Ausschluss sind Anamnese und Krankenuntersuchung von überragender Bedeutung.
Differenzialzentrifugation → Ultrazentrifuge
Differenzierungsschwäche, auditive *f*: syn. partielle Lautagnosie. Partielle akustische Agnosie* mit eingeschränkter Fähigkeit ähnliche Schallereignisse zu differenzieren infolge Störung zentraler Prozesse der Hörverarbeitung von Sprache bei unbeeinträchtigtem bzw. wenig beeinträchtigtem peripherem Hören. Im Bereich der Sprachentwicklung ist z. B. die Unterscheidung von ähnlich klingenden Lauten wie t und d besonders erschwert.
Differenzierungsstörung, sexuelle *f*: engl. *disorder of sexual differentiation*. Störungen oder Varianten der Geschlechtsdifferenzierung mit nicht eindeutig männlichem oder weiblichem Genitale* oder Unstimmigkeit zwischen chromosomalen Geschlecht und Geschlechtsmerkmalen*. Je nach Form und Ausprägung Manifestierung bei Geburt oder im Rahmen der Pubertätsentwicklung. Die Diagnostik umfasst Laborchemie, bildgebende Verfahren, Karyogramm* und evtl. Gonadenbiopsie.
diffus: Ausgebreitet, zerstreut, ohne bestimmte Grenze.
Diffus alveoläre Hämorrhagie → Syndrom, pulmorenales
Diffuse Sklerose → Hirnsklerose, diffuse
Diffusion *f*: Bewegung eines Stoffs zum Ort seiner niedrigeren Konzentration infolge Brown-Molekularbewegung. Die Menge des pro Zeiteinheit diffundierten Stoffes ist abhängig vom Konzentrationsgradienten, der Distanz zwischen den Messpunkten sowie von der Größe und Beschaffenheit (Permeabilität*) der Austauschfläche, an der Diffusion stattfindet (1. Fick-Diffusionsgesetz), bei Ionen auch von der Ladungsverteilung.
Diffusionskapazität: engl. *DCO*; syn. TCO. Maximal möglicher Stoffaustausch entlang einer Membran (Kapillaren). Die Diffusionskapazität wird bestimmt durch die Perfusion* oder die Konzentrations- bzw. Druckunterschiede. Beispielsweise bestimmt die Diffusionskapazität der Lunge die ausgetauschte Gasmenge in den Alveolen über einen bestimmten Zeitraum hinweg (siehe pulmonale Diffusionskapazität*). Bei Perfusionsstörungen ist die Diffusionskapazität erniedrigt.
Bestimmung: Die Diffusionskapazität der Lunge wird mithilfe von diffusionslimitierten Gasen wie CO bestimmt. Dabei wird Luft mit einer bestimmten CO-Konzentration eingeatmet, 10 s in der Lunge gehalten und anschließend wieder ausgeatmet. Die Diffusionskapazität wird dann anhand der inspiratorischen und exspiratorischen CO-Partialdrücke berechnet.
Diffusionskapazität, pulmonale *f*: engl. *pulmonary diffusion capacity*. Maß für die Gasaustauschfähigkeit der Lunge für spezielle Atemgase. Die Diffusionskapazität ergibt sich aus der Diffusionsleitfähigkeit der Alveolarmembran für dieses Gas multipliziert mit dem Quotienten aus Gasaustauschfläche geteilt durch Dicke der Alveolarmembran. Sie entspricht dem Quotienten aus Diffusionsstrom pro alveolokapillärer Partialdruckdifferenz (1. Fick-Diffusionsgesetz).
Diffusionsstörung, pulmonale *f*: engl. *pulmonary diffusing disorder*. Abnahme des Verhältnisses von pulmonaler Diffusionskapazität* (DL) zur Lungenperfusion (QL). Das Verhältnis von DL zu QL ist die entscheidende Größe zur Erfassung der Effektivität des Gasaustauschs in den Lungen.
DIG: Abk. für Gerinnung, disseminierte intravasale → Verbrauchskoagulopathie
Digestion → Verdauung
digital: Den Finger betreffend, mit dem Finger erfolgend (z. B. digitale rektale Untersuchung*); in mehrere Schritte aufgeteilt; durch Ziffern dargestellt bzw. darstellbar.
Digitale Radiografie *f*: engl. *digital radiography*; syn. digitale Radiographie. Erzeugen von Röntgenbildern durch Digitalisierung der Strahlungsverteilung hinter einem Objekt. Die digital gespeicherten Bilder können bezüglich Kontrast, Helligkeit u. a. nachbearbeitet, an einem geeigneten Monitor betrachtet und auf Film oder Papier dokumentiert sowie in einem medizinischen Bildarchivierungs- und Kommunikationssystem (PACS) gespeichert werden.
Technik: Neben der Digitalisierung des Signals einer Bildverstärker-Fernsehkette und der CT

Differenzialblutbild: Referenzbereiche.		
Zellart	absolute Konzentration (Zellzahl/µl)	relative Konzentration (% der Gesamtleukozyten)
Leukozyten gesamt	4500–10 000	–
Segmentkernige Neutrophile	3000–5800	50–70
Stabkernige Neutrophile	150–400	3–5
Eosinophile	50–250	1–4
Basophile	15–50	0–1
Lymphozyten	1400–4000	20–45
Monozyten	270–500	2–8

werden zur Bilddetektion Verstärkerfolien* mit Speicherleuchtstoffen und digitale Festkörperdetektoren eingesetzt.

Digitale Subtraktionsangiografie *f*: Abk. DSA. Verfahren, mit dem nur die Gefäße dargestellt werden. Im Vergleich zur konventionellen Angiografie entstehen kontrastreichere Bilder bei geringerem Kontrastmittelverbrauch.

Verfahren: Um die Gefäße darstellen zu können, werden 2 Röntgenaufnahmen angefertigt, eine mit Kontrastmittel und eine ohne. Die Aufnahme ohne Kontrastmittel wird von der Aufnahme mit Kontrastmittel abgezogen. So werden alle Strukturen bis auf die kontrastmittelhaltigen Gefäße entfernt (digitale Subtraktionsmethode*, siehe Abb.). Mit dieser Methode können auch geringgradige Veränderungen der Gefäße erkannt werden.

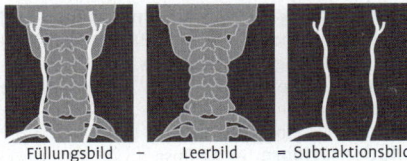

Digitale Subtraktionsangiografie

Digitale Volumentomografie *f*: Abk. DVT. Röntgendiagnostisches, computergestütztes Bildgebungsverfahren zur dreidimensionalen Darstellung anatomischer Strukturen. Das Aufnahmeverfahren folgt dem Schnittbildprinzip, das Nutzstrahlenbündel ist kegelförmig. Im Vergleich zur Computertomografie* reduziert sich die Strahlenbelastung um ca. 75 %. Technisch bedingt beschränkt sich der Einsatz derzeit auf die Zahnheilkunde, die Mund*-Kiefer-Gesichtschirurgie und die Hals*-Nasen-Ohren-Heilkunde.

Digitalis → Digitalisglykoside
Digitalis → Herzglykoside
Digitalis-Antitoxin *n*: Aus Schafen gewonnenes Fab-Fragment gegen Cardenolid. Es bindet Digoxin und wird deshalb als Antidot bei Digitalis-Intoxikation intravenös verabreicht. Aufgrund der Gewinnung des Wirkstoffs aus Fremdserum besteht die Gefahr einer Sensibilisierung, die bei einer weiteren Verabreichung einen anaphylaktischen Schock auslösen kann.

Digitalisglykoside *n pl*: In Fingerhut vorkommende Herzglykoside*.

Digitalisintoxikation *f*: engl. *digitalis intoxication*. Bezeichnung für Intoxikation durch Herzglykoside*, die bei 10–15 % aller therapeutischen Herzglykosid-Anwendungen vorkommt (wegen geringer therapeutischer Breite). Es kann zu Herzrhythmusstörungen, bis zum Kammerflimmern kommen. Behandelt wird medikamentös, z. B. mit Antikörpern.

Digitaloide *n pl*: Bezeichnung für nicht in Fingerhut, sondern in anderen Pflanzen (z. B. Adonis* vernalis, Maiglöckchen*, Oleander, Meerzwiebel) vorkommende herzwirksame Glykoside mit digitalisähnlicher Wirkung.

Digitalthermometer *n*: engl. *digital thermometer*; syn. digitales Thermometer. Elektronisches Temperaturmessgerät (batterie- oder solarbetrieben) zur Messung der Körpertemperatur, das den ermittelten Wert auf einem Display in Ziffern darstellt. Digitalthermometer gibt es als Ohr-, Schläfen- oder Schnullerthermometer. Es handelt sich um ein Medizinprodukt der Klasse IIa.

Digiti hippocratici → Trommelschlägelfinger

Digitoxin *n*: Langwirkendes Herzglykosid* zur oralen oder parenteralen Anwendung. Digitoxin wird bei Herzinsuffizienz* und Vorhofflimmern* eingesetzt. Es bestehen zahlreiche Wechselwirkungen mit der Gefahr einer Intoxikation*, daher sind regelmäßige Kontrollen des Plasmaspiegels erforderlich. Die Halbwertszeit liegt deutlich über der des verwandten Digoxin*, was die Dosierung erschwert.

Digitus *m*: Finger (digitus manus) bzw. Zehe (digitus pedis).

Digitus malleus → Hammerzehe

Digitus mortuus *m*: engl. *dead finger*; syn. Totenfinger. Schmerzlose, minutenlange Ischämie* (Weißwerden, Abkühlung) eines oder mehrerer Finger (außer Daumen) nach Kälteeinwirkung. Zugrunde liegen Fingerarterienspasmen unbekannter Genese vergleichbar mit dem Raynaud*-Syndrom; vor allem junge Mädchen sind betroffen. Die Therapie der meist harmlosen Erkrankung entspricht der Therapie des Raynaud-Syndroms.

Digitus valgus *m*: Verbiegung eines Fingers oder einer Zehe vom Körper weg infolge Klinodaktylie*, Wachstumsstörung oder fehlverheilter Fraktur.

Digitus varus *m*: Verbiegung eines Fingers oder einer Zehe zum Körper hin.

Dignität *f*: engl. *dignity*. Klassifikationskriterium für die Bewertung von Tumoren* oder anderen Erkrankungen. In der Onkologie werden benigne (gutartige) von malignen (bösartigen) Neoplasien* unterschieden. Bei Erkrankungen außerhalb der Onkologie beschreibt die Dignität den Schweregrad (z. B. maligne Hypertonie*).

Einteilung: Onkologie: Formen
- benigne: **1.** gutartige Tumoren **2.** lokal begrenzt **3.** nicht in andere Gewebe eindringend **4.** nicht metastasierend
- maligne: **1.** bösartig, umgangssprachlich „Krebs" **2.** dringen in umliegende Gewebe ein **3.** metastasierend
- Borderline: keine eindeutige Bestimmung der Dignität möglich
- Carcinoma in situ (CIS): **1.** obligate Präkanzerose* **2.** atypisches Epithel ohne invasives Wachstum
- semimaligne (intermediär): **1.** invasives und destruktives Wachstum in die umliegenden Gewebe **2.** selten Metastasierung **3.** häufig Rezidive bei unzureichender chirurgischer Entfernung **4.** z. B. Basaliom.

Digoxin *n*: Mittellang wirkendes Digitalisglykosid*, das aus dem Fingerhut (Digitalis) gewonnen und oral oder intravenös als Herzglykosid* eingesetzt wird. Anwendungsgebiete sind chronische Herzinsuffizienz* sowie Tachyarrhythmia absoluta bei chronischem Vorhofflimmern*/Vorhofflattern*. Häufige Nebenwirkungen sind Appetitminderung, Übelkeit und kardiale Störungen. Zu beachten ist die hohe Intoxikationsgefahr aufgrund geringer therapeutischer Breite.

Dihydralazin *n*: Antihypertensivum, das vasodilatativ wirkt. Zur Verringerung der Nebenwirkungen wird es in Kombination mit anderen Antihypertensiva eingesetzt. Kontraindikationen sind Herzklappenstenosen und Lupus* erythematodes, da Dihydralazin Lupus-erythematodes-ähnliche Symptome und Hautausschläge auslösen kann. Eine Anwendung in der Schwangerschaft bei Eklampsie* ist möglich.

Dihydrocodein *n*: Opioid* aus der Gruppe der Antitussiva* und Analgetika*, das v. a. bei Husten und Schmerzen eingesetzt wird. Dihydrocodein bindet an Opioid*-Rezeptoren und wirkt dadurch hustenlindernd und schmerzlindernd. Eine längerfristige Anwendung sollte aufgrund des Abhängigkeitspotenzials vermieden werden. Dihydrocodein wird auch zum Opioidentzug verwendet.

Indikationen:
- Reizhusten
- Schmerzen
- Opioidentzug.

Dihydroergosterol → Vitamin D

Dihydroergotamin *n*: Partial synthetisch verändertes Mutterkornalkaloid (Ergotalkaloide*) mit Affinität zu verschiedenen Serotonin*-Rezeptoren, starker agonistischer Wirkung am 5-HT_{1D}-Rezeptor* und Blockade der Alpha-Adenorezeptoren. Dihydroergotamin stabilisiert den Tonus der extrakranialen Gefäße. In Deutschland ruht die Zulassung wegen Fibrose- und Ergotismusrisiko.

Indikationen: Behandlung von Migräne* und arteriosklerotische Kopfschmerzen.

Dihydropyridin *n*: Ausgangsstoff für die Herstellung von Kalzium*-Antagonisten des Dihydropyridintyps, z. B. Amlodipin*, Felodipin, Isradipin, Lercanidipin, Manidipin, Nicardipin, Nifedipin*, Nilvadipin, Nimodipin, Nisoldipin,

Dihydrotestosteron

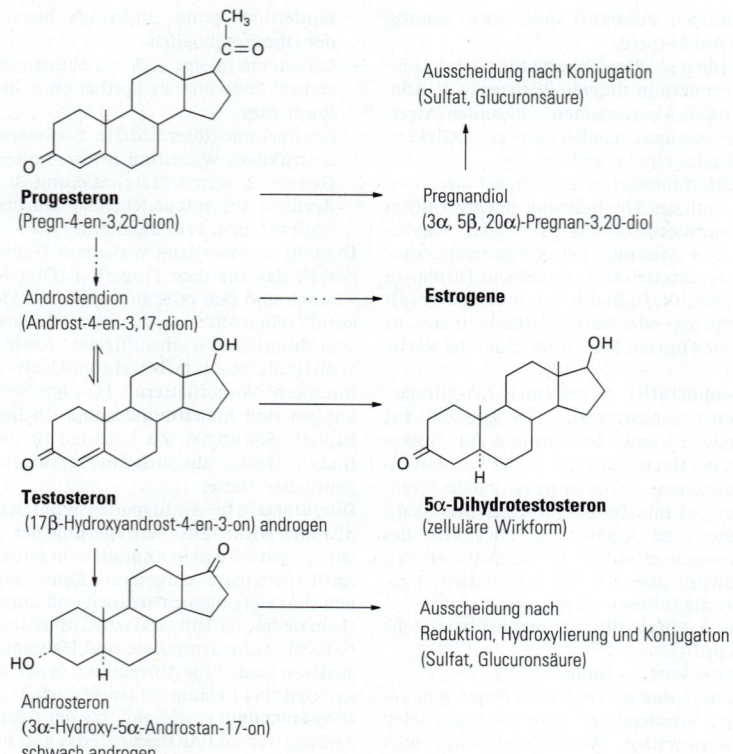

Dihydrotestosteron: Biosynthese der Androgene.

Nitrendipin und Clevidipin. Dihydropyridin-Derivate binden antagonistisch an spannungsabhängige Kalziumkanäle im Herzen (DHPR-Kanal) und bewirken dadurch eine Blutdrucksenkung.

Dihydrotestosteron *n*: syn. 5α-Dihydrotestosteron; Abk. DHT. Aus Testosteron* gebildetes Androgen, das beteiligt ist an der Entwicklung und Funktion der Prostata*, der Funktion von Talgdrüsen* und der Ausbildung männlicher Körperbehaarung. Dihydrotestosteron wird bestimmt bei Verdacht auf 5α-Reduktase-Mangel, Hodentumoren* und Hypogonadismus* sowie zur Beurteilung eines Pseudohermaphroditismus*. Die Bestimmung erfolgt per ELISA. Siehe Abb.
Referenzbereiche:
- Männer: 16–110 ng/dl
- Frauen: 6–20 ng/dl
- neugeborene Jungen < 6 Mon.: 12–85 ng/dl
- neugeborene Mädchen < 6 Mon.: < 5 ng/dl
- Kinder > 6 Mon. und vor der Pubertät: < 5 ng/dl.

Dihydroxycholansäuren → Gallensäuren

Dijodthyronin *n*: engl. *diiodo-thyronine*. Jodiertes Nebenprodukt der Biosynthese* von Thyroxin* aus Tyrosin* (siehe Schilddrüsenhormone*) mit sehr geringer Thyroxin-ähnlicher Wirkung. Diiodthyronin trägt zum Jodgehalt von Thyreoglobulin* bei. Biologisch aktivste Form von Diiodthyronin ist 3,5-Diiodthyronin, welches den TR-Beta-Rezeptor für Schilddrüsenhormone stimuliert und so u. a. den Grundumsatz* steigert.

Dikrotie *f*: engl. *dicrotism*; syn. Pulsus dicrotus. Doppelschlägigkeit des Pulses* durch eine von dem Schluss der Aortenklappe* reflektierte 2. Druckwelle mit typischer Inzisur im absteigenden (katakroten) Schenkel der arteriellen Blutdruckkurve.

Diktyosom → Golgi-Apparat

Dilatation *f*: engl. *dilation*. Erweiterung, z. B. eines Hohlorgans (Ösophagusdilatation, Herzdilatation*) oder der Pupille (Mydriasis*); auch als therapeutisches Verfahren, z. B. Bougierung*, Angioplastie* oder Ballondilatation*.

Dilatation, poststenotische *f*: engl. *post-stenotic dilation*. Umschriebene Gefäßerweiterung direkt hinter einer Stenose*, beispielsweise bei einer Herzklappenstenose oder arteriellen Stenose. Ursache für die poststenotische Dilatation sind die veränderten Strömungsverhältnisse des Blutes*.

Dilatationsmethode → Angioplastie

Dilemma, ethisches *n*: engl. *ethical dilemma*; syn. Wertkonflikt. Zwangslage oder -entscheidung, die entsteht, wenn 2 unterschiedliche Moralprinzipien einander widersprechen und zu verschiedenen Bewertungen ein und derselben Handlung oder Einstellung führen. Beispielsweise kann das Prinzip, Leben zu erhalten, mit dem Selbstbestimmungsrecht des Patienten kollidieren, der eine bestimmte Behandlung ablehnt.

Diltiazem *n*: Kalzium*-Antagonist aus der Gruppe der Antiarrhythmika* (Klasse IV) zur p. o. Anwendung bei Hypertonie, KHK und Angina pectoris.

Dilute Russel Viper Venom Time: engl. *diluted Russel Viper Venom Time*; Abk. dRVVT. Funktionelles Screening zum Nachweis von Lupusantikoagulans* (spezifischer als Lupus-sensitive aPTT*).

Dilution → Homöopathie

Dilutionsazidose → Azidose

Dimenhydrinat *n*: Antiemetikum aus der Gruppe der Histamin*-H$_1$-Rezeptoren-Blocker der 1. Generation, das bei Schwindel, Übelkeit und Kinetosen* (Reiseübelkeit) eingesetzt wird. Durch antagonistische Bindung an zentrale Histamin*-H$_1$-Rezeptoren* hemmt Dimenhydrinat den Histamin-induzierten Brechreiz. Dimenhydrinat wirkt auch als Antihistaminikum und durch seine antagonistische Wirkung an Muscarin-Rezeptoren auch als Anticholinergikum.

Dimercaptobernsteinsäure → Dimercaptobutandisäure

Dimercaptobutandisäure *f*: Analogon von Dimercaprol, das p. o. eingesetzt wird als Chelatbildner* bei Schwermetallintoxikationen, z. B. mit Blei, Quecksilber* oder Arsen. Es bindet Metalle und bildet wasserlösliche Chelatkomplexe, die über den Urin ausgeschieden werden. In der Nuklearmedizin* kommt Dimercaptobutandisäure zur Nierenszintigrafie* als ^{99m}Tc-DMSA ([^{99m}Tc]Technetium-Succimer-Injektionslösung) zum Einsatz.

Dimercaptosuccinat → Dimercaptobutandisäure

Dimethylaminophenol *n*: Schnell wirkender Methämoglobinbildner*. DMAP bildet Methämoglobin, das Zyanide bindet und blockierte Atmungsenzyme regeneriert. Es wird i. v. eingesetzt als Antidot* bei schwerer Blausäureintoxikation und Nitril-Vergiftung, seltener in der Frühphase einer Intoxikation mit Schwefelwasserstoff oder Aziden. Kontraindiziert ist die An-

wendung bei Glukose-6-phosphat-Dehydrogenasemangel.
Dimethylfumarat → Fumarsäure
DIN: Abk. für → Neoplasie, duktale intraepitheliale
Dinoflagellaten → Ciguatera
Dioxine *n pl*: engl. *dioxins*. Toxikologische Bezeichnung für eine Gruppe hochgiftiger Substanzen, die bei Verbrennungsprozessen (z. B. Müllverbrennung) und industrieller Herstellung von Trichlorphenol und -benzol (Ausgangsstoffe bestimmter Herbizide und Desinfektionsmittel, Hauptvertreter 2,4,5-Trichlorphenoxyessigsäure; Abk. 2,4,5-T) entstehen können. Der bekannteste Vertreter ist das sog. Seveso-Gift 2,3,7,8-Tetrachlordibenzdioxin (Abk. TCDD).
Dip → Dezeleration
Dip → Dip, frühdiastolischer
Dipeptidasen → Proteasen
Dipeptide *n pl*: engl. *dipeptides*. Peptide* aus 2 Aminosäuren*. Sie sind durch eine Peptidbindung miteinander verknüpft.
Dip, frühdiastolischer *m*: engl. *early diastolic dip*; syn. protodiastolischer Dip. In der bei der Herzkatheterisierung* gewonnenen Ventrikeldruck*-Kurve kurzzeitiger, frühdiastolischer Druckabfall mit Wiederanstieg in ein erhöhtes Plateau (Dip-Plateau-Phänomen oder Quadratwurzelzeichen, engl. Square-Root-Phänomen) infolge Einstrombehinderung in der Diastole*, z. B. bei restriktiver Kardiomyopathie*, Pericarditis constrictiva (siehe Perikarditis*) oder Endokardfibroelastose*. Siehe Abb.; vgl. Herzzyklus* (Abb. dort).

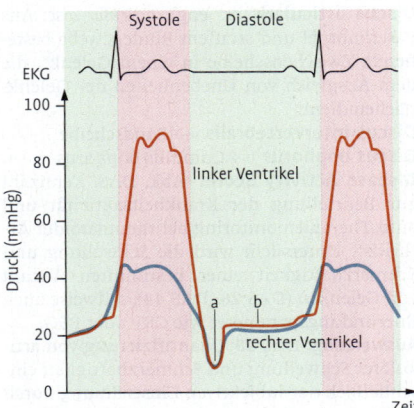

Dip, frühdiastolischer: Intraventrikuläre Druckkurve mit Dip-Plateau-Phänomen: frühdiastolischer Dip (a) mit anschließendem Plateau (b).

Diphosphopyridinnucleotid → Nicotinamid-Adenin-Dinucleotid

Diphtherie *f*: engl. *diphtheria*. Akute bakterielle Infektionskrankheit*, meist als Tröpfchen-, selten Schmierinfektion. Das gebildete Toxin* führt zu Befall von Rachen und Kehlkopf sowie neurologischen und kardialen Komplikationen bei malignem Verlauf. Behandelt wird nach Abstrichentnahme zum Erregernachweis antibiotisch und antitoxisch. Die aktive Immunisierung* mit Toxoid-Impfstoff ist Bestandteil des Impfkalenders.
Ätiologie: Infektion durch Corynebacterium* diphtheriae, ulcerans oder pseudotuberculosis: Diphtherie-Toxin produzierend, fakultativ anaerob und grampositiv.
Epidemiologie:
– weltweit jährlich ca. 7000 Erkrankungen: **1.** in westlichen Industrienationen durch aktive Schutzimpfung nur noch selten kleine Epidemien **2.** in Deutschland: seit 1984 nur noch Einzelfälle.
Inkubationszeit:
– 2–5 d, in seltenen Fällen bis zu 10 Tage.
– Kontagiosität besteht, solange Erreger in Wunden und Sekreten nachweisbar sind (unbehandelt 2–4 Wo., bei antibakterieller Therapie 2–4 d).
Pathogenese:
– Entzündung der oberen Atemwege mit Nekrose* und Bildung einer Pseudomembran aus Bakterien, nekrotischem Gewebe und Fibrin*
– Schädigung von Herz, Nerven, Nieren und Gefäßen durch im Blut zirkulierendes bakterielles Exotoxin.
Klinik:
– uncharakteristische Prodromalerscheinungen: Fieber*, Abgeschlagenheit, Kopfschmerz und Schluckbeschwerden
– **Nasendiphtherie** (Rhinitis pseudomembranacea): **1.** blutig-seröser Schnupfen und krustige Beläge **2.** Vorkommen: v. a. bei Säuglingen und Kleinkindern
– **Rachendiphtherie: 1.** starke Rachenrötung mit flächenhafter, grau-weißlicher Pseudomembran, die von den Tonsillen* auf die Umgebung übergreift **2.** kloßige Sprache, typischer süßlich-fauliger Mundgeruch und zervikale Lymphknotenschwellung **3.** Blutungen in die membranösen Beläge aufgrund toxischer Gefäßschäden (sog. Halsbräune)
– **Kehlkopfdiphtherie** (sog. echter Krupp): **1.** Heiserkeit, bellender Husten, Dyspnoe* und schwerste Erstickungsanfälle **2.** Ausdehnung der Pseudomembranen auf Trachea* und Bronchien möglich (in manchen Fällen Intubation* oder Tracheotomie* als lebensrettende Notfallmaßnahme erforderlich)
– **Hautdiphtherie:** meist Sekundärinfektion* bestehender Wunden oder Hauterkrankungen; siehe auch Wunddiphtherie.

Therapie:
– stationäre Behandlung empfohlen, bereits bei klinisch begründetem Verdacht sofortige Gabe von Diphtherie-Antiserum (vom Pferd mit Gefahr einer anaphylaktischen Reaktion) und Antibiotika.
Diphtherie-Antikörper *m sg, pl*: Antikörper* gegen das vom Bakterium Corynebacterium* diphtheriae produzierte Diphtherietoxin im Serum*. Indikation für die Bestimmung ist die Überprüfung der Immunitätslage gegen Diphtherie*. Der Nachweis erfolgt mittels indirekter Immunfluoreszenz, verschiedener Enzymimmunassays, Neutralisationstest* oder Hämagglutinationstest.
Diphtheriebakterium → Corynebacterium diphtheriae
Diphtherietoxin → Corynebacterium diphtheriae
diphtheroid: Beschreibender Begriff für Krankheiten oder Symptome, die Ähnlichkeit mit einer Diphtherie* haben, d. h. mit Bildung von Pseudomembranen einhergehen. Als diphteroid gelten z. B. bestimmte Scharlachverläufe.
Diphtheroide *n pl*: engl. *diphtheroids*. Sammelbezeichnung für Corynebacterien, die den Erregern der Diphtherie ähneln und zu mikrobiologisch-diagnostischen Verwechslungen führen können. Die meisten Bakterien dieser Gruppe wurden bisher als apathogen betrachtet. Einige Spezies, z. B. Corynebacterium pseudodiphthericum und Corynebacterium xerosis, gelten heute jedoch als opportunistische Erreger*.
Diphyllobothrium latum *n*: engl. *broad tapeworm*; syn. Bothriocephalus latus. Dünndarmparasit des Menschen und fischfressender Säugetiere. Der Mensch infiziert sich durch den Verzehr von ungekochtem, finnenhaltigem Fisch (Fischbandwurminfektion, syn. Diphyllobothriose). Klinische Symptome einer Infektion sind Diarrhö und Appetitlosigkeit, unter Umständen begleitet von Abdominalschmerzen. Behandelt wird mit Niclosamid oder alternativ mit Praziquantel*.
Diphyodontie *f*: engl. *diphyodonty*. Bildung von zwei Zahngenerationen (Milch- und Dauerbiss) im Gegensatz zu Monophyodontie*.
DIPI: Abk. für direkte intraperitoneale Insemination → Insemination
Diplakusis *f*: engl. *diplacusis*; syn. Doppelhören. Seltene Form der falschen akustischen Wahrnehmung (Parakusis*). Ein Ton wird auf dem erkrankten Ohr höher oder tiefer, eventuell auch zeitverzögert wahrgenommen. Betroffene empfinden dies als unangenehm. Die Diplakusis ist z. B. mit Morbus Menière* und dem akuten Hörsturz assoziiert. Behandelt wird die jeweilige Grunderkrankung.

Diplegia facialis

Pathogenese:
- meistens mit einer vorhandenen Schwerhörigkeit* verbunden
- Labyrinthhydrops* als wahrscheinlichste Ursache
- höhere Frequenzen sind häufiger betroffen als tiefe.

Diplegia facialis f: engl. facial diplegia. Lähmung* beider Gesichtshälften, z. B. infolge beidseitiger Fazialisparese*.

Diplegia masticatoria f: engl. masticatory diplegia. Beidseitige Lähmung* der Kaumuskulatur durch Schädigung des motorischen* Anteils des Nervus* trigeminus, meist infolge Schädelfraktur.

Diplegia spastica infantilis → Infantile Zerebralparesen

Diplegie f: engl. diplegia. Doppelseitige Lähmung*.

Diplobakterienkonjunktivitis f: engl. diplobacterial conjunctivitis. Chronische Bindehautentzündung durch Diplobakterien (gramnegative plumpe Doppelstäbchen), z. B. Moraxella lacunata. Die Diplobakterienkonjunktivitis verursacht im Lidwinkel ein typisches nässendes Ekzem der Lidränder mit einem zähen, weißlichen Sekret (Blepharitis* angularis).

Diploevenen f pl: engl. diploic veins; syn. Venae diploicae. Dünne Venen in der Spongiosa (Diploe) der Schädelkalotte* (Calvaria). Sie stehen mit den äußeren Venen des Kopfes sowie über Emissarvenen* mit dem Sinus* durae matris in Verbindung. Durch diese Verbindung von äußeren und inneren Venen können sich Infektionen von außen auf das Gehirn* ausbreiten.

Anatomie: Regelhaft werden 4 Diploevenen unterschieden:
- Vena diploica frontalis zwischen Vena supraorbitalis und Sinus* sagittalis superior
- Vena diploica temporalis anterior zwischen Vena temporalis profunda und Sinus* sphenoparietalis
- Vena diploica temporalis posterior zwischen Vena auricularis posterior und Sinus* transversus
- Vena diploica occipitalis zwischen Vena occipitalis und Sinus transversus.

Diploidie f: Vorliegen eines doppelten Chromosomensatzes, z. B. in somatischen Zellen (im Gegensatz zu Keimzellen).

Diplophonie f: engl. diplophonia. Doppeltönigkeit der Stimme (gleichzeitiges Auftreten zweier verschiedener Töne). Sie ist ein mögliches Erscheinungsbild bei (hochgradiger) hyperfunktioneller Dysphonie*, bei organischen Dysphonien (z. B. Reinke*-Ödem, Stimmlippenpolyp, Stimmlippenknötchen*) und bei Mutationsstimmstörung* (vgl. Stimmbruch*).

Diplopie f: engl. diplopia. Sehen von Doppelbildern, die horizontal, vertikal oder diagonal zueinander auftreten. Neben ophthalmologischen Ursachen wie Schielen (Strabismus*) sind diagnostisch auch Tumore oder bei akutem Krankheitsverlauf älterer Patienten ein Apoplex auszuschließen. Therapie und Prognose richten sich nach der zugrunde liegenden Erkrankung.

Erkrankung: Ätiologie:
- Schielen (Strabismus*)
- Müdigkeit
- Alkoholmissbrauch
- Schlaganfall, Durchblutungsstörung, Thrombose
- Medikamente und Vergiftungen (Botulismus*).

Diplornaviren → Reoviridae

Diplosom → Zentriol

Dip-Plateau-Phänomen → Dip, frühdiastolischer

Dipropylessigsäure → Valproinsäure

Dipsomanie f: engl. dipsomania. Form der Alkoholabhängigkeit* mit wiederholt auftretendem, exzessivem Alkoholkonsum bei zwischenzeitlicher Abstinenz* (episodisches Trinken, Quartalstrinken, Epsilon-Typ nach Jellinek; kann in den chronischen Alkoholismus = Gamma-Typ nach Jellinek übergehen).

Direkte Blutdruckmessung → Blutdruckmessung, invasive

Direkte Leisten-Hernie f: syn. mediale Leisten-Hernie. Form der Leistenhernie*, bei der die Bruchlücke medial der Vasa epigastrica inferiora liegt und senkrecht durch die Fossa inguinalis medialis der Bauchwand im sog. Hesselbach-Dreieck zur äußeren Bruchpforte (Anulus inguinalis externus) zieht.

Direkte orale Antikoagulanzien n pl: syn. neue orale Antikoagulanzien (Abk. NOAK); Abk. DOAK. Sammelbezeichnung für Antikoagulanzien zur oralen Anwendung mit im Unterschied zu Cumarinderivaten* direkter Interaktion bei der sekundären Hämostase*. Siehe Blutgerinnung*, Tab. 1 dort.

Indikation: Antikoagulanzien werden als Blutverdünner eingesetzt, um die Bildung von Blutgerinnseln zu verhindern oder um Thrombosen* oder Embolien* vorzubeugen bzw. zu behandeln. Neben den DOAK kommen dafür Cumarinderivate* wie z. B. Marcumar sowie die Gruppe der Heparine* zum Einsatz. Vorbeugend werden Antikoagulanzien verabreicht vor Operationen, Herzkatheteruntersuchungen oder bei der Dialyse. Eine therapeutische Langzeitantikoagulation ist beispielsweise nötig bei Vorhofflimmern* oder Herzklappenprothesen.

Direkter Coombstest → Antiglobulintest, direkter

Disaccharidasen f pl: engl. disaccharidases. Zu den Glykosidasen gehörende Enzyme*, die Disaccharide* zu Monosacchariden* hydrolysieren. Sie spielen eine wichtige Rolle im Verdauungsprozess und kommen im Bürstensaum* der Mukosazellen des Dünndarms vor. Erblicher Disaccharidasenmangel führt zu Disaccharidmalabsorption (Kohlenhydratmalabsorption*).

Disaccharide n pl: engl. disaccharides; syn. Zweifachzucker. Kohlenhydrate* aus 2 gleich- oder verschiedenartigen, glykosidisch verbundenen Monosacchariden*. Physiologisch wichtige Disaccharide sind Saccharose*, Maltose* und Laktose*.

Disaccharidintoleranz → Kohlenhydratmalabsorption

Disacchariduorie f: engl. disacchariduria. Renale Ausscheidung von Disacchariden*. Eine Disacchariduorie kommt vor z. B. bei kongenitaler oder erworbener Laktoseintoleranz (Kohlenhydratmalabsorption*). Diese Zweifachzucker werden nach enteraler Resorption vermehrt ausgeschieden. Um die Diagnose stellen zu können, darf nicht gleichzeitig ein Diabetes mellitus bestehen.

Discisio → Diszision

Discitis → Diszitis

Disconnection Syndromes pl: Auf Unterbrechung der Verbindungen zwischen kortikalen Assoziationszentren (Assoziations- und Kommissurenfasern) beruhende neurologische Störungen, z. B. Dyslexie* bei Schädigung im Bereich des Corpus* callosum oder nach Split*-Brain-Operation.

Discus m: engl. disc. Scheibe bzw. scheibenförmige anatomische Struktur, z. B. Discus* articularis (knorpelige Zwischenscheibe in echten Gelenken), Discus intervertebralis (Bandscheibe), Discus nervi optici (Austrittstelle der Sehnervenfasern aus der Retina und dem Bulbus).

Discus articularis m: engl. articular disc. Aus Faserknorpel und straffem Bindegewebe bestehende Zwischenscheibe in einem Gelenk*, die dem Ausgleich von Unebenheiten der Gelenkflächen dient.

Discus intervertebralis → Bandscheibe

Discus oophorus → Cumulus oophorus

Disease Activity Score: Abk. DAS. Kennzahl zur Beurteilung der Krankheitsaktivität und zum Therapiemonitoring bei rheumatoider Arthritis*. Untersucht wird die Schwellung und Schmerzhaftigkeit einer bestimmten Anzahl von Gelenken (DAS 28, DAS 44), teilweise auch Entzündungsparameter wie CRP oder BSG.

Auswertung: DAS 28: Quantifizierung von artikulärer Schwellung und Schmerzhaftigkeit einschließlich der subjektiven Einschätzung durch den Patient selbst (Visuelle Analogskala*, VAS).

Bewertung:
- < 2,6: Remission oder niedrigste Aktivität
- bis 3,2: fehlende oder niedrige Krankheitsaktivität
- 3,2–5,1: mittlere Krankheitsaktivität
- > 5,1: hohe Krankheitsaktivität.

Disease Modifying Antirheumatic Drugs *pl*: syn. Basismedikamente; Abk. DMARDs. Chemisch heterogene Gruppe lang wirksamer Antirheumatika*, die Krankheitsaktivität und Progression der rheumatoiden Arthritis* und anderer chronisch-entzündlicher Gelenkerkrankungen reduzieren und sich dadurch von Antirheumatika, die nur symptomatisch wirken und den Krankheitsverlauf nicht beeinflussen (Glukokortikoide*, NSAR), unterscheiden. Der Wirkungseintritt erfolgt erst nach Wochen bis Monaten.

Einteilung:
- **synthetische DMARDs** (sDMARDs): **1.** konventionelle synthetische DMARDs (klassische Basismedikamente, csDMARDs): **I.** csDMARDs der 1. Wahl: Methotrexat, Leflunomid*, Sulfasalazin*, Hydroxychloroquin **II.** bei schweren Verläufen mit lebensbedrohlichem Organbefall oder vaskulitischen Komplikationen: Azathioprin*, Cyclophosphamid, Ciclosporin* **III.** obsolet bzw. nicht mehr empfohlen: Goldverbindungen wie Natriumaurothiomalat, Auranofin; Penicillamin*: **I.** zielgerichtete („targeted") synthetische DMARDs (tsDMARDs), z.B. Januskinase (JAK)-Inhibitoren (Baricitinib, Tofacitinib) **II.** Phosphodiesterase (PDE)-4-Hemmer: Apremilast
- **biologische DMARDs** (Biologika, Biologicals, bDMARDs): **1.** originale biologische DMARDs (boDMARDs): **I.** TNF-Blocker: Adalimumab*, Certolizumab Pegol, Etanercept*, Golimumab, Infliximab* **II.** anti-CD20-Antikörper: Rituximab* **III.** Inhibitor der T-Zell-Kostimulation*: Abatacept **IV.** BAFF-Inhibitor: Belimumab **V.** IL-1β-Blocker: Canakinumab **VI.** IL-12/23-Blocker: Ustekinumab **VII.** IL-6-Rezeptor-Blocker: Sarilumab, Tocilizumab* **VIII.** IL-1-Rezeptor-Antagonist: Anakinra* **IX.** IL-17-Blocker: Secukinumab, Ixekizumab **2.** Biosimilar*-DMARDs (bsDMARDs): den Originalpräparaten ähnelnde bDMARDs, z.B. von Infliximab, Rituximab, Adalimumab, Etanercept.

Diskektomie → Nukleotomie
Disk-Elektrophorese *f*: Gelelektrophorese*, bei der Proteine* oder Nukleinsäuren* mithilfe eines diskontinuierlichen pH-Gradienten in einer kleinen Säule aus Polyacrylamidgel aufgetrennt werden. In der Labormedizin nutzt man eine Variante der Disk-Elektrophorese, die SDS-PAGE, insbesondere zur Analyse von Urinproteinen (vgl. Proteinurie*) und somit zur orientierenden Beurteilung der Nierenfunktion.
Disklusion *f*: engl. *disclusion*. Sofortiges Auseinanderklaffen der Zähne bei Bewegungen des Unterkiefers.
Diskografie *f*: engl. *discography*; syn. Diskographie. Nur noch selten angewendetes invasives Verfahren zur Darstellung des Nucleus* pulposus durch direkte Injektion eines Röntgenkontrastmittels bei Verdacht auf Bandscheibenvorfall*. Zur Primärdiagnostik ist es heute meist ersetzt durch MRT (ggf. einschließlich Upright-MRT in vertikaler Sitz- und Standposition zur Darstellung der belastungsabhängigen Bewegungsdynamik der Bandscheibe).
Diskoides Ekzem → Ekzem, nummuläres
Diskonnektionssyndrom, kortikokortikales *n*: engl. *corticortical disconnection syndrome*. Ausfall der Verbindungen zwischen bestimmten Hirnrindengebieten durch Zerstörung kortikokortikaler und hippocampaler Bahnen, z.B. bei Alzheimer*-Krankheit. Besonders betroffen sind neokortikale Assoziationsgebiete (Assoziationskortex), die verantwortlich für Objekterkennung, Ereignisplanung, Erfahrungsspeicherung und bildliche Vorstellung sind. Das MRT zeigt häufig eine Atrophie der betroffenen Kortexareale.
diskontinuierlich: engl. *discontinuous*. Unterbrochen.
Diskontinuierliche Elektrophorese → Disk-Elektrophorese
Diskontinuitätsresektion → Hartmann-Operation
Diskopathie → Bandscheibenschaden
diskordant: engl. *discordant*. Nicht übereinstimmend. In der Medizin wird der Begriff in mehreren Bereichen verwendet, z.B. für nicht übereinstimmende anatomische Lokalisation von Organsystemen, für entgegengesetzte Ausschlagrichtung im EKG* oder Transplantation* von Organen, die von einer Spezies einer anderen biologischen Ordnung stammen (z.B. Schwein-Mensch).
Diskordanz [EKG] *f*: Fehlende Übereinstimmung der Ausschlagshöhe und -richtung von z.B. QRS-Komplex und T-Welle – im Gegensatz zur physiologischerweise bestehenden Konkordanz, also Übereinstimmung von Ausschlagshöhe und -richtung zwischen den diversen Ableitungen oder innerhalb der gleichen Ableitung.
Diskordanz [Transplantationsmedizin] *f*: Mangelnde Übereinstimmung zwischen Spender und Empfänger bei einer Transplantation, z.B. bei Xenotransplantation eines Schweineherzens auf einen Menschen.
Diskotomie → Nukleotomie
Diskrimination *f*: engl. *discrimination*; syn. Reizdifferenzierung. Fähigkeit, gleichzeitig an verschiedenen Punkten oder zu verschiedenen Zeiten gesetzte Reize* oder Signale unterscheiden zu können. Die Diskrimination ist eingeschränkt bei sensiblem Funktionswandel* (Sensibilitätsstörungen*), bei Ablenkung, geringer Motivation und Intelligenzminderung. Diskrimination bezeichnet ebenfalls die Fähigkeit, Wörter (Einsilber) bei der Sprachaudiometrie (Audiometrie*) zu erkennen.

Diskriminationsschwelle *f*: engl. *discrimination threshold*. Geringste Reizintensität, bei der ein Sinnesorgan noch qualitative Differenzen zwischen Sinneseindrücken erkennt. Die Diskriminationsschwelle liegt bis zu 10-fach höher als die Reizschwelle*.
Diskushernie → Bandscheibenvorfall
Diskusniere *f*: engl. *disc-shaped kidney*. Formanomalie der Niere mit Verschmelzung beider Nierenanlagen zu einer einzigen scheibenförmigen Niere. Meist sind die Betroffenen beschwerdefrei, das Risiko von Harnstau, Harnwegsinfektionen oder Nierensteinen ist jedoch erhöht. Eine Operation wird notwendig bei beeinträchtigtem Harnabfluss oder Durchblutungsstörungen.
Diskusprolaps → Bandscheibenvorfall
Diskusverletzung Hand *f*: Verletzung des Discus triangularis im distalen Radioulnargelenk* durch Drehbelastungen sowie Distorsion des Handgelenks. Es kommt zu ulnarseitigen Schmerzen und Schwellung, die Diagnose wird anamnestisch, durch klinische Untersuchung sowie Bildgebung gestellt. Die Therapie richtet sich nach der Beschwerdesymptomatik.
Hintergrund: Im distalen Radioulnargelenk befindet sich der triangulär-fibrokartilaginäre Komplex (TFCC), der das distale Radioulnargelenk stabilisiert. Einen Teil des TFCC bildet der Discus triangularis, der zwischen Ulnaköpfchen sowie Os lunatum und Os triquetrum gespannt ist.
Ursachen:
- Drehbelastung im Handgelenk im Beruf, z.B. im Handwerk
- Belastungen im Sport
- Begleitverletzung bei distaler Radiusfraktur*.

Klinik:
- Schwellung, Druckschmerz am ulnarseitigen Handgelenk (meist schleichend)
- Verschlechterung unter drehender Belastung
- ggf. Instabilität im distalen Radioulnargelenk.

Therapie: Konservativ:
- Ruhigstellung in Schiene
- ggf. Schmerzmedikation.

Operativ (bei Therapieresistenz bzw. massiver Verletzung des Diskus):
- arthroskopische Abtragung der verletzten Ränder und Synovialektomie
- bei Abriss Refixierung
- postoperativ Ruhigstellung.

Dislokation *f*: engl. *dislocation*. Lageveränderung im engeren Sinn der Bruchenden gegeneinander bei Fraktur*, auch im Sinne einer Luxation*.
Formen: Maßgeblich für die Benennung ist die Lageveränderung des peripheren Fragments:
- Dislocatio ad axim: Abknickung in vertikaler Achse

Disparität [Physiologie]

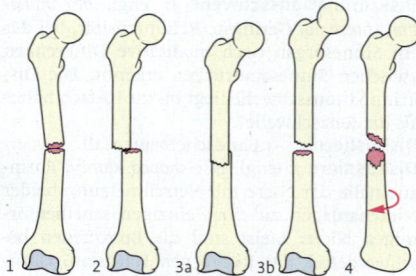

Dislokation: 1: Dislocatio ad axim; 2: Dislocatio ad latus; 3: Dislocatio ad longitudinem cum contractione (a) et cum distractione (b); 4: Dislocatio ad peripheriam.

- Dislocatio ad latus: seitliche Verschiebung
- Dislocatio ad longitudinem: Längsverschiebung mit Verkürzung (cum contractione) oder Verlängerung (cum distractione)
- Dislocatio ad peripheriam: Verdrehung der Fragmente um die Längsachse.

Siehe Abb.

Disparität [Physiologie] *f*: engl. *disparity*. Abweichung der beiden Netzhautbilder eines Gegenstands voneinander.
Klinische Bedeutung:
– Querdisparität: ab einem bestimmten Grad der Disparität in der Frontalebene werden Doppelbilder* wahrgenommen
– Längendisparität: Disparität in der Sagittalebene ist für die nebeneinander stehenden Augen beim Menschen physiologisch bedeutungslos, soweit sie nicht bei Abweichung eines Auges nach oben oder unten vertikaldistante Doppelbilder vermittelt (Diplopie*).

Dispersion *f*: Zerstreuung, Verteilung.
Dispersionstheorie → Békésy-Hörtheorie
Dispirem *n*: engl. *dispireme*. Doppelknäuel der Chromosomen, das sich nach dem Diaster* am Ende der Anaphase (siehe Mitose*) bildet.
Disposition *f*: Organisatorische Bezeichnung für die Auftragsannahme und -weitergabe zur situationsgerechten Versorgung, z. B. in Notdienstleitstellen. Abzugrenzen ist die angeborene oder erworbene Disposition im Sinn einer erhöhten Krankheitsanfälligkeit (siehe Krankheitsdisposition*).
dissecans: Trennend, spaltend, durchschneidend; z. B. Aneurysma dissecans (siehe Aneurysma*).
Dissektion [Arterie] *f*: engl. *arterial dissection*; syn. Arteriendissektion. Aufspaltung der Wandschichten einer Arterie* durch Einriss der Intima und Eindringen von Blut in tiefere Wandschichten mit drohender Ausbildung eines Pseudogefäßlumens (vgl. Aneurysma* und Aortendissektion*) und Ischämie* im betroffenen Versorgungsgebiet, akutem Arterienverschluss*, Ruptur und Rhexisblutung (Blutung durch Zerreißen des Blutgefäßes). Siehe Aneurysma.* Abb. dort.
Dissektion [Chirurgie] *f*: engl. *dissection*. Entfernen von Weichteilgewebe oder Lymphknoten (Lymphadenektomie*).
Dissemination [Medizin] *f*: Lat. „Streuung" oder „Aussaat", in der Medizin die weiträumige Ausbreitung von Krankheitserregern oder Krankheitserscheinungen (z. B. Tumorzellen = Metastasierung) in Körper, Organsystem oder Körperregion. Ein Beispiel ist die Tuberkulose, die sich von einem lokalen Lungenherd aus über viele Jahre auf große Teile des Körpers ausbreitet.
Dissemination [Neurologie] *f*: Diagnostische MRT-Kriterien bei Multipler Sklerose. Man unterscheidet räumliche und zeitliche Dissemination.
disseminiert: Über den Körper oder über eine Körperregion verteilt; z. B. disseminierte intravasale Koagulopathie.
Disseminierte intravasale Gerinnung → Verbrauchskoagulopathie
Dissimilation *f*: Kataboler Stoffwechsel, bei dem der durch Assimilation* gewonnene Energiespeicher (Fette, Stärke*, Glykogen*) unter Freisetzung von Energie abgebaut wird. Die freigesetzte Energie wird wiederum für die Synthese von ATP und/oder die Wärmeproduktion genutzt. Endprodukte der Dissimilation sind Kohlenstoffdioxid, Wasser, Harnstoff* und Ammoniak*.
Formen:
– aerobe (innere) Atmung*
– anaerobe Atmung (nur bei Prokaryoten*)
– Gärung*.

Dissimulation *f*: Absichtliches Verbergen vorhandener körperlicher oder psychischer Krankheitssymptome oder Beeinträchtigungen (im Gegensatz zu Aggravation*).
Beschreibung: Dissimulation ist meist intrapsychisch oder interpersonell motiviert (Verleugnung*, Angst, Scham), wird gelegentlich aber auch wie Simulation*, Aggravation* oder andere klinische Täuschungsphänomene* zweckgerichtet eingesetzt, z. B. im Kontext von Gutachten zur Kraftfahrereignung. Sie ist abzugrenzen von verminderter Wahrnehmungsfähigkeit von Körperbeschwerden, z. B. durch eine autonome Polyneuropathie* bei Diabetes* mellitus oder bei einer Psychose*.
Dissociation albumino-cytologique → Dissoziation, albumino-zytologische
Dissolutio *f*: Auflösung.
Dissonanz, kognitive *f*: engl. *cognitive dissonance*. Widerspruch oder Konflikt zwischen 2 oder mehreren kognitiven Elementen (z. B. Wahrnehmungen, Meinungen, Überzeugungen, Wissenselementen), wenn beispielsweise bei Festlegung auf eine Entscheidung zwischen Alternativen von annähernd gleicher Attraktivität die Vorteile der nicht gewählten und die Nachteile der gewählten Alternative gegeneinander abzuwägen sind (nach Festinger, 1957).
Theorie: Kognitive Dissonanzreduktion ist die bevorzugte Verarbeitung von relevanten Informationen, die eine getroffene Entscheidung als richtig erscheinen lassen, während gegenteilige Informationen abgewehrt oder nicht beachtet werden. Sich widersprechende Meinungen oder Verhaltensweisen erzeugen eine Spannung im kognitiven System des Individuums und führen aufgrund der Tendenz zur Wiederherstellung von Konsistenz* zu einer Aufwertung der gewählten und Abwertung der verworfenen Alternative. Möglichkeiten der Dissonanzreduktion sind:
– Änderung des eigenen Verhaltens
– Änderung der Umgebung bzw. der Umwelt
– Hinzufügen neuer kognitiver Elemente
– Änderung der kognitiven Elemente.

Die Umwertungen sind nicht realitätsbezogen, sondern stellen Rationalisierungen im Sinne von Rechtfertigungen eigener Standpunkte und Verhaltensweisen dar. Es bestehen individuelle und kulturelle Unterschiede in der Fähigkeit und Bereitschaft, Dissonanz zu akzeptieren.
Beispiel: Beibehalten des Rauchens auch bei Wissen über dessen Schädlichkeit.
Dissozialität *f*: engl. *dissocial behavior*; syn. dissoziales Verhalten. Konflikthafter, aggressiver oder egoistischer Verhaltensstil (z. B. Betrügen, Stehlen, Ausüben von Gewalt, Vernachlässigen der Verantwortung gegenüber anderen), durch den Betroffene in Konflikt mit der Gesellschaft geraten.
Hintergrund: Dissozialität ist nicht per se Ausdruck einer psychischen Störung, sondern zunächst Abweichung von sozialen Normen. Sie gewinnt psychiatrische oder psychotherapeutische Relevanz durch das vermehrte Auftreten bei Sozialverhaltensstörung und dissozialer Persönlichkeitsstörung*. **Einteilung:**
– instrumentell-dissoziales Verhalten mit dem Ziel, sich dadurch einen persönlichen, sozialen oder materiellen Vorteil zu verschaffen
– impulsiv-feindseliges Verhalten als Reaktion auf eine wahrgenommene Bedrohung oder Provokation bei hoher emotionaler Beteiligung
– ängstlich-aggressives Verhalten, das eher bei ängstlich-gehemmten Personen in extremen Belastungssituationen auftritt.

Dissoziation [Psychologie] *f*: engl. *dissociation*. Teilweise oder vollständige Abspaltung psychischer Funktionen wie Bewusstsein, Gedächtnis und personale Identität, eigener Gefühle und Körperempfindungen (Schmerz, Hunger, Durst, Angst), der Wahrnehmung der eigenen Person und/oder der Umgebung. Die Dissoziation ist ein Symptom schwerer intrapsychischer Konflikte sowie neurologischer und psychiatrischer Störungen (z.B. PTBS).

Formen:
- Dissoziation im Bewusstsein (auch Derealisation), z. B. in Form von gedanklicher Abwesenheit oder Amnesie* für Handlungen oder Geschehnisse
- körperliche (somatoforme) Dissoziation: sog. Körpererinnerungen in Form von unerklärlichen Schmerzen, körperlichen Symptomen und Ausfallerscheinungen ohne medizinische Ursache und oft ohne Wissen der Betroffenen um einen traumatischen Zusammenhang.

Dissoziation, albumino-zytologische f: engl. albumino-cellular dissociation; syn. zytoalbuminäre Dissoziation. Starke Proteinerhöhung bei geringer oder fehlender Zellvermehrung im Liquor* cerebrospinalis. Eine albumino-zytologische Dissoziation kommt vor z. B. bei Guillain*-Barré-Syndrom oder Rückenmarktumoren.

Dissoziative Empfindungsstörung → Sensibilitätsstörung, dissoziative

Dissoziative Lähmung f: syn. dissoziative Parese. Kompletter oder teilweiser Verlust der Bewegungsfähigkeit im Rahmen einer dissoziativen Bewegungsstörung*. Von der dissoziativen Lähmung sind sowohl einzelne Körperglieder als auch der ganze Körper betroffen. Störungen der Koordinationsfähigkeit treten v. a. an den unteren Extremitäten, z. B. als Ataxie*, auf. Es lässt sich keine körperliche Erkrankung nachweisen.

Dissoziative Störungen f pl: engl. dissociative disorder; syn. Konversionsstörung (ICD-10). Im ICD-10 Oberbegriff für Störungen der integrativen Funktionen („Auseinanderfallen") von Bewusstsein*, Gedächtnis, Identität, Wahrnehmung der Umwelt und/oder Kontrolle von Körperbewegungen. Der Verlauf ist akut oder chronisch, häufig besteht ausgeprägte psychiatrische Komorbidität. Die Prognose ist günstig bei akutem Einsetzen der Symptomatik sowie raschem Behandlungsbeginn.

Distalbiss m: engl. distal bite. Bissanomalie*, bei der die Zähne des Unterkieferzahnbogens gegenüber den Zähnen des Oberkieferzahnbogens nach distal (retral) versetzt stehen (Angle-Klasse II). Siehe Abb.

Beschreibung:
- im Molarenbereich: um 1, ½ oder ¼ Prämolarenbreiten (Abk. Pb) versetzte Höcker
- im Frontzahnbereich: vergrößerte sagittale Stufe, oft mit protrudierten Oberkieferfrontzähnen (Angle-Klasse II/1) und häufig verlängerten Unterkieferfrontzähnen, oder Deckbiss* (Angle-Klasse II/2) mit retrudierten Oberkieferfrontzähnen.

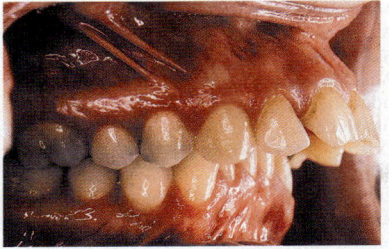

Distalbiss [141]

Ursachen:
- insbesondere Wachstumsdefizit des Unterkiefers (Mikrogenie*)
- Vorstehen des Oberkiefers (maxilläre Prognathie*) oder rein dental bei korrekter Relation der skelettalen Basen
- meist erblich bedingt oder aufgrund von Daumenlutschen, Weichteileinfluss (besonders der Lippen) und mangelndem transversalen Wachstum des Oberkiefers (bei Mundatmung).

Distale Pankreatikojejunostomie f: Form der operativen Rekonstruktion des Pankreassekretablaufs im Rahmen einer Drainageoperation bei Veränderungen des Pankreasgangsystems bei chronischer Pankreatitis*.

Distale Revaskularisation und Intervall-Ligatur f: engl. distal revascularization and internal ligation; syn. DRIL-Manöver; Abk. DRIL. Verfahren in der Shuntchirurgie zur Beseitigung einer übermäßigen Durchblutungsminderung (Steal*-Phänomen) des Armes distal eines Dialyseshunts. Um die Minderdurchblutung zu beseitigen, wird bei der DRIL-Operation die A. brachialis distal des Shunt-Zuflusses ligiert und ein Bypass* aus einer proximaleren Arterie gelegt.

Distales Interphalangealgelenk n: Abk. DIP. Finger- oder Zehengelenk zwischen Mittelphalanx (Phalanx media), also mittlerem Finger- oder Zehenglied und Endphalanx (Phalanx distalis), also Finger- oder Zehenendglied.

Distantia intercristarum → Beckenmaße
Distantia interspinosa → Beckenmaße
Distantia intertrochanterica → Beckenmaße

Distanzgeräusch n: engl. distant cardiac murmur. Besonders lautes Herzgeräusch* (Lautstärkegrad 6 nach Levine), das ohne Stethoskop zu hören ist bzw. mit Stethoskop, das ca. 1 cm von der Brustwand entfernt ist. Siehe Herzgeräusch* (Tab. dort).

Distanzlosigkeit f: engl. lack of distance awareness. Störung der interpersonellen Distanz mit Kontaktsuche und -aufnahme, die der Beziehung unangemessen ist, die Intimsphäre des Anderen verletzt und meist zu Zurückweisung führt. Sie variiert entsprechend Ausprägung und kulturellem Kontext zwischen Distanzminderung, konkreter Distanzlosigkeit (bei äußerer Intervention noch korrigierbarer Distanzunterschreitung) und komplettem Distanzverlust.

Vorkommen: V. a. hirnorganische Erkrankungen, Schizophrenie*, Manie*, Persönlichkeitsstörung*.

Distensionsluxation f: engl. hyperdistention dislocation. Luxation* durch Erweiterung der Gelenkhöhle infolge Kapselüberdehnung bei Gelenkerguss* oder Empyem*, gelegentlich bei Säuglingskoxitis (Koxitis*).

Distomolar m: Hinter den permanenten Molaren* durchbrechender, zusätzlicher Zahn (Dens supplementarius). Er kann klinisch bedeutsam werden durch Verdrängung regulärer Zähne, Okklusionsstörung und Zystenbildung.

Distorsion f: engl. sprain; syn. Bänderdehnung. Häufig durch indirekte Gewalteinwirkung (z. B. Supinationstrauma des Fußes, Verdrehung von Knie-, Hand- oder Fingergelenk) entstehende Mikro- bis Makroläsionen im Bandapparat mit Schwellung, Hämatom, Funktionseinschränkung und Schmerzen. Komplikationen sind traumatische Synovialitis mit rezidivierenden Gelenkergüssen sowie chronische Instabilität. Abzugrenzen ist die Bandruptur* (vgl. hierzu auch Bänderzerrung* [Knie] und Bänderzerrung* [oberes Sprunggelenk]).

Therapie:
- Kühlung
- Hochlagerung
- Entlastung
- nichtsteroidale Antiphlogistika
- bei ausgeprägtem Befund vorübergehende Ruhigstellung
- ggf. Kompressions- oder Tape-Verband.

Distorsionstrauma der HWS → Schleudertrauma

Distraktion f: engl. distraction. Verfahren zur offenen oder geschlossenen Reposition* von dislozierten, ineinander verschobenen oder verkeilten Knochenfragmenten bei Fraktur*. Dies geschieht durch manuelles oder instrumentelles Auseinanderziehen, z. B. mittels Distraktor, Fixateur* externe oder Extension, meist mit anschließender definitiver Osteosynthese*.

Distraktionsverlängerung → Kallusdistraktion

Diszision f: engl. discission. Operative Spaltung eines Organs oder Gewebe. In der Augenheilkunde wird damit eine Methode zur Entfernung eines Nachstars nach einer Kataraktoperation bezeichnet. Diszision war früher die Bezeichnung für eine historische Form der Star-

Diszitis

operation mit Eröffnung der Linsenkapsel zur anschließenden Absaugung (Phakoemulsifikation) bzw. Kernexpression.

Diszitis f: engl. *discitis*. Alleinige Entzündung der Bandscheibe* der Wirbelsäule ohne Veränderung der angrenzenden Wirbel; selten. Meist sind die benachbarten Wirbelkörper-Endplatten (Spondylodiszitis*) beteiligt, man spricht von der Osteomyelitis* der Wirbelsäule. Untersucht wird vor allem mittels MRT, behandelt mittels Antibiose.

Ursache: Meist bakterielle Infektion:.

Therapie:
- antibiotisch möglichst orientiert an mikrobiologischer Diagnostik
- Ruhigstellung des Wirbelsäulenbereichs
- ggf. operative Ausräumung und Stabilisierung (Spondylodese*).

Diurese f: engl. *diuresis*. Physiologische Ausscheidung von Harn* (0,5–1,0 ml/min).

Diurese, forcierte f: engl. *forced diuresis*. Im Einzelfall durchgeführtes Verfahren der sekundären Detoxikation* zur beschleunigten renalen Elimination nierengängiger toxischer Substanzen, ggf. zusammen mit Harnalkalisierung oder -ansäuerung.

Diurese, osmotische f: engl. *osmotic diuresis*. Vermehrung der Harnausscheidung durch nicht ausreichende Resorption* filtrierter Substanzen und deren Ausscheidung zusammen mit einem osmotisch äquivalenten Volumen Wasser. Die Osmolalität des Harns* unterschreitet hierbei nicht die des Blutplasmas (290 mosmol/kg).

Ursachen:
- Anwesenheit nicht resorbierbarer Solute (z. B. Mannitol)
- Überschreitung des Resorptionsmaximums von generell resorbierbaren Soluten aufgrund erhöhter Konzentration (z. B. Glukose > 11 mmol/l bei Diabetes* mellitus)
- Hemmung der tubulären Ionenresorption durch Diuretika*.

Diuresereflex → Gauer-Henry-Reflex

Diuresestörung f: engl. *diuresis impairment*. Störung der Harnausscheidung. Mögliche Ursachen sind Veränderungen der Zusammensetzung der extrazellulären Flüssigkeit (prärenal), im Bereich der Nieren (renal) oder der ableitenden Harnwege (postrenal).

Diuretika n pl: engl. *diuretics*. Wirkstoffe, die zu einer erhöhten Diurese* führen. Sie hemmen die Wiederaufnahme von Natrium-, Chlorid- und Bicarbonat-Ionen in der Niere und erhöhen so die Ausscheidung dieser Ionen sowie (indirekt) von Wasser. Dadurch werden das Blutplasmavolumen gesenkt und Stauungssymptome verbessert.

Einteilung:
- **Aquaretika:** Wirkstoffe, die lediglich die Wasserausscheidung erhöhen
- **Natriuretika:** Wirkstoffe, welche die renale Ausscheidung von Na$^+$-Ionen erhöhen
- **Saluretika:** Wirkstoffe, welche die renale Ausscheidung von Salzen (Elektrolyten) erhöhen

Indikationen:
- Ödeme jeder Art, bei Niereninsuffizienz: Schleifendiuretikum
- zur Prävention einer Hypokaliämie*: kaliumsparende Diuretika in (fixer) Kombination mit Saluretika
- Osmotherapie und Darmentleerung: osmotisch wirkende Diuretika
- Glaukom: Carboanhydrase*-Hemmer
- forcierte Ausscheidung von Giften.

diurnus: Am Tage.

divergent: syn. *divergens*. Auseinandergehend, z. B. Strabismus* divergens (Auswärtsschielen).

Divergenzlähmung f: engl. *divergence palsy*. Seltene Form der diskonjugierten Blicklähmung* bei Hirnstammsyndromen*. Beim Blick in die Ferne stehen die Augen nicht parallel, sondern konvergent, sodass Doppelbilder entstehen.

Divergenzzange f: engl. *divergence forceps*. Spezielle Bauart einer Geburtszange, bei der mithilfe einer Schraube der Abstand zwischen den Zangenlöffeln eingestellt werden kann, um unnötigen Druck auf den kindlichen Kopf zu verhindern. Ein Beispiel für Divergenzzangen ist die Bamberger Zange.

Diversion, biliodigestive f: Abk. BDD. Bezeichnung für operative Verfahren, bei denen Teile des Dünndarms aus der Verdauung ausgeschaltet werden. Dies wird nach distaler Magenteilresektion* notwendig, auch im Rahmen eines bariatrischen Eingriffes, um die Absorptionsstrecke des Dünndarms zu verkürzen.

Formen:
- Magen-Bypass (siehe Magen*-Bypass, Abb. dort)
- biliopankreatische Diversion mit oder ohne Duodenal switch.

Diversion, biliopankreatische f: engl. *biliopancreatic diversion*; Abk. BPD. Chirurgisches Verfahren bei extremer Adipositas mit distaler Magenteilresektion und funktioneller Verkürzung des Dünndarms. Dabei wird das Ileum per End-zu-Seit-Anastomose mit dem Magenrest verbunden. Das Duodenum wird blind verschlossen und das Jejunum mit dem terminalen Ileum per End-zu-Seit-Anastomose verbunden. So verbleibt lediglich eine kurze Verdauungsstrecke. Siehe Abb.

Komplikationen:
- mögliche Langzeitfolgen: 1. Dumpingsyndrom 2. Übelkeit und Schweißausbrüche 3. Flatulenz, Diarrhö, Steatorrhö 4. Eisenmangel mit Anämie 5. Anastomosenulzera

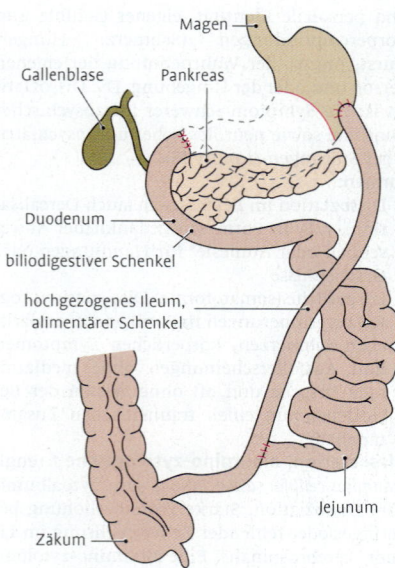

Diversion, biliopankreatische: Verkürzung der Strecke gemeinsamer Dünndarm-Passage von Nahrung aus der alimentären Schlinge und den Verdauungssekreten aus der biliopankreatischen (biliodigestiven) Schlinge auf ca. 60 cm. [32]

(Geschwüre an den Neuverbindungen) 6. Osteoporose aufgrund der Aufnahmestörung für Kalzium und Eiweiß; **cave:** lebenslange ärztliche Kontrollen und bei Bedarf Substitution von Vitaminen, Hormonen etc. erforderlich.

Diverticulum ilei → Meckel-Divertikel

Divertikel n sg, pl: engl. *diverticulum*. Angeborene oder erworbene sackförmige Ausstülpungen von Wandanteilen eines Hohlorgans, z. B. des Dickdarms*. Erworbene Divertikel entstehen durch Zug (Traktionsdivertikel) oder Druck (Pulsionsdivertikel). Während sich beim echten Divertikel alle Wandschichten ausstülpen, sind beim falschen Divertikel nur Mukosa und Submukosa betroffen. Entzündungen von Divertikeln führen zu einer Divertikulitis*.

Divertikel-Blutung f: Blutung durch Ruptur der Vasa recta am Divertikelrand (5–15 %) als Komplikation einer Divertikulose*.

Divertikel, juxtapapilläres n: engl. *juxtapapillary diverticulum*. Duodenaldivertikel* in unmittelbarer Nachbarschaft der Papilla* duodeni major.

Divertikelkrankheit → Divertikulose

Divertikulitis f: engl. *diverticulitis*. Entzündung der Wand eines oder mehrerer Divertikel*. Ist die Umgebung der Divertikel mitbetroffen,

Divertikulitis:
Hinchey-Klassifikation mod. nach Wasvary.

Stadium	Kriterium
I	perikolischer oder mesenterialer Abszess
II	abgekapselter Abszess im Unterbauch, Retroperitoneum oder kleinen Becken
III	freie Abszessperforation mit diffuser eitriger Peritonitis
IV	freie Divertikelperforation mit diffuser kotiger Peritonitis

spricht man von einer Peridivertikulitis. Klinisch stehen Abdominalschmerzen (meist im linken Unterbauch) Fieber und evtl. (blutige) Diarrhöen im Vordergrund. Therapiert wird meist mit Antibiotika und Schonkost; bei chronisch-rezidivierendem Auftreten Operation.

Vorkommen:
- Komplikation bei Divertikulose
- Risikofaktoren: Immunsuppression, NSAR, Obstipation, ballaststoffarme Ernährung
- betroffen sind v. a. ältere Menschen.

Lokalisation:
- v. a. im Bereich des Sigma (linksseitiger Unterbauchschmerz)
- selten rechtsseitig oder im Bereich des Querkolon.

Einteilung:
- international nach Hinchey (modifiziert nach Wasvary): siehe Tab.
- gemäß der nationalen Leitlinienkonferenz.

Pathogenese:
- Stuhlretention im Divertikel
- Obstruktion des Divertikelhalses
- bakterielle Überwucherung im Divertikel → Druckerhöhung im Divertikel → lokale Ischämie meist am Divertikeldach (durch NSAR auch ohne Stuhlretention oder bakterielle Überwucherung möglich) → Mikro- und Makroperforation.

Klinik:
- Abdominalschmerzen (meist im linken Unterbauch)
- Obstipation (50 %)
- Diarrhö (selten blutig)
- evtl. Abwehrspannung (bei Perforation oder lokaler Abszedierung)
- Fieber, Übelkeit/Erbrechen.

Therapie:
- konservativ: **1.** kurzzeitig Nahrungskarenz, Schonkost **2.** je nach Schweregrad: Bettruhe **3.** Antibiotika mit Abdeckung aerobes und anaerobes Erregerspektrum: 7–10 Tage oral (z. B. Ciprofloxacin* mit Metronidazol*, Amoxicillin*/Clavulansäure* mit Metronidazol) oder i. v. (ab Hinchey II) mit z. B. Piperacillin*/Tazobactam* oder Imipenem/Cilastin **4.** Analgetika (Paracetamol*, Metamizol*, Pethidin*)
- evtl. CT-gesteuerte Abszessdrainage
- elektive laparoskopische Operation bei häufigen Divertikulitiden
- ggf. Notfall-Operation (Hinchey III/IV, Hinchey II bei nicht sanierbarem Abszess, Ileus oder fehlendem Ansprechen auf konservative Therapie).

Prognose:
- Letalitätsrisiko: **1.** bei Hinchey I–II < 5 % **2.** bei Hinchey III 13 % **3.** bei Hinchey IV 43 %
- hohe Rezidivrate in ersten 10 Jahren (ca. 10–30 %)
- cave: Keine Korrelation zwischen Komplikationsrisiko und Anzahl der Divertikulitisschübe → keine OP-Indikation nach 2. Schub!

Divertikulose *f*: engl. *diverticulosis*. Ausstülpungen von Mukosa und Submukosa durch Schwachstellen (Blutgefäßdurchtritte) in der Kolonwand. Divertikel kommen vor allem im Sigma (Colon sigmoideum) vor. Ballaststoffreiche Ernährung und Vermeiden einer Obstipation* lindern chronische Beschwerden. Bei Komplikationen evtl. Operation. Siehe Abb. 1

Risikofaktoren:
- hohes Lebensalter
- Obstipation
- ballaststoffarme, fettreiche Ernährung
- Bewegungsmangel, Adipositas
- Rauchen: ca. 30-fach erhöhtes Risiko für Divertikel
- Alkohol: ca. 2-fach erhöhtes Risiko für Divertikel
- Hypothyreose: ca. 2,4-fach erhöhtes Risiko für Divertikel
- NSAR-Einnahme ist mit schlechtem Verlauf einer Divertikelkrankheit verbunden, gleiches gilt für Kortikosteroide und Opioide; protektiven Einfluss haben Kalziumantagonisten und Statine.

Pathogenese:
- Ausstülpung der Mukosa/Submukosa durch Schwachstellen (Loci minoris resistentiae) in der Kolonwand entlang intramuraler Blutgefäße (Vasa recta)
- unterschieden werden inkomplette, intramurale Divertikel (Pseudodivertikel) von kompletten, „echten" Divertikeln, bei denen alle Wandschichten betroffen sind (siehe Abb. 2)
- die Prävalenz im Sigma erklärt sich durch zahlenmäßig vermehrte Vasa recta, hohen intraluminalen Druck und schlagartig vor dem Rektum brechende peristaltische Wellen.

Klinik:
- meist asymptomatisch
- bei Symptomen (Tenesmen v. a. im linken Unterbauch, wechselndes Stuhlverhalten, Meteorismus) auch als Divertikelkrankheit bezeichnet.

Diagnostik: Zufallsbefund bei Koloskopie.

Therapie:
- ballaststoffreiche Ernährung
- ggf. Stuhlquellmittel (Leinsamen, Weizenkleie, indische Flohsamenschalen)
- Vermeiden einer Obstipation
- bei chronischen Beschwerden ggf. Mesalazin* (Off-Label!)
- bei Komplikationen: siehe Divertikulitis*.

Dix-Hallpike-Test → Hallpike-Test

Dixon-Operation *f*: engl. *Dixon's operation*. Nach dem Erstbeschreiber benannte und heute eher unter „kontinenzerhaltende anteriore Rektumresektion*" bekannte Entfernung des Mastdarmes mit Wiederherstellung der Darmkontinuität durch Descendo-Rektostomie, vorwiegend angewendet bei tiefsitzenden Rektumkarzinomen.

dizygot → Zwillinge

DLCO: Abk. für Diffusionskapazität der Lunge für CO → Diffusionskapazität, pulmonale

DL-Form → Racemat

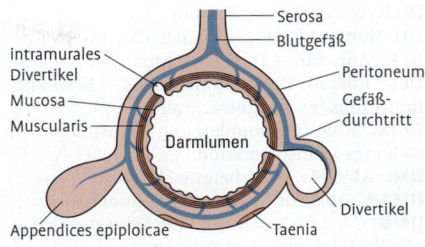

Divertikulose Abb. 2

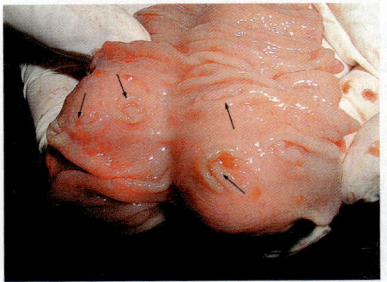

Divertikulose Abb. 1: Zahlreiche Divertikel (Pfeile) im Colon descendens. [131]

DL-Hyoscyamin → Atropin
D/L-Nomenklatur → Fischer-Projektion
DLP: Abk. für → Dosislängenprodukt
DLT: Abk. für Doppellumentubus → Kombinationstubus, ösophagotrachealer
DLTx: Abk. für Double Lung Transplantation → Lungentransplantation
DM: Abk. für → Diabetes mellitus
DMAP: Abk. für → Dimethylaminophenol
DMD: Abk. für Duchenne-Muskeldystrophie → Muskeldystrophie Typ Duchenne
DMSA: Abk. für engl. Dimercaptosuccinic acid → Nierenszintigrafie
DNA *f*: engl. *deoxyribonucleic acid*. Aus Desoxyribonukleotiden (siehe Nukleotide*) aufgebautes Biopolymer (Nukleinsäure*), das in allen lebenden Zellen und in einigen Viren als Speicher für die genetische Information dient (genetisches Material). DNA verschiedener Spezies unterscheiden sich in Basenzusammensetzung, -sequenz und Länge. Das menschliche Genom* enthält etwa 3 Mrd. Basenpaare.
Aufbau: Ein Mononukleotid der DNA besteht aus einem Phosphatrest und 2-Desoxyribose, die mit einer der 4 Basen Adenin, Guanin, Cytosin und Thymin N-glykosidisch verknüpft ist. Die Reihenfolge der Basen bestimmt den genetischen Code* und enthält somit die Information für das Genprodukt. Die Verknüpfung der Mononukleotide zu einer unverzweigten Polynukleotidkette erfolgt über 3',5'-Phosphodiesterbrücken. 2 rechtsdrehende Polynukleotidketten sind aufgrund der Basenpaarung* zwischen Purinbasen* und Pyrimidinbasen* (A=T; G≡C) in Form einer Doppelhelix (Duplex) um eine imaginäre Achse gewunden, die unter physiologischen Bedingungen in der B-Form (Watson-Crick-Form; siehe Abb.) vorliegt. Aufgrund der Basenpaarung ist die Anzahl der Purinbasen gleich der Anzahl der Pyrimidinbasen. Die beiden Stränge der doppelhelikalen DNA (dsDNA: double stranded DNA), der (+)-Strang (codogener Strang, Leserichtung, 3' → 5') und der (-)-Strang (codierender Strang, 5' → 3') sind komplementär zueinander angeordnet.
Lokalisation: Ca. 95 % der DNA einer eukaryotischen Zelle sind im Zellkern lokalisiert und an spezifische Proteine, Histone und Nichthistone, gebunden. Proteine, DNA und kleinere Mengen RNA bilden die Chromosomen*. DNA kommt auch in zytoplasmatischen Zellorganellen vor, d. h. in Mitochondrien und bei Pflanzen in Plastiden (extrachromosomale DNA). Mitochondriale DNA (mtDNA, mitochondriales Genom*) macht ca. 1–2 % der Gesamt-DNA der Zelle aus, Chloroplasten-DNA bis zu 5 %. Keimzellen enthalten nur 50 % der DNA (haploider Chromosomensatz) von Körperzellen. In prokaryotischen Zellen, die keinen Zellkern enthalten, ist ringförmige DNA in Kernäquivalenten lokalisiert

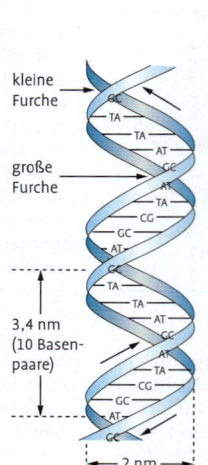

Computer-Darstellung der DNA-Doppelhelix

gelb: Purin- und Pyrimidinbasen
blau: Desoxyribose- und Phosphatreste

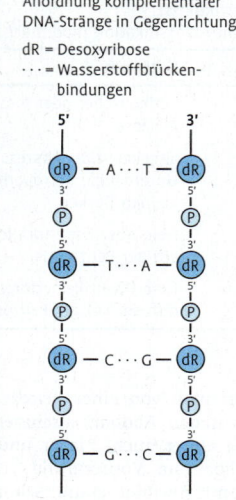

Doppelhelikale Struktur der DNA (B-Form)

DNA: Modell der DNA-Doppelhelix.

und darüber hinaus in extrachromosomalen Komponenten, den Plasmiden bzw. Episomen.
DNA-Replikation: Die DNA reproduziert sich selbst identisch (Replikation*). In der Natur kommt ausschließlich die semikonservative Replikation vor. Der semikonservative Replikationsmechanismus erklärt die Weitergabe der unveränderten Information an neu entstehende Zellen. Jeder Strang der doppelhelikalen Eltern-DNA dient als Matrize für die Replikation komplementärer Tochterstränge. Auf diese Weise werden 2 Tochterstränge gebildet, die mit der Eltern-DNA identisch sind und von denen jeder einen Strang aus der Eltern-DNA enthält. Die DNA eukaryotischer Chromosomen besteht aus mehreren Replikationseinheiten: die Replikation beginnt also an mehreren Punkten eines DNA-Moleküls. Der Startbereich besteht aus einer Nukleotidsequenz von 100–200 Basenpaaren, der von spezifischen Zellproteinen erkannt wird und den Replikationszyklus an diesem Punkt initiiert. An der Reaktion sind DNA-Polymerasen, DNA-Ligasen und Nukleasen* beteiligt.
DNA-Reparatur: Zur Wiederherstellung von DNA, die durch chemische und physikalische Faktoren oder durch Fehler bei der Replikation geschädigt worden ist, verfügt die Zelle über ein Enzymsystem, das die defekte Position entfernt (Nuklease), die richtige Polynukleotidfolge synthetisiert (DNA-Polymerase) und in die entsprechende Position der DNA einfügt (Ligase).
DNA-Diagnostik → DNA-Sequenzierung
DNA-Diagnostik → Molekulargenetik
DNA-Diagnostik → Zytogenetik
DNA-Fingerprint-Methode *f*: engl. *DNA fingerprint analysis*; syn. genetischer Fingerabdruck. Gentechnologische Methode zum Nachweis spezifischer, unveränderbarer, individueller DNA-Muster. Der genetische Fingerabdruck entspricht dem charakteristischen DNA-Profil eines Individuums. Die Methode darf in

Anordnung komplementärer DNA-Stränge in Gegenrichtung

dR = Desoxyribose
··· = Wasserstoffbrückenbindungen

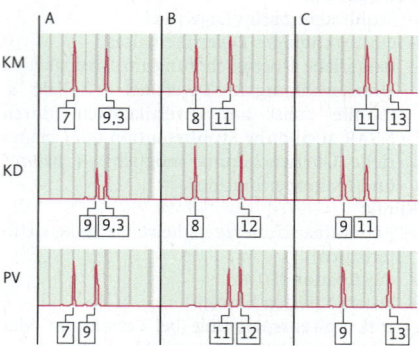

DNA-Fingerprint-Methode: Abstammungsbegutachtung mit STR-System: Das Kind (KD) hat die Allele 9,3 sowie 8 und 11 in den Systemen A, B und C von der Kindsmutter (KM) geerbt; die DNA des Putativvaters (PV) weist alle bei der Mutter fehlenden Allele (9, 12, 9) auf, die Vaterschaft gilt somit als erwiesen. [143]

Deutschland nur nach richterlichem Beschluss gegen den Willen eingesetzt werden. Als Material dienen Gewebe oder Sekrete, z. B. Keratinozyten*, Sperma*, Speichel* und Blut*.

Prinzip:
- nach Spaltung der DNA* mit Restriktionsenzymen erfolgt die elektrophoretische Auftrennung und Hybridisierung mit geeigneten Gensonden*, die repetitive DNA-Sequenzen (Minisatelliten, siehe genetischer Marker) erkennen oder
- Amplifikation der DNA mithilfe der PCR zur Darstellung von STR-Systemen (siehe genetischer Marker) mit anschließender Fragmentlängenanalyse.

Anwendung:
- Abstammungsbegutachtung (siehe Abb.)
- Zwillingsforschung* und Stammzelltransplantationen*: Prüfung des Chimärismus
- Rechtsmedizin und Kriminalistik: Isolierung und Typisierung von DNA aus Spuren (getrocknetes Blut, Haare, Sperma) zur Zuordnung von Personen.

DNA-Klonierung f: engl. *DNA cloning*. Standardverfahren der Gentechnologie zur Herstellung und Vermehrung identischer DNA*-Fragmente über Selektion und Züchtung von Zellklonen. Bei der DNA-Klonierung wird fremde DNA, die vervielfältigt werden soll, in einen Vektor* (Plasmid*) eingebracht und beispielsweise in Bakterien* vermehrt.

DNA-Ligase f: engl. *DNA ligase*; syn. DNA-Repair-Enzym. Enzym*, das DNA*-Stränge über eine Phosphodiesterbindung kovalent verknüpft. Die Esterbindung wird zwischen einer 5′-Phosphatgruppe an einem DNA-Ende und der 3′-OH-Gruppe an dem anderen DNA-Ende geschlossen. Die benötigte Energie für diese Reaktion liefert NAD (bei Bakterien) oder ATP (bei Eukaryonten und Phagen).

Bedeutung:
- DNA-Replikation: Verknüpfung der Okazaki-Fragmente bei der Replikation am diskontinuierlichen Folgestrang
- DNA-Rekombination: Zusammenfügen der DNA-Bruchstücke nach dem Austausch homologer Sequenzabschnitte
- DNA*-Reparatur: Verschluss von DNA-Bruchstellen
- DNA*-Klonierung: Ligation von DNA-Fragment und Vektor zur Konstruktion rekombinanter DNA-Moleküle.

DNA-Methylierung f: Epigenetische Modifikation der im DNA-Strang festgelegten Erbsubstanz durch Übertragung von Methylgruppen auf bestimmte Nukleotidbasen (CpG-Inseln, also Cytosine, die direkt ein Guanosin folgt) durch DNA-Methyltransferase. Die Modifikation lässt die DNA-Sequenz unverändert und bleibt bei Zellteilung erhalten. Die Methylierungsmuster können von Zelle zu Zelle variieren.

DNA-Mikroarray n: engl. *DNA microarray*; syn. Mikro-Array-Untersuchung. Etwa fingernagelgroße feste Trägeroberfläche aus Glas oder Kunststoff, auf der mehrere zehntausend verschiedene, einzelsträngige DNA*-Sonden fixiert sind, mit denen zu untersuchende mRNA-Proben hybridisiert und gleichzeitig analysiert werden. Die Auswertung erfolgt mit einem automatisierten Lesegerät.

DNA-Mismatch-Reparatur f: engl. *DNA mismatch repair*; syn. Mismatch-Repair. Form der DNA*-Repair, bei der Basenfehlpaarungen (Mismatches), Insertionen und Deletionen*, die beispielsweise während der Replikation entstehen, korrigiert werden. Durch Entfernen des DNA-Abschnitts, der die falsche Base enthält und Auffüllen der Lücke werden Fehlpaarungen beseitigt.

Klinische Bedeutung: Mutationen in den Genen für die Reparatur-Proteine MSH2 und MLH1 sind nachgewiesene Ursachen für die Entstehung eines hereditären* nichtpolypösen Kolonkarzinoms. Auch andere Karzinome* zeigen Veränderungen in den Genen der DNA-Mismatch-Reparatur, beispielsweise Endometriumkarzinome*, Kolorektalkarzinome, Magenkarzinome* und nichtkleinzellige Lungenkarzinome*.

DNA-Polymerasen f pl: engl. *DNA polymerases*; syn. DNA-abhängige DNA-Polymerasen. Enzyme (EC 2. Transferasen) zur Replikation und Reparatur der DNA. Sie synthetisieren mit einzelsträngiger DNA* als Matrize komplementäre DNA, indem sie Desoxyribonukleotide (dATP, dTTP, dCTP, dGTP) unter Pyrophosphatabspaltung an ein freies 3′-Hydroxyende der wachsenden Kette (siehe Primer*) in 5′→ 3′ Richtung anlagern.

DNA-Reparatur f: engl. *DNA repair*. Zelluläre, enzymatisch gesteuerte Reparaturmechanismen zur Behebung von DNA*-Schäden, die durch Fehler bei der Replikation* oder durch Umwelteinflüsse (Hitze, chemische Agenzien, UV-Strahlen u. a.) entstehen.

Klinische Bedeutung: Genetische Defekte der DNA-Reparatur kommen bei verschiedenen autosomal-rezessiv erblichen Krankheiten vor, bei denen vermehrt Hautveränderungen und Tumoren auftreten, z. B. HNPCC, Ataxia* teleangiectatica, Bloom*-Syndrom, Cockayne-Syndrom, Fanconi*-Anämie und Xeroderma* pigmentosum. Schäden korrespondierender Basen (Doppelbasenschäden) und DNA-Strangbrüche benachbarter Abschnitte (Doppelstrangbrüche) sind beim Menschen weitgehend irreparable Schäden der DNA.

DNA-Schäden m pl: engl. *DNA damage*; syn. DNA-Schädigung. Gesamtheit aller durch endogene und exogene Faktoren verursachten Veränderungen der DNA*-Struktur. Ein Großteil der Schäden kann durch verschiedene Reparaturmechanismen (DNA*-Reparatur) fehlerfrei behoben werden. Nur in seltenen Fällen kommt es zu stabilen Veränderungen (Mutationen*), die weitervererbt werden.

Ursachen:
- **exogene** Faktoren, die induzierte Mutationen verursachen: 1. ionisierende Strahlung, z. B. UV-Strahlung 2. Chemikalien, z. B. polyzyklische aromatische Kohlenwasserstoffe*, Alkylanzien und Toxine* 3. virale Infektionen, z. B. Infektion mit Papillomaviren
- **endogene** Faktoren, die Spontanmutationen verursachen: 1. Stoffwechselnebenprodukte, z. B. reaktive Sauerstoffspezies 2. Wärme (Thermoinstabilität der Basen) 3. Fehler bei der DNA-Replikation.

Formen:
- kleine DNA-Modifizierungen, die sich nicht auf die Struktur der Doppelhelix auswirken: 1. Oxidation 2. Alkylierung 3. Desaminierung 4. Depurinierung und Depyrimidierung 5. Basenfehlpaarung
- große DNA-Modifizierungen, welche die dreidimensionale Struktur der Doppelhelix stören: 1. Pyrimidin-Dimere 2. DNA-Addukte
- DNA-Strangbrüche: 1. Einzelstrangbruch 2. Doppelstrangbruch.

Auswirkungen: Nicht oder fehlerhaft reparierte DNA-Schäden können Mutationen hervorbringen, die
- keine biologische Veränderung bewirken, z. B. Mutationen im Intron*
- zu schwerwiegenden Zellschädigungen mit Untergang der Zelle führen
- die Tumorentstehung begünstigen, z. B. Mutationen von Genen, die in Zellwachstum und Differenzierung involviert sind (Onkogene*).

DNasen: Abk. für Desoxyribonukleasen → Nukleasen

DNA-Sequenzierung f: Ermittlung der Primärstruktur (Basensequenz) von DNA*. Die DNA-Sequenzierung wird zur Identifizierung von Genen (Genanalyse*) und genetischen Veränderungen (z. B. Mutationen) verwendet.

DNA-Strangbruch m: engl. *DNA strand break*. Läsion einer Phosphodiester-Bindung eines sonst intakten DNA*-Doppelstrangs, die zum Bruch eines (Einzelstrangbruch) oder beider DNA-Stränge (Doppelstrangbruch) führt. DNA-Strangbrüche werden beispielsweise verursacht durch reaktive Sauerstoffspezies, ionisierende Strahlung, Chemikalien, eine Blockade der Replikationsgabel oder eine Funktionsstörung der Topoisomerase* (siehe auch DNA*-Schäden).

DNA-Synthesephase

Folgen: Werden DNA-Strangbrüche von Mechanismen der DNA-Reparatur nicht erkannt, kann die Integrität und Stabilität des Genoms* beeinträchtigt werden und es kommt zu Stilllegung der Zelle, Apoptose* oder Entartung.

DNA-Synthesephase → Zellzyklus
DNA-Viren → Viren
DNA-Viren → Virusklassifikation
DNP: Abk. für engl. D-type Natriuretic Peptide → Peptide, kardiale natriuretische
Do: Abk. für → Dombrock-Blutgruppensystem
Dobrava-Virus n: engl. *Dobrava virus*. Virus des Genus Hantavirus*, welches eine milde Form des hämorrhagischen Fiebers mit renalem Syndrom verursacht. Dobrava-Viren kommen vor in Mittel- und Nordosteuropa (Erregerreservoir: Apodemus agrarius, Brandmaus) sowie im Balkan (Erregerreservoir: Apodemus flavicollis, Gelbhalsmaus).
Dobutamin n: Sympathomimetikum (synthetisches Katecholamin*) mit direkter Wirkung v. a. auf Beta-1-Rezeptoren zur i. v. Infusion.
Indikationen:
- dekompensierte Herzinsuffizienz
- kardiale Dekompensation infolge einer eingeschränkten myokardialen Kontraktilität
- arterielle Hypotonie durch akutes Herzversagen bzw. Schock*
- diagnostisch: Stressechokardiografie bzw. DSMRT.

DOC: Abk. für → Desoxycorticosteron
Docetaxel n: Zytostatikum (Taxan*), das semisynthetisch aus der europäischen Eibe gewonnen wird. Durch Bindung an den Mikrotubuli-Apparat blockiert es die Mitose. Docetaxel wird bei verschiedenen Krebserkrankungen wie Mammakarzinom, Bronchialkarzinom und Prostatakarzinom eingesetzt. Häufige Nebenwirkungen sind Überempfindlichkeitsreaktionen, Neutropenie, gastrointestinale Beschwerden, Flüssigkeitsretention, periphere Neuropathien sowie Alopezie und Nagelveränderungen.

Dodd-Venen f pl: engl. *Dodd's perforating veins*; syn. Dodd-Gruppe. Gruppe von 3–5 Perforansvenen* an der Innenseite der unteren Oberschenkel. In Höhe des Adduktorenkanals (Canalis adductorius) verbinden die Dodd-Venen die Vena saphena magna mit der Vena* femoralis.

Döderlein-Flora f: syn. Döderlein-Bakterien. Bestimmte, die Vagina der fertilen Frau besiedelnde Lactobacillus-Arten, sie gelten als Hauptvertreter (sog. **Leitkeim**) der physiologischen vaginalen Mikrobiota.
Klinische Bedeutung: Die Entstehung und Aufrechterhaltung der Döderlein-Flora ist überwiegend abhängig von
- der östrogenbedingten Proliferation (gleichbedeutend mit Glykogeneinlagerung) des Vaginal-Epithels
- und der progesteronbedingten verstärkten Vaginal-Epithelabschilferung und -zytolyse (gleichbedeutend mit Glykogenfreisetzung), die zusätzlich durch den sauren vaginalen pH-Wert von < 4,5 (u. a. durch Milchsäure und Wasserstoffperoxid bedingt) begünstig wird.

Viele Lactobacillus-Arten der Döderlein-Flora (z. B. Lactobacillus crispatus)
- spalten freiwerdendes Glykogen aus (in Lyse befindlichen) Vaginal-Epithelzellen unter Bildung von Milchsäure (Lactat)
- synthetisieren: 1. Wasserstoffperoxid (H_2O_2, wirkt desinfizierend und oxidierend) 2. weitere mikrobizide Stoffe (u. a. Proteine)
- nehmen offensichtlich begünstigenden Einfluss auf die lokale NO-Freisetzung (dient u. a. der lokalen Viren-Abwehr).

Dörges-Spatel → Laryngoskop
Doktor-Hopping → Doktor-Shopping
Doktor-Shopping n: engl. *doctor shopping*; syn. Hospital-Hopper-Syndrom. Aufsuchen vieler Ärzte oder Spezialisten auf dem Gebiet der Heilkunde, um Klarheit über Diagnosen oder Behandlungsmöglichkeiten körperlicher Beschwerden zu erreichen. Doktor-Shopping gilt als inadäquates Krankheitsverhalten.
Beschreibung: Aufgesucht werden Ärzte aller Fachrichtungen, aber auch aus der Alternativmedizin, z. B. Akupunktur, chinesische Medizin, oder sogar nichtärztliche Heiler. **Vorkommen:**
- somatoforme Störungen*
- artifizielle Störung* (Münchhausen*-Syndrom).

Dokumentation f: engl. *documentation*. Sammeln, inhaltliches Erschließen (Indexierung), Speichern, Ordnen, Aufbewahren und gezielte Wiedergewinnung von Informationen (Retrieval, Datenbank) zu spezifischen Frage- und Aufgabenstellungen.
Medizinische Bedeutung:
- Therapiedokumentation
- medizinische Basisdokumentation
- Befunddokumentation*
- Pflegedokumentation*
- Krebsregister*.

Dokumentationsassistent, medizinischer m: Abk. MDA. Assistenzberuf im Bereich Information, Dokumentation und Statistik in der Medizin mit Tätigkeit in Krankenhäusern, Gesundheitsämtern, medizinischen Instituten, Bibliotheken und Forschungseinrichtungen, im Sozialversicherungsbereich sowie in der pharmazeutischen Industrie. Das Aufgabenfeld umfasst Erheben, Ordnen, Dokumentieren, Archivieren und Verwalten von medizinischen Daten, Aufbau und Pflege von Datenbeständen.
Ausbildung: 2- bis 3-jährige, landesrechtlich geregelte schulische Ausbildung an Berufsfachschulen.

Dokumentationspflicht f: engl. *obligation to record*. Pflicht des Behandelnden zur Aufzeichnung sämtlicher aus fachlicher Sicht für die derzeitige und künftige Behandlung wesentlichen Maßnahmen und deren Ergebnisse in einer Patientenakte.
dolent: engl. *painful*. Schmerzhaft.
Dolichokolie f: engl. *dolichocolon*; syn. Dolichokolon. Abnorme Länge des Kolons* oder einzelner Kolonabschnitte bei normalem Durchmesser, betroffen ist vor allem das Colon sigmoideum. Die Anomalie hat keinen Krankheitswert und lässt sich bei bis zu 15 % aller Autopsien nachweisen. Frühere Annahmen, dass eine Dolichokolie Obstipationen* begünstigt, haben sich nicht bestätigt.

Dolichostenomelie f: engl. *dolichostenomelia*. Auffallend lange und grazile Extremitätenknochen, z. B. beim Marfan*-Syndrom.
Dolor n: → Schmerz
Dolores osteocopi m pl: engl. *osteocope*. Nachts auftretende bohrende Knochenschmerzen bei Syphilis* mehrere Monate post infectionem.
Dombrock-Blutgruppensystem n: engl. *Dombrock's blood group system*. Vor allem in der Abstammungsbegutachtung bedeutsames Blutgruppensystem (Symbol Do) mit autosomal-kodominanter Vererbung der auf Chromosom 1 lokalisierten Allele Do^a und Do^b (3 Phänotypen). Die Bildung spezifischer Antikörper nach Bluttransfusion ist möglich.
dominant: Erbgang, dominanter
Domino-Lebertransplantation f: Selten angewendete Form der Lebertransplantation*, bei der der Empfänger einer neuen Leber seine eigene eingeschränkt funktionsfähige Leber ebenfalls spendet, da diese bis auf einen bestimmten Stoffwechseldefekt vollständig normal funktioniert.

Dominotransplantation f: Transplantation* mehrerer Organe unter Beteiligung mehrerer Empfänger. Dabei wird z. B. das eigentlich gesunde, aber aus operationstechnischen (oder anderen) Gründen entnommene Organ eines Transplantatempfängers auf einen weiteren Empfänger übertragen. Die Dominospende ist eine Sonderform der Lebendspende*.
Domosteotomie → Pendelosteotomie
Domperidon n: Benzimidazolonderivat aus der Gruppe der Antiemetika* und Prokinetika (Dopamin-Antagonist), das bei Übelkeit und Erbrechen zum Einsatz kommt. Domperidon bindet an Dopamin-Rezeptoren im Gastrointestinaltrakt und stimuliert dort die Ausschüttung von Acetylcholin. Die Kombination mit Medikamenten, die die QTc-Zeit verlängern, sollte vermieden werden.
Indikationen:
- Übelkeit*
- Erbrechen.*

Donati-Rückstichnaht → Hautnaht
Donders-Druck → Druck, intrapleuraler
Donders-Raum → Pleurahöhle
Donepezil *n*: Piperidin-Derivat und reversibler Cholinesterase*-Hemmer zum Einsatz als Antidementivum. Donepezil wird oral angewendet zur symptomatischen Behandlung der leichten bis mittelschweren Alzheimer* Krankheit. Der Wirkstoff beeinflusst nicht das Fortschreiten der Erkrankung, die klinische Wirksamkeit ist umstritten. Häufige Nebenwirkungen sind Magen-Darm-Störungen, Muskelkrämpfe, Müdigkeit und Schlaflosigkeit.
Donnan-Verteilung *f*: engl. *Donnan's equilibrium*. Ionenverteilung, die sich zwischen verschiedenen, durch eine semipermeable Membran* getrennten Elektrolytlösungen einstellt, wenn eine der Lösungen nicht diffusible Teilchen enthält. Siehe Abb.

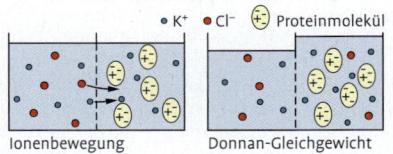

Donnan-Verteilung

Donné-Körperchen → Kolostrum
Donor *m*: Spender.
Do-not-resuscitate: Abk. DNR. Verzicht der Reanimationsversorgung/lebensrettender Maßnahmen bei infauster Prognose. Eine DNR-Anordnung wird schriftlich durch einen Arzt erstellt und ist eine Anweisung an das medizinische Personal, Maßnahmen der Reanimation bei einem Patienten zu unterlassen. Zum augenblicklichen Zeitpunkt gibt es keine Richt- oder Leitlinien zur DNR.
Donovan-Körperchen → Klebsiella granulomatis
Donovanosis → Granuloma inguinale
DOPA *n*: engl. *dihydroxyphenylalanine*; syn. 3,4-Dihydroxyphenylalanin. Nicht proteinogene, aromatische Aminosäure, die durch Hydroxylierung von Tyrosin entsteht. DOPA ist Vorstufe bei der Pigmentbildung (Melanine) der Haut und wichtiges Zwischenprodukt der Adrenalinbiosynthese. Es wird durch die DOPA-Decarboxylase zu Dopamin*.
Klinische Bedeutung: DOPA kann die Blut-Hirn-Schranke passieren und wird bei Parkinson-Krankheit therapeutisch eingesetzt.
DOPA-Decarboxylase *f*: engl. *dopa decarboxylase*. Enzym (EC 4. Lyase), das die Reaktionen von DOPA* zu Dopamin*, aber auch von L-5-Hydroxytryptophan zu Serotonin* und L-Tryptophan* zu Tryptamin katalysiert, wobei eine Carboxylgruppe abgespalten wird.

DOPA-Decarboxylase-Hemmer *m sg, pl*: syn. Dioxyphenylalanin-Decarboxylase-Hemmer. Hemmstoffe der DOPA*-Decarboxylase, die den Abbau von Levodopa* zu Dopamin* katalysiert. DOPA-Decarboxylase-Hemmer werden in Kombination mit Levodopa beim idiopathischen Parkinson*-Syndrom eingesetzt und ermöglichen die Reduktion der Levodopa-Dosis um bis zu 75%. Wirkstoffbeispiele sind Carbidopa* und Benserazid*.
Wirkmechanismus: DOPA-Decarboxylase-Hemmer hemmen die Metabolisierung von Levodopa zu Dopamin, indem sie die Abspaltung der Carboxy*-Gruppe verhindern. Somit gelangt mehr Levodopa ins ZNS und kann dort zum wirksamen Metaboliten Dopamin umgewandelt werden. DOPA-Decarboxylase-Hemmer überwinden selbst nicht die Blut-Hirn-Schranke, also verhindern sie eine verfrühte Decarboxylierung nur in der Peripherie. Außerdem verhindern DOPA-Decarboxylase-Hemmer Nebenwirkungen des Dopamins in der Körperperipherie, beispielsweise Übelkeit, Erbrechen und kardiovaskuläre Beeinträchtigungen.
Praxishinweis: Der alleinige Einsatz von Levodopa zur Behandlung des Parkinson-Syndroms ist heute obsolet*. Levodopa wird ausschließlich in Kombination mit DOPA-Decarboxylase-Hemmern eingesetzt.
Dopamin [Arzneimittel] *n*: Katecholamin*, das als Sympathikomimetikum eingesetzt wird bei Schockzuständen wie kardiogenem Schock*, anaphylaktischem Schock*, septischem Schock*, schwerer Hypotonie* und drohendem Nierenversagen*. Dopamin wird i. v. verabreicht. Häufige Nebenwirkungen sind Herzrhythmusstörungen*, Tachykardie*, Vasokonstriktion* mit Durchblutungsstörungen, Atemnot, Übelkeit und Erbrechen.
Dopamin [Hormon] *n*: engl. *dopamine*; syn. 3-Hydroxytyramin; Abk. DA. Katecholamin* und biosynthetische Vorstufe von Noradrenalin* und Adrenalin*. Dopamin wirkt als erregender Neurotransmitter* im ZNS. Es spielt eine pathogenetische Rolle bei neurologischen Erkrankungen wie dem Parkinson*-Syndrom und psychischen Störungen wie Depression*, Schizophrenie* und Psychosen*. Labordiagnostisch bestimmt wird Dopamin beispielsweise bei V. a. Katecholamin-produzierenden Tumor.
Physiologie: Biosynthese:
– in postganglionären sympathischen Nervenendigungen und im Nebennierenmark
– durch Decarboxylierung* von DOPA*, katalysiert durch das Enzym DOPA*-Decarboxylase.
Wirkung:
– Steuerung der extrapyramidalen* Motorik im nigrostriatalen Dopamin-System
– in niedrigen Dosen Stimulation v. a. der Dopamin*-Rezeptoren im Bereich von Niere, Darm, Magen, Leber und dadurch bedingte Gefäßdilatation
– in höheren Dosen sympathomimetische Wirkung durch Bindung an Alpha*-Rezeptoren und Beta*-Rezeptoren: 1. Steigerung der Herzfrequenz 2. Steigerung des Blutdrucks
– Hemmung der Freisetzung von Prolaktin*
– Förderung der Synthese von Somatropin.
Störungen des Dopamin-Transmittersystems:
– Mangel an dopaminergen Neuronen bedingt das Parkinson*-Syndrom
– exzessive Dopaminfreisetzung im limbischen System* wird mit Schizophrenie* in Verbindung gebracht.
Indikation zur Laborwertbestimmung: V. a. Katecholamin-produzierenden Tumor bei schwer einstellbarem Hypertonus, z. B.
– Phäochromozytom*
– Neuroblastom*
– Ganglioneurom*.
Bewertung:
– **erhöhte Werte** bei: 1. Phäochromozytom* 2. Neuroblastom* 3. Ganglioneurom* 4. arterieller Hypertonie* 5. Nierenarterienstenose* 6. Aortenisthmusstenose* 7. Morbus Cushing (siehe Cushing*-Syndrom) 8. akutem Myokardinfarkt 9. körperlicher Belastung, Stress 10. Hypoglykämie* 11. Hypothermie*
– **erniedrigte Werte** bei: 1. Shy-Drager-Syndrom 2. Lesch-Nyhan-Syndrom 3. familiärer Dysautonomie*.
dopaminerg: engl. *dopaminergic*. Die Wirkung des Dopamins* betreffend.
Dopamin-Rezeptoren *m pl*: engl. *dopamine receptors*. Zellmembranständige G-Protein-gekoppelte Rezeptoren des zentralen und peripheren Nervensystems mit Dopamin* als natürlichem Liganden. Bei Morbus Parkinson, Schizophrenie und Erbrechen werden Dopamin-Rezeptor-Agonisten und -Antagonisten eingesetzt, die vor allem am D2-Rezeptor agieren.
Dopamintransporter-Szintigrafie *f*: Abk. DaTSCAN. Nuklearmedizinische Untersuchungsmethode zur Darstellung des dopaminergen Transportersystems im Gehirn*. Sie ist insbesondere bei der Diagnostik des Parkinson*-Syndroms von Bedeutung.
Prinzip: Als Radiopharmakon wird ^{123}Jod-FP-CIT (DaTSCAN^{TM}) verwendet. Dieses wird intravenös appliziert und bindet anschließend spezifisch an den präsynaptischen Dopamintransporter im Gehirn im Kopf des Nucleus* caudatus und im Putamen*. 3–4 h nach der Injektion werden SPECT-Aufnahmen (Schichtaufnahmen) mittels eines Kamerasystems durchgeführt. Hierfür muss der Patient ca. 45 min ruhig liegen, während sich die Kamera langsam um seinen Kopf dreht.

Doping

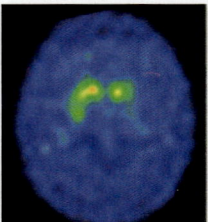 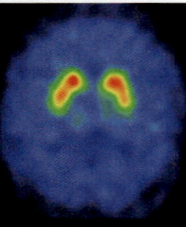

Dopamintransporter-Szintigrafie: Links: pathologisch; rechts: altersentsprechend. [19]

Indikationen: Die Methode kann zur Bestätigung oder zur Ausschlussdiagnostik eingesetzt werden. Für das Parkinson-Syndrom ergibt sich die Möglichkeit einer frühzeitigen Diagnosestellung und der Beurteilung des Schweregrades. Bei dieser Erkrankung gehen die Dopamin-freisetzenden Nervenzellen zugrunde. Entsprechend wird eine geringere Anreicherung des Radiopharmakons detektiert (siehe Abb. linke Seite). Beim essenziellen Tremor* sind die Dopamin-freisetzenden Nervenzellen nicht betroffen. Es findet sich eine intensive Anreicherung des Radiopharmakons (siehe Abb. rechte Seite). Somit lässt sich mithilfe einer Dopamintransporter-Szintigrafie ein essenzieller Tremor gut gegenüber einem Tremor infolge einer Parkinsonerkrankung abgrenzen.

Doping n: Verwendung von Substanzen aus verbotenen Wirkstoffgruppen und Anwendung verbotener Methoden zur unphysiologischen Steigerung der Leistungsfähigkeit eines Sportlers. Mögliche Komplikationen sind Überwindung physiologischer Leistungsgrenzen mit nachfolgenden schweren Zusammenbrüchen, Gesundheitsbeeinträchtigung bis zum Tod infolge UAW der eingenommenen Substanzen sowie Risiko der Entwicklung von Substanzstörungen*.
Einteilung: Siehe Tab.
Doppelballonsonde → Ballonsonde
Doppelbild n: engl. *double image*. Gleichzeitige visuelle Wahrnehmung zweier differierender Bilder eines Gegenstandes. Ab einem bestimmten Grad an Disparität* werden Doppelbilder wahrgenommen. Ein physiologisches Doppelbild entsteht beim binokularen Sehen*, wenn das Objekt außerhalb der sog. Panum*-Areale abgebildet wird. Pathologische Doppelbilder werden als Diplopie* bezeichnet.
Doppelbindung f: engl. *double-bond*. Bindung zwischen 2 Atomen, die aus dem Elektronenpaar der σ- und dem Elektronenpaar der π-Bindung besteht. Verbindungen mit Doppelbindungen zeigen ein charakteristisches Reaktionsverhalten.

Kategorie	Beispiel
Doping: Einteilung verbotener Substanzen und Methoden nach Welt-Anti-Doping-Agentur (Abk. WADA) und Nationale-Anti-Doping-Agentur (Abk. NADA).	
zu allen Zeiten (in und außerhalb von Wettkämpfen) verboten	
S0	Substanzen, die in den folgenden Abschnitten nicht aufgeführt werden und aktuell nicht zur therapeutischen Anwendung beim Menschen zugelassen sind, z. B. Arzneimittel in (prä-)klinischer Entwicklung, zurückgezogene Arzneimittel, Designerdrogen, Tierarzneimittel
S1	anabole Substanzen, z. B. anabole androgene Steroide und andere Anabolika (z. B. Clenbuterol, selektive Androgen-Rezeptor-Modulatoren)
S2	Peptidhormone, Wachstumsfaktoren, verwandte Substanzen und Mimetika, z. B. Erythropoetin, Insuline, STH
S3	Beta-2-Agonisten (Sympathomimetika, Betasympathomimetika; ausgenommen therapeutische Anwendung von Salbutamol, Formoterol oder Salmeterol)
S4	Hormone und Stoffwechselmodulatoren, z. B. Aromatase-Hemmer, SERM (selektive Östrogen-Rezeptor-Modulatoren)
S5	Diuretika und andere Substanzen, die den Nachweis von Doping-Substanzen oder ihre Ausscheidung beeinflussen können (sog. Maskierungsmittel)
M1	Manipulation von Blut und Blutbestandteilen
M2	chemische und physikalische Manipulation
M3	Gen- und Zelldoping
im Wettkampf zusätzlich verboten	
S6	Stimulanzien
S7	Narkotika
S8	Cannabinoide (z.B. Indischer Hanf)
S9	Glukokortikoide
bei bestimmten Sportarten (z. B. Motorsport) zusätzlich verboten	
P1	Beta-Rezeptoren-Blocker

Doppelblindstudie → Studie, klinische
Doppelblindversuch → Blindversuch
Doppelfehlbildung f: engl. *duplication malformation*. Fehlbildung, bei der 2 Embryonen miteinander verbunden bleiben (siamesische Zwillinge) und in einem Teil der Fälle gemeinsame Organanlagen haben. Ursache ist eine unvollständige Durchschnürung des Embryoblasten im späten Entwicklungsstadium der Blastozyste* (bei vollständiger Durchschnürung entstehen eineiige Zwillinge*). Behandelt wird, sofern möglich, durch operative Trennung.
Einteilung: Nach Art und Ausmaß der Verbindung, z. B.
– Kephalothorakopagus*
– Omphalopagus (siehe Abb.)
– Pygopagus (Steißbein)
– Kraniopagus*.
Doppelgängersyndrom → Capgras-Syndrom
Doppelkontrastmethode f: engl. *double-contrast radiography*; syn. Bikontrastmethode. Ver-

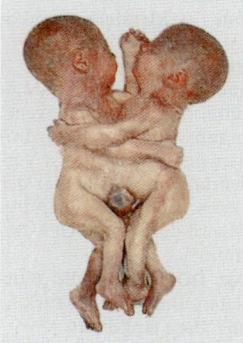

Doppelfehlbildung: An Thorax und Bauch miteinander verbundene sog. siamesische Zwillinge; hier mit getrennten Anlagen von Herz, Lunge, Magen und Kolon, aber nur einer gemeinsamen Leber- und Dünndarmanlage. [181]

fahren zur Darstellung der intraluminären Wandstruktur von Hohlorganen (Ösophagus, Gastrointestinaltrakt, Harnblase, Bronchialbaum u. a.). Auf der Schleimhaut wird ein möglichst gleichmäßiger Beschlag von röntgendichtem Kontrastmittel (sog. positives Kontrastmittel) erzeugt bei gleichzeitiger Entfaltung der darzustellenden Abschnitte des Hohlorgans durch ein zweites negatives Kontrastmittel.

Doppelkontrolle → Double Check

Doppelkrone *f*: engl. *telescopic crown*. Verankerungssystem für kombinierten festsitzend-herausnehmbaren Zahnersatz (Teilprothese*). Sie besteht aus einer Primärkrone, die auf den beschliffenen Zahnstumpf aufzementiert wird und einer aufschiebbaren Sekundärkrone, an der der Prothesenkörper fixiert ist.

- **Konuskrone:** konisch geformte Primärkrone, Haftkraft durch Aufpressen einer passgenauen Sekundärkrone
- **Teleskopkrone:** Haftkraft durch Friktion durch parallelwandige, zylindrische Flächen des Innen- und Außenteleskops
- **Mischformen** mit unterschiedlichen Winkeln an den fazialen, lingualen bzw. mesialen und distalen Kronenwänden, z. T. mit Spielpassung ohne Friktion für Hybridprothesen.

Doppellumentubus *m*: engl. *double-lumen tube*; Abk. DLT. Doppelläufiger Beatmungsschlauch zum seitengetrennten Beatmen und Absaugen der Lunge bei der Einlungenventilation. Der Doppellumentubus ist eine Kombination aus Endotrachealtubus* und Endobronchialtubus.

Technik: Ein Doppellumentubus
- besitzt meist keinen Karinasporn
- besteht aus PVC
- ist ausgestattet mit einem Niederdruckcuff tracheal und bronchial
- besitzt einen relativ großen Außendurchmesser aufgrund des Platzbedarfs für 2 Kanäle (siehe Abb.)
- wird bezüglich seiner korrekten Position mittels fiberoptischer Bronchoskopie* kontrolliert.

Heute werden v. a. Robertshaw-, Mallinckrodt- oder Rüsch-DLT verwendet. Die Auswahl der individuell geeigneten DLT-Größe erfolgt anhand von Lebensalter, Geschlecht, Körpergröße, röntgenologischem, bronchoskopischem oder CT-Befund.

Vorgehen: Der Doppellumentubus wird in der Regel konventionell eingelegt mit nach ventral zeigender endobronchialer Tubusspitze und Drehung des DLT nach links (linksendobronchialer) bzw. rechts (rechtsendobronchialer DLT) nach Passage der Stimmbandebene bis zum Auftreten eines federnden Widerstandes. Die korrekte Lage wird anschließend bronchoskopisch überprüft. Das Bronchoskop bleibt während des gesamten Eingriffs einsatzbereit – notwendig ist es etwa bei Hypoxie und unklarem Anstieg des Atemwegsdrucks.

Doppelmanschette → Bronchoplastik

Doppelnadel-Dialyse: Hämodialyse* über 2 Zugänge: Blutentnahme und Blutrückführung erfolgen über je eine Kanüle. Gegenüber der alternativ möglichen Single-Needle-Dialyse ist der mögliche Blutfluss verdoppelt und die Verweildauer am Dialysegerät entsprechend annähernd halbiert.

Doppelniere *f*: engl. *duplex kidney*; syn. Ren elongatus. Doppelte Anlage der Niere, ein- oder beidseitig doppelt, mit 2 getrennten Nierenbecken und ggf. 2 Ureteren. In der häufigen Kombination mit Ureterfehlbildungen ist das Risiko für Harnwegsinfekte erhöht, ansonsten bleibt die Doppelniere in der Regel asymptomatisch. Siehe Abb.

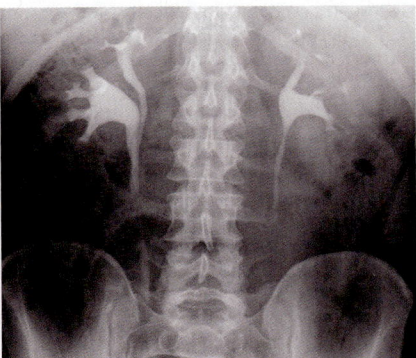

Doppelniere: Doppeltes Nierenbecken rechts (Ausscheidungsurografie). [62]

Doppelstrangbruch → DNA-Strangbruch

Doppeltsehen → Diplopie

Doppler-Effekt *m*: engl. *Doppler effect*; syn. Doppler-Verfahren. Bezeichnung für die Änderung der Frequenz einer Schallwelle durch relative Bewegung von Schallquelle und Empfänger. Bewegen sie sich aufeinander zu, steigt die Frequenz, im umgekehrten Fall sinkt sie. Bewegen sie sich gleich schnell (relativ), tritt kein Doppler-Effekt auf. Dieser Effekt ist Grundlage der Doppler*-Sonografie.

Doppler-Index → Knöchel-Arm-Index

Doppler-Sonografie *f*: engl. *Doppler sonography*; syn. Doppler-Sonographie. Verfahren der Ultraschalldiagnostik*, welches das Prinzip des Doppler*-Effekts nutzt. Die Doppler-Sonografie ermöglicht die Bestimmung von Flussprofil und Flussgeschwindigkeit in arteriellen und venösen Blutgefäßen sowie im Herzen. **CW-Doppler** (CW für engl. Continuous Wave, Dauerschallverfahren):

- Kontinuierliches Aussenden von Schallwellen konstanter Frequenz (Dauerschall) durch piezoelektrischen Quarzkristall und Registrierung der Frequenz der reflektierten Schallwelle durch einen anderen Piezokristall
- akustische oder visuelle Darstellung der Frequenzänderung, die mit der Bewegungsgeschwindigkeit der reflektierenden Struktur korreliert.

PW-Doppler (PW für engl. Pulsed Wave, gepulste Doppler-Sonografie, Puls-Doppler-Verfahren):

- Aussenden einzelner Schallimpulspakete (gepulste Schallemission) durch piezoelektrischen Quarzkristall und Registrierung der reflektierten Schallwelle durch denselben Piezokristall (alternierend Sende- und Aufnahmefunktion)
- Tiefenzuordnung des empfangenen Echosignals nach Vorgabe einer Empfangszeit (Auswertung nur der Signale, die einer bestimmten Entfernung im Gewebe entsprechen)
- Anwendung: **1.** Flussdiagnostik z.B. in A. carotis (siehe Abb. 1) **2.** auch in B-Bild-Methode, als Duplexsonografie* bzw. farbcodierte Dopplersonografie (FKDS).

Indikationen:
- angiologisch und kardiologisch: **1.** Screening bei peripherer arterieller Verschlusskrank-

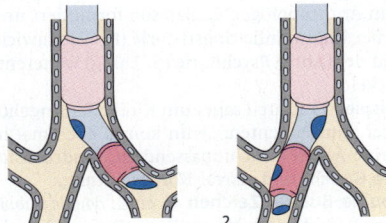

Doppellumentubus: Robertshaw-Tubus; 1: linksendobronchial; 2: rechtsendobronchial.

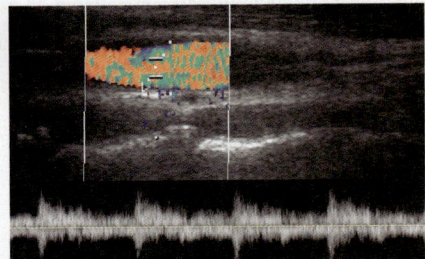

Doppler-Sonografie Abb. 1: PW-Doppler der A. carotis communis. [69]

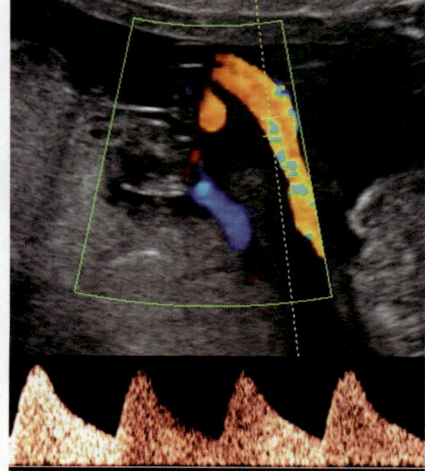

Doppler-Sonografie Abb. 2: Blutfluss in Arteria umbilicalis (PW-Doppler). [168]

heit (pAVK) 2. im Rahmen der Echokardiografie* zur Diagnostik von Herzklappenfehlern sowie Blutfluss- und Druckverhältnissen im Herzen
– gynäkologisch: Blutflussmessung in Uterus, Endometrium und Ovar im Rahmen der Diagnostik gynäkologischer Tumoren
– Pränataldiagnostik*: **1.** Blutflussmessung u. a. in uteroplazentaren Arterien, Nabelschnurgefäßen (siehe Abb. 2), A. cerebri media, Aorta, Ductus venosus Arantii **2.** im Herzen im Rahmen der fetalen* Echokardiografie
– neurochirurgisch: in der Intensivmedizin transkraniell (TCD für engl. **T**ranscranial **D**oppler) zur Messung der zerebralen Blutflussgeschwindigkeiten (Hirndrucksteigerung*; Subarachnoidalblutung*).

Dormant Cells *pl*: Im Ruhezustand befindliche Krebszellen. In dieser „Tumor Dormancy" wächst der Tumor nicht und verursacht keine Symptome. Dormant Cells können Frühphase einer Krebserkrankung, Mikrometastasen oder Reste eines nicht vollständig beseitigten malignen Tumors sein und jederzeit „aufwachen" und mit der Proliferation beginnen bzw. Spätrezidive verursachen.

Dormia-Körbchen *n*: engl. *Dormia small basket*. Instrument zur endoskopischen Bergung von z. B. Gallen- oder Harnsteinen. Das auseinander- und zusammenfaltbare Dormia-Körbchen befindet sich am Ende eines Führungsdrahtes, welcher über den Arbeitskanal eines Endoskops eingeführt wird. Nach Fixierung des Konkrements* im Körbchen wird es mitsamt Endoskop geborgen.

Dorno-Strahlung → Ultraviolettstrahlung
Dornwarze → Verrucae plantares
dorsal: syn. dorsalis. Zum Rücken gehörig, zum Rücken hin, rückseitig. Das Gegenteil von dorsal lautet ventral.
Dorsales Mittelhirnsyndrom → Aquäduktsyndrom
Dorsalganglion → Spinalganglion
Dorsal Route Entry Zone Lesion *f*: engl. *Nashold-Operation*; syn. DREZ Myelotomie; Abk. DREZ-Läsion. Durchtrennung der Schmerzafferenzen der Hinterwurzel (Dorsal Root) im seitlichen Teil des Hinterhorns des Rückenmarks* (Nashold-OP, 1975, 1981), durch Thermokoagulation (Radiofrequenzläsion) oder mikrochirurgisch.
dorso-plantar: Abk. d.-pl. In der Radiologie Bezeichnung für die Ausrichtung des Strahlengangs vom Fußrücken zur Fußsohle.
dorso-volar: Abk. d.-v. In der Radiologie Bezeichnung für eine Ausrichtung des Strahlengangs vom Handrücken zur Handinnenfläche.
Dose Painting: Bezeichnung für eine gezielt vorgegebene Dosisverteilung im Zielvolumen bei Strahlentherapie*. Dose Painting bewirkt eine Dosisentlastung für kritische Organe und erhöht die therapeutische Wirksamkeit durch umschriebene Dosiserhöhung in Teilen des Zielvolumens.
Dosieraerosol → Aerosoltherapie
Dosis *f*: engl. *dose*. Verabreichte Menge eines Arzneimittels*, in der Regel angegeben in Gewichtseinheiten oder **I**nternationalen **E**inheiten (IE) der Wirksubstanz.
Hintergrund: Die **Wirkdosis** (WD), auch **E**ffektiv**d**osis (ED) oder **D**osis **e**ffectiva (DE), hängt ab von der Konzentration des Pharmakons am Wirkort, d. h. von der verabreichten Dosis bezogen auf das Körpergewicht unter Berücksichtigung der Biokinetik des Wirkstoffs, und von der individuell unterschiedlichen Empfindlichkeit gegenüber dem Wirkstoff. Als WD_{50} (ED_{50}) wird z. B. diejenige Dosis bezeichnet, bei der innerhalb eines bestimmten Zeitraums bei 50 % der Individuen eine Wirkung eintritt. Als **toxische Dosis** (TD) wird diejenige Dosis bezeichnet, bei der es meist zu erheblichen schädlichen Nebenwirkungen kommt.
Dosis effectiva → Dosis
Dosis, effektive *f*: engl. *effective dose*. Summe der mit den zugehörigen Gewebewichtungsfaktoren W_T multiplizierten Organdosen H_T in relevanten Organen und Geweben ($E = \Sigma W_T \cdot H_T$). Formelzeichen der effektiven Dosis ist E.
Dosisfaktoren *m pl*: engl. *dose factors*; syn. Dosiskoeffizienten. Nuklidspezifische Umrechnungsfaktoren für die Berechnung der zu erwartenden Äquivalentdosisleistung*, entweder für ein (kritisches) Organ oder den Ganzkörper. Für die Berechnung wird die (bekannte) Aktivi-

tät* des jeweiligen Radionuklids herangezogen, das während einer bestimmten Zeit auf Menschen von außen einwirkt oder von ihnen aufgenommen wird.
Dosis, kumulierte *f*: engl. *cumulative dose*. Die in Teilen und zu verschiedenen Zeitpunkten applizierte Gesamtdosis*.
Dosislängenprodukt *n*: engl. *dose length product*; Abk. DLP. Maß zur Bewertung der Intensität und Längenausdehnung der integralen Strahlenexposition bei einer CT-Untersuchung, Einheit mGy x cm. Formel: $DLP = CTDI_{vol} \times L$ (L: Scanlänge, $CTDI_{vol}$: CTDI). CTDI steht für Computed Tomography Dose Index.
Dosis letalis → Dosis
Dosis-Volumen-Histogramm *n*: engl. *dose-volume histogram*; Abk. DVH. (Strahlentherapeutische) Darstellung der Häufigkeitsverteilung der Dosiswerte in Organ- oder Zielvolumina (differenzielles DVH) bzw. der Volumenanteile, die mindestens eine bestimmte Dosis erhalten haben (kumulatives DVH). Das Dosis-/Volumen-Histogramm dient der Bewertung der Dosisverteilung und, bei Kenntnis der Dosis-/Wirkungsbeziehung, der Einschätzung der Strahlenwirkung auf das betreffende Organ.
Dottergang → Ductus omphaloentericus
Dottersack *m*: engl. *yolk sac*; syn. Saccus vitellinus. Mit Embryotrophe gefüllter Raum, welcher von Zellen des Entoderms bzw. der Heuser-Membran ausgekleidet ist (siehe primitiver Dottersack). Der primitive Dottersack erscheint am 8. Tag und differenziert sich um den 13. Tag zum sekundären Dottersack* (umgeben vom extraembryonalen Mesoderm*).
Dottersacktumor → Sinustumor, endodermaler
Dotter-Technik → Angioplastie
Doublebind *n*: Ausdruck für eine in Gruppen, insbesondere Familien vorkommende dysfunktionale Kommunikationsform, bei der zwei gleichzeitig vermittelte Botschaften einander widersprechen. Dies löst Verwirrung, Unsicherheit und Stress aus, zudem der Adressatin die Doppelbotschaft oft nicht (sofort) erkennt. Bei häufiger Verwendung befördert Doublebind psychische Störungen.
Hintergrund: Die Theorie wurde erstmalig von dem Anthropologen G. Bateson formuliert und in der Kommunikationstheorie (P. Watzlawick) und der (Anti-) Psychiatrie (R. Laing) weiterentwickelt.
Beispiel: Elternteil sagt zum Kind oder Angehöriger zum Patienten: „Nun komm doch mal in meine Arme!" mit unpassendem, ausdruckslosem Gesicht und starrer Körperhaltung.
Double-Bubble-Zeichen *n*: engl. *double bubble sign*. Radiologisch darstellbare Doppelblase in Magen und Bulbus duodeni als charakteristischer Befund bei Duodenalatresie oder hochgra-

diger Duodenalstenose*. Distal der Atresie gelegene Darmanteile bleiben luftleer.

Double Check: Doppelte Kontrolle bei kritischen Maßnahmen bzw. kritischen Arbeitsabläufen zur Erhöhung der Prozess- und Patientensicherheit*. Ursprünglich wurde der Double Check in der Luftfahrt als Standardprozedur für die Sicherheitskontrolle vor Abflug entwickelt.
Vorgehen:
- Anwendung z. B. vor Bluttransfusion* oder in der Anästhesiologie vor Arzneimittelapplikation
- erneute Kontrolle durch dieselbe Person
- erneute Kontrolle durch eine andere Person als bei der ersten Kontrolle (2 unabhängige Kontrollen jeweils durch unterschiedliche Personen zeitgleich oder nacheinander; Doppelkontrolle im eigentlichen Sinne; sog. Cross Check bzw. Cross Monitoring)
- Vier*-Augen-Prinzip und verbale Kommunikation (akustische Wiedergabe einer ärztlichen Anordnung, sog. Read Back, im Closed Loop System) als Teil von Crisis Resource Management (CRM).

Double-Crush-Syndrom *n*: engl. *double crush syndrome*. Zwei oder mehrere Kompressionsschäden im Verlauf eines Nerven (z. B. Karpaltunnelsyndrom* und Nervenwurzelirritation bei Spondylosis* deformans); im weiteren Sinn gleichzeitige Schädigung verschiedener Nerven durch Kompression oder zusätzlich prädisponierende Erkrankung mit Polyneuropathie* (z. B. bei Diabetes* mellitus).

Douglas-Abszess *m*: engl. *Douglas abscess*. Durch Entzündungen in der Bauchhöhle vorwiegend bei Appendizitis* und Adnexitis entstehende Eiteransammlung am tiefsten Punkt der Bauchhöhle, dem sogenannten Douglas*-Raum.
Klinik:
- Fieber, Schüttelfrost
- Miktionsbeschwerden
- Tenesmen, Stuhldrang.

Therapie: Je nach Lage und Befund:
- Ultraschall oder CT-gestützte transrektale, transvaginale oder transabdominale Punktion und Drainage
- laparoskopisch gestützte oder offen chirurgische Abszessausräumung und -drainage.

Douglasozele → Rektozele

Douglas-Punktion *f*: engl. *culdocentesis*. Punktion des Douglas*-Raums, entweder sonografisch oder CT-gestützt, diagnostisch oder therapeutisch, transvaginal oder transrektal durchgeführt. Früher eingesetzt z. B. bei V. a. Douglas*-Abszess, Endometriose* und Extrauteringravidität*, erfolgt die Entnahme und Analyse freier Flüssigkeit im Bauchraum wegen der Verletzungsgefahr heute weitgehend im Rahmen einer Laparoskopie.

Douglas-Raum *m*: engl. *pouch of Douglas*; syn. Douglasscher Raum. Klinische Bezeichnung für die zwischen Uterus* und Rektum* gelegene Excavatio rectouterina, die bei der Frau der tiefste Punkt der Bauchhöhle ist. Transvaginal werden hier per Ultraschall* Flüssigkeitsansammlungen (Blut*, Eiter*, Aszites*) dargestellt.

Douglas-Schmerz *m*: Bei der rektodigitalen Untersuchung im rechten Unterbauch auszulösender Schmerz bei Appendizitis*.

Douglas-Selbstentwicklung *f*: engl. *Douglas' spontaneous evolution*. Vaginale Geburt eines Kindes aus Querlage, durch Abknickung und Fraktur der Wirbelsäule im oberen Teil. Eine Douglas-Selbstentwicklung kommt heute durch die Geburt per Sectio caesarea bei Querlage* eigentlich nicht mehr vor.

Downey-Zellen *f pl*: engl. *Downey's cells*. Bei Mononucleosis* infectiosa im peripheren Blut auftretende aktivierte T*-Lymphozyten (mononukleäre Lymphoidzellen*). Sie enthalten einen polymorph* geformten Zellkern* mit aufgelockerter Chromatinstruktur und dunkelbasophilem Zytoplasmasaum sowie zahlreichen Vakuolen*. Sie werden auch als „Fenestrated Cells" bezeichnet.

Downhill-Varizen *f pl*: engl. *downhill esophageal varices*. Pathologisch erweiterte Venen (Varizen) im oberen Ösophagusdrittel. Ursache ist meist eine Obstruktion der Vena cava superior bzw. der Vena azygos als Folge einer Kompression durch beispielsweise einen Mediastinaltumor oder vergrößerte Lymphknoten. Downhill-Varizen sind meist asymptomatisch, bei Blutung erfolgt eine Behandlung mit Gummibandligatur*.
Vorkommen:
- Mediastinaltumor
- vergrößerte mediastinale Lymphknoten, Metastasen
- Thymom
- Lungen- und Schilddrüsenkarzinom
- fibrosierende Mediastinitis
- retrosternale Struma
- Herzinsuffizienz
- Castleman-Krankheit.

Klinik:
- meist asymptomatisch, endoskopischer Zufallsbefund ohne Krankheitswert
- sehr selten Blutung.

Therapie:
- Therapie der Grundkrankheit
- bei Blutung Gummibandligatur*.

Down-Regulation *f*: Verminderung der Anzahl von Rezeptoren einer Zelle durch verminderte Genexpression* oder gesteigerten Abbau nach anhaltender Rezeptor-Stimulation bei Therapie mit Rezeptor-Agonisten (z. B. von Beta*-Rezeptoren nach lang dauernder Anwendung von Betasympathomimetika*). Down-Regulation führt zur pharmakologischen Toleranz*.

Downstaging: Nach erfolgter Intervention weniger ausgeprägter Tumorbefall hinsichtlich Größe und Organbefall. Mögliche Therapiemodalitäten dieses neoadjuvanten* Ansatzes sind: Chemotherapie, Radiatio, Embolisation und Hormontherapie. Vielfach kann dadurch die operative Ausgangssituation verbessert werden.

Down-Syndrom *n*: engl. *Down syndrome*; syn. Trisomie 21. Numerische, autosomale Chromosomenaberration mit dreifachem Chromosom 21. Das Risiko für ein Down-Syndrom nimmt mit mütterlichem Alter zu. Symptome sind die typischen Dysmorphien, Intelligenzminderung und muskuläre Hypotonie, die ggf. mit der Chromosomenanalyse die Diagnose sichert. Pränataldiagnostik ist möglich. Siehe Abb. 1.

Erkrankung: Ätiologie: meist als klassische Trisomie* 21 mit 3-fachem Chromosom 21 infolge Non*-disjunction, selten als Translokationstrisomie* 21. **Häufigkeit:**
- in Deutschland ca. 1300 pro Jahr
- androtrop m : w = 1,3 : 1
- Inzidenz zunehmend mit Lebensalter der Mutter: insgesamt 1 : 600 bis 1 : 800 Lebendgeborene, bezogen auf 35- bis 40-jährige Mütter 0,5–1,3 %, bezogen auf 40- bis 45-jährige Mütter 1,3–4,4 %.

Klinik: Intra- und extrauterine Fehlentwicklung fast sämtlicher Gewebe und Organe, die langsam wachsen, unreif bleiben, schneller altern und Fehlbildungen aufweisen können:
- unterschiedlich ausgeprägte, typische Dysmorphie: **1.** rundlicher Kopf, Kleinwuchs, Brachyzephalus, Mikrozephalie, lateral-kranial ansteigende Lidachsen und Epikanthus (siehe Abb. 2), Hypertelorismus, breite Nasenwurzel, tiefsitzende Ohren, meist offener Mund mit vermehrter Speichelsekretion und großer, gefurchter Zunge **2.** Vierfingerfurche in den Handflächen in 40–75 % der Fälle, Einwärtskrümmung (Klinodaktylie) der Endglieder des 5. Fingers **3.** Fußdeformitäten, z. B. sog. Sandalenlücke **4.** Unterent-

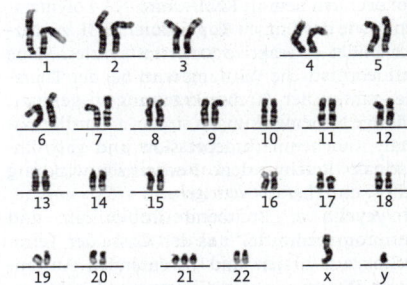

Down-Syndrom Abb. 1: Karyogramm bei Trisomie 21. [168]

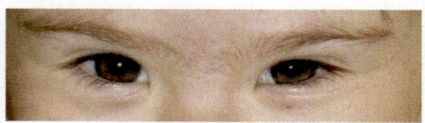

Down-Syndrom Abb. 2: Charakteristische lateral-kranial ansteigende Lidachsen und Epikanthus. [168]

wicklung der Kiefer und Zähne sowie verspäteter knöcherner Schluss der Schädelnähte und der Fontanelle ohne Verzögerung der Knochenkernentwicklung
- meist erhebliche, aber individuell verschieden entwicklungsfähige Intelligenzminderung
- Muskelhypotonie, Cutis* laxa, tiefstehender Nabel, oft mit Hernie
- angeborener Herzfehler in 40–60 % der Fälle, meist atrioventrikulärer Septumdefekt*
- mit zunehmendem Lebensalter überdurchschnittlich häufig ALL und Alzheimer-Krankheit.

Prognose:
- mittlere Lebenserwartung > 50 Jahre
- bei frühzeitig begonnener und individuell angepasster Förderung gute soziale Integration und teilweise Selbständigkeit möglich.

Doxazosin n: Antihypertensivum aus der Gruppe der selektiven Alpha*-Rezeptoren-Blocker. Es wird bei arterieller Hypertonie* und beim benignen Prostatasyndrom* eingesetzt. Wechselwirkungen mit Phosphodiesterase-Hemmern (z. B. Sildenafil*) sind möglich.

Doxepin n: Trizyklisches Antidepressivum vom Amitryptilin*-Typ mit ausgeprägt sedierenden und anxiolytischen Eigenschaften. Doxepin ist das Mittel der Wahl bei agitierten Depressionen*, wird aber auch zur Therapie von Entzugssyndromen*, Angststörungen und Schlafstörungen eingesetzt. Anticholinerge Nebenwirkungen wie Mundtrockenheit sowie orthostatische Hypotonie sind unter Therapie häufig.

Doxorubicin n: Zytostatikum (Anthracyclin). Doxorubicin hemmt RNA- und DNA-Polymerasen sowie das Enzym Topoisomerase II, zusätzlich bildet es reaktive Sauerstoffspezies. Seine antineoplastische Wirkung wird bei der Therapie zahlreicher Krebserkrankungen genutzt. Häufige Nebenwirkungen sind u. a. Kardiotoxizität, Knochenmarksdepression und gastrointestinale Beschwerden. Resistenzentwicklung führt zum Therapieversagen.

Doxycyclin n: Breitband-Antibiotikum und Antiprotozoenmittel* aus der Klasse der Tetracycline zur oralen und parenteralen Anwendung. Doxycyclin wirkt vorwiegend bakteriostatisch, indem es die ribosomale Proteinsynthese hemmt. Das Wirkspektrum umfasst extra- und intrazelluläre Erreger, sowohl grampositive als auch gramnegative Bakterien, einschließlich Anaerobier und Sporenbildner.

Indikationen:
- Infektionen der Atemwege, des Urogenitaltrakts, des Magen-Darm-Trakts (Cholera, Yersiniose, Campylobacter- und Shigelleninfektionen), der Gallenwege und der Haut (u. a. papulopustulöse Rosazea, Akne papulopustulosa)
- Borreliose und seltene Infektionen wie Brucellose, Ornithose, Bartonellose, Listeriose, Rickettsiose, Melioidose, Pest, Granuloma inguinale
- Malabsorptions-Syndrome (tropische Sprue und Morbus Whipple)
- Off-Label-Use: Malariaprophylaxe, z. B. bei Unverträglichkeit oder Kontraindikationen anderer Malariamittel (siehe Empfehlungen zur Malariavorbeugung der Deutschen Gesellschaft für Tropenmedizin und Internationale Gesundheit DTG, Stand Mai 2016).

DPN: Abk. für Diphosphopyridinnucleotid → Nicotinamid-Adenin-Dinucleotid

DPP-4-Inhibitoren m pl: engl. DPP-4 inhibitors; syn. Di-Peptidyl-Peptidase-4-Inhibitoren. Di-Peptidyl-Peptidase-4 (DPP 4) hemmende orale Antidiabetika*. DPP-4-Inhibitoren wirken antihyperglykämisch durch Erhöhung der GLP-1-Konzentration über selektive, reversible und irreversible Hemmung der DPP-4. Dadurch kommt es zur Absenkung von postprandialer und Nüchtern-Blutglukosekonzentration durch kohlenhydratabhängige Stimulation der Insulinsekretion und Hemmung der Glukagonsekretion sowie Verlangsamung der Magenentleerung.

Wirkstoffe:
- Linagliptin
- Saxagliptin
- Sitagliptin*
- Vildagliptin*.

Indikation: Diabetes mellitus Typ 2.

Nebenwirkungen:
- Kopfschmerz
- Schwindel
- Obstipation
- Übelkeit
- Dyspepsie
- Diarrhö
- Infektionen.

Drahtextension f: engl. skeletal traction. Extensionsmethode* (Extremitäten) mit Zugwirkung über einen transossär quer eingebrachten Draht (Kirschner-Draht), über den mit einem Bügel Längszug in einer Extensionsvorrichtung ausgeübt werden kann. Indikationen sind temporäre Reposition und Retention bei nicht primär operabler Fraktur der unteren Extremität oder Acetabulumfraktur.

Drahtnaht f: engl. stainless steel wire suture. Naht mit rostfreiem Stahldraht, z. B. bei Osteosynthese* und Sehnennaht* (Lengemann*-Drahtnaht).

Drahtosteosynthese → Osteosynthese

Drahtpuls m: engl. wiry pulse. Selten gebrauchte Bezeichnung für einen sehr harten, gespannten Puls durch gleichzeitigen Anstieg des systolischen und diastolischen Blutdrucks, u. a. bei fixierter renaler Hypertonie und Eklampsie*.

Drainage f: Therapeutische Ableitung einer pathologischen Ansammlung von Flüssigkeit (Wundsekret, Blut oder Eiter, Galle*, Pankreassekret, Harn, Liquor*, Lymphe*) oder von Gas. Die Einlage des Drains (Latex-, Silikondrain, Gaze) erfolgt als geschlossenes, halbgeschlossenes oder offenes System mit und ohne Sog.

Formen:
- Blasendrainage*
- Thoraxdrainage*
- Ventrikeldrainage*
- prophylaktische postoperative Drainage (z.B. Redon-Saugdrainage) zur: 1. Verminderung von Wundinfektionen 2. Kontrolle von Nachblutung, Ergussbildung und Anastomoseninsuffizienz
- bei Spülung* von Wundhöhlen und infizierten Arealen, z. B. intrathorakale oder intraabdominale Abszesse, Pankreasnekrose.

Drainageoperationen f pl: engl. drainage operation; syn. Drainageoperation. Spezielle chirurgische Verfahren zur Behandlung therapierefraktärer Schmerzsymptomatik oder von Komplikationen bei chronischer Pankreatitis*. Man unterscheidet zwischen resezierenden Techniken und reinen Gangdrainagetechniken sowie Verfahren zur Drainage einer Pankreaspseudozyste.

Draize-Test m: engl. Draize test. Tierversuch an Kaninchen, der aus Tierschutzgründen heute selten durchgeführt wird. Er dient der Hautverträglichkeitsprüfung als Referenztest inzwischen nur noch für jene Substanzen, die bei In-vitro-Testungen an humanen Korneaepithelzellen keine Effekte zeigen.

Drang m: engl. urge. In der Regel nicht vom Bewusstsein gesteuerter, ungerichteter und häufig als triebhaft und dumpf erlebter Spannungszustand. Beispiele sind der Drang zum Konsum von v.a. Essen, Drogen, Stimulanzien sowie sexueller Begierde.

Dranginkontinenz f: engl. urge incontinence. Form der Harninkontinenz* mit unwillkürlichem Harnverlust mit gleichzeitigem oder vorausgegangenem plötzlichem Drangempfinden. Früher wurde nach dem Befund der Zystotonometrie in eine sensorische und motorische Form unterschieden. Die Therapie ist schwierig, eine Heilung selten.

Ursachen:
- Harnwegsinfektion*
- interstitielle Zystitis*
- intravesikale Obstruktionen, z. B. benigne Prostatavergrößerung bei Männern oder Folge der TVT-Operation bei Frauen (TVT = Tensionfree Vaginal Tape)
- Fremdkörper
- Tumor
- Östrogenmangel im Klimakterium
- Störungen der Innervation oder Sensorik
- (häufig) psychosomatisch.

Klinik:
- unwillkürlicher Verlust mehrerer kleiner Harnvolumina am Tag
- imperativer Harndrang mit Einsatz von Haltemanövern, oft assoziiert mit perigenitaler Dermatitis
- Enuresis nocturna
- evtl. komorbide psychische Störungen, meist infolge der Harninkontinenz
- zerebrale und neuropathische Veränderungen
- Altersveränderungen des Detrusors.

Therapie:
- kausal bei organischer Ursache
- symptomatisch durch Blasentraining*
- medikamentös: 1. Muscarinrezeptorantagonisten (Parasympatholytika*) 2. Antidepressiva* 3. Antispasmodika (Spasmolytika*) 4. α*-Rezeptoren-Blocker 5. Vasopressinanaloga
- interventionell: 1. steriler intermittierender (Selbst-)Katheterismus 2. intravesikale Applikation von Botulinumtoxin 3. Elektrostimulation des Beckenbodens und der Blasenregion 4. permanente (sakrale) Neuromodulation* 5. selektive Sakralnervenblockade
- operativ: 1. Sphinkterotomie zur Senkung des intravesikalen Drucks 2. selektive Rhizotomie der sakralen Hinterwurzeln 3. Verschluss des Blasenhalses mit vesikokutaner Harnableitung 4. Augmentationsverfahren der Harnblase 5. suprapubische Harnableitung* (als Ultima Ratio).

Draw-Over-Verdampfer → Verdampfer
Dreamy State: Kurz dauernde traumähnliche Bewusstseinsveränderung mit Illusionen oder Halluzinationen und affektiver Tönung (meist Angst), z. B. zu Beginn eines fokalen epileptischen Anfalls. Währenddessen scheinen Gegenstände der Umgebung weit entrückt (Mikroleopsie) und oft besteht das Gefühl einer Vertrautheit mit einer sonst fremden Umgebung (Déjà*-vu-Erlebnis).
Drehanode → Röntgenröhre
Drehbett n: engl. *patient rotation bed*; syn. Egerton-Stoke-Mandeville-Bett. Spezialbett zur kinetischen Therapie, d. h. gezielten und automatischen Lageveränderung des Körpers durch kontinuierliche Drehung des Patienten um die Längsachse zu beiden Seiten. Dabei ist Rotation um 360° möglich. Eine Wirkung setzt erst ab 40° ein.
Drehgelenk → Gelenkformen
Drehmann-Zeichen → Epiphyseolysis capitis femoris
Drehnystagmus → Nystagmus
Drehosteotomie f: engl. *rotation osteotomy*. Osteotomie* zur Beseitigung einer Torsion innerhalb eines Röhrenknochens, beispielsweise zur Korrektur einer Schenkelhalsfehlstellung.
Drehprüfung → Gleichgewichtsprüfungen
Drehschwindel → Schwindel
Drehwinkelgelenk → Gelenkformen
Dreiblättrige Keimscheibe f: engl. *germ disk*; syn. Keimschild. Entwicklungsabschnitt in der Embryogenese. Sie besteht aus einem oberen Ektoderm*, einem mittleren Mesoderm* und unterem Entoderm*. Durch auswandernde Ektodermzellen der zweiblättrigen Keimscheibe zwischen Epiblast und Hypoblast entstehen das Mesoderm und damit die dreiblättrige Keimscheibe.
Dreiecklappenplastik f: engl. *triangular falp plasty*. Chirurgische Technik zur Verhinderung einer Anastomosenstenose bei Anlage einer biliodigestiven Anastomose*. Eine antimesenterial gelegene und nach Roux-Y (siehe Roux*-Operation) ausgeschaltete Jejunumschlinge wird in Form eines Dreiecks inzidiert und mit dem längs eingeschnittenen Gallengang anastomosiert. Das Verfahren wird heute nur noch selten angewendet.
Dreifachblindstudie → Studie, klinische
Drei-Faktoren-Modell [Krankheitslehre] n: engl. *three factor model*; syn. Vulnerabilitäts-Stress-Bewältigungsmodell. Modell der Entstehung psychischer Störungen*, das neben prädisponierenden Faktoren und auslösenden Faktoren* auch die aufrechterhaltenden Faktoren* berücksichtigt. Das Drei-Faktoren-Modell ist eine Erweiterung des Diathese*-Stress-Modells.
Klinische Bedeutung: Bei biologischer (z. B. genetische Anlage) oder psychischer (z. B. frühe Verlusterfahrung) Vulnerabilität* kann z. B. eine Scheidung Auslöser einer Depression sein. Aufrechterhaltende Faktoren können z. B. dysfunktionale Kognitionen, Gedächtnisstörungen* und Verstärkerverlust (siehe Verstärkerverlusttheorie) sein. Die Prädisposition kann nicht verändert und die Auslösung nicht rückgängig gemacht werden. Daher kommt der Modifikation der aufrechterhaltenden Faktoren die größte Bedeutung für das zukünftige Befinden zu.
Dreifußzeichen n: engl. *Amoss' sign*; syn. Amoss-Zeichen. Auf Meningitis* hinweisende Unmöglichkeit zu sitzen, ohne dass die Arme hinter dem Gesäß dreifußartig aufgestützt werden.

Dreigefäßerkrankung → Herzkrankheit, koronare
Dreigläserprobe f: engl. *three-glass test*. Fraktionierte Harngewinnung* zur orientierenden Lokalisation eines pathologischen Prozesses, insbesondere einer Hämaturie in Harnröhre und Prostata, Harnblase oder oberem Harntrakt.
Vorgehen:
- Gewinnung von 3 verschiedenen Harnfraktionen: 1. Erststrahlurin aus Harnröhre und Prostata 2. Mittelstrahlurin aus der Harnblase 3. Terminalstrahlurin (3. Portion) nach Prostatamassage mit nachgelaufenem Urin
- Urinproben können unterschiedlich ausgewertet werden, z. B.: 1. bakteriologisch 2. zytologisch
- Aussagekraft der Dreigläserprobe eher gering, gibt nur einen groben Überblick.

Indikationen:
- Urethritis
- Zystitis
- Prostatitis.

Dreikammer-Saugsystem n: Geschlossenes System zur Ableitung und zum Auffangen von krankhaften Flüssigkeitsansammlungen (Blut, Sekret) und evtl. Luft aus der Pleurahöhle bei Thoraxdrainage.
Dreikammerschrittmacher → Resynchronisationstherapie, kardiale
Dreimonatsspritze → Kontrazeption, hormonale
Dreipunktkorsett n: engl. *three point corset*. Abnehmbares Stützkorsett zur Ruhigstellung einer stabilen Wirbelkörperfraktur (Wirbelfraktur*) im Bereich des unteren BWS-Drittels bzw. der LWS mit Abstützungspunkten über Sternum, Symphyse und mittlerer LWS zur Lordosierung* der Wirbelsäule. Siehe Abb.

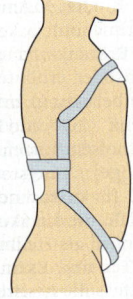

Dreipunktkorsett

Dreistufenpille → Kontrazeption, hormonale
Dreitagefieber → Exanthema subitum
Dreitagefieber → Malaria tertiana
Dreiwegehahn m: engl. *triple valve*. Spezialzubehör zum Infusionsgerät zur Gabe zusätzli-

cher intravenöser Arzneimittel oder zur Verabreichung mehrerer Infusionen*. Er ermöglicht einen Durchfluss in 3 Richtungen. Über die Stellung des sog. Hahnkükens wird die Durchflussrichtung bestimmt. Der nicht benutzte Weg bleibt mit einer Verschlusskappe gesichert.
Hinweis: Mehrere hintereinanderliegende Dreiwegehähne werden als Hahnbank bezeichnet.

Drepanozytose → Sichelzellenanämie
Drescherkrankheit → Farmerlunge
Dressler-Syndrom → Postmyokardinfarktsyndrom
Drift → Blickbewegungen
Drifthypothese → Social-Drift-Hypothese
Drillinge → Mehrlinge
Dringliche Operation f: syn. zweite Operationsphase. Innerhalb von 24 Stunden durchzuführende Operation. Die chirurgische Maßnahme soll eine Verschlechterung oder ein Fortschreiten des Krankheitsbildes bzw. eine weitere Beeinträchtigung des Allgemeinzustandes des Patienten verhindern. Dringliche Operationen sind z. B. indiziert bei schwer persistierender Ulkusblutung, Ileus* und instabiler Fraktur.
Drittelzellen f pl: Früher übliche Angabe der Zellzahl des Liquor* cerebrospinalis in Zellen pro 3 Mikroliter (μl), wogegen die Angabe heute in Zellen pro Mikroliter erfolgt.
Dritter Raum → Third Space
Dritter-Ton-Galopp m: engl. S_3 gallop; syn. protodiastolischer Galopp. Kräftiges Hervortreten des 3. Herztons zu Beginn der Diastole (ca. 0,12–0,16 s nach dem Aortenanteil des 2. Herztons) mit Punctum* maximum über der Herzspitze* in Linksseitenlage. Ursache sind muskuläre Vibrationen der Ventrikelwand beim raschen Einströmen des Bluts aus den Vorhöfen in die Kammern.
Vorkommen:
- physiologisch: Kinder, Jugendliche, Schwangerschaft (3. Trimenon)
- pathologisch: Erkrankungen, die mit einer beschleunigten oder erhöhten Ventrikelfüllung (Volumenbelastung) einhergehen, z. B. Herzinsuffizienz*, Hyperthyreose*, Myokarditis* oder Vorhofseptumdefekt.

Droge [Arzneidroge] f: engl. drug. Ursprünglich Bezeichnung für getrocknete Arzneipflanzen oder deren Teile, die direkt oder in verschiedenen Zubereitungen als Heilmittel verwendet oder aus denen Tee und Extrakte* hergestellt oder die Wirkstoffe isoliert werden. Im weiteren Sinne bezeichnet Droge pflanzlichen oder tierischen Rohstoff.
Droge [Rauschmittel] f: Bezeichnung für verschiedene Klassen psychotroper Substanzen, deren Besitz nach dem Betäubungsmittelgesetz (BtMG) entweder verboten ist (z. B. Opioide, Cannabinoide oder Amphetamine) oder die in einer nicht bestimmungsgemäßen Form verwendet werden (z. B. Benzodiazepine).

Drogenabhängigkeit: engl. drug dependence. Abhängigkeit von illegal bzw. nicht bestimmungsgemäß verwendeten Substanzen mit psychotroper Wirkung (z. B. Amphetamine, Halluzinogene, Opioide).

Drogenikterus m: engl. drug icterus. Arzneimittelikterus* infolge einer intrahepatischen Cholestase*.

Drogeninduzierte Psychose → Psychose, substanzinduzierte

Drogen-Intoxikation f: syn. Drogen-Vergiftung. Vergiftung mit Rauschmitteln und anderen Drogen, die zu akut lebensbedrohlichen Zuständen sowie zu schweren chronischen Vergiftungssymptomen führen. Die Symptomatik hängt von der jeweiligen Droge ab.

Drogenmissbrauch → Substanzmissbrauch
Drogen-Missbrauch-Nachweis m: engl. Substance Abuse Detection; syn. Drogen-Nachweis. Testverfahren (Blut, Urin, Haare) zur Feststellung stattgehabten Konsums von Drogen, Rauschmitteln und Doping*substanzen. Siehe Tab.

Drogen-Missbrauch-Nachweis: Nachweis im Urin.	
Amphetamine	2–3 Tage, abhängig vom Urin-pH
Benzodiazepine	bis zu 72 Stunden
Cannabis	2–3 Tage nach einmaliger Einnahme
	5 Tage bei mäßigem Konsum
	10 Tage bei täglichem Konsum
	20 Tage bei exzessivem Konsum
Ecstasy	1–3 Tage
Kokain	2–4 Tage
LSD	1–4 Tage
Methadon	3–5 Tage
Opiate	2 Tage
Psilocybin	1–3 Tage

Drogennotfall m: engl. drug emergency. Lebensbedrohlicher psychomotorischer oder kardiopulmonaler Zustand, der durch eine Überdosierung von Drogen* ausgelöst wird und ggf. sofortige Reanimationsmaßnahmen erfordert.
Klinik:
- Bewusstlosigkeit*
- Atem- und/oder Herzstillstand (siehe Herz*-Kreislauf-Stillstand)
- Opioide*, Benzodiazepine*, Barbiturate* und Alkohol* wirken (besonders bei gleichzeitigem Konsum) dämpfend auf das Atemzentrum* und können zu einer lebensbedrohlichen Einschränkung der Atmung führen
- bei Intoxikation mit Amphetaminen, Metamphetaminen, Kokain* ausgeprägter Sympathikotonus u. a. mit Hypertonie, Tachykardie*, Hyperthermie* und Dehydratation*.

Therapie:
- sofortige Reanimation*
- bei Verdacht auf Opioidintoxikation Gabe von Naloxon* (Opioid*-Antagonist).

Drogen-Suchtest im Urin m: Screeningtest auf Drogen im Urin, welcher Opiate* (beispielsweise Morphium, Opium*, Heroin*), Kokain* (inklusive Crack*), Amphetamine (Ecstasy, Speed, Crystal), Cannabinoide* (THC), Benzodiazepine* und Barbiturate* erfasst. Zusätzlich wird Kreatinin* bestimmt, um eine eventuelle Manipulation einzuschätzen. Der Nachweis von Methadon* gehört nicht zum Standard-Screening.

Dromomanie → Poriomanie
dromotrop: engl. dromotropic. Die Geschwindigkeit der Erregungsleitung im Herzmuskel beeinflussend, wobei ein positiv dromotroper Effekt die Erregungsleitung des Herzens beschleunigt und ein negativ dromotroper Effekt die Erregungsleitung verlangsamt. Siehe auch Dromotropie.

Dronabinol → Tetrahydrocannabinol
Drop Attack: syn. Sturzattacke. Plötzlicher Sturz unklarer Ursache ohne Bewusstlosigkeit und ohne epileptische Ursache mit Einknicken der Beine durch Verlust der Muskel- und Haltungskontrolle. Ausgeschlossen werden sollten ursächliche Herzrhythmusstörungen* und vertebrobasiläre Durchblutungsstörungen*.

Droperidol n: Butyrophenon*-Derivat aus der Wirkstoffklasse der Neuroleptika*, das Dopamin antagonisiert und somit antiemetisch wirkt. Droperidol wird v. a. bei postoperativer Übelkeit verwendet. Vorsicht ist bei gemeinsamer Einnahme mit Medikamenten gegeben, die die QT-Zeit verlängern.

Indikationen:
- postoperative Übelkeit/Erbrechen
- morphininduzierte Übelkeit/Erbrechen.

Drosophila melanogaster f: engl. black-bellied dew-lover; syn. Fruchtfliege. Modellorganismus der klassischen Genetik, wurde von dem amerikanischen Zoologen Thomas Hunt Morgan als Versuchstier eingeführt.

Drosselmarke → Strangulation
Drosselungshochdruck → Goldblatt-Mechanismus
Drosselvene f: engl. jugular. In der medizinischen Fachsprache Bezeichnung für Sperrvene, in der Umgangssprache zugleich Bezeichnung für die 3 Halsvenen Vena jugularis anterior, Ve-

na jugularis externa und Vena* jugularis interna.

DRU: Abk. für → Untersuchung, digitale rektale

Druckaufnehmer *m*; engl. *pressure transformer*; syn. Druckwandler. Messaufnehmer zur trägheitslosen, schnellen Registrierung von Drücken, z. B. bei invasiver Blutdruckmessung*. Das Prinzip beruht auf einer Widerstandsänderung von Halbleitermaterialien bei Zug oder Druck.

Druckdolenz *f*; engl. *tenderness to palpation*; syn. Druckschmerz. Eigenschaft eines nervenversorgten Gewebes oder Organs, durch die bei Ausübung von mechanischem Druck, z. B. bei der Palpation, ein Druckschmerz entsteht und wahrgenommen wird. Im Rahmen der Krankenuntersuchung interessiert besonders, wenn die Druckschmerzhaftigkeit nur bei krankhaften Prozessen besteht.

Beispiele:
– Ein Druckschmerz über den Schläfen ist charakteristisch für eine Entzündung der dort oberflächlich verlaufenden A. temporalis (Arteriitis temporalis).
– Ein Druckschmerz über dem rechten Oberbauch kann auf eine Lebererkrankung hinweisen.
– Die Druckschmerzhaftigkeit zweier Tastpunkte im rechten Unterbauch (McBurney*-Punkt und Lanz*-Punkt) sind typisch bei einer akuten Appendizitis.

Druckfallkrankheit → Caisson-Krankheit
Druckinfusion → Schnellinfusion
Druck, intraabdominaler *m*; engl. *intraabdominal pressure*; Abk. IAP. Druck innerhalb des Abdomens. Bei Normalgewicht liegt der IAP bei ca. 0 mmHg, z. T. subatmosphärisch, unter Beatmung evtl. höher (< 5 mmHg). Bei intraabdomineller Druckerhöhung sind hämodynamische Konsequenzen möglich, da bei IAP ≥ 15–16 mmHg der venöse Rückstrom zum Herzen vermindert wird.

Druck, intrapleuraler *m*; engl. *intrapleural pressure*; syn. Donders-Druck. Differenz zwischen dem im Pleuraspalt herrschenden Druck und dem Atmosphärendruck. Infolge der hiluswärts gerichteten Retraktionskraft des Lungengewebes und dem entgegengerichteten Bestreben des Thorax, sich auszudehnen, entsteht ein atemphasenabhängiger Unterdruck in der Pleurahöhle*. Bei forcierter Exspiration nimmt der intrapleurale Druck positive Werte an.

Druck, intrapulmonaler *m*; engl. *intrapulmonary pressure*. Differenz von Alveolardruck zu atmosphärischem Druck, gemessen mit Ganzkörperplethysmografie*. Der intrapulmonale Druck ist der atemphasenabhängige Druck in den Alveolen und Atemwegen der Lunge. Die Werte in Ruhe liegen zwischen 0,2 kPa bei Exspiration, 0 kPa in Atemruhelage und -0,2 kPa bei Inspiration.

Druck, kolloidosmotischer *m*; engl. *colloid osmotic pressure*; syn. onkodynamischer Druck; Abk. KOD. Osmotischer Druck gelöster Kolloide. Der KOD wird im Blutplasma hauptsächlich durch die Albuminkonzentration bestimmt und beträgt bei einem Proteingehalt von 75 g/l 3,2 kPa (24 mmHg), im Interstitium 0,7 kPa (5 mmHg). Er beeinflusst den konvektiven Austausch von Flüssigkeit zwischen Kapillarbett und umgebenden Gewebe.

Druckkonus *m*; engl. *pressure cone*. Veränderung der Form des Kleinhirns* oder Schläfenlappens infolge hirndruckbedingter Verlagerung nach unten (Hirndrucksteigerung*) mit Einklemmung* der Kleinhirntonsillen* in das Foramen magnum bzw. von basalen Anteilen des Schläfenlappens oder des Mesenzephalons* im Tentoriumschlitz*. Klinisch besteht die Gefahr einer zentralen Atemlähmung* bzw. eines akuten Mittelhirnsyndroms*.

Drucklähmung *f*; engl. *pressure paralysis*. Lähmung, die durch Druck auf einen peripheren Nerv verursacht wird, z. B. Peroneuslähmung*, Radialislähmung, Serratuslähmung*, Ulnarislähmung oder Rucksacklähmung*. Eine Drucklähmung kann ggf. anerkannt werden als Berufskrankheit Nr. 2106.

Druckluftkrankheit → Barotrauma
Druckluftkrankheit → Caisson-Krankheit
Druckmanschette *f*; engl. *pressure cuff*. Aufblasbare Gummimanschette zur indirekten Blutdruckmessung* nach Riva-Rocci oder als Infusionsdruckmanschette zur schnellen intravenösen Verabreichung von Flüssigkeit (Schnellinfusion*).

Druckosteosynthese → Osteosynthese
Druckphosphen → Phosphen
Druckpuls *m*; engl. *pressure pulse*; syn. Vaguspuls. Pulsverlangsamung auf bis zu 20/min infolge Reizung des N. vagus bei Hirndrucksteigerung*.

Druckpunkte *m pl*; engl. *pressure points*. Typische, bei bestimmten Erkrankungen druckempfindliche Körperstellen, z. B. Valleix*-Punkte bei Ischiassyndrom, McBurney*-Punkt bei Appendizitis*, Aurikulotemporalpunkt* bei Trigeminusneuralgie*.

Drucksensor → Druckaufnehmer
Druck-Strömungsdiagramm *n*; engl. *pressure-flow diagram*; syn. Resistancekurve. Grafische Darstellung von Atemstromstärke gegen Alveolardruckänderungen in der Ganzkörperplethysmografie* zur Beurteilung des Atemwegswiderstands* bei obstruktiven Ventilationsstörungen*. Die Steigung der Kurve im Druck-Strömungsdiagramm gibt den Atemwegswiderstand wieder.

Drucktransfusion *f*; engl. *pressure transfusion*. Schnelltransfusion, bei der z. B. mithilfe einer Druckmanschette oder eines Druckinfusomaten in der Blutkonserve ein Überdruck erzeugt wird. Cave: bei zu hoher Transfusionsgeschwindigkeit kann es zur Kreislaufüberbelastung kommen mit der Gefahr einer Wasseransammlung in der Lunge (Lungenödem).

Druckurtikaria *f*; engl. *pressure urticaria*; syn. Verzögerte Druckurtikaria. Chronische induzierbare Urtikaria (CINDU) mit einer Latenz von 3–8 h nach kurzzeitig (10–20 min) appliziertem statischem Druck auf die Haut. Sie tritt häufiger auf bei Männern im mittleren Lebensalter. Meist kommt es zur Spontanremission nach mehreren Jahren.

Druckverband → Kompressionsverband
Druck-Volumen-Diagramm [Blutkreislauf] *n*; engl. *pressure-volume diagram*. Grafische Darstellung des Blutdrucks* in Abhängigkeit vom Blutvolumen* im linken Ventrikel während eines Herzzyklus*. Die äußere Herzarbeit setzt sich zusammen aus isovolumetrischer Anspannungs-, auxotonischer Kontraktions-, isovolumetrischer Entspannungs- und Füllungsphase und entspricht einer Druck-Volumenarbeit.

Druckwandler → Druckaufnehmer
Drüse *f*; engl. *glands*; syn. Glandula. Spezialisiertes Epithel* oder Epithelzellen mit der Fähigkeit zur Sekretion* von Wirkstoffen (Sekreten) mit physiologischer Bedeutung. Drüsen können vereinzelt in Organen vorkommen oder parenchymatöse Organe bilden. Exokrine Drüsen sezernieren ihr Sekret über einen Ausführungsgang an innere oder äußere Körperoberflächen, endokrine Drüsen sezernieren in das Blut. Siehe Abb.

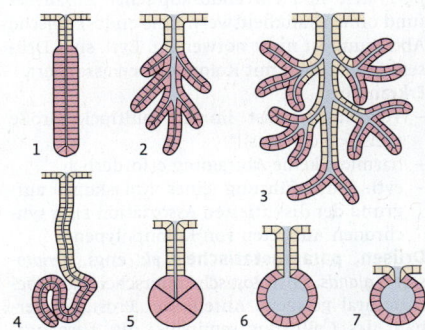

Drüse: 1: einfache tubulöse Drüse; 2: verzweigte tubulöse Drüse; 3: zusammengesetzte tubulöse Drüse; 4: einfache tubulöse Knäueldrüse; 5: tubulo-azinöse Drüse; 6: tubulo-alveoläre Drüse; 7: alveoläre Drüse; rosa: sezernierende Abschnitte. [4]

Einteilung: Nach der Lage:
- intraepitheliale Drüsen: **1.** einzellig, z. B. Becherzellen* (Darm*, Respirationstrakt*) **2.** mehrzellig (z. B. in Nasenschleimhaut und Urethra*)
- extraepitheliale Drüsen: die meisten endokrinen (ohne Ausführungsgang) und exokrinen Drüsen (mit Ausführungsgang).

Nach der Sekretart:
- seröse Drüsen: dünnflüssiges, eiweißreiches Sekret (z. B. Glandula parotis)
- muköse Drüsen: schleimiges Sekret (z. B. Ösophagusdrüsen)
- gemischte, seromuköse Drüsen: bilden beide Sekretarten (z. B. Glandula submandibularis und Glandula sublingualis)
- mukoide Drüsen: haben Struktureigenschaften von mukösen Drüsen, bilden jedoch ein dünnflüssiges Sekret, das sich im Farbverhalten und histochemisch von ihnen unterscheidet (z. B. Brunner-Drüsen und Drüsen von Kardia* und Pylorus*).

Nach dem Sekretionsvorgang:
- merokrine Drüsen: Sekretausschleusung ohne Zytoplasmaverlust per Exozytose* (z. B. Speicheldrüsen, kleine Schweißdrüsen)
- apokrine Drüsen: apikale Plasmaabschnürung der Zelle, in welcher sich das Sekret befindet (z. B. Brustdrüse, große Schweißdrüsen)
- holokrine Drüsen: Drüsenzelle geht durch Apoptose zugrunde und wird insgesamt zum Sekret (z. B. Talgdrüsen*).

Drüsenfieber → Mononucleosis infectiosa

Drüsenkörperzysten *f pl*: engl. *cysts of the gland body*. Zystische Erweiterung der Magengrübchen (Foveolae gastricae) im Corpus ventriculi des Magens. Ursächlich ist vermutlich ein gestörter Abfluss von Drüsensekret. Drüsenkörperzysten sind ein endoskopischer Zufallsbefund ohne Krankheitswert. Eine endoskopische Abtragung ist nicht notwendig. Evtl. sind Drüsenkörperzysten mit Kolonpolypen assoziiert.

Erkrankung:
- Vorkommen fast immer multipel, Größe meist < 1 cm, sessil*
- harmlos, keine Abtragung erforderlich
- evtl. Durchführung einer Koloskopie aufgrund der diskutierten Assoziation zum synchronen Auftreten von Kolonpolypen.

Drüsen, paraprostatische *f pl*: engl. *periprostatic glands*. Histologisch unterscheidbare, periurethral gelegene Anteile der Prostata oberhalb des Colliculus seminalis, die Ausgangspunkt der histologisch benignen Prostatahyperplasie* sind.

DRUG: Abk. für distales Radioulnargelenk → Radioulnargelenk

Drug Eluting Balloon: Abk. DEB. Bezeichnung für (analog Drug Eluting Stent DES) pharmakologisch (Paclitaxel) beschichteten Ballon(katheter). Eine Zulassung besteht u. a. zur koronaren Ballondilatation* (PCI) bei In-Stent-Restenose (Restenose*). Weitere Prüfungen zur klinischen Nutzenbewertung und Indikation sind bisher nicht abgeschlossen.

Drug Eluting Stent *m*: Abk. DES. Stent* mit Polymerbeschichtung, aus der ein proliferationshemmender (z. B. Paclitaxel*) und/oder immunsupprimierender (z. B. Sirolimus*) Wirkstoff über mehrere Wochen gleichmäßig und kontrolliert freigesetzt wird. Nach europäischen Leitlinien sollen im Rahmen von perkutanen Koronarinterventionen* (PCI) nur noch medikamentenfreisetzende Stents verwendet werden.

Drusen [Begriffsklärung] *f pl*: Begriff mit mehreren Bedeutungen in der Medizin, hauptsächlich verwendet zur Beschreibung stecknadelkopfgroßer, gelblich rötlicher Gebilde, die im Eiter einer Aktinomykose* auftreten und aus von Leukozyten umgebenen Mikrokolonien von Actinomyces* und begleitenden Bakterien bestehen.

Weitere Bedeutungen:
- Drusen des retinalen Pigmentepithels: siehe Drusen* [Retina]
- senile Drusen (interstitielle Ablagerungen von Beta-Amyloid im ZNS): siehe senile Plaques*.

Drusen [Retina] *f pl*: Hyaline, hauptsächlich aus Lipiden bestehende Ablagerungen in der Retina*. Sie befinden sich vorwiegend am hinteren Augenpol zwischen Pigmentepithel und Bruch*-Membran. Es gibt harte und weiche Drusen, letztere kommen vermehrt im Alter vor und sind mit der altersabhängigen Makuladegeneration* assoziiert.

Hintergrund: Formen: Harte Drusen:
- sehr häufig, in allen Altersgruppen
- Größe meist < 63 μm
- physiologische Erscheinung ohne Krankheitswert
- verschwinden von selbst, vermutet wird eine Auflösung und Abtransport der Bestandteile über die Choroidea*.

Weiche Drusen:
- vermehrtes Vorkommen im Alter, bei 2/3 aller > 75-Jährigen
- mit altersbedingter Makuladegeneration assoziiert
- Schätzungen des Risikos für die Entwicklung einer feuchten Makuladegeneration differieren stark und reichen von 0,2–40 %.

Bestandteile:
- Cholesterin* und andere Lipide, Lipofuszin
- Kohlenhydrate, Proteine
- extrazelluläre Matrixbestandteile, Melanin*
- dendritische und andere Zellen.

Drusenpapille *f*: engl. *drusen of the optic nerve head*. Erbliche, meist bilaterale, extrazelluläre Ablagerung von Muzinen und Glykosaminoglykanen im Bereich des Discus nervi optici. Neben symptomlosem Verlauf sind auch Einschränkung des Gesichtsfelds, Blutungen und plötzliche Sehminderung möglich. Eine Drusenpapille manifestiert sich im Kindesalter, evtl. besteht eine Assoziation mit kleinen Papillen bzw. Retinopathia* pigmentosa.

DSCT: Abk. für → Dual-Source-CT

DSD → Differenzierungsstörung, sexuelle

DTA: Abk. für duldbare tägliche Aufnahmemenge = Acceptable Daily Intake

Dualblock → Muskelrelaxation

Duale Antiplättchentherapie *f*: engl. *dual antiplatelet therapy*; syn. Duale Plättchenhemmung. Therapeutische Hemmung von Thrombozyten* mit ASS 100 mg/d und einem $P2Y_{12}$-Inhibitor* (Clopidogrel*, Ticagrelor* oder Prasugrel*), der je nach Indikation ausgewählt wird. Die duale Plättchenhemmung wird bei KHK, akutem* Koronarsyndrom (ACS) oder nach perkutaner Koronarintervention* (PCI) angewendet. Die Therapiedauer richtet sich nach dem Blutungsrisiko.

Dual-Röntgen-Absorptiometrie-Verfahren *n*: engl. *dual energy x-ray absorptiometry*; syn. DEXA; Abk. DXA. Verfahren der digitalen Röntgendiagnostik* zur Osteodensitometrie* und Körperfettbestimmung*. Dazu werden 2 energetisch leicht unterschiedliche Röntgenquellen eingesetzt, sodass man 2 Schwächungswerte für jeden Messpunkt erhält. Die Absorption von Röntgenstrahlen ist abhängig von der Dichte unterschiedlicher Gewebe. DXA ist Standardverfahren zur Bestimmung der Knochendichte bei Osteoporose*.

Dual-Source-CT *f*: engl. *dual source computerized tomography*; Abk. DSCT. Mehrzeilen-CT mit 2 (um 90° zueinander versetzt angeordneten) rotierenden Röntgenstrahlern (Röntgenröhren). Sie ermöglicht eine kürzere Untersuchungsdauer und/oder höhere Bildauflösung als bei konventioneller (Single-Source-)Mehrzeilen-CT. Indikation ist insbesondere die kardiale Diagnostik (Kardio-CT bzw. CT-Koronarangiografie, CT).

Dubin-Johnson-Syndrom *n*: engl. *Dubin-Johnson syndrome*; syn. Sprinz-Nelson-Syndrom. Autosomal-rezessiv erbliche Störung des Transports von konjugiertem Bilirubin in die Gallengänge mit Ablagerung eines braun-schwarzen Pigments in der häufig vergrößerten Leber. Symptome sind ein milder Ikterus und ggf. uncharakteristische Oberbauchbeschwerden mit Nachweis einer direkten Hyperbilirubinämie. Therapie ist nicht erforderlich, die Prognose ist sehr gut.

dubiosus: Zweifelhaft, dubiös.

Dubreuilh-Krankheit → Lentigo maligna

Duchenne-Erb-Lähmung → Armplexusparese

Duchenne-Hinken n: Gangstörung* mit Absinken des Beckens zur Spielbeinseite und kompensatorischer Verlagerung des Oberkörpers zur Standbeinseite. Duchenne-Hinken tritt u. a. auf bei Hüftgelenkluxation, Parese der Mm. glutei, progressiver Muskeldystrophie, Symphysensprengung, Rachitis, Ostitis deformans Paget oder Coxa vara. Diagnostisch erfolgen klinische Untersuchung (Trendelenburg*-Zeichen positiv) und Ganganalyse.

Duchenne-Krankheit → Bulbärparalyse

Duchenne-Muskeldystrophie → Muskeldystrophie Typ Duchenne

Ducrey-Streptobakterien → Haemophilus ducreyi

Ductuli transversi epoophori → Parovarium

Ductus arteriosus m: engl. *arterial duct*; syn. Ductus (arteriosus) Botalli (Abk. DAB). Verbindung zwischen Aortenbogen und Truncus pulmonalis als physiologischer pränataler Rechts-Links-Shunt zur Umgehung der noch funktionsunfähigen Lunge. Postnatal verschließt sich der Ductus funktionell nach 10–15 h infolge Oxygenierung des Bluts und degeneriert innerhalb 2–3 Wo. zum Ligamentum* arteriosum.

Klinische Bedeutung:
- bei bestimmten angeborenen Herzfehlern (z. B. schwere Aortenisthmusstenose*, hypoplastisches Linksherzsyndrom*, Pulmonalatresie*, schwere Pulmonalstenose*) vorübergehend pharmakologisches Offenhalten durch Infusion von Prostaglandin* E_1 (Alprostadil) erforderlich
- persistierender Ductus* arteriosus.

Ductus arteriosus apertus → Ductus arteriosus, persistierender

Ductus arteriosus, persistierender: engl. *patent ductus arteriosus*; syn. Ductus arteriosus apertus; Abk. PDA. Angeborenes Offenbleiben des Ductus* arteriosus – der fetalen Verbindung zwischen Aorta* und Pulmonalarterie – von unterschiedlicher Weite. Die Klinik ist häufig asymptomatisch, jedoch mit Gefahr einer sich entwickelnden pulmonalen Hypertonie*. Diagnostiziert wird v. a. durch Herzauskultation, EKG* und Echokardiographie*. Die Therapie ist interventionell, medikamentös oder operativ. Siehe Abb.

Erkrankung: Pathophysiologie:
- Rückfluss des Bluts aus der Aorta über die Pulmonalarterie in den Lungenkreislauf, als Links-Rechts-Shunt, mit starker Volumenbelastung des kleinen Kreislaufs
- evtl. Widerstandserhöhung und Eisenmenger*-Reaktion mit Shuntumkehr, als Rechts-Links-Shunt mit Mischungszyanose.

Klinik:
- oft asymptomatisch und mit normaler Entwicklung einhergehend

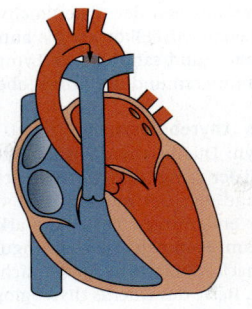

Ductus arteriosus, persistierender: Links-Rechts-Shunt mit pulmonaler Hyperperfusion in der Folge.

- bei weit offenem Ductus arteriosus mäßige Entwicklungsverzögerung.

Therapie:
- bei hämodynamischer Relevanz interventioneller Verschluss mittels Coil oder Schirm (therapeutische Embolisation*) im Rahmen der Herzkatheterisierung als Methode der Wahl
- bei Frühgeborenen und Säuglingen medikamentöser Therapieversuch mittels COX*-Inhibitoren wie Ibuprofen* oder Indometacin*
- operativ durch Ligatur oder Durchtrennung.

Ductus biliaris → Ductus choledochus

Ductus Botalli → Ductus arteriosus

Ductus choledochus m: engl. *bile duct*; syn. Ductus biliaris. Ungefähr 7 cm langer, extrahepatischer* Gallengang. Der Ductus choledochus geht aus der Vereinigung von Ductus* cysticus und Ductus* hepaticus communis hervor. Er mündet in der Papilla* duodeni major in die Pars descendens duodeni.

Anatomie: Der Ductus choledochus verläuft hinter dem freien Rand des Lig. hepatoduodenale, gelangt dann hinter das Duodenum* und durchsetzt den Pankreaskopf, bevor er in das Duodenum mündet. An der Mündung des Ductus choledochus befindet sich ein Schließmuskel, der M. sphincter ductus choledochi.

Ductus cochlearis m: engl. *cochlear duct*; syn. Scala media. Mittlere, mit Endolymphe* gefüllte Etage im Schneckenkanal (Canalis spiralis cochleae). Der Ductus cochlearis enthält das Corti*-Organ, das Sinnesepithel des Gehörorgans*. Über den Ductus reuniens steht der Ductus cochlearis mit dem Sacculus in Verbindung, zieht schlauchförmig durch die Cochlea* und endet dort blind.

Ductus cysticus m: engl. *cystic duct*; syn. Gallenblasengang. Extrahepatischer* Gallengang, der die Gallenblase* mit der Leber* verbindet. Der Ductus cysticus vereinigt sich mit dem Ductus* hepaticus communis und wird zum Ductus* choledochus. Durch die spiralige Anordnung seiner Schleimhaut (Heister-Klappe) entleert sich die Gallenblase auch bei intraperitonealen Druckanstiegen nicht.

Ductus deferens m: engl. *vas deferens*. 35–50 cm lange, geschlängelte Fortsetzung des Nebenhodengangs, der den Nebenhoden* mit der Harnröhre verbindet. Die dreischichtige Muskulatur des Ductus deferens erzeugt peristaltische Bewegungen, die die Spermien* bei der Ejakulation* weiterleiten.

Ductus ejaculatorius → Ductus deferens

Ductus epididymidis m: engl. *duct of epididymis*; syn. Nebenhodengang. Aufgeknäuelter, 5–6 m langer Gang des Nebenhodens, der im Caput epididymidis beginnt, die Ductuli efferentes des Hodens* aufnimmt und sich am Ende der Cauda epididymidis in den Ductus* deferens fortsetzt. Er ist der Hauptbestandteil des Nebenhodens und formt dessen Körper (Corpus epididymidis).

Funktion: Der Ductus epididymidis steuert den Reifeprozess der Spermien*, während er sie innerhalb von 12–14 Tagen vom Hoden* in die Cauda epididymidis transportiert. Dort werden die Spermien* bis zur Ejakulation* gespeichert.

Klinischer Hinweis: Entzündungen des Nebenhodens sind häufig (Epididymitis*).

Ductus glandulae bulbourethralis → Glandulae bulbourethrales

Ductus hepaticus communis m: engl. *common hepatic duct*; syn. Ductus hepatocholedochus. Durchschnittlich 4 cm langer extrahepatischer* Gallengang, der aus der Vereinigung von Ductus hepaticus dexter und Ductus hepaticus sinister entsteht. Nach der Einmündung des Ductus* cysticus wird der Ductus hepaticus communis zum Ductus* choledochus.

Ductus longitudinalis epoophori m: engl. *Gartner's duct*; syn. Gartner-Gang. Erhaltener Endabschnitt des Wolff*-Gangs aus glatter Muskulatur und mit Flimmerepithel ausgekleidet. Er liegt seitlich im Bindegewebe der Gebärmutter (insbesondere im Zervixbereich) und der Scheidenwand, selten auch im Parametrium* und Hymen*. Er wird als Teil des Epoophorons gesehen.

Klinische Bedeutung: Der Gartner-Gang kann als Zyste erhalten bleiben (siehe Abb.). Die Ent-

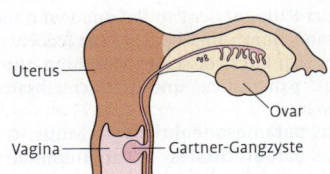

Ductus longitudinalis epoophori: Gartner-Gangzyste in der lateralen Scheidenwand.

wicklung gut- und bösartiger Tumoren ist möglich (Adenome und Adenokarzinome).

Ductus lymphaticus dexter *m*: engl. *right lymphatic duct*; syn. rechter Lymphgang. Kurzes dickes Lymphgefäß an der rechten Halsseite, das in den gleichseitigen Venenwinkel (Angulus venosus) mündet. Im Ductus lymphaticus dexter vereinigen sich der jeweils rechte Truncus* lymphaticus jugularis, Truncus* lymphaticus subclavius und Truncus* lymphaticus bronchomediastinalis.

Ductus mesonephricus → Wolff-Gang
Ductus nasolacrimalis → Tränenwege
Ductus omphaloentericus *m*: engl. *omphalomesenteric duct*; syn. Ductus vitellinus. Embryonale Verbindung zwischen Mitteldarm (Ileum*) und Dottersack*. Er entsteht bei der Abfaltung der 3-blättrigen Keimscheibe zum Embryo* und bildet sich ab der 6. SSW zurück (Obliteration).
Klinische Bedeutung: Rückbildungsstörung (siehe Abb.), z. B. Fistula* omphaloenterica, Meckel*-Divertikel.

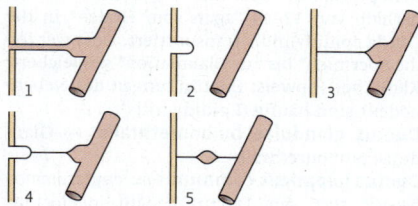

Ductus omphaloentericus: Rückbildungsstörung:
1: vollständige Nabelfistel; 2: unvollständige Nabelfistel; 3: Meckel-Divertikel; 4: Nabelzyste; 5: Ligamentum terminale.

Ductus pancreaticus *m*: engl. *pancreatic duct*; syn. Pankreasgang. Hauptausführungsgang des Pankreas*. Der rund 2 mm weite Ductus pancreaticus verläuft oberflächlich durch das Organ und mündet zusammen mit dem Ductus* choledochus auf der Papilla* duodeni major in die Pars descendens duodeni. Gallensteine* können den gemeinsamen Ausgang verlegen und durch Sekretrückstau eine Pankreatitis* verursachen.

Ductus pancreaticus accessorius *m*: engl. *accessory pancreatic duct*; syn. Pankreasnebengang. Gelegentlich vorhandener zusätzlicher Ausführungsgang des Pankreas*. Dieser mündet in 70 % der Fälle auf der Papilla* duodeni minor in das Duodenum*. In 30 % der Fälle jedoch vereinigt er sich kurz vor seiner Mündung mit dem Ductus* pancreaticus und tritt gemeinsam mit diesem aus.

Ductus paramesonephricus → Müller-Gang
Ductus paraurethrales → Paraurethraldrüsen
Ductus semicirculares → Bogengangapparat
Ductus thoracicus *m*: engl. *thoracic duct*. Größtes Lymphgefäß des Körpers. Der Ductus thoracicus verläuft von der Cisterna chyli auf Höhe des 2. Lendenwirbelkörpers bis zum linken Venenwinkel* und sammelt die Lymphe* der gesamten unteren und der linken oberen Körperhälfte.

Ductus thyreoglossus *m*: engl. *thyroglossal duct*; syn. Ductus thyroglossalis. Embryonaler, epithelialer Gang, der den Weg der Schilddrüsenanlage von der embryonalen Organanlage bis zur endgültigen Position markiert. Er beginnt am Foramen caecum linguae, verläuft dann nach kaudal und bildet sich schließlich zurück. Reste des Ductus thyreoglossus können zeitlebens als Lobus* pyramidalis glandulae thyroideae persistieren.

Ductus venosus Arantii *m*: engl. *duct of Arantius*; syn. Ductus venosus. Im pränatalen Blutkreislauf bestehende Verbindung zwischen V. umbilicalis und V. cava inferior unter Umgehung der Leber. Er obliteriert nach der Geburt zum Lig. venosum der Leber.

Ductus vitellinus → Ductus omphaloentericus
Ductus wirsungianus → Ductus pancreaticus
Ducuing-Zeichen → Thrombose
Dührssen-Schuchardt-Schnitt → Schuchardt-Schnitt
Dünndarm *m*: engl. *small bowel*; syn. Intestinum tenue. Ca. 4–5 m langer Darmabschnitt zwischen Magenausgang (Pylorus*) und Ileozäkalklappe (Bauhin*-Klappe). Der Dünndarm besteht aus den 3 Abschnitten Duodenum*, Jejunum* und Ileum*. Er liegt in gefalteten Schlingen in der Bauchhöhle und dient der enzymatischen Verdauung von Nahrungsbestandteilen sowie deren Resorption*.
Anatomie: Besonderheiten des Dünndarms:
- zahlreiche Falten (Kerckring-Falten)
- Zotten (Villi intestinales) und tubuläre Einsenkungen (Lieberkühn-Krypten) in der Dünndarmschleimhaut
- ausgeprägte Lymphfollikelansammlungen (Peyer*-Plaques) im terminalen Ileum.

Funktionen:
- enzymatische Spaltung und Resorption von Nahrungsbestandteilen (Verdauung*)
- peristaltischer Weitertransport des Darminhaltes (Dünndarmmotilität*)
- Immunabwehr (Peyer*-Plaques, MALT).

Dünndarmdivertikel *n*: engl. *small bowel diverticulum*. Angeborene oder erworbene Aussackung des Dünndarms, meist im Duodenum* lokalisiert. Dünndarmdivertikel machen in der Regel keine Beschwerden. In seltenen Fällen kommt es zu Diarrhö oder Divertikulitis*, beim angeborenen Meckel*-Divertikel unter Umständen zu Blutungen oder einem mechanischen Ileus. Therapiert wird symptomatisch, bei Komplikationen chirurgisch.

Therapie:
- bei bakterieller Fehlbesiedlung antibiotisch (Ciprofloxacin/Metronidazol über 10 Tage, ggf. Rifaximin bei häufigen Rezidiven)
- bei Komplikationen chirurgische Resektion des Divertikels.

Dünndarmendoskopie *f*: engl. *small bowel endoscopy*. Endoskopie* des Dünndarms zu diagnostischen oder therapeutischen Zwecken. Mögliche Verfahren sind Duodenoskopie*, Duodenojejunoskopie*, Enteroskopie (Jejunoskopie und Ileoskopie*) oder Kapselendoskopie*. Dünndarmendoskopien werden beispielsweise durchgeführt bei V. a. entzündliche Dünndarmerkrankung oder Tumor und zur Behandlung von Dünndarmblutungen. Die Risiken des Eingriffs sind gering, möglich sind Darmwandperforationen.

Dünndarmersatzblase *f*: engl. *intestine artificial bladder*; syn. Neoblase. Orthotoper Blasenersatz aus 40–60 cm ausgeschaltetem, aufgeschnittenem Dünndarm zur Wiederherstellung der Harnableitung nach Zystektomie*. Nach Bildung eines kugeligen Harnreservoirs aus einem Ileum-, seltener Jejunumsegment werden die Ureteren neu eingepflanzt und die Urethra oder ein Enterostoma* zur Harnableitung angeschlossen.

Dünndarmersatzmagen → Ersatzmagenbildung

Dünndarm-Fistel *f*; syn. Dünndarm-Fisteln. Darmfistel*, die vom Dünndarm ausgeht und sowohl als innere als auch als äußere Darmfistel imponieren kann.

Dünndarm-Ileus *m*: syn. hoher Ileus. Ileus* des Dünndarms infolge mechanischer oder funktioneller Störungen. Nach der Lokalisation wird der Dünndarm-Ileus eingeteilt in hohen, Duodenum und Jejunum betreffenden und tiefen, das Ileum betreffenden Ileus (siehe Ileus*).

Dünndarm-Karzinoid *n*: Karzinoid* des Dünndarmes. Die häufigste Lokalisation ist im terminalen Ileum. Ca. 30 % aller sich gastrointestinal manifestierenden Karzinoide befinden sich im Dünndarm.

Dünndarm-Lymphom → Non-Hodgkin-Lymphom, gastrointestinales

Dünndarm-Lymphom → T-Zell-Lymphom, Enteropathie-assoziiertes

Dünndarmmotilität *f*: engl. *small intestinal motility*; syn. Dünndarmperistaltik. Bewegungsfähigkeit des Dünndarms*, im engeren Sinn Aktivität der intestinalen Ring- und Längsmuskulatur des Dünndarms, deren Funktion die Durchmischung und der Weitertransport des Chymus* ist.

Dünndarmresektion *f*: engl. *intestinal resection*. Chirurgische Entfernung des Dünndarms oder eines Dünndarmsegments. Indikationen sind Tumoren, Verwachsungen oder Darmwandnekrosen durch Ileus* oder Mesenterialinfarkt. Der Eingriff erfolgt laparoskopisch oder über einen Bauchschnitt. Die Kontinuität der Darmpassage wird durch funktionelle End-zu-End-Anastomose mittels Klammernahtgerät* oder Handnaht wiederhergestellt.

Dünndarm-Sonde f: Im Dünndarm platzierte, häufig endoskopisch gelegte und transnasal ausgeleitete Sonde. Sonderformen sind die perkutane endoskopische Gastrostomie (PEG) und die perkutane endoskopische Jejunostomie (PEJ), über die zusätzlich eine Sonde tiefer im Dünndarm zu platzieren ist, sowie die Ileusdekompressionssonde*.

Dünndarm-Striktur f: syn. Darmstriktur. Hochgradige, meist narbige Verengung des Dünndarmes, häufig im Rahmen eines Morbus Crohn* bzw. durch Anastomosenstenose nach Dünndarmteilresektion. Behandelt wird mittels Strikturoplastik oder aber Dünndarmteilresektion.

Dünndarmtransplantation f: engl. *transplantation of the small intestine*. Orthotope Transplantation* des Dünndarms nach postmortaler Organspende oder (selten) Lebendspende. Hauptindikation ist ein Kurzdarmsyndrom*. Im Jahr 2015 wurde in Deutschland nur eine Dünndarmtransplantation durchgeführt, im Jahre 2018 insgesamt 3.

Dünndarmtumor m: engl. *small intestinal tumor*. Seltene, meist benigne Neubildung im Bereich des Dünndarms (ca. 2–3 % aller gastrointestinalen Tumoren, in 75 % der Fälle gutartig). Die Therapie besteht in der Resektion des tumorösen Darmabschnitts (bei Malignität mit Entfernung des Lymphabstromgebietes) und der Anlage einer End-zu-End-Anastomose* zur Wiederherstellung der Darmpassage.

Klinik:
– lange Zeit asymptomatisch!
– Eisenmangelanämie*
– Meteorismus*, kolikartige Schmerzen
– mechanischer Ileus* durch Obstruktion* oder Invagination*
– neuroendokrine Tumoren* (NET) fallen meist durch eine Darmpassagestörung auf; systemische Auswirkungen nur bei hormonaktiven NET (40–50 % aller NET) mit hepatischer Metastasierung: Koliken*, Diarrhöen, Flush*, tachykarde Herzrhythmusstörungen*.

Therapie:
– keilförmige Resektion des betroffenen Dünndarmabschnittes mit End-zu-End-Anastomose
– bei malignen Tumoren einschließlich Entfernung des Lymphabstromgebietes
– cave: bei neuroendokrinen Tumoren häufig multilokuläres Auftreten im Dünndarm.

Dünndarmtumor, benigner m: engl. *benign small intestinal tumor*. Gutartige Neubildung im Dünndarm. Unterschieden werden epitheliale (z. B. Adenome*, Hamartome*) und subepitheliale Formen (z. B. Lipom*, Leiomyom*). Benigne Dünndarmtumoren sind meist asymptomatisch, selten fallen sie durch Blutung oder Obstruktion auf. Die Therapie, meist eine Resektion, hängt ab von Histologie, Größe und Lokalisation.

Einteilung: WHO-Klassifikation benigner Dünndarmtumoren: Epithelial:
– Adenom* (tubulär, tubulovillös, villös)
– nichtneoplastischer Polyp
– juveniles Polyposissyndrom*
– Peutz*-Jeghers-Syndrom (Hamartome)
– hyperplastischer Polyp.

Subepithelial:
– mesenchymal: 1. Leiomyom*: 1 % aller subepithelialen Dünndarmtumoren 2. Lipom*
– vaskulär: 1. Hämangiom* 2. Lymphangiom*.

Weitere: Brunnerinom aus hyperplastischen Brunner-Drüsen.

Klinik: Meist asymptomatisch, sehr selten Blutung oder Obstruktion.

Therapie:
– endoskopische Resektion z. B. bei Adenomen oder großen Hamartomen
– Papillektomie bei Einbeziehung der Papilla* Vateri
– chirurgische Resektion beim Leiomyom*, da diese gegenüber dem Leiomyosarkom* schwer abzugrenzen sind
– Resektion anderer benigner Dünndarmtumoren nur bei Symptomen oder Komplikationen (z. B. Blutung).

Dünndarmtumor, maligner m: engl. *malignant small intestinal tumor*. Bösartige, sehr seltene Neubildungen im Dünndarm*. Oft kommt es erst im fortgeschrittenen Stadium zu Symptomen wie Blutungen, Bauchschmerzen oder Übelkeit, typischerweise drohen Darmverschlüsse. Diagnostisch werden Sellink*-Untersuchung, Ösophagogastroduodenoskopie*, Kapselendoskopie*, Dünndarmendoskopie* sowie Laparoskopie* oder Laparotomie eingesetzt, bei neuroendokrinen Tumoren* auch Blutuntersuchungen. Die Therapie erfolgt meist chirurgisch.

Dünndarmulkus → Ulcus duodeni

Düsenvernebler → Vernebler

Duffy-Blutgruppensystem n: engl. *Duffy's blood group system*. Blutgruppensystem (Symbol Fy), dessen antithetische Hauptantigene Fy^a bzw. Fy 1 und Fy^b bzw. Fy 2 durch kodominante Allele determiniert werden. Je Erythrozyt werden ca. 17 000 Antigenkopien exprimiert.

Klinische Bedeutung:
– beim Genotyp Fy 0/Fy 0 tragen die Erythrozyten weder Fy^a- noch Fy^b-Antigene; diese Erythrozyten werden von Plasmodium* vivax nicht befallen, was das häufige Vorkommen des homozygoten Phänotyps Fy$^{(a-b-)}$ in Afrika (ca. 68 %) erklären könnte (Selektionsvorteil)
– 3 weitere Duffy-Antigene (Fy 3, Fy 4, Fy 5) werden möglicherweise durch Allele eines zweiten sog. Duffy-Sublokus determiniert (klinisch ohne Bedeutung)
– Antikörper (Anti-Fy^a häufiger als Anti-Fy^b; Nachweis durch indirekten Antiglobulintest*, Enzymtest ist ungeeignet) werden selten gefunden, können aber schwere Transfusionszwischenfälle und einen Morbus* haemolyticus neonatorum verursachen.

Duftdrüsen f pl: engl. *apocrine sweat glands*. Große apokrine Schweißdrüsen* (Glandulae sudoriferae) im Bereich von Achselhöhlen, Mons pubis, großer Schamlippe und perianal sowie im Bereich von Areola mammae und äußerem Gehörgang, die Pheromone* abgeben.

Duhring-Brocq-Krankheit → Dermatitis herpetiformis

Duke-Methode → Blutungszeit

Dukes-Klassifikation f: engl. *Dukes' classification*. Frühere Einteilung des kolorektalen Karzinoms* nach Infiltrationstiefe in die Darmwand und nach regionaler lymphogener Metastasierung. Mittlerweile wurde die Dukes-Klassifikation durch die TNM*-Klassifikation ersetzt.

duktal: engl. *ductal*. Innerhalb eines Gangs, von einem Gang ausgehend; z. B. duktales Mammakarzinom*.

Duktektasie f: engl. *ductectasis*. Erweiterung eines Drüsengangs durch Entzündung oder Obstruktion, im engeren Sinne eines Milchgangs (Ductus lactiferus) der weiblichen Brust, z. B. als Befund im Rahmen der Galaktografie*.

Duktografie → Galaktografie

Duktoskopie f: engl. *ductoscopy*; syn. Galaktoskopie. Mikroendoskopische Darstellung der Milchgänge der weiblichen Brust zur Abklärung einer pathologischen Sekretion aus der Brustdrüse bzw. zur Tumordiagnostik. Die

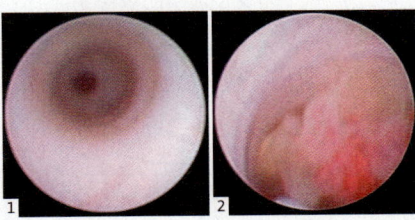

Duktoskopie: 1: physiologischer Befund: weißlich rosa schimmernder Milchgang mit glatter Wand; 2: peripher gelegene, multipel polypöse, rötliche Proliferation mit zerklüfteter Oberfläche und atypischen Gefäßen (Histologie: Milchgangpapillom). [123]

Duktuszyste

Durchführung erfolgt unter Verwendung eines Duktoskops mit oder ohne zusätzlichen Arbeitskanal, bestehend aus Lichtquelle, 1-mm-Geradeausoptik und Untersuchungsschaft (Außendurchmesser max. 1,3 mm) mit Spülkanal. Siehe Abb.

Duktuszyste → Kieferzyste

Dumping-Syndrom *n*: engl. *dumping syndrome*. Sturzentleerung unverdauter hyperosmolarer und hyperkalorischer Speise in das Jejunum vorwiegend nach Billroth*-II-Magenresektion und Magenbypass. Durch Überdehnung der Darmwand mit massivem Flüssigkeitseinstrom in das Darmlumen resultiert ein Blutdruckabfall mit Kreislaufkollaps (Frühdumping). Die hohe Kohlenhydratkonzentration kann zur überschießenden Insulinausschüttung mit verzögert auftretender Hypoglykämiesymptomatik führen (Spätdumping).

Dunbar-Syndrom → Truncus-coeliacus-Kompressionssyndrom

Duncan-Klassifikation → Fraktur, periprothetische

Duncan-Modus *m*: engl. *Duncan mechanism*; syn. Plazentalösung nach Duncan. Form der Plazentalösung*, bei der sich der untere Rand der Plazenta zuerst von der Uteruswand löst. Eine Plazentalösung im Duncan-Modus geht mit einer erkennbaren Lösungsblutung einher. Vergleiche die Plazentalösung nach Schultze (Schultze*-Modus). Siehe Abb.

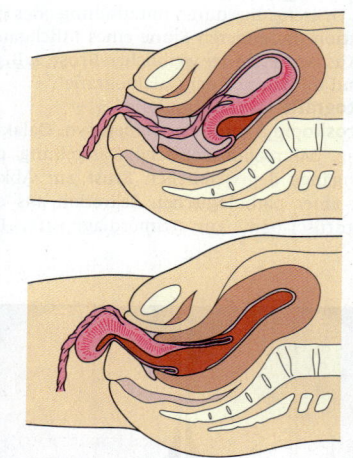

Duncan-Modus: Laterale Plazentalösung.

Duncan-Syndrom → Lymphoproliferatives X-chromosomales Typ 1 Syndrom

Dunkeladaptation *f*: engl. *dark adaptation*. Übergang zum Dämmerungssehen (skotopisches Sehen) und Anpassung des Auges an Dunkelheit. Eine optimale Dunkeladaptation wird frühestens nach 25 min erreicht. Sie geht einher mit dem Verlust des Farbensehens, einer Verminderung der Sehschärfe sowie einem physiologischen Zentralskotom.

Duodenalatresie *f*: engl. *duodenal atresia*. Häufigste Form einer angeborenen Darmverschlusses (1 : 5000 Geburten). Betroffene Neugeborene zeigen ab dem 1. Lebenstag Symptome eines hohen Ileus* (hauptsächlich galliges Erbrechen). Diagnostiziert wird mittels Sonografie und Röntgenübersichtsaufnahme (Double*-Bubble-Zeichen), behandelt wird chirurgisch. Bestehen keine weiteren Fehlbildungen, ist die Prognose bei erfolgreicher Operation gut.

Therapie:
- präoperativ Magensonde, um Sekretabfluss zu ermöglichen
- Duodenoduodenostomie
- in manchen Fällen Duodenojejunostomie nach Entfernung des betroffenen Darmabschnitts.

Duodenaldivertikel *n*: engl. *duodenal diverticulum*. Meist in der Pars descendens des Duodenums lokalisierte Wandausstülpung. Häufig asymptomatische Speiseretention im Divertikel. Bei Komplikationen wie Blutung oder Perforation erfolgt die chirurgische Entfernung.

Einteilung:
- extraluminale Duodenaldivertikel: **1.** ca. 2/3 aller Dünndarmdivertikel **2.** Lokalisation meist im Bereich der Papilla Vateri (juxtapapilläres Divertikel, siehe Abb. 1 und Abb. 2) **3.** meist asymptomatisch, Speiseretention **4.** selten: Divertikulitis, Perforation, Blutung **5.** aszendierende Cholangitis* möglich
- intraluminale Duodenaldivertikel: **1.** sehr selten (nur kasuistisch beschrieben) **2.** angeboren **3.** meist asymptomatisch und als Pankreaszyste des Processus uncinatus fehlgedeutet **4.** selten Abdominalschmerzen, Obstruktion des Duodenallumens.

Therapie: Resektion bei Komplikationen wie Divertikulitis, Perforation oder Blutung.

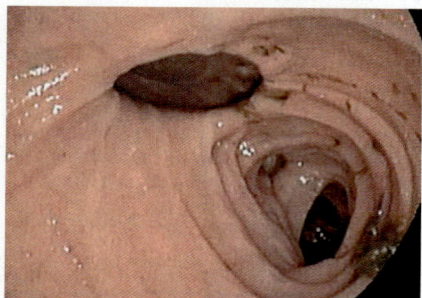

Duodenaldivertikel Abb. 1: juxtapapilläres Divertikel. [32]

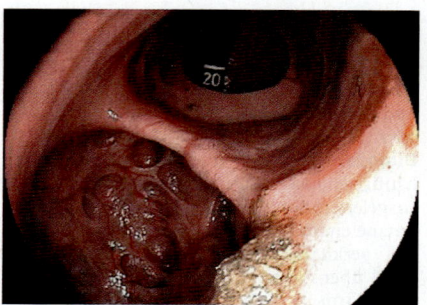

Duodenaldivertikel Abb. 2: juxtapapilläres Divertikel. [32]

Duodenalkarzinom *n*: engl. *duodenal carcinoma*. Bösartiger Tumor des Zwölffingerdarms. Risikofaktoren sind bestimmte Ernährungsgewohnheiten und der Konsum von Alkohol. Therapiert wird stadiengerecht nach UICC-Klassifikation (operativ, Chemotherapie). Die mittlere 5-Jahres-Überlebensrate beträgt ca. 20–30 %.

Lokalisation: 2/3 der Karzinome sind in der Pars descendens duodeni lokalisiert.

Risikofaktoren:
- hereditäres Karzinomrisiko: FAP, HNPCC, Peutz*-Jeghers-Syndrom
- sporadisches kolorektales Karzinom*
- Alkoholkonsum, Ernährungsfaktoren wie raffinierte Zucker, rotes Fleisch, gesalzene und gepökelte Speisen.

Pathologie:
- supra-, peri- oder infrapapilläres Adenokarzinom*
- entsteht aus Duodenaladenom, polypös wachsend
- bei Diagnose meist schon fortgeschrittenes Tumorstadium (55–60 % UICC III/IV).

Klinik:
- Abdominalschmerz, Übelkeit und Erbrechen (v. a. bei Duodenalstenose)
- Blutungsanämie
- Verschlussikterus bei Lokalisation im Bereich der Papilla duodeni major.

Therapie: Onkologische, stadiengerechte Therapie mit folgenden Optionen:
- chirurgisch/endoskopisch: **1.** kurativ z. B. Duodenopankreatektomie* oder Dünndarmsegmentresektion mit Lymphadenektomie* (≥ 8 Lymphknoten für zuverlässiges Staging) **2.** palliativ ggf. Gastroenterostomie*, biliodigestive Anastomose*, endoskopischer Duodenalstenteinlage, Gallengangsstent **3.** palliative Therapieoptionen sind häufig Einzelfallentscheidungen
- Chemotherapie (palliativ auch ggf. symptomatische Strahlentherapie)

- R0-Resektion mit Lymphknotenmetastasen (N1/2): adjuvante Chemotherapie, z. B. mit Fluorouracil*, Calciumfolinat und Oxaliplatin* (FOLFOX-Schema)
- lokal fortgeschrittenes oder metastasiertes Duodenalkarzinom: palliative First-Line-Therapie, z. B. mit Capecitabin und Oxaliplatin (CAPOX-Schema)

Prognose: Die mittlere 5-Jahres-Überlebensrate beträgt ca. 20–30 %.

Duodenalkompression, arteriomesenteriale *f*: engl. *mesenteric artery compression syndrome*; syn. Wilkie-Syndrom. Verringerung des Winkels zwischen Aorta* und der von ihr abgehenden A. mesenterica superior mit Einengung des dort liegenden Duodenums*. Folge der Darmkompression sind Oberbauchschmerz nach dem Essen, Erbrechen und Völlegefühl. Die Knie-Ellenbogen-Lage führt typischerweise zur Linderung der Beschwerden. Bei starkem Leidensdruck wird ggf. operiert.

Duodenalsaft *m*: engl. *duodenal juice*. Verdauungssaft im Duodenum*, der sich aus Pankreassaft, Gallenflüssigkeit und Sekreten der Brunner-Drüsen zusammensetzt. Der Duodenalsaft wird mit einer Duodenalsonde gewonnen und für verschiedene Untersuchungen verwendet: Prüfung auf Erreger (Lamblien, Trematoden*), Bestandteile von Galle und Pankreassekret (Lipase*, Amylase*, Trypsin*, Bicarbonate) sowie Tumormarker* (z. B. CEA).

Duodenalsonde *f*: engl. *duodenal tube*. Nasal oder seltener oral eingebrachte, häufig endoskopisch im tiefen Duodenum platzierte Ernährungssonde aus Silikon. Man unterscheidet einlumige und mehrlumige Sonden, die neben der Ernährungsfunktion gleichzeitig den Ablauf des Magensekrets garantieren. Eingesetzt werden Duodenalsonden z. B. bei intubierten intensivpflichtigen Patienten oder bei Mangelernährung.

Duodenalstenose *f*: engl. *duodenal stenosis*. Einengung des Duodenallumens durch Obstruktion von innen oder Kompression von außen. Ursachen sind u. a. Tumoren oder angeborene Fehlbildungen. Die Symptomatik ist abhängig vom Grad der Einengung. Häufig tritt galliges Erbrechen als Frühsymptom auf. Ultraschalldiagnostik, Abdomenübersichtsaufnahmen und Magen-Darm-Passage mit Kontrastmittelapplikation führen zur Diagnose.

Duodenalstumpf *m*: engl. *duodenal stump*. Oberhalb der Papilla Vateri abgesetztes und blindverschlossenes Ende des verbleibenden Duodenums* als notwendige Maßnahme nach Magenteilresektion oder Gastrektomie mit Wiederherstellung der gastrointestinalen Passage nach Y-Roux oder Billroth II. Eine gefürchtete Komplikation ist die Duodenalstumpfinsuffizienz, die üblicherweise 4–5 Tage nach der OP auftritt.

Duodenal-Switch-Operation *f*: engl. *duodenal switch operation*. Verkürzt für biliopankreatische Diversion* mit Duodenal Switch (BPD-DS), in der Adipositaschirurgie* angewendete, meist laparoskopisch ausgeführte Weiterentwicklung der biliopankreatischen Diversion*. Es handelt sich um ein kombiniert restriktiv-malabsorptives Verfahren zur drastischen Gewichtsabnahme bei Patienten mit einem BMI > 50 mit Begleiterkrankungen (Excess Weight Loss [EWL] 60–80 %).

Vorteile: Durch die verkürzte Resorptionsstrecke kommt es zur deutlich reduzierten Kalorien- und Fettaufnahme von nur noch ca. 20 % der Norm. Hieraus ergibt sich eine deutliche Gewichtsreduktion (EWL 60–80 %) und Remission des metabolischen Syndroms*.

Duodenaltumor *m*: engl. *duodenal tumor*. Im Duodenum lokalisierter, seltener Tumor. Als benigne Duodenaltumoren kommen vor z. B. (villöse) Darmpolypen, Brunneriome* oder Leiomyome*, als maligne Formen z. B. Duodenalkarzinom*, neuroendokriner Tumor* oder Metastase* besonders eines Choledochus- oder Pankreaskarzinoms.

Duodenalulkus → Ulcus duodeni

Duodenitis *f*: Entzündung des Zwölffingerdarms, am häufigsten im Zusammenhang mit einem Ulcus* duodeni auftretend. Sonderformen sind die infektiöse Duodenitis oder durch chemische Noxen (z. B. Alkohol, nichtsteroidale Antiphlogistika) verursachte Duodenitis.

Duodenojejunoskopie *f*: engl. *duodenojejunoscopy*. Endoskopie* des oberen Dünndarms mit gesamtem Duodenum und oberem Jejunum.

Duodenojejunostomie *f*: engl. *duodenojejunostomy*. Operative Anlage einer Verbindung zwischen Duodenum und Jejunum, entweder ante- oder retrokolisch. Indikationen sind pyloruserhaltende Duodenopankreatektomie*, Verletzung des Zwölffingerdarmes nach Trauma oder iatrogen bei ERCP, selten palliativ bei Inoperabilität einer malignen Duodenalstenose. Aufgrund der besseren Zugänglichkeit wird im letzteren Fall gewöhnlich die Gastro-Jejunostomie präferiert.

Duodenopankreatektomie *f*: engl. *duodenopancreatectomy*. Operative Teilentfernung des Duodenums und des proximalen Pankreas (Kopf, Processus uncinatus, Corpus) mit Gallenblase und Ductus* choledochus. Das Verfahren wird entweder mit Erhaltung des Magenausgangs (Pylorus) als sog. pyloruserhaltende Duodendopankreatektomie nach Traverso-Longmire durchgeführt oder mit Resektion des distalen Magens nach Kausch-Whipple.

Technik:
- partielle Duodenopankreatektomie: **1.** pyloruserhaltend nach Traverso-Longmire (1978): En-bloc-Resektion von Pankreaskopf, Duodenum, Gallenblase und Ductus choledochus unter Erhalt von Magen und Pylorus (siehe Abb.) mit radikaler Lymphknotenausräumung **2.** selten nach Kausch-Whipple: Resektionsausmaß wie bei Verfahren nach Traverso-Longmire, zusätzlich Resektion des distalen Magens; anschließend Rekonstruktion meist durch Choledocho-, Gastro- und Pankreatikojejunostomie
- totale Duodenopankreatektomie: **1.** Entfernung des gesamten Pankreas (Pankreatektomie*) und Splenektomie **2.** Indikation: Pankreaskorpuskarzinom.

Indikationen:
- Pankreaskopf- und -korpuskarzinom
- Papillenkarzinom
- ggf. Duodenalkarzinom und chronische Pankreatitis.

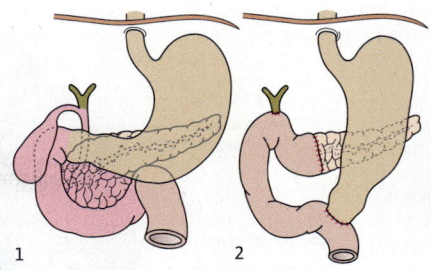

Duodenopankreatektomie: 1: Resektionsausmaß; 2: Rekonstruktion nach Traverso-Longmire. [32]

Duodenoskopie *f*: engl. *duodenoscopy*. Endoskopie* des Duodenums.

Duodenostomie → Enterostomie

Duodenum *n*: syn. Zwölffingerdarm. C-förmig gekrümmter, erster Abschnitt des Dünndarms* zwischen Magen* und Jejunum*. Das Duodenum liegt überwiegend im rechten Oberbauch. Seine Funktion entspricht der des Dünndarms: enzymatische Spaltung und Resorption von Kohlenhydraten* und Proteinen*, Emulgation und Resorption von Fetten* und Neutralisation des Chymus*. Siehe Abb.

Duodenumerhaltende Pankreaskopf-Resektion *f*: Form der Drainageoperation mit Ausschälen des Parenchyms im Kopfbereich der Bauchspeicheldrüse unter Erhaltung des Zwölffingerdarmes bei chronischer Pankreatitis*. Je nach Befund wird der Pankreasgang längs gespalten und eine PankreatikoJejunostomie zum widerstandsfreien Sekretabfluss angelegt.

Duokopfprothese → Hemiendoprothese

duplex: Doppelt.

Duplexsonografie *f*: engl. *duplex sonography*; syn. Duplexsonographie. Kombination aus Impulsechoverfahren (B-Bild) und Dauerschallverfahren (Doppler*-Sonografie) der Ultraschalldi-

Duplikationszyste, kongenitale

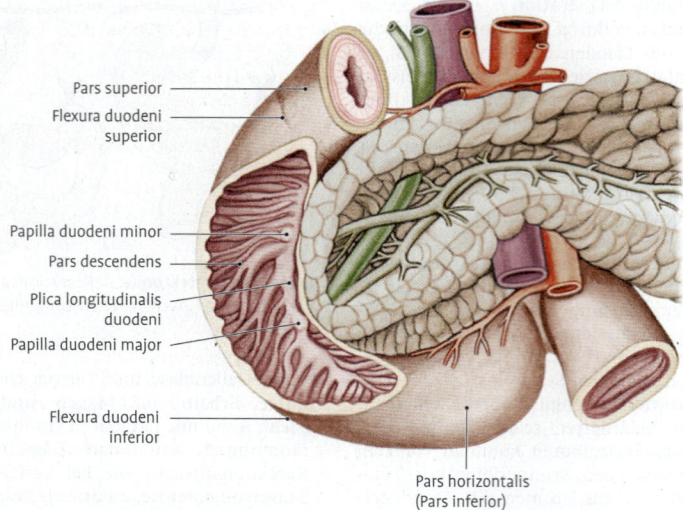

Duodenum: Darstellung des Duodenums in seiner physiologischen C-förmigen Lage um das Pankreas. Die ventrale Wand wurde gefenstert, sodass die Papilla duodeni major und minor gut zu erkennen sind. [4]

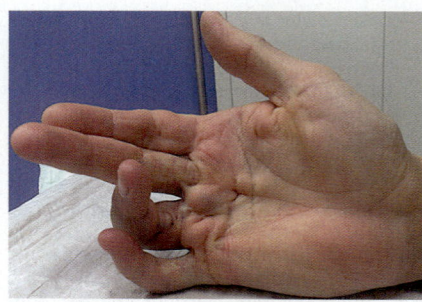

Dupuytren-Krankheit: Beugekontraktur der Finger. [73]

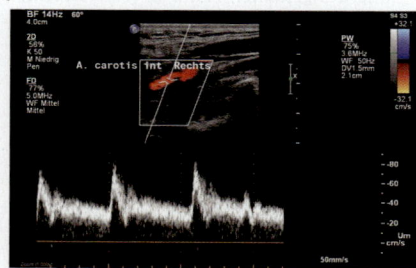

Duplexsonografie: A. carotis interna rechts (Normbefund). [122]

agnostik* zur gleichzeitigen Untersuchung der Weichteilstrukturen (Gefäßmorphologie) und des Blutstroms. Die Duplexsonografie wird beispielsweise zur nicht invasiven Darstellung einer Stenose der Arteria carotis interna verwendet. Siehe Abb. und siehe Arteria*-carotis-interna-Stenose (Abb. 1 dort).

Duplikationszyste, kongenitale f: engl. *congenital duplication cyst*. Angeborene, gutartige Zyste des Gastrointestinaltrakts. Sie entsteht in der Embryonalzeit aus Teilen des Vorderdarms und kommt in Dünndarm*, Ösophagus*, Magen* und Kolon* vor. Je nach Lage kann sie asymptomatisch sein oder zu Dysphagie*, Blutungen und Schmerzen führen. Bei Beschwerden wird die Zyste chirurgisch entfernt.

Duplikatur f: Verdoppelung.

Duplizitätstheorie des Sehens f: engl. *theory of retinal rods and cones*. Erklärung der 2 Wahrnehmungsbereiche des Sehsinns, die von der Funktionsweise und Lokalisation der Rezeptoren der Retina (Stäbchen* und Zapfen*) sowie von deren Verschaltung bestimmt sind.

Beschreibung:
- **Zapfen** (höhere Reizschwelle): vermitteln Farbsehen mit max. Sehschärfe, aber kleinem Gesichtsfeld (Tagessehen oder fotopisches Sehen).
- **Stäbchen** (niedrigere Reizschwelle): vermitteln Hell-Dunkel-Sehen mit großem Gesichtsfeld, aber niedriger Sehschärfe (Dämmerungssehen oder skotopisches Sehen).

Dupuytren-Kontraktur → Dupuytren-Krankheit

Dupuytren-Krankheit f: engl. *Dupuytren's disease*; syn. Morbus Dupuytren. Symptomenkomplex mit typischer Beugekontraktur der Finger (besonders IV. und V.) infolge bindegewebiger Verhärtung und Schrumpfung der Palmaraponeurose mit Ausbildung derber Stränge und Knoten. In 70–80 % der Fälle sind beide Hände betroffen. Die Therapie erfolgt operativ oder durch lokale Injektion von Clostridium-histolyticum-Kollagenase*. Siehe Abb.

Therapie:
- (Nadel-)Fasziotomie mit Durchtrennung des Kontrakturstrangs bei schlechtem Allgemeinzustand und hohem Alter (hohe Rezidivrate)
- operativ: 1. partielle Fasziektomie mit Resektion der befallenen Bezirke (hohe Rezidivrate) 2. Totalentfernung der Palmaraponeurose mit Resektion von Bindegewebesträngen (geringe Rezidivrate, jedoch aufwändige OP, ggf. mit anschließendem Quengeln* und langer Nachbehandlung)
- lokale Applikation von Clostridium-histolyticum-Kollagenase* in die Stränge mit anschließendem Quengeln* der betroffenen Finger für 24 h post injectionem.

Duraerweiterungsplastik f: engl. *dura augmentation*. Form der Duraplastik*, bei der die harte Hirn- oder Rückenmarkshaut (Dura* mater) erweitert wird (z. B. durch Einsatz von Faszie, lyophilisierter Dura, Kunststoffmaterial wie GORE-TEX®), um wegen fehlender Dehnbarkeit der Dura den Druck im intraduralen Raum zu vermindern.

Indikationen:
- bei Hirndrucksteigerung* zusätzlich zur knöchernen Dekompression durch osteoklastische Trepanation*, z. B. bei Hirnödem*
- bei einem Hirnprolaps* zur Deckung
- nach Erweiterung einer Spinalkanalstenose im Wirbelkanal
- bei Syringomyelie* zur ungestörten Liquorzirkulation
- bei Arnold-Chiari-Malformation am kraniospinalen Übergang.

Dura mater f: syn. Dura. Harte Hirn- bzw. Rückenmarkshaut. Topografisch unterscheidet man zwischen Dura mater cranialis (im Schädelinneren) und Dura mater spinalis (im Spinalkanal*), welche sich im Foramen magnum vereinigen.

Duraplastik f: engl. *duraplasty*. Liquordichter Verschluss einer Duralücke bzw. eines Duradefekts durch freies Transplantat (v. a. alloplastisch aus Kunststoff wie z. B. Goretex, aber auch autogene Faszie, Galea-Periost) oder gestieltes Transplantat* (z. B. Faszien- oder Galeaperiost-Lappen). Lyophilisierte Dura wird heute kaum mehr verwendet wegen möglicher Übertragung einer Creutzfeldt*-Jakob-Krankheit.

Durchblutungsstörung *f*: engl. *vascular disorder*. Mangelnde Durchblutung von Gewebe (Minderperfusion) bis hin zur Ischämie*. Am häufigsten sind Arterien* der unteren Extremität* (pAVK) und die Herzkranzarterien (KHK) betroffen. Ursachen sind Arteriosklerose, Angiopathien*, Angioneuropathien* (Diabetes* mellitus), Thrombose* und Embolie*, Gefäßspasmus und Tumoren*. Bei Mikrozirkulationsstörungen* sind nur kleine Gefäße (Arteriolen, Kapillaren*) betroffen.

Durchblutungsstörung, vertebrobasiläre *f*: engl. *vertebrobasilar occlusive disease*. Durchblutungsstörung im Versorgungsgebiet der A. vertebralis, A. basilaris, A. cerebri posterior und ihrer Äste. Therapie siehe ischämischer Hirninfarkt.

Durchblutungsstörung, zerebrale *f*: engl. *impaired cerebral blood flow*; syn. zerebrovaskuläre Insuffizienz. Durchblutungsstörung des Gehirns. Unterschieden werden die transitorisch ischämische Attacke* (TIA) bei rückläufiger Symptomatik innerhalb von 24 Stunden und fehlendem Infarktnachweis im MRT sowie der ischämische* Hirninfarkt. Die Penumbra ist der mangeldurchblutete Randbereich eines ischämischen* Hirninfarktes, der sich bei Wiederherstellung des Blutflusses vollständig erholen kann.

Durchbruchblutung *f*: engl. *breakthrough bleeding*. Von der Menstruation* bzw. Abbruchblutung* abzugrenzende uterine Blutung in unterschiedlicher Stärke. Ursache ist ein relativer Hormonmangel aufgrund der Diskrepanz zwischen steigendem Östrogenbedarf des Endometriums* und dem endogenen oder exogenen Angebot (z. B. bei hormonaler Kontrazeption*). Schwächere Blutungen werden als Schmierblutung* bezeichnet.

Durchbruchschmerz *m*: engl. *breakthrough pain*. Bezeichnung für intermittierende Schmerz-Exazerbation bei chronischem (Tumor-)Schmerz. Behandelt wird bei Opioid-Erhaltungstherapie im Rahmen einer multimodalen Schmerztherapie* mit rasch wirkenden Opioiden.

Therapie:
- transmukosal resorbierbares schnellwirksames Opioid* (ROO für engl. Rapid-Onset Opioid)
- alternativ (traditionell) nichtretardiertes kurzwirksames Opioid (SAO für engl. Short-Acting Opioid).

Durchfall → Diarrhö

Durchfallkrankheit → Enteritis

Durchfallkrankheit → Enterokolitis

Durchfluss-Refraktometer → Refraktometer [Pharmakologie]

Durchflusszytometrie *f*: engl. *flowcytometry*. Automatisiertes Verfahren zur Zählung und Differenzierung von Zellen* (v. a. Blutkörperchen*) und Zellbestandteilen. Die durchlaufenden Zellen werden mit einem Lichtstrahl beschossen und lassen sich anhand verschiedener Parameter (z. B. Absorption und Streuung) unterscheiden. Eingesetzt wird die Durchflusszytometrie u. a. zur Typisierung von Leukozyten*.

Prinzip: Messung physikalischer und chemischer Signale beim fokussierten Durchtritt eines Lichtstrahls (in der Regel Laser) durch suspendierte Zellen:

- optische Signale: z. B. Absorption, Streuung und Reflexion von Licht
- elektrische Signale: z. B. Impedanz und Konduktivität
- chemische Signale: z. B. Färbbarkeit, Immunreaktion, Enzymaktivität.

Bei Impulszytophotometrie bzw. Durchflusszytofotometrie werden optische (photometrische) Verfahren und impulsgenerierende Photozellen angewendet.

Durchgängigkeitsrate → Patency Rate

Durchgangssyndrom *n*: engl. *symptomatic transitory psychotic syndrome*. Akute (reversible) hirnorganisch bedingte Störung im Sinne eines deliranten Syndroms u. a. mit Orientierungs- und/oder Aufmerksamkeitsstörungen im Rahmen organischer Störungen (z. B. Infektionen, Schädelhirntrauma*, Demenz*) oder auch nach operativen Eingriffen, besonders bei älteren Menschen. Es wird dem akuten exogenen Reaktionstyp zugerechnet.

Durchleuchtung *f*: engl. *fluoroscopy*. Kurzbezeichnung für Röntgendurchleuchtung*.

Durchmesser, biparietaler *m*: engl. *biparietal diameter*. Abstand zwischen beiden Scheitelbeinen (entspricht dem größten queren Schädeldurchmesser), wichtiges Maß bei der sonografischen Fetometrie.

Durchmesser, bitemporaler *m*: engl. *bitemporal diameter*. Abstand der äußersten Punkte der beiden Schläfenbeine und somit kleiner querer Durchmesser des Schädels, der beim Neugeborenen ca. 8 cm beträgt.

Durchschlafinsomnie → Durchschlafstörung

Durchschlafstörung *f*: engl. *difficulties in maintaining sleep*; syn. Durchschlafinsomnie. Störung der Schlafkontinuität. Bei Durchschlafstörungen kommt es zum Aufwachen nach (subjektiv zu) kurzem Schlaf und anschließendem längerem Wachliegen. Ursächlich sind psychische Belastungen (Sorgen, ungelöste Konflikte) und Erkrankungen (typisch bei Depression), körperliche Erkrankungen (Fieber, Herz-Kreislauf, Schilddrüse), Lärm, Medikamente sowie hohes Alter und ungesunde Schlafgewohnheiten.

Durchschneiden des Kopfes *n*: syn. Durchschneiden des kindlichen Kopfes. Zeitpunkt der Geburt des Kopfes bei einer vaginalen Geburt aus Schädellage. Die eigentliche Geburt des Kopfes ist weniger ein weiteres Tiefertreten als vielmehr die Deflektion des kindlichen Kopfes, wobei das Hinterhaupt sich an der mütterlichen Symphyse abstützt.

Durchschnitt *m*: engl. *average*. Mittelwert, umgangssprachlich oft für arithmetisches Mittel verwendet.

Durchwanderungsperitonitis *f*: engl. *migratory peritonitis*. Peritonitis*, die durch das Übergreifen einer Entzündung von Bauchorganen auf das Bauchfell (Peritoneum*) verursacht wird. Die Durchwanderungsperitonitis tritt auf, wenn Bakterien die Organwand durchwandern, bei einer Translokation von Darmflora oder bei lymphogener Ausbreitung, z. B. bei Appendizitis*, Divertikulitis*, Cholezystitis*, Ileus*, Darmischämie sowie schwerer akuter Pankreatitis*.

Durchzugverfahren → Hochenegg-Durchzugverfahren

Durst *m*: engl. *thirst*. Appetitiver Mechanismus zur Regulation der Flüssigkeitsaufnahme entsprechend dem Wasserbedarf des Organismus. Durstgefühl wird ausgelöst zum einen durch Reizung von Osmosensoren* im Hypothalamus bei Zunahme der Salzkonzentration im Blutplasma, zum anderen durch Volumensensoren* in herznahen Gefäßen, Vorhöfen und Nieren bei Blutvolumenmangel.

Klinische Bedeutung: Das Durstgefühl ist bei Schädigung des Hypothalamus und häufig im Alter vermindert oder aufgehoben (Adipsie). Ein gesteigertes Durstgefühl (Polydipsie) wird beobachtet bei endokrinen Erkrankungen wie Diabetes* mellitus, Diabetes insipidus, Hyperthyreose*, Hyperparathyreoidismus*, Hyperkalzämie*, Hyperaldosteronismus* und bei extrarenalem Wasserverlust durch Erbrechen, Diarrhö, Hyperhidrose*, nach starkem Blutverlust sowie Verbrennungen.

Durstversuch *m*: engl. *concentration test*. Aufwändige Untersuchung zum Nachweis und zur weiteren Differenzierung eines Diabetes* insipidus. Dafür spricht die anhaltende Ausscheidung eines unkonzentrierten Urins mit einer Osmolalität < 300 mosmol/kg trotz Einhaltens einer ausreichenden Durstperiode. Plasmatische ADH-Konzentrations-Bestimmung bzw. ADH-Test nach der Durstperiode differenzieren zwischen renalem und zentralem Diabetes insipidus.

durus: Hart, z. B. Pulsus* durus.

Duschbad *f*: engl. *shower*; syn. Brausebad. Benetzung des Körpers mit Wasserregen von oben (mittels Duschkopf oder Brause) zur Körperreinigung, Infektionsprophylaxe, Erhaltung einer intakten Haut, Stimulierung der Hautdurchblutung und als Beitrag zum allgemeinen Wohlbefinden und der Entspannung.

Duschhocker

Hinweise:
- Blutdruck- und Pulskontrolle vor dem Duschbad bei kreislaufinstabilen Patienten
- Patient nicht unbeaufsichtigt lassen, bzw. bei selbstständigeren Patienten Klingel in Reichweite
- Sitzgelegenheiten (Duschhocker* oder Duschsitz*) und Haltegriffe erhöhen die Sicherheit.

Duschhocker *m*: engl. *shower stool*. Vierbeiniger rutschfester Hocker, mit dem mobilitätseingeschränkte Patienten duschen können. Die Sitzfläche ist entweder geschlossen oder besteht nur aus einer ringförmigen, nach vorn geöffneten Sitzfläche zur Reinigung des Genitalbereichs.

Duschsitz *m*: engl. *shower seat*. An der Wand der Duschkabine befestigter Klappsitz, auf den sich Patienten beim Duschen setzen können. Eine Variation ist ein freistehender Stuhl mit Rückenlehne (Duschstuhl). Alternativ kommt ein Duschhocker* zum Einsatz. Siehe Abb.

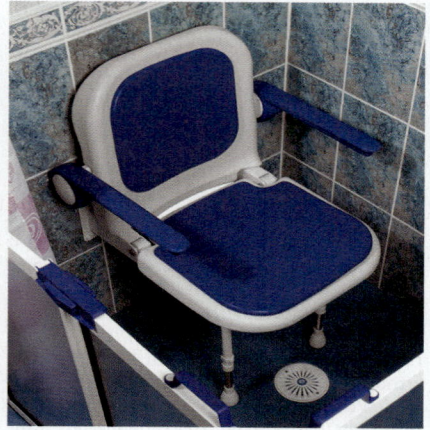

Duschsitz [191]

Dutasterid *n*: Inhibitor der Testosteron-5α-Reduktase, der zur Behandlung des benignen Prostatasyndroms* eingesetzt wird. Sowohl Wirkung als auch Nebenwirkungen sind stärker ausgeprägt als bei Finasterid*. Dutasterid führt unter anderem zu Impotenz* sowie Gynäkomastie*.

DVA: Abk. für engl. *developmental venous anomaly* → Malformation, venöse

DVO: Abk. für → Derotationsvarisierungsosteotomie

DWI-Sequenz *f*: engl. *diffusion weighted imaging*. Diffusionsgewichtete MRT*-Sequenz, die eine sichere Erfassung von Ischämie-bedingten Veränderungen im MRT erlaubt, beispielsweise im Rahmen eines ischämischen Schlaganfalls. Die Sequenz ähnelt der T2-Sequenz, basiert jedoch auf der Messung von Diffusions*-Vorgängen der Wassermoleküle im Gewebe. Ischämie*-Zonen erscheinen im MRT hyperintens, da dort Wasseratome schlechter diffundieren.

Dwyer-Operation *f*: Form der Closed-Wedge-Osteotomie (zuklappend) mit valgisierender Osteotomie der Ferse um eine behandlungsbedürftige Varusdeformität von Ferse oder Rückfuß zu korrigieren.

Dynamic Hyperinflation → Intrinsic-PEEP

Dysäquilibrium *n*: engl. *disequilibrium*. Störung des Gleichgewichts, unstabiler Zustand.

Dysäquilibriumsyndrom *n*: engl. *disequilibrium syndrome*. Während oder nach einer Hämodialyse auftretender neurologischer Symptomenkomplex mit Kopfschmerz, Übelkeit und Erbrechen, Bewusstseinsstörung (evtl. epileptischem Anfall), Pulsbeschleunigung und Blutdruckanstieg. Auslöser sind vermutlich Osmolalitätsverschiebungen bei zu rascher Entfernung des Harnstoffs aus dem Blut. Risikofaktoren sind eine begleitende arterielle Hypertonie* und eine starke Azotämie.
Ursache: Wahrscheinlich führt die schnelle Senkung der Plasmaosmolarität in den Gehirnzellen zu einer im Vergleich zur extrazellulären Flüssigkeit erhöhten Osmolarität, die zu einem osmotisch bedingten Hirnödem* führt.
Prophylaxe:
- langsame Senkung der Plasmaosmolarität durch ausreichend häufige, aber kurze Dialysebehandlungen*
- ggf. Infusion osmotisch wirksamer Lösungen (z. B. Sorbitol 15%ig)
- Blutdruckkontrollen in den behandlungsfreien Intervallen (Kochsalzreduktion, ggf. schnell wirkende Antihypertensiva)
- evtl. Verwendung eines bicarbonathaltigen Permeats.

Dysästhesie *f*: engl. *dysesthesia*. Form der Sensibilitätsstörung* mit (spontanen oder provozierten) abnormen, unangenehmen Sinneswahrnehmungen, die meist auf taktile Wahrnehmungen bezogen sind (Oberflächensensibilität) und z. B. bei Polyneuropathie*, außerdem bei Schizophrenie*, somatoformen Störungen* und larvierter Depression* auftreten können.

Dysakusis *f*: engl. *discausis*. Hörstörung. Sie zeigt sich als verminderte (Hypakusis) oder gesteigerte (Hyperakusis*) Hörwahrnehmung sowie als Hörwahrnehmungsveränderung im Rahmen verschiedener Formen der Parakusis*. Zu den Hörstörungen zählen auch Tinnitus*, akustische Halluzination* und akustische Aura* bei Epilepsie*.

Dysarthrie *f*: engl. *dysarthria*; syn. Dysarthrophonie. Kombination aus Sprechstörung* und Dysphonie* infolge Schädigungen der an der Sprechmotorik beteiligten neuromuskulären Strukturen. Dysarthrie äußert sich durch Störung der Artikulation, Atmung und Phonation mit vermehrter Sprechanstrengung sowie Veränderungen der Lautstärke und Sprechgeschwindigkeit. Bei Anarthrie ist keine lautsprachliche Äußerung möglich. Behandelt wird mit Logopädie*.

Dysarthrophonie → Dysarthrie

Dysautonomie, familiäre *f*: engl. *familial dysautonomia*; syn. Riley-Day-Syndrom. Autosomal-rezessiv erbliche, langsam progrediente Störung des sensiblen und vegetativen Nervensystems mit fehlender Tränensekretion, Schluckstörungen, Kreislauflabilität (orthostatische Hypotension, hypertone Krisen), fleckförmigen Erythemen, Hyperhidrose, anfallsweisem Erbrechen und verminderter Schmerz- und Temperaturempfindung. Betroffen sind fast ausschließlich aschkenasische Juden (1:3700). Die Lebenserwartung ist herabgesetzt.

Dysbakterie *f*: engl. *dysbacteria*. Unspezifische und nicht mehr gebräuchliche Bezeichnung für ein Ungleichgewicht der physiologischen Bakterienflora*, das zu Erkrankungen führt.

Dysbasie *f*: engl. *dysbasia*. Gangstörung* ohne ätiologische Spezifizierung. Im weiteren Sinn bezeichnet der Begriff auch gestörte Organfunktionen, z. B. Dysbasia intestinalis (Angina* abdominalis).

Dyschezie *f*: engl. *dyschezia*. Störung der Stuhlentleerung, meist aufgrund einer Dysfunktion des M. sphincter ani und der Beckenbodenmuskulatur. Der Patient verspürt Stuhldrang, kann diesen aber nicht absetzen. Bekannte Auslöser sind Hämorrhoiden, Colon irritabile, Rektumprolapssyndrom und Analfissuren. Behandelt wird nach Ursache, die alleinige Gabe von Abführmitteln ist nicht zielführend.

Dyscholie *f*: engl. *dyscholia*. Sammelbegriff für nicht näher bezeichnete pathologische Veränderungen der Gallenzusammensetzung.

Dyschylie *f*: engl. *dyschylia*. Störung der Sekretion und Veränderung der Zusammensetzung und Menge des Sekrets von Speichel- und Schleimdrüsen, z. B. bei zystischer Fibrose.

Dysdiadochokinese *f*: engl. *dysdiadochokinesia*. Störung der Diadochokinese*, also der Fähigkeit, rasch aufeinanderfolgende Bewegungen auszuführen.

Dysenterie *f*: engl. *dysenteria*. Unscharfer Begriff für eine Durchfallerkrankung aufgrund einer Darminfektion. Als Dysenterie im engeren Sinne werden Diarrhöen durch Shigellen (Shigellen-Dysenterie, Shigellose*) oder Amöben (Amöbenruhr) bezeichnet. Häufig werden unter dem Begriff aber auch alle bakteriellen, viralen oder parasiten-bedingten Diarrhöen subsumiert.

Dysenteriebakterien → Shigella

Dyserythropoetische Anämie → Anämie, kongenitale dyserythropoetische

Dysfibrinogenämie *f*: engl. *dysfibrinogenemia*. Unphysiologisches (funktionsgestörtes) Fibrinogen* im Blut. Neben asymptomatischen Fällen in ca. 50 % zeigen sich klinisch Thrombophilie*, hämorrhagische Diathese* und Wundheilungsstörungen. Abzugrenzen ist die Afibrinogenämie*. Behandelt wird ggf. mit Fibrinogen (Konzentrat).

Dysfunktion *f*: engl. *dysfunction*. Gestörte, unphysiologische oder mangelhafte Funktionsfähigkeit, z. B. eines Organs.

Dysfunktion, endotheliale *f*: engl. *endothelial dysfunction*. Funktionsstörung des Endothels* mit veränderter Gefäßreaktivität, erhöhter Permeabilität für Plasmaproteine* und verstärkter Leukozyten- und Thrombozytenadhäsivität. Im Zentrum der Pathophysiologie steht ein Mangel an gelöstem Stickstoffmonoxid* (NO) durch oxidativen Stress* und vermehrt gebildetes asymmetrisches Dimethylarginin (ADMA). Die endotheliale Dysfunktion gilt als Frühstadium der Arteriosklerose.

Hintergrund: Stickstoffmonoxid (NO):
- gehört zu den wichtigsten endothelialen Autakoiden*
- hat vasodilatatorische und vasoprotektive Eigenschaften
- ist identisch mit dem Endothelium Derived Relaxing Factor (EDRF)
- wird durch endotheliale und andere Stickstoffmonoxid-Synthasen (NOS) aus der Aminosäure L-Arginin* synthetisiert.

Oxidativer Stress:
- übersteigt bei der endothelialen Dysfunktion die antioxidative Kapazität (Superoxiddismutase, Katalase, Glutathion-Reduktase u. a.) des Endothels
- inaktiviert NO durch vermehrt gebildete reaktive Sauerstoffradikale (ROS).

Asymmetrisches Dimethylarginin (ADMA):
- ist ein im Blut und Urin nachweisbarer endogener Hemmstoff der endothelialen NO-Synthase (eNOS)
- ist bei Patienten mit Hypertonus, Diabetes* mellitus u. a. im Blut erhöht
- ist der endogene Antagonist von L-Arginin.

Funktionsstörung des Gefäßendothels bei der endothelialen Dysfunktion:
- veränderte Gefäßreaktivität (Vasokonstriktion statt Vasodilatation nach Acetylcholin*-Infusion)
- erhöhte Permeabilität der Intima für Plasmaproteine, insbesondere Lipoproteine*
- vermehrte Adhäsion von mononukleären Leukozyten* und Thrombozyten* an die Endotheloberfläche.

Diagnostik:
- sonografischer oder angiografischer Nachweis der eingeschränkten endothelabhängigen Vasodilatation unter Anwendung einer Testsubstanz: 1. meist im Rahmen wissenschaftlicher Fragestellungen, gelegentlich im Rahmen einer Herzkatheteruntersuchung bei Angina* pectoris mit offenen epikardialen Leitungsgefäßen 2. durch intrakoronare Anwendung z. B. von Acetylcholin* in steigender Dosierung als vasodilatatorisch wirksame Testsubstanz (Acetylcholintest; führt bei endothelialer Dysfunktion frühzeitig zu Vasokonstriktion)
- Bestimmung von ADMA im Serum oder Plasma (Probentransport tiefgefroren).

Therapie:
- Beseitigung kardiovaskulärer Risikofaktoren
- ggf. organisches Nitrat* oder Kalzium*-Antagonist
- ggf. L-Arginin (5–6 g/d).

Dysfunktion, erektile *f*: engl. *male erectile disorder*; syn. Impotenz; Abk. ED. Sexuelle* Funktionsstörung des Mannes mit fehlender oder für den Geschlechtsverkehr unzureichender Erektion* bei sexueller Erregung. Die Störung muss seit mindestens 6 Monaten ständig oder sehr häufig bestehen. Die Häufigkeit der ED nimmt mit dem Alter deutlich zu.

Erkrankung: Häufigkeit:
- Prävalenz (männliche Gesamtbevölkerung): 1. 2 % zwischen 20. und 30. Lj. 2. 53 % zwischen 60. und 70. Lj.
- neben der Ejaculatio* praecox häufigste sexuelle Funktionsstörung des Mannes.

Formen:
- primäre (besteht seit jeher) und sekundäre (später entstandene) Erektionsstörung
- vollständige und situative Erektionsstörung (besteht immer bzw. nur in bestimmten Situationen, z. B. nur beim Geschlechtsverkehr).

Ätiologie:
- psychogen bedingt: häufigste Ursache situativer und bei jungen Männern auftretender Erektionsstörung: 1. Versagensangst, auch sekundär bei beginnender ED 2. Partnerschaftsprobleme 3. sexuelle Ängste 4. sexuelle Appetenzstörungen
- organisch bedingt: v. a. bei der ab dem 50. Lj. auftretenden Erektionsstörung: 1. gefäßbedingt: I. arteriell, mangelnde Blutzufuhr, z. B. bei Arteriosklerose oder diabetischer Mikroangiopathie* II. venös, mangelnde Abdichtung der Schwellkörper durch Myozytendegeneration 2. medikamentös (Betablocker, Antidepressiva; Antiandrogene) 3. neurogen, z. B. bei: I. Multipler Sklerose II. diabetischer Polyneuropathie*.

Risikofaktoren:
- hohes Lebensalter
- Diabetes* mellitus
- Hyperlipidämie*
- Hypertonie
- Nikotinkonsum.

Diagnostik:
- Sexualanamnese und psychologische Exploration: 1. durchgängige Erektionsstörungen sind deutliche Hinweise auf organische Ursache 2. situative Erektionsstörung ist deutlicher Hinweis auf Psychogenese 3. Medikamenten- und Risikoanamnese 4. probeweise Versorgung mit PDE-5-Hemmern (außer bei Kontraindikationen).

Therapie:
- Beseitigung der Risikofaktoren
- Psychotherapie* (meist auch bei organischer Mitverursachung indiziert): 1. Sexualpsychotherapie* 2. Paarpsychotherapie*
- bei vorwiegend oder ausschließlich organischer Genese Pharmakotherapie mit erektionsfördernden Arzneimitteln: 1. PDE*-5-Hemmer: Sildenafil*, Vardenafil, Tadalafil*, Avanafil 2. zentral wirksame Substanzen, z. B. Yohimbin, Apomorphin* (wegen UAW umstritten) 3. Injektionstherapie, z. B. Schwellkörper-Autoinjektionstherapie (SKAT) oder intraurethrale Applikation von Alprostadil* 4. Testosteronsubstitution bei Testosteronmangel
- Penisvenenligatur (wegen fraglicher Wirksamkeit umstritten)
- Vakuumpumpe
- Ultima Ratio: Penisprothese*.

Dysfunktion, kraniomandibuläre *f*: engl. *craniomandibular dysfunction* (Abk. CMD). Sammelbezeichnung für Beschwerden im Kopf-Hals-Bereich, bei denen besonders Kaumuskulatur und Kiefergelenke betroffen sind. Mögliche Symptome sind Schmerzen, muskuläre Verspannungen sowie Knack- und Reibegeräusche. Behandelt wird mit Analgetika, Antiphlogistika, Physiotherapie, Aufbissbehelf oder kieferorthopädischen Maßnahmen.

Ursachen: Multifaktoriell (z. T. unklar):
- Trauma
- Verlagerung des Discus articularis
- fehlerhafter Zahnkontakt bei Kieferschluss
- Parafunktion*, z. B. Bruxismus*
- Stress
- psychische Störung.

Klinik:
- Kieferklemme
- Verspannungen und Schmerzen der Kau- und Halsmuskulatur
- Kiefergelenkschmerzen
- Knack- und Reibegeräusche
- ungleichmäßiger Abrieb (Attrition) an den Zähnen
- Kopfschmerz
- Ohrenschmerzen
- Tinnitus aurium
- evtl. Schädigung der Kiefergelenke.

Dysfunktion, minimale zerebrale *f*: engl. *minimal cerebral dysfunction* (Abk. MCD). Veraltete Bezeichnung für geringfügige Funktionsstörungen des Nervensystems im Kleinkindes- und Kindesalter aufgrund partieller Störung oder Schwäche im Prozess der Gehirnreifung*. Klinisch zeigen sich u. a. Störungen der Feinmotorik, Sprachentwicklungsstörung und Teilleistungsstörungen (z. B. Rechenstörung). Therapiert wird durch interdisziplinäre Übungsbehandlung entsprechend dem Störungsschwerpunkt.

Klinik:
- unter stressarmen Bedingungen ist das Kind praktisch unauffällig
- unter (positivem und negativem) Stress* häufig Leistungseinbußen, z. B.: **1.** motorische Entwicklungsstörungen (v. a. die Feinmotorik betreffend) **2.** umschriebene Entwicklungsstörungen (z. B. Rechenstörung) **3.** Sprachentwicklungsstörung, z. T. große Probleme beim Schriftspracherwerb **4.** Symptome der ADHS* oder phlegmatische bis depressive Passivität.

Dysfunktion, orofaziale: engl. *oral motor dysfunction*; syn. orale myofunktionelle Störung. Myofunktionelle Störung der Orofazialregion mit unphysiologischer Kopf- und Körperhaltung, Störung des Lippenschlusses, der Unterkieferbewegungen und der Artikulation (z. B. Sigmatismus), der Mundatmung, Zungenprotrusion, interdentalen Zungenlage, vermehrtem Speichelfluss, Schluckstörung, Grimassieren beim Schlucken. Klinische und logopädische Untersuchung sichern die Diagnose. Logopädische orofaziale Therapie ist notwendig.

Dysgenesie *f*: engl. *dysgenesis*. Anlagebedingte Fehlentwicklung eines Organs oder Organteils, z. B. Dysgenesie des Vermis* (Kleinhirnwurm).

Dysgerminom *n*: engl. *dysgerminoma*. Von den Urkeimzellen abstammender, zur Gruppe der Keimzelltumoren* gehörender maligner Ovarialtumor*, der meist bei jugendlichen Patienten vorkommt. Behandelt wird mittels Hysterektomie, Adnexektomie, Omentektomie, postoperativer Strahlentherapie und Chemotherapie. Die Prognose ist relativ gut bei einer 10-Jahres-Überlebensrate von 75–90 %.

Dysgeusie → Schmeckstörung

Dysglossie *f*: engl. *dysglossia*. Artikulationsstörung infolge einer peripheren Schädigung der Sprechorgane oder deren Innervation, tritt häufig in Kombination mit Dysphagie* auf. Entsprechend dem Ort und Ausmaß der organischen Veränderungen kommt es zu verwaschener Aussprache, Sprechanstrengung und Sensibilitätsstörungen. Logopädische Übungsbehandlungen verbessern die Beweglichkeit und Koordination der Sprechorgane.

Dysgnathie *f*: engl. *dysgnathia*. Sammelbezeichnung für morphologische und funktionelle Kieferfehlentwicklung, die häufig mit fehlerhafter Okklusion* und Artikulation* einhergeht.

Dysgrafie *f*: engl. *dysgraphia*; syn. Dysgraphie. Störung der (zuvor intakten) Schreibfähigkeit bei ungestörter Handmotorik (totaler Verlust: Agrafie), meist kombiniert mit anderen fokal bedingten Hirnleistungsstörungen, insbesondere mit Aphasie*. Die Lese-*Rechtschreib-Störung gilt als Entwicklungsdysgrafie. Behandelt wird mit Logopädie* (Schreibtraining).

Dysgrammatismus *m*: engl. *dysgrammatism*; syn. Entwicklungsdysphasie. Im Kindesalter vorkommende rezeptive und produktive Störung der Fähigkeit, Sprache den Regeln der Grammatik entsprechend zu produzieren als Leitsymptom einer umschriebenen Sprachentwicklungsstörung*. Es treten Fehler bei der Wortbildung, im Satzbau, bei Verwendung von Wortendungen und beim Gebrauch von Funktionswörtern auf. Behandelt wird mit Logopädie*.

Dyshidrosis lamellosa sicca *f*: syn. Exfoliatio areata manuum. Subakut-chronische oder minimal ausgeprägte Form der Dyshidrose mit halskrausenartiger, konfluierender Schuppung nach Abklingen der Bläschen. Siehe Abb.

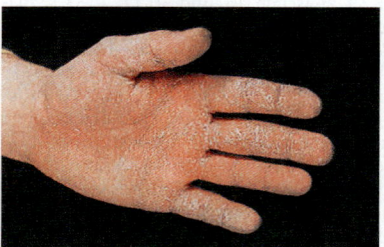

Dyshidrosis lamellosa sicca: Subakut-chronische Dyshidrosis lamellosa sicca. [3]

Dyshidrotisches Ekzem → Dyshidrotisches Hand-Fuß-Ekzem

Dyshidrotisches Hand-Fuß-Ekzem *f*: engl. *dyshidrosis*; syn. Dyshidrose. Akute Dermatitis mit Bildung juckender, sagokornartiger, praller Bläschen (Pompholyx) an Fingerseitenkanten, Handflächen (Cheiropompholyx), seltener an Fußsohlen (Podopompholyx), bevorzugt bei Frauen (m : w = 1 : 4). Die Therapie ist antientzündlich und austrocknend, siehe Ekzem*.

Dyshormonogenese, hereditäre thyreoidale *f*: engl. *thyroid dyshormonogenesis*; syn. Thyreoidaler Hormonsynthesedefekt. Sammelbezeichnung für angeborene Störungen der Schilddrüsenhormonsynthese, die auf unterschiedliche Defektmutationen zurückzuführen sind. Beispiele sind der Thyreoglobulinsynthese-Defekt und die angeborene Jodfehlverwertung*. Die Störung manifestiert sich bei ausgeprägtem oder vollständigem Funktionsverlust der defekten Genprodukte als Neugeborenenhypothyreose (siehe angeborene primäre Hypothyreose), Struma* neonatorum und Kretinismus*.

Dyskalkulie *f*: engl. *dyscalculia*. Störung beim Umgang mit Zahlen und Mengen sowie beim Rechnen infolge umschriebener Entwicklungsstörung der Rechenfertigkeiten bei normaler Gesamtintelligenz. Nach Diagnosestellung mit einem standardisierten Rechentest wird mit Lerntherapie und Elternberatung behandelt. Ursachen sind unklar; psychologische und biologische Ansätze werden diskutiert.

Häufigkeit: Prävalenz ca. 5 %.

Dyskaryose → Kernatypie

Dyskeratose *f*: engl. *cornification disorder*; syn. Verhornungsstörungen. Angeborene oder erworbene Veränderung der physiologischen Keratinisation (Orthokeratose) der Haut*. Es werden eine übermäßige Verhornung (Hyperkeratose*), eine verminderte Verhornung (Hypokeratose), Veränderungen der Keratinozyten*-Zellkerne (Parakeratose*) und eine Auflösung der Hornschicht (Keratolyse) unterschieden. Der Begriff schließt Veränderungen der Epidermis* und der Hautanhangsgebilde mit ein.

Dyskeratosis congenita *f*: engl. *congenital dyskeratosis*; syn. Zinsser-Cole-Engman-Syndrom. Seltene hereditäre Genodermatosen mit Haut-, Schleimhautbeteiligung, angeborenen Blutbildungsstörungen und/oder Lungen- oder Leberfibrose. Typisch ist die mukokutane Trias mit Onychodystrophie, Pigmentationsstörung und Leukoplakien*. Die Therapie ist symptomatisch mit engmaschiger Überwachung, die Prognose ungünstig.

Dyskeratosis follicularis → Darier-Krankheit

Dyskinästhesie *f*: engl. *dyskinesthesia*. Gestörte Wahrnehmung von Bewegungen, Körperverlagerungen und von Raum-Lage-Verhältnissen.

Dyskinesia intermittens angiosclerotica → Determann-Syndrom

Dyskinesia tarda → Spätdyskinesie

Dyskinesie [Kardiologie] *f*: Form der myokardialen (regionalen) Wandbewegungsstörung mit paradoxer (gegenläufiger) systolischer Auswärtsbewegung der Herzwand, z. B. bei Herzwandaneurysma* oder nach Herzinfarkt*. Eine Dyskinesie ist nachweisbar in der Echokardiografie*.

Dyskinesie [Neurologie] *f*: Bewegungsstörungen, die häufig hyperkinetisch (z. B. Chorea* und Athetose*) ausgeprägt und meist pharmakologisch induziert sind (z. B. durch Levodopa* oder Neuroleptika*). Man unterscheidet Frühdyskinesie* und Spätdyskinesie*. Differentialdiagnostisch müssen dissoziative Bewegungsstörungen* abgegrenzt werden.

Dyskinesien, paroxysmale *f pl*: engl. *paroxysmal dyskinesia*. Heterogene Gruppe von anfallartig auftretenden Hyperkinesen* wie Chorea*, Athetose* oder Torsionsdystonie.

Dyskinesie, primäre ziliäre *f*: engl. *primary ciliary dyskinesia* (Abk. *PCD*); syn. Ziliendysfunktion. Angeborener, meist autosomal-rezessiver Strukturdefekt motiler Zilien und Geißeln mit variabler Störung verschiedener Organfunktionen, insbesondere der mukoziliaren Clearance durch die betroffenen respiratorischen Zilien. Klinische Symptome sind v. a. die chronische Bronchitis kurz nach der Geburt und rezidivierende Infekte der oberen und unteren Atemwege.

Dyskorie *f*: engl. *dyscoria*. Zum einen eine Verlagerung und Entrundung der Pupille*, zum anderen Oberbegriff für pathologische Pupillenreaktionen*.

Dyskrinie *f*: engl. *discrinism*. Bildung eines von der Norm abweichenden (z. B. zu zähflüssigen) Drüsensekrets von mukösen und serösen Drüsen*. Dyskrinie kommt vor bei Asthma* bronchiale, Bronchitis* und zystischer Fibrose.

Dyslalie *f*: engl. *dyslalia*; syn. Entwicklungsbedingte Aussprachestörung. Kombinierte Sprach- und Sprechstörung* mit Störung des Lauterwerbs und/oder der Lautbildung, siehe auch Aussprachestörung*.

Dyslexie *f*: engl. *dyslexia*. Störung der Lesefähigkeit nach weitgehend abgeschlossenem Schriftspracherwerb (totale Lesestörung: Alexie*), wobei Wörter (verbale Dyslexie) oder Einzelbuchstaben (literale Dyslexie) nicht gelesen werden können. Ursächlich sind Sprachverarbeitungsstörungen infolge einer neurologischen Störung, z. B. Schlaganfall*. Hiervon zu unterscheiden ist die Entwicklungsdyslexie (siehe Lese-*Rechtschreib-Störung).

Dyslipidämie *f*: engl. *dyslipidemia*. Störung im Fettstoffwechsel* mit Verschiebung der Zusammensetzung der Lipide* im Blutplasma (siehe Hyperlipoproteinämie*, Hypolipoproteinämie*), im engeren Sinn Hypertriglyceridämie* mit verminderter Konzentration an HDL bei Insulinresistenz*, z. B. im Rahmen des metabolischen Syndroms*.

Dysmelie *f*: engl. *dysmelia*. Störung in der Extremitätenentwicklung während der sensiblen Phase (29.–46. Tag der Schwangerschaft) durch exogene Noxen (Sauerstoffmangel, Pharmaka). Die Ausbildung der Störung hängt ab vom Zeitpunkt des Einwirkens und der Wirkungsdauer der Noxen. Siehe Abb.

- **Amelie:** Fehlen einer ganzen Extremität: **1.** meist auch angrenzender Schulter- oder (seltener) Beckenteil hypoplastisch **2.** manchmal bürzelförmige Weichteilknospen am Schulter- oder Hüftgelenk; Determinationszeit: 29.–38. Tag

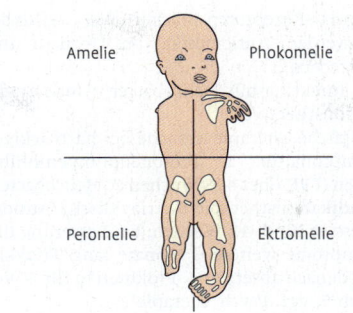

Dysmelie: Formen.

- **Phokomelie:** Fehlbildung, bei der Hände bzw. Füße unmittelbar an Schultern bzw. Hüften ansetzen; Determinationszeit: 29.–32. Tag
- **Peromelie:** intrauterine Stumpfbildung einer Extremität
- **Ektromelie:** Sammelbezeichnung für Hypo- und Aplasien einzelner oder mehrerer Röhrenknochen mit konsekutiver Fehlstellung der Extremitäten.

Dysmenorrhö *f*: engl. *dysmenorrhea*. Primär (seit der Menarche*) oder sekundär schmerzhafte Menstruation* (z. T. kolik- bzw. wehenartig). Eine Dysmenorrhö tritt in der Regel nur bei ovulatorischen Zyklen auf und kann organische oder funktionelle Ursachen haben.

Ätiologie:
- organisch, z. B.: **1.** Endometriose* **2.** Tumor* **3.** Entzündung **4.** Zervixstenose **5.** Uterusfehlbildung **6.** genitale Hypoplasie **7.** Intrauterinpessar*
- funktionell: **1.** v. a. hormonale und vegetative Störungen **2.** Pelvipathia* vegetativa.

Dysmenorrhoea membranacea *f*: engl. *membranous dysmenorrhea*. Schmerzhafter Abgang von Gebärmutterschleimhaut (als zusammenhängende Schleimhaut oder in größeren Gewebestücken) während der Menstruation*.

Dysmetrie *f*: engl. *dysmetria*. Falsche Abmessung von Zielbewegungen in Form überschießender (Hypermetrie*) oder schon vor Erreichen ihres Ziels im Tempo verlangsamter, insgesamt zu kurz bemessener Bewegungen (Hypometrie*). Die Diagnostik erfolgt klinisch durch Finger*-Nase-Versuch, Fingerversuch* bzw. Knie*-Hacken-Versuch oder durch Sakkadentestung.

Dysmorphie *f*: engl. *dysmorphism*. Sammelbezeichnung für kleine und große Strukturauffälligkeiten (Fehlbildungen und Anomalien) des Menschen.

Dysontogenetischer Tumor *m*: engl. *dysontogenetic tumor*. Benigne oder maligne Neoplasie*, die sich aus einem in der Embryonalentwicklung versprengten und nicht weiter entwickelten Keimgewebe ableitet. Sie entsteht aufgrund einer embryonalen Entwicklungsstörung. Je nach Entwicklungsstufe des Ausgangsgewebes werden Teratome*, Blastome* und embryonale Restgewebetumore unterschieden. Maligne Formen wachsen häufig sehr schnell.

Dysontogenie *f*: engl. *dysontogeny*. Störung der Ontogenese, die zu einer Embryopathie* oder Fetopathie* führen kann.

Dysostosis *f*: Störung der Knochenbildung oder des Knochenwachstums (siehe Ossifikationsstörung*) infolge einer pränatal bedingten Entwicklungsstörung.

Dysostosis acrofacialis *f*: engl. *acrofacial dysostosis*. Gruppe von Fehlbildungssyndromen mit Entwicklungsstörung im Bereich des Unterkiefers und der Extremitätenenden.

Formen:
- **Dysostosis acrofacialis Weyers** (syn. akrodentale Dysostose Weyers): autosomal-dominant erblich (Mutationen im EVC- oder EVC2-Gen, Genlocus 4p16): **1.** Unterkieferspaltbildung mit Hypoplasie der mittleren Schneidezähne **2.** postaxiale Hexadaktylie mit Synostose der ulnaren Mittelhandknochen
- **Nager-Syndrom** (präaxialer Typ; syn. Dysostosis acrofacialis Nager): autosomal-dominant erbliche Genmutation (Genlocus 9q32): **1.** nach lateral abfallende Lidachsen, Unterlidkolobom **2.** Mandibula- und Maxillahypoplasie, Mikrogenie **3.** Kiefergelenkaplasie **4.** Aplasie der Schneidezähne **5.** Reduktionsfehlbildung des radialen Strahles
- **Dysostosis acrofacialis Rodriguez:** autosomal-rezessiv erblich: **1.** dünne atrophe Haut und durchscheinende Gefäße **2.** Kleinwuchs **3.** Mikrogenie
- **Dysostosis acrofacialis Palagonia:** X-chromosomal- und autosomal-dominant erblich
- **Dysostosis acrofacialis Catania:** autosomal-dominant erblich
- **Geneé-Wiedemann-Syndrom** (postaxialer Typ; syn. Miller-Syndrom; POADS für **po**staxial acrofacial **d**ysostosis **s**yndrome): evtl. autosomal-rezessiv erblich, meist sporadisch: **1.** Mikrogenie **2.** Gaumenspalte **3.** Unterlidkolobome **4.** Fehlen bzw. Hypoplasie der 5. Strahlen von Händen und Füßen.

Dyspareunie *f*: engl. *dyspareunia*; syn. Algopareunie. Ständige oder sehr häufige Schmerzen unterschiedlicher Genese bei Frauen oder Männern während des Koitus* im Bereich des Genitales* und im kleinen Becken*. Zu behandeln ist die Grunderkrankung, ggf. unter Einsatz von Lubrikanzien* und/oder Sexualpsychotherapie*.

Hintergrund: Häufigkeit: Geschätzte Prävalenz:
- bei Frauen 8–23 %
- bei Männern 0,2–8 %.

Dyspepsie

Ursachen: Bei Frauen:
- häufig gynäkologische Erkrankung (ca. 50 % der Betroffenen), z. B.: 1. Harnwegsinfektion*, seltener Kolpitis*, Adnexitis*, Bartholinitis*, Trichomoniasis*, Gonorrhö* 2. Endometriose* 3. Myom* 4. Tuberkulose* 5. Narben (z. B. postpartal*, v. a. bei Dammschnitt und -riss) oder genitale Verstümmelung 6. hormonal bedingte Vaginalhautatrophie 7. Fehlbildungen
- psychogen: 1. sexuelle Appetenz- oder Erregungsstörung mit Ausbleiben der Lubrikation* 2. unbewusste Ablehnung des Sexualpartners oder Kontakt- und Bindungsangst sowie Erwartungsangst bei sexuell Unerfahrenen 3. Angst nach einem als unangenehm empfundenen sexuellen Erlebnis 4. Angst vor Schwangerschaft
- häufig multifaktoriell.

Bei Männern:
- somatisch, z. B. bei Verletzungen oder Entzündung des Penis*
- psychogen.

Dyspepsie *f*: engl. *dyspepsia*. Bezeichnung für Verdauungsstörungen unterschiedlicher Genese. Unterschieden werden funktionelle Dyspepsie*, Fäulnisdyspepsie, Gärungsdyspepsie, Abstilldyspepsie und bei Säuglingen die Überfütterungsdyspepsie.

Dyspepsie, funktionelle *f*: engl. *functional dyspepsia*; syn. nichtulzeröse Dyspepsie (Abk. NUD). Häufiges und schwierig zu behandelndes Beschwerdebild mit Oberbauchbeschwerden wie Völlegefühl, Magenschmerzen oder schneller Sättigung ohne organisch nachweisbare Ursache. Diagnostisch sind vor allem Magenulkus, Magenkarzinom* oder Refluxkrankheit (GERD) auszuschließen. Behandelt wird symptomatisch, beispielsweise mit Antiemetika oder Spasmolytika, ggf. Therapieversuche mit PPI, Prokinetika, Antidepressiva* und Psychotherapie*.

Erkrankung: Ätiologie: Die Ätiologie der funktionellen Dyspepsie ist ungeklärt. Diskutiert werden Störungen der Motilität des Magens*, viszerale Hypersensitivität, eine Infektion mit Helicobacter* pylori, Entzündungen des Duodenums* und ein verändertes Mikrobiom. Funktionelle Dyspepsie ist häufig mit Angststörungen*, Depression* und Somatisierungsstörungen* assoziiert. Ätiologisch könnte der Erkrankung ein komplexes Gemisch aus psychosozialen und physiologischen Faktoren zugrunde liegen.

Therapie:
- Patientenaufklärung mit Betonung der Gutartigkeit der Erkrankung
- Überprüfung, evtl. Absetzen oder Umstellen der Medikation
- evtl. symptomatische Therapie (Spasmolytika* bei Schmerzen, Antazida* oder Histamin-H$_2$-Rezeptoren-Blocker bei Refluxbeschwerden, Antiemetika* bei Übelkeit und Erbrechen)
- bei Infektion mit Helicobacter pylori: Eradikationstherapie
- mögliche Therapieversuche bei hartnäckiger Symptomatik: 1. Protonenpumpeninhibitoren (PPI) über 4–8 Wochen 2. Helicobacter-Eradikationstherapie 3. trizyklische Antidepressiva für 8–12 Wochen; bei Besserung der Symptome weitere 6 Monate lang Trizyklika, danach absetzen 4. Prokinetika für 4 Wochen 5. ggf. Psychotherapie*.

Dyspepsie-Kolibakterien *f pl*: Enteropathogene Stämme von Escherichia* coli.

Dysphagia → Dysphagie

Dysphagia amyotactica *f*: Dysphagie* bei Schlucklähmung*.

Dysphagia inflammatoria *f*: Schluckstörungen (Dysphagie*) bei entzündlichen Erkrankungen der Speiseröhrenschleimhaut (Ösophagitis*).

Dysphagia lusoria *f*: Selten auftretende Schluckstörung bei atypisch verlaufender A. subclavia dextra, evtl. mit retrosternalen Schmerzen und Erbrechen. Die Arterie entspringt als A. lusoria links aus dem Aortenbogen und engt in ihrem Verlauf zum rechten Arm die Speiseröhre ein. Bei starken Beschwerden wird die Anomalie chirurgisch korrigiert. Vgl. Aortenbogenanomalien* (Abb. dort).

Klinik:
- Schluckstörungen
- retrosternale Schmerzen
- Erbrechen
- falls auch Trachea betroffen: Stridor* und Tachykardien*.

Therapie: In der Regel bleibt die Anomalie unbemerkt, bei Beschwerden wird chirurgisch therapiert:
- Anlegen eines carotido-subclavialen Bypasses
- Resektion der A. lusoria.

Dysphagie *f*: engl. *dysphagia*; syn. Schluckstörung. Störung des Schluckvorgangs zwischen Lippen und Mageneingang mit Sodbrennen, retrosternalen Schmerzen und Gewichtsverlust als typische Beschwerden. Ursachen sind neben Speiseröhrenerkrankungen (Ösophaguskarzinom) zahlreiche akute wie chronische, oropharyngeale, neurologische und psychogene Erkrankungen. Entsprechend breit ist der diagnostische Zugang. Die Therapiemaßnahmen richten sich nach der Ursache.

Hintergrund: Einteilung:
- oropharyngeale Dysphagie: 1. orale Phase mit Schluckbeschwerden zu Beginn der Nahrungsaufnahme sowie Speichelfluss, Dysarthrie und Austritt von Speisebrei aus dem Mund 2. pharyngeale Phase mit vorzeitigem Abfluss des Speisebreis vor Auslösung des Schluckreflexes (sog. Leaking) und Residuen im Recessus piriformis, Husten während der Nahrungsaufnahme durch Aspiration sowie nasaler Regurgitation
- ösophageale Dysphagie: 1. Passagebehinderung und Steckenbleiben des Speisebreis im Ösophagus 2. Hochwürgen der Nahrung kurz nach Beginn des Schluckaktes
- funktionelle Dysphagie (Zuordnung nicht möglich).

Ätiologie:
- Störung der oralen Phase infolge von: 1. schlechtem Zahnstatus 2. vermindertem Speichelfluss 3. Schleimhautschädigung 4. neuromuskulärer Störung
- Störung des Nahrungstransportes: 1. Störung der neuromuskulären Koordination 2. Lumenverlegung 3. mangelnde Relaxation der Ösophagussphinkter.

Therapie:
- Nahrungskonsistenz anpassen
- Behandlung der Grunderkrankung
- Logopädie*: 1. Verbesserung der Zungenmotorik 2. Einüben von Schluckmanövern 3. Einsatz von Esshilfen.

Dysphasie *f*: engl. *dysphasia*. Begriff mit verschiedenen Bedeutungen. Dsyphasie wird synonym für Dysgrammatismus* (Entwicklungsdysphasie) verwendet. Außerdem handelt es sich um eine klinisch nicht mehr gebräuchliche Bezeichnung für (leichte) Aphasie*. Weiterhin versteht man darunter die Beeinträchtigung der normalen kindlichen Sprachentwicklung als Rückstand gegenüber der Altersnorm oder strukturell inhaltliche Störung.

Dysphasie, kognitive *f*: Sprachverarbeitungsstörung durch kognitive Beeinträchtigungen wie z. B. Aufmerksamkeitsstörungen infolge verschiedenster fokaler oder diffuser Hirnerkrankungen. Die Symptome reichen von verlangsamter Sprache über Gedächtnisstörungen bis zu Echolalie* oder völligem Fehlen verbaler Äußerungen. Die Diagnose ist anspruchsvoll, betreut werden die Patienten durch Neuropsychologen und Sprachtherapeuten.

Therapie: Im Idealfall werden Patienten mit kognitiver Dysphasie sowohl vom Neuropsychologen als auch vom Sprachtherapeuten betreut. Meist muss zunächst die selektive Aufmerksamkeit trainiert werden, um ein ausreichend hohes Aktivitätsniveau und eine angemessene Mitarbeit zu erhalten. Beim darauffolgenden Training arbeitet man entweder symptomorientiert an den Defiziten oder, z. B. bei neurodegenerativen Erkrankungen, kompetenzerhaltend, um vorhandene Fähigkeiten zu bewahren.

Dysphonie *f*: engl. *dysphonia*; syn. Stimmstörung. Störung der Phonation mit Veränderung des Stimmklangs und Einschränkung der

Stimmleistungsfähigkeit. Behandelt wird je nach Grunderkrankung mit logopädischer Therapie (Stimmtherapie*), ggf. Stimmruhe, begleitender Psychotherapie, pharmakologisch, operativ oder mikrochirurgisch.

Dysphonie-Index *m*: Abk. DI. Index zur Beurteilung der Ausprägung einer Dysphonie* nach Friedrich (1998). Je höher der Index, desto stärker ausgeprägt ist die Stimmstörung.
Prinzip:
– Beurteilung von 5 Merkmalen: 1. Heiserkeitsgrad 2. Stimmumfang in Halbtönen 3. Stimmdynamik in db 4. Tonhaltedauer auf /a:/ in Sekunden 5. Selbsteinschätzung der kommunikativen Beeinträchtigung
– Bewertungsskala von 0–3
– Index wird aus der Summe der 5 Einzelbewertungen geteilt durch 5 ermittelt.

Dysphorie *f*: engl. *dysphoria*. Störung der Affektivität* mit misslauniger, gereizter Stimmung, z. B. als Alltagsverstimmung ohne pathologische Bedeutung, bei dysthymer Störung (Dysthymie*), Intoxikation oder organisch bedingten psychischen Störungen.

Dysphorie, postpartale *f*: engl. *post partum dysphoria*; syn. Baby Blues. Depressive Verstimmung nach der Geburt, typischerweise von kurzer Dauer und mit Beginn am dritten Tag postpartal. Betroffen sind bis zu 50 % aller Wöchnerinnen in unterschiedlich starker Ausprägung. Ursache ist vermutlich die Hormonumstellung nach der Geburt, insbesondere der rapide Abfall der Östrogene und Gestagene.
Klinik:
– im Vordergrund stehen Antriebslosigkeit, Weinerlichkeit und Ängstlichkeit
– Stimmungslabilität, Appetit- und Schlaflosigkeit, aber auch Schlafstörungen z. B. durch das Neugeborene können die Beschwerden verschlimmern.
Prognose: Die Symptome klingen in der Regel innerhalb weniger Tage ohne Therapie ab. Ein Hinweis auf die Häufigkeit und die Harmlosigkeit der Symptome an Mutter und Angehörige ist sinnvoll. Bei Persistenz der Probleme über 10 Tage hinaus ist der Übergang in eine Wochenbettdepression möglich.

Dysplasia → Dysplasie
Dysplasia coxae congenita → Hüftdysplasie
Dysplasie *f*: engl. *dysplasia*. Prä- oder postnatal sich manifestierende, morphologische, funktionelle oder histologische Anomalien aufgrund fehlerhafter Organisation, Proliferation, Differenzierung, Funktion oder Degeneration bestimmter Zelltypen oder Gewebe.

Dysplasie, bronchopulmonale *f*: engl. *bronchopulmonary dysplasia*. Chronische, potenziell reversible Lungenerkrankung von Frühgeborenen, die über mindestens 28 Tage zusätzlich Sauerstoff benötigen. Typische Symptome sind Tachypnoe und Dyspnoe, Zyanosezustände, Apnoen und Ernährungsprobleme. Zunehmender Sauerstoffbedarf und radiologische Diagnostik sichern die Diagnose. Die Therapie besteht v. a. aus Sauerstoffgabe und Infektionsprophylaxe.
Häufigkeit. Inzidenz abhängig von neonataler Reife, 15–30 % bei < 28 Wochen Schwangerschaftsdauer* oder Geburtsgewicht < 1000 g; selten bei Frühgeborenen > 32 SSW. **Formen:**
– klassische BPD oder schwere Form der BPD: 1. vor Einführung der Surfactant-Therapie v. a. bei Frühgeborenen mit schwerem Atemnotsyndrom 2. anamnestisch mehrere Wochen hohe Beatmungsdrücke und hohe Sauerstoffkonzentrationen 3. Entwicklung eines interstitiellen Emphysems oder Pneumothorax 4. typische radiologische Zeichen mit fibrotisch verdichteten neben überblähten Arealen 5. pathologische Veränderungen: Verlust des respiratorischen Epithels, glanduläre Hyperplasien, Hypertrophie der Bronchialmuskulatur, interstitielle Fibrose, emphysematös, Alveolen vermindert, Verdickungen im arteriellen Gefäßsystem 6. diese Form heute durch pränatale Steroidtherapie, Surfactantgabe und differenzierte Beatmungsformen selten
– neue BPD oder milde Form der BPD: 1. meistens sehr kleine Frühgeborene, milder Beatmungsverlauf und geringer Sauerstoffbedarf 2. nach Beendigung der Beatmung im 7.–10. Lebenstag progrediente Verschlechterung mit steigendem Sauerstoffbedarf 3. radiologisch: diffuse Eintrübung 4. pathologische Veränderungen: Rarefizierung des pulmonalen mikrovaskulären Netzes, Simplifizierung und Vergrößerung der Alveolen, geringe interstitielle Fibrose 5. Wilson-Mikity-Syndrom, am ehesten als eine mögliche Verlaufsform: betrifft v. a. nicht beatmete Frühgeborene < 30 SSW und < 1500 g Geburtsgewicht; erste Lebenstage keine oder milde Atemnotsymptomatik; 10.–14. Lebenstag zunehmende Tachydyspnoe, oft Sauerstoffbedarf; radiologisch streifige Verdichtungen und bilaterale kleinzystische Veränderungen; in der Regel ohne Folgen.

Therapie:
– Sauerstoffgabe, hochkalorische Ernährung bei Flüssigkeitsrestriktion; evtl. inhalativ Bronchodilatatoren, Diuretika, ggf. Kortikoid, dann systemisch niedrigdosiert und kurzzeitig, nicht vor dem 8. Lebenstag mit strenger Indikationsstellung; ggf. zusätzlich Therapie einer pulmonalen Hypertonie
– Infektionsprophylaxe: 1. Schutzimpfungen* nach STIKO-Empfehlung; vor Entlassung aus stationärer Therapie Impfung gegen Pneumokokken sowie erste Sechsfachimpfung (siehe Kombinationsimpfstoff*), ab 6. Lebensmonat gegen Influenza 2. Palivizumab zur Prophylaxe einer Respiratory-Syncytial-Virus-Infektion.
Prävention:
– pränatal: siehe Lungenreifeinduktion*
– postnatal: 1. Surfactantsubstitution bei Frühgeborenen prophylaktisch oder bei Surfactantmangel-Syndrom frühzeitig 2. Koffein ab 3. Lebenstag 3. strenge Indikationsstellung zur invasiven Beatmung und lungenprotektive Beatmung*, vgl. Atemnotsyndrom* des Neugeborenen.

Dysplasie, epitheliale *f*: engl. *epithelial dysplasia*. Reversible Atypie der Epithelzellen mit Differenzierungsstörungen des Epithelgewebes (v. a. Plattenepithel). Die Einteilung erfolgt in 3 Schweregrade: gesteigerte Regeneration, irreversible Reifungsstörung und Entdifferenzierung. Unterschieden werden koilozytäre (ausgelöst durch Infektion mit humanen Papillomaviren) und nicht koilozytäre Formen.

Dysplasie, fibromuskuläre *f*: engl. *fibromuscular dysplasia*; Abk. FMD. Meist bei jüngeren Frauen auftretende, nicht-entzündliche, nicht-arteriosklerotische Erkrankung mittelgroßer Arterien* unbekannter Ursache, die segmental mit Stenose oder Verschluss insbesondere die Nierenarterien und A. carotis interna betrifft. Pathohistologisch bestehen eine Wandfibrose und Destruktion elastischer Fasern. Symptomatische Fälle werden meist mit perkutaner transluminaler Angioplastie* (PTA) behandelt.

Dysplasie, immunoossäre → Chondrodysplasia metaphysaria

Dysplastischer Nävuszellnävus → Nävuszellnävus, atypischer

Dyspnoe *f*: engl. *dyspnea*; syn. Atemnot. Subjektiv erschwerte Atmung mit Anstrengung, Kurzatmigkeit oder Atemnot bis hin zur Erstickungsangst und Erschöpfung. Hinweisend sind Einsatz der Atemhilfsmuskulatur und Einziehungen an den Nasenflügeln. Häufige Ursachen sind Ateminsuffizienz*, kardiale, metabolische und zentrale Störungen. Die Therapie erfolgt kausal und symptomatisch (Sauerstoffgabe, Beatmung).
Klinik:
– wahrgenommene Anstrengung und Unruhe des Patienten, die sich zur Angst steigern kann
– hör- und sichtbar verstärkte Atemarbeit, z. B. durch Einsatz der Atemhilfsmuskeln
– Einziehungen an den Nasenflügeln*
– Tachypnoe* (initial, später bei Erschöpfung Bradypnoe*)
– Hyperpnoe*
– Orthopnoe*
– Atemgeräusche, z. B. Stridor*.
Funktionelle Zuordnung:
– Belastung als Ruhe- oder Belastungsdyspnoe*, etwa nach Treppensteigen

- Lage als Platy- oder Orthopnoe*
- Entwicklung als sich langsam oder schnell entwickelnde Dyspnoe.

Einteilung: Klassifizierungen nach Schweregrad sind:
- subjektive Quantifizierung durch Borg-Skala in 1–10 (1: keine oder gerade wahrnehmbare Dyspnoe, 10: stärkste, maximale Dyspnoe)
- modifizierter MRC-Score (Score des Medical Research Council) bei COPD
- NYHA (New York Heart Association)-Klassifikation bei Herzinsuffizienz*.

Ursachen:
- respiratorische Insuffizienz (Diffusions- oder Verteilungsstörung), z. B. bei Pneumonie*, Lungenembolie*, Lungenödem*, COPD
- bronchiale, tracheale oder laryngeale Obstruktion z. B. bei Asthma*, Krupp, Fremdkörper*, großer Struma*, Traumata
- Hypoxie infolge kardialer Beeinträchtigung oder Anämie*
- metabolische Störung, z. B. mit Kussmaulatmung
- zerebrale bzw. psychische Störung, z. B. Atemdepression*, Angststörung
- muskuloskelettale Störung, z. B. periphere Atemlähmung, Rippenfraktur
- Schock*, Schmerzen.

Diagnostik: Anamnese und klinische Untersuchung von Herz und Lunge mit Inspektion, Perkussion* und Auskultation* führen zur Verdachtsdiagnose mit weiterführenden gezielten Untersuchungen.

Therapie: Abhängig von Ursache, Ausprägung und Verlauf erfolgt die Therapie kausal und symptomatisch mit Sauerstoffgabe und Beatmung.

Dyspraxie → Apraxie

Dysprosodie f: engl. *dysprosodia*. Störung der Prosodie* infolge funktioneller, organischer oder zentraler Dysphonie*, gekennzeichnet durch eingeschränkte Modulationsbreite (siehe Stimmumfang*) und fehlerhaften Wort- und Satzakzent, der die sprachliche Verständlichkeit einschränkt. Nach Diagnosestellung wird mit Logopädie* behandelt.

Therapie: Logopädische Behandlung mit dem Ziel der Erweiterung des Stimmumfangs und des Einsatzes von Wort- und Satzakzent zur Verbesserung der sprachlichen Verständlichkeit.

Dysproteinämie f: engl. *dysproteinemia*. Quantitative Verschiebung in der Zusammensetzung physiologischer Plasmaproteine*. Dysproteinämie kommt vor bei akuter Entzündung mit Vermehrung der Alphaglobuline, bei Leberzirrhose mit Vermehrung der Gammaglobuline sowie bei Dyslipoproteinämie.

Formen: Siehe Tab.

Dysprothrombinämie f: engl. *dysprothrombinemia*. Unphysiologisches (funktionsgestörtes)

Dysproteinämie:
Plasmaeiweißveränderungen bei ausgewählten Krankheitsbildern.

Krankheit	Albumin	α-Globulin	β-Globulin	γ-Globulin
nephrotisches Syndrom	– –		+	+ +	–
Leberzirrhose	– –			+ +
Entzündung	–		+		+

–: vermindert; +: vermehrt

Prothrombin* im Blut infolge einer autosomal-dominant erblichen Synthesestörung (Genlocus 11p11–q12). Klinisch zeigen sich von der Molekularstruktur abhängige unterschiedliche Ausprägungen einer hämorrhagischen Diathese* (v. a. posttraumatische Blutungen, Epistaxis).

Dysraphiesyndrom n: engl. *dysrhaphic syndrome*; syn. Status dysrhaphicus. Fehlbildungen aufgrund gestörten Verschlusses des Neuralrohrs während der Embryonalentwicklung (Neuralrohrdefekt) entlang der Wirbelsäule oder im Bereich des Schädels wie Spina* bifida, Meningo(myelo)zele oder Rachischisis. Nachgeburtlich imponieren durch distal fehlerhafte Nervenversorgung Lähmungen, Schmerzen, Spastik und Blasen-/Darmentleerungsstörungen. Therapiert wird durch operative Eingriffe mit oft bleibenden Behinderungen.

Dysreflexie, autonome f: engl. *autonomic dysreflexia*. Starke sympathische Überreaktion auf vesikale oder rektale Reizungen bei Patienten mit Querschnittläsion* oberhalb Th6, besonders bei Tetraplegie*. Symptome sind Blutdrucksteigerung und zunächst Tachy-, später Bradykardie sowie Schweißausbruch und Kopfschmerzen, z. B. bei Blasenüberdehnung, analen Dehnungen und endoskopischen Eingriffen. Mögliche Komplikationen sind Krampf- und Schlaganfälle.

Dysrhythmie f: engl. *dysrhythmia*. Kardiale Rhythmusstörung.

Beispiele:
- neurologisch: diffuse bzw. paroxysmale Dysrhythmie (siehe auch EEG)
- biologisch: Störung des zirkadianen Rhythmus* von Körperfunktionen (insbesondere Schlaf-Wach-Rhythmus), z. B. nach Flugreisen über mehrere Zeitzonen hinweg (Jetlag*-Syndrom) oder bei Nacht- bzw. Schichtarbeit
- gynäkologisch: Zyklusstörungen* der Frau
- kardiologisch: nicht gebräuchliche Bezeichnung für Arrhythmie (siehe auch Herzrhythmusstörungen*).

Dyssomnie f: engl. *dyssomnia*. Nicht mehr verwendete Sammelbezeichnung für primäre Schlafstörungen*, die durch Insomnie* oder Hypersomnie* oder eine Kombination beider gekennzeichnet sind.

Dyssynergie f: engl. *dyssynergia*. Störung der Koordination*.

Dysthermie f: engl. *dysthermia*. Fehlregulation der Körpertemperatur mit anhaltender Über- oder Untertemperatur, z. B. bei Störungen im Hypothalamus*.

Dysthymie f: engl. *dysthymia*. Über mindestens zwei Jahre anhaltende affektive Störung*, mit milden, aber anhaltenden depressiven Symptomen wie gedrückter Stimmung, Antriebsarmut*, Anhedonie*, Interessenverlust und sozialem Rückzug. Die Behandlung erfolgt mit Psychotherapie* und Antidepressiva*. Häufig persistiert die Störung. Bei gleichzeitiger depressiver Episode* spricht man von einer Double Depression.

Dystokie f: engl. *dystocia*. Überbegriff für alle Formen des gestörten oder verzögerten Geburtsverlaufes. Dies betrifft ca. 10 % aller Geburten. In der Literatur wird Dystokie manchmal als Bezeichnung für die Wehendystokie (Wehenschwäche) verwendet.

Formen: Nach den Ursachen werden folgende Formen unterschieden:
- Wehendystokie* (Wehenschwäche)
- Zervixdystokie* (mangelnde Eröffnung des Muttermundes)
- Schulterdystokie* (Hängenbleiben der vorderen Schulter unter der Symphyse)
- Beckendystokie (Deformation des mütterlichen Beckens).

Dystonie f: syn. dystones Syndrom. Allgemeine Bezeichnung für fehlerhaften Spannungszustand (Tonus*), z. B. von Muskeln und Gefäßen, im engeren Sinn extrapyramidale* Bewegungsstörung mit lang anhaltenden, unwillkürlichen tonischen Muskelkontraktionen, die zu verzerrenden Bewegungen, abnormer Körperhaltung oder Fehlstellungen von Körperteilen führen. Therapiert wird je nach Ursache.

Einteilung: Nach dem Verteilungsmuster der betroffenen Muskelgruppen:
- fokale Dystonie: 1. auf eine Körperregion begrenzt 2. z. B. Blepharospasmus*
- segmentale Dystonie: 1. in 2 benachbarten Körperregionen 2. z. B. Meige-Syndrom mit Blepharospasmus und oromandibulärer Dystonie
- multifokale Dystonie in > 2 nicht benachbarten Körperregionen
- Hemidystonie: 1. in der Regel sekundäre Dystonie des ipsilateralen Arms und Beins 2. z. B. nach Hirnschädigung
- generalisierte Dystonie: 1. in der Regel vererbt 2. Manifestation meist im Jugendalter 3. z. B. idiopathische Torsionsdystonie.

Therapie:
- bei fokaler Dystonie: **1.** selektive periphere Denervierung der betroffenen Muskelgruppen durch lokale Injektion von Botulinumtoxin **2.** entspannende Psychotherapieverfahren können positiv unterstützend wirken, da Aufregung und Stress* viele fokale Dystonien verstärken **3.** ggf. Physiotherapie* auf neurophysiologischer Basis
- bei segmentaler und generalisierter Dystonie: **1.** Pharmakotherapie-Versuch mit Levodopa* (bei Segawa-Syndrom lebenslange Substitution), Anticholinergika*, Haloperidol*, Baclofen* und Diazepam* **2.** Biofeedback **3.** evtl. stereotaktische Operation **4.** in Einzelfällen Tiefenhirnstimulation*
- bei tardiver Dystonie Clozapin*.

Dystonie, oromandibuläre *f*: engl. *oromandibular dystonia*. Tonische Hyperkinesen von mimischer, Kiefer- und Zungenmuskulatur, insbesondere als fokale Dystonie*. Eine oromandibuläre Dystonie tritt in 60 % der Fälle als Meige*-Syndrom auf, kombiniert mit Blepharospasmus*.

Dystonie, paroxysmale → Dyskinesien, paroxysmale

Dystrophia musculorum progressiva → Muskeldystrophien, progressive

Dystrophia unguium mediana canaliformis *f*: engl. *dystrophia unguis mediana canaliformis*; syn. Onchyodystrophia mediana canaliformis. (Meist) in der Mitte des Nagels lokalisierte Spaltung oder Kanalbildung von Nagelhäutchen bis zum freien Nagelrand. Sie tritt vor allem am Daumen auf. Ursache ist eine idiopathische oder traumatisch bedingte vorübergehende Wachstumsstörung in der Nagelmatrix, oft durch unsachgemäße Maniküre. Eine Therapie ist nicht bekannt.

Dystrophie *f*: engl. *dystrophy*. Mit schweren Funktionsstörungen einhergehende pathologische Veränderungen von Zellen, Geweben und Organen unterschiedlicher Ätiologie. Hungerdystrophie ist Folge lang andauernder Unterernährung, oft mit Protein-, Fett-, Vitamin- und Mineralmangel und tritt als leichte Verlaufsform chronischer Ernährungsstörungen (Mangelernährung*, Fehlernährung, Nahrungsverwertungsstörung) beim Säugling auf mit fließendem Übergang zur Atrophie*.

Dystrophie, myotonische *f*: engl. *myotonic dystrophy*; syn. Curschmann-Steinert-Batten-Syndrom. Häufigste autosomal-dominant erbliche degenerative Muskelerkrankung des Erwachsenenalters mit Myotonie*, Muskelschwäche, endokrinen und psychischen Störungen. Die Häufigkeit beträgt 1:7500, selten treten kongenitale, kindliche und juvenile Formen auf. Ursachen sind Mutationen im DMPK-Gen (Genlocus 19q13.3). Diagnostiziert wird molekulargenetisch und mit EMG.

Dystrophinopathien *f pl*: engl. *dystrophinopathies*. Durch Mutationen im Dystrophin-Gen hervorgerufene Erkrankungen, die mit einer Muskeldystrophie oder anderen muskulären Schäden einhergehen.

Formen:
- v. a. Duchenne-Muskeldystrophie* und Becker*-Muskeldystrophie
- atypische Formen wie Quadrizepsmyopathie, Myopathie mit Schmerzen bei Belastung, dilatative Kardiomyopathie sowie Rhabdomyolyse.

Dysurie *f*: engl. *dysuria*. Erschwerte, gewollte Harnblasenentleerung. Die Dysurie geht häufig mit weiteren Symptomen von Miktionsstörungen, wie Pollakisurie* und Algurie einher. Häufigste Ursachen sind benigne Prostatahyperplasie* und akute Harnwegsinfektionen*. Die Therapie richtet sich nach der Ursache.

Ursachen:
- Infektionen*: **1.** akute Harnwegsinfektion (z. B. Urethritis*, Zystitis*) **2.** Prostatitis*, interstitielle Zystitis* **3.** Geschlechtskrankheiten/STD (z. B. Gonorrhö*)
- Obstruktionen*: **1.** Prostatavergrößerung (Prostatakarzinom*, benigne Prostatahyperplasie*) **2.** Harnröhrenstriktur **3.** Fremdkörper in Harnblase* oder -röhre, z. B. Konkremente*, Blutkoagel
- psychogen: Dysuria psychica
- neurogen: überaktiver M. detrusor.

dysurisch → Dysurie

Dyszephalie → Schädeldeformation

DZ: Abk. für → Depressionszustand des Neugeborenen

D-Zellen *f pl*: engl. *D cells*; syn. Delta-Zellen. Endokrine Zellen der Langerhans*-Inseln, die Somatostatin* produzieren. Eine Zellart im Hypophysenvorderlappen wird ebenfalls als Delta-Zellen bezeichnet (siehe dort).

DE GRUYTER

MEDIZINISCHE FACHZEITSCHRIFTEN

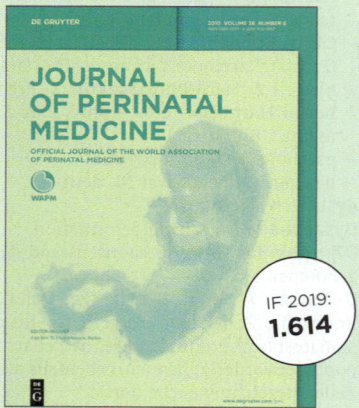

ISSN 1619-3997

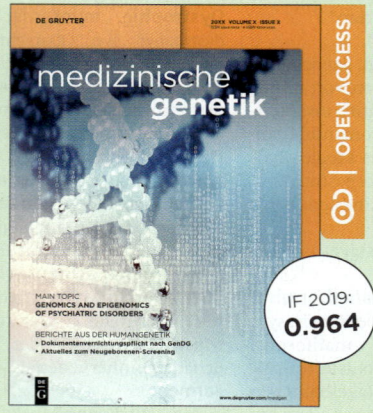

ISSN 1863-5490

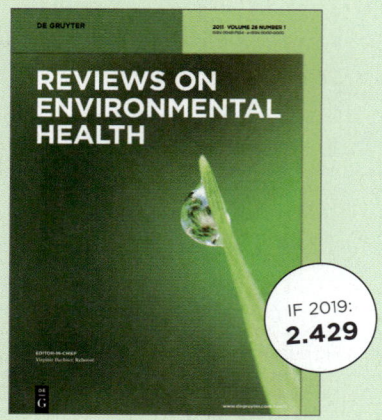

ISSN 2191-0308

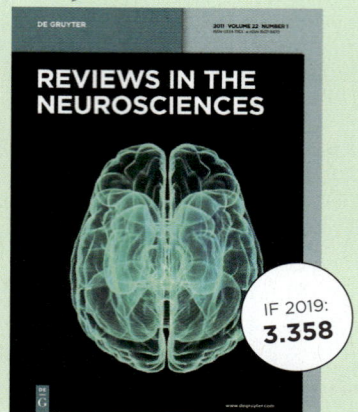

ISSN 2191-0200

degruyter.com

E

E: Abk. für → Emmetropie

E: Abk. für Beleuchtungsstärke → Feldstärke

E: Abk. für → Glutaminsäure

E: Abk. für E-Nummer → Lebensmittelzusatzstoff

EAD: Abk. für engl. early afterdepolarization → Erregungsleitungsstörung

Early-Pregnancy-Faktor *m*: engl. *early pregnancy factor*; Abk. EPF. Schwangerschaftsprotein* (Polypeptid), nachweisbar im mütterlichen Serum bereits 48 h nach der Konzeption*. Die Synthese erfolgt vermutlich zuerst mütterlicherseits und nach Implantation auch embryonal. Nach einem Abort* ist es innerhalb von Stunden nicht mehr nachweisbar.

EAST: Abk. für → Enzym-Allergo-Sorbent-Test

EAT: Abk. für ektope atriale Tachykardie → Vorhoftachykardie

EATCL-Lymphom → T-Zell-Lymphom, Enteropathie-assoziiertes

Eaton Agent → Mycoplasma pneumoniae

Ebenen des Körpers *f pl*: engl. *planes of the body*. Gedachte Schnittebenen durch den menschlichen Körper, welche in der Anatomie* und der Radiologie* definierte Lage- und Richtungsbezeichnungen ermöglichen. Man unterscheidet 3 Hauptebenen: Die Frontalebene verläuft parallel zur Stirn, die Sagittalebene parallel zur Sutura* sagittalis und die Transversalebene parallel zur Horizontalen (vgl. Körperachsen*). Siehe Abb.

EBLV: Abk. für European Bat Lyssa Virus → Tollwut

EbM: Abk. für evidenzbasierte Medizin → Medizin, evidenzbasierte

EBN: Abk. für → Burst-Neurone, exzitatorische

Ebola-Viruskrankheit *f*: engl. *Ebola virus disease*. Hämorrhagisches Fieber*, hervorgerufen durch das Ebola-Virus. Die Krankheit kommt in kleinen Epidemien in Afrika vor. Von Dezember 2013 bis Juni 2016 wurden 28 616 Fälle in Guinea, Liberia und Sierra Leone registriert, mit 11 310 Verstorbenen. Die Letalität* beträgt bis zu 90 %.

Erkrankung: Epidemiologie:
- Epidemien in der demokratischen Republik Kongo, Gabun und Uganda
- größerer Ausbruch 2018 mit über 3000 Fällen und 2000 Verstorbenen in Kivu (Kongo).

Erreger: RNA-Virus aus der Familie der Filoviridae. 5 verschiedene Arten der Gattung Ebolavirus verursachen die Ebola-Viruskrankheit, die Letalität und der Krankheitsverlauf unterscheiden sich aber von Art zu Art.
- Zaire-Ebolavirus (EBOV), die Letalität liegt bei 41–65 %
- Sudan-Ebolavirus (SUDV), die Letalität liegt bei 25–36 %
- Reston-Ebolavirus (RESTV), bei den wenigen Erkrankten bislang keine Todesfälle
- Taï-Forest-Ebolavirus (TAFV), bei den wenigen Erkrankten bislang keine Todesfälle
- Bundibugyo-Ebolavirus (BDBV), die Letalität liegt bei 50–80 %.

Fledermäuse (Pteropodidae) gelten als Reservoir. Auch Primaten können das Virus beherbergen.

Übertragung. Kontakt mit Körperflüssigkeiten und Gewebe infizierter und verstorbener Menschen oder Tiere, selten sexuelle Übertragung.

Inkubation: 2–21 Tage.

Klinik:
- Fieber
- Muskelschmerzen
- Diarrhö
- Erbrechen
- Blutungen
- hypovolämischer Schock
- Multiorganversagen.

Therapie:
- symptomatische Therapie
- Volumenersatz
- Antibiotika/Antimalariamittel gegen Mischinfektionen
- experimentell im Einsatz: 1. Regeneron (REGN-EB3) 2. mAb114.

Prävention:
- primäre Prophylaxe durch Vermeiden von Buschfleisch
- Expositionsschutz für Familienmitglieder und Gesundheitspersonal
- Safer-Sex-Maßnahmen bei sexuellen Kontakten mit Überlebenden
- Impfungen (rVSV-EBOV) für Kontaktpersonen und Gesundheitspersonal.

Ebstein-Anomalie *f*: engl. *Ebstein's anomaly*; syn. Ebstein-Syndrom. Angeborene Verlagerung eines oder mehrerer fehlgebildeter Trikuspidalklappensegel in die häufig dünnwandige und vermindert kontraktile rechte Herzkammer, wodurch deren oberer Anteil funktionell zum rechten Vorhof gehört (Atrialisation). Die Symptome sind abhängig vom Ausmaß der Veränderungen, behandelt wird chirurgisch.

Ebstein-Fieber → Pel-Ebstein-Fieber

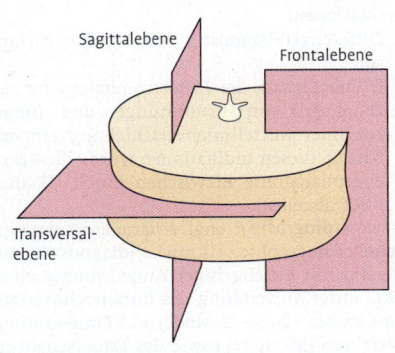

Ebenen des Körpers: Schematische Darstellung der Körperebenen durch einen stilisierten Körper.

EBV: Abk. für → Epstein-Barr-Virus
EC: Abk. für engl. enzyme catalogue → Enzyme
EC: Abk. für engl. effective concentration → Konzentration
Ecarin Clotting Time *f*: syn. Ecarinzeit; Abk. ECT. Parameter zur Bestimmung der Konzentration therapeutischer direkter Thrombin-Inhibitoren im Blut zur Therapiekontrolle.
Ecarinzeit → Ecarin Clotting Time
Eccema → Ekzem
ECCO₂R: Abk. für engl. extracorporal CO₂ removal → Low-Frequency Positive-Pressure Ventilation
ECE: Abk. für engl. Endothelin-converting enzyme → Endotheline
Echinacea pallida → Sonnenhut, blasser
Echinococcus *m*: Gattung der Cestodes. Die Adultwürmer sind Parasiten im Dünndarm von Karnivoren (Hund und Fuchs). Die Infektion des Menschen (Echinokokkose*) erfolgt durch perorale Aufnahme von Bandwurmeiern (z. B. enger Kontakt mit Hunden, Verstäubung von Hundekot, Verschleppung durch Fliegen).
Echinococcus alveolaris *m*: Finne des Echinococcus* multilocularis.
Echinococcus cysticus *m*: syn. Hydatide. Finne des Echinococcus* granulosus.
Echinococcus granulosus *m*: Weltweit vorkommender Hundebandwurm, der zur Klasse Cestoda* gehört (in Nord- und Mitteleuropa aufgrund gesetzlicher Fleischbeschau und Hygiene selten). Es existieren verschiedene Stämme, von denen der sich in einem Zyklus aus Hund und Schaf entwickelnde sog. Schafstamm beim Menschen vorwiegend Erreger der zystischen* Echinokokkose ist.
Entwicklung:
- Endwirt: Hund und andere Caniden
- Zwischenwirt: Wiederkäuer, Schweine (seltener Pferde u. a. Pflanzenfresser)
- Mensch ist Fehlzwischenwirt.

Die Finne* ist der zystische Echinococcus, bestehend aus einer flüssigkeitsgefüllten Blase, deren Wand aus der Keimschicht des Parasiten und der multilamellären Membran (Cuticula) besteht und außen von der bindegewebigen Perizyste (Finnenbalg) des Wirts umgeben ist. Die Keimschicht bildet manchmal durch endogene Sprossung Tochterblasen und in diesen Enkelblasen. Daneben kann die Keimschicht von Mutter-, Tochter- und Enkelblasen Brutkapseln mit Kopfanlagen (Protoscolices) erzeugen (sog. fertile Zysten). Im Blaseninnern befindet sich oft wasserklare Hydatidenflüssigkeit.

Echinococcus multilocularis *m*: Kleiner Fuchsbandwurm, Erreger der alveolären Echinokokkose*. Die Finne* (Larvenstadium) ist der alveoläre Echinococcus, der aus zahlreichen kleinen, von Bindegewebe umgebenen Bläschen besteht und meist auf die Leber beschränkt ist. Er wächst infiltrierend durch exogene Sprossung.

Echinokokken-Antikörper *m sg, pl*: syn. Echinococcus-Antikörper. Antikörper* gegen Echinococcus* granulosus und Echinococcus* multilocularis im Serum*. Indikation ist die Abklärung unklarer Raumforderungen in der Leber und Verdacht auf Echinokokkose*. Der Nachweis erfolgt als Screening mittels ELISA oder indirekte Hämagglutination*. Bei positivem Screening ist eine Differenzierung mit spezifischem ELISA oder Westernblot möglich.

Echinokokkose *f*: engl. *echinococcosis*; syn. Echinokokkeninfektion. Erkrankung durch Finnen des Hunde- (Echinococcus* granulosus) oder Fuchsbandwurms (Echinococcus* multilocularis), meist in der Leber. Es besteht Meldepflicht nach § 7 Infektionsschutzgesetz. Siehe Abb. 1, Abb. 2 und Abb. 3.

Formen:
- zystische Echinokokkose: abgekapselte Hydatiden-Zyste, Larven des Hundebandwurms
- alveoläre Echinokokkose: invasiv wachsende Hydatiden-Zyste, Larven des Fuchsbandwurms.

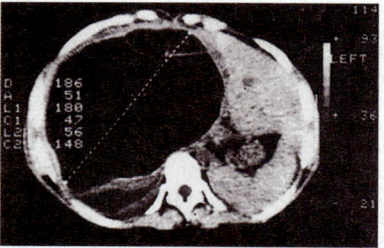

Echinokokkose Abb. 1: Riesige Hydatidenzyste im rechten Leberlappen; Darstellung und Berechnung des Zystendurchmessers (rechts unten im Bild Anteile von Milz und Magen); CT. [6]

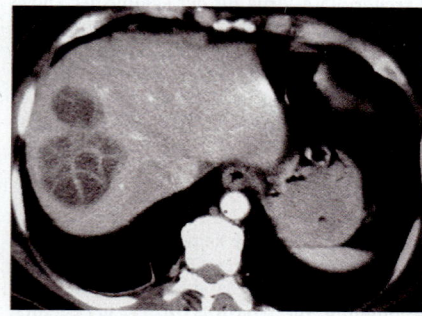

Echinokokkose Abb. 2: CT-Befund. [131]

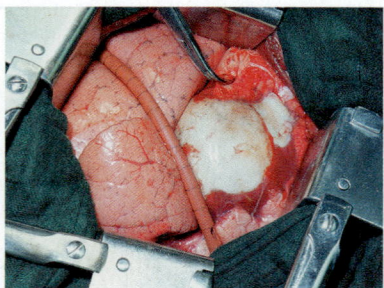

Echinokokkose Abb. 3: Echinokokkuszyste der Lunge (sog. weißer Tumor). [95]

Echinokokkose, alveoläre *f*: Erkrankung durch Larven (Hydatiden-Zysten) des Fuchsbandwurms (Echinococcus multilocularis). Infizierte Füchse scheiden die Eier des Bandwurms aus. Zwischenwirte sind kleine Nagetiere. Nimmt ein Mensch die Eier auf, wandern die Larven in die Leber und bilden dort invasiv wachsende Zysten*.

Echinokokkuszyste *f*: engl. *echinococcus cyst*; syn. Hydatidenzyste. Meist in der Leber lokalisierte Zyste von Finnen des Echinococcus* granulosus.

Echoenzephalografie *f*: engl. *echoencephalography*; syn. Echoenzephalographie. Verfahren zur Klärung intrakranieller Störungen mittels Ultraschalldiagnostik. Im Gegensatz zum EEG ist die Echoenzephalografie kein Routineverfahren. Bei Morbus Parkinson liefert die Echoenzephalografie Hinweise zur Differenzialdiagnose anhand der Echogenität der Substantia* nigra.

Vorgehen:
- Aufsetzen des Schallkopfes über der rechten und linken Parietotemporalregion, also einer Region, wo die knöcherne Schädelkapsel besonders dünn ist
- transtemporale Beschallung.

Indikationen:
- Differenzialdiagnostik bei Morbus Parkinson
- früher Einsatz der Echoenzephalografie zur Diagnostik von Hirnblutungen und -tumoren (hier Mittellinienverschiebung erkennbar), in diesen Indikationen wurde die Echoenzephalografie inzwischen durch CT und MRT abgelöst.

Echokardiografie *f*: engl. *echocardiography*; syn. Echokardiographie. Ultraschalldiagnostik* am Herzen mit gleichzeitiger Aufzeichnung eines EKG unter Anwendung des Impulsechoverfahrens als Real-Time- (B-Mode) und Time-Motion-Verfahren (M-Mode) sowie des Dauerschallverfahrens (CW-Doppler, auch farbcodiert) und der gepulsten Doppler*-Sonografie (PW-Doppler)

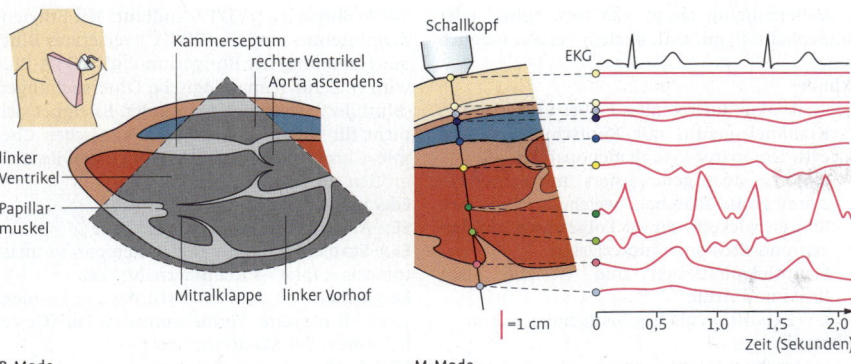

Echokardiografie Abb. 1: Parasternal lange Achse im B- und M-Mode mit Platzierung des M-Mode-Strahls durch die Spitzen der beiden Mitralklappensegel.

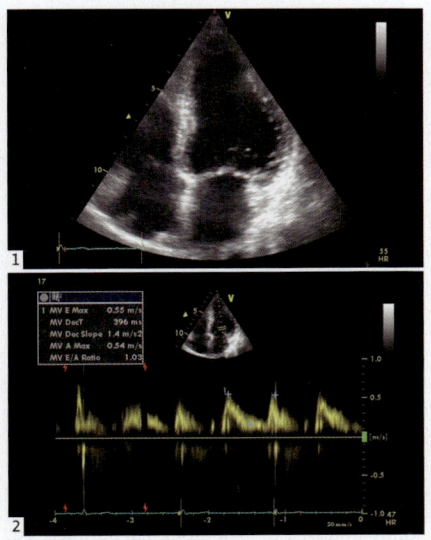

Echokardiografie Abb. 2: 1: apikaler Vierkammerblick im B-Mode; 2: transmitraler Fluss im PW-Doppler. [13]

einschließlich Kombinationen aus B-Mode und CW-Doppler (Duplexsonografie*).
Prinzip: Beurteilung von Herzwänden, Septum, Herzbinnenräumen, Herzklappen und ventrikulären Ausflusstrakten (links: Aortenwurzel; rechts: Pulmonalarterie) in definierten Schnittebenen hinsichtlich (herzzyklusabhängiger) Morphologie und Funktion, wobei dopplersonografisch zusätzlich Blutflussrichtung (z. B. Shunt), -geschwindigkeit und Druckgradient (z. B. Stenose) bestimmt werden (siehe Abb. 1 und Abb. 2).
Formen:
- transthorakale Echokardiografie (TTE): nichtinvasive Form
- transösophageale Echokardiografie (TEE): invasive Form, bei der mithilfe eines in die Speiseröhre eingeführten Endoskops, an dessen Spitze sich der Schallkopf befindet (Intravascular Ultrasound, Abk. IVUS), durch die räumliche Nähe und den Wegfall anatomischer Hindernisse (Rippen, Lungengewebe) eine bessere Darstellung insbesondere der Vorhöfe und des Klappenapparats ermöglicht wird
- Sonderformen: 1. Stressechokardiografie* (TTE) zur Beurteilung von unter Frequenz- und Kontraktilitätsstimulation des Herzens evtl. auftretender ischämiebedingter Wandbewegungsstörung in Abhängigkeit vom Grad der Belastung 2. Kontrastechokardiografie (TTE oder TEE): Echokardiografie nach i. v. Applikation eines Ultraschallkontrastmittels (je nach Lungengängigkeit: Rechtsherz- bzw. Linksherzkontrastmittel) zur Diagnostik intra- und extrakardialer Shunts, wobei durch das Kontrastmittel eine Verstärkung des Doppler-Signals und die bessere Darstellung der Endokardkontur erreicht wird.

Echokinesie → Echopraxie
Echolalie f: engl. echolalia. Sprachautomatismus (Automatismus*) mit zwanghaftem Wiederholen von Wörtern oder Sätzen anderer Personen in wörtlicher oder leicht abgewandelter Form ohne Rücksicht auf Inhalt und Situation.
Vorkommen:
- physiologisch in der kindlichen Sprachentwicklung zwischen 1. und 2. Lj.
- pathologisch z. B. bei Aphasie*, Schizophrenie*, Intelligenzminderung* oder Tourette*-Syndrom mit Übergang zur Zwangsstörung*.

Echopraxie f: engl. echopraxia; syn. Echokinesie. Zwanghaftes Nachahmen von Bewegungen oder Gesten anderer Personen, z. B. der Mimik als Echomimie, vorkommend z. B. beim Tourette*-Syndrom mit Übergang zur Zwangsstörung*.
ECHO-Viren-Antikörper m sg, pl: Antikörper*gegen ECHO-Viren im Serum* oder Liquor*. Die Bestimmung ist indiziert bei aseptischer Meningitis*, bei Myokarditis* oder Hepatitis* mit Verdacht auf ECHO-Viren-Beteiligung. Der Nachweis erfolgt mittels Neutralisationstest*, ELISA oder Enzym*-Immunoassay. Es besteht starke Kreuzreaktivität* mit anderen Enteroviren (Coxsackie-Viren, Poliomyelitis-Viren).
Echte Engelwurz → Engelwurz, echte
Echte Kamille → Kamille, echte
Echte Wehenschwäche f: syn. echte Wehen-Insuffizienz. Bezeichnung für eine hypotone oder normotone Wehenschwäche im Gegensatz zur hypertonen Wehenschwäche*.
Eckzahn m: engl. canine tooth; syn. Dens caninus. Einhöckeriger, kegelförmiger Zahn am Übergang der Frontzähne zu den Seitenzähnen. Der Eckzahn folgt beim Menschen auf den lateralen Schneidezahn* und befindet sich vor den Prämolaren*. Die Eckzähne haben lange Wurzeln, die im Oberkiefer fast bis zur knöchernen Augenhöhle reichen.
ECLA: Abk. für engl. extracorporal lung assist → Extrakorporale Membranoxygenierung
Eclampsia → Eklampsie
ECLS: Abk. für engl. extracorporeal life support → Extrakorporale Membranoxygenierung
E. coli → Escherichia coli
Economo-Enzephalitis → Encephalitis lethargica
Economy-Class-Syndrom n: syn. Reisevenenthrombose. Bezeichnung für akute Beinvenenthrombose* nach längeren Reisen mit wenig Bewegungsfreiheit für die Beine (meist mit dem Flugzeug oder Reisebus, seltener mit dem Auto). Mögliche Ursachen sind fehlende Muskelpumpe, Abknickung der V. poplitea bei langem Sitzen sowie zu wenig Flüssigkeitszufuhr.
Ecstasy-Intoxikation f: Vergiftung mit einer Partydroge aus der Gruppe der Amphetamine. Wegen hoher missbräuchlicher Anwendung von Ecstasy kommt es häufig zu Vergiftungen, die in den meisten Fällen nicht tödlich enden (10 Todesfälle 2018 in Deutschland). Gefährlich sind Verunreinigungen der Droge und ein unkalkulierbarer Mischkonsum von Drogen.
ECT: Abk. für → Ecarin Clotting Time
ECT: Abk. für → Emissionscomputertomografie
Ecthyma n: Infektiöse Hauterkrankung unterschiedlicher Ätiologie*, gekennzeichnet durch

die Ausbildung charakteristischer, wie ausgestanzt wirkender Ulzera, welche unter Narbenbildung abheilen. Die Diagnose wird klinisch und mikrobiologisch gestellt, therapiert wird chirurgisch, lokal antiseptisch und antibiotisch.

Ecthyma gangraenosum terebrans *n*: Hämorrhagische, nekrotisierende Vaskulitis mit über den ganzen Körper verteilten Blasen und Ulzerationen im Rahmen einer Sepsis mit Pseudomonas* aeruginosa, besonders bei Patienten mit Immundefekten bzw. Tumorerkrankung.

Ectropium uveae *n*: Auswärtsstülpung der Iris am Pupillenrand. Das Ectropium uveae kommt vor als angeborene Anomalie, bei Uveatumoren, Irisatrophie und Glaukom*.

EC-Zellen: Abk. für enterochromaffine Zellen → Zellen, enterochromaffine

Eczéma craquelé *m*: engl. *eczema craquelé*; syn. Eczéma canalé. Chronisches Ekzem* bei starker Austrocknung der Haut (Xerosis, Asteatose, Sebostase) und Lipidmangel, vor allem bei Altershaut oder überbeanspruchter Haut (z. B. durch übertriebenes Waschen) oder als UAW (z. B. bei Isotretinoin, Indinavir, Bevacizumab). Behandelt wird insbesondere mit rückfettenden Maßnahmen.

Klinik: Betroffen sind vor allem Unterschenkel (insbesondere prätibial), Streckseiten der Arme und der Stamm. Es kommt zu Einrissen in der Haut mit roten Fissuren, sodass das Bild an ein Kopfsteinpflaster oder ein ausgetrocknetes Flussbett erinnert, siehe Abb. Auf der Hautoberfläche findet sich eine pudrige feinlamelläre, teils auch großlamelläre Schuppung. Das Eczéma craquelé ist abzugrenzen von der Ichthyosis acquisita.

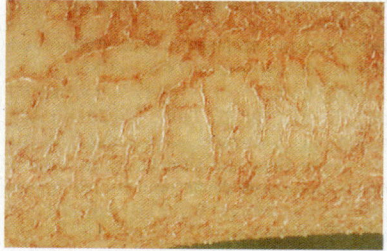

Eczéma craquelé: Unregelmäßige Risse und Schuppungen am Arm. [74]

Eczema herpeticatum *n*: engl. *eczema herpeticum*; syn. Ekzema herpeticatum. Herpes-simplex-Infektion vorgeschädigter ekzematisierter Haut (z. B. bei atopischem Ekzem*). Die Diagnosestellung erfolgt klinisch und mittels Erregernachweis. Eine antivirale Therapie ist unerlässlich, da schwere Komplikationen wie Sepsis* durch Virämie*, Multiorganversagen* sowie ZNS-Beteiligung (aseptische Meningitis* oder Enzephalitis*) mit evtl. letalem Verlauf möglich sind.

Klinik:
- meist akut auftretendes Fieber und schweres Krankheitsgefühl mit Kopfschmerzen und evtl. regionärer Lymphadenopathie*
- regionär oder generalisiert auftretende 1–2 mm große Bläschen, welche sich zu Pusteln entwickeln, die in Folge rasch aufplatzen und Erosionen hinterlassen
- Hauptlokalisationen sind Gesicht, Hals, Brust und Arme
- UV-Exposition als begünstigender Faktor.

Therapie:
- austrocknende antiseptische und evtl. antivirale Externa (keine Salben oder Fettsalben) kombiniert mit
- systemischer antiviraler Therapie, z. B. mittels Aciclovir* i. v., gewichtsadaptiert bei ausgedehntem Befall oder
- evtl. Aciclovir* oder Famciclovir* p. o. bei milder Symptomatik für 5–8 d
- evtl. Foscarnet-Natrium i. v. bei immunsupprimierten Patienten
- Antibiose* bei bakteriellen Superinfektionen.

Eczema infantum *n*: engl. *infantile eczema*. Überbegriff für Ekzem in den ersten 3 Lebensmonaten. Es kann sich um ein seborrhoisches Ekzem*, eine Windeldermatitis*, ein atopisches Ekzem*, ein mikrobielles Ekzem* oder eine Psoriasis* handeln.

Eczema vaccinatum *n*: syn. Ekzema vaccinatum. Ekzem als Komplikation nach einer Pockenimpfung mit Vacciniavirus* bei Patienten mit atopischem Ekzem*. Die Ausbreitung erfolgt durch hämatogen disseminierte Aussaat. Das Ekzem hinterlässt sog. Pockennarben. Die Letalität beträgt bis zu 30 %.

ED: Abk. für Effektivdosis → Dosis

ED: Abk. für → Einfalldosis

Edelgase *n pl*: engl. *noble gases*. Gruppenbezeichnung für die Elemente Helium*, Neon, Argon, Krypton, Xenon*, Radon* und Oganesson (VIII. Hauptgruppe des Periodensystems der Elemente) mit auffälliger Reaktionsträgheit, verursacht durch die mit Elektronen vollständig gefüllte äußere Elektronenschale (Edelgaskonfiguration).

EDP: Abk. für engl. enddiastolic pressure → Ventrikeldruck

EDTA *n*: Organische Säure (Ethylendiamintetraessigsäure), die peroral als Chelatbildner* bei Schwermetallintoxikationen, insbesondere bei Bleiintoxikation, eingesetzt wird. EDTA wird außerdem verwendet als Konservierungsstoff für Impfstoffe, zur Gerinnungshemmung von Blutproben und früher auch topisch bei Kalkverätzung* am Auge. Eingesetzt werden hauptsächlich die Natrium- und Kalium-Salze.

EDTA-Blut *n*: syn. EDTA-Vollblut. Mit Ethylendiamintetraessigsäure (EDTA*) versetztes Blut* zur Hemmung der Blutgerinnung*. EDTA-Blut wird u. a. für hämatologische Untersuchungen (Blutbild*, Serologie*) verwendet. Es eignet sich nicht für Untersuchungen der klinischen Chemie, Chromosomenanalysen und instabile Zielgrößen wie ACTH.

Edwards-Syndrom → Trisomie 18

EE: Abk. für → Ernährung, enterale

EEA-Stapler: Abk. für engl. enteroenteric anastomosis stapler → Klammernahtgerät

EE-Formen *f pl*: syn. exoerythrozytäre Formen. Exoerythrozytäre Vermehrungsstadien (Gewebeformen) der Malariaerreger.

EEG-Analyse *f*: syn. EEG-Auswertung. Auswertung des EEG in Hinblick auf Grundrhythmus, Amplitude, Steilheit, Lokalisation von Potenzialschwankungen, Homogenität des Wellenverlaufs über sich entsprechenden Arealen der Großhirnhemisphären (EEG-Asymmetrie), evtl. zusätzlich Provokation pathologischer EEG-Veränderungen durch Hyperventilation*, Fotostimulation* und Schlafentzug*.

EEG-Biofeedback → Neurofeedback

EEG-Desynchronisation *f*: Aufhebung der synchronen, rhythmischen elektrischen Aktivität kortikaler Zellpopulationen. Eine EEG-Desynchronisation ist physiologisch bei geistiger Aktivität, z. B. bei Reaktionen auf Reize (ereigniskorrelierte Desynchronisierung), hingegen pathologisch bei Erkrankungen des Gehirns.

Beschreibung: Durch thalamische Schrittmacher kommt es bei Gesunden in Ruhe zu synchroner Polarisierung und Depolarisierung kortikaler Zellpopulationen. Diese synchrone Ruheaktivität wird bei erhöhten Anforderungen an die Informationsverarbeitung aufgehoben. Sie ist auch in Ruhe vermindert bei Erkrankungen, welche die Integrität des Gehirns beeinträchtigen.

EEG-Herdbefund *m*: Lokale Veränderung im EEG außerhalb der Norm, der nicht immer ein klinisch fassbares Symptom zuzuorden ist. Herdbefunde lassen keine Rückschlüsse auf die Ursache der Störung zu. Bei hinreichendem Verdacht sollten Herdbefunde aber klinisch und mittels anderer Verfahren (insbesondere Bildgebung, MRT oder CCT) abgeklärt werden.

EEG-Mapping: engl. *electroencephalography mapping*. Methode des Brainmappings* zur bildlichen Darstellung der Hirnrindenaktivität, die aus EEG-Daten errechnet und auf die Kopfoberfläche projiziert wird. EEG-Mapping ist kein Routineverfahren und wird in der Forschung verwendet, z. B. zur Darstellung kortikaler Reaktionen auf kognitive oder emotionale Reize in der experimentellen Psychologie.

EET: Abk. für engl. epithelioid trophoblastic tumor → Trophoblasttumor, epitheloider

Efavirenz *n*: Virostatikum aus der Gruppe der nichtnukleosidischen Reverse*-Transkriptase-Inhibitoren, das im Rahmen antiviraler Kombinationstherapien* bei HIV-1-Infektionen oral verabreicht wird. Efavirenz verhindert die Virusvermehrung, indem es die virale Reverse Transkriptase hemmt. Zu den häufigsten Nebenwirkungen zählen Hautausschlag, Schwindel, Schlafstörungen, Müdigkeit und gastrointestinale Störungen.

Effektor *m*: engl. *effector*. Erfolgsorgan, beispielsweise glatte Muskulatur und Drüsen, die durch Impulse efferenter Nerven (motorisch oder sekretorisch) erregt oder gehemmt werden. Als Effektoren werden auch Substanzen bezeichnet, die eine Enzymaktivität durch Konformationsänderung regulieren oder die Bindungsfähigkeit eines Regulatorproteins an die DNA verändern oder beeinflussen.

Effektorzellen *f pl*: engl. *effector cells*. Immunkompetente Zellen, die während einer Immunantwort* die Effektorfunktionen des Immunsystems ausüben. Zu den Effektorzellen gehören aktivierte CD4⁺-T*-Lymphozyten (TH1- und TH2-Zellen; T*-Helferzellen), CD8⁺- und natürliche Killerzellen*, Plasmazellen* (Antikörperbildung) und Makrophagen* (Lyse von Mikroorganismen).

Effekt, piezoelektrischer *m*: engl. *piezo-electric effect*. Auftreten einer elektrischen Spannung an der Oberfläche bestimmter Kristalle (z. B. Quarz, Turmalin, bestimmte Keramikarten) bei Einwirkung von Druck oder Zug. Bei Anlegen einer Spannung deformieren sich die Kristalle (umgekehrter piezoelektrischer Effekt). Beide Effekte werden u. a. zur Erzeugung und Aufnahme von Ultraschall* genutzt.

Effendi-Klassifikation → Hanged-Man-Fraktur

efferent: syn. *efferens*. Hinausführend, wegführend, Bezeichnung für eine Leitungsrichtung im Nerven- oder Blutsystem, z. B. für Nerven, die Erregungen vom ZNS zur Peripherie leiten. Der gegensätzliche Begriff zu efferent lautet afferent*.

Efferenzen *f pl*: engl. *efference*; syn. efferente Nervenfasern. Nervenfasern, die Informationen vom ZNS, einem Neuron oder einem Sinnesrezeptor wegleiten und dabei zum Zielorgan (Effektor*) oder zu einer anderen Nervenzelle hinleiten. Afferenzen kommunizieren in die andere Richtung.

Anatomie: Es werden folgende Efferenzen unterschieden:
- Somatoefferenzen (somato-motorische Fasern): **1.** gehören zum somatischen Nervensystem **2.** leiten Informationen vom Neuron (Motoneuron) zur quergestreiften* Muskulatur
- allgemeine Viszeroefferenzen (viszero-motorische Fasern): **1.** gehören zum vegetativen Nervensystem* **2.** innervieren die glatte* Muskulatur von Organen (z. B. Magen-Darm-Trakt, Herz*), Blutgefäßen und Drüsen*
- spezielle Viszeroefferenzen: **1.** Begriff aus der Embryologie* **2.** innervieren die quergestreifte Kiemenbogenmuskulatur **3.** funktionieren wie somatoefferente Fasern.

Effizienz *f*: engl. *efficiency*. Wirkung oder Nutzen im Verhältnis zum dazu benötigten Aufwand. Als effizient bezeichnet man eine mit dem geringstmöglichen Mitteleinsatz erstellte Leistung (Minimierungsprinzip) oder eine bei festgelegtem Mitteleinsatz maximale Leistung (Maximierungsprinzip).

Efflation → Ruktus

Effleurage *f*: syn. Streichung. Grundgriff zur Eröffnung und Beendigung einer klassischen Massage*behandlung oder manuellen Lymphdrainage, bei der die flache Hand mit leichtem Druck über die Haut streicht (Oberflächenstreichung) oder die Haut dehnt (Tiefenstreichung). Siehe Abb. 1 und siehe Abb. 2.

Ziele:
- physiopsychische Entspannungs- und Erholungsphase für den Patienten
- Verbesserung der Trophik der Haut
- Förderung des venösen und lymphatischen Rückstroms.

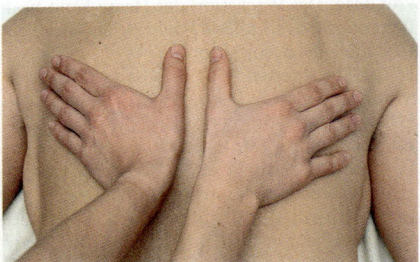

Effleurage Abb. 1: Oberflächenstreichung. [194]

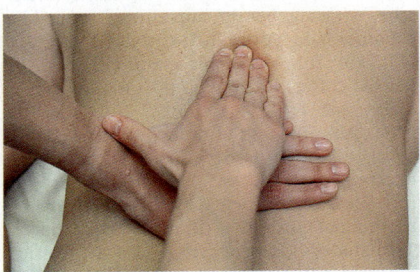

Effleurage Abb. 2: Tiefenstreichung. [194]

Effloreszenzen *f pl*: engl. *skin lesions*; syn. Hauteffloreszenz. Einteilung von pathologischen Hautveränderungen zur standardisierten Beschreibung und damit Diagnoseerleichterung. Primäre Effloreszenzen entstehen unmittelbar durch die Erkrankung, sekundäre Effloreszenzen nach und nach aus den primären. Siehe Abb. 1.

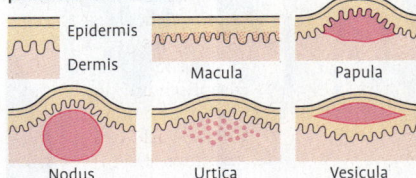

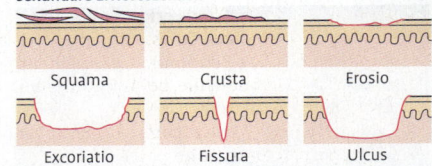

Effloreszenzen Abb. 1: Querschnitt der Haut im Schema. Dargestellt sind primäre und sekundäre Effloreszenzen.

Einteilung:
- **primäre Effloreszenzen: 1.** Macula (Makula) **2.** Papula (Papel*; konfluierend als Plaque*) **3.** Nodus (dauerhafter tieferer Knoten bis etwa Haselnussgröße; kleiner: Nodulus, größer: Tumor) **4.** Quaddel (Urtica) **5.** Vesicula* **6.** Bulla **7.** Pustula (Pustel*)
- **sekundäre Effloreszenzen: 1.** Squama (Schuppen*) **2.** Crusta **3.** Erosio (Erosion*) **4.** Excoriatio (Exkoriation*) **5.** Fissura (Fissur*) **6.** Rhagade* **7.** Ulcus (Ulkus*) **8.** Cicatrix (Narbe*) **9.** Atrophia (Hautatrophie, Hautschwund, Atrophie*). siehe Abb. 2.

Effluvium *n*: Erguss, Ausfall.

Effluvium capillorum *n*: Pathologischer Ausfall von Kopfhaaren mit Verlust von mehr als 100 Haaren* pro Tag. Es werden verschiedene Formen, wie z. B. hypoöstrogenämisches Effluvium, hyperandrogenämisches Effluvium oder schilddrüsenbedingtes Effluvium unterschieden. Näheres siehe Alopezie*.

Effluvium, telogenes *n*: engl. *telogen effluvium*. Diffuser Haarausfall mit Ausdünnung des Haupthaares. Das telogene Effluvium ist gekennzeichnet durch den gleichzeitigen Übergang vieler Haare von der Anagen- in die Telogenphase (Ruhephase, siehe Haarzyklus). Es beginnt 2–4 Monate nach einem ursächlichen Ereignis (Infekt, Vergiftung), bei schwerer Schädigung schon früher. Siehe Abb.

Vorkommen:
- physiologisch, z. B.: **1.** bei Neugeborenen **2.** bei Frauen nach der Geburt und in den

Effort-Thrombose

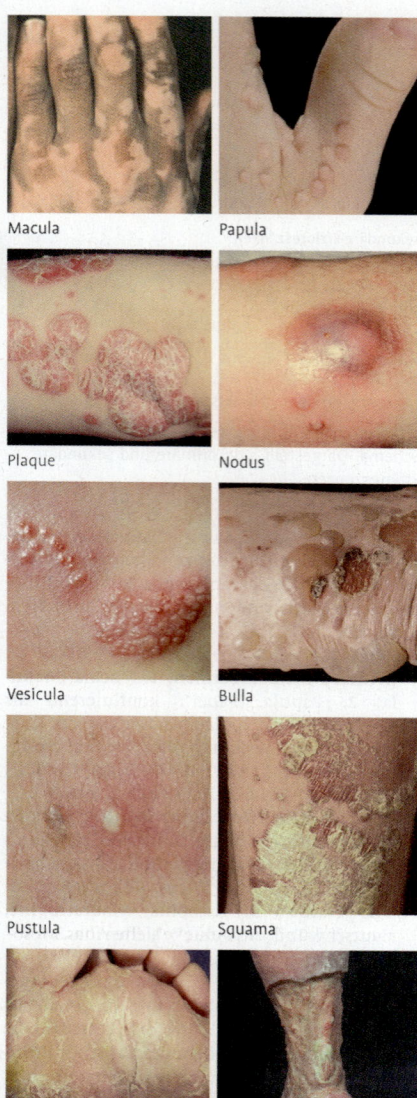

Effloreszenzen Abb. 2: Primäre und sekundäre Effloreszenzen der Haut. [183]

- Wechseljahren (Alopecia* postpartualis bzw. Alopecia climacteria) 3. bei Männern: Alopecia* androgenetica
- in akuten Stresssituationen
- Fehl- und Unterernährung
- fieberhafte Infektionskrankheiten

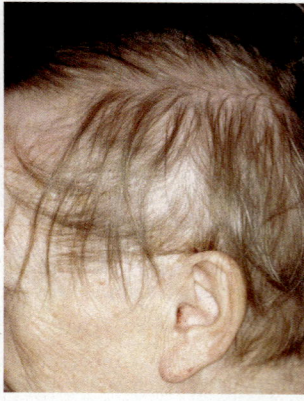

Effluvium, telogenes: Befund nach schwerer Infektion. [183]

- chronische Erkrankungen, z. B.: 1. Neoplasien 2. Eisenmangelanämie
- endokrine Erkrankungen, z. B.: 1. Hyperthyreose 2. Hypothyreose
- Erkrankungen des ZNS und Psychosen
- als UAW (Alopecia* medicamentosa)
- Intoxikation mit Schwermetallen
- aufgrund ionisierender Strahlung.

Prognose: Das Wachstum der Haare kann nach Beseitigung des Auslösers oder Behandlung der Ursache wieder einsetzen.

Effort-Thrombose → Paget-von-Schroetter-Syndrom

Effusion → Hydrops

Eflornithin n: Antiprotozoenmittel* zur systemischen Behandlung einer Trypanosoma-brucei-gambiense-Infektion (siehe WHO-Liste der unentbehrlichen Arzneimittel) sowie Dermatikum mit haarwuchshemmender Wirkung zur äußerlichen Anwendung. In Deutschland ist Eflornithin nur zur Behandlung des Hirsutismus erhältlich. Seine überwiegend zytostatische Wirkung beruht auf einer irreversiblen Hemmung der Ornithin-Decarboxylase.

EFT: Abk. für → Therapie, emotionsfokussierte

EG: Abk. für Elektrogramm → EKG, intrakardiales

eGA: Abk. für → Gesundheitsakte, elektronische

Egel m sg, pl: engl. leech. Bezeichnung für Würmer, die 2 verschiedenen Tierstämmen angehören; einmal Hirudinea* (Blutegel), zum anderen Trematodes* (Saugwürmer), je nach Ansiedlungsort z. B. Darmegel*, Leberegel* und Lungenegel (Paragonimus*).

Egerton-Stoke-Mandeville-Bett → Drehbett

EGF: Abk. für → Epidermal Growth Factor

eGK: Abk. für → Gesundheitskarte, elektronische

Egozentrik f: engl. egocentrism. Selbst- oder Ichbezogenheit im Denken und Fühlen. Im Unterschied zum Egoismus muss sich Egozentrik nicht unbedingt in egoistischem Handeln zeigen, sondern kann auch als Altruismus ausgelebt werden. Ein egozentrischer Mensch kann sich aufopfernd anderen widmen und sich dabei als Mittelpunkt seiner sozialen Gruppe empfinden.
Klinische Bedeutung: Egozentrik ist u. a. ein Merkmal dissozialer Persönlichkeitsstörungen.

EHL: Abk. für elektrohydraulische Lithotripsie → Cholelithotripsie

Ehlers-Danlos-Syndrom n: engl. Ehlers-Danlos disease; syn. Fibrodysplasia elastica generalisata. Erbliche Krankheitsbilder mit Kollagendysplasie und Mutationen in diversen Kollagen-Genen sowie klinischer Manifestation in der Kindheit. Typische Symptome sind Hyperelastizität der Haut und Überstreckbarkeit der Gelenke. Die Diagnostik erfolgt durch biochemischen Nachweis spezifischer Enzymdefekte. Eine Pränataldiagnostik ist bei einigen Typen durch Chorionbiopsie* oder Amniozentese* möglich. **Epidemiologie:** 1 : 20 000 beim klassischen EDS-Typ 1/2. **Formen:** Derzeit 6 definierte Haupt-Typen, modifiziert nach Böhm 2002, des Weiteren zusätzlich seltenere Sonderformen. **Pathogenese:** Je nach Typ, autosomal-dominanter, -rezessiver oder X-chromosomaler Erbmodus; entsprechend unterschiedliche pathobiochemische Mechanismen der gestörten Kollagenfibrillogenese.

Klinik: Je nach Typ unterschiedliche Symptomkonstellation und -schwere:
- Hyperelastizität der Haut (siehe Abb. 1)
- erhöhte Vulnerabilität sowie Wundheilungsstörungen der Haut
- Überstreckbarkeit der Gelenke (siehe Abb. 2) mit Luxationsneigung
- Augenanomalien, z. B. Myopie, Linsenektopie, blaue Skleren, Neigung zu Netzhautblutungen (siehe Abb. 3)
- Disposition zu vasogener Hämorrhagie, Aneurysma dissecans und Arterienrupturen, cave: Angiografie

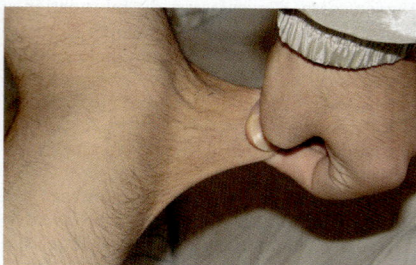

Ehlers-Danlos-Syndrom Abb. 1: Hyperelastizität der Haut. [79]

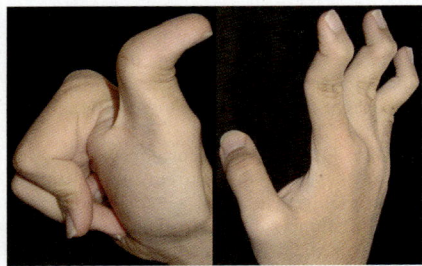

Ehlers-Danlos-Syndrom Abb. 2: Überstreckbarkeit der Gelenke. [79]

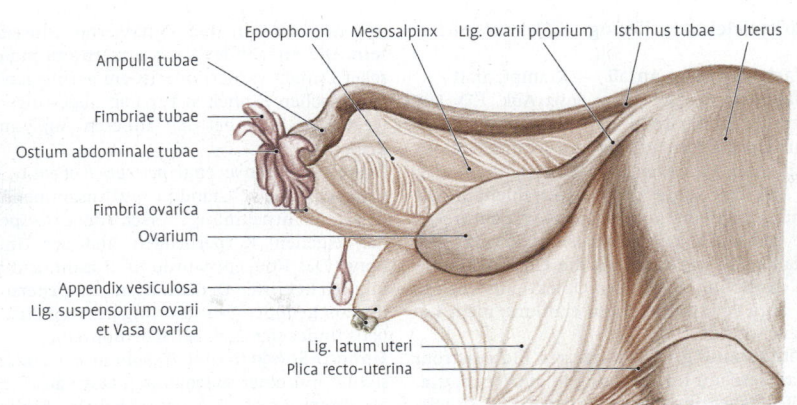

Eileiter: Uterus von dorsal mit linker Tube und linkem Ovarium. Das Lig. suspensorium ovarii verläuft von der Extremitas tubaria des Ovars zur Beckenwand und führt die Vasa ovarica mit sich. [4]

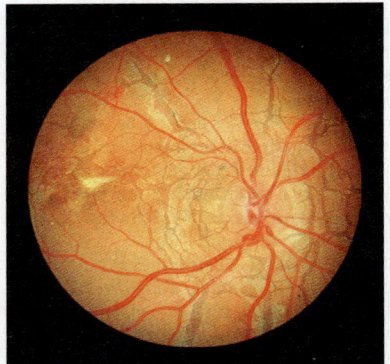

Ehlers-Danlos-Syndrom Abb. 3: Gefäßähnliche Streifen von der Papille aus und nach peripher ziehend (sog. Angioid Streaks); Ophthalmoskopie. [133]

- Mitralklappenprolaps
- Darm- und Harnblasendivertikel
- verstärkte Nachblutungen bei operativen Eingriffen, je nach Typ strenge Indikationsstellung
- erhöhte Frühgeborenenrate.

Therapie:
- nicht kausal möglich
- symptomatisch und prophylaktisch
- Physiotherapie
- ggf. orthopädische Versorgung.

Ehrlich-Innenkörper → Heinz-Körper
Ehrlich-Mastzellen → Mastzellen
EIA → Enzym-Immunoassay
Eibisch *m*: syn. Althaea officinalis. Staude aus der Familie der Malvaceae, die in Mitteleuropa sowie Westasien vorkommt und in Nordbayern, Belgien, Frankreich, Ungarn und Bulgarien kultiviert wird. Medizinisch verwendet werden Wurzel, Blüten und Blätter mit entzündungshemmender Wirkung. Aufgrund der enthaltenen Schleimstoffe wird Eibisch zur Linderung von Reizhusten eingesetzt. Siehe Abb.

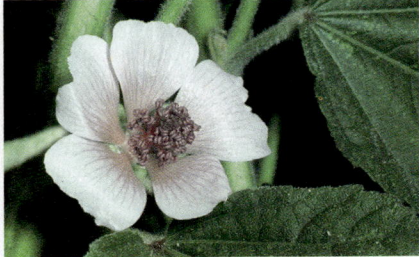

Eibisch: Blüte. [146]

EIC: Abk. für endometriales intraepitheliales K(C)arzinom → Endometriumkarzinom
Eichäpfel → Gallen [Phytotherapie]
Eichengallen → Gallen [Phytotherapie]
Eidotter → Embryotrophe
EIEC: Abk. für enteroinvasive Escherichia coli → Escherichia coli
Eierstock → Ovar
Eierstockentzündung → Oophoritis
Eifersuchtswahn *m*: engl. *delusional jealousy*; syn. Othello-Syndrom. Form des Wahns*, bei dem die Betroffenen der Überzeugung sind, vom Lebenspartner betrogen oder hintergangen zu werden. Er kommt v. a. bei Alkoholpsychose* oder auch als wahnhafte Störung vor.
EIFT: Abk. für engl. embryo intrafallopian transfer → Embryotransfer
Eigelenk → Gelenk
Eigenanamnese *f*: engl. *autoanamnesis*. Teil der zu erhebenden Krankengeschichte (Anamnese), die die Vorgeschichte aus der Sicht des Patienten wiedergibt.
Eigenbluttransfusion → Autotransfusion

Eigenreflex → Reflex
Eihäute *f pl*: engl. *extraembryonic membranes*; syn. Fruchthüllen. Sekundäre Eihüllen, die am Rand der Plazenta* ansetzen. Sie bestehen aus 2 fetalen Anteilen (Amnion*, Chorion*) und einer mütterlichen Schicht (Dezidua).
Eikosanoide *n pl*: engl. *eicosanoids*. Sammelbezeichnung für sauerstoffhaltige Derivate der mehrfach ungesättigten C_{20}-Fettsäure Arachidonsäure*, die meist als Mediatoren und Gewebehormone bei entzündlichen Prozessen wirken und in Sekunden bis Minuten wieder inaktiviert werden.
Eileiter *m*: engl. *fallopian tube*; syn. Salpinx. Ca. 10 cm langer, röhrenförmiger, paariger Anhang des Uterus* ausgehend vom Fundus uteri und reichend bis zu den Eierstöcken (Ovarien). Die Eileiter sind Teil der Adnexe*, über das Mesosalpinx* am Ligamentum* latum uteri aufgehängt und liegen intraperitoneal*. Siehe Abb.
Funktion: Kurz vor dem Eisprung legen sich die Fimbrien auf den reifen Follikel und fangen die Eizelle* nach dem Eisprung ein. Der Eileiter transportiert die Eizelle innerhalb von 5 Tagen durch Zilien* und Muskelkontraktionen zum Uterus*. Die Befruchtung* der Eizelle findet meist in der Ampulla* tubae uterinae statt.
Eileiterdurchgängigkeitsprüfung → Pertubation
Eileiterentzündung → Salpingitis
Eileiterschwangerschaft → Tubargravidität
Eileiterspiegelung → Faloposkopie
Eimeria *f*: Gattungsbegriff wirtsspezifischer, obligat intrazellulärer Darmparasiten verschiedener Tiere (Klasse Sporozoa; siehe Protozoen*), z. B. Eimeria tenella bei Geflügel und Eimeria bovis beim Rind. Eimeria-Spezies gehören zu den Erregern der Kokzidiose.

Eindrittelelektrolytlösung → Elektrolyttherapie

Einfach-partieller Anfall → Krampfanfall

Einfalldosis f: engl. *entry dose*; Abk. ED. Die durch die Primärstrahlung hervorgerufene Dosis am Ort des Eintritts der ionisierenden Strahlung in den Patienten bzw. das Phantom, z. B. die auf der Achse des Nutzstrahlenbündels (Zentralstrahl) im Fokus-Objekt-Abstand frei in Luft gemessene Luftkerma (siehe Kerma). Die Einfalldosis ist kleiner als die Oberflächendosis*, da die im bestrahlten Objekt entstehende und zurückgestrahlte Streustrahlung nicht berücksichtigt wird.

Einflussstauung f: Behinderter Bluteinstrom in das Herz mit Rückstauung in die Venen, u. a. bei Rechtsherzinsuffizienz*, Vena*-cava-superior-Syndrom und fortgeschrittenem Lungenkarzinom* mit massivem Einbruch in das Mediastinum*.

Einteilung: Nach Lokalisation:

– **obere** Einflussstauung mit Erweiterung der Venen in der oberen Körperhälfte und Erhöhung des ZVD (sichtbar v. a. am Hals durch Stauung der Jugularvenen und bei Stokes*-Kragen)

– **untere** Einflussstauung mit erweiterten Venen in der unteren Körperhälfte (z. B. Stauungsleber*).

Eingebildete Schwangerschaft → Scheinschwangerschaft

Eingeweidewürmer → Helminthes

Eingliederungshilfe f: engl. *integration assistance*. Hilfe in besonderen Lebenslagen für Personen, die durch eine Behinderung* wesentlich eingeschränkt sind in ihrer gesellschaftlichen Teilhabe oder von einer entsprechenden Behinderung bedroht sind, oder für Personen, die an einer anderen körperlichen, geistigen oder seelischen Behinderung leiden oder von ihr bedroht sind.

Eingriff m: engl. *intervention*. Intervention aus unterschiedlichem Anlass und mit unterschiedlichen Motiven. In der Medizin relevant sind diagnostische Eingriffe, therapeutische Eingriffe (z. B. Operationen), Eingriffe in die Intimsphäre (ggf. medizinisch notwendig bei der digitalen Ausräumung* des Darms wegen Obstipation) sowie Eingriffe in die Privatsphäre, z. B. durch Belästigung.

Einheit, fetoplazentare f: engl. *fetoplacental unit*. Zusammenfassender Begriff, der Fet (Fetus*, Ungeborenes nach Ausbildung innerer Organe, ab SSW 9) und Plazenta* einschließt. Fetoplazentare Einheit wird meistens im Zusammenhang mit der Synthese von Hormonen (Östrogene*, Gestagene*) gebraucht, da sich hier beide Anteile ergänzen.

Einheit, motorische f: engl. *motor unit*. Motorisches Neuron (Motoneuron, Alphamotoneurone*) und die von ihm innervierten Muskelfasern. Die Anzahl der Muskelfasern pro motorischer Einheit variiert und ist am geringsten bei motorischen Einheiten für fein abgestufte Bewegungen, z. B. bei den äußeren Augenmuskeln.

Einheitserleben n: engl. *perception of entity*. Die ganzheitliche, vollständige und zusammenhängende Wahrnehmung verschiedener Aspekte der (eigenen) Körperlichkeit und der Umgebung. Das Konzept wurde im Zusammenhang mit den Begriffen Derealisation und Depersonalisation gebildet. Eine Störung des Einheitserlebens findet sich z. B. bei Schizophrenie.

Einhorn-Sonde f: engl. *Einhorn tube*. Duodenalsonde* mit einer sogenannten Olive aus Metall an ihrem Ende. Die ursprüngliche Einhorn-Sonde wurde Anfang des 20. Jahrhunderts vom New Yorker Gastroenterologen Max Einhorn zur Entnahme von Duodenalsaft entwickelt.

Einklemmung [Chirurgie] f: engl. *incarceration*. Siehe Inkarzeration*.

Einklemmung [Neurologie] f: Einklemmung von Hirngewebe (sog. innerer Hirnprolaps) unter Ausbildung eines temporalen bzw. zerebellaren Druckkonus* im Gegensatz zur zerebralen Herniation* mit Gewebedefekt. Klinisch zeigen sich Kopfschmerz, Schwindel, Erbrechen, Bewusstseins- und Sensibilitätsstörungen*, Lähmungen und Pupillenveränderungen. Einklemmung ist ein lebensbedrohlicher Notfall, der rasch entsprechend der Ursache behandelt wird. Siehe Abb.

Hintergrund: Ätiologie: intrakranielle Massenverschiebung infolge Hirndrucksteigerung* insbesondere bei Hirnödem*, Hirntumor*, intrakraniellem Hämatom* oder Hirnabszess*.

Klinik:

– Kopfschmerz, Erbrechen, Schwindel und Bewusstseinsstörung* (bis Koma*)
– Stauungspapille*, lichtstarre und erweiterte Pupillen (z. B. Klivuskantensyndrom*)
– Lähmungen durch Schädigung der Pyramidenbahn*, Hirnnervenausfälle und Parästhesien*
– mögliche Komplikationen: Dezerebration* und zentrale Atemlähmung*.

Therapie: Die Vitalfunktionen sind zu sichern und entsprechend der Ursache der Hirndruck zu senken; medikamentös, interventionell und operativ.

Einlage → Schuheinlage, orthopädische

Einlage f: syn. Inkontinenzeinlage. Hilfsmittel aus saugfähigem Material (z. B. Zellstoffflocken) zur Aufnahme von Harn bei leichter Harninkontinenz* oder von Blut während der Menstruation oder postpartal (Wochenfluss). Regelmäßiger Wechsel ist notwendig, um die Bildung einer feuchten Kammer und unangenehmer Gerüche zu vermeiden. Form, Größe und Saugleistung variieren.

Einlauf → Darmreinigung

Einmalfieberthermometer n: engl. *single use thermometer*. Einmalprodukt zur Erfassung der Körpertemperatur*.

Formen:

– selbsthaftendes Thermometer zum Aufkleben auf die Haut: **1.** der gemessene Wert wird über eine sich verfärbende Punkteskala abgelesen **2.** kann bis zu 48 Stunden belassen werden
– steril verpacktes Thermometer zur oralen, axillaren oder rektalen Messung: **1.** besonders bei erhöhter Infektionsgefahr **2.** misst innerhalb von 1 Minute.

Einmalkatheter m: engl. *single use catheter*. Steril verpackter Katheter* zur einmaligen Verwendung (Einwegprodukt) als transurethraler Blasenkatheter*, vorwiegend aus Polyvinylchlorid (PVC). Er hat meist keinen Blockierungsballon. Eingesetzt wird er zur Gewinnung von Urinproben bzw. therapeutischen Harnableitung, Restharnbestimmung, für Kontrastmittelgaben oder Blasenspülungen. Siehe Abb.

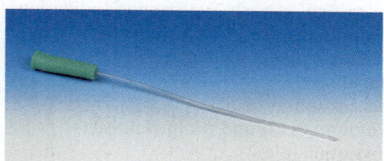

Einmalkatheter

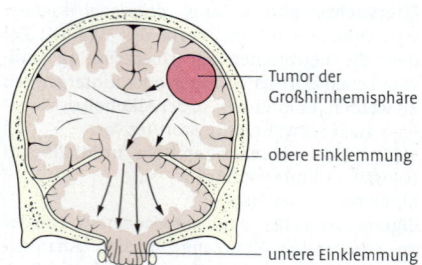

Einklemmung [Neurologie]: Hirntumor mit oberer und unterer Einklemmung.

Einnässen → Enuresis

Einnahmebecher m: syn. Tropfenbecher. Dosier- und Einnahmehilfe aus Glas oder Kunststoff für flüssige Arzneimittel. Die Skala am Innenrand gibt die Füllhöhe in Milliliter oder Löffeln an.

Einnahmelöffel m: Dosier- und Einnahmehilfe aus Kunststoff oder Porzellan in Löffelform für flüssige und zähflüssige Arzneimittel (z. B. Hustensaft). Die Skala am Innenrand gibt die

Füllhöhe für unterschiedliche Dosierungen in Milliliter oder Löffeln (ganzer, halber oder Kinderlöffel) an.

Einreibemittel *n*: engl. *liniment*. Mittel unterschiedlicher Konsistenz zum Auftragen auf die Haut wie Öle, Lotionen oder Cremes. Beispiele sind Körperpflegemittel in der Kosmetik oder mit verschiedenen Wirkstoffen angereicherte, schmerzlindernde, durchblutungsfördernde oder kühlende Arzneimittel* zur äußerlichen Anwendung.

Einreibung *f*: engl. *friction*; syn. Frictio. Auftragen und Verreiben von pflegenden oder medizinisch wirksamen Salben und ggf. ätherischen Ölen auf der Haut unter leichtem Druck mit kreisenden Bewegungen. Einreibungen dienen therapeutischen oder pflegerischen Zwecken.
Hinweis: Bei Patienten mit bekannten Allergien ist vorher die Verträglichkeit an einem begrenzten Hautareal zu testen, z. B. an der Innenseite des Oberarms.

Einreibung, atemstimulierende *f*: engl. *chest rub*; Abk. ASE. Rhythmische, mit Händedruck arbeitende Einreibung am Rücken im Rahmen der Basalen Stimulation*. Sie fördert eine gleichmäßige, tiefe Atmung und richtet die Wahrnehmung des Patienten auf die eigene Atmung. Belegt sind beruhigende, schlaffördernde und atemregulierende Wirkungen.
Durchführung: Nach initialen einstreichenden Bewegungen parallel zur Wirbelsäule führt der Behandler die Einreibung im wahrgenommenen eigenen Atemrhythmus fort. Dabei ist die Ausatemphase doppelt so lang wie die Einatemphase. Kreisend werden die Hände über den Brustkorb geführt, bei der Ausatmung eine Handflächenlänge nach unten mit Ausübung von Druck auf die Daumen, Finger und Handflächen parallel zur Wirbelsäule, bei der Einatmung mit nachlassendem Druck wieder nach oben. Die Einreibungen sind in Etappen vorzunehmen, bis die Hände zum Steiß gelangen. Der Vorgang wird 5- bis 8-mal wiederholt und durch abschließende Ausstreichbewegungen vom Nacken zum Steiß beendet.

Einschlafhalluzination → Halluzination, hypnagoge und hypnopompe

Einschlafstörung *f*: engl. *sleep onset disorder*. Bezeichnung für subjektiv und objektiv verzögertes Einschlafen mit Einschlaflatenz (Dauer vom Vorsatz, einschlafen zu wollen, bis zum tatsächlichen Einschlafen) von > 30 Minuten. Einschlafstörungen treten in Verbindung mit Insomnie* u. a. Schlafstörungen* auf.

Einschlussblennorrhö → Einschlusskonjunktivitis

Einschlusskörperchen *n sg, pl*: engl. *inclusion bodies*. Intrazellulär im Zellkern* oder Zytoplasma* auftretende Partikel, die sich im Lichtmikroskop nachweisen lassen. Meist handelt es sich dabei um fehlerhafte Proteine*. Einschlusskörperchen treten im Rahmen von Viruserkrankungen (z. B. bei Adenoviren) auf oder bei Erkrankungen mit Proteinfehlfaltung, z. B. als Lewy*-Körperchen bei Morbus Parkinson*.

Einschlusskörperchenenzephalitis Dawson → Panenzephalitis, subakute sklerosierende

Einschlusskörperchenkrankheit → Zytomegalie

Einschlusskörpermyositis, hereditäre *f*: engl. *hereditary inclusion body myopathy* (Abk. h-IBM). Erbliche Myopathie, die histologisch durch sog. Rimmed Vacuoles (Einschlusskörperchen) ohne Nachweis entzündlicher Zellen gekennzeichnet ist und klinisch mit Gangstörungen durch Muskelschwäche einhergeht.
Formen:
- h-IBM Typ 2: 1. autosomal-rezessiv erblich (Gen GNE, Genlocus 9p13.3) 2. distale aszendierende Muskelschwäche und -atrophie des M. tibialis anterior mit Gangstörung 3. Beginn im Erwachsenenalter 4. schwere Behinderung nach 10–20 Jahren 5. Augenmuskeln nicht betroffen
- h-IBM Typ 3: 1. autosomal-dominant erbliche (Genlocus 17p13.1) nichtprogressive infantile und progressive adulte Form 2. mit Muskelschwäche, Ptosis und Kontrakturen.

Einschlusskörpermyositis, sporadische *f*: engl. *Sporadic Inclusion Body Myositis*. Seltene, primär degenerative Myopathie unbekannter Ätiologie mit gemischt degenerativer und entzündlicher Reaktion. Eine Einschlusskörperchenmyositis äußert sich durch Muskelschwäche und wird durch Muskelbiopsie diagnostiziert. Therapiert wird mit regelmäßiger Physiotherapie sowie Immunsuppressiva und Immunmodulatoren wie Altemzumab. Eine Heilung ist nicht möglich.

Einschlusskonjunktivitis *f*: engl. *inclusion conjunctivitis of the newborn*. Konjunktivitis* bei Neugeborenen mit Nachweis von Einschlusskörperchen*, die denjenigen des Trachoms* gleichen (sog. Paratrachom) ohne Hornhautbeteiligung. Die Übertragung von Chlamydia* trachomatis vom Serotyp D–K erfolgt intrapartal bei bestehender Infektion der Mutter. Antibiotische Therapie mit Erythromycin* oder Chinolonen* führt meist zur narbenlosen Heilung. Siehe Abb.

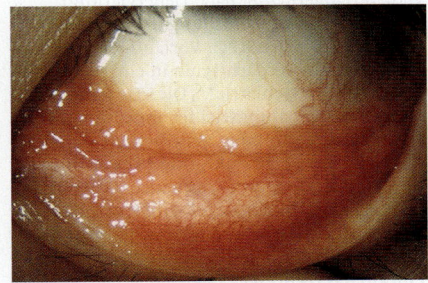

Einschlusskonjunktivitis: Folliculäre Konjunktivitis bei Chlamydieninfektion. [133]

Einschlusskonjunktivitis, trachomatöse → Trachom

Einschlusskriterien *n pl*: engl. *criteria of inclusion*. Möglichst gut operationalisierbare Merkmale einer Person als Grundlage der Entscheidung über die Berücksichtigung zur Teilnahme an einer Studie* bzw. einer diagnostischen, therapeutischen oder wissenschaftlichen Maßnahme. Einschlusskriterien leiten sich aus ethischen und rechtlichen Vorgaben und aus der klinischen oder epidemiologischen Studienfragestellung ab.
Anwendung: In der Regel werden vor Beginn der Studie oder anderen Maßnahme Einschlusskriterien definiert, um die Teilnahmevoraussetzungen festzulegen, danach wird überprüft, ob das Vorliegen von Ausschlusskriterien* eine Studienteilnahme verbietet.
Beispiele: Zur Aufnahme in eine Therapiestudie z. B.
- Geschlecht
- Alter oder Altersgruppe
- Vorhandensein einer Störung oder Vorliegen einer bestimmten Erkrankung, ggf. spezifiziert nach Schweregrad
- Verlauf
- Vorbehandlungen
- Komorbidität*.

Einschwemmkatheter *m*: engl. *flow-directed catheter*. Dünnwandiger Mehrlumenkatheter (äußerer Durchmesser 7 F = 2,3 mm) aus flexiblem, röntgenpositiven Kunststoff, der nach Punktion einer Vene durch Aufblasen eines am distalen Ende gelegenen Ballons mit dem Blutstrom über die rechte Herzkammer* in die A. pulmonalis geschwemmt wird. Einschwemmkatheter werden als Pulmonaliskatheter* eingesetzt.

Einseitige Beinschwellung: syn. Bein-Schwellung. Schmerzhafte oder schmerzlose, akute oder chronische, ödematöse Schwellung eines Beines, die den Unterschenkel, den Oberschenkel oder das gesamte Bein vom Fuß bis zur Leiste betreffen kann. Die Ursachen sind zahlreich, am häufigsten besteht eine venöse oder Lymph-Abflussstörung. Die Therapie richtet sich nach der Grunderkrankung.
Hintergrund: Ursachen:
- Phlebödem: 1. tiefe Beinvenenthrombose (Phlebothrombose*) 2. chronisch-venöse Insuffizienz* 3. postthrombotisches Syndrom*
- primäres oder sekundäres Lymphödem*
- Verletzungen: 1. Distorsion* des Knie- oder Sprunggelenks 2. Muskelfaserriss* mit Einblutung, Muskelhämatom

Einsichtsfähigkeit

- popliteale Synovialzyste (Baker*-Zyste)
- venöse Kompression durch Unterbauchtumor
- arterielle Erkrankungen: 1. Aneurysma* 2. akute Thrombose oder Embolie
- Begleitödem bei: 1. akuter Phlebitis* 2. Erysipel* 3. Arthritis*
- artifizielles Ödem (Selbstverletzung*)

Diagnostik:
- Anamnese
- klinische Untersuchung: 1. Beinumfangsmessung (Seitendifferenz > 2 cm ist pathologisch)
- Laboruntersuchung: Harnstatus, Kreatinin, TSH, Gesamteiweiß u. a.: 1. bei V. a. Herzinsuffizienz BNP (kardiale natriuretische Peptide*) 2. bei V. a. Phlebothrombose D*-Dimere
- Abdominalsonografie* (Unterbauchtumor?)
- Herzultraschalluntersuchung (Echokardiografie*)
- bei V. a. Phlebödem: Duplexsonografie*
- bei V. a. Lymphödem: Lymphografie*/Lymphszintigrafie*.

Einsichtsfähigkeit f: engl. ability for insight. Vom vollen Wachbewusstsein und geistiger Gesundheit abhängige Fähigkeit, Sinnzusammenhänge richtig zu erfassen und nach dieser Einsicht zu handeln. Einsichtsfähigkeit wird in Kindheit und Jugend erworben und beruht auf der Intaktheit von Wahrnehmung, Vorstellung, Denkvermögen und Gedächtnis. Forensisch wichtig ist aufgehobene bzw. erheblich verminderte Einsichtsfähigkeit.

Formen: Juristisch ist Einsichtsfähigkeit unterschiedlich definiert:
- **strafrechtlich:** Fähigkeit, das Unrecht einer Tat zu erkennen ist notwendige Voraussetzung schuldhafter Tatbegehung; fehlt diese (Einsichtsunfähigkeit), handelt der Täter ohne Schuld
- **zivilrechtlich:** 1. Fähigkeit, die eigene Verantwortlichkeit für eine schädigende Handlung zu erkennen; fehlt diese beim Minderjährigen, entfällt die Verantwortlichkeit 2. Fähigkeit, die Bedeutung einer Willenserklärung zu erkennen; Voraussetzung, um ein Testament errichten zu können.

Einsichtsrecht n: engl. right to inspect records. Recht des Patienten, die vollständige, ihn betreffende Patientenakte einzusehen oder Abschriften zu verlangen.

Rechtsgrundlagen:
- § 630g BGB
- § 10 Abs. 2 der Musterberufsordnung für die in Deutschland tätigen Ärztinnen und Ärzte
- Ableitung aus dem Recht des Patienten auf informationelle Selbstbestimmung (Art. 2 Abs. 1 in Verbindung mit Art. 1 Abs. 1 Grundgesetz).

Voraussetzungen: Grundsätzlich umfasst der Anspruch des Patienten die Einsicht in seine vollständige Patientenakte bzw. Übersendung entsprechender Kopien gegen Kostenerstattung. Dem Anspruch auf Einsichtnahme kann ein Verweigerungsrecht entgegengehalten werden, soweit der Einsichtnahme erhebliche therapeutische Gründe oder sonstige erhebliche Rechte Dritter entgegenstehen. Die Ablehnung der Einsichtnahme ist zu begründen.

Einstellung [Geburtskanal] f: engl. presentation. Lagebeziehung des vorangehenden Kindsteiles (in der Regel der Kopf) zum mütterlichen Geburtskanal. Zu berücksichtigen sind ferner Kindslage*, Geburtshaltung* sowie Pol-Einstellung.

Einstellung [Pharmazie] f: engl. adjustment. Festlegung der individuell effektivsten Arzneimitteldosis im Rahmen einer Langzeitbehandlung.

Einstellungsanomalie f: engl. anomaly of presentation. Bezeichnung für regelwidrige Position des zu gebärenden Kindes im mütterlichen Becken. Betroffen sind etwa 10 % der Geburten.

Formen:
- hoher Geradstand* (fehlende Rotation des Kindes im Beckeneingang; die Pfeilnaht ist gerade zu tasten)
- tiefer Querstand* (fehlende Rotation des Kindes am Beckenausgang; die Pfeilnaht ist quer zu tasten)
- hintere Hinterhauptslage* (Rotation des Kindes unter der Geburt, sodass der Rücken nach hinten zeigt)
- vorderer Asynklitismus* (Abweichen der Pfeilnaht im Beckeneingang nach vorne)
- hinterer Asynklitismus (Abweichen der Pfeilnaht im Beckeneingang nach hinten).

Einstich-Aktivität f: Durch Einstechen oder Bewegen der Nadel bei der EMG hervorgerufene Aktivität, die bei Gesunden 200–500 ms andauert. Haben die Muskelfasern ihre Erregbarkeit verloren, so ist keine Einstichaktivität nachweisbar (z. B. Kompartment-Syndrom). Bei Steigerung der Erregbarkeit ist die Einstichaktivität verlängert (z. B. nach Denervierung).

Einstweilige Unterbringung f: syn. Unterbringung nach § 126a StPO. Vorläufige Unterbringung eines Tatverdächtigen in einer Klinik für forensische Psychiatrie*. Die Unterbringung wird vom Ermittlungsrichter angeordnet, wenn eine verminderte oder aufgehobene Schuldfähigkeit* sowie eine zukünftige Unterbringung in einer Maßregelvollzugseinrichtung anzunehmen sind. In der Regel wird im Vorfeld der Unterbringung ein psychiatrisches Gutachten erstellt.

Eintauchverfahren n: engl. immersion test. Eintauchen von vorgefertigten Nährböden in Urin zum Nachweis eines bakteriellen Wachstums.

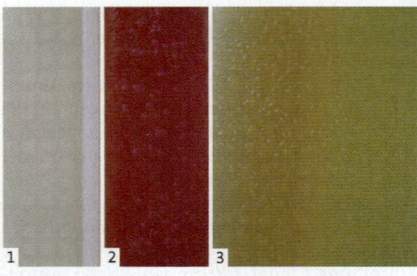

Eintauchverfahren Abb. 1: quantitative Bewertung der Koloniezahl auf den Nährbodenflächen (+: vereinzelt; ++: zahlreich; +++: massenhaft); 1: Cetrimidagar (negativ); 2: MacConkey-Agar (positiv, ++); 3: CLED-Agar, Cystein-Laktose-Elektrolyt-defizienter Agar mit Andrade-Indikator (positiv, +++); Cetrimidagar lässt vorwiegend grampositive Bakterien, die beiden anderen Agarsorten vorwiegend gramnegative Bakterien wachsen. [173]

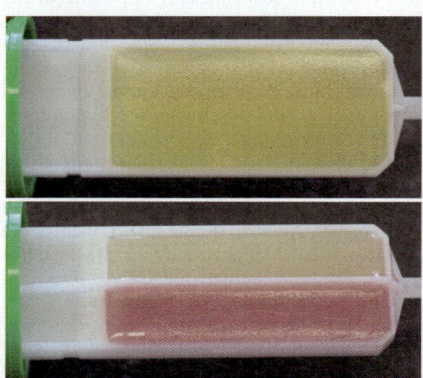

Eintauchverfahren Abb. 2: Nährböden mit verschiedenen Agarsorten, bewachsen mit Escherichia coli, Keimzahl > 10^5/ml. [185]

Mit Nährmedien beschichtete Träger werden in frischen Harn getaucht und 24 h bei 37 °C inkubiert. Siehe Abb. 1.

Einsatz: Das Eintauchverfahren eignet sich:
- zur abschätzenden Keimzahlbestimmung*
- zur Differenzierung in grampositive (Enterokokken*) und gramnegative Erreger (siehe Abb. 2)
- bei Keimwachstum zur anschließenden Bakteriendifferenzierung und Resistenzbestimmung (Antibiogramm)
- als Transportmedium in ein bakteriologisches Labor.

Einthoven-Ableitungen → Extremitätenableitungen

Einthoven-Dreieck n: engl. *Einthoven's triangle*. Auf die Frontalebene* projiziertes gleichseitiges Dreieck, dessen Ecken die Punkte des Körpers darstellen, an denen beim EKG* die Extremitätenableitungen* erfolgen (rechter Arm, linker Arm, linker Fuß; Herz in der Mitte). Die Seiten des Einthoven-Dreiecks entsprechen den bipolaren Extremitätenableitungen nach Einthoven (I, II, III) im EKG.
Klinische Bedeutung: Hilfsmittel zur Ermittlung des Herzsummenvektors (Hauptrichtung der Erregungsausbreitung aus den 3 projizierten Vektoren der Ableitungen I, II, III) und Bestimmung des Lagetyps* des Herzens (siehe Abb.).

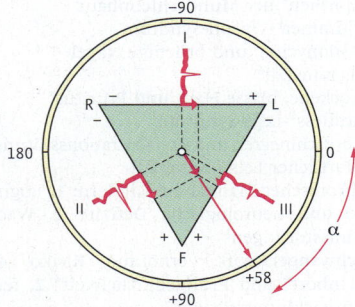

Einthoven-Dreieck: Der Vektor der Erregungsausbreitung projiziert sich unterschiedlich auf jede der 3 Extremitätenableitungen. Im Beispiel verläuft der Herzsummenvektor fast parallel zu Ableitung II, in der folglich die R-Zacke die größte Amplitude hat. Die QRS-Achse beträgt +58°.

Eintrittspforten f pl: Mechanismen der Aufnahme und des Eindringens der Erreger infektiöser Erkrankungen in den Makroorganismus über natürliche Eintrittspforten oder durch Barrieren. Der gleiche Infektionserreger kann durch unterschiedliche Eintrittspforten in den Makroorganismus gelangen (z. B. Milzbrand* durch Ingestion*, Inhalation* und Inokulation*).
Hintergrund: Es gibt 5 Mechanismen der Aufnahme von Erregern infektiöser Erkrankungen:
– Ingestion, perorale* Aufnahme, z. B. bei Ruhr, Typhus* und Salmonellenenteritis
– Inhalation, aerogene Aufnahme, Tröpfcheninfektion*, z. B. bei Röteln*, Masern*, Keuchhusten, Tuberkulose* sowie Meningokokkenmeningitis
– Kontaktinfektion, Aufnahme über Haut*, Schleimhaut und Wunden* durch direkten Kontakt, z. B. als sexuell übertragene Infektion oder indirekt als Wundinfektion*
– Inokulation, Aufnahme durch verschiedenartiges Durchdringen der Haut, trans- und percutan, z. B. Tollwut* bei Bissverletzungen*, Malaria* und Schlafkrankheit* durch Stiche von Arthropoden*, gelegentlich iatrogen*, z. B. Hepatitis* B durch Injektionen* oder Transplantationen*
– diaplazentare, vertikale Infektion*, z. B. bei AIDS, Toxoplasmose* und Röteln.

Einverständnis n: engl. *compliance*. Zustimmung zu Handlungen, im engeren Sinn Handlungen der Gesundheitssorge*. Das Einverständnis wird vom Patienten verbal, nonverbal oder schriftlich erklärt. Wenn Personen nicht durch Betreuung (Betreuungsrecht) oder Unterbringung* in der Durchsetzung ihres freien Willens eingeschränkt sind, können sie im Rahmen ihres Selbstbestimmungsrechts jederzeit Maßnahmen ablehnen.
Hinweis: Im Sinne einer Mitarbeit bei therapeutischen Maßnahmen wird im deutschen Sprachraum von Compliance* gesprochen (siehe Compliance* [Psychologie]).

Einwegartikel m pl: engl. *throw-away articles*. Materialien, die zum einmaligen Gebrauch bestimmt sind und nicht wiederverwertet werden. Sie werden im Gesundheitsbereich eingesetzt, wenn die Artikel nicht für Sterilisationsverfahren geeignet sind oder die Sterilisation des Mehrwegartikels unangemessen aufwändig und teuer wäre (z. B. bei Kanülen und Spritzen).

Einweisungsgutachten n: Psychiatrisches Gutachten, das zu einer Grundlage für die gerichtliche Anordnung einer Unterbringung* eines Straftäters in einer Maßregelvollzugsanstalt wurde.

Einweisungsprognose f: Legalprognose* im erkennenden Verfahren, welche die Anordnung der Unterbringung* eines Straftäters bedingt. Die Einweisungsprognose bezieht sich auf einen längeren Zeitraum und erläutert, ob erneut eine Straffälligkeit zu erwarten ist.

Einwilligung f: engl. *informed consent*. Prinzipiell erforderliche vorherige Zustimmung eines Menschen, durch die z. B. ein ärztlicher Heileingriff oder eine bestimmte Maßnahme juristisch gerechtfertigt wird. Einwilligungen sind im Gegensatz zu Rechtsgeschäften widerruflich.
Voraussetzung: Die rechtswirksame Einwilligung erfordert die
– Einwilligungsfähigkeit* des Betroffenen
– Kenntnis aller erheblichen Umstände (sog. Informed Consent), die eine umfassende und verständliche Aufklärung voraussetzt.
Näheres zur Einwilligungsunfähigkeit und zur Einwilligung durch Minderjährige siehe Einwilligungsfähigkeit.
Ärztlicher Heileingriff: Insbesondere bedarf jede ärztliche oder psychotherapeutische Behandlung der Einwilligung nach § 8 (Muster-)Berufsordnung für Ärzte (MBO-Ä) oder § 7 (Muster-)Berufsordnung für psychologische Psychotherapeuten und Kinder- und Jugendpsychotherapeuten (MBO-PP/KJP). Jeder vorgenommene Heileingriff ohne wirksame Einwilligung, stellt eine Verletzung des Behandlungsvertrages* dar und erfüllt den Tatbestand der Körperverletzung*, auch dann, wenn der Eingriff medizinisch indiziert und lege artis durchgeführt wurde. Auch bei medizinischer Notwendigkeit darf der Arzt somit einen Eingriff ausschließlich in den Grenzen ausführen, die ihm die Einwilligung des Patienten setzt.

Einwilligungsfähigkeit f: engl. *ability to consent*. Für die rechtsverbindliche Einwilligung* notwendige Fähigkeit eines Patienten, welche von der natürlichen Einsichts- und Entschlussfähigkeit abhängig ist. Für dessen Beurteilung ist dabei nicht auf die Geschäftsfähigkeit* des Erklärenden abzustellen.
Voraussetzungen:
– die kognitiven Fähigkeiten, die erforderlich sind, um den infrage kommenden Sachverhalt, dessen Ursachen und Konsequenzen für die eigene Person zu verstehen
– ein inneres Wertesystem, um die Bedeutung des Eingriffs vor dem Hintergrund der eigenen Interessenlage abzuwägen und sich in Konfliktlagen zu entscheiden
– die Fähigkeit zu einer eigenständigen Willensbildung und die Fähigkeit, diesen Willen kundzutun.

Einwilligungsunfähigkeit: Einwilligungsunfähigkeit besteht, wenn Menschen wegen Minderjährigkeit oder psychischer Störungen nicht in der Lage sind:
– den relevanten Sachverhalt zu erfassen
– ihren eigenen Erfahrungshintergrund zu verstehen
– ihn gemäß eigener Wertvorstellungen zu gewichten
– aufgrund von Erfassung, Verständnis und Gewichtung einen eigenen Willen zu bilden und diese zu artikulieren.

Einwilligung durch Minderjährige: Minderjährige sind für gewisse Handlungen durchaus einwilligungsfähig, z. B.
– 14-jährige Jungen und 16-jährige Mädchen in heterosexuelle Handlungen
– 18-Jährige in Arzneimittelstudien und in eine Sterilisation
– 14-Jährige in ärztliche Behandlungen, die keine gravierenden Eingriffe bedeuten und keine gravierenden Folgen nach sich ziehen.
In eine Kastration zur Dämpfung des Sexualtriebes können aber erst 25-Jährige einwilligen.
Rechtliche Bedeutung: Allgemein gilt: Je komplexer und schwerwiegender ein Eingriff ist, in den eingewilligt werden soll, und je nachhaltiger die Folgen sind, desto höher sind die juristischen Anforderungen, die an die Einwilligungsfähigkeit gestellt werden.

Einwilligungsvorbehalt *m*: Anordnung des Betreuungsgerichts, wonach zur Abwendung einer erheblichen Gefahr für die Person oder das Vermögen des Betreuten für dessen Willenserklärung eine Einwilligung des Betreuers erforderlich ist, soweit sie den Aufgabenkreis des Betreuers betrifft.

Einzeilen-CT → Computertomografie

Einzeitige Milzruptur *f*: syn. akute Milz-Ruptur. Einriss oder Zerreißung der Milz (siehe Milzruptur*). Durch Kapsel- oder Parenchymriss bzw. Organzertrümmerung kommt es zu einer akuten und lebensbedrohlichen massiven Blutung in die freie Bauchhöhle. Die einseitige Milzruptur ist von der zweiseitigen* Milzruptur zu unterscheiden; Näheres siehe dort.

Einzelfaser-EMG *n,f*: engl. *single fibre electromyography*; syn. Einzelfaserelektromyografie. Elektromyografie* mit einer Nadelelektrode, die am normalen Muskel die elektrische Aktivität von maximal 3 Muskelfasern als Einzelspikes ableitet. Die Einzelfaserelektromyografie dient der Differenzialdiagnose bei Myasthenie und verschiedenen Myopathien. Es existieren Normwerte für verschiedene Muskeln.

Einzelknopfnaht → Nahtmethoden

Einzeller *m*: Organismus, der nur aus einer einzigen Zelle besteht.

Einzelniere *f*: Funktionell oder anatomisch bedingtes Vorhandensein nur einer Niere, z. B. nach einseitig totalem Niereninfarkt, bei unbehandelter und hämodynamisch relevanter Nierenarterienstenose oder einseitiger Nierenagenesie. Eine Behandlung ist bei guter Funktion der Einzelniere nicht notwendig.

Einzelpsychotherapie *f*: engl. *individual therapy*. Setting der Psychotherapie*, bei dem sich Therapeut und Patient während der meisten therapeutischen Sitzungen allein im Raum befinden. Wichtige Personen aus dem Umfeld des Patienten (Partner, Elternteil) können ggf. stundenweise einbezogen werden. Einzelpsychotherapie ist der Regelfall in der ambulanten Psychotherapie.

Durchführung:
- Einzelpsychotherapie hat den Aufbau einer intensiven, von Vertrauen und sukzessiver Selbstöffnung beim Patienten gekennzeichneten therapeutischen Beziehung* zum Ziel.
- Zugleich unterliegt diese Therapieform der Gefahr der Abhängigkeit des Patienten vom Therapeuten und der Gefahr des Missbrauchs der therapeutischen Beziehung durch den Therapeuten, z. B. zur Befriedigung eines privaten Kontaktbedürfnisses, etwa in Form sexueller Übergriffe.

Einzelschicht-CT → Computertomografie

Einzelstrangbruch → DNA-Strangbruch

Einziehungen *f pl*: engl. *retractions*. Deutliches Einsinken bestimmter Körperpartien während der Inspiration als Zeichen einer Dyspnoe* oder einer verstärkten Aktivierung der Atemmuskeln, insbesondere im Säuglings- und Kleinkindalter. Sie erscheinen als epigastrische, sternale, jugulare, interkostale Einziehungen bei respiratorischer Insuffizienz*, z. B. bei Pneumonie* oder Surfactantmangel-Syndrom.

Eisen *n*: syn. Ferrum. Essenzielles Spurenelement* und wichtiger Bestandteil von Hämoglobin* und Myoglobin*. Gespeichert wird Eisen in Leber*, Milz* und Knochenmark. Im Serum zirkuliert Eisen hauptsächlich an Transferrin* gebunden. Bei Eisenmangelanämie* sind die Serum-Werte verringert, bei Hämolyse* oder Eisenüberladung erhöht.

Physiologie:
- Eisenbestand eines Erwachsenen: 3–5 g
- täglicher Bedarf eines Erwachsenen: tatsächlich auszugleichen sind: 1–5 mg 2. alimentäre Zufuhr muss höher liegen: 10–15 mg
- Resorption: 1. im Darm als Fe^{2+} 2. nur ein Bruchteil des zugeführten Eisens wird resorbiert.

Indikation zur Laborwertbestimmung:
- V. a. Eisenmangelanämie*
- große Blutverluste
- Schwangerschaft*
- V. a. Eisenüberladung.

Eisenlunge → Lungenhämosiderose

Eisenlunge → Lungensiderose

Eisenmangel *m*: engl. *iron deficiency*; syn. Sideropenie. Häufig auftretender, zu geringer Anteil des Gesamtkörper-Eisens*. Typische Symptome sind Eisenmangelanämie*, Mundwinkelrhagaden, Aphthen*, brüchige Nägel und Haarausfall. Unterschieden werden eine latente, manifeste und funktionelle Mangelform. Diagnostiziert wird mittels Eisenstoffwechselparametern, wie z. B. Ferritin*. Die Therapie richtet sich nach dem Schweregrad und der Ursache des Eisenmangels.

Erkrankung: Epidemiologie:
- häufigste Mangelerkrankung weltweit: ca. 2 Milliarden Menschen betroffen
- häufigste Ursache einer Anämie* (80 %)
- Prävalenz* in Europa: 5–10 %
- besonders gefährdet: Frauen mit starken Regelblutungen sowie Tumorpatienten
- Eisenbedarf in Schwangerschaft* um das bis zu 6-fache erhöht.

Ätiologie:
- mangelnde Eisenresorption: 1. Anazidität* 2. Malabsorptionssyndrome*: z. B. Morbus* Crohn, Zöliakie* 3. Funktionsverlust des Duodenums* bzw. Teile des Jejunums*, z. B. nach OP 4. nach Magenresektion 5. z. B. Faber*-Anämie
- erhöhter Eisenbedarf, besonders in der Schwangerschaft* und Wachstumsphase, sowie bei Leistungssport
- akute oder chronische Eisenverluste durch Blutungen: 1. Menstruation*, Hypermenorrhö*, Menorrhagie* 2. gastrointestinale Blutungen, z. B. bei Ulkuskrankheit* 3. Blutungen bei malignen Erkrankungen 4. häufige Blutspende* 5. Blutverlust im Rahmen einer OP 6. chronisches Nasen- und Zahnfleischbluten 7. Hämodialyse* 8. hämorrhagische Diathese*
- Störungen des Eisen-Stoffwechsels, wie z. B. hereditäres eisenrefraktäres Eisenmangelsyndrom.

Klinik:
- typische Symptome einer Anämie* (Eisenmangelanämie*)
- Mundwinkelrhagaden
- Aphthen* der Mundschleimhaut
- Plummer*-Vinson-Syndrom
- Koilonychie* und brüchige Nägel
- Haarausfall*
- trockene, blasse Haut und Pruritus*
- Restless*-Legs-Syndrom
- Kopfschmerzen und Konzentrationsstörungen
- sportlicher Leistungsabfall
- chronischer Mangel bei Kindern: 1. kognitive und neurologische Defizite 2. Wachstumsstörungen*
- Schwangerschaft: erhöhtes Risiko für: 1. Abort* und Frühgeburtlichkeit* 2. fetale Entwicklungsstörung.

Therapie:
- Therapie der Ursache, z. B. Blutstillung
- eisenreiche Ernährung: 1. die empfohlene Tagesmenge liegt bei 10–15 mg, bei vorliegendem Eisenmangel sollte die Zufuhr auf 10–50 mg erhöht werden 2. zu beachten ist die limitierte Resorptionsrate des oral aufgenommen Eisens im Magen-Darm-Trakt (ca. 5–10 %)
- Eisensupplementation* (Näheres siehe dort).

Prophylaxe: Prophylaktische Eisengabe
- in der Schwangerschaft
- bei Frühgeborenen
- bei Neugeborenen mit Geburtsgewicht < 2500 g.

Eisenmangelanämie *f*: engl. *iron-deficiency anemia*; syn. sideropenische Anämie. Sehr häufige, durch Eisenmangel* verursachte hypochrome mikrozytäre Anämie*. Auf Grund der zu niedrigen Eisenkonzentrationen wird nur unzureichend Häm gebildet, sodass die Hämoglobin*-Konzentration der Erythrozyten* sinkt und typische Anämie*-Symptome, wie Blässe und Abgeschlagenheit auftreten. Die Therapie besteht aus Eisensubstitution und ggf. Bluttransfusionen*.

Krankheit: Epidemiologie:
- häufigste europäische Anämie*-Form (80 % der Anämien)
- Prävalenz*: ca. 5–10 %.

Ätiologie: siehe hierzu Eisenmangel*.

Klinik:
- allgemeine Anämie*-Symptomatik: **1.** Blässe, besonders an Schleimhäuten **2.** Leistungsbeeinträchtigung, Müdigkeit und Depression*
- weitere Symptome des Eisenmangels*, wie z.B.: **1.** Mundwinkelrhagaden **2.** Aphthen* der Mundschleimhaut **3.** Koilonychie* und brüchige Nägel **4.** Haarausfall* **5.** Plummer*-Vinson-Syndrom.

Therapie:
- Therapie der Ursache des Eisenmangels
- Ausgleich des Eisendefizits: **1.** eisenreiche Ernährung mit z.B. Kalbsleber, Rind- und Schweinefleisch oder Weizenkleie, Kichererbsen, Linsen und Vollkornbrot **2.** Eisensupplementation* (Näheres siehe dort)
- u. U. Bluttransfusionen*.

Eisenmenger-Reaktion *f:* engl. *Eisenmenger's reaction.* Bezeichnung für die Erhöhung des Lungengefäßwiderstands bei unbehandeltem angeborenem Herzfehler* mit ausgeprägtem primären Links-Rechts-Shunt. Übersteigt der Gefäßwiderstand in der Lunge* den Gefäßwiderstand im Körperkreislauf, kommt es zunächst zu einem gekreuzten Shunt (Pendel-Shunt), folgend zu einem reinen Rechts-Links-Shunt (Shuntumkehr) mit dem Krankheitsbild des Eisenmenger*-Syndroms.

Eisenmenger-Syndrom *m:* engl. *Eisenmenger's complex.* Ursprünglich als Eisenmenger-Komplex bezeichnetes eigenständiges Herzfehlbildungssyndrom aus Ventrikelseptumdefekt* (VSD) mit reitender Aorta, pulmonaler Hypertonie* und Hypertrophie des rechten Ventrikels (Herzhypertrophie*) sowie Rechts-Links-Shunt; heute Bezeichnung für die inoperable Spätform eines angeborenen Herzfehlers (z.B. großer VSD), der anfänglich mit Links-Rechts-Shunt einhergeht (Eisenmenger*-Reaktion).

Klinik: Zyanose* mit Polyglobulie, Trommelschlägelfingern und Uhrglasnägeln.

Therapie:
- evtl. Herz*-Lungen-Transplantation
- palliativ pharmakologisch z.B. Endothelin-Rezeptor-Antagonisten, Phosphodiesterase-5-Hemmer, Prostanoide (Prostazyklin-Analoga).

Eisenoxidstaublunge → Lungensiderose
Eisenspeicherkrankheiten → Hämochromatose
Eisenspeicherkrankheiten → Hämosiderose
Eisensupplementation *f:* syn. Eisensubstitution. Prophylaktische oder therapeutische Gabe (Supplementation*) von Eisen*-Präparaten bei Eisenmangel*. Eine orale Applikation (2-wertige Eisenverbindungen) über mindestens 3 Monate wird der parenteralen* Eisenzufuhr (3-wertige Eisenverbindungen) in der Regel vorgezogen, da anaphylaktische Reaktionen häufig sind. Typische Nebenwirkungen bei oraler Anwendung sind Übelkeit, Obstipation* und Stuhlverfärbung.

Eisprung → Ovulation
Eiswassertest → Cold-Pressure-Test
Eiswassertest *m:* engl. *ice water test.* Urodynamischer Provokationstest bei Verdacht auf supranukleäre ZNS-Läsion (z.B. durch Schlaganfall, Multiple Sklerose, hohe Querschnittläsion) bei intaktem spinalem Reflexbogen. Der Eiswassertest hat geringe Spezifität und Sensitivität, daher soll er nur ergänzend zu anderen diagnostischen Maßnahmen eingesetzt werden.

Prinzip: Manuelles, schnelles Auffüllen der Harnblase mit 100–200 ml 4 °C kalter NaCl 0,9 % Lösung. Kommt es nach der Instillation zu unwillkürlichen Kontraktionen des Detrusors, ist der Eiswassertest positiv.

Eiswickel *m:* engl. *cold pack.* Lokale Kälteanwendung mittels eines mit Eis gefüllten Schlauchs (mit textiler Umhüllung als Hautschutz; Beispiel: Halskrawatte), der Frottiertuchmethode (mit Eiswasser oder aus dem Gefrierschrank), einer Eismassage oder von Kühlsprays, die auf oder um die erkrankte Körperregion appliziert wird. Er wirkt kühlend, abschwellend, entzündungshemmend und schmerzstillend.

Eiter *m:* engl. *pus.* Exsudat* aus abgestorbenen neutrophilen Granulozyten* und Detritus*, das vorwiegend bei bakterieller Entzündung* gebildet wird. Eiter entsteht durch proteolytische Enzyme* der Granulozyten und Mikroorganismen*. Größere Ansammlungen sollten chirurgisch entlastet werden.

Eiterausschlag → Pyodermie
Eitersackniere → Pyonephrose
Eitrige Infektion *f:* syn. putride Infektion. Bakterielle Infektion mit Eiterbildung, die einer antibiotischen Behandlung und ggf. zusätzlich einer chirurgischen Sanierung des Infektionsherdes bedarf. Wichtig ist der Keimnachweis, um gezielt antibiotisch behandeln zu können.

Eiwanderung *f:* syn. Eitransport. Fortbewegung der Zygote* oder des unbefruchteten Eis im Eileiter* durch Tubenbewegung, -sekretion und Flimmerschlag in Richtung Cavitas uteri, gesteuert von Ovarialhormonen. Die Zygote wandert etwa 3–4 Tage unter mehrfacher Zellteilung (Furchung), die Nidation* erfolgt im Stadium der Blastozyste* etwa 6 Tage nach Ovulation*.

Eiweißbindung → Proteinbindung
Eiweiße → Proteine
Eiweißmangelanämie *f:* engl. *protein deficiency anemia.* Anämie* durch Störung der Hämoglobinbindung bei schwerem Proteinmangel, z.B. bei allgemeiner Unterernährung oder nach Gastrektomie*. Häufig besteht gleichzeitig auch ein Mangel an Cobalamin, Folsäure oder Eisen, weshalb uneinheitliche hämatologische Befunde resultieren.

Eiweißmangeldystrophie → Protein-Energie-Mangelsyndrome
Eiweißminimum *n:* engl. *protein minimum.* Tägliche Mindestzufuhr an Proteinen* zur Deckung des physiologischen Eiweißbedarfs des Körpers.

Einteilung:
- absolutes Eiweißminimum: anfallender Stickstoffverlust des Organismus (sog. Abnutzungsquote*) bei proteinfreier (aber energetisch ausreichender) Nahrung, ca. 13–17 g/d bei 70 kg KG
- physiologisches Eiweißminimum (syn. Bilanzminimum): zum Ausgleich der Stickstoffbilanz* notwendige Proteinmenge (resorptions- und stoffwechselbedingt) aufgrund der nicht vollständigen Verwertbarkeit der Nahrungsproteine ca. 0,5 g/kg KG/d
- funktionelles Eiweißminimum: Proteinmenge zur Gewährleistung der normalen Leistungsfähigkeit des Körpers (ca. 0,8 g/kg KG/d).

Eiweißstoffwechsel → Proteinstoffwechsel
Eiweißverlustsyndrom → Enteropathie, exsudative
Eiweißverlustsyndrom → Ménétrier-Syndrom

Eizelle *f:* engl. *ovum;* syn. Oozyte. Weibliche Keimzelle. Sie entwickelt sich aus diploiden Urkeimzellen im Ovar durch Ovogenese und Follikelreifung* zur befruchtungsfähigen Gamete mit einfachem Chromosomensatz. Siehe Abb.

Hintergrund: Die nach Ovulation* vom Infundibulum des Eileiters aufgenommene Eizelle ist von einer Zellmembran, einer Grundsubstanzschicht (Zona* pellucida) und einer Zellschicht (Corona radiata) umgeben. Findet eine Befruchtung* statt, beendet die Eizelle ihre zweite Reifungsteilung und wird als befruchtete Eizelle (Zygote*) in die Uterushöhle (Cavitas uteri) transportiert. Ohne Befruchtung geht die Eizel-

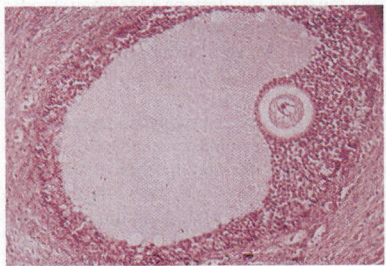

Eizelle: Histologischer Schnitt; Tertiärfollikel mit Cumulus oophorus und in diesem gelegener Eizelle. [181]

le etwa 24 Stunden nach der Ovulation zugrunde.

Ejaculatio → Ejakulation

Ejaculatio deficiens *f*: engl. *deficient ejaculation*. Sexuelle* Funktionsstörung mit ausbleibender (bei Anorgasmie*, Aspermie*) oder vermeintlich ausbleibender Ejakulation (bei retrograder Ejakulation* in die Harnblase). Für die Diagnose muss die Ejakulationsstörung seit mindestens 6 Monaten ständig oder sehr häufig bestehen. Die Therapie richtet sich nach der Ursache.

Therapie:
- bei ausbleibender Ejakulation Psychotherapie der Orgasmusstörung*
- bei vermeintlich ausbleibender Ejakulation Ermitteln der vermutlichen Ursache (siehe Ejakulationsstörung) und Therapie(versuch) derselben.

Ejaculatio praecox *f*: engl. *premature ejaculation*. Sexuelle* Funktionsstörung des Mannes, bei der Ejakulation* und Orgasmus* zu früh eintreten. Entscheidend ist die fehlende Kontrolle des Betroffenen über seinen Orgasmus- und Ejakulationszeitpunkt. Die Störung muss seit mindestens 6 Monaten ständig oder sehr häufig bestehen. Die Behandlung ist psychotherapeutisch und ggf. medikamentös.

Beschreibung: Die Entstehung ist nicht geklärt. Organische Ursachen (z. B. Entzündung) sind äußerst selten. Nach der erektilen Dysfunktion ist die Ejaculatio praecox die häufigste Form sexueller Funktionsstörungen des Mannes.

Prozedere:
- Sexualpsychotherapie* mit geeigneten Zusatzverfahren, z. B.: **1.** Stopp*-Start-Therapie **2.** Squeeze*-Technik
- Versuch einer (zusätzlichen) Pharmakotherapie mit: **1.** Thioridazin **2.** Clomipramin* **3.** Dapoxetin (selektiver Serotoninwiederaufnahme-Hemmer).

Ejaculatio retardata *f*: engl. *delayed ejaculation*. Seltene sexuelle* Funktionsstörung des Mannes, bei der Ejakulation* und Orgasmus* subjektiv als zu spät oder verzögert empfunden werden. Die Störung muss seit mindestens 6 Monaten ständig oder sehr häufig bestehen. Sie kann psychogen oder medikamentös verursacht sein. Die Behandlung richtet sich nach der Ursache.

Ejakulat → Sperma

Ejakulation *f*: engl. *ejaculation*. Samenerguss beim Orgasmus* des Mannes. Beim Ejakulationsvorgang geht der eigentlichen Ejakulation die Bereitstellung des Ejakulates voraus.

Ablauf: Der Ejakulationsvorgang unterteilt sich in:
- Emission (Bereitstellung der Samenflüssigkeit in die hintere Harnröhre)
- Ejakulation: **1.** nervale Steuerung durch das Ejakulationszentrum im Sakralmark S2–S4 **2.** Verschluss des adrenerg innervierten Blasenhalses **3.** klonische Kontraktionen der Beckenbodenmuskulatur **4.** prograde, meist fraktionierte Ejakulation des Spermas.

Ejakulation, retrograde *f*: engl. *retrograde ejaculation*. Ejakulation in die Harnblase durch fehlenden Verschluss des internen Blasensphinkters (M. sphincter vesicae internus) beim Orgasmus, wird heute überwiegend durch Medikamente verursacht.

Ejakulationsstörung *f pl*: engl. *ejaculatory disorders*; syn. Ejakulationsstörungen. Sexuelle* Funktionsstörung, welche die Ejakulation* betrifft. Die Therapie richtet sich nach der Ursache.

Formen:
- Störungen mit Veränderung des Ejakulationsprozesses, meist körperlich oder iatrogen verursacht: **1.** retrograde Ejakulation (als Ejaculatio* deficiens) **2.** Spermatorrhö* (Herausträufeln des Samens ohne Orgasmus)
- Störungen mit Veränderung des Ejakulationszeitpunkts (Orgasmusstörungen*): **1.** Ejaculatio* praecox **2.** Ejaculatio* retardata **3.** Anorgasmie* (mit Ejaculatio* deficiens).

Ejakulationszentrum *n*: engl. *ejaculation center*. Gruppe sympathischer Neuronen in den Seitenhörnern der Rückenmarkssegmente* Th12 bis L2, die den Ejakulationsreflex koordinieren. Das Ejakulationszentrum empfängt Reize (Afferenzen) aus der Glans penis und entsendet sympathische Impulse (Efferenzen) über die Nervi* hypogastrici.

Ejektionsfraktion *f*: engl. *ejection fraction*; syn. Auswurffraktion; Abk. EF. Anteil des Schlagvolumens (SV) am Gesamtblutvolumen in der Herzkammer am Ende der Diastole* (enddiastolisches Volumen, EDV). Die Ejektionsfraktion ist ein Maß für die Herzfunktion und wird ermittelt durch Echokardiografie*, Herzkatheterisierung*, Kardio-MRT oder SPECT. Der Referenzbereich beträgt beim Erwachsenen in Ruhe 60–70 %.

Bestimmung:

$$EF\,[\%] = \frac{SV}{EDV} \cdot 100 = \frac{EDV - ESV}{EDV} \cdot 100$$

EF: Ejektionsfraktion (syn. Auswurffraktion);
SV: Schlagvolumen;
EDV: enddiastolisches Volumen;
ESV: endsystolisches Volumen

Klinische Bedeutung: Die linksventrikuläre Ejektionsfraktion (LV-EF) ist der Kardinalparameter für die systolische linksventrikuläre Pumpfunktion. Sie ist vermindert bei systolischer Herzinsuffizienz*, z. B.
- nach Herzinfarkt
- bei posttraumatischem Herzwandaneurysma*
- bei Kardiomyopathie
- bei hämodynamisch relevantem Perikarderguss*.

Ejektionsklick → Klick, systolischer

EK: Abk. für → Erythrozytenkonzentrat

Ekbom-Willis-Syndrom → Restless-Legs-Syndrom

Ekel *m*: engl. *disgust*. Kulturübergreifend nachgewiesene primäre Emotion* (Grundemotion des Gesichtsausdrucks nach P. Ekman) mit starker negativer Empfindung der Abneigung und des Widerwillens gegen konkret vorhandene oder vorgestellte Objekte (z. B. Körperausscheidungen, Wunden, Nahrung, Verdorbenes), im weiteren Sinn auch gegen Personen und deren Verhaltensweisen (Aversion).

Kennzeichen:
- **physische** Reaktionen: Speichelsekretion, Würge- und Brechreiz, Ausspucken und Erbrechen der aufgenommenen Substanz, Übelkeit, Panik, Ohnmacht
- **Verhaltensreaktion:** Abkehr, Flucht, Vermeidung und starker Impuls, sich aus der Situation zu lösen
- **mimische** Reaktionen: Naserümpfen, Mundwinkel herabziehen, Zunge herausstrecken, Spucken, Kopf zurückziehen, Hand vor Mund und Nase legen, Schließen der Nasenlöcher
- **neurobiologische** Reaktion: Aktivierung des insulären Kortex (fMRT).

Klinische Bedeutung: Die Konfrontation mit ekelerregenden Objekten wirkt als Stressor und kann das **Immunsystem** schwächen (z. B. Auftreten von Herpesbläschen einige Tage nach Ekelempfindung). Dabei muss das Ekel erregende Objekt nicht real vorhanden sein. **Psychopathologisch** ist Ekel bedeutsam bei einem Teil der spezifischen Phobien*, insbesondere bei Blut-, Spritzen- und Verletzungsphobie und einigen Tierphobien (z. B. Spinnen, Schlangen) sowie bei sexuellen Funktionsstörungen (z. B. Dyspareunie, Vaginismus). Ekel ist von großer Bedeutung in den **Gesundheitsberufen**. Nach C. Sowinski (1996) gilt es, dass sich die Berufstätigen die nicht zu vermeidende Ekelempfindungen eingestehen und „erlauben". Um den größtmöglichen Schutz zu erzielen, ist geplantes Handeln notwendig:
- in überraschenden Situation den Raum kurz verlassen und außerhalb die Maßnahmen planen
- Hilfsmittel einsetzen, um gewünschte und notwendige Distanz zu ermöglichen (Einmalhandschuhe, Schutzkleidung, Pflegeschaum, Desinfektionslösung), Frischluft, wohlriechende Reinigungsmittel und vorsichtig dosierte Duftaromen verwenden, Erholungs- und Distanzräume einrichten, Duschen ermöglichen

EKG: Phasen des Herzzyklus. — Tab. 1

Merkmal	Breite (s)	Amplitude (mV)	Vorgang	Definition
P-Welle	0,05–1	0,1–0,25 in Extremitätenableitung	Erregungsausbreitung in den Vorhöfen	
PQ-Strecke		0	vollständige Erregung der Vorhöfe	Ende der P-Welle bis Beginn des QRS-Komplexes
PQ-Zeit	0,12–0,2[1]		Zeit zwischen dem Erregungsbeginn der Vorhöfe und der Kammern	Beginn der P-Welle bis Beginn des QRS-Komplexes
Q-Zacke	0,03	1/4 der zugehörigen R-Zacke	Erregungsausbreitung des Kammerseptums	
QRS-Komplex	0,06–0,1	> 0,5	Erregungsausbreitung in den Kammern	
ST-Strecke		0	vollständige Erregung der Kammern	Ende des QRS-Komplexes bis Beginn der T-Welle
T-Welle		1/8–2/3 der zugehörigen R- bzw. S-Zacke (Hauptzacke)	Erregungsrückbildung der Kammern	
QT-Zeit	0,25–0,45[1]		gesamte elektrische Kammeraktion	Beginn des QRS-Komplexes bis Ende der T-Welle
U-Welle			Bedeutung nicht vollständig geklärt; akzentuiert bei Hypokaliämie	

[1] u. a. von Herzfrequenz abhängig

- Konzentration auf die technischen Aspekte der Arbeit, wodurch belastende Details in den Hintergrund treten
- Aussprache im Pflegeteam über Ekelempfindungen, Belastendes zu zweit erledigen, Supervision.

Im Kontakt zum Patient gilt außerdem:
- dem Patienten ausreichend Flüssigkeit gewähren, damit Harn weniger stechend riecht, Kontinenz- und Toilettentraining, Dekubitusprophylaxe (Dekubitus)
- tragfähige menschliche Beziehung aufbauen, denn Verbundenheit reduziert Ekel.

EKG n: engl. *electrocardiography*. Registrierung der elektrischen Herzaktivität mit Aufzeichnung der kardialen Aktionspotenziale* als Kurven. Diese entsprechen der Summation der Stärken und Richtungen der elektrischen Erregungsleitungen (Vektoren). Als nichtinvasives Diagnostikum vermittelt das EKG wichtige Informationen über Herzrhythmus, Herzfrequenz*, Erregungsleitungssystem* und zeigt indirekt morphologische Veränderungen und deren Lokalisation auf.

Formen:
- nach Position der Elektroden: 1. Oberflächen-EKG (transthorakal von der Körperoberfläche) 2. intrakardiales EKG* 3. Ösophagus-EKG (früher)
- nach Belastungssituation des Patienten: 1. Ruhe-EKG 2. Belastungs*-EKG 3. Langzeit*-EKG.

Prinzip: Den Schwankungen in den EKG-Kurven (siehe Abb.) entsprechen einzelne Phasen des Herzzyklus* (siehe Tab. 1).

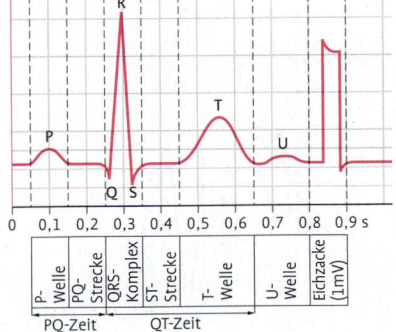

EKG: Normaler Erregungsablauf.

Analyse: Einzelne EKG-Elemente:
- P*-Welle
- PQ*-Zeit
- Q*-Zacke
- QRS*-Komplex
- QT*-Zeit
- ST*-Strecke
- T*-Welle.

Die Aufzeichnung erfolgt auf kalibriertem EKG-Papier mit definierter Geschwindigkeit, meist 50 mm/s (1 mm = 0,02 s).

Ableitungen: Standardableitungen* im Rahmen eines Oberflächen-12-Kanal-EKGs:
- bipolar: Registrierung von Potenzialdifferenzen zwischen 2 vom Herzen entfernten Elektroden: Extremitätenableitungen* nach Einthoven

EKG: Repräsentation der Herzwandbereiche durch die Ableitungen. — Tab. 2

Herzwand	Standardableitungen (zusätzliche Ableitungen)
Vorderwand	
anterior	V_{1-6}
supraapikal	V_{2-3}
anteroseptal	V_{2-4}
anterolateral	V_{2-6}, I, aVL
linke Seitenwand	
linkslateral	I, aVL, V_{5-6} (V_7)
inferolateral	I, II, III, aVF, aVL, V_{5-6} (V_7)
Hinterwand	
inferior	II, III, aVF
posterior	spiegelbildlich/indirekt: V_{1-2} (V_{7-9})
linksventrikulär	I, aVL, V_{4-6}
rechtsventrikulär	(V_{3R-4R})

- unipolar: Messung von Potenzialschwankungen zwischen einer einzelnen Elektrode und einem neutralen Pol, erzeugt durch Zusammenschluss der übrigen Elektroden: 1. Extremitätenableitungen* nach Goldberger 2. Brustwandableitungen* nach Wilson
- ggf. ergänzt durch zusätzliche Ableitungen (z. B. Nehb-Ableitungen).

Auswertung:
- Herzrhythmus
- Herzfrequenz*
- Lagetyp* des Herzens
- Störungen der Erregungsbildung, -ausbreitung und -rückbildung im Erregungsleitungssystem* und im Myokard
- indirekt Hinweise auf morphologische Herzveränderungen
- Lokalisation von Pathologien bei Veränderungen in bestimmten Ableitungen (siehe Tab. 2).

EKG-Infarktzeichen n pl: Typische EKG*-Veränderungen beim Myokardinfarkt. Je nach EKG-Veränderung kann ein ST-Streckenhebungsinfarkt diagnostiziert, in Stadien eingeteilt und lokalisiert werden. EKG-Zeichen sind bei einmaligem Auftreten nicht dauerhaft aussagekräftig, weshalb EKG-Untersuchungen in zeitlichen Abständen wiederholt und die Verdachtsdiagnose mittels weiterer Diagnostik, beispielsweise der Bestimmung von Herzenzymen, verifiziert wird.

Unterteilung: Diagnostische Infarktzeichen:
- beweisende EKG-Infarktzeichen beim ST-Streckenhebungsinfarkt (STEMI) **1.** ST*-Strecken-Hebungen in 2 benachbarten EKG-Ableitungen **2.** neu aufgetretener Linksschenkelblock* (bzw. Rechtsschenkelblock*)
- hinweisende EKG-Zeichen: **1.** neu auftretende ST*-Strecken-Senkungen in 2 benachbarten EKG*-Ableitungen **2.** negative T*-Welle (terminale T-Negativierung, T-Inversion)

Infarktzeichen nach Stadium:
- akutes Stadium: erste 6 h nach Symptombeginn: **1.** überhöhte, hochamplitudige T*-Welle („Erstickungs-T; T-en-dôme) **2.** monophasische, starke ST*-Strecken-Hebung aus der absteigenden R*-Zacke
- subakutes Stadium: bis 24 h nach Infarkt: **1.** mäßige ST*-Strecken-Hebung (Ischämie*-Zeichen) **2.** Verlust der R*-Zacke (Nekrose*-Zeichen) **3.** Ausbildung einer pathologischen Q*-Zacke (Nekrose*-Zeichen): vergrößerte Breite oder Amplitude **4.** negative T-Welle (terminale T-Negativierung, T-Inversion)
- Folge- und chronisches Stadium: nach abgelaufenem Infarkt: **1.** persistierende, pathologische Q*-Zacke **2.** persistierende T-Negativierung **3.** unvollständige Erholung der R*-Zacke.

Infarktzeichen nach Infarktlokalisation:
- Verschluss der A. coronaria sinistra: Ramus* interventricularis anterior: **1.** Vorderwandinfarkt* oder Anteroseptalinfarkt, selten Seitenwandinfarkt **2.** Infarktzeichen in den Ableitungen I, aVL und V_{1-3}
- Verschluss der A. coronaria sinistra: Ramus circumflexus: **1.** posteriorer Hinterwandinfarkt* oder Seitenwandinfarkt **2.** Infarktzeichen in den Ableitungen II, III, aVF, V_{7-9}
- Verschluss der A. coronaria dextra: **1.** inferiorer oder posteriorer Hinterwandinfarkt* **2.** Infarktzeichen in den Ableitungen II, III, aVF, V_6.

EKG, intrakardiales n: engl. intracardial electrocardiography; syn. intrakardiale EKG. Aufzeichnung kardialer Aktionspotenziale (EKG*) über transvenös in das Herz vorgeschobenen Elektrodenkatheter (intrakardiale EKG-Ableitung) im Rahmen der elektrophysiologischen Untersuchung (EPU). Ein intrakardiales EKG dient der diagnostischen Differenzierung komplexer Erregungsleitungsblockierungen und anderer Herzrhythmusstörungen* mit intrakardialem elektrophysiologischem Mapping*.
Formen: Je nach Lage der Elektrodenkatheter Ableitung und Aufzeichnung von Ventrikel-EKG, His-Bündel-EKG (siehe Abb.), Sinus-coronarius- oder Vorhof-EKG.

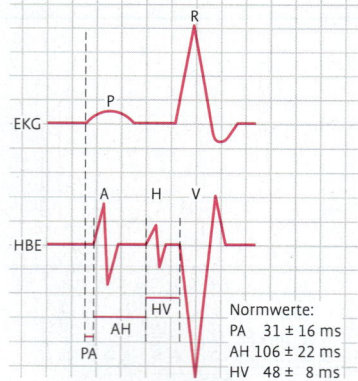

EKG, intrakardiales: (unten) His-Bündel-Elektrogramm (HBE, auch His-Bündel-EKG) im Vergleich zum (oben) Elektrokardiogramm durch konventionelle transthorakale Ableitung (EKG); Abk. A für atrial, H für His-Bündel, V für ventrikulär.

ekkrin → merokrin

Eklampsie f: engl. eclampsia. Schwere Form der hypertensiven Schwangerschaftserkrankung mit tonisch-klonischen Krampfanfällen (eklamptischer Anfall). Eine Eklampsie tritt zu 80 % bei Erstgebärenden auf, bei Mehrlingsschwangerschaften ist die Inzidenz 6-mal höher als bei Einlingsschwangerschaften. Der Anfall muss behandelt und die Schwangerschaft beendet werden.
Pathogenese: Die Pathogenese ist nicht komplett erforscht, wahrscheinlich handelt es sich um zerebrale Gefäßveränderungen und -verengungen mit einer akuten ischämischen Schädigung des Gehirns.
Klinik:
- dem eigentlichen Anfall vorausgehend (sog. Prodromalsymptome): **1.** rascher Blutdruckanstieg und starke Kopfschmerzen (meist frontal) **2.** ebenfalls möglich: Augenflimmern, Doppelbilder, Übelkeit und Brechreiz
- eklamptischer Anfall: tritt dann blitzartig mit tonisch-klonischen Muskelzuckungen auf (Eclampsia convulsiva) und kann mit oder ohne Bewusstseinsverlust einhergehen
- weitere mögliche Komplikationen: akutes* Nierenversagen, Hirnödem*, Thrombosen* und Blutungen (z. B. mit Gefahr einer intrazerebralen Blutung).

Der Fetus ist durch die gleichzeitig bestehende akute Plazentainsuffizienz* massiv gefährdet.
Therapie:
- Akuttherapie des Anfalls: intravenöse Gabe von Magnesiumsulfat, Antihypertensiva (hierbei sollte der Blutdruck allerdings nur langsam bis auf < 160/110 mmHg gesenkt werden)
- einzig mögliche kausale Therapie: Entbindung nach Stabilisierung der Mutter. Diese muss auch trotz einer eventuell bestehenden Unreife des Kindes umgehend erfolgen, da ein erhebliches Risiko für weitere mütterliche Anfälle besteht. Eine notfallmäßige Schnittentbindung ist nur bei einer vitalen kindlichen Gefährdung notwendig.

Prophylaxe: Engmaschige Überwachung der Schwangeren, konsequente medikamentöse Einstellung eines Hypertonus.

Eklipse → Stupor, dissoziativer

EKP: Abk. für Ereigniskorrelierte Potenziale → Potenziale, ereigniskorrelierte

Ekphorie → Gedächtnis

Ekstase f: engl. ecstasy. Psychischer Ausnahmezustand mit rauschartiger Bewusstseinsveränderung und dem Gefühl, die Grenzen des Ich zu überschreiten, verbunden mit gestörter Selbst- und Fremdwahrnehmung und eingeschränkter Selbstkontrolle infolge gesteigerter Affekte.

Ekstrophie f: engl. exstrophy. Verlagerung eines Organs nach außen bei angeborenem Defekt, z. B. Blasenekstrophie. Die Blasenekstrophie beruht auf einem fehlerhaften Bauchwandschluss und ist oft mit Epispadie* bzw. geteilter Klitoris* und einer gespaltenen Symphysis pubis assoziiert. Die Häufigkeit beträgt ca. 1 : 40 000–50 000.

Ekstrophie, kloakale f: engl. cloacal exstrophy. Schwerste Kombinationsfehlbildung des Epispadie*-Ekstrophie-Komplexes aus Blasenekstrophie, Fehlbildung des Darms, Analatresie, häufig auch Spina* bifida und Omphalozele*. Die Diagnostik erfolgt pränatal sonografisch. Die operative, ggf. mehrzeitig erfolgende Rekonstruktion erfordert ein spezialisiertes Team.

EKT: Abk. für → Elektrokrampftherapie

Ektasie f: engl. *ectasia*. Erweiterung, z. B. Angiektasie*.

Ektasien, gastrale antrale vaskuläre f pl: engl. *gastric antral vascular ectasia*; syn. Wassermelonen-Magen. Strahlenförmige, von Pylorus* zum Magenkorpus ziehende Gefäßerweiterungen in der Magenschleimhaut. Sie können zu gastrointestinalen Blutungen führen mit der Folge von Eisenmangelanämie, Hämatochezie und Teerstuhl*. Diagnostiziert wird durch Gastroskopie (typische streifenförmige Rötungen), behandelt mit endoskopischer Blutstillung, evtl. Magenteilresektion und Transfusionen.

Ekthym → Ecthyma

Ektoblast → Ektoderm

Ektoblasttumoren m pl: engl. *ectodermal tumors*. Tumoren des Ektoderms*, z. B. Epitheliom*.

Ektoderm n: engl. *ectoderm*; syn. Ektoblast. Oberes Keimblatt des Embryoblasten* (Epiblast). Es befindet sich nach der Gastrulation außen. Aus dem Ektoderm entwickeln sich das Oberflächenektoderm und das Neuroektoderm* mit den jeweiligen Abkömmlingen.

Abkömmlinge:
- Oberflächenektoderm: u. a. die Epidermis, Haare, Fingernägel, Schweiß-, Talg- und Duftdrüsen, Milchleiste und spätere Brustdrüse sowie Zahnschmelz, Augenlider und -linsen
- Neuroektoderm: bildet u. a. das Zentralnervensystem (als Neuralrohr), periphere Nerven (Neuralleiste) und Kopfstrukturen (Kopfmesektoderm).

Ektodermaldysplasie-Syndrom n: engl. *ectodermal dysplasia*. Verschiedene erbliche Syndrome variabler Ausprägung mit den Kernsymptomen Dyshidrose sowie Dysplasie der Haare, Nägel und Zähne als Zeichen einer systemhaften Entwicklungsstörung der Abkömmlinge des Ektoderms. Sie können auch mesodermale Dysplasien umfassen. Die Einteilung erfolgt nach der Veränderung der Schweißsekretion in 3 Formen.

ektodermale Dysplasie → Ektodermaldysplasie-Syndrom

Ektomie f: engl. *ectomy*. Totale operative Entfernung eines Organs. Der Begriff wird meist als Wortzusammensetzung (-ektomie) gebraucht, z. B. Cholezystektomie*, Appendektomie* oder Kolektomie*.

Ektoparasit m: engl. *ectoparasite*. Temporär oder stationär auf der Körperoberfläche einer anderen Spezies lebender Schmarotzer, besonders blutsaugende Arthropoden*.

ektope atriale Tachykardie → Vorhoftachykardie

ektope Schwangerschaft → Extrauteringravidität

Ektopes Pankreas n: engl. *aberrant pancreas*; syn. ektopisches Pankreasgewebe. „Verirrtes" Pankreasgewebe aufgrund embryonaler Keimversprengung. Das ektope Pankreas* befindet sich am häufigsten in der Wand von Magen* oder Zwölffingerdarm. Es ist meist asymptomatisch. Bei Symptomen (z. B. Schmerzen, Blutungen) ist eine chirurgische Resektion möglich. Die Abgrenzung zu Tumor*, Polyp*, Divertikel* oder Ulkus* ist schwierig.

ektophytisch: engl. *ectophytic*. Herauswachsend.

Ectopia cordis f: Sehr seltene Verlagerung des Herzens aus dem Brustkorb bei Thorakoschisis*.

Ectopia lentis congenita → Linsenektopie

Ectopia pupillae → Korektopie

Ectopia renis → Nierenfehlbildung

Ectopia testis → Hodenektopie

Ektopie f: engl. *ectopia*; syn. Heterotopie. Vorkommen von Gewebe oder Organen außerhalb ihrer physiologischen Lokalisation, z. B. Hodenektopie, Ectopia* cordis, Ectopia cervicis oder ektope kardiale Erregungsbildung (siehe Erregungsbildungsstörung*).

Formen:
- angeboren als lokale Störung der Differenzierung eines Gewebes (Heterogenese), z. B. der Magenschleimhaut in einem Meckel*-Divertikel
- Verlagerung von Organen oder Organteilen (meist nach außen als Ekstrophie*, seltener innerhalb des Körpers)
- iatrogen verursacht bei Transplantation von Organen außerhalb ihrer ursprünglichen Lokalisation
- ektope Hormonbildung, z. B. durch ektopes Schilddrüsengewebe oder Tumoren
- ektope kardiale Erregungsbildung.

Ektoplasma n: engl. *ectoplasm*. Äußere Zytoplasmaschicht. Bei Protozoen* liegt z. T. eine deutliche Unterteilung des Zytoplasmas in Ektoplasma und Endoplasma* vor.

Ektromelie → Dysmelie

Ektropionierung [Augenheilkunde]: syn. Ektropionieren. Nachaußenwenden der Innenseite des Augenlides zur Inspektion oder Fremdkörperentfernung. Das Unterlid wird dafür einfach nach unten gezogen. Beim Oberlid wird zwischen einfacher Ektropionierung mittels einfacher Hilfsmittel (z. B. Wattebausch) und doppelter Ektropionierung mittels Lidhalter unterschieden. Bei der letzteren ist die obere Übergangsfalte einsehbar. Siehe Abb.

Ektropionierung [Gynäkologie] f: engl. *ectropionisation*. Physiologische Verlagerung von Zervixschleimhaut aus dem Zervikalkanal* auf die Oberfläche der Portio*. Sie tritt häufig bei Frauen im gebärfähigen Alter auf. Aufgrund der hohen Vulnerabilität der Zervixschleimhaut

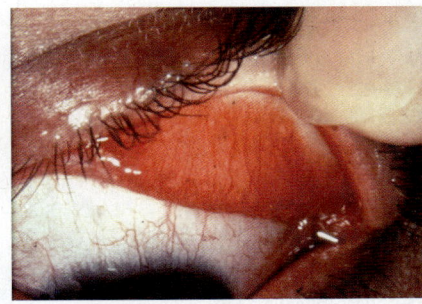

Ektropionierung [Augenheilkunde]: Einfache Ektropionierung. [133]

kommt es gelegentlich zu Kontaktblutungen*, beispielsweise nach dem Geschlechtsverkehr oder der vaginalen Untersuchung.

Ektropium n: engl. *ectropion*; syn. Ektropion. Fehlstellung des Augenlids, bei der der Lidrand nach außen gestülpt ist. In ausgeprägter Form lässt sich das Auge nicht mehr vollständig schließen. Folgen sind Tränenträufeln, Konjunktivitis* und ein Austrocknen des Auges bis hin zum Hornhautulkus. Therapiert wird chirurgisch mittels Zügelplastik, Lidwinkelplastik oder einwärtsziehenden Nähten.

Erkrankung: Formen:
- **Ectropium cicatriceum:** Narbenzug (siehe Abb. 1)
- **Ectropium senile:** Gewebeerschlaffung im Alter, oft verstärkt durch Wischektropium (siehe Abb. 2)
- **Ectropium paralyticum:** Fazialisparese
- **Ectropium spasticum:** Spasmus des M. orbicularis oculi bei Blepharitis*
- **Ectropium congenitum:** angeborenes Ektropium
- **Wischektropium** durch wiederholtes Wischen der Augen bei verstärktem Tränenfluss (primär bei Erkrankungen mit verstärktem Tränenfluss als auch Verstärkung eines Ektropiums anderer Ursache).

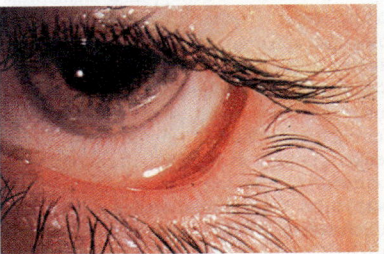

Ektropium Abb. 1: Narbenektropium des Unterlids. [124]

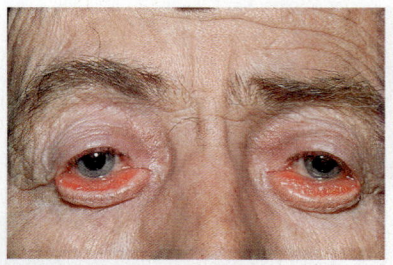

Ektropium Abb. 2: Ectropium senile beidseits bei 85-jähriger Patientin. [133]

Klinik:
- nach außen gestülptes Unterlid
- gerötete Bindehaut
- Epiphora*.

Therapie:
- Tränenersatzmittel*
- Uhrglasverband*
- operative Korrekturverfahren wie: **1.** laterale Zügelplastik (Fixierung des Unterlids am Periost der Orbita*) **2.** Lidwinkelplastik (Verbindung von Ober- und Unterlid zum besseren Lidschluss) **3.** einwärtsziehende Nähte **4.** Z*-Plastik bei narbenbedingtem Ektropium.

EKZ: Abk. für Zirkulation, extrakorporale → Kreislauf, extrakorporaler

Ekzem n: engl. eczema; syn. Dermatitis. Sehr häufige Dermatitis aufgrund endogener oder exogener Reize mit polymorpher Klinik. Histologisch zeigen sich epidermal eingewanderte T-Lymphozyten und Spongiose. Am häufigsten sind Kontaktekzeme und atopisches Ekzem*, gefolgt von seborrhoischem Ekzem* und nummulärem Ekzem*. Therapiert wird durch Vermeiden bzw. Behandeln der Ursachen und symptomatisch.

Klinik: Ekzeme betreffen bis zu 10 % der Bevölkerung. Hinsichtlich der typischen Effloreszenzen dominieren bei einem akuten Ekzem juckende Papulovesikeln als Primäreffloreszenzen, während beim chronischen Ekzem Sekundäreffloreszenzen wie Schuppung, Lichenifikation und Hyperkeratose vorherrschen. Die Morphologie ist abhängig von der Lokalisation: Bei Ekzemen im Gesichtsbereich kommt es häufig zu ödematösen Schwellungen der Lider, palmoplantar entstehen nicht selten große Blasen (Cheiropodopompholyx) und an den Unterschenkeln kommt es nach Pflanzenkontakt zu „streifigen" Ekzemmorphen.

Therapie: Im Vordergrund stehen das Vermeiden/Behandeln der Ursache(n) und die symptomatische Therapie.
- allgemeine Maßnahmen: **1.** konsequentes Meiden von Irritanzien und Kontaktallergenen sowie von hautbelastenden Tätigkeiten (insbesondere Feuchtarbeiten) **2.** Unterziehen von Baumwollhandschuhen unter Gummi-, Einmalhandschuhen **3.** Nikotinkarenz, v.a. bei Hand-/Fußekzemen **4.** bei chronischem Ekzem ggf. Schulungsmaßnahmen **5.** ggf. psychosomatische Mitbehandlung
- topische Therapie: **1.** antientzündlich, immunsuppressiv (z. B. Glukokortikoide, Calcineurininhibitoren wie Pimecrolimus und Tacrolimus) **2.** antipruriginös (z. B. Polidocanol) **3.** hydratisierend (z. B. Harnstoff, Glycerin) **4.** keratolytisch (z. B. Salicylsäure) **5.** antiproliferativ (z. B. Retinoide, gereinigte Teerauszüge) **6.** antimikrobiell (z. B. antibiotisch) **7.** antimykotisch (z. B. Azole, Clotrimazol, Ciclopiroxolamin) **8.** austrocknend/adstringierend (z. B. Gerbstoffe)
- Ultraviolett-Strahlen-Therapie
- systemische Therapie: **1.** antientzündlich, immunsuppressiv (z. B. Glukokortikoide, Ciclosporin, evtl. Azathioprin, Methotrexat, Mycophenolatmofetil) **2.** antipruriginös (z. B. H1-Antihistaminika) **3.** normalisierend auf Zellproliferation/-differenzierung und -verhornung (z. B. Alitretinoin bei chronischem Handekzem)

Prognose: Der Verlauf ist häufig chronisch rezidivierend.

Ekzem, atopisches n: engl. atopic eczema; syn. Neurodermitis. Chronische, schubhaft entzündliche Hauterkrankung mit variabler, altersabhängiger Manifestation aufgrund genetischer Veranlagung und Umweltfaktoren. Die Erstmanifestation liegt meist vor dem 5. Lebensjahr. Leitsymptome sind quälender Juckreiz und trockene Haut. Es besteht eine Assoziation mit anderen atopischen Erkrankungen und Ichthyosis* vulgaris. Behandelt wird mit leitliniengerechter Stufentherapie. **Ätiologie:**
- multifaktoriell
- chronische Entzündungsreaktion in der Haut
- genetische Prädisposition: **1.** Erkrankungsrisiko eines Kindes beträgt 50 %, wenn ein Elternteil an Asthma, atopischem Ekzem oder Rhinitis allergica leidet, 75 %, wenn beide Eltern betroffen sind **2.** Identifikation von bislang mehr als 30 Suszeptibilitätsloci **3.** häufig Mutation des Filaggrin-Gens (FLG-Gens), das für ein epidermales Schlüssel-Strukturprotein codiert, es resultiert eine erhebliche epidermale Barrierestörung
- Auslösung und Beeinflussung durch exogene und endogene Triggerfaktoren, z. B.: **1.** immunologische Faktoren: Reaktionen gegen exogene oder endogene Allergene, insbesondere gegen Milbenproteine in Hausstaub und Tierepithelien **2.** mikrobielle Faktoren: durch Verminderung antimikrobieller Lipide und Peptide erhöhtes Risiko für mikrobielle Besiedelung **3.** Fettstoffwechselstörungen der Haut **4.** neuroimmunologische Faktoren **5.** hautirritierende Kleidung (Unverträglichkeit von Wolle) **6.** trockenes, kühles Klima.

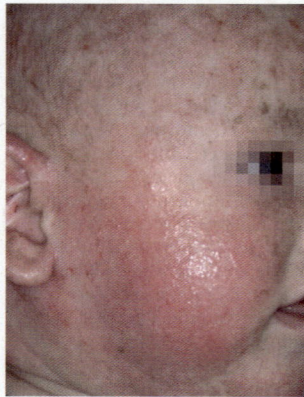

Ekzem, atopisches Abb. 1: Nässende Wangen eines Kleinkinds. [206]

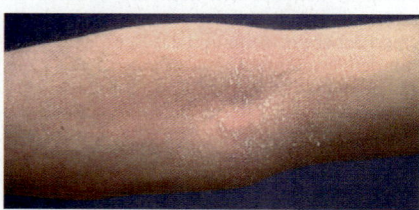

Ekzem, atopisches Abb. 2: Eczema flexurarum der Ellenbeuge mit Schuppung. [206]

Klinik:
- stark juckende, unscharf begrenzte, infiltrierte Erytheme mit Schuppung, Papulovesikeln, nässenden, teils verkrusteten Arealen und Exkoriationen
- bei chronischem Verlauf durch wiederholte mechanische Irritation (Kratzen) und chronische Entzündung Lichenifikation vor allem der Beugen, Befund altersabhängig unterschiedlich: **1.** ab dem 2.–3. Lebensmonat Beginn an Streckseiten der Extremitäten, Rumpf, Gesicht (siehe Abb. 1) und Kopf, hier als Milchschorf, Windelbereich meist frei (Windelzeichen) **2.** mit zunehmendem Lebensalter Betonung an den Beugeseiten der Extremitäten, als Ekzema flexurarum, (siehe Abb. 2 und Abb. 3), intertriginösen Arealen, Gesicht (siehe Abb. 4), Händen; aus-

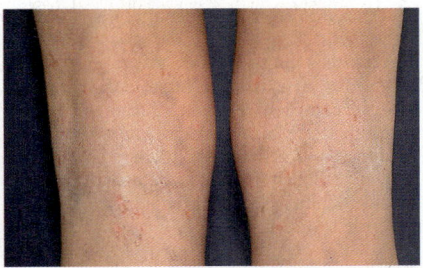

Ekzem, atopisches Abb. 3: Kniekehle. [206]

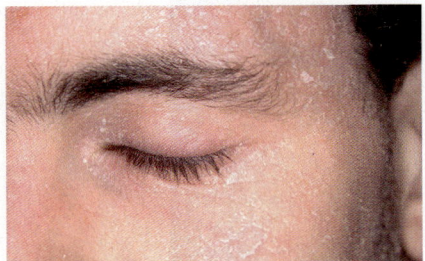

Ekzem, atopisches Abb. 4: Flächige Rötung und Schuppung des Gesichts. [206]

geprägte Xerodermie, Schuppung mit Erythem, Ekzeme verschiedener Schweregrade bis hin zu nässenden Arealen.
Bei Chronifizierung großflächige Lichenifikation* (Abb. dort). Häufig finden sich Atopie-Stigmata:
– trockene, juckende Haut (Xerosis* cutis), Trockenheit der Kopfhaut, zentrofaziale Blässe
– doppelte Unterlidfalte (Dennie-Morgan-Falte), dunkle Haut um die Augen (Halonierung)
– pelzmützenartiger Haaransatz, Ausdünnung der lateralen Augenbrauen (Hertoghe-Zeichen)
– Ekzematisierung der Finger- und Zehenkuppen (Pulpitis sicca)
– weißer Dermografismus*, Keratosis pilaris, Pityriasis* alba (trockene, feinschuppige helle Flecken)
– Hyperlinearität der Leistenhaut, insbesondere palmar
– Ohrläppchenrhagade, Perlèche (eingerissene Mundwinkel).

Durch den quälenden Juckreiz, Schlaflosigkeit und Stigmatisierung kommt es zu einer starken Beeinträchtigung der Lebensqualität.
Therapie: Je nach Schweregrad des atopischen Ekzems werden äußerliche Therapieverfahren und/oder Systemtherapien im Rahmen einer **Stufentherapie** empfohlen:
– besondere Bedeutung hat eine dem Hautzustand angepasste **Basistherapie** auch bei fehlenden Entzündungszeichen: 1. z. B. fette Salbengrundlagen auf trockener Haut oder hydratisierende Öl-in-Wasser-Emulsionen bei weniger trockener Haut 2. idealerweise ohne häufige Kontaktallergene wie Duftstoffe, günstig sind Zusätze von Glycerin und Harnstoff (letzteres aber nicht bei Säuglingen)
– **topische Glukokortikoide:** 1. unter Berücksichtigung des Nutzen-/Nebenwirkungsprofils, der Lokalisation und des Alters zur antiinflammatorischen Therapie bis zur Abheilung 2. bei Bedarf proaktive Therapie mit intermittierender Nachbehandlung
– **topische Calcineurininhibitoren:** 1. insbesondere, wenn topische Glukokortikoide nicht einsetzbar sind (z. B. in steroidsensitiven Problemarealen wie Gesicht, Intertrigines, Genitalbereich, Capillitium bei Säuglingen) 2. Altersbeschränkungen gemäß der Zulassung sind zu beachten (Einsatz erst ab dem 3. Lebensjahr, Einsatz von 0,1%igem Tacrolimus erst ab dem 17. Lebensjahr) 3. bei Bedarf proaktive Therapie mit intermittierender Nachbehandlung 4. Sonnenschutz wird empfohlen 5. keine Kombination mit Fototherapie
– bei Bedarf **Kurzzeittherapie mit oralen Glukokortikoiden** zur Unterbrechung des akuten Schubes
– bei chronischem, schwerem atopischen Ekzem **Ciclosporin** (Anfangsdosis 2,5–3,5 mg/kg/d)
– bei Kindern bei eindeutiger Anamnese für eine Soforttypreaktion oder eindeutig positivem oralem Provokationstest wird eine auf 1–2 Jahre befristete gezielte **Eliminationsdiät** (z. B. hinsichtlich Kuhmilch, Hühnerei, Weizenmehl) empfohlen (siehe auch Leitlinie zur Allergieprävention)
– bei sensibilisierten Patienten wird **Encasing** zur Reduktion des Kontakts zu Hausstaubmilben empfohlen
– **subkutane spezifische Immuntherapie** im Rahmen der zugelassenen Indikation (Rhinitis allergica, allergisches Asthma bronchiale, Insektengiftallergie) bei gleichzeitig bestehender Neurodermitis wird empfohlen (siehe auch Leitlinie zur Allergen-spezifischen Immuntherapie bei IgE-vermittelten allergischen Erkrankungen)
– **psychologische Therapie** (v. a. verhaltenstherapeutische Interventionen), wenn eine klare Indikation vorliegt: 1. psychologische Faktoren als individuelle Triggerfaktoren der Neurodermitis 2. sekundäre psychosoziale Folgen für Patient und Familie durch die Neurodermitis
– **Neurodermitis-Schulung** (für Eltern, Kinder und Jugendliche nach AGNES-Curriculum oder Erwachsene) im ambulanten Setting oder im Rahmen einer stationären Rehabilitation wird empfohlen
– Anwendung **komplementärmedizinischer Verfahren** nur bei gezeigter Wirksamkeit in kontrollierten Studien.

Prognose:
– Verlauf wechselhaft mit Krankheitsschüben unterschiedlicher Dauer und Schwere, ab dem 30. Lebensjahr Intensität häufig abnehmend
– Spontanheilung jederzeit möglich
– mindestens 30 % aller Kinder mit Neurodermitis entwickeln zumindest zeitweilig auch im Erwachsenenalter Ekzeme.

Ekzem, nummuläres n: engl. *nummular eczema*; syn. Mikrobielles Ekzem. Häufigeres, therapieresistentes Ekzem mit charakteristischen münzförmigen, scharf begrenzten, roten, schuppenden, juckenden disseminierten Plaques, insbesondere bei Männern über 50. Lj. Möglicherweise handelt es sich um eine immunologische Antwort auf Bakterienantigene und chronische Entzündungen. Es besteht eine Assoziation zu atopischer oder psoriatischer Diathese, Kontaktallergie und Stauungsekzem.

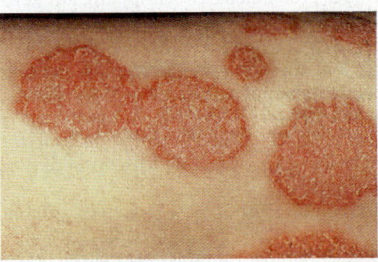

Ekzem, nummuläres Abb. 1: Scharf begrenzte, intensiv gerötete, schuppende Ekzemherde am Arm. [3]

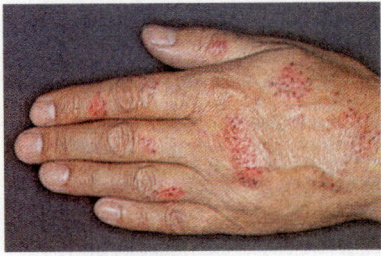

Ekzem, nummuläres Abb. 2 [3]

Ekzem, seborrhoisches

Klinik: Typisch sind münz- oder scheibenförmige, eher scharf begrenzte entzündlich gerötete, schuppende, exsudative Plaques (initial ca. 1 cm groß, später mehrere cm groß) mit gelblichen Krusten oder Schuppenkrusten (siehe Abb. 1), die sich meist an den distalen Extremitäten (siehe Abb. 2), aber auch am Stamm befinden. Oft kommt es sekundär zu einer Keimbesiedelung mit Nässen. Alkoholkonsum wird als Trigger angesehen.

Ekzem, seborrhoisches n: engl. *seborrheic eczema*. Chronisch oder subakut-rezidivierendes, häufiges (Prävalenz Europa 3–10 %) Ekzem in talgdrüsenreichen, seborrhoischen Arealen bei Erwachsenen (Typ I) im 3.–6. Lebensjahrzehnt. Säuglinge (Typ II) erleiden oft in den ersten 3 Lebensmonaten ein seborrhoisches Säuglingsekzem* im Beuge- und Windelbereich mit scharf begrenzten, symmetrischen, feinschuppenden, erythematösen Plaques.

Klinik: Das kaum juckende seborrhoische Ekzem des Erwachsenen ist vorwiegend lokalisiert:
- in den seborrhoischen Zonen im Gesicht (Augenbrauen, nasolabial; siehe Abb.)
- am Stamm (vordere und hintere Schweißrinne)
- am behaarten Kopf (Dermatitis seborrhoides capitis)
- bei Männern gelegentlich auch genital.

Typischerweise finden sich die eher scharf begrenzten, teilweise randbetonten Ekzeme mit fein- oder groblamellärer Schuppung auf geröteter Haut betont in den Hautfalten. Die Schuppung ist teilweise gelblich-fettig und feucht. Für die Klinik bei Säuglingen siehe seborrhoisches Säuglingsekzem*.

Ursachen: Hinsichtlich der Ätiopathogenese werden unterschiedliche Faktoren diskutiert:
- Seborrhö (vermehrte Talgdrüsenproduktion, Fettfilm)
- mikrobielle Einflüsse (Malassezia-Hefen, Staphylokokken)
- eingeschränktes Immunsystem (ausgeprägte Formen von seborrhoischem Ekzem bei HIV-Infektion)
- Veränderungen im Nervensystem (Trigeminusschädigung, Syringomyelitis, Apoplex)
- Stress.

In den Sommermonaten häufig Besserung. Es gibt Überlappungen und Mischformen mit Psoriasis, die sich in Begriffen wie psoriasisformes seborrhoisches Ekzem, seborrhoische Psoriasis, Sebopsoriasis oder Seborrhiasis widerspiegeln.

Therapie: Das Behandlungsprinzip ist entzündungshemmend und antimikrobiell.
- Meiden fettiger okklusiver Grundlagen und von Irritanzien
- Zinkpyrithion- oder Selendisulfid- oder Teerhaltige Shampoos
- Metronidazol-haltige Gele oder Cremes
- bei stark entzündlicher Komponente kurzfristig topische Glukokortikoide (Vorsicht in steroidsensiblen Arealen wie Gesicht und Hals) oder Calcineurininhibitoren (Off-Label, Pimecrolimus, Tacrolimus)
- topische Antimykotika, z. B. Ciclopiroxolamin, Clotrimazol, Ketoconazol
- ggf. Fototherapie
- bei disseminierten, schweren Formen ggf. orale Glukokortikoide in mittelhoher Dosierung
- bei wiederholten Rezidiven ggf. orale Tetracycline.

Behandlung von Säuglingen siehe seborrhoisches Säuglingsekzem*.

Prognose:
- chronisch rezidivierender Verlauf mit Verstärkung in den Wintermonaten
- häufig komplette Abheilung in sommerlichem, maritimem Klima.

Elastance: Maß für die zur Dehnung eines Stoffs oder Gewebes benötigte Kraft. Bezogen auf die Lunge (pulmonale Elastance) handelt es sich um den Reziprokwert der Compliance*.

Elastase-1 f: syn. Pankreas-Elastase. Proteinspaltendes Enzym* des Pankreas* (Endopeptidase), das im Stuhl akkumuliert. Proelastase wird im Pankreas gebildet und im Darm* durch Trypsin* zu Elastase-1 aktiviert. Sie wird bei Verdacht auf Pankreatitis* und zur Beurteilung der exokrinen Pankreasfunktion erhoben. Die Bestimmung erfolgt per Enzym*-Immunoassay.

Elastasen f pl: engl. *elastase*. Enzyme (EC 3., Hydrolase), Endoproteasen mit Serin* in aktiven Zentrum, die u. a. Peptidbindungen im Elastin* hydrolysieren. Die Pankreas-Elastase wird aus Azinuszellen als inaktive Vorstufe (Zymogen) sezerniert und im Lumen des Dünndarms von Trypsin* durch limitierte Proteolyse* aktiviert.

Elastin n: Alkaliresistentes Skleroprotein. Elastin ist das Hauptprotein der elastischen Fasern, Sehnen, Bänder, Bronchien und Arterienwände und verleiht diesen Geweben ihre hohe Elastizität verleiht.

Elastoidosis cutanea nodularis f: engl. *nodular elastoidosis*; syn. (franz.) Elastoïdose cutanée à kystes et comédons (Favre-Racouchot). Chronisch lichtinduzierte, nichtentzündliche schwarze Komedonen und gelbliche Follikelzysten mit Elastose auf gelblich verdickter Altershaut*, besonders bei Männern > 50 Jahren in der Jochbeinregion. Siehe Abb.

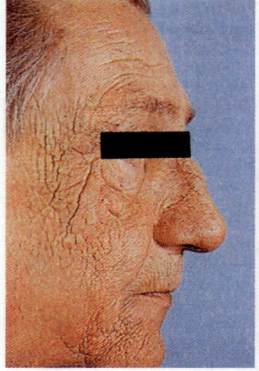

Elastoidosis cutanea nodularis: Faltige Aufwerfungen der Gesichtshaut mit gelblichen Papeln. [3]

Elastose, aktinische f: engl. *actinic elastosis*; syn. Elastosis actinica. Durch chronische Sonnenexposition verursachte Degeneration kollagener und elastischer Fasern der Haut sowie Einlagerung elastoiden Materials in die Dermis. Die Haut ist verdickt, gelblich-weiß und das Hautrelief vergröbert, meist im Gesicht (Elastoidosis* cutanea nodularis) und Nacken (Cutis rhomboidalis nuchae), besonders bei Männern und im Alter.

Komplikationen: Vermehrtes Auftreten von
- benignen Tumoren (Verrucae seborrhoicae)
- in-situ-Karzinomen (Keratosis* actinica)
- malignen Tumoren (Lentigo*-maligna-Melanom, Basalzellkarzinom*, Plattenepithelkarzinom*).

ELBW: Abk. für engl. extremly low birthweight → Neugeborenes

Eldon-Karte f: engl. *Eldon card*. Mit Testseren des Spenderblutes versehene Karte, auf die vor Bluttransfusionen* zur erneuten Prüfung der Blutgruppe und des Rhesusfaktors Blut des Patienten aufgetragen wird. Diese Methode dient neben dem Bedside*-Test der Sicherheitskontrolle am Krankenbett. Alle vorgenommenen Tests unterliegen aus Gründen des Haftungsrechts immer der Dokumentationspflicht.

Electron Beam Computed Tomography: Abk. EBCT. Elektronenstrahltomografie.

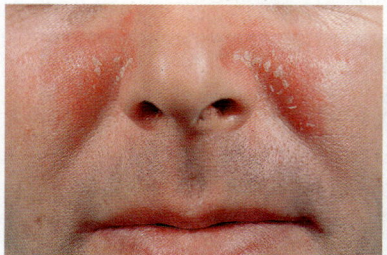

Ekzem, seborrhoisches: Beidseitige nasolabiale Rötung mit Schuppung. [74]

elektiv: engl. *elective*. Auswählend (z. B. zu einem ausgewählten Zeitpunkt durchgeführte geplante OP), nur bestimmte Teile ergreifend oder hervorhebend (z. B. durch Färbung).
Elektivoperation → Operation
Elektra-Komplex → Komplex [Chemie]
Elektro-: Auf Elektrizität beruhend.
Elektrochemilumineszenz → Lumineszenz
Elektrochirurgie *f*: engl. *electrosurgery*. Sammelbezeichnung für chirurgische Eingriffe mit Hochfrequenzstrom, z. B. Elektrokoagulation* oder Elektroresektion*.
Elektrode *f*: Elektrisches Bauteil für die Elektrolyse* oder Elektrophorese* zur Aufnahme oder Abgabe von Elektronen. In der Medizin werden Metall-, Weichgummi- oder Klebeelektroden verwendet. Mit einer Elektrode kann Strom auf die Haut appliziert bzw. von ihr abgeleitet werden. Elektroden sind Bestandteil von Herzschrittmachern, EKG*-Geräten und Defibrillatoren*.
Beschreibung: Elektroden sind z. B. stiftförmig ausgeführte und elektrisch leitende Sensoren, die elektrische oder chemische Informationen aus einem Medium in ein elektrisches Signal umwandeln.
Elektrodiagnostik *f*: engl. *electrodiagnosis*. Verfahren zur Messung der elektrischen Aktivität in Gehirn, Nerven oder Muskeln oder alternativ der Antworten, die Nerven und Muskeln auf elektrische Reize zeigen. Zur Elektrodiagnostik gehören z. B. EEG, Nervenleitgeschwindigkeitsmessung (NLG), EMG, die transkranielle Magnetstimulation sowie im weiteren Sinne auch das EKG*.
Elektroenzephalografie *f*: engl. *electroencephalogram*; Abk. EEG. Diagnostische elektrophysiologische Methode zur Registrierung von Potenzialschwankungen, die aus Gehirnaktivität resultieren (sog. Hirnströme). Die Potenzialschwankungen ergeben sich aus den Summenpotenzialen von Neuronenverbänden. Sie werden mit an der Kopfoberfläche befestigten Elektroden registriert, apparativ verstärkt und kontinuierlich aufgezeichnet.
Indikationen: Das EEG ist von überragender Bedeutung in der Diagnostik der Epilepsie, der Koma-Diagnostik (Hirntod-Diagnostik) und der Untersuchung von Schlafstörungen. Es wird außerdem zur Abklärung zahlreicher anderer Erkrankungen des ZNS (z. B. Kopfschmerz, Demenz, Synkope) und intensivmedizinisch zur laufenden Überwachung der Gehirnfunktion (EEG-Monitoring) eingesetzt.
Elektroglottografie *f*: syn. Elektroglottographie. Indirektes Verfahren zur Aufzeichnung von Schwingungsbewegungen der Stimmlippen. Die diagnostische Wertigkeit des Verfahrens ist geringer als bei endoskopischen Untersuchungsmethoden.

Prinzip: Hierzu müssen auf den Schildknorpelseitenflächen 2 Elektroden aufgeklebt werden. Während der Stimmbildung (Phonation) wird die elektrische Impedanz für Hochfrequenzstrom zwischen diesen beiden Elektroden gemessen. Aus den entstandenen Messkurven lassen sich Aussagen über verschiedene Phasen der Stimmlippenschwingungen machen: Öffnungs- und Offen-Phase werden dabei von Schließungs- und Schluss-Phase unterschieden.
Elektrogramm → EKG, intrakardiales
Elektrogustometrie *f*: engl. *electrogustometry*. Elektrische Untersuchung des Schmecksinns durch Gleichstromreizung der Zungenoberfläche. Für jede Zungenhälfte getrennt wird jene Schwellenstromstärke bestimmt, die beim Patienten zu einer sauren oder metallischen Schmeckempfindung führt. Der Referenzwert liegt bei ca. 30 μA (Mikroampère).
Elektrokardiografie → EKG
Elektrokardiografie, fetale → Fetales EKG
Elektrokardiogramm → EKG
Elektrokauterisation → Elektrokoagulation
Elektrokoagulation *f*: engl. *electrocoagulation*; syn. Elektrokauterisation. Operative Gewebedestruktion durch mono- oder bipolaren Diathermiestrom. Sie wird u. a. zur Blutstillung, zum Abtragen von Tumoren oder bei endoskopischen Eingriffen (z. B. Zystenentfernung, Polypektomie) eingesetzt.
Elektrokoagulationstherapie, stereotaktische *f*: engl. *stereotactic electro-coagulation*. Neurochirurgisches Therapieverfahren mit thermischer Zerstörung von Hirngewebe (z. B. bei Epilepsie) oder eines Nervenknotens (z. B. Trigeminus-Ganglion bei Trigeminusneuralgie*). Dabei wird eine Mikroelektrode mithilfe eines Zielgeräts stereotaktisch eingebracht.
Einsatz: Heute ist die stereotaktische Elektrokoagulationstherapie als destruktiver Eingriff weitgehend verlassen. Besonders bei früheren psychiatrischen Indikationen wurde sie durch Thermokoagulation oder nicht destruktive Stimulationsverfahren ersetzt. Auch bei neurologischen Erkrankungen wie einer Trigeminusneuralgie* wurde sie ersetzt z. B. durch Thermokoagulation*, Glyceroininjektion oder Ballonkompression.
Elektrokochleografie *f*: engl. *electrocochleography*; syn. Elektrokochleographie (Abk. ECochG). Verfahren zur objektiven Funktionsprüfung des Innenohrs*. Dabei werden verschiedene elektrische Potenziale* abgeleitet, die ausgehen von Haarzellen*, Basilarmembran* und Hörnerv*. Die Elektrokochleografie wird auch zur objektiven Bestimmung der Hörschwelle* verwendet.
Prinzip: Über eine transtympanal auf dem Promontorium tympani platzierten Nadelelektrode abgeleitet

– Mikrofonpotenziale (CM für **C**ochlear **M**icrophonics) als reizsynchrone elektrische Antwort der Haarzellen (Mikrofoneffekt)
– Summationspotenzial (SP) durch asymmetrische Auslenkung der Basilarmembran während des akustischen Reizvorgangs
– Summenaktionspotenzial des Hörnervs (CAP für **C**ompound **A**ction **P**otential).
Bewertung: Bei endolymphatischem Hydrops (Ménière*-Krankheit) ist der Quotient SP/CAP erhöht (normal 0,3).
Elektrokortikografie *f*: engl. *electrocorticography*; syn. Elektrokortikographie. Direkte Ableitung der Hirnstromwellen von der Oberfläche des Gehirns. Die Elektrokortikografie dient der präzisen Lokalisation umschriebener Störungen (genauer als EEG), z. B. vor neurochirurgischen Eingriffen oder in der Epilepsie-Diagnostik.
Elektrokrampftherapie *f*: engl. *electroconvulsive therapy*; syn. Elektrokonvulsionstherapie. Methode zur Behandlung bestimmter psychiatrischer Krankheitsbilder durch Auslösung eines generalisierten epileptischen Anfalls mittels elektrischer Reizung des Gehirns unter intensivmedizinischen Bedingungen in Kurznarkose und unter Muskelrelaxation („Elektroschock").
Vorgehen: 2 Elektroden werden am Kopf des Patienten (in der Regel unilateral über der nichtdominanten Gehirnhälfte) platziert. Eine bilaterale Platzierung ist unter bestimmten Umständen wirksamer, aber auch nebenwirkungsreicher. Die bilaterale Elektrodenplatzierung (bitemporal oder bifrontal) wird z. B. bei fehlendem Erfolg unilateraler Behandlungen eingesetzt. Mit Kurzpulsströmen wird ein generalisierter epileptischer Anfall von mindestens 30 s Dauer induziert. Insgesamt finden ca. 10 Behandlungen im Abstand von jeweils 3 Tagen statt.
Wirkprinzip: Der epileptische Anfall führt über eine De- und Repolarisierung der Nervenzellen zu erheblichen neurochemischen Folgewirkungen im Gehirn, z. B. endokrinologischen Veränderungen, Steigerung der Affinität von Neurotransmittern zu ihren Rezeptoren sowie Veränderung der Rezeptorendichte in bestimmten Arealen des Gehirns.
Indikationen: Therapie der zweiten Wahl bei therapie- und pharmakoresistenter
– Depression*
– Manie*
– Katatonie*.
Nebenwirkungen:
– häufig Übelkeit*, Erbrechen* und Kopfschmerz*
– relativ häufig vorübergehende kognitive Störungen, bei unilateraler elektrischer Stimulation deutlich geringer als bei bilateraler
– selten neuropsychologische Symptome (vorübergehend), z. B. Aphasie*, Apraxie*, Agnosie*

Elektrolarynx

- bleibende strukturelle Schäden des Gehirns konnten bislang nicht nachgewiesen werden.

Elektrolarynx → Sprechhilfe

Elektrolyse [Elektrizität] *f*: engl. *electrolysis*. Durch elektrischen Strom hervorgerufene Aufspaltung einer chemischen Verbindung, dem Elektrolyten*.

Physik:
- Kationen* wandern bei der elektrolytischen Polarisation zur Kathode (Minuspol) und Anionen* zur Anode (Pluspol)
- Beispiel an Platinelektroden bei Stromdurchgang: **1.** Zersetzung von H_2O zu H_2 (Kathode) und O_2 (Anode) **2.** Zersetzung einer $CuSO_4$-Lösung zu Cu (Kathode) und O_2 (Anode); die gebildete Schwefelsäure verbleibt hier als Sulfat im Elektrolyt.

Elektrolyse [Therapie] *f*: Therapeutisches Verfahren mit elektrischer Verkochung der Haarpapillen zur dauerhaften Entfernung von Körper- und Barthaaren oder von Wimpern bei unerwünschtem Haarwuchs oder Trichiasis*. Außer bei sehr hellen Haaren ist heute die Lasertherapie Standard. Weniger invasive Verfahren sind Waxing, Sugaring und Kaltwachsstreifen.

Elektrolyte *n pl*: engl. *electrolytes*. Im medizinischen Sprachgebrauch die im Intrazellulärraum* (IZR) und Extrazellulärraum* (EZR) vorhandenen Ionen*. Durch die unterschiedliche Verteilung der Elektrolyte im IZR und EZR entsteht das Membranpotenzial*, welches viele Stoffwechselprozesse antreibt. Elektrolythaushalt* und Wasserhaushalt* bedingen sich gegenseitig und werden streng reguliert.

Physiologie:
- Zu den wichtigsten Elektrolyt-Bestandteilen des menschlichen Körpers zählen: **1.** Natrium*: wichtigstes Kation* im EZR **2.** Kalium*: wichtigstes Kation im IZR **3.** Kalzium* **4.** Chlorid*: wichtigstes Anion* im EZR **5.** Magnesium* **6.** Phosphat* **7.** Hydrogencarbonat.
- Die Natrium*-Kalium-ATPase transportiert kontinuierlich Natrium im Ausgleich gegen Kalium in die Zelle, dies führt zu einer unterschiedlichen Verteilung der Elektrolyte.
- Aufgrund von Osmose* streben die Elektrolyte nach Konzentrationsausgleich, diese Kraft bildet das Membranpotenzial.
- Die Menge der Elektrolyte in Körperflüssigkeiten wie dem Blutplasma bestimmt die Osmolarität*.

Praxishinweis: Verschiebungen im Elektrolythaushalt führen zu Elektrolytstörungen* bis hin zur Elektrolyt*-Entgleisung, die schlimmstenfalls tödlich verlaufen.

Elektrolyt-Entgleisung *f*: syn. Elektrolyt-Haushalt-Entgleisung. Störung des Elektrolythaushaltes. Entweder liegt ein Zuviel an Blutsalzen (z. B. Hyperkaliämie*, Hypernatriämie*) oder ein Mangel (Hyponatriämie*, Hypokaliämie*) vor.

Elektrolythaushalt *m*: engl. *electrolyte metabolism*. Bestand und Verteilung von Elektrolyten im Organismus sowie deren Regulation durch Aufnahme und Ausscheidung. Der Elektrolythaushalt steht in engem Zusammenhang mit dem Wasserhaushalt* und hat die Aufrechterhaltung von Isotonie* und Isovolämie* zum Ziel. Konzentrationsmaße für den Elektrolytbestand sind Osmolalität* oder Osmolarität*.

Elektrolytstörungen *f*: Klinische Bezeichnung für Veränderungen der Elektrolytkonzentrationen im Blut bei Störungen im Elektrolythaushalt*. Elektrolytstörungen gehören beispielsweise zu den möglichen Komplikationen einer operativen Hysteroskopie* mit elektrolytfreier Lösung, z. B. Sorbitol-Mannitol-Lösung (TUR*-Syndrom).

Formen: Bei Störungen im Elektrolythaushalt weichen die Elektrolytkonzentrationen vom Referenzbereich ab. Zu den Formen gehören u. a. Hypokaliämie*, Hyperkaliämie*, Hypokalzämie*, Hyperkalzämie*, Hyponatriämie*, Hypernatriämie*.

Elektrolyttherapie *f*: engl. *electrolyte therapy*. Volumenersatz* mit oral oder parenteral verabreichter Elektrolytlösung (kristalloider Volumenersatz). Bei der Anwendung ist zu berücksichtigen, dass ohne gleichzeitige Gabe kolloidosmotisch wirksamer Komponenten wie Albumin oder Hydroxyethylstärke ein Großteil des applizierten Volumens nur kurz im Intravasalraum verbleibt und dann im Interstitium „versackt" (cave: interstitielles Ödem).

Indikationen:
- Korrektur eines Volumenmangels oder einer Elektrolytstörung* mit entsprechender Basislösung oder Elektrolytkonzentrat (als Zusatz zur Infusionslösung)
- bei geringem Elektrolyt- und Flüssigkeitsverlust (z. B. bei Reisediarrhö*) ggf. durch orale Substitution.

Elektrolyt-Verlust *m*: Verlust von Blutsalzen (v. a. Kalium und Natrium). Ursachen sind beispielsweise starkes Schwitzen oder Diuretikagabe. Häufig verbunden mit dem Elektrolytverlust ist ein Flüssigkeitsverlust bzw. eine Exsikkose.

Elektromanometrie *f*: engl. *electromanometry*. Druckmessverfahren, bei dem ein auf eine Membran einwirkender Druck proportional in eine elektrische Spannung umgewandelt wird, z. B. bei invasiver Blutdruckmessung*.

elektromechanische Entkopplung → Herz-Kreislauf-Stillstand

Elektromedizin *f*: engl. *electromedicine*. Teilgebiet der Medizintechnik, das sich v. a. mit elektrischen Geräten sowie deren diagnostischem und therapeutischem Einsatz beschäftigt.

Elektromyografie *f*: syn. Elektromyographie. Untersuchungsmethode zur Registrierung der willkürlich oder unwillkürlich ausgelösten oder durch elektrische Stimulation provozierten Aktionsströme im Muskelgewebe bzw. einzelner Muskelaktionspotenziale* (MAP) zur Differenzialdiagnostik von Lähmungserscheinungen, um eine Muskelschädigung, Nervenschädigung oder psychische Störung als Lähmungsursache abzugrenzen.

Prinzip: Die Ableitung erfolgt mithilfe von im Muskel eingestochenen Nadelelektroden oder über dem Muskel platzierten Oberflächenelektroden. Die Potenziale werden verstärkt, optisch und akustisch wiedergegeben und aufgezeichnet.

Pathologische EMG-Befunde:
- fehlende Einstichaktivität, z. B. bei ischämischer Muskelnekrose
- pathologische Spontanaktivität: **1.** Fibrillationspotenziale und positive scharfe Wellen treten als Hinweis auf eine neurogene Schädigung (Denervation) des Muskels ca. 10–14 Tage nach Läsion sowie bei Myopathien* (insbesondere Polymyositis*) auf (siehe Abb. 1) **2.** Faszikulationspotenziale deuten v. a. auf eine Schädigung im Bereich der Vorderhörner des Rückenmarks hin **3.** hoch- und niederfrequente bizarre Entladungen treten bei Myopathien und Neuropathien* auf **4.** myotone Entladungen sind pathognomonisch für Myotonia congenita, myotonische Dystrophie*, Paramyotonia congenita
- Veränderungen der Entladungsmuster bei Willkürinnervation (siehe Abb. 2): **1.** bei neurogener Schädigung (v. a. periphere Nerven, Nervenwurzeln und Vorderhornzellen) **2.** bei myopathischen Veränderungen (z. B. Muskeldystrophien*, symptomatische Myopathien und Myositis*).

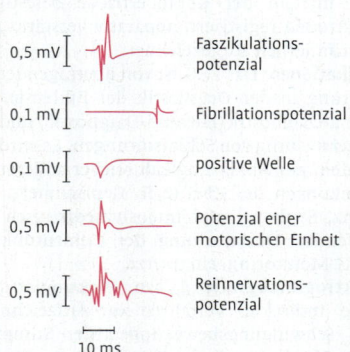

Elektromyografie Abb. 1: Potenzialformen im Elektromyogramm.

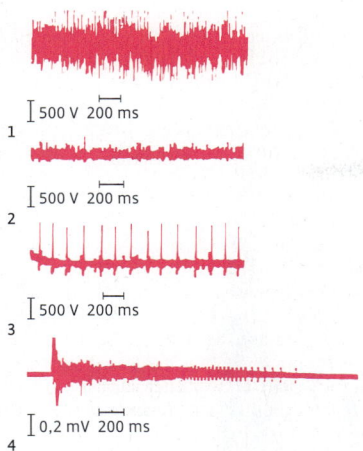

Elektromyografie Abb. 2: 1: Normales Innervationsmuster bei maximaler Willküraktivität (Interferenzmuster); 2: Innervationsmuster bei myogener Schädigung; 3: Innervationsmuster bei neurogener Schädigung; 4: myotone Reaktion.

Elektronenbeschleuniger → Betatron
Elektronenbeschleuniger → Teilchenbeschleuniger
Elektronenhülle → Atom
Elektronenstrahlung f: engl. electron radiation. Beschleunigte und zu einem Strahl gebündelte Elektronen. Elektronenstrahlung wird im Rahmen der Strahlentherapie* angewendet (Vorteil: Gewebe*-Eindringtiefe über Energie regelbar, z. B. 5 cm bei 10 MeV, 10 cm bei 20 MeV; steiler Dosisabfall hinter der therapeutischen Reichweite). Die Maximalenergie beträgt ca. 50 MeV.
Elektronentherapie → Elektronenstrahlung
Elektronentherapie → Strahlentherapie
Elektroneurografie f: engl. electroneurography; Abk. ENG. Methode zur Bestimmung der Nervenleitgeschwindigkeit (NLG) peripherer Nerven durch elektrische Stimulation und anschließende Ableitung und Registrierung des Nervenaktions- bzw. Muskelantwortpotenzials. Siehe Abb.
Elektronystagmografie f: engl. electronystagmography. Untersuchungsverfahren zur Abklärung von Gleichgewichtsstörungen*, Schwindel* oder Augenbewegungsstörungen, bei dem mithilfe von Elektroden die Bewegungsreflexe des Auges erfasst werden. Fehlfunktionen äußern sich bei der Elektronystagmografie (ENG) durch einen pathologischen Nystagmus* („Augenzittern"). Vor allem zur objektiven Beurteilung von Gleichgewichtsproblemen wird die ENG häufig eingesetzt.
Elektrophorese f: engl. electrophoresis; syn. Serumprotein-Elektropherogramm. Trennung von Partikeln verschiedener Ladung, Form und Größe nach ihrer Wanderungsgeschwindigkeit im elektrischen Feld. Elektrophoresen dienen u. a. der Analyse und Präparation von Proteinen*, Peptiden*, Aminosäuren* und Nukleinsäuren* (DNA-Analyse).
Elektrophysiologie f: engl. electrophysiology. Teilgebiet der Physiologie, das sich mit der elektrischen Aktivität von Herz, Muskeln, Nerven und Sinnesorganen befasst.
elektrophysiologische Längsdissoziation → AV-Knotentachykardie
Elektroresektion f: engl. electroresection. Abtragen von Gewebe unter Zuhilfenahme von elektrischem Strom. Es handelt sich um ein Verfahren der Elektrochirurgie bzw. der Hochfrequenzchirurgie.

Indikationen:
- transurethrale Resektion von Blasentumoren
- transurethrale Resektion der Prostata
- offen-chirurgische Eingriffe: Gewebeentfernung z. B. an: **1.** Magen **2.** Darm **3.** Leber **4.** Niere **5.** Lunge
- oberflächliche Abtragungen, z. B. Kondylome*.

Elektroretinogramm n: engl. electroretinography; syn. Elektroretinografie (Abk. ERG). Registrierung der elektrischen Antwort der Netzhaut auf Lichtblitze. Dabei werden die Zapfen unter fotopischen (Tageslicht), die Stäbchen unter skotopischen (Dunkelheit) Bedingungen getestet. Die Untersuchung erfolgt zur Abklärung von Netzhauterkrankungen, unklaren Sehstörungen und Dunkelanpassungsstörungen sowie zur Funktionsprüfung der Netzhaut bei Medientrübungen.
Elektroschlingenkonisation → Konisation
Elektroschock m: syn. Schock. Kurzzeitige Stromwirkungen auf einen Organismus, z. B. ungewollt bei einem Stromunfall* oder geplant therapeutisch eingesetzt in der Kardiologie* bei der Kardioversion* und Defibrillation* oder in der Psychiatrie* im Rahmen der Elektrokrampftherapie*.
Elektrostimulation f: engl. electrostimulation. Elektrische Stimulation eines Muskels, eines Nerven oder des Gehirns zu therapeutischen Zwecken. Elektrostimulation dient der Behandlung von muskulären Erkrankungen, Schmerzzuständen und schweren zentralnervösen Erkrankungen.
Elektrostimulation des Herzens → Ventrikelstimulation
Elektrostimulation des Herzens → Vorhofstimulation
Elektrotonus m: engl. electrotonus. Der bei Durchströmung mit Gleichstrom sich verändernde Zustand erregbarer Strukturen (Nerven, Muskeln).
Elektrounfall → Stromunfall
Element n: Bezeichnung für den „Grundstoff" der Materie, der mit chemischen Methoden nicht weiter zerlegt werden kann (im Unterschied zu einer chemischen Verbindung) und nur durch kernphysikalische Reaktionen in ein anderes Element umzuwandeln ist.
Elementarhalluzination → Halluzination
Elementarladung f: engl. electrical charge. Symbol e. Kleinste, mit derzeitigen physikalischen Methoden nicht weiter teilbare elektrische Ladung*; $e = 1{,}602 \times 10^{-19}$ C (Coulomb*). Jede elektrische Ladung ist ein ganzzahliges Vielfaches dieser elektrischen Elementarladung. Elektronen tragen eine negative, Protonen eine positive Elementarladung.
Elementarteilchen n sg, pl: engl. elementary particles. Bausteine der Atome*. Ursprünglich als nicht mehr weiter teilbare Bausteine der Materie definiert. Die klassischen unteilbaren Elementarteilchen waren die Elektronen und die den Kern aufbauenden Nukleonen (Neutronen* und Protonen).
Physik: Die wichtigsten Kenngrößen für Elementarteilchen sind Masse (Ruhemasse), elektrische Ladung*, Spin* (Eigendrehimpuls) und mittlere Lebensdauer bzw. Halbwertszeit*.
Elephantiasis f: syn. Elefantiasis. Schwerste Form des Lymphödems mit erheblichen, teilweise monströsen Schwellungen der Beine, aber auch der Arme, Genitalien und Brüste. Unterschieden werden angeborene und erworbene Formen. Weltweit häufigste Ursache ist die in den Tropen vorkommende lymphatische Filariose, bei der durch Mücken übertragene Fadenwürmer die Lymphgefäße verstopfen.
Erkrankung: Formen:
- **Elephantiasis genitoanorectalis:** Anschwellen von Teilen des Genitales oder der Anus- und Rektumschleimhaut durch Obstruktion des Lymphabflusses bei Lympho-

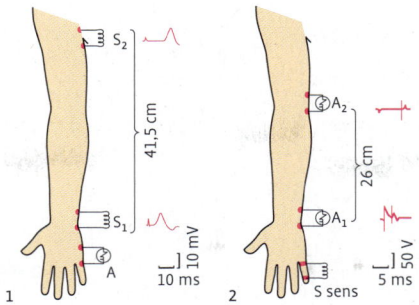

Elektroneurografie: Messung der Nervenleitgeschwindigkeit; 1: motorisch; 2: orthodrom sensibel; A: Ableitelektrode; S: Stimulationselektrode.

Elevation

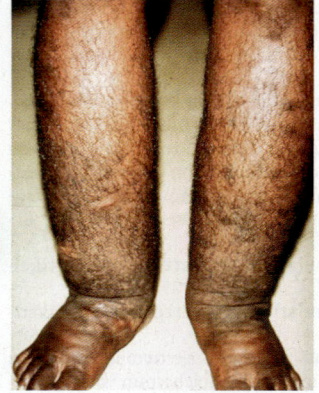

Elephantiasis: Elephantiasis tropica. [89]

granuloma* venereum und Granuloma* inguinale
- **Elephantiasis tropica**: Anschwellen der unteren Extremitäten (siehe Abb.), des Skrotums, der Arme, seltener der Vulva, Mammae und umschriebener Teile des Rumpfes als Folge lang dauernder lymphatischer Filariosen mit intermittierenden Lymphangitiden
- **Elephantiasis congenita hereditaria**: hereditäres Lymphödem*
- **Elephantiasis nostras**: Sammelbezeichnung für die nicht durch Filarien* verursachte Elephantiasis
- **Elephantiasis inflammatoria**: Elephantiasis infolge rezidivierender Streptokokkeninfekte, z. B. Erysipel*
- **Elephantiasis metaherpetica**: Elephantiasis durch rezidivierenden Herpes* simplex.

Elevation f: Anhebung, Hebung, z. B. des Arms im Schultergelenk über die Horizontale hinaus.

Elevatio uteri → Positio uteri

Elevatorium n: engl. *elevator*. Bezeichnung verschiedener chirurgischer Instrumente, die dazu dienen, etwas an- oder abzuheben bzw. aufzurichten. Es handelt sich meistens um flache, hebelartige Instrumente ähnlich einem Raspatorium, die aber stumpfrandig sind.

Elfenbeinwirbel m: engl. *ivory vertebra*. Osteosklerotische Veränderung einzelner Wirbelkörper, diese sind diffus verdichtet. Elfenbeinwirbel kommen vor z. B. bei osteoplastischer Knochenmetastase, Ostitis deformans Paget, Morbus Hodgkin* oder nach Strahlentherapie. Das Bild ähnelt der Marmorknochenkrankheit (Osteopetrose), dort betreffen die Veränderungen jedoch alle Wirbelkörper.

Eliminationsdiät → Diät

ELISpot m: engl. *enzyme-linked immunospot*. ELISA für die Zählung von Zytokinen* und Antikörpern aus aktivierten Immunzellen. ELISpot wird bei der Diagnostik von Allergien* und Autoimmunerkrankungen eingesetzt.
Prinzip: Auf einer Membran sind Antikörper fest aufgebracht. Der Ansatz wird mit Immunzellen versehen, die mit Antigenen stimuliert werden, sodass sie die nachzuweisenden Zytokine oder Antikörper freisetzen. Freigesetzte Zytokine werden gebunden und detektiert.

Ellbogenluxation f: syn. Ellenbogenluxation. Luxation im Humero-Ulnar- (häufiger) oder Radio-Ulnar-Humero-Gelenk, meist nach indirektem Trauma. Die Diagnose erfolgt klinisch und im Röntgenbild. Behandelt wird, je nach Begleitverletzungen, konservativ oder operativ. Es besteht die Gefahr einer Reluxation. Eine Besonderheit ist die Chassaignac-Verrenkung bei Kindern.
Klinik:
- Schmerzen
- federnde Fixation im Gelenk
- schmerzhafte Bewegungseinschränkung.

Therapie: Konservativ:
- geschlossene Reposition in Plexusanästhesie durch Zug am Unterarm bei fixiertem Oberarm

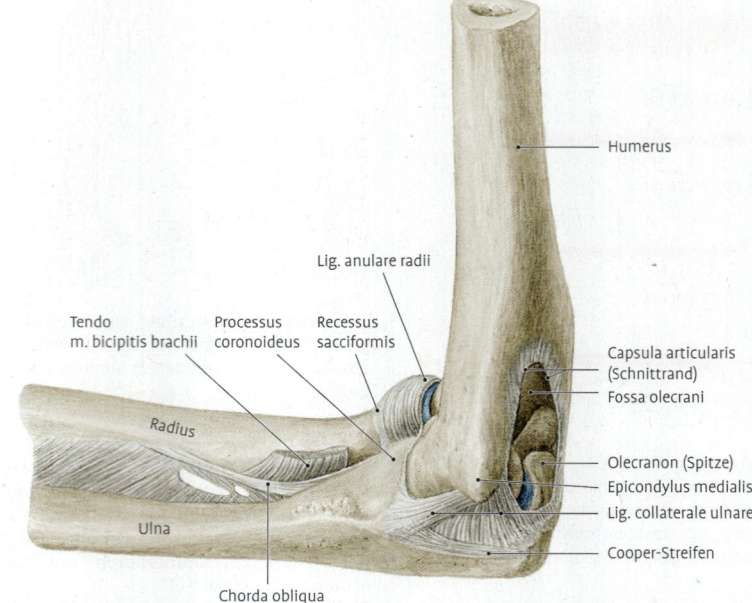

Ellenbogengelenk: Rechtes Ellenbogengelenk von mediodorsal. Die Gelenkkapsel ist gefenstert, um das Lig. collaterale ulnare darzustellen. Das Band zieht fächerförmig in Richtung Ulna und strahlt in zwei großen Schenkeln aus. Der dorsale Zug setzt am Olecranon an, der kräftige ventrale Schenkel inseriert am Proc. coronoideus. Durch den horizontalen Cooper-Streifen sind die beiden Züge verbunden. Das Lig. anulare radii hält den Radiuskopf in Position. [4]

- anschließend Röntgenkontrolle und Bewegungsorthese
- Physiotherapie.

Operativ bei Luxationsfrakturen/Repositionshindernis:
- Reposition in Narkose
- ggf. Bandrekonstruktion
- ggf. Osteosynthese bei Frakturen
- postoperativ: Ruhigstellung im Armgips oder Fixateur
- Physiotherapie.

Elle → Ulna

Elle, federnde f: engl. *snapping ulna*. Pathologische Schlaffheit des distalen Radioulnargelenks. Die Ulna neigt zur Verschiebung nach dorsal gegenüber dem Radius, lässt sich leicht herunterdrücken und federt dann zurück. Eine federnde Elle ist meist konstitutionell bedingt (Hypermobilität), besonders bei jungen Mädchen (evtl. von Schmerzen begleitet).
Hinweis: Auch als mögliches Symptom bei Sprengung des distalen Radioulnargelenkes.

Ellenbogen m: engl. *elbow*; syn. Ellbogen. Bewegliche Verbindung zwischen Humerus* (Oberarmknochen) und den beiden Unterarmknochen Elle (Ulna*) und Speiche (Radius*).

Ellenbogenfraktur → Olekranonfraktur

Ellenbogengelenk *n*: engl. *elbow joint*; syn. Articulatio cubiti. Aus 3 Teilgelenken zusammengesetztes Gelenk* zwischen Humerus*, Radius* und Ulna*. Das Ellenbogengelenk beugt und streckt den Unterarm gegen den Oberarm (Extension* bzw. Flexion*) und ermöglicht die Umwendbewegung der Hand (Pronation* bzw. Supination*).

Anatomie: Aus 3 Teilen zusammengesetztes Gelenk:
- Humeroradialgelenk (Art. humeroradialis zwischen Capitulum humeri und Fovea articularis radii)
- Humeroulnargelenk (Art. humeroulnaris zwischen Trochlea humeri und Incisura trochlearis ulnae) und
- proximales Radioulnargelenk (Art. radioulnaris proximalis zwischen Circumferentia articularis radii und Incisura radialis ulnae).

Hilfsstrukturen (siehe Abb.): Lig. collaterale ulnare, Lig. collaterale radiale, Lig. anulare radii und Recessus sacciformis (Reservefalte am Radiuskopf).

Funktionen:
- Extension* (Streckung) und Flexion* (Beugung)
- Supination* (Auswärtsdrehung der Hand) und Pronation* (Einwärtsdrehung der Hand).

Vergleiche hierzu auch die Neutral*-Null-Methode.

Ellenbogengelenkankylose *f*: syn. Ellbogengelenkankylose. Ankylose* des Ellenbogengelenks* oder eines seiner Teilgelenke (Art. humeroulnaris, Art. radioulnaris proximalis), die häufig posttraumatisch bedingt ist. Die Therapie beinhaltet ggf. eine Arthrodese* oder Endoprothese, evtl. auch Korrekturosteotomie*.

Ellenbogengelenkinstabilität *f*: engl. *elbow instability*; syn. Ellbogengelenkinstabilität. Instabilität des Ellenbogengelenks bei Bandinsuffizienz*, z. B. infolge chronischer Überbelastung (z. B. Wurfsportarten), postoperativ, posttraumatisch (Ellenbogengelenkluxation*) oder angeboren. Dabei kommt es zu schmerzhafter Überbeweglichkeit und sog. Gelenkschnappen bei Subluxation. Behandelt wird symptomatisch (Analgetika, Physiotherapie) und ggf. operativ (Bandplastik). Abzugrenzen sind Epikondylitis*, Sulcus*-nervi-ulnaris-Syndrom und Arthrose.

Ellenbogengelenkluxation *f*: engl. *elbow dislocation*; syn. Ellbogengelenkluxation. Luxation* der Unterarmknochen gegenüber den Condylen des Humerus durch Sturz auf den gestreckten Arm. Häufig bestehen Begleitverletzungen wie Kollateralbandruptur (selten ein knöcherner Bandausriss), Fraktur (Abbruch des Processus coronoideus ulnae, Radiuskopffraktur), Gefäß- und Nervenverletzungen (v. a. N. ulnaris). Siehe Abb.

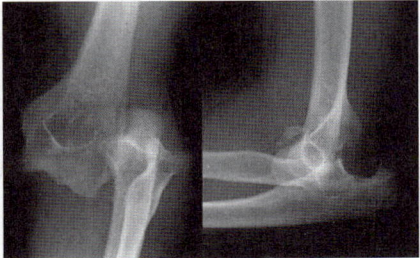

Ellenbogengelenkluxation: Hintere Luxation (Röntgenaufnahmen). [108]

Klinik:
- Fehlstellung, federnde Fixation, schmerzhafte Bewegungseinschränkung
- Minderdurchblutung von Unterarm und Hand sowie Nervenschädigung insbesondere bei vorderer Luxation.

Therapie:
- Reposition in Analgesie (mit anschließender Stabilitätsprüfung unter Bildwandler, cave: Begleitläsionen)
- operative Versorgung bei zusätzlicher Fraktur oder Bandruptur bzw. -instabilität mit: **1.** Osteosynthese oder **2.** Bandnaht **3.** ggf. Bewegungsfixateur externe oder Ruhigstellung im Oberarmgipsverband.

Ellipsoidgelenk → Gelenk

Elliptozytose, hereditäre *f*: engl. *hereditary elliptocytosis*; syn. Ovalozytose. Meist autosomal-dominant erbliche Erythrozytenanomalie mit ovaler oder elliptischer Verformung (Ovalo-, Elliptozyten) noch runder, kernhaltiger Erythrozytenvorstufen. Die Therapie richtet sich nach dem Schweregrad der Erkrankung. Bei schwerem Verlauf mit hämolytischer Anämie bessert sich nach erfolgter Splenektomie die Symptomatik. Siehe Abb.

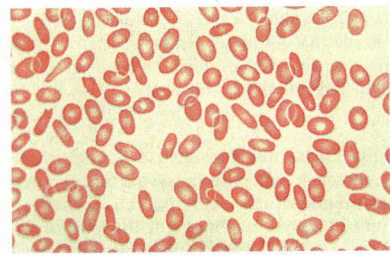

Elliptozytose, hereditäre: Ovale Verformung der Erythrozyten; Blutausstrich (Nativpräparat). [84]

Ellison-Syndrom → Zollinger-Ellison-Syndrom

Elongatio *f*: engl. *elongation*. Verlängerung, z. B. als Elongatio colli bei Descensus* uteri et vaginae.

Elongatio cervicis → Descensus uteri et vaginae

Elongation *f*: syn. Kettenverlängerung. Prozess zur Verlängerung von Molekülen. Die Elongation kommt beispielsweise bei der Synthese von Kohlenhydratketten, Fettsäuren, Polypeptiden, Proteinen, DNA (Replikation*) und RNA (Transkription*, Translation*) vor. In der Diagnostik macht man sich die Elongation beispielsweise bei der Polymerase*-Kettenreaktion zunutze.

Ablauf: Ausgehend von einem Molekül werden in mehreren Schritten meist enzymatisch weitere Moleküle angefügt, sodass eine Molekülkette entsteht. Über bestimmte Stoppsignale, z. B. dem Stopp-Codon bei der Transkription und Translation, wird die Elongation beendet.

elterliche Sorge → Sorgerecht

Elternbindung *f*: engl. *parental attachment*. Bindung zwischen Eltern und Kind (Eltern*-Kind-Beziehung). Bindungsmodelle gehen davon aus, dass sie auf den eigenen Kindheitserfahrungen sowie der Bewertung dieser basiert. Bei Sorgerechtsentscheidungen ist wichtig, welches Elternteil die größere Bindung zum Kind aufgebaut hat (oftmals das Elternteil, das sich mehr ums Kind gekümmert hat).

Eltern-Ich *n*: engl. *parent ego state*. Begriff aus der Transaktionsanalyse. Es verkörpert im Gegensatz zum Erwachsenen-Ich und Kind-Ich die fürsorglichen oder kritisch-moralisierenden Anteile einer Persönlichkeit, die sich aus den elterlichen Lebensweisheiten und Ermahnungen sowie den Ge- und Verboten der Eltern zusammensetzen.

Eltern-Kind-Beziehung *f*: engl. *child-parent relationship*. Soziale und emotionale Beziehung zwischen einem Elternteil und seinem Kind. Die Qualität der Eltern-Kind-Beziehung und das praktizierte Bindungs- und Kommunikationsverhalten hat – zusammen mit dem Erleben der elterlichen Paarbeziehung und Faktoren wie der Geschwisterkonstellation – großen Einfluss auf die Entwicklung des Kindes und dessen spätere psychische und körperliche Gesundheit.
- **Mutter-Kind-Beziehung:** Der Aufbau einer Bindung zwischen Mutter und Kind beginnt bereits während der Schwangerschaft und intensiviert sich nach der Geburt, z. B. durch Blickkontakt mit dem Säugling, Berührung, Wahrnehmung des Körpergeruchs der Eltern. Die Mutter-Kind-Beziehung nach der Geburt wird gefördert durch das Stillen.
- **Vater-Kind-Beziehung:** Diese ist abhängig vom Ausmaß des Kontaktes. Sie kann sich ebenfalls bereits während der Schwangerschaft entwickeln und verstärkt sich bei adäquatem Kontakt deutlich nach Geburt.

- Die Rollen von Mutter und Vater sind stark kulturell geprägt, in den westlichen Staaten nähern sich das momentan an. Die Betreuung durch die leibliche Mutter und den leiblichen Vater ist auch nicht alternativlos: Fällt ein Elternteil aus, kann dessen Funktion eine andere feste Bezugsperson wie Stiefmutter bzw. -vater oder Großelternteil übernehmen. Auch mehrere gleichgeschlechtliche Bezugspersonen sind möglich und – folgt man Studienergebnissen – ohne Nachteil für das Kind.

Eltern-Kind-Interaktion f: engl. *parent-child interaction*. Soziale Interaktion* zwischen Eltern und ihrem Kind, die wichtig für die sozial-emotionale Entwicklung des Kindes ist. Man unterscheidet Mutter-Kind-Interaktionen und Vater-Kind-Interaktionen.

Eltern-Kind-Therapie f: engl. *child-parent psychotherapy*. Beziehungsorientierte Intervention, konzeptuell begründet in der Psychoanalyse*, der Bindungstheorie* und sozialen und kognitiv-lerntheoretischen Erklärungsansätzen. Dabei werden Eltern und Kind im ambulanten oder stationären Setting gleichzeitig behandelt.
Indikationen: Kinder mit Problemen im Spielverhalten, sensomotorischen Defiziten, Angststörungen, Neigung zur Selbstschädigung, Traumata; ineffektives Erziehungsverhalten (z. B. Eltern setzen keine Grenzen, Einsatz unwirksamer Bestrafungen oder Verstärker).
Aufgaben: Förderung der affektiven, sozialen und kognitiven Funktionstüchtigkeit der Kinder; im Mittelpunkt stehen Hilfen zur Affektregulation bei Eltern und Kind sowie die Verbesserung der Interaktionen; dabei werden zugrunde liegende Konflikterfahrungen ineffektiven Elternverhaltens aufgearbeitet.

Eltern-Kind-Trennung f: engl. *parent-child separation*. Kurz- oder längerfristige räumliche Trennung eines Kindes von seinen Eltern, durch äußere Umstände bedingt (z. B. Krankenhausaufenthalt) oder gezielt herbeigeführt (z. B. Heimunterbringung).
Maßnahmen: Es handelt sich um eine meist traumatische Erfahrung für das Kind (ggf. Gefahr psychischer Irritation) und die Eltern, daher stets die Möglichkeit von Alternativen erwägen:
- bei Untersuchungen und Krankenhausaufenthalten Eltern auf der Kinderstation unterbringen
- Eltern in Pflege einbeziehen
- Rooming*-in
- elterliche Anwesenheit bei Operationen.

Eltern-Repräsentanz f: engl. *parent representation*. Bezeichnung der Objektbeziehungstheorie für die Vorstellungsinhalte, welche die Eltern zu einer Person zu einem Gegenstand haben und wesentlich aus deren wahrgenommenen Handlungen resultieren. Als Repräsentanzen (Objekt- und Selbstrepräsentanzen) werden Vorstellungsinhalte bezeichnet, deren Organisation Freud mit dem Begriff Topik (Verortung innerhalb der Psyche) bezeichnete.

Elterntraining n: engl. *parent training*. Maßnahmen zur Vermittlung von Erziehungsprinzipien, zum Abbau belastender Eltern-Kind-Interaktionen und zum Aufbau einer wachstums- und entwicklungsfördernden Erziehungs- und Familienatmosphäre (stark präventiv orientiert). Elterntrainings werden zu Hause, in Schulen oder klinischen Einrichtungen angeboten.

Embden-Meyerhof-Weg → Glykolyse

Embolektomie f: engl. *embolectomy*. Intraluminale Desobliteration* zur operativen Entfernung eines arteriellen Embolus.
Formen:
- **direkte** (offene) Embolektomie unter Sicht nach Arteriotomie*, z. B. bei Lungenembolie.
- **indirekte** Embolektomie (siehe Abb.) mit Spezialinstrumenten (z. B. Ringstripper*, Fogarty*-Ballonkatheter), durch Absaugen (perkutane Aspirationsembolektomie*) oder retrogrades Ausspülen nach Gefäßeröffnung zentral oder distal des Arterienverschlusses.

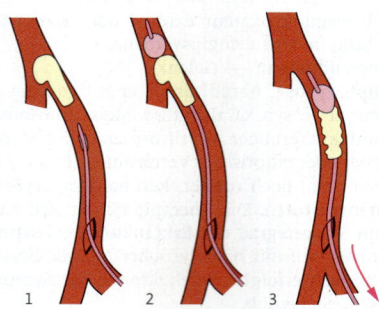

Embolektomie: Indirekte Embolektomie mit Ballonkatheter; 1: Einführen des Katheters (Ballon leer); 2: Füllen des Ballons hinter dem Verschluss; 3: Extraktion des Embolus durch Zurückziehen des Katheters mit gefülltem Ballon.

Embolia cutis medicamentosa f: engl. *Nicolau's syndrome*; syn. Nicolau-Syndrom. Arzneimittelembolie durch Übertritt von Arzneimitteln (etwa Phenylbutazon, Penicillin*, Chloramphenicol* und kolloidale Substanzen) in arterielle Gefäße bei fehlerhafter intramuskulärer Injektion*. Die Folgen sind lokale livedoartige Veränderungen, Ischämie, evtl. infarktähnliche Nekrosen peripher der Injektionsstelle, möglicherweise Schock und Verbrauchskoagulopathie*.

Prophylaxe: Aspiration vor i. m. Injektion, die außerdem unter möglichst geringem Druck erfolgen sollte.

Embolie f: engl. *embolism*. Akuter, partieller oder vollständiger Verschluss eines Gefäßlumens (im engeren Sinn: eines Blutgefäßes) durch einen Embolus* (z. B. Thrombus*, Fett, Zellen, Luft, Fremdkörper).
Formen:
- Thromboembolie*
- Parenchymembolie*
- Bakterienembolie mit Verschleppung von Bakterien bei infektiöser Endokarditis* bzw. Sepsis*
- Gasembolie: meist Luftembolie* oder Stickstoffembolie (Caisson*-Krankheit)
- Fettembolie*
- Fruchtwasserembolie*
- Fremdkörperembolie*
- Cholesterolkristall-Embolie.

Pathophysiologie:
- **venöse** Embolie: 1. Ursprungsort in einer Vene des großen Blutkreislaufs*, v. a. im Bereich der unteren Extremität 2. Embolus gelangt über rechtes Herz in Truncus pulmonalis und A. pulmonalis und führt zu einer Lungenembolie*
- **arterielle** Embolie: 1. Ursprungsort v. a. linkes Herz (Vorhofthrombus*, Endokarditis*), seltener Aorta oder große Arterien 2. häufigste Lokalisation: extra- und intrakranielle Gefäße, Gefäße der unteren Extremität und viszerale Gefäße 3. klinische Folgen: ischämischer Schlaganfall*, akuter Arterienverschluss*, Mesenterialgefäßverschluss*, Nierenembolie
- **paradoxe** (gekreuzte) Embolie: 1. Ursprungsort in einer Vene des großen Blutkreislaufs 2. Embolus gelangt im Gegensatz zur venösen Embolie z. B. durch ein offenes Foramen ovale (z. B. bei Vorhofseptumdefekt) in Arterien des großen Blutkreislaufs und führt zur Klinik der arteriellen Embolie
- **retrograde** Embolie: 1. Ursprungsort ist eine große Vene 2. Embolus führt zu einer Embolie in einer kleinen (retrograden) Vene 3. Ursache: wahrscheinlich partielle Strömungsumkehr des Bluts (z. B. bei intraabdominaler Druckerhöhung).

Embolieprophylaxe f: engl. *prophylaxis of embolism*. Maßnahmen zur Verhinderung einer Embolie* (insbesondere Thromboembolie*) nach Operation, Geburt, längerer Immobilisierung oder Bettlägrigkeit z. B. durch Low-Dose-Heparinisierung. Sie wird besonders bei Thrombosen oder Embolien in der Vorgeschichte, bei Varizen*, Herzrhythmusstörungen wie Vorhofflimmern* oder Thrombophlebitis* (oberflächlicher Venenentzündung) sowie vor Risikoeingriffen angewendet, ggf. auch längerfristig.

Formen:
- **mechanische/physikalische** Embolieprophylaxe: siehe Thromboseprophylaxe*
- **pharmakologische** Embolieprophylaxe: subkutane Applikation von Heparin* meist in niedriger Dosierung (sog. Low-Dose-Heparinisierung), bei chronisch-rezidivierender Embolie mit Antikoagulanzien (z. B. Cumarinderivate) oder Thrombozytenaggregations-Hemmern (v. a. Acetylsalicylsäure*)
- **operative** Embolieprophylaxe: evtl. bei wiederholt auftretender Lungenembolie*, z. B. durch Verschluss der unteren Hohlvene (Vena*-cava-Blockade; siehe auch Cavafilter*).

emboliformis: Pfropfenförmig.

Embolisation, therapeutische f: engl. therapeutic embolization; syn. Katheterembolisation. Künstlicher Gefäßverschluss (iatrogene Thrombosierung, meist arteriell: transarterielle Embolisation, TAE) durch intraluminale Applikation von flüssigen (polymerisierenden) Kunststoffen, Kunststoffkügelchen, metallischen Spiralen (siehe auch Coil-Embolisation*, Coiling*), Fibrinschwamm oder Zytostatika (transarterielle Chemoembolisation*) über einen Gefäßkatheter.

Indikationen:
- schwer stillbare, lebensbedrohliche Blutung (z. B. aus arteriellem Gefäß bei Beckenverletzung, aus intrakraniellem Aneurysma*, Nieren- und Harnblasengefäß, Arrosionsblutung bei septischer Amputation*, nach Leberruptur*)
- Gefäßfehlbildung
- Tumorbehandlung (z. B. Lebertumoren)
- interventionell zum Verschluss arteriovenöser Fisteln
- präoperativ bei geplanter Leberteilresektion zur Wachstumsstimulation des gesunden Leberanteils.

embolische Herdenzephalitis → Enzephalitis

Embolischer Schlaganfall unbekannter Ursache m: engl. Embolic Stroke of Undetermined Source; Abk. ESUS. Untergruppe der kryptogenen Schlaganfälle (Schlaganfall unbekannter Ursache) mit **embolischem Ursprung**. Als ESUS-Auslöser vermuten Pathophysiologen ein Zusammenspiel von mehreren **Minor-Risk-Faktoren**, wie Aortenbogenplaques, ein Vorhofseptumdefekt und ein offenes Foramen* ovale. Die Einstufung der kryptogenen Schlaganfälle in diese Kategorie ist entscheidend für die Sekundärprävention.

ESUS-Kriterien:
- keine extra- und intrakraniellen Stenosen
- keine kardialen Emboliequellen
- kein lakunärer Schlaganfall
- keine andere bekannte Ätiologie.

Embolus m: In die Blutbahn verschlepptes bzw. zirkulierendes Material, das eine Embolie* verursacht. Ein Embolus kann aus Blutgerinnseln, Fett, Cholesterin*, Gasen wie Luft oder Fruchtwasser* bestehen. Ein auf der Bifurkation eines Blutgefäßes aufgelagerter Embolus wird als reitender Embolus, ein (bakteriell) infizierter Embolus als septischer Embolus bezeichnet.

Embryo m, n: Bezeichnung für die Frucht im Uterus* während der Embryogenese* vom 16. bis 60. Entwicklungstag. Siehe Abb.

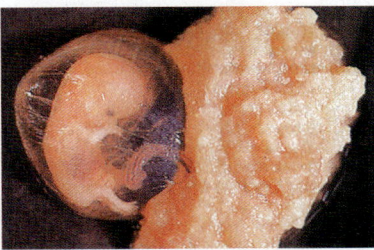

Embryo: Plazenta mit anhängender Fruchtblase, in dieser sichtbar ein 4 cm langer menschlicher Embryo in der 8. Schwangerschaftswoche. [181]

Embryoblast m: Teil der Blastozyste* (animaler Pol), aus dem sich über das Stadium der 2-blättrigen Keimscheibe und 3-blättrigen Keimscheibe der Embryo* entwickelt. Er stellt einen Zellhaufen dar, welcher anfangs seitlich in eine Trophoblastzellschicht übergeht.

Embryofetopathie f: engl. embryofetopathy. Sammelbezeichnung für Embryopathie* und Fetopathie*. Angeborene Erkrankungen oder Fehlbildungen durch Störungen während der Embryogenese* bzw. Fetogenese*.

Embryogenese f: engl. embryogenesis. Biologischer Prozess der Bildung des Embryos* und seiner inneren Organe vom 16. bis 60. Entwicklungstag. Danach beginnt die Fetogenese*.

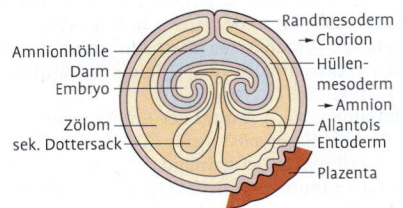

Embryogenese: Schema der anatomischen Verhältnisse 3 Wochen nach Konzeption; das Entoderm bildet den sekundären Dottersack und die Allantois (embryonale Harnblase), die Innenseite des Randmesoderms bildet das Chorion (die Außenhülle des Embryos) und das Hüllenmesoderm umschließt die Amnionhöhle. [39]

Hintergrund:
- Die Embryogenese beginnt im weiteren Sinne mit der Zygote über verschiedene Stadien (Morula*, Blastozyste*, Embryoblast*, Keimscheiben*) und führt zur Bildung des Embryos sowie zur Ausbildung der inneren Organe.
- Im engeren (anatomisch-morphologischen) Sinne versteht man darunter die Bildung des Embryos nach der Abfaltung der 3-blättrigen Keimscheibe vom 16. bis zum 60. Gestationstag. Danach beginnt die Fetogenese*.

Anatomische Verhältnisse: Beginn der Organogenese* (siehe Abb. und vgl. Embryo*, Abb. dort).

Embryologie f: engl. embryology. Lehre von der pränatalen Entwicklung von der Gametogenese* über die Befruchtung* bis zur Geburt*.

Embryonalmole f: engl. embryonal mole. Ältere, heute nicht mehr verwendete Bezeichnung für ein Abortivei*, auch einfach Mole genannt.

Embryonenbank f: engl. embryonic bank. Einrichtung zur Kryokonservierung von Embryonen im Frühstadium.

Embryonenschutzgesetz n: Abk. ESchG. „Gesetz zum Schutz von Embryonen" vom 13.12.1990 (BGBl. I S. 2746), zuletzt geändert am 21.11.2011 (BGBl. I S. 2228). Es sucht mit den Mitteln des Strafrechts besonders schwerwiegenden Missbräuchen medizinisch unterstützter Fortpflanzung entgegenzuwirken. Ein Fortpflanzungsmedizingesetz wird seit langem diskutiert. Ein Teilergebnis ist das Stammzellgesetz.

Embryopathia rubeolosa → Rötelnembryofetopathie

Embryopathie f: engl. embryopathy. Intrauterine Entwicklungsstörung in der Embryonalphase (bis zur 9. SSW). Für die Art und Schwere der Schädigung ist weniger die Noxe an sich, sondern vielmehr der Zeitpunkt der Einwirkung entscheidend.

Ursache:
- Infektionen: z. B. Röteln (Rubeola-Virus), Zytomegalie*-Virus (CMV), Toxoplasmose (Toxoplasma* gondii), Syphilis/Lues (Treponema* pallidum)
- Stoffwechselerkrankungen: z. B. Diabetes mellitus (diabetische Embryopathie*), Phenylketonurie*
- chemisch: v. a. Alkohol (Alkoholembryofetopathie) und Medikamente, z. B. Thalidomid (Thalidomid*-Embryopathie), Retinoide (Retinoid-Embryopathie), Cumarinderivate (Warfarin-Embryopathie), Zytostatika, Aminopterin (Aminopterin-Embryopathie), Antiepileptika (Hydantoin, Barbiturate, Carbamazepin, Valproinsäure; Antiepileptika-Embryofetopathie)
- physikalisch: ionisierende Strahlen (z. B. Röntgen, CT).

Embryopathie, diabetische

Embryotoxizität:
Embryotoxische Substanzen.

Substanz	Schädigung
Antikoagulanzien	Hämorrhagien
Aminoglykoside	Ototoxizität
Beta-Rezeptoren-Blocker	Bradykardie des Fetus, Hypoglykämie
Cotrimoxazol	Fehlbildungen, Fruchttod
Diethylstilbestrol	Adenokarzinome der Vagina bei weiblichen Nachkommen
Ethanol	Fehlbildungen (Herz, Brustkorb, Extremitäten, Genitale, Mikrozephalie)
Glukokortikoide	Nebenniereninsuffizienz
Iodide, Lithium	Struma
Lidocain	Atemdepression, Bradykardie postpartal
Östrogene	Feminisierung männlicher Feten
Opiate	Atemdepression; Kinder abhängiger Mütter entwickeln Entzugssymptome
Sexualhormone, orale hormonale Kontrazeptiva	Herzfehler
Sulfonamide	Kernikterus
Sulfonylharnstoff	multiple Fehlbildungen
Tetracycline	Störung des Knochen- und Zahnwachstums
Thyreostatika	Struma, Kretinismus
Vitamin K	Kernikterus
Zigarettenrauch (Nikotin)	Abortrate erhöht, Geburtsgewicht erniedrigt
Zytostatika	Wachstumsstörungen, Fehlbildungen, intrauteriner Fruchttod

Embryopathie, diabetische *f*: engl. *diabetic embryopathy*. Embryopathie* durch mütterliche Hyperglykämie bei nicht oder unzureichend eingestelltem Diabetes* mellitus (Fehlbildungen 4-mal so häufig wie bei Kindern von gesunden Frauen), auch bei frühem Gestationsdiabetes*. Es entstehen schwere Fehlbildungen an Auge, Herz, Niere und Skelett. Bis 50 % der Kinder sterben intrauterin oder postpartal.

Embryotomie *f*: engl. *embryotomy*. Heute nahezu nicht mehr angewendete operative Zerstückelung eines intrauterin abgestorbenen Feten zur Erleichterung der vaginalen Geburt.

Embryotoxizität *f*: engl. *embryotoxicity*. Fähigkeit einer Substanz, in der Embryonalperiode (bis zur 9. SSW) Schäden beim Ungeborenen zu induzieren. Die Ausprägung des Schadens kann letal, teratogen (Fehlbildungen) oder in Form einer Wachstumsretardierung auftreten.
Beispiele: Siehe Tab.

Embryotransfer *m*: engl. *embryo transfer*; syn. Embryonenübertragung. Verfahren der assistierten Reproduktion* bei primärer und sekundärer Sterilität* mit gegebener Funktionsfähigkeit von Ovarien und Uterus. Die Schwangerschaftsrate beträgt ca. 28–32 %. Dabei werden meist 2 Embryonen in die Gebärmutter übertragen.
Prinzip: Übertragung einer nach In*-vitro-Fertilisation oder ICSI (intrazytoplasmatische Spermieninjektion) für ca. 48 h in einer speziellen Kultur gehaltenen Zygote (meist im 4- bis 8-Zellenstadium) in den zuvor hormonal für die Nidation vorbereiteten Uterus mittels Katheter oder transvaginal in den Eileiter (intratubarer ET, Abk. IT-ET).
Einteilung: Nach Anzahl der Embryonen:
- Double-Embryo-Transfer (DET); häufigstes Verfahren in Deutschland
- Triple-Embryo-Transfer (TET)
- (elektiver) Single-Embryo-Transfer ((e)SET).

Embryotrophe *m, n*: engl. *yolk*; syn. Vitellus. Inhalt des Dottersackes. Er dient dem Embryoblasten* und frühen Embryo* als Nährmasse und gelangt als Histiotrophe oder Hämotrophe über Endozytoseaktivität des Trophoblasten zum Keimling.

EMC-Syndrom: Abk. für Enzephalomyo(c)karditis-Syndrom → Enzephalomyokarditis

EMD: Abk. für elektromechanische Dissoziation → Herz-Kreislauf-Stillstand

Emery-Dreifuß-Muskeldystrophie *f*: engl. *Emery-Dreifuß muscular dystrophy*. Erbliche Form der progressiven Muskeldystrophien* mit progredienter Muskelschwäche, beginnend zwischen dem 6. und 19. Lebensjahr, mit frühen Kontrakturen (besonders des Ellenbogens), Kardiomyopathie und Hypoventilation. Die Lebenserwartung ist häufig verkürzt.
Ätiologie:
- X-chromosomal-rezessiv erbliche Form: Mangel an Emerin (Protein der nukleären Membran, insbesondere in Muskelzellen; Genlocus Xq28)
- selten auch als autosomal-dominant oder -rezessiv erbliche (phänotypisch identische) Variante: Mutation im Lamin-A/C-Gen (Genlocus 1q21.2).

Emesis → Erbrechen

Emesis gravidarum *f*: engl. *vomiting of pregnancy*. Meist im ersten Trimenon und morgendlich auftretendes Erbrechen der Schwangeren. Etwa 50 % der Schwangeren sind betroffen. Schwangerschaftserbrechen beginnt in der 3.–4. und endet meist nach der 12.–14. Schwangerschaftswoche.
Ursachen:
- korreliert mit dem Anstieg des ß-HCG und ist bei Mehrlingen und Blasenmole oft stärker ausgeprägt
- zusätzliche psychovegetative Komponente ist zu vermuten.

Emetika *n pl*: engl. *emetics*; syn. Vomitiva. Substanzen, die Erbrechen* hervorrufen, ohne wesentliche allgemeine Vergiftungssymptome oder Stoffwechselveränderungen zu bewirken. Sie werden verwendet werden zum Auslösen von induziertem Erbrechen*, d. h. zur Magenentleerung bei Intoxikationen, wenn eine Magenspülung nicht möglich ist.
Vertreter:
- periphere oder Reflexemetika: beeinflussen afferente, in der Magenschleimhaut liegende Fasern des Nervus vagus; z. B. Ipecacuanha-Sirup (enthält Emetin)
- zentrale Emetika: 1. früher Apomorphin*: Wirkungsmechanismus über Stimulation zentralnervöser D_2-Rezeptoren (Dopamin*-Rezeptoren) der Area postrema (chemorezeptive Trigger-Zone der Medulla oblongata) 2. herzwirksame Glykoside (in toxischer Dosis).

Emetogenität *f*: engl. *emetogeneity*. Kategorisierung von Zytostatika* nach ihrem emetogenen Potenzial, also dem Risiko, ohne wirksame antiemetische Prophylaxe zu erbrechen. Die Emetogenität ist entscheidend bei der Wahl der geeigneten antiemetischen Prophylaxe vor einer Chemotherapie.

EMG → Elektromyografie

EMG-Syndrom → Wiedemann-Beckwith-Syndrom

Emigration → Diapedese

Emiozytose f: syn. Emiosis. Elektronenmikroskopisch zu beobachtender Sekretionsvorgang bei in Granulaform gespeicherten Hormonen, z. B. Insulin*, Proinsulin und Glukagon*. Die membranumhüllten Granula wandern zur Zellmembran, beide Membranen verschmelzen, die Nahtstelle reißt auf und schließlich werden die Granula in den Extrazellularraum sezerniert.

Emissarvenen f pl: engl. emissary veins; syn. Venae emissariae. Anastomosen* zwischen intrakraniellen und extrakraniellen Venen. Die Emissarvenen verbinden die Sinus* durae matris, die Diploevenen* und die oberflächlichen Schädelvenen miteinander. Dadurch können beispielsweise bei Kopfhautentzündungen die Bakterien* bis in die Hirnsinus gelangen und eine septische Sinusthrombose* verursachen.

Anatomie: Regelhaft werden vier Emissarvenen unterschieden:
– V. emissaria parietalis
– V. emissaria mastoidea
– V. emissaria condylaris
– V. emissaria occipitalis.

Emissionen, otoakustische f pl: engl. otoacoustic emissions; Abk. OAE. Vom Ohr ausgehende Geräusche, die in aktiven Kontraktionen äußerer Haarzellen* ihren Ursprung haben. Die Intensität der otoakustischen Emissionen liegt in der Regel unterhalb der Hörschwelle. OAEs fehlen schon bei mittelgradiger Schwerhörigkeit > 30–50 db, woraus sich ihre Eignung zur Früherkennung von Hörschäden ergibt.

Emissionscomputertomografie f: engl. emission computed tomography; syn. Emissionscomputertomografie; Abk. ECT. Nuklearmedizinisches Schnittbildverfahren* mit Registrierung der vom verwendeten Radionuklid emittierten Strahlung. Unterschieden werden die Single-Photon-Emissionscomputertomografie (SPECT; rotierende Detektoren) bei Einsatz von gammastrahlenden Radionukliden und die Positronenemissionstomografie (PET; spezielle Ringdetektoren) bei Einsatz von positronenemittierenden Radionukliden.

Technik: Die von Radionukleotiden emittierte Strahlung wird aus mehreren Positionen um den Körper herum registriert. Aus diesen Daten wird die dreidimensionale Verteilung des Radionuklids errechnet. Die Darstellung erfolgt wie bei der CT oder MRT in Schnittbildern.

Anwendung: Vor allem in der Tumorszintigrafie, Myokardszintigrafie und Hirnszintigrafie. Verwendet werden zunehmend Hybridgeräte (SPECT-CT bzw. PET-CT), um den oder die Emissionsorte des Radionuklids im Körper anatomisch genau zu lokalisieren.

Emissionsspektrum n: engl. emission spectrum. Bereich elektromagnetischer Wellen*, der nach Anregung (z. B. durch Erhitzen oder Bestrahlen mit energiereicher Strahlung) von Materie abgestrahlt wird und somit vom Absorptionsspektrum* zu unterscheiden ist.

EMIT f: engl. enzyme multiplied immunotechnique. Homogener Enzym*-Immunoassay (Sonderform des ELISA), der v. a. zum therapeutischen Drugmonitoring und Drogennachweis eingesetzt wird. Das zu untersuchende Antigen* verdrängt enzymmarkiertes Testantigen gleichen Typs aus einer Immunkomplexbindung mit spezifischen Antikörpern. Das Marker-Enzym wird dadurch aktiviert und photometrisch bestimmbar. Seine Aktivität ist proportional zum gesuchten Antigen.

Emmert-Nagelplastik f: engl. Emmert's plasty. Seitliche Weichteilresektion mit Nagelverschmälerung unter Mitnahme von Anteilen der Nagelmatrix bei eingewachsenem Großzehennagel (siehe auch eingewachsener Nagel*).

Emmet-Operation f: engl. Emmet's operation. Operative Rekonstruktion der Zervix nach einer meist unter der Geburt entstandenen Rissverletzung.

Emmet-Riss m: engl. Emmet's tear. Unter der Geburt entstandener, narbig verheilter Zervixriss. Ein Emmet-Riss zeichnet sich klinisch oft durch stark vermehrten vaginalen Fluor aus, die Therapie besteht in der operativen Revision.

Emmetropie f: engl. emmetropia; Abk. E. Medizinischer Fachausdruck für Normalsichtigkeit. Achsenlänge und Brechwert des Auges stehen zueinander im richtigen Verhältnis, sodass die aus dem Unendlichen parallel ins Auge einfallenden Strahlen in einem auf der Netzhaut liegenden Brennpunkt vereinigt werden.

Emollientia n pl: engl. emollients. Die Haut erweichende Mittel wie Seifen, Fette und Glycerol, die bei Entzündungen, lokalen Dermatosen und Keloiden sowie zur Hautpflege zum Einsatz kommen.

Emotion f: Auf der psychischen und physischen Ebene durch äußere und innere Reize oder durch Kognitionen hervorgerufene Empfindung. Evolutionär dienen Emotionen dem Überleben des Individuums oder der Art und regeln darüber hinaus das soziale Zusammenleben und anforderungsgerecht das internale Milieu.

Hintergrund: Emotionen führen zu zentralnervösen, neuromuskulären, neurohumoralen und autonomen Körperreaktionen, die als emotionale Erregung bezeichnet werden. Besonders starke bzw. nicht wahrgenommene oder verdrängte Emotionen werden als Ursache vieler psychosomatischer Störungen angesehen.

Emotionalität f: engl. emotionality. Bezeichnung für die zeitlich und situativ stabile Disposition (Persönlichkeitsmerkmal*), auf auslösende interne oder externe Ereignisse von für das Individuum signifikanter Bedeutung durch Anregung der organismischen Subsysteme (Emotion*) zu reagieren.

Formen:
– gering ausgeprägte Emotionalität (Hypoemotionalität) kann mit Problemen der emotionalen Aktivierbarkeit und z. B. mangelnder empathischer Resonanz- und emotionaler Bindungsfähigkeit in Beziehungen einhergehen
– stark ausgeprägte Emotionalität (Hyperemotionalität, siehe Neurotizismus*) geht mit einer erhöhten Reaktivität bzw. Labilität*, Ängstlichkeit, Depressivität* und Anspannung einher.

Emotional Quotient m: Maß für emotionale Intelligenz*. Nach Selovey und Gardner umfasst diese das Erkennen der eigenen Emotionen, die Beeinflussung von Emotionen, die gezielte Umsetzung in die Tat von Emotionen, Empathie und den Umgang mit Beziehungen. Sie gilt als Gegenbegriff zum (rein kognitiv zusammengesetzten) Intelligenzquotienten*.

Emotionsregulation f: engl. emotion regulation. Alle Prozesse, durch die Menschen ihre Emotionen* sowie deren Auftreten und Ausdruck beeinflussen. Emotionsregulation kann automatisch oder kontrolliert, global oder spezifisch, stabil oder variabel erfolgen.

Funktion: Die Selbstregulation von Emotionen, Kognitionen und Verhalten gehört zu den wichtigsten Fertigkeiten des Menschen. Die dafür erforderlichen Exekutivfunktionen (Handlungsplanung, Handlungssteuerung, Antizipation von Konsequenzen) werden primär durch das Frontalhirn kontrolliert, das besonders langsam reift. Die Regulation der wichtigsten Emotionen muss sich daher erst entwickeln, wobei die größten Fortschritte in den ersten Lebensjahren gemacht werden (siehe Tab.).

Klinische Bedeutung: Störungen der Emotionsregulation sind psychopathologisch bedeutsam v. a. bei Regulationsstörung* im frühen Kindesalter, emotionaler Störung*, Borderline*-Persönlichkeitsstörung und selbstverletzendem Verhalten (Selbstverletzung*).

Empagliflozin n: Orales Antidiabetikum, das die renal-tubuläre Glukose-Reabsorption hemmt (SGLT2-Inhibitor) und zur Glukosurie* führt. Es wird zur Monotherapie oder Kombinationstherapie des Diabetes* mellitus Typ 2 Erwachsener eingesetzt. Empagliflozin ist bei Diabetes mellitus Typ 1, Kindern und Jugendlichen < 18 Jahren und Erwachsenen > 75 Jahren kontraindiziert.

Indikation: Diabetes mellitus Typ 2.

Empathie f: engl. empathy. Vorgang, bei dem eine Person versucht, die Aussagen, Verhaltens-

Emotionsregulation:
Regulationsfunktionen verschiedener Emotionen und Angabe des Durchschnittsalters, in dem die Emotionen erstmals zu beobachten sind, und des Auslösers.

Emotion	Alter (Monate)	Auslöser	Regulationsfunktion für die eigene Person	Regulationsfunktion für andere Personen
Ekel	0	schädliche Reize	Zurückweisung der schädlichen Reize	Signalisierung von Grenzen der Aufnahmefähigkeit
Überraschung	0–1	Neuartiges, Unerwartetes	Vorbereitung auf neue Erfahrungen	Signalisierung von Naivität, ggf. Reduzierung der Angriffswahrscheinlichkeit
Interesse/Erregung	1	Neuartiges, Abweichendes, Erwartungen	Erhöhung der sensorischen Aufnahmefähigkeit	Signalisierung von Aufnahmebereitschaft
Freude	2	Vertrautes, Genuss	Motivation zur Fortsetzung der angenehmen Aktivitäten	Förderung der Bindung durch Assoziation mit den positiven Emotionen
Ärger	7	Frustration, Feindseligkeit	Beitrag zur Beseitigung von Frustrationsquellen	Warnung vor möglichem Angriff bzw. Aggression
Trauer	9	Verlust, mangelnde Wirksamkeit	Förderung von Empathie (bei niedriger Intensität) Förderung von Handlungsunfähigkeit (bei hoher Intensität)	Förderung von Pflege, Schutz, Unterstützung, Empathie
Angst	9	Gefahr	Identifizierung von Bedrohung, Motivation für Flucht oder Kampf	Abwehr eines Angriffs oder Signalisierung von Submission
Scham	18	intensive Beobachtung durch Andere	Motivation zum Schutz der Intimsphäre	Signalisierung des Bedürfnisses nach Rückzug
Schuld	36	eigenes falsches Handeln	Förderung von Wiedergutmachung	Förderung submissiven Verhaltens, Reduzierung der Angriffswahrscheinlichkeit

weisen oder Empfindungen einer anderen Person aus ihrem inneren Bezugsrahmen zu erkennen und nachzuvollziehen. Die klinische Empathie bezeichnet die ausgebildete, reflektierte Fähigkeit zur Einfühlung in den therapeutischen Kontext. Sie ist wesentlich für eine tragfähige therapeutische Beziehung*.
Klinische Bedeutung: Empathie gilt als wesentliche Grundlage für den Aufbau einer tragfähigen Arzt*-Patient-Beziehung. Sie dient der Verbesserung und Stabilisierung der therapeutischen Beziehung*, insbesondere in der Psychiatrie und Psychotherapie. Empirische Forschung hat Empathie als einen förderlichen, jedoch weder notwendigen noch hinreichenden Faktor für einen Therapieerfolg identifiziert. Insbesondere in der Gesprächspsychotherapie stellt Empathie einen zentralen Aspekt der Arbeit des Therapeuten dar. Der Therapeut nimmt das vom Patienten Gesagte wahr, versteht den inneren Bezugsrahmen des Patienten, versucht, die aktuellen Gefühle und Erfahrungen zu verstehen (Empathetic Understanding), und teilt dies dem Patienten meist verbal und auch nonverbal mit. Der Therapeut kann das vom Patienten Gesagte wiederholen, das halb Bewusste, Mitgemeinte aufgreifen und/oder einen Bezug zum körperlich Erlebten und zum Selbstbild herstellen. Ziel ist die Verbesserung und Stabilisierung der therapeutischen Beziehung*, die Förderung der Selbstexploration* und der aktiven therapeutischen Mitarbeit des Patienten.
Formation: Empathie besteht aus mehreren Komponenten (unterschiedlich bewertet):
– interpersonelle Wahrnehmung
– Motivation
– Affektregulation
– affektives Arousal.
Emperipolesis f: Fähigkeit bestimmter Zellen (wie Lymphozyten, Plasmazellen), in andere Zellen (beispielsweise Epithel- oder Endothelzellen) einzudringen, sie zu durchwandern und wieder zu verlassen. Das Phänomen der Emperipolesis spielt beispielsweise eine Rolle bei der Emigration von Zellen aus dem Blutstrom durch die Gefäßwand hindurch in das Gewebe.
Empfängnis → Konzeption
Empfängnisverhütung → Kontrazeption
Empfindung f: engl. *sensation*. Subjektiver, im Großhirn entstehender Eindruck von Sinnesreizen, die aus der Peripherie weitergeleitet werden. Physiologische Empfindungen werden ausgelöst durch Reizung eines Sensors, die Weiterleitung des Nervenimpulses erfolgt entlang afferenter Nervenfasern.
Empfindungsdissoziation → Sensibilitätsstörungen
Emphysem n: engl. *emphysema*. Ansammlung von Gas oder Luft in Organen oder Geweben, z. B. als Lungenemphysem* oder Hautemphysem*.
Emphysemchirurgie f: engl. *emphysema surgery*. Thoraxchirurgische Verfahren zur Behandlung des fortgeschrittenen Lungenemphysems (COPD) nach erfolgloser medikamentöser Therapie. Dabei wird eine Verringerung des Lungenvolumens durch Resektion oder Ausschaltung besonders geschädigter Anteile des Lungengewebes angestrebt.
Emphysem, kongenitales lobäres n: engl. *congenital lobar emphysema* (Abk. CLE). Seltene angeborene Lungenfehlbildung, meist im Bereich des linken Oberlappens mit zunehmender Überblähung der Lunge durch einen Ventilmechanismus. In den ersten Lebenswochen treten zunehmende Dyspnoe und Zyanose sowie exspiratorisches Keuchen, später rezidivierende Pneumonien auf. Die Diagnostik erfolgt röntgenologisch, die Therapie durch Resektion des emphysematischen Lungenteils.
Empty-Sella-Syndrom n: engl. *empty sella syndrome*; syn. Syndrom der leeren Sella turcica; Abk. ESS. Radiologischer Befund, der auf einer

anatomischen Variante beruht. Beim ESS ragt eine mit Liquor gefüllte Aussackung des Subarachnoidalraums* in die Sella* turcica. Dies kann symptomlos verlaufen oder hormonelle Störungen hervorrufen, wenn die in der Sella turcica gelegene Hypophyse* komprimiert wird und es zur Hypophyseninsuffizienz* kommt.

Empyem n: engl. empyema. Eiteransammlung in einer präformierten Körperhöhle oder einem Hohlorgan. Ursächlich sind direkte oder fortgeleitete, penetrierende Entzündungen. Beispiele sind das Gallenblasenempyem*, das Pleuraempyem* und das Pyarthros. Behandelt wird je nach Lokalisation durch systemische Antibiose* in Kombination mit Drainage*, Saugspülbehandlung oder operativer Ausräumung.

Empyema mediastinale → Mediastinalemphysem

Empyema pulmonum → Lungenemphysem

Empyema subcutaneum → Hautemphysem

Empyem, subdurales n: engl. subdural empyema. Intrakranielle oder spinale Eiteransammlung (Empyem*) zwischen Dura* mater und Arachnoidea* mater. Subdurale Empyeme sind meist iatrogen verursacht, z.B. durch eine Infektion nach Lumbalpunktion*. Diagnostiziert wird mittels MRT, die Therapie besteht aus neurochirurgischer Ausräumung und Antibiose. Ohne adäquate Therapie verläuft die Erkrankung häufig letal.

Klinik:
- akuter Beginn mit Fieber, Kopfschmerz, Bewusstseinsstörung
- spinales subdurales Empyem: lokale Schmerzen, Bewegungsstörung, radikuläre und medulläre Symptomatik, **cave:** Querschnittläsion (Myelitis* per continuitatem).

EMS: Abk. für engl. emergency medical service → Rettungsdienst

Emtricitabin n: Cytosin*-Analogon*, das eingesetzt wird als nukleosidischer Reverse*-Transkriptase-Inhibitor bei HIV-1-Infektionen im Rahmen antiviraler Kombinationstherapien*. Emtricitabin ist als Monopräparat und in fester Kombination mit verschiedenen anderen antiviralen Wirkstoffen verfügbar (siehe Applikationsformen). Häufige Nebenwirkungen sind Magen-Darm-Störungen und Kopfschmerzen, sowie bei Kindern zusätzlich Anämie* und Hautverfärbung.

Emulgierung f: engl. emulsification; syn. Emulgieren. Herstellung einer Emulsion*. Im Rahmen der Fettverdauung wirken Gallensäuren* als Emulgatoren fettlöslicher Verbindungen. Gallensäuren bilden in wässriger Lösung Mizellen*. Im Kern der Mizellen können Lipide (Triglyceride*, Monoglyceride*, Cholesterin*, Fettsäuren*, fettlösliche Vitamine, Phospholipide*) eingelagert werden, was eine wichtige Rolle bei der Fettresorption im Dünndarm* spielt.

Emulsionen f pl: syn. Emulsion. System aus im Allgemeinen zwei nicht miteinander mischbaren Flüssigkeiten, wobei die innere Phase (dispergierte Teilchen) in der äußeren Phase (Dispersionsmittel) verteilt vorliegt. Beispiele für Emulsionen sind Öl-in-Wasser-Emulsionen (O/W, Dispersionsmittel: Wasser) oder Wasser-in-Öl-Emulsionen (W/O, Dispersionsmittel: Öl).

Enalapril n: Antihypertensivum aus der Gruppe der ACE*-Hemmer. Es wird bei arterieller Hypertonie* (auch in der Schwangerschaft), chronischer Herzinsuffizienz*, zur Sekundärprophylaxe nach Herzinfarkt* und bei diabetischer Nephropathie* eingesetzt. Als Nebenwirkung treten u. a. Schwindel, Mundtrockenheit, Kopfschmerzen und für ACE-Hemmer typischer Reizhusten auf. ACE*-Hemmer können ein Angioödem* auslösen.

Enameloblasten m pl: engl. enameloblasts; syn. Adamantoblasten. Zahnschmelz bildende Zellen. Sie befinden sich im Schmelzorgan in der inneren Schicht des inneren Schmelzepithels. Nach Abschluss der Schmelzbildung wandeln sich die Enameloblasten in Plattenepithelzellen um, die das Saumepithel bilden.

Enamelum → Zahnschmelz

Enanthem n: engl. enanthema. Ausschlag im Bereich der Schleimhäute, vor allem in Mund oder Rachen. Das Enanthem ist immunologisch bedingt, z.B. infektiös bei Mononucleosis* infectiosa, Masern* oder Scharlach*, allergisch oder als unerwünschte Reaktion auf Arzneimittel (analog zum Arzneimittelexanthem*).

Enantiomere n pl: Bezeichnung für Moleküle mit gleicher Summenformel und gleicher Verknüpfung, aber unterschiedlicher räumlicher Anordnung der Atome. Die Enantiomere verhalten sich zueinander wie Bild und Spiegelbild. In Lösung drehen sie polarisiertes Licht nach rechts (+) oder links (−).

Enarthrosis → Gelenk

En-bloc-Aufsetzen n: Technik des Aufsetzens eines Patienten nach kinästhetischen Prinzipien zur größtmöglichen Schonung der Wirbelsäule des Patienten. Der Patient kommt dabei in einer durchgehenden Bewegung vom Liegen zum Sitzen an der Bettkante. Die Technik kann vom Patienten erlernt und selbstständig durchgeführt werden.

Vorgehen:
- Bett niedrig stellen, sodass die Füße des Patienten anschließend auf dem Boden stehen
- Patient liegt mit angezogenen Beinen nahe der Bettkante auf der Seite
- die Pflegeperson umfasst die untere Schulter und die Unterschenkel
- der Patient rutscht mit den Unterschenkeln aus dem Bett heraus und unterstützt das Aufrichten des Oberkörpers durch Abstützen und Abdrücken mit dem oberen Arm von der Unterlage
- die Pflegeperson unterstützt und leitet die Bewegung in die entsprechende Richtung.

En-bloc-Drehen n: engl. en-bloc turning. Technik des Bewegens eines Patienten in die Seitenlage ohne Verdrehen der Körperachse zur größtmöglichen Schonung der Wirbelsäule v. a. nach Operationen oder Verletzungen an der Wirbelsäule.

Vorgehen: In Rückenlage werden die Arme des Patienten vor der Brust verschränkt und beide Beine angebeugt. Unter leichtem Anheben des Kopfes kann der Patient nun im Ganzen auf die Seite gedreht werden.

En-bloc-Resektion f: engl. en bloc resection. Erweiterte Radikaloperation eines malignen Tumors, bei der neben dem Primärtumor* zur Einhaltung der onkologisch notwendigen Radikalität gleichzeitig (in einem Stück) auch evtl. mitbefallene Nachbarorgane und -strukturen entfernt werden.

Encephalitis japonica → Enzephalitis, japanische

Encephalitis lethargica f: engl. lethargic encephalitis; syn. Economo-Enzephalitis. Seltene Hirnstammenzephalitis* unklarer Ätiologie, vermutlich durch neurotropes Virus bedingt. Klinisch imponieren Schlafattacken oder schwere Somnolenz. 30 % der Fälle verlaufen akut letal. Postenzephalitisch führt die Erkrankung mit variabler Latenz zum schweren Parkinson*-Syndrom.

Encephalomyelitis disseminata → Multiple Sklerose

Encephalopathia saturnina f: engl. lead encephalopathy. Nichtentzündliche diffuse Schädigung des Gehirns durch Blei-Intoxikation.

Encheiresis f: Handgriff, Operation.

Enchondrom n: engl. enchondroma. Chondrom* innerhalb eines Knochens infolge versprengter Knorpelzellen. Häufiges Erstsymptom ist eine pathologische Fraktur*. Ein weiteres klinisches Zeichen ist die Schwellung der Phalangen. Die Therapie besteht aus Kürettage und Auffüllen mit Spongiosa sowie ggf. Resektion. Abzugrenzen ist ein Knochentumor*.

Vorkommen: Häufigster Tumor der kleinen Röhrenknochen an Hand und Fuß (siehe Abb. 1 und Abb. 2), auch an großen Röhrenknochen und am Becken, meist lokalisiert in der Diaphyse, selten in der Metaphyse. Multiples Auftreten mit maligner Entartung (20 %) ist möglich (Chondrosarkom*).

Encodierung f: engl. encoding. Transformation der zunächst sensorisch präsenten Information in speicherfähige Einheiten und deren Integration in eine bestehende kognitive Struktur (erster Informationsverarbeitungsprozess, Gedächtnis*). Die Encodierung ist beeinträchtigt

Endangiitis obliterans

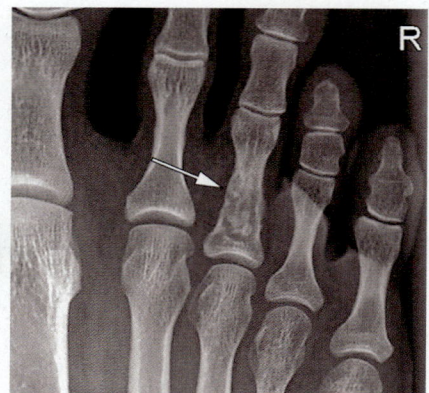

Enchondrom Abb. 1: Grundphalanx Digitus III (Fuß); Röntgenaufnahme. [108]

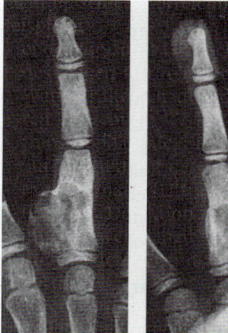

Enchondrom Abb. 2: Fingerknochen (Röntgenaufnahme). [209]

bei anterograder Amnesie, z. B. bei Schädigungen im mittleren Temporallappen oder Alzheimer*-Krankheit.
Endangiitis obliterans → Thrombangiitis obliterans
Endarterien *f pl*: engl. *end arteries*. Terminale Arterienzweige, die das Ende größerer Arterien bilden und im engeren Sinn (anatomische Endarterien) nicht unter sich oder mit anderen Arterien anastomosieren. Bei Verschluss einer Endarterie, z. B. durch Embolie oder Thrombose, und fehlendem Kollateralkreislauf* kommt es zum ischämischen Infarkt*.
Vorkommen:
- Äste der A. cerebri media und A. centralis retinae
- funktionelle Endarterien (z. B. Äste der Koronararterien*).

Endarteriitis obliterans → Thrombangiitis obliterans

Enddarm *m*: engl. *rectum*. Etwa 20 cm langer Endabschnitt des Dickdarms, der am Anus* endet. Der Enddarm ist nochmals in zwei Abschnitte unterteilt, in den Mastdarm (Rektum*) und in den Analkanal*. Die Grenze bildet der innere Schließmuskel (M. sphincter ani internus).
Enddarmentzündung → Proktitis
enddiastolisches Volumen → Vorlast
Endemie *f*: engl. *endemic disease*. Ständiges Vorkommen einer Erkrankung in einem begrenzten Gebiet, wobei nur ein Anteil der Bevölkerung manifest erkrankt.
Voraussetzungen:
- Infektionsquelle: 1. entweder ein für die Weitergabe an Nichtinfizierte permanent ausreichend hoher Anteil von Infizierten 2. oder ein nicht menschlicher Wirtsorganismus, der regelmäßig Menschen infiziert (z. B. Lyme*-Borreliose, durch Zeckenbiss auf den Menschen übertragen)
- Immunitätslage: hoher Anteil immuner oder aus anderen Gründen nicht infizierbarer und daher nicht infektiöser Individuen.

Ender-Nagelung *f*: engl. *Ender's operation*. Wegen hoher Komplikationsrate (Materialdislokation, Perforation, Entwicklung einer Pseudarthrose) weitgehend verlassenes Verfahren der Osteosynthese* bei Schenkelhalsfraktur* und pertrochantärer Femurfraktur*.
Endhirn → Gehirn
Endoamylase → Amylasen
Endoblasttumor → Endotheliom
Endobrachyösophagus *m*: engl. *endobrachyesophagus*. Verkürzung des Ösophagus* bei chronischem Reflux von Magensäure. Aufgrund des Refluxes kommt es zur metaplastischen zirkulären Umwandlung des unverhornten Plattenepithels* des distalen Ösophagus zu einem Zylinderepithel. Dadurch wird der Ösophagus „innen" kürzer und der Übergang zwischen Ösophagus und Magen* wird nach kranial* verlagert. Siehe Abb.

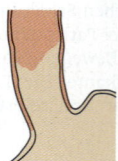

Endobrachyösophagus

Endocannabinoide *n pl*: engl. *endocannabinoids*. Derivate der Arachidonsäure*. Die körpereigenen, dem Δ^9-Tetrahydrocannabinol* aus Indischem Hanf* ähnlichen Stoffe sind über membranständige G-Protein-gekoppelte Cannabinoid-Rezeptoren (GPCR, z. B. CB1 und CB2) an der Regulation vieler physiologischer Reaktionen beteiligt, v. a. in Gehirn und Immunzellen.
Endocarditis lenta → Endokarditis
Endocarditis verrucosa rheumatica → Endokarditis
Endogene Infektion *f*: syn. Körpereigene Infektion. Infektion durch Erreger der körpereigenen physiologischen Flora, entweder durch Standortwechsel (z. B. Darm- oder Hautbakterien im Blut oder in anderen Organen) oder durch Ungleichgewicht der bakteriellen Zusammensetzung (z. B. nach Antibiotikagabe).
endogene Schmerzhemmung: Durch absteigende Fasern des periaquäduktalen Graus* erzeugte Schmerzhemmung. Das schmerzhemmende System wird durch die Ausschüttung endogener Opiatanaloga (Endorphine*, Dynorphine, Enkephaline*) aktiviert und dient v. a. in Stresssituationen der Unterdrückung von Schmerzreaktionen. Beispielsweise werden schwere Verletzungen während eines Unfalls weniger stark empfunden als einige Zeit danach.
endogenes Ekzem → Ekzem, atopisches
Endokard *n*: engl. *endocardium*. Innerste Wandschicht (seröse Haut), die die gesamte innere Oberfläche des Herzens auskleidet. Das Endokard verfügt über ein glattes Endothel, das für einen reibungsarmen Blutstrom sorgt und so der Bildung von Thromben entgegenwirkt. Duplikaturen des Endokards bilden die Herzklappen.
Endokardfibroelastose *f*: engl. *endocardial fibroelastosis*; syn. Fibroelastosis endocardiaca. Seltene, zu akuter oder chronischer Herzinsuffizienz* führende Verdickung des linksventrikulären Endokards* bei Kindern < 1 Jahr. Hypertrophie* auch des Myokards verengt den linken Ventrikel, häufig mit Beteiligung von Mitralklappe* bzw. Aortenklappe*. Diagnostiziert wird bildgebend, mit Herzkatheter, Biopsie und EKG. Behandelt wird symptomatisch, ggf. Herztransplantation*.
Endokardfibrose → Endokardfibroelastose
Endokardfibrose → Endomyokardfibrose
Endokarditis *f*: engl. *endocarditis*. Infektiös oder immunologisch vermittelte Entzündung des Endokards*. Im Rahmen der Erkrankung können schwerwiegende und z. T. lebensbedrohliche Komplikationen wie z. B. akutes Herzversagen, Sepsis* oder Schlaganfall* auftreten. Die Behandlung erfolgt je nach Ursache bzw. der zugrunde liegenden Erkrankung.
Formen:
- **infektiöse Endokarditis:** Infektion des Endokards (insbesondere bei angeborenem oder erworbenem Herzfehler* oder Fremdmaterial, z. B. Schrittmacherelektrode oder künstliche Herzklappe) infolge Bakteriämie* (durch

Abszess, mangelnde Mundhygiene oder iatrogen): **1. akute infektiöse Endokarditis: I.** akuter bis foudroyanter septischer Verlauf **II. Klinik:** Fieber meist > 39 °C, Herzgeräusch evtl. fehlend, arterielle Embolie v. a. in Gehirn (Bewusstseinsstörung*, fokal neurologische Ausfälle), Niere, Milz, Lunge (Rechtsherzendokarditis) **III. Erreger:** häufig Staphylococcus (i. v. Drogenabhängigkeit, Hämodialyse, Diabetes mellitus, Immunsuppression), weniger häufig Enterokokken, gramnegative Bakterien, Pilze (z. B. Candida-Spezies) **2. subakute infektiöse Endokarditis: I.** schleichende Form der infektiösen Endokarditis mit subklinisch protrahiertem Verlauf **II. Klinik:** Fieber ≤ 38 °C bzw. subfebril, unspezifische Symptome (Appetitmangel, Gewichtsverlust, Kopfschmerz, Nachtschweiß, Myalgie, Arthralgie; B*-Symptomatik), arterielle Embolien und Hautzeichen (Osler-Knötchen, Janeway-Läsion), retinale Einblutung (Roth*-Flecke), häufig frühzeitig Herzgeräusch, evtl. Zeichen der Herzinsuffizienz, Anämie, chronische Infektionszeichen **III. Vorkommen:** v. a. assoziiert mit künstlicher Herzklappe (meist < 1 Jahr postoperativ oder als Rezidiv nach vorausgegangener infektiöser Endokarditis) **IV. Erreger:** meist vergrünende Streptokokken, Staphylococcus* aureus, Enterokokken, HACEK-Gruppe, auch Streptococcus* bovis, Coxiella* burnetii u. a. sowie zunehmend nosokomiale Infektion mit multiresistenten Erregern

- **nichtinfektiöse Endokarditis: 1. rheumatische Endokarditis:** immunologische Beteiligung der Herzklappen (meist Mitral-, Aortenklappe) bei akutem rheumatischem Fieber nach Infektion mit betahämolysierenden Streptokokken der Gruppe A, z. B. nach Angina tonsillaris **2. seltene Formen: I.** Endokarditis bei Libman-Sacks-Syndrom, Endomyokardfibrose* **II.** Löffler-Endokarditis **III.** Endokardbeteiligung bei Verbrauchskoagulopathie*, Karzinoidsyndrom*, Spondylitis* ankylosans, rheumatoider Arthritis*.

Pathologie:
- bei **infektiöser Endokarditis** charakteristisches morphologisches Bild: Klappenulzeration und bakteriell besiedelte Thromben mit neutrophilen Granulozyten (Endocarditis ulcerosa oder thromboulcerosa; siehe Abb. 1)
- bei **nichtinfektiöser Endokarditis** fibrinöse Entzündungsreaktion mit thrombotischen Auflagerungen (Endocarditis verrucosa).

Diagnostik:
- **infektiöse Endokarditis: 1.** anamnestisch **2.** klinisch mit Abnahme von Blutkulturen **3.** umgehende Echokardiografie* inklusive

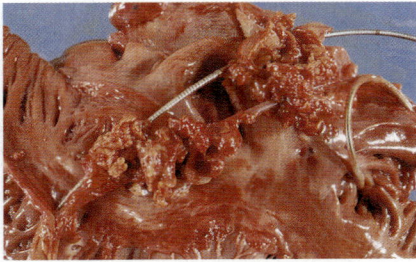

Endokarditis Abb. 1: Infektiöse Endokarditis mit thrombotisch belegten Endokardulzerationen (Endocarditis thromboulcerosa) im Bereich von Schrittmacherelektrode und Trikuspidalklappe. [33]

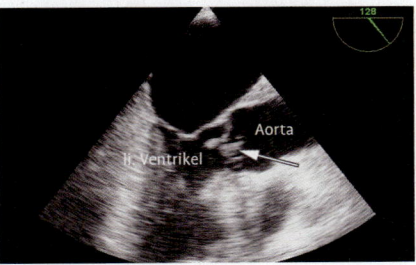

Endokarditis Abb. 2: Transösophageale Echokardiografie; Vegetation an Aortenklappe flottierend im linksventrikulären Ausflusstrakt bei akuter infektiöser Endokarditis (ein diagnostisches Hauptkriterium der Duke-Kriterien). [98]

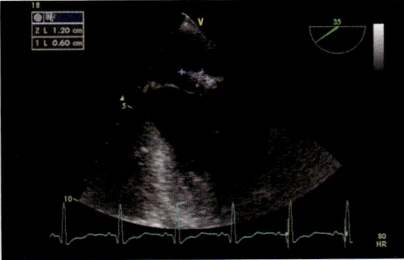

Endokarditis Abb. 3: Transösophageale Echokardiografie; Darstellung einer 12 × 6 mm großen endokarditischen Vegetation am posterioren Mitralklappensegel. [61]

transösophagealem Echo (siehe Abb. 2 und Abb. 3). Kriterien zur Sicherung der Diagnose: siehe Duke-Kriterien (Tab. dort)
- **nichtinfektiöse Endokarditis: 1.** Echokardiografie **2.** labordiagnostisch **3.** ggf. MRT, Endokardbiopsie u. a. **4.** bei rheumatischer Endokarditis mit Jones-Kriterien: siehe Fieber*, akutes rheumatisches (Tab. dort).

Therapie:
- **infektiöse Endokarditis:** bereits bei Verdacht nach Blutkulturentnahme: **1.** kalkulierte parenterale antiinfektive Initialtherapie (Breitspektrum-Kombinationstherapie) **2.** bei Erregernachweis gezielte (erregerspezifische) parenterale Therapie durch Antiinfektiva (in der Regel Antibiotika) nach aktueller (an jeweilige Erregerresistenz angepasster) Richtlinie **3.** zusätzlich symptomatisch (hämodynamische Stabilisierung) **4.** meist operative Fokussanierung (Notfall-OP bei rezidivierenden Embolien, großen Vegetationen oder akuter hämodynamischer Verschlechterung)
- **nichtinfektiöse Endokarditis: 1.** Therapie der Grunderkrankung **2.** ggf. operative Sanierung.

Prävention: Infektiöse Endokarditis:
- allgemein: Mundhygiene und regelmäßige zahnärztliche Untersuchung (Zahn- und Parodontalstatus); Verzicht auf Piercing oder Tätowierung
- Antibiotika nur noch für Hochrisikopatienten: Durchführung nach aktueller, der jeweiligen Resistenzlage angepasster Richtlinie 30–60 min vor (und ggf. 2 h nach) bestimmten diagnostischen oder therapeutischen Eingriffen, bei denen es transitorisch zu Bakteriämie kommen kann

Rheumatische Endokarditis: Prävention von akutem rheumatischem Fieber* durch frühzeitige Antibiotikatherapie.

Endokoagulation *f*: engl. *endoscopic coagulation*. Endoskopisch durchgeführte Koagulation* von Gewebe, z. B. zur Blutstillung bei Laparoskopie* oder Pelviskopie*. Die Koagulation erfolgt durch Erhitzen von Körpergewebe auf ca. 100 °C und dadurch erzielter Eiweißgerinnung mit optimaler Hämostase*.

Endokranium *n*: engl. *endocranium*. Inneres Periost der Schädelknochen, gebildet von der Dura* mater.

endokrin: engl. *endocrine*. Beschreibender Begriff für einen Sekretionsmechanismus von Hormondrüsen, die ihre Produkte direkt in das Blut abgeben.

Endokrine Chirurgie *f*: Spezialisierung innerhalb der Viszeralchirurgie*, die sich mit der operativen Therapie von Erkrankungen endokriner Organe wie Schilddrüse, Nebenschilddrüse*, Nebenniere* und Pankreas* sowie mit der Behandlung neuroendokriner Tumoren des Gastrointestinaltraktes beschäftigt.

Endokrinologie *f*: engl. *endocrinology*. Lehre von der Morphologie und Funktion endokriner Drüsen und von den Hormonen* sowie deren Regelungs- und Wirkungsmechanismen.

Endokrinopathien

Endokrinopathien *f pl*: engl. *endocrinopathies*. Krankheiten, bei denen hormonale Störungen ursächlich und krankheitsbestimmend im Vordergrund stehen. Es handelt sich meistens um eine Über- oder Unterfunktion einer oder mehrerer endokriner Drüsen. Unter **sekundären Endokrinopathien** versteht man entgleiste hormonale Reaktionen bei ursächlich nicht endokrinen Erkrankungen, z. B. sekundärer Hyperparathyreoidismus* bei Calciferolmangel.

Endoleck *n*: engl. *endoleak*. Undichtigkeit nach endovaskulärer Implantation eines Stents* zur Aneurysmaausschaltung (Endovascular* Aneurysm Repair). In der Folge kann es zur Vergrößerung des Aneurysmas und schließlich zur Ruptur kommen, da der Aneurysmasack wieder unter systemischen Blutdruck gesetzt wird.

Endo-Loop: Kunststoffschlinge, die endoskopisch den Stiel eines Polypen okkludiert, um nach endoskopischer Polypektomie eine Blutung aus den häufig kräftigen Gefäßen zu vermeiden.

Endolymphangiitis proliferans → Lymphangiopathia obliterans

endolymphatischer Hydrops → Menière-Krankheit

Endolymphe *f*: engl. *endolymph*. Die Flüssigkeit im häutigen Labyrinth. vgl. Innenohr.*

Endolymphhydrops → Menière-Krankheit

Endomembransystem *n*: Gesamtheit aller inneren Membranen (mit Ausnahme der Mitochondrien- und Plastidenmembran), die ein Kontinuum bilden, z. B. Zellmembran, Tonoplast, endoplasmatisches Retikulum*, Golgi*-Apparat und Kernhülle. Dabei ist das endoplasmatische Retikulum der primäre Bildungsort dieser Membranen.

endometriales Stromasarkom → Uterussarkom

Endometriose *f*: engl. *endometriosis*. Ätiologisch ungeklärtes Vorkommen von endometrialen Drüsen und Stroma außerhalb der Gebärmutterhöhle. Besonders unter Östrogeneinfluss sind die Endometrioseherde ähnlichen zyklischen Veränderungen unterworfen wie das Endometrium*. Betroffene leiden an sekundärer Dysmenorrhö, ggf. Dyspareunie*, Dysurie und/oder Dyschezie je nach Lokalisation der Endometriose und Schweregrad sowie evtl. Sterilität oder Infertilität.

Hintergrund: Vorkommen:
– bei 10–15 % aller Frauen im geschlechtsreifen Alter (meist Rückbildung nach Menopause)
– eine der häufigsten gynäkologischen Erkrankungen, jährlich ca. 40 000 Neuerkrankungen in Deutschland.

Einteilung:
– nach **Lokalisation** der Endometrioseherde (in abnehmender Häufigkeit befallen: Beckenperitoneum; Ovarien, sog. Schokoladen-

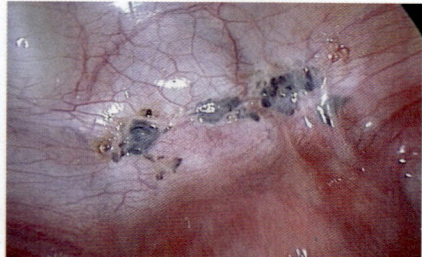

Endometriose Abb. 1: Endometrioseherde am Blasendach. [151]

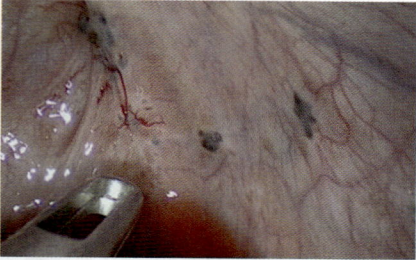

Endometriose Abb. 2: Endometrioseherde im Douglas-Raum. [151]

zyste*; Ligg. sacrouterina; Uterus; Septum rectovaginale/Fornix vaginae; extragenitale Manifestationen, z. B. Rektosigmoid oder Blasenendometriose*): **1.** Endometriosis genitalis: innerhalb des kleinen Beckens, aber außerhalb des Uterus (siehe Abb. 1 und Abb. 2) **2.** Endometriosis extragenitalis: außerhalb des kleinen Beckens.

Klinik:
– vor allem mit Menstruationszyklus assoziierte Schmerzen von zunehmender Intensität
– bei Verwachsung und fibröser Gewebeorganisation: **1.** evtl. Dauerschmerzen **2.** bei retrozervikaler Endometriose Kreuzschmerzen und Dyspareunie* **3.** Sterilität **4.** Infertilität.

Therapie:
– bei isolierten Herden: v. a. operative Entfernung (meist laparoskopisch)
– bei Inoperabilität oder als hormonale Anschlussbehandlung: **1.** Gestagenmonotherapie **2.** monophasisches orales Kontrazeptivum (Langzyklus* oder Langzeiteinnahme) **3.** GnRH*-Rezeptor-Agonisten (mit Add*-back-Therapie) zur Induktion einer therapeutischen Amenorrhö* **4.** Dauerbehandlung über mindestens 6 Monate.

Bei Schmerzen*, Kinderlosigkeit, Partnerschaftsproblemen und unter Stress* erfolgen Psychotherapie* und psychosomatische Mitbetreuung als supportive ganzheitliche Behandlung. In vielen Fällen ist die sexualtherapeutische Betreuung des Paares empfehlenswert (Sexualtherapie*).

Endometriosezyste *f*: engl. *endometriosis cyst*. Bei Endometriose* durch menstruelle Blutung und Sekretstau entstehende Zyste außerhalb des Endometriums. Betroffen sind v. a. Ovar (Schokoladenzyste*), kleines Becken, Eileiter, Mesosalpinx und die Umgebung des Uterus. Die Therapie besteht aus der laparoskopischen Zystenausschälung, ggf. ist die operative Ovarektomie indiziert.

Endometritis *f*: Entzündung der Gebärmutterschleimhaut (Endometrium*) infolge einer Infektion. Typische Symptome sind Menstruationsstörungen, (fundusbetonter) Uterusdruckschmerz sowie ggf. Fieber, allgemeine Schwäche und Unterbauchschmerzen. Diagnostiziert wird klinisch und durch Erregernachweis aus Eiter* oder Abrasionsmaterial. Behandelt wird medikamentös.

Erkrankung: Einteilung: Man unterscheidet eine puerperale Endometritis (im Wochenbett auftretend) von der non-puerperalen Endometritis. **Ätiologie:**
– puerperale (postpartale) Endometritis, Risikofaktoren: **1.** Entbindung per Sectio **2.** verzögerter Geburtsverlauf **3.** lange Phase mit gesprungener Fruchtblase* **4.** häufige vaginale Untersuchungen subpartal
– non-puerperale Endometritis, Risikofaktoren: **1.** häufig bei sexuell aktiven Frauen durch eine Infektion mit sexuell übertragbaren Keimen (in 40 % der Fälle Chlamydien*) **2.** postoperativ nach Eingriffen am Uterus* (Abrasio*, Polypenentfernung, Konisation*).

Klinik:
– Menstruationsstörungen
– Uterusdruckschmerz
– ausgeprägte Unterleibsschmerzen
– deutliches Krankheitsgefühl
– übelriechender vaginaler Ausfluss
– Fieber.

Komplikation: Bei nicht-adäquater Behandlung kann es zu einer aufsteigenden Infektion des inneren Genitales kommen, mit nachfolgender Salpingitis* und Adnexitis* bis zur Pelvic* Inflammatory Disease (PID; v. a. bei Infektion durch Chlamydien) mit nachfolgender Sterilität*.

Therapie: Immer antibiotische Kombinationstherapie:
– puerperale Endometritis: Zweifachkombination zur Abdeckung von grampositiven und gramnegativen Bakterien. Insbesondere ist auf eine Wirksamkeit gegen B-Streptokokken zu achten

- bei non-puerperaler-Endometritis: Dreifachkombination mit einem gegen Chlamydien wirksamen Antibiotikum.

Endometritis tuberculosa *f*: engl. *tuberculous endometritis*. Endometritis* durch Infektion mit Mycobacterium* tuberculosis mit möglicher Aszension (Salpingitis tuberculosa). In der Regel handelt es sich um eine hämatogene Infektion der Funktionalis (mit Abstoßung in der Menstruation) oder der Basalis. Hier besteht die Gefahr einer fortschreitenden Infektion mit Tuberkelbildung im Myometrium.

Endometrium *n*: syn. Tunica mucosa uteri. Schleimhaut* des Corpus uteri aus einschichtigem, säulenförmigem, stellen- und zeitweise flimmerbesetztem Epithel* sowie zell- und gefäßreicher Lamina* propria aus retikulärem Bindegewebe*, das tubuläre Drüsen (Glandulae uterinae) enthält.

Histologie: Es werden ein Stratum basale und ein Stratum functionale (weiter aufgegliedert in Stratum compactum und Stratum spongiosum) unterschieden:
- Das Stratum basale ist ca. 1 mm hoch, dient der Regeneration des Stratum functionale und sitzt ohne zwischengeschaltete Submukosa dem Myometrium* auf.
- Das Stratum functionale ist bis zu 8 mm hoch und den zyklischen hormonalen Veränderungen unterworfen. Es wird während der Menstruation abgestoßen.

Funktion: Vor der Menarche* und nach der Menopause* wird das Endometrium nicht von Hormonen* beeinflusst und verändert sich deshalb nicht. Während des Menstruationszyklus* durchläuft das Stratum functionale folgende Phasen:
- Zunächst befindet es sich in der Proliferationsphase, in der Zellen aus dem Stratum basale nachgebildet werden.
- Es folgt die Sekretionsphase, in der die Durchblutung steigt, Prädeziduazellen gebildet werden und das Endometrium sich auf die Implantation der Eizelle* vorbereitet.
- Bleibt eine Schwangerschaft aus, folgt die prämenstruelle Phase und darauf die Menstruation* durch einen Progesteronabfall.
- Während der Menstruation* wird das gebildete Gewebe des Stratum functionale abgestoßen.
- Bei Eintritt einer Schwangerschaft* entwickelt es sich zur Dezidua.

Endometriumablation *f*: engl. *endometrial ablation*. Therapeutische Koagulation* des Endometriums. Unterschieden werden verschiedene Formen, z. B. bipolare Hochfrequenzkoagulation, Roller*-Ball-Koagulation und Ballonkoagulation*. Vor Endometriumablation erfolgt zwingend die hysteroskopische und histologische Ausschluss eines Endometriumkarzinoms.

Indikation: Uteruserhaltende Therapie rezidivierender Hypermenorrhö* oder Menorrhagie* nach Ausschluss systemischer und lokaler intrauteriner Ursachen.

Endometriumhyperplasie *f*: engl. *endometrium hyperplasia*. Übermäßige Proliferation der Uterusschleimhaut infolge längerfristiger Östrogeneinwirkung bei Abfall des Progesterons. Eine komplexe Endometriumhyperplasie mit Atypien ist eine Präkanzerose* des östrogenabhängigen Endometriumkarzinoms*. Klinisch kommt es zu verstärkter und verlängerter Menstruationsblutung (Durchbruchblutung*). Therapiert wird medikamentös-hormonell (Gestagene) oder operativ. **Vorkommen:** Unter anderem bei
- Östrogenmonotherapie
- Tamoxifentherapie
- Follikelpersistenz*
- Östrogen-produzierendem Tumor (z. B. Granulosazelltumor*, Thekazelltumor*).

Klinik: Verstärkte und verlängerte Menstruationsblutung insbesondere bei Beginn (sog. juvenile Blutung) und am Ende (sog. klimakterische Blutung) der Geschlechtsreife.

Therapie:
- Gestagene: 1. zyklisch oder kontinuierlich 2. höhere Dosierung bei zunehmendem Entartungsrisiko
- bei atypischer Endometriumhyperplasie ggf. Hysterektomie.

Endometriumkarzinom *n*: engl. *endometrial cancer*. Von Drüsen der Gebärmutterschleimhaut ausgehender maligner, epithelialer Uterustumor. Symptome sind postmenopausale uterine Blutung bzw. prämenopausale Zusatzblutungen. Behandelt wird mittels stadiengerechter Operation, Strahlentherapie oder Chemotherapie. Die 5-Jahres-Überlebensrate beträgt je nach Stadium, Pathologie und Therapie zwischen 87 und 18 %.

Erkrankung: Epidemiologie:
- häufigstes Genitalkarzinom in westlichen Industrieländern
- in Deutschland vierthäufigstes Malignom der Frau (5,6 % aller Malignome) mit ca. 11 000 Neuerkrankungen pro Jahr.

Vorkommen:
- v. a. in der Postmenopause, nur 4 % vor 40. Lj.
- bei Hereditary Nonpolyposis Colorectal Carcinoma Syndrome (HNPCC) familiäres Endometriumkarzinom ab 45. Lj.

Formen:
- östrogenabhängiges Endometriumkarzinom (Typ I, ca. 75–80 %): 1. bei östrogen- (insbesondere estradiol-)bedingter Endometriumhyperplasie* 2. Risikofaktoren: Langzeiteinnahme von Östrogenen ohne ausreichenden Gestagenschutz, metabolisches Syndrom, Diabetes mellitus, polyzystisches Ovarialsyndrom, frühe Menarche und späte Menopause, Nulliparität, Infertilität, Zustand nach Mammakarzinom, Östrogen bzw. Androgen produzierender Tumor, Tamoxifen-Therapie, HNPCC
- östrogenunabhängiges Endometriumkarzinom (Typ II, ca. 20–25 %): 1. entsteht aus endometrialem intraepithelialem Karzinom (Abk. EIC) bei atrophem Endometrium (50 % ohne Myometriuminvasion) 2. Östrogen- und Progesteron-Rezeptor-negativ 3. Risikofaktoren: zunehmendes Lebensalter, vorausgegangene Bestrahlung des Uterus.

Pathologie:
- exophytisch in Cavitas uteri oder endophytisch in Myometrium einwachsend
- Metastasierung lymphogen in paraaortale und Beckenlymphknoten, in ca. 10 % der Fälle in Ovarien, hämatogen v. a. in Lunge (über V. cava inferior), Leber, Skelettsystem und Gehirn
- histopathologisch meist Adenokarzinom* (siehe Abb.)
- bei östrogenabhängigem Typ v. a. endometrioides, bei östrogenunabhängigem Typ v. a. klarzelliges oder seröses Adenokarzinom (siehe Tab.).

Einteilung: TNM-Klassifikation und FIGO-Stadien

Klinik: Leitsymptome:
- postmenopausale uterine Blutung, prämenopausale Zusatzblutungen (Menorrhagie*, Metrorrhagie*)
- später auch eitriger Fluor oder Pyometra*.

Endometriumkarzinom:
Histopathologische Einteilung (nach WHO).

endometrioides Adenokarzinom
  Variante mit plattenepithelialer Differenzierung
  villoglanduläre Variante
  sekretorische Variante
  Variante mit Zilien tragenden Zellen
muzinöses Adenokarzinom
seröses Adenokarzinom
klarzelliges Adenokarzinom
gemischtes Adenokarzinom[1]
Plattenepithelkarzinom
Übergangsepithelkarzinom
kleinzelliges Karzinom
undifferenziertes Karzinom

[1] endometrioides oder muzinöses Adenokarzinom gemischt mit mindestens 10 % eines klarzelligen oder serösen Adenokarzinoms

Endometriumresektion

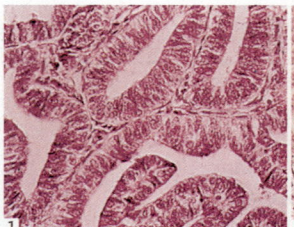 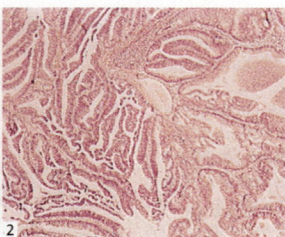 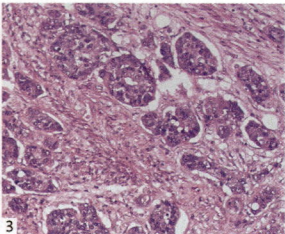

Endometriumkarzinom: Histologische Präparate des Korpusendometriums; 1: gut differenziertes endometrioides Adenokarzinom; 2: gut differenziertes endometrioides Adenokarzinom (villoglanduläre Variante); 3: seröses E.; HE-Färbung.

Therapie:
- operativ: **1.** Basistherapie: totale Hysterektomie* mit Entfernung beider Adnexe, stadienabhängig systematische pelvine (mindestens 15 Lymphknoten) und paraaortale (mindestens 10 Lymphknoten) Lymphadenektomie (auch laparoskopisch im Rahmen laparoskopisch assistierter vaginaler, ggf. radikaler Hysterektomie) **2.** stadienabhängig ggf. Mitresektion der Parametrien **3.** bei serösem oder klarzelligem Endometriumkarzinom zusätzlich Omentektomie sowie Entnahme multipler Peritonealbiopsien **4.** bei fortgeschrittenem Stadium operative Reduktion großer Tumormassen zur Verbesserung der Effektivität palliativer Maßnahmen
- ggf. Strahlentherapie (in der Regel kombinierte Brachytherapie* und Telestrahlentherapie).

Prognose: 5-Jahres-Überlebensrate je nach Stadium, Pathologie (z. B. endometrioides Adenokarzinom günstiger als seröses Karzinom) und Therapie (OP prognostisch günstiger als Bestrahlung) zwischen 87 und 18 %.

Endometriumresektion *f*: engl. *endometrium resection*. Hysteroskopisches Abtragen des Endometriums mithilfe einer Resektionsschlinge bei therapieresistenter Hypermenorrhö* oder Menorrhagie*.

Endometriumsarkom → Uterussarkom

Endomitose *f*: engl. *endomitosis*. Verdoppelung der DNA und Spaltung der Chromosomen ohne Auflösung der Kernmembran und ohne Ausbildung einer Teilungsspindel, wodurch polyploide Kerne mit vielfachen Chromosomensätzen entstehen.

Endomyces dermatitidis → Blastomyces dermatitidis

Endomyokardfibrose *f*: engl. *endomyocardial fibrosis*; syn. tropische Endomyokardfibrose (Abk. TEMF); Abk. EMF. In den Tropen endemische Herzkrankheit unbekannter Ursache mit progressiver Verdickung des Endokards* und Fibrosierung des Myokards* eines oder beider Ventrikel (restriktive Kardiomyopathie*) sowie konsekutiver Herzinsuffizienz*. Ohne chirurgische Intervention ist die Prognose schlecht.

Endomyokarditis *f*: engl. *endomyocarditis*. Seltene Kombination von Endokarditis* und Myokarditis*, v. a. bei akutem rheumatischem Fieber*.

Endomyometritis *f*: Von der Gebärmutterschleimhaut (Endometrium) auf die Muskelschicht des Uterus (Myometrium) übergreifende Endometritis*.

Endomysium → Muskelgewebe

endonasal: Innerhalb der Nase.

Endoneurium → Nervi

Endonukleasen → Nukleasen

Endoparasit *m*: engl. *endoparasite*; syn. Entozoon. Innerhalb des Organismus einer anderen Spezies lebender tierischer Schmarotzer, beim Menschen z. B. Protozoen* und Helminthes*.

Endopeptidasen → Proteasen

Endophlebitis *f*: engl. *endovenitis*. Entzündung des Endothels* einer Vene.

Endophlebitis obliterans *f*: Endophlebitis* mit nachfolgender Thrombose*.

Endophlebitis portalis → Pylephlebitis

Endophthalmitis *f*: Entzündung der Augeninnenräume. Ursachen sind bakterielle oder mykotische Entzündungen aufgrund von Verletzungen sowie autoimmune Prozesse an der Augenlinse. Die Behandlung richtet sich nach der Ursache. Siehe Abb.

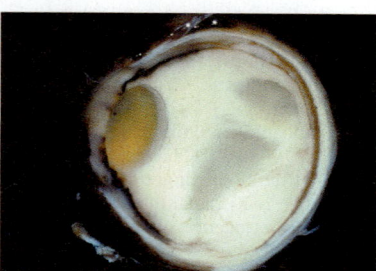

Endophthalmitis [133]

Formen:
- bakterielle oder mykotische Endophthalmitis: **1.** Ursache: perforierende Verletzung, Hornhautulzeration oder intraokulare OP **2.** Klinik: mögliche Erblindung innerhalb von Stunden **3.** Therapie: Antibiotika, Vitrektomie*
- phakogene Endophthalmitis: **1.** Klinik: einseitige anteriore und posteriore Uveitis* infolge Autoimmunität* gegen Linsenproteine (phakogene Uveitis) **2.** Vorkommen: unter Umständen nach extrakapsulärer Kataraktextraktion mit Verbleib größerer Linsenreste **3.** Therapie: Entfernung der Linsenanteile, Vitrektomie.

endophytisch: engl. *endophytic*. Nach innen wachsend; z. B. in das Lumen von Hohlorganen wachsende Tumoren.

Endoplasma *n*: engl. *endoplasm*. Innerer Zytoplasmaanteil, der von Ektoplasma* umgeben ist.

Endoprothese [Gefäße] *f*: engl. *endoprosthesis*. In der Gefäßchirurgie Bezeichnung für künstlichen Gefäßersatz (Gefäßprothese*) sowie für ein endoskopisch oder transluminal platziertes Implantat zur Überbrückung oder Drainage bei Stenose oder Striktur von Gefäßen, Hohlorganen oder Ausführungsgängen sezernierender Organe (Stent*).

Endoprothese [Gelenke] *f*: engl. *endoprosthesis*. (Teil-)Ersatzstück zur Wiederherstellung der Gelenkfunktion (Gelenkendoprothese) eines z. B. durch Arthrose oder Fraktur zerstörten Gelenks. Häufige Anwendung finden Hüftgelenkprothesen und Kniegelenkprothesen*.

Prinzip:
- Eine Gelenkfläche (Hemiendoprothese*) oder beide (Totalendoprothese*) Gelenkflächen werden ersetzt.
- Prothesen bestehen meist aus Materialkombinationen, um die Verankerung (zementiert oder zementfrei) im Knochen zu optimieren und den Materialabrieb zu minimieren.

Anwendung:
- Hüftgelenkprothese (z. B. Totalendoprothese mit alloplastischem Ersatz von Femurkopf und Hüftpfanne bei Koxarthrose)
- Kniegelenkprothese* (siehe Abb.)
- seltener Schultergelenkprothese, Sprunggelenkprothese, Zehengelenkprothese (Großzehe), Fingergelenkprothese, Bandscheibenprothese.

Endopyelotomie *f*: engl. *endopyelotomy*. Endoskopischer Eingriff zur Beseitigung vor allem intrinsischer Harnleiterabgangsstenosen*. Dabei wird der Harnleiter dorsal bis in das umgebende Fettgewebe inzidiert und anschließend zur Vermeidung einer postoperativen Schwellung (mit konsekutivem Harnaufstau) eine Ureterschiene* eingelegt. Die Erfolgsrate ist vergli-

Endoskopische retrograde Cholangiopankreatikografie

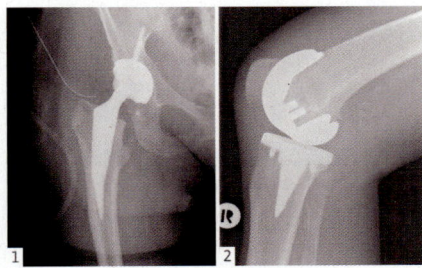

Endoprothese [Gelenke]: 1: Totalendoprothese des Hüftgelenks rechts; 2: Totalendoprothese des Kniegelenks rechts (Röntgenaufnahmen). [108]

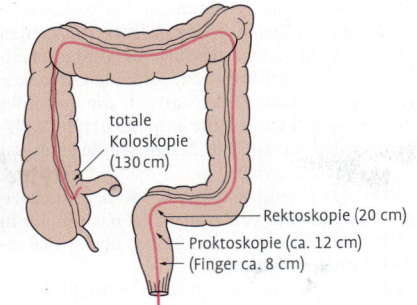

Endoskopie: Gastroenterologische Endoskopieformen (Auswahl).

chen mit der offenen Operation (Nierenbeckenplastik*) niedriger.

Endorphine n pl: engl. endorphins; syn. endogene Morphine. Körpereigene Opioidpeptide*, die an Opioid*-Rezeptoren binden. Unterschieden werden α-Endorphin, β-Endorphin, γ-Endorphin. Endorphine wirken stark analgetisch (morphinähnlich) und werden im Rahmen von Schmerz- bzw. Stressreaktionen sezerniert. Gebildet werden Endorphine in Zellen des peripheren und zentralen Nervensystems sowie hypophysär, gastrointestinal, adrenal und in Zellen des Immunsystems.

Endosalpingiose f: engl. endosalpingiosis. Drüsenähnliche Proliferation versprengter Reste des Epithels der Müller-Gänge mit Ausdifferenzierung zu Tubenepithel, v. a. im kleinen Becken*, gelegentlich in Mesosalpinx*, Omentum* und Beckenperitoneum. Bei großer Ausdehnung kann sich ein Aszites* entwickeln. Maligne Entartung ist sehr selten. Differenzialdiagnosen sind Endometriose* und Metastasen* eines Karzinoms*.

Endosalpinx → Eileiter

Endoscopic Endometriosis Classification Score m: engl. EEC-Score; Abk. EEC-Score. Klinisch-endoskopische Stadieneinteilung der Endometriose. Die Stadiumklassifikation erfolgt nach dem ausgeprägtesten Einzelbefund.

Endoskopie f: engl. endoscopy. Ausleuchtung und Inspektion von Körperhohlräumen bzw. Hohlorganen mithilfe eines Endoskops zu diagnostischen Zwecken oder Durchführung operativer Eingriffe unter visueller Kontrolle.

Indikationen:
– diagnostisch: **1.** ggf. mit Biopsie zur histologischen Untersuchung, evtl. in Kombination mit Röntgendiagnostik* (z. B. als ERCP) oder Ultraschalldiagnostik (Endosonografie*) **2.** auch als Kapselendoskopie*.
– therapeutisch: **1.** Durchführung operativer Eingriffe unter visueller Kontrolle (z. B. Elektro- oder Laserkoagulation endobronchialer Tumoren, Clip*-Applikation, Polypektomie, Papillotomie*, Fremdkörperentfernung, Sklerosierung bzw. Gummibandligatur von Ösophagusvarizen*) **2.** fiberoptische Intubation*.

Formen:
– gastroenterologisch, z. B.: **1.** Gastroskopie*, Duodenoskopie*, Duodenojejunoskopie*, Ileoskopie*, Koloskopie*, Rektoskopie*, Proktoskopie* (siehe Abb.), Sigmoidoskopie* **2.** Cholangioskopie* **3.** Ösophagoskopie*
– HNO-Bereich, z. B.: **1.** Bronchoskopie* **2.** Laryngoskopie*, Hypopharyngoskopie*, Panendoskopie* **3.** Rhinoskopie*, Sinuskopie* **4.** Sialendoskopie*
– im Rahmen der minimal-invasiven Chirurgie*: **1.** abdominal (Laparoskopie*, Natural Orifices Transluminal Endoscopic Surgery, Abk. NOTES) **2.** mediastinal-thorakal (Mediastinoskopie*, Thorakoskopie*, Video*-assisted Thoracic Surgery, Abk. VATS) **3.** artikulär (Arthroskopie*)
– gynäkologisch, z. B. Hysteroskopie*, Duktoskopie*
– urologisch, z. B. Ureterorenoskopie*, Urethroskopie*, Zystoskopie*
– neurochirurgisch: Neuronavigation*
– vaskulär: Angioskopie*.

Endoskopie, gastrointestinale f: engl. gastrointestinal endoscopy. Methode zur visuellen Begutachtung der Schleimhäute des Gastrointestinaltraktes* mithilfe eines Endoskops. Das beleuchtete und mit einer Kamera ausgestattete Endoskop kann zur Diagnose (Begutachtung der Schleimhäute, Entnahme von Biopsien*) und zur Therapie (z. B. Sklerosierung von blutenden Gefäßen durch zusätzlich eingeführte Instrumente) eingesetzt werden.

Formen:
– Ösophagogastroduodenoskopie* (ÖGD) zur Endoskopie von Speiseröhre, Magen* und Duodenum*
– Endoskopie kombiniert mit Endosonografie*
– Dünndarmendoskopie* zur Endoskopie des gesamten Dünndarms*
– Kapselendoskopie* zur Endoskopie des Dünndarms
– endoskopische retrograde Cholangiopankreatikografie (ERCP) zur Beurteilung des Gallengangsystems und der Pankreasgänge
– Cholangioskopie* zur Endoskopie der größeren Gallenwege
– Koloskopie* zur Endoskopie von Rektum*, Kolon* und Iliozökalklappe
– Sigmoidoskopie* zur Endoskopie des Colon sigmoideum
– Rektoskopie* zur Endoskopie des Rektums*
– Proktoskopie* zur Begutachtung des Analkanals*.

Einsatz: Endoskopische Verfahren werden neben der visuellen Begutachtung eingesetzt zur:
– Entnahme von Biopsien
– Polypektomie, Papillotomie*
– Fremdkörperentfernung
– Sklerosierung bzw. Gummibandligatur* von Ösophagusvarizen
– Elektro- oder Laserkoagulation von Tumoren
– Platzierung von Clips (Blutstillung)
– endoskopischen Mukosaresektion (EMR).

Endoskopische retrograde Cholangiopankreatikografie f: Abk. ERCP. Darstellung des Gallen- und/oder Pankreasgangsystems. Im Rahmen einer Endoskopie* wird über ein Duodenoskop mit Seitblickoptik unter Durchleuchtungskontrolle mit einem Katheter retrograd jodhaltiges Kontrastmittel in die Papilla duodeni major eingebracht.

Verfahren: Je nach Ausdehnung der Darstellung:
– **ERC** (endoskopische retrograde Cholangiografie): retrograde Darstellung des Gallengangsystems einschließlich der Gallenblase
– **ERP** (endoskopische retrograde Pankreatikografie): retrograde Darstellung des Pankreasgangsystems.

Indikationen:
– rein diagnostisch (selten): **1.** extrahepatische Cholestase **2.** postoperative Veränderungen nach Cholezystektomie (Gallengangstenose, langer Zystikusstumpf) **3.** Biopsie* zur Abklärung chronischer Pankreatitis, bei Pankreaszysten, bei Verdacht auf Pankreastumor
– diagnostisch/therapeutisch: **1.** endoskopische Papillotomie* **2.** Verschlussikterus (z. B. durch Stein, Tumor, Cholelithiasis*) mit und ohne Cholangitis **3.** Ballondilatation **4.** Extraktion von Gangsteinen **5.** Einlage einer nasobiliären Verweilsonde* und von Endoprothesen* **6.** fotodynamische Therapie maligner Stenosen.

Komplikationen:
– transitorischer Anstieg der Pankreasenzyme (Amylase, Lipase)

Endosom

– bei Kombination von diagnostischer und therapeutischer ERCP: **1.** Pankreatitis* (2–5 %) **2.** Perforation (2 %) mit retroperitonealer oder peritonealer Infektion (2 %) **3.** Blutung (2 %) **4.** Mortalität (< 1 %).

Endosom *n*: engl. *endosome*. Durch Endozytose* entstandenes intrazelluläres Vesikel. Über das endosomale Kompartiment aus miteinander kommunizierenden Vesikeln wird das endozytierte Material in die Zelle aufgenommen, durch Verschmelzen mit Lysosomen* eliminiert oder durch die Zelle hindurch transportiert (Transzytose*).

Endosonografie *f*: engl. *endoscopic ultrasound*; syn. Endosonographie. Diagnostisches Verfahren zur Ultraschalldiagnostik* innerhalb des Körpers, wobei der Schallkopf mithilfe einer Sonde oder eines Endoskops eingeführt wird. Vorteil der Methode ist die bildgebende Darstellung von Gebieten, die über eine von außen durchgeführte herkömmliche Ultraschalluntersuchung schlecht erreichbar sind.

Beispiele:
– endoskopischer Ultraschall von Hohlorganen des Magen-Darm-Trakts zur Beurteilung der Wandstrukturen und der Organe der näheren Umgebung
– transösophageale Echokardiografie (TEE) zur Beurteilung des Herzens
– transvaginaler Ultraschall (Vaginalsonografie) zur Detektion von Erkrankungen des inneren weiblichen Genitales, z.B. Myoma uteri oder Extrauteringravidität* Abb. 3 dort.

Endosonografie, gastrointestinale *f*: engl. *gastrointestinal endoscopic ultrasound*. Ultraschalldiagnostik* aus dem Inneren des Gastrointestinaltrakts* durch ein mit einem Ultraschallkopf ausgestattetes Endoskop. Durch das Verfahren lassen sich intraluminale Strukturen, tiefere Wandschichten und angrenzende Organe beurteilen. Die Endosonografie erleichtert die Entnahme von Biopsien* mittels Feinnadelpunktion und wird zum Staging* eingesetzt.

Einsatz: Neben der Diagnostik kann die gastrointestinale Endosonografie auch zu therapeutischen Interventionen eingesetzt werden:
– endosonografisch gesteuerte Feinnadelpunktion zur Differenzierung von Tumoren
– Plexus-coeliacus-Infiltration zur Schmerzlinderung bei Pankreaskarzinom* oder chronischer Pankreatitis*
– endsonografisch gesteuerte Drainage bei Pankreas-Pseudozysten, ggf. mit Stenteinlage oder bei gestauten Gallengängen*
– endosonografisch gesteuerte endoskopische Mukosaresektion* beispielsweise bei Polypen* oder Frühkarzinomen*.

Endost *n*: engl. *endosteum*. Die Knochenbinnenräume (Markhöhle, Havers*-Kanäle, Spongiosa-Trabekel) auskleidende ein- bis zweischichtige Lage von Zellen. Hierzu zählen Deckzellen (Bone Lining Cells), mesenchymale Stammzellen, Osteoprogenitorzellen, ruhende Osteoblasten* und inaktive Osteoklasten*, die auf einer dünnen Schicht von nicht mineralisierten Kollagenfibrillen sitzen. Die Zellen werden bei Bedarf schnell aktiviert.

Endostose *f*: engl. *endostosis*. Von der Innenseite der Kompakta bzw. Kortikalis nach innen in Richtung Markraum gerichtete, überschießende Knochenneubildung.

Endothel *n*: engl. *endothelium*. Einschichtiges Plattenepithel als Innenauskleidung der Gefäße.

Endotheldysfunktion → Dysfunktion, endotheliale

Endotheline *n pl*: engl. *endothelins*. Vasoaktive Polypeptide mit kurzer Halbwertszeit und lokal begrenzter Wirkung. Sie werden in arteriellen Endothelzellen (Autakoid*) aus Proendothelin (38 Aminosäurereste) durch Konversionsenzyme (Endothelin Conversion Enzymes, ECE) gebildet. Endotheline wirken auf Blutgefäße und verengen die Bronchien.

Endotheliom *n*: engl. *endothelioma*. Neubildung aus Endothelzellen (siehe Epitheliom*, Mesotheliom* und Meningeom*).

Endothelium Derived Hyperpolarizing Factor *m*: Abk. EDHF. Zu den Autakoiden* gehörender Vasodilatator*, der die Aktivierung kalziumabhängiger Kaliumkanäle und damit die Relaxation der glatten Muskulatur von Blutgefäßen durch Hyperpolarisation* bewirkt. Zu Vasodilatation führen vermutlich Eikosanoide, H_2O_2, Lipoxygenasen, Cytochrom P450, CO, kardiale natriuretische Peptide* und direkte interzelluläre Kommunikation über Gap Junctions.

Endotoxämie *f*: engl. *endotoxemia*. Einstrom von Membranbestandteilen gramnegativer Bakterien (Endotoxinen) aus dem Darm in das Blut. Ursache ist meist eine minderperfusionsbedingte Permeabilitätserhöhung bei extremer Dauerbelastung (Ausdauersport, v. a. untrainierte Personen).

Klinische Bedeutung: Kann vereinzelt zu Rhabdomyolyse* und Nekrosen* (z. B. an Herzmuskel oder Extremitätenmuskulatur) bis hin zu einem Kompartmentsyndrom* oder Crush*-Syndrom führen.

Endotoxine → Toxine

Endotoxinschock → Schock, septischer

Endotrachealtubus *m*: engl. *endotracheal tube*. Beatmungsschlauch zum Einlegen in die Luftröhre, über Mund oder Nase. Der Endotrachealtubus sichert die Atemwege und schützt vor Aspiration*. Er besteht meist aus Kunststoff und kann mittels Cuff* blockiert werden, meist Niederdruckcuff. Je nach Indikation und Umstand stehen verschiedene Typen zur Verfügung.

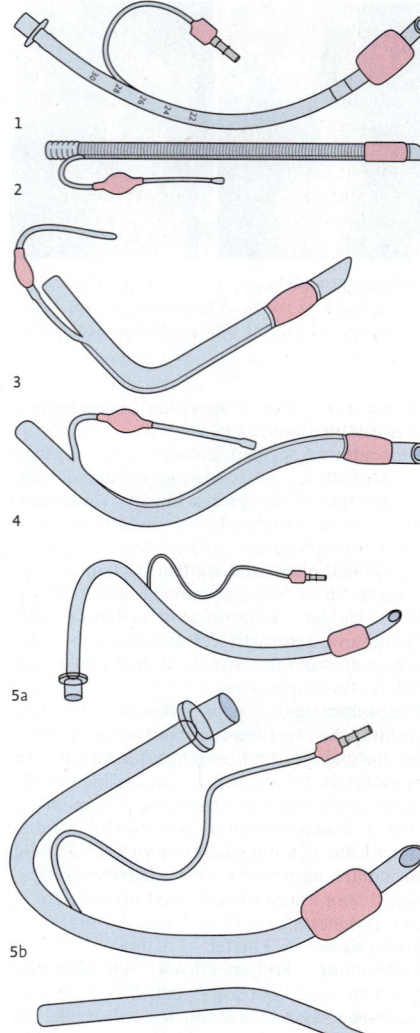

Endotrachealtubus: 1: Magill-Tubus; 2: Woodbridge-Tubus; 3: Oxford-non-kinking-Tubus; 4: Kuhn-Tubus; 5: RAE-Tubus zur nasalen (5 a) bzw. oralen (5 b) Intubation; 6: Cole-Tubus.

Formen: Siehe Abb. **Magill**-Tubus
– Leicht gekrümmter Standardtyp (Krümmungsradius ca. 14 cm)
– mit seitlich angeschrägter Tubusspitze (Winkel 45°)
– zur orotrachealen oder nasotrachealen Intubation
– häufig mit Murphy-Auge (Murphy-Tubus).

Woodbridge-Tubus
- Flexibler Spiraltubus mit in Latex eingebetteten Metallspiralen zum Schutz vor Abknicken oder Kompression
- zur orotrachealen oder nasotrachealen laryngoskopischen Intubation mit Führungsstab (Mandrin*) oder zur fiberoptischen Intubation
- Einsatz bei OPs im Kopf-Hals-Bereich oder bei spezieller Lagerung des Patienten, z. B. Bauchlagerung.

ONK-Tubus (Oxford-non-kinking-Tubus, Oxford-Tubus)
- Anatomisch vorgeformter, starrer, rechtwinklig gebogener Tubus aus nicht abknickendem Gummi zur orotrachealen Intubation mit speziellem Führungsstab
- Anwendung z. B. bei schwierigen Atemwegen (schwierige Intubation)
- einseitige Intubation wegen Tubuskürze ausgeschlossen.

Kuhn-Tubus: anatomatomisch vorgeformter, S-förmig gebogener orotrachealer Tubus. **RAE**-Tubus (nach Ring, Adair und Elwyn)
- Anatomisch vorgeformter Tubus zur oralen (Ausleitung über Stirn) bzw. nasalen (Ausleitung über Unterkiefer) Intubation für optimalen Zugang zum Operationsfeld bei OPs im Kopf-Hals-Bereich.

Endovascular Aneurysm Repair: Abk. EVAR. Minimal-invasives Verfahren zur Therapie von Aneurysma* verum oder Aneurysma dissecans größerer Arterien (Aorta, Iliakalarterien) durch Implantation einer endovaskulären Stentprothese (Stentgraft).

Endovaskuläres Coiling *n*: engl. *endovascular coiling*. Minimal-invasive intraluminale Kathetertechnik zur Ausschaltung von meist intrakraniellen Aneurysmen und Blutungen. Endovaskuläres Coiling ist eine endovaskuläre Behandlungsmethode zum mikrochirurgischen Clipping. Das Verfahren ist schonend, muss bei inkomplettem Verschluss aber ggf. wiederholt werden.

Indikationen: Therapie der Wahl u. a. bei akuten intrakraniellen Blutungen oder sackförmigen Aneurysmen (ca. 60–70 %) oder rupturierten Gefäßen, z. B. nach Lebertrauma.

Endozytose *f*: engl. *endocytosis*. Aufnahme von Makromolekülen und Partikeln in gelöster (Pinozytose*) oder fester Form (Phagozytose*) in die Zelle durch einen Vesikulationsvorgang der Zellmembran unter Bildung von Endosomen*.

Endplatte, motorische *f*: engl. *motor end plate*; syn. Muskelendplatte. Neuromuskuläre Synapse als Endigungsbereich einer motorischen Nervenfaser (präsynaptische Membran) auf einer Muskelfaser (postsynaptische Membran).

Funktion: Die marklosen Nervenendigungen enthalten zahlreiche Vesikel, in denen Acetylcholin* gespeichert ist, das bei Erregung freigesetzt wird (Exozytose*) und zur Erregung der Muskelmembran (Depolarisation*) und damit zur Muskelkontraktion führt. Der Abbau des Acetylcholins durch die Acetylcholinesterase* sowie die Diffusion aus dem synaptischen Spalt ermöglichen die Repolarisation der motorischen Endplatte. Sie wird blockiert durch neuromuskulär blockierende periphere Muskelrelaxanzien oder durch Curare.

Endständiges Ileostoma *n*: syn. terminales Ileostoma. Schaffung eines meist permanenten Enterostomas* im Bereich des (terminalen) Ileums als Form der definitiven Stuhlableitung, u. a. nach Proktokolektomie* bei familiärer adenomatöser Polyposis (FAP) oder Colitis ulcerosa.

Endstrecke *f*: engl. *S-T segment*. ST*-Strecke und T*-Welle im EKG*. Zu Endstreckenveränderungen kommt es bei Störung der ventrikulären Erregungsrückbildung (Repolarisation), z. B. bei Herzinfarkt*, Perikarditis* (bzw. Perimyokarditis) oder Hypokaliämie*.

Endstrombahn *f*: engl. *terminal vessels*; syn. terminale Strombahn. Abschnitt des Gefäßsystems, der aus Arteriolen, Kapillaren* sowie Venolen* besteht (⌀ < 30 μm) und die Mikrozirkulation* mit Stoffaustausch und Konstanz von Wärme- und Ionenmilieu bestimmt. Hämodynamisch entspricht in diesem Abschnitt der arterielle Influx dem venösen Efflux (Wendepunkt des Kreislaufs).

Endwirt *m*: engl. *definitive host*. Lebewesen (Tiere, Menschen), in welchen die sexuelle Reifung und Vermehrung von Parasiten* mit Wirtswechsel stattfindet, z. B. Helminthes oder Protozoen mit Zweiwirtzyklus.

End-zu-End-Anastomose → Anastomose

End-zu-End-Naht *f*: engl. *end-to-end suture*. Wiedervereinigung der Enden durchtrennter Gewebestrukturen mit speziellen, gewebeabhängigen Nahtmethoden, z. B. Sehnennaht*, Nervennaht* oder Gefäßnaht*.

Energieäquivalent → Äquivalent, energetisches

Energiedosis *f*: engl. *absorbed dose*. Formelzeichen D; die durch ionisierende Strahlung je Massenelement auf Materie übertragene und dort absorbierte Energie. In Körpergeweben kann diese Energie biologische Wirkungen auslösen (siehe Äquivalentdosis*). SI-Einheit: Gray (Gy) bzw. Joule pro Kilogramm (J/kg), frühere Einheit Rad (rd): $1\,Gy = 1\,J/kg = 100\,rd$.

Energielosigkeit → Antriebsarmut

Energiequotient *m*: engl. *energy quotient*. Quotient (nach Robbers und Traumann) aus Energiebzw. Kalorienzufuhr und Körpergewicht* oder -oberfläche zur Abschätzung des Energieumsatzes* pro Kilogramm Körpergewicht (kg KG).

Referenzwerte:
- Bettruhe 101–109 kJ/kg KG (bzw. 24–26 kcal/kg KG)
- leichte körperliche Aktivität 134 kJ/kg KG (bzw. 32 kcal/kg KG)
- mittelschwere körperliche Aktivität 155 kJ/kg KG (bzw. 37 kcal/kg KG)
- schwere körperliche Aktivität 168–208 kJ/kg KG (bzw. 40–50 kcal/kg KG)

Energieumsatz *m*: engl. *metabolic rate*. Täglicher Energiebedarf (bzw. -verbrauch) zur Aufrechterhaltung aller Körperfunktionen. Er entspricht der Summe aus Grundumsatz*, Leistungsumsatz* und nahrungsinduzierter Thermogenese* und ist u. a. abhängig von Lebensalter und Geschlecht.

Enervierung → Denervierung

ENG: Abk. für → Elektroneurografie

Endstrecke *f*: engl. *S-T segment*. ST*-Strecke

Engelflügelstellung → Scapula alata

Engelwurz, echte *f*: syn. Angelica archangelica. Pflanze aus der Familie der Apiaceae (Umbelliferae), die in gemäßigten Zonen Asiens und im nördlichen Europa verbreitet ist und in Thüringen, Sachsen, Nordbayern sowie im Erz- und Riesengebirge kultiviert wird. Das aromatische Bittermittel der Echten Engelwurz wirkt krampflösend, verdauungsfördernd und stimulierend auf die Magensaftsekretion*. Siehe Abb.

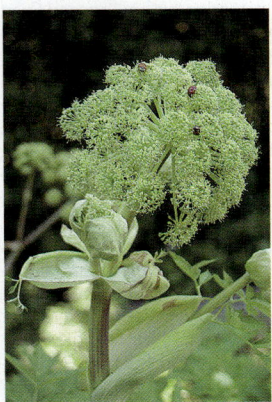

Engelwurz, echte: Blütenstand (Dolde). [214]

Enges Becken *n*: engl. *narrow pelvis*; syn. Pelvis angusta. In Relation zur Größe des kindlichen Kopfes relativ enges mütterliches Becken, insbesondere enger Beckeneingang. Ein enges Becken ist eine häufige Ursache von Haltungsanomalien und damit verbunden verlängerten Geburtsverläufen.

Formen:
- funktionell verengtes Becken: Größe und/oder Form des kindlichen Kopfes passen nicht gut in den Beckeneingang
- anatomisch enges Becken: Beckendeformität der Mutter, entweder angeboren (z. B. allgemein verengtes Becken) oder erworben (z. B.

Englische Krankheit

durch Trauma oder das platt-rachitische Becken).

Englische Krankheit → Rachitis

Engramm n: engl. *engram*. Durch häufige Wiederholung derselben Wahrnehmungs- und Verarbeitungsinhalte entstandene, strukturelle bzw. physiologische Veränderung im Gehirn, die als biologische Grundlage des menschlichen Gedächtnisses angesehen wird.

Prinzip: Aufgrund der Plastizität der neuronalen Strukturen (neuronale Plastizität*) entstehen so anatomisch nachweisbare, gebahnte neuronale Netze (Zellensembles), wobei Synapsen sich verändern, vermehren oder komplett neu gebildet werden können (Langzeitpotenzierung, LTP). Die durch neuronale Strukturänderungen entstandenen, stabilen und widerstandsfähigen Engramme können zu einem späteren Zeitpunkt wieder abgerufen werden und ermöglichen bei erneuter Darbietung bekannter Reize eine schnellere Informationsverarbeitung.

Engwinkelglaukom → Glaukom

Enhancer m: DNA*-Sequenzabschnitt, an dem durch Bindung von meist zellspezifischen Transkriptionsfaktoren* die Transkription* eines eukaryotischen oder viralen Gens verstärkt wird und der unter Umständen bis zu Tausende von Basenpaaren vor oder hinter dem Gen* oder in einem Intron liegen kann.

Enkephaline n pl: Körpereigene Opioidpeptide* mit hemmender Wirkung auf Neurone. Unterschieden werden Leu- und Met-Enkephalin, die hauptsächlich in den Nebennieren* gebildet werden und an Opioid*-Rezeptoren binden. Die beiden Neuropeptide unterscheiden sich nur in der letzten Aminosäure*.

Enkopresis f: engl. *encopresis*. Willkürliches oder unwillkürliches Absetzen von Stuhl an dafür nicht vorgesehenem Ort (z. T. einhergehend mit Verschmieren) mindestens 1-mal im Monat ab dem Alter von 4 Jahren. Nach Diagnosestellung mit körperlicher Untersuchung, Ultraschall* und Fragebögen, wird mit Verhaltenstherapie* und bei ursächlicher Obstipation mit Laxanzien* behandelt.

Enolase, neuronenspezifische f: engl. *neuron-specific enolase*; syn. γ-Enolase; Abk. NSE. Enzym* der Glykolyse*, das als Tumormarker* dient für kleinzellige Bronchialkarzinome, Neuroblastome* und Seminome. Erhöhte Werte sind jedoch auch möglich bei nicht-tumorösen Erkrankungen des Gehirns (z. B. zerebrale Hypoxie*), der Lunge und der Leber sowie bei Neuralrohrdefekten in der Schwangerschaft.

Enolform f: engl. *enol form*. Isomer der Ketoform mit der Gruppe —COH=CH—. Die Enolform steht bei der Keto-Enol-Tautomerie mit der Ketoform im Gleichgewicht.

Enophthalmus m: engl. *enophthalmos*. Zurücksinken des Augapfels in die Orbita. Ursachen können sein Dystrophia myotonica, Blow*-out-Fraktur, Schwund des orbitalen Fettgewebes durch hohes Alter, Metastase des Mammakarzinoms* oder eine auszehrende Krankheit. Beim Horner*-Syndrom kommt es durch die schmale Lidspalte zu einem scheinbaren Enophthalmus.

Enostose → Hyperostose

Enoxaparin n: Antikoagulans aus der Gruppe der niedermolekularen Heparine*. Intravenös appliziert dient Enoxaprin der prophylaktischen oder therapeutischen Heparinisierung im korporalen oder extrakorporalen Kreislauf. Gegenüber unfraktioniertem Heparin zeichnet es sich durch eine längere Wirkungsdauer und ein geringeres Risiko aus, eine heparininduzierte Thrombozytopenie* auszubilden.

Indikationen:
– peri- und postoperative Primärprophylaxe (tiefer) Venenthrombosen
– instabile Angina* pectoris
– Prävention eines drohenden Herzinfarkts
– Gerinnungshemmung im extrakorporalen Kreislauf der Hämodialyse*.

Entacapon n: Reversibler COMT-Hemmer (Zimtsäureamidderivat), der als Antiparkinsonmittel* zusätzlich zur Levodopa*-Standardtherapie des Parkinson*-Syndroms eingesetzt wird. Nebenwirkungen umfassen Übelkeit und Dyskinesie*.

Entängstigung f: engl. *normalization*. Erarbeiten einer für den Patienten nachvollziehbaren Erklärung für Angst* auslösende Symptome und Erlebnisse, um deren Angst auslösendes Potenzial zu reduzieren.

Entamoeba f: Gattung kommensal oder parasitär lebender Rhizopoden (siehe Protozoen*).

Entamoeba histolytica f: syn. Entamoeba dysenteriae. Zu den Entamoebidae gehörende Darmamöbe, die eine Amöbiasis* verursacht. Entamoeba histolytica kommt v. a. in Tropen und Subtropen vor, tritt in zwei Formen auf (Mangaform oder Zysten) und wird fäkal-oral übertragen.

Pathogenese: Die Entwicklung und Vermehrung der Amöben erfolgt im Darm, wodurch es auch zu Störungen in der Darmflora kommt. Über die Bildung von Proteasen* ist Entamoeba histolytica auch zur Gewebeinvasion befähigt, welche zudem durch eine mangelnde Schleimproduktion im Kolon begünstigt wird.

Klinik: Je nach Ausprägung der Amöbiasis treten unterschiedliche Symptome auf, u. a.:
– Fieber
– Bauchschmerzen
– Verstopfung
– Darmulzerationen
– Peritonitis
– Diarrhö
– Leberabszesse.

Entartungsreaktion (EaR) f: engl. *degeneration reaction*. Minderung oder Ausfall der üblichen elektrischen Erregbarkeit von Nerven und Muskeln als Zeichen einer Schädigung des 2. motorischen Neurons. Ein nicht innervierter Muskel besitzt einen höheren Widerstand und eine höhere Kapazität und ist deshalb erst bei einer höheren Spannung zu erregen.

Formen:
– Bei der kompletten Entartungsreaktion fehlt die Muskelerregbarkeit völlig.
– Bei der partiellen Entartungsreaktion ist die Schwelle erhöht, der Muskel bleibt jedoch erregbar.

Entbindung, operative f: engl. *operative delivery*. Überbegriff für eine operative Beendigung der Geburt. Dazu gehören Sectio caesarea (Schnittentbindung, Kaiserschnitt), Vakuumextraktion* (Saugglockenentbindung), Forceps (Zangengeburt), innere Wendung und manuelle Extraktion* des Kindes.

Entbindung, vaginal-operative f: Überbegriff für Zangengeburt und Vakuumextraktion* als unterstützende Maßnahmen in der Austreibungsperiode zur Geburt des Kindes.

Voraussetzungen: Unabhängig von der Wahl der Methode müssen für eine vaginal operative Geburt folgende Faktoren gegeben sein:
– Vorliegen eine Indikation (Geburtsstillstand, fetale Hypoxie)
– Schädellage
– ausreichende Analgesie
– Muttermund vollständig eröffnet
– Fruchtblase eröffnet
– Kopf zumindest in Beckenmitte
– Beherrschen der gewählten Methode.

Ente → Urinflasche

Entecavir n: Virostatikum (Guanosin-Nukleosidanalogon) aus der Gruppe der nukleosidischen Reverse*-Transkriptase-Inhibitoren, das p. o. zur Behandlung von chronischer Hepatitis B eingesetzt wird. Zu den häufigsten Nebenwirkungen zählen Kopfschmerzen, Müdigkeit, Schwindel und gastrointestinale Beschwerden.

Indikation: Chronische Hepatitis* B mit kompensierter Leberfunktion bei nachgewiesener aktiver Virusreplikation, kontinuierlich erhöhten ALT-Werten und aktiver Leberentzündung und -fibrose.

Entengang → Duchenne-Hinken

Entenschnabelbruch → Kalkaneusfraktur

enteral: In Bezug auf den Darm, die Eingeweide betreffend, z. B. enterale Ernährung*.

Enterales Gallensäureverlustsyndrom n: engl. *bile acid malabsorption*. Verminderte Rückresorption von Gallensäuren* im terminalen Ileum* mit chologener Diarrhö und gestörter Fettresorption. Ursache ist meist eine Darmresektion, seltener eine Entzündung oder bakterielle Überwucherung. Therapiert wird mit Gallensäurebindern (Colestyramin*). Beim dekompensierten Gallensäureverlustsyndrom sind statt Colestyramin fettreduzierte Ernährung, MCT-Fette und ggf. Substitution fettlöslicher Vitamine angezeigt.

Ätiologie:
- idiopathisch (Thaysen-Pedersen-Syndrom)
- sekundär: **1.** chronische Entzündung im terminalen Ileum (z. B. Morbus* Crohn) **2.** postoperativ nach Resektion des terminalen Ileums **3.** nach Cholezystektomie* **4.** bakterielle Überwucherung im Dünndarm (Blind-Loop-Syndrom*).

Einteilung: Es werden 2 Stadien unterschieden:
- Stadium 1 (kompensiertes enterales Gallensäurenverlustsyndrom): kompensatorische Erhöhung der hepatischen Gallensäurebildung – d. h. die Leber gleicht den Verlust aus
- Stadium 2 (dekompensiertes enterales Gallensäureverlustsyndrom): Vorkommen bei Funktionsverlust von > 100 cm Ileum; der Gallensäureverlust überschreitet die Resyntheserate der Leber; Folgen: **1.** breiige Diarrhö **2.** Steatorrhö* (Fettausscheidung > 7g/24h) **3.** Vitamin-B_{12}-Malabsorption.

Pathophysiologie: Der Gallensäurepool beträgt beim Menschen etwa 4 g und zirkuliert im enterohepatischen Kreislauf*. Ca. 0,5 g der Gallensäuren werden täglich mit dem Stuhl ausgeschieden. 90 % werden im terminalen Ileum rückresorbiert. Bei einer erhöhten Menge von Gallensäuren im Kolon diese durch Bakterien dekonjugiert. Dadurch kommt es zur verminderten Wasser-Elektrolyt-Resorption und verstärkter Darmmotilität. Folge sind wässrige Durchfälle (chologene Diarrhö). Infolge des Gallensäureverlustes steigt die Lithogenität der Gallenflüssigkeit, was die Entstehung von Cholesteringallensteinen und Oxalatsteinen in den ableitenden Harnwegen begünstigt.

Klinik:
- wässrige Diarrhö (im Stadium 2 auch Steatorrhö)
- krampfartige Bauchschmerzen
- ggf. symptomatische Gallensteine (Cholezystolithiasis)
- ggf. symptomatische Nierensteine (Nephrolithiasis).

Therapie:
- Therapie der Grunderkrankung
- Metronidazol*/Ciprofloxacin* bei V. a. bakterielle Fehlbesiedlung
- Stadium 1: Gallensäurebinder, z. B. Colestyramin* (1–3 x 1–4 g/Tag)
- Stadium 2: Fettrestriktion (< 40 g Fett/Tag), MCT-Fette, fettlösliche Vitamine, kein Colestyramin!).

Enteric-Cytopathogenic-Humanorphan-Viren *f pl*: engl. *ECHO viruses*; Abk. ECHO-Viren. Kleine (∅ 24–40 nm), v. a. darmzellschädigende RNA-Viren des Genus Enterovirus* aus der Familie der Picornaviridae*, die anfangs nicht klassifiziert werden konnten (deswegen orphan, engl. Waise). Bisher sind 31 Serotypen isoliert (ECHO 1–9, 11–27 und 29–33), die in Darm, Blut und Rachensekret vorkommen.

Klinische Bedeutung: ECHO-Infektionen verlaufen sehr häufig asymptomatisch. Klinisch manifestiert sich eine ECHO-Infektion u. a. als
- unspezifischer grippaler Infekt
- Erkrankungen des Respirationstrakts, z. B. Bronchitis*
- Gastroenteritis
- Diarrhö
- Konjunktivitis
- Meningitis*, Meningoenzephalitis oder Enzephalomyelitis
- Virusmyokarditis*
- Hepatitis
- Ernährungsstörung des Säuglings
- neonatale Infektionen, die als generalisierte Infektionen verlaufen können.

Enteritis *f*: Entzündung des Dünndarms. Bei Mitbeteiligung des Magens spricht man von Gastroenteritis, bei Mitbeteiligung des Dickdarms von Enterokolitis*. Führende Symptome sind Bauchschmerzen, Diarrhö und seltener Übelkeit oder Erbrechen. Die Therapie erfolgt meist symptomatisch.

Ursachen:
- Viren (Rota-, Noro-, Adeno- oder Enteroviren)
- Bakterien, u. a. Salmonellen, Escherichia coli, Yersinien, Shigellen, Campylobacter, Clostridien
- Amöben, Giardien
- Lebensmittelinfektionen, z. B. durch Bakterientoxine
- ionisierende Strahlen, z. B. bei der Strahlentherapie zur Krebsbehandlung.

Übertragung und Entstehung:
- Bei der **infektiösen** Enteritis erfolgt die Übertragung der Erreger in den meisten Fällen fäkal-oral, d. h. via Schmierinfektion. Mit Noroviren kann man sich jedoch schon durch das Einatmen feinster erregerhaltiger Tröpfchen, die durch schwallartiges Erbrechen eines Erkrankten in die Luft gelangen, infizieren.
- Die **toxische** Enteritis wird z. B. durch Aufnahme von Bakterientoxinen über Lebensmittel verursacht.
- Die **Enteritis durch radioaktive Strahlen** entsteht durch direkte Schädigung der Darmschleimhaut im Rahmen einer Krebsbestrahlung oder eines Reaktorunfalls.

Klinik:
- Tenesmen (krampfartige Bauchschmerzen)
- Diarrhö (evtl. mit Schleim- oder Blutbeimengung)
- Übelkeit, Erbrechen.

Komplikation: Insbesondere bei Kindern besteht durch den Verlust von Flüssigkeit die Gefahr einer Exsikkose.

Therapie:
- symptomatisch mittels Elektrolyt- und Flüssigkeitssubstitution
- Antibiotika, Antiemetika, Opiate oder Parasympatholytika* nach ärztlicher Verschreibung.

Enteritis allergica *f*: syn. Gastrointestinale Allergie. Nicht gebräuchliche Bezeichnung für eine Enteritis* auf Basis einer gastrointestinalen Nahrungsmittelallergie* (z. B. Milch, Nüsse, Fisch).

Enteritis-Erreger-Labordiagnostik *f*: Stuhluntersuchung auf enteropathogene bakterielle oder virale Erreger. Indikationen sind akute und chronische Gastroenteritiden bei kompliziertem Verlauf oder Verdacht auf Ansteckungsgefahr vor allem bei Personen, die gewerbsmäßig Umgang mit Lebensmitteln haben. Der Nachweis erfolgt in der Stuhlkultur über Mikroskopie, biochemische Identifizierung, Antigen- oder Toxinnachweis.

Basisdiagnostik auf obligat pathogene Erreger: Routinemäßig, bestimmte Erreger variieren laborabhängig:
- Adenoviren
- Campylobacter*
- Clostridium difficile-E. coli
- Noroviren
- Rotaviren
- Salmonella*
- Shigella
- Yersinia*.

Fakultativ pathogene Erreger: Bestimmung indiziert bei immunsupprimierten Patienten oder bekannten Vorerkrankungen:
- Citrobacter
- Edwardsiella
- Enterobacter*
- Klebsiella*
- Proteus*
- Pseudomonas*.

Indikationen: Erregerdiagnostik bei akutem Durchfall oder Brechdurchfall.

Enteritis necroticans *f*: Nekrotisierende Entzündung des Dünndarms, selten auch des Kolons durch eine Infektion mit Clostridium* perfringens. Die Symptome reichen von milder Diarrhö bis zu Darmnekrosen mit schwersten blutigen Durchfällen verbunden mit hohem Risiko einer Darmperforation. Behandelt wird antibiotisch, supportiv (Kreislaufunterstützung, Flüssigkeitsersatz) und bei Nekrosen ggf. chirurgisch.

Enteritis terminalis → Morbus Crohn

Enteroanastomose *f*: engl. *enteroanastomosis*. Operativ angelegte Verbindung zwischen zwei Darmabschnitten, z. B. nach Darmresektion oder distal eines inoperablen tumorösen Prozesses.

Enterobacter

Formen:
- End-zu-End-Anastomose: von Hand genähte oder mit einem zirkulären Stapler angelegte Anastomose*
- sogenannte funktionelle End-zu-End-Anastomose: meist maschinell angelegte Seit-zu-Seit-Verbindung, die nach Darmresektion angelegt wird. Hierbei wird das proximale Darmende mit dem distalen durch einen linearen Stapler in Längsrichtung isoperistaltisch in Form einer Doppelflinte miteinander verbunden und die Absetzungsränder mit einem zweiten Magazin verschlossen
- Seit-zu-Seit-Anastomose zwischen zwei Darmabschnitten: **1.** als Kurzschlussverbindung zur Umgehung von Anteilen eines Hohlorgans (z. B. bei Stenose, inoperablem Tumor mit Verschluss eines Hohlorgans mit Ileussymptomatik) **2.** nach Billroth-II-Operation angelegte sogenannte Braunsche Fußpunktanastomose **3.** zur Herstellung eines Darmpouches.

Enterobacter *m*: Gattung gramnegativer, peritrich begeißelter, aerober Stäbchenbakterien der Familie Enterobacteriaceae*. Enterobacter ist ein ubiquitärer Boden-, Wasser- sowie Pflanzenkeim und kommt im Intestinaltrakt von Mensch und Tier vor. Enterobacter aerogenes, Enterobacter cloacae, Enterobacter agglomerans und Enterobacter sakazakii sind opportunistische Erreger* von Harnwegsinfektionen, Pneumonie*, Meningitis* und Sepsis*.

Enterobacteriaceae *f pl*: syn. Enterobakterien. Familie gramnegativer, meist beweglicher, fakultativ anaerober Stäbchenbakterien (siehe auch Bakterienklassifikation*) mit großer Stoffwechselaktivität und Invasinen, Endo- und Exotoxinen als Pathogenitätsfaktoren. Enterobacteriaceae sind Erreger von intestinalen Infektionen, v. a. Nosokomialinfektionen* und kommen ubiquitär vor (v. a. im Intestinaltrakt von Mensch und Tier).

Einteilung: In 43 Gattungen nach Antigenpräsenz, biochemischen Leistungen und genotypischer Zuordnung. Zu den Vertretern gehören z. B.
- Escherichia
- Shigella*
- Salmonella*
- Citrobacter
- Klebsiella*
- Enterobacter*
- Erwinia
- Serratia*
- Hafnia
- Edwardsiella
- Proteus*
- Providencia*
- Morganella*
- Yersinia*.

Enterobacteriaceae-Infektion *f*: engl. *Enterobacteriaceae Infections*; syn. Enterobakterien-Infektion. Infektion mit Enterobakterien. Am häufigsten verursachen sie Bronchitiden, Lungenabszesse und Lungenentzündungen, aber auch Weichteilinfektionen, intraabdominale Infektionen, Osteomyelitiden, Arthritiden, Entzündungen der Augen und des zentralen Nervensystems. Die Therapie erfolgt antibiotisch, wobei gegen Aminopenicilline und viele Cephalosporine* Resistenzen bestehen.

Erreger:
- ubiquitär
- leben auch im menschlichen Darm und können zu exogenen oder endogenen* Infektionen führen
- besonders häufig sind nosokomiale Infektionen
- durch hämatogene Streuung können Enterobacteriaceae in alle Organe geraten.

Enterobakterien → Enterobacteriaceae

Enterobiasis *f*: engl. *pinworm infection*; syn. Madenwurmbefall. Synonym für Infektion mit Oxyuren (Oxyuriasis).

Enterobius vermicularis *m*: syn. Oxyuris vermicularis. Madenwurm, der im distalen Ileum, Zäkum und Kolon lebt. Die Infektion erfolgt durch orale Aufnahme der Eier über Kontakt mit kontaminierter Wäsche oder durch Selbstinfektion bei analem Juckreiz. Vor allem Kinder sind betroffen. Adulte Weibchen legen nachts ihre Eier in der Perianalregion ab.

Enterococcus → Enterokokken

Entero-enterale Fistel *f*: syn. entero-enterische Fistel. Darmfistel*, die zwischen zwei Darmschnitten besteht und somit zur Ausschaltung von Darmanteilen führt, ggf. mit Malabsorption und -digestion.

enterogen: engl. *enterogenous*. Im Darm entstanden, vom Darm ausgehend.

Enterohämorrhagische Kolitis *f*: syn. Colitis haemorrhagica. Entzündung des Dickdarms mit wässriger, später blutiger Diarrhö*. Ursachen können enterohämorrhagische Escherichia* coli (EHEC-Enteritis, ICD A04.), enteroinvasive E. coli (EIEC-Enteritis, ICD A04.2) oder auch Penicilline (antibiotika-assoziierte hämorrhagische Kolitis, ICD A04.79) sein. Behandelt wird mit Rehydratation. Motilitätshemmer und Antibiotika sind meist kontraindiziert.

Enterohormone → Hormone, gastrointestinale

Enterokokken *f pl*: engl. *enterococci*. Gattung grampositiver, unbeweglicher, sporenloser Kokken der Familie Enterococcaceae. Sie kommen im Darm von Mensch und Tier vor und verfügen über ein spezielles System zum Einfangen von Plasmiden* (Sexpheromon-System). Außerdem können Enterokokken eine ausgeprägte Antibiotikaresistenz besitzen, z. B. Vancomycin-resistente Enterokokken (VRE).

Enterokokkenpneumonie *f*: engl. *enterococcal pneumonia*. Meist lobäre Pneumonie* mit (überwiegend) subakutem Verlauf. Erreger sind Enterococcus faecalis und Enterococcus faecium. Behandelt wird mit Ampicillin in Kombination mit Aminoglykosid-Antibiotika; cave: zunehmende Antibiotikaresistenz.

Enterokolitis *f*: engl. *enterocolitis*. Kombinierte Entzündung von Dünn- und Dickdarmschleimhaut. Die Ursache kann z. B. infektiös, medikamentös, idiopathisch, allergisch oder toxisch bedingt sein. Eine Kolitis* betrifft dagegen nur den Dickdarm, eine Enteritis* den Dünndarm.

Beispiele:
- infektiöse Gastroenteritis*
- Morbus* Crohn
- nekrotisierende* Enterokolitis
- eosinophile Enterokolitis
- pseudomembranöse Enterokolitis
- Strahlenenteritis.

Enterolith → Kotstein

Enterolithotomie *f*: engl. *enterolithotomy*. Longitudinale Inzision eines Darmabschnitts zur Entfernung eines in den Darm übergetretenen Gallensteins*, der zu einem mechanischen Ileus geführt hat.

Enteropathia lymphangiectatica → Enteropathie, exsudative

Enteropathie *f*: engl. *enteropathy*. Allgemeine Bezeichnung für Darmerkrankungen.

Enteropathie-assoziiertes Lymphom → T-Zell-Lymphom, Enteropathie-assoziiertes

Enteropathie, exsudative *f*: engl. *protein-losing enteropathy*; syn. Eiweißverlustsyndrom. Eiweißverlustsyndrom des Gastrointestinaltraktes mit Missverhältnis zwischen Übertritt von Eiweißen in das Darmlumen und ihrer Rückresorption. Der Eiweißverlust von > 4 g/d kann durch Synthesesteigerung nicht mehr ausgeglichen werden. Die Folge sind Durchfälle, Eiweißmangelödeme und Malabsorption*. Therapiert wird mit Spezialdiät bzw. Behandlung der zugrundeliegenden Erkrankung.

Ätiologie:
- angeboren: Erweiterungen oder Stenosen intraabdominaler Lymphgefäße (Enteropathia lymphangiectatica)
- erworben, z. B.: **1.** Morbus* Crohn **2.** Zöliakie* **3.** eosinophile Enteritis.

Klinik:
- wässrige Durchfälle
- Eiweißmangelödeme
- Malabsorptionssyndrom
- cave: Steigerung des Thromboserisikos.

Therapie:
- primär Behandlung der Grundkrankheit
- Cromoglicinsäure bei eosinophiler Gastroenteritis

- H₂-Rezeptorenblocker oder Protonenpumpenhemmer bei Morbus Ménétrier
- fettarme und fettmodifizierte Kost mit mittelkettigen Triglyceriden (Resorption über das Pfortadersystem unter Umgehung des Lymphkreislaufes).

Enteropathie, hämorrhagische f: engl. *hemorrhagic enteropathy*. Krankheitsbild bei alten Patienten, welches morphologisch das Bild des hämorrhagischen Darminfarkts bei Fehlen eines Gefäßverschlusses zeigt.

Enteropathie, ischämische f: engl. *ischemic enteropathy*. Hypoxie* oder Anoxie* der Darmwand aufgrund einer arteriellen Minderdurchblutung. Endoskopisch finden sich Ulzerationen und Fibrinbeläge als Zeichen der ischämischen Kolitis* oder ischämischen Enteritis. Für Diagnostik und Therapie siehe dort.

enteropathogene Kolibakterien → Escherichia coli

Enteropeptidase f: Protease* der Duodenalmukosa, die nach Sekretion in das Darmlumen Trypsinogen zu Trypsin* spaltet.

Enteropexie f: engl. *enteropexy*. Operative Fixierung des Darmes durch Annaht, im weiteren Sinne auch Fixation anderer intraabdominaler Organe an fixe Stellen, z. B. an der Bauchwand oder am Retroperitoneum. Beispiele sind Gastropexie*, Kolopexie* und Rektopexie*.

Enterospasmus m: engl. *enterospasm*. Krampf der Darmmuskulatur.

Enterostenose → Darmstenose

Enterostoma n: engl. *artificial anus*; syn. Anus praeter. Temporär oder permanent angelegter, doppelläufiger oder endständiger künstlicher Darmausgang. Das synonym auch als Anus praeter naturalis bezeichnete Enterostoma wird aus dem Bauchraum durch die Bauchdecke gezogen und hier implantiert. Es dient der Stuhlentleerung im Rahmen der operativen Behandlung von Erkrankungen des Darmes.
Beispiele: Siehe Abb. 1, Abb. 2 und Abb. 3.
Komplikationen:
- Frühkomplikationen: allergische Hautreaktionen bei unsachgemäßer Stomaversorgung,

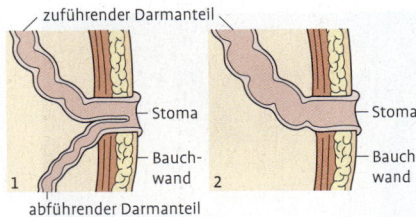

Enterostoma Abb. 1: 1: doppelläufig, v. a. bei zeitweise angelegtem Enterostoma; 2: endständig, v. a. bei bleibendem Enterostoma.

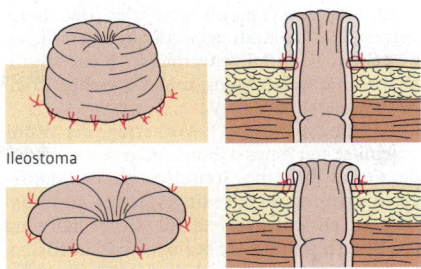

Enterostoma Abb. 2: Technik in Abhängigkeit von der Lokalisation.

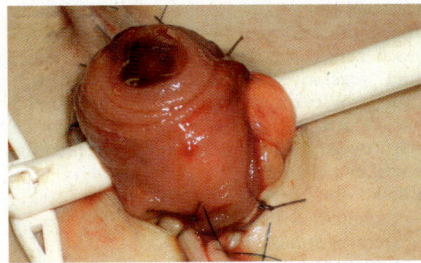

Enterostoma Abb. 3: Doppelläufige Ileostomie. [32]

Stomaretraktion, -nekrose, Blutung, Ödem, innere Hernie mit konsekutivem Ileus, Fistel oder Wundheilungsstörung
- Spätkomplikationen: parastomale Hernie, Stomaprolaps, Stenose, Striktur, chronische Retraktion, Stomagranulome.

Enterostomie f: engl. *enterostomy*. Begriff, der meist für die Anlage eines künstlichen Darmausganges (z. B. Ileostoma oder Descendostoma) verwendet wird. Ergänzend wird er auch für die Beschreibung einer operativen Verbindung zweier Abschnitte des Verdauungstraktes (z. B. Ileotransversostomie*) oder auch einer Verbindung zwischen Gallenwegen und dem Dünndarm (Hepatic-Jejunostomie) benutzt.

Enterotoxine n pl: engl. *enterotoxins*. Auf den Verdauungskanal wirkende Exotoxine von Bakterien verschiedener Gattungen, beispielsweise Staphylococcus, Vibrio, Shigella, Pseudomonas und Escherichia. Die Enterotoxine (A–E) der Stämme von Staphylococcus* aureus sind relativ thermostabil, sodass sie bei der üblichen Speisenzubereitung nicht zerstört werden. Enterotoxine werden serologisch nachgewiesen.

enterovesikale Fistel → Darmfistel

Enteroviren-Antikörper m sg, pl: Antikörper* gegen verschiedene Enteroviren im Serum*. Indikation für die Bestimmung ist die differenzialdiagnostische Abklärung der aseptischen Meningitis*, Enzephalitis*, Hepatitis* und Myokarditis*. Der Gruppennachweis mittels ELISA beinhaltet verschiedene Coxsackie*-Virus-Antikörper und ECHO*-Viren-Antikörper. Eine Kreuzreaktivität* mit Poliomyelitis-Viren-Antikörpern ist möglich.

Enterovirus n: Zu Picornaviridae* gehörendes Genus säurestabiler, enteropathogener RNA-Viren, die weltweit bei Mensch, Nagetier, Schwein, Rind und verschiedenen Affenarten vorkommen. Enteroviren werden v. a. durch fäkal-orale Schmier- und Tröpfcheninfektion übertragen. Die Infektion verläuft häufig inapparent oder mit vorwiegend gastrointestinaler Symptomatik.
Einteilung: Enteroviren werden eingeteilt in Poliomyelitis*-Viren, Coxsackie*-Viren und ECHO*-Viren. Neuere Enterovirusisolate werden als humane Enteroviren (HEV) klassifiziert (Serotyp 68–71).
Infektionsprophylaxe: Bisher gibt es nur Impfungen gegen Poliomyelitis-Viren. Pleconaril und andere sog. Canyon-Blocker sind antiviral wirksam.

Enterozele f: engl. *enterocele*. Tiefertreten von Darmanteilen in das kleine Becken mit konsekutiver Ausbildung eines Prolapses im Bereich des Beckenbodens. Betroffen sind meist ältere Frauen nach gynäkologischen Voroperationen mit gleichzeitig bestehender Beckenbodeninsuffizienz*. Bildgebend imponiert häufig die motilitätsgestörte, vor dem Rektum liegende blindsackartige Darmschlinge, deshalb auch Cul-de-Sac-Syndrom (Sackgassen-Syndrom) genannt.
Klinik: Es besteht die Symptomatik einer obstruktiven Defäkationsstörung verbunden mit den Zeichen einer Urge-Inkontinenz. In der Regel handelt es sich um eine prolabierte Dünndarmschlinge, die bei der Defäkation auf den Enddarm drückt und wie ein Ventil die Stuhlentleerung behindert (Obstruktion). Aufgrund der unzureichenden kleinen Stuhlmengen besteht ständiger Stuhldrang und das Gefühl der unvollständigen Entleerung (Urge) verbunden mit unwillkürlichem Stuhl- und Windabgang (Inkontinenz).
Therapie: Je nach Befund ist die Behandlung:
- konservativ mit Beckenbodengymnastik, Ernährungsumstellung und Stuhlregulation
- oder operativ, meist laparoskopisch durch Rektopexie*, Beckenbodenplastik oder transanale STARR*-Operation.

Enterozeption → Interozeption

Enterozyste f: syn. Enterokystom. Angeborene, mit Darmschleimhaut ausgekleidete Zyste* aus Resten des embryonalen Dottergangs (Ductus* omphaloentericus). Sie entsteht, wenn sich der mittlere Teil des Dottergangs nicht zurückbildet, während die beiden Enden zu Darm und Nabel hin fibrosieren. Das Meckel*-Divertikel, ebenfalls ein Relikt des Dottergangs, behält dagegen seine Verbindung zum Darm.

Enterozyten m pl: engl. *enterocyte*; syn. Saumzelle. Hochprismatische Epithelzellen der Darmschleimhaut, die das Lumen des Darms auskleiden. Sie sind charakterisiert durch eine apikale Bürstensaummembran aus Mikrovilli* und durch einen Schlussleistenkomplex* miteinander verbunden. Enterozyten resorbieren Nährstoffe, Elektrolyte und Wasser und sezernieren Immunglobuline (IgA).

Entfaltungsknistern n: engl. *atelectatic rales*. Inspiratorisches Rasselgeräusch über den unteren Lungenteilen, die bei bettlägerigen Patienten zusammengedrückt sind. Das Entfaltungsknistern ist bei den ersten tiefen Atemzügen nach dem Aufrichten hörbar und verschwindet im Gegensatz zur Crepitatio* wieder.

Entgiftung [Biotransformation] f: engl. *detoxification*. Körpereigene Unschädlichmachung von toxischen Substanzen durch Umwandlung in leichter ausscheidbare Stoffe. Dies geschieht v. a. in der Leber durch Abbau, Umbau oder Koppelung an andere Substanzen.

Entgiftung [Therapieverfahren] → Detoxikation

Enthaarung → Epilation

Enthemmung f: engl. *exaltation*. Begriff mit mehreren Bedeutungen. Neurophysiologisch ist die Steigerung der neuronalen Erregbarkeit infolge Ausfalls des hemmenden Einflusses von Nervenzentren oder Interneuronen* gemeint. In der Psychologie meint Enthemmung die Auslösung von Affekten* bei Wegfall von Hemmungsmechanismen, z. B. bei Intoxikationen, Rausch, Psychose, Manie oder Schädelhirntrauma.

Enthesiopathie → Insertionstendopathie

Enthirnung → Dezerebration

Enthirnungsstarre → Dezerebrationsstarre

Entität f: syn. Krankheitsentität. Von lateinisch ens = „Ding"; in der Medizin ein eindeutig beschreibbarer und abgrenzbarer Symptomenkomplex (Krankheitsentität). Dahinter steht das Bestreben nach einer Nosologie* mit eindeutigen und systematisch geordneten Krankheitsbeschreibungen. Aktuell stellen Forschungsergebnisse etwa aus der Genetik hergebrachte Krankheitsentitäten immer wieder in Frage.

Entkeimung f: engl. *degermation*. Abtöten oder Abscheiden von Mikroorganismen* durch chemische oder physikalische Mittel und Verfahren wie Desinfektion und Sterilisation.

Entlassmanagement n: engl. *discharge management*. Nach § 39 Absatz 1a SGB V Teil der Krankenhausbehandlung zur Unterstützung einer sektorenübergreifenden Versorgung der Versicherten beim Übergang in die Versorgung nach der Krankenhausbehandlung. Details regelt ein 2017 in Kraft geretener Rahmenvertrag zwischen GKV-Spitzenverband, Kassenärztlicher Bundesvereinigung und Deutscher Krankenhausgesellschaft e. V.

Entlassungsprognose f: Vorhersage der Wahrscheinlichkeit eines delinquenten Rückfalls bei der Entlassung eines Straftäters aus der Maßregeleinrichtung. Eine positive Entlassungsprognose ist ausschlaggebend für die Beendigung der Unterbringung. Sie bezieht statische Risikofaktoren, die Persönlichkeit des Täters sowie das geplante Risikomanagement mit ein.

Entlastungsnaht → Nahtmethoden

Entlastungssyndrom n: engl. *relief syndrome*. Physische und psychische Störungen, die nach plötzlichem Einstellen intensiven Trainings (v. a. Leistungssport), meist nach beschwerdefreiem Intervall von 1–4 Wochen, auftreten. Klinisch zeigen sich Herz-Kreislauf-Beschwerden und vegetative Störungen. Behandelt wird durch Wiederaufnahme einer reduzierten sportlichen Aktivität. Prophylaktisch wirken schrittweises Abtrainieren und regelmäßige sportliche Aktivität.

Klinik:
- thorakales Druckgefühl
- Herzrhythmusstörungen
- Kreislauflabilität
- Schwindel
- Kopfschmerz
- Tinnitus aurium
- Verdauungs-, Appetit- und Schlafstörungen
- Angstgefühl und Bewegungsdrang.

Entlausung f: engl. *delousing*. Entfernen von Kleider-, Kopf- und/oder Filzläusen (siehe Läuse*) einschließlich der Eier (Nissen) vom Körper, aus Kleidung oder Räumen.

Entoderm n: Inneres der embryonalen Keimblätter*. Aus ihm entstehen die epitheliale Auskleidung großer Teile des Verdauungs- und Atmungstraktes sowie Drüsenzellen von Leber* und Pankreas*.

Abkömmlinge: Aus dem Entoderm bilden sich nach Abfaltung der dreiblättrigen* Keimscheibe die Epithelien zahlreicher Organe.
- Parenchym* von Tonsillen*
- Epithelien des Verdauungstraktes (außer Mundhöhle und After), Respirationstraktes*, Harnblase*, Harnröhre, Paukenhöhle* und Tuba auditiva (sekundäres Entoderm)
- Drüsenepithel von Schilddrüse*, Nebenschilddrüsen*, Thymus*, Leber*, Pankreas*.

Entomologie f: engl. *entomology*. Insektenkunde, Kerbtierkunde.

entotisch: engl. *entotic*. Im Innern des Ohrs, im Ohr gelegen, im Ohr entstehend.

Entozoon → Endoparasit

Ent-Plasmide → Plasmide

Entropium n: engl. *entropion*. Fehlstellung des Augenlids mit Einwärtsdrehung des Augenlidrands. Betroffen ist meist das Unterlid. Das Entropium ist angeboren oder erworben, z. B. durch Narben oder Blepharospasmus. Da die nach einwärts gedrehten Wimpern die Hornhaut ständig reizen, drohen Hornhautschäden. Behandelt wird konservativ durch ein Zügelpflaster oder operativ. Siehe Abb.

Erkrankung: Formen:
- **Entropium senile:** altersbedingte Veränderungen wie Schwäche der Unterlidretraktoren, Schwund des orbitalen Fettgewebes
- **Entropium cicatriceum:** durch Narbenbildung: z. B. nach Trauma, bei Stevens*-Johnson-Syndrom, Pemphigoid oder Trachom*
- **Entropium congenitum:** bei angeborener Fehlbildung
- **Entropium spasticum:** durch Blepharospasmus* oder Fremdkörper
- **Pseudo-Entropium:** bei Dysproportionen, z. B. durch einen zu kleinen oder eingesunkenen Augapfel.

Klinik:
- gerötete Bindehaut
- Epiphora*
- Blendempfindlichkeit
- Fremdkörpergefühl, Schmerzen (scheuernde Wimpern).

Therapie:
- Entropium congenitum: meist selbstständige Rückbildung innerhalb der ersten beiden Lebensjahre, aufgrund der weichen Wimpern des Neugeborenen keine Schädigung der Hornhaut
- alle anderen Formen: 1. Entfernung eventueller Fremdkörper und scheuernder Wimpern 2. Augentropfen und -salben (Tränenersatzmittel*, Dexpanthenol*, Antibiotika bei begleitender Infektion) 3. Zügelpflaster zur Überbrückung bis zu einer notwendigen Operation 4. evtl. vorübergehend Kontaktlinsen*, um das Reiben der Wimpern an der Kornea zu verhindern 5. Schöpfer-Naht (Fixierung des Lids unter örtlicher Betäubung bei leichtem Entropium) 6. Operation mit

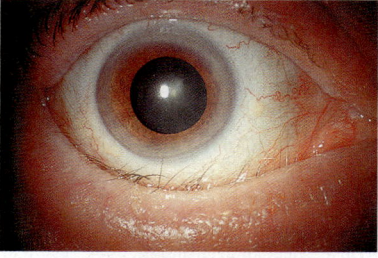

Entropium: Entropium des Unterlids. [133]

Straffung und Entfernung überschüssigen Haut-, Muskel- und Bindegewebes oder auch Narbenkorrekturen mit Z*-Plastiken.

Entry-Inhibitoren *m pl*: engl. *entry inhibitors*. Gruppe von Virostatika* zur Behandlung einer HIV-Infektion. Entry-Inhibitoren verhindern den Eintritt von HIV in die Wirtszellen.

Einteilung: Unterschieden werden je nach Wirkungsmechanismus:
- Co-Rezeptor-Inhibitoren, die selektiv die Bindung an die Co-Rezeptoren (CCR5*-Rezeptor oder CXCR4-Rezeptor) auf der Wirtszelloberfläche hemmen, z. B. Maraviroc
- Fusions-Inhibitoren, die die Fusion von Virus und Zellmembran der Wirtszelle hemmen, z. B. Enfuvirtid
- Attachement-Inhibitoren, die die Bindung von HIV über das Hüllprotein an den CD4-Rezeptor hemmen (noch in Erforschung).

Entscheidungsfindung, partizipative *f*: engl. *shared decision making (Abk. SDM)*; Abk. PEF. Interaktion zwischen Arzt und Patient mit umfassender und transparenter Einbeziehung des Patienten in diagnostische und therapeutische Entscheidungen. Juristisch ist die explizite Einwilligung des Patienten unerlässliche Voraussetzung für eine Behandlung. Tatsächlich wird die dazu stattfindende Arzt-Patient-Kommunikation immer noch häufig bevormundend und ohne wirkliche Wahlmöglichkeiten erlebt.

Entseuchung → Dekontamination

Entspannung *f*: engl. *relaxation*. Zustand reduzierter metabolischer, zentralnervöser und bewusster Aktivität bzw. Anspannung, der kurzfristig (phasisch) oder länger anhaltend (tonisch) eintreten kann und durch Ausbleiben oder Reduktion von Stressreaktionen gekennzeichnet ist. Kognitive Funktionen (Aufmerksamkeit*, Vigilanz*) und körperliche Leistungsfähigkeit sind nicht beeinträchtigt.

Erläuterung: Entspannung kann unter Ruhebedingungen spontan eintreten oder durch Entspannungsmethoden wie progressive Muskelrelaxation*, Biofeedback*, Autogenes* Training oder Meditation* aktiv herbeigeführt werden. Die Aktivitätsminderung kann auf subjektivverbaler, physiologischer (physiologische Entspannungsreaktion*) und motorischer Ebene mess- und beobachtbar sein. Entspannung ist von Ermüdung*, Müdigkeit* und Schlaf* zu unterscheiden. Es wird angenommen, dass die Entspannungsfähigkeit als Möglichkeit zur Gegenregulation bei starker oder chronischer, unter Umständen gesundheitsgefährdender Beanspruchung (vgl. Stress*) individuell unterschiedlich ist (vgl. Stressresistenz).

Entspannungsphase *f* → Diastole

Entspannungsreaktion, physiologische *f*: engl. *relaxation response*. Durch gezielte Veränderung willkürlich beeinflussbarer Aktivität (z. B. reduzierte oder verlangsamte Bewegung) und Reduktion von Umwelteinflüssen (z. B. Ausschalten von Umgebungsgeräuschen) auf das ZNS (Entspannungsmethoden) hervorgerufene physiologische Reaktion, z. B. Verringerung des Muskeltonus, Verlangsamung der Atmung oder Synchronisation der zentralnervösen Aktivierung.

Entstauungstherapie, komplexe physikalische *f*: engl. *complex hemostasis therapy*; Abk. KPE. Kombinationsbehandlung, welche aus den 4 Säulen manuelle Lymphdrainage, Kompressionstherapie*, Bewegungsübung zur Aktivierung der Muskelpumpe und Hautpflege* besteht. Die KPE dient der Behandlung des Lymphödems sowie anderer Schwellungen, beispielsweise durch Venenerkrankungen, Erkrankungen des rheumatischen Formenkreises, Verletzungen oder Lähmungen.

Entweichung *f*: Ein nicht genehmigtes Verlassen eines richterlich zugewiesenen Aufenthaltsortes oder Ausbleiben der Rückkehr aus einem genehmigten Ausgang. Entweichung erfüllt keinen Strafbestand.

Legalprognose: Entweichungen wirken sich in der Regel negativ auf die Legalprognose* aus. In Einzelfällen kann aber als prognostisch günstig gewertet werden, wenn es während der Entweichung zu keinem delinquenten oder selbstgefährdenden Verhalten kommt.

Entwesung *f*: engl. *deinsectization*; syn. Desinfestation. Maßnahme zur Vernichtung schädlicher Kleintiere und Insekten (Desinsektion), die Gesundheits-, Wohnungs-, Haus-, Lebensmittel-, Vorrats- und Pflanzenschädlinge sind. Entwesung geschieht insbesondere durch chemische und physikalische Verfahren. Es erfolgt dabei keine Desinfektion*, Entwesung richtet sich gegen höher organisierte Lebewesen. Bakterien und Bakteriensporen werden nicht vernichtet.

Entwicklung, psychische *f*: engl. *psychic development*. Lebenslang fortschreitender, nicht umkehrbarer dynamischer Prozess qualitativer und quantitativer Veränderungen der Psyche, des Erlebens und Verhaltens, wodurch neue psychische Strukturen entstehen und bereits bestehende psychische Eigenschaften aufgehoben werden können.

Prozess: Prozesskomponenten:
- Entstehung neuartiger Verhaltenssysteme
- Stabilisierung funktionstüchtiger Verhaltenssysteme
- Labilisierung von Verhaltenssystemen
- Verschwinden von Verhaltenssystemen.

Faktoren: Die psychische Entwicklung wird von der komplexen Interaktion **endogener** (allgemeiner artspezifischer und individueller Genotyp), **exogener** (materielle Umgebung, soziokulturelle Lernumgebung) und **autogener Faktoren** (Resilienz, aktive Selbstregulationsprozesse) sowie durch **Reifungsvorgänge** (anatomisch-physiologische Faktoren) beeinflusst.

Klinische Bedeutung: Bei größeren Belastungen oder Störungen der endogenen, exogenen oder autogenen Faktoren können sich psychische Störungen entwickeln (Grundlagen werden z. T. bereits im Kindes- und Jugendalter gelegt, z. B. bei Angststörungen).

Entwicklung, psychosexuelle *f*: engl. *psychosexual development*. Im weiteren Sinn die psychischen Prozesse, die zur Ausformung der individuellen Erwachsenensexualität führen, von der Geburt bis zum Abschluss der Adoleszenz*. Im engeren Sinn sind die psychischen Veränderungen in der Pubertät gemeint.

Entwicklungsakalkulie → Dyskalkulie

Entwicklungsdefizit *n*: engl. *developmental deficiency*. Mangelhafte oder verzögert einsetzende Ausbildung alterstypischer Kompetenzen hinsichtlich bestimmter Entwicklungsparameter in der kindlichen Entwicklung. Entwicklungsdefizite sind meist mit der biologischen Reifung des ZNS verknüpft. Bis zum Alter von 6 Jahren sind Entwicklungsdefizite nur teilweise von Entwicklungsverzögerungen abgrenzbar. Behandelt wird vor allem durch Frühförderung.

Therapie: Entwicklungsdefizite können unter Umständen bei früher adäquater Förderung ausgeglichen werden.

Entwicklungsdysgrafie → Lese-Rechtschreib-Störung

Entwicklungsdyslexie → Lese-Rechtschreib-Störung

Entwicklungsdysphasie → Dysgrammatismus

Entwicklungsdyspraxie, verbale *f*: Form der Apraxie*, die während der Sprachentwicklung* auftritt und mit inkonstanter und inkonsequenter Artikulation* einhergeht. Klinisch gleicht die verbale Entwicklungsdyspraxie der Sprechapraxie*, jedoch besteht sie von Beginn der Sprachentwicklung an. Häufig durchlaufen betroffene Kinder auch keine normale präverbale Lallphase und zeigen extrem verspäteten Sprachbeginn.

Entwicklungsneuroanatomie → Neuroanatomie

Entwicklungsneurophysiologie → Neurophysiologie

Entwicklungsphasen *f pl*: engl. *developmental phases*. Zeitabschnitte der menschlichen Entwicklung und Reifung, die nach verschiedenen Kriterien definiert werden können. Während einer Entwicklungsphase müssen in der Regel spezifische Entwicklungsaufgaben bewältigt werden, die wiederum Voraussetzung sind für den Eintritt in die nächste Lebensphase (lebenslanger Prozess der Identitätsbildung).

Einteilung: Neben der unzureichenden empirischen Basis der z. T. spekulativ aufgestellten

Entwicklungspsychologie

Phasenlehren ist heute v.a. die Abgrenzbarkeit von Phasen im Vergleich zu eher kontinuierlich verlaufenden Entwicklungsprozessen umstritten. Zu den weit verbreiteten Phasenlehren gehören:
- Einteilung nach vorwiegend **somatischen** Kriterien (Lebensabschnitte)
- Einteilung in **psychosoziale** Entwicklungsphasen (Lebenszyklusmodell, H. Erikson) hinsichtlich der Entwicklung von: 1. Urvertrauen* versus Misstrauen (1. Lebensjahr) 2. Autonomie versus Scham* und Zweifel (1–3,5 Jahre) 3. Initiative versus Schuldgefühl (4–6 Jahre) 4. Werksinn versus Minderwertigkeitsgefühl* (6 Jahre bis Pubertät) 5. Identität versus Rollenkonfusion (Pubertät bis frühes Erwachsenenalter) 6. Intimität versus Isolierung (frühes Erwachsenenalter) 7. Zeugungsfähigkeit versus Selbstabkapselung/Stagnation (Erwachsenenalter) 8. Ich-Integrität versus Verzweiflung (reifes Alter)
- Einteilung in **psychosexuelle** Entwicklungsphasen nach der psychoanalytischen Theorie (psychoanalytisches Phasenmodell) in: 1. orale Phase: bis 18. Lebensmonat, Befriedigung primär beim Saugen an der Mutterbrust, Mund und Lippen als dominierende erogene Zonen 2. anale Phase (syn. analsadistische Phase): 18.–36. Lebensmonat, Lust am Ausscheiden und Zurückhalten der Exkremente, Entwicklung von Selbstwertgefühl, Erleben von Autonomie 3. phallische Phase (syn. ödipale Phase): ab 4. Lebensjahr, Penis und Klitoris als erogene Zone, sexuelles Interesse am gegengeschlechtlichen Elternteil, unter Umständen Entstehung von Ödipus-Komplex* bzw. Elektra-Komplex* 4. Latenzphase: ca. 6.–12. Lebensjahr, generelle Verdrängung sexueller Wünsche bis zur Pubertät, Interaktionen hauptsächlich mit Personen gleichen Geschlechts, Weiterentwicklung der eigenen Fähigkeiten, Wissenserwerb, Entwicklung des Über-Ichs 5. genitale Phase: 13.–18. Lebensjahr und Erwachsenenalter, Pubertät*, Entwicklung der Geschlechtsidentität, Abschluss der Sexualentwicklung, Erleben von Triebwünschen, dominierender genitaler.

Entwicklungspsychologie *f*: engl. *developmental psychology*. Teilgebiet der Psychologie*, das die menschliche Entwicklung im Allgemeinen sowie die Entwicklung spezifischer Funktionen (z.B. Wahrnehmung, Motorik*, Kognition*) und typischer Probleme einzelner Lebensabschnitte und Entwicklungsphasen beschreibt. Ein Phänomen gilt als entwicklungsbedingt, wenn es regel- oder gesetzmäßig mit dem Alter in Beziehung gesetzt werden kann.

Entwicklungsstörung *f*: engl. *developmental disorders*. Gegenüber der Altersnorm deutlich verzögerte oder ausbleibende Ausbildung von Fertigkeiten, die Aufmerksamkeit, Gedächtnis, Wahrnehmung, Sprache, Problemlösung oder soziale Interaktion betreffen, bei normaler Intelligenz, angemessener Förderung, fehlender Sinnesschädigung und fehlender neurologischer Erkrankung. Die Diagnose erfordert umfangreiche standardisierte Testverfahren; abzugrenzen sind Teilleistungsstörungen und tiefgreifende Entwicklungsstörungen.

Entwicklungsstörungen, tiefgreifende *f pl*: engl. *pervasive developmental disorders*. Bezeichnung für Gruppe psychischer Störungen* mit bereits in den ersten Lebensjahren deutlicher und lebenslang persistierender abweichender Entwicklung, stereotypen und rigiden Verhaltensmustern sowie qualitativen Auffälligkeiten in sozialer Interaktion* und Kommunikation.

Formen: Nach ICD-10 z.B.:
- frühkindlicher Autismus*
- atypischer Autismus (im Gegensatz zum frühkindlichen Autismus Entwicklung auch nach dem 3. Lj. und/oder diagnostische Kriterien nicht in allen Bereichen erfüllt)
- Rett*-Syndrom
- andere desintegrative Störungen (z.B. Heller-Syndrom)
- Asperger*-Syndrom.

Klinik:
- fakultativ häufig komorbide Intelligenzminderung* (30–50%)
- Symptomatik der sozialen Phobie
- hyperkinetisches Verhalten
- Selbstverletzung
- Aggression
- Sprachentwicklungsverzögerung
- Epilepsie.

Entwicklungstest *m*: engl. *developmental test*. Wissenschaftlich fundiertes psychologisches Testverfahren, das durch Bereitstellung von altersnormierten Daten den augenblicklichen Leistungsstatus und alters- und entwicklungsbezogene Relationen herstellt. Bei Abweichungen ermöglicht es unter Berücksichtigung der hohen Variabilität kindlicher Entwicklung eine frühzeitige Erfassung behandlungsbedürftiger Entwicklungsverzögerungen. Zu unterscheiden sind Screeningtests, allgemeine und spezielle Entwicklungstests.

Entwicklungsverzögerung, konstitutionelle *f*: Normvariante der physiologischen Entwicklung von Kindern und Jugendlichen mit verspätetem Einsatz des Wachstumsspurts und der Pubertät. Familienanamnese und radiologische Knochenalterbestimmung sichern die Diagnose. Im Allgemeinen ist eine Therapie nicht erforderlich.

Entwöhnung [Psychiatrie]: engl. *withdrawal*; syn. Entwöhnung [bei Abhängigkeit]. Therapie bei Abhängigkeit mit dem Ziel, durch psychologische, soziale und medizinische Unterstützung die Bindung an das Suchtmittel zu lösen und durch biografisch sinnvolle Ziele und Bindungen zu ersetzen.

Vorgehen: Die Entwöhnung erfolgt je nach Suchtmittel (z.B. Nikotin, Alkohol, Arzneimittel, Süßigkeiten) durch Dosisreduzierung oder sofortige Abstinenz*, evtl. als stationäre Therapie, danach langfristig ambulant oder in therapeutischen Einrichtungen unter Einbeziehung einer Beratungsstelle (Drogenhilfe).

Praktischer Hinweis: Auch im weiteren Sinn kann eine Entwöhnung stattfinden, z.B. von Genussmitteln (Süßigkeiten, Kaffee), übermäßigem Sport, Daueranwendung von Nasenspray oder Magensäureblockern, Computerspielen oder bei Säuglingen von der Milchnahrung.

Entziehungsanstalt *f*: Begriff mit unterschiedlichen Bedeutungen: 1. Im Strafrecht eine suchtmedizinische Einrichtung. Geht eine Straftat nachweislich auf einen Hang zum Konsum berauschender Substanzen zurück, kann die Unterbringung* in einer Entziehungsanstalt angeordnet werden (§ 64 StGB). 2. Frühere Bezeichnung für eine suchtmedizinische Klinik.

Entzügelungshochdruck *m*: engl. *neurogenous hypertension*; syn. neurogener Hochdruck. Arterielle Hypertonie* mit Tachykardie* infolge Versagens der Blutdruckregulation, insbesondere der depressorischen Regulationsmechanismen. Entzügelungshochdruck kommt v.a. vor bei Schädigung der Pressosensoren im Kreislaufzentrum oder der entsprechenden Leitungsbahnen durch neurovaskuläre Kompression der ventrolateralen Medulla bei Schädelbasisfraktur*, Hirndrucksteigerung*, Hirntumor* und Polyneuritis*.

Entzündung *f*: engl. *inflammation*. (Abwehr-)Reaktion des Organismus auf Reize mit dem Ziel, das auslösende Agens und seine Folgen zu beseitigen. Lokale Entzündungszeichen (sog. klassische Entzündungszeichen nach Celsus) sind Rubor (Rötung), Calor (Hitze), Tumor (Schwellung), Dolor (Schmerz) und Functio laesa (gestörte Funktion).

Ursachen:
- physikalische und chemische Reize: Reibung, Druck, Fremdkörper, zu hohe und zu niedrige Temperatur, Strahlung, Säuren, Basen u.a.
- Mikroorganismen (Viren, Bakterien, Pilze, Parasiten) oder Prionen*
- körpereigene (autogene) Reize: Urämie*; Zellzerfall, z.B. bei Tumor.

Pathogenese: Immunpathologische Mechanismen bestimmen Verlauf und Schwere der Entzündung. Der als Antigen* wirkende Reiz löst zelluläre und humorale Immunreaktionen aus und aktiviert Komplement (siehe auch Allergie*, Schock*).

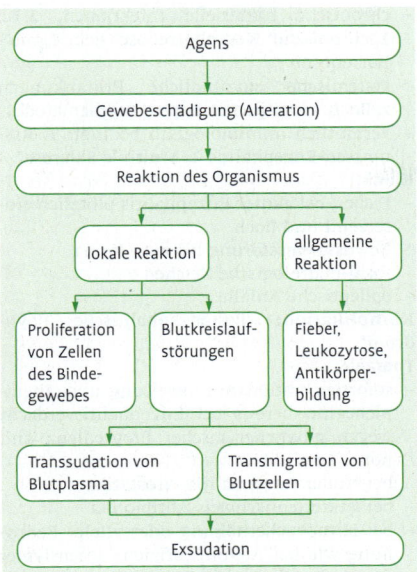

Entzündung: Ablauf einer Entzündungsreaktion.

- **lokale Entzündungsreaktionen:** v. a. direkte Schädigung (Alteration) der Zellen und Gewebe (alterative Entzündung); die örtliche Reaktion des Gefäßbindegewebes führt zu lokaler Durchblutungsstörung mit erhöhter Gefäßpermeabilität für Blutplasma (Transsudation) und Blutzellen (Transmigration, Exsudation; siehe Abb.) sowie zur Vermehrung stark wachsender ortsständiger Zellen (Proliferation): **1. Durchblutungsstörung: I.** Phase 1: Verengung der Arteriolen unter Adrenalinausschüttung; Auftreten einer nur wenige Sekunden bis Minuten dauernden Minderdurchblutung (Blässe) **II.** Phase 2: Lösung des Arteriolenspasmus unter Einfluss des vegetativen Nervensystems; Auftreten lokaler Blutfülle (Hyperämie; Rötung) **III.** Phase 3: Initiation durch Mediatoren*, Verengung der Venolen mit Blutstau (Stase) und den entsprechenden Folgen (Sludge*-Phänomen, Thrombozytenaggregation, Thrombose*, Permeabilitätsstörung, Exsudation, Schwellung) **2. Permeabilitätsstörung: I.** Phase 1: Einleitung durch Histamin und Serotonin; Dauer von wenigen Minuten **II.** Phase 2: Beteiligung anderer Mediatoren, z. B. Kinine*, Anaphylatoxin*, Slow Reacting Substances, Prostaglandine* **3. Blutplasmaexsudation: I.** Migration v. a. neutrophiler, eosinophiler und basophiler Granulozyten*, Makrophagen* (als Blutmonozyten oder als Gewebehistiozyten) und Lymphozyten* durch Lücken zwischen den Gefäßendothelzellen (exsudative Entzündung) **II.** Verlauf und Überwindung der Entzündung hängen wesentlich von der **Phagozytoseleistung** ab, an der pathophysiologisch und chemotaktisch wirkende (z. B. Komplementfaktoren) und phagozytosefördernde Substanzen (z. B. Opsonine*) beteiligt sind
- **allgemeine Entzündungsreaktionen: 1.** Auslösung von Immunreaktionen **2.** beschleunigte Bildung von Granulozyten (Granulozytose, Linksverschiebung) **3.** Zunahme der Synthese bestimmter Plasmaproteine (Akute*-Phase-Proteine, z. B. CRP) **4.** Steigerung des Stoffwechsels (Fieber) **5.** subjektive Beschwerden wie Krankheitsgefühl, Abgeschlagenheit.

Entzündung, interstitielle *f*: engl. *interstitial inflammation*. Entzündung*, die v. a. im Binde- oder Stützgewebe verläuft und die Parenchymzellen ausspart.

Entzündungsparameter *m sg, pl*: syn. Entzündungsmarker. Labordiagnostische Parameter aus dem Serum*, die auf eine Entzündung* im Körper hinweisen. Entzündungsparameter sind nur im Zusammenhang mit der klinischen Untersuchung aussagekräftig. Zu den Entzündungsparametern gehören: CRP, Procalcitonin*, Leukozyten* mit Differenzialblutbild*, Interleukin-6, die Blutsenkungsgeschwindigkeit (BSG) sowie nach Bedarf weitere Akute*-Phase-Proteine.

Entzug, kalter *m*: engl. *sudden withdrawal*. Umgangssprachliche Bezeichnung für selbstständiges Absetzen eines Suchtmittels ohne medizinische Hilfe und für eine Entzugsbehandlung, bei der die Entzugssymptome (Entzugssyndrom*) nicht durch Arzneimittel gelindert werden. Cave: bei Barbiturat-, Benzodiazepin- und Opioidentzug drohen tonisch-klonische Krämpfe*, bei Alkoholentzug ein Alkoholdelir*.

Entzugsblutung → Abbruchblutung

Entzugsdelir *n*: engl. *withdrawal delirium*. Im Rahmen eines Entzugssyndroms* auftretendes Delir*, z. B. Alkoholdelir*.

Entzugssyndrom *n*: engl. *withdrawal syndrome*. Zu den Substanzstörungen* gehörendes Störungsbild mit körperlichen und psychischen Symptomen, die bei Abhängigkeit von psychotropen Substanzen (Abhängigkeitssyndrom*) nach plötzlichem Absetzen (therapeutisch, selbst-initiiert oder umständehalber) auftreten können, je nach Suchtmittel, Dosis und persönlicher psychischer und physischer Disposition.
Pathogenese: Hauptsächlich glutamaterge und dopaminerge Über- und GABAerge Minderaktivität. **Symptomatik:**
- psychovegetative Erregung mit Angst und Unruhe
- Tachykardie, Hypo- oder Hypertonie
- Kopfschmerz*, Hitzegefühl, Schweißausbruch, Tremor*
- Schlafstörungen*, Halluzinationen*, Dysphorie*, apathisch-depressive Verstimmung
- evtl. Suizidneigung (z. B. bei Entziehung von Amphetaminen)
- akute Psychose*.

Schweregrade quantifizierbar durch z. B. AWS-Skala, CIWA-Ar-Skala:
- leicht: leichtes Schwitzen*, Tremor
- mittelschwer: Tachykardie, Hypertonie, Angst
- schwer: maximale Ausprägung der Entzugssymptome einschließlich Erbrechen und schwerem Tremor.

Substanzspezifität:
- bei Entzug von Alkohol*, Opioiden*, Benzodiazepinen* und Barbituraten* möglicherweise schwere körperliche Symptomatik
- bei Cannabinoiden, Amphetaminen und Kokain* leichtere Formen.

Komplikationen:
- epileptische Anfälle
- Entwicklung eines Entzugsdelirs*
- vital bedrohliche Zustände bei Entziehung von Benzodiazepinen.

Therapie:
- leichtere Formen (fehlende Komorbidität, kein schwerer vegetativer Entzug oder epileptische Anfälle in der Vorgeschichte) können ambulant behandelt werden, mittelschwere und schwere Formen werden stationär behandelt
- Pharmakotherapie: **1.** u. a. mit Neuroleptika* (z. B. Haloperidol*), Benzodiazepinen (z. B. Oxazepam*, Diazepam*), Clomethiazol*, Thiamin, Antiepileptika* (z. B. Carbamazepin*), Clonidin* **2.** bei Opioidentzug u. a. Gabe von Chlorprothixen sowie Baclofen* zur symptomatischen Behandlung **3.** bei Heroinabhängigkeit* auch ausschleichende Gabe von Methadon* (Methadon*-Substitution).

Wegen der hohen Rückfallgefahr muss die Pharmakotherapie immer mit verhaltenstherapeutischen Verfahren (z. B. Rückfallprophylaxe*; qualifizierte Entzugsbehandlung) kombiniert werden. Eine anschließende Entwöhnungsbehandlung ist in der Regel indiziert.

Enukleation *f*: engl. *enucleation*. Operative Entfernung eines Körperteils oder Tumors aus seiner Kapsel, z. B. des Augapfels aus der Tenon-Kapsel (Exenteratio* bulbi) oder des Prostataadenoms unter Belassung der peripheren Zone und Prostatakapsel (Prostataadenomektomie*).

Enulis → Riesenzellgranulom, zentrales

Enuresis *f*: Unwillkürliches Einnässen, physiologisch auftretend bis zur Vollendung des 5. Lj. und pathologisch als organische oder funktionelle Enuresis, selten auch im Erwachsenenalter

Enuresis nocturna

auftretend. Nach Ausschluss organischer Ursachen wird mit Miktionstraining, Klingelsystem* und Familienberatung, bei Therapieresistenz auch mit Desmopressin* oder Antidepressiva* behandelt. **Definitionen:**
- nichtorganische Harninkontinenz: intermittierende Harninkontinenz nach Ausschluss organischer Ursachen in einem Alter von > 5,0 Jahren
- organische Harninkontinenz: Nachweis von strukturellen (organischen) Anomalien des Harntraktes oder neurologischen Störungen
- Enuresis nocturna: Einnässen im Schlaf (auch Mittagsschlaf): **1.** monosymptomatische Enuresis nocturna (MEN): keine Zeichen einer Blasendysfunktion **2.** nicht-monosymptomatische Enuresis (NMEN): mit Zeichen einer Blasendysfunktion
- nichtorganische (funktionelle) Harninkontinenz: Einnässen tagsüber; dieser Begriff löst die obsolete Bezeichnung „Enuresis diurna" ab.

Ätiologie:
- Reifungsverzögerung der neurologischen Harnblasenkontrolle
- gestörter Tag-Nacht-Rhythmus der Sekretion von ADH
- psychosoziale Belastung.

Therapie:
- Miktionstraining
- apparative Verhaltenstherapie (Klingelsystem)
- familienbezogene Intervention zur Unterstützung und Aufarbeitung der belastenden Situation (z.B. bei Überforderung und Selbstvorwürfen der Eltern in Bezug auf Strafen, Vernachlässigung, Fernsehkonsum, bei schlechtem Gewissen bzw. Schamgefühlen der Kinder) sowie Beratung zum Umgang mit Laienratschlägen zur sog. Sauberkeitserziehung
- bei Therapieresistenz Pharmakotherapie mit Desmopressin-Spray oder tricyclischen Antidepressiva*
- Einschränkungen der Flüssigkeitsmenge, nächtliches Wecken (ohne Klingelgerät), Strafen, Blasentraining* (ohne Miktionsauffälligkeiten), Arzneimittel (außer Desmopressin und Antidepressiva) sowie allgemeine tiefenpsychologische oder nichtdirektive Psychotherapien nicht angezeigt und wenig wirksam.

Enuresis nocturna f: engl. *nocturnal enuresis*. Unwillkürliches nächtliches Einnässen ab dem Alter von 5 Jahren. Nach Diagnosestellung mit Miktionsprotokoll* und strukturiertem Interview* sowie Ausschluss organischer Ursachen mit körperlicher Untersuchung, Harnuntersuchung* und Ultraschalldiagnostik* wird mit Kalenderführung und apparativer Verhaltenstherapie, ggf. ergänzt durch Arousal-Therapie oder Desmopressin*, behandelt. **Häufigkeit:**
- 10 % der 7-jährigen Kinder und 1–2 % der Jugendlichen
- männlich : weiblich = 1,5 : 1.

Ursachen:
- funktionelle Blasenstörung
- genetisch bedingte Reifungsstörung des ZNS mit Polyurie*, erschwerte Erweckbarkeit und fehlender Unterdrückung des Miktionsreflexes* im Schlaf
- psychische Störungen wie Aufmerksamkeitsdefizit-/Hyperaktivitätsstörung (ADHS)
- psycho-soziale Störungen durch belastende Lebensereignisse, insbesondere Verlusterlebnisse im Familienkontext wie Scheidung, Geburt eines Geschwisterkindes oder Umzug; chronische Stressbelastung.

Envelope: Äußere Hülle (Lipoproteinmembran) eines Virions.

Enzephalitis f: engl. *encephalitis*. Gehirnentzündung, eingeteilt pathologisch-anatomisch in Polioenzephalitis*, Leukenzephalitis, Panenzephalitis*, Meningoenzephalitis* und hämorrhagische Enzephalitis sowie nach dem klinischen Verlauf in akute und chronische Enzephalitis. Die Symptomatik ist variabel und abhängig von der Ätiologie. Liquordiagnostik, Bildgebung und EEG führen zur Diagnose. Die Therapie richtet sich nach der Ursache.

Erkrankung: Ätiologie: akute Enzephalitis:
- infektiös: **1.** meist viral, v. a. neurotrope Viren, z. B. Herpes-Viren (Herpes*-simplex-Enzephalitis) **2.** bakteriell: häufig als embolische Herdenzephalitis bei Endokarditis durch Verschleppung septischer Partikel und Embolie insbesondere kleiner Hirngefäße; Auftreten zerebraler Herdsymptome; v. a. Staphylococcus aureus und Streptokokken als Erreger, bei Immunsuppression evtl. Listeria oder Nocardia unter Umständen mit Hirnabszess, Gefäßruptur und Einblutung in das Hirnparenchym **3.** im Rahmen von Mykosen wie Kryptokokkose*, Protozoen-Infektion wie Toxoplasmose* und Wurmerkrankungen
- immunologisch bedingt: **1.** para- oder postinfektiöse Enzephalitis, wie Bickerstaff-Enzephalitis **2.** postvakzinale Enzephalitis, besonders akute disseminierte Enzephalomyelitis*
- paraneoplastische, meist limbische Enzephalitis*
- unklar, ca. 50 % aller akuten Enzephalitiden, bei denen es sich vermutlich um nicht nachweisbare virale Enzephalitiden handelt.

chronische Enzephalitis:
- Slow-virus-Infektionen z. B.: **1.** subakut sklerosierende Panenzephalitis*
- chronische bakterielle Infektionen, z. B.: **1.** chronische* Neuroborreliose (siehe Lyme*-Borreliose)
- systemische entzündliche Erkrankungen z. B.: **1.** systemischer Lupus* erythematodes
- vermutlich immunologisch bedingt: **1.** Rasmussen-Enzephalitis **2.** Multiple Sklerose*.

Klinik:
- Fieber, bei akuter Enzephalitis plötzlich einsetzend und hoch
- Bewusstseinsstörung bis zum Koma
- fokal-neurologische Zeichen
- epileptische Anfälle.

Komplikation: Postenzephalitisches Syndrom*.

Therapie:
- sofortige stationäre Einweisung und Therapiebeginn bereits bei Enzephalitisverdacht wegen möglicher rascher Progredienz und hoher Letalität
- bei viraler Enzephalitis Virostatika
- bei Bakteriennachweis Antibiotika
- bei Hirndruckerhöhung oder vitaler Bedrohung wie bei Ateminsuffizienz intensivmedizinische Überwachung und Therapie
- Prophylaxe und Therapie epileptischer Anfälle.

Enzephalitis, japanische f: engl. *Japanese encephalitis*; syn. Encephalitis japonica. Enzephalitis*, die durch ein Flavivirus* in Ostasien hervorgerufen wird. Mücken (Culex*) übertragen das Virus von Schweinen, Vögeln oder erkrankten Personen. Kinder sind häufiger betroffen als Erwachsene. Behandelt wird symptomatisch, bei Krampfanfällen mit Antiepileptika.

Klinik:
- Kopfschmerzen
- Fieber
- extrapyramidale Symptome*
- dauerhafte motorische oder psychische Störungen.

Prävention:
- Mückenschutz
- Impfung mit inaktiviertem Impfstoff.

Enzephalitis, limbische f: engl. *limbic encephalitis*. Meist paraneoplastisch bedingte Enzephalitis* mit isolierter Beteiligung der medialen Temporallappen*. Klinisch zeigen sich schwere Gedächtnisstörungen. Symmetrische Veränderungen im medialen Temporallappen im MRT und häufig auch der Nachweis antineuronaler nukleärer Autoantikörper (Anti-Hu) sichern die Diagnose. Therapiert wird durch Behandlung des zugrunde liegenden Tumors.

Enzephalitis, postvakzinale f: engl. *post-vaccinal encephalitis*. Enzephalitis* als relativ seltene Komplikation einer Schutzimpfung* gegen Variola* oder Masern*. Sie tritt mit einer Häufigkeit von ca. 1 : 1–2 Mio. Impfungen auf.

Enzephalomalazie *f*: engl. *encephalomalacia*. Erweichung des Gehirngewebes mit Auflösung der Gewebestruktur aufgrund einer Kolliquationsnekrose. Ursache der Nekrose ist meist ein ischämischer Schlaganfall* (Encephalomalacia alba) ohne Blutaustritt, seltener ein hämorrhagischer Infarkt (Encephalomalacia rubra) in einem primär ischämisch geschädigten Areal (siehe auch intrazerebrale Blutung*).

Enzephalomeningitis → Meningoenzephalitis

Enzephalomeningozele → Enzephalozele

Enzephalomyelitis *f*: engl. *encephalomyelitis*. Kombinierte Entzündung von Gehirn und Rückenmark.

Enzephalomyelitis, akute disseminierte *f*: engl. *acute disseminated encephalomyelitis*; Abk. ADEM. Akute, meist fulminant verlaufende nichtinfektiöse entzündliche demyelinisierende Erkrankung* mit monophasischem Verlauf. ADEM ist eine Autoimmunreaktion, die 3–20 Tage nach einer Virusinfektion oder Impfung auftritt. Klinische Symptome sind Fieber, Kopfschmerz, Bewusstseinsstörung und zerebrale Herdstörungen. Behandelt wird mit hochdosierten Glukokortikoiden, evtl. zusätzlich durch Plasmapherese*.

Ätiologie: Durch Virusinfektion oder Impfung ausgelöste Autoimmunreaktion (gegen Hirnproteine gerichtete T-Lymphozyten) mit disseminierten entzündlichen lymphozytär-plasmazellulären Infiltraten und Demyelinisierungsherden in der Umgebung von kleinen Hirn- und Rückenmarkvenen (siehe Abb.).

Diagnostik: Zerebrale MRT (Marklagerveränderungen, oft mit randständiger Kontrastmittelaufnahme).

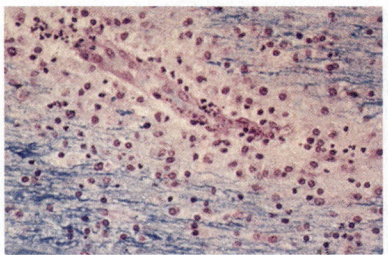

Enzephalomyelitis, akute disseminierte: Histologischer Befund mit Lymphozyten, Gliaproliferation und Entmarkung um eine kleine Hirnvene. [41]

Enzephalomyokarditis *f*: engl. *encephalomyocarditis*; syn. EMC-Syndrom. Akute fieberhafte Enzephalomyelitis* durch Infektion mit murinem EMC-Virus (Cardiovirus der Picornaviridae) mit Bewusstseinsstörung, motorischen Lähmungen und Myokarditis*.

Enzephalomyopathie, mitochondriale → Mitochondriopathien

Enzephalon → Gehirn

Enzephalopathie *f*: engl. *encephalopathy*. Nichtentzündliche diffuse Erkrankung oder Schädigung des Gehirns vielfältiger Ätiologie mit wechselnden Symptomen wie Kopfschmerz, Erbrechen*, Bewusstseinsstörung* und psychischen Veränderungen.

Formen:
- **hypoxische** Enzephalopathie: 1. z. B. nach Reanimation* 2. globale zerebrale Ischämie* 3. vegetativer Status*
- **vaskuläre** Enzephalopathie bei zerebrovaskulärer Insuffizienz: 1. besonders infolge chronischer Blutdruckerhöhung (subkortikale arteriosklerotische Enzephalopathie*) 2. oder als hypertensive Enzephalopathie mit Hirnödem* bei hypertensiver Krise* 3. neonatale hypoxämisch-ischämische Enzephalopathie (periventrikuläre Leukomalazie)
- **posttraumatische** Enzephalopathie nach Schädelhirntrauma* (Boxerenzephalopathie*)
- **septische** (akute) Enzephalopathie bei schwerer Sepsis*
- **metabolische** Enzephalopathie z. B. bei: 1. Leberversagen (hepatische Enzephalopathie*) 2. Urämie*
- **toxische** Enzephalopathie z. B. bei Blei-Intoxikation (Encephalopathia* saturnina)
- **angeborene** Enzephalopathie z. B. Aicardi-Goutieres-Syndrom.

Enzephalopathie, hepatische *f*: engl. *hepatic encephalopathy*; syn. portosystemische Enzephalopathie; Abk. HE. Sammelbezeichnung für neurologische und psychopathologische Symptome, die auf der Basis einer Lebererkrankung variabler Genese auftreten. Therapiert wird je nach Schweregrad und Form mit Laktulose, Aminosäuren und Rifaximin oder mittels Lebertransplantation.

Enzephalopathie, humane spongiforme → Creutzfeldt-Jakob-Krankheit

Enzephalopathie, myoneurogastrointestinale *f*: Mitochondriales DNA-Depletionssyndrom (Mitochondriopathie*), das sich als progressive Multisystemerkrankung zwischen dem 10. und 50. Lj. manifestiert, mit progressiver externer Augenmuskellähmung*, gastrointestinaler Dysmotilität (oft intestinale Pseudoobstruktion*), diffuser Leukenzephalopathie*, peripherer Neuropathie* und Myopathie*.

Enzephalopathie, subkortikale arteriosklerotische *f*: engl. *subcortical arteriosclerotic encephalopathy*; syn. Binswanger-Krankheit; Abk. SAE. Arteriosklerose der langen Marklagerarterien, die zu Mikroangiopathie und Lakunen führt. 90 % der Patienten haben eine arterielle Hypertonie. Klinisch zeigen sich je nach Ausprägung eine subkortikale Demenz, apraktische Gangstörung, Harninkontinenz, fokal-neurologische Defizite, affektive Labilität sowie Reizbarkeit. Typisch sind stufenweise Verschlechterung und Wechselhaftigkeit der Symptomatik.

Enzephalopathie, urämische *f*: engl. *uremic encephalopathy*; syn. nephrogene Enzephalopathie. Meist reversible Hirnschädigung bei einer dekompensierten Niereninsuffizienz. Harnpflichtige neurotoxische Substanzen akkumulieren im Blut und führen zu neurologischen Symptomen wie Unruhe, Schlafstörungen, Affektlabilität und im Spätstadium Somnolenz und urämischem Koma*.

Enzephalorrhagie *f*: engl. *encephalorrhagia*. Blutung in das Gehirn unterschiedlichster Ursache mit der Folge fokal-neurologischer Ausfälle entsprechend der Blutungslokalisation.

Enzephalozele *f*: engl. *encephalocele*. Angeborener bruchartiger Vorfall von Hirnsubstanz (Hirnprolaps), evtl. einschließlich der Meningen („Hernia cerebri", Kephalozele) durch (meist medianen) Defekt im knöchernen Schädel (z. B. bei Meckel-Gruber-Syndrom). Eine Enzephalozele wird operiert.

Lokalisation:
- v. a. am Hinterkopf (okzipital)
- (mediane) Schädellücke an Stirn, Schädelbasis, Nasenwurzel.

Therapie: Operativ (bei offener Enzephalozele akute Indikation wegen Infektionsgefahr)
- kleine Enzephalozele: Abtragung an der Basis und Verschluss durch Duraplastik*, ggf. Schädelplastik
- große Enzephalozele: Rückverlagerung vitaler nichtinfizierter Hirnanteile und Resektion restlichen Gewebes der Enzephalozele, plastischer Verschluss von Hirnhäuten (Duraplastik*) und Schädel.

Enzephalozystozele → Enzephalozele

Enzian, gelber *m*: syn. Gentiana lutea. Ausdauernde Gebirgspflanze aus der Familie der Enziangewächse (Gentianaceae), die im Gebirge Mittel- und Südeuropas sowie in Kleinasien vorkommt. Gelber Enzian wird medizinisch bei Appetitlosigkeit sowie dyspeptischen Beschwerden wie Völlegefühl und Blähungen (European Scientific Cooperative on Phytotherapy, Kommission E) eingesetzt. Siehe Abb.

Verwendung: Als Bittermittel (Teeaufguss, Tinktur, Extrakt*):
- traditionell bei leichten dyspeptischen Beschwerden und vorübergehender Appetitlosigkeit (Herbal Medicinal Products Committee)
- volkstümlich als Roborans und Tonikum bei körperlichen und seelischen Schwächezuständen, mangelnder Magensaftsekretion, leichten Sekretionsstörungen der Bauchspeicheldrüse, Rekonvaleszenz und nach längeren Infektionskrankheiten
- Herstellung von Enzianschnaps durch Destillation der vergorenen Zucker aus fermen-

Enzymaktivität

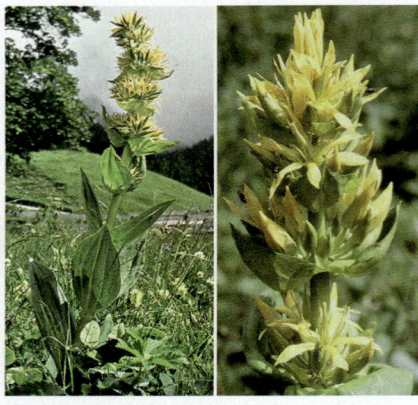

Enzian, gelber: Pflanze und Blüte. [146]

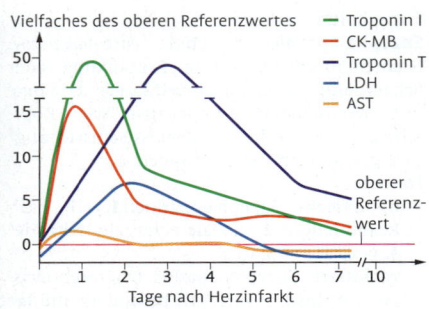

Enzymdiagnostik: Typischer Verlauf kardialer laborchemischer Parameter/Enzymkonzentrationen im Blut.

tierten Wurzeln (enthält keine Bitterstoffe mehr).
Wild lebende Populationen sind besonders geschützt (§ 1 Satz 1 Bundesartenschutzverordnung).
Enzymaktivität *f*: Hilfsmittel zur Diagnosestellung (Enzymdiagnostik*) und zur Verlaufskontrolle von Krankheiten. Die Aktivität eines Enzyms* wird in Enzymeinheiten angegeben. Die Aktivität von Enzymen kann durch genetische Varianten beeinflusst werden (Metabolisierer-Phänotyp).
Enzym-Allergo-Sorbent-Test *m*: engl. *enzymeallergosorbent test*; Abk. EAST. Enzym*-Immunoassay zur quantitativen Bestimmung von allergenspezifischem IgE im Serum mithilfe von Enzym-markierten Anti-IgE-Antikörpern. Der Test wird im Rahmen der Allergiediagnostik durchgeführt. Die Ergebnisse werden von 0 (keine spezifischen IgE gegen das getestete Allergen nachweisbar) bis 6 (starke Konzentration nachweisbar) eingeteilt.
enzymatische Regulation → Enzyme
Enzymdiagnostik *f*: engl. *enzyme diagnostics*. Bestimmung der Enzym-(Protein-)Menge oder -Aktivität im Blut oder in Gewebeflüssigkeit für diagnostische Zwecke. Erhöhte Aktivität organspezifischer Enzyme, Isoenzym*- und Enzymmuster geben Hinweise auf Herkunft und Umfang der Schädigung (beispielsweise Kreatinkinase, LDH, Troponin bei Herzinfarkt), verminderte Aktivität auf Synthese- oder Funktionsstörung eines Enzyms (Phenylketonurie)*. Siehe Abb.
Enzyme *n pl*: engl. *enzymes*; syn. Biokatalysatoren. Hochmolekulare Proteine*, die als Biokatalysatoren für Stoffwechselreaktionen im lebenden tierischen und pflanzlichen Organismus unerlässlich sind und auch außerhalb des Organismus wirken. Enzyme erhöhen die Reaktionsgeschwindigkeit, indem sie die Aktivierungsenergie herabsetzen, wodurch sich das chemische Gleichgewicht schneller einstellt ohne sich durch die Enzyme zu verschieben.
Aufbau: Die Funktion von Enzymen ist an ihre dreidimensionale Struktur gebunden. Im aktiven Zentrum, meist eine hydrophobe Spalte, findet die spezifische mit Konfigurationsänderung (Induced Fit) einhergehende Substraterkennung und -umsetzung statt. Enzym (E) und Substrat (S) bilden den Enzym-Substrat-Kompex (ES), aus dem das Produkt (P) entsteht. Enzyme sind Monomere oder bestehen aus gleichen oder verschiedenen Untereinheiten. Sie besitzen oft prosthetische Gruppen (z. B. Häm), benötigen Coenzyme (z. B. NAD^+) und/oder Metallionen (Metalloenzymen) als Cofaktoren.
Funktionen:
- beschleunigen chemische Reaktionen und ermöglichen den Ablauf chemischer Reaktionen bei Körpertemperatur durch Verminderung der freien Aktivierungsenergie
- beteiligt an Genexpressionsprozessen (Transkription*, Translation*) und DNA-Replikation
- beteiligt am Metabolismus von endogenen und exogenen Substraten einschließlich Arzneistoffen.

Hintergrund:
- Enzyme sind kolloidaler Natur und diffundieren nicht durch Membranen; durch neutrale Salze werden sie ausgefällt. Erhitzen auf über 60 °C oder der Zusatz von Schwermetallen, starken Säuren oder Basen macht sie ebenfalls unwirksam, da das Enzymprotein chemisch verändert wird.
- Die Enzyme einer Stoffwechselkette sind meist in bestimmten Zellräumen zusammengefasst (Kompartimentierung), z. B. Atmungskette* in den Mitochondrien*, Glykolyse* im Zytoplasma, Proteinbiosynthese* an den Ribosomen*.
- Setzt ein Enzym nur ein bestimmtes Substrat um, ist es **substratspezifisch**. Greift ein Enzym verschiedene, aber ähnlich gebaute Substrate an, bezeichnet man es als **gruppenspezifisch**.
- Ein Maß für die Affinität zwischen Enzym und Substrat (Abhängigkeit der Reaktionsgeschwindigkeit von der Substratkonzentration) ist die Michaelis-Konstante, die mithilfe der Michaelis-Menten-Gleichung empirisch ermittelt werden kann.
- Das Maß der **Enzymaktivität** ist der Substratumsatz pro Zeiteinheit (SI-Einheit: Katal), der im Allgemeinen unter optimalen Bedingungen (pH-Optimum, Substratsättigung) bei Standardtemperatur (25 °C) mit UV/Vis-Spektroskopie (optischer Test) gemessen wird. Die Enzymaktivität hängt von Substrat- und Produktkonzentration, dem Vorhandensein von Coenzymen und/oder Cofaktoren ab. Bei Substratsättigung wird die max. **Umsatzgeschwindigkeit** erreicht. Die Michaelis-Konstante (K_M) gibt die Substratkonzentration an, bei der die halbmaximale Geschwindigkeit erreicht wird. Von praktischer Bedeutung ist die Hemmbarkeit der Enzyme durch Substratanaloga (Antagonismus*), spezifische und unspezifische Inhibitoren.
- Die **Wechselzahl** (TurnoverNnumber) gibt die Anzahl der Substratmoleküle an, die pro Zeiteinheit von einem aktiven Zentrum zum Produkt umgesetzt werden.

Regulierung: (Details siehe Enzymregulation*).
Einteilung: Nach Wirkungsspezifität in 6 Hauptklassen:
- **Oxidoreduktasen (EC 1):** z. B. H_2-übertragende Enzyme (Dehydrogenasen*), Oxygenasen* und Oxidasen* sowie Reduktasen*
- **Transferasen (EC 2):** übertragen C_1-, Aldehyd-, Keto-, Acyl-, Amino-, Glykosyl- u. a. Gruppen, z. B. Transaminasen*, Kinasen* und DNA*-Polymerasen
- **Hydrolasen (EC 3):** spalten hydrolytisch Ester-, Ether-, Peptid*-, Glykosid- u. a. Bindungen, z. B. Esterasen*, Phosphatasen, Glykosidasen, Proteasen* und Desaminasen
- **Lyasen (EC 4):** spalten vom Substrat unter Bildung von Doppelbindungen Gruppen ab (lösen z. B. folgende Bindungen: C—C, C—O, C—N, C—S), z. B. Dehydratasen, Decarboxylasen*, oder bewirken die Anlagerung einer Gruppe an eine Doppelbindung (Synthasen) ohne den Verbrauch von ATP
- **Isomerasen (EC 5):** katalysieren die Umwandlung isomerer Verbindungen, z. B. Racemasen und Epimerasen, Topoisomerasen*
- **Ligasen (EC 6)** (früher Synthetasen): katalysieren unter Energieverbrauch (z. B. ATP-Ab-

bau) die Verknüpfung zweier Moleküle durch Bildung einer kovalenten Bindung (z. B. zwischen C—C, C—O, C—N, C—S u. a.), z. B. Carboxylasen.

Verbindlich für die Benennung von Enzymen sind die vom International Nomenclature Committee im Enzyme Catalogue (Abk. EC) festgelegten Namen und EC-Nummern, die v. a. Art der Reaktion und des Substrats berücksichtigen.

Enzymeinheit → Enzymaktivität

Enzym-Immunoassay *m*: engl. *enzyme linked immunosorbent assay*; syn. Enzymatische Immunadsorption; Abk. ELISA. Antikörperbasierte Verfahren zum qualitativen oder quantitativen Nachweis von Proteinen*, Hormonen*, Antikörpern, Tumormarkern, Viren*, Pharmaka, Toxinen* und anderen niedermolekularen Verbindungen in Körperflüssigkeiten, z. B. Serum*, Liquor*, Urin. Die verwendeten Antikörper werden über verschiedene Verfahren an Enzyme* gekoppelt, deren Reaktionsprodukt durch Farbumschlag nachgewiesen wird.

Enzyminduktion *f*: engl. *enzyme induction*. Verstärkte Neusynthese von Enzymen (Proteinen) nach signalinduzierter Transkriptionsinitiation und mRNA-Synthese. Die Zelle reagiert durch Änderung ihrer Proteinzusammensetzung auf Signale, Hormone* und andere Mediatoren* oder Metabolite bzw. auf physikalische Einwirkungen, und adaptiert sich dadurch an die neue Situation. Die Enzyminduktion wird auch durch Xenobiotika ausgelöst.

Beispiele: Eine starke Enzyminduktion der Cytochrom-P450-abhängigen (Cytochrom*-P450-Isoenzyme) Monooxygenasen wird z. B. durch Phenobarbital* bewirkt. Bei wiederholter Zufuhr dieser Substanzen kann auch eine Toleranz* entwickeln. Die pharmakologische Enzyminduktion von z. B. CYP-Enzymen durch Johanniskraut kann zu erhöhter Clearance* von Arzneistoffen (z. B. Digoxin* oder Ciclosporin*) und damit zu vermindertem Therapieerfolg führen.

Enzymopathien *f pl*: engl. *enzymopathies*. Durch gestörte Aktivität von Enzymen* oder Coenzymen* verursachte Erkrankungen. Enzymopathien führen je nach betroffenem Enzym zu unzureichender Synthese biologisch wichtiger Substanzen, Substratstau, Zellintoxikation, Akkumulation* von Produkten aus einem Stoffwechselnebenweg und zur Intoxikation (siehe Stoffwechselstörung*). Enzymopathien sind angeboren (wie Phenylketonurie*) oder erworben (z. B. Laktoseintoleranz*).

Enzympolymorphismen → Isoenzyme

Enzymregulation *f*: Physiologische Mechanismen zur Steuerung der Enzymaktivität*. Die Enzymregulation erfolgt dabei auf genetischer oder molekularer Ebene und kann auch durch Medikamente beeinflusst werden. So induziert etwa Johanniskraut ein Cytochrom-P450 (CYP3A4), was den verstärkten Abbau der Anti-Baby-Pille und damit eine ungewollte Schwangerschaft zur Folge haben kann.

Mechanismen:
- Enzyminduktion*: Induktion der Enzymexpression auf genetischer Ebene
- Repression*: Hemmung der Enzymexpression auf genetischer Ebene
- proteolytische Aktivierung: irreversible Umwandlung des inaktiven Proteins (Proenzym*) in seine aktive Form
- allosterische Wechselwirkung (allosterische Regulation): Konformationsänderung des Enzyms durch Anlagerung von Effektoren an das allosterische Zentrum, z. B. allosterische Hemmung durch Produkte (Rückkopplungshemmung)
- kovalente Modifikation: kovalentes Anfügen einer chemischen Gruppe, z. B. Acetylierung des Enzyms.

Enzymsättigung *f*: Zustand, bei dem alle aktiven Bindungsstellen eines Enzyms* mit Substrat* abgesättigt sind und somit die maximale Reaktionsgeschwindigkeit erreicht ist. Eine weitere Zugabe von Substrat kann die Reaktionsgeschwindigkeit nicht mehr erhöhen. Bei Arzneistoffen als Substrat kann sich die Enzymsättigung in einer nichtlinearen Dosis/Wirkungs-Beziehung auswirken.

EOS: Abk. für engl. *early-onset sepsis* → Neugeborenensepsis

Eosin-Nigrosin-Färbung → Spermienfärbung

Eosinopenie *f*: engl. *eosinopenia*. Verminderung eosinophiler Granulozyten* im Blut unter den Referenzbereich von 1–3 %. Sie tritt beispielsweise im Falle vermehrter, d. h. pathologisch überhöhter Freisetzung von Steroidhormonen* aus der Nebenniere* auf. Die Bewertung hinsichtlich der Quantifizierung ist schwierig und klinisch nur von geringer differentialdiagnostischer Relevanz.

eosinophil: engl. *eosinophilic*. Mit Affinität zu (sauren) Eosinfarbstoffen.

Eosinophile → Granulozyten

Eosinophile Granulomatose mit Polyangiitis *n*: engl. *Churg-Strauss syndrome*; syn. Churg-Strauss-Syndrom. Eosinophilenreiche und granulomatöse Entzündung des Respirations- und Gastrointestinaltrakts mit nekrotisierender, ANCA-assoziierter, systemischer Vaskulitis der kleinen bis mittelgroßen Gefäße (vgl. hierzu systemische Vaskulitis*). Die auch als allergische Granulomatose bezeichnete Erkrankung ist mit Asthma* bronchiale und Eosinophilie* assoziiert. Diagnostiziert wird bioptisch und laborchemisch, behandelt mit Immunsuppressiva*.

eosinophile Pilzsinusitis → Polyposis nasi et sinuum

eosinophile Pilzsinusitis → Sinusitis

eosinophiles Knochengranulom → Granulom, eosinophiles

Eosinophilic Chemotactic Factor of Anaphylaxis: Abk. ECF-A. Lipide der Arachidonsäurekaskade (v. a. **p**lättchenaktivierender **F**aktor PAF und Leukotrien B4) in Mastzellen und Granulozyten, die neutrophile Granulozyten, Monozyten* bzw. Makrophagen und andere Zellen chemotaktisch anziehen. PAF bewirkt zusammen mit Histamin* und slow reacting substances (Leukotriene*) die Konstriktion glatter Atemmuskulatur und erhöht die Kapillarpermeabilität.

Eosinophilie *f*: engl. *eosinophilia*. Vermehrung der eosinophilen Granulozyten* im Blut über den Referenzbereich (> 450/µl bzw. > 5 %). Sie tritt beispielsweise bei Allergien*, bei Infektionen mit Parasiten* oder bei chronischen granulomatösen Erkrankungen auf.

Vorkommen: U. a.
- bei parasitären Erkrankungen, insbesondere bei Trichinellose*, aber auch bei anderen Helminthiasitiden
- bei allergischen Reaktionen (Urtikaria*, Asthma* bronchiale, Arzneimittelexanthem* usw.)
- bei beginnender Heilung von Infektionen (eosinophil-lymphozytäre Heilphase)
- bei den sog. flüchtigen eosinophilen Lungeninfiltraten* (Löffler-Syndrom), die durch Askaridenlarven in der Lunge oder durch Inhalation von pflanzlichen oder bakteriellen Allergenen ausgelöst werden können
- nach Insektenstich und -biss
- bei bestimmten Hauterkrankungen (z. B. Pemphigus* vulgaris, Ekzem*)
- häufig bei Hodgkin*-Lymphom, Nebennierenrindeninsuffizienz* (Addison-Krankheit u. a.) und CML
- obligat bei Eosinophilenleukämie
- in geringerer Ausprägung bei Polycythaemia* vera u. a. myeloproliferativen Erkrankungen*
- selten bei metastasierendem Karzinom* und Knochenmarkkarzinose*.

EP → Potentiale, evozierte

EPAP: Abk. für engl. *expiratory positive airway pressure* → Beatmung

EPC: Abk. für engl. *endothelial progenitor cells* → Stammzelltherapie, kardiale

ePEEP: Abk. für → Extrinsic-PEEP

Ependym *n*: engl. *ependyma*. Epithelähnliche, einschichtige Zellauskleidung der Hirnventrikel* und des Zentralkanals des Rückenmarks*. Das Ependym wird der Neuroglia zugerechnet.

Ependymitis *f*: In 2 Formen auftretende Entzündung des Ependyms*. Ependymitis callosa bezeichnet eine diffuse chronische Ependymitis mit Hydrozephalus*. Als Ependymitis granularis tritt sie als Ependymitis der inneren Liquor-

Ependymknötchen

räume u. a. bei Toxoplasmose* oder Syphilis* auf. Mögliche Komplikationen sind Aquäduktstenose* und Hydrozephalus durch Liquorresorptionsstörung.

Ependymknötchen n sg, pl: engl. *ependymal nodules*. Knötchenförmige Wucherungen der Neuroglia nach Ependymitis granularis (siehe Ependymitis*).

Ependymom n: engl. *ependymoma*. Vom Ependym* ausgehender glialer Tumor (6–12 % aller intrakraniellen Tumoren im Kindesalter). Typisches Erkrankungsalter ist bei Kindern bis zum 16. Lj. und Erwachsenen zwischen 30.–40. Lj. Nach histopathologischer Diagnosesicherung wird chirurgisch und je nach WHO-Grad zusätzlich mit Strahlentherapie* oder Chemotherapie* behandelt.
Diagnostik: Histopathologisch u. a. perivaskuläre Pseudorosetten (siehe Abb.).

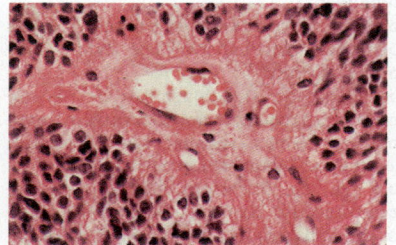

Ependymom: Niedrigmalignes Ependymom; um Gefäße Pseudorosetten mit zellkernfreien Manschetten. [41]

Ependymzelle f: syn. Ependymozyt. Zelle der Neuroglia, die das Ependym* bildet. Die kubischen Ependymzellen verfügen über viele Mikrovilli* und Kinozilien* und sind über mechanische Haftkontakte und über Gap* junctions miteinander verbunden.

Ependymzyste f: engl. *ependymal cyst*. Zyste mit Wandauskleidung aus Ependym. Klinische Symptome entstehen durch Raumforderung, bei Lokalisation in den Hirnventrikeln kommt es evtl. zum Verschlusshydrozephalus. In diesem Fall ist eine operative Fisteleröffnung indiziert (nach Möglichkeit endoskopisch durchgeführt).

Ephapse f: Unphysiologische Kontaktstelle zweier Nervenfasern, an der es zu abnormer Erregungsübertragung (sog. cross talk) kommt. Eine Ephapse entsteht z. B. als Folge einer Defektheilung nach einer Nervenläsion oder durch Druck einer Gefäßschlinge auf einen Nerv.

Ephedra sinica f: engl. *Chinese ephedra*. Xeromorpher Rutenstrauch aus der Familie der Meerträubelgewächse (Ephedraceae), der in China, Tibet und dem Indomalaiischen Archipel vorkommt. Seine jungen Rutenzweige (Ephedrae herba) enthalten Alkaloide, insbesondere den Hauptwirkstoff Ephedrin*.

Ephedrin n: Phenylethylamin-Alkaloid mit sympathomimetischer Wirkung zur Soforttherapie des Blutdruckabfalls bei Spinalanästhesie, Periduralanästhesie oder Narkose. Ephedrin stimuliert das zentrale Nervensystem, das kardiovaskuläre System, das Atmungssystem und die Sphinktere des Verdauungs- und Harntrakts. Ephedrin ist ferner ein Grundstoff verbotener Betäubungsmittel wie N-Methylamphetamin und unterliegt dem Grundstoffüberwachungsgesetz.

EPH-Gestose f: engl. *EPH gestosis*. Heute nicht mehr verwendete Bezeichnung für hypertensive Erkrankungen in der Schwangerschaft (SIH, Schwangerschafts-induzierte Hypertonie). EPH ist ein Akronym aus Ödem (engl. edema), Proteinurie und Hypertonie.

Epiblepharon n: Angeborene Fehlbildung, bei der eine Hautfalte dem Lidrand vorgelagert ist, häufig in Verbindung mit einem Entropium*. Meistens sind die Unterlider betroffen. Die Fehlbildung ist in Europa selten, in Asien häufiger. Behandelt wird chirurgisch durch eine Lidkorrektur.

Epicondylitis radialis humeri → Epikondylitis

Epicondylitis ulnaris humeri → Epikondylitis

Epidemie f: engl. *epidemic*. Zeitlich und räumlich begrenzte starke Zunahme des Vorkommens v. a. von Infektionskrankheiten (zunehmende Prävalenz*) gefolgt von starkem Rückgang des Erkrankungsvorkommens. Eine Epidemie entwickelt sich aufgrund der Zunahme einer wesentlichen Exposition, z. B. aufgrund einer verstärkten Exposition gegenüber Infektionserregern.

- **Explosivepidemien:** steiler Anstieg und Abfall der Erkrankungsziffer bei zeitgleicher Infektion und Erkrankung eines empfindlichen Kollektivs; Übertragungsweg z. B. aerogen oder über Nahrungsmittel und Wasser
- **Tardivepidemien:** langsames Ansteigen und Abfallen (Kontaktepidemien).

Der zeitliche Verlauf einer Epidemie ist abhängig vom Infektionsweg (Infektion direkt von Mensch zu Mensch oder über Zwischenwirt) und der Zahl jener Individuen, die ein Kranker in einer gegebenen Zeiteinheit infizieren kann.

Epidemiologie f: engl. *epidemiology*. Wissenschaftszweig, der sich mit der Verteilung von Krankheiten und deren physikalischen, chemischen, psychischen und sozialen Determinanten und Folgen in der Bevölkerung befasst.

Formen:
- **deskriptive** Epidemiologie: beschreibt Inzidenzen oder Prävalenzen in bestimmten Populationen im Zeitverlauf
- **analytische** Epidemiologie: formuliert quantitative Aussagen über pathologische und verlaufsbeeinflussende Faktoren, prüft Änderungswahrscheinlichkeit der Inzidenz oder der Prävalenz einer Krankheit in Abhängigkeit von potenziellem Kausalfaktor (sog. Exposition); Beobachtungsschemata (epidemiologische Studie*): **1. experimentelle** Epidemiologie (syn. interventive Epidemiologie) verändert systematisch und kontrolliert eine geprüfte Exposition durch Veränderung von Verhalten, Umwelt oder durch Therapie **2. klinische** Epidemiologie: zielt auf Verbesserung diagnostischer, präventiver, therapeutischer Entscheidungen durch Einsatz epidemiologischer Verfahren bei der Qualitätskontrolle: **I.** Abgrenzung normaler gegen pathologische Befunde (z. B. Blutdruck, Serumcholesterol, Übergewicht) **II.** Vergleich der Aussagekraft diagnostischer Tests **III.** Dokumentation des natürlichen Verlaufs einer Krankheit **IV.** Prognose unbehandelter und nach bester gegenwärtiger Praxis behandelter Krankheiten **V.** Wirksamkeit von Prävention (siehe auch evidenzbasierte Medizin*)
- **Infektionsepidemiologie:** Epidemiologie von Infektionskrankheiten, insbesondere der Dynamik von Infektionsketten.

epidemische Enzephalitis → Encephalitis lethargica

epidemisches Lymphom → Burkitt-Lymphom

Epidermal Growth Factor: Abk. EGF. Epidermaler Wachstumsfaktor*. EGF ist ein mitogenes Polypeptid (M_r 6045) mit wachstumsstimulierender Aktivität auf Epidermis- und Epithelzellen. EGF wirkt über einen spezifischen Transmembran-Rezeptor (EGF*-Rezeptor) und ist in einer Vielzahl von Körperflüssigkeiten nachweisbar (1–800 ng/ml).

Epidermalzyste f: engl. *epidermal cyst*. Erbsen- bis pflaumengroße Knoten in der Haut, meist am behaarten Kopf, Rücken und Skrotum*. Epidermalzysten gehen von den Ausführungsgängen des Haarfollikels* aus und sind mit abgeschilferten Hornmassen gefüllt. Rasche Größenzunahme und bakterielle Infektionen sind häufig. Therapiert wird, falls erforderlich, durch vollständige Exzision*.
Vorkommen: Epidermalzysten treten häufig bei der Acne* conglobata auf. Multiple Epidermalzysten finden sich beim Gardner*-Syndrom.

Epidermis f: Gefäßfreie, äußerste Schicht der Haut*, die in intaktem Zustand eine wichtige Schutzfunktion erfüllt. Die Epidermis wird von einem mehrschichtigen verhornten Plattenepithel gebildet, das zu 90 % aus Keratinozyten* besteht. Ihre Dicke ist je nach Körperregion sehr variabel.

Epidermoidzyste *n*: engl. *epidermoid cyst*. Benigner, zystischer Fehlbildungstumor mit epidermishaltiger Wand und Hornlamellen als Zysteninhalt. Ähnlich sind das Cholesteatom* und das Dermoid*.
Lokalisation:
– in der Haut
– im Schädel/zerebral, besonders im Kleinhirn-Brückenwinkel (75 %)
– in den Hirnventrikeln (meist im 4. Ventrikel), parasellär.
Pathologie:
– aus epidermalen Zellen bestehende gutartige Zysten, Inhalt Hornlamellen, in der Haut auch als Verletzungsfolge (aus in die Tiefe verlagerter Epidermis)
– im Schädel/zerebral: zystisch oder irregulär-lobuliert.
Klinik:
– in der Haut: Lokalsymptome
– im Schädel: Symptome der lokalen zerebralen Raumforderung (Hirntumoren*)
– bei Ruptur ggf. Zeichen einer Meningoenzephalitis durch die Hornlamellen
– Manifestation v. a. im jungen Erwachsenenalter.
Prognose:
– langsames Wachstum
– vollständige operative Entfernung ist meist kurativ.

Epidermolysis *f*: Spalt- und Blasenbildung im Bereich der dermoepidermalen Grenzzone, z. B. bei Epidermolysis bullosa acquisita, Formen der Epidermolysis* bullosa hereditaria und bei bullösem Pemphigoid*, oder intraepidermal, z. B. bei Pemphigus* vulgaris.
Epidermolysis acuta toxica → Lyell-Syndrom
Epidermolysis bullosa congenita *f*: syn. Keratolysis bullosa hereditaria. Heterogene Erkrankungsgruppe mit kongenitaler Anlage zu mechanisch induzierter Blasenbildung an Haut- und Schleimhaut. Elektronenmikroskopie und Immunfluoreszenz mit spezifischen Antikörpern sowie Mutationsanalyse sichern die Diagnose. Pränataldiagnostik ist möglich. Die Therapie besteht in der Vermeidung von Traumen und angemessener Hautpflege. **Häufigkeit:** 1–2 : 100 000. **Formen:** Je nach Position der Blasenbildung in Bezug auf die dermo-epidermale Basalmembran (BM)
– **Epidermolysis bullosa simplex** (EBS): oberhalb der BM
– **Epidermolysis bullosa junctionalis** (EBJ): innerhalb der Lamina lucida der BM
– **Epidermolysis bullosa dystrophica** (EBD): unterhalb der BM (siehe Abb. 1).
Ätiologie: Mutationen in zahlreichen epidermal oder dermal exprimierten Genen, z. B. Keratine 1–8, 9–13 und 19, Laminin, Integrine und Typ-VII-Kollagen.

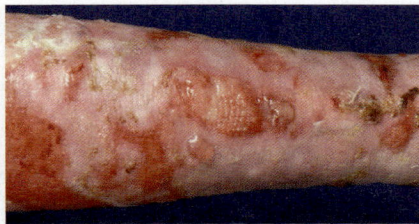

Epidermolysis bullosa congenita
Abb. 1: Epidermolysis bullosa dystrophica; Blasenbildung und verzögerte und unvollständige Wundheilung mit großflächigen Erosionen. [183]

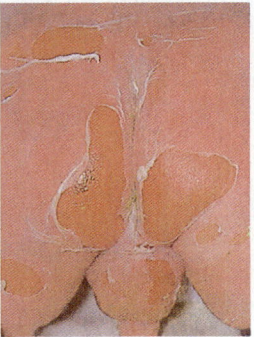

Epidermolysis bullosa congenita Abb. 2: Befund bei Neugeborenem (1. Tag). [84]

Klinik:
– Beginn der Erkrankung je nach Form in utero (EBJ), bei Geburt, in den ersten Lebenswochen (EBS und EBD) oder im Erwachsenenalter
– unterschiedlich stark ausgeprägte, generalisierte oder lokalisierte Blasenbildung (Abb. 2) infolge leichtester mechanischer Traumen, sog. Pemphigus traumaticus
– evtl. Nageldystrophie und -verlust, Schleimhautbefall, Zahnanomalien und atrophisierende Alopezie
– bei der schwersten Form, der Epidermolysis bullosa atrophicans generalisata gravis Typ Herlitz: Wachstumsverzögerung und Lebenserwartung < 2 Jahre
– beim Simplex-Typ meist Besserung im Schulalter.

Epidermophytie → Dermatophytose
Epidymektomie *f*: engl. *epididymectomy*. Operative Entfernung des Nebenhodens. Nach Eröffnung der Tunica* vaginalis testis werden Funiculus* spermaticus und Nebenhoden dargestellt und schließlich der Nebenhoden stumpf oder scharf vom Hoden abgelöst. Indikationen sind Nebenhodentumoren sowie eine chronisch rezidivierende oder abszedierende Epididymitis*. Nach einseitiger Epididymektomie kommt es selten zur Infertilität.
Folgen:
– selten Infertilität bei einseitiger Epididymektomie
– immer Infertilität bei beidseitiger Epididymektomie.
Epididymis → Nebenhoden
Epididymitis *f*: Akute oder chronische Entzündung des Nebenhodens, meist durch aszendierende Harnwegsinfektionen bei Zystitis*, Urethritis* oder Prostatitis* oder durch sexuelle Übertragung. Symptome sind Hodenschmerzen, Schwellung und starker Druckschmerz des Skrotums. Behandelt wird nach Ursache, z. B. antibiotisch. Als Komplikation droht Unfruchtbarkeit.
Klinik: Bei akuter Form rascher Beginn der Beschwerden:
– druckschmerzhafter Nebenhoden
– Hodenschmerzen
– Skrotalschwellung, Rötung, Überwärmung
– evtl. Fieber
– bei Chlamydien oft symptomarm.
Therapie: Allgemeinmaßnahmen:
– Bettruhe, Hoden kühlen und hochlagern
– Analgetika, z. B. Diclofenac*
– bei starken Schmerzen evtl. Leitungsanästhesie mit Bupivacain.
Antibiotika:
– sofortige kalkulierte Antibiose, Überprüfung des Antibiotikums nach Ergebnissen der Urinkultur und/oder des Abstrichs
– bei Tuberkulose Antituberkulotika*
– bei V. a. sexuell übertragene Epididymitis Ceftriaxon* 500 mg i. m. plus Azithromycin* 2 g p. o. *oder* Doxycyclin* 2 x 100 mg/d über 10 Tage (Mitbehandlung des Sexualpartners!)
– bei V. a. aufsteigende Harnwegsinfektion Chinolon*, z. B. Ciprofloxacin* 2 x 500 mg/d über 10 Tage.
Chirurgische Therapie: Bei therapierefraktärer Entzündung Nebenhodenresektion, in sehr seltenen Fällen bei Beteiligung des Hodens evtl. Orchiektomie*.
Prognose: Bei unbehandelter Epididymitis droht die Unfruchtbarkeit.

Epididymovasostomie *f*: Mikrochirurgische Anastomosierung von Samenleiter und Nebenhodentubulus. Eingesetzt wird die Epididymovasostomie, um eine Sterilisation* (Vasektomie) rückgängig zu machen, oder bei Verdacht auf Verschlusszoospermie*. In etwa 50 % der Fälle ist die Anastomose nach der OP für die Spermien wieder durchgängig, und die Fertilität (theoretisch) wiederhergestellt.

epidural: Auf der Dura* mater (harte Hirn- und Rückenmarkshaut) bzw. im Epiduralraum gelegen.

Epiduralabszess *m*: engl. *epidural abscess*. Abszess* zwischen äußerem Blatt der Dura* mater und Knochen, meist aufgrund einer fortgeleiteten Infektion mit Streptococcus* oder Staphylococcus* aureus. Typische Symptome sind Kopfschmerzen und Fieber, je nach Lokalisation können Bewusstseinsstörungen bzw. Querschnittssymptomatik auftreten. Therapiert wird durch operative Entlastung und Antibiotikagabe. **Kranieller Epiduralabszess:** als Komplikation bei
- Osteomyelitis*
- Nasennebenhöhlenentzündung
- Schädelhirntrauma* u. a.

Spinaler Epiduralabszess: u. a. infolge
- Osteomyelitis der Wirbelkörper
- offener Verletzungen.

Epiduralanästhesie → Periduralanästhesie
epidurale Blutung → Epiduralhämatom
Epiduralhämatom *n*: engl. *epidural hematoma*. Blutung entweder im Schädel zwischen der harten Hirnhaut und dem Schädelknochen oder seltener in der Wirbelsäule zwischen der harten Hirnhaut und den Knochenwänden des Spinalkanals. Patienten zeigen Bewusstseinsstörungen oder neurologische Symptome, es drohen Hirndrucksymptomatik oder Querschnittlähmung. Behandelt wird bei starker Raumforderung operativ. Siehe Abb. 1.

Formen:
- intrakranielles Hämatom zwischen harter Hirnhaut (Dura* mater cranialis) und Schädelknochen (Kalotte), d. h. epidural, aus einer Meningealarterie oder Vene (Säuglinge)
- in der Wirbelsäule (seltener): spinales Epiduralhämatom im Spinalkanal außerhalb der harten Rückenmarkshaut (Dura* mater spinalis; siehe spinale Blutung*).

Ursachen:
- intrakraniell: **1.** meist Schädelhirntrauma* mit Verletzung einer Meningealarterie, besonders häufig der Arteria* meningea media bei temporobasaler Schädelfraktur* (bei Kindern auch ohne Fraktur) **2.** auch spontan bei duraler arteriovenöser Fistel* (AV-Durafistel)
- spinal: meist traumatisch oder iatrogen (z. B. rückenmarksnahe Anästhesie, besonders bei hämorrhagischer Diathese*).

Klinik:
- intrakraniell: **1.** initial z. T. Bewusstseinsstörung* durch Commotio* cerebri **2.** nach Minuten bis Tagen symptomfreien Intervalls (erneute) Bewusstseinsstörung mit oft rascher Entwicklung eines Komas* durch Hirndrucksteigerung* und Gefahr der Einklemmung*, kontralaterale Hemiparese (Halbseitenlähmung) sowie ipsilateral (evtl. auch kontralateral) Mydriasis* und Stauungspapille **3.** bei Säuglingen und Kleinkindern auch Symptome des Blutverlusts bis zum Schock
- spinal: neurologische Symptome je nach raumfordernder Wirkung und Myelonkompression (cave: Progredienz bis zum kompletten Querschnitt).

Therapie: Neurochirurgische OP bei signifikanter Raumforderung und neurologischen Symptomen, oft dringlich (notfallmäßig < 30 min)
- intrakraniell: **1.** Notfallmaßnahme: sofortige Entlastung über ein Bohrloch **2.** osteoplastische Trepanation* zur Hämatomausräumung (siehe Abb. 2), Blutstillung (ggf. mit Entfernen einer AV-Durafistel bzw. endovaskulärer Embolisation) und Drainage
- spinal: bei progredienter neurologischer Symptomatik oder Querschnittläsion neurochirurgische Hämatomentfernung und Blutstillung, meist mit möglichst stabilitätserhaltender OP von dorsal.

Epiduralraum *m*: engl. *epidural space*; syn. Spatium epidurale. Raum zwischen den beiden Blättern (Stratum periostale und Stratum meningeale) der Dura* mater im Spinalkanal*. Im Schädelinneren sind die beiden Durablätter fast vollständig miteinander verwachsen, weshalb physiologischerweise kein Spaltraum zwischen ihnen liegt. Ein solcher Raum entsteht jedoch im Rahmen traumatisch bedingter Blutungen (Epiduralhämatom*).

Anatomie: Der Epiduralraum ist mit Fettgewebe und Venenplexus ausgefüllt und erstreckt sich vom Foramen* magnum bis zum 2.–3. Sakralwirbel.

epifaszial: Oberhalb der allgemeinen Körperfaszie gelegen.

Epifasziale Nekrektomie *f*: syn. epifasziale Nekrosektomie. Chirurgische Entfernung von Epidermis*, Corium und subkutanem Fettgewebe bei Verbrennungen Grad 2b und 3. Der

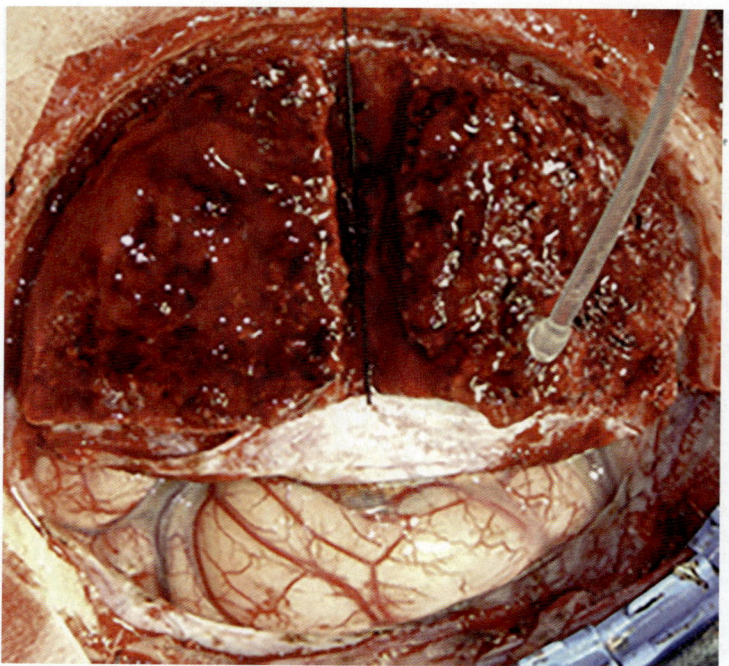

Epiduralhämatom Abb. 2: Hämatomausräumung (Operationssitus). [73]

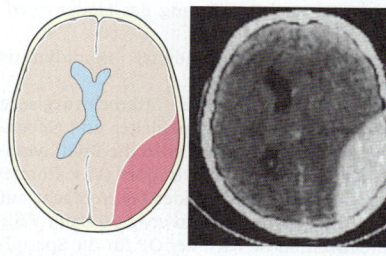

Epiduralhämatom Abb. 1: Temporoparieto-okzipital lokalisiertes Epiduralhämatom in der linken Hemisphäre mit typischer bikonvexer Form (CCT).

Defekt wird nach Möglichkeit definitiv mit Spalthaut gedeckt oder temporärer Hautersatz wird eingesetzt, z. B. mit Fremdhaut (Xenograft), rein synthetischem (z. B. Suprathel®, Epigard®) oder biosynthetischem Hautersatz (Biobrane®).

Epigastrium n: engl. *epigastric fossa*; syn. Regio epigastrica. Oberste Bauchregion zwischen Rippenbögen und Processus xiphoideus des Brustbeins. Kaudal geht das Epigastrium in die Regio umbilicalis über, kranial in die Regio praesternalis.

Epigenetik f: engl. *epigenetics*. Wissenschaft, die sich mit selektiver Genexpression* durch Regulationsmechanismen befasst, die nicht auf Veränderung der DNA*-Sequenz beruhen. Epigenetische Veränderungen sind bei verschiedenen Erkrankungen nachweisbar (beispielsweise abweichendes Methylierungsmuster in Tumorzellen) und sind daher Ziel in der Tumor-Diagnostik und Therapie (Beispiel: Hemmung der DNA-Methyltransferasen durch Azacitidin).

Epiglottis f: Kehldeckel.
Klinische Bedeutung:
- Epiglottitis*
- Beteiligung am Glottisödem*.

Epiglottitis f: syn. Laryngitis supraglottica. Akut auftretende bakterielle Entzündung der Epiglottis, v. a. durch Haemophilus* influenzae Typ b mit inspiratorischem Stridor, starken Schluckschmerzen, kloßiger Sprache, Hypersalivation, meist hohem Fieber und Todesangst. Die diagnostische Laryngoskopie erfolgt in Intubations- und Tracheotomiebereitschaft. Therapie und Überwachung erfordern intensivmedizinische Maßnahmen.

Vorkommen: V. a. bei Kindern vor dem 5. Lj., seit Einführung der Hib-Impfung deutlicher Rückgang der Inzidenz.

Diagnostik: Rötliche kirschgroße Auftreibung der Epiglottis in der Laryngoskopie, cave: Durchführung nur in Intubations- und Tracheotomiebereitschaft. **Differenzialdiagnosen:** siehe Tab.

Therapie:
- Krankenhauseinweisung mit Notarztbegleitung
- intensivmedizinische Maßnahmen und Überwachung
- i. v. Antibiotika, Cephalosporin der 3. Generation, z. B. Cefotaxim, Ceftriaxon.

Prävention: Immunisierung gegen Haemophilus* influenzae Typ b (Hib) im frühen Säuglingsalter.

Epignathus m: Asymmetrische Doppelfehlbildung* (Teratom*) am Oberkiefer. Die Fehlbildung kann den pharyngealen oder palatinalen Bereich und selten das Keilbein* betreffen, die Mundhöhle ausfüllen oder aus ihr als behaartes Teratom herausragen.

Epiglottitis:
Klinische Differenzialdiagnose zwischen Epiglottitis und stenosierender Laryngotracheitis (sog. Pseudokrupp).

Kriterium	Epiglottitis	stenosierende Laryngotracheitis
Alter	2–6 Jahre	erste Episode zwischen 6 Monaten und 3 Jahren
Auslöser	Bakterien (meist Haemophilus influenzae Typ b)	Viren
Häufigkeit	sehr selten	15 %, Jungen > Mädchen
Verlauf	foudroyant	meist subakut
Allgemeinzustand	schwer krank	leicht beeinträchtigt
Atemnot	inspiratorisch	inspiratorisch
Fieber	hoch	gering
Husten	selten	bellend
inspiratorischer Stridor	manchmal; zusätzlich oft exspiratorisches Schnarchen	stets, laut
Stimme	leise, kloßig; nicht heiser	heiser
Schluckbeschwerden	stark, Speichelfluss	gering
Körperhaltung	sitzend	unauffällig
Manifestationszeitpunkt	Tageszeit unabhängig	nächtliches Aufwachen mit bellendem Husten, Stridor und Atemnot (am Abend zuvor noch relativ symptomarm)
Rezidivneigung	keine	häufig

Epikanthus m: engl. *epicanthus*. Angeborene sichelförmige Hautfalte im inneren Augenwinkel, die sich vom oberen zum unteren Lid spannt und die nasale Lidkommissur verdeckt. Sie ist oft mit Lidspaltenschrägstellung und Ptosis* verbunden; der Epikanthus ist physiologisch oder weist auf bestimmte Syndrome hin.

Epikard n: engl. *epicardium*; syn. Lamina visceralis pericardii. Viszerales (dem Myokard* anliegendes) Blatt des Perikards*.

Epikeratophakie → Chirurgie, refraktive

Epikondylenfraktur f: engl. *epicondylar fracture*. Abrissfraktur meist des Epikondylus medialis humeri, z. B. bei Ellenbogengelenkluxation*. Mögliche Komplikationen sind Ulnarislähmung und Kompartmentsyndrom*. Bei unvollständiger oder nicht dislozierter Epikondylenfraktur wird vorübergehend immobilisiert und nachfolgend funktionell behandelt, bei instabiler und dislozierter Epikondylenfraktur reponiert und osteosynthetisch versorgt (Platte, Schrauben oder Kirschner*-Draht).

Epikondylitis f: engl. *epicondylitis*. Schmerzsyndrom (entzündliche Tendopathie*) der Muskelursprünge am Epikondylus durch funktionelle Überbeanspruchung v. a. in Sport und Beruf (BK Nr. 2101) oder bei chronischer Muskelverkürzung. Diagnostiziert wird durch klinische Untersuchung mit typischer Schmerzprovokation (Thomsen*-Zeichen), röntgenologisch oder mit MRT. Die Therapie ist gewöhnlich konservativ, bei Persistenz operativ.

Formen:
- **Epicondylitis radialis humeri** (sog. Tennisellenbogen) mit Druckschmerz an der gemeinsamen Ursprungszone des M. extensor digitorum communis und des M. extensor carpi radialis brevis
- **Epicondylitis ulnaris humeri** (seltener, sog. Werfer-, Baseball- oder Golfspielerellenbogen) mit Druckschmerz an der Ursprungszone der Finger- und Handflexoren.

Therapie:
- Tape-Verbände (z. B. Kinesio*-Tape)
- Epikondylitisbandage/-spange
- nichtsteroidale Antiphlogistika
- Verband mit antiphlogistisch wirkenden Salben
- Infiltrationen mit Lokalanästhetika und/oder Glukokortikoiden
- Physiotherapie und physikalische Therapie
- Aufklärung von Sportlern bzgl. korrekter Schlagtechnik
- bei Therapieresistenz unter konservativen Maßnahmen kommt operativ eine Hohmann-Operation, evtl. zusammen mit De-

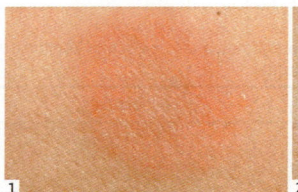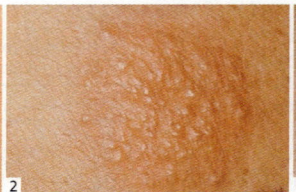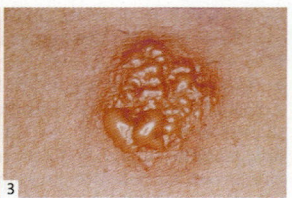

Epikutantest Abb. 2: Typische Befunde bei Ablesung nach 72 Stunden: 1: einfach positive Epikutantest-Reaktion (tastbares Infiltrat, Papeln) bei Duftstoff-Mix; 2: zweifach positive Epikutantest-Reaktion (konfluierende Bläschen) bei Nickel-II-sulfat; 3: dreifach positive Epikutantest-Reaktion (Blasenbildung) bei para-Phenylendiamin. [206]

nervierung der Gelenkäste des N. radialis infrage.

Epikondylitisbandage f: Zirkuläre Ellenbogen- und Unterarmbandage zur konservativen Therapie der Epikondylitis*. Die Bandage bewirkt eine Sehnenansatzentlastung durch gezielten Druck auf den Muskelbauch. Alternative ist die Epikondylitis-Spange.

Epikondylopathie → Epikondylitis

Epikondylus m: engl. *epicondyle*; syn. Epicondylus. Knochenhöcker im Bereich des Gelenkkopfs (Kondylus), der als Ansatzstelle für Muskeln und Bänder dient. Von klinischer Bedeutung ist die Epikondylitis, eine abakterielle Entzündungsreaktion der sehnigen Muskelansätze an einem Epikondylus meist infolge chronischer Überbeanspruchung.

Epikrise f: engl. *epicrisis*. Zusammenfassender, kritischer Abschlussbericht über den Verlauf einer Erkrankung im Krankenhaus mit Angaben über Anamnese*, Diagnostik*, Begründung der Diagnose*, Behandlungsverlauf und Empfehlungen zu weiteren Therapiemaßnahmen. Die Epikrise entspricht häufig dem Arzt- oder Entlassungsbrief.

Epikutantest m: engl. *patch-test*. Hauttestung* zum Nachweis einer allergischen Kontaktsensibilisierung. Der Epikutantest darf frühestens nach 6 Monaten wiederholt werden, da ein erneuter Epikutantest eine Kontaktallergie induzieren kann. Standardisierte Epikutantestreihen sind erhältlich.

Vorgehen:
- Fixierung der potenziell allergenen, nichthautirritierenden Substanz verdünnt in geeigneter Trägersubstanz (z. B. Vaseline, Paraffin, Wasser) unter Okklusion für (24 oder) 48 h auf gesunder Haut (des Rückens oder Oberarms) mit hypoallergenen Pflastern (siehe Abb. 1)
- Ablesung der lokalen Hautreaktion erfolgt einige Minuten nach Abnahme der Testpflaster und obligat 72 h nach Applikation (bei fraglichem Ergebnis ggf. nach 96 h): **1.** toxische Reaktionen haben das Maximum nach 48 h meist überschritten (sog. Decrescendo-Reaktion) **2.** die Typ-IV-Reaktion der Allergie* hat einen Gipfel bei 72 h (sog. Crescendo-Reaktion)
- Ergebnis: bei positivem Ergebnis tritt je nach Sensibilisierungsgrad ein Erythem mit Infiltrat +, einzelnen Papeln bzw. Papulosikeln ++ bzw. Blasen +++ auf (siehe Abb. 2); tritt lediglich ein Erythem auf, ist das Ergebnis fraglich positiv (+).

Epilation f: Enthaarung durch Entfernen aller Haarstrukturen oberhalb und unterhalb der Hautoberfläche (im Unterschied zur Depilation).

Epilepsie f: engl. *epilepsy*. Durch wiederholtes Auftreten von oder einem erhöhten Rückfallrisiko für epileptische Anfälle mit motorischen oder sensiblen bzw. vegetativen Reiz- oder Ausfallerscheinungen gekennzeichnete chronische Erkrankung unterschiedlicher Ursache. Anamnese, EEG und MRT sichern die Diagnose. Therapiert wird akut mit Benzodiazepinen*, prophylaktisch mit Antiepileptika* und ggf. chirurgisch.

Erkrankung: Kriterien:
- Auftreten von mindestens zwei unprovozierten Anfällen oder Reflexanfällen in einem zeitlichen Abstand von > 24 Stunden
- Auftreten nur eines nicht provozierten Anfalls oder Reflexanfalls, jedoch hohe Wahrscheinlichkeit (> 60 %) für das Auftreten weiterer Anfälle in den nächsten 10 Jahren
- die Epilepsie gilt als überwunden nach 10-jähriger Anfallsfreiheit und mindestens 5 Jahren ohne Einnahme von Antiepileptika oder bei altersabhängigen Epilepsiesyndromen außerhalb des entsprechenden Alters.

Einteilung:
- fokale Anfälle: zu Beginn auf eine Großhirnhemisphäre beschränkt: **1.** mit erhaltenem Bewusstsein (ehemals einfach-partieller Anfall) **2.** mit eingeschränktem Bewusstsein (ehemals komplex-partieller Anfall) **3.** Beginn mit motorischen Symptomen **4.** Beginn mit nicht-motorischen Symptomen **5.** von fokal zu bilateral tonisch-klonisch
- generalisierte Anfälle: zu Beginn mit Beteiligung beider Großhirnhemisphären: **1.** motorische Anfälle **2.** nicht-motorische Anfälle (Absencen*)
- Anfälle mit unklarem Beginn.

Ätiologie:
- genetisch
- metabolische oder strukturelle Störung, z. B.: **1.** Hirnläsionen bei Fehlbildung **2.** Phakomatose* **3.** Hirntumor **4.** Schlaganfall*
- kryptogen: kein Hinweis auf zugrunde liegende Erkrankung des Gehirns.

Pathogenese:
- anfallsweise auftretende und synchronisierte Spontanentladungen von Neuronen bzw. Neuronenverbänden des ZNS
- in der Regel Zusammenwirken von: **1.** ätiologischen (endogenen) Faktoren **2.** exogenen Faktoren, z. B. Licht **3.** polygen determinierten prädisponierenden Faktoren
- Risikofaktoren für die Anfallsauslösung u. a.: **1.** Schlafentzug **2.** Hyperventilation **3.** Alkohol- und Drogenkonsum **4.** Sauerstoffmangel **5.** Hypoglykämie*.

Klinik: Symptome:
- epileptische Anfälle bieten eine Vielzahl unterschiedlicher Symptome abhängig vom Ursprungsort und Anfallstyp u. a.
- Aussetzer (Absencen)
- unwillkürliche Bewegungsabläufe
- sensible Reiz- oder Ausfallsymptome wie Kribbeln oder Taubheitsgefühl
- abnorme Sinnesempfindungen
- klassischer generalisierter tonisch-klonischer Anfall (siehe Krampfanfall*)
- Dauer in der Regel ≤ 2 min
- postiktale* Phase insbesondere in hohem Lebensalter.

Komplikationen:
- Sturzverletzungen
- Ertrinken

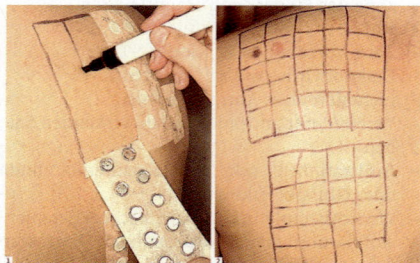

Epikutantest Abb. 1: Durchführung: 1: Abnahme der epikutanen Testpflaster; 2: Markierung der Felder. [206]

- Status* epilepticus
- SUDEP (sudden unexpected death in epilepsy)
- Auftreten psychiatrischer Störungen mit erhöhter Suizidrate.

Therapie: Akuttherapie im Anfall:
- verletzungssichere Lagerung mit Sicherung der Umgebung, z. B. Polstern scharfer Kanten
- cave: keinen Beißschutz einführen (Verletzungs- und Aspirationsgefahr)
- antikonvulsive Akuttherapie mit Benzodiazepinen*, z. B. Lorazepam*.

Dauertherapie zur Anfallsprophylaxe:
- Beseitigung der Ursache bei auslösenden Hirnerkrankungen wie Meningitis*
- Meiden charakteristischer Auslösefaktoren wie z. B. Schlafmangel oder Stroboskoplicht
- Langzeittherapie mit Antiepileptika*
- bei fokaler Epilepsie und unzureichender Wirksamkeit der Antiepileptika Epilepsiechirurgie* (Anfallsfreiheit bei ca. 50–70 % der Patienten mit pharmakoresistenter Epilepsie)
- Vagusnervstimulation bei pharmakoresistenter Epilepsie und fehlender Möglichkeit eines epilepsiechirurgischen Eingriffes (Reduktion der Anfälle um 50 % bei 20–50 % der Patienten).

Prognose:
- etwa 50–70 % der Betroffenen werden unter Pharmakotherapie anfallsfrei und sind in Alltag und Beruf durch die Erkrankung nicht wesentlich beeinträchtigt
- Mortalität gegenüber der Normalbevölkerung um den Faktor 2–3 erhöht
- Todesursachen: **1.** Status epilepticus **2.** Tod im Anfall **3.** Unfälle **4.** Suizid.

Praxishinweise: Einschränkungen bestehen bei
- Fahrtauglichkeit: Bei Epilepsie ist eine mindestens 1-jährige Anfallsfreiheit die Voraussetzung, um die Fahreignung der Gruppe 1 wiederzuerlangen.
- Berufswahl: Keine Fahrerlaubnis zur Fahrgastbeförderung (z. B. Busfahrer) unter antiepileptischer Therapie
- Sport: Risikoreiche Sportarten z. B. Flugsport sollten vermieden werden, Schwimmen sollte aufgrund des erhöhten Risikos zu ertrinken (20-fach im Vergleich zur Normalbevölkerung) nur unter Aufsicht erfolgen.

Epilepsiechirurgie f; engl. epilepsy surgery. Behandlung oder Prophylaxe der Epilepsie bzw. epileptischer Anfälle durch operative (neurochirurgische) Eingriffe (Neurochirurgie*). Die Epilepsiechirurgie umfasst die Entfernung oder Stilllegung epileptogener Herde sowie Maßnahmen zur Hemmung der Ausbreitung epileptischer Aktivität.

Indikationen:
- v. a. pharmakoresistente Epilepsie*
- aber auch Vermeidung der Notwendigkeit bzw. der Nebenwirkungen einer Langzeit-Pharmakotherapie.

Verfahren: Operative Verfahren:
- Topektomie (Läsionektomie): Entfernung des anfallerzeugenden (extratemporalen) Hirnherdes (epileptogenes Areal), z. B. durch fokale kortikale Resektion; möglich in nicht eloquenten Hirnarealen
- Resektion im Bereich des Temporallappens:
  1. Kortiko-Amygdalohippokampektomie (CAH) mit anteriorer temporaler Resektion (bis zu 2/3 des Temporallappens) einschließlich Kortex und Corpus amygdaloideum sowie des Hippocampus; häufigstes Verfahren der Epilepsiechirurgie (v. a. bei Temporallappenepilepsie) mit guter Anfallskontrolle (> 80 %)
  2. selektive Amygdalohippokampektomie
- Kallosotomie, entweder partiell (2/3 Balkendurchtrennung) oder total (Split*-Brain-Operation); Anwendung vor allem bei Sturzanfällen (Lennox-Gastaut-Syndrom)
- subpiale Transsektionen
- isolierte Lobektomie* oder Multilobektomie bei: 1. ausgedehnten Hirnläsionen 2. Fehlbildungen 3. Entzündungsfolgen
- Hemisphärektomie*; meist funktionell bzw. partiell.

Stimulationsverfahren: kontinuierlich mit verschiedenen Frequenzen, oder Stimulation kurz vor Beginn eines Anfalls; es gibt verschiedene, z. T. noch nicht verbreitet klinisch angewendete Verfahren.
- Vagus-(Nerv-)Stimulation* (VNS), häufigstes Stimulationsverfahren: Stimulation des N. Vagus am Hals (einseitig). Palliativ, Anfallsreduktion um 50 % bei 20–30 (bis 50 %) der Patienten. Vorteil: antidepressiver Effekt
- tiefe Hirnstimulation (deep brain stimulation, DBS), bei pharmakoresistenen Epilepsien: Elektroden im Nucleus thalamicus anterior, Responder-Rate > 50 %, nach 2 Jahren > 10 % ≥ 6 Monate anfallsfrei.

Epilepsie, juvenile myoklonische f; engl. juvenile myoclonic epilepsy; syn. Juvenile Myoklonusepilepsie; Abk. JME. Meist zwischen 12.–20. Lj. auftretende idiopathische generalisierte Epilepsie* mit bilateralen Myoklonien* (plötzliche Schleuderbewegungen der Extremitäten), meist nach morgendlichem Aufwachen oder nach Schlafentzug, häufig kombiniert mit generalisiertem tonisch-klonischem Anfall. Diagnostiziert wird mittels EEG. Antikonvulsiva sprechen gut an, sind aber meist lebenslang notwendig.

Epilepsie, traumatische f; engl. traumatic epilepsy. Nach Schädelhirntrauma* häufig fokal im Sinne von Jackson-Anfällen auftretende epileptische Anfälle als Form der symptomatischen Epilepsie*. Als sog. traumatische Frühepilepsie treten die Anfälle im unmittelbaren zeitlichen Zusammenhang mit dem Trauma auf, bei der traumatischen Spätepilepsie erst nach einem Intervall von Monaten bis Jahren.

Epiloia → Sklerose, tuberöse
Epimysium → Muskelgewebe
Epinephrektomie → Adrenalektomie
Epinephritis → Paranephritis
Epinephron → Nebenniere

Epiorchium n; engl. visceral layer of tunica vaginalis testis; syn. Lamina visceralis tunicae vaginalis testis. Hoden* und Nebenhoden* bedeckendes viszerales Blatt des Processus vaginalis peritonei. Es bildet zusammen mit dem Periorchium* die Tunica* vaginalis testis.

Epipharyngitis f; engl. nasopharyngitis. Entzündung des Nasenrachens (Epipharynx*).

Epipharyngoskopie f; engl. epipharyngoskopy. Instrumentelle Inspektion des Nasenrachenraums (Epipharynx) auf direktem oder indirektem Wege, z. B. zur Diagnose kindlicher Adenoide. Die direkte Epipharyngoskopie erfolgt mittels starrem oder flexiblem Endoskop. Die indirekte Epipharyngoskopie wird mit einem Kehlkopfspiegel durchgeführt.

Technik: Direkte Epipharyngoskopie:
- starres (z. B. 30°-Optik) oder flexibles Endoskop wird ggf. nach Abschwellung und Oberflächenanästhesie über den unteren Nasengang bis zum Nasenrachenraum vorgeschoben
- alternativ lässt sich der Epipharnyx mit einer 70° oder 90°-Optik über den Oropharynx beurteilen.

Indirekte Epipharyngoskopie: Inspektion des Nasenrachenraums durch Einführen eines umgedrehten Kehlkopfspiegels zwischen Gaumensegel und Rachenhinterwand. Der Spiegel muss angewärmt sein, damit er nicht beschlägt. Durch die zunehmende Verfügbarkeit von Optiken mit größerem Sichtfeld wird die Technik kaum noch angewendet.

Indikationen:
- Nasenatmungsbehinderung
- Tubenbelüftungsstörung
- Paukenerguss
- Tumorverdacht.

Epipharynx m; engl. nasopharynx; syn. Pars nasalis pharyngis. Obere, nasale Etage des Pharynx* zwischen Rachendach und weichem Gaumen (Palatum molle). Im Epipharynx befinden sich neben den Seitensträngen* und der Choanenöffnung (siehe Choana*) auch die Rachenmandel* (Tonsilla pharyngea) und die Mündung der Tuba auditiva im Ostium pharyngeum tubae auditivae.

Epipharynxtumoren → Nasopharynxtumoren

Epiphora

Epiphora *f*: engl. *illacrimation*. Überlaufen der Tränen über den Lidrand aufgrund vermehrter Tränenbildung (Dakryorrhö; z. B. durch Fremdkörper oder psychisch bedingt) oder einer Abflussbehinderung. Letztere kann verursacht sein z. B. durch das Abstehen des unteren Tränenpunkts, eine Stenose der Tränenkanälchen oder des Tränen-Nasen-Ganges sowie durch entzündliche Veränderungen.
Therapie: Behandelt wird ursächlich, z. B. durch Fremdkörperentfernung oder operative Korrektur des Lids oder der Tränenwege, z. B. mittels Dakryorhinostomie.

epiphysär: engl. *epiphysial*. Zur Epiphyse* gehörig, die Epiphyse betreffend.

Epiphyse *f*: engl. *pineal gland*; syn. Glandula pinealis. Aus gefäßreichem Bindegewebe, Pinealozyten, Astrozyten und noradrenergen Nervenfasern bestehende Ausstülpung des Zwischenhirndaches. Pinealozyten bilden neben Polypeptiden vor allem Melatonin*. Das Melatonin wird bei Dunkelheit gebildet und beeinflusst wahrscheinlich den Rhythmus biologischer Vorgänge wie den Hell-Dunkel- oder den Schlaf-Wach-Rhythmus.

Epiphysenfraktur *f*: engl. *epiphyseal fracture*. Fraktur* unter Beteiligung einer noch aktiven Epiphysenfuge*. Es drohen vorzeitige Verknöcherung der Epiphysenfuge und Wachstumsstörung. Behandelt wird konservativ oder operativ, abhängig von der Wahrscheinlichkeit einer Wachstumsstörung und dem Verlauf.
Einteilung: Nach Salter-Harris (S-H) und Aitken: siehe Abb. 1; Sonderform: Übergangsfraktur im Adoleszentenalter, wenn der physiologische Fugenschluss bereits partiell eingesetzt hat (Biplane-Fraktur oder Tri-plane-Fraktur; Wachstumsstörungen sind dabei in der Regel nicht mehr zu erwarten).
Diagnostik:
– Röntgen in 2 Ebenen (siehe Abb. 2)
– CT, MRT (siehe Abb. 3).

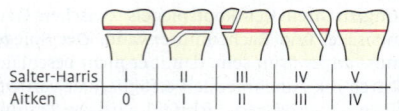

Epiphysenfraktur Abb. 1

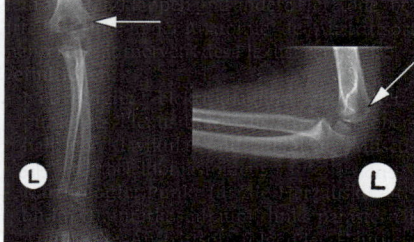

Epiphysenfraktur Abb. 2: Humerus (Röntgenaufnahmen in 2 Ebenen). [108]

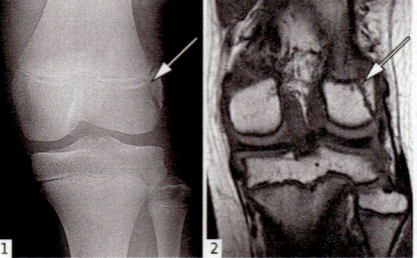

Epiphysenfraktur Abb. 3: Femur, Salter-Harris III, Röntgenaufnahme und MRT. [108]

Epiphysenfuge *f*: engl. *epiphyseal plate*. Aus hyalinem Knorpel bestehende Schicht zwischen Epiphyse und Metaphyse eines Röhrenknochens. Von der Epiphysenfuge geht das enchondrale Knochenwachstum aus (Längenwachstum). Die Epiphysenfuge wird daher auch als Wachstumszone bezeichnet. Das Längenwachstum erfolgt über einen Zeitraum von 16–20 Jahren und endet mit Verknöcherung der Epiphysenfuge.

Epiphysenfugendistraktion → Chondrodiastase

Epiphysenfugenverletzung *f*: engl. *injury of the epiphyseal cartilagelate*. Verletzung der Epiphysenfuge* mit nachfolgender u. U. schwerer Wachstumsstörung und Verformung der Knochen. Ursachen sind Nekrose infolge septischer Arthritis, Osteomyelitis, Tumor oder Trauma (Epiphysenfraktur*).

Epiphysenkern *m*: engl. *epiphysial nucleus*. Verknöchertes Zentrum (sekundäres Ossifikationszentrum) der Epiphyse* eines Röhrenknochens, von dem der letzte Schritt in der Längenentwicklung ausgeht.

Epiphysenlösung → Epiphysiolyse

Epiphysennekrose, aseptische → Knochennekrose, aseptische

Epiphysenschluss *m*: engl. *epiphysial closure*. Verschluss der Epiphysenfuge* durch Knochensubstanz, wodurch das Skelettwachstum beendet wird. Der physiologische Epiphysenschluss mit Abschluss des Längenwachstums tritt bei Mädchen im 16.–18. Lj. ein, bei Jungen im 18.–21. Lj. Zum vorzeitigen Epiphysenschluss mit gestörtem Knochenwachstum kommt es bei Epiphysenfugenverletzung*.

Epiphysentumor → Pinealistumoren

Epiphysenwachstumsstörung → Wachstumsstörung

Epiphyseodese *f*: engl. *epiphysiodesis*. Operative Blockierung der Epiphysenfuge an den Extremitäten. Ziele sind die Bremsung des Längenwachstums, die Korrektur eines Achsenfehlers und die Retention nach einer Läsion der Epiphyse*: Sie erfolgt temporär oder permanent sowie offen oder perkutan.

Epiphyseolysis capitis femoris *f*: engl. *slipped capital femoral epiphysis*; syn. Coxa vara adolescentium. Zwischen 12.–16. Lj., v. a. bei männlichen Jugendlichen auftretendes Krankheitsbild mit Lösung der Hüftkopfepiphyse vom Schenkelhals in der Wachstumsfuge und Abgleiten nach dorsal. Betroffene hinken zunehmend. Diagnostiziert wird röntgenologisch; der CCD*-Winkel ist scheinbar verkleinert (Coxa vara epiphysaria). Behandelt wird operativ.
Diagnostik: Röntgenologisch: Beckenübersichtsaufnahme und Lauenstein*-Technik (Bestimmung des Abkippwinkels; siehe Abb.).

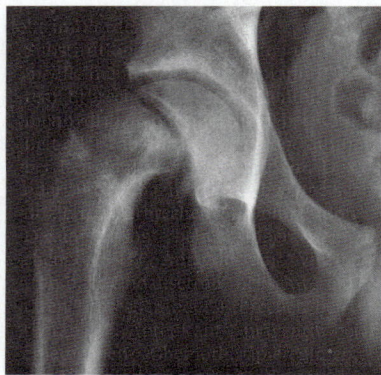

Epiphyseolysis capitis femoris: Abgekippte Epiphyse des Caput femoris (Röntgenaufnahme a. p. der rechten Hüfte). [184]

Epiphyse, persistierende *f*: engl. *epiphyseal persistence*. Verknöcherte Epiphyse, deren physiologische Verschmelzung mit der Metaphyse ausbleibt. Diagnostisch muss von einer traumatischen Knochenabsprengung differenziert werden.

Epiphysiolyse *f*: engl. *epiphysiolysis*. Ablösung einer Epiphyse in der Epiphysenfuge, unter Umständen mit Verschiebung gegenüber dem übrigen Knochen. Ursachen sind Osteochondritis*, Osteomyelitis*, aseptische Knochennekrose*, Trauma mit oder ohne metaphysären Knochenkeil und Parese, z. B. infolge einer Meningomyelozele*. Siehe Abb. Siehe Epiphysenfraktur*, Tab. dort.

Epiploon → Omentum

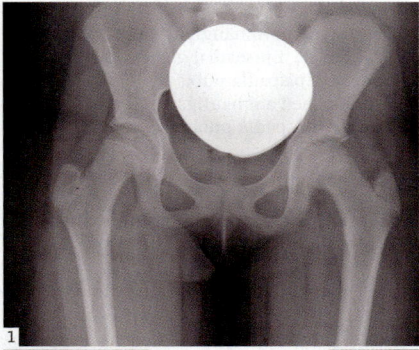
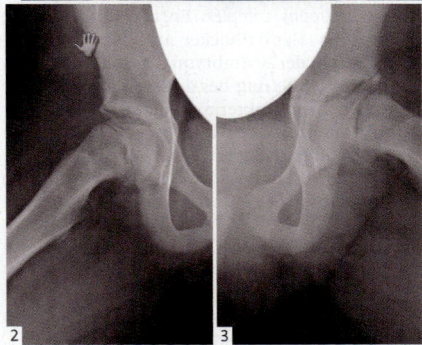

Epiphysiolyse: Epiphyseolysis capitis femoris beidseits; 1: Röntgen-Übersichtsaufnahme ohne erkennbaren pathologischen Befund; 2 und 3: Aufnahme der Hüftgelenke in Lauenstein-Technik rechts (2) und links (3) mit erkennbarem Abrutschen der Epiphyse nach dorsal (links deutlicher als rechts). [169]

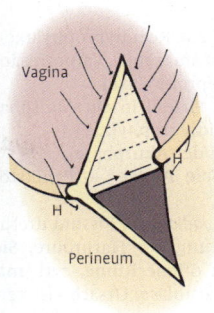
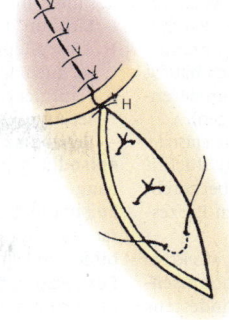
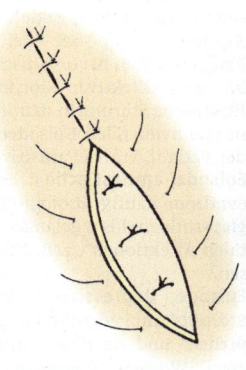

Scheidennaht — tiefe Darmnaht — Hautnaht mit Einzelknopfnähten

Episiotomie: 1: Episiotomienaht, Scheidennaht; 2: Episiotomienaht, tiefe Dammnaht; 3: Episiotomienaht, Hautnaht mit Einzelknopfnähten; H: Abk. für Hymenalrand. [39]

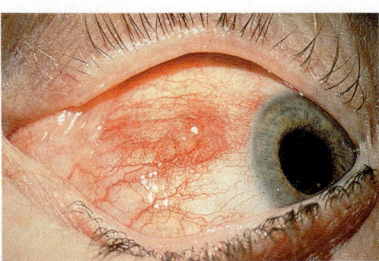

Episkleritis: Auge mit lokalisierter Hyperämie im Bulbusbereich. [133]

Epirubicin *n*: Zytostatikum aus der Gruppe der Anthracycline. Epirubicin wird intravenös eingesetzt bei Mammakarzinom*, kleinzelligem Bronchialkarzinom sowie fortgeschrittenem Ovarialkarzinom*, Magenkarzinom* und Weichteilsarkom*. Zur Rezidivprophylaxe beim Harnblasenkarzinom wird Epirubicin intravesikal angewendet. Der Wirkstoff wird allein verabreicht oder mit anderen Zytostatika kombiniert. Häufigste Nebenwirkungen sind Myelosuppression und Magen-Darm-Störungen.

Episiotomie *f*: engl. *episiotomy*; syn. Dammschnitt. Geburtshilflicher operativer Eingriff zur Erweiterung des Beckenausganges. Die häufigste Indikation für einen Dammschnitt ist der Geburtsstillstand im Beckenausgang oder eine drohende intrauterine Asphyxie. Ein Dammriss geht meist mit einer geringeren Morbidität einher (z.B. Vernarbung, spätere Schmerzen, Beckenbodeninsuffizienz) als ein Dammschnitt. Siehe Abb.

Formen:
– mediane Episiotomie: Verlauf in der Mittellinie des Dammes Richtung After, im Vergleich zur mediolateralen Episiotomie etwas höheres Risiko zum Weiterreißen bis zum Spincter ani (Dammriss Grad III)
– mediolaterale Episiotomie: von der hinteren Kommissur aus in Richtung auf das Tuber ossis ischii, geht mit einem größeren Blutverlust und schlechterer Wundheilung als bei der medianen Episiotomie einher
– laterale Episiotomie: 1–2 cm von Mittellinie entfernt in Richtung auf Tuber ossis ischii, bringt zwar einen größeren Platzgewinn als die beiden zuvor genannten Formen, ist aber auch mit deutlich vermehrten Schmerzen postpartal, Narbenbildung, Dyspareunie und erhöhtem Blutverlust vergesellschaftet.

Episkleritis *f*: engl. *episcleritis*. Häufige, selbstlimitierende, rezidivierende, idiopathische Entzündung der Episklera, selten assoziiert mit rheumatologischen oder immunologischen Systemerkrankungen. Klinisch zeigen sich gerötete und tränende Augen. Behandelt wird symptomatisch, die Prognose ist günstig.

Hintergrund: Epidemiologie:
– häufig, meist bei jungen Erwachsenen
– bei Frauen häufiger als bei Männern.

Ätiologie:
– unbekannt
– meist spontan (idiopathisch)
– gelegentlich assoziiert mit rheumatologischen oder immunologischen Systemerkrankungen (rheumatoide Arthritis*, systemischer Lupus* erythematodes, chronisch entzündliche Darmerkrankungen).

Klinik:
– leichte Reizung des Auges, lokalisierte Hyperämie im Bulbusbereich (siehe Abb.)
– hyperämisches, ödematöses, erhabenes, druckdolentes Knötchen (noduläre Episkleritis)
– leicht erhöhter Tränenfluss
– leicht erhöhte Empfindlichkeit gegenüber hellem Licht
– wenig Schmerzen
– keine Beeinträchtigung des Sehvermögens
– häufig nur ein Auge betroffen.

Therapie:
– nicht zwingend erforderlich
– Kortikosteroid- oder Diclofenac*-haltige Augentropfen lassen Symptome schneller abklingen.

Prognose:
– meist spontane Rückbildung ohne Folgeschäden innerhalb von 1–2 Wochen
– Rezidive kommen vor.

Episode *f*: Zeitlich begrenzte, rückbildungsfähige psychische Störung, z.B. amnestische Episode*, depressive Episode*, manische Episode*, psychotische Episode (bei akuter reversibler Psychose*, z. B. bei organisch bedingter Psychose, schizoaffektiver Störung, Schizophrenie). Psychische Störungen manifestieren sich häufig in rezidivierenden Episoden (sog. rezidivierender Verlauf, v. a. bei affektiven Störungen).

Episode, amnestische *f*: engl. *amnesic episode*. Syndrom häufig ätiologisch unklarer, flüchtiger, stunden- bis tagelanger Amnesie* bei zerebralen Affektionen*, z. B. bei vaskulären Prozessen.

Episode, depressive *f*: Verbreitete affektive Störung* mit gedrückter Stimmung, Interessenverlust* und Antriebsarmut* über mindestens zwei Wochen. Depressive Episoden treten unipolar* auf oder im Wechsel mit hypomanen oder manischen* Phasen (vgl. bipolare affektive Störung*). Die Behandlung erfolgt mit Psychotherapie*, Antidepressiva* oder Stimmungsstabilisierern. Näheres hierzu unter Depression*.

Episode, manische *f*: engl. *manic episode*. Affektive Störung* mit (im Gegensatz zur depressiven Episode*) situationsinadäquat gehobener oder gereizt-aggressiver Stimmung (evtl. auch mit psychotischen Symptomen), die mindestens eine Woche andauert und die berufliche und soziale Funktionsfähigkeit mehr oder weniger vollständig unterbricht. **Erscheinungsformen:** Bei schwererer Ausprägung können psychotische Symptome auftreten, bei leichterer Ausprägung spricht man von Hypomanie*. Traten zuvor oder treten später depressive Episoden* auf, liegt eine bipolare affektive Störung* vor. **Epidemiologie:** Monopolare Manien (d. h. ausschließlich manische Episoden) sind sehr selten. Die Lebenszeitprävalenz der bipolaren affektiven Störungen liegt bei 1–2 %. **Ätiopathogenese:** Wie bei den meisten nichtorganischen psychischen Erkrankungen geht man von genetischen, neurobiologischen und psychosozialen Faktoren aus.

Klinik:
- situationsinadäquate Euphorie*, Heiterkeit
- Reizbarkeit, Morosität, Erregung
- Antriebssteigerung*, Überaktivität
- Rededrang (Logorrhö*)
- Ideenflucht*
- vermindertes Schlafbedürfnis, Insomnie*
- Aufmerksamkeitsstörungen* (Ablenkbarkeit, Irritabilität)
- Selbstüberschätzung, Größenideen
- psychotische Symptome, z. B. Größenwahn*, Verfolgungswahn*, religiöser Wahn oder Halluzinationen*

Therapie: Im Vordergrund akuter Phasen steht die Pharmakotherapie. Psychotherapeutische Maßnahmen sind in der Regel erst nach Abklingen der Akutphase möglich. Als Pharmaka kommen in Betracht:
- Lithium* (akut und zur Rezidivprophylaxe)
- Antiepileptika* (Carbamazepin, Valproinsäure, auch zur Rezidivprophylaxe)
- Neuroleptika* (z. B. Haldol in der Akutphase, Atypika zur Rezidivprophylaxe)
- Benzodiazepine* (in der Akutphase)

episodisch-paroxysmale Angst → Panikstörung

Epispadie *f*: engl. *epispadia*; syn. Fissura urethrae superior. Fehlbildung der Harnröhre. Sie bildet eine nach oben offene Rinne, evtl. mit Fortsetzung bis zur Harnblase. Ursache ist vermutlich ein zu weit kaudal angelegter Genitalhöcker mit anschließender Ruptur der Membrana urogenitalis. Bei kompletter Epispadie besteht Inkontinenz. Therapiert wird durch chirurgische Harnröhrenrekonstruktion.

Klinik: Die Mündung der Harnröhre befindet sich
- bei Jungen auf der dorsalen Seite des Penis in Schaft oder Eichel (siehe Abb. 1 und Abb. 2)
- bei Mädchen dorsal auf der Klitoris.

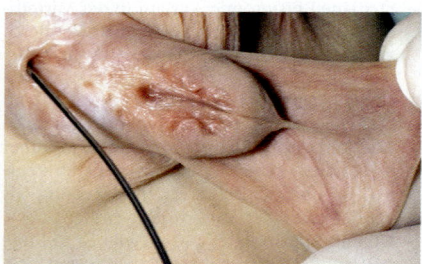

Epispadie Abb. 1: Mündung der Harnröhre (Sonde) auf der dorsalen Seite des Penis. [117]

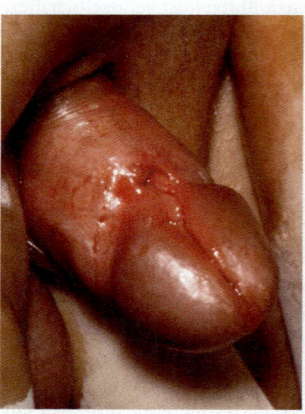

Epispadie Abb. 2 [50]

Formen:
- bei Jungen in Abhängigkeit von Meatuslokalisation: 1. Epispadia glandis 2. Epispadia penis 3. Epispadia pubis
- bei Mädchen am häufigsten komplett inkontinente Epispadia pubis.

Therapie:
- Genitalrekonstruktion, bei Jungen mit Penisaufrichtung (z. B. durch Verlagerung der Harnröhre nach ventral und Aufrichtung der Schwellkörper gegeneinander)
- Harnröhrenrekonstruktion (evtl. zweizeitig und ggf. unter Einsatz von Mundschleimhaut).

Epispadie-Ekstrophie-Komplex *m*: engl. *epispadia ecstrophy complex*. Entwicklungsstörung der beiden Genitalhöcker und der Kloakenmembran in der 3. Embryonalwoche mit konsekutiver Spaltbildung des äußeren Genitale, der Harnröhre, Sphinktermuskulatur, Harnblase, Bauchwand und des knöchernen Beckens je nach Ausprägungsgrad. Unterschieden werden Epispadie*, Blasenekstrophie sowie kloakale Ekstrophie* (unter Einbeziehung von Anus und Rektum).

Epistaxis *f*: engl. *nosebleed*. Nasenbluten. Die Blutung kommt meist aus den arteriellen Gefäßen der Nasenschleimhaut. Eine Ursache ist meist nicht festzustellen. Bei sehr starkem Nasenbluten wird tamponiert und ggf. interventionell oder chirurgisch behandelt.

Ursachen: Häufig:
- habituelles Nasenbluten ohne erkennbare Ursache (v. a. bei Kindern durch lokale Ursachen, wie z. B. Gefäßverletzung im Bereich des Locus Kiesselbachi, oder bei trockenem Schnupfen (Rhinitis* sicca)
- bei Erwachsenen arterielle Hypertonie*.

Selten:
- physikalische oder chemische Schädigung der Nasenschleimhaut
- Trauma (z. B. Schädelbasisfraktur oder Nasenseptumfraktur)
- Nasenfremdkörper*
- Rhinolith*
- Nasen- und Nasennebenhöhlentumor
- Nasenrachen-Angiofibrom
- als Symptom einer Allgemeinerkrankung bei akuten Infektionskrankheiten (z. B. Typhus, Virusgrippe, virales hämorrhagisches Fieber).

Therapie:
- Kopfneigung nach vorn zur Prophylaxe von Aspiration und Blutschlucken
- Beruhigung des Patienten
- Kühlung
- Nasenflügel des betroffenen Nasenlochs andrücken, bis die Blutung stoppt oder weitere Maßnahmen getroffen werden können
- abschwellendes Nasenspray

- Therapie der Grunderkrankung, z. B. pharmakologische Senkung des Blutdrucks.

Bei starker Epistaxis:
- Vordere Nasentamponade*, hintere Nasentamponade nach Bellocq
- Elektrokoagulation*
- chirurgische Ligatur oder Embolisation zuführender Gefäße
- bei hohem Blutverlust ggf. Volumenersatz.

Epitaxie f: engl. *epitaxia*. Bildung von Kristallen an Oberflächen. Epitaxie trägt zur Steinbildung bei Nephrolithiasis bei, da Harnsäurekristalle als Keimzentrum für die Calciumoxalat-Kristallation dienen.

Epithalamus m: Teil des Dienzephalons*, der sich an den Thalamus* anschließt. Der Epithalamus besteht aus Habenula und Epiphyse* (syn. Glandula pinealis) sowie den 2 Nuclei habenulares. Er ist eine Schaltstelle für olfaktorische Impulse und reguliert den zirkadianen Rhythmus*.

Epithel n: engl. *epithelial tissue*; syn. Epithelgewebe. Geschlossener Zellverband, der innere Hohlräume und äußere Oberflächen des Körpers bedeckt. Das Epithel übt eine Schutz- und Barrierefunktion aus und dient dem Stoffaustausch, der Sekretion und der Reizaufnahme. Es lässt sich sowohl nach Funktion als auch nach Aufbau unterteilen und weist verschiedene Oberflächendifferenzierungen auf. Siehe Abb.

einschichtiges Plattenepithel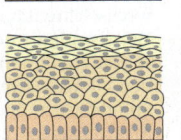

mehrschichtiges Plattenepithel

kubisches Epithel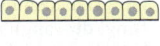

hochprismatisches Epithel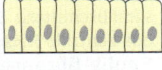

mehrreihiges Epithel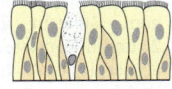

Übergangsepithel, ungedehnt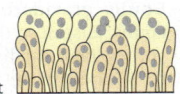

Übergangsepithel, gedehnt

Epithel: Schema wichtiger histologischer Epitheltypen.

Unterteilung nach Funktion:
- Deckepithelien: engmaschiger Zellverband, der einer Basalmembran* aufsitzt und zur Abgrenzung äußerer und innerer Körperoberflächen dient
- Drüsenepithelien: spezialisierte Epithelzellen zur Bildung und Abgabe von Sekreten an die innere (z. B. Pankreas) oder äußere Körperoberfläche (z. B. Talgdrüsen)
- spezifische Sinnesepithelien, z. B. Zellen in den Geschmacksknospen der Zunge*.

Unterteilung nach Aufbau:
- einschichtiges oder mehrschichtiges Plattenepithel, das entweder verhornt (z. B. Epidermis*) oder wenig bzw. unverhornt (z. B. Mundhöhle*, Ösophagus*) vorkommt
- kubisches Epithel (z. B. kleinere Drüsenausführungsgänge)
- meist einschichtiges, hochprismatisches Epithel (z. B. Magen-Darm-Trakt)
- mehrreihiges (scheingeschichtetes) Epithel (z. B. respiratorisches Epithel der Nasenhöhle* und Nasennebenhöhlen*)
- Übergangsepithel als besondere Form eines mehrschichtigen Epithels, das Hohlorgane mit veränderlicher Ausdehnung auskleidet (Nierenbecken*, Urether*, Harnblase*, oberer Teil der Urethra*).

Epithelgrenze f: engl. *epithelial border*. Grenze zwischen verschiedenen Epithelien ineinander übergehender Organe, beispielsweise zwischen geschichtetem Plattenepithel* der Portio vaginalis uteri und Zylinderepithel der Cervix* uteri bzw. zwischen Plattenepithel des Ösophagus* und Zylinderepithel des Magens. Aufgrund ständiger Umbauvorgänge entstehen an der Epithelgrenze häufig Zelldysplasien, die zum Plattenepithelkarzinom* entarten können.

Klinische Bedeutung:
- durch Umbauvorgänge (Umwandlungszone*) verschiebt sich die Epithelgrenze im Laufe des Lebens, z. B. im Bereich der Cervix uteri unter dem Einfluss der Sexualhormone* aus dem Zervikalkanal* auf die Portiooberfläche und wieder zurück (siehe Abb.)

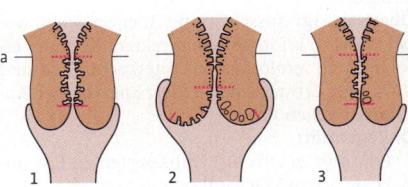

Epithelgrenze: Epithelgrenze an der Portio: 1: beim jungen Mädchen; 2: bei der geschlechtsreifen Frau (Ektopia cervicis); 3: bei der Frau im Klimakterium; a: anatomischer innerer Muttermund; gestrichelte Linie: histologischer innerer Muttermund.

- im Rahmen der Kolpozytologie* dient der Papanicolaou*-Abstrich im Bereich der Epithelgrenze zur Früherkennung des Zervixkarzinoms* und dessen Vorstufen.

epithelial: Zum Epithel* gehörig, vom Epithel ausgehend.

Epitheliom n: engl. *epithelioma*. Benigner oder maligner Tumor aus Epithelzellen. Zur Gruppe der Epitheliome gehören Papillom*, Adenom*, Epithelzysten* und Karzinom*.

Epithelioma basocellulare → Basalzellkarzinom

Epithelioma contagiosum → Molluscum contagiosum

Epithelioma spinocellulare → Plattenepithelkarzinom

Epithelisierung f: engl. *epithelisation*. Überwachsen einer Wunde* mit Epithelzellen, ausgehend von intaktem Epithelgewebe im Bereich der Wundränder.

Epithelkörperchen → Nebenschilddrüsen

Epithelperlen → Hornperlen

Epithelzysten f pl: engl. *epithelial cysts*. Mit Epithel ausgekleidete benigne Einstülpung der Epidermis (meist durch Trauma) in der Dermis*. Bei Bedarf wird die Epithelzyste exstirpiert. Differenzialdiagnosen sind Dermoid*, Epidermalzyste*, Milien* und Trichilemmalzyste*.

Epithese f: engl. *epithesis*. Individuell modelliertes Körperersatzstück aus Kunststoff, Silikon, Gelatine u. a. zur Deckung von Oberflächendefekten, insbesondere im Gesicht (Auge, Nase, Ohr). Es wird in der Regel an den Körper angelegt, aufgeklebt, durch Implantat festgehalten oder mit intraoraler Defektprothese verbunden.

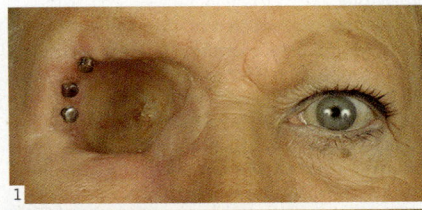
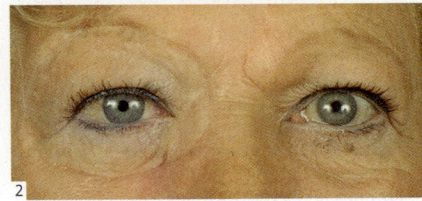

Epithese: 1: Zustand nach Exenteratio orbitae mit 3 implantatfixierten Magneten; 2: eingegliederte Silikonorbita-Epithese.

Anwendung:
- Auge (siehe Abb.)
- Nase
- Ohr.

Epitop n: engl. *epitope*; syn. antigene Determinante. Spezifischer antigener Ort auf einer Moleküloberfläche, der durch das Paratop* des entsprechenden Antikörpers spezifisch gebunden wird.

Epizoen n pl: engl. *epizoae*. Bezeichnung für Tiere, die als Kommensalen (Kommensalismus*) oder Parasiten* auf anderen Tieren leben oder diese zur Fortpflanzung befallen. Epidemiologisch wichtige Epizoen sind Mücken und Fliegen, Läuse, Krätzemilben, Wanzen und Flöhe. Eine durch Epizoen hervorgerufene Hauterkrankung wird als Epizoonose bezeichnet.

Epizoonosen [Dermatologie] f pl: engl. *epizoonoses*. Durch tierische Parasiten* verursachte Hauterkrankungen. Auslöser sind meist Arthropoden* (Gliederfüßer).
Formen: Z. B. Befall durch
- Flöhe* (Pulikose)
- Läuse* (Pedikulose*)
- Wanzen* (vgl. Cimicosis)
- Milben* (vgl. Skabies, Demodikose, Trombidiose*)
- Zecken* (vgl. Borreliose*)
- Mücken*, Fliegen* (Culicosis).

Epizoonosen [Tiermedizin]: Der Epidemie* entsprechende Krankheitsausbreitung in Tierbeständen mit rascher Zunahme der Erkrankungszahlen gefolgt von einem deutlichen Rückgang des Erkrankungsvorkommens.

EPJ: Abk. für endoskopisch kontrollierte Punktion des Jejunums → Jejunostomie, perkutane endoskopische

EPL: Abk. für extrakorporale piezoelektrische Lithotripsie → Stoßwellenlithotripsie, extrakorporale

Eplerenon n: Aldosteron*-Antagonist, der als Diuretikum bei linksventrikulärer Dysfunktion, chronischer Herzinsuffizienz und nach Herzinfarkt eingesetzt wird. Eplerenon blockiert Aldosteron-Rezeptoren im distalen Tubulus sowie Sammelrohr und erhöht dadurch die Natrium- und Wasser-Sekretion sowie die Kalium-Rückresorption, wodurch das Gewebe entwässert, das Blutvolumen verringert und der Blutdruck gesenkt wird.
Indikationen:
- linksventrikuläre Dysfunktion mit klinischer Herzinsuffizienz nach kürzlich aufgetretenem Herzinfarkt* (zusätzlich zur Beta*-Rezeptoren-Blocker einschließenden Kombinationstherapie)
- chronische Herzinsuffizienz (NYHA III)
- linksventrikuläre systolische Dysfunktion (LVEF ≤ 30 %)
- nach Herzinfarkt.

EPMS: Abk. für → Extrapyramidales Syndrom

Epoprostenol n: Thrombozytenaggregations*-Hemmer und Vasodilatator* aus der Gruppe der Prostazykline* zur i. v. Infusion. Epoprostenol wird eingesetzt bei pulmonaler Hypertonie* im funktionellen Schweregrad NYHA III oder IV sowie bei Hämodialyse*-Patienten in Notfallsituationen anstelle von Heparin bei Heparin-Unverträglichkeit oder unvertretbar hohem Blutungsrisiko.

Epoxide n pl: engl. *epoxides*. Äußerst reaktionsfähige, Sauerstoffbrücken bildende Alkylanzien, die als Mutagene* oder Kanzerogene* (Knochenmark, Leber, Haut, Lunge) wirksam werden können. Epoxide mit mehreren Epoxygruppen wirken zytostatisch und mikrobiozid. Sie werden in der Technik z. B. zur Einbettung von Gewebeproben eingesetzt.
Vorkommen: Natürlich vorkommende Epoxide sind selten. Beispielsweise werden sie von Monooxygenasen der Leber aus Ethylengruppen, Benzenen und Cyclohexen gebildet. Andere natürlich vorkommende Epoxide sind z. B.
- Valepotriate
- Violaxanthin
- Fosfomycin*
- Caryophyllinepoxid aus Cannabis sativa L.

Eppinger-Sternchen → Naevus araneus

Epping-Plastik f: Operatives Verfahren (Resektions-Interpositions-Arthroplastik) zur Therapie der Rhizarthrose*. Dabei wird das Os trapezium ektomiert und die Basis des Metakarpale I mit einem distal gestielten Sehnenstreifen des Musculus flexor carpi radialis aufgehängt.

EPS: Abk. für exaggerated placental site → Implantationsstelle, hyperplastische

EPS: Abk. für extrapyramidales System → System, extrapyramidales

Epstein-Barr-Virus n: engl. *Epstein-Barr virus*; syn. Humanes-Herpes-Virus Typ 4; Abk. EBV. DNA-Virus der Gammasubfamilie der Herpesviridae*, das als Erreger der Mononucleosis* infectiosa gilt. Das Epstein-Barr-Virus wurde erstmals in B-Zell-Linien des Burkitt*-Tumors nachgewiesen und ist vermutlich an der Entstehung der Haarleukoplakie* bei HIV-Infektion beteiligt.
Übertragung: Ausscheidung über Speichel, wobei die Infektion durch direkten Kontakt erfolgt. Nach serologischen Untersuchungen sind 90 % aller Erwachsenen Träger spezifischer Antikörper gegen EBV.
Onkogenität:
- EBV regt in vitro B-Lymphozyten zu fast unbegrenztem Wachstum an
- Korrelation zwischen EBV-Infektion und Burkitt-Tumoren oder Nasopharyngealkarzinomen tritt vorwiegend in Asien und Afrika auf.

Epstein-Barr-Virus-Antikörper m sg, pl: Antikörper* gegen das Epstein*-Barr-Virus. Die Bestimmung ist indiziert bei fieberhafter Lymphknotenschwellung und erhöhten Leberwerten mit Verdacht auf Pfeiffersches Drüsenfieber. Der Nachweis erfolgt im Serum* mittels ELISA oder Immunoblot. EBV-Antikörper führen häufig zu falsch*-positiven Ergebnissen bei anderen Antikörpernachweisen.

Epstein-Barr-Virus-Infektionen f pl: engl. *human herpesvirus 4 infections*; syn. Humanes-Herpes-Virus 4-Infektion; Abk. EBV-Infektion. Durch das Epstein*-Barr-Virus verursachte Erkrankungen. Die Erstinfektion verläuft asymptomatisch oder in Form der Mononucleosis* infectiosa, bei AIDS-Patienten kann es zur Haarleukoplakie* kommen. Auch chronische Verläufe sind möglich. Das EBV ist als humanes Tumorvirus an der Entstehung einiger maligner Tumoren wie dem Burkitt*-Lymphom beteiligt.

EPT: Abk. für endoskopische Papillotomie → Papillotomie

Epulis f: Dem Alveolarfortsatz halbkugelig oder pilzförmig aufsitzende, umschriebene, periphere Granulationsgewebebildung. Es handelt sich um ein entzündlich reaktives (resorptives) Granulom*, das meist in Beziehung zum gingivo-parodontalen Gewebe steht, und nicht um einen echten, autonom wachsenden Tumor.
- **Epulis granulomatosa:** unspezifisches, gefäßreiches Granulationsgewebe von schwammig-weicher Konsistenz mit hoher Stoffwechselaktivität und Blutungsneigung
- **Epulis gigantocellularis** (peripheres Riesenzellgranulom): 1. enthält mehrkernige, den Osteoklasten ähnelnde Riesenzellen, Spindelzellen und mit Hämoglobin beladene Makrophagen 2. variierende Konsistenz, Oberflächenbeschaffenheit und Farbe 3. Neigung zu Rezidiven und resorptiver Zerstörung des angrenzenden Knochens 4. Vorkommen auch in unbezahnten Alveolarfortsatzabschnitten 5. ihr enossales Pendant ist das zentrale Riesenzellgranulom*
- **Epulis fibromatosa:** 1. zell- und faserreiches Bindegewebe mit relativ gleichmäßigem Geflecht kollagenreicher Faserzüge 2. derbe Konsistenz, blasse Farbe 3. fibröse Hyperplasie 4. bei geringerer Ausreifung spricht man vom Reizfibrom
- **Epulis gravidarum:** 1. Schwangerschaftsepulis ausgelöst durch Sexualhormone bei vorliegender Prädisposition und mangelhafter Mundhygiene 2. kann zu heftigen Blutungen führen 3. i. d. R. Remission nach der Geburt

Sonderform: Epulis* congenita.
Therapie:
- Exzision im Gesunden, die i. d. R. eine operative Revision des darunter liegenden Kno-

chens und (bei erheblicher parodontaler Vorschädigung) das Entfernen der in die Veränderung einbezogenen Zähne voraussetzt
– bei röntgenologisch nachweisbarer Knochenbeteiligung chirurgisches Abtragen des angrenzenden Knochens in genügender Schichtdicke zur Vermeidung eines Rezidivs.

Epulis congenita *f*: engl. *congenital epulis*; syn. Neumann-Syndrom II. Seltener, v. a. bei Mädchen am Oberkiefer vorkommender angeborener benigner Tumor, der gelegentlich schon intrauterin diagnostiziert werden kann. Die Ursachen sind unklar. Eine einfache Exzision ist ausreichend, selbst kleine verbliebene Reste führen nicht zu Rezidiven. Auch Spontanregression ist möglich.

EQ: Abk. für → Emotional Quotient
Equisetum arvense → Schachtelhalm
ER: Abk. für Endoplasmatisches Retikulum → Retikulum, endoplasmatisches
Eradikationstherapie → Helicobacter-pylori-Eradikationstherapie
ERAS: Abk. für engl. *enhanced recovery after surgery* → Ernährung im Rahmen der Chirurgie
Erbanlage → Gen
Erb-Duchenne-Lähmung → Armplexusparese
Erbfaktor → Gen
Erbgang *m*: engl. *inheritance*. Vererbungsmodus genetischer Merkmale, der anhand einer Stammbaumanalyse (Stammbaum) ermittelt wird. In der Klinik hilft die Kenntnis über den Erbgang einer Mutation bzw. einer Krankheit dabei, Rückschlüsse auf deren Vererbung* und somit auf das Risiko einer Erkrankung der Nachkommen zu ziehen.
Formen: Unterschieden werden Formen des Erbgangs nach Mendel-Gesetzen von jenen, die nicht Mendel-Gesetzen unterliegen:
– den Mendel*-Gesetzen unterliegend: **1.** autosomal dominant und autosomal rezessiv (siehe dominanter Erbgang* und rezessiver Erbgang*) **2.** gonosomal dominant und gonosomal rezessiv (siehe X-chromosomaler Erbgang* und Y-chromosomaler Erbgang)
– nicht den Mendel-Gesetzen unterliegend (rein maternale Vererbung): mitochondrialer Erbgang*.

Erbgang, dominanter *m*: engl. *dominant inheritance*. Erbgang*, bei dem ein monogenes Merkmal bereits bei heterozygotem* Vorliegen seiner beiden Allele ausgeprägt wird. Dabei ist die Wirkung eines (rezessiven) Allels* gegenüber des (auf dem homologen Chromosom befindlichen) dominanten Allels nicht erkennbar. In der Humangenetik werden bei der dominanten Vererbung einzelne Gene betrachtet.
Klinische Bedeutung: In der Klinik wird bei der dominanten Vererbung Bezug auf die Vererbung genetisch bedingter Krankheiten* genommen:

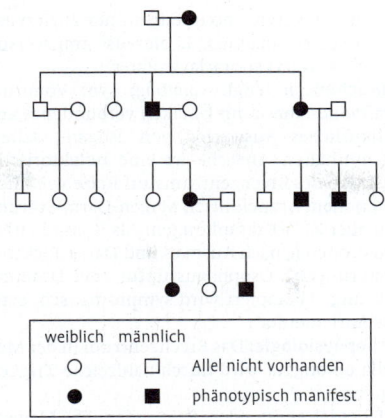

Erbgang, dominanter: Modellstammbaum bei autosomal-dominantem Erbgang.

– **autosomal-dominanter Erbgang: 1.** z. B. Retinoblastom*, Achondroplasie*, Marfan*-Syndrom, Osteogenesis* imperfecta Typ I und IV **2.** orientierende Regel: Strukturanomalien sind meist dominant erblich **3.** Individuen mit homozygotem Auftreten dominanter Krankheitsanlagen sind unter Umständen nicht lebensfähig (Letalfaktor, z. B. Kinder von 2 Elternteilen mit Achondroplasie), bei heterozygotem Auftreten sind Vorkommen der entsprechenden Erkrankung in jeder Generation möglich (Stammbaum: siehe Abb.)
– bei **unregelmäßig dominantem Erbgang** (Gen, dessen heterozygoter Zustand nicht immer erkennbar ist) kann eine Generation übersprungen werden
– **gonosomal-dominanter Erbgang:** siehe X-chromosomaler Erbgang*.

Erbgang, mitochondrialer *m*: engl. *mitochondrial inheritance*. Form der extrachromosomalen Vererbung* über mitochondriales Genom*. Diese Vererbung geschieht ausschließlich über die maternale Eizelle (nicht nach Mendel*-Gesetzen). Aufgrund ungleichmäßiger Verteilung der Mitochondrien* auf embryonales Gewebe besteht eine starke Variation des Anteils der Mutationen (Heteroplasmie) und der phänotypischen Ausprägung. Klinisch bedeutsam sind Mitochondriopathien*.

Erbgang, rezessiver *m*: engl. *recessive inheritance*. Erbgang*, bei dem ein monogenes Merkmal erst bei homozygotem* Vorliegen seiner beiden Allele ausgeprägt wird. Im weiteren Sinne bezeichnet der rezessive Erbgang auch eine Situation mit Teilmanifestationen in heterozygotem Zustand, die nur durch Anwendung spezieller Untersuchungsmethoden (z. B. Guthrie*-Test) oder Belastungstests nachweisbar sind.

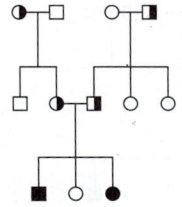

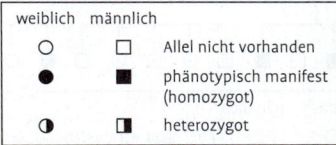

Erbgang, rezessiver: Modellstammbaum bei autosomal-rezessivem Erbgang.

Klinische Bedeutung: In der Klinik wird bei der rezessiven Vererbung Bezug auf die Vererbung genetisch bedingter Krankheiten* genommen. Anders als beim dominanten Erbgang* ist die Ausprägung des Phänotyps abhängig vom allelen Partner des rezessiven Allels. Formen:
– **autosomal-rezessiver Erbgang: 1.** z. B. adrenogenitales Syndrom*, Phenylketonurie*, Sichelzellenanämie*, Mukoviszidose **2.** orientierende Regel: Stoffwechselerkrankungen sind meist rezessiv erblich **3.** bei Homozygotie: manifeste Erkrankung **4.** bei Heterozygotie: keine oder nur leichte (sog. intermediäre Manifestation: Ausprägung eines rezessiven Gens wird trotz Dominanz des anderen Allels nicht völlig unterdrückt); Anomalie und statistische Übertragung der Krankheitsanlage auf die Hälfte der Nachkommen (Stammbaum: siehe Abb.)
– **gonosomal-rezessiver Erbgang:** siehe X-chromosomaler Erbgang*.

Erbgang, X-chromosomaler *m*: engl. *X-linked inheritance*. Erbgang von Genen, die auf dem X-Chromosom gelegen sind.
Formen:
– **X-chromosomal-rezessiver Erbgang** (siehe Abb.): **1.** beim weiblichen Geschlecht mit 2 X-Chromosomen Kompensation der Mutation durch entsprechendes normales Allel auf dem anderen X-Chromosom möglich (Konduktor), Manifestation nur bei Homozygotie **2.** bei Übertragung des X-Chromosoms mit der Krankheitsanlage auf männlichen Nachkommen immer Manifestation der Krankheit, z. B. bei Hämophilie*, Bruton-Agammaglobulinämie, Wiskott-Aldrich-Syndrom, Glukose-6-phosphat-Dehydrogenasemangel und Lowe-Syndrom
– **X-chromosomal-dominanter Erbgang:** Mütter übertragen ein Merkmal auf 50 % der

Erb-Goldflam-Krankheit

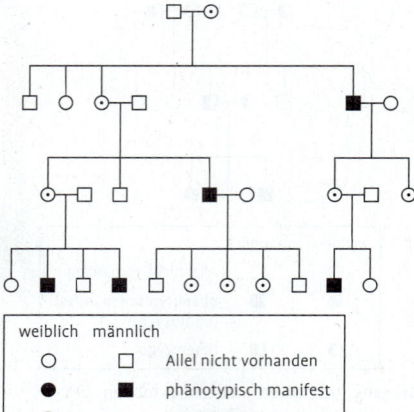

Erbgang, X-chromosomaler: Modellstammbaum bei X-chromosomal-rezessivem Erbgang.

Töchter und Söhne, Väter auf alle Töchter und keinen Sohn, z. B. bei Phosphatdiabetes und primärer* Phosphatstörung
- X-chromosomal-dominanter Erbgang mit letalem Merkmal für das männliche Geschlecht: 1. erkrankte Mütter haben 50 % erkrankte Töchter 2. männliche Nachkommen sind nicht lebensfähig (Spontanabort), z. B. Incontinentia pigmenti.

Erb-Goldflam-Krankheit → Myasthenia gravis pseudoparalytica

Erbkrankheit → Krankheit, genetisch bedingte

erbliche progressive Arthro-Ophthalmopathie → Stickler-Syndrom

Erbliche zystische Nierenerkrankung f: syn. kongenitale zystische Nierenerkrankung. Siehe Polyzystische* Nieren-Erkrankung.

Erblindung → Blindheit

Erb-Punkt m: engl. Erb's point; syn. Erb'scher Punkt. Begriff mit verschiedenen Bedeutungen: in der Neurologie* ein elektrodiagnostischer Reizpunkt des Plexus* brachialis; in der Kardiologie* ein Punkt für die Herzauskultation*, an dem alle Herzklappen und andere Herztöne* beurteilbar sind; in der Anatomie* der Austrittsort mehrerer Hautnerven* des Plexus* cervicalis.

Definitionen:
- **Neurologie:** elektrodiagnostischer Reizpunkt des Plexus brachialis etwa 3 cm oberhalb der Klavikula* und lateral des Musculus* sternocleidomastoideus
- **Kardiologie:** Punkt für die Herzauskultation im III. Interkostalraum* links parasternal
- **Anatomie:** Austrittsort folgender Hautnerven des Plexus cervicalis lateral und auf halber Höhe des Musculus* sternocleidomastoideus: 1. Nervus* occipitalis minor 2. Nervus* auricularis magnus 3. Nervus* transversus colli 4. Nervi supraclaviculares.

Erbrechen n: engl. vomiting; syn. Vomitus. Kraftvolles, meist mit Übelkeit verbundenes unwillkürliches Auswerfen von Magen-, selten Darminhalten. Ursache ist eine reflektorische Reaktion des Brechzentrums auf Reize wie Intoxikationen, Arzneimittel, Magen-Darm-Störungen oder ZNS-Erkrankungen. Als Komplikationen drohen je nach Ausmaß und Dauer Elektrolytstörungen*, Ösophagusruptur oder Unterernährung. Therapiert wird symptomatisch, evtl. mit Antiemetika*.

Pathophysiologie: Das Brechzentrum in der Medulla oblongata wird durch zahlreiche Trigger gereizt:
- Überdehnung oder Reizungen im Magen-Darm-Trakt (über afferente parasympathische und sympathische Nervenfasern)
- toxische Stoffe im Blut (über Neurone in der chemorezeptiven* Triggerzone, der Area* postrema)
- starke Reizungen des Vestibularapparates* im Innenohr
- Wahrnehmungen wie z. B. Gerüche
- hormonelle Einflüsse in der Schwangerschaft.

Arten des Erbrochenen: Das Erbrochene erlaubt Rückschlüsse auf Herkunft und Ursache:
- blutiges Erbrechen: Hämatemesis*, obere Gastrointestinalblutung
- fäkales Erbrechen: Miserere*, Hinweis für einen Ileus im Kolonbereich
- galliges Erbrechen: Cholemesis, Stenose hinter Papilla* duodeni major
- unverdautes Essen: Regurgitation, Stenose im Ösophagus, z. B. Zenker*-Divertikel.

Ursachen: Gastrointestinale Erkrankungen:
- Erkrankungen des Magens: 1. Magenkarzinom* 2. Pylorusstenose 3. Ulcus* ventriculi 4. Gastritis*
- akute Krankheiten des Gastrointestinaltraktes*: 1. Cholezystitis* 2. Appendizitis* 3. Gastroenteritis 4. Peritonitis* 5. akute Pankreatitis* 6. Ileus*
- gastrointestinale Blutung* (Hämatemesis*).

Zentrale Ursachen:
- erhöhter Hirndruck*, Hirntrauma oder Hirntumor*
- anfallsweise bei Migräne*
- Meningitis*
- Enzephalitis*.

Vestibuläre Ursachen:
- Morbus Ménière*
- Neuritis vestibularis.

Metabolische Ursachen:
- Frühschwangerschaft (bis Ende 3. Monat)
- Urämie*
- diabetisches Koma*
- hepatisches Koma
- Morbus Addison
- Hyperparathyrodismus
- Phäochromozytom.

Psychogene Ursachen:
- Anorexia nervosa
- Bulimie*.

Medikamente und Drogen, unter anderem:
- Digitalisintoxikation
- Levodopa*
- Zytostatika*.

Durch starke Schmerzen verursachtes Erbrechen, z. B. bei
- Herzinfarkt*
- Nierenkolik*.

Komplikationen:
- Dehydratation, Verlust von Flüssigkeit und Elektrolyten*
- metabolischen Alkalose durch den Verlust von Magensäure
- Ösophagusruptur (Boerhaave*-Syndrom)
- bei chronischem Erbrechen Unter- oder Mangelernährung.

Therapie: Die Therapie der Grunderkrankung steht im Vordergrund:
- Substitution von Elektrolyten und Wasser
- medikamentös: 1. Metoclopramid* bei leichtem Erbrechen 2. Antihistaminika wie Dimenhydrinat* oder Meclizin bei Reisekrankheit oder Labyrinthitis* 3. Scopolaminpflaster bei Reisekrankheit 4. Pyridoxin, Doxylamin oder Promethazin* bei schwangerschaftsinduziertem Erbrechen 5. Domperidon*, oder Dexamethason* bei postoperativem Erbrechen 6. 5-HT$_3$-Antagonisten* wie Palonosetron oder Ondansetron* bei schwerem refraktären Erbrechen oder Erbrechen bei Chemotherapie 7. Aprepitant*, präventiv bei hochemetogenen Chemotherapieregimen, evtl. mit Dexamethason oder Ondansetron.

Erbrechen, atonisches n: engl. atonic vomiting. Sog. schlaffes Erbrechen (meist Überlaufbrechen, das auch im Rahmen einer Bewusstseinstrübung auftreten kann).

Erbrechen, induziertes n: engl. induced vomiting. Therapeutisch provoziertes Erbrechen z. B. durch p. o. Anwendung von Ipecacuanha* (Apothekenherstellung) als Emetikum, ggf. anschließend Anwendung von Aktivkohle. Ein nicht sicher erhaltener Schutzreflex oder die Aufnahme von Detergenzien, ätzenden Substanzen sowie organischen Lösungsmitteln stellen Kontraindikationen dar.

Erb-Trias f: engl. Erb's triad. Syndrom aus motorischer* Schwäche, Spastik* und gesteigerten Reflexen* mit positivem Pyramidenbahnzeichen* bei Schädigung der Pyramidenbahn.

Erb-Westphal-Zeichen n: engl. Westphal's sign. Fehlen des Patellarsehnenreflexes* (PSR), v. a. bei Tabes* dorsalis bzw. Neurolues.

ERC: Abk. für endoskopische retrograde Cholangiografie → Endoskopische retrograde Cholangiopankreatikografie

ERCP: Abk. für → Endoskopische retrograde Cholangiopankreatikografie

ERCS: Abk. für endoskopische retrograde Cholangioskopie → Cholangioskopie

ERD: Abk. für engl. erosive reflux disease → Refluxkrankheit, gastroösophageale

Erdalkalimetalle *n pl*: engl. *earth-alkaline metals*. Gruppenbezeichnung für die Elemente der II. Hauptgruppe des Periodensystems der Elemente: Beryllium, Magnesium*, Kalzium*, Strontium, Barium* und Radium*. Mit Ausnahme von Radium sind alle Erdalkalimetalle Leichtmetalle. In Verbindungen liegen die Erdalkalimetalle überwiegend als zweiwertige Kationen vor.

Erdbeergallenblase → Stippchengallenblase

Erdbeerzunge → Zunge

Erden, seltene *pl*: engl. *rare earths*. Bezeichnung für die oxidischen Mineralien der Seltenerdmetalle im Periodensystem der Elemente.

Erdheim-Tumor → Kraniopharyngeom

Erdrosseln → Strangulation

ERE: Abk. für engl. estrogen response element → Östrogen-Rezeptor

Ereignis-Rekorder *m*: engl. *Event recorder*; syn. Event-Recorder. Externes oder subkutan implantierbares Gerät zur intermittierenden oder kontinuierlichen EKG*-Erfassung über einen längeren Zeitraum (Wochen bis Monate) mit der Möglichkeit zur telemetrischen Datenübertragung. Die Aufzeichnung des Gerätes erfolgt automatisch bei bestimmten, vorher definierten Herzrhythmusstörungen* oder aktiv durch den Patienten, wenn dieser Palpitationen* verspürt.

Indikationen: Ein Ereignis-Rekorder kommt zur Anwendung, wenn ein Langzeit*-EKG mit 24- bis maximal 72-Stunden-EKG-Registrierung unzureichend ist bzw. zu keinem Ergebnis geführt hat. Anwendungsgebiete sind z. B.
– selten auftretende Herzrhythmusstörungen
– Synkope* unklarer Genese
– kryptogener Schlaganfall* (Schlaganfall unbekannter Ursache)
– Schwindel*unklarer Genese
– Detektion höhergradiger Herzrhythmusstörungen bei Risikopatienten vor evtl. Implantation eines ICD (implantierbarer Kardioverter*-Defibrillator).

erektil: engl. *erectile*. Schwellfähig, erektionsfähig.

Erektion *f*: engl. *erection*. Durch einen Erektionsreflex* ausgelöstes Aufrichten einer anatomischen Struktur, z. B. der Körperhaare („Gänsehaut"), im Besonderen der Klitoris* und des Penis*.

Ablauf:
– schlaffer Ruhezustand
– Tumeszenz: Anschwellen durch Relaxation der Schwellkörpermuskulatur und Steigerung des Blutzuflusses
– Erektion: Aufrichten durch Anstieg des intrakavernösen Drucks bis auf systolische Blutdruckwerte und Drosselung des Blutabflusses
– Rigidität: Steifwerden durch zusätzliche Kontraktion des M. ischiocavernosus (Druckwerte im Corpus cavernosum bis 1000 mmHg)
– Detumeszenz: Erschlaffung durch erhöhten Sympathikotonus, der zur Kontraktion der glatten Muskulatur der Sinusoide und Arteriolen sowie zum Blutabfluss nach Öffnung der venösen Gefäße führt.

Erektionsreflex *m*: engl. *erection reflex*. Zur Erektion* (lat. erectio, „Aufrichtung") des Penis führender Fremdreflex, ausgelöst durch einen mechanischen, visuellen, olfaktorischen oder psychischen Reiz. Bei der Frau existiert der gleiche Reflex, der v. a. das Anschwellen von Klitoris und Schamlippen bewirkt.

Reflexbogen: Der afferente Schenkel des Reflexbogens verläuft über den N. pudendus oder über vom Großhirn absteigende Bahnen zum Erektionszentrum*, der efferente über die parasympathischen Nn. splanchnici pelvini zu den Ganglia pelvica. Dort wird umgeschaltet auf die postganglionären Fasern zu Schwellkörpermuskulatur und -gefäßen (Nn. cavernosi).

Erektionszentrum *n*: engl. *erection center*. Parasympathisches Zentrum in den Rückenmarksegmenten S2–S5, welches die Erektion des Penis steuert. Das Erektionszentrum erhält taktile Afferenzen aus dem N. dorsalis penis und entlässt parasympathische efferente Fasern über die Nn. splanchnici pelvici.

Erethismus *m*: engl. *erethism*. Gesteigerte Erregbarkeit und Aktivität mit Bewegungsunruhe.

Erfahrungsheilkunde *f*: engl. *empirical medicine*. Sammelbezeichnung für verschiedene Verfahren der praktizierten Medizin, deren Inhalte und Aussagen mehr von Erfahrung als auf naturwissenschaftlich anerkannter klinischer Evaluation und Grundlagenforschung gestützt werden.

Erfahrungswissenschaft *f*: engl. *empirical science*. Jede Disziplin, die prüfbare Sätze über reale Gegenstandsbereiche aufstellt. Singuläre und allgemeine Sätze sollen durch Beobachtung* und/oder Experiment* geprüft werden. Beobachtete Tatsachen werden mithilfe von Theorien und Gesetzen erklärt.

Erfrierung *f*: engl. *frostbite*; syn. Congelatio. Schwerste (lokale) Kälteschädigung besonders an den Akren (Nase, Ohren, Finger, Zehen).

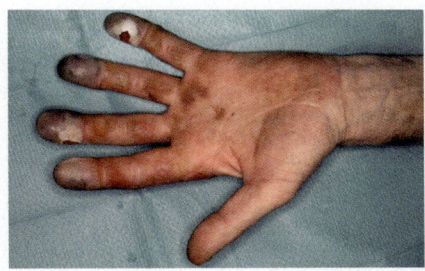

Erfrierung: Erfrierungen 2. Grades der Fingerkuppen. [219]

Schwere Erfrierungen führen zu Nekrosen und Narbenbildung. Die Erwärmung wird langsam vorgenommen. Nekrosen erfordern ggf. eine Amputation.

Einteilung:
– Grad 1 (Congelatio erythematosa): **1.** Blässe, Abkühlung, Gefühllosigkeit, Juckreiz **2.** nach Wiedererwärmung Hyperämie **3.** leichte Schmerzen
– Grad 2 (Congelatio bullosa): sofort oder nach einigen Stunden entstehende Blasen, die ohne Narbenbildung abheilen können (siehe Abb.), wird z. T. noch in Grad 2 oberflächlich und Grad 2 tief differenziert
– Grad 3 (Congelatio escharotica, sog. Frostbrand): **1.** trockene Nekrosen (Mumifikation) oder blaurote Blutblasen, nach deren Platzen nasse Nekrosen verschiedener Tiefe sichtbar werden **2.** hohes Risiko für Wundinfektionen* und Verlust von peripheren Körperteilen wie Zehen oder Fingern **3.** Abheilung unter Narbenbildung.

Risikofaktoren:
– individuelle Disposition (abnorme Reaktionsbereitschaft des Gefäßnervensystems wie z. B. Morbus Raynaud)
– Nikotin- und / oder Alkoholkonsum
– Einwirken von Feuchtigkeit (Nasserfrierung) und Wind sowie nasse, eng anliegende Kleidung.

Therapie:
– langsames Erwärmen (ggf. im Wasserbad, gewärmte Infusionen)
– bei hochgradigen Erfrierungen an Händen und Füßen Sympathikusblockade, ggf. intraarterielle Infusion von Vasodilatatoren
– bei Demarkation von Nekrosen unter Umständen Grenzzonenamputation*.

Prognose:
– bei Grad 1 und 2 evtl. Dauerschäden in Form von Kälteempfindlichkeit, Parästhesien, Hautatrophie und -pigmentierung
– bei Grad 3 Abheilung unter Narbenbildung.

ERG: Abk. für Elektroretinografie → Elektroretinogramm

Ergastoplasma n: engl. *ergastoplasm*. Lichtmikroskopisch sichtbare basophile Zytoplasmabereiche in Zellen mit erhöhtem Eiweißstoffwechsel. Elektronenmikroskopisch besteht das Ergastoplasma aus freien Ribosomen* oder aus Zisternenstapeln des granulären endoplasmatischen Retikulums*.

Ergometer n: Gerät zur standardisierten, reproduzierbaren, dynamischen (dosierbaren) körperlichen Belastung und Messung der Leistung*. Es existieren verschiedene Formen von Ergometern, z. B. Fahrrad- oder Laufband-, Drehkurbel-, Ruder- und Kanuergometer.

Anwendung:
- im Rahmen der Ergometrie* zur kardiopulmonalen Diagnostik oder sportmedizinischen Leistungsdiagnostik (Stufentest* oder Rampentest*)
- zur Verbesserung der körperlichen Leistungsfähigkeit.

Ergometrie f: engl. *ergometry*. Untersuchung zur Messung der individuellen körperlichen Leistungsfähigkeit. Unter reproduzierbarer, dynamischer und dosierbarer körperlicher Belastung auf einem Ergometer* werden kardiovaskuläre und respiratorische Parameter standardisiert registriert und dokumentiert.

Formen:
- häufig im Rahmen von Belastungs*-EKG und Stressechokardiografie* auf stationärem Fahrrad als Fahrradergometrie
- seltener auf Laufband als Laufbandergometrie*
- Spiroergometrie*.

Ergospirometrie → Spiroergometrie

Ergotalkaloide n pl: engl. *ergot alkaloids*; syn. Mutterkornalkaloide. Von verschiedenen Spezies des Mutterkorns (Secale cornutum) synthetisierte Gruppe von über 30 Indolalkaloiden, die als Grundgerüst das tetracyclische Ringsystem Ergolin aufweisen. Therapeutisch angewendet werden natürliche Ergotalkaloide (Ergotamin*), halbsynthetische Analoga (z. B. Dihydroergotamin*, Bromocriptin*, Methylergometrin*) und synthetische Derivate (z. B. Nicergolin, Lisurid, Pergolid).

Einteilung:
- Lysergsäurealkaloide
- Clavinalkaloide.

Wirkungen: Je nach Wirkstoff sehr unterschiedlich infolge wirkstoffspezifischer Affinität zu dopaminergen, α-adrenergen und serotoninergen Rezeptoren:
- Vasokonstriktion der Widerstands- und Kapazitätsgefäße, z. B. Ergotamin
- Vasokonstriktion v. a. der Kapazitätsgefäße, z. B. Dihydroergotamin
- Vasodilatation der Widerstandsgefäße, z. B. Dihydroergotoxin
- Uteruskontraktion, z. B. Methylergometrin
- Prolaktinsuppression u. a. dopaminerge Effekte, z. B. Cabergolin*, Bromocriptin
- äquilibrierende Wirkung auf die neurochemische Erregungsübertragung im ZNS mit positiven Auswirkungen auf die Mikrozirkulation, z. B. Dihydroergotoxin.

Nebenwirkungen:
- bei Überdosierung Zyanose, Taubheitsgefühl und Parästhesien der Akren (Gefäßspasmen), evtl. Gangrän
- Lähmungen und Kontrakturen der Muskulatur
- vegetative (Magen-Darm-Störungen) und zentralnervöse Symptome (Kopfschmerz, Schwindel, Bewusstseinsstörungen, Krämpfe)
- cave: Fibrosen, z. B. Herzklappenfibrose (v. a. bei chronischer Applikation von Dopamin-Agonisten).

Ergotamin n: Lysergsäurederivat (Ergotalkaloide*) mit starker vasokonstriktorischer Wirkung zur Anwendung bei Migräne* und Cluster*-Kopfschmerz.

Ergotherapeut m: engl. *occupational therapist*. Berufsbezeichnung für Person, die eine Tätigkeit im Rahmen der Ergotherapie* ausübt. Die Bezeichnung Ergotherapeut ersetzt die frühere Bezeichnung „Arbeits- und Beschäftigungstherapeut". Die Arbeitsfelder von Ergotherapeuten sind u. a. Krankenhäuser, Rehabilitationszentren, Sonderschulen, Werkstätten für behinderte Menschen sowie Einrichtungen der Altenhilfe* und Altenpflege*.

Aufgaben: Im Rahmen individuell erstellter Behandlungspläne und unter Anwendung ergotherapeutischer Methoden und Verfahren:
- Anleitung und Training alltags- und berufsbezogener Fähigkeiten und Handlungsabläufe, ggf. unter Einbeziehung technischer Hilfen
- Durchführen von Belastungserprobungen
- Entwickeln geeigneter Maßnahmen zur Anpassung des häuslichen Umfeldes und des Arbeitsplatzes.

Ergotherapie f: engl. *occupational therapy*. Zusammenfassende Bezeichnung für Beschäftigungs- und Arbeitstherapie. Indikationen sind Störungen der Motorik, der Sinnesorgane und der geistigen und psychischen Fähigkeiten bei Patienten und Menschen mit Behinderung jeden Alters. Behandlungsziele sind das Erreichen weitestmöglicher Selbstständigkeit im täglichen Leben und Wiedereingliederung in das Arbeitsleben (Rehabilitation*).

Durchführung:
- In der Beschäftigungstherapie sollen ohne Leistungsdruck geistige Fähigkeiten geübt, Kommunikationsfähigkeit gefördert sowie Selbstvertrauen und Ausdauer gestärkt werden. Je nach Defiziten, Fähigkeiten und Motivation des Patienten werden praktische oder kreativ-handwerkliche Tätigkeiten oder der Umgang mit anderen Menschen geübt.
- Die Arbeitstherapie setzt (teils auch entlohnte) Arbeit selbst als therapeutisches Verfahren ein oder trainiert Einzelleistungen, die geeignet sind, durch stufenweise Heranführung die Arbeitsfähigkeit herzustellen und auf ein selbstständiges Leben vorzubereiten. Der Schwerpunkt liegt in der Verbesserung oder Wiedergewinnung von Belastbarkeit, Konzentration, Anpassungsfähigkeit, Ausdauer, Übernahme von Verantwortung, Kooperation, Selbsteinschätzung, Zeiteinteilung, Grob- und Feinmotorik.

Indikationen: Ergotherapie wird sowohl für Kinder als auch für Erwachsene verordnet. Die am häufigsten zur Verordnung führenden Indikationen sind, geordnet nach Indikationsgruppen:
- Erkrankungen des Nervensystems: 1. Schädigung des ZNS wie Schädelhirntrauma, Multiple Sklerose, Morbus Parkinson, Schlaganfall und infantile Zerebralparesen 2. Rückenmarkserkrankungen wie z. B. Querschnittslähmung und Amyotrophe Lateralsklerose 3. periphere Nervenerkrankungen wie z. B. schwere Polyneuropathien
- schwerere Erkrankungen des Stütz- und Bewegungsapparats wie z.B. Spondylitis ankylosans, Wirbelsäulenfrakturen, Verletzungen des Beckens und der Extremitäten, chronische Polyarthritis
- psychische Störungen wie Demenz, Depression, Essstörungen, schwere Persönlichkeits- und Verhaltensstörungen, Abhängigkeitssyndrome
- Entwicklungsstörungen und -verzögerungen sowie psychische Störungen bei Kindern und Jugendlichen wie z. B. ADHS, Störungen des Sozialverhaltens, Autismus-Spektrum-Störungen, Konzentrationsprobleme, Lernstörungen
- Gefäß-, Muskel- und Bindegewebserkrankungen wie z. B. Muskeldystrophien.

ergotrop adj: engl. *ergotropic*. Physisch wirksam im Sinne einer Leistungssteigerung. Im engeren Sinn wirksam in Richtung einer Mobilisierung von Energie, die zur Selbsterhaltung in der Auseinandersetzung mit der Umwelt notwendig ist.

Ergotropie → Sympathikotonie

Erhängen → Strangulation

Erhaltungsdosis f: engl. *maintenance dose*. Dosis, die bei Mehrfachapplikation eines Wirkstoffs die Aufrechterhaltung einer gewünschten Plasmakonzentration (c_{Ziel}) ermöglicht. Die Erhaltungsdosis liegt in der Regel niedriger als die Initialdosis.

Erhaltungstherapie → Chemotherapie

Erhaltungsumsatz → Grundumsatz

Erholung, aktive *f*: engl. *active recreation*. Durchführung dynamischer Bewegungsabläufe nach Belastungsende zur Beschleunigung des Erholungsvorgangs durch Erhöhung der Sauerstoffaufnahme und Kohlendioxidausscheidung, zur Normalisierung u. a. von Puls, Blutdruck und Laktatkonzentration im Blut.

Eriksson-Laurell-Syndrom → Alpha-1-Antitrypsinmangel

Erinnerungslücke → Amnesie

Erinnerungsstörung *f*: engl. *memory disorder*. Störung der Aktivierung (Erinnern) von im Gedächtnis* gespeicherten Inhalten.
Vorkommen:
- Intelligenzminderung*
- Epilepsie*
- Frühstadium der Demenz*
- traumatische, neoplastische, entzündliche, toxisch-metabolische Schädigungen
- psychogene Faktoren.

Erinnerungsverfälschung → Paramnesie

Erklärungsmodell, glaubwürdiges *n*: engl. *plausible explanatory model*. Von Therapeut und Patient gemeinsam entwickelte Grundlage der Psychotherapie. Es gilt als wichtiger Bestandteil des Therapierationals, das dem Patienten ein Modell zur Entstehung seiner psychischen Störung vermittelt, das glaubwürdig und auf die Intervention abgestimmt ist. Ein glaubwürdiges Erklärungsmodell erhöht Compliance* und Motivation des Patienten.

Erkrankungen, demyelinisierende *f pl*: engl. *demyelinating diseases*. Erkrankungen mit herdförmiger oder diffuser Zerstörung der Myelinscheiden* (Demyelinisierung, Entmarkung). Im ZNS zählen hierzu z. B. Multiple Sklerose*, Baló*-Krankheit, diffuse Hirnsklerose*, Leukodystrophie* und subakute sklerosierende Panenzephalitis*. Beispiele im peripheren Nervensystem sind das Guillain*-Barré-Syndrom und primär demyelinisierende Polyneuropathien*.

Erkrankungen, myeloproliferative *f pl*: engl. *myeloproliferative syndrome* (Abk. MPS). Sammelbegriff für klonale Erkrankungen der hämatopoetischen Stammzelle. Charakteristisch ist eine Proliferation einer oder mehrerer Zellreihen (Erythro-, Granulo-, Thrombozytopoese), die zu entsprechenden Symptomen führt. Therapie und Prognose sind abhängig vom Subtyp der Erkrankung und patientenspezifischen Parametern.
Formen:
- Polycythaemia* vera
- chronisch idiopathische Myelofibrose
- essenzielle* Thrombozythämie
- (noch) nicht klassifizierbare myeloproliferative Erkrankung.

Im Rahmen der klonalen Evolution ist die Entwicklung einer Myelofibrose* und/oder die Transformation in eine akute Phase (≥ 20 % Blasten) möglich.

Erkrankungen, neurodegenerative *f pl*: Heterogene Gruppe meist langsam fortschreitender, erblicher oder sporadisch auftretender, diffus oder generalisiert verlaufender Erkrankungen des Nervensystems, v. a. mit progredienten Bewegungsstörungen und Demenz durch fortschreitenden Verlust von Nervenzellen. Es finden sich charakteristische histologische Schädigungsmuster; häufig liegt zur Aggregation neigende Fehlfaltung von Proteinen zugrunde.

Erkrankungen, proktologische *f pl*: engl. *proctologic diseases*. Überbegriff für Erkrankungen, die die Rektumampulle sowie den Anus* betreffen. Häufige Krankheitsbilder sind Hämorrhoiden, Stuhlinkontinenz, Analfissuren, Analabszess, Analfisteln, Analthrombose und das Analkarzinom.

Erlanger-Gasser-Klassifikation → Nervenfaser

Erlebnisreaktion, abnorme *f*: engl. *abnormal perceptional reaction*. Nach K. Schneider eine Reaktion auf eine akute psychische Belastung oder einen Konflikt aufgrund eines Erlebnisses, wobei diese Reaktion durch Intensität (Stärke der Beschwerden), Qualität (z. B. reaktive Halluzinationen, reaktive Bewusstseinstrübung) und Zeitdauer von einer normalen Reaktion abgrenzbar ist.
Vorkommen: Z. B. bei Anpassungsstörung*.
Diagnostik: In der Regel zeitnahe Rückkehr zu früheren Verhaltensweisen und Affektbeherrschung (Affekt*) nach Abklingen. Bei stärkerer Intensität bzw. Persistieren kann die abnorme Erlebnisreaktion übergehen in eine akute Belastungsstörung* (Dauer bis 4 Wochen) oder eine posttraumatische* Belastungsstörung (Dauer > 4 Wochen) und entsprechend diagnostiziert werden.

erleichterte Diffusion → Transport

Erlotinib *n*: Tyrosinkinase*-Inhibitor zur oralen antineoplastischen Chemotherapie* eines Pankreaskarzinoms* und Lungenkarzinoms*. Erlotinib bindet hochselektiv und reversibel an die ATP-Bindungsstelle der intrazellulären Tyrosinkinase-Domäne (Tyrosinkinase*-Rezeptoren) des EGF*-Rezeptors und hemmt dadurch die Phosphorylierung und Signaltransduktion. Dadurch werden die Zell-Proliferation sowie Angiogenese* inhibiert und die Apoptose* der Krebszellen gefördert.
Indikationen:
- lokal fortgeschrittenes oder metastasiertes nichtkleinzelliges Lungenkarzinom* nach Versagen von mindestens einer onkologischen Chemotherapie
- metastasiertes Pankreaskarzinom* in Kombination mit Gemcitabin.

Ermisch-Sonde → Ileusdekompressionssonde

Ermüdung *f*: engl. *fatigue*; syn. Fatigatio. Prozess der reversiblen Reduktion des Leistungs- und Funktionsvermögens nach vorhergehender Tätigkeit. Bei Ermüdung werden Erholung, Kurzschlaf* und Schlaf* als Gegenmaßnahmen ergriffen.
Formen:
- psychische (zentrale, vom Gehirn ausgehende) Ermüdung: 1. gekennzeichnet durch verminderte Konzentrations- und Denkfähigkeit sowie durch nachlassende Aufmerksamkeit 2. früheres Auftreten als physische Ermüdung
- physische (periphere) Ermüdung des neuromuskulären Systems (Muskelermüdung*): 1. gekennzeichnet durch abnehmende Kraft, verlängerten zeitlichen Ablauf der Muskelbewegung sowie Koordinationsstörungen 2. verursacht durch Anhäufung von Stoffwechselprodukten, ATP-Mangel und durch Transmittererschöpfung in den Synapsen.

Ermüdungsfraktur *f*: engl. *stress fracture*; syn. Stressfraktur. Unvollständige Fraktur* durch Mikrotraumen infolge ungewohnter Überbeanspruchung bei gleichzeitigen Reparationsvorgängen. Mögliche klinische Symptome sind plötzlich auftretende Schmerzen, evtl. mit lokaler Rötung und Schwellung. Die Diagnose erfolgt mittels bildgebender Verfahren. Behandelt wird konservativ durch Reduktion der Belastung, ggf. auch mittels Immobilisierung im Gipsverband. Vgl. Marschfraktur*, Abb. dort.
Hintergrund: Formen: Nach Schinz
- als sog. Dauerfraktur am gesunden Skelett, meist solitär, evtl. bilateral symmetrisch, z. B. Marschfraktur*, Jones-Fraktur, Schipperkrankheit*, Hustenfraktur*
- mit Ausbildung sog. Umbauzonen am kranken Skelett, meist multipel, z. B. Looser*-Umbauzonen, Milkman-Syndrom.

Klinik:
- plötzlicher Schmerz (häufig als rheumatische Beschwerden fehlgedeutet), mangelnde Belastbarkeit, evtl. lokale Rötung, Hyperthermie, Schwellung
- bei Umbauzonen schleichend beginnende, chronische Schmerzen.

Ernährung, enterale *f*: Nahrungszufuhr mithilfe einer Sonde* oder eines Enterostomas* über den Gastrointestinaltrakt (GIT). Ziel ist die Behandlung einer bestehenden oder drohenden Mangelernährung im Rahmen einer Ernährungstherapie. Die enterale Ernährung ist als sicheres physiologisches und ökonomisches Ernährungsverfahren der parenteralen Ernährung vorzuziehen.
Einsatz: Bei ungenügender peroraler Ernährung und funktionstüchtigem GIT. Über einen kürzeren Zeitraum wird die enterale Ernährung meist unter Verwendung nasogastraler oder na-

sojejunaler Sonden durchgeführt. Bei enteraler Sondenernährung über einen Zeitraum von länger als 2–3 Wochen ist die perkutane endoskopische Gastrostomie* (PEG) das Verfahren der Wahl. Ein überlappender oder wechselnder Einsatz mit parenteraler Ernährung* ist möglich. Die Applikation der Nahrung kann entweder kontinuierlich oder als Bolus erfolgen.

Ernährung im Rahmen der Chirurgie f: Perioperative Nährstoff- und Flüssigkeitszufuhr, als ERAS (enhanced recovery after surgery) Bestandteil des optimierten Fast Track zur Verbesserung der chirurgischen Rehabilitation. Ziel ist die Minimierung der präoperativ erforderlichen Nüchternheit.

Ernährung, künstliche f: engl. *nutritional support*. Therapeutische Zufuhr adäquater Nahrungsmengen bei Unfähigkeit des Patienten zur physiologischen Nahrungsaufnahme (z. B. bei Schlucklähmung*, Bewusstlosigkeit*, nach Schlaganfall*), bei therapeutischem Verbot der oralen Nahrungszufuhr (nach Operationen im Magen-Darm-Trakt) oder bei Verweigerung der Nahrungsaufnahme (z. B. bei Anorexia* nervosa; siehe auch Zwangsernährung*).

Formen:
- enterale Ernährung über eine im oberen Magen-Darm-Trakt gelegene Sonde oder eine Magenfistel* (vgl. Gastrostomie*, Sondenernährung*)
- parenterale Ernährung unter Umgehung des Magen-Darm-Trakts (intravenös; häufig über ZVK): 1. bei stark eingeschränkter oder fehlender Funktion des Magen-Darm-Trakts, z. B. nach Operationen 2. angepasst an die aktuelle Stoffwechselsituation (ggf. Hyperalimentation) unter enger Kontrolle der Stoffwechsellage (Blutzucker*, Elektrolyte*, BUN, Kreatinin*, Triglyceride*, Albumin* u. a.); siehe auch Nahrungsbilanzierung*
- Säuglingsernährung ohne Muttermilch.

Komplikationen:
- Katabolie bei unzureichender Kalorien- bzw. Nährstoffzufuhr
- spezifisch je nach Form der künstlichen Ernährung: 1. bei enteraler künstlicher Ernährung u. a. Passagestörung und Aspiration* bzw. Malabsorption* bei Durchfall (Passagebeschleunigung) 2. bei parenteraler künstlicher Ernährung u. a. Hyperglykämie*, Hypertriglyceridämie*, Fettleber*, Cholestase*.

Ethischer Aspekt: Die erzwungene künstliche Ernährung gegen den Willen des Betroffenen (Zwangsernährung) wirft ethische Fragen auf etwa nach dem Sinn einer Lebensverlängerung. Die Zwangsernährung* von Hungerstreikenden wird in der Deklaration von Tokio 1975 verurteilt. In der Deklaration von Malta 1992 erneuerte der Weltärztebund seinen Appell an die Ärzteschaft, Zwangsernährung nicht zu unterstützen.

Ernährung, mediterrane f: engl. *mediterranean food*. Ernährungsform in Mittelmeerländern, die reich ist an verschiedenen Gemüsesorten, Getreideerzeugnissen, Obst und pflanzlichen Ölen (v. a. Olivenöl) bei geringen Anteilen an tierischen Fetten und Fleisch. Epidemiologische Studien ergaben eine höhere Lebenserwartung und geringere Anfälligkeit u. a. für KHK im Vergleich zu anderen Ernährungsformen.

Ernährung, parenterale f: Ernährungsverfahren zur Behandlung oder Abwendung einer Mangelernährung, bei dem Wasser und Nährstoffe, Vitamine* und Mineralstoffe* einschließlich Spurenelemente* unter Umgehung des Gastrointestinaltrakts (GIT) intravenös (Flüssigkeiten auch subkutan) zugeführt werden. Ein überlappender oder abwechselnder Einsatz mit enteraler Ernährung* ist möglich.

Formen: Grundsätzlich unterscheidet man die totale parenterale Ernährung (TPE, engl. TPN) ohne signifikante orale oder enterale Zufuhr von Nahrung und die supplementierende parenterale Ernährung (SPE). Unzureichende orale oder enterale Aufnahme von Nahrung (auch bei Verwendung von Sonden) ist eine Indikation für die SPE. Im ambulanten Bereich spricht man auch von heimparenteraler Ernährung (HPE).

Stufenschema:
Ein wichtiges Konzept der klinischen Ernährung ist die Ausschöpfung der oralen und enteralen Restkapazität zur Nahrungsaufnahme. Die klinische Ernährung folgt daher einem eskalierenden Stufenschema, bei der die TPE die höchste Eskalationsstufe ist (siehe Tab.).

Anwendung: Bei ungenügender peroraler Ernährung und nicht funktionstüchtigem GIT. Die totale parenterale Ernährung erfordert aufgrund erhöhter Risiken (z. B. Katheterinfektion, Stoffwechselentgleisung) eine restriktive und strenge Indikationsstellung. Je nach voraussichtlicher Dauer der parenteralen Ernährung werden die Nährlösungen peripher- oder zentralvenös zugeführt. Üblicherweise wird hierzu die Vena cava superior (zentralvenös), eine Vene der Hand oder eine Cubitalvene (peripher) verwendet. Auch die Ernährung über einen Port oder zentralvenösen Verweilkatheter (i. d. R. Hickman-Broviac- oder Groschong-Katheter) ist möglich.

Produkte für die parenterale Ernährung: Die zur Ernährung eingesetzten Produkte stehen als Gesamtnährlösung (GNI) in einem einzigen Behältnis gemischt, als Mehrkammerbeutel nach Komponenten getrennt und als Mehrfleschansysteme zur parallelen Infusion zur Verfügung. Aus hygienischen Gründen ist die Verwendung von GNI und Mehrkammerbeutel zu bevorzugen. Mehrkammerbeutel zeichnen sich in der Regel durch eine erhöhte Stabilität und verlängerte Haltbarkeit der Lösung aus.

Risiken: Die Exazerbation von Hyperglykämien (bis hin zum hyperosmolaren, hyperglykämischen, non-ketotischen Koma) als auch Hyperlipidämien sind mögliche Komplikationen. Große Mengen an Kohlenhydraten können zu einer erhöhten Kohlendioxidproduktion führen. Ferner kann es zur Cholestase und Steatosis hepatis kommen.

Ernährungsberatung f: engl. *nutrition counselling*. Individuelle Unterstützung bei der Entwicklung einer langfristigen gesundheitsfördernden Ernährungsweise auf der Basis von ernährungswissenschaftlichen und ernährungsmedizinischen Erkenntnissen, z. B. durch Diätassistenten oder Ernährungswissenschaftler. Bei der Beratung spielen auch psychologische, soziale und wirtschaftliche Faktoren eine Rolle.

Anwendung: Im Gegensatz zur Diätberatung und Ernährungstherapie richtet sich die Ernährungsberatung v. a. an Gesunde mit spezifischen Lebensumständen und Risikofaktoren*. Als Orientierungshilfe für gesunde Patienten dient z. B. der Ernährungskreis* entsprechend den Empfehlungen der Deutschen Gesellschaft für Ernährung. Eine Ernährungstherapie dagegen wird auf ärztliche Anordnung eingesetzt
- zur Behandlung von Krankheiten, bei denen die Ernährung einen wesentlichen Einfluss auf Entstehung und Verlauf hat (z. B. Zöliakie, Diabetes mellitus)
- bei krankheitsbedingten Ernährungsproblemen (z. B. Kau- und Schluckbeschwerden).

Ernährungshygiene f: Fachgebiet der Hygiene, welches den Zusammenhang zwischen Nahrung und Gesundheit* bearbeitet. Hauptthema in den entwickelten Ländern ist nicht mehr Mangelernährung, sondern Folgen der Überernährung, vor allem Zusammenhänge zwischen Ernährung und Herzkreislauferkrankungen, Diabetes und Osteoporose*. Neben Vollwerternährung beschäftigt sich Ernährungshygiene auch mit den verschiedenen Diätformen.

\multicolumn{2}{l}{Ernährung, parenterale}	
Stufe	**Form der Ernährung**
I	Normalkost, Sonderkostform, Speiseanreicherung, Diätberatung
II	Stufe I plus oral bilanzierte Diäten
III	Stufe I und II plus supplementierende enterale Ernährung oder SPE
IV	Totale enterale Ernährung
V	Enterale Ernährung plus parenterale Ernährung
VI	Parenterale Ernährung plus minimale enterale Ernährung
VII	TPE

Ernährungskreis *m*: engl. *nutrition circle*. Orientierungshilfe für eine bedarfsgerechte Lebensmittelauswahl. Der Ernährungskreis besteht aus Kreissegmenten, die den empfohlenen prozentualen Anteil der entsprechenden Lebensmittelgruppe in der täglichen Ernährung sowie die Vielfalt in den einzelnen Gruppen symbolisieren.

Ernährungsmedizin *f*: engl. *nutritional medicine*. Teilgebiet der Medizin, das sich mit Prävention*, Diagnostik und Therapie ernährungsabhängiger oder -bedingter Erkrankungen beschäftigt, außerdem mit krankheitsassoziierter Fehlernährung, Mangelernährung* und Überernährung sowie zusätzlich ihrer wissenschaftlichen Herleitung. Die Zusatz-Weiterbildung Ernährungsmedizin ist bei einigen Landesärztekammern im Weiterbildungskatalog enthalten.

Ernährungspumpe *f*: engl. *(enteral) feeding pump*; syn. Nahrungspumpe. Gerät zur (kontinuierlichen) Gabe von Sondenkost* und Flüssigkeit über eine Nasensonde* oder eine PEG-Sonde. Der Sondennahrungsbehälter wird durch ein Überleitungssystem, das in die Ernährungspumpe eingelegt wird, mit der Ernährungssonde verbunden. Die Pumpe regelt den Nahrungszufluss.

Hinweise:
- Geräteeinweisung notwendig (Medizingeräteverordnung)
- maximal mögliche Flussrate 10–50 ml pro Stunde, abhängig von der Sondenposition; bei gastraler Position sind höhere Flussraten möglich als bei duodenaler Position
- Die Nahrungszufuhr ist zu bilanzieren und sorgfältig an den Bedarf des Patienten anzupassen.

Ernährungspyramide *f*: engl. *nutrition pyramid*; syn. Lebensmittelpyramide. Orientierungshilfe für eine ausgewogene Lebensmittelauswahl zur qualitativ und quantitativ ausreichenden Versorgung mit allen Nährstoffen. Die Ernährungspyramide besteht aus aufeinander aufbauenden, sich verjüngenden Stufen, die den Anteil von Nahrungsmitteln in der täglichen Ernährung symbolisieren. Kritiker bemängeln, dass damit ein bestimmter Ernährungsstil weltweit normiert werden soll.

Hierarchie der Ernährungspyramide: Die Ernährungspyramide der Deutschen Gesellschaft für Ernährung (DGE) enthält in seinen Versionen seit 2005 von oben nach unten, dementsprechend von viel zu wenig, die folgenden Lebensmittel:
- Obst und Gemüse
- Vollkornprodukte, z. B. Brot, Cerealien, Reis und Nudeln
- Milch-, Fleisch- und Fischprodukte
- Fett, Öle und Süßigkeiten.

Ernährungs-Sonde *f*: Sonde aus weichem Kunststoff (meist Silikon) zur physiologischen enteralen Ernährung.

Ernährungsstatus *m*: engl. *nutritional status*. Ernährungsbedingter Körperzustand als Ergebnis aus Nahrungsaufnahme, -resorption, -verwertung und Nährstoffbedarf. Er ist erfassbar mittels objektiver als auch subjektiver Parameter und dient der klinischen Erkennen von Mangelzuständen sowie der Überwachung der klinischen Ernährung. Ein Ernährungsstatus ist optimal, wenn die Nährstoffzufuhr gleich ist wie der Nährstoffbedarf.

Beurteilung:
- objektive Parameter: z. B. Körperlänge und -gewicht, Hautfaltendicke, laborchemische Daten
- subjektive Parameter: **1.** körperliche Untersuchung (z. B. Ödeme*, Hautveränderungen, Muskelatrophie*) **2.** Ernährungsanamnese mit Vergleich von Nährstoffzufuhr und Nährstoffbedarf basierend auf den D-A-CH-Referenzwerten für die Nährstoffzufuhr.

Ernährungsstörung → Malnutrition
Ernährungstherapie → Diät
Ernährungstherapie → Ernährung, künstliche
Ernährungswissenschaft *f*: engl. *nutrition science*. Lehre von der Zusammensetzung, Wirkung, Interaktion und Bilanz der Nahrung und ihrer Bestandteile im Verhältnis zu Gesundheit und Krankheit. Sie beschäftigt sich mit Ernährungstoxikologie, Humanernährung, Lebensmittelchemie, Lebensmittelhygiene, Lebensmittelkunde und Lebensmitteltechnologie sowie den wirtschaftlichen, toxikologischen, mikrobiologischen, kulturellen, psychologischen und ökologischen Zusammenhängen der Ernährung.

Erntekrätze → Trombidiose
Erntemilbe → Milben
Eröffnungsperiode → Geburt
Eröffnungswehen → Wehen
Erosio corneae → Hornhauterosion
Erosion *f*: Sekundäre Effloreszenz* als umschriebener, nicht blutender, oberflächlicher Gewebeverlust der Schleimhaut oder Haut (dann bis an das Stratum germinativum der Epidermis* reichend). Eine Erosion kann ohne Narbe abheilen oder sich zu einem Ulkus* entwickeln.

Erosio portionis → Portioerosion
Erotomanie *f*: engl. *erotomania*; syn. Clérambault-Syndrom. Form des Wahns mit unwiderstehlicher Liebe zu einer meist unerreichbaren Person und der unkorrigierbaren Überzeugung, die Liebe beruhe auf Gegenseitigkeit.

ERP: Abk. für endoskopische retrograde Pankreatikografie → Endoskopische retrograde Cholangiopankreatikografie

erraticus: Herumirrend, unregelmäßig.

Erreger-Labordiagnostik, neurotrope *f*: Suchtests zur Identifizierung von Viren*, Bakterien* oder Parasiten* als Verursacher von Erkrankungen des ZNS oder der peripheren Nervenbahnen. Zunächst wird nach den häufigsten Erregern gesucht beispielsweise Borrelia* burgdorferi und Coxsackie*-Viren. Wird die Ursache nicht gefunden, erfolgen weitere Tests in Abhängigkeit der klinischen Symptomatik* und der Anamnese*.

Stufendiagnostik: 1. Stufe (häufige Erreger):
- Borrelia* burgdorferi: Borrelien*-Antikörper
- Coxsackie*-Viren: Coxsackie*-Virus-Antikörper
- ECHO-Viren: ECHO*-Viren-Antikörper
- Herpes* simplex-Virus: Herpes* simplex-Antikörper
- Masern*-Virus: Masern*-Virus-Antikörper
- Mumps*-Virus: Mumps*-Virus-Antikörper

2. Stufe (seltene Erreger, Bestimmung nach klinischer Symptomatik und Anamnese).

Indikationen: Erregerdiagnostik bei Enzephalitis*, Meningitis*, Polyneuritis*, Polyradikulitis*, Paresen*, z. B. Fazialisparese*.

Material und Präanalytik: Je nach Methode Serum*, Abstrich- oder Biopsiematerial.

Erreger, opportunistische *m pl*: engl. *opportunistic infectious agents*. Fakultativ pathogene Keime, die nur bei Patienten in reduziertem Allgemeinzustand zur Infektion* führen. Besonders betroffen sind Patienten mit Immundefekten* (z. B. HIV-Erkrankung), verminderter Immunität* kurz nach OP (Postaggressionssyndrom*), unter Kortikosteroidtherapie oder immunsuppressiver Therapie, bei Diabetes mellitus, Tuberkulose, Malignom, Abhängigkeit sowie Frühgeborene.

Typische Erreger:
- Escherichia coli
- Mykobakterien
- Pneumocystis jirovecii
- Toxoplasma gondii
- Kryptosporidium
- Cryptococcus neoformans
- Candida albicans
- Zytomegalie-Virus
- Herpes-simplex-Virus.

Erregerpersistenz *f*: engl. *persistence of pathogens*. Überleben von Mikroorganismen im Wirt bei intrazellulärer Vermehrung oder nach antibiotischer Behandlung. Erregerpersistenz wird auch durch Apoptose*-Hemmung der Wirtszelle intrazellulärer Mikroorganismen verursacht. Persistente pathogene Erreger bleiben sehr lange infektiös.

Klinische Bedeutung: Erreger können sich in nekrotische Bezirke einlagern, außerdem kann es zu einem Wirkungsverlust des Antibiotikums durch das Bakterien umgebende Milieu kommen. Überdauern Krankheitserreger in

Erreger, putride

bestimmten Rückzugsräumen im Körper auch nach Ausheilen einer Infektionskrankheit und werden noch nach > 3 Monaten nach klinischer Heilung ausgeschieden, spricht man bei dieser Person von einem Dauerausscheider (z. B. bei Shigella-Infektion). Die Erregerpersistenz durch ruhende Dauerformen wird auch als latente Infektion bezeichnet.

Erreger, putride *m pl*: engl. *putrid agents*. Aerobe und anaerobe Erreger eitriger Infektionen.

Erreger, pyogene *m pl*: engl. *pyogenic agents*. Bakterielle Erreger eitriger Infektionen. Hierzu zählen v. a. Spezies der Gattungen Staphylococcus*, Streptococcus*, Neisseria*, Pseudomonas*, Proteus*, Escherichia*, Klebsiella*, Serratia* und Actinomyces*.

Erregerresistenz *f*: Widerstandsfähigkeit von Mikroorganismen in der Regel gegen Chemotherapeutika*. Dabei vermehren sich Erreger bei therapeutisch wirksamer Konzentration eines Antiinfektivums. Die Resistenz eines Mikroorganismenstammes richtet sich ggf. gegen eine ganze Gruppe verwandter Antiinfektiva mit gleichem Wirkungsmechanismus (Kreuzresistenz*).

Formen:
- **natürliche Resistenz** aufgrund bakterieller Eigenschaften (z. B. Penicillinresistenz von Mykoplasmen) und **genetisch bedingte Unempfindlichkeit** (Penicilline und Cephalosporine werden durch spezifische Betalactamasen* inaktiviert)
- **erworbene Resistenz** durch Mutation* und nachfolgende Selektion
- **erworbene extrachromosomale Resistenz:** infektiöse Resistenz, durch R*-Faktoren bedingt
- **Resistenz gegen Penicilline und Cephalosporine:** Bildung von zellwandfreien Formen der Bakterien (L*-Formen)
- **primäre Resistenz:** Anteile der Mikroorganismen werden schon zu Beginn der Behandlung resistent
- **sekundäre Resistenz:** entwickelt sich erst während der Therapie

Bedeutung: Der unkontrollierte und nicht angemessene Einsatz von Antibiotika hat die Resistenzen von Mikroorganismen stark ansteigen lassen. Dies führt dazu, dass die Auswahl an speziellen Antibiotika, die auf sog. multiresistente Keime wirken, weltweit abnimmt und die Gefahr nicht therapierbarer bakterieller Infektionen zunimmt. Die Zahl der Nosokomialinfektionen* mit diesen multiresistenten Keimen steigt, u. a. in Krankenhäusern, Pflegeheimen und Dialysezentren.

Erregerwechsel *m*: engl. *change of pathogens*. Auftreten anderer als der ursprünglich isolierten Mikroorganismen im Verlauf eines Infektionsprozesses. Abzugrenzen sind Mischinfekt, Reinfektion*, Superinfektion*, Infektionswechsel* und Erregerpersistenz*.

Erregungsbildungsstörung *f*: engl. *excitation disturbance*. Störung der Erregungsbildung (Automatie) im Herzen, die zu Herzrhythmusstörungen* führen kann.

Einteilung:
- nach **Entstehungsort:** 1. supraventrikuläre Erregungsbildungsstörung: atriales Myokard oder Erregungsleitungssystem* oberhalb der His-Bündel-Bifurkation 2. ventrikuläre Erregungsbildungsstörung: ventrikuläres Myokard oder subjunktionales Erregungsleitungssystem 3. nomotope Erregungsbildungsstörung: Sinusknoten 4. ektope Erregungsbildungsstörung: außerhalb des Sinusknotens
- nach **Entstehungsmechanismus:** 1. normale ektope Automatie (passive heterotope Erregungsbildungsstörung): Einspringen eines dem Sinusknoten nachgeschalteten Automatiezentrums des Erregungsleitungssystems, z. B. Ersatzrhythmus* bei Verlust oder Änderung der Sinusknoten-Schrittmacherfunktion 2. gesteigerte (reguläre) Automatie: bei normaler Sinusknotenfunktion übernimmt ein dem Sinusknoten nachgeschaltetes Automatiezentrum die Schrittmacherfunktion infolge gesteigerter (physiologischer) Automatie bei Sympathikusaktivierung, Hypokaliämie, Alkalose u. a., z. B. gesteigerte junktionale Automatie mit (relativ) tachykardem AV*-Rhythmus 3. abnorme Automatie: bei normaler Sinusknotenfunktion übernimmt ein Automatiezentrum (Fokus) außerhalb des Erregungsleitungssystems (Arbeitsmyokard) die Schrittmacherfunktion infolge pathologischer Verminderung des Ruhepotenzials oder starker Myokarddehnung (z. B. dilatative Kardiomyopathie*), Tachykardie in der Regel mit warming up und cooling down, z. B. bei ektoper Vorhoftachykardie*.

Erregungsleitung, saltatorische *f*: engl. *saltatory conduction*. Schnelle Fortleitung (bis zu 120 m/s) der Erregung in markhaltigen Nervenfasern. Nach einem Aktionspotenzial an einem Ranvier*-Schnürring fließt entlang der elektrisch isolierenden Myelinscheide* ein Ausgleichsstrom, der die Membran erst an der nächsten Schnürringoberfläche soweit depolarisiert, dass ein weiteres fortgeleitetes Aktionspotenzial entsteht.

Erregungsleitungsstörung *f*: engl. *cardiac conduction disorder*. Störung der Erregungsleitung im Erregungsleitungssystem* des Herzens.

Einteilung:
- Blockierung (Verzögerung bzw. intermittierender oder totaler Ausfall) der Erregungsleitung: meist konsekutiv bradykarde Herzrhythmusstörung*: 1. intraatrial: SA*-Block, aurikuläre Leitungsstörung* 2. atrioventrikulär: AV*-Block 3. intraventrikulär: Fokalblock*, Schenkelblock*, Verzweigungsblock*, diffuser intraventrikulärer Block (nicht eindeutig einer bestimmten Blockform zuzuordnende erhebliche Blockierung bei schwerer kardialer Erkrankung)
- kreisende Erregung: Reentry*-Mechanismus
- getriggerte Aktivität infolge früher oder später Nachpotenziale (Nachdepolarisation; early bzw. delayed afterdepolarization: EAD bzw. DAD): 1. EAD v. a. bei Bradykardie, z. B. Initiierung des Reentry-Mechanismus durch EAD bei Torsade* de pointes 2. DAD v. a. bei Tachykardie, z. B. Herzglykosid-induzierte ventrikuläre Tachykardie durch DAD.

Erregungsleitungssystem *n*: engl. *conduction system*; syn. Reizleitungssystem. Hierarchisch aufgebautes, automatisch und rhythmisch impulsgebendes kardiales Zellsystem mit Schrittmacherfunktion (Herzautomatie*). Das Erregungsleitungssystem ist verantwortlich für die Koordination der myokardialen Kontraktion und somit für die Funktion des Arbeitsmyokards und die Pumpleistung des Herzens. Primäres Automatiezentrum ist der Sinusknoten, nachgeordnete Zentren haben eine geringere Frequenz. Siehe Abb.

Funktion: In den Zellen des Erregungsleitungssystems erfolgt eine spontane Erregungsbildung. Im Gegensatz zum Arbeitsmyokard, wo ein konstantes Ruhepotenzial zwischen den Aktionspotenzialen herrscht, werden im Erregungsleitungssystem die Aktionspotenziale* durch die rhythmische, langsame diastolische Depolarisation* der erregungsleitenden Zellen automatisch fortgeleitet. Bei Erreichen eines kritischen Schwellenpotenzials wird das nächste Aktionspotenzial ausgelöst.

Einteilung:
- **Sinusknoten** (anatomisch Nodus sinuatrialis; syn. Sinuatrialknoten, SA-Knoten, Keith-Flack-Knoten), 60–80 Erregungen/min
- **AV-Knoten** (Atrioventrikularknoten; syn. Aschoff-Tawara-Knoten), 40–60 Erregungen/min
- **His-Bündel** (anatomisch Fasciculus atrioventricularis; syn. AV-Bündel, His-Stamm), 20–40 Erregungen/min
- **Purkinje-Fasern**
- **ggf. akzessorische Leitungsbahnen** (pathologisch).

Innervation: Asymmetrische sympathische (über Plexus* cardiacus) und parasympathische (über N. vagus) Innervation:
- Sinusknoten v. a. über rechte Nervenfasern des vegetativen Nervensystems

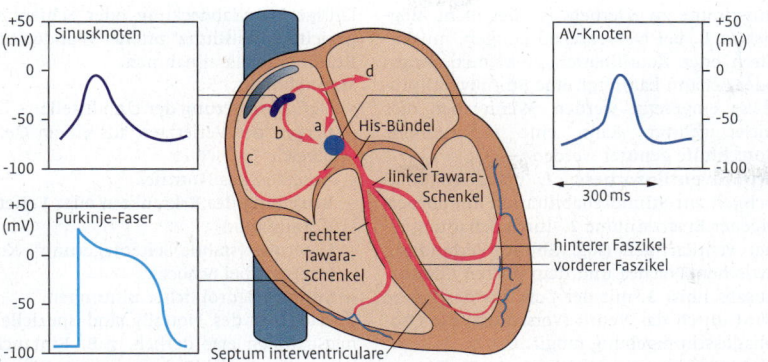

Erregungsleitungssystem: Topografie sowie typische Aktionspotenziale der primären, sekundären und tertiären Automatiezentren (spontane diastolische Depolarisation am steilsten im Sinusknoten); a: vorderes Internodalbündel (präformierter Leitungsweg); b: mittleres Internodalbündel (Wenckebach); c: hinteres Internodalbündel (Thorel); d: Bachmann-Bündel.

AV-Knoten v. a. über linke Nervenfasern des vegetativen Nervensystems, von klinischer Bedeutung u. a. für die Stellatumblockade*.

Erregungsphase f: engl. *excitation phase*. Phase im sexuellen Reaktionszyklus* von Masters und Johnson, die mit zunehmender sexueller Erregung und ihren physiologischen Zeichen hierfür einhergeht: Mamillenerektion, Muskelanspannung, Tachykardie und Blutdruckanstieg.

Erregungsrückbildungsstörung → Endstrecke

Erregungssturm → Erregungszustand

Erregungsübertragung, chemische f: engl. *chemical transmission*. Transfer neuronaler Exzitation durch Ausschüttung von Neurotransmittern, z. B. im synaptischen Spalt zwischen den Neuronen.

Erregungsweiterleitung f: Übertragung von Aktionspotenzialen* entlang Nervenfasern und Muskelzellen. Die Erregungs-Weiterleitung kann kontinuierlich (eher langsam mit 30 m/s entlang unmyelinisierter Nervenfasern), saltatorisch (sehr schnell mit bis zu 120 m/s entlang myelinisierter Nervenfasern) und elektroton (sehr schnell über kurze Distanzen) erfolgen.

Hintergrund: Wird ein Aktionspotenzial am Axonhügel erzeugt, erfolgt dessen Weiterleitung entlang des Axons* in Richtung der Synapse*. Dabei „springt" das negativ geladene Aktionspotenzial von einer (extrazellulär liegenden) positiven Membranladung zur nächsten und breitet sich so aus. In den Herzmuskelzellen erfolgt die Weiterleitung von elektrischen Impulsen entlang der Zellmembran.

Erregungszustand m: engl. *excitement*. Zustand gesteigerten psychomotorischen Antriebs*, der von leicht gesteigertem Bewegungs- und/oder Rededrang bis zu schweren Unruhezuständen mit ungezieltem Umsichschlagen reichen kann.

Beschreibung: Je nach zugrundeliegender Störung treten weitere psychopathologische Symptome auf, z. B. Bewusstseinsstörungen* und Orientierungsstörungen*, Wahn*, Halluzinationen*. Die Dauer kann (unbehandelt) wenige Minuten bis zu mehrere Tage betragen. Erregungszustände, die infolge Panik auftreten, werden (nach Kretschmer) auch als „Erregungssturm" bezeichnet. **Vorkommen**:
- Schizophrenie*
- manisches Syndrom*
- agitierte Depression*
- organisch bedingte Psychose
- Intoxikation* mit psychotropen Substanzen* (z. B. Alkohol).

Errötungsfurcht → Erythrophobie

Ersatzblase → Blasenersatz, orthotoper

Ersatzblase → Dünndarmersatzblase

Ersatzhandlung f: engl. *substitue act*. Bezeichnung in der psychoanalytischen Theorie für Handlungen, die anstelle der nicht realisierten (unterdrückten) Handlung ausgeführt werden und zu Ersatzbefriedigung führen können.

Forschung: Sozialpsychologisch konnte gezeigt werden (K. Lewin), dass eine Ersatzhandlung v. a. dann auftritt, wenn eine ursprünglich intendierte Handlung unterbrochen wurde. Je größer die Ähnlichkeit zwischen ursprünglicher Handlung und Ersatzhandlung, umso wahrscheinlicher gelangt letztere zur Ausführung. Ersatzhandlung kann auch auf der Ebene der Vorstellung bleiben.

Ersatzknochen → Knochenersatz

Ersatzknochen m sg, pl: engl. *replacement bone*. Nicht direkt aus Mesenchym, sondern über ein aus hyalinem Knorpel bestehendes Primordialskelett gebildeter Knochen. Das Knorpelgewebe dient als „Matrize" und geht bei der enchondralen Ossifikation vollständig zugrunde. Die Bildung der Knochenmanschette erfolgt allerdings direkt (desmal).

Ersatzmagenbildung f: engl. *stomach replacement*. Operatives Verfahren zur Rekonstruktion der Intestinalpassage ggf. mit Schaffung eines Reservoirs, das dem Fassungsvermögen des Magens nahe kommt. Es wird angewendet nach Magenteilresektion oder Gastrektomie* zur Imitation einer möglichst physiologischen Nahrungspassage und zur Verhinderung eines Refluxes. Siehe Abb.

Technik: Hochzug einer nach Y-Roux (siehe Roux*-Operation) ausgeschalteten Jejunumschlinge, die typischerweise retrocolisch durch das Mesocolon transversum in den Oberbauch verlagert und hier mit dem Magen oder dem Ösophagus anastomosiert wird. Je nach Verfahren wird ggf. durch Bildung eines Pouch* ein zusätzliches Reservoir zur Möglichkeit einer erhöhten Nahrungsaufnahme und zur Verlangsamung der Nahrungspassage geschaffen.

Indikation:
- partieller Magenersatz: **1.** gelegentlich zur Vergrößerung eines zu kleinen Restmagens gewählte Variante, z. B. bei einem Fassungsvermögen von weniger als 1/3 Restvolumen **2.** Indikation: kardianahes Ulkus
- totaler Magenersatz: **1.** Durchführung nach Gastrektomie* **2.** Indikation: Tumoren des Magens, Präkanzerosen, Zollinger*-Ellison-Syndrom.

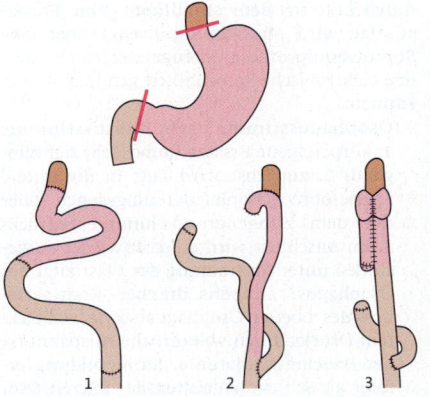

Ersatzmagenbildung: Gastrektomie und häufigste Rekonstruktionsverfahren; 1: Jejunuminterposition nach Longmire-Gütgemann; 2: Rekonstruktion des Digestionswegs mit ausgeschalteter Roux-Schlinge, terminolaterale Ösophagojejunostomie; 3: Dünndarmpouch (nach Siewert).

Ersatzoperation, motorische f: engl. *muscle-tendon transfer*. Methode zur Behandlung irreversibler Lähmungen, bei der gesunde Muskel-Sehnen-Einheiten auf geschädigte Muskeln umgelagert werden. Nach einer Umlernphase können die Antagonisten vom Patienten als Agonisten eingesetzt werden.
Anwendung:
- z. B. bei ischämischer Kontraktur*
- bei hoher Radialislähmung mit Fallhand Umlagerung von Beuge- auf gelähmte Streckmuskeln (Merle d'Aubigné-Operation)
- bei Peroneuslähmung* Transfer der Sehne des Musculus tibialis posterior zur Wiederherstellung der Funktion des Musculus tibialis anterior (Steigbügelplastik)
- bei Medianusparese durch Opponensplastik*
- bei Axillarisparese* Transfer des Musculus trapezius auf den proximalen Humerus.

Ersatzrhythm m: engl. *escape rhythm*. Passiver heterotoper Herzrhythmus (Erregungsbildungsstörung*) mit Übernahme der Herzschrittmacherfunktion durch ein dem Sinusknoten nachgeschaltetes Automatiezentrum (siehe Herzautomatie*) infolge hochgradiger Erregungsleitungsstörung* (z. B. totaler SA-Block oder AV-Block) oder nomotoper Erregungsbildungsstörung (z. B. Sinusknotenausfall, extreme Sinusbradykardie). Unterschieden werden AV*-Rhythmus und idioventrikulärer Rhythmus*.

Ersatzstimme f: engl. *artificial voice*. Verbale Kommunikationsmöglichkeit nach Laryngektomie* mittels Ösophagusersatzstimme und Atmung über ein Tracheostoma. Ohne Kehlkopf und pulmonalen Atemstrom ist keine normale Stimmgebung möglich, nur ein Pseudoflüstern durch Luft aus dem Mundraum. Eine Ersatzstimme wird im Ösophagus oder über eine Stimmventilprothese erzeugt. Alternativ werden elektronische Sprechhilfen genutzt.
Formen:
- **Ösophagusstimme* (syn. Ruktusstimme):** 1. körpereigene Ersatzstimme (sehr tief klingend) 2. zunächst wird Luft in die untere Speiseröhre (Ösophagus) eingesogen oder mit dem Zungengrund hinuntergedrückt 3. im Anschluss wird die Luft wieder ausgestoßen unter Ausnutzung der Elastizität des Ösophagus, antiperistaltischer Kontraktionen des oberen Ösophagus sowie verstärktem Drucks durch willkürliche Anspannung der Bauchmuskulatur 4. Stimmbildung erfolgt an Schleimhautfalten des oberen Ösophagus oder Hypopharynx (sog. Pseudoglottis) 5. Formung von Lauten und Worten findet wie beim Gesunden in Mund und Pharynx statt 6. mit einer logopädischen Therapie (Stimmtherapie) kann 8–10 Tage nach der Operation versucht werden, die Ösophagusstimme zu erlernen, ist dies nicht möglich (z. B. bei Nervenschädigungen, muskulären oder Koordinationsproblemen, Angst oder Scham) kann ggf. eine Stimmventilprothese eingesetzt werden. Wenn auch dies nicht gelingt, kann eine elektronische Sprechhilfe genutzt werden
- **Stimmventilprothese:** 1. operative Möglichkeit zur Stimmrehabilitation mit körpereigener Ersatzstimme 2. durch Schaffung einer ventilartigen (sog. Shunt) Verbindung zwischen Trachea und dem oberen Ösophagusabschnitt 3. mit der Luft aus der Lunge wird durch das Ventil (Verschluss) die Ösophagusstimmgebung möglich.
- **elektronische Sprechhilfe*:** 1. Geräte zur Erzeugung einer künstlichen Ersatzstimme ohne Luftstrom 2. das Gerät wird am Hals seitlich angesetzt, eingeschaltet und der Ton dann im Vokaltrakt verstärkt und geformt 3. erzeugt einen etwas unnatürlichen, elektronischen Klang, bei guter Artikulation und guter Handhabung des Gerätes ist eine ausreichende Verständlichkeit möglich 4. Handhabung des Gerätes (Ein- und Ausschalten) muss mit der Artikulation kombiniert trainiert werden, der Hals muss die gute, weiche Ansatzstelle besitzen, sonst ist die Qualität der Stimmgebung beeinträchtigt.

Ersatzsystole f: engl. *escape systole*. Einzelne passive heterotope Erregungsbildung als Ersatz für einen ausgefallenen Sinusknotenimpuls (bei längerem Ausfall als Ersatzrhythmus*). Im EKG zeigt sich eine Ersatzsystole als spät einfallende Aktion (im Gegensatz zur vorzeitig in den Grundrhythmus einfallenden Extrasystole*) mit längerem Abstand zum letzten Normalschlag als die normale RR-Intervall.

Erschöpfung, postremissive f: engl. *post-remissive exhaustion*. Erschöpfungszustand, der nach Abklingen einer akuten Psychose oder anderer akuter psychischer Störungen eintreten und in eine Depression übergehen kann (z. B. postschizophrene Depression*). Postremissive Erschöpfung ist klinisch gekennzeichnet durch meist noch in verminderter Ausprägung bestehende Symptome der psychiatrischen Grunderkrankung sowie Zeichen der Erschöpfung.

Erschöpfungsstadium → Anpassungssyndrom, allgemeines

Erschöpfungssyndrom, chronisches → Chronic Fatigue-Syndrom

Erstabstoßungsreaktion → Abstoßungsreaktion

Erste Hilfe f: engl. *first aid*. Erstmaßnahmen durch medizinisch Geschulte oder Laien bei medizinischem Notfall (Unfall, akute Erkrankung, Vergiftung). Erste Hilfe beinhaltet u. a. die Absetzung eines Notrufes zwecks Hilfe und Abtransport, die Lagerung des Patienten, eine vorläufige Wundabdeckung oder Schienung, die gezielte Blutstillung* offener Wunden und ggf. Reanimationsmaßnahmen.
Maßnahmen:
- Ggf. Absicherung der Unfallstelle
- Bergen des Verletzten aus einem Gefahrenbereich
- Absetzen des Notrufes
- Betreuung des Erkrankten oder Verletzten
- Reanimation
- Lagerung (stabile Seitenlagerung*, Kopftieflagerung bei Schock)
- Stillung bedrohlicher Blutungen.

Je nach Art des Notfalls sind spezielle Hilfsmaßnahmen erforderlich, z. B. Eintauchen in kaltes Wasser bei Verbrennungen, Kälteanwendung bei Sportverletzungen. Bei allen Maßnahmen sollte der Helfer an seine eigene Sicherheit denken, z. B. Tragen von Handschuhen bei Versorgung offener Wunden, Unterbrechung der Stromzufuhr bei Elektrounfällen.
Hinweis: Wer trotz Zumutbarkeit keine Erste Hilfe leistet, kann sich nach § 323 c Strafgesetzbuch strafbar machen. Allerdings ist niemand verpflichtet, sich selbst in Gefahr zu begeben. So muss z. B. ein Nichtschwimmer nicht ins Wasser springen, um einen Ertrinkenden zu retten. Die häufig bestehende Befürchtung, für nicht korrekt durchgeführte Hilfsmaßnahmen zur Rechenschaft gezogen zu werden, ist unbegründet. Nur absichtliches Fehlverhalten oder grobe Fahrlässigkeit* führen zu juristischen Konsequenzen. Schäden, die dem Helfer entstehen, sind durch die Gesetzliche Unfallversicherung abgedeckt.

Erstes Schwangerschafts-Trimenon n: engl. *first pregnancy trimester*; syn. Frühe plazentare Phase. Erstes Drittel (Trimenon oder Trimester) der Schwangerschaft, von der Konzeption bis zu 13. SSW reichend. Hierin ist die Embryonalperiode (bis zur 9. SSW) enthalten.

Ersticken n: engl. *suffocation*; syn. Suffocatio. Tod infolge Sauerstoffmangels. Man unterscheidet äußeres Ersticken (z. B. bei Verlegung der Atemwege) von innerem Ersticken (z. B. bei Kohlenmonoxidvergiftung). Behandelt wird je nach Ursache durch Fremdkörperentfernung (z. B. Heimlich*-Handgriff), Freilegung der Atemwege (Tracheotomie*, Reanimation*), Sauerstoffzufuhr, Beatmung* oder Entgiftung.
Ursachen: Äußeres Ersticken:
- Sauerstoffmangel in der Atemluft (z. B. in extremer Höhe)
- Verlegung oder Stenose der Atemwege durch: 1. Aspiration* (einschließlich Ertrinken*) 2. Tumor 3. Entzündung (z. B. Epiglottitis*, Krupp*-Syndrom)
- Lähmung der Thoraxmuskulatur und des Zwerchfells (z. B. durch Muskelrelaxanzien* oder bei Poliomyelitis*)

- Schädigung des Atemzentrums (z. B. bei Morphinintoxikation oder Strangulation*)
- Verhinderung der Atemmuskelbewegungen (z. B. durch Verschüttung).

Inneres Ersticken:
- verminderte O_2-Aufnahme der Erythrozyten* (z. B. bei Vergiftungen mit Kohlenmonoxid)
- Blockade der intrazellulären Atmungskette* (z. B. nach Blausäurevergiftung).

Erstmaßnahmen *f pl*: engl. *first aid arrangements*. Maßnahmen im Rahmen der Ersten* Hilfe bei medizinischem Notfall (Unfall, akute Erkrankung oder Vergiftung) bis zum Eintreffen von Rettungsdienst oder Notarzt.

Vorgehen:
- Eigenschutz: zunächst ist auf eine weitere Gefährdung zu achten (z. B. Straßenverkehr) und diese nach Möglichkeit abzusichern (z. B. Warndreieck und Warnweste).
- Überblick verschaffen: Was ist genau passiert und wie viele Verletzte gibt es?
- Alarmierung: geeignete Rettungsmittel anfordern (europäische Notfallnummer 112) mit der Rückmeldung gemäß der W-Fragen: 1. Wer? 2. Wo? 3. Wie? 4. Was? 5. Wann? 6. Wie viele? 7. Weiteres?
- medizinische Erstbeurteilung des Patienten gemäß ABCD-Schema
- bei Atemstillstand Atemspende*, bei Kreislaufstillstand Reanimation* einleiten
- bei Bewusstlosigkeit Patienten in stabile Seitenlage bringen
- bei stark blutenden Wunden: Blutstillung und ggf. Druckverband anlegen.

Ersttrimester-Screening *n*: engl. *combined test*. Verfahren der Pränataldiagnostik zur Risikoberechnung für Chromosomenstörungen. Zwischen der 11. und 14. SSW werden im mütterlichen Serum die Parameter PAPP-A und freies ß-HCG bestimmt sowie die Nackentransparenz (NT) des Feten sonografisch gemessen. Diese Faktoren fließen zusammen mit dem mütterlichen Alter in die Risikokalkulation ein.
Bewertung: Die Detektionsrate für Feten mit einem Down-Syndrom beträgt 80–90 %, die Rate falsch positiver Befunde liegt bei etwa 5 %. Bei Mehrlingsschwangerschaften ist die Methode nur eingeschränkt aussagekräftig.

Erstversorgung *f*: engl. *primary care*. Maßnahmen im Rahmen des ersten Kontakts mit einem Patienten. Erstversorgung meint z. B. die erste Phase der Akutversorgung durch professionelle Helfer (im Anschluss an Erste* Hilfe durch Laienhelfer), die Erstversorgung eines Neugeborenen, die Versorgung eines neu aufgenommenen Krankenhauspatienten oder die ärztliche Erstversorgung eines Unfallverletzten.

Ertapenem *n*: Breitband-Antibiotikum aus der Gruppe der Carbapeneme* zur intravenösen Infusion. Ertapenem ist wirksam gegen ein breites Spektrum aerober und anaerober Bakterien. Gegen Pseudomonas* aeruginosa, Methicillin-resistente Staphylokokken (MRSA) und gegen Enterokokken* besteht keine Wirksamkeit. Ertapenem gilt aufgrund zahlreicher Nebenwirkungen und Resistenzbildungen zu vermeiden als Reservemittel.
Indikationen:
- Behandlung von Infektionen, die eine parenterale Therapie erfordern, mit Ertapenem-empfindlichen Erregern: 1. intraabdominelle Infektionen 2. Haut- und Weichteilinfektionen beim diabetischen Fuß 3. ambulant erworbene Pneumonie 4. akute gynäkologische Infektionen
- zur Infektionsprophylaxe bei elektiven kolorektalen Eingriffen bei Erwachsenen.

Ertrinken *n*: engl. *drowning*. Primär respiratorische Beeinträchtigung infolge Submersion bzw. Immersion in Flüssigkeit mit Flüssigkeits-Atemgas-Grenzfläche innerhalb des Atemweg*-Eingangs und damit Verhinderung der äußeren Atmung* (siehe Ersticken*).
Ursachen: Meist Unfall (v. a. Kinder), häufig Selbsttötung, selten Tötung (Ertränken). **Pathophysiologie:**
- Submersion bzw. Immersion (Gesicht)
- (reflektorische) Apnoe
- Laryngospasmus
- Hypoxie und Hyperkapnie
- Azidose.

In der Folge kommt es zu einem Sistieren des Laryngospasmus und konsekutiv zur Aspiration mit Perpetuierung sowohl der Hypoxie und Hyperkapnie als auch der Azidose. Dies ist u. a. durch Surfactant-Auswaschung und pulmonale Hypertonie begründet. In den meisten Fällen tritt eine zusätzliche Hypothermie* auf. Letztendlich kommt es zum Herz*-Kreislauf-Stillstand.
Therapie: Sofort Reanimation* nach ABC*-Schema. Bei Ertrinken in kaltem Wasser ist aufgrund verlängerter Ischämietoleranz* unter Umständen auch ein prolongierter Reanimationsversuch aussichtsreich.

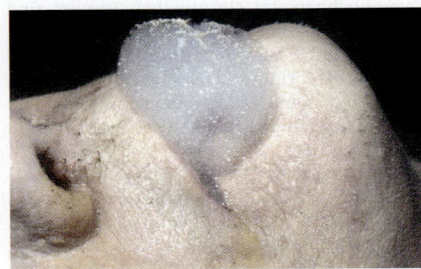

Ertrinken: Schaumpilz. [143]

Obduktionsbefund: Allgemeine Zeichen für Ertrinken:
- Schaumpilz (siehe Abb.) vor Nase und Mund
- subpleurale Kapillarblutungen (sog. Paltauf-Flecke)
- wässriger, dreischichtiger Mageninhalt
- Nachweis von Kieselalgen (Diatomeenprobe*)
- Besonderheiten von Wasserleichen u. a. Waschhaut, Fettwachsbildung (siehe Adipocire*)
- spezifisch für Süßwasserertrinken: Lungenballonierung
- spezifisch für Salzwasserertrinken: Oedema aquosum (siehe Lungenödem*).

Eruktation → Ruktus

Eruption *f*: engl. *skin eruption*. Plötzliches Auftreten und Sichtbarwerden („Ausbruch") eines Hautausschlags*. Im weiteren Sinn wird auch der Ausschlag selbst als Eruption bezeichnet.

Eruptionszyste → Dentitionszyste

Erwachen, dissoziiertes *n*: engl. *dissociative awakening*. Störung der Schlaf-Wach-Regulation, bei der während des Aufwachvorgangs die sensomotorischen Funktionen dissoziiert verfügbar sind, z. B. Erwachen bei voller Wahrnehmung der Umgebung mit gleichzeitiger Unfähigkeit, sich zu bewegen oder zu sprechen, was zu einer erheblichen Angstinduktion führt.
Vorkommen: V. a. bei Narkolepsie*, auch bei psychischen Störungen.

Erwartungsangst *f*: engl. *anticipatory anxiety*; syn. antizipatorische Angst. Angst, die bereits vor Konfrontation mit gefürchteten Objekten, Situationen oder Symptomen auftritt und der ängstlichen Erwartung entspringt, dass ein negatives Erlebnis sich wiederholen könnte. Therapeutische Strategien fokussieren in der Regel auf Konfrontationsverfahren und kognitive Umstrukturierung.

Erwerbsfähigkeit *f*: engl. *earning capacity*. Bezeichnung für die Fähigkeit, seine Arbeitskraft wirtschaftlich zu verwerten bzw. die Erwerbstätigkeit in einem gewissen zeitlichen Mindestumfang auszuüben.
Gesetzliche Rentenversicherung: Erwerbsfähig ist, wer nicht wegen Krankheit oder Behinderung auf absehbare Zeit außerstande ist, unter den üblichen Bedingungen des allgemeinen Arbeitsmarktes mindestens 3 Stunden täglich erwerbstätig zu sein (§ 8 SGB II). Im Gegensatz zur verminderten Erwerbsfähigkeit im Sinne der Rentenversicherung (§ 43 SGB VI) ist die Erwerbsfähigkeit nicht an einen Rentenanspruch gebunden.

Erwerbsminderung *f*: engl. *impairment of earning capacity*. Begriff der GRV, der im § 43 SGB VI des Rentenrechts in der ab 1.1.2001 geltenden Fassung zweistufig definiert wird als teilweise oder volle Erwerbsminderung. Das Leistungsvermögen wird durch eine sozialmedizinische Bewertung auf der Grundlage von medizinischen Befunden und Gutachten festgestellt.

Erwerbsunfähigkeit f: engl. *inability to work*. In der GRV bis zum 31.12.2000 geltende Bezeichnung für die auf nicht absehbare Zeit (über 6 Monate) wegen Krankheit* oder Behinderung* fehlende Fähigkeit, eine Erwerbstätigkeit in gewisser Regelmäßigkeit oder von mehr als nur geringfügigem Ertrag auszuüben, inzwischen ersetzt durch die Bezeichnung Erwerbsminderung*.

Erworbene Hernie f: syn. Hernia acquisita. Durch eine fibromuskuläre Bindegewebsschwäche entstehende Hernierung mit Prädilektionsort in der Leiste (Leistenhernie), im Nabel (Nabelhernie) und im Bereich der Linea alba (epigastrische Hernie). Auch postoperativ auftretend als sogenannte Narbenhernie*.

Erwürgen → Strangulation

Ery: Abk. für Erythrozyt → Erythrozyten

Erysipel n: engl. *erysipelas*; syn. Streptodermia cutanea lymphatica. Akute bakterielle Infektion der Dermis*, meist durch beta-hämolysierende Streptokokken der Gruppe A (Streptococcus*), die mit Schmerzen, Rötung, Schwellung und allgemeinem Krankheitsgefühl einhergeht. Die Diagnosestellung erfolgt meist klinisch, therapiert wird mittels systemischer Antibiose und lokal desinfizierenden Maßnahmen.

Pathogenese: Eindringen der Erreger über Hautverletzung (Mazeration*, Rhagaden* in Zehenzwischenräumen oder im Gesicht) und Ausbreitung über Lymphspalten und Lymphgefäße der Dermis*.

Klinik: Schmerzhafte, scharf begrenzte, ödematöse Rötung mit flammenförmigen Ausläufern und zentraler Rückbildungstendenz (siehe Abb.), z. T. mit Blasen (bullöses Erysipel), Einblutungen (hämorrhagisches Erysipel), Nekrosen* (nekrotisierendes Erysipel) oder Vordringen in die Subkutis* (phlegmonöses Erysipel). Begleiterscheinungen sind regionäre Lymphadenopathie*, allgemeines Krankheitsgefühl, hohes Fieber* und Schüttelfrost*.

Komplikationen:
– Phlegmone*
– nekrotisierende Fasziitis*
– Rezidivneigung mit geringeren Allgemeinerscheinungen und Obliteration der Lymphbahnen mit sekundärem Lymphödem*
– Hautverdickungen (Pachydermie) besonders an Beinen, Lippen, Genitalbereich
– Sepsis*, Endokarditis*, Glomerulonephritis*.

Therapie:
– Bettruhe, Hochlagerung und evtl. Kühlung der betroffenen Extremität
– bei Lokalisation im Gesicht Sprech- und Kauverbot (passierte Kost)
– Analgetika*/Antipyretika* bei Bedarf
– lokal desinfizierende Maßnahmen z. B. mit Chinolinol, Polihexanid, Kaliumpermanganat*
– Sanierung von Eintrittspforten, z. B. einer Onychomykose*, Tinea* pedis
– systemisch Penicillin* V bzw. G je nach Schwere und Verlauf
– bei Mischinfektionen antibiotische Kombinationstherapie oder Gabe eines Cephalosporins*
– Alternativpräparate bei Penicillinallergie* sind z. B. Makrolide (z. B. Roxithromycin*, Clarithromycin*) oder Clindamycin*, bei schwerem Verlauf evtl. Vancomycin*
– bei V. a. Beteiligung gramnegativer Keime (z. B. bei chronischen Ulzera, oder fehlendem Ansprechen auf Penicillin) Therapieversuch mit Aminopenicillin und Betalaktamase-Inhibitor oder Chinolon*
– nach Abklingen der akuten Entzündungsreaktion evtl. Lymphdrainage.

Erysipel der Ohrmuschel n: engl. *erysipelas of the outer ear*; syn. Erysipel des äußeren Ohres. Akute bakterielle Entzündung von Haut und Lymphbahnen der Ohrmuschel. Erreger sind meist Streptokokken, die durch kleinste Verletzungen in die Haut eindringen. Typisch sind eine flächenförmige, scharf begrenzte Rötung und Schmerzen. Häufig bestehen Fieber und Krankheitsgefühl. Behandelt wird antibiotisch über 2 Wochen.

Erkrankung: Ursachen und Erreger:
– meist beta-hämolysierende Streptokokken, vor allem der Gruppe A
– Eintrittspforte sind kleinste Verletzungen, Kratzwunden oder durch Ekzeme* geschädigte Haut.

Klinik:
– scharf begrenzte Rötung der Haut mit Überwärmung
– Fieber und Schüttelfrost
– Krankheitsgefühl
– regionale Lymphknoten häufig beteiligt
– Ohrläppchen und angrenzende Gesichtshaut häufig mitbetroffen (im Gegensatz zur Ohrmuschelperichondritis).

Therapie:
– Antibiotika (Penicillin* G) für 14 Tage; zunächst intravenös, nach 2–3 Tagen oral
– Analgetika (z. B. Ibuprofen* oder Paracetamol*)
– Umschläge mit antiseptischen Lösungen.

Prognose: In der Regel sehr gutes Ansprechen auf die antibiotische Therapie und folgenlose Ausheilung.

Erysipeloid n: engl. *swine erysipelas*; syn. Rotlauf. Hauptsächlich bei Arbeitern in Fleisch-, Geflügel- und Fischbetrieben vorkommende bakterielle Zoonose* durch Infektion mit dem grampositiven Bakterium Erysipelothrix rhusiopathiae im Anschluss an kleine Verletzungen oder enterale Infektion. Differenzialdiagnostisch sollte ein Erysipel* abgegrenzt werden. Die Diagnosestellung erfolgt klinisch-anamnestisch, therapiert wird lokal antiseptisch und systemisch antibiotisch.

Erysipelothrix n: Gattung grampositiver, fakultativ anaerober, unbeweglicher, pleomorpher Stäbchenbakterien der Familie Erysipelotrichaceae (siehe Bakterienklassifikation*). Einzige humanpathogene Spezies ist Erysipelothrix rhusiopathiae, der Erreger des Schweinerotlaufs ist und beim Menschen das Erysipeloid* verursacht. Der Erreger findet sich auch bei Säugetieren und Vögeln. Der Nachweis erfolgt über die Kultur.

Erreger-Empfindlichkeit: Der Erreger ist empfindlich gegen Penicilline.

Erythem n: engl. *erythema*. Lokale Rötung der Haut, bedingt durch eine Hyperämie*. Ursache sind z. B. physikalische Auslöser, Infektionen, entzündliche Prozesse sowie Hauterkrankungen. Erytheme sind im Gegensatz zu Purpura* mit dem Glasspatel wegdrückbar (anämisierbar), siehe Glasspateltest.

Erythema → Erythem

Erythema anulare centrifugum n: engl. *erythema figuratum perstans*; syn. Erythema perstans. Langsam zentrifugal wachsende, ring-, bogen- oder kreisförmige rote Plaques, die zentral abheilen und zentrifugal expandieren, v. a. an Rumpf und proximalen Extremitäten im mittleren Lebensalter. Am ehesten werden sie reaktiv ausgelöst im Rahmen allergischer Reaktionen, maligner Grundleiden, Infektionen oder Autoimmunkrankheiten. Siehe Abb.

Erythema autumnale → Trombidiose

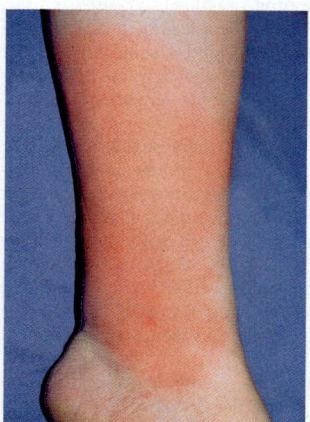

Erysipel: Großflächige Rötung am Unterschenkel. [74]

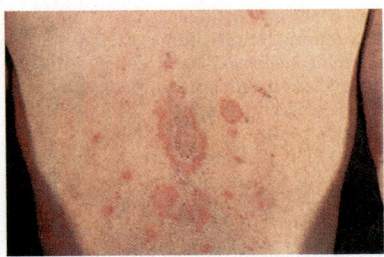

Erythema anulare centrifugum: Herde unterschiedlichen Alters mit hellrotem, leicht erhabenem Rand. [3]

Erythema caloricum → Hitzedermatosen
Erythema chronicum migrans → Erythema migrans
Erythema contusiforme → Erythema nodosum
Erythema exsudativum multiforme *n*: engl. *dermatostomatitis*; syn. Kokardenerythem. Akutes Exanthem mit typischen schießscheibenförmigen Hautveränderungen und möglicher Schleimhautbeteiligung aufgrund einer zytotoxischen Reaktion gegen Keratinozyten. Der Manifestationsgipfel der Erkrankung liegt zwischen der zweiten und vierten Lebensdekade. Die Erkrankung heilt spontan innerhalb weniger Wochen.
Erkrankung: Vorkommen:
– bei Kindern v. a. nach Infekt (z. B. HSV-Infektion, Streptokokken, selten mykotisch)
– bei Erwachsenen: 1. als schwere Arzneimittelreaktion (Überempfindlichkeitsreaktion vom Spät-Typ, z. B. auf Allopurinol, Phenobarbital, Cotrimoxazol, NSAR vom Oxicamtyp) 2. im Rahmen von Tumorerkrankung (B-Zell-Lymphom) oder Autoimmunerkrankung (Lupus erythematodes) 3. genetische Prädisposition (assoziiert mit HLA-DQw3, -DRw53, -AW33; HLA für Human Leukocyte Antigen; siehe HLA*-System).

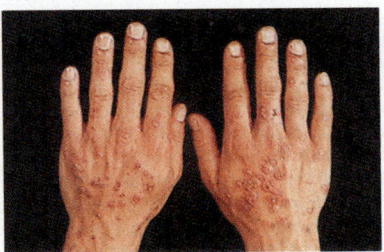

Erythema exsudativum multiforme: Typischer Befund auf den Handrücken. [3]

Klinik: Symptomatik: In der Regel kommt es zu akut auftretenden disseminierten erythematösen Maculae mit scharf begrenzter Quaddel und zentraler Papel und/oder Blase. Innerhalb von 24 Stunden zeigt sich eine Veränderung zu kokardenartigen Plaques durch zentrale Rückbildungstendenz und Einsinken der Effloreszenzen. Auch ein polyzyklisches Konfluieren ist möglich. **Lokalisation:**
– akral (siehe Abb.)
– palmoplantar
– Streckseiten der oberen Extremitäten
– Hals und Gesicht.
Therapie: Symptomatisch, ggf. Behandlung der auslösenden Erkrankung (z. B. mit Aciclovir*).
Erythema induratum Bazin → Tuberkulid
Erythema infectiosum acutum *n*: engl. *erythema infectiosum*; syn. Megalerythem. Meist vor dem 14. Lebensjahr auftretende, durch Tröpfcheninfektion* übertragene, milde und mäßig kontagiöse Virusinfektion mit Parvovirus* B19 und saisonaler Häufung zwischen Juni und November. Die Diagnosestellung erfolgt meist klinisch, die Therapie ist rein symptomatisch.
Erythema marginatum rheumaticum *n*: syn. Erythema anulare rheumaticum. Bläulich rote Ringe v. a. am Rumpf bei < 5 % der Patienten mit akutem rheumatischem Fieber* („Jones-Kriterium") oder z. B. bei Myokarditis oder Glomerulonephritis. Siehe Abb.

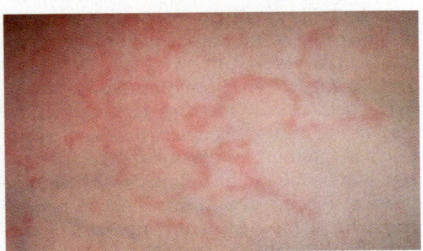

Erythema marginatum rheumaticum: Bläulich rote ring- und girlandenförmige Erytheme. [79]

Erythema migrans *n*: Erythem*, das meist nach einer Inkubationszeit von 10 bis 30 Tagen nach Zeckenstich und Infektion mit Borrelia* burgdorferi auftritt, von der Stichstelle durch zentrifugale Ausbreitung fortschreitet und als Leitsymptom der Lyme*-Borreliose gilt. Die Diagnosestellung erfolgt klinisch, anamnestisch und serologisch, therapiert wird mittels systemischer Antibiose.
Klinik:
– hellroter, langsam wachsender Ring mit zentraler Abblassung (siehe Abb.), der sich im Extremfall über das gesamte Integument ausbreitet, gelegentlich auch multilokulär oder vom Zentrum aus rezidivierend

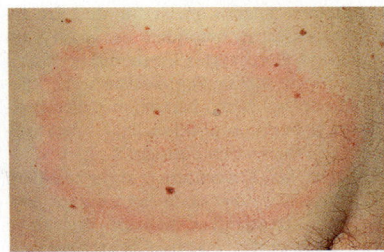

Erythema migrans [74]

– klinisches Bild sehr variabel, diskreter Verlauf und Übersehen von Hauterscheinungen möglich
– im Kindesalter Manifestation vor allem im Kopf- und Halsbereich, oft durch uncharakteristische flüchtige Eritheme
– Dauer von Wochen bis Monaten
– Auftreten einer Lymphadenosis cutis benigna Bäfverstedt möglich: 1. assoziierte Symptome unterschiedlicher Ausprägung sind u. a. Fieber 2. Abgeschlagenheit 3. Kopfschmerzen 4. Nackensteifigkeit 5. begleitende regionäre Lymphknotenschwellung 6. Myalgien* 7. Arthralgien*
– spontane Abheilung nach durchschnittlich 10 Wochen.
Prophylaxe:
– Repellents, geschlossene Kleidung und Schuhe
– frühe Entfernung der Zecke* ziehend mit Pinzette, nicht quetschen oder mit Hausmitteln benetzen.
Erythema multiforme → Erythema exsudativum multiforme
Erythema nodosum *n*: Akut-entzündliche hyperergische Hauterkrankung der Subkutis mit

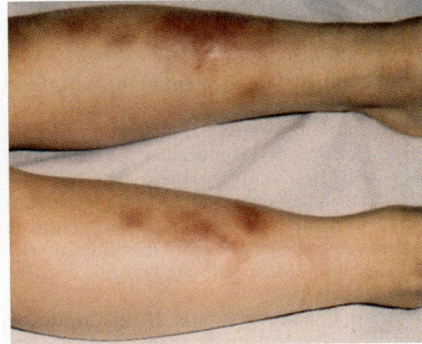

Erythema nodosum: Rote, unscharf begrenzte, gering erhabene Knoten an Unterschenkelstreckseiten. [79]

schmerzhaften Knoten meist an den Unterschenkelstreckseiten, besonders bei Frauen im Frühjahr und Herbst. Das Erythema nodosum ist die häufigste septale Pannikulitis*. Die Therapie besteht aus Bettruhe und der Verabreichung von Salicylaten und lokalen Glukokortikoiden. Die Prognose ist günstig.

Klinik: Meist bei Erwachsenen zwischen dem 20.–40 Lebensjahr, aber auch bei Kindern und Jugendlichen, treten über mehrere Tage neue rote, bis 5 cm große, unscharf begrenzte und nur gering erhabene, druckschmerzhafte Knoten auf von teigig-derber Konsistenz (siehe Abb.) symmetrisch bilateral auf, vor allem an Unterschenkelstreckseiten, Knie- und Fußgelenk, seltener Unterarmen und Gesäß. Häufig bestehen allgemeines Krankheitsgefühl, Kopf- und Gelenkschmerzen, Fieber, Entzündungslabor (hohe BSG).

Diagnostik:
- typisches klinisches Bild
- histologische Sicherung: 1. in frühen Läsionen neutrophile und lymphozytäre Infiltrate mit Ödem der Fettgewebesepten, Gefäßschwellung, Hämorrhagien 2. im Vollstadium granulomatöse Reaktion des Fettgewebes und fibrotische Umwandlung der Fettgewebssepten
- Labor: 1. Bestimmung von Entzündungsparametern (BSG, Leukozyten, CRP) 2. Fokussuche (z. B. Streptokokken-, Yersinienserologie).

Therapie: Behandlung der Grunderkrankung. In schweren Fällen Bettruhe (stationäre Aufnahme).
- topische Glukokortikoide
- konsequente Kompressionstherapie (Pütter-Verbände)
- antiphlogistisch oral Ibuprofen oder Acetylsalicyläure
- in schweren Fällen systemische Glukokortikoide in mittelhoher Dosierung
- bei Enteritis regionalis Crohn-assoziiertem, therapierefraktärem Erythema nodosum orales Kaliumjodid.

Erythema palmare et plantare hereditarium symmetricum n: engl. Lane's disease; syn. Palmar-Syndrom. Autosomal-dominant vererbte Erytheme beider Handflächen (besonders im Bereich Thenar* und Hypothenar*) und seltener der Fußsohlen durch vermehrte Kapillarbildung und Anastomosierungen. Die Erytheme treten überwiegend beim männlichen Geschlecht auf. Eine spezifische Therapie ist nicht erforderlich.

Erythema palmoplantare hereditarium n: syn. erworbenes palmoplantares Erythem. Erworbenes Erythem* der Handflächen und Fußsohlen, das häufig begleitend bei verschieden Erkrankungen, wie z. B. chronischen Lebererkrankungen, chronischer Polyarthritis, Karzinomen*, systemischem Lupus* erythematodes, und Morbus* Crohn, sowie während der Schwangerschaft* vorkommt. Der genaue Pathomechanismus ist ungeklärt. Therapiert wird die jeweilige Grunderkrankung.

Erkrankung: Ätiologie:
- häufig als Symptom einer Erkrankung, wie: 1. Leberzirrhose* 2. rheumatoider Arthritis* 3. Karzinomen* 4. chronische interstitielle Lungenkrankheiten* 5. Mononucleosis* infectiosa 6. systemischer Lupus* erythematodes 7. Colitis* ulcerosa 8. Morbus* Crohn 9. Diabetes* mellitus
- vorübergehend während einer Schwangerschaft* mit Rückbildung nach der Entbindung
- selten: hereditäres Palmoplantarerythem ohne weitere Symptomatik (Erythema* palmare et plantare hereditarium symmetricum).

Erythematodes integumentalis → Lupus erythematodes, kutaner

Erythematodes-Phänomen → LE-Phänomen

Erythematodes visceralis → Lupus erythematodes, systemischer

Erythemdosis, minimale f: engl. minimal erythema dose. Bestrahlungsdosis, die bei definierter Wellenlänge (UV-A, UV-B, zu prüfendes Mischspektrum bestimmter Lichtquellen) ein gerade noch sichtbares Erythem* auslöst. Die Ablesung erfolgt unmittelbar und nach festgesetzten Zeitintervallen. Die Bestimmung der minimalen Erythemdosis dient zur Planung einer Lichttherapie*.

Erythrasma n: syn. Baerensprungsche Krankheit. Oberflächliche, meist asymptomatische Infektion der Haut mit pigmentproduzierendem Corynebacterium* minutissimum. Die Diagnosestellung erfolgt klinisch unter Woodlicht-Inspektion, therapiert wird mittels Hygienemaßnahmen zur Milieusanierung und antimykotischer Lokaltherapie.

Klinik: Scharf begrenzte, polyzyklische, rötlich braune, leicht schuppende Flecken oder flache Plaques im Bereich intertriginöser Areale wie Leisten, Oberschenkelinnenseiten (Anliegeseiten des Skrotums), Skrotum*, Labien, Axillen (siehe Abb.), Zehenzwischenräumen, Perianalregion und submammär. Bromhidrose ist eine häufige Begleiterscheinung.

Therapie:
- regelmäßige Reinigung mit sauren Waschsyndets zur Milieusanierung
- Meidung von fetthaltigen Salben (Okklusionseffekt)
- externe Azolantimykotika, z. B. Clotrimazol, Ketoconazol*, Bifonazol oder
- Erythromycin*-Präparate oder
- in schweren Fällen (selten) systemische Therapie mittels Erythromycin*p. o.
- Rezidive häufig.

Erythroblasten m pl: engl. erythroblasts. Kernhaltige Vorstufen der Erythrozyten*. Während ihrer Entwicklung durch Reifung und Teilung (Erythrozytopoese*) wird der Kern pyknotisch und schließlich aus der Zelle als Ganzes ausgestoßen. Im Zytoplasma* findet gleichzeitig die Hämoglobinbildung statt.

Vorkommen:
- im postfetalen Leben normalerweise nur im Knochenmark
- unter pathologischen Bedingungen auch im peripheren Blut, z. B. bei: 1. extramedullärer Hämatopoese* 2. Zerstörung der Knochenmarkstruktur durch Metastasen 3. stark gesteigerter Erythrozytenneubildung nach Blutungen und bei akuten hämolytischen Anämien* (insbesondere bei aktiver Hämolyse*).

Erythrocyanosis crurum puellarum f: Sonderform der Akrozyanose*. Betroffene zeigen livide Erytheme mit teigigen Infiltraten, evtl. mit follikulärer Betonung (Perniosis follicularis), besonders im unteren Unterschenkeldrittel (lateral) sowie an der Innenfläche der Knie und Oberschenkel. Es betrifft meist adipöse Mädchen im Pubertätsalter und wird begünstigt durch hormonale Störungen und Kälteeinwirkung.

Erythrodermie f: engl. erythrodermia; syn. exfoliative Dermatitis. Sammelbezeichnung für schwere Dermatosen unterschiedlicher Ätiologie mit generalisierter Hautrötung (> 90 %) meist mit Schuppung und Juckreiz. Eine Erythrodermie ist potenziell lebensbedrohlich (insbesondere im Säuglingsalter) durch transepidermalen Wasserverlust, Wärmeverlust, Eiweißverlust und hohes Infektionsrisiko. Behandelt wird entsprechend der Ursache.

Erythrodontie f: engl. erythrodontia. Zahnveränderungen bei Porphyrie*. Bei Tageslicht zeigt sich eine braune, braunrote oder gelbliche Färbung des Zahnes, im UV-Licht Rotfluoreszenz.

erythrohepatische Porphyrie → Protoporphyrie, erythropoetische

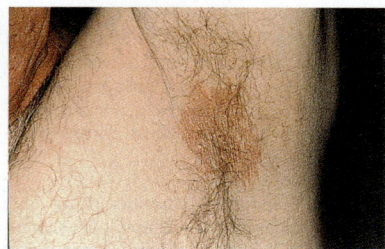

Erythrasma: Umschriebene, braunrote Verfärbung der Axilla links. [70]

Erythrolyse → Hämolyse

Erythromelie *f*: engl. *erythromelia*. Blau-schwarze Zyanose* der Akren bei Akrodermatitis* chronica atrophicans im Spätstadium einer (unbehandelten) Lyme*-Borreliose.

Erythromycin *n*: Makrolid*-Antibiotikum mit zumeist bakteriostatischer Wirkung gegen grampositive und einige gramnegative Erreger sowie gegen Mycoplasmen, Chlamydien und Legionellen. Erythromycin wird peroral, intravenös und äußerlich angewendet. Da das Wirkspektrum von Erythromycin dem Wirkspektrum von Penicillin G ähnelt, wird es häufig als Reservemittel bei Penicillin-Überempfindlichkeit eingesetzt.

Erythrophagen *m pl*: engl. *erythrophages*. Makrophagen*, die in Knochenmark, Milz, Leber, Lunge u. a. Organen Erythrozyten* abbauen. Erythrophagen werden manchmal auch im Blut nachgewiesen und kommen bei immunologisch bedingten hämolytischen Anämien* vor.

Erythrophobie *f*: engl. *erythrophobia*; syn. Errötungsfurcht. Übertriebene Furcht zu erröten, ohne dass ein Erröten feststellbar sein muss, wobei die Erythrophobie das Erröten teilweise erst auslöst. Erythrophobie ist besonders im Jugendalter ein häufiges Symptom der sozialen Phobie* (selten spezifische Phobie*). Betroffene meiden Kontakt und ziehen sich sozial zurück. Behandelt wird verhaltenstherapeutisch.

Erythroplakie [Gynäkologie] *f*: engl. *erythroplakia*. Rote, fleckförmige Schleimhautveränderung der Portiooberfläche, diagnostiziert im Rahmen der Kolposkopie*. Abzugrenzen sind Portioerosion*, Ektopia cervicis und Zervixkarzinom*.

Erythroplasie Queyrat *f*: engl. *erythroplasia of Queyrat*. Carcinoma* in situ des Übergangsepithels und der Schleimhaut von Eichel, innerem Vorhautblatt, Klitoris, Vulva, selten Mundschleimhaut oder Anus. Die Erythroplasie Queyrat entspricht histologisch der Bowen*-Krankheit. Oft entwickeln sich ein Plattenepithelkarzinom* und frühe Metastasen. Behandelt wird mittels Exzision und evtl. Strahlentherapie. Sorgfältige Kontrollen sind erforderlich. **Pathologie:** Rundliche oder ovale, feucht glänzende, scharf begrenzte, dunkelrote, samtartig weiche, wenig erhabene bis münzengroße Herde (siehe Abb.). **Differenzialdiagnose:** Balanitis bzw. Vulvitis chronica plasmacellularis.

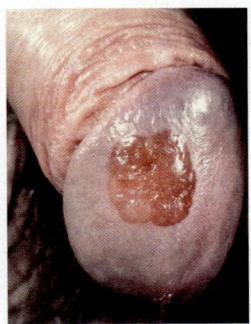

Erythroplasie Queyrat: Lokalisation an der Glans penis. [183]

Erythropoese → Erythrozytopoese

Erythropoetin *n*: engl. *erythropoiesis stimulating factor* (Abk. ESF); syn. Epoetin; Abk. EPO. Glykoprotein-Hormon, das die Differenzierung hämatopoetischer Stammzellen* kontrolliert und die Erythrozytopoese* beschleunigt. Verminderte EPO-Synthese führt zur Anämie* und weist häufig auf eine Niereninsuffizienz* hin. Erhöhte EPO-Werte zeigen sich beispielsweise bei Gewebehypoxie, Nierenzellkarzinom* und Androgen-Behandlung. Labormedizinisch bestimmt wird EPO zur Differenzialdiagnostik von Anämien und Polyglobulie*-Diagnostik.

Physiologie: Regulation:
– Fibroblasten der Nieren registrieren sinkenden renalen Sauerstoffpartialdruck und inaktivieren Hydroxylasen, die den Transkriptionsfaktor HIF (Hypoxie-induzierter Faktor) hydroxylieren
– folglich wird der proteasomale Abbau von HIF vermindert, was die Transkriptionsrate des EPO-Gens erhöht
– nachfolgend steigt die EPO-Produktion und Ausschüttung

Wirkung:
– zentraler Regulator der Erythrozytenneubildung, der an allen Phasen der Erythropoese beteiligt ist (Hauptwirkung auf der Ebene der Erythrozyten-Vorläuferzellen)
– nach der Bindung von EPO an seinen Rezeptor auf der Zellmembran aktiviert es Signaltransduktionswege (somit stimuliert es auch die Erythrozytenproliferation)

Indikation zur Laborwertbestimmung:
– Differenzialdiagnostik renaler und nicht-renaler Anämien
– Polyglobulie*-Diagnostik
– Therapie-Kontrolle bei EPO-Substitution.

Bewertung:
– **erhöhte Werte: 1.** reaktiv bei Hypoxie* **2.** paraneoplastische Erhöhung, z. B. Nierenzellkarzinom **3.** Polyglobulie **4.** endokrinologische Erkrankungen, z. B. Phäochromozytom*, adrenogenitales Syndrom*, Morbus Cushing (siehe Cushing*-Syndrom) **5.** Anämie nicht renaler Genese **6.** iatrogen*: Androgene*, Anabolika*
– **erniedrigte Werte: 1.** Niereninsuffizienz, renale Anämie **2.** Polycythaemia* vera **3.** Tumoranämie*.

Erythroprosopalgie → Cluster-Kopfschmerz

Erythropsie *f*: engl. *erythropsia*. Erworbene Farbsinnstörung (Chromopsie*), bei der alles rötlich gesehen wird. Ursachen sind starke Blendung*, Linsenverlust nach der Operation des grauen Stars (Katarakt*) und Schneeblindheit. Zur Prävention bei zu starker Sonneneinstrahlung und nach Kataraktoperationen eignet sich das Tragen einer Sonnenbrille.

Erythropsin → Rhodopsin

Erythrose pigmentée péribuccale *f*: Periorale, postinflammatorische Hyperpigmentierung, vermutlich als fototoxische Reaktion auf Kosmetika.

Erythrotin → Vitamin B_{12}

Erythrozytäre Antikörper *f pl*: syn. Erythrozytäre AK. Irreguläre Antikörper* gegen Antigene der roten Blutkörperchen, die nicht das AB0-System betreffen. Solche Antikörper treten vorwiegend durch Immunisierung* nach Kontakt mit Fremdblut, z. B. bei Schwangerschaft oder Bluttransfusion*, selten auch medikamenteninduziert oder spontan auf. Der Suchtest ist bei jeder Blutgruppenbestimmung* und in der Mutterschaftsvorsorge vorgeschrieben.

Erythrozyten *m pl*: engl. *erythrocytes*. Rote Blutkörperchen, die sich im Rahmen der Erythrozytopoese* aus Erythroblasten* entwickeln und im ungefärbten Blutausstrich bei mikroskopischer Untersuchung als runde, blasse, scheibenförmige, kernlose Zellen mit zentraler Aufhellung (Delle) darstellen. Funktion der Erythrozyten ist der Sauerstofftransport im Blut, in geringerem Umfang auch der Kohlendioxidtransport.

Hintergrund: Entwicklung:
– physiologisch tägliche Neubildung von 1/120 der Erythrozyten
– das entspricht einer Retikulozytenzahl von 10 ‰ oder 50 000/mm³
– Erythrozytenlebensdauer ca. 120 Tage
– Abbau der überalterten Erythrozyten (Rigidität der Zellmembran) in der Milz (Hämolyse*).

Labordiagnostik:
– Die Erythrozytenzahl wird in einem bestimmten Blutvolumen durch Zählung (Zählkammer oder Zählautomat) ermittelt (es wird die Erythrozytenkonzentration bestimmt).
– Der Hämoglobingehalt der Erythrozyten wird aus Hämoglobinwert und Erythrozytenzahl errechnet (MCH).
– Auch das mittlere Volumen des einzelnen Erythrozyten (MCV) und die mittlere Hämoglobinkonzentration (MCHC) können errechnet werden.

Klinische Bedeutung:
– Pathologische Veränderungen der Erythrozyten betreffen u. a.: **1.** Anzahl (Anämie, Polyglobulie) oder Konzentration im Blut

(Pseudopolyglobulie) 2. Größe (Anisozytose, Makrozytose, Mikrozytose) 3. Form (Elliptozytose, Drepanozytose, Target-Zellen, Poikilozytose usw.) 4. Hämoglobingehalt (Hypochromie, Hyperchromie) 5. Färbbarkeit (Basophilie, basophile Tüpfelung, Achromozyten).
- Die Hämoglobinbildung kann quantitativ oder qualitativ verändert (z. B. bei Thalassämien, Hämoglobinopathien) oder durch Eisenverwertungsstörungen (z. B. bei sideroblastischer Anämie, Blei-Intoxikation) gestört sein.
- Die Transportfunktion des Hämoglobins kann bei bestimmten Krankheiten (u. a. bei Methämoglobinämie, einigen Hämoglobinopathien*, auch bei Kohlenmonoxidintoxikation) verändert sein, ebenso die Ausstattung mit Enzymen (Erythrozytenenzymopathien).
- Antikörper (z. B. reguläre und irreguläre Blutgruppenantikörper) sowie physikalische Einflüsse (z. B. künstlicher Herzklappenersatz, Verbrennungen) können zu einer pathologisch gesteigerten Hämolyse führen.

Erythrozytenabbau → Hämolyse

Erythrozytenagglutination → Hämagglutination

Erythrozytenaggregation → Sludge-Phänomen

Erythrozytenbildung → Erythrozytopoese

Erythrozyten-Enzymopathien f pl: engl. *erythrocytic enzymopathies*; syn. enzymopenische Erythropathien oder Anämien. Erbliche Störungen des Erythrozytenstoffwechsels durch Enzymausfall mit ausgeprägter Anämie*, bei schweren Verlaufsformen zusätzlich mit aplastischer Krise* und Splenomegalie*. Die Therapie besteht neben der Vermeidung auslösender Noxen v. a. aus Erythrozytentransfusion und Folsäuresubstitution. Bei schwerem Verlauf ist ggf. eine Splenektomie* angezeigt.

Erythrozytenindizes m pl: Im Rahmen des Blutbilds* aus Erythrozytenzahl (RBC), Hämoglobin* (HGB) und Hämatokrit* (HKT) ermittelte Parameter. Sie dienen der Differenzialdiagnose von Anämien* und beinhalten das mittlere korpuskuläre Volumen (MCV), den mittleren korpuskulären Hämoglobingehalt (MCH), die mittlere korpuskuläre Hämoglobinkonzentration (MCHC) und die Erythrozytenverteilungsbreite (RDW).

Erythrozytenkonzentrat n: Aus menschlichem Spender-Vollblut* gewonnene Blutkonserve* zur Transfusions-Therapie bei akuter oder chronischer Anämie*. Erythrozytenkonzentrat enthält Erythrozyten* und eine stabilisierende Additivlösung, beispielsweise SAGM*-Additivlösung oder PAGGS*-M-Additivlösung. Die Lagerungsfähigkeit beträgt 28–49 Tage. Es stehen verschiedene Formen von Erythrozytenkonzentraten für spezielle Indikationen zur Verfügung. Standartprodukt ist leukozytendepletiertes Erythrozytenkonzentrat.

Erythrozytenlebensdauer f: engl. *lifespan of erythrocytes*. Zeit bis zum Zerfall oder Abbau der Erythrozyten*. Bei Erwachsenen beträgt die Erythrozytenlebensdauer ca. 120 Tage, bei Neugeborenen hingegen 70–90 Tage.
Bestimmung: Die Erythrozytenlebensdauer wird bestimmt, indem in vitro radioaktiv markierte Erythrozyten (^{51}Cr, ^{59}Fe) parenteral verabreicht werden und im Anschluss Aktivitätsmessungen in Blut oder Harn (und evtl. über der Körperoberfläche zur Lokalisation des Erythrozytenabbaus) erfolgen.

Erythrozytenmembrandefekte m pl: engl. *erythrocyte membrane defects*. Angeborene Formen der hämolytischen Anämie*. Hierzu zählen u. a. hereditäre Sphärozytose*, hereditäre Elliptozytose* und hereditäre Akanthozytose (z. B. bei Abeta-Lipoproteinämie oder Neuroakanthozytose).

Erythrozytensediment → Erythrozytenkonzentrat

Erythrozytensedimentationsrate → Blutkörperchensenkungsgeschwindigkeit

Erythrozytenverteilungskurve → Price-Jones-Kurve

Erythrozytenvolumen n: engl. *packed cell volume*. Gesamtvolumen der im Blut zirkulierenden Erythrozyten. Es wird bestimmt durch i. v. Injektion radioaktiv (^{51}Cr, ^{32}P) markierter autogener Erythrozyten. Der Referenzbereich für Frauen liegt bei 20–22 ml/kg KG, für Männern bei 25–27 ml/kg KG.

Erythrozytolyse → Hämolyse

Erythrozytopoese f: engl. *erythropoiesis*; syn. Erythropoese. Bildung und Entwicklung der Erythrozyten* im Rahmen der Hämatopoese* im Knochenmark. Die Erythropoese ist gesteigert bei Höhenaufenthalt, nach Blutverlust und bei hämolytischer Anämie, vermindert bei aplastischer Anämie, megaloblastär bei Cobalamin- oder Folsäuremangel* sowie ineffektiv bei Thalassaemia major (Thalassämie*), sideroachrestischer Anämie* und myelodysplastischem Syndrom.*
Hinweis: Sie wird wesentlich durch das Peptidhormon Erythropoietin reguliert.

Erythrozyturie → Hämaturie

Erziehungsmaßregeln f pl: Sanktionen im Jugendstrafrecht. Es handelt sich um Erteilung von Weisungen, Anordnung einer Erziehungsbeistandschaft oder der Hilfe zur Erziehung. Erziehungsmaßregeln stellen keine Strafe dar.

Erziehungsstil m: engl. *manner of education*. Muster von Einstellungen, Handlungsweisen und Ausdrucksformen, das die Art der Interaktion zwischen Erziehungspersonen (Eltern, andere Bezugspersonen, Erzieher, Lehrer) und Kindern und Jugendlichen kennzeichnet und mit dem im Rahmen der Sozialisation Werte, Verhaltensweisen, Kenntnisse und Sozialverhalten vermittelt werden.
Einteilung: Man unterscheidet 4 Hauptstile:
- **autoritärer** Erziehungsstil: 1. bietet Kindern und Jugendlichen wenig Raum für eigene Entscheidungen und Vorstellungen 2. fordert die Erfüllung und Einhaltung von Vorgaben (Regeln, Anforderungen) 3. wird vornehmlich über Belohnung und Bestrafung vermittelt, da von Seiten des Erziehenden nicht auf Überzeugung gesetzt wird 4. begünstigt Probleme bei der Zuschreibung von eigenen Kompetenzen, Selbstsicherheit und Selbstwertgefühl sowie im Umgang mit eigenen Aggressionen und deren Kontrolle
- **demokratischer** Erziehungsstil: 1. strebt eine eher partnerschaftliche Beziehung an 2. gibt Regeln vor, setzt sich aber auch über diese auseinander 3. steht Kindern und Jugendlichen Entscheidungsraum zu 4. begünstigt selbstverantwortliches Verhalten aber auch Überforderung
- **Laissez-faire**-Erziehungsstil: 1. bietet wenig Vorgaben, Lenkung und Kontrolle 2. lässt Kinder und Jugendliche ohne einschränkende Maßnahmen selbst steuern und entfalten 3. begünstigt spätere Schwierigkeiten in der Wahrnehmung und Einhaltung von Regeln (z. B. Impulskontrolle, Umgang mit eigenen Aggressionen)
- **entwürdigender** Erziehungsstil: 1. geprägt durch physische und/oder psychische Gewalt 2. missachtet die Grundsätze der Menschenwürde 3. begünstigt vielfältige psychische und/oder körperliche Traumata (z. B. posttraumatische* Belastungsstörung).

Die beschriebenen Erziehungsstile sind als prototypische Beschreibungen zu verstehen. In der Regel (mit Ausnahme des entwürdigenden Erziehungsstils) bestehen sie aus Mischformen, die unterschiedliche Komponenten integrieren.

ES: Abk. für → Extrasystole

Es [Psychoanalyse]: engl. *id*. In der psychoanalytischen Theorie psychische Instanz, die den unbewussten Anteil der Psyche repräsentiert und Triebe bzw. Wünsche umfasst, deren Inhalte z. B. in Traum* oder Fehlleistung zum Ausdruck kommen.

Escape-Phänomen n: engl. *escape phenomenon*. Nachlassen oder Verschwinden von physiologischen Effekten und Wirkungen nach wiederholter (längerfristiger) Einwirkung physikalischer oder (bio-)chemischer Reize auf den Organismus durch kontinuierliche Wirkung kompensatorischer (antagonistischer) Mechanismen.

Escharotomie f: engl. *escharotomia*. Inzidieren (einschneiden) nekrotischer Haut oder Unterhautareale an Hals, Rumpf und Extremitäten

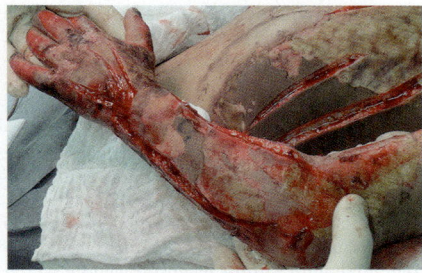

Escharotomie Abb. 1: Thorakal und am rechten Unterarm bei Verbrennung Grad 3. [73]

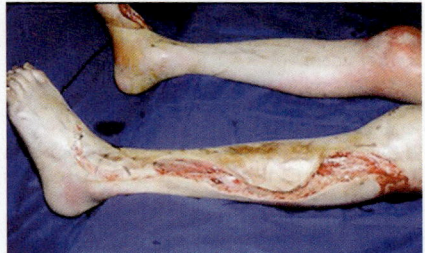

Escharotomie Abb. 2: Unterschenkel links. [73]

zur Prophylaxe oder ggf. Therapie eines Kompartmentsyndroms*. Die Escharotomie wird angewandt nach zirkulärer Verbrennung*, Verbrühung*, Erfrierung* oder chemischer Schädigung und dadurch verursachter Schrumpfung des Hautmantels. Siehe Abb. 1 und Abb. 2.

Escherichia *n*: Gattung gramnegativer, beweglicher Stäbchenbakterien der Familie Enterobacteriaceae* (siehe Bakterienklassifikation*). Escherichia-Spezies kommen im unteren Intestinaltrakt von Tieren und Menschen vor. Die bedeutendste Spezies ist E. coli (sog. Kolibakterien), andere, wie E. fergusonii, sind selten. Der Nachweis wird über die Kultur geführt, ggf. auch über einen Toxinnachweis.

Erreger: Übertragung: Infektionen erfolgen endogen (über körpereigene Escherichien) sowie exogen (z. B. EHEC von Rindern, Zootieren über orale Aufnahme von Fäkalien, z. B. durch Streicheln von kontaminiertem Fell oder über kontaminierte Lebensmittel und Wasser).

Medizinische Bedeutung: Kolibakterien sind Erreger verschiedener bakterieller Infektionen der Menschen, die grob in zwei Untergruppen eingeteilt werden können:
- **extraintestinale Symptomatik:** häufigster bakterieller Erreger von Harnwegsinfektionen, des Weiteren abdominale Infektionen, Pneumonien, Sepsis, Meningitis des Neugeborenen
- **intestinale Symptomatik:** 1. enteropathogene Escherichia-coli-Stämme (EPEC): verursachen die Säuglingsenteritis 2. enterotoxische Escherichia-coli-Stämme (ETEC): verursachen choleraähnliche Durchfallerkrankungen (Reisediarrhö, „Montezumas Rache") bei Säuglingen, Kindern und Erwachsenen durch Bildung zweier Enterotoxine 3. enteroinvasive Escherichia-coli-Stämme (EIEC): verursachen shigelloide Durchfallerkrankungen (Shigellose*) v. a. bei Kindern und Erwachsenen 4. enterohämorrhagische Escherichia-coli-Stämme (EHEC): verursachen hämorrhagische Kolitis und können besonders bei Kindern das Hämolytisch-urämische Syndrom* (HUS) auslösen.

Erreger-Empfindlichkeit: Wenn eine Antibiose angezeigt ist, dann möglichst nach Resistenztestung, denn: „Wildtypen" von E. coli sind sensibel auf viele Antibiotika, ein zunehmendes und ernstes Problem sind jedoch multiresistente Stämme von E. coli, die heute unter den Begriff „**MRGN**" = **M**ulti**r**esistente **g**ram**n**egative Bakterien fallen. Hier liegen zahlreiche Resistenzen vor z. B. gegen Penicilline*, Cephalosporine*, Fluorchinolone und Carbapeneme*.

Escherichia coli *f*: syn. Bacterium coli. Gramnegatives gerades Stäbchen-Bakterium mit peritricher Begeißelung. E. coli hat als Verursacher von gastrointestinalen Erkrankungen und Harnwegsinfektionen große medizinische Bedeutung. Der Erreger ist sensitiv für Aminopenicilline, Cephalosporine*, Chinolone* und Cotrimoxazol. Für den Nachweis von darmpathogenen Stämmen wie EHEC besteht Meldepflicht* nach § 7 des Infektionsschutzgesetzes*.

Klinische Bedeutung: Extraintestinale Erkrankungen:
- uropathogene E.-coli-Stämme (Abk. UPEC) sind häufigster bakterieller Erreger von Harnwegsinfektionen
- Gallenwegs- oder Gallenblasenentzündungen
- Appendizitis*
- Peritonitis*
- Sepsis*
- Wundinfektionen
- Meningitis* bei Säuglingen (v. a. durch K1-Stämme).

Escherichia-coli-Infektion *f*: syn. E. coli Infektionen. Infektion mit gramnegativen, fakultativ anaeroben Stäbchenbakterien. Man unterscheidet extraintestinale Infektionen durch fakultativ pathogene Stämme (Bestandteil der physiologischen Darmflora) von intraintestinalen Infektionen durch obligat pathogene Stämme. Diagnostiziert wird u. a. durch Erregeranzucht und -differenzierung, therapiert je nach Erreger und Erkrankung symptomatisch oder antibiotisch.

Klinik: Fakultativ pathogene Escherichia-coli-Stämme sind Bestandteil der physiologischen Darmflora und können je nach Stamm und evtl. vorhandenen Virulenzfaktoren opportunistische Infektionen verursachen, z. B.
- Wundinfektionen
- Harnwegsinfektionen
- Sepsis.

Obligat pathogene Stämme: EPEC
- nichtblutige wässrige (Säuglings)diarrhö mit Schleimbeimengungen
- meist selbstlimitierender Verlauf nach einer Dauer von 10–14 Tagen.

ETEC
- Durchfallerkrankung mit leichter bis massiver, choleraähnlicher, wässriger Diarrhö (Reisediarrhö*)
- krampfartige Bauchschmerzen
- meist selbstlimitierender Verlauf nach einer Dauer von ca. 5 Tagen.

EHEC
- Variabler Verlauf von infektiöser Gastroenteritis mit milder, nichtblutiger Diarrhö bis zu hämorrhagischer Kolitis mit krampfartigen Bauchschmerzen, zunächst wässriger (Dauer 0–8 Tage), übergehend in blutige Diarrhö
- ggf. Fieber und Erbrechen
- krampfartige Bauchschmerzen
- **Komplikation:** 5–12 Tage nach Symptombeginn Hämolytisch urämisches Syndrom* (HUS) oder neurologische Symptome.

EAEC und DAEC
- wässrige Diarrhö
- häufig chronische Entwicklung mit z. T. blutigen Stühlen und Fieber über mehr als 2 Wochen.

EIEC
- blutig-schleimige, ruhrähnliche Diarrhö
- bei mildem Verlauf nur wässrige Diarrhö mit einer Dauer von 1–14 Tagen
- Fieber.

Therapie:
- meist symptomatische Therapie mit Wasser- und Elektrolytsubstitution
- in Ausnahmefällen (z. B. schwerer Verlauf) Antibiotika
- cave: bei akuter EHEC-Infektion sind Antibiotika wegen verlängerter Ausscheidung und Stimulation der Toxinbildung nicht indiziert → Gefahr des Nierenversagens.

Escitalopram *n*: Antriebssteigerndes Antidepressivum aus der Gruppe der selektiven Serotonin-Wiederaufnahmehemmer (SSRI), das oral eingesetzt wird bei depressiven* Störungen, Panikstörungen* mit oder ohne Agoraphobie*, sozialen und generalisierten Angststörungen* sowie Zwangsstörungen*. Escitalopram ist gegenüber trizyklischen Antidepressiva bei gleicher antidepressiver Wirksamkeit besser verträglich.

ESIM: Abk. für elastisch stabile intramedulläre Markraumschienung → Markraumschienung, dynamische

ESIN: Abk. für engl. elastic stable intramedullary nailing → Markraumschienung, dynamische

Eskapismus *m*: engl. *escapism*. Tendenz, sich (unangenehmen Dingen) zu entziehen, auszuweichen.

Esketamin → Ketamin

Esmarch-Blutleere *f*: engl. *tourniquet ischemia*. Verfahren zur Erzielung einer Blutleere in einer Extremität durch Anheben und Ausstreichen der Extremität, Auswickeln mit Gummibinden (Esmarch-Binden) von distal nach proximal und Anlegen einer Druckluftmanschette zur Unterbrechung des arteriellen Blutflusses. Ziele sind die Optimierung der intraoperativen Sicht und die Minimierung von intraoperativem Blutverlust.

Esmarch-Handgriff *m*: engl. *Esmarch maneuver*; syn. Esmarch-Heiberg-Handgriff. Vorschieben des Unterkiefers bei überstrecktem (rekliniertem) Kopf, so dass die untere Zahnreihe vor die obere kommt. Der Esmarch-Handgriff dient dem Freimachen der Atemwege (verhindert das Zurücksinken der Zunge) und dem Öffnen des Mundes bei Bewusstlosen. Siehe Abb.

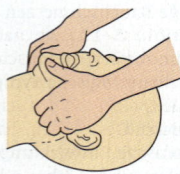

Esmarch-Handgriff

Esmolol *n*: Antihypertensivum und Antiarrhythmikum (Klasse II) aus der Gruppe der kardioselektiven Beta*-Blocker, das die Bindung von Adrenalin* und Noradrenalin* an Beta-1-Rezeptoren hemmt und somit negativ inotrop, chronotrop und dromotrop wirkt. Esmolol wird intravenös eingesetzt bei Herzrhythmusstörungen*, Hypertonie sowie zur Prophylaxe einer Tachykardie* im Rahmen operativer Eingriffe.

Indikationen:
- Herzrhythmusstörungen, z. B. supraventrikuläre Tachykardie
- Hypertonie
- Tachykardie-Prophylaxe, z. B. bei Operationen
- Herzfrequenz- und Blutdruckkontrolle bei Aortendissektion.

Esomeprazol *n*: Wirkstoff aus der Gruppe der Protonenpumpen*-Hemmer und (S)-Enantiomer von Omeprazol*. Esomeprazol wird zur Behandlung von gastroduodenalen Ulzera eingesetzt, da es selektiv die H+/K+-ATPase blockiert und somit die Magensäureproduktion hemmt. Nebenwirkungen betreffen vor allem den Gastrointestinaltrakt.

Indikationen:
- gastroduodenale Ulzera
- Refluxösophagitis*
- Helicobacter*-pylori-Eradikation
- Gastritis*
- Prophylaxe gastroduodenaler Ulzera bei NSAR-Therapie
- Zollinger*-Ellison-Syndrom.

Esophorie → Heterophorie

Espundia → Leishmaniasen

ESR: Abk. für Erythrozytensedimentationsrate → Blutkörperchensenkungsgeschwindigkeit

Essattacke *f*: engl. *binge eating*; syn. Essanfall. Verzehr einer großen Nahrungsmenge in verhältnismäßig kurzer Zeit, mit dem Gefühl verbunden, dabei die Kontrolle über das Essverhalten zu verlieren. **Formen:**
- objektive Essattacke (Verzehr einer objektiv großen Nahrungsmenge, erheblich mehr als die meisten Menschen in vergleichbarer Zeit in einer ähnlichen Situation essen würden)
- subjektive Essattacke (Betroffene mit Essstörung nehmen z. T. bereits kleine Portionen subjektiv als große Menge wahr, da große Ängste vor einer Gewichtszunahme bestehen).

Vorkommen:
- Bulimia* nervosa
- Binge*-Eating-Störung
- Anorexia* nervosa (bulimischer Typ)
- emotional instabile Persönlichkeitsstörung* vom Borderline-Typ
- frontotemporale Demenz*
- auch als abnormes Essverhalten ohne Vorliegen einer klassifizierbaren Störung.

Essen reichen: engl. *feeding*; syn. Nahrung reichen. Hilfestellung bei der Nahrungsaufnahme (Essen und Trinken) unter Berücksichtigung des Prinzips der aktivierenden Pflege*.

Vorgehen:
- Patient aufrecht mit leicht zur Brust geneigtem Kopf hinsetzen
- das Tablett gut sichtbar und erreichbar hinstellen
- bei Beeinträchtigung u. a. Trink- und Esshilfen* einsetzen, Verpackungen entfernen, Speisen portionieren
- ggf. Maßnahmen zur Aspirationsprophylaxe* entsprechend der Gefährdung durchführen.

essenziell [Medizin]: engl. *essential*; syn. essentiell. Wirklich, selbstständig, im engeren Sinn in der Medizin idiopathisch, d. h. ohne erkennbare Ursache. So wird „essenziell" oft als Attribut für Krankheitsbilder verwendet, deren Ursache noch unbekannt ist, z. B. essenzielle Thrombozythämie oder essenzielle Hypertonie.

essenziell [Physiologie]: syn. essentiell. Adjektivische Beschreibung für lebenswichtige Bestandteile der Nahrung, die dem Organismus zugeführt werden müssen, da er sie nicht synthetisieren kann, z. B. Vitamine*, bestimmte Aminosäuren*, Fettsäuren* und Spurenelemente.

Essenzielle Fettsäuren: Mehrfach ungesättigte Fettsäuren* (Linolsäure*, Linolensäure*), deren alimentäre Zufuhr lebensnotwendig ist, da im menschlichen Organismus keine eigene Biosynthese* möglich ist. Sie fungieren als Vorstufe von Arachidonsäure* bzw. Eikosapentaensäure und Docosahexaensäure und sind Bestandteil von Membranlipiden*. Ein Mangel essenzieller Fettsäuren führt zu Hautveränderungen und Wachstumsstörungen.

Vorkommen:
- Omega-6-Fettsäuren (ω-6-Fettsäuren) wie die γ-Linolensäure* und Linolsäure*: Bestandteil pflanzlicher Öle
- Omega-3-Fettsäuren (ω-3-Fettsäuren): in Kaltwasserfischen wie Hering oder Lachs und den daraus hergestellten Fischölen
- α-Linolensäure, C18:3ω-3: auch im Leinöl (Linum usitatissimum) und im Portulak (Portulaca oleracea). Die Umwandlung von α-Linolensäure in Eikosapentaensäure ist aber nur unbedeutend (<10 %), so dass für eine gute Versorgung mit Omega-3-Fettsäuren Eikosapentaensäure und Docosahexaensäure aus maritimen Quellen (z.B. Fisch-/Algenöl) zugeführt werden muss.

Mangelerscheinung: Bei fettfreier Ernährung oder Malnutrition* z. B.
- Hautveränderung (Hyperkeratose, Alopezie) v. a. durch Mangel an Arachidonsäure, Linolensäure und Linolsäure
- Thrombozytopenie*
- Wachstumsstörung.

Anwendung:
- bei Hauterkrankungen (Ekzeme, Psoriasis, Verbrennungen, Furunkel) sowie in der Kosmetik
- Omega-3-Fettsäuren und entsprechende Fischöle* zur Prophylaxe von Herz-Kreislauf-Erkrankungen, bei Fettstoffwechselstörungen und bei rheumatoider Arthritis (Evidenzgrad bei Zufuhr durch Nahrungsergänzungsmittel durch Meta-Analysen unstrittig, die Zufuhr von Omega-3-Fettsäuren durch regelmäßigen Fischverzehr ist wegen der Umweltbelastungen zunehmend kritisch zu betrachten).

essenzielle kryoglobulinämische Vaskulitis → Kryoglobulinämie

Essenzielle Thrombozythämie *f*: engl. *essential thrombocythemia*; syn. essentielle Thrombozythämie; Abk. ET. Klonale Stammzellerkrankung der Hämatopoese mit hauptsächlicher Beteiligung der Thrombozytopoese. Klinisch imponieren thromboembolische Ereignisse, die Diagnose wird meist anhand der Knochenmarkbiopsie gestellt. Die Prognose ist gut, therapeutisch werden vor allem die thromboembolischen Ereignisse behandelt.

Essex-Lopresti-Klassifikation → Kalkaneusfraktur

Essex-Lopresti-Verletzung *f*: Radiuskopffraktur* mit zusätzlicher Ruptur der Membrana interossea antebrachii und Dislokation des Radius nach proximal infolge axialer Krafteinwirkung. Siehe Abb.

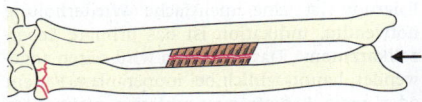

Essex-Lopresti-Verletzung: Radiuskopffraktur, Ruptur der Membrana interossea antebrachii und Dislokation des Radius nach proximal.

Esshilfe *f*: engl. *eating aid*. Hilfsmittel zum selbstständigen Essen (im weiteren Sinn auch für die selbstständige Essenszubereitung) für Patienten mit Einschränkungen der Motorik, Koordination und Greif- und Haltefähigkeit. Indikationen sind rheumatische Erkrankungen, Lähmungen, Muskelschwäche und sonstige neurologische Erkrankungen.

Formen:
– besonders leichtes, ergonomisch geformtes oder individuell angepasstes Besteck, evtl. mit extrabreiten Moosgummigriffen oder Skelettgriffen; kombinierte Gabel-Messer zur einhändigen Nutzung
– Antirutschauflagen
– mit Saugnäpfen ausgestattete Schneidbretter mit Edelstahlspitzen, auf die Lebensmittel gespießt und einhändig geschnitten werden können
– Teller mit erhöhtem Rand (siehe Abb.).

Essig → Essigsäure

Essigsäure *f*: Stechend riechende, farblose Flüssigkeit, die in aktivierter Form als Acetyl*-CoA ein Zwischenprodukt im Primärstoffwechsel* ist. Medizinisch wird Essigsäure beispielsweise eingesetzt als Ätzmittel* bei Warzen sowie zur Vorbeugung und Behandlung von Entzündungen im äußeren Gehörgang, bei Nagelpilz und als Desinfektionsmittel*, z. B. für Endoskope.

Indikationen:
– als Fertigarzneimittel in Kombination mit weiteren Wirkstoffen: **1.** Ätzmittel bei Warzen **2.** Vorbeugung und Behandlung von Entzündungen im äußeren Gehörgang **3.** Nagelpilz **4.** Desinfektionsmittel, z. B. für Endoskope.
– als reine Essigsäure in geeigneter Verdünnung: **1.** Hyperämisierungsmittel, z. B. für Umschläge **2.** Antidot* bei Laugenverätzungen **3.** Reagenz und Lösungsmittel **4.** Reinigungs-, Entkalkungs- und Desinfektionsmittel.
– in der Homöopathie verordnet (Positivmonografie Kommission D) z. B. bei: **1.** Diarrhö* **2.** Anämie* **3.** Fieber- und Schwächezuständen.

Essstörungen *f pl*: engl. *eating disorders*. Oberbegriff für Störungen des Essverhaltens. Zu diesen zählen Anorexia* nervosa, Bulimia* nervosa, Binge*-Eating-Störung sowie die nicht näher bezeichnete Essstörung. Zugrundeliegend sind in vielen Fällen Störungen des Selbstbildes* und der Körperwahrnehmung* (Körperschemastörung*) sowie ein gestörtes Selbstwertgefühl*.

Erkrankung: Einteilung:
– **Anorexia* nervosa** (auch Magersucht, Pubertätsmagersucht): Essstörung mit beabsichtigtem, selbst herbeigeführtem Untergewicht, näheres siehe dort.
– **Bulimia* nervosa** (nach DSM-5): Essstörung, bei der Essattacken mindestens 3 Monate lang mindestens 1-mal pro Woche vorkommen und unangemessene, einer Gewichtszunahme entgegensteuernde Maßnahmen eingesetzt werden; näheres siehe dort.
– **Binge-Eating-Störung** (nach DSM 5): Essstörung mit Essattacken, in denen auch ohne Hungergefühl über einen gegebenen Zeitraum mehr Lebensmittel konsumiert werden als die Menge, die andere in einer ähnlichen Situation zu sich nehmen würden. Dieses Verhalten kommt an mindestens 1 Tag pro Woche über 3 Monate vor. Im Gegensatz zu Bulimia nervosa erfolgen keine regelmäßigen, einer Gewichtszunahme entgegensteuernden Maßnahmen. Schuld- oder Ekelgefühle treten in der Regel nach Binge-Eating-Attacken auf.
– **Adipositas:** Obwohl die Adipositas derzeit weder im ICD 10 noch im DSM-5 zu den psychiatrischen Essstörungen zählen, kommt ihr doch eine signifikante Bedeutung zu. Betroffene leiden unter teilweise massivem Übergewicht, welches neben körperlichen Auswirkungen auch Effekte auf die psychische Gesundheit hat. Psychiatrische Ambulanzen bieten mehr und mehr Adipositas-Sprechstunden an, in denen Betroffene an psychotherapeutischen Programmen teilnehmen. Dieselben Behandlungsprinzipien wie sie für andere Essstörungen Verwendung finden sind auch bei Adipositas-Betroffenen erfolgreich, wie z. B. Gruppentherapie und verhaltenstherapeutische Verfahren. Oftmals erfolgt eine enge Zusammenarbeit mit chirurgischen Disziplinen im Rahmen von bariatrischer Chirurgie.

Ätiologie: Multifaktorielle Genese; genetische, neurobiologische, psychodynamische und gesellschaftliche Einflüsse spielen eine Rolle. Bei Anorexia nervosa und Bulimia nervosa wird das Vorhandensein einer Körperschemastörung postuliert, welche zu einer unrealistischen Selbstwahrnehmung führt. Störungsmodell, siehe Abb.

Therapie: Die Therapie richtet sich nach der entsprechenden Essstörung. Bei allen Formen ist die Compliance* bezüglich therapeutischer Interventionen oft krankheitsbedingt reduziert. Bei schwerster Mangelernährung und

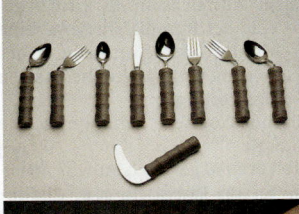
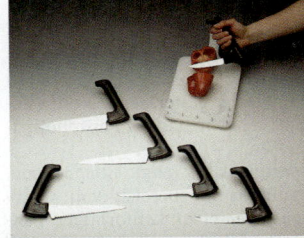
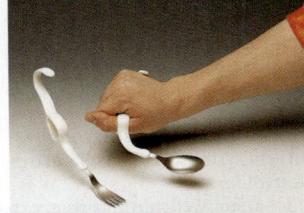
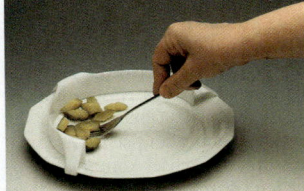

Esshilfe: Verschiedene Esshilfen. [191]

Esssucht

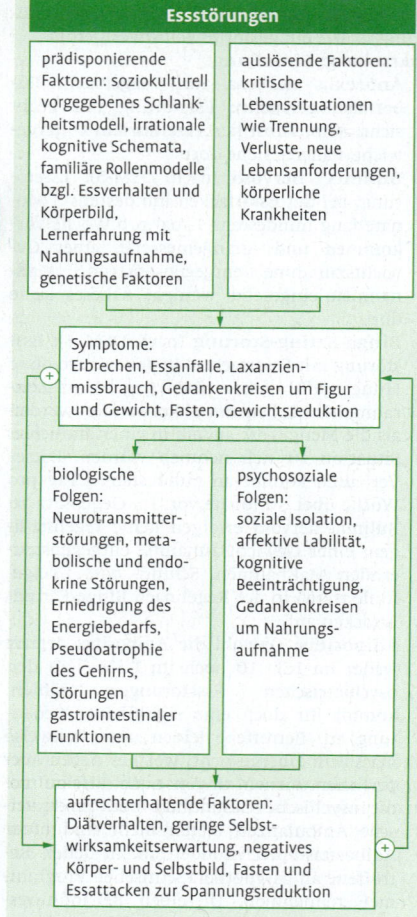

Essstörungen: Störungsmodell.

sonstigen schwerwiegenden somatischen Folgeerscheinungen im Rahmen von psychogenen Essstörungen (z. B. Stoffwechselentgleisungen und Kreislaufdysregulation) ist eine initiale **internistisch-intensivmedizinische stationäre Behandlung** erforderlich, möglichst mit psychotherapeutischer Begleitung. Eine stationäre psychotherapeutische Behandlung in einer Fachabteilung mit einem Spezialkonzept für Essstörungen ermöglicht oft in schwierigen Fällen mit eingeschränkter Compliance einen ersten Zugang zu den Betroffenen.

Esssucht f: engl. bulimia. Diagnostisch ungenaue klinische Bezeichnung für (gestörtes) Essverhalten mit übermäßiger Nahrungsaufnahme und damit verbundener hoher Kalorienzufuhr, die zu Adipositas* führen kann. Es kann – gemäß ICD-10 – eine bei Bulimia* nervosa, eine Binge*-Eating-Störung oder eine nicht näher bezeichnete Essstörung vorliegen; näheres siehe auch im Artikel Essstörungen*.

EST: Abk. für endoskopische Sphinkterotomie → Sphinkterotomie

Esterase-Inhibitoren m pl: engl. esterase inhibitors. Hemmstoffe von Esterasen, z. B. Cholinesterase*-Hemmer, C1*-Esterase-Inhibitoren.

Esterasen f pl: engl. esterases. Esterbindungen spaltende Hydrolasen, die Ester in einen Alkohol und eine Säure spalten. Zu den Vertretern gehören z. B. Cholesterolesterasen, Cholinesterasen*, Lipasen*, Phosphatasen, Phospholipasen* und Sulfatasen.

Estlander-Lippenplastik f: engl. Estlander flap. Defektrekonstruktion im Bereich von Ober- oder Unterlippe durch einen keilförmigen Umkipplappen im Bereich des Mundwinkels. Der an der A. labialis gestielte, 2- oder 3-schichtige Lappen wird um den Mundwinkel herum um 180° gedreht und in den Defekt eingeschlagen.

Estlander-Operation → Thorakoplastik

Estrogene → Östrogene

Estrogen-Rezeptor → Östrogen-Rezeptor

ESV: Abk. für endsystolisches (ventrikuläres) Volumen → Restvolumen

ESWL: Abk. für → Stoßwellenlithotripsie, extrakorporale

ET: Abk. für → Endotheline

ET: Abk. für → Essenzielle Thrombozythämie

Etagenwechsel m: Übergreifen IgE-vermittelter Allergiesymptome von der Nasen- auf die Bronchialschleimhaut, d. h. Übergang von der Rhinitis* allergica in ein allergisches Asthma* bronchiale. Ein Etagenwechsel kommt bei 30–40 % der Allergien* durch Inhalationsallergene vor. Präventiv wirkt eine frühzeitige spezifische Immuntherapie*.

Etanercept n: TNF-Alpha-Inhibitor zum Einsatz als Immunsuppressivum bei rheumatoider Arthritis*, juveniler idiopathischer Arthritis*, axialer Spondylarthritis* (z. B. Morbus Bechterew), Psoriasis* und Psoriasis*-Arthritis. Etanercept wird s. c. verabreicht. Häufigste Nebenwirkungen sind Reaktionen an der Injektionsstelle, allergische Reaktionen, Entwicklung von Autoantikörpern, Juckreiz und Fieber.

Etappenlavage f: engl. intermittent lavage. Kurzfristige, im Abstand von 24–48 h aufeinander folgende therapeutische Spülungen des Bauchraumes. Diese auch programmierte Peritoneallavage* genannte therapeutische Maßnahme wird häufig über einen intermittierend zu öffnenden temporären Bauchdeckenverschluss vorgenommen.

Indikationen: Schwere Verlaufsform einer diffus eitrigen Peritonitis* mit Sepsis* oder systemic inflammatory response syndrome (SIRS) zur

– Entfernung von bakteriell oder pilzbesiedelten Sekreten und Fibrinbelägen
– sowie Ausschwemmung von Toxinen und Proteinabbauprodukten.

Ethambutol n: Antibiotikum, das oral und intravenös eingesetzt wird als Antituberkulotikum der 1. Wahl in Kombination mit anderen Tuberkulosemitteln, insbesondere mit Isoniazid*, Rifampicin* und Pyrazinamid*. Abhängig von der Konzentration wirkt Ethambutol bakteriostatisch bis bakterizid. Häufige Nebenwirkungen sind Hyperurikämie* und eine meist reversible retrobulbäre Neuritis* nervi optici.

Ethanolinjektion, perkutane f: Direkte Injektion von Ethanol in Tumorgewebe, wodurch eine lokale Koagulationsnekrose, Fibrose und Ischämie des Gewebes erzeugt wird. Zur Devitalisierung ist eine mehrfache Wiederholung notwendig. Indikation ist das primäre Leberzellkarzinom*. Das Verfahren wird selten angewendet, hauptsächlich bei inoperablem Patient oder wenn Radiofrequenzablation nicht möglich ist.

Ethik [Pflege] f: engl. ethics; syn. Pflegeethik. Moral und Ethik der Pflege*, die sich von der allgemeinen Ethik* darin unterscheidet, dass sie auf den Anwendungsbereich der Pflege von Menschen durch Menschen bezogen ist. Dabei werden alle Reflexionsebenen der Pflege einbezogen (vorberufliche Praxis, professionelles Handeln, Alltagstheorien, pflegewissenschaftliche Diskurse).

Bedeutung: Modelle zur Problembearbeitung, Institutionen ethischer Besprechung sowie Kodices und Chartas sind Mittel, mit deren Hilfe Transparenz über Zielorientierungen des beruflichen Handelns und ein möglichst breiter und nachvollziehbarer Konsens über Entscheidungskriterien und Handlungsalternativen in Konfliktsituationen angestrebt werden können. Sowohl Menschen mit Pflegebedarf und ihre Bezugspersonen als auch die Personen und Gruppen, die Pflegeleistungen im Rahmen des gesellschaftlichen Mandats erbringen, Kostenträger und politische Gremien können sich auf diese Weise über bedeutungsvolle moralische Aspekte und Verfahrensregeln orientieren und Pflege- u. a. Leistungen des Gesundheitsversorgungssystems überprüfen. In aktuellen moralischen Problemsituationen bleibt es stets Aufgabe der Fachleute der beteiligten Professionen, mit den Betroffenen und ihren Bezugspersonen in den Dialog zu treten und eine Entscheidung gemeinschaftlich (wenn nötig, auch in Interessenvertretung) zu treffen und zu verantworten.

Ethik [Philosophie] f: engl. ethics; syn. allgemeine Ethik. Teil der Philosophie als der Wissenschaft, die sittliches Wollen und Handeln des Menschen auf seinen Ursprung und sein Wesen hin untersucht. Sie beschäftigt sich mit

der rationalen Begründung von grundlegenden Normen menschlichen Verhaltens.
Hintergrund: Die Grundfragen der Ethik gelten der **moralischen Freiheit** (als Voraussetzung und Ziel moralischen Handelns und als Autonomie), dem **Glück** (als gutes Leben der Einzelnen und des gerechten Zusammenlebens) und der **Unterscheidung von Gut und Böse** im Hinblick auf die Freiheit und das Glück aller von menschlichen Handlungen Betroffenen. Nach I. Kant ist die Frage „Was soll ich tun?" eine der 4 Fragen der Philosophie (neben „Was kann ich wissen?", „Was darf ich hoffen?" und „Was ist der Mensch?").

Ethik-Beratung *f*: engl. *ethics counselling*. Multiprofessionelle, seit den 1990er-Jahren in Deutschland v. a. in konfessionellen Krankenhäusern entstandene Beratung. Ethik-Beratung wird neben dem klinischen Ethik*-Komitee u. a. auch von Ethik-Beratungsdiensten, Ethik-Arbeitsgruppen, Ethik-Ausschüssen und Ethik-Foren durchgeführt.

Ethik-Komitee *n*: engl. *ethics committee*. Gremium aus Ärzten, Pflegekräften, Krankenhausseelsorgern, Psychologen, Sozialarbeitern, Physiotherapeuten, Juristen, Mitarbeitern der Verwaltung, Medizinethikern sowie Patienten- und Angehörigenvertretern, das die Ethik*-Beratung der behandelnden Ärzte in schwierigen ethischen Entscheidungen übernimmt.
Hintergrund: Die Einzelfallberatung wird vom gesamten Ethik-Komitee, einer Arbeitsgruppe des Komitees oder durch einen einzelnen klinischen Ethik-Berater durchgeführt. In Deutschland geschieht letzteres bisher insbesondere an Universitätskliniken mit hauptberuflichen Medizinethikern, z. B. im Rahmen eines Ethik-Konsils. Bei der Ethik-Beratung durch das Gesamtkomitee stellen in die Behandlung involvierte Mitarbeiter das ethische Problem vor, nach interdisziplinärer Beratung kann ein ethisches Votum als Orientierungshilfe für das Behandlungsteam formuliert werden.

Ethik, medizinische *f*: engl. *medical ethics*. Ethik*, die Fortschritte und Entwicklungen in der Medizin moralisch hinterfragt. Medizinische Ethik gehört zur Bioethik*. Sie befasst sich beispielsweise mit klinischen Studien, genetischer Manipulation, lebensverlängernden Maßnahmen, Selbstbestimmungsrecht z. B. bei psychiatrischen Erkrankungen sowie Organtransplantationen.

Ethinylestradiol *n*: Synthetisches Östrogen, das u. a. zur hormonalen Kontrazeption*, bei primärer und sekundärer Amenorrhö* und bei dysfunktionellen Blutungen eingesetzt wird. Es wird oral oder transdermal verabreicht. Zahlreiche Wechselwirkungen sind beschrieben, z. B. mit Johanniskraut und Antidiabetika* (auch Insulin*). Das Risiko für Thromboembolien* wird durch die Einnahme erhöht.

ethmoideus: Siebähnlich.
Ethmoiditis → Sinusitis
Ethologie *f*: engl. *ethology*; syn. Verhaltensbiologie. Teilgebiet der Biologie*, das Verhalten aus biologischer Sicht untersucht, z. B. durch Beobachtung der Anpassungsleistungen eines Organismus in seiner natürlichen Umgebung. In der Ethologie bestehen teilweise erheblich unterschiedliche Erklärungsansätze zur Sozialwissenschaft.

Ethosuximid *n*: Antiepileptikum mit Kalziumkanal*-blockierender Wirkung zur oralen Behandlung bestimmter Formen der Epilepsie* im Kindes- und Jugendalter. Hierzu zählen Absencenepilepsie*, frühkindliche myoklonisch-astatische Epilepsie sowie juvenile myoklonische Epilepsie*. Häufigste Nebenwirkungen sind gastrointestinale Störungen wie Übelkeit, Erbrechen und Bauchschmerzen, Schluckauf (Singultus*) sowie Leibschmerzen.

Ethylendiamintetraessigsäure → EDTA
Ethylhydrogenfumarat → Fumarsäure
Etofibrat *n*: Lipidsenker* aus der Gruppe der Fibrate, der in der Behandlung der Hyperlipoproteinämie* eingesetzt wird.

Etomidat *n*: Carboxyliertes Imidazolderivat zur i. v. Anwendung als Injektionsnarkotikum mit sedativ-hypnotischer Wirkung bei sehr schnellem Wirkungseintritt und kurzer Wirkungsdauer (4–8 min). Etomidat findet Anwendung zur Narkoseeinleitung bei kardiovaskulärer oder pulmonaler Vorerkrankung wie allergischem Asthma* bronchiale. Es bewirkt keine Muskelrelaxation, Atem- und Kardiodepression.

Etonogestrel *n*: Gestagen, das zur hormonalen Kontrazeption* als Depotgestagen* verwendet wird. Es führt zur Hemmung der Ovulation* sowie Viskositätserhöhung des Zervixschleims* und wird z. B. als subkutanes Implantat oder als Vaginalring eingesetzt. Kontraindikation sind thromboembolische Erkrankungen. Zu den Nebenwirkungen gehören Amenorrhö*, Akne* und Gewichtszunahme.

ETS: Abk. für → Ersttrimester-Screening
ETS: Abk. für environmental tobacco smoke → Passivrauch
ETV: Abk. für → Entecavir
EU: Abk. für → Energieumsatz
EU: Abk. für → Erwerbsunfähigkeit
Eubacterium *n*: Gattung obligat anaerober, pleomorpher, grampositiver oder gramlabiler Bakterien der Familie Eubacteriaceae (Bakterienklassifikation*), die bis zu 10 % der menschlichen Darmflora* bilden. Eubacterien kommen auch in der Mundhöhle vor.
Klinische Bedeutung: Verursachen selten Abszesse, periodontale Erkrankung, septische Arthritis (Eubacterium lentum), Endokarditis und Endometritis bei Frauen, die ein Intrauterinpessar verwenden (Eubacterium nodatum).

Euchromatin *n*: Der Teil des Chromatins*, der im Gegensatz zum Heterochromatin* im Ruhekern (Zellzyklus*) seine Färbbarkeit verliert, da es weniger kondensiert ist. Euchromatin liegt in entspiralisierter Form vor und kann transkribiert werden, da sich hier die aktiven Gene befinden.

EUG: Abk. für → Extrauteringravidität
Eugerie → Altern
Eugnathie → Neutralbiss
Eukaryot *m*: engl. *eukaryote*. Organismus, in dem das genetische Material (Chromosomen) in einem Kern zusammengefasst ist und der durch eine Kernmembran als subzelluläre Struktur vom Zytoplasma* getrennt ist.

Eukinesie *f*: engl. *eukinesia*. Normaler, gesunder Bewegungsablauf. Der Begriff wird verwendet als Gegensatz zur Dyskinesie (Störung des normalen Bewegungsablaufs).

Eulenaugenzellen → Zytomegalie
Eulenburg-Gehwagen *m*: engl. *Eulenburg walker*. Spezieller Gehwagen* mit Achselstützen für Menschen mit Gangunsicherheit*. Der Betroffene hält sich mit beiden Händen am Gestell fest, schiebt es schrittweise vor sich her und erhält zusätzlichen Halt durch die gepolsterten Achselstützen. Die Benutzung erfordert Kraft zum Stützen, Stehen und Gehen.

Eulenburg-Syndrom → Paramyotonia congenita
Euler-Liljestrand-Reflex *m*: engl. *hypoxic pulmonary vasoconstriction*. Vasokonstriktion der pulmonalarteriellen, teilweise auch der pulmonalvenösen Gefäße als Reaktion auf einen verminderten Sauerstoffpartialdruck im umgebenden Lungengewebe. Der Euler-Liljestrand-Reflex ist ein physiologischer Mechanismus zur Reduktion pulmonaler Shunts* durch Umverteilung der Perfusion in besser belüftete Areale. Der Euler-Liljestrand-Reflex führt bei hypoxischen Lungenkrankheiten zur pulmonalen Hypertonie.

Eumenorrhö *f*: engl. *eumenorrhea*. Menstruation* von normaler Stärke und 3- bis 7-tägiger Dauer mit einem Blutverlust < 80 ml, ohne wesentliche Beschwerden und mit einer Zyklusdauer von 24–35 Tagen.

Eumycota → Fungi
Eumyzetom *n*: engl. *eumycetoma*; syn. Maduramykose. Chronisch-granulomatöse Infektion der Haut nach kleinsten Hautverletzungen durch subkutane Infektion mit Schimmelpilzen*. Eumyzetome sind hauptsächlich an den Füßen lokalisiert. Die Prognose ist unbehandelt ungünstig (Extremitätenverlust). Die Diagnosestellung erfolgt klinisch-anamnestisch und durch Erregernachweis, therapiert wird antimykotisch und chirurgisch.

Eunuchismus *m*: engl. *eunuchism*. Auswirkungen des vollständigen Fehlens von testikulärem Androgen infolge von Agonadismus*, Kastration*, präpuberaler Hodenschädigung oder Gonadendysgenesie. Merkmale sind ausbleibender Gestaltwandel vom Jungen zum Mann, Hochwuchs, Minderentwicklung der Muskulatur, fehlender Stimmbruch (sog. Fistelstimme), Adipositas und unentwickelte sekundäre Geschlechtsmerkmale.

Eunuchoidismus *m*: engl. *eunuchoidism*. Dem Eunuchismus* ähnliche Veränderungen des Körperbaus bei Testosteronmangel (Hypogonadismus*), Androgenresistenz*, postpuberaler Hodenschädigung oder familiärem Eunuchoidismus (Pasqualini-Syndrom). Körperliche Veränderungen sind in der Regel weniger ausgeprägt als beim Eunuchismus oder können ganz fehlen, Stimmbruch ist in der Regel vorhanden.

Euphorie *f*: engl. *euphoria*. Gesteigertes Lebens- und Glücksgefühl mit Sorglosigkeit, Optimismus und (meist unangemessen) übersteigertem Wohlbefinden.

Vorkommen:
- situationsabhängige Veränderung des Affekts* ohne pathologische Bedeutung (z. B. bei Verliebtheit, nach bestandenen Prüfungen, allgemein überstandenen Stresssituationen oder Vorfreude)
- Arzneimittel- oder Drogenkonsum (z. B. Amphetamine, Kokain*, Alkohol*, Morphin*)
- manische oder psychotische Zustandsbilder.

Europäische Arzneimittelagentur *f*: engl. *European Medicines Agency*; Abk. EMA. 1995 gegründete Agentur für die Zulassung und Überwachung von Arzneimitteln innerhalb der Europäischen Union (EU). Die EMA hat ihren Sitz in London. Aufgaben sind der Gesundheitsschutz und die Gesundheitsförderung der Bürger in den Mitgliedstaaten der EU.

Aufgaben: Über ein zentrales Zulassungsverfahren für Arzneimittel* soll der Zugang zu innovativen therapeutischen Möglichkeiten verbessert und der freie Warenverkehr pharmazeutischer Präparate innerhalb der EU erleichtert werden. Die EMA koordiniert außerdem einzelstaatliche Aktivitäten auf dem Gebiet der Arzneimittelsicherheit und spielt eine wichtige Rolle bei der internationalen Harmonisierung der Anforderungen an die Arzneimittelzulassung*. Sie gibt eine zustimmende bzw. ablehnende Bewertung, den endgültigen Bescheid erlässt dann die Europäische Kommission.

Zu den zentralen Gremien der EMA gehören u. a. das ständige Sekretariat mit dem Ausschuss für Arzneispezialitäten (engl. Committee for Medicinal Products for Human Use, Abk. CHMP) und dem Ausschuss für Tierarzneimittel (engl. Committee for Medicinal Products for Veterinary Use, Abk. CVMP).

Europäisches Arzneibuch → Arzneibuch

Eurotransplant: Organisation, die unter medizinischen und ethischen Aspekten für Vermittlung und Zuteilung von Spenderorganen in Belgien, Deutschland, Kroatien, Luxemburg, den Niederlanden, Ungarn, Österreich und Slowenien verantwortlich ist. Die wichtigste Aufgabe von Eurotransplant ist die Registrierung der Patienten, die sich für eine Transplantation* eignen.

Beteiligte: Internationale Kooperation aus Transplantationszentren, Gewebetypisierungslabors und Krankenhäusern, in denen Organentnahmen stattfinden.

euryök: engl. *euryoecious*. Beschreibender Begriff für die Eigenschaft von Organismen, aufgrund hoher Anpassungsfähigkeit unter verschiedenen Umweltbedingungen leben zu können bzw. bezüglich eines bestimmten Umweltfaktors (z. B. Temperatur) physiologisch tolerant zu sein (z. B. der Mensch). Das Gegenteil von euryök ist stenök*.

EUS: Abk. für endoskopischer Ultraschall → Endosonografie

Eutektische Mischung aus Lokalanästhetika *f*: Arzneimittelkombination aus Lidocain* 2,5 % und Prilocain 2,5 % in einer Öl-in-Wasser-Emulsion* zur Oberflächenanästhesie*, beispielsweise vor Blutentnahmen oder chirurgischen Eingriffen an Haut oder genitaler Schleimhaut. EMLA wird als Creme oder wirkstoffhaltiges Pflaster auf die Haut aufgetragen und ist bei Erwachsenen, Kindern und Jugendlichen einsetzbar.

Euthanasie *f*: engl. *euthanasia*. Im 16. Jahrhundert als „ärztliche Handlung, um Sterbenden den Todeskampf zu erleichtern", seit Ende des 19. Jahrhunderts im Zusammenhang mit der Tötung schwer- und unheilbarkranker Menschen diskutierte Bezeichnung; während des Nationalsozialismus (1939–1945) verwendet für die systematische Tötung von psychisch kranken und behinderten Menschen.

Hinweis: Heute wird der der Begriff „Euthanasie" in der Medizin nicht mehr verwendet, stattdessen spricht man – im ursprünglichen, historischen Sinne des Begriffs – von Sterbehilfe*.

Euthyreose *f*: engl. *euthyroidism*. Normale Schilddrüsenfunktion.

Eutokie *f*: engl. *eutocia*. Normale, regelhafte Wehentätigkeit. Der Begriff wird heute nicht mehr verwendet.

Eutrophes Neugeborenes *n*: syn. Neugeborenes mit in der Norm liegendem Geburtsgewicht. Normgewichtiges, entsprechend der Schwangerschaftsdauer normal entwickeltes Kind (also > 10. Perzentile und < 90. Perzentile).

Eutrophie *f*: engl. *eutrophy*. Guter Versorgungszustand eines Organs mit Nährstoffen oder guter Ernährungszustand des Säuglings.

EV: Abk. für → Erythrozytenvolumen

Eventeration *f*: engl. *eventration*. Vorfall von Baucheingeweiden (meistens des Darmes) vor die Bauchdecke aufgrund eines angeborenen oder erworbenen Bauchwanddefekts oder in die Brusthöhle (Viszerothorax*) durch Zwerchfelldefekte.

Vorkommen:
- Gastroschisis*
- Omphalozele*
- Platzbauch*.

Im Falle einer traumatischen Ruptur (stumpfes Bauchtrauma) oder einer postoperativen Eventeration (Platzbauch) findet sich kein Bruchsack. Bei angeborenen Defekten sind die Eingeweide hingegen ähnlich einer Hernie* mit einem peritonealen Überzug versehen.

Everolimus *n*: Selektiver mTOR-Inhibitor zur oralen Anwendung als Immunsuppressivum bei Transplantationen und als antineoplastisches Pharmakotherapeutikum bei tuberöser Sklerose* (Orphan* Drug). Everolimus hemmt, ähnlich wie Sirolimus*, die Proliferation von antigenaktivierten T*-Lymphozyten.

Indikationen:
- als Immunsuppressivum zur Prävention einer Transplantat-Abstoßungsreaktion*, z. B. nach Nieren- und Herztransplantationen in Kombination mit Ciclosporin* und Glukokortikoiden*
- fortgeschrittenes Nierenzellkarzinom* bei Krankheitsprogression während oder nach einer gegen VEGF* gerichteten Therapie
- subependymales Riesenzellastrozytom im Rahmen einer tuberösen Sklerose*
- hormonrezeptorpositives fortgeschrittenes Mammakarzinom* in Kombination mit Exemestan.

Eversion *f*: Nach außen gerichtete Drehbewegung des Kalkaneus* im unteren Sprunggelenk*. Bei der Eversion wird die Fußaußenkante angehoben, während die Großzehe am Boden bleibt. Zur Überprüfung der Eversion wird der Unterschenkel* vom Untersucher fixiert, während er den Kalkaneus bewegt. Die Gegenbewegung ist die Inversion [Gelenk].

Evidence-based Medicine → Medizin, evidenzbasierte

Evidenz [Psychotherapie] *f*: Subjektive, unmittelbare und vollständige Gewissheit im psychotherapeutischen Kontext (Evidenzerlebnis).

Evidenz [Wirkungsforschung] *f*: engl. *evidence*. Im Kontext der evidenzbasierten Medizin* abgeleitet von englisch „evidence" für Nachweis oder Beweis mit der Bedeutung, dass Informationen, die zur ärztlichen Entscheidungsfindung eingesetzt werden, in Form wissenschaftlicher Fragestellungen in (klinischen) Studien untersucht werden, bis sich Thesen erwiesen haben oder verworfen werden.

Quellen: Das für einen bestimmten Nutzerkreis zusammengestellte aktuelle, wissenschaftlich nachgewiesene Wissen findet sich in sog. Quellen aufbereiteter Evidenz (im Unterschied zu Originalarbeiten), z. B.
- Leitlinien*
- systematische Reviews
- Metaanalysen
- HTA-Berichte.

Evisze̱ration → Exenteratio pelvis
Evolution f: syn. biologische Evolution. Fortwährende Anpassung und Neuentwicklung von Arten durch Selektion* aus zufällig durch Neukombination und Mutation der genetischen Information entstandenen genetischen Varianten, außerdem durch reproduktive Isolation (z. B. zeitlich, räumlich, mechanisch) von Mitgliedern der Ursprungsart.

Evolutionstheorie f: engl. *theory of evolution*. Von Darwin und Wallace (1859) begründete Theorie, wonach sich alle Lebewesen einschließlich des Menschen aus einer ursprünglichen Form des Lebens durch natürliche Selektion entwickelt haben.

Ewing-Sarkom n: engl. *Ewing's sarcoma*. Undifferenziertes, vom Knochen (selten vom Weichteilgewebe) ausgehendes hochmalignes Sarkom*, das meist zwischen dem 10. und 30. Lj. auftritt. Es metastasiert früh hämatogen, v. a. in die Lungen. Diagnostiziert wird mit bildgebenden Verfahren, die Behandlung geschieht operativ. Bei Metastasenbildung ist die Prognose schlecht.

Klinik: Schmerzen, Schwellung, Fieber und mäßige Leukozytose.

Diagnostik:
- Röntgenologisch unregelmäßige Osteolysen
- mit MRT ist die Ausdehnung des Tumors besser zu beurteilen
- in der Angiografie Darstellung eines gefäßreichen Tumors mit arteriovenösen Anastomosen, Gefäßabbrüchen
- zytogenetisch charakteristische Translokation t(11;22)
- immunhistochemisch am Gewebeschnitt häufige Koexpression von CD 99 und Vimentin.

Therapie:
- Radikale Resektion
- bei Bedarf: 1. Endoprothese, Knochenersatz*, Umkehrplastik 2. kombinierte Radiochemotherapie.

Prognose:
- Patienten, die bei Diagnosestellung keine Metastasen haben, werden zu 65 % langfristig geheilt.
- Patienten mit Metastasen bei Diagnosestellung haben eine 5-Jahres-Überlebensrate von 25 %.

Exagge̱ration f: Klinisch wenig gebräuchliche Bezeichnung für subjektive, unangemessen übertriebene Darstellung von Symptomen.

Exalta̱tion f: Übersteigert gehobene, aufgeregte Stimmung im Sinne einer Euphorie*, die mit einer Steigerung des Selbstbewusstseins (Überspanntheit) einhergeht. Sie kommt z. B. bei manischen Zustandsbildern vor.

Exanthe̱m n: engl. *exanthema*. Entzündlicher Hautausschlag* auf großen Bereichen der Haut*. Kennzeichnend für ein Exanthem ist ein bestimmter zeitlicher Ablauf (Beginn, Höhepunkt, Ende), währenddessen verschiedene, zeitlich befristete Effloreszenzen* hervortreten. Typische Erkrankungen mit Exanthemen sind einige Kinderkrankheiten*.

Ursachen:
- infektiös: 1. viral: Masern, Röteln*, Exanthema* subitum, Erythema* infectiosum acutum 2. bakteriell: z. B. Scharlach*
- parainfektiös
- neoplastisch
- idiopathisch*
- arzneimittelinduziert (Arzneimittelexantheme) oder toxisch
- allergisch oder pseudoallergisch
- Autoimmunerkrankungen
- Erkrankungen des rheumatischen Formenkreises.

Exanthema subitum n: engl. *rose rash of infants*; syn. Roseola infantum. Hoch fieberhafte, ansteckende, charakteristisch über 3 Tage verlaufende Virusinfektion mit flüchtigem Exanthem* bei Säuglingen und Kleinkindern, die besonders im Frühjahr und Herbst auftritt. Nachfolgend besteht Immunität. Die Diagnosestellung erfolgt klinisch, therapiert wird rein symptomatisch.

Hintergrund: Inkubationszeit: 3–15 Tage. **Erreger:** humanes Herpes-Virus Typ 6 (HHV-6), selten HHV-7. **Übertragung:** durch Tröpfcheninfektion* von Mensch zu Mensch. Infolge hoher Prävalenz in der Bevölkerung seropositiv ab 3. Lj.

Klinik:
- meist sehr plötzlich auftretendes, hohes, 3 Tage anhaltendes Fieber* bis 40 °C, evtl. mit Fieberkrampf* und Lymphadenopathie*
- danach ggf. flüchtiges rubeoliformes Exanthem*, vorwiegend an Rumpf und Extremitäten, gelegentlich im Gesicht, das nach 1–3 Tagen verschwindet
- kein Enanthem*
- oft auch asymptomatischer Verlauf
- bei Erwachsenen hochfieberhaftes Krankheitsbild mit makulopapulösem Exanthem*, Lymphadenopathie*
- **Komplikationen:** Begleithepatitis, Meningoenzephalitis* – im Kindesalter selten.

Therapie:
- externe Schüttelmixuren
- evtl. fiebersenkende Maßnahmen, z. B. Paracetamol*
- bei Fieberkrämpfen antikonvulsive Therapie
- keine Immunisierung durch Vakzine möglich.

Exanthema variegatum → Erythema infectiosum acutum

Exanthem-Erreger-Labordiagnostik f: syn. Dermatotrope Erreger-Labordiagnostik. Suchtests zur Identifizierung von Bakterien*, Viren* oder Parasiten* als Verursacher von atypischen Exanthemen. Dabei werden zunächst die häufigsten Erreger abgeklärt, beispielsweise Borrelia*, Herpes* simplex oder Varicella*-Zoster-Virus. Wird der verursachende Erreger nicht gefunden, erfolgen weitere Tests in Abhängigkeit der klinischen Symptomatik* und der Anamnese*.

Stufendiagnostik: 1. Stufe (häufige Erreger):
- Borrelia*: Borrelien*-Antikörper
- Herpes*-simplex-Virus: Herpes* simplex-Antikörper
- HHV-6 und HHV-7: Humanes* Herpesvirus-Antikörper
- Masern*-Virus: Masern*-Virus-Antikörper
- Ringelröteln-Virus: Parvovirus*-B19-Antikörper
- Röteln*-Virus: Röteln*-Virus-Antikörper
- Varizella*-Zoster-Virus: Varizella*-zoster-Antikörper

2. Stufe (Bestimmung weiterer einzelner Parameter je nach klinischer Symptomatik und Anamnese):
- Adenoviren: Adeno-Viren-Antikörper
- Coxsackie*-Viren: Coxsackie*-Virus-Antikörper
- Epstein*-Barr-Virus: Epstein*-Barr-Virus-Antikörper
- Flaviviren: 1. Dengue*-Virus-Antikörper 2. Zika-Virus-Antikörper
- HIV: 1. HIV*-Antikörper 2. HIV-RNA
- Mykoplasma* pneumoniae: Mykoplasma* pneumoniae-Antikörper
- Streptokokken: 1. Streptokokken-Kultur 2. Streptokokken*-Antikörper
- Toxoplasmen: Toxoplasmose*-Antikörper
- Treponema* pallidum: Lues*-Labordiagnostik
- Zytomegalie*-Virus: Zytomegalie-Virus-Antikörper.

Exartikula̱tion f: engl. *exarticulation*. Amputation* einer Extremität in einem Gelenk. Beispiele sind Kniegelenkexartikulation oder Fußexartikulation (Fußamputation beispielsweise im Lisfranc-Gelenk).

Formen: Siehe Abb.

Exazerbati̱on f: engl. *exacerbation*; syn. Exacerbatio. Verschlimmerung, Steigerung, Wiederaufbrechen oder Wiederauftreten (Reexazerbation), z. B. bei Tuberkulose, Schizophrenie* und affektiven Störungen*.

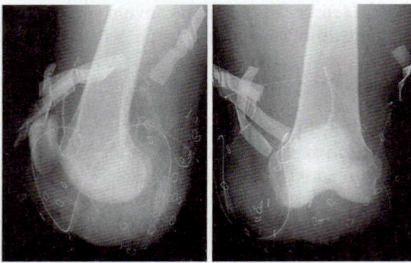

Exartikulation: Zustand nach traumatisch bedingter Exartikulation im Kniegelenk links (Röntgenaufnahmen). [108]

Excavatio *f*: engl. *excavation*; syn. Exkavation. Aushöhlung.
Excavatio rectouterina → Douglas-Raum
Excavatio rectovesicalis → Douglas-Raum
Excavatio vesicouterina *f*: engl. *vesico-uterine pouch*. Mit Peritoneum* ausgeschlagene Tasche zwischen Uterus* und Harnblase* im weiblichen Becken*. Die Excavatio vesicouterina entsteht durch die Einsenkung des Bauchfells.
Exenatid *n*: GLP-1-Rezeptor-Agonist (gegenüber DPP 4 resistent) aus der Gruppe der Antidiabetika* zur s. c. Anwendung bei Diabetes mellitus Typ 2. Exenatid kommt als Reservetherapeutikum in Kombination mit Metformin*, Sulfonylharnstoff* oder Thiazolidindion* bei unzureichendem Therapieerfolg mit oralen Antidiabetika zum Einsatz.
Exenteratio bulbi *f*: engl. *exenteration of the bulbus oculi*. Operative Entfernung des Inhalts des Augapfels unter Belassen von Sklera und Sehnerven.
Exenteratio orbitae *f*: engl. *orbital exenteration*. Operative Entfernung des gesamten Inhalts der Augenhöhle.
Exenteratio pelvis *f*: syn. Exenteration. Operative Entfernung von Organen aus der Beckenhöhle. Die Exenteratio pelvis wird oft als erweiterte Radikaloperation bei Karzinom durchgeführt, z. B. bei Vaginalkarzinom*, Vulvakarzinom*, Uteruskarzinom*, Blasenkarzinom*, Urethralkarzinom*, kolorektalem Karzinom*.
Exfoliatio areata linguae → Lingua geographica
Exfoliatio areata manuum → Dyshidrosis lamellosa sicca
Exfoliation *f*: syn. Exfoliatio. Abstoßung oder Abblätterung abgestorbener Haut* oder Schleimhaut* in Form von Schuppen*, Lamellen, Membranen oder Krusten. Eine Exfoliation erfolgt allmählich über einen längeren Zeitraum.
exfoliativ: engl. *exfoliative*. Schuppend, z. B. exfoliative Dermatitis.

Exfoliativzytologie *f*: engl. *exfoliative cytology*. Zytodiagnostik* bereits abgelöster oder abgestoßener (abgeschilferter) Einzelzellen, die entweder über einen Abstrich* mit Bürsten oder Spateln gewonnen werden oder selbst durch Abschilferung in Körperflüssigkeiten wie Sputum* oder Harn* gelangen. Häufig eingesetzt wird die Exfoliativzytologie bei Abstrichen aus Zervix* und Portio uteri zur Tumor-Früherkennung.
Exhairese *f*: engl. *exeresis*; syn. Exhärese. Wenig gebräuchlicher Ausdruck für Resektion; auch im Sinne von Fremdkörperentfernung.
Exhalatio *f*: Ausatmung, Ausdünstung.
Exhibitionismus *m*: engl. *exhibitionism*. Paraphilie* mit dem Drang, die eigenen Geschlechtsorgane vor fremden Menschen in der Öffentlichkeit zu entblößen. Lustgewinn entsteht durch Angst beim Opfer. In der Regel kommt es nachfolgend zur Masturbation. Bei Leidensdruck oder Gefährdung anderer erfolgt eine psychotherapeutische Behandlung oder eine Therapie mit Libido-hemmenden Medikamenten.
Vorkommen: Exhibitionismus kommt vor allem bei Männern vor.
Therapie: Bei subjektivem Leidensdruck oder Gefährdung bzw. Belästigung anderer Personen:
– Verhaltenstherapie* zur Erlangung ausreichender Selbstkontrolle
– unter Umständen Versuch mit Antidepressiva* zur Libidoreduktion, vor allem mit SSRI
– in besonders schweren Fällen Verordnung von Cyproteron oder Leuprorelin, die den Testosteronspiegel senken.
Prognose: Zwischen 15 und 30 % der verhafteten männlichen Sexualstraftäter sind Exhibitionisten. Die Rückfallrate liegt bei 25 bis 50 %. Exhibitionismus ist nur selten mit sexuellen Gewalthandlungen verbunden.
Recht:
– § 183 StGB: **1.** bezieht sich auf exhibitionistische Handlungen von Männern **2.** umfasst Freiheitsstrafen bis zu einem Jahr oder Geldstrafen **3.** Paragraf gilt bislang nicht für Frauen
– §§ 174 und 176 StGB kommen zur Anwendung bei exhibitionistischen Handlungen vor Schutzbefohlenen oder Kindern.
Exhumierung *f*: engl. *exhumation*. Ausgraben einer Leiche zur Klärung der Todesumstände, v. a. bei vermuteter nichtnatürlicher Todesart* (Obduktion im Auftrag der Berufsgenossenschaften oder gerichtliche Obduktion gemäß §87 StPO). Bei Vergiftungsverdacht sind zusätzlich Erd- und Sargproben zu entnehmen.
Existenzanalyse *f*: engl. *existential analysis*. Form der Psychotherapie (nach V. E. Frankl), bei der durch Betrachtung und Analyse der persönlichen Biografie des Patienten Antworten auf individuelle Identitäts-, Wert- und Sinnfragen gesucht werden, auch vor dem Hintergrund einer zu akzeptierenden unveränderbaren Leidenssituation, von Alltagsparadoxien oder des Todes.
Existenzangst *f*: engl. *existential crisis*. Angst* vor dem völligen Zerfall der eigenen Existenz, z. B. durch Tod, oder Angst vor Verlust der eigenen Lebensgrundlagen, beispielsweise durch Krieg oder drohende Arbeitslosigkeit. Psychische Störungen, die mit einer hohen antizipatorischen Angst* verknüpft sind (z. B. generalisierte Angststörungen) fördern das Auftreten von Existenzangst.
Exit-Block *m*: engl. *exit block*. Bezeichnung für ineffektives Pacing eines künstlichen Herzschrittmachers mit fehlender myokardialer Reizantwort. Ursache ist z. B. ein myokardialer Reizschwellenanstieg (siehe Aktionspotenzial*) bei Infarkt oder durch eine Elektrodendislokation.
Exitus *m*: Tod*, Ende des Lebens eines Menschen, medizinisch beschrieben als nicht rückgängig zu machender (irreversibler) Funktionsverlust des Atmungs-, Kreislauf- und Zentralnervensystems.
Exitus letalis *m*: Tödlicher Ausgang einer Krankheit.
ex juvantibus: syn. Diagnosis ex juvantibus. Kurzform von lat. „diagnosis ex juvantibus". Es bezeichnet die nachträgliche Diagnosestellung durch „das, was hilft". Man schließt aus einer Therapiemaßnahme, die geholfen hat, auf die Erkrankung zurück. Die Diagnose Avitaminose ex juvantibus stellt man z. B., wenn die Symptome nach Gabe des Vitamins zurückgehen.
Exkavator *m*: engl. *excavator*. Löffelartiges Handinstrument zum Auskratzen kariösen Dentins* oder zum Reinigen der Knochenkavität nach Zahnextraktion.
Exkochleation *f*: engl. *excochleation*; syn. Evidement. Auskratzung bzw. Ausschabung eines Hohlraums, z. B. mit einem scharfen Löffel oder einer Kürette (Kürettage*). Ziel ist die Entfernung von entzündetem oder nekrotischem Gewebe.
Exkoriation *f*: engl. *abrasion*; syn. Abschürfung. Tiefer, bis zur Dermis* reichender Gewebedefekt mit Blutung aus freigelegten Blutkapillaren*. Eine Exkoriation entsteht meist flächig durch kräftiges Kratzen oder Schürfen. Sie zählt zu den sekundären Effloreszenzen*. Exkoriationen heilen meist problemlos ab.
Exkrement *n*: engl. *excrement*. Ausscheidung im Sinne von Fäzes* und Harn*.
Exkret → Sekret
Exkretion *f*: Ausscheidung.
Exocoel *n*: engl. *exocoelom*. Spaltraum im extraembryonalen Mesoderm*, das den Keimling bis auf den späteren Haftstiel vollständig umgibt.

exogen: engl. *exogenous*. Außerhalb des Organismus entstanden, von außen in den Körper eindringend, durch äußere Faktoren verursacht; z. B. durch Asphyxie unter der Geburt verursachte exogene Hirnschädigung. Der gegensätzliche Begriff zu exogen lautet endogen.

Exogene Depression f: engl. *somatogenic depression*; syn. somatogene Depression. Veraltete Bezeichnung für eine Depression* als Reaktion auf besondere psychosoziale Belastungen wie Todesfall oder Arbeitsplatzverlust. Sie grenzt sich von der endogenen Depression* ab, die v. a. auf neurobiologische Veränderungen zurückzuführen ist. Eine strikte Trennung ist selten möglich, weshalb die Begriffe nicht mehr verwendet werden.

Exogene Infektion f: Infektion mit einem körperfremden Erreger, im Gegensatz zur endogenen* Infektion. Die wichtigsten Übertragungswege sind Tröpfcheninfektion*, Schmierinfektion*, Infektion durch Körperflüssigkeiten sowie Infektion durch Vektoren*.

exokrin: engl. *exocrine*. Nach außen absondernd, z. B. exokrine Drüsen* mit Abgabe eines Sekrets an innere oder äußere Körperoberflächen (beispielsweise exokrines Pankreas oder Schweißdrüsen*).

Exomphalos-Makroglossie-Gigantismus-Syndrom → Wiedemann-Beckwith-Syndrom

Exon n: Bereich der eukaryotischen DNA*, der in mRNA transkribiert wird. Verschiedene Exons sind durch Introns* unterbrochen, die nach der Transkription* durch Spleißen (siehe mRNA*-Reifung) entfernt werden. Als Ergebnis des Spleißens werden die verschiedenen Exons eines Gens durch Ligasen fusioniert.

Exonukleasen → Nukleasen
Exopeptidasen → Proteasen
Exophorie → Heterophorie

Exophthalmometer n: Gerät zur Messung der Ausprägung eines Exophthalmus mittels einer eingespiegelten Skala an den beiden äußeren Orbitarändern. Die Normwerte betragen für die Prominenz < 20 mm und für die Seitendifferenz < 2 mm.

Exophthalmos-Producing Factor: Abk. EPF. TSH-ähnlicher Wirkstoff der Hypophyse*, dessen Existenz umstritten ist und der an der Genese des endokrinen Exophthalmus* beteiligt sein soll.

Exophthalmus m: engl. *exophthalmos*; syn. Proptosis bulbi. Ein- oder beidseitiges Hervortreten des Augapfels. Bei Erwachsenen sind die häufigsten Ursachen endokrine Orbitopathien, bei Kindern Tumoren oder eitrige Entzündungen. Weitere Ursachen sind Gefäßerkrankungen, entzündliche Prozesse und Verletzungen sowie Schädelfehlbildungen. Schwere und schmerzhafte Ausprägungen werden als maligner Exopthalmus bezeichnet.

Formen: Spezielle Formen sind:
– Scheinexophthalmus bei hochgradiger Myopie* oder Hydrophthalmus*
– intermittierender Exophthalmus durch angeborene Venenanomalien, zunehmend bei Anstrengung oder Schreien
– pulsierender Exophthalmus durch arteriovenöse Fistel
– Exophthalmus paralyticus durch äußere Augenmuskellähmung*.

Exophthalmus, maligner m: engl. *malignant exophthalmos*. Progrediente, schmerzhafte Form des Exophthalmus* mit Konjunktivitis* und Ulcus* corneae. Ein maligner Exophthalmus kommt vor bei akuten Entzündungen (unter Umständen mit Panophthalmie*), bei Dysostosis craniofacialis oder endokriner Ophthalmopathie*. Siehe Abb.

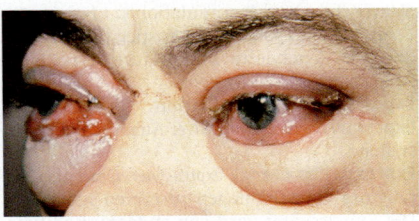

Exophthalmus, maligner [133]

Exophyt → Osteophyt
Exostose → Hyperostose

Exostosen, subunguale f pl: engl. *subungual exostoses*. Besonders an der Großzehe auftretende Verdickung unter der Nagelplatte. Sie liegt dicht am freien Rand des Knochens und besteht aus Knorpel- und Knochenanteilen. Subunguale Exostosen sind angeboren oder entstehen durch Druckbelastung bzw. Verletzungen. Die Behandlung erfolgt chirurgisch, die Prognose ist gut.

Exotoxine → Toxine

Exozytose f: engl. *exocytosis*. Transportform, bei der Golgi-Vesikel oder Phagosomen zur Zellmembran* wandern und deren Inhalt durch Verschmelzen der Membranen nach außen freigesetzt wird. Über Exozytose gelangen neu synthetisierte Membran-Proteine und -Lipide zur Zellmembran. In spezialisierten sekretorischen Zellen werden z. B. Hormone, Verdauungsenzyme oder auch Neurotransmitter über Exozytose freigesetzt.

expansiv: engl. *expansive*. Ausdehnend, verdrängend.

Expektoranzien n pl: engl. *expectorants*; syn. Expectorantia. Auswurffördernde Mittel, die sekretolytisch oder sekretomotorisch wirken, also das Bronchialsekret verflüssigen oder dessen Abtransport fördern. Vertreter sind Ambroxol* und ätherische Öle*. Obwohl die therapeutische Bedeutung der Expektoranzien umstritten ist, werden sie häufig verwendet. Die gleichzeitige Gabe von Antitussiva* ist zu vermeiden.

Experiment n: Unter kontrollierten, jeweils gleichen Bedingungen methodisch-planmäßig durchgeführter wissenschaftlicher Versuch, der wiederholbar ist. Änderungen der Versuchsbedingungen erlauben Aussagen zu verschiedenen Einflussfaktoren.

Formen:
– Laborexperiment: alle Elemente (Setting, unabhängige, abhängige Variable) eines Experiments werden künstlich hergestellt
– Feldexperiment (auch Naturexperiment): die Elemente werden in der natürlichen Umwelt realisiert (der Experimentator bestimmt nicht die Versuchsbedingungen, sondern sucht sie auf), z. B. Untersuchung von Hilfsbereitschaft in einer Fußgängerzone
– mehrfaktorielles Experiment: Experiment, bei dem gleichzeitig mehrere unabhängige Variable untersucht werden
– Experiment mit Einzelpersonen: die Bedingungen werden variiert (z. B. ABA-Versuchsplan, Einzelfalldarstellung)

Hinweis: Aufgrund ethischer Fragen müssen Experimente in der Medizin häufig vor deren Realisierung einer Ethik-Kommission vorgelegt werden.

Explantation f: Entnahme von Körpergeweben oder -organen im Rahmen der Transplantationsmedizin. Explantation wird auch zum Zweck der Gewebekultur vorgenommen.

Exploration f: syn. Erkundung. In der Medizin die gezielte Erhebung körperlicher oder psychischer Befunde zur Erkennung einer Krankheit oder des Heilungsverlaufs.

Formen:
– **anamnestische Exploration:** es handelt sich um die eingehende Befragung des Patienten zu angegebenen Beschwerden seiner Anamnese oder zu seiner Lebensgeschichte
– **psychiatrische Exploration:** sie bedient sich spezieller Fragetechniken zur Erhebung eines gezielten psychopathologischen Befundes
– **chirurgische Exploration:** sie umfasst die gezielte Inspektion und Palpation und geht über die Austastung von Körperöffnungen, z. B. rektale oder vaginale Exploration, bis hin zur operativen Eröffnung mit Durchtrennung bedeckenden Gewebes (beispielsweise notwendig bei akutem* Abdomen und akutem Skrotum*)
– **Selbstexploration:** Erforschung der eigenen Persönlichkeit und emotionaler Erlebnisinhalte mithilfe von Techniken aus der Gesprächspsychotherapie (konkordante Verbalisierungen, also das gleichsinnige Wieder-

holen, des Therapeuten steigern die Qualität der Selbstexploration).

Explorative Laparoskopie f: syn. explorative Bauch-Spiegelung. Diagnostische Inspektion der Bauchhöhle mittels Endoskop zur Beurteilung von Bauch- oder Beckenorganen (Pelviskopie*). Eine explorative Laparoskopie wird beispielsweise im Rahmen des Stagings* zur Beurteilung der Ausbreitung einer Tumorerkrankung angewendet oder auch zur Beurteilung der Operabilität eines Befundes sowie zur Gewinnung von Biopsien* oder Probeexzisionen.

explorative Laparotomie → Probelaparotomie

Explorativlaparotomie → Probelaparotomie

Explosionstrauma n: engl. *blast injury*. Durch Explosion verursachte Verletzung. Explosionstraumata werden direkt oder indirekt verursacht. Sie betreffen unterschiedliche Körperbereiche und Organsysteme. Die Behandlung ist meist multidisziplinär und erstreckt sich über einen langen Zeitraum.

Einteilung: Nach Verletzungsmechanismus:
- primäres Explosionstrauma durch Explosionsdruckwelle, betrifft v. a. gasgefüllte Organe (siehe auch Barotrauma*) sowie ZNS
- sekundäres Explosionstrauma durch Splitter oder Fragmente
- tertiäres Explosionstrauma durch Effekte des Windstoßes, z. B. durch die Luft geschleuderter Körper
- quartäres Explosionstrauma, z. B. Verschüttung, psychische Erkrankungen.

Therapie: Bei komplizierter thermomechanischer Kombinationsverletzung mit Kontamination, Weichteilkomplikationen (siehe Abb.) und Infektion wird primär meist Damage Control betrieben und nach der Konsolidierung eine sekundäre rekonstruktive Therapie durchgeführt.

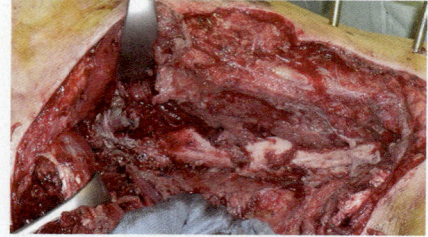

Explosionstrauma: Dorsaler Oberschenkel mit frei liegendem Femur und kontaminiertem Weichteilgewebe. [73]

Exponentialstrom m: engl. *exponential current*. Gleichstromimpulse mit langsam ansteigender und abfallender Intensität, die in der motorischen Rehabilitation* angewendet werden (nie-

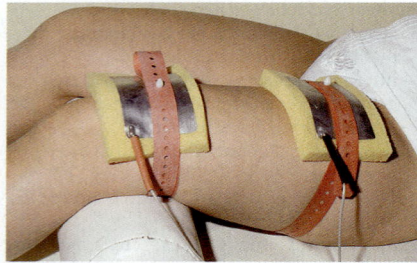

Exponentialstrom: Übungsaufbau zur Kräftigung des atrophierten Musculus quadrizeps femoris mit additiver elektrotherapeutischer Anwendung des Exponentialstroms. [194]

derfrequente Reizstromtherapie, Transkutane elektrische Nervenstimulation*). Namensgebend ist der exponentielle Anstieg der Impulse, der nur denervierte Muskulatur reizt. Siehe Abb.

Exposition → Konfrontation

expressiv: engl. *expressive*. Ausdrückend, darstellend.

Expressivität f: engl. *expressivity*. Grad der Ausprägung eines monogen vererbten Merkmals. Die Expressivität wird von anderen modifizierenden Genen oder Umweltfaktoren beeinflusst.

Exprimat n: engl. *exprimate*. Aus einem Organ (Tonsille*, Speicheldrüse*, Prostata*, Mamille) oder Gewebe manuell oder instrumentell, z. B. mit einem Spatel, herausgedrücktes Sekret. Oft wird das so gewonnene Exprimat feingeweblich untersucht – z. B. auf Parenchym-, Entzündungs- oder Tumorzellen.

Exprimaturin m: Mischung aus Prostataexprimat* und Urin, die im Rahmen der Viergläserprobe* untersucht wird. Nach Gewinnung des Prostataexprimats uriniert der Patient, die Mischung wird in einem Röhrchen aufgenommen und auf Bakterien* untersucht. Exprimaturin wird zur Diagnose einer akuten Prostatitis verwendet.

Exsikkose → Dehydratation

Exspiration f: engl. *expiration*; syn. Ausatmung. Ausströmen von Luft aus Lungenalveolen und Atemwegen infolge einer positiven Differenz zwischen intrapulmonalem Druck und Umgebungsdruck. Exspiration geschieht passiv durch elastische Rückstellkräfte der Lunge bei Relaxation der Inspirationsmuskulatur oder bei Absenken des Beatmungsdrucks*, demgegenüber aktiv bei verstärkter Atemarbeit durch Einsatz der Atemhilfsmuskeln (forcierte Exspiration).

Exspiratorischer Stridor m: Während der Exspiration auskultierbares Nebengeräusch. Es ist Zeichen einer bronchialen Obstruktion.

Exstirpation f: engl. *extirpation*. Operative komplette Entfernung eines (kranken) Organs oder Organteils, z. B. eines gut abgegrenzten Tumors.

Exsudat n: engl. *exudate*. Meist durch Entzündung* bedingter Austritt von protein- und zellhaltiger Flüssigkeit aus Blut- und Lymphgefäßen. Ein Exsudat ist je nach Zusammensetzung serös, serös-eitrig, fibrinös, hämorrhagisch oder jauchig. Es hat ein höheres spezifisches Gewicht (> 1,015) und enthält mehr Protein* (> 30 g/l) als Transsudat*.

Extasy: engl. *Ecstasy*. Bezeichnung für eine Gruppe von Methylendioxyamphetaminen (sog. Designerdrogen) wie 3,4-Methylendioxyamphetamin (MDA), 3,4-Methylendioxy-N-methylamphetamin (MDMA), 3,4-Methylendioxy-N-ethylamphetamin (MDE). Extasy führt zur Abhängigkeit und kann z. B. Psychosen induzieren. Der Konsum ist außerdem gefährlich, weil illegal hergestelltes Extasy in seiner Zusammensetzung und Konzentration stark schwankt.

Wirkungen:
- psychotrope Substanz* mit Suchtpotenzial (sog. Aufputschmittel)
- unterliegt dem Betäubungsmittelgesetz*
- wirkt stimulierend und enthemmend wahrscheinlich durch Freisetzung von Serotonin und Noradrenalin* im Gehirn
- wirkt ähnlich wie Amphetamin.

Nebenwirkungen:
- Tachykardie
- Mundtrockenheit
- Schweißausbrüche
- Tremor
- Hyperthermie
- Leberschäden
- Rhabdomyolyse
- drogeninduzierte Psychosen.

Extension f: syn. Streckung. Aktive (mithilfe der Streckmuskulatur durchgeführte) oder passive Streckung einer Extremität in einem Gelenk. Auch als sog. therapeutische Extension im Rahmen der Behandlung von Frakturen (Näheres siehe Extensionsmethoden*).

Extensionsmethoden f pl: engl. *tractions*. Konservative Verfahren zur Behandlung von Frakturen* mit Einwirken axialer Zugkräfte am distalen Frakturfragment zur Neutralisierung gegensinniger Muskelkräfte. Der Begriff bezieht sich außerdem auf ein Extensionskorsett als orthopädisches Hilfsmittel zur redressierenden Korrektur einer Skoliose*.

Anwendung bei Frakturen:
- kurzfristig zur Reposition* einer frakturierten Extremität (siehe Abb.) oder eines luxierten Gelenks sowie zur anschließenden Retention*)
- temporäre Dauerextension bei Fraktur (vor definitiver Osteosynthese*, zur endgültigen Therapie kaum noch angewendet)

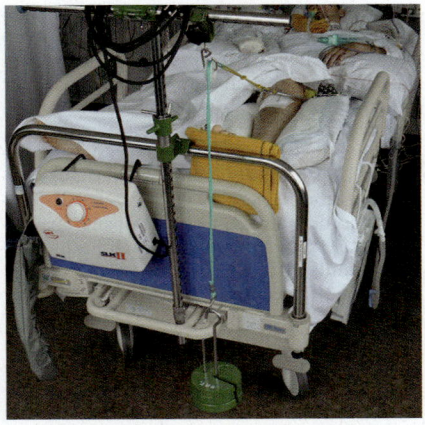

Extensionsmethoden: Femurextension mit Gewicht bei Polytrauma mit proximaler Femurfraktur. [73]

- zur Entlastung bestimmter Körperregionen und Gelenke (z. B. bei Zervikobrachialsyndrom* oder lumbalem Wurzelkompressionssyndrom).

Formen bei Frakturen:
- Drahtextension*
- Steinmann-Nagelextension
- Extensionsklammer, z. B. Haloextension* (Abb. dort), Crutchfield*-Klammer
- Extensionsverband (Streckverband), z. B. als Tape-Verband bei kindlicher Fraktur, Rucksackverband*, hanging* cast
- Manschettenextension*
- Extensionshülse (sog. Mädchenfänger), z. B. zur Reposition von Radiusfrakturen oder bei Ganglion* (Abb. dort).

Extensionsverband m: syn. Streckverband. Verfahren der konservativen Behandlung von Frakturen* mit Einwirkung axialer Zugkräfte am körperfernen Frakturelement zur Aufhebung von entgegengesetzten Muskelkräften (Extension*). Beispiele sind Tape*-Verband bei kindlichen Frakturen, Rucksackverband* und Glisson*-Schlinge.

Extensorenloge [Oberschenkel] f: engl. anterior compartment of the thigh; syn. Compartimentum femoris anterius. Kompartiment (Muskelloge) an der Vorderseite des Oberschenkels*. Die Extensorenloge beherbergt den Kniestrecker Musculus* quadriceps femoris sowie den Hüftbeuger Musculus* sartorius. Ferner enthält sie den Nervus saphenus sowie die Arteria* femoralis und die Vena* femoralis.
Anatomie: Begrenzt wird die Extensorenloge des Oberschenkels durch:
- das Septum intermusculare femoris laterale: zur Flexorenloge* [Oberschenkel]
- das Septum intermusculare femoris mediale: zur Adduktorenloge
- den Tractus* iliotibialis: nach lateral
- die Fascia* lata: nach medial.

Extensorenloge [Unterschenkel] f: engl. anterior compartment of the leg; syn. Compartimentum cruris anterius. Kompartiment (Muskelloge) an der Vorderseite des Unterschenkels*, welches die Streckmuskulatur des Fußes* und den Nervus* fibularis profundus beinhaltet. Die angrenzenden Knochen* und Faszien* beschränken die Dehnbarkeit der Extensorenloge, sodass sie anfällig ist für ein Kompartmentsyndrom* (siehe Tibialis*-anterior-Syndrom).
Anatomie:
- Begrenzung: 1. Tibia* 2. Fibula* 3. Septum intermusculare cruris anterius als Grenze zur Fibularisloge 4. Membrana* interossea cruris als Grenze zur tiefen Flexorenloge* [Unterschenkel]
- Inhalt: 1. M. tibialis anterior 2. M. extensor digitorum longus 3. M. extensor hallucis longus 4. N. fibularis profundus 5. A. tibialis anterior 6. V. tibialis anterior.

exterior: Der äußere, äußerlich.
Externalisation f: Bezeichnung für die Verschiebung eines intrapsychischen* Konflikts einer Person auf ein Objekt und/oder eine Situation in der Umwelt dieser Person (Externalisation des Konflikts).
Klinische Bedeutung: Besondere Bedeutung im Rahmen von Theorien zur **Psychodynamik spezifischer Phobien***: eine Person verschiebt bestehende Ängste auf reale Objekte und/oder Situationen in ihrer Umgebung. Diese fungieren in der Folge als Auslöser für die Angst und werden gemieden (Vermeidungsverhalten*). Empirisch konnten die zugrundeliegenden Annahmen nicht nachgewiesen werden.

externus: syn. extern (Abk. ext.). Außen liegend.
Exterozeption f: engl. exteroception; syn. Außenwahrnehmung. Sinneswahrnehmung äußerer (optischer, akustischer, olfaktorischer, gustatorischer, mechanischer und thermischer) Reize. Die Exterozeption schließt Oberflächensensibilität ein (Wahrnehmung durch Mechanosensoren*, Thermosensoren* und Schmerz*-Sensoren der Haut).
Extinktion [Psychologie] f: Lat. Auslöschung; in der Psychologie und Lerntheorie die Reaktionslosigkeit auf einen Reiz, z. B. indem gleichzeitig ein anderer, ähnlicher Reiz auftritt. Die Extinktion ist relevant bei der klassischen und der operanten Konditionierung.
Extinktion [Psychotherapie] f: Allmähliche Abschwächung und schließlich Ausbleiben einer konditionierten Reaktion bei wiederholter Darbietung des konditionierten Reizes in Abwesenheit des unkonditionierten Reizes. Die Extinktion liegt z. B. der verhaltenstherapeutischen Methode des Flooding (bei Phobien und Angststörungen) zugrunde.
Extractum → Extrakt
Extractum faecis → Bierhefe
extradural: Außerhalb der Dura* mater liegend, im engeren Sinn epidural*.
extrafusal: Außerhalb einer Muskelspindel*.
extrahepatische Gallengänge: engl. extrahepatic bile ducts; syn. extrahepatisches biliäres System. Gallengangsystem, das sich außerhalb der Leber* befindet. Die extrahepatischen Gallengänge beginnen mit dem Ductus hepatis communis und enden entweder direkt oder nach Vereinigung mit dem Ductus* pancreaticus an der Papilla* duodeni major.
Einteilung:
- Ductus hepaticus communis: Vereinigung von Ductus hepaticus dexter und Ductus hepaticus sinister
- Ductus* cysticus: Verbindung zwischen Gallenblase* und Ductus hepaticus communis
- Ductus* choledochus: Vereinigung von Ductus hepaticus communis und Ductus cysticus, verläuft zum Duodenum*.

Extrahepatische Gallengangsobstruktion f: engl. extrahepatic cholestasis; syn. extra-hepatische Cholestase. Außerhalb der Leber lokalisierte Verlegung der ableitenden Gallenwege (häufig Ductus* hepaticus communis oder Ductus* choledochus) durch mechanische Abflusshindernisse wie z. B. Gallengangsteine, Gallengangtumoren oder extrahepatische Prozesse und Entzündungen wie Pankreaskarzinom oder Mirizzi*-Syndrom.
Vorkommen: Unter anderem
- Gallengangstein (Choledocholithiasis)
- Gallengangtumor (z. B. Gallengangadenom, Gallengangkarzinom)
- Papillenstenose, -verschluss oder -verlegung (z. B. bei Papillen- oder Pankreaskarzinom)
- Entzündung (Cholangitis)
- Gallengangatresie
- Mirizzi*-Syndrom.

Extrahepatisches Gallengangskarzinom n: Außerhalb der Leber wachsendes cholangiozelluläres Karzinom.
Extraintestinale Parasitosen f pl: Außerhalb des Darmes lokalisierte erregerbedingte Erkrankungen durch Parasiten*. Betroffene infizieren sich u. a. oral, sexuell oder vektoriell, das klinische Bild ist abhängig vom Erreger. Diagnostiziert wird mittels Nachweis des Parasiten, Teilen des Parasiten oder dessen Larven. Therapiert wird operativ und ggf. mit Antiparasitika.
Formen: Beispiele extraintestinaler Parasitosen sind der Befall von Leber und Gehirn bei Echinokokkose* oder Befall der Erythrozyten bei Malaria*.

Extra-intrakranieller Bypass *m*: syn. EIAB. Bypass durch Gefäßanastomose der A. temporalis superficialis (versorgt die Kopfschwarte, entspringt aus A. carotis externa) mit einem Ast der A. cerebri media (entspringt aus der A. carotis interna, versorgt eine Hirnhälfte). Ein extra-intrakranieller Bypass soll die A. cerebri media revaskularisieren oder ihren Blutfluss aufrechterhalten (bei Carotis-interna-Verschluss).

extrakardialer Fontan → Fontan-Operation

extrakorporale Befruchtung → Intracytoplasmic Sperm Injection

extrakorporale Befruchtung → In-vitro-Fertilisation

extrakorporale Ganzkörperhyperthermie → Hyperthermie, künstliche

extrakorporale Insemination → In-vitro-Fertilisation

Extrakorporale Membranoxygenierung *f*: engl. *extracorporal membrane oxygenation*; Abk. ECMO. Technisches Verfahren zur maschinellen extrakorporalen Sauerstoffbeladung des Bluts und CO_2-Elimination im Membranoxygenator (vgl. Oxygenator). Indikationen sind z. B. das Atemnotsyndrom* des Neugeborenen oder bei Erwachsenen, Ateminsuffizienz bei schweren Verläufen von Coronavirus-Infektionen (z. B. COVID*-19-Infektion), die Überbrückung einer Herzinsuffizienz oder CO_2-Elimination bei dekompensierter Hyperkapnie.

extrakorporale Zirkulation → Kreislauf, extrakorporaler

Extrakt *m, n*: engl. *extract*. Pflanzenauszug, dessen Zusammensetzung v. a. von der Art des Lösungsmittels (Ethanol-Wasser-Gemische, Methanol, Ether, CO_2), aber auch von der Ausgangsdroge und dem Extraktionsprozess abhängig ist. Extrakte können durch Mischung oder Verdünnung auf einen bestimmten Wirkstoffgehalt eingestellt werden (standardisierter bzw. normierter Extrakt).
Formen:
– Fluidextrakt (Extractum fluidum): durch Perkolation hergestellter, flüssiger Drogenauszug, bei dem in 1 bis max. 2 Teilen Extrakt die Extraktivstoffe aus 1 Teil Arzneidroge enthalten sind
– dünner Extrakt (Extractum tenuum): mikrobiologisch instabiler, nicht mehr offizineller Extrakt von dickerer, noch fließfähiger Konsistenz
– Dickextrakt (Extractum spissum): mikrobiologisch instabile, zähflüssige, plastische Masse, deren Wirkstoffgehalt durch Zusatz indifferenter Hilfsstoffe eingestellt werden kann
– Trockenextrakt (Extractum siccum): durch weiteres Einengen und Trocknen gewonnener Extrakt, der in der Regel mit einem indifferenten Hilfsstoff auf einen bestimmten Wirkstoffgehalt eingestellt wird.

Extraktion → Schlingenextraktion

Extraktion, manuelle *f*: engl. *total breech extraction*; syn. ganze Extraktion. Geburtshilflicher Handgriff zur Entwicklung eines Kindes aus Beckenendlage*, wenn der Rumpf noch nicht geboren sein sollte. Die manuelle Extraktion wird heute nur noch beim zweiten Zwilling oder in fetalen Notfallsituationen angewendet, ansonsten wird eine Entbindung per Sectio caesaresa vorgezogen.
Prinzip: Mit der Hand wird von vaginal in das Cavum uteri eingegangen, dann beide Füße gefasst und das Kind extrahiert. Ggf. muss eine zusätzliche Armlösung durchgeführt werden. Die Entwicklung des Kopfes erfolgt in der Regel nach Veit-Smellie.

extramedullär: engl. *extramedullary*. Außerhalb des Marks, z. B. extramedulläre Hämatopoese*.

extramural: Außerhalb der Wand eines Hohlraums gelegen, z. B. ein Myom*.

extraperitoneal: Außerhalb des Bauchfells, jedoch im Bauch gelegen. Extraperitoneal liegende Organe befinden sich entweder hinter dem Bauchfell (=retroperitoneal*) wie die Nieren oder kaudal des Bauchfells (=subperitoneal) wie Harnblase, Rektum ab der Flexura sacralis, Cervix uteri und Vagina. Subperitonealer und retroperitonealer Bereich bilden gemeinsam den Extraperitonealraum (Spatium extraperitoneale).

Extraperitonealer Zugang *m*: syn. extraperitonealer Zugangs-Weg. Chirurgischer Zugangsweg zum außerhalb der Peritonealhöhle gelegenen Raum und den dort befindlichen Organen und Gefäßen, z. B. Nieren, Harnblase, Gebärmutterhals, Rektum und Pankreas.

extrapyramidal: Außerhalb der Pyramidenbahn* gelegen, also zum extrapyramidalen System* gehörend.

Extrapyramidale Motorik *f*: Den Rumpf und die Extremitäten betreffende Bewegungen, die durch motorische Efferenzen gesteuert werden, welche ins Rückenmark ziehen und nicht den Pyramidenbahnen zuzuordnen sind. Zu diesen Efferenzen gehören der Tractus rubrospinalis, Tractus vestibulospinalis und Tractus reticulospinalis.
Klinische Bedeutung: Störungen der extrapyramidalen Motorik treten beispielsweise bei Erkrankungen wie Morbus Parkinson*, Chorea Huntigton oder Spastiken (infolge von Rückenmarksverletzungen) auf.

Extrapyramidales Syndrom *n pl*: engl. *extrapyramidal syndrome*; Abk. EPMS. Arzneimittelnebenwirkungen auf die extrapyramidale* Motorik durch Dopamin-Antagonisten wie Metoclopramid* oder hochpotente Neuroleptika*. Betroffene zeigen auffällige Störungen der automatischen Bewegungsabläufe und des Muskeltonus. Die Medikation ist in der Regel umzustellen und ggf. mit Anticholinergika* zur Symptomreduktion zu kombinieren. Unbehandelt kann sich eine Spätdyskinesie* entwickeln.
Ursache: Durch starke medikamentöse Blockade von Dopamin*-Rezeptoren kommt es zu Bewegungsstörungen, ähnlich wie beim Parkinson-Syndrom, das durch einen Dopaminmangel entsteht. Häufig treten EPMS unter hochpotenten Neuroleptika auf, deutlich weniger unter atypischen Neuroleptika und sehr selten unter Clozapin*.
Formen:
– **Frühdyskinesien***: 1. Frühdyskinesien treten bei 10–30 % der Patienten zu Beginn einer neuroleptischen Medikation auf, meist in der ersten Behandlungswoche oder bei rascher Dosissteigerung. 2. Typisch sind Bewegungsstörungen von Mund und Gesicht (sog. orofaziale Dyskinesien*) mit Zungen- und Schlundkrämpfen oder Blickkrämpfen sowie Chorea* und Athetose* der oberen Extremität. 3. Die Symptomatik bessert sich rasch unter anticholinerger Medikation, z. B. mit Biperiden*.
– **symptomatisches Parkinson-Syndrom**: 1. Symptomatische Parkinson-Syndrome treten frühestens nach 1–2 Behandlungswochen auf. 2. Typisch sind Hypomimie*, kleinschrittiger Gang, Rigor*, Tremor*, Akinesie* und Salbengesicht*. 3. Anzustreben ist ein Wechsel der Medikation oder im Ausnahmefall die dauerhafte Kombination mit einer anticholinergen Medikation.
– **Akathisie***: 1. Akathisie tritt vor allem zu Beginn einer Behandlung mit Neuroleptika auf, seltener erst im Verlauf. 2. Typisch ist eine quälende Unruhe vor allem in den Beinen mit starkem Bewegungsdrang. 3. Anzustreben ist ein Wechsel der Medikation. Bei starker Akathisie kann zur Überbrückung bis zur erfolgreichen Neuroleptikaumstellung mit Beta-Blockern oder Benzodiazepinen* behandelt werden.
– **Spätdyskinesien*** (= tardive Dyskinesien): 1. Spätdyskinesien treten bei 15–20 % der Patienten nach jahrelanger Behandlung mit Neuroleptika auf. 2. Typisch sind stereotype Bewegungsmuster und Tics vor allem im Gesichtsbereich, Schaukelbewegungen sowie choreatische und athetoide Bewegungsabläufe. 3. Spätdyskinesien sind meist irreversibel, deshalb ist die Früherkennung von EPMS wichtig. Anticholinergika sind wirkungslos. Es kann eine Umstellung auf Clozapin versucht werden. 4. Risikofaktoren zur Entwicklung von Spätdyskinesien sind u. a. das Auftreten von Frühdyskinesien, höheres

Lebensalter des Patienten, zerebrale Vorschädigung und Substanzmissbrauch.

Extrasystole f: engl. *premature beat*; Abk. ES. Auf dem Boden einer Erregungsbildungsstörung* (gesteigerte oder abnorme Automatie) und/oder Erregungsleitungsstörung* (getriggerte Aktivität) entstehende, häufigste Form der Herzrhythmusstörung*, bei der in den regulären Grundrhythmus vorzeitig einzeln oder gehäuft Herzaktionen einfallen. Die Klinik ist variabel, u. a. können Palpitationen und Belastungsdyspnoe auftreten.

Einteilung: Nach dem Entstehungsort:
- supraventrikuläre ES (SVES): ausgehend von Zentren des Erregungsleitungssystems oberhalb der Bifurkation des His-Bündels oder des atrialen Myokards
- ventrikuläre ES (VES): ausgehend von ventrikulären Zentren des Erregungsleitungssystems (subjunktional) oder des Myokards; **1.** führt zu vorzeitiger Kontraktion nur der Kammern.

Vorkommen: Bei Herzgesunden, kardialer Grunderkrankung, arzneimittelinduziert sowie bei Elektrolytstörung, Hyperthyreose u. a.

Therapie: Nur bei symptomatischer ES
- pharmakologisch: Beta*-Rezeptoren-Blocker, Kalzium*-Antagonisten vom Nicht-Dihydropyridintyp (SVES), evtl. andere Antiarrhythmika*
- ggf. Katheterablation.

Extrasystolie f: engl. *extrasystoly*. Gehäuftes Auftreten von Extrasystolen*.

Extratöne → Herztöne

Extrauteringravidität f: engl. *extra-uterine gestation*; syn. Graviditas extrauterina. Ektope, außerhalb der Gebärmutter eingenistete Schwangerschaft. Die häufigste Lokalisation der Extrauteringravidität (EUG) ist der Eileiter, die Inzidenz beträgt etwa 1–2 je 100 Schwangerschaften. Betroffene entwickeln meist einseitige Unterbauchschmerzen. Das Schwangerschaftsprodukt wird operativ entfernt oder konservativ behandelt.

Einteilung: Nach dem Ort der Einnistung (siehe Abb. 1) werden unterschieden:
- Tubargravidität* (ca. 97 %): es kann noch zwischen distal, proximal (isthmisch) und inter-

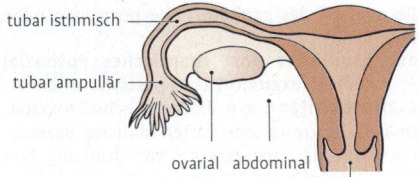

Extrauteringravidität Abb. 1: Lokalisationen.

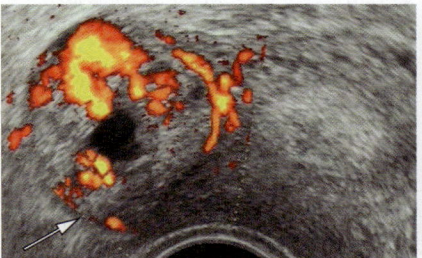

Extrauteringravidität Abb. 2: Querschnitt durch den rechten Eileiter mit typischer Ringstruktur und zirkulär verstärkter Vaskularisation im Farb-Doppler, Uterus mit hoch aufgebautem Endometrium ohne Fruchtanlage (Vaginalsonografie). [168]

stitiell/intramural (am Übergang zwischen Tube und Uterus) differenziert werden
- Ovarialgravidität* (ca. 2 %)
- Abdominalgravidität (syn. Peritonealgravidität): Implantation im Peritoneum, meist im Douglas-Raum (< 1 %)
- Zervixgravidität (0,5 %).

Ätiologie: Folgende Faktoren begünstigen das Entstehen einer Extrauteringravidität:
- abgelaufene Adnexitis* und Salpingitis*
- Intrauterinpessare (Spirale)
- Z. n. Tubenchirurgie, z. B. bei operativer Kinderwunschbehandlung
- angeborene Eileiteranomalien
- Endometriose
- hormonale Imbalance
- Rauchen.

Klinik: Typisch sind:
- Schmierblutungen in der 7. SSW
- meist einseitige, ziehende Unterbauchschmerzen bis hin zum Akuten* Abdomen
- schmerzhafter Tastbefund im Adnexbereich (50 %)
- vergrößerter Uterus (33 %).

Diagnostik: Neben den klinischen Befunden und der Bestimmung des ß-HCG (kein adäquater Anstieg) ist vor allem die vaginale Sonografie wichtig. Folgende Befunde sind bei einer EUG im Ultraschall zu erwarten:
- Uteruscavum leer, hoch aufgebautes Endometrium
- auffällige ringförmige Struktur im Eileiter (siehe Abb. 2 und Abb. 3)
- freie Flüssigkeit im Douglas-Raum.

Die Sicherung der Diagnose erfolgt im Rahmen der Therapie bei der Bauchspiegelung (Laparoskopie).

Therapie: Es kommen operative und konservative Verfahren in Frage.
- operativ: in der Regel laparoskopische Operation, selten Laparotomie (1–2 %): **1.** Salpingotomie: Schlitzen des Eileiters und Entfernen der EUG **2.** Salpingektomie: komplettes Entfernen des betroffenen Eileiters
- medikamentös: mit Methotrexat, Prostaglandinen, hyperosmolaren Lösungen
- abwartendes Verhalten: bei klinisch unauffälligen Patienten in der sehr frühen Frühschwangerschaft; strenge Kontrollen (Beta-HCG, Sonografie, Klinik) sind notwendig.

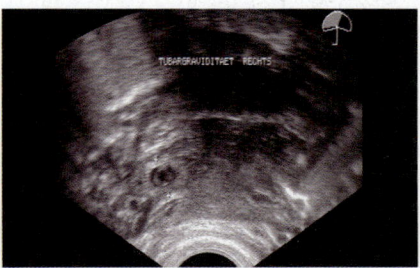

Extrauteringravidität Abb. 3: Querschnitt durch den rechten Eileiter, der auf 9 mm dilatiert ist; im Lumen ist der Dottersack zu erkennen (Vaginalsonografie). [97]

Extravasat n: engl. *extravasation*. Aus einem Gefäß (Blutgefäß, Lymphgefäß, Harnleiter) in das umliegende Gewebe ausgetretene Flüssigkeit. Durch die Flüssigkeit bildet sich ein (ggf. Blutzellen enthaltendes) Ödem*.

Extraversion f: Tendenz zu offenem, entgegenkommendem Verhalten und Zuwendung zur Umwelt und anderen Menschen. Personen mit starker Ausprägung empfinden Austausch und Handeln in sozialen Gruppen als anregend.

Theorie:
- **C. G. Jung** entwickelte den Begriff im Rahmen seiner **analytischen Psychologie** als Teil des Begriffspaars „Introversion*/Extraversion", um 2 voneinander unterscheidbare Typen der Orientierung zu beschreiben.
- Extraversion ist außerdem ein faktorenanalytisch ermitteltes Persönlichkeitsmerkmal* (Persönlichkeitsfaktor*) aus dem **Fünf*-Faktoren-Modell der Persönlichkeitspsychologie***. Diagnostiziert werden diese z. B. mit dem NEO*-Fünf-Faktoren-Inventar.

extrazellulär: engl. *extracellular*. Außerhalb der Zelle gelegen.

extrazelluläre Flüssigkeit → Extrazellulärflüssigkeit

Extrazellulärflüssigkeit f: engl. *extracellular fluid*. Die außerhalb der Zelle befindliche Flüssigkeit. Dazu gehören Blutplasma, Lymphe, interstitielles und transzelluläres Wasser. Die Extrazellulärflüssigkeit macht ca. 25 % des Körpergewichts und ca. 35 % des Körperwassers aus (davon 75–80 % interstitiell).

Extrazellulärraum

Zusammensetzung: Vgl. Flüssigkeitskompartimente* (Abb. dort).

Extrazellulärraum *m*: engl. *extracellular space*; Abk. EZR. Raum, in dem sich die Extrazellulärflüssigkeit* befindet. Das Volumen des Extrazellulärraums wird näherungsweise nach dem Prinzip der Indikatorverdünnung mit Inulin gemessen.

Extremitäten *f pl*: engl. *limbs*; syn. Gliedmaßen. Gliedmaßen, die beweglich am Rumpf befestigt sind. Beim Menschen werden obere Extremitäten* (Arme) und untere Extremitäten (Beine) unterschieden.

Anatomie:
- **obere Extremität:** über den Schultergürtel mit dem Rumpf verbunden: **1.** Oberarm **2.** Unterarm* **3.** Hand* mit Handwurzel*, Mittelhand und Fingern
- **untere Extremität:** über den Beckengürtel mit der Hüfte verbunden: **1.** Oberschenkel* **2.** Unterschenkel* **3.** Fuß* mit Fußwurzel*, Mittelfuß und Zehen.

Extremitätenableitungen *f pl*: engl. *limb leads*. Registrierung eines EKGs durch Ableitung des Erregungsablaufs des Herzens in der Frontalebene mit an den Extremitäten angebrachten Elektroden. Die Elektroden werden am rechten Arm (rot), linken Arm (gelb) und linken Bein (grün) sowie zur Erdung am rechten Bein (schwarz) angelegt.

Einteilung: Nach Ableitungsform (siehe Abb.) Standardableitungen* im Rahmen eines Oberflächen-12-Kanal-EKGs
- **Einthoven-Ableitungen** (I, II, III): bipolare Ableitungen
- **Goldberger-Ableitungen** (aVR, aVL, aVF): **1.** unipolare Ableitungen **2.** a steht für augmented (verstärkt) **3.** V steht für voltage (Spannung), da die registrierten Amplituden vergrößert werden **4.** R, L und F bezeichnen die Lokalisation (rechter Arm, linker Arm, Fuß).

Extremitätenischämie, kritische *f*: engl. *critical leg ischemia*. Durchblutungsstörung bei fortgeschrittener peripherer* arterieller Verschlusskrankheit (pAVK), entsprechend Fontaine-Stadium III–IV. Es betrifft Patienten, bei denen ohne revaskularisierende Maßnahmen eine Amputation droht. Eine kritische Extremitätenischämie ist bei einem Knöchel*-Arm-Index < 0,5 anzunehmen. Therapiert wird mit endovaskulären Katheterverfahren (Stent-Angioplastie*, lokale Thrombolyse*) oder operativ (Thrombendarteriektomie*, Bypass*-Operation). Fontaine*-Stadien (Tab. dort).

Diagnostik:
- Knöchel-Arm-Index (ABI) < 0,5
- bei unplausiblen Werten oder wenn der ABI nicht bestimmt werden kann (z. B. bei der Mönckeberg*-Sklerose): **1.** Großzehendruck

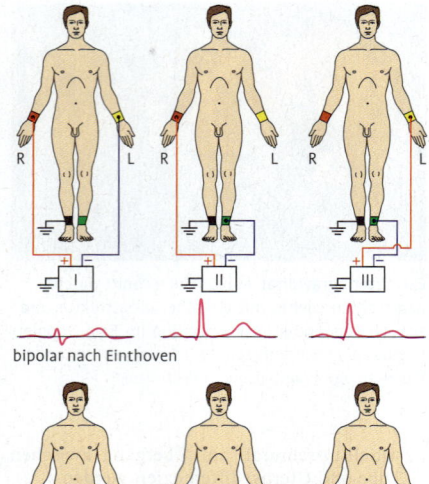

bipolar nach Einthoven

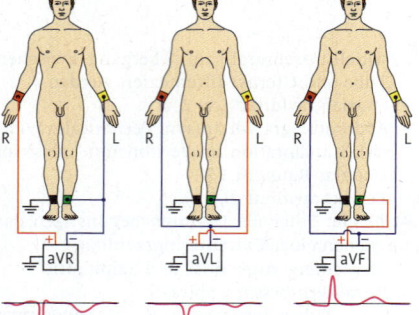

unipolar nach Goldberger

Extremitätenableitungen: Ableitungen in der Frontalebene.

≤ 30 mmHg **2.** transkutaner Sauerstoffpartialdruck* (tcPO$_2$) < 30 mmHg beim liegenden Patienten (abhängig von Hautbeschaffenheit, Hämoglobin-Konzentration im Blut u. a.).

Therapie:
- Katheterverfahren: **1.** Stent-Angioplastie **2.** lokale Thrombolyse
- Operation: **1.** Thrombendarteriektomie **2.** Bypass.

Extremitätenperfusion, hypertherme *f*: engl. *hyperthermic limb perfusion*. Interventionelles Verfahren, bei dem nach zentraler Abklemmung und peripherem Anschluss der großen zuführenden Arterie und der abführenden Vene einer Extremität über einen extrakorporalen Kreislauf Chemotherapeutika* unter lokaler Hyperthermie* verabreicht werden. Die hypertherme Extremitätenperfusion wird beispielsweise zur Therapie von Weichteilsarkomen* oder malignen Melanomen* eingesetzt.

Extremitätenverlängerung → Verlängerungsosteotomie

extremus: syn. extrem. Äußerst.

Extrinsic-Faktor *m*: engl. *extrinsic factor*. Wenig gebräuchliche Bezeichnung für Vitamin* B12, das nur zusammen mit dem Intrinsic*-Faktor im Ileum resorbiert werden kann.

Extrinsic-PEEP: engl. *extrinsic positive endexpiratory pressure*; syn. externer PEEP; Abk. ePEEP. Im Gegensatz zum Intrinsic*-PEEP (iPEEP) der am Respirator* eingestellte positive endexpiratorische Atemwegsdruck (PEEP).

Extrusion *f*: Austreibung eines Sekrets aus Drüsenzellen sowie Bezeichnung für den Vorgang des Zahnens (siehe Dentition*).

Extubation *f*: Herausziehen des Trachealtubus bei entblocktem Cuff und positivem Atemwegsdruck aus der Luftröhre bzw. Herausziehen des Doppellumentubus* oder Endobronchialtubus aus dem Hauptbronchus.

Durchführung:
- Voraussetzungen: **1.** Spontanatmung **2.** ausreichende Schutzreflexe, v. a. Husten- und Schluckreflex zum Schutz vor Aspiration*
- Ausleitung einer Intubationsnarkose (Narkose*)
- Wegfall der Indikation zur Intubation und zur Beatmung*
- Oxygenierung (FiO$_2$ = 1)
- oropharyngeales und endotracheales Absaugen
- cave: Bronchospasmus*, Überhang*.

exuberans: Wuchernd.

Exulzeration *f*: engl. *ulceration*; syn. Exulceratio. Geschwürbildung, geschwüriger Zerfall.

Exzision *f*: engl. *excision*. Ausschneiden von Gewebeteilen ohne Rücksicht auf Organgrenzen oder Gewebestrukturen.

Exzision, totale mesorektale *f*: engl. *total mesorectal excision*; Abk. TME. Im Rahmen eines onkochirurgischen Eingriffs bei Rektumkarzinom angewendete operative Technik zur Verhinderung eines lokoregionären Tumorrezidivs mit vollständiger Entfernung des Mesorektums. Der Eingriff wird offen chirurgisch, laparoskopisch oder transanal durchgeführt.

Exzision, transanale totale mesorektale → Transanale totale mesorektale Exzision

Exzitation *f*: engl. *excitation*. Erregung.

exzitatorisch: „Anregend", „erregend" oder „stimulierend". Der Begriff wird v. a. in der Neurophysiologie zur Beschreibung von Hormonwirkungen und Signalen verwendet. Ein Beispiel ist das exzitatorische postsynaptische Potenzial*.

exzitatorisches postsynaptisches Potenzial → Potenzial, exzitatorisches postsynaptisches

Exzitotoxizität *f*: syn. exzitatorische Toxizität. In den Neurowissenschaften übliche Bezeichnung für die übermäßige Ausschüttung von Neurotransmittern (Glutamat, NMDA) infolge einer Reizüberflutung, sodass es zu einer Kalzium-induzierten Apoptose in den Neuronen kommen kann. Bei längerem Fortbestehen der Reizüberflutung können größere Hirnareale geschädigt werden und sogar absterben.

Ezetimib *n*: Lipidsenker* aus der Gruppe der Cholesterol-Resorptions-Hemmer, der bei Hypercholesterolämie (in der Regel zusammen mit einem HMG*-CoA-Reduktase-Hemmer) eingesetzt wird. Antazida* und Colestyramin* führen zur Resorptionsverminderung. Zu den Nebenwirkungen zählen Myalgien*, Husten und gastrointestinale Beschwerden.

EZF: Abk. für → Extrazellulärflüssigkeit

E-Zigarette *n*: Zigarettenförmiges elektronisches Gerät zum Verdampfen und Inhalieren sogenannter Liquids als Ersatz für das Tabakrauchen. Inhaliert werden verschiedene Aromastoffe mit oder ohne Nikotin*. E-Zigaretten sind als Nikotinersatz bei der Raucherentwöhnung* gebräuchlich. Nutzen, Sicherheit und Unbedenklichkeit der E-Zigaretten werden kontrovers diskutiert.

Aufbau einer E-Zigarette: Die E-Zigarette besteht aus einem Mundstück, einem Akku, einem elektrischen Vernebler und einer auswechselbaren Kartusche, in der sich die zu vernebelnde Flüssigkeit befindet. Diese Flüssigkeit, Liquid genannt, besteht primär aus Glycerin, Wasser und einem Propylenglycol. Dazu können verschiedene Aromastoffe und optional Nikotin gemischt werden.

Klinische Bedeutung bei der Raucherentwöhnung: Bei der Raucherentwöhnung sollen die Symptome des Nikotinentzugs mit Hilfe der E-Zigarette gemildert werden.

Mögliche Gefahren: Folgende Schäden sind durch die E-Zigarette möglich:
- kurzfristig: **1.** Atemwegsirritationen und Entzündungsreaktionen in den Bronchien durch das Verdampfen **2.** Allergien durch Kontaktallergene (Aromastoffe) **3.** Nikotinintoxikationen* bei Abusus nikotinhaltiger Liquids
- langfristig (soweit aktuell beurteilbar): **1.** Nikotinabhängigkeit bei nikotinhaltigen Liquids **2.** Krebserregung durch Kanzerogene in den Liquids **3.** intrauterine Wachstumsretardierung* durch Nikotin **4.** Krebsbegünstigung durch Nikotin* (siehe dort).

EZR: Abk. für → Extrazellulärraum

F

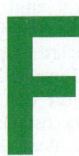

F: Abk. für → Farad
F: Abk. für → Phenylalanin
F: Abk. für Fahrenheit → Temperatur
Faber-Anämie *f*: engl. *Faber's anemia*; syn. Faber-Syndrom. Sonderform der Eisenmangelanämie* infolge verminderter Eisenresorption bei Achylia* gastrica und beschleunigter Magen-Darm-Passage. Zu den häufigsten Symptomen der Faber-Anämie zählen hypochrome Anämie, Hautblässe, Nagelveränderungen, Heiserkeit und Dysphagie*.
Fab-Fragment *n*: engl. *antigen-binding fragment (Fab)*; syn. Fragment-Antigen-Binding-Fragment. Monovalentes antigenbindendes (jedoch keine Agglutination oder Präzipitation bewirkendes) Immunglobulin*-Fragment, das durch proteolytische Aufspaltung von Immunglobulinen mit Papain entsteht. Zu therapeutischen Zwecken wurden verschiedene Fab-Fragmente entwickelt, u. a. Abciximab* und Certolizumab Pegol. Siehe Immunglobuline* (Abb. dort).
Fabry-Syndrom *n*: engl. *Fabry disease*; syn. Angiokeratoma corporis diffusum. Seltene, X-chromosomal vererbte (Genlocus Xq22.1) progrediente multisystemische Enzymopathie mit verminderter oder fehlender lysosomaler Alpha-Galaktosidase-A-Aktivität und Speicherung des nicht abbaubaren Ceramidtrihexosids u. a. in den Endothel- und glatten Muskelzellen der Blutgefäße sowie in Nervenzellen des zentralen und peripheren Nervensystems mit Ischämie und Infarkt des Versorgungsgebiets.
Fabulieren *n*: engl. *fabulation*. Erzählen von Geschichten ohne Täuschungsabsicht, wobei ein Bezug zu wahren Begebenheiten vorhanden ist. Fabulieren kommt in der Regel bei Kindern (Mythomanie) vor.
Face Arm Speech Test: Abk. FAST. Verfahren zum Screening* auf Schlaganfall*. FAST dient zur präklinischen standardisierten schnellen Erfassung einer zentralen Fazialisparese*, von Auffälligkeiten beim Armhalteversuch mit Pronation und Absinken des (zum betroffenen zentralnervösen Areal) kontralateralen Arms sowie zur Detektion von aphasischen Wortfindungsstörungen. Das Verfahren besitzt eine hohe Sensitivität*.
Facelifting *n*: Straffung der Gesichtshaut durch Exzision von Hautstreifen in den Randpartien des Gesichts (Haaransatz, vor und hinter dem Ohr, Kinnpartie) und anschließende Mobilisierung und Raffung der Gesichtshaut innerhalb der Subkutis. Ein Facelifting ermöglicht die Beseitigung bzw. kosmetische Korrektur von Falten, herabhängenden Wangen oder eines Doppelkinns.
Facette [Orthopädie] *f*: engl. *facet*. Gelenkfortsätze paarweise hinten am Wirbelkörper, verbunden mit den beiden benachbarten Wirbelkörpern in den paarigen Wirbelgelenken. Eine Wirbelgelenk-Arthrose* findet sich häufig bei Rückenschmerzen. Beim Knie befinden sich eine mediale und laterale Facette an der Patella*-Rückseite.
Facette [Zahnmedizin] *f*: engl. *veneer*. Veraltete Bezeichnung für labiale zahnfarbene Kunststoff- oder Keramikverkleidung einer (Verblend-)Krone oder eines Zahnes.
Facettektomie *f*: engl. *facetectomy*. Chirurgische Abtragung des Gelenkfortsatzes eines Wirbelkörpers. Indikationen sind chronisches Facettensyndrom* (nach erfolgloser Facettenverödung*), Spondylodese* bei Skoliose oder dorsal-zervikale mikrochirurgische Wurzelkanaleröffnung bei OP des zervikalen Bandscheibenvorfalls*.
Facettengelenkarthrose → Facettensyndrom
Facettengelenkarthrose → Spondylarthrosis deformans
Facettensyndrom *n*: engl. *facet syndrome*. Schmerzen im Bereich der Facettengelenke der Wirbelsäule (insbesondere der Lendenwirbelsäule), die akut meist nach Überbelastung auftreten. Ein chronisches Facettensyndrom ist Folge degenerativer Gelenkveränderungen (Facettengelenks-Arthrose) mit Gelenkkapsel-Reizung. Häufig kommt es zu einer Chronifizierung der Rückenbeschwerden. Je nach Schwere der Symptomatik wird konservativ oder operativ behandelt.
Ursachen: Häufig bei
– Bandscheibenschaden*
– Osteochondrose.
Klinik:
– Schmerzen im Bereich der Wirbelgelenke, an der Lendenwirbelsäule
– tiefsitzender, durch Lordose* verstärkter Schmerz, durch Druck auf das Gelenk bzw. die Facetten* auslösbar
– im Gegensatz zum Ischiassyndrom oder Bandscheibenvorfall* keine radikuläre Ausstrahlung der Schmerzen, keine Nervenwurzelreizung oder Kompression und damit keine Wurzeldehnungszeichen (siehe Lasègue).
Therapie:
– konservativ: 1. Antiphlogistika (z. B. NSAR wie Ibuprofen, Diclofenac, Novaminsulfon) 2. Entlordosierung 3. Injektion von Lokalanästhetika ggf. mit Glukokortikoid* an oder in die Facettengelenke (Facetteninfiltration)
– Facettenverödung* bzw. Facettendenervation: In Lokalanästhesie nach Nadelpunktion unter Röntgenkontrolle durch Thermokoagulation* (ca. 75–80°C) oder Kryosonde (ca. -60°); chemisch (z. B. mit Phenol, chemische Synovektomie) kaum mehr üblich
– operativ: 1. Facettektomie*, selten indiziert; ggf. bei Versagen anderer Methoden 2. operative Versteifung (siehe Spondylodese*) des betroffenen Wirbelsäulensegments; aber zurückhaltende Indikationsstellung (z. B. Gefahr der Degeneration der Nachbarsegmente, sog. Anschlussdegeneration (ASD, adjacent segment degeneration).
Facettenverödung *f*: engl. *facet coagulation*. Denervierung der kleinen (Zwischen-)Wirbelge-

Fachinformation

lenke (Processus articularis inferior/superior) durch Thermokoagulation* oder Elektrokoagulation* der Gelenkkapsel bzw. Koagulation des facettenversorgenden Nerven (N. Luschkae) an der Wurzel des Querfortsatzes bei chronischem Facettensyndrom*. Die Wirkdauer einer Facettenverödung beträgt ca. 6 Monate bis mehrere Jahre.

Vorgehen:
- Thermokoagulation* ggf. perkutan unter Röntgendurchleuchtung
- Elektrokoagulation* der Gelenkkapsel bzw. Koagulation der facettenversorgenden Nerven (N. Luschkae) an der Wurzel des Querfortsatzes
- alternativ: offene operative Denervierung.

Indikation: Chronisches Facettensyndrom* z.B. infolge Arthrose (ggf. nach vorheriger Testung auf Wirkung durch Injektion eines Lokalanästhetikums).

Fachinformation *f*: In Deutschland spezielle Gebrauchsinformation eines Arzneimittels für Fachkreise, die der Hersteller eines Fertigarzneimittels auf Anforderung zur Verfügung stellen muss. Sie enthält neben den in der Packungsbeilage enthaltenen Informationen u. a. auch Angaben zu pharmakologisch-toxikologischen Eigenschaften, Pharmakokinetik*, Bioverfügbarkeit* sowie Therapiemaßnahmen bei Überdosierung (§ 11a Arzneimittelgesetz).

Facies [Fläche] *f*: Fläche von Organen oder Regionen nach ihrer Lage zu angrenzenden Teilen und Richtungen.

Facies abdominalis *f*: engl. *abdominal face*; syn. Bauchgesicht. Amimischer, ängstlich wirkender Gesichtsausdruck mit blassem Hautkolorit vorwiegend perioral, eingefallenen Wangen und retrahierten Augen sowie blasser Nasenspitze bei schweren Entzündungen des Bauchraumes, vorwiegend bei akuter Peritonitis*. Der Begriff Facies abdominalis ist gleichzusetzen mit Facies hippocratica.

Facies adenoidea *f*: engl. *adenoid face*. Charakteristischer Gesichtsausdruck mit offenem Mund, blassem Gesicht, Spitzbogengaumen und evtl. Fehlstellung der Schneidezähne bei adenoiden Vegetationen* infolge mangelnder Belüftung des Mittelohrs. Siehe Abb.

Facies articularis *f*: engl. *articular surface*. Gelenkfläche (der an einem Gelenk beteiligten Knochen), z. B. Facies articularis capitis costae: Gelenkfläche am dorsalen Ende der Rippen für die Artikulation mit den Brustwirbelkörpern (Articulatio* capitis costae).

Facies gastrica *f*: Bezeichnung für den typischen Gesichtsausdruck von Personen, die an Magenkrankheiten leiden. Die Facies gastrica ist gekennzeichnet durch eine tiefe Nasolabialfalte, hohle Wangen und fahle Gesichtsfarbe.

Facies leonina → Lepra

Facies lunata *f*: engl. *moon face*. Durch Fetteinlagerungen rundlich und aufgequollen wirkendes Gesicht mit Doppelkinn, schmalen Lidspalten und evtl. geröteten Wangen als visuelles Leitsymptom der Inneren Medizin z. B. beim Cushing*-Syndrom, Langzeittherapie mit Glukokortikoiden*, Adipositas* (insbesondere Fröhlich-Syndrom, Pickwick*-Syndrom). Siehe Abb.

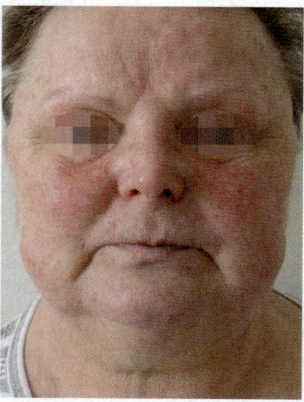

Facies lunata [135]

Facies mitralis → Mitralklappenstenose

Facies myopathica *f*: engl. *myopathic facies*. Ausdruckslose Gesichtszüge, die typisch sind für bestimmte Formen der Myopathie*.

Facies paralytica *f*: engl. *paralytic face*. Fehlende bzw. ausdruckslose Mimik* bei beidseitiger Fazialisparese*.

Facies tetanica → Risus sardonicus

Facilitated-PCI: Abk. für facilitated percutaneous coronary intervention → Koronarintervention, perkutane

Facilitated Tucking → Schmerztherapie

FACS: Abk. für → Fluorescence-activated Cell Sorter

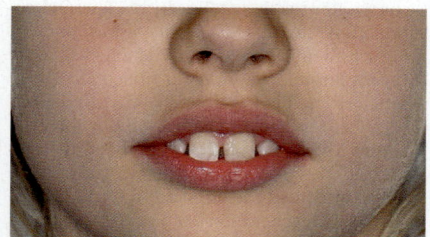

Facies adenoidea: Charakteristischer Gesichtsausdruck mit offenem Mund und Fehlstellung der Schneidezähne. [87]

factitius: engl. *factitial*. Künstlich (erzeugt).

Fadeneiterung *f*: engl. *stitch abscess*. Eiterung, Fistelbildung und Fadenabstoßung als Folge einer Wundinfektion* im Bereich der Stichkanäle einer chirurgischen Naht*.

Fadenentfernung *f*: syn. Fäden-Ziehen. Entfernung von chirurgischem Nahtmaterial* durch ärztliches oder pflegerisches Personal. Der Faden wird je nach Körperregion, mechanischer Belastung und Heilung der Wunde zu unterschiedlichen Zeitpunkten entfernt, z. B. abdominell nach 10–14 Tagen, im Gesicht nach 5–7 Tagen.

Fadengranulom *n*: engl. *suture granuloma*. Fremdkörpergranulom* als Gewebereaktion auf chirurgisches Nahtmaterial.

Fadenpilze *m pl*: engl. *hyphomycetes*. Ungenaue und veraltete Bezeichnung für fädige, hyphenbildende Pilze (Fungi* imperfecti); cave: auch Hefen können Hyphen bilden.

Fadenwürmer → Nematoden

Fading [Anästhesie]: Abnahme der muskulären Reizantwort bei repetitiver Reizung (Frequenz 0,15–5 Hz) und Entwicklung eines Nichtdepolarisationsblocks (Muskelrelaxation*) als Zeichen der Ermüdung (vgl. train of four).

Fäkalindikator → Fäkalstreptokokken

Fäkal-orale Transmission *f*: syn. fäkal-orale Übertragung. Übertragung* von Darmbakterien* in die Mundhöhle*, z. B. durch kontaminierte Hände oder Gegenstände und Lebensmittel. Über diesen Infektionsweg werden infektiöse Darmerkrankungen bakterieller und viraler* Genese übertragen (z. B. Ruhr, Typhus*, Erkrankungen durch Noro- und Rotaviren). Schutz bieten eine gute Händehygiene* sowie Händedesinfektion.

Fäkalstreptokokken *f pl*: engl. *fecal streptococci*. Bezeichnung für Enterokokken*. Fäkalstreptokokken sind Indikator (ohne oder zusammen mit koliformen Bakterien) bzw. Leitkeim für fäkale Kontamination des Wassers mit Darmbakterien von Mensch und Tier.

Vorkommen:
- meist in geringerer Zahl als E. coli
- Überlebenszeit in der Umwelt länger und Resistenz gegenüber Desinfektionsmitteln größer als bei koliformen Bakterien.

Fäulnisbakterien *n pl*: engl. *putrefactive bacteria*. Bakterien, die den Abbau von Proteinen bewirken (Eiweißfäulnis). Fäulnisbakterien verhalten sich antagonistisch zu Säurebakterien (vergären Kohlenhydrate) und Schimmelpilz-Arten (aerobe Vermehrung bei genügender Luftfeuchtigkeit).

Formen: Hauptvertreter der Fäulnisbakterien sind:
- aerobe Spezies von Proteus und Pseudomonas

- aerobe Sporenbildner: Bacillus subtilis, Bacillus mesentericus, Bacillus mycoides u. a.
- anaerobe Sporenbildner: u. a. Clostridium botulinum, Clostridium histolyticum, Clostridium putrificum, Clostridium sporogenes.

Fäulnisprodukte → Ptomaine
Faex medicinalis → Bierhefe
Fäzes: engl. *faeces*; syn. Stuhl. Ausscheidungsprodukt des Darms. Die Menge variiert stark mit der Ernährung: kleine Mengen (< 200 g/d) bei ballaststoffarmer Ernährung, große Mengen bei ballaststoffreicher Ernährung. Der physiologische pH-Wert des Fäzes liegt bei ca. 7.
Bestandteile:
- unverdauliche, nichtverdaute sowie nicht resorbierte Nahrungsanteile
- Produkte des Gastrointestinaltrakts, z. B. Schleim, Wasser, abgestoßene Epithelien, Verdauungsenzyme und Gallenfarbstoffe (letztere bedingen die gelblich bräunlich Farbe)
- Darmbakterien und ihre Abbauprodukte (z. B. Indol*, Skatol), die den typischen Geruch verursachen.

Fåhraeus-Lindqvist-Effekt *m*: engl. *Fåhraeus' phenomenon.* Abnahme der Viskosität* des Bluts* in engen Blutgefäßen durch Aneinanderlagerung und Anordnung der Erythrozyten* im Zentrum des Blutgefäßes. Zwischen Gefäßwand und Erythrozyten liegt eine schmale Schicht von Blutplasma. Das Viskositätsminimum liegt bei einem Gefäßdurchmesser von 6–8 µm vor, darunter nimmt die Viskosität wieder zu.
Fahreignung *f*: Körperliche, geistige und charakterliche Eignung zum Führen von Kraftfahrzeugen. Das Straßenverkehrsgesetz definiert Fahreignung als zeitlich stabile, von aktuellen Situationsparametern unabhängige Fähigkeit zum Führen eines Kraftfahrzeugs.
Fahrenheit → Temperatur
Fahrkostenbeihilfe → Mobilitätshilfen
Fahr-Krankheit *f*: engl. *Fahr's disease.* Nicht arteriosklerotisch bedingte Gefäßverkalkungen in Basalganglien und Kleinhirn. Klinisch zeigen sich Symptome des Parkinson*-Syndroms und Demenz*. Unterschieden werden idiopathische*, autosomal-dominant erbliche (Genlocus 14q) und symptomatische Formen (z. B. infolge fetaler Infektion, Hypoparathyroidismus oder Pseudohypoparathyroidismus). Eine CT sichert die Diagnose.
Fahrlässigkeit *f*: engl. *negligence.* Außer-Acht-Lassen von Sorgfaltspflichten, die vom Einzelnen im Umgang mit Mitmenschen gesetzlich vorgeschrieben sind, gemäß § 276 Absatz 2 Bürgerliches Gesetzbuch (BGB).
Zivilrecht: Im Zivilrecht reicht das Vorliegen der **objektiven** Fahrlässigkeit für eine Haftung aus, d. h., ein durch Unachtsamkeit hervorgerufener Körperschaden führt zum Schadensersatz.

Strafrecht: Im Strafrecht wird auch die subjektive Fahrlässigkeit geprüft. Hier handelt fahrlässig, wer die Sorgfalt außer Acht lässt, zu der er nach den Umständen und seinen persönlichen Verhältnissen verpflichtet und fähig ist, und deshalb nicht erkennt, dass er eine Straftat begehen kann, oder wer zwar mit einem Schaden rechnet, aber darauf vertraut, dieser werde nicht eintreten. Im Strafrecht sind konkrete Situationen zu berücksichtigen.
Arten: Strafrecht
- **bewusste** Fahrlässigkeit: fahrlässig handelt danach derjenige, der zwar den rechtswidrigen Erfolg (Schaden) voraussieht, aber hofft, der Schaden werde nicht eintreten
- **unbewusste** Fahrlässigkeit: derjenige, der den Schaden nicht voraussieht, ihn aber bei Anwendung der Sorgfalt, zu der er nach den Umständen und nach seinen persönlichen Fähigkeiten und Kenntnissen verpflichtet und imstande ist, hätte voraussehen können

Zivilrecht
- **leichte** Fahrlässigkeit
- **grobe** Fahrlässigkeit liegt vor, wenn die einfachsten und nächstliegenden Überlegungen nicht angestellt werden und die der Sachlage entsprechende, besonders gebotene Sorgfalt in ungewöhnlich hohem Maße außer Acht gelassen wird.

Bedeutung in der Pflege: Wenn z. B. ein Pflegeschüler nicht in die Behandlung von Dekubituspatienten unterwiesen wurde und bei der Pflege einen Fehler begeht, muss er zivilrechtlich haften, da er wusste, dass die Unterweisung unterblieben war. In der Fachpflege gilt als grob fahrlässig, wenn die Pflegeperson den allgemein anerkannten Stand der Pflege nicht beachtet, z. B. wenn dekubitusgefährdete Personen stundenlang in eingenässten Betten liegengelassen werden. Als Sorgfaltspflichtverletzung im Pflegebereich gilt auch der Verstoß gegen Hygienevorschriften, Arbeitsanweisungen oder Pflegestandards.

Fahrradergometrie → Ergometrie
Fahrtüchtigkeit → Fahruntüchtigkeit
Fahruntüchtigkeit *f*: Strafrechtliche Bezeichnung für die abstrakte oder konkrete Gefährdung des (Straßen-)Verkehrs durch einen Kraftfahrer, dessen Gesamtleistungsfähigkeit besonders infolge Enthemmung so weit herabgesetzt ist, dass er unfähig ist, sein Fahrzeug im Straßenverkehr eine längere Strecke, und zwar auch bei plötzlichem Auftreten schwieriger Verkehrslagen, sicher zu steuern.
Einteilung:
- **absolute** Fahruntüchtigkeit: **1.** Blutalkoholkonzentration ≥ 1,1 ‰ (bzw. aufgrund erhöhter Anflutungswirkung auch bei Alkoholmenge im Körper, die nach Abschluss der Resorptionsphase zu entsprechender Blutalkoholkonzentration führt) **2.** festgestellte Fahruntüchtigkeit kann beweisrechtlich nicht durch den Betroffenen erschüttert werden
- **relative** Fahruntüchtigkeit: **1.** Blutalkoholkonzentration 0,3 bis < 1,1 ‰ **2.** Feststellung der Fahruntüchtigkeit verlangt Gesamtwürdigung aller beachtlichen Beweisanzeichen.

Für andere berauschende Mittel wurde ein absoluter Grenzwert bisher nicht bestimmt. Es müssen konkrete, auf die Beeinträchtigung der Fahrsicherheit bezogene Ausfallserscheinungen festgestellt werden, die eindeutig auf Drogen- oder Arzneimittelgenuss zurückzuführen sind.

Faktoren, antinukleäre → Antikörper, antinukleäre
Faktoren, aufrechterhaltende *m pl*: engl. *maintaining factors.* Bedingungen, die eine psychische Störung aufrechterhalten. Dies können Reaktionen der Betroffenen oder der Umwelt oder anhaltende Belastungen sein, die zur Chronifizierung des Problems beitragen. Aufrechterhaltende Faktoren sind neben prädisponierenden Faktoren und auslösenden Faktoren* eine wesentliche Klasse von Ursachen im Störungsmodell der Verhaltenstherapie.
Beispiele:
- Vermeidungsverhalten* bei Phobie: Durch Vermeiden der gefürchteten Situation kann der Betroffene nicht die Erfahrung machen, dass die Situation nicht gefährlich ist und dass die Angst von selbst abklingen würde.
- generalisierte Angststörung: Durch positive Rückkopplung werden Sorgen und Ängste aufrechterhalten.

Faktoren, auslösende *m pl*: engl. *releasing factors.* Gesamtheit jener Bedingungen, die das Erstauftreten einer (psychischen) Störung oder eines Problems hervorrufen bzw. auslösen. Auslösende Faktoren – z. B. ein einschneidendes Ereignis wie eine Scheidung – sind neben prädisponierenden Faktoren und aufrechterhaltenden Faktoren* eine wesentliche Klasse von Ursachen im Störungsmodell der Verhaltenstherapie.
Beispiel: Eine Scheidung kann (bei bestehender Prädisposition) auslösender Faktor für eine Depression* sein.

Faktoren, biotrope *m pl*: engl. *biotropic factors.* Auf die Lebewesen einwirkende Umweltfaktoren, z. B. Luftdruck, Temperatur und Sonnenstrahlung.

Faktoren, kriminogene *m pl*: engl. *crimonogenic factors.* Risikofaktoren* für delinquentes Verhalten. Dazu zählen schulische Probleme, eigene Gewalterfahrungen, Suchterkrankung, Persönlichkeitsstörung* etc.

Faktor H *m*: Inhibitorisches Regulatorprotein des Komplementsystems, welches den aktivierten Komplement-Faktor C3 (C3b) inaktiviert, die C3-Konvertase destabilisiert und so die Komplement-Kaskade hemmt. Ein Faktor-H-

Faktor-II-Mangel

Mangel kann ein hämolytisch-urämisches Syndrom*, eine membranoproliferative Glomerulonephritis und eine altersabhängige Makulageneration verursachen. Eine Faktor-H-Überaktivität verstärkt die Infektanfälligkeit.
Klinische Bedeutung: Faktor H-Mangel
- hämolytisch-urämisches Syndrom*
- membranoproliferative Glomerulonephritis*Typ II
- altersabhängige Makuladegeneration*
- Therapie: Gabe von rekombinantem Faktor H

Faktor-H-Überschuss
- verstärkte Hemmung des Komplementsystems
- erhöhte Suszeptibilität* gegenüber Mikroorganismen, besonders Bakterien*.

Faktor-II-Mangel → Hypoprothrombinämie
Faktor-I-Mangel → Afibrinogenämie
Faktor IX *m*: engl. *plasma thromboplastin component* (Abk. PTC); syn. Christmas-Faktor. Inaktives Enzym der Gerinnungskaskade, das in aktiviertem Zustand (als Faktor IXa) die Blutgerinnung* fördert. Faktor IX wird Vitamin-K-abhängig in der Leber synthetisiert. Vitamin*-K-Mangel und Lebersynthese-Störungen, ebenso wie Hämophilie* B und Verbrauchskoagulopathie*, verursachen verringerte Faktor-IX-Konzentrationen oder -Aktivitäten mit erhöhter Blutungsneigung in der Folge.
Faktor IXa *m*: engl. *Factor IXa*; syn. Coagulation Factor IXa. Serinprotease der Blutgerinnung*, die zusammen mit Faktor* VIIIa, Ca^{2+} und Phospholipiden den Faktor X in Faktor* Xa spaltet. Faktor IXa entsteht bei Spaltung von Faktor* IX durch Faktor* XIa oder Faktor VIIa. Ein Mangel an Faktor IXa und IX führt zu Hämophilie* B.
Faktor-IX-Mangel → Hämophilie
Faktor V → Proakzelerin
Faktor VIII *m*: syn. Gerinnungsfaktor VIII. Akute*-Phase-Protein und inaktiver Faktor der Gerinnungskaskade, der in aktiviertem Zustand (als Faktor VIIIa) die Blutgerinnung* fördert. Verringerte Faktor-VIII-Aktivität führt zu Blutungsneigung und kommt vor bei Hämophilie* A, von*-Willebrand-Syndrom oder bei Bildung von Auto- und Alloantikörpern. Chronisch erhöhte Werte begünstigen eine Thrombophilie*.
Faktor-VIII-Mangel → Hämophilie
Faktor-VIII-Mangel → Von-Willebrand-Jürgens-Syndrom
Faktor-VII-Mangel → Hypoprokonvertinämie
Faktor-V-Leiden-Mutation *f*: engl. *factor V Leiden mutation*. Nach dem Ort der Erstbeschreibung benannte spezifische Mutation (c.1691G>A/p.Arg506Gln) im Faktor V-Protein kodierenden Gen F5, assoziiert mit APC-Resistenz und erhöhtem Risiko u. a. für Thrombosen*, Embolien*, Schwangerschaftskomplikationen. Die Therapie hängt ab von der Eigen- und Familienanamnese und umfasst v. a. Thromboseprophylaxe in Risikosituationen.
Erkrankung: Genetik: Erbgang autosomal dominant für die heterozygote Mutation. **Häufigkeit:** Prävalenz 3–8 % für die heterozygote, 1 : 5000 für die homozygote Mutation in Europa.
Faktor-V-Mangel → Hypoproakzelerinämie
Faktor Xa *m*: engl. *Factor Xa*; syn. Auto-Prothrombin C. Aktivierte Form der Serinprotease Faktor X, die zusammen mit dem Faktor Va (und Ca^{2+}) Prothrombin* zu Thrombin* spaltet. Faktor Xa wird entweder von Serinproteasen aus dem endogenen Weg oder dem exogenen Weg der Blutgerinnung* aktiviert über proteolytische Spaltung des Faktor X.
Faktor XI *m*: syn. antihämophiler Faktor C (Abk. AHC). Faktor XI der Blutgerinnung.
Einteilung: Blutgerinnung* (Tab. 1 dort).
Faktor XIa *m*: engl. *Factor XIa*; syn. Coagulation Factor XIa. Serinprotease des endogenen Wegs der Blutgerinnung*, die den Faktor* IX in IXa spaltet. Faktor XIa entsteht bei Spaltung von Faktor* XI durch Faktor XIIa (Faktor* XII) oder Thrombin*. Ein Mangel an Faktor XIa und XI führt zur Hämophilie* C.
Faktor XII: engl. *Hageman factor*; syn. Hageman-Faktor. Faktor XII der Blutgerinnung*, dessen Biosynthese in der Leber (Vitamin-K-unabhängig) erfolgt. Genmutationen haben einen Mangel an Faktor XII zur Folge.
Wirkung: Nach der Aktivierung zu Faktor XIIa (Serinprotease) durch Kallikrein* bewirkt der Hageman-Faktor folgende Prozesse:
- Aktivierung von Fletcher-Faktor zu Kallikrein (reziproke Aktivierung)
- Aktivierung von Faktor XI der Blutgerinnung
- Aktivierung von Plasminogen (endogener Plasminogenaktivator*).

Faktor XIII: engl. *fibrin stabilizing factor*; syn. fibrinstabilisierender Faktor. Faktor XIII der Blutgerinnung*, der aus je 2 globulären Untereinheiten A (mit aktivem Zentrum der Transglutaminase) und B besteht. Der fibrinstabilisierende Faktor spielt eine essenzielle Rolle in der Wundheilung*. Ein Faktor*-XIII-Mangel verursacht eine starke Neigung zu Blutungen.
Wirkung: Nach Aktivierung durch Thrombin* und in Anwesenheit von Ca^{2+}-Ionen (Cofaktor) vernetzt Faktor XIII die zunächst nur durch Wasserstoffbrücken gebildeten Fibrinpolymere zu einem unlöslichen Fibrinpolymer (Fibrin*), sodass ein stabiles, in der extrazellulären Matrix verankertes Blutgerinnsel* entsteht. Des Weiteren vernetzt Faktor XIII Fibronektin* und Vitronektin*.
Faktor-XIII-Mangel *m*: engl. *factor XIII deficiency*. Autosomal-rezessiv erblicher oder erworbener Mangel an fibrinstabilisierendem Faktor*. Klinisch zeigen sich traumatische oder postoperative Blutungen sowie Wundheilungsstörungen bei Faktor-XIII-Aktivität ≤ 50 %, Spontanblutungen bei < 7 % und bei männlichen Homozygoten* zusätzlich Oligozoospermie* und kleine Hoden. Behandelt wird durch Substitution mit Faktor-XIII-Konzentrat (siehe Gerinnungsfaktor*).
Faktor-XII-Mangel *m*: engl. *factor XII deficiency*; syn. Hageman-Faktor-Defizit. Mangel an funktionellem Hageman-Faktor* infolge autosomal-rezessiv erblicher Genmutation auf dem Genlocus 5q33–qter. Die infolgedessen verlängerte aktivierte partielle Thromboplastinzeit* ist ohne klinische Relevanz. Das Abortrisiko kann erhöht sein. Abzugrenzen ist das Antiphospholipid*-Syndrom (in ≤ 50 % mit Antikörpern gegen Hageman-Faktor) mit klinisch habituellem Abort*.
Faktor-X-Mangel *m*: engl. *factor X deficiency*; syn. Stuart-Prower-Defekt. Sehr seltener angeborener Mangel an Gerinnungsfaktor* X (Stuart-Prower-Faktor) mit ähnlicher hämorrhagischer Diathese* wie bei Hämophilie* A/B. Ursache ist eine autosomal-rezessiv erbliche Genmutation (Genlocus 13q34). Klinisch imponieren Blutungen in den Magen-Darm-Trakt, in Gelenke und aus der Nase. Behandelt wird mit Faktor-X-Konzentrat oder gefrorenem Frischplasma (FFP).
falciformis: Sichelförmig, z. B. Ligamentum* falciforme hepatis.
Falciparum-Malaria → Malaria tropica
Falk-Operation *f*: engl. *Falk's operation*. Wiederherstellung des Tränenabflusses (Dakryorhinostomie) durch Anlage eines Knochenfensters von der lateralen Nasenwand zum Tränensack.
Fallen: engl. *falling*; syn. Stürzen. Rasches Absinken des Körpermittelpunkts durch gestörtes Gleichgewicht oder reduzierte Fähigkeit, das Gewicht des Körpers in verschiedenen Positionen zu halten. Ursachen sind beispielsweise Schwäche, neurologische Erkrankungen mit zunehmenden Lähmungserscheinungen (z. B. Multiple Sklerose*), Koordinationsstörungen (z. B. bei Alzheimer*-Krankheit) oder sedierende und muskelrelaxierende Arzneimittel.
Fallfuß *m*: engl. *foot drop*. Schlaffe Lähmung* des Fußes bei Peroneuslähmung*.
Fallhand *f*: engl. *wrist drop*. Bei hoher Radialislähmung auftretende charakteristische Handstellung beim Versuch, Finger und Handgelenk zu strecken. Sie wird durch eingeschränkte Dorsalextension der Hand hervorgerufen.
Fallkontrollstudie *f*: engl. *case-control study*. In der epidemiologischen Forschung angewandte retrospektive, einzeitige, analytische Studie. Das Ziel ist, die einer Krankheit zugrundeliegenden Einfluss- oder Risikofaktoren zu ermit-

teln. Es werden mindestens 2 Gruppen miteinander verglichen, die sich hinsichtlich bestimmter Variablen unterscheiden, etwa gesunde bzw. erkrankte Personen.

Fallneigung → Gleichgewichtsstörungen
Fallneigung → Schwindel
Falloposkopie *f*: engl. *falloposcopy*; syn. Eileiterspiegelung. Endoskopische Darstellung der Eileiterschleimhaut über transuterinen Zugang, z. B. im Rahmen der Sterilitätsdiagnostik (prognostische Aussage umstritten).
Fallot-Pentalogie → Fallot-Tetralogie
Fallot-Tetralogie *f*: engl. *tetralogy of Fallot*; syn. Fallot IV. Angeborener Herzfehler* mit einer Kombination aus Pulmonalstenose*, Ventrikelseptumdefekt* (VSD), nach rechts und vorn verlagerter reitender Aorta und Hypertrophie des rechten Ventrikels. Das klinische Bild variiert von unauffällig bis zum Auftreten von hypoxischen Anfällen, oft ist die Entwicklung gestört. Behandelt wird operativ.
Hintergrund: Oft als annähernd symptomgleiche **Fallot-Pentalogie** (syn. Fallot V) in Kombination mit offenem Foramen* ovale oder (in ca. 15 %) Vorhofseptumdefekt. **Fehlbildungen:**
– Pulmonalstenose*, meist infundibulär als Infundibulumstenose* oder kombiniert infundibulär-valvulär und supravalvulär, in ca. 10 % rein valvulär, im Extremfall als Pulmonalatresie* (bei 5–10 % der Patienten)
– Ventrikelseptumdefekt*
– nach rechts und vorn verlagerte (über dem Ventrikelseptumdefekt reitende) Aorta, in ca. 25 % der Fälle Arcus aortae dexter (Aortenbogenanomalien*)
– Hypertrophie des rechten Ventrikels.

Häufigkeit: Ca. 6 % der angeborenen Herzfehler, häufigster zyanotischer Herzfehler jenseits des Säuglingsalters (75 %). **Pathophysiologie:** Der Grad der rechtsventrikulären Ausflussbahnverengung ist maßgebend für den Shunt* durch den großen subaortal gelegenen VSD mit interventrikulärem Druckausgleich (siehe Abb.).

– Links-Rechts-Shunt in Ruhe bei relativ geringer Pulmonalstenose als sog. azyanotische Fallot IV (Pink Fallot)
– hieraus Entwicklung der klassischen zyanotischen Form mit Zunahme der Infundibulumstenose und des Rechts-Links-Shunts.

Klinik:
– azyanotisch bei ca. 50 % der Neugeborenen, z. T. auch frühzeitig ausgeprägte Zyanose* (v. a. an Lippen und Akren, auch generalisiert), verstärkt bei Anstrengung
– kompensatorische Polyglobulie* mit Erhöhung des Hämatokrits und damit unter Umständen kritische Zunahme der Blutviskosität, Gefahr von Hirngefäßthrombosen bzw. -embolien

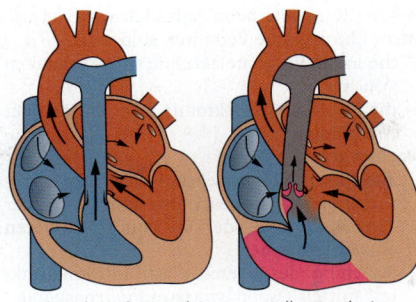

Fallot-Tetralogie: Ventrikulärer Shunt in Abhängigkeit von Schweregrad der Pulmonalstenose und Höhe des peripheren Widerstands.

– allgemeine körperliche Entwicklungsstörungen, ab 2. Lj. Ausbildung von Trommelschlägelfingern und Uhrglasnägeln infolge chronischer Hypoxämie.

Therapie:
– Prophylaxe hypoxischer Anfälle durch Propranolol
– im hypoxischen Anfall Hockstellung in Seitenlage im Bett, Morphin und Sauerstoffzufuhr
– therapeutisches Offenhalten des Ductus* arteriosus durch Prostaglandin bei Neugeborenen mit extremer Pulmonalstenose
– palliativ durch Blalock*-Taussig-Operation (evtl. modifiziert als aortopulmonale Anastomosenoperation), ggf. Implantation eines Stents in den Ductus arteriosus oder Ballondilatation der Pulmonalstenose (Ballonvalvuloplastie*)
– operative Korrektur als Primäreingriff.

Fallserie *f*: engl. *case series*. Zusammenstellung der Daten mehrerer Patienten, die an derselben Krankheit leiden. Dies dient der Darstellung eines Krankheitsbildes ohne Referenzgruppe.
Fallstudie *f*: engl. *case study*. Interaktive Methode zur Untersuchung einer wissenschaftlichen Fragestellung, bei der die Teilnehmer, ausgehend von einem konkreten Fall, alternative Lösungsansätze finden, Einflussfaktoren aufdecken und Probleme ermitteln. Die Lösung kann, je nach Ansatz, offen bleiben.
Falltürschnitt → Kulissenschnitt
Falscher Nabelschnurknoten *m*: Im Gegensatz zum echten Nabelschnurknoten* (der durch entsprechende Bewegungen des Kindes entsteht) ist beim falschen Nabelschnurknoten lediglich eine doppelte Abknickung der Blutgefäße in der Nabelschnur vorhanden, die durch eine Verdickung der Wharton-Sulze auffällt.
Falschgelenk → Pseudarthrose
Falsch negativ: engl. *false negative*. Beschreibung von Testergebnissen, bei denen trotz Vorhandensein einer grundlegenden Änderung der entsprechende Befund negativ ist. Das dient der Beurteilung eines Klassifikators, z. B. im Rahmen eines medizinischen oder statistischen Tests.
Falsch positiv: engl. *false positive*. Beschreibung von Testergebnissen, bei denen der Befund positiv ist, obwohl keine Änderung aufgetreten ist. Das dient der Beurteilung eines Klassifikators, z. B. im Rahmen eines medizinischen oder statistischen Tests.
Falsett → Stimme
Falsifikation *f*: engl. *falsification*. Wissenschaftsmethodisches Vorgehen zur Überprüfung von Hypothesen und Gegebenheiten der Realität mit logischem und empirischem Beleg- und Beweischarakter. Eine einmal gelungene Falsifikation kann eine wissenschaftliche Theorie schlüssig widerlegen. Demgegenüber kann mit einer Verifikation* nicht auf alle vergleichbaren, aber nicht untersuchten Situationen geschlossen werden.
Geschichte: Der Begriff wurde von K. R. Popper im Rahmen des kritischen Rationalismus geprägt.
Faltenhaut → Cutis laxa
Faltenzunge → Lingua plicata
Falx cerebelli *f*: engl. *cerebellar falx*. Duplikatur der Dura* mater im Schädel. Die Falx cerebelli trennt die rechte und linke Hemisphäre des Kleinhirns* voneinander. Sie entspringt an der Crista occipitalis interna.
Falx cerebri *f*: engl. *cerebral falx*; syn. Großhirnsichel. Duplikatur der Dura* mater im Schädel. Die Falx cerebri trennt die beiden Hemisphären des Großhirns in der Fissura longitudinalis cerebri voneinander. Sie inseriert oben am Sulcus sinus sagittalis superior, ventral an der Crista galli und dorsal an der Protuberantia occipitalis interna.
Falxmeningeom *n*: engl. *falx meningeoma*. Von der Falx cerebri ausgehendes Meningeom*.
Famciclovir *n*: Virostatikum aus der Gruppe der Nukleosidanaloga*. Famciclovir ist Prodrug von Penciclovir und wird oral eingesetzt bei Infektionen mit Herpes-simplex-Viren (HSV Typ 1 und 2) und dem Varicella*-Zoster-Virus, zeigt aber auch Wirksamkeit gegen das Epstein*-Barr-Virus und das Zytomegalie*-Virus.
Indikationen:
– Infektionen mit dem Varicella-Zoster-Virus: 1. Behandlung von Herpes zoster* und Zoster* ophthalmicus bei immunkompetenten Erwachsenen 2. Behandlung von Herpes zoster bei immunsupprimierten Erwachsenen
– Infektionen mit dem Herpes-simplex-Virus: 1. Behandlung von erstmalig auftretendem und rezidivierendem Herpes* genitalis bei immunkompetenten Erwachsenen 2. Behandlung von rezidivierendem Herpes geni-

talis bei immunsupprimierten Erwachsenen
3. Suppressionsbehandlung (12monatige kontinuierliche antivirale Therapie) von rezidivierendem Herpes genitalis bei immunkompetenten und immunsupprimierten Erwachsenen.

Familiäre adenomatöse Polyposis f: syn. adenomatöse Polyposis coli; Abk. FAP. Autosomal dominant vererbte Veranlagung zu massenhaften Kolonpolypen mit nahezu 100%igem Entartungsrisiko im späteren Leben. Ursache ist die Mutation des tumorsupprimierenden *APC*-Gens (adenomatöses Polyposis Coli Gen). Die einzige Präventionsmöglichkeit ist die komplette Kolektomie*, die heute meistens kontinenzerhaltend durchgeführt werden kann.

Epidemiologie:
- Prävalenz: ca. 3 : 100 000
- FAP ist die Ursache von ca. 1 % aller kolorektalen Karzinome*.

Formen:
- klassische FAP: 1. Ausbildung mehrerer hundert Kolonpolypen 2. Entstehung der Polypen im Durchschnitt ab dem 16. Lj. 3. Entartungsrisiko für ein kolorektales Karzinom* liegt bei nahezu 100 % 4. Auftreten weiterer Polypen im Magen* und Dünndarm* sowie Assoziation mit Desmoidtumoren und Schilddrüsenknoten*
- attenuierte FAP: 1. mildere Form mit weniger Polypen im Kolon (< 100) 2. Auftreten später als die klassische FAP, im Durchschnitt ab dem 44. Lj. 3. Läsionen weiter proximal 4. ab dem 25. Lj. Koloskopie* zur Kontrolle und Polypenentfernung alle 1–2 Jahre empfohlen 5. Risiko für ein kolorektales Karzinom ca. 80 % 6. extrakolonische Polypen wie bei klassischer FAP
- Gardner*-Syndrom: Variante der FAP mit extrakolonischen Manifestationen wie Desmoidtumoren, Epidermoidzysten* und Fibromen*
- Turcot*-Syndrom: Variante der FAP mit Hirntumoren*, meistens Medulloblastome*.

Klinik: Auftreten der ersten Kolonpolypen im frühen Erwachsenenalter, Symptome häufig erst etwas später. Beschwerden sind beispielsweise:
- Blut und/oder Schleim im Stuhl
- Diarrhöen und Obstipation*, oft im Wechsel
- abdominelle und/oder rektale Schmerzen
- Blähungen
- Gewichtsverlust.

Therapie: Zur Prophylaxe eines kolorektalen Karzinoms besteht die Therapie in der operativen Entfernung des Dickdarms. Für den Zeitpunkt gibt es unterschiedliche Empfehlungen, z. B. nach Ausprägung erster Adenome (meist im Alter von 14–15 Jahren), sofort nach Diagnosestellung oder beim Auftreten von Symptomen. Chirurgische Verfahren sind z. B.
- die totale Proktokolektomie* mit ilioanalem Pouch
- die subtotale Kolektomie mit ilio-rektaler Anastomose.

Nachsorge:
- auch nach Kolonresektion weiterhin endoskopische Kontrollen notwendig, da in der Transitionszone oder im Pouch* Tumoren entstehen können
- Screening des oberen Gastrointestinaltraktes* mittels Ösophagogastroduodenoskopie
- Schilddrüsensonografie jährlich
- Einsatz von Medikamenten wie Aspirin, Erlotinib* und Celecoxib, welche die Entwicklung von Karzinomen erschweren könnten, in Erprobung.

Prävention: Die Erkrankung kann nicht verhindert, aber früh erkannt werden:
- genetische Untersuchung aller Verwandten 1. Grades von FAP-Patienten
- jährliche Koloskopien* mit Entnahme von Biopsien* bei Patienten mit FAP-Risiko ab dem 10.–12. Lj.

Familiäre benigne hypo-kalzurische Hyperkalzämie f: syn. familiäre hypokalziurische Hyperkalziämie (Abk. FHH. Seltene vererbte Störung der Kalziumhomöostase. Der Defekt ist harmlos und führt bei Betroffenen zu keinen Beschwerden. Die Kalziumausscheidung über den Urin (Hypokalzurie*) ist vermindert bei erhöhten Kalziumwerten im Serum (Hyperkalziämie*). Die Lebenserwartung ist normal.

Erkrankung: Ursache des autosomal-dominant vererbten Defektes ist eine inaktivierende Mutation des kalziumsensitiven Rezeptors in den Nieren und der Nebenschilddrüse. Abgrenzen muss man die FBHH vom primären Hyperparathyreoidismus.

familiäre Erythrozytenantigene → Antigene, familiäre

Familiäre intrahepatische Cholestase f: engl. *progressive familial intrahepatic cholestasis*; syn. progrediente familiäre intrahepatische Cholestase. Autosomal-rezessiv erbliche Cholestase*. Sie manifestiert sich im 1. Lj. bis ins Erwachsenenalter v. a. mit einer schubweisen oder kontinuierlichen Cholestase und Ikterus. Die Diagnostik erfolgt laborchemisch, per Bildgebung, Leberbiopsie und Molekulargenetik. Die Therapie ist symptomatisch, ggf. ist eine Lebertransplantation notwendig.

familiäre juvenile hyperurikämische Nephropathie → Nephropathie, hyperurikämische

familiäre multiple Polyposis → Gardner-Syndrom

familiäre rekurrierende Polyserositis → Mittelmeerfieber, familiäres

familiärer hämolytischer Ikterus → Sphärozytose, hereditäre

familiärer Ikterus Crigler-Najjar → Crigler-Najjar-Syndrom

Familienanamnese [Pflege] f: Einbeziehung von Angehörigen in die häusliche Pflege (Gesundheits- und Kinderkrankenpflege, psychiatrische Pflege) und Altenpflege als Teil der Pflegeanamnese*.

Familiendynamik f: engl. *family dynamics*. Interaktionen innerhalb der Familie, die prägend auf die Mitglieder wirken. Die Familiendynamik kann mithilfe der Familieninteraktionsmethode beobachtet werden (Familieninteraktion).

Klinische Bedeutung: Gestörte familiäre Interaktionen können je nach Zeitpunkt und Dauer ihres Auftretens als prädisponierende Faktoren, auslösende Faktoren* und aufrechterhaltende Faktoren* an der Entstehung psychischer Störungen mitwirken bzw. selbst eine zu behandelnde Problematik sein, z. B. bei Partnerschaftsproblemen oder innerfamiliären Beziehungskonflikten. Positive familiäre Interaktionen sind ein wesentlicher protektiver Faktor für die psychische Gesundheit. Bei psychischen Störungen (z. B. infolge chronischer Konfliktsituationen) kann die Analyse und Korrektur der Familiendynamik therapeutisch genutzt werden.

Familiengesundheitshebamme → Familienhebamme

Familienhebamme f: syn. Familiengesundheitshebamme. Speziell ausgebildete Hebamme (oder Entbindungspfleger), die Familien postpartal in besonderen psychischen oder sozialen Belastungssituationen betreut und unterstützt. Die Wochenbett-Betreuung erfolgt in enger Zusammenarbeit mit Jugend- und Sozialämtern, Beratungsstellen sowie mit Sozialarbeitern und Ärzten und kann bis zum vollendeten 1. Lebensjahr des Kindes durchgeführt werden.

Familienplanung f: engl. *family planning*. Geburtenkontrolle durch den bewusst gesteuerten Einsatz von Methoden der Kontrazeption* sowie durch Kinderwunschbehandlung*. Familienplanung soll eine den individuellen Wünschen eines Paares bzw. der Mutter angepasste Kinderzahl ermöglichen und eine Regelung der Schwangerschaften entsprechend der jeweiligen Lebenslage und -weise.

Familienstruktur f: engl. *family structure*. Familiäre Beziehungsmuster, die zwischen den einzelnen Mitgliedern durch Familiendynamik* und definierte Rollen und Erwartungen (soziale Rolle) im Familiensystem bestehen.

Formen: Autoritätsbezüge in der Familienstruktur können **patriarchalisch** (der Mann, Vater oder Großvater übernimmt die Führerschaft gegenüber den anderen Mitgliedern der Familie), **matriarchalisch** (die Frau, Mutter oder Großmutter übernimmt die Führerschaft gegenüber den anderen Mitgliedern der Familie) oder **partnerschaftlich** organisiert sein. Eine **unvollständige** Familie ist durch die Abwesenheit oder den Tod eines Elternteils oder eine Scheidung gekennzeichnet.

Familienstudie f: engl. *family study*. Studie zur Erfassung der familiären Häufung von Merkmalen. Untersucht wird, ob ein Merkmal bei Verwandten einer betroffenen Person (insbesondere bei Zwillingen, Verwandten ersten Grades) häufiger auftritt als bei Verwandten von Kontrollpersonen. Eine familiäre Häufung kann durch genetische und Umweltfaktoren bedingt sein.

Familiensystemtheorie f: engl. *family systems theory*. Theorie, die eine Familie als sich entwickelndes soziales System versteht, in dem alle Beteiligten interpersonelle Beziehungen aufbauen, aufrechterhalten und gestalten und vor dessen Hintergrund sich sowohl individuelle Entwicklungen als auch Entwicklungen der Familie als definierte Gruppe vollziehen.

Theorie: Die Familiensystemtheorie betrachtet das familiale System als spezifisches **selbstorganisiertes Beziehungsgeflecht**, das zielorientiert ist, das Zusammenleben regelt und sich nach außen abgrenzt, um sich selbst zu erhalten. Von Interesse sind v. a. die Konsequenzen familialer Einflüsse auf das Verhalten und Erleben der Einzelnen (z. B. Erziehung, Erleben von Partnerschaft, Eltern-Kind- und Geschwisterbeziehung, Nähe-Distanz-Erleben, Erleben und Auswirkungen von Macht und Kontrolle).

Familientherapie f: engl. *family therapy*. Form der Psychotherapie*, die Mitglieder der Familie im weiteren Sinn mit einbezieht, um problematische Interaktions- und Kommunikationsmuster zu ändern, soziale Ressourcen für Familienmitglieder zu aktivieren und Lösungswege für familiäre oder individuelle Probleme sowie Entwicklungsmöglichkeiten zu finden. Im engeren Sinne gemeint ist Gruppenpsychotherapie der Familie.

Formen: Innerhalb der Familientherapie gibt es verschiedene Schulen mit konzeptionell unterschiedlichen Schwerpunkten wie die
– **systemische** Familientherapie*
– **psychodynamische** Familientherapie*
– **kognitiv-behaviorale** Familientherapie: an den Prinzipien der Verhaltenstherapie* orientierte Familientherapie. Im Vordergrund stehen Veränderungen der Familieninteraktion und -atmosphäre
– **multisystemische** Familientherapie: spezielle Familientherapie für Jugendliche von 12–17 Jahren mit Sozialverhaltensstörung, Drogenmissbrauch oder delinquentem Verhalten unter Einbezug von Familie, Schule oder Lehrbetrieb und des gesamten sozialen Umfelds nach im weiteren Sinn behavioralen Prinzipien.

Wirksamkeit: Es liegen für einzelne Formen (insbesondere kognitiv-behaviorale Familientherapie und multisystemische Familientherapie) Wirksamkeitsnachweise mit hohem Evidenzgrad vor, die für eine Wirksamkeit sowohl hinsichtlich Rückfallhäufigkeit, Psychopathologie und Symptomatik als auch bezüglich Lebensqualität, sozialer Integration und subjektivem Wohlbefinden sprechen.

Familientherapie, funktionale f: engl. *functional family therapy*; Abk. FFT. Strukturiertes Verfahren der Familientherapie*, das systemische und kognitiv-behaviorale Konzepte nutzt, um dysfunktionale Kommunikationsmuster zu ändern. In der FFT werden die Bedeutung und Funktion des problematischen Verhaltens der Index*-Person erfasst und kognitive sowie Verhaltensänderungen angestrebt.

Familientherapie, psychodynamische f: engl. *psychodynamic family therapy*. Form der Familientherapie*, die Schnittstellen von äußeren (familiären) und inneren Konflikten* bearbeitet. Bisher liegen keine hinreichenden Wirksamkeitsnachweise vor.

Inhalte: Eine zentrale Rolle spielen
– vergangene Beziehungen: z. B. Delegationskonflikt, Objektbeziehungen wie ambivalente Haltung gegenüber dem Vater; sog. Objektbeziehungs-Familientherapie
– Differenzierungen: z. B. geringe Einbeziehung des Vaters in das Mutter-Kind-Verhältnis
– Ablösungen: z. B. sehr spätes Selbstständigwerden der Kinder
– Kollusionen: Passungen von Familienmitgliedern ihrem psychosexuellen Entwicklungsstand entsprechend
– Rollenkonflikte*
– mögliche traumatische Erfahrungen.

Angestrebt werden an Ressourcen orientierte soziobiografisch bedeutsame Veränderungen im familiären System, wobei Prozesse der Übertragung* und Abwehr* therapeutisch genutzt werden.

Familientherapie, systemische f: engl. *systemic family therapy*. Form der Familientherapie*, die davon ausgeht, dass die Erkrankung eines Familienmitglieds, der sog. Index*-Person, eine Dysfunktion des Systems Familie widerspiegelt, z. B. eine Triangulation, bei der Konflikte über Dritte ausgetragen werden. Dabei betrachtet man nicht isolierte Phänomene, sondern Wechselbeziehungen.

FAMMM-Syndrom: Abk. für familial atypical mole-malignant melanoma → Nävusdysplasie-Syndrom

Famulus m: engl. *medical clerk*. Medizinstudent, der in der unterrichtsfreien Zeit des Medizinstudiums die für Medizinstudierende vorgeschriebene 4-monatige **Famulatur** an einem Krankenhaus, in einer Arztpraxis oder in anderen ärztliche geleiteten Einrichtungen ableistet (Approbationsordnung §§ 1 und 7). Für dem Famulus übertragene Tätigkeiten gelten die allgemeinen Grundsätze für die rechtliche Zulässigkeit der Übertragung ärztlicher Verrichtungen auf nichtärztliches Personal; auch in haftungsrechtlicher Hinsicht ist der Famulus nichtärztlichem Personal gleichgestellt.

Fanconi-Anämie f: engl. *Fanconi's anemia*; syn. Panmyelopathie Fanconi. Autosomal rezessiv vererbte Kombination aus aplastischer Anämie* und multiplen Fehlbildungen. Behandelt wird supportiv und symptomatisch; kurative Therapien sind Gentherapien und hämatopoetische Stammzelltransplantation. Mit zunehmendem Lebensalter nehmen maligne Erkrankungen stark zu. Hierzu zählen insbesondere akute myeloische Leukämie (AML), myelodysplastisches Syndrom*, gastrointestinale Tumoren sowie Lungen- und Lebertumoren.

Fango m: Abgelagerter Mineralschlamm aus vulkanischen Quellen, der hauptsächlich Kalzium*-, Eisen*- und Magnesium*-Salze enthält. Fango wird topisch* im Rahmen der physikalischen Therapie eingesetzt, beispielsweise bei rheumatischen Beschwerden, Ischialgie* und Neuralgien*. Er bindet Wasser und Wärme und wird meist körperwarm oder heiß für Packungen und Bädertherapie verwendet.

Indikationen:
– Erkrankungen des rheumatischen Formenkreises
– degenerative Erkrankungen des Bewegungsapparates
– Ischialgie, Neuralgien
– Erkrankungen des Magen-Darm- und des Urogenitaltraktes
– postakute Zustände nach Verletzungen am Bewegungsapparat
– als Vorbereitung auf anschließende Massage oder Bewegungstherapie.

Farad n: Symbol F, SI-Einheit für die elektrische Kapazität. Ein Kondensator besitzt die Kapazität von 1 F, wenn er durch die Elektrizitätsmenge 1 Coulomb (C) auf die Spannung 1 Volt (V) aufgeladen wird: $1\ F = 1\ C/V$.

Farb-Doppler → Doppler-Sonografie
Farb-Doppler → Farbkodierte Duplexsonografie

Farbenamblyopie f: engl. *colour amblyopia*. Herabgesetztes Farbensehen im Rahmen einer Amblyopie* (Schwachsichtigkeit). Das Ausmaß korreliert mit dem Grad der Schwachsichtigkeit.

Farbenanomalie → Farbenfehlsichtigkeit

Farbenasthenopie f: engl. *colour asthenopia*. Vorübergehende Farbsehschwäche, die durch

Farbenblindheit

Anstrengung, Hypoxie* oder Lärm verursacht wird. Auch bei längerer Betrachtung einer Farbfläche (z. B. Anomaloskop*) wird die Farbdifferenzierung durch die Fähigkeit des Auges zur Farbadaptation schlechter.

Farbenblindheit → Farbenfehlsichtigkeit
Farbenblindheit f: engl. *achromatopia*; syn. Achromatopsie. Angeborenes oder erworbenes vollständiges Fehlen der Farbwahrnehmung, d. h. Betroffene nehmen ausschließlich unterschiedliche Helligkeitswerte wahr. Farbenblindheit geht einher mit stark herabgesetztem Visus*, Zentralskotom, Tagblindheit*, Nystagmus* und Lichtscheu*. Nach ophthalmologischer Untersuchung ergänzen Farbsehtests und Genanalysen die Diagnostik. Therapiert wird mit Kantenfiltergläsern, Vergrößerungshilfen und elektronischen Farberkennungsgeräten.
Klinik:
- vollständige oder fast vollständige Farbenblindheit
- stark herabgesetzte Sehschärfe (Visus* meist 10 %)
- Augenzittern (Nystagmus*)
- Fotophobie
- Zentralskotom
- paradoxe Pupillenreaktion* (komplette Farbenblindheit)
- mittlere Myopie* (inkomplette Farbenblindheit)

Therapie:
- Ausgleich von zusätzlich bestehender Myopie*, Hyperopie* oder Astigmatismus*
- optimale zykloplegische Korrektur mit dunkelorange oder rot getönten Gläsern (komplette Farbenblindheit)
- Kantenfiltergläser oder getönte Kontaktlinsen zum Ausgleich der starken Blendempfindlichkeit
- Vergrößerungshilfen zum Ausgleich der geringen Sehschärfe (Lupenbrillen, elektronische Lesegeräte, monokulare Fernrohre)
- elektronische Farberkennungsgeräte.

Farbenfehlsichtigkeit f: engl. *colour vision deficiency*; syn. Dyschromatopsie. Störung des Farbensehens. Störungen des Rot-Grün-Sehens sind häufig und meist angeboren, Störungen des Blausehens selten und häufig erworben. Die Diagnostik erfolgt mit Farbtafeln. Betroffene kommen im Alltag meist gut zurecht, sind aber bei starker Farbenfehlsichtigkeit für bestimmte Berufe (z. B. Lokführer) nicht geeignet.
Erkrankung: Formen: Angeborene Farbenfehlsichtigkeiten werden rezessiv geschlechtsgebunden vererbt und sind deshalb bei Männern häufiger als bei Frauen (8 % gegenüber < 1 %). Es sind dabei beide Augen betroffen und die Sehschärfe ist normal. **Erworbene Farbenfehlsichtigkeiten** sind sekundäre Störungen des Farbensehens, z. B. bei

- Erkrankungen der zentralen Netzhaut oder des N. opticus (Neuritis nervi optici oder Intoxikation)
- Erkrankungen der Hirnrinde (z. B. Atrophie des Sehnervs, zentrale Skotome, einseitig bei Ablatio retinae).

Betroffen sind hier oft nur Teile des Gesichtsfeldes bei gleichzeitiger Störung anderer Sehfunktionen wie Sehschärfe und Gesichtsfeld. Typisch ist ein relatives Farbenskotom*.

Farbenschwäche → Farbenasthenopie
Farbenschwäche → Farbenfehlsichtigkeit
Farbkodierte Duplexsonografie f: syn. Angiodynografie; Abk. FKDS. Darstellung von Strömungsrichtung und -geschwindigkeit durch unterschiedliche Farben (rot für Strömungsrichtung auf Schallkopf zu, blau für Strömungsrichtung vom Schallkopf weg). FKDS wird eingesetzt zur Darstellung einer chronisch-venösen Insuffizienz oder tiefen Venenthrombose sowie zur Blutflussmessung bei der Schilddrüsendiagnostik oder in der A. carotis. Siehe Insuffizienz*, chronisch-venöse (Abb. dort).

Farblichtbrille f: engl. *coloured glasses*. Brille mit speziell eingefärbten Gläsern zur Erzeugung eines gezielten farbigen Reizes. Sie wird im Pflegemilieu gelegentlich zur positiven Stimmungsbeeinflussung der Patienten eingesetzt.

Farbstoffe im Lebensmittelverkehr f pl: Für die Färbung von Lebensmitteln laut Zusatzstoff-Zulassungsverordnung (ZZuLV) zugelassene Farbstoffe. Sie dürfen Lebensmitteln nur in einer Menge und Art zugesetzt werden, die ausreicht, den Farbton dieser Lebensmittel dem natürlichen Farbton anzunähern. Der Gehalt an Zusatzstoffen ist zu kennzeichnen.

Farbstoffverdünnungsmethode f: engl. *dye dilution method*. Form der Indikatorverdünnungsmethode* mit einem Farbstoff (z. B. Indocyaningrün*) als Indikatorsubstanz. Es handelt sich um ein altes Verfahren, das durch den Einsatz von Fiberoptikkathetern wieder an klinischer Bedeutung gewinnt, insbesondere im Rahmen der Doppelindikatorverdünnungsmethode (Kombination mit Thermodilution*).
Prinzip: Photometrische Messung der Indikatorkonzentration zur Bestimmung von Blutvolumina (z. B. zentrales Blutvolumen*) oder Kreislaufgrößen (z. B. Herzminutenvolumen*).

Farbwahrnehmung f: engl. *color vision*; syn. Trichromasie. Fähigkeit des visuellen Systems zur Erkennung von Farben. Das visuelle System absorbiert aufgrund seiner neurophysiologischen Konfiguration das von der Umwelt reflektierte Licht und unterscheidet Objekte auf dieser Basis. Herabgesetzte Empfindlichkeit oder das Fehlen eines oder mehrerer Zapfentypen (Fotorezeptoren) bedingen Farbenfehlsichtigkeit*. Viel seltener ist Farbenblindheit*.

Fare Field Sensing → Ausblendzeit
Farmerlunge f: engl. *farmer's disease*. Exogen-allergische Alveolitis*, hervorgerufen durch Inhalation* insbesondere von Thermoaktinomyzeten aus verschimmeltem Getreide oder Heu (Berufskrankheit Nr. 4201). Betroffene zeigen u. a. Dyspnoe und Fieber. Bei Chronifizierung droht eine Lungenfibrose*. Patienten sollten das Allergen meiden, ggf. durch Tragen eines Atemschutzes.

Farnkrautphänomen n: engl. *fern leaf phenomenon*. Unter Östrogeneinwirkung auftretende, sehr charakteristische Bildung von farnkrautähnlichen NaCl-Kristallen in getrocknetem Zervixschleim*, besonders deutlich kurz vor der Ovulation. Der Zervixschleim ist dadurch leichter für Spermien durchdringbar. Es wird in der Zyklusdiagnostik genutzt. Siehe Abb.

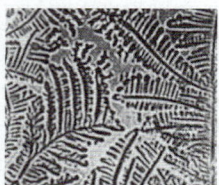

Farnkrautphänomen: Objektträgerausstrich.

Farnsworth-Farbfleckverfahren n: engl. *Farnsworth panel D-15 test*; syn. Farnsworth-Panel-D-15-Test. Test für das Farbsehvermögen. Da er sowohl auf Rot-Grün- als auch auf Blau-Farbsinnstörungen testet, ist er besonders zur Erfassung von erworbenen Farbsinnstörungen geeignet. Beim Test sind Farbmarken entsprechend ihrer Ähnlichkeit aneinanderzureihen. Die Variante Panel-D-15-Test enthält 15, die Variante Munsell-100-Hue-Test 100 Farbproben.

Farnwurzel f: engl. *fern root*. Wurzel von Dryopteris filix-mas (Wurmfarn) zur Herstellung von Extractum filicis.
FAS → Fetale Alkoholspektrumstörungen
Fascia → Faszie
Fascia abdominis superficialis f: engl. *Gallaudet's fascia*; syn. Gallaudet-Faszie. Teil der allgemeinen Körperfaszie, welche die gesamte oberflächliche Bauchmuskulatur umgibt. Direkt unter der Subkutis liegend teilt sie sich in ein oberflächliches (Camper-Faszie) und tiefes Blatt (Scarpa*-Faszie) und setzt sich in das Lig. suspensorium penis (Mann) bzw. Lig. suspensorium clitoridis (Frau) sowie in die Fascia* spermatica externa fort.
Fascia axillaris f: engl. *axillary fascia*; syn. Achselfaszie. Derbe Hüllschicht aus Bindegewebe (Faszie) am kaudalen Rand der Achselhöhle (Axilla). Die Achselfaszie (Fascia axillaris) geht aus der Brustfaszie hervor (Fascia pectoralis) und

geht armwärts in die Oberarmfaszie (Fascia brachii) sowie kaudal in die oberflächliche Körperfaszie (Fascia abdominalis superficialis) über.

Fascia cervicalis *f*: engl. *cervical fascia*; syn. Fascia colli. Bindegewebsfaszie des Halses, bestehend aus 3 Blättern: Lamina superficialis, Lamina pretrachealis und Lamina prevertebralis. Entlang der Bindegewebsräume zwischen den Blättern der Halsfaszie können sich entzündliche Prozesse und Sekrete ausbreiten und bis ins Mediastinum absteigen.

Fascia diaphragmatica *f*: engl. *diaphragmatic fascia*. Bindegewebsschicht, die die Muskulatur des Zwerchfells* zur Bauchseite hin umgibt. Fasern der Faszie ziehen in das Ligamentum phrenicooesophageale.

Fascia diaphragmatis urogenitalis → Diaphragma urogenitale

Fascia endothoracica *f*: engl. *endothoracic fascia*; syn. Fascia parietalis thoracis. Lockere, bindegewebige Verschiebeschicht zwischen Brustwand und Pleura* parietalis, Fortsetzung der tiefen Halsfaszie (Lamina praevertebralis der Fascia* cervicalis). Im Bereich der Pleurakuppel* ist sie besonders ausgeprägt und wird als Membrana suprapleuralis bezeichnet. Als Fascia* phrenicopleuralis verbindet sie sich mit der Pleura* parietalis am Zwerchfell*.

Fascia inferior diaphragmatis pelvis *f*: engl. *inferior fascia of pelvic diaphragm*; syn. Waldeyer-Faszie. Bindegewebsschicht, die den M. levator ani von unten überzieht und mit diesem das Diaphragma* pelvis bildet.

Fascia lata *f*: Muskelfaszie an der Außenseite des Oberschenkels*. Es handelt sich um die distale Fortsetzung der Fascia* abdominalis superficialis. Sie ist Ansatz des M. gluteus maximus dorsokranial im Bereich des Sulcus gluteus. Lateral wird sie verstärkt durch den Tractus* iliotibialis.

Fascia nuchae *f*: engl. *nuchal fascia*; syn. Nacken-Faszie. Zweiblättrige Bindegewebsschicht am Nacken*, die sich aus der Lamina superficialis der Halsfaszie fortsetzt und in das oberflächliche Blatt der Fascia* thoracolumbalis übergeht.

Fascia obturatoria *f*: engl. *obturator fascia*. Kräftiger Teil der Fascia pelvis parietalis. Die Bindegewebsschicht bedeckt den M. obturatorius internus und bildet als Arcus tendineus musculi levatoris ani eine Ansatzlinie für den M. levator ani.

Fascia pectoralis *f*: engl. *pectoral fascia*; syn. Brust-Faszie. Teil der oberflächlichen Körperfaszie, der fest mit dem M. pectoralis major verwachsen ist und diesen umhüllt. Sie geht u. a. in die Lamina superficialis der Halsfaszie und die Fascia* axillaris über. Die Bindegewebsschicht liegt unter der Brustdrüse und ist gegenüber deren Fettgewebe gut verschieblich.

Fascia perinei *f*: engl. *perineal fascia*; syn. Fascia investiens perinei superficialis. Bindegewebsschicht direkt unterhalb des subkutanen Fettgewebes, die die oberflächlichsten Beckenbodenmuskeln M. transversus perinei superficialis, M. ischiocavernosus und M. bulbospongiosus überzieht.

Fascia perinei superficialis *f*: engl. *Colles' fascia*; syn. Colles-Faszie. Dünne, subkutan anliegende Faszie des Damms, die die Haut vom Spatium superficiale perinei abtrennt. Sie geht in die Tunica* dartos und Fascia penis superficialis über und ist verbunden mit den unteren Schambein- und Sitzbeinästen, der unteren Faszie des Diaphragma* urogenitale und dem M. bulbospongiosus.

Fascia spermatica externa *f*: engl. *external spermatic fascia*. Fortsetzung der Aponeurose* des M. obliquus externus abdominis und der Fascia* abdominalis superficialis. Sie umhüllt den Funiculus* spermaticus, den Hoden* und den Nebenhoden*. Vgl. Hoden*, Abb. 1 dort.

Fascia spermatica interna *f*: engl. *internal spermatic fascia*. Fortsetzung der Aponeurose* des M. transversus abdominis und der Fascia* transversalis. Sie umhüllt den Funiculus* spermaticus, den Hoden* und den Nebenhoden*. Vgl. Hoden*, Abb. 1 dort.

Fascia thoracica *f*: engl. *thoracic fascia*; syn. Fascia thoracica externa. Bindegewebshülle, die dem Rippenperiost und der äußeren Interkostalmuskulatur aufliegt. Da viele Muskeln an den Rippen* ansetzen, ist sie nicht durchgängig ausgebildet und weist Unterbrechungen auf.

Fascia thoracolumbalis *f*: engl. *thoracolumbar fascia*. Bindegewebshülle, die die autochthone Rückenmuskulatur* einhüllt und einigen Rückenmuskeln und Bauchmuskeln* als Ursprung dient. Sie trennt die autochthone von der nicht autochthonen Rückenmuskulatur und besteht aus drei Blättern (Lamina superficialis, media und profunda).

Fascia transversalis *f*: engl. *transversalis fascia*. Lockere Bindegewebsschicht zwischen der Innenfläche der Bauchwand* und dem Peritoneum*, die sich vom Zwerchfell* bis zur Fascia iliaca erstreckt. Als Fascia umbilicalis umgibt sie den Nabel* und stülpt sich im Anulus inguinalis profundus zur Fascia* spermatica interna aus.
Anatomische Strukturen: Die Fascia transversalis zieht nach kaudal in das Lig. inguinale und bildet die Hinterwand des Canalis inguinalis. Außerdem bedeckt sie die Aponeurose des M. transversus abdominis. Zusammen mit den geraden Bauchmuskeln* ist sie Teil der Rektusscheide*.

Fasciculus cuneatus → Hinterstrang
Fasciculus gracilis → Hinterstrang
Fasciculus lateralis → Plexus brachialis
Fasciculus medialis → Plexus brachialis
Fasciculus opticus → Nervus opticus
Fasciculus posterior → Plexus brachialis
Fasciitis plantaris *f*: engl. *plantar fasciitis*. Entzündung der Plantarfaszie, die isoliert oder durch einen Fersensporn entsteht. Die Diagnose wird durch Anamnese, Untersuchung sowie MRT bzw. Sonografie gestellt. Behandelt wird meist konservativ.
Klinik:
– morgendlicher Anlaufschmerz
– Schmerzen nach längerem Sitzen oder Ruhen
– nächtliche Schmerzen
– durch Entlastungsgangbild häufig Schmerzen in Hüft- oder Kniegelenk.

Therapie: Konservativ:
– Sportpause bzw. Einschränkung der Belastung
– Dehnen der Waden- und Fußsohlenmuskulatur
– korrigierende Einlagen
– antiphlogistische Therapie: NSAR, Kältetherapie
– ggf. Gewichtsreduktion
– Stoßwellentherapie
– Kortisoninfiltration.

Operativ bei therapieresistenten Patienten, Indikation zurückhaltend stellen:
– Einkerbung der Plantarfaszie am Ursprung
– ggf. Entfernung eines Fersensporns.

Hinweis: Gefahr der Narbenbildung bei operativer Therapie hoch.

FASD: Abk. für engl. *fetal alcohol spectrum disorders* → Fetale Alkoholspektrumstörungen

Faserjahre *n pl*: engl. *fiber years*. Maß für die kumulative Faserstaub-Dosis etwa bei Asbestfasern als Produkt aus durchschnittlicher Faserkonzentration in der Luft und kumulierter Expositionsdauer in Jahren.

Hintergrund:
– 1 Faserjahr entspricht einer einjährigen 8-stündigen Einwirkung (Arbeitstag) von 1×10^6 Asbestfasern/m^3 der kritischen Abmessung (Länge > 5 μm, ∅ < 3 μm, Länge zu Durchmesser-Verhältnis > 3 : 1) bei 240 Arbeitstagen (Schichten) pro Jahr.
– Für die Anerkennung als Berufskrankheit Nr. 4104 „Lungenkrebs und Kehlkopfkrebs" ist der Nachweis von mindestens 25 Faserjahren zu führen.
– Für die Anerkennung als Berufskrankheit Nr. 4114 „Lungenkrebs durch das Zusammenwirken von Asbestfaserstaub und polyzyklischen aromatischen Kohlenwasserstoffen" ist der Nachweis der Einwirkung einer kumulativen Dosis zu führen, die einer Verursachungswahrscheinlichkeit von mindestens 50 % nach der Anlage 2 entspricht.

Faserknorpel: engl. *fibrous cartilage*; syn. Fibrocartilago. Zellarmer Knorpel*, ähnlich dem

Faserstaub

straffen Bindegewebe, der in der Interterritorialmatrix unmaskierte Faserbündel aus Kollagen* Typ I enthält. Lücken zwischen diesen Fasern enthalten Chondrozyten*, Fasern aus Kollagen Typ II und nur wenig Grundsubstanz.
Vorkommen: An Orten, an denen große Scherkräfte herrschen, wie Symphysenknorpel, Disken (z. B. Anulus fibrosus der Zwischenwirbelscheibe, Gelenkknorpel des Kiefergelenks), Menisken und Gelenklippen.

Faserstaub *m*: engl. *fibrous dust*. Arbeitsmedizinische Bezeichnung (TRGS 521) für Stäube aus organischen oder anorganischen länglichen Partikeln außer Asbest, z. B. Aluminiumsilikatwolle. Lungengängig und somit kritisch (kanzerogen) sind Fasern mit einer Länge > 5 μm und einem Durchmesser < 3 μm bei gleichzeitigem Länge-Durchmesser-Verhältnis von mindestens 3 : 1 (WHO-Fasern).
Beschreibung: Jeder Faserstaub ist eine Mischung unterschiedlich langer und dicker Fasern mit sehr unterschiedlicher Biobeständigkeit. Es überwiegt die Zahl der Faserstäube aus anorganischen (mineralischen) Fasern.

Fassthorax *m*: engl. *barrel chest*. Fassförmig erweiterter Thorax, der für ein Lungenemphysem* charakteristisch ist. Der Brustkorb ist starr, Atembewegungen* sind nicht erkennbar, die untere Thoraxöffnung ist erweitert, d. h. der epigastrische Winkel zwischen rechtem und linkem Rippenbogen beträgt mehr als 90° und der Tiefendurchmesser ist vergrößert. Siehe Abb.

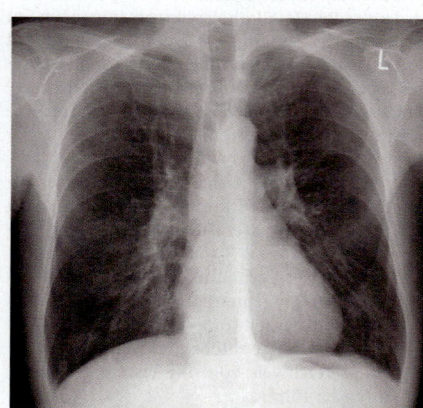

Fassthorax: Fassthorax. [217]

Fastentest → Hungerversuch
Fastidium *n*: Ekel.
Fastigium *n*: Gipfel, Höhepunkt.
Fast Pathway → AV-Knotentachykardie
Fast-Track-Surgery *f*: syn. Fast-Track-Konzept. Anwendung evidenzbasierter Behandlungsmaßnahmen als therapeutisches Konzept, um allgemeine Komplikationen nach Magen-Darm-Eingriffen zu reduzieren. Ziele sind die beschleunigte Rekonvaleszenz* des Patienten, die Wiederherstellung der operationsbedingt gestörten Homöostase* sowie die Erhaltung der Patientenautonomie.

Faszie *f*: engl. *fascia*. Aus straffem kollagenem Bindegewebe* bestehende Umhüllung von Muskeln, Bindegewebe oder Organen. Muskelfaszien sind von Bedeutung bei der muskulären Kraftübertragung, der Körperwahrnehmung*, der Leitung von Schmerz* und bei der Immunabwehr*. Einige Autoren verstehen unter Faszien das gesamte weiche, kollagenhaltige Bindegewebe des Körpers.

Fasziennaht → Nahtmethoden
Faszienquerschnitt → Querschnitt, suprapubischer
Faszienruptur → Muskelhernie
Faszientransplantation *f*: engl. *fascial grafting*. Meist autogene, seltener allogene Faszientransplantation, z. B. verwendet zur Anhebung des Mundwinkels bei Fazialislähmung, in der Neurochirurgie zur Duraplastik* bzw. Duraerweiterungsplastik*, in der Bauchchirurgie zum Verschluss von Bauchdeckenlücken oder Zwerchfelldefekten und in der Orthopädie zum Ersatz von Gelenkbändern durch Faszienzügel.
Vorgehen: Bei autogener Faszientransplantation verwendet man meist die Faszia* lata des Oberschenkels.

Fasziitis *f*: engl. *fasciitis*. Entzündung von Fasziengewebe, häufig durch Bakterien bedingt. Hautverletzungen können eine Eintrittspforte sein. Behandelt wird außer in leichten Fällen chirurgisch unter antibiotischer Abschirmung. Eine Fasziitis kann mit schrumpfender Verschwielung oder Kontraktur ausheilen.
Formen:
- nekrotisierende Fasziitis
- Fournier-Gangrän (fieberhafte Gangrän der Leistenregion und Genitalregion)
- Omphalitis (bei Neugeborenen).

Klinik:
- Schmerzen
- Rötung
- Schwellung
- Fieber
- Blasenbildung
- Nekrosen.

Therapie: Siehe nekrotisierende Fasziitis*.

Fasziitis, nekrotisierende *f*: engl. *necrotizing fasciitis*. Akute bakterielle, rasch voranschreitende und lebensbedrohliche Entzündung einer Muskelfaszie mit Gangrän* des subkutanen Fettgewebes* und der Muskulatur.
Erkrankung: Vorkommen: posttraumatische Weichteilinfektion (auch nach Bagatellverletzung), begünstigt durch Kontamination der Wunde und kritische Weichteildurchblutung.
Erreger: Streptokokken der Gruppe A (evtl. Mischinfektion mit Anaerobiern).
Klinik:
- Entzündung
- Blasenbildung
- schnelle Entwicklung ausgedehnter Nekrosen
- stark reduziertes Allgemeinbefinden.

Komplikation: rasche Entwicklung von
- lebensbedrohlicher Sepsis*
- Multiorganversagen*.

Therapie:
- ausgedehnte radikale Exzision und Drainage
- Antibiotika (Penicilline, Tetracycline) hochdosiert
- intensivmedizinische Therapie
- Sauerstoff*-Überdrucktherapie.

Prognose:
- rein konservatives Vorgehen oft mit deletären Folgen bis zur Amputation
- hohe Mortalität im Rahmen eines septischen Multiorganversagens.

Faszikelblock → Schenkelblock
faszikuläre Zuckungen → Faszikulation
Faszikulation *f*: engl. *fasciculation*. Sichtbare, regellose, blitzartige Kontraktionen von Muskelbündeln ohne Bewegungseffekt. Sie kommt vor als benigne Faszikulation ohne pathologische Bedeutung oder bei Schädigung des 2. motorischen Neurons, besonders bei Vorderhornsyndrom* oder amyotrophischer Lateralsklerose*. Faszikulationen treten auch als Nebenwirkung depolarisierender peripherer Muskelrelaxanzien auf.

FAT: Abk. für fokale atriale Tachykardie → Vorhoftachykardie
fatale familiäre Insomnie → Insomnie, tödliche familiäre
Fatigatio → Ermüdung
Fatigue: Zustand erheblicher anhaltender Schwäche und schneller Erschöpfbarkeit, mit eingeschränkter Fähigkeit zu körperlicher und geistiger Arbeit und somit der Erwerbsfähigkeit*. Häufig besteht eine Assoziation mit anderen unspezifischen Symptomen wie Kopf-, Hals-, Gelenk- und Muskelschmerzen, Konzentrations- und Gedächtnisstörungen. Der Zustand verschlechtert sich nach Anstrengung.
Vorkommen:
- häufig bei malignen Erkrankungen während und nach Chemotherapie
- assoziiert mit rheumatischen Erkrankungen
- assoziiert mit entzündlichen ZNS-Erkrankungen (z. B. Multiple Sklerose*) und neuroimmunologischen Erkrankungen (z. B. Chronic* Fatigue-Syndrom)
- auch ohne nachweisbare organische Grunderkrankung.

Hinweis: Im Unterschied zu physiologischen Zuständen von Müdigkeit und Erschöpfung bessert sich der Zustand nur wenig durch Ruhe, Schlaf und Erholung.

Fatty Streaks *pl*: Streifenförmige, flache oder leicht erhabene Ansammlung von Schaumzellen (Xanthomzellen) in der Intima arterieller Gefäße. Es handelt sich um eine reversible atherosklerotische Frühläsion, die bereits in der Kindheit auftreten kann. Dabei nehmen eingewanderte Monozyten* über den Scavenger*-Rezeptor Cholesterolester auf und wandeln sich in Schaumzellen um.

Fauces → Isthmus faucium

Faulbaum *m*: engl. *glossy buckthorn*; syn. Frangula alnus. Strauch aus der Familie der Kreuzdorngewächse (Rhamnaceae), der in Europa, Nordwestasien und dem Mittelmeergebiet vorkommt. Seine Rinde der Zweige und Stämme (Frangulae cortex) enthält 1,8-Dihydroxyanthracen-Derivate (Glucofrangulin A und B, Frangulin A und B) und Aglykone (Frangula-Emodin, Chrysophanol, Physcion).

Faulbrand → Gangrän

Faulecke → Angulus infectiosus oris

Fauler Friede *m*: Syndrom bei akuter mesenterialer* Ischämie, wobei nach dem im Stadium I auftretenden anfänglichen akuten krampfartigen Bauchschmerzen im Stadium II eine trügerische Verbesserung der Schmerzsymptomatik eintritt, die zwischen 7 und 12 Stunden anhält. Diese Zeitspanne wird auch „fauler Friede" oder „falscher Friede" genannt.

Faustschlussprobe *f*: engl. *fist clenching sign*. Funktionsprüfung zum Nachweis von Durchblutungsstörungen* der oberen Extremitäten bei pAVK. Dabei schließt und öffnet der Patient seine Hand bei erhobenem Arm in 2 Minuten 60-mal, während die zuführende Arterie komprimiert wird. Abblassung sowie verzögerte reaktive Hyperämie* bei abgesenktem Arm sprechen für eine Durchblutungsinsuffizienz.

Bewertung: Bei einer physiologischen Durchblutung füllen sich die Gefäße beim Absenken des Arms gleichmäßig und rasch. Hinweise auf eine Durchblutungsstörung liegen vor bei
– diffuser oder fleckförmiger Abblassung der Handinnenflächen und Finger
– einer verzögerten reaktiven Hyperämie und Wiederauffüllung der Venen
– Unterschieden im Seitenvergleich.

Faustzeichen → Tetanie

Favismus *m*: engl. *favism*. Form des X-chromosomal-rezessiv erblichen Glukose-6-phosphat-Dehydrogenasemangels, bei der es nach Verzehr von Saubohnen (Vicia faba) innerhalb von Stunden oder wenigen Tagen zu einer schweren, unter Umständen lebensbedrohlichen hämolytischen Anämie* mit Hämoglobinurie kommt.

Favre-Racouchot-Krankheit → Elastoidosis cutanea nodularis

Favus *m*: syn. Tinea favosa. Gering kontagiöse, hochchronisch-persistierende Form der Tinea capitis (tiefe Trichophytie*) im Bereich des Capillitium* mit reaktiver narbiger sekundärer Alopezie* (vgl. Pseudopelade*). Die Diagnosestellung erfolgt klinisch und durch Erregernachweis, therapiert wird mittels lokaler und systemischer antimykotischer Therapie.

Fazialis: Abk. für → Nervus facialis

Fazialisdekompression *f*: engl. *facial nerve decompression*. Chirurgische Dekompression des Gesichtsnerven (Nervus* facialis), entweder neurochirurgisch intrakraniell in der hinteren Schädelgrube oder vom HNO-Arzt mittels chirurgischer Freilegung im Knochenkanal.

Formen:
– neurochirurgische vaskuläre Dekompression im Kleinhirnbrückenwinkel* durch mikrochirurgische Freipräparation des vaskulär komprimierten Nervus facialis: **1.** Ursache der Fazialiskompression: z. B. arterielle Schlinge (Ast der A. cerebelli inferior posterior oder A. cerebelli inferior anterior) **2.** Klinik: (Hemi-)Spasmus* facialis
– HNO-ärztlich knöcherne Freilegung im Canalis nervi facialis bei: **1.** ischämischer Fazialisparese* **2.** Melkersson*-Rosenthal-Syndrom **3.** Fazialisparese nach Schädelbasisfraktur.

Fazialiskontraktur *f*: engl. *contracture of facial muscles*. Dauerkontraktion und Verkürzung der vom Nervus* facialis versorgten Muskeln, v. a. nach Fazialisparese*.

Fazialisparese *f*: engl. *facial palsy*. Lähmung* der vom Nervus* facialis und ggf. dessen abzweigenden Nerven innervierten Muskeln mit charakteristischer Störung der Mimik* (Lidschluss, Stirnrunzeln und Mundwinkelbewegung). Behandelt wird symptomatisch mit Glukokortikoiden*, Physiotherapie*, Logopädie und Hornhautschutz. 85 % der Betroffenen zeigen Symptomrückbildung innerhalb von 6 Wochen (ansonsten häufig Residuen).

Formen: Periphere Fazialisparese als schlaffe Lähmung durch Schädigung im Verlauf des Nervens:
– **idiopathische Fazialisparese** (Bell'sche Lähmung): **1.** ca. 2/3 der Fälle **2.** wahrscheinlich entzündliche Genese **3.** evtl. durch Herpes*-simplex-Virus-Reaktivierung
– infektiös, z. B. bei Otitis*
– traumatisch bei Felsenbeinfraktur, Geburtslähmung (Zangengeburt)
– neoplastisch, z. B. Parotistumor
– metabolisch, z. B. bei Diabetes* mellitus
– autoimmun, z. B. bei Miller-Fisher*-Syndrom und Guillain*-Barré-Syndrom
– medikamentös, z. B. Ciclosporin* A
– degenerativ, z. B. bei amyotrophischer Lateralsklerose*.

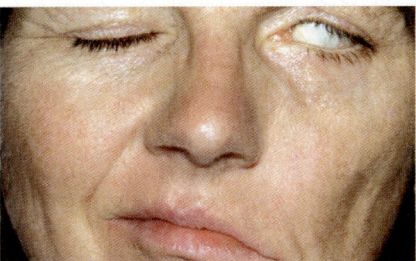

Fazialisparese Abb. 1: Periphere Fazialisparese links mit Bell-Phänomen und verstrichener Nasolabialfalte. [174]

Zentral bedingte Fazialisparese:
– zentral bedingte faziale Lähmung durch Schädigung im Bereich des Gyrus* precentralis, Tractus corticonuclearis (supranukleäre Fazialisparese) oder Kerns des N. facialis im Hirnstamm*
– v. a. durch vaskuläre Prozesse (Schlaganfall*), Multiple Sklerose* oder Hirntumoren*.

Klinik:
– bei **peripherer Fazialisparese** einseitig homolateral: **1.** unvollständiger Lidschluss (Bell*-Phänomen, Abb. dort) **2.** Herabhängen des Unterlids **3.** verstrichene Nasolabialfalte **4.** herabhängender Mundwinkel **5.** Stirnrunzeln nicht möglich **6.** je nach aufsteigender Höhe der Lähmung auch Hyperakusis* (Parese des M. stapedius), Schmeckstörungen im Bereich der vorderen 2/3 der Zunge (Chorda tympani) und Störungen der Tränensekretion (Ggl. geniculi mit N. petrosus major) **7.** retroaurikuläre Schmerzen und Sensibilitätsstörungen*
– bei **zentral bedingter Fazialisparese**: **1.** Störung v. a. im Mundbereich der kontralateralen Seite **2.** Stirnrunzeln (meist) möglich, Augenschluss intakt.

Diagnostik:
– klinische Untersuchung (siehe Abb. 2) mit Otoskopie*, Blinkreflex (Orbicularis-oculi-Reflex) und Schirmer*-Test
– bildgebende Verfahren, v. a. bei zentraler Parese oder Verdacht auf Tumor.

Therapie:
– bei idiopathischer Fazialisparese Glukokortikoide, die Nervendekompression ist umstritten
– symptomatisch Physiotherapie und Logopädie
– Uhrglasverband* und Augensalbe zur Vorbeugung gegen Hornhautschäden
– Hautschutz im Bereich des hängenden Mundwinkels (Mazeration* durch Speichelaustritt).

Fazialisspasmus

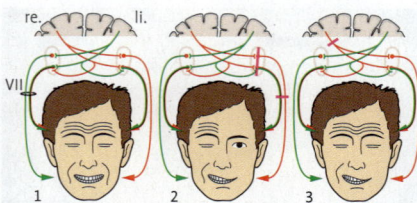

Fazialisparese Abb. 2: Patient wird aufgefordert, die Stirn zu runzeln, die Augen zusammenzukneifen und die Zähne zu zeigen. 1: physiologische Erregungsleitung des N. facialis; 2: periphere Fazialisparese links (Nucleus oder N. facialis); 3: zentrale Fazialisparese links.

Prognose:
- abhängig von der Grunderkrankung
- bei idiopathischer Fazialisparese in 85 % Rückbildung innerhalb von 3 Wochen
- in 16 % Defektheilung mit pathologischer Mitinnervation anderer Gesichtsmuskeln (Ephapse*), Fazialiskontraktur*, selten Krokodilstränenphänomen*.

Fazialisspasmus → Spasmus facialis
Fazialiszeichen → Chvostek-Zeichen
Fazilitation, propriozeptive neuromuskuläre f: syn. Kabat-Methode; Abk. PNF. Von Kabat und Knott entwickelte physiotherapeutische Behandlungsmethode, die das Potenzial und die Aktivität des Patienten einsetzt, um zentralnervöse Aktivitäten zu optimieren. Dabei werden die afferenten Zuströme aus den Muskeln (Propriozeptivität) und die efferenten Impulse aus den Motoneuronen in die motorische Endstrecke (neuromuskuläre Fazilitation) genutzt.
Therapieziel: Förderung effektiver und koordinierter Bewegungsabläufe durch Optimieren der Muskelaktivität, z. B. Stärkung schwächerer Muskelgruppen durch gezieltes Fordern der kräftigeren (sog. Overflow oder Irradiation).
Indikationen:
- verschiedene neurologische Erkrankung mit Parese, z. B. Lähmungen* durch Schlaganfall* und imperative Schlafattacke*
- eingeschränkte Koordination und Beweglichkeit
- Kieferluxation.

FBA: Abk. für engl. fetal blood analysis → Fetalblutuntersuchung
FBA: Abk. für → Finger-Boden-Abstand
Fc-Fragment n: engl. Fc fragment; syn. fragment crystalline-Fragment. Konstantes Fragment der Immunglobuline* ohne Antigenbindungsstelle (im Gegensatz zum Fab*-Fragment). Es bestimmt die Immunglobulinklasse eines Antikörpers und entsteht durch proteolytische Aufspaltung von Immunglobulinen mit Papain. Das Fc-Fragment bindet Komplement und Fc*-Rezeptoren einiger Effektorzellen (natürliche Killerzellen, Monozyten). Vgl. Immunglobuline* (Abb. dort).

Fc-Rezeptor m: engl. Fc receptor. Zellulärer Rezeptor für Fc*-Fragmente von Immunglobulinen* auf Leukozyten*, dendritischen Zellen* und natürlichen Killerzellen*. Der Fc-Rezeptor ist für je eine Hauptklasse von Immunglobulinen spezifisch (Fcγ für IgG, Fcε für IgE, Fcμ für IgM, Fcα für IgA).
Wirkung: Durch Bindung von Immunglobulinen werden die Fc-Rezeptor-tragenden Zellen aktiviert. Die aktivierten Zellen wiederum lösen die Opsonisierung sowie die Phagozytose aus.
Fe: Abk. für → Eisen
FEA: Abk. für flache epitheliale Atypie → Neoplasie, duktale intraepitheliale
Feasibility-Studie → Machbarkeitsstudie
febril: engl. febrile. Fieberhaft, fiebrig.
Febris → Fieber
Febris gastrica f: engl. enteric fever. Historische Bezeichnung für eine fieberhafte entzündliche Magenerkrankung.
Febris intermittens f: engl. intermittent fever. Fiebertyp mit im Tagesverlauf um mehr als 2 °C schwankender Körpertemperatur. Dabei ist die Körpertemperatur morgens fast normal und steigt abends auf hohe Werte. Fieberfreie Intervalle sind möglich. Intermittierendes Fieber kommt bei verschiedenen Erkrankungen vor, beispielsweise bei Sepsis*, Pyelonephritis*, Endokarditis*, Pleuritis*, Osteomyelitis* und Hodgkin*-Lymphom.
Febris mediterranea → Brucellose
Febris puerperalis → Puerperalfieber
Febris quartana → Malaria quartana
Febris quotidiana → Malaria quotidiana
Febris recurrens → Rückfallfieber
Febris tertiana → Malaria tertiana
Febris typhoides → Typhus abdominalis
Fechner-Gesetz n: engl. Fechner's law. Neurophysiologische Regel, nach der die Stärke der Empfindung proportional zum Logarithmus der Reizstärke wächst.
Fechterstellung [Neurologie] f: engl. fencer's posture. Körperhaltung im Versivanfall*.
Fechterstellung [Radiologie] f: engl. right anterior oblique position. Position, die der Patient

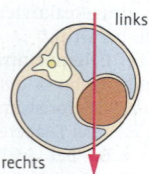

Fechterstellung [Radiologie]: Strahlengang bei RAO-Projektion; Patient um 60° gedreht, rechte Schulter röntgenfilmnah.

bei der Röntgen-Thorax-Aufnahme in RAO-Projektion einnimmt (Strahlengang im ersten schrägen Durchmesser; von links hinten nach rechts vorn). Siehe Abb. Die Fechterstellung ermöglicht eine gute Beurteilbarkeit des linken Vorhofs; vgl. Boxerstellung*; vgl. Röntgendiagnostik*.
Fechterstellung [Rechtsmedizin] f: Typische Arm- und Beinhaltung bei Brandleichen infolge Hitzeschrumpfung der Muskulatur. Handgelenke und Ellbogengelenke sind gebeugt, die Hüftgelenke gebeugt und außenrotiert, die Kniegelenke sind gebeugt und die Füße in Klumpfußstellung. Eine Fechterstellung bei Brandtodesfällen kommt zustande, weil die Masse der Beugemuskeln die der Streckmuskeln überwiegt.
Fecundatio → Befruchtung
Fecundatio → Superfecundatio
Feedback n: syn. Rückmeldung. Kommunikationsform in einer Gruppe mit Rückmeldung zu einem bestimmten Verhalten einer Person oder zu bestimmten Vorgängen. Das Feedback folgt bestimmten Regeln, die zuvor in der Gruppe geklärt werden. Im weiteren Sinn ist Feedback jegliche Form der Rückmeldung anderer zu bestimmten Vorgängen.
Ziele:
- Vermittlung der Wirkung einer Person auf die Gruppenmitglieder
- Klärung der Kommunikationsstruktur innerhalb einer Gruppe.

Praktischer Hinweis: Feedback kann (auch bei positivem Feedback, Lob) zu Konflikten führen, wenn Betroffene kein Feedback wünschen, es als Einmischung interpretieren oder inhaltlich missverstehen.
Feedback-Aktivierung → Rückkopplung
Feedback-Hemmung f: syn. Rückkopplungshemmung. Rückwirkende Hemmung eines Produktes (z. B. Hormon) auf ein übergeordnetes System, um eine Überproduktion zu vermeiden. Beispielsweise führen die Schilddrüsenhormone T3 und T4 zu einer Feedback-Hemmung des TRH.
Feedback-Mechanismus → Regelkreis
Feedback-Mechanismus → Rückkopplung
Feeder Cells pl: Stammzellen der Hämatopoese*, die nur in Richtung einer Blutzelllinie entwicklungsfähig sind und die nachgeordneten Proliferationsspeicher auffüllen.
Fehlbildung f: engl. malformation. Morphologische Anomalie eines Organs, Organteils oder einer Körperregion infolge Störung der embryonalen zellulären Musterbildung mit qualitativem Defekt der Embryogenese*. Im weiteren Sinne auch andere angeborene Anomalien, z. B. durch exogene Noxen verursachte Anomalien (toxisch, mechanisch, infektiös u. a.) oder Dysplasien* (z. B. Hüftdysplasie*).

Fehlbildung, anorektale *f*: engl. *anorectal malformation*. Angeborenes Fehlen der Analöffnung als hohe oder tiefe Analatresie oder des Rektums als Rektumatresie. Klinisch fallen das fehlende Analgrübchen oder die ausbleibende Mekoniumentleerung auf. Ultraschall und Röntgendiagnostik sichern die Diagnose. Die Therapie ist operativ.

Fehlbildung, okulare: syn. Augenfehlbildung. Fehlbildung im Bereich des Auges, z. B. Aniridie* (Fehlen der Iris), Kolobom* (Gewebedefekt der Iris), Hydrophthalmus* (kindliches Glaukom), Katarakt* (Linsentrübung) oder Mikrophthalmie* (abnorm kleines Auge).

Fehlbildungsassoziation *f*: engl. *deformity association*. Kombination verschiedener Fehlbildungen gleichzeitig, z. B. VACTERL*-Assoziation mit Fehlbildungen an den Wirbeln (V = vertebral), Anus (A = anal), Herz (C = cardial), Trachea (T = tracheal), Ösophagus (E = esophageal), Nieren (R = renal) und an den Extremitäten (L = limbs).

Fehlbildungssyndrom *n*: engl. *malformation syndrome*; syn. Polyphänie. Häufig bereits in Pränataldiagnostik* oder im frühen Säuglingsalter erkennbare, charakteristische Kombination von Fehlbildungen* an verschiedenen Organsystemen.

Fehlbildung, vaginale *f*: engl. *vaginal malformation*. Hemmungsfehlbildung der Vagina*, die isoliert oder kombiniert mit Uterusfehlbildung* bzw. Fehlbildungen des Harntrakts vorkommen kann.

Formen:
- Aplasia vaginae: Agenesie* der Vaginalplatte (siehe auch Mayer-von-Rokitansky-Küster-Hauser-Syndrom)
- Atresia vaginae: 1. Ausbleiben der Kanalisierung 2. meist oberer Abschnitt der Vagina betroffen (Gynatresie*) 3. Klinik: primäre Amenorrhö*, Mukometra*
- Vagina septa: vollständige oder unvollständige (Vagina subsepta) Septierung bei unvollkommener Verschmelzung der Müller-Gänge (siehe Abb.). 1. Längs- oder Querseptierungen möglich 2. median verlaufendes Septum kann Kohabitationshindernis sein 3. lateral verlaufende Septen können unbemerkt bleiben (evtl. Geburtshindernis) 4. Vagina subsepta: Koitus, Schwangerschaft und vaginale Geburt in der Regel möglich
- Atresia hymenalis (Hymen occlusivus): 1. Verschluss der Vagina durch ein nicht perforiertes Hymen 2. Klinik: wie Atresia vaginae; Mukokolpos* bzw. Hämatokolpos*.

Fehlender Muskel-Eigen-Reflex *m*: syn. Eigen-Reflex-Ausfall. Fehlen der reflektorischen Kontraktion eines Muskels nach einem Dehnungsreiz. Ein fehlender Muskeleigenreflex ist Ausdruck einer schlaffen Lähmung nach Läsion eines peripheren Nerven oder Zeichen einer sehr frühen zentralen Lähmung (spinaler Schock).

Fehlermanagement *n*: engl. *mistake management*. Frühzeitiges Erkennen von Fehlern und Einleitung von Maßnahmen, Fehler zu verhindern oder ihre schädlichen Folgen abzuwenden. Neben krankheits- und behandlungsimmanenten unerwünschten Wirkungen treten vermeidbare Behandlungsfehler* auf. Diese können durch systematisches Fehlermanagement bearbeitet und vermieden werden.
Prinzip: Sicherheitskultur ist Bedingung für ein erfolgreiches Fehlermanagement. Die offene Auseinandersetzung mit Fehlern liefert das nötige Wissen für ihre Handhabung (Aktionsbündnis Patientensicherheit*). Es gibt zahlreiche Möglichkeiten, Fehler zu entdecken und auszuwerten. Geeignete Instrumente sind freiwillige Berichtssysteme (z. B. Critical Incident Reporting System, CIRS), Schadensfallbewertungen, Fallbesprechungen und Ursachenanalysen (engl. Root Cause Analysis).

Fehlernährung → Malnutrition
Fehlgeburt *f* → Abort
Fehlsichtigkeit → Ametropie
Fehlsichtigkeit → Farbenfehlsichtigkeit

Fehlwirt *m*: engl. *accidential host*. Bezeichnung für eine Wirtsspezies, in der es einem Parasiten nicht möglich ist, seinen normalen Entwicklungszyklus fortzusetzen.

Feigwarzen → Condylomata acuminata

Feinmotorik *f*: engl. *fine manipulation*. Gesamtheit der Bewegungsabläufe beispielsweise bei der Hand-Finger-Koordination oder bei gezielten koordinierten Bewegungen von Fuß-, Zehen-, Gesichts-, Augen- und Mundmotorik.

Feinnadelbiopsie *f*: engl. *fine needle biopsy*. Punktionstechnik mit dünner Hohlnadel (z. B. Menghini*-Nadel, Vim-Silverman- oder Tru*-Cut-Nadel). Dabei wird durch Ansaugen (Aspirationsbiopsie*) Zellmaterial zur zytologischen bzw. feingeweblichen Untersuchung entnommen.

Feinnadel-Katheter-Jejunostomie *f*: syn. FKJ. Chirurgisch geschaffene Mündung des Jejunums an der Bauchdecke unter Verwendung eines Feinnadel-Katheters. Hierbei wird die Bauchdecke punktiert, das Jejunum intraoperativ mittels Katheter langstreckig sondiert und der Katheter nach spezieller Einnaht am Bauchfell befestigt.

Feinstaub *m*: engl. *particulate matter* (Abk. PM). Einatembare Teilchen (Partikel in fester Form) der Luftverschmutzung mit aerodynamischem Durchmesser von < 10 µm (PM_{10}), die zur Belastung von Patienten mit Asthma* bronchiale, COPD und Erkrankungen des Herz-Kreislauf-Systems führen. Das Schädigungspotential von Ultrafeinstaub (Partikelgröße < 0,1 µm), ist noch nicht endgültig erforscht.
Hintergrund:
- Die Emission stammt v. a. aus Industrieanlagen, Kraftwerken, auch aus Straßenverkehr (z. B. Dieselruß, Abrieb von Reifen und Bremsbelägen), Ofenheizungen, Tierhaltung, Zigarettenrauch und Pollenflug.
- Im Hinblick auf das erhöhte Gesundheitsrisiko durch Langzeitbelastung empfindlicher Personen und die erhöhte Sterblichkeit von Patienten mit Asthma bronchiale, COPD und Erkrankung des Herz-Kreislauf-Systems kurz nach Belastungsspitzen durch partikuläre Luftverschmutzungen wurden weltweit Grenzwerte für Feinstaub festgelegt.
- In der EU beträgt der einzuhaltende Jahresmittelwert für PM_{10} 40 µg/m³ und der Tagesmittelwert 50 µg/m³ (letzterer darf im Jahr nicht mehr als 35-mal überschritten werden).
- Die WHO empfiehlt einen Jahresmittelwert für PM_{10} von 20 µg/m³.
- Als Maßnahmen gegen die in Ballungsräumen häufigen Überschreitungen des Tagesmittelwertes werden z. B. Fahrverbote für bestimmte Fahrzeuge, Verkehrsberuhigungen und Geschwindigkeitsbeschränkungen vorgeschrieben.

Feiung, stille *f*: engl. *occult immunisation*. Immunität* nach inapparent verlaufener Infektion oder Intoxikation.

Feld [Physik] *n*: engl. *field*. Raum, in dem Kräfte wirken. Ein Feld besteht aus der Gesamtheit der allen Punkten eines Raumes zugeordneten Werte einer physikalischen Größe (z. B. Kraft*, Temperatur*, Geschwindigkeit, magnetische/elektrische Feldstärke*).
Einteilung:
- elektrisches Feld: Raum zwischen positiv und negativ geladenen Elektroden
- magnetisches Feld: Raum zwischen Nord- und Südpol eines Magneten
- homogenes Feld: Feldlinien gleicher Dichte verlaufen parallel, z. B. zwischen den Platten eines Plattenkondensators.

Feldblock → Infiltrationsanästhesie

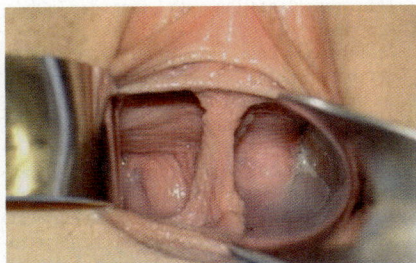

Fehlbildung, vaginale: Medianes Vaginalseptum. [156]

Feldenkrais-Methode *f*; engl. *Feldenkrais method*. Form der Körpertherapie* zur Verbesserung der Körperwahrnehmung und indirekt der gesamtheitlichen Selbstwahrnehmung* durch passives und aktives Ausführen von Bewegungsabfolgen. Die Feldenkrais-Methode findet Anwendung u. a. bei körperlicher Behinderung, Verletzung des Nervensystems sowie Multipler Sklerose und führt zu Verringerung von Stress und Angstgefühlen.

Felderung *f*; engl. *tessellated mosaicism*. Veraltete Bezeichnung für Mosaik.

Feldstärke *f*; engl. *field strength*. Kenngröße eines elektrischen oder magnetischen Feldes*.
– **elektrische Feldstärke**: Formelzeichen E; Quotient aus Kraft (F), die auf einen geladenen Körper wirkt, und seiner elektrischen Ladung (Q); $E = F/Q$; SI-Einheit: V/m (N/C);
– **magnetische Feldstärke**: Formelzeichen H; Quotient aus Durchflutung (Θ) und mittlerer Feldlinienlänge (l); $H = \Theta : l$; SI-Einheit A/m.

Feldstudie *f*; engl. *field study*. Sozialwissenschaftliche Untersuchung, die in der unbeeinflussten Umwelt der untersuchten Personen durchgeführt wird. Die Datensammlung erfolgt ein- oder mehrmalig über (teilnehmende) Beobachtung, Interview* oder Fragebogen. Epidemiologische Studien* gelten als eine Form der Feldforschung.
Vorgehen: Die Auswertung der Daten ermöglicht das Erfassen und Beschreiben von Ist-Zuständen sowie ein erstes Erkennen von Zusammenhängen. Da die Untersuchungsbedingungen nicht dem Einfluss einer Versuchsleitung unterliegen (Experiment*), ist die Genauigkeit der Kontrolle eingeschränkt. Eine sorgfältige Vorbereitung und Durchführung ist daher notwendig.
Beispiele:
– Befragung über Arbeitszufriedenheit des Pflegepersonals
– Befragung über Patientenzufriedenheit: **1.** die Patienten werden bei ihrer Entlassung befragt, wie zufrieden sie mit der Pflege waren **2.** diese Daten können dann mit anderen Fakten wie personeller Besetzung, Ausbildungsstand und Stationsorganisation verglichen werden
– Prüfung von Arzneimitteln, indem die Pharmaindustrie z. B. Ärzte beauftragt, diese an ihre Patienten zu geben und hinsichtlich bestimmter Fragestellungen zu testen; **Hinweis**: Der wissenschaftliche Nutzen dieser sog. Anwendungsbeobachtungen ist umstritten.

Feldthymian *m*; syn. Thymus serpyllum. Schwach verholzter Halbstrauch aus der Familie der Lippenblütler (Lamiaceae), der in Europa, Mittelasien und Nordamerika vorkommt. Feldthymian wirkt antimikrobiell, (broncho-)spasmolytisch und sekretomotorisch. Zusammen mit dem Breitblättrigen Thymian (Thymus pulegioides) bildet der Feldthymian die Stammpflanze der Droge.
Verwendung: Als Teeaufguss u. a. galenische Zubereitungen zum Einnehmen:
– medizinisch bei Katarrhen der oberen Atemwege (Kommission E)
– volkstümlich bei Pertussis und Bronchitis sowie bei dyspeptischen Beschwerden schwächer wirksam als Gartenthymian*.

Felinosis → Katzenkratzkrankheit

Fellatio *f*: Genitaler Sexualkontakt* mit einer Stimulation des Penis mit dem Mund.

Felsenbein *n*; engl. *petrous bone*; syn. Pars petrosa ossis temporalis. Dorsal-kaudal gelegener Anteil des Schläfenbeins (Os* temporale).
Anatomie: Das Felsenbein hat die Form einer liegenden, vierseitigen Pyramide. Deren Basis ist der Proc. mastoideus, die Spitze ist medianwärs und nach anterior gerichtet. Das Felsenbein ist der härteste Knochen im menschlichen Schädel und enthält das Mittelohr* und Innenohr*. Bei einer Fraktur der Schädelbasis kann das Felsenbein betroffen sein. Dadurch kann es zu Ertaubung, Ausfall des Gleichgewichtssinnes und Lähmung der Gesichtsmuskulatur kommen.

Felsenbeinfraktur → Schädelbasisfraktur
Felsenbeinspitzensyndrom → Gradenigo-Syndrom

Felty-Syndrom *n*; engl. *Felty's syndrome*. Ätiopathogenetisch noch unvollständig geklärte Sonderform der rheumatoiden Arthritis* (RA), die nach langjährigem progressiven Verlauf bei ca. 2 % der RA-Patienten auftritt. Sie ist gekennzeichnet durch die Trias RA, Splenomegalie* und Neutropenie* mit Anfälligkeit für bakterielle Infektionen (z. B. Pneumonie*). Die Prognose ist ungünstig.

Femidom *n*; syn. Frauenkondom. Verhütungsmittel zur Anwendung durch Frauen. Es handelt sich um eine Kombination aus Präservativ und Pessar* mit einem inneren Ring, der vor die Portio* geschoben wird, einem tütenartigen Polyurethanschlauch zum Auffangen des Ejakulats und einem äußeren Ring, der die Schamlippen bedeckt.

femininus: Weiblich.
Femoralhernie → Schenkelhernie
Femoralisblockade *f*; engl. *femoral nerve block*; syn. Nervus-femoralis-Blockade. Periphere Leitungsanästhesie zur Ausschaltung des Nervus femoralis. Eine Femoralisblockade wird eingesetzt bei Eingriffen, Wunden, in der Schmerzbehandlung und Physiotherapie.
Vorgehen:
– Patientenlagerung: Rückenlage, Bein leicht in Außenrotation und Abduktion um ca. 15°

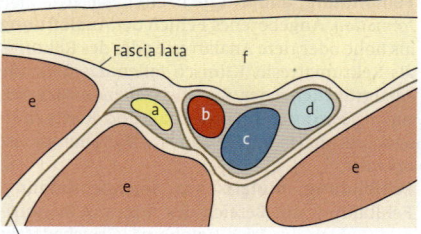

Femoralisblockade: Inguinale Topografie; a: Nervus femoralis, b: A. femoralis, c: V. femoralis, d: Nodus lymphaticus, e: Muskel, f: Subkutis.

– Punktion ca. 2 cm unterhalb der Leistenfalte, ca. 5 cm unterhalb des Ligamentum inguinale und ca. 1,5 cm lateral der Arteria femoralis (paravaskulär, siehe Abb.)
– Punktionskanüle parallel zur Arterie im Winkel von ca. 30° nach kranial vorschieben
– mit Nervenstimulator motorische Reizantwort des Nervus femoralis im Musculus quadriceps femoris provozieren (sog. Tanzen der Patella) als Hinweis auf korrekte Lage der Stimulationskanüle
– Durchführung inzwischen zunehmend unterstützt durch sonografische Darstellung
– zur postoperativen Schmerztherapie: Vorschieben eines Katheters, bei Erwachsenen häufig ca. 3–4 cm über Kanülenspitze
– in der Regel gleichzeitige Blockade des N. cutaneus femoris lateralis.

Indikationen:
– Anästhesie des ventralen Kniegelenkbereichs
– Blockade sämtlicher die untere Extremität versorgender Nerven durch Kombination mit Ischiadikusblockade* und damit Schmerzausschaltung für Eingriff im Bereich von Knie (Kreuzbandplastik, Knietotalendoprothese) oder Unterschenkel einschließlich postoperativer Schmerztherapie (Schmerzkatheter)
– zur Wundversorgung
– Hauttransplantation am ventralen Oberschenkel
– Mobilisation bzw. Physiotherapie
– Schmerztherapie bei Femurschaftfraktur
– in Kombination mit Narkose bei Hüftgelenkendoprothesen-Implantation zur Verbesserung der postoperativen Schmerztherapie.

Femoralislähmung *f*; engl. *femoral palsy*. Lähmung* infolge Schädigung des Nervus* femoralis (1. bis 4. lumbales Rückenmarkssegment) u. a. durch Trauma*, Tumor* im Becken, retroperitoneale Raumforderung, Operation (Totalendoprothese* des Hüftgelenks, Herniotomie*) oder Psoashämatom*. Klinisch zeigen sich Lähmung und Atrophie* des Musculus* iliopsoas und Musculus* quadriceps femoris, Patellatiefstand* und Sensibilitätsstörungen*.

Femoropatellare Instabilität *f*: engl. *patellofemoral instability*. Multifaktorielle Instabilität der Patella* im Femoropatellargelenk mit rezidivierenden, kongenitalen oder posttraumatisch habituellen Luxationen* meist durch Bagatelltraumen. Mögliche Ursachen sind Genu valgum, Innenrotationsabweichung des Femurkondylenmassivs beispielsweise aufgrund Coxa antetorta, vergrößerten TTTG-/TTPCL-Abstands, Patella alta, MPFL-Insuffizienz, Trochleadysplasie*. Eine operative Strategie ist notwendig zur Prävention einer vorzeitigen Femoropatellararthrose.

Therapie: Entsprechend der zugrundeliegenden Pathologien:
- Beinachskorrektur
- Derotationsosteotomie
- MPFL-Plastik
- Trochleaplastik*
- Tuberositasversatz.

Femur *n*: engl. *thigh*; syn. Oberschenkelknochen. Knöcherne Grundlage des Oberschenkels zwischen Gesäß und Unterschenkel. Das Femur ist der längste und stärkste Röhrenknochen des Körpers. Es ist am proximalen Ende am Hüftgelenk (Art. coxae) und am distalen Ende am Kniegelenk (Art. genus) beteiligt. Vor allem im höheren Alter sind Frakturen, besonders am Schenkelhals, häufig.

Aufbau: Das Femur besteht aus:
- Caput femoris (am proximalen Ende, artikuliert mit Acetabulum*)
- Collum femoris
- Corpus femoris
- Trochanter major (großer Rollhügel) und Trochanter minor (kleiner Rollhügel)
- Condylus medialis und Condylus lateralis (am distalen Ende)
- Epicondylus medialis und Epicondylus lateralis.

Femurfraktur *f*: engl. *fracture of the femur*; syn. Oberschenkelfraktur. Fraktur* im Bereich des Oberschenkels.

Ursache:
- bei jüngeren Patienten: 1. häufig Hochrasanzverletzung, beispielsweise im Rahmen einer Polytraumatisierung (z. B. Hüftkopfluxation mit Femurkopffraktur) 2. Frakturen häufig im Schaftbereich gelegen.
- bei älteren Patienten: 1. bereits bei Bagatellverletzungen oder als Insuffizienzfraktur im Rahmen einer Osteoporose* 2. meist im metaphysären Bereich lokalisiert (Schenkelhalsfraktur* oder pertrochantäre Femurfraktur).

Einteilung:
- **Femurkopffraktur***: **1. Klinik:** starke Schmerzen, Bein verkürzt, ggf. innenrotiert

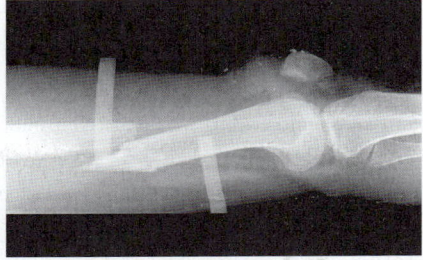

Femurfraktur Abb. 1 [1]

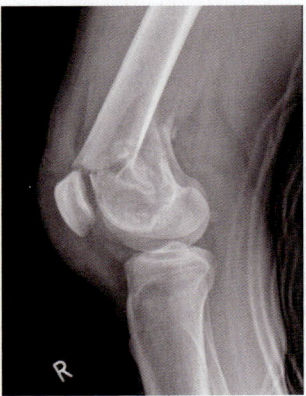

Femurfraktur Abb. 2: Kondylenfraktur (Röntgenaufnahme). [108]

2. Therapie: sofortige operative Versorgung, Reposition und Schraubenosteosynthese, ggf. Endoprothese
- **Schenkelhalsfraktur***: **1. Klinik:** Schmerzen, Bein außenrotiert und verkürzt **2. Therapie:** jüngerer Patient (kopfhaltend durch Osteosynthese* mit trianguärer Verschraubung), Hemiendoprothese oder Totalendoprothese
- **pertrochantäre Fraktur:** proximale Fraktur, bei der die Frakturlinie durch Trochanter major und/oder minor zieht, häufig bei alten Patienten (Sturz auf die Hüfte): **1. Klinik:** Beckenschmerz, Bein außenrotiert und verkürzt **2. Therapie:** Osteosynthese, z. B. mit dynamischer Hüftschraube*, Gamma-Nagel (siehe Abb. 1) mit Hüftkomponente, Winkelplatte
- **subtrochantäre Fraktur:** instabile Fraktur, operative Versorgung notwendig infolge muskelzugbedingter Dislokation des proximalen Fragments nach medial-ventral
- **Femurschaftfraktur:** operative Versorgung mit Verriegelungsnagelung*, seltener Plat-

tenosteosynthese oder Fixateur* externe: **1.** Kinder < 3. Lebensjahr: meist Gipsverband (Becken-Bein-Gips) **2.** Kinder ≥ 3. Lebensjahr: in der Regel dynamische Markraumschienung*
- **distale Fraktur** (suprakondyläre Fraktur und Kondylenfraktur, siehe Abb. 2): Rekonstruktion der Gelenkflächen und Plattenosteosynthese (z. B. Kondylenplatte, dynamische Kondylenschraube, winkelstabile Platte), frühzeitige belastungsfreie Mobilisation (z. B. durch continuous* passive motion) zur Prophylaxe von Bewegungseinschränkungen.

Femurkopffraktur *f*: engl. *fracture of the femur head*; syn. Kopfkalottenfraktur. Insgesamt seltene Fraktur* im Bereich des Femurkopfs, die meist in Kombination mit einer Hüftgelenkluxation auftritt, z. B. bei Knieanpralltrauma (sog. Dashboard* Injury) im Rahmen eines Verkehrsunfalls oder Hochenergietraumas. Siehe Abb.

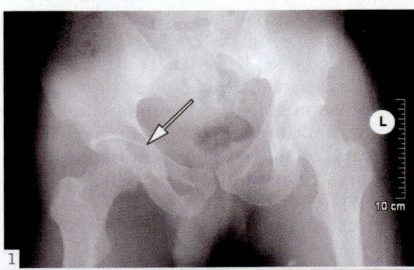

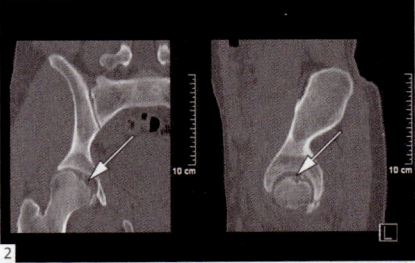

Femurkopffraktur: 1: Röntgenaufnahme anterior-posterior; 2: CT-Rekonstruktion koronar und sagittal. [108]

Femurkopfnekrose *f*: engl. *necrosis of the head of femur*. Nekrose* des Femurkopfes.

Ätiologie:
- aseptische Knochennekrose* im Erwachsenenalter
- Durchblutungsstörung, z. B. nach angeborener oder traumatischer Hüftgelenkluxation, Schenkelhals- und Acetabulumfraktur*. Sie tritt häufig bei Patienten mit Diabetes* mellitus, Kortison*therapie, Nikotin- oder Alkoholabhängigkeit auf. Weitere Faktoren sind

Bestrahlung, Zytostatika*, Caisson*-Krankheit.

Klinik:
- Bewegungseinschränkung und -schmerz im Hüftgelenk nach symptomlosem Intervall
- Entwicklung einer Koxarthrose* im Verlauf.

Therapie:
- Anbohrung
- Knochenspanplastik*
- Korrekturosteotomie*: Umstellungs- und Rotationsosteotomie bei jungen Patienten mit partieller Fraktur
- Hüftgelenkprothese.

Femurkorrekturosteotomie f: Korrekturosteotomie* im Bereich des Femurs. Unterschieden werden die proximale und die distale suprakondyläre Femurkorrekturosteotomie.

Formen:
- proximale Femurkorrekturosteotomie: Anwendung zur Zentrierung des Femurkopfs im Hüftgelenk bei Hüftdysplasie*: 1. Varisierungsosteotomie* (mit Femurmedialisierung) 2. Valgisierungsosteotomie* (mit Femurlateralisierung), z. B. Schanz-Angulationsosteotomie 3. Verlängerungsosteotomie 4. flektierende Femurkorrekturosteotomie 5. dreidimensionale Femurkorrekturosteotomie (Imhäuser*-Weber-Operation)
- distale suprakondyläre Femurkorrekturosteotomie: Anwendung v. a. bei Achsenfehler* der Extremitäten.

Femurosteotomie f: engl. femoral osteotomy. Osteotomie* des Femurs, z. B. bei Femurkorrekturosteotomie* oder Revision einer infizierten Hüftgelenkprothese.

Fenchel, gewöhnlicher m sg, pl: syn. Foeniculum vulgare ssp. vulgare var. vulgare. Pflanze aus der Familie der Doldengewächse (Apiaceae), die in Galizien, Rumänien u. a. südost- und südeuropäischen Ländern sowie in Mitteleuropa kultiviert wird. Medizinisch wird Fenchel bei Magen-Darm-Beschwerden und bei Erkältungen eingesetzt. Siehe Abb.

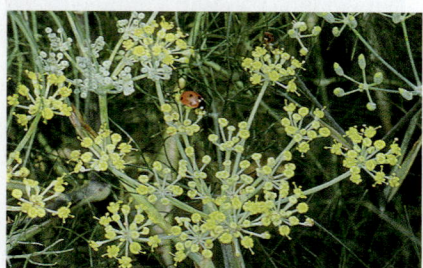

Fenchel, gewöhnlicher: Blüte. [166]

Fenestra cochleae f: engl. round window; syn. Schneckenfenster. In der medialen Wand der Paukenhöhle* (Cavitas tympani) unterhalb des ovalen Fensters (Fenestra* vestibuli) gelegene Öffnung, die das Mittelohr* mit der Cochlea* des Innenohrs* verbindet. Das runde Fenster stellt das Ende der Scala tympani dar und ist durch die bindegewebige Membrana tympanica secundaria verschlossen.

Fenestration → Fensterungsoperation

Fenestra vestibuli f: engl. oval window; syn. Vorhoffenster. In der medialen Wand der Paukenhöhle* (Cavitas tympani) oberhalb des runden Fensters (Fenestra* cochleae) gelegene ovale Öffnung, die das Mittelohr* mit der Cochlea* des Innenohrs* verbindet. Das ovale Fenster ist durch eine Membran verschlossen, die mit der Fußplatte des Steigbügels (Incus*) in Verbindung steht.

Funktion: Übertragung und Verstärkung der über die Gehörknöchelchen* fortgeleiteten Schwingungen des Trommelfells* auf das Innenohr* (Schallleitung*).

Fenger-Plastik f: engl. Fenger's plasty. Operative Erweiterung einer umschriebenen Ureterstenose durch Längsspaltung und Quervernähung, meist in Höhe des Ureterabgangs aus dem Nierenbecken*.

Fenofibrat n: Lipidsenker* aus der Gruppe der Fibrate zur Anwendung bei Hyperlipoproteinämie*.

Fenoterol n: Kurzwirksames Beta-Sympathomimetikum, das zur Gruppe der Broncholytika und Antiasthmatika* gehört. Fenoterol wirkt durch Bindung an β2-Adrenorezeptoren bronchodilatatorisch und vasodilatatorisch. Es kommt zum Einsatz bei der Behandlung von akutem Asthma* bronchiale, COPD und Bronchitis* sowie zur Tokolyse* bei vorzeitigen Wehen.

Indikationen:
- akutes Asthma bronchiale
- COPD
- Prophylaxe von Atemnotzuständen bei Asthma bronchiale
- chronisch obstruktive und spastische Bronchitis
- vorzeitige Wehen.

Fenster, aortopulmonales n: engl. aorto-pulmonary window (Abk. APW); syn. aortopulmonaler Septumdefekt. Raum zwischen Aortenbogen und linker A. pulmonalis in der Röntgen-Thorax-Aufnahme. Siehe Abb.

Fenstergips m: engl. fenestrated plaster. Gipsverband* mit Aussparung z. B. über weiter versorgungspflichtigen Wunden oder regelmäßig kontrollbedürftigen Arealen.

Fensterung, interlaminäre f: engl. interlaminar fenestration; syn. Flavektomie. Chirurgische Resektion des Lig. flavum als operativer Zugang v. a. bei Nukleotomie*, ggf. als erweiterte interlaminäre Fensterung mit Laminotomie* oder

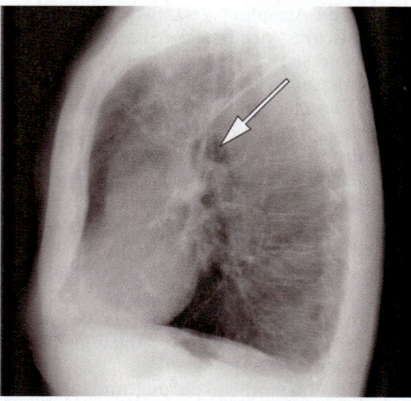

Fenster, aortopulmonales: Röntgen-Thorax-Aufnahme mit Darstellung des freien aortopulmonalen Fensters (Pfeil); Nebenbefunde: Aortenverkalkung, Interlobärschwiele, narbige postentzündliche Veränderungen im Oberfeld; halbmondförmige Verschattung in Projektion auf das Herz, wahrscheinlich partiell verkalkter Anulus fibrosis der Mitralklappe. [69]

mikrochirurgischem Abfräsen arthrotischer Gelenkteile, Dekompression des Recessus lateralis (knöchern) des Spinalkanals und Unterfräsen (Undercutting) einengender Knochenränder benachbarter Wirbelbögen.

Fensterungsoperation f: engl. fenestration; syn. Fensterotomie. Fensterartige Gewebeausschneidung als Zugang zu oder Entlastung von anatomischen Strukturen und Krankheitsprozessen.

Formen: Z. B.
- Fensterung eines Knochens, Zugang zum Markraum (siehe Osteotomie*)
- Fensterung der Kiefer- oder Stirnhöhle im Rahmen von Nasennebenhöhlenoperationen*
- an der Wirbelsäule interlaminäre Fensterung* (zwischen den Wirbelbögen, z. B. durch Flavotomie*/Flavektomie) als Zugang z. B. zum Bandscheibenvorfall*.

Fentanyl n: Synthetisches Opioidanalgetikum mit hoher analgetischer Potenz, das eingesetzt wird zur Narkoseeinleitung sowie zur Behandlung starker chronischer Schmerzen und Durchbruchschmerzen*. Fentanyl hat eine kurze Wirkdauer (30 Minuten) und ein ausgeprägtes Risiko für Atemdepression*.

Indikationen:
- Basisanalgetikum in Anästhesiologie, Notfall- und Intensivmedizin
- chronische Schmerzen
- Durchbruchschmerzen

- im Off-Label-Use bei der präklinischen Versorgung in der Notfallmedizin
- in Kombination mit einem Neuroleptikum zur Neuroleptanästhesie*.

Fermente → Enzyme

Fernakkommodation f: syn. Fern-Sicht. Verringerung der Linsenbrechkraft, um entfernte Objekte (> 5 m) zu fokussieren (vgl. Akkommodation*). Die Fern-Akkommodation ist gekennzeichnet durch eine Abflachung der Linse* und Mydriasis* der Pupille*.
Hintergrund: Da sich bei der Fern-Akkommodation der Musculus* ciliaris entspannt, kommt es zur Anspannung der Zonulafasern*, welche dann wiederum die Linse spannen. Zudem wird die Sklera* durch den Augeninnendruck* gespannt, was ebenfalls zur Abflachung der Linse beiträgt.
Klinische Bedeutung: Störungen der Fern-Akkommodation treten beispielsweise bei Zykloplegie* auf.

Fernaufnahme f: engl. teleradiography. Röntgenaufnahme mit großem Fokus*-Film-Abstand zur Verringerung von Projektionsfehlern.
Formen: Z. B.
- Herzfernaufnahme mit 2 m Fokus-Film-Abstand
- Schädelfernaufnahme (siehe Kephalometrie*, Abb. dort) mit mindestens 1,40 m Fokus-Film-Abstand.

Fernbehandlung f: engl. online therapy; syn. Online-Therapie. Behandlung von Patienten ohne vorherigen persönlichen Erstkontakt ausschließlich telefonisch oder per Internet (Videosprechstunde oder sog. Chat). Die Fernbehandlung ist das zentrale Element der sogenannten Telemedizin*. Private Krankenkassen erstatten die Kosten in der Regel, während die gesetzlichen Krankenkassen dies an Bedingungen knüpfen.
Einsatz:
- vor allem im psychotherapeutischen Bereich, z. B. bei Angststörung oder Depression
- Sonderform: virtuelle Therapie mit Einsatz der virtuellen Realität (virtual reality exposure therapy, avatar therapy).

Fernbestrahlung f: engl. teleradiotherapy. Bestrahlung mit großem Fokus*-Haut-Abstand, z. B. bei Ganzkörperbestrahlungen.

Fernhämatom n: engl. distant hemorrhage. Vor allem bei Schädelbasisfraktur* vorkommendes Hämatom* (Bluterguss), das entfernt von der Bruchstelle auftritt, z. B. als Brillenhämatom* bei (vorderer) Schädelbasisfraktur oder Hämatotympanon* (Bluterguss in der Paukenhöhle) bei Felsenbeinfraktur.

Fernmetastase f: engl. distant metastasis. Metastase* in einem dem malignen Primärtumor* fernen Gewebe, die bei fortgeschrittener Tumorerkrankung auftritt. Entwicklung und Lokalisation sind abhängig von Primärtumor, Metastasierungstyp und Zielgewebe. Fernmetastasen werden über Bildgebung und Histologie* nachgewiesen und in der TNM*-Klassifikation („M") erfasst. Ihr Vorliegen ist ein prognostisch ungünstiges Zeichen.
Hintergrund: Pathogenese: Fernmetastasen entwickeln sich durch hämatogene Metastasierung vom
- Pfortader-Typ: 1. Primärtumor im Verdauungstrakt 2. Streuung über V. portae 3. Bildung von Lebermetastasen
- Cava-Typ: 1. Primärtumor in Knochen, Niere, Leber, Kopf/Hals 2. Streuung über V. cava 3. Bildung von Lungenmetastasen.

Auch Abtropfmetastase*n zählen zu den Fernmetastasen (kavitäre Metastasierung). **Klassifikation:** Die TNM-Klassifikation erfasst Fernmetastasen in der Kategorie „M"
- M0: keine Fernmetastasen
- M1: vorhandensein von Fernmetastasen
- Mx: Status der Fernmetastasierung unklar.

Zusätzliche Angaben zur Lokalisation erfolgen durch dreistelligen Code: z. B.
- M1OSS: ossäre Metastasen
- M1PUL: pulmonale Metastasen
- M1BRA: Hirnmetastasen.

Diagnostik:
- Darstellung der Metastasen in bildgebenden Verfahren (Röntgen, CT, Kernspintomographie, Szintigraphie, PET)
- Histologie einer Biopsie mit Nachweis spezifischer Marker
- Nachweis spezifischer Marker im Blut (z. B. beim Mammakrzinom).

Therapie:
- Oft bestehen keine kurativen Therapieoptionen mehr, wenn Fernmetastasen nachgewiesen wurden.
- Operationen und/oder systemische Therapieansätze (z. B. Chemotherapie) haben oft palliativen Charakter.

Fernpunkt m: engl. far point; syn. Punctum remotum. Bezeichnung für den am weitesten vom Auge entfernten Punkt, der auf der Retina noch scharf abgebildet werden kann. Der Fernpunkt liegt beim emmetropen Auge im Unendlichen.

Fernröntgenseitenbild → Kephalometrie

Ferritin n: Protein, das als wichtigster Marker des Speichereisens gilt. Ferritin wird gespeichert in den Makrophagen des retikulo-endothelialen Systems und den Hepatozyten. Hämosiderin und Ferritin bilden den Eisenspeicher, dessen Hauptspeicherorgane Leber und Milz sind.

Ferroxidase → Caeruloplasmin

Ferrum → Eisen

Ferrum metallicum → Eisen

Ferrum sidereum → Eisen

Fersenbein → Kalkaneus

Fersenbein → Ossa tarsi

Fersenbeinfraktur → Kalkaneusfraktur

Ferseneinlage → Fersenkeil

Fersenerhöhung → Sohlenerhöhung

Fersenkeil m: engl. heel pad; syn. Ferseneinlage. Keilförmige orthopädische Schuheinlage* zur funktionellen Erhöhung des Rückfußes, angewendet z. B. zum Ausgleich einer Beinlängendifferenz*, zur postoperativen Entlastung nach Sehnennaht und bei Achillessehnenruptur.

Fersenkissen → Fersenkeil

Fersenschmerz → Tarsalgie

Fersenschoner m: Fersenschutz aus Gelmaterial, Fell, Webpelz oder Silikon-Hohlfasern, mit Klettverschluss an der Vorderseite verschließbar. Der Einsatz zur Dekubitusprophylaxe* ist nicht mehr üblich, da die Druckentlastung nicht ausreicht. Besser geeignet sind ein gerolltes Handtuch oder kleines Kissen, damit die Ferse nicht direkt auf der Matratze aufliegt.

Fersensporn m: engl. calcaneal spur. Ein- oder beidseitige Verknöcherung von Sehnenansätzen am Kalkaneus* durch Fehlbelastung. Die typische Symptomatik mit Schmerzen* an der Ferse ist meist ausreichend für eine Diagnose. Behandelt wird durch Entlastung, Analgetika*, physikalische Therapie und ggf. Bestrahlung und Operation*. Häufig ist die Therapie ein langwieriger Prozess.
Erkrankung: Ursachen: Über- und Fehlbelastungen der Füße führen zu Mikrotraumen der Sehnen. Bei der Reparatur dieser Verletzungen entstehen Verkalkungen und schließlich der Fersensporn. Risikofaktoren sind:
- Übergewicht*
- Fußfehlstellungen
- sportliche Überlastung mit zu kurzer Aufwärmphase

Klinik:
- starke Schmerzen im Bereich der Ferse, besonders beim Laufen
- Druckschmerz am Kalkaneus, z. B. durch enge Schuhe
- schnelle Besserung in Ruhe, z. B. beim Hochlagern des Fußes.

Therapie:
- Entlastung: geeignetes Schuhwerk, Sportverzicht
- Analgetika*, z. B. NSAR
- physikalische Therapie: Kälte bei Entzündung, alternativ Wärme, Ultraschallbehandlung
- Physiotherapie*
- Infiltrationen mit Lokalanästhetika* und Kortison*
- extrakorporale Stoßwellentherapie (ESWT)
- Strahlentherapie*
- Operation mit Abtragung der Verknöcherung.

Fertigkeitentraining *n*: engl. *skills training*. Übungsprogramm, insbesondere in der Rehabilitation*, zum Einüben spezieller Fertigkeiten. Fertigkeitentraining wird eingesetzt z. B. in der Therapie von Patienten mit Borderline*-Persönlichkeitsstörung zur Sensibilisierung für eigene Spannungszustände und zum Einüben von Fertigkeiten zur Selbstberuhigung, Ablenkung und Entschärfung einer Situation.

Fertigspritze *f*: Vorgefertigte Einmalspritze zur sofortigen Verwendung, die eine Injektionslösung definierter Menge und Konzentration enthält. Sie findet z. B. in der Thromboseprophylaxe* als sog. Heparinspritze oder zur Applikation von Impfstoffen Anwendung.

Fertilität *f*: engl. *fertility*. Fähigkeit zur geschlechtlichen Fortpflanzung (Potentia* generandi). Neben der potenziellen Reproduktion umfasst der Begriff auch die tatsächliche Reproduktion, d. h. die Zahl der erfolgten Geburten oder der tatsächlich geborenen Kinder.
Beschreibung:
– Fähigkeit der Frau im fortpflanzungsfähigen Alter zur Produktion von reifen Eizellen und Sexualhormonen sowie zu Empfängnis und Schwangerschaft
– Fähigkeit des Mannes im reproduktionsfähigen Alter zur Produktion von Spermien und Sexualhormonen sowie Fähigkeit zur Durchführung von Geschlechtsverkehr und Zeugung.

Fertilitätsfaktor → F-Faktor
Fertilitätsstörung *f*: engl. *fertility disorder*. Beeinträchtigung der Fortpflanzungsfähigkeit bei Mann und Frau. Die Ursachen sind vielfältig: endokrin, genetisch, toxisch, immunologisch sowie mechanisch nach Entzündung mit Verlegung der Samenwege oder Eileiter.

FESS: Abk. für engl. Functional Endoscopic Sinus Surgery → Nasennebenhöhlenoperation
Festanode → Röntgenröhre
Fetalblutuntersuchung → Chordozentese
Fetalblutuntersuchung *f*: engl. *fetal blood analysis* (Abk. FBA); syn. Mikroblutuntersuchung (Abk. MBU). Unter der Geburt angewandte Untersuchung von kindlichem Blut aus der Kopfhaut zum Ausschluss einer fetalen Hypoxie. Das Verfahren wird bei einer vermuteten fetalen Hypoxie aufgrund entsprechender CTG-Veränderungen eingesetzt. Die wichtigsten Kontraindikationen sind mütterliche Infektionen (z. B. HIV) oder bekannte Gerinnungsstörungen.
Vorgehen: Per Amnioskop werden nach Ritzen der fetalen Kopfhaut wenige Blutstropfen in eine Kapillare entnommen und dann pH-Wert, CO_2-Partialdruck und Basenabweichung (Base Excess, Abk. BE) kurzfristig bestimmt.
Auswertung: Siehe Tab.

Fetalchirurgie *f*: engl. *fetal surgery*. Intrauterine operative Behandlung des Feten. Je nach Eingriff kommt hierzu entweder ein minimal invasives Verfahren (Fetoskopie*) oder eine offene Laparotomie mit Hysterotomie infrage.
Anwendung: Die Eingriffe werden nur in wenigen, dafür spezialisierten Zentren durchgeführt.
– Laserkoagulation der Gefäßanastomosen bei fetofetalem Transfusionssyndrom*
– Shunteinlage in die fetale Harnblase bei obstruktiven Uropathien
– intratracheale Ballonokklusion bei fetaler Zwerchfellhernie
– operative Deckung von Neuralrohrdefekten (z. B. Verschluss von Meningomyelozelen).
Komplikationen: Durch den Eingriff kann es zu Blutungen, Infektionen, vorzeitiger Wehentätigkeit und vorzeitigem Blasensprung kommen, unter Umständen auch mit Verlust der Schwangerschaft.

Fetal Distress: Beeinträchtigung des kindlichen Wohlbefindens vor, unter oder nach der Geburt.

Fetale Alkoholspektrumstörungen *f pl*: engl. *fetal alcohol spectrum disorders* (Abk. FASD). Schädigungen des Ungeborenen durch mütterlichen Alkoholkonsum während der Schwangerschaft mit Wachstumsauffälligkeiten, typischen Gesichtszügen, Fehlbildungen, Entwicklungs- und Verhaltensstörungen, Intelligenzminderungen sowie partiellen und globalen Alltagseinschränkungen. Eine kausale Therapie existiert nicht, Frühförderung und ggf. chirurgische Fehlbildungskorrektur sind hilfreich. Siehe Abb.
Einteilung:
– Vollbild: fetales Alkoholsyndrom (FAS)
– partielles FAS (pFAS)
– alkoholbedingte entwicklungneurologische Störung (alcohol related neurodevelopmental disorder, ARND)
– alkoholbedingte angeborene Malformationen (alcohol related birth defects, ARBD).
Häufigkeit:
– geschätzt 0,2–8,2 : 1000 Neugeborene in Europa
– mütterlicher Alkoholkonsum während der Schwangerschaft: **1.** USA: 8–30 % **2.** Europa: 10–90 % **3.** Kanada: 5–7 %.
Diagnostik: Folgende Kriterien sollten zutreffen:
– Wachstumsstörungen
– faziale Auffälligkeiten
– ZNS-Auffälligkeiten
– bestätigte intrauterine Alkohol-Exposition, nicht obligat.
Klinik: Neben den diagnostischen Kriterien unspezifische Manifestationen
– Fehlbildungen innerer Organe: **1.** Herzfehler* **2.** Auffälligkeiten des Genitales und der Harnwege
– psychische und emotionale Entwicklung: **1.** mangelnde Ausgeglichenheit **2.** Stimmungsschwankungen
– Entwicklung des Sozialverhaltens: **1.** Probleme bei der Anpassung an neue Situationen und Umgebungen **2.** Aufmerksamkeitsdefizite **3.** Hyperaktivität.

Fetale Azidose *f*: engl. *fetal acidosis*; syn. intrauterine Azidose. Durch Fetalblutuntersuchung* nachweisbare fetale Störung des Säure-Basen-Haushalts (pH ≤ 7,20; Präazidose: pH > 7,20 und < 7,25; Normazidität: pH ≥ 7,25) mit absoluter Indikation zur operativen Entbindung*. Ursache ist eine verminderte Versorgung des Fe-

Fetalblutuntersuchung: Maßnahmen in Abhängigkeit vom pH-Wert.	
Fetalblutuntersuchung	Maßnahmen
pH ≥ 7,25	Wiederholung der Untersuchung bei Persistenz der fetaler Hypoxämiezeichen (fetale Brady- oder Tachykardie)
pH 7,21–7,24	Wiederholung der Untersuchung innerhalb von 30 min, bei raschem pH-Abfall ggf. Entbindung
pH ≤ 7,20[1]	rasche Entbindung (v. a. bei nicht respiratorischer Azidose)

[1] Ein pCO_2 > 65 mmHg spricht für eine respiratorische Azidose, eine Basenabweichung von > −9,8 für eine nicht respiratorische Azidose

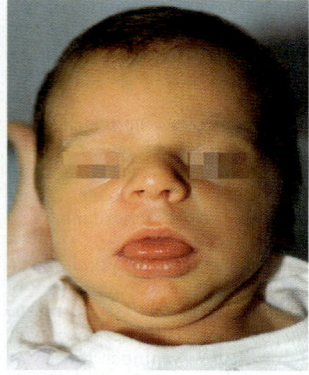

Fetale Alkoholspektrumstörungen: Typische Fazies mit breitem, kurzem Nasenrücken, kurzen Lidspalten, verstrichenem hohem Philtrum, schmalem Lippenrot und Mandibularhypoplasie. [64]

tus mit Sauerstoff vor und während der Geburt.
Formen:
- **respiratorische** fetale Azidose: Hyperkapnie* durch eingeschränkte CO_2-Abgabe
- **nicht respiratorische** fetale Azidose: Stimulation des anaeroben, glykolytischen Stoffwechsels (Laktatazidose*) oder sog. Leihazidose bei z. B. maternaler Ketoazidose
- **kombinierte** (respiratorische und nicht respiratorische) fetale Azidose: bei fetaler Asphyxie.

Diagnostik: Hinweisend sind
- Minderung fetaler Bewegungen
- pathologischer CTG-Befund: 1. fehlende Oszillation 2. fehlende Akzeleration 3. Dezeration 4. fetale Tachykardie 5. fetale Bradykardie.

Fetale Blutung *f*: Blutverlust des Ungeborenen in der Schwangerschaft oder unter der Geburt. Je nach Blutungsstärke und Schwangerschaftswoche ist normalerweise eine zügige Beendigung der Geburt notwendig, meist per Kaiserschnitt. Um bei einer vaginalen Blutung zwischen mütterlichem und kindlichem Blut zu unterscheiden, wird das fetale Hämoglobin bestimmt.
Ursachen:
- vorzeitige Plazentalösung
- Plazenta* praevia
- Insertio velamentosa mit Blasensprung
- Vasa praevia
- intrauterine Blutung nach Nabelschnurpunktion (Chordozentese).

Fetale Echokardiografie *f*: engl. *fetal echocardiography*; syn. fetale Echokardiographie. Transabdominale oder transvaginale Beurteilung des fetalen Herzens und herznaher Gefäße mit Ultraschall im Rahmen der Pränataldiagnostik. Die fetale Echokardiografie dient der frühzeitigen Erfassung angeborener Herzfehler bzw. kardialer Dysfunktionen.

Fetale Entwicklung *f*: engl. *fetal development*; syn. Fötale Entwicklung. Entwicklung des Fetus nach Ausbildung der inneren Organe, beginnend in der 9. SSW bis zur Geburt. Die Zeit davor wird als Embryonalperiode bezeichnet.

fetale Erythroblastose → Morbus haemolyticus fetalis

Fetale Fehlbildung *f*: Vorgeburtlich entstandene Fehl- oder Nichtanlage eines Körperteils, unabhängig von der Art der Schädigung.

Fetale Herzaktion *f*: Bezeichnung für den kindlichen Herzschlag als Nachweis der Vitalität und als wichtiger Parameter für das intrauterine Wohlergehen des Ungeborenen. Die Aufzeichnung kann durch Auskultation (Holzstethoskop, Pinard Höhrrohr), mittels CTG oder fetalem EKG erfolgen. Im Ultraschall ist die Herzaktion erstmals in der 6. SSW sichtbar.

fetale Hypotrophie → Wachstumsretardierung, intrauterine

Fetales Blut *n*: engl. *fetal blood*; syn. Fetal-Blut. Zirkulierendes Blut im Kreislauf des Ungeborenen. Das fetale Blut zeichnet sich durch ein spezifisches, fetales Hämoglobin (HbF) aus, das eine deutlich höhere Affinität für Sauerstoff besitzt als das adulte Hämoglobin (HbA1) und damit in der Plazenta für einen effizienten Gasaustausch sorgen kann.
Klinische Bedeutung: Die Plazenta bildet eine Schranke zwischen mütterlichem und fetalem Kreislauf, sodass es nicht zur Vermischung kommen kann. Nach der Geburt wird das fetale Hämoglobin sukzessive durch das adulte ersetzt.

Fetales EKG *n*: engl. *fetal electrocardiography*; syn. fetale Elektrokardiografie. Ableitung der elektrischen Potenziale des kindlichen Herzens zur Analyse der fetalen Herztöne. Zusätzlich zur CTG-Ableitung mittels Ultraschall kann beim fetalen EKG auch eine Analyse der ST-Strecken erfolgen (STAN).
Vorgehen: Die Aufzeichnung kann entweder über die Bauchdecke der Mutter oder durch eine direkt am kindlichen Köpfchen von vaginal her angebrachte Elektrode erfolgen (Kopfschwartenelektrode, KSE).

fetalis: syn. fetal. Zum Fetus* gehörig.

Fetalmonat *m*: engl. *fetal month*. Heute nicht mehr gebräuchliche Einheit für die Berechnung der Schwangerschaftsdauer. Ausgehend von der letzten Menstruation und der durchschnittlichen Zykluslänge von 28 Tagen dauert die normale Schwangerschaft demnach 10 Fetalmonate = 280 Tage.

Fetalnahtkatarakt *f*: engl. *embryonal cataract*. Feine bilaterale, stationäre Trübungen der ypsilonförmigen Nähte der Fetalkerns der Augenlinse, z. B. bei Down*-Syndrom.

Fetischismus *m*: engl. *fetishism*. Paraphilie* mit Gebrauch bestimmter, meist unbelebter Objekte als Stimuli für sexuelle Erregung und Befriedigung. Typisch sind Kleidungsstücke oder Schuhe aus Gummi, Latex oder Leder sowie Körperteile außerhalb der Genitalregion (häufig Füße). Eine Behandlung erfolgt überwiegend psychotherapeutisch, allerdings nur bei subjektivem Leidensdruck oder Gefährdung anderer.
Vorkommen: Fetischismus kommt häufiger bei Männern vor, hat aber nur selten einen Krankheitswert.
Differenzialdiagnose: Bezieht sich der Fetisch auf das Tragen von Kleidung des anderen Geschlechts, spricht man von fetischistischem Transvestitismus.
Therapie: Bei subjektivem Leidensdruck oder Gefährdung bzw. Belästigung anderer Personen:
- Verhaltenstherapie* zur Erlangung ausreichender Selbstkontrolle

- unter Umständen Versuch mit Antidepressiva* zur Libidoreduktion, vor allem mit SSRI.
Prognose: Die Prognose ist eher ungünstig, häufig persistiert der Fetisch.
Recht: Fetischismus ist als eigener Tatbestand nicht strafbar.

Fetogenese *f*: engl. *fetogenesis*. An die Embryogenese* anschließende pränatale Entwicklung der Frucht im Mutterleib (ab 61. Gestationstag bis zur Geburt). Während der Fetogenese wächst der gesamte Organismus, Organe differenzieren sich aus und werden funktionell aktiv.

Fetometrie *f*: engl. *fetometry*. Bestimmung definierter fetaler Körpermaße mit Ultraschalldiagnostik*.
Anwendung:
- im 1. **Trimenon:** Scheitel-Steiß-Länge (SSL oder CRL für Crown-Rump Length; Perzentilenkurve: siehe Abb.)
- ab 2. **Trimenon:** biparietaler Durchmesser* (BIP), fronto-okzipitaler Durchmesser (FOD), Kopfumfang (KU oder HC für Head Circumference), Abdomenumfang (AU oder AC für Abdominal Circumference), Abdomendurchmesser anterior-posterior und transversal, Femurlänge (FL) u. a.

Indikationen: Ultraschalldiagnostik entsprechend den Mutterschaftsrichtlinien in der 10., 20. und 30. SSW, Beurteilung der Wachstumsdynamik bei Verdacht auf Plazentainsuffizienz oder Gestationsdiabetes, intrauterine Reifebestimmung* u. a.

Klinische Bedeutung: Abweichung von Referenzbereichen z. B. bei Plazentainsuffizienz*, genetischer Störung, intrauteriner Infektion oder diabetischer Fetopathie*.

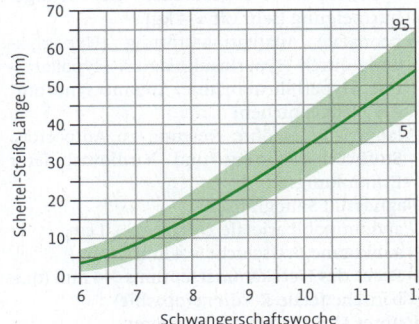

Fetometrie: Scheitel-Steiß-Länge in Abhängigkeit von der Schwangerschaftsdauer (Perzentile).

Fetopathia rubeolosa → Rötelnembryofetopathie

Fetopathia toxoplasmotica → Toxoplasmose

Fetopathie

Fetopathie *f*: engl. *fetopathy*; syn. Fetopathia. Während der Fetogenese* (9. SSW bis Geburt) auftretende Pränatalerkrankung* mit intrauteriner Entwicklungsstörung. Eine Fetopathie kann verschiedene biologische und chemische Ursachen haben.

Ursachen:
- biologisch u. a.: 1. intrauterine Infektion (Pränatalinfektion*; Perinatalinfektion*) 2. Stoffwechselstörungen, z. B. diabetische Stoffwechsellage (diabetische Fetopathie*) 3. Blutgruppeninkompatibilität zwischen Mutter und Kind (Morbus* haemolyticus fetalis bzw. Morbus* haemolyticus neonatorum)
- chemisch u. a.: 1. Alkohol, Drogen (z. B. Crack) 2. Arzneimittel (z. B. Thalidomid, Antiepileptika, Cumarine oder AT_1-Rezeptor-Antagonisten).

Fetopathie, diabetische *f*: engl. *diabetic fetopathy*. Fetopathie* infolge eines nach Ende der Embryogenese neu aufgetretenen (Gestationsdiabetes*) oder bei unzureichend eingestellten Diabetes* mellitus der Mutter. Der erhöhte Glukosetransfer zum Fetus führt zu Hypertrophie, Adaptationsstörungen oder sogar Tod des Fetus. Der mütterliche Stoffwechsel ist straff einzustellen, entbunden wird spätestens zum errechnetem Geburtstermin.

Pathogenese: Ein gesteigerter diaplazentarer Glukosetransfer zum Fetus führt zu fetalem Hyperinsulinismus mit funktioneller Unreife der fetalen Organe (z. B. Lunge und Leber) und sog. Insulinmast (Hypertrophie der Organe und des Fetus).

Klinik:
- Plazentainsuffizienz*, Tod des Fetus intrauterin oder unter der Geburt
- hypertrophes Neugeborenes* bei Frühgeburtneigung (sehr oft > 4 kg)
- neonatale Adaptationsstörung (Hypoglykämie durch Hyperinsulinismus, Hypokalzämie, Hyperbilirubinämie, Atemnotsyndrom* des Neugeborenen)
- langfristig erhöhte Neigung zu Adipositas, Stoffwechselstörung und kardiovaskulärer Erkrankung.

Diagnostik: Sonografisch:
- abdominobiparietale Differenz > 1 cm
- subkutane Fettschicht > 4 mm
- Dicke des Herzkammerseptums > 4 mm (diabetische fetale Kardiomyopathie)
- unter Umständen Hydramnion.

Fetoskopie *f*: engl. *fetoscopy*. Direkte, intrauterine Betrachtung des Feten. Eine Fetoskopie erfolgt im Rahmen der intrauterinen Therapie (z. B. Laserkoagulation bei fetofetalem Transfusionssyndrom*). Früher wurde die Methode auch zur Fehlbildungsdiagnostik eingesetzt. Dies ist aber durch die Ultraschalldiagnostik heute obsolet. Das Abortrisiko beträgt etwa 3–5 %.

Fetotoxizität *f*: engl. *fetotoxicity*. Fähigkeit einer Noxe zur fetalen Fruchtschädigung. Normalerweise können nach der Embryonalperiode keine grobstrukturellen Fehlbildungen mehr ausgelöst werden. Trotzdem sind Entwicklungsstörungen des Feten möglich, ggf. auch mit letalem Ausgang. Häufiger sind intrauterine Wachstumsstörungen, diaplazentare Kanzerogenese und funktionelle Defekte, die sich teilweise erst spät postnatal manifestieren.

Fetozid, selektiver *m*: engl. *selective feticide*. Gezieltes Abtöten eines Feten, z. B. durch Injektion von Kaliumchlorid thorakal, intrakardial oder in die Vena umbilicalis. Indikationen ergeben sich bei höhergradigen Mehrlingsschwangerschaften oder vor späten Schwangerschaftsabbrüchen.

Indikationen:
- bei höhergradiger Mehrlingsschwangerschaft (z. B. nach In*-vitro-Fertilisation): 1. Ziel: Minderung der bestehenden Risiken für die verbleibenden Feten und die Schwangere 2. Durchführung: meist in der 11.–12. SSW; in ca. 10 % der Fälle kommt es allerdings zur Beendigung der Schwangerschaft
- vor einem Schwangerschaftsabbruch aus medizinischer Indikation jenseits der Grenze der extrauterinen Lebensfähigkeit (ab der 22. SSW).

Fettbiosynthese *f*: syn. Tri-acyl-glycerin-Synthese. Biosynthese von Neutralfetten aus Fettsäuren und Glycerol. Fettsäuren und Glycerol werden auf getrennten Wegen synthetisiert und in einem dreistufigen Prozess miteinander vereinigt.

Fettdurchfall → Steatorrhö

Fette *n pl*: engl. *fats*. Glycerolester gesättigter und ungesättigter Fettsäuren*. Die natürlich vorkommenden Fette sind Gemische aus Triglyceriden mit Phospholipiden, Sphingolipiden, Cholesterin(estern) und anderen hydrophoben Verbindungen. Fette sind energiereiche Nahrungsbestandteile. Sie dienen in Form von Fettgewebe* als Energiespeicher und erleichtern die Absorption fettlöslicher Vitamine.

Physiologische Bedeutung:
- Hauptnährstoffe mit hohem Energiegehalt (39 kJ/g bzw. 9,3 kcal/g). Der tägliche Bedarf liegt bei ca. 0,9 g/kg KG (25–30 % der Gesamtenergie). Im Fettstoffwechsel* werden die Nahrungsfette zerlegt und für die Energiegewinnung ab- und umgebaut.
- Fette sind eine Quelle für essenzielle* Fettsäuren und sind erforderlich für die Resorption fettlöslicher Vitamine.*
- Fette haben im Körper Bedeutung als Wärmeisolator und Organschutz (Fettgewebe: Form des Bindegewebes, das aus Fettzellen besteht) sowie als Bestandteile von Zellmembranen*.

Fettembolie *f*: engl. *fat embolism*. Form der Embolie* mit Einschwemmung feinverteilter Fetttropfen in die venöse Blutbahn, die in die Lungenarterien abströmen und dort eine konsekutive Kapillarverstopfung (Lipidglobuli) sowie thromboxanaktivierte Vasokonstriktion* der Lungenstrombahn verursachen.

Vorkommen:
- infolge einer Knochenmarkfreisetzung bei Fraktur* oder im Rahmen der operativen Frakturversorgung, z. B. bei Marknagelosteosynthese*
- bei Schock* v. a. in Kombination mit: 1. Mikrozirkulationsstörung 2. verändertem Fettstoffwechsel 3. Hypoxie und Verbrauchskoagulopathie als sog. Fettemboliesyndrom.

Klinik:
- Symptome und Befunde einer Lungenembolie*
- Bewusstseinsstörung
- Sehstörung (Retinablutung).

Therapie:
- Beseitigung der Hypoperfusion
- intensivmedizinische Therapie (Beatmung und Schockbehandlung)
- primäre Frakturstabilisierung durch wenig invasive Verfahren, z. B. Fixateur externe.

Fettgeschwulst → Lipom

Fettgewebe: engl. *adipose tissue*. Form des Bindegewebes*, das aus Fettzellen besteht, die von Gitterfasern* umsponnen und durch kollagene und elastische Fasern zu Fettgewebeläppchen zusammengefasst sind. Weißes Fettgewebe dient v. a. als Energiereservoir, Kohlenstoffquelle und Baufett, braunes Fettgewebe v. a. zur Thermogenese*. Fettgewebe ist hormonell aktiv.

Unterteilung: Weißes Fettgewebe: Es dient als Baufettgewebe zur Umhüllung von Organen und als druckelastisches Polstermaterial zum Schutz vor mechanischem Trauma. Weitere Aufgaben des meist subkutan vorkommenden weißen Fettgewebes sind die Energiespeicherung (siehe Depotfett*) und Wärmeisolierung. Es ist endokrin aktiv (Produktion und Sekretion von Adipokinen*). **Braunes Fettgewebe:** Braunes Fettgewebe ist besonders bei Neugeborenen und Säuglingen anzutreffen, bei Erwachsenen ist es rudimentär vorhanden, v. a. an der Halsregion, Rückenhaut und perirenal. Die Zellen sind reich an Mitochondrien (Zytochromgehalt bedingt braune Gewebefärbung) zur Wärmeproduktion (Thermogenese), um die Körpertemperatur aufrecht zu halten. Intramitochondrial wird durch Thermogenin der Elektronentransport und die oxidative Phosphorylierung (siehe Atmungskette*) entkoppelt. Der elektrochemische Gradient wird nicht zum

ATP-Aufbau genutzt, sondern zur Wärmeproduktion. Die Stimulation der Thermogenese durch Kältereiz bewirkt eine Ausschüttung von Katecholaminen (siehe Lipolyse*).

Fettgewebsnekrose f: engl. *fat necrosis*; syn. Steatonekrose. Sonderform der Nekrose* mit Untergang von Fettgewebe*, v. a. im Brustgewebe, in subkutanen Gewebeschichten oder in der Bauchhöhle. Fettgewebsnekrosen entstehen durch Hypoxie*, mechanisches Trauma*, akute Pankreatitis* oder (Fehl-)Injektion eines Arzneimittels. Histologisch zeigen sich nekrotische Fettzellen, Schaumzellen, Verkalkungen, Fibrose* und entzündliche Infiltrate mit Fremdkörperreaktion.

Fettleber f: engl. *fatty liver*; syn. Steatosis hepatis. Häufigste Lebererkrankung in westlichen Industrienationen mit einer Verfettung (Triglyzeride, Phospholipide) der Leber von 5–33 % (mild), 34–66 % (mäßig) und > 66 % (schwer). Klinisch ist die Fettleber fast immer stumm oder zeigt unspezifische Oberbauchbeschwerden rechts (z. B. Druck, Ziehen, Stechen). Einteilung:
- Alkoholische Fettleber bei Alkoholmissbrauch: **1.** alkoholische Fettleber **2.** alkoholische Fettleberhepatitis (ASH, alcoholic steatohepatits)
- Nichtalkoholische Fettleber (Abk. NAFLD für engl. nonalcoholic fatty liver disease): **1.** blande Fettleber ohne Entzündungsreaktion (NAFL, nonalcoholic fatty liver) **2.** nichtalkoholische Fettleberhepatitis (NASH, nonalcoholic steatohepatitis)

Andere Fettlebererkrankungen:
- Akute Schwangerschaftsfettleber
- Reye-Syndrom
- Andere (toxisch, Mitochondopathie, u.a.)

Ätiologie der NAFLD:
- Insulinresistenz
- Adipositas
- Bewegungsmangel
- Diabetes mellitus
- Zöliakie
- funktioneller oder anatomischer Dünndarmverlust
- Malnutrition
- Medikamente (Amiodaron, Prednisolon, Tamoxifen u.a.)

Prognose: Die Prognose ist durch kardiovaskuläre, onkologische und - erst an dritter Stelle - hepatologische Mortalität bestimmt.
- erhöhtes Morbiditäts- (Diabetes, kardiovaskuläre Erkrankung, Malignome) und Mortalitätsrisiko
- im präfibrotischen Stadium bei Ausschaltung der Ursache voll rückbildungsfähig
- im Zirrhosestadium durch Komplikationen der Zirrhose bestimmt.

Fettleberhepatitis f: engl. *steatohepatitis*. Bezeichnung für eine aus der verfetteten Leber hervorgehende chronische Entzündung. Es handelt sich um eine Zwischenstufe zwischen Fettleber* und Leberzirrhose*. Pathologisch finden sich degenerativ-nekrotische, granulozytär-entzündliche Veränderungen.

Einteilung:
- Fettleber (Alkoholische Steatohepatitis, ASH; siehe Abb.): Alkoholhepatitis bei Alkoholabhängigkeit*
- Fettleber bzw. nichtalkoholische Steatohepatitis (NASH; häufigste Ursache der kryptogenen Leberzirrhose) bei: **1.** Diabetes mellitus **2.** Insulinresistenz* **3.** Adipositas **4.** Bewegungsmangel **5.** raschem Gewichtsverlust **6.** funktionellem oder anatomischem Dünndarmverlust **7.** Fettstoffwechselstörung **8.** Arzneimitteleinnahme (Amidaron, Tamoxifen u.a.).

Histologisch kann zwischen ASH und NASH nicht unterschieden werden (Mallory*-Körperchen bei beiden Formen).

Diagnostik:
- Ultraschalldiagnostik (Fettleber)
- transiente Elastographie [CAP (controlled attenuation parameter) erhöht, Steifigkeit je nach Fibrosegrad erhöht]
- ¹H-MR-Spektroskopie zur Quantifizierung der Verfettung
- Labor: **1.** Transaminasen, AP (alkalische Phosphatase), GGT (Gamma-Glutamyl-Transferase) mäßig erhöht **2.** häufig auch Triglyceride und Cholesterin erhöht **3.** ASH: AST (Aspartat-Aminotransferase) mehr als ALT (Alanin-Aminotransferase) erhöht **4.** NASH: ALT mehr als AST erhöht **5.** NAFLD Fibrosis Score aus Alter, BMI, IGF/Diabetes, AST, ALT, Thrombozyten, Albumin **6.** FIB-4 Score aus Alter, Geschlecht, ALT, AST.

Prognose: Prognostisch bedeutsam ist das Ausmaß der eingetretenen Fibrose, die histologisch gesichert oder nichtinvasiv mit der transienten Elastografie oder aus Laborwerten mit Fibrose Scores (NFS, FIB-4) abgeschätzt werden kann.

Fettmark: engl. *yellow bone marrow*. Nicht an der Blutbildung beteiligtes Knochenmark, das durch einen hohen Fettgehalt gelb erscheint. Mit zunehmendem Alter wird das rote, blutbildende Knochenmark, das vorwiegend in den Markhöhlen der Röhrenknochen vorkommt, durch Fettmark ersetzt.

Fettpneumonie → Lipidpneumonie

Fettsäureabbau m: Biologischer Abbauweg für Fettsäuren, wobei der wichtigste die β-Oxidation in den Mitochondrien ist. Alternative Abbauwege sind die α- und ω-Oxidation.

Formen:
- **β-Oxidation** beschreibt den stufenweisen Abbau von Fettsäuren, bei dem vom Carboxylende ausgehend jeweils 2 C-Atome als Acetyl-CoA abgespalten werden. Dabei wird das β-C-Atom oxidiert.
- **α-Oxidation** von Fettsäuren tritt v. a. in keimenden Pflanzensamen auf.
- **ω-Oxidation** ist die im endoplasmatischen Retikulum und im Zytoplasma ablaufende katalysierte Oxidation der endständigen Methylgruppe von Fettsäuren (ω-Stellung). Substrate sind v. a. C_8- bis C_{12}-Säuren, die über ω-Hydroxyfettsäuren zu Dicarbonsäuren umgewandelt werden.

Fettsäurebiosynthese f: engl. *fatty acid biosynthesis*. Stufenweiser Aufbau der Fettsäuren* aus Acetyleinheiten. Die de-novo-Synthese findet im Zytoplasma an der Fettsäuresynthase statt, einem homodimeren, multifunktionalem Enzym mit 7 aktiven Zentren und mit Phosphor-Pantheinsäure als prosthetische Gruppe. Die Fettsäuresynthese lässt sich in Startreaktion, Kettenverlängerung und Abschlussreaktion gliedern.

Fettsäuren f pl: engl. *fatty acids*. Aliphatische Monocarbonsäuren, die unterschieden werden in sehr langkettige, langkettige und freie Fettsäuren. Fettsäuren sind nicht wasserlöslich und werden daher an Transportproteine gebunden im Blut transportiert. Erhöhte Werte für freie Fettsäuren deuten auf eine katabole Stoffwechsellage hin.

Fettsäuren, freie f pl: engl. *free fatty acids*; Abk. FFS. Unveresterte Fettsäuren*, die bei Lipolyse* entstehen und an Albumin im Serum transportiert werden. Freie Fettsäuren sind Energielieferanten (Betaoxidation) für fast alle Organe. Ihre Freisetzung (Hyperlipazidämie) ist z. B. bei Stress durch Adrenalin vermehrt, die Lipolyse z. B. bei Diabetes mellitus, Hyperthyreose*, Phäochromozytom* und Hunger.

Fettsäuresynthetase f: syn. Fettsäure-Synthetase-Komplex. Zytosolischer Enzymkomplex aus 2 identischen Untereinheiten (270 kDA), deren Röntgenkristallstruktur 2008 aufgeklärt

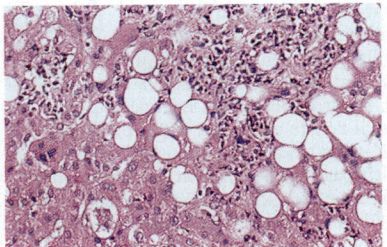

Fettleberhepatitis: Floride alkoholische Fettleberhepatitis. [30]

wurde. In jeder Untereinheit sind die Enzyme zur Fettsäurebiosynthese* halbkreisförmig angeordnet. Über das zentrale niedermolekulare Acyl Carrier Protein wird die zu verlängernde Fettsäurekette von einem aktiven Zentrum zum nächsten weitergereicht.

Fettschürze f: engl. *abdominal apron*. Große, fettgefüllte, einfache oder doppelte Hautfalte am Bauch, welche die Leisten- und Genitalregion überlagert. Eine Fettschürze tritt bei Adipositas* auf und kann unter Umständen auch nach erfolgter Gewichtsreduktion weiterbestehen. Bei kosmetischer und/oder medizinischer Indikation (z. B. intertriginöse Candidose*) wird eine chirurgische Resektion* durchgeführt.

Fettspeicherkrankheiten → Lipidosen

Fettstoffwechsel m: engl. *fat metabolism*. Gesamtheit der biochemischen Abläufe des katabolen und anabolen Stoffwechsels von Lipiden* und Fettsäuren*. Der Begriff wird im weiteren Sinne als Synonym für Lipidstoffwechsel verwendet. Zu den wichtigsten Fettstoffwechselstörungen zählen Dyslipidämie*, Hyperlipoproteinämie*, Hypolipoproteinämie* sowie Lipidosen*.

Fettstreifen → Fatty Streaks

Fettstuhl → Steatorrhö

Fettsucht → Adipositas

Fettwachs → Adipocire

Fettweis-Gips m: Becken-Bein-Gipsverband, durch den das Hüftgelenk in Sitz-Hock-Stellung fixiert wird. Er dient der konservativen Therapie oder postoperativen Retention bei Hüftdysplasie*. Ggf. wird über dem Femurkopf eine Fensterung vorgenommen zur Durchführung von Ultraschallkontrollen.

Fettzirrhose f: engl. *steatocirrhosis*. Leberzirrhose*, die aus einer Fettleberhepatitis* (siehe Alkoholhepatitis*, nichtalkoholische Steatohepatitis*) entsteht. Diagnostiziert wird die Fettzirrhose mit Sonografie, transienter* Elastografie, MRT, Leberbiopsie*, Laparoskopie* sowie Labor, u. a. GGT (Gamma-Glutamyl-Transferase), ALT (Alanin-Aminotransferase), AST* (Aspartat-Aminotransferase), INR, Billirubin, Albumin*, Blutbild* und Eiweißelektrophorese.

Fettzylinder m: Zylinderförmige Struktur im Harnsediment mit Einlagerung von Lipiden und Lipoproteinen. Fettzylinder treten bei ausgeprägter Proteinurie auf und finden sich im Harn bei diabetischer Nephropathie und nephrotischem Syndrom.

Fetus m: Bezeichnung für die Frucht im Uterus* während der Fetogenese* (ab 61. Gestationstag bis zur Geburt).

Fetus papyraceus m: Komplette intrauterine Mumifizierung eines Feten ohne Zeichen der Autolyse. Ein Fetus papyraceus kann beim fetofetalen Transfusionssyndrom* nach Absterben eines Feten auftreten. Eine Sonderform ist die Versteinerung (sog. Steinkind, Lithopädion).

feuchter Umschlag → Auflage

Feuermal → Naevus flammeus

Feuerstar m: engl. *heat-ray cataract*; syn. Cataracta calorica. Seltene Augenlinsentrübung infolge lang anhaltender intensiver Einwirkung langwelliger Strahlung von ca. 2000 nm (BK Nr. 2401) mit spinnennetzartiger, später scheibenförmiger hinterer subkapsulärer Linsentrübung und Entwicklung eines Totalstars sowie häufigem Abblättern von Lamellen der vorderen Linsenkapsel (sog. Feuerlamelle). Eine Schutzbrille nach DIN 4646 dient der Prophylaxe.

FFA: Abk. für Free Fatty Acids → Fettsäuren, freie

FFA: Abk. für Finger-Fußboden-Abstand → Finger-Boden-Abstand

FFA: Abk. für → Fokus-Film-Abstand

F-Faktor m: engl. *F factor*. Episomale DNA (Plasmide*), die in den Trägerbakterien zur Ausbildung eines Sexualpilus* für die Konjugation* mit anderen Bakterien und für den Austausch genetischen Materials führt. Der F-Faktor kann im Zytoplasma vorliegen oder in das Bakterienchromosom integriert sein.

FFI: Abk. für engl. Fatal Familial Insomnia → Insomnie, tödliche familiäre

FFP: Abk. für engl. fresh frozen plasma → Frischplasma, gefrorenes

FFT: Abk. für → Familientherapie, funktionale

FFTS: Abk. für → Transfusionssyndrom, fetofetales

FH4: Abk. für → Tetrahydrofolsäure

FHA: Abk. für → Fokus-Haut-Abstand

Fiberendoskop n: engl. *fibrescope*; syn. Fiberskop. Endoskop mit Glasfaseroptik.

Fiberendoskopische Schluckuntersuchung: syn. Fiberoptische endoskopische Evaluation des Schluckens; Abk. FEES. Funktionelle Untersuchung des Schluckaktes zur Diagnose und Differenzierung von Schluckstörungen. Dabei wird ein Fiberendoskop durch die Nase eingeführt und der Zungengrund, Weichgaumen sowie Kehlkopf beim Schlucken von Speichel, Flüssigkeiten bzw. Nahrungsmittel verschiedener Konsistenz beobachtet. Die FEES kann auch bei bettlägerigen Patienten durchgeführt werden.

Fibrate → Lipidsenker

fibrilläres Zittern → Fibrillation

Fibrillation f: Unwillkürliche und unregelmäßige Kontraktionen einzelner Fasern eines Muskels, meist infolge von Denervierung*. Im Gegensatz zu den meist von außen beobachtbaren Zuckungen sind Fibrillationen nur an der Zunge sichtbar, ihre Diagnose erfordert die Elektromyografie*. Ein Sonderfall sind lebensbedrohliche Fibrillationen des Myokards bei Vorhofflimmern oder Kammerflimmern.

Fibrin n: Endprodukt (Faktor Ia) der Blutgerinnung*, das in Anwesenheit von Ca^{2+} aus Fibri-

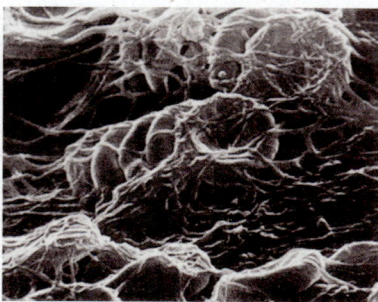

Fibrin: Erythrozyten im Netzwerk aus Fibrin (rasterelektronenmikroskopische Vergrößerung ca. 5000-fach). [52]

nogen* durch proteolytische Aktivität von Thrombin* entsteht. Der Abbau von Fibrin (Fibrinolyse*) erfolgt z. B. durch Plasmin*. Fibrin spielt als Bestandteil des Thrombus* bei der Blutgerinnung* eine wichtige Rolle.

Chemische Struktur: Fibrin ist ein hochmolekulares, wasserunlösliches Proteinpolymer mit zahlreichen Quervernetzungen (siehe Abb.).

Fibrinkleber m: Aus 2 Komponenten zusammengesetzter Gewebekleber* zur intraoperativen lokalen Anwendung. Die erste Komponente enthält gerinnungsfähiges Humanprotein wie Fibrin* und Fibronektin*, die zweite Thrombin* und z. T. auch Ca^{2+}. Bei Mischung bildet sich ein Fibrinnetz, das u. a. (Organ-)Blutungen stillt, Nähte abdichtet sowie Transplantate fixiert.

Indikationen: Unterstützende Behandlung, wenn chirurgische Standardverfahren unzureichend erscheinen:
– zur Verbesserung der Hämostase*
– als Gewebekleber zur Verbesserung der Wundheilung und als Unterstützung der Naht in der Gefäßchirurgie, bei gastrointestinalen Anastomosen* und für die Abdichtung von Nahtlinien beim Verschluss der Dura* mater
– zur Gewebeklebung, um die Haftung des abgetrennten Gewebes zu verbessern, z. B. Gewebelappen, Transplantate, Spalthaut-Transplantate (Meshgrafts*).

Fibrin-Monomer-Test m: engl. *fibrin monomer test*; Abk. FM-Test. Test zum Nachweis von Komplexen aus Fibrinmonomeren im Plasma* zur Abklärung einer Verbrauchskoagulopathie*. Fibrinmonomere entstehen bei Spaltung von Fibrinogen* durch Thrombin* und sind ein Aktivierungsmarker der Blutgerinnung*. Der FM-Test dient dem Nachweis oder Ausschluss einer gesteigerten Thrombinbildung in-vivo. Die Bestimmung erfolgt per Turbidimetrie.

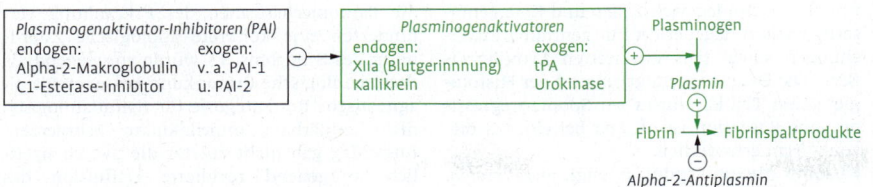

Fibrinolyse Abb. 1: Regulation.

Indikation: V. a. gesteigerte Bildung von Thrombin (Hyperkoagulabilität*).
Bewertung: Erhöht bei:
– Verbrauchskoagulopathie
– venöser Thrombembolie
– Myokardinfarkt
– nach Operation.
fibrinös: engl. *fibrinous*. Durch Fibrinbeimischung geronnen, z. B. fibrinöses Exsudat.
Fibrinogen [Arzneimittel] *n:* syn. Artiss. Blutgerinnungsförderndes Glykoprotein*, das physiologisch v. a. in der Leber gebildet wird und zu den Akute*-Phase-Proteinen zählt. Fibrinogen ist die inaktive Vorstufe des Fibrins* und wirkt regulierend auf die Thrombozytenaggregation*. Es wird mittels Plasmafraktionierung* aus menschlichem Blut gewonnen und bei angeborenem sowie erworbenem Fibrinogenmangel eingesetzt.
Fibrinogen [Labordiagnostik] *n:* syn. Faktor I. Inaktive Vorstufe des Fibrins*. Als Faktor I ist Fibrinogen wichtig für die Thrombozytenaggregation* (Blutgerinnung*), als Akute*-Phase-Protein ist es beteiligt an der Immunmodulation*. Fibrinogen wird aktiviert durch Thrombin* und Kalzium. Erniedrigt ist Fibrinogen beispielsweise bei Lebersynthesestörungen, Verbrauchskoagulopathie* oder Asparaginase*-Therapie, erhöht bei nephrotischem Syndrom* und Akute*-Phase-Reaktionen.
Fibrinogenmangelblutung → Afibrinogenämie
Fibrinogenmangelblutung → Hypofibrinogenämie
Fibrinogenopenie → Hypofibrinogenämie
Fibrinoid *n:* Bei Gewebezerfall freiwerdende, extrazellulär* lokalisierte homogene Substanz, die sich mit dem sauren Farbstoff Eosin färbt und Färbeeigenschaften des Fibrins* besitzt. In der zellfreien Substanz finden sich Bestandteile von zerfallenen Zellen. Fibrinoide treten auf im Rahmen von chronischen Autoimmunerkrankungen sowie als Ablagerungen in der Plazenta*.
Fibrinolyse *f:* engl. *fibrinolysis*. Proteolytischer Abbau von Fibrin* durch Plasmin*. Pharmakologisch wird die Fibrinolyse durch Fibrinolytika aktiviert und durch Fibrinolyse-Inhibitoren gehemmt. Klinisch spielt z. B. die Hyperfibrinolyse* mit anschließender Afibrinogenämie* eine Rolle. Siehe Abb. 1 und Abb. 2.

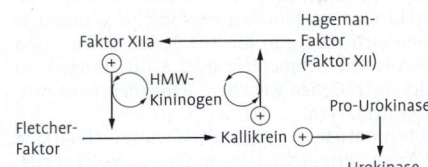

Fibrinolyse Abb. 2: Plasminogenaktivatoren.

Physiologische Bedeutung:
– Aufrechterhaltung des dynamischen hämostatischen Gleichgewichts durch Neutralisierung der kontinuierlich ablaufenden Blutgerinnung* (Abb. 1 dort) in Wechselwirkung mit Fibrinolyse*-Inhibitoren
– Lösung von Fibrin aus Thromben.
Fibrinolyse-Inhibitoren *m pl:* engl. *inhibitors of fibrinolysis*; syn. Antifibrinolytika. Sammelbegriff für physiologische und therapeutische Hemmstoffe der Fibrinolyse*. Fibrinolyse-Inhibitoren verhindern auf verschiedenen Wegen den Fibrin-vermittelten Abbau der Thromben. Sie eignen sich zur Therapie der primären und sekundären Hyperfibrinolyse*, als Antidot* bei therapeutischer Fibrinolyse und sind Bestandteil von Fibrinklebern. Beispiele sind p-Aminomethylbenzoesäure, Tranexamsäure* und Aprotinin.
Hintergrund: Fibrinolyse-Inhibitoren verhindern die Auflösung von Thromben, indem sie deren Fibrinanteil vor proteolytischem Abbau schützen. Sie eignen sich zur Therapie der primären oder sekundären Hyperfibrinolyse*, dienen als Antidot* im Falle einer therapeutischen Fibrinolyse und sind in einigen Fibrinklebern enthalten. Je nach Ursprung lassen sich die Fibrinolyse-Inhibitoren in physiologische, d. h. körpereigene, und extern zugeführte therapeutische Stoffe unterteilen:
– physiologisch: **1.** intrinsische (plasmatische) Antiplasmine **2.** extrinsische (gewebeständige) Plasminogenaktivator-Inhibitoren
– therapeutische Fibrinolyse-Inhibitoren: **1.** Aprotinin **2.** synthetische Plasminogenaktivator-Inhibitoren.

Wirkstoffgruppen: Antiplasmine:
– auch als intrinsische Fibrinolyse-Inhibitoren bezeichnet, da sie sich im Blutplasma befinden
– hemmen die fibrinolytische Wirkung von Plasmin*
– Vertreter: Alpha-2-Antiplasmin.
Plasminogenaktivator-Inhibitoren:
– gewebeständig, d. h. extrinsisch oder endogen
– hemmen die Aktivierung von Plasminogenaktivatoren*, welche ihrerseits Plasminogen in Fibrin*-spaltendes Plasmin umwandeln
– Vertreter: aus Endothelzellen stammender PAI-1 und in der Plazenta gebildeter PAI-2.
Aprotinin:
– Proteinasen-Inhibitor
– hemmt die Plasminaktivatoren, fibrinspaltendes Plasmin, Gerinnungsfaktoren XIIa, XIa, VIIIa, Trypsin*, Chymotrypsin* und Kallikrein*.
Synthetische Plasminogenaktivator-Inhibitoren:
– wirken wie körpereigene Plasminogenaktivator-Inhibitoren, werden jedoch künstlich hergestellt und im Rahmen einer Therapie verabreicht
– Beispiele sind p-Aminomethylbenzoesäure und Tranexamsäure.
Fibrinolyse-Inhibitor, thrombin-aktivierter *m:* syn. Thrombin-aktivierbarer Fibrinolyse-Inhibitor; Abk. TAFI. Vom vaskulären Endothel freigesetztes Plasmaprotein, Proenzym der Carboxydase B, aktiviert durch den Thrombin-Thrombomodulin-Komplex in der 2. Phase (Verstärkungsphase) der Thrombinbildung. Es hemmt die Bindung von Plasminogen* und Gewebeplasminaktivator an Fibrin* und dadurch die Fibrinolyse*. Nachgewiesen wird TAFI mittels ELISA.
Fibrinopenie *f:* engl. *fibrinopenia*. Mangel an Fibrin* infolge Afibrinogenämie* (erworben oder hereditär).
Fibrinopeptide *n pl:* engl. *fibrinopeptides*. Die bei der Umwandlung von Fibrinogen* zu Fibrinmonomer durch Thrombin* abgespaltenen Peptidkettenpaare Fibrinopeptid A (FPA; Abspaltprodukt von Aα-Kette des Fibrinogens) und Fibrinopeptid B (FPB; Abspaltprodukt von Bβ-Kette des Fibrinogens).
Klinische Bedeutung: Früher erfolgte die labordiagnostische Bestimmung der (z. B. bei Hyperkoagulabilität, Thrombose, Embolie, Verbrauchskoagulopathie oder Sepsis erhöhten) Konzentration von FPA im Blut durch ELISA. Aufgrund der geringen Halbwertszeit von FPA wird heutzutage die Konzentration der D*-Dimere bestimmt.
Fibroadenom *n:* engl. *fibroadenoma*. Adenom* mit reichlich entwickeltem Bindegewebe. Mak-

roskopisch imponiert es als relativ scharf begrenzter Knoten von derb-elastischer Konsistenz mit grau-weißer Schnittfläche. Es tritt z. B. in der weiblichen Brust (Mammatumoren*), im Ovar, Uterus und in der Prostata auf.

Fibroblast m: Spezifische, ortsständige Zelle* des Bindegewebes*. Der Fibroblast ist am Auf- und Abbau der extrazellulären Matrix beteiligt und stellt damit die aktive Form des ruhenden Fibrozyten* dar. Er ist charakterisiert durch seine gestreckte Zellform, lange zytoplasmatische Fortsätze und einen großen ovalen Zellkern*. Fibroblasten synthetisieren Fibronektin*.

Fibroblastenwachstumsfaktor → Fibroblast Growth Factor

Fibroblast Growth Factor m: syn. Fibroblastenwachstumsfaktor; Abk. FGF. Zytokin*, das an Ontogenese, Wundheilung*, Hämatopoese* und Tumorentstehung beteiligt ist. Die molekular unterschiedlichen Substanzen (FGF1–FGF23) werden in Fibroblasten*, Muskelzellen, Endothelzellen, T*-Lymphozyten, Leberzellen, Makrophagen*, Gliazellen* sowie in embryonalem Gewebe und Tumorgewebe gebildet. 23 verschiedene FGFs sind bekannt (22 human). Labordiagnostisch relevant ist FGF–23.

Fibrocartilago → Faserknorpel

Fibrocartilago intervertebralis → Bandscheibe

Fibroelastosis endocardiaca → Endokardfibroelastose

Fibroepitheliom n: engl. fibroepithelioma. Benigner differenzierter Tumor aus Binde- und Epithelgewebe, z. B. das Papillom*.

fibrös: engl. fibrous; syn. fibrosus. Bindegewebig, aus faserigem Bindegewebe bestehend.

Fibrolipom n: engl. fibrolipoma. Lipom* mit reichlichem Bindegewebeanteil.

Fibrolysin → Plasmin

Fibrom n: engl. fibroma. Benigne mesenchymale Neoplasie, die v. a. aus Bindegewebezellen und Kollagenfasern besteht. Kombinationen mit anderen Gewebearten sind möglich, z. B. als Myofibrom oder Adenofibrom*. Grundsätzlich ist sein Auftreten überall im Körper möglich, besonders häufig ist das Sehnenscheidenfibrom.

Fibroma → Fibrom

Fibroma cavernosum n: engl. telangiectatic fibroma. Aus mesenchymalem Gewebe entspringendes, kleines benignes Fibrom* mit zahlreichen, oft erweiterten Gefäßen. Es tritt häufig bei jungen Männern im Nasen-Rachen-Raum und mittleren Wangenbereich auf und wird mittels Blickdiagnose diagnostiziert. Die Histologie erfolgt zur Abgrenzung vom malignen Sarkom*. Behandelt wird mittels Exzision oder Kryotherapie*.

Fibroma cysticum n: engl. cystic fibroma; syn. zystisches Fibrom. Kleiner, benigner Weichteiltumor* aus Bindegewebszellen und Kollagenfasern, zystisch degeneriert mit zentralen Erweichungen sowie teils erweiterten Lymphgefäßen*. Die Diagnose erfolgt anhand der Histologie*. Zum Teil kommt es zur Spontanregression, eine Resektion ist oft erst bei einer Größe von > 5 cm erforderlich.

Fibroma myxomatodes n: engl. myxofibroma. Seltener, gutartiger Knochentumor* mit Verflüssigung und Verschleimung der Knochengrundsubstanz, insbesondere an unteren Extremitäten, aber auch Rippen*, Wirbelsäule* oder Unterkiefer. Das Fibroma myxomatodes manifestiert sich häufig in die 2./3. Lebensdekade und verursacht Schmerzen und Schwellungen an den betroffenen Knochen. Behandelt wird mittels Resektion.

Fibromatose f: engl. fibromatosis. Über den Körper verteilte, gutartige Bindegewebswucherungen (Fibrome), die oft lokal aggressiv infiltrierend wachsen (intermediäre Dignität*). Unterschieden werden oberflächliche und tiefe Fibromatosen (einschließlich aggressive Fibromatosen). Die an verschiedensten Körperregionen auftretenden kleinen Knoten führen zu Druck, Schmerzen und Reizungen und rezidivieren häufig nach operativer Entfernung.

Fibromatosis gingivae → Gingivahyperplasie, fibröse

Fibromatosis plantae → Morbus Ledderhose

Fibrom, kardiales n: engl. cardiac fibroma. V. a. aus Bindegewebszellen und Kollagenfasern bestehende, benigne mesenchymale Neoplasie (Fibrom*) am Herzen. Im Kindesalter sind kardiale Fibrome die zweithäufigsten Herztumoren. Sie sind meist ventrikulär lokalisiert, bei Erwachsenen insbesondere an der Aortenklappe.

Fibromyalgie f: engl. fibromyalgia; syn. Fibromyalgiesyndrom (Abk. FMS). Nicht entzündlich bedingtes Schmerzsyndrom mit chronischen Weichteilbeschwerden und häufig assoziierter Begleitsymptomatik wie Erschöpfung, Schlafstörungen*, Magen-Darm-Störung, Schwindelgefühl sowie affektiven Störungen wie Depression* und Angst*.

Epidemiologie:
– Prävalenz*: 1–2 %
– Verhältnis Frauen : Männer 8 : 1
– Erkrankungsgipfel zwischen dem 40. und 50. Lebensjahr
– Häufigkeit in Deutschland: geschätzt 1,6 Mio. Betroffene
– insgesamt 5 % der Patienten von Hausärzten

Ätiologie: Bisher ungeklärt, wahrscheinlich liegt ein pathogenetisch heterogenes Syndrom im Sinne einer Stress- bzw. Schmerzverarbeitungsstörung vor. Der Krankheitswert des Fibromyalgiesyndroms war in der Vergangenheit umstritten. Unzureichende Kenntnisse über die Pathomechanismen der Erkrankung verhindern eine konkrete ätiologische Zuordnung des Syndroms. Es wurde vorwiegend als rheumatologische Erkrankung gewertet, als diagnostische Restkategorie für rheumatologisch nicht erklärbare multilokuläre Schmerzen. Ausschlag gab nicht zuletzt die zwischenzeitlich weitgehend revidierte Definition des Krankheitsbildes durch eine Arbeitsgruppe der amerikanischen rheumatologischen Gesellschaft (American College of Rheumatology, Abk. ACR), die das Syndrom anhand 18 sogenannter Tender Points an verschiedenen Sehnenansatzpunkten der Muskulatur diagnostizierte (sogenannte ACR-Kriterien).

Formen: Primäres Fibromyalgiesyndrom:
– extraartikuläre Erkrankung des rheumatischen Formenkreises mit unklarer Ätiologie im Sinne einer funktionellen Störung
– Klinik: 1. Gemeinsamkeiten mit chronischem Müdigkeitssyndrom 2. generalisierte Tendomyopathie mit chronischen Muskelschmerzen 3. Ein- und Durchschlafstörungen 4. zu 80–90 % das weibliche Geschlecht betreffend 5. Manifestation meist zwischen dem 20. und 50. Lj. 6. Schmerzverstärkung durch Kälte, Stress, körperliche Überlastung und Ruhe, Besserung durch Wärme und mäßige Aktivität 7. Begleitsymptome: Morgensteifigkeit der Gelenke ohne Schwellungen, periphere Parästhesien und Schwellungsgefühl an den Händen ohne objektiven Befund, gute (passive) Beweglichkeit, keine Muskelatrophie, Spannungskopfschmerz, Reizdarmsyndrom
– Diagnostik: 1. ausgedehnte, seit mindestens 3 Monaten bestehende Schmerzen in rechter und linker Körperhälfte, ober- und unterhalb der Hüfte 2. mindestens 11 der 18 Druckpunkte (sog. Tender Points, siehe Abb.) sind bei Druck von ca. 40 N/cm² (ca. 4 kg Masse) schmerzhaft 3. kein Druckschmerz an bestimmten Kontrollpunkten (laterales Drittel des Schlüsselbeins, Mitte des dorsalen Unterarms, volares Radiokarpalgelenk, Daumenballen, Daumennagel, dorsales Zeigefingergrundlied, Tuber calcanei) 4. normale Laborwerte (BSG, Leukozyten*, Rheumafaktor*, ANA, Kreatinkinase*) und Röntgenbefunde 5. Differenzialdiagnosen: sekundäres Fibromyalgiesyndrom, myofasziales Schmerzsyndrom*, Tendopathie*
– Therapie: 1. nicht pharmakologisch: Desensibilisierung des Schmerzes durch körperliche Aktivierung, z. B. durch Hydrotherapie mit und ohne Bewegungsübungen, Aerobic und Muskeltraining; Änderung der Lebensweise, z. B. Entspannung, Schlaf, Bewegung, Relaxations-, Rehabilitations-, Physio- und

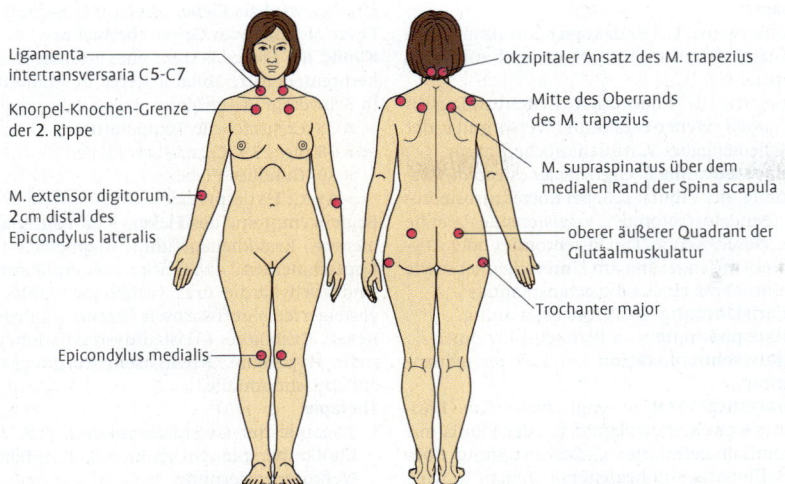

Fibromyalgie: Zur Diagnose müssen mindestens 11 der dargestellten 18 Punkte druckschmerzhaft sein.

Psychotherapie **2.** pharmakologisch (Off*-Label-Use): Amitriptylin*, ggf. Duloxetin, Pregabalin*, Fluoxetin*, Paroxetin*, Gabapentin*, evtl. Paracetamol*, schwaches Opioid (Tramadol*)
– Prognose: häufig spontane Besserung im Alter.

Sekundäres Fibromyalgiesyndrom
– generalisiertes oder regionales (psychogenes) Schmerzsyndrom bei anderen Erkrankungen (v. a. Trauma, entzündliche und degenerative rheumatische Erkrankungen, endokrinologische, infektiöse, maligne Erkrankungen) oder als UAW
– ca. 3-mal häufiger als das primäre Fibromyalgiesyndrom
– Diagnostik: druckschmerzhafte Kontrollpunkte
– Differenzialdiagnose: Depression*
– Therapie: Behandlung der Grunderkrankung, sonst wie bei primärem Fibromyalgiesyndrom.

Fibromyom *n*: engl. *fibromyoma*. Aus Muskelzellen und Bindegewebe bestehendes Myom*.

Fibronektine *n pl*: engl. *fibronectins*. Durch alternatives mRNA-Splicing entstandene Glykoproteine* (M_r 450 000), die aus 2 über Disulfidbrücken verbundenen Polypeptidketten aufgebaut sind. Die von Fibroblasten erzeugten und abgegebenen Fibronektine sind in der extrazellulären Matrix* sowie auf der Zelloberfläche von Bindegewebszellen lokalisiert. Der Referenzbereich liegt bei ca. 330 mg/l Blutplasma.
Funktion: Fibronektine vermitteln Zell-Zell-Interaktionen durch Bindung zahlreicher Makromoleküle, z. B. Kollagen, Glykosaminoglykane, Fibrinogen, Fibrin, Aktin (sog. Molekülkleber) und Integrine sowie einiger Bakterien (als Opsonin). An Zellmembranen lokalisierte Fibronektine bewirken die Anheftung an Nachbarzellen oder extrazellulären Strukturen. Die Faktor-XIII-vermittelte kovalente Bindung von Fibronektinen an Fibrin begünstigt die Anlagerung von Zellen an Blutgerinnsel und fördert besonders die Ansiedlung und reparative Funktionen von Fibroblasten im Wundgebiet.

Fibronektintest *m*: engl. *fibronectin test*. Schnelltest zum Nachweis von Fibronektin in der Zervix als Zeichen einer drohenden Frühgeburt. Kann im Vaginal- oder Zervixabstrich fetales Fibronektin nachgewiesen werden, besteht ein deutlich erhöhtes Risiko für eine Frühgeburt*. Fibronektin ist ein Eiweiß, welches als Bestandteil der Eihäute* normalerweise nicht intravaginal vorkommt.

Fibroosteoklasie *f*: engl. *fibrous osteoclasia*. Vermehrung von Osteoklasten* und Bindegewebe im Knochen im Sinne eines primären oder sekundären Hyperparathyreoidismus*.

Fibroplasie, retrolentale *f*: engl. *retrolental fibroplasia*. Endstadium der Retinopathia* praematurorum mit hinter der Linse liegender, abgehobener, vernarbter Netzhaut (gefäßhaltige Narbenplatte) und vollständiger Erblindung.

Fibrosarkom *n*: engl. *fibrosarcoma*. Hartes, kollagenfaserreiches Sarkom*, das histologisch zell- und mitosereich ist und aus maligne entarteten Fibroblasten* besteht.

Fibrose *f*: engl. *fibrosis*. Vermehrung der kollagenen Fasern in einem Gewebe oder Organ infolge einer Entzündung* (z. B. Leberfibrose* durch Hepatitis*), chronischen ödem- oder stauungsbedingten Druckerhöhung (z. B. Lungenfibrose* durch chronisches Lungenödem*) oder eines Traumas. Fibrosesonderformen sowie -folgen können sein: Induration*, Sklerose*, Narbe* oder Schwiele, Kallus* und Zirrhose*.

Fibrose, nephrogene systemische *f*: engl. *nephrogenic systemic fibrosis*. Systemische Fibrose* als Komplikation nach Gabe gadoliniumhaltiger MRT*-Kontrastmittel. Es kommt zu starken Bewegungseinschränkungen, eine ursächliche Therapie existiert nicht. Gefährdet sind vor allem Patienten mit vorbestehender Niereninsuffizienz, daher sind diese Kontrastmittel in solchen Fällen zu vermeiden.
Klinik: Nach Gabe von gadoliniumhaltigen Kontrastmitteln treten auf
– Flecken, Knötchen und plaqueartige Verhärtungen an Händen und Füßen
– innerhalb von Tagen zunehmende Hautverdickung und Verhärtung mit massiver Bewegungseinschränkung der Gelenke
– möglicher Befall von Herz, Lunge und Skelettmuskulatur (in der Literatur beschrieben).
Therapie:
– Zur Besserung der Bewegungseinschränkungen: Physiotherapie
– zur besseren Entfernung des Kontrastmittels: erhöht die i. v. Gabe von Natriumthiosulfat die Löslichkeit von Gadolinium.

Fibrositissyndrom → Fibromyalgie

Fibrothorax *m*: Bezeichnung einerseits für eine ausgedehnte Pleuraschwarte*, welche die Lunge mantelartig umgreift und damit die normale Atemexkursion behindert. Andererseits meint Fibrothorax die Fibrosierung der Thoraxresthöhle nach Pneumektomie* als langsam ablaufenden, einseitigen Schrumpfungsprozess.
Beschreibung: Folgen der Pleuraschwarte:
– restriktive Ventilationsstörung*
– Skoliose*.
Folgen der Fibrosierung der Thoraxresthöhle:
– Zwerchfellhochstand
– Mediastinalverziehung
– Überblähung der restlichen bzw. kontralateralen Lunge
– Verlagerung des Herzens und der großen Gefäße.

Fibrozyt *m*: engl. *fibrocyte*. Spindelförmige Zellen des Bindegewebes mit länglich-ovalen Kernen und langen Fortsätzen, die das Bindegewebe stützen und stabilisieren.

Fibula *f*: Wadenbein, langer schlanker Knochen, der mit der stärkeren Tibia* den knöchernen Unterschenkel* bildet. Die Fibula besteht aus dem Caput fibulae* mit Facies articularis capitis und Apex capitis, dem Collum fibulae, Corpus fibulae und distal dem Malleolus* late-

Fibulafraktur

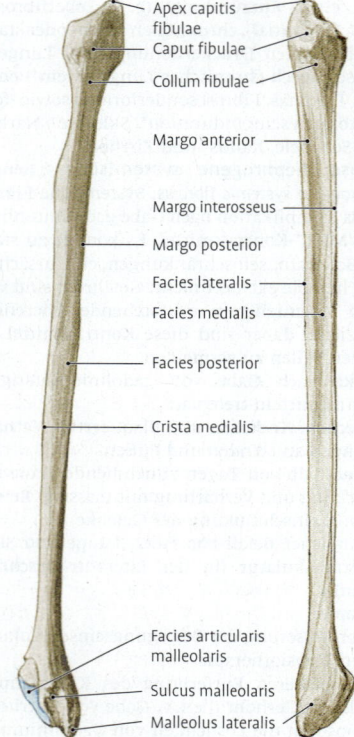

Fibula: Wadenbein von dorsal (links im Bild) und ventral (rechts). Der dünne Knochen liegt lateral der Tibia und ist gegenüber dem Schienbein nach distal verschoben. Da kein Gelenkkontakt mit dem Femur besteht, ist die Fibula kein tragender Knochen.

ralis. Die Syndesmosis* tibiofibularis verbindet Tibia* und Fibula*. Siehe Abb.

Fibulafraktur *f*: engl. *fracture of the fibula*. Bruch des Wadenbeins (Fibula*).

Formen:
- Knöcherner Seitenbandausriß am Knie durch Distorsion
- Fibulaköpfchenfraktur durch direktes Trauma
- hohe Weber-C-Fraktur (Maissoneuve-Fraktur) durch Eversions-Außenrotationstrauma
- Fibulaschaftfraktur, meist Parierfraktur durch direktes Trauma
- Außenknöchelfraktur (Weber*-Klassifikation).

Klinik:
- Schwellung
- Schmerz
- keine Belastung des Beins möglich.

Therapie:
- konservativ: 1. Fibulaköpfchenfraktur 2. Fibulaschaftfraktur im oberen und mittleren Drittel
- operativ: 1. knöcherner Seitenbandausriß 2. hohe Weber-C-Fraktur, Versorgung der Malleolengabel 3. Außenknöchelfraktur.

Fibulaosteotomie *f*: engl. *fibular osteotomy*. Osteotomie* der Fibula, z. B. bei Korrekturosteotomie (Pendelosteotomie*, valgisierende laterale hohe closed-wedge Tibiaosteotomie) oder Distraktionsverlängerung am Unterschenkel sowie zur Entnahme eines Fibulatransplantats*.

Fibularislähmung → Peroneuslähmung
Fibularisphänomen → Peroneusphänomen
Fibularissehnenluxation → Peronealsehnenluxation

Fibulatransplantat *n*: engl. *fibula flap*. Knöchernes Gewebetransplantat aus der Fibula mit anatomisch definierter Gefäßversorgung über die A. fibularis und begleitende Venen. Es wird v. a. eingesetzt als (Haut-)Muskel-Knochentransplantat mit Gefäßanschluss in der rekonstruktiven Extremitätenchirurgie und zur Unterkieferrekonstruktion in der plastischen Gesichtschirurgie.

Ficat-Arlet-Klassifikation → Femurkopfnekrose

Fick-Formel *f*: engl. *Fick formula*. Formel zur Ermittlung des Herzminutenvolumens (HMV). Dieses ergibt sich aus dem Quotienten von VO_2 (Sauerstoffaufnahme*) und $avDO_2$ (arteriovenöse Sauerstoffdifferenz*).

Fick-Zeichen → Vakuumphänomen

Fieber *n*: engl. *fever*; syn. Febris. Erhöhung der Körpertemperatur infolge einer Sollwertverstellung im hypothalamischen Wärmeregulationszentrum. Fieber tritt als unspezifisches Symptom auf, z. B. bei Infektionen und Verletzungen, und ist ab > 41 °C lebensbedrohlich. Die Therapie erfolgt vorzugsweise kausal und/oder durch fiebersenkende Maßnahmen (vor allem bei Fieber > 39 °C).

Ursache: Fieber ist ein unspezifisches Symptom einer Akute-Phase-Reaktion und unterstützt physiologisch die Abwehrvorgänge des Körpers, z. B. über Beschleunigung biochemischer Reaktionen (siehe Van't-Hoff-Regel). Es kommt als unspezifisches Allgemeinsymptom bei verschiedenen Erkrankungen vor, vor allem bei:
- Infektionen durch Viren, Bakterien, Pilze
- malignen Erkrankungen
- Traumata, z. B. bei Hämatom, durch Fraktur, auch postoperativ und Extremsport
- Autoimmunerkrankungen und Kollagenosen, z. B. rheumatisches Fieber, Lupus erythematodes.

Eine Erhöhung der Körperkerntemperatur auf > 38,3 °C (bei Kindern > 38,5 °C) über eine Dauer von mindestens 3 Wochen ohne bekannte Ursache wird als Fieber unklarer Ursache (FUO, Fever of Unknown Origin) bezeichnet.

Klinik: Bei Fieber besteht eine erhöhte Körperkerntemperatur, anhand derer die Einteilung in Schweregrade erfolgt:
- ≤ 38 °C: subfebrile Temperaturen
- > 38 bis ≤ 39 °C: mäßiges Fieber
- > 39 °C: hohes Fieber
- > 41 °C: Hyperpyrexie.

Begleitsymptome des Fiebers sind häufig allgemeines Krankheitsgefühl, Inappetenz und Kopfschmerzen. Mögliche Komplikationen sind Tachykardie und Tachypnoe infolge des gesteigerten Stoffwechsels (siehe Van't-Hoff-Regel), Exsikkose, Kreislaufdysregulation, arterielle Hypotonie, Bewusstseinsstörungen und epileptische Anfälle.

Therapie:
- Therapie der Grunderkrankung, z. B. Antibiotikatherapie bei bakterieller Infektion, Nekrosenentfernung
- symptomatisch: Fiebersenkung durch Verbesserung der Wärmeabgabe, z. B. durch Wadenwickel (beruht auf dem Effekt der Verdunstungskälte, ist nur bei warmen Extremitäten wirksam) und pharmakologisch durch Antipyretika (vor allem bei hohem Fieber > 39 °C indiziert)
- ausreichend Flüssigkeitszufuhr: Pro 1 °C Temperaturanstieg benötigt der Organismus täglich 0,5–1 l Flüssigkeit zusätzlich.

Fieber, akutes rheumatisches *n*: engl. *acute rheumatic fever*; syn. rheumatisches Fieber. In Industriestaaten heute seltene immunologische Folgeerkrankung 1–4 Wochen nach unbehandelter akuter Tonsillitis* und Pharyngitis* durch betahämolysierende A-Streptokokken. Die entzündlich-rheumatische Systemerkrankung manifestiert sich an Herz, Gelenken, Gehirn und Haut. Streptokokkeneradikation, symptomatische Therapie und Rezidivprophylaxe sind Therapiesäulen. Prognosebestimmend ist der Verlauf der Endokarditis*.

Fieberbläschen *n*: Herpes simplex

Fieber, hämorrhagisches: syn. Hämorrhagisches Fieber. Gruppe von fiebrigen Erkrankungen, die von verschiedenen Viren hervorgerufen werden und bei denen Blutungen als Komplikationen auftreten können. Verdacht, Krankheit und Tod sind meldepflichtig (§ 6 Infektionsschutzgesetz).

Fieberkrampf: engl. *febrile seizure*. Bei Fieber auftretender klonischer oder tonisch-klonischer epileptischer Anfall (Dauer meist <15 min). 3–4 % der Kinder im Alter zwischen dem 6. Lebensmonat bis zum 5. Lj. sind betroffen. Behandelt wird mit Antipyretika und bei lang andauerndem Fieberkrampf Benzodiazepin (rektal, bukkal oder i. v.).

Fiebermücke → Anopheles

Fieberpsychose → Infektionspsychose

Fieber, undulierendes *n*: engl. *undulant fever*; syn. Febris undulans. Wellenförmig verlaufendes Fieber*, wobei sich mehrtägige Fieberperioden mit ähnlich langen fieberfreien Intervallen abwechseln. Undulierendes Fieber ist ein seltenes Phänomen z. B. bei Brucellose* und beim Hodgkin*-Lymphom (hier auch als Pel*-Ebstein-Fieber bezeichnet).

Fieber unklarer Genese *n*: engl. *fever of unknown origin*; syn. Fieber unbekannter Ursache; Abk. FUO. Länger als 3 Wochen bestehendes unerklärbares Fieber > 38,3 °C. Auch mit heutigen diagnostischen Methoden wird die Ursache in bis zu 15 % der Fälle nicht gefunden. Häufigste Ursachen sind Infektionen, Tumor- und Autoimmunerkrankungen.

Hintergrund: Klassifikation von Durack und Street (1991)
- klassisches Fieber unklarer Genese: 1. Infektionen, z. B.: I. Abszesse II. Infektionen der Gallenwege III. Infektionen der Harnwege IV. Endokarditis* V. Osteomyelitis* VI. Tuberkulose* 2. Neoplasien: I. Lymphom* II. Leukämie* III. solide Tumoren (Kolon-, Nieren-, Pankreaskarzinom u. a.) 3. Autoimmunerkrankungen: I. Kollagenosen II. Vaskulitiden 4. andere Ursachen, z. B.: I. vorgetäuschtes Fieber (Münchhausen*-Syndrom) II. Arzneimittel (Drug Fever, jedes Medikament ist möglich)
- nosokomiales Fieber unklarer Genese, z. B.: 1. Lungenembolie* 2. Harnwegsinfektion* 3. Pneumonie* 4. Clostridium-difficile-Infektion 5. infizierte intravasale Katheter 6. Sinusitis* bei liegender Nasensonde 7. septische Phlebitis*
- neutropenisches Fieber unklarer Genese (neutrophile Granulozyten < 500/µl), z. B.: 1. bakterielle Infektionen: I. Streptokokken, Staphylokokken II. Pseudomonas aeruginosa, E. coli, Klebsiellen 2. Pilzinfektionen: I. Aspergillus-Infektion II. Candida-Infektion
- HIV-assoziiertes Fieber unklarer Genese, z. B.: 1. opportunistische Infektionen: I. Zytomegalie* II. Pneumocystis* jirovecii III. Mycobacterium* avium 2. Tumoren (z. B. Kaposi*-Sarkom).

Therapie:
- initial symptomatische Behandlung: 1. physikalische Maßnahmen, z. B. Wadenwickel 2. Antipyretika
- Flüssigkeits- und Elektrolytsubstitution
- bei Bettlägerigkeit oder Risikofaktoren für Thrombose und Embolie: Thromboseprophylaxe
- bei entsprechendem klinischen Gesamtbild nach bakteriologischer Probenahme (Blutkultur, Sekrete aus Wunden oder anderen Herden) auch ohne Herdbefund: i. v. Antibiotika mit breitem Wirkspektrum
- bei Verdacht auf Riesenzellarteriitis* unverzüglich hochdosierte Glukokortikoide.

Fiessinger-Leroy-Syndrom → Arthritis, reaktive

Fiessinger-Rendu-Syndrom → Stevens-Johnson-Syndrom

FIGO-Score *m*: Score zur Beurteilung des CTG antepartal und unter der Geburt nach Empfehlung der FIGO (Fédération Internationale de Gynécologie et d'Obstétrique). In die Beurteilung fließen 4 Kriterien ein, die jeweils 0, 1 oder 2 Punkte erreichen können. Die Summe (maximal 8) ergibt dann den Score.

Hinweis: Der FIGO-Score wird häufig mit dem Fisher-Score (5 Kriterien, nur für das antepartale CTG gültig) verwechselt.

Filament *n*: syn. Filamentum. Extrazellulär: die Untereinheit der Bindegewebefibrillen (Fibrilla); intrazellulär: Mikrofilamente (syn. Aktinfilamente, ⌀ 5–7 nm) und Intermediärfilamente (⌀ 8–10 nm), die sich als Bestandteile des Zytoskeletts zu Fibrillen und diese wiederum zu Fasern gruppieren.

Formen: Unter anderem
- Myosinfilamente (Myofibrillen) in Muskelzellen
- Tonofilamente (Tonofibrillen) in Epithelzellen
- Neurofilamente (Neurofibrillen) in Nervenzellen
- Gliafilamente in Gliazellen.

Fila olfactoria → Nervus olfactorius

Filaria bancrofti → Wuchereria bancrofti

Filarien *f pl*: engl. *filariae*. Sammelbezeichnung für fadenförmige, hochspezialisierte Vertreter der Nematodes* aus den Familien Filariidae und Onchocercidae, die bei Menschen parasitieren und Erreger der Filariosen* sind (auf tropische und subtropische Regionen beschränkt; vermutlich über 1 Milliarde Menschen betroffen).

Klinische Bedeutung:
- humanpathogene Arten sind: 1. Wuchereria brancrofti 2. Brugia malayi 3. Brugia timori 4. Loa loa 5. Onchocerca volvulus 6. Mansonella streptocerca.
- Zwischenwirte und Überträger sind blutsaugende Insekten.
- Filarien besiedeln das Lymphsystem und Bindegewebe des Menschen und sind die Verursacher gefürchteter Krankheiten wie der Elephantiasis* (Wucheria bancrofti und Brugia malayi), Loiasis (Loa loa) und Onchozerkose* (Onchocerca volvulus).
- Filarieninfektionen werden unter dem Sammelbegriff Filariosen* zusammengefasst.

Filariosen *f pl*: engl. *filariases*; syn. Filariasen. Infektion oder Infestation mit Filarien*. Dies sind Nematoden (Rundwürmer), die das lymphatische und das Unterhautgewebe befallen.

Erreger:
- Wuchereria bancrofti (Afrika), Brugia malayi (Südostasien): lymphatische Filariose
- Onchocerca volvulus (West- und Zentralafrika, Zentralamerika): Onchozerkose*
- Loa loa (West- und Zentralafrika): Loiasis
- Mansonella spec. (Afrika, Südamerika): Mansonellose.

filiformis: Fadenförmig, z. B. Pulsus filiformis*.

Filmdosimeter *n*: engl. *film badge*. Messgerät zur Bestimmung der Personendosis bei Strahlenexposition*. Es wird an einer für die Strahlenexposition repräsentativen Stelle der Körperoberfläche getragen (meist an der Vorderseite des Rumpfs in Brusthöhe, bei Verwendung von Strahlenschutzkleidung darunter).

Technik: Durch ionisierende Strahlung kommt es zur Schwärzung eines lichtdicht verpackten Films in einem mit Blei- und Kupferfiltern versehenem Kunststoffgehäuse. Es können Gamma-, Beta- und Elektronenstrahlen gemessen werden. Der Messbereich für Gammastrahlen liegt zwischen etwa 0,1 mSv und 1 Sv. Mit speziellen Filmanordnungen kann auch die Äquivalenzdosis von Neutronen gemessen werden.

Filmdragees → Filmtabletten

Filmoxygenator → Oxygenator

Filmtabletten *f pl*: Mit einer dünnen Lackschicht überzogene, meist schwach gewölbte Tabletten (Compressi obducti). Der Filmüberzug beeinflusst die Freisetzung und damit die Resorptionsgeschwindigkeit und den Resorptionsort des Wirkstoffs.

Filoviridae *f pl*: syn. Filoviren. Familie fadenförmiger RNA-Viren mit Hüllmembran (⌀ 50–80 nm, Länge 700 nm–10 µm; helikales Nukleokapsid, 5 Proteine, einzelsträngige RNA. Filoviridae kommen im tropischen Afrika vor (außer Ebola-Reston-Virus).

Einteilung: Filoviridae werden in 2 Genera eingeteilt:
- Marburgvirus
- Ebolavirus.

Die Gattungen sind serologisch kaum verwandt, morphologisch jedoch sehr ähnlich.

Klinische Bedeutung: Infektionen des Menschen erfolgen häufig über den Kontakt mit (meist erkrankten) Affen und anderen Wildtieren oder nosokomial. Filoviridae verursachen beim Menschen schwere (z. T. hämorrhagische) Fieberzustände mit hoher Letalität (Marburg-Viruskrankheit; Ebola*-Viruskrankheit).

Filtrationsdruck, effektiver *m*: engl. *effective filtration pressure*. Summendruck (P_{eff}) als treibende Kraft für den Flüssigkeitsaustausch im Gewebe und in der Niere (Starling-Prinzip). In Kapillaren des Körperkreislaufs herrscht nach

Filtrationsrate, glomeruläre

Filtrationsdruck, effektiver		
Parameter	Kapillaren (Körperkreislauf)	Kapillaren (glomerulär)
P_{kap}	~ 25 mmHg	~ 48 mmHg
$P_{interst}$	~ 0 mmHg	~ 13 mmHg
π_{plasma}	~ 25 mmHg	~ 25 mmHg
$\pi_{interst}$	~ 10 mmHg	~ 0 mmHg
P_{eff}	~ 10 mmHg	~ 10 mmHg

experimentellen Messungen unter Normalbedingungen ein positiver effektiver Filtrationsdruck von ca. 10 mmHg, ähnlich wie in glomerulären Kapillaren der Niere.
Bestimmung: Der effektive Filtrationsdruck errechnet sich aus hydrostatischen (ΔP) und kolloidosmotischen ($\Delta \pi$) Druckunterschieden zwischen Kapillaren und Gewebe sowie aus dem Reflektionskoeffizienten δ (bei intakter Kapillarwand ~1 für Plasmaproteine): $P_{eff} = (P_{kap} - P_{interst}) - \delta (\pi_{plasma} - \pi_{interst})$. siehe Tab.
Filtrationsrate, glomeruläre *f*: engl. *glomerular filtration rate*; Abk. GFR. Flüssigkeitsvolumen, das von allen Glomeruli der Nieren* pro Zeiteinheit filtriert wird. Der Referenzbereich liegt bei ca. 120 ml/min (180 l/d) bezogen auf 1,73 m² Körperoberfläche.
Bestimmung: Clearance von Inulin; klinisch in der Regel endogene Kreatinin*-Clearance (Schätzwert).
Filum terminale *n*: Fibröser Endfaden des Rückenmarks*, der am Conus medullaris beginnt, weiter unten mit dem Durasack verwächst und sich mit diesem am 1. Steißwirbel anheftet. Das Filum terminale stabilisiert das Rückenmark.
Einteilung: Das Filum terminale besteht aus 2 Abschnitten:
– Das obere Filum terminale internum (auch als Pars pialis bezeichnet) beginnt am Conus medullaris. Es ist von Pia mater bedeckt, setzt diese fort und endet am 2. Kreuzwirbel.
– Das folgende Filum terminale externum reicht bis zum 1. Steißwirbel. Es wird umhüllt von der Cauda* equina und dem Durasack, mit welchem es verwächst.
Filzlaus → Läuse
Fimbria → Eileiter
Fimbriektomie *f*: engl. *fimbriectomy*. Nicht mehr angewendetes Verfahren der Tubensterilisation* mit operativer Entfernung der Fimbrien der Eileiter und Verschluss der freien Enden.
Fimbriolyse *f*: engl. *fimbriolysis*. Mikrochirurgische Beseitigung von Fimbrienverklebungen und -verwachsungen im Eileiter (häufige Ursache weiblicher Sterilität*), ggf. mit Salpingostomatoplastik.

Fimbrioplastik → Tubenchirurgie
Finasterid *n*: Inhibitor* der 5α-Reduktase (Typ II). Finasterid hemmt die Umsetzung von Testosteron* zu 5α-Dihydrotestosteron*, welches die Zellteilungsrate des Prostatagewebes steigert und an Haarfollikeln die Wachstumsphase reduziert. Finasterid wird peroral* eingenommen bei Alopecia* androgenetica und benignem Prostatasyndrom*. Zu den Nebenwirkungen zählen Pruritus*, Gynäkomastie* und verminderte Libido*.
Finger → Ossa digitorum manus
Fingeragnosie *f*: engl. *finger agnosia*. Form der Autotopagnosie (Agnosie*) mit Unfähigkeit, die Finger der Hand zu benennen, zu unterscheiden und vorzuzeigen, z.B. beim Gerstmann-Syndrom.
Fingeramputation *f*: engl. *finger amputation*. (Teil-)Amputation* eines Fingers im Bereich der End-, Mittel- oder Grundphalanx.
Fingerarthrose → Bouchard-Arthrose
Fingerarthrose → Heberden-Polyarthrose
Fingerbeugesehnenruptur *f*: Meist traumatische Durchtrennung einer Sehne der Fingerbeugemuskulatur, am häufigsten durch Schnittverletzung. In der Folge lässt sich der Finger im Endglied (Sehne des M. flexor digitorum profundus oder M. flexor pollicis longus) oder Mittelglied (Sehne des M. flexor digitorum superficialis) nicht mehr beugen.
Therapie:
– operativ durch Sehnennaht* bis ca. 6 Wochen nach Ruptur
– bei späterer Versorgung wegen Retraktion der Sehnenenden meist Beugesehnenplastik oder Sehnentransplantation erforderlich.
Finger-Boden-Abstand *m*: engl. *finger-to-ground distance*; Abk. FBA. Abstand (in cm) zwischen Fingerspitzen und Boden bei Vorwärtsneigung mit gestreckten Knien. Der FBA hat klinische Bedeutung als orientierendes Maß zur Beurteilung der Wirbelsäulenbeweglichkeit (LWS, BWS).
Finger-Finger-Perkussion *f*: engl. *indirect percussion*. Indirekte Perkussion*, bei der ein Finger der einen Hand auf einen, z.B. dem Brustkorb aufgelegten, Finger der anderen Hand klopft.
Fingerfraktur *f*: engl. *finger fracture*. Fraktur* der Fingerphalangen, die durch direkte oder indirekte Gewalteinwirkung verursacht wird. Eine Sonderform ist die sog. Busch-Fraktur mit knöchernem Strecksehnenausriss an der Endphalanx.
Therapie:
– konservativ bei Fraktur ohne Dislokation und bei gut zu haltender Reposition durch Immobilisierung der Hand auf einer palmaren Schiene in Intrinsic-plus-Stellung

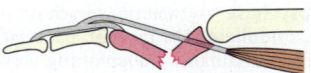

Fingerfraktur Abb. 1: Dorsal offener Winkel durch Zug der Mm. interossei und Mm. lumbricales.

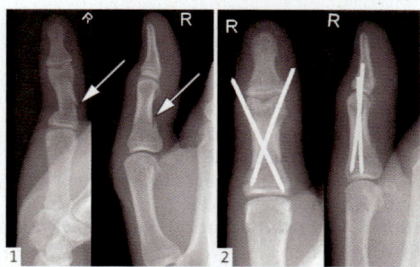

Fingerfraktur Abb. 2: Fraktur der proximalen Phalanx des rechten Daumens; 1: präoperativ mit Dislokation; 2: nach Versorgung mit Spickdrahtosteosynthese. [108]

– operativ bei Dislokation (z.B. durch Muskelzug, siehe Abb. 1, cave: Drehfehler), Instabilität oder Gelenkbeteiligung durch: **1.** geschlossene Reposition und perkutane Stabilisierung (z.B. Spickdrahtosteosynthese, siehe Abb. 2) oder **2.** offene Reposition und Osteosynthese* (z.B. mit Titanminiplatten) mit frühestmöglicher funktioneller Weiterbehandlung.
Fingerfütterung *f*: engl. *finger feeding*. Fütterungsmethode bei Neu- und Frühgeborenen* durch eine Spritze mit dünnem Schlauch, der am Finger befestigt wird. Während das Kind am Finger saugt, kann die Nahrung zugeführt werden.
Fingergelenkprothese *f*: engl. *interphalangeal joint prosthesis*. Endoprothese* eines Fingergelenks (Fingergrundgelenk*, Articulationes interphalangeae manus).
Fingergrundgelenk *n*: engl. *metacarpophalangeal joint*; syn. Articulatio metacarpophalangea. Gelenk zwischen Mittelhandknochen (Ossa metacarpi) und Basis der proximalen Phalangen (Fingergrundglieder). Abgesehen vom Daumengrundgelenk sind alle Fingergrundgelenke Kugelgelenke, die jedoch durch Seitenbänder in ihrer Bewegung eingeschränkt sind. Beim Daumengrundgelenk handelt es sich um ein Scharniergelenk, das nur die Flexion und Extension erlaubt.
Fingergrundgelenkreflex → Mayer-Fingergrundgelenkreflex
Fingerknochen → Ossa digitorum manus
Fingerluxation → Phalangenluxation

Fingernagel → Nagel

Finger-Nase-Versuch *m*: engl. *finger nose test*; Abk. FNV. Test zur Prüfung der Koordination*. Der Patient muss zuerst mit offenen, dann mit geschlossenen Augen nach einer Ausholbewegung den Zeigefinger zügig an die Nasenspitze führen. Der Finger-Nase-Versuch dient der Differenzialdiagnostik zerebellärer und peripherer neurologischer Störungen.
Interpretation:
– Fehlende Treffsicherheit ausschließlich bei geschlossenen Augen deutet auf eine Erkrankung des peripheren Nervensystems, die durch visuellen Input an das Zerebellum korrigiert werden kann.
– Fehlende Treffsicherheit in beiden Fällen deutet auf ein zerebelläres Geschehen.

Fingerorthese *f*: engl. *finger orthosis*. Apparat zur passageren Ruhigstellung eines Fingers, z. B. bei Fingerstrecksehnenabriss*. Unterschieden werden die konfektionierte (z. B. Stack*-Schiene) oder die individuell gefertigte (Gips, Kunststoff) Orthese.

Finger-Perimetrie *f*: syn. manuelle Prüfung des Gesichtsfeldes. Umgangssprachliche Bezeichnung für den Konfrontationstest, einen einfachen Test des peripheren Gesichtsfeldes mittels Fingerbewegungen.

Fingerstrahl *m*: engl. *ray*. Einheit aus den Phalangen eines Fingers und dem zugehörigen Mittelhandknochen (Os metacarpale). Es gibt 5 Strahlen, die von radial nach ulnar durchgezählt werden. Der Daumen* bildet mit dem Os metacarpale I den 1. Strahl, der Kleinfinger mit dem Os metacarpale V den 5. Strahl.

Fingerstrecksehnenabriss *m*: engl. *rupture of the extensor tendon*. Riss der Sehne des M. extensor digitorum oder (selten) des M. extensor pollicis longus durch ein meist ruckartiges Flexionstrauma (z. B. Bettenmachen, Ballanprall) mit anschließender Streckunfähigkeit im Endgelenk (Hammerfinger) oder Mittelgelenk (Knopflochdeformität). Ein knöcherner Ausriss am Endglied (Busch-Fraktur) ist möglich.

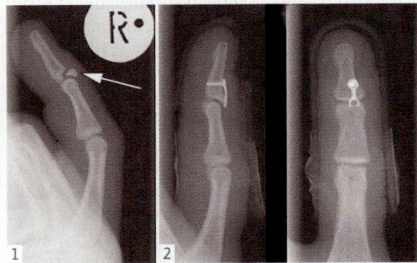

Fingerstrecksehnenabriss: 1: disloziertier knöcherner Strecksehnenabriss; 2: temporäre Fixation mit Minitankrallenplättchen; Röntgenaufnahmen. [108]

Therapie:
– bei Sehnenriss im Endgelenkbereich: **1.** Ruhigstellung in Hyperextension in einer Stack*-Schiene über 6–8 Wochen **2.** bei dislozierter Fraktur durch temporäre Fixation mit Kirschner*-Draht oder Minitankrallenplättchen (siehe Abb.)
– bei Riss im Mittelgelenkbereich: Sehnennaht und Ruhigstellung.

Fingertest *m*: engl. *finger test*. Methode zur Beurteilung einer vorhandenen Hautrötung. Die Pflegefachperson drückt mit dem Finger kurz auf das gerötete Hautareal. Färbt sich das Gebiet nach Wegnahme des Fingers weiß, liegt eine reversible Minderdurchblutung vor, bei bleibender rötlicher Färbung handelt es sich um einen Dekubitus* 1. Grades.

Fingerversuch *m*: engl. *finger test*; syn. Finger-Finger-Versuch. Zusammenführen beider Zeigefingerkuppen aus größerem Abstand zuerst bei offenen, dann bei geschlossenen Augen zur Prüfung der Koordination*. In einer Variante soll der Zeigefinger des Untersuchers angetippt werden. Der Fingerversuch dient der Differenzialdiagnostik zerebellärer und peripherer neurologischer Störungen.
Interpretation:
– Fehlende Treffsicherheit ausschließlich bei geschlossenen Augen deutet auf eine Erkrankung des peripheren Nervensystems, die durch visuellen Input an das Zerebellum korrigiert werden kann.
– Fehlende Treffsicherheit in beiden Fällen deutet auf ein zerebelläres Geschehen.

Fingerzahnbürste *f*: engl. *finger toothbrush*. Zahnbürste* aus Silikon, die ein sehr flaches, weiches Borstenfeld besitzt und über den Finger gestülpt werden kann. Sie ist besonders für die Mundpflege* von Säuglingen oder Pflegepatienten geeignet. Bei der Reinigung soll eine rotierende Zahnputztechnik* angewandt werden.

Fingolimod *n*: Selektives Immunsuppressivum aus der Gruppe der Sphingosin-1-Phosphat-Rezeptor-Modulatoren zur oralen Behandlung der hochaktiven, schubförmig remittierenden Multiplen Sklerose. Fingolimod unterbindet die Lymphozytenmigration ins Blut und stimuliert vermutlich die Myelinproduktion. Eine häufige Nebenwirkung ist eine erhöhte Infektanfälligkeit.

Finkelstein-Test *m*: syn. Finkelstein-Zeichen. Provokationstest bei klinischem Verdacht auf eine Tendovaginitis* stenosans de Quervain. Der Daumen des Patienten wird vom Untersucher in die Hohlhand adduziert, dort gehalten und dann das Handgelenk nach ulnar abgewinkelt. Schmerzprovokation spricht für die Tendovaginitis.

Finne *f*: engl. *larva*. Larvenstadium von Bandwürmern (Cestodes).

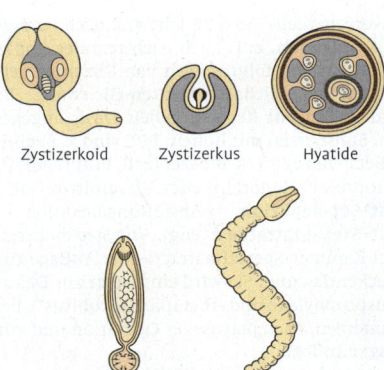

Finne

Einteilung: Je nach Bau folgende Bezeichnung:
– Zystizerkoid*
– Zystizerkus*, Finne im engeren Sinn, Blasenwurm
– Hydatide*, Hülsenwurm
– Prozerkoid, Vorfinne (1. Larvenstadium)
– Plerozerkoid, Vollfinne (2. Larvenstadium) von Diphyllobothrium* latum (Zerkoid)
– Zönurus.
Siehe Abb.

FiO₂: Abk. für inspiratorische Sauerstofffraktion → Atemgasfraktionen

FiO₂: Abk. für inspiratorische Sauerstofffraktion → Sauerstoffgabe

First-line-Therapie *f*: syn. Erstlinientherapie. Therapie* der ersten Wahl, die gemäß der evidenzbasierten Medizin bevorzugt zur Behandlung einer Erkrankung angewendet wird. Bei mangelndem Ansprechen oder Kontraindikation wird auf die Second*-line-Therapie zurückgegriffen.

First Messenger *m*: Hormone* (z. B. Neurotransmitter*), deren physiologische Reaktion nach Bindung an spezifische Membranrezeptoren der Zielzelle durch Botenstoffe (Second* Messenger) im Intrazellularraum vermittelt wird. Sie können selbst nicht in den Intrazellularraum gelangen. Typische Vertreter sind u. a. viele Gewebehormone (z. B. Histamin*), Peptidhormone, Katecholamine* und Acetylcholin*.

First-Pass-Effekt *m*: engl. *first pass effect*. Stoffwechselverhalten eines Organismus, wodurch eine Teilmenge eines pharmakologischen Wirkstoffes bereits bei der ersten Passage der Darmwand und der Leber metabolisiert oder zurückgehalten wird und daher nicht am Zielort ankommt.

Hintergrund: Der First-Pass-Effekt (FPE) mindert die Wirkstoffmenge, die in die systemische Zirkulation gelangt, und somit die absolute

Bioverfügbarkeit. Der FPE tritt v. a. nach peroraler Applikation, z. T. auch nach rektaler Applikation auf und folgt, soweit von Enzymen verursacht, der Michaelis-Menten-Gleichung. Er wird in Prozent der gegebenen Dosis angegeben. Substanzen mit hohem FPE sind z. B. einige Beta*-Rezeptoren-Blocker (z. B. Propranolol*, Metoprolol*), Lidocain* oder Glyceroltrinitrat.

First-Set-Reaktion → Abstoßungsreaktion

First-Step-Matratze f: engl. *First Step mattress*. Drei-Kammer-Spezialmatratze oder Auflage zur Druckentlastung. Sie wird eingesetzt zur Dekubitusprophylaxe und -therapie (Dekubitus*), bei Schmerzen, nach plastischer Operation und zur Langzeitpflege.

Fischbandwurm → Diphyllobothrium latum

Fischer-Projektion f: Zweidimensionale Molekülprojektion zur Bestimmung der absoluten Konfiguration*. In der Fischer-Projektion werden zur Beschreibung der Konfiguration von Enantiomeren*, vor allem von Kohlenhydraten* (Monosaccharide*) und Aminosäuren*, die Präfixe D- (lat. dexter: rechts) und L- (lat. laevus: links) verwendet. Eine andere Beschreibung der Konfiguration bietet das Cahn-Ingold-Prelog-System.

Prinzip: Waagerechte Bindestriche eines zentralen C-Atoms kennzeichnen die vor der Papierebene, senkrechte Bindestriche die hinter der Papierebene befindlichen Substituenten (siehe Abb.). Die Zuordnung zur D- und L-Form wird folgendermaßen getroffen: Das Molekül wird so dargestellt, dass sich eine möglichst lange waagerechte C-Kette ergibt. Das C-Atom mit der höchsten Oxidationszahl steht oben. Bei Kohlenhydraten ist das Bezugs-C-Atom für die D/L-Nomenklatur das unterste asymmetrische, bei Aminosäuren das oberste asymmetrische C-Atom der Kette. Die Konfiguration, in der die OH- bzw. die NH_2-Gruppe rechts von der senkrechten Kette liegt, heißt D-Form, die andere L-Form.

Fischer-Projektion: 3 gleichwertige Formulierungen des asymmetrischen C-Atoms; links und Mitte: Projektionsformeln; rechts: Fischer-Projektion.

Fischer-Score m: Summations-Score zur Beurteilung des antepartalen CTG. Bei einer Registrierung der fetalen Herztöne per CTG über mindestens 30 min werden 5 Kriterien mit je 0, 1 oder 2 Punkten bewertet. Der Fischer-Score wird berechnet als Summe der Punkte.

Fischmaulschnitt m: engl. *fishmouth incision*. Bogenförmige Schnittführung bei Oberschenkelamputation zur muskulären Abdeckung des verbleibenden Femurknochens sowie wenig gebräuchliche Schnittvariante bei Panaritium*, bogenförmig und horizontal über die Fingerbeere verlaufend. Im letzteren Fall kommt es ggf. zu postoperativer Störung oder Aufhebung von Sensibilität und Tastsinn.

Fischöle n pl: engl. *fish oils*. Öle fettreicher Kaltwasser-Meeresfische (z. B. Hering, Lachs, Thunfisch, Makrele, Sardine, Sardelle) mit hohem Anteil langkettiger mehrfach ungesättigter Fettsäuren (bis zu 75 %), v. a. Omega-3-Fettsäuren.

Fischvergiftung f: engl. *fish poisoning*. Vergiftung durch Fischgenuss. Entweder sind bereits im lebenden Fisch spezifische Gifte enthalten (Ciguatera*, Tetrodotoxin) oder die Fische sind bakteriell kontaminiert oder zersetzt und der Verzehr führt zu gastroenteritischen Symptomen. Dies ist auch möglich bei geräuchertem oder mariniertem Fisch.

Fischwirbel m: engl. *cod-fish vertebrae formation*. Bezeichnung für einen bikonkav verformten Wirbelkörper durch Sinterung von Grund- und Deckplatte. Ein Fischwirbel ist Zeichen einer manifesten Osteoporose*. Eine Höhenminderung um 15–25 % entspricht einer Fraktur.

FISH: Abk. für → Fluoreszenz-in-situ-Hybridisierung

Fisher-Syndrom n: engl. *Fisher's syndrome*. Idiopathische Polyneuritis* mit zerebellärer Ataxie*, Areflexie* und externer Ophthalmoplegie als Sonderform des Guillain*-Barré-Syndroms. In über 90 % der Fälle sind anti-GQ1b-Antikörper nachweisbar.

Fissur f: engl. *cleft*. Anatomische Rinne bzw. Spalte (z. B. Fissura ligamenti teretis, Fissura pterygomaxillaris) oder pathologischer Einriss in Haut, Schleimhaut (z. B. Rhagade*, Analfissur*, Kutisfissur), Knochen (Haar-Riss) oder Zahn.

Fissura ani → Analfissur

Fissura-orbitalis-superior-Syndrom n: Lähmung* des Nervus* oculomotorius (III), Nervus* trochlearis (IV) und Nervus* abducens (VI) sowie Sensibilitätsstörungen* oder Schmerzen im 1. Trigeminusast (V_1) infolge pathologischer Prozesse im Bereich der Fissura orbitalis superior der Orbita* (meist durch Tumoren* der mittleren Schädelgrube, Trauma* oder Aneurysma*).

Fissura ossium → Fraktur, inkomplette

Fissura urethrae inferior → Hypospadie

Fissurenversiegelung f: engl. *fissure sealant*. Verschluss der besonders gefährdeten Fissuren und Grübchen von Zähnen mit Kunststoffen oder Glasionomer-Zementen zur Kariesprophylaxe*. Breite und gut pflegbare Fissuren und Zähne, die länger als 4 Jahre kariesfrei sind, werden nicht versiegelt.

Fistel f: engl. *fistula*. Nicht natürliche röhrenförmige Verbindung, die als einzelner Gang oder als verzweigtes Netzwerk zwischen verschiedenen Hohlorganen untereinander besteht oder zur Körperoberfläche führt. Fisteln entstehen durch entzündliche Prozesse, Traumata und Operationen, können aber auch chirurgisch angelegt (Magenfistel* zur künstlichen Ernährung) oder angeboren sein.

Formen: Die pathologische Fistel ist entweder mit Granulationsgewebe (Röhrenfistel) oder Epithelgewebe (Lippenfistel) ausgekleidet. Die **innere Fistel** verbindet zwei Hohlorgane, bei der **äußeren Fistel** erreicht der Fistelgang die Körperoberfläche, z. B. die Analfistel bei Morbus Crohn.

Fistel, arteriovenöse f: engl. *arteriovenous fistula*; syn. AV-Fistel. Pathologische oder iatrogen angelegte Kurzschlussverbindung zwischen arteriellen und venösem Blutgefäßsystem, wobei die Durchblutung im Gegensatz zu einer arteriovenösen Anastomose* nicht regulierbar ist. Bei manueller Kompression einer AV-Fistel kommt es zu einem Abfall der Herzfrequenz (Nicoladoni-Israel-Branham-Zeichen). Eine Sonderform ist die aneurysmatische arteriovenöse Fistel (Aneurysma* arteriovenosum).

Fistel, biliodigestive f: engl. *biliodigestive fistula*. Pathologische Verbindung zwischen der Gallenblase*, seltener der Gallengänge*, und einem Nachbarorgan des Gastrointestinaltraktes (75 % Duodenum*, ca. 15 % rechte Kolonflexur, selten Magen*). Ursache ist eine Cholezystolithiasis mit chronischer Cholezystitis* und gedeckter Perforation* der Gallenblasenwand in ein Nachbarorgan. Bei Beschwerden besteht die Indikation zur Operation.

Klinik:
- Gallensteinileus* (ein großer, über die Fistel* in das Duodenum gelangter Gallenstein* bleibt an der Ileozökalklappe hängen und führt zum Dünndarmileus)
- subakut oder chronisch-rezidivierende aszendierende Cholangitis* über die Fistel
- chologene Diarrhö* und Gallensäureverlustsyndrom bei cholezystokolischer Fistel (durch Umgehung der Rückresorption im Ileum* und laxanzienartige Wirkung der Galle im Kolon)
- Magenentleerungsstörung bei cholezystogastraler Fistel (Bouveret*-Syndrom)

Therapie:
- bei asymptomatischer cholezystoduodenaler Fistel und älterem Patienten kann ggf. auf eine Operation verzichtet werden
- bei allen anderen Fällen OP-Indikation gegeben: meist offene Cholezystektomie mit Verschluss der Fistel zum Nachbarorgan
- bei Gallensteinileus Indikation zur notfallmäßigen Operation

Prognose: Operationsmortalität bei Gallensteinileus: 4–10 %.

Fistel, gastrokolische *f*: engl. *gastrocolic fistula*. Fistel* zwischen Magen und benachbartem Colon transversum bei Penetration eines Ulcus* ventriculi, Morbus* Crohn, Magenkarzinom* oder als Folgeerkrankung einer akuten Pankreatitis*. Klinisch fallen Diarrhöen mit unverdauten Nahrungsresten und Gewichtsverlust auf. Die Diagnose wird mittels Endoskopie* oder CT-Abdomen mit oraler Kontrastmittelgabe gestellt.

Fistelplug: Verfahren zum Verschluss von Analfisteln. Nach Säuberung des Fistelganges wird ein dochtförmiges Implantat aus gereinigter Schweine-Submukosa des Dünndarms in den Fistelgang eingebracht und dieser hierdurch verschlossen. Die innere Fistelöffnung wird zusätzlich durch einen Flap aus Mukosa/Submukosa verschlossen. Vorteilhaft ist die Schonung des Sphinkters.

Fistelsymptom → Gleichgewichtsprüfungen
Fistula → Fistel
Fistula ani → Analfistel
Fistula cervico-laquaetica *f*: engl. *cervicolaquaetical fistula*. Fistel zwischen Cervix uteri und Scheidengewölbe. Die Fistula cervico-laquaetica entsteht meist durch Geburtstrauma oder Karzinom.
Fistula colli congenita → Halszyste
Fistula completa *f*: engl. *complete fistula*. Vollständige, doppelt mündende Fistel*, die 2 Organe oder Organsysteme miteinander verbindet.
Fistula incompleta *f*: engl. *incomplete fistula*. Unvollständige Fistel*, die nur mit einer Öffnung versehen ist und blind endet.
Fistula omphaloenterica *f*: engl. *umbilical fistula*. Angeborene Nabelfistel* mit zum Nabel offener Mündung bei nicht obliteriertem Ductus* omphaloentericus. Klinisch kommt es bei inkompletter Fistel zu einem sog. nässenden Nabel, bei kompletter Fistel zur Absonderung von Schleim und Dünndarmexkrement. Die Behandlung erfolgt operativ.
Fistula rectoperinealis → Darmfistel
Fistula rectourethralis → Darmfistel
Fistula rectovaginalis → Rektovaginalfistel
Fistula rectovesicalis → Darmfistel
Fistula umbilicalis → Nabelfistel
Fistula vesicovaginalis → Urogenitalfistel
Fistulografie *f*: engl. *fistulography*. Röntgenkontrastuntersuchung einer Fistel* unter Durchleuchtungskontrolle mit Dokumentation auf Röntgenaufnahmen.
Fitzgerald-Faktor → HMW-Kininogen
Fitz-Hugh-Curtis-Syndrom *n*: engl. *Fitz-Hugh-Curtis syndrome*. Akute Entzündung der Leberkapsel und des anliegenden parietalen Peritoneums mit charakteristischer Bildung von Aszites* als (seltene) Komplikation einer Entzündung im kleinen Becken (Pelvic* Inflammatory Disease). Das Fitz-Hugh-Curtis-Syndrom tritt v. a. nach einer durch Chlamydia* trachomatis verursachten Salpingitis* oder bei Gonorrhö (Perihepatitis* acuta gonorrhoica) auf.

Klinik:
– umschriebene Peritonitis* mit heftigen rechtsseitigen Oberbauchschmerzen
– Fieber (evtl. mit Schüttelfrost)
– unter Umständen Ikterus.

Therapie:
– Behandlung der Grunderkrankung
– ggf. laparoskopische Adhäsiolyse* zwischen Leber, Bauchwand und Zwerchfell.

Fixateur externe *m*: engl. *external fixator*; syn. Äußerer Spanner. Außerhalb des Körpers befindlicher Kraftträger, der über in der Regel perkutan eingebrachte Knochenschrauben überbrückend zur Stabilisierung von Knochen und Gelenken bei Erkrankungen und Verletzung des Skelettsystems eingesetzt wird.

Prinzip:
– Einbringen von Schanz-Schrauben, Steinmann-Nägeln oder Drähten in die Knochenfragmente fern der Fraktur* oder Osteotomie*
– dann Fixation oder Verspannung mit einem Rohrsystem
– Montage statisch zur Ausschaltung äußerer Kräfte oder dynamisch mit Zulassung axialer Kräfte im Frakturbereich.

Formen:
– eindimensionaler Fixateur externe: Klammer- oder Monofixateur (häufigste Form)
– zweidimensionaler Fixateur externe: V- oder Rahmenfixateur (Charnley-Fixateur)
– dreidimensionaler Fixateur externe: z. B. (Halb-)Ring- oder Ilizarov-Fixateur, gelochte Metallringe oder -halbringe werden mit Gewindestäben in Zylinderform montiert und durch den Knochen gekreuzt eingebrachte Bohrdrähte durch Klemmbacken an den Ringen fixiert und gespannt, sodass eine mechanisch hochstabile, dreidimensionale Fixateurmontage entsteht.

Siehe Abb.

Indikationen:
– zur raschen, wenig invasiven, temporären Stabilisierung bei Fraktur* der Extremität oder des Beckens bei lokal oder systemisch ungünstigen Voraussetzungen (im Sinne des Damage Control bei Polytrauma, höhergradiger Weichteilverletzung) bis zur definitiven Osteosynthese*, auch gelenküberbrückend bei gelenknaher oder -beteiligender Fraktur (Transfixation)
– zur Knochen- und Gelenkstabilisierung bei ungünstigen Weichteilverhältnissen zur Minimierung der lokalen Reizung durch Implantate

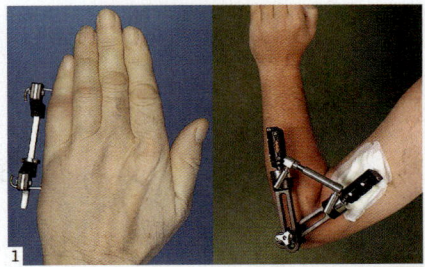
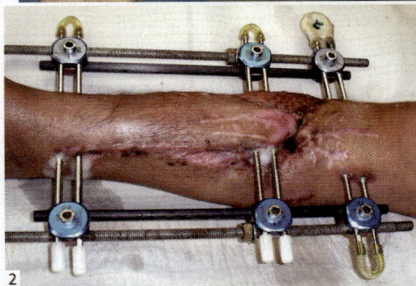
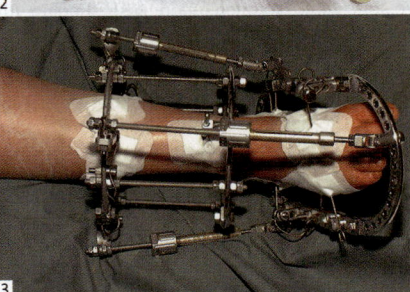

Fixateur externe: 1: eindimensionaler Fixateur externe: Monofixateur an der Hand und Bewegungsfixateur am Ellenbogengelenk; 2: zweidimensionaler Fixateur externe; 3: dreidimensionaler Fixateur externe (Hybridfixateur) am Fuß. [73]

– zum Segmenttransport nach Transportkortikotomie zur Knochenverlängerung (z. B. Ilizarov-Fixateur, Kallusdistraktion*), Defektausgleich und Achsumstellung
– zur Arthrodese*, insbesondere bei schwer vorgeschädigtem Weichteilmantel.

Fixateur interne *m*: engl. *internal fixator*. Implantierbares, auf dem Prinzip der Winkelstabilität basierendes Festhalte- und Spannsystem aus Fixationsstäben (Längsträger), winkelstabilen Schrauben und Backen zu deren Verbindung.

Anwendung:
– in der Wirbelsäulenchirurgie (siehe Abb.) unter Verwendung transpedikulärer, bis in den Wirbelkörper reichender Schrauben, Anwen-

Fixationsnystagmus

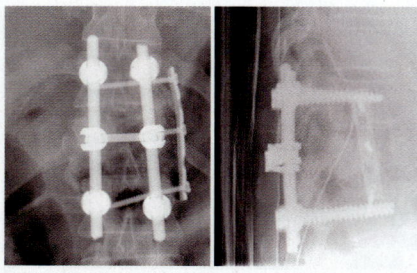

Fixateur interne: Fixateur mit zusätzlicher ventraler Stabilisierung mit Knochenspan und Platte. [108]

dung besonders mittlere und untere BWS, LWS sowie Kreuzbeinbasis (ausreichend breite Pedikel); Indikation: **1.** Reposition und Retention bei instabiler Wirbelfraktur* und Fehlstellung (z. B. Spondylolisthesis*) **2.** Wirbelkörpertumor oder Spondylolisthesis zusammen mit Wirbelkörperersatz und/oder Cage*
– in der Extremitätenchirurgie in Form der sog. winkelstabilen Platte insbesondere für komplexe gelenknahe oder gelenkbeteiligende Frakturen, z. B. proximale distale Radiusfraktur* oder Humerusfraktur* (Abb. dort).

Fixationsnystagmus *m*: engl. *fixation nystagmus*. Form des Nystagmus*, der durch Fixation nicht gebremst wird.

Fixiergurt *m*: engl. *posey restraint*. Starkes Band, in der Pflege eingesetzt als Bauch-, Rücken- oder Sitzgurt zum sicheren Lagern, Umlagern oder Transportieren von Patienten. Eine spezielle Indikation ist die Einschränkung der Bewegungsfreiheit, wobei das selbstständige Öffnen durch einen Patentknopf verhindert wird, der sich nur mit Magnetschlüssel öffnen lässt. Siehe Abb.

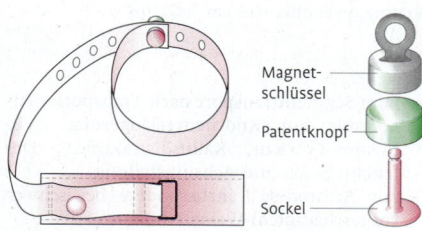

Fixiergurt

Fixierhose *f*: engl. *fixation trousers*. Inkontinenzhilfsmittel* in Hosenform zur Befestigung von Einlagen oder anderem Inkontinenzmaterial. Als Einmalartikel erhältlich oder als waschbare Stoff- bzw. grobmaschige Netzhosen.

Fixierung [Pflege] *f*: Jede Maßnahme, welche die körperliche Bewegungsfreiheit eines Patienten einschränkt oder ihm diese entzieht, z. B. mit Fixiergurten* am Bett oder Rollstuhl, Seitenhalterungen* oder Anbringen eines Tischbretts vor einem Stuhl, welches das Aufstehen verhindert.

Klinischer Hinweis: Fixierung gegen den natürlichen Willen stellt eine strafbare Freiheitsberaubung gemäß § 239 StGB dar. Sie ist nur zulässig, wenn sie durch Einwilligung* des Patienten, Notwehr bzw. Notstand (z. B. bei Vorliegen akuter Selbst- oder Fremdgefährdung*), Einwilligung des Betreuers und Genehmigung durch das Betreuungsgericht (§ 1906 BGB) oder bei Unterbringung nach Maßgabe des jeweiligen Landesgesetzes für psychisch kranke Menschen (Psychischkrankengesetz) gerechtfertigt ist. Fixierungen sind auf das notwendige Minimum zu begrenzen. Unsachgemäße Fixierungen erhöhen das Risiko für Thrombose*, Dekubitus* und im Extremfall Strangulation*.

Fixierung [Physiologie] *f*: Monokularer Vorgang mit Ausrichten und Festhalten des Blicks auf ein bestimmtes Objekt. Das Fixationsobjekt wird physiologischerweise in der Fovea* centralis abgebildet. Bei hochgradiger Amblyopie* befindet sich die Abbildung in peripheren Netzhautbereichen.

FL: Abk. für Femurlänge → Fetometrie

Flachlagerung → Rückenlagerung

Flachrücken → Haltungsstörung

Flachs → Lein

Flächendesinfektion *f*: Maßnahme der Keimreduktion auf Oberflächen, insbesondere in medizinischen Einrichtungen und Lebensmittelbetrieben, entweder im Zusammenhang mit einer Infektionskrankheit oder als prophylaktische Maßnahme. Die Flächendesinfektion wird als Sprühdesinfektion* und/oder Scheuerdesinfektion* oder Scheuerwischdesinfektion durchgeführt.

Anwendung: Eine mindestens einmal tägliche, routinemäßige Flächendesinfektion einschließlich des Fußbodens ist für Klinikbereiche erforderlich, welche besonders vor Infektionen* zu schützen sind oder von denen bevorzugt Infektionen ausgehen können. Hierzu zählen:
– Operationsabteilungen sowie Einheiten mit invasiver Diagnostik* (z. B. Herzkatheter, Angiografie*)
– Intensivstationen sowie vergleichbare Bereiche wie Verbrennungs- und Transplantationsstationen
– Dialyseeinheiten
– Infektionsstationen oder Zimmer mit infektiösen Patienten, insbesondere bei meldepflichtigen* Infektionskrankheiten
– Sterilisationsabteilungen
– mikrobiologische und serologische Laboratorien.

In Normalpflegebereichen, anderen Funktionsbereichen sowie Verkehrsflächen (z. B. Treppenhäuser und Eingangsbereiche) ist eine routinemäßige Fußbodendesinfektion nicht erforderlich. Unabhängig hiervon sollte aber immer bei sichtbaren Kontaminationen* mit erregerhaltigen Materialien desinfiziert werden.

Flächen-Dosis-Produkt *n*: engl. *dose-area product*. In der Röntgendiagnostik verwendete Messgröße zur Ermittlung der Strahlenexposition* von Patienten.

Technik:
– Messung: mit großflächigen Ionisationskammern, die an der Tiefenblende der Röntgenröhre angebracht sind
– Berechnung: Produkt aus der Dosis innerhalb des Nutzstrahlbündels einer Röntgenstrahlung und dessen Querschnittfläche an derselben Stelle
– Abhängigkeit vom Fokusabstand: keine Abhängigkeit
– Einheiten: Gray (Gy) × cm^2, früher: Röntgen (R) × cm^2.

Flagellata → Protozoen

Flagellaten-Infektion *f*: Infektion mit begeißelten, einzelligen Parasiten (Protozoen*), die teils im Darm (z. B. Giardia* lamblia) oder Urogenital*system (z. B. Trichomonas* vaginalis), teils in Blut*, Lymphe* oder extraintestinalen (außerhalb des Darmtraktes gelegenen) Geweben leben (z. B. Trypanosomen, Leishmanien). Behandelt wird medikamentös.

Flagellation *f*: engl. *spanking*. Körperliche Züchtigung zur sexuellen Erregung oder aus religiöser Motivation. Es handelt sich um eine Form des sexuellen Sadismus*.

Flageolett → Stimme

Flail Leaflet → Mitralklappeninsuffizienz

Flake-Fraktur *f*: engl. *flake fracture*. Absprengung eines osteochondralen Fragments im Gelenkbereich, z. B. bei Patellaluxation oder Distorsion des oberen Sprunggelenkes.

Flammenemissionsfotometrie *f*: engl. *flame photometry*. Spektrofotometrie zur quantitativen Bestimmung von Substanzen in Lösungen (u. a. Elektrolyten*) unter Verwendung eines speziellen Flammenfotometers. Dort wird die Lösung zerstäubt und die gelösten Substanzen in einer Flamme atomisiert. Durch die Hitzeeinwirkung werden die Atome* kurzzeitig angeregt, wodurch messbares Licht in einer spezifischen Wellenlänge entsteht.

Flammpunkt *m*: Abk. Fp. Temperatur, ab der die Dämpfe über einem Stoff entzündbar sind.

Flanell → Molton

Flankenatmung *f*: engl. *flank respiration*. Atmung, bei der inspiratorisch die unteren und seitlichen Zwischenrippenräume eingezogen werden als Folge von Stenosen* im Bereich der oberen Atemwege.

Flankenschmerz m: engl. *Flank Pain*. Ein- oder beidseitige Schmerzen im seitlichen Rückenbereich unterhalb der Rippen, meist ausgelöst durch eine Nieren- oder Harnwegserkrankung, aber auch durch Erkrankungen der Milz, Gallenblase, Wirbelsäule oder eine Gürtelrose. Unterschieden werden viszerale Schmerzen und somatische* Schmerzen. Die Therapie richtet sich nach der zugrunde liegenden Erkrankung.

Hintergrund: Ursachen:
- urologische Ursachen: 1. Nieren- und Harnleitersteine (Nephrolithiasis) 2. Pyelonephritis* 3. Niereninfarkt* 4. Nierentumoren* 5. Nierenzysten*
- gastroenterologische Ursachen: 1. Pankreatitis* 2. Erkrankungen der Gallenblase, z. B. Cholezystitis*, Gallenkolik* 3. Erkrankungen der Milz, z. B. Milzinfarkt*, Milzruptur*
- orthopädische Ursachen: 1. Verspannungen der Rückenmuskulatur 2. Erkrankungen der Wirbelsäule, z. B. Bandscheibenvorfall*
- Gürtelrose (Zoster*)
- körperliche Belastung (Seitenstechen*).

Klinik: Die Klinik ist von Fall zu Fall sehr unterschiedlich:
- plötzliches Auftreten oder langsame Entwicklung
- mit oder ohne begleitende oder führende Beschwerden wie: 1. Übelkeit, Erbrechen 2. Schwitzen 3. Fieber, Schüttelfrost 4. Unruhe 5. Harndrang 6. Ausstrahlung in die Leiste, die Hoden bzw. Schamlippen (bei Harnleitersteinen).

Viszerale Flankenschmerzen
- krampfartig und bohrend (z. B. bei einer Nierenkolik)
- schwer lokalisierbar
- erfahren durch Bewegung eine Schmerzlinderung.

Somatische Flankenschmerzen
- scharf, brennend, schneidend (z. B. bei Cholezystitis)
- gut lokalisierbar
- durch Bewegung und Erschütterung verstärkt.

Flare-up-Effekt m: engl. *flare-up effect*. Kurzzeitiger Anstieg der Gonadotropinsekretion nach Verabreichung eines GnRH-Analogons (GnRH*-Rezeptor-Agonisten). Diesem folgt eine starke Suppression der Gonadotropine über ein Herunterregulieren der Rezeptoren (Down*-Regulation) sowie sekundär der Sexualsteroide.

Flaschenzeichen n: Infolge mangelnder Daumenabduktion bei einer Medianusparese auftretende Unfähigkeit, eine Flasche mit einer Hand fest zu umschließen, ohne zwischen der Daumen-Zeigefinger-Interdigitalfalte und der Flasche freien Raum zu lassen.

Flashback m: engl. *Nachhallerinnerung*. Überwältigende Erinnerungsattacke mit Wiederkehr sich aufdrängender albtraumartiger Bilder, Erinnerungen oder übermächtiger Sinneseindrücke (sog. Nachhallerinnerungen).

Vorkommen:
- als Intrusion* im Rahmen einer posttraumatischen* Belastungsstörung
- bei Konsum von Halluzinogenen* (sog. Flashback- oder Echopsychose, evtl. auch Monate nach Konsum).

Flatulenz f: engl. *flatulence*. Übermäßiger Abgang von Darmgasen aus dem Anus* über das physiologische Maß von maximal etwa 24 Gasabgängen am Tag. Flatulenz kann unter anderem durch eine veränderte Darmflora*, Nahrungsmittel, Änderung der Ernährungsgewohnheiten, aber auch durch Krankheiten des Magen-Darm-Trakts ausgelöst werden. In den meisten Fällen ist sie harmlos.

Ursachen: Der Großteil der beim Verdauungsvorgang entstehenden Gase diffundiert ins Blut und wird über die Lunge abgeatmet. Folgende Ursachen führen zu einem Gasüberschuss und Flatulenz:
- Ernährungsbestandteile: 1. Zuckermoleküle wie Rhamnose, Stachyose und Raffinose, die im Dünndarm nicht verwertet und im Kolon von der Darmflora unter Bildung von Gasen zersetzt werden; sie sind enthalten in: I. Hülsenfrüchten (Bohnen, Erbsen, Linsen) II. Zwiebeln (vor allem roh), Staudensellerie, Kohl, Sauerkraut III. Hühnereiern IV. Gewürzen wie Anis, Koriander und Kümmel 2. insgesamt hoher Anteil an Ballaststoffen, abrupter Wechsel auf ungewohnte Rohkost 3. kohlensäurehaltige Getränke 4. Zuckeraustauschstoffe Sorbit, Xylit und Mannit
- Erkrankungen und Unverträglichkeiten: 1. Fruktoseintoleranz*, Laktoseintoleranz*, Histamin*-Intoleranz 2. Zöliakie* 3. Maldigestion* (Pankreatitis*, Kurzdarmsyndrom*) 4. bakterielle Fehlbesiedlung des Darms, Darmparasiten 5. Reizdarm, Divertikulitis*, Kolonkarzinom
- Medikamente, z. B.: 1. Antibiotika* 2. Acarbose 3. Orlistat* 4. Diclofenac*
- psychische Ursachen/Essgewohnheiten: Aerophagie* bei: 1. zu schnellem Essen oder Sprechen beim Essen 2. Stress, Angsterkrankungen.

Therapie: Allgemeine und symptomatische Maßnahmen nach Ausschluss organischer Ursachen:
- Ernährungsumstellung: Meiden oder längere Erhitzung von gasbildenen Speisen wie Kohl, Zwiebeln und Bohnen (siehe Liste oben)
- Änderung des Essverhaltens: langsam essen, viel kauen und wenig sprechen beim Essen
- Überprüfung der eingenommenen Medikamente
- evtl. Versuch mit Probiotika oder lowFODMAP-Diät
- nach Ausschluss organischer Ursachen symptomatische medikamentöse Therapie mit Entschäumer (Simeticon) und Gasbinder (Aktivkohle*).

Behandlung von Grunderkrankungen wie z. B. exokrine Pankreasinsuffizienz*, Kurzdarmsyndrom*, Reizdarm siehe dort.

Flatus m: Wind, Blähung.

Flatus vaginalis m: syn. Garrulitas vulvae (Historisch, 1872 Schatz). Hörbares Entweichen von in die Vagina eingedrungener Luft, meist ohne Krankheitswert, spontan oder z. B. nach Geschlechtsverkehr, ansonsten im Rahmen einer Erkrankung als seltenes Symptom eines Descensus genitalis auftretend. Eine Rarität ist das Entweichen von Darmgasen als Symptom einer rekto-vaginalen Fistel.

Flavektomie → Fensterung, interlaminäre

Flavinikterus m: engl. *flavin icterus*. Historische Bezeichnung für strohgelbe Hautfarbe bei (v. a. hämolytischem) Ikterus*.

Flaviviridae f pl: syn. Flaviviren. Familie sphärischer, einzelsträngiger RNA-Viren mit Hüllmembran (∅ 40–60 nm, kubisches Kapsid). Flaviviridae werden in 3 Genera eingeteilt: Flavivirus*, Pestivirus (ausschließlich tierpathogen, z. B. Erreger der klassischen Schweinepest) und Hepacivirus (u. a. Hepatitis*-C-Virus, GB-Virus C).

Flavivirus n: Genus von ca. 50 RNA-Viren (∅ 50 nm) aus der Familie der Flaviviridae* mit mindestens 26 humanpathogenen Vertretern, darunter das Gelbfieber*-Virus, Dengue*-Virus, West-Nil-Virus (West-Nil-Fieber) sowie das FSME*-Virus. Flaviviren werden v. a. durch Mücken und Zecken übertragen, selten jedoch nosokomial oder über Mensch-zu-Mensch-Kontaktinfektion.

Flavonoide n pl: engl. *flavonoids*. Bezeichnung für eine Gruppe meist gelb gefärbter, stickstofffreier phenolischer Pflanzenstoffe mit Phenylchroman-Grundgerüst. Flavonoide werden den sekundären Pflanzenstoffen zugeordnet. Derzeit sind ca. 6000 Flavonoide bekannt. Mittels der Wilson-Taubök-Reaktion sowie dem Shinoda-Test können Flavonoide nachgewiesen werden.

Wirkung und Anwendung:
- Reduktion von Zellschäden, die durch oxidativen Stress* hervorgerufen werden (antioxidative Wirkung; Antioxidanzien); ggf. neuroprotektive Wirkung ZNS-gängiger Flavonoide (z. B. Epigallocatechingallat)
- anxiolytische Wirkung bestimmter Flavonoide durch Bindung an $GABA_A$-Rezeptoren* und Benzodiazepin*-Rezeptoren (z. B. Johanniskraut, 6-Hydroxyflavone, Catechine)
- Monooxidase-A- bzw. -B-Hemmung durch bestimmte Flavonoide (z. B. flavonoidhalti-

Flavotomie

ges Johanniskraut); pharmakologische Zielstruktur für Wirkstoffentwicklung für verschiedene Indikationen
- Verwendung wegen diuretischer (Flavonoide aus Birkenblättern und Schachtelhalmkraut) und spasmolytischer (Flavonoide aus Kamillenblüten und Passionsblume) Wirkung bei Venenerkrankungen (Rutosid), koronaren und peripheren Durchblutungsstörungen (Crataegus- und Ginkgo-Flavonoide) sowie bei Lebererkrankungen (Flavonoidkomplex aus Mariendistel)
- antivirale und geringe antibakterielle Wirkung in vitro.

Flavotomie f: engl. flavotomy. Inzision/partielle Eröffnung des Lig. flavum als gering invasiver operativer Zugang zum Spinalkanal, z. B. zur Operation eines Bandscheibenvorfalls* (mikrochirurgisch oder endoskopisch). Die vollständige Entfernung des Lig. flavum bezeichnet man als Flavektomie (interlaminäre Fensterung*).

Flechte [Dermatologie] f: engl. lichen. Umgangssprachliche Bezeichnung für verschiedene Dermatosen, z. B. Schuppenflechte (Psoriasis*), Schmetterlingsflechte (chronischer diskoider Lupus* erythematodes), Knötchenflechte (Lichen ruber planus) und Dermatomykose*.

Fleck, blinder m: engl. blind spot; syn. Discus nervi optici. Projektion der Austrittsstelle des N. opticus am Augenhintergrund*. Dort fehlt das Neuroepithel*, sodass an dieser Stelle ein physiologischer Gesichtsfeldausfall* vorliegt. Dieses physiologische Skotom befindet sich ca. 12° temporal und 1,2° unterhalb der Mitte des Gesichtsfeldes* und wird subjektiv nicht wahrgenommen.

Klinischer Hinweis: Physiologisch hat der blinde Fleck eine Breite von 5–6° und eine Höhe von 7–8°. Mehrere Erkrankungen führen zu einer Vergrößerung des blinden Flecks, z. B.
- eine Neuritis* nervi optici
- eine Stauungspapille*
- ein Bjerrum*-Skotom.

Fleckfieber, endemisches n: engl. murine typhus; syn. Rattenfleckfieber. Seltene, von Rickettsien (bakterienähnliche pleomorphe Kokken) verursachte, meldepflichtige Infektionskrankheit, die durch den Rattenfloh auf Menschen übertragen wird und v. a. in den Tropen und Subtropen vorkommt. Die Diagnosestellung erfolgt klinisch-anamnestisch und durch Erregernachweis, therapiert wird mittels systemischer Antibiose.

Fleckfieber, epidemisches n: engl. epidemic louse-borne typhus; syn. Typhus exanthematicus. Infektionskrankheit durch Rickettsia* prowazekii, die unbehandelt oft letal verläuft. Betroffene infizieren sich über Kleiderläuse. Die Krankheit verläuft meist schwer, u. a. mit hohem Fieber und Exanthemen. Diagnostiziert wird klinisch und mittels direktem und indirektem Erregernachweis, behandelt mit Antibiotika.

Flecktyphus → Fleckfieber, epidemisches
Fleischer-Kayser-Ring → Kayser-Fleischer-Ring
Fleischer-Ring → Keratokonus
Fleischmole → Abortivei
Fleischvergiftung f: engl. meat poisoning. Vergiftung durch Verzehr von verdorbenem Fleisch. Auslöser sind entweder toxische Eiweißzersetzungsprodukte bei Fäulnis oder Bakterientoxine bei Kontamination mit Salmonellen, Staphylokokken oder Clostridium botulinum.

Flexibilitas cerea f: engl. waxy flexibility; syn. wächserne Biegsamkeit. Wachsartige Biegsamkeit der Extremitäten bei Katalepsie*, einer sog. Haltungsstereotypie. Hierbei werden einmal eingenommene bzw. vom Untersucher vorgegebene (auch unbequeme) Körperstellungen unverändert beibehalten.

Vorkommen:
- bei Katatonie* (z. B. katatone Schizophrenie)
- bei organischen Hirnerkrankungen
- im Rahmen einer Hypnose*.

Flexion f: Aktive (mithilfe der Beugemuskulatur durchgeführte) oder passive Beugung einer Extremität in einem Gelenk (Gegenbewegung zur Extension*).

Flexionslage f: engl. attitude. Normale Haltung des kindlichen Kopfes in der Endphase der Geburt mit Beugung (Flexion) des Kopfes auf die Brust.

Flexio uteri f: engl. uterine flexion. Haltung der Gebärmutter, definiert durch den Winkel zwischen Zervix- und Korpusachse des Uterus. Physiologisch besteht ein nach vorn geöffneter stumpfer Winkel von ca. 135° (Anteflexio). Pathologisch bestehen unterschiedliche Abweichungen von der physiologischen Haltung. Siehe Abb.

Abweichungen:
- Retroflexio uteri: Abknickung des Gebärmutterkörpers gegen die Zervix nach hinten:

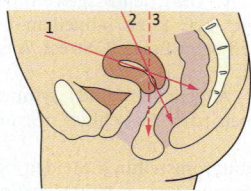

Flexio uteri: Die Achse des Corpus uteri (1) bildet mit der Achse der Cervix uteri (2) einen nach vorn offenen stumpfen Winkel (Anteflexio 3). Daneben besteht physiologisch eine Anteversio: Die Achse der Cervix uteri fällt vor die senkrechte Körperachse (3).

1. Retroflexio uteri mobilis: meist asymptomatische Normvariante; bei der bimanuellen Untersuchung Aufhebung der Abknickung möglich; meist spontane Aufrichtung bei Schwangerschaft 2. Retroflexio uteri gravidi: Ausbleiben der Aufrichtung nach Eintritt einer Schwangerschaft; Komplikation: Einklemmung (Retroflexio* uteri gravidi incarcerata), Kompression der Urethra mit Ischuria* paradoxa 3. Retroflexio uteri fixata: Verwachsungen mit Nachbarorganen; Aufhebung der Abknickung nicht möglich; Ursachen: Entzündung, Douglas*-Abszess, Endometriose*; Therapie: bei vorliegender Symptomatik evtl. aufrichtendes Pessar oder operative Korrektur
- Hyperanteflexio uteri: übermäßige, spitzwinklige Beugung des Gebärmutterkörpers gegen die Zervix; oft kombiniert mit einer Uterushypoplasie*
- Lateroflexio uteri (seitliche Beugung).

Flexner-Bakterien → Shigella
Flexorenloge [Oberschenkel] f: engl. posterior compartment of the thigh; syn. Compartimentum femoris posterius. Kompartiment (Muskelloge) an der Rückseite des Oberschenkels*. Die Flexorenloge beinhaltet die Beugemuskulatur des Kniegelenks* (M. biceps femoris, M. semitendinosus und M. semimembranosus) sowie den Nervus* ischiadicus mit der Arteria comitans nervi ischiadici.

Flexorenloge [Unterschenkel] f: engl. posterior compartment of the leg; syn. Compartimentum cruris posterius. Kompartiment (Muskelloge) an der Rückseite des Unterschenkels*, welches die Beugemuskulatur des Fußes* sowie den Nervus* tibialis beinhaltet. Man unterscheidet eine tiefe (Pars profunda) und eine oberflächliche (Pars superficialis) Flexorenloge.

Flexura anorectalis → Flexura perinealis
Flexurae coli → Kolon
Flexura perinealis f: engl. anorectal flexure; syn. Flexura anorectalis. Nach vorn konvexe, vor dem Centrum perinei gelegene Krümmung des Darms am Übergang des Rektums* in den Analkanal*.

Flexura sacralis recti f: engl. sacral flexure of rectum. Nach hinten konvexe, dem Os* sacrum angelagerte Krümmung des Rektums*.

Flickentransplantat → Patch-Plastik
Fliegen f pl: engl. flies; syn. Brachycera. Insektengruppe aus der Ordnung der Diptera (Zweiflügler) mit meist kurzen, dreigliedrigen Fühlern und gedrungenem Körperbau. Einige Arten übertragen Infektionskrankheiten, v. a. Tsetse-Fliegen (Gattung Glossina) die Afrikanische Schlafkrankheit* (Trypanosomiasis), andere sind Erreger der Myiasis.

Fliegenpilz → Giftpilze

Fließgleichgewicht n: engl. *steady state*; syn. dynamisches Gleichgewicht. Gleichgewichtszustand in einem offenen System, bei dem sich die betreffende Größe (z. B. Glukosekonzentration im Plasma oder Körpertemperatur) nicht ändert. Das Fließgleichgewicht wird aufrechterhalten, indem der Verlust oder Schwund aus dem betrachteten Kompartiment kontinuierlich durch eine entsprechende Neubildung oder Zufuhr ausgeglichen wird.

Hintergrund: Voraussetzung für die Aufrechterhaltung eines Fließgleichgewichtes ist die Energiezufuhr; bei Ausfall dieser stellt sich ein passives (thermodynamisches) Gleichgewicht ein. Nahezu alle im lebenden Körper gemessenen Zustandsgrößen, sowohl auf systemischem als auch auf zellulärem Niveau, beruhen auf Fließgleichgewichten.

Flimmerepithel n: engl. *ciliated epithelium*. Epithelgewebe, das an seiner freien Oberfläche mit aktiv beweglichen Kinozilien* ausgestattet ist. Flimmerepithel kleidet beispielsweise Eileiter*, Atemwege* und Ductuli efferentes aus und übernimmt dort Transportaufgaben. Siehe Abb.

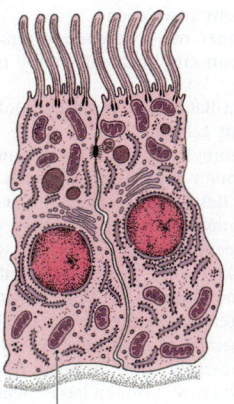

Flimmerepithel: Schema einer Flimmerzelle. Es handelt sich um spezielle Epithelzellen, die bewegliche Kinozilien am apikalen Pol besitzen und im Zellverband das Flimmerepithel bilden.

Flimmerhaare → Kinozilien

Flimmerskotom n: engl. *scintillating scotoma*; syn. Amaurosis partialis fugax. Als Prodrom* (Aura*) oder Begleitsymptom der Migräne* auftretender, peripher beginnender, homonymer Gesichtsfeldausfall mit visuellen Sensationen in Form von Flimmern, Funken oder Blitzen mit meist zickzackförmigen Begrenzungen, die sich rasch ausbreitenden Skotoms* (sog. Fortifikationsillusion), evtl. einhergehend mit Hemianopsie*.

Flimmertest m: engl. *flicker test*. Untersuchungsverfahren zum Nachweis einer akuten Neuritis* nervi optici durch Vergleich der subjektiven Helligkeitsempfindung eines stationären und eines flimmernden (5–25 Hertz) Reizes. Das Flimmern wird von erkrankten Probanden dunkler empfunden als von gesunden.

Flint-Geräusch n: engl. *Flint's murmur*; syn. Austin-Flint-Geräusch. Gelegentlich bei Aortenklappeninsuffizienz* auftretendes, funktionelles Herzgeräusch*. Es ist auskultatorisch als tieffrequentes präsystolisches Crescendo mit Punctum* maximum über der Herzspitze* hörbar und ähnelt einer Mitralklappenstenose*. Ursächlich sind Schwingungen der Chordae tendineae cordis der Mitralklappe*, die durch das Regurgitationsvolumen mit Strömungsdruck auf das anteriore Mitralsegel auftreten.

FLM-II-Test: Abk. für engl. *fluorescent-lung-maturity-II-test* → Lungenreifediagnostik, pränatale

Floating Knee n: Hochgradige, multidirektionale Instabilität des Kniegelenks bei Kombination ligamentärer, osteoligamentärer und ossärer Verletzung im Bereich der unteren Extremität im Rahmen eines Hochenergietraumas (z. B. Verkehrsunfall). Beispiele sind ipsilaterale Femurfraktur*, Kniegelenkbandruptur*, Tibia*- oder Unterschenkelfraktur*, ggf. mit vaskulären und neuralen Begleitverletzungen.

Diagnostik:
– Röntgen (siehe Abb.)
– MRT
– Angiografie zum Ausschluss einer Gefäßläsion zwingend erforderlich.

Therapie:
– akut: entsprechend dem Lokalbefund und Allgemeinzustand des Patienten im Rahmen des Damage Control primär Reposition und Ruhigstellung, (meist mit gelenküberbrückendem Fixateur* externe)
– Definitivversorgung der vorliegenden Verletzungsentitäten nach weiterer Diagnostik.

Floating Line f: Gedachte Hilfslinie im CTG, die bei der Beurteilung der Mikrofluktuation die Mittellinie der Oszillation darstellt.

Floating Shoulder: Hochgradige Instabilität des Schultergelenks mit klavikuloskapulärer Instabilität und thorakoskapulärer Dissoziation durch Kombination von ipsilateraler Skapulafraktur* und Klavikulafraktur*, in der Regel durch ein Hochenergietrauma (z. B. Verkehrsunfall).

Diagnostik:
– Röntgen
– CT.

Auf Begleitverletzungen wie ggf. ein lebensbedrohliches Thoraxtrauma* und/oder Verletzungen der Gefäße und des Plexus brachialis ist zu achten.

Therapie:
– Klavikulafraktur: Plattenosteosynthese
– Skapulafraktur: ggf. mit ORIF (**O**pen **R**eduction **I**nternal **F**ixation), abhängig von der Art und dem Ausmaß der Dislokation.

Floccus m: Flocke.

Flöhe m pl: engl. *fleas*; syn. Siphonaptera. Maximal 1–7 mm große, blutsaugende Insekten (Arthropoden*), die z. T. wichtige Krankheitsüberträger* für den Menschen sind.

Arten:
– **Menschenfloh** (Pulex irritans): pathogene Bedeutung gering (gelegentlich Überträger der Pest)
– **Hunde- und Katzenfloh** (Ctenocephalides canis bzw. Ctenocephalides felis: 1. gehen auch auf den Menschen über 2. gelegentlich Überträger von Rickettsia typhi und Bartonella henselae 3. Zwischenwirt von Bandwürmern (Dipylidium, Hymenolepis)
– **tropischer** (orientalischer) **Rattenfloh** (Xenopsylla cheopis): 1. häufigster Floh von Haus- und Wanderratte in warmen Ländern 2. Überträger von Yersinia pestis auf den Menschen beim Stich sowie von Rickettsia typhi und Hymenolepis
– **nordischer** (europäischer) **Rattenfloh** (Nosopsyllus fasciatus): 1. seltener Pestfloh, außerdem Überträger von Rickettsia typhi und Zwischenwirt von Hymenolepis 2. Tierflöhe befallen bei fehlendem Hauptwirt auch den Menschen
– **Sandfloh** (Tunga penetrans; syn. Sarcopsylla penetrans, Dermatophilus penetrans): 1. Blutsauger bei Mensch und Schwein 2. Therapie: Entfernung der Weibchen unter streng aseptischen Bedingungen, Wundversorgung.

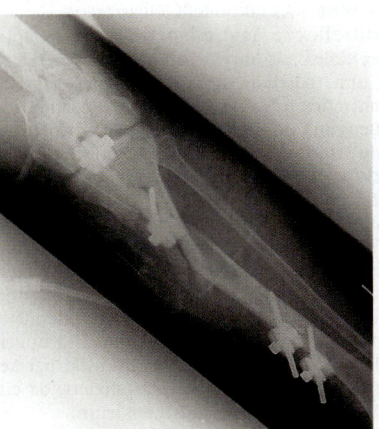

Floating Knee: Transfixation mittels gelenküberbrückendem Fixateur externe. [108]

Flohfleckfieber → Fleckfieber, endemisches

Flohsamen m sg,pl: Reife, ganze und getrocknete Samen von Plantago afra bzw. Plantago arenaria oder als indischer Flohsamen von Plantago ovata. Flohsamen werden p. o. als mildes Laxans bei Durchfall verabreicht, da sie in Gegenwart von Wasser auf das Mehrfache ihres Volumens quellen und den Dehnungsreiz im Darmtrakt auslösen.

Indikationen:
- bei habitueller Obstipation
- zur Erweichung des Stuhles, z. B. bei Analfissuren, Hämorrhoiden, nach rektalen Untersuchungen und in der Schwangerschaft
- zur Darmpflege bei Reizdarmsyndrom und pharmakologisch behandelter Divertikulitis sowie zur Aufrechterhaltung der Verdauung bei ballaststoffarmer Diät
- unterstützende Therapie bei Diarrhö durch Wasserbindung.

Flohsamenkraut n: syn. Plantago afra. Einjährige Pflanze aus der Familie der Wegerichgewächse (Plantaginaceae), die im Mittelmeergebiet vorkommt. Flohsamenkraut reguliert die Darmperistaltik und wirkt cholesterolsenkend sowie reizlindernd. Es wird bei Erkrankungen des Darmtrakts eingesetzt. Zusammen mit Sandwegerich (Plantago arenaria, Indischer Wegerich) ist Flohsamenkraut Stammpflanze der Droge. Siehe Abb.

Verwendung: Samen oder Samenschalen, andere galenische Zubereitungen zur inneren Anwendung:
- medizinisch: **1.** innerlich bei habitueller Obstipation, Reizdarmsyndrom (Kommission E) **2.** innerlich bei wiederholt auftretender Obstipation und zur Erweichung des Stuhles, z. B. bei Analfissuren*, Hämorrhoiden* (Herbal Medicinal Products Committee), nach rektalen Untersuchungen und in der Schwangerschaft; auch zur Darmpflege bei Reizdarmsyndrom und pharmakologisch behandelter Divertikulitis (Divertikel*) sowie zur Aufrechterhaltung der Verdauung bei ballaststoffarmer Diät und zur kurzfristigen Therapie unspezifischer Diarrhö (European Scientific Cooperative on Phytotherapy)
- (volkstümlich) als Mucilaginosum bei Bronchitis oder Enteritis; äußerlich zu Umschlägen bei Erkrankungen des rheumatischen Formenkreises und Entzündungen.

Flooding f: syn. Reizüberflutung. Form der Konfrontationstherapie* bei (insbesondere weniger komplexen) Angststörungen* und Phobien*, die den Patienten mit realen, Angst auslösenden Reizen rasch und intensiv konfrontiert (Konfrontation* in vivo), um ein Verhalten der Angstvermeidung im Sinne der operanten Konditionierung zu verhindern bzw. eine Extinktion* der Angst besetzten Reiz-Reaktions-Verknüpfung zu erreichen.

Floppy-Valve-Syndrom → Mitralklappenprolapssyndrom

Flora intestinalis → Darmflora

Flores Anthos → Rosmarin

Flores Rosmarini → Rosmarin

florid: engl. floride. Blühend, stark entwickelt, z. B. florides Stadium einer Krankheit.

flottieren: engl. to float. Sich hin- und her bewegen.

Flow: Strömungsgeschwindigkeit von Flüssigkeiten oder Gasen, gemessen in l/min. Klinisch relevant ist z. B. der Gasfluss bei Beatmung* bzw. Narkose*.

Flowmeter n: Durchflussströmungsmesser für Gase oder Flüssigkeiten. Ein Flowmeter wird z. B. in einem Narkoseapparat als Rotameter zur konventionellen Gasflowmessung mit einem Schwebekörper in einer Messröhre eingesetzt.

Flow Void: Signalauslöschung bei der Magnetresonanztomografie* (MRT), die durch die Bewegung von Körperflüssigkeiten (z. B. Blut*, Liquor* cerebrospinalis, Urin) entsteht.

Flow Wire → Fraktionelle Flussreserve

Fluchtreflex m: engl. escape reflex. Polysynaptischer Reflex* als Antwort auf einen schmerzhaften und (potenziell) schädigenden Reiz. Der Fluchtreflex führt im Bereich der Extremitäten zu Beugung und Zurückziehen der betroffenen sowie Streckung der gegenseitigen Extremität.

Flucloxacillin n: Halbsynthetisches Penicillinase*-festes Isoxazolylpenicillin zur oralen und parenteralen Anwendung. Flucloxacillin ist gut wirksam gegen grampositive Keime, insbesondere gegen Betalaktamase-bildende Staphylokokken, unwirksam gegen gramnegative und anaerobe Keime. Zu den unerwünschten Nebenwirkungen zählen Verdauungsstörungen und Hautausschläge. Flucloxacillin ist bei Leberfunktionsstörungen kontraindiziert, da ein cholestatischer Ikterus auftreten kann.

Indikationen: Infektionen mit grampositiven Keimen, insbesondere Penicillinase-bildende Staphylokokken, v. a.
- Abszesse
- Meningitis*
- Infektionen der Atemwege
- Haut- und Schleimhautinfektionen
- Infektionen der Knochen
- Weichteilinfektionen.

Fluconazol n: Antimykotikum zur systemischen Anwendung. Fluconazol ist ein Triazol, das selektiv die mykotische Zellmembransynthese hemmt. Es wird oral und intravenös eingesetzt bei schweren Mykosen* der Haut und Schleimhaut, die einer externen Behandlung nicht ausreichend zugänglich sind, sowie bei Systemmykosen* wie Kryptokokkenmeningitis und invasiven Candidosen*.

Indikationen:
- Kryptokokkenmeningitis
- Kokzidioidomykose*
- invasive Candidose
- Schleimhaut-Candidosen, einschließlich oropharyngeale und ösophageale Candidosen
- Candidurie und chronisch-mukokutane Candidosen
- chronisch-atrophische orale Candidosen, wenn zahnhygienische oder lokale Maßnahmen nicht ausreichen
- akute oder rezidivierende Vaginal-Candidosen, wenn eine lokale Therapie nicht geeignet ist
- Candida-Balanitis*, wenn eine lokale Therapie nicht geeignet ist
- Dermatomykosen* wie Tinea* und Candida-Infektionen der Haut, bei denen eine systemische Behandlung angezeigt ist
- Onychomykose*, wenn andere Wirkstoffe nicht geeignet sind
- Prophylaxe von: **1.** rezidivierender Kryptokokkenmeningitis bei hohem Rezidivpotenzial **2.** rezidivierenden oropharyngealen und ösophagealen Candidosen bei HIV-infizierten Patienten mit hohem Rückfallrisiko **3.** Candida-Infektionen bei Patienten mit anhaltender Neutropenie*, z. B. Patienten unter Chemotherapie* bei bösartigen Bluterkrankungen oder Patienten mit hämatopoetischer Stammzelltransplantation*.

Fludrocortison n: Glukokortokid mit starker mineralokortikoider* Wirkung. Es wird bei schwerer arterieller Hypotonie*, bei der Addison*-Krankheit und beim adrenogenitalen Syndrom* mit Salzverlust eingesetzt, da es einen Hypoaldosteronismus* ausgleicht. Seine glukokortikoide Aktivität ist 10-fach höher, die mineralokortikoide Aktivität 125-fach höher als die des Kortisols*.

Fludrocortison-Belastungstest m: syn. Fludrocortison-Suppressionstest. Aufwendiger, aber als Goldstandard geltender Test zur Diagnostik des primären Hyperaldosteronismus (Conn*-Syndrom), in dem Fludrokortison* über

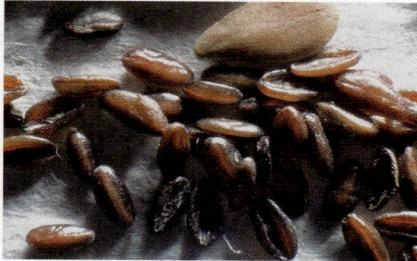

Flohsamenkraut: Samen; oben im Bild zum Größenvergleich ein Leinsamen (Lini semen). [166]

mehrere Tage verabreicht wird. Physiologischerweise führt Fludrokortison zu einer Volumenexpansion durch Mineralokortikoid-Exzess und über das Renin*-Angiotensin-Aldosteron-System zu einer Suppression von Aldosteron*. Beim Conn-Syndrom ist diese Suppression eingeschränkt.

Flügelfell → Pterygium

Flügelkanüle f: syn. Butterflykanüle. Metallkanüle mit Kunststoffflügeln und flexiblem Zuleitungsschlauch, die v. a. zur Blutentnahme eingesetzt wird. Sie dient außerdem der kurzfristigen intravenösen Applikation von Medikamenten oder Flüssigkeit.

Flüssigkeitsbilanzierung → Bilanzierung

Flüssigkeitskompartimente n pl: engl. fluid compartments. Hypothetische Volumenbereiche des Organismus, die in ihrer Summe das Gesamtkörperwasser beinhalten. Hierzu gehören der Intrazellulärraum* (30 l) sowie der Extrazellulärraum* (15 l), bestehend aus Blutplasma (2,8 l), Interstitium (10 l), transzellulärer Flüssigkeit* (ca. 2,2 l) und Third* Space.

Einteilung: siehe Abb.

Flüssigkeitslunge f: syn. Fluid Lung. Interstitielles, subakutes Lungenödem* in den hilusnahen Abschnitten durch Hyperhydratation bei Nierenversagen* oder bei übermäßiger Infusionstherapie. Bei einer Flüssigkeitslunge ist jederzeit der Übergang in ein alveoläres Lungenödem möglich.

Diagnostik: Röntgenologisch (siehe Abb.) schmetterlingsförmige, annähernd symmetrische, zentral betonte Verschattungen der Lunge, die von einer mantelförmigen Zone mit normalem Luftgehalt umgeben sind.

Therapie:
– Diuresesteigerung
– Flüssigkeitsrestriktion
– ggf. Beatmung und Flüssigkeitsentzug durch Hämofiltration*
– bei Urämie* sofortige Dialyse* mit Volumenentzug.

Flüssigkeit, transzelluläre f: engl. transcellular fluid. Körperflüssigkeit außerhalb des Interstitiums und des Blutplasmas, die meist als Anteil der Extrazellulärflüssigkeit betrachtet wird und sehr heterogen zusammengesetzt ist. Beispiele sind Sekrete des Gastrointestinaltrakts, Harn, Liquor und Augenkammerwasser.

Flüsterprobe → Hörprüfungen

Flugmedizin f: engl. aviation medicine. Spezialgebiet, das sich mit medizinischen Belangen bei Flugreisen befasst. Hauptaufgaben der Flugmedizin sind v. a. flugphysiologische Forschung (z. B. zu Jetlag) sowie Flugtauglichkeitsuntersuchung bzw. -beurteilung von Piloten und von (unter Umständen kranken) Passagieren.

Flugwarze → Molluscum contagiosum

Fluidisationsbett → Air-Fluidised-Bett

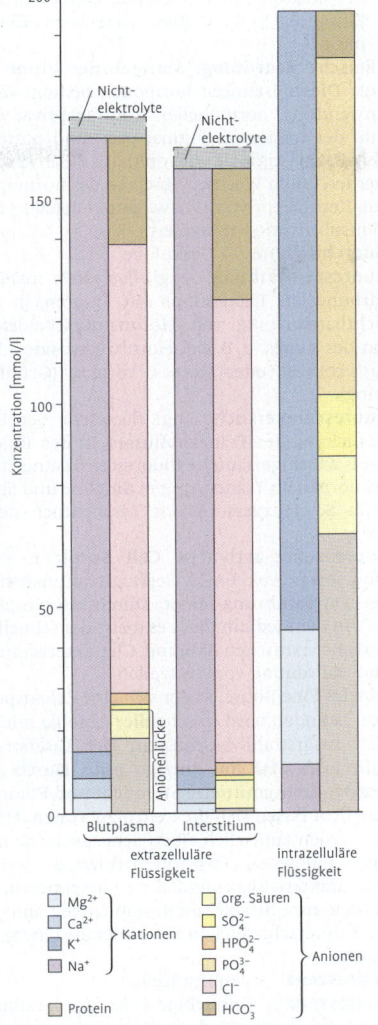

Flüssigkeitskompartimente: Ionogramm verschiedener Flüssigkeitskompartimente.

Fluidität f: engl. fluidity. Fließeigenschaften einer Flüssigkeit. Fluidität ist der Kehrwert der Viskosität*.

Fluidum n: Flüssigkeit.

Fluktuation → Oszillationen

Fluktuation f: engl. fluctuation. Tastbare „schwappende" Flüssigkeitsbewegungen bei pathologischen Flüssigkeitsansammlungen wie Abszess* oder Aszites*.

Flumazenil n: Benzodiazepin*-Antagonist aus der Gruppe der Imidazoline. Flumazenil blo-

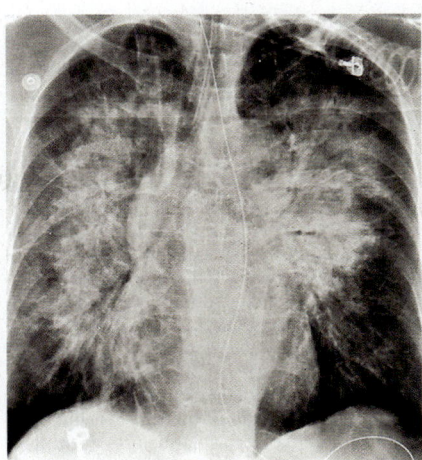

Flüssigkeitslunge: Schmetterlingsförmiges, zentral betontes interstitielles Lungenödem.

ckiert Benzodiazepin-Rezeptoren ($GABA_A$-Rezeptoren*) und hebt somit die zentralnervösen Effekte von Substanzen auf, die ihre Wirkung über den Benzodiazepin-Rezeptor entfalten. Es kommt zum Einsatz als Antidot* bei Intoxikation* mit Benzodiazepinen*, z. B. Diazepam*.

Flumetason n: Halogeniertes Glukokortikoid* zur topischen Anwendung bei juckenden, allergischen und entzündlichen Dermatosen* wie Ekzem*, Neurodermitis und Psoriasis*. Flumetason wird als 0,02%ige Salbe, Creme, Lotion oder Schaum verwendet. Es darf nicht bei viralen, bakteriellen und Pilzinfektionen der Haut angewendet werden.

Flunitrazepam n: Langwirksames Benzodiazepin* zur Anwendung als Schlafmittel* und Muskelrelaxans, das dem Betäubungsmittelgesetz* unterliegt. Es wird v. a. zur Kurzzeittherapie bei Ein- und Durchschlafstörungen* eingesetzt. Nicht angewendet werden darf es bei Myasthenia* gravis pseudoparalytica, respiratorischer Insuffizienz*, chronischer Hyperkapnie*, Schlafapnoesyndrom*, Leberinsuffizienz* sowie bei Drogen- oder Alkoholabhängigkeit.

Fluor m: engl. fluorine. Chemisches Element aus der Gruppe der Halogene*. Es ist das reaktionsfähigste Element und das stärkste chemische Oxidationsmittel. Molekular liegt es als schwach gelbgrünes, stechend riechendes, sehr giftiges F_2-Gas vor. Fluorid wird zur Kariesprophylaxe eingesetzt, nuklearmedizinisch das Isotop ^{18}F als Positronenstrahler.

Physiologische Bedeutung: Der gesunde Zahnschmelz enthält ca. 0,01–0,1 % Fluorid (F^-), je nach Schicht des Schmelzes und exogener F^--Zufuhr. Ein verminderter Gehalt erhöht die An-

Fluor albus

fälligkeit für Karies. Die Wirkungsweise von F- als Kariesprophylaktikum ist nicht völlig geklärt, doch kommt es zu einer Erhöhung der Säureresistenz des Schmelzes durch Austausch von OH^- gegen F^- im Hydroxylapatit* ($[Ca_3(PO_4)_2]_3 \times Ca[OH]_2$).

Fluor albus *m*: engl. *leukorrhea*. Saures, physiologisches Vaginalsekret der Frau im fruchtbaren Lebensabschnitt; es dient der lokalen Immunabwehr und Selbstreinigung. Menge, Beschaffenheit, Farbe und Geruch variieren in engen Grenzen, der pH-Wert liegt < 4,5. Im lichtmikroskopischen Nativpräparat dominieren Laktobazillen. Fluor albus verursacht keine objektivierbaren genitalen Beschwerden.

Funktionen:
- Schutz vor (von vaginal nach abdominal) aufsteigender Infektion (neben der anatomischen Barriere der Labia majores et minores bzw. des intakten Hymens)
- Selbstreinigung.

Zusammensetzung: Ein als physiologischer Vaginalinhalt fortwährend gebildetes Sekret*, bestehend aus:
- abgeschilferten vaginalen Epithelien
- vaginaler Flüssigkeitsabsonderung (Transsudat des vaginalen Kapillarnetzes, welches zum Großteil wieder resorbiert wird; über diesen Mechanismus können auch vaginal eingebrachte Substanzen wie Medikamente resorbiert werden), die Vagina selbst enthält keine Drüsen
- Zervixsekret (Zervixschleim*), dessen Menge und Beschaffenheit hormonell bedingt bzw. zyklusabhängig ist.

Merkmale:
- Menge: ca. 5 ml/24h
- Beschaffenheit: flüssig (nicht wässrig) bis cremig bis schleimig, homogen
- Farbe: glasig bis weißlich-gelblich
- Geruch: neutral bis leicht säuerlich (physiologischer Fluor albus stinkt nicht)
- Amin-Test negativ (siehe auch Amsel-Kriterien, bakterielle Vaginose*)
- pH-Wert: < 4,5 (bedingt durch Laktobazillen, vaginale pH-Messung, Döderlein-Flora)
- lichtmikroskopisches Nativpräparat (Nativpräparat aus vaginalem Fluor): Laktobazillen dominierend, kaum Leukozyten*.

Vermehrter Fluor albus hat keinen Krankheitswert, wenn er ansonsten die oben genannten physiologischen Merkmale aufweist und kann in folgenden Situationen vorkommen:
- periovulär (siehe auch Zervixschleim*, Zervix*-Score)
- in Lebensabschnitten hormoneller Umstellung (stärkere Hormonschwankungen in z. B. Pubertät, Schwangerschaft, Perimenopause)
- unspezifisch: psycho-reaktiv bzw. -vegetativ bei „Stress" (vasomotorisch bedingt)
- bei anatomischen Besonderheiten (große Ektopie*, Emmet*-Riss, Lazerations-Ektropium).

Klinische Bedeutung: Mangelnder Fluor albus: Dieser ist meist hormonell bedingt (z. B. Anwendung hormoneller Kontrazeptiva: Gefühl der trockenen Vagina, peri- und postmenopausal: vaginale Atrophie). Beschwerden werden durch Wechsel/Absetzen des hormonellen Kontrazeptivums bzw. durch lokale Hormonsubstitution therapiert.

Fluorchinolone → Chinolone

Fluoresceinfärbung: engl. *fluorescein staining*. Färbung des Tränenfilms mit Fluorescein zur Sichtbarmachung von Hornhautepitheldefekten des Auges, z. B. bei Hornhauterosion*, Ulcus* corneae oder Herpes* corneae (Grünfärbung).

Fluoresceinversuch: engl. *fluorescein test*. Untersuchung des Tränenabflusses. In den Bindehautsack eingeträufelte Fluoresceinlösung läuft bei normalem Tränengang in die Nase und färbt beim Schneuzversuch das Taschentuch gelbgrün.

Fluorescence-activated Cell Sorter *f*: syn. Flow sorter; Abk. FACS. Gerät zur automatisierten Durchführung einer Durchflusszytometrie*. In der Medizin dient es meist der schnellen und automatischen Zählung, Charakterisierung und Zuordnung von Blutzellen.

Prinzip: Eine Röhre, in der sich eine Zellsuspension befindet, wird in schneller Abfolge mit einem Laserstrahl beschossen. Der Laserstrahl trifft jedes Mal eine einzige Zelle. Durch das von der Zelle emittierte Streulicht und Fluoreszenzlicht lassen sich die Zellen zuordnen. Häufig werden zusätzlich Oberflächenantigene mit einem Fluoreszenzfarbstoff markiert, um weitere Charakteristika einer Zelle zu detektieren. So werden zum Beispiel die Immunzellen anhand ihrer unterschiedlichen CD-Moleküle charakterisiert.

Fluoreszenz → Lumineszenz

Fluoreszenz *f*: Kurzlebige Form der Lumineszenz*, bei der Stoffe durch Licht angeregt werden und diese Energie innerhalb sehr kurzer Zeit (10^{-7} bis 10^{-10} s) in Form von gleicher oder längerer Wellenlänge wieder abgeben. In der Labormedizin nutzt man dieses Prinzip im Fluoreszenz-Immunoassay oder der Fluoreszenzspektroskopie.

Fluoreszenzangiografie *f*: engl. *fluorescence angiography*. Darstellung des Blutflusses in den Netzhaut- und Aderhautgefäßen des Auges zum Nachweis von pathologischen Veränderungen, z. B. bei diabetischer Retinopathie* und altersabhängiger Makuladegeneration*. Nach der Injektion von Na-Fluorescein werden Aufnahmen vom Augenhintergrund gemacht. Eine Videofluoreszenzangiografie ermöglicht Auf-

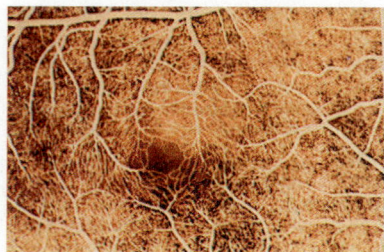

Fluoreszenzangiografie: Normaler Befund des hinteren Augenpols. [124]

zeichnungen mit hoher zeitlicher und geometrischer Auflösung. Siehe Abb.

Fluoreszenz-Antikörper-Technik → Immunfluoreszenztest

Fluoreszenz-in-situ-Hybridisierung *f*: engl. *fluorescence in situ hybridisation*; Abk. FISH. Zytogenetisches Verfahren zum Nachweis von Nukleinsäuren* mit spezifischen fluoreszenzmarkierten Gensonden*. Je nach verwendeter Sonde werden ganze Chromosomen* angefärbt (Chromosomen-Painting) oder nur ausgewählte DNA- oder RNA-Abschnitte. Eine Sonderform ist die vergleichende Hybridisierung (Array-CGH). Die FISH wird u. a. zur Diagnose von Chromosomenaberration* (Tumorzellen*, Pränataldiagnostik*) eingesetzt

Fluoreszenzmikroskopie *f*: engl. *fluorescence microscopy*. Mikroskopisches Verfahren der Auflichtmikroskopie* zum Sichtbarmachen fluoreszierender bzw. fluorochromisierter Strukturen. Durch Bestrahlung mit kurzwelligem oder UV-Licht (Anregungslicht) werden Fluorochrome, die an spezifische Proteine*, Antigene oder Zellstrukturen gebunden sind, angeregt und strahlen Licht einer längeren Wellenlänge ab. Genutzt wird Fluoreszenzmikroskopie beispielsweise beim Immunfluoreszenztest*.

Fluoreszenz-Treponemen-Antikörper-Test → Syphilis

Fluor genitalis *m*: engl. *genital discharge*; syn. Ausfluss. Jegliche Absonderungen aus dem weiblichen Genitale (außer Blut) physiologischer (z. B. Lubrikation*, Fluor* albus) oder pathologischer Genese (z. B. durch falsche Intimhygiene, Infektion). Zur Diagnostik gehören Anamnese, gynäkologische Untersuchung, evtl. Labordiagnostik und die spezialisierte gynäkologische Abklärung. Eine ggf. notwendige Therapie richtet sich nach der Grunderkrankung.

Fluoride *n pl*: engl. *fluorides*. Fluor*-Verbindungen, die zu den nichtessenziellen Spurenelementen* zählen und als Baustein zur Zahn- und Knochensubstanz beitragen. Fluoride wirken in geringen Mengen kariesprophylaktisch. In hö-

heren Konzentrationen verursachen sie die Skelett- und Dentalfluorose* (ca. ab 10 mg/Tag bzw. Trinkwässer mit > 6–10 mg/Fluorid/l).
Hintergrund: Die im Trinkwasser natürlicherweise vorkommenden Konzentrationen sind gesundheitlich unbedenklich (mehr als 90 % der Trinkwässer < 0,3 mg/l). Der Grenzwert* beträgt 5,0 mg/l, bei Fluoridgehalten > 1,5 mg/l ist das Wasser nicht zum regelmäßigen Verzehr für Säuglinge und Kinder geeignet (Kennzeichnungspflicht). Zur Kariesprophylaxe* erfolgt in einigen Ländern (nicht in der Bundesrepublik Deutschland) eine Trinkwasserfluoridierung von 0,5–1 mg/l. Das ist jedoch umstritten, da die „therapeutische Breite" des Fluorids gering ist und der individuelle Wasserbedarf erheblich variiert. Zur Sicherung der Härte des Zahnschmelzes* wird eine tägliche Zufuhr von ca. 1 mg/Tag empfohlen.

Fluoridierung *f:* engl. *fluoridation*. Zusatz von Fluoriden zu Lebensmitteln (z. B. Salz) und Zahnpflegemitteln zur Kariesprophylaxe*. 1991 wurde in Deutschland aufgrund des geringen Fluoridgehaltes in Lebensmitteln und Trinkwasser die Fluoridierung von Speisesalz für den individuellen Gebrauch zugelassen, während die Fluoridierung von Trinkwasser weiterhin nicht erlaubt ist.

Fluorid-Test → Cholinesterasen [Biochemie]
Fluorose → Dentalfluorose
Fluorouracil *n:* Zytostatikum aus der Gruppe der Pyrimidinanaloga. Es wird zur Behandlung solider Tumoren wie Mamma- und Kolonkarzinom sowie topisch bei Warzen und Keratosen* eingesetzt. Häufige Nebenwirkungen sind Schleimhautveränderungen, Myelosuppression mit Agranulozytose sowie gastrointestinale und kardiale Toxizität. Die gleichzeitige Einnahme eines ACE-Hemmers verstärkt die Knochenmarksschädigung.

Fluoxetin *n:* Antriebssteigerndes Antidepressivum aus der Gruppe der selektiven Serotoninwiederaufnahme*-Hemmer (SSRI). Fluoxetin wird eingesetzt bei Major* Depression, Zwangsstörungen* und Bulimie*. Gegenüber trizyklischen Antidepressiva ist Fluoxetin bei gleicher antidepressiver Wirksamkeit besser verträglich. Häufigste Nebenwirkungen sind Schlaflosigkeit, Müdigkeit, Kopfschmerzen und Magen-Darm-Störungen.

Flupentixol *n:* Hochpotentes typisches Neuroleptikum aus der Gruppe der Thioxanthene* mit hoher Affinität zu Dopamin-D_1- und -D_2-Rezeptoren. Flupentixol wirkt antipsychotisch, anxiolytisch, aktivierend und stimmungsaufhellend sowie in hohen Dosierungen sedierend. Es wird eingesetzt bei Psychosen* im Rahmen von Schizophrenie*, Autismus* und organisch bedingter Psychose, Angstzuständen und Depression*.

Fluphenazin *n:* Hochpotentes Neuroleptikum mit antipsychotischen Eigenschaften aus der Gruppe der Phenothiazine. Fluphenazin wird oral und intramuskulär eingesetzt bei chronischer Schizophrenie* sowie bei akuten psychotischen Syndromen, Katatonie* und psychomotorischen Erregungszuständen. Niedrigdosiert sind Nebenwirkungen selten und gering ausgeprägt, höherdosiert treten insbesondere neurologische Nebenwirkungen wie extrapyramidale Symptome* auf.
Indikationen:
– Langzeitbehandlung und Rezidivprophylaxe schizophrener Psychosen bei chronischer Schizophrenie
– akute psychotische Syndrome mit Wahn, Halluzinationen, Denkstörungen, Denkzerfahrenheit, Ich-Störungen
– katatone Syndrome
– chronisch verlaufende endogene Psychosen* (Symptomsuppression und Rezidivprophylaxe)
– psychomotorische Erregungszustände.

Flurazepam *n:* Benzodiazepin* zur Anwendung als Schlafmittel* und Tranquilizer*. Flurazepam steigert die Hemmwirkung von GABA und unterliegt dem Betäubungsmittelgesetz*. Es wird v. a. bei Einschlaf- und Durchschlafstörungen* eingesetzt.

Flush *m:* Anfallsweise Hautrötung (Erythem*) mit Hitzegefühl insbesondere im Gesicht und am Hals, die durch Neurokinin-Ausschüttung entsteht. Typische Auslöser sind Hitze, psychovegetativer Stress oder verzögerter Abbau von Acetaldehyd* nach Alkoholkonsum sowie verschiedene Arznei- und Lebensmittel. Zudem kann der Flush Symptom eines Karzinoidsyndroms* und endokrinologischer Veränderungen sein.

Flussblindheit → Onchozerkose
Fluss-Volumen-Kurve *f:* engl. *flow-volume curve*. Grafische Darstellung von Atemstromstärke (Flow) und Atemstromvolumen während ruhiger und forcierter Atmung bei der Lungenfunktionsprüfung*. Indikationen zur Erhebung der Fluss-Volumen-Kurve sind obstruktive und restriktive Ventilationsstörungen* sowie extrathorakale Trachealstenosen (verlangsamter inspiratorischer Atemfluss). Siehe Abb.
Prinzip: Direkt ablesbar aus der Fluss-Volumen-Kurve sind
– der exspiratorische Peak*-Flow (PEF)
– der max. exspiratorische Flow bei 25, 50 und 75 % der forcierten Vitalkapazität (MEF_{25}, MEF_{50}, MEF_{75})
– der inspiratorische Peak-Flow (PIF).

Flu-Syndrom → Rifampicin [Tuberkulostatika]
Fluticason *n:* Inhalatives Glukokortikoid* aus der Gruppe der Antiasthmatika*, Broncholytika, Rhinologika* und Dermatika. Fluticason wird zur Behandlung von Asthma* bronchiale, COPD, Rhinitis* allergica sowie entzündlichen Hauterkrankungen eingesetzt. Bei mittelschwerem und schwerem Asthma wird die Kombination mit langwirksamen Beta-Sympathomimetika wie Salmeterol* oder Formoterol* empfohlen.
Indikationen:
– Asthma bronchiale
– COPD
– allergische Rhinitis
– Nasenpolypen
– entzündliche Hauterkrankungen wie Psoriasis* und Ekzem*.

Fluvastatin *n:* Lipidsenker* aus der Gruppe der HMG*-CoA-Reduktase-Hemmer zur Anwendung bei Hypercholesterolämie (in Verbindung mit Diät) und Sekundärprophylaxe kardiovaskulärer Ereignisse nach Herzkatheterisierung.
FLV: Abk. für engl. feline leukemia virus → Retroviridae
FLZ: Abk. für → Fragebogen zur Lebenszufriedenheit

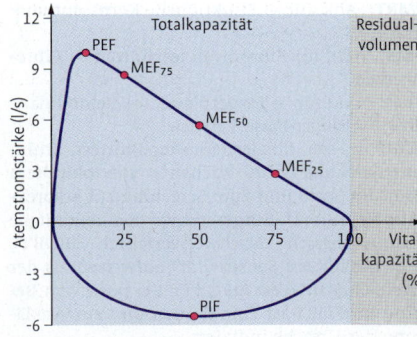
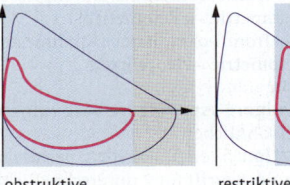

Fluss-Volumen-Kurve: Physiologische Ventilation mit initial hohem exspiratorischem Peak-Flow (PEF); obstruktive Ventilationsstörung mit verringertem PEF, charakteristisch konkavem Kurvenverlauf (niedriger maximaler exspiratorischer Flow MEF_{50} und MEF_{25}); restriktive Ventilationsstörung mit verringertem PEF durch verringerte Vitalkapazität bei sonst normalem Kurvenverlauf.

fMRT: Abk. für → Funktionelle Kernspintomografie

FMS: Abk. für Fibromyalgiesyndrom → Fibromyalgie

FNH: Abk. für → Hyperplasie, fokale noduläre

FNV → Finger-Nase-Versuch

FOBT *m*: syn. fäkaler okkulter Bluttest. Stuhluntersuchung zum Nachweis von okkultem Blut* im Stuhl und zum Screening auf kolorektales Karzinom*. Eingesetzt werden heutzutage immunologische Nachweisverfahren (iFOBT), die eine höhere Sensitivität* aufweisen als der ältere Guajak*-Test (gFOBT). Bei positivem Befund im FOBT ist eine Koloskopie* zur Abklärung der Ursache indiziert.

FOD: Abk. für fronto-okzipitaler Durchmesser Kopfmaße, Fetometrie → Fetometrie

FOD: Abk. für fronto-okzipitaler Durchmesser Kopfmaße, Fetometrie → Kopfmaße

Föhre → Kiefer

Foeniculum vulgare ssp. vulgare var. vulgare → Fenchel, gewöhnlicher

Förster-Operation *f*: engl. *Foerster's operation*; syn. Radikotomie. Begriff für 2 unterschiedliche Eingriffe (Otfrid Foerster, Breslau, 1873–1941): 1. Chordotomie* im oberen Brustmark (einseitige Durchtrennung des Tractus spinothalamicus des Rückenmarks); 2. intradurale operative Durchtrennung/Resektion der hinteren Wurzeln (Radix posterior) der Spinalnerven zur palliativen Behandlung von Schmerzen in deren Versorgungsgebiet.

fötid: engl. *fetid*. Übelriechend, stinkend.

Fötor *m*: Übler Geruch, im engeren Sinn übler Mundgeruch oder Atemgeruch* (Foetor ex ore).

Ursachen:
- bakterieller Abbau von Nahrungsresten, abgeschilferten Epithelien und Gewebeteilen bei: 1. schlecht gereinigten oder kariösen Zähnen 2. Schleimhautentzündung (u. a. Gingivitis*, Stomatitis*, Parodontitis*, chronischer Tonsillitis*) 3. langem Nüchternbleiben
- charakteristischer Geruch bei bestimmten Erkrankungen, z. B. bei: 1. Ketoazidose* (Acetongeruch) 2. hepatischer Insuffizienz (Foetor hepaticus) 3. renaler Insuffizienz (Foetor uraemicus)

Foetor ex ore *m*: engl. *fetor ex ore*. Unangenehmer, fauliger Geruch beim Ausatmen durch den Mund – mit angenommener Ursache im Mund-, Nasen- oder Rachenraum. Abgrenzend dazu wird ein unangenehmer Geruch der Atemluft, der auch bei geschlossenem Mund wahrnehmbar ist, als Halitosis bezeichnet – mit extraoraler oder systemischer Ursache. Die Behandlung erfolgt hauptsächlich sekundärpräventiv.

Vorkommen: Foeter ex ore ist häufig: Seine Prävalenz beträgt für den intermittierenden Foetor ex ore 25 % und für die persistierende Form 5 %. Xerostomie*, Alkohol- oder Kautabakkonsum, Rauchen, Fasten, die Einnahme bestimmter Medikamente und bakterielle Fehlbesiedlung der Mundhöhle (z. B. durch Therapie mit inhalativen Glukokortikoiden* bei Asthma* bronchiale oder COPD) begünstigen das Auftreten.

Ursachen: Foetor ex ore (90 %):
- bakterielle Verwertung von Nahrungsresten mit Bildung flüchtiger Schwefelverbindungen bei schlechter Mundhygiene und mangelnder Zahnpflege, schlecht sitzenden Zahnprothesen, Zahnfleischtaschen
- Karies (sehr häufige Ursache!), massive Zungen- oder Zahnbeläge, Parodontitis, Gingivitis, Stomatitis ulcerosa
- Entzündungen im HNO-Bereich, z. B. Rhinitis, chronische Tonsillitis
- ulzerierende Tumoren des Mund-, Nasen- oder Rachenraums.

Halitosis (10 %):
- Erkrankungen des Respirationstrakts: 1. Pneumonie*, Bronchitis, Abszess 2. Bronchiektasen* 3. Tumoren der Lunge und des Larynx
- Erkrankungen des Gastrointestinaltrakts: 1. Retention von Nahrungsresten aufgrund von Obstruktionen (Ösophagusachalasie, Retentionsdivertikel, Pylorusstenose, Tumoren) 2. Geruchsbildung ist keine Indikation für Gastroskopie bei ansonsten gesunden Patienten
- metabolische Erkrankungen, z. B. schlecht eingestellter Diabetes* mellitus.

Maßnahmen: Eine organische Ursache wird ausgeschlossen oder behandelt. Daneben helfen:
- richtige Mund- und Zahnhygiene (Zahnseide, professionelle Zahnreinigung)
- gründliche Reinigung des Zahnersatzes (Ultraschall, mechanisch)
- Zungenreinigung (Zungenbürsten oder Zungenreiniger)
- zuckerfreier Kaugummi (bei trockenem Mund oder postprandial*)
- faserreiche Ernährung
- ausreichende Wasseraufnahme
- Meidung von Alkohol, Tabakprodukten und Kaffee
- evtl. Mundwasser mit Chlorhexidin*.

Foetor hepaticus *m*: engl. *fetor hepaticus*. Charakteristisch süßlicher Geruch der Ausatemluft nach frischer Leber oder Lehmerde bei schweren Lebererkrankungen mit Parenchymuntergang und/oder ausgeprägten Umgehungskreisläufen.

Foetor uraemicus *m*: syn. urämischer Fötor. Intensiver, urinartiger Geruch der Ausatemluft, der Haut und des Schweißes bei fortgeschrittener chronischer Niereninsuffizienz*. Der urämische Fötor gehört zu den klassischen Symptomen der Urämie*.

Fötus → Fetus

Fogarty-Ballonkatheter *m*: engl. *Fogarty's catheter*; syn. Fogarty-Katheter. Zur Desobliteration* von Gefäßen (Ballondilatation*) verwendeter Ballonkatheter*. Siehe Abb.

Technik: Wird intravasal am Thrombus (bzw. Embolus) vorbeigeführt, welcher dann mithilfe des gefüllten Ballons beim Zurückziehen aus dem Gefäß entfernt werden kann (siehe Embolektomie*, Abb. dort).

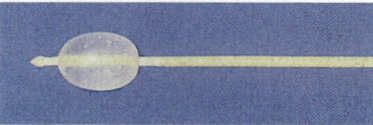

Fogarty-Ballonkatheter

Foix-Alajouanine-Syndrom *n*: engl. *Foix-Alajouanine syndrome*. Progrediente angiodysgenetische, kongestive Myelopathie* bzw. Myelomalazie* infolge eines extra- oder intramedullär gelegenen Angioma racemosum (von Venen der Pia mater ausgehend) oder einer arteriovenösen Fistel (AVF) des Rückenmarks. Betroffene zeigen sensible und motorische Ausfälle, behandelt wird meist interventionell. Bei später Diagnose ist die Prognose schlecht.

fokal: engl. *focal*. Von einem Herd ausgehend.

Fokalblock *m*: engl. *focal block*. Form der unspezifischen intraventrikulären Erregungsleitungsstörung* infolge umschriebener Veränderung der Purkinje-Fasern (siehe Erregungsleitungssystem*) oder des Myokards. Im EKG zeigt sich eine pathologische Knotung (außerhalb des R/S-Umschlags; siehe auch QRS*-Komplex). Ein Fokalblock kann u. a. bei Myokarditis* und Herzinfarkt auftreten.

fokale atriale Tachykardie → Vorhoftachykardie

fokale Infektion → Fokalinfektion

Fokale Laserkoagulation *f*: Methode zur Behandlung eines Makulaödems mittels Laser. Bei der fokalen Laserkoagulation werden – außer im Bereich des schärfsten Sehens (gelber Fleck) – kleine Vernarbung überall dort an der Netzhaut gesetzt, wo sich einzelne undichte Gefäße neu bilden.

Fokalinfektion *f*: engl. *focal infection*; syn. Herd. Durch Bakterien, insbesondere Streptokokken und deren Toxine verursachter sekundärer, umschriebener Krankheitsprozess, der mit zeitlicher Latenz nach einer lokalen Infektion auftritt (häufig im HNO-Bereich und im Bereich der Zähne, seltener des Urogenitaltrakts).

Pathophysiologie: Die Erreger und Toxine gelangen durch septische Metastasierung bzw.

(schubweise) Ausschüttung aus dem Ausgangsherd (primärer Fokus, sog. Streuherd) über den Blutkreislauf zu entfernten Organen und verursachen dort entzündliche bzw. allergische Krankheitsprozesse (z. B. embolische Herdenzephalitis, Hirnabszess oder Glomerulopathie).

Fokaltherapie, psychodynamische f: engl. focal psychotherapy. Form der Kurzzeit-Psychoanalyse (nach M. Balint) mit im Vergleich zur klassischen Psychoanalyse* kürzerer und niederfrequenterer Behandlung (psychodynamische Psychotherapie*), bei der frühzeitig ein zu behandelnder aktueller unbewusster Kernkonflikt bestimmt wird, auf den Konflikt- und Übertragungsdeutungen aktiv konzentriert werden.

Fokus [Kardiologie] m: Automatiezentrum innerhalb oder außerhalb des kardialen Erregungsleitungssystems.

Fokus-Film-Abstand m: engl. focus-film distance; Abk. FFA. (Röntgenologische) Entfernung zwischen Brennfleck und Filmebene im Zentralstrahl. Das Verhältnis des FFA zum Fokus*-Objekt-Abstand (Abk. FOA) bestimmt das Maß der Vergrößerung des abgebildeten Objekts.

Fokus-Haut-Abstand m: engl. focus-skin distance. Distanz zwischen Haut des Patienten und Brennfleck der Röntgenröhre. Er ist ein wichtiger Parameter in der Strahlentherapie*.

Fokus-Objekt-Abstand m: engl. focus-object distance. Entfernung zwischen dem Mittelpunkt des Brennflecks und dem Auftreffpunkt des Zentralstrahls auf einer zur Filmebene parallelen Ebene.

Folat → Folsäure

Foley-Katheter m: engl. Foley catheter. Doppellumiger Dauerkatheter mit einem auffüllbaren Ballon an der Spitze, um den Katheter in der Harnblase* zu blockieren. Der Foley-Katheter ist der Standard zur dauerhaften Katheterisierung* und wird mit verschiedenen Spitzen und in verschiedenen Größen verwendet. Siehe auch Blasenkatheter*.
Anwendung: Neben der Harnableitung wird der Foley-Katheter selten auch zur Geburtseinleitung* verwendet.

Folia Anthos → Rosmarin
Folia cerebelli → Kleinhirn
Folia Roris marini → Rosmarin
Folia Rosmarini → Rosmarin
Folie à deux → Induzierte wahnhafte Störung
Folliculitis → Follikulitis
Folliculitis barbae f: engl. sycosis barbae. Bakterielle chronische, oberflächliche Entzündung der Barthaarfollikel, meist durch Staphylococcus* aureus. Als begünstigende Faktoren gelten chronische Rhinitis*, Diabetes* mellitus und Immundefekte. Eine Folliculitis barbae heilt ab unter Bildung von Alopezieherden. Die Diagno-

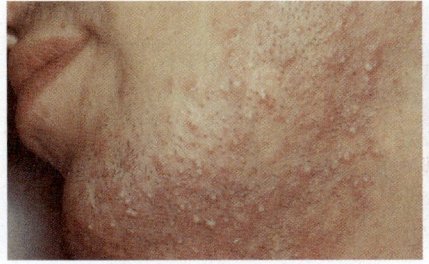

Folliculitis barbae: Multiple eitergefüllte follikulär gebundene Bläschen im Bartbereich. [120]

se wird klinisch gestellt, therapiert wird lokal antiseptisch. Siehe Abb.
Klinik: Follikuläre Erytheme und Plaques* mit einzelnen, evtl. konfluierenden Papeln und Pusteln, welche brennende Schmerzen beim Rasieren verursachen. Es besteht eine hohe Rezidivneigung. Der Erreger wird verbreitet durch den Rasiervorgang.
Diagnostik: Die Diagnose wird gestellt anhand des klinischen Erscheinungsbildes.
Therapie:
- Rasierverbot in der Akutphase
- elektrische Rasur nach Abheilung
- regelmäßige Desinfektion von Rasierutensilien
- alkoholhaltige Rasierwasser nach Abheilung bevorzugen
- antiseptisch wirkende Externa, z. B. Polyhexanid, Octenidin, Chinolinol etc.
- evtl. Externa mit Erythromycin* oder Fusidinsäure
- bei Therapieresistenz oder schwerem Befall systemische Antibiose*.

Folliculitis eczematosa barbae f: Mit einem chronischen Ekzem* der Bartgegend einhergehende Folliculitis* barbae, die zu Rezidiven neigt.

Folliculitis ovaricus primarius → Follikelreifung

Folliculitis sclerotisans nuchae f: engl. folliculitis keloidalis; syn. Acne keloidalis nuchae. Chronische fibrosierende und indurierende Folliculitis* und Perifollikulitis an der Nackenhaargrenze. Sie tritt nur auf bei Männern ab der Pubertät, insbesondere bei Dunkelhäutigen. Dabei bilden sich keloidartige Wülste und eine narbige Alopezie. Diskutiert werden eine Zugehörigkeit zur Akne vulgaris sowie Infektionen mit Staphylokokken oder gramnegativen Keimen. Siehe Abb.

Folliculitis simplex disseminata f: Über größere oder kleinere Hautbezirke ausgestreute Follikulitiden. Die Entstehung wird gefördert durch Verschmutzung, Schwitzen, Reibung und Diabetes mellitus.

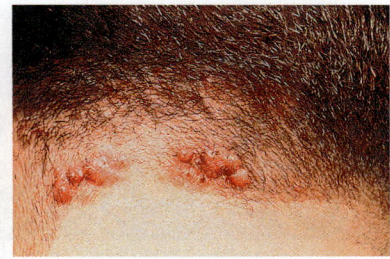

Folliculitis sclerotisans nuchae [70]

Folliculitis staphylogenes superficialis f: engl. ostiofolliculitis; syn. Impetigo follicularis Bockhart. Sehr oberflächlich epidermal lokalisierte Infektion der Haarfollikel* durch Staphylococcus* aureus. Die Diagnosestellung erfolgt klinisch, eine lokal antiseptische Therapie ist meist ausreichend.

Folliculitis vulvae → Furunculosis vulvae
Follikelepithel → Follikelreifung
Follikelpersistenz f: engl. follicle persistence. Bestehenbleiben des reifen Follikels über den Ovulationstermin hinaus, d. h. Ausbleiben des Follikelsprungs bei persistierender Estradiol-Sekretion durch den Follikel (anovulatorischer Zyklus*). Klinisch zeigt sich ein blutungsfreies Intervall von 5–7 Wochen mit anschließender dysfunktioneller Blutung. Diagnostiziert wird mit Ultraschall, Messung der Basaltemperatur* und Kolpozytologie*.

Follikelreifung f: engl. follicular maturation. Entwicklung eines kleinen Teils der pränatal angelegten Primordialfollikel im Ovar* im Rahmen des Ovarialzyklus. In jedem Zyklus erreicht gewöhnlich nur ein Follikel die Sprungreife (Atresie* der übrigen gewachsenen Follikel).
Stadien:
- **Primärfollikel: 1.** ø ca. 45 μm **2.** bestehen aus primärer Oozyte (Ovogenese), umgeben von einer Schicht prismatischer Epithelzellen
- **Sekundärfollikel: 1.** entwickeln sich mit jedem Ovarialzyklus aus mehreren Primärfollikeln **2.** Größenzunahme der Oozyte mit mehrschichtigem umgebendem Follikelepithel, flüssigkeitsgefüllter Follikelhöhle (Antrum folliculi) zwischen den Follikelepithelzellen und deutlicher Hülle aus von der Oozyte sezernierten Glykoproteinen (siehe Zona* pellucida)
- **Tertiärfollikel: 1.** beinhaltet in einer Ansammlung des Follikelepithels (Cumulus oophorus) die exzentrisch liegende Oozyte **2.** Antrum und Cumulus sind (von innen nach außen) von Follikelepithel (Granulosa-

Follikelreifungsphase

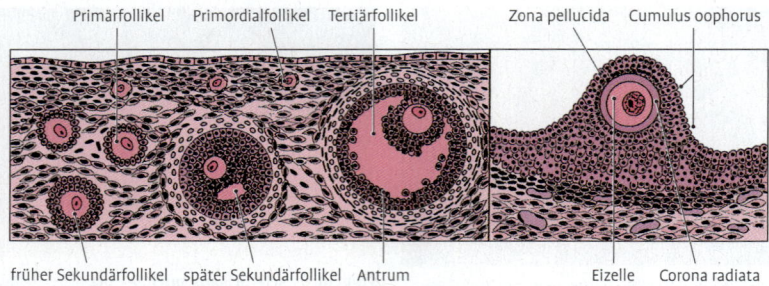

Follikelreifung: Darstellung der Follikelreifung im Ovar. Zu erkennen sind die verschiedenen Stadien: Primordialfollikel, Primärfollikel, Sekundärfollikel, Tertiärfollikel. [4]

zellen*), Theca interna und externa umgeben (siehe Eizelle*, Abb. dort)
- **Graaf-Follikel:** Folliculus ovaricus maturus: 1. der reife Follikel 2. am Tag der Ovulation Durchmesser bis ca. 25 mm 3. nach der Ovulation entsteht aus Follikelepithel und Theca interna das Corpus* luteum (siehe Abb.).

Follikelreifungsphase *f*: engl. *follicular maturation phase*. Erste Phase des 2-phasigen Menstruationszyklus* mit Heranreifen eines Follikels zum sprungreifen Tertiärfollikel. Die Follikelreifungsphase steht v. a. unter dem Einfluss der Östrogene*.

Follikelsprung → Ovulation

Follikelzyste *f*: engl. *follicle cyst*. Seröse Zyste* am Ovar*. Diese entsteht physiologisch während der Follikelreifung und bildet sich während der zweiten Zyklushälfte wieder zurück. Bei Follikelpersistenz über einen Menstruationszyklus* hinaus kann die Zyste weiterwachsen und Beschwerden (Unterbauchschmerzen, Druckgefühl) verursachen. Die Therapie ist meist konservativ.

Therapie:
- Zysten bis 5 cm Durchmesser machen meist keine Beschwerden und gehen nicht mit einem erhöhten Torsionsrisiko des Ovars einher.
- Größere Zysten müssen bei Persistenz oder Beschwerden per Laparoskopie* entfernt werden, um einer Ovarialtorsion vorzubeugen.
- Sehr selten kann es zu einer Blutung im Rahmen einer Zystenruptur einer (großen) Zyste kommen. Das Risiko ist erhöht bei Einnahme von Antikoagulantien.

Follikuläre Zyste *f*: Odontogene Zyste. Sie entsteht durch eine Ausweitung des Zahnsäckchens im Bereich der Krone eines durchbrechenden Zahnes und kommt oft im Bereich retinierter Zähne (v. a. Weisheitszähne) vor.

Follikularzyste → Kieferzyste

Follikulitis *f*: engl. *folliculitis*; syn. Follikelentzündung. Eitrige oder nichteitrige Entzündung des Haarfollikels*. Prädilektionsstellen* sind Capillitium*, Gesicht und Stamm. Ein Auftreten ist jedoch am ganzen Körper möglich. Die Abheilung erfolgt narbenlos unter Erhaltung des Haarbalgs. Die Diagnosestellung erfolgt meist klinisch-anamnestisch, die Therapie erfolgt entsprechend der Ätiologie.

Follikulitis, gramnegative *f*: engl. *gram-negative folliculitis*. Chronisch-rezidivierende Follikulitis*, vorwiegend im Gesichtsbereich, durch Verdrängung der natürlichen Hautflora durch gramnegative Bakterien wie Pseudomonas*, Klebsiella*, Enterobakterien, Proteus* und E. coli. Auslösend kann eine langfristige antibiotische oder antiseptische Therapie sein, z. B. bei Patienten mit Acne* vulgaris. Überwiegend sind Männer betroffen.

Follikulometrie *f*: engl. *folliclemetry*. Sonografisches Ausmessen des Follikels während des Menstruationszyklus zur Bestimmung des optimalen Zeitpunkts zur Ovulationsinduktion* nach Stimulation. Siehe Ovulationstest* (Abb. dort).

Folsäure *f*: engl. *folic acid*; syn. Acidum folicum. Wasserlösliches Vitamin aus dem Vitamin-B-Komplex. Folsäure ist ein essentielles Vitamin und muss über Nahrungsmittel aufgenommen werden. Bei Folsäuremangel treten u. a. Wachstums- und Fortpflanzungsstörungen sowie Anämien auf. Folsäure wird in der Schwangerschaft zur Prophylaxe von Neuralrohrdefekten eingesetzt.

Formen:
- Folate: 1. Sammelbezeichnung für verschiedene vitaminwirksame Derivate der Pteroylmonoglutaminsäure 2. Biosynthese durch Pflanzen und Bakterien 3. Vorkommen von Nahrungsfolaten: v. a. in pflanzlichen (Blatt- und einige Kohlgemüse, Tomaten, Orangen, Getreide) und tierischen Lebensmitteln (Leber, Niere)
- Folsäure im engeren Sinn: 1. synthetische Form (Pteroylmonoglutaminsäure) 2. zur Supplementation und Anreicherung von Lebensmitteln (z. B. Speisesalz, Mehl).

Bedarf:
- Erwachsene: 400 µg bzw. 600 µg Folat-Äquivalente (1 µg Folat-Äquivalent = 1 µg Nahrungsfolat = 0,5 µg synthetische Folsäure)
- gesteigerter Bedarf: 1. in Schwangerschaft und Stillzeit 2. in der Pubertät 3. bei Hyperthyreose 4. in manchen Fällen bei hämolytischer Anämie.

Folsäure-Antagonisten *m pl*: engl. *folic acid antagonists*. Substanzen, die als Analoga und Antimetaboliten* der Folsäure* in den Folsäurestoffwechsel eingreifen und dessen Produktion hemmen. Folsäureantagonisten werden sowohl als Antibiotika eingesetzt (z. B. Sulfonmide) als auch als Zytostatika (z. B. Methotrexat). Als Antidot fungiert Kalziumfolinat.

Folsäuremangel *m*: engl. *folic acid deficiency*. Unterversorgung mit Folsäure* und häufigste Hypovitaminose* des Westens. Primär ursächlich sind Malnutritionen*, z. B. bei Alkoholmissbrauch*, ein erhöhter Vitaminbedarf, z. B. in der Schwangerschaft* und eine Therapie mit Folsäureantagonisten wie Sulfonamide*. Folge sind u. a. Folsäuremangelanämien und neurologische Symptome, wie Parästhesien* und Demenz*. Therapiert wird mittels Folsäure*-Substitution.

Krankheit: Ätiologie:
- Mangelernährung (Malnutrition*)
- erhöhter Vitaminbedarf durch: 1. Schwangerschaft 2. hämolytische Anämie* 3. Erythrodermie* 4. hohes Lebensalter 5. gleichzeitig bestehendem Vitamin*-B12-Mangel
- medikamentöse Therapie mit Folsäure*-Antagonisten wie Sulfonamiden* oder Methotrexat*.

Pathophysiologie:
- Folsäure ist ein Kofaktor* bei der Nukleotid*-Synthese, weshalb ein Mangel zur Störung der RNA*- und DNA*-Synthese führt, beispielsweise bei der Erythropoese.
- Folglich liegt oft eine megaloblastäre Anämie* mit Leukopenie* und Thrombozytopenie* (bei Folsäureserumkonzentration < 11,3 nmol/l bzw. 0,5 µg/dl) vor.

Klinik:
- **hämatologisch:** typische Symptome einer Anämie*, wie z. B.: 1. Abgeschlagenheit, Müdigkeit 2. Blässe 3. Tachykardie*
- **neurologisch:** 1. Parästhesie* 2. Demenz* 3. sensorische Ataxie
- **gastrointestinal:** Resorptionsstörung durch Schleimhautschädigung, z. B.: 1. Diarrhö* 2. Koprostase*
- **allgemein:** 1. Wachstumsstörung* in Kindheit und Jugend 2. Fortpflanzungsstörung durch Keimzellschädigung 3. erhöhtes Arteriosklerose-Risiko mit erhöhter Homocystein*-Konzentration (Homocysteinämie*)

– vor oder während **Schwangerschaft***: **1.** fetale Fehlbildung (z. B. Spina* bifida) **2.** Frühgeburt*.

Praxishinweise:
– Prävention eines Foläuremangels vor oder während der Schwangerschaft* durch perikonzeptionelle Supplementation* von Folsäure*
– gleichzeitige Bestimmung des Vitamin*-B12-Status sinnvoll, um einen symptomähnlichen oder gleichzeitig bestehenden Vitamin*-B12-Mangel auszuschließen.

Therapie:
– Therapie der Ursache
– orale Folsäuresubstitution
– parenterale Substitution, wenn orale Anwendung nicht möglich oder ungenügende Wirksamkeit der Standarddosierung.

Fondaparinux *n*: Synthetisches sulfatiertes Pentasaccharid aus der Gruppe der Antikoagulanzien, das s. c. verabreicht wird zur Thrombose*- und Embolieprophylaxe* sowie bei akutem* Koronarsyndrom, Myokardinfarkt, Lungenembolie* und tiefer Venenthrombose. Die Wirkung von Fondaparinux basiert auf der indirekten (Antithrombin-III-vermittelten) selektiven Hemmung des Faktors* Xa der Blutgerinnung*.

Fonokardiografie *f*: engl. *phonocardiography*. Obsolet gewordenes Verfahren zur Aufzeichnung von Herztönen* und Herzgeräuschen* (Fonokardiogramm) mit Mikrofon und Herzschallverstärker. Siehe Abb.

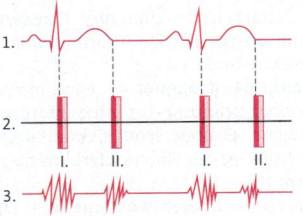

Fonokardiografie: 1: Elektrokardiogramm; 2: Herztöne schematisch; 3: Fonokardiogramm.

Fontaine-Stadien *n pl*: engl. *Fontaine's classification*. Gängige Stadieneinteilung der Durchblutungsinsuffizienz bei pAVK im Bereich der unteren Extremitäten zur Beurteilung des Schweregrades und Therapiebedarfs. Siehe Tab.

Fontanelle *f*: syn. Fonticulus. Bindegewebig überbrückte Knochenspalte zwischen den Schädelknochen im kindlichen Schädel. Ein Neugeborenes* besitzt 2 Hauptfontanellen (Fonticulus posterior und anterior) und jeweils paarige Seitenfontanellen (Fonticulus sphenoidalis und mastoideus). Der knöcherne Verschluss erfolgt zu unterschiedlichen Zeiten innerhalb der ersten 2 Lebensjahre. Siehe Schädelnaht* (Abb. dort).

Fontaine-Stadien	
Stadium	Klinik
I	Symptomfreiheit (ausreichender Kollateralkreislauf*), meist Zufallsbefund (fehlende periphere Arterienpulse)
II	Belastungsschmerz, Claudicatio* intermittens
II a	symptomfreie Gehstrecke > 200 m
II b	symptomfreie Gehstrecke < 200 m
III	Ruheschmerz in der betroffenen Extremität bei horizontaler Lage infolge Mangeldurchblutung der Muskulatur, oft vorübergehendes Nachlassen bei Tieflagerung
IV	trophische Störungen in Form von Nekrosen (Ulkus, trockene oder feuchte Gangrän)

Anatomie: Große Fontanelle (Fonticulus anterior):
– rautenförmig
– zentral zwischen Stirnbeinen (Ossa frontalia) und Scheitelbeinen (Ossa parietalia)
– Zusammentreffen von Kranznaht (Sutura coronalis), Pfeilnaht (Sutura sagittalis) und Stirnnaht (Sutura frontalis)
– Verschluss im 9.–18. Lebensmonat (bei 50 % der Kinder), spätestens 24.–27. Lebensmonat.

Kleine Fontanelle (Fonticulus posterior):
– dreieckig
– am Hinterkopf zwischen Scheitelbeinen (Ossa parietalia) und Hinterhauptsbein (Os occipitale)
– Zusammentreffen von Pfeilnaht (Sutura* sagittalis) und Lambdanaht (Sutura lambdoidea)
– Verschluss bis zum vollendeten 3. Lebensmonat
– Orientierungspunkt für die Lage des kindlichen Kopfes bei der Geburt* (kindliche Leitstelle*).

Vordere Seitenfontanelle (Fonticulus sphenoidalis, paarig):
– zwischen Stirnbein (Os frontale), Scheitelbein (Os parietale) und großem Keilbeinflügel (Os sphenoidale)
– Verschluss im 1. Lebensjahr.

Hintere Seitenfontanelle (Fonticulus mastoideus, paarig):
– zwischen Schläfenbein (Os temporale), Scheitelbein (Os parietale) und Hinterhauptsbein (Os occipitale)
– Verschluss bis zum 18. Lebensmonat.

Fontan-Operation *f*: engl. *Fontan procedure*. Palliativoperation bei angeborenen Herzfehlern, bei denen eine Trennung von systemischer und pulmonaler Zirkulation auf der Ebene der Ventrikel nicht möglich ist (z. B. Trikuspidalatresie*).

Fonticulus → Fontanelle

Foramen *n*: engl. *trema*; syn. Loch. Loch, z. B. Foramen* magnum.

Foramen epiploicum → Foramen omentale

Foramen infraorbitale *n*: engl. *infra-orbital foramen*. Öffnung unterhalb des unteren Augenhöhlenrandes. Sie stellt die Mündung des gleichnamigen Kanals für den Austritt der Gesichtsäste von A. und N. infraorbitalis dar. Das Foramen infraorbitale ist der Trigeminusdruckpunkt für den N. maxillaris (V_2).

Foramen intervertebrale *n*: engl. *intervertebral foramen*. Zwischenwirbelloch, das durch die Bogenwurzeln, die Wirbelgelenke, Teile des Wirbelkörpers und der Bandscheibe von 2 benachbarten Wirbeln gebildet wird. Das Foramen intervertebrale dient als Durchtrittsstelle der Rückenmarksnerven (auch als Spinalnerven bezeichnet).

Foramen ischiadicum majus *n*: engl. *greater sciatic foramen*; syn. großes Sitzbeinloch. Durchtrittsstelle für Leitungsbahnen des Beckens. Sie wird von der Incisura ischiadica major des Hüftbeins, dem Lig. sacrospinale und dem Lig. sacrotuberale umfasst. Der M. piriformis untergliedert das Foramen ischiadicum majus in das Foramen infrapiriforme und Foramen suprapiriforme.

Foramen ischiadicum minus *n*: engl. *lesser sciatic foramen*; syn. kleines Sitzbeinloch. Durch Incisura ischiadica minor, Lig. sacrospinale und Lig. sacrotuberale begrenzte Öffnung, durch die A. pudenda interna, V. pudenda interna und N. pudendus ins Becken eintreten. Der M. obturatorius internus verläuft durch das Foramen ischiadicum minus und befestigt sich an der Fossa trochanterica.

Foramen magnum *n*: syn. Großes Hinterhauptloch. Große Öffnung im Bereich der hinteren Schädelgrube (Fossa cranii posterior) im Hinterhauptbein (Os* occipitale). Durch das Foramen magnum ziehen das verlängerte Mark (Medulla* oblongata), die Aa. vertebrales, A. spinalis anterior, Aa. spinales posteriores und V. spinalis sowie die Radix spinalis des N. accessorius.

Foramen mandibulae *n*: engl. *mandibular foramen*. Öffnung an der Innenseite des Unterkieferastes, an der der Mandibularkanal beginnt. Hier erfolgen der Eintritt von A. und N. alveolaris inferior sowie der Austritt der V. alveolaris inferior.

Foramen mentale

Klinische Bedeutung: Unmittelbar medial vom Eingang in das Foramen mandibulae liegt die Lingula mandibulae, welche beginnend vom Unterrand des Foramen mandibulae nach oben zieht. Für eine erfolgreiche Mandibularanästhesie muss die Injektion ca. 1 cm oberhalb der Projektion des Foramen mandibulae erfolgen.

Foramen mentale n: engl. *mental foramen*. Öffnung des Canalis mandibulae für A. und N. mentalis auf Höhe des 2. Prämolaren an der Außenseite des Unterkieferkörpers. Sie stellt den Trigeminusdruckpunkt für den N. mandibularis (V_3) dar.

Foramen obturatum n: engl. *obturator foramen*; syn. Hüftloch. Runde Öffnung zwischen Schambein (Os* pubis) und Sitzbein (Os* ischii). Sie wird durch die Membrana* obturatoria verschlossen. An ihr entspringt der M. obturator internus und der M. obturator externus. Klinisch relevant ist die Hernia* obturatoria.

Foramen omentale n: engl. *omental foramen*; syn. Foramen epiploicum. Eingang in die Bursa* omentalis. Das Foramen omentale hat einen Durchmesser von ca. 2 bis 3 cm und befindet sich zwischen Lig. hepatoduodenale und Pars superior des Duodenums*.

Foramen ovale n: Begriff mit mehreren Bedeutungen, einmal ovale Öffnung im Vorhofseptum für den physiologischen Rechts-Links-Shunt des pränatalen Blutkreislaufs*, die sich normalerweise durch Verklebung der kulissenartigen Ränder (Septum primum und Septum secundum) postnatal schließt, zum anderen Öffnung für den Durchtritt des N. mandibularis an der Schädelbasis.

Klinische Bedeutung: Foramen ovale des Vorhofseptums: In 20–25 % der Fälle verklebt die Öffnung nur unvollständig und persistiert als offenes Foramen ovale. Es besteht jedoch kein Vorhofseptumdefekt im engeren Sinn, da die Öffnung funktionell verschlossen ist und nur bei rechtsatrialem Druckanstieg ein Shunt mit Flussumkehr möglich ist.

Foramen transversarium: Loch in den Querfortsätzen der Halswirbel für den Durchtritt der A. und V. vertebralis.

Foramen venae cavae n: engl. *caval opening*. Öffnung im Centrum tendineum des Zwerchfells*, durch das die V. cava inferior und ein Ast des rechten N. phrenicus treten. Siehe Zwerchfell*, Abb. dort.

Foramen vertebrale n: engl. *vertebral foramen*. Wirbelloch, umgrenzt von Wirbelbogen und -körper. Das Foramen vertebrale enthält das Rückenmark mit seinen Häuten. Alle Wirbellöcher zusammen mit ihren bindegewebigen Verbindungen bilden den Spinalkanal.

Foramen zygomaticoorbitale n: engl. *zygomatico-orbital foramen*. Öffnung im Bereich der lateralen Wand der Augenhöhle an der orbitalen Fläche des Jochbeins. Der hier eintretende N. zygomaticus verläuft in einem Kanal, der sich am Foramen zygomaticofaciale an der Facies lateralis und am Foramen zygomaticotemporale an der Facies temporalis des Jochbeins öffnet.

Forbes-Albright-Syndrom → Galaktorrhö-Amenorrhö-Syndrom

Forced-Use-Therapie → Constraint-Induced-Movement-Therapy

Forceps → Corpus callosum [Neuroanatomie]

Forceps → Geburtszange

Forel-Achse f: syn. Diencephalon-Telencephalon-Achse. Nahezu sagittal verlaufende Achse zur Lagebezeichnung von Strukturen im Gehirn. Die Forel-Achse verläuft annähernd waagerecht durch eine gedachte Linie durch Dienzephalon* und Telenzephalon*. Zur Stirn gewandte Strukturen werden als anterior, rostral oder frontal gelegen bezeichnet. Zum Hinterkopf gewandte Strukturen werden als posterior gelegen bezeichnet.

forensisch: engl. *forensic*. Gerichtlich, gerichts-, zum Gericht gehörig.

Forensische Ambulanz f: syn. forensische Nachsorgeambulanz. Fachambulanz des Maßregelvollzugs, die forensische Patienten während der Führungsaufsicht betreut. Die Anbindung des Straftäters an die forensische Ambulanz geschieht in der Regel auf Weisung des Gerichts.

Forensische Nachsorge f: Ambulante psychiatrische und soziotherapeutische Betreuung forensischer Patienten. Ziel ist die gesellschaftliche Reintegration sowie die Prävention von Straftaten. Die wichtigsten Instrumente der Nachsorge sind die forensische* Ambulanz und betreute Wohnformen. Während der Führungsaufsicht ist die Teilnahme an forensischer Nachsorge durch Weisungen des Gerichts geregelt.

forensische Pflege → Pflege, forensische

Forestier-Krankheit → Hyperostosis ankylosans vertebralis senilis

Forkhead-Box-Protein P2 n: Abk. FOXP2. Transkriptionsfaktor*. Mutationen des FOXP2-Gens (Sprachgen) finden sich bei familiären, v. a. grammatikalische Fähigkeiten betreffenden Sprachentwicklungsstörungen. Der Einfluss des FOXP2-Gens ist nur bei wenigen Fällen gesichert.

Formaldehyd m: Farbloses, stechend riechendes Aldehyd* mit stark antiseptischer, bakterizider, fungizider und antiviraler Wirkung. Formaldehyd wird zur chemischen Desinfektion* und als Konservierungsmittel verwendet. Es ist extrem giftig sowie krebserregend und findet sich in Spuren in vielen industriellen Erzeugnissen.

Anwendung: Zur chemischen Desinfektion* wie z. B. Raumgasdesinfektion durch Formaldehyd-Wasserdampf-Sterilisation oder als Konservierungsmittel.

Formalin → Formaldehyd

Formalininstillation, intravesikale f: engl. *intravesicle formalin instillation*. Blaseninstillation* von Formalin als 1 %-ige Lösung in Vollnarkose (da sehr schmerzhaft) über 10 min bei unstillbarer Blasenblutung, besonders infolge strahlen- oder zytostatikainduzierter Zystitis* oder bei diffus nekrotisierendem Blasentumor*. Komplikationen sind Schrumpfblase, Retroperitonealfibrose und Inkontinenz. Bei vesikoureterorenalem Reflux* besteht die Gefahr einer Tubulusnekrose bis hin zur Niereninsuffizienz.

Formatio reticularis f: engl. *reticular formation*. Von der Medulla* oblongata bis ins Dienzephalon* reichendes System longitudinal und transversal verlaufender markhaltiger Fasern und diffus verteilter Ganglienzellen. Sie treten z. T. zu unscharf umschriebenen Kernen zusammen (in ihrer Gesamtheit als motorischer Haubenkern bezeichnet).

Physiologie: Durch direkte Reizübertragung von den sensiblen auf die somato- und visceromotorischen Kerne der Hirnnerven und indirekte Übertragung durch mehrgliedrige Neuronenketten bis hinauf ins Mes- sowie Dienzephalon und abwärts bis zu den motorischen Vorderhornzellen des Rückenmarks ermöglicht das System der Formatio reticularis
- die Vermittlung lebenswichtiger reflektorischer Erregungen
- die Steuerung vegetativer Funktionen
- die Koordination von Reflexen zu Bewegungsabläufen
- die Verarbeitung afferenter Erregungen im Sinne unspezifischer Informationen für die Großhirnrinde.

Formenkreis, progener m: engl. *malocclusion*. Sammelbezeichnung für eine morphologisch heterogene Gruppe von Erkrankungen mit Überbetonung des Unterkieferbereichs.

Formen: z.B.
- knöcherne Überentwicklung des Unterkiefers (mandibuläre Prognathie*, Abb. 1 dort)

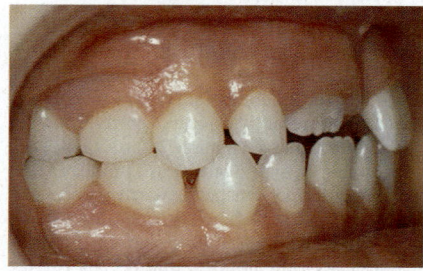

Formenkreis, progener: Frontaler Kreuzbiss; intraorale Ansicht in Norma lateralis. [136]

– frontaler Kreuzbiss (Minimalvariante des progenen Formenkreises (siehe Abb.).

Formenkreis, rheumatischer *m*: engl. *rheumatic diseases*. Sammelbezeichnung für ätiologisch heterogene Erkrankungen des Stütz- und Bindegewebes des Bewegungsapparats, häufig mit systemischer Beteiligung des Bindegewebes innerer Organe. Die WHO definiert Erkrankungen des rheumatischen Formenkreises als Erkrankungen des Bindegewebes und schmerzhafte Störungen des Bewegungsapparats, die zur Ausbildung chronischer Symptome führen können.

Einteilung:
- nach Ätiologie*: **1.** infektiös **2.** metabolisch **3.** autoimmun
- pathologisch-anatomisch: **1.** entzündlich **2.** degenerativ **3.** funktionell
- topografisch: **1.** rheumatische Erkrankung der Gelenke **2.** extraartikuläre rheumatische Erkrankung (Bänder, Sehnen, Muskeln, Faszien, Schleimbeutel, Binde- und Fettgewebe)
- nach ACR-Kriterien
- nach internationaler Klassifikation der muskuloskeletalen Erkrankungen der Internationalen Rheumaliga.

Klinik:
- unspezifisch
- Schmerz, Funktionsbehinderung, Steifigkeit, Deformierung der Gelenke
- teilweise Organmanifestation, z. B. an Herz, Gefäßen, Lunge, Leber, Darm, Zentralnervensystem.

Formen:
- **entzündlich-rheumatische Erkrankungen** (rheumatische Erkrankungen im engeren Sinn) mit Immunreaktionen im mesenchymalen Gewebe, z. T. mit Autoimmunphänomenen, z. B.: **1.** Kollagenosen* **2.** Vaskulitiden **3.** Entzündungen an Gelenken und Wirbelsäule, z. B.: **I.** rheumatoide Arthritis* **II.** Spondylitis* ankylosans **III.** akutes rheumatisches Fieber* **IV.** Psoriasis*-Arthritis
- **degenerativ-rheumatische Erkrankungen** (rheumatische Erkrankungen im weiteren Sinn), gekennzeichnet durch primär regressive Veränderungen an Knorpeln und Bandscheiben sowie durch reparativen Knochenumbau, z. B.: **1.** Arthrose* **2.** Spondylosis* deformans **3.** Spondylarthrose **4.** Osteochondrose*
- **extraartikuläre rheumatische Erkrankungen:** Weichteilrheumatismus*.

Formicatio *f*: engl. *formication*. Form der Parästhesie* mit Empfindung der Bewegung von Insekten oder Kriechtieren auf oder unter der Haut, wird subjektiv als Ameisenlaufen oder Kribbeln beschrieben und tritt z. B. auf als taktile Halluzination* (zönästhetische Halluzination*), häufig eingebettet in Dermatozoenwahn*.

Formoterol *n*: Langwirksames Betasympathomimetikum (β2-Sympathomimetikum) aus der Gruppe der Antiasthmatika* und Broncholytika. Formoterol kommt bei der Langzeittherapie von Asthma* bronchiale, COPD und Bronchitis* zum Einsatz. Bei mittelschwerem und schwerem Asthma bronchiale wird die Kombination mit einem inhalativen Glukokortikoid*, z. B. Budesonid* oder Beclometason*, empfohlen.

Indikationen:
- Asthma bronchiale
- Prophylaxe eines Belastungsasthmas
- COPD
- Bronchitis.

Formula-Diät *f*: engl. *formula diet*. Anwendung eines Instant-Konzentrat-Pulvers mit einem festen Mengenverhältnis („Formel") von Kohlenhydrat-, Fett- und Eiweißmengen. Die Anwendung erfolgt unter ärztlicher Aufsicht, z. B. bei starkem Übergewicht*.

Fornix cerebri *m*: engl. *fornix*. Bogenförmiges Faserbündel, welches am Hippocampus* beginnt, sich über den 3. Hirnventrikel* biegt und in den Corpora mammillaria endet. Der Fornix cerebri verbindet den Hippocampus mit vielen Gebieten des Gehirns und gehört zum limbischen System*.

Fornixruptur *f*: engl. *rupture of the fornix*. Einriss des Nierenkelchs* am Übergang zum Nierenparenchym mit peripelvinem Urinaustritt (**Urinom**), z. B. bei Urolithiasis*. Charakteristisch ist das plötzliche Nachlassen eines vorher bestehenden Kolikschmerzes. Urographisch zeigt sich ein perirenaler Kontrastmittelaustritt. Behandelt wird mittels Ureterschiene* oder perkutaner Nierenfistel, um einen ungestörten Harnabfluss während der Heilung sicherzustellen.

Fornix vaginae *m*: engl. *vaginal fornix*. Scheidengewölbe, das von der Umgebung der in die Vagina* hineinragenden Portio vaginalis uteri gebildet wird. Es werden ein Pars anterior, ein Pars lateralis und ein Pars posterior unterschieden. Das Pars posterior grenzt an die Excavatio rectouterina. Hier lässt sich beispielsweise ein Krukenberg-Tumor ertasten.

Forrest-Klassifikation *f*: engl. *Forrest's classification*. Endoskopische Klassifikation zur Beurteilung der Blutungsaktivität von Ulzera in Magen und Duodenum. Hierbei nimmt das Risiko einer Rezidivblutung von Typ I zu Typ III ab. Die Letalität der Ulkusblutung beträgt bei Typ Ia ca. 20 %, bei Ib und IIa sinkt sie auf ca. 10 %. Siehe Tab.

Forschungsethik *f*: engl. *ethics of research*. Zweig der Ethik*, der sich mit ethischen Problemen der Forschung befasst und Grundsätze formuliert, die eine moralisch einwandfreie Forschungspraxis sichern sollen. International verbindliche Regelungen für Forschungsvorhaben

Forrest-Klassifikation	
Typ	klinische Merkmale
I	aktive Blutung
I a	arteriell pulsierende Blutung
I b	Sickerblutung
II	sistierende Blutung
II a	mit sichtbarem Gefäßstumpf
II b	mit Blutkoagel
II c	mit Hämatinauflagerung
III	Ulkus ohne Blutungszeichen

an Menschen und Tieren wurden in der Deklaration von Helsinki (1964) formuliert.

Grundsätze: Versuchspersonen müssen freiwillig und nach ausführlicher Aufklärung ihre Einwilligung geben (sog. **Informed Consent**, informierte Zustimmung). Über jede klinische Studie ist ein Forschungsprotokoll zu führen, das von einer Ethik-Kommission begutachtet werden muss.

Forschungsprozess → Pflegeforschung

Forssman-Antigen *n*: engl. *Forssman antigen*. Bei vielen Tierspezies und bestimmten Bakterien vorkommendes Antigen* (in Zellmembranen als Glykolipid, in Körperflüssigkeiten als Glykoprotein). Das Forssman-Antigen fehlt u. a. bei Menschen, Primaten, Kaninchen und Ratten.

Fortifikation *f*: engl. *fortification*. Zickzackförmige optische Wahrnehmung im Rahmen einer Aura* bei Migräne*.

fortlaufende Naht → Nahtmethoden

Fortpflanzung *f*: engl. *reproduction*. Zeugung von Nachwuchs. Voraussetzung ist die Fruchtbarkeit von Frau und Mann bzw. die Nutzung von Methoden der künstlichen Befruchtung*.

Forzeps → Corpus callosum [Neuroanatomie]

Forzeps → Geburtszange

Fosaprepitant *n*: Antiemetikum und Prodrug von Aprepitant* aus der Gruppe der selektiven Neurokinin*-1-Rezeptor-Antagonisten zur p.o.- und i.v.-Anwendung bei postoperativer oder Zytostatika-induzierter Übelkeit und Erbrechen. Nach Umwandlung zu Aprepitant kommt es zur Unterdrückung des Brechreizes durch Hemmung der Substanz-P-Neurokinin-1(NK_1)-Rezeptoren in der Area postrema.

Indikationen:
- Zytostatika-induzierte Übelkeit und Erbrechen (Anwendung in Kombination mit Kortikoiden* und Serotonin-5-HT_3-Rezeptor-Antagonist)
- PONV.

Fosfomycin *n*: Antibiotikum, das bei Atemwegsinfektionen, Lungenabszessen und Osteomyelitis* parenteral verabreicht wird. Zur Behandlung unkomplizierter Harnwegsinfekte wird es auch oral gegeben. Nebenwirkungen sind selten, z. B. Exantheme oder gastrointestinale Störungen. Fosfomycin ist in der Schwangerschaft kontraindiziert.

Fosinopril → ACE-Hemmer

Fossa acetabuli f: engl. *acetabular fossa*. Nicht überknorpelte Grube am Grund der Hüftgelenkpfanne. Sie wird von der sichelförmigen Facies* lunata umrandet und ist in der Tiefe mit Fettgewebe bedeckt.

Fossa axillaris → Regio axillaris

Fossa cubitalis f: engl. *cubital fossa*; syn. Ellenbogengrube. Innerer Teil des Ellenbogens. Die Ellenbogengrube befindet sich an der Beugeseite des Ellenbogengelenks*, zwischen der Sehne des M. biceps brachii, M. pronator teres und M. brachioradialis. Sie enthält u. a. den N. medianus, N. radialis, die A. brachialis und die Vv. brachiales mit Ästen.

Fossa iliaca f: engl. *iliac fossa*. Flache, konkave Mulde an der Innenseite der Darmbeinschaufel (Ala ossis ilii). Sie wird distal von der Linea* arcuata umrahmt und dient dem M. iliacus als Ursprung.

Fossa inguinalis lateralis f: engl. *lateral inguinal fossa*; syn. seitliche Leistengrube. Vertiefung der Bauchwand*, in der der Anulus inguinalis profundus liegt. Die seitliche Leistengrube befindet sich lateral von der Plica umbilicalis lateralis und von Pleura* parietalis bedeckt.

Fossa inguinalis medialis f: engl. *medial inguinal fossa*; syn. innere Leistengrube. Vertiefung der Bauchwand*, in der der Anulus inguinalis superficialis liegt. Die mediale Leistengrube befindet sich zwischen Plica umbilicalis medialis und Plica umbilicalis lateralis und wird von Peritoneum parietale bedeckt.

Fossa jugularis f: engl. *jugular fossa*. Bezeichnung sowohl für die Fossa jugularis sterni als Vertiefung in der Haut oberhalb des Brustbeins (Sternum*), als auch für die Fossa jugularis ossis temporalis als Knochengrube des Schläfenbeins (Os* temporale).

Fossa ovarica f: engl. *ovarian fossa*. Paarige, seichte Vertiefung in der Seitenwand des kleinen Beckens. Hier befinden sich die Ovarien. Die Fossa ovarica wird von den Vasa iliaca externa, den Vasa ilica interna und dem Ureter* begrenzt, an ihrem Grund verlaufen die Vasa obturatoria und der N. obturatorius.

Fossa poplitea f: engl. *popliteal fossa*. Rautenförmige Vertiefung an der Dorsalseite des Kniegelenks. Sie wird begrenzt durch den M. biceps femoris, den M. semimembranosus und den M. gastrocnemius (Caput laterale und mediale) und enthält u. a. den N. ischiadicus, die A. poplitea und die V. poplitea.

Fossa-posterior-Syndrom → Mutismus

Fossa pterygoidea f: engl. *pterygoid fossa*. Flügelförmige Knochengrube zwischen Lamina lateralis und medialis des Flügelfortsatzes (Proc. pterygoideus) an der Unterseite des Keilbeins (Os* sphenoidale). In der Fossa pterygoidea entspringt der M. pterygoideus medialis.

Fotoablation f: engl. *photoablation*. Mit Laserlicht (im UV-Bereich) durchgeführtes chirurgisches Verfahren zur Abtragung von organischem Gewebe ohne nennenswerte Wärmeentwicklung in angrenzenden Schichten. Es wird z. B. in der refraktiven Chirurgie* durchgeführt.

Fotochemotherapie → Psoralene plus UV-A

Fotodermatose → Lichtdermatose

Fotodermatose, polymorphe → Lichtdermatose, polymorphe

Fotodynamische Diagnostik der Harnblase f: Abk. PDD. Diagnoseverfahren zur Unterscheidung zwischen benignen und malignen Befunden der Harnblasenschleimhaut. Es wird in der Urologie im Rahmen von Blasenspiegelungen zur Diagnostik von Carcinoma*-in-situ-Läsionen bei Harnblasentumoren angewendet. Der Einsatz führt aber zu relativ hohen Raten an falsch positiven Befunden.

Verfahren:
- Applikation eines Fotosensibilisators* oder dessen Vorläufer
- Anreichung des Fotosensibilisators durch selektive Aufnahme in Tumorzellen
- durch Behandlung mit Licht bestimmter Wellenlänge Erzeugung von Fluoreszenzeffekten
- Sichtbarmachung des Tumorgewebes.

Fotodynamische Therapie f: engl. *photodynamic therapy*; Abk. PDT. Nichtinvasives Verfahren, bei dem mithilfe selektiver Fotosensibilisatoren pathologisches Gewebe (beispielsweise Tumoren*) geschädigt wird. Die Schädigung erfolgt über gezielte Bestrahlung des betroffenen Gewebes mit Licht einer bestimmten Wellenlänge. Die fotodynamische Therapie wird vor allem in der Dermatologie* eingesetzt, daneben in Onkologie*, Ophthalmologie* und Zahnheilkunde.

Fotokoagulation f: engl. *photocoagulation*. Zelluntergang durch gezielte Erwärmung mittels Sonnenlicht mit dem Ziel der Vernarbung (Koagulation*). Im Gegensatz zur heutigen Laser-Koagulation wurde ursprünglich mit Sonnenlicht koaguliert (Fotokoagulation) und später mit Xenon. Zur thermischen Zerstörung der äußeren Retina und inneren Choroidea wurde der Lichtstrahl auf Netzhaut bzw. Aderhaut projiziert.

Indikationen:
- entzündliche Verklebung und Vernarbung von Netzhautablösungen (Ablatio retinae)
- Prophylaxe der Netzhautablösung
- Zerstörung subretinaler bzw. Verhinderung retinaler Gefäßneubildungen

- altersabhängige Makuladegeneration*
- proliferative Retinopathie (z. B. bei diabetischer Retinopathie*, retinalen Venenverschlüssen, Eales-Krankheit)
- kleinere Tumoren der Ader- oder Netzhaut.

Fotomyoklonische Reaktion f: Myoklonien* der periorbikulären Muskulatur während der EEG-Lichtreizung. Die fotomyoklonische Reaktion ist zeitlich eng an die Lichtblitze gekoppelt und hört bei Beendigung der Lichtreizung sofort auf. Sie ist kein Indiz für eine erhöhte zerebrale Erregbarkeit.

Fotorezeptor: syn. Fotorezeptorzellen. Spezialisierte Nervenzellen* in der Retina* des Auges, die Lichtimpulse aufnehmen und in elektrochemische Signale umwandeln. Am menschlichen Auge unterscheidet man Stäbchen* für das Nachtsehen und Zapfen* für das Farbsehen und Tagsehen.

Fotosensibilität f: engl. *photosensitivity*. Lichtempfindlichkeit, die zum Auftreten von Hauterscheinungen nach Lichteinwirkung führt, bei starker Ausprägung zu einer Lichtdermatose*. Fotosensibilität* kommt z. B. vor bei Porphyrie* oder als Medikamentennebenwirkung beispielsweise von Tetracyclinen.

Fotostimulation f: engl. *photic stimulation*; syn. intermittierende Lichtreizung. Methode der Epilepsie-Diagnostik. Dabei werden pathologische Veränderungen (insbesondere epilepsietypische Potenziale) im EEG provoziert durch Stimulation der untersuchten Person mit einer Serie von Lichtblitzen langsam ansteigender Frequenz (1–30 Hz).

Fotosynthese f: engl. *photosynthesis*. Lichtabhängige Synthese energiereicher organischer Verbindungen (Assimilation*) aus energiearmen Molekülen in grünen Pflanzen (mithilfe von Chlorophyll*) sowie in Fotosynthesebakterien (mithilfe von Bakteriochlorophyll). Die Fotosynthese ist der bedeutendste Vorgang organischer Stoffproduktion auf der Erde.

Grundlagen: Fotosynthese ist ein Prozess der Energieumwandlung, bei dem Lichtenergie in chemische Energie in Form von ATP (Adenosinphosphate*) und Kohlenhydraten* (Glukose bzw. Stärke) umgewandelt wird. Die Fotosynthese grüner Pflanzen kann wie folgt dargestellt werden: $6 CO_2 + 6 H_2O \rightarrow C_6H_{12}O_6 + 6 O_2$. Chlorophyll a ist dabei das wichtigste fotosynthetische Pigment*. Die anderen haben nur unterstützte Funktion und werden als akzessorische Pigmente bezeichnet.

Einteilung: Die Fotosynthese besteht aus einer Lichtreaktion und einer Dunkelreaktion (siehe Abb.):
- **Lichtreaktion** (Primärvorgänge): An das Membransystem der Thylakoide fixierte Reaktionskette, die zur Umwandlung von Lichtenergie in chemische Energie (ATP und

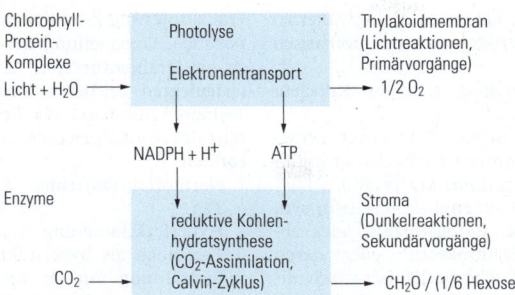

Fotosynthese: Schema der Primär- und Sekundärvorgänge der Fotosynthese.

NADPH) dient. Die Bildung von ATP, NADPH und H⁺ erfolgt in der nichtzyklischen Fotophosphorylierung, die mit einer Fotolyse des Wassers verbunden ist. Bei grünen Pflanzen existieren 2 hintereinander geschaltete Lichtreaktionen (bezeichnet als Fotosystem I und II), die bestimmte Funktionen innerhalb der Lichtreaktion übernehmen: **1.** Für die Absoption von Licht und Emission von Elektronen sind Chlorophyll a_I und a_{II} verantwortlich. **2.** Die aus Chlorophyll a_I emittierten Elektronen werden von Ferredoxin übernommen und auf NADP⁺ übertragen. **3.** Dagegen werden die aus Chlorophyll a_{II} emittierten Elektronen über eine Elektronentransportkette, die Plastochinon, Plastocyanin und Zytochrom f enthält, auf Chlorophyll a_I übertragen, so dass die positiven Löcher (Elektronenvalenzen) des Chlorophylls a_I aufgefüllt werden. **4.** Im Zuge dieser Elektronentransportkette wird ATP gebildet. **5.** Positive Löcher des Chlorophylls a_{II} werden durch Elektronen ausgeglichen, die aus der Fotolyse des Wassers stammen. **6.** Das Zusammenwirken von 2 Lichtreaktionen bzw. Fotosystemen führt zur Bildung von ATP und NADPH, die für die Sekundärvorgänge gebraucht werden. **7.** Die aus Chlorophyll a_I emittierten Elektronen können auch durch einen zyklischen Elektronentransport über eine Zytochromkette auf Chlorophyll a_I zurückgeführt werden, wobei ATP, aber nicht NADPH entsteht (Fotophosphorylierung).
– **Dunkelreaktion** (Sekundärvorgänge): im Anschluss an die Lichtreaktion erfolgende Reaktionskette, die zur Fixierung von CO_2 und Erzeugung von Glukose dient, und zwar mithilfe der in der Lichtreaktion erzeugten chemischen Energie (Calvin-Zyklus).

Fototherapie *f*: engl. *phototherapy*. Lichttherapie* bei Hyperbilirubinämie* des Neugeborenen. Unter Einwirken von sichtbarem blaugrünem Licht (Spektralbereich 430–490 nm, optisch 460 nm) entsteht in der Haut aus unkonjugiertem Bilirubin* durch Isomerisierung wasserlösliches, leicht ausscheidbares Fotobilirubin. Bestrahlt wird eine möglichst große Körperoberfläche bei geringem Abstand zur Lichtquelle.
Fototoxische Reaktion → Lichtdermatose
Fotozelle → Photozelle
Foucher-Lappen *m*: engl. *Foucher flap*; syn. neurokutaner Insellappen nach Foucher. Neurovaskuläre Lappenplastik* zum Abdecken von Haut- und Weichteildefekten am Daumen*. Der Foucher-Lappen ist ein gestielter Insellappen, der dorsolateral am Grundglied des benachbarten Zeigefingers entnommen wird. Neben Nervenästen enthält er die erste Arteria metacarpalis dorsalis.
foudroyant: syn. fulminant. Plötzlich einsetzend, z. B. foudroyante Sepsis.
Fourchette-Stellung *f*: engl. *silver-fork deformity*. In Seitenansicht gabelähnlich aussehende Deformierung des Handgelenks bei Radiusextensionsfraktur durch die Dislokation nach dorsal.
Fourier-Transformation *f*: Abk. FT. Mathematische Operation in Form einer Integraltransformation, die einer Funktion eine andere Funktion (ihre Fourier-transformierte) zuordnet.
Beispiel: Um aus einem zeitlichen Signalverlauf f(t) das Spektrum* des Signals F(ω) zu erhalten, wird in der Fourier-Transformations-Infrarot-Spektroskopie (FT-IR, siehe Infrarotspektroskopie) aus dem Signal des Interferometers durch Fourier-Transformation ein IR-Spektrum gewonnen. Der zeitliche Signalverlauf wird durch Überlagerung der Grundfrequenz und höherer Harmonischer (Obertöne, siehe Frequenz) von sin- und cos-Funktionen dargestellt. Der Beitrag, den die einzelnen Harmonischen zum zeitlichen Signal beisteuern, entspricht der Intensität dieser Frequenzen im Spektrum.
Fournier-Zahn → Hutchinson-Zahn
Fournier-Zeichen → Syphilis
Fovea centralis *f*: Vertiefte zentrale Stelle des gelben Flecks (Macula* lutea) als Ort des schärfsten Sehens bzw. des Auftreffens der gedachten, geometrischen Konstruktionslinie der optischen Achse. Die Fovea centralis enthält nur Zapfen*, keine Stäbchen*.
Fovea radialis → Tabatière
Foveolae granulares *f pl*: engl. *granular foveolae*. Kleine knöcherne Impressionen an der Innenfläche der Schädelkalotte* (Calvaria). Die Foveolae granulares entstehen durch Aussackungen in der Spinnengewebshaut (Arachnoidea* mater), den sogenannten Granulationes arachnoideae* (Pacchioni-Granulationen). Am häufigsten sind sie entlang des Sinus* sagittalis superior lokalisiert.
foveoläre Hyperplasie → Ménétrier-Syndrom
Fowler-Test → Audiometrie
Foxgreen → Indocyaningrün
FOXP2: Abk. für → Forkhead-Box-Protein P2
F-Plasmid → F-Faktor
FPLC: Abk. für engl. Fast Protein Liquid Chromatography → HPLC
Fränkel-Funktionsregler *m*: engl. *Fränkel's appliance*. Heute obsolete funktionskieferorthopädische Apparatur* zur Korrektur von Zahn- und Kieferfehlstellungen unter Beeinflussung der Weichteilfunktion insbesondere von Wangen, Lippen und Zunge.
Prinzip: Abschirmen des hemmenden Einflusses der Weichteile auf das Kieferwachstum durch im Mundvorhof platzierte, ausgedehnte Wangenschilde und Lippenpelotten (siehe Abb.). Die transversale und sagittale Nachentwicklung der Kiefer wird über die Gestaltungskraft der Zungenmuskulatur ermöglicht. Eine Kombination mit Drahtelementen für rein dentale Korrekturen ist möglich.

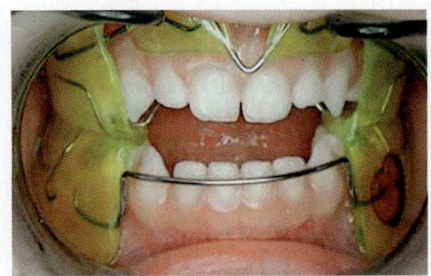

Fränkel-Funktionsregler: Wangenschilde und Lippenpelotten aus Kunststoff hemmen Einfluss der Weichteile auf das Kieferwachstum. [87]

Fraenkel-Gasbazillus → Clostridium perfringens
Fraenkel-Knötchen → Fleckfieber, epidemisches
Fragebogen zur Lebenszufriedenheit *m*: engl. *Life Contentment Questionnaire*. Selbstbeurteilungsverfahren zur Erfassung relevanter Aspekte der Lebenszufriedenheit.

Frage, hypothetische

Zusammensetzung: Der Fragebogen umfasst **10 Lebensbereiche** (Subskalen) mit je 7 Items:
1. Gesundheit
2. Arbeit und Beruf
3. finanzielle Lage
4. Freizeit
5. Ehe und Partnerschaft
6. Beziehung zu eigenen Kindern
7. eigene Person
8. Sexualität
9. Freunde, Bekannte, Verwandte
10. Wohnung.

Die Beantwortung erfolgt auf einer 7-stufigen Skala. Erfasst werden Werte für die bereichsspezifische Lebenszufriedenheit sowie eine allgemeine Lebenszufriedenheit (nicht berücksichtigt werden die Skalen Arbeit und Beruf, Ehe und Partnerschaft und Beziehung zu eigenen Kindern).
Anwendung: Jugendliche ab 14 Jahren und Erwachsene. Der Fragebogen zur Lebenszufriedenheit findet Anwendung in der Persönlichkeitsdiagnostik, Lebensqualitäts- und Rehabilitationsforschung.
Testdauer: 5–10 Minuten.

Frage, hypothetische *f*: engl. *hypothetical question*. Form der Frage, bei welcher der Befragte seine Vorstellungen, Wünsche oder Ängste in Bezug auf ein Thema frei äußern kann, ohne realistisch sein zu müssen. Hypothetische Fragen werden in der Psychotherapie verwendet.
Ziele:
- Durchbrechen festgefahrener kognitiver Denkmuster im psychotherapeutischen Kontext, z. B. das typisch selbstentwertende Denken von Personen in der Opferposition
- Entwerfen einer an Ressourcen orientierten Zukunftsperspektive
- Eröffnen eines neuen Gesprächsthemas, dessen Inhalt durch den imaginären Charakter der Frage entschärft wird.

Fragiles-X-Syndrom *n*: engl. *fragile X syndrome*; syn. Marker-X-Syndrom. Überwiegend bei Männern vorkommende, genetisch bedingte Krankheit* mit auffälliger Fazies (langes ovales Gesicht, große prominente Ohren, Progenie), Hodenvergrößerung, Hyperaktivität und Verzögerung der motorischen und geistigen Entwicklung unterschiedlichen Ausmaßes (Sprachentwicklungsstörungen, Aggressivität, Autismus) sowie Epilepsie. Die Diagnostik erfolgt durch Karyogramm oder molekulargenetisch. Pränataldiagnostik ist möglich.

Fragiles-X-Tremor-Ataxie-Syndrom *n*: engl. *fragile X tremor ataxia syndrome*. X-chromosomal erbliche, zerebellare degenerative Ataxie* mit Tremor*, kognitiven Störungen und evtl. anderen Bewegungsstörungen, die v. a. bei älteren Männern und seltener bei Frauen auftritt. Nach Diagnostik mit MRT (mit Hyperintensität der Kleinhirnstiele und nahe der Kleinhirnkerne) und Molekulargenetik* wird symptomatisch therapiert.

Fragilitas *f*: Brüchigkeit, z. B. von Knochen (Fragilitas ossium).

Fragment *n*: Bruchstück, z. B. Knochenfragment, Chromosomenbruchstück oder auch Fibrinogenspaltprodukte (Fibrinopeptide*).

Fragmentozyten *m pl*: engl. *helmet cells*; syn. Schistozyten. Kleine, unregelmäßig oder abnorm geformte Erythrozyten* oder deren Bruchstücke, die durch mechanische Schädigung in der Blutbahn entstehen. Sie finden sich z. B. bei Thalassämie*, Herzklappenfehler* oder mechanischer Herzklappe, hämolytisch-urämischem Syndrom* (HUS), thrombotisch-thrombozytopenischer Purpura* (TTP), disseminierter intravasaler Koagulopathie, mikroangiopathischer hämolytischer Anämie*, HELLP*-Syndrom und Marschhämoglobinurie.

Fraktionelle Flussreserve *f*: engl. *fractional flow reserve*. Maßzahl für die Schwere einer vaskulären Stenose*.
Bestimmung:
- simultane Messung des mittleren Blutdrucks prä- und poststenotisch durch speziellen Führungsdraht mit integriertem Drucksensor und Division des poststenotischen durch den prästenotischen Wert
- Anwendung v. a. im Rahmen der Herzkatheterisierung* (Koronarangiografie) zur funktionellen Beurteilung (hämodynamische Relevanz) und damit Einschätzung der Behandlungsbedürftigkeit (PCI, Stent*-Implantation) einer Koronarstenose*.

Fraktionelle Natrium-Ausscheidung *f*: engl. *fractional excretion of sodium*; syn. FENa. Natriumausscheidung bezogen auf die Kreatininausscheidung. Damit wird der Messwert der Natriumkonzentration im Urin entkoppelt von der Urinmenge. Die fraktionelle Natrium-Ausscheidung hängt bei normaler Nierenfunktion von der Natriumaufnahme ab (Norm < 1%). Sie erlaubt eine Unterscheidung zwischen prärenalen, renalen oder postrenalen Ursachen eines akuten Nierenversagens.

fraktioniert: engl. *fractional*. Aufgeteilt, unterteilt.

fraktionierte Bestrahlung → Fraktionierung [Strahlentherapie]

fraktionierte Flussreserve → Fraktionelle Flussreserve

fraktionierte Magenaushebung → Magensaftuntersuchung

fraktioniertes Vakuumverfahren → Dampfdesinfektion

Fraktionierung [Laboratoriumsmedizin] *f*: Stufenweise Trennung von Substanzgemischen durch Destillation, Zentrifugation oder Chromatografie*.

Fraktionierung [Strahlentherapie] *f*: engl. *fractionation*. Unterteilung der Gesamtstrahlendosis bei Strahlentherapie* in mehrere (2–45), in festgelegten zeitlichen Abständen applizierte Teildosen mit dem Ziel einer verbesserten Toleranz des Normalgewebes.
Formen:
- Normofraktionierung: 1 Bestrahlung pro Tag
- Hyperfraktionierung: > 1 Bestrahlung pro Tag; auch als hyperfraktioniert-akzelerierte Bestrahlung mit im Vergleich zur normofraktionierten Bestrahlung erhöhter Tagesgesamtdosis
- Hypofraktionierung: < 1 Bestrahlung pro Tag (1- bis 3-mal pro Woche), meist mit im Vergleich zu normofraktionierter Bestrahlung erhöhter Tagesgesamtdosis.

Fraktionierungsfaktor *m*: engl. *fractionation factor*. Verhältnis der biologischen Wirksamkeit einer Einzeldosis (ED) im Vergleich zu ihrer Wirksamkeit bei zeitlich aufgeteilter Applikation. Um die gleiche Strahlenwirkung zu erzielen, ist bei einer fraktionierten Bestrahlung eine höhere Gesamtdosis erforderlich als bei einer Einzeitbestrahlung.

Fraktur *f*: engl. *fracture*; syn. Knochenbruch. Kontinuitätsunterbrechung eines Knochens unter Bildung von Fragmenten (Bruchstücken).
Ursachen:
- adäquates Trauma: direkte Gewalteinwirkung (z. B. Schlag oder Stoß) mit unmittelbar am Ort erfolgender Fraktur oder indirekte, frakturferne Gewalteinwirkung (Hebelwirkung)
- inadäquates Trauma bei vorgeschädigtem Knochengewebe durch z. B. Osteoporose*, Knochentumor* (siehe auch pathologische Fraktur*)
- wiederholte Einwirkung von Mikrotraumen, z. B. metatarsale Fraktur (Marschfraktur*), Schipperkrankheit* (Ermüdungsfraktur*).

Einteilung:
- nach Art der Gewalteinwirkung und Verlauf der Frakturlinie: 1. Schub- oder Abscherfraktur: durch Einwirkung direkter Gewalt mit hoher kinetischer Energie, z. B. an Fuß- und Handwurzel 2. Biegungsfraktur: Fraktur unter Aussparung eines Biegungskeils durch das Biegemoment des Knochens überschreitende, direkte oder indirekte Gewalteinwirkung auf einen langen Röhrenknochen 3. Torsionsfraktur: sog. Dreh-, Rotations-, Schrauben- oder Spiralfraktur; durch gegensinnige rotatorische, indirekte Gewalt auf einen Röhrenknochen entstehende Fraktur mit spiraligem Frakturverlauf 4. Kompressionsfraktur (crush fracture): Stauchungsfraktur, v. a. an spongiösen Knochen (Wirbelkörperfraktur, Kalkaneusfraktur, Tibiakopffrak-

tur), z. B. durch axiale Druckkraft (u. a. Sturz aus großer Höhe) **5. Abriss- oder Rissfraktur:** Absprengung eines Knochenstücks im Bereich ansetzender Bänder und Sehnen aufgrund einwirkender Zugkräfte mit senkrecht dazu verlaufender Frakturlinie, z. B. bei Olekranonfraktur, Patellafraktur, Knöchelfraktur **6. Defektfraktur:** Fraktur mit Knochensubstanzverlust, z. B. durch Schussverletzung
- nach Fragmentanzahl: 1. einfache Fraktur: 2 Fragmente 2. Mehrfragmentfraktur: z. B. als Splitterfraktur
- nach der Art der Dislokation* (Abb. dort)
- nach Beteiligung von Haut und Weichteilen
- nach AO*-Klassifikation
- nach Art der Kontinuitätsunterbrechung: vollständige und unvollständige Fraktur*.

Klinik:
- **sichere** Frakturzeichen: 1. Fehlstellung 2. abnorme Beweglichkeit 3. Krepitation 4. sichtbare Knochenfragmente
- **unsichere** Frakturzeichen: 1. Schwellung 2. Hämatom 3. Schmerz 4. aufgehobene oder eingeschränkte Funktion
- ggf. Begleitverletzungen, v. a. Nerven- und Gefäßverletzungen, hämorrhagischer Schock.

Therapie: Reposition, Retention und Ruhigstellung bis zur Frakturheilung* durch konservative oder chirurgische Behandlungsmethoden:
- Schiene* oder Gipsverband*
- Extensionsmethoden*
- Osteosynthese*, Open* Reduction Internal Fixation (ORIF), Fixateur* externe.

Frakturen im Kindesalter *f pl*: Kontinuitätsunterbrechung im kindlichen Knochen. Sie unterscheidet sich von der beim Erwachsenen elementar in Mechanismus, Diagnostik und Therapie. Verschiedene Frakturformen kommen nur im Kindesalter vor. Die Diagnostik erfolgt durch Nativröntgen in 2 Ebenen, ggf. durch Sonografie. Je nach Alter sind viele dislozierte Frakturen konservativ behandelbar.

Besondere kindliche Formen:
- **Wulstfraktur** mit eingestauchter Metaphyse, stabil, konservative Therapie mit Ruhigstellung bis zur Schmerzfreiheit
- **Grünholzfraktur** mit Erhaltung der Kortikaliskontinuität auf der konkaven Seite, instabil, Therapie vom Dislokationsgrad abhängig
- **Biegungsfraktur** mit pathologischer Biegung des Knochens, ohne dass radiologisch eine einzelne Frakturlinie dargestellt werden kann, stabil, Therapie abhängig von der Ausprägung der Biegung
- **Toddlerfraktur:** radiologisch oft nicht fassbare Tibiaspiralfraktur des Kleinkindes im Lauflernalter nach banalem Trauma, stabil, Ruhigstellung bis zur Beschwerdefreiheit
- **Übergangsfraktur** meist im Bereich der distalen Tibiawachstumsfuge im Übergang vom kindlichen zum erwachsenen Skelett, wenn der Fugenschluss partiell erfolgt ist; instabil, Therapie je nach Dislokationsgrad
- **pathologische Fraktur** z. B. bei juveniler Knochenzyste, instabil, meist Indikation zur Osteosynthese, ggf. Auffüllen der Zyste oder Artdiagnostik zum Ausschluss eines malignen Geschehens
- Fraktur im Rahmen von **Kindesmisshandlung**
- **Ping-Pong-Fraktur** (elastische Impressionsfraktur der weichen Kalotte eines Säuglings)
- Frakturen mit Beteiligung der **Epiphysenfuge** (Einteilung nach Aitken).

Therapie:
- je nach Alter und Nähe zur Epiphysenfuge **konservative Behandlung** auch innerhalb gewisser Toleranzgrenzen dislozierter Frakturen aufgrund der Potenz des wachsenden Knochens; Fehlstellungen können ausgeglichen werden durch: 1. Gips, ggf. im Verlauf gekeilt 2. Blount-Verband bei suprakondylären Humerusfrakturen, Gilchrist*-Verband oder Desault-Verband
- **geschlossene Reposition und Ruhigstellung im Gips** bei Überschreiten der Toleranzgrenzen
- **offene Reposition und Ruhigstellung im Gips** selten notwendig, obligat bei Gefäß/Nervenschäden und z. B. beim dislozierten Epicondylus-ulnaris-Abriss
- **Osteosyntheseverfahren** mit Notwendigkeit der Schonung der Wachstumsfugen, um einem Fehlwachstum vorzubeugen.

Frakturheilung *f*: engl. *fracture healing*; syn. Knochenbruchheilung. Ausheilung eines Knochens nach Fraktur* oder Osteotomie*.

Formen:
- **Primärheilung** ohne Kallusbildung bei vollständiger Fragmentkongruenz und stabiler Druckosteosynthese: 1. sog. Kontaktheilung: Ausheilung des Knochens wie beim physiologischen Knochenumbau nach Adaptation der Fragmente in der Abfolge: Aktivierung (Latenzphase), Resorption von Knochensubstanz und Schaffung breiter Kanäle durch Osteoklasten sowie Formation im Sinne einer Auffüllung mit Lamellenknochen durch Osteoblasten 2. sog. Spaltheilung: Einsprossen meist endostaler Gefäße, Bildung von Geflechtknochen und sekundärer Umbau in Lamellenknochen bei Bestehenbleiben kleinster Spalten (< 0,4 mm) nach Reposition
- **Sekundärheilung:** 1. bei geringer Instabilität, z. B. bei konservativer Therapie mit Gipsverband, erfolgt eine vermehrte Resorption am Frakturspalt mit Kallusbildung 2. die Differenzierung erfolgt über Bindegewebekallus und Geflechtknochen (Fixationskallus) zu Lamellenknochen.

Fraktur, inkomplette *f*: engl. *incomplete fracture*; syn. unvollständige Fraktur. Traumatisch bedingte, einseitige oder anteilige Fraktur*. Die Behandlung erfolgt meist konservativ durch Ruhigstellung im Gipsverband.

Formen:
- Fissur: Diskontinuität als Haar-Riss (Fissura ossium) oder Knochenstufe
- Infraktion: Diskontinuität mit Stufen- oder Spaltbildung (Spaltfraktur)
- Ermüdungsfraktur*
- Sonderformen der kindlichen inkompletten Fraktur: 1. Grünholzfraktur (vollständiger oder anteiliger Kortikalisbruch mit einseitig erhaltenem Periost auf der Konkavseite der Fraktur; Bruchverhalten entsprechend einem grünen Zweig mit starker Rinde) 2. Wulstbruch (Einstauchung der noch weichen Kortikalis, siehe Abb.).

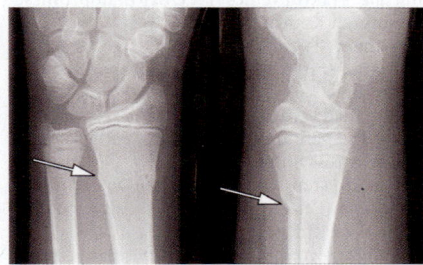

Fraktur, inkomplette: Wulstbruch des rechten Radius. [108]

Fraktur, pathologische *f*: engl. *pathologic fracture*. Ohne Einwirkung eines adäquaten Traumas an einem vorgeschädigten und dadurch vermindert belastbaren Knochen auftretende Fraktur*, z. B. bei Osteoporose*.

Vorkommen:
- (primärer oder sekundärer) Knochentumor* (siehe Abb.)
- Osteoporose* u. a. Osteopathien

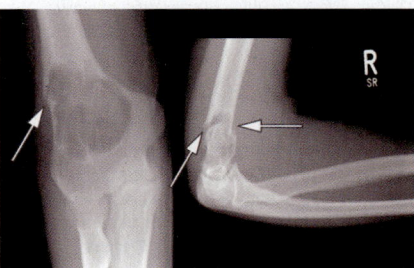

Fraktur, pathologische: Fraktur bei Tumor im distalen Humerus. [108]

Fraktur, periimplantäre

- Osteomyelitis*, Ostitis, Erkrankungen des rheumatischen Formenkreises
- hämatoonkologische und endokrinologische Erkrankungen, z. B. Hyperparathyreoidismus
- Knochenzyste
- Osteodystrophia* deformans
- Osteopetrose
- Osteogenesis* imperfecta
- Gorham-Osteolyse
- nach Strahlentherapie.

Fraktur, periimplantäre f: Fraktur im Bereich einer Osteosynthese*, abzugrenzen von einer periprothetischen Fraktur*. Meist handelt es sich um eine Insuffizienzfraktur als Folge eines „Stress-Shielding" Effektes (Abnahme der Knochendichte im Übergangsbereich zwischen versteiftem und gesundem Knochen aufgrund reduzierter Belastung). Behandelt wird operativ mittels expandierender Osteosynthese oder Endoprothese.

Fraktur, periprothetische f: engl. *periprosthetic fracture*. Fraktur* eines mit einer Endoprothese* versorgten Knochens.

Ursachen:
- intraoperativ bei Ersatz einer gelockerten Prothese
- durch adäquates Trauma
- durch Spannungsspitzen am Prothesenende, sog. Stress Shielding.

Am häufigsten sind Brüche des Oberschenkelknochens (Femurfraktur*) bei Hüftgelenkprothese oder Kniegelenkprothese.

Einteilung: Abhängig von der anatomischen Frakturlokalisation im Bezug zur Prothese: siehe Abb. 1.

Klinik:
- Schmerz
- Schwellung
- ggf. Fehlstellung des betroffenen Beins.

Therapie:
- prothesenerhaltende operative Versorgung z. B. mit (winkelstabiler) Plattenosteosynthese (siehe Abb. 2)

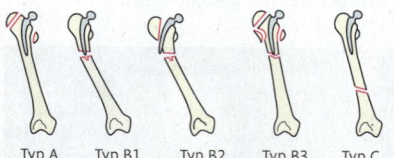

Fraktur, periprothetische Abb. 1: Klassifikation nach Duncan der periprothetischen Fraktur bei Hüftgelenkprothese, sog. Vancouver-Klassifikation.
Typ A: Regio trochanterica; Typ B: distal des Trochanter major bis im Bereich der Prothesenspitze; Typ B1: stabile Prothese; Typ B2: lockere Prothese; Typ B3: schlechte Knochenqualität; Typ C: deutlich unterhalb des Prothesenschafts.

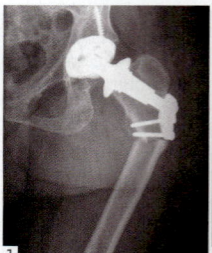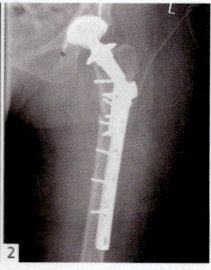

Fraktur, periprothetische Abb. 2: 1: Femurfraktur bei Hüftgelenkprothese (Druckscheibenprothese), links; 2: Zustand nach Revision (gleiches Implantat mit längerer Platte), Röntgenaufnahmen. [108]

- Titancerclage
- Wechsel zu längerer Revisionsprothese
- Ultima Ratio: Arthrodese nach Prothesenexplantation.

Frambösie f: engl. *yaws*; syn. *Framboesia tropica*. Chronische Infektion durch Kontaktinfektion mit Treponema pallidum pertenue. Anfangs zeigen sich Hautläsionen, im Spätstadium kommt es zur Verdickung der Leistenhaut und Verformung der Knochen. Die Frambösie tritt meist auf bei Kindern in den feuchtheißen Gebieten Afrikas, Lateinamerikas und Asiens. Einmaldosen von Antibiotika sind wirksam.

Frameshift-Mutation f: engl. *frameshift*. Verschiebung des Leserasters bei der Transkription* durch Insertion oder Deletion* einer (Punktmutation*) oder mehrerer DNA-Basen. Infolgedessen kommt es zu einem funktionsuntüchtigen Genprodukt oder zu einem vorzeitigen Kettenabbruch, wenn durch die Mutation ein Stopp-Codon entsteht.

Francisella f: Gattung gramnegativer, unbeweglicher, aerober kokkoider oder stäbchenförmiger Bakterien der Familie Francisellaceae (Bakterienklassifikation*). Die humanpathogene Spezies Francisella tularensis kommt in 2 Biovaren vor und verursacht Tularämie*. Die Übertragung erfolgt durch Arthropoden (Zecken*), Inhalation, Ingestion und (selten) über Mensch-zu-Mensch-Kontakt.

Vorkommen: Weltweit unter homoiothermen Organismen und deren Ektoparasiten in gemäßigten Klimazonen. Ein direkter oder indirekter Nachweis ist meldepflichtig nach § 7 IfSG.

Frangula alnus → Faulbaum
Frankel-Schema → ASIA Impairment Scale
Frankfurter Horizontalebene f: engl. *Frankfurt horizontal plane*. Ebene vom Unterrand der Orbita zum Oberrand des Porus acusticus externus. Es handelt sich um eine Bezugsebene für Röntgenaufnahmen und Schädelbezug bei Registrierung der Gelenkbewegungen und Einbau in einen Artikulator* mithilfe von Gesichtsbögen.

Franklin-Syndrom → Schwerkettenkrankheit
Frank-Starling-Mechanismus m: engl. *Frank-Starling mechanism*; syn. Frank-Starling-Gesetz. Abhängigkeit der Auswurfleistung des Herzens vom enddiastolischen Ventrikelvolumen, wobei die Kontraktionskraft proportional der Herzmuskelfaserlänge zunimmt, um nach Überschreiten einer kritischen Länge (Überdehnung) wieder abzufallen. Der Frank-Starling-Mechanismus ist wesentlich zur Aufrechterhaltung der Strömungskontinuität in Lungen- und Körperkreislauf. Bei Herzinsuffizienz* ist er abgeschwächt.

Bedeutung:
- Abstimmung zwischen: 1. Herzzeitvolumen und venösem Rückstrom* 2. Pumpleistung von rechtem und linkem Ventrikel
- Anpassung an: 1. ein erhöhtes enddiastolisches Füllungsvolumen (Vorlast*) 2. einen erhöhten Mitteldruck in der Aorta* (Nachlast*).

Franz-Hirsch-Operation → Kolposuspension
Frauendusche f: syn. Vaginaldusche. Set aus Pumpball aus Weich-PVC und Mutterrohr zur Durchführung von Scheidenspülungen. In Kombination mit einem ca. 5 cm kurzen, dünnen Darmrohr kann der Pumpball auch für Darmspülungen verwendet werden (siehe Klistier*).

Frauenjahr n: engl. *woman year*. Bezugsgröße zur Berechnung der Sicherheit verschiedener Verfahren der Kontrazeption (siehe Pearl*-Index).

Frauenmantel, gewöhnlicher m: syn. Alchemilla vulgaris. Halbrosettenstaude aus der Familie der Rosengewächse (Rosaceae), deren Kraut adstringierend wirkt. Medizinisch wird es innerlich eingesetzt bei akuten Durchfallerkrankungen und Magen-Darm-Störungen so-

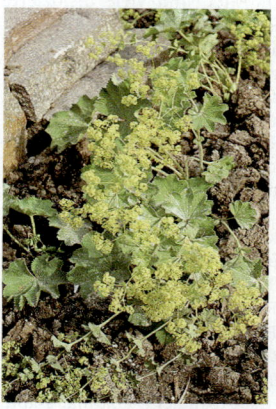

Frauenmantel, gewöhnlicher: Pflanze. [166]

wie äußerlich zur Wundbehandlung (Kommission E), außerdem volkstümlich bei klimakterischen Beschwerden, bei Entzündungen im Mund- und Rachenbereich sowie als Adstringens und Blutreinigungsmittel. Siehe Abb.

Frauenthermometer *n*: Thermometer* mit begrenztem Messbereich (36,3–37,5 °C) und gespreizter Skala zur Messung der Basaltemperatur* in der Scheide (auch als Digitalthermometer). Es dient der sog. natürlichen Kontrazeption und wurde weiterentwickelt zum Zykluscomputer*.

FRC: Abk. für engl. functional residual capacity → Lungenvolumina

FREDI: Abk. für engl. fallopian replacement of eggs and delayed insemination → Gamete Intrafallopian (Tube) Transfer

Freiberg-Köhler-Epiphysennekrose → Köhler-II-Krankheit

Freie Leichtketten *f pl*: syn. freie leichte Ketten. Bestandteile von Immunglobulinen*, die aus 2 identischen Leichtketten und 2 schweren Ketten bestehen. Monoklonale* Leichtketten können bei massiver Bildung durch entartete B*-Lymphozyten (beispielsweise im Rahmen eines Multiplen Myeloms*) als Paraproteine* im Blut zirkulieren. Diagnostisch wird vor allem der Quotient zwischen Kappa-Leichtkette und Lambda-Leichtkette ausgewertet.

Freie Perforation *f*: Häufig lebensbedrohlicher, entzündlich oder traumatisch bedingter Durchbruch der Wandung eines Hohlorgans (meist des Gastrointestinaltraktes) mit Anschluss an die freie Bauchhöhle und den klinischen Zeichen des akuten Abdomens sowie Ausbildung einer akuten diffusen Peritonitis*.

Freie Radikale *n pl*: engl. *free radicals*. Sehr reaktionsfreudige Verbindungen mit einem oder mehreren ungepaarten Elektronen, die vielfältige, häufig irreversible Reaktionen* auslösen. Freie Radikale entstehen aus Atomen* oder Molekülen* durch Zufuhr von Energie in Form von radioaktiver, Röntgen- oder UV-Strahlung, Hitze oder durch elektrochemische Reaktionen.

Hintergrund: Freie Radikale sind meist kurzlebige, intermediäre Reaktionsprodukte, die eine Vielzahl von Folgereaktionen eingehen können. Im Organismus sind unter anderem Sauerstoffradikale von Bedeutung. Sie werden bei der Reduktion molekularen Sauerstoffs* zu Wasser während der oxidativen Phosphorylierung* in den Mitochondrien* gebildet. Die dabei entstehenden Hydroxylradikale sind hochpotente Oxidanzien und wesentliche Mediatoren* der Sauerstofftoxizität. Eine verminderte mitochondriale Funktion kann zur vermehrten Ausschüttung freier Radikale führen. Bei einem Schlaganfall* können freie Radikale den neuronalen Zelltod von Nervenzellen* verursachen.

Freier Androgen-Index *m*: syn. freier Testosteronindex (Abk. FTI); Abk. FAI. Quotient von Testosteron im Serum (gesamt) und Sexualhormon-bindendem Globulin (SHBG) zur Abschätzung des biologisch aktiven freien Testosterons. Im Serum ist Testosteron größtenteils an SHBG und an Albumin gebunden. Die Bestimmung des freien Testosterons ist immer dann wichtig, wenn die Diagnose eines Testosteronmangels uneindeutig ist.

Freies Hämoglobin *n*: Intravasal freigesetztes Hämoglobin*, das mit Haptoglobin* einen Komplex bildet. Freies Hämoglobin kann erst nachgewiesen werden, wenn dessen Serum-Konzentration die Bindungskapazität des Haptoglobins übersteigt. Dies ist beispielsweise bei einer schweren Hämolyse* der Fall. Die Bestimmung erfolgt mittels Fotometrie*, HPLC* und Immunnephelometrie.

Indikation zur Laborwertbestimmung:
– Nachweis und Kontrolle einer schweren Hämolyse
– Verdacht auf hämolytische Transfusionsreaktion
– hämolytische Anämie*
– Hämoglobinopathie*
– Malaria*
– Enzym- und Membrandefekte der Erythrozyten*
– Arzneimittel- und Schwermetallintoxikation
– Nachweis einer Hämolyse in Blutkonserven.

Bewertung: Erhöhte Konzentrationen bei:
– schwerer, intravasaler Hämolyse, z. B. aufgrund einer Transfusionsreaktion
– paroxysmaler nächtlicher Hämoglobinurie
– Hämolyse durch Kälteantikörper oder Wärmeantikörper
– Hämoglobinopathien
– enzymmangelbedingte Hämolysen.

Freilagerung *f*: engl. *free positioning*. Lagerungsform mit dem Ziel der absoluten Druckentlastung dekubitusgefährdeter Körperstellen (z. B. Fersen, Schulterblätter) durch gezielte Unterpolsterung, sodass die entsprechende Körperstelle die Unterlage nicht berührt. Lagerungshilfsmittel sind z. B. Kissen, gerollte Handtücher oder Antidekubitussysteme (Verringerung des Druckes in entsprechenden Kammern). Siehe Abb.

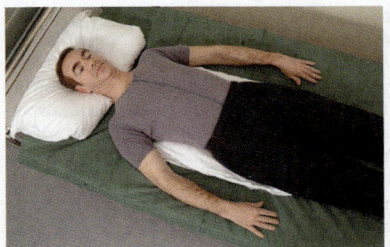

Freilagerung [149]

Freitod *m*: engl. *suicide*. Form des Suizids*, bei dem davon ausgegangen wird, dass die Entscheidung aus freiem Willen vollzogen wurde (z. B. Bilanzsuizid*).

Fremdaggression → Aggression

Fremdaggression *f*: engl. *foreign aggression*. Aggression*, die gegen einen anderen Menschen, ein Tier oder einen Gegenstand gerichtet ist. Normalpsychologisch kann sie als situativ angemessenes Phänomen auftreten, psychopathologisch bis hin zur massiven Fremdaggression mit Tötung anderer Menschen führen.

Fremdanamnese → Anamnese

Fremdbestimmung *f*: engl. *heteronomy*. Ersatz der Selbstbestimmung*, z. B. durch wohlmeinend lebensverlängerndes ärztliches oder pflegerisches Handeln, wenn ein Patient infolge mangelhafter Aufklärung, mangelhafter geistiger Klarheit oder emotionaler Ausnahmesituation nicht rechtswirksam einwilligen kann.

Fremdbeurteilung *f*: engl. *foreign assessment* (*procedure*). Einschätzung und Bewertung des Verhaltens einer Person oder eines Sachverhalts durch eine andere Person. Methoden der Fremdbeurteilung sind im Vergleich zur Fremdbeobachtung anfällig für andere Fehlertypen (z. B. Milde- und Strengefehler, Tendenz zur Mitte bzw. zu Extremurteilen, Halo*-Effekt).

Anwendung: Z. B. Beurteilung des Entwicklungsstands eines Kindes durch Eltern, Lehrer; Beurteilung des Krankheitszustands durch Arzt, Psychologen (klinisches Fremdbeurteilungsverfahren).

Fremdgefährdung *f*: engl. *danger to others*. Gefährdung (von Leben und körperlicher Unversehrtheit) anderer, unabhängig von Ursache, Intention und verwendeten Mitteln. Sie bezieht sich in der Regel auf eine Person, von der Gefahr ausgeht, und kann, ebenso wie Selbstgefährdung*, Anlass zur Freiheitsentziehung und Unterbringung* in einer psychiatrischen Klinik sein.

Fremdkörper *m*: engl. *foreign body*; syn. Corpus alienum. Unphysiologischer Gegenstand, der transkutan oder durch eine Körperöffnung (Aspiration*, Perforation* bzw. iatrogen) in den Körper gelangt.

Formen:
– laryngealer Fremdkörper
– tracheobronchialer Fremdkörper
– intraösophagealer Fremdkörper
– intragastraler Fremdkörper
– intraintestinaler Fremdkörper (siehe Abb.)
– intravaginaler Fremdkörper*
– intravesikaler Fremdkörper*

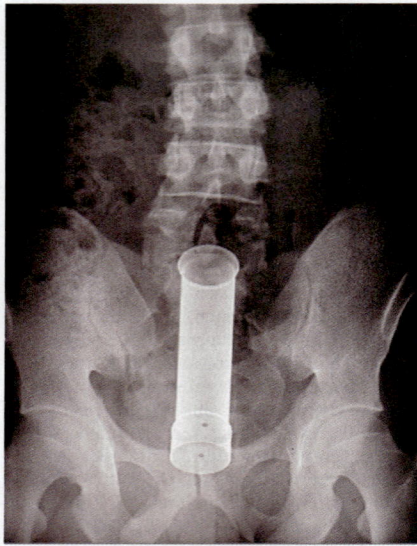

Fremdkörper: Intraintestinaler Fremdkörper (Rektum). [131]

- Harnröhrenfremdkörper*
- Nasenfremdkörper*

Komplikationen:
- Fremdkörperaspiration*
- Fremdkörperembolie* bei Eindringen in die Blutbahn
- Fremdkörperreaktion im umgebenden Gewebe (Entzündung, Fremdkörpergranulom*) bei längerem Verbleib.

Fremdkörperaspiration *f*: engl. *foreign body aspiration*. Einatmung eines Fremdkörpers wie Erdnüsse, Schräubchen oder kleine Spielzeugteile. Je nach Lokalisation und Größe des Fremdkörpers besteht eine Notfallsituation, bei laryngealem Verschluss droht der Bolustod. Häufigere Komplikationen sind aber Bronchopneumonien durch initial unerkannte Fremdkörper.

Klinik: Vor allem Kleinkinder von 1–3 Jahren sind betroffen, da ihre Schluck-Kehlkopf-Koordination noch nicht perfekt ist und sie zugleich kleine Spielzeugteile, Schrauben, Steinchen und Nägel gerne mit dem Mund explorieren. Akute Folgen der Aspiration sind:
- Würgen, Erstickungs- und Hustenanfall
- pfeifende Atmung, abgeschwächtes Atemgeräusch
- Erbrechen
- Zyanose
- Atemnnot.

Bei kleinen, tief eingedrungenen Fremdkörpern treten später auf:
- blutiger Schleim
- Schmerzen im Brustkorb
- bronchopneumonieartige Symptome
- selten: gar keine Symptome (cave: das Röntgenbild kann auffällig sein).

Therapie:
- Entfernung des Fremdkörpers manuell unter Sicht (ggf. laryngoskopisch mit Magill-Zange) oder bronchoskopisch; unter Umständen Koniotomie*.

Fremdkörperembolie *f*: engl. *foreign body embolism*. Embolie*, die verursacht wird durch in den Blutkreislauf eingedrungene Fremdkörper (z. B. Holzsplitter, Projektil oder abgebrochenes Kanülen- oder Katheterteil bei Angiografie* oder Anlage eines ZVK) oder Tumorzellen. Die Behandlung erfolgt durch interventionelle Fremdkörperentfernung mit einfacher Drahtschlinge oder durch Spezialkatheter (z. B. Dormia*-Körbchen).

Fremdkörper-Entfernung *f*: syn. Fremdkörper-Extraktion. Chirurgische oder endoskopische Entfernung von Fremdkörpern aus Hohlorganen, Körperöffnungen, der Haut, Weichteilen und Knochen.

Fremdkörper-Gefühl *n*: Irritation der Bindehaut des Auges. Ursachen können ein tatsächlicher Fremdkörper, reizende Umwelteinflüsse (z. B. bei Schweißarbeiten), Allergien und Infektionen sein.

Fremdkörpergranulom *n*: engl. *foreign body granuloma*. Granulom*, das als Folge der Gewebereaktion auf einen Fremdkörperreiz (granulomatöse Entzündung*) durch körperfremdes (Holz-, Glas-, Metallsplitter, Stäube, Talkum, Nahtmaterial) oder körpereigenes (Cholesterol- oder Uratkristalle, Haarschäfte, Amyloid*) Material entsteht. Bei bestimmten Fremdstoffen ist das Fremdkörpergranulom eine fakultative Präkanzerose* (z. B. bei Asbest*).

Fremdkörper, intravaginaler *m*: engl. *intravaginal foreign body*. Fremdkörper im Vaginalkanal, z. B. Tampon, Watterest sowie zur Masturbation oder beim Spielen (Kinder, Sexspiele) eingeführter Gegenstand. Folgen sind therapierefraktärer Fluor (serös, blutig, cremig), Kolpitis* und Scheidenriss*. Behandelt wird nach Möglichkeit mittels vaginoskopischer Fremdkörperextraktion mit Fasszange.

Fremdkörper, intravesikaler *m*: engl. *intravesical foreign body*. Fremdkörper in der Harnblase. Als Komplikationen treten meist eine schwere Zystitis* sowie die Bildung eines Fremdkörpersteins auf. Die Diagnose erfolgt mit Sonografie, Röntgen(kontrast)untersuchung und Zystoskopie. Der Fremdkörper wird transvesikal bzw. transurethral entfernt. Siehe Abb.

Ursachen:
- diagnostischer oder therapeutischer Eingriff (abgebrochener Katheter, Sonde)

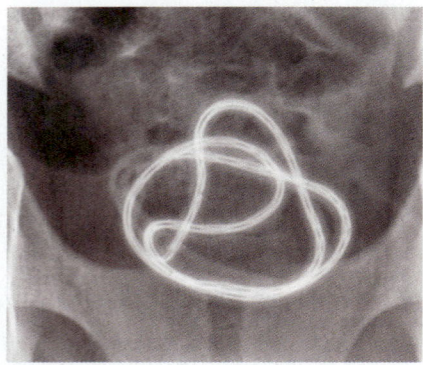

Fremdkörper, intravesikaler: 40 cm langes Elektrokabel. [48]

- Einwanderung durch die Blasenwand (Metallsplitter, Geschoss, Nadel)
- Einführen von Gegenständen durch die Harnröhre (z. B. zur Masturbation).

Klinik:
- meistens rezidivierende Harnwegsinfektionen
- Fremdkörpergefühl
- Dysurie*
- (Makro-)Hämaturie
- Harnverhalt*.

Therapie: Fremdkörperextraktion transurethral oder offen-chirurgisch mittels eines hohen Blasenschnitts (Sectio alta) in Abhängigkeit von der Fremdkörpergröße und drohender Komplikationen (z. B. Bildung eines Fremdkörpersteins).

Fremdkörpermeningitis *f*: engl. *foreign body-induced meningitis*. Meist asymptomatische, aseptische eosinophile Meningitis* als allergische Reaktion nach Implantation einer Ventrikeldrainage*.

Fremdkörper-Riesenzellen *f*: engl. *foreign body giant cell*. Große, vielkernige Zellen, die aus Histiozyten hervorgehen. Sie entstehen meist nach einem Fremdkörperreiz, z. B. nach der Phagozytose* von Nahtmaterial durch Histiozyten.

Fremdreflexe → Reflex

Fremitus *m*: Schwirren, Vibration. Gemeint ist insbesondere das Erzittern der Brustwand, das beim Sprechen des Patienten über verdichteten Lungenteilen unter der aufliegenden Hand des Arztes fühlbar wird. Verstärkt ist der Stimmfremitus z. B. bei Pneumonie* oder Stauungslunge*, vermindert bei Luft oder Flüssigkeit im Pleuraspalt.

Prinzip:
- Bei der klinischen Untersuchung wird der Patient aufgefordert, „33" oder „99" mit tiefer Stimme zu sagen: **Stimm-(Pektoral-)fremitus**.

– Ein Fremitus ist auch bei Pneumoperitoneum über dem Abdomen prüfbar: **abdominaler Stimmfremitus**. Sind mindestens 100 ml Luft im Abdomen vorhanden, spürt die palpierende Hand über der Luftansammlung beim Sprechen ein deutliches Schwirren.

Frenotomie → Frenulotomie

Frenulotomie *f*: engl. *frenotomy*; syn. Frenotomie. Operative Durchtrennung eines Frenulums (Bändchens), z. B. des Penis oder der Zunge.

Indikationen:
- Durchtrennung eines verkürzten Frenulums* (Frenulum breve) des Penis
- Dissektion des Frenulum praeputii bei einer Zirkumzision*
- Durchtrennung des Zungen*- oder Lippenbändchens, bei persistierendem Frenulum allerdings meist nicht ausreichend, daher besser Exzision und plastische Deckung (Z*-Plastik bzw. V*-Y-Plastik).

Frenulum labii → Lippenbändchen

Frenulum praeputii *n*: engl. *penile frenulum*. Hautbändchen, das der Befestigung der Vorhaut (Preputium penis) an der Unterseite der Glans penis dient.

Frenulum, verkürztes *n*: engl. *shortened frenulum*. Im oralen Bereich und am Penis vorkommendes Haut- bzw. Schleimhautbändchen. Bei Verkürzung eines Bändchens kann es zu Funktionseinschränkungen, Schmerzen oder Infektionen im entsprechenden Bereich kommen. Durch Frenulotomie* wird das Bändchen verlängert. **Oraler Bereich:**
- verkürztes Zungenbändchen, kann zu einer eingeschränkten Beweglichkeit der Zunge und damit zu Funktionseinschränkungen führen
- verkürztes Lippenbändchen*, kann bei tiefem Ansatz an der Papille zwischen den oberen Schneidezähnen zu deren Auseinanderweichen führen (Diastema mediale)
- verkürztes Wangenbändchen.

Penis:
- Verkürzung kann angeboren sein oder infolge einer Balanoposthitis auftreten
- führt beim Koitus leicht zu schmerzhaften Einrissen mit narbiger Abheilung und evtl. weiterer Verkürzung.

Frenzel-Brille *f*: engl. *Frenzel lenses*. Brille zur Beobachtung des Nystagmus*. Sie besitzt starke Gläser und blendet den Patienten mit speziellen Lämpchen, sodass jegliche bei der Untersuchung störende Fixation verhindert wird. Zugleich erleichtert die Frenzel-Brille für den Untersucher die Beurteilung der Augenbewegungen durch Lupenvergrößerung und Beleuchtung der Augen.

frequent: Häufig.

Frequenzadaptation → Rate-Response-Schrittmacher

Fresszellen *f pl*: engl. *scavenger cells*; syn. Phagozyten. Zur Phagozytose* befähigte Zellen. Sie werden eingeteilt in Makrophagen* und Mikrophagen. Makrophagen sind als Zellen des Monozyten-Makrophagen-Systems im Gewebe z. B. als Osteoklasten* und Chondroklasten* überwiegend festsitzend und unbeweglich, im Blut als Monozyten* beweglich. Als Mikrophagen werden mobile (neutro- und eosinophile*) polymorphkernige Granulozyten bezeichnet.

Frey-Syndrom → Syndrom, aurikulotemporales

Fricke-Dosimeter *n*: engl. *Fricke's dosimeter*. Strahlendosismessgerät (Dosimeter), das aufgrund einer strahleninduzierten chemischen Reaktion die Bestimmung der Energiedosis* in Wasser erlaubt (chemische Dosimetrie). Der Anwendungsbereich liegt zwischen 5 und 500 Gy (mit modifizierten Geräten auch höher). Das Fricke-Dosimeter dient u. a. zur Überprüfung strahlenerzeugender Anlagen in der Strahlentherapie* (Dosimetrievergleiche).

Prinzip: Durch ionisierende Strahlung werden in einer Lösung Fe^{2+}-Ionen zu Fe^{3+}-Ionen oxidiert. Die resultierende Änderung der optischen Dichte kann fotometrisch erfasst werden.

Frictio → Einreibung

Friderichsen-Waterhouse-Syndrom → Waterhouse-Friderichsen-Syndrom

Friedenreich-Antigen → Kryptantigene

Friedenreich-Phänomen → T-Antigen

Friedländer-Pneumoniebakterien → Klebsiella pneumoniae

Friedreich-Ataxie *f*: engl. *Friedreich's ataxia*; Abk. FRDA. Häufigste autosomal-rezessiv erbliche degenerative Ataxie* mit spinozerebellarer Degeneration. Klinisch zeigen sich progrediente Ataxie, pathologische Reflexe*, Paresen* und Dysarthrie* neben Hör- und Sehstörungen, Skelettdeformationen und Kardiomyopathie*. Nach Diagnosestellung mit MRT und molekulargenetischer Untersuchung wird symptomatisch behandelt. Die Lebenserwartung ist verkürzt.

Friedreich-Fuß *m*: engl. *Friedreich's foot*. Kombination von Pes* equinovarus, Hohlfuß, dorsa-

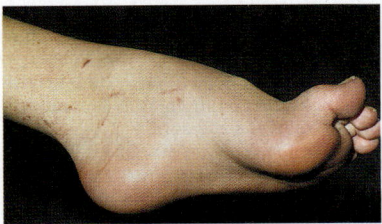

Friedreich-Fuß [208]

ler Extension* in den Zehengrundgelenken sowie Adduktion* und Inversion* im Vorfuß. Ein Friedreich-Fuß entwickelt sich im Rahmen verschiedener neurologischer Erkrankungen wie z. B. der Friedreich*-Ataxie und ist vermutlich durch Dysbalancen der Fußmuskeln bedingt. Siehe Abb.

Friedreich-Krankheit *f*: engl. *Friedreich's disease*. Begriff mit mehreren Bedeutungen, in der Neurologie ein Synonym für Friedreich*-Ataxie, in der Kardiologie durch Adhäsionen gekennzeichnete Mitbeteiligung des Mediastinums bei Perikarditis*.

Friedrich-Syndrom *n*: Schmerzhafte Schwellung und Rötung im Bereich des Sternoklavikulargelenks. Röntgenologisch zeigen sich Aufhellungen und Sklerosierungen im sternalen Klavikulaende. Es handelt sich um eine aseptische Epiphysennekrose des Schlüsselbeinkopfes. Abzugrenzen sind Knochentuberkulose, Osteomyelitis und Tietze*-Syndrom.

Friedrich-Wundausschneidung → Wundexzision

Friesel → Miliaria

Frischplasma, gefrorenes *n*: Aus menschlichem Spender-Vollblut* gewonnenes, frisches (6–24 h nach Spende), bei −30 bis −45 °C schockgefrorenes Blutplasma mit ca. 24 Mon. Lagerungsfähigkeit. Es enthält flüssige und gelöste Blutbestandteile wie Albumin*, Gerinnungsfaktoren*, Fibrinolyse*-Enzyme, Komplementfaktoren und Immunglobuline* sowie Elektrolyte* und Wasser. Blutkörperchen* wurden durch Zentrifugation entfernt.

Indikationen:
- Notfallsubstitution einer klinisch relevanten Blutungsneigung oder einer manifesten Blutung bei komplexen Störungen der Hämostase*, besonders bei schwerem Leberparenchymschaden oder im Rahmen einer disseminierten intravasalen Gerinnung (DIC)
- Verdünnungs- und/oder Verlust-Koagulopathien*
- Substitution bei Faktor V- und Faktor XI-Mangel
- thrombotisch-thrombozytopenische Purpura*
- Austauschtransfusion*.

Fristenlösung → Schwangerschaftsabbruch

Fritsch-Asherman-Syndrom → Adhäsionen, intrauterine

Fritsch-Bauchdeckenhaken *m*: engl. *Fritsch's retractor*. Atraumatischer, schaufelartiger Bauchdeckenhalter zum Aufhalten der Bauchwand und Einstellen des Operationssitus bei Laparotomie*.

Fritsch-Handgriff *m*: engl. *Fritsch's maneuver*. Handgriff zur Kompression des Uterus bei postpartaler Atonie. Zusätzlich zur Kompression des Uterus durch die Bauchdecken wie beim

Credé*-Handgriff erfolgt eine weitere Kompression von vaginal.
Prinzip: Siehe Credé*-Handgriff (Abb. dort).
Fritsch-Lagerung *f*: engl. *Fritsch's position*. Besondere Lagerung der Entbundenen mit Übereinanderlegen der ausgestreckten Beine. Die Fritsch-Lagerung soll die Rückbildung der Gebärmutter fördern und einer Uterusatonie vorbeugen. Siehe Abb.

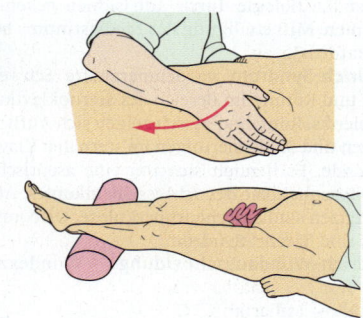

Fritsch-Lagerung [39]

FRK: Abk. für Residualkapazität, funktionelle → Lungenvolumina
Fröschleingeschwulst → Ranula
Frohse-Syndrom → Radialiskompressionssyndrom
Froin-Syndrom → Nonne-Froin-Syndrom
Froment-Zeichen *n*: engl. *Froment's sign*. Kompensatorische Beugung der Endphalanx des Daumens bei Ulnarislähmung, da hier das Festhalten eines flachen Gegenstandes zwischen radialer Zeigefingerseite und Daumen nur durch Kontraktion des vom N. medianus versorgten M. flexor pollicis longus möglich ist. Siehe Abb.

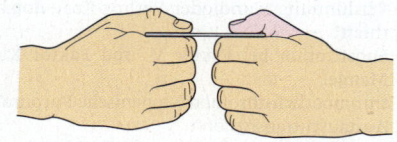

Froment-Zeichen: Positiv an der linken Hand (Daumen rot markiert).

Frontalebene *f*: engl. *frontal plane*. Senkrecht zur Sagittal- und Frontalebene und parallel zur Stirn (bzw. Sutura coronalis) verlaufende Ebene* des Körpers.
Frontalhirnsyndrom *n*: engl. *frontal lobe syndrome*. Häufiger Symptomenkomplex, resultierend aus umschriebener Schädigung des Frontallappens, beispielsweise infolge zerebraler Durchblutungsstörung*, intrazerebraler Blu-

tung*, Hirnatrophie*, Hirntumor* oder Hirnabszess*. Klinische Symptome umfassen Antriebsarmut* oder Antriebssteigerung*, Zwangsstörungen, Ataxie*, Aphasie*, epileptische Anfälle (Frontallappenepilepsie*), Anosmie, Affektlabilität* und Störungen des Sozialverhaltens, ggf. auch Beeinträchtigung von Aufmerksamkeit, Lernen und Gedächtnis.
Klinik:
– Veränderung des Antriebs* und der Motivation
– eingeschränkte Planungs- und Handlungsfähigkeit*
– Störungen des Gedächtnisses, des Problemlösens und der Aufmerksamkeitskontrolle (dysexekutives Syndrom)
– Abweichungen bei Emotionalität* und Sozialverhalten.
Patienten mit Frontalhirnschädigungen können perseveratives und rigides Verhalten aufweisen, wirken z. T. interessenlos, gleichgültig und sozial inadäquat. Ursachen für Schädigungen des Frontalkortex sind:
– Unfälle
– frontotemporale Demenz*, einer der Alzheimer-Erkrankung ähnlichen Demenzform mit Schwund der vorderen Gehirnpartien
– Schlaganfall*
– chronischer Alkoholkonsum (Mangel an Vitamin* B_1)
– Creutzfeldt*-Jakob-Krankheit
– Chorea* Huntington
– Down*-Syndrom.
Frontalkortex *m*: engl. *frontal cortex*; syn. Frontalhirn. Teil der Großhirnrinde* vor dem Sulcus centralis. Der Frontalkortex gehört zum Frontallappen* und umfasst die Brodmann*-Areale 4, 6, 8–12 und 44–47. Er spielt eine zentrale Rolle bei Handlungsplanung, -ausführung und Handlungskontrolle* sowie für das Langzeitgedächtnis* und das Lösen von Problemen. Siehe Homunkulus* (Abb. dort) und siehe Abb.
Funktion: Der Frontalkortex übernimmt
– die zentrale Exekutive: funktionelle Schnittstelle zwischen Sensorik und Motorik
– Prozesse des Arbeitsgedächtnisses
– Kontrolle der Aufmerksamkeit*
– Auswahl und Modifikation flexiblen Verhaltens entsprechend der externen (z. B. Umgebung, Situation) und internen (z. B. motivationaler, emotionaler Zustand) Bedingungen.
Klinischer Hinweis: Schädigungen im Bereich des frontalen Kortex führen zum Frontalhirnsyndrom*, Näheres siehe dort.
Frontallappen *m*: engl. *frontal lobe*; syn. Lobus frontalis. Lappen des Großhirns. Der Frontallappen umfasst den Frontalkortex* mit Präfrontalkortex* und Orbitofrontalkortex* sowie prämotorische Cortices und den Gyrus* cinguli.

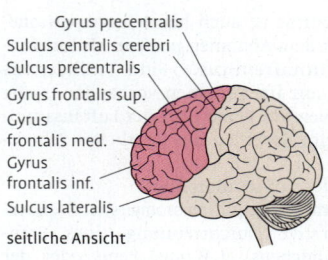

seitliche Ansicht

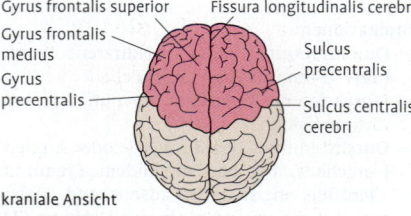

kraniale Ansicht

Frontalkortex

Funktionell ist er zuständig für Somatomotorik (Gyrus* precentralis), Sprachmotorik (Broca*-Zentrum), Aspekte der Persönlichkeit* (basale Windungen) und das Riechen* (u. a. in der Substantia perforata).

Klinischer Hinweis: Schädigungen des Frontallappens führen zum Frontalhirnsyndrom*, das durch Antriebslosigkeit (vgl. Orbitalhirnsyndrom*), Lähmungen*, Frontallappenepilepsie* und Anosmie* gekennzeichnet ist.
Frontallappenepilepsie *f*: engl. *frontal-lobe epilepsy*. Epilepsie* mit epileptogenem Herd im Frontalhirn. Charakteristisch sind fokale Anfälle ohne Aura* mit hypermotorischen Automatismen* wie Strampeln, Wälzen, Grätschen, Radfahrbewegungen, proximal betonte Bewegungen sowie motorische Automatismen bei häufig erhaltenem Bewusstsein. Sie sind kurz (< 30 s) und hochfrequent und treten häufig im Schlaf auf.
Frontallappensyndrom → Frontalhirnsyndrom
frontorhinobasale Fraktur → Schädelbasisfraktur
Frontotomie → Leukotomie
Frontzahn *m*: engl. *front tooth*. Sammelbezeichnung für Schneidezahn* und Eckzahn*. Diese sind zu unterscheiden vom Backenzahn*.
Froschbauch *m*: engl. *frog belly*. Breites und vorstehendes, aufgetriebenes Abdomen infolge einer Hypotonie* der Bauchmuskulatur und Meteorismus* bei Kindern als Zeichen einer Rachitis*.
Froschgesicht *n*: engl. *subcutaneous emphysema of the face*. Auftreibung des Gesichts und der Halsregion durch eingedrungene Luft im Un-

terhautzellgewebe (Hautemphysem*) bei aufsteigendem Mediastinalemphysem* (Luftansammlung im Bindegewebe des Mediastinalraums). Ursachen sind z. B. Verletzungen, Komplikationen bei endoskopischen Eingriffen oder eine Ösophagusruptur.

Froschzeichen → AV-Knotentachykardie
Froschzeichen → Vorhofpfropfung
Frostberg-Zeichen *n*: engl. *Frostberg's sign*. Röntgenologische Bezeichnung für eine Deformität des absteigenden Duodenums in Form einer bikonkaven Impression der inneren Zirkumferenz (sog. umgekehrte Drei bzw. ε-Zeichen) in der hypotonen Duodenografie. Dieses Zeichen kommt vor bei Pankreaskopfkarzinom und Pankreatitis.

Frostbrand → Erfrierung
Frotteurismus *m*: engl. *frotteurism*. Paraphilie* mit sexuell dranghaften Bedürfnissen, Fantasien oder Verhaltensweisen, die durch Reiben bzw. Pressen des eigenen Körpers an andere Personen vor allem in Menschenansammlungen gekennzeichnet sind. Eine Behandlung erfolgt bei subjektivem Leidensdruck oder Gefährdung anderer. Behandelt wird psychotherapeutisch oder medikamentös mit Libido-hemmenden Wirkstoffen.

Vorkommen: Es sind überwiegend Männer betroffen.

Diagnostik: Folgende Kriterien sind Voraussetzung für eine Diagnose:
– Die Bedürfnisse, Fantasien oder sexuellen Verhaltensweisen müssen vorwiegend oder ausschließlich Inhalt sexuellen Interesses sein und seit mindestens 6 Monaten vorhanden sein.
– Es besteht ein Leidensdruck bei den Betroffenen, die den Drang als schwer kontrollierbar und unter Umständen persönlichkeitsfremd erleben.
– Das Verhalten führt zu Beeinträchtigungen im sozialen Umfeld mit Einschränkungen im Arbeits- und Lebensalltag.

Im ICD-10 ist diese Störung nicht einzeln klassifiziert, sondern wird als „F 65.8 Sonstige Störungen der Sexualpräferenz" verschlüsselt.

Therapie: Bei subjektivem Leidensdruck oder Gefährdung bzw. Belästigung anderer Personen:
– mit Verhaltenstherapie* zur Erlangung ausreichender Selbstkontrolle
– unter Umständen Versuch mit Antidepressiva* zur Libidoreduktion, vor allem mit SSRI.

Prognose: Die Prognose ist eher ungünstig. Häufig persistiert die Störung.

Recht: Frotteurismus ist als eigener Tatbestand nicht strafbar.

Frovatriptan *n*: Migränetherapeutikum aus der Gruppe der Triptane. Frovatriptan wird bei Erwachsenen eingesetzt zur oralen Akutbehandlung der Kopfschmerzphase von Migräne*-Anfällen mit oder ohne Aura*. Die Wirkung von Frovatriptan setzt erst nach ca. 2 h ein, hält aber lange an und eignet sich daher für langdauernde Migräneanfälle.

Frozen Shoulder: Massive, aktive und passive Bewegungseinschränkung im Schultergelenk, die einseitig oder beidseitig, idiopathisch oder sekundär nach vorangegangenem Trauma mit längerer Ruhigstellung (z. B. bei Schulterprellung, Schultergelenkluxation, Fraktur, Operation) auftritt.

Erkrankung: Epidemiologie. Die Inzidenz beträgt 2 % in der Gesamtbevölkerung; sie ist erhöht bei Hyperlipidämie, insulinpflichtigem Diabetes mellitus, nach Herzinfarkt und Mastektomie. Prädilektionsalter ist das 40.–70. Lj.

Pathogenese. Eine blande Synovialitis vermindert das Volumen der Gelenkkapsel mit Regression der Reserveräume. Im Verlauf kommt es zu Adhäsionen, Kapselkontraktur und -fibrosierung.

Klinik: In der klinischen Untersuchung sind massive Bewegungseinschränkungen ohne eruierbares Trauma charakteristisch. **Erkrankungsverlauf:**
– Phase 1: Schmerz und Einsteifung unterschiedlicher Dauer und Ausprägung
– Phase 2: abnehmender Schmerz bei funktioneller Einschränkung und ggf. Hypotrophie der Schultermuskulatur
– Phase 3: Rückbildung der Bewegungseinschränkung und Schmerzen.

Dauer und Endresultat sind individuell unterschiedlich. Die Persistenz deutlicher Bewegungsdefizite ist möglich.

Therapie:
– Physiotherapie, besonders in der Frühphase vorsichtig schmerzadaptiert
– Analgesie: bevorzugt Antiphlogistika, in der Frühphase auch intraartikuläre Glukokortikoidinjektionen
– bei langem Verlauf und konservativ unzureichendem Erfolg: Narkosemobilisation (cave: Frakturrisiko) oder arthroskopische Operation (Kapseldistension und -adhäsiolyse).

fruchtbare Tage → Konzeptionsoptimum
Fruchtbarkeit → Fertilität
Fruchtbarkeit → Potentia generandi
Fruchtblase *f*: engl. *amniotic sac*. Von den Eihäuten* (Chorion* und Amnion*) gebildeter Sack, der Fruchtwasser und Fetus*/Embryo* einschließt. In der Frühschwangerschaft erlaubt die sonografische Messung der Fruchthöhle eine recht genaue Bestimmung des Gestationsalters.

Fruchtschmiere → Käseschmiere
Fruchttod, intrauteriner *m*: engl. *intrauterine fetal death*; Abk. IUFT. Absterben eines Feten von über 500 g oder nach der 24. SSW, aber vor dem Geburtsbeginn, in utero. Kindsbewegungen fehlen, die Diagnose wird sonografisch durch die Feststellung der fehlenden Herzaktion gesichert. Eine vaginale Entbindung ist einzuleiten, in der Regel durch Gabe von Prostaglandinen.

Häufigkeit: In Deutschland tritt ein intrauteriner Fruchttod bei etwa 0,2 % der Schwangerschaften auf, bei Mehrlingen findet sich eine deutlich erhöhte Inzidenz.

Ätiologie: Mögliche Ursachen sind u. a.:
– Infektionen
– Fehlbildungen
– hypertensive Schwangerschaftserkrankung* (SIH)
– Übertragung*
– Diabetes* mellitus
– vorzeitige Plazentalösung*
– Morbus* haemolyticus fetalis
– Nabelschnurkomplikationen*.

Klinik: Klinische Zeichen für einen intrauterinen Fruchttod sind:
– Fehlen der kindlichen Herztöne bei der Auskultation oder im CTG
– fehlende Kindsbewegungen
– fehlendes Uteruswachstum
– sinkender Fundusstand und Abnahme des Bauchumfangs (etwa 14 Tage nach Absterben) durch den Rückgang der Fruchtwassermenge.

Komplikationen: Bei längerer Retention der Frucht kann es zur Infektion und selten auch zum sog. Dead-Fetus-Syndrom mit Ausbildung einer Verbrauchskoagulopathie* kommen. Ist der IUFT bei einem fetofetalen Transfusionssyndrom aufgetreten, sind neurologische und kardiale Schäden des überlebenden Zwillings möglich.

Fruchtwasser *n*: engl. *amniotic fluid*; syn. Liquor amnii. Klare Flüssigkeit innerhalb der Fruchtblase (Amnion). Die Färbung ist anfangs gelblich, später klar, ggf. etwas weißlich durch Vernixflöckchen. Das Fruchtwasser enthält u. a. Vellushaare, Epidermisschuppen und Sekrete der fetalen Talgdrüsen. Die normale Menge beträgt am Ende der Schwangerschaft zwischen 400 und 2000 ml.

Bildung und Abbau: Im ersten Trimenon erfolgt die Produktion des Fruchtwassers durch das Amnion, etwa ab der 12. SSW im Wesentlichen durch die fetale Harnproduktion. Die Resorption geschieht im fetalen Magen-Darm-Trakt, nachdem das Fruchtwasser geschluckt wurde, sowie teilweise in der fetalen Lunge.

Funktion: Neben dem mechanischen Schutz des Ungeborenen ist das Fruchtwasser auch als Transport- und Austauschmedium wichtig. Insbesondere für die normale Entwicklung der Lunge spielt es eine entscheidende Rolle.

Fruchtwasserabgang

Bestimmung: Zur Abschätzung der Fruchtwassermenge stehen im Ultraschall 2 Methoden zur Verfügung:
- Messen des größten freien Fruchtwasser-Depots im anterior-posterioren Durchmesser
- Bestimmen des Fruchtwasserindex (Amniotic Fluid Index, AFI), hierzu werden in allen 4 Quadranten des Uterus die größten Depots vertikal ausgemessen und die Werte summiert.

Die Referenzwerte sind abhängig von der Schwangerschaftswoche. Die Beurteilung der Zusammensetzung und der Inhaltsstoffe kann nach einer Gewinnung durch Amniozentese oder nach einem Blasensprung erfolgen.

Klinische Bedeutung: Abweichungen von der Norm können Hinweiszeichen auf eine mütterliche oder fetale Erkrankung sein. Beispiele:
- Polyhydramnion: fetale Fehlbildungen, z. B. Ösophagusatresie, mütterlicher Diabetes* mellitus, Infektionen
- Oligohydramnion: fetale Nierenerkrankungen, Plazentainsuffizienz, Blasensprung
- gelbes Fruchtwasser: Morbus haemoyticus fetalis
- grünes Fruchtwasser: Mekoniumabgang, z. B. bei intrauteriner Hypoxie
- fötides Fruchtwasser: Infektion (AIS), intrauteriner Fruchttod.

Fruchtwasserabgang *m*: Abfließen von Fruchtwasser über die Scheide nach einem spontanen Blasensprung oder einer Amniotomie.

Fruchtwasseraspiration *f*: engl. *amniotic fluid aspiration*. Fruchtwasser*, das vor oder während der Geburt beim Einatmen in die Atemwege des Fetus* gelangt, besonders bei fetaler Hypoxämie*. Je nach Fruchtwasservolumen entwickeln sich Husten oder Dyspnoe* mit respiratorischer Insuffizienz*.

Komplikationen: Bei Aspiration von Mekonium* oder erregerhaltigem Fruchtwasser (Amnioninfektionssyndrom*) drohen Aspirationspneumonie*, persistierende pulmonale Hypertonie* des Neugeborenen (PPHN) oder Surfactantmangel-Syndrom.

Fruchtwasserdiagnostik *f*: engl. *amniotic fluid tests*. Analyse der Amnionflüssigkeit im Rahmen der Pränataldiagnostik, in der Regel nach Gewinnung durch Amniozentese. Die häufigste Indikation ist der Ausschluss genetischer Störungen, z. B. bei Auffälligkeiten in der Sonografie oder der nichtinvasiven Pränataldiagnostik (NIPT), bei erhöhtem mütterlichen Alter, auffälliger Familienanamnese oder habituellen Aborten.

Fruchtwasserembolie *f*: engl. *amniotic fluid embolism*; syn. Amnioninfusionssyndrom. Eindringen von Fruchtwasser* in den mütterlichen Kreislauf unter der Geburt und damit Verlegung der Blutgefäße in der Lunge (Embolie*). Die mütterliche Sterblichkeit beträgt ca. 80 %, damit ist die Fruchtwasserembolie die vierthäufigste Ursache mütterlicher Todesfälle. Behandelt wird intensivmedizinisch.

Häufigkeit: Je nach Literatur 1 : 80 000 bis 1 : 200 000 Geburten.

Ätiologie: Durch Eröffnung mütterlicher Venen unter der Geburt kann es zur Einschwemmung von Fruchtwasser kommen. Gehäuft tritt dies auf bei:
- vorzeitiger Plazentalösung
- Plazenta* praevia
- postpartaler Atonie
- instrumenteller Nachkürettage* nach Geburt
- Kaiserschnitt*.

Klinik:
- akut einsetzende Atemnot
- Schmerzen im Thoraxbereich
- Herz-Kreislauf-Versagen
- im weiteren Verlauf massive Gerinnungsstörung* durch die Fruchtwasseranteile im mütterlichen Kreislauf.

Therapie:
- Intubation* (PEEP*-Beatmung)
- Sauerstoffgabe
- Volumengabe
- ggf. Notsectio*
- Gabe von Frischplasma zur Gerinnungsstabilisierung
- Tranexansäure zur Therapie der Hyperfibrinolyse
- Glukokortikoide*
- Katecholamine*.

Fruchtwasserpunktion → Amniozentese
Fruchtzucker → Fruktose
Frühabnabelung → Abnabeln
Frühabort → Abort
Früh-Amniozentese *f*: Durchführung einer Amniozentese vor der 14. SSW, verbunden mit einem erhöhten Abortrisiko (1,5 % versus 0,5 %). Die Früh-Amniozentese ist heute weitgehend durch die Chorionzottenbiopsie (CVS) verdrängt worden.

Frühberentung *f*: engl. *early retirement*. Inanspruchnahme von vorgezogenen Renten wegen Alters in der GRV, abzugrenzen von der Inanspruchnahme von Renten wegen verminderter Erwerbsfähigkeit.

Frühdezeleration → Dezeleration
Früh-Dumping *n*: syn. Früh-Dumping-Syndrom. Vorwiegend nach Billroth*-II-Magenresektion (siehe auch Magenteilresektion*) und Magenbypassoperation auftretendes Dumping*-Syndrom. Durch Sturzentleerung der unverdünnten hyperosmolaren Speise in das Jejunum kommt es zur Überdehnung der Darmwand und zu einem massiven Einstrom von Flüssigkeit in das Darmlumen mit resultierender Kreislaufdepression (Blutdruckabfall, Kollaps).

Frühdyskinesie *f*: engl. *early dyskinesia*; syn. Akute Dyskinesie. Reversible extrapyramidale Symptome* wie krampfartiges Herausstrecken der Zunge, hyperkinetische Bewegungen der mimischen Muskulatur und Torticollis-ähnliche Halsbewegungen, die als häufige Nebenwirkung in den ersten Wochen einer Pharmakotherapie* mit Neuroleptika* auftreten. Behandelt wird mit anticholinergisch wirksamen Antiparkinsonmitteln (z. B. Biperiden*), Dosisreduktion oder Wechsel des Neuroleptikums.

Früherkennungsuntersuchung → Kinderfrüherkennungsuntersuchungen
Früherkennungsuntersuchungen *f pl*: engl. *early detection examinations*. Untersuchungen zur möglichst frühzeitigen Erkennung vorhandener Krankheiten oder Entwicklungsstörungen. Die Ausgestaltung dieser Früherkennungsuntersuchungen wird in Richtlinien des Gemeinsamen Bundesausschusses geregelt.

Ansprüche in der GKV: In der GKV haben Versicherte Anspruch auf Maßnahmen zur Früherkennung von Krankheiten:
- Kinder und Jugendliche auf Erkrankungen, die ihre normale körperliche oder geistige Entwicklung in nicht geringfügigem Maß gefährden (Kinderfrüherkennungsuntersuchung*, Jugendgesundheitsuntersuchung)
- Männer und Frauen alters- und geschlechtsabhängig auf bestimmte Malignome (Krebsfrüherkennungsuntersuchungen*) und bestimmte andere Erkrankungen (Gesundheitsuntersuchung*).

Früherwachen *n*: engl. *early awakening*. Spontanes, unerwünschtes, frühzeitiges Erwachen aus dem Nachtschlaf ohne Wiedereinschlafen.

Vorkommen:
- v. a. bei Depression*
- Insomnie*
- zirkadian bedingt bei vorverlagerter Schlafphase
- Schlafstörungen*.

Frühförderung *f*: engl. *early advancement*. Interdisziplinäre Diagnostik, Behandlungs- und Betreuungskonzepte für behinderte, von Behinderung bedrohte und entwicklungsverzögerte Kinder in den ersten Lebensjahren. Sie berücksichtigen in der Regel medizinische, psychologische, pädagogische und psychosoziale Aspekte. Kostenträger sind die gesetzliche Krankenversicherung, Träger der Sozialhilfe und der öffentlichen Jugendhilfe.

Angebot: Das System der Frühförderung umfasst:
- interdisziplinäre Frühförderstellen und sozialpädiatrische Zentren
- Sonderkindergärten
- Erziehungs- und Familienberatungsstellen (Erziehungsberatung)

- Einrichtungen für auffällige Kinder
- Fachdienste der Gesundheitsämter wie Kinder- und Jugendgesundheitsdienste und Kinder- und jugendpsychiatrische Dienste
- niedergelassene Ärzte und Psychotherapeuten.

Frühgeborenenretinopathie → Retinopathia praematurorum

Frühgeborenes *n*: engl. *preterm infant*. Neugeborenes* mit einem Gestationsalter von < 37 SSW (bzw. < 259 Tagen) post menstruationem. Frühfolgen sind – abhängig von der Reife – Instabilität der Regulationssysteme und ungenügende Anpassung von Atmung, zerebralem Gefäßsystem sowie Immunsystem und erfordern Intensivtherapie in einem Perinatalzentrum. Spätfolgen betreffen körperliche, kognitive und sozial-emotionale Entwicklung.
Häufigkeit: Etwa 5 % aller Neugeborenen in Europa.
Ätiologie: Siehe Frühgeburt*.
Einteilung:
- nach Geburtsgewicht: 1. < 2500 g (Low Birth Weight, LBW) 2. < 1500 g (Very Low Birth Weight, VLBW) 3. < 1000 g (Extremely Low Birth Weight, ELBW)
- nach Gestationsalter (siehe Frühgeburt*)
- nach Geburtsgewicht unter Berücksichtigung von Entwicklungsstand (Gestationsalter) und populationsspezifischen Standardgewichtskurven (intrauterine Wachstumskurve; siehe Neugeborenes*, Abb. dort), in der Regel eutroph oder hypotroph (hypotrophes Neugeborenes).

Klinische Bedeutung: Je früher die Geburt erfolgt, umso weniger sind Körper und Organe ausgereift (Risikoneugeborenes*). Die Höhe des Risikos korreliert mit der Unreife (Reifezeichen* des Neugeborenen). **Risiken:**
- respiratorisch: Atemnotsyndrom* des Neugeborenen, bronchopulmonale Dysplasie*, Wet*-Lung-Syndrom, Apnoeanfälle (Atemstillstand*)
- retinal: Retinopathia* praematurorum
- kardiovaskulär: persistierende pulmonale Hypertonie des Neugeborenen (PPHN), persistierender Ductus* arteriosus
- zerebral: periventrikuläre Leukomalazie, periventrikuläre Blutung*, Subarachnoidalblutung*
- gastrointestinal: nekrotisierende* Enterokolitis
- transiente Hypogammaglobulinämie des Kleinkindalters
- Hypothermie*
- Hyperbilirubinämie* des Neugeborenen
- Anämie*
- Hypoglykämie*
- weitere postnatale Adaptationsstörungen infolge der Unreife.

Prognose: Körperliche Entwicklung: Verlaufsbestimmend sind v. a. das Schwangerschaftsalter und der Reifezustand des Kindes:
- Frühgeburten vor der 22. SSW sind nach aktuellem medizinischen Stand nicht lebensfähig.
- Die Überlebenschance Frühgeborener, die nach der 22. bis zur vollendeten 23. SSW geboren werden, steigt von ca. 10 auf 50 % an, davon sind 20–30 % von schweren körperlichen und geistigen Behinderungen betroffen.
- Die Überlebenschance von nach der 24. SSW und später geborenen Kindern in Deutschland liegt bei 60–80 % mit oben genannten Risiken.

Insgesamt ist eine deutlich rückläufige Entwicklung sowohl bei der Häufigkeit als auch der Intensität der Folgeschäden zu beobachten. Deutlich erhöht ist die Rate an wiederholten und schweren Erkrankungen Frühgeborener (z. B. Lungenentzündungen, Gedeihstörungen) im Vergleich zu Reifgeborenen, was bei Kindern mit sehr niedrigem Geburtsgewicht in der Regel mindestens einmal zur Rehospitalisierung führt. **Kognitive Entwicklung:**
- Sehr unreif geborene Kinder (< 32. SSW oder < 1500 g) weisen eine deutlich erhöhte Rate an langfristigen kognitiven, sprachlichen und sozialen Entwicklungsstörungen auf, z. B. erhebliche Defizite hinsichtlich Intelligenz und Schulleistungen.
- Auch ohne offensichtliche neurologische oder kognitive Störungen in den ersten Lebenswochen besteht im Vorschulalter eine relativ hohe Inzidenz für Schwächen in der Informationsverarbeitung (z. B. Aufbau von Gedächtnisstrukturen, Reizregulation) und aufmerksamkeitsabhängige Störungen.

Sozial-emotionale Entwicklung:
- Die häufigsten Auffälligkeiten sind ruhelose Aktivität, verminderte Aufmerksamkeit, häufige Zornausbrüche, Rückzugsverhalten und psychosomatische Symptome.
- Es besteht eine Beziehung zwischen sozialem Status und psychischer Belastbarkeit der Eltern und der kognitiven Entwicklung des Kindes oder Ausprägung des Intelligenzquotienten. Günstige soziale und familiäre Faktoren wirken kompensatorisch auf die Entwicklung frühkindlicher Störungen. Die meisten frühkindlichen Störungen (in den Bereichen Motorik, sprachgebundene Fähigkeiten, kognitive Entwicklung) lassen sich durch entsprechende systematische Betreuung (z. B. interdisziplinäre Frühförderung) erfolgreich behandeln (D. Wolek, 2001).
- Wichtiges Kriterium für die Einschätzung der Entwicklung und des entsprechenden Förderungsbedarfs Frühgeborener ist das korrigierte Alter.

Frühgeburt *f*: engl. *preterm delivery*; syn. Partus prematurus. Geburt vor Ende der 37. Schwangerschaftswoche (36.+6 SSW). Berechnet wird die Schwangerschaftswoche ausgehend von der letzten Regelblutung (post menstruationem, Abk. p. m.). Meist sind aufsteigende vaginale Infekte die Ursache. Diagnostiziert wird mit dem CTG, bei drohender Frühgeburt wird mit Antibiotika und Wehen-hemmenden Medikamenten behandelt.
Häufigkeit: Etwa 7 % der Geburten in den westlichen Industrieländern.
Einteilung: Nach den Schwangerschaftswochen:
- bis 29. SSW: extremes Frühgeborenes
- bis 34. SSW: frühes Frühgeborenes
- bis 37. SSW: spätes Frühgeborenes.

Ursachen:
- häufigste Ursache: aufsteigende vaginale Infektion
- weitere Risikofaktoren: 1. systemische Infektionen, Harnwegsinfektionen 2. Mehrlinge, Multiparität 3. Plazenta praevia, Uterusfehlbildungen 4. Rauchen 5. Schwangerschaftsinduzierte Hypertonie (SIH) 6. Alter der Mutter unter 18 oder über 35 Jahre.

Klinische Bedeutung: Die Frühgeburtlichkeit ist die Hauptursache der perinatalen Säuglingssterblichkeit*.
Diagnostik:
- regelmäßige Wehentätigkeit (CTG)
- Verkürzung der Zervix (Palpation und Ultraschall)
- Nachweis von Fibronektin intravaginal.

Therapie: Bei drohender Frühgeburt:
- körperliche Schonung, ggf. stationäre Aufnahme
- systemische Antibiotikatherapie
- medikamentöse Wehenhemmung (Tokolyse)
- Induktion der fetalen Lungenreife durch Gabe von Kortikosteroiden.

Prophylaxe:
- Erkennung und Vermeidung von vaginalen Infekten durch Aufklärung der Schwangeren über Symptome und Hygiene
- regelmäßige vaginale pH-Messungen im Rahmen der Schwangerenvorsorge
- Vermeidung von Risikofaktoren (z. B. Nikotin)
- bei Verkürzung der Zervix ggf. Cerclage* oder Nutzen eines intravaginalen Pessars.

Frühgestose → Gestose

Frühinfiltrat *n*: engl. *Assmann's focus*; syn. Assmann-Frühinfiltrat. Bei Lungentuberkulose auftretende kleine, wenig kontrastdichte (weiche) Fleckschatten, v. a. in den Lungenoberlappen, oder größere, unscharf begrenzte Trübung (infraklavikuläres Frühinfiltrat, Assmann-Herd) im Röntgen-Thorax. Das Frühinfiltrat entsteht durch hämatogene Streuung ca. 1 Jahr nach der Erstinfektion bei Tuberkulose* der Lunge und ist häufig ein Zufallsbefund.

Frühkarzinom *n*: engl. *early cancer*. Invasives, über die Basalmembran* hinaus in die Submukosa eingewachsenes Karzinom*, z. B. Magenfrühkarzinom.

Frühkaverne *f*: engl. *early caverne*. Bei Tuberkulose auftretender dünnwandiger Hohlraum, der durch Einschmelzung eines Assmann-Herdes (Frühinfiltrat*) entstanden und von intaktem Lungengewebe umgeben ist. Die Frühkaverne leitet häufig eine ungünstige Verlaufsform der Tuberkulose* infolge bronchogener Streuung ein.

Frühmobilisation *f*: engl. *early mobilisation*. Frühzeitige pflegerische und/oder physiotherapeutische Maßnahmen zur Mobilisation* nach Operationen, Herzinfarkt, Schlaganfall oder Geburt. Sie dient zur Pneumonie-*, Dekubitus-* und Thromboseprophylaxe*, zur Aktivierung des Kreislaufs und der Verdauung sowie zur Förderung des Wohlbefindens.
Nutzen: Der Nutzen der Frühmobilisation ist hoch und unstritten, wenn die Voraussetzungen wie ausreichend Pflegepersonal oder Hilfsmittel gegeben sind. Vorteile:
- kürzere Liegezeiten, insbesondere auch auf Intensivstation
- Reduzierung von Prophylaxemaßnahmen wie Thromboseprophylaxe, Pneumonieprophylaxe, Obstipations- und Spitzfußprophylaxe
- Anregung des Herz-Kreislaufsystems
- verbesserte Lungenbelüftung
- höhere Patientenzufriedenheit.

Praktischer Hinweis: Wegen der Gefahr eines Kreislaufkollapses erfolgt die Frühmobilisation in Begleitung, bis der Patient sicher kreislaufstabil ist. Besonders kritisch ist das erstmalige Aufrichten im und das Aufstehen aus dem Bett. Kontraindikationen sind Wirbelsäulenverletzungen, erhöhter intrakranieller Druck, starke Sedierung, fehlende Kooperation sowie Zustand nach Reanimation.

Frührehabilitation *f*: engl. *early rehabilitation*. Frühzeitig einsetzende rehabilitationsmedizinische Behandlung von Patienten durch gleichzeitige und koordinierte akut- und rehabilitationsmedizinische stationäre Versorgung. Eine Frührehabilitation erhalten insbesondere Patienten mit schweren neurologischen Erkrankungen (z. B. Schlaganfall) bzw. Verletzungen (z. B. Schädelhirntrauma*). Kostenträger ist die GKV nach § 39 Abs. 1 SGB V.
Abgrenzung: Frührehabilitation unterscheidet sich von der Frühmobilisation* durch den mehrdimensionalen und interdisziplinären Ansatz der medizinischen Rehabilitation.

Frühreife → Pubertas praecox

Frührentner → Frühberentung

Frührezidiv: Wiederauftreten von Krankheitssymptomen, das sich im Vergleich zu anderen Betroffenen mit derselben Krankheit früh ereignet. Wann von einem Frührezidiv gesprochen wird, ist besonders bei bösartigen Krebserkrankungen sehr unterschiedlich.

Frühsommer-Meningoenzephalitis *f*: engl. *tick-borne encephalitis* (Abk. *TBE*); Abk. FSME. Durch Zecken (insbesondere Ixodes ricinus) übertragene und durch FSME-Viren ausgelöste, im (Früh-)Sommer auftretende Enzephalitis* mit grippeähnlichen Symptomen. Nach fieberhaftem Intervall entwickelt sich eine Meningitis (50 %; günstige Prognose), Meningoenzephalitis (40 %; Letalität 1–2 %, häufig Defektheilung) oder Meningoenzephalomyelitis (10 %; häufig Defektheilung).
Klinik:
- nur bei ca. 30 % der Infizierten Auftreten von Krankheitserscheinungen
- biphasischer Krankheitsverlauf: nach grippeähnlichen Symptomen fieberfreies Intervall von ca. 1–20 Tagen, dann erneuter Fieberanstieg und
- evtl. monatelang anhaltende Symptomatik
- häufig selbst nach schweren Verläufen völlige Heilung
- selten schwere Krankheitsverläufe bei Kindern
- Letalität bei ZNS-Beteiligung ca. 1 %.

Prophylaxe:
- Expositionsprophylaxe
- rasches Entfernen von Zecken mit Zeckenzange
- aktive Immunisierung gefährdeter Personen wie z. B. Einwohner von oder Reisende in Endemiegebiete.

Frühsynovektomie → Synovektomie

Frühtief → Dezeleration

Fruktosamin *n*: Aminozucker* von Fruktose*. Die Fruktosamin-Konzentration im Serum spiegelt die Blutglukosekonzentration der letzten 2–3 Wochen wider. Die Bestimmung von Fruktosamin dient der Therapiekontrolle eines Diabetes* mellitus erfolgt in Sonderfällen, im Allgemeinen wird die Erhebung von HbA1c* vorgezogen. Die Bestimmung erfolgt per Kolorimetrie.
Biochemie: Glukose* reagiert mit freien Aminogruppen von Plasmaproteinen* wie Albumin*. Durch Glykierung* wandelt sich Glukose zu Fruktosamin um und bindet fest an das Plasmaprotein. Diese Reaktion findet zu ca. 80 % mit Albumin und zu ca. 10 % mit Gammaglobulin* statt, die beide eine Halbwertszeit* von 2–3 Wochen aufweisen.

Fruktose *f*: syn. Laevulosum. Einfachzucker (Monosaccharid*), der als süßestes natürliches Kohlenhydrat* in Früchten und Honig vorkommt. Außerdem ist Fruktose Bestandteil vieler Oligosaccharide* (z. B. Saccharose*) und Polysaccharide* (z. B. Inulin*). Der medizinische Einsatz von Fruchtzucker als Nähr- und Dauertropfinfusionen, beispielsweise bei Leberschädigung und Alkoholintoxikation*, ist heute ungebräuchlich.

Fruktose-Belastungstest *m*: syn. Fruchtzuckerunverträglichkeitstest. Oraler Belastungstest mit Fruktose* zur Diagnostik einer Fruktoseintoleranz*. Getestet wird die Fähigkeit des Körpers, Fruktose in Glukose* und Galaktose zu spalten.
Indikationen: Nur bei Erwachsenen:
- Verdacht auf hereditäre Fruktoseintoleranz
- Verdacht auf Fruktosurie*.

Bewertung:
- Fruktoseanstieg > 40 mg/dl: **1.** Fruktosurie oder **2.** hereditäre Fruktoseintoleranz bei zusätzlichem Abfall der Glukosekonzentration im Plasma
- Fruktoseanstieg < 5 mg/dl: Fruktosemalabsorption (aufgrund der verminderten Absorption oral zugeführter Fruktose nur geringer Anstieg der Konzentration im Plasma).

Fruktoseintoleranz *f*: engl. *fructose intolerance*; syn. Fruktoseunverträglichkeit. Unverträglichkeit* von Fruktose* infolge hereditärer Fruktoseintoleranz oder Fruktosemalabsorption.

Fruktosurie *f*: engl. *fructosuria*. Nichtdiabetische Mellitrie*. Zu unterscheiden ist die benigne autosomal-rezessiv erbliche Stoffwechselanomalie (Genlocus 2p23.3–23.2) mit Mangel an Ketohexokinase von der symptomatischen Fruktosurie bei schwerer Lebererkrankung nach Aufnahme fruktosehaltiger Nahrung.

Frustrations-Aggressionstheorie *f*: engl. *frustration-aggression theory*; syn. Frustrationstheorie. Ansatz zur Erklärung aggressiven Verhaltens, wonach Frustration aggressive Impulse verursacht, die ausagiert werden (Ursache-Wirkungs-Beziehung). Aggressives Verhalten erfolgt in Reaktion auf erlebte Frustration (Aggressionstheorien*).

Frustrationstheorie → Frustrations-Aggressionstheorie

Frustrationstoleranz *f*: engl. *frustration tolerance*. Fähigkeit, Frustration zu ertragen und den damit verbundenen Bedürfnisaufschub auszuhalten. Dies umfasst die Kompensation äußerer Reize (z. B. Misserfolg, interpersonelle Enttäuschung) oder von Kränkungen auf kognitiver oder affektiver Ebene und die Stabilisierung des Selbstwertgefühls*. Kennzeichen mangelnder Frustrationstoleranz sind Neigung zu Impulsivität* oder depressiver Erlebnisverarbeitung.

Frustrierbarkeit *f*: engl. *frustrating*. Empfänglichkeit gegenüber Frustration sowie Maß für psychische Belastbarkeit.

FSBA: Abk. für fetale Skalpblutanalyse → Fetalblutuntersuchung

FSF: Abk. für Faktor, fibrinstabilisierender → Faktor XIII

FSGS: Abk. für → Glomerulosklerose, fokalsegmentale

FSH: Abk. für Follikelstimulierendes Hormon → Hormon, follikelstimulierendes

FSME-Antikörper m sg, pl: syn. FSME-Virus-Antikörper. Antikörper* gegen das Frühsommer-Meningoenzephalitis-Virus (FSME*-Virus). Der Nachweis erfolgt im Liquor* cerebrospinalis oder im Serum* mittels Komplementbindungsreaktion* oder Enzymimmunoassay. Die Antikörper werden zu Beginn der 2. Krankheitsphase mit Auftreten der neurologischen Symptomatik positiv.
Indikation zur Laborwertbestimmung: Verdacht auf Infektion durch das FSME-Virus bei aseptischer Meningitis*, Meningoenzephalitis* oder Myelitis* nach Zeckenbiss*.
Material und Präanalytik: Liquor oder Serum.
Bewertung:
- erst mit Ablauf der Inkubationszeit* nach 3 Wochen positiv
- positives IgM oder IgG: immer auffällig, da nur niedrige Durchseuchung der Bevölkerung
- positive Titer auch nach Impfung* nachweisbar.

FSME-Schutzimpfung f: syn. Frühsommer-Meningoenzephalitis-Schutzimpfung. Aktive Immunisierung* gegen Frühsommer-Meningoenzephalitis (FSME). Die Ständige* Impfkommission (STIKO) empfiehlt die Impfung bei Aufenthalt in Risikogebieten und für Menschen mit gefährdeten Berufen (z. B. Waldarbeiter). Die Grundimmunisierung* besteht aus 3 Impfungen, wonach regelmäßige Auffrischimpfungen* folgen.
Vorgehen:
- Grundimmunisierung mit einem für das Lebensalter zugelassenen Impfstoff* nach Angaben in den Fachinformationen*: **1.** Beginn mit erster Impfdosis idealerweise in den Wintermonaten (da Saisonalität der Erkrankung von April bis November und Impfschutz idealerweise zu Beginn der Zeckensaison aufgebaut sein sollte) **2.** zweite Impfdosis 1–3 Monate danach **3.** dritte Impfdosis je nach Impfstoff nach weiteren 5–12 oder 9–12 Monaten
- Auffrischimpfung: **1.** nach Grundimmunisierung **2.** danach bis < 50 bzw. 60 Lj. alle 5 Jahre (je nach Impfstoff) **3.** ≥ 50 bzw. 60 Lj. alle 3 Jahre (je nach Impfstoff)
- Schnellschema bei kurzfristig erhöhtem Risiko, z. B. bei Reisen in Infektionsgebiete: **1.** Impfschema abhängig vom Impfstoff, 2 oder 3 Impfungen nötig **2.** Impfschutz besteht 3–5 Wochen nach der ersten Impfung für ca. eineinhalb Jahre **3.** abhängig vom Impfstoff bei weiterem Risiko vorgezogene Auffrischung nötig.

Indikationen:
- Indikationsimpfung*: Personen, die in FSME-Risikogebieten zeckenexponiert sind
- berufsbedingte Impfung: Personen, die durch FSME beruflich gefährdet sind (exponiertes Laborpersonal sowie Personen in Risikogebieten, z. B. Forstbeschäftigte und Exponierte in der Landwirtschaft)
- Reiseimpfung*: Personen, die in FSME-Risikogebieten außerhalb Deutschlands zeckenexponiert sind.

Impfstoffe: Es stehen Kinder-Impfstoffe (FSME-IMMUN Junior, Encepur Kinder) und Erwachsenen-Impfstoffe (FSME-IMMUN, Encepur) zur Verfügung.

Klinischer Hinweis:
- FSME-Impfstoffe schützen sowohl vor dem zentraleuropäischen FSME-Virus-Subtyp als auch vor den fernöstlichen und sibirischen FSME-Virus-Subtypen
- Kinder können ab dem ersten Lebensjahr geimpft werden (in den ersten 2 Lebensjahren treten häufig Fieberreaktionen > 38°C auf)
- nach Kontakt mit dem Virus ist es nicht mehr möglich, durch die Impfung einen Schutz vor Erkrankung zu erreichen.

Kostenübernahme: Bei Gefährdung innerhalb Deutschlands übernehmen die Krankenversicherungen meist die Impfkosten. Impfungen bei Reisen ins Ausland müssen häufig selbst bezahlt werden. Bei beruflicher Gefährdung übernimmt der Arbeitgeber die Kosten.

FSME-Virus n: engl. tick-borne encephalitis virus (Abk. TBEV); syn. **F**rüh**s**ommer-**M**eningo**e**nzephalitis-Virus. Flavivirus* der Familie Flaviviridae, welches die durch Zecken übertragene Frühsommer-Meningoenzephalitis (FSME) verursacht. Schutz vor einer FSME-Infektion bieten v. a. die Impfung und der Zeckenschutz. Bei Kontakt mit virushaltigem Material kann die sofortige Gabe von Hyperimmunglobulin als Postexpositionsprophylaxe dienen.

FSP: Abk. für fallopian tube sperm perfusion → Insemination

FTA-ABS-Test m: syn. **F**luoreszenz-**T**reponema-**A**ntikörper-**A**bsorptions-Test. Serologisches Verfahren zum Nachweis von Antikörpern gegen Treponema* pallidum, dem Erreger der Syphilis* (Lues), mittels der indirekten Immunfluoreszenz*. Während des Tests werden Antikörper gegen nicht pathogene Treponemen durch Absorption* entfernt, wodurch das Verfahren hoch spezifisch ist.
Referenzbereich: Negativ (keine Fluoreszenz).
Indikation: Bestätigung einer Lues-Infektion bei zuvor positivem Suchtest, z. B. TPHA*-Test.
Bewertung:
- positiv (Nachweis von Fluoreszenz): es sind Antikörper gegen Treponema pallidum vorhanden

- keine Unterscheidung einer frischen oder chronischen Infektion von einer ausgeheilten Infektion (Serumnarbe) möglich.

Fuchsbandwurm → Echinococcus multilocularis

Fuchs-Flecken m pl: engl. Fuchs coloboma. Schwarze Proliferationen des retinalen Pigmentepithels, die von einer blassen Atrophie*zone umgeben sind. Sie sind typisch bei myopischer Makulopathie*.

Fuchs-Rosenthal-Kammer f: engl. Fuchs-Rosenthal counting chamber; syn. Fuchs-Rosenthal-Zählkammer. Zählkammer zur Zellzählung in der Liquordiagnostik* oder Urindiagnostik mit einem quadratischen Zählkammernetz bei einer charakteristisch großen Gesamtfläche von 16 mm^2 und einer Tiefe von 0,2 mm. 4 × 4 Quadrate mit einer Kantenlänge von 1 mm enthalten jeweils 16 weitere Quadrate mit einer Kantenlänge von 0,25 mm.

Fühlen [Sensorik] n: engl. feeling. Empfindung, ausgelöst durch Berühren und Druck taktiler Organe in der Haut (Wahrnehmung, Berührung*) oder Reaktionen auf Sensorenerregung der Organe, z. B. Schmerz*.

Führungslinie f: Imaginäre Linie, der bei der Geburt der vorangehende Teil des Kindes (tiefster Punkt, normalerweise das Hinterhaupt) im Geburtskanal folgt. Die Führungslinie ist eine Verbindung der Mittelpunkte der Längsdurchmesser des Beckens, bei seitlicher Ansicht beschreibt die Führungslinie eine um die Symphyse herumreichende Kurve.
Klinische Bedeutung: Bei der Festlegung des Höhenstandes ist es wichtig, in der Führungslinie zu untersuchen. Bei einer Palpation zu weit vorne (an der Symphyse) wird der vorangehende Teil als falsch zu tief eingeschätzt.

Füllungsdruck → Ventrikeldruck

Füllungsphase → Diastole

Füllungstherapie f: engl. filling therapy. Verfahren zur direkten Behandlung eines Defekts des Zahnhartgewebes (Zahnschmelz*, Dentin*).
Prinzip: Entfernung entkalkter und meist kariös infizierter Zahnhartgewebe, anschließend direkte plastische Füllung (z. B. mit Amalgam, Komposit, Zement) oder indirekt durch laborgefertigte Einlagefüllung (z. B. Inlay aus Gold oder Dentalkeramik*):
- Amalgam*
- Zement: aus 2 Komponenten bestehende Materialien, die nach Anmischen chemisch aushärten (z. B. Glasionomerzement)
- Komposite: zahnfarbene, plastische Füllungswerkstoffe, welche nach Applikation chemisch oder unter Energiezufuhr (z. B. UV-Licht) aushärten.

Indikation: Zahnkaries*, traumatische Läsionen.

Füllungszystometrie → Zystomanometrie

Fünf-Faktoren-Modell *n*: engl. *five factors model*; syn. Big-five. Empirisch basiertes Modell der Persönlichkeitspsychologie*, das 5 Hauptdimensionen (Persönlichkeitsfaktoren*) der Persönlichkeit postuliert: Neurotizismus*, Extraversion*, Offenheit für Erfahrungen, Gewissenhaftigkeit* und soziale Verträglichkeit. Das Fünf-Faktoren-Modell und die darauf aufbauenden Persönlichkeitsmerkmale sind weltweit anerkannt und weit verbreitet.

Geschichte: Die Entwicklung der sog. Big Five begann in den 30er Jahren des 20. Jahrhunderts von Gordon Allport und Henry Sebastian Odbert. Auf Basis eines lexikalischen Ansatzes mit über 18.000 Begriffen wurden durch Faktorenanalyse 5 voneinanderunabhängige und weitgehend kulturstabile Faktoren, die Big Five, gefunden. Auf der Grundlage dieses Modells entwickelten P. T. Costa und R. R. McCrae mit dem NEO*-Fünf-Faktoren-Inventar (Abk. NEO-FFI) das heute international gebräuchliche universelle Standardmodell in der Persönlichkeitsforschung, das in über 3000 wissenschaftlichen Studien Eingang fand.

Fünftagefieber → Rickettsiosen
Fünfte Krankheit → Erythema infectiosum acutum
Fürsorgeleistungen bei Pflegebedürftigkeit → Hilfe zur Pflege
Fütterstörung im frühen Kindesalter *f*: engl. *feeding disorder of infancy and childhood*. Im Säuglings- und Kleinkindalter auftretende Unfähigkeit, adäquat zu essen, oder anhaltende Rumination* von Speisen ohne organische Ursachen. Behandelt wird mit Verhaltenstherapie* und Ernährungsberatung* sowie echt, mit kurzfristiger Sondenernährung* zur Gewichtsstabilisierung. Die Prognose ist gut mit häufig spontaner Besserung der Symptomatik. **Vorkommen:**
– bei 4–10 % aller Kinder
– häufig (bis zu 50 %) mit geringer Gewichtszunahme oder Gewichtsverlust (Gedeihstörung)
– z. T. in Kombination mit Störungen des kindlichen Schlaf-Wach-Rhythmus und Entwicklungsrückständen durch chronisch mangelnde Nahrungsaufnahme (Regulationsstörung* im frühen Kindesalter).

Ätiologie: Zusammenwirken physiologischer, neuromechanischer (z. B. verzögerte Reifungs- und Entwicklungsprozesse der Mundmotorik), sozialer und Lernfaktoren.

fugax: Flüchtig, z. B. Amaurosis fugax*.
Fugue, dissoziative *f*: engl. *dissociative fugue*. Zu den dissoziativen* Störungen gehörender Zustand unterschiedlicher Dauer mit unerwarteter und zielgerichteter Ortsveränderung über den gewöhnlichen Aktionsbereich hinaus (z. B. plötzliches, unerwartetes Verlassen der häuslichen Umgebung oder des gewohnten Arbeitsplatzes). Dabei bestehen in der Regel Symptome einer dissoziativen Amnesie*.

Fukuyama-Muskeldystrophie → Muskeldystrophien, kongenitale
Fumarsäure *f*: Intermediäres pflanzliches und tierisches Stoffwechsel-Zwischenprodukt aus dem Zitratzyklus*. Fumarsäure wird eingesetzt als Balneotherapeutikum und peroral bei Psoriasis* sowie bei schubförmig-remittierender Multipler Sklerose. Sie wirkt immunmodulierend und immunsuppressiv. Als Wirkungsmechanismus wird eine Aktivierung des spezifischen Transkriptionsfaktors NFE2L2 (Nuclear Factor Erythroid-2 Related Factor 2) vermutet.

Functio *f*: Verrichtung, Funktion.
Functio laesa *f n*: Gestörte Funktion, z. B. als Kardinalsymptom einer Entzündung* oder Fraktur*.
Functional Food: Lebensmittel* mit einer besonderen Zusammensetzung, die nach einer Arbeitsdefinition der Deutschen Gesellschaft für Ernährung „durch Zugabe bestimmter Nährstoffe oder Zutaten spezifische gesundheitsfördernde Wirkungen, Nutzen oder Vorteile bringen" sollen.

Abgrenzung: Durch die Bezeichnung sollen sie in der EU von Arzneimitteln abgegrenzt werden. Diese Produkte dürfen dann keine gesundheitlich vorbeugende Wirkung anzeigen, sondern lediglich auf eine mögliche Verringerung des Risikos für Erkrankungen hinweisen. Eine lebensmittelrechtliche Definition des Begriffes Functional Food gibt es in Europa nicht, es gelten die allgemeinen Bestimmungen für das Inverkehrbringen von Lebensmitteln.

Beispiele:
– Zusatz von Omega-3-Fettsäuren bei Herz-Kreislauf-Erkrankungen
– Stärkung des Immunsystems durch Zusatz von Antioxidanzien
– Probiotika* und Präbiotika* zur Darmgesundheit
– Kalziumanreicherung zur Förderung der Knochengesundheit.

Functional Independence Measure: syn. Funktionaler Selbständigkeitsindex. Standardisiertes Messinstrument zur Einschätzung der funktionalen Selbständigkeit eines erwachsenen Patienten. Der FIM gilt als Weiterführung des Barthel*-Index und nutzt darüber hinaus das biopsychosoziale Modell der WHO. Ziel ist die Erfassung des jeweiligen Bedarfs an unterstützender und rehabilitativer Betreuung. FIM ist ein eingetragenes Warenzeichen.

Funda *f*: Schleuderförmiger Verband*, z. B. für Kinn (Funda maxillae, Kinnschleuder) oder Nase (Funda nasi). Siehe Abb.
Fundophrenikopexie *f*: Operatives Verfahren zur Behandlung von Hiatushernien* sowie der gastroösophagealen Refluxkrankheit*. Nach

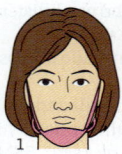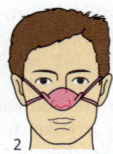

Funda: 1: Funda maxillae; 2: Funda nasi.

durchgeführter Hiatoplastik* wird der Magenfundus an der Zwerchfellunterfläche festgenäht.

Fundoplicatio *f*: engl. *fundoplication*. Operatives (laparoskopisches) Verfahren zur Therapie einer Hiatushernie* mit gastroösophagealem Reflux* (Antirefluxplastik). Der in den Brustkorb herniierte Magen wird spannungsfrei in die Bauchhöhle zurückverlagert. Anschließend erfolgen die hintere Hiatoplastik* und die Bildung einer Magenmanschette um den Ösophagus in 270°- oder 360°-Technik.

Indikationen: Aufgrund nachgewiesener, relevanter Nebenwirkungen in der Langzeittherapie mit Protonenpumpeninhibitoren (PPI) ist die operative Versorgung von Hiatushernien mit Refluxsymptomatik als wichtige Behandlungsalternative in der Patientenberatung immer zu diskutieren.

– Anhaltende Beschwerden und Komplikationen der Refluxkrankheit auch nach adäquater medikamentöser Therapie
– Patienten, die eine lebenslange Einnahme von Medikamenten ablehnen
– bei jungen Patienten
– funktioneller und mechanischer Defekt der Kardia (unterer Ösophagussphinkter)
– ausgeprägter Rückfluss von Mageninhalt.

Komplikationen: U. a. ergeben sich Komplikationen durch die Manschette und treten gehäuft nach der 360°-Technik auf:
– Gas-bloat-Syndrom: Völlegefühl und Gasbildung im Magen, da das Entweichen der Luft aus dem Magen aufgrund einer zu engen Manschette über Speiseröhre und Mund schwierig ist
– Teleskop-Phänomen: zu weite Manschette und Durchrutschen von Magenanteilen
– Denervationssyndrom: durch Verletzung eines Vagusastes hervorgerufene Gastroparese, Flatulenz, Diarrhö.

Fundus arterioscleroticus *m*: engl. *attenuation retinopathy*. Veränderungen des Augenhintergrunds im Rahmen einer Arteriosklerose. Kennzeichen sind eine blasse, reflexarme Netzhaut, Gefäße mit starken Reflexen durch geringere Wandtransparenz (sog. Kupferdraht-, Silberdrahtarterien), Gunn-Zeichen (Venenverschmälerung unter Arterien), Salus-Zeichen (bogenförmige Ausbiegungen der Venen), Aderhautge-

fäße mit weißen Randkonturen und später Auftreten grau-weißer Bänder.
Fundusautofluoreszenz: Spezielle fotografische Untersuchung des Augenhintergrundes, bei der dieser mit Licht einer bestimmten Wellenlänge beleuchtet wird und Licht einer anderen Wellenlänge abgibt. Mittels adäquater Filter kann die FAF auf einem Foto dokumentiert werden.
Fundus flavimaculatus → Stargardt-Krankheit
Fundus hypertonicus m: Veränderungen des Augenhintergrunds* bei benignen Verlaufsformen der (essenziellen) arteriellen Hypertonie* in Abhängigkeit von Blutdruckhöhe, Erkrankungsdauer und Ausmaß der Gefäßsklerose. Kennzeichen sind generalisierte Gefäßverengung, fokale Konstriktionen und arteriosklerotische Veränderungen (siehe Fundus* arterioscleroticus). Abzugrenzen sind schwere Veränderungen der hypertensiven Retinopathie*. Abb. 1.
Einteilung:
– **Frühstadium: 1.** Verhältnis der Gefäßdurchmesser Arteriole : Venole 3 : 4 bis 1 : 2 **2.** vermehrte Schlängelung der Gefäße **3.** unterschiedlich ausgeprägte Kreuzungszeichen (Gunn-Zeichen, Salus-Zeichen)
– **Spätstadium: 1.** Retinopathia hypertonica **2.** bei länger bestehender Hypertonie verengte und wechselnde Arteriolenkaliber (Verhältnis der Gefäßdurchmesser Arteriole : Venole 1 : 3 bis 1 : 4) **3.** verstärkte Venenschlängelung **4.** Hyperämie der Papille **5.** Netzhautblutungen **6.** Venenastthrombosen (siehe Abb. 2).

Funduskopie → Ophthalmoskopie
Fundus myopicus m: engl. *myopic fundus*. Augenhintergrund des kurzsichtigen Auges, häufig gekennzeichnet durch Netzhaut-Aderhautatrophien und Defekte in der Bruch*-Membran. Bei chronisch progressivem Verlauf der Myopie* kommt es zu progredientem Sehverlust.
Fundus oculi → Augenhintergrund
Fundus polycythaemicus → Polycythaemia vera
Fundusreflex m: engl. *fundus reflex*; syn. Fundusrotlicht. Rotes Aufleuchten der Pupille, wenn starkes Licht direkt ins Auge einfällt und von der roten Makula im Augenhintergrund (Fundus) reflektiert wird.
Klinische Bedeutung:
– Schieldiagnostik im Rahmen des Brückner*-Tests
– Schwärzung bei optischen Hindernissen im Auge
– Farbverschiebung nach gelb bzw. grau bei Ablatio retinae und Retinitis*.

Fundusstand m: engl. *fundus height*; syn. Uterusstand. Bestimmung der Höhe der oberen Gebärmutterkante in Relation zum mütterlichen Körper in der Schwangerschaft und im Wochenbett durch Palpation (1. Leopold-Handgriff). Ein zu hoher Fundusstand kann beispielweise Folge einer Mehrlingsgravidität oder eines Polyhydramnions sein, ein zu niedriger kommt u. a. bei fetaler Wachstumsretardierung vor. Siehe Abb.
Hinweis: Objektiver und weniger von der mütterlichen Konstitution abhängig ist die Messung des Symphysen-Fundus-Abstandes.

Fundus uteri m: engl. *fundus of uterus*. Oberster Teil des Corpus uteri. Er bildet das gewölbte Dach der Uterushöhle (Cavitas uteri) und liegt zwischen den Öffnungen der Eileiter*, die er überragt. Der Fundus uteri ist bei der bimanuellen Palpation bei nicht adipösen Patientinnen gut tastbar. Siehe Abb.

Fundusvarizen f pl: engl. *fundus varicoses*. Varizenbildung im Fundus des Magens als portokavale Anastomose. Fundusvarizen treten im Zusammenhang mit portaler Hypertension* auf.
Vorkommen: Bei portaler Hypertension*, auch zusammen mit portal-hypertensiver Gastropathie* (siehe Abb.) und Ösophagusvarizen*.
Therapie:
– endoskopische Varizensklerosierung
– nicht selektive Beta-Rezeptoren-Blocker
– transjugulärer intrahepatischer portosystemischer Shunt*, portokavaler Shunt.
Komplikation: Varizenblutung.

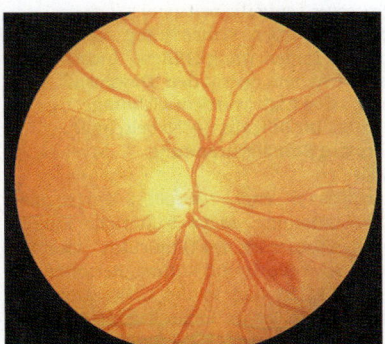

Fundus hypertonicus Abb. 1 [216]

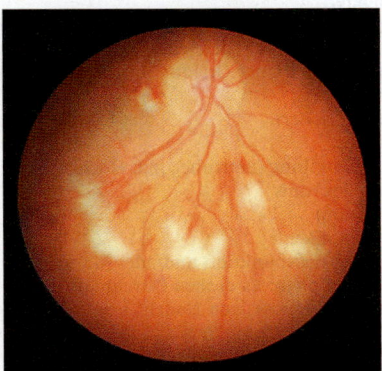

Fundus hypertonicus Abb. 2: Spätstadium mit verengten Arterien, Cotton-Wool-Herden und Blutungen. [133]

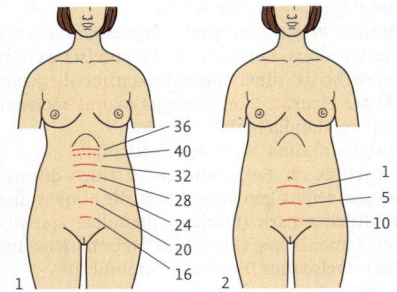

Fundusstand: Oberer Rand des Corpus uteri im Verlauf von Schwangerschaft (1: Angabe der SSW) und Puerperium (2: Tage post partum).

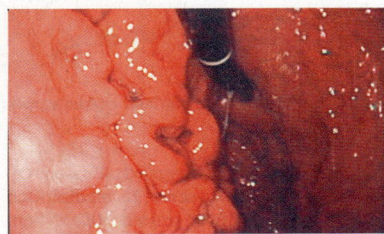

Fundusvarizen: Varizen im Bereich der kleinen Kurvatur des Magenkorpus, im Vordergrund netzige Felderung der Schleimhaut im Sinne einer portal-hypertensiven Gastropathie; Gastroskopie mit Blick aus dem Antrum in Richtung Fundus (Endoskop in Inversion). [132]

Fundus ventriculi → Magen
Fungi m pl: syn. Mycophyta. Eukaryotische, wenig differenzierte, in der Regel myzelbildende, kohlenstoffheterotrophe Lebewesen (ohne Chlorophyll und Plastiden) mit charakteristischen Zellwänden, deren Matrix Chitin enthält. Fungi leben saprophytisch (auf Fäulnisstoffen; siehe Saprophyten*) oder parasitär (siehe Parasiten*) und werden in einem eigenen Reich mit über 100 000 Arten zusammengefasst.
Einteilung: Nach Merkmalen ihrer geschlechtlichen Entwicklung (nach Müller und Loeffler) in folgende Abteilungen und Klassen:

Fungi imperfecti

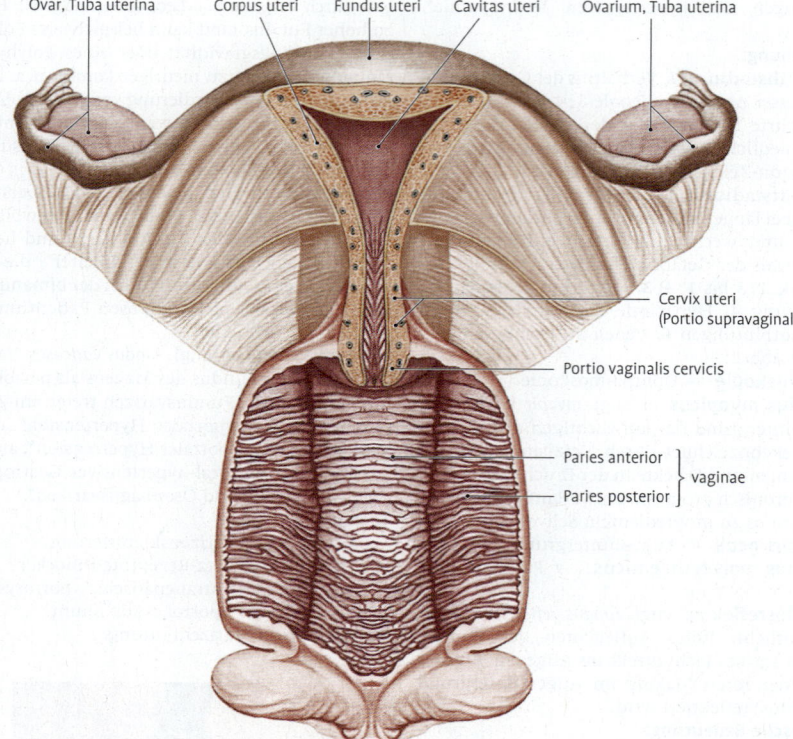

Fundus uteri: Ovar, Tuba uterina und Uterus von ventral. [4]

- **Zygomycota** (Jochpilzartige): 1. Klassen: Olpidiomycetes, Zygomycetes 2. medizinisch relevant ist u. a. Mucor mucedo (Köpfchenschimmel; siehe auch Mucor*, Mucor-Mykosen)
- **Ascomycota** (Schlauchpilzartige): 1. Klassen: Taphrinomycetes, Saccharomycetes, Euascomycetes 2. wichtige Vertreter: Saccharomyces cerevisiae (Hefepilz), Penicillium* glaucum (Pinselschimmel), Claviceps purpurea (Mutterkornpilz)
- **Basidiomycota** (Ständerpilzartige): 1. Klassen: Ustomycetes, Uredomycetes, Basidiomycetes 2. medizinisch relevante Vertreter: Amanita phalloides (Grüner Knollenblätterpilz), Amanita muscaria (Fliegenpilz).

Klinische Bedeutung: Von ca. 80 bei Verzehr schädlichen Arten sind ca. 20 besonders gefährlich, u. a.
- Knollenblätterpilz (Amanita phalloides)
- Speiteufel (Russula emetica)
- Pantherpilz (Amanita pantherina).

Fungi imperfecti *m pl*: syn. Deuteromycetes. Den Asco- und Basidiomycota nahestehende Pilze, von denen keine sexuellen Hauptfruchtformen, aber unterschiedliche asexuelle Nebenfruchtformen bekannt sind. Bezeichnungen wie Fadenpilze oder Hyphomyzeten sind ungenau, da auch einige Sprosspilze Hyphen bilden können. Fungi imperfecti bilden vegetative Sporen (Arthrosporen, Konidiosporen*).

Fungistatika → Antimykotika
Fungizide → Antimykotika
Fungus articuli *m*: engl. *fongous arthritis*; syn. Tumor albus. Diffuse Gelenkkapselschwellung bei Arthritis* tuberculosa mit darüber liegender blasser Haut, z. B. als Fungus manus meist am rechten Handgelenk.
Fungus manus → Fungus articuli
Funiculus *m*: Bezeichnung für einen dünnen, langen, seilartigen Strang, z. B. die Markstränge im Rückenmark (Funiculi medullae spinalis), den Samenstrang (Funiculus* spermaticus) und die Nabelschnur (Funiculus umbilicalis).
Funiculus anterolateralis *m*: engl. *anterolateral column*; syn. sensibler Vorderseitenstrang. Aufsteigende Bahn in der weißen* Substanz des Rückenmarks*, die aus dem Funiculus anterior (Vorderstrang) und dem Funiculus lateralis (Seitenstrang) besteht. Der Vorderseitenstrang enthält die Axone* von Neuronen, die im Hinterhorn liegen, und leitet elementare Schmerz-, Temperatur-, Druck- und Berührungsempfindungen zum Gehirn.
Funiculus spermaticus *m*: engl. *spermatic cord*. Rund 20 cm langes Bündel aus Hodenhüllen* (mit Ausnahme des Peritoneums*), Ductus* deferens und zahlreichen Blutgefäße und Nerven, das durch den Canalis inguinalis (Leistenkanal) zieht.
Strukturen:
- Ductus* deferens
- A. und V. cremasterica
- A. und V. ductus deferentis
- A. und V. testicularis
- Ramus genitalis des N. genitofemoralis
- N. ilioinguinalis
- Plexus testicularis
- Plexus ductus deferentis
- Lymphgefäße
- Processus vaginalis peritonei.

Embryologie: Der Samenstrang wird durch mehrere Samenstrang-Hüllen umschlossen. Diese entstehen durch den Descensus* testis während der Embryonalentwicklung.
Funiculus umbilicalis → Nabelschnur
funikuläre Spinalerkrankung → Myelose, funikuläre
Funikulitis *f*: engl. *funiculitis*; syn. Samenstrangentzündung. Meist bakterielle Entzündung des Samenstrangs (Funiculus* spermaticus) mit Schwellung und Rötung. Betroffene leiden an lokalen und in die Leiste ziehenden Schmerzen, selten an einer Begleitperitonitis. Behandelt wird mittels Kühlung, Ruhigstellung und Antibiotika*, bei Verdacht auf Abszedierung mittels inguinaler Freilegung und Abszessdrainage.
Ätiologie:
- oft als Folge einer gonorrhoischen Entzündung des Ductus* deferens
- im Rahmen einer Orchitis* oder Epididymitis*
- selten isoliert.

Therapie:
- Ruhigstellung (Bettruhe), ggf. Hochlagerung des Skrotums
- Kühlung
- Antibiotika
- ggf. Abszesspunktion und/oder -drainage.

Komplikationen: Es drohen Durchblutungsstörung und Nekrose* von Hoden* und Nebenhoden*, Peritonitis* und Sepsis*.
Funikulozele → Hydrozele
Funktionalis → Endometrium
funktionelle Blutung → Eumenorrhö
funktionelle Blutung → Menstruation

Funktionelle Harninkontinenz *f*: engl. *Diurnal Enuresis*; syn. Daytime Wetting. Unwillkürliches Einnässen tagsüber, mindestens 1 mal im Monat nach vollendetem 5. Lebensjahr. Diagnostisch sind meist Anamnese*, Miktionsprotokoll* und Ultraschall* wegweisend, jedoch müssen organische Ursachen ausgeschlossen werden. Behandelt wird vorwiegend durch eine Verhaltenstherapie*.

Therapie:
– Aufklärung über das Krankheitsbild, z. B. erläutern der Blasenfunktion
– Anpassung und Dokumentation des Trink- und Miktionsverhaltens, z. B. immer zu festgelegten Zeiten
– Verhaltenstherapie, z. B. bei Kindern mithilfe einer Klingelhose
– Beckenbodentraining oder Biofeedback*-Training
– selten Pharmakotherapie, z. B. Oxybutinin bei überaktiver Blase.

Prognose: Durch Verhaltenstherapie meist gut behandelbar.

Funktionelle Kernspintomografie *f*: engl. *functional magnetic resonance imaging*; Abk. fMRT. Nichtinvasives bildgebendes Untersuchungsverfahren zur Messung zerebraler Aktivität und eine spezielle Anwendung der Kernspintomografie (MRT). Durchblutungsänderungen in verschiedenen Hirnbereichen werden gemessen. Die Durchblutungsänderungen sind Ausdruck lokaler Gehirnfunktionen, die durch Verarbeitung visueller, auditiver oder anderer Reize und andere Prozesse im Gehirn ausgelöst werden.

Indikationen:
– In der klinischen Neurologie und Psychiatrie zur Identifizierung von Zielarealen für nichtinvasive (transkranielle Magnetstimulation) oder invasive (Tiefenhirnstimulation*) Therapieverfahren
– in der neurowissenschaftlichen Forschung zur Untersuchung von neuralen Mechanismen und der Funktionsweise des Gehirns bei Gesunden und bei verschiedenen neurologischen und psychiatrischen Erkrankungen (siehe Abb.).

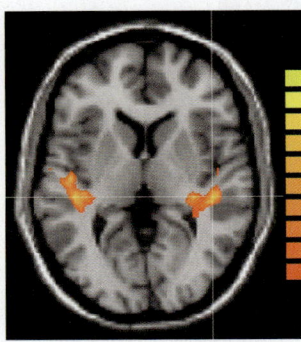

Funktionelle Kernspintomografie: Aufnahme bei auditiver Stimulation durch gepulste Sinustöne. Die Aktivierung des auditiven Kortex ist gelb markiert und ist einem anatomischen T1-gewichtetes Biln aufgelagert. [164]

funktionelle Lebensmittel → Functional Food

Funktionelle Operabilität *f*: Zustand eines Patienten, bei dem eine Eignung zur Operation besteht. Im Gegensatz zur technischen Operabilität liegt das Augenmerk hierbei auf mögliche funktionelle Organstörungen, die einem Eingriff nicht entgegenstehen dürfen. So müssen beispielsweise in der Lungen- oder Leberchirurgie ausreichende funktionelle Organreserven nach Resektion prognostiziert werden.

Funktionelle Refluxbeschwerden: Unterform der GERD mit Sodbrennen, aber ohne zeitlichen Zusammenhang zum Magenreflux. Aufgrund dessen wirken Protonenpumpenhemmer im Gegensatz zu anderen GERD nicht. Diskutiert wird eine erhöhte Empfindlichkeit des Ösophagus auf mechanische Reize. Ein Behandlungsversuch mit Antidepressiva ist möglich.

funktionelle Residualkapazität → Lungenvolumina

Funktioneller Ileus *m*: syn. funktioneller Darmverschluss. Infolge einer gestörten Darmmotilität auftretender paralytischer Ileus*. Ursachen sind eine vorausgegangene intra- oder retroperitoneale Operation oder ein dort lokalisierter pathologischer Prozesse bzw. Traumata.

Ursachen:
– Entzündungen, z. B. Peritonitis, Pankreatitis
– gelegentlich metabolisch, selten z. B. im Rahmen eines ketoazidotischen diabetischen Komas* oder einer Urämie
– endokrinologisch, z. B. während der Schwangerschaft oder bei Hypothyreose
– reflektorisch, z. B. als frühe postoperative Komplikation nach intra- oder retroperitonealen Operationen, Gallen- und Nierenkolik, Harnblasenaugmentation, Wirbelkörperfrakturen, traumatischen Blutungen
– vaskulär, z. B. bei mesenterialer Ischämie
– pharmakologisch, z. B. durch Opiate, Antidepressiva, Anticholinergika
– neurologisch, z. B. bei Querschnittläsion
– **Sonderform:** spastischer (dynamischer) Ileus durch krampfartig erhöhten Darmtonus, z. B. im Rahmen einer Blei-Intoxikation, bei Porphyrie oder bei Askariasis.

funktioneller Verband → Tape-Verband

Funktionelles Herzgeräusch *n*: engl. *functional murmur*. Bei der Herzauskultation* hörbares, nicht pathologisches Herzgeräusch* durch ein erhöhtes Herzminutenvolumen* im Rahmen sportlicher Betätigung, bei hohem Fieber, in der Spätschwangerschaft, bei Hyperthyreose* oder Anämie*.

Funktionsaufnahme → Röntgenfunktionsaufnahme

Funktionskreis → Regelkreis

Funktionspflege *f*: engl. *functional care*. Organisation der Pflege nach Tätigkeits- und Aufgabenbereichen (z. B. Körperpflege, Blutdruckmessen, Verbände erneuern), die von unterschiedlichen Pflegenden entsprechend ihrer Qualifikation bei jeweils allen Patienten einer Station ausgeführt werden (Fließbandpflege).

Funktionsprüfung: engl. *functional testing*. Prüfung der spezifischen Leistungen eines Organs oder Funktionssystems des Organismus wie Lungenfunktion, Hörprüfung, Reflexprüfung oder Untersuchungen von Muskelfunktionen.

Funktionsstellung der Hand → Immobilisierung der Hand

Funktionsstörung, somatoforme autonome *f*: engl. *somatoforme autonomic dysfunction*. Nach ICD-10 eine somatoforme Störung* mit verschiedenen körperlichen Symptomen aus Systemen oder Organen, die weitgehend oder vollständig vom vegetativen Nervensystem innerviert und kontrolliert werden.

Funktionswandel *m*: engl. *change of function*. Bezeichnung aus der Sinnesphysiologie, welche die Senkung der Wahrnehmungsschwelle eines Sinnesorgans bei kontinuierlicher (v. a. optischer, akustischer*, taktiler*, aber auch olfaktorischer und gustatorischer*) Reizung beschreibt. Der Funktionswandel widerspricht der klassischen sinnesphysiologischen Lehre von der Konstanz der Schwelle der Sinnesorgane.

Furanocumarine *n pl*: engl. *furanocoumarins*. Fotosensibilisierende bzw. fototoxische Substanzen, die in Doldengewächsen, Rautengewächsen u. a. Pflanzen vorkommen und bei Hautkontakt Rötung, Schwellung, Blasenbildung und Nekrosen verursachen. Psoralene* beispielsweise werde bei PUVA als Fotosensibilisatoren angewendet.

Vertreter:
– Psoralen
– Bergapten
– Ammoidin (Xanthotoxin)
– Imperatorin
– Angelicin
– Isobergapten
– Pimpinellin.

Furcht → Angst

furfuraceus: Kleienförmig.

Furkationsbefall *m*: engl. *furcation invasion*. Eröffnung der Wurzelaufteilung durch Attachmentverlust* bei fortgeschrittener Parodontitis

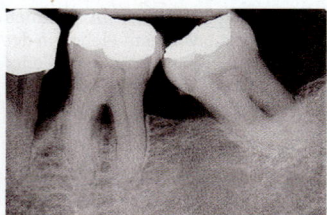

Furkationsbefall: Fortgeschrittene Parodontitis mit Knochenabbau im Bereich der Zahnwurzelfurkation.

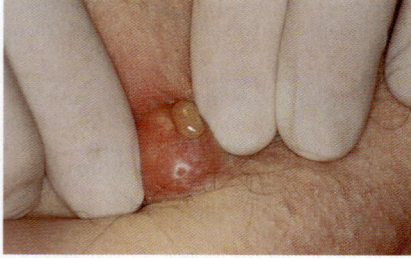

Furunkel: Auf Druck lässt sich Eiter exprimieren. [120]

im Bereich der Molaren und ersten oberen Prämolaren.
Diagnostik:
- Sondierung (aufgrund zahlreicher anatomischer Varianten schwierig)
- radiologische Darstellung (siehe Abb.).

Therapie:
- Scaling*
- regenerativer Knochenaufbau
- ggf. Hemisektion* oder Zahnextraktion.

Furosemid n: Antihypertensivum und Schleifendiuretikum (Diuretika*) mit kürzerer Halbwertszeit als Torasemid. Es wird eingesetzt bei Ödemen* infolge einer Herzinsuffizienz*, essenzieller Hypertonie, dialysepflichtiger Niereninsuffizienz, Oligurie, Hyperkaliämie, Hyperkalzämie und zur Akuttherapie des Lungenödems*. Zu den Nebenwirkungen zählen u. a. gastrointestinale Störungen sowie Störungen des Wasser- und Elektrolythaushaltes.

Furunculosis vulvae f: Durch Infektion mit Staphylococcus* verursachte Folliculitis bzw. Perifolliculitis profunda, die im behaarten Teil der Vulva zu Abszessen führen kann. Sie tritt häufig bei Patientinnen mit vorbestehendem Diabetes* mellitus auf.

Furunkel m: engl. furuncle; syn. Staphylodermia follicularis et perifollicularis profunda. Schmerzhafte, aus einer Follikulitis* hervorgehende, akute eitrige Entzündung eines Haarfollikels* und des umgebenden subkutanen Gewebes (Perifolliculitis*) mit Abheilung unter Narbenbildung. Die Diagnose wird klinisch gestellt, therapiert wird mittels lokal antiseptischen Maßnahmen, ggf. mit Inzision und häufig zusätzlich systemisch-antibiotisch.
Erreger: Meist Staphylococcus* aureus.
Klinik:
- schmerzhafter, bis zu einige cm großer, geröteter, derber Knoten mit zentralem Eiterpfropf und starkem Ödem der Umgebung (siehe Abb.).
- Einschmelzung und Spontanentleerung nach einigen Tagen.

Komplikationen:
- Ausbildung eines Karbunkels*
- regionäre Lymphangitis* und Lymphadenitis*
- cave: im Gesicht (Nase, Oberlippe) Gefahr der Sinusvenenthrombose, Meningitis* und Sepsis – daher **keine Manipulation**.

Therapie:
- Ruhigstellung, bei Gesichtsfurunkeln Bettruhe, Sprech- und Kauverbot (weiche, passierte Kost)
- feuchte, antiseptische Umschläge
- nach Demarkierung Inzision, Spülung z. B. mit Polyvidon-Jod-Lösung und ggf. Nekroseausräumung sowie Drainage* durch Streifeneinlage
- häufig zusätzlich systemische antibiotische Therapie, z. B. mit Cefalexin* oder Flucloxacillin*, bei Furunkel* im Gesicht oder ausgedehnten Befunden ist eine stationäre i. v.-Therapie indiziert
- Clindamycin* bei Penicillinallergie*
- Auswahl des Antibiotikums je nach Resistenztestung.

Furunkulose f: engl. furunculosis. Rezidivierendes oder kontinuierliches Auftreten einzelner oder mehrerer Furunkel* an verschiedenen Körperstellen, v. a. bei abwehrgeschwächten Personen, meist durch Staphylococcus* aureus. Die Diagnosestellung erfolgt klinisch-anamnestisch, die Akuttherapie besteht aus lokal antiseptischen Maßnahmen, Inzision und systemischer Antibiose.

Fusion → Wirbelkörperfusion

Fusion f: Zentrale Verschmelzung der differierenden Netzhautbilder beim binokularen Sehen* zu einem gemeinsamen Sinneseindruck. Die Fusion querdisparater Netzhautbilder (Disparität*) von Gegenständen innerhalb der Panum*-Areale bedingt stereoskopisches Sehen*. Die Bestimmung von Fusionskraft und -breite erfolgt durch haploskopische Geräte (Synoptophor) und Prismenbelastungen.

Fusion Beat → Kammertachykardie

Fusionsgen n: engl. fusion gene. Neu zusammengesetztes Gen, das meist durch chromosomale Translokation* durch Crossing*-over zwischen 2 Nicht-Schwesterchromatiden an Bruchstellen entsteht. Die Veränderung der Genregulation durch Verschiebung der Kontrollsequenzen kann zu maligner Entartung und klonaler Expansion der betreffenden Zelle führen, z. B. beim Philadelphia*-Chromosom.

Fusions-Inhibitoren → Antisense-Oligonukleotide

Fusions-Inhibitoren → Entry-Inhibitoren

Fusionsniere → Nierenfehlbildung

Fusionssystole → Kammertachykardie

Fusobakterium n: engl. Fusobacterium. Gattung gramnegativer, unbeweglicher, spindelförmiger, nicht sporenbildender Stäbchenbakterien der Familie Fusobacteriaceae. Die Fusobakterium-Kultur wächst obligat anaerob auf blut- und serumhaltigen Nährböden. Mehrere Spezies sind im Mundbereich und Gastrointestinaltrakt von Mensch und Tier nachweisbar und reagieren empfindlich gegenüber Penicillin*, Cephalosporinen* und Metronidazol*.

Fuß m: engl. foot; syn. Pes. Körperteil, der über das obere Sprunggelenk* mit dem Unterschenkel* in Verbindung steht. Der Fuß besteht aus Fußwurzel (Tarsus*), Mittelfuß (Metatarsus*) und Zehen (Digiti pedis) und weist neben einer lateralen und medialen Längswölbung eine Querwölbung auf. Siehe Abb. 1 und Abb. 2.

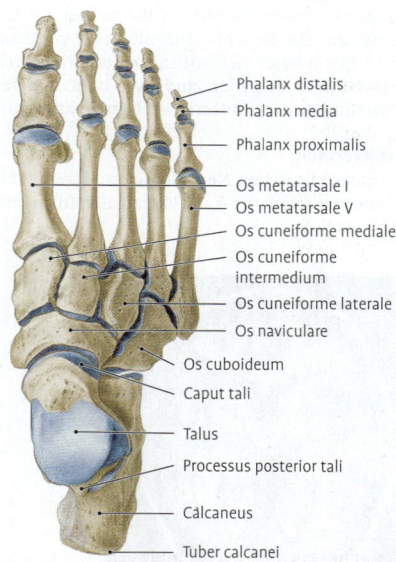

Fuß Abb. 1: Das Fußskelett aus der Sicht von dorsal. Der Fuß wird in 3 hintereinander liegende Abschnitte gegliedert: Tarsus, Mittelfuß und Vorfuß. Der proximale Abschnitt der Fußwurzel wird von 2 übereinander liegenden Knochen gebildet, dem Talus und dem Kalkaneus. Gelenkigen Kontakt zum Unterschenkel hat nur der Talus.

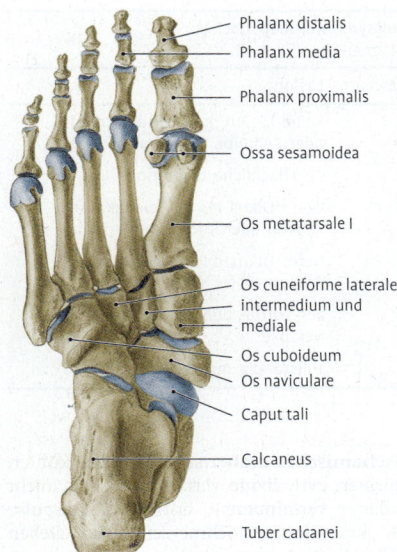

Fuß Abb. 2: Das Fußskelett aus der Sicht von plantar. Der Fuß wird in 3 hintereinander liegende Abschnitte gegliedert: Tarsus, Mittelfuß und Vorfuß. Plantar, am proximalen Mittelfußknochen der Großzehe, befinden sich 2 Sesambeine.

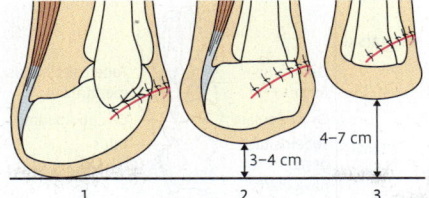

Fußamputation: Beinverkürzung bei unterschiedlichen Verfahren (Auswahl); 1: Chopart-Amputation; 2: Pirogoff-Spitzy-Operation; 3: Syme-Amputation.

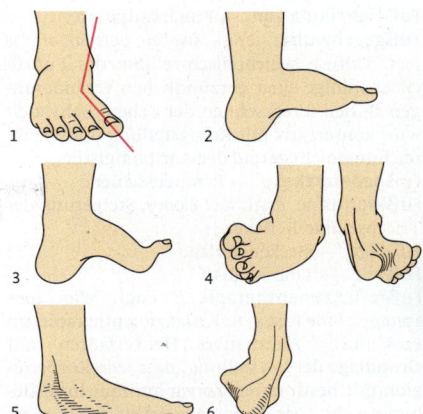

Fußdeformität: Formen; 1: Pes adductus congenitus; 2: Pes calcaneus; 3: Pes cavus; 4: Pes equinovarus; 5: Pes planus; 6: Pes valgus.

Anatomie: Der menschliche Fuß weist neben einer lateralen und medialen Längswölbung eine Querwölbung auf, die durch die Anordnung der Fußwurzelknochen zustande kommt. Stabilisierend auf die Fußwölbung wirken die langen Sehnen der Unterschenkelmuskulatur. Die Abstützpunkte des Fußes bilden der Fersenhöcker (Tuber* calcanei) und die Köpfchen des 1. und 5. Mittelfußknochens (Metatarsalköpfchen I und V).

Klinische Bedeutung: Fußdeformitäten* sind teils angeboren, teils erworben und im Kindes- wie im Erwachsenenalter insgesamt sehr häufig; Näheres siehe dort.

Fußabdruckverfahren → Podografie

Fußamputation *f*: engl. *foot amputation*. Operatives Absetzen des Fußes, ggf. in einer Gelenklinie (Fußexartikulation).

Formen:
- Zehenamputation
- Grenzzonenamputation (Strahlamputation)
- transmetatarsale Amputation (durch die Basen der Ossa metatarsalia)
- Lisfranc-Amputation mit Exartikulation in den Articulationes tarsometatarsales (sog. Lisfranc*-Gelenklinie)
- Bona-Jäger-Amputation (Kombination aus Exartikulation und transossärer Resektion durch Ossa cuneiformia und Os cuboideum)
- Baumgartner*-Amputation (innere Amputation)
- Chopart-Amputation mit Exartikulation in der Articulatio tarsi transversa (sog. Chopart-Gelenklinie)
- Pirogoff*-Spitzy-Operation
- Syme-Amputation.

Siehe Abb.

Indikationen:
- Trauma, z. B. bei schwerem, nicht rekonstruierbarem Weichteiltrauma
- Ischämie, z. B. bei pAVK oder diabetischem Fußsyndrom*
- Neoplasie, z. B. bei destruierenden, metastasierenden Tumoren.

Fußballerknöchel *m*: Häufig bei Fußballern vorkommendes Impingement*-Syndrom im oberen Sprunggelenk. Es kommt zu wiederkehrenden Schmerzen und Schwellung, die Diagnose wird mittels Röntgen und MRT gesichert. Die Therapie ist in der Regel operativ.

Einteilung:
- Weichteil-Impingement
- knöchernes Impingement.

Ursachen: Durch wiederkehrende Mikrotraumata der Sprunggelenkkapsel, nach Sprunggelenkfraktur, nach OSG-Distorsion:
- Einklemmung von Weichteilgewebe: Synovia, Kapselbandgewebe, Narbengewebe
- Einklemmung von Knochengewebe, Osteophyten, vor allem der vorderen Tibiakante.

Klinik:
- Schmerzen im Sprunggelenk bei und nach Belastung
- Schwellung
- Bewegungseinschränkung.

Therapie: Operativ:
- Arthroskopie mit Abtragung der einklemmenden Strukturen
- Glättung der Gelenkflächen
- postoperativ entlastend mit Unterarmgehstützen, Physiotherapie.

Fußdeformität *f*: engl. *foot deformity*. Angeborene oder erworbene Verformung des Fußes, z. B. Pes* adductus, Pes* calcaneus, Pes* cavus, Pes* equinovarus, Pes* planus, Pes* valgus und Hallux* valgus. Siehe Abb.

Formen: Fußdeformitäten sind sehr häufig, sie sind teils angeboren und teils erworben:
- Sichelfuß (Pes adductus congenitus): Adduktionsstellung des Vorderfußes ohne supinatorische Komponente
- Hohlfuß (Pes cavus): 1. ausgeprägtes Längsgewölbe, meist in Kombination mit Supination von Rück- und Vorfuß, häufig mit Krallenzehen 2. meist Folge von Systemerkrankungen des Zentralnervensystems, z. B. bei Spina bifida occulta oder bei spastischen Paresen und Rückenmarkstumoren
- Klumpfuß (Pes equinovarus): angeborene oder erworbene (z. B. bei Poliomyelitis) Spitzfußstellung des gesamten Fußes mit Supinationsstellung des Rückfußes und Supinationsadduktionsstellung des Vorfußes
- Spreizfuß (Pes metatarsus): Bodenkontakt des Metatarsalköpfchen II bis IV und Spreizung der Mittelfußknochen I und V infolge einer Einsenkung der Querwölbung des Fußes
- Knick-Platt-Spreizfuß (Pes metatarsovalgus): Valgusstellung des Fersenbeins, mediale Verkippung des Innenknöchels (Malleus medialis) sowie Absenkung der Querwölbung des Fußes
- Knick-Senkfuß (Pes planovalgus): Abflachung der Fußquerwölbung und Spreizung des Mittelfußes
- Knickfuß (Pes valgus): erworbene Fußfehlstellung mit Valgusstellung des Fersenbeins bei gleichzeitiger Abflachung des medialen Fußgewölbes.

Fußexartikulation

Fußexartikulation → Fußamputation

Fußgeschwulst: engl. *swollen dorsum of the foot*. Diffuse Weichteilschwellung des Fußrückens infolge einer entzündlichen Veränderungen an den Strecksehnen der Zehen. Behandelt wird konservativ mit Ruhigstellung und Verabreichung nichtsteroidaler Antiphlogistika.

Fußheberorthese → Peroneusschiene

Fußklonus *m*: engl. *foot clonus*. Steigerung des Triceps-surae-Reflexes.

Fußlage → Beckenendlage

Fußpilz → Tinea pedis

Fußreflexzonentherapie *f*: engl. *reflex zone therapy of the feet*; syn. Reflexzonentherapie am Fuß (RZF). Alternatives Heilverfahren* auf Grundlage der Vorstellung, dass jede Körperregion mit bestimmten Zonen am Fuß in Beziehung steht. Der Therapeut arbeitet mit einer speziellen, auf Palpation* und Reflexzonenmassage beruhenden Grifftechnik, die zur reflektorischen Beeinflussung innerer Organe führt. Indikationen sind beispielsweise Migräne*, Asthma* und Magen-Darm-Beschwerden.

Hintergrund:
- Verhärtungen, Druckschmerz und vegetative Reaktionen in bestimmten Fußbereichen sprechen für Funktionsstörungen in den zugeordneten Organen und sollen durch die Anwendung positiv beeinflusst werden.
- Studien dokumentieren die Wirkung der Fußreflexzonentherapie auf assoziierte Organe (z. B. Steigerung der Nierendurchblutung bei Massage der Nierengegend).
- Häufig wird eine günstige Beeinflussung der allgemeinen Befindlichkeit beobachtet.

Fußrückenhöcker, dorsaler: engl. *dorsal prominence of the foot*. Exostose mit osteophytäre Wucherung an der Rückfläche des Fußes, häufig in Höhe des Gelenks zwischen Os naviculare und Os cuneiforme (meist II) oder zwischen Talus und Os naviculare infolge einer Arthrose, häufig mit Schleimbeutelbildung.

Therapie:
- Polsterung
- adaptiertes Schuhwerk
- operative Abtragung etwas unter Niveau der Knochen (cave: Rezidiv).

Fußskelett *n*: engl. *podal skeleton*. Knochen des Fußes. 7 Ossa* tarsi (Fußwurzelknochen) bilden den Tarsus, 5 Ossa* metatarsi (Mittelfußknochen) den Metatarsus und 14 Ossa* digitorum pedis (Zehenknochen) die Digiti pedis. Kalkaneus* und Talus bilden den Rückfuß, die übrigen Fußwurzel- und Mittelfußknochen den Mittelfuß (Metatarsus) und die Zehen den Vorfuß. Siehe Abb.

Fußsyndrom, diabetisches *n*: engl. *diabetic foot syndrome*; syn. diabetischer Fuß; Abk. DFS. Gefürchtete, schleichend beginnende Spätkomplikation bei Diabetes* mellitus infolge Makro- und Mikroangiopathie* peripherer Gefäße, diabetischer Neuropathie* und Chondroarthropathie. Am Fuß entwickeln sich schmerzlose Ulzera, Nekrosen* und diabetische Gangrän*. Es bedarf einer konsequenten Therapie auch kleinster Wunden und prophylaktisch einer regelmäßigen Fußpflege. Siehe Abb.

Hintergrund: Einteilung:
- Klassifikation nach Wagner (siehe Tab.)
- Wagner-Armstrong-Klassifikation: Kombination aus Wagner-Klassifikation und University of Texas Wound Classification System (sog. Armstrong-Klassifikation).

Klinik:
- **neuropathischer diabetischer Fuß:** 1. trockener, warmer, rosiger Fuß 2. tastbare Fußpulse 3. Sensibilitätsstörung mit Verminderung oder Verlust von: I. Vibrationsempfinden (Pallästhesie) II. Druck- und Berührungsempfinden III. Schmerzempfinden IV. Temperaturempfinden 4. schmerzlose Ulzera als Komplikation (Malum* perforans pedis)

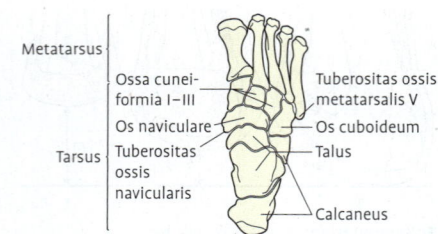

Fußskelett: Fußwurzel (Tarsus) und Mittelfuß (Metatarsus).

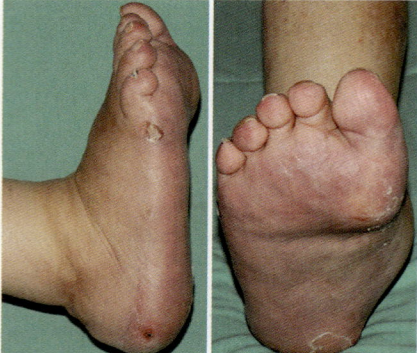

Fußsyndrom, diabetisches: Trophische Hautveränderungen mit diabetischem Ulkus am Fußrand bei diabetischer Neuropathie. [71]

Fußsyndrom, diabetisches: Wagner-Klassifikation.

Stadium	Läsion
0	keine Läsion, ggf. Fußdeformität oder Zellulitis
I	oberflächliche Ulzeration
II	tiefes Ulkus bis zu Gelenkkapsel, Sehnen oder Knochen
III	tiefes Ulkus mit Abszedierung, Osteomyelitis, Infektion
IV	auf Vorfuß oder Ferse begrenzte Nekrose
V	vollständig nekrotischer Fuß

- **ischämischer diabetischer Fuß:** 1. kühler, blasser, evtl. livide verfärbter Fuß 2. nicht oder vermindert tastbare Fußpulse 3. krampfartige Schmerzen beim Gehen (Claudicatio* intermittens) oder bereits in Ruhe 4. akrale Nekrosen oder Gangrän als Komplikation
- **ischämischer und neuropathischer diabetischer Fuß:** Anzeichen des ischämischen diabetischen Fußes, jedoch ohne Schmerzen
- **Sonderform: diabetisch-neuropathische Osteoarthropathie (DNOAP, Charcot*-Fuß):** 1. meist einseitige und schmerzlose Destruktion des Fußskeletts nach unbemerkten Traumata 2. Nekrosen im Bereich der Fußgelenke 3. entzündliches Lymphödem 4. Überwärmung (> 1 °C, oft > 2 °C im Vergleich zur nicht betroffenen Seite).

Therapie:
- interdisziplinär in spezialisierten, zertifizierten Zentren
- optimale Blutzuckereinstellung
- konsequente und vollständige Druckentlastung des Fußes mit Gehstützen, Rollstuhl, Casts oder Bettruhe
- frühzeitige und konsequente Behandlung jeder kleinen Wunde (stadienorientiertes Wundmanagement*, bei Infektion zusätzlich Antibiotika, ggf. parenteral)
- evtl. Angioplastie*, Gefäßrekonstruktion, unter Umständen Amputation
- bei geplanten Amputationen grundsätzlich Zweitmeinung einholen!

Prophylaxe:
- podologische und orthopädische Behandlung
- Druckentlastung des Fußes: 1. mittels Orthesen, Gehstützen, Rollstuhl 2. Diabetiker-Schutzschuhe mit weicher Polsterung und ohne innenliegende Nähte
- Fußpflege.

Fußtieflagerung → Anti-Trendelenburg-Lagerung
Fußwurzel → Fußskelett
Fußwurzelfraktur *f*: Fraktur der Fußwurzelknochen, z. B. des Os* naviculare oder Os cuboideum, möglicherweise auch als Luxationsfraktur* in der Lisfranc- oder Chopart*-Gelenklinie. Dislozierte Frakturen werden durch K-Draht-, Schrauben- oder Miniplattenosteosynthesen versorgt. Eine Entlastung oder Teilbelastung ist notwendig.

Ursachen:
- direktes Trauma durch Überrollen, Quetschung
- indirektes Trauma durch Distorsion*
- Luxationsfrakturen meist durch Hochrasanzverletzungen.

Fußwurzelknochen → Ossa tarsi
Fußzellen → Sertoli-Zellen
F-Welle *f*: engl. *foot wave*. Gelegentlich auftretendes Muskelantwortpotenzial bei elektrischer Stimulation eines motorischen oder gemischten peripheren Nerven. Die F-Welle resultiert aus einer zunächst erfolgenden antidromen (rückläufigen) Erregung der Alphamotoneuronen im Rückenmark und nachfolgender orthodromer Erregungsaussendung.

Fy [Blutgruppensysteme]: Symbol des Duffy-Blutgruppensystems.

G

G: Abk. für Gauge → Kanüle
GABA: Abk. für → Gamma-Aminobuttersäure
Gabapentin *n*: Antiepileptikum, das als Mono- oder Zusatztherapie bei Epilepsie* mit partiellen epileptischen Anfällen mit oder ohne sekundäre Generalisierung eingesetzt wird. Zunehmend wird es auch bei neuropathischen Schmerzen verwendet. Begleitend können Müdigkeit und Schwindel auftreten.
GABA-Rezeptoren *m pl*: engl. *GABA receptors*. Heterodimere, membranständige Anionenkanäle, die durch Bindung des Liganden Gamma-Aminobuttersäure (GABA) aktiviert werden.
Gabelmücke → Anopheles
Gabelstellung → Fourchette-Stellung
Gänsegurgelarterie → Mönckeberg-Sklerose
Gärung *f*: engl. *fermentation*. Unter der Einwirkung unterschiedlicher Enzymsysteme erfolgender Abbau organischer Substanzen, im engeren Sinn von Kohlenhydraten, im weiteren Sinn von Carbonsäuren*, nichtaromatischen Aminosäuren* und Purinen*. Dabei erfolgt keine Endoxidation in der Atmungskette*.
- **anaerobe Gärung:** Gärung ohne Mitwirkung von Sauerstoff, bestimmte Formen der anaeroben Gärung dienen zur Gewinnung von Energie; bezogen auf die Substrateinheit liefert die Gärung jedoch weitaus weniger Energie als die Atmungskette*: 1. alkoholische Gärung: Abbau von Glukose (z. B. in Fruchtsäften) durch Hefen und andere Mikroorganismen, wobei Ethanol und CO_2 gebildet werden; in Anwesenheit von O_2 geht die alkoholische Gärung stark zurück (Pasteur*-Effekt) 2. Milchsäuregärung (syn. Laktatgärung): Umwandlung von Glukose in der Glykolyse zu Pyruvat, das LDH wiederum zu Milchsäure reduziert; Milchsäuregärung kommt in tierischen Zellen und Milchsäurebakterien sowie bei der Fermentation von Lebensmitteln (z. B. zu Sauerkraut, Salzgurken, Sauermilch, Joghurt, Käse) vor 3. Buttersäuregärung: Abbau von Hexosen durch Buttersäurebakterien (z. B. in der Darmflora, bei der Verrottung von Laub), wobei die Endprodukte Buttersäure und CO_2 entstehen 4. Butanolgärung: als Endprodukt entsteht Butanol 5. Ameisensäuregärung: Spaltung von Ameisensäure durch z. B. E. coli, wobei CO_2 und H_2 gebildet werden
- **aerobe Gärung:** Gärung unter Mitwirkung von Sauerstoff: 1. Essigsäuregärung: Abbau von Ethanol unter Anwesenheit von Sauerstoff durch Bakterien der Gattung Acetobacter, wobei Essigsäure als Endprodukt entsteht 2. Zitratgärung
- **Eiweißgärung:** bakterieller Abbau von Proteinen, der bei anaerobem Verlauf als Fäulnis (Eiweißfäulnis), bei aerobem Verlauf als Verwesung* bezeichnet wird.

Gain-of-Function-Mutation → Mutation [Biologie]
Gaiting: Charakteristische Art und Weise des Gehens, z. B. paraplegisches, spastisches Gangbild*.
Galaktogenese → Laktation
Galaktografie *f*: engl. *galactography*; syn. Duktografie. Röntgenologische (retrograde) Darstellung der einzelnen Milchgänge der weiblichen Brustdrüse in 2 Ebenen mit Röntgenkontrastmittel nach Sondierung der Ausführungsgänge. Diese Methode wird vorwiegend bei sezernierender Mamille* oder Thelorrhagie* zusätzlich zur Mammografie* angewandt. Siehe Abb.
Galaktopoese → Laktation
Galaktorrhö *f*: engl. *galactorrhea*. Physiologisch oder pathologisch bedingte, spontane, milchige Absonderungen aus der Mamille. Physiologisch ist sie am Ende der Schwangerschaft und in der Stillzeit, pathologisch bei Entzündungen, Hyperprolaktinämie*, Tumoren und als Arzneimittelnebenwirkung. Durch Bildgebung ist ein Mammakarzinom* auszuschließen. Die Therapie richtet sich nach der Ursache.

Vorkommen:
- physiologisch in Schwangerschaft und Stillzeit: 1. geringe Galaktorrhö am Ende der Schwangerschaft und bei Wöchnerinnen in Stillpausen 2. meist beidseitige Sekretion 3. Sekretion bei Neugeborenen durch mütterliche Hormone harmlos
- pathologisch außerhalb der Laktationsperiode*: 1. Hyperprolaktinämie*, z. B. durch ein Hypophysenadenom* 2. Mastitis* der nicht Stillenden 3. Milchgangpapillom 4. Komedokarzinom*, meist einseitig 5. Arzneimittel, z. B. Metoclopramid*, Phenothiazine und SSRI.

Diagnostik:
- Labor mit endokrinologischer Diagnostik, insbesondere Bestimmung von Prolaktin bei beidseitiger Sekretion
- Sonografie
- Mammografie*
- Galaktografie*
- MRT.

Galaktorrhö-Amenorrhö-Syndrom *n*: engl. *galactorrhea-amenorrhea syndrome*. Symptomenkomplex aus Galaktorrhö* und Amenorrhö*, meist in Verbindung mit Hyperprolaktinämie.

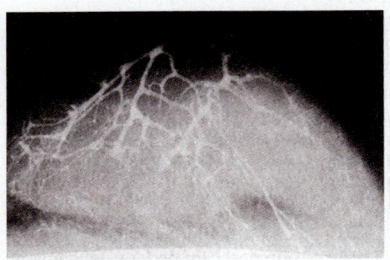

Galaktografie: Normalbefund einer rechten Mamma (kraniokaudaler Strahlengang). [218]

Galaktosämie

Ätiologie:
- meist Hyperprolaktinämie mit konsekutiver Überstimulation der (weiblichen) Mammae* und Hemmung der generativen Ovarialfunktion: **1.** als Forbes-Albright-Syndrom bei Hypophysentumor als Ursache der Hyperprolaktinämie **2.** als Chiari*-Frommel-Syndrom bei postpartaler hypothalamischer Fehlfunktion **3.** als Argonz*-Ahumada-Castillo-Syndrom bei idiopathischer hypothalamischer Dysfunktion
- selten bei normwertigem Prolaktin in Verbindung mit regelmäßigen ovulatorischen Menstruationszyklen (Mechanismus unbekannt).

Galaktosämie *f*: engl. *galactosemia*; syn. Galaktoseintoleranz. Angeborene, autosomal-rezessiv erbliche Störungen des Galaktosestoffwechsels. Sie führt im klassischen Falle bereits in den ersten Lebenstagen zu schweren Hypoglykämien*. Das Neugeborenen*-Screening ermöglicht die Frühdiagnose. Milchfreie Säuglingsnahrung und lebenslang laktose- und galaktosefreie Diät sind notwendig. Pränataldiagnostik und Heterozygotenuntersuchung existieren.

Galaktosamin *n*: engl. *galactosamine*; syn. Chondrosamin. Aminozucker*, der sich von D-Galaktose ableitet, wobei die OH-Gruppe am C-2 durch eine Aminogruppe ersetzt ist – natürlich meist in Form des N-Acetylderivats. Galaktosamin ist Bestandteil einiger Mukopolysaccharide wie Chondroitinsulfat* und außerdem in Mukoiden enthalten.

Galaktose-Atemtest → Kohlenstoff-13-Atemtest

Galaktosediabetes → Galaktosämie

Galaktose-Toleranztest *m*: engl. *galactose tolerance test*. Fast ausschließlich in Studien verwendete Untersuchung, die die hepatische Galaktose-Eliminationskapazität (GEK) als quantitativen Leberfunktionstest benutzt. Nach i. v.-Gabe von Galaktose als Bolus erfolgt die Messung von Plasmaelimination und renaler Exkretion. In Abhängigkeit vom Verlust der Leberfunktion nehmen Plasmahalbwertszeit und renale Elimination zu.

Galaktostase → Milchstau

Galaktosurie *f*: engl. *galactosuria*. Vorkommen von Galaktose im Harn, z. B. bei Magen- und Darmerkrankungen der Säuglinge.

Galaktozele *f*: engl. *galactocele*. Milchgangszyste als Retentionszyste* bei Milchstau* in einem verschlossenen Milchgang der Brustdrüse mit milchigem Inhalt (u. a. Fett und Lymphozyten). Sonografie und Aspiration der milchigen Substanz sichern die Diagnose. Eine weitergehende Therapie ist nicht erforderlich.

Galakturonsäure *f*: engl. *galacturonic acid*. Von D-Galaktose abgeleitete Uronsäure, die typischer Bestandteil von Pektinen* (40–60 %) sowie anderer pflanzlicher Polysaccharide ist.

Galantamin *n*: Spezifischer, kompetitiver, reversibler Cholinesterase*-Hemmer, der zusätzlich durch Modulation nikotinerger Acetylcholin-Rezeptoren zu einer Erhöhung der Acetylcholinkonzentration im synaptischen Spalt führt. Galantamin wird eingesetzt bei leichter bis mittelschwerer Alzheimer*-Krankheit und beim Parkinson*-Syndrom. Bei Leberinsuffizienz* oder Nierenfunktionsstörung darf es nicht angewendet werden.

Galant-Reflex *m*: engl. *Galant's reflex*. Frühkindlicher Reflex, der sich bis zum 6. Lebensmonat zurückbildet. Das Bestreichen des Rückens parallel zu den Dornfortsätzen löst eine Biegung der Wirbelsäule zur gleichen Seite aus. Die Reflexprüfung ist Bestandteil der ersten Kindervorsorgeuntersuchungen. Abschwächung, Seitendifferenz oder Persistenz weisen auf eine zerebrale Schädigung hin. Siehe Abb.

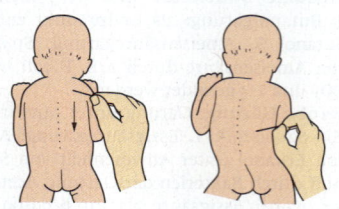

Galant-Reflex

Galea *f*: Lateinisch für Helm oder Haube. Z. B. bezeichnet man die Sehne des Musculus* epicranius als Galea* aponeurotica, da sie dem Schädel haubenartig aufliegt.

Galea aponeurotica *f*: engl. *epicranial aponeurosis*; syn. Aponeurosis epicranialis. Haubenartig und verschieblich dem Schädeldachperiost aufsitzende Sehne des M. epicranius. Die Galea aponeurotica ist mit der Kopfhaut fest zum Skalp verbunden.

Galeazzi-Luxationsfraktur *f*: engl. *Galeazzi's fracture*. Schaftfraktur des Radius und Luxation der Ulna aus dem distalen Radioulnargelenk (DRUG).

Diagnostik: Röntgen, siehe Abb.

Therapie:
- Osteosynthese* des Radius
- Sicherung des DRUG durch temporäre Stellschraube in Neutralstellung
- Ruhigstellung im Oberarmgipsverband.

Gallae halepenses → Gallen [Phytotherapie]

Galläpfel → Gallen [Phytotherapie]

Galle *f*: engl. *bile*; syn. Fel. Lebersekret, das in den Hepatozyten (80 %) und Gallengangepithelien (20 %) produziert, in den Gallengängen* modifiziert sowie in der Gallenblase* gesammelt und durch Wasserresorption konzentriert

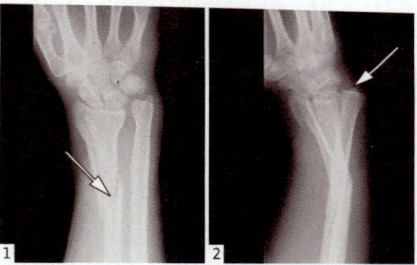

Galeazzi-Luxationsfraktur: Radiusschaftfraktur mit Luxation der Ulna aus dem distalen Radioulnargelenk (Röntgenaufnahmen; 1: a.-p., 2: seitlich). [108]

wird. Unterschieden werden Lebergalle und Blasengalle. Galle ist wesentlich an der Fettverdauung beteiligt und dient der Entgiftung des Körpers.

Einteilung:
- Lebergalle (Primärgalle): **1.** Farbe: gelb **2.** pH-Wert: 6,2–8,5 **3.** Menge: 600–700 ml/d **4.** Wasseranteil: 90–95 % **5.** kleiner Anteil wird direkt ins Duodenum sezerniert
- Blasengalle: **1.** Farbe: grün-braun **2.** pH-Wert: 5,6–8,0 **3.** Wasseranteil: ca. 80 % **4.** 5- bis 10-fach konzentrierte und chemisch modifizierte Lebergalle **5.** Abgabe bei Kontraktion der Gallenblase – stimuliert durch Cholecystokinin* – ins Duodenum.

Zusammensetzung: Hauptbestandteil der Galle ist Wasser. Daneben sind in der Galle enthalten:
- Elektrolyte: Na^+, K^+, Ca^{2+}, Cl^-, HCO_3^-
- Gallensäuren*
- Phospholipide*
- Gallenfarbstoffe wie z. B. Bilirubin*
- Cholesterin*
- Hormone (Steroide*, Insulin*)
- Arzneimittel.

Klinische Bedeutung:
- Bei hoher Konzentration der Galle oder Entzündung können sich Gallensteine* bilden.
- Zeichen einer Verlegung der Gallenwege, einer Cholestase, sind Fettunverträglichkeit, Steatorrhoe und Ikterus.
- Arzneimittel, die dem enterohepatischen Kreislauf* unterliegen, finden sich verstärkt in der Galle wieder.

Galle, akute *f*: engl. *acute gall-bladder disease*. Umgangssprachlicher Begriff für eine akute Entzündung der Gallenblase*, klinisch gekennzeichnet durch Spontanschmerz sowie Druckschmerz mit palpabler Resistenz im rechten Oberbauch, lokaler bzw. diffuser Abwehrspannung*, Leukozytose*, Fieber* und evtl. Sklerenikterus* (Charcot*-Trias, Reynolds*-Pentade).

Ursachen sind akute Cholezystitis*, eitrige Cholangitis*, Gallenblasenempyem* sowie freie oder gedeckte Gallenblasenperforation*.

Gallefistel f: engl. biliary fistula; syn. biliäre Fistel. Pathologische Verbindung zwischen Gallenblase* bzw. Gallengängen* und Nachbarorgan(en) bzw. der Haut*. Es wird v. a. zwischen inneren und äußeren Gallefisteln unterschieden. Gallefisteln entstehen spontan, postoperativ oder können operativ bzw. endoskopisch-interventionell angelegt werden. Die Therapie richtet sich nach der Form und Ursache der Fistel*.

Formen:
- **innere Gallefistel:** von der Gallenblase bzw. den Gallengängen ausgehende Verbindung, die in ein anderes Organ, z. B. Magen, Duodenum oder Kolon mündet
- **äußere Gallefistel:** von der Gallenblase bzw. den Gallengängen ausgehende Verbindung, die nach außen führt
- **Galleleckage:** Verlust von Galle ins Abdomen (siehe Cholaskos*).

Ursachen:
- innere Gallefistel: 1. chronische Entzündung der Gallenblase mit Arrosion von Magen, Dünndarm oder Kolon 2. Ulcus* duodeni mit Arrosion der Gallenblase 3. postoperativ, z. B. infolge einer Nahtinsuffizienz 4. operativ angelegt z. B. eine biliodigestive Anastomose* im Rahmen einer Pankreaskopfresektion
- äußere Gallefistel: 1. häufig iatrogen, z. B. nach operativem Eingriff oder Leberpunktion* 2. interventionell angelegte Drainage des Gallengangssystems bei Abflussstörung, z. B. eine perkutane transhepatische Choledochusdrainage (PTCD)
- Galleleckage: häufig iatrogen nach Cholezystektomie*, Leberresektion*, Lebertransplantation*.

Therapie:
- innere Gallefistel: 1. wenn klinisch unauffällig, abwartende Haltung; Spontanheilung möglich 2. ggf. Einlage einer transhepatischen Prothese oder Stenteinlage mittels ERCP in die Gallenwege 3. ggf. chirurgische Sanierung notwendig
- äußere Gallefistel: 1. wenn klinisch unauffällig, abwartende Haltung; ggf. spontanes Sistieren 2. bei Persistenz und/oder Ausbildung galliger Peritonitis* mit Sepsis: ERC, Papillotomie* und endoskopische Platzierung eines Gallengangstents zur Schienung des Ductus* hepatocholedochus 3. ggf. Relaparoskopie bzw. -laparotomie mit Umstechung der Galleleckage
- Galleleckage: Therapie siehe äußere Gallefistel.

Galleiche → Gallen [Phytotherapie]

Gallen [Phytotherapie]: syn. Gallae halepenses. Durch die Gallwespe (z. B. Andricus gallaetinctoriae) verursachte Wucherungen an den jungen Trieben der Gall-Eiche (Quercus infectoria Olivier). Sie enthalten v. a. Tannin*. Bei Frostbeulen und Zahnfleischerkrankungen dienen sie u. a. in Form von Tinctura Gallae als Adstringens.

Gallenblase: engl. gallbladder; syn. Vesica biliaris. An der Innenfläche der Leber* gelegenes Hohlorgan, welches der Eindickung und Speicherung der in der Leber gebildeten Galle* dient. Mit glatten Muskelfasern ausgekleidet, besteht sie aus einem Fundus vesicae biliaris, einem Corpus vesicae biliaris und einem Collum vesicae biliaris. Eine Cholezystitis* verursacht kolikartige Schmerzen.

Aufbau: Die Gallenblase hat ein Fassungsvermögen von ca. 50 ml. Ihre Wand besteht aus Schleimhaut*, lockerem Bindegewebe* und glatter* Muskulatur. Der Gallenblasenhals setzt sich fort in den Ductus* cysticus, der sich mit dem von der Leber kommenden Ductus* hepaticus communis über den Ductus* choledochus vereinigt und in das Duodenum* führt. Die Einmündung im Duodenum erfolgt meist zusammen mit dem Ausführungsgang des Pankreas*.

Funktion:
- Reservoir für die Galle
- Konzentration der Galle
- Ausgleich von Druckschwankungen in den äußeren Gallengängen.

Klinische Bedeutung:
- Cholezystitis* als Folge von Cholelithiasis*: gekennzeichnet durch Unwohlsein, z. T. kolikartige Schmerzen im rechten Oberbauch, ggf. Schmerzausstrahlung bis in die rechte Schulter
- Gallenblasenkarzinom, z. B. durch wiederholte Gallenblasenentzündungen
- Rückstau des Sekrets des Pankreas* durch Gallensteine im Bereich der Einmündung des Ductus* choledochus in das Duodenum* kann zu einer akuten Pankreatitis bis hin zum Pankreastumor führen
- Cholangitis.

Gallenblasendyskinesie → Motilitätsstörung, biliäre

Gallenblasenempyem n: engl. empyema of the gall-bladder. Eiteransammlung in der Gallenblase als Komplikation einer akuten Cholezystitis*, häufig aufgrund eines Zystikusverschlusssteines. Es kommt zu einem konsekutiven Gallenblasenhydrops*, Ektasie und phlegmonös-eitriger Entzündung der Gallenblasenwand sowie zur Stase der Galle mit Besiedelung durch Bakterien. Therapeutisch wird unter antibiotischer Abschirmung die (laparoskopische) Cholezystektomie* vorgenommen.

Gallenblasenentfernung → Cholezystektomie

Gallenblasenhydrops m: engl. gallbladder hydrops; syn. Stauungsgallenblase. Vergrößerung der Gallenblase* aufgrund einer Abflussstörung aus der Gallenblase. Die Pathologie kann dabei im Gallenblaseninfundibulum, im Ductus* cysticus oder Ductus* choledochus lokalisiert sein. Mögliche Ursachen sind Gallensteine* im Gallenblaseninfundibulum mit Verschluss des Ductus cysticus, Choledocholithiasis, narbige Stenosen*, Tumoren* oder biliäre Motilitätsstörungen*. Siehe Abb.

Ursache:
- Gallensteine im Gallenblaseninfundibulum mit Verschluss des Ductus cysticus (Cysticusverschlussstein)
- Motilitätsstörungen der Gallenblase bzw. der Gallenwege
- Choledocholithiasis
- narbige Stenosen der ableitenden Gallenwege
- Gallengangskarzinom
- Pankreaskopfkarzinom
- Divertikel* des Duodenums* mit Kompression des Ductus choledochus.

Pathologie: Durch den steigenden intraluminalen Druck in der Gallenblase kommt es zu einer Minderperfusion der Gallenblasenwand. Die Folge kann zunächst eine abakterielle Cholezystitis* sein, langfristig droht eine Atrophie* der Gallenblasenwand mit narbigem Umbau und ggf. Kalkeinlagerungen in der Gallenblasenwand (siehe Porzellangallenblase*). Bei einer sekundären bakteriellen Infektion (meist Keimaszension über die Gallenwege, seltener hämatogene oder lymphogene fortgeleitete Infektion) kann es zu einer akuten bakteriellen Cholezystitis und einem Gallenblasenempyem* kommen.

Klinik:
- bei akutem Verschluss mit Cholezystitis: druckschmerzhafte, palpabel vergrößerte

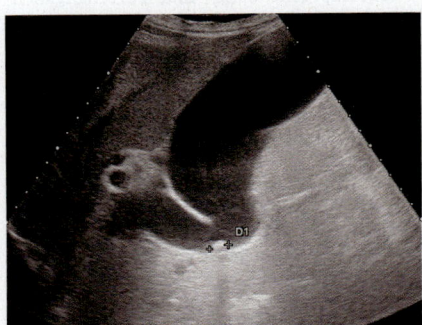

Gallenblasenhydrops: Gallenblasenhydrops mit kleinem Gallenblasenstein im Infundibulum der Gallenblase (Ultraschalldiagnostik). [187]

Gallenblasenkarzinom

Gallenblase (siehe Murphy*-Zeichen), Koliken
- bei chronischen Abflussstörungen aufgrund eines Tumors im Bereich der ableitenden Gallenwege: palpatorisch vergrößerte Gallenblase, meist ohne Druckschmerz mit Ikterus (siehe Courvoisier*-Zeichen)
- bei Cholestase*: Ikterus*, bierbrauner Urin, entfärbter Stuhlgang.

Diagnostik:
- Sonografie
- bei unklarer Abflussstörung ggf. erweiterte Diagnostik mittels MRT mit MR*-Cholangiopankreatikografie (MRCP), CT Abdomen, endoskopischer* retrograder Cholangiopankreatikografie (ERCP)
- **Labor:** 1. Leukozytose, erhöhtes CRP (bei Entzündung) 2. erhöhte γGT, AP, Bilirubinämie (bei Cholestase*).

Therapie:
- Cholezystektomie* (Standard ist heutzutage die laparoskopische Cholezystektomie, selten offen-chirurgische Cholezystektomie)
- bei Gallenblasenhydrops aufgrund pathologischer Veränderungen an der ableitenden Gallenwegen: Therapie der Ursache.

Gallenblasenkarzinom n: engl. *gallbladder carcinoma*. Vom Epithel* der Gallenblase* ausgehendes, meist schleimbildendes Adenokarzinom*. Es wächst typischerweise per continuitatem (übergangslos) in das angrenzende Lebergewebe. Die Patienten klagen meist über uncharakteristische, rechtsseitige Oberbauchbeschwerden, häufig handelt es sich um einen intraoperativen bzw. histologischen Zufallsbefund. Die Prognose ist ohne komplette chirurgische Resektion* schlecht.

Ätiologie:
- häufigste maligne Erkrankung des Gallenwegssystems
- meist ab 60. Lj., Frauen häufiger betroffen als Männer (w : m = 4 : 1)
- Schrumpfgallenblase* und Porzellangallenblase* gelten als Risikofaktoren mit einer um ca. 20 % erhöhten Karzinominzidenz
- weitere prädisponierende Erkrankungen sind: 1. Cholelithiasis* mit chronischer Cholezystitis* 2. Gallenblasenpolypen* > 1 cm (bei Gallenblasenpolyp erfolgt eine jährliche Sonografie zur Kontrolle; die Indikation zur elektiven Cholezystektomie* besteht bei Polypen > 1 cm).

Klinik: Häufig Zufallsbefund bei pathologisch-histologischer Aufarbeitung der Gallenblase nach Cholezystektomie*. Symptome treten meist sehr spät auf:
- rechtsseitige Oberbauchbeschwerden
- Ikterus*
- Übelkeit und Erbrechen
- Gewichtsabnahme
- schmerzlose Resistenz im Oberbauch.

Therapie: Kurativ:
- Tumor beschränkt auf Mukosa und Muskularis (= Tis und T1-Stadium, N0 und M0): 1. sofern präoperativ Diagnose eines Gallenblasenkarzinoms bekannt: primär offen-chirurgische Cholezystektomie (ohne Verletzung der Gallenblasenwand) 2. ggf. Resektion des Leberbettes sowie Lymphknotendissektion im Lig. hepatoduodenale (jedoch keine klare Evidenz)
- fortgeschrittener Tumor (T2-Stadium): 1. Cholezystektomie 2. Resektion des Leberbettes bzw. Lebersegmentresektion (Segmente IV b und V) 3. Lymphknotendissektion
- bei T3/T4-Stadium, N2, M1: kein gesicherter Überlebensvorteil für eine aggressive chirurgische Therapie
- präoperative adjuvante Radiochemotherapie kann zu einer Resektabilität (chirurgischen Entfernbarkeit) in höheren Stadien führen und die Gesamtprognose verbessern
- adjuvante Kombinations-Radiochemotherapie kann ebenfalls zu einer Verbesserung der Prognose führen.

Palliativ:
- ERC (endoskopisch retrograde Cholangio-Pankreatikografie; ERCP) und Stentimplantation in den Ductus* choledochus oder perkutane transhepatische Cholangiodrainage (PTCD) zur Entstauung der Gallenwege
- palliative Radiochemo- bzw. Chemotherapie führt zu keiner wesentlichen Verbesserung der Überlebensrate.

Prognose:
- 5-Jahres-Überlebensrate (5 JÜR) beträgt 5–15 %, da die überwiegenden Teil erst in fortgeschrittenen Stadien diagnostiziert
- 5 JÜR im Tis/T1-Stadium 75–100 %, im T2-Stadium 35–70 %, im T3-Stadium 0–50 %, im T4-Stadium 0–10 %.

Gallenblasenperforation f: engl. *gallbladder perforation*; syn. Gallenblasenruptur. Perforation* der Gallenblase bei akuter Cholezystitis*, häufig getriggert durch Gallenblasenhydrops*, Ektasie, Minderperfusion und Gangrän der Gallenblasenwand. Man unterscheidet die gedeckte von der freien Perforation.

Formen:
- Gedeckte Perforation: 1. meist zum Leberbett 2. häufig asymptomatisch
- freie Perforation: 1. in die Bauchhöhle perforierte Gallenblase ohne Abdeckelung der Perforationsstelle 2. meist mit galliger Peritonitis*.

Gallenblasenpolyp m: engl. *gallbladder polyp*. Benigner Gallenblasentumor*. Größere (> 1 cm) Polypen werden operativ durch Cholezystektomie entfernt, da diese karzinomatös entarten können.

Einteilung:
- neoplastischer Gallenblasenpolyp: 1. Adenom 2. Leiomyom (selten) 3. Lipom
- nichtneoplastischer Gallenblasenpolyp: 1. Cholesterolpolyp (häufig) 2. Adenomyom 3. entzündlicher Polyp.

Diagnostik:
- Ultraschalldiagnostik
- Endosonographie
- CT
- MR-Cholangiografie.

Gallenblasenruptur → Gallenblasenperforation

Gallenblasentumor m: engl. *tumor of the gallbladder*. Gewebsneubildung im Bereich der Gallenblase*. Unterschieden wird zwischen benignen (meist Polypen*, Adenome*, Adenomyome* oder Papillome*) und malignen Tumoren (meist Gallenblasenkarzinome*). Die Diagnose wird überwiegend sonografisch gestellt, seltener mittels CT. Die Therapie besteht bei unklarer Dignität in der Cholezystektomie* mit anschließender histologischer Untersuchung des Resektats.

Gallenfarbstoff m: engl. *biliary pigments*. Lineare Tetrapyrrole, die beim Abbau von Porphyrinen* (v. a. Häm*) entstehen und ein wichtiger Bestandteil der Galle* sind. Biliverdin entsteht aus Protohäm in einer durch mikrosomale Hämoxygenase katalysierten Reaktion unter Abspaltung von Kohlenmonoxid. Es wird zu Bilirubin* reduziert, das als indirektes oder direktes Bilirubin vorliegt.

Gallengänge m pl: engl. *bile pathways*. Gangsystem zum Transport der Galle* von der Leber* in das Duodenum*. Man unterscheidet intrahepatische Gallengänge und extrahepatische* Gallengänge.

Einteilung:
- intrahepatische Gallengänge: 1. intralobuläre Gallenkapillaren (Canaliculi biliferi): interzelluläre Kapillaren, deren Wand von Hepatozyten gebildet wird 2. kurze Schaltstücke (Hering-Kanälchen) 3. interlobuläre Gallengänge (Ductus interlobulares biliferi): liegen in den Bindegewebszwickeln zwischen den Leberläppchen* und werden von der A. interlobularis und der V. interlobularis begleitet 4. Ductus hepaticus dexter und Ductus hepaticus sinister: Vereinigung der interlobulären Gallengänge
- extrahepatische Gallengänge: 1. Ductus* hepaticus communis: Vereinigung aus Ductus hepaticus dexter und Ductus hepaticus sinister 2. Ductus* cysticus: Verbindung zwischen Gallenblase* und Ductus hepaticus communis 3. Ductus* choledochus: Vereinigung von Ductus hepaticus communis und Ductus cysticus, welche zum Duodenum verläuft.

Gallengangadenom n: engl. *bile duct adenoma*. Benignes Cholangiom*. Es handelt sich um ei-

Gallengangsstenose

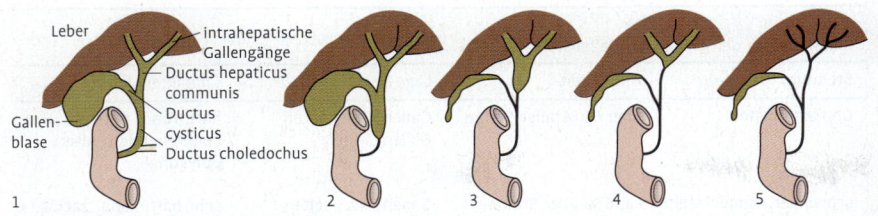

Gallengangatresie: 1: physiologische Gallengänge; 2–5: Einteilung nach Helbig; 2–4: extrahepatisch; 2: obliterierter Ductus choledochus distal; 3, 4: Obliteration nach proximal bis einschließlich Ductus cysticus (3) mit Obliteration des Ductus hepaticus communis (4); 5: Obliteration nach proximal bis einschließlich intrahepatischer Gallengänge (intrahepatische Gallengangatresie).

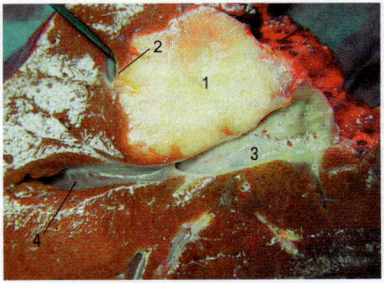

Gallengangkarzinom: Gallengangkarzinom mit Gefäßeinbruch; 1: Tumor; 2: Gallengang; 3: Einbruch des Tumors in das Gefäß; 4: nicht befallenes Gefäß. [131]

nen klinisch asymptomatischen, kleinen Tumor, meist unter der Leberkapsel gelegen, der aus verzweigten Gängen aufgebaut ist, die mit hohem Zylinderepithel ausgekleidet sind. Eine Therapie ist nicht notwendig. Abzugrenzen sind Lebermetastasen und ein Gallengangkarzinom.

Gallenganganomalie f: engl. *bile duct anomaly*. Von der Regel abweichende Entwicklung der Gallengänge*. Formen sind u. a. die Gallengangatresie*, Choledochozele, Caroli-Krankheit und Caroli-Syndrom sowie die von*-Meyenburg-Komplexe.

Gallengangatresie f: engl. *bile duct atresia*. Fortschreitender Verschluss der extrahepatischen und im Verlauf auch der intrahepatischen Gallengänge mit rückläufigem und schließlich fehlendem Gallefluss in den Darm, häufigste Ursache für die Cholestase* im Neugeborenenalter. Leitsymptom ist der persistierende Neugeborenenikterus. Die Prognose ist trotz Operation ungünstig. Siehe Abb.

Gallengangendoprothese f: engl. *bile duct endoprosthesis*; syn. Gallengangsstent. Endoskopisch oder transkutan luminal platziertes Implantat (Kunststoffröhrchen) zur Überbrückung oder Drainage bei benigner oder maligner Gallengangstenose oder -striktur. Eine singuläre Gallengangendoprothese verwendet man bei Leckage nach Cholezystektomie, 2–3 Gallengangendoprothesen dienen der Therapie einer Stenose oder der differenzierten intrahepatischen Gangdrainage. Siehe Abb.

Gallengangendoskopie → Cholangioskopie

Gallengangkarzinom n: engl. *carcinoma of the bile duct*; syn. malignes Cholangiom. Vom Gallengangepithel ausgehendes Karzinom, meist Adenokarzinom*, mit intra- oder extrahepatischer Manifestation. Das langsam wachsende Gallengangkarzinom metastasiert spät lympho- und hämatogen. Betroffen sind v. a. Männer mit primär sklerosierender Cholangitis* nach dem 60. Lj. Typische Symptome sind schmerzloser, progredienter Ikterus*, evtl. epigastrische Schmerzen und Gewichtsverlust.

Therapie:
– stadiengerechte Resektion (siehe Tab., Abb.)
– palliativ: 1. Chemotherapie 2. Radiochemotherapie 3. endoskopische Therapie, z. B. Metallstent 4. Lokaltherapie, z. B. fotodynamische Therapie.

Prognose:
– **3-Jahres-Überlebensrate:** 1. nach kurativer Resektion 40–50 % 2. nach palliativem Eingriff 20–30 %
– vereinzelt auch mehrere Jahre bei erfolgreicher Gallendrainage mittels ERCP, perkutaner transhepatischer Cholangiodrainage (siehe PTCD), Gallengangendoprothese oder Metallstent, fotodynamischer Therapie.

Gallengangshypoplasie f: Angeborene Anomalie, bei der die kleinen Gallengänge* in der Leber kleiner und weniger zahlreich sind als im Normalfall. Betroffene Kinder sind müde und schlapp, es kommt zu Ikterus*, Juckreiz, Mangelzuständen und Entwicklungsstörungen. Eine Gallengangshypoplasie tritt vor allem im Rahmen eines Alagille*-Syndroms auf.

Gallengangsstenose f: syn. Gallenwegsstenose. Benigne oder maligne Einengung vorwiegend der extrahepatischen Gallenwege.

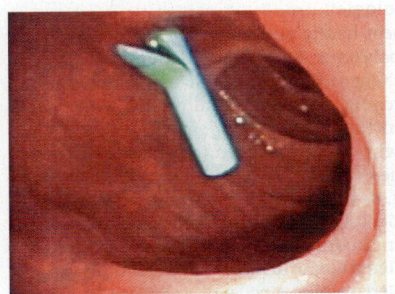

Gallengangendoprothese: Gallengangendoprothese transpapillär aus der Papilla duodeni major herausragend; vor Verrutschen in Gallengang hinein schützt ein abgespreizter Seitenflügel. [132]

Gallengangkarzinom:
Lokalisation und stadiengerechte Therapie.

Bismuth-Typ	Tumorlokalisation	Therapie
I	Ductus hepaticus communis unterhalb der Gabelung	Resektion des extrahepatischen Gallengangs mit regionaler Lymphadenektomie; bei distaler Lokalisation zusätzlich magenerhaltende Duodenopankreatektomie
II	Hepatikusgabel, nicht aber sekundäre Aufzweigungen rechts oder links	wie Bismuth-Typ I, ggf. unter Resektion des Lobus caudatus
III	Hepatikusgabel, auf einer Seite (rechts: III a, links III b) bis an Segmentabgänge reichend	wie Bismuth-Typ I, jedoch mit Hemihepatektomie einschließlich Lobus caudatus; ggf. auch Gefäßresektionen; Lymphadenektomie bis Truncus coeliacus
IV	Hepatikusgabel, mit Einbeziehung der sekundären Zusammenflüsse rechts und links	kurative Resektion nicht möglich

Gallengangsstriktur

Hintergrund: Formen:
- benigne Stenosen: **1.** Folge von Eingriffen am Gallengangsystem oder einer Cholezystektomie* durch direkte Verletzungen bzw. narbige Stenosen durch Clips oder Elektrokoagulation **2.** narbige Stenosen nach biliodigestiven Anastomosen (10–40 %) **3.** sklerosierende Cholangitis, chronische Pankreatitis, Choledochozelen **4.** Verlegung des Lumens des DHC durch einen Stein im Infundibulum der Gallenblase oder im Ductus cysticus, sog. **Mirizzi-Syndrom**.
- maligne Stenosen: **1.** cholangioläres Karzinom **2.** Pankreaskarzinom.

Therapie:
- Benigne Stenosen: **1.** ERC mit pneumatischer Dilatation und langfristiger Stenteinlage **2.** Cholezystektomie bei Mirizzi-Syndrom **3.** Präparation der proximalen, gesunden Anteile **4.** anschließende Rekonstruktion durch Hepatiko-Jejunostomie mit einer nach Roux-Y ausgeschalteten, retrokolisch in das Leberbett verlagerten Dünndarmschlinge und der Einlage einer T-Drainage zur vorübergehenden Entlastung der Anastomose.
- maligne Stenosen: **1.** bei Inoperabilität: ERC mit Stenteinlage oder äußere Drainage **2.** bei Operabilität: wie bei benignen Stenosen.

Gallengangsstriktur f: Narbige Gallengangsstenose* des Ductus* hepatocholedochus und seiner Äste durch Entzündung, Verletzung oder nach Anlage einer biliodigestiven Anastomose*.

Gallengangzyste f: engl. *bile duct cyst*. Im Bereich der Gallengänge* lokalisierte, flüssigkeitsgefüllte Blase (Zyste*), z. B. Choledochuszyste*.

Gallengrieß m: engl. *biliary sludge*. Grießartige, kleine Gallensteine*.

Gallenkapillaren → Gallengänge

Gallenkolik f: engl. *biliary colic*. Plötzlich einsetzender heftiger Bauchschmerz meist im rechten Oberbauch, evtl. mit Ausstrahlung in die rechte Schulter (siehe Head*-Zonen), ausgelöst durch Steinpassage oder Steineinklemmung im Gallenblasenhals oder Ductus cysticus. Die Gallenkolik ist das Leitsymptom der Cholelithiasis*.

Beschreibung: Zu Beginn der Kolik nimmt die Intensität der Schmerzen zu, bleibt dann konstant und nimmt im Verlauf ab. Die Beschwerden sind häufig kombiniert mit vegetativer Begleitsymptomatik (Übelkeit, Erbrechen), ggf. auch mit Fieber und Schüttelfrost.

Gallen, levantinische → Gallen [Phytotherapie]

Gallensäuren f pl: engl. *bile acids*. Wichtige, natürlich vorkommende Steroide*, die von den Leberzellen aus Cholesterol gebildet werden und die biologisch bedeutsamsten Bestandteile der Galle* sind (1 l Galle enthält ca. 30 g Gallensäuren). Die 4 wichtigsten Gallensäuren sind Cholsäure (3α,7α,12α-Trihydroxycholansäure, mengenmäßig vorherrschend), Chenodesoxycholsäure* (3α,7α-Dihydroxycholansäure), Desoxycholsäure (3α,12α-Dihydroxycholansäure) und Lithocholsäure (3α-Monohydroxycholansäure).

Wirkung: Zu den Wirkungen (nach biliärer Sekretion) gehören:
- Emulgierung* von Fetten (Erleichterung der Lipolyse* durch die Lipasen*) sowie Resorption von Fettsäuren*
- Aktivierung von Verdauungsenzymen durch pH-Verschiebung
- Anregung der Dickdarm- und Hemmung der Dünndarmperistaltik.

Bestimmung und Referenzbereich: Gallensäuren (im Serum) werden mittels enzymatischer Verfahren, Gaschromatografie* oder Radio-Immunoassay nachgewiesen (Referenzbereich: 2,5–6,8 μmol/l Blutplasma).

Gallensalze n pl: Salze der Gallensäuren*, die in der Leber synthetisiert und mit Glycin oder Taurin konjugierten, primären Gallensäuren Glyko- bzw. Taurocholsäure (auch als Glyko- bzw. Taurocholat bezeichnet).

Gallenstein m: engl. *gallstone*; syn. Cholelith*. Konkrementbildung der (übersättigten) Galle* um einen Kristallisationskern in Gallengängen oder Gallenblase (siehe Cholelithiasis*), als sog. Solitärstein oder multipel bzw. als Gallengrieß*. Siehe Abb. **Einteilung:**
- nach Bestandteilen (Cholesterin, Bilirubin oder Protein, Kalziumcarbonat; siehe Tab.): **1.** Cholesterinstein: v. a. Cholesterinpigmentkalkstein; in ca. 10 % reiner Cholesterinstein (gelb; häufig solitär); in 85 % röntgennegativ **2.** Pigmentstein: hauptsächlich aus Bilirubin* bestehend (brauner Pigmentstein aus Kalziumsalz des unkonjugierten Bilirubins und einem hohen Anteil des Kalziumsalzes von Fettsäuren, immer röntgennegativ; schwarzer Pigmentstein aus Kalziumsalz des unkonjugierten Bilirubins und anorganischem Kalziumsalz, in 60 % röntgenpositiv)

Gallenstein:
Klassifikation der häufigsten Gallensteine.

Steintyp	Häufigkeit	Lage	Charakterisierung
Cholesterinstein	über 90 % aller Steine	Gallenblase, selten Gallengänge	hart, rund, mit zunehmendem Alter polygonal
schwarzer Pigmentstein	ca. 6 % aller Steine	Gallenblase, selten Gallengänge	sehr hart, klein, zackig oder maulbeerförmig
brauner Pigmentstein	nach Operation, 40–50 % aller Gallengangsteine	Gallengänge, selten Gallenblase	erdig, groß, tonnenförmig, in bis zu 40 % Nahtmaterial enthaltend

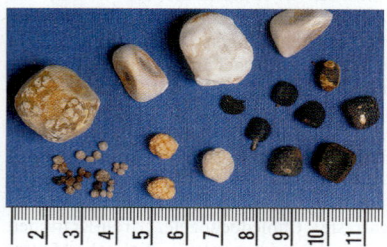

Gallenstein [161]

- nach Lokalisation: **1.** Gallenstein in der Gallenblase: Cholezystolithiasis **2.** Gallenstein in Gallengängen: Cholangiolithiasis, häufig Choledocholithiasis **3.** intrahepatische und extrahepatische Gallensteine **4.** primäre Gallengangsteine (meist Pigmentsteine) oder deszendierende Gallenblasensteine
- nach Vorkommen: als Solitärstein, multipel oder als Gallengrieß (kleinste Gallensteine)
- nach klinischer Symptomatik: stummer Gallenstein* oder symptomatischer Gallenstein (siehe Cholelithiasis*).

Ätiologie:
- sehr häufig multifaktorielle Pathogenese mit polygener Risikokonstellation (> 20 sog. lithogene Gene) und Abhängigkeit von weiteren Faktoren (z. B. Adipositas, Ernährung, Infektion)
- sehr selten monogen (obligat zu Gallensteinen führender Gendefekt); Prädisposition z. B. bei bestimmter Variante des ABCB4-Gens des hepatokanalikulären Phospholipidtransporters.

Gallensteinauflösung → Cholelitholyse

Gallensteinileus m: engl. *gall-stone ileus*. Seltene Form des Darmverschlusses (Ileus*), bei der es durch einen großen Gallenstein zu einem mechanischen Hindernis im Dünndarm kommt. Klinisch zeigt sich die Symptomatik des Ileus*, u. a. mit Übelkeit und Erbrechen. Die Diagnose erfolgt mittels bildgebender Verfahren. Behandelt wird durch chirurgische Steinentfernung.

Gallenstein, stummer *m*: engl. *asymptomatic gall-stone*. Asymptomatischer Gallenstein*, als Zufallsbefund z. B. bei abdominaler Ultraschall- oder Röntgendiagnostik. In der Regel besteht keine Indikation zur Cholezystektomie*.

Gallensteinzertrümmerung → Cholelithotripsie

Gallenwegsdyskinesie → Motilitätsstörung, biliäre

Galle, pleiochrome *f*: engl. *pleochromatic bile*. Sehr dunkle, schwarzbraune Galle infolge hohen Bilirubingehalts bei erhöhter Bilirubinbildung infolge eines vermehrten Anfalls von Blutabbauprodukten, z. B. bei hämolytischer und perniziöser Anämie.

Gallertbauch → Pseudomyxoma peritonei

Gallertkarzinom *n*: engl. *mucinous carcinoma*; syn. Kolloidkarzinom. Muzinöses, schleimproduzierendes Adenokarzinom* mit Siegelringzellen*. Beispiele sind das muzinöse Mammakarzinom*, Magenkarzinom* oder kolorektale Karzinom*.

Gallestauung → Cholestase

Galle, weiße *f*: engl. *white bile*. Weißlich muköses Sekret in der Gallenblase bei Gallenblasenhydrops* nach Verschluss (z. B. durch einen Stein) und Resorption von Gallensäuren und -pigmenten.

Galliges Erbrechen *n*: syn. Cholemesis. Erbrechen* von gallehaltigem Darminhalt mit grünlichem oder grünlich-gelbem Aussehen. Galliges Erbrechen ist ein Hinweis für ein Passagehindernis hinter der Papilla* duodeni major, der Mündung des Gallengangs in das Duodenum*.

Galopprhythmus *m*: engl. *gallop rhythm*. Bei der Herzauskultation* wahrnehmbarer Dreierrhythmus, meist durch einen zusätzlichen Herzton zum normalen 1. und 2. Herzton. Unterschieden werden protodiastolischer Galopp (durch 3.* Herzton), präsystolischer Galopp (durch Vorhofton, syn. 4.* Herzton) und eine Kombinationen aus beiden, entweder als Viererrhythmus oder mit Verschmelzung zum Summationsgalopp.

Gamasidiose *f*: engl. *gamasoidosis*; syn. Vogelmilbenkrätze. Durch Raubmilben (Dermanyssidae) verursachte Hauterkrankung, die hauptsächlich von Vögeln (Tauben, Hühner, Schwalben) auf Menschen übertragen wird, insbesondere durch Kleintierhaltung oder massenhaftes Auftreten von Vogelnestern in Gebäuden. Die Milben sind mögliche Vektoren für FSME oder Rickettsiosen.

Gamete Intrafallopian (Tube) Transfer: Abk. GIFT. Verfahren der assistierten Reproduktion* bei Infertilität. Dabei werden Eizellen aus dem Eierstock entnommen und anschließend gemeinsam mit Spermien in den Eileiter eingebracht, wo die Befruchtung stattfindet. Heute wird statt GIFT meist die In-vitro-Fertilisation (IVF) angewendet.

Gameten *m pl*: engl. *gametes*; syn. Keimzellen. Zusammenfassende Bezeichnung für männliche und weibliche Keimzellen (Spermien* und Eizellen*). Sie entstehen durch Spermatogenese* bzw. Oogenese und verfügen nach der Meiose* nur über einen einfachen (haploiden) Chromosomensatz. Beide Keimzellen verschmelzen bei der Befruchtung* zur Zygote* (diploider Chromosomensatz).

Gametogenese *f*: engl. *gametogenesis*. Oberbegriff für Oogenese und Spermatogenese*. Dabei entstehen haploide Gameten aus diploiden Urkeimzellen durch Reifeteilungen (siehe Meiose*). Die Urkeimzellen entstehen in der Wand des sekundären Dottersacks* gegen Ende der 3. Woche und wandern bis Ende der 4. Woche (Anfang 5. Woche) in die Gonadenanlagen ein.

Gametozyt *m*: engl. *gametocyte*. Vorstufe von Zellen der geschlechtlichen Vermehrung, z. B. von Plasmodien.

Beschreibung: Entwicklungszyklen der Plasmodien:
- Vorkommen im Blut nach einigen Zyklen der ungeschlechtlichen Vermehrung
- Reifung zu Mikrogametozyten (männlich) oder Makrogametozyten (weiblich) und Bildung der Grundlage für den geschlechtlichen Vermehrungszyklus (Gamogonie*) der Plasmodien in der Mücke (Hauptwirt)
- Vereinigung von Mikro- und Makrogametozyten zur Zygote.

Gamma-Aminobuttersäure *f*: Abk. GABA. Biogenes Amin der Glutaminsäure, das durch dessen Decarboxylierung entsteht. Im zentralen Nervensystem ist es der wichtigste inhibitorische Neurotransmitter und bindet an membranständige Rezeptoren (Ligand-gesteuerte Chlorid-Kanäle), die vermehrt an präsynaptischen Zellen zu finden sind und die Freisetzung exzitatorischer Neurotransmitter hemmen.

Abbau: Meist Umwandlung durch Transaminase zu Succinat-Semialdehyd und weiterer Abbau via Zitratzyklus.

Klinische Bedeutung: Rezeptor-Antagonisten, wie das Alkaloid Bicucullin oder Cocculin (Picrotoxinin), können Krämpfe auslösen.

Gammaglobuline *n pl*: engl. *gamma globulins*. Historische Bezeichnung für Immunglobuline*. Diese bilden die Gamma-Fraktion in der Serum-Eiweißelektrophorese. Sie sind die Globuline* des Plasmas*, die (bei basischem pH*) in der Elektrophorese die geringste Wanderungsgeschwindigkeit aufweisen und daher am weitesten kathodenwärts lokalisiert sind.

Gammaglutamyltransferase *f*: syn. γ-GT; Abk. GGT. Membrangebundenes Glykoprotein, das in Leber, Pankreas, Dünndarm und Nieren vorkommt. Diagnostisch relevant ist die GGT bei Leber- und Gallenwegserkrankungen und aufgrund erhöhter Aktivität im Serum nachweisbar. Sie spielt eine wichtige Rolle im Glutamatzyklus und im Entgiftungsprozess körpereigener und -fremder Substanzen.

Referenzbereiche:
- Männer: < 60 U/l
- Frauen: < 40 U/l.

Bewertung: Erhöhte Werte:
- akute oder chronische Virushepatitis
- Fettleber, Leberzirrhose
- Leberzellkarzinom, Lebermetastasen
- akute Alkoholhepatitis, exzessiver Alkoholkonsum, chronischer Alkoholkonsum
- Cholestase (intrahepatisch/extrahepatisch)
- Medikamente: Tuberkulostatika, Barbiturate, Thiazide, anabole Steroide, Phenothiazine, Antirheumatika, Thyreostatika.

Gammahämolyse → Hämolysereaktionen

Gammahydroxybutyrat *n*: Sedativum zur oralen Behandlung der Narkolepsie* mit akutem, aber reversiblen Verlust des Muskeltonus* (Kataplexie*) bei Erwachsenen. Vermutlich fördert Gammahydroxybutyrat die langsamen (Delta-)Wellen. Vor dem Einschlafen eingenommen, verstärkt es den Tiefschlaf und verlängert die Nachtschlafzeit. Der genaue Wirkmechanismus ist unbekannt.

Gammakamera *f*: engl. *gamma camera*; syn. Szintillationskamera. Bildgebende Apparatur der nuklearmedizinischen Diagnostik (Szintigrafie*), bei der mit stationären oder rotierenden Detektoren die Messung der Gammastrahlung über einem Untersuchungsfelds (z. B. der Schilddrüse) sowie dessen bildliche Darstellung erfolgt.

Aufbau: Der Detektor besteht aus einem wechselbaren, der Gammaenergie des Radionuklids angepassten Kollimator*, einem großen NaI-Kristall, Lichtleitern und Fotomultipliern. Neue Systeme verwenden inzwischen Halbleiterdetektoren.

Gamma-Knife: Spezielles Bestrahlungsgerät zur stereotaktischen Strahlentherapie* im Kopfbereich. Es besteht aus einer Schale aus Abschirmmaterial, in der sich über 200 auf einen Raumpunkt fokussierte Kanäle befinden, in die zur Bestrahlung 192–201 ^{60}Cobalt-Quellen gefahren werden.

Gammamotoneurone *n pl*: engl. *gamma motoneurons*; syn. γ-Motoneuronen. Gammazellen in den Vorderhörnern des Rückenmarks. Gammamotoneurone innervieren zusammen mit A-Gamma-Fasern efferent die intrafusalen Muskelfasern der Muskelspindel*.

Gamma-Rhythmus [EEG] *m*: Frequenzband der EEG im Bereich über 30 Hz. Der Gamma-Rhythmus ist meist ein Zeichen konzentrierter Aktivität.

Gamma-Sekretase *f*: engl. *gamma-secretase*. Enzym*, das wesentlich bei der Synthese des zur Aggregation neigenden Beta-Amyloids und damit an der Entwicklung der Alzheimer*-Krankheit beteiligt ist. Die Hemmung der Gamma-Sekretase durch Inhibitoren und Modulatoren kann die Bildung und Ablagerung des schädlichen Amyloids verringern und ist Gegenstand der pharmakologischen Demenztherapie-Forschung.

Gammatyp → Schwerkettenkrankheit

Gammopathie *f*: engl. *gammopathy*. Sammelbezeichnung für benigne oder maligne Erkrankungen mit (exzessiv) gesteigerter Synthese von Immunglobulinen*. Die monoklonal* oder polyklonal* vervielfältigten Immunglobuline werden Paraproteine* genannt. Zur Suchdiagnostik wird eine Serumeiweiß-Elektrophorese durchgeführt. Die genauere Charakterisierung einer Gammopathie bzw. der vervielfältigten Immunglobuline erfolgt per Immunfixationselektrophorese.

Formen: Monoklonale Gammopathie:
- pathologische Vermehrung eines Klons Immunglobulin-bildender Zellen (B*-Lymphozyten oder Plasmazellen*) vor allem in Knochenmark und Lymphknoten*
- tritt bei folgenden Erkrankungen auf: 1. MGUS (häufigste Diagnose bei monoklonaler Gammopathie) 2. Multiples Myelom* (zweithäufigste Gammopathie) 3. Schwerkettenkrankheit* 4. Makroglobulinämie* (Morbus Waldenström) 5. Leichtkettenmyelom* 6. AL-Amyloidose (siehe systemische Amyloidose*).

Polyklonale Gammopathie:
- Proliferation verschiedener Klone von B-Lymphozyten oder Plasmazellen
- wird durch eine Erkrankung verursacht, die das humorale Immunsystem* stimuliert, beispielsweise: 1. chronisch-entzündliche Darmerkrankung (Colitis* ulcerosa, Morbus* Crohn) 2. chronische Lebererkrankungen wie Leberzirrhose* 3. Infektionen* 4. Autoimmunerkrankungen wie systemischer Lupus* erythematodes 5. systemische Malignome.

Gamogonie *f*: engl. *gamogony*. Geschlechtliche Entwicklungsphase der Plasmodien.

Ganciclovir *n*: Nukleosidanalogon aus der Gruppe der Virostatika*, das zur Behandlung von Infektionen mit Herpesviren (HSV-1, HSV-2, CMV) eingesetzt wird. Hauptindikation ist eine schwere Zytomegalie*-Virus-Infektion bei Immunsuppression*. Während der Therapie kann es zu starken Neutropenien* und Anämien* kommen, weshalb regelmäßige Blutbild*-Kontrollen erforderlich sind.

Indikationen:
- disseminierte Zytomegalie*-Virus-Infektion (u. a. bei HIV)
- augenlichtbedrohende Zytomegalie-Virus-Retinitis
- Herpes-simplex-Retinitis und -Keratitits.

Gangabweichung → Gleichgewichtsstörungen

Ganganalyse *f*: engl. *gait analysis*. Computerassistiertes Verfahren zur Analyse des Gangbilds durch Marker an verschiedenen Punkten an Beinen, Rumpf und Armen. Mittels Videoanalyse werden Positionsveränderungen beim Gehen bestimmt sowie die Stellung von Gelenken u. a. Skelettabschnitten der Beine und des Körpers zu unterschiedlichen Zeitpunkten des Gangzyklus.

Indikation: Diagnostik von Gangstörungen* und Gangbildveränderungen, z. B.
- bei der Rehabilitation von neuromuskulären Erkrankungen
- nach Implantation einer Endoprothese* oder bei Versorgung mit einer Exoprothese nach Amputation.

Gangbild *n*: engl. *gait*. Sichtbares Bewegungsmuster beim Gehen. Die Gangbildanalyse dient zur Differenzialdiagnose von Gangstörungen*. Sie verdeutlicht Asymmetrien und dysfunktionale Belastungen von Becken und Hüfte oder Beinen und Füßen. Die Ganganalyse erfolgt durch Beobachtung des Patienten, ergänzt durch Videotechnik mit Markern sowie elektronischen Ableitungen für die computergestützte Auswertung.

Ganglia cardiaca → Plexus cardiacus

Ganglia coeliaca *n pl*: engl. *celiac ganglia*. Mehrere Nervenknoten (Ganglion*) beidseits der abdominalen Aorta* neben dem Truncus* coeliacus. Die Ganglia coeliaca gehören zum Plexus* coeliacus und sind somit Teil des Sonnengeflechts (Plexus* solaris). In ihnen werden sympathische Fasern umgeschaltet und zu den Bauchorganen entsendet.

Ganglia intermedia → Truncus sympathicus
Ganglia lumbalia → Truncus sympathicus
Ganglia sacralia → Truncus sympathicus
Ganglia spinalia → Truncus sympathicus
Ganglia thoracica → Truncus sympathicus
Ganglia trunci sympathici → Truncus sympathicus

Ganglienblockade *f*: engl. *ganglionic block*. Blockade der Reizübertragung in den Synapsen* des vegetativen Nervensystems durch bestimmte Pharmaka (Ganglien-Blocker).

Ganglienleiste → Neuralplatte

Gangliogliom *n*: engl. *ganglioglioma*. Neuroepithelialer Tumor mit neoplastischer Ganglien- und Gliazellkomponente, der häufig mit fokalen epileptischen Anfällen einhergeht. Therapiert wird chirurgisch und je nach Form zusätzlich mit Strahlentherapie* oder evtl. Chemotherapie*. **Vorkommen:** Manifestation v. a. im 10–30. Lj. **Formen:** Gangliogliom WHO-Grad I und II, die als gutartig gelten und als maligne Variante das anaplastische Gangliogliom WHO-Grad III. **Lokalisation:**
- meist in den Hemisphären (> 60 %), v. a. im Temporallappen*
- 25 % infratentoriell oder spinal (Rückenmarktumoren*).

Ganglion [Nervensystem] *n*: engl. *neural ganglion*. In den Verlauf peripherer Nerven eingeschaltete Anhäufung von Ganglienzellen (sog. Nervenknoten), die zu einer Verdickung des Nerven führt und von einer Bindegewebekapsel (Capsula ganglii) umgeben ist. Siehe Abb.

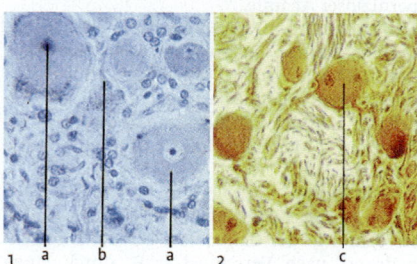

Ganglion [Nervensystem]: Histologischer Schnitt; 1: durch ein Spinalganglion (Held-Färbung); 2: durch ein vegetatives Ganglion (Silberimprägnation); a: pseudounipolare Nervenzelle; b: Mantelzelle (Glia); c: multipolare Nervenzelle.

Ganglion [Überbein] *n*: engl. *myxoid cyst*; syn. intraossäres Ganglion. Einzeln oder multipel vorkommende, von Sehnenscheiden oder Gelenkkapseln ausgehende Gallertzyste (Hyaluronsäure, Muzin), die sich durch langsames Wachstum auszeichnet und schmerzhafte Empfindungen verursachen kann. Häufige Lokalisation sind Handgelenk und Fußrücken. Behandelt wird konservativ oder durch operative Exstirpation. Die Rezidivrate beträgt ca. 25 %.

Lokalisation:
- v. a. Streckseite des Handgelenks (siehe Abb.; evtl. Ausdruck einer interkarpalen Relativinstabilität) und Fußrücken
- selten andere Lokalisation, z. B. Finger (Fingerend- oder -mittelgelenk; siehe auch Ringbandganglion).

Klinik:
- langsames Wachstum mit Hervortreten bei bestimmten Gelenkstellungen
- ggf. verbunden mit Schmerzen.

Therapie:
- konservativ durch Punktion und Glukokortikoidinjektion

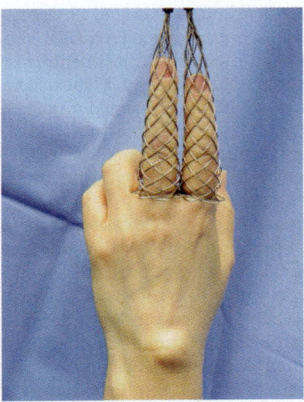

Ganglion [Überbein]: Dorsales Handgelenkganglion (Operationslagerung im sog. Mädchenfänger). [219]

– operative Exstirpation mit eindeutiger Identifikation von Stiel und Basis.

Ganglion cervicale inferius → Truncus sympathicus

Ganglion cervicale medium → Truncus sympathicus

Ganglion cervicale superius → Truncus sympathicus

Ganglion cervicothoracicum → Truncus sympathicus

Ganglion ciliare *n*: engl. *ciliary ganglion*. Kleines, parasympathisches Ganglion in der Augenhöhle (Orbita*). Das Ganglion ciliare dient der Umschaltung präganglionärer Fasern des N. oculomotorius auf postganglionäre Neurone und wird außerdem von sensiblen und sympathischen Nervenfasern ohne Umschaltung durchzogen.

Ganglion cochleare *n*: engl. *cochlear ganglion*; syn. Ganglion spirale cochleae. Ansammlung von bipolaren, sensorischen Nervenzellen im Spindelkanal (Canalis spiralis cochleae) der Hörschnecke (Cochlea*). Die afferenten Nervenfasern des Ganglion cochleare bilden die cochleare Wurzel (Radix cochlearis) des N. vestibulocochlearis und enthalten das 1. Neuron der Hörbahn*, die efferenten Fasern ziehen zum Corti-Organ.

Ganglioneurom *n*: engl. *ganglioneuroma*; syn. Ganglioneuroblastom. Gutartiger, embryonaler Ganglienzelltumor des sympathischen Nervensystems, bestehend aus reifen Ganglien- und Schwann*-Zellen. Ganglioneurome treten vor allem bei Kindern auf und bleiben klinisch oft lange unauffällig. Etwa 40 % der Ganglioneurome produzieren Katecholamine*. Therapie der Wahl ist die chirurgische Entfernung; manchmal wird radiologisch behandelt.

Ganglion Gasseri → Ganglion trigeminale

Ganglion geniculi *n*: engl. *geniculate ganglion*; syn. Ganglion geniculatum. Sensibler Knoten des Nervus* facialis im äußeren Fazialisknie des Felsenbeins*. Das Ganglion geniculi beherbergt die Zellkörper (Perikaryon) pseudounipolarer Neurone. Über die Chorda* tympani innervieren sie die Geschmacksknospen* der vorderen Zunge*. Nervenfasern für die mimische Muskulatur und die Speicheldrüsen* passieren das Ganglion ohne Umschaltung.

Ganglion inferius nervi vagi *n*: engl. *inferior ganglion of vagus nerve*. Knoten des Nervus* vagus auf der Unterseite der Schädelbasis* unterhalb des Foramen jugulare. Das Ganglion beherbergt die Zellkörper (Perikaryon) von Neuronen, welche beispielsweise den Zungengrund sensorisch innervieren.

Ganglionitis *f*: Entzündung eines (meist sympathischen) Ganglions*.

Ganglionitis ciliaris acuta *f*: Entzündung des Ganglion* ciliare als seltenes Krankheitsbild mit Mydriasis* und Akkommodationslähmung* infolge einer Lähmung des M. sphincter pupillae und des M. ciliaris. Bei Defektheilung kann eine Pupillotonie* auftreten.

Ganglion mesentericum inferius → Plexus mesentericus inferior

Ganglion mesentericum superius *n*: engl. *superior mesenteric ganglion*. Sympathischer Nervenknoten (Ganglion*) am Abgang der Arteria* mesenterica superior aus der abdominalen Aorta*. Häufig steht das Ganglion mesentericum superius mit benachbarten Nervenknoten in Verbindung, z. B. mit den Ganglia aorticorenalia.

Ganglion oticum *n*: engl. *otic ganglion*. Nervenknoten (Ganglion*) in der Fossa infratemporalis an der Unterseite der Schädelbasis*. Dort liegt das Ganglion medial der Durchtrittsstelle des Nervus* mandibularis und schaltet die sekretorischen, parasympathischen Fasern für die Ohrspeicheldrüse (Glandula* parotis) um.

Ganglion pterygopalatinum *n*: engl. *pterygopalatine ganglion*; syn. Flügelgaumenganglion. Nervenknoten (Ganglion*) in der Fossa pterygopalatina der Schädelbasis*. Im Ganglion pterygopalatinum werden parasympathische Fasern für die Tränendrüsen*, Nasendrüsen (Glandulae nasales) und Gaumendrüsen (Glandulae palatinae) umgeschaltet.

Ganglion spirale cochleae → Ganglion cochleare

Ganglion stellatum → Truncus sympathicus

Ganglion submandibulare *n*: engl. *submandibular ganglion*. Nervenknoten (Ganglion*), der im Trigonum submandibulare zwischen dem Nervus* lingualis und der Glandula* submandibularis liegt. Im Ganglion submandibulare werden sekretorische, parasympathische Fasern der Glandula* sublingualis, Glandula* submandibularis und Glandulae linguales umgeschaltet.

Ganglion superius nervi vagi *n*: engl. *superior ganglion of vagus nerve*. Im Foramen jugulare gelegenes Ganglion des Nervus* vagus. Es entspricht im Aufbau einem Spinalganglion* und enthält die Zellkörper (Perikaryon) sensibler Neurone. Diese innervieren afferent beispielsweise den äußeren Gehörgang (Meatus acusticus externus) und die Dura* mater der hinteren Schädelgrube (Fossa cranii posterior).

Ganglion trigeminale *n*: engl. *trigeminal ganglion*; syn. Gasser-Ganglion. Sichelförmiger Nervenknoten in der mittleren Schädelgrube (Fossa cranii media), der zum sensiblen Anteil des Nervus* trigeminus gehört. Der Aufbau des Ganglion trigeminale entspricht dem eines Spinalganglions*: Es besteht aus pseudounipolaren Nervenzellen*, deren sensible Fasern zum Zentralnervensystem* ziehen.

Anatomie: Das Ganglion trigeminale liegt an der Vorderfläche der Felsenbeinpyramide im Cavum trigeminale, eingebettet zwischen zwei Blättern der Dura* mater. Von der benachbarten Arteria* carotis interna wird es häufig nur getrennt durch eine Wand aus Bindegewebe, selten zusätzlich durch eine Knochenlamelle.

Ganglion vertebrale *n*: engl. *vertebral ganglion*; syn. Wirbelganglion. Inkonstant vorhandenes, kleines, sympathisches Ganglion im Plexus vertebralis kurz vor dem Eintritt der A. vertebralis in das Foramen transversum.

Ganglion vestibulare *n*: engl. *vestibular ganglion*. Knoten aus bipolaren Neuronen, der sich in der Pars vestibularis des Nervus* vestibulocochlearis befindet und am Boden des inneren Gehörgangs (Meatus acusticus internus) liegt.

Ganglioside *n pl*: engl. *gangliosides*. Komplexe Glykolipide*, die den Cerebrosiden strukturähnlich sind und deren charakteristischer Bestandteil N-Acetylneuraminsäure ist. Als Membranlipide besitzen sie Rezeptorfunktion und kommen v. a. in der grauen Substanz des Gehirns vor. Bei Gangliosidosen kommt es zur pathologischen Speicherung von Gangliosiden in ZNS und anderen Organen.

Gangliozytom *n*: engl. *gangliocytoma*. Sehr seltene Variante des Gangliglioms. Es besteht nur aus neoplastischen Ganglienzellen ohne Gliakomponenten. Der Tumor ist gutartig und wächst langsam (WHO Grad I). Das Gangliozytom kommt vornehmlich im Kindes- und Jugendalter vor. Die Therapie besteht in der möglichst vollständigen neurochirurgischen Resektion.

Sonderformen:

– dysplastisches Gangliozytom des Kleinhirns (häufig in Kombination mit Kleinhirnmalformationen als sogenanntes Lhermitte-Duclos-Syndrom)

- in ca. 50 % Teil des autosomal-dominant vererbten Cowden-Syndroms.

Prognose:
- bei vollständiger Entfernung gut (kaum anaplastische Entwicklung)
- bei Rezidiv erneute Operation mit kurativer Zielsetzung.

Gangosa → Frambösie

Gangrän *f*: engl. *gangrene*; syn. Wundbrand. Form der ischämischen Nekrose* mit Autolyse* des Gewebes und Verfärbung durch Hämoglobinabbau. Man unterscheidet trockene und feuchte Gangrän. Behandelt wird operativ, je nach betroffenem Organ mittels Resektion oder Exstirpation*, bei Gangrän einer Extremität mit Ruhigstellung, lokalen Antiseptika*, Grenzzonenamputation* oder chirurgischer Entfernung des zerstörten Gewebes.

Formen:
- trockene Gangrän (v. a. an der Körperoberfläche): Nekrose mit Eintrocknen und Schrumpfen des Gewebes (schwärzlich, lederartige Mumifikation) durch Wasserverlust
- feuchte Gangrän (Sphakelus, sog. Faulbrand): Nekrose mit livider Verfärbung und Verflüssigung des Gewebes infolge bakterieller Stoffwechseltätigkeit (v. a. Anaerobier* und Fäulnisbakterien*); evtl. Bakteriennachweis möglich.

Gangr<u>ae</u>na emphysematosa → Gasbrand

Gangrän, diab<u>e</u>tische *f*: engl. *diabetic gangrene*. Erst trockene, dann feuchte Gangrän* der Zehen als Spätfolge beim diabetischen Fußsyndrom*. Siehe Abb.

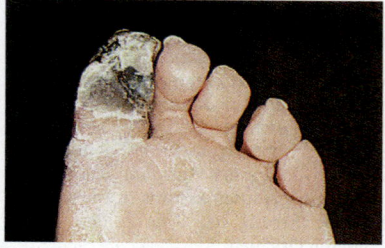

Gangrän, diabetische: Schmerzlose, trockene Gangrän der linken Großzehe mit schwarzer Verfärbung des untergegangenen Gewebes. [16]

Gangschule *f*: engl. *gait training*. Gezieltes Training der Gehtechnik (ggf. mit Gehhilfe), um ein physiologisches Gangbild bzw. eine individuelle maximale Gehleistung zu erzielen und Komplikationen aufgrund unphysiologischer Bewegungsmuster zu minimieren, z. B. zur Korrektur von Gangstörungen*, bei Parese oder nach Amputation*.

Gangstörung *f*: engl. *gait disturbance*; syn. Dysbasie. Störung des Gehens. Die Einteilung in verschiedene Formen erfolgt nach Ganganalyse*.

Formen:
- Hinken: 1. Vorkommen bei Lähmung* (z. B. spastische Hemiparese*, Peroneuslähmung*), Fußdeformität*, Beinlängendifferenz*, Ischiassyndrom, Wurzelirritationssyndrom*, Perthes*-Calvé-Legg-Krankheit, nach Trauma* oder Fraktur* 2. intermittierendes* Hinken (Claudicatio* intermittens) bei peripherer arterieller Verschlusskrankheit*
- kleinschrittiger Gang: 1. Vorkommen u. a. bei Parkinson*-Syndrom, Normaldruckhydrozephalus* und Frontalhirnsyndrom* 2. Unterform kleinschrittiger, am Boden klebender Gang (sog. frontale Gangstörung)
- Duchenne*-Hinken als sog. Watschel- oder Entengang
- Schiebergang: 1. Nachvorneschieben des Beckens infolge einer Bewegungsbeeinträchtigung der Hüfte oder des Iliosakralgelenks* 2. Vorkommen u. a. bei Sakroiliitis*, Koxarthrose* und Spondylitis* ankylosans
- spastischer Gang bei amyotrophischer Lateralsklerose*, frühkindlicher Hirnschaden oder infantiler* Zerebralparese, Spinalparalyse und Wernicke*-Mann-Prädilektionstyp
- ataktischer Gang mit Gleichgewichtsstörungen bei Ataxie*
- Gangstörung mit plötzlich einschießenden, unwillkürlichen Bewegungen bei einseitigem Ballismus*, Chorea*, extrapyramidalen Syndromen und Hyperkinesen*
- Innen- bzw. Außenrotationsgang meist als gewohnheitsmäßige Normvariante.

Gangunsicherheit *f*: engl. *gait uncertainty*. Instabilität beim Gehen infolge von Störungen im Bereich des Bewegungssystems, Nervensystems oder Kreislaufs, Beeinträchtigung des Allgemeinzustands, der Seh- oder Hörfähigkeit sowie bedingt durch Arzneimittel, Alkohol- oder Drogenkonsum. Behandelt wird beispielsweise durch frühzeitige Mobilisation* nach Bettruhe, Unterstützung beim Gehen durch Pflegepersonen, Gehhilfen* sowie geeignetes Schuhwerk.

Ursachen:
- Erkrankungen oder Verletzungen des Bewegungssystems
- Kreislaufstörungen (besonders nach langer Bettruhe)
- Schädigung des Gleichgewichtssinns, Erkrankungen des Kleinhirns*, Multiple Sklerose* oder Parkinson*-Syndrom
- Arzneimittel (opiathaltige Analgetika*, Narkotika*, Sedativa*, Neuroleptika*, blutdrucksenkende Mittel), Alkohol oder Drogen
- Beeinträchtigungen der Seh- oder Hörfähigkeit
- reduzierter Allgemeinzustand.

Ganzkörperdosis *f*: engl. *whole-body dose*. Früher im Strahlenschutz verwendeter Dosisbegriff, der den Mittelwert der Äquivalentdosis* über Kopf, Rumpf, Oberarmen und Oberschenkeln bei einer als homogen angenommenen Strahlenexposition bezeichnet. Nach DIN 6814-3 neue Fassung ist nur die Körperäquivalentdosis als Sammelbegriff für Organäquivalentdosis und effektive Dosis* definiert.

Ganzkörperhyperthermie, extrakorporale *f*: Kontrollierte Erhöhung der Körperkerntemperatur von außen durch native oder wassergefilterte Infrarotstrahlung (Infrarot A) oder elektromagnetische Wellen. Sie wird in Form der milden Hyperthermie in der Schmerztherapie* und bei Kollagenosen* eingesetzt. Bei Behandlung maligner Tumoren erfolgt eine Erhöhung der Körpertemperatur bis 41°C unter intensiver Kreislaufüberwachung.

Ganzkörperkältetherapie → Kryotherapie

Ganzkörperplethysmografie *f*: engl. *body plethysmography*; syn. Body-Plethysmografie. Verfahren der Lungenfunktionsprüfung* zur Bestimmung des Atemwegswiderstands* und intrathorakalen Gasvolumens. Während der Proband in einer luftdicht verschlossenen Kammer sitzt und durch einen Pneumotachografen atmet, werden Atemstromstärke sowie die atemabhängigen Luftdruckschwankungen an seinem Mund gemessen und aufgezeichnet.

Technik: Grundlage der Ganzkörperplethysmografie ist das Boyle-Mariotte-Gesetz. Hiernach bleibt das Produkt aus Druck und Volumen eines idealen Gases konstant, wenn sich die Temperatur nicht ändert.

Ganzkörperszintigrafie *f*: engl. *whole-body scintigraphy*. Messung und Darstellung der Verteilung eines Radiopharmakons im ganzen Körper mit einer Gammakamera* (im Gegensatz zur Teilkörperszintigrafie), z. B. in der Skelettszintigrafie* zur Metastasensuche oder mit einem PET-CT-System bei der Tumordiagnostik.

Ganzkörperwaschung *f*: engl. *sponge bath*; syn. Ganzkörperwäsche. Maßnahme zur Reinigung des kompletten Körpers, ggf. auch zur Erreichung weiterer Pflegeziele (z. B. belebende, schlaffördernde, beruhigende Wirkung, Durchblutungssteigerung). Sie sollte nach dem Prinzip der aktivierenden Pflege* und patientenorientiert gestaltet werden.

Ganzkörperwaschung nach Bobath *f*: Stimulationsangebot im Rahmen des Bobath*-Konzepts, v. a. bei Patienten oder Bewohnern mit Hemiplegie* durch Schlaganfall oder mit neurologischen Ausfällen. Ziel ist die Reintegration der beeinträchtigten Körperseite in das Körperschema*.

Ganzkörperzähler *m*: engl. *whole-body counter*. Messgerät zum Nachweis und zur Quantifizierung von Gammastrahlung inkorporierter Radionuklide, das v.a. im Strahlenschutz* angewendet wird. Als Strahlungsdetektoren werden in der Regel Szintillationszähler* verwendet, die so angeordnet sind, dass eine möglichst günstige Messgeometrie (und damit eine hohe Zählausbeute) entsteht.

Gap Junction *f*: syn. Nexus. Proteinkomplex, der benachbarte Zellen miteinander verbindet. Gap junctions dienen dem Austausch von Ionen und kleinen Molekülen (beispielsweise Glukose, Aminosäuren) sowie der interzellulären Kommunikation über Second* Messenger. Sie sind Grundlage elektrischer Synapsen* zwischen Neuronen und kommen ubiquitär vor, u.a. in Erythrozyten, Spermien und ausdifferenzierten Skelettmuskelzellen.

Garden-Klassifikation → Schenkelhalsfraktur

Gardnerella vaginalis *f*: Pleomorphes, unbewegliches, gramvariables (früher als gramnegativ eingestuftes) Kurzstäbchen (siehe auch Bakterienklassifikation*) im Bereich von Vagina und Urogenitaltrakt von Frauen im gebärfähigen Alter, gehäuft bei bakterieller Vaginose* (in > 90 % der Fälle), unspezifischer Kolpitis* und Urethritis*. Gardnerella vaginalis reagiert sensitiv gegenüber Metronidazol* und Amoxicillin*.

Gardner-Syndrom *n*: engl. *Gardner syndrome*. Unterform der familiären* adenomatösen Polyposis (FAP) mit massenweise Kolonpolypen und gutartigen Weichteil- und Knochentumoren. Daneben ist das Risiko für maligne Läsionen im Magen-Darm-Trakt, ZNS und anderen Organen erhöht. Aufgrund des 100%igen Entartungsrisikos der Kolonpolypen ist wie bei der FAP die frühzeitig prophylaktische Kolektomie* angezeigt.

Erkrankung: Das Gardner-Syndrom wird zu 80 % autosomal-dominant vererbt, bei 20 % der Betroffenen liegt eine Spontanmutation des APC-Gens vor.

Klinik: Zur Klinik der FAP siehe dort. Zusätzliche Manifestationen beim Gardner-Syndrom sind u.a.:
- Osteome* und Zahnfehlbildungen
- kutane Läsionen
- Desmoidtumore
- kongenitale Hypertrophie des retinalen Pigmentepithels*
- Nebennieren-Adenome
- Angiofibrome* in der Nase.

Neben den benignen Veränderungen ist beim Gardner-Syndrom das Risiko für maligne Tumoren in Magen, Duodenum, Pankreas, Leber (v.a. Hepatoblastom*), Gallenblase/Gallengängen, Schilddrüse sowie ZNS (Medulloblastom) erhöht.

Therapie: Therapie der Polyposis siehe FAP.

Garin-Bujadoux-Bannwarth-Syndrom → Bannwarth-Syndrom

Garré-Krankheit → Osteomyelitis

Gartensalbei → Salbei

Gartenthymian *m*: syn. Thymus vulgaris. Halbstrauch aus der Familie der Lippenblütler (Lamiaceae), der zusammen mit Spanischem Thymian (Thymus zygis) die Stammpflanze der Droge bildet. Gartenthymian wirkt bronchospasmolytisch, expektorierend, antibakteriell und antiviral. Er wird bei Erkrankungen der Atemwege und des Mundraums eingesetzt. Siehe Abb.

Verwendung: Geschnittene Droge, Drogenpulver, Flüssigextrakt oder Trockenextrakt:
- medizinisch: Thymiankraut: **1.** äußerlich und innerlich bei Symptomen der Bronchitis und der Pertussis, Katarrhen der oberen Atemwege (European Scientific Cooperative on Phytotherapy, Kommission E) **2.** bei Mundschleimhautentzündungen, schlechtem Mundgeruch (European Scientific Cooperative on Phytotherapy)
- traditionell: **1.** Thymiankraut als schleimlösendes Mittel bei Husten im Rahmen einer Erkältung (Herbal Medicinal Products Committee) **2.** Thymianöl (ätherisches Öl) als schleimlösendes Mittel, zur Besserung der Symptome bei Husten und Erkältungen (Herbal Medicinal Products Committee)
- volkstümlich bei dyspeptischen Beschwerden sowie zu Kräuterbädern und Spülungen.

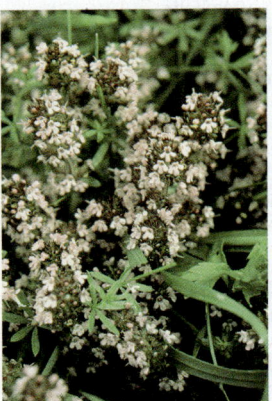

Gartenthymian: Blütenstand. [166]

Gartner-Gang-Adenose *f*: engl. *Gartner's duct adenosis*. Adenomatöse, meist benigne* Wucherung von Gartner*-Gang-Resten, v.a. im Bereich der Vagina* und auch in der Zervixwand. Eine maligne* Entartung zum Adenokarzinom* ist möglich.

Gartner-Gang-Rest *m*: engl. *Gartner's ductal rest*; syn. Gartner-Gang-Zyste. Nicht zurückgebildeter, als Zyste* erhaltener Rest des Gartner-Gangs, v.a. im Bereich der seitlichen und hinteren Vagina* sowie lateralen Zervixwand, mit möglicher Entwicklung gut- und bösartiger Tumoren. Er bleibt asymptomatisch oder manifestiert sich in der Adoleszenz* durch lokale Irritation und wird dann exzidiert.

Klinischer Hinweis: Selten bestehende Verbindung zu einem ektopen Ureter*, daher bei Harnwegssymptomatik Urethrografie* oder Urethrozystoskopie indiziert.

GAS-6: Abk. für growth-arrest-specific protein-6 → Vitamin K

Gasaustausch *m*: engl. *gas exchange*. Austausch von Atemgasen zwischen Blut und Alveolarraum oder zwischen Blut und Gewebe durch Diffusion* infolge bestehender Partialdruckdifferenzen. Gemeint ist im engeren Sinn die Sauerstoffaufnahme ins Blut und die Kohlendioxidabgabe durch Atemgasdiffusion über die alveolokapilläre Membran*. Ein künstlicher Gasaustausch erfolgt über die Herz*-Lungen-Maschine.

Gasaustauschstörung: Durch Veränderungen der Gasaustauschfläche (Emphysem*) und Diffusionsstrecke (Lungenfibrose*) bedingte Störungen des Gasaustausches*, die zu einer verminderten Ventilation* der Lunge und verminderten Sauerstoffsättigung* des Blutes führen sowie zu pH-Änderungen (Alkalose*, Azidose*), die metabolisch ausgeglichen werden.

Gas-bloat-Syndrom *n*: engl. *Gas-bloat-stomach*. Denervationssyndrom nach Fundoplicatio*, das in bis zu 20 % als Folge einer intraoperativen Verletzung von Fasern des N. vagus auftritt, jedoch meist reversibel ist. Es kommt zur verzögerten Magenentleerung mit postprandialem Völlegefühl bei erschwertem Aufstoßen sowie zu Meteorismus und Diarrhö.

Gasbrand *m*: engl. *gas gangrene*; syn. Gasödem. Seltene, schwere Wundinfektion mit hochgradiger Toxämie, ausgedehntem lokalem Ödem und unterschiedlich ausgeprägter Gasbildung. Erreger sind Clostridien. Behandelt wird mit Antitoxin, Débridement* der Wunde, hyperbarem Sauerstoff, Antibiotika und intensivmedi-

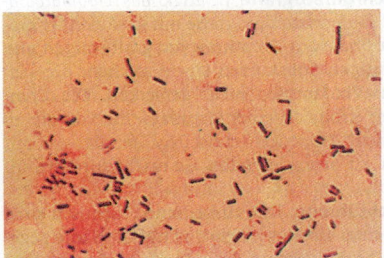

Gasbrand: Clostridium perfringens, Ausstrich; Graufärbung. [66]

Gasbrandbazillen

zinischer Therapie. Ein Drittel bis die Hälfte der Patienten stirbt. **Erreger:**
- Clostridium* perfringens (siehe Abb.)
- Clostridium novyi
- Clostridium septicum
- Clostridium histolyticum

Klinik:
- Ödembildung
- plötzlich sich verstärkender Wundschmerz
- gelb-braune bis blau-schwarze Verfärbung
- trüb-braune bis blutige Absonderung
- Gasentwicklung
- auf Druck unter hörbarem Knistern (Crepitatio) entweichen Gasblasen
- wenig Eiter, Rötung und Hitze
- kaum Temperaturerhöhung, jedoch beschleunigter Puls
- meist fad-süßlicher Wundgeruch (Mischinfektion mit Fäulniserregern)

Komplikation: Gangrän*, die zuerst die benachbarte Muskulatur des Wundgebiets betrifft, sich von dort ausbreitet und schwere Allgemeinsymptome hervorrufen kann, z. B.
- Tachykardie
- Blutdruckabfall
- Zyanose
- ggf. tiefe Atmung (Kussmaul*-Atmung)
- Ikterus
- unter Umständen Tod infolge toxischen Herz-Kreislauf- oder Nierenversagens

Therapie:
- rasche Gabe von Gasbrand-Antitoxin
- chirurgische Intervention mit radikalem Débridement* (Wundreinigung, Keimreduktion)
- hyperbare Sauerstoff*-Überdrucktherapie (frühzeitiger Beginn)
- Antibiotikatherapie (Cephalosporine* der 3. Generation mit Metronidazol, Clindamycin*, Penicillin G)
- unterstützende Behandlung (v. a. Schockbehandlung, Transfusionen, Hämodialyse bei Nierenversagen)

Prognose: Letalität 30–50 %, bei abdominalem Gasbrand meist tödlich.

Gasbrandbazillen → Clostridium perfringens

Gaschromatografie *f*: engl. *gas chromatography*. Säulenchromatografie mit gasförmiger mobiler Phase zur Trennung von gasförmigen und flüchtigen Substanzen sowie solchen, die sich beim Verdampfen nicht zersetzen. Die Trennung erfolgt in einer Kapillare, die von einem inerten* Trägergas (meist N_2, He oder Ar) mit dem zu analysierenden Gemisch durchströmt wird.
Durchführung: Das zu prüfende Gemisch wird mit einer Dosiervorrichtung auf die Säule gegeben, bei konstanter Temperatur verdampft und die Gasphase mithilfe eines inerten Trägergases durch die Säule geleitet. Die einzelnen Fraktionen treten zusammen mit dem Trägergas hintereinander aus der Säule aus, werden durch geeignete Detektoren erkannt und registriert. Die aufgezeichnete Kurve dient zur Ermittlung sowohl der Konzentration der einzelnen Fraktionen als auch der qualitativen Zusammensetzung des Prüfgemischs (GC-Headspace, siehe Headspace-Analyse).

Gas-Codierung *f*: engl. *colour coding for gas equipment*. Nach europäischer Norm (EN) standardisierte gasspezifische Kennzeichnung von Gasleitung und -steckverbindung, um Verwechslungen zu verhindern. Siehe Tab.

Gas-Codierung: Kennzeichnung der Anschlüsse für medizinisches Gas nach europäischer Norm.		
Gas (Beschriftung)	Anschluss Farbe	Form
medizinische Druckluft (Air)	weiß-schwarz	viereckig
Lachgas (N_2O)	blau	rund
Sauerstoff (O_2)	weiß	sechseckig
Vakuum	gelb	achteckig

Gasembolie → Luftembolie
Gasintoxikation → Kohlenmonoxidintoxikation
Gasintoxikation → Reizgasintoxikation
Gaskin-Manöver *n*: engl. *Gaskin maneuvre*. Geburtshilfliches Manöver zur Behandlung einer Schulterdystokie*. Durch Lagerungswechsel der Gebärenden in den Vierfüßlerstand kommt es zu einer Stellungsänderung der Symphyse und damit zu einer Erweiterung des Beckeneinganges.
Gaskoagulation *f*: engl. *gas coagulation*. Methode, bei der elektrische Energie über den Strahl eines ionisierten Gases (meist Argon, z. B. Argonbeamer) zur Koagulation* genutzt wird. Sie wird zur dosierten Gewebedestruktion und Blutstillung bei endoskopischen und chirurgischen Eingriffen eingesetzt.
Gasödem → Gasbrand
Gasphlegmone *f*: engl. *gas phlegmon*. Diffuse Weichgewebsinfektion mit Ausbildung eines Gewebeemphysems. Meist handelt es sich um eine Infektion mit Clostridium perfringens (siehe auch Gasbrand*), seltener um eine Mischinfektion mit gasbildenden fakultativ pathogenen Bakterien aus dem Intestinum (Bacteroides*-Spezies, E. coli, Klebsiellen). Die Therapie besteht aus einem ausgedehnten Débridement* und Antibiotikagabe.

Gasser-Ganglion → Ganglion trigeminale
Gasser-Syndrom → Syndrom, hämolytisch-urämisches
Gassterilisation *f*: engl. *gas sterilization*. Sterilisation* thermolabiler Materialien mit Ethylenoxidgas, Formaldehyd-Wasserdampf oder Wasserstoffperoxid* (Plasmasterilisation*). Durch zunehmenden Einsatz temperaturempfindlicher Werkstoffe (z. B. künstliche Herzklappen*, Gefäßprothesen*) steigt der Bedarf an solchen Niedertemperaturverfahren, die bei Temperaturen unter 70 °C oder niedriger arbeiten und trotzdem alle Anforderungen an die Sicherheit der Sterilisation erfüllen.
Gaster → Magen
Gastraler Pouch *m*: syn. Magen-Pouch. Knapp unterhalb der Kardia abgesetzter kleiner Restmagen bei Anlage eines Magenbypasses im Rahmen der Adipositaschirurgie*. Dieser sog. Pouch hat ein Fassungsvermögen von ca. 15–20 ml und dient der Nahrungsrestriktion.
Gastralgie *f*: engl. *stomachache*. Magenschmerz, z. B. bei Gastritis.
Gastrektasie *f*: engl. *gastrectasis*. Erweiterung des Magens. Sie tritt auf als primäre, akute (idiopathische) Gastrektasie oder als sekundäre, chronische Gastrektasie infolge von Passagebehinderung im Bereich des Magenausgangs, z. B. bei Pylorusstenose* oder bei postoperativer Magenatonie*.
Gastrektomie *f*: engl. *gastrectomy*. Totale Entfernung des Magens, zumeist aufgrund einer bösartigen Tumorerkrankung. Aus Gründen der onkochirurgischen Radikalität erfolgt zusätzlich eine ausgedehnte Lymphknotendissektion, die En-bloc-Resektion des Omentum majus und ggf. von Nachbarorganen wie Milz und Querkolon als sog. erweiterte Gastrektomie. Die anschließende Rekonstruktion des Verdauungsweges erfolgt durch Gastro-Jejunostomie.

Indikationen:
- Magenkarzinom*
- selten malignes Lymphom oder Leiomyosarkom

Komplikationen:
- postoperative Frühkomplikationen: 1. Nachblutung 2. Anastomoseninsuffizienz 3. Wundheilungsstörung 4. Thrombose; Lungenembolie 5. Pneumonie
- postoperative Spätkomplikationen: 1. Dumping*-Syndrom 2. Anastomosenulkus* 3. agastrisches Syndrom

Prognose: 30-Tage-Letalität 1–5 %, meist infolge einer Nahtinsuffizienz der Ösophago-Jenunostomie.

Gastric Banding → Magenband
Gastricsin *n*: syn. Pepsinogen C. Protease (M_r ca. 31 500) (EC 3, Hydrolase) im Magensaft* und seminalem Plasma. Gastricsin wird wie Pepsin und Chymosin als Proenzym (Progastricsin) synthetisiert, überführt bei pH 3 lösliches in

unlösliches Casein* (Paracasein) und ist an der Synthese antibakterieller Peptide beteiligt.

Gastrin n: Peptidhormon, das im Magen und Duodenum* gebildet wird und u. a. die Magensäure-Sekretion* und die Magen-Peristaltik stimuliert. Erhöhte Gastrin-Blutwerte (Hypergastrinämie) zeigen sich beispielsweise bei Magenulkus, Gastrinom* mit Zollinger*-Ellison-Syndrom, Typ-A-Gastritis und Refluxösophagitis*.

Physiologie: Regulation:
- Sekretion ins Blut durch: G-Zellen des Magenantrums, des Zwölffingerdarms und der Bauchspeicheldrüse
- stimuliert durch: Peptide*, Aminosäuren*, Dehnung des Magenantrums und Hyperkalzämie*.

Indikation zur Laborwertbestimmung:
- Ulcus* pepticum
- rezidivierendes oder therapieresistentes Ulkus*
- Zollinger*-Ellison-Syndrom/Gastrinom*
- gastrale Hypersekretion*
- Refluxösophagitis*
- anhaltende Diarrhö* unklarer Ursache.

Bewertung:
- **stark erhöhte Werte: 1.** Gastrinom*/Zollinger*-Ellison-Syndrom **2.** atrophische Gastritis* (Typ-A-Gastritis) **3.** Antrum-Rest nach Magenresektion
- **erhöhte Werte: 1.** Hyperplasie der G-Zellen **2.** Zustand nach Vagotomie **3.** Hyperthyreose* **4.** Arzneimittel: hochdosierte Protonenpumpen*-Hemmer
- **geringgradig erhöhte Werte: 1.** Arzneimittel: Antazida*, H_2-Blocker*, Katecholamine*, Insulin* **2.** Koffein
- **normal bis geringgradig erhöhte Werte:** Ulcus* pepticum.

Gastrinom n: engl. gastrinoma. Gastrin*-produzierender, neuroendokriner Tumor* mit einer Klinik des Zollinger*-Ellison-Syndroms. Näheres siehe dort.

gastrinsezernierendes Pankreasadenom → Zollinger-Ellison-Syndrom

Gastrin-Stimulationstest m: syn. Sekretin-Test. Labordiagnostisches Verfahren zur Differenzialdiagnostik einer Hypergastrinämie, beispielsweise bei Verdacht auf Gastrinom*. Gastrin* wird in den G-Zellen des Magens* sowie im ersten Abschnitt des Duodenums* gebildet und regt die Produktion von Magensäure an. Sekretin* stimuliert die Bildung und Sekretion von Gastrin.

Bewertung:
- Anstieg von Gastrin nach Sekretingabe zu beliebigem Zeitpunkt um mehr als 200 ng/l spricht für Gastrinom
- Gastrin-Ausgangswerte von über 1000 ng/l sind ebenfalls typisch für ein Gastrinom

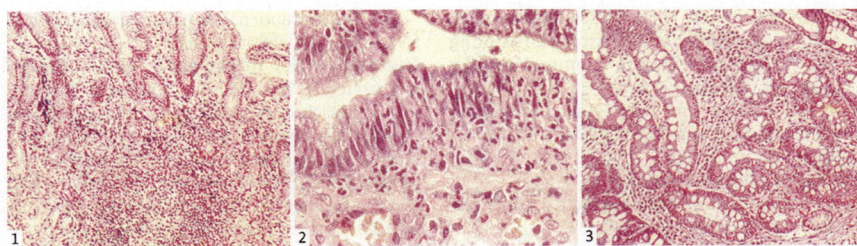

Gastritis: 1: chronische Oberflächengastritis; 2: akut entzündlicher Schub einer chronischen Gastritis (aktive chronische Gastritis); Infiltration der Lamina propria und des Epithels mit neutrophilen Granulozyten; 3: intestinale Metaplasie (Hämatoxylin-Eosin-Färbung). [30]

- kein oder nur geringer Anstieg von Gastrin: **1.** physiologischer Gastrinspiegel **2.** funktionelle Hypergastrinämie.

Gastritis f: Entzündung der Magenschleimhaut, meist durch Infektion (Helicobacter* pylori), manchmal durch Medikamente, autoimmunologische Prozesse oder chemische Noxen (Alkohol). Symptome sind Oberbauchschmerzen, Übelkeit, Erbrechen und Appetitlosigkeit. Die Diagnose erfolgt per Gastroskopie und Magenbiopsie. Behandelt wird mit Helicobacter*-pylori-Eradikationstherapie, Vermeiden möglicher Noxen und Säureblockern (z. B. Protonenpumpenhemmern).

Erkrankung: Formen: Akute Gastritis am häufigsten durch Helicobacter* pylori, Alkohol* oder durch chronischen Stress. **Chronische Gastritis** (Einteilung nach Strickland und Mary, 1973):
- Typ-A-Gastritis (ca. 5 % aller Gastritiden): **1.** autoimmune Genese, meist in Kardia* und Korpus **2.** ein Teil der Typ-A-Gastritiden ist durch eine Helicobacter-pylori-Infektion mitbedingt **3.** Antikörper* gegen Parietalzellen* führen zu Mangel an Salzsäure (Achlorhydrie) **4.** in ca. 70 % Antikörper gegen Intrinsic*-Faktor mit der Spätfolge einer Vitamin-B_{12}-Mangelanämie (perniziöse Anämie*) **5.** Assoziation mit weiteren Autoimmunerkrankungen wie beispielsweise M. Addison, Diabetes* mellitus oder Hashimoto-Thyreoiditis möglich
- Typ-B-Gastritis (ca. 80 % der Gastritiden): **1.** bakterielle Genese, Erreger H. pylori; die Besiedlung mit H. pylori nimmt mit dem Lebensalter zu; bei 50-Jährigen sind ca. 50 % mit H. pylori besiedelt **2.** aszendierende Ausbreitung der Gastritis mit Verschiebung der Korpus/Antrum-Grenze und Verminderung der Parietalzellen*; dies kann zu Hypochlorhydrie* führen **3.** intestinale Metaplasie möglich, H. pylori ist assoziiert mit MALT-Lymphomen, Ulcus* ventriculi und Ulcus* duodeni

- Typ-AB-Gastritis (ca. 2,5 % aller Gastritiden): **1.** Mischform mit autoimmuner und bakterieller (H. pylori) Genese **2.** multifokale, atrophische Entzündung
- Typ-C-Gastritis (ca. 15 % aller Gastritiden): **1.** durch chemische oder toxische Substanzen, z. B. NSAR, Gallereflux oder Alkohol*, Ischämie* oder Stauung (z. B. in der Portalvene) **2.** keine oder minimale Entzündungszeichen **3.** nach neueren Definitionen eigentlich keine Gastritis, sondern eine Gastropathie
- Typ-D-Gastritis = Sonderformen unterschiedlicher Genese (ca. 4 % aller Gastritiden): **1.** granulomatöse Gastritis (z. B. bei Morbus* Crohn und Sarkoidose*) **2.** eosinophile Gastritis **3.** lymphozytäre Gastritis **4.** Riesenfaltengastritis **5.** kollagene Gastritis **6.** metaplastisch-atrophische Gastritis **7.** infektiöse Gastritiden anderer Genese, z. B. Treponema pallidum, Viren, Pilze.

Sydney-Klassifikation: Die Sydney-Klassifikation teilt die chronische Gastritis nach Lokalisation, endoskopischem Befund, Ätiologie und histologischem Grading ein. Näheres siehe unter Sydney*-Klassifikation.

Klinik: Akute Gastritis:
- Übelkeit und Erbrechen
- Oberbauchschmerzen
- Völlegefühl
- Appetitlosigkeit.

Chronische Gastritis: Häufig symptomlos oder unspezifische Beschwerden, eine Halitosis durch Helicobacter-pylori-Infektion ist möglich. Der endoskopische Befund korreliert häufig nicht mit den Beschwerden des Patienten.

Diagnostik: Gastroskopie* mit Entnahme von Biopsien. Es sollten mindestens je 2–5 Biopsien aus Korpus und Antrum* entnommen werden (siehe Abb.). **Diagnostik auf Helicobacter pylori:**
- 2 Wochen nach Ende einer Therapie mit Protonenpumpeninhibitoren (PPI) sowie 4 Wochen nach Eradikationstherapie

- **Testverfahren:** 1. Urease*-Schnelltest während der Endoskopie 2. Histologie (Färbung mit Hämatoxylin-Eosin, Immunhistochemie), ggf. Zellkultur* und PCR 3. ^{13}C-Atemtest 4. Helicobacter-pylori-Antigennachweis im Stuhl 5. Helicobacter-pylori-Antikörper-Nachweis im Serum.

Bei Typ-A-Gastritis:
- Test auf Auto-Antikörper gegen Parietalzellen* und Intrinsic*-Faktor
- Vitamin-B_{12}-Spiegel.

Bei Typ-B-Gastritis: Jährliche endoskopische Kontrollen aufgrund eines erhöhten Karzinom-Risikos.

Therapie: Akute Gastritis:
- Helicobacter*-pylori-Eradikationstherapie bei positivem Nachweis
- Absetzen schädigender Noxen
- PPI-Therapie.

Chronische Gastritis:
- Vitamin-B_{12}-Substitution bei Vitamin-B_{12}-Mangel
- evtl. Säureblocker (PPI, H_2-Blocker)
- Eradikationstherapie bei positivem Helicobacter-pylori-Befund und bei MALT-Lymphom, Ulcus* duodeni und Ulcus* ventriculi
- Absetzen bzw. Weglassen schädigender Noxen.

Sonderformen (Typ-D-Gastritiden) werden je nach Ursache speziell behandelt, siehe dort.

Gastrocnemiuspunkt *m:* engl. *gastrocnemius point.* Stelle in der Wadenmitte, die bei Insuffizienz der Venae perforantes zwischen den Venen des M. gastrocnemius und der V. saphena parva als sog. blow*-out der May-Vene sichtbar wird.

Gastrocnemiuszyste → Poplitealzyste

gastroduodenale Anastomose → Magenteilresektion

Gastroduodenostomie *f:* engl. *gastroduodenostomy.* Rekonstruktion der gastrointestinalen Passage durch Anlage einer neuen Verbindung zwischen Magen und Zwölffingerdarm bei distaler Magenteilresektion* oder bei narbiger Magenausgangsstenose, z. B. im Rahmen einer Ulkuskrankheit.

Technik:
- Rekonstruktion der Nahrungspassage nach Billroth I: nach durchgeführter Magenteilresektion* erfolgt die Anastomosierung als Gastroduodenostomia termino-terminalis oralis partialis inferior.
- Bei gutartigen Erkrankungen, die eine Magenausgangsstenose nach sich ziehen, wie narbige Stenosen der Pylorusregion bei chronisch-rezidivierenden gastroduodenalen Ulzera, kann neben der distalen Magenteilresektion auch eine sog. Anastomosierungspyloroplastik zur Schaffung bzw. Erweiterung des gastroduodenalen Übergangs erwogen werden (vgl. Pyloroplastik*).

Gastroenteritis, infektiöse *f:* engl. *infectious gastroenteritis.* Vor allem von Viren und Bakterien verursachte Schleimhautentzündung des Gastrointestinaltraktes. Sie verläuft meist selbstlimitierend. Im Gegensatz zur bakteriellen Lebensmittelvergiftung kann die Übertragung von Mensch zu Mensch erfolgen. Eine symptomatische Therapie ist meist ausreichend.

Erreger:
- meist Viren: Rotavirus*, Norovirus*, Adenoviren, Sapoviren
- Bakterien: Shigellen, Escherichia* coli, Yersinien, Salmonellen, Campylobacter*, Clostridien*, Vibrio* cholerae
- selten Protozoen (z. B. Giardia* lamblia, Entamoeba* histolytica) oder Helminthen* (Würmer).

Klinik:
- kurze Inkubationszeit (viral ca. 12–72 h), plötzlicher Beginn
- Durchfall (evtl. blutig-schleimig)
- Übelkeit, Erbrechen
- Abdominalschmerz
- evtl. Fieber
- meist selbstlimitierender Verlauf innerhalb weniger Tage (2–5 Tage).

Therapie:
- symptomatisch v. a. Flüssigkeits- und Elektrolytsubstitution, oral als Rehydratationslösung
- ggf. Infusionstherapie
- ggf. Antiemetika
- Zurückhaltung mit Antidiarrhoika (Verlängerung der Erkrankung und der Erregerausscheidung)
- ggf. Antibiotika bei Sepsis, blutigen Durchfällen oder Risikofaktoren (Alter, Immunsuppression)
- Hygienemaßnahmen wie Händewaschen und getrennte Toilettennutzung
- Isolierung zur Prävention einer Übertragung der Infektion.

Gastroenteroanastomose → Gastroenterostomie

Gastroenterokolitis *f:* engl. *gastroenterocolitis.* Schleimhautentzündung des Magen-Darm-Trakts. Näheres dazu unter Gastroenteritis und Enterokolitis*.

Gastroenterologie *f:* engl. *gastroenterology.* Teilgebiet der Inneren Medizin, das sich mit den Erkrankungen des Gastrointestinaltrakts* und der angrenzenden Organe befasst.

Gastroenteropathie *f:* engl. *gastroenteropathy.* Erkrankung des Gastrointestinaltrakts.

Gastroenterostomie *f:* engl. *gastroenterostomy;* Abk. GE. Operative Anlage einer Verbindung (Anastomose*) zur Wiederherstellung der Magen-Darm-Passage.

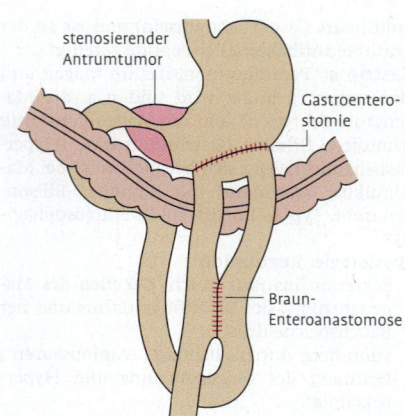

Gastroenterostomie: Antekolische Gastroenterostomie mit Braun-Fußpunktanastomose bei inoperablem stenosierendem Antrumkarzinom.

Formen:
- Gastroduodenostomie*
- Gastrojejunostomie mit Seit-zu-Seit-Anastomose zwischen großer Kurvatur des Magens und meist antekolisch hochgezogenem Jejunum mit Anlage einer Braun*-Fußpunktanastomose
- Gastrojejunostomie mit nach Y-Roux ausgeschalteter Jejunumschlinge (siehe Roux*-Operation).

Indikationen:
- als palliatives Verfahren bei fortgeschrittenem, inoperablem Tumorleiden von Oberbauchorganen mit Verlegung des Magenausgangs oder des Duodenums (siehe Abb.)
- nach distaler Magenteilresektion*.

gastrointestinal: Magen und Darm betreffend.

gastrointestinales Lymphom → Non-Hodgkin-Lymphom, gastrointestinales

Gastrointestinaltrakt *m:* engl. *gastrointestinal tract;* syn. Magen-Darm-Trakt; Abk. GIT. Sammelbezeichnung für die anatomischen Strukturen zwischen der Mündung der Speiseröhre in den Magen* (Kardia) und dem Anus*. Hierzu zählen Magen*, Dünndarm (Duodenum*, Jejunum*, Ileum*) und Dickdarm (Zäkum*, Kolon*, Sigmoid, Rektum*).

Gastrojejunostomie *f:* engl. *Anastomosis of stomach to jejunum.* Operativ angelegte Verbindung zwischen Magen und einer Jejunumschlinge, entweder zur Wiederherstellung der Nahrungspassage im Rahmen einer Billroth*-II-Rekonstruktion nach subtotaler Gastrektomie* oder als palliativer Eingriff bei nicht resezierbarer Stenose* des distalen Magens oder Duodenums durch maligne Tumoren (z. B. distales Magenkarzinom* oder Pankreaskopfkarzinom).

gastrokardialer Symptomenkomplex → Roemheld-Syndrom

Gastrokolonfistel → Fistel, gastrokolische

Gastrolith → Bezoar

Gastromalazie *f*: engl. *gastromalacia*. Postmortale Selbstverdauung der Magenwand, evtl. mit Austritt von Mageninhalt in die freie Bauchhöhle und Andauung von benachbarten Organen.

Gastroparese → Magenatonie

Gastropathia hypertrophicans gigantea → Ménétrier-Syndrom

Gastropathia nervosa → Dyspepsie, funktionelle

Gastropathie, portal-hypertensive *f*: engl. *portal hypertensive gastropathy*. Durch erhöhten Druck im Pfortadersystem und Ausbildung portokavaler Anastomosen bedingte Veränderung der Gefäßarchitektur der Magenwand. Aufgrund erweiterter submuköser Gefäße, neu gebildeter arteriovenöser Shunts und verdünnter Schleimhaut kommt es zu kleineren oder größeren Blutungen. Diagnostiziert wird per Ösophagogastroduodenoskopie*, Therapie ist die Drucksenkung im Portalkreislauf.

Klinik: Die hypertensive Gastropathie verläuft oft asymptomatisch. Wenn Symptome auftreten, dann im Zusammenhang mit chronischen oder akuten (selten) gastrointestinalen Blutungen:
– Blässe, vermehrte Ermüdbarkeit, Schwäche durch Eisenmangelanämie*
– Blut im Stuhl, meist okkult
– Hämatemesis (selten)

Therapie:
– Senkung des portalvenösen Drucks: **1.** Primärprophylaxe bei Patienten mit schwerer Erkrankung oder mit Blutungsrisiko mit einem nicht-selektiven Betablocker (z. B. Propanolol, Carvedilol*) **2.** ggf. transjugulärer intrahepatischer portosystemischer Shunt* und Lebertransplantation* bei fehlendem Ansprechen auf Primärtherapie
– bei lokaler Blutung endoskopische Hämostase*.

Gastropexie *f*: engl. *gastropexy*. Fixierung des Magens an der vorderen Bauchwand oder als sog. Fundo-Phrenicopexie am linken Centrum* tendineum diaphragmatis. Die Gastropexie ist auch eine zusätzliche Maßnahme, um ein erneutes Auftreten einer Hiatushernie* mit gastroösophagealem Reflux* nach Fundoplicatio* zu verhindern.

Gastroptose *f*: engl. *gastroptosis*. Ungewöhnlicher Tiefstand des Magens (Magensenkung), meist ohne Krankheitswert. Sie kann angeboren sein, häufiger ist jedoch Abmagerung oder Schwächung des Bindegewebes die Ursache. Im Zusammenhang mit einer allgemeinen Eingeweidesenkung spricht man von einer Enteroptose.

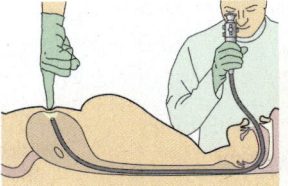
Diaphanoskopie: Suche einer günstigen Position der Sonde

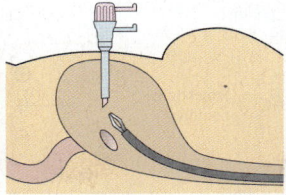
Einführung des Trokars

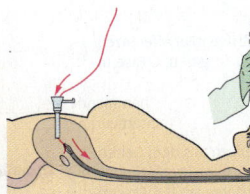
Fadeneinbringung, Greifen des Fadens mittels Zange

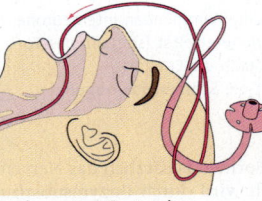
Rückzug von Gastroskop und Faden, Verknotung von Faden und Magensonde

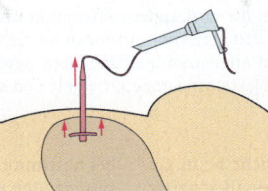
Rückzug des Fadenendes am Magen, Durchzug der Sonde

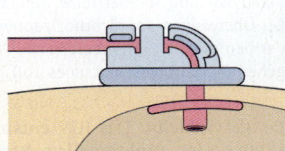
Fixierung der Magensonde von außen mittels Gegenplatte

Gastrostomie: Anlage einer PEG-Sonde: Ablauf.

Gastrorrhagie *f*: engl. *gastrorrhagia*. Magenblutung.

Gastroschisis *f*: engl. *schistocoelia*. Historische Bezeichnung für Laparoschisis*. Es handelt sich um eine Bauchwand-, nicht um eine Magenspalte.

Gastroskopie *f*: engl. *gastroscopy*. Endoskopische Untersuchung zur visuellen Beurteilung des Magens*. Während der Untersuchung können Gewebeproben (Biopsien*) entnommen und endoskopische Behandlungen (beispielsweise eine Sklerosierung) durchgeführt werden. Die Endoskopie des Magens erfolgt üblicherweise im Rahmen einer Ösophagogastroduodenoskopie* gemeinsam mit der Untersuchung von Speiseröhre und erstem Abschnitt des Duodenums*.

Gastrospasmus → Magenkrampf

Gastrostoma *n*: Iatrogen meist durch perkutane endoskopische Gastrostomie* (PEG) angelegte äußere Magenfistel. Ein Gastrostoma erlaubt z. B. bei Schluckstörungen oder Ösophagus-Passagehindernissen als Alternative zur parenteralen Ernährung* die künstliche, aber enterale und damit physiologische Ernährung über den Gastrointestinaltrakt*.

Gastrostomie *f*: engl. *gastrostomy*. Operative Anlage eines künstlichen Magenzugangs oder -ausgangs (Gastrostoma*, Magenfistel) zur klinischen enteralen Ernährung oder Drainage. Der Eingriff erfolgt endoskopisch, laparoskopisch gestützt oder offen chirurgisch über Kathetersysteme, die im Magen platziert und aus der Bauchdecke ausgeleitet werden.

Formen:
– Standard: perkutane endoskopische Gastrostomie (PEG, siehe Abb.)
– durch die PEG weitgehend ersetzte sog. Witzel*-Fistel oder Kader-Fistel.

Indikationen: Anlage zur physiologischen enteralen Ernährung bzw. als Ablaufdrainage von Magensekret und duodeno-gastralem Reflux z. B. bei
– Langzeitbeatmung
– Dysphagie (ohne kognitive Defizite)
– enteraler Ernährung, therapeutisch oder palliativ bei Karzinomen im Mund- und Kieferbereich sowie des Oropharynx
– bei schwer polytraumatisierten Patienten mit Langzeitbeatmung
– als Einzelfallentscheidung bei Patienten mit kognitiven Defiziten (inklusive Demenz) und Dysphagie
– ggf. bei Colitis* ulcerosa und Enteritis regionalis Crohn (ernährungsmedizinisch hoch effektiv).

Gastrotomie *f*: engl. *gastrotomy*. Laparoskopische oder konventionelle Eröffnung des Magens. Eine Gastrotomie wird durchgeführt, um beispielsweise Fremdkörper zu bergen oder um Stapler einzubringen, die zur Bildung einer Anastomose (z. B. in Form einer Gastroenterostomie*) benötigt werden. In seltenen Fällen dient das Verfahren auch zur Blutungsstillung, falls endoskopische Maßnahmen versagen.

Gasvolumen, intrathorakales *n*: engl. *intrathoracic gas volume*; Abk. IGV. Gasvolumen, das am Ende einer normalen Exspiration in der

Gate-control-Theorie

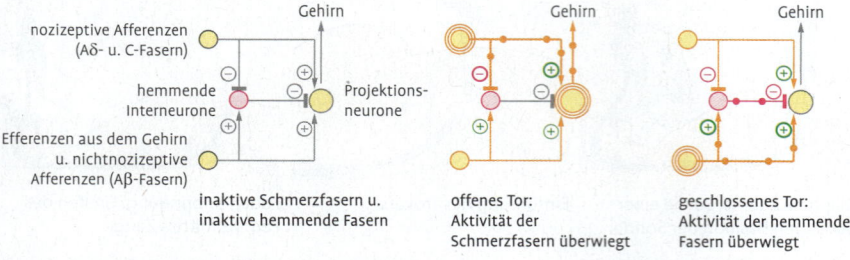

Gate-control-Theorie: Bei Überwiegen der nozizeptiven Afferenzen werden die hemmenden Interneurone inaktiviert und Schmerzreize werden von Projektionsneuronen ins Gehirn weitergeleitet (sog. offenes Tor). Bei Überwiegen der nichtnozizeptiven Afferenzen und Efferenzen werden durch die Erregung der hemmenden Interneurone die Projektionsneurone gehemmt und somit die Schmerzübertragung gehemmt (sog. geschlossenes Tor).

Lunge verbleibt. Das IGV entspricht beim Gesunden der funktionellen Residualkapazität. Bestimmt wird es mittels Ganzkörperplethysmografie*. Wenn das IGV die mit Fremdgasmischmethode bestimmte funktionelle Residualkapazität deutlich übersteigt, ist dies ein Hinweis auf Air* Trapping.

Gate-control-Theorie f: engl. gate control model. Modell (Melzack und Wall, 1965) zu den Komponenten der Entstehung, Wahrnehmung und Inhibition chronischer Schmerzen.
Hintergrund: Der Name leitet sich von einem (hypothetischen) neurophysiologischen Tor-Mechanismus ab, durch den die neuronale Information eines Schmerzreizes im Hinterhorn des Rückenmarks kontrolliert und seine Weiterleitung ins Gehirn moduliert wird (dynamischer Filter bzw. Kontrollschranke) (siehe Abb.).
Hinweis: Die physiologischen Postulate konnten nur teilweise bestätigt werden, die heuristische Bedeutung des Konzeptes in der Schmerzforschung und -therapie ist weiterhin hoch.

Gated SPECT: Abk. für → Gated Single Photon Emission Computed Tomography
Gating: Atemsynchron durchgeführte Strahlentherapie*. Prinzip ist eine getriggerte Bestrahlung, die immer in der gleichen, zuvor definierten Atemphase des Patienten erfolgt. Dies ermöglicht eine zielgenaue Bestrahlung atemverschieblicher Strukturen (z. B. Lungenkarzinom, Lebertumor) mit Minimierung der Strahlenexposition* des umliegenden Gewebes.
Gattung → Genus
Gaucher-Krankheit f: engl. Gaucher's disease; syn. lysosomale Zerebrosidlipidose. Autosomal-rezessiv erblicher Mangel an lysosomaler Beta-Glukozerebrosidase (Genlocus 1q21) mit konsekutiver Abbaustörung und lysosomaler Speicherung von Glukozerebrosiden v. a. in Retikulumzellen (Gaucher-Zellen) sowie Vergrößerung beteiligter Organe. Symptome betreffen das blutbildende System, Knochen, Lunge, Haut und bei bestimmten Formen zusätzlich das Nervensystem. Behandelt wird durch Enzymsubstitution.

Gauer-Henry-Reflex m: engl. Gauer-Henry reflex. Durch Vorhofdehnung induzierte Diurese* als volumenregulatorischer Mechanismus zur Blutdruckregulation*. Vorhofdehnung infolge intraatrialer Volumenzunahme aktiviert linksatriale Dehnungssensoren vom Typ B mit vagalen Afferenzen an die Neurohypophyse*. Innerhalb von Minuten resultiert über eine verminderte ADH-Sekretion eine vermehrte renale Wasserausscheidung (Diurese*).
Gauge → Kanüle
Gauge n: Maß für den Außendurchmesser, z. B. von Punktionskanülen*. Das Einheitenzeichen ist G. Vgl. Punktionskanülen* (Tab. 1 dort).
Gaumen m: engl. palate; syn. Palatum. Dach der Mundhöhle* und Boden der Nasenhöhlen*. Der Gaumen besteht aus einem vorderen, harten (Palatum durum) und einem hinteren, weichen Gaumen (Palatum molle). Er dient der Zunge* als Widerlager und hat dadurch eine wichtige Funktion beim Schluckakt sowie beim Sprechen.
Gaumenbein → Os palatinum
Gaumenbögen → Arcus palatoglossus
Gaumenbögen → Arcus palatopharyngeus
Gaumenplatte f: engl. palatal plate. Basisplatte aus Prothesenkunststoff oder CoCrMo-Legierung bei Oberkiefer-Zahnersatz oder Gaumenspalte, die den Gaumen teilweise oder vollständig bedeckt.
Gaumensegel n: engl. soft palate; syn. Velum palatinum. Hinterer, weicher Teil des Gaumens, der aus einer Bindegewebsplatte, Muskulatur und Schleimhaut* besteht. Das Gaumensegel schließt und öffnet den Durchgang zum Nasenraum. Dadurch trennt es beim Schluckakt* den Luft- vom Speiseweg und hilft außerdem, bestimmte Laute zu bilden.

Anatomie: Muskeln des Gaumensegels:
- M. levator veli palatini
- M. tensor veli palatini
- M. palatoglossus
- M. palatopharyngeus
- M. uvulae.

Gaumensegellähmung f: engl. palatoplegia. Lähmung des Velum palatinum infolge einer Schädigung des Nervus* vagus und Nervus* glossopharyngeus, z. B. bei Hirntumoren*, Enzephalitis*, Bulbärparalyse* oder Diphtherie*. Klinisch zeigen sich Näseln (Rhinolalia aperta) und Schluckstörung. Differenzialdiagnostisch muss eine Myasthenia* gravis pseudoparalytica ausgeschlossen werden.
Gaumensegelnystagmus m: engl. palatal nystagmus; syn. Nystagmus veli palatini. Myoklonien* des Gaumensegels* infolge einer Schädigung des Tractus tegmentalis centralis oder im Rahmen von Hirnstammsyndromen*.
Gaumenspalte f: engl. palatine cleft; syn. Palatoschisis. Angeborene Spaltbildung des sekundären Gaumens hinter dem Foramen incisivum, die entweder nur den weichen Gaumen, als sog. Velumspalte, oder zusätzlich auch den harten Gaumen, als typische Gaumenspalte, betrifft. Klinisch entstehen u. a. Ernährungsprobleme, rezidivierende Atemwegsinfektionen und Sprachstörungen. Die Therapie ist mehrschrittig operativ.
Diagnostik: Pränatal durch Ultraschalldiagnostik (siehe Abb.).

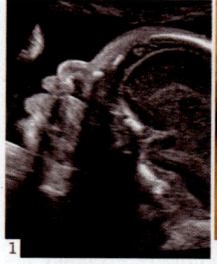
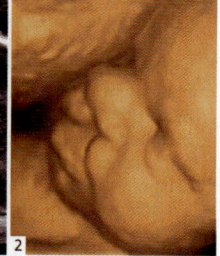

Gaumenspalte: 1: pränatale Ultraschalldiagnostik; 2: 3D-Rekonstruktion. [144]

Gauss-Eintrittseffekt m: engl. Gauss' engagement effect. Verlangsamung der kindlichen Herztöne (Bradykardie*) beim Eintritt des Kopfes in das mütterliche Becken unter der Geburt. Durch zunehmenden Druck kommt es zu einer Reizung des N. vagus.
Gauss-Zeichen n: engl. Gauss' sign. Unsicheres klinisches Schwangerschaftszeichen: Bei der Palpation ist die Portio* im Gegensatz zum Corpus uteri gut in alle Richtungen beweglich.
GAVE-Syndrom → Ektasien, gastrale antrale vaskuläre

Gaze → Mull
GBS: Abk. für → Guillain-Barré-Syndrom
GBS: Abk. für Gruppe B (nach Lancefield) Streptokokken → Streptococcus
GCS: Abk. für → Glasgow Coma Scale
Gc-System *n*: engl. *group-specific component*; syn. gruppenspezifische Komponente. Autosomal-kodominant erbliche Serumgruppe eines Alpha-2-Globulins (Vitamin-D-bindendes Protein) infolge eines genetischen Polymorphismus* (Hauptallele Gc^1 und Gc^2). Durch Immunelektrophorese mit heterologen präzipitierenden Antiseren lassen sich 3 Standardphänotypen (Gc 1-1, Gc 2-1, Gc 2-2), mit Elektrofokussierung > 30 seltene Gc-Varianten (Subtypen) des Glykoproteins unterscheiden.
Anwendung:
- Vaterschaftsfeststellung
- Blutgruppenbestimmung* an Spuren (Gc-Subtypen sind noch in einige Monate alten Blutspuren erkennbar).

GdB: Abk. für Grad der Behinderung → Behinderung
GE: Abk. für → Gastroenterostomie
Ge: Symbol für das Gerbich*-Blutgruppensystem.
Gebärdensprache *f*: engl. *sign language*. Auf Handzeichen beruhende Sprache zur Verständigung unter und mit nicht hörenden (Gehörlosigkeit) bzw. schwer hörenden Menschen. Zur Kommunikation mit Hörenden übersetzen Gebärdensprachdolmetscher in die Lautsprache oder es wird auf Schrift bzw. (begrenzt) artikulierte Lautsprache der nicht hörenden Menschen zurückgegriffen.
Hintergrund:
- Rechtlich seit 1.5.2002 als eigenständige Sprache anerkannt, auf deren Verwendung hörbehinderte (Gehörlose, Ertaubte und Schwerhörige) und sprachbehinderte Menschen nach Maßgabe spezieller gesetzlicher Regelungen ein Anrecht haben (§ 6 Absatz 1 und 3 Behindertengleichstellungsgesetz).
- Gehörlosenverbände setzen sich erfolgreich für die Anerkennung der Gebärdensprache als sog. Minderheitensprache ein und damit auch für die Anwendung im breiteren Rahmen (Behindertengleichstellungsgesetz).
- Die Gebärdensprache ist nicht universell, sondern regional und kulturell gefärbt mit eigener Grammatik. Sie besteht aus konkret gebundenen bildhaften wie auch abstrakten Zeichen (siehe Abb.). Die Entwicklungsmöglichkeit der Gebärdensprache ist ebenso unbegrenzt wie die der Lautsprache.

Gebärmutter → Uterus
Gebärmutterentzündung → Endometritis
Gebärmutterentzündung → Myometritis
Gebärmutterkrebs → Endometriumkarzinom
Gebärmutterkrebs → Zervixkarzinom
Gebärmutterpolyp → Korpuspolyp
Gebärmutterpolyp → Zervixpolyp
Gebärmutterrückbildung *f*: Rückbildung der vergrößerten Gebärmutter nach der Geburt und im Wochenbett. Die normale Größe des Uterus (etwa Frauenfaustgröße) wird nach ca. 6 Wochen erreicht.
Physiologie: Das während des Stillvorgangs aus der Hypophyse ausgeschüttete Hormon Oxytozin unterstützt die Kontraktionen der Gebärmutter. Diese werden als sog. Stillwehen* manchmal als schmerzhaft empfunden (vgl. Fundusstand*, Abb. dort).

Gebärmuttersenkung → Descensus uteri et vaginae
Gebiss *n*: engl. *denture*. Zahnreihen des Ober- und Unterkiefers. Das natürliche Gebiss eines Erwachsenen besteht bei Vorhandensein aller Weisheitszähne aus 32 Zähnen. Das kindliche Gebiss (Milchgebiss) besteht aus 20 Zähnen. Zur Kennzeichnung erfolgt die Aufteilung in Quadranten nach einem speziellen Gebissschema*.
Merkmale: Beim Menschen gekennzeichnet durch Heterodontie*, Diphyodontie* (mit Ausnahme der permanenten Molaren) und Thekodontie* (siehe Abb., vgl. Orthopantomografie*, Abb. dort).

Gebissanomalie *f*: engl. *dental anomaly*. Abweichung der Gebissform von der Norm. Unterschieden werden skelettale Anomalien von Maxilla oder Mandibula, Zahnfehlstellungen, abweichende Zahnanzahl (Hypo- oder Anodontie*, Hyperodontie*), Zahnfehlbildungen.
Ursachen:
- endogen: Vererbung und endokrine Störungen (z. B. thyroidale Störungen, Rachitis*)
- exogen: vorzeitiger Zahnverlust, Durchbruchstörung der Zähne, Mundatmung, Gewohnheiten (Lutschen) und Zungendysfunktion.

Gebissformel *f*: engl. *dental formula*; syn. Zahnformel. Schematische Darstellung der artspezifischen Anatomie des Gebisses, d. h. der Zahnarten, ihrer Anordnung und Anzahl bei Mensch und Tier.
Prinzip:
- Abkürzung der Zahnarten als: **1.** I (Incisivus, Schneidezahn*) **2.** C (Caninus, Eckzahn*) **3.** P (Praemolaris, Prämolar*) **4.** M (Molaris, Molar*)
- Verwendung kleiner Buchstaben für Milchzahn* (siehe Abb.).

	I	C	P	M
1	2	1	2	3
	2	1	2	3

	i	c	m
2	2	1	2
	2	1	2

Gebissformel: 1: bleibende Zähne; 2: Milchzähne.

Gebissschema *n*: engl. *dentition diagram*; syn. Zahnschema. Darstellung eines individuellen und aktuellen Zahn- bzw. Gebisszustandes gemäß einer bestimmten Nummerierung.
Prinzip:
- Heute meist nach dem von der Fédération Dentaire Internationale (FDI) ausgearbeiteten und von der WHO genehmigten System (Two-Digit-System) nach der europäischen Norm EN ISO 3950 (siehe Abb.).

Geburt *f*: engl. *birth*. Austritt oder Entwicklung des Kinds aus dem Mutterleib. Unterschieden werden Spontangeburten, vaginal-operative Geburten (Sauglocke, Zangengeburt, Manualhilfe bei Beckenendlagen) und Kaiserschnittgeburten. Medizinisch ist die Geburt erst mit der vollständigen Plazentaentwicklung abgeschlossen, juristisch ist das Kind bereits mit der vollständigen Geburt des Kopfes eine Person.
Einteilung: Die Geburt wird in 3 Phasen (Perioden) eingeteilt:
- **Eröffnungsperiode:** vom Beginn der Eröffnungswehen mit beginnender Entfaltung

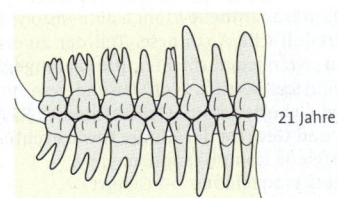

Gebiss: Vollständige Zahnreihe der bleibenden Zähne des rechten Ober- und Unterkiefers; von mesial nach distal folgend 2 Schneidezähne, 1 Eckzahn, 2 Prämolaren und 3 Molaren.

21 Jahre

Gebärdensprache: Gebärde für den Begriff „gehörlos".

Geburtenrate

	bleibende Zähne	
oben rechts		oben links
18 17 16 15 14 13 12 11	21 22 23 24 25 26 27 28
48 47 46 45 44 43 42 41	31 32 33 34 35 36 37 38
unten rechts		unten links
	Milchzähne	
oben rechts		oben links
55 54 53 52 51	61 62 63 64 65
85 84 83 82 81	71 72 73 74 75
unten rechts		unten links

Gebissschema: Kennzeichnung jedes Zahns durch 2 Ziffern; die erste Ziffer steht für den Kieferquadranten (1–4 im bleibenden und 5–8 im Milchgebiss; im Uhrzeigersinn aus Arztsicht, beginnend mit der oberen rechten Seite aus Patientensicht), die zweite Ziffer für den Zahn innerhalb des Quadranten (1–8 im bleibenden und 1–5 im Milchgebiss; von der Mittellinie aus nach distal); Aussprache der Ziffern einzeln (z. B. Eckzahn im rechten Oberkiefer: 1–3).

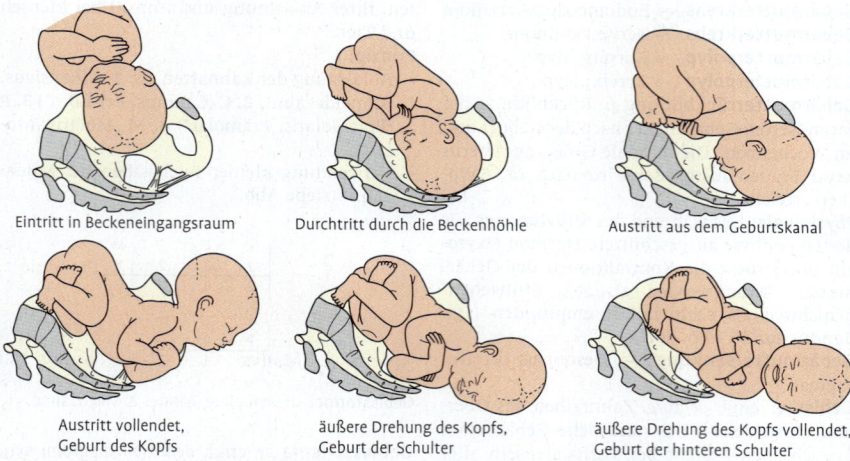

Geburt: Physiologischer Verlauf der Austreibungsperiode bei Hinterhauptslage. [39]

der Zervix oder dem Zeitpunkt des Blasensprunges bis zur vollständigen Eröffnung des Muttermundes
- **Austreibungsperiode**: von der vollständigen Eröffnung des Muttermundes bis zum kompletten Austritt des Kindes; physiologischer Verlauf bei vorderer Hinterhauptslage*: siehe Abb.
- **Nachgeburtsperiode** (syn. Plazentarperiode): Zeitraum von der Ausstoßung des Kindes bis zur kompletten Ausstoßung der Plazenta.

Danach wird die Entbundene als Wöchnerin bezeichnet.

Geburtenrate f: engl. birth rate; syn. Geburtenziffer. Zahl der Lebendgeborenen eines Kalenderjahrs bezogen auf die Bevölkerung zur Jahresmitte. Die Geburtenrate sinkt mit zunehmender Industrialisierung.

Geburtenregelung → Familienplanung
Geburtenziffer → Geburtenrate
Geburt, programmierte f: engl. induced delivery. Heute nicht mehr angewendete geplante Geburtseinleitung an einem für Mutter und Kind für optimal gehaltenen Termin.
Geburtsanamnese f: engl. Birth History; syn. geburtshilfliche Anamnese. Teil der zu erfragenden Krankengeschichte, die vorangegangene Geburten betrifft. Von besonderem Interesse sind Geburtsverlauf, Geburtsmodus, SSW, Größe und Gewicht der Kinder sowie eventuell aufgetretene Komplikationen.
Geburtsanzeichen → Geburt
Geburtsbeginn → Geburt
Geburtsdauer f: engl. duration of labor. Zeitraum zwischen Beginn der Eröffnungsphase und der vollständigen Geburt des Kindes. Die Variabilität ist sehr hoch, bei Erstgebärenden dauert die Geburt meist zwischen 8–12 h, bei Mehrgebärenden oft deutlich kürzer.

Geburtseinleitung f: engl. induction of labor. Künstliches Ingangbringen der vaginalen Entbindung vor Beginn natürlich einsetzender Wehen. Indikationen sind z. B. Übertragung und Situationen mit Gefährdung von Mutter und Kind. Eine Einleitung kann sich je nach SSW und der Geburtsbereitschaft der Gebärmutter über mehrere Tage hinziehen.

Vorgehen: Infrage kommen folgende Vorgehensweisen:
- Amniotomie* (Eröffnung der Fruchtblase)
- mechanische Dilatation des Zervikalkanals, z. B. digital oder mit einem Ballonkatheter
- orale, intrazervikale oder intravaginale Applikation von Prostaglandinen
- i. v. Infusion von Oxytozin.

Indikationen:
- Terminüberschreitung über die 40. SSW mit zusätzlichen Zeichen einer Plazentainsuffizienz wie Oligohydramnion, CTG-Auffälligkeiten
- Übertragung über die 41. SSW
- Gefährdung der Mutter oder des Kindes, z. B. bei Blutgruppeninkompatibilität, Plazentainsuffizienz, Diabetes mellitus, hypertensiver Schwangerschaftserkrankung.

Geburtserleichterung f: Zusammenfassender Begriff für alle Maßnahmen, die einer Erleichterung der Geburt dienen. Dazu zählen u. a. Vorbereitungskurse, Entspannungsübungen, Atemtechniken, Gebärhaltung, Analgesie und die Schaffung einer beruhigenden Atmosphäre im Kreißsaal durch entsprechendes Licht, Musik, Aromen sowie den Umgang des Personals mit der Gebärenden.

Geburtsgeschwulst f: engl. caput succedaneum. Ödematöse Schwellung der Kopfhaut des Ungeborenen unter der Geburt. Zu einer Geburtsgeschwulst kommt es oft bei verzögerten Geburtsverläufen. Sie tritt am vorangehenden Teil des Kindes auf. Die Rückbildung erfolgt innerhalb weniger Stunden. Siehe Abb.

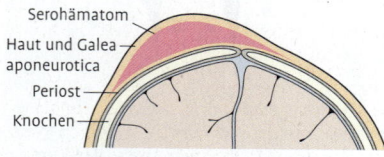

Geburtsgeschwulst [39]

Geburtsgewicht n: engl. birth weight. Direkt nach der Geburt festgestelltes Gewicht eines Neugeborenen*. Das Geburtsgewicht wird innerhalb der ersten Stunde vor Eintritt des signifikanten postnatalen physiologischen Gewichtsverlusts bestimmt. Das durchschnittliche Ge-

burtsgewicht liegt für Jungen bei 3700 g, für Mädchen bei 3500 g.
Einteilung:
- unter Berücksichtigung des Geburtsgewichts: 1. übergewichtiges Neugeborenes: > 4500 g 2. normalgewichtiges Neugeborenes: 2500–4500 g 3. untergewichtiges Neugeborenes: < 2500 g (low birth weight, LBW) 4. Neugeborenes mit sehr niedrigem Geburtsgewicht: < 1500 g (very low birth weight, VLBW) 5. Neugeborenes mit extrem niedrigem Geburtsgewicht: < 1000 g (extremely low birth weight, ELBW)
- unter Berücksichtigung des Entwicklungsstands (Beurteilung von Schwangerschaftsdauer* und Geburtsgewicht anhand von Standardgewichtskurven); Dabei besteht eine große physiologische Schwankungsbreite, siehe Neugeborenes* (Abb. dort).

Geburtshaltung *f*: engl. *deflexion*. Haltung des geburtsbereiten Fetus, welche die Lagebeziehung zwischen Kopf und Rumpf des Kindes bezeichnet. In der Regel findet sich eine Flexion des Kopfes (Kinn auf die Brust).

Geburtshaus *n*: engl. *birth centre*. Einrichtung unter der Leitung von Hebammen, in der die Möglichkeit zur außerklinischen Geburt besteht. Ärztliche Versorgung wie Möglichkeiten zu operativen Eingriffen und Intensivbehandlung sind nicht gegeben. Neben der Entbindung bieten viele Geburtshäuser vor- und nachgeburtliche Hebammenbetreuung sowie Geburtsvorbereitungs-, Schwangerengymnastik- und Rückbildungskurse an.
Kostenträgerschaft: Versicherte der GKV haben Anspruch auf ambulante Entbindungen in einer von Hebammen geleiteten Einrichtung (§ 34 a SGB V).

Geburtshilfe *f*: engl. *obstetrics*. Medizinisches Fachgebiet, das sich mit der Betreuung von normalen und pathologischen Verläufen von Schwangerschaften, Geburten und Wochenbett sowie mit der Betreuung des gesunden Neugeborenen beschäftigt.

Geburtshilfliche Analgesie *f*: engl. *Obstetrical Analgesia*; syn. Geburts-Analgesie. Medizinische Verfahren zur Schmerzbekämpfung unter der Geburt. Neben der Schaffung einer ruhigen und entspannten Atmosphäre im Kreissaal und den Verfahren nach Read und Lamaze zum besseren Umgang mit den Schmerzen kommen weitere entspannende Maßnahmen sowie Verfahren der Anästhesie infrage.
Formen:
- Entspannungsbad: vorwiegend in der Eröffnungsperiode, in der Austreibungsperiode ggf. als Wassergeburt
- Akupunktur: kann in der Eröffnungsperiode eingesetzt werden, insbesondere bei Zervixdystokie
- Spasmolytika: bei Zervixdystokie, hyperaktiver Wehentätigkeit, z. B. Butylscopolamin
- Lachgas: patientengesteuerte Inhalation von N_2O
- Analgetika, Opiate: in Form von Tabletten, Suppositorien, i. m.- oder i. v.-Injektion oder als Infusion; Opiate können zu einer postpartalen Atemdepression des Neugeborenen führen
- Periduralanästhesie* (PDA, PDK), Spinalanästhesie*: rückenmarksnahe Narkoseformen, in der Regel durch Anästhesisten appliziert; können auch als Narkoseform bei Kaiserschnitten verwendet werden (heute in bis zu 90 % der Fälle)
- Lokalanästhesie: 1. Pudendusblock: Infiltration des N. pudendus beidseits durch vaginale Injektion eines Lokalanästhetikums in der Austreibungsperiode 2. lokale Infiltration am Damm: z. B. vor einer Episiotomie oder postpartal zur Naht eines Schnittes oder Risses.

Alle analgetischen Maßnahmen müssen immer der geburtshilflichen Situation und den spezifischen Bedürfnissen der Gebärenden angepasst werden.

Geburtshindernis *n*: engl. *obstructed labor*. Ein den physiologischen Geburtsverlauf erschwerender oder unmöglich machender Zustand. Man unterscheidet mütterliche und kindliche Ursachen. Es drohen Geburtsstillstand, fetale Hypoxie und Uterusruptur.
Einteilung:
- mütterlich: 1. Anomalien des knöchernen Beckens 2. Uterusfehlbildungen, Uterusmyome 3. Tumoren im kleinen Becken 4. Zervixdystokie
- kindlich: 1. kindliche Fehlbildungen (z. B. Hydrozephalus, Steißteratom) 2. Lageanomalien* (Querlage, Schräglage, hoher Geradstand) 3. Haltungsanomalien (Gesichtslagen, Stirnlagen) 4. kindliche Makrosomie.

Geburtskanal *m*: engl. *birth canal*. Bezeichnung für die anatomischen mütterlichen Strukturen, die das Kind unter der Geburt passiert. Unterschieden wird dabei der knöcherne Geburtskanal (kleines Becken) vom weichen Geburtskanal (Zervix, Vagina, Beckenboden und Vulva).

Geburtslähmung *f*: engl. *birth palsy*. Geburtstraumatisch verursachte neonatale Lähmung*. Erscheinungsbilder sind Fazialisparese*, obere und untere Armplexusparese* und Phrenikusparese* (Kofferath-Syndrom).
Vorkommen:
- Fazialisparese* (siehe Abb.): 1. v. a. bei Zangenextraktion* nach Druck des Zangenlöffels auf den unteren Ast des Nervus facialis 2. meist spontane Rückbildung
- obere Plexuslähmung (Erbsche Lähmung, C5–C6): 1. besonders bei Entwicklung von

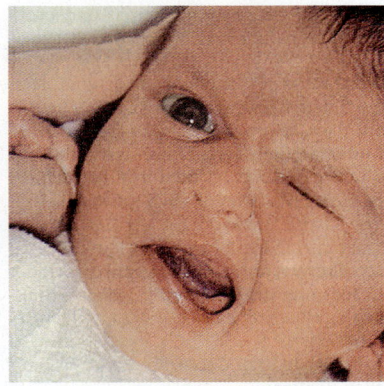

Geburtslähmung: Fazialisparese rechts; im Gegensatz zum Crying-Face-Syndrom asymmetrische Nasolabialfalten. [84]

Beckenendlagen* mit dem Bracht*-Handgriff und dem Veit*-Smellie-Handgriff 2. bei makrosomem Kind (siehe Makrosomie*)
- untere Plexuslähmung (Klumpkesche Lähmung, C7–Th1): besonders nach Schulterdystokie*
- Phrenikusparese* (Kofferath-Syndrom): besonders nach Zangenextraktion oder Steißlagengeburt (siehe Beckenendlage*).

Geburtslage → Kindslage

Geburtsleitung *f*: Überbegriff für Beratung, Anleitung, Motivation und Begleitung der Schwangeren unter der Geburt. Die Geburtsleitung liegt bei physiologischen Geburtsverläufen in der Regel bei der Hebamme, bei Komplikationen kann sie in ärztliche Hände übergehen.

Geburtsschäden *m pl*: engl. *birth traumas*. Zusammenfassender Begriff für unter der Geburt entstandene körperliche Schäden beim Neugeborenen. Während Verletzungen (Frakturen, Hämatome, Haut-, Nerven- oder Weichteilverletzungen) der Geburt ursächlich zugeordnet werden können, sind zerebrale Schäden aufgrund einer Hypoxie oft nur schwer von bereits intrauterin erworbenen Schädigungen zu unterscheiden.

Geburtsstellung → Kindslage

Geburtstermin → Naegele-Regel

Geburtstrauma [Neonatologie] *n*: engl. *birth trauma*. Mit der Geburt* ursächlich zusammenhängende Verletzung des Neugeborenen*. Dazu gehören Haut-, Nerven- und Weichteilverletzungen wie Adiponecrosis* subcutanea neonatorum und Geburtslähmung*, Blutungen wie Kephalhämatom*, intrakranielle geburtstraumatische Blutung*, Bauchraum-, Leber- oder Nebennierenblutung sowie Frakturen* von Klavikula*, Humerus*, Femur*. Selten und prognostisch ungünstig sind Wirbel- und Schädelfrakturen.

Geburtstrauma [Psychoanalyse] *n*: engl. *birth trauma*. Umstrittene psychoanalytische Theorie, wonach das Geburtserlebnis sich für das Kind mehr oder weniger traumatisch auswirkt und nicht nur eine erste Grundform für spätere Ängste darstellt (S. Freud), sondern für die weitere psychische Entwicklung des Kindes von fundamentaler Wichtigkeit ist (O. Rank).

Geburtsüberwachung *f*: Zusammenfassender Begriff für unter der Geburt angewendete Maßnahmen zur Kontrolle des physiologischen Geburtsverlaufs.

Maßnahmen: Je nach Geburtsverlauf und individuellen Risiken:
- Kontrolle der mütterlichen Vitalparameter (Puls, Blutdruck, Atmung, Temperatur)
- mütterliche Pulsoxymetrie
- Palpation der Wehen
- Auskultation der kindlichen Herztöne
- CTG
- vaginale Untersuchung zur Bestimmung von: **1.** Höhenstand **2.** Muttermundweite
- Sonografie, Doppler-Sonografie
- Fetalblut-Untersuchung (fetale Blutgasanalyse, Abk. FBA; Mikroblutuntersuchung, Abk. MBU)
- fetale Pulsoxymetrie.

Geburtsvorbereitung *f*: engl. *birth education*. Summe der präpartalen vorbereitenden Maßnahmen mit dem Ziel, Informationen für werdende Eltern in Bezug auf Schwangerschaft, Geburt und Wochenbett zu geben, kombiniert mit gymnastischen Übungen, um insgesamt die physische und psychische Vorbereitung auf die Geburt zu verbessern.

Maßnahmen:
- spezifische Übungen in der Schwangerschaft* zur Geburtsvorbereitung, in der Regel ab dem 6. Schwangerschaftsmonat. Eingesetzt werden u. a. schonendes Kreislauftraining, Beckenbodentraining*, Entspannungsübungen mit Erlernen einer geeigneten Atmung zur Unterstützung der Wehen und Schwangeren-Schwimmen.
- Vermittlung von Informationen über den Verlauf der Schwangerschaft, der Geburt* und mögliche Verhaltensweisen während der Geburt, über das Wochenbett, das Stillen* und die erste Zeit mit dem Neugeborenen.

Im Idealfall nimmt der Partner oder eine Begleitperson an diesen Geburtsvorbereitungskursen teil.

Geburtswehen *f pl*: engl. *Obstetric Labor*; syn. geburts-wirksame Wehen. Zur Geburt des Kindes notwendige Kontraktionen der Gebärmuttermuskulatur. Unterschieden werden Eröffnungswehen, Austreibungswehen und Nachgeburtswehen.

Formen:
- Eröffnungswehen: rhythmische Wehen in der Eröffnungsperiode; durch das Tiefertreten des Kopfes und zunehmenden Druck auf den Muttermund kommt es zur fortschreitenden Eröffnung desselben
- Austreibungswehen: meist schmerzhafte Wehen in der Austreibungsperiode zur eigentlichen Geburt des Kindes; in der Endphase der Geburt als Presswehen bezeichnet
- Nachgeburtswehen: zur Lösung und Austreibung der Plazenta.

Geburtszange *f*: engl. *delivery forceps*. Geburtshilfliches Instrument zur Durchführung einer vaginal-operativen Geburt (Zangengeburt). Die Zange selbst besteht aus 2 nahezu spiegelbildlich gestalteten Löffeln, die getrennt am kindlichen Köpfchen platziert und außerhalb der Vulva geschlossen werden. Danach erfolgt durch Zug am Instrument die Geburt des Kopfes.

Formen: Nach der Form des Schlosses werden unterschieden:
- Zangen mit sich im Schloss überkreuzenden Zangenblättern: **1.** Naegele-Zange (häufigste Form) **2.** Kielland-Zange
- Parallelzangen mit im Schloss nicht gekreuzten, parallel verlaufenden Zangenblättern: **1.** Shute-Zange **2.** Bamberger-Zange.

Geburt, termingerechte *f*: engl. *Term Birth*; syn. Geburt eines ausgetragenen Neugeborenen. Geburt eines ausgetragenen Säuglings am errechneten Geburtstermin. Am berechneten Entbindungstag selber kommen allerdings nur etwa 4 % der Kinder zur Welt, im Zeitraum plus minus 1 Woche ca. 70 %.

Geburt, überstürzte *f*: engl. *precipitate delivery*; syn. Partus praecipitatus. Ungewöhnlich schnelle und meist überraschend verlaufende Geburt. Die Geburtsdauer beträgt < 3 h bis wenige Minuten. Bei fehlender Unterstützung und Geburtsüberwachung treten Geburtsverletzungen und Anpassungsstörungen des Neugeborenen häufiger auf.

Geburt, vaginale *f*: syn. vaginale Entbindung. Entbindung des Feten per via naturalis über die Scheide, unabhängig davon, ob es sich um eine Spontangeburt oder eine vaginal-operative Geburt (Forceps, Saugglocke, Beckenendlagenentwicklung) handelt.

Geburt, vertrauliche *f*: engl. *anonymous birth*; syn. anonyme Geburt. Entbindung, bei der die Schwangere ihre Identität nicht offenlegt und stattdessen nur der Beratungsstelle gegenüber die notwendigen Angaben für den Herkunftsnachweis des Kindes macht.

Gedächtnis *n*: engl. *memory*. Fähigkeit des Gehirns*, Informationen zu speichern, zu verarbeiten und bei Bedarf wieder abzurufen. Das Gedächtnis umfasst alles Wissen eines Menschen über kontextbezogene, persönliche Erlebnisse und kontextunabhängige Fakten sowie motorische Fertigkeiten und Handlungsroutinen.

Einteilung:
- Unterscheidung hinsichtlich der Zeit: **1. sensorisches Gedächtnis** (Ultrakurzzeitgedächtnis): hält für die Dauer von Millisekunden die über die Sinnesorgane wahrgenommenen Informationen fest. Eine Verarbeitung erfolgt nicht. **2. Kurzzeitgedächtnis**: hat die Fähigkeit zum Wiederaufrufen von Erinnerungen an jüngste Ereignisse oder Erfahrungen. Die Kapazität des Kurzzeitgedächtnisses ist hinsichtlich Zeit (20–40 Sekunden) und Umfang begrenzt. Bei kurzer Darbietung zahlreicher Informationen werden nur ca. 7 Einheiten gespeichert, ein erstes Be- und Verarbeiten (z. B. während eines Gesprächs) erfolgt bereits. Werden diese Informationen nicht innerhalb der sensiblen Frist codiert (bewusst eingeordnet), werden sie vergessen. Durch bewusste Aufmerksamkeit können sie länger behalten werden. **3. Langzeitgedächtnis**: enthält nur einen Bruchteil der Informationen, die die beiden anderen Speicher durchlaufen haben. Es ist hinsichtlich der Anzahl der gespeicherten Informationen und der Dauer der Speicherung (theoretisch) unbegrenzt, auch wenn nicht alle Inhalte abrufbar sind. Die Speicherung geschieht über biochemische Verbindungen, sog. Gedächtnisspuren (Engramme), die den Vorgang des Erinnerns (Ekphorie) ermöglichen. **4. Arbeitsgedächtnis**: wird als eine Art Schnittstelle zwischen Kurzzeit- und Langzeitgedächtnis angenommen. Eingegangene Informationen aus dem Kurzzeitgedächtnis können bearbeitet und für die längerfristige Speicherung im Langzeitgedächtnis präpariert oder Inhalte aus dem Langzeitgedächtnis abgerufen und verändert werden.
- Unterscheidung in Neu- und Altgedächtnis, die insbesondere bei Patienten mit Gedächtnisstörungen (nach Hirnschädigungen) von Bedeutung ist: **1. Altgedächtnis**: enthält alle Informationen, die bis zu einem bestimmten Zeitpunkt (bei Schädel-Hirn-Trauma bis zur Schädigung) gespeichert wurden (sog. retrograde Prozesse wie z. B. Kenntnisse der Biographie, Schulwissen). **2. Neugedächtnis**: bezieht sich auf die Speicherung aktueller Informationen nach einem bestimmten Zeitpunkt (z. B. nach einer Hirnschädigung), also auf die Fähigkeit, sie im Langzeitgedächtnis speichern zu können (sog. anterograde Prozesse).
- Unterscheidung entsprechend der Gedächtnisinhalte: **1. semantisches Gedächtnis*** (Be-

deutungswissen); Näheres siehe dort 2. episodisches Gedächtnis* (Erinnerung an Erlebnisse); Näheres siehe dort 3. prozedurales Gedächtnis (Handlungswissen).
Prozesse: Man unterscheidet drei **Gedächtnisprozesse:**
1. **Encodierung:** Transformation der sensorisch präsenten Information in speicherfähige Einheiten und deren Integration in die bestehende kognitive Struktur
2. **Konsolidierung:** Aufrechterhalten der Information nach Encodierung durch Verknüpfung mit langfristig gespeicherten Informationen oder aktives Memorieren (durch wiederholte Erregungszirkulation konsolidierte Inhalte: Engramme)
3. **Decodierung:** Abruf der gespeicherten Information durch Wiedererkennen von bekannter aus unbekannter Information oder Erinnern (Ekphorie) sowie Reproduktion von Gedächtnisinhalten in Form von Vorstellungen.
Lokalisation: Für Gedächtnisprozesse wichtige **Hirnstrukturen** sind:
– Zerebellum: prozedurales Gedächtnis
– zerebraler Kortex*: sensorisches Gedächtnis, je nach Sinnesmodalität und Gedächtnisaufgabe
– HippoKampus und Amygdala*: deklaratives Gedächtnis*
– Präfrontalkortex*: episodisches Gedächtnis* und semantisches Gedächtnis*
– medialer Temporallappen*: semantisches Gedächtnis
– Korpus striatum (Striatum): Gewohnheitsbildung und Reiz-Reaktions-Verbindungen.
Thalamus, basales Vorderhirn und Präfrontalkortex sind bei der Bildung von Gedächtnisinhalten ebenfalls von Bedeutung. Das Erinnern episodischer Gedächtnisinhalte geht mit höherer Aktivität im rechten Präfrontalkortex einher, Erinnerungen des semantischen Gedächtnisses aktivieren den linken Präfrontalkortex.
Klinische Bedeutung: Zur Diagnostik der Gedächtnisfunktionen stehen zahlreiche Gedächtnistests zur Verfügung. **Störungen** der Gedächtnisfunktionen sind:
– fehlerhafte Decodierung: 1. Vergessen infolge ungenügend konsolidierter Engramme (Zerfallstheorie) 2. Überschreiben mit neuen, konkurrierenden Inhalten (Interferenztheorie) 3. mangelhafte Abrufhinweise oder motiviertes Vergessen
– Gedächtnishemmung*
– Gedächtnistäuschung*
– Gedächtnisstörung*
– Amnesie*
Therapeutische Ansätze umschließen:
– Anwendung von Gedächtnisstrategien (potenziell bewusste, mentale Operationen zur Verbesserung der Gedächtnisleistung) bei Encodierung oder Decodierung
– Gedächtnistherapie*.
Geschichte: 1885 entdeckte H. Ebbinghaus im Selbstversuch durch das Lernen sinnloser Silben grundlegende Gedächtnisgesetze (Ebbinghaus-Vergessenskurve). Atkinson und Shiffrin unterschieden 1968 erstmals in ihrem Mehrspeichermodell des Gedächtnisses 3 nacheinander geschaltete Gedächtnisspeicher, die sich in Abhängigkeit von der Dauer der Informationsspeicherung im Gehirn unterscheiden.

Gedächtnisambulanz f: engl. *memory clinic*; syn. Memory-Klinik. Teilstationäre oder ambulante Einrichtung zur spezialisierten Diagnostik und Therapie von Gedächtnisstörungen* und Demenz*.

Gedächtnis, episodisches n: engl. *episodic memory*. Bereich des deklarativen Gedächtnisses, in dem autobiografische Erfahrungen mit persönlichem Kontextbezug abgespeichert werden, z. B. erlebte Episoden, Ereignisse, Erfahrungs- und Lerninhalte. Das episodische Gedächtnis basiert auf einem weitverzweigten Netzwerk kortikaler und subkortikaler Hirnregionen und überlappt mit anderen Gedächtnissystemen, z. B. dem Arbeitsgedächtnis.
Funktion: Das episodische Gedächtnis ist eine Grundlage für das Lernen, Sich-Erinnern, Erfahrungs- und Wissensbildung sowie für das autobiografische* Gedächtnis (Grundlage für die Ausbildung von Selbstidentität und Ich-Gefühlen). Die Messung erfolgt mit neuropsychologischen Tests, z. B. CERAD Neuropsychological Battery. Der Abruf von Inhalten wird durch gedächtnisbezogene Hinweisreize ggf. erleichtert. Das Erinnern episodischer Informationen (mentale Zeitreise) geht mit autonoetischem, Ich-zentriertem Bewusstsein einher. Episodische Gedächtnisinhalte können ggf. verzerrt, fragmentarisch oder falsch abgerufen werden. Hierin liegt ein wesentlicher Unterschied zwischen dem Abruf semantischer Informationen (Wissen) und episodischer Informationen (Erinnern) aus dem deklarativen Gedächtnis.
Klinische Bedeutung: Das episodische Gedächtnis nimmt bildungs- und altersabhängig ab dem mittleren Lebensalter deutlich ab, wobei eine Volumenreduktion des Hippocampus mit der Reduzierung der episodischen Gedächtnisleistung korreliert.
– frühe Kernsymptomatik der Alzheimer-Krankheit: 1. Defizite im episodischen Gedächtnis gegenüber der Alters- und Bildungsnorm 2. eingeschränkte Nutzung von Hinweisreizen (Free and Cued Selective Reminding Test)
– Beeinträchtigung bei Schizophrenie, z. T. auch bei affektiven Störungen, v. a. im Alter.

Gedächtnishemmung f: engl. *memory inhibition*; syn. affektive Hemmung. Beeinträchtigung oder quantitative Reduktion von Gedächtnisleistungen durch Faktoren, die mit Gedächtnisprozessen (v. a. untersucht für episodisches und Arbeitsgedächtnis) interferieren und dadurch Vergessen erklären. Am bekanntesten sind die Formen der Gedächtnishemmung durch Interferenz*.
Formen:
– **Affektive** Hemmung: Die Aufnahme von Informationen ist bei gleichzeitigem Einfluss starker Gefühle (z. B. Schmerzen, Angst, Trauer) stark beeinträchtigt (Interferenz*).
– **Vorauswirkende** (proaktive) Hemmung: Wird ein Lerninhalt kurz nach einem anderen Lerninhalt gelernt, so wird er nicht sicher erinnert.
– **Rückwirkende** (retroaktive) Hemmung: Wird ein Lerninhalt zuerst gelernt und innerhalb kurzer Zeit ein anderer Inhalt gelernt, so kann die Erinnerung an den zuerst gelernten Inhalt vermindert sein.
– **Ähnlichkeitshemmung:** Weisen die aufzunehmenden Informationen ein gewisses Maß an Ähnlichkeit auf, erschwert dies die Einprägung.
– **Erinnerungshemmung:** Das Lernen unmittelbar vor der Wiedergabe bereits früher erlernten Wissens blockiert dessen Reproduktion.
– **Gleichzeitigkeitshemmung:** Unter dem Einfluss mehrerer Aktivitäten und Reize ist die beabsichtigte Aufnahme bestimmter Informationen erschwert.

Gedächtnis, nichtdeklaratives n: engl. *nondeclarative memory*. Nach dem Modell von Squire (1987) zusammen mit deklarativem Gedächtnis* Teil des Langzeitgedächtnisses. Es umfasst verschiedene, dem Bewusstsein nicht notwendigerweise zugängliche Prozeduren und Inhalte des Langzeitgedächtnisses. Das nichtdeklarative Gedächtnis wird durch implizites Lernen erworben.

Gedächtnis, semantisches n: engl. *semantic memory*. Bereich des deklarativen Gedächtnisses, in dem vom persönlichen Erfahrungskontext unabhängiges, allgemeines, gelerntes Faktenwissen gespeichert ist. Hierzu zählen grundlegende Bedeutungen von Begriffen und Sachverhalten, z. B. Gegenstände, Fakten, Konzepte, Wörter, Wortbedeutungen und Namen.
Speicherung: Die Inhalte werden gespeichert über ein weitverzweigtes Netzwerk im Neokortex, das auch mit anderen Gedächtnissystemen vernetzt ist. Der Erwerb von semantischen Gedächtnisinhalten geschieht in der Regel über den linken Hippocampus durch Konsolidierung*. Die Speicherung in und der Abruf aus dem semantischen Gedächtnis geht mit noeti-

schem Bewusstsein einher, z.B. dem Gewahrwerden von Objekten und Ereignissen.

Gedächtnisspanne f: engl. *memory range*. Anzahl unzusammenhängender Informationen, die unmittelbar nach einmaliger Darbietung reproduzierbar sind. Die Gedächtnisspanne beschreibt somit auch die Kapazität des Arbeitsgedächtnisses. Die kurzzeitig gespeicherten Informationen können im Arbeitsgedächtnis* miteinander verglichen oder in eine logische Beziehung gesetzt werden.

Gedächtnisstörung f: engl. *memory disorder*. Veränderung in der Funktion oder Leistungsfähigkeit des Gedächtnisses, v. a. bei Demenz*, aber z. B. auch bei Depression*, dissoziativer Fugue*, dissoziativer Amnesie* und anderen das ZNS betreffenden Erkrankungen. Behandelt wird mit Gedächtnistherapie*.

Gedächtnistäuschung f: engl. *memory illusion*. Qualitative Gedächtnisstörung*, gekennzeichnet durch fehlerhaftes oder scheinbares Erinnern an Erlebnisinhalte (Roediger, 1996). Sie tritt hauptsächlich im aktiven, rekonstruktiven Erinnerungsprozess (Retrieval), aber auch im Wiedererkennensmodus (Recognition) auf.
Beschreibung: Gedächtnistäuschungen bei Zeugenaussagen wurden erklärt durch Theorien zur Gedächtnismodifikation (Loftus 1977), Abrufbeeinträchtigung (Bekerian und Bowers 1983), Quellenkonfusion (Lindsay 1994) oder Antworttendenzbildung (MacCloskey und Zaragoza 1985). **Formen** (pathologisch):
– False-Memory-Syndrom
– Korsakow-Syndrom, u. a..
Abzugrenzen sind die sog. Bekanntheitstäuschungen wie Déjà-vu-Erlebnis und Jamais*-vu-Erlebnis (hierbei gibt es keine Veränderung der Gedächtnisinhalte).

Gedächtnistherapie f: engl. *memory therapy*. Neuropsychologisch begründete, nichtpharmakologische Maßnahmen zur effizienten Nutzung von Gedächtnisressourcen mit dem Ziel der Wiedergewinnung oder des Erhalts von Selbstständigkeit und Lebensqualität.
Vorgehen: Die Gedächtnisinhalte, auf deren Einspeicherung sich die therapeutischen Strategien beziehen, sollten individuell bedeutsam und alltagsrelevant für den Patienten sein. Je nach Art und Schweregrad der Gedächtnisstörung* werden folgende Methoden angewandt:
– Vermittlung internaler Strategien zur Verbesserung der Encodierung* von Gedächtnisinhalten (Gedächtnisstrategien, Mnemotechniken), Techniken zur Optimierung und Steuerung des Lernvorgangs (fehlerfreies Lernen, schrittweises Ausblenden von Hinweisreizen, schrittweise verlängerte Abrufintervalle)
– Nutzung (kompensatorischer) externer Gedächtnishilfen, Umgestaltung der Umwelt (z. B. Beschilderung, Aufbau von Verhaltensroutinen).

Indikationen:
– defizitäre Gedächtnisleistungen nach Hirnschädigung
– Demenz*
– Schizophrenie*
– Alkoholabhängigkeit*
– auch zur Verbesserung der Merkfähigkeit gesunder Personen.

Wirksamkeit: Der Nutzen kompensatorisch ausgerichteter Gedächtnistherapien für die Verbesserung von Alltagsfunktionen nach Hirnschädigung, bei Schizophrenie und Alkoholabhängigkeit wurde nachgewiesen (kontrollierte klinische Studien).

Gedächtniszellen f pl: engl. *memory cells*. Langlebige (Monate bis Jahre), funktionell ruhende, immunkompetente (B- und T-) Lymphozyten*, die für das immunologische Gedächtnis verantwortlich sind und nach Kontakt mit einem spezifischen Antigen nicht absterben, sondern bei jedem erneuten Antigenkontakt eine schnelle Immunantwort* ermöglichen (Booster*-Effekt).
Einteilung: T-Gedächtniszelle:
– ehemalige naive T*-Helferzelle, die nach Erstkontakt mit einem Antigen nicht durch Apoptose* zerstört wurde und die spezifische, zelluläre Immunreaktion gelernt und gespeichert hat
– bei Reinfektion mit dem Antigen Abrufen der gelernten Reaktion und Auslösen einer effektiven und schnellen Sekundärantwort
– Differenzierung von CD4-positiven oder CD8-positiven T-Lymphozyten zu T-Gedächtniszellen.

B-Gedächtniszelle:
– ehemalige B*-Lymphozyten, die bei erstem Antigenkontakt einen passenden Antikörper an seiner Oberfläche gebildet haben und nicht zu einer Plasmazelle* differenziert sind
– bei Reinfektion mit dem gleichen Pathogen Umwandlung in Plasmazellen, um so eine schnelle, humorale Immunantwort zu garantieren.

Klinische Bedeutung: Der Erfolg von Impfungen* beruht auf dem Prinzip der adaptiven Immunität mit Gedächtniszellbildung.

Gedankenabreißen → Denksperrung
Gedankenausbreitung → Gedankenübertragung
Gedanken, automatische m pl: engl. *automatic thought*. Sammelbezeichnung für kaum bewusste, häufig negative und dysfunktionale Kognitionen (bei verzerrten oder der Situation unangemessenen Inhalten), die in bestimmten Situationen unmittelbar aktiviert werden und je nach kognitivem und situativem Kontext bestimmte Emotionen* (z. B. Angst, Trauer, Ärger) nach sich ziehen.

Gedankenbeeinflussung f: engl. *constraint of thought*. Inhaltliche Denkstörung* mit der pathologischen Überzeugung, die eigenen Gedanken würden von externen Mächten oder Personen beeinflusst (Fremdbeeinflussungserlebnis). Gedankenbeeinflussung kommt bei Schizophrenie* vor.

Gedankendrängen n: engl. *pressured thinking*. Formale Denkstörung mit gleichzeitig sich aufdrängenden, vielen verschiedenen Einfällen oder Gedanken. Sie kommt v. a. bei Manie* im Rahmen bipolarer affektiver Störungen* vor.
Beschreibung: Der Betroffene kann die Fülle der andrängenden, immer neuen Einfälle oder Gedanken nicht ordnen oder beherrschen. Die Gedanken können sinnvoll oder sinnlos sein, sich überstürzen oder wie automatisch ablaufen. Das Denken muss dabei dem Beobachter nicht beschleunigt erscheinen.

Gedankeneingebung → Gedankenübertragung
Gedankenentzug → Gedankenübertragung
Gedankenjagen → Gedankendrängen
Gedankenlautwerden n: engl. *thought hearing*. Echoähnliches Hören der eigenen Gedanken, das bei Schizophrenie, hirnorganischen Störungen oder auch bei sensorischer Deprivation (z. B. unter psychischer Folter) vorkommt. **Formen:**
– Halluzination*, bei der Einsicht in den halluzinatorischen Charakter des Lautwerdens der Gedanken vorliegt (Doppeldenken)
– Ich*-Störung (Störung der Meinhaftigkeit nach K. Schneider) bzw. inhaltliche Denkstörung, bei der die wahnhafte Überzeugung vorliegt, die Gedanken würden tatsächlich auch für andere hörbar sein. Als Steigerung gilt die Gedankenausbreitung.

Gedankensperrung → Denksperrung
Gedankenstopp m: engl. *thought stopping technique*. Methode aus der kognitiven Verhaltenstherapie* zur Unterbrechung unerwünschter persistierender Gedanken (z. B. durch internales oder lautes „Stopp"-Rufen, sobald sich die Gedanken einstellen), etwa bei Zwangsgedanken*.
Ziel:
– Erzeugung eines Zeitfensters für den Einsatz von anderen, positiv verstärkenden Gedanken und Verhaltensweisen
– Förderung der Selbstwahrnehmung*
– Unterstützung der Selbstwirksamkeit des Patienten.

Wirksamkeit:
– Bei Zwangsstörungen ist in der Regel die Konfrontation* mit angst-auslösenden Gedanken durch Tonaufnahme der eigenen Stimme und Abspielen über Kopfhörer effektiver.
– Sie ist nicht einsetzbar bei Personen mit wenig kognitiver Kontrolle, z. B. bei Psychose oder schwerer Depression.

Gedankenübertragung *f*: engl. *thought insertion*. Ich*-Störung bzw. inhaltliche Denkstörung*, bei der der Betroffene überzeugt ist, dass andere Anteil an den eigenen Gedanken haben und diese kennen, evtl. verbunden mit dem Eindruck, das Denken stehe nicht unter der eigenen Kontrolle. Zur Gedankenübertragung kommt es fast ausschließlich bei einer Schizophrenie*. **Formen:**
- Gedankenausbreitung: Bei dem Betroffenen besteht die Überzeugung, dass Andere die eigenen Gedanken denken oder diese kennen (Gedankenlesen).
- Gedankenentzug: Der Betroffene hat das Gefühl, die eigenen Gedanken würden von außen entzogen, z. B. durch eine äußere Macht oder Person (Gedankenbeeinflussung*).
- Gedankeneingebung: Eigene Gedanken und Vorstellungen werden als fremd, beeinflusst, gelenkt, von außen eingegeben oder aufgedrängt empfunden.

Gedankenunterdrückung *f*: engl. *thought suppression*. Strategie zur Kontrolle intrusiver, unerwünschter Gedanken oder Vorstellungsbilder. Verwendet werden v. a. innerer Dialog* und Ablenkung, was jedoch Aufmerksamkeit auf besagte Inhalte lenkt und diese dadurch langfristig verstärkt (Selbstaufmerksamkeit). Empirisch als wirksam belegt sind dagegen v. a. Akzeptanz und Umbewertung.
Klinische Bedeutung: Bei Zwangsstörung*, Panikstörung*, generalisierter Angststörung*: Der Effekt wird zuerst bewusst gemacht durch eine Demonstration z. B. mit dem Gedankenexperiment der weißen Bären (erst weißen Bären vorstellen, dann für festgelegte Zeit aktiv nicht an weiße Bären denken). Aufbauend darauf werden im Rahmen der kognitiven Verhaltenstherapie* Strategieänderungen gesucht. Das Finden von Strategien jenseits der Gedankenunterdrückung ist ein wichtiges Element der Behandlung.

Gefährdungsbeurteilung, arbeitsmedizinische *f*: engl. *evaluation of (work related) hazards*. Umfassender Prozess zur Gefährdungsanalyse am Arbeitsplatz nach normativen oder subjektiven Beurteilungskriterien bzw. aufgrund staatlicher Normen, z. B. im Rahmen einer Arbeitsplatz- oder Betriebsbegehung sowie beim Anerkennungsverfahren für Berufskrankheiten. Die arbeitsmedizinische Gefährdungsbeurteilung ist neben der Betriebsvereinbarung Arbeitsschutz ein wichtiges Instrument für die arbeitsmedizinische Vorsorge.
Rechtliche Grundlagen: Der Arbeitgeber ist verpflichtet, für jede Tätigkeit eine Beurteilung der mit der Arbeit verbundenen Gefährdung (arbeitsbereichs-, tätigkeits- und stoffbezogen) zu ermitteln.

Gefährlichkeitsprognose *f*: Einschätzung des Risikos*, ob eine Person oder eine Personengruppe in der Zukunft eine Gefahr darstellen wird. Was unter einer „Gefahr" verstanden wird, hängt von dem juristischen Kontext ab, in welchem eine solche Prognose* abgegeben wird. In Strafverfahren sind damit meistens Gewalt- und Sexualdelikte gemeint.

Gefäßanomalie: syn. vaskuläre Anomalie. Seltene, meist angeborene Gefäßerkrankung des arteriellen, venösen und lymphatischen Gefäßsystems, die jede Körperregion und jedes Organsystem betreffen kann. Unterschieden werden vaskuläre Tumoren* mit neoplastischer Endothelzellproliferation (z. B. kapilläres Hämangiom*) von nichtneoplastischen vaskulären Malformationen* (z. B. venöse Malformation*, arteriovenöse Malformation*, lymphatische Malformation*).

Gefäßchirurgie *f*: engl. *vascular surgery*. Medizinisches Fachgebiet der Chirurgie mit Anwendung operativ-instrumenteller (z. T. mikrochirurgischer, interventioneller) Verfahren zur Wiederherstellung v. a. erkrankter oder verletzter Blutgefäße, seltener von Lymphgefäßen.
Techniken:
- direkte Gefäßnaht* oder Ligatur
- Patch*-Plastik
- Angioplastie*
- Desobliteration*
- Varizenstripping*
- Gefäßtransplantation*
- Bypass*-Operation.

Indikationen:
- Beseitigung oder Umgehung von Strömungshindernissen bei Verschlusskrankheiten
- Beseitigung pathologischer Strömungsverhältnisse, z. B. bei Varikose*, Aneurysma*, Angiom, arteriovenöser Fistel*
- Änderung der Strömungsrichtung, z. B. durch Anlage eines gefäßchirurgischen Shunts*.

Gefäße [Anatomie] *n pl*: syn. Vasa. In der Anatomie schlauchförmige Leitungsabschnitte für die Körperflüssigkeiten Blut und Lymphe. Man unterscheidet die Blutgefäße nach ihrer Strömungsrichtung zum Herzen (Arterien* bzw. Venen) und nach ihrer Aufgabe (Vasa publica bzw. Vasa privata).
Begriffsabgrenzung: Gefäße für andere Körperflüssigkeiten (Speichel-, Tränen-, andere Drüsensekrete) werden als Gänge (Ductus) bezeichnet.
Histologie: Gefäße kennzeichnet eine charakteristische Dreischichtung ihrer Wandschichten (von innen nach außen):
- Tunica intima (Intima)
- Tunica media (Media) – bei den Kapillaren* fehlend
- Tunica adventitia (Adventitia)

Gefäße, aberrierende *n pl*: engl. *aberrant vessels*; syn. Vasa aberrantia. Vom normalen Verlauf bzw. der anatomischen Norm abweichende Gefäße, z. B. Arteria lusuria (abnorm verlaufende A. subclavia dextra, die aus der Aorta descendens statt dem Truncus* brachiocephalicus entspringt), oder aberrante, teils blind endende Gallengänge (z. B. im Rahmen einer fokalen nodulären Hyperplasie*).

Gefäße, extrakranielle *n pl*: engl. *extracranial vessels*; syn. extrakranielle hirnversorgende Arterien. Die 4 großen arteriellen Zuflussbahnen des Gehirns: Arteria* carotis communis dextra und sinistra, Arteria* vertebralis dextra und sinistra.

Gefäßgeräusch *n*: engl. *vascular murmur*. Pulssynchrones Geräusch, das bei der Auskultation* von Blutgefäßen infolge besonderer Strömungsverhältnisse meist beim Übergang von laminarer zu turbulenter Strömung zu hören ist. Mögliche Ursachen sind Gefäßstenose*, Aneurysma*, arteriovenöse Fistel*, Hyperämie* von Organen (z. B. der Schilddrüse* bei Hyperthyreose*), hochgradige Anämie* (sog. Nonnensausen) und Fieber.

Gefäßgeschwulst → Angiom

Gefäßklemme *f*: engl. *vascular clamp*. Klemme zum Fassen blutender Gefäße (Satinsky-Klemme) oder Mikroklemme zur Unterbrechung des Blutstroms durch Zusammendrücken kleiner Gefäße ohne Verletzung der Gefäßwand (Bulldogklemme oder Yasargil-Clip bei mikrochirurgischer Gefäßnaht).

Gefäßmedizin → Angiologie

Gefäßnaht *f*: engl. *vascular suture*. Gefäßchirurgische Naht zur Behandlung von offenen oder geschlossenen Gefäßverletzungen. Direkt als fortlaufende Gefäßnaht, Einzelknopf- oder Matratzennaht (siehe Nahtmethoden*) mit dünnem atraumatischem (nicht resorbierbarem) chirurgischem Nahtmaterial* unter Erfassung aller Wandschichten des Gefäßes, bei kompletter Durchtrennung evertierende Gefäßnaht oder Rekonstruktion des Gefäßes unter plastischer Erweiterung (Patch*-Plastik). Siehe Abb.

Gefäßpermeabilität *f*: Vom Endothel* abhängige Durchlässigkeit der Gefäße für gelöste Stoffe, Blutbestandteile und Flüssigkeiten. Bei Entzündungsprozessen und Immunreaktionen (z. B. bei Allergien) erhöht sich die Gefäßpermeabilität durch vasoaktive Substanzen wie Histamin*, Serotonin*, Leukotriene*, Bradykinin* und Komplementfaktoren. Dies geht meist mit Ödemen* einher.

Gefäßplastik → Angioplastik

Gefäßprothese *f*: engl. *prosthetic bypass graft*. Prothese* zum Ersatz natürlicher Blutgefäße.
Formen:
- Künstliche Gefäßprothese aus Polyestergewebe (z. B. Dacron) oder expandiertem Polytetrafluorethylen (e-PTFE, z. B. Goretex)

Gefäßnaht: 1: Evertierende U- oder Matratzennaht; 2: evertierende fortlaufende überwendliche Naht; 3–7: operative Behandlung von Gefäßverletzungen: 3: direkte Naht bei tangentialer Gefäßeröffnung; 4: Versorgung einer tangentialen Gefäßeröffnung unter plastischer Erweiterung mithilfe eines Venenstreifens; 5: direkte Naht einer vollständigen Gefäßdurchtrennung nach schräger Anfrischung der Gefäßstümpfe; 6: Behandlung einer geschlossenen Gefäßverletzung durch Resektion des Adventitiazylinders und Wiederherstellung der Strombahn durch Interposition eines autogenen Venentransplantats; 7: Behandlung eines traumatischen Gefäßverschlusses durch Umleitung mithilfe eines Venentransplantats.

- biologische Gefäßprothese (z. B. Homograft) für infizierte Gefäße (bei Protheseninfektionen oder mykotischem Aneurysma)
- herzchirurgisch: Composite* Graft aus Gefäßprothese mit integrierter mechanischer oder biologischer Herzklappenprothese (klappentragende Rohrprothese), z. B.: 1. zum Ersatz von Aortenklappe und Aorta ascendens (siehe Bentall*-deBono-Operation, Cabrol*-Operation) 2. als Interponat zwischen Herzspitze und Aorta thoracalis descendens (sog. Apiko-descendens-Conduit) bei Aortenklappenstenose und schwerer Verkalkung der Aorta ascendens (selten angewendet, meist ersetzt durch interventionellen Aortenklappenersatz; siehe Herzklappenersatz).

Vgl. Transkatheter*-Aortenklappenimplantation (Abb. dort).

Gefäßspinne → Naevus araneus

Gefäßstenose f: engl. *angiostenosis*. Verengung eines Gefäßes, im engeren Sinn eines Blutgefäßes, z. B. infolge einer Arteriosklerose oder Kompression von außen.

Gefäßtonus m: Von passiven (z. B. Elastin*, Kollagen*) und aktiven (Myozyten) Elementen abhängiger Tonus der glatten Gefäß-Muskulatur. Über den Gefäßtonus wird einerseits die Durchblutung der Gewebe reguliert und andererseits auch der Blutdruck*.

Funktion: Zu den Funktionen des Gefäßtonus gehören die
- Regulation der Durchblutung u. a. über: 1. Autoregulation 2. reaktive und funktionelle Hyperämie* 3. entzündungsbedingte Vasodilatation*
- Regulation des Blutdrucks sowie der Temperatur.

Regulation: Befindet sich das versorgte Gewebe im metabolischen Ruhezustand (z. B. bei körperlicher Ruhe), spricht man vom Ruhetonus: Dieser wird durch den neurogenen Grundtonus (extrinsische Regulation) und den Basistonus (intrinsische Regulation) erzeugt. Zu den intrinsischen Mechanismen, die den Gefäßtonus regulieren, gehören Gewebshormone* wie Histamin*, endotheliale Faktoren (Stickstoffmonoxid*, Endothelin*), myogene Vasokonstriktion* und metabolische Vasodilatation*. Extrinsische Regulatoren des Gefäßtonus sind der Sympathikus* und vasoaktive Hormone (ADH, VIP).

Gefäßtransplantation f: engl. *vascular bypass grafting*. Verfahren der Gefäßchirurgie* zur Wiederherstellung ausreichender Durchblutungsverhältnisse durch Umgehung bzw. Überbrückung stenosierter oder verschlossener Gefäßabschnitte (Bypass*-Operation) oder Erweiterungsplastik (Patch*-Plastik). Das Verfahren wird hauptsächlich bei fehlender Möglichkeit einer Gefäßrekonstruktion durch direkte Gefäßnaht, Desobliteration* oder Angioplastie* eingesetzt.

Gefäßverletzung f: engl. *vascular injury*. Traumatische oder iatrogene Verletzung von Arterien oder Venen. Man unterscheidet direkte und indirekte, offene und geschlossene sowie perforierende und nichtperforierende Gefäßverletzungen. Im Bereich der Extremitäten sind Gefäßverletzungen häufig mit Frakturen oder Luxationen kombiniert (z. B. A. poplitea bei Kniegelenksluxation, A. brachialis bei suprakondylärer Humerusfraktur).

Gefäßwiderstand → Kreislaufwiderstand

Gefäßwiderstand, pulmonaler m: engl. *pulmonary vascular resistance (Abk. PVR)*. Kreislaufwiderstand* im Lungenkreislauf, der 10-mal geringer ist als der Widerstand im großen Kreislauf. Der pulmonalvaskuläre Widerstand gilt als Maß für die rechtsventrikuläre Nachlast*, indirekt bestimmt im Rahmen der Herzkatheterisierung* oder mit Pulmonaliskatheter*.

Gefahrstoffverordnung f: „Verordnung zum Schutz von Mensch und Umwelt vor stoffbedingten Schädigungen" mit Beschränkungen für die Herstellung und Verwendung gefährlicher Stoffe sowie Angaben zu ihrer Einstufung, Kennzeichnung und Verpackung und Maßnahmen zum Arbeitsschutz.

Erläuterungen: Gefährlich im Sinne der Gefahrstoffverordnung sind explosionsgefährliche, brandfördernde, hochentzündliche, leichtentzündliche, entzündliche, sehr giftige, giftige, gesundheitsschädliche, ätzende, reizende, sensibilisierende, kanzerogene, reproduktionstoxische, mutagene sowie umweltgefährliche Stoffe und Zubereitungen. Die früher in der GefStoffV enthaltenen Verkehrsverbote und die Vorschriften über den Handel mit gefährlichen Stoffen und Zubereitungen sind heute in der Chemikalien-Verbotsverordnung geregelt. Daneben bestehen Regelungen, die den Verkehr mit giftigen Stoffen betreffen oder berühren, z. B. das Chemikaliengesetz, das Pflanzenschutzgesetz und die Pflanzenschutzmittel-Anwendungsverordnung. Die GefStoffV gilt nicht für Arzneimittel nach § 2 Arzneimittelgesetz.

gefesselte Lunge → Fibrothorax
gefesselte Lunge → Pleuraschwarte
Geflecht → Plexus

Gefrierschnitt f: engl. *frozen section*. Histologischer Schnitt von gefrorenem Gewebe zur Schnellschnittdiagnostik*.

Gefühl des Gemachten n: engl. *feeling of done*. Ich*-Störung mit der sicheren Empfindung der betroffenen Person, dass Wollen, Denken und/oder Handeln von außen erzeugt bzw. manipuliert werden. Es ist ein Erstrangsymptom bei Schizophrenie*.

Gefühllosigkeit f: engl. *loss of feeling*; syn. Gefühl der Gefühllosigkeit. Verminderte oder aufgehobene Empfindungsfähigkeit für Emotionen* und verminderte oder fehlende Empathie*. Das „Gefühl der Gefühllosigkeit*" kann außerordentlich belastend und Anlass für Suizidgedanken sein.

Vorkommen:
- Depression*
- Schizophrenie*
- organische psychische Störungen*
- Abhängigkeitssyndrom* (Sucht)
- Persönlichkeitsstörung.*

Gefühlsarbeit: engl. *emotional work*. Professionelle beraterische oder psychotherapeutische Arbeit an Gefühlen, insbesondere solchen, unter denen Patienten leiden. Im Rahmen von Gesprächen oder anderen psychotherapeutischen Techniken wird versucht, das Gefühl zu verstehen und ggf. zu beeinflussen.

Gefühlsverarmung f: engl. *loss of feeling*. Einschränkung oder Verlust differenzierter Gefühlswahrnehmungen, wobei die Tiefe der Empfindung einzelner Emotionen* oder die Vielfältigkeit abgestufter emotionaler Reaktionen vermindert ist im Sinne von Affektverarmung, Affektarmut*, Affektstarre*.

Gegengift → Antidot

Gegenhalten *n*: In der neurologischen Untersuchung der unwillkürliche Versuch, entgegen eindeutiger Instruktion das passive Bewegen von Extremitäten durch den Untersucher zu verhindern (durch nicht unterdrückbares „Helfen" oder Gegenkontraktion). Das Gegenhalten tritt auf bei Funktionsstörung im Frontallappen, bei extrapyramidalen Erkrankungen oder schwerer diffuser Gehirnschädigung.

Gegenkonditionierung *f*: engl. *counter conditioning*. Methode der Verhaltenstherapie*. Dabei erfolgt eine erneute Konditionierung*, die im Gegensatz steht zu einer ursprünglich konditionierten Reaktion. Beispielsweise wird ein unerwünschter, konditionierter Reiz wie Angst vor Spinnen mit einem damit unvereinbaren Reiz (Entspannung, z. B. Muskelrelaxation nach Jacobson) gekoppelt und so abgebaut bzw. gelöscht.
Techniken: Z. B. systematische Desensibilisierung (nach Wolpe).
Indikationen: V. a. Phobien* und Angststörungen*.

Gegenregulation, diabetische *f*: engl. *diabetic counter-regulation*. Reaktive Hyperglykämie* nach Hypoglykämie durch kontrainsuläre Hormone (Glukagon*, Adrenalin*, Kortisol*, Somatotropin (STH)).

Gegenstrom-Mechanismus *m*: syn. Gegenstrom-Prinzip. Stoffaustausch zwischen parallel verlaufenden und in geringem Abstand zueinander liegenden Gefäßen mit gegenläufiger Flussrichtung. Der Gegenstrom-Mechanismus erlaubt es, Stoffkonzentrationen sowie Energie zu erhalten und Stoffe schneller zu transportieren, indem sie über kurze Distanzen zwischen zwei Gefäßen ausgetauscht werden statt die gesamte Gefäßlänge zu durchlaufen.
Vorkommen: Der Gegenstrom-Mechanismus ist beispielsweise in der Henle-Schleife oder den Vasa recta der Niere wirksam und erzeugt dort einen Diffusionsgradienten.

Gegenübertragung *f*: engl. *countertransference*. Bezeichnung für Gefühle und Vorstellungen des Therapeuten oder Analytikers (Psychoanalyse*) als Reaktion auf das Verhalten des Patienten im Rahmen einer therapeutischen Beziehung. Das Konzept geht auf Freud (1910) zurück und bildet den Gegenpol zur Übertragung* [Psychoanalyse].
Klinische Bedeutung: Als Momente der Gegenübertragung gelten alle Impulse, die der Patient beim Therapeuten hervorruft. Nach psychoanalytischer Auffassung ist es Aufgabe des Therapeuten, sich dieser Prozesse bewusst zu werden, damit er einerseits eigene Konflikte aus der Behandlung heraushalten und andererseits die eigenen Reaktionen auf den Patienten als wesentliches Erkenntnismedium für die Konflikte des Patienten verstehen kann. Da Freud einen wertneutralen, unvoreingenommenen Therapeuten forderte, wurde die Gegenübertragung zunächst eher negativ bewertet, bis Heimann (1950) die Erkenntnis formulierte, dass sich die Gegenübertragung auf den therapeutischen Prozess auch fruchtbar auswirken und die Deutung bereichern kann: Gefühle des Therapeuten gegenüber dem Patienten können auf Reaktionen hinweisen, die der Patient in seiner Umgebung hervorruft.

gehemmtes Denken → Denkhemmung

Gehemmtheit *f*: engl. *shyness*. Minderung oder Hemmung des Antriebs*. Diese kann sich als gehemmtes Verhalten äußern mit Selbstunsicherheit, Ängstlichkeit und Schüchternheit in sozialen Situationen, oder als krankhafte Störung mit verminderter Energie und Initiative bei vorhandener Intention. Die Betroffenen erleben sich als „gebremst".
Vorkommen:
– ängstliche (vermeidende) Persönlichkeitsstörung
– Depression.

Gehgips → Gehverband

Gehhilfe *f*: engl. *walking aid*. Sammelbezeichnung für Hilfsmittel zur Unterstützung möglichst selbstständigen Gehens bei Patienten mit Gangunsicherheit* und Schwäche (z. B. im Alter oder aufgrund einer Lähmung) oder zur Übung und Entlastung einer Extremität (z. B. nach einem Bruch oder einer Operation). Die Muskelkraft zum Anheben muss vorhanden sein.

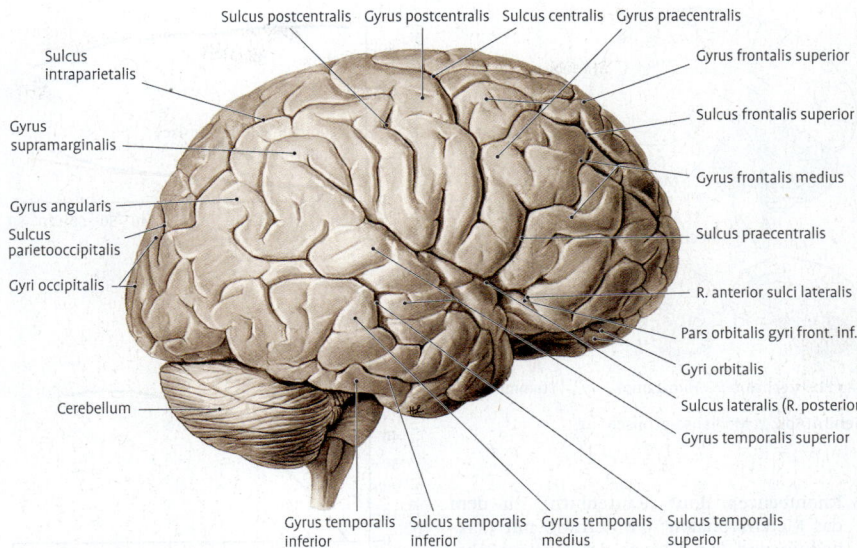

Gehirn Abb. 1: Lateralansicht eines Gehirns von rechts. [4]

Formen:
– Gehstock*
– Gehstütze* (Unterarmgehstütze, Achselstütze)
– Gehwagen* (Vierpunktrollator, Deltarad, Gehgestell).

Gehirn *n*: engl. *brain*; syn. Enzephalon. Kranialrostraler Teil des Zentralnervensystems. Das Gehirn liegt innerhalb des knöchernen Schädels und wird von den Hirnhäuten* umgeben. Anatomisch wird es unterteilt in Telenzephalon* (Endhirn), Dienzephalon* (Zwischenhirn), Mesenzephalon* (Mittelhirn) und Rhombenzephalon* (Rautenhirn). Siehe Abb. 1
Anatomie: Im inneren des Gehirns liegen die Hirnventrikel* (4 mit Liquor* cerebrospinalis gefüllte Hohlräume). Wie das Rückenmark*, in das es am Foramen magnum übergeht, wird das Gehirn von 3 Hüllen (Hirnhäuten*, synonym Meningen: Pia, Arachnoidea* und Dura* mater) umgeben. Der Raum zwischen den weichen Hirnhäuten ist mit Liquor* cerebrospinalis gefüllt. **Anatomische Gliederung** beim erwachsenen Menschen (siehe Abb. 2):
– Telenzephalon* (Endhirn) mit den beiden Großhirnhemisphären und den telenzephalen Kernen
– Dienzephalon* (Zwischenhirn) mit Hypophyse* und Epi-, Sub-, Hypo-, Metathalamus und Thalamus*
– Mesenzephalon* (Mittelhirn) mit Tectum mesencephali, Tegmentum mesencephali und Crura cerebri

Gehirnabszess

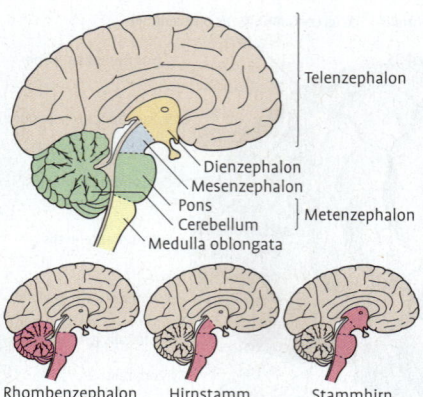

Gehirn Abb. 2: Mediansagittalschnitt.

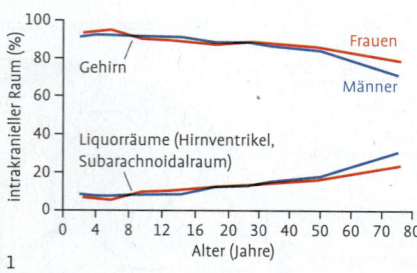

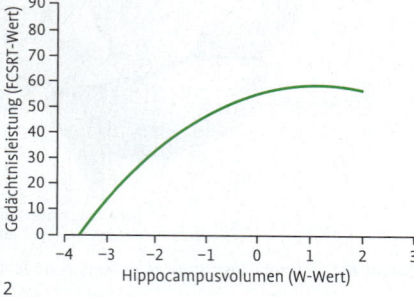

Gehirn, alterndes: 1: Entwicklung von Gehirnvolumen und Liquorräumen; 2: Zusammenhang zwischen verbaler Gedächtnisleistung (Bestimmung durch FCSRT) und totalem Hippocampusvolumen bei 70- bis 80-Jährigen.

– Rhombenzephalon* (Rautenhirn), zu dem das Metenzephalon* (Hinterhirn) mit Cerebellum und Pons* sowie das Myelenzephalon (Nachhirn) mit der Medulla* oblongata gehören.

Funktionelle Gliederung:
– in Hirnrinde (Rindenfelder*) mit Iso- und Allokortex, Kerngebiete (Nuclei) sowie Assoziationsbahnen*, Kommissurenbahnen* und Projektionsbahnen*
– weiter in Großhirn (Telenzephalon*), Zerebellum und Hirnstamm* (Hirnstamm und Dienzephalon werden zusammen als Stammhirn bezeichnet).

Gehirnabszess → Hirnabszess

Gehirn, alterndes *n*: engl. *senescent brain*. Strukturelle und funktionelle Veränderungen des erwachsenen Gehirns während des Alterns*. Es schrumpfen dabei sowohl graue als auch weiße Hirnsubstanz, wobei dieser physiologische Prozess interindividuell unterschiedlich ausgeprägt und unterschiedlich schnell abläuft. Das alternde Gehirn ist die biologische Grundlage für die Altersvergesslichkeit*.

Beschreibung:
– Abnahme des Hirnvolumens und Zunahme der Ventrikel- und Liquorräume (Altersgehirn*): **1.** Geschwindigkeit der Veränderung ist hirnarealspezifisch **2.** betrifft neben dem Stirnlappen vor allem den Hippokampus frühzeitig (bei Männern ab dem 3. Lebensjahrzehnt, siehe Abb.)
– Verringerung der weißen Hirnsubstanz ab ca. dem 50. Lebensjahr; Folge: verminderte Kommunikation zwischen den Hirnarealen und eine reduzierte geistige Verarbeitungsgeschwindigkeit
– veränderte, meist reduzierte Genexpression im Gehirn mit fortschreitendem Alter
– vermehrte Ansammlung wahrscheinlich schädlicher Tau-Proteine in den Gehirnzellen
– Funktionsbeeinträchtigung durch die kumulative Belastung mit oxidativem Stress*.

Gehirnanhangdrüse → Hypophyse

Gehirnbiopsie *f*: engl. *brain biopsy*. Biopsie* des Gehirns im Rahmen einer offenen oder stereotaktischen Operation, wenn mithilfe von Klinik, Bildgebung und anderen Verfahren keine ausreichende Diagnosesicherheit besteht, insbesondere bei Verdacht auf eine behandelbare Erkrankung wie Tumoren (z. B. Gliom*) oder Aspergillom.

Vorgehen: Heutzutage computerassistiert (Computer Assisted Surgery, als rahmengeführte Stereotaxie oder mittels Neuronavigation*).

Gehirnblutung → Blutung, intrakranielle geburtstraumatische
Gehirnblutung → Blutung, intrazerebrale
Gehirnblutung → Ventrikelblutung
Gehirndruck → Hirndrucksteigerung
Gehirnentzündung → Enzephalitis
Gehirnerschütterung → Commotio cerebri
Gehirnerweichung → Enzephalomalazie
Gehirnhautentzündung → Meningitis
Gehirninfarkt → Schlaganfall
Gehirnkompression → Compressio cerebri
Gehirnkontusion → Contusio cerebri
Gehirnreifung *f*: engl. *cerebral maturation*. V. a. postnatal stattfindender, mit neuronaler Plastizität* einhergehender, differenzierter Wachstumsprozess, der Dendriten, Neuroglia, synaptische Verbindungen und Myelinisierung umfasst und in Interaktion mit Umweltfaktoren zu einem Entwicklungsabschluss der Hirnstrukturen und -funktionen im Erwachsenenalter führt.

Gehirnschlag → Schlaganfall
Gehirnvolumen, vermindertes *n*: engl. *reduced brain volume*. Gegenüber der Norm reduziertes Volumen des Gehirns*.

Vorkommen:
– Hirnatrophie*
– primäre Entwicklungsstörungen* (z. B. im Frontalhirn und Hippocampus*)
– Assoziation mit Ätiologie und Verlauf von: **1.** Schizophrenie* **2.** affektiven Störungen* **3.** Persönlichkeitsstörungen* **4.** posttraumatischer* Belastungsstörung **5.** Zwangsstörung.

Nachweis: bildgebende Verfahren mit Berücksichtigung der physiologischen Gehirnentwicklung sowie Altersveränderungen, Bestimmung des:
– totalen intrakraniellen Volumens
– totalen Gehirnvolumens
– intraventrikulären Volumens
– extrazerebralen Volumens.

Gehör → Hörvermögen
Gehörgangentzündung → Otitis externa
Gehörgangsatresie: engl. *atresia of the external acoustic meatus*. Angeborener häutiger, knorpeliger oder knöcherner Verschluss des äußeren Gehörgangs, häufig als Atresia auris congenita

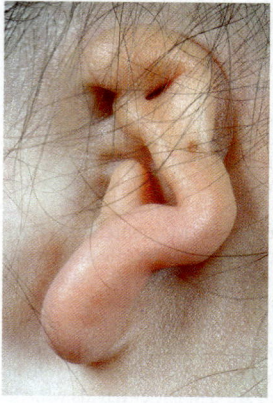

Gehörgangsatresie: Atresia auris congenita. [204]

mit ein- oder beidseitiger Gehörgangatresie in Kombination mit Ohrmuscheldysplasie* 3. Grades und ggf. Einbeziehung des Mittelohrs, aber ohne Assoziation zur Innenohrschwerhörigkeit. Die Therapie umfasst Knochenleitungshörgeräte und operative Gehörgangrekonstruktion. Siehe Abb.

Gehörgangsekzem → Otitis externa
Gehörgangspolyp *m*: engl. *otopolypus*. Schleimhautvorwölbung in den äußeren Gehörgang mit Ursprung im Mittelohr. Die Ausdehnung ist Folge eines Trommelfelldefekts. In der Regel liegt eine chronische Knocheneiterung (Cholesteatom*) vor. Der Polyp stellt ein Symptom („Signalpolyp") ohne eigenen Krankheitswert dar. Die Entfernung erfolgt operativ mittels Cholesteatomsanierung.
Therapie: Beseitigung der Grundursache: Cholesteatome werden vollständig operativ entfernt. Je nach Ausdehnung erfolgt eine Tympanoplastik* oder die Anlage einer Radikalhöhle.
Gehörgangsstenose *f*: engl. *stenosis of the external auditory meatus*. Angeborene oder erworbene Verengung des äußeren Gehörganges. Die Stenose kann partiell oder komplett (Atresie*) sein. Je nach Ausprägung ist das Hören uneingeschränkt möglich oder es liegt eine Schallleitungsschwerhörigkeit vor. Die Diagnose wird ohrmikroskopisch, ggf. auch durch Bildgebung (Computertomografie*) gestellt. Behandelt wird mittels plastischer Rekonstruktion.
Ursache:
- angeboren: 1. isoliert 2. zusammen mit anderen Fehlbildungen des äußeren Ohres im Rahmen von Syndromen
- erworben: 1. posttraumatisch, z. B. nach Felsenbeinfraktur 2. postoperativ 3. postinflammatorisch, z. B. nach chronischer Otitis* externa 4. Gehörgangsexostose, z. B. bei Wassersportlern.

Gehörknöchelchen *n sg, pl*: engl. *auditory ossicles*; syn. Ossicula auditus. Knöchelchen in der Paukenhöhle*. Diese sind Hammer (Malleus*), Amboss (Incus*) und Steigbügel (Stapes*). Die Gehörknöchelchen sind als sog. Gehörknöchelchenkette angeordnet und gelenkig miteinander verbunden. Sie dienen der Verstärkung und Weiterleitung des Schalls vom Trommelfell* zum Innenohr*.
Gehörorgan *n*: engl. *hearing organ*. Der dem Hören dienende Teil des Hör- und Gleichgewichtsorgans, bestehend aus äußerem Ohr, Mittelohr* sowie Cochlea* mit Corti*-Organ im Innenohr. Im weiteren Sinne werden auch die Hörbahn* und das Hörzentrum zum Gehörorgan gezählt.
Gehörprüfung → Hörprüfungen
Gehstock *m*: engl. *walking stick*. Meist einseitig verwendete Gehhilfe aus Holz oder Leichtmetall mit unterschiedlich geformten Handgriffen (Rundhakengriff, Fritzgriff, anatomisch geformter Griff für rechte oder linke Hand). Gehstöcke gibt es in unterschiedlichen Längen. Sie werden v. a. zur Entlastung operierter Beine oder Hüftgelenke sowie bei Muskelschwäche und Beinbehinderung eingesetzt.

Gehstörung → Gangstörung
Gehstütze *f*: engl. *walking crutch*. Orthopädisches Hilfsmittel zur Entlastung der unteren Extremität.
Formen:
- Unterarmgehstütze (UAG; sog. französische Gehstütze): 1. Handgriffe bei locker hängendem Arm ca. in Höhe der Handgelenke, Ellenbogengelenke beim Abstützen leicht gebeugt 2. Komplikation: Schmerzen in Schulter- oder Handgelenk, Kompression des N. ulnaris (Guyon*-Logensyndrom)
- Achselstütze: 1. bis in die Axilla reichende Gehstütze zur Entlastung der Arme 2. Komplikation: Radialislähmung, Durchblutungsstörung der A. axillaris infolge Kompression.

Gehtest *m*: engl. *claudication test*. Klinische Funktionsprüfung, bei der die (horizontale) Wegstrecke eines auf ebener Fläche gehenden Patienten (ggf. auf einem Laufband) standardisiert ermittelt wird.
Formen:
- im engeren Sinn zur orientierenden Beurteilung einer Durchblutungsinsuffizienz der Beine bei pAVK (Fontaine*-Stadien): Bestimmung der Gehstrecke bis zum Auftreten von Belastungsschmerzen (Claudicatio* intermittens) beim Gehen mit vorgegebener Geschwindigkeit (z. B. 80 Schritte/min)
- 6-Minuten-Gehtest: zur ergometrischen Beurteilung der körperlichen Belastbarkeit bei COPD oder pulmonaler Hypertonie*: Bestimmung der innerhalb von 6 min (ggf. mit Pausen) erreichbaren Gehstrecke.

Gehtraining *n*: engl. *walking training*. Nichtmedikamentöse Basisbehandlung der Claudicatio* intermittens bei pAVK. Dosiertes Gehen und rechtzeitiges Stehenbleiben vor der Schmerzgrenze gewährleisten den Eintritt einer reaktiven Hyperämie. Das therapeutische Prinzip des Intervalltrainings besteht im Wechsel von Ischämie und nachfolgender postischämischer Muskelmehrdurchblutung, wodurch die Ausbildung von Kollateralgefäßen stimuliert werden soll.
Gehverband *m*: engl. *walking cast*. Gipsverband* oder Kunststoffverband* im Bereich von Unter- bzw. Oberschenkel mit Fensterabsatz im Fußteil (Gips, Gummibügel oder Gehbügel). Angewendet wird er zur konservativen Fraktur-, Luxations- oder Kontrakturbehandlung durch Ruhigstellung bei möglichst axialer Belastung des Beins oder auch nach Osteosynthese, sofern Belastungsstabilität gegeben ist.

Gehwagen *m*: engl. *glider cane*; syn. Rollator. Fahrbare Gehhilfe aus Stahlrohr zur Geh- und Stehübung (zum verbesserten Halt auch mit Bauchring und Hose) sowie zur selbstständigen Fortbewegung bei Gleichgewichtsstörung und leichter Gangunsicherheit*.
Gehweiler-Klassifikation → Atlasfraktur
Geipel-Knötchen → Aschoff-Geipel-Knötchen
Geißelantigen → H-Antigen
Geißeln *f pl*: engl. *flagellates*. Fadenförmige, ektoplasmatische Organellen zur Fortbewegung bestimmter Bakterien* und Protozoen* (Flagellaten). Geißeln sind von der Zellmembran umschlossene Ausstülpungen der Zellen von Eukaryoten*, in deren Inneren sich jeweils ein Bündel von Mikrotubuli befindet. Die Bewegung der Geißeln wird durch eine aktive ATP-abhängige Formveränderung bewirkt.
Einteilung: Benennung der Bakterien je nach Zahl und Anordnung der Geißeln in monotrich*, amphitrich*, lophotrich*, peritrich* und atrich.
Geißeltierchen → Protozoen
Geist *m*: engl. *spirit*. Denken*, Vernunft, Bewusstsein* als die über das Sinnliche und Materielle hinausreichende Seite des menschlichen Seins, in Zusammenhang mit Bewusstsein* meist philosophisch verwendete Bezeichnung für mentale Phänomene wie Emotion*, Wahrnehmung, Lernen*, Erinnern, Denken* oder Absichten haben.
geistige Behinderung → Intelligenzminderung
Gekreuzter Lasègue: syn. gekreuztes Lasegue-Zeichen. Teil des neurologischen Status. Die untersuchte Person liegt mit ausgestreckten Beinen flach auf dem Rücken, der Untersuchende hebt die gestreckten Beine nacheinander im Hüftgelenk an. Bei positivem gekreuztem Lasègue kommt es zu Dehnungsschmerz im nicht angehobenen Bein bzw. im Rücken, oft beim großen Bandscheibenvorfall*.
Gekröse *n*: engl. *mesentery*; syn. Meso. Bauchfellduplikaturen, die vom parietalen und viszeralen Blatt des Peritoneums* gebildet werden. Das Gekröse verbindet die intraperitonealen Organe mit der Bauchwand* und beinhaltet deren Leitungsstrukturen. Entsprechend dem dazugehörigen Organ wird das Gekröse beispielsweise als Mesogastrium*, Mesokolon* oder Mesovarium* bezeichnet.
Gel [Arzneiform] *n*: Halbfeste Arzneimittelzubereitung zur lokalen Anwendung, meist Mischung aus Wasser, Glyzerol oder Propylenglykol und Quellstoffen (z. B. Stärke oder Agar), in denen Wirkstoffe gelöst sind.
Gelber Enzian → Enzian, gelber
gelber Fleck → Makula [Auge]
Gelbfieber *n*: engl. *yellow fever*; syn. Ochropyra. Akute, fieberhafte Krankheit, die durch das

Gelbfieber-Virus

Gelbfieber*-Virus (Flavivirus) verursacht wird. Die Erkrankung kommt vor in Afrika südlich der Sahara sowie in Lateinamerika. Aedes-Mücken übertragen den Erreger von Mensch zu Mensch (urbanes Gelbfieber) oder von Affen auf Menschen.

Klinik:
- asymptomatisch oder während einiger Tage: 1. akuter Fieberanstieg 2. Kopfschmerzen 3. Gliederschmerzen 4. Übelkeit
- darauf erfolgt Besserung, an die sich eine zweite Phase anschließt mit: 1. hohem Fieber 2. Ikterus 3. Bauchschmerzen 4. Blutungen.

Die zweite Phase hat eine Letalität von 50 %.

Therapie:
- symptomatische Behandlung
- Fiebersenkung
- Schockbehandlung.

Prophylaxe:
- aktive Impfung (Virusstamm 17-D), obligatorisch für die Einreise in endemische Länder
- Schutz vor Mückenstichen.

Gelbfieber-Virus n: engl. *yellow fever virus*; syn. Charon evagatus. Flavivirus* (⌀ ca. 60 nm) der Familie Flaviviridae, welches das tropische Gelbfieber* sowie das silvatische Gelbfieber (sog. Dschungelfieber; endemische Zoonose bei Urwaldtieren, besonders Brüllaffen) verursacht. Eine direkt oder indirekt nachgewiesene Infektion ist nach § 7 IfSG meldepflichtig.

Übertragung: Gelbfieber-Viren werden durch Mücken (Stegomyia aegypti, Hämagogus) übertragen und auf dem See- und Luftweg verbreitet.

Gelbknoten → Xanthom
Gelbkörper → Corpus luteum
Gelbkörperhormon → Progesteron [Laborwert]
Gelbsucht → Ikterus

Geldrollenbildung f: engl. *rouleau formation*; syn. Rouleau-Bildung. Geldrollenähnliche Adhäsion benachbarter Erythrozyten* im Blutausstrich*. Das Phänomen kommt häufig vor bei Paraproteinämien* (multiples Myelom*, Makroglobulinämie*), Thalassämie*, Entzündungen, Kollagenosen* und Polyglobulie* oder als Artefakt. Sie tritt physiologisch auf, wenn die Blutgerinnung* einsetzt oder sich die Fließgeschwindigkeit des Blutes verlangsamt, z. B. in Kapillaren*.

Gelegenheitsanfall m: engl. *event-induced seizure*; syn. provozierter Anfall. Veraltete Bezeichnung für einen epileptischen Anfall, der nur im Rahmen einer akuten oder subakuten (entzündlichen, toxischen, metabolischen oder traumatischen) Erkrankung oder nach übermäßiger Belastung (z. B. Schlafentzug) auftritt.

Gelelektrophorese f: engl. *gel electrophoresis*. Form der Elektrophorese*. Sie dient zur Auftrennung von Gemischen elektrisch geladener, hochmolekularer Stoffe (besonders Nukleinsäuren* und Proteine* sowie deren Fragmente) über den Molekülsiebeffekt der als Träger verwendeten Gele. Beispiele sind SDS-PAGE, Disk*-Elektrophorese, PAGE, Pulsed-field-Gelelektrophorese.

Gelenk n: engl. *joint*; syn. Articulatio. Bewegliche Verbindung zwischen zwei oder mehr Knochen*, die sich nach unterschiedlichen Aspekten, z. B. den Gelenkformen*, untergliedern lassen. Echte Gelenke (Diarthrosen) unterscheiden sich in ihrem Aufbau von unechten Gelenken (Synarthrosen*). Degenerative Veränderungen der Gelenke (Arthrosen*) führen zu erheblichen klinischen Beschwerden.

Aufbau: Echte Gelenke: Echte Gelenke weisen im Gegensatz zu unechten Gelenken eine Gelenkhöhle auf und besitzen dadurch eine größere Beweglichkeit. Sie bestehen aus:
- Gelenkkörper: Gelenkkopf (Caput articulare) und Gelenkpfanne (Fossa articularis), meist mit Knorpel* überzogen
- Gelenkkapsel (Capsula articularis): äußere Schicht aus straffem kollagenem Bindegewebe (Membrana* fibrosa), die sich am Rand der Knorpelflächen in die Knochenhaut (Periost*) fortsetzt, und Gelenkinnenhaut (Membrana synovialis*), welche die Synovialflüssigkeit bildet
- Gelenkhöhle (Cavitas articularis): spaltförmiger kapillärer Raum, der von der Gelenkkapsel begrenzt wird und mit Synovia ausgefüllt ist.

Unechte Gelenke: Unechte Gelenke weisen keine Gelenkhöhle auf und sind deswegen weniger beweglich als echte Gelenke. Unechte Gelenke sind z. B. die Schädelnähte und die Symphyse* zwischen den beiden Hüftbeinen (Os* coxae).

Hilfseinrichtungen:
- Verstärkungsbänder zur Festigung der Gelenkkapsel sowie zur Führung und Hemmung von Bewegungen, z. B. Kollateralbänder des Kniegelenks
- Binnenbänder im Innern des Gelenks, z. B. Kreuzbänder des Kniegelenks
- Zwischenscheiben (Discus* articularis und Meniscus articularis): verschiebbare Gelenkflächen, die als Puffer wirken und inkongruente Gelenkflächen ausgleichen
- Schleimbeutel (Bursa* synovialis): druckelastische, mit Synovialflüssigkeit gefüllte Säckchen, die das Gleiten von Knochen oder Sehnen erleichtern und teilweise mit der Gelenkhöhle in Verbindung stehen
- Labrum glenoidale: faserknorpelige Pfannenlippe, die der Vergrößerung mancher Gelenkpfannen (z. B. des Schultergelenks*) dient.

Gelenkchondromatose f: engl. *synovial chondromatosis*; syn. Osteochondromatosis articularis. Benigne tumoröse Veränderung des paraartikulären Gewebes mit hyalinen Knorpelknoten in der Synovialis und Bildung von multiplen (bis zu 100) freien Gelenkkörpern bei epi- bzw. metaphysärer Dysostose. Nach lange symptomarmem Verlauf treten Schmerzen, Gelenkblockade und -erguss auf sowie eine frühzeitige sekundäre Arthrose*. Behandelt wird operativ.

Lokalisation: V. a. im Kniegelenk (> 50 %), Hüftgelenk (siehe Abb.) und Ellenbogengelenk, meist monoartikulär.

Diagnostik: Röntgen, Ultraschalldiagnostik und MRT.

Differenzialdiagnose: Osteochondrosis* dissecans (im Gegensatz zur Gelenkchondromatose ist hier ein sog. Mausbett nachweisbar).

Therapie: Arthroskopische Entfernung der freien Körper und Synovektomie.

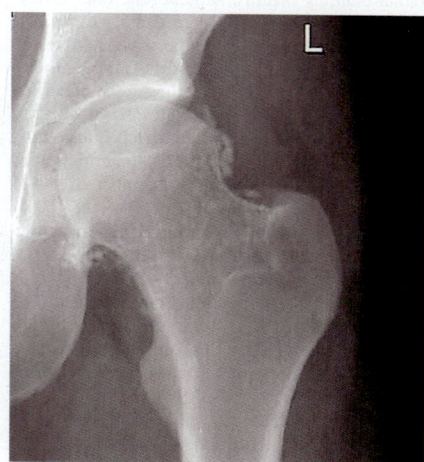

Gelenkchondromatose: Hüftgelenk (Röntgenaufnahme). [108]

Gelenkdistorsion → Distorsion

Gelenkempyem n: engl. *intraarticular empyema*; syn. Pyarthrose. Durch eine bakterielle Arthritis* (meist Staphylokokken) entstehende, von der Synovialis ausgehende, eitrige Exsudatansammlung in einer Gelenkhöhle mit Schmerzen und Schonhaltung. Behandelt wird mit Ruhigstellung, Antibiotika, Spülsaugdrainage und evtl. Synovektomie*. Bei chronischem Verlauf mit Zerstörung des Gelenkknorpels besteht die Indikation zur Arthrodese*.

Ursachen:
- direkte Kontamination durch offene Verletzung

Gelenkerguss:
Differenzialdiagnose des Synoviapunktats.

Diagnose	Farbe	Trübung	Viskosität	Zellzahl ca.	Leukozytenanteil	Besonderheiten
Normalbefund	strohgelb	klar	↑	100	10 %	—
Arthrose	strohgelb	klar	↑	≤ 1000	10 – 20 %	—
Traumafolge	rosa bis blutig	klar bis trüb	↑	2000	20 %	Erythrozyten
rheumatoide Arthritis	gelb/grün	trüb, flockig	↓	5000–50 000 (bei Schub)	50 – 75 %	Rhagozyten
systemischer Lupus erythematodes	gelb	trüb	(↓)	≤ 10 000	25 %	Rhagozyten
Spondylitis ankylosans	gelb	klar bis leicht trüb	(↓)	> 2000	50 %	Rhagozyten
Gicht	milchig	trüb	↑	10 000	90 %	Harnsäurenadeln intrazellulär
Chondrokalzinose-Arthropathie	gelb bis milchig	trüb	↑	20 000	90 %	Kalziumpyrophosphat-Kristalle
Tuberkulose	graugelb	trüb, flockig	↓	20 000–50 000	50 %	Tuberkelbakterien
eitrige Arthritis	purulent	rahmig, flockig	↓↓	(>) 50 000	95 %	Eitererreger

- gelenknahe infizierte Osteosynthese
- intraartikuläre Injektion
- selten hämatogen.

Diagnostik:
- Klinik: lokale und systemische Entzündungsreaktion
- Gelenkpunktion: eitriges Punktat, Keimnachweis
- Labordiagnostik: Leukozytose mit Linksverschiebung, beschleunigte BSG, erhöhtes CRP.

Gelenkendoprothese → Endoprothese [Gelenke]
Gelenkendoprothese → Hemiendoprothese
Gelenkendoprothese → Totalendoprothese
Gelenkentzündung → Arthritis
Gelenkerguss m: engl. *joint effusion*; syn. Hydrops articularis. Seröses, serofibrinöses, fibrinöses, blutiges oder eitriges, von der Synovialis* abgesondertes Exsudat im Gelenkinneren mit Gelenkschwellung und -schmerz, Fluktuation (z. B. tanzende Patella*) sowie Verstreichen der äußeren Gelenkkonturen. Siehe Koxitis*, Abb. dort.

Ursachen:
- traumatisch (Hämarthros*)
- reaktiv als Reizerguss bei vorbestehenden, v. a. degenerativen Gelenkerkrankungen (Arthrose*)
- entzündlich (infektiös und nichtinfektiös; Arthritis*, Synovialitis*)
- selten neoplastisch bedingt.

Diagnostik:
- Gelenkpunktion mit Analyse des Synoviapunktats (siehe Tab.) und mikrobiologischer Untersuchung (Erregernachweis)
- Arthrosonografie* (besonders bei schwer zugänglichen Gelenken, z. B. Hüftgelenk)
- ggf. MRT.

Therapie:
- Druckentlastung durch Punktion
- lokale Kryotherapie
- unter Umständen Bandage
- bei entzündlicher Symptomatik ggf. nichtsteroidale Antiphlogistika
- ggf. intraartikuläre Steroidinjektion unter strenger Indikationsstellung und erst nach Ausschluss einer infektiösen Genese (Gelenkempyem*).

Gelenkerkrankung → Arthropathie
Gelenkformen f pl: engl. *types of joints*; syn. Gelenktypen. Einteilung der echten Gelenke (Diarthrosen) nach unterschiedlichen Aspekten: nach der Anzahl der gelenkig miteinander verbundenen Knochen*, der Gelenkachsen und der Form der Gelenkkörper.

Einteilung: Nach Anzahl der artikulierenden Knochen:
- einfache Gelenke, bei denen zwei Knochen artikulieren, z. B. Hüftgelenk*
- zusammengesetzte Gelenke, bei denen mehr als zwei Knochen artikulieren, z. B. Ellenbogengelenk*.

Nach Gelenkachsen:
- einachsige Gelenke: Bewegung um eine Achse, z. B. Gelenke zwischen den Fingergliedern
- zweiachsige Gelenke: z. B. proximales Handwurzelgelenk, Daumengrundgelenk
- dreiachsige Gelenke: sechs Freiheitsgrade der Bewegung, z. B. Schultergelenk*.

Nach Form: siehe Tab.

Gelenkkapsel f: engl. *joint capsule*; syn. Capsula articularis. Äußere Schicht echter Gelenke (Diarthrosen) aus straffem kollagenem Bindegewebe (Membrana fibrosa), die sich am Rand der überknorpelten Flächen in die Knochenhaut (Periost*) fortsetzt, und Gelenkinnenhaut (Membrana synovialis*), welche die Gelenkschmiere (Synovia*) absondert.
Gelenkkörper, freier m: engl. *arthrolith*; syn. Corpus liberum. Intraartikulärer, vollständig freier oder gestielter Körper aus Knochen, Knorpel oder Synovialis (am häufigsten im Kniegelenk), evtl. mit Einklemmungssymptomatik (plötzliche Gelenkblockade und anschließende Reizergussbildung). Therapeutisch wird der freie Gelenkkörper arthroskopisch entfernt und die Grunderkrankung behandelt.

Ursachen:
- Osteochondrosis* dissecans (v. a. oberes Sprunggelenk)
- osteochondrale Fraktur (Flake*-Fraktur)
- Gelenkchondromatose*
- Köhler*-II-Krankheit (Zehengrundgelenke)
- Corpora* oryzoidea bei Tuberkulose.

Gelenkkontusion f: engl. *joint contusion*. Durch direkte Gewalteinwirkung verursachte, stumpfe Quetschung eines Gelenks mit Schwellung, schmerzhafter Bewegungseinschränkung und häufig Entwicklung eines Hämarthros*. Behandelt wird in der Regel symptomatisch (Kühlung, nichtsteroidale Antiphlogistika). Bei ausgedehntem und schmerzhaftem Hämarthros erfolgt ggf. die Entlastung durch Punktion.
Gelenklipomatose f: syn. Lipoma arborescens. Seltene Erkrankung der Synovialis* mit Zottenhypertrophie und Fetteinlagerung, hauptsäch-

Gelenkmaus

Gelenkformen:
Einteilung nach Form der artikulierenden Gelenkkörper.

Bezeichnung	Anatomie/Beweglichkeit	Vorkommen (Beispiel)
Kugelgelenk (Articulatio spheroidea, Sphäroidgelenk)	kugelschalenähnliche Gelenkflächen; Bewegung in jede Richtung möglich	Schultergelenk
Nussgelenk (Enarthrosis)	Sonderform des Kugelgelenks, bei dem die Gelenkpfanne den Gelenkkopf mehr als halb umfasst	Hüftgelenk
Walzengelenk (Articulatio cylindrica, Articulatio bicondylaris)	kommt als Scharnier- oder Radgelenk vor	
Scharniergelenk (Ginglymus)	Gelenkstück aus einer Walze (Trochlea) mit Führungsrinne, Gegenstück mit einer der Rinne entsprechenden Führungsleiste; Bewegung nur in einer Ebene möglich	Articulatio humeroulnaris, Interphalangealgelenke
Radgelenk (Articulatio trochoidea, Drehgelenk)	scheibenförmiger Gelenkkopf, dessen überknorpelter Umfang sich in entsprechend ausgehöhlter Pfanne dreht	proximales und distales Radioulnargelenk
Ellipsoidgelenk (Eigelenk, Articulatio ellipsoidea)	ellipsoide Gelenkflächen; Bewegung um 2 Hauptachsen	Articulatio radiocarpea
Sattelgelenk (Articulatio sellaris)	2 sattelförmige Gelenkflächen; die Konkavität der einen entspricht der Konvexität der anderen; Bewegungen um 2 Achsen	Articulatio carpometacarpalis pollicis
Gleitgelenk (Articulatio plana)	ebenes Gelenk, bei dem nahezu ebene Gelenkflächen artikulieren	Zwischenwirbelgelenke der HWS
Amphiarthrosis (sog. Wackelgelenk)	straffes Gelenk, das aufgrund straffer Bänder nur federnde Bewegungen zulässt	Iliosakralgelenk

lich im Zusammenhang mit posttraumatischer Gonarthrose*. Dabei kommt es zu Einklemmungserscheinungen. Die Gelenklipomatose wird diagnostiziert mit MRT. Behandelt wird mit arthroskopischer Synovektomie* und ggf. Synoviorthese.

Gelenkmaus → Gelenkkörper, freier

Gelenkpunktion f: engl. arthrocentesis. Nadelstichpunktion des Gelenkinnenraums unter streng aseptischen Kautelen (auch sonografisch assistiert).

Indikationen:
– **therapeutisch:** Entlastungspunktion bei Gelenkerguss*, intraartikuläre Injektion von Arzneimitteln
– **diagnostisch:** Gewinnung von Synovialflüssigkeit (vgl. Gelenkerguss*, Tab. dort).

Gelenkresektion → Arthrektomie
Gelenkrheumatismus → Arthritis
Gelenkrheumatismus → Formenkreis, rheumatischer
Gelenkschmiere → Synovia
Gelenkschwamm → Fungus articuli
Gelenkspalt m: syn. Spatium articulare. Zwischen 2 oder mehreren Gelenkflächen liegender, mit Gelenkschmiere (Synovia) gefüllter Raum. Wie Synovia, Gelenkkapsel und knorpeliger Überzug der Gelenkflächen ist der Gelenkspalt ein Merkmal der echten Gelenke (Diarthrosen). Eine Verschmälerung des Gelenkspalts im Röntgenbild weist z.B. auf eine Arthrose hin.

Gelenksteife → Kontraktur
Gelenktuberkulose → Arthritis tuberculosa
Gelenkverletzung → Bandruptur
Gelenkverletzung → Distorsion
Gelenkverletzung → Flake-Fraktur
Gelenkverletzung → Gelenkkontusion
Gelenkverletzung → Luxation
Gelenkverletzung → Luxationsfraktur
Gélineau-Syndrom → Narkolepsie
Gelkissen n: engl. gel pad. Kunststoffkissen mit Gelfüllung zur Weichlagerung* einzelner Körperteile. Eingesetzt werden sie besonders für das Sitzen im Roll- oder Lehnstuhl (z.B. nach Verletzungen oder Operationen) oder als Kühlkissen (Eispackung). Gelkissen sind zur Dekubitusprophylaxe* eher ungeeignet, da sie keine Druckentlastung erreichen.

Gellé-Hörversuch → Hörprüfungen
Gelmatratze f: engl. gel mattress. Spezialmatratze zur Weichlagerung*. Die aufgeschäumte, temperaturneutrale Gelfüllung bewirkt eine Druckverteilung, jedoch gibt es keinen Beleg für eine antidekubitale Wirkung.

Geloplexie → Kataplexie
Gelotherapie f: engl. laughter therapy. Therapeutischer Einsatz des Lachens zum Abbau von Spannungen, Verbesserung der Atmung und Unterstützung der Vertrauensbeziehung zwischen Patient und Arzt bzw. Pflegeperson durch verbale, taktile oder mimische Lachstimulation. Sie findet v.a. in stationären Pflegeeinrichtungen, etwa in der Kinderonkologie, Anwendung.

Gelzentrifugationstest m: engl. gel centrifugation test. Immunhämatologisches Verfahren zur Diagnostik von gegen Erythrozyten gerichteten Antikörpern im Rahmen der Kreuzprobe* und zur Blutgruppenbestimmung*. Die Durchführung erfolgt auch als Antiglobulintest* oder im Rahmen eines Enzymtests bei der Antikörper-Differenzierung. Ein ähnliches Verfahren ist der Säulenagglutinationstest (Anwendung von Mikrokügelchen anstelle von Gel).

Prinzip:
– Pipettierung von Erythrozyten (Test- bzw. Spendererythrozyten) und Patientenserum oder -plasma auf ein mit Gel gefülltes Röhrchen
– Inkubation und anschließend Zentrifugation
– positive Reaktion bei Antigen-Antikörper-Reaktion: Bindung der agglutinierten Erythrozyten im Gel
– negative Reaktion bei fehlender Antigen-Antikörper-Reaktion: Durchtritt der Erythrozyten durch das Gel und Absetzen am Boden des Röhrchens.

Gemeindepsychiatrie f: engl. community psychiatry; syn. kommunale Psychiatrie. Form der psychiatrischen Versorgung in vernetzten Systemen. Hierdurch sollen Ausgrenzung und institutionelle Unterbringung psychisch kranker Menschen vermieden werden. Stattdessen wird eine Betreuung in den Gemeinden befürwortet (sog. gemeindepsychiatrische Pflichtversorgung).

Einsatz:
– Organisation der politischen Zuständigkeit und der versorgenden Dienste in überschaubaren Regionen
– Bereitstellung und Vernetzung bedürfnisorientierter stationärer, teilstationärer, ambulanter und komplementärer Einrichtungen, wobei grundsätzlich gilt: ambulante vor stationärer Versorgung, gewährleistet u.a. durch die flächendeckende Einführung der sozialpsychiatrischen Dienste (SpDi), u.a. psychosozialer Dienste
– Versorgung und Betreuung besonders der chronisch psychiatrischen Patienten (auch in Fragen gesetzlicher Konfliktsituationen,

z. B. bei Betreuung oder Zwangsmaßnahmen oder Behandlung ohne Zustimmung des Betroffenen) unter Betonung von Behandlungskontinuität
- auf demokratischen partnerschaftlichen Grundsätzen beruhendes Arbeiten in berufsübergreifenden, jedoch die spezifischen Berufsrollen wahrenden Teams mit flachen Hierarchien
- Unterstützung von Selbsthilfeinitiativen und Angehörigengruppen.

Gemeine Heckenrose → Hundsrose
Gemeine Kamille → Kamille, echte
Gemeine Pestwurz → Pestwurz, gemeine
Gemeiner Thymian → Gartenthymian
Gemelli → Zwillinge
Gemfibrozil n: Lipidsenker* aus der Gruppe der Fibrate zur Behandlung schwerer primärer Hyperlipoproteinämien* und sekundärer Hypertriglyzeridämien*. Gemfibrozil wirkt über eine Hemmung der Cholesterolsynthese.
Gemini → Zwillinge
Gemmae gustatoriae → Geschmacksknospen
Gen n: engl. gene; syn. Erbfaktor. Funktionelle Einheit innerhalb des Genoms* (Strukturgen*, Operatorgen, Regulatorgen), welche die genetische Information* für ein Genprodukt enthält. Dieses kann ein Polypeptid (Translation* von mRNA) sein oder nichttranslatierte RNA* (Transkription* der DNA*), etwa ribosomale RNA oder tRNA. Gen wird synonym zur molekulargenetischen Bezeichnung Cistron verwendet.
Genanalyse f: engl. genetic analysis. Nachweis der Mutation* eines Gens oder eines damit gekoppelten Genlocus zur Differenzialdiagnose genetisch bedingter Krankheiten* und als Grundlage für die genetische Beratung*.
Genbibliothek f: engl. DNA-library. Sammlung der DNA*-Fragmente des gesamten Genoms* eines Organismus (transkribierte, nichttranskribierte und regulatorische DNA-Abschnitte). Die Fragmente liegen in Bakterien* oder Hefen* kloniert vor und werden in diesen gespeichert und vermehrt.
Gen-Chip → DNA-Mikroarray
Gendermedizin f: engl. Gender Medicine; syn. Geschlechtsspezifische Medizin. Bezeichnung in der Humanmedizin für die Erforschung geschlechtsspezifischer Aspekte bei Gesundheit und Krankheit in klinischer Manifestation, Verlauf und Prognose, in Therapie und Prävention.
Aufgaben:
- Erforschung der biologischen Grundlagen von Geschlechterunterschieden auf genetischer, molekularer und zellulärer Ebene mit Auswirkungen auf Pathophysiologie und Arzneimittelwirkungen
- Untersuchung der geschlechtsspezifischen Aspekte im Zugang zum Gesundheitssystem und in der Versorgung, von Geschlechterunterschieden in Bezug auf umweltbedingte Krankheitsursachen und gesellschaftliche Einflussfaktoren auf Krankheit.

Ziel: Optimale Behandlung von Frauen und Männern unter geschlechtsspezifischen Aspekten.
Genderqueer: Begriff, mit dem Personen sich selbst bezeichnen, die sich in ihrer Geschlechtsidentität nicht auf eine der 2 Kategorien männlich/weiblich festlegen wollen oder können. Genderqueer ist keine etablierte klinisch-medizinische Bezeichnung, stattdessen wird von nichtbinärer Geschlechtsidentität gesprochen.
Gendiagnostik → Molekulargenetik
Gendiagnostik → Zytogenetik
Gendoping n: engl. gene doping; syn. Zelldoping. Methode zur unphysiologischen Steigerung der Leistungsfähigkeit eines Sportlers durch Veränderung der Genexpression infolge der Anwendung von Genen, Genelementen und/oder normaler sowie gentechnisch veränderter Zellen. Siehe Doping*, Tab. dort.
Formen:
- **in-vivo-Gendoping:** genetische Manipulation mit Verabreichung von genetischem Material (Nukleinsäuren oder Nukleinsäuresequenzen) direkt oder über Transportvehikel (z. B. Viren)
- **in-vitro-Gendoping:** extrakorporale genetische Manipulation von Zellen und deren nachfolgende Übertragung.

Gendrift m: engl. genetic drift; syn. Alleldrift. Zufällige Veränderung der Genhäufigkeiten (Allelfrequenz) in einer Population von Generation zu Generation infolge von Zufallsereignissen (nicht infolge Selektion*), was sich besonders bei kleiner Populationsgröße bemerkbar macht. Zufallsereignisse sind beispielsweise Naturkatastrophen, Umsiedlung, Isolation oder der Ausbruch von Krankheiten.
Formen:
- **Flaschenhalseffekt:** Eine starke Verkleinerung der Population, z. B. durch Krankheit, führt zu einer Veränderung der Allelfrequenzen und des Genpools sowie zur Verringerung der genetischen Variabilität.
- **Gründereffekt:** Aufbau einer neuen Population durch beispielsweise Umsiedlung oder Isolation einer kleineren Gruppe an Individuen. In der Regel unterscheidet sich der Genpool dieser neu gegründeten Population deutlich von der ursprünglichen Population.

Genée-Wiedemann-Syndrom → Dysostosis acrofacialis
generalis: Allgemein, generell.
generalisiert: Den ganzen Körper betreffend.
generalisierte Elastolyse → Cutis laxa
Generalisierung f: engl. generalisation. Ausbreitung (z. B. einer Infektion) auf den ganzen Körper oder ein ganzes Organsystem (z. B. Haut).

Generalisierung [Verhalten] f: Erwünschtes oder unerwünschtes Auftreten einer für eine bestimmte Situation konditionierten Verhaltensweise in anderen (meist ähnlichen) Situationen ohne vorangehende spezifische Konditionierung*, z. B. Ausweitung der Angst vor Schlangen auf alle schlangenähnlichen Objekte. Die Übertragung von Lern- oder Therapieerfolgen wird auch Transfer genannt.
Generallamellen f pl: engl. circumferential lamellae. Schichtartig angeordnete Kollagenfasern, die das gesamte Zirkumferenz des Knochens umfassen. Äußere Generallamellen finden sich an der äußeren Schicht der Kompakta (unter dem Periost) und innere Generallamellen an der Grenze der Markhöhle.
Generationswechsel m: engl. alternation of generations. Entwicklung eines Lebewesens über mehrere Generationen mit Wechsel zwischen geschlechtlicher, ungeschlechtlicher oder parthenogenetischer Fortpflanzung. Ein Generationswechsel ist häufig mit einem Organwechsel* oder Wirtswechsel* verbunden.
Generationszeit → Zellzyklus
Generationszyklus → Zellzyklus
generativ: engl. generative. Mit der Fortpflanzung zusammenhängend.
Generator → Radionuklidgenerator
Generator → Röntgengenerator
Generika n pl: engl. generics. Fertigarzneimittel mit Wirkstoffen, die nicht mehr unter Patentschutz stehen. Generika werden meistens unter dem Namen des Wirkstoffs in Verbindung mit dem Hersteller zugelassen. Diese Nachahmerpräparate sollen zum Originalpräparat therapeutisch äquivalent sein (Bioäquivalenz). Galenik und Pharmakokinetik können vom Originalpräparat abweichen.
Zulassung: Für Generika gelten erleichterte Zulassungsbedingungen. Sie werden wegen der geringeren Entwicklungskosten zumeist preisgünstiger angeboten.
Genesung → Rekonvaleszenz
Genetik f: engl. genetics. Wissenschaft von den Grundlagen und Gesetzmäßigkeiten der Vererbung*. Die Genetik befasst sich zudem mit der Ausprägung von Merkmalen und umfasst im weiteren Sinn auch die Ontogenese und Phylogenese*. Als Begründer der (klassischen) Genetik gilt Gregor Mendel, der die Mendel*-Gesetze zur Beschreibung von Vererbungsprozessen aufstellte.
Teilgebiete:
- **Klassische Genetik** (Vererbungslehre): befasst sich mit der Ausprägung von Merkmalen, die in Kreuzungsexperimenten durch Kombination verschiedener Gene untersucht werden.
- **Formalgenetik:** befasst sich mit der Vererbung genetischer Informationen sowie der

Identifizierung und Lokalisierung von Genen.
- **Zytogenetik***: befasst sich mit numerischen und strukturellen Chromosomenaberrationen*, z. B. Translokationen*, Inversionen* [Genetik].
- **Molekulargenetik***: befasst sich mit molekularen genetischen Veränderungen, z. B. Mutationen*, Deletionen*, Insertionen.
- **Epigenetik***: befasst sich mit der Regulation und Veränderung der Genexpression*, die nicht auf genetischen Veränderungen beruhen.
- **Populationsgenetik**: befasst sich mit Allelfrequenzen und deren Änderung innerhalb einer Population*.

genetischer Zyklus → Zellzyklus

Genexpression *f*: engl. *gene expression*; syn. Expression. Biosynthese* eines spezifischen Genprodukts (RNA* oder Protein), die einer Kontrolle unterliegt (Genregulation*). Die Genexpression vollzieht sich in 2 Teilschritten: Transkription* (Übertragung der genetischen Information in Messenger-RNA, mRNA) und Translation* (Proteinbiosynthese*). Die Genexpression kann mithilfe von Genexpressionsanalysen (z. B. Mikroarrays) untersucht werden.

Genfrequenz *f*: engl. *gene frequency*. In der Populationsgenetik Bezeichnung für die relative Häufigkeit des Auftretens eines Gens in der Population*. Die Genfrequenz darf nicht mit der Allelfrequenz gleichgesetzt werden, welche die relative Häufigkeit des Auftretens eines Allels* in der Population angibt.
Grundlage: Genfrequenzen unterliegen evolutiven Prozessen wie beispielsweise der Selektion* und dem genetischen Drift. Generell gilt, dass die Vielfalt innerhalb einer Population umso größer ist, je geringer die Genfrequenz eines Gens innerhalb der Population ist.

geniculatus: Mit Knoten versehen, knotig.

Genikulatumneuralgie *f*: engl. *geniculate neuralgy*; syn. Genikulatumotalgie. Gesichtsneuralgie*, die durch Irritationen des Ganglion* geniculatum oder des Nervus* intermedius ausgelöst wird und idiopathisch oder symptomatisch bei Zoster* oticus (Hunt*-Syndrom) auftritt. Klinisch zeigen sich Schmerzen in der Tiefe des äußeren Gehörgangs und evtl. Geschmackssensationen und Speichelfluss.

genioglossus: Vom Kinn zur Zunge reichend, z. B. Musculus* genioglossus*.

geniohyoideus: Vom Kinn zum Zungenbein (Os* hyoideum) reichend, z. B. Musculus* geniohyoideus*.

Genitale *n*: engl. *genital*; syn. Geschlechtsorgane. Gesamtheit der dem Geschlechtsverkehr* und der Fortpflanzung* dienenden Organe. Es werden beim weiblichen und männlichen Ge-

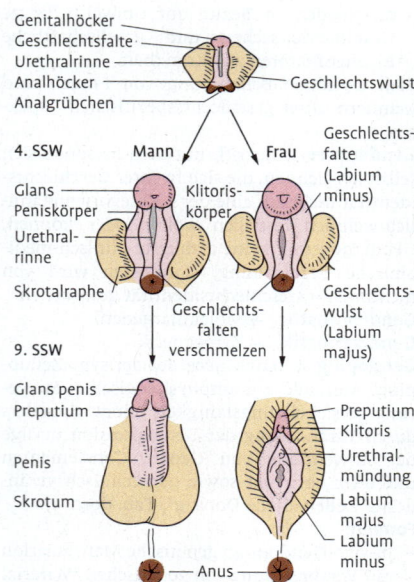

Genitale: Entwicklung des äußeren Genitales bei Mann und Frau.

schlecht inneres Genitale und äußeres Genitale unterschieden. Siehe Abb.

Weibliches Genitale:
- inneres Genitale: 1. Eierstöcke (Ovarien) 2. Eileiter* (Tuben) 3. Gebärmutter (Uterus*) 4. Scheide (Vagina*)
- äußeres Genitale (Pudendum femininum/ weibliche Scham): 1. große Schamlippen (Labia majora pudendi) 2. Schamhügel (Mons* pubis) 3. Schamspalte (Rima pudendi) 4. Klitoris* 5. kleine Schamlippen (Labia* minora pudendi) 6. Scheidenvorhof (Vestibulum* vaginae) 7. Bartholin-Drüsen

Männliches Genitale:
- inneres Genitale: 1. Hoden* (Testes) 2. Nebenhoden* (Epididymis) 3. Samenleiter (Ductus* deferens) 4. Ductus ejaculatorius 5. Bläschendrüse 6. Glandulae* bulbourethrales 7. Prostata*
- äußeres Genitale: 1. Hodensack (Skrotum*) 2. Penis*.

genitales Geschlecht → Geschlecht

Genitalfluor → Fluor genitalis

Genitalhygiene der Frau *f*: engl. *genital hygiene*. Reinigung des äußeren weiblichen Genitales* durch einfaches Waschen der Vulva* (zwischen Schamlippen bis Introitus*) mit alkalifreier Seife unter fließendem Wasser. Sog. Intimsprays lösen möglicherweise Irritationen (Vulvitis*), Scheidenspülungen Störung der Scheidenflora mit Kolpitis* aus. Säuberung des Afters von vorn nach rückwärts vermeidet Kontamination mit Darmkeimen.

Genitalphase → Entwicklungsphasen

Genitalspülung *f*: Maßnahme zur Reinigung und Infektionsprophylaxe des Genitalbereichs v. a. nach Geburten mit Dammriss* oder Scheidendammschnitt und gynäkologischen Operationen, da die mechanische Reinigung zu schmerzhaft ist. **Durchführung im Krankenbett:**
- Intimsphäre wahren
- Bettschutz und Steckbecken einlegen
- mit Einmalhandschuhen Slip und Vorlagen entfernen und verwerfen
- nach Händedesinfektion neue Handschuhe anziehen
- ca. 1 l 37–40 °C warmes Wasser (evtl. mit verordneten Zusätzen wie Kamille) oder Tee erst über die Innenseiten der Oberschenkel, anschließend auch über die Schamlippen fließen lassen
- Verkrustungen vorsichtig mit einem Einmalwaschlappen lösen
- Steckbecken entfernen und Region trockentupfen.

Mobile Patientinnen können die Genitalspülung auch selbstständig auf einem Bidet oder über einer Toilettenschüssel durchführen.

Genitaltuberkulose *f*: engl. *genital tuberculosis*. Disseminierte Form der Tuberkulose* mit hämatogener Streuung in das männliche oder weibliche Genitale (Urogenitaltuberkulose).

Genitalverkehr *m*: engl. *genital sex*. Geschlechtsverkehr* durch Vereinigung der Genitalien von mindestens 2 Personen, überwiegend als Koitus*.

Genitalverstümmelung *f*: engl. *genital mutilation*. Sammelbezeichnung für Eingriffe am Genitale, die deren Unversehrtheit beeinträchtigen und nicht zur Abwehr gesundheitlicher Risiken oder zur Korrektur von Fehlbildungen dienen.

Formen:
- bei **Frauen**: Entfernen des Preputium clitoridis, Klitoridektomie*, Infibulation*, Beschädigung von Klitoris, Labien und Scheidenwand durch oberflächliche Schnitte, Stiche, Verbrennungen u. a.; selten Erweiterungen des Scheideneingangs, sehr selten Entfernen der Brüste oder Mamillen
- bei **Männern**: u. a. Einschneiden des Preputium penis, Infibulation*, Frenulotomie*, Verbrennen oder teilweises Abschnüren des Preputium penis, selten auch Entfernen eines oder beider Hoden oder (sehr selten) der Mamillen.

Häufigkeit:
- weltweit: 130–150 Mio. Frauen und Mädchen betroffen, v. a. in Afrika und Asien
- jährliche Inzidenz: ca. 2 Mio. Mädchen

– Deutschland: vermutlich 20 000 Frauen, v. a. Migrantinnen.

Folgen:
- schwerste Schmerzzustände
- Frakturen infolge Gegenwehr des Opfers
- Wundinfektionen und Sepsis, Infektionen (insbesondere HIV-Infektion, Hepatitis C)
- Schwierigkeiten beim Urinieren oder Harninkontinenz, Keloidbildung, Dysmenorrhö, Hämatokolpos, Neurinombildung
- Urethritis, Zystitis, Ureteritis, Nephritis, Kolpitis, Myometritis, Salpingitis, Oophoritis, Peritonitis.

Recht: Ärzte, die von einer drohenden genitalen Verstümmelung Kenntnis erhalten, sind nach dem Grundsatz des rechtfertigenden Notstands ggf. zur Erstattung einer Anzeige bei der Polizei berechtigt.

Genitalzentren n pl: engl. genital centers; syn. Centrum genitospinale. Im Rückenmark lokalisierte Neuronengruppen zur Steuerung genitaler Funktionen, v. a. Erektionszentrum* und Ejakulationszentrum*.

Genkartierung f: engl. mapping. Lokalisierung von Genen auf Chromosomen. Unterschieden werden genetische und physikalische Genkartierung.

Genkopplung → Kopplung, genetische

Genlocus m: engl. gene locus. Spezifische Lage eines Gens bzw. einer Gengruppe in einem bestimmten Chromosom bzw. in einem bestimmten funktionellen Chromosomenabschnitt. Siehe Abb.

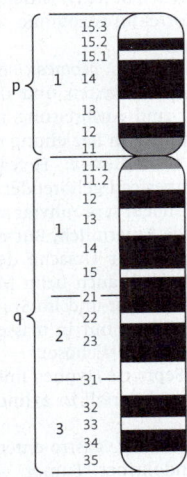

Genlocus: Nomenklatur zur Angabe des Genlocus am Beispiel des Chromosoms 5 mit spezifischem Bandenmuster (Nummerierung vom Zentromer zum Telomer); je nach Färbung und Auflösung mehr Banden und Subbanden sichtbar als hier dargestellt.

Benennung: Nummer des Chromosoms, gefolgt vom Buchstaben p (kurzer Arm des Chromosoms) oder q (langer Arm des Chromosoms) und der Zahl für Bande und Subbande (durch Punkt getrennt), z. B. IL3 (Interleukin*-3 codierendes Gen) auf dem langen Arm des Chromosoms 5: Position 5q31.1.

Genmanipulation → Gentechnik
Genmutation → Mutation [Biologie]

Genom n: engl. genome. Gesamtheit des genetischen Materials einer Zelle oder eines Organismus. Das Genom umfasst neben Genen auch Abschnitte nicht codierender DNA* mit regulatorischer und unbekannter Funktion. Als konstitutionelles Genom wird das ererbte Genom (Keimzelle) bezeichnet. Das Tumorgenom kann durch genetische Variabilität erheblich von diesem abweichen.

Beispiel: Das menschliche Genom hat eine Größe von etwa 3×10^9 Basenpaaren und verfügt über ca. 30 000 Gene, die nur einen kleinen Teil des Genoms ausmachen.

Genom, mitochondriales n: engl. mitochondrial genome. Zirkuläre DNA der Mitochondrien*, die in ca. 5 Kopien (ca. 16 000 Basenpaare) für 22 tRNAs, 2 rRNAs und 13 Polypeptide als Bestandteile der Komplexe der Atmungskette* codiert. Mutationen im mitochondrialen Genom führen zu Mitochondriopathien*.

Genort → Genlocus

Genotoxizität f: engl. genotoxicity. Bezeichnung für eine toxische Wirkung chemischer Stoffe auf das Genom*, die Mutagenität* bedingen kann. Experimentell oder in vitro als genotoxisch positiv getestete Substanzen müssen nicht zwingend mutagen oder kanzerogen in vivo sein.

Genotyp m: engl. genotype. Gesamtheit aller Erbanlagen eines Organismus (dominante und rezessive Gene bzw. Allele*), die den Phänotyp* bestimmen oder genetisch ursächlich sind für spezielle Eigenschaften (z. B. der Blutgruppe oder des Metabolisierer-Phänotyps) oder die Anlage einer vererbten, genetisch bedingten Krankheit. Die Analyse des Genotyps erfolgt durch Genotypisierung.

Hinweis: Der Nachweis eines bestimmten genotypischen Merkmals (Mutation) erlaubt nur in Ausnahmefällen Rückschlüsse auf klinische Erscheinungsform und Prognose einer Erkrankung (Genotyp-Phänotyp-Korrelation).

Genredundanz f: engl. gene redundancy. Mehrfaches Vorhandensein von gleichen Genen, deren Genprodukte in größeren Mengen von einer Zelle benötigt werden.

Genregulation f: engl. gene regulation. Differenzierte Kontrolle der Genexpression* und somit der Aktivität bestimmter Gene, um biochemische Reaktionen (z. B. Metabolismus) oder den Zellzyklus* an gegebene Situationen anzupassen. Bei der Genregulation werden Gene nur zu einem bestimmten Zeitpunkt, in bestimmten Zell- oder Gewebetypen oder unter bestimmten physiologischen Bedingungen transkribiert.

Grundlage: Zu genregulatorischen Regionen gehören Promotoren*, Operatoren* (nur bei Prokaryoten*), Enhancer*, Silcencer (Gegenteil von Enhancer; setzt die Transkriptionsaktivität herab) und Transkriptionsfaktoren*.

Formen:
- epigenetische Histon*-Modifikation, z. B. Methylierung, Azetylierung, Phosphorylierung*
- DNA*-Methylierung
- Regulation von Transkription* durch Transkriptionsfaktoren (Initiation, Termination)
- posttranskriptionale Prozessierung der RNA, z. B. alternatives Splicing, Polyadenylierung, Capping und RNA-Editing (siehe mRNA*-Reifung)
- RNA-Interferenz durch endogene oder synthetische siRNA
- Regulation der Translation*
- Prozessierung der Genprodukte (Proteine).

Gensonde f: engl. gene probe. DNA- oder RNA-Fragment, das kloniert oder mit PCR amplifiziert und zur späteren Nachweisbarkeit radioaktiv oder nichtradioaktiv (z. B. mit Digoxigenin oder Fluoreszenzfarbstoffen) markiert wurde. Gensonden dienen der Genanalyse* und Genkartierung* zur Markierung nachzuweisender Genabschnitte, da sie spezifisch an eine bestimmte Nukleotidsequenz in der Ziel-DNA/-RNA binden.

Beispiel: ^{32}P-markierte RNA*, cDNA oder synthetische Oligonukleotide zur Markierung von DNA* bei der Southern-Blotting-Methode.

Gentamicin n: Bakterizid wirkendes Aminoglykosid*-Antibiotikum mit guter Wirkung gegen gramnegative Bakterien. Gentamicin dient als Reserveantibiotikum bei multiresistenten Keimen und nosokomialen Infektionen. Es wird intramuskulär, intravenös und topisch angewendet. Zu den Nebenwirkungen gehören Nephro-, Neuro- und Ototoxizität*. Kontraindikation ist eine Nierenfunktionsstörung.

Gentechnik f: engl. genetic engineering. Wissenschaftliches Teilgebiet der Molekulargenetik*, das sich mit der gezielten Veränderung von genetischem Material befasst. Ziel der Gentechnologie ist die diagnostische, therapeutische und technologische Nutzung von Verfahren, die der Erzeugung transgener Organismen dienen.

Gentherapie f: engl. gene therapy. Ausschaltung genbedingter Fehlfunktion oder Wiederherstellung einer normalen Genfunktion bei Erkrankungen, die durch Elimination oder Bereitstellung eines Proteins zu beeinflussen sind. Indikationen sind erbliche Stoffwechsel- und retroviale Erkrankungen sowie Tumoren. Zu unterscheiden ist das Einbringen in Somazellen und in Keimzellen (Keimbahn*therapie, in Deutschland nicht erlaubt).

Gentiana lutea → Enzian, gelber

Gentransfer *m*: engl. *gene transfer*. Übertragung von Genen in pro- oder eukaryotischen Zellen. Ein Gentransfer ist auch über Artgrenzen hinweg möglich.

Genu → Knie

genuin: engl. *genuine*. Bezeichnung für angeboren, selbstständig, eigentlich, ursprünglich.

Genu recurvatum *n*: engl. *back knee*. Abnorme Überstreckbarkeit des Kniegelenks. Sie führt im Wachstum zu Überlastung der ventralen Tibiakopfepiphyse und Fehlwachstum mit Abflachung des Tibiakopfs nach ventral, im Gegensatz zur physiologischen Abflachung nach dorsal von 7–10°.

Ursachen:
- angeboren: bei Kniegelenkluxation*, nach Wachstumsstörung, bei Osteomyelitis
- posttraumatische Fehlstellung nach Fraktur
- kompensatorisch bei Pes* equinovarus oder nach Femoralislähmung*.

Therapie:
- bei klinischer Relevanz: Behandlung der Grunderkrankung
- bei angeborenem Genu recurvatum: Quadrizepssehnenverlängerung
- bei Ventralneigung der Tibiagelenkfläche: Korrekturosteotomie*.

Genus *n*: Taxonomische Einheit, die in der biologischen Systematik zwischen Art (Spezies) und Familie (Familia) steht und mehrere nah verwandte Arten mit bestimmten gemeinsamen Merkmalen umfasst. Bei der binären Nomenklatur bildet der Gattungsname den ersten Teil des Artnamens, z. B. **Homo** sapiens.

Genussgifte *n pl*: syn. Genuss-Gift. Stoffe, die wegen ihrer euphorisierenden und anregenden Wirkung konsumiert werden wie Alkohol, Kaffee, Tabak oder Gewürze. Die Verwendung und Akzeptanz von Genussgiften ist abhängig vom jeweiligen Kulturkreis. Dauerhafter und hoch dosierter Konsum von Genussgiften kann zur körperlichen und psychischen Abhängigkeit sowie zu Organschäden führen.

Genussmittel *n sg,pl*: engl. *semi-luxury food*. Lebensmittel*, die nicht zur Deckung des Energie- und Nährstoffbedarfs, sondern wegen ihres Geruchs, Geschmacks und/oder ihrer anregenden oder beruhigenden Wirkung verzehrt werden. Zu Genussmittel zählen beispielsweise alkoholische Getränke (Wein, Spirituosen), Kaffee, Kakao, Tabakwaren, Tee und Süßigkeiten.

Klinische Bedeutung: Im Zusammenhang mit der Entstehung von Zivilisationskrankheiten sind insbesondere Nikotin* (Tumoren, Herz-Kreislauf-Erkrankungen) und Alkohol (Lebererkrankungen, Alkoholabhängigkeit*) von Bedeutung, im weiteren Sinn auch Zucker, da die genussorientierte Ernährungsweise (Süßgeschmack) zu überhöhter Nahrungsenergiezufuhr und Übergewicht* führen kann.

Genu valgum *n*: engl. *knock knee*. Angeborene oder erworbene Valgus-Fehlstellung im Bereich des Kniegelenks. Bis zur Pubertät ist diese physiologisch.

Ursachen:
- Rachitis
- Hypogonadismus
- Knochendysplasie
- Myopathie
- Paralyse
- kompensatorisch bei Knick-Senk-Fuß und bei Adduktionskontraktur der Hüfte
- angeboren (einseitig als Hinweis auf angeborene Hüftgelenkluxation)
- auch einseitig nach Trauma, lang andauernder Fehlbelastung und infolge Fehlwachstums bei epiphysärer Störung.

Klinik:
- vergrößerter Innenknöchelabstand bei Femurkondylenschluss
- Außenrotationsstellung des Unterschenkels.

Therapie:
- Behandlung der Grunderkrankung
- im Kindesalter supinierende orthopädische Schuheinlagen: gute Tendenz zur Spontankorrektur
- im Erwachsenenalter korrigierende Osteotomie*, ggf.: 1. Blount-Klammerung 2. femorale varisierende Korrekturosteotomie 3. Pendelosteotomie ohne Überkorrektur.

Genu varum *n*: engl. *bowleg*. Angeborene oder erworbene Varus-Fehlstellung im Bereich des Kniegelenks. Der Verlauf der Beinachse (Zentrum des Femurkopfes zum Zentrum des oberen Sprunggelenkes) im Kniegelenk ist in den medialen Gelenkanteil verlagert. Sie ist in leichter Form im Säuglingsalter physiologisch, wird bei Persistenz über das 2. Lj. pathologisch.

Ursache:
- angeboren
- posttraumatisch
- Rachitis
- Epiphysenfugenverletzung*
- Knochendysplasie
- Parese
- Blount-Krankheit
- kompensatorisch bei Hüftarthrodese in Abduktionsstellung
- Pes* equinovarus.

Klinik:
- vergrößerter Kniebinnenabstand bei Innenknöchelschluss
- Innenrotationsstellung des Unterschenkels.
siehe Abb.

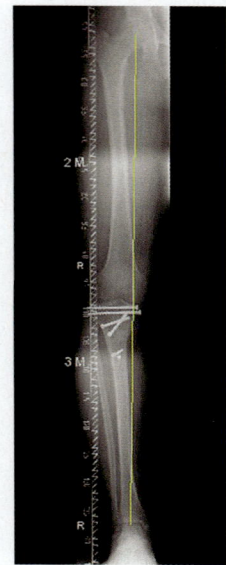

Genu varum: Verlagerung der Beinachse in den medialen Kniegelenkanteil (Ganzbeinstandaufnahme). [108]

Therapie:
- im Initialstadium orthopädische Schuheinlagen mit Außenranderhöhung
- bei Jugendlichen und Erwachsenen unter Umständen Korrekturosteotomie und Blount-Klammerung.

Geomedizin *f*: engl. *geomedicine*. Zweig der Medizin, der Krankheiten und deren Entstehung, Verlauf und Ausbreitung mit geografischen Bedingungen in Beziehung setzt.

Geotrichum candidum *n*: Hefeähnlicher, zu den Fungi* imperfecti gehörender Pilz. Geotrichum candidum lebt saprophytär auf sauren Lebensmitteln wie Sauermilch, Butter, Käse, Sauerkraut (jedoch nicht Ursache der Säuerung) und ist gelegentlich auch beim Menschen auf der Mundschleimhaut und im Stuhl nachweisbar (humanpathogen nur in massenhafter Präsenz: Erreger der Geotrichose).

Morphologie: Septierte Hyphen mit dichotomer Verzweigung und Zerfall in zylindrische Arthrosporen.

GEP-NET: Abk. für gastro-entero-pankreatischer neuroendokriner Tumor → Tumoren, neuroendokrine

gepufferte Lösung → Puffer

Gepulste elektrische Stimulation: Wundkonditionierung* zur Behandlung schwer heilender Wunden wie z. B. Dekubitus*. Um die Wunde zum Aufbau von Granulationsgewebe zu reizen und dadurch die Abheilung zu fördern, wird sie zweimal täglich über 2 Spezialelektroden positiver und negativer Polarität elektrisch stimuliert.

GER: Abk. für engl. *gastro-esophageal reflux* → Reflux, gastroösophagealer

Geradlage → Kindslage

Geradstand, hoher *m*: engl. *high longitudinal position*. Einstellungsanomalie* im Beckeneingang mit mangelnder Rotation des kindlichen Kopfes. Die Diagnose wird erst bei vollständig eröffnetem Muttermund gestellt, die Pfeilnaht des kindlichen Kopfes ist gerade im queverlaufen Beckeneingang zu tasten. Gelingt keine Drehung des Kindes, wird per Sektio entbunden.
Formen: Je nach Position des Hinterhauptes, und damit auch des kindlichen Rückens, unterscheidet man den dorsoanterioren vom dorsoposterioren hohen Geradstand.
Ätiologie:
- Beckendeformitäten
- allgemein verengtes Becken
- kindliche Makrosomie.

Klinik:
- Geburtsstillstand am Ende der Eröffnungsperiode, der Kopf ist fest dem Beckeneingang aufgepresst
- bei der vaginalen Untersuchung ist die Pfeilnaht gerade stehend zu tasten.

Therapie:
- Versuch der Rotation des Kindes durch: 1. Wechsellagerung (Lagerung der Mutter abwechselnd in linker und rechter Seitenlage) 2. Veränderung der Geburtsposition der Mutter (stehend, sitzend, Vierfüßler-Stand)
- bei mangelndem Erfolg Entbindung per Kaiserschnitt.

Geräusch: engl. *murmur*. Schallereignis, das sich aus Tönen verschiedener Frequenzen zusammensetzt; vgl. Schall*, vgl. Lärm*, vgl. Auskultation.*

Geräusch des gesprungenen Topfs → Kavernensymptome

Geräusch, inspiratorisches *n*: engl. *inspiratory breath sound*. Beim Einatmen hörbares Auskultationsgeräusch. Typisches Beispiel ist der inspiratorische Stridor*.

Gerbich-Blutgruppensystem *n*: engl. *Gerbich blood group system*. Seit 1960 bekanntes Blutgruppensystem (Symbol Ge). Das Blutgruppenmerkmal Ge^a ist an Erythrozyten (auch an Leukozyten) praktisch aller Populationen nachweisbar (siehe ubiquitäre Antigene*). Es fehlt in bestimmten Populationen von Papua-Neuguinea (ca. 50% Ge^{a-}).

Gerbsäure → Tannin

GERD: Abk. für *gastro-esophageal reflux disease* → Refluxkrankheit, gastroösophageale

Geriatrie *f*: engl. *geriatrics*; syn. Altersmedizin. Fachübergreifendes Gebiet der Medizin, das Prävention, Diagnostik, Therapie und Rehabilitation akuter sowie chronischer körperlicher, geistiger und seelischer alterstypischer Erkrankungen umfasst. Wichtige Aspekte der Geriatrie sind Irreversibilität von Alterungs- und Krankheitsprozessen, Multimorbidität* und Demenz*. Wichtige Handlungsfelder sind geriatrisches Assessment*, Angehörigenbetreuung*, Rehabilitation* sowie Sterbebegleitung*.

Geriatrika *n pl*: engl. *geriatric agents*. Arzneimittel, denen eine substituierende, roborierende und eine stimulierende Wirkung zur Steigerung der körperlichen und geistigen Leistungsfähigkeit im Alter zugeschrieben wird. Eingesetzt werden z. B. Ginkgo biloba, Panax ginseng, Viscum album. Die Wirksamkeit der Geriatrika ist z. T. zweifelhaft.

Gerinnsel → Blutgerinnsel

Gerinnung → Blutgerinnung

Gerinnung → Koagulation [Chirurgie]

Gerinnungsfaktoren *m pl*: engl. *coagulation factor*. Plasmaproteine* (Glykoproteine*) des plasmatischen Gerinnungssystems (Blutgerinnung*). Bei Gerinnungsfaktoren handelt es sich um inaktive Proenzyme*, die enzymatisch zu Serinproteasen aktiviert werden. Siehe Blutgerinnung* (Tab. 1 dort).
Klinische Bedeutung: Gerinnungsfaktoren werden medizinisch eingesetzt:
- i. v. Substitution bei bestimmten Koagulopathien*: 1. humaner Gerinnungsfaktor: gefrorenes Frischplasma*, Konzentrat von Prothrombinkomplex (PPSB) oder isolierten Gerinnungsfaktoren (I, VII, VIII, IX, XIII) 2. rekombinanter Gerinnungsfaktor: VIIa (aktiviertes Eptacog alfa), VIII (Moroctocog alfa, Octocog alfa, Turoctocog alfa, Simoctocog alfa), IX (Nonacog alfa)
- (intraoperative) lokale Applikation zur Blutstillung* (v. a. Faktor I und IIa, meist als Fibrinkleber*).

Gerinnungsstörungen *f pl*: engl. *coagulation disorders*. Sammelbezeichnung für Störungen der Blutgerinnung* im Sinne einer hämorrhagischen Diathese* oder Thrombophilie*.

Gerlach-Klappe *f*: engl. *Gerlach's valve*. Klappenförmige Schleimhautfalte im Zäkum* als Eingang in das Lumen der Appendix* vermiformis (Ostium* appendicis vermiformis).

Germektomie *f*: Entfernung eines Zahns mit noch nicht abgeschlossenem Wurzelwachstum des Zahnkeimes. Am häufigsten betrifft dies untere (meist verlagerte) Weisheitszähne, welche frühzeitig entfernt werden, um spätere Komplikationen (schwierige Lage zum N. alveolaris inferior, Interaktion mit kieferorthopädischen Behandlungen) zu vermeiden.

germinal: Den Keim betreffend, von den Keimblättern ausgehend.

Germinoblastom → Lymphom, follikuläres

Germinom *n*: engl. *germinoma*. Solider Keimzelltumor* des ZNS, besonders der Pinealis- und Hypophyse*nregion. Germinome treten meist bei Jungen zwischen 10 und 20 Jahren auf. Die Diagnose erfolgt durch Biopsie* und Bestimmung von AFP sowie β*-HCG im Liquor* cerebrospinalis. Die Therapie erfolgt meist kurativ mittels Strahlentherapie* und Chemotherapie*.

Geröllzyste *f*: engl. *subchondral cyst*. Zystische Osteolyse in der subchondralen Knochenzone, v. a. in der Druckbelastungszone als Symptom einer Arthrose*. Je nach Inhalt wird die Geröllzyste auch als Blutungs- oder Detrituszyste bezeichnet.

Gerontologie *f*: engl. *gerontology*. Wissenschaft, die sich mit den biologischen, somatischen, psychischen und sozialen Grundlagen des Alterns* beschäftigt.

Gerontopsychiatrie *f*: engl. *gerontopsychiatry*. Teilgebiet der Psychiatrie*, das sich mit psychischen Störungen älterer Menschen in interdisziplinärem, auf der Gerontologie* basierendem Verständnis befasst.

Gerontopsychologie *f*: engl. *gerontopsychology*. Teilgebiet der Psychologie*, das sich mit Wahrnehmung, Lernen, Intelligenz, und altersbedingten Veränderungen motorischer Fertigkeiten und Verhaltensmuster im höheren Lebensalter beschäftigt. Es umfasst biologische und sozialpsychologische Aspekte und steht in engem interdisziplinären Kontakt mit der Geriatrie* und anderen psychologischen, medizinischen und soziologischen Fachgebieten.

Gerstenkorn → Hordeolum

Geruchsaura *f*: engl. *olfactory aura*. Riechstörung wie Hyperosmie* oder Parosmie*, die einen epileptischen Anfall einleitet und insbesondere beim fokalen Anfall mit Einschränkung von Bewusstsein oder Aufmerksamkeit auftritt.

Geruchshalluzination → Geruchs- und Geschmackshalluzination

Geruchsrezeptor: syn. Geruchs-Sensor. G-Protein-gekoppelte Rezeptoren, die in der Zilienmembran der Riech-Sinneszellen lokalisiert sind. Dabei exprimiert jede einzelne Riech-Sinneszelle nur einen bestimmten Geruchs-Rezeptortyp, der wiederum für bestimmte Geruchsstoffe spezifisch ist.

Geruchssinn *m*: engl. *sense of smell*. Teil des Sinnessystems, der zur Wahrnehmung und Empfindung von Duftstoffen dient. Das Riechorgan ist die Nase*. Der Geruchssinn dient der Umweltorientierung, der Nahrungsbeurteilung, dem Erkennen untereinander und als Schutzmechanismus. Der Geruchssinn ist eng mit dem Geschmackssinn* verbunden.

Geruchsstörung → Riechstörung

Geruchs- und Geschmackshalluzination *f*: engl. *olfactory and gustatory hallucination*; syn.

Geruchswahrnehmung

olfaktorische und gustatorische Halluzination. Form der Halluzination* mit Geruchs- und/oder Geschmackswahrnehmung ohne entsprechende Reizquelle, vorkommend bei Schizophrenie*, Depressionen mit psychotischen Symptomen und organischen psychischen Störungen*.

Geruchswahrnehmung: engl. *olfactory perception*; syn. olfaktorische Wahrnehmung. Durch die einzelnen Strukturen der Riechbahn* erzeugte Information über den aufgenommenen Geruch. Die Identifikation eines Geruchs erfolgt dabei über die unterschiedliche Aktivität der einzelnen Fasern des Tractus olfactorius, welche sich aus efferenten Fasern der einzelnen Projektionsneurone zusammensetzen.
Hintergrund: Die Glomeruli im Bulbus* olfactorius erhalten Axone aus Riech-Sinneszellen, welche die gleichen Rezeptortypen exprimieren. Somit existiert für jeden Rezeptortyp ein Glomerulus im olfaktorischen Bulbus. In den Glomeruli konvergieren die Axone der Riechzellen auf Mitralzellen und Büschelzellen (Projektionsneurone), deren Axone wiederum den Tractus olfactorius bilden. Der Tractus olfactorius leitet die Informationen dann an den piriformen und orbitofrontalen Kortex sowie den Hypothalamus* und das limbische System* weiter.

Gerüstproteine → Strukturproteine

Gesäß *n*: engl. *buttocks*. Durch den M. gluteus maximus dominierte Körperregion (Regio glutealis), auf dem beim Sitzen der Körperschwerpunkt ruht. Das Gesäß wird durch die Rima* ani in 2 Hälften (Nates) geteilt.

Gesamtazidität *f*: engl. *total acidity*. Säuregrad der Gesamtmenge der sauer reagierenden Substanzen im Magensaft*. Dazu zählen die freie Salzsäure, organische (Salz-)Säuren, saure Salze und ggf. durch Gärung* entstandene organische Säuren wie Milchsäure oder Buttersäure*.

Gesamtdosis *f*: engl. *total dose*; syn. Gesamt-Referenzdosis. Bezeichnung in der Strahlentherapie* für die am Ende einer Bestrahlungsserie (Fraktionierung*) insgesamt eingestrahlte Referenzdosis.

Gesamtkörperwasser → Körperwasser

Gesamtlipide *n pl*: engl. *total lipids*. Gesamtmenge aller im Blut enthaltenen Lipide. Dazu gehören u.a. Fettsäuren, Cholesterin, Steroide, Phosphatide. Erhöhte Werte finden sich bei schweren Leberparenchymschäden, Mangelernährung, Kachexie, Lipoproteinmangel, Hyperthyreose sowie Malabsorption und Maldigestion.

Gesamtprotein *n*: engl. *total protein (Abk. TP)*; syn. Totalprotein. Summe aller Proteine* im Blut*, Urin oder Liquor* cerebrospinalis. Plasmaproteine* werden überwiegend von der Leber* synthetisiert. Veränderte Konzentrationen des Gesamtproteins sind größtenteils auf Änderungen der Albumin*- und Immunglobulin*-Konzentration zurückzuführen. Die Bestimmung im Serum* erfolgt mittels Biuretreaktion, in Urin und Liquor mittels Kolorimetrie.
Hintergrund:
- Der Abbau der meisten Plasmaproteine erfolgt in der Leber.
- Viele Erkrankungen führen zu Veränderungen einzelner Plasmaproteine (Dysproteinämie*), die aber meist keine Auswirkungen auf das Gesamtprotein im Blut haben.
- Scheinbare Veränderungen der Gesamtprotein-Konzentration im Blut können durch Änderungen des Plasmavolumens (z. B. durch Infusionen* oder Diarrhö*) bedingt sein.

Bewertung: Serum:
- erhöhte Konzentrationen bei: 1. Dehydratation* 2. Diabetes* insipidus 3. starker Diarrhö* 4. chronisch-entzündlichen Erkrankungen 5. Leberzirrhose* 6. monoklonaler Gammopathie*
- erniedrigte Konzentrationen bei: 1. Pseudohypoproteinämie bei Hyperhydratation (z. B. Infusionen, Polydipsie) 2. Verminderung von Albumin: I. Leberschäden II. Mangelernährung III. intestinale Resorptionsstörungen 3. Tumoren 4. Aszites* 5. Proteinurie 6. Antikörpermangelsyndrom 7. akuten Blutungen 8. Lymphstauung, Lymphomen* 9. Schwangerschaft
- bei auffälligen Ergebnissen sollte sich eine Serumelektrophorese anschließen.

Urin:
- erhöhte Konzentrationen bei: 1. Kollagenosen* 2. prärenaler Proteinurie: I. Multiples Myelom* II. Rhabdomyolyse* 3. renaler Proteinurie: I. nephrotisches Syndrom* II. Glomerulonephritis* III. Nierenstauung IV. Nephritis V. diabetischer Nierenschaden VI. Nierenzysten* VII. Nierenkarzinom 4. postrenaler Proteinurie: I. Harnwegsinfektionen* II. Nierensteine
- ohne Krankheitswert bei bzw. nach: 1. Fieber 2. langem Stehen 3. körperlicher Anstrengung
- erniedrigte Konzentrationen ohne Krankheitswert.

Liquor cerebrospinalis:
- erhöhte Konzentrationen bei: 1. nicht-infektiösen ZNS-Entzündungen, z.B. Multiple Sklerose* 2. ZNS-Infektionen, z.B. Meningitis* 3. Störungen in der Blut-Liquor-Schranke 4. Blutungen in die Liquorräume* 5. Liquorzirkulationsstörungen (z.B. bei Tumoren)
- erniedrigte Konzentrationen ohne Krankheitswert.

Geschäftsfähigkeit *f*: engl. *legal competence*. Fähigkeit einer Person, selbstständig Rechtsgeschäfte mit voller Wirksamkeit und unbeschränkt mit allen Rechten und Pflichten abzuschließen sowie Handlungen vorzunehmen, die auf das Herbeiführen von Rechtsfolgen abzielen. Sie steht grundsätzlich jedem volljährigen Menschen unbeschränkt zu.

Geschäftsunfähigkeit:
- § 104 BGB (Bürgerliches Gesetzbuch): **geschäftsunfähig** ist, wer das 7. Lebensjahr nicht vollendet hat oder sich in einem die freie Willensbestimmung ausschließenden Zustand krankhafter Störung der Geistestätigkeit befindet und dieser Zustand seiner Natur nach nicht nur vorübergehend ist
- § 105 BGB: Willenserklärungen eines Geschäftsunfähigen sind nichtig, so auch die bei Bewusstseinsstörungen* oder vorübergehender Störung der Geistestätigkeit abgegebenen Willenserklärungen. Ausnahmen gelten bei von volljährigen Geschäftsunfähigen getätigten Geschäften des täglichen Lebens.

Beschränkte Geschäftsfähigkeit:
- § 106 BGB: **beschränkt geschäftsfähig** ist, wer das 7. Lebensjahr vollendet hat, aber noch nicht volljährig ist (§ 2 BGB)
- § 107 BGB: eine beschränkt geschäftsfähige Person bedarf zur Abgabe einer Willenserklärung, durch die sie nicht lediglich einen rechtlichen Vorteil erlangt, die Einwilligung des gesetzlichen Vertreters (Eltern oder Vormund), z.B. bei Schenkung einer Immobilie
- § 108 BGB: die Wirksamkeit eines ohne die erforderliche Einwilligung abgeschlossenen Vertrages hängt von der Genehmigung durch den gesetzlichen Vertreter ab
- § 109 BGB: ein ohne die Einwilligung vorgenommenes einseitiges Rechtsgeschäft ist unwirksam.

Ärztlicher Eingriff: Die Einwilligung* in einen ärztlichen Eingriff ist nach vorherrschender Auffassung keine rechtsgeschäftliche Willenserklärung und bedarf somit nicht der Geschäftsfähigkeit.

Geschiebe *n*: engl. *attachment*. Sammelbegriff für Halteelemente der kombiniert festsitzend-herausnehmbaren Zahnprothese („Geschiebeprothesen"), die aus einer Matrize als äußerem, umschließenden Negativteil und einer Patrize als formanalogem, umschlossenen Positivteil (Innenteil) bestehen. Neben der Haltewirkung haben Geschiebe auch Kippmeider- und Schubverteilungsfunktion.

Prinzip: Die Haltewirkung (Retention) basiert je nach System auf folgenden Prinzipien:
- Friktion (parallelwandige Elemente, Teleskopkronen)
- Verkeilung (konische Elemente, Konuskronen)
- Verklemmung (Randwülste, Schlitze)
- Verkantung.

Einteilung:
- Hülsengeschiebe (Doppelkronen*)
- Teilhülsengeschiebe (Rillen-Schulter-Stift-Geschiebe)
- konfektionierte intra- oder extrakoronale Präzisionsgeschiebe
- Steggeschiebe.

Geschlecht *n*: engl. *sex*. Eigenschaften, die bei allen zweigeschlechtlichen Spezies ein Individuum als entweder männlich oder weiblich kennzeichnen. Beim Menschen gibt es neben dem somatischen ein psychisches und ein soziales Geschlecht. In seltenen Fällen besteht zwischen diesen Ebenen keine Übereinstimmung. Manchmal lässt sich das Geschlecht nicht eindeutig zuordnen.

Einteilung: Beim Menschen:
- **somatisches Geschlecht** (auch biologisches Geschlecht): Summe körperlicher Merkmale mit eindeutig männlicher bzw. weiblicher Ausprägung (siehe Geschlechtsmerkmale*): **1. chromosomales Geschlecht** (Kerngeschlecht): Bestimmung aus dem Genom; Zellen mit einem Y-Chromosom und dem physiologischen Karyotyp 46,XY sind männlich, Zellen ohne Y-Chromosom (physiologischer Karyotyp 46,XX) sind weiblich (siehe chromosomale Geschlechtsdeterminierung) **2. gonadales Geschlecht** (auch endokrines Geschlecht): Bestimmung aus den Gonaden* bzw. den durch sie produzierten Sexualhormonen* **3. gonoduktales Geschlecht:** Bestimmung aus dem inneren Genitale (Nebenhoden, Samenwege, Prostata oder Eileiter, Uterus, Vagina) **4. genitales Geschlecht:** durch die äußeren Geschlechtsmerkmale definiertes Geschlecht, unter Umständen vom chromosomalen und gonadalen Geschlecht abweichend; die Bestimmung erfolgt anhand des äußeren Genitale (Penis, Skrotum oder Labien, Klitoris)
- **psychisches Geschlecht:** subjektive Bewertungen und objektive neurophysiologische Merkmale, die eine (mehr oder weniger) eindeutige Zuordnung erlauben: **1. empfundenes Geschlecht:** Bestimmung aus subjektiver Wahrnehmung **2. zerebrales Geschlecht:** Bestimmung aus der neurohormonalen Aktivität (Hypothalamushormone) bzw. aus neuroanatomischen Unterschieden (Sexualzentren)
- **soziales Geschlecht:** Summe soziokultureller Attribute, die ein Individuum als männlich oder weiblich einordnen: **1. zugeschriebenes Geschlecht** (auch Zuweisungsgeschlecht, Bestimmungsgeschlecht, Geburtsgeschlecht, sog. Hebammengeschlecht): das aufgrund des bei Geburt sichtbaren Genitales bestimmte und in der Geburtsurkunde dokumentierte Geschlecht **2. anerzogenes Geschlecht** (auch Erziehungsgeschlecht): das von Eltern und sozialem Umfeld in der Erziehung zugrunde gelegte Geschlecht, das für die Übernahme einer bestimmten Geschlechtsrolle bedeutsam ist **3. juristisches Geschlecht:** das ausgehend von der Geburtsurkunde in den Personaldokumenten genannte Geschlecht: Änderungen sind nur in Ausnahmefällen möglich (siehe Geschlechtsangleichung, Transsexuellengesetz).

Klinische Bedeutung: Selten besteht eine Inkongruenz der Ebenen untereinander oder es ist keine eindeutige Zuordnung möglich. Unterschieden werden:
- Intersexualität in Bezug auf das somatische Geschlecht
- Transsexualität, wenn eine Angleichung des empfundenen Geschlechts an das biologische Geschlecht angestrebt wird oder erfolgt ist
- Transgender, wenn Personen, ggf. auch nur vorübergehend, sich mit einem Geschlecht identifizieren, das von ihrem biologischen Geschlecht abweicht
- Nichtbinäre Geschlechtsidentität: Näheres siehe Genderqueer*.

Geschlechtschromatin *n*: engl. *sex chromatin*. Chromatinverdichtungen, die meist als scharf umschriebene Körperchen der Kernmembran in somatischen Zellkernen im Ruhezustand anliegen. Unterschieden werden das X- und das Y-Chromatin.

Geschlechtschromosomen → Gonosomen

Geschlechtsdiagnostik, pränatale *f*: engl. *prenatal sex determination*. Vorgeburtliche Bestimmung des Geschlechts des Feten. Nach Gendiagnostikgesetz darf in Deutschland das Geschlecht des Ungeborenen erst nach der abgeschlossenen 12. Schwangerschaftswoche (p. c., entspricht 14. SSW p. m.) mitgeteilt werden, außer es liegt eine medizinische Notwendigkeit dazu vor.

Methoden:
- Sonografie: ab der 15. SSW mit 95 % Vorhersagewahrscheinlichkeit möglich
- genetische Untersuchung: **1.** Amnionzellen (nach Amniozentese) ab der 13. SSW, bei Frühamniozentese ab der 10. SSW **2.** Chorionzellen (nach Chorionzottenbiopsie): ab der 9. SSW möglich **3.** freie DNA im mütterlichen Blut (non-invasive Pränataldiagnostik, NIPD): ab Beginn der 8. SSW.

Indikationen: Die pränatale Geschlechtsbestimmung ist bei therapierbaren, geschlechtsspezifischen Erkrankungen sinnvoll. Hierzu gehören z. B.
- das Adrenogenitale Syndrom (AGS)
- die Hämophilie A
- die Muskeldystrophie Typ Duchenne.

Geschlechtsdifferenzierungsstörung → Differenzierungsstörung, sexuelle

Geschlechtshormone → Sexualhormone

Geschlechtsidentität *f*: engl. *gender identity*. Selbstidentifikation als männlich, weiblich oder androgyn. Die Geschlechtsidentität wird wahrscheinlich ab dem 2. Lj. unveränderbar fixiert. Sie ist nicht zwingend an die biologische Ausstattung gebunden. Bei gestörter Geschlechtsidentität (Geschlechtsdysphorie) besteht ein anhaltendes, starkes Unbehagen über das eigene Geschlecht, das in der Regel Leiden verursacht.

Geschlechtsidentitätsentwicklung *f*: engl. *gender identity developement*. Entwicklung der Geschlechtsidentität*, der sexuellen Orientierung* (Heterosexualität*, Bisexualität*, Homosexualität*) und der sexuell erotischen Vorstellungswelt (Inhalt der sexuellen Fantasien) eines Menschen.

Verlauf: Die daran beteiligten Faktoren sind umstritten. Diskutiert wird ein vor- und nachgeburtliches Zusammenspiel biologischer (z. B. Hormoneinflüsse) und psychischer Faktoren (z. B. Festlegung des Geschlechts* durch die Hebamme), die zu bestimmten Zeitperioden des Entwicklungsprozesses wirksam werden. Die Entwicklung wird wahrscheinlich multifaktoriell beeinflusst.

Geschlechtsidentitätsstörung *f*: Fehlende Übereinstimmung der Geschlechtsidentität* mit dem somatischen Geschlecht*, auch als Geschlechtsdysphorie bezeichnet. Kennzeichnend ist eine häufig vollständige und anhaltende Ablehnung des somatischen Geschlechts (Transsexualität*). Seltener werden nur Teilaspekte abgelehnt (partielle Geschlechtsdysphorie; engl. *gender confusion*).

Vorkommen:
- gelegentlich, aber nur vorübergehend, bei: **1.** Adoleszenten **2.** Borderline*-Persönlichkeitsstörungen **3.** Schizophrenie*
- sehr selten bei Kindern (häufiger fehlende Anpassung an die erwartete Geschlechtsrolle): **1.** Geschlechtsidentitätsstörungen verlieren sich häufig vor Einsetzen der Pubertät **2.** bei Jungen sind Störungen der sexuellen Identität häufiger mit späterer Homosexualität* als mit Transsexualität verbunden.

Hinweis: Knabenhaftigkeit bei Mädchen (sog. tomboys) und mädchenhaftes Verhalten bei Jungen (sog. sissys) sind keine Geschlechtsidentitätsstörung.

Geschlechtsmerkmale *n pl*: engl. *sexual characteristics*. Charakteristische, das weibliche und männliche somatische Geschlecht* unterscheidende Kennzeichen.

Einteilung:
- **primäre** Geschlechtsmerkmale: direkt der Fortpflanzung dienende, bei der Geburt vorhandene Geschlechtsmerkmale (Genitale*): **1. beim Mann:** Hoden, Nebenhoden, Samen-

Geschlechtsorgane

wege, Penis 2. bei der Frau: Ovarien, Tuben, Uterus, Vagina, Vulva
- **sekundäre** Geschlechtsmerkmale: in der Pubertät* sich entwickelnde Geschlechtsmerkmale: 1. beim Mann: Bart, Körperbehaarung, tiefe Stimme 2. bei der Frau: Brüste, weiblicher Behaarungstyp, charakteristische Fettverteilung
- **tertiäre** Geschlechtsmerkmale: u. a. Körperlänge, Knochenbau.

Geschlechtsorgane → Genitale
Geschlechtsreife f: engl. *sexual maturity*. Lebensabschnitt nach völliger morphologischer und funktioneller Ausreifung der sekundären und tertiären Geschlechtsmerkmale* (normalerweise mit voller Fertilität* einhergehend).
Geschlechtsumwandlung f: syn. Geschlechtstransformation. Bezeichnung für therapeutische Anpassung von gonadalem und genitalem Geschlecht* an die Geschlechtsidentität* bei Intersexualität* oder Transsexualität*. Eine Geschlechtsumwandlung ist indiziert bei psychosozialer Belastung und starkem Leidensdruck.
Intersexualität: (ggf. nach pharmakologisch-hormonaler Vorbehandlung durch Sexualhormone*) plastisch-chirurgisch durch
- Maskulinisierungsoperation (mit operativer Rekonstruktion bei Hypospadie*)
- Feminisierungsoperation: 1. Vulvaplastik 2. Labienplastik 3. Vaginalplastik 4. evtl. Klitorisreduktionsplastik.

Transsexualität: (nach pharmakologisch-hormonaler Vorbehandlung mit Sexualhormon* des angestrebten Geschlechts) plastisch-chirurgisch mit Entfernen der Gonaden (Kastration*)
- Mann-zu-Frau-Geschlechtsangleichung: 1. Bildung von Vulva und Neovagina (Kolpopoese*) 2. Mammaplastik*
- Frau-zu-Mann-Geschlechtsangleichung: 1. subkutane Mastektomie* unter Erhalt der Mamillen 2. Hysterektomie* mit beidseitiger Ovarektomie 3. ggf. Harnröhrenverlängerung (aus Vaginallappen, kleinen Schamlippen und freiem Transplantat) 4. Bildung eines Neopenis mit Phallus (freies Hauttransplantat aus Unter- oder Oberarm oder Unterschenkel), Glans penis, Penisimplantat und Bildung eines Skrotums (aus großen Schamlippen nach Vaginaverschluss) mit Implantation von Hodenprothesen*.

Funktionelle Ergebnisse der Mann-zu-Frau-Geschlechtsangleichung sind generell besser. Eine sehr sorgfältige, enge Indikationsstellung und intensive psychologische Betreuung sind wichtige Voraussetzungen für den Erfolg. Zur personenstandsrechtlichen Seite der Geschlechtsangleichung: siehe Transsexuellengesetz.
Indikation:
- Psychosoziale Belastung
- starker Leidensdruck.

Die Indikation ist interdisziplinär und streng zu stellen.
Geschlechtsverkehr m: engl. *sexual intercourse*. Im engeren Sinn Koitus*, im weiteren Sinn Sammelbezeichnung für alle, auch nicht penetrierende, Sexualkontakte*.
geschlossene Abteilung → Abteilung, geschlossene
Geschlossene Unterbringung f: Gerichtlich beschlossene freiheitsentziehende Maßnahme, welche das Verlassen eines zugewiesenen Ortes untersagt. Je nach Rechtsgrund und Bedarf kann sie in einer forensischen Klinik, auf einer akutpsychiatrischen Station, in einer sozialpädagogischen Einrichtung, einer Altenpflegeeinrichtung oder in einer Einrichtung der Erziehungshilfe erfolgen.
Geschmacksaura f: engl. *gustatory aura*. Meist als unangenehm empfundene Geschmackswahrnehmung, die einen fokalen epileptischen Anfall mit Einschränkung von Bewusstsein oder Aufmerksamkeit einleitet und auch als gustatorische Aura bezeichnet wird.
Geschmackshalluzination → Geruchs- und Geschmackshalluzination
Geschmacksknospen f pl: engl. *taste buds*; syn. Caliculi gustatorii. Knospenähnlich aussehende Chemosensoren im Epithel der Papillae vallatae und Papillae foliatae der Zunge, vereinzelt auch in den Papillae fungiformes, am Gaumen, Kehldeckel und in der Pharynxschleimhaut. Sie bestehen aus zylindrischen Sinneszellen, deren Geschmacksstiftchen (Mikrovilli*) in den Geschmacksporus (Porus gustatorius) an der Epitheloberfläche hineinragen.
Geschmacksnerven m pl: engl. *gustatory nerves*. Geschmacksfasern der Zunge. Die Fasern der vorderen 2/3 der Zunge verlaufen über N. lingualis, Chorda tympani und N. facialis (N. intermedius), die vom hinteren Drittel der Zunge von den Papillae vallatae (hinteres Drittel) und Papillae foliatae über den N. glossopharyngeus.
Geschmackspapillen f pl: Für die Geschmackswahrnehmung verantwortliche Schleimhautstrukturen der Zungenoberfläche. Man unterscheidet Pilzpapillen (Papillae fungiformes), Blätterpapillen (Papillae foliatae) und Wallpapillen (Papillae vallatae).
Geschmacksqualität f: syn. Geschmacks-Qualitäten. Geschmackseindrücke, die sich in 5 unterschiedliche Formen einteilen lassen. Zu diesen gehören sauer, süß, salzig, bitter und umami. Die Geschmacks-Empfindung „scharf" wird nicht zu den Geschmacksqualitäten gezählt.
Geschmacksrezeptoren m pl: syn. gustatorische Sinneszellen. In der Mikrovilli*-Membran von Geschmacksknospen* lokalisierte Rezeptoren (sekundäre Sinneszellen). Geschmacksrezeptoren unterscheiden sich in ihrer Signaltransduktion*. Salzig und sauer wird über ionotrope Ionenkanäle wahrgenommen, bitter, süß und umami über metabotrope, G-Protein-gekoppelte Rezeptoren.
Formen:
- **salzig:** Bindung von Na^+-Ionen aktiviert ionotrope Ionenkanäle (ENaC-Kanäle) und führt durch Na^+-Einstrom zur Depolarisation.
- **sauer:** Bindung von H^+-Ionen aktiviert ionotrope Ionenkanäle und führt zur Depolarisation über entweder H^+-Einstrom, verhinderten K^+-Ausstrom durch Verschluss pH-sensitiver TRP-Kanäle oder Na^+-Einstrom durch Öffnen pH-sensitiver Anionen-(ASIC)-Kanäle.
- **bitter:** Bindung von Bitterstoffen (20–30 verschiedene Rezeptortypen für unterschiedliche Bitterstoffe) aktiviert metabotropen T2R-Rezeptor (GPCR), der wiederum das G*-Protein Gustducin aktiviert. Gustducin löst die Phospholipase* C/IP3-Kaskade aus, wodurch es zu einem intrazellulären Ca^{2+}-Anstieg kommt. Dies aktiviert den Ca^{2+}-sensitiven TRP-Kanal (TRPM5) und es folgt die Depolarisation über Kationeneinstrom.
- **süß und umami:** Bindung von Zucker aktiviert metabotropen T1R-Rezeptor (GPCR) und es folgt die gleiche Signalkaskade wie bei den Bitterstoff-Rezeptoren. Für die Geschmacks-Qualität süß existieren die Rezeptortypen T1R2 und T1R3, für umami die Rezeptortypen T1R1 und T1R3.
- **scharf:** Bindung von Capsaicin* aktiviert TRPV1-Kanäle an freien Nervenendigungen des N. trigeminus.

Geschmackssinn m: engl. *sense of taste*. Teil des Sinnessystems, der zur Wahrnehmung und Empfindung von Geschmacksqualitäten dient. Sensibles Organ ist die Zunge* (vgl. Schmecken*). Der Geschmackssinn ist eng mit dem Geruchssinn* verbunden.
Geschmacksstörung → Schmeckstörung
Geschmacksstoff m: Moleküle, die an Geschmacks-Rezeptoren binden und zu deren Aktivierung führen. Saure und salzige Geschmacksstoffe binden an ionotrope Geschmacks-Rezeptoren. Bittere, süße und nach umami schmeckende Geschmacksstoffe binden an metabotrope Geschmacks-Rezeptoren.
Geschwisterbeziehung f: engl. *sibling relationship*. Beziehung* zwischen Geschwistern, die für die meisten Menschen am längsten während, unaufkündbar, annähernd egalitär und durch gemeinsame Vergangenheit beeinflusst ist.
Funktion: Geschwister können soziale Unterstützung bieten, z. B. bewältigen Geschwister die Scheidung ihrer Eltern leichter als Einzelkinder. Ältere Geschwister haben für jüngere

häufig sog. Pionierfunktion, Lehrerfunktion und Modellfunktion.
Entwicklung: Die Beziehung zwischen Geschwistern verändert sich über die Lebensspanne:
- bis zur mittleren Lebensphase abnehmende Nähe
- im Alter Wiederannäherung und verstärkte psychologische Unterstützung.

Unterschiede zwischen Geschwistern entstehen durch unterschiedliche Gene, unterschiedliche Behandlung durch die Eltern, unterschiedliche Umwelt und die Qualität der Geschwisterbeziehung. Nachgewiesen wurde auch der Einfluss der Geschwisterposition, des Geschlechtes und des Parental Investment.
Klinische Bedeutung: Bei Geschwisterrivalität evtl. emotionale Störung*.

Geschwür → Ulkus
Geschwulst → Tumor
Geserick-Zeichen → Orbitazeichen
Gesetz zur Verhütung und Bekämpfung von Infektionskrankheiten beim Menschen → Infektionsschutzgesetz
Gesichtsbogen *m*: engl. *face bow*. Apparatur zur Ermittlung der Position von Kiefergelenken, Zahnsystem und Bezugsebenen am Schädel. Sie dient der gelenkbezüglichen Montage von Kiefermodellen in einem Artikulator*. Des Weiteren bezeichnet Gesichtsbogen einen Drahtbogen zur Übertragung therapeutischer Kräfte von extraoral nach intraoral (Headgear*).
Vorgehen: Einbau der Apparatur:
- arbiträr (Orientierung des Gesichtsbogens am Schädel nach Mittelwerten, z. B. Quick-Mount-Bogen, Schnellübertragungsbogen)
- schädelgelenkbezüglich (Positionierung nach individueller Ermittlung der Scharnierachse des Kiefergelenks).

Gesichtschirurgie, plastische *f*: engl. *plastic facial surgery*. Sammelbezeichnung für operative Verfahren zur anatomischen und funktionellen Rekonstruktion von Knochen und Weichgeweben des Gesichts. Diese werden besonders eingesetzt nach Tumorresektion, bei unfallbedingten Gewebeverlusten, Gesichtsspalten* und zur ästhetischen Harmonisierung des Gesichts.

Gesichtsfeld *n*: engl. *visual field*. Der mit einem (monokulares Gesichtsfeld) oder beiden (binokulares Gesichtsfeld) unbewegten Augen wahrnehmbare Teil des Raums. Die Größe des Gesichtsfelds ist abhängig vom Grad der Adaptation der Augen sowie von Größe, Helligkeit, Farbe und Bewegung des Objekts.
Bestimmung: Man bestimmt das Gesichtsfeld meist mittels statischer Perimetrie*. Bei einfachen Lichtreizen reicht das Gesichtsfeld in der Regel oben bis 60°, unten bis 70°, nasal bis 60° und temporal bis 90° (siehe Abb.).

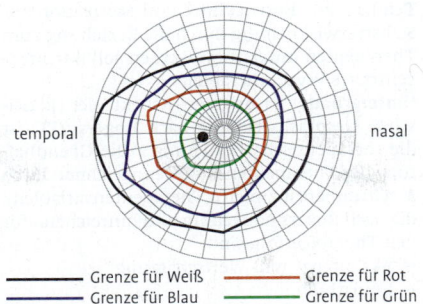

— Grenze für Weiß — Grenze für Rot
— Grenze für Blau — Grenze für Grün

Gesichtsfeld: Normales Gesichtsfeld des linken Auges.

Klinische Bedeutung: Ein nicht oder eingeschränkt wahrnehmbarer Bereich innerhalb des Gesichtsfelds (Skotom*) ist pathologisch mit Ausnahme des sog. blinden Flecks*. Skotome treten z. B. bei Netzhautschädigung oder Erhöhung des Augeninnendrucks (Glaukom*) auf.

Gesichtsfeldausfall *m*: engl. *scotoma*. Defekt des Gesichtsfeldes*, der die Wahrnehmung von bestimmten Bereichen der Außenwelt einschränkt. Ausmaß und Form lassen auf die Ursachen schließen. Man unterscheidet zwischen Skotomen* (primär durch Schädigungen der Augen, z. B. Bjerrum*-Skotom beim Glaukom*), Hemianopsien* und Quadrantenanopsien (meist durch Schädigungen der Sehbahn) sowie Gesichtsfeldeinengungen*.

Gesichtsfeldeinengung *f*: engl. *visual field constriction*. Ringförmige Gesichtsfeld*einschränkung, auch Tunnelblick genannt. Sie ist im Alter und in der Kindheit physiologisch, kann aber auch durch ringförmige Gesichtsfeldausfälle (Skotome*) entstehen, z. B. bei Retinitis pigmentosa, Glaukom* oder Kompression des N. opticus. Zu vorübergehenden Gesichtsfeldeinengungen kommt es unter Alkohol und Stress.

Gesichtsfelduntersuchung *f*: Untersuchung, um Gesichtsfeldausfälle zu erkennen oder zu spezifizieren. Einfache Testverfahren sind das Amsler*-Netz für das zentrale Gesichtsfeld und der Konfrontationstest für das periphere Gesichtsfeld. Apparative Untersuchungen erfolgen mittels Perimeter (→ Perimetrie* des zentralen und peripheren Gesichtsfeldes) und Kampimeter (→ Kampimetrie des zentralen Gesichtsfeldes).

Gesichtshalluzination → Halluzination, optische
Gesichtskrampf, mastikatorischer *m*: engl. *masticatory spasm*. Krampf der Kaumuskulatur*.
Gesichtslähmung → Fazialisparese

Gesichtslage *f*: engl. *face presentation*. Form der Deflektionslage (Haltungsanomalie) unter der Geburt mit dem Gesicht als vorangehendem Teil. Man unterscheidet die mentoanteriore und mentoposteriore Gesichtslage. Bei Gesichtslage wird meist per Kaiserschnitt entbunden, bei kleinem Kind und fortgeschrittener mentoanteriorer Gesichtslage kann eine vaginale Geburt versucht werden.
Einteilung: Je nach Position des Kinns:
- mentoanteriore Gesichtslage: Das Kinn ist nach vorne gerichtet, die Geburt ist theoretisch möglich.
- mentoposteriore Gesichtslage: Das Kinn ist nach hinten gerichtet, eine Geburt ist geburtsmechanisch unmöglich.

Gesichtsmaske, kieferorthopädische *f*: engl. *orthodontic facemask*. Extraoral verankertes kieferorthopädisches Gerät, das über Gummizüge mit einer intraoralen kieferorthopädischen Apparatur im Oberkiefer verbunden ist und während der Wachstumsphase des Patienten der Lageveränderung des Oberkiefers v. a. nach ventral (eingeschränkt auch nach kranial oder kaudal) dient. Indikationen sind Lippen-Kiefer-Gaumenspalte und (maxilläre) Mikrognathie*.
Formen: U. a.
- Delaire-Maske: Abstützung an Stirn und Kinn (siehe Abb.)
- Grummons-Maske: Abstützung an Stirn und Wangenknochen.

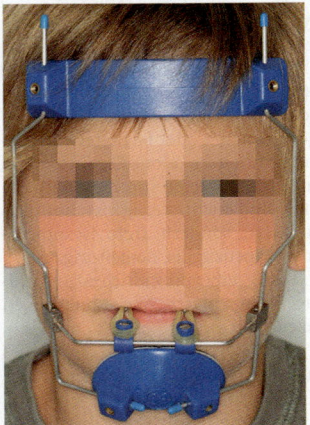

Gesichtsmaske, kieferorthopädische: Delaire-Maske. [87]

Gesichtsnerv → Nervus facialis
Gesichtsnerv → Nervus trigeminus
Gesichtsneuralgie *f*: engl. *facial neuralgia*. Neuralgiforme Schmerzen im Bereich des Gesichts. Unterschieden werden Neuralgien im Versorgungsgebiet eines kranialen Nerven und atypische Gesichtsneuralgien.

Gesichtsrose → Erysipel
Gesichtsrose → Zoster
Gesichtsspalten *f*: engl. *facial clefts*. Ein- oder beidseitige Hemmungsfehlbildungen infolge ausbleibender oder gestörter Verschmelzung der Gesichtsfortsätze in 1.–2. Embryonalmonat. Zu unterscheiden sind die Gesichtsspalten im eigentlichen Sinne und andere, isolierte oder kombinierte Formen. Therapeutisch erfolgt ein interdisziplinäres Rehabilitationskonzept mit schrittweiser operativer Schließung der Defekte. siehe Abb.

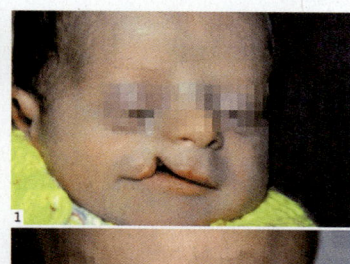
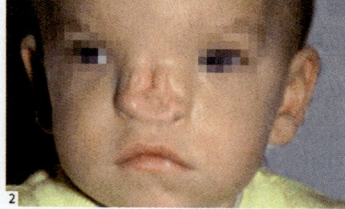

Gesichtsspalten: 1: schräge Gesichtsspalte; 2: mediane Gesichtsspalte. [175]

Gesprächsgruppe *f*: engl. *conversation group*. Stationäre oder ambulante Gruppe für Patienten, in der sie, angeleitet oder begleitet von therapeutischen Mitarbeitern oder Pflegepersonen, über sich und ihre Probleme sprechen können. Diese Gruppen sind nicht streng psychotherapeutisch orientiert, sondern freie Gesprächsgruppen mit therapeutischer Begleitung.
Bedeutung: Häufig ein verbindliches Behandlungselement in psychiatrischen Abteilungen sowie in vielen Rehabilitationseinrichtungen. Ziele sind
– Verbesserung der sozialen Kompetenz durch gelenkte Interaktion
– Erleben von Gemeinsamkeiten durch den Austausch mit anderen
– Kennenlernen neuer Verhaltensmuster durch die Konfrontation mit anderen
– Reflexion des eigenen Handelns
– Erfahren von Unterstützung.
Gesprächspsychotherapie *f*: engl. *talking therapy*; syn. Gesprächstherapie. Im weiteren Sinn jede Form der Psychotherapie* auf der Grundlage eines Gesprächs, im engeren Sinn Form der Psychotherapie* (nach C. R. Rogers), bei der die Tendenz zur Entwicklung und Motivation zur Selbstverwirklichung durch die Beziehung zum Therapeuten unterstützt werden soll (klientenzentrierte Psychotherapie).
Hintergrund: Wichtigster Aspekt der klassischen Gesprächspsychotherapie nach Rogers (GT) ist die therapeutische Beziehung*. Die Grundhaltung des Therapeuten ist gekennzeichnet durch 3 Therapieprinzipien (Therapeutenvariablen), die nach Rogers notwendig und hinreichend für den Therapieerfolg sind:
– Akzeptanz* und Wertschätzung*
– Empathie*
– Kongruenz*.
Auf der Grundlage dieser Haltung versucht der Therapeut in mehr oder weniger direktiver Weise (GT wurde in früher Phase als nichtdirektive Psychotherapie bezeichnet), (emotionale) Erlebnisse des Patienten zu verbalisieren und konfrontiert diesen mit eigenen Widersprüchen (Inkongruenzen) zwischen Erleben (Experiencing) und Selbstbild. Die Realisierung der Therapieprinzipien soll die für den Therapieerfolg wesentliche Selbstexploration des Patienten erhöhen: Dazu gehören Sprechen über das eigene innere Erleben sowie emotionale Stellungnahmen mit zunehmender Klarheit und Differenziertheit. **Therapieziele.** Der Therapeut soll zum Patienten eine Beziehung entwickeln, die eine konstruktive Persönlichkeitsentwicklung fördert sowie Abwehr und Leugnung überwinden hilft, sodass die bislang abgelehnten oder vermiedenen Aspekte in das Selbstbild integriert werden. Dies erfolgt in 3 Schritten: zunehmende Selbstexploration (kurzfristig innerhalb der Sitzungen), wachsende Selbstkongruenz* (mittelfristig im Sitzungsverlauf), Selbstaktualisierung in Richtung voll entwickelte Persönlichkeit (engl. *fully functioning person*; langfristig); diese
– Ist offen für neue Erfahrungen
– orientiert sich an den eigenen Bedürfnissen
– bewertet und entscheidet selbst
– kann positive Wertschätzung leicht annehmen und geben
– zeigt keine Abwehr und/oder Leugnung
– entwickelt reife und befriedigende Interaktionen.
Formen. Auf der klassischen Gesprächspsychotherapie basierend wurden weiterhin entwickelt:
– **Prozess-erlebnisorientierte und emotionsfokussierte Therapie***, bei der die emotionalen Erfahrungen des Patienten stärker im Vordergrund stehen und die emotional-kognitiven Grundüberzeugungen (Schemata) von der eigenen Person verändert werden sollen
– **zielorientierte Gesprächspsychotherapie**, die sich u. a. auf die allgemeine Psychologie bezieht und aus den Erweiterungen der Störungstheorie neue, auch direktive Handlungsregeln ableitet mit dem Ziel, problemrelevante Ziele, Motive und Schemata zu klären
– **störungsspezifische, differenzielle Ansätze**, die auf Basis der 3 Therapieprinzipien je nach psychischer Störung unterschiedliche Handlungsregeln entwickeln.
Wirksamkeit: Die Therapeutenvariablen nach Rogers werden heute als hilfreich und sinnvoll, nicht aber als notwendig und hinreichend bewertet. V. a. frühere Studien haben die Patienten, entsprechend dem Therapiekonzept, nicht nach psychischen Störungen differenziert. Inzwischen gibt es Hinweise, dass die Gesprächspsychotherapie v. a. bei Depressionen*, aber auch z. B. bei Angst*-, Anpassungs- und Belastungsstörungen wirksam ist. Der für die sozialrechtliche Anerkennung in Deutschland zuständige Gemeinsame Bundesausschuss hat eine versorgungsrelevante breite Fundierung nicht anerkannt, sodass die Gesprächspsychotherapie in Deutschland kein sozialrechtlich eigenständiges Verfahren darstellt.
Gesprächspsychotherapie, klientenzentrierte *f*: engl. *client centered therapy*. Psychotherapieverfahren der Humanistischen* Psychotherapie, das von C. Rogers Anfang der 1940er-Jahre entwickelt wurde. Näheres siehe unter Gesprächspsychotherapie*.
Gesprächsvoraussetzungen: engl. *conversational conditions*. Umstände, unter denen ein Gespräch stattfindet und von denen es beeinflusst wird oder Faktoren, die als unabdingbar gelten, um ein Gespräch zu führen, z. B. Kommunikationsmöglichkeiten (sprechen und hören können, die gleiche Sprache sprechen, Hilfsmittel nutzen können), Bereitschaft zum Gespräch, situative Möglichkeit (äußere Faktoren).
Gestagene *n pl*: engl. *gestagens*. Weibliche Sexualhormone* aus 21 C-Atomen, die die Differenzierung des Endometriums* bewirken und eine Schwangerschaft aufrechterhalten. Gestagene werden in den Granulosazellen* des Ovars* aus Pregnenolon* oder 17α-Hydroxypregnenolon gebildet und über die gonadotrope Achse reguliert. Das bedeutenste Gestagen ist Progesteron*. Synthetische Gestagene finden beispielsweise Anwendung als Kontrazeptiva*.
Einteilung:
– natürliche Gestagene: 1. Progesteron 2. 17α-Hydroxyprogesteron 3. 20α-Hydroxyprogesteron
– synthetische Gestagene: 1. Chlomadinon 2. Cyproteron 3. Dienogest* 4. Desogestrel* 5. Drospirenon 6. Dydrogesteron 7. Etonogestel 8. Gestoden 9. Levonorgestrel* 10. Medrogeston 11. Medroxyprogesteron 12. Megestrol 13. Nomegestrol 14. Norethisteron

Gestagene: physiologische Wirkungen.

Funktion, Organ	Wirkung
Blutgerinnung	Anstieg von Antithrombin III
Endometrium	sekretorische Transformation, Glykogeneinlagerung
Mammae	Stimulation des tubulo-alveolären Wachstums (synergistisch mit Östrogen und Prolaktin)
Myometrium	Ruhigstellung (sog. Progesteronblock), Herabsetzung der Ansprechbarkeit auf Oxytocin
Ovarien	Verminderung der Ansprechbarkeit auf Gonadotropine
Stoffwechsel	allgemein: gesteigerter Energiestoffwechsel; vorübergehend vermehrte Natrium- und Wasserausscheidung; Differenzierung bestimmter Gewebe; Erhöhung der Körpertemperatur
	Fette: Abfall von Triglyceriden (vermehrter VLDL-Katabolismus)
Tuben	Herabsetzung von Motilität und Sekretion
Vagina	Massenabschilferung von Oberflächen- und Intermediärzellen, Herabsetzung des Karyopyknose-Index
Zentralnervensystem	dosisabhängige Wirkung auf Hypothalamus und Hypophyse: Steigerung der LH-Sekretion, Hemmung der Sekretion von GnRH
Zervix	Engstellung von Muttermund und Zervikalkanal (Schleim: spärlich, zähflüssig)

15. Norgestimat 16. Norelgestromin 17. Tibolon 18. Trimegeston.
Wirkung: Nahezu alle biologischen Effekte werden im Zusammenwirken mit Östrogenen* ausgelöst und hängen dabei vom Östrogen/Gestagen-Verhältnis und der zeitlichen Abfolge des Zusammenwirkens ab (siehe Tab.).
Klinische Bedeutung: Für den medizinischen Einsatz von Gestagenen bestehen zahlreiche Indikationen:
- hormonale Kontrazeption allein oder in Kombination mit Östrogenen
- Hormonersatztherapie* im Klimakterium* in Kombination mit Östrogenen
- Zyklusstörungen*
- Endometriumkarzinom*
- Endometriumhyperplasie*.

Gestagentest m: Labordiagnostisches Verfahren bei Amenorrhö* oder Endometriumhyperplasie*. Nach oraler Gabe eines Gestagens* über 10 Tage lässt sich nur dann eine Transformation des Endometriums* und eine Hormonentzugsblutung erzielen, wenn nach (vorheriger) Stimulation durch endogenes Östrogen eine Proliferation des Endometriums erfolgt ist.

Gestalttherapie f: engl. gestalt therapy. Therapieform (F. Pearls) der Humanistischen* Psychotherapie, in der Klienten in Einzel- oder Gruppentherapien an der eigenen Wahrnehmung und der der anderen arbeiten sowie aktuelle Konflikte in kreativer Form darstellen und wieder erleben. Bislang fehlen für die Gestalttherapie überzeugende Wirkungsnachweise.

Gestation → Schwangerschaft
Gestationsalter → Schwangerschaftsdauer
Gestationsdiabetes m: engl. gestational diabetes; syn. Schwangerschaftsdiabetes. Erstmals in der Schwangerschaft auftretende gestörte Glukosetoleranz der Mutter. Die Häufigkeit in Deutschland beträgt etwa 4 % der Schwangeren, mit steigender Tendenz. Diagnostiziert wird mithilfe des Glukosetoleranztest, zur Vermeidung von Komplikationen ist der Blutzucker engmaschig zu kontrollieren und streng einzustellen.
Komplikationen: Bei einem manifesten Gestationsdiabetes bestehen sowohl Risiken in der Schwangerschaft wie auch unter der Geburt. Je schlechter die Stoffwechseleinstellung bei der Mutter ist, umso höher sind die Risiken für eine fetale Schädigung. Auftreten können
- in der Gravidität: 1. diabetische Embryopathie* 2. diabetische Fetopathie* 3. Frühgeburtlichkeit 4. intrauteriner Fruchttod* 5. hypertensive Schwangerschaftserkrankung 6. urogenitale Infektionen
- unter der Geburt (aufgrund einer Makrosomie des Feten): 1. Einstellungsanomalien 2. Schulterdystokie* 3. Armplexusparese*.

Therapie: Ziel der Therapie ist die Vermeidung von Komplikationen. Dazu sollte eine Einstellung des Blutzuckers von präprandial 65–95 mg/dl, eine Stunde postprandial < 140 mg/dl, und ein Mittelwert von 90–100 mg/dl angestrebt werden. Hierzu sind regelmäßige Kontrollen durch die Schwangere selber notwendig. Säulen der Therapie sind:
- Umstellung der Ernährung, Diät (nach einer Ernährungsberatung)
- körperliche Bewegung
- Gabe von Insulin
- intensivierte Schwangerschaftsvorsorge
- Geburtseinleitung, vor allem bei bestehender fetaler Makrosomie
- Entbindung in einem Perinatalzentrum.

Gestationshypertonie → Schwangerschaftserkrankung, hypertensive
Gestationspsychose → Schwangerschaftspsychose
Gestose f: engl. gestosis. Überbegriff für schwangerschaftsbedingte Erkrankungen wie Hyperemesis gravidarum oder hypertensive Erkrankungen in der Schwangerschaft (schwangerschaftsinduzierte Hypertonie; Abk. SIH).
Gesundheit f: engl. health. Im weiteren Sinn nach Definition der WHO der Zustand des vollständigen körperlichen, seelischen und sozialen Wohlbefindens und nicht nur die Abwesenheit von Krankheit* und Gebrechen. Im sozialversicherungsrechtlichen Sinn der Zustand, aus dem Arbeits- bzw. Erwerbsfähigkeit resultiert.
Gesundheit, geschlechtsspezifische f: engl. gender-specific health. Durch Studien nachgewiesene geschlechtsspezifische Unterschiede, z.B. in Lebenserwartung (Frauen ca. 6 Jahre höher), Morbidität und Mortalität sowie Inanspruchnahme zur Gesundheitsversorgung (Risiko-, Vorsorge- und Krankheitsverhalten).
Gesundheit, psychische f: engl. psychic health. Zustand seelischen Wohlbefindens und Wohlergehens aufgrund des Überwiegens schützender und ausgleichender Anteile (z. B. Vertrauen, Gelassenheit, Humor, Optimismus, Realitätssinn) gegenüber destabilisierenden Einflüssen.
Kennzeichen: Psychische Gesundheit ist zu erkennen
- am Verhalten eines Menschen
- an den geäußerten Gedanken und Gefühlen
- an ausgesandten Körpersignalen (Körpersprache)
- daran, dass sämtliche oder die Mehrzahl der Verhaltensweisen in sich stimmig erscheinen und zugleich zur jeweiligen Realsituation passen
- daran, dass alltägliche Stresssituationen gut bewältigt werden können (Stress*, Coping*).

Auch der Grad des Wohlbefindens anderer in der Umgebung eines Menschen kann bis zu einem gewissen Grad Aufschluss geben über dessen seelisches Wohlergehen.

Gesundheitsakte, elektronische: engl. electronic health record. Einrichtungsübergreifende,

Gesundheitsfachberuf

häufig zentral gespeicherte Dokumentation der longitudinalen (lebenslangen) Kranken- und Gesundheitsgeschichte eines Patienten. Im Gegensatz zur behandlungsfallübergreifenden elektronischen Patientenakte wird sie nicht ärztlich, sondern von Patienten oder nichtärztlichem Dienstleister geführt. Sie kann zusätzlich gesundheitsfördernde Informationen und Verweisfunktionen beinhalten, z. B. ein Patiententagebuch.

Gesundheitsfachberuf *m*: engl. *medical assisting profession*; syn. Medizinalfachberuf. Nichtärztliche, inzwischen nicht mehr ausschließlich nichtakademische, medizinische Fachberufe mit staatlich geregelter Ausbildung. Dazu gehören unter anderem Diätassistent, Ergotherapeut*, Hebamme bzw. Entbindungspfleger, Logopäde, medizinisch-technischer Assistenzberuf, Gesundheits-* und Krankenpfleger, Altenpfleger und Physiotherapeut*.

Gesundheitskarte, elektronische *f*: engl. *electronic health insurance card*; Abk. eGK. Chipkarte für Versicherte der gesetzlichen Krankenversicherung mit visueller Ausweisfunktion und europäischer Krankenversicherungskarte (European Health Insurance Card, EHIC).

Funktion: Die Versicherten sind verpflichtet, die eGK bei jeder Inanspruchnahme eines Vertragsarztes* vorzulegen (§ 13 Absatz 1 Bundesmantelvertrag). Aktuell enthält die eGK:
- Patientenstammdaten
- verwaltungstechnische Informationen: **1.** Bezeichnung der ausstellenden Krankenkasse mit Kassenkurzbezeichnung und Kassennummer (Institutskennzeichen, sog. IK-Nummer) **2.** bei Befristung der Gültigkeit Angabe von Monat und Jahr des Fristablaufs.

Weitere mögliche, aber noch nicht implementierte Funktionalitäten sind:
- Versichertenstammdaten online prüfen/aktualisieren
- freiwillige Zusatzanwendungen (z. B. Speicherung des europäischen Notfalldatensatzes und weiterer Gesundheitsdaten)
- elektronischer Arztbrief
- elektronisches Rezept*
- elektronische Fallakte.

Für die Einsichtnahme in die eGK durch den Arzt sind der elektronische Heilberufsausweis und die Autorisierung durch den Patienten notwendig.

Gesundheitsleistungen, individuelle *f pl*: Abk. IGeL. Alle ärztlichen Leistungen (Diagnose- und Behandlungsmethoden), die nicht zu den Regelleistungen der gesetzlichen Krankenversicherung gehören und daher nicht von den Vertragsärzten mit den Kassenärztlichen Vereinigungen zulasten der Krankenkassen abgerechnet werden können. Die Anwendung von IGeL kann dennoch medizinisch angezeigt sein.

Hintergrund: Leistungen der sog. IGeL-Liste sind vom Versicherten in voller Höhe selbst zu bezahlen. Die Honorierung erfolgt auf Basis der Gebührenordnung für Ärzte. Gesetzlich Krankenversicherte müssen zuvor schriftlich zugestimmt haben und auf ihre eigene Kostentragungspflicht hingewiesen worden sein (§ 18 Abs. 8 BMV-Ä).

Gesundheitsmodell, biopsychosoziales → Modell, biopsychosoziales

gesundheitsorientierte Gesprächsführung → Arzt-Patient-Beziehung

Gesundheitspsychologie: engl. *health psychology*. Teilgebiet der Psychologie*, das sich mit der Analyse und Beeinflussung gesundheitsbezogener Verhaltensweisen, Kognitionen, Emotionen und Motivationen des Menschen auf individueller und kollektiver Ebene befasst (siehe auch Krankheitsverarbeitung*). Zu den Zielen gehören die Beeinflussung des Gesundheitsverhaltens und die Verbesserung des Systems der gesundheitlichen Versorgung.

Forschungsgebiete:
- Zusammenhang zwischen Persönlichkeitsmerkmalen* und Gesundheitsverhalten
- Risikowahrnehmung und -kommunikation
- therapeutische Beziehungen*
- subjektive Krankheitstheorien
- psychische und soziale Ressourcen, Schutzfaktoren.

Bedeutung: Erkenntnisse der Gesundheitspsychologie werden u. a. angewandt bei
- Aufklärung
- Früherkennung
- Gesundheitsförderung und -erziehung
- Prävention
- Modifikation gesundheitsrelevanter Verhaltensweisen einschließlich der Beeinflussung von Risikofaktoren und des Umgangs mit Krankheiten
- Rückfallvermeidung
- Psychoedukation*
- Gestaltung gesundheitsrelevanter Informationen
- Entwicklung von Gesundheitsprogrammen und Patientenschulungen.

Gesundheitsrecht *n*: engl. *health legislation*. Rechtsgebiete des (öffentlichen) Gesundheitswesens und der Ausübung der Heilberufe, wobei die Abgrenzung zum Medizinrecht unscharf ist.

Regelungsbereiche:
- Vorschriften des Zivilrechts (z. B. Arzthaftung) und des Strafrechts (z. B. Körperverletzung, Schwangerschaftsabbruch, Schweigepflicht, Sterbehilfe)
- Recht der gesetzlichen und privaten Krankenversicherung
- Berufsrecht der Heilberufe
- Betäubungsmittelgesetz, Infektionsschutzgesetz
- das Arzneimittel- und das Medizinprodukterecht
- sonstige Bestimmungen des Gefahrenabwehrrechts (z. B. Umwelt- und Lebensmittelrecht).

Gesundheitssorge: engl. *health care*. Verpflichtung und Berechtigung, über Heilmaßnahmen für einen anvertrauten Menschen zu entscheiden und diese zu überwachen.

Formen:
- Sorgeberechtigte **Eltern** haben die Gesundheitssorge für ihre minderjährigen Kinder. Verstoßen sie mit der Ablehnung einer notwendigen medizinischen Maßnahme gegen das Wohl des Kindes, erteilt das Familiengericht anstelle der Eltern die Einwilligung* (z. B. Verweigerung von Bluttransfusionen bei Kindern von Mitgliedern der Zeugen Jehovas).
- Eine **Betreuung** mit dem Aufgabenkreis „Zustimmung zur ärztlichen Heilbehandlung" wird dann erforderlich, wenn der Betroffene die Notwendigkeit einer ärztlichen Behandlung nicht erkennen oder einsehen kann.

Gesundheits- und Krankenpfleger → Pflegeberuf

Gesundheitsuntersuchung *f*: engl. *health assessment*; syn. Gesundheits-Check-up. Früherkennungsuntersuchungen nach § 25 SGB V auf Kosten der GKV. Bei Erwachsenen dienen sie der Diagnostik von Herz-Kreislauf- und Nierenerkrankungen sowie Diabetes* mellitus und Krebs. Im weiteren Sinne gehören auch die Vorsorgeuntersuchungen* bei Schwangeren und Kindern sowie die arbeitsmedizinische Vorsorge zu den Gesundheitsuntersuchungen.

Hintergrund: Gesetzlich vorgeschriebene medizinische Vorsorgeleistungen der GKV sollen eine Gesundheitsschwächung beseitigen, die eine Erkrankung zur Folge hätte, Krankheiten verhüten oder deren Verschlimmerung vermeiden, einer gesundheitlichen Fehlentwicklung eines Kindes vorbeugen und einer Pflegebedürftigkeit entgegenwirken. Die Gesundheitsuntersuchungen umfassen den Anspruch auf:
- eine ärztliche Untersuchung auf Früherkennung von Herz-, Kreislauf- und Nierenerkrankung sowie Diabetes mellitus („Check up"): Anspruch besteht für Versicherte ab 35 Jahren alle 3 Jahre sowie einmalig für Versicherte zwischen 18 und 35 Jahren
- ein einmaliges Ultraschallscreening auf Bauchaortenaneurysma ab einem Alter von 65 Jahren
- Krebsfrüherkennungsuntersuchungen für Frauen frühestens ab dem 20., für Männer frühestens ab dem 45. Lj.

Die Vorsorgeuntersuchungen* dienen der Verhütung und Früherkennung von Krankheiten,

die Maßnahmen gegen Krankheitserreger und -ursachen, Erkrankungen und Krankheitsverschlimmerungen einleiten. Hierzu gehören:
- Schwangerenvorsorge mit Beratung der Schwangeren und Überwachung der Schwangerschaft (siehe Pränataldiagnostik*)
- Früherkennungsuntersuchungen für Kinder und Jugendliche auf Erkrankungen, die ihre normale Entwicklung in nicht geringfügigem Maße gefährden
- altersabhängige Krebsfrüherkennungsuntersuchungen für Männer und Frauen auf bestimmte Malignome
- Untersuchungen nach § 11 des Arbeitsschutzgesetzes zur arbeitsmedizinischen Vorsorge mit Erweiterung für bestimmte berufliche Risikogruppen.

Die Ausgestaltung dieser Vorsorgeuntersuchungen* regeln Richtlinien, z. B. Kinder-Richtlinie, Richtlinie zur Jugendgesundheitsuntersuchung, Krebsfrüherkennungs-Richtlinie, Gesundheitsuntersuchungs-Richtlinie des Gemeinsamen Bundesausschusses.

Nutzenbetrachtung: Durch die Gesundheitsuntersuchung werden unstrittig potenziell Kranke erreicht und Krankheiten erstdiagnostiziert. Dennoch ist der Gesamtnutzen aufgrund fehlender wissenschaftlicher Evidenz, z. B. fehlender Reduzierung von Todesfällen, nicht gesichert.

Gesundheitswesen: Bestandteil der öffentlichen Verwaltung aus Gesundheitsbehörden auf verschiedenen Verwaltungsebenen. Gesundheitsbehörden auf Bundesebene sind das Bundesministerium für Gesundheit, das Bundesinstitut für Arzneimittel und Medizinprodukte, das Robert* Koch-Institut, das Bundesinstitut für gesundheitlichen Verbraucherschutz und Lebensmittelsicherheit, das Bundesinstitut für Risikobewertung und das Paul*-Ehrlich-Institut.

Gesundheitswissenschaften *f pl*: engl. *health sciences*. Interdisziplinäres Forschungsgebiet, das sich mit den körperlichen, psychischen und gesellschaftlichen Bedingungen von Gesundheit* und Krankheit*, der systematischen Erfassung der Verbreitung von gesundheitlichen Störungen in der Bevölkerung und den Konsequenzen für Organisation und Struktur des medizinischen und psychosozialen Versorgungssystems befasst.

Gesundheitsziele *n pl*: engl. *health targets*. Gesundheitspolitisches Steuerungsinstrument zur Verbesserung der Gesundheit* der Bevölkerung, das bedarfsorientierte Schwerpunkte bei gesundheitsbezogenen Interventionen ermöglicht. In Deutschland wurde das Gesundheitszielekonzept zunächst in einzelnen Bundesländern (Hamburg 1992) aufgegriffen; seit Ende 2000 werden auf Bundesebene im Rahmen des Forums Gesundheitsziele Deutschland nationale Gesundheitsziele entwickelt und implementiert.

getriggerte Aktivität → Erregungsleitungsstörung

Gewahrsamstauglichkeit *f*: Fähigkeit, eine zeitlich begrenzte polizeiliche Ingewahrsamnahme (Polizeigewahrsam, Freiheitsentzug zur Abwehr von Gefahren) ohne Gefährdung von Gesundheit oder Leben zu ertragen. Schwere Intoxikationen, Verletzungen oder andere relevante behandlungsbedürftige Zustände schließen Gewahrsamstauglichkeit aus.

Gewalt, häusliche *f*: engl. *domestic violence*. Physische oder psychische Misshandlungen, Drohungen, Belästigungen usw. durch ein Familienmitglied, einen Lebenspartner, ein Haushaltsmitglied oder einen Betreuer (z. B. Kindesmisshandlung*, Vergewaltigung*, sexueller Missbrauch*). In Deutschland haben schätzungsweise 25 % aller Frauen körperliche oder sexuelle Gewalt durch aktuelle oder frühere Beziehungspartner erlebt.

Ursachen: Z. B. unterschiedlicher sozialer Status, Defizite der Persönlichkeit (Selbstwertgefühl, Wahrnehmung und Kommunikation) in Konstellation mit situativen Faktoren.

Gewaltpornografie *f*: Pornografisches Material, das ein aggressives, physische Kraft entfaltendes Geschehen darstellt, das die körperliche Integrität von Personen unmittelbar gefährdet oder verletzt. Die Verbreitung ist in Deutschland unter Strafe gestellt.

Gewebe *n*: engl. *tissue*; syn. Textus. Verband von Zellen* gleichartiger Differenzierung und deren Interzellulärsubstanz mit spezifischer Funktion. Dazu zählen beim menschlichen und tierischen Organismus beispielsweise das Epithelgewebe, Bindegewebe*, Stützgewebe, Muskelgewebe*, Nervengewebe*, Gliagewebe sowie das Blut* und das lymphatische Gewebe.

Gewebeatmung → Atmung

Gewebebasophile → Mastzellen

Gewebe, bradytrophes *n*: engl. *bradytrophic tissue*. Kapillarfreies Gewebe (z. B. Hornhaut, Linse, Knorpel) mit stark verlangsamtem Stoffwechsel. Der Stoffaustausch findet durch Diffusion* statt.

Gewebe-Doppler-Echokardiografie → Echokardiografie

Gewebe-Eindringtiefe *f*: engl. *tissue penetration depth*. Bezeichnung für das unterschiedliche Eindringvermögen ionisierender Strahlung in Körpergewebe. Gammastrahlung kann Gewebe durchdringen, Betastrahlung dringt nur wenige Millimeter ein, Alphastrahlung entfaltet nahezu ausschließlich lokale Strahlenwirkungen*. Siehe Abb.

Gewebeexpansion *f*: engl. *tissue expansion*. Chirurgisches Verfahren zur Gewinnung zu-

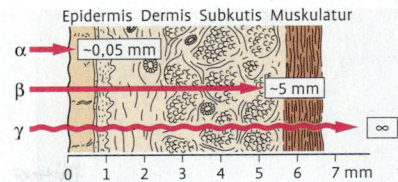

Gewebe-Eindringtiefe: Werte für verschiedene Strahlenarten (Energie jeweils 1 MeV).

sätzlicher Haut inklusive Unterhautgewebe durch Dehnung nach Implantation und langsamem Auffüllen eines Kunststoffballons (sog. Expander). Vorteil der Gewebeexpansion ist das Vermeiden weiterer Hautlappen* und eine verminderte Narbenbildung. Indikationen sind der prothetische Aufbau der Mamma (Mammaplastik*) sowie die Exzision ausgedehnter Narben.

Gewebefaktor *m*: engl. *tissue factor* (Abk. TF); syn. Gewebethromboplastin. Faktor III der Blutgerinnung* und membranständiger Rezeptor, der auf Endothelzellen und Monozyten* nach Stimulation sowie auf vielen anderen Zellen konstitutiv exprimiert wird. Faktor III bindet den Komplex aus Faktor VII sowie VIIa und aktiviert so die Blutgerinnung.

Klinische Bedeutung: In der Gerinnungsanalytik wird der Gewebefaktor zur Aktivierung des exogenen Wegs der Blutgerinnung eingesetzt (Thromboplastinzeit*).

Gewebegesetz *n*: engl. *Tissue Law*. „Gesetz über Qualität und Sicherheit von menschlichen Geweben und Zellen". Es erweitert die Anwendungsbereiche des Transplantationsgesetzes* (auf Organe und Gewebe), Transfusionsgesetzes* (auf Blut und Blutprodukte) und Arzneimittelgesetzes (auf Gewebe und Gewebezubereitungen).

Gewebekleber *m*: syn. Klebstoffe. Medizinische Klebstoffe zur Adhäsion von Wundrändern oder Geweben, die der Gewebevereinigung, Wundheilung* und Blutstillung dienen. Beispiele sind Fibrinkleber* und Histoacrylkleber (Cyanoacrylat).

Gewebekultur *f*: engl. *tissue culture*. Verfahren zur Züchtung von Geweben in künstlichen Nährmedien, im weiteren Sinne auch Verfahren zur Züchtung von Zellen (Zellkultur*) und Organteilen (Organkultur). Siehe Abb.

Anwendung: Krebsforschung: Die Züchtung gesunder oder kranker Gewebezellen, z. B. menschlicher Krebsgewebe, dient der Prüfung von Zytostatika*. **Mikrobiologie und Virologie:** Die Zugabe von virushaltiger Suspension bestimmter Viren führt in der Gewebe- und Zellkultur zur Zerstörung der Zellen. Dieser

Gewebelehre

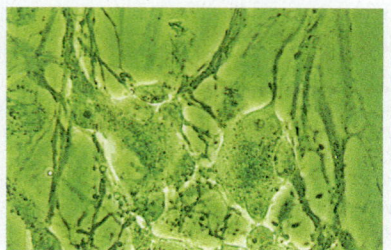

Gewebekultur: 4 Tage alte Ganglienzellkultur aus der Gallenblase.

sog. zytopathogene Effekt kann im Neutralisationstest durch Antikörpergabe verhindert werden. **Arznei- und Nutzpflanzenzucht:** Geweberoben aus Wurzel, Spross oder Blatt werden auf einen Nährboden gebracht, der Kohlenhydrate, anorganische Salze, Vitamine und Phytohormone enthält. Es bildet sich ein Kallus*, der zur Herstellung von Suspensionskulturen dient oder aus dem durch geeignete Maßnahmen die ganze Pflanze wieder regeneriert werden kann. In Suspensionskulturen teilen sich die Zellen im flüssigen Nährmedium besonders schnell, was nach Zugabe der geeigneten Nährstoffe zur Produktion sekundärer Pflanzeninhaltsstoffe genutzt werden kann.
Gewebelehre → Histologie
Gewebemastzellen → Mastzellen
Geweberegeneration, gesteuerte *f*: engl. *guided tissue regeneration*. Verfahren zur Regeneration parodontaler Strukturen nach Parodontalerkrankung* (z. B. chronische Parodontitis).
Prinzip: Anwendung von Membranen aus expandiertem Polytetrafluorethylen, Polyglactin, Polylactid und Kollagen, um Epithel und Gingivakorium von der Wurzeloberfläche fernzuhalten. Stammzellen aus dem Parodontalligament sollen sich an der Zahnoberfläche etablieren und zahnhalteapparatähnliche Strukturen ausbilden. Sie können sich zu spezialisierten Zellen differenzieren und sind zur Ausbildung von Zahnzement, Desmodont und Alveolarknochen befähigt.
Gewebethromboplastin → Gewebefaktor
Gewebetypisierung *f*: engl. *tissue typing*; syn. HLA-Typisierung. Identifizierung von Histokompatibilitätsantigenen* zur Auswahl einer geeigneten Spender-Empfänger-Kombination vor Transplantation* von Organen und Geweben. Die Übereinstimmung der Histokompatibilität* beeinflusst die Häufigkeit von akuten Abstoßungsreaktionen, insbesondere nach Knochenmarktransplantation und Nierentransplantation*.
Prinzip: Untersucht wird das Antigenmuster des HLA-Systems beim Spender und Empfänger, dessen weitgehende Übereinstimmung für die Histokompatibilität und damit die Akzeptanz des Transplantats von großer Bedeutung ist.
Methoden:
- Lymphozytotoxizitätstest: serologischer Nachweis des auf Lymphozytenoberflächen exprimierten Phänotyps mit heterologen zytotoxischen Antikörpern, die bei Schwangerschaft und Entbindung (Übertritt von fetalen Zellen durch die Plazenta) oder nach Bluttransfusion bzw. Organtransplantation entstehen können
- DNA*-Sequenzierung von Genen, die HLA-Moleküle codieren.

Gewebe-vereinigende Instrumente *n pl*: Chirurgische Instrumente* zur temporären oder dauerhaften Verbindung von verletzten oder intakten. Unterschieden werden verschiedene Klammernahtgeräte*, Klemmen* und Zangen.
Formen:
- Klammernahtgeräte*
- Hautklammernahtgerät
- Intraluminalstapler (ILS), zirkuläres Klammernahtgerät
- gastrointestinaler Anastomosen-Stapler (GIA), lineares Klammernahtgerät
- thorako-abdomineller Anastomosen-Stapler (TA), lineares Klammernahtgerät
- Klemmen, z. B.: **1.** Magenklemme nach Payr **2.** Darmklemme* nach Doyen/Kocher
- Zangen: **1.** Knochenhaltezange **2.** Repositionszange.

Gewebewichtungsfaktor *m*: engl. *tissue weighting factor*. Im Strahlenschutz verwendete Größe (W_T), um die relativen Beiträge der einzelnen Organdosen (H_T) zu den stochastischen Strahlenwirkungen abzuschätzen. Die Zahlenwerte sind in der ICRP 60 (1991) und IRCP 103 (2007) niedergelegt.
Gewebshormone *n pl*: engl. *tissue hormones*; syn. aglanduläre Hormone. Hormone*, die nicht in einer bestimmten Drüse, sondern (teils in spezialisierten Zellen) in Körpergeweben gebildet werden. Wirk- und Bildungsort können nah oder entfernt liegen. Zu den Gewebehormonen gehören Prostaglandine, Serotonin, Histamin, Bradykinin, Kallikrein und gastrointestinale Hormone*.
Gewebsplasminogenaktivator *m*: engl. *tissue plasminogen activator*; syn. gewebespezifischer Plasminogenaktivator; Abk. t-PA. Exogener Plasminogenaktivator*, der durch vasoaktive Substanzen und Thrombin* aus dem vaskulären Endothel* freigesetzt wird und die Fibrinolyse* aktiviert. Der Gewebsplasminogenaktivator ist eine Serinprotease, die bevorzugt am Fibrin* eines Gerinnsels wirksam wird. Der Abbau erfolgt vorwiegend über die Leber.
Anwendung: Medizinisch wird der Gewebsplasminogenaktivator zur Wiedereröffnung verschlossener Koronararterien* beim akuten Herzinfarkt* verwendet. Gentechnisch produzierte Gewebeplasminogenaktivatoren sind Alteplase, Reteplase und Tenecteplase*.

Gewerbearzt *m*: engl. *(government) physician responsible for health and safety*. Arbeitsmedizinischer Sachverständiger (i. d. R. Facharzt für Arbeitsmedizin) der staatlichen Arbeitsschutzbehörden (siehe Arbeitsschutz*) mit den Aufgaben der Überwachung gesundheitsgefährdender Betriebe, Beratung der Gewerbeaufsichtsämter (siehe Gewerbeaufsicht), Mitwirkung bei Durchführung des Mutter- und Jugendarbeitsschutzes und arbeitsmedizinischen Fortbildung der Betriebsärzte.
Gewerbetoxikologie *f*: engl. *occupational toxicology*; syn. Arbeitstoxikologie. Gebiet der Arbeitsmedizin und Toxikologie. Es befasst sich mit den Wirkungen von Gefahrstoffen am Arbeitsplatz und deren Prävention durch Beachtung von Schutzmaßnahmen und Einhaltung von Grenzwerten (Maximale Arbeitsplatzkonzentration*, Technische Richtkonzentration, Biologische Arbeitsstoff-Toleranzwerte, Expositionsäquivalente* für krebserzeugende Arbeitsstoffe).
Gewichtsvertrag *m*: engl. *weight contract*. Schriftliche Vereinbarung zwischen Patient und Therapeut über ein Zielgewicht oder den angestrebten Gewichtsverlauf während einer Therapie. Ein Gewichtsvertrag beinhaltet in der Regel auch Vereinbarungen über Konsequenzen bei Nichteinhaltung. Gewichtsverträge sind häufig Bestandteil verhaltenstherapeutischer Interventionen, z. B. bei Anorexia* nervosa.
Gewissen *n*: engl. *conscience*. Das innere Wissen des Menschen, das ihn dazu befähigt, ein moralisches Urteil zu treffen und sich selbst bzw. das eigene Denken und Handeln zu bewerten.
Entwicklung: Das Gewissen entsteht aus lern- und entwicklungspsychologischer Sicht durch das Verinnerlichen äußerer Werte, die durch die Familie und ihre Bezugspersonen dargestellt werden. Der Mechanismus entspricht der Konditionierung*, da moralisch akzeptiertes Verhalten belohnt, unmoralisches Verhalten bestraft wird. Nach der Entwicklungspsychologie von J. Piaget (1886–1980) erwirbt das Kind analog zur Differenzierung des Denkens auch die Fähigkeit zu einem moralischen Urteil und damit das Gewissen.
Gewissenhaftigkeit *f*: engl. *conscience*. Faktorenanalytisch ermitteltes Persönlichkeitsmerkmal* (Persönlichkeitsfaktor*) aus dem Fünf*-Faktoren-Modell der Persönlichkeitspsychologie*.
Kennzeichen: Personen mit starker Ausprägung sind ordentlich, genau, organisiert, sorgfältig, verantwortlich, zuverlässig, überlegt und ge-

wissenhaft. Bei Anankasmus* und Pedanterie ist Gewissenhaftigkeit in übersteigertem Maße zu erkennen.

Diagnostik: NEO*-Fünf-Faktoren-Inventar.

Klinische Bedeutung: Eine stark ausgeprägte Gewissenhaftigkeit ist ein Prädiktor für Langlebigkeit, denn Gewissenhaftigkeit korreliert positiv mit gesundheitsförderndem Verhalten und negativ mit den wichtigsten Verhaltensursachen der Sterblichkeit (u. a. Tabakkonsum, exzessiver Alkoholkonsum, Gewalt, sexuelles Risikoverhalten, riskanter Fahrstil, Suizidalität, Substanzgebrauch). Besonders stark ist diese Korrelation, wenn auch das Persönlichkeitsmerkmal „Verträglichkeit" ausgeprägt ist.

Gewöhnlicher Fenchel → Fenchel, gewöhnlicher

Gewöhnlicher Frauenmantel → Frauenmantel, gewöhnlicher

gewöhnlicher variabler Immundefekt → Variables Immundefektsyndrom

Gewöhnung → Habituation

Gewöhnung [Abhängigkeit] *f*: Entwicklung einer Abhängigkeit durch körperliche oder psychische Adaptation*.

Gewohnheitslähmung *f*: engl. *Ehret's phenomenon*. Psychogen* oder durch Verlust der Erregungsbahnung verursachte Unfähigkeit, Muskeln nach Rückbildung einer organisch bedingten Lähmung* zu bewegen.

Gewohnheitstäter *m*: Unverbesserlicher Straftäter. Neben der Gelegenheitstäter und dem besserungsfähigen Täter einer der 3 Verbrechertypen nach dem Strafrechtslehrer F. von Liszt (1882). Ein Gewohnheitstäter könne nicht verändert werden, die Gesellschaft müsse vor ihm geschützt werden. Die Einführung der Sicherheitsverwahrung geht auf diese Vorstellung zurück.

GFP: Abk. für → Frischplasma, gefrorenes

GFR: Abk. für → Filtrationsrate, glomeruläre

GFV: Abk. für → Gelbfieber-Virus

Ggl.: Abk. für Ganglion → Ganglion [Überbein]

GGTP: Abk. für Gammaglutamyltranspeptidase → Gammaglutamyltransferase

GH: Abk. für engl. growth hormone → Hormon, somatotropes

GH-Mangel → Wachstumshormonmangel

Ghrelin *n*: engl. *growth hormone release inducing*. Peptidhormon, das überwiegend von der Schleimhaut des Magenfundus synthetisiert wird und Einfluss auf das Hunger- und Sättigungsgefühl hat. Es regt die Nahrungsaufnahme, die Magenentleerung, die HCl-Sekretion und die Ausschüttung des Wachstumshormons STH an und hemmt in katabolen Phasen den Fettabbau. Ghrelin-Antagonisten und Fundusresektion sind daher therapeutische Ansätze bei Adipositas* und metabolischem Syndrom*.

Physiologie:
- Der Serumspiegel des Ghrelins steigt während des Fastens, um postprandial, v. a. aufgrund der Kohlenhydratzufuhr, wieder zu sinken.
- Pathologisch erhöhte Ghrelinspiegel sind z. T. dokumentiert in Zusammenhang mit Anorexia* nervosa und Prader-Willi-Syndrom.
- Auch bei Schlafmangel steigt der Ghrelin-Serumspiegel und trägt somit zur gesteigerten Nahrungsaufnahme und Adipositas-Entstehung bei.

GH-Rezeptor *m*: syn. Somatotropin-Rezeptor. Zellmembranständiger, Tyrosinkinase*-assoziierter Rezeptor* für das Hormon* Somatotropin. GH-Rezeptoren werden in Leber* sowie Skelettmuskulatur exprimiert und sind an der Expression von Insulin-like growth factor (IGF) beteiligt. Es werden vier Isoformen der GH-Rezeptoren unterschieden, von denen einer ein löslicher Rezeptor (GHBP) und drei Transmembranrezeptoren sind.

Funktion: Durch Bindung von Somatotropin an den GH-Rezeptor wird der JAK-STAT-Signalweg aktiviert, der wiederum das extrazelluläre Wachstumssignal intrazellulär weiterleitet und u. a. die Expression von IGF induziert. Somit vermitteln die GH-Rezeptoren die Wirkung von Somatotropin auf das Wachstum, die Proteinsynthese und die Lipolyse* im Körper.

Klinische Bedeutung: Mutationen im GH-Rezeptor-Gen führen zu einem Mangel an funktionsfähigen GH-Rezeptoren, wodurch es zu einer verringerten Sensibilität und einer Resistenz gegenüber Somatotropin kommt. GH-Rezeptor-Mutationen sind mit Kleinwuchs* (Laron-Syndrom) assoziiert.

GHRH-Arginin-Test *m*: Labordiagnostischer Test bei Verdacht auf Wachstumshormon-Mangel bei Erwachsenen. GHRH bewirkt eine Freisetzung von Wachstumshormon in der Hypophyse*, Arginin* hemmt die Freisetzung von Somatostatin*. Der Test ist dem Insulin*-Hypoglykämie-Test gleichwertig und wird als Alternative zu diesem oder als Ergänzung eingesetzt.

Bewertung:
- keine Erhöhung über Referenzbereich: hypophysärer Wachstumshormon-Mangel
- Anstieg auf 11–16,5 µg/l: V. a. partiellen Wachstumshormonmangel
- Anstieg auf > 16 µg/l: Wachstumshormonmangel unwahrscheinlich; bei dennoch entsprechender Klinik liegt möglicherweise eine Störung in Hypothalamus* vor
- subnormale Anstiege sind bei alten Patienten nicht beweisend für einen Wachstumshormonmangel.

GHRH-hGH-releasing-peptide Test *m*: Labordiagnostischer Test bei Verdacht auf Wachstumshormon-Mangel mit Gabe von GHRH und GHRP-6. Die Hormone regen die Freisetzung von Wachstumshormon aus der Hypophyse* und dem Hypothalamus* an. Durch die Kombination soll der stärkstmögliche Stimulus auf eine Freisetzung von Wachstumshormon erreicht werden.

Bewertung: Wachstumshormon-Gipfel ≥ 15 µg/l: Wachstumshormon-Mangel ist ausgeschlossen.

GHRIH: Abk. für engl. growth hormone release inhibiting hormone → Somatostatin [Arzneimittel]

GI: Abk. für → Index, glykämischer

Giacomini-Vene *f*: engl. *Giacomini vein*; syn. V. saphena accessoria. Variabel angelegte Kollaterale zwischen V. saphena parva und V. saphena magna, die über die Kniekehle verläuft und von dorso-lateral in die V. saphena magna einmündet. Die Stammvarikose einer V. saphena kann sich über die Giacomi-Vene retrograd auf die andere Vene ausbreiten.

Gianotti-Crosti-Syndrom *n*: engl. *Gianotti-Crosti syndrome*; syn. Akrodermatitis papulosa infantum. Weltweit bei Kindern (Häufigkeitsgipfel im 2.–3. Lj) auftretende paravirale Hauterkrankung mit lichenoid-papulösen Effloreszenzen. Eine Therapie ist in der Regel nicht erforderlich. Gegebenenfalls kommen symptomatisch Antihistaminika, im Einzelfall Glukokortikoide zum Einsatz. Der Verlauf ist selbstlimitierend mit einer Persistenz von 2 bis max. 8 Wochen.

Giardia lamblia *f*: Zu den Flagellata (Protozoen*) zählender Parasit des Dünndarms von Menschen und Haustieren, der chronisch-rezidivierende Diarrhö (Giardiasis*) verursacht. Eine perorale Übertragung von Haustieren auf den Menschen ist möglich. Ein direkter oder indirekter Nachweis von Giardia lamblia ist nach § 7 IfSG meldepflichtig.

Morphologie:
- birnenförmige, flache vegetative Form (Größe 5–10 × 10–20 µm) mit 2 Kernen (Doppelindividuum), Sauggrube und 4 Geißelpaaren
- Bildung von zwei- bis vierkernigen ovalen Zysten (Größe 8 × 12 µm; siehe Abb.).

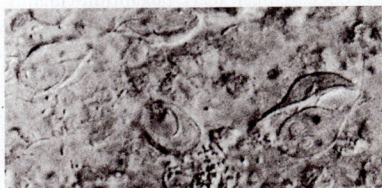

Giardia lamblia: Trophozoiten und eine Zyste (Bildmitte); Interferenzkontrast-Mikrofotografie. [177]

Giardiasis *f*: Durchfallerkrankung durch Giardia* lamblia. Die Erkrankung ist weltweit verbreitet und wird durch schlechte sanitäre Verhältnisse begünstigt. Giardien werden fäkaloral übertragen. Die epidemiologische Rolle von Tieren, die Giardia beherbergen, ist unklar. Die Behandlung erfolgt antibiotisch.

Klinik: Asymptomatisch oder
- Diarrhö
- Übelkeit
- Völlegefühl
- gelegentlich Malabsorption.

Therapie:
- Metronidazol
- Tinidazol
- Nitazoxanid
- Albendazol.

Resistenzen gegen einzelne Medikamente werden beobachtet.

GIA-Stapler: Abk. für engl. gastrointestinal anastomosis stapler → Klammernahtgerät

Gibbus → Kyphose

Gicht *f*: engl. *gout*; syn. Urikopathie. In akuten Schüben oder primär chronisch verlaufende androtrope Purinstoffwechselstörung*, bedingt durch Hyperurikämie* und Abscheidung von Salzen der Harnsäure* (Mononatriumurat-Kristalle) besonders im Bereich der Gelenke (Kristallarthropathie. Klassisch ist der akute Gichtanfall im Großzehengrundgelenk (Podagra*). Die Erkrankung ist durch Medikamente und Lebensstiländerung zumeist gut beherrschbar.

Hintergrund: Formen:
- Gelenkgicht: Ablagerung von Uratkristallen in Gelenken
- Viszeralgicht (Eingeweidegicht): Ablagerung von Uratkristallen in inneren Organen, z. B. Niere oder Herz
- primäre Gicht (angeborene Stoffwechselanomalie) (90 %): **1.** exogene (manifestationsfördernde, anfallsauslösende) Faktoren: purinreiche Nahrung, Alkoholkonsum, körperliche Anstrengung, Unterkühlung **2.** Hemmung der renalen Exkretion von Harnsäure durch epitheliale Störung der tubulären Harnsäuresekretion **3.** vermehrte Biosynthese von Harnsäure durch Enzymdefekte (selten), z. B. erhöhte Aktivität der Xanthinoxidase oder Mangel an Hypoxanthin-Guanin-Phosphoribosyltransferase (Lesch-Nyhan-Syndrom, Kelley-Seegmiller-Syndrom)
- sekundäre Gicht (10 %): **1.** infolge gesteigerten Purinstoffwechsels, z. B. bei Psoriasis* oder Tumor bzw. Erkrankung des hämatopoetischen Systems (gesteigerter Zelluntergang; besonders bei Polyzythämia vera und CML) **2.** Verminderung der renalen Harnsäure-Ausscheidung bei Nierenerkrankungen, Therapie mit z. B. Diuretika (Schleifendiuretika und Thiazide) oder Antituberkulotika (Pyrazinamid*, Ethambutol*) oder Keto- bzw. Laktatazidose.

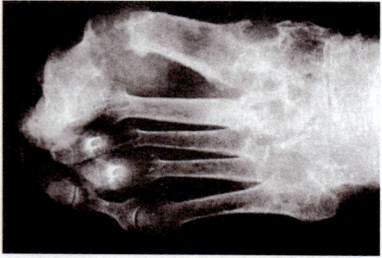

Gicht: Manifestation im Großzehengrundgelenk (Podagra) mit weiteren umfangreichen Gelenkdestruktionen im Fußskelett infolge der Arthropathie (Röntgenaufnahme). [209]

Pathogenese:
- Ausfallen von Natriumuratkristallen besonders im Gewebe peripherer Gelenke (durch relativ niedrige Temperatur)
- Phagozytose durch neutrophile Leukozyten führt zur Zellzerstörung, Freisetzung von Zytokinen u. a. Mediatoren und damit zu akuter lokaler Entzündung.

Klinik: Vier Stadien:
- asymptomatische Hyperurikämie*
- akuter Gichtanfall (primäre Gelenkgicht) mit uncharakteristischer Symptomatik: **1.** Beginn meist nachts oder frühmorgens mit heftigen Schmerzen, in 2/3 der Fälle im Großzehengrundgelenk (Podagra; siehe Abb.), seltener im Sprung- oder Fußwurzelgelenk, Knie (Gonagra), Finger- oder Handgelenk (Chiragra), Schulter- (Omagra) und Sternoklavikulargelenk **2.** betroffenes Gelenk (meist Monarthritis) hochrot, oft teigig geschwollen, heiß und sehr druckschmerzhaft **3.** unter Umständen Übergreifen der Entzündung auf die Umgebung (Differenzialdiagnose: Phlegmone*), ggf. auch auf Sehnenscheiden und Faszien **4.** Frösteln und mäßiges Fieber (38,5–39 °C) **5.** in folgenden Nächten meist Rezidive, unter Umständen Befall mehrerer Gelenke nacheinander
- interkritische Phase: klinisch symptomlos bei persistierender Hyperurikämie (Rezidivwahrscheinlichkeit 60 % innerhalb von 10 Jahren)
- chronisch-tophöse Gicht: **1.** massive extraartikuläre Uratablagerungen **2.** Prädilektionsstellen der Gichttophi: Nieren, Herz, Ohrknorpel (Helix und Anthelix), Augenlider, Nasenflügel, Schleimbeutel, Streckseiten der Ellenbogengelenke **3.** Gelenktophi mit irreversibler Gelenkdestruktion.

Komplikationen:
- sog. Gichtnephropathie* (stadienunabhängig), unter Umständen Erstmanifestation bei jungen Patienten
- Nephrolithiasis bei 10–20 % der Patienten (Harnsäurekristalle röntgenologisch nicht schattengebend)
- Schädigung innerer Organe (Viszeralgicht) durch Ablagerung von Harnsäurekristallen im Myokard (Gichtherz) oder Nierenmark (Gichtniere)
- arterielle Hypertonie* (50 % der Patienten mit Hyperurikämie)
- Iridopathia urica
- Auftreten weiterer Begleiterkrankungen, z. B. Fettstoffwechselstörung (40–100 % der Patienten), Diabetes mellitus (manifest bei 10–25 %, latent bei 25–35 % der Patienten), Adipositas, Leberschädigung.

Therapie:
- **Ernährungsempfehlungen: 1.** Normalgewicht anstreben **2.** proteinreiche Nahrungsmittel (Fleisch, Innereien) vermeiden **3.** ausreichend trinken **4.** zucker- und fruktosehaltige Getränke vermeiden **5.** wenig Alkohol
- **Therapie der asymptomatischen Hyperurikämie: 1.** diätetische Behandlung **2.** keine harnsäuresenkende Therapie
- **Therapie der akuten Gicht: 1.** Ruhigstellung; feuchte, kalte Umschläge **2.** Standardtherapeutika: **I.** nichtsteroidale Antiphlogistika* (NSAR): z. B. Indometacin*, Naproxen*, Diclofenac*, Coxibe **II.** Glukokortikoide*: z. B. Prednisolon* 10–30 mg/d p. o. **III.** Colchicin*: 1–3 × 0,5 mg/d **3.** Canakinumab: 150 mg s. c. als Einmalgabe bei Kontraindikation oder Unverträglichkeit gegen alle 3 Standardtherapeutika
- **Therapie der chronischen Gicht: 1.** Ziel: Harnsäurespiegel < 6 mg/dl (360 µmol/l) **2.** Beginn der harnsäuresenkenden Therapie unter anti-inflammatorischem Schutz mit Colchicin 0,5 mg/d oder niedrigdosierten NSAR über 6 Monate **3.** Xanthinoxidase-Hemmer (Mittel der 1. Wahl): **I.** Allopurinol* 100–800 mg/d **II.** Febuxostat 80–120 mg/d bei Unverträglichkeit oder unzureichender Wirkung von Allopurinol, Niereninsuffizienz* **4.** Urikosurika* (Mittel der 2. Wahl): **I.** Probenecid 500–1000 mg/d **II.** Benzbromaron 50–100 mg/d (cave: Lebertoxizität) **5.** Urikosurika + Xanthinoxidase-Hemmer **6.** Lesinurad + Xanthinoxidase-Hemmer: bei therapieresistenten Fällen.

Gichtnephropathie *f*: engl. *gout nephropathy*; syn. Uratnephropathie. Chronische interstitielle Nephritis* infolge Ausfällung von Uratkristallen im Nierenmark als Komplikation einer chronischen Hyperurikämie*/Gicht*. Klassischer Leitbefund ist die Kristallurie*. Im Spätstadium droht der Übergang in eine chronische Niereninsuffizienz. Therapeutisch sind harnsäuresenkende Arzneimittel und eine ausreichende Flüssigkeitszufuhr sowie Harnalkalisierung entscheidend.

Epidemiologie: Die Gichtnephropathie ist aufgrund der heute gängigen, frühzeitigen Therapie der zugrundeliegenden Hyperurikämie selten.

Klinik: Klassische Initialsymptome sind die Albuminurie* und Kristallurie*. Im Labor lässt sich in der Regel eine Hyperurikämie* nachweisen. Die Patienten leiden typischerweise an den Manifestationen der chronischen Hyperurikämie wie
- akuten Gichtanfällen
- chronischer Gichtarthropathie
- Nierenkoliken*.

Häufig trifft man bei den Betroffenen auch auf andere Risikofaktoren des Metabolischen Syndroms* wie
- Adipositas*
- Diabetes* mellitus bzw. Glukosetoleranzstörung
- Dyslipoproteinämie
- arterielle Hypertonie*.

Therapie:
- Senkung der erhöhten Harnsäurekonzentration im Blut durch Xanthinoxidasehemmer wie Allopurinol* oder Febuxostat
- zusätzlich ausreichende Flüssigkeitszufuhr und Harnalkalisierung zur Reduktion der Kristallausfällung.

Prognose: Unbehandelt drohen die Entwicklung einer arteriellen Hypertonie* und chronischen Niereninsuffizienz.

Giemen → Rasselgeräusch

Gierke-Krankheit f: engl. *Gierke's disease*; syn. Glykogenose Typ I a. Autosomal-rezessiv vererbte Glykogenspeicherkrankheit. Sie wird durch einen Glukose-6-Phosphatase-Mangel verursacht und führt schon im Säuglingsalter zu Hypoglykämien infolge gestörter Glukosefreisetzung sowie zu Hepatomegalie aufgrund vermehrter Glykogeneinlagerung. Bei frühzeitiger Ernährungskontrolle mit häufigen kleinen kohlenhydratreichen Mahlzeiten tagsüber und nächtlicher Dauersondierung mit Dextrinlösung ist die Prognose gut.

Gießbeckenknorpel → Cartilago arytenoidea

Gießkannenphänomen n: engl. *watering-can sign*. Überlaufen des Röntgenkontrastmittels vom Bulbus duodeni in die weitgestellte Pars descendens bei der Magen*-Darm-Passage. Dieses Phänomen tritt auf bei einer Tonusverminderung des Duodenums infolge einer Erkrankung der Nachbarorgane (Pankreas, Gallengangsystem). Bei der Doppelkontrastuntersuchung (Pharmakoradiografie*) des Magens hat ein Gießkannenphänomen keine diagnostische Bedeutung.

Gießkannenschimmel → Aspergillus

Gifte n pl: engl. *poisons*; syn. Venena. Stoffe, die bereits in niedriger Dosis Schädigungen, Funktionsstörungen und unter Umständen den Tod herbeiführen. Giftwirkungen sind abhängig von Dosis, Applikationsweg und Einwirkungsdauer und zurückzuführen auf die chemischen oder physikalischen Eigenschaften des betreffenden Stoffes.

Gift-Elimination f: Entfernung von aufgenommenen giftigen Substanzen aus dem Organismus. Unterschieden werden primäre Gift-Elimination zur Substanzentfernung aus dem Magen und/oder Resorptionsminderung des Gifts und sekundäre Gift-Elimination zur Entfernung bereits resorbierter Gifte oder deren Metaboliten aus dem Organismus. Magenspülungen werden heute kritisch hinterfragt, induziertes Erbrechen ist obsolet.

Prinzip: Primäre Giftelimination:
- induziertes Erbrechen: heute obsolet
- Magenspülung: 1. maximal in den ersten 60 min nach der Ingestion* und nur noch bei lebensbedrohlichen Substanzen wie Phosphorsäureestern 2. in ca. 3 % der Fälle kommt es zu Aspirationen* 3. bei Patienten mit eingetrübtem Bewusstsein erst nach Schutzintubation
- Gabe von Aktivkohle*: 1. möglichst innerhalb der ersten 60 min nach Ingestion 2. 0,5–1,0 g/kg KG per os oder via Magensonde 3. Wiederholung mit halber Dosis alle 2–4 h nach der ersten Gabe
- spezifische Antidotgabe bei bekanntem Gift (z. B. Ethanol bei Methanolintoxikation oder Flumanzenil bei Benzodiazepin-Vergiftung)
- Darmlavage: aktuell noch experimenteller Ansatz
- hyperbare Oxygenierung: z. B. bei Kohlenmonoxidvergiftung.

Sekundäre Giftelimination:
- forcierte Diurese: 1. nur in seltenen Fällen indiziert 2. eliminationssteigernde Wirkung durch Urinalkalisierung, daher kann auch Gabe von Natriumbikarbonat zur Alkalisierung in Betracht gezogen werden kann (z. B. bei Salizylat-Vergiftung)
- Hämodialyse oder -filtration: bei schweren Vergiftungen
- Lipidtherapie („lipid rescue therapy"): neuer therapeutischer Ansatz durch Umhüllung von lipidlöslichen Substanzen, u. a. bei Lokalanästhetikaintoxikation.

Begleitend zur Giftelimination müssen alle, z. T. auch intensivmedizinischen Maßnahmen zur Aufrechterhaltung der Vitalfunktionen* eingeleitet werden. Eine spezifische Beratung erfolgt über Giftinformationszentren*.

Giftentfernung f: Maßnahmen zur Entfernung eines Giftes aus dem Körper, um eine weitere Giftresorption zu vermindern und somit die Vergiftungssymptome zu mildern. Die Giftentfernung ist ein Bestandteil der Vergiftungsbehandlung.

Giftinformationszentren n pl: engl. *poison information center*. Informations- und Beratungsstellen bei (akuten) Vergiftungen. Eine Übersicht über die Giftinformationszentren in Deutschland wird vom Bundesinstitut für Risikobewertung (BfR) herausgegeben. Träger der Giftinformationszentren sind die jeweiligen Bundesländer, z. T. auch im Zusammenschluss einiger Bundesländer.

Giftnotruf → Giftinformationszentren

Giftpilze m pl: engl. *poison mushrooms*. Großpilze, die bei Verzehr eine Pilzvergiftung* verursachen können. Wichtigstes Beispiel in Deutschland ist der Grüne Knollenblätterpilz.

Gigantismus m: engl. *gigantism*. Ausgeprägter proportionierter Hochwuchs.

Formen:
- hypophysärer Gigantismus infolge vermehrter Bildung von STH vor Abschluss des Wachstums (meist aufgrund eines Hypophysenadenoms); siehe auch Akromegalie*
- primordialer Gigantismus, z. B. bei Sotos-Syndrom
- Adiposogigantismus*.

Gigantoblast m: Besonders großer Megaloblast*.

Gigantozyt m: engl. *gigantocyte*. Besonders großer Megalozyt*. Gigantozyten treten bei megaloblastärer Anämie* infolge eines Cobalaminmangels auf und lassen sich im Blutausstrich* nachweisen.

Gilchrist-Krankheit → Blastomykose

Gilchrist-Verband m: engl. *Gilchrist's bandage*. Fertigverband mit Klettverschlüssen oder Trikotschlauchverband zur Ruhigstellung der Schulter. Der Arm wird in 90° Beugung im Ellenbogengelenk und Innenrotationsstellung der Schulter am Körper fixiert, wobei der Oberkörper selbst weitestgehend frei bleibt. Siehe Abb.

Indikationen:
- Humerusfraktur* (subkapital, Schaft)
- Verletzungen des Schultergürtels (z. B. bei Schultergelenkluxation*, Akromioklavikulargelenkluxation*, Skapulafraktur)

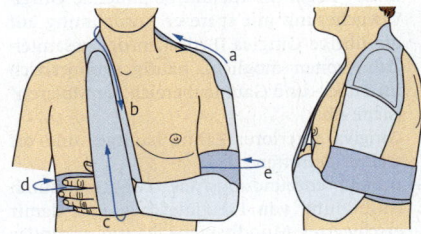

Gilchrist-Verband: Buchstaben zeigen den Verlauf beim Anlegen.

– postoperativ nach Eingriffen im Schulterbereich.

Gilles-de-la-Tourette-Syndrom → Tourette-Syndrom

Gimbernat-Band → Ligamentum lacunare

Gingiva f: engl. *gums*; syn. Zahnfleisch. Keratinisierter Teil der Mundschleimhaut, der die Zähne umgibt und die Alveolarfortsätze bedeckt. Sie wird unterteilt in die freie marginale, die befestigte und die interdentale Gingiva und ist Bestandteil des Parodontiums. An der mukogingivalen Grenzlinie (Linea girlandiformis) geht sie kontinuierlich in die auskleidende Mukosa über. Vgl. Zahn* (Abb. dort).

Einteilung:
- **freie marginale Gingiva: 1.** Breite 0,8–2,5 mm **2.** glatte Oberfläche **3.** bei ca. 40 % der Erwachsenen weist die Oberfläche eine Stippelung auf
- **befestigte (attached) Gingiva: 1.** Breite 1–9 mm **2.** über Bindegewebsfasern mit Wurzelzement und Knochen verbunden, deshalb befestigt und unverschieblich
- **interdentale Gingiva: 1.** Gewebe zwischen 2 Zähnen mit einer oralen und einer vestibulären Papille, die durch eine sattelförmige Einsenkung (Col) miteinander verbunden sind **2.** Col: Verschmelzung des Saumepithels zweier Nachbarzähne, deshalb nicht keratinisiert
- **Blutversorgung:** über A. alveolaris posterior superior und A. alveolaris inferior
- **Innervation:** über Äste des N. trigeminus.

Gingivahyperplasie, fibröse f: engl. *fibrotic gingival hyperplasia*; syn. Fibromatosis gingivae. Generalisierte oder auf Zahngruppen begrenzte, derbe, fibröse Verdickung des Zahnfleisches (Gingiva*). Therapiert wird mittels Gingivektomie*.

Ursachen:
- idiopathisch: Vorkommen in jedem Lebensalter, generalisiert oder begrenzt auf den Molaren- und Tuberbereich des Oberkiefers, möglicherweise hereditär
- UAW bestimmter Arzneimittel, z. B. Phenytoin, Ciclosporin und Nifedipin.

Klinik:
- in der Regel interdental beginnende Gingivawucherung mit späterer Ausdehnung auf die übrige Gingiva (Bedecken der gesamten Zahnkronen möglich), häufig symmetrisch im Tuber- und Gaumenbereich der Molaren* (siehe Abb.)
- Gingiva anteriorer Zähne häufiger und oft stärker betroffen
- primär entzündungsfreie Gingiva; durch Ausbildung von Pseudotaschen und damit erschwerter Mundhygiene häufig sekundär entzündliche Veränderungen.

gingivale Tasche → Zahnfleischtasche

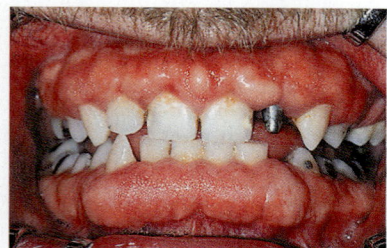

Gingivahyperplasie, fibröse [90]

Gingivektomie f: engl. *gingivectomy*. Operatives Verfahren zur Beseitigung von gingivalen Vergrößerungen und supraalveolären Taschen, auch anwendbar bei Pseudotaschen und Gingivafibromatose. Die Gingivektomie kommt heute nur noch eingeschränkt zum Tragen.

Gingivitis f: Akute oder chronische Entzündung des Zahnfleisches ohne Beteiligung des knöchernen Gewebes (Typ I der Parodontalerkrankungen).

Formen:
- laqueinduzierte Gingivitis (sog. Schmutzgingivitis): **1.** häufigste Form, verursacht durch Mikroorganismen der Zahnplaque bei unzureichender Mundhygiene **2.** reversibel bei Plaqueentfernung **3.** Prädisposition durch anatomische und systemische Faktoren, z. B. Engstand der Zähne, Stoffwechselerkrankung, Medikamenteneinnahme, Schwangerschaft
- nekrotisierende ulzerierende Gingivitis* (NUG)
- Gingivitis desquamativa (Gingivosis) mit Bläschenbildung nach fleckiger Rötung, evtl. Autoimmunkrankheit
- Gingivostomatitis* herpetica.

Klinik:
- Blutung bei Sondierung des gingivalen Sulcus
- Rötung und Schwellung besonders im Papillenbereich (siehe Abb.).

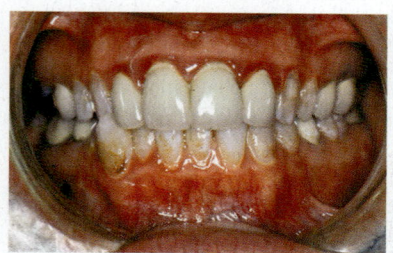

Gingivitis: Plaqueinduzierte Gingivitis im Frontzahnbereich; Rötung und veränderte Kontur der Gingiva.

Therapie:
- professionelle Zahnreinigung
- Intensivierung der Mundhygiene
- Verwendung von Spüllösungen
- Kariesprophylaxe*.

Gingivitis, nekrotisierende ulzerierende f: engl. *necrotizing ulcerating gingivitis*. Meist schlagartig beginnende, schmerzhafte Infektion der interdentalen Gingiva*, welche später auf die übrige Gingiva übergreift. Betroffen sind meist jüngere Patienten (18–30 Lj.). Kennzeichen sind Foetor ex ore, Lymphknotenschwellungen und eine gelbliche Membran auf der Gingiva.

Ursachen:
- prädisponierende Faktoren: Stress, Fehlernährung, Nikotinkonsum
- assoziiert mit HIV*-Erkrankung.

Gingivoplastik f: engl. *gingivoplasty*. Operatives Verfahren zur Beseitigung von hyperplastischer Gingiva (fibröse Gingivahyperplasie*) und dadurch Herstellung physiologischer Verhältnisse. Es wird häufig in Kombination mit Gingivektomie* bzw. einer Lappenoperation* durchgeführt.

Gingivostomatitis herpetica f: engl. *aphthous stomatitis*. Kontagiöse Entzündung der Mundschleimhaut bei Primärinfektion mit Herpes*-simplex-Virus (HSV-1), die v. a. bei Kleinkindern vor dem 5. Lebensjahr auftritt. Die Übertragung geschieht durch Tröpfcheninfektion* oder durch direkten Kontakt mit infizierten Personen. Die Diagnose wird klinisch gestellt, therapiert wird meist symptomatisch.

Ginglymus → Gelenk

Ginkgobaum m: syn. Ginkgo biloba. Zweihäusiger Baum als einzige Art aus der Familie der Ginkgogewächse (Ginkgoaceae). Der Ginkgobaum kommt in Ostasien vor und wird in Europa kultiviert. Ginkgo biloba wird eingesetzt bei demenziellen Erkrankungen und bei pAVK. Siehe Abb.

Wirkungen:
- Steigerung der Hypoxietoleranz v. a. des Hirngewebes

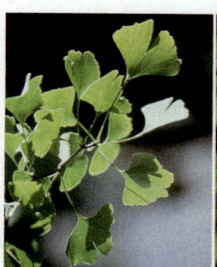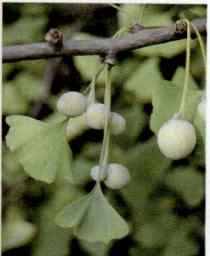

Ginkgobaum: Blatt und Frucht. [146]

- Hemmung der Entwicklung eines traumatisch oder toxisch bedingten Hirnödems
- Verminderung eines Retinaödems und von Netzhaut-Läsionen
- Steigerung der Gedächtnisleistung und des Lernvermögens
- Förderung der Durchblutung, insbesondere der Mikrozirkulation
- Verbesserung der Fließeigenschaften des Blutes
- Inaktivierung toxischer Sauerstoffradikale
- Hemmung der Thrombozytenaggregation und -adhäsion
- neuroprotektive Wirkung.

Verwendung: Flüssige oder feste Darreichungsformen zum Einnehmen:
- medizinisch symptomatische Behandlung des demenziellen Syndroms bei primär degenerativer oder vaskulärer Demenz sowie Mischformen mit der Leitsymptomatik Gedächtnisstörungen, Konzentrationsstörungen, depressive Verstimmung, Schwindel, Ohrensausen, Kopfschmerz
- Verbesserung der schmerzfreien Gehstrecke bei peripheren arteriellen Verschlusskrankheiten im Fontaine-Stadium II im Rahmen physikalisch-therapeutischer Maßnahmen, insbesondere Gehtraining
- Schwindel, Tinnitus aurium vaskulärer oder involutiver Genese (European Scientific Cooperative on Phytotherapy, Kommission E).

Ginkgo biloba → Ginkgobaum

Ginkgo-biloba-Extrakt *n, m*: engl. *ginkgo biloba extract*. Extrakt aus Ginkgo biloba (Fächerblattbaum), der u. a. Flavonoide*, Ginkgolide und Bilobalid enthält. Das Extrakt wird als durchblutungsförderndes Mittel (Verminderung der Plasmaviskosität sowie Hemmung der Erythrozyten- und Thrombozytenaggregation) bei peripheren arteriellen Durchblutungsstörungen und zur Behandlung von Hirnleistungsstörungen angewandt.

Gipssäge *f*: engl. *cutter*. Spezielle Säge zum Öffnen von Gipsverbänden mit oszillierendem Sägeblatt zur Vermeidung von Hautverletzungen.

Gipsschere *f*: engl. *plaster shears*. Besonders starke, gebogene Schere mit abgerundeter, unterer Schneide zum Öffnen eines Gipsverbands*.

Gipsschiene *f*: engl. *plaster splint*. Hartverband zur völligen Ruhigstellung einer Extremität, der besonders bei Fraktur* eingesetzt wird. Wegen der zu erwartenden posttraumatischen oder postoperativen Schwellung umschließt die Gipsschiene nur einen Teil der Extremität. Der halbzirkuläre Gipsverband wird meist nach Wundheilung und Abschwellung durch einen zirkulären ersetzt.

Gipsverband *m*: engl. *plaster bandage*. Aus rasch abbindenden Kunststoffen oder (früher) gewässerten Gipsbinden individuell modellierter Fixationsverband. Er dient der Stabilisierung eingerichteter (reponierter) Frakturen* und der Ruhigstellung von Extremitäten vor und nach Operationen oder bei Weichteilinfektion. Siehe Abb. 1.

Formen:
- **gepolsterter Gipsverband:** Polsterung der Extremität vor Gipsanlage mit Trikotschlauch, Watteverband und Kreppbinden
- **ungepolsterter Gipsverband:** unmittelbar der Haut anmodellierter Gipsverband unter alleiniger Polsterung der prominenten Knochenvorsprünge (siehe Abb. 2).

Sonderformen:
- **Gipstutor oder -hülse:** zirkulärer Gipsverband zur Ruhigstellung v. a. des Kniegelenks, der vom oberen Sprunggelenk bis zum hüftgelenknahen Oberschenkel reicht

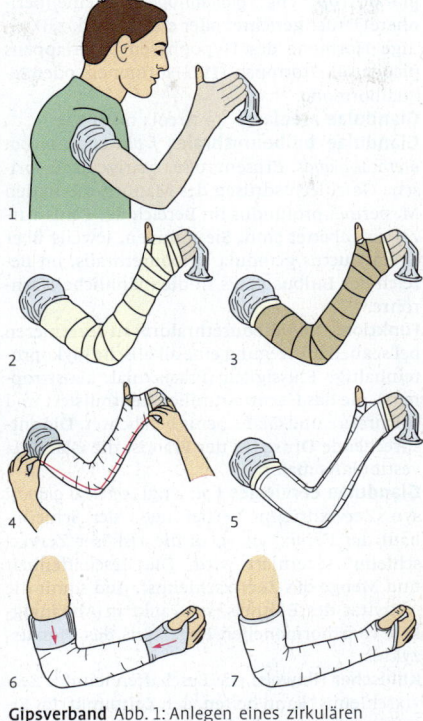

Gipsverband Abb. 1: Anlegen eines zirkulären Oberarmgipses; 1: Überstülpen des Unterzugs, Freilegen des Daumens; 2: Polsterung mit Watte; 3: Umwickeln mit Krepppapier; 4: Anbringen einer ersten Gipslage mit anschließendem Abmessen der Longuetten-Länge; 5: Anlegen der vorbereiteten Longuette; 6: Umschlagen des Unterzugs; 7: Anbringen abschließender Gipstouren.

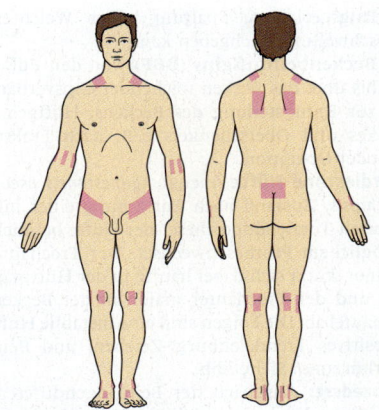

Gipsverband Abb. 2: Zu polsternde Körperstellen beim Anlegen ungepolsterter Gipsverbände.

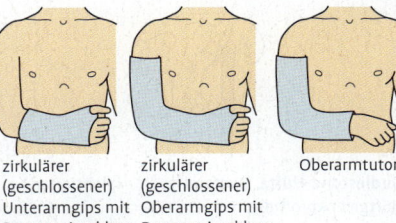

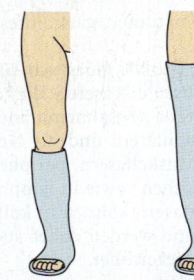 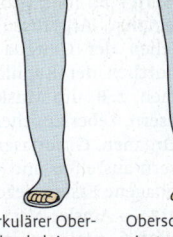

zirkulärer (geschlossener) Unterarmgips mit Daumeneinschluss

zirkulärer (geschlossener) Oberarmgips mit Daumeneinschluss

Oberarmtutor

zirkulärer Unterschenkelgips (Liegegips)

zirkulärer Oberschenkelgips (Liegegips)

Oberschenkelgipstutor

Gipsverband Abb. 3: Formen.

- **Gipsschale, -schiene oder -longuette:** aufgrund posttraumatischer oder postoperativer Schwellung anmodellierter halbzirkulärer Gipsverband, der nach Wundheilung und Abschwellung durch einen zirkulären Gipsverband (siehe Abb. 3) ersetzt wird
- **Spaltgipsverband:** posttraumatisch angelegter, zunächst zirkulärer Gipsverband, der nach Anlage durch sofortige komplette

längsgerichtete Spaltung einer Weichteilschwellung nachgeben kann
- **Beckenbeinfußgips (BBF):** von den Füßen bis über das Becken reichender Gipsverband zur Ruhigstellung des Beckens, Hüftgelenkes und Oberschenkels z. B. nach Fraktur oder Operation.

Girdlestone-Hüfte f: engl. *Girdlestone's pseudarthrosis.* Zustand nach Entfernung einer infizierten Totalendoprothese* der Hüfte bei nicht möglichem Prothesenwechsel. Der Trochanter minor stützt sich dabei häufig in der Hüftpfanne und der Trochanter major an der Beckenschaufel ab. Die Folgen sind eine instabile Hüfte (positives Trendelenburg*-Zeichen) und Beinverkürzung. Siehe Abb.
Prozedere: Ausgleich der Beinlängendifferenz (ca. 6 cm) durch orthopädische Hilfsmittel.

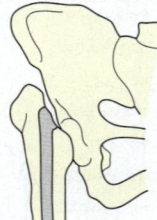

Girdlestone-Hüfte: Zustand nach explantierter Hüftgelenkprothese.

GIST: Abk. für → Stromatumor, gastrointestinaler
Gitterfasern f pl: engl. *reticular fibres*; syn. Fibrae reticulares. Argyrophile Fasern, die an Grenzflächen der Gewebe (Basalmembranen, Grundhäutchen der Kapillaren) und als Netz vorkommen, z. B. um Muskelfasern, periphere Nervenfasern, Leberläppchen sowie in lymphatischen Organen. Gitterfasern können in kollagene Fasern ausreifen und werden daher auch als präkollagene Fasern bezeichnet.
Gitternetz → Amsler-Netz
Gitterzellen f: engl. *compound granular corpuscles.* Mikrogliazellen mit gitterartigem Zytoplasma wegen des Gehalts an Lipidtropfen. Gitterzellen dienen der Aufnahme von zerfallenem Myelin* nach sekundärer Nervenfaserdegeneration.
Glabellareflex m: engl. *supraorbital reflex*; syn. Orbicularis-oculi-Reflex. Kontraktion des M. orbicularis oculi, auslösbar somatosensibel durch Schlag auf die Glabella oder durch laute akustische Reize. Ein unerschöpflicher somatosensibler Glabellareflex findet sich bei Läsion kortikopontiner Bahnen und bei Erkrankung des extrapyramidalen Systems (z. B. Parkinsonscher Erkrankung).

glandotrop: engl. *glandotropic.* Auf eine (periphere) Drüse gerichtet oder einwirkend, z. B. einige Hormone des Hypophysenvorderlappens (neben somatotropen HVL-Hormonen) oder Sexualhormone.
Glandulae areolares → Areola mammae
Glandulae bulbourethrales f pl: engl. *bulbourethral glands.* Erbsengroße, paarige akzessorische Geschlechtsdrüsen des Mannes, die in den M. perinei profundus im Bereich der Peniswurzel eingebettet sind. Sie münden, jeweils über einen Ductus glandula bulbourethralis, im Bereich des Bulbus penis in die männliche Harnröhre.
Funktion: Die Bulbourethraldrüsen sezernieren bei sexueller Erregung eine alkalische glykoproteinhaltige Flüssigkeit (Präejakulat, „Lusttropfen"), die das Harntraktmilieu neutralisiert und Harnröhre und Glans penis befeuchtet. Die entsprechende Drüse bei der Frau ist die Glandula vestibularis major.
Glandulae cervicales f pl: engl. *cervical glands*; syn. Zervixdrüsen. Vertiefungen der Schleimhaut der Cervix* uteri, in die visköser Zervixschleim* sezerniert wird. Die Beschaffenheit und Menge des Zervixschleims*, und somit die Aktivität des Epithels, schwankt in Abhängigkeit vom hormonellen Regelkreis des Monatszyklus.
Klinischer Hinweis: Die Beschaffenheit des Zervixschleims* kann helfen, den Zeitpunkt des Eisprungs herauszufinden und wird zur natürlichen Familienplanung angewendet (Billings*-Ovulationsmethode).
Glandulae ciliares → Moll-Drüsen
Glandulae circumanales f pl: engl. *circumanal glands.* In der Epidermis um den Anus* gelegene Schweißdrüsen* und Duftdrüsen*.
Glandulae gastricae f pl: engl. *gastric glands*; syn. Magendrüsen. Tubulöse Drüsen in der Lamina* propria der Magenschleimhaut. Die Drüsen gelangen durch die Foveolae gastricae an die Oberfläche der Magenschleimhaut. Sie sind in den unterschiedlichen Teilen des Magens prinzipiell ähnlich aufgebaut, enthalten aber unterschiedliche Zelltypen. Sie bilden Salzsäure, Pepsinogene, Hormone* und Muzine*.
Histologie: Magendrüsen in Corpus und Fundus (auch Glandulae gastricae propriae genannt) enthalten folgende Zelltypen (siehe auch Tabelle im Artikel Magen*):
- Nebenzellen*: bilden Muzine für den Schleimhautteppich des Magens
- Parietalzellen* (syn. Belegzellen): **1.** bilden Intrinsic* factor **2.** sezernieren Salzsäure. Hierfür ist die H^+/K^+-ATPase von großer Bedeutung. Durch Protonenpumpenhemmer wie z. B. Pantoprazol* kann die Aktivität dieser Pumpe gehemmt werden, wodurch die Salzsäure-Sekretion vermindert wird **3.** werden durch das vegetative Nervensystem*, durch das enterische Nervensystem* und durch Hormone reguliert; anregend wirken Histamin* (aus ECL-Zellen) und Gastrin* (aus G-Zellen) sowie der Parasympathikus* über Acetylcholin; hemmend wirken Somatostatin* (aus D*-Zellen) sowie Prostaglandin E_2 (aus Stromazellen)
- Hauptzellen: **1.** bilden Vorstufen von proteolytischen Enzymen (Pepsinogene) **2.** werden v. a. durch den Parasympathikus und Gastrin angeregt

Kardiadrüsen (syn. Glandulae cardiacae)
- befinden sich in der Kardia* des Magens
- enthalten muköse Drüsen, die Schleim und Lysozym* bilden.

Pylorusdrüsen (syn. Glandulae pyloricae)
- Drüsen in der Pars pylorica
- die Foveolae gastricae sind wesentlich tiefer als in den anderen Regionen
- in der umgebenden Lamina propria sind Lymphfollikel vorhanden
- enthalten schleimbildende Zellen
- enthalten Gastrin-bildende G-Zellen.

Glandulae parathyroideae → Nebenschilddrüsen
Glandulae salivariae majores → Speicheldrüsen
Glandulae salivariae minores → Speicheldrüsen
Glandulae sebaceae → Talgdrüsen
Glandulae tarsales → Meibom-Drüsen
Glandula lacrimalis → Tränendrüse
Glandula mammaria → Mamma
Glandula mucosa → Drüse
Glandula parathyroidea → Nebenschilddrüsen
Glandula parotidea f: engl. *parotid gland*; syn. Glandula parotis. Rein seröse Speicheldrüse*, die vor der Ohrmuschel* und dem äußeren Gehörgang sowie hinter und auf dem Unterkieferast lokalisiert mit ihrem Ausführungsgang (Ductus parotideus) in Höhe des zweiten oberen Molaren* in das Vestibulum oris mündet. Ihr Sekret* dient dem Einspeicheln der Nahrung und der Immunabwehr*.
Anatomie: Der Ductus parotideus verläuft auf dem M. masseter nach vorn, durchsetzt den M. buccinator und mündet auf der Papilla ductus parotidei in Höhe des zweiten oberen Molaren (siehe Abb.). Die Ohrspeicheldrüse wird vom N. facialis durchzogen.
Glandula parotis → Glandula parotidea
Glandula pinealis → Epiphyse
Glandula pituitaria → Hypophyse
Glandula seminalis → Samenblase
Glandula serosa → Drüse
Glandula sublingualis f: engl. *sublingual gland*; syn. Rivinus-Drüse. Überwiegend muköse Speicheldrüse* zwischen Zunge* und Mundboden.

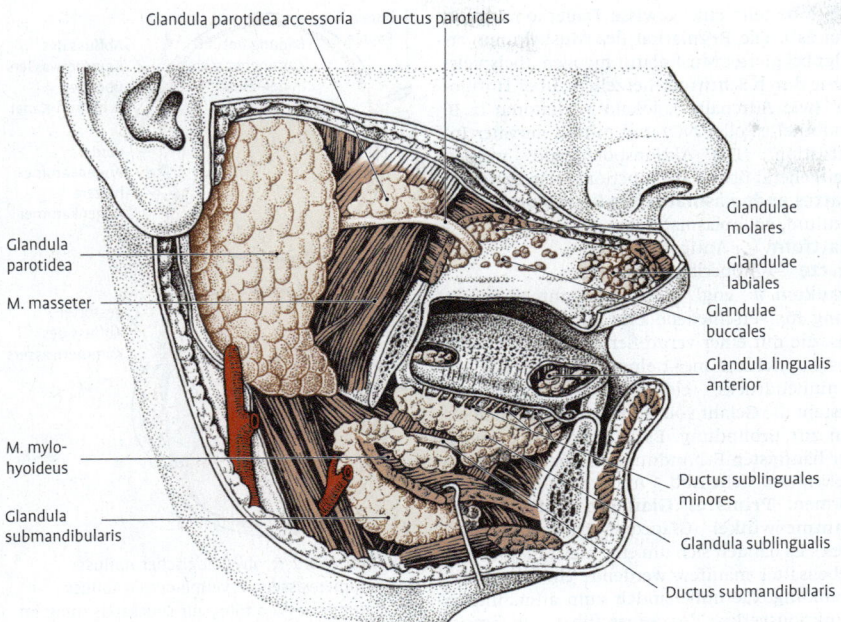

Glandula parotidea: Schematische Darstellung der Kopfspeicheldrüsen im Längsschnitt von lateral. [4]

Glasgow Coma Scale		
Prüfung	Reaktion	Bewertung (Punkte)[1]
Augenöffnen	spontan	4
	nach Aufforderung	3
	auf Schmerzreiz	2
	nicht	1
Motorik	gezielt nach Aufforderung	6
	gezielte Abwehrbewegung bei Schmerzreiz	5
	ungezielte Abwehrbewegung bei Schmerzreiz	4
	Beugesynergismen	3
	Strecksynergismen	2
	keine	1
Sprache	orientiert, klar	5
	verwirrt	4
	einzelne Wörter	3
	einzelne Laute	2
	keine	1

[1] Punktsumme (Summe aller Reaktionen) ergibt Schwere der Bewusstseinsstörung (3–15 Punkte):
15 Punkte: keine Bewusstseinsstörung
14–13 Punkte: leichte Bewusstseinsstörung
12–9 Punkte: mittelschwere Bewusstseinsstörung
8–3 Punkte: schwere Bewusstseinsstörung (in der Regel mit Intubationspflicht)

Sie liegt lateral des Musculus* genioglossus auf dem Musculus* mylohyoideus und wirft die Schleimhaut zur Plica sublingualis auf.
Anatomie: Der vordere Drüsenanteil mündet über einen Hauptausführungsgang (Ductus sublingualis major) auf der Caruncula sublingualis, gemeinsam mit dem Ausführungsgang der Glandula* submandibularis. Die hinteren und seitlichen Abschnitte geben ihr Sekret über zahlreiche kleine Ausführungsgänge (Ductus sublinguales minores) ab, welche in die Plica sublingualis münden.
Glandula submandibularis *f*: engl. *submandibular gland*; syn. Unterkieferdrüse. Überwiegend seröse paarige Speicheldrüse* an der Innenseite des Unterkiefers (Mandibula*). Sie befindet sich nahezu vollständig unter dem Mundboden* im Trigonum submandibulare. Ihr Ausführungsgang, der Ductus submandibularis, vereinigt sich mit dem Ductus sublingualis major und mündet im Mundvorhof auf der Caruncula sublingualis.
Glandula suprarenalis → Nebenniere
Glandula thyroidea → Schilddrüse
Glandula vesiculosa → Samenblase
Glandulografie *f*: engl. *adenography*. Röntgenkontrastuntersuchung von Drüsen, z. B. Sialografie* oder Galaktografie*.

Glanzauge *n*: engl. *glossy eye*. Weit geöffnetes, stark befeuchtetes Auge als typisches Symptom einer Hyperthyreose*.
Glanzhaut *f*: engl. *atrophoderma*; syn. Leioderma. Glattes, glänzendes, pergamentartiges Erscheinungsbild der Haut. Die Glanzhaut beruht auf einer trophischen Störung. Typische Ursachen sind eine vorhergehende Operation mit größerem Hautdefekt, neurologische Störungen oder eine Sklerodermie*. Als syphilitische Glanzhaut kommt sie an Fersen und Fußsohlen auch bei Neugeborenen mit angeborener Syphilis* vor.
Glanzmann-Naegeli-Syndrom → Thrombasthenie
Glasauge → Augenprothese
Glasbläserstar → Feuerstar
Glasgow Coma Scale *f*: syn. Glasgow Coma Score; Abk. GCS. International anerkannte Skala zur Beurteilung des Bewusstseinszustands v. a. nach Schädelhirntrauma, häufig verwendet in der Intensiv- und Notfallmedizin. Siehe Tab.
Glasknochen → Osteogenesis imperfecta
Glaskörper → Corpus vitreum
Glaskörperabhebung *f*: engl. *vitreous body detachment*. Lösung des oberen und hinteren Glaskörpers von der Netzhautinnenfläche durch degenerative Veränderungen, Verletzungen, Infektionen oder starke Kurzsichtigkeit. Symptome sind Mouches* volantes, bei abhebungsbedingten Netzhauteinrissen auch Lichtblitze oder Visusminderung. Komplikationen wie Netzhauteinrisse und -ablösung werden mit Laser oder Operation behandelt.
Erkrankung: Formen:
– komplette Glaskörperabhebung ohne Verbindungen zur Retina: kein Zug an der Netzhaut und keine Symptome wie Lichtblitze oder Seheinbußen
– inkomplette Glaskörperabhebung mit bestehenden Verbindungen zur Retina, erhöhtes Risiko für Netzhauteinriss und -ablösung durch Traktion sowie für Glaskörpereinblutung.
Ursachen:
– meist degenerative Glaskörperveränderungen (Verflüssigung, Verdichtung, Schrumpfung)

Glaskörperblutung

- Myopie*
- Verletzungen des Bulbus
- Chorioretinitis*

Therapie:
- komplette Glaskörperabhebung: keine Therapie notwendig
- inkomplette Glaskörperabhebung: Vitrektomie*, Behandlung der Komplikationen (Netzhautablösung*, Netzhauteinrisse) mit Laser oder operativ.

Glaskörperblutung f: engl. *intravitreal hemorrhage*. Blutung in das Corpus* vitreum, z. B. nach Trauma, bei Glaskörperabhebung*, Ablatio retinae, Gefäßneubildungen durch diabetische Retinopathie*, retinalem Venenverschluss, Eales-Krankheit, Retinopathia praematurorum und altersabhängiger Makuladegeneration*.

Glaskörperdestruktion f: engl. *vitreous body destruction*. Altersabhängige kolloidchemische Veränderung des Corpus* vitreum vom Gel- zum Solzustand. Komplikationen sind Glaskörperabhebung* und Verflüssigung.

Glaskörperentfernung → Vitrektomie

Glaskörpertrübungen f pl: engl. *vitreous body opacities*. Verminderte Durchsichtigkeit des Corpus* vitreum. Mögliche Ursachen sind Uveitis*, Retinitis*, Glaskörperblutungen*, Traumen, mykotische Infektion und okulozerebrales Retikulumzellsarkom.

Glasspatelprobe f: engl. *glass spatula test*; syn. Glasspateluntersuchung. Differenzialdiagnostische Einordnung einer Hautrötung: Ist die Rötung auf Druck mit dem Glasspatel „wegdrückbar", spricht das für eine Gefäßerweiterung, z. B. bei lokalen Entzündungen (Erythem). Bleibt die Rötung bestehen, ist von einer Einblutung, z. B. bei Vaskulitis*, auszugehen. Bei Sarkoidose* verblasst die Farbe ins Apfelgeleeartige (orange-honigfarben).

Glaszahn → Dentinogenesis imperfecta

Glatte Muskulatur f pl: engl. *smooth muscle*; syn. glatter Muskel. Vor allem in den Wänden von Hohlorganen vorkommendes Muskelgewebe*, das durch das vegetative Nervensystem* und enterische Nervensystem* innerviert wird. Glatte Muskulatur ermöglicht unter anderem Vasomotorik* und Peristaltik*. Fehlfunktionen sind die Ursache verschiedener Erkrankungen, z. B. von Koliken*, arterieller Hypertonie* oder Asthma* bronchiale.

Physiologie: Glatte Muskulatur kann sich stärker verkürzen und länger im verkürzten Zustand verbleiben als quergestreifte* Muskulatur, jedoch verläuft die Kontraktion deutlich langsamer. Ursache hierfür ist die Orientierung des Myosins*, welche bei glatter Muskulatur gegensinnig ist. Somit werden bei Kontraktion gegenüberliegende Aktinfilamente entgegengesetzt verschoben. Dies ermöglicht eine viel stärkere Kontraktion auf bis zu 30 % der Ruhelänge. Meist besteht eine gewisse Dauerkontraktion (Tonus*). Die Regulation des Muskeltonus erfolgt bei glatter Muskulatur myogen* (beispielsweise durch Schrittmacherzellen), über Hormone* (wie Adrenalin*), lokale Mediatoren (z. B. Endothelin* oder NO) und mittels nervaler Innervation*. Die Aktionspotenziale* werden weitgehend über Gap* junctions weitergeleitet.

glattes endoplasmatisches Retikulum → Retikulum, endoplasmatisches

Glattform → Antigenwechsel

Glatze → Alopecia androgenetica

Glaukom n: engl. *glaucoma*. Sammelbezeichnung für verschiedene Erkrankungen des Auges, die mit einer vergrößerten Excavatio disci nervi optici und meist einer Erhöhung des Augeninnendrucks* einhergehen. Unbehandelt besteht die Gefahr von Gesichtsfeldausfällen bis hin zur Erblindung. Es handelt sich um eine der häufigsten Erblindungsursachen in Industrieländern. Siehe Abb. 1 und Abb. 2.

Formen: Primäres Glaukom mit offenem Kammerwinkel (Glaucoma chronicum simplex): Es handelt sich um eine meist in höherem Lebensalter manifest werdende chronische Erkrankung, die unbehandelt zum allmählichen Funktionsverlust des Auges führt. Ein bereits eingetretener Glaukomschaden (Papillenexkavation, Gesichtsfeldausfall) ist irreversibel.

- **Klinik:** 1. im Anfangsstadium keine Beschwerden, erst im Spätstadium Gesichtsfeldausfälle (Bjerrum*-Skotom, nasaler Sprung*; siehe Abb. 3) 2. meist mäßig erhöhter Augeninnendruck (25–35 mmHg), seltener auch < 20 mmHg (Normaldruckglaukom*) 3. Vorderkammer normal tief 4. sog. Weitwinkelglaukom bei weitem Kammerwinkel
- **Therapie:** 1. pharmakologische Drucksenkung (Beta*-Rezeptoren-Blocker, Parasympathomimetika*, Prostaglandin $F_{2\alpha}$, Carboanhydrase*-Hemmer, Alpha-2-Rezeptor-Agonisten; Miotika) 2. Laserbehandlung (Lasertrabekuloplastik) 3. evtl. fistulierende OP (z. B. Trabekulektomie*)
- **Prophylaxe:** regelmäßige Kontrolle des Augeninnendrucks ab dem 40. Lj. (Nutzen umstritten).

Primäres Glaukom mit verschlossenem Kammerwinkel (Winkelblockglaukom, sog. Engwinkelglaukom): Es handelt sich in der Regel um eine akute Form mit anfallartiger starker Erhöhung des Augeninnendrucks auf 50–80 mmHg infolge eines Winkelblocks (sog. Glaukomanfall).

- **Klinik:** 1. im Frühstadium Sehen von Nebeln und Regenbogenfarben 2. sehr starke Kopf-

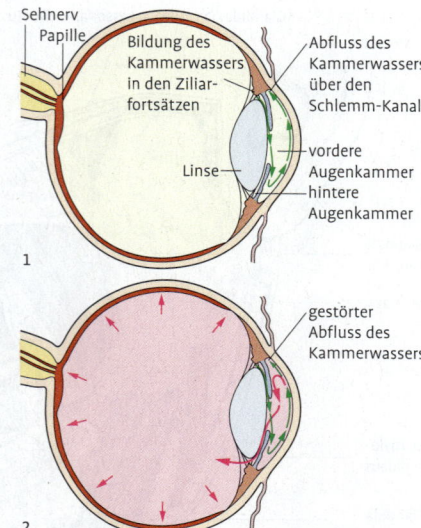

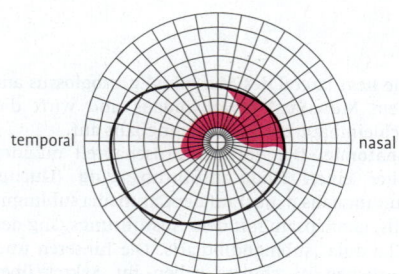

Glaukom Abb. 2: 1: physiologischer Abfluss des Kammerwassers; 2: verminderter Abfluss des Kammerwassers führt zur Drucksteigerung im Auge.

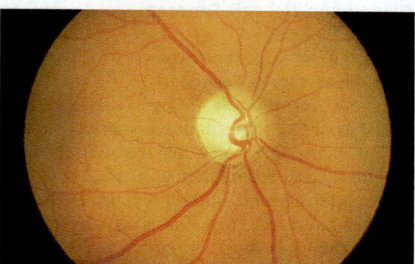

Glaukom Abb. 3: Gesichtsfeldausfall bei Glaucoma chronicum.

Glaukom Abb. 1: Typische Zeichen einer Optikusatrophie bei Glaukom: abgeblasste Papille und abgeknickte Gefäße. [133]

schmerzen mit Übelkeit bis zum Erbrechen (Vagusreiz) **3.** enge Vorderkammer, Kammerwinkel durch Regenbogenhaut verlegt **4.** Bulbus palpatorisch steinhart **5.** oft Bindehauthyperämie, Hornhautödem, lichtstarre Pupille
- Therapie: **1.** initial pharmakologische Drucksenkung mit Carboanhydrase-Hemmern **2.** dann Iridektomie*
- Prophylaxe: bei entsprechender Disposition, d. h. sehr engem Kammerwinkel oder vorausgegangenem Glaukomanfall am anderen Auge, Iridektomie.

Sekundäres Glaukom: Es handelt sich um eine Augeninnendruckerhöhung infolge einer anderen Augenerkrankung oder einer Systemerkrankung.
- Ursachen: **1.** Neovaskularisation* infolge Minderdurchblutung bei Diabetes mellitus **2.** Zentralarterien- bzw. Zentralvenenverschluss **3.** Rubeosis* iridis **4.** Verletzung des Kammerwinkelgewebes nach stumpfem oder perforierendem Bulbustrauma **5.** sekundäre Verlegung der Abflusswege durch Stoffwechselprodukte (z. B. bei länger andauernder Kortisoneinnahme) oder Pigment (Pigmentdispersionsglaukom) **6.** intraokulare Entzündung (z. B. Uveitis) **7.** intraokulare Tumoren (malignes Melanom der Uvea, Retinoblastom)
- Therapie: Beseitigung der Ursache, sonst wie bei Glaucoma chronicum simplex.

Angeborenes Glaukom: Buphthalmus congenitus (siehe Hydrophthalmus*).

Hinweis: Bei Glaukom bestehen Kontraindikationen für die Anwendung diverser Medikamente, welche den Augeninnendruck erhöhen. Hierzu zählen u. a. Psychopharmaka, z. B. trizyklische Antidepressiva.

Glaukom im Kindesalter *n*: Erkrankung des Auges mit vergrößerter Excavatio disci nervi optici und meist einer Erhöhung des Augeninnendrucks*. Im Kindesalter kommen angeborene und erworbene Formen vor. Typische Zeichen der angeborenen Form sind ein stark erhöhter Augeninnendruck, vergrößerter Hornhautdurchmesser, Lichtscheu und Tränen. Die Therapie ist operativ oder medikamentös.

GLDH [Physiologie] *f*: engl. *glutamate dehydrogenase*. Abk. für das Leber-Enzym Glutamatdehydrogenase, das in den Mitochondrien* der Hepatozyten vorhanden ist. Es katalysiert die oxidative Desaminierung von Glutamat*.
Klinische Bedeutung: Da die GLDH ausschließlich in Mitochondrien vorkommt, gelangt sie erst ins Blut, wenn Leberzellen vollständig zerstört sind und zeigt damit einen schweren Leberschaden an.

Gleason-Klassifikation *f*: engl. *Gleason score*; syn. Gleason-Grad. Histopathologische Eintei-

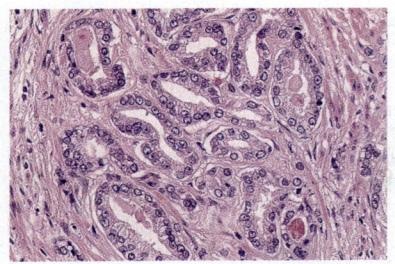

Gleason-Klassifikation: Adenokarzinom der Prostata (HE, 100-fach); nach Durchmusterung mehrerer Schnitte werden Wachstumsmuster und Gleason-Score bestimmt; hier Gleason-Score 6 (3+3). [65]

lung eines Prostatakarzinoms* nach dem Wachstumsmuster der Drüsenzellen. Unterschieden werden 5 Grade je nach Differenzierung der Zellen. Bei Prostatabiopsien* werden der häufigste und der am schlechtesten differenzierteste Grad zu einer Summe zusammengefasst und an Hand dieser der Malignitätsgrad* und die Prognose* eingeschätzt.

Prinzip:
- histopathologische Einteilung des Drüsenwachstums in 5 Grade
- je höher der Gleason-Grad, desto schlechter sind die Zellen differenziert und desto schlechter ist die Prognose: **1.** Grad 1: scharf begrenzte Knoten mit mittelgroßen, gut differenzierten, dicht beieinanderliegenden Drüsenzellen **2.** Grad 2: Knoten nicht scharf begrenzt, leichte Stromainfiltration, Drüsenzellen lockerer nebeneinanderliegend und leicht variable Form **3.** Grad 3: Drüsenzellen mit deutlich variabler Größe und Form, stärkere Stromainfiltration **4.** Grad 4: Drüsenzellen undifferenziert, aber Ursprung noch erkennbar **5.** Grad 5: Zellen extrem undifferenziert, Ursprung nicht mehr erkennbar
- Berechnung bei Prostatastanzbiopsien: häufigster plus am schlechtesten differenzierter Gleason-Grad
- Berechnung bei Prostatektomiepräparat: häufigster plus zweithäufigster Grad (siehe Abb.).

Auswertung: Zusammen mit weiteren Parametern wird mithilfe des Gleason-Scores der Patient in verschiedene Risikogruppen eingeteilt und die weitere Therapie danach angepasst. Bei den Risikogruppen nach D'Amico wird als zusätzlicher Parameter das Prostata-spezifische Antigen herangezogen (PSA), allerdings nur für Tumore bis T2N0M0, fortgeschrittenere Tumore sind immer in der Hochrisikogruppe:
- geringes Risiko: PSA < 10 ng/ml und Gleason ≤ 6 und ≤ T2a
- mittleres Risiko: PSA 10–20 ng/ml oder Gleason 7 oder T2b
- hohes Risiko: PSA > 20 ng/ml oder Gleason ≥ 8 oder T2c.

Gleichgewichtsorgan → Vestibularapparat
Gleichgewichtsprüfungen *f pl*: engl. *balance test*. Untersuchungen der Funktion des Vestibularapparats* durch Prüfung der vestibulospinalen Reaktionen, des vestibulookularen Reflexes (Blickstabilisation bei raschen Kopfbewegungen) und des vestibulären Nystagmus mit der Frenzel*-Brille.
Prüfungen: Die folgenden Untersuchungen dienen speziell der Untersuchung des Gleichgewichtssinnes:
- **Drehprüfung** (rotatorische Prüfung): gleichzeitige Reizung beider horizontaler Bogengänge: **1.** bei Drehbeschleunigung Nystagmus* in die Drehrichtung, beim plötzlichen Abbremsen für ca. 20–50 Sekunden in die entgegengesetzte Richtung **2.** ermöglicht Aussagen über Funktion des Vestibularapparats und zentrale Kompensationsvorgänge
- **thermische Prüfung** (kalorische Prüfung): Untersuchung der peripheren Erregbarkeit eines einzelnen Labyrinths; beim Spülen eines äußeren Gehörgangs mit kaltem (30 °C) oder warmem Wasser (44 °C) schlägt der Nystagmus physiologisch zur jeweils wärmeren Seite
- **mechanische Prüfung** (Prüfung des sog. Fistelsymptoms): bei Trommelfellperforation und Defekt in der knöchernen Labyrinthkapsel (z. B. beim Cholesteatom*) wird durch Kompression mit einem Politzer-Ballon ein Nystagmus zur kranken Seite, bei Aspiration zur gesunden Seite ausgelöst
- **optokinetische Prüfung:** Untersuchung des optokinetischen Nystagmus mit einer Bildtrommel oder einer Videoanimation; sie dient der Diagnose zentraler okulomotorischer und vestibulärer Störungen
- **Fixationsprüfung:** Untersuchung der Fixation eines stationären zentralen oder exzentrischen bzw. eines sich sinusförmig bewegenden Lichtpunkts
- **Lagerungsprüfung** (Überprüfung der Auslösbarkeit von Schwindel und Nystagmus): Untersuchung auf Schwindel und Nystagmus bei Lagewechsel des Kopfs (Lagerungsschwindel*; Hallpike*-Test)
- **Zervikaltest:** Nystagmusregistrierung bei Rotation des Rumpfes gegenüber fixiertem Kopf.

Gleichgewichtsstörungen *f pl*: engl. *balance disorders*. Störungen der Kontrolle der Körperstellung und -bewegung im Raum infolge Funktionsstörung eines oder beider Vestibularapparate*, Erkrankung des Kleinhirns* oder

Gleitbrett

Störung propriozeptiver Bahnen (bei Polyneuropathie* oder Läsion des spinalen Hinterstrangs*).

Gleitbrett n: syn. Rollboard. Leichtes Holz- oder Kunststoffbrett mit einer Rolltuchbespannung (z. B. aus Teflon) zur reibungsarmen Umlagerung von immobilen Patienten, z. B. vom Bett in die OP-Schleuse. Das Brett wird von der Seite unter den Patienten geschoben und er kann in seitlicher Richtung bewegt werden.

Gleitgelenk → Gelenk

Gleithernie f: engl. *sliding hernia*. Spezielle Form einer Hernie* (hauptsächlich Hiatushernie* und Leistenhernie*) mit vollständig oder partiell fehlendem Bauchfellüberzug als typisches Merkmal. Hierbei gleiten nur teilweise mit Peritoneum überzogene Organe (z. B. Kardia, Darm oder Harnblase) durch die Bruchpforte und sind neben Bruchinhalt gleichzeitig Teil der Bruchsackwand.

Gleithoden m: engl. *sliding testicle*. Vor dem äußeren Leistenring retinierter Hoden*, der sich manuell ins Skrotum* verlagern lässt, aber wegen zu kurzem Funiculus* spermaticus nach dem Loslassen sofort zurückgleitet. Der Gleithoden ist im Gegensatz zum Pendelhoden* ein pathologischer Befund, der vor Abschluss des 1. Lebensjahres operiert werden muss (Orchidopexie*).

Gleitmittel → Lubrikanzien

Gleitrippe f: engl. *sliding rib*. An den interkostalen Synchondrosen gelockerte Costa spuria, die durch (traumatische) Luxation entsteht und zur Irritation der Nn. intercostales führen kann.

Gleitwirbel m: engl. *sliding vertebra*. Gleiten eines Wirbelkörpers über die darunter liegenden, entweder nach vorne (Ventrolisthesis), selten nach hinten (Retrolisthesis*). Betroffene zeigen lokale belastungsabhängige Rückenschmerzen, Muskelverspannung, ausstrahlende Schmerzen bei Nervenwurzelreizung (Ischialgie*) und neurologische Ausfälle. Ca. 95 % sind lokalisiert in der Lendenwirbelsäule, besonders L4/5 oder L5/S1.

Formen:
- „echte" Spondylolisthesis*: **1.** knöcherner Defekt der Wirbelbögen (Typ 1) **2.** Fehlanlage von Wirbelbogen bzw. Fläche des Zwischenwirbelgelenks (Typ 2)
- „Pseudo"-Spondylolisthesis: tritt auf bei Wirbelgelenk-Arthrose oder Bandscheibendegeneration (Typ 3)

Die Einteilung erfolgt nach Meyerding, siehe Spondylolisthesis*.

Glenn-Operation f: engl. *Glenn's operation*. Anlage einer kavopulmonalen Anastomose (CPA) zur Verbesserung der Lungendurchblutung als Palliativoperation bei univentrikulärem Herzen (funktionell singulärer Ventrikel), z. B. bei hypoplastischem Linksherzsyndrom* (sog. Norwood-Operation II; erfolgt nach Norwood*-Operation), Ebstein*-Anomalie, Trikuspidalatresie* sowie bei singulärem Ventrikel* zur Vorbereitung der Fontan*-Operation.

Glenoidfraktur f: engl. *glenoidal fracture*. Fraktur* im Bereich des Glenoids (Cavitas glenoidalis scapulae), meist in Zusammenhang mit einer traumatischen Schultergelenkluxation* (z. B. als Bankart-Fragment) oder bei anderer schwerer Schulterverletzung (floating* shoulder) durch Hochenergietrauma. Siehe Abb. 1.

Therapie: Die Therapie erfolgt wegen Instabilität und Gelenkinkongruenz in der Regel operativ:
- perkutane arthroskopisch kontrollierte Verschraubung oder
- ORIF (Open Reduction, Internal Fixation) mit z. B. Titanminiplatte (siehe Abb. 2).

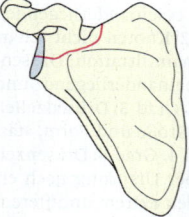
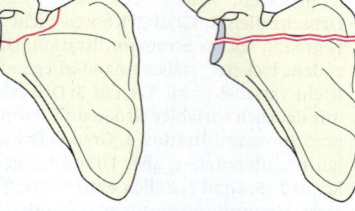
Pfannenrandfraktur Schrägfraktur

horizontale Fraktur horizontale Fraktur mit Beteiligung des Corpus scapulae

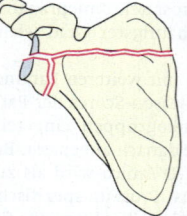
mehrfragmentäre Fraktur mit Beteiligung des Corpus scapulae

Glenoidfraktur Abb. 1: Ideberg-Klassifikation.

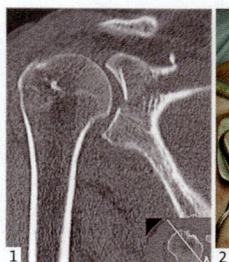
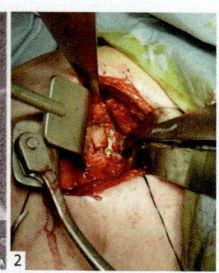

Glenoidfraktur Abb. 2: 1: präoperative CT-Rekonstruktion coronar; 2: Osteosynthese mit Titanminiplatten (Operationssitus).

Gliadin n: Reserveprotein (Prolamin) aus Weizen, im Roggen als Secalin, im Hafer als Avenin und in der Gerste als Hordein vorkommend. Gliadine enthalten wenig Lysin und werden je nach Löslichkeitsverhalten in α-, β-, γ-, und ω-Gliadine eingeteilt. Bei Zöliakie* werden Antikörper* gegen Gliadine gebildet.

Gliadin-Antikörper m sg; pl: syn. Anti-Gliadin-Antikörper (Abk. AGA). Antikörper gegen eine spezifische Eiweißkomponente (Gliadin*) des Glutens. Gliadin-Antikörper sind im Serum* nachweisbar bei Zöliakie* und Dermatitis* herpetiformis. Ihre geringe Spezifität* erfordert jedoch weitere Untersuchungen zur Diagnosesicherung, z. B. Bestimmung von Antikörpern gegen Endomysium oder Gewebstransglutaminase sowie Dünndarmbiopsien.

Gliafilamente n pl: engl. *glial filaments*. Intermediärfilamente des Zytoskeletts*, die in Gliazellen vorkommen.

Gliaknötchen n: engl. *glial nodule*. Knötchenförmige Ansammlung von Mikrogliazellen in der grauen* Substanz des ZNS, besonders in Pons* und Medulla* oblongata. Gliaknötchen treten v. a. im Rahmen erregerbedingter Enzephalitiden auf, insbesondere bei HIV-Enzephalitis oder bei Infektionen mit Arboviren*.

Gliazelle f: engl. *glia*; syn. Supportzellen. Hüll- und Stützzellen des Nervensystems. Gliazellen leiten sich hauptsächlich vom Ektoderm* ab und sind im Gegensatz zu Nervenzellen* auch nach der Pränatalperiode noch vermehrungsfähig. Sie unterstützen die Nervenzellen in ihrer Funktion, spielen eine Rolle bei deren Ernährung und kontrollieren das Milieu im Extrazellulärraum*.

Einteilung: ZNS: Gliazellen im ZNS bilden ein dreidimensionales Netzwerk und lassen sich unterscheiden in
- Astrozyten*: **1.** große, sternförmige Zellen mit zahlreichen Zellfortsätzen **2.** bilden die Gliagrenzmembran, fungieren als Stützzellen und kontrollieren das Milieu des ZNS

3. spezialisierte Formen kommen beispielsweise im Kleinhirn* (Bergmann-Glia) und in der Retina* (Müller*-Zellen) vor
- Oligodendrozyten: besitzen viele Fortsätze, die im ZNS die Axone umwickeln und die Myelinscheide* bilden
- Mikroglia*: **1.** Makrophagen*-ähnliche Zellen, die eine Rolle bei der Immunabwehr spielen **2.** stammen im Gegensatz zur restlichen Neuroglia (= Gesamtheit aller Gliazellen) aus dem Mesoderm* ab
- Ependymzellen*, Tanzyten und Plexusepithelzellen gehören im weiteren Sinn auch zur Neuroglia.

PNS:
- Mantelzellen: hüllen die Neurone in peripheren Ganglien ein
- Schwann*-Zellen: umhüllen die Axone* im PNS.

Glibenclamid *n*: Orales Antidiabetikum aus der Gruppe der Sulfonylharnstoffe* der 2. Generation, das zur Behandlung von Diabetes* mellitus Typ 2 eingesetzt wird. Glibenclamid erhöht die Insulinsensitivität von Geweben, hemmt Kaliumkanäle in den pankreatischen Betazellen*, führt zum Anstieg der intrazellulären Kalzium-Konzentration und folglich zu einer vermehrten Insulin-Sekretion.
Indikationen: Diabetes mellitus Typ 2

Gliederfüßer → Arthropoden

Gliedersatz → Prothese

Gliederschmerzen *m pl*: syn. Extremitäten-Schmerzen. Weit gefasster Begriff für Schmerzen im Bereich der Extremitäten, also Myalgien*, Arthralgien*, Neuralgien*, Ostealgien (Knochenschmerzen), mit entsprechend breitem Ursachenspektrum, das neben Infektionen, degenerative und entzündlichen Gelenkerkrankungen auch Stoffwechselstörungen* und Durchblutungsstörungen* umfasst. Am häufigsten sind Gliederschmerzen zusammen mit Kopfschmerzen Begleiterscheinung einer Erkältung oder Grippe.
Hintergrund: Ursachen:
- Virus-Infektionen: **1.** Influenza* **2.** grippaler Infekt* (Erkältungsviren) **3.** Dengue*-Fieber **4.** Chikungunya-Fieber; u. a.
- bakterielle Infektionen: **1.** Leptospirosen* **2.** Lyme*-Borreliose **3.** Typhus* abdominalis; u. a.
- Infektionen mit Protozoen: Malaria
- Gelenkerkrankungen: **1.** entzündlich: Arthritis* **2.** degenerativ: Arthrose*
- Stoffwechselstörungen: **1.** Diabetes* mellitus (Polyneuropathie*) **2.** Gicht* (Arthritis)
- Durchblutungsstörungen: **1.** pAVK **2.** Embolie* **3.** Thrombose*
- weitere Ursachen: **1.** komplexes regionales Schmerzsyndrom **2.** Fehlhaltungen **3.** Überlastung (Muskelkater*) **4.** Osteoporose*

5. Tumorschmerzen **6.** Polyneuropathie* **7.** rheumatische Erkrankungen, Kollagenosen.

Gliedmaßen → Extremitäten

Gliedmaßen-Apraxie *f*: Störung der Ausführung willkürlicher, zielgerichteter und geordneter Bewegungen bei intakter motorischer Funktion der Gliedmaßen. Unterformen sind ideomotorische Apraxie mit Störung der Bewegungsplanung und ideatorische Apraxie mit Störung des Bewegungskonzeptes. Davon abzugrenzen ist eine gliedkinetische Apraxie bei Läsion im prämotorischen Cortex.

Glinide *n pl*: Gruppe oraler Antidiabetika* zur Behandlung von Diabetes* mellitus Typ 2, zu der u. a. Nateglinid und Repaglinid gehören. Glinide hemmen ATP-abhängige Kaliumkanäle in den B-Zellen der Langerhans*-Inseln, wodurch sich Kalziumkanäle öffnen, die intrazelluläre Kalziumkonzentration steigt und vermehrt Insulin freigesetzt wird.

Glioblastom *n*: engl. *glioblastoma*; syn. Glioblastoma multiforme. Maligner (WHO-Grad IV) astrozytärer Hirntumor* (mit 12–15 % häufigster Hirntumor beim Erwachsenen; Prädilektionsalter 50.–70. Lj). Es tritt sporadisch auf, als Rezidiv eines Astrozytoms und selten im Rahmen familiärer Krebssyndrome. Nach Diagnosestellung mit MRT und Histologie folgen operative Resektion, Strahlentherapie und Chemotherapie.
Lokalisation:
- Großhirnhemisphären
- Frontallappen
- Corpus* callosum (siehe Abb.).

Therapie:
- operative Resektion
- fokussierte Strahlentherapie und Chemotherapie mit Temozolomid* nach individueller

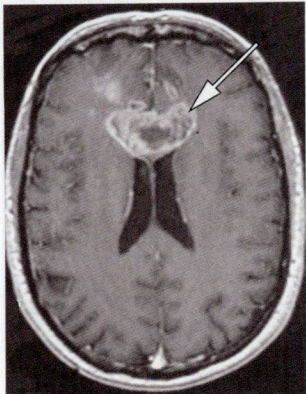

Glioblastom: Schmetterlingsgliom (mit weiteren Ablegern); MRT (T1 mit Kontrastmittel). [53]

Nutzen-Risiko-Abwägung unter Berücksichtigung von Allgemeinzustand, neurologischem Status und Lebensalter des Patienten
- bei älteren Patienten ggf. primär nur Strahlentherapie oder Temozolomid
- evtl. interstitielle Chemotherapie mit BCNU-Pellets (siehe Carmustin) in Kombination mit Bestrahlung (cave: hohes Infektionsrisiko)
- bei Rezidiv in ca. 30 % erneute OP, alternativ hypofraktionierte stereotaktische Strahlentherapie bzw. Chemotherapie (individuell abzuwägende Optionen: z. B. Lomustin p. o., Temolozolamid)
- unter Umständen als Ultima Ratio Anwendung von therapeutischen Verfahren im Rahmen einer klinischen Prüfung.

Prognose: Zwei-Jahres-Überlebensrate:
- bei alleiniger Strahlentherapie 9 %
- bei kombinierter Radiochemotherapie mit Nitrosohemmstoffen 13 %
- bei kombinierter Radiochemotherapie mit Temozolomid (parallel zur Strahlentherapie und ≤ 6 Zyklen anschließend) 26 % bzw. bei Glioblastom mit Methylierung des Promotors des MGMT-Gens 46 %.

Gliom *n*: engl. *glioma*. Sammelbezeichnung für intrazerebrale oder intraspinale Tumoren, die vom neuroepithelialen Gewebe ausgehen.

Gliom, angiozentrisches *n*: engl. *angiocentric glioma*. Seltener, benigner neuroepithelialer Tumor (Grad I WHO), v. a. bei Kindern und jungen Erwachsenen. Angiozentrische Gliome sind häufig Auslöser epileptischer Anfälle und werden operativ reseziert oder radiochirurgisch behandelt. Bei vollständiger Resektion kommt es nur selten zu Rezidiven und die Patienten bleiben meist anfallsfrei.
Klinik:
- Erstsymptom oft epileptische Anfälle
- neurologische Symptome entsprechend der Lokalisation.

Gliosarkom *n*: engl. *gliosarcoma*. Hochmaligne Variante des Glioblastoms* (etwa 2 %), unterteilt in primäre und sekundäre (aus Glioblastom entstandene) Gliosarkome (WHO Grad IV). Histologisch zeigt sich ein biphasisches Gewebsmuster aus maligne entarteten Astrozyten und sarkomatösen Anteilen. Es handelt sich um eine neoplastische Transformation des gefäßführenden Bindegewebes eines Glioblastoms.
Therapie: Wie beim Glioblastom*:
- mikrochirurgische Resektion, ggf. mit Neuronavigation* und unter Neuromonitoring
- Nachbestrahlung der erweiterten Tumorregion kombiniert mit Chemotherapie (siehe Radiochemotherapie*), z. B. mit Temozolomid nach dem STUPP-Schema.

Gliose *f*: engl. *gliosis*. Vermehrung von Gliagewebe im ZNS, im Allgemeinen als Reparaturvorgang nach neuronaler Läsion. Zu einer Gliose kommt es beispielsweise bei Hyperammonämie* im Rahmen ererbter Harnstoffzyklus-Störungen, durch Kuper-Ablagerung im Gehirn bei Morbus Wilson* und als Folge einer Poliomyelitis*.

Gliose, epiretinale: engl. *macular pucker*; syn. Zellophanmakulopathie. Idiopathisch oder nach intraokularen Eingriffen auftretende Membranbildung zwischen Retina und Glaskörper, v. a. im Bereich der Macula* lutea. Klinische Kennzeichen sind Sehschärfeverlust und Metamorphopsie*. Behandelt wird durch Vitrektomie*.

Gliosis spinalis → Syringomyelie
Gliptine → DPP-4-Inhibitoren
Glisson-Krankheit → Rachitis
Glisson-Schlinge *f*: engl. *Glisson's sling*. Früher übliche Vorrichtung zur Entlastung eines erkrankten Wirbelsäulenabschnitts bei Kyphose, Skoliose oder Bandscheibenschaden (heute ersetzt durch manualmedizinische Techniken mit struktur- und funktionsbezogener Dosierung). Der halfterartige, weich gepolsterte Lederring mit seitlichen Schlaufen dient als Aufhängevorrichtung zur Durchführung einer dosierten Extension* der Halswirbelsäule über einen Flaschenzug.

Glisson-Trias → Leber
Glitazare → Antidiabetika
Glitazone → Thiazolidindione
Gll.: Abk. für Glandulae → Drüse
Gln: Abk. für → Glutamin
Globales enddiastolisches Volumen *n*: Abk. GEDV. Summe aus enddiastolischen Volumina aller 4 Herzhöhlen als stationärer Vorlastparameter. Das GEDV ist direkt messbar durch transpulmonale Thermodilution* (Herzminutenvolumen*). Durch Myokardfaserdehnung bestimmt es, gemäß dem Frank*-Starling-Mechanismus, die Stärke der Ventrikelkontraktion. Als Index (GEDVI) auf die Körperoberfläche bezogen, umfasst der Referenzbereich ca. 640–800 ml/m².

Globulin, antihämophiles *n*: engl. *antihemophilic globulin*; syn. Antihämophiliefaktor (Abk. AHF); Abk. AHG. Faktor VIII der Blutgerinnung*. Die Erbkrankheit Hämophilie* wird u. a. durch einen genetischen Defekt im Gen für den Gerinnungsfaktor VIII hervorgerufen. Die Folge der Mutation ist eine verminderte oder völlig fehlende Faktor-VIII-Aktivität.
Einteilung: Blutgerinnung* (Tab. 1 dort).

Globuline *n pl*: engl. *globulins*. Im weiteren Sinne globuläre Proteine*, klinisch häufig für globuläre Plasmaproteine*. Sie sind die umfassendste und heterogenste Plasmaprotein-Gruppe und höhermolekularer als Albumine*. Globuline werden v. a. in der Leber synthetisiert und kommen in allen Körperflüssigkeiten (z. B. Milch) vor.

Globusgefühl: engl. *lump in the throat*; syn. Globussymptom. Meist ohne organische Ursache auftretendes Kloß- oder Fremdkörpergefühl im Kehlkopfbereich, zum Teil mit Räusperzwang oder Gefühl einer erhöhten Schleimproduktion. Ein Malignom sollte ausgeschlossen werden, um zur Beruhigung des Patienten beizutragen. Ggf. können Therapieversuche mit einem Protonenpumpeninhibitor oder mit physiotherapeutischen Anwendungen unternommen werden.
Erkrankung: Ätiologie:
– in den meisten Fällen Anspannungszustand der pharyngealen oder laryngealen Muskulatur, typischerweise durch Stress verstärkt
– reduzierte Trinkmenge
– selten organisch bedingt, dann durch: 1. HWS-Syndrom, z. B. durch Irritation der zervikalen Spinalnerven 2. Refluxlaryngitis 3. Schilddrüsenknoten*
– selten pharmakologisch bedingt (z. B. bei Therapie mit Neuroleptika).

Therapie:
– in erster Linie Beruhigung des Patienten und Aufklärung über die Harmlosigkeit der Symptomatik
– Protonenpumpeninhibitor
– Physiotherapie.

Globus pallidus *m*: syn. Pallidum. Zu den Basalganglien* gehörender medialer, phylogenetisch älterer Teil des Nucleus* lentiformis und dienzephales Kerngebiet des extrapyramidalen Systems. Er gilt als Zentrum der Trieb- und primitiven Reaktionsbewegungen sowie des unmittelbaren motorischen Ausdrucks und untersteht der hemmenden Kontrolle des Corpus striatum. Siehe Abb.

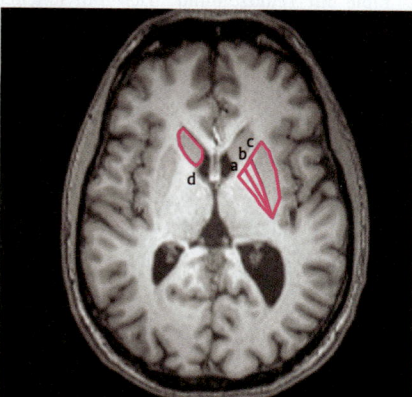

Globus pallidus: a: Globus pallidus medialis; b: Globus pallidus lateralis; c: Putamen; d: Nucleus caudatus; Darstellung in einer T1-gewichteten MRT-Aufnahme. [164]

Glockenthorax *m*: engl. *bell-shaped chest*. Glockenförmiger Thorax. Er ist ein Hinweis auf eine Rachitis*.
Glomangiose → Glomustumoren
glomeruläre Erkrankung → Glomerulopathie
Glomerulonephritis *f*: Abk. GN. Gruppe immunologisch vermittelter Glomerulopathien mit entzündlicher Schädigung der Glomeruli. Die verschiedenen Krankheitsbilder zeigen eine variable Symptomatik, die von der asymptomatischen Hämaturie*/Proteinurie* über das nephritische oder nephrotische Syndrom* bis hin zur chronischen Niereninsuffizienz reicht. Zur Therapie gehören nephroprotektive Maßnahmen, Immunsuppression* und Behandlung der auslösenden Erkrankung.

Ätiologie:
– primäre GN: ohne erkennbare Ursache
– sekundäre GN im Rahmen von: 1. Autoimmunerkrankungen, z. B. Kollagenosen* oder Vaskulitiden 2. Infektionskrankheiten*, z. B. Hepatitis* B, Hepatitis* C oder HIV 3. Intoxikationen* durch Medikamente oder Drogen wie Heroin*, NSAR, Ampicillin*, Lithium* oder Rifampicin* 4. Neoplasien* wie solide Karzinome*, Leukämien* und Lymphome*.

Pathogenese: Grundlage aller GN-Formen bilden immunologische Reaktionen in den Glomeruli, die auf einer T-Zell- oder Antikörper-vermittelten Schädigung beruhen:
– **T-Zell-vermittelte GN**: 1. Minimal*-Change-Glomerulonephritis 2. fokal-segmentale Glomerulonephritis
– **humoral** bzw. **Antikörper-vermittelte GN** (Immunkomplex*-Nephritis): Abhängig von der Lokalisation der Immunkomplexablagerungen werden unterschieden: 1. membranöse Glomerulonephritis infolge subepithelialer Immunkomplexablagerungen (unter den Podozyten bzw. auf der Primärharnseite der Kapillarschlingen) 2. postinfektiöse Glomerulonephritis* und rapid-progressive Glomerulonephritis* bei subendothelialen Immunkomplexablagerungen (unter dem Endothel bzw. auf der Blutseite der Kapillarschlingen) 3. mesangioproliferative Glomerulonephritis* und membranoproliferative Glomerulonephritis* bei Immunkomplexablagerungen im Mesangium 4. Antibasalmembran-Glomerulonephritis infolge von Immunkomplexablagerungen in der glomerulären Basalmembran.

Nach dem Ausmaß der Schädigung differenziert man zwischen GN mit:
– diffusem Organbefall: Befall von > 50 % aller Glomeruli einer Niere
– fokalem Organbefall: Befall von < 50 % aller Glomeruli einer Niere
– globalem Befall: Befall von > 50 % der Kapillarschlingen eines einzelnen Glomerulums

Glomerulonephritis, chronische

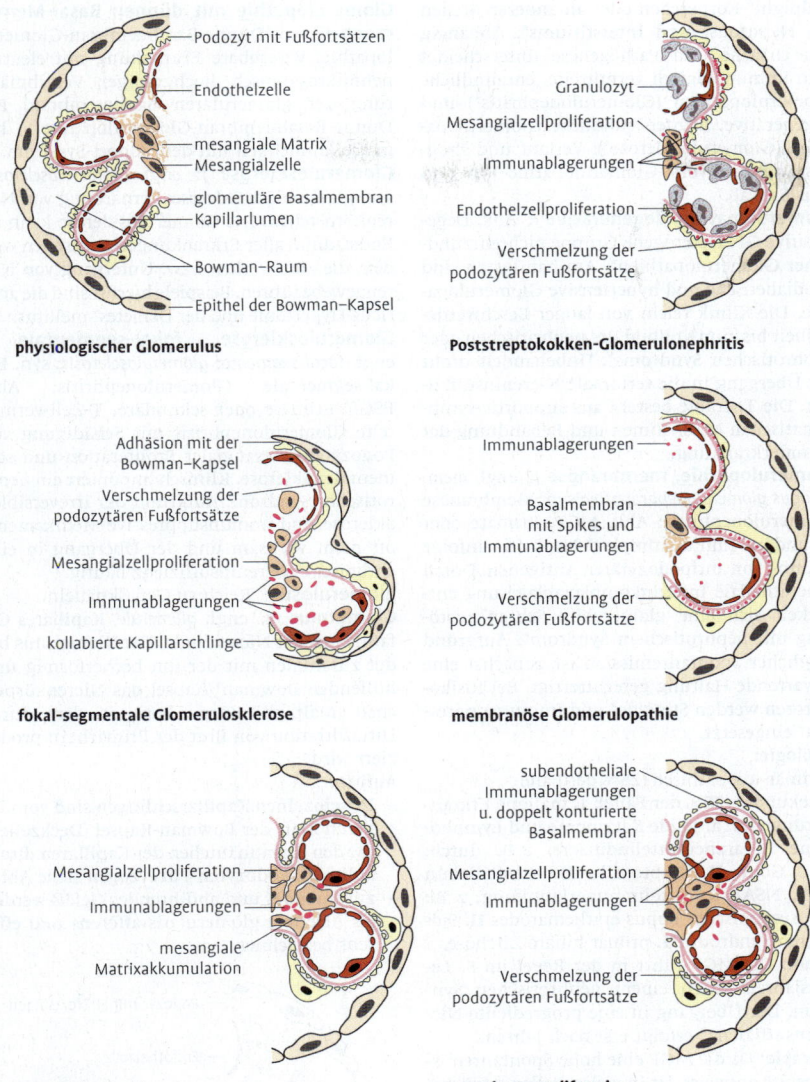

Glomerulonephritis: Verschiedene Glomerulonephritiden.

– segmentalem Befall: Befall von < 50 % der Kapillarschlingen eines einzelnen Glomerulums (siehe Abb.).
Therapie: Alle GN-Formen erfordern eine supportive Therapie zur Verhinderung einer weiteren Nierenschädigung. Hierzu zählen u. a.:
– salz- und eiweißarme Kost
– konsequente Blutdrucksenkung und Blutzuckereinstellung
– Nikotinabstinenz.
Therapeutische Maßnahmen:
– bei Ödemen Natrium- und Flüssigkeitsrestriktion sowie Diuretikatherapie zur Flüssigkeitsausschwemmung
– bei Proteinurie in der Regel ACE*-Hemmer oder AT1*-Antagonisten
– zusätzlich meist immunsuppressive Therapie mit: **1.** Glukokortikosteroiden **2.** Azathioprin*, Ciclosporin* A und Cyclophsophamid bei schweren Verläufen
– bei hochakuten Formen wie bei rapid-progressiver GN sofortige Plasmapherese*.
Bei den sekundären GN-Formen steht zusätzlich die Behandlung der Grunderkrankung im Vordergrund, z. B. Antibiotika bei postinfektiöser GN.

Glomerulonephritis, akute postinfektiöse f: engl. *acute postinfectious glomerulonephritis*. Typischerweise 3 Wochen nach einer Infektion* auftretende Immunkomplex-Glomerulonephritis mit Hämaturie*, nachlassender Nierenfunktion und Hypertonie. Therapeutisch stehen die antibiotische Behandlung der zugrundeliegenden Infektion und die supportive sowie symptomatische Behandlung des nephritischen Syndroms* im Vordergrund.
Ätiologie:
– B-hämolysierende Streptokokken der Gruppe A sind die häufigsten Auslöser einer akuten postinfektiösen GN (auch akute Poststreptokokken-Glomerulonephritis genannt, APGN); typische ursächliche Krankheitsbilder sind: **1.** Tonsillitis* **2.** Zahnabszess **3.** Sinusitis* **4.** Otitis* **5.** Erysipel* **6.** Scharlach*
Pathogenese: Glomerulopathie mit subepithelialen Immunkomplexablagerungen, die aus den mikrobiellen Antigenen und den korrespondierenden Antikörpern bestehen.
Klinik: Nephritisches Syndrom* mit
– Hämaturie
– Ödemen v. a. im Bereich der Lider
– nachlassender Nierenfunktion
– renaler Hypertonie.
Der Übergang in eine rapid-progressive Glomerulonephritis* ist selten.
Therapie:
– gezielte Antibiose des zugrundeliegenden Infekts
– supportive Therapie der Glomerulonephritis durch: **1.** Bettruhe **2.** salz- und eiweißarme Kost **3.** ggf. Natrium- und Flüssigkeitsrestriktion
– Diuretika* zur Flüssigkeitsausschwemmung
– ACE*-Hemmer oder AT1*-Antagonisten bei Proteinurie* oder Hypertonie.
Prognose: Im Kindesalter heilen > 90 % der Fälle vollständig aus. Im Erwachsenenalter entwickeln 50 % der Betroffenen eine persistierende Hämaturie/Proteinurie. Der Übergang in eine terminale Niereninsuffizienz* ist sehr selten.

Glomerulonephritis, chronische f: syn. chronische GN. Abakterielle Entzündung der Glomeruli. Spezifische Beschwerden fehlen meist. Diagnostisch hinweisend sind ein arterieller Hypertonus und ein auffälliger Urinstatus (Proteinurie*, Mikrohämaturie). Die Biopsie sichert die Diagnose. Therapiert wird je nach der Ursache mit Kortikosteroiden und/oder Immunsuppressiva*.

Glomerulonephritis, diffuse endokapilläre f: syn. diffuse endokapilläre GN. Akute Poststreptokokkennephritis, der eine subepitheliale Immunkomplexablagerung zugrunde liegt. Die Erkrankung wird meist nach Haut- oder Racheninfektion mit hämolytischen Streptokokken der Serogruppe A beobachtet.

Glomerulonephritis, membranoproliferative f: Abk. MPGN. Eher seltene idiopathisch oder sekundär auftretende Immunkomplex*-Glomerulonephritis infolge ungehemmter Komplementaktivierung. Sie betrifft zu 80 % 8–16-jährige Kinder. Klinisch imponieren die Symptome eines nephritischen und/oder nephrotischen Syndroms*. Therapeutisch stehen die supportive und symptomatische Behandlung der GN sowie ggf. die Behandlung der Grunderkrankung im Vordergrund.

Glomerulonephritis, mesangioproliferative f: engl. *mesangial proliferative glomerulonephritis*; Abk. MESPGN. Primär oder sekundär auftretende Immunkomplex-Nephritis mit Ablagerung IgA- und IgG-haltiger Immunkomplexe im renalen Mesangium. Klinisch dominieren eine rezidivierende Mikro*-/Makrohämaturie und eine milde Proteinurie*. Man behandelt die GN supportiv und symptomatisch sowie eine vorhandene Grunderkrankung. 30 % gehen über in die terminale Niereninsuffizienz.

Glomerulonephritis, rapid-progressive f: engl. *rapidly progressive glomerulonephritis*; Abk. RPGN. Rasch progrediente Glomerulonephritis* mit nephritischem Syndrom* und plötzlicher Verschlechterung der Nierenfunktion. Unbehandelt droht innerhalb kurzer Zeit die Entwicklung einer terminalen, dialysepflichtigen Niereninsuffizienz*. Bereits der Verdacht rechtfertigt die sofortige Therapie mit Plasmapherese*, Steroiden* und Cyclophosphamid.
Pathologie: Extrakapilläre Proliferation mit Halbmondbildung infolge entzündlich bedingter Ruptur der glomerulären Basalmembran und konsekutivem Eintritt von Plasma* und Entzündungszellen.
Klinik: Nephritisches Syndrom mit raschem Nachlassen der Nierenfunktion (< 6 Monate) und Entwicklung einer chronischen Niereninsuffizienz. Patienten mit Goodpasture*-Syndrom entwickeln zusätzlich pulmonale Symptome mit Hämoptoe und Dyspnoe*.
Prognose: Bei frühzeitiger Therapie und Erhalt der renalen Restfunktion gute Prognose. Bei spätem Therapiebeginn häufig Übergang in die dialysepflichtige Niereninsuffizienz.

Glomerulopathie f: engl. *glomerulopathy*; syn. glomeruläre Erkrankung. Nierenerkrankungen unterschiedlicher Genese mit histopathologischen Veränderungen in den Glomerula der Malpighi*-Körperchen oder an anderen Stellen des Nephrons* und Interstitiums*. Abhängig von Ursache und Pathogenese unterscheidet man immunologisch vermittelte, entzündliche Glomerulopathien (Glomerulonephritis*) und degenerative, nichtentzündliche Glomerulopathien (Glomerulosklerose*). Verlauf und Prognose hängen vom Glomerulopathie-Typ und -Auslöser ab.

Glomerulopathie, degenerative f: Abk. Degenerative GP. Heterogene Gruppe nichtentzündlicher Glomerulopathien*. Am häufigsten sind die diabetische und hypertensive Glomerulopathie. Die Klinik reicht von langer Beschwerdefreiheit bis zum Vollbild des nephritischen oder nephrotischen Syndroms*. Unbehandelt droht der Übergang in die terminale Niereninsuffizienz. Die Therapie besteht aus supportiv-symptomatischen Maßnahmen und Behandlung der Grunderkrankung.

Glomerulopathie, membranöse f: engl. *membranous glomerulonephropathy*; syn. Membranöse Glomerulonephritis; Abk. MGP. Primäre oder sekundäre Immunkomplex*-Nephritis infolge Bildung von antipodozytären Antigenen. Durch subepitheliale Immunkomplexablagerung entwickelt sich eine glomeruläre Schrankenstörung mit nephrotischem Syndrom*. Aufgrund möglicher Spontanremission ist zunächst eine abwartende Haltung gerechtfertigt. Bei Risikofaktoren werden Steroide* und Immunsuppressiva* eingesetzt.
Ätiologie:
– rimär-idiopathisch (25 % der Fälle
– sekundär (75 % der Fälle): **1.** maligne Erkrankungen, v. a. solide Karzinome und Lymphome **2.** arzneimittelinduziert, z. B. durch **I.** Gold **II.** Captopril **III.** Penicillamin **IV.** NSAR **3.** Autoimmunerkrankung, z. B.: **I.** systemischer Lupus erythematodes **II.** Sjögren-Syndrom **III.** primär biliäre Zirrhose.
Klinik: Die MGP führt in der Regel im 5. Lebensjahrzehnt zu einem nephrotischen Syndrom. Der Übergang in eine progrediente Niereninsuffizienz* erfolgt erst nach Jahren.
Therapie: Da die MGP eine hohe Spontanremissionsrate aufweist, ist in vielen Fällen zunächst eine abwartende Haltung unter engmaschiger Kontrolle von Proteinurie*, glomerulärer Filtrationsrate* und Serumkreatininkonzentration indiziert. Eine immunsuppressive Therapie mit Methylprednisolon*, Cyclophosphamid oder Chlorambucil* wird bei Vorliegen von Risikofaktoren eingeleitet. Hierzu zählen:
– Proteinurie > 6 g/d
– Kreatinin* > 1,5 mg/dl
– männliches Geschlecht
– Alter bei Erstmanifestation > 50 Jahre.
Bei Therapieresistenz kann Rituximab* eingesetzt werden.

Glomerulopathie mit dünnen Basal-Membranen f: syn. Dünne-Basalmembran-Glomerulopathie. Vererbbare Erkrankung mit elektronenmikroskopisch hochgradiger Verschmälerung der glomerulären Basalmembran. Die Dünne-Basalmembran-Glomerulopathie hat große Ähnlichkeit mit dem Alport-Syndrom.

Glomerulosklerose f: engl. *Glomerulosclerosis*; syn. glomeruläre Sklerose. Vernarbung von Nierenkörperchen. Die Glomerulosklerose kann als Endstadium aller Erkrankungen angesehen werden, die zum Verlust bzw. Untergang von Nierengewebe führen. Beispiele hierfür sind die arterielle Hypertonie und der Diabetes* mellitus.

Glomerulosklerose, fokal-segmentale f: engl. *focal segmental glomerulosclerosis*; syn. Fokal-segmentale Glomerulonephritis; Abk. FSGS. Primäre oder sekundäre, T-Zell-vermittelte Glomerulonephritis mit Schädigung von Podozyten, mesangialer Proliferation und segmentaler Sklerose. Klinisch imponiert ein nephrotisches Syndrom. Aufgrund der irreversiblen Sklerose sind immunsuppressive Medikamente oft nicht wirksam und der Übergang in eine chronische Niereninsuffizienz häufig.

glomerulosus: Reich an Gefäßknäueln.

Glomerulus m: engl. *glomerule*. Kapilläres Gefäßknäuel der Nierenrinde. Der Glomerulus bildet zusammen mit der ihn becherförmig umhüllenden Bowman*-Kapsel das Nierenkörperchen (Malpighi*-Körperchen), in dem durch Ultrafiltration von Blut der Primärharn produziert wird.
Aufbau:
– Die einzelnen Kapillarschlingen sind vom inneren Blatt der Bowman-Kapsel (Deckzellen, die den Grundhäutchen der Kapillaren direkt anliegen; Podozyten*) überzogen siehe Abb.
– zuführendes und abführendes Gefäß werden als Arteriola glomerularis afferens und efferens bezeichnet.

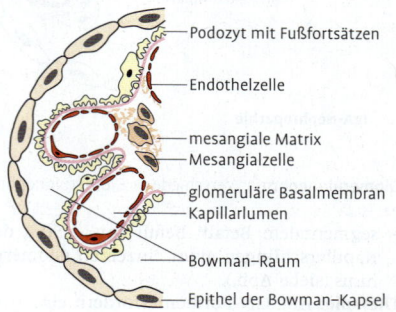

Glomerulus: Anatomie.

Glomerulusfiltrat n: engl. *glomerular ultrafiltrate*; syn. Primärfiltrat. Der in den Glomeruli der Niere aus dem Blut filtrierte Primärharn*.

Glomus caroticum n: engl. *carotid body*; syn. Paraganglion caroticum. Ca. 5 mm großes Paraganglion, das an der Bifurcatio* carotidis lokalisiert ist und als Chemorezeptor fungiert. Das Glomus caroticum reagiert auf Abweichungen des Sauerstoffpartialdrucks*, CO_2-Partialdrucks* sowie der Protonenkonzentration in Blut* mit einer Anpassung von Blutdruck*, Puls* und Atmung*.

Glomus-caroticum-Tumor m: Seltenes Paraganglion im Bereich der Aufzweigung der Arteria carotis communis in Arteria carotis interna und externa. Klinisch zeigen sich Symptome der lokalen Kompression, eine kurative operative Entfernung ist in nahezu allen Fällen möglich.

Glomus jugulare → Paraganglien

Glomusorgan [Haut] n: engl. *glomus body*; syn. Anastomosis arteriovenosa glomeriformis. Knäuelartiges Gefäßgebilde mit arteriovenösen Anastomosen*. Das Glomusorgan befindet sich in der Unterhaut (Subkutis*), insbesondere im Bereich der Endarterien* von Hand und Fuß. Es ist wichtig für die periphere Wärmeregulation (Thermoregulation*) und die Hautdurchblutung.

Glomusorgan [Kreislauf] n: Knötchenartige Zellgebilde im Blutgefäßsystem, die zu den Paraganglien* gehören und an der Kreislaufregulation beteiligt sind. Glomusorgane besitzen Chemorezeptoren für den O_2- und CO_2-Partialdruck sowie für die Konzentrationen an Protonen im Blut. Durch Steigerung von Atemfrequenz*, Blutdruck* und Herzfrequenz* über Katecholamin-Ausschüttung beeinflussen sie den Kreislauf.
Anatomie: Glomusorgane entstammen der Neuralleiste und werden zu den Paraganglien* gezählt. Das wichtigste Glomusorgan ist das Glomus* caroticum.

Glomustumoren m pl: engl. *glomus tumors*. Von einem Glomusorgan* ausgehende Tumoren, häufig inkorrekt als Paragangliome* bezeichnet. Man unterscheidet solitäre und multiple Glomustumoren.

Glossalgie → Glossodynie

Glossinidae → Fliegen

Glossitis f: Akute oder chronische, oberflächliche Zungenentzündung mit entzündlicher Veränderung der Zungenschleimhaut (Glossitis superficialis) oder unter Beteiligung tieferer Zungenschichten, Mundschleimhaut und Gaumen (Glossitis profunda), häufig in Verbindung mit Stomatitis* bei Infektionskrankheiten.

Glossitis atrophicans f: engl. *atrophic glossitis*. Zungenatrophie mit Rotfärbung von Zungenspitze und -rücken (Lackzunge) infolge Atrophie der Zungenpapillen (Hunter-Glossitis), verbunden mit Parästhesien und Zungenbrennen. Die Erkrankung tritt v. a. bei perniziöser Anämie* auf, sowie bei Pellagra, Syphilis* und Tuberkulose. Die Behandlung erfolgt symptomatisch und entsprechend der Grundkrankheit.

Glossitis exfoliativa marginata → Lingua geographica

Glossitis phlegmonosa f: engl. *phlegmonous glossitis*. Schmerzhafte Phlegmone* der Zunge, z. B. nach Verletzung und Infektion. Eine Ausdehnung auf Mundboden und Hals ist möglich. Eine Akuttherapie mit intravenösen Breitbandantibiotika und ggf. Glukokortikosteroiden, eventuell auch mit chirurgischer Intervention, ist erforderlich, um eine Ausbreitung und Einengung der Atemwege zu verhindern.

Glossitis ulcerosa f: engl. *ulcerous glossitis*. Entzündliche Veränderung der Zunge mit flachem, schmierig belegtem, schmerzhaftem Ulkus meist am Zungenrand. Ursachen sind mechanische Irritation durch Zahnkanten oder schadhaftes Gebiss. Eine zahnärztliche Sanierung, ggf. mit zusätzlicher symptomatischer Behandlung, dient der Therapie.

Glossodynie f: engl. *glossodynia*; syn. Glossalgie. Multifaktoriell bedingte schmerzhafte Empfindung an der Zungenoberfläche mit brennenden Parästhesien an Zunge und Mundschleimhaut. Ursachen sind Vitaminmangel (z. B. perniziöse Anämie, Hunter-Glossitis), endokrine Veränderungen (klimakterisches Syndrom), gastroösophagealer Reflux, Paterson-Kelly- und Sjögren-Syndrom sowie depressive und psychosomatische Störungen.

Glossolalie f: engl. *glossolalia*. Bezeichnung für unverständliche Lautäußerungen und Neologismen, die keinen erkennbaren Sinn oder keine ersichtliche Syntax haben. Sie kommt v. a. bei Schizophrenie* vor, selten bei religiöser Ekstase* (sog. Zungenreden).

Glossopharyngeuskrampf: engl. *glossopharyngeal spasm*. Krampf der vom Nervus* glossopharyngeus versorgten Pharynxmuskulatur, z. B. bei Tetanus*, Tollwut*, Reizung durch Fremdkörper* oder psychogen*.

Glossopharyngeuslähmung f: engl. *glossopharyngeal paresis*. Lähmung* infolge Läsion des Nervus* glossopharyngeus, meist unter Mitbeteiligung des Nervus* vagus und selten isoliert auftretend. Mögliche Ursachen sind Diphtherie*, Tumor*, Neurosyphilis*, Bulbärparalyse*, Schädelbasisfraktur* und Polyneuritis* cranialis. Klinisch zeigen sich Gaumensegellähmung* sowie Aufhebung von Würgereflex und Geschmacksempfindung im hinteren Zungendrittel und am Gaumen*.

Glossopharyngeusneuralgie f: engl. *glossopharyngeal neuralgia*. Seltene Form der Gesichtsneuralgie* mit Schmerzen ähnlich der Trigeminusneuralgie* im Bereich der Zungenbasis, der Tonsillen*, des Hypopharynx* und in der Ohrregion beim Schlucken, Sprechen oder Husten. Gelegentlich kommt es zur Beteiligung des Karotissinus*-Nerven mit zusätzlichen Schmerzattacken und Synkopen* bei Asystolie* oder Bradykardie*.

Glossoplegie f: engl. *glossoplegia*. Vollständige Lähmung* der Zungenmuskulatur infolge Schädigung des Nervus* hypoglossus.

Glossoptose f: engl. *glossoptosis*. Zurücksinken der Zunge und dadurch ausgelöste Atemwegverlegung, hervorgerufen durch muskuläre Hypotonie bei tiefer Bewusstlosigkeit* (z. B. Narkose), Mundbodenabszess oder angeboren beim Robin-Syndrom u. a. fazialen Fehlbildungen. Therapiert wird durch Vorverlagerung der Zunge (z. B. Esmarch*-Heiberg-Handgriff oder Pharyngealtubus*) und evtl. operativ.

Glossoschisis → Spaltzunge

Glossospasmus m: engl. *glossospasm*. Tonischer* oder klonischer* Krampf der Zungenmuskulatur bei Erkrankungen im extrapyramidalen System* und bei Epilepsie*.

glotticus: Zur Zunge gehörig.

Glottiskrampf m: engl. *ictus laryngis*. Plötzlicher Kehlkopfverschluss auf Höhe der Stimmbänder mit Atemnot, teils mit Zyanose* und Bewusstlosigkeit*. Die Anfälle treten periodisch auf, der Stimmlippenkrampf löst sich selbstständig. In der Kehlkopfspiegelung finden sich häufig Zeichen einer Refluxlaryngitis, die als ursächlich angenommen wird. Therapiert wird mit Protonenpumpenhemmern.

Glottisödem n: engl. *glottal edema*; syn. Kehlkopfödem. Schwellung der Stimmlippen und im weiteren Sinne der gesamten Kehlkopfschleimhaut.
Ursachen:
– allergische Reaktion
– hereditäres oder durch ACE-Hemmer induziertes Angioödem
– virale oder bakterielle Infektion (Komplikation der Epiglottitis)
– Bestrahlung des Kehlkopfs
– posttraumatisch, z. B. Würgen.
Klinik:
– vorwiegend inspiratorischer Stridor
– Heiserkeit
– rasch zunehmende Atemnot
– evtl. Schluckschmerzen
– evtl. Fieber.
Therapie:
– Inhalation/Verneblung von Adrenalin
– Glukokortikoid
– Eiskrawatte
– ggf. Antibiotikum
– bei Verschlechterung der Symptomatik frühzeitige und großzügige Indikation zur Intubation oder Tracheotomie, im Notfall auch Koniotomie.

GLP: Abk. für → Glucagon-like Peptide

GLP-1-Agonisten *m pl*: engl. *glp-1-agonists*; syn. GLP-1-Rezeptor-Agonisten. Blutzuckersenkende Wirkstoffe zur Behandlung des Typ-2-Diabetes*. Sie binden an den GLP-1-Rezeptor, fördern dadurch die Insulinsekretion und hemmen die Glukagonausschüttung. GLP-1-Agonisten werden mittels Fertigpen täglich oder wöchentlich injiziert, häufigste Nebenwirkungen sind Diarrhö und Übelkeit. Daneben können GLP-1-Agonisten eine akute Pankreatitis* auslösen.

Wirkprinzip: GLP-1-Agonisten binden an den gleichen Rezeptor, an den auch das in den enteroendokrinen Zellen des Verdauungstraktes gebildete Peptidhormon Inkretin (GLP-1, Glucagone-like peptide 1) andockt. Im Gegensatz zum ultrakurz wirksamen körpereigenen Inkretin ist die Halbwertszeit der GLP-1-Agonisten deutlich verlängert, sodass sie entweder zweimal täglich (kurzwirksame GLP-1-Agonisten wie Exenatid* oder Liraglutid) oder sogar nur einmal wöchentlich (langwirksame GLP-1-Agonisten wie Dulaglutid oder Albiglutid) injiziert werden müssen. GLP-1-Agonisten
- fördern die glukoseabhängige Insulinsekretion aus den Betazellen* des Pankreas*
- hemmen die Glukagonsekretion aus den pankreatischen Alphazellen* und senken dadurch die Glukoseabgabe aus der Leber
- erhöhen die Insulinsensitivität
- verlangsamen die Magenentleerung
- steigern das zentrale Sättigungsgefühl.

Besonderheiten: GLP-1-Agonisten
- sollen **weniger Hypoglykämien*** auslösen, da ihr Effekt erst bei erhöhtem Glukosespiegel eintritt
- können zu einer **Gewichtsabnahme** beitragen, da sie ein zentrales Sättigungsgefühl auslösen, das Hungergefühl senken und die Magenentleerung verlangsamen
- können als seltene, aber schwere Nebenwirkung eine **Pankreatitis** auslösen.

GLP-1-Analoga → Antidiabetika
Glu: Abk. für → Glutaminsäure
Glucagon-like Peptide *n*: syn. Glucagon-ähnliches Peptid; Abk. GLP. Gastrointestinales Hormon* mit ähnlichen immunologischen Eigenschaften wie Glukagon*. Glucagon-like Peptide wird postprandial* bei Anwesenheit von Glukose* im Chymus* in neuroendokrinen L-Zellen des Ileums* gebildet und ist am Glukosestoffwechsel beteiligt. Unterschieden werden 2 Formen. GLP-1 zählt wie glukoseabhängiges* insulinotropes Polypeptid zu den Inkretinen*.

Gluck-Soerensen-Operation → Kehlkopfoperation
Glückshaube → Caput galeatum
Glukagon *n*: syn. Glucagon. Polypeptidhormon des Pankreas*, das für einen ausreichenden Glukosespiegel im Blut sorgt. Metabolisch wirkt Glukagon als Insulin*-Antagonist: es erhöht die Glukosekonzentration im Blut und fördert die Lipolyse*. Labordiagnostisch wird es bei Verdacht auf Glukagonom* bestimmt und im Rahmen des Glukagontest* verwendet.

Physiologie: Biosynthese:
- Bildung in den A-Zellen des Pankreas
- Freisetzung bei Abfall der Blutglukose-Konzentration.

Wirkung:
- Erhöhung der Blutglukose-Konzentration: Abbau von Glykogen*, Förderung der Glukoneogenese*
- Förderung der Lipolyse* und der β-Oxidation freier Fettsäuren*
- Steigerung des Proteinabbaus.

Indikation zur Laborwertbestimmung: Verdacht auf Glukagonom.
Material und Präanalytik: EDTA*-Plasma.
Bewertung: Erhöht bei
- Diabetes* mellitus
- akuter Pankreatitis*
- Leberzirrhose*
- Niereninsuffizienz*
- Schock*
- Glukagonom
- Akromegalie*.

Glukagonom *n*: engl. *glucagonoma*. Glukagonbildender, meist maligner, von den A-Zellen des Pankreas ausgehender, sehr seltener und häufig asymptomatisch verlaufender neuroendokriner Tumor*. Hauptsymptome sind ein Erythema necrolyticum migrans und ein Diabetes* mellitus. Therapiert wird chirurgisch (Tumorexstirpation), bei Inoperabilität oder Metastasierung mit Chemotherapie*.

Glukagontest *m*: syn. Glukagon-Stimulationstest (GST). Provokationstest zur Diagnostik bei V. a. Phäochromozytom*, Insulinom*, Wachstumshormonmangel sowie zur Überprüfung der Insulinreserven bei Diabetes* mellitus Typ 1. Aufgrund geringer Sensitivität, hohem Aufwand und Komplikationspotenzial (hypertensive Krise*) sowie diagnostischen Alternativen wird der Test nur selten eingesetzt.

Glukokortikoide *n pl*: engl. *glucocorticoids*. Steroidhormone* aus der Zona fasciculata der Nebennierenrinde sowie synthetische Kortikoide* mit glukokortikoider Wirkung. Glukokortikoide induzieren die Glukoneogenese* und die Lipolyse*. Das wichtigste, natürliche Glukokortikoid ist Kortisol*. Sie werden reguliert durch das Hypothalamus*-Hypophysen-System.

Einteilung:
- natürliche Glukokortikoide: **1.** Kortisol* (Hydrokortison, physiologisch wichtigstes Glukokortikoid) **2.** Kortison* **3.** Kortikosteron **4.** 11-Dehydrokortikosteron
- synthetische Glukokortikoide: siehe Tab. 1.

Glukokortikoide: Tab. 1 Einteilung topisch applizierter Glukokortikoide in Wirkstoffklassen.

Wirkstoff	Konzentration (%)
Klasse I (schwach wirksam)	
Dexamethason	0,03–0,05
Hydrocortison	0,3–2,5
Hydrocortison-21-azetat	0,05–1
Prednisolon	0,25–0,4
Triamzinolonacetoid	0,0018–0,0066
Klasse II (mittelstark wirksam)	
Clobetason-21-butyrat	0,05
Dexamethason	0,8
Fluocortolon	0,2
Hydrocortisonaceponat	0,1
Hydrocortisonbuteprat	0,1
Hydrocortison-17-butyrat	0,1
Methylprednisolon(aceponat)	0,1
Prednicarbat	0,25
Triamcinolonacetonid	0,0089–0,025
Klasse III (stark wirksam)	
Amcinonid	0,1
Betamethason-17-valerat	0,1
Desoximetason	0,25
Diflucortolon-21-valerat	0,1
Fluocinonid	0,05
Fluocinonlonacetonid	0,025
Fluticason-17-propionat	0,005–0,05
Mometason-17-furoat	0,1
Klasse IV (sehr stark wirksam)	
Clobetason-17-propionat	0,05
Diflucortolon-21-valerat	0,3

Physiologie: Wirkung:
- Induktion der Transkription hormonal gesteuerter Gene im Zellkern
- Induktion der Enzyme der Glukoneogenese; Förderung des Proteinabbaus
- Erhöhung der Lipolyse*
- antiphlogistisch u. a. durch Hemmung der Phospholipase* A_2
- antiallergisch, antiproliferativ und immunsuppressiv (siehe Immunsuppressiva*)
- Erhöhung der Salzsäure-, Pepsinogen- und Trypsinogensekretion im Gastrointestinaltrakt*

Glukosebelastung

Glukokortikoide: Wirkungen.   Tab. 2

Funktion, Organ	Wirkung
zentrale Wirkung	Einfluss auf das Gehirn mit Veränderung des Verhaltensmusters
Hypothalamus/ Hypophyse	negative Rückkopplung mit der ACTH-Sekretion
Differenzierung	Einfluss auf die Organentwicklung in der Fetalperiode (z. B. Lungendifferenzierung) sowie auf die allgemeine Embryonalentwicklung nach Metabolisierung zu fetalen Östrogenen
Stoffwechsel	spezifische Stimulation von Enzymsystemen in der Leber und anderen Organen, z. B. Förderung der Glukoneogenese aus Aminosäuren
periphere Gewebe	Hemmung der Synthese von Nukleinsäuren und Proteinen (in Muskulatur, Haut und im lymphatischen System)
	Induzierung verminderter Glukoseverwertung und erhöhter Lipolyse
Membranen	Stabilisierung von Membranen und Lysosomen (bei Dosen > 60 mg Methylprednisolon)

- kreislaufstabilisierend in hoher Konzentration.

Wirkung nach Systemen: siehe Tab. 2
Klinische Bedeutung:
- Glukokortikoid-Überschuss: Cushing*-Syndrom
- Glukokortikoid-Mangel: Nebennierenrindeninsuffizienz*
- therapeutischer Einsatz u. a. bei: **1.** Nebennierenrindeninsuffizienz* (Substitutionstherapie) **2.** Autoimmunerkrankungen, z. B. rheumatoide Arthritis* **3.** allergische Erkrankungen, z. B. anaphylaktischer Schock*, Urtikaria* **4.** Blutkrankheiten, z. B. ITP **5.** Erkrankungen des Gastrointestinaltrakts, z. B. Colitis* ulcerosa **6.** Erkrankungen der Leber **7.** Erkrankungen der Lungen, z. B. Asthma* bronchiale **8.** Erkrankungen der Haut **9.** Erkrankungen der Augen **10.** Organtransplantation (in Kombination mit Immunsuppressiva*) **11.** Malignom (in Kombination mit Zytostatika*) **12.** Hirndrucksteigerung, z. B. bei Hirntumor
- diagnostischer Einsatz: Dexamethason*-Hemmtest.

Glukoneogenese *f*: engl. *gluconeogenesis*. Synthese von Glukose in Leber (90 %) und Niere aus Pyruvat, glukoplastischen Aminosäuren (die v. a. bei Hunger aus abgebautem Muskelprotein stammen), Laktat* (aus Erythrozyten und anaerobem Muskelstoffwechsel) und Glycerol* (aus der Lipolyse). Die Stimulierung der Glukoneogenese erfolgt durch Glukagon*, die Hemmung hingegen durch Insulin*.
Physiologische Bedeutung: Die Neusynthese von Glukose ist v. a. bei starkem Laktatanfall durch Muskelarbeit (Cori-Zyklus) und bei Hunger zur Aufrechterhaltung der Blutglukosekonzentration wichtig. Dabei werden v. a. glukoplastische Aminosäuren herangezogen.

Glukonsäure *f*: engl. *gluconic acid*. Polyhydroxymonocarbonsäure, die aus Glukose* durch Oxidation am C-1 entsteht. Analog bildet sich Glucnsäure-6-phosphat (Metabolit des Pentosephosphatweges*) aus Glukose*-6-phosphat durch Glukose*-6-phosphat-Dehydrogenase. Die Salze (Glukonate) wie Kalziumglukonat oder Eisen(II)-glukonat finden im medizinischen Bereich Anwendung. Zudem wird Glucnsäure als Gerb- und Beizmittel genutzt.

Glukose [Arzneimittel] *f*: Antihypoglykämikum aus der Gruppe der Monosaccharide*, das nach Resorption den Blutglucsegehalt und somit die Insulin-Sekretion steigert. Glukose kommt peroral bei Schwäche sowie Mastkuren und parenteral zur Behandlung und Prophylaxe einer Dehydratation, zur Beseitigung eines hypoglykämischen Komas sowie zur Erhöhung des Blutvolumens zum Einsatz.

Glukose [Laborwert] *f*: engl. *glucose*; syn. Traubenzucker. Häufigster Einfachzucker (Monosaccharid*) und wichtigster Energielieferant des Körpers. Glukose wird im Darm resorbiert, als Glykogen* hauptsächlich in Leber* und Muskeln gespeichert und bei Überschreiten der Nierenschwelle* renal ausgeschieden. Insulin* senkt den Blut-Glukose-Spiegel (Blutzucker), Glukagon* erhöht ihn. Erhöhte Blutzucker-Werte (Hyperglykämie*) findet man bei Diabetes* mellitus.
Physiologie:
- Vorkommen: **1.** als freie Form in süßen Früchten, Pflanzensaft, Honig, tierischem Gewebe und Blut (Blutzucker) **2.** als Bestandteil von Oligo-, Poly- (z. B. Stärke, Glykogen, Zellulose) und Disacchariden (z. B. Saccharose, Maltose, Zellobiose)
- Absorption: Darm*
- Speicherung: als Glykogen* v. a. in Leber* und Muskulatur
- Ausscheidung: renal bei einer Blutglukose > 180 mg/dl (vgl. Hyperglykämie* und Glukosurie*)
- Regulierung des Blut-Glukose-Spiegels (Blutzucker): **1.** Senkung durch Insulin: Aktivierung der Glykogensynthese (Speicherung) **2.** Erhöhung durch Glukagon: Induktion der Glykogenolyse* (Freisetzung)
- therapeutische Anwendung: **1.** parenterale Ernährung* **2.** Therapie und Prophylaxe der Dehydratation* **3.** Therapie des hypoglykämischen Schocks*.

Bewertung: Erhöhte Blut-Glukose (Hyperglykämie*):
- primärer Diabetes* mellitus: Typ 1 und Typ 2
- sekundärer Diabetes* mellitus
- Schwangerschaft.

Erniedrigte Blut-Glukose (Hypoglykämie*):
- Nebennierenrinden-Insuffizienz; Hypophysenvorderlappen-Insuffizienz
- Katecholamin*-Mangel
- Myxödem*
- schwere Hepatopathie*
- Niereninsuffizienz*
- paraneoplastisch bei: **1.** Insulinom* **2.** IGF-produzierenden Tumoren: Fibrosarkom*, Mesotheliom*, Hämangioperizytom*
- Arzneimittel: Insulin* oder Sulfonylharnstoff* (Überdosis oder im Rahmen einer Hypoglycaemia factitia)
- Alkoholismus
- postprandial* (reaktive Hypoglykämie*)
- Enzymdefekte (selten): z. B. Ahornsirupkrankheit, leucinempfindliche Hypoglykämie Cochrane.

Erhöhte Urin-Glukose (Glukosurie*) ohne Hyperglykämie:
- Niereninsuffizienz*
- Diabetes renalis (siehe renale Glukosurie)
- Debré-Toni-Fanconi-Syndrom
- Schwangerschaft (Nierenschwelle ist niedriger).

Glukoseabhängiges insulinotropes Polypeptid *n*: engl. *glucose-dependent insulinotropic polypeptide*; syn. Glukose-induziertes insulinotropes Polypeptid; Abk. GIP. In den K-Zellen des Duodenums* und Jejunums* gebildetes gastrointestinales Hormon*, dass die Ausschüttung von Insulin* bei Nahrungsaufnahme stimuliert. Es wird freigesetzt bei der Anwesenheit von Aminosäuren*, Fettsäuren* oder Glukose* sowie einem abgesunkenem pH*-Wert im Duodenum. Mit GLP-1 gehört es zu den Inkretinen*.

Glukosebelastung → Glukosetoleranztest, oraler

Glukosebestimmung im Urin

Glukosebestimmung im Urin f: syn. Harnglukose. Nachweis von Glukose* im Urin. Die Bestimmung ist gemeinsam mit der Blutzuckerbestimmung indiziert bei Erkrankungen mit veränderter Nierenschwelle*, z. B. Diabetes* mellitus. Der Nachweis erfolgt semiquantitativ mit einem einfachen Urin-Teststreifen oder quantitativ u. a. mit der Hexokinase-Methode.
Bewertung: Erhöht bei:
– hyperglykämischer Glukosurie* (Übertritt von Glukose bei zu hohem Blutzuckerspiegel): **1.** Auftreten von Glukose im Urin bei einer Blutglukosekonzentration von 150–180 mg/dl **2.** V. a. Diabetes mellitus bei Werten von > 40 mg/dl im Spontanurin
– normoglykämischer Glukosurie (Übertritt von Glukose bei normalem Blutzuckerspiegel) durch herabgesetzte Nierenschwelle: **1.** Auftreten von Glukose im Urin bei tubulären Nierenschädigungen bereits bei Blutglukosekonzentration < 150 mg/dl **2.** durch toxischen oder metabolischen Tubulusschaden **3.** in der Schwangerschaft.

Glukosetoleranz, gestörte:
Blutzuckerkonzentration bei oralem Glukosetoleranztest (vor und nach Gabe von 75 g Glukose oral).

Befund		nüchtern[1] mmol/l	mg/dl	nach 2 Stunden mmol/l	mg/dl
normale Glukosetoleranz	PG	< 5,6	< 100	< 7,8	< 140
	kV	< 5,0	< 90	< 7,8	< 140
abnorme Nüchternglukose	PG	5,6–6,9	100–125		
	kV	5,0–6,0	90–109		
gestörte Glukosetoleranz	PG	< 7,0	< 126	7,8–11,0	140–199
	kV	< 6,1	< 110	7,8–11,0	140–199
Diabetes mellitus	PG	≥ 7,0	≥ 126	≥ 11,1	≥ 200
	kV	≥ 6,1	≥ 110	≥ 11,1	≥ 200

PG: Plasmaglukose; kV: kapilläres Vollblut;
[1] mindestens 8 Stunden keine Kalorienzufuhr

Glukose-Insulintoleranztest → Insulin-Glukosetoleranztest
Glukose-Monohydrat → Glukose [Arzneimittel]
Glukoseoxidase f: engl. glucose oxidase; Abk. GOD. Enzym*, das FAD-abhängig die Oxidation von Glukose* zu Glukonsäure* katalysiert. Bei der Reaktion entsteht Wasserstoffperoxid* (H_2O_2). Die Aktivität der Glukose-Oxidase wird labordiagnostisch zur Bestimmung von Glukose genutzt (Glukoseoxidase-Methode und Glukoseoxidase-Peroxidase-Methode; siehe Blutzucker-Bestimmungsmethoden).
Glukose-1-phosphat → Glykogenese
Glukose-6-Phosphatase f: engl. glucose-6-phosphatase. Schlüsselenzym der Glukoneogenese* und der Glykogenolyse*, das v. a. in der Leber Glukose*-6-phosphat dephosphoryliert. Ein erblicher Mangel an Glukose-6-Phosphatase verursacht eine Glykogenose vom Typ I a.
Glukose-6-phosphat-Dehydrogenase f: engl. glucose-6-phosphate dehydrogenase. Zu den Dehydrogenasen* gehörendes Schlüsselenzym im Pentosephosphatweg*, das die Umwandlung von Glukose-6-phosphat zu 6-Phosphoglukonolakton unter Reduktion von $NADP^+$ zu $NADPH + H^+$ katalysiert. Es existieren 2 Isoformen.
Bedeutung: Genetische Varianten (bisher ca. 250 Varianten bekannt) führen zur weltweit häufigen Enzymmangelerkrankung, dem Glukose-6-phosphat-Dehydrogenasemangel (z. B. Favismus*), in den Erythrozyten. Durch das fehlende $NADPH + H^+$ kann in den Erythrozyten Glutathion nicht regeneriert werden, dies führt bei oxidativem Stress, unter anderem begünstigt durch Infektionen oder Arzneistoffe wie Dapson, Nitrofurantoin oder Primaquin, zur hämolytischen Anämie*.
Glukose-6-phosphat-Isomerase f: engl. glucose-6-phosphate isomerase; syn. Phosphohexoseisomerase. Enzym der Glykolyse*, das Glukose-6-phosphat zu Fruktose-6-phosphat reversibel umsetzt. Die Bestimmung erfolgt im optischen Test, wobei Glukose-6-phosphat-Dehydrogenase als Indikatorenzym dient. Eine Mutation des Glukose-6-phosphat-Isomerase-Gen (Genlocus 19q13.1) verursacht eine hämolytische Anämie* (Erythrozytenenzymopathien).
Glukoseschwelle f: engl. glucose threshold; syn. Nierenschwelle für Glukose. Altersabhängige Blutzuckerkonzentration, ab der es zu Glukosurie* kommt, also zur vermehrten Ausscheidung von Blutzucker im Harn. Der Referenzwert hierfür liegt zwischen 8,3 und 11,1 mmol/l bzw. 150 und 200 mg/dl. Die Glukoseschwelle ist in der Schwangerschaft physiologisch gesenkt, bei bestimmten tubulären Nierenerkrankungen pathologisch vermindert.
Glukosetoleranz, gestörte f: engl. impaired glucose tolerance (Abk. IGT). Labordiagnostisch definiertes (präklinisches) Stadium zwischen physiologischem Glukosestoffwechsel und Diabetes mellitus. Sie entspricht einem erhöhten Glukoseanstieg nach oraler Glukosebelastung.
Diagnostik: Oraler Glukosetoleranztest (siehe Tab.).
Bewertung überhöhter Glukoseanstieg:
– häufig Vorstadium von Diabetes mellitus Typ 2 (falls Kriterien eines Diabetes mellitus nicht erfüllt sind)
– Übergang in Diabetes mellitus häufig, aber nicht unvermeidlich, insbesondere bei passageren Störungen wie Glukokortikoid*-Therapie
– Ausdruck einer Insulinresistenz* jeglicher Ursache, zusammen mit eingeschränkter oder gestörter Insulinsekretionsleistung, abzugrenzen von abnormer Nüchternglukose* (mehr Ausdruck der Insulinsekretionsstörung).
Glukosetoleranztest, oraler m: engl. glucose tolerance test; syn. Zuckerbelastungstest; Abk. oGTT. Verfahren zur Diagnostik und Differenzierung von Diabetes* mellitus und pathologischer Glukosetoleranz (gestörte Glukosetoleranz*). Der Patient trinkt eine Glukose*-haltige Lösung. Bei Gesunden steigt der Insulinspiegel, woraufhin die Blutglukose sinkt. Bei Diabetes mellitus (auch im Frühstadium), Gestationsdiabetes* und gestörter Glukosetoleranz* bleibt der Blutglukosespiegel unterschiedlich stark erhöht.
Indikationen:
– grenzwertiger Nüchternblutzucker
– Glukosurie* (ohne Hyperglykämie*)
– Screening auf Gestationsdiabetes* im Rahmen der Schwangerschaftsvorsorge
– chronische Hautinfektionen
– Retinopathie, Neuropathie* unklarer Genese
– Risikofaktoren für Diabetes* mellitus: z. B. Adipositas*, Hypertriglyzeridämie*, Bluthochdruck, familiäre Vorbelastung.
Bewertung: Erhöhte Werte im venösen Blutplasma:
– Diabetes* mellitus: 2-h-Glukosewert = ≥ 200 mg/dl (11,1 mmol/l)
– gestörte Glukosetoleranz*: 2-h-Glukosewert = 140–199 mg/dl (7,8–11 mmol/l).
Glukosetransporter m pl: engl. glucose transporters. Transmembranglykoproteine mit 12 Subtypen (GLUT1–12) unterschiedlicher Gewebespezifität, die den Transport* von Glukose und anderen Hexosen durch Zellmembranen ermöglichen. Der Carrier-vermittelte Transport erfolgt über erleichterte Diffusion.
Glukoside n pl: engl. glucosides. Glykoside*, die als Zucker nur Glukose enthalten. Ein Beispiel ist Amygdalin.

Glukosteroide → Glukokortikoide

Glukosurie *f*: engl. *glucosuria*. Erhöhte Ausscheidung von Glukose* im Harn (> 200 mg/24 h oder 0,8 mmol/l bzw. 15 mg/dl), v. a. bei Diabetes* mellitus. Diagnostisch wird die Glukosekonzentration im Harn bestimmt.

Vorkommen:
- v. a. bei Diabetes* mellitus, nach kohlenhydratreicher Mahlzeit bei Überschreiten der Glukoseschwelle* (sog. prärenale Glukosurie*)
- als renale Glukosurie, z. B. bei Debré-Toni-Fanconi-Syndrom oder pharmakologisch bedingt.

Glukosylceramid *n*: engl. *glucosyl ceramide*. Einfaches Glykolipid aus Ceramid*, das glykosidisch mit Glukose verbunden ist. Dieses Glykolipid wird den Cerebrosiden* zugeordnet.

Glukuronide *n pl*: engl. *glucuronides*. Glykoside* der Glukuronsäure*, die in der hepatischen Biotransformation* entstehen. Die Konjugation mit der auszuscheidenden Substanz erfolgt über die aktivierte Glukuronsäure* (UDP-Glukuronsäure), katalysiert durch die UDP-Glukuronyltransferase*.

Physiologische Bedeutung: Die Bindung an Glukuronsäure (Glukuronidierung) ist eine wichtige Entgiftungsreaktion in der Leber (Biotransformation). Neben körperfremden (exogenen) Stoffen (v. a. Arznei- und Giftstoffe mit Hydroxyl- oder Carboxylgruppen) werden auch körpereigene (endogene) Stoffe wie Hormone* und Bilirubin (Gallenfarbstoffe*) auf diese Weise in eine meist physiologisch inaktive und wasserlösliche Form gebracht und über Harn oder Galle ausgeschieden.

Glukuronsäure *f*: engl. *glucuronic acid*. Carbonsäurederivat der D-Glukose*, das enzymatisch durch Oxidation von Glukose an C-6 entsteht. Die Biosynthese erfolgt aus UDP-Glukose (sog. aktive Glukose), wobei durch Oxidation UDP-Glukuronsäure (sog. aktive Glukuronsäure) gebildet wird.

Physiologische Bedeutung:
- bei Tieren und Menschen in Form von UDP-Glukuronsäure (aktivierte Glukuronsäure) wichtiger Konjugationspartner für körperfremde und eigene Stoffe (v. a. Phenole, Steroidhormone), die in Form von Glukuroniden ausgeschieden werden (hepatische Biotransformation*)
- Glukuronsäure und ihre isomere Verbindung Iduronsäure als Bestandteile von Glykosaminoglykanen, z. B. Hyaluronsäure* und Chondroitinsulfaten*.

GLUT: Abk. für → Glukosetransporter

Glutamat *n*: engl. *glutamate*. Salz der Glutaminsäure* und exzitatorischer Neurotransmitter* an mindestens 5 verschiedenen Rezeptortypen. Viele kortikale Projektionen, etwa zum Hippocampus*, Thalamus* und zu den Basalganglien*, sind glutamaterg. Diese sind an der Vermittlung von Sinneswahrnehmungen, der Modulation der Motorik sowie an höheren Gehirnfunktionen wie Lernen und Gedächtnis beteiligt.

Toxikologie: Glutamat steht im Verdacht, bei einzelnen Personen das China*-Restaurant-Syndrom auszulösen, welches u. a. Schwächegefühl, Schweißausbruch, Nackensteifigkeit, Kopfschmerzen, Übelkeit, gerötete Hautpartien und Hautausschlag verursacht.

Glutamatdehydrogenase *f*: engl. *glutamate dehydrogenase*; Abk. GLDH. Enzym der Mitochondrien, das ubiquitär in allen Geweben vorkommt. Seine Aktivität ist in der Leber 10-fach höher, weshalb erhöhte Aktivitätswerte leberbedingt sind. Die GLDH ist neben der Alaninaminotransferase, Aspartataminotransferase und LDH-5 ein Markerenzym für eine Leberzellnekrose. GLDH ist ein Schlüsselenzym des Aminosäurestoffwechsels.

Glutamat-Oxalacetat-Transaminase → Aspartataminotransferase

Glutamat-Pyruvat-Transaminase → Alaninaminotransferase

Glutamat-Rezeptor-Agonisten *m pl*: engl. *Glutamat-receptor agonists*. Chemische Verbindungen, die als aktivierende Liganden an den Glutamat-Rezeptoren agieren, den unspezifischen Kationenkanälen des Nervensystems.

Glutamat-Rezeptoren *m pl*: Glutamat-gesteuerte Kationenkanäle im ZNS, die in 3 Subtypen eingeteilt werden: NMDA*-Rezeptoren, AMPA-Rezeptoren und Kainat-Rezeptoren. Sie vermitteln eine schnelle Übertragung an den Synapsen.

Glutamatzyklus *m*: engl. *glutamate cycle*. Dient der Entgiftung von Ammoniak* in perivenösen Zellen der Leber unter Umsetzung von Glutaminsäure* zu Glutamin*. Ammoniak wird vorwiegend in der Periportalzone durch den Harnstoffzyklus* eliminiert. Bei Bicarbonatmangel, d. h. bei nicht respiratorischer Azidose*, erfolgt eine Umstellung vom Harnstoffzyklus auf den Glutamatzyklus zur Ammoniakentgiftung.

Glutamin *n*: engl. *glutamine*; syn. 2-Aminoglutarsäure-5-amid. Proteinogene Aminosäure* und optisch aktives Säureamid der Glutaminsäure*. Glutamin ist ein zentraler Metabolit im Stickstoffmetabolismus der Pflanzen und Tiere sowie Aminogruppendonor bei vielen biochemischen Reaktionen wie der Transaminierung, Purin-, Tryptophan- und Glukosaminsynthese. Glutamin wird medizinisch wie Glutaminsäure* bei Erschöpfungszuständen und in Infusionslösungen angewendet.

Glutaminsäure *f*: engl. *glutamic acid*. Proteinogene Aminosäure*, die biosynthetisch durch Transaminierung aus Alphaketoglutarsäure entsteht. Die Synthese erfolgt v. a. in Leber, Niere, Gehirn und Lunge, der Abbau erfolgt im Citratzyklus* nach Transaminierung zu Alphaketoglutarsäure oder Decarboxylierung zu 4-Aminobuttersäure, die weiter zu Bernsteinsäure umgesetzt wird.

Bedeutung: Glutaminsäure ist in fast allen Proteinen, besonders in Samenproteinen, enthalten. Sie nimmt eine Schlüsselstellung im Aminosäurestoffwechsel ein, da Glutaminsäure u. a. der wichtigste Donator der Aminogruppe bei der Transaminierung ist. Im ZNS wird Glutaminsäure mittels L-Glutaminsäuredecarboxylase zu γ-Aminobuttersäure (GABA) decarboxyliert. Außerdem ist sie eine wichtige Vorstufe der Biosynthese von Ornithin, Prolin und Hydroxyprolin sowie Baustein der Folsäure und des Neurotransmitters Glutamat*.

Anwendung:
- medizinisch: in Infusionslösungen
- lebensmitteltechnisch: Mononatriumglutamat (Natriumglutamat), wird in großem Umfang als Geschmacksverstärker verwendet (China*-Restaurant-Syndrom).

Glutathion *n*: engl. *glutathione*. Linksdrehendes Tripeptid, das aus je einem Mol der Aminosäuren Glutaminsäure*, Cystein* und Glycin* besteht. Glutathion ist ein biologisches Redoxsystem (reduzierte Form: Glutathionsulfhydryl, GSH; oxidierte Form: Glutathiondisulfid, GSSG; das als Coenzym, Cofaktor, Substrat und Antioxidans wirkt.

Bedeutung:
- Glutathion spielt als Sulfhydrylverbindung bei Oxidations- und Reduktionsprozessen in den Zellen sowie als Aktivator verschiedener Enzyme eine Rolle
- Glutathion senkt den Blutglukosespiegel
- Glutathion scheint eine günstige Wirkung als Strahlenschutzmittel, z. B. gegen Radium*, zu besitzen.

Glutathion-S-Transferase: Abk. GST. Enzym für die Entgiftung organischer Stoffe. Durch Konjugation von Glutathion* mit endogenen und exogenen Verbindungen entstehen in der Regel inaktive und wasserlösliche Metabolite, die eliminiert werden können. Glutathiontransferasen sind somit essenziell für die Detoxifizierung und den Schutz vor elektrophilen, z. B. alkylierenden Substanzen.

Pharmakogenetik: Es existieren eine Vielzahl genetischer Varianten der GST, die deren Expression bzw. Aktivität beeinflussen. Die unterschiedliche genetische Ausstattung kann u. a. folgende Auswirkungen haben:
- erhöhtes Risiko für bestimmte Erkrankungen wie z. B. für Malignome
- unterschiedliche Therapieerfolge, z. B. bei der Anwendung von Zytostatika

– Wirkung auf epigenetische Regulationsmechanismen, wie z. B. der Zusammenhang zwischen Hypermethylierung des GSTP1 und Ansprechen auf Doxorubicin* bei Mammakarzinom.

Glutealreflex *m*: engl. *gluteal reflex*. Durch Bestreichen der Gesäßbacken ausgelöste Kontraktion der Gesäßmuskulatur (Mm. glutei). Es handelt sich um einen physiologischen Fremdreflex in Höhe der spinalen Segmente L4–S1.

Gluten *n*: syn. Klebereiweiß. Getreideprotein, das aus einer Mischung von etwa gleichen Teilen (alkoholunlöslichen) Glutelinen und (alkohollöslichen) Prolaminen besteht. Gluten spielt eine wichtige Rolle bei der Zöliakie*.

Gly: Abk. für → Glycin

Glyceride *n pl*: Ester aus Glycerol und Fettsäuren. Je nach Zahl der veresterten Hydroxylgruppen werden Mono-, Di- und Triacylglyceride unterschieden.

Glycerol *n*: Alkoholische Komponente aller natürlichen Fette und fetten Öle sowie der Phospholipide* (z. B. des Lecithins). Glycerol entsteht als Nebenprodukt bei der alkoholischen Gärung und beim Abbau der Kohlenhydrate. Medizinisch kommt es als Laxans (als Mikroklysma), Koronardilatator*, Otologikum und Hilfsstoff zum Einsatz.

Indikationen:
– Obstipation (Laxans mit Steigerung der rektalen Motilität und des Defäkationsreizes)
– Hirndrucksteigerung* (Anwendung systemisch im Rahmen der Osmotherapie).

Glycerolinjektion *f*: engl. *glycerol injection*. Behandlung der Trigeminusneuralgie* durch perkutane Injektion von Glycerin (wasserfrei) in das Ganglion* trigeminale bzw. in die retroganglionäre Zisterne (nach Kontrastmittelinjektion zur Darstellung). Die Punktion durch das Foramen* ovale an der Schädelbasis dient als Zugang. Der Eingriff wird in Lokalanästhesie durchgeführt.

Glyceroltrinitrat → Nitroglycerol

Glycerophospholipide → Phospholipide

Glycin *n*: engl. *glycine*. Einfachste und einzige nicht optisch aktive proteinogene, glukoplastische Aminosäure* (Aminoessigsäure). Glyzin ist ein universeller zellulärer Bestandteil und wird in Nervenzellen synthetisiert. Es fungiert als inhibitorischer Neurotransmitter* in Rückenmark und Hirnstamm zur Kontrolle der Motorik und als Ligand für einen dem GABA$_A$-Rezeptor ähnlichen Cl$^-$-Kanal.

Glycylcycline *n pl*: Tetrazyklin*-Derivate aus der Gruppe der Breitband-Antibiotika*. Glycylcycline umgehen zwei wesentliche Resistenzmechanismen, die Bakterien gegen Tetrazykline entwickeln: den Efflux und die ribosomalen Schutzmechanismen. Sie binden 5-mal effektiver als Tetrazykline an die 30S-Untereinheit der Ribosomen* und hemmen die Translation* der bakteriellen Proteinbiosynthese.

Glycyrrhizae radix et rhizoma → Süßholz

Glycyrrhiza glabra → Süßholz

Glykämie *f*: engl. *glycemia*. Glukosegehalt des Bluts.

Glykane → Polysaccharide

Glykierung *f*: Reversible, physiologisch spontan ablaufende, nichtenzymatische Glykosylierung*, z. B. von Hämoglobin* (Glykohämoglobin). Erfolgt im Anschluss daran eine irreversible Umlagerung (Amadori-Umlagerung), so entsteht das Endprodukt AGE (**A**dvanced **G**lycation **E**ndproduct). Die Bindung an spezielle Membranrezeptoren (RAGE) führt zur Oxidation von LDL und erhöht Gefäßpermeabilität und allgemein oxidativen Stress.

Glykocholsäure → Gallensäuren

Glykodelin *n*: engl. *glycodelin*; syn. Plazentaprotein 14 (Abk. PP14). Schwangerschaftsprotein* (Glykoprotein) aus der Familie der Lipocaline mit immunsuppressiver und kontrazeptiver Wirkung.

Glykogen *n*: engl. *glycogen*; syn. tierische Stärke. Homoglykan aus D-Glukose. Das Polysaccharid* (M_r 1–20 Mio.) ist dem Amylopektin der Stärke sehr ähnlich, jedoch verzweigter. Im Glykogen sind α1,4-glykosidisch verknüpfte lineare Ketten im Abstand von ca. 10 Glukosemonomeren durch α1,6-glykosidische Bindungen verzweigt. Dieser Glukose-Speicher kommt hauptsächlich in Leber und Muskel vor.

Physiologische Bedeutung: Glykogen dient zur Kurzzeitspeicherung von Glukose bei Überangebot in osmotisch inaktiver Form. Die Hauptspeicherorte sind Leber (ca. 150 g) und Muskel (ca. 300 g). Leberglykogen dient v. a. der Regulation der Blutzuckerkonzentration, Muskelglykogen als Energiereserve für Muskelarbeit. Auch Hefen und andere Pilze enthalten Glykogen als Reservestoff anstelle von Stärke.

Glykogenakanthose *f*: engl. *glycogen acanthosis*. Asymptomatische Hyperplasie* des Schleimhautepithels des Ösophagus* durch vermehrte Einlagerung von Glykogen*. Die Glykogenakanthose ist ein häufiger Zufallsbefund in der Ösophago-gastro-duodenoskopie (ÖGD). Sie ist nicht therapiebedürftig, es droht keine Entartung. Bei unsicherer Diagnose ist eine Biopsie zur Differenzialdiagnose (v. a. Soorösophagitis*) zu entnehmen.

Glykogenese *f*: engl. *glycogenesis*. Biosynthese von Glykogen* aus Glukose im tierischen Organismus. Die Aktivierung der Glykogenese erfolgt durch hohe Konzentrationen von Glukose*-6-phosphat, wohingegen cAMP-generierende Signalwege (Glukagon, Adrenalin) die Biosynthese hemmen und die Glykogenolyse* fördern.

Glykogenolyse *f*: engl. *glycogenolysis*. Intrazellulärer Abbau von Glykogen*, den Adrenalin (in Leber und Muskel) und Glukagon* (in der Leber) stimulieren.

Glykokalyx *f*: engl. *glycocalix*. Kohlenhydratsaum an der Außenfläche der Zellmembran* bei Eukaryoten. Die Glykokalyx besteht aus Kohlenhydratketten der Glykolipide* (besonders Cerebroside* und Ganglioside*), Glykoproteine* und Glykosaminoglykane. Sie hat Rezeptoren für Antikörper sowie Hormone und ist bei der Gewebeentwicklung für den Zusammenhang und die Erkennung von Zellen verantwortlich.

Glykokoll → Glycin

Glykolipide *n pl*: engl. *glycolipids*. Nicht phosphorylierte, (fett-)säurehaltige Membranlipide* mit glykosidisch gebundenem Mono- oder Oligosaccharid. Glykolipide sind als Bestandteil der Glykokalyx* ausschließlich auf der Plasmamembranaußenseite zu finden. Im Nervengewebe spielen sie eine zentrale Rolle als Bestandteile von Rezeptoren. Unterschieden wird zwischen Glyceroglykolipiden und Sphingoglykolipiden.

Glykolyse *f*: engl. *glycolysis*; syn. Embden-Meyerhof-Weg. Zentraler Stoffwechselweg im Energiestoffwechsel, in dem Glukose ATP-liefernd zu Pyruvat abgebaut wird. Die Glykolyse findet im Zytosol* statt. Unter anaeroben Bedingungen entsteht als Endprodukt Laktat*, unter aeroben Bedingungen wird Pyruvat in den Mitochondrien über Citratzyklus und Atmungskette vollständig abgebaut.

Aerobe und anaerobe Glykolyse: Unter **anaeroben** Bedingungen findet Milchsäuregärung statt. Damit NAD$^+$ regeneriert wird und die Glykolyse nicht zum Stillstand kommt, werden Reduktionsäquivalente auf Pyruvat übertragen (LDH). Das so gebildete Laktat wird über die Blutbahn zur Leber transportiert, dem Cori-Zyklus oder über Glukoneogenese* der Glykogenese* zugeführt. Die Milchsäuregärung kommt in Zellen und Geweben vor, die trotz mangelnder Sauerstoffversorgung Energie benötigen (Skelettmuskulatur, Knorpel, Dünndarmmukosa), oder bei reifen Erythrozyten, die keine Mitochondrien* besitzen. In Hefen findet unter anaeroben Bedingungen alkoholische Gärung statt, bei der Pyruvat durch Decarboxylierung und anschließende Reduktion (Regeneration von NAD$^+$) zu Ethanol umgewandelt wird. Unter **aeroben** Bedingungen wird Pyruvat über weitere Metaboliten (Acetyl-CoA in Mitochondrien oder Malat im Zytosol) in den Citratzyklus* eingeschleust. Da durch vollständige Oxidation der Glukose bis zum CO$_2$ über Citratzyklus und Atmungskette wesentlich mehr Energie (38 mol ATP/mol Glukose) als bei der Glykolyse (2 mol ATP/mol Glukose) entsteht, findet unter aeroben Bedingungen im Allgemeinen keine Gärung* statt (Pasteur*-Effekt). Es gibt jedoch Ausnahmen: für Tumor- und in Retinazellen ist aerobe Gärung typisch.

Glykopeptid-Antibiotika → Teicoplanin

Glykopeptide: Kleine Glykoproteine*, welche die Synthese von Murein* hemmen und so gegen grampositive Keime wirken. Klinisch kommen Glykopeptide als Glykopeptid-Antibiotika zum Einsatz.

Glykoproteine *n pl*: engl. *glycoproteins*; syn. Proteinzucker. Proteine* mit kovalent gebundenem Kohlenhydratanteil von 5 bis > 50 %. Der Kohlenhydratrest ist meist ein verzweigtes Heterooligo- oder -polysaccharid, das häufig aus Glukose, N-Acetylhexosamin, Galaktose, Mannose, Fukose und Neuraminsäure zusammengesetzt ist.

Glykoprotein-IIb/IIIa-Rezeptor *m*: Aus Glykoprotein IIb (Alpha-Untereinheit) und Glykoprotein IIIa (Beta-Untereinheit) aufgebauter Fibrinogen-Rezeptor auf Thrombozyten (thrombozytäres Integrin). Bei erblichem Defekt kommt es zur Thrombasthenie*. GP-IIb/IIIa-Rezeptor-Antagonisten (Abciximab*, Eptifibatid, Tirofiban) werden in der Pharmakologie angewendet als Thrombozytenaggregations*-Hemmer.

Glykoside *n pl*: engl. *glycosides*. Organische Verbindungen, bei denen die halbacetalische Hydroxylgruppe am C-Atom 1 von Monosacchariden mit alkoholischen oder phenolischen Hydroxyl- bzw. Aminogruppen durch Acetalbindung (=α- oder β-glykosidisch) verknüpft ist. Im tierischen Organismus kommen O-Glykoside in Kohlenhydraten*, Glykolipiden* und Glykosaminoglykanen vor, N-Glykoside in Glykoproteinen* und Nukleotiden*.

Vertreter: Zu den Glykosiden gehören viele pflanzliche Geruchsstoffe (z. B. Cumarine), Farbstoffe (z. B. Anthocyane, Flavonglykoside), pflanzliche Gerbstoffe und pharmakologisch wirksame Stoffe, z. B. herzwirksame Glykoside, Digitalisglykoside*, Aminoglykosid*-Antibiotika, Cumarinderivate* und Laxanzien* vom Anthrachinontyp.

Glykosphingolipide → Glykolipide

Glykosylierung *f*: engl. *glycosylation*. Kondensation eines Kohlenhydrats (Monosaccharid*, Disaccharid*, Oligosaccharid*) mit einem zweiten Molekül (Protein* u. a.). Ein Beispiel ist die enzymatische Übertragung von aktivierten Zuckerresten (Nukleosiddiphosphatzucker) auf die Aglykone der entsprechenden Glykoside*. Die Glykosylierung im endoplasmatischen Retikulum und Golgi-Apparat gehört zu den wichtigsten posttranslationalen Modifikationen von Proteinen.

Glyzerin → Glycerol

gnathogen: engl. *gnathogenic*. Vom Kiefer ausgehend.

Gnathoschisis → Kieferspalte

Gneis → Crusta lactea

Gnotobiotik *f*: engl. *gnotobiotics*. Wissenschaft von keimfrei zur Welt gebrachten und aufgezogenen Versuchstieren (Gnotobionten).

GnRH: Abk. für → Gonadotropin-Releasing-Hormon

GnRH-Agonisten *m pl*: engl. *GnRH-agonists*; syn. **Go**nadotropin-**R**eleasing-**H**ormon-Agonisten. Arzneimittel, die an GnRH-Rezeptoren* binden und je nach Applikationsdauer die Gonadotropin*-Sekretion hemmen oder stimulieren. GnRH-Agonisten werden diagnostisch beim GnRH*-Test eingesetzt und therapeutisch bei Fertilitätsstörungen, Maldescensus* testis, Pubertas* tarda, Pubertas* praecox, Endometriose*, polyzystischem Ovarialsyndrom*, Myoma uteri sowie Mamma*- und Prostatakarzinom*. Wirkstoffbeispiele sind Buserelin und Goserelin.

Wirkmechanismus:
- Bei einmaliger Gabe von GnRH-Agonisten erfolgt eine verstärkte Gonadotropin-Sekretion und folglich eine gesteigerte LH- und FSH-Sekretion.
- Bei kontinuierlicher Gabe von GnRH-Agonisten kommt es zu einer starken Suppression der Gonadotropine* infolge hypophysärer Down*-Regulation der GnRH-Rezeptoren. Folglich nimmt auch die Produktion der Sexualhormone* ab.
- Synthetische GnRH-Rezeptor-Agonisten wie Buserelin, Decapeptyl, Goserelin, Leuprorelin, Nafarelin und Triptorelin haben im Vergleich zu GnRH eine höhere Rezeptoraffinität und somit eine erhöhte biologische Wirkung.

Indikationen:
- einmalige Gabe: GnRH-Test
- langfristige pulsatile Gabe: 1. pulsatiler GnRH*-Test 2. zur Ovulationsauslösung bei Fertilitätsstörungen 3. Maldescensus testis 4. Pubertas tarda
- langfristige kontinuierliche Gabe: 1. zentrale Pubertas praecox 2. Endometriose 3. polyzystisches Ovarialsyndrom 4. Myoma uteri (präoperativ) 5. palliativ bei Mamma- und Prostatakarzinom.

GnRH-Antagonisten *m pl*: engl. *GnRH-antagonists*; syn. GnRH-Rezeptor-Antagonisten. Arzneimittel, die an GnRH-Rezeptoren binden, dort kompetetiv die Wirkung von GnRH hemmen und somit die Ausschüttung der Gonadotropine* unterdrücken. GnRH-Antagonisten werden eingesetzt bei fortgeschrittenem hormonabhängigem Prostatakarzinom* sowie im Rahmen der assistierten Reproduktion*. Wirkstoffbeispiele sind Ganirelix, Degarelix und Cetrorelix.

GnRH-Test *m*: engl. *GnRH test*; syn. LHRH-Test. Verfahren zur Beurteilung der gonadotropen Partialfunktion des Hypophysenvorderlappens. Sein Einsatz erfolgt zum Nachweis eines hypogonadotropen Hypogonadismus* und bei Verdacht auf zentrale Pubertas praecox.

Methode: Bestimmung der Serumkonzentrationen von LH und FSH vor, sowie 30 und 45 Minuten nach Stimulation durch i. v. injiziertes GnRH.

Beurteilung:
- physiologisch: 3-facher LH-Anstieg und 2-facher FSH-Anstieg
- fehlender oder geringer Anstieg: Hypophysenvorderlappen-Insuffizienz, länger bestehende Störung des Hypothalamus, Pubertas tarda, Einnahme von Östrogenen oder Androgenen
- bei fehlendem Anstieg sollte die LH- und FSH-Konzentration nach pulsatiler GnRH-Gabe über sieben Tage erneut kontrolliert werden: 1. LH-/FSH-Anstieg: hypothalamische Störung 2. kein Anstieg: hypophysäre Störung
- erhöhter Anstieg: Hinweis auf polyzystisches Ovarialsyndrom, Postmenopause, primäre Gonadeninsuffizienz
- ein stimulierter LH/FSH-Quotient > 1 spricht für eine zentrale Pubertas praecox.

GnRH-Test, pulsatiler *m*: syn. Hypophysen-Priming. Aufwendiger Labortest mit mehrtägiger Gabe von GnRH. Der pulsatile GnRH-Test wird bei Verdacht auf einen hypothalamischen Hypogonadismus* und negativem Ergebnis im GnRH*-Test durchgeführt. Eine weitere Indikation ist die Klassifizierung der Pubertas* tarda.

Go: Abk. für → Gonorrhö

Gocht-Operation → Hammerzehe

GOD: Abk. für → Glukoseoxidase

Goethe-Knochen → Os incisivum

Gold *n*: syn. Aurum. Chemisches Element aus der Kupfergruppe. Das Metall ist gelb, glänzend, weich und dehnbar sowie außerordentlich widerstandsfähig gegen Luft, Wasser, Säuren und Basen. Anwendung findet es für Füllungen und Kronen in der Zahnmedizin, als Medikament bei chronischer rheumatoider Arthritis oder technisch im Bereich der Feinelektronik.

Goldberger-Ableitungen → Extremitätenableitungen

Goldblatt-Mechanismus *m*: engl. *Goldblatt's mechanism*. Tierexperimentell reproduzierbares Auslösen einer renalen Hypertonie (Drosselungshochdruck) infolge reflektorischer Ausschüttung von Renin* und Aktivierung des Renin-Angiotensin-Aldosteron-Systems nach ein- oder beidseitiger Beeinträchtigung der Nierendurchblutung, z. B. bei Nierenarterienstenose*.

Goldenhar-Symptomenkomplex *m*: engl. *Goldenhar's syndrome*; syn. okulo-aurikulo-vertebrale Dysplasie. Fehlbildungssyndrome* in-

Goldflam-Krankheit

folge Entwicklungsstörungen im Bereich des 1. und 2. embryonalen Kiemenbogens und der 1. Schlundtasche. Sie betreffen Gesicht, Augen, Ohren, Halswirbelsäule, Herz, Uterus und Niere.
Erkrankung: Häufigkeit: 1 : 3000–5000 Neugeborene. **Ätiologie:** intrauterin vaskulär bedingte Disruption.
Klinik:
- meist einseitige Hypoplasie oder quere Spaltbildung des Gesichts
- Fehlbildungen der Augen: epibulbäres Dermoid, oft lateral am Unterlid
- Fehlbildung der Ohren: Helixdysplasie oder -aplasie, präaurikuläre Anhängsel und Fisteln
- Defekte der Halswirbelsäule
- Herzfehler: z. B. Fallot*-Tetralogie, Ductus* arteriosus apertus, Ventrikelseptumdefekt*
- Hypoplasie oder Agenesie von Uterus und Niere.

Goldflam-Krankheit → Myasthenia gravis pseudoparalytica
Goldmann-Perimeter → Perimetrie
Goldrute *f*: syn. Solidago. Pflanze aus der Familie der Korbblütler (Asteraceae), die aquaretisch, schwach spasmolytisch und antiphlogistisch wirkt. Sie wird eingesetzt bei Erkrankungen des Harntrakts. Echte Goldrute (Solidago virgaurea), Riesengoldrute (Solidago serotina) und Kanadische Goldrute (Solidago canadensis) sind Stammpflanzen der Droge. Siehe Abb.
Verwendung:
- medizinisch zur Durchspülungstherapie bei entzündlichen Erkrankungen der ableitenden Harnwege, prophylaktisch bei Harnsteinen und Nierengrieß (European Scientific Cooperative on Phytotherapy, Kommission E)
- traditionell zur Erhöhung der Harnmenge, unterstützend bei leichten Beschwerden der ableitenden Harnwege (Herbal Medicinal Products Committee)
- volkstümlich auch bei überaktiver Harnblase und rheumatischen Beschwerden.

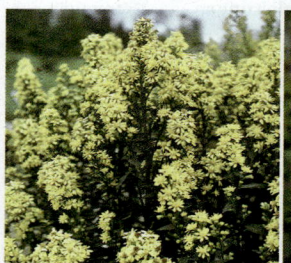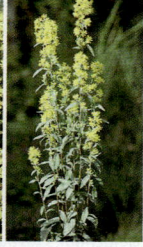

Goldrute: Pflanze und Blüte. [166]

Goldscheider-Perkussion → Schwellenwertperkussion
Gold Seeds *pl*: Radioaktives, metallisches Gold*-198 in Form kleiner dünner Golddrahtstücke. Gold Seeds kommen in der interstitiellen Strahlentherapie* im Rahmen der LDR-Brachytherapie zum Einsatz, z. B. bei Prostatakarzinom*. Gebräuchlicher ist der Einsatz von Jod-125 und Palladium-103.
Goldstein-Reichmann-Syndrom → Kleinhirnsyndrom
Golferellbogen *m*: Sehnenansatzentzündung am Epikondylus medialis durch funktionelle Überbeanspruchung v. a. in Sport und Beruf (BK Nr. 2101) oder bei chronischer Muskelverkürzung. Diagnostiziert wird die Epikondylitis durch klinische Untersuchung, ggf. mit MRT. Die Therapie ist in der Regel konservativ, bei Persistenz operativ.
Klinik:
- Druckschmerz am Epikondylus medialis
- Schmerzausstrahlung in den Unterarm
- Kribbelparästhesien der Hand.

Therapie: Konservativ:
- Tape-Verbände (z. B. Kinesio*-Tape)
- Epikondylitisbandage/-spange
- nichtsteroidale Antiphlogistika
- Verband mit antiphlogistisch wirkenden Salben
- Infiltrationen mit Lokalanästhetika und/ oder Glukokortikoiden
- Physiotherapie und physikalische Therapie mit: **1.** Ultraschalltherapie **2.** Elektrotherapie **3.** Kryotherapie **4.** Massage (Querfriktionen) **5.** Bewegungstherapie **6.** extrakorporale Stoßwellentherapie
- Aufklärung von Sportlern bzgl. korrekter Schlagtechnik
- Akupunktur.

Operativ (selten, Indikation zurückhaltend stellen):
- Entfernung von erkranktem Gewebe, Refixation der Sehne am Knochen
- ggf. Knochenanbohrung
- postoperativ Ruhigstellung sowie anschließend Physiotherapie.

Golgi-Apparat *m*: engl. *Golgi apparatus*; syn. Golgi-Komplex. Zellorganelle (meist nahe dem Zellkern) aus konvex-konkav abgeflachten, membranumhüllten Zisternen, die in Form von Stapeln (Diktyosomen) angeordnet sind. Im Golgi-Apparat werden Proteine und Lipide für die Sekretion oder den Transport zu anderen Organellen oder der Zellmembran weiter modifiziert, sortiert und in Vesikeln verpackt. Siehe Abb.
Golgi-Sehnenorgan *n*: engl. *Golgi tendon organ*; syn. Sehnenspindel. Muskelnah in Sehnen gelegener, dehnungsempfindlicher Sensor. Aktivierung des Golgi-Sehnenorgans hemmt reflektorisch die Kontraktion des entsprechenden Muskels. Dies gewährleistet die präzise und fein abgestimmte Einstellung von Muskelspannung und -kontraktion.

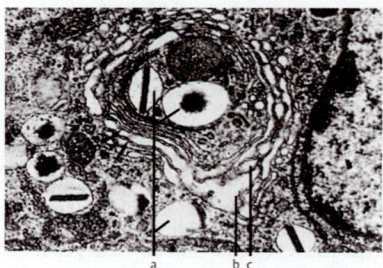

Golgi-Apparat: Elektronenmikroskopische Aufnahme eines Golgi-Apparats einer B-Zelle des Pankreas; a: Doppelmembranen mit eingeschlossenen Sacculi; b: Vakuolen; c: Bläschen.

Goll-Strang → Hinterstrang
Gomphosis *f*: Form des unechten Gelenks, bei der Knochen bzw. Knochen und Zahn durch bindegewebige Fasern miteinander verbunden oder verkeilt sind. So sind z. B. die Zähne über die Sharpeyschen Fasern in den Alveolen* mit dem Kieferknochen verbunden.
gonadales Geschlecht → Geschlecht
Gonadarche *f*: Reifung der Gonaden* (Keimdrüsen) unter dem Einfluss der Gonadotropine* des Hypophysenvorderlappens in der Pubertät*. Die Gonadarche steigert die Östrogensekretion der Ovarien bzw. Testosteronsekretion der Hoden*.
Gonaden *f pl*: engl. *gonads*. Geschlechtsdrüsen (Keimdrüsen); Eierstöcke (Ovarien) und Hoden (Testes). Siehe Abb.
Gonadenagenesie *f*: engl. *gonadal agenesis*. Fehlen der Gonadenanlage.
Gonadenaplasie *f*: engl. *gonadal aplasia*. Fehlende oder unvollständige Entwicklung bei vorhandener Anlage der Gonaden*.
Gonadendosis *f*: engl. *gonadal dose*. Die von den Keimdrüsen (Hoden, Eierstöcke) absorbierte Strahlendosis, die sich somatisch und genetisch auswirken kann. Somatische Auswirkungen sind z. B. Fertilitätsstörungen. Genetische Auswirkungen führen zu Schädigung des Erbguts (Mutationen).
Gonadendysgenesie *f*: engl. *gonadal dysgenesis*. Anlagebedingtes Fehlen funktionstüchtiger Keimzellen. Der Zeitpunkt des Keimdrüsenuntergangs liegt meist in der frühen Embryogenese. Symptome sind fehlende Pubertätsentwicklung, evtl. Hochwuchs oder Kleinwuchs* und extragenitale Anomalien. Therapeutisch erfolgen Hormonsubstitution, ggf. Entfernung der Gonaden wegen des Risikos maligner Entartung bei Vorliegen eines Y-Chromosoms.

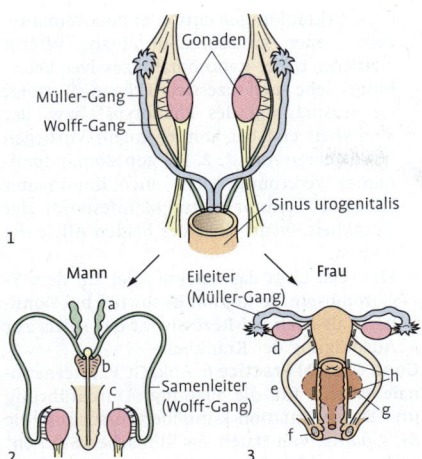

Gonaden: Entwicklung der Keimdrüsen und des inneren Genitales; 1: indifferentes Stadium; 2: Entwicklung beim Mann; 3: Entwicklung bei der Frau; a: Samenblase; b: Prostata; c: Hoden; d: Ovar; e: Lig. teres uteri; f: Bartholin-Drüse; g: Harnblase; h: Reste des Wolff-Gangs.

Gonadenschutz m: engl. *gonadal shield*. Gonadenabdeckung aus Blei oder anderem strahlenabsorbierenden Material zur Minimierung der Gonadendosis* bei der Anwendung ionisierender Strahlung (insbesondere Röntgenstrahlung), meist als Bleigummiabdeckung (Ovarschablone, Hodenkapsel) verwendet. Eine weitere Schutzmaßnahme ist die enge und objektnahe Einblendung des Strahlenbündels.

Gonadoblastom n: engl. *gonadoblastoma*. Seltener, von Keimzellen und Keimstrangstromakomponenten abstammender, häufig hormonproduzierender gutartiger Hodentumor bei < 30-jährigen Patienten mit Intersexualität* (weibliches Erscheinungsbild bei männlichem Genotyp; Kariotyp 46,XY; 45,X0 oder Mosaik 45,X0/46,XY). In 80 % besteht eine Gonadendysgenesie*, teilweise eine Virilisierung*. Die Prognose ist bei vollständiger operativer Entfernung gut.

Gonadoliberin → Gonadotropin-Releasing-Hormon

gonadotrop: engl. *gonadotropic*. Auf die Keimdrüsen (Gonaden*) wirkend.

Gonadotrope Achse: Achse des Hypothalamus-Hypophysen-Systems, welche die Bildung und Freisetzung von Sexualhormonen* (Testosteron*, Östrogen und Progesteron*) reguliert. FSH und LH aus dem Hypophysenvorderlappen regen die Bildung der Sexualhormone an. Die Bildung von FSH und LH wird durch das Gonadotropin*-Releasing-Hormon aus dem Hypothalamus* stimuliert.

Gonadotropine n pl: engl. *gonadotropins*; syn. gonadotrope Hormone. Keimdrüsen stimulierende, nicht geschlechtsspezifische Proteohormone (Glykoproteine), die im Hypophysenvorderlappen und in der Plazenta gebildet werden. Sie fördern das Wachstum der männlichen und weiblichen Keimdrüsen, außerdem stimulieren und steuern sie endokrine Funktionen. Wichtige Gonadotropine sind FSH, LH, HMG, HCG und Prolaktin*.

Gonadotropin-Releasing-Hormon n: engl. *gonadotropin releasing hormone* (Abk. GRH); syn. Gonadoliberin; Abk. GnRH. Im Hypothalamus* synthetisiertes Releasing*-Hormon, das als Teil der gonadotropen* Achse die Synthese und Freisetzung von LH und FSH aus dem Hypophysenvorderlappen stimuliert. Labordiagnostisch wird Gonadoliberin im Rahmen des GnRH*-Tests eingesetzt. Näheres zur Anwendung als Arzneimittel siehe Gonadorelin [Arzneimittel]. Siehe Hypothalamus*. Abb. 2 dort.

Gonarthritis f: syn. Gonitis. Entzündung* des Kniegelenks. Ursachen sind Trauma, aktivierte Arthrose*, Infektion und entzündlich-rheumatische Erkrankungen (v. a. reaktivierte Arthritis* und seronegative Spondylarthritis*). Bei Jugendlichen und jungen Erwachsenen kann eine Gonarthritis auch im Rahmen degenerativer Knorpelveränderungen an der Kniescheibe auftreten.

Gonarthrose f: engl. *gonarthrosis*. Arthrose des Kniegelenks*. Ursachen sind Dysplasie und Dysostose, Achs- und Gelenkfehlstellung, primäre Qualitätsstörung des Gelenkknorpels, traumatische oder entzündliche Schädigung und sekundäre Faktoren wie Adipositas*.

Therapie:
- konservativ: **1.** Physiotherapie* **2.** Achsenkorrektur durch orthopädische Schuheinlagen **3.** nichtsteroidale Antiphlogistika* **4.** intraartikuläre Injektion von Hyaluronsäure* **5.** Gewichtsreduktion
- operativ: **1.** arthroskopische Abrasionsarthroplastik bei lokal begrenztem Defekt **2.** Korrekturosteotomie* **3.** Kniegelenkprothese (unikondyläre Schlittenprothese, Totalendoprothese).

Gonioskopie f: engl. *gonioscopy*. Untersuchung des Augenkammerwinkels an der Spaltlampe unter Einsatz von Kontaktgläsern. Die Kontaktgläser sind mit Spiegeln versehen. Die Gonioskopie dient der Klassifikation der Kammerwinkelweite, z. B. zur Differenzialdiagnose verschiedener Formen des Glaukoms*.

Goniotomie f: engl. *goniotomy*. Einschneiden des nasal gelegenen Trabekelwerkes des Auges, um einen Abfluss des Kammerwassers zu schaffen. Die Operation ist ein Alternativverfahren zur Trabekulotomie* beim angeborenen und juvenilen Glaukom.

Gonitis → Gonarthritis

Gonoblennorrhö f: engl. *gonococcal conjunctivitis*; syn. Conjunctivitis gonorrhoica. Eitrige Konjunktivitis* durch Gonokokken. Die Übertragung erfolgt beim Geschlechtsverkehr, Neugeborene werden bei der Geburt infiziert. Gonokokken perforieren innerhalb weniger Stunden die Hornhaut, sodass bei unzureichender Behandlung die Erblindung droht. Therapiert wird intravenös mit Cephalosporinen* und Erythromycin*. Eine Antibiotikaprophylaxe bei Neugeborenen (früher Credé-Prophylaxe) ist möglich.

Erkrankung: Übertragung:
- bei Erwachsenen durch Übertragung beim Geschlechtsverkehr
- bei Neugeborenen als sog. Blennorrhoea neonatorum (siehe Abb.), durch Ansteckung bei gonorrhoischer Zervizitis der Mutter während der Geburt
- bei betroffenen Kindern jenseits des Neugeborenenalters Verdacht auf sexuellen Missbrauch.

Inkubationszeit: 1–2 Tage.

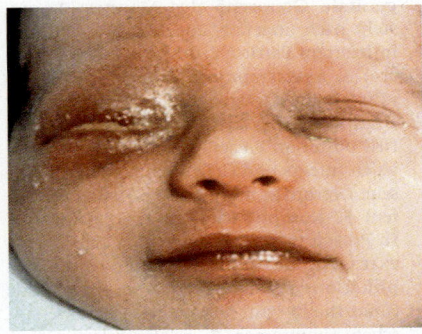

Gonoblennorrhö: Eitrige Gonokokken-Konjunktivitis beim Neugeborenen (Blennorrhoea neonatorum). [133]

Gonokokken → Neisseria gonorrhoeae

Gonokokkensepsis f: engl. *disseminated gonococcal infection*. Disseminierte Gonokokkeninfektion (DGI) durch hämatogene Aussaat von Neisseria* gonorrhoeae, beispielsweise bei chronischer Adnexitis* oder Prostatitis gonorrhoica, mit lokaler Vaskulitis*. Sie kommt häufiger bei Frauen vor. Klinisch zeigt sich eine Trias aus Fieber (> 40 °C), asymmetrischen Arthralgien* und Hauterscheinungen (hämorrhagische Pusteln akral oder gelenknah).

Gonorrhö f: engl. *gonorrhea*; syn. Tripper. Kontakt- oder Schmierinfektion der Epithelien des Urogenitaltrakts, seltener auch extragenitaler Regionen, mit Neisseria* gonorrhoeae. Zu-

Gonosomen

nächst kommt es zu Entzündungen der unteren Harn- und Geschlechtsorgane. Es können aber auch obere Gonorrhö, extragenitale Manifestationen und Komplikationen auftreten. Die Therapie erfolgt je nach Resistenzlage mit Antibiotika.

Inkubationszeit: Meist 2–4 (1–10) Tage.

Klinik:
- **genitale Gonorrhö der Frau: 1.** Infektionsrate 80 % nach Kontakt mit infiziertem Partner **2.** in ca. 60 % der Fälle symptomarm **3.** zunächst als untere Gonorrhö (Zervizitis*, Urethritis*, evtl. anorektale Infektion) mit Fluor* genitalis, Brennen bei Miktion und Bartholinitis* **4.** vaginaler Befall bei Frauen selten aufgrund der Schutzfunktion der sauren Scheidenflora, außer bei Mädchen vor der Pubertät (Vulvovaginitis* gonorrhoica) **5.** Weiterentwicklung in obere Gonorrhö (aszendierende Gonorrhö) mit Endometritis* und Salpingitis* gonorrhoica **6.** kolikartige Schmerzen, peritonitische Zeichen, hohes Fieber **7. Komplikationen: I.** Gonokokkensepsis* **II.** Perioophoritis* **III.** Tuboovarialabszess* **IV.** chronische Adnexitis* mit Spätfolgen (Sterilität*, Tubargravidität*) **V.** Peritonitis* **VI.** Perihepatitis* acuta gonorrhoica
- **genitale Gonorrhö des Mannes: 1.** entsteht nach ungefähr 20 % der Kontakte mit infiziertem Partner **2.** in ca. 30 % symptomarm **3.** Akutsymptome: Brennen der Harnröhre, dann starker, gelblich grüner, eitriger Urethralausfluss **4.** 10–14 Tage später Urethritis posterior, Fieber, Symptome eines grippalen Infekts und Gelenkschmerzen (chronische Urethritis: morgens sog. Bonjour-Tropfen) **5. Komplikationen: I.** Epididymitis* **II.** Prostatitis* **III.** Vesikulitis*
- **extragenitale Manifestationen und Komplikationen: 1.** anorektale und pharyngeale Gonorrhö mit nur geringen, uncharakteristischen Symptomen **2.** relativ selten Gonoblennorrhö*, Gonokokkensepsis*, Meningitis*, Arthritis* (meist Monarthritis), Endokarditis*, Hautläsionen
- **cave: 1.** Koinfektion mit Chlamydia* trachomatis in 50 % der Fälle **2.** mangelnde protektive Immunität begünstigt Reinfektionen mit Neisseria* gonorrhoeae.

Diagnostik:
- Nachweis von intra-, gelegentlich auch extraleukozytären gramnegativen Diplokokken im Ausstrich nach Gram- oder Methylenblau-Färbung (siehe Abb.), sicher nur durch Kultur der Erreger auf Selektivnährböden
- DNA-Hybridisierung und -Amplifikation (ohne Aussage über Antibiotikaresistenz)
- Antigennachweis mit ELISA wegen geringer Spezifität und mangelnder Möglichkeit zur Resistenzprüfung nicht empfohlen.

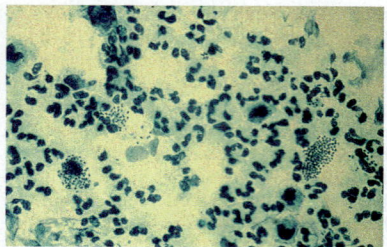

Gonorrhö: Intrazellulär gelegene Diplokokken als direkter Erregernachweis (Methylenblau-Färbung). [70]

Therapie:
- bei Gonorrhö ohne Komplikation wie Befall von Rektum, Urethra oder Zervix jeweils als Einmaldosis Ceftriaxon* i. m. oder i. v. **plus** Azithromycin* p. o.
- bei Kontraindikation für i. m.-Injektionen und wenn eine i. v.-Injektion nicht möglich ist, werden jeweils als Einmaldosis Cefixim p. o. **plus** Azithromycin p. o. verabreicht
- alternativ bei nachgewiesener Empfindlichkeit Cefixim*, Ofloxacin* oder Ciprofloxacin* p. o.
- bei ausgedehnteren Formen unter Umständen für mehrere Wochen Cephalosporine* (wegen der zunehmenden Resistenz der Erreger kein Penicillin)
- wichtig: parallele Untersuchung und ggf. Therapie des Partners wegen Gefahr der wiederkehrenden wechselseitigen Ansteckung.

Gonosomen n pl: engl. *gonosomes*; syn. Geschlechtschromosomen. Chromosomen*, die keine Autosomen* sind und von denen die somatische Geschlechtsentwicklung bestimmt wird (bei Frauen 2 X-Chromosomen, bei Männern 1 X- und 1 Y-Chromosom).

Formen:
- **X-Chromosom: 1.** relativ groß **2.** trägt neben geschlechtsdeterminierenden Genen auch zahlreiche andere Gene (insgesamt etwa 1300 Gene identifiziert)
- **Y-Chromosom: 1.** sehr viel kleiner als X-Chromosom **2.** bisher nur geschlechtsdeterminierende Gene nachgewiesen (ca. 300 Gene identifiziert) **3.** vermutlich aus Vorläufer-X-Chromosom entstanden, das im Lauf der Evolution die meisten Gene verloren hat (Y-Chromatin).

Vererbung:
- Die Vererbung von Genen, die sich auf Gonosomen befinden, wird als gonosomale Vererbung bezeichnet (siehe auch X-chromosomaler Erbgang* und Y-chromosomaler Erbgang).
- Sind Mutationen auf Gonosomen die Ursache von erblichen Erkrankungen, so können diese Erkrankungen entweder gonosomal-rezessiv oder gonosomal-dominant vererbt werden.: **1.** Bei gonosomal-rezessiver Vererbung (siehe auch rezessiver Erbgang*) erfolgt die Ausprägung des Phänotyps* bzw. der Krankheit erst bei homozygotem Vorliegen des defekten Allels*. **2.** Bei gonosomal-dominanter Vererbung (siehe auch dominanter Erbgang*) kommt es zur Manifestation der Krankheit, wenn eines der beiden Allele defekt ist.
- Hinweis: Liegt das defekte Allel auf dem Y-Chromosom, so kommt es sowohl bei Dominanz als auch bei Rezessivität des Allels zur Ausprägung der Krankheit.

Good Clinical Practice f: Abk. GCP. Internationale Regeln für die Planung, Durchführung und Dokumentation klinischer Forschung, die die Qualität von Daten aus klinischen Studien* (siehe auch klinische Prüfung) und den Schutz der Versuchspersonen sicherstellen sollen. Die GCP beinhalten Verpflichtungen für Auftraggeber (Sponsor), Inspektoren und Prüfer sowie die Tätigkeit der Ethik-Kommissionen.

Good Manufacturing Practice: Abk. GMP. Gesetzlich bindende Richtlinien zur Qualitätssicherung der Arzneimittel*- und Wirkstoffproduktion. GMP deckt alle Aspekte der Produktion angefangen von Ausgangsstoffen, Räumlichkeiten, Geräten bis hin zu regelmäßigen Schulungen und Hygienevorgaben für das Personal ab. Damit kann die konsistente Herstellung und Qualitätskontrolle von Arzneimitteln gemäß anerkannten Qualitätsstandards gewährleistet werden.

Goodpasture-Syndrom n: engl. *Goodpasture's syndrome*; syn. renopulmonales Syndrom. Seltene Autoimmunerkrankung mit Nieren- und Lungenbeteiligung, ausgelöst durch Autoantikörper gegen die glomeruläre und alveoläre Basalmembran. Klinisch dominieren eine rasch progrediente Glomerulonephritis* und pulmonale Kapillaritis mit rasch nachlassender Nierenfunktion, Lungenblutung und Dyspnoe. Entscheidend ist die sofortige immunsuppressive Therapie mit Cyclophosphamid und Methylprednisolon.

Goodsall-Regel f: engl. *Goodsall's rule*. Regel über Lage und Verlauf perianaler Fisteln. Analfisteln mit äußerer Öffnung in Steinschnittlage oberhalb einer Horizontallinie, durch den Anus gelegten Horizontallinie verlaufen gewöhnlich geradlinig. Unterhalb der Horizontalen liegende Analfisteln verlaufen bogenförmig und münden in der Regel zwischen 5 und 7 Uhr in den Analkanal.

Gordon-Reflex m: Dorsalextension der Großzehe, Plantarflexion und Spreizung der 2.–5. Zehe beim Kneten der Wadenmuskulatur als Ausdruck einer Schädigung der ipsilateralen Pyramidenbahn. Der Gordon-Reflex entspricht einer alternativen Auslösung des Babinski*-Reflexes.

Gordon-Syndrom → Enteropathie, exsudative

Gordon-Syndrom [Fehlbildung] *n*: syn. Arthrogryposis distalis Typ 3. Autosomal-dominant erbliches Fehlbildungssyndrom mit Kleinwuchs*, Gaumenspalte*, kurzem Nacken (evtl. mit Pterygium* colli), Kyphoskoliose, Hüftdysplasie*, Kniegelenkskontraktur, Pes* equinovarus, kurzen Fingern, Kamptodaktylie proximaler Interphalangealgelenke, kutaner Syndaktylie* sowie Ptosis oculi.

Gorlin-Goltz-Syndrom → Basalzellnävussyndrom

Gorlin-Syndrom → MEN-Syndrom

GOT: Abk. für Glutamat-Oxalacetat-Transaminase → Aspartataminotransferase

Gott-Shunt *m*: engl. *Gott shunt*. Begriff mit mehreren Bedeutungen: temporärer Bypass in der Aortenchirurgie (Therapie eines Aortenaneurysmas* oder Aortentraumas), außerdem ein Shunt* für den veno-venösen Bypass* während der Lebertransplantation*, über den das Blut aus dem Pfortadersystem und der unteren Extremitäten (V. femoralis) via V. axillaris dem Herzen zugeführt wird.

Gowers-Zeichen *n*: engl. *Gowers' sign*. Bei proximal betonter Muskelschwäche, z. B. Duchenne-Muskeldystrophie*, notwendiger kompensatorischer Bewegungsablauf zum Aufrichten aus dem Liegen. Aufgrund der Schwäche der Hüft- und Kniestrecker rollen sich die Patienten zunächst auf den Bauch, um sich nach Einnahme der Vierfüßlerstellung mit den Händen an den Beinen hochzudrücken.

GP: Abk. für → Glykoproteine

GPA: Abk. für → Granulomatose mit Polyangiitis

GPD1L: Abk. für engl. *glycerol-3-phosphate dehydrogenase-1-like* → Brugada-Syndrom

G-Phase *f*: engl. *G phase*. Ruhephase im Zellzyklus* vor bzw. nach der Mitose*.

G-Proteine *n pl*: engl. *G proteins*; syn. **G**uaninnukleotid bindende Proteine. Inhomogene Gruppe Guaninnukleotide (GTP, GDP) bindender Proteine, die spezifische Zellaktivitäten steuern. Durch Konformationsänderung gehen sie in den aktiven Zustand über, wenn GTP gebunden ist und werden inaktiv, wenn sie GDP tragen. G-Proteine besitzen häufig intrinsische GTPase-Aktivität.

GPT: Abk. für Glutamat-Pyruvat-Transaminase → Alaninaminotransferase

Graaf-Follikel *m*: engl. *graafian follicle*; syn. Folliculus ovaricus maturus. Sprungreifer Tertiärfollikel mit einem Durchmesser von ca. 25 mm am Tag der Ovulation*. Aus dem nach dem Eisprung zurückbleibenden Follikelepithel und der Theca* interna entsteht das Corpus* luteum.

gracilis: engl. *gracile*. Schlank, zart, dünn, z. B. Musculus* gracilis* (Schlankmuskel).

Gradenigo-Syndrom *n*: engl. *Gradenigo's syndrome*; syn. Felsenbeinspitzensyndrom. Heftiger Kopfschmerz in der Schläfen- und Scheitelgegend, Abduzenslähmung* und gleichseitige Reizerscheinungen im Bereich des Nervus* trigeminus (Nervus* ophthalmicus) infolge Mitbeteiligung der Pyramidenspitzenzellen, z. B. im Verlauf einer Mastoiditis* (Gradenigo-Trias aus Abduzenslähmung, Trigeminusaffektion und Mastoiditis). Mögliche Komplikationen sind Meningitis* und Sinusthrombose*.

Grading *n*: Abk. G. Histopathologische Differenzierung maligner Tumoren nach den Richtlinien der Union internationale contre le cancer UICC (TNM*-Klassifikation). Je höher die Gradzahl, d. h. je weniger differenziert der Tumor, umso höher der Malignitätsgrad.

Einteilung:
- GX: Differenzierungsgrad kann nicht bestimmt werden
- G1: gut differenziert
- G2: mäßig differenziert
- G3: wenig differenziert
- G4: undifferenziert.

Gräfenberg-Zone *f*: engl. *Gräfenberg's spot*; syn. G-Punkt. Bezeichnung einer anatomisch nicht endgültig definierten Zone in der Scheidenvorderwand, die teilweise mit den Skene-Gängen identisch ist. Wird diese beim Geschlechtsverkehr stimuliert, schwillt das umgebende Gewebe an. Beim Orgasmus kommt es bei einigen Frauen zum Erguss eines Sekrets paraurethraler Drüsen (weibliche Ejakulation).

Graefe-Zeichen *n*: engl. *lid lag*. Fehlende Oberlidsenkung beim Blick nach unten. Dieses Symptom ist typisch für eine endokrine Orbitopathie.

Grafospasmus → Schreibkrampf

Graft → Transplantat

Graftdysfunktion, primäre *f*: engl. *initial graft dysfunction*. Früh-postoperative Komplikation nach Organtransplantation mit leichter, mittelschwerer oder schwerer Transplantatdysfunktion bis zum Transplantatversagen. Mögliche Ursachen sind Konservierungsschaden, lange Ischämiezeit, Infektion, Abstoßungsreaktion* oder chirurgisch-technische Fehler.

Graft Patency Rate → Patency Rate

Graft-versus-Host-Reaktion *f*: engl. *graft-versus-host disease* (Abk. GvHD). Transplantat-gegen-Wirt-Reaktion nach Übertragung nichtautogener, immunkompetenter Zellen oder hämatopoetischer Stammzellen* (z. B. bei Stammzelltransplantation*). Die übertragenen Zellen lösen im Organismus des Empfängers zelluläre Immunreaktionen aus und bilden spezifisch gegen den Wirt gerichtete zytotoxische T*-Lymphozyten und Antikörper*. Behandelt wird mit Immunsuppressiva*.

Vorkommen: Nur bei Empfängern mit durch immunsuppressive Behandlung (Zytostatika, Strahlentherapie) gestörter Immunabwehr* oder Immundefekt* (im gesunden Empfängerorganismus rascher Abbau der übertragenen Zellen).

Einteilung: 4 Schweregrade (Stage 1–4 und Grad I–IV) je nach Ausprägung und Anzahl der befallenen Organe, mit mehr oder minder schwerer Hautbeteiligung bei allen Schweregraden und je nach Grading zusätzlicher Beteiligung von Darm und/oder Leber.

Klinik: Schwere, akute oder chronische Erkrankung mit
- Leber- und Milzvergrößerung
- Atrophie der lymphatischen Organe
- Diarrhö
- Hautveränderungen
- Kachexie
- oft tödlichem Ausgang.

Prophylaxe:
- Entfernung immunologisch aktiver Zellen aus Stammzellpräparaten (z. B. durch positive Selektion CD34-positiver hämatopoetischer Vorläuferzellen)
- Blutbestrahlung*.

Graham-Steel-Geräusch → Steel-Geräusch

Graham-Tumor *m*: engl. *Graham's tumor*. Kleines, inselförmiges Adenokarzinom* der Schilddrüse* mit fibrösem Stroma* (Mikrokarzinom). Der Graham-Tumor weist eine geringe Malignität* auf und kommt meist in einer hyperplastischen Struma* vor.

Graminis flos → Heublumen

Gram-Verhalten *n*: engl. *Gram-stain character*. Zur Differenzierung von Bakterien mithilfe der Gram-Färbung geeignete bakterielle Eigenschaft. Grampositive Bakterien erscheinen durch Fixierung eines blauen Farbstoffes in der Bakterienwand alkoholbeständig blau gefärbt. Bei gramnegativen Bakterien wird der Farbstoff durch Ethanol wieder herausgelöst, die Bakterien erscheinen durch die Gegenfärbung mit Karbolfuchsin rot.

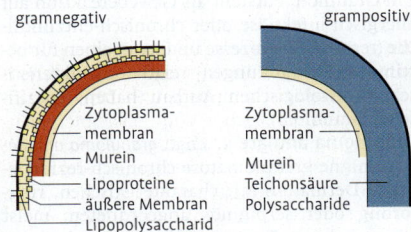

Gram-Verhalten: Aufbau der Zellwand gramnegativer und grampositiver Bakterien.

Grand-mal-Anfall

Einteilung:
- gramnegativ, z. B.: Neisseriaceae, Enterobacteriaceae, Pseudomonadaceae, Achromobacteriaceae, Bacteroidaceae, Brucellaceae und Spirochaetales
- grampositiv, z. B.: Micrococcaceae, Lactobacillaceae, Corynebacterium, Bacillaceae und Actinomycetales (siehe Abb.)
- gramlabil (gramvariabel), z. B.: ältere Kulturen besonders von Anaerobiern und durch Chemotherapie modifizierte Erreger.

Grand-mal-Anfall *m*: engl. *grand mal epilepsy*. Frühere Bezeichnung für einen generalisierten tonisch-klonischen Krampfanfall mit bilateral symmetrischen tonischen und nachfolgend klonischen Kontraktionen der Willkürmuskulatur.

Granula [Erkr. des äußeren Auges] *n pl*: Trachomkörner; siehe Trachom*.

Granularzelltumor *m*: engl. *granular cell tumor*; syn. Abrikossoff-Tumor. Seltener, benigner Schwann-Zell-Tumor aus glykogen- und lipoidreichen, polygonalen Zellen mit in der PAS-Reaktion positivem granulärem Zytoplasma*. Er entsteht vor allem in Zunge* oder Haut* und ist meist asymptomatisch. Bei Neugeborenen kommt er in der Mundhöhle vor als Epulis* congenita. Therapie ist die chirurgische Entfernung.

Granulation *f*: Zweideutiger Begriff: in der Histologie* das Auftreten von Granula* in Zellen*, andererseits die mit bloßem Auge sichtbare Bildung jungen Granulationsgewebes* im Rahmen der sekundären Wundheilung*.

Granulationsgeschwulst → Granulom

Granulationsgewebe *n*: engl. *granulation tissue*. Feucht glänzendes und leicht verletzliches Gewebe, das sich bei sekundärer Wundheilung* oder im Rahmen einer chronisch-proliferativen Entzündung* bildet. Die Oberfläche des zellreichen Granulationsgewebes ist wegen der zahlreichen oberflächlichen Kapillaren* tiefrot gefärbt und körnig. Granulationsgewebe besteht zum großen Teil aus faserarmem Bindegewebe.

Granulom *n*: engl. *granuloma*. Knötchenförmige Neubildung aus mononukleären Entzündungszellen und Epitheloid- oder Riesenzellen. Ein Granulom entsteht als Gewebereaktion auf allergisch-infektiöse oder chronisch-entzündliche (resorptive) Prozesse und kann einen für bestimmte Erkrankungen relativ charakteristischen histologischen Aufbau haben (spezifisches Granulom).

Granuloma anulare *n*: engl. *granuloma annulare*. Benigne granulomatöse chronisch-rezidivierende Dermatose mit charakteristischen, ringförmig oder serpiginös angeordneten, meist symptomlosen Papeln unklarer Ursache, v. a. bei Mädchen im Kindesalter. Eine Therapie ist meist nicht erforderlich, ggf. werden Glukokor-

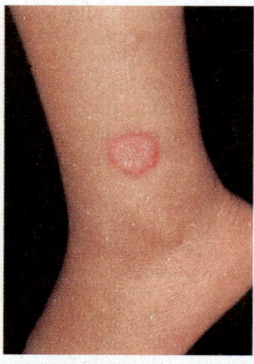

Granuloma anulare: Ringförmig angeordnete Papeln mit typischer akraler Lokalisation. [3]

tikoide okklusiv angewandt, bei disseminierten Formen auch Fototherapie.

Klinik: Bevorzugt an den Akren, Streckseiten der Gelenke, Hand- und Fußrücken und Fingerrücken auftretende, zunächst hautfarbene, derbe, dermale Papeln mit anulärer (siehe Abb.), arciformer oder serpiginöser Anordnung. Im Verlauf kommt es zu zentrifugaler Ausdehnung mit unbeeinträchtigtem Zentrum. Das Auftreten ist meist lokal begrenzt (90 %), selten multipel oder disseminiert (Granuloma anulare disseminatum) ohne oder mit geringen Begleitbeschwerden.

Diagnostik: Die klinische Blickdiagnose ist meist ausreichend. Histologisch charakteristisch ist ein umschließendes Palisadengranulom aus Lymphozyten, Histiozyten, Fibroblasten und seltener aus mehrkernigen Riesenzellen. Bei disseminierten Formen sollte ein Diabetes mellitus ausgeschlossen werden und ggf. eine Fokussuche erfolgen. **Differenzialdiagnosen** sind u. a. Necrobiosis lipoidica, Sarkoidose, rheumatoide Knötchen, Syphilid.

Therapie:
- bei Kindern meist Spontanremission
- bei Erwachsenen ggf. intraläsionales Unterspritzen mit Glukokortikosteroiden, Kryotherapie
- bei disseminierten Formen können angewendet werden: **1.** Fototherapie (PUVA, UVA1) **2.** und/oder systemische Therapien mit Hydroxychloroquin, Fumarsäureestern, Acitretin oder Dapson.

Granuloma brasiliense → Blastomykose

Granuloma eosinophilicum faciei *n*: Hauterkrankung unklarer Ätiologie mit braunroten, rundlichen oder polyzyklischen, flach erhabenen, scharf begrenzten, oft multipel auftretenden Herden mit erweiterten Follikeln (daher

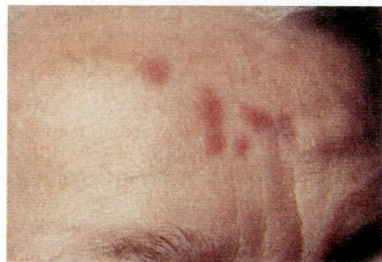

Granuloma eosinophilicum faciei [3]

orangenschalenartiges Aussehen) und Vaskulitis in der oberen Dermis. Siehe Abb.

Klinik: Die Erkrankung entsteht meist im 4.–5. Lebensjahrzehnt im Gesicht, besonders an Nase, Schläfen und Wangen. Evtl. kommt es zu Juckreiz an den betroffenen Stellen.

Therapie:
- Dapson
- lokale Infiltration mit Kortikoiden.

Granuloma fissuratum *n*: syn. Akanthoma fissuratum. Am Rand erhabene, in der Mitte eingesunkene oder ulzerierte, einem Basalzellkarzinom* ähnliche Hautveränderung mit Lokalisation in der retroaurikulären Falte bzw. an der Nasenwurzel neben dem Augenwinkel. Ursache ist eine benigne, reaktive, epidermale und dermale Hyperplasie infolge Drucks durch Brillen (Brillenbügelakanthom*). Behandelt wird mittels Druckentlastung.

Granuloma gangraenescens nasi *n*: engl. *lethal midline granuloma*. Wenig schmerzhafte, granulomatöse Destruktionen im Bereich des Mittelgesichts. Sie beginnen mit einer chronisch-rezidivierenden Rhinitis. Ursachen sind eine Granulomatose* mit Polyangiitis und T*-Zell-Lymphom. Therapiert wird mit Immunsuppression, evtl. Cotrimoxazol, sowie Chemo- und Radiotherapie. Bei T-Zell-Lymphom ist die Prognose ungünstig. Differenzialdiagnosen sind Blastomykose* und Histoplasmose*.

Granuloma gluteale infantum *n*: Granulomatöse Hauterkrankung mit ungeklärter Ätiologie* bei Säuglingen im Windelbereich, häufig als Komplikation einer unbehandelten chronischen Candida-Windeldermatitis* oder nach topischer Therapie mit Glukokortikoiden* auftretend. Die Prognose ist günstig mit Spontanheilung nach wenigen Monaten. Die Diagnose wird klinisch-anamnestisch gestellt, ggf. ist eine antimykotische Lokaltherapie erforderlich.

Therapie:
- antimykotische Therapie der Windeldermatitis
- Hygienemaßnahmen: Reinigung mit Olivenöl, häufiges Windelwechseln

- Vermeidung von Okklusion, Trockenbehandlung mit Lotio alba oder Zinksalbe
- ggf. Absetzen topischer Glukokortikoide*.

Granuloma inguinale n: engl. *fourth venereal disease*; syn. Donovanosis. Durch Infektion mit Klebsiella* granulomatis hervorgerufene, chronisch verlaufende Geschlechtskrankheit mit geringer Kontagiosität*. Nach einer Inkubationszeit von 7–90 Tagen kommt es zunächst zur Ausbildung eines schmerzlosen Knötchens an der Eintrittspforte, im weiteren Verlauf entwickeln sich Granulationen im Anogenitalbereich. Behandelt wird mit Antibiotika*.

Klinik:
- Initial Auftreten eines derben, schmerzlosen Knötchens an der Eintrittspforte
- im Verlauf weitere Ausbildung von einzelnen oder multiplen, meist schmerzlosen Granulationen im Anogenitalbereich meist ohne ausgeprägte Lymphknotenschwellung
- destruktives Wachstum mit Verstümmelungen und Verlegung der Lymphgefäße bei chronischem Verlauf (Elephantiasis* genitoanorectalis, kann durch frühzeitige Therapie verhindert werden).

Diagnostik:
- Nachweis intrazytoplasmatischer, bipolar gefärbter Stäbchen im Quetschpräparat (Giemsa-Färbung)
- Zellkultur und PCR nur in Spezailabors verfügbar.

Therapie:
- Cotrimoxazol
- Tetracyclin
- Doxycyclin*
- Erythromycin*
- Azithromycin*
- Makrolide.

Granuloma pediculatum → Granuloma pyogenicum

Granuloma pyogenicum n: engl. *pyogenic granuloma*; syn. Granuloma pediculatum. Kapillärer, leicht blutender und rasch wachsender gutartiger Gefäßtumor (Angiom*), der gestielt oder pilzförmig auf der Oberhaut sitzt, bevorzugt an den Akren*. Die Ätiologie ist ungeklärt, diskutiert werden kleine Verletzungen, Virusinfektionen, aber auch hormonelle Einflüsse, z. B. während der Schwangerschaft. Therapiert wird v. a. chirurgisch mittels Exzision*. Siehe Abb.

Lokalisation:
- Finger
- Lippen
- Mundschleimhaut
- Gesichtshaut.

Therapie:
- Exzision
- Shave-Exzision mit Elektrokauterisation oder Lasertherapie, Kryotherapie*
- ablative Lasertherapie.

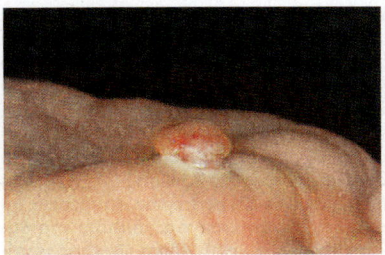

Granuloma pyogenicum: Gestieltes Granulom an der Hand. [3]

Prognose:
- Rezidive möglich, v. a. wenn verändertes Gewebe nicht vollständig entfernt wurde
- selten Bildung von vielen, kleinen Granulomen im Umkreis des Ursprungsgranuloms.

Granuloma teleangiectaticum → Granuloma pyogenicum

granulomatöse Mastitis → Mastitis non puerperalis

Granulomatöse Prostatitis f: Seltene Form einer chronischen Prostatitis*, die Aufgrund von Laborbefunden (erhöhtes PSA), digital-rektaler Untersuchung* (verhärtete Areale) und transrektalem Ultraschall* (echoarme Läsionen) häufig als ein Prostatakarzinom* fehlinterpretiert wird. Eine Differenzierung ist nur durch Biopsie* möglich. Therapiert wird bei Erregernachweis antibiotisch, sonst symptomatisch.

Granulomatose, chronische f: engl. *chronic granulomatous disease* (Abk. CGD); syn. septische Granulomatose. Angeborener funktioneller Defekt der neutrophilen Granulozyten und des Monozyten-Makrophagen-Systems mit gestörter Aktivität des NADPH-Oxidase-Multienzymkomplexes und fehlender Bildung reaktiver Sauerstoffmetabolite, insbesondere Superoxidanionen und Wasserstoffperoxid. Es kommt zu schweren invasiven Infektionen. Granulozytenfunktionstests und molekulargenetische Untersuchungen führen zur Diagnose. Antiinfektive Dauerprophylaxe und hämatogene Stammzelltransplantation sind Therapiemaßnahmen.

Granulomatose mit Polyangiitis f: engl. *Wegener's granulomatosis*; syn. Wegener-Granulomatose. ANCA-assoziierte systemische Vaskulitis* (Kleingefäßvaskulitis). Das klinische Bild beschränkt sich zunächst auf den Nasopharynx, kann aber auch auf Lunge und Niere übergreifen und sogar lebensbedrohlich verlaufen. Behandelt wird medikamentös.

Erkrankung: Vorkommen: v. a. Männer zwischen dem 30. und 50. Lebensjahr. **Pathogenese:** Autoimmunkrankheit* mit Autoantikörpern (zytoplasmatische ANCA).

Klinik:
- **Initialstadium** mit Symptomen im Nasen-Rachen-Raum (sog. lokalisierte Wegener-Granulomatose mit Rhinitis*, granulomatös-ulzerösen Prozessen, Pansinusitis*, Otitis* media, Laryngotracheitis) und Nasendeformation (Sattelnase*, Septumdeviation)
- Übergang in **Generalisationsstadium**, insbesondere mit Beteiligung von Lunge und Niere, z. B. nekrotisierende Glomerulonephritis*, renale Vaskulitis, pulmonale Kapillaritis mit alveolärer Hämorrhagie
- **vital bedrohlicher Verlauf:** Nierenversagen*, Lungenblutung, Lungenversagen, pulmorenales Syndrom*.

Therapie:
- Glukokortikoid, Cyclophosphamid, Azathioprin*, Methotrexat*, Leflunomid* bei ausreichender Nierenfunktion
- B-Zell-Depletion* mit Anti-CD20-Antikörper Rituximab*, bei aggressivem Verlauf ggf. in Kombination mit Cyclophosphamid, bei Nierenversagen Plasmapherese*
- Trimethoprim-Sulfonamid bei milder Manifestation im HNO-Bereich.

Prognose:
- ca. 2/3 der Fälle mit kompletter Remission unter adäquater Therapie
- häufig Rückfälle
- hohe Frühmortalität, häufig durch Infektkomplikationen unter intensiver immunsuppressiver Therapie.

Granulomatosis infantiseptica → Listeriose

Granulomatous Slack Skin → Mycosis fungoides

Granuloma venereum → Granuloma inguinale

Granulom, eosinophiles n: engl. *eosinophilic granuloma*; syn. eosinophiles Knochengranulom. Solitäre, tumorartige, osteolytische Läsion bei Langerhans*-Zell-Histiozytose. Eosinophile Granulome kommen bevorzugt in Schädelknochen, insbesondere im Felsenbein, vor. Der Nachweis erfolgt per CT und Biopsie mit immunhistochemischer Untersuchung.

Granulopoese → Granulozytopoese

Granulopoetin n: engl. *granulopoietin*. Koloniestimulierender Faktor (CSF), der in Zellkulturen die Bildung von Granulozytenkolonien fördert.

Granulosaluteinzellen f pl: engl. *granulosa lutein cells*. Nach der Ovulation im Ovar verbleibende Granulosazellen*. Sie bilden durch Einlagerung von Lipiden (Luteinisierung) das Corpus* luteum.

Granulosa-Thekazelltumor → Thekazelltumor

Granulosazellen f pl: engl. *granulosa cells*. Zellen des Follikelepithels im Ovarialfollikel. Granulosazellen bilden die unterste Schicht der

Granulosazelltumor

Follikelwand und sezernieren die Flüssigkeit, welche die Follikelhöhle füllt. Nach der Ovulation bilden sie die Corona radiata um die gesprungene Eizelle. Im Ovar verbleibende Granulosazellen luteinisieren zu Granulosaluteinzellen*. Vgl. Follikelreifung* (Abb. dort).

Granulosazelltumor m: engl. granulosa cell tumor. Seltener, häufig östrogenbildender Keimstrangstromatumor. Symptome sind bei der Frau Metrorrhagie*, Menorrhagie* oder Amenorrhö*, beim Mann schmerzlose Schwellung des Hodens und evtl. Gynäkomastie*. Behandelt wird mittels stadiengerechter Operation, postoperativ evtl. mit Strahlentherapie* und Chemotherapie*. Die 10-Jahres-Überlebensrate beträgt 70–95 %. Spätrezidive sind möglich.

Granulosis rubra nasi f: syn. Jadassohn-Krankheit. Bei Kindern auftretende, lokal begrenzte rötliche Verfärbung der Nasenspitze mit Papeln, Vesikeln und Hyperhidrose*. Eine Therapie ist in der Regel nicht notwendig. Die Prognose ist gut. In der Pubertät kommt es zur Spontanregression.

Granulozyten m pl: engl. granulocytes. Zu den Leukozyten* gehörende, polymorphkernige Zellen, die ca. 50–80 % der Blutleukozyten ausmachen. Entsprechend der Anfärbbarkeit ihrer Granula* werden neutrophile, eosinophile und basophile Granulozyten unterschieden. Granulozyten erfüllen zahlreiche Aufgaben im Immunsystem, insbesondere bei der Abwehr von Mikroorganismen* und anderen Krankheitserregern sowie bei der Wundheilung*.

Hintergrund: Granulozyten besitzen die Fähigkeit zur Adhäsion* an vaskuläres Endothel* (Sie bilden dort den sog. marginalen Granulozytenpool im Randstrom des Blutes) und zur, v. a. durch Chemotaxis* vermittelten, Diapedese* und Migration* in das Gewebe. Zudem bilden sie Sauerstoffradikale, mit deren Hilfe sie phagozytierte Mikroorganismen abtöten können. Über sog. Multi Ligand Receptors (z. B. Scavenger*-Rezeptoren und (Toll Like Receptors) sowie nach Opsonierung (Opsonine*) über Fc*-Rezeptoren und Komplement-Rezeptoren (Komplement*) binden Granulozyten an Mikroorganismen oder deren Produkte, wodurch die Phagozytose erleichtert wird. Die **Lebensdauer** beträgt 2–3 Tage und die Halbwertzeit der im Blut zirkulierenden Granulozyten liegt bei 6–8 h. Die **Größe** der Granulozyten variiert je nach Subtyp zwischen 10 μm und 16 μm.

Einteilung: Granulozyten entstehen im Knochenmark aus myeloischen Vorläuferzellen und differenzieren sich dann in 3 verschiedene Subtypen aus. Entsprechend der Anfärbbarkeit ihrer spezifischen Granula mit panoptischen Färbemethoden (siehe Leukozyten* (Abb. dort)) lassen sie sich einteilen in:

- **neutrophile** Granulozyten (über 90 %): 1. unter Pappenheim-Färbung hellviolett 2. besitzen **azurophile** Granula (lysosomale Enzyme, Elastase*, Myeloperoxidase, Defensine*, Lysozym*) und spezifische Granula (Lysozym, Kollagenasen*, Laktoferrin, Cathelicidin) 3. phagozytieren (opsonisierte) Mikroorganismen, virusinfizierte Zellen, Tumorzellen u. a. körperfremde Antigenen; töten bzw. inaktivieren v. a. mithilfe von Superoxidanionen und ihren Reaktionsprodukten 4. spielen eine entscheidende Rolle bei der akuten nichtinfektiösen und bakteriellen Entzündung 5. nehmen eine zentrale Stellung bei der Abwehr von Mikroorganismen und Wundheilung ein und sind wichtige Effektorzellen bei Typ-3-Antwort des Immunsystems 6. sind Bestandteil von Eiter
- **eosinophile** Granulozyten (veraltet Azidophile, 2–4 %): 1. unter Pappenheim-Färbung rot bis rotbraun 2. Granula enthalten Major Basic Protein, Peroxidasen*, kationische Proteine und Neurotoxine 3. Beteiligung bei der Abwehr von Infektionen mit Würmern u. a. Parasiten (Typ-2-Antwort des Immunsystems) sowie an IgE-vermittelten Überempfindlichkeitsreaktionen vom Soforttyp (Typ I der Allergie*) und zellvermittelten Überempfindlichkeitsreaktionen vom verzögerten Typ (Typ IV der Allergie)
- **basophile** Granulozyten (bis 1 %): 1. unter Pappenheim-Färbung dunkelviolett bis blau 2. Granula enthalten Heparin*, Histamin*, Chondroitinsulfat*, ECF-A 3. Beteiligung an IgE-vermittelten Überempfindlichkeitsreaktionen vom Soforttyp (Typ I der Allergie) durch Freisetzung biologisch wirksamer Mediatoren* aus den wasserlöslichen basophilen Granula bei Degranulation 4. vermehrtes Vorkommen (Basophilie*) u. a. bei CML, Polycythaemia* vera.

Klinische Bedeutung:
- vermehrtes Auftreten stabkerniger und jugendlicher Granulozyten im Blutbild bei Infektionskrankheiten (reaktive Linksverschiebung*)
- exzessive Produktion von Granulozyten bei chronisch-myeloischer Leukämie* (pathologische Linksverschiebung im Blutbild).

Granulozytenkonzentrat → Leukozytenkonzentrat

Granulozyten, segmentkernige m pl: engl. segmented granulocytes; syn. Segmentkernige. Kurzbezeichnung für reife Granulozyten* (Ø 10–15 μm) mit reifem Zytoplasma* und einem segmentierten Kern, dessen 2–5 Kernsegmente durch Kernfäden miteinander verbunden sind. Segmentkernige neutrophile Granulozyten sind die häufigsten Leukozyten* im Blut.

Granulozytopenie f: engl. granulocytopenia. Verminderung der Granulozyten* im Blut, meist Neutropenie* bei Leukopenie*.

Granulozytopoese f: engl. granulocytopoiesis; syn. Granulopoese. Bildung und Entwicklung der Granulozyten* im Rahmen der Hämatopoese*. Pro Tag werden mehr als 100 Milliarden reife Granulozyten aus dem Knochenmark in das Blut freigesetzt.

Granulozytose, basophile f: engl. basophilia. Vermehrung der basophilen Granulozyten* im Blut*. Häufig tritt die Basophilie zeitgleich mit einer Eosinophilie* auf: bei CML, Allergie* und Parasitose*. Weitere Erkrankungen, die eine Basophilie verursachen, sind die Basophilenleukämie*, myeloproliferative Syndrome (Polyzythämia* vera, idiopathische Myelofibrose) und Hyperlipidämien* (Myxödem*, Nephrotisches Syndrom*, Schwangerschaft*).

Granulum n: Körnchen.

Graphästhesie f: engl. graphesthesia. Fähigkeit einer untersuchten Person, ohne Hinsehen Buchstaben oder Zahlen zu erkennen, die durch Bestreichen der Haut auf diese „geschrieben" wurden.

Vorgehen: Mit einem Holzspatel werden ca. 10 cm hohe Buchstaben oder Zahlen vom Untersucher zügig auf die Haut der untersuchten Person geschrieben (meist am Rumpf, Thorax* oder Oberschenkel*). Der Untersuchte sieht nicht hin und soll Buchstaben oder Zahlen erkennen und nennen.

Graser-Divertikel n: engl. Graser diverticulum. Multiple Ausstülpungen der Darmmukosa durch Gefäßlücken der Lamina muscularis mucosae, meist lokalisiert in Dickdarm und Rektum, v. a. im Sigmoid.

Grasping: Pathologische Ausprägung des palmaren Greifreflexes. Die Betroffenen ergreifen unaufgefordert Objekte in ihrer Umgebung und können dieses Verhalten schwer oder nicht unterdrücken.

graue Hirnsubstanz → Graue Substanz
grauer Star → Katarakt
Graue Substanz f: engl. grey matter; syn. Substantia grisea. Gewebe in Gehirn* und Rückenmark*, das größtenteils aus Nervenzellkörpern besteht. Von der weißen* Substanz umgeben bildet sie im Rückenmark* die Form eines Schmetterlings. Im Gehirn umhüllt sie als Kortex* die weiße Substanz und liegt als Nucleus oder Substantia grisea centralis in der Tiefe.

Grau, periaquäduktales n: syn. Substantia griseaea centralis. Den Aqueductus* mesencephali umgebende graue* Substanz, welche Kerngebiete enthält und Verbindungen mit dem limbischen System* aufweist. Im periaquäduktalen Grau werden Angst- und Fluchtreflexe vermittelt. Es spielt außerdem eine bedeutende Rolle

bei der endogenen* Schmerzhemmung und ist ein wichtiger Wirkort für Opiate*.
Graves' Disease → Basedow-Krankheit
Gravida f: Lateinische Bezeichnung für die Schwangere, wird häufig im Zusammenhang mit der Zahl der Schwangerschaften* verwendet: eine 2. Gravida ist also eine Frau, die bereits 2 Schwangerschaften hatte (es zählen Geburten, Fehlgeburten oder Extrauteringraviditäten) oder sich aktuell in der 2. Schwangerschaft befindet.
Gravidität → Schwangerschaft
Graviditas → Schwangerschaft
Graviditas extrauterina → Extrauteringravidität
Graviditas imaginata → Scheinschwangerschaft
Graviditas interstitialis → Tubargravidität
Graviditas nervosa → Scheinschwangerschaft
Gravitationsverfahren → Dampfsterilisation
Gray n: SI-Einheit der Energiedosis* bzw. der Kerma. Einheitenzeichen Gy: 1 Gy = 1 J/kg = 1 m²/s².
Gray-Syndrom → Grey-Syndrom
Grazilisplastik → Sphinkterplastik, anale
Grazilissyndrom n: engl. *Pierson syndrome*; syn. Ostitis necroticans pubis. Insertionstendopathie* mit Überdehnung der Sehne des Musculus* gracilis, welche häufig durch eine Sportverletzung verursacht wird. Symptom ist ein lokaler Druckschmerz. Die Therapie des Grazilissyndroms besteht aus Physiotherapie, Belastungsreduktion, nichtsteroidalen Antiphlogistika sowie aus extrakorporaler Stoßwellentherapie.
GRD: Abk. für → Gesamtdosis
Greifreflex, palmarer m: engl. *grasp reflex*; syn. Palmarreflex. Fingerbeugung bzw. bei stärkerer Ausprägung Faustschluss bei Berührung der Handinnenfläche. Bei deutlicher Ausprägung ist der Greifreflex unter Zug verstärkt, evtl. mit sog. Nachgreifen oder der sog. Magnetreaktion kombiniert (Hand folgt auch ohne Greifbewegungen dem reizauslösenden Gegenstand). Der palmare Greifreflex ist im ersten Lebenshalbjahr physiologisch. Siehe Abb.

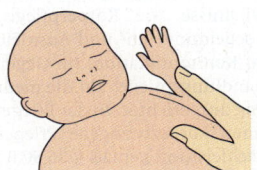

Greifreflex, palmarer: Faustschluss bei Berührung der Handinnenfläche.

Greifreflex, plantarer m: engl. *plantar reflex*; syn. Fußgreifreflex. Frühkindlicher Reflex (et-

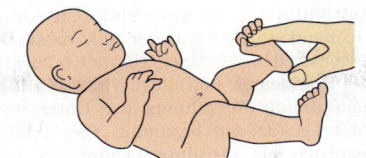

Greifreflex, plantarer: Plantarflexion der Zehen bei Bestreichen der Fußsohle.

wa bis zum 11. Lebensmonat): bei Bestreichen der Fußsohle kommt es zur tonischen Plantarflexion aller Zehen. Siehe Abb.
Grenzdivertikel → Zenker-Divertikel
Grenzstrang → Truncus sympathicus
Grenzstrangblockade f: engl. *sympathetic block*. Form der Sympathikusblockade* mit Blockierung des Truncus* sympathicus durch Lokalanästhetika*.
Formen:
– zervikal (siehe Stellatumblockade*)
– thorakal
– lumbal (L1–3).
Grenzstrangresektion → Sympathektomie
Grenzwert m: engl. *threshold limit value*. Höchstwert, durch eine Norm oder eine Rechtsvorschrift festgelegt, betreffend Emission und Immission von Schadstoffen, Lärm und Strahlung, bzw. für die Konzentration einer Substanz. Dieser Höchstwert ist nach gegenwärtigen wissenschaftlichen Erkenntnissen nicht schädlich für Mensch oder Umwelt (Tiere, Pflanzen, Luft, Boden, Wasser, Sachgüter).
Grenzwerthypertonie f: engl. *borderline hypertension*; syn. Borderline-Hypertonie. Frühere Bezeichnung für eine geringgradig erhöhten Blutdruck* von systolisch 140–159 mmHg und diastolisch 90–94 mmHg. Der Begriff Grenzwerthypertonie sollte wegen des Fehlens allgemein akzeptierter Grenzwerte zur Definition einer arteriellen Hypertonie* nicht mehr verwendet werden.
Grenzzonenamputation f: engl. *marginal area amputation*. Abtragung von nekrotischem Material bis zur Demarkationszone, d. h. der scharfen Abgrenzung des kranken vom gesunden Gewebe. Die Methode wird häufig bei Nekrose* infolge einer pAVK angewendet.
Grenzzoneninfarkt → Schlaganfall
Grey-Syndrom n: engl. *Grey syndrome*; syn. Gray-Syndrom. Lebensbedrohliches Krankheitsbild mit grauer Verfärbung, aufgetriebenem Leib und potenziellem Herz-Kreislauf-Versagen bei Neu- und Frühgeborenen infolge einer Chloramphenicol*kumulation. Grund ist die mangelhafte Konjugation des Chloramphenicols mit Glucuronsäure* durch unreife Enzymsysteme. Chloramphenicol darf deshalb bei Neugeborenen nicht oder nur unter strikter Kontrolle des Arzneimittelspiegels eingesetzt werden.
Grey-Turner-Zeichen n: engl. *Grey Turner's sign*. Zyanotische Verfärbung im Flankenbereich als selten auftretendes Symptom einer hämorrhagischen nekrotisierenden Pankreatitis*.
GRF: Abk. für engl. *gonadotropin releasing factor* → Gonadotropin-Releasing-Hormon
GRH: Abk. für engl. *gonadotropin releasing hormone* → Gonadotropin-Releasing-Hormon
Griesinger-Zeichen n: engl. *Griesinger sign*. Ödem mit erweiterten Venen hinter dem Processus mastoideus bei Thrombose des Sinus transversus.
Griess-Probe f: engl. *Griess test*; syn. Griess-Ilosvay-Probe. Probe zum Nachweis von Nitriten* im Harn* mittels Azoreaktion, die heute in modifizierter Form im Rahmen des Urinschnelltests* durchgeführt wird. Nitrit eignet sich als Marker einer bakteriellen Besiedlung, weil es von den wichtigsten Erregern der Harnwegsinfektion* aus mit der Nahrung zugeführten Nitraten gebildet wird.
Grieß → Gallenstein
Grieß → Harngrieß
Grifftechnik f: Bezeichnung für die Technik des Haltens und Anreichens von Operationsbesteck für physio- oder chirotherapeutische Handhaltung und Grifffolge sowie für die Handstellung zweier Pflegepersonen zum Tragen eines Patienten.
Grimmdarm → Kolon
Grind m: engl. *scab*. Schuppender, nässender und teils verkrusteter Hautausschlag*, der besonders an der behaarten Kopfhaut lokalisiert ist und beispielsweise bei dem Impetigo* contagiosa oder beim seborrhoischem Ekzem* auftritt. Selten wird Grind auch als Synonym für Wundschorf verwendet.
Grinker-Myelinopathie → Kohlenmonoxidintoxikation
Grippe → Influenza
Grippeenanthem n: engl. *influenza enanthema*. Wenige Tage andauernde, fakultative und selbstlimitierende Veränderungen der Mundschleimhaut, die in der Anfangsphase einer Influenza*-Infektion auftreten können. Das Enanthem* ist oft das erste Krankheitssymptom. Die Diagnosestellung erfolgt klinisch, eine spezifische Therapie ist nicht erforderlich.
Grippeexanthem n: engl. *influenza exanthema*. Skarlatiniformes oder morbilliformes Exanthem*, das in den ersten Krankheitstagen einer Influenza* für wenige Tage auftreten kann. Bei Kindern ist es häufiger als bei Erwachsenen zu beobachten.
Grippeotitis f: engl. *influenza otitis*; syn. Blutblasenotitis. Seltene Entzündung* des äußeren Gehörgangs und Mittelohrs* durch eine kombi-

nierte virale und bakterielle Infektion. Es bilden sich Blutblasen auf dem Trommelfell* und im Gehörgang. Die Betroffenen beklagen Ohrenschmerzen und Hörminderung. Behandelt wird analgetisch und antibiotisch, ggf. auch durch Punktion der Blutblasen.

Pathogenese: Toxische Schädigung der Kapillaren durch kombinierte Infektion mit
- viralen Erregern (Influenza*-Virus, Adenovirus) und
- bakteriellen Erregern (meist Haemophilus* influenzae, aber auch Streptokokken, Moraxella catarrhalis oder Mykoplasma pneumoniae).

Klinik:
- starke Schmerzen
- Hörminderung
- ggf. blutig-seröse Otorrhö*.

Therapie:
- Analgetika* (lokal und systemisch)
- abschwellende Nasentropfen
- Antibiotikum (z. B. Amoxicillin + Clavulansäure oder Cefuroximaxetil, bei Penicillinallergie Azithromycin*)
- Punktion/Inzision von großen, stark schmerzenden Blasen
- bei Komplikationen: Glukokortikoide* intravenös (Schema wie beim Hörsturz*).

Grippe-Virus → Influenza-Virus

Grisel-Syndrom n: engl. *Grisel's syndrome*; syn. Torticollis atlantoepistrophealis. Besonders bei Kindern und Jugendlichen in Zusammenhang mit einem Racheninfekt, z. B. einer Tonsillitis*, oder nach Adenotomie* vorkommende schmerzhafte Schiefhaltung des Kopfes. Die Therapie besteht in der Ruhigstellung der Halswirbelsäule, bei verbleibender Instabilität mit radikulärer Symptomatik evtl. versteifender Operation.

griseus: Grau, z. B. Substantia* grisea.

Größenwahn m: engl. *megalomania*; syn. Megalomanie. Form des Wahns* mit pathologischer Ich-Überschätzung, der auch als geschlossenes Wahnsystem* auftreten kann (Megalomanie). Er äußert sich in der Selbstzuschreibung von Eigenschaften, Talenten und Fähigkeiten besonderer Art, über welche die Person in Wirklichkeit nicht verfügt.

Vorkommen:
- Manie*
- Schizophrenie*
- wahnhafte Störung
- organisch bedingte Psychosen.

Groping: Automatisches Tasten und Nachgreifen als pathologischer palmarer Greifreflex*, besonders bei frontalen Läsionen und diffuser Schädigung des Gehirns.

Grosser-Organ → Glomusorgan [Haut]
Große Bibernelle → Bibernelle, große
Großer Baldrian → Baldrian

Großes Blutbild n: Aus einer Blutprobe ermittelte hämatologische Parameter zu korpuskulären Bestandteilen des Bluts. Zusätzlich zu den Werten des kleinen Blutbilds* wird ein Differenzialblutbild* (Auszählung der Untergruppen der Leukozyten) bestimmt. Dies erfolgt automatisiert als Basisuntersuchung bei auffälligem kleinen Blutbild und Entzündungen.

Referenzbereich: Siehe kleines Blutbild*, Differenzialblutbild*.

großfollikuläres Lymphoblastom → Lymphom, follikuläres

Großgefäßvaskulitis f: engl. *large vessel vasculitis*. Systemische Vaskulitis* der großen Gefäße. Die Großgefäßvaskulitis wird nach Patientenalter und Lokalisation der betroffenen Gefäße eingeteilt in die Riesenzellarteriitis*, die meist im höheren Lebensalter vorkommt, und die Takayasu*-Arteriitis, die sich meist im jüngeren Alter manifestiert.

Betroffene Gefäße: Aorta* und deren abzweigende Arterienstämme, bei der Riesenzellarteriitis vor allem die extrakraniellen Äste der A. carotis. Symptome, Komplikationen und Therapie jeweils unter Takayasu*-Arteriitis und Riesenzellarteriitis*.

Diagnostik: Apparativ durch Darstellung der Vaskulitis der großen Blutgefäße mit Ultraschalldiagnostik (farbcodierte* Duplexsonografie mit Halo-Phänomen); siehe Riesenzellarteriitis*, Abb. dort, CT*-Angiografie, MR-Angiografie, DSA, PET, PET-CT.

Großhirn → Telencephalon
Großhirnbrückenbahn → Pyramidenbahn
Großhirnhemisphären → Gehirn
Großhirnrinde f: engl. *cerebral cortex*; syn. Großhirnkortex. Graue* Substanz an der Oberfläche der Großhirnhemisphären. Die Großhirnrinde lässt sich nach der Zytoarchitektonik in 3 Regionen einteilen. Etwa 90 % der Großhirnrinde gehören zum Isokortex*, dieser hat histologisch 5–6 Schichten. Der Allokortex ist 3–5schichtig. Übergangsgebiete werden als Mesokortex bezeichnet.

Großmutterzellen → Repräsentation, neuronale
Großwuchs → Makrosomie
Großzehe → Hallux
Großzelliges B-Zell-Lymphom der unteren Extremität n: engl. *DLBCL leg type*; syn. Großzelliges B-Zell-Lymphom untere Extremität. Primär kutanes B-Zell-Lymphom, welches klinisch rasch fortschreitet, häufig rezidiviert und auch extrakutan disseminiert. Es kann als Untergruppe des diffus-großzelligen B-Zell-Lymphoms betrachtet werden. Nach histologischer Diagnosestellung folgt eine Radiatio oder Chemotherapie. Die 5-Jahres-Überlebensrate beträgt ca. 41 %.

Grotte-Operation f: engl. *Grotte operation*. Operatives Verfahren zur Behebung einer Stuhlinkontinenz* durch Transposition des M. sartorius um den Anus. Die häufiger angewendete muskuläre Sphinkterplastik ist die Gracilisplastik.

growth hormone → Hormon, somatotropes
Grubenkrankheit → Ankylostomiasis
Grubenwurm → Ankylostoma
Gruby-Krankheit → Mikrosporie
Grübchennägel → Tüpfelnägel
Grübelneigung f: engl. *proneness to brooding*. Anfälligkeit für häufiges unproduktives Gedankenkreisen (Grübeln). Oft ist der Hang zum Grübeln lebenslang vorhanden im Sinne eines Persönlichkeitsmerkmals*. Ein Krankheitswert besteht nicht, außer wenn der Betroffene die Grübelneigung nicht mehr unter Kontrolle hat. Es liegt dann ein Grübelzwang (Zwangsgrübeln*) vor als Form einer Zwangsstörung.

Grünalgen → Algen
Grünblindheit → Farbenfehlsichtigkeit
Grüner Knollenblätterpilz → Giftpilze
grüner Star → Glaukom
Grünholzfraktur → Fraktur, inkomplette
Grüntzig-Katheter m: engl. *Gruentzig catheter*. Historisch der erste, für eine perkutane transluminale koronare Angioplastie (PCTA) eingesetzte Katheter. Der Grüntzig-Katheter ist ein flexibler doppellumiger Ballonkatheter* und wurde auch in der intravasalen Druckmessung eingesetzt.

Grummons-Maske → Gesichtsmaske, kieferorthopädische

Grundimmunisierung f: engl. *primary immunisation*. Herbeiführen einer Immunität* des Organismus gegen bestimmte Infektionserreger durch meist mehrere Schutzimpfungen*, durchgeführt entsprechend den Empfehlungen der Ständigen* Impfkommission (siehe Impfkalender*) zum frühestmöglichen Zeitpunkt. Der Grundimmunisierung schließen sich in bestimmten Abständen Auffrischimpfungen* an, um die Immunität zu erhalten. Siehe Impfkalender*, Tab. dort.

Grundpflege f: engl. *basic nursing*. Pflegemaßnahmen zur Befriedigung der menschlichen Grundbedürfnisse wie Körperpflege, Ernährung, Ausscheidung, An- und Auskleiden, Mobilität und Kommunikation. Im Gegensatz dazu ist die Behandlungspflege* auf die medizinische Behandlung ausgerichtet. In der Pflegeversicherung können körperbezogene Pflegemaßnahmen als Sachleistung gemäß § 36 SGB XI abgerufen werden.

Rechtliche Grundlage: § 37 SGB V; die Regelungen im Gesetzestext werden konkretisiert durch die Richtlinien des Bundesausschusses der Ärzte und Krankenkassen (heute Gemeinsamer Bundesausschuss) im Hinblick auf den Leis-

Grundsubstanz → Matrix, extrazelluläre

Grundumsatz *m*: syn. Basalumsatz. Energiebedarf bzw. -verbrauch zur Erhaltung minimal erforderlicher Organfunktionen (Ruhestoffwechsel der Gewebe, Herzarbeit, Atmungstätigkeit, Leistung der Drüsen und glatten Muskulatur, Aufrechterhaltung der Körpertemperatur). Der Grundumsatz erhöht sich beispielsweise bei Schwangerschaft, Fieber, Tumoren, Hyperthyreose*, Hunger, körperlicher Tätigkeit und Verdauung. Bei akuter Gewichtsabnahme vermindert sich hingegen der Grundumsatz.

Gruppenarbeit *f*: engl. *teamwork*. Organisationsform zur Erreichung individueller und gruppenübergreifender Arbeitsziele. Durch Verbindung unterschiedlicher Wissens- und Fertigkeitsbestände sowie über kollektiv getragene motivationale Prozesse sollen synergetische und kompensative Effekte zustande kommen. Zugleich wird die Gruppe zum Einüben von Kommunikation und als projektive Identifikationsmöglichkeit für reale soziale Bezüge genutzt.

Hinweis: Im Gesundheitsbereich wird Gruppenarbeit in (meist multiprofessionellen) Behandlungsteams und Behandlungsgruppen (Gruppenpsychotherapie, Psychodrama) realisiert.

Gruppenpflege *f*: engl. *team nursing*; syn. Zimmerpflege. Betreuung einer kleinen Gruppe von Patienten und selbstständige Durchführung aller Tätigkeiten. Vorteile sind die individuelle Pflege durch eine oder wenige Personen und die Vermeidung der Zergliederung der Pflege in einzelne, häufig wiederholte Maßnahmen wie bei der Funktionspflege*. Gruppenpflege* ist eine abgewandelte Form der Bezugspflege.

Vorgehen: Bei der Gruppenpflege wird eine Station in mehrere Bereiche geteilt, sodass Gruppen von Patienten (z. B. 4–12 Patienten) in wenigen Zimmern entstehen. Während der gesamten Dienstzeit (Schicht) ist eine Pflegefachperson für die Pflegeplanung und alle patientenbezogenen Pflegehandlungen (Pflegegemäß, Dokumentation, Kontakt zu Ärzten und Angehörigen) in diesem Bereich verantwortlich.

Gruppenpsychotherapie *f*: engl. *group psychotherapy*. Setting bzw. Form der Psychotherapie*, bei dem aus ökonomischen Gründen individuell orientierte Therapie in Gruppen angeboten wird (instrumentelle Gruppenpsychotherapie) oder bei dem die soziodynamischen Kräfte in den Mittelpunkt des Geschehens rücken und als therapeutisches Mittel einsetzt werden.

Formen: In Vorgehen und Zielen unterscheiden sich die verschiedenen therapeutischen Orientierungen erheblich:
- **instrumentelle** Formen: nutzen die soziodynamischen Kräfte einer Gruppe wenig, heben allenfalls auf Möglichkeiten des Modelllernens ab, stellen ökonomische Aspekte der gemeinsamen Behandlung in den Mittelpunkt (z. B. verhaltenstherapeutische Trainingsgruppen)
- **nichtinstrumentelle** Formen: nutzen die Gruppe und ihre Beziehungsdynamik, um dem Einzelnen spezifische Erfahrungen zu ermöglichen, deren Art von der jeweiligen psychotherapeutischen Schule abhängt (z. B. Bindungserfahrung)
- **offene** oder **geschlossene** Gruppenpsychotherapie mit bzw. ohne Zulassung neuer Teilnehmer
- **zeitlich definierte** oder **undefinierte** Gruppenpsychotherapie: z. B. therapeutische Gemeinschaften als Form der kontinuierlichen Gruppentherapie
- **Klein-** oder **Großgruppentherapie** (> 12 Personen)
- **professionell** geleitete (z. B. Selbsterfahrungs*- und zumeist Supervisionsgruppen) und **laienzentrierte** Formen wie Selbsthilfegruppen
- Gruppenpsychotherapie wird v. a. in der stationären Psychotherapie eingesetzt.

Wirkung: Die Gruppe stellt einen Ausschnitt aus der Realität dar und ist somit ein geschütztes Übungsfeld, in dem die Mitglieder mit den Reaktionen anderer Menschen auf die eigenen Aussagen und Verhaltensweisen umzugehen lernen. Wichtige Wirkungsmechanismen sind z. B. Feedback*, Ausdruck von Gefühlen (Katharsis*), Lernen in Beziehungen (Übertragung*, Kohäsion) und Imitation*.

Indikation:
- affektive Störungen (insbesondere Depression*)
- Angststörungen
- stressbedingte Störungen
- Persönlichkeitsstörungen*
- Denkstörungen*
- posttraumatische Störungen
- sexueller Missbrauch
- kriminelles Verhalten.

Wirksamkeit: Für verhaltenstherapeutische und kürzere psychodynamische Gruppenpsychotherapien liegen evidenzbasierte Wirksamkeitsnachweise vor mit großen Effekten insbesondere im Bereich der affektiven Störungen.

GRV: Abk. für Gesetzliche Rentenversicherung → Rentenversicherung

Grynfelt-Dreieck → Trigonum lumbale superius

GSH-Reduktase *f*: In Erythrozyten vorkommende Oxidoreduktase zum Schutz vor Oxidation durch H_2O_2. Sie überträgt die Elektronen mittels FAD von NADPH + H$^+$ auf oxidiertes Glutathion* und reduziert dieses. Bei einem Mangel an GSH-Reduktase kommt es zur hämolytischen Anämie*.

GSS: Abk. für granulomatous slack skin → Mycosis fungoides

GST: Abk. für → Glutathion-S-Transferase

GT: Abk. für → Gesprächspsychotherapie

GTN: Abk. für gestationsbedingte trophoblastäre Neoplasien → Trophoblasttumoren

Guaifenesin *n*: Guajakolderivat, das bei bronchopulmonalen Erkrankungen eingesetzt wird als Antiasthmatikum, Expektorans, Spasmolytikum und Sedativum. Die gleichzeitige Einnahme von Antitussiva* ist zu vermeiden, da sonst ein gefährlicher Sekretstau droht. Zu den Nebenwirkungen zählen u. a. Übelkeit, Schwindel, Hautausschlag und Atembeschwerden.

Indikation: Bronchopulmonale Beschwerden, z. B. Bronchitis* und Husten.

Guajak-Test *m*: engl. *guaiac test*; syn. Weber-Deen-Probe. Test zur Suche nach okkultem (nicht sichtbaren) Blut im Stuhl im Rahmen der Darmkrebsvorsorge. Dabei entnimmt der Patient seinem Stuhl mit einem Spatel haselnussgroße Proben und trägt diese auf Testbriefchen auf. Im Labor wird anhand der Guajakprobe der Stuhl auf Hämoglobin* untersucht.

Guanidin *n*: engl. *guanidine*; syn. Iminoharnstoff. Diamid der Iminokohlensäure. Guanidin ist eine starke Base und Baustein von Streptomycin*. Physiologische Derivate des Guanidins sind u. a. Arginin*, Kreatin*, Kreatinin und Biguanide*, medizinisch werden Guanidin-Derivate als Antidiabetika (Biguanid Metformin*), Antiseptika (Biguanid Chlorhexidin*) oder früher auch als Antihypertensiva (Aminoguanidin Guanabenz) eingesetzt.

Guanin *n*: engl. *guanine*; syn. 2-Amino-6-oxopurin; Abk. G. Purinbase* und Teil von Guanosin*, Desoxyguanosin (dG; Nukleosid* aus Guanin und Desoxyribose) und Guanosinphosphaten, somit Baustein der DNA* und RNA* (siehe auch Nukleinsäuren*). Guanin ist Bestandteil niedermolekularer Nukleotidcoenzyme und Ausgangsstoff für die Biosynthese wichtiger Naturstoffe wie Pterine und Vitamine* (z. B. Folsäure und Riboflavin).

Guanosin *n*: engl. *guanosine*; Abk. G. Nukleosid aus Guanin* und Ribose*. Guanosin ist Baustein der RNA. DNA enthält aus Guanin und Desoxyribose gebildetes Desoxyguanosin (dG).

Biochemie: Die mit Phosphorsäure veresterten Guaninnukleoside bilden die Nukleotide **GMP** (Guanosinmonophosphat), **GDP** (Guanosindiphosphat) und **GTP** (Guanosintriphosphat) bzw. dGMP, dGDP und dGTP. cGMP* wirkt als Second* Messenger, GTP ist als energiereiche Verbindung u. a. an der Proteinbiosynthese* und Glukoneogenese* beteiligt.

Guanosindiphosphat *n*: Abk. GDP. Durch Phosphorsäureveresterung aus dem Nukleosid*

Guanosin* gebildetes Nukleotid*, das ein Di-Phosphat beinhaltet.

Guanosinmonophosphat n: engl. *guanosine monophosphate*; Abk. GMP. Ribonukleotid*, das sich von Guanosin* ableitet. GMP enthält eine Phosphatgruppe und wird zur Synthese des Energieträgers Guanosintriphosphat* (GTP) benötigt. GMP und dessen Salze werden als Geschmacksverstärker eingesetzt.

Guanosintriphosphat n: engl. *guanosine triphosphate*; Abk. GTP. Ribonukleotid*, das sich von Guanosin* ableitet. GTP ist neben ATP ein wichtiger Energieträger der Zelle. Guanosintriphosphat enthält eine Triphosphatgruppe.

Guar n: Pflanzliches Polysaccharid* aus Samen der Guarbohne. Guar wird oral als Lipidsenker* eingesetzt bei Hypercholesterinämie*, als Ballaststoff zur Stuhlregulierung bei Durchfall und Verstopfung und bei Diabetes* mellitus, da es die postprandiale Hyperglykämie* und Glukosurie* reduziert. Als Guargummi ist es in Feuchtigkeitsgel zur Wundversorgung enthalten.

Guaraná-Strauch m: syn. Paullinia cupana. Im Amazonasgebiet heimischer Kletterstrauch aus der Familie der Seifenbaumgewächse (Sapindaceae). Die Samen des Guaraná-Strauches wirken stimulierend auf pressorische Kreislaufzentren, leicht positiv inotrop* und chronotrop*.

Gubernaculum testis Hunteri n: engl. *gubernaculum testis*. Leitband des Hodens* beim Descensus* testis.

Gudden-Wanner-Zeichen n: engl. *Gudden-Wanner sign*. Verkürzte Dauer des Stimmgabeltons über knöchernen Schädelnarben durch verminderte Knochenleitung*.

Guedel-Schema → Narkosestadien
Guedel-Tubus → Pharyngealtubus
Guérin-Fraktur → LeFort-Klassifikation

Gürtelgefühl n: engl. *girdle sensation*; syn. Zönästhesie. Gefühl, als ob ein fester Gürtel den Körper umgibt, vorkommend bei intraspinaler Raumforderung und entzündlichen Erkrankungen des Rückenmarks*. Als gürtelförmige Schmerzen kann es auch bei Tabes* dorsalis, Multipler Sklerose und Spondylitis tuberculosa auftreten.

Gürtelrose → Zoster

Guillain-Barré-Syndrom n: engl. *Guillain-Barré syndrome*. Autoimmunogen ausgelöste und häufig schwere Polyneuritis der spinalen Nervenwurzeln und der damit verbundenen proximalen Nervenabschnitte. Kardinalsymptome sind aufsteigende Lähmungen, es existieren aber viele Varianten. Therapiert wird symptomatisch (Beatmung) und durch Plasmapherese, der Verlauf ist oft langwierig. Todesfälle kommen v. a. bei Ateminsuffizienz vor.

Hintergrund: Vorkommen:
- häufig (1–6 Wo.) nach bakterieller oder viraler Infektion der oberen Atemwege oder des Gastrointestinaltrakts
- selten und z. T. fraglich assoziiert mit vorausgehenden Impfungen, chirurgischen Eingriffen, Schwangerschaft sowie Insekten- und Zeckenstichen
- Vorkommen teilweise regional und je nach Lebensalter der Patienten unterschiedlich häufig.

Formen: Einteilung nach klinischer Manifestationsform:
- **akutes, primär demyelinisierendes GBS** (AIDP = Acute Inflammatory Demyelinating Polyneuropathy) mit sekundärer axonaler Schädigung; der mit Abstand häufigste Typ in Europa
- **primär axonales, rein motorisches GBS** (AMAN = Acute Motor Axonal Neuropathy); keine Sensibilitätsstörungen, Vorkommen oft nach Campylobacter jejuni-Infektionen; bei Kindern in Europa in 10 % der Fälle
- **primär axonales, motorisch-sensibles GBS** (AMSAM = Acute Motor and Sensory Axonal Neuropathy); wie AMAN mit zusätzlichem Befall sensibler Nerven
- **chronisches GBS** mit progredientem Verlauf über mehr als 8 Wochen (CIDP = Chronic Inflammatory Demyelinating Polyneuropathy); oft asymmetrischer Befall, z. T. remittierender und rezidivierender Verlauf; bei Kindern auch akuter und in einem Drittel der Fälle monophasischer Verlauf
- Sonderformen.

Klinik: Entwicklung der Klinik beim AIDP über Tage bis (in der Regel) 4 Wochen, danach Plateau für 1–4 Wochen, langsame Rekonvaleszenz über Monate bis Jahre
- vor allem zu Beginn Glieder- und Rückenschmerzen
- proximal betonte, symmetrische Lähmungserscheinungen der Beine mit Reflexabschwächung oder Areflexie, später und als Komplikation oft auf Becken-, Rumpf- und Atemmuskulatur übergreifend
- milde Sensibilitätsstörungen (Parästhesien), Verlust der Tiefensensibilität
- vegetative Funktionsstörungen von Atem-, Temperatur-, Blutdruck- und Herzfrequenzregulation (häufige Tachy- und Bradykardien), Schwitzen, Blasen- und (seltener) Darmstörungen
- psychische Beschwerden z. B. Albträume.

Therapie: Früher Therapiebeginn ist entscheidend:
- kardiorespiratorisches Monitoring und symptomatische Therapie; bei respiratorischer Insuffizienz Intubation und Beatmung
- Plasmapherese über 3–5 Tage oder Immunglobuline i. v., vor allem bei Kindern und zur Beschleunigung der Rückbildung bei Erwachsenen
- nur bei CIPD Glukokortikoide
- Thromboseprophylaxe
- Physiotherapie zur Prophylaxe von Thrombose und Dekubitus.

Prognose:
- Versterben von rund 10 % der Patienten mit Beatmungspflicht, Todesursachen sind vor allem kardiale Arrhythmien, Atemlähmung und Lungenembolien
- bei Erwachsenen nicht selten Defektheilung (v. a. bei ausgeprägten Lähmungen), gleiches gilt bei axonalen Formen (AMSAM und AMAN)
- Rezidive außer im Kindesalter und bei der CIPD selten.

Gumma n: syn. Syphilom. Derb-elastisches, kaum schmerzhaftes Granulom, das bei der Spätsyphilis (siehe Syphilis*) auftritt.

Gummibandligatur f: engl. *banding*. Behandlungsmethode zur Therapie von Ösophagusvarizen* und Hämorrhoiden*. In beiden Fällen wird der krankhafte Befund in eine Hülse eingezogen oder angesaugt und das auf der Hülse platzierte Gummiband abgelöst und damit abgeschnürt. Die resultierende Unterbrechung der Blutzufuhr führt zur Nekrose und narbigen Abheilung des Befundes.

Gummihaut → Cutis hyperelastica

Gumprecht-Schatten m: engl. *Gumprecht's shadows*; syn. Gumprechtsche Kernschatten. Reste zerstörter kernhaltiger Zellen im Blutausstrich. In geringer Anzahl sind sie in jedem Ausstrich vorhanden, besonders zahlreich sind sie bei CLL, aber auch bei ALL. Bei der CLL muss bei einem hohen Anteil an Gumprechtschen Kernschatten eine Quantifizierung und damit eine Korrektur der wahren Leukozytenzahlen im peripheren Blut erfolgen.

Gunn-Zeichen n: engl. *Gunn sign*. Beidseitige Einengung der Vene an der Kreuzungsstelle mit der Arterie, die durch die arteriosklerotische Veränderung der Arterien des Augenhintergrundes verursacht wird (Fundus arteriosclerosus oder Fundus hypertonicus).

Gurgeln n: engl. *gargle*. Spülen einer Flüssigkeit in Mundhöhle und Rachen zu Reinigungszwecken im Rahmen der allgemeinen Mundpflege* oder zu therapeutischen Zwecken bei Entzündungen im Mund- und Rachenbereich. Verwendet werden z. B. Salz-, Eibisch-, Kamille-, Salbei- oder Thymianlösungen oder ggf. medizinische Gurgelmittel (z. B. adstringierend, antibiotisch).

gustatorisch: engl. *gustatory*. Geschmacklich, den Geschmack (Geschmackssinn) betreffend.

Gustilo-Andersen-Klassifikation *f*: engl. *Gustilo Andersen classification*. Klassifikation offener Frakturen* nach klinischem Befund. Siehe Tab.

Gustilo-Andersen-Klassifikation: Klassifikation offener Frakturen.	
Grad	Befund
1	Hautwunde < 1 cm, nicht verschmutzt, Durchspießung der Haut von innen nach außen mit einem Knochenfragment; minimale Muskelkontusion; einfache Querfraktur oder kurze Schrägfraktur
2	Hautwunde > 1 cm, Zerreißung der Haut von außen nach innen, ausgedehnter Weichteilschaden mit Lappenbildung oder Décollement, mittelgradige Muskelquetschung; einfache Querfraktur oder kurze Schrägfraktur mit kleiner Trümmerzone
3	breitflächige Zerstörung der Haut mit Schädigung von Muskeln, Sehnen, Nerven oder Blutgefäßen; schwere Gewebequetschung
3 A	Stück- oder Schussfraktur mit erhaltener Knochendeckung
3 B	Deperiostierung und freiliegender Knochen, massive Kontamination
3 C	rekonstruktionspflichtige Gefäßverletzung

gustolakrimales Phänomen → Krokodilstränenphänomen
Gustometrie → Elektrogustometrie
Gustometrie → Schmeckprüfung
Gutachten, medizinisches: engl. *medical evidence*. Beurteilung der Einschränkungen eines Kranken durch seine Krankheit mit einer gezielten Fragestellung, die von einem Experten ausgearbeitet und beantwortet wird.
Prinzip:
- Erstellung unterliegt Sozialgesetzgebung; umfasst Anamnese, körperliche Untersuchung und Sichtung der bereits vorhandenen Befunde; ggf. können spezielle Untersuchungen durchgeführt oder Spezialisten anderer Disziplinen zu Rate gezogen werden
- Auftraggeber können je nach Fragestellung Arbeitgeber (Einstellungsfragen, berufliche Tätigkeit), Landesversicherungsanstalten oder private Versicherungen (Unfallversicherung, Haftpflichtversicherung, Berufsunfähigkeitsversicherung), Berufsgenossenschaften (Berentung nach Arbeitsunfall oder Berufskrankheit), Hauptfürsorgestellen (Schwerbehindertengesetz), Gesundheitsamt (Sozialhilfe), Gerichte, Schlichtungsstellen der Ärztekammer, medizinischer Dienst der Krankenkassen (Abk. MDK) oder der Patient selber (z. B. im Rechtsstreit, sog. Parteigutachten) sein.

Gutachten, psychologisches *n*: engl. *psychological expertise*. Gutachten, das angefordert wird, wenn Besonderheiten normalpsychologischen Verhaltens und dessen Auswirkungen zu klären sind (z. B. Glaubhaftigkeit von Zeugenaussagen, Erziehungsfähigkeit von Eltern) oder besondere psychologische Tests eingesetzt werden, z. B. Intelligenztests bei kognitiver Störung, Persönlichkeitsakzentuierung (siehe auch Begutachtung).

Gut Associated Lymphoid Tissue: Abk. GALT. Bezeichnung für das Immunsystem* des Darms.

gute klinische Praxis → Good Clinical Practice
Guthrie-Muskel → Musculus sphincter urethrae externus
Guthrie-Test *m*: engl. *Guthrie test*. Untersuchungsverfahren zum Nachweis einer Konzentrationserhöhung von Phenylalanin im Blut bei Phenylketonurie*. Der Guthrie-Test wurde früher als Screening bei Neugeborenen am 4.–5. Lebenstag durchgeführt. Er ist inzwischen durch das Tandem-Massenspektrometrie-Screening ersetzt, mit welchem weitere Stoffwechselerkrankungen erfasst werden.

Gutmann-Zeichen *n*: engl. *Gutmann's sign*. Auffällige Ausbuchtung des oberen Anteils der 2. Duodenalportion. Das Gutmann-Zeichen tritt häufig kombiniert mit einer Hypotonie des Bulbus duodeni (Megabulbus) auf und ist oft ein Hinweis auf ein Pankreaskarzinom*.

GUV: Abk. für Gesetzliche Unfallversicherung → Unfallversicherung
Guyon-Loge *f*: engl. *Guyon's canal*; syn. Canalis ulnaris. Von Bändern und Knochen begrenzter Kanal an ulnar-palmaren Handgelenk. Durch ihn ziehen die Arteria* ulnaris und der Nervus* ulnaris in die Hohlhand. Bei Kompression des Nervs spricht man vom Guyon*-Logensyndrom.

Guyon-Logensyndrom *n*: engl. *Guyon's canal syndrome*; syn. Ulnartunnelsyndrom. Kompression des N. ulnaris in der Guyon*-Loge, meist durch Überlastung (Radsport) oder Ganglion. Die Diagnose erfolgt durch die klinische bzw. klinisch-neurologische Untersuchung sowie elektrophysiologische Verfahren. Behandelt wird primär konservativ, bei Therapieresistenz operativ zur Dekomprimierung des Nervs. Bei früher Therapie ist die Prognose günstig.
Klinik:
- Kribbelparästhesien im Finger 4 und 5
- im Verlauf Schmerzen und Atrophie/Lähmung der Hypothenarmuskulatur
- Hoffmann-Tinel-Zeichen positiv.

Therapie: Zunächst konservativ:
- Unterlassen komprimierender Belastungen
- Ruhigstellung durch Bandage.

GvHD: Abk. für graft-versus-host disease → Graft-versus-Host-Reaktion
Gy: Abk. für → Gray
Gynäkologie *f*: engl. *gynecology*; syn. Frauenheilkunde. Lehre von den Erkrankungen und der Behandlung des weiblichen Fortpflanzungs- und Sexualtraktes einschließlich Geburtshilfe*.
Gynäkomastie *f*: engl. *gynecomastia*. Hormonabhängige Vergrößerung des männlichen Brustdrüsenparenchyms (Brustdrüsenkörpers). Die Gynäkomastie kommt physiologisch vor in der Neonatalperiode, während der Pubertät*, pathologisch bei Syndromen und Erkrankungen. Klinische Untersuchung, Laborchemie und ggf. Ultraschalldiagnostik führen zur Diagnose. Davon abzugrenzen ist die Lipomastie bei Übergewicht*, die lediglich eine Lipideinlagerung darstellt.

Gynäkotropie *f*: engl. *gynecotropism*; syn. Gynäkotropismus. Gehäuftes Vorkommen bestimmter Krankheiten und (erblicher) Syndrome bei Frauen. Hierzu zählen z. B. Multiple Sklerose, Trisomie 18, Katzenschrei*-Syndrom, Rett*-Syndrom, Lupus* erythematodes und Hashimoto*-Thyroiditis.

Gynandroblastom *n*: engl. *gynandroblastoma*. Sehr seltener Keimstrangtumor* des Ovars* (Ovarialtumor*), der aus Granulosazellen*, Sertoli*-Zellen und Leydig*-Zellen besteht. Gynandroblastome produzieren oft Hormone* wie Östrogene* und Androgene*. Sie werden mit guter Prognose meist im Frühstadium diagnostiziert und chirurgisch reseziert.

Gynatren-Schutzimpfung *f*: engl. *gynatren immunization*. Schutzimpfung mit Impfstoff aus inaktivierten Milchsäurebakterien (Lactobacillus rhamnosus, Lactobacillus vaginalis, Lactobacillus fermentum, Lactobacillus salivarius) zur Verbesserung der Scheidenflora bei rezidivierender unspezifischer bakterieller Kolpitis* und Trichomoniasis*.

Gynatresie *f*: engl. *gynatresia*. Sammelbezeichnung für verschiedene Formen des angeborenen Verschlusses der weiblichen Geschlechtsöffnung. Man unterscheidet den völligen Verschluss vom Verschluss einzelner Mündungen oder Kanäle des Genitales, z. B. des Zervikalkanals (Zervikalatresie), der Scheide (Vaginalatresie) oder des Eileiter.

Györgyi-Formel → Szent-Györgyi-Quotient
Gypsophila *f*: Stauden aus der Familie der Nelkengewächse (Caryophyllaceae). Gypsophila wirkt schleimhautreizend, expektorierend und antimikrobiell. Die zerkleinerte Droge wird in Form von Teeaufgüssen u. a. galenischen Zubereitungen zum Einnehmen medizinisch eingesetzt bei Katarrhen der oberen Atemwege (Kommission E) und volkstümlich bei Husten.

Gyrase *f*: engl. *DNA gyrase*. Zu den Topoisomerasen* (Typ II) gehörendes bakterielles Enzym, das durch vorübergehendes Spalten und Wiederzusammenfügen der DNA-Stränge die DNA-Doppelhelix schnell entspiralisiert (ca. 4500 Umdrehungen pro min). Die Gyrase ist ein wichtiges Enzym bei der DNA-Replikation, -Transkription, -Rekombination und -Reparatur. Sie wird von Chinolonen* gehemmt.
gyratus: Kreisförmig, gewunden.
Gyri cerebri *m pl*: engl. *cerebral gyri*; syn. Hirnwindungen. Windungen an der Oberfläche des Großhirns. Die Gyri entstehen, da sich die Neurone des Kortex* vor der Geburt* nochmals vermehren. Wegen des vergrößerten Platzanspruches faltet sich das Gewebe* ein.
Gyrifizierungsindex *m*: engl. *gyrification index*. Maß für das Verhältnis von innerer zu äußerer Gehirnkontur. Der Gyrifizierungsindex wird verwendet zur Berechnung des Grades der Gyrifizierung. Die Bestimmung geschieht in neuropathologischen Schnitten oder MRT-Bildern. Als physiologisch gilt ein Index zwischen 1,1 und 3,5 je nach Schnitt und Areal. Siehe Abb.
Gyri insulae → Inselrinde
Gyri temporales transversi *m pl*: engl. *transverse temporal gyri*; syn. Heschl-Querwindungen. 2–4 Querwindungen an der Innenseite des Gyrus temporalis superior, welche durch das Operculum* parietale verdeckt sind und das primäre Hörzentrum enthalten. Sie empfangen die Afferenzen tonotop (siehe Tonotopie*) gegliedert aus der Radiatio acustica. Das primäre Hörzentrum dient der Wahrnehmung von Geräuschen.

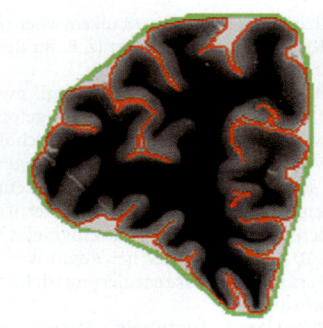

Gyrifizierungsindex: Rot: innere Gehirnkontur; grün: äußere Gehirnkontur.

Gyrus *m*: Kreis, Windung, v. a. Hirnwindung.
Gyrus cinguli *m*: engl. *cingulate gyrus*. Hirnwindung zwischen Sulcus cinguli und Sulcus corporis callosi, die parallel zum Corpus* callosum verläuft. Der Gyrus cinguli ist Teil des limbischen Systems. In ihm verläuft ein Faserbündel (Cingulum*), das Verbindungen mit limbischen Kortexarealen sowie mit weiteren kortikalen und subkortikalen Gebieten herstellt.
Gyrus dentatus *m*: engl. *dentate gyrus*; syn. Fascia dentata. Hirnwindung aus gezähnelter, grauer* Substanz. Der Gyrus dentatus liegt zwischen Hippocampus* und Gyrus parahippocampalis und ist Teil des limbischen Systems.
Gyrus postcentralis *m*: engl. *postcentral gyrus*. Vorderste Hirnwindung des Parietallappens (Lobus parietalis) direkt hinter der Zentralfurche (Sulcus centralis cerebri). Der Gyrus postcentralis ist ein sensibles Rindenfeld* und verarbeitet Berührungsreize der kontralateralen Seite (siehe Körperfühlsphäre).
Anatomie: Anterior des Gyrus postcentralis und der Zentralfurche (Sulcus centralis cerebri) liegt der Gyrus* precentralis. Die posteriore Grenze ist der Sulcus postcentralis, dem sich der Lobulus parietalis superior und Lobulus parietalis inferior anschließen. Der Gyrus postcentralis ist somatotop gegliedert. In der Homunkulus*-Darstellung gehört daher zu jedem seiner Abschnitte ein anderes Körperteil.
Gyrus precentralis *m*: engl. *precentral gyrus*; syn. vordere Zentralwindung. Gehirnwindung am Lobus frontalis. Der Gyrus precentralis liegt vor dem Sulcus centralis cerebri und enthält den primären motorischen Kortex*. Störungen in diesem Bereich verursachen Lähmungen* der Gegenseite und andere motorische Ausfälle. Die Verbindung zwischen Kortex und Skelettmuskulatur wird modellhaft im Homunkulus* dargestellt.

H

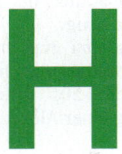

HA: Abk. für → Hämagglutination

Haaranalyse *f*: syn. Haaranalytik. Chemische Untersuchung einer Haarprobe. Mittels Haaranalyse kann die Aufnahme von Alkohol*, Drogen*, Medikamenten und Giftstoffen überprüft werden.

Funktionsweise: Kopfhaare wachsen 0,8 cm bis 1,4 cm pro Monat. Exogene Substanzen und deren Metabolite* werden dabei wurzelnah eingelagert. Eine Sequenzanalyse erlaubt es, die Frequenz und den ungefähren Zeitpunkt des Konsums festzustellen.

Haarausfall *m*: engl. *hair loss*. Diffuser Ausfall von Haaren durch gleichzeitigen Übergang mehrerer Haare von der Wachstums- in die Ruhephase (telogenes Effluvium*). Ein gesunder Mensch verliert täglich durchschnittlich 70–100 Haare. Verstärkter Haarausfall ist eine erhebliche psychische Belastung für Betroffene. Daher sind Patienten zu beraten und Maßnahmen gegen Haarausfall aufzuzeigen.

Haarausreißen → Trichotillomanie

Haarbalgmilbe → Milben

Haare *n pl*: engl. *hair*; syn. Behaarung. Feines, fadenartiges Hautanhangsgebilde aus Keratin. Das Haar besteht aus einer Haarwurzel mit Haarzwiebel sowie einem Haarschaft. Sein Wachstum folgt einem bestimmten Haarzyklus, Haarveränderungen können Hinweise auf Erkrankungen liefern. Funktionell hat das Haar beim Menschen geringe Bedeutung. Siehe Abb.

Aufbau: Jedes einzelne Haar ist ein Filament aus Keratin mit einer Haarwurzel (Radix pili) und einem Haarschaft (Scaphus pili). Das Haarwachstum geht von der Haarzwiebel (Bulbus pili) aus, die aus einer bindegewebigen und einer epithelialen Wurzelscheide aufgebaut ist. Die Glashaut liegt als Basalmembran* zwischen diesen Wurzelscheiden. Die gefäßreiche Haarpapille am unteren Ende der Haarzwiebel dient der Ernährung des Haars. Eingelagerte Melaningranula bestimmen die Haarfarbe. Jedes Haar ist mit einer Talgdrüse* und glatten Muskelfasern (M. arrector pili) verbunden.

Formen:
– vorgeburtliche Lanugohaare*
– etwas dickere Vellushaare* am ganzen Körper
– Terminalhaare*: **1.** Kurz- oder Borstenhaare: Lebensdauer 100–150 Tage, z. B. Wimpern (Cilia), Augenbrauen (Supercilia), Haare am Naseneingang (Vibrissae) und am äußeren Gehörgang (Tragi) **2.** Langhaare: z. B. Kopfhaar (Capilli, Lebensdauer 3–5 Jahre), Barthaar (Barba), Schamhaar (Pubes*), Achselhaar (Hirci).

Haarfollikel *m sg, pl*: engl. *hair follicle*; syn. Haarbalg. Einstülpung der Haut (Epidermis*), in der sich die Haarwurzel befindet. Der Haarfollikel besteht aus einer äußeren und einer inneren Wurzelscheide. Neben Talgdrüsen*, Duftdrüsen* und Nervenfasern beherbergt er auch kleine Muskeln, die das Haar* aufrichten. Dringen Keime ein, droht eine Follikulitis*.

Aufbau:
– äußere epitheliale Haarwurzelscheide: **1.** trichterförmige Einstülpung der Basalzellschicht (Stratum basale) der Haut **2.** schützt die Haarwurzel
– innere epitheliale Haarwurzelscheide: umgibt die Haarwurzel direkt und besteht ihrerseits aus 3 Schichten: **1.** innere Schicht: Kutikula **2.** mittlere Schicht: Huxley-Schicht **3.** äußere Schicht: Henle-Schicht.

Haargranulom *n*: engl. *hair granuloma*. Insbesondere bei Friseuren (Friseurgranulom) vorkommendes, evtl. mit Fistelbildung einhergehendes, interdigitales Fremdkörpergranulom* durch Eindringen von Haaren durch Waschen und Massieren in die mazerierte Haut. Ein Haargranulom ist vor allem im 2. und 3. Interdigitalraum lokalisiert. Behandelt wird durch chirurgische Exzision.

Haarkutikula *f*: engl. *hair cuticle*. Äußerste Schicht der Haare, aufgebaut aus dachziegelartig angeordneten kernlosen Zellen, die die Rindenoberfläche des Haars bedecken.

Haarleukoplakie *f*: engl. *hairy leukoplakia*; syn. orale Leukoplakie. Nicht abwischbare, weiße Mundschleimhautveränderung meist am seitlichen Zungenrand. Als pathogenetisch auslösend gilt eine lokale Infektion mit dem Epstein*-Barr-Virus als Folge eines immunsuppressiven Zustandes (z. B. HIV*-Infektion, Transplantation*). Therapiert wird in der Regel lokal mit Virostatika*. Rezidive sind möglich.

Klinik:
– Es bilden sich unscharf begrenzte, leicht erhabene, weißliche Beläge (siehe Abb.), die

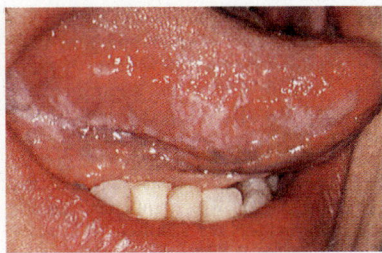

Haarleukoplakie: Weißliche Effloreszenzen an der Unterseite der Zunge. [3]

Haare: Aufbau von Haar und Haarfollikel in der Haut.

sich (im Gegensatz zu den Belägen bei Candidose* der Mundschleimhaut) nicht abstreifen lassen. Die Herde heilen z. T. spontan innerhalb von Monaten ab.
- Die Haarleukoplakie gilt als Hinweis auf Vorliegen einer HIV-Infektion und stellt eines der Kriterien zur Einteilung in die CDC-Stadien dar (siehe HIV*-Erkrankung). Sie tritt in der Regel einige Monate bis Jahre vor dem Vollbild AIDS auf.

Therapie:
- Virostatika (Aciclovir*, Foscavir)
- ggf. Podophyllinn
- unterstützend Vitamin-C-Lutschtabletten.

Haarpflege f: engl. hair care. Bürsten, Kämmen, Waschen und Frisieren der Haare* sowie Beobachtung von Haar und Kopfhaut auf Veränderungen oder Parasitenbefall.

Ziele:
- Erhaltung und Förderung des Wohlbefindens des Patienten
- Durchblutungsförderung der Kopfhaut
- Reinigung der Haare und Vermeidung von Verfilzung und Knotenbildung
- Entfernung von Parasiten (Läusen*) mit Spezialshampoo und Nissenkamm (ärztliche Verordnung).

Gesundes Haar und die gewohnte Frisur tragen wesentlich zur Zufriedenheit bei.

Hinweise:
- Die verwendeten Haarpflegemittel richten sich nach der Beschaffenheit von Haar und Kopfhaut.
- Keinen Schaum in die Augen, kein Wasser in die Ohren fließen lassen.
- Nicht ohne Zustimmung Haare schneiden, auf Wunsch Frisör bestellen; Wünsche, Gewohnheiten und Eigenaktivitäten des Patienten berücksichtigen und unterstützen.
- Durchführung der Behandlung bei Parasitenbefall nach ärztlicher Verordnung.
- Wenn möglich, patienteneigene Kämme und Bürsten verwenden bzw. nach Gebrauch desinfizieren.
- Bei bettlägerigen Patienten keine Haarspangen oder Nadeln benutzen, um Druckstellen zu vermeiden.

Haarpilze → Dermatophyten

Haarwaschwanne f: Wanne aus Kunststoff (fest oder aufblasbar) zur Haarwäsche bei bettlägerigen Patienten. Sie hat eine Kopfmulde und ist mit einem Ablaufschlauch verbunden.

Vorgehen:
- bequeme Lagerung des Patienten: **1.** Kopfteil des Pflegebettes flachstellen **2.** Nackenaussparung mit einem Waschlappen oder Handtuch polstern und die Schultern mit einem Kissen unterlegen **3.** Kniekehlen mit einer Lagerungs-Halbrolle unterstützen und Füße durch einen Bettverkürzer oder ein Lagerungskissen abstützen (erleichtert dem Patienten die Lagerung)
- Auffangeimer für ablaufendes Wasser bereitstellen
- Waschen und Spülen der Haare mit einem Schlauch oder Krug.

Haarwurzelstatus m: engl. hair root status. Ergebnis der lichtmikroskopischen Untersuchung von Haarwurzeln zur differenzialdiagnostischen Abklärung einer Alopezie*.

Normalbefund:
- mindestens 80 % Anagenhaare (Haare in der Wachstumsphase)
- ca. 1 % Katagenhaare (Haare in der Übergangsphase)
- bis zu 20 % Telogenhaare (Haare in der Ruhephase)
- bis zu 2 % dystrophische Haare.

Haarzellen [Innenohr] f pl: engl. hair cells. Mechanosensoren im Innenohr, die mechanische Reize (Schall, Dreh- oder Linearbeschleunigung) in Nervenaktivität umwandeln. Sie sind aufgebaut aus Zellkörpern und haarähnlichen Strukturen (Haarbündel) aus mehreren Stereozilien*, die an den Spitzen miteinander verbunden sind (Tip-Links). Die Reizung durch Auslenkung der Haarbündel führt zur Ausschüttung von Neurotransmittern.

Haarzellen [Tumorpathologie] f pl: Pathologisch veränderte, maligne, weiße Blutzellen. Sie kommen bei der Haarzellleukämie vor und sind für diese seltene Leukämieform namensgebend. Haarzellen zeigen im Ausstrichpräparat haarähnliche Zytoplasmaausziehungen.

Haarzellen-Leukämie f: engl. hairy-cell leukemia (Abk. HCL). Chronisch lymphoproliferativer Subtyp der Non-Hodgkin-Lymphome, charakteristisch sind „haarig" erscheinende B-Lymphozyten im Blutausstrich. Die Symptome ergeben sich aus der zunehmenden Panzytopenie (Müdigkeit, Infektionen, Blutungen). Eine Chemotherapie mit Purinanaloga zeigt gute Ergebnisse. siehe Abb.

Habituation f: Allmähliches Verschwinden einer (Orientierungs-)Reaktion nach wiederholter Konfrontation* mit dem auslösenden Reiz. Der aktive Prozess, ein Individuum an etwas zu gewöhnen, wird als **Habituierung** bezeichnet (klinisches Habituationstraining).

Habituationstraining n: engl. habituation training. Form der Konfrontationstherapie*, die eine graduelle Konfrontation* mit einer realen, Angst auslösenden Situation (in vivo oder Tonbandkonfrontation) beinhaltet, während gleichzeitig das Vermeidungsverhalten unterbunden wird, damit ein allmähliches Verschwinden der Reaktion (Habituation* bei unkonditionierten Reaktionen, Extinktion* bei erlernten Angstverhalten) erfolgen kann.

habituell: engl. habitual. Gewohnheitsmäßig, öfter auftretend.

Habitus m: engl. constitution; syn. Konstitution. Äußere Erscheinung, „Gehabe", also auffällige Merkmale in Körperbau und -haltung, Art und Weise des Auftretens und der Umgangsformen, der Sprache, aber auch von Kleidung und Geschmack des Patienten. Auffälligkeiten des Habitus geben Hinweise auf dessen Milieu, seinen sozialen Status und Krankheitsrisiken.

Hackenfuß → Pes calcaneus

Hackensporn → Fersensporn

HAE: Abk. für → Angioödem, hereditäres

Häm n: heme. Sammelbezeichnung für Eisen-(II)-Protoporphyrin-Komplexe mit Farbstoffcharakter, die als prosthetische Gruppen Bestandteil der Hämoproteine* sind. Sie sind zuständig für Sauerstoffbindung (Hämoglobin*, Myoglobin*), Sauerstofftransport (Hämoglobin), Sauerstoffübertragung (Monooxygenasen und Peroxidasen) sowie Elektronentransport (Cytochrome*). Zu den wichtigsten Vertretern gehören Häm a, Häm b (Eisen(II)-Protoporphyrin IX) und Häm c.

Hämagglutination f: engl. hemagglutination; Abk. HA. Durch Hämagglutinine* verursachte sichtbare Verklumpung von Erythrozyten, deren Stärke mit einem Zahlenwert als Titer (Verdünnungsstufe des getesteten Serums, bei der gerade noch eine HA ablesbar ist) angegeben wird.

Hämagglutination-Hemmtest m: engl. hemagglutination-inhibition test. Auf der Hemmung der Hämagglutination* beruhender serologischer Test zum Nachweis von Antikörpern oder Antigenen, z. B. zum Screening der Röteln-Antikörper-Titer in der Schwangerschaft. Der Test beruht auf der Eigenschaft mancher Viren*, eine Hämagglutination auszulösen. Bei Anwesenheit von Antikörpern wird die Agglutination gehemmt.

Hämagglutinine n pl: Substanzen, die eine Hämagglutination* herbeiführen. Hierzu gehö-

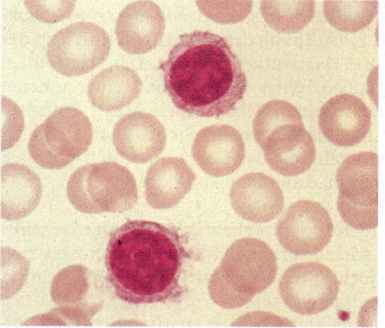

Haarzellen-Leukämie: Blutausstrich (Pappenheim-Färbung). [72]

ren v. a. Isoagglutinine*, Lektine und Oberflächenantigene bestimmter Virusarten, z. B. von Masern-, Mumps-, Röteln-, Influenza- und Arboviren.

Hämangioblastom n: engl. *haemangioblastoma*. Zelldichter, gefäßreicher Tumor aus einer Stromazellkomponente und zahlreichen kleinen Gefäßen. Er kommt sporadisch (v. a. im Erwachsenenalter) im Kleinhirn* vor sowie häufig im Rahmen des von*-Hippel-Lindau-Syndroms (v. a. im Kindesalter) meist im Hirnstamm und spinal*, außerdem in Wirbelkörper und Retina*. Multiples Auftreten ist möglich.

Hämangioendotheliom n: engl. *hemangioendothelioma*. Von Blutgefäßen (v. a. Endothelien) ausgehender Tumor mit teils benignem und teils malignem Verlauf. Betroffen sind v. a. Haut (insbesondere Kopf-Hals-Region), Leber und Lunge.

Hämangiofibrosarkom → Hämangiosarkom

Hämangiom, infantiles n: engl. *infantile hemangioma*; syn. Säuglingshämangiom. Gutartiger Gefäßtumor im Säuglings- und Kleinkindesalter, ersterer wird auch als Säuglingshämangiom bezeichnet. Histologisch handelt es sich dabei am häufigsten um kapilläre Hämangiome* und seltener um kavernöse Hämangiome*.

Hämangiom, kapilläres n: engl. *capillary hemangioma*. Benigner vaskulärer Tumor aus kapillären Blutgefäßen. Kapilläre Hämangiome treten überwiegend im Säuglings- und Kleinkindesalter auf, mit dynamischem Entstehungs- und Rückbildungsverlauf. Die Diagnostik erfolgt zunächst klinisch und anamnestisch, je nach Verlauf und Komplikationen sonografisch. Eine Therapie ist nur bei ungünstiger Lokalisation oder Komplikationen erforderlich.

Vorkommen:
- häufigster benigner Tumor* im Kindesalter, selten auch bei Erwachsenen auftretend
- 1,1–2,6 % aller Neugeborenen betroffen
- Mädchen : Jungen = 3–5 : 1
- bei Frühgeborenen erhöhte Prävalenz.

Pathogenese:
- komplexer regulatorischer Defekt der Angiogenese und Verlust von Angiogenese-Inhibitor-Signalen (TIMP) in der Frühschwangerschaft
- selten familiäre Disposition für somatische Mutation auf 5q31-33 (FGFR-4, PDGF-ß u. a.).

Symptome:
- meist konnatal oder in den ersten Lebenswochen auftretend
- meist isoliert lokalisiert, selten multipel
- intrakutan oder tief subkutan gelegen
- Lokalisation v. a. im Bereich von Hals und Kopf (siehe Abb.)
- gehäuft in Arealen embryonaler Fusionslinien

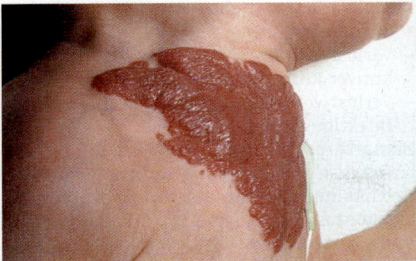

Hämangiom, kapilläres [100]

- Wachstumsverhalten mit stadienhafter Entwicklung: Latenzphase, Proliferationsphase, Plateauphase, Regressionsphase.

Komplikationen:
- selten bei rascher Progredienz Ulzeration, insbesondere bei intertriginöser Lokalisation mit Infektions- oder Blutungsrisiko
- je nach Lokalisation Verdrängungs- oder Kompressionskomplikationen, z. B. Behinderung der Lidöffnung oder der Nahrungsaufnahme.

Diagnostik:
- klinischer Befund und Anamnese in den ersten Lebenswochen
- Abklärung nach Ausdehnung und möglichen Komplikationen je nach Lokalisation und Größe durch Sonografie, ggf. Dopplersonografie
- selten MRT, z. B. im Lumbosakralbereich
- Echokardiografie bei großen Hämangiomen > 3 % Körperoberfläche.

Therapie:
- bei unkomplizierter Lokalisation meist nicht notwendig, da hohe Rate spontaner Tumorregression
- bei lebensbedrohlicher und/oder funktioneller Beeinträchtigung und/oder hohem Leidensdruck mit Schmerzen, Ulzerationen oder psychischer Beeinträchtigung systemisch Propanolol (Empfehlung PUMA), Glukokortikoide, Lasertherapie (Farbstofflaser, Nd:YAG), Kryotherapie und unter Umständen chirurgische Entfernung.

Prognose: Bei 70 % der superfiziellen Hämangiome komplette Rückbildung ohne Residuen; selten Defektheilung.

Hämangiom, kavernöses n: engl. *cavernous hemangioma*; syn. Kavernom. Angeborene oder in den ersten Lebenswochen auftretende, benigne venöse vaskuläre Malformation* mit kavernenartig weitem, blutgefülltem, z. T. thrombosiertem Lumen und sehr dünner Wand. Typisch ist ein bläulicher, wenig erhabener Tumor. Die Diagnostik erfolgt durch Bildgebung. Abwarten unter Beobachtung ist je nach Lokalisation zunächst gerechtfertigt. **Ätiologie:** sporadisch;

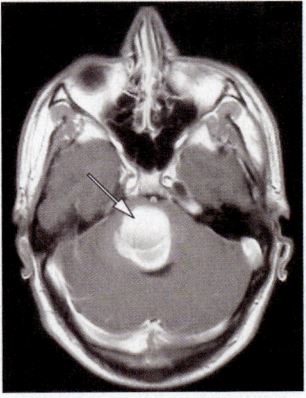

Hämangiom, kavernöses: Großes kavernöses Hämangiom im Pons (Pfeil) mit intrazerebraler Blutung; MRT (T1, mit Kontrastmittel).

hereditäre Form als familiäres kavernöses Hämangiom; meist mit multiplem Auftreten, z. B. bei Mutation im KRIT1-Gen mit Genlocus 7q11.2–q21 bei zerebralem kavernösem Hämangiom Typ 1. **Lokalisation:** v. a. Haut, besonders Kopf-Hals-Region (in ≥ 50 % der Fälle), oder Stammbereich (ca. 27 %); auch Auge, Orbita, Gehirn (siehe Abb.), Rückenmark, Leber, Niere, Milz, Darm, Lunge u. a. betroffen.

Klinik: Symptome:
- je nach Lokalisation, z. B. subkutan, unscharf begrenzter, weicher, bläulich durch die Haut schimmernder, wenig erhabener Tumor
- meist solitär, auch gruppiert auftretend
- bei zerebraler Lokalisation evtl. epileptische Anfälle (ca. 50 %) oder fokal-neurologisches Defizit (< 50 %), oft asymptomatische kleine Einblutung im MRT durch Hämosiderin
- bei spinaler Lokalisation evtl. Lähmung.

Komplikationen:
- Infektion beim kavernösem Hämangiom der Haut
- Blutung, z. B. bei zerebraler Lokalisation als intrazerebrale Blutung*, seltener Subarachnoidalblutung*; das Risiko einer symptomatischen Blutung ist ≤ 3 %; ein erhöhtes Blutungsrisiko, v. a. Nachblutungsrisiko, besteht nach der ersten Blutung, bei Lokalisation im Kleinhirn oder Hirnstamm
- Hämatomyelie* bei spinaler Lokalisation, Hämoptyse* bei pulmonaler Lokalisation und gastrointestinale Blutung* bei rektaler Lokalisation
- cave: okklusiv wachsendes kavernöses Hämangiom des Auges.

Therapie:
- zunächst Abwarten unter Verlaufsbeobachtung bei unkomplizierter Lokalisation ohne

Hämangiom-Thrombopenie-Syndrom

Wachstumstendenz und ohne Komplikationen
- sonst Entfernung durch Kryotherapie (nur im Initialstadium) oder Laserchirurgie*
- ggf. zusätzlich pharmakologisch, z. B. mit Prednisolon, Interferon-α
- bei zerebraler Lokalisation: 1. bei asymptomatischem Zufallsbefund zunächst Verlaufskontrolle mit MRT 2. bei symptomatischem kavernösem Hämangiom unter Abwägung von Schwere der Symptomatik und operativem Risiko, v. a. bei schlechter operativer Zugänglichkeit (z. B. in Hirnstamm, Stammhirn, Rückenmark) mikrochirurgische Exstirpation, wegen der in der Regel geringen Größe meist unter Einsatz der computerassistierten Neuronavigation*, (siehe computerassistierte Chirurgie*), sowie ggf. Epilepsiechirurgie*.

Hämangiom-Thrombopenie-Syndrom → Kasabach-Merritt-Syndrom

Hämangioperizytom *n*: engl. *haemangiopericytoma*. Zelldichter, gefäßreicher mesenchymaler Tumor mit charakteristisch aufgezweigten Gefäßspalten. Hämangioperizytome kommen sowohl im ZNS vor als auch extrazerebral. Sie sind nicht scharf abzugrenzen vom solitären fibrösen Tumor.

Hämangiosarkom *n*: engl. *hemangiosarcoma*; syn. Angiosarkom. Seltener, maligner, von Blutgefäßen ausgehender Weichteiltumor, v. a. infolge einer Exposition mit Vinylchlorid* oder Thorotrast (Thorotrastose) sowie als Strahlenschaden. Diagnostiziert wird histopathologisch und mit bildgebenden Verfahren, behandelt wird v. a. chirurgisch mit vollständiger Resektion und postoperativer adjuvanter Strahlentherapie. Die Prognose ist ungünstig.

Hämapherese *f*: engl. *hemapheresis*. Apparatives, meist vollautomatisches Blutauftrennungsverfahren. Es nutzt einen extrakorporalen Kreislauf, um einzelne Blutkomponenten zu gewinnen (bzw. zu entfernen) und die übrigen Blutbestandteile zurückzuführen.

Anwendung:
- präparativ: Auftrennung von Blut direkt am Spender als: 1. (präparative) Zytapherese (Zellseparation; z. B. Erythrozytapherese, Thrombozytapherese, Stammzellseparation) 2. Plasmapherese* in der Transfusionsmedizin zur Gewinnung von Blutkonserven*
- therapeutisch: extrakorporales Blutreinigungsverfahren* zur therapeutischen Entfernung bestimmter Blutbestandteile, z. B.: 1. therapeutische Zelldepletion (u. a. bei Sichelzellenanämie, Thalassämie, bei schwerer Malaria tropica zur raschen Verminderung plasmodienbefallener Erythrozyten, bei Polyzythämie zur Herabsetzung der Blutviskosität) 2. Plasmapherese*.

Komplikationen:
- Thrombozytopenie
- Verlust von Gerinnungsfaktoren mit konsekutiver Koagulopathie
- Verlust von Immunglobulinen mit erhöhter Infektionsneigung.

Hämarthros *m*: engl. *hemarthrosis*. Blutiger Gelenkerguss*, welcher meist durch traumtische Gelenkbinnenläsion wie Kapselbandruptur, Gelenkkontusion*, -distorsion, -luxation oder -fraktur verursacht wird, aber auch ohne adäquates Trauma bei Hämophilie*, dem sog. Blutergelenk*, oder Einnahme von Antikoagulanzien auftritt. Fettaugen im Gelenkpunktat weisen auf knöcherne Mitbeteiligung hin.

Therapie:
- diagnostische und schmerztherapeutische Punktion unter sterilen Kautelen
- Analyse des Punktates laborchemisch und mikrobiologisch
- Kompressionsverband als Sekundärprophylaxe.

Hämaskos → Hämoperitoneum

Hämatemesis *f*: engl. *hematemesis*. Erbrechen* von Blut*. Bei einer frischen Blutung im Ösophagus* oder im oberen Bereich des Magens* ist das Blut rot. Bei Kontakt mit Magensäure wird Blut durch die Bildung von Hämatin* braun, dies kann zu kaffeesatzartigem Erbrechen führen. Von der Hämatemesis abzugrenzen ist der Bluthusten.

Hämatin *n*: engl. *hematin*; syn. neutrales Hämin. Eisen-(III)-Protoporphyrin-Komplex, in dem eine Koordinationsstelle von Fe^{3+} mit einer Hydroxylgruppe (OH^-) besetzt ist. Hämatin entsteht bei Einwirkung von Salzsäure auf Hämoglobin* (Hämatemesis*) oder von Basen auf Hämin*. Es kommt in Methämoglobin, in Zytochromen sowie als prosthetische Gruppe einiger Peroxidasen und Monooxygenasen vor.

Hämatobilie → Hämobilie

Hämatochylie *f*: engl. *hematochylia*. Auftreten von Erythrozyten im Chylus*. Das Phänomen tritt gelegentlich bei Leberzirrhose* auf.

Hämatoidin *n*: engl. *hematoidin*. Nach Austritt von Blut in Gewebe durch Abbau von Hämoglobin entstandenes Bilirubin*, das mikroskopisch in Form kleiner rotbrauner, rhombischer Kristalle nachweisbar ist.

Hämatokolpos *m*: engl. *hematocolpos*. Ansammlung von Menstruationsblut in der Scheide bei hymenaler Atresie (siehe vaginale Fehlbildung*).

Hämatokrit *m*: engl. *hematocrit*; Abk. Hkt. Prozentualer Anteil zellulärer Bestandteile am gesamten Blutvolumen. in der Regel wird der Hämatokrit berechnet aus MCV und Erythrozytenzahl (Durchflusszytometrie*) oder bestimmt anhand der Messung der elektrischen Leitfähigkeit des Plasmas in einer Vollblutprobe.

Hämatolabyrinth *n*: Einblutung in das Innenohr mit plötzlich einsetzendem Schwindel* und Hörverlust. Ursachen sind ein stumpfes Schädeltrauma (auch ohne knöcherne Fraktur*) oder eine hämorrhagische Diathese*.

Hämatologie *f*: engl. *hematology*. Spezialgebiet der Inneren Medizin, das sich mit der Prophylaxe, Diagnostik und Therapie von Erkrankungen des Bluts, des hämatopoetischen Systems und von Gerinnungsstörungen sowie mit der Erforschung der zugehörigen (patho-)physiologischen Grundlagen befasst.

Hämatom *n*: engl. *hematoma*. Ansammlung von Blut* im Gewebe oder in einer anatomisch präformierten Körperhöhle* nach Austritt aus Blutgefäßen, z. B. als Hämarthros*, Hämatothorax* oder Hämoperitoneum*. Ein Hämatom entsteht meist durch Trauma, nach operativem Eingriff, bei Gerinnungsstörung* (hämorrhagische Diathese*, Hämophilie*, Therapie mit Marcumar) oder auch spontan.

Hämatom, epidurales → Epiduralhämatom

Hämatometra *f*: engl. *hematometra*. Ansammlung von Menstruationsblut im Uterus. Mögliche Ursachen sind zervikale oder vaginale Stenose oder Atresie, Komplikationen nach Konisation und Endometriumablation oder obstruktive Uterusfehlbildungen (rudimentäres Horn eines Uterus bicornis).

Hämatom, intrakranielles *n*: engl. *intracranial hematoma*. Hämatom* innerhalb des Schädels. Unterschieden werden Epiduralhämatom*, Subduralhämatom* oder intrazerebrales Hämatom bei intrazerebraler Blutung* sowie Ventrikelblutung*, Subarachnoidalblutung*, intrakranielle geburtstraumatische Blutung* und periventrikuläre Blutung*.

Hämatom, intramurales *n*: engl. *intramural hematoma*. Umschriebene Einblutung in die Gefäßwand ohne Nachweis eines Intima-Einrisses oder einer Dissektion. Meist ist die Aorta betroffen, intramurale Hämatome können allerdings in allen großen Arterien auftreten. Patienten berichten über plötzlich einsetzende bzw. subakut auftretende Schmerzen, oftmals mit Kollapsneigung. Die Diagnose erfolgt mittels bildgebender Verfahren.

Hämatom, retroamniales *n*: engl. *retro-amnial hematoma*. Bluterguss, zwischen der Uteruswand (Myometrium) und den Eihäuten gelegen. Retroamniale Hämatome kommen vor bei Fehlgeburten (Aborten) in der Frühschwangerschaft, im weiteren Verlauf auch bei teilweiser vorzeitiger Plazentalösung oder Blutungen vom Rand der Plazenta her (sog. Randsinusblutungen). Die Diagnostik erfolgt per Ultraschall.

Hämatom, retroplazentares *n*: engl. *retro-placental hematoma*. Hinter der Plazenta, also zwischen Uteruswand und Plazentahaftfläche be-

findlicher Bluterguss bei vorzeitiger Plazentalösung*.
Hämatom, subdurales → Subduralhämatom
Hämatomyelie f: engl. hematomyelia; syn. intramedulläre Blutung. Blutung in das Rückenmark oder innerhalb des Rückenmarks mit Ausbreitung in der Längsachse. Die Ursachen sind traumatisch durch Verletzungen oder spontan bei Angiom*, Gerinnungsstörungen oder Tumoren. Es droht eine Querschnittläsion*. Therapie und Prognose richten sich nach der Ursache.
Lokalisation: Häufig zentral im Rückenmark als tubuläre, röhrenförmige Blutung.
Ätiologie:
- v. a. traumatisch (z. B. Kontusion, Starkstromunfall)
- auch iatrogen
- selten spontan, z. B. bei: 1. hämorrhagischer Diathese 2. perniziöser Anämie 3. Gefäßfehlbildung (besonders bei Angiom oder Aneurysma) 4. Geburtskomplikation infolge Rückenmarkszerrung.

Klinik: Bei zentraler Lokalisation ähnlich wie bei Syringomyelie*.
Therapie: Je nach Ätiologie:
- Verschluss einer Blutungsquelle, z. B. durch Embolisation
- ggf. explorative Operation mit Duraerweiterungsplastik*, aber dadurch kaum Chance auf neurologische Besserung
- operative Hämatomentfernung wegen Gefahr der Symptomverschlechterung problematisch.

Hämatoperikard → Hämoperikard
Hämatopneumothorax m: engl. hemopneumothorax. Ansammlung von Blut und Luft im Pleuraraum. Siehe Abb.
Hämatopoese f: engl. hematopoiesis; syn. Blutbildung. Bildung und Differenzierung der Blutzellen. Hämatopoese umfasst die Erythrozytopoese*, die Thrombozytopoese* sowie die Leukozytopoese (Granulozytopoese*, Lymphozytopoese*, Bildung von Monozyten* und Makrophagen*). Die Hämatopoese findet bei Erwachsenen im Mark kleiner, platter Knochen und proximaler Enden großer Röhrenknochen statt sowie im lymphatischen System.
Einteilung:
- **Embryonale Hämatopoese: 1. mesoblastische Periode:** bis Ende des 3. Fetalmonats mit Bildung von Megaloblasten* in den mesenchymalen Blutinseln des Dottersacks und in den Gefäßsprossen des Embryos **2. hepatische Periode:** vom 2. Fetalmonat an (Leberanlage) mit Auftreten von Myeloblasten und ihren Abkömmlingen **3. hepatolienale Periode:** ab 4. Fetalmonat Hämatopoese auch in Milz und Thymus; erstmals Granulozyten*, Megakaryozyten und Thrombozyten* **4. lienomyelopoetische Periode:** ab 6. Fe-

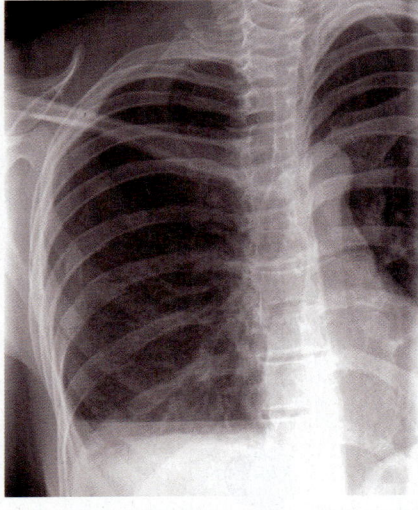

Hämatopneumothorax: Hämatopneumothorax mit Rippenfrakturen rechts (Röntgen-Thorax-Aufnahme). Basale Spiegelbildung (Grenze zwischen Blut und Luft in Pleurahöhle), Linie im Verlauf der von der Thoraxwand abgehobenen Pleura visceralis (Pneumothorax). [192]

talmonat Hämatopoese in Milz und Knochenmark **5. myelopoetische Periode:** ab 6.–7. Monat Hämatopoese v. a. im Knochenmark (in Milz, Thymus und Lymphknoten werden vorwiegend Lymphozyten* gebildet)
- **Hämatopoese beim Erwachsenen: 1.** Stammzellenspeicher beliefern nachgeordnete Blutbildungsspeicher, um Zellverluste (z. T. sehr kurze mittlere Überlebenszeit) der einzelnen Blutzelllinien durch permanente Zellneubildung auszugleichen **2.** aus einem kleinen, sich klonal replizierenden Pool indeterminierter hämatopoetischer Stammzellen* mit geringer Teilungsaktivität (Sleeper Cells) gehen determinierte (nur noch in Richtung einer bestimmten Blutzelllinie entwicklungsfähige) Stammzellen hervor und füllen die nachgeordneten Proliferationsspeicher (Feeder Cells) wieder auf. Dort kommt es zur Zellvermehrung und -differenzierung (siehe Abb.) **3.** Ausreifen der Zelllinien erfolgt im abgeschlossenen Reifungsspeicher, der den Funktionsspeicher mit funktionsfähigen Zellen (Erythrozyten*, Granulozyten, Lymphozyten, Thrombozyten) beliefert, die durch Knochenmarkskapillaren in das periphere Blut ausgeschwemmt werden.

Vorkommen:
- medullär (im Knochenmark)
- extramedullär (myeloische Metaplasie): **1.** in Leber, Milz und Lymphknoten **2.** physiolo-

gisch während der Embryonalzeit **3.** pathologisch bzw. reaktiv z. B. bei Hämoblastosen*, Myelofibrose*, Knochenmarkskarzinose oder nach ausgedehnter Bestrahlung des Knochenmarks, z. B. im Bereich des Beckens oder der Wirbelsäule.

Hämatosalpinx f: engl. hematosalpinx. Blutansammlung innerhalb eines oder beider Eileiter*. Sie tritt beispielsweise im Rahmen einer Eileiterschwangerschaft (Tubargravidität*), bei einer Endometriose*, einem Tubenkarzinom oder nach einer Operation in diesem Bereich auf.
Therapie: Richtet sich nach der Ursache, häufig ist eine Entfernung des betroffenen Eileiters per laparoskopischer Tubektomie notwendig.

Hämatosinus m: engl. hematosinus. Einblutung in den Sinus maxillaris oder Sinus frontalis nach Mittelgesichtsfraktur oder den Sinus sphenoidalis nach Fraktur im Bereich des Keilbeins. Die Diagnostik erfolgt radiologisch (Röntgenaufnahme der Nasennebenhöhlen, CT).

Hämatospermie f: engl. hemospermia; syn. Hämospermie. Blutbeimengung im Ejakulat. Häufigster Grund einer Hämatospermie ist eine akute Prostatitis*, gefolgt von idiopathischen* Verläufen. Sie ist meist schmerzlos und heilt spontan innerhalb weniger Wochen. Liegen andere Auslöser, wie sexuell übertragbare Krankheiten*, Karzinome* oder Traumata vor, richtet sich die Therapie nach der Ursache.
Erkrankung: Epidemiologie:
- Prävalenz ca. 1 : 5000 bei urologischen Patienten
- Alter meist < 40 Jahre.

Ursachen:
- Infektionen: Prostatitis (ca. 40 %), STD, Schistosomen, Urogenitaltuberkulose, Epididymitis*, Orchitis*
- idiopathisch* (ca. 30 %)
- Traumata: Prostatastanzbiopsie, perineale Verletzungen, autoerotische Unfälle
- urogenitale Tumore: Prostatakarzinom*, Hodenkarzinom, Samenblasenkarzinom
- Zysten*, Polypen* oder Steine in Prostata oder Samenblasen*.

Diagnostik:
- mikroskopische Untersuchung des Ejakulates
- Urinuntersuchung: Urinsediment*, Urikult*-Test, Urinstatus
- Abstrich aus der Harnröhre mit mikrobiologischer Untersuchung
- Sonografie der Hoden*
- TRUS: ggf. Darstellung von Zysten, Steinen oder auffälligen Arealen
- ggf. MRT zur weiteren Abklärung.

Therapie:
- bei unklarer Ursache zunächst abwartende Haltung (häufig spontane Besserung innerhalb weniger Wochen)

Hämatothorax

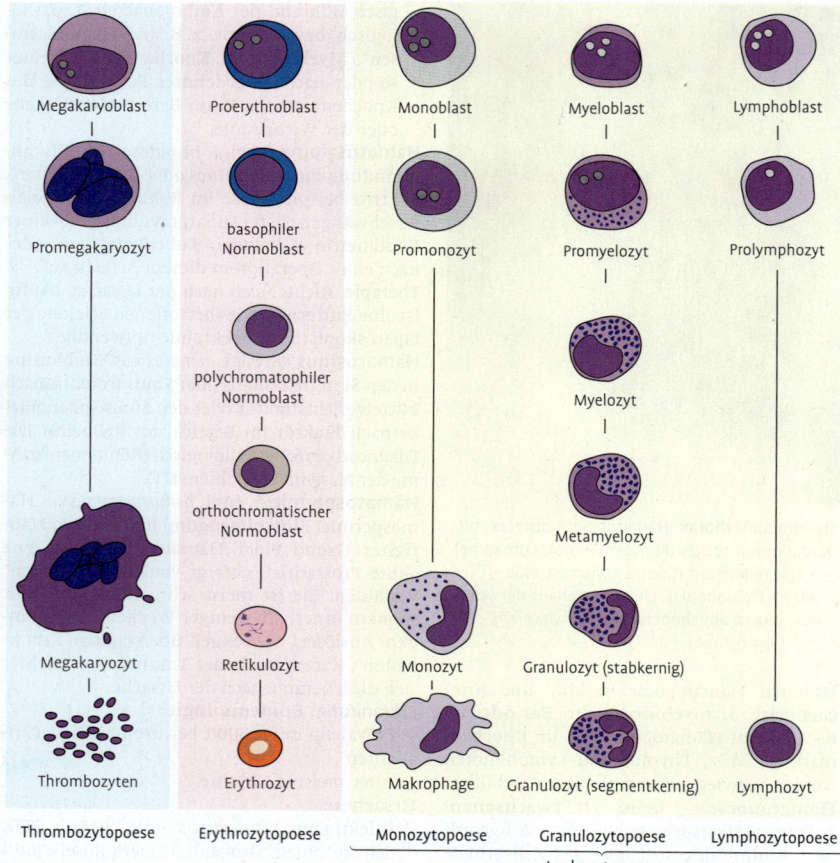

Hämatopoese: Differenzierung der Zelllinien.

- nachgewiesene Infektion: Antibiose* nach Antibiogramm*
- Zysten, Polypen oder Steine werden ggf. operativ therapiert
- anhaltende Blutungen aus der Prostata (z. B. nach Stanzbiopsie*) werden endoskopisch koaguliert.

Hämatothorax m: engl. *hemothorax*. Ansammlung von Blut im Pleuraraum (hämorrhagischer Pleuraerguss*). Der Hämatothorax tritt häufig in Kombination mit einem Pneumothorax* auf. Behandelt wird mittels Thoraxdrainage* oder in manchen Fällen auch operativ. Siehe Hämatopneumothorax*, Abb. dort.
Ursachen:
- Thoraxtrauma* mit Rippenfrakturen
- Zerreißung der Pleura parietalis
- (auch iatrogene) Verletzung von Brustwandgefäßen, Zwerchfell, intrathorakalen Organen oder Gefäßen (Aortenruptur*).

Klinik:
- abgeschwächtes Atemgeräusch
- Hypovolämie*
- hypovolämischer Schock*.

Hämatotympanon n: engl. *hematotympanon*. Blutansammlung in der Paukenhöhle* bei meist intaktem Trommelfell*, z. B. infolge eines Barotraumas des Ohres (Mittelohrbarotrauma) oder einer Felsenbeinfraktur (Schädelbasisfraktur*). Bei der Otoskopie* schimmert das Blut durch das Trommelfell bläulich hindurch. Ein Hämatotympanon bildet sich in der Regel von allein zurück.
Klinik:
- Ohrdruck
- Hörminderung
- Tinnitus*.

Therapie:
- meist spontane und reaktionslose Entleerung

- bei Verdacht oder Nachweis von Fraktur: 1. abschwellende Nasentropfen 2. Antibiose 3. Schnäuzverbot
- bei nachfolgender Infektion: Antibiotikum.

Hämatozele f: engl. *hematocele*. Blutansammlung in einer natürlich vorhandenen Körperhöhle*, z. B. im Bereich der weiblichen inneren Geschlechtsorgane oder im Hodensack. Die Hämatozele des Skrotums* entsteht meist traumatisch oder postoperativ und zeigt sich durch eine schmerzhafte Größenzunahme des Hodensacks. Diagnostiziert wird sonografisch, therapiert je nach Ausmaß konservativ* oder operativ.
Formen: In diesem Artikel wird näher auf die Blutansammlung im Hodensack eingegangen. Zu den gynäkologischen Formen siehe Hämatometra*, Hämatosalpinx*, Hämatokolpos*, Hämatocele* retrouterina.
Ursachen:
- Traumata, z. B. Prellung durch Fußball
- postoperativ, z. B. nach Orchiektomie*, wenn nicht alle Blutungsquellen gestillt wurden
- selten postinfektiös, bei älteren Männern.

Klinik:
- schmerzhafte Schwellung
- livide* Verfärbung der Skrotalhaut.

Diagnostik:
- Anamnese: Trauma? Operation?
- Sonografie: Flüssigkeitsansammlung um den Hoden, ggf. Hodenruptur darstellbar.

Therapie:
- leichte Hämatozele: Hochlagerung, Kühlung, ggf. Analgetika*
- schwere Hämatozele: operative Eröffnung des Hodensacks (Druckentlastung), Blutungen stillen, ggf. Hodenruptur nähen.

Hämatozele, retrouterine f: engl. *retrouterine hematocele*; syn. Haematocele retrouterina. Ansammlung von geronnenem Blut im Douglas*-Raum, z. B. bei Extrauteringravidität* oder rupturierter Follikelzyste*. Die Diagnostik erfolgt sonografisch, die Therapie im Rahmen der Grunderkrankung.

Hämatozoen n pl: engl. *hematozoa*. Bezeichnung für im Blut nachweisbare Parasiten (Protozoen, Würmer), z. B. Filarien*, Trypanosoma*, Leishmania* oder Plasmodien*.

Hämaturie f: engl. *hematuria*; syn. Erythrozyturie. Pathologische Ausscheidung von Erythrozyten* mit dem Harn*. Unterschieden werden die bereits makroskopisch sichtbare Makrohämaturie und die Mikrohämaturie, die nur mithilfe eines Teststreifens oder Sedimentanalyse nachweisbar ist. Die Therapie richtet sich nach der auslösenden Ursache.
Formen:
- Makrohämaturie mit sichtbarer Rotfärbung des Urins, Rotfärbung tritt bei > 50 Erythrozyten*/Gesichtsfeld in 400-facher Vergrößerung auf

- Mikrohämaturie mit klarem Serum*, aber Nachweis von Erythrozyten im Teststreifen (ab 10 Erythrozyten/μl) oder Urinsediment (ab 5 Erythrozyten/Gesichtsfeld bei 400-facher Vergrößerung in mindestens 5–20 Gesichtsfeldern).

Ursachen:
- Erkrankungen der ableitenden Harnwege (postrenale Hämaturie): **1.** am häufigsten bei Zystitis* und Urethritis* (zusammen ca. 50 %) **2.** Malignome von Nierenbecken*, Blase oder Harnleiter **3.** seltener Urolithiasis*
- Prostataerkrankungen: benignes Prostatasyndrom*
- Traumata, z. B. Beckenfrakturen
- Nierenerkrankungen (renale Hämaturie): **1.** Glomerulonephritis* **2.** degenerative Glomerulopathien* **3.** Nierenzellkarzinom*.

Klinik: Die Hämaturie selber verursacht keine klinischen Beschwerden. Symptomatisch sind die auslösenden Ursachen. Eine schmerzlose Hämaturie gilt bis zum Beweis des Gegenteils als malignomverdächtig.

Hämaturie, benigne familiäre *f:* engl. *benign familial hematuria* (Abk. BFH); syn. Syndrom der dünnen Basalmembranen. Erbliche Störung der Kollagen-IV-Synthese mit heterozygoten Mutationen in den autosomalen Alport-Genen und Ausbildung einer ausgedünnten glomerulären Basalmembran. Klinisch dominiert eine persistierende Hämaturie bei normaler Nierenfunktion. 5–20 % der Patienten entwickeln im höheren Alter eine Niereninsuffizienz.

Hämin *n:* engl. *hemin;* syn. Chlorhämin. Eisen-(III)-Protoporphyrin-Komplex, bei dem eine Koordinationsstelle von Fe^{3+} mit einem Chloridion (Cl^-) besetzt ist.

Bedeutung:
- als neutrales Hämin (syn. Hämatin*) oxidierte Form des Häm*, wobei die Oxidation von Fe^{2+} des Häm zu Fe^{3+} über Redoxreaktionen erfolgt (in Methämoglobin; Hämoglobin*)
- als salzsaures Hämatin Bestandteil der Teichmann-Kristalle, die beim Erwärmen von Hämoglobin* mit Kochsalz und Eisessig (Teichmann-Häminprobe) entstehen und zum mikroskopischen Blutnachweis geeignet sind.

Hämobilie *f:* engl. *hemobilia.* Blutung aus den Gallenwege über die Papilla* duodeni major in den Darmtrakt als seltene Sonderform der gastrointestinalen Blutung*. Hämobilie tritt beispielsweise auf nach Leberpunktion, endoskopischer Papillotomie*, Lebertrauma mit arteriobiliärer Fistel und bei Gallengangskarzinom. Die Therapie erfolgt endoskopisch, interventionell radiologisch durch Embolisation oder operativ.

Hämoblastosen *f pl:* engl. *hemoblastoses.* Oberbegriff für maligne Erkrankungen des hämatopoetischen Systems, vor allem Leukämie*, im weiteren Sinn auch multiples Myelom*, Makroglobulinämie*, Schwerkettenkrankheit* und maligne Lymphome*.

Hämochromatose *f:* engl. *hemochromatosis.* Erbliche Eisenspeicherkrankheit mit erhöhter Eisenresorption und -ablagerung v. a. in Parenchymzellen von Leber, Beta-Zellen des Pankreas, Gelenken und Hypophyse sowie im Myokard. Bei konsequenter Therapie ist die Prognose gut.

Erkrankung: Ätiologie:
- Typ 1, klassische Hämochromatose: autosomal-rezessiv erbliche Mutation im HFE-Gen (Genlocus 6p22.2), homozygote C282Y-Mutation (1 : 200–1 : 400) mit geringer phänotypischer Penetranz, selten sog. Compound-Heterozygotie C282Y und H63D bzw. C282Y und S65C (geringe Eisenüberladung)
- Typ 2, juvenile Hämochromatose: autosomal-rezessiv erbliche Mutation im Hämojuvelin-Gen (Kurzbezeichnung HJV-Gen; Genlocus 1q21.1; Typ 2a) oder HAMP-Gen (Genlocus 19q13.12; Typ 2b)
- Typ 3: autosomal-rezessiv erbliche Mutation im TFR2-Gen (codiert für Transferrin-Rezeptor-2; Genlocus 7q22.1)
- Typ 4: autosomal-dominant erbliche Mutation im SLC40A1-Gen (codiert für Ferroportin-1; Genlocus 2q32.2).

Pathogenese: *Gesundheit:* Das in der Leber gebildete Hepcidin bindet an den Eisenexporter Ferroportin an der basalen Membran duodenaler Mukosazellen und der Zellmembran von Monozyten bzw. Makrophagen und blockiert so den Eisenexport in das Blut. Das HFT-Protein der Leberzellen registriert den Körpereisengehalt. Bei Eisenmangel hemmt HFE die Synthese und Freisetzung von Hepcidin, sodass mehr Eisen aus den Duodenalzellen (und den Makrophagen) in das Blut abgegeben wird.
Klassische Hämochromatose: Durch Mutation des HFE- Gens kommt es zu einem Funktionsverlust von HFE, sodass die Hepcidinbildung und -freisetzung wie bei einem Eisenmangel nicht mehr unterdrückt wird und Dünndarmzellen vermehrt Eisen in das Blut abgeben. Eine exzessive Eisenablagerung schädigt Hepatozyten, Synoviazellen, Beta-Zellen des Pankreas, gonadotrope Zellen der Hypophyse und Kardiomyozyten.

Klinik: Manifestation der klassischen Hämochromatose meist im Alter > 40 Jahre, bei Frauen später und seltener infolge Eisenverlusts im Rahmen der Menstruation.
- Lebererkrankung bis hin zu Leberzirrhose* und hepatozellulärem Karzinom
- Arthropathie
- Diabetes mellitus (siehe Bronzediabetes*)
- braun-graue Hautpigmentierung (Melanin)
- hypogonadotroper Hypogonadismus
- Kardiomyopathie
- braun-graue Hautpigmentierung (Melanin).

Therapie:
- regelmäßig Aderlass* zum Eisenentzug, initial in kurzen Abständen (z. B. 500 ml pro Woche), in der Folge individuell angepasst bis Ferritinkonzentration < 50 μg/l, danach 2–6 Aderlässe pro Jahr, lebenslang fortführen
- Deferoxamin oder Deferasirox nur bei Kontraindikationen (Anämie) oder Unmöglichkeit der Aderlasstherapie; Therapieziel Ferritinkonzentration < 50 μg/l
- Lebertransplantation.

Hämodiafiltration *f:* engl. *hemodiafiltration;* Abk. HDF. Extrakorporales Blutreinigungsverfahren* zur Entfernung harnpflichtiger Substanzen aus dem Blut und zur Regulation des Flüssigkeitshaushaltes. Die Kombination aus Hämodialyse* und Hämofiltration* eliminiert gut nieder- und mittelmolekulare Substanzen und ermöglicht einen gut steuerbaren Flüssigkeitsentzug.

Prinzip: Bei der Hämodiafiltration sind die Prinzipien der Diffusion (Hämodialyse) und Konvektion (Hämofiltration) miteinander kombiniert. Dies ermöglicht sowohl eine gute Elimination niedermolekularer Substanzen wie Harnstoff und Kreatinin per Diffusion, als auch eine ausreichende Entfernung mittelgroßer Moleküle über Konvektion. Dadurch ist die Gesamtmenge der entfernten Giftstoffe höher als bei den Einzelverfahren. Durch den kontrollierten Ersatz des Ultrafiltrats mit physiologischen Elektrolytlösungen, die als Prädilution zugeführt werden (25 % des effektiven Blutflusses), erlaubt das Verfahren zudem einen gut steuerbaren Flüssigkeitsentzug.

Indikation: Sie wird vor allem bei jungen Patienten als intermittierendes Dialyseverfahren zur Behandlung der terminalen chronischen Niereninsuffizienz* eingesetzt.

Komplikationen:
- Blutungen
- Hypotonie
- Herzrhythmusstörungen
- Muskelkrämpfe
- Hämolyse
- Unverträglichkeitsreaktionen.

Hämodialyse *f:* engl. *hemodialysis.* Extrakorporales Blutreinigungsverfahren* zur Entfernung harnpflichtiger Substanzen aus dem Blut* und zur Regulation des Flüssigkeitshaushaltes mithilfe einer semipermeablen Membran. Physikalische Grundlage dieses am häufigsten angewendeten Dialyseverfahrens sind die Diffusion* entlang eines Konzentrationsgefälles und die Ultrafiltration* von Flüssigkeit entlang eines Druckgefälles.

Hämodilution

Prinzip: Unterschieden werden:
- Vorhof-Katheter: **1.** Formen: 1-lumiger Demers*-Katheter und 2-lumiger Hickman*-Katheter, beides sind großlumige zentrale Venenkatheter **2.** Einbringen: meistens operativ, seltener perkutan mittels Seldinger-Technik über die rechte V. jugularis oder die rechte V. subclavia bis in die V. cava superior oder den Vorhofeingang **3.** Prophylaxe einer Katheterinfektion: subkutane Tunnelung, also Katheterverlauf einige Zentimeter unter der Haut vor dem Eintritt in das Blutgefäß (meistens V. jugularis interna, seltener V. subclavia), dennoch Infektionsrisiko höher als bei einer Shuntanlage, sodass der Vorhof-Katheter die Ausnahme darstellt
- Shaldon-Katheter: für Akutdialysen, entspricht einem großvolumigen zentralen Venenkatheter, der über die rechte V. jugularis interna oder die rechte V. subclavia in die V. cava superior vorgeschoben wird.

Durchführung:
- Formen: **1.** ambulant (88 %) **2.** stationär (11 %) **3.** nach entsprechender Ausbildung des Patienten selbstständig mit Unterstützung eines Partners als sog. Heimdialyse (1 %)
- Zeitrahmen: **1.** als Langzeitbehandlung (Dauerdialyse*) **2.** normale Frequenz 3-mal wöchentlich, Dauer einer Sitzung ca. 4–5 h
- Medikation: Antikoagulation (meist Heparin) zur Verhinderung einer Blutgerinnung im extrakorporalen Kreislauf
- Ablauf: **1.** Punktion des venösen Gefäßes mit 2 speziellen Kanülen **2.** Pumpen des Blutes über die distale, arterielle Kanüle mithilfe von Schlauchpumpen in das arterielle System des Dialysators **3.** Durchstrom des Blutes durch die semipermeablen Kapillaren **4.** anschließendes Zurückleiten des Blutes in den Körper über die proximale, venöse Kanüle.

Der Blutfluss über den Shunt sollte ca. 700–1000 ml/min betragen, um einen Rückfluss von dialysiertem Blut zur arteriellen Kanüle zu verhindern. Aus diesem Grund stellt eine schwere Herzinsuffizienz eine Kontraindikation für eine Shuntanlage dar.

Hämodilution

f; engl. *hemodilution*. Verfahren zur Senkung der Blutviskosität durch Erhöhung des Plasmavolumens (Erniedrigung des Hämatokrits*) mittels Infusion von Plasmaersatzstoffen* (v. a. langwirksame Kolloidlösungen) mit oder ohne gleichzeitigem Aderlass*. Eine Hämodilution fördert Hirndurchblutung und Mikrozirkulation* (verbesserter Sauerstofftransport sowie Zunahme des Herzzeitvolumens).

Indikationen: U. a.
- retinale Venenverschlüsse
- Hörsturz*
- als Thromboseprophylaxe* (Hemmung der Thrombozytenaggregation*, Unterstützung der körpereigenen Fibrinolyse*)
- im Rahmen einer präoperativen autogenen Blutspende zur (späteren) Eigenbluttransfusion.

Hämodynamik

f; engl. *hemodynamics*. Physikalische Grundlagen des Blutkreislaufs* und Zusammenwirken der Faktoren, die auf den intravasalen Blutfluss einwirken. Hierzu zählen Blutdruck*, Blutvolumen* und -viskosität, Strömungswiderstand, -geschwindigkeit und -form sowie Gefäßarchitektur und -elastizität.

Hämofiltration

f; engl. *hemofiltration*. Extrakorporales Blutreinigungsverfahren* zur Entfernung überschüssiger Flüssigkeit und harnpflichtiger Substanzen unter Erzeugung eines hydrostatischen Druckgefälles. Der Vorteil liegt in der langen Laufzeit und der damit verbundenen niedrigen Blutflussgeschwindigkeit. Dadurch ist die Entwässerung schonend und die Entgiftung langsam und wird auch von kreislaufinstabilen Patienten vertragen.

Hämoglobin [Labor]

f: Eisenhaltiges Transportprotein für Sauerstoff* und Hauptbestandteil von Erythrozyten*. Der Hämoglobinwert wird zusätzlich zum Hämatokrit* und der Erythrozyten-Zahl zur Diagnose und Klassifizierung von Anämien* und Polyglobulien* bestimmt. Pathologische Hämoglobinvarianten werden mithilfe der Hämoglobinelektrophorese bestimmt.

Referenzbereiche:
- Männer: 14–180 g/dl
- Frauen: 12–16 g/dl
- Kinder und Jugendliche: siehe Tab.

Bewertung:
- erniedrigte Konzentrationen bei: **1.** Anämie **2.** Blutverlust **3.** Hyperhydratation **4.** gesteigertem Erythrozyten-Abbau (Hämolyse) **5.** Eisenmangel, Folsäuremangel*, Vitamin*-B12-Mangel **6.** Mangelernährung **7.** Schwangerschaft **8.** Einnahme bestimmter Arzneimittel, z. B. Acetylsalicylsäure **9.** starker, verlängerter Menstruation **10.** systemischem Lupus Erythematodes **11.** Morbus* Crohn
- erhöhte Konzentrationen bei: **1.** Polyglobulie **2.** starkem Rauchen **3.** Dehydratation **4.** Doping mit EPO, Hochleistungssport **5.** Nierenerkrankungen mit erhöhten EPO-Werten **6.** längerem Aufenthalt in höheren Lagen **7.** Einnahme von Furosemid* und Carbamazepin* **8.** chronischen Herz- und Lungenerkrankungen **9.** Knochenmarkerkrankungen **10.** *Polyzythaemia* vera
- falsch-hohe Konzentrationen treten auf bei Hyperlipoproteinämie* und Makroglobulinämie*.

Hämoglobin [Labor]:
Referenzwerte bei Kindern und Jugendlichen.

Alter	Mittelwert [g/dl]	2,5 Perzentile [g/dl]
Neugeborene	19,3	15,4
1. Monat	13,9	10,7
1–2 Jahre	12,0	10,2
9–11 Jahre	13,4	11,6

Hämoglobin [Physiologie]

n; engl. *hemoglobin*; Abk. Hb. Eisenhaltiges, Sauerstoff-transportierendes, aus α-, β-, γ- und δ-Polypetidketten zusammengesetztes Protein* (tetrameres Hämoprotein*; M_r 64 500), das **Globin** als Apoprotein und 4 **Häm*** als prosthetische Gruppe enthält. Hämoglobin ist überwiegend in Erythrozyten* vorzufinden und in geringer Menge im Plasma als freies Hb an Haptoglobin* gebunden.

Funktion:
- Bindung und Transport von Sauerstoff* im Blut nach pulmonaler Oxygenierung* (Bildung von Oxyhämoglobin durch reversible Anlagerung von je 1 Molekül Sauerstoff an Fe^{2+} des Häm* sowie Sauerstoffabgabe an Gewebe (Desoxygenierung; Bildung von Desoxyhämoglobin durch Abgabe des reversibel angelagerten Sauerstoffs)
- Pufferung*, Beteiligung an der pH-Regulation des Blutplasmas.

Hämoglobinderivate:
- **Oxyhämoglobin** (Oxy-Hb; auch Oxihämoglobin; HbO_2): Anlagerung von je einem Molekül O_2 an das Eisenatom des Häms (Oxygenierung des Hb)
- **Desoxyhämoglobin:** Hämoglobin ohne angelagerten molekularen Sauerstoff
- **Carboxyhämoglobin** (CO-Hb; auch Kohlenoxidhämoglobin; HbCO): **1.** Bildung schon bei Vorhandensein kleiner CO-Mengen in der Atemluft, da CO eine ca. 200- bis 300-fach höhere Affinität zu Hb hat als Sauerstoff **2.** als Folge kommt es zur Kohlenmonoxidintoxikation* **3.** Referenzbereich im Blut: ca. 0,5 % bzw. bei Rauchern (abhängig von Konsummenge) < 5–10 %
- **Methämoglobin** (Met-Hb; syn. Hämiglobin, Ferrihämoglobin): **1.** oxidiertes Hämoglobin (mit Fe^{3+} als Hämeisen) **2.** entsteht toxisch z. B. durch Oxidanzien wie Anilin, Sulfonamide, Nitrite (Methämoglobinbildner*) sowie durch Spontanoxidation in Gegenwart von O_2 (daher im Blut physiologisch mit einem Anteil von 0,5–2,0 % am Gesamt-Hb nachweisbar) **3.** wird durch eine $NADH_2$-abhängige Methämoglobin-Reduktase ständig wieder zu Hb reduziert **4.** pathologische Zunahme des Anteils an Gesamt-Hb: Methämoglobinämie

- **Sulfhämoglobin: 1.** enthält an Häm gebundenes Sulfid (S^{2-}) und entsteht nach (langfristiger) Einnahme von Phenacetin, Sulfonamiden und bei Schwefelwasserstoffintoxikation **2.** eine Zunahme führt zur Sulfhämoglobinämie
- **Methämoglobincyanid: 1.** entsteht aus Met-Hb bei Blausäureintoxikation (CN^- ersetzt Hydroxylgruppe am Fe^{3+} des Met-Hb) **2.** nicht toxisch im Gegensatz zur Cyanid-Intoxikation der Enzyme der zellulären Atmungskette (Blausäure)
- **Carbamino-Hämoglobin: 1.** enthält an Hämoglobin gebundenes Kohlenstoffdioxid (CO_2) **2.** hat eine verminderte Sauerstoffaffinität **3.** beim Anstieg kommt es zur Rechtsverschiebung der Sauerstoffbindungskurve.

Hämoglobinämie *f*: engl. *hemoglobinemia*. Auftreten von freiem* Hämoglobin, das nicht an Haptoglobin* gebunden ist, im Blutserum infolge akuter, schwerer Hämolyse*. Sie entsteht, wenn das durch Zellzerfall freiwerdende Hämoglobin* die Bindungskapazität von Haptoglobin übersteigt.
Physiologie:
- Ab einem freien Hämoglobingehalt von 500 mg/l kommt es zu einer gelb-rötlichen Färbung des Serums.
- Überschreitet die Hämoglobinkonzentration im Blut die Kapazität für die Rückresorption der Niere*, resultiert eine Hämoglobinurie*.
- Ein Teil des freien* Hämoglobins wird zu Methämoglobin oxidiert.

Hämoglobin-C-Krankheit *f*: engl. *hemoglobin C disease*. V. a. in Westafrika (Ghana) auftretende, leichte chronische hämolytische Anämie* mit Splenomegalie* infolge erblicher Hämoglobinopathie* mit Bildung eines abnormen Hämoglobins* (HbC), klinisch manifest nur bei Homozygotie (Anteil des HbC nahezu 100 %). Heterozygote Träger sind klinisch unauffällig (Anteil des HbC ca. 28–44 %).
Diagnostik: Im Blutausstrich finden sich Targetzellen und Normoblasten neben normalen und mikrozytären Erythrozyten.

Hämoglobin-E-Krankheit *f*: engl. *hemoglobin E disease*. Hämoglobinopathie* mit Bildung eines abnormen Hämoglobins (HbE), die vorwiegend in Südostasien vorkommt. Homozygote Träger zeigen eine milde hypochrome mikrozytäre Anämie*. Im Blutausstrich finden sich viele Targetzellen*.

Hämoglobin, embryonales *n*: engl. *embryonal hemoglobin*. In den ersten 8 Wochen nach Befruchtung im Dottersack gebildetes Hämoglobin* mit den Varianten Gower 1 ($\xi_2\epsilon_2$), Gower 2 ($\alpha_2\epsilon_2$) und Hämoglobin Portland ($\xi_2\gamma_2$).

Hämoglobin, fetales *n*: engl. *fetal hemoglobin*; Abk. HbF. Hämoglobin* mit der Globin-Variante γ_2 (Globinformel $\alpha_2\gamma_2$) und gegenüber adultem Hämoglobin mit höherer Sauerstoffaffinität*. Fetales Hämoglobin nimmt bei niedrigerem pO_2 leichter Sauerstoff auf.
Physiologie: Der Anteil an fetalem Hämoglobin im Blut beträgt direkt postpartal 60–80 %. Nach ca. 5 Mon. postpartal sinkt der Anteil auf 3–15 %. Im Erwachsenenalter sind nur noch Spuren von fetalem Hämoglobin im Blut vorhanden.

Hämoglobinopathien *f pl*: engl. *hemoglobinopathies*. Erkrankungen infolge pathologischer Hämoglobinbildung aufgrund genetischer Defekte, von denen v. a. die Alpha- und Betaketten betroffen sind. Es sind zahlreiche Formen bekannt, zuerst entdeckt wurde HbS (Sichelzellhämoglobin) durch Pauling (1949). Der Nachweis erfolgt u. a. durch Hämoglobinelektrophorese oder Chromatografie.

Hämoglobin-S *n*: engl. *hemoglobin S*; syn. Sichelzell-Hämoglobin; Abk. HbS. Abnormes Hämoglobin* mit Valin* an Position 6 der β-Globulinkette. Beim normalen adulten Hämoglobin befindet sich dort Glutaminsäure*. Die Mutation* wird über eine PCR nachgewiesen und zeigt sich klinisch in Form einer Sichelzellanämie.

Hämoglobin-S-Betathalassämie *f*: engl. *hemoglobin S-beta thalassemia*; syn. Sichelzellen-Betathalassämie. Durch gleichzeitiges Vorkommen der Erbanlagen für das abnorme Sichelzellenhämoglobin (HbS) und die Betathalassämie verursachte leichte Anämie*, ähnlich der Sichelzellenanämie*, jedoch mit milderem klinischem Verlauf. Im Blutausstrich finden sich vermehrt Retikulozyten und einige Sichelzellen.

Hämoglobinurie *f*: engl. *hemoglobinuria*. Ausscheidung von Hämoglobin* im Urin nach Überschreiten der Bindungskapazität von Haptoglobin* infolge akuter, schwerer Hämolyse*. Bei Hämoglobinurie ist der Urin dunkel verfärbt. Sie tritt beispielsweise bei Transfusionszwischenfall* oder hämolytischer Anämie* auf. Hämoglobinurie zeigt einen potenziell lebensbedrohlichen Zustand an und kann ein Nierenversagen* induzieren.
Differenzialdiagnosen: Differenzialdiagnose Hämoglobinurie:
- hämolytische Anämie
- intermittierende Hämoglobinurien: **1.** paroxysmale nächtliche Hämoglobinurie* **2.** paroxysmale Kältehämoglobinurie* (Dressler-Harley-Krankheit) **3.** Marschhämoglobinurie
- Transfusionszwischenfall.

Differenzialdiagnose dunkler/roter Urin:
- Andere Ursachen für eine Dunkel- bzw. Rotfärbung des Blutes sind die Myoglobinurie* und Hämaturie* (Auftreten von Erythrozyten* im Blut) sowie der Verzehr bestimmter Lebensmittel (z. B. roter Bete).
- Teststreifen können nicht zwischen Myoglobinurie, Hämaturie und Hämoglobinämie unterscheiden.
- Unterscheidung zur Hämaturie gelingt durch Zentrifugation, bei Hämaturie setzt sich ein rotes Sediment bei klarem Überstand ab.
- Unterscheidung zu Myoglobinurie durch weitere Laborparameter (eine Myoglobinurie ist immer durch Rhabdomyolyse* bedingt, eine Erhöhung der Kreatinkinase* ist typisch) oder durch Nachweis von Myoglobin per SDS-Elektrophorese.

Hämoglobinurie, paroxysmale nächtliche *f*: engl. *paroxysmal nocturnal hemoglobinuria*; syn. Marchiafava-Micheli-Anämie; Abk. PNH. Erworbene, erythrozytär bedingte hämolytische Anämie* mit während des Schlafs verstärkter, z. T. intravasaler Hämolyse* und (v. a. im dunkel gefärbten Morgenurin nachzuweisender) Hämoglobinurie*. Die wichtigsten Komplikationen sind Thrombosen und Thromboembolien, Niereninsuffizienz und schwere Allgemeininfektionen. Die Behandlung besteht u. a. aus der Gabe von Erythrozytenkonzentraten.

Hämolyse *f*: engl. *hemolysis*. Auflösung von Erythrozyten infolge der Zerstörung ihrer Zellmembran, woraufhin Hämoglobin* austritt. Physiologische oder pathologische Ursachen führen zur Hämolyse.
Formen:
- physiologische Hämolyse: **1.** extravasal (90 %; v. a. hämatopoetisches Knochenmark, Milz) und intravasal (10 %) nach Erythrozytenlebensdauer*
- pathologische Hämolyse: gesteigerte intravasale oder extravasale (lienal, hepatisch oder hepatolienal) Hämolyse bei beschleunigtem Abbau von Erythrozyten, d. h. verkürzter Erythrozytenlebensdauer* (unter Umständen auf wenige Tage); z. B. bei hämolytischer Anämie*.

Diagnostik: Folgende Befunde weisen auf eine Hämolyse hin:
- Hyperkaliämie*
- erhöhte Serumkonzentration von LDH, Alphahydroxybutyrat-Dehydrogenase
- erniedrigte Serumkonzentration von Haptoglobin*, Hämopexin*
- indirekte Hyperbilirubinämie*
- kompensatorische Retikulozytose*
- Hämoglobinämie* mit Hämoglobinurie*.

Hämolysereaktionen *f pl*: engl. *hemolysis reactions*. Hämolyse* von Erythrozyten* in Blutagar durch Einwirken bakterieller Hämolysine*. Je nach Reaktionsmuster werden Alphahämolyse, Betahämolyse und Gammahämolyse unterschieden. Bestimmte Bakterien, z. B. vergrünende Streptokokken oder betahämolysierende Streptokokken und Staphylokokken, können

hämolysierende Staphylokokken

anhand des charakteristischen Hämolysemusters differenziert werden.

Einteilung:
- **Alphahämolyse: 1.** grünlich schmale Höfe um die Bakterienkolonien durch bakterielle Bildung von Wasserstoffperoxid* (H_2O_2), das eine Reaktion des Hämoglobins* im Inneren der intakten Erythrozyten zu Methämoglobin bewirkt **2.** sog. Vergrünung („vergrünende Streptokokken") **3.** bei Streptokokken der Viridans-Gruppe, z. B. Streptococcus pneumoniae, Streptococcus mitis, Streptococcus oralis, Streptococcus pseudopneumoniae
- **Betahämolyse: 1.** meist relativ große durchsichtige Höfe um die Bakterienkolonien durch vollständige Hämolyse auf Blutagar **2.** Betahämolysin schädigt Erythrozytenwände, Hämoglobin tritt aus und diffundiert in die Umgebung **3.** z. B. bei Streptococcus pyogenes, Staphylokokken
- **Gammahämolyse:** keine sichtbare Wirkung auf die Erythrozyten des Blutagars, keine Hämolyse.

hämolysierende Staphylokokken → Staphylococcus aureus

hämolysierende Staphylokokken → Staphylotoxine

hämolysierende Streptokokken → Streptococcus

hämolysierende Streptokokken → Streptolysine

Hämolysine *n pl*: engl. *hemolysines*. Substanzen, die eine Hämolyse* verursachen. Dazu gehören Antikörper*, die bei Bindung an Erythrozytenantigene Komplement aktivieren (Immunhämolysine), sowie Substanzen, die direkt die Erythrozytenmembran schädigen; bakterielle (sezernierte oder an Zellmembran gebundene Porine, z. B. Streptolysine*, Alphatoxin bei Staphylococcus aureus), pflanzliche (Saponin) oder tierische Hämolysine (bestimmte Schlangengifte).

Hämolysintest *m*: engl. *hemolysin test*. In der Mikrobiologie Nachweis bakterieller Hämolysine* durch Anzüchtung von Bakterien auf Blutnährböden (siehe Hämolysereaktionen*). Außerdem bezeichnet der Begriff den Nachweis hämolysierender (durch direkte Immunisierung* gebildeter) Antikörper*, die humane Testerythrozyten* unter Aktivierung von Komplement hämolysieren.

hämolytisches System → Komplementbindungsreaktion

Hämoperfusion *f*: engl. *hemoperfusion*. Extrakorporales Blutreinigungsverfahren* zur Elimination toxischer Substanzen aus dem Blut mithilfe von Adsorbenzien*. Ihr wichtigstes Einsatzgebiet sind akute Intoxikationen mit lipophilen oder proteingebundenen Giftstoffen, die nicht ausreichend über eine Hämodialyse* oder Hämofiltration* aus dem Körper eliminiert werden.

Prinzip: Das Blut des Patienten wird über eine Hämoperfusionssäule geleitet, die eine adsorbierende Substanz wie Aktivkohle oder Ionenaustauscherharze enthält. Solche Adsorbenzien haben ein hohes Bindungsvermögen für lipophile und eiweißgebundene Stoffe. Die Stoffe binden an die Säule und werden aus dem Blut eliminiert.

Indikationen: Die Hämoperfusion eignet sich nur für die Elimination lipophiler oder proteingebundener Stoffe. Dazu gehören
- bestimmte überdosierte Medikamente, z. B.: **1.** Carbamazepin **2.** Theophyllin **3.** Barbiturat **4.** Salicylate
- organische Lösungsmittel
- Insektizide
- Pilzgifte.

Aufgrund der Begrenzung auf nur einige Giftstoffe und der potenziellen Komplikationen wird die Hämoperfusion nur bei schweren Vergiftungen in hochtoxischer Dosis eingesetzt, wenn durch die gängigen Verfahren der Hämodialyse und Hämofiltration keine ausreichende Elimination zu erreichen ist.

Komplikationen:
- Blutdruckabfall
- Thrombozytopenie und hämorrhagische Diathese* infolge Adsorption von Thrombozyten
- Elimination wichtiger Immunglobuline infolge Adsorption.

Hämoperikard *n*: engl. *hemopericardium*; syn. Hämatoperikard. Einblutung in den Herzbeutel (hämorrhagischer Perikarderguss*) mit konsekutiver Kompression des rechten Vorhofs und Ventrikels sowie Pumpversagen (Perikardtamponade*) in der Folge. Ein Hämoperikard entsteht meist nach Thoraxtrauma* mit Einblutung in den Herzbeutel. Behandelt wird durch notfallmäßige Perikardpunktion oder (falls erforderlich) durch operative Fensterung des Perikards.

Ätiologie: Unter anderem
- Thoraxtrauma* (häufigste Ursache)
- Aneurysma* dissecans der Aorta ascendens
- hämorrhagische Diathese.

Hämoperitoneum *n*: engl. *hemoperitoneum*; syn. Hämaskos. Blutansammlung in der freien Bauchhöhle, z. B. aufgrund einer inneren Verletzung oder einer Extrauteringravidität*. Im Vordergrund der Behandlung steht neben der klinisch-hämodynamischen Stabilisierung des Patienten (mittels Volumenersatztherapie, ggf. Bluttransfusion) der Drainage und chirurgische Blutstillung im Rahmen einer Probelaparotomie* bzw. Laparoskopie*.

Hämopexin *n*: engl. *hemopexin*; Abk. Hx. In der Leber* synthetisiertes Betaglobulin, das freies Häm* bindet und es beispielsweise zur Leber transportiert. Hämopexin-Messungen helfen, die Stärke einer intravasalen Hämolyse* abzuschätzen: Massive Hämolyse erschöpft die Transportkapazitäten von Haptoglobin*, sodass Hämopexin als Transportprotein einspringt und dadurch die Hämopexin-Serumkonzentration sinkt.

Hämophilie *f*: engl. *hemophilia*; syn. Bluterkrankheit. Erbliche Koagulopathie* mit hämorrhagischer Diathese*. Patienten mit einer Hämophilie müssen in der Regel langfristig betreut und bei einer akuten schweren Blutung ggf. notfallmäßig versorgt werden (u. a. durch Substitution gerinnungsaktiver Plasmakonzentrate).

Formen:
- (im engeren Sinn) **X-chromosomal-rezessiv** erbliche Hämophilie (sog. echte Hämophilie): **1.** ca. 25–40 % durch Neumutation ohne Familienanamnese **2.** weibliche Merkmalsträger (Konduktorinnen) erkranken in der Regel nicht, haben jedoch in ca. 30 % der Fälle Gerinnungsstörungen unterschiedlicher Ausprägung **3.** selten erkranken Frauen mit hämophilen Vätern und einer Konduktorin als Mutter, mit einem X0-Genotyp oder infolge extremer X-Chromosom-Inaktivierung **4.** Beispiele: **I.** Hämophilie A (klassische Hämophilie) aufgrund Mangels an Faktor VIII der Blutgerinnung* (siehe Blutgerinnung*, Tab. 1 dort) infolge Genmutation (Genlocus Xq28) **II.** Hämophilie B (Christmas disease) aufgrund Mangels an Faktor IX der Blutgerinnung infolge Genmutation (Genlocus Xq27.1–q27.2) **III.** kombinierte Formen
- (im weiteren Sinn) **autosomal** erbliche Hämophilie, z. B.: **1.** Stuart-Prower-Defekt **2.** Hypoproakzelerinämie* **3.** Hypoprokonvertinämie* **4.** von*-Willebrand-Jürgens-Syndrom **5.** PTA-Mangelsyndrom.

Klinik: Siehe Tab.
- Manifestation meist erst nach Säuglingsalter
- Blutungstendenz ist Schwankungen unterworfen, im Allgemeinen im Kindesalter ausgeprägter als im Erwachsenenalter
- Blutungen fast immer traumatisch verursacht, häufig nach Mikrotrauma durch z. B. Stoß oder Zahnextraktion
- mit zunehmender motorischer Aktivität der Kinder insbesondere Gelenkblutungen mit Blutergelenk*, erheblicher Bewegungseinschränkung und Deformierung in der Folge.

Komplikation: Spätblutung (nach Stunden bis Tagen erneut einsetzende Blutung nach anfänglicher Blutstillung).

Therapie:
- langfristige Betreuung sowie Notversorgung akuter Blutungen mit Substitution durch gerinnungsaktive Plasmakonzentrate

Hämophilie:
Klinische Manifestation in Abhängigkeit von der Restaktivität der Gerinnungsfaktoren VIII/IX.

Grad	Aktivität (%)	Blutungserscheinungen
schwer	2 <	typisches Bild mit Spontanblutungen, Gelenk- und Muskelblutungen
mittelschwer	2–5	Spontanblutungen, Gelenk- und Muskelblutungen seltener, weniger ausgeprägt
leicht	> 5	Gelenk- und Muskelblutungen nur nach schweren Verletzungen
(Subhämophilie)	> 15–50 (früher)	Blutungsneigung nur bei schwerer Verletzung oder Operation, häufig fehlend

- spezifische (kausale) Therapie bei Hämophilie A durch Substitution des fehlenden Faktors VIII bzw. bei Hämophilie B durch Faktor-IX-Substitution; therapeutische Wirkungsdauer entsprechend biologischer HWZ (VIII: 6–12 h, IX: 12–24 h)
- cave: Antikörperbildung mit der Folge einer Hemmkörperhämophilie* u. a. Transfusionszwischenfällen als Komplikation; potenzielles Infektionsrisiko (durch neue Herstellungsverfahren u. a mit doppelter Virusinaktivierung deutlich reduziert).

Hämophilus *m*: engl. *Haemophilus*. Gattung gramnegativer, aerober oder fakultativ anaerober, sehr kleiner, unbeweglicher Stäbchenbakterien der Familie Pasteurellaceae (siehe auch Bakterienklassifikation*). Hämophilus-Spezies sind obligate Parasiten der Schleimhaut von Mensch und Tier. Medizinisch relevante Arten sind Haemophilus influenzae, Haemophilus ducreyi, Haemophilus haemolyticus, Haemophilus aegyptius und Haemophilus parainfluenzae.

Haemophilus aegypticus *m*: engl. *Haemophilus aegyptius*; syn. Koch-Weeks-Bazillus. In tropischen und subtropischen Ländern (v. a. Nordafrika und Ägypten, Südamerika) vorkommender Erreger einer epidemisch auftretenden purulenten Konjunktivitis* und des Purpura-Fiebers.

Haemophilus ducreyi *m*: syn. Streptobacillus des weichen Schankers. Gramnegatives Stäbchenbakterium, das mikroskopisch durch Kettenbildung (fischzugartige Anordnung) der Stäbchen auffällt (Sensitivität gering). Haemophilus* ducreyi ist Erreger des Ulcus* molle, einer Geschlechtskrankheit (vorwiegend endemisch in Südostasien, Zentralamerika und Afrika). Diagnostiziert wird vornehmlich durch klinischen Befund. Therapiert wird u. a. mit 3. Generations-Cephalosporinen* und Cotrimoxazol.

Haemophilus influenzae *m*: engl. *Pfeiffer's bacillus*. Unbewegliche, gramnegative, kokkoide, pleomorphe Stäbchen, die nach Aufbau ihrer Kapselpolysaccharide (wesentlicher Pathogenitätsfaktor) in 6 Serotypen (a–f) eingeteilt werden. Invasive Infektionen werden meist durch Haemophilus influenzae Serotyp b (Hib) verursacht. Der Nachweis aus Blut oder Liquor erfolgt über die kulturelle Anlage.

Erreger: Charakteristika:
- **unbekapselte** Stämme gehören zur Normalflora (obere Luftwege) des Menschen und verursachen nur selten Infektionen, insbesondere bei gestörter Epithelbarriere (Raucherhusten)
- **bekapselte** Stämme, insbesondere H. influenza Typ b, sind für 95 % aller schweren Hämophilus-Infektionen verantwortlich (Typ b ist jedoch aufgrund der Impfung – siehe unten – sehr selten geworden)

Übertragung: Durch Tröpfchen- und Kontaktinfektion.

Medizinische Relevanz:
- Bei Erwachsenen ist Haemophilus influenza überwiegend Sekundärerreger von Atemwegserkrankungen als opportunistischer Erreger* (z. B. bei COPD, Raucherhusten).
- Kinder sind insbesondere vom 6. Lebensmonat (vorher besteht Leihimmunität durch Antikörper der Mutter) bis zum 4. Lebensjahr betroffen.
- Hib verursacht als Primärerreger bei Säuglingen und Kleinkindern v. a. Meningitis* und akute Epiglottitis*.
- Insgesamt (bei Erwachsenen und Kindern) seltener sind Osteomyelitis, Pneumonie*, Sepsis*, Pharyngitis* oder Otitis* media (mit Erguss), sehr selten septische Arthritis oder akute Endokarditis*.
- Besonders gefährdet sind Patienten nach Splenektomie.
- Nach überstandener Meningitis bei Kindern muss in 30 % mit neurologischen Folgeschäden gerechnet werden.

Erreger-Empfindlichkeit:
- Mittel der Wahl bei Meningitis und Sepsis (bzw. systemischen Infektionen): Ceftriaxon* oder Cefotaxim*
- Ampicillin-Resistenzen von ca. 5 %.

Prophylaxe:
- aktive Immunisierung gegen Hib mit Konjugatimpfstoff*: Kapselpolysaccharid oder -oligosaccharid, gekoppelt mit Trägerproteinen (Diphtherietoxoid, nichttoxische Mutante eines Diphtherietoxins)
- postexpositionell nach engem Kontakt zu Patienten mit invasiver Hib-Infektion Chemoprophylaxe (Beginn spätestens 7 Tage nach Beginn der Erkrankung des Indexfalls).

Haemophilus-influenzae-Infektion *f*: Erregerbedingte Erkrankung durch gramnegative, fakultativ anaerobe, pleomorphe Stäbchenbakterien. Betroffene leiden an lokalen Infektionen, z. B. im HNO-Bereich, oder invasiven Infektionen wie Endokarditis*, Epiglottitis* oder Meningitis*. Diagnostiziert wird mittels Kultur und mikroskopisch, therapiert mit Antibiotika. Es existiert eine Schutzimpfung* gegen den häufigsten Serotyp b (Hib).

Haemophilus parainfluenzae *m*: Schmales, filamentöses Stäbchen als Bestandteil der menschlichen Mundflora*, das in seltenen Fällen eine Endokarditis* hervorruft.

Haemophilus vaginalis → Gardnerella vaginalis

Hämophthalmus *m*: engl. *hemophthalmos*. Bluterguss ins Auge, d. h. in Glaskörper oder Vorderkammer, verursacht z. B. durch Trauma, hämorrhagische Diathese* oder hämorrhagisches Glaukom*.

Hämopoese → Hämatopoese

Hämoproteine *n pl*: engl. *hemoproteins*; syn. Porphyrinproteine. Ubiquitär vorkommende Chromoproteine mit Häm* als prosthetischer Gruppe, das fest an die Proteinkomponente gebunden ist. Hämoglobin* ist als Atmungspigment beim Sauerstofftransport, Myoglobin* bei der Sauerstoffspeicherung beteiligt. Als Katalasen und Peroxidasen dienen sie der Peroxid-Reduktion, als Zytochrome* dem Elektronentransport zwischen Dehydrogenasen und terminalen Akzeptoren.

Hämoptoe → Hämoptyse

Hämoptyse *f*: engl. *hemoptysis*; syn. Hämoptoe. Aushusten von blutig gefärbtem Sputum* oder Blut aus Rachen, Bronchien oder Lunge. Bei leichter Blutbeimengung im Auswurf spricht man von Hämoptyse (häufig), bei massivem Aushusten von hellrotem (schaumigen) Blut von Hämoptoe (selten). Die Ursachen sind vielfältig. Akut bedrohlich ist die Erstickungsgefahr durch aspiriertes Blut.

Ursachen:
- Infektionen, z. B. Bronchitis, Pneumonie, Lungenabszess, Tuberkulose
- Bronchial- und Lungentumoren sowie -metastasen
- Bronchiektasen*
- Lungenhämosiderose*

Hämopyrrolkomplexe

- Fremdkörper in den Atemwegen
- Verletzungen der Atemwege bzw. -organe
- vaskuläre Ursachen wie Lungenembolie* und Lungeninfarkt*, arteriovenöse Malformationen*, pulmonale Hypertonie, z. B. bei Herzvitien
- hämorrhagische Diathese* und Therapie mit Antikoagulanzien
- System- und Autoimmunerkrankungen, z. B. Goodpasture*-Syndrom, Granulomatose* mit Polyangiitis
- Endometriose* der Lunge
- idiopathisch (insbesondere bei leichter Hämoptoe in bis zu 50 % der Fälle keine erkennbare Ursache).

Diagnostik: Hämoptyse und Hämoptoe sind Symptome, die der diagnostischen Abklärung bedürfen. Die Schritte umfassen:
- Anamnese und körperliche Untersuchung
- Laboruntersuchung: Blutbild, Quickwert, PTT, Entzündungszeichen, Tumormarker
- Röntgen des Thorax, CT der Lunge
- ggf. Bronchoskopie*, CT/MR-Angiografie*.

Grundsätzlich sind Blutungen aus Nase oder Gastrointestinaltrakt (Hämatemesis*) auszuschließen.

Behandlungsindikation: Die Hämoptoe erfordert die sofortige stationäre Einweisung, die Hämoptyse die zeitnahe pneumologische Abklärung. Oft sind Hämoptysen Vorboten einer späteren stärkeren Blutung.

Erstmaßnahmen bei akuter Hämoptoe:
- Sauerstoffzufuhr, Volumensubstitution
- unter Intensivbedingungen: 1. Blutungsquelle bronchoskopisch lokalisieren, blutendes Segment mittels Ballonkatheter* oder Tamponade* blocken, dabei den anderen Lungenflügel beatmen 2. nach Beseitigung der akuten Gefahr kausal behandeln, z. B. mittels Laserkoagulation, Bronchialarterienembolisation oder Notfallresektion.

Hämopyrrolkomplexe *m pl*: Im Urin nachweisbare, krankhafte Zusammenlagerungen aus Pyrrolen, Zink, Mangan und Vitamin B6 (Pyridoxal-5-Phosphat), die für die Hämopyrrollaktamurie verantwortlich sein sollen. Näheres siehe dort.

Hämopyrrollaktamurie *f*: syn. Hämopyrrolurie (Abk. HPU). Krankheitshypothese ohne wissenschaftliche Grundlage aus dem Umfeld der orthomolekularen Medizin. Zink- und Vitamin-B6-Verluste über den Urin in Form von Hämopyrrolkomplexen* sollen dabei zu Psychosen, Depression, ADHS, Autoimmunerkrankungen und mehr führen. Zum Nachweis der Hämopyrrollaktamkomplexe wird ein Urintest, als Therapie werden Nahrungsergänzungsmittel empfohlen.

Hämorheologie *f*: engl. *hemorheology*. Wissenschaft von den Fließeigenschaften des Bluts. Sie ist Ansatzpunkt eines wichtigen Pharmakotherapieprinzips der pAVK und von Mikrozirkulationsstörungen.

Hämorrhagie → Blutung

hämorrhagischer Schock → Schock, hypovolämischer

Hämorrhagische Zystitis *f*: Blasenentzündung mit Hämaturie. Neben einer bakteriellen Entzündung der Harnblase kommen als Ursache virale Infekte, Bestrahlung, bestimmte Chemotherapien oder mechanische Reize (Blasenkatheter, Zystoskopie) in Betracht. Die Therapie richtet sich nach der zugrundeliegenden Ursache.

Hämorrhoidal-Blutung *f*: syn. Hämorrhoiden-Blutung. Blutung aus den Hämorrhoidalpolstern. Sie sind die häufigste Ursache der unteren gastrointestinalen Blutung. Wahrscheinlichkeit und Ausmaß der Blutung sind unabhängig vom Stadium. Diagnostiziert wird mittels Proktoskopie, therapiert abhängig vom Stadium.

Klinik:
- typischerweise hellroter peranaler Blutabgang, meist dem Stuhlgang aufgelagert oder auf dem Toilettenpapier
- auch spritzende, Hb-relevante Blutungen möglich.

Hämorrhoidektomie *f*: syn. Hämorrhoiden-Entfernung. Operative Entfernung vergrößerter Hämorrhoidalpolster. Verschiedene Operationsmethoden kommen zum Einsatz, z. B. die OP nach Milligan-Morgan, OP nach Ferguson oder OP nach Parks. Ziel ist eine Resektion des hämorrhoidalen Gewebes mit Unterbindung der zuführenden arteriellen Gefäße. Alternativ kann eine Staplerhämorrhoidopexie nach Longo (siehe Longo-Hämorrhoidopexie) erfolgen.

Hämorrhoiden *f pl*: engl. *hemorrhoids*. Vergrößerungen des Corpus* cavernosum recti, welches die Hämorrhoidalpolster bildet. Klinisch treten peranale hellrote Blutungen, Juckreiz, Brennen und Nässen auf. Die Diagnose wird mittels klinischer Untersuchung sowie einer Proktorektoskopie gestellt. Behandelt wird abhängig vom Stadium mit stuhlregulierenden Maßnahmen, Salben oder Suppositorien, Verödung, Gummibandligaturen oder operativ.

Ätiologie: Hämorrhoiden werden durch das Corpus cavernosum recti gebildet. Dieses ist ein arteriovenöses Geflecht, welches von den Endästen der A. rectalis superior gespeist wird, typischerweise bei 3, 7 und 11 Uhr in dieses einstrahlt. Der Abfluss erfolgt über Venen, die durch den Sphinkter verlaufen. Die Hämorrhoiden selbst sind physiologisch, nur bei einer Vergrößerung oder Beschwerden wird von einem Hämorrhoidalleiden gesprochen. Ursachen für eine Vergrößerung des Corpus cavernosum recti sind eine Obstipation oder Diarrhö, eine Erhöhung des intraabdominellen Druckes bei Adipositas oder Schwangerschaft, eine Bindegewebsschwäche sowie ein Alkoholabusus (führt zur Erhöhung des Sphinktertonus).

Einteilung: Die Einteilung des Hämorrhoidalleidens erfolgt nach Golighter (Abb. 1). Ein Hämorrhoidalleiden III.–IV. Grades wird gleichgesetzt mit einem Analprolaps (siehe Abb. 2 und Abb. 3; vgl. Analprolaps*, Abb. dort).

Klinik:
- hellrote Blutungen, dem Stuhlgang aufgelagert oder auf dem Toilettenpapier
- Stuhlschmieren durch Störung der Feinkontinenz
- Gefühl der unvollständigen Entleerung bei in den Analkanal prolabierten Hämorrhoiden

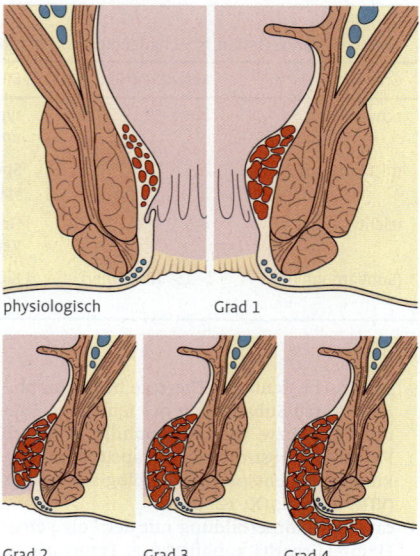

Hämorrhoiden Abb. 1: Klinische Stadieneinteilung.

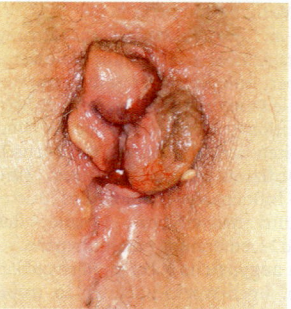

Hämorrhoiden Abb. 2: Prolabierte Hämorrhoiden (Grad 3). [32]

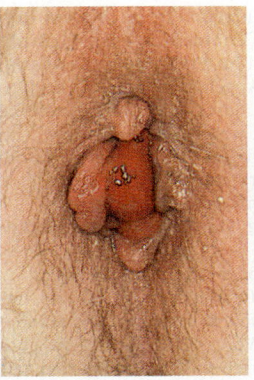

Hämorrhoiden Abb. 3: Hämorrhoidalprolaps Grad 4, zusätzlich Mariske bei 12, 6 und 9 Uhr. [3]

- Nässen, Juckreiz, Analekzem und Ulzerationen der Perianalhaut
- Schmerzen nur bei Thrombose oder Inkarzeration der prolabierten Hämorrhoiden.

Therapie: In Abhängigkeit vom Stadium des Hämorrhoidalleidens:
- Basistherapie: ballaststoffreiche Ernährung, stuhlregulierende Maßnahmen, kein Pressen beim Stuhlgang, entzündungshemmende Salben oder Suppositorien
- Stadium I: Sklerosierung mittels Aethoxysklerol oder Infrarotkoagulation
- Stadium II: Gummibandligatur nach Barron
- ab Stadium II: operative Therapie nach Milligan-Morgan oder Parks
- bei zirkulären Hämorrhoiden im Stadium II–III: Staplerhämorrhoidopexie nach Longo.

Hämosiderin *n*: engl. *hemosiderin*. Wasserunlösliche Eisen-Protein-Verbindung mit ca. 37 % Eisenanteil, die aus Bruchstücken von Ferritin* besteht. Hämosiderin ist (im Gegensatz zu Ferritin) keine physiologische Speicherform des Eisens* und findet sich nur intrazellulär, besonders in Makrophagen. Durch die goldgelbe Farbe ist es in ungefärbten Knochenmarkausstrichen sichtbar.

Hämosiderose *f*: engl. *hemosiderosis*. Vermehrte Eisenablagerung im Organismus infolge erhöhter Eisenkonzentration im Blut. Organkomplikationen betreffen v. a. die Leber (Leberzirrhose), das endokrine Pankreas (Diabetes mellitus) und Herz (dilatative oder restriktive Kardiomyopathie). Behandelt wird mit Aderlass*, sowie Eisen-Chelat-Bildnern (z. B. Deferoxamin*).

Ursachen:
- hereditär (siehe Hämochromatose*)
- sekundär: 1. erhöhte orale oder parenterale Eisenzufuhr (besonders Bluttransfusionen von > 100 Erythrozytenkonzentraten*) 2. chronische intravasale Hämolyse* 3. Leberparenchymschaden 4. pathologisch gesteigerte Eisenresorption im Darm (idiopathische Hämosiderose).

Hämostase *f*: engl. *hemostasis*. Physiologischer Prozess der Beendigung einer Blutung, in der Regel lokalisiert. Im weiteren Sinn wird auch die ärztliche Blutstillung, z. B. durch Druckverband (Kompressionsverband*), Abbinden einer Extremität, chirurgische Gefäßligatur (Gefäßklemmen, Clips, Naht) oder durch Arzneimittel (Hämostatika, Fibrinkleber) als Hämostase bezeichnet.

Klinische Bedeutung:
- essenziell für Wundheilung*
- Störung der Hämostase: hämorrhagische Diathese*, Thrombophilie*
- pharmakologisch durch Antikoagulanzien (z. B. im Rahmen der Thromboseprophylaxe*) gehemmt bzw. durch Hämostatika verstärkt
- Fibrinolytika lösen bereits entstandene Thromben auf.

Hämostase, endoskopische *f*: engl. *Endoscopic Hemostasis*; syn. endoskopische Blut-Stillung. Mittels Endoskop durchgeführte Blutstillung* im oberen (Speiseröhre, Magen oder Duodenum, ggf. noch proximales Jejunum) oder unteren Gastrointestinaltrakt* (Rektum, Kolonrahmen und terminales Ileum), wobei je nach Blutungsquelle durch Unterspritzung, Clip, Gummibandligatur oder Hämospray erfolgen kann.

Hämostilette *f*: engl. *hemostilet*. Steriles, 3–4 cm langes, spitzes Einmalinstrument zur kapillären Blutentnahme aus Fingerbeere oder Ohrläppchen.

Hämotoxine *n pl*: engl. *hemotoxins*. Bezeichnung für Faktoren, die zu einer Hämolyse*, Hemmung der Sauerstoffbindung an Hämoglobin oder Störung der Hämatopoese* führen.

Hämozytoblast *m*: engl. *hemocytoblast*. Undeterminierte Stammzelle der Blutkörperchen.

Händedesinfektion → Händehygiene

Händedesinfektion, chirurgische *f*: engl. *surgical hand disinfection*. Händedesinfektion zur weitgehenden Entfernung der transienten Hautflora und signifikanten Reduktion der residenten Hautflora. Die chirurgische Händedesinfektion ist von allen an einer OP Beteiligten durchzuführen, einschließlich der das Sterilgut anreichernden Mitarbeiter.

Durchführung:
- **Voraussetzungen:** 1. Fingernägel sollten kurz geschnitten sein und mit den Fingerkuppen abschließen. Nagellack, künstliche oder gegelte Fingernägel dürfen nicht getragen werden. 2. In den Bereichen, in welchen eine Händedesinfektion durchgeführt wird, dürfen an Händen und Unterarmen keine Ringe, Armbanduhren, Armbänder oder Piercings getragen werden. 3. Es dürfen keine Nagelbettverletzungen oder -entzündungen vorliegen. 4. Bürsten der Hände und Unterarme ist wegen Hautirritation und höherer Keimabgabe zu unterlassen.
- **Waschen:** 1. Ein hygienischer Waschplatz muss mit Zulauf für warmes und kaltes Wasser ausgestattet sein. 2. Armaturen und Spender dürfen nicht über Handkontakt bedient werden. 3. Zur Verringerung der Sporenlast an den Händen wird empfohlen, die Hände vor der am OP-Tag erstmalig durchgeführten chirurgischen Händedesinfektion möglichst in einem 10 Minuten Abstand vor der chirurgischen Händedesinfektion zu waschen und sorgfältig abzutrocknen, da bei einem kürzeren Abstand die Wirksamkeit der Alkohole durch den Verdünnungseffekt der Restfeuchte signifikant reduziert wird. 4. Hände und Unterarme sind bis zum Ellenbogen mit nach oben gerichteten Fingerspitzen und tief liegendem Ellenbogen während etwa 30 bis 60 Sekunden lang mit einem Handwaschpräparat zu waschen. 5. Eine längere Dauer des Waschvorgangs ist wegen potenzieller Hautschädigung abzulehnen, zumal dadurch keine weitere Keimzahlverminderung erreicht wird.
- Abtrocknen mit keimarmem Einmalhandtuch.
- **Händedesinfektion:** 1. Während der vom Hersteller der alkoholbasierten Präparate gemäß Desinfektionsmittelliste angegebenen Einwirkungszeit müssen Hände und Unterarme durch eine eingeübte Einreibetechnik lückenlos mit Desinfektionslösung benetzt sein. 2. Besonders ist auf das Einreiben von Fingerkuppen, Nagelfalz und Fingerzwischenräumen zu achten.
- **Trocknen:** 1. Eine Händetrocknung nach Desinfektion ist mit einem Rekontaminationsrisiko verbunden und nicht erforderlich; falls jedoch gewünscht, nur mit sterilem Tuch zur Einmalbenutzung. 2. Cave: Die Hände müssen vor dem Anlegen der OP-Handschuhe trocken sein, um die Perforationsgefahr zu verringern und das Irritationsrisiko zu reduzieren.

Es gibt derzeit keine Empfehlung einer routinehaften erneuten Durchführung der chirurgischen Händedesinfektion während der Operation in Abhängigkeit von der OP-Dauer.

Händedesinfektionsmittel *n*: engl. *hand disinfectant*. Produkt zum Einreiben für die hygienische und chirurgische Händedesinfektion* auf alkoholischer Basis. Händedesinfektionsmittel wirken schnell bakterizid, fungizid und begrenzt viruzid*. Sie trocknen rückstandsarm.

Eingesetzt werden meist Ethanol (Ethylalkohol), n-Propanol (Propylalkohol) und Isopropanol (Isopropylalkohol).
Wirkspektrum: Gegen vegetative Bakterien* sowie Sprosspilze sind alle alkoholischen Händedesinfektionsmittel wirksam. Bei Risiko der Weiterverbreitung behüllter Viren sind Präparate mit der Deklarierung „begrenzt viruzid", gegen Adeno-, Noro- und Rotaviren „begrenzt viruzid Plus" und gegen behüllte und unbehüllte Viren „viruzid" wirksame Desinfektionsmittel einzusetzen. Bei Übertragungsrisiko für Tuberkulosebakterien müssen Präparate mit tuberkulozider Wirksamkeit eingesetzt werden. Für die chirurgische Händedesinfektion wird keine zusätzliche tuberkulozide, fungizide oder viruzide Wirksamkeit benötigt.
Dosierung: N-Propanol (Propylalkohol) 50–60%, Isopropanol (Isopropylalkohol) 60–70%, Ethanol (Ethylalkohol) 70% zur Desinfektion von trockenen, 80% von feuchten Gegenständen. Bei der hygienischen* Händedesinfektion müssen ca. 3–5 ml („Menge, die in die Hohlhand passt") beide Hände vollständig benetzen (30 s bis 1 min), vgl. auch chirurgische Händedesinfektion*. Wenn zur Händedesinfektion ein Gel eingesetzt wird, sollte dies einen Ethanolgehalt von über 85 % aufweisen.
Hintergrund: Es sind nur Mittel der Desinfektionsmittellisten anzuwenden. Händedesinfektionsmittel enthalten zur Händepflege Hautpflegemittel (rückfettende Substanzen, z. B. Glycerin). Das soll dazu beitragen, die Hautbarriere selbst bei intensiver Anwendung der Desinfektionsmittel nur minimal zu beeinträchtigen. Desinfektionsmittelspender müssen überall dort verfügbar sein, wo regelmäßig eine Händedesinfektion durchgeführt werden muss. Als Mindestausstattung gilt ein Spender pro Patientenbett auf Intensiv- und Dialysestationen und auf Nicht-Intensivstationen ein Spender zwischen 2 Patientenbetten sowie in der Sanitärzelle. Ferner sollen Spender an sauberen Arbeitsplätzen, am Visiten- oder Verbandwagen, am Ausgang des Patientenzimmers und in Schleusen zur Verfügung stehen. Kann eine ausreichende Spenderausstattung mit wandmontierten Spendern nicht erreicht werden, sind mobile Spender einschließlich Kittelflaschen einzusetzen. Benutzer von Kittelflaschen haben darauf zu achten, dass die Händedesinfektion nach ausreichender Benetzung beider Hände erst nach dem Verschließen der Kittelflasche und ihrer Zurückführung in die Tasche durchgeführt wird, um eine Rekontamination der Hände durch die Kittelflasche zu verhindern. Die Surveillance des Händedesinfektionsmittelverbrauchs (HDMV) auf Stationsebene oder in Funktionsbereichen (z. B. Dialyse*, Endoskopie*) sowie in Altenpflegeheimen ist ein Modul im Krankenhaus-Infektions-Surveillance-System (KISS).

Händehygiene *f*: engl. *hand hygiene*. Maßnahmen zur Vermeidung der Übertragung von Krankheitserregern durch die Hände des medizinischen Personals. Die Verweildauer von Erregern auf den Händen beträgt 1–4 h. Die Händehygiene ist eine entscheidende Maßnahme zur Verhütung nosokomialer Infektionen in Gesundheitseinrichtungen.
Hintergrund: Funktionelle Voraussetzungen und Ausstattung für die Händehygiene:
– Jedes Patientenzimmer muss über eine für die Beschäftigten leicht erreichbare Waschgelegenheit verfügen.
– Diese müssen ebenso in Räumen angebracht werden, in denen diagnostische oder invasive Maßnahmen bzw. Arbeiten durchgeführt werden, welche Maßnahmen der Händehygiene erfordern.
– Waschgelegenheiten sollen auch in der Nähe unreiner Arbeitsbereiche vorhanden sein und sind mit fließendem warmen und kalten Wasser und Mischbatterie (vorzugsweise Einhebelmischbatterie) auszustatten.
– Vom Personal benutzte Waschbecken sind mit je einem Spender für Händedesinfektionsmittel, Waschlotion sowie mit Hautpflegemittel in Spendern oder Tuben auszustatten.
Jede Waschgelegenheit, die das Personal benutzt, muss mit einem Handtuchspender ausgestattet werden, da die gründliche Trocknung Hautirritationen vorbeugt sowie die Übertragungsrisiko für Infektionen* vermindert.

Händewaschen *n*: engl. *hand washing*. Schmutzentfernende und keimreduzierende Hygienemaßnahme im Rahmen der Händehygiene*, wobei die Hände und teilweise Unterarme mit Wasser und Seifenlösung gründlich gereinigt und anschließend gut getrocknet werden.
Anwendung: Regeln für gründliches Händewaschen:
– Hände unter fließendes Wasser halten und Handinnenflächen, Handrücken, Fingerspitzen, Fingerzwischenräume und Daumen gründlich einseifen. In öffentlichen Waschräumen ist es besser, Flüssigseife zu benutzen als Seifenstücke.
– Die Seife mindestens 20–30 Sekunden an der ganzen Hand sanft einreiben (bei stärkerer Verschmutzung entsprechend länger).
– Anschließend die Hände unter fließendem Wasser abspülen. Zum Schließen des Wasserhahns in öffentlichen Toiletten sollte ein Einweghandtuch oder der Ellenbogen benutzt werden.
– Danach die Hände unter besonderer Beachtung der Fingerzwischenräume sorgfältig abtrocknen. In öffentlichen Toiletten möglichst Einmalhandtücher benutzen.
– Eine Händedesinfektion ist im privaten Umfeld meist nicht erforderlich. Diese Maßnahme kann jedoch im Einzelfall sinnvoll sein, z. B. wenn ein Angehöriger an einer hochinfektiösen Erkrankung leidet. Hierzu sollte ein Arzt befragt werden.
Indikationen für das Händewaschen in Klinik und medizinischer Praxis sind:
– vor Arbeitsbeginn, nach Arbeitsende
– zur Entfernung sichtbarer Verschmutzungen
– vor dem Essen oder der Essensausteilung.
Die wichtigste Maßnahme zur Vermeidung nosokomialer Infektionen ist jedoch die Händedesinfektion. Als Voraussetzung für eine gute Händehygiene dürfen in Arbeitsbereichen mit erhöhter Infektionsgefährdung an Händen und Unterarmen keine Schmuckstücke einschließlich von Uhren und Eheringen getragen werden.

Händigkeit *f*: engl. *handedness*. Bevorzugter Gebrauch einer Hand (Gebrauchshand). Entsprechend der dominierenden Hand spricht man von **Rechtshändigkeit** oder **Linkshändigkeit**. Die Händigkeit kann sich durch Erziehung oder unbewusstes Abschauen ändern. Es gibt auch Menschen ohne Dominanz einer Hand (Beidhänder). Ob die Händigkeit angeboren ist, ist nicht gesichert.
Kultureller Aspekt: Die „Umschulung" von Links- zu Rechtshändern wurde früher in vielen Kulturen der Welt als erzieherisch sinnvoll erachtet, in den letzten Jahrzehnten aber weitgehend aufgegeben. Entsprechend ist der Anteil der Linkshänder angestiegen (aktuell 10–15 %).

Hängebrust → Mastoptose

Häring-Tubus *m*: engl. *Häring's tube*. Durch den Stent* verdrängter und nur noch selten eingesetzter, nicht komprimierbarer, drahtarmierter Latexgummitubus. Er dient palliativ zur Wiederherstellung der Nahrungspassage bei inoperablem stenosierendem Ösophagus*- bzw. Kardiakarzinom*. Siehe Abb.

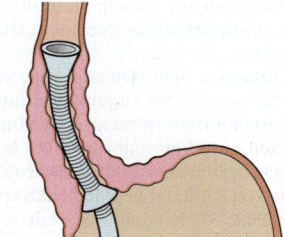

Häring-Tubus

Härte [Strahlen] *f*: Strahlenqualität, Maß für die Fähigkeit von Strahlen, Stoffe und Körper zu durchdringen.

Härte [Wasser] f: Beim Wasser Maß für den Gehalt an Kalzium- und Magnesiumsalzen. Eine vorübergehende Härte ist bedingt durch Bicarbonate und Carbonate (können durch Kochen beseitigt werden), die bleibende Härte ist bedingt durch Sulfate (bleiben beim Kochen in Lösung, ebenso Nitrate, Phosphate, Chloride).

Härtegrade des Wassers m pl: engl. *degrees of hardness of water*. Messung der Gesamthärte von Wasser in deutschen Härtegraden (°d). Hierbei entsprechen sich 1°d und 10 mg CaO oder 7,14 mg MgO/l Wasser (1°d = 1,25 englische Härtegrade). Trinkwasser sollte ca. 8–12°d haben.

Einteilung: Jeweils 7 Härtegrade bilden einen **Härtebereich:**
- 0–7°d = 1. Härtebereich
- 8–14°d = 2. Härtebereich
- 15–21°d = 3. Härtebereich
- über 21°d = 4. Härtebereich.

Wasser mit 8°d und darunter ist weich und schmeckt fade. Wasser mit 18°d und darüber ist hart.

Häufigkeitsverteilung f: Beschreibung oder Angabe der Häufigkeit der beobachteten Werte einer zufälligen Variablen. Sie werden tabellarisch dargestellt oder grafisch als Histogramm oder Polygonzug. Für eine Verteilung lassen sich verschiedene statistische Kennwerte berechnen, z. B. Lokalisationsmaße und Dispersionsmaße.

Häusliche Pflegehilfe f: Durch geeignete Pflegekräfte erbrachte Pflegesachleistung in Form körperbezogener Pflegemaßnahmen, pflegerischer Betreuungsmaßnahmen sowie Hilfen bei der Haushaltsführung. Pflegebedürftige der Pflegegrade 2–5 haben bei häuslicher Pflege Anspruch auf häusliche Pflegehilfe als Sachleistung. Rechtsgrundlage ist § 36 SGB XI.

häutige Schnecke → Ductus cochlearis

Haftfähigkeit [Mikrobiologie] f: engl. *adhesive power*; syn. Tenazität. Fähigkeit von Keimen, an der Zellmembran eines Makroorganismus zu binden.

Haftfähigkeit [Strafrecht] f: engl. *fitness for a custodial sentence*; syn. Vollzugstauglichkeit. Fähigkeit, eine Unterbringung in Vollzugsanstalt oder Haftkrankenhaus ohne Gefährdung von Gesundheit oder Leben zu ertragen. Schwere psychopathologische Syndrome, nahe Lebensgefahr oder in der Einrichtung nicht behandelbare schwerwiegende Erkrankungen schließen Haftfähigkeit aus. Die Haftfähigkeit wird v. a. durch Anstaltsärzte beurteilt.

Recht:
- Die Einschränkung der Haftfähigkeit verhindert die Vollziehung eines Haftbefehls, aber nicht dessen Erlass.
- Die Gründe für den Aufschub der Vollstreckung oder die Unterbrechung einer Freiheitsstrafe (z. B. schwere, auch psychische Erkrankungen) regelt § 455 Strafprozessordnung.

Haftplatten → Desmosom
Haftschalen → Kontaktlinsen
Haftzecken → Zecken
Hagebutten → Hundsrose
Hagelkorn → Chalazion
Hageman-Faktor → Faktor XII
Hageman-Faktor-Defizit → Faktor-XII-Mangel

H-Agglutination f: engl. *H agglutination*. Flockige Agglutination* (Verklumpung) von Bakterien mit H*-Antigen (Geißelantigen) unter Einwirkung von Antiseren mit spezifischen H-Agglutininen.

Haglund-Exostose f: engl. *Haglund's deformity*. Starke, meist spitzwinklige Ausbildung der oberen hinteren Ecke des Tuber calcanei, welche häufig mit Schleimbeutelbildung und schmerzhafter Weichteilschwellung im Bereich des Achillessehnenansatzes (Achillodynie*) infolge Schuhdrucks einhergeht. Hieraus entwickelt sich die Haglund-Ferse, welche meist in der Jugend auftritt, sog. Apophysitis* calcanei.

Therapie:
- Schuhzurichtung mit entsprechender Bettung
- lokale balneophysikalische Maßnahmen
- ggf. Resektion der Exostose.

HAH: Abk. für → Hämagglutination-Hemmtest
Hahnentritt → Steppergang
Hairless-Woman-Syndrom → Androgenresistenz
Hairy-Cell-Leukämie → Haarzellen-Leukämie

Hakengriff m: engl. *hook grip*. Grifftechnik* zum Tragen eines Patienten, bei der 2 Pflegepersonen ihre Finger miteinander verhaken. Dabei weist bei einer Pflegeperson der Handrücken nach oben, bei der anderen die Handinnenseite. Siehe Abb.

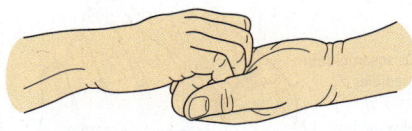

Hakengriff

Hakenmagen → Angelhakenform
Hakenwurm → Ankylostoma
Hakenwurmkrankheit → Ankylostomiasis
Halberstädter-Prowazek-Körperchen n pl: engl. *trachoma bodies*. Basophile intrazytoplasmatische Retikulärkörperchen in Bindehautzellen bei einem durch Chlamydia* trachomatis verursachten Trachom*. Sie bestehen aus Granulomen, die Chlamydien enthalten, und sind darstellbar durch Giemsa-Färbung oder Fluoresceinisothiocyanat-markierte Antikörper.

Halblebenszeit f: engl. *half life span*. Zeitraum, bei dem noch 50 % des Transplantates* funktionstüchtig ist. Die Halblebenszeit entspricht der Halbwertszeit*.

Halbmilch f: engl. *half strength milk*. Mit Kohlenhydraten (u. a. 5 % Zucker) angereicherte, mit Wasser oder Schleim im Verhältnis 1:1 verdünnte Vollmilch zur Selbstherstellung von künstlicher Säuglingsnahrung.

Halbmondlage f: syn. Halbmondlagerung. Form der atemunterstützenden Lagerung* bei Erkrankung der Atemwege und zur Pneumonieprophylaxe*. Dabei wird eine Körperseite gestreckt und der Patient sichelförmig gelagert.

Ziele:
- Förderung der Entspannung und des Wohlbefindens
- Atemerleichterung: Vergrößerung der Atemfläche, Intensivierung der Belüftung der Flanken, Dehnung der Muskulatur des Brustkorbs
- Verstärkung der Wahrnehmung
- Verbesserung des Gasaustausches.

Vorgehen:
- Der Patient befindet sich in Rückenlage.
- Der rechte Arm wird über den Kopf zur linken Seite geführt.
- Der linke Arm zieht nach unten in Richtung der Füße.
- Beide Beine werden langsam und schrittweise parallel nach links geführt.
- In dieser Position ruhig und tief atmen.
- Nach einigen Minuten wieder Mittelstellung einnehmen und zur anderen Seite dehnen.
- Die Halbmondlage evtl. im Wechsel mit anderen atemunterstützenden Lagerungsformen ca. 2-mal täglich für 5–20 min oder so lange anwenden, wie sie für den Patienten angenehm ist.

Halbseitenlähmung → Hemiparese
Halbseitenlähmung → Hemiplegie
Halbseitenlähmung f: engl. *hemiplegia*; syn. Hemiparese. Lähmung einer Körperhälfte. Eine unvollständige Halbseitenlähmung bezeichnet man als Hemiparese*, die vollständige als Hemiplegie*.

Halbseitensyndrom des Rückenmarks → Brown-Séquard-Syndrom

Halbtiefentherapie f: engl. *semi-deep therapy*. Strahlentherapie* eines Herdes bis zu max. Gewebetiefenausdehnung von ca. 5 cm unter der Haut. Hierfür wird Elektronenstrahlung* verwendet mit einer Energie von max. 15 MeV.

Halbwertschichtdicke f: engl. *half-value layer (Abk. HVL)*; Abk. HWS. Diejenige Schichtdicke eines Stoffs, durch welche die Dosisleistung eines Strahlenbündels auf die Hälfte herabgesetzt wird. Sie dient der Charakterisierung der

Halbwertszeit

Durchdringungsfähigkeit von Photonenstrahlung.

Halbwertszeit f: Abk. HWZ. Parameter, der angibt, nach welcher Zeit die Menge einer Substanz auf die Hälfte des anfänglichen Maximalwerts abgefallen ist.

Formen: Pharmakologische HWZ:
– Sie gibt an, nach welcher Zeit die Plasmakonzentration eines Arzneimittels auf die Hälfte des anfänglichen Maximalwerts abgefallen ist.
– Damit ist sie Maß für die Gesamtelimination eines Arzneimittels und nötig für die Bestimmung des erforderlichen Dosierungsintervalls.

Biologische HWZ (T_{biol}):
– Sie gibt an, nach welcher Zeit sich eine im (Teil-)Körper inkorporierte Substanz durch Stoffwechselvorgänge und/oder Ausscheidung auf die Hälfte vermindert hat.
– Damit ist sie die Zeit, in der die Hälfte einer physiologischen Substanz im Organismus neu gebildet wird (z. B. für Serumproteine und in der Leber synthetisierte Proteine 7–10 d).

Halbwirbel m: engl. hemivertebra. Fehlen einer Wirbelseite mit seitlichem, dorsalem oder ventralem Defekt.

Haldane-Effekt m: engl. Haldane effect. Abhängigkeit der CO_2-Aufnahmefähigkeit des Bluts von der Sauerstoffkonzentration. In den alveolären Lungenkapillaren mit hoher O_2-Konzentration werden H^+ und CO_2 frei, im Gewebe mit hoher H^+- und CO_2-Konzentration wird O_2 aus Hämoglobin frei.

Halfterverband → Capistrum

Halisterese f: engl. halisteresis. Entkalkung der organischen Knochenmatrix bei Osteomalazie*.

Halitosis → Foetor ex ore

Haller-Netz → Rete testis

Hallpike-Test m: engl. Hallpike test; syn. Dix-Hallpike-Test. Lagerungsmanöver mit Kopfdrehung zur Diagnose des benignen paroxysmalen Lagerungsschwindels* des hinteren vertikalen Bogengangs.

Hallux m: engl. big toe. Erster Zeh. Im Gegensatz zu den übrigen Zehen besteht er – wie der Daumen – nur aus 2 Zehenknochen, der Phalanx proximalis und distalis. Der Hallux ist frei beweglich. Klinische Bedeutung haben Hallux* valgus und Hallux* rigidus.

Hallux malleus → Hammerzehe

Hallux rigidus m: engl. stiff toe. Teilversteifung des Großzehengrundgelenks infolge Arthrose*, Entzündung (Gicht*), aseptischer Knochennekrose* oder Trauma mit schmerzhafter Einschränkung oder Aufhebung der Dorsalextension im Großzehengrundgelenk und Behinderung der Abrollbewegung des Fußes beim Gehen.

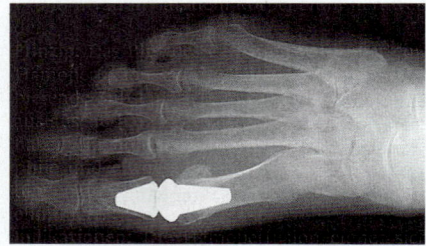

Hallux rigidus: Zementfreie Grosszehengrundgelenkprothese (Röntgenaufnahme). [108]

Therapie:
– konservativ: 1. orthopädische Schuhzurichtung mit medialer Sohlenversteifung und Abrollhilfe 2. Nachtschiene 3. Physiotherapie 4. Analgetika
– operativ (bei starker Deformierung und schmerzhafter Bewegungseinschränkung): 1. z. B. Resektion der Grundphalanxbasis (Keller*-Brandes-Operation) oder des Metatarsale-I-Köpfchens (Hueter*-Mayo-Operation) mit anschließender Einlagenversorgung 2. Arthrodese des Großzehengrundgelenks 3. Implantation einer Zehengelenkprothese (Alloarthroplastik, siehe Abb.).

Hallux valgus m: Großzehenabweichung nach lateral, ggf. mit Bedrängung des Nachbarzehs. Sie wird begünstigt durch enge, spitze Schuhe und tritt meist bei Pes* transversus auf. Siehe Abb. 1.

Klinik:
– Druckbeschwerden im Schuh am Großzehenballen
– Abspreizung des Metatarsale I (Pes transverso-planus) täuscht Exostose vor

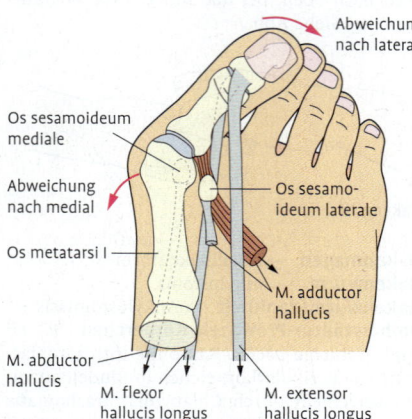

Hallux valgus Abb. 1: Pathomechanismus.

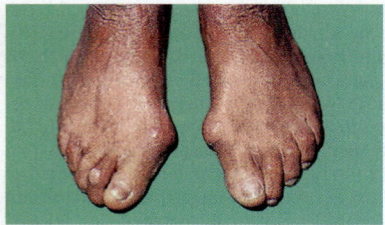

Hallux valgus Abb. 2: Ballen- und Hammerzehen. [126]

– Haut über Ballen häufig verhornt und entzündet, sog. Ballenzeh (siehe Abb. 2).

Therapie:
– im Initialstadium konservativ: Physiotherapie, orthopädische Schuhe, Hallux*-valgus-Nachtschiene
– im fortgeschrittenen Stadium (massive Deformierung): operativ.

Verfahren:
– isolierter Weichteileingriff oder Cheilotomie
– gelenkerhaltendes Verfahren: Metatarsale-I-Korrekturosteotomie*: 1. proximal, z. B. Open*-Wedge-Osteotomie 2. diaphysär, z. B. Scarf*-Osteotomie 3. distal, z. B. Keller*-Brandes-Operation, Hueter*-Mayo-Operation, Hohmann-Operation, Chevron-Austin-Operation
– gelenkzerstörende Verfahren, z. B. Resektions-Interpositions-Arthroplastik, Arthrodese*, Endoprothese.

Die Auswahl des Verfahrens ist abhängig von
– dem Vorliegen einer Arthrose im Zehengrundgelenk
– dem Intermetatarsalwinkel*
– der Patientenpriorität (Mobilität versus Stabilität)
– dem Vorliegen von Osteoporose.

Hallux-valgus-Nachtschiene f: engl. hallux valgus night splint. Hebelschiene aus gepolstertem Metallbügel mit Lederlasche zur Stellungskorrektur bei Hallux* valgus, dient als konservative Therapie im Frühstadium oder postoperativ.

Hallux varus m: Selten auftretende Abknickung der Großzehe im Grundgelenk zum anderen Fuß hin.

Halluzination f: engl. hallucination. Form der Sinnestäuschung* mit Sinneswahrnehmung ohne (externe) gegenständliche Reizquelle, bei der die Betroffenen von der Realität des Wahrgenommenen überzeugt sind. **Formen:**
– nach Sinnesgebieten: 1. akustische Halluzination* (Hören) 2. optische Halluzination* (Sehen) 3. olfaktorische Halluzination (Riechen) 4. gustatorische Halluzination (Schmecken) 5. zönästhetische Halluzination* (Kör-

per- oder Leibhalluzination) **6. negative Halluzination*** (Objekte werden nicht gesehen)
- nach Komplexität: **1.** elementare (sog. ungestaltete) Halluzination, z. B. Rauschen, Töne (Akoasma*) oder Lichtblitze (Photopsien*) **2.** komplexe (sog. gestaltete) Halluzination, z. B. Hören von Stimmen (Phoneme), Sehen von Personen.

Vorkommen:
- Schizophrenie*
- affektive Störungen* (z. B. Depression)
- Delir*
- Konsum von Halluzinogenen*
- in der Aura* bei Epilepsie* oder bei Migräne*
- organische Störungen (z. B. Okzipitallappen- oder Temporallappenschädigung)
- UAW von Arzneimitteln (z. B. Dopaminagonisten, Anticholinergika, Kortikoide)
- gelegentlich im Halbschlaf (hypnaogoge Halluzination)
- u. a.

Halluzination, akustische *f*: engl. *auditory hallucination*. Form der Halluzination* mit akustischen Wahrnehmungen ohne entsprechende Reizquelle. **Formen:**
- komplex in Form von Stimmenhören (Phoneme)
- elementar in Form des Hörens von Tönen oder Geräuschen (Akoasmen).

Halluzination, hypnagoge und hypnopompe *f*: engl. *hypnagogic and hypnopompic hallucination*. Halluzination* oder Pseudohalluzination* beim Einschlafen (hypnagoge Halluzination) oder beim Aufwachen (hypnopompe Halluzination). Es handelt sich um meist lebhafte, traumähnliche optische oder akustische Traumwahrnehmungen, z. B. bezüglich einer fremden Person im Schlafzimmer. Sie tritt auf bei psychisch und körperlich Gesunden, Angststörungen*, dissoziativen* Störungen und Narkolepsie*.

Halluzination, negative *f*: engl. *negative hallucination*. Tatsächlich vorhandene Personen oder Objekte werden nicht gesehen, vorkommend v. a. unter Hypnose*. Der Begriff kennzeichnet eine Form von Suggestibilität oder einen Abwehrmechanismus. Er entspricht nicht der allgemeinen Definition einer Halluzination* als sinnliche Wahrnehmung ohne entsprechende Reizquelle.

Halluzination, optische *f*: engl. *visual hallucination*; syn. Gesichtshalluzination. Form der Halluzination mit visuellen Sinneswahrnehmungen ohne entsprechende Reizquelle. Sie kann bei Delir*, Schizophrenie* oder Läsionen der Sehbahn (z. B. Okzipitallappensyndrom*) auftreten.

Formen:
- elementare Halluzination (Photopsie*)
- komplexe Halluzination (Morphopsie).

Halluzination, physiologische *f*: engl. *physiologic hallucination*. Halluzination* oder Pseudohalluzination* ohne zugrunde liegende psychische Störung. Dazu zählen hypnagoge und hypnopompe Halluzinationen, Sinnestäuschungen bei sensorischer Deprivation* (selten) und Stimmenhören ohne Leidensdruck (Non-Help-Seeking-Voice-Hearers).
Hintergrund: Die Wahrnehmung der Stimmen ähnelt dem Erleben der Patienten mit schweren psychischen Störungen. In der Regel besteht kein Leidensdruck, die Betroffenen können den Beginn und das Ende des Stimmenhörens willentlich beeinflussen.

Halluzination, zönästhetische *f*: engl. *cenesthesic hallucination*; syn. Körperhalluzination. Form der Halluzination* mit körperbezogenen Trugwahrnehmungen ohne entsprechende Reizquelle. **Formen:**
- Störungen des Leibempfindens: fremdartige, meist unangenehme körperliche Wahrnehmungen, die von den betroffenen Personen oft nur mit Hilfe bizarrer Vergleiche beschrieben werden können
- taktile Halluzinationen: körperliche Wahrnehmung auf der Haut
- haptische Halluzination: Tastwahrnehmung
- vestibuläre Halluzination: Wahrnehmung, zu fallen oder zu fliegen
- kinästhetische Halluzination: Wahrnehmung, von außen bewegt zu werden.

Halluzinogene *n pl*: engl. *hallucinogens*. Psychotrope Substanzen*, die Sinneseindrücke verändern (meist extrem verstärken) oder Sinnestäuschungen* (v. a. Halluzinationen) hervorrufen können bei meist unverändertem Bewusstsein und Erinnerungsvermögen. Bei akuter Intoxikation besteht das Risiko von epileptischen Anfällen, psychotischen Zuständen, hochgradigen Erregungszuständen, Selbst- und Fremdgefährdung. Bei chronischem Konsum entwickeln sich Substanzstörungen*.
Übersicht: Die Klassifizierung von halluzinogenen Substanzen ist unscharf. In der Regel werden dazu gerechnet:
- pflanzliche und halbsynthetische Substanzen: **1.** Mutterkorn: LSD* **2.** Samen: Ololiuqui **3.** Pilze: Psilocybin* **4.** Kakteen: Meskalin **5.** Nachtschattengewächse: z. B. Scopolamin
- synthetische Substanzen (auch Designerdrogen): **1.** 2,5-Dimethoxy-4-methylamphetamin (DOM) **2.** Ecstasy: 3,4-Methylendioxyamphetamin (MDA) und 3,4-Methylendioxy-N-methylamphetamin (MDMA) **3.** Phencyclidin.

Halluzinose *f*: engl. *hallucinosis*. Psychopathologischer Zustand mit persistierenden oder rezidivierenden Halluzinationen* in der Regel ohne Bewusstseinsstörung*.

Formen:
- akustische Halluzinose bei Substanzgebrauch (z. B. Alkoholhalluzinose*) und bei organischen oder symptomatischen psychischen Störungen
- optische Halluzinose bei organischen Störungen (z. B. Okzipitallappensyndrom*) oder bei Intoxikation* mit Halluzinogenen*
- taktile Halluzinose (z. B. Dermatozoenwahn*).

Halo [Dermatologie] *n*: Griechisch Lichthof, in der Dermatologie Begriff mit mehreren Bedeutungen: Er bezeichnet zum einen eine ringförmige dunkle Verfärbung um die Augen (Augenringe), zum zweiten den geröteten Pustelhof im makulopapulösen Eruptionsstadium der Pocken.

Halo [Optik] *m*: Bezeichnung für einen Lichthof oder Farbenkreis, der durch Reflexionen und Brechungen von Licht entstehen kann.

Halo-Effekt *m*: engl. *halo effect*; syn. Hof-Effekt. Veränderte Wahrnehmung bei der Beurteilung eines anderen Menschen, bei der ein oder mehrere Merkmale der beobachteten Person den subjektiven Eindruck des Beobachters in eine bestimmte Richtung (positiv oder negativ) beeinflussen.

Haloextension *f*: engl. *halo traction*. Verfahren zur Extensionsbehandlung der Wirbelsäule mit einem Zugsystem (Halofixateur) über einen an der Schädelkalotte befestigten Ring, der mit 4 spitzen Spannschrauben zur Fixation in die knöcherne Kalotte eingebracht wird. Indikationen sind Halswirbelfraktur sowie Aufdehnung einer teilkontrakten Skoliose* im Rahmen der präoperativen Skoliosebehandlung. Siehe Abb.

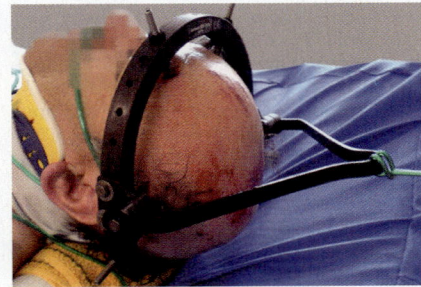

Haloextension [73]

Halogene *n pl*: engl. *halogens*. Gruppenbezeichnung für die Elemente der VII. Hauptgruppe des Periodensystems: Fluor*, Chlor, Brom, Jod*, Astat und Ununseptium. Die wässrigen Lösungen der Halogenwasserstoffe heißen Halogenwasserstoffsäuren und deren Salze Halogenide (früher Halide).

Halo glaucomatosus

Halo glaucomatosus *m*: engl. *glaucomatous halo*. Durch ein Glaukom verursachte zirkuläre Atrophie der Aderhaut um die Papille herum. Bei altersbedingter Atrophie wird von einem Halo senilis gesprochen.

Halonävus *m*: engl. *halonevus*; syn. Sutton-Nävus. Melanozytärer Nävus*, der von einem depigmentierten Hof umgeben ist. Er kommt besonders bei Jugendlichen vor. Histologisch findet man ein lymphohistiozytäres Infiltrat, das eine partielle Destruktion des melanozytären Nävus bewirkt. Siehe Abb.

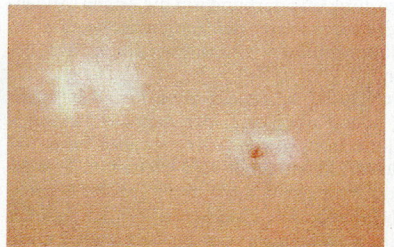

Halonävus [3]

Haloperidol *n*: Stark wirksames Neuroleptikum aus der Gruppe der Butyrophenone*. Haloperidol wird vor allem in psychiatrischen Notfallsituationen angewendet, seltener als Dauertherapie. Es wirkt sehr stark antipsychotisch (u. a. Reduktion von Wahn, Halluzinationen, Ich- und Denkstörungen sowie Dämpfung psychomotorischer und katatoner Erregung) bei geringer Sedation.

Halo saturninus *m*: syn. Halo saturninus senilis. Bleisaum im Zahnfleischrand. Ursache ist eine Bleiintoxikation.

Halo senilis *m*: Altersbedingt auftretende zirkuläre Atrophie der Aderhaut um die Papille herum.

Halsfistel *f*: engl. *cervical fistula*; syn. Fistula colli congenita. Kongenitale Fistel* infolge fehlenden Verschlusses zwischen Sinus cervicalis sowie 2. und 3. Schlundtasche oder des Ductus thyroglossus. Die laterale Halsfistel verläuft von der äußeren, lateralen Halsregion in den Rachenbereich, die mediane Halsfistel von der Schilddrüse* zum Foramen caecum der Zunge.

Halsgrenzstrangblockade → Stellatumblockade

Halskrause [Stützverband] *f*: engl. *neck brace*. Umgangssprachliche Bezeichnung für ein Hilfsmittel zur Ruhigstellung der Halswirbelsäule.

Halslymphknoten *m pl*: engl. *cervical lymph nodes*. Lymphknoten* im Bereich des Halses.

Hals-Nasen-Ohren-Heilkunde *f*: engl. *otolaryngology*; syn. Oto-Rhino-Laryngologie; Abk. HNO. Teilgebiet der Medizin, das sich mit Erkrankungen, Funktionsstörungen und Verletzungen der Ohren, der Mundhöhle, der Nase und Nasennebenhöhlen sowie des Pharynx und Larynx beschäftigt.

Halsorthese → Zervikalorthese

Halsrippe → Akzessorische Rippe

Halsrippensyndrom *n*: engl. *cervical rib syndrome*; syn. Naffziger-Syndrom. Mögliche Ursache für ein Thoracic*-Outlet-Syndrom (TOS) mit Kompression des Plexus brachialis durch eine Halsrippe oder einen abnorm langen Querfortsatz des 7. Halswirbelkörpers. Behandelt wird durch Resektion der atypischen Knochenstrukturen.

Klinik:
– meist lageabhängige sensible Störungen im Innervationsgebiet C 8/Th 1 sowie Armschmerzen und Paresen der Handbinnenmuskulatur
– selten Durchblutungsstörungen der Hände.

Halsstellreflex *m*: engl. *statotonic reflex*. Frühkindlicher Reflex (ab 2. Monat): Dabei folgt einer Kopfdrehung der gesamte Körper nach.
Klinik: Frühkindliche Reflexe werden gleich nach der Geburt und im Rahmen der weiteren Vorsorgeuntersuchungen zur Beurteilung der kindlichen Entwicklung geprüft. Das Fehlen des Reflexes kann ein Hinweis auf eine neurologische Störung sein.

Halsted-Naht → Hautnaht

Halsted-Operation *f*: engl. *Halsted's radical mastectomy*. Radikaloperation des Mammakarzinoms mit Entfernen beider Brustmuskeln. Die Halsted-Operation wird heute weitgehend ersetzt durch modifizierte Verfahren der Mastektomie*.

Halsvenenstauung *f*: syn. Jugularvenen-Stauung. Deutlich sichtbare angeschwollene Jugularvenen (Venae jugulares externae) bei oberer Einflussstauung. Oft entsteht diese durch Kompression oder Obstruktion der Vena cava superior (Vena*-cava-superior-Syndrom), z. B. durch ein in das Mediastinum eingebrochenes Bronchialkarzinom. Therapie und Prognose richten sich nach der Grunderkrankung.

Hintergrund: Ursachen:
– Rechtsherzinsuffizienz*
– Pericarditis constrictiva (siehe Perikarditis*)
– großer Perikarderguss*
– akute Lungenembolie*
– Thrombose der Vena cava superior
– Tumore: **1.** Bronchialkarzinom (häufig) **2.** Lymphome **3.** Metastasen
– Struma* retrosternalis
– Spannungspneumothorax
– thorakales Aortenaneurysma*.

Halswirbel → Vertebrae cervicales

Halswirbelsäulendistorsion → Schleudertrauma

Halswirbelsäulen-Schleudertrauma → HWS-Distorsion

Halswirbelsäulensyndrom → Zervikobrachialsyndrom

Halszyste *f*: engl. *cervical cyst*. Im Halsbereich lokalisierte kongenitale Zyste durch unvollständige Obliteration embryonal angelegter Hohlräume. Sie entsteht lateral am vorderen Rand des M. sternocleidomastoideus oder median im Verlauf des Ductus thyroglossus. Siehe Abb.

Formen:
– laterale Halszyste (syn. branchiogene Halszyste oder Kiemengangzyste) meist als einseitige Zyste am vorderen Rand des M. sternocleidomastoideus: **1.** entstanden durch unvollständige Rückbildung der 2., 3. bzw. 4. Schlundtasche **2.** als derber Strang subkutan tastbar
– mediane Halszyste (syn. Bochdalek-Zyste) als Überrest im Verlauf des Ductus thyroglossus: **1.** meist symptomlos.

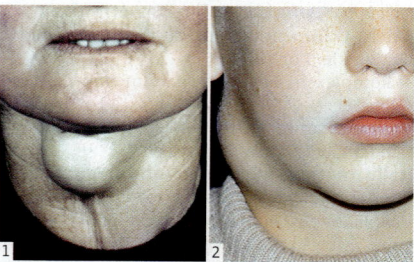

Halszyste: 1: mediane Halszyste; 2: laterale Halszyste.

Haltung → Kindslage

Haltungsanomalie → Haltungsstörung

Haltungsanomalie *f*: engl. *postural anomaly*. Von der Flexionslage* abweichende, regelwidrige Geburtshaltung, z. B. Deflexionslage* oder Scheitellage*.

Haltungsreflexe *m pl*: engl. *postural reflexes*; syn. Haltereflexe. Auf verschiedenen Ebenen des ZNS integrierte Reflexe* zur Sicherstellung einer stabilen, möglichst unveränderten Position des Körpers im Raum. Die Haltungsreflexe sind besonders bei Erkrankungen des extrapyramidalen Systems (z. B. Parkinson*-Syndrom, Ataxie*) beeinträchtigt.

Bedeutung:
– Statische Haltungsreflexe unterstützen schon in Ruhe eine Dauerkontraktion der relevanten Muskulatur bzw. passen diese an geänderte Umstände an.
– Dynamische Haltungsreflexe dienen bei Willkürbewegungen dem Erhalt einer aufrechten, balancierten Körperhaltung bzw. der Haltungsanpassung, besonders an gera-

de nicht bewusst bewegten Extremitäten (u. a. über die Beeinflussung der Erregbarkeitsschwelle spinaler Muskeleigenreflexe).
Haltungsstörung f: engl. *postural abnormality*. Sammelbezeichnung für Abweichungen von der physiologischen Körperhaltung*.
Formen:
- **Haltungsschwäche** (funktionelle muskuläre Insuffizienz des Bewegungssystems) bei normaler aktiver und passiver Beweglichkeit, sog. Haltungsfehler (siehe Abb.). Sie ist durch aktives Muskeltraining, ggf. Physiotherapie, voll ausgleichbar: 1. Flachrücken: Minderung oder Aufhebung der physiologischen Krümmung der Wirbelsäule in der Sagittalebene, Steilstellung des Beckens 2. Rundrücken: Schultervorstand, Beckenkippung nach vorn, Vorwölbung des Bauchs, vermehrte Lendenlordose 3. Hohlrundrücken, sog. Hohlkreuz: verstärkte Brustwirbelsäulenkyphose und Lendenlordose, Ventralverlagerung der Schultern, Abflachung des Brustkorbs, Vorwölbung des Bauchs
- **Haltungsfehlformen:** 1. angeboren, z. B. bei Morquio-Brailsford-Syndrom, Pfaundler-Hurler-Krankheit, Chondrodystrophia fetalis 2. erworben, sog. Haltungsschaden: infolge funktioneller Fehlhaltung oder erworbener Wirbelsäulendeformität, die in einen strukturell fixierten (nicht mehr ausgleichbaren) Skelettzustand übergegangen ist. Sie kommen vor bei Beinlängendifferenz*, Skoliose*, Kyphose*, spastischer und schlaffer Lähmung, als ischiatische Fehlhaltung bei Bandscheibenvorfall* (Schonhaltung), Schiefhals bei Zervikalsyndrom sowie im Rahmen der Scheuermann*-Krankheit.

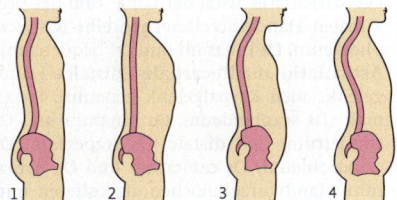

Haltungsstörung: 1: physiologische Haltung; 2: Flachrücken; 3: Rundrücken; 4: Hohlrundrücken.

Haltungstest → Matthiass-Armvorhaltetest
Halzoun m: Parasitäre Pharyngitis* durch Fasciola hepatica oder Linguatula* serrata, im mittleren Osten und Nordafrika vorkommend. Die Parasiten werden übertragen bei Aufnahme infizierter Schafs- oder Ziegenleber. Sie heften sich an die Pharynxmukosa und werden mechanisch entfernt. Ein Halzoun bildet sich innerhalb von ca. 10 Tagen spontan zurück.

Klinik: Nach einigen Stunden
- Heiserkeit
- Halsschmerzen
- Dysphagie
- Erbrechen
- Glottisödem mit Erstickungsgefahr.

Diagnostik: Nachweis der 5–10 mm langen Würmer (3. Larvenstadium) in Nasensekret, Sputum oder Erbrochenem.
Hamamelis virginiana → Zaubernuss, virginische
Hamartom n: engl. *mesenchymal hamartoma*; syn. hamartöse Läsion. Während der Embryonalentwicklung entstandener, meist gutartiger Tumor*, der sich durch versprengtes, atypisches Keimgewebe auszeichnet. Die oft asymptomatische Gewebefehlbildung ist häufig Zufallsbefund einer Histologie im Säuglingsalter. Gegebenenfalls erfolgt eine tumorspezifische Therapie. Mehrere heterogene Syndrome werden als PTEN-Hamartom-Tumor-Syndrom (PHTS) zusammengefasst.
Hamburger-Phänomen n: engl. *Hamburger interchange*; syn. Hamburger-Shift. Anionenaustausch von HCO_3^- gegen Cl^- in Erythrozyten durch Bande-3-Protein. Das im Blut gelöste CO_2 diffundiert hauptsächlich in Erythrozyten, wo es durch Carboanhydrase beschleunigt in H^+ und HCO_3^- umgesetzt wird. Das H^+ wird von Hämoglobin gepuffert, das Hydrogencarbonat-Ion großteils gegen Cl^- aus dem Plasma ausgetauscht.
Hamburg-Wechsler-Intelligenztest für Erwachsene m: syn. WIE. Deutschsprachige, adaptierte Version der Wechsler Adult Intelligence Scale (Abk. WAIS) zur Erfassung kognitiver Leistungen bei Jugendlichen ab 16 Jahren und Erwachsenen.
Hamilton-Angstskala f: engl. *Hamilton anxiety rating scale*. Fremdbeurteilungsverfahren zur Erfassung von Angstzuständen. Es umfasst 14 Items (z. B. ängstliche Stimmung, Spannung, kardiovaskuläre Symptome), erfasst insbesondere den Schweregrad der Symptomatik durch Zustimmung auf 5-stufiger Likert-Skala, findet Anwendung bei Erwachsenen im Alter von 18–65 Jahren bei Angststörungen* und dauert 15 Minuten.
Hamilton-Depressionsskala f: engl. *Hamilton depression rating scale*. Fremdbeurteilungsverfahren mit 21 Merkmalen (z. B. depressive Stimmung, Schuldgefühle, Suizidalität, Einschlafstörungen) zur Quantifizierung eines depressiven Syndroms*. Die Beantwortung erfolgt auf einer 5- und 3-stufigen Skala. Die Testdauer beträgt 30 Minuten.
Hamilton-Handgriff m: engl. *Hamilton's maneuver*. Geburtshilflicher Handgriff zur Blutstillung bei postpartaler Atonie. Hierbei wird von vaginal her der Uterus mit der Faust gegen die

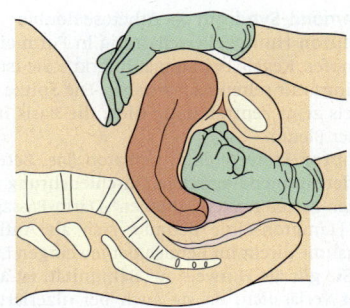

Hamilton-Handgriff [39]

von abdominal tastende Hand komprimiert. Siehe Abb.
Hamman-Rich-Syndrom → Lungenkrankheit, interstitielle
Hammerfinger m sg, pl: engl. *hammer finger*. Beugefehlstellung im Fingerendgelenk oder im Interphalangealgelenk des Daumens, bei Fingerstrecksehnenabriss* der Endphalanx, offener Sehnenverletzung oder bei Schwanenhalsdeformität*.
Hammerzehe f: engl. *hammer toe*; syn. Digitus malleus. Beugefehlstellung im Zehenmittelgelenk bei Streckung im Zehenendgelenk oder isolierte Beugefehlstellung im Zehenendgelenk (distale Hammerzehe). Synonym wird klinisch oft Krallenzehe* verwendet.
Vorkommen:
- meistens an den Kleinzehen (Digitus malleus, siehe Abb.)
- selten an den Großzehen (Hallux malleus).

Therapie:
- konservativ: 1. Schuhwerkkorrektur 2. orthopädische Schuheinlage 3. Bandagen
- operativ (bei anhaltendem Schmerz): 1. Dermodese und Tenodese nach Köpfchenresektion 2. Flexor-Extensor-Sehnentransfer bei geringer Fehlstellung und passiver Ausgleichbarkeit (sog. Push-up-Test: Ausgleich der Fehlstellung durch Druck von unten auf den Mittelfußknochen) 3. Hohmann-Operation 4. Operation nach Gocht (Basisresektion des Grundglieds) 5. Diaphysenresektion der Grundphalanx.

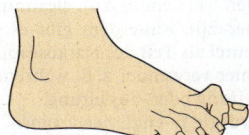

Hammerzehe

Hammond-Syndrom → Athétose double

Hampton Hump: Verschattung in Form eines stumpfen Kegels bei Lungeninfarkt*. Sie ist allerdings nur selten nachweisbar. Die Spitze des Kegels zeigt zentral zum Hilus, die Basis liegt an der Pleura.

Hampton-Linie *f*: engl. *Hampton line*. Befund bei der röntgenologischen Durchleuchtung des Magen-Darm-Trakts (Magen*-Darm-Passage). Die Hampton-Linie befindet sich als Aufhellungslinie direkt im Bereich der jeweiligen Läsion. Sie gilt als Hinweis auf Benignität, ist aber nicht verlässlich, da sie auch bei ulzeriertem Karzinom dargestellt werden kann.

HA-MRSA → Methicillin-resistenter Staphylococcus aureus

Hamstrings-Syndrom *n*: Insertionstendinopathie der ischiokruralen Muskulatur („Hamstrings"), die vor allem bei den Sprint- und Laufsportlern vorkommt. Zu der ischiokruralen Muskulatur gehören die Mm. semimembranosus, semitendinosus und bizeps femoris. Es entwickeln sich Schmerzen nach und auch während der Belastung. Die Diagnose wird klinisch gestellt, die Therapie ist konservativ.
Klinik:
- Schmerzen nach und während Belastung
- Belastungseinschränkung
- ggf. Schwellung.

Differenzialdiagnosen:
- Muskelzerrung*
- Muskelfaserriss*
- Muskelbündelriss*
- Muskelriss*
- Sehnenabriss.

Therapie: Konservativ:
- Sportpause
- Kryotherapie
- nichtsteroidale Antiphlogistika
- im Verlauf Dehnübungen und Physiotherapie
- langsamer Trainingseinstieg.

Hand *f*: syn. Manus. Unterster Abschnitt der oberen freien Extremität. Das Handskelett besteht aus Handwurzel (Carpus, Ossa* carpi), Mittelhand (Metacarpus, Ossa* metacarpi) und Fingern (Ossa digitorum). Die Hand steht über das proximale Handgelenk* mit dem Unterarm* in Verbindung.

Handbeatmungsbeutel *m*: engl. *bag valve unit*. Gummi- oder Kunststoffbeutel als Hilfsmittel zur manuellen Beatmung. Handbeatmungsbeutel werden verwendet zur Beatmung in der Notfallmedizin. Außerdem gibt es Handbeatmungsbeutel als Teil des Narkoseapparates. Sie werden hier verwendet z. B. während der Narkoseeinleitung oder -ausleitung.

Handchirurgie *f*: engl. *hand surgery*. Medizinisches Fachgebiet (Zusatz-Weiterbildung), das sich speziell mit der Behandlung von Erkrankungen und Verletzungen des Unterarms und der Hand befasst. Die Erlangung der Zusatzbezeichnung Handchirurgie ist möglich bei Vorliegen einer Facharztanerkennung im Gebiet Chirurgie, die Zusatz-Weiterbildung dauert in der Regel 36 Monate.

Handekzem *n*: engl. *hand eczema*. Akutes oder chronisches Kontaktekzem* der Hand. Betroffen sind ca. 4 % der Bevölkerung (w : m = 2 : 1), v. a. in sog. Nassbereichen tätige Personen wie Friseure und bis zu 40 % des Krankenhauspersonals. Eine Anerkennung als Berufskrankheit* ist möglich.

Handflächenregel → Verbrennung

Handflächenregel *f*: Faustregel zur Berechnung des Ausmaßes geschädigter Körperoberfläche* (KOF). Dabei entspricht die Handfläche des Patienten (auch bei Kindern) ca. 1 % der KOF.

Hand-Fuß-Mund-Krankheit: engl. *hand-foot-and-mouth disease* (Abk. HFMD); Abk. HFMK. Epidemische Infektionskrankheit durch Enteroviren mit Bläschenbildung und Ulzerationen an Händen, Füßen und im Mund, insbesondere bei Kindern < 10 Jahren. Die Inkubationszeit beträgt 3–10 Tage. Diagnostiziert wird meist klinisch, selten durch Enterovirus-PCR aus Stuhl, Rachenabstrich oder Bläscheninhalt. Eine Behandlung ist meist nicht erforderlich.
Erreger: Enteroviren der Gruppe A, insbesondere Coxsackie A-Virus und Enterovirus 71 sowie neuere Serotypen.
Epidemiologie:
- Übertragung von Mensch zu Mensch
- Tröpfchen- und Schmierinfektion
- hohe Kontagiosität* in der 1. Krankheitswoche
- hoher Anteil asymptomatisch infizierter Personen mit Ausbildung von neutralisierenden typspezifischen Antikörpern
- ganzjähriges Auftreten mit Häufungen im Spätsommer und Herbst.

Klinik:
- Beginn mit Fieber, Appetitverlust und Halsschmerzen, Entwicklung der Haut- und Schleimhautaffektionen nach 1–2 Tagen
- ovale oder eckige, 1–3 mm große, flache, weiße oder graue, von einem schmalen, roten Rand umgebene Bläschen an Händen (besonders Handflächen, Fingerseiten) und Füßen (besonders Fersen, Großzehen)
- im Mund Aphthen*-ähnliche Ausschläge
- zuweilen papulöser Ausschlag an Gesäß und Oberschenkeln
- Abheilung nach 1 Wo.

Hand-Fuß-Syndrom *n*: engl. *hand-foot syndrome*; syn. palmar-plantare Erythrodysästhesie. V. a. an Händen und Füßen auftretende schmerzhafte Reaktion als Nebenwirkung verschiedenster Zytostatika* an der Haut und im Rahmen vasookklusiver Krisen an kleinen Röhrenknochen bei Kleinkindern mit Sichelzellenanämie*.

Klinik:
- Zytostatikanebenwirkung: 1. schmerzhafte Erytheme mit Kribbelparästhesien und Spannungsgefühl, v. a. an Händen und Füßen 2. in schweren Fällen Blasenbildung und Ulzeration
- vasookklusive Krisen: 1. nichterythematöse Schwellung auf der Dorsalseite kleiner Röhrenknochen von Händen und Füßen 2. häufig Fieber und Leukozytose* 3. zu Beginn Weichteilschwellung radiologisch nachweisbar, später Verdünnung der Kortikalis und Destruktionen.

Therapie:
- bei Zytostatikanebenwirkung: 1. präventiv Kaltwasserbäder der betroffenen Hautstellen sowie fettende Hautsalben 2. therapeutisch Analgetika*, Glukokortikoide* sowie lokal Urea-haltige Kühlcremes 3. in schweren Fällen Dosisreduktion oder Therapieabbruch
- der vasookklusiver Krise, siehe Sichelzellenanämie*: 1. intensive Schmerztherapie 2. Hydratation 3. Wärme lokal 4. ggf. Hydroxyurea.

Handgelenk *n*: engl. *wrist*; syn. Articulatio manus. Übliche Bezeichnung für die funktionelle Einheit aus dem Gelenk* zwischen Unterarm* und proximalen Handwurzelknochen (Articulatio radiocarpalis) und dem Gelenk zwischen proximaler und distaler Handwurzelknochenreihe (Articulatio mediocarpalis).

Einteilung:
- **Articulatio radiocarpalis** (proximales Handgelenk): Verbindung zwischen distalem Radius* (Facies articularis carpalis), Discus* articularis distal der Ulna* und der proximalen Handwurzelknochenreihe (Os* scaphoideum, Os lunatum und Os triquetrum)
- **Articulatio mediocarpalis** (distales Handgelenk, auch Karpalgelenk genannt): Proximale (Os scaphoideum, Os lunatum und Os triquetrum) und distale (Os trapezium, Os trapezoideum, Os capitatum und Os hamatum) Handwurzelknochen artikulieren miteinander und bilden s-förmigen Gelenkspalt aus.

Funktion: Das proximale Handgelenk erlaubt Bewegungen in 2 Ebenen:
- Dorsalextension (Handstreckung) und Palmarflexion (Handbeugung) sowie
- Ulnarabduktion (Handabspreizung Richtung Kleinfinger) und Radialabduktion (Handabspreizung Richtung Daumen).

Handgelenkgriff *m*: engl. *wrist grip*. Grifftechnik* zum Tragen eines Patienten, bei der 2 Pflegepersonen das jeweilige Handgelenk des Partners umfassen. Siehe Abb.

Handlungsorientierung [Psychotherapie]

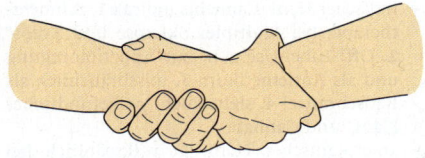

Handgelenkgriff

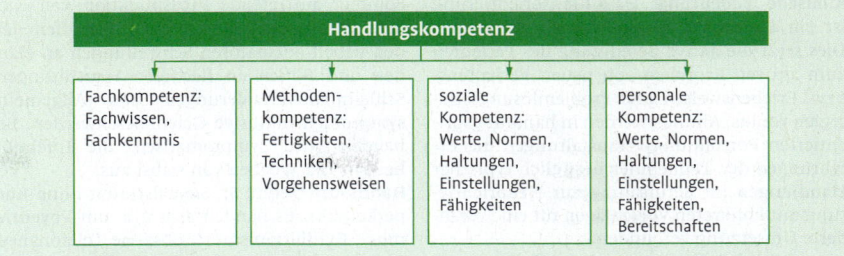

Handlungskompetenz: Dimensionen.

Formen: Einfacher und doppelter Handgelenkgriff, bei dem die verschränkten Handgelenke zur Stützung unter den Oberschenkeln oder am Rücken eingesetzt werden.

Handklonus *m*: engl. *wrist clonus*. Klonische* Zuckungen der Hand- und Fingerbeuger nach plötzlicher passiver Streckung als Zeichen gesteigerter Reflexerregbarkeit bei Läsion der Pyramidenbahn*.

Handlappiger Rhabarber → Rhabarber, handlappiger

Handlungsantrieb *m*: engl. *action drive*. Persönlichkeitsspezifische Energie bzw. innere Kraft für bewusstes, zielgerichtetes Verhalten, das aufgrund äußerer Sinneseindrücke und/oder innerer Motivation zustande kommt und einen Teil des Antriebs* und der Handlungen (im Gegensatz zu Interessen) betrifft.

Funktion: Handlungsantrieb geht der Handlungsplanung und Bewegungsinitiierung zur Handlungsausführung voraus und beeinflusst Auswahl, Planung und Steuerung von Willkürhandlungen.

Lokalisation: Handlungsantrieb geht von den subkortikal gelegenen Motivationsarealen (Teile des Frontalhirns, limbisches System) aus und wird im assoziativen Kortex in einen Bewegungsplan umgesetzt. Durch das Zusammenwirken von supplementär-motorischem Kortex, Basalganglien und Kleinhirn entsteht aus dem Bewegungsplan ein Bewegungsprogramm. Ausgehend vom primär motorischen Kortex werden Steuersignale direkt oder nach Modifikationen im Hirnstamm denjenigen spinalen Neuronen zugeleitet, die mit den an der Handlungsausführung beteiligten Muskeln verschaltet sind; außerdem bestehen z. T. Rückkopplungsschleifen und auf allen Ebenen Verbindungen zum sensorischen System.

Klinische Bedeutung: Handlungsantrieb **bei verminderter oder fehlender selbstregulatorischer Kontrolle** kann sich als Impulshandlung* oder (bei starker emotionaler Beteiligung) als Affekthandlung* entladen bzw. als Triebhandlung* oder Dranghandlung dem Abbau eines Spannungszustands dienen. Davon abzugrenzen sind Zwangshandlungen* als typischer Bestandteil der Zwangsstörung*, die wiederholte und stereotyp ausgeführte Verhaltensweisen zur Reduktion von Angst oder Unbehagen bezeichnen. Handlungsantrieb **bei beeinträchtigtem oder fehlendem Handlungsziel** kann als angeborenes Instinktverhalten zur Leerlaufhandlung* oder Übersprungshandlung führen, während bei der Fehlhandlung das intendierte Handlungsziel nicht erreicht wird. Bei der Täuschungshandlung wird das Handlungsziel zwar erreicht, steht aber im Widerspruch zu den gesellschaftlich anerkannten Werten und Normen.

Handlungsfähigkeit *f*: engl. *actionability*. Menschliche Fähigkeit zum bewussten und zielgerichteten Verhalten*. Handlungsfähigkeit kann unter dem Einfluss psychotroper Substanzen* eingeschränkt sein. Kann eine Person nicht mehr willentlich und zielgerichtet handeln (z. B. durch Koma, Schock, schizophrenen Stupor, Drogen), besteht Handlungsunfähigkeit.

Handlungsgedächtnis *n*: engl. *action memory*. Funktionsbezeichnung für einen Teilbereich des prozeduralen Gedächtnisses, in dem durch die Ausführung einer Handlung erworbene, meist unbewusste und nicht bzw. unvollständig verbalisierbare motorische Fertigkeiten sowie Wahrnehmungs-, Denk- und Handlungsroutinen abgelegt sind.

Funktion: Sog. **Handlungsschemata** sind im Handlungsgedächtnis gespeichert, die reproduzierbar und auf neue Gegebenheiten übertragbar sind. Bei der Planung und Ausführung von Handlungen werden jedoch auch Aspekte des deklarativen, expliziten Gedächtnisses aktiviert, wobei in Abhängigkeit von der Komplexität der Handlung auf episodische Erinnerungen und semantisches Wissen zurückgegriffen wird.

Handlungskompetenz: engl. *competence*. Fähigkeit zu sachgerechtem, durchdachtem sowie individuell und sozial verantwortlichem Handeln sowie Befähigung zu eigenständiger Handlung in einem bestimmten Bereich.

Einteilung: In Dimensionen (siehe Abb.):
– Fachkompetenz: Bereitschaft und Fähigkeit, auf der Grundlage fachlichen Wissens und Könnens Aufgaben und Probleme zielorientiert, sachgerecht, methodengeleitet und selbstständig zu lösen und das Ergebnis zu beurteilen
– Methodenkompetenz: 1. selbstständige Anwendung konkreter Methoden (z. B. Arbeitstechniken, Lernstrategien) zur Problemlösung 2. Beschaffung, Verarbeitung und zielorientierter Einsatz geeigneter Informationen 3. Bewertung von Handlungsfolgen und Ableitung von Konsequenzen für zukünftige Handlungen 4. wird z. T. als Aspekt der Fachkompetenz gesehen
– soziale Kompetenz
– personale Kompetenz (auch Persönlichkeitskompetenz)

Klinische Bedeutung: Generell gehen schwere psychische Störungen mit Einschränkungen der personalen Kompetenz einher (mangelnde Fähigkeit und/oder Bereitschaft zur Erfüllung wichtiger Rollenanforderungen). Ein besonders enger Zusammenhang besteht zwischen mangelnder sozialer Kompetenz und sozialer Phobie* und in geringerem Umfang auch Depression und Schizophrenie. Zur spezifischen Behandlung dieses Teilaspekts dient v.a. Training sozialer Kompetenz, ansonsten Therapie der Grunderkrankung.

Handlungskontrolle *f*: engl. *action control*. Abschirmung der Handlungsabsicht gegen konkurrierende Motivationstendenzen zur Realisierung eines Handlungsziels. Das Ausmaß des Einsatzes von Handlungskontrollstrategien ist abhängig von der Schwierigkeit der Realisierung einer Handlungsabsicht und vom Kontrollzustand einer Person (Handlungsorientierung* bzw. Lageorientierung).

Handlungsorientierung [Psychotherapie] *f*: engl. *action orientation*. Ausrichtung erzieherischer oder therapeutischer Ansätze auf die Fähigkeit und Bereitschaft von Menschen, geordnet, sinnvoll und funktional zu handeln, d. h. in Übereinstimmung mit den eigenen Gedanken und Erfahrungen und entsprechend den Erfordernissen.

Klinische Bedeutung: Handlungsorientierung ist ein Grundprinzip der Verhaltenstherapie. Dies setzt die aktive Beteiligung des Patienten zum aktiven Erproben von neuen Verhaltens- bzw. Erlebensweisen und Problemlösungsstrategien voraus. Ähnlich werden in handlungsorientierten Fortbildungsveranstaltungen die Erfahrungen der Teilnehmer bezüglich typischer Handlungen im Berufsalltag zur Neuorientierung mit konkreten Vorschlägen für eine veränderte Umsetzung verbunden.

Hand-Mund-Reflex *m*: engl. *hand and mouth reflex*; syn. Babkin-Reflex. Reflektorisches Öffnen des Mundes, Vorwärtsneigen des Kopfs und Schließen der Augen bei Druck auf beide Handflächen. Der frühkindliche Reflex* ist bis etwa zur 10. Lebenswoche physiologisch.

Hand-Refraktometer → Refraktometer [Pharmakologie]

Hand-Schüller-Christian-Krankheit *f*: engl. *Hand-Schüller-Christian disease*; syn. Christian-Schüller-Krankheit. Veraltete Bezeichnung für die disseminierte Langerhans*-Zell-Histiozytose im Kindesalter.

Handschuhe → Händehygiene

Handschuhe *m pl*: Hilfsmittel zum Schutz vor Keimübertragung und Verschmutzung über die Hände. Im medizinischen Bereich sind Einmalhandschuhe gebräuchlich. **Sterile Einmalhandschuhe (z. B. aus Latex oder Polyvinylchlorid):**
- Anwendung bei allen Maßnahmen, die Asepsis* erfordern, z. B.: **1.** aseptischer Verbandwechsel **2.** Katheterismus **3.** Operationen **4.** Untersuchungen
- verschiedene Größen und anatomisch geformt (rechts, links), paarweise steril verpackt
- gepudert oder ungepudert, mit verstärkter, rutschfester Manschette (bündiger Abschluss zum Operationskittel), mit mikrostrukturierter Oberfläche für gutes Tastempfinden und sicheren Halt von Instrumenten oder doppelwandig gefertigt und extralang für besonders hohen Schutz (z. B. beim Umgang mit Zytostatika).

Unsterile Einmalhandschuhe (z. B. aus Polyethylen, Vinyl, Nitril und Latex): Anwendung z. B. bei Untersuchung von Körperöffnungen, Umgang mit Ausscheidungen, Chemikalien sowie pflegerischen Tätigkeiten (Tabuzonen). **Dermatologische Handschuhe:** Feingestrickte Baumwollhandschuhe zum besonderen Schutz der Hände u. a. unter Einmalhandschuhen (z. B. bei Kontaktekzem oder Allergie des Untersuchers) oder aus feuchtigkeits- und nährstoffhaltigem Gelmaterial bei Salbenbehandlung.

Handschuh-Socken-Syndrom *n*: engl. *gloves and socks syndrome*. Vor allem in Frühjahr und Sommer auftretende Virusinfektion von Kindern oder jungen Erwachsenen. Betroffene leiden neben ödematösen Schwellungen an Händen und Füßen an flächigen Hautrötungen, Schleimhautveränderungen und Allgemeinsymptomen inklusive Gelenkbeschwerden. Behandelt wird symptomatisch, die Infektion heilt in 1–2 Wochen von selbst aus.

Hands-off-Delikt *n*: Sexualstraftat ohne Körperkontakt. Es handelt sich u. a. um Voyeurismus*, Exhibitionismus*, obszöne Telefonanrufe und verbale sexuelle Belästigung.

Hands-on-Delikt *n*: Sexualstraftat mit erzwungenem Körperkontakt. Dazu gehören Vergewaltigung und sexuelle Nötigung.

Handvorfall *m*: Position der Hand vor oder neben dem vorangehenden Kindsteil unter der Geburt. Bei geschlossener Fruchtblase spricht man von einem Vorliegen der Hand, nach dem Blasensprung von einem Handvorfall.

Handwurzel *f*: engl. *wrist*; syn. Carpus. Region zwischen Handgelenk und Mittelhand mit 8 Handwurzelknochen (Ossa* carpi) und dazugehörigen Bändern (Lig. carpi radiatum, Ligg. intercarpalia palmaria, Ligg. intercarpalia dorsalia, Ligg. intercarpalia interossea und Lig. pisohamatum).
Gelenke:
- Articulatio radiocarpalis (proximales Handgelenk)
- Articulatio mediocarpalis (distales Handgelenk)
- Articulationes* intercarpales (Interkarpalgelenke)
- Articulationes* carpometacarpales (Karpometakarpalgelenke)
- Articulatio carpometacarpalis pollicis (Daumensattelgelenk).

Handwurzelkanal → Karpaltunnel

Handwurzelknochen → Ossa carpi

HANE: Abk. für hereditäres angioneurotisches Syndrom → Angioödem, hereditäres

Hanf *m*: Pflanze aus der Familie der Hanfgewächse (Cannabaceae). Unterschieden werden Nutzhanf (Cannabis sativa), indischer Hanf* (Cannabis indica), amerikanischer Hanf (Apocynum cannabinum) und Manilahanf (Musa textilis). Medizinisch bedeutsam sind der indische und amerikanische Hanf als Arzneimittel* und Rauschmittel*. Manilahanf dient der Faser-Produktion und Nutzhanf der Speiseöl-Gewinnung.

Verwendung:
- Nutzhanf (Cannabis sativa): **1.** Gewinnung von Speiseöl (Oleum cannabis) aus Hanfsamen (Fructus cannabis) **2.** Hanfsamen wurden früher auch volkstümlich äußerlich z. B. bei Gicht*, Erkrankungen des rheumatischen Formenkreises und Katarrhen* der Harnwege eingesetzt
- indischer Hanf (Cannabis indica): **1.** Schmerztherapie bei Multipler Sklerose und Krebs* **2.** Off*-Label-Use z. B. zur Appetitanregung und als Antiemetikum **3.** missbräuchlich als Rauschmittel **4.** siehe auch Artikel indischer Hanf* und Cannabis*
- amerikanischer Hanf: **1.** volkstümlich bei Warzen, Husten, Asthma bronchiale und Erkrankungen des rheumatischen Formenkreises **2.** in der Homöopathie bei Herzinsuffizienz und Nierenentzündung
- Manilahanf (Musa textilis): Faserproduktion, z. B. für Seile, Schiffstaue und Zellstoff.

Hanffieber → Cannabiose

Hanf, indischer *m*: engl. *cannabis indica*; syn. Cannabis sativa indica. Pflanze aus der Familie der Hanfgewächse (Cannabaceae). Aus dem harzigen Sekret der weiblichen Pflanze gewonnenes, psychotrop wirkendes Cannabis* wird als Rauschmittel missbraucht. Medizinisch eingesetzt werden die Cannabinoide* THC und Cannabidiol* als Fertigarzneimittel gegen Spastik* bei Multipler Sklerose sowie off-label bei Schmerzen, Übelkeit und Appetitlosigkeit. siehe Abb.

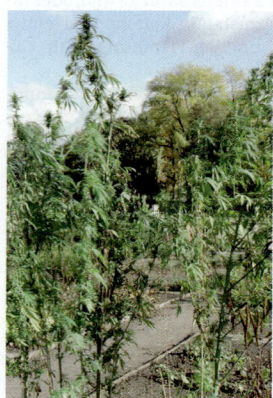

Hanf, indischer: Pflanze. [166]

Hanged-Man-Fraktur *f*: engl. *hanged-man fracture*; syn. Hangman-Fraktur. Traumatische (hyperextensionsbedingte) Wirbelfraktur* des 2. Halswirbels (Axis*) mit Spondylolyse* (doppelseitiger Bogenwurzelbruch) und Dissoziation der dorsalen und ventralen Anteile. Es kommt somit zum Abriss der Axisbogen-Wurzeln und Luxation des Axiskörpers nach ventral. Betroffene werden operiert, nur selten ist eine konservative Behandlung möglich.

Einteilung: Nach Dislokationsgrad (siehe Abb.).

Therapie:
- nicht oder minimal dislozierte Hanged-Man-Fraktur evtl. konservativ (Haloextension*; stiff neck)

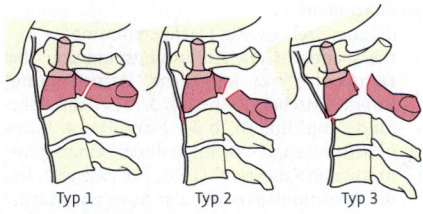

Typ 1   Typ 2   Typ 3

Hanged-Man-Fraktur: Effendi-Klassifikation:
Typ 1: nichtdisloziert; Typ 2: Diastase im Axisbogen, Winkel zwischen C II u. C III > 10°;
Typ 3: Abstand C II/C III > 3,5 mm (immer instabil).

– instabile und dislozierte Hanged-Man-Fraktur durch Verschraubung der Bögen von dorsal, ventrale Fusion von Halswirbelkörper 2 und 3.

Hanging Cast: Nur noch selten angewendete Extensionsmethode* zur konservativen Behandlung der Humerusschaftfraktur mit Oberarmgipsverband in Beugung von 100–110° im Ellenbogengelenk und Extension (Zug von 0,5–1 kg). Es besteht die Gefahr der Entwicklung einer Pseudarthrose*.

Hangover *m*: Allgemein gebräuchliche Bezeichnung für unangenehme Nachwirkungen von Arzneimitteln (insbesondere von Schlafmitteln), ionisierender Strahlung (sog. Röntgen- oder Strahlenkater*) sowie für den Zustand nach exzessivem Alkoholgenuss.

Hanot-Krankheit → Zirrhose, biliäre

Hantaanvirus *n*: engl. *Hantaan virus*. Virustyp der Gattung Hantavirus*, dessen Erstisolierung 1978 in Korea (Fluss Hantaan) erfolgte. Hantaanviren kommen in Asien vor (Erregerreservoir: Apodemus agrarius, Brandmaus) und verursachen das hämorrhagische Fieber mit renalem Syndrom.

Hantavirus *n*: Virusgattung der Familie der Bunyaviridae*. Sie lösen ein hämorrhagisches Fieber mit Hanta-Nephropathie oder das Hantavirus-Lungensyndrom aus. Es kommt zu Fieber, Muskelschmerzen, anschließend Blutungen oder Lungenödem. Behandelt wird symptomatisch. Die Letalität beträgt 10–30 %. Es besteht Meldepflicht nach § 7 Infektionsschutzgesetz.
Erkrankung: Ausbreitung:
– Amerika
– Europa
– Ostasien.
Die Viren kommen vor in Harn, Fäzes und Speichel von Nagetieren:
– Dobrava*-Virus
– Hantaanvirus*
– Puumalavirus*
– Sin*-Nombre-Virus.

Übertragung:
– Inhalation von Ausscheidungen infizierter Nagetiere, kontaminiertem Staub oder Aufnahme durch derart kontaminierte Lebensmittel.
Klinik:
– häufig asymptomatisch
– Fieber
– Muskelschmerzen
– Lumbalgie und Nierenversagen (renales Syndrom, häufiger in Europa und Asien)
– Atemversagen (pulmonales Syndrom, häufiger in Amerika).
Therapie:
– symptomatisch
– ggf. Ribavirin
– Intensivpflege (Beatmung, Dialyse).

H-Antigen *n*: engl. *H antigen*; syn. **H**auch-Antigen. In den Geißeln von Salmonellen u. a. Bakterien lokalisiertes Antigen, das aus einem thermolabilen Protein besteht und mit spezifischen Antikörpern (Agglutininen) flockig agglutiniert.

HAP: Abk. für engl. *hospital acquired pneumonia* → Pneumonie, nosokomiale

haploid: Bezeichnung für einen Chromosomensatz, in dem jedes Chromosom nur einmal vorhanden ist. Die Gameten* besitzen nach Abschluss der Meiose* einen haploiden Chromosomensatz.

Haploidentische Stammzelltransplantation *f*: Spezielle Form der allogenen Stammzellentransplantation, bei der 50 % der HLA-Merkmale von Transplantatempfänger und -spender übereinstimmen. Jeder biologische Elternteil eines Kindes ist haploidentisch (halb-identisch) und kann als haploider Spender fungieren, wenn eine Transplantation* unbedingt erforderlich ist und kein HLA-passender Fremdspender zur Verfügung steht.

Haploidie *f*: Vorliegen eines einfachen Chromosomensatzes, z. B. in Keimzellen oder Gametophyten.

Haplotyp *m*: engl. *haplotype*. Der von mütterlicher und väterlicher Seite geerbte Komplex gekoppelter Allele* (siehe Kopplungsungleichgewicht), beispielsweise als Dublette MS/Ns im MNSs*-Blutgruppensystem oder z. B. als Triple CDe/cde im Rhesus-Blutgruppensystem.

Hapten *n*: engl. *half-antigen*. Meist niedermolekulare Substanz, die in einem Organismus, mit dem sie zuvor nicht in Kontakt gekommen ist, nur unter bestimmten Bedingungen (insbesondere bei Kopplung an einen Carrier*) eine Immunantwort* induziert.

haptische Halluzination → Halluzination, zönästhetische

Haptoglobin *n*: Aus alpha- und beta-Ketten bestehendes Glykoprotein, das von Leberzellen gebildet und ausgeschieden wird. Aufgabe von Haptoglobin ist es, mit Hämoglobin Komplexe zu bilden, die durch die Zellen des retikulohistiozytären Systems abgebaut werden. Bei intravasaler Hämolyse resultiert eine erniedrigte Serumkonzentration von Haptoglobin.

Harlekin-Fetus → Ichthyosis congenita

Harn *m*: engl. *urine*. Über die Nieren durch die Harnwege ausgeschiedene Flüssigkeit. Der Harn enthält Substanzen, die obligatorisch über die Nieren ausgeschieden werden müssen, sog. harnpflichtige Substanzen, z. B. Kalzium-Ionen, Chlorid, Harnsäure und Harnstoff.
Klinische Bedeutung:
– dient u. a. zur Regulation des Wasser-, Elektrolyt*- und Säure*-Basen-Haushalts
– bei Gesunden klar, bernsteingelb
– frischer Harn reagiert leicht sauer (pH 5–7) und wird durch bakterielle Harnstoffspaltung stechend riechend und alkalisch
– tägliche Menge 1–1,5 l je nach Trinkmenge, Schweißsekretion u. a. Flüssigkeitsverlusten (z. B. Erbrechen, Diarrhö*)
– Bestandteile des 24*-Stunden-Urins (siehe Tab.).

Harn: Hauptbestandteile des 24-Stunden-Urins gesunder Erwachsener.	
Substanz	Referenzbereich
Harnstoff	20 g
Kreatinin	1,2–1,8 g
Gesamtprotein	< 150 mg
Albumin	< 30
Aminosäuren	800 mg
Harnsäure	500 mg
D-Glukose	70 mg
Ionen	
Natrium	60–200 mmol
Kalium	30–100 mmol
Kalzium	2,5–6 mmol
Magnesium	1–10 mmol
Ammonium	30–40 mmol
Chlorid	120–240 mmol
Phosphat	15–30 mmol
Sulfat	18–22 mmol

Harnabflussbehinderung *f*: engl. *urinary obstruction*. Obstruktive Harntransportstörung* durch Einengung, Verlegung, Abknickung oder kompletten Verschluss der Harnwege mit Bla-

Harnableitung, künstliche

Harnabflussbehinderung: Einteilung nach Lokalisation und Ursache.		
Lokalisation	angeborene Ursachen	erworbene Ursachen
supravesikal		
Nieren	Kelchhalsstenose, Harnleiterabgangsstenose	Stein, Nierenbeckentumor
Harnleiter	obstruktiver Megaureter, Ureterozele, vesikoureterorenaler Reflux*	Retroperitonealfibrose, Lymphom und andere Raumforderungen; Uretertumor, Harnleiterstein, entzündliche Stenose, Koagel
vesikal		
Harnblase	Megazystis	neurogene Blasendysfunktion, Blasenkarzinom, Blasensteine
infravesikal		
Blasenhals	angeborene Blasenhalsstenose	benignes Prostatasyndrom, Prostatakarzinom
Harnröhre	Meatusstenose, Urethralklappe	Detrusor-Sphinkter-Dyssynergie, Harnröhrenstriktur

senentleerungsstörung oder gestörtem Harnabgang. Es drohen rezidivierende Harnwegsinfektionen infolge Restharnbildung und obstruktive Nephropathie*. Die Diagnostik erfolgt bei Kindern primär durch Sonografie des gesamten Harntrakts. Die Therapie richtet sich nach der Ursache. Siehe Tab.

Harnableitung, künstliche f: engl. *artificial urinary diversion*. Ableitung des Harns* durch Punktion, Katheterisierung oder durch operative Verbindung der ableitenden Harnwege mit der Haut, dem Darm oder einem Darmreservoir. Sie wird vorgenommen bei Harnabflussbehinderung*, Polytrauma, Schädelhirntrauma*, Verletzung oder Tumor im Urogenitalbereich sowie zur intensivmedizinischen und perioperativen Flüssigkeitsbilanzierung.
Formen:
- vorübergehende künstliche Harnableitung: **1.** Blasenkatheter* **2.** Ureterkatheter* **3.** Zystostomie* **4.** Nephrostomie* **5.** Ureterostomie*
- permanente künstliche Harnableitung im Rahmen einer OP bei Harnblasenkarzinom als Urostomie, z. B. durch: **1.** Ileum*-Conduit **2.** Pouch* **3.** Kolon*-Conduit **4.** Sigma-Conduit **5.** Harnleiter-Darm-Anastomose **6.** Dünndarmersatzblase*.

Harnableitungssysteme n pl: engl. *urine drainage systems*. Vorrichtungen zur Ausleitung des Harns* aus der Blase (Katheterisierung oder Punktion) und zur weiteren Ableitung in einen Auffangbehälter (Urinauffangbeutel*). Sie werden verwendet bei Abflussbehinderung, Flüssigkeitsbilanzierung*, Polytrauma, Schädelhirntrauma sowie urogenitalen Verletzungen oder Tumoren.

Harnableitung, suprapubische f: engl. *suprapubic urinary diversion*; syn. suprapubische Blasendrainage. Punktion der Harnblase* durch die Bauchdecke zwei Querfinger kranial der Symphysis pubica zur Ableitung des Urins. Nach sonografischer Kontrolle der Blasenfüllung, Desinfektion* und ggf. Lokalanästhesie* wird die Harnblase senkrecht zur Haut mittels eines Trokars* punktiert und über diesen ein Katheter* eingelegt.
Prinzip:
- Eingriff erfolgt in Rückenlage
- retrograde Blasenfüllung (Einmalkatheter*) mit mindestens 200 ml NaCl
- sonografische Kontrolle zum Ausschluss ventral der Blase gelegener Darmschlingen
- Desinfektion, ggf. Lokalanästhesie
- Probepunktion* zwei Querfinger kranial der Symphysis pubica und Aspiration*
- Stichinzision der Punktionsstelle
- Einführen des Trokars (meist 10–12 Charrière)
- Vorschieben des Katheters über den Trokar
- Blocken des Ballons
- Entfernung des Trokars
- Anlage eines Verbands.

Vorteile gegenüber den transurethralen Kathetern:
- keine Schädigung der Harnröhre (z. B. Strikturen)
- geringeres Infektionsrisiko als bei transurethraler Harnableitung
- keine Einschränkung des Sexuallebens
- Blasentraining* möglich
- schonenderes Verfahren, welches für Patienten meist besser verträglich ist.

Indikationen:
- diagnostisch: sterile Harngewinnung*
- therapeutisch: **1.** Entlastungspunktion bei Harnverhalt* **2.** künstliche Harnableitung* (suprapubischer Katheter) **3.** Harnabflussbehinderung* unterhalb der Harnblase **4.** Harnblasenspülung, z. B. im Rahmen einer transurethralen Resektion* (TUR) der Prostata*, um die Resektionsspäne aus der Blase zu spülen.

Komplikationen:
- Blutungen
- Verletzung von Nachbarorganen, z. B. Perforation* von Darmschlingen
- Infektionen.

Harnblase f: engl. *urinary bladder*; syn. Vesica urinaria. Glattmuskuläres Hohlorgan im kleinen Becken* hinter der Symphyse* zur Aufnahme, Speicherung und Ausscheidung des in den Nieren* gebildeten Harns*. Sie besteht aus Corpus vesicae, Apex vesicae und Fundus vesicae (mit Trigonum vesicae) und ist Ausgangspunkt für zahlreiche Erkrankungen, z. B. Zystitis* oder Harninkontinenz*.

Anatomie: Die Harnblase liegt teilweise extraperitoneal* und ist nur im oberen und hinteren Bereich von Peritoneum* überzogen. Der Blasenscheitel stellt das kraniale Ende der Harnblase dar, das sich schließlich zum Blasenhals* hin verengt und in die Urethra* übergeht. Im Blasengrund ist das Trigonum vesicae lokalisiert, das zwischen der Einmündung der beiden Ureteren liegt. Diese ziehen schräg in die Harnblase, wodurch bei Harnblasenfüllung ein Reflux* in die Harnleiter verhindert wird. Die Harnblase ist von Schleimhaut* mit Übergangsepithel ausgekleidet.

Funktion:
- Harnreservoir: physiologisches Fassungsvermögen 300–500 ml bei guter Dehnungsfähigkeit der Blasenwand und niedrigem Blasendruck*
- Kontinenz: durch Kontraktion der Mm. sphincter vesicae interni (sympathisch innerviert) und der Mm. sphincter vesicae externi (willkürlich innerviert vom N. pudendus)
- Harndrang*: Aktivierung von Dehnungssensoren (Nn. splanchnici pelvini) bei Blasenfüllung
- Harnentleerung (Miktion*): durch Kontraktion des M. detrusor vesicae (parasympathisch innerviert von den Nn. splanchnici pelvini) und Erschlaffung des Sphinkter* (Initiation der Miktion über pontines Miktionszentrum).

Harn-Drainage f: syn. Urin-Drainage. Ableitung von Urin aus dem Harntrakt, die nach innen oder außen erfolgen kann.
Vorgehen:
- **Harnableitung nach außen: 1.** aus der Harnblase durch transurethralen Einmalka-

theter oder Dauerkatheter, suprapubischen Dauerkatheter 2. aus der Niere durch perkutane Nephrostomie* 3. aus Harnleiter und Niere durch Ureterkatheter* 4. operativ durch Ileum*-conduit, Uretero-cutaneostomie
- **Harnableitung nach innen:** 1. aus der Niere durch eine innere Harnleiterschiene (sog. Doppel-J-Schiene) 2. operativ in eine Ersatzblase (Neoblase).

Harndrang *m*: engl. *urinary urgency*. Bedürfnis nach Blasenentleerung durch die Reizung von Dehnungsrezeptoren der Harnblase bei zunehmender Füllung. Harndrang entwickelt sich normalerweise bei einer Blasenfüllung von 150–250 ml, maximaler Harndrang besteht ab 300–500 ml. Übermäßiger Harndrang kommt vor z. B. bei Harnwegsinfektionen, benignem Prostatasyndrom* und Schwangerschaft.
Ablauf: Bei zunehmender Blasenfüllung werden in der Blasenwand Dehnungsrezeptoren aktiviert. Diese senden Afferenzen in das sakrale und pontine Miktionszentrum* und es kommt zum Harndrang. Folgend wird die Miktion* zu passender Zeit willkürlich eingeleitet.

Harnflussmessung → Uroflowmetrie

Harngärung *f*: engl. *urinary fermentation*. Alkalisierung des normalerweise leicht sauren Harns durch bakterielle Zersetzung von Harnstoff* zu Ammoniak* und Kohlenstoffdioxid mittels Urease*. Dies geschieht außerhalb des Körpers nach ca. 24 h Aufbewahrung oder innerhalb der Harnblase bei Harnwegsinfektionen* mit Urease-bildenden Bakterien (Proteus mirabilis). Durch Harngärung entsteht typischer ammoniakalischer Geruch.

Harngewinnung *f*: engl. *urine collection*. Gewinnung von Harn* zur Harnuntersuchung*. Für einfache Untersuchungen wird meist Mittelstrahlurin* (Spontanurin) verwendet. Soll eine bakterielle Kontamination in der Harnröhre ausgeschlossen werden, wird Harn durch einen Katheter* gewonnen. Bei speziellen Fragestellungen wird der Harn über 24-Stunden gesammelt (24*-Stunden-Sammelurin).
Formen:
- **Spontanurin:** 1. in der Regel erster Morgenurin (konzentriert durch nächtliche Flüssigkeitskarenz) als Mittelstrahlurin 2. ggf. fraktionierte Harngewinnung (Zweigläserprobe*, Dreigläserprobe*, Viergläserprobe*) 3. Säuglinge und Kleinkinder: Platzierung (der Klebefläche) eines sterilen Plastikbeutels in der Windel
- **Katheterurin:** Einmalkatheterisierung (suprapubische Blasenpunktion*), unter Umständen über Blasenkatheter*.
- **24-Stunden-Sammelurin:** 1. vor Sammelbeginn (z. B. morgens nach dem Aufstehen) wird die Harnblase entleert, der erste Urin wird verworfen 2. für 24 Stunden wird der Urin gesammelt, die Proben sind lichtgeschützt und gekühlt zu lagern 3. Compliance sichern: Patienten darauf hinweisen, dass der gesamte Urin in den nächsten 24 Stunden gesammelt werden muss, da sonst falsch-niedrige Ergebnisse entstehen. 4. nach 24 Stunden wird die Harnblase ein letztes Mal entleert und der Urin in die Probe aufgenommen.

Harnglukose → Glukosurie

Harngrieß *m*: engl. *urocheras*. Sandkorngroße Harnsteine. Harngrieß kann eine Vorstufe sein bei der Entstehung größerer Harnsteine und er kann nach der Zertrümmerung (Lithitripsie) größerer Nierensteine auftreten. Klinik und Therapie sind analog zur Nephrolithiasis.

Harn, hochgestellter *m*: engl. *concentrated urine*. Stark konzentrierter Harn (Dichte > 1,025 g/ml). Ein hochgestellter Harn kommt vor bei verminderter Harnausscheidung mit einem Urin von dunkelgelber bis gelb-brauner Farbe. Ursächlich ist meist eine Exsikkose, z. B. bei fieberhaften Infekten, Diarrhöen oder zu geringer Trinkmenge.

Harninfiltration *f*: engl. *infiltration of urine*; syn. Urinextravasation. Ansammlung von Urin im Gewebe außerhalb des Harntraktes z. B. bei Verletzungen des Ureters. Klinisch zeigen sich u. a. Schmerzen, Fieber und ggf. Peritonitis. Beweisend ist ein Kontrastmittelaustritt aus dem harnableitenden System in der Urografie. Behandelt wird je nach Ursache mittels Harnleiterschienung oder offen operativ (Ureteroureterostomie). Siehe Abb.

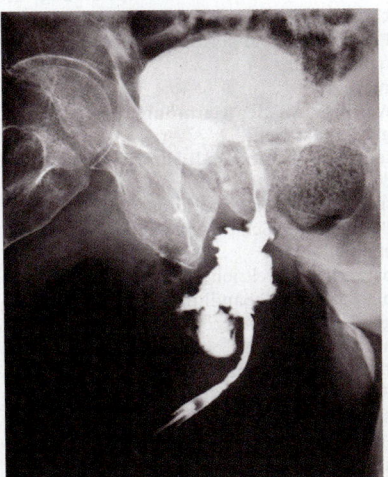

Harninfiltration: Extrapelvine Harninfiltration infolge spontaner Harnröhrenruptur bei Harnröhrenstriktur; Urinphlegmone im Damm- und Skrotalbereich; anterograde Urethrografie. [170]

Harninkontinenz *f*: engl. *urinary incontinence*. Gestörte Reservoirfunktion der Harnblase* mit unwillkürlichem Harnabgang (Mictio involuntaria). Je nach Form kommen verschiedene multidisziplinäre Therapieansätze zum Einsatz.
Formen:
- Belastungsinkontinenz*
- Dranginkontinenz*
- Reflexinkontinenz*
- Überlaufinkontinenz*
- kindliche Harninkontinenz*
- extraurethrale Harninkontinenz: Urinverlust aus anderen Öffnungen als der Urethra, z. B. bei: 1. Blasenfistel* 2. Urogenitalfistel* 3. ektopisch mündendem Ureter

Diagnostik:
- Anamnese einschließlich Miktionsprotokoll
- situations- und symptombezogene instrumentelle (Vaginoskopie, Urethrozystoskopie) und bildgebende (Zystografie, Urethrografie, Schnittbildverfahren) Untersuchungsmethoden
- urodynamische Messungen zur differenzialdiagnostischen Abklärung
- Objektivierung und Quantifizierung mit Windeltest und Miktionstagebuch.

Therapie: Je nach Form:
- operativ
- pharmakologisch (z. B. Desmopressin*-Off-Label-Use)
- ggf. Gewichtsreduktion
- sog. Toilettentraining (z. B. Blasentraining*)
- Flüssigkeitsmanagement
- ggf. Einschränkung der Koffeinaufnahme u. a. Verhaltensmodifikationen
- Physiotherapie einschließlich Umgebungsanpassung
- ggf. Hilfsmittel (z. B. Vorlagen).

Harninkontinenz, kindliche *f*: engl. *urinary incontinence*. Unwillkürlicher Urinverlust mit einer zusätzlichen Komponente wie Pollakisurie*, Dysurie*, imperativem Harndrang oder Harnwegsinfektionen. Siehe unter Enuresis*.

Harnkonkremente → Blasenstein

Harnkonkremente → Urolithiasis

Harnleiter → Ureter

Harnleiterabgangsstenose *f*: engl. *pelvi-ureteric junction obstruction*; syn. Subpelvinstenose. Meist angeborene Obstruktion* im Bereich des Harnleiterabgangs am Nierenbecken*. Neugeborene* fallen durch Gedeihstörung und tastbaren Oberbauchtumor auf. Bei erworbenen Stenosen* zeigen sich obstruktive Nephropathie und rezidivierende Pyelonephritiden, aber auch symptomlose Verläufe sind möglich. Behandelt wird mittels Nierenbeckenplastik* oder Endopyelotomie*. Siehe Abb.

Harnleiterersatz

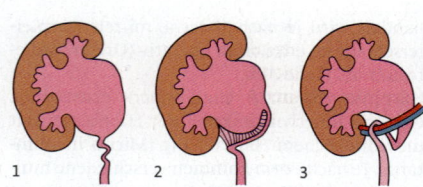

Harnleiterabgangsstenose: 1: hypoplastisches Segment; 2: Briden; 3: aberrierende Gefäße.

Klinik:
- Neugeborene und Säuglinge: **1.** Gedeihstörung **2.** Inappetenz* **3.** rezidivierendes Erbrechen **4.** Hämaturie* **5.** tastbarer abdomineller Tumor
- Kinder und Erwachsene: **1.** kolikartige Flankenschmerzen oder rezidivierende Oberbauchbeschwerden insbesondere nach Flüssigkeitsaufnahme
- Pyelonephritiden, Pyonephrose* und Urosepsis*
- Urolithiasis* durch Harntransportstörung
- Hämaturie.

Therapie:
- bei Beschwerdefreiheit und guter seitengleicher Nierenfunktion: engmaschige Überwachung
- bei signifikanter Obstruktion* in der Szintigrafie oder rezidivierenden Beschwerden: operative Therapie: **1.** Nierenbeckenplastik* nach Anderson-Hynes **2.** antegrade oder retrograde Endopyelotomie **3.** Nephrektomie*: bei schlechter Nierenfunktion (< 20 %).

Harnleiterersatz *m*: syn. Ureter-Ersatz. Ersatz des Harnleiters durch ein Darmsegment, z. B. einem Ileum-Interponat. Der Eingriff ist indiziert bei langstreckiger Ureterresektion und gewährleistet einen ungestörten Harnabfluss von der Niere* bis zur Harnblase*. Selten treten Komplikationen wie Elektrolytstörungen (Resorptionsfunktion des Darmes) oder Harnstau (postoperative Strikturen) auf.

Harnleiterimplantation → Ureterimplantation

Harnleiter-Kolik *f*: engl. *Ureteral Colic*; syn. Ureter-Kolik. Intensiver, wellenförmig verlaufender, krampfartiger Schmerz, der ausgelöst wird durch die Wanderung eines Konkrementes im Harnleiter und die Dehnung des Nierenbeckens und Harnleiters durch die Abflussstörung.

Beschreibung: Der Schmerz strahlt von der Flanke bis in das Genitale, je nach Lage und Bewegung des Konkrementes.

Ursachen:
- Konkrementabgang
- Desintegratabgang nach extrakorporaler Stoßwellenlithotripsie („Steinstraße")
- akute Harnstauung
- iatrogen (nach invasivem Eingriff).

Therapie:
- Schmerzbehandlung der Kolik
- Sicherung des Harnabflusses durch: **1.** Einlage einer Harnleiterschiene **2.** Anlage einer Nephrostomie* **3.** Entfernung des Harnleiterkonkrementes.

Harnleiterschiene → Ureterschiene
Harnleiterschienung → Ureterschiene
Harnretention → Harnverhalt
Harnröhre → Urethra

Harnröhrenatresie *f*: Fehlende Anlage der Harnröhre, die meistens mit anderen schweren Missbildungen vergesellschaftet ist. Um eine terminale Niereninsuffizienz* zu verhindern, wird sie durch Anlage einer suprapubischen Harnableitung* therapiert.

Harnröhren-Ausfluss *m*: syn. Ausfluss. Eitrige, glasige oder blutige Sekretion* aus der Harnröhre, häufig begleitet von brennenden Schmerzen. Ursächlich sind Infektionen* wie Gonorrhö*, Chlamydiosen* oder bei blutigem Ausfluss* Fremdkörper sowie autoerotische Unfälle. Diagnostiziert wird mittels mikrobiologischer Untersuchung und Urethroskopie*. Therapiert wird je nach Auslöser konservativ, antibiotisch und selten operativ.

Ursachen:
- idiopathisch* (ca. 20 %)
- Infektionen: Gonorrhö (Tripper), Chlamydien*, Trichomonaden, Enterokokken*, Mykoplasmen, selten Candida* albicans
- Harnröhrenkarzinom (sehr selten)
- autoerotische Unfälle mit Verletzung der Urethra*
- Fremdkörper* in der Harnröhre, z. B. Sicherheitsnadel.

Klinik:
- Ausfluss aus der Harnröhre: blutig, eitrig, glasig oder weißlich
- teilweise übelriechend: Hinweis auf bakterielle Infektion
- Juckreiz und Brennen in der Harnröhre
- Brennen und Schmerzen bei der Miktion*.

Therapie:
- bakterielle Infektion: Antibiose* nach Antibiogramm* (Behandlung der zugrundeliegenden Erkrankung, z. B. Therapie der Gonorrhö*)
- Therapie des Urethralkarzinoms*
- Fremdkörper: wenn möglich endoskopische Bergung, ggf. offen-chirurgische Entfernung
- Harnröhrenverletzung: ggf. operative Rekonstruktion.

Harnröhrendivertikel *n*: engl. *urethral diverticulum*. Angeborene oder erworbene Ausstülpung der Harnröhrenwand. Man unterscheidet echte und falsche Divertikel*. Bei Entzündung zeigt sich klinisch eine chronische Urethritis mit Dysurie, Hämaturie und Harninkontinenz. Auch asymptomatische Harnröhrendivertikel werden beobachtet. Bei rezidivierender Infektion besteht die Therapie aus Antibiotikagabe und ggf. operativer Revision.

Lokalisation: An allen Abschnitten möglich, betrifft aber in der Regel die Unterseite. Falsche Divertikel befinden sich proximal von meist entzündlich bedingten Strikturen mit variabel breiter, bei Frauen meist schmaler Verbindung zur Harnröhre.

Diagnostik:
- retrograde oder antegrade Urethrografie*
- Urethrozystoskopie.

Harnröhrenentzündung → Urethritis

Harnröhrenfehlbildungen *f pl*: engl. *urethral malformation*. Angeborene Fehlbildungen der Urethra mit Gefahr von Harnstau, Infektionen und sekundärer Nierenschädigung. Dazu gehören Verschluss, Einengung und Erweiterung der Harnröhre, überzählige Harnröhre oder Falschmündung. Die Diagnostik erfolgt durch Bildgebung, die Therapie ist meist operativ. Siehe Urethralklappe*, Abb. dort und siehe Abb.

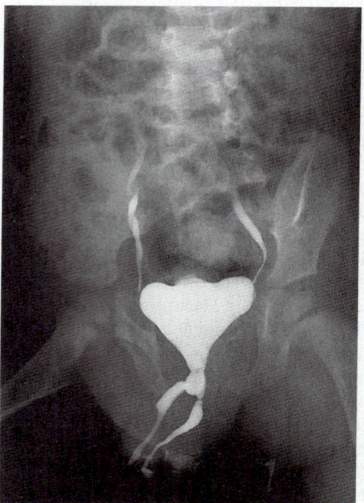

Harnröhrenfehlbildungen: Verdoppelung der Harnröhre bei 5-jährigem Jungen. [170]

Harnröhrenfistel → Urogenitalfistel

Harnröhrenfremdkörper *m*: engl. *urethral foreign body*. Meist von außen in die Harnröhre eingeführter Fremdkörper*, häufig im Rahmen von autoerotischen Handlungen. Überwiegend sind Männer betroffen. Es drohen Drucknekrosen, Entzündungen*, Abszesse und Fistelbildungen. Diagnostiziert wird mittels Sondierung, Palpation*, Sonografie und Urethrografie*. Meist werden Fremdkörper urethroskopisch entfernt, nur selten offen operativ.

Harnröhrenkarunkel *f*: engl. *urethral caruncle*. Benigne schleimhautüberzogene und stark vaskularisierte Geschwulst an der äußeren Harnröhrenmündung, meist postmenopausal bei Frauen vorkommend. Sie besteht aus mit Entzündungszellen durchsetztem Bindegewebe und kann sich als livider Tumor nach außen vorwölben. Symptome sind Dysurie und Blutung. Die Therapie besteht aus operativer Entfernung.

Harnröhrenkarzinom → Urethralkarzinom
Harnröhrenklappe → Urethralklappe
Harnröhrenpolyp *m*: engl. *urethral polyp*. Fibroepithelialer Polyp*, ausgehend von der Harnröhrenschleimhaut. Betroffen sind v. a. Frauen in der Postmenopause. Klinisch kommt es unter Umständen zur Harnabflussbehinderung*. Die Diagnosestellung erfolgt mit Zystoskopie*. Therapie ist die operative Entfernung. Abzugrenzen sind Harnröhrenkarunkel* und Harnröhrenschleimhautprolaps*.

Harnröhrenruptur *f*: engl. *urethral rupture*. Partieller Ein- oder kompletter Abriss der Harnröhre.
Ursachen:
– Gewalteinwirkung im Bereich von Becken oder Damm
– transurethral eingeführte Instrumente oder Harnröhrenfremdkörper*

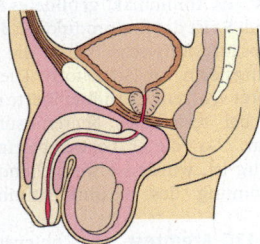
Harnröhrenabriss infradiaphragmatisch

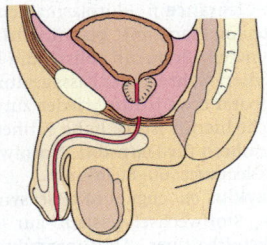
Harnröhrenabriss supradiaphragmatisch mit Translokation der Prostata nach kranial

Harnröhrenruptur: durch Diaphragma urogenitale begrenzte Hämatomausdehnung.

– infolge eines entzündlichen Prozesses als sog. Spontanruptur oberhalb einer Harnröhrenstriktur
– selten Verletzung unter der Geburt.
Klinik:
– Harnverhalt
– Blutung aus der Harnröhre
– Hämatom (siehe Abb.) und Harnfluss aus der Wunde bei offener Verletzung
– evtl. Harninfiltration* und Harnphlegmone.
Therapie:
– suprapubische Harnableitung (cave: Harnröhrenkatheterismus kontraindiziert)
– Drainage
– ggf. primäre Naht der Läsion.

Harnröhrenschleimhautprolaps *m*: engl. *urethral prolapse*. Vorfall von Harnröhrenschleimhaut und submukösem Bindegewebe aus dem Ostium urethrae externum, besonders im Kindesalter, bei Paraplegie und bei Frauen im Senium. Klinisch zeigen sich urethrale Blutung, Harnwegsinfektion, obstruktive Miktionsbeschwerden und Fremdkörpergefühl. Die Diagnosestellung erfolgt mit Inspektion und Zystoskopie. Therapie ist die operative Entfernung.

Harnröhrenstenose, kongenitale *f*: Angeborene Harnröhrenfehlbildung, die sich durch pathologische Lumenverengung manifestiert. Sie führt zu urodynamisch wirksamen Harnabflussbehinderung* mit oft schweren Auswirkungen auf die Harnblase und den oberen Harntrakt. Die Therapie erfolgt über chirurgische Korrektur.
Klinik: Miktionsbeschwerden in Korrelation zum Ausprägungsgrad.
Diagnostik:
– Miktionsurethrozystografie
– Urethroskopie
– retrograde Urethrografie*.
Therapie: In Abhängigkeit vom Schweregrad der Harnröhrenstenose:
– Transurethrale, endoskopische Urethrotomia interna
– offen-chirurgische rekonstruktive Verfahren (z. B. Harnröhrenrekonstruktion mit Mundschleimhaut).

Harnröhrenverletzung *f*: Zusammenhangstrennung der Harnröhre, die am häufigsten bei stumpfen Genitalverletzungen auftritt, oft auch bei Polytrauma, seltener iatrogen bei endoskopischen Eingriffen am Harntrakt oder Katherismus und selten bei Penisfrakturen und durch Selbstmanipulation.
Klinik:
– Genitalschmerzen
– Blutaustritt aus der Harnröhre
– erschwerte Miktion/Harnverhalt*.
Diagnostik:
– meist retrograde Urethrografie*
– Sonografie der Harnröhre (additiv)

– Urethroskopie (in speziellen Fällen, cave: Gefahr einer iatrogenen Verletzung hoch).
Therapie: Bei leichten Verletzungen (z. B. Kontusion) transurethrale oder suprapubische Harnableitung*. Bei komplexem Urethraltrauma mit partiellem oder totalem Harnröhrenabriss am besten zweizeitiges Vorgehen:
– suprapubische Harnableitung
– meist 3 Monate später offen-chirurgische Harnröhrenrekonstruktion.

Harnröhre, überzählige *f*: Eine seltene Missbildung des unteren Harntraktes. Am häufigsten kommt die doppelte Anlage der Harnröhre vor. Das Krankheitsbild der überzähligen Harnröhre wird je nach Lage in epispade und hypospade Formen eingeteilt.
Diagnostik:
– Miktionsurethrozystografie
– retrograde Urethrografie*
– evtl. schnittbildgebende Verfahren (MRT des Beckens)
– evtl. Zystoskopie.
Therapie: Chirurgische Exzision der überzähligen Harnröhre.

Harnsäure *f*: engl. *uric acid*; syn. Urat. Stoffwechselendprodukt der endogen gebildeten und v. a. alimentär zugeführten Purine* (v. a. durch Fleisch, Hülsenfrüchte). Das natürliche hydrophile Antioxidans entsteht in Leber und Dünndarmmukosa und wird zu 80 % über die Niere und zu 20 % über den Darm eliminiert. Erhöhte Konzentrationen führen zu Gicht* und Harnsteinen.
Indikationen zur Laborwertbestimmung: Messung im Serum oder Plasma:
– Routine der internistischen Erstuntersuchung
– akute Gelenkschmerzen v. a. des Großzehengrundgelenks
– Verlaufskontrolle bei Gicht
– Abklärung von Nierensteinen
– bei gesteigertem Harnsäureanfall, z. B. Chemotherapie*, Strahlentherapie*, hämatologische Erkrankungen, Fasten
– Verdacht auf Lesch-Nyhan-Syndrom.
Messung im Urin:
– erhöhte Harnsäurekonzentrationen im Blut
– Abklärung von Nierensteinen.
Bewertung: Erhöhte Konzentration im Serum oder Plasma:
– Überproduktion: 1. idiopathisch 2. angeboren (z. B. Lesch-Nyhan-Syndrom) 3. Hämolyse* 4. Polyglobulie* 5. Alkoholabusus 6. purinreiche Kost (z. B. viel Fleisch) 7. erhöhter Zellzerfall (z. B. lymphoproliferative Erkrankungen, Chemotherapie, Psoriasis* vulgaris) 8. starke körperliche Anstrengung
– verminderte Ausscheidung über die Niere: 1. Fasten 2. Niereninsuffizienz* 3. durch Medikamente (z. B. Omeprazol*, Zytostatika*)

4. Hypothyreose* 5. Hyperparathyreoidismus* 6. EPH*-Gestose.
Erniedrigte Konzentrationen im Serum oder Plasma:
- verminderte Produktion: 1. Xanthinurie* (verminderte Xanthinoxidase-Aktivität) 2. schwere Lebererkrankungen
- erhöhte Ausscheidung über die Niere: 1. Medikamente (z. B. Phenylbutazon, Salizylate > 2 g/d) 2. angeboren z. B. beim Fanconi-Syndrom.

Erhöhte Werte im Urin: siehe Harnsäurebestimmung* im Urin.

Praxishinweise:
- Nachweis im Gelenkpunktat zur Arthritis*-Diagnostik.

Harnsäurebestimmung im Urin *f*: Fotometrische Bestimmung der Harnsäurekonzentration im Urin. Die Bestimmung ist indiziert zur Therapieüberwachung bei Gicht* oder zur Differenzialdiagnose von Nierensteinen. Zusammen mit Kreatinin* im Urin kann anhand des Harnsäure/Kreatinin-Quotienten zwischen erhöhter Harnsäurebildung oder renaler Eliminationsstörung unterschieden werden.

Indikation zur Laborwertbestimmung:
- Therapieüberwachung bei Hyperurikämie* (Gicht)
- Differenzialdiagnose von Nierensteinen oder Nephropathien
- im Rahmen der Metaphylaxe bei Harnsteinen
- V. a. maligne hämatologische Erkrankungen mit hohem Zellzerfall
- Monitoring bei zytostatischer Therapie und Strahlentherapie*.

Bewertung:
- erhöhtes Risiko für Harnsäuresteine bei > 500 mg/24 h oder > 4 mmol/24 h
- Harnsäure/Kreatinin-Quotient im 24-Stundenurin: 1. < 1: V. a. renale Eliminationsstörung 2. > 1: erhöhte Harnsäuresynthese oder Katabolismus 3. > 2 (> 3 im 1. Lebensjahr): V. a. Lesch-Nyhan-Syndrom
- falsch niedrige Werte bei Medikation mit Salizylaten, Diuretika*, Probenecid, Pyrazolonen
- niedrigere Normalwerte bei purinarmer Ernährung.

Harnsäureinfarkt *m*: engl. *uric acid infarction*. Ausfällung von Ammoniumurat (Harnsäurekristalle) in Nierentubuli und ableitenden Harnwegen. Ursache ist ein Überangebot von Purinen bei vermehrtem Abbau kernhaltiger Zellmaterials, z. B. bei einer Krebserkrankung. Die Entwicklung einer Urämie* ist möglich. Behandelt wird mit Allopurinol*, Urikosurika* oder Natriumcitrat.

Vorkommen:
- bei Neugeborenen durch vermehrten Abbau von Erythrozyten

- bei Kindern und Erwachsenen, z. B. bei: 1. Gicht* (sog. Gichtniere) 2. Zerfall schnell wachsender Tumoren 3. hochdosierter Chemotherapie*.

harnsaure Salze *f*: → Urate
Harnsepsis *f*: → Urosepsis
Harnstau → Harnstauungsniere
Harnstauungsniere *f*: engl. *hydronephrosis*. Pathologisch veränderte Niere aufgrund einer Harnabflussbehinderung* oder wegen chronischen Refluxes aus den Harnwegen in die Niere. Wegen anhaltender Druck- bzw. Volumenbelastung dilatiert das Nierenbeckenkelchsystem und es droht langfristig eine Schädigung des Nierengewebes. Therapeutisch wird vorrangig die Abflussstörung/der Reflux beseitigt.

Ursachen:
- obstruktive Störungen: Die Obstruktion kann alle Abschnitte der ableitenden Harnwege von den Nierentubuli bis zur Urethra betreffen. Zu den häufigsten Ursachen zählen: 1. Konkremente in den ableitenden Harnwegen (Urolithiasis*) 2. benigne Prostatahyperplasie* 3. Tumore in den ableitenden Harnwegen 4. Blutkoagel in den ableitenden Harnwegen 5. postentzündliche oder -traumatische Strikturen 6. angeborene Fehlbildungen wie: I. obstruktive Ureterozele* II. subpelvine Harnleiterstenose III. Urethralklappen*
- Kompression der Harnwege von außen mit Abflussstörung: 1. Retroperitonealfibrose (Morbus Ormond) 2. retroperitoneale Lymphome 3. Aortenaneurysma
- refluxive Erkrankungen: vesikoureteraler Reflux.
- refluxive Ureterozele*.

Klinik:
- meist zunächst asymptomatisch, gelegentlich uncharakteristische Kreuz- und Flankenschmerzen sowie Druckgefühl im Nierenlager
- rezidivierende Harnwegsinfekte auf Grund des Harnaufstaus
- bei Säuglingen: häufig Gedeihstörung, Diarrhö und Erbrechen.

Therapie: Entscheidend ist die Beseitigung der Ursache, also das Beheben der Obstruktion, z. B. durch Steinentfernung oder operative Resektion einer benignen Prostatahyperplasie, oder die Therapie eines chronischen Refluxes.

Prognose: Bei langfristiger Harnstauung kommt es zur Schädigung des Nierenparenchyms mit Beeinträchtigung der Nierenfunktion. Diese kann bei gesunder Gegenniere meist ausgeglichen werden. Bei bilateraler Harnstauungsniere oder kranker Gegenniere droht aber die Entwicklung eines postrenalen akuten Nierenversagens.

Harnstein → Blasenstein

Harnstein → Urolithiasis
Harnsteinauflösung → Urolitholyse
Harnstein-Risikoprofil [Labordiagnostik] *n*: Bestimmung lithogener (steinbildender) und lithoprotektiver (vor Harnsteinbildung schützender) Substanzen im 24*-Stundenurin. Gemessen werden Kalzium*, Phosphat*, Harnsäure*, Oxalat und Cystin als lithogene Substanzen sowie Magnesium* und Citrat als Schutzfaktoren. Ergänzend können der pH-Wert im Urin, die Urin-Eiweißmenge und das spezifische Gewicht des Urins bestimmt werden.

Harnstoff [Arzneimittel] *m*: Organische Verbindung und Diamid der Kohlensäure. Die diuretischen, keratolytischen, wasserbindenden und bakteriziden Eigenschaften von Harnstoff sind konzentrationsabhängig. Medizinisch eingesetzt wird Harnstoff als Keratolytikum, bei trockener Haut, auf Wunden und zur Penetrationsförderung von Arzneimitteln. Zu den Nebenwirkungen zählen lokale Hautreizungen und allergische Reaktionen.

Indikationen:
- als Diuretikum bei Leberzirrhose* und bei Pleuritis*
- äußerlich als Creme u. a. bei Ichthyose*, als Keratolytikum und zur Penetrationsförderung z. B. bei topischer Anwendung von Glukokortikoiden*
- als 10%ige wässrige Lösung zur Verhinderung von Wundinfektionen.

Harnstoff [Physiologie] *m*: engl. *urea*; syn. Karbamid. In der Leber v. a. im Rahmen des Harnstoffzyklus* aus Ammoniak* gebildetes Kohlensäurediamid. Es ist das Endprodukt des Protein- und Aminosäurestoffwechsels und die Hauptausscheidungsform von Stickstoff*. Die Elimination erfolgt v. a. renal. Erhöhte Werte im Blut sind u. a. bei terminaler Niereninsuffizienz nachweisbar. Da die Laborwertbestimmung fehleranfällig ist, wurde sie weitgehend durch die Bestimmung des Serumkreatinins verdrängt.

Harnstoff-13C-Atemtest → Kohlenstoff-13-Atemtest

Harnstoff-Clearance *f*: Blutplasmamenge, die pro Minute von Harnstoff* befreit wird. Harnstoff wird in den Glomeruli vollständig filtriert und diffundiert während der Passage durch den Tubulusapparat etwa hälftig wieder zurück ins Blut. Ursache hierfür ist die hohe Permeabilität der Zellmembran für Harnstoff. Normwert der Harnstoff-Clearance: 60–80 ml/min.

Harnstoffzyklus *m*: engl. *urea cycle*; syn. Ornithinzyklus. Stoffwechselkreislauf zur Entgiftung stickstoffhaltiger Abbauprodukte, v. a. Ammoniak*. Das beim Abbau von Aminosäuren* entstehende NH_3 wird in Mitochondrien und Zytosol der Leberzellen mit Hydrogencarbonat und der α-Aminogruppe der L-Asparaginsäure* zu Harnstoff* umgesetzt und in dieser Form über die Niere ausgeschieden.

Harnstoffzyklus-Enzymdefekt, angeborener *m*: engl. *urea cycle deficiency*. Erbliche Störungen der Stickstoffentgiftung infolge verminderter Funktion von Enzymen des Harnstoffzyklus*. Unter Stoffwechselstress kommt es infolge Hyperammonämie* zu neurologischen Symptomen bis hin zur Enzephalopathie*. Die Therapie umfasst Diät, Glukoseinfusion, Stimulation des Harnstoffzyklus, Behandlung der Hyperammonämie und im Einzelfall Lebertransplantation*.

Harnsystem *n*: engl. *urinary system*; syn. Harnorgane. Die an der Bildung, Speicherung, Transport und Ausscheidung des Urins beteiligten Organe. Dazu zählen das Nierenparenchym mit Nierenrinde und Nierenmark in rechter und linker Niere, die beiden Nierenbecken (Pelvis renalis) und Harnleiter sowie die Harnblase* und Harnröhre (Urethra*), durch die der Urin ausgeschieden wird.

Harnträufeln *n*: engl. *urinary dribbling*. Unwillkürlicher, oft unbemerkter tropfenweiser Harnverlust (Harninkontinenz*, Ischuria* paradoxa). Typisch ist bei Männern das Nachträufeln von Urin nach Beendigung der Miktion.

Ursachen:
- Prostatahyperplasie: 1. benignes Prostatasyndrom* (BPS) 2. Lower Urinary Tract Syndrome (LUTS)
- Belastungsinkontinenz der Frau
- Harnröhrenstriktur
- Harnröhrendivertikel*.

Harntransportstörung *f*: engl. *urinary obstruction*. Störung des Harnabflusses mit konsekutivem Harnstau. Ursächlich sind Obstruktionen, z. B. Harnleiterabgangsstenose (siehe auch Harnabflussbehinderung*) oder ein Rückfluss von Urin aus der Blase in den Ureter, z. B. bei vesikoureteralem Reflux. Folgend dilatieren Ureter* und/oder Nierenbecken*. Behandelt wird je nach Ursache.

harntreibende Mittel → Diuretika

Harnuntersuchung *f*: engl. *urinalysis*; syn. Urindiagnostik. Oberbegriff für verschiedene Urinuntersuchungsverfahren. Der Harn wird häufig laborchemisch untersucht, um Harnwegsinfektionen* oder Nierenerkrankungen zu diagnostizieren. In der Regel wird Morgenurin* – und hier der Mittelstrahlurin* – verwendet. Für manche Fragestellungen (z. B. genaue Messung der Proteinausscheidung) wird ein 24*-Stunden-Sammelurin benötigt.

Einsatz: Normalerweise werden 500 bis 2500 ml Urin je Tag ausgeschieden. Eine Oligurie* ist eine verminderte Urinausscheidung von < 500 ml/Tag. Eine Anurie* ist eine „fehlende" Urinausscheidung < 100 ml/Tag. Die Harnfarbe gibt Aufschluss über die Urinkonzentration, wobei manche Lebensmittel oder Medikamente den Urin verfärben können (z. B. rote Rüben, Rhabarber, Nitrofurantoin*, Rifampicin*, Phenytoin* und viele mehr). Urin ist normalerweise geruchsneutral. Nahrungsmittel (Spargel), Erkrankungen (Diabetes* mellitus, Ketoazidose*) oder Lösungsmittel können einen ungewöhnlichen Harngeruch verursachen. **Laborverfahren:**
- Urinstatus
- Uriniteststreifen
- Harnsediment
- Urinkultur (Nachweis von Krankheitserregern)
- Urinosmolalität
- spezifisches Gewicht
- Urinzytologie.

Urinstatus: Hier werden folgende Parameter bestimmt:
- Leukozyten*
- Nitritgehalt
- pH-Wert des Urins (normal: 4,5–8,0)
- Eiweißgehalt
- Glukosegehalt (erhöht z. B. beim Diabetes* mellitus)
- Ketone (erhöht z. B. beim Fasten, Diabetes* mellitus, Fieber)
- Bakterien
- Urinsediment.

Harnsediment: Dient zur Untersuchung auf Mikrohämaturie, Leukozyturie und zur Suche nach Zylindern. Die Sedimentanalyse dient ferner zur Differenzierung, ob eine Hämaturie renal bedingt oder postrenaler Genese ist.

Harnvergiftung → Urämie

Harnverhalt *m*: engl. *retention of urine*; syn. Ischurie. Unvermögen, die gefüllte Harnblase spontan zu entleeren. Beim akuten Harnverhalt handelt es sich um einen medizinischen Notfall.

Formen:
- akuter Harnverhalt mit schmerzhaftem Harndrang und sichtbarem Unterbauchtumor
- chronischer Harnverhalt mit schmerzloser Überlaufinkontinenz und Harnstauungsniere.

Ursachen:
- mechanisch, z. B.: 1. benigne Prostatahyperplasie 2. Trauma 3. Operation 4. protrahierter Geburtsverlauf
- neurogen, z. B.: 1. Querschnittsläsion 2. Bandscheibenvorfall
- psychogen: Schamgefühl oder Angst beim Urinieren in Gegenwart anderer Personen
- pharmakologisch: als seltene UAW von Psychopharmaka, z. B. trizyklischen Antidepressiva.

Therapie:
- bei akutem Harnverhalt sofortige Entlastung der Harnblase durch: 1. Einmalkatheterisierung 2. Katheterableitung 3. suprapubische Harnblasenfistel
- Abklärung und medikamentöse oder operative Behandlung der zugrundeliegenden Obstruktion
- bei psychogenem Harnverhalt kognitive Therapie (Veränderung der Attribution der Angst auslösenden Umweltfaktoren, welche die Miktion stören).

Harnwegsinfektion *f*: engl. *urinary infection*; Abk. HWI. Infektion des Harntrakts, meistens infolge aszendierender Erregereinwanderung über die Urethra. Unterschieden werden Urethritis, Zystitis und Pyelonephritis. Typische Symptome sind Schmerzen beim Wasserlassen (Dysurie, Algurie), bei Zystitis zusätzlich suprapubische Schmerzen und imperativer Harndrang. Leitsymptome der Pyelonephritis sind Fieber, Dysurie, Flankenschmerzen und ein starkes Krankheitsgefühl.

Einteilung:
- nach dem Ort der Infektion: 1. HWI des unteren Harntrakts: Urethritis*, Zystitis*, Prostatitis* 2. HWI des oberen Harntrakts: Pyelonephritis*
- nach Abwesenheit/Anwesenheit prädisponierender Risikofaktoren: 1. unkomplizierte HWI: HWI ohne prädisponierende Risikofaktoren 2. komplizierte HWI: HWI auf dem Boden eines pathologisch veränderten Urogenitalsystems oder Vorliegen infektionsbegünstigender Begleitumstände (z. B. Diabetes mellitus)
- nach der Symptomatik: 1. asymptomatische Bakteriurie: Anwesenheit von Bakterien im Harntrakt ohne Symptome 2. symptomatische HWI.

Vorkommen: Frauen sind aufgrund der räumlichen Nähe von Darm- und Harnröhrenöffnung und der kurzen Harnröhre häufiger betroffen als Männer (25–30 % aller Frauen zwischen 20–40 Jahren entwickeln eine HWI). Bei Männern treten HWI durch die im Alter zunehmende Inzidenz obstruktiver Störungen (Prostatahypertrophie) meist erst im höheren Alter auf. Im Kindesalter stellen HWI nach Infektionen der oberen Atemwege die zweithäufigste bakterielle Infektionskrankheit dar. Im Krankenhaus gehören HWI zu den 3 häufigsten nosokomialen Infektionen.

Pathogenese: Die Infektion erfolgt in bis zu 90 % der Fälle aufsteigend (aszendierend) von außen über die Harnröhre. Wegen der Nähe zum Analkanal werden HWI am häufigsten durch Darmkeime verursacht, ferner durch Sexualkontakte und kontaminiertes Badewasser. Das Keimspektrum unterscheidet sich zwischen unkomplizierten und komplizierten HWI bzw. ambulant erworbenen und nosokomialen HWI:

- **unkomplizierte HWI/ambulant erworbene HWI:** 1. E. coli (ca. 80 %) 2. Staphylococcus aureus 3. Enterokokken 4. Klebsiellen 5. Proteus mirabilis, Proteus vulgaris 6. bei Urethritis zusätzlich: Chlamydien, Gonokokken, Mykoplasmen, Trichomonaden
- **komplizierte HWI bzw. nosokomiale HWI:** vermehrter Nachweis von „Problemkeimen": 1. Enterokokken (ca. 30 %) 2. E. coli (ca. 20 %) 3. Staphylokokken (ca. 20 %) 4. Pseudomons aeruginosa (ca. 10 %) 5. Proteus mirabilis (ca 5 %) 6. Klebsiellen (ca. 5 %)
- bei Katheterträgern auch Candida albicans.

Risikofaktoren:
- Harnwegsobstruktion, z. B. durch Konkremente, Strikturen, benigne Prostatahyperplasie, Urethralklappen, Tumore
- Blasenfunktionsstörungen, z. B. bei Querschnittslähmung
- vesikoureteraler Reflux
- immunsuppressive Therapie
- Diabetes mellitus
- Harnwegskatheterisierung
- Schwangerschaft
- Analgetikaabusus.

Diagnostik:
- **Urindiagnostik** (Mittelstrahlurin): 1. Urin-Teststreifen (bei jedem Verdachtsfall und zum Screening während der Schwangerschaft): Leukozyturie und Nitritnachweis. Da nicht alle Erreger Nitritbildner sind, schließt ein negativer Nitritbefund einen HWI aber nicht aus. 2. Urinsediment: bei Pyelonephritis häufig Leukozytenzylinder. 3. Keimnachweis (bei komplizierter HWI, nach Katheterentfernung, obstruktiver Uropathie und vor instrumentellen Untersuchungen). Signifikant ist eine Keimzahl von: I. ≥ 10^5 Keime/ml Urin (Kass-Zahl) II. bei Anbehandlung mit Antibiotika ≥ 10^3–10^4 Keime/ml Urin III. im Katheter- oder suprapubischem Blasenpunktionsurin > 10^2 Erreger/ml Urin. 4. zur Bestimmung der Resistenzlage wird ein Antibiogramm angefertigt.
- **Labor:** Erhöhung von CRP und BSG, Leukozytose und ggf. Anstieg des Prokalzitonins.
- **Blutkultur*:** bei Fieber, Abnahme immer vor Beginn der antibiotischen Therapie.
- **Bildgebung:** Eingesetzt werden die Sonografie zum Nachweis von Anomalien des Harntrakts, Harntransportstörung und Restharnbildung, die CT-Abdomen, z. B. zum Abszessnachweis, und die Miktionszystourethrografie* zum Refluxausschluss. Die i. v. Urografie zum Obstruktionsnachweis wird aufgrund der hohen Strahlenbelastung und der zur Verfügung stehenden Alternativmethoden heute nur noch selten eingesetzt. Da es sich in den meisten Fällen um unkomplizierte HWI handelt, die unter einer kurzfristigen Antibiose vollständig abheilen, wird eine weiterführende bildgebende Diagnostik zur Lokalisation der Infektion und Aufdeckung prädisponierender Risikofaktoren nur in speziellen Fällen durchgeführt. Zu den typischen Indikationen zählen: 1. HWI im Kindesalter 2. Männer (meist eine prädisponierende Uropathie vor) 3. komplizierte HWI 4. Urosepsis 5. akute Pyelonephritis 6. begleitende Hämaturie 7. Versagen der antibiotischen Therapie.

Therapie:
- Allgemeinmaßnahmen: 1. ausreichende Flüssigkeitszufuhr 2. häufige Blasenentleerungen 3. Bettruhe bei akuter Pyelonephritis
- asymptomatische Bakteriurie: 1. keine Antibiose 2. Ausnahme: Schwangerschaft, geplante schleimhauttraumatisierende Intervention im Harntrakt (z. B. Urethrozystoskopie) wegen Gefahr aszendierender Infektion (v. a. Pyelonephritis*, Immunsuppression, nach Organtransplantation)
- unkomplizierte HWI der unteren Harnwege: kalkulierte Kurzzeitantibiose für 1–3 Tage ohne vorherige Urinkultur
- komplizierte HWI und Pyelonephritis: 1. Beginn einer 7- bis 14-tägigen kalkulierten Antibiose nach Abnahme der Blutkulturen 2. Mittel der 1. Wahl sind Fluorchinolone der Gruppe 2 und 3 3. nach Erhalt des Antibiogramms ggf. erregergerechte Umstellung.

Harnwegsinfekt, komplizierter *m*: Entzündung der ableitenden Harnwege bei gleichzeitigem Vorliegen von Risikofaktoren, wie z. B. Fehlbildungen der Harnwege oder Diabetes* mellitus. Therapiert wird mit Antibiotika, vorzugsweise nach Antibiogramm* und meist länger (ca. 7 d) als bei unkomplizierten Infekten. Risikofaktoren sind möglichst zu beseitigen.

Risikofaktoren:
- Immunsuppression
- Harnwegsinfekte bei Männern oder Kindern
- Zustand nach operativen Eingriffen im Bereich der Harnwege
- anatomische oder neurologische Störung der Blasenfunktion
- Fehlbildungen, z. B.: 1. Stenosen der Harnwege mit Aufstau 2. Zystennieren.

Harnzeitvolumen *n*: syn. Urinzeitvolumen. Urinmenge, die in einem festgelegten Zeitintervall von z. B. 24 Stunden ausgeschieden wird. Das Harnzeitvolumen ist abhängig von Trinkmenge*, Medikation, Erkrankungen und körperlicher Aktivität. Normalerweise beträgt es ungefähr 2 Liter pro Tag.

Harnzucker → Glukosurie

Harnzucker → Melliturie

Harnzylinder *m*: engl. *cast*. Ausgefällte Eiweiße aus den Nierentubuli. Harnzylinder werden im Harnsediment als zylindrische, scharf begrenzte Strukturen nachgewiesen. Sie bestehen aus dem nur in der Niere gebildeten Tamm-Horsfall-Protein. Je nach Erkrankung können sich Erythrozyten, Leukozyten, Fett oder abgeschilferte Epithelzellen an die Zylinder anlagern.

Unterscheidung: Je nach Art der aufgelagerten Zellaggregate werden verschiedene Zylinder unterschieden:
- **hyaline Zylinder:** nahezu transparente Zylinder, die aus Tamm-Horsfall-Protein, einem Mukoprotein, bestehen; Auftreten bei Fieber, nach Diuretika-Gabe oder nach körperlicher Anstrengung; keine diagnostische Bedeutung
- **Erythrozytenzylinder:** weisen auf renalen Ursprung der Erythrozyten hin, meist bei Glomerulonephritis als Zeichen einer Blutung innerhalb der Niere
- **Leukozytenzylinder:** hyaliner oder granulierter Harnzylinder mit Leukozyteneinlagerung, v. a. bei bakteriellen Nierenentzündungen, aber auch bei Erkrankungen der Nierenkörperchen
- **Epithelzylinder:** enthalten abgeschilferte Epithelzellen des Tubulusepithels; Zeichen für eine schwere Schädigung der Tubuli durch Ischämie oder Toxine
- **Fettzylinder*:** Einlagerung von Fettkügelchen; bei diabetischer Nephropathie, nephrotischem Syndrom und bei schwerer Proteinurie
- **Wachszylinder:** bestehen aus Plasmazellen; Zeichen für eine Nephropathie, Vorkommen v. a. bei diabetischer Nephropathie und chronischer Nierenentzündung
- **granulierte Zylinder:** verschiedenste Auflagerungen von Fett, Proteinen und Zelltrümmern; Indikator für eine Proteinurie.

Harnzytologie *f*: engl. *urinary cytology*; syn. Urinzytologie. Zytologische Untersuchung des Harnsediments. Die Harnzytologie dient der Diagnostik von rezidivierten Urotheltumoren der Harnblase, Harnleiter und Nierenbecken, der Primärdiagnostik von Urotheltumoren (geringere Zuverlässigkeit) und eines Carcinoma*-in-situ des Urothels.

Vorgehen:
- erhöhte Zellausbeute durch: 1. Lavagezytologie* 2. Bürstenbiopsie* 3. Zentrifuge (Zytozentrifuge) 4. Filtertechniken (Passage des Urins durch einen Filter)
- häufigste Färbemethoden: 1. Papanicolaou 2. May-Grünwald-Giemsa 3. vorgefertigte Objektträger.

Fehlerquellen: Eingeschränkte Aussagekraft durch
- geringe Zellausbeute
- entzündliche Zellveränderungen
- Zelldegeneration durch z. B. Fixationsmittel, Färbeverfahren, hypertonen Urin.

Harpagophytum procumbens → Teufelskralle, südafrikanische

Harrington-Operation *f*: engl. *Harrington instrumentation*. Dorsale Distraktions-Kompressions-Spondylodese* mit spezieller Instrumentation zur operativen Korrektur und Stabilisierung einer Thorakolumbalskoliose bei starker Progredienz der Skoliose* während des Wachstums.

harter Suizid → Suizidmethoden

Hartmann-Operation *f*: engl. *Hartmann's colostomy*. Zweizeitiges operatives Verfahren, vorwiegend eingesetzt zur Behandlung lebensbedrohlicher Komplikationen der Divertikulitis oder eines Karzinoms des Colon descendens, des Sigmas oder des Rektums.

Hartschaumverband *m*: engl. *plastozote*. Stützverband auf Polyurethanbasis zur Ruhigstellung. Der zunächst weiche Kunststoff härtet nach Anmodellierung an den Körper rasch aus.

Hartspann → Muskelhartspann

Hartstrahltechnik *f*: engl. *high kilovoltage technique*. Spezielle Röntgenaufnahmetechnik mit Röhrenspannungen ab 100 kV. Sie wird bei der Diagnostik der Atemwege und des Gastrointestinaltrakts sowie in der Geburtshilfe eingesetzt.
Technik: Mit Erhöhung der Röhrenspannung verringert sich der Kontrast zwischen unterschiedlichen Gewebearten. Dadurch lassen sich z. B. bei Röntgen-Thorax-Aufnahme Lungen-, Weichteil- und Knochengewebe gleichzeitig beurteilbar auf dem Röntgenfilm darstellen. Wegen höherer Durchdringungsfähigkeit der Röntgenstrahlung kommt es zur Verringerung der Strahlenexposition des Patienten im Nutzstrahlenfeld, durch Verkürzung der Belichtungszeit entsteht eine geringere Bewegungsunschärfe.

Hartstrahltherapie *f*: engl. *megavoltage therapy*. Strahlentherapie* mit Hochenergiestrahlung*, z. B. hochenergetischen Photonen.

Hart-Tasche *f*: engl. *Hart's pouch*. Taschenförmige Ausstülpung bzw. Ausziehung des Bulbus duodeni durch Narbenzug bei chronischem Ulkus* duodeni.

Hartwassersyndrom *n*: engl. *postdialysis syndrome*. Während oder direkt nach Hämodialyse* auftretende akute Hyperkalzämie*, verursacht durch eine nicht ausreichende Wasserenthärtung (Kalziumbestimmung) bei der Zubereitung des Permeats. Klinisch können auftreten: Blutdruckanstieg, Wärmegefühl, Übelkeit, Erbrechen, Kopfschmerzen, Myoklonien oder Krampfanfälle. Unbehandelt ist ein letaler Verlauf möglich.

Harvey-Band → Ligamentum arteriosum

Haschisch *n*: engl. *hashish*. Tetrahydrocannabinole* enthaltendes Extrakt aus Harz von Indischem Hanf, wird als Rauschmittel* geraucht und entspricht im Hinblick auf Inhaltsstoffe und Wirkung den getrockneten Pflanzenbestandteilen von Cannabis sativa (in Lateinamerika als Marihuana bezeichnet).

Hasenauge → Lagophthalmus
Hasenpest → Tularämie
Hasenscharte → Lippenspalte

Hashimoto-Thyreoiditis *f*: engl. *Hashimoto's thyroiditis*; syn. Hashimoto-Thyroiditis. Häufigste Form der autoimmun bedingten Thyreoiditis*. Klinisch besteht meist eine Euthyreose* oder Hypothyreose*, initial selten eine passagere Hyperthyreose*. Die Diagnostik umfasst die Schilddrüsensonografie und den Nachweis von Schilddrüsenantikörpern. Behandelt wird durch Substitution von Schilddrüsenhormonen* bei Hypothyreose, evtl. auch bei ausgeprägter Struma.
Pathologie:
– progrediente fokale oder diffuse Infiltration der Schilddrüse mit Lymphozyten* und Plasmazellen* mit Bildung von Lymphfollikeln und Keimzentren
– zunehmende Fibrosierung unter Entwicklung einer derben Struma* ohne Knotenbildung
– terminal: Atrophie des Schilddrüsenparenchyms.

Vorkommen:
– häufig in Kombination mit anderen Autoimmunkrankheiten*, z. B. Diabetes mellitus Typ 1, Zöliakie, polyglanduläres Autoimmunsyndrom, Myasthenia gravis pseudoparalytica, perniziöse Anämie, atrophische Gastritis
– Gynäkotropie.

Klinik:
– meist Euthyreose oder Hypothyreose*
– in der Initialphase selten Hyperthyreose
– Schilddrüsengröße zunächst eutroph, dann hyper- oder meist atroph im Endstadium.

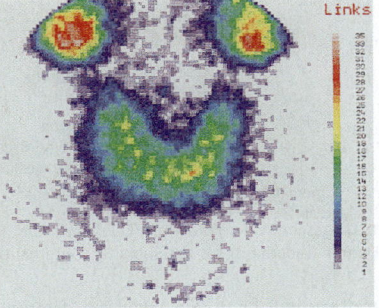

Hashimoto-Thyreoiditis: Deutlich herabgesetzte Technetiumspeicherung in der Schilddrüse im Vergleich zu den Speicheldrüsen (Schilddrüsenszintigramm).

Diagnostik:
– serologisch Schilddrüsenantikörper* (TPO-AK, TG-AK)
– evtl. Lymphozytose und Immunglobulinvermehrung
– sonografisch diffuse, inhomogene Echoarmut
– verminderter Technetium*-Thyroid-Uptake in der Schilddrüsenszintigrafie* (siehe Abb.).

Differenzialdiagnose: Struma anderer Ursache (insbesondere Struma* maligna).

Hashitoxikose *f*: engl. *hashitoxicosis*. Hyperthyreose* bei Hashimoto*-Thyreoiditis, die häufig passager in der initalen Phase einer Hashimoto*-Thyreoiditis auftritt. Durch autoimmune Zerstörung von Schilddrüsengewebe kommt es zur unkontrollierten Freisetzung von Schilddrüsenhormonen*. Behandelt wird mit nichtselektiven Beta-Blockern.

Hass-Krankheit *f*: engl. *Hass disease*. Seltene aseptische Knochennekrose* der proximalen Humerusepiphyse bei Kindern und Jugendlichen.

H_2-Atemtest → Wasserstoff-Exhalationstest
H^+-ATPase → Protonenpumpe

Haubenmeningitis *f*: engl. *helmet meningitis*; syn. Konvexitätsmeningitis. Bakterielle Meningitis* mit Eiteransammlung v. a. über den Großhirnhemisphären.

Haudek-Nische *f*: engl. *Haudek's niche*. Röntgenologischer Hinweis auf ein Magengeschwür (Ulcus* ventriculi) durch Füllung des Ulkuskraters mit Kontrastmittel und Darstellung im Profil. Zum sicheren Nachweis des Ulkus erfolgt in der Regel eine Magenspiegelung.

Hauptbronchien *f pl*: engl. *Main bronchus*; syn. Bronchi principales. Erster Abschnitt des luftleitenden Systems des Bronchialbaums*, der noch außerhalb der Lunge* als rechter und linker Hauptbronchus aus der Trachea* hervorgeht. Sie versorgen die Lunge mit Frischluft, sind aber nicht selbst am Gasaustausch* beteiligt.

Funktion:
– Transport der Atemluft
– Anwärmen und Befeuchten der Atemluft
– Reinigung der Atemluft durch Kinozilien* und Drüsensekret.

Anatomie:
– rechter Hauptbronchus: **1.** Durchmesser von ca. 14 mm **2.** Winkel zur Trachea ca. 20° **3.** vor Eintritt in die Lunge Abgabe des Bronchus lobaris superior
– linker Hauptbronchus: **1.** Durchmesser von ca. 12 mm **2.** Winkel zur Trachea ca. 35°.

Feinbau: Von außen nach innen:
– Knorpel*: Knorpelplättchen
– Muskulatur: Tunica* muscularis, kontinuierlich ausgebildet
– Bindegewebe: Tunica fibrocartilaginea

Haupthistokompatibilitätskomplex

- Epithel*: mehrreihiges respiratorisches Epithel mit Kinoziliensaum sowie Becherzellen* und Glandulae bronchiales.

Innervation: Plexus pulmonalis.
Klinische Bedeutung:
- Bronchialkarzinom
- Bronchitis*.

Eingeatmete Fremdkörper befinden sich auf Grund des geringeren Winkels zur Trachea in der Regel im rechten Hauptbronchus. Ebenso wird bei zu weit vorgeschobenem Tubus* nur der rechte Lungenflügel beatmet.

Haupthistokompatibilitätskomplex → HLA-System

Hauptsymptom → Leitsymptom

Hauptwirt *m*: engl. *host of predilection*. Spezies (Tiere, Mensch), die von einer bestimmten Parasitenart bevorzugt befallen wird. Der Begriff wird häufig fälschlicherweise als Synonym für „Endwirt" gebraucht.

Hauptzellen → Nebenschilddrüsen

Hauptzellen [Magen] *f pl*: engl. *chief cells*; syn. Exocrinocytus principalis. Zellen in den Magendrüsen der Magenschleimhaut, die Pepsinogene und Magenlipase* sezernieren. Pepsinogene sind Vorstufen von proteolytischen Enzymen und werden durch Kontakt mit Magensaft* aktiviert. Die Hauptzellen befinden sich größtenteils an der Drüsenbasis der Magendrüsen. Ihre Aktivität wird durch Gastrin* und den Parasympathikus* angeregt.

Hausfliegen *f pl*: engl. *house flies*. Nicht stechende Fliegen*, die als Lästlinge, Schädlinge oder Keimverschlepper in Haushalten vorkommen. Beispiele sind Stubenfliege (Musca- und Fanniaarten), Schmeißfliege, Fleischfliege, Käsefliege (Piophila casei) sowie Tau- und Essigfliege (Drosophila).

Hausgeburt *f*: engl. *home birth*. Entbindung im privaten, häuslichen Bereich. In Deutschland kamen im Jahr 2012 ca. 3700 Kinder in Privathaushalten zur Welt. Dies entspricht 0,55 % aller Geburten.

Klinische Bedeutung: Wegen der eingeschränkten Überwachungsmöglichkeiten sind die Raten niedriger Apgar*-Scores sowie verzögerter Interventionen bei kindlicher Hypoxie*, Azidose* und Asphyxie* v.a. bei Erstgebärenden erhöht. Auf der anderen Seite erfolgen Kaiserschnitte und andere Interventionen seltener als bei Klinikgeburten. Die Risikolage ist deshalb insgesamt nicht eindeutig schlechter als bei Klinikgeburten. Einigkeit besteht aber, dass Hausgeburten nur bei niedrigem Geburtsrisiko zu empfehlen sind. Als Möglichkeit zur außerklinischen Geburt mit intensiveren Überwachungs- und Interventionsmöglichkeiten stehen Geburtshäuser, Hebammenkreißsäle oder ambulante Geburten in Frauenarztpraxen zur Verfügung.

Hausmücke → Culex
Hausstaubmilben → Milben

Haustra coli *n pl*: engl. *haustra of colon*; syn. Haustren. Ausbuchtungen der Dickdarmwand. Die längs des Kolonschlauchs verlaufenden Taenien sind kürzer als die übrige Darmwand, sodass sich diese nach außen vorwölbt (Haustrierung). Siehe Taenia* coli (Abb. dort)

Haut *f*: engl. *integument*; syn. Integumentum commune. Äußere Oberfläche des Körpers mit Schweißdrüsen* und Talgdrüsen*, Haaren und Nägeln. Mit 1,5–2 m² ist sie das oberflächengrößte Organ. Sie dient der Wärmeregulation und Aufnahme von Sinnesreizen* sowie dem Schutz des Körpers. Die Haut lässt sich unterteilen in eine Kutis und Tela subcutanea. Siehe Abb.

Aufbau:
- Kutis: 1. Epidermis* (Oberhaut) 2. Dermis* (Lederhaut) mit Stratum papillare und Stratum reticulare
- Tela subcutanea: 1. Subkutis* 2. Unterhautbindegewebe 3. Unterhautfettgewebe.

Funktion:
- Aufrechterhaltung der Körpertemperatur*
- Schutz des tiefer liegenden Gewebes vor mechanischer Abnutzung
- Schutz vor dem Eindringen von Bakterien*
- Verhinderung von Austrocknung
- Schutz vor ultravioletter Strahlung
- Wahrnehmung von Reizen durch Hautsensoren (Temperatur*, Berührung, Druck und Schmerz*)
- Ausscheidung von wasserlöslichen Salzen* und organischen Komponenten
- Absonderung von Schweiß* und Talg
- Synthese von Vitamin* D
- Aktivierung von Komponenten des Immunsystems.

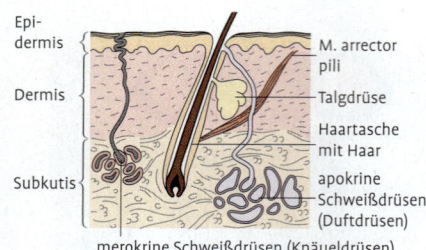

Haut: Längsschnitt der Epidermis (Oberhaut) über die Dermis (Lederhaut) bis zur Subkutis (Unterhaut).

Hautalterung *f*: engl. *Skin Aging*; syn. Alterung der Haut. Voranschreitender Prozess, der zur Altershaut* führt. Während die intrinsische Hautalterung physiologisch und vorprogrammiert ist, wird die extrinsische Hautalterung durch äußere Faktoren, v.a. UV-Strahlung, beeinflusst. Letztere verstärkt die Veränderungen des intrinsischen Alterns wie Schlaffheit, Faltenbildung und Pigmentverschiebungen.

Hautantiseptika → Hautdesinfektionsmittel

Hautarztverfahren *n*: engl. *dermatologist's procedure*. Der Sekundärprävention dienende Vorgehensweise, durch die beruflich bedingte Hauterkrankungen frühzeitig diagnostiziert, dem zuständigen Träger der GUV (Unfallversicherung*) gemeldet und adäquat behandelt werden sollen, um die Entwicklung einer Berufskrankheit* zu verhindern (§ 3 Abs. 1 Berufskrankheiten-Verordnung).

Hautatrophie *f*: syn. Haut-Verdünnung. Gewebeschwund der Haut mit meist sichtbarer Ausdünnung. Die Hautatrophie kann Epidermis*, Dermis* und/oder subkutanes Fettgewebe betreffen. Sie tritt lokalisiert (Narben), generalisiert (Alter) oder disseminiert auf (Schwangerschaftsstreifen).

Hintergrund: Pathogenese: Der Hautatrophie liegt ein Substanzverlust der Haut mit Verminderung von Kollagenfasern und elastischen Fasern zugrunde, der letztendlich zur Schrumpfung des Hautareals führt. Epidermis, Dermis und subkutanes Fettgewebe können einzeln oder in Kombination betroffen sein. **Beispiele:**
- generalisierte Hautatrophie: 1. Cutis* laxa 2. senile Hautatrophie 3. Ehlers*-Danlos-Syndrom 4. Medikamente (Glukokortikoide*)
- lokalisierte Hautatrophie: 1. Narben nach Verletzungen, Akne*, Druck und Dekubitus, Furunkeln 2. Glukokortikoid-Injektionen 3. Hauterkrankungen wie aktinische Hautatrophie, Atrophie blanche, Aplasia* cutis congenita, vernarbende Alopezie*
- disseminierte Hautatrophien: 1. Striae* cutis atrophicae 2. Lichen* sclerosus et atrophicus 3. Anetodermie.

Hautausschlag → Exanthem

Hautausschlag *m*: engl. *rash*; syn. Ausschlag. Sammelbegriff für Effloreszenzen*, Exanthem* und Ekzem* unterschiedlicher Ursache. Der Hautausschlag kann sowohl lokal begrenzt als auch ausbreitend bis flächig auftreten. Häufige Symptome sind Rötung (Erythem*), Schwellung und Juckreiz, die an jeder Körperstelle auftreten können. Häufig ist eine allergische Genese ursächlich, beispielsweise beim Kontaktekzem*.

Hautbeobachtung *f*: engl. *skin inspection*. Beurteilung des Aussehens und der Beschaffenheit von Haut, Schleimhäuten und Hautanhangsgebilden, z.B. zur Dekubitusprophylaxe*, als Bestandteil der postoperativen Pflege*, bei Inkontinenz und bei Strahlen- und Chemotherapie. Ziel ist die Vorbeugung bzw. das rechtzeitige Erkennen von Hautveränderungen, -beeinträchtigungen und -schädigungen.

Vorgehen: Hautbeobachtung geschieht meist im Rahmen allgemeiner Pflegesituationen (wie Körperpflege, Umlagern, Pflegegespräch) durch Ansehen (Inspektion) und Anfassen. Gesunde Haut ist trocken (nicht feucht oder schweißig), gut durchblutet, elastisch und intakt. Dabei müssen das Hautalter (z. B. Pubertätsakne durch unausgeglichene Talgdrüsenproduktion, trockene Altershaut durch Fett- und Wasserverlust) und der Hauttyp* berücksichtigt werden. **Beurteilungskriterien:** siehe Tab. Neben der Haut sind auch Veränderungen der Hautanhangsgebilde zu beobachten.

Hautbräunung *f*: engl. *Suntanning*; syn. Sonnen-Bräunung. UV-induzierte Aktivierung der Melaninproduktion durch natürliche Sonnenbestrahlung oder künstliche UV-Exposition, bei der die Haut eine bräunliche Farbe annimmt. Die Hautbräunung wird hauptsächlich durch UVB-Strahlung, aber auch langwellige UVA-Strahlung angeregt. Medizinisch betrachtet ist jede Bräunung die Folge eines Zellschadens. Häufige Hautbräunung beschleunigt die Hautalterung.

Hautcandidose *f*: syn. Soor-Dermatitis. Hautinfektion durch humanpathogene Hefepilze, überwiegend durch Candida* albicans. Prädilektionsstellen sind intertriginöse, feucht-warme Hautareale, Hautfalten, Interdigitalräume und der Genitalbereich. Die Diagnose wird klinisch und durch Erregernachweis gestellt, behandelt wird meist lokal antimykotisch.
Hintergrund: Begünstigende Faktoren:
– Adipositas*
– feuchtes Milieu mit hoher Umgebungstemperatur
– Okklusion*
– Hyperhidrose*
– Medikamente: Antibiotika*, Kortison*, Chemotherapeutika*
– Diabetes* mellitus
– Immunsuppression
– mangelnde Hygiene.
Klinik:
– scharf begrenzte, flächenhafte, geringgradig nässende Erytheme und Erosionen*, die von einem peripheren polyzyklischen Saum mit nach innen gerichteter weißlicher Schuppenkrause (collerette-artig) begrenzt werden
– häufig Satellitenherde in der Umgebung
– oft asymptomatisch oder mit leichtem Pruritus* als einzigem Symptom.
Therapie:
– topische Anwendung von Antimykotika* (z. B. Clotrimazol*, Miconazol*, Nystatin*-Paste)
– für trockenes Milieu sorgen und begünstigende Faktoren nach Möglichkeit beseitigen; keine stark fetthaltigen Salbengrundlagen verwenden (wirken okklusiv und feuchtigkeitsspeichernd)

Hautbeobachtung: Hautveränderungen.		
Beurteilungskriterium	Beobachtung	mögliche Ursache
Farbe	Rötung	Anstrengung, Erregung, Aufregung, Hitzeeinwirkung, Herz-Kreislauf-Erkrankung, Entzündung, Verbrennung, beginnender Dekubitus*, Sonnenbrand, Reizung durch Allergie (Waschmittel, Kosmetika), übermäßige Beanspruchung
	Blässe	Schock*, Kälte, Pigmentmangel, Anämie*, Hypotonie*
	blau-rote Verfärbung (Zyanose*)	verminderter Sauerstoffgehalt im Blut bei Lungen- und Herzerkrankung, Vergiftung
	gelbliche Verfärbung	Erkrankung der Leber und Galle wie Ikterus* oder Hepatitis*
	graue Verfärbung	Tumorerkrankung
	bronzefarbene Verfärbung	Nebenniereninsuffizienz
	kirschrot	Kohlenmonoxidvergiftung
Beschaffenheit	fettig	vermehrte Talgbildung bei Akne, Parkinson (sog. Salbengesicht)
	trocken und rau	Austrocknung (z. B. durch Desinfektionsmittel), Flüssigkeitsmangel, Fehlernährung, Hypothyreose*, atopisches Ekzem*, Psoriasis*
	schweißig	Adipositas*, Hyperthyreose*, Schock*, Angst, Klimakterium*
Temperatur	lokale Erwärmung	Entzündung*, Fieber*, Aufregung, Anstrengung
	Kälte	mangelnde Durchblutung, Schock*
Geruch	unangenehmer Körpergeruch	Schweißbildung, mangelnde Körperhygiene
	Azetongeruch	Ketoazidose* (bei Diabetes mellitus)
	fauliger Geruch	Entzündungen im Mund-Rachen-Bereich mit Eiterbildung
Hautspannung (Hautturgor)	erhöht	Ödem*, Eiterbildung, Tumor*, Hämatom*
	verringert	Flüssigkeitsmangel (Exsikkose), Altershaut
Schmerzen		Infektion*, Wunde, Verbrennung*, neurologische Erkrankung, auch Phantomschmerz*
Juckreiz (Pruritus)		Narbenbildung, Insektenstich, Urtikaria* (Nesselsucht), Kontaktallergie, Nahrungsmittelallergie, atopisches Ekzem*, Leber- und Nierenerkrankungen, Diabetes* mellitus, Leukämie*, Tumorerkrankung, Pilz- und Parasitenbefall (Soor*, Krätze, Läuse*), Nebenwirkung von Arzneimitteln
Hautausschlag	Knötchen, Papeln, Flecken	atopisches Ekzem, Infektionskrankheiten wie Masern*, Röteln*
Hautdefekte		Wunden, Ulcus* cruris, Mazeration (Hautaufweichung), Dekubitus*, Geschwür (Gangrän*), Risse, Abschürfungen, Verletzungen, Verbrennung*
Leberflecken, Muttermal (Nävus)	Veränderung der Form, Farbe, Größe	Verdacht auf malignes Melanom* (Hautkrebs)
weiße Flecken		Vitiligo

Hautdesinfektion

– im Einzelfall systemische antimykotische Therapie mittels Fluconazol* oder Itraconazol*
– im Einzelfall bei stark nässenden Herden Pinselung mit Farbstofflösungen, z. B. Gentianaviolett-Lösung, oder antiseptischen Lösungen, z. B. Chinolinol.

Hautdesinfektion → Desinfektion

Hautdesinfektion *f*: Entfernung der transienten* Hautflora* und weitgehende Reduktion der residenten Hautflora durch Besprühen oder Einreiben von Haut- oder Schleimhautarealen mit Hautdesinfektionsmitteln der Desinfektionsmittelliste (VAH-Liste). Dies soll eine Verschleppung von auf der Haut befindlichen Mikroorganismen* in das Körperinnere verhindern (Maßnahme im Rahmen der Asepsis*).

Indikation: Die Maßnahme erfolgt vor operativen Eingriffen, Injektionen* und Blutentnahmen*, Punktionen* und Impfungen*. Die Desinfektion* der Schleimhaut* erfolgt vor operativen Eingriffen, Injektionen* und Punktionen*, unter anderen mit PVP-Jod, Chlorhexidin*- und Octenidin-Verbindungen.

Durchführung: Nach einem kräftigen Abreiben der Haut* mit dem in Desinfektionsmitteln (z. B. Alkoholpräparate) getränkten Tupfer* (von zentral nach peripher) sollen die Desinfektionsmittel* 15 s (vor Injektionen und Punktionen) bis 60 s (vor Punktionen von Gelenken, Körperhöhlen und Hohlorganen; Operationen) einwirken. Auch Desinfektionsmittelsprays werden eingesetzt. Bei talgdrüsenreichen Hautarealen (z. B. Kopfhaut, Achselhöhle) ist eine Einwirkungszeit von mindestens 1 Minute bis 10 Minuten erforderlich (Herstellerangaben beachten).

Hautdesinfektionsmittel *n pl*: engl. *skin disinfectants*; syn. Hautantiseptika. Für die Hautdesinfektion* vor chirurgischen Eingriffen, Injektionen*, Blutentnahmen*, Punktionen* und Impfungen* zur Entfernung der transienten und weitgehenden Reduktion der residenten Hautflora verwendete Produkte zum Besprühen oder Einreiben von Haut- oder Schleimhautarealen. Es sind nur Mittel der Desinfektionsmittelliste (VAH-Liste) anzuwenden (meist Alkohole* und jodabspaltende Verbindungen).

Hintergrund: Die Anwendung von Hautdesinfektionsmitteln im Haushalt ist kritisch zu sehen, da sie zu Resistenzen* und Belastungen der Umwelt führt und meist nicht erforderlich ist. Hier reicht meist ein gründliches Händewaschen*, um die Infektionsgefahr* signifikant zu reduzieren.

Hautemphysem *n*: engl. *subcutaneous emphysema*; syn. Empyema subcutaneum. Luft- oder Gasansammlung im Unterhautzellgewebe durch Eindringen von Luft oder Gas von intern oder extern. Klinisch zeigen sich unter sog. Schneeballknirschen/Knistern wegdrückbare subkutane Schwellungen.

Ursachen:
– meist traumatische, selten spontane Ruptur lufthaltiger Organe mit Verbindung zum Mediastinum (Mediastinalemphysem*) oder direkt zur Subkutis
– iatrogen als Komplikation einer: **1.** Luftfüllung, z. B. Pneumoperitoneum* **2.** Eröffnung von Körperhöhlen, z. B. Laparoskopie*
– durch gasbildende Erreger (Gasbrand*)
– nach Schädelbasisfraktur mit Beteiligung der Nasennebenhöhlen, z. B. im Bereich der Augenlider nach Fraktur des Os ethmoidale.

Strukturen, bei deren Verletzung ein Hautemphysem entstehen kann:
– Pleura
– Bronchien
– Trachea
– Lungenparenchym
– Ösophagus.

Hauterkrankungen *f pl*: Erkrankungen von Haut* und Schleimhäuten sowie der Hautanhangsgebilde (Haare*, Nägel). Hauterkrankungen werden behandelt von Hautärzten (Fachärzten für Dermatologie*).

Einteilung nach ICD:
– Infektionen der Haut und der Unterhaut, z. B. Impetigo*, Furunkel*, Phlegmone*
– bullöse Dermatosen, z. B. Pemphigus* vulgaris, bullöses Pemphigoid*, Dermatitis* herpetiformis
– Dermatitis und Ekzem, z. B. atopisches Ekzem*, Windeldermatitis*, Kontaktdermatitis
– papulosquamöse Hautkrankheiten, z. B. Psoriasis*, Lichen ruber planus
– Urtikaria und Erythem, z. B. Kontakturtikaria*, Erythema* nodosum, Lyell*-Syndrom
– Krankheiten der Haut und der Unterhaut durch Strahleneinwirkung, z. B. Sonnenbrand*, Radiodermatitis*
– Krankheiten der Hautanhangsgebilde, z. B. Alopecia* areata, Hypertrichose*, Akne*, Rosazea*, periorale Dermatitis*
– Sonstige, z. B. Vitiligo*, Hühneraugen, Ulcus* cruris, Lichen* sclerosus et atrophicus.

Hautersatz *m*: engl. *replacement of skin*. Transplantation von Haut oder Hautersatzmaterialien nach Verletzung, Verbrennung oder Erfrierung. Unterschieden werden autogener, allogener und synthetischer Hautersatz.
– **autogener Hautersatz**: körpereigenes Hauttransplantat* in Form von Spalthaut oder Vollhaut oder im Labor angezüchteter Hautzellen
– **allogener Hautersatz**: attenuierte Leichenhaut
– **synthetischer Hautersatz**: künstliche Membranen oder Verbandstoffe zum temporären Hautersatz.

Hautfistel, odontogene *f*: engl. *odontogenic cutaneous fistula*. Fistel* mit kraterförmiger Hauteinziehung im Bereich von Kinn, Wangen oder Hals. Sie kommt z. B. bei Parodontitis*, Osteomyelitis* oder infizierter Kieferzyste* vor.

Hautflora *f*: engl. *skin flora*. Die auf der Haut zu findende Bakterienflora* mit residenter Hautflora (Standortflora) und transienter Hautflora (vorübergehend präsente, wechselnde sog. Anflugflora). Insbesondere die Hautflora der Hände enthält häufig fakultativ pathogene Keime, die zur Selbstinfektion, z. B. über Hautverletzungen, und zur Fremdinfektion, z. B. von behandelten Krankenhauspatienten, führen können.

Einteilung:
– **residente** Hautflora (Standortflora): besteht v. a. aus Vertretern der Gattungen Staphylococcus (z. B. Staphylococcus epidermidis), Micrococcus, Corynebacterium sowie Propionibacterium (in tieferen Hautschichten)
– **transiente** Hautflora (Anflugflora): mit großer Variabilität, u. a. Staphylococcus aureus, Bacillus-, Pseudomonas-, Enterobacteriaceae-Arten.

Hautgrieß → Milien
Hauthorn → Cornu cutaneum
Hautjucken → Pruritus

Hautkeime *f pl*: Alle Mikroorganismen*, welche sich natürlicherweise auf der Oberfläche einer gesunden Haut* befinden (z. B. Staphylococcus* epidermidis, Corynebakterien) und diese besiedeln (physiologische Hautflora). Hautkeime tragen wesentlich dazu bei, die Haut und damit den Organismus vor Krankheitserregern zu schützen.

Hautklammernaht → Nahtmethoden
Hautkolorit *f*: engl. *skin colour*; syn. Hautfarbe. Individuelle Färbung der Haut, die v. a. vom Melaningehalt und der Durchblutung der Haut sowie der Dicke der Hornschicht abhängt. Das Hautkolorit ist ein wichtiges Kriterium bei der klinischen Untersuchung und kann ein erster Hinweis auf bestimmte Erkrankungen sein (z. B. Anämie*, Zyanose*, Ikterus*).

Hautkontakt → Berührung
Hautkrebs *m*: engl. *skin cancer*. Von der Haut ausgehende maligne Neubildung. Formen von Hautkrebs sind das Hautkarzinom, das Hautsarkom und das maligne Melanom*.

Hautlappen *m*: engl. *skin flap*; syn. Hautplastik. Gewebeareal aus körpereigenem Haut- und Unterhautgewebe zur Deckung eines tiefen Weichteildefekts. Im Gegensatz zum Hauttransplantat* benötigt ein Hautlappen wegen seiner Dicke eine ständige Blutversorgung, die zufällig als Random Pattern Fap erfolgt oder gezielt durch ein definiertes axiales Gefäß.

Hautleishmaniase → Leishmaniasen

Hautleisten f pl: engl. *epidermal ridges*. Charakteristische, individuelle Linien in der Haut der Fingerbeeren, Handinnenseiten und Fußsohlen. Die Hautleisten entstehen durch die Anordnung der Papillen im Stratum papillare der Dermis*. Jeweils 2 dieser Papillaren unterlagern eine Hautleiste. Sehr selten fehlen diese Papillarleisten genetisch bedingt (Adermatoglyphie), Betroffene hinterlassen somit keine Fingerabdrücke.

Hautmilzbrand → Milzbrand

Hautnaht f: engl. *cutaneous suture*. Nahtmethode* zur Wiedervereinigung von Hauträndern. Es werden verschiedene Formen unterschieden z. B. die Donati-Rückstichnaht und die Halsted-Intrakutannaht.

Formen:
- Einzelknopfnaht
- Donati-Rückstichnaht: Hautrückstichnaht, bei der die Kutis 4-fach durchstochen wird, beidseits der Ränder jeweils randnah und randfern
- Allgöwer-Rückstichnaht: Hautrückstichnaht, bei der die Kutis nur auf der Seite von Einstich und Knoten durchstochen wird, auf der Gegenseite intrakutaner Fadenverlauf
- versenkte Subkutannaht mit resorbierbarem Nahtmaterial
- Halsted-Intrakutannaht mit dünner chirurgischer Nadel und feinem, resorbierbarem Nahtmaterial (kosmetisch besonders günstige Ergebnisse).

Siehe Abb.

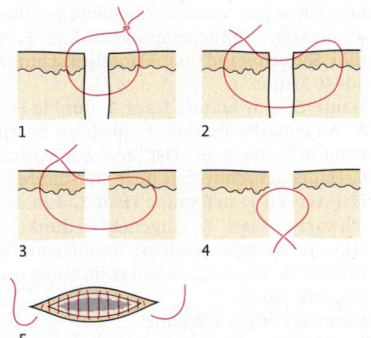

Hautnaht: 1: Einzelknopfnaht; 2: Donati-Rückstichnaht; 3: Allgöwer-Rückstichnaht; 4: versenkte Subkutannaht mit resorbierbarem Nahtmaterial; 5: Halsted-Intrakutannaht.

Hautnerven m pl: engl. *skin nerves*. Nerven, die Informationen über Temperatur*, Schmerz*, Berührung* und Druck von der Haut* an das Zentralnervensystem* und Informationen vom vegetativen Nervensystem* zur Haut (z. B. zur Regulation der Hautdurchblutung) weiterleiten. Hautnerven sind periphere Äste von Spinalnerven*, die entsprechend der embryonalen Entwicklung die Haut segmental versorgen.

Hautödem → Anasarka

Hautpflege f: engl. *skin care*. Maßnahmen zum Erhalt oder zur Wiederherstellung des physiologischen Hautzustandes bzw. therapeutische Maßnahmen bei Erkrankungen und Veränderung der Haut. Neben der Hautpflege im engeren Sinne unterstützen auch ausreichende Flüssigkeitszufuhr und Dekubitusprophylaxe* den intakten Hautzustand.

Hintergrund: Die Hautreinigung* zerstört den Säureschutzmantel für einige Zeit. Die Haut benötigt ca. 2 Stunden, um sich zu regenerieren. Alle Pflegemaßnahmen sollen diesen Prozess unterstützen, den pH-Wert um 5,5 und den Feuchtigkeits- und Fettgehalt der Haut erhalten.

Hautpflegeprodukte:
- **Emulsion***, ggf. als Trägersubstanz für gelöste oder emulgierte Wirkstoffe (Creme, Lotion), Anwendung v. a.: **1.** nach dem Waschen oder Reinigen (Bad, Dusche) **2.** bei Austrocknung, Spannungsgefühl, feuchtigkeitsarmer Haut (z. B. Altershaut*) **3.** als Schutz vor Umwelteinflüssen
- **Öle** zur Pflege sehr trockener Haut oder zur Massage, z. B. Oliven-, Jojoba-, Mandel-, Sesam- oder Weizenkeimöl, evtl. mit Zusätzen wie Vitamin A oder E. Reine Fettsalben und Öle dichten die Haut ab, behindern den Wärmeaustausch und können durch Rückstände von Antibiotika und Desinfektionsmitteln belastet sein (z. B. Vaseline, Melkfett, Babyöl)
- **alkoholhaltige Produkte:** erfrischen durch den kühlenden Effekt der Verdunstung, trocknen die Haut aber zusätzlich aus
- **ärztlich verordnete Pflegeprodukte** werden bei Hauterkrankungen und -veränderungen eingesetzt und können in der Apotheke speziell auf die Anforderungen abgestimmt hergestellt oder als Fertigprodukte genutzt werden.

Hinweis: Vorsicht ist bei der Anwendung von Zinkpaste geboten, da diese die Haut optisch abdeckt und eine Beurteilung unmöglich macht (siehe Hautbeobachtung*). Zudem trocknet sie die Haut zusätzlich aus.

Hautpilze → Dermatophyten

Hautpilzerkrankung → Dermatomykose

Hautplastik → Hautlappen

Hautreflexe m pl: engl. *skin reflexes*. Durch Hautreizung verursachte polysynaptische Reflexe*. In der klinischen Praxis sind Bauchhautreflexe* und der Kremasterreflex* von Bedeutung. Durch Hautreizung verursachte pathologische Fremdreflexe, wie z. B. der Schnauzreflex*, werden üblicherweise nicht als Hautreflexe bezeichnet.

Hautreinigung f: engl. *skin cleaning*. Säuberung der Haut von Schweiß und Schmutz durch Waschen, Duschen oder Baden mit Wasser und evtl. reinigenden Zusätzen (z. B. Seife, Syndet*).

Hintergrund: Die Reinigung greift den natürlichen Säureschutzmantel der Haut an und entfernt die Talgschicht, die die Haut geschmeidig hält. Die Haut trocknet aus und wird empfindlicher und anfälliger für Infektionen. Die Hautreinigung sollte möglichst hautschonend erfolgen, geeignet hierzu sind Reinigungsprodukte mit so wenigen Inhaltsstoffen wie möglich (Tenside, evtl. Reibe- und Lösemittel).

Reinigungsprodukte:
- Seife: **1.** aufgrund der entfettenden Wirkung sparsam verwenden **2.** kurze Anwendung (z. B. Duschen) dem Baden vorziehen
- Syndet*: **1.** bei empfindlicher Haut (z. B. bei Allergien, Säuglingen und Altershaut) möglichst parfümfrei **2.** rückfettende Waschsubstanzen aus natürlichen Inhaltsstoffen verwenden
- medizinische Seife: **1.** Seifen mit Teer- oder Schwefelzusätzen **2.** bei Hauterkrankungen (z. B. Psoriasis*)
- Ölbäder und Duschöle: **1.** bei spröder, trockener Haut.

Bei Auswahl und Anwendung der Reinigungsprodukte sind die Hautbeschaffenheit und der Grad der Verschmutzung zu berücksichtigen und für geeignete Hautpflege* zu sorgen. Rückstände werden mit viel klarem Wasser abgespült, z. T. genügt die Reinigung mit klarem Wasser.

Hinweis: Auf Lösungsmittel, Waschbenzin und Intimreinigungsprodukte mit Desinfektionsmitteln sollte ganz verzichtet werden.

Hautschnitt → Schnittführung

Hautschutzmanagement n: engl. *skin protection*; syn. Hautschutz. Vorsorgende Maßnahmen zum Schutz der Haut vor schädigenden Einflüssen durch die Arbeitstätigkeit. Zum Hautschutzmanagement gehören Hautschutz durch Schutzhandschuhe sowie präexpositionelle Hautpflege*, Hautreinigung* und postexpositionelle Hautpflege. Das Hautschutzmanagement hat große sozialmedizinische Bedeutung, weil Hauterkrankungen* die häufigste Ursache für Berufskrankheiten* und Arbeitsplatzwechsel darstellen.

Erläuterungen: Handschuhe*, eine geeignete Hautreinigung* und Hautpflege* sowie spezielle, meist adhäsive Hautschutzprodukte sollen ein Eindringen gefährlicher Stoffe in die Haut verhindern und möglichen Hautveränderungen (z. B. Einrisse, Schuppungen, Allergien*, Kontaktekzeme*) vorbeugen. Gefährdungen entstehen durch mechanische Beanspruchung (z. B. durch raue Oberflächen), physikalisch (z. B. durch UV-Strahlung), chemisch (z. B. durch

Haut-Sensoren

Kontakt mit Reinigungs- und Desinfektionsmitteln) und mikrobiologisch (z. B. durch Bakterien oder Pilze).

Hautschutzprodukte: Grundsätzlich sind zum Hautschutz nur Präparate mit experimentell und/oder klinisch gesichertem Nachweis der deklarierten Wirkung anzuwenden. Die Inhaltsstoffe müssen auf ihre allergene Potenz hin überprüft sein (duftfreie Produkte haben Vorrang).

Prozedere: Die Arbeitsmedizin empfiehlt das Hautschutzmanagement in folgender Reihenfolge:
- Hautschutz vor Beginn der Arbeit
- Hautreinigung nach Verunreinigungen
- Hautpflege zur Wiederherstellung der Schutzfunktion der Haut.

Die entsprechenden Mittel sollten sich gegenseitig vertragen (vorzugsweise Hautschutz und Hautpflege vom gleichen Hersteller) und müssen vom Arbeitgeber bereitgestellt werden.

Haut-Sensoren *m pl*: engl. *skin sensors*. Sensoren* in der Haut* für Schmerz*, Berührung*, Druck und Temperatur*. Hierzu zählen die Nozizeptoren (Schmerz), die Meissner*-Tastkörperchen (Berührung), unterschiedliche Mechanosensoren* (Druck) sowie Kälte-Sensoren und Wärme-Sensoren.

Formen:
- **Schmerz-Sensoren** (Nozizeptoren): freie Nervenendigungen*, die bis in die obersten Schichten der Haut reichen
- **Berührungs-Sensoren:** Meissner-Tastkörperchen, v. a. in den Hautpapillen der Fingerbeeren
- **Mechanosensoren:** 1. Merkel-Tastkörperchen: langsam adaptierende Sensoren, die in den unteren Schichten der Epidermis* liegen 2. Ruffini*-Körperchen: schnell adaptierende Sensoren der Dermis* 3. Vater*-Pacini-Lamellenkörperchen: ca. 1–2 mm lange, zwiebelschalenförmige, schnell adaptierende Sensoren an der Grenze zwischen Dermis und Subkutis* 4. Krause-Endkolben: schnell adaptierende Mechanosensoren im oberen Bereich der Dermis, die auch als Kälte-Sensoren fungieren
- **Wärme- und Kälte-Sensoren:** freie eingekapselte Nervenendigungen in tieferen Schichten der Dermis, die in geringerer Zahl als Kälte-Sensoren auftreten.

Hautsklerem → Sclerodermia circumscripta
Hautspaltlinien → Langer-Linien
Hauttestung *f*: engl. *skin test*. Diagnostisches Verfahren zum Nachweis einer spezifischen Sensibilisierung durch Applikation des Antigens/Allergens auf oder in die Haut.

Formen: Nachweis einer IgE-vermittelten Sensibilisierung vom Soforttyp (Typ I) mit Ablesung nach 20 min:
- Reibtest*
- Scratch*-Test (nicht mehr gebräuchlich)
- Prick*-Test
- Intrakutantest*.

Nachweis einer durch spezifische T-Lymphozyten vermittelten Sensibilisierung vom Spättyp (Typ IV) mit Ablesung nach 24–72 h, evtl. auch später:
- Epikutantest*
- ROAT (Repeated Open Application Test)
- Intrakutantest mit Spätablesung.

Hauttransplantat *n*: engl. *skin graft*. Vollständig aus der Spenderstelle gelöstes Hautareal ohne Unterhautfettgewebe zur operativen Deckung eines oberflächlichen Hautdefekts mit gut durchblutetem Wundgrund.

Formen:
- **Spalthauttransplantat:** 1. Epidermis mit verschieden dicken Schichten des Koriums (je nach Körperteil 0,2–0,5 mm) 2. Entnahme mit Dermatom, speziellem Messer bzw. Skalpell an ebenem (oder durch Unterspritzung von physiologischer Kochsalzlösung geebnetem) Hautareal, z. B. Außenseite des Oberschenkels 3. Fixierung durch Nähte und leichte Kompression 4. Entnahmestelle heilt durch spontane Epithelisierung
- **Netztransplantat (Meshgraft):** 1. Sonderform des Spalthauttransplantats, bei der die entnommene Spalthaut über eine Messerwalze geführt wird, die in bestimmten Abständen einschneidet 2. das Transplantat kann wie ein Maschengitter auseinandergezogen werden (maximal 3-fach) und dient der Deckung großer Hautdefekte mit wenig Transplantathaut 3. aus den Zwischenräumen kann Wundsekret abfließen 4. kosmetisch ungünstiges Ergebnis 5. Anwendung besonders bei Brandverletzungen, wenn nur wenige Entnahmestellen zur Verfügung stehen
- **Vollhauttransplantat:** 1. gesamte Hautdicke ohne Unterhautfettgewebe zur Deckung aseptischer Hautwunden (z. B. nach Narbenexzision) 2. Entnahme mit Skalpell und sofortiger Verschluss der Entnahmestelle durch direkte Hautnaht oder Spalthaut 3. Vorteil: kosmetisch günstiges Ergebnis, keine Schrumpfungsneigung.

Hauttuberkulose → Tuberculosis cutis
Hautturgor *m*: Vom Flüssigkeitsgehalt abhängiger Spannungszustand der Haut. Getestet wird der Hautturgor, indem man Haut zwischen Daumen und Zeigefinger nimmt und eine Hautfalte erzeugt. Bleibt die Hautfalte nach Lösen der Finger stehen, ist der Hautturgor vermindert (so z. B. bei Exsikkose). Im Alter lässt der Hautturgor physiologisch nach.

Hauttyp *m*: engl. *skin type*. Einteilung von Merkmalen der Haut*, insbesondere hinsichtlich Pigmentierung und Talgproduktion. Die Bestimmung des Hauttyps ist wichtig für den Sonnenschutz und die (kosmetische) Hautpflege*. Am gebräuchlichsten sind die Fitzpatrick-Haut-Typen, die sich am Pigmentierungsgrad der Haut orientieren.

Einteilung: Nach Pigmentierung: Je stärker die Pigmentierung bzw. je dunkler der Hauttyp, desto höher ist die sog. Eigenschutzzeit der Haut, d. h. die Bestrahlungsdauer, nach der ungeschützte Haut mit Sonnenbrand reagiert. Ein häufig verwendetes Schema ist das der Fitzpatrick-Haut-Typen. Die Einteilung ist nicht standardisiert.

- **Hauttyp I:** 1. sehr helle, „irische" rötlich-weiße Haut 2. viele Sommersprossen 3. rötlich-hellblonde Haare 4. Augenfarbe blau, grün, hellgrau 5. sehr hohe Sonnenempfindlichkeit 6. immer Sonnenbrand, keine Bräunung 7. Hauteigenschutzzeit 5–10 Minuten
- **Hauttyp II:** 1. helle, weißlich-beige Haut 2. einige Sommersprossen 3. blonde bis hellbraune Haare, Augenfarbe blau, grün, grau 4. hohe Sonnenempfindlichkeit, mäßige Bräunung 5. häufig Sonnenbrände 6. Hauteigenschutzzeit 10–20 Minuten
- **Hauttyp III:** 1. hellbraune Haut 2. keine Sommersprossen 3. dunkelblonde bis braune Haare 4. Augenfarbe grau, braun 5. mittlere Sonnenempfindlichkeit, deutliche Bräunung 6. manchmal Sonnenbrand 7. Hauteigenschutzzeit 20–30 Minuten
- **Hauttyp IV:** 1. hell- bis mittelbraune Haut 2. keine Sommersprossen 3. dunkelbraune bis schwarze Haare, Augenfarbe dunkel 4. niedrige Sonnenempfindlichkeit 5. fast nie Sonnenbrand 6. Hauteigenschutzzeit 30–40 Minuten
- **Hauttyp V:** 1. braune Haut 2. dunkle Haare 3. Augenfarbe dunkel 4. niedrige Sonnenempfindlichkeit 5. fast nie Sonnenbrand 6. Hauteigenschutzzeit über 40 Minuten
- **Hauttyp VI:** 1. tiefbraune Haut 2. dunkle bis schwarze Haare 3. Augenfarbe dunkel bis schwarz 4. sehr niedrige Sonnenempfindlichkeit 5. Hauteigenschutzzeit nahezu unbegrenzt hoch.

Hautverletzung → Wunde
HAV: Abk. für → Hepatitis-A-Virus
HAV-Antigen *n*: Abk. HAV-Ag. Strukturanteile des Hepatitis*-A-Virus. Unter Verwendung von Antikörpern gegen das HAV-Antigen lässt sich das Virus mittels ELISA im Stuhl nachweisen. HAV-Antigen wird bereits vor Ausbruch der Erkrankung positiv. Der Test wurde aufgrund der wesentlich höheren Sensitivität* durch den Virus-RNA-Nachweis mittels PCR abgelöst.

Havers-Kanäle *m pl*: engl. *haversian canals*. Knochenkanälchen, die Osteone* zentral in Längsrichtung durchziehen. Havers-Kanäle sind von Endost ausgekleidet, stehen direkt oder indirekt mit der Markhöhle und dem Periost in Verbindung (Volkmann*-Kanal) und enthalten lockeres Bindegewebe mit Blutgefäßen (Kapillaren, Venolen, Arteriolen) und Nervenfasern. Über Canaliculi erfolgt die Kommunikation mit Osteozyten*.

HAWIE: Abk. für → Hamburg-Wechsler-Intelligenztest für Erwachsene

HAWIK: Abk. für Hamburg-Wechsler-Intelligenztest für Kinder → Wechsler Intelligence Scale for Children - Fifth Edition, deutsche Fassung

Hawkins-Klassifikation → Talusfraktur

Hawkins-Test → Impingement-Syndrom, subakromiales

Hb → Hämoglobin [Physiologie]

HbA n: syn. adultes Hämoglobin. Physiologische Form des Hämoglobins* beim Erwachsenen. HbA besteht aus 2 Komponenten, der Hauptkomponente HbA_1 (97,5 %) aus je zwei Alpha- und Beta-Ketten sowie der Nebenkomponente HbA_2 (2,5 %) aus je zwei Alpha- und Delta-Ketten. HbA_{1C} als nichtenzymatisch glykiertes Hämoglobin dient der Langzeit-Blutzuckerkontrolle.

HbA1c n: syn. Hämoglobin-A1c. Stabiles Glykohämoglobin, dessen Anteil am Gesamthämoglobin mit Dauer und Höhe einer Hyperglykämie* korreliert. HbA1c dient als Langzeitparameter der Blutzuckereinstellung zur Therapiekontrolle eines Diabetes* mellitus sowie als eines der labordiagnostischen Kriterien bei der Diagnose des Diabetes mellitus.

Indikation zur Laborwertbestimmung: Therapieüberwachung eines Diabetes mellitus: Kontrolle der Blutzuckereinstellung der vergangenen 4–12 Wochen durch Detektion hyperglykämischer Entgleisungen.

Bewertung:
- **Normbereich: 1.** bei Therapieüberwachung: Therapieziel erreicht **2.** bei Diabetes-Diagnostik: kein Ausschluss eines Diabetes mellitus
- **erhöhte Werte: 1.** bei Hyperglykämie über einen längeren Zeitraum in den letzten 4–12 Wo **2.** V. a. Diabetes mellitus (Wert ≥ 6 % Verdachtsdiagnose; Wert ≥ 6,5 % Diagnose gilt als gesichert) **3.** Therapie-Anpassung erforderlich
- **falsch-niedrige Werte** bei: vorzeitigem Erythrozytenabbau z. B. bei Hämolyse* oder Verlust (Blutungen), Thalassämie* oder Hypersplenismus*
- **falsch-hohe Werte** bei: Eisenmangelanämie* (aufgrund des verzögerten Erythrozytenabbaus), Polycythaemia* vera, Niereninsuffizienz*, Leberzirrhose*, Acetylsalicylsäure*, abnormen Hämoglobinen (z. B. HbS, D, C; siehe Hämoglobinopathien*).

Praxishinweise:
- für ältere Patienten Anpassung der Zielwerte entsprechend der Mobilität und der gewünschten Lebensqualität
- Diabetes mellitus Typ 1 oder 2 bei Schwangerschaft (auch Gestationsdiabetes): Normalisierung des HbA_{1c}-Gehalts möglichst bereits 3 Mon. präkonzeptionell.

HbC → Hämoglobin-C-Krankheit

HbC → Hämoglobinopathien

HBcAg: Abk. für Hepatitis-B-core-Antigen → Hepatitis-B-Virus

HBc-Antikörper m sg, pl: engl. anti-HBc; syn. Antikörper gegen Hepatitis-B-core-Antigen; Abk. Anti-HBc. Antikörper* der Klassen IgG und IgM gegen das Hepatitis*-B-Core-Antigen. Ein positiver Nachweis zeigt eine Hepatitis*-B-Virus-Infektion an, unterscheidet jedoch nicht zwischen der akuten oder chronischen Form. Werden nachfolgend die HBc*-IgM-Antikörper positiv bestimmt, besteht eine akute Infektion. Der Nachweis erfolgt im Serum* mittels ELISA.

HBc-Antikörper (Anti-HBc) m sg, pl: engl. anti-HBc; syn. Hepatitis Bc-AK. Antikörper* der Klassen IgG und IgM gegen das Hepatitis*-B-Core-Antigen. Ein positiver Nachweis zeigt eine Hepatitis*-B-Virus-Infektion an, unterscheidet jedoch nicht zwischen der akuten oder chronischen Form. Werden nachfolgend isoliert die HBc*-IgM-Antikörper positiv bestimmt, besteht eine akute Infektion. Der Nachweis erfolgt im Serum* mittels ELISA.

HBc-IgM-Antikörper m sg, pl: syn. Anti-HBc-IgM. Antikörper* der Klasse IgM gegen das Hepatitis*-B-Core-Antigen. Die Bestimmung ist indiziert zur Diagnose einer akuten Hepatitis-B-Infektion. Ein positiver Nachweis ist bis zu 12 Monate nach Infektion möglich. Der Nachweis erfolgt im Serum* mittels ELISA.

HbD → Hämoglobinopathien

HBE: Abk. für His-Bündel-Elektrogramm → EKG, intrakardiales

HBe-Antigen n: Abk. HBeAG. Protein* des Hepatitis*-B-Virus, das von befallenen Wirtszellen sezerniert wird. Die Bestimmung ist indiziert bei positivem Nachweis von HBs*-Antigen und HBc-Antikörpern. Der Nachweis erfolgt im Serum* mittels ELISA. HBe-Antigen zeigt eine hohe Infektiosität an, bei fehlendem Nachweis ist diese aber nicht ausgeschlossen.

HBe-Antikörper: Abk. für Antikörper gegen Hepatitis-B-e-Antigen → Anti-HBe

HbH → Hämoglobinopathien

Hb-Köln → Hämoglobinopathien

Hb-Memphis → Hämoglobinopathien

HBO-Kammer: Abk. für Überdruckkammer zur hyperbaren Oxygenierung → Sauerstoff-Überdrucktherapie

HBoV: Abk. für humanes Bocavirus → Bocavirus, humanes

HbS: Abk. für Sichelzellenhämoglobin → Hämoglobinopathien

HbS: Abk. für → Hämoglobin-S

HbS: Abk. für Sichelzellenhämoglobin → Sichelzellenanämie

HBs-Antigen n: syn. Hepatitis-B-Surface-Antigen (Abk. HBsAg). Protein* aus der Hülle („Surface") des Hepatitis*-B-Virus. Die Bestimmung erfolgt im Rahmen der Hepatitis* B-Labordiagnostik. HBs-Antigen ist der früheste Marker der Hepatitis-B-Infektion und eignet sich als Indikator für Krankheitsaktivität und Infektiosität. Der Nachweis erfolgt im Serum* mittels ELISA.

HBs-Antikörper m sg, pl: syn. Anti-HBs. Antikörper* gegen das HBs*-Antigen. Die Bestimmung ist indiziert im Rahmen der Hepatitis* B-Labordiagnostik und zur Feststellung des Impfstatus. Bei einer Hepatitis-B-Infektion treten die Antikörper erst nach Monaten auf und zeigen die Ausheilung an. Der Nachweis erfolgt im Serum* mittels ELISA.

Bewertung:
- bei Auftreten gemeinsam mit HBc-Antikörpern Marker für eine ausgeheilte Infektion
- ohne Nachweis von HBc-Antikörpern und nach Impfung Parameter für den Impfschutz: **1.** ≤ 100 IU/l: kein Impfschutz, Auffrischung empfohlen **2.** > 100 IU/l: ausreichender Impfschutz.

HBV: Abk. für → Hepatitis-B-Virus

Hb-Zürich → Hämoglobinopathien

HC: Abk. für head circumference → Fetometrie

HCC: Abk. für engl. hepatocellular carcinoma → Leberzellkarzinom, primäres

HCG [Labordiagnostik] n: engl. human chorionic gonadotropin; syn. Humanes Choriongonadotropin. Proteohormon, das vom Trophoblasten gebildet und pulsatil sezerniert wird mit einem Maximum in der 10. SSW. Diagnostisch wird HCG bestimmt bei Schwangerschaftstests* und als Tumormarker*, verwendet wird es im Rahmen der HCG-Tests. Labordiagnostisch relevant ist auch die Untereinheit β*-HCG.

Indikation zur Laborwertbestimmung:
- Schwangerschaftsdiagnostik
- Tumormarker bei Keimzellentumoren (z. B. Chorionkarzinom*)
- Hodentumore
- Blasenmole*.

Bewertung:
- erhöht im Serum: **1.** Schwangerschaft **2.** Hodenkarzinom (v. a. Nicht-Seminome) **3.** Chorionkarzinom **4.** Blasenmole
- erhöht im Urin: Schwangerschaft > 10 U/l. Im Urin ca. 14 Tage nach Konzeption* positiv, im Serum bereits nach 7 Tagen.

H-Chain Disease → Schwerkettenkrankheit

HCM: Abk. für hypertrophic cardiomyopathy → Kardiomyopathie

HCN: Abk. für engl. hyperpolarization-activated cyclic nucleotide-gated cation channel → Brugada-Syndrom

HCS: Abk. für humanes Chorionsomatotropin → Human Placental Lactogen

HCV: Abk. für → Hepatitis-C-Virus

Hcy: Abk. für → Homocystein

HDAg: Abk. für Hepatitis-Delta-Antigen → Hepatitis-D-Virus

HDF: Abk. für → Hämodiafiltration

HDL: Abk. für → High Density Lipoproteins

HDL-Cholesterol *n*: Träger eines Großteils des Gesamtcholesterins. HDL-Cholesterol wird in Leber und Darm gebildet. Es transportiert überschüssiges Cholesterin von der Peripherie zur Leber. Dazu nimmt es Cholesterin aus den Membranen peripherer Zellen auf.

Referenzbereiche:
- Männer: > 40 mg/dl
- Frauen: > 50 mg/dl

Indikation zur Laborwertbestimmung:
- Einschätzung des Risikos für Atherosklerose und KHK
- Verlaufskontrolle bei lipidsenkender Therapie
- Verdacht auf oder Kontrolluntersuchungen bei Hyperlipoproteinämie.

HDV: Abk. für → Hepatitis-D-Virus

HE: Abk. für hepatische Enzephalopathie → Enzephalopathie, hepatische

He → Helium

Headgear: Abnehmbares kieferorthopädisches Behandlungsmittel zur Ausübung einer distalisierenden, d.h. nach dorsal gerichteten, Kraft auf die Molaren insbesondere des Oberkiefers.

Prinzip:
- **Bestandteile: 1.** herausnehmbarer Drahtbogen, der intraoral an den Molaren, extraoral im Nacken (Cervical Pull; siehe Abb.) oder am Hinterkopf (Occipital Pull) verankert ist **2.** Nackenband oder Kopfkappe
- **Wirkung:** Distalisation, Intrusion oder Aufrichtung der Molaren des Oberkiefers sowie ggf. Wachstumshemmung auf den Oberkiefer.

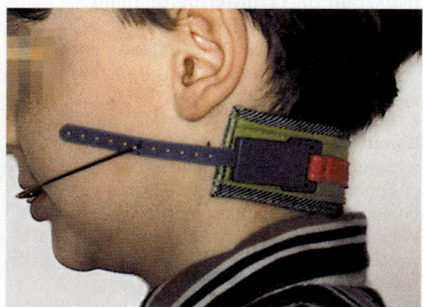

Headgear: Cervical-Pull-Headgear aus Drahtbogen und Nackenband. [141]

Head-Zonen *f pl*: engl. *Head's zones*. Hautareale, in denen bei Erkrankungen innerer Organe Hyperästhesie* und Hyperalgesie* als viszerokutane Reflexe* auftreten können. Sie entsprechen in ihrer Ausdehnung dem Dermatom*, das von demselben spinalen Segment innerviert wird wie das erkrankte Organ.

Heavy Chain Disease → Schwerkettenkrankheit

Heavy Chains → Immunglobuline

Hebammenkreißsaal *m*: engl. *midwife led unit* (Abk. MLU). Zusätzliches geburtshilfliches Betreuungsangebot in einem klinischen Setting für gesunde Schwangere, in dem Hebammen selbstständig und eigenverantwortlich arbeiten. Die Betreuung unter der Geburt findet ohne ärztlichen Beistand statt.

Hebb-Lernregel *f*: engl. *Hebb's rule*. Regel über das Lernen einzelner Neuronen oder in neuronalen Netzwerken. Sie besagt, dass bei zunehmend häufigeren gemeinsamen Aktivitäten zweier Neurone diese bevorzugter aufeinander reagieren und dass die gemeinsame Aktivierung miteinander verbundener Nervenzellen die Synapsen zwischen ihnen verstärkt (Hebb-Zellverband).

Hebehilfe → Patientenlifter

Hebehilfe → Umsetzhilfe für Rollstuhlfahrer

Hebephrenie → Schizophrenie

Heberden-Polyarthrose *f*: engl. *Heberden's polyarthrosis*. Genetisch bedingte Osteoarthropathie (geschlechtsgebunden-dominanter Erbgang) mit bevorzugtem Befall der distalen Interphalangealgelenke der dreigliedrigen Finger, die gehäuft bei Frauen (m : w = 1 : 10) auftritt. Charakteristisch für die Erkrankung sind erbsengroße, knorpelig-knöcherne Verdickungen an den Dorsalseiten der Fingerendgelenke (sog. Heberden-Knoten).

Heberdrainage *f*: engl. *siphon drainage*. Drainage*, die ein hydrostatisches Druckgefälle ausnutzt, z. B. Bülau*-Drainage.

Hebetudo auris → Schwerhörigkeit

Heckenrose, gemeine → Hundsrose

Heck-Krankheit → Hyperplasie, fokale epitheliale

Hedonie *f*: engl. *hedonia*. Fähigkeit, Freude und Lust zu empfinden.

Hefemykose → Hefen

Hefemykose → Mykose

Hefen *f pl*: engl. *yeasts*. Einzellige Pilze, die sich vegetativ durch Sprossung oder Spaltung vermehren. Humanpathogene Arten kommen vor bei Candida*, Trichosporon* sowie Cryptococcus.*

Verwendung:
- Viele Hefen vergären unter anaeroben Bedingungen Zucker zu Alkohol (z. B. Saccharomyces cerevisiae). Daher werden sie in der Industrie zur Herstellung von Bier und Wein, als Backhefe und Futterhefe eingesetzt.
- Hefen werden auch als Labor-Organismen für die genetische Forschung (v. a. Saccharomyces cerevisiae) verwendet.

Heftpflaster → Pflaster

Hegar-Stift *m*: engl. *Hegar's dilator*. Leicht gekrümmter Stift aus Metall mit konischer Spitze und unterschiedlichen Durchmessern zur schrittweisen Aufdehnung des Gebärmutterkanals, der Harnröhre oder von Analstenosen sowie zur Prüfung von Klappendurchmessern bei Herzoperationen.

Hegemann-Syndrom *n*: Aseptische Knochennekrose* (Epiphysennekrose) im Bereich des Ellenbogengelenks (Trochlea humeri) mit Streckhemmung, Druckempfindlichkeit über dem betroffenen Gelenkanteil und gelegentlich Kapselschwellung. Diagnostiziert wird das Hegemann-Syndrom mit Röntgen (Spongiosaverdichtung und Verschmälerung der Epiphyse) und MRT. Behandelt wird konservativ-symptomatisch (Analgetika, Schonung). Abzugrenzen sind Osteochondrosis dissecans, Arthritis sowie Gelenkchondromatose*.

Heidelbeere *f*: syn. Vaccinium myrtillus. Pflanze aus der Familie der Heidekrautgewächse (Ericaceae), die in Mitteleuropa heimisch ist. Heidelbeeren wirken adstringierend. Siehe Abb.

Verwendung: Getrocknete ganze Beeren für Dekokte u. a. galenische Zubereitungen sowie zur lokalen Anwendung:
- medizinisch: **1.** innerlich bei unspezifischen, akuten Durchfallerkrankungen **2.** äußerlich bei leichten Entzündungen der Mund- und Rachenschleimhaut (European Scientific Cooperative on Phytotherapy, Kommission E)
- volkstümlich: **1.** innerlich bei Erbrechen, Blutungen und Hämorrhoiden **2.** äußerlich bei schlecht heilenden Geschwüren und Hauterkrankungen **3.** Extrakte* aus frischen Heidelbeerfrüchten in Fertigarzneimitteln zur Prophylaxe von Nachtblindheit und Verbesserung der Nachtsehleistung.

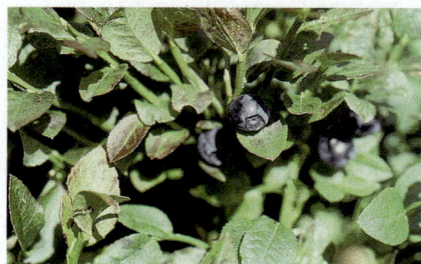

Heidelbeere: Frucht. [166]

Heidelberger Lagerung f: engl. *Heidelberger position*. Lagerung bei diagnostischen und operativen Eingriffen an Anus und Rektum. Der Patient liegt in Bauchlage mit gespreizten, im Knie- und Hüftgelenk gebeugten (90°) Beinen.

Heidelberger Sprachentwicklungstest m: Abk. HSET. Allgemeiner Sprachentwicklungstest für Kinder zwischen 3 und 9 Jahren, bei Entwicklungsstörungen* und Lernstörungen* auch in höheren Altersstufen anwendbar. Er umfasst 13 Untertests. Neben der Beurteilung des Sprachverhaltens ermöglicht er auch Aussagen über die dem Verhalten zugrunde liegenden Wissensvoraussetzungen und Verarbeitungsmechanismen.

Heidelberger Winkel → Peroneusschiene

Heilbehandlung f: engl. *treatment*. Allgemeine Bezeichnung für Leistungen verschiedener Sozialversicherungsträger, die der Krankenbehandlung dienen. Als Heilbehandlung gelten auch die stationäre Behandlung in einer Kureinrichtung (Kur), Haushaltshilfen und ergänzende Leistungen zur Rehabilitation und Versehrtenleibesübungen.

Voraussetzungen: Anspruch besteht primär bei anerkannten Schädigungsfolgen, bei Schwerbeschädigten auch für andere Gesundheitsstörungen. Krankenbehandlung wird in bestimmten Fällen auch für Angehörige und Hinterbliebene, bei Pflegezulage für Pflegepersonen gewährt.

Heilberuf m: engl. *health care profession*. Akademische und nichtakademische Berufe, die sich mit der Feststellung, Heilung und Linderung von Krankheiten beschäftigen. Zu den akademischen Heilberufen zählen Ärzte, Zahnärzte, Tierärzte, Psychotherapeuten und Apotheker. Daneben sind auch Heilpraktiker zur selbständigen Ausübung der Heilkunde befugt. Weitere Gesundheitsberufe sind z. B. Gesundheits- und (Kinder-)Krankenpfleger, Physiotherapeut, Rettungsassistent etc.

Heilgymnastik → Physiotherapie

Heilhilfsberuf → Gesundheitsfachberuf

Heilkunde f: engl. *medical science*. Gesamtheit des Wissens, der Erfahrungen und Fähigkeiten zur Feststellung und Behandlung von Krankheiten. Die Ausübung der Heilkunde ist Angehörigen der Heilberufe* wie Ärzten, Psychotherapeuten, Zahnärzten oder Heilpraktikern vorbehalten.

Heilkundiger m: engl. *traditional healer*. Person, die in der kulturspezifischen Art des Heilens für ihr jeweiliges Medizinsystem ausgebildet ist und unter vielen speziellen Namen in der Volkskunde, Ethnologie und Ethnomedizin beschrieben wird. Heilkundige sind von dem Begriff des Heilers abzugrenzen.

Aufgaben:
– Anregung, Unterstützung und Lenkung der körperlichen Heilungsfähigkeit eines Menschen
– Aktivierung und Potenzierung der psychischen Heilungsbereitschaft.

Kultureller Aspekt: Das Wissen wird meist familiengebunden tradiert und ist häufig (im Gegensatz zur Schulmedizin* und den Medizinsystemen wie Ayurveda und TCM) nicht öffentlich zugänglich. Ein Heilkundiger ist oft auch ein religiöser Führer und heilt in der Regel unter Einbeziehung spiritueller Dimensionen sowie unter Mitverwendung von substantiellen Mitteln aus den empirischen Heiltraditionen (Kräuterkunde, Naturheilkunden, physiotherapeutische Methoden usw.). Mitunter handelt es sich um sehr komplexe Behandlungsprozeduren und Heilzeremonien, deren korrekte Beachtung sozialer Kontrolle unterliegt.

Heilmittel n: engl. *remedies*. Im sozialrechtlichen Sinne alle ärztlich verordneten Dienstleistungen, die einem Heilzweck dienen oder einen Heilerfolg sichern und nur von entsprechend ausgebildeten Personen erbracht werden dürfen. Im allgemeinen Sprachgebrauch steht der Begriff für äußerlich angewandte Mittel zur Behandlung von Krankheiten oder auch als Synonym zu Arzneimittel.

Formen:
– physikalische Therapie
– podologische Therapie
– Logopädie*
– Ergotherapie.*

Heilmittelerbringer m: engl. *provider of remedies*. Leistungserbringer von Heilmitteln in der GKV, die auf Landesebene von den Landesverbänden der Krankenkassen und den Ersatzkassen zur Versorgung der Versicherten mit Heilmitteln nach vertragsärztlicher Verordnung zugelassen sind: u. a. Physiotherapeuten*, Masseure und medizinische Bademeister, Podologen*, Stimm-, Sprechtherapeut sowie Ergotherapeuten*.

Zulassungsvoraussetzungen:
– für die Leistungserbringung erforderliche Ausbildung sowie eine entsprechende zur Führung der Berufsbezeichnung berechtigende Erlaubnis
– die zweckmäßige und wirtschaftliche Leistungserbringung gewährleistende Praxisausstattung
– Anerkennung der für die Versorgung der Versicherten geltenden Vereinbarungen.

Heilmittelkatalog m: engl. *remedy catalogue*; Abk. HMK. In der GKV indikationsbezogenes Verzeichnis von nach den Heilmittel-Richtlinien verordnungsfähigen Heilmitteln.

Bedeutung: Die im Vordergrund stehende, daraus resultierende Leitsymptomatik, die jeweils verordnungsfähigen Heilmittel und die maximale Verordnungsmenge je Erstverordnung und Folgeverordnung sowie die maximal mögliche Gesamtverordnungsmenge mit der das Therapieziel in der Regel erreicht wird (sog. Regelfall). Bei gegebener Indikation soll das **vorrangige Heilmittel** (A) angewandt werden, alternativ das im HMK genannte **optionale Heilmittel** (B) aus in der Person des Patienten liegenden Gründen. Zusätzlich kann ein im HMK genanntes **ergänzendes Heilmittel** (C) verordnet werden. Nur bei komplexen Schädigungen mit intensivem Heilmittelbedarf dürfen zeitlich begrenzt standardisierte Heilmittelkombinationen (D) verordnet werden.

Diagnosegruppen: Siehe Tab.

Heilmittelversorgung f: engl. *remedy provision*. Versorgung mit Heilmitteln, in der GKV Versicherte haben Anspruch nach § 32 SGB V, soweit nicht nach § 34 Absatz 4 SGB V ausgeschlossen (Negativliste). Andere Sozialleistungsträger übernehmen die Versorgung mit Heilmitteln in ihrem Geltungsbereich.

Regelungen: Für die Abgabe von Heilmitteln gelten besondere Zuzahlungsregelungen: 10 % der Kosten müssen Patienten selbst tragen, hinzu kommen 10 EUR pro Rezept (siehe Zuzahlung). Für die vertragsärztliche Versorgung sind die Verordnung von Heilmitteln und die Modalitäten der Heilmittelabgabe durch zugelassene Leistungserbringer in den Heilmittel-Richtlinien festgelegt. Zwischen dem GKV-Spitzenverband und den maßgeblichen Spitzenorganisationen der Heilmittelerbringer auf Bundesebene sind gemeinsame Rahmenempfehlungen über die einheitliche Versorgung mit Heilmitteln vereinbart (§ 125 SGB V).

Heilnahrung f: engl. *therapeutic diet*. Therapeutische Säuglingsnahrung mit reduziertem Laktose*- und Fettgehalt. Sie wird verwendet bei Störungen der Darmmotilität, Darmflora und deren Folgeerscheinungen. Heilnahrung ist angereichert mit mittelkettigen Triglyceriden*, Proteinhydrolysaten, Aminosäuren*, Mineral- und Ballaststoffen* und zumeist glutenfrei. Alternativ zu Muttermilch wird Heilnahrung insbesondere beim Brechdurchfall des Säuglings angewendet.

Heilpflanzen f pl: engl. *medical plants*. Zur Vorbeugung, Linderung und Heilung von Krankheiten geeignete Wild- und Kulturpflanzen. Zuordnungen und Übergänge von Heilpflanzen zu Zier- oder Nutzpflanzen, die allgemein der Ernährung (Nahrungsmittel) oder als Gewürz (Genussmittel) dienen, sind fließend. Auch bestimmte Giftpflanzen (z. B. Fingerhut: siehe Digitalis) werden den Heilpflanzen zugeordnet.

Wechselwirkungen: Wirkstoffe von Heilpflanzen können unter Umständen mit anderen Arzneimitteln in Wechselwirkung treten, z. B.
– erhöhtes Blutungsrisiko bei Kombination von Knoblauch- und Ginkgopräparaten mit Acetylsalicylsäure

Heilpraktiker

Heilmittelkatalog: Auszug.

Leitsymptomatik	Therapieziel	Klassifikation[1]	Verordnung im Regelfall
Funktionsstörungen/Schmerzen durch Gelenkfunktionsstörung, -blockierung (auch ISG oder Kopfgelenke)	Funktionsverbesserung, Schmerzreduktion durch Verringern oder Beseitigen der Gelenkfunktionsstörung	A	allgemeine Krankengymnastik, manuelle Therapie
		C	Traktionsbehandlung, Wärmetherapie, Kältetherapie
Funktionsstörungen/Schmerzen durch Fehl- oder Überbelastung diskoligamentärer Strukturen	Funktionsverbesserung, Verringerung, Beseitigung der Fehl- oder Überbelastung diskoligamentärer Strukturen	A	allgemeine Krankengymnastik
		C	Traktionsbehandlung
Muskeldysbalance, -insuffizienz, -verkürzung	Wiederherstellung, Besserung der gestörten Muskelfunktion	A	allgemeine Krankengymnastik, gerätegestützte Krankengymnastik
		B	Übungsbehandlung, Chirogymnastik
segmentale Bewegungsstörungen	Wiederherstellung, Besserung der gestörten Beweglichkeit	A	allgemeine Krankengymnastik, manuelle Therapie
		B	Übungsbehandlung, Chirogymnastik
		C	Wärmetherapie, Kältetherapie
motorische Parese von Extremitätenmuskeln/ sensomotorische Defizite	Erhalt der kontraktilen Strukturen, Verbesserung der Kraft der paretischen Muskulatur bei prognostisch reversibler Denervierung	A	allgemeine Krankengymnastik, gerätegestützte Krankengymnastik
		B	Übungsbehandlung
		C	Elektrostimulation
Schmerzen/Funktionsstörungen durch Muskelspannungsstörungen; Verkürzung elastischer und kontraktiler Strukturen, Gewebequellungen, -verhärtungen, -verklebungen	Regulierung der schmerzhaften Muskelspannung, der Durchblutung, des Stoffwechsels, Beseitigung der Gewebequellungen, -verhärtungen und -verklebungen	A	klassische Massagetherapie
		B	Unterwasserdruckstrahlmassage, Segmentmassage, Periostmassage, Bindegewebemassage
		C	Elektrotherapie, Wärmetherapie, Kältetherapie, hydroelektrische Bäder

[1] A: vorrangiges Heilmittel; B: optionales Heilmittel; C: ergänzendes Heilmittel

- verringerte Lithiumresorption durch indischen Wegerich (Isphagula)
- erhöhte Verstoffwechslung z. B. von oralen Verhütungsmitteln und nichts-nukleosidischen Reverse-Transkriptase-Hemmern bei Einnahme von Johanniskrautpräparaten.

Kontraindikation: Bekannte Überempfindlichkeit oder Allergien gegen die Inhaltsstoffe.

Heilpraktiker m: engl. alternative practitioner. Berufsbezeichnung für eine Person, welche die Heilkunde ohne ärztliche Approbation* berufsmäßig mit staatlicher Erlaubnis ausübt. Heilpraktikerschulen bereiten auf die Prüfung nach dem Heilpraktikergesetz bzw. die eingeschränkte Heilpraktikerprüfung für Psychotherapie vor (durchgeführt in der Regel am zuständigen Gesundheitsamt).

Rechte und Pflichten:
– Grundsätzlich darf der Heilpraktiker alle Behandlungs- und Untersuchungsmethoden ausführen. Ausgenommen sind insbesondere: 1. die Behandlung übertragbarer Krankheiten (Infektionsschutzgesetz*) 2. Geburtshilfe (Hebammengesetz) 3. Organentnahme (Transplantationsgesetz) 4. Leichenschau 5. Verordnung von verschreibungspflichtigen Arzneimitteln und Betäubungsmitteln 6. die eigenverantwortliche Anwendung von Röntgenstrahlen (Röntgenverordnung).
– Der Heilpraktiker hat bei Anwendung ärztlicher (insbesondere invasiver) Methoden grundsätzlich dieselben Sorgfaltsanforderungen zu erfüllen wie ein Arzt.
– Aufklärungspflicht (Aufklärung*) und Dokumentationspflicht* bestehen auch für ihn.

Hinweis: Die gleichzeitige Heilkundeausübung als Arzt* und Heilpraktiker ist unzulässig. Die Berufsordnungen verbieten darüber hinaus das Zusammenwirken von Arzt und Heilpraktiker.

Heil- und Hilfsmittel, orthopädische n pl: engl. orthopedic aids. Orthopädietechnisch speziell angepasster Ersatz einer Funktion (Orthese) oder Extremität (Prothese) zur temporären (Heilmittel*) oder ständigen (Hilfsmittel*) Versorgung. Die Anpassung und Gebrauchsschulung erfolgt interdisziplinär mit ärztlicher, orthopädietechnischer und physiotherapeutischer Beteiligung. Orthopädische Heil- und Hilfsmittel können industriell vorgefertigt, halbfertig oder individuell hergestellt werden.

Formen:
– Orthese*, Bandage*, Schiene*
– Prothese*, z. B. Armprothese, Beinprothese
– orthopädische Schuheinlage*
– Schuhzurichtung* (am Konfektionsschuh oder orthopädischen Schuh*)
– spezielle Hilfsmittel, z. B. perioperativ bei Gelenkeingriff: Gehstütze, Greifzange, Toilettensitzerhöhung, Duschrollstuhl u. a.

Heilung f: engl. cure; syn. Curatio. Vollständige (Restitutio ad integrum) oder nur teilweise (Defektheilung) Wiederherstellung der Gesundheit (bzw. des Ausgangszustands) nach einer Erkrankung.

Heilverfahren n: engl. curative procedure. Unspezifischer Begriff für die Krankenbehandlung. Im engeren Sinn in der GUV (Unfallversicherung*) Bezeichnung für die Gesamtheit des medizinischen Versorgungsprozesses (Summe der Heilbehandlungen*).

Prinzip: Die Steuerung des Heilverfahrens obliegt den Trägern der GUV im Sinne eines Case Managements: besondere stationäre Einrichtungen (berufsgenossenschaftliche Unfallklinik) und besonders qualifizierte Ärzte werden hinzugezogen, für Unfallverletzte insbesondere die D-Ärzte.

Stationäres Heilverfahren: Das **stationäre Heilverfahren** ist dreistufig gegliedert:
- stationäres Durchgangsarztverfahren (DAV)
- Verletzungsartenverfahren (VAV)
- Schwerstverletzungsartenverfahren (SAV).

Ambulantes Heilverfahren: Im **ambulanten Heilverfahren** entscheidet der D*-Arzt, ob
- eine **allgemeine Heilbehandlung** beim Hausarzt durchgeführt wird
- oder ob wegen Art und Schwere der Verletzung **besondere Heilbehandlung** durchzuführen ist, die er dann regelmäßig selbst durchführt.

Heilverfahren, alternative *n pl*: engl. *alternative medical treatments*. Sammelbezeichnung für Therapieformen, die alternativ oder ergänzend zur Schulmedizin als Behandlungsmethoden gelten. Zu den alternativen Heilverfahren gehören Medizinsysteme wie Homöopathie*, Anthroposophische Medizin, TCM und weitere Naturheilverfahren oder Formen der (Auto-)Suggestionsbehandlung, z. B. Hypnose* und Autogenes* Training, sowie paramedizinische Verfahren.

Bewertung: Nach eigenem Anspruch zeichnen sich alternative Heilverfahren u. a. durch folgende Grundsätze aus:
- Behandlung des gesamten Organismus vor Behandlung einzelner gestörter Organfunktionen
- Förderung von Selbstheilungstendenzen vor exogen (z. B. pharmakologisch) induzierter Sanierung erkrankter Systeme
- Unschädlichkeit der Therapie
- Maß für den Therapieerfolg ist die Verbesserung der subjektiven Befindlichkeit des Patienten – nicht aber der in der Schulmedizin übliche Wirkungsnachweis durch wissenschaftliche Studien.

Obwohl diese Ansprüche mit denen der Schulmedizin kaum vereinbar scheinen, werden sie in der Praxis zunehmend kombiniert. Dies entspricht auch der Erwartungshaltung vieler Patienten, zumindest in medizinischen Fachgebieten wie der Pädiatrie oder der Onkologie. Im Kontext eines abgestimmten Einsatzes alternativer Heilverfahren in einem therapeutischen Gesamtkonzept werden diese auch als **komplementärmedizinische Heilverfahren** bezeichnet. Dennoch gibt es auch Kritik an alternativen Heilverfahren, u. a. dass durch sie notwendige Behandlungen – etwa von Infektionen – unterbleiben und die Ausbildungsstandards von alternativen Therapeuten, insbesondere Heilpraktikern, vergleichsweise niedrig sind.

Heilversuch, individueller *m*: engl. *individual therapeutic attempt*. Versuchsweise Anwendung einer neuartigen Behandlungsmethode (z. B. Pharmakotherapie mit nicht zugelassenem Arzneimittel) durch einen Arzt für einen Patienten im Einzelfall nach erfolgloser Ausschöpfung aller sonstigen Behandlungsmöglichkeiten.

Rechtsgrundlagen:
- gesetzlich nicht geregelt, aber grundsätzlich von der Therapiefreiheit des Arztes umfasst
- erhöhter Sorgfaltsmaßstab bei ärztlichem Vorgehen, da in besonderem Maße unbekannte Risiken und Möglichkeiten unerwünschter Wirkweisen bestehen, insbesondere erhöhte Anforderungen an Patientenaufklärung und Dokumentation der Behandlung.

Heimbeatmung → Beatmung, ambulante

Heimhämodialyse *f*: engl. *home haemodialysis*. Durchführung der Hämodialyse* in der Wohnung des Patienten. Vorteile sind eine größere Unabhängigkeit von sonst festen Dialyseterminen und ein größeres Maß an Selbstbestimmung. Die Heimdialyse eignet sich besonders für Berufstätige und Eltern mit kleinen Kindern. Sie erfordert ein hohes Maß an Eigenverantwortung des Patienten.

Voraussetzungen:
- Bereitschaft zur Übernahme von Eigenverantwortung zur Selbstbehandlung, Lernmotivation
- verständnis- und verantwortungsvolle Partnerschaft
- spezielles Training (auch des Partners) in entsprechenden Schulungszentren oder zu Hause
- unter bestimmten Voraussetzungen ist Heimhämodialyse auch ohne Partner möglich
- erweitertes Training mit zusätzlichen Sicherheitsvorkehrungen, die es ermöglichen, die Dialyse jederzeit selbstständig und gefahrlos zu unterbrechen
- Prüfung des Selbstständigkeitsgrads und der Zuverlässigkeit des Betroffenen durch die verantwortliche Pflegeperson und den zuständigen Arzt
- kontinuierliche pflegerische, technische und ärztliche Rufbereitschaft
- Dialysegerät und erforderliches Verbrauchsmaterial (Bereitstellung durch Krankenkasse).

Vorteil: Dialysen können häufiger und/oder länger durchgeführt werden; dadurch bessere Entgiftung und höhere Lebensqualität.

Sonderform: Zentralisierte Heimhämodialyse in dafür bereitgestellten Räumlichkeiten oder medizinischen Einrichtungen (Dialysezentrum) für Patienten, die für eine Heimhämodialyse geeignet sind, aber aus persönlichen, sozialen oder organisatorischen Gründen nicht in der Lage sind, diese in der eigenen Wohnung durchzuführen (z. B. Schaffung technischer Voraussetzungen für Wasseraufbereitung, Abwasserentsorgung sowie Elektrizität). Diese Patienten können dort gemeinsam mit anderen Patienten und ggf. Unterstützung durch speziell ausgebildetes Personal die Dialysebehandlung selbstständig durchführen.

Heimlich-Handgriff *m*: engl. *Heimlich maneuver*. Maßnahme der Ersten* Hilfe als Ultima Ratio bei Erstickungsgefahr durch Fremdkörperaspiration* bzw. Bolusobstruktion*. Dabei wird manuell der intrathorakale Druck in oraler Richtung abrupt erhöht.

Vorgehen:
- bei **stehendem oder sitzendem** Patienten: 1. Umfassen des Patienten von hinten (Hände des Helfers im Epigastrium des Patienten verschränkt; siehe Abb.) 2. in dieser Position Applizieren von ein oder mehreren kräftigen Druckstößen in Richtung Zwerchfell
- bei **liegendem (bewusstlosem)** Patienten: 1. mit gespreizten Beinen über dem Patienten knien (die übereinander gelegten Hände des Helfers im Epigastrium des Patienten aufgesetzt) 2. in dieser Position Ausüben von kräftigem Druck in Richtung Zwerchfell

Komplikationen:
- innere Verletzungen (Magen-, Leber-, Milzruptur)
- Regurgitation
- entsprechende klinische Nachuntersuchung (auch bei primär asymptomatischem Patienten) obligat.

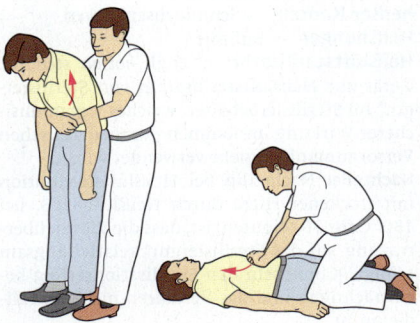

Heimlich-Handgriff: Durchführung beim stehenden und liegenden Patienten.

Heine-Medin-Krankheit → Poliomyelitis

Heinz-Körper *m pl*: engl. *Heinz granule*; syn. Heinz-Innenkörperchen. In Erythrozyten* vorhandenes, oxidativ denaturiertes und aggregiertes Hämoglobin*. Heinz-Körper entstehen bei oxidativen Schädigungen des Hämoglobins durch reaktive Sauerstoffspezies (ROS) und senken die Lebensdauer von Erythrozyten. Betrof-

Heiserkeit

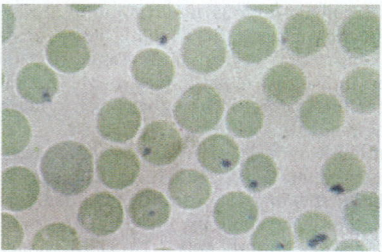

Heinz-Körper: Brillantkresylblau-Färbung; Blutausstrich. [72]

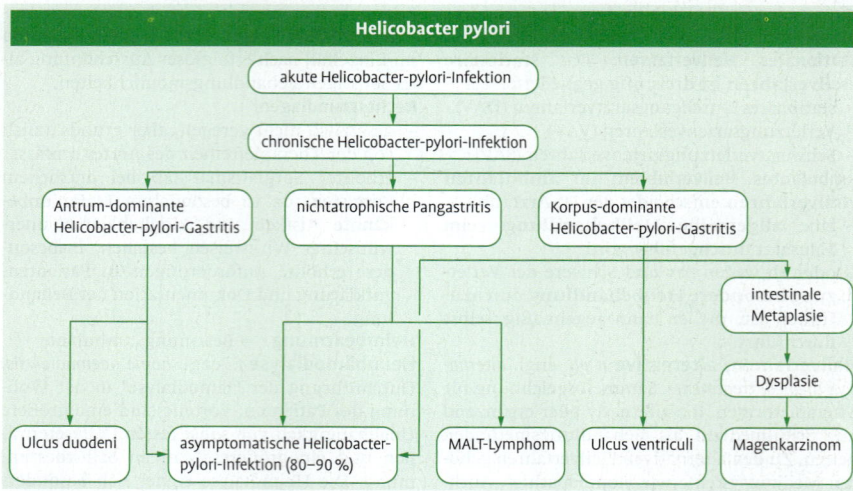

Helicobacter pylori: Spektrum der Helicobacter pylori-assoziierten Erkrankungen.

fene Zellen werden von der Milz* aussortiert. Siehe Abb.
Vorkommen:
- verschiedene Erythrozytenenzymopathien, z. B. Glukose-6-phosphat-Dehydrogenase-Mangel (Favismus*) und Glutathionsynthetase-Mangel
- Hämoglobinopathien* mit instabilem Hämoglobin
- bestimmte zu Methämoglobinämie führende Intoxikationen, z. B. mit Phenylhydrazin, Anilin oder aromatischen Nitroverbindungen
- Medikamente (Paracetamol*, Lidocain*, Sulfonamide*, Nitroglycerin)
- nach Splenektomie*
- bei Alpha-Thalassämie*.

Heiserkeit → Dysphonie
heißer Knoten → Schilddrüsenknoten
Heißhunger → Bulimie
Heißluftsterilisator *m*: engl. *hot-air sterilizer*. Gerät zur Heißluftsterilisation von Sterilisiergut* im Sterilisierbehälter, welches wegen unsicherer Wirkung im Rahmen der medizinischen Versorgung nicht mehr verwendet wird.
Nachteile: Nachteilig bei Heißluftsterilisation mit trockener Hitze durch Heißluft (z. B. bei 180 °C für 30 Minuten) ist, dass die Wärmeübertragung auf das Sterilisiergut* relativ langsam erfolgt, Kälteinseln den Sterilisationserfolg beeinträchtigen und das Verfahren nicht zu validieren ist.
Heizdecke *f*: engl. *electric blanket*. Hilfsmittel zum Erwärmen des Bettes bei unzureichender eigener Wärmeproduktion des Patienten, z. B. bei Durchblutungsstörungen oder rheumatischen Erkrankungen. Ausstattungsmerkmale sind Überhitzungsschutz (TÜV-Prüfsiegel), Sicherheitsthermostat zur Einstellung verschiedener Temperaturstufen mit Abschaltmechanismus, Kontrollleuchten, feuerfeste Heizelemente und evtl. eine getrennt schaltbare Fußzone.
Helal-Operation → Pes transversus

Helenin *n*: engl. *helenine*. Gemisch verschiedener Alantolactonderivate (Sesquiterpene) im ätherischen Öl (Oleum Helenii) des Rhizoms von Inula helenium (Alant). Der γ-Lactonring mit der exozyklischen Methylengruppe ist für die verschiedenen Wirkungen der Alantwurzel bedeutsam. Helenin wirkt antibiotisch, anthelminthisch und allergisierend (Kontaktekzeme).
Helfen → Unterstützen
Helfersyndrom *n*: engl. *helpers syndrome*. Von W. Schmidbauer erstmalig (1977) auf psychoanalytischer Grundlage beschriebener Komplex psychischer Symptome in sozialen Berufen, der auf die unbewusste Kompensation eigener Hilfebedürftigkeit durch die aufopfernde Hilfe zurückgeführt wird.
Kennzeichen:
- Beziehungsgestaltung, in der die Bedürfnisse der anderen im Vordergrund stehen
- verantwortungsvolle, pflichtbewusste Hilfe anderen gegenüber, die den Helfer unentbehrlich macht und oft zu einer gegenseitigen emotionalen Verklammerung mit dem Hilfebedürftigen und einer Aufrechterhaltung der Hilfebedürftigkeit führen kann (Hilfe zur Selbsthilfe würde Unabhängigkeit von Hilfe bewirken)
- große Sensibilität für Bedürfnisse anderer, viel Verständnis für deren Schwäche
- ausgeprägte Strenge im Umgang mit sich selbst
- Unfähigkeit, eigene Fehler und Schwächen zuzulassen oder zu akzeptieren und Hilfe anzunehmen
- Abwehr eigener Bedürfnisse.

Helical-CT → Spiral-CT
Helicobacter pylori *m*: Gramnegatives, die Magenschleimhaut befallendes und infizierendes Stäbchenbakterium. Der umgangssprachlich auch Magenkeim genannte Erreger verursacht Magengeschwüre und Gastritiden und ist Risikofaktor für Magenkarzinom* und MALT-Lymphom. Die Diagnostik erfolgt u. a. mittels Urease*-Schnelltest oder ^{13}C-Harnstoff-Atemtest. Behandelt wird mit Helicobacter*-pylori-Eradikationstherapie, bestehend aus Antibiotika und Protonenpumpenhemmern.
Erreger: Gramnegatives, mikroaerophiles* Stäbchen. Genetisch sind mehrere unterschiedliche Typen bekannt, von denen Typ 1 die höchste Pathogenität aufweist. Bekannte Pathogenitätsfaktoren sind:
- CagA-Antigen: Teil der Cag-Pathogenitätsinsel, induziert erhöhte Entzündungsaktivität
- Zytotoxin (VacA): vakuolisiert und zerstört dadurch Zellen
- neutrophiles aktives Peptid (NAP): aktiviert neutrophile Granulozyten
- Adhäsine: ermöglichen die Anheftung an die Magenmukosa
- Urease: dient dem Bakterium als Säureschutz, setzt Sauerstoffradikale aus Phagozyten frei, fördert Beweglichkeit und Chemotaxis
- Flagellen: ermöglichen Beweglichkeit des Bakteriums, dienen der Proteinentfaltung und dem Nickeleinbau und -transport
- Hitzeschockproteine: verstärken Entzündungsreaktion
- iceA-Gen: verbessert die Kolonisierung.

Epidemiologie:
- weltweit verbreiteter Erreger
- Übertragung oral-oral oder fäkal-oral, z. B. durch kontaminiertes Wasser; als Überträger diskutiert werden zudem Schmeißfliegen und Haustiere wie Katzen
- Infizierung meist in der frühen Kindheit
- Durchseuchungsprävalenz in Deutschland aufgrund besserer hygienischer Bedingungen rückläufig; sie beträgt bei Jugendlichen etwa 10 %, bei Erwachsenen etwa 50 %.

Klinische Bedeutung: Helicobacter pylori gilt als
- Erreger der chronischen Gastritis*
- wesentlicher Faktor bei Entstehung des peptischen Ulkus*
- Risikofaktor für die Entstehung von Magenkarzinom* und gastralem MALT*-Lymphom. Siehe Abb.

Therapie: Helicobacter*-pylori-Eradikationstherapie.

Helicobacter pylori-Antikörper *m sg, pl*: syn. H.-pylori-Antikörper. Antikörper* gegen Helicobacter* pylori, dem Verursacher der chronischen Typ-B-Gastritis*. Die Bestimmung ist indiziert zum Screening* asymptomatischer Personen im Umfeld von klinisch Erkrankten. Der Nachweis erfolgt im Serum* mittels ELISA. Schnelltests sind verfügbar. Eine akute Infektion kann nicht von einem früheren Erregerkontakt unterschieden werden.

Indikation zur Laborwertbestimmung: Screening asymptomatischer Personen im Umfeld von Patienten mit Typ-B-Gastritis, Ulcus* duodeni oder Ulcus* ventriculi mit gesichertem Helicobacter pylori-Befall.

Material und Präanalytik: Serum.

Helicobacter-pylori-Diagnostik *f*: Verfahren zum Nachweis des Bakteriums Helicobacter* pylori, das die Magenschleimhaut kolonisiert und infiziert. Helicobacter pylori ist Erreger der Typ-B-Gastritis* und an der Entstehung von Magen-Ulzera sowie Magenkarzinom* beteiligt. Es gibt invasive (Urease*-Schnelltest) und nichtinvasive (^{13}C-Harnstoff-Atemtest) Verfahren. Die Antikörperbestimmung eignet sich für epidemiologische Zwecke.

Methoden: Invasiver Nachweis von Helicobacter pylori aus Biopsiematerial der Magenschleimhaut:
- Urease-Schnelltest (Verfärbung eines Indikators* bei Anwesenheit von durch Helicobacter pylori gebildeter Urease*)
- histologischer Nachweis aus Antrum- und Korpusschleimhaut
- Kultur auf Blutagar und Selektivnährboden
- Nachweis von Bakterien-DNA mittels PCR.

Nichtinvasiver Helicobacter-pylori-Nachweis:
- Helicobacter* pylori-Antikörper im Serum (ELISA)
- Helicobacter-pylori-Antigen-Nachweis im Stuhl (Enzym*-Immunoassay unter Verwendung von monoklonalen Antikörpern oder Schnelltest)
- ^{13}C-Harnstoff-Atemtest: Bestimmung der Anreicherung von ^{13}C-Isotopen in der Ausatemluft nach Gabe von ^{13}C-Harnstoff, der durch die Urease des Helicobacter pylori zu Ammoniak* und $^{13}CO_2$ hydrolysiert wird (Isotopenratio-Massenspektrometrie; IRMS).

Indikationen:
- Dyspepsie*
- gastroduodenale Ulzera
- routinemäßig im Rahmen der Endoskopie* des oberen Gastrointestinaltraktes*
- Therapiekontrolle nach Helicobacter*-pylori-Eradikationstherapie.

Bewertung:
- Nachweis einer aktuellen Infektion nur mit Methoden möglich, die das Bakterium selbst, das Antigen oder die Stoffwechselprodukte (Urease) nachweisen
- sicherer Nachweis von Helicobacter pylori bei: 1. positiver Kultur 2. positiven Ergebnissen in zwei anderen, unterschiedlichen Methoden 3. Ulcus duodeni und einem positiven Ergebnis 4. chronisch-aktiver Gastritis* und histologischem Nachweis
- Antikörper im Serum sind Monate bis Jahre nach Helicobacter-pylori-Eradikation positiv nachweisbar.

Helicobacter-pylori-Eradikationstherapie *f*: engl. *eradication therapy*. Behandlung einer Infektion durch Helicobacter* pylori mittels Antibiotika* und Protonenpumpeninhibitoren (PPI). Die Therapie berücksichtigt bekannte Resistenzlagen und Medikamentenunverträglichkeiten. Bei adäquater Behandlung wird H. pylori bei > 90 % der infizierten Patienten erfolgreich eradiziert.

Indikation: Absolute Indikationen:
- gastroduodenales Ulkus*
- MALT-Lymphom.

Relative Indikationen:
- Helicobacter*-pylori-Gastritis oder lymphozytäre Gastritis*
- Ménétrier*-Syndrom
- Prophylaxe eines Magenkarzinoms* bei Risikopatienten
- vor Langzeittherapie mit NSAR bei Risikopatienten (Patienten über 65, gleichzeitige Einnahme von Glukokortikoiden*, Ulkusanamnese)
- obere Gastrointestinalblutung nach NSAR-Einnahme
- Therapieversuch bei funktioneller Dyspepsie*.

Vorgehen: Eradikationstherapie gegen H. pylori: Obligatorisch ist die Gabe eines Protonenpumpenhemmers (PPI) plus mehrerer Antibiotika*. Für die initiale sog. Erstlinientherapie existieren 2 Schemata:
- französische Tripeltherapie: PPI (2 x Standarddosis am Tag), Clarithromycin* (2 x 500 mg/Tag) und Amoxicillin* (2 x 1000 mg/Tag) über 7 bzw. 14 Tage.
- italienische Tripeltherapie: PPI (2 x Standarddosis am Tag), Clarithromycin (2 x 250 mg/Tag) und Metronidazol* (2 x 400 mg/Tag) über 7 bzw. 14 Tage.

Mit der Erstlinientherapie können Eradikationsraten von ca. 90 % erzielt werden. Nach 6–8 Wochen Kontrolle des Therapieerfolges über Ösophago-Gastro-Duodenoskopie oder ^{13}C-Harnstoff-Atemtest. Eine Therapie mit PPI sollte 1–2 Wochen vor Test beendet bzw. pausiert werden. Bei Therapieversagen evtl. Resistenzbestimmung und Zweitlinientherapie z. B. mit PPI, Wismuth, Tetrazyklin* und Metronidazol oder alternativ mit PPI, Amoxicillin* und Levofloxacin*. Bei 2 therapieresistenten Versuchen Anlegen einer Kultur zur Resistenzbestimmung. Rifabutin* sollte als Reservemedikament sparsam genutzt werden.

Helicobacter-pylori-Gastritis *f*: engl. *Helicobacter pylori gastritis*. Durch Infektion mit Helicobacter* pylori ausgelöste Entzündung der Magenschleimhaut (Gastritis*). Die Entzündung wird mit Antibiotika und Protonenpumpeninhibitoren (Helicobacter*-pylori-Eradikationstherapie) behandelt.

Helicotrema *n*: Verbindung zwischen Scala tympani und Scala vestibuli an der Spitze der Cochlea*. Das Helicotrema ermöglicht eine Kommunikation der schallleitenden Perilymphe* der beiden Gänge. Dadurch werden Impulse von Fenestra* vestibuli bis zum Fenestra* cochleae geleitet.

Helikasen *f*: syn. Helicasen. Für Transkription*, Replikation* und DNA*-Reparatur unentbehrliche Enzyme. DNA-Helikasen kommen im Ribosom* vor und initiieren die Replikation, indem sie die Stränge eines Nukleinsäure-Doppelstrangs entspiralisieren. RNA-Helikasen spielen dagegen eine Rolle beim Spleißen*, der Translation* und beim RNA-Abbau.

Klinische Bedeutung: Mutationen bzw. Defekte in Helikasen sind mit dem Werner-Syndrom assoziiert. Helikase-Inhibitoren sind aktuell im Fokus der Therapeutika-Forschung gegen Infektionen mit Herpes-Simplex-Viren.

Heliotherapie → Lichttherapie

Helium *n*: Chemisches Element (He), das zu den Edelgasen zählt und nach Wasserstoff* das leichteste Gas ist. Medizinisch eingesetzt wird Helium mit 21 Vol.-% Sauerstoff* gemischt als sog. Heliumluft für Taucher (Luftembolie*-Prophylaxe), zur Asthma*-Behandlung und in der Lungenfunktionsdiagnostik zur Ermittlung des Residualvolumens.

Helladaptation f: engl. *light adaptation*. Übergang zum Tag- oder photoptischen Sehen. Die Anpassung des Auges an Helligkeit geht infolge Pupillenverengung mit Abnahme der Lichtempfindlichkeit (Anstieg der Reizschwelle) einher. Es erfolgt ein Übergang vom Stäbchen- zum Zapfensehen mit Abbau (Dissimilation) des Rhodopsins sowie abnehmender Konvergenz der Verschaltung in der Netzhaut.
helle Lunge → Swyer-James-Syndrom
Heller-Operation → Thorakoplastik
Helligkeits-Scan → Ultraschalldiagnostik
Hellin-Regel f: engl. *Hellin's rule*. Berechnungsmethode zum natürlichen Auftreten von Mehrlingen. Die durch reproduktionsmedizinische Maßnahmen bedingte höhere Rate ist dabei nicht berücksichtigt. Siehe Tab.

Hellin-Regel: Häufigkeit von Mehrlingsgeburten.	
Mehrlinge	Häufigkeit
Zwillinge	1:85 = 1,18 %
Drillinge	$1:85^2$ = 0,013 %
Vierlinge	$1:85^3$ = 1:614 125

HELLP-Syndrom n: engl. *HELLP syndrome*. Spezielle und schwere Verlaufsform der schwangerschaftsinduzierten Hypertonie. Der Begriff HELLP ist ein Akronym bestehend aus **H**ämolyse, erhöhten Leberwerten (englisch: **e**levated **l**iver enzymes; insbesondere Transaminasen und Bilirubin) und einer Thrombozytopenie (englisch: **l**ow **p**latelet count). Etwa 0,3–0,8 % der Schwangeren sind betroffen.
Pathogenese: Es kommt, wohl teilweise bedingt durch die Hypertonie, zu einer intravasalen Endothelzellschädigung mit Vasokonstriktion und Aktivierung der intravasalen Gerinnung. Dadurch bilden sich Mikrothromben mit Verbrauch der Thrombozyten. Die Veränderungen treten beim HELLP-Syndrom vorwiegend in der Leber auf. Es kommt zur hypoxischen Leberzellschädigung.
Klinik: Im Vordergrund stehen die meist rechtsseitigen Oberbauchbeschwerden sowie der Druckschmerz bei der Palpation der Leber. Gelegentlich können Kopfschmerzen und Augenflimmern hinzukommen. Arterielle Hypertonie (fehlt allerdings bei bis zu 15 % der Fälle), Proteinurie und Ödeme können, müssen aber nicht auftreten.
Therapie: Die Beendigung der Schwangerschaft ist die einzige kausale Therapieform. Je nach Gestationsalter und Schwere der Erkrankung muss diese sofort oder nach Induktion der fetalen Lungenreife durch Kortikosteroide erfolgen. In sehr seltenen Fällen kann sich ein HELLP-Syndrom auch erst postpartal manifestieren. In diesen Fällen ist eine intensivmedizinische Behandlung notwendig.
Prognose: Die mütterliche Mortalität beträgt ca. 1 %, das Wiederholungsrisiko für folgende Schwangerschaften etwa 3 %. Die perinatale kindliche Mortalität ist abhängig von der Schwangerschaftswoche, mit ca. 10–15 % aber deutlich erhöht.
Helmholtz-Resonanztheorie f: engl. *Helmholtz theory*. Hörtheorie, wonach jeder Ton das Corti*-Organ an einer umschriebenen Stelle erregt, da die Fasern der Basilarmembran wie Klaviersaiten in den knöchernen Rahmen der Schnecke eingespannt sind und jeweils von einem bestimmten Ton in Schwingung versetzt werden (Resonanzphänomen). Die Helmholtz-Resonanztheorie gilt jedoch teilweise als veraltet.
Hintergrund: Man geht heute nicht mehr davon aus, dass die Basilarmembran wie Klaviersaiten gespannt ist. Die longitudinal frequenzabhängige Auslenkung der Basilarmembran ist jedoch zutreffend.
Helminthes f pl: engl. *helminths*. Sammelbezeichnung für mehrzellige, endoparasitische Organismen, die 2 verschiedenen Tierstämmen angehören.
Einteilung:
– **Plathelminthes*** (Plattwürmer) mit den Klassen Trematodes* (Saugwürmer) und Cestodes (Bandwürmer)
– **Nemathelminthes** (Fadenwürmer) mit den Klassen Nematodes* und evtl. Acanthocephala (Kratzer)
– auch die zu den Arthropoden gehörenden Pentastomida (Zungenwürmer) können als Endoparasiten zu den Helminthes gezählt werden.

Helminthiasis f: syn. Wurmerkrankung. Durch parasitäre Würmer (Helminthes*) verursachte Erkrankung (z. B. Askariasis*, Echinokokkose*, Enterobiasis*, Filariosen*, Onchozerkose*, Taeniasis*, Trichinellose*). Diagnostiziert wird in der Regel durch Nachweis der Würmer, deren Eier oder Larven oder serologischen Tests. Behandelt wird mit Anthelminthika*.
Helopyra → Malaria
HELP: Abk. für Heparininduzierte Extrakorporale LDL-Präzipitation → LDL-Apherese
Hemiachromatopsie f: engl. *hemiachromatopsia*; syn. Hemichromatopsie. Unvollständige Hemianopsie* mit halbseitig gestörtem Farbsinn (Farbenblindheit*) infolge Läsion im Gyrus occipitotemporalis medialis. Eine Hemiachromatopsie tritt fast immer auf in Kombination mit homonymem Gesichtsfeldausfall im oberen Quadranten.
Hemianästhesie f: engl. *hemianesthesia*. Einseitige Aufhebung der Berührungsempfindung als Form der Sensibilitätsstörung* bei Schädigung von kontralateralem Gyrus postcentralis, Thalamus*, Lemniscus medialis oder ipsilateralem Hinterstrang.
Hemianopsie f: engl. *hemianopsia*. Halbseitenblindheit mit Ausfall einer Hälfte des Gesichtsfelds*. Je nach Schädigungsort im Nervus opticus-Verlauf sind verschiedene Teile des Gesichtsfelds betroffen. Beispielsweise liegt bei der bitemporalen Hemianopsie die Schädigung, meist durch einen Hypophysentumor verursacht, am Chiasma* opticum. Unterschieden werden homonyme, heteronyme sowie beidseitige Hemianopsie.
Formen:
– **homonyme, gleichseitige Hemianopsie:** 1. auf beiden Augen die linke oder die rechte Hälfte betreffend 2. z. B. als homonyme, bilaterale Hemianopsie bei Schädigung im Tractus opticus, in der Sehstrahlung und im Sehzentrum 3. Gesichtsfeldausfall tritt auf der Gegenseite der zerebralen Schädigung auf
– **heteronyme, gekreuzte Hemianopsie:** 1. die beiden Schläfen- oder Nasenhälften des Gesichtsfelds betreffend 2. typisch als bitemporale Hemianopsie bei Schädigung am Chiasma* opticum (Chiasmasyndrom*). Meist durch Druck eines Hypophysentumors auf das Chiasma werden die dort kreuzenden nasalen Nervenasern geschädigt. Das temporale Gesichtsfeld fällt aus. Da die Nerven der temporalen Netzhaut noch intakt sind, bleibt das Sehen im nasalen Gesichtsfeld unbeschädigt (sog. Scheuklappenblindheit) 3. eine binasale Hemianopsie ist extrem selten (Arachnoiditis* optico-chiasmatica)
– **beidseitige Hemianopsie:** 1. infolge Ausfalls beider Sehzentren im Okzipitallappen* durch Schlaganfall* u. a. 2. bedingt nicht immer völlige Erblindung 3. das zentrale, makuläre Sehen kann bei röhrenförmiger Gesichtsfeldeinengung* erhalten sein.

Hemiataxie f: engl. *hemiataxia*. Einseitige Ataxie*. Eine Hemiataxie kommt vor bei einigen Hirnstammsyndromen* und fokalen Erkrankungen einer Hemisphäre des Kleinhirns (z. B. Schlaganfall*, Tumor*).
Hemiatrophia linguae f: engl. *lingual trophoneurosis*. Muskelatrophie* einer Zungenhälfte durch nukleäre oder periphere Schädigung des Nervus* hypoglossus infolge Trauma* (auch iatrogen* infolge chirurgischen Eingriffs, z. B. Tonsillektomie*), Tumoren* im Halsbereich, Aneurysma* der Arteria* carotis externa, Dissektion* der Arteria* carotis interna oder Syringobulbie.
Hemiazygos: Abk. für → Vena hemiazygos
Hemiballismus m: engl. *hemiballism*. Einseitiger Ballismus*.

Hemiblock *m*: Form der intraventrikulären Erregungsleitungsstörung* im linken Ventrikel durch Leitungsunterbrechung in nur einem der beiden Faszikel des linken Tawara-Schenkels (siehe Erregungsleitungssystem*). Ein Hemiblock kann isoliert oder kombiniert auftreten (siehe Schenkelblock*), z. B. als linksanteriorer Hemiblock in Kombination mit einem Rechtsschenkelblock* (bifaszikulärer Block).
Formen: Siehe Schenkelblock* (Abb. dort).
– linksanteriorer Hemiblock (LAH): **1.** häufig **2.** Block im anterioren Faszikel des linken Tawara-Schenkels **3.** EKG: überdrehter Linkstyp, verzögerte R-Progression mit Verlagerung des R/S-Umschlags nach links und S-Persistenz bis V_6 (siehe auch QRS*-Komplex)
– linksposteriorer Hemiblock (LPH): **1.** selten **2.** Block im posterioren Faszikel des linken Tawara-Schenkels **3.** EKG: Drehung der elektrischen Herzachse nach rechts (Rechtsbis überdrehter Rechtstyp) **4.** Differenzialdiagnose: Rechtsherzbelastung.
Hemichorea *f*: Form der Chorea* mit einseitig auftretenden Bewegungsstörungen* infolge Schädigung des kontralateralen* Corpus* striatum (z. B. nach frühkindlichem Hirnschaden, seltener nach Schlaganfall*) oder als progrediente* Hemichorea bei Hirntumoren*, insbesondere beim Plexuspapillom* oder Thalamusgliom.
Hemicrania ophthalmoplegica → Migräne, ophthalmoplegische
Hemiendoprothese *f*: engl. *hemiarthroplasty*. Alloplastische (Teil-)Endoprothese* eines Gelenks mit Ersatz nur einer Gelenkfläche.
Anwendung:
– vor allem im Hüftgelenk als Femurkopfersatz ohne künstliche Pfanne, z. B. Moore-Hemiendoprothese (Schaft und Kopf ein Implantat) oder bipolare, modulare Duokopfprothese (Duokopf wird auf Femurschaft modular aufgesteckt, siehe Abb.)
– im Bereich des Humeruskopfes bei Schultergelenkprothese.
hemifazial: engl. *hemifacial*. Halbseitig auf das Gesicht bezogen.
Hemi-Fontan-Operation → Glenn-Operation
Hemihepatektomie → Leberresektion
Hemihyperhidrosis *f*: engl. *hemihyperidrosis*; syn. Hyperhidrosis unilateralis. Einseitige, pathologisch gesteigerte Perspiratio* sensibilis, v. a. bei Querschnittläsion* oder partieller Läsion peripherer Nerven. Sonderformen sind Hemihyperhidrosis cruciata als Hemihyperhidrosis einer Gesichtshälfte und der kontralateralen Körperhälfte sowie Hemihyperhidrosis paradoxa als Hemihyperhidrosis infolge atypischer Reaktion auf einen Reiz, z. B. Kältereiz.
Hemikolektomie → Kolonresektion
Hemikorporektomie *f*: engl. *hemicorporectomy*. Entfernung der gesamten unteren Körperhälfte

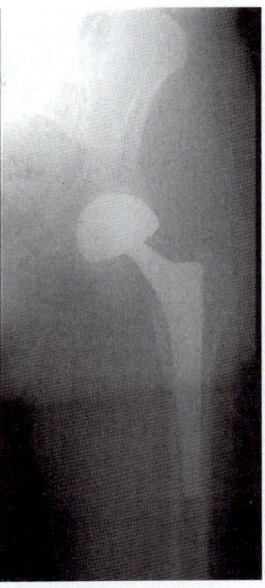

Hemiendoprothese: Duokopfprothese, linke Hüfte; Geradschaftprothese (Röntgenaufnahme). [108]

mit Amputation* der Beine inklusive Beckenknochen, Exenteration des Beckens mit Anlage eines Enterostomas und einer Blasen- oder beidseitigen Harnleiterfistel. Die Hemikorporektomie wird sehr selten bei Fehlen anderer Therapieoptionen eingesetzt, etwa bei sehr schwerem Trauma oder weit fortgeschrittenem malignem Tumor.
Hemikranie *f*: engl. *hemicrania*. Einseitiger Kopfschmerz, z. B. bei Migräne*.
Hemilaminektomie *f*: engl. *hemilaminectomy*. Einseitige operative Entfernung eines oder mehrerer Wirbelbögen zwischen dem erhaltenen Dornfortsatz und den kleinen Wirbelgelenken mit Exzision des Lig. flavum (siehe interlaminäre Fensterung*) zur Freilegung des Spinalkanals.
Indikation:
– zur Bandscheibenoperation (Nukleotomie*)
– zur unilateralen Dekompression bei Spinalkanalstenose*
– im Rahmen der Instrumentation und Spondylodese* bei Skoliose*
– einseitiger Zugang bei intraspinalen Raumforderungen wie: **1.** spinalen Tumoren **2.** Epiduralhämatom **3.** Empyem.
Heminephroureterektomie *f*: engl. *heminephroureterectomy*. Entfernung eines Nierenanteils und des dazugehörigen Ureters bei Doppelnierenanlage. Sie wird vorgenommen, wenn einer der beiden Ureteren obstruktiv oder reflu-

xiv bzw. ein Nierenanteil dysplastisch oder hydronephrotisch verändert ist. Ziel der Operation* ist die Vermeidung eines Nierenfunktionsverlustes z. B. durch Harnstau.
Hemiparese → Halbseitenlähmung
Hemiparese *f*: engl. *hemiparesis*. Inkomplette Lähmung* einer Körperhälfte. Sie tritt angeboren oder erworben auf und passager nach einem epileptischen Anfall.
Ursachen: Je nach Ursache werden folgende Formen unterschieden:
– kongenitale Hemiparese nach perinatalem Infarkt, pränatal erworbenen periventrikulären Läsionen oder einseitigen Hirnfehlbildungen oder -anlagestörungen
– erworben, z. B. durch Schlaganfall*, Hirntumor, entzündliche Erkrankungen des Gehirns (z. B. Herpes-Enzephalitis), im Rahmen einer infantilen* Zerebralparese
– passager postiktal*.
Hemiparkinsonismus *m*: engl. *hemiparkinsonism*. Parkinsonähnliche Symptome, die ausschließlich oder vorwiegend im Bereich einer Körperhälfte auftreten, v. a. bei kortikobasalganglionärer Degeneration* und auch bei raumfordernden intrakraniellen* Prozessen.
Hemipelvektomie *f*: engl. *hemipelvectomy*. Amputation* eines Beins zusammen mit der zugehörigen Beckenhälfte. Die Hemipelvektomie wird selten durchgeführt bei Tumor des proximalen Oberschenkels oder des Beckens oder schweren Beckentraumen.
Hemiplegie *f*: engl. *hemiplegia*. Vollständige Lähmung* einer Körperhälfte infolge einer zentralen Läsion, z. B. Schlaganfall*.
Hemisektion *f*: engl. *hemisection*. Chirurgische Abtrennung einer von zwei Zahnwurzeln mit dazugehörigem Zahnkronenanteil bei furkationsbefallenem (unteren) Molar. Sie dient dem Erhalt der Stützpfeilerfunktion. Der Zahn wird erst wurzelkanalbehandelt und in einem zweiten Schritt im Furkationsbereich durchtrennt. Bleiben beide Anteile erhalten, so spricht man von Prämolarisierung.
Hemispasmus facialis → Spasmus facialis
Hemisphärektomie *f*: engl. *hemispherectomy*. Epilepsiechirurgischer, neurochirurgischer Eingriff, entweder anatomisch mit Entfernung (Resektion oder Teilresektion) oder funktionell mit Trennung einer Großhirnhemisphäre. Der Eingriff wird u. a. verwendet bei schweren Hemisphärenläsionen mit therapierefraktärer Epilepsie. Bei Hemisphärektomie kommt es zu schweren Komplikationen wie Hemiplegie.
Hemisphärenlateralisierung, funktionelle *f*: engl. *functional hemisphere specialization*. Zuordnung von Prozessen, Fähigkeiten und Funktionen auf die rechte und linke Hemisphäre sowie funktionelle Asymmetrien zwischen den Hirnhemisphären.

Hemispinalanästhesie

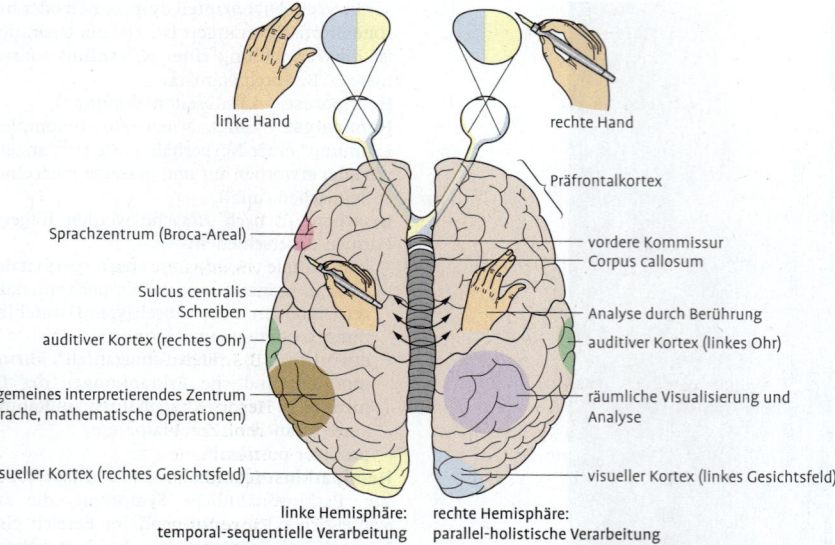

Hemisphärenlateralisierung, funktionelle: Zuordnung von Prozessen, Fähigkeiten und Funktionen.

Beschreibung:
- Broca*-Areale für expressive und rezeptive Sprache sind bei Rechtshändern in der Regel linkshemisphärisch lokalisiert
- Raumvorstellung und Raumorientierung sowie Erkennen von Gesichtern oder der emotionalen Tönung der Sprache (Prosodie*) sind eher rechtshemisphärisch repräsentiert (siehe Abb.).

Die meisten Funktionen sind allerdings nicht ausschließlich unilateral lokalisiert, sodass funktionelle Hirnhemisphärenlateralisierung heute mehrheitlich mit unterschiedlichen Stilen der Informationsverarbeitung verbunden wird:
- links: temporal-sequentielle, d. h. geordnete zeitliche Abfolge kognitiver Teilprozesse
- rechts: parallel-holistische Verarbeitung.

Hemispinalanästhesie *f*: engl. *hemi-spinal anesthesia*. Form der Spinalanästhesie* mit hyperbarer Lokalanästhetikalösung und Seitenlagerung des Patienten zur seitenselektiven Nervenblockade. Diese wird erreicht durch die lagerungsbedingte einseitige Ausbreitung des Lokalanästhetikums.

Hemithyreoidektomie *f*: Operative Entfernung eines Schilddrüsenlappens im Rahmen einer Strumaresektion*.

Hemivulvektomie → Vulvektomie

hemizygot: engl. *hemizygous*. Eigenschaftsbezeichnung für ein einzelnes Gen, das nicht in Form eines Allelpaares auftritt. Dies betrifft alle X-chromosomalen Gene beim Mann, da dieser nur 1 X-Chromosom besitzt, sowie autosomale Genloci infolge Deletion* in einem von 2 homologen Chromosomen oder bei Frauen in einem der beiden X-Chromosomen.

Hemmhof *m*: Wachstumsfreie Zone auf einem mit Mikroorganismen* geimpften Agar. Im Hemmhof findet kein Wachstum der Mikroorganismen statt, weil dieses durch Antibiotika* oder andere Hemmstoffe verhindert wird. Hemmhöfe werden z. B. im Antibiogramm* oder im Hemmstoff*-Nachweis diagnostisch ausgewertet.

Hemmhoftest → Antibiogramm

Hemmkörperhämophilie *f*: engl. *inhibitor hemophilia*. Immunologisch bedingte, hämophilieähnliche, erworbene Koagulopathie* (Immunkoagulopathie*), die durch spezifische Antikörper (meist IgG) gegen Faktor VIII oder IX (selten andere) der Blutgerinnung* verursacht wird. Es handelt sich um eine schwere Erkrankung bzw. Komplikation mit oftmals tödlichem Ausgang (Letalität bis zu 22 %).

Therapie:
- bei akuter Blutung Substitution durch aktiviertes Eptacog alfa, Factor Eight Inhibitor Bypassing Activity (FEIBA)
- Hemmkörperelimination durch Plasmapherese*, Immunsuppressiva*
- kausal je nach Grunderkrankung.

Hemmkonzentration, minimale *f*: engl. *minimal inhibitory concentration*; Abk. MHK. Geringste Konzentration eines antimikrobiellen Wirkstoffs (Chemotherapeutikum, Antibiotikum, Antiseptikum, Desinfektionsmittel), die die Keimvermehrung im Kulturansatz noch verhindert. Bei Applikation der MHK eines antimikrobiellen Wirkstoffs ist im Antibiogramm* kein sichtbares Wachstum nach 20 h nachweisbar.

Hemmstoff-Nachweis *m*: syn. Hemmstoff-Test. Mikrobiologische Untersuchung einer Probe auf Hemmstoffe (meist Antibiotika*) mittels hochsensibler Bakterien* auf einem Schwärmagar. Als Material dient Urin, Liquor* cerebrospinalis oder Blut*. Bei der Entwicklung eines Hemmhofs* ist der Test positiv. Der Hemmstoff-Nachweis erlaubt u. a. die Aussage, ob ein Patient Antibiotika einnimmt.

Hemmtest → Antibiogramm
Hemmtest → Hämagglutination-Hemmtest
Hemmtest → Neutralisationstest

Hemmung *f*: engl. *inhibition*. Blockierung körperlicher und psychischer Abläufe, v. a. Verzögerung oder Ausbleiben von Reflexen*, Denkstörung*, Antriebsstörung, Auffassungsstörung, auch Schüchternheit. Im weiteren Sinne versteht man unter Hemmung auch einen subjektiv erlebten psychischen Widerstand (emotional, ethisch, moralisch) gegen bestimmte Situationen oder als unangemessen wahrgenommener Triebe.

Hemmung, allosterische *f*: Sonderform der nichtkompetitiven Enzymhemmung, bei der ein Inhibitor am allosterischen Zentrum des Enzyms und nicht am aktiven* Zentrum bindet. Dies hat eine Konformationsänderung des Enzyms zur Folge, wodurch es zu einer verminderten bis hin zur fehlenden Funktion des Enzyms kommt.

Hemmung, reziproke *f*: engl. *reciprocal inhibition*. Hemmung einer Reaktion (z. B. Angstreaktion) durch eine unvereinbare andere Reaktion (z. B. Entspannungsreaktion). Es wurde vermutet, dass dies der Wirkungsmechanismus der Desensibilisierung* ist (Wolpe, 1958). Dies konnte jedoch nicht bestätigt werden (Sartory, 1997). Vielmehr scheint das Prinzip der Habituation* wichtig zu sein (Habituationstraining*).

Hemmungsdefizit *n*: syn. Enthemmung. Mangel an Hemmung*, Zugehen auf Situationen oder Geschehenlassen ohne Scheu, auch wenn eine gewisse Zurückhaltung oder Vorsicht sinnvoll wäre. Ein Hemmungsdefizit wird oft als „dreist" erlebt und kann auf einen Mangel an sozialem Lernen* und psychischer Gesundheit* hinweisen. Bei Betroffenen besteht eine gestörte Nähe-Distanz-Regulation.

Hemmungsfehlbildung *f*: engl. *reduction malformation*. Sammelbezeichnung für Fehlbildungen* durch vorzeitigen Stillstand der normalen Entwicklung eines Organs (Organogenese) und ausbleibender Verschmelzung von Organanlagen während der Embryonalentwicklung, z. B. Spina* bifida, Lippen*-Kiefer-Gaumen-Segelspalte.

Hemmung, unkompetitive f: Reversible* Hemmung eines Enzyms, bei der ein Enzyminhibitor auschließlich mit dem Enzym-Substrat-Komplex interagiert und dadurch V_{max} und K_M erniedrigt.

HEMS: Abk. für engl. helicopter emergency medical service → Rettungshubschrauber

Henderson-Hasselbalch-Gleichung → Puffer

Henderson-Jones-Syndrom → Gelenkchondromatose

Henle-Schleife → Niere

Henoch-Syndrom → Purpura Schoenlein-Henoch

Henry-Gauer-Reflex → Gauer-Henry-Reflex

HEP: Abk. für → Hemiendoprothese

Hepadnaviridae f pl: Familie doppelsträngiger DNA-Viren mit reverser Transkription*. Als medizinisch relevante Gattung gilt der Orthohepadnavirus und der Vertreter des Hepatitis*-B-Virus.

Hepar → Leber

Hepar adiposum → Fettleber

Hepar cysticum congenitum → Zystenleber

Heparin n: Gerinnungshemmendes Polymer aus D-Glukuronsäure und D-Glukosamin, welches pro Struktureinheit mehrere Moleküle Schwefelsäure enthält. Heparin wird in Mastzellen und basophilen Granulozyten verschiedener Organe (z. B. Lunge, Darm, Thymus und Milz) gebildet.

Indikationen:
- parenteral als Antikoagulans (Therapiekontrolle durch Thrombinzeit*, aPTT, Heptest*, Anti*-Faktor-Xa-Aktivitätstest): **1.** primäre Thromboseprophylaxe* bzw. Emboliephylaxe* **2.** Frühbehandlung von Herzinfarkt **3.** Verbrauchskoagulopathien **4.** Arteriosklerose **5.** im Rahmen der Therapie von Phlebothrombose, Lungenembolie*, akutem* Koronarsyndrom, ischämischem Schlaganfall mit erhöhtem Rezidivrisiko (Emboliequelle meist Vorhofthrombus*) **6.** extrakorporaler Kreislauf (künstliche Niere, Herz*-Lungen-Maschine) **7.** im Rahmen von PCI und gefäßchirurgischen Eingriffen **8.** Hämodialyse*, Hämofiltration* **9.** Bridging*
- topische Anwendung als Heparin-Natrium-Salben bei oberflächlichen Hämatomen und Thrombophlebitiden, Furunkeln sowie zur Narbenpflege.

Heparin-Blut: syn. Heparin-Plasma. Mit Heparin* versetztes Blut* zur Hemmung der Blutgerinnung*. Lithium-Heparin und Natrium-Heparin eignen sich zur Untersuchung von Blutplasma, Ammonium-Heparin zur Untersuchung von Vollblut.

Heparincofaktor → Antithrombine

Hepar induratum n: engl. indurated liver. Verhärtete Leber. Es handelt sich nur um eine beschreibende Bezeichnung (Tastbefund) ohne nosologische Zuordnung.

Heparinisierung f: engl. heparinisation. Klinische Bezeichnung für parenterale Applikation von Heparin* als Antikoagulans. Im weiteren Sinn bezeichnet eine Heparinisierung auch die innere Beschichtung von Blutprobengefäßen mit Heparin zur Vermeidung der Blutgerinnung.

Formen:
- **Low-Dose-Heparinisierung:** s. c. Injektion von Heparin* in niedriger Dosierung zur Thromboseprophylaxe* oder Emboliephylaxe*, insbesondere perioperativ oder bei Immobilisierung
- **Vollheparinisierung:** i. v. oder s. c. Heparinisierung in therapeutischer Dosierung (höher als bei Low-Dose-Heparinisierung) entsprechend Ziel-aPTT (in Abhängigkeit von der Indikation, meist Verdopplung der physiologischen aPTT).

Heparinoide n pl: engl. heparinoids. Natürliche oder (halb-)synthetische Mukopolysaccharide mit heparinähnlichem, antikoagulatorischem Effekt. Wegen ihrer Toxizität und geringen therapeutischen Breite dienen sie als Mittel der 2. Wahl und werden überwiegend topisch eingesetzt. Beispiele sind Danaparoid* und Pentosanpolyphosphat. Im weiteren Sinn umfasst der Begriff auch Hirudin*-Analoga, Fondaparinux* und Rivaroxaban*.

Wirkmechanismus: Heparinoide bewirken ähnlich wie Heparin* eine indirekte Thrombinhemmung und inhibieren u. a. den Faktor Xa der Blutgerinnung.

Hepar lobatum n: engl. lobular liver. Lappenleber infolge tiefer narbiger Einziehungen. Sie tritt besonders nach Hepatitis gummosa auf (tertiäre Syphilis*).

Hepar moschatum → Muskatnussleber

Hepat-: Wortteil mit der Bedeutung Leber.

Hepatikojejunostomie → Hepatoenterostomie

Hepatikus: Abk. für → Ductus hepaticus communis

hepatische Hämolyse → Hämolyse

hepatische paraneoplastische Dysfunktion → Stauffer-Syndrom

hepatisches Koma → Enzephalopathie, hepatische

hepatisch-portalvenöser Druckgradient → Lebervenen-Verschlussdruck

Hepatitis f: Diffuse Entzündung des Leberparenchyms verschiedenster Ätiologie. Therapie und Prognose hängen ab von der Ursache.

Erkrankung: Klinische Einteilung:
- akute Hepatitis (≤ 6 Monate): meist akute Virushepatitis, beispielsweise: **1.** Hepatitis* A

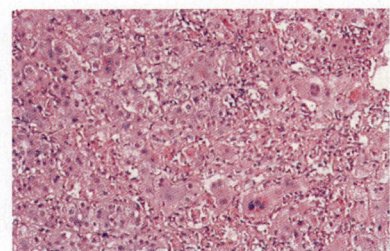

Hepatitis: Akute Virushepatitis (Leberhistologie).

2. Hepatitis B **3.** Hepatitis E **4.** ischämische Hepatitis
- chronische Hepatitis (> 6 Monate), beispielsweise: **1.** chronische Virushepatitis (B, B/D oder C) **2.** autoimmune Hepatitis* **3.** alkoholische und nichtalkoholische Fettleberhepatitis*.

Ätiologische Einteilung:
- Virushepatitis: Hepatitis A–E
- Begleithepatitis (akute Hepatitis) bei systemischer Infektionskrankheit: **1.** viral: v. a. durch Herpes-Viren (z. B. Mononucleosis* infectiosa, Zytomegalie*), Coxsackie-Viren, Arboviren (z. B. Gelbfieber*) oder Arenaviren (z. B. Lassa*-Fieber) **2.** bakteriell: v. a. Brucellose*, Leptospirose* oder Typhus* abdominalis **3.** parasitär: z. B. Malaria, Amöbiasis*, Schistosomiasis*
- nichtinfektiös: **1.** toxisch: Alkohol (akute alkoholische Fettleberhepatitis*), Umwelttoxin (z. B. Knollenblätterpilz), Schadstoffe (z. B. organische Lösungsmittel) **2.** metabolisch (z. B. nichtalkoholische Fettleberhepatitis, Hämochromatose, Porphyrie, Wilson*-Krankheit) **3.** Arzneimittelhepatitis **4.** autoimmune Hepatitis* **5.** ischämisch: Folge einer hämodynamischen Insuffizienz durch Rückwärtsversagen (akute Rechtsherzinsuffizienz bei Lungenembolie) oder Vorwärtsversagen (Kreislaufschock).

Pathologie:
- akute Virushepatitis: **1.** makroskopisch große, rote Leber; mikroskopisch portale und periportale entzündliche Infiltration mit Plasmazellen, Lymphozyten und Histiozyten, Proliferation von Kupffer-Sternzellen **2.** Einzelzelluntergänge (sog. Councilman-Körperchen) und Zellnekrosen, evtl. konfluierend und mit Ausdehnung von Zentralvene bis Portalfeld (sog. brückenbildende Nekrosen, siehe Abb.)
- chronische Hepatitis: **1.** Infiltrate von Entzündungszellen, Untergänge von Leberzellen durch Apoptose und Nekrose, Bindegewebevermehrung **2.** bedeutsam: Lokalisation

Hepatitis A

(lobulär, interface, portal) und Ausmaß der entzündlichen und fibrotischen, die Azinusarchitektur zerstörende Aktivität 3. Bewertung anhand sog. Score-Systeme, relevant für Therapieentscheidung und Prognose.

Klinik: Akute Virushepatitis: besonders bei Kindern asymptomatisch.
- schleichender Beginn mit Prodromalstadium (2–9 Tage): 1. schweres Krankheitsgefühl 2. Nausea 3. Inappetenz 4. häufig mäßiges Fieber 5. evtl. Arthralgie 6. flüchtiges Exanthem 7. Bradykardie
- anschließend Stadium der Organmanifestation (ca. 6–10 Wochen) mit: 1. Ikterus* (nur ca. 1/3 aller Fälle, Risiko zunehmend mit Lebensalter) 2. Juckreiz 3. Stuhlentfärbung 4. Dunkelfärbung des Urins 5. evtl. Leber- und Milzvergrößerung.

Chronische Hepatitis: häufig asymptomatisch oder mit wenig spezifischer Symptomatik (z. B. Müdigkeit, Leistungsminderung). Im entzündlichen Schub entspricht das klinische Bild einer akuten Hepatitis. Im weiteren Verlauf entwickeln sich zunehmend Zeichen einer Leberzirrhose*. **Komplikationen:**
- akute Hepatitis: 1. akutes Leberversagen* 2. ggf. Viruspersistenz mit Übergang in chronische Hepatitis (Hepatitis B, Hepatitis C)
- chronische Hepatitis: 1. Übergang in Leberzirrhose* 2. Entwicklung eines primären Leberzellkarzinoms*.

Diagnostik: Akute Virushepatitis:
- Klinisches Bild
- Labor: 1. stark erhöhte Transaminasen (Aspartat-Aminotransferase, Abk. AST*; Alanin-Aminotransferase, Abk. ALT) als Zeichen der Hepatozytenläsion (siehe de*-Ritis-Quotient) 2. erhöhtes Serumeisen und Ferritin 3. evtl. (bei Cholestase stark) erhöhte Gamma-GT (GGT) und alkalische Phosphatase (AP) 4. Anstieg von Bilirubin (Serum, Harn) und Urobilinogen (Harn) 5. Blutbild: häufig Leukopenie mit relativer Lymphozytose 6. bei schwerer Verlaufsform Gerinnungsstörung als Zeichen verminderter Syntheseleistung der Leber (siehe Leberfunktionstest*) 7. serologische Diagnostik durch Nachweis spezifischer IgM-Antikörper und viraler DNA bzw. RNA 8. ggf. Virusnachweis im Stuhl.

Chronische Hepatitis:
- Klinisches Bild
- Labor: 1. meist nur gering bis mäßig erhöhte Transaminasen 2. evtl. leicht erhöhte GGT und AP (v. a. bei Hepatitis C) 3. Virusserologie (Hepatitis B und C) 4. Bestimmung von Autoantikörpern, Alphafetoprotein
- bildgebende Verfahren: Ultraschalldiagnostik, CT, MRT
- transiente Elastographie

- Leberbiopsie*
- evtl. Laparoskopie.

Therapie:
- akute Hepatitis: 1. symptomatisch 2. allgemeine Maßnahmen, z. B. Alkoholkarenz, Vermeiden von v. a. hepatotoxischen Arzneimitteln 3. Pharmakotherapie je nach Ätiologie, z. B. antiviral (siehe Hepatitis* B, Hepatitis* C)
- chronische Hepatitis: 1. allgemeine Maßnahmen wie bei akuter Hepatitis 2. Pharmakotherapie je nach Ätiologie, z. B. antiviral, Immunsuppressiva 3. ggf. Lebertransplantation.

Hepatitis A *f:* Vom Hepatitis*-A-Virus (HAV) verursachte Leberentzündung (Hepatitis*). Der Erreger wird fäkal-oral durch Schmutz- und Schmierinfektion übertragen (z. B. Trinkwasser, Nahrungsmittel, Anreicherung in Muscheln). Infektiosität besteht während HAV-Ausscheidung mit dem Stuhl, beginnend mit der klinischen Symptomatik und dann rasch abnehmend. Die Therapie ist symptomatisch.
Erkrankung: Inkubationszeit: 15–50 (meist 25–30) Tage. Epidemiologie:
- Vorkommen in Deutschland bei abnehmender Durchseuchungsrate: v. a. als reiseassoziierte Erkrankung bei Reisen in Infektionsgebiete (Mittelmeerraum, Afrika, Südamerika, Orient).

Klinik: Verlauf:
- häufig asymptomatisch
- oft Bild einer Durchfallerkrankung
- im Kindesalter gelegentlich protrahiert (bis zu 6 Monate) bzw. zweigipfelig
- selten fulminant (0,1 %)
- niemals chronisch.

Diagnostik:
- klinisches Bild und labordiagnostischer Nachweis der akuten Hepatitis*
- spezielle serologische Diagnostik: 1. Nachweis von Anti-HAV-IgM für mind. 3 Monate 2. Nachweis von Anti-HAV-IgG lebenslang
- Virusnachweis im Stuhl.

Prophylaxe:
- allgemeine Hygienemaßnahmen
- aktive Immunisierung mit Hepatitis-A-Vakzine (siehe Hepatitis*-A-Schutzimpfung).

Hepatitis-A-B-C-Suchdiagnostik *f:* Suchtests auf Hepatitis*-A-, -B-, -C-Virus-Infektionen. Zu den Parametern gehören die Hepatitis-A-Virus-Antikörper, das HBs*-Antigen, die HBs*-Antikörper, die HBc*-Antikörper und die Hepatitis-C-Virus-Antikörper. Die Tests sind die erste Stufe einer Diagnostik bei Diarrhö*, Ikterus* und erhöhten Leberwerten mit Verdacht auf viral bedingte akute oder chronische Hepatitis.

Hepatitis-A-Labordiagnostik *f:* syn. HAV-Labordiagnostik. Tests zur Diagnose einer Infektion* mit dem Hepatitis*-A-Virus. Der indirekte Nachweis erfolgt über die Bestimmung der IgG- und IgM-Antikörper (Anti-HAV) mittels ELISA im Serum*. Ein Direktnachweis der Virus-RNA ist mittels PCR im Stuhl, EDTA-Blut oder Serum* möglich.

Hepatitis-A-Schutzimpfung *f:* syn. Hepatitis-A-Impfung. Aktive Immunisierung* gegen das Hepatitis*-A-Virus (HAV). Die Ständige* Impfkommission empfiehlt die Hepatitis-A-Schutzimpfung bei Reisen in Risikogebiete, für Personen mit krankheits- oder verhaltensbedingtem erhöhtem Risiko sowie für Personen, die durch ihren Beruf besonders gefährdet sind. Auch kurz nach Erregerkontakt ist eine Impfung noch sinnvoll (Postexpositionsprophylaxe*).
Vorgehen:
- Grundimmunisierung* und Auffrischimpfung* erfolgen nach Angaben in den Fachinformationen: 1. Einzelimpfstoff und Kombinationsimpfstoff* mit Typhus*: 2 Impfdosen im Abstand von 6–12 Monaten 2. Kombinationsimpfstoff mit Hepatitis* B: 3 Impfstoffdosen im Abstand von 0, 1 und 6(–12) Monaten 3. in der Regel keine Auffrischimpfung notwendig (Impfschutz über 25–30 Jahre).
- Die serologische Vortestung auf Anti-HAV ist nur bei den Personen sinnvoll, die länger in Endemiegebieten gelebt haben, in Familien aus Endemiegebieten aufgewachsen sind oder vor 1950 geboren wurden.
- Die Postexpositionsprophylaxe besteht aus: 1. 1. Impfung mit Einzelimpfstoff innerhalb von 14 Tagen nach Exposition (immer mit Einzelimpfstoff, da in Kombinationsimpfstoff weniger Antigen* enthalten ist) 2. 2. Impfdosis nach Fachinformation 3. ggf. simultane Gabe von Immunglobulinen* (siehe Indikationen).

Indikationen:
- Indikationsimpfung*: 1. Personen mit einem Sexualverhalten mit erhöhtem Expositionsrisiko, z. B. Männer, die Sex mit Männern haben (MSM) 2. Personen mit häufiger Übertragung mit Blutbestandteilen, z. B. i. v. Drogenkonsumierende, Patienten mit Hämophilie* oder Krankheiten der Leber/mit Leberbeteiligung 3. Bewohner von psychiatrischen Einrichtungen oder vergleichbaren Fürsorgeeinrichtungen für Menschen mit Verhaltensstörung oder Zerebralschädigung
- berufsbedingte Impfung bei Personen mit erhöhtem beruflichen Expositionsrisiko
- Reiseimpfung* bei Reisen in Regionen mit hoher Hepatitis-A-Inzidenz
- Postexpositionsprophylaxe: 1. bei Kontakt zu Personen, die an Hepatitis A erkrankt sind (v. a. in Gemeinschaftseinrichtungen) 2. Impfung mit monovalentem HAV-Impfstoff innerhalb von 14 Tagen nach Exposition 3. nach einer Exposition von Personen,

für die eine Hepatitis A eine besonders große Gefahr darstellt (z. B. chronisch HBV- oder HCV-Infizierte): simultan mit der 1. Impfung Gabe eines Immunglobulin-Präparats.

Impfstoffe:
- Einzelimpfstoffe für Kinder (1.–15. Lebensjahr)
- Einzelimpfstoffe für Jugendliche und Erwachsene
- Kombinationsimpfstoffe*: 1. Hepatitis-A-Hepatitis-B-Adsorbat-Impfstoff 2. Hepatitis-A-Adsorbat-Typhus-Polysaccharid-Impfstoff
- weitere Informationen siehe auch: Hepatitis-A-Adsorbat-Impfstoff.

Hepatitis, autoimmune f: Autoimmune Lebererkrankung mit progredienter Hepatitis*, insbesondere bei jungen Frauen (80 %). Es besteht eine genetische Disposition (HLA-B8 nachweisbar bei > 50 % der Fälle). Sie wird in Zusammenschau klinischer, laborchemischer (Gammaglobuline, IgG, Autoantikörper) und histologischer Befunde diagnostiziert. Behandelt wird mit Glukokortikoiden und Azathioprin.

Klinik:
- meist schleichender Beginn mit: 1. Müdigkeit 2. Oberbauchbeschwerden 3. Appetitlosigkeit
- selten initial akute Hepatitis
- schubweiser Verlauf, führt unbehandelt über chronische Hepatitis zur Leberzirrhose
- häufig Assoziation mit anderen Autoimmunopathien, z. B.: 1. Thyreoiditis 2. Atrophische Gastritis 3. Rheumatoide Arthritis, Sjögren-Syndrom, SLE
- selten auch Überlappungssyndrome mit anderen autoimmunen Lebererkrankungen, z. B.: 1. primär biliäre Cholangitis* 2. primär sklerosierende Cholangitis (PSC).

Therapie:
- Mittel der Wahl: Prednisolon* oder Budesonid* + Azathioprin* (mind. 2 Jahre, meistens lebenslang)
- Reservemittel: Cyclophosphamid, Tacrolimus*, Mycophenolatmofetil, Methotrexat*
- Osteoporoseprophylaxe: Kalzium und Vitamin D
- Ultima* Ratio: Lebertransplantation*.

Hepatitis-A-Virus n: engl. hepatitis A virus. Zum Genus Hepatovirus* der Familie Picornaviridae* gehörendes ikosaedrisches RNA-Virion (Ø 27 nm), welches Hepatitis* A verursacht. Es kommt bei Menschen und Affen vor und wird bei Infektion mit dem Stuhl ausgeschieden. Der direkte oder indirekte Nachweis einer Virusinfektion ist nach § 7 IfSG meldepflichtig.

Hepatitis B f: Weltweit häufigste Virushepatitis durch Infektion mit Hepatitis*-B-Virus (HBV), übertragen durch Sexualkontakt (ca. 50 %, mit hoher Virulenz), parenteral oder perinatal (vertikal). Risikofaktoren sind i. v. Drogenabhängigkeit, medizinische Berufe (Nadelstichverletzungen), enger Kontakt mit HBsAg-Trägern, Promiskuität, Transplantation und Transfusion (sehr selten). Eine Schutzimpfung ist verfügbar.

Erkrankung: Inkubationszeit: 45–180 (meist 60–120) Tage.

Klinik:
- häufig asymptomatisch
- symptomatischer Verlauf mit Ikterus (ikterisch) oder ohne Ikterus (anikterisch)
- nach akuter Hepatitis B (bei Erwachsenen) meist vollständige Spontanheilung mit lebenslanger Immunität
- selten (ca. 1 %) fulminanter Verlauf
- chronischer Verlauf (HBsAg > 6 Monate nachweisbar) kommt vor insbesondere bei: 1. perinataler oder infantiler HBV-Infektion 2. Immunsuppression.

Therapie: Akute Hepatitis B: Allgemeine Maßnahmen, z. B.
- Alkoholkarenz
- Meiden von (v. a. hepatotoxischen) Arzneimitteln.

Chronische HBV-Infektion bzw. Hepatitis B: Differenzierter Einsatz einer antiviralen Pharmakotherapie entsprechend der vier Phasen einer chronischen HBV-Infektion:
- Interferon (Peginterferon alfa-2a; Abk. PEG-IFN) cave: bei dekompensierter Leberzirrhose kontraindiziert
- Nukleosidanaloga (Entecavir) oder Nukleotidanaloga (Adefovirdipivoxil, Tenofovir, Tenofovir-Alafenamid), Abk. NA

Prognose: In 90 % der Fälle kommt es zur Spontanheilung, in 3 % zur chronischen Hepatitis mit Übergang zur Leberzirrhose. Die Letalität wird durch (Ko- oder Super-)Infektion mit Hepatitis*-D-Virus deutlich erhöht.

Hepatitis-B-core-Antigen n: syn. HBc-Antigen; Abk. HBcAg. Kapsidproteine (Coreproteine) des Hepatitis*-B-Virus. In dem ikosaedrischen Kapsid ist das virale Genom verpackt. Das HBc-Antigen induziert direkt nach der Infektion die Bildung von Antikörpern (Anti-HBc*).

Hepatitis-B-Impfstatus m: Individueller Impfschutz gegenüber Hepatitis-B-Viren. Der Hepatitis-B-Impfstatus wird 4–8 Wochen nach der Grundimmunisierung* anhand des HBs*-Antigen-Titers geprüft. Liegt dieser > 100 IE/l, ist der Impfschutz dauerhaft ausreichend. Nur bei Personen mit hohem Expositionsrisiko, wie OP-Personal, wird eine Kontrolle nach 10 Jahren empfohlen.

Hepatitis-B-Labordiagnostik f: syn. HBV-Labordiagnostik. Serologische Tests zu Diagnose und Verlauf einer akuten oder chronischen Infektion* mit dem Hepatitis*-B-Virus. Zu den Markern zählen das HBs*-Antigen, die HBs*-Antikörper, die HBc*-Antikörper, die HBc*-IgM-Antikörper, das HBe*-Antigen, die HBe-Antikörper und die Hepatitis-B-DNA. Diese Parameter treten bei Hepatitis* B in typischer Abfolge auf.

Stufendiagnostik: Suchtests:
- HBs-Antigen + HBc-Antikörper + HBs-Antikörper
- falls HBc-Antikörper positiv: HBc-IgM-Antikörper bestimmen.

Therapiekontrolle:
- HBs-Antikörper
- Hepatitis-B-DNA.

Bewertung: Interpretation des Suchtests siehe Abb.

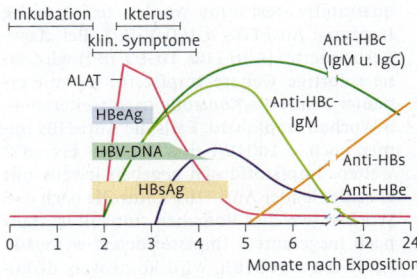

Hepatitis-B-Labordiagnostik: Typischer serologischer Verlauf einer akuten Hepatitis B.

Hepatitis-B-Schutzimpfung f: syn. Hepatitis-B-Impfung. Aktive Immunisierung* gegen das Hepatitis*-B-Virus (HBV). Die Ständige* Impfkommission empfiehlt die Standardimpfung* bei Säuglingen und Kleinkindern sowie die Indikationsimpfung* und berufsbedingte Impfung für Erwachsene mit erhöhtem Infektionsrisiko. Bei Reisen ist eine individuelle Gefahrenbeurteilung erforderlich.

Vorgehen: Grundimmunisierung*:
- innerhalb des 1. Lebensjahres 4 Impfdosen im Alter von 2, 3, 4 und 11–14 Monaten
- es ist ein Mindestabstand von 4 Wochen zwischen den einzelnen Impfdosen einzuhalten.

Nachholimpfung*:
- Personen < 18 Jahren: 3 Impfstoffdosen gesamt; 1. Impfstoffdosis Tag 0, 2. Impfstoffdosis nach 1 Monat, 3. Impfstoffdosis 6 Monate nach der 2. Impfung
- Personen ≥ 18 Jahren: nur bei gesundheitlichen bzw. berufsbedingten Risikofaktoren.

Bei Indikationsimpfung, berufsbedingter Impfung und Reiseimpfung gilt:
- Eine routinemäßige serologische Testung zum Ausschluss einer vorbestehenden HBV-Infektion vor Impfung gegen Hepatitis B ist nicht notwendig.
- Zur Kontrolle des Impferfolgs sollte 4–8 Wochen nach der 3. Impfstoffdosis Anti-HBs*

Hepatitis-B-Virus

quantitativ bestimmt werden (erfolgreiche Impfung: Anti-HBs ≥ 100 IE/l): **1.** Bei „Low-Respondern" (Anti-HBs 10–99 IE/l) wird eine sofortige weitere Impfstoffdosis mit erneuter Anti-HBs-Kontrolle nach weiteren 4–8 Wochen empfohlen. Falls die Anti-HBs immer noch < 100 IE/l sind, werden bis zu 2 weitere Impfstoffdosen gegeben jeweils mit anschließender Anti-HBs-Kontrolle nach 4–8 Wochen (welches Vorgehen sinnvoll ist, falls nach insgesamt 6 Impfstoffdosen weiterhin Anti-HBs < 100 IE/l, wird kontrovers diskutiert). **2.** Bei „Non-Respondern" (Anti-HBs < 10 IE/l): Bestimmung von HBsAg und Anti-HBc* zum Ausschluss einer bestehenden chronischen HBV-Infektion. Falls beide Parameter negativ sind, weiteres Vorgehen wie bei „Low-Respondern" **3.** Nach erfolgreicher Impfung, d. h. Anti-HBs ≥ 100 IE/l, sind im Allgemeinen keine weiteren Auffrischimpfungen erforderlich.

Indikationen:
- Standardimpfung im Säuglings- und Kleinkindalter
- Indikationsimpfung: **1.** Personen, bei denen wegen einer vorbestehenden oder zu erwartenden Immundefizienz bzw. -suppression oder wegen einer vorbestehenden Erkrankung ein schwerer Verlauf einer Hepatitis-B-Erkrankung zu erwarten ist, z. B. HIV-Positive, Hepatitis*-C-Positive, Dialysepatienten **2.** Personen mit einem erhöhten nichtberuflichen Expositionsrisiko, z. B. Kontakt zu HBsAg-Trägern in Familie/Wohngemeinschaft, Sexualverhalten mit hohem Infektionsrisiko, i. v. Drogenkonsumierende, Untersuchungshäftlinge und Strafgefangene, ggf. Patienten psychiatrischer Einrichtungen
- berufsbedingte Impfung bei Personen mit erhöhtem beruflichen Expositionsrisiko, z. B.: **1.** Personal in medizinischen Einrichtungen (einschließlich Labor- und Reinigungspersonal) **2.** Sanitäts- und Rettungsdienst **3.** betriebliche Ersthelfer **4.** Polizisten **5.** Personal von Einrichtungen, in denen eine erhöhte Prävalenz von Hepatitis-B-Infizierten zu erwarten ist (z. B. Gefängnisse, Asylbewerberheime, Behinderteneinrichtungen)
- Reiseimpfung* nach individueller Risikoabwägung.

Impfstoffe:
- Hepatitis-A-Hepatitis-B-Adsorbat-Impfstoff
- Diphtherie-Tetanus-Pertussis-Hepatitis-B-Poliomyelitis-Haemophilus-Typ-B-Adsorbat-Impfstoff
- Einzelimpfstoffe stehen in Deutschland derzeit nicht zur Verfügung.

Hepatitis-B-Virus n: engl. *hepatitis B virus*. Ikosaedrisches Virus (⌀ 42–45 nm) der Familie Hepadnaviridae mit ringförmig doppelsträngiger DNA. Es verursacht Hepatitis* B und besitzt keine direkten zytopathogenen Eigenschaften. Die Erkrankungserscheinungen beruhen vermutlich auf Immunreaktionen. Menschen und Affen dienen als Reservoir für das Virus.

Klinische Bedeutung: Direkter oder indirekter Nachweis ist meldepflichtig nach § 7 IfSG. Zu den Formen gehören:
- **akute HBV-Infektion: 1.** kürzlich erworbene Infektion mit HBV, ggf. mit Erhöhung der Transaminasen und Leberfunktionseinschränkung (akute Hepatitis B) **2.** meist selbstlimitierend
- **chronische HBV-Infektion** (> 6 Monate): **1.** chronische Hepatitis B **2.** hochvirämischer HBsAg-Trägerstatus oder niedrigvirämischer HBsAg-Trägerstatus ohne Zeichen der Leberzellschädigung
- **okkulte HBV-Infektion** (OBI): Nachweis von HBV-DNA bei negativem HBsAg-Nachweis; ggf. Nachweis von Anti-HBc und Anti-HBs.

Cave: Risiko der Virusübertragung bei Blut-, Gewebe- oder Organspende, Reaktivierung und Entwicklung einer Hepatitis unter Immunsuppression.

Hepatitis C f: Hepatitis*, verursacht durch Hepatitis*-C-Virus (HCV) mit unbehandelt hoher Chronifizierungsrate. HCV wird übertragen v. a. parenteral durch Blutkontakt, zunehmend durch Sexualkontakt, selten vertikal. Behandelt wird mit Kombinationen direkter antiviraler Agenzien (DAA), die Erfolgsrate ist inzwischen sehr hoch (> 95 % dauerhafte Viruselimination). Eine Impfung existiert bisher nicht.

Erkrankung: Inkubation: 2–26 (meist 7–8) Wochen. **Epidemiologie:**
- weltweite Verbreitung
- jährlich 3–4 Mio. Neuinfektionen
- chronische Hepatitis C bei 2–3 % der Weltbevölkerung (nach WHO)
- Prävalenz der Virusträger in Deutschland: 0,3 %.

Risikogruppen:
- Drogenabhängige (Prävalenz bis zu 90 %)
- Empfänger von Blutprodukten (häufigste Form der Transfusionshepatitis*)
- Organtransplantierte.

Klinik:
- meist asymptomatisch (ca. 90 %)
- selten akute Hepatitis
- sehr selten fulminanter Verlauf
- Chronifizierungsrate 70–80 %
- chronische Hepatitis C: meist subakuter Verlauf
- gelegentlich Assoziation mit Autoimmunkrankheiten.

Komplikationen:
- Viruspersistenz mit Übergang in eine chronische Hepatitis und Entwicklung: **1.** einer Leberzirrhose* **2.** eines primären Leberzellkarzinoms*
- Komplikationen durch gleichzeitiges Auftreten von Autoimmunkrankheiten.

Therapie: Kombinationstherapie* mit 2–4 direct-acting antiviral agents (DAA). Dabei unterscheiden sich das Kombinationsregime und die Behandlungsdauer je nach HCV-Genotyp, Viruslast und dem Vorliegen einer Zirrhose. Gegenwärtig kann für eine Erstbehandlung von einer dauerhaften Viruselimination > 95 % ausgegangen werden. Nach erfolgreicher HCV-Eradikation besteht kein Schutz vor einer erneuten Infektion.

Prognose:
- alle Virusgenotypen: dauerhafter Erfolg der Erstbehandlung mit DAA bei > 95 % der Patienten
- sinkende Chance auf Therapieerfolg bei hohem Lebensalter des Patienten sowie progredienter Fibrose.

Hepatitis C-Labordiagnostik f: syn. HCV-Labordiagnostik. Tests zu Diagnose und Verlauf einer Infektion* mit dem Hepatitis*-C-Virus. Als Suchtest werden Hepatitis-C-Virus-Antikörper (Anti*-HCV) mittels ELISA im Serum* bestimmt. Der Anteil an falsch-positiven Ergebnissen im Suchtest ist hoch, sodass Bestätigungstests mittels Immunoblot und der Direktnachweis der Virus-RNA über eine PCR erforderlich sind.

Hepatitis-C-Virus n: engl. *hepatitis C virus*. Virus (⌀ 50–60 nm) der Familie Flaviviridae*, welches die Hepatitis* C verursacht. Hepatitis-C-Viren haben eine hohe Mutationsrate, die Ursache für die häufige Chronifizierung von HCV-Infektionen sein können. Hepatitis-C-Viren kommen ausschließlich bei Menschen vor.

Hepatitis D f: Seltene Hepatitis*, die vom Hepatitis*-D-Virus (HDV) verursacht wird und ausschließlich in Kombination mit einer Hepatitis*-B-Infektion (häufig HBV-Simultaninfektion, selten HDV-Superinfektion eines HBs-Ag-Trägers) auftritt. 5–12 % der Patienten mit chronischer Hepatitis B in Westeuropa sind mit HDV koinfiziert. HDV wird parenteral über Blut- und Sexualkontakt übertragen.

Hepatitis-D-Virus n: engl. *hepatitis D virus*. Virusoid*, welches aus einer einzelsträngigen zirkulären RNA und dem sie umgebenden Hepatitis-Delta-Antigen (HDAg) besteht. Es verursacht die Hepatitis* D. Hepatitis-D-Viren benötigen für die Replikation und die primäre Zytopathogenität die Hülle des Hepatitis*-B-Virus (HBsAg). Folglich werden nur Hepatitis-B-Infizierte mit Hepatitis-D-Viren infiziert.

Hinweis: Der direkte oder indirekte Nachweis einer Virusinfektion ist nach § 7 IfSG meldepflichtig.

Hepatitis E *f*: Hepatitis, verursacht durch Hepatitis-E-Virus (HEV). HEV wird in der Regel fäkal-oral übertragen (z. B. durch Trinkwasser, nicht ausreichend gegartes Fleisch, Innereien), selten durch engen Kontakt mit Infizierten, ggf. auch perinatal und durch Organtransplantation. Betroffene sind infektiös während der HEV-Ausscheidung mit dem Stuhl. **Inkubationszeit:** 15–60 Tage. **Epidemiologie:**
- in Deutschland zunehmend autochthone Fälle (Genotyp 3 und 4) und nach Organtransplantation
- endemisch in: **1.** Indien **2.** Nordafrika **3.** Mittel- und Südamerika.

Klinik:
- klinisches Bild der akuten Hepatitis* E ähnlich wie bei Hepatitis* A, jedoch häufiger ikterisch
- im Rahmen endemischer Ausbrüche in 5–10 % (bei Schwangeren bis zu 25 %) fulminanter Verlauf, ggf. bis zum akuten Leberversagen
- sehr selten chronisch (Risikofaktor ist eine bestehende Immunsuppression)
- Schwangere durch fulminanten Verlauf gefährdet (Todesrate bis 10 %)
- autochthone Erkrankung häufig subklinisch.

Therapie: Die akute Hepatitis E bedarf bei immunkompetenten Personen in der Regel keiner oder allenfalls symptomatischer Behandlung. Bei chronischer HEV-Infektion sollte eine Viruseliminaton angestrebt werden mit:
- Peginterferon alfa-2
- Ribavirin
- ggf. Reduktion der Immunsuppression.

Hepatitis-E-Virus *n*: engl. *hepatitis E virus*. Unbehülltes Virus (∅ 30–34 nm) der Familie Hepeviridae (Genus Hepevirus), welches die Hepatitis* E verursacht. Bei einer Infektion wird HEV in großer Menge mit dem Stuhl ausgeschieden. Der direkte oder indirekte Nachweis einer Virusinfektion ist nach § 7 IfSG meldepflichtig.

Hepatitis infectiosa → Hepatitis

Hepatitis, ischämische *f*: engl. *ischemic hepatitis*; syn. hypoxische H. Akuter hepatozellulärer Schaden infolge hepatischer Zirkulationsstörung im Rahmen einer Herz- oder Kreislaufinsuffizienz (z. B. Lungenembolie*, kardiogener Schock*, hypovolämischer Schock*) mit dem biochemischen Profil einer Hepatitis. Es handelt sich nicht um eine primär entzündliche Lebererkrankung. Die Prognose ist abhängig von der Dauer der Hypoxämie.

Hepatitis, neonatale *f*: engl. *neonatal hepatitis*. Ungenaue Bezeichnung für eine heterogene Gruppe von Lebererkrankungen in den ersten 3 Lebensmonaten, die morphologisch durch eine Leberentzündung mit Bildung von Riesenzellen charakterisiert ist. Zur Diagnosestellung gehören der szintigrafische Nachweis gallengängiger Stoffe, die MRCP und die Leberbiopsie mit Riesenzellennachweis.

Hepatitis Non A–E *f*: engl. *hepatitis non A-E*. Bezeichnung für (Virus-)Hepatitis*, die nicht von Hepatitis*-Viren der Gruppen A bis E hervorgerufen wird. Seit 2002 wurden in Deutschland keine Fälle von Hepatitis Non A–E übermittelt.

Hepatitis-Viren *n pl*: engl. *hepatitis viruses*. Humanpathogene Erreger von ansteckenden Allgemeininfektionen, die sich u. a. in der Leber manifestieren und akute oder chronische Hepatitiden hervorrufen.

Einteilung:
- Hepatitis*-A-Virus (HAV): **1.** Erreger der Hepatitis A **2.** zur Gattung Hepatovirus gehörendes kubisches RNA-Virion (∅ 27 nm)
- Hepatitis*-B-Virus (HBV): **1.** Erreger der Hepatitis B **2.** kubisches Virus (∅ 42–45 nm) mit ringförmig doppelsträngiger DNA der Familie Hepadnaviridae **3.** Struktur: äußere Hülle des HBV wird vom Hepatitis-B-Oberflächen(surface)-Antigen (HBsAg) gebildet; Innenkörper (core) enthält das Kernantigen HbcAg (∅ 27 nm), dessen kryptische Form (HBeAg), eine DNA-Polymerase sowie eine Phosphokinase **4.** es wird vermutet, dass nur komplettes HBV (nicht HBsAg allein) infektiös ist
- Hepatitis*-C-Virus (HCV): **1.** Erreger der Hepatitis C **2.** Virus (∅ 50–60 nm) der Familie Flaviviridae mit hoher Mutagenität, die Ursache für die häufige Chronifizierung von HCV-Infektionen sein könnte
- Hepatitis*-D-Virus (HDV): **1.** Erreger der Hepatitis D **2.** Virusoid, das aus einzelsträngigem, zirkulärem RNA-Genom besteht, das mit dem Hepatitis-Delta-Antigen (HDAg) komplexiert ist (∅ 19 nm) und für die Replikation die Hülle von HBV (HBsAg) benötigt (∅ 35 nm)
- Hepatitis*-E-Virus (HEV): **1.** Erreger der Hepatitis E **2.** klassifiziert als eigene Gattung der Familie Hepeviridae (∅ 30–34 nm) mit Ähnlichkeit zu HAV
- Hepatitis-G-Virus (HGV): **1.** Erreger der Hepatitis G **2.** Virus der Familie Flaviviridae mit Ähnlichkeit zu HCV **3.** verursacht nur selten eine Leberentzündung.

Verschiedene Untersuchungen weisen auf die Existenz weiterer Hepatitis-Viren hin.

Hepatoblastom *n*: engl. *hepatoblastoma*. Seltener, maligner, embryonaler Lebermischtumor aus epithelialer und mesenchymaler Tumorkomponente. Palpable Raumforderung, Fieber, Störung des Ess- und Trinkverhaltens sowie selten Pubertas praecox sind führende Symptome. Laborchemie, Bildgebung und Histopathologie sichern die Diagnose. Die Therapie ist multimodal.

hepatocellularis → hepatozellulär

Hepatocyte Growth Factor: Abk. HGF. Glykoprotein (150 kDa), das von Zellen mesodermalen Ursprungs sezerniert wird und u. a. die Proliferation von Hepatozyten (stärkstes Mitogen), Nierenepithelzellen und epidermalen Melanozyten stimuliert. Des Weiteren beeinflusst HGF die Steroidgenese in den Ovarien und Testes sowie die Regulierung des Knochenmetabolismus und der Hämatopoese.

Klinische Bedeutung:
- erhöhte Werte bei Patienten nach Leberteilresektion
- Bestimmung der Serumkonzentration zur Therapiekontrolle bestimmter maligner Tumoren (frühzeitige Rezidiverkennung, Prognoseeinschätzung).

Hepatoenterostomie *f*: engl. *hepatoenterostomy*. Form der biliodigestiven Anastomose*, häufig als Hepatikojejunostomie, einer Anastomose zwischen Ductus hepaticus bzw. der Hepatikus-Gabel oder einem seiner beiden Hauptäste und einer nach Y-Roux ausgeschalteten Jejunumschlinge.

hepatogen: In der Leber* entstehend oder von der Leber ausgehend.

hepatolentikuläre Degeneration → Wilson-Krankheit

Hepatolienografie *f*: engl. *hepatosplenography*; syn. Hepatolienographie. Röntgenkontrastuntersuchung der Gefäße und des Parenchyms von Leber und Milz durch Angiografie*. Der Zugang erfolgt meist transfemoral nach selektiver Sondierung des Truncus coeliacus.

Indikationen:
- Verdacht auf Verschluss oder Stenose der Milz- und Lebergefäße
- präoperativ zum Ausschluss von anatomischen Varianten und tumorbedingten Gefäßinfiltrationen
- vor geplanter Tumorembolisation zur Klärung der Gefäßversorgung (z. B. bei primärem Leberzellkarzinom)
- Suche nach Blutungsquellen.

Hepatolith *m*: syn. Hepatikolith. In einem intrahepatischen Gallengang befindlicher Gallenstein.

Hepatom *n*: engl. *hepatoma*. Jede Art von Primärtumor der Leber, im engeren Sinn das Leberzelladenom* (benignes Hepatom) und das primäre Leberzellkarzinom* (syn. hepatozelluläres Karzinom).

Hepatomegalie *f*: engl. *hepatomegaly*; syn. Lebervergrößerung. Generalisierte Lebervergrößerung. In Kombination mit einer Milzvergrößerung spricht man von Hepatosplenomegalie. Die Indikation zur Therapie ergibt sich aus der Grunderkrankung.

Ursachen:
- kongestiv: passive Blutfülle durch Abflussbehinderung infolge kardialen Rückwärtsversa-

Hepatopathia gravidarum

  - gens (Stauungsleber) oder Budd-Chiari-Syndrom
  - infektiös: Virushepatitis, granulomatöse Hepatitis
  - metabolisch: Fettleber, nichtalkoholische Steatohepatitis (NASH), Speicherkrankheit mit hepatischer Akkumulation von Stoffwechselprodukten
  - toxisch: alkoholische Fettleber, alkoholische Steatohepatitis (ASH)
  - neoplastisch: u. a. bei Leukämie, Hodgkin-Lymphom.

Hepatopathia gravidarum → Icterus gravidarum

Hepatopathie *f*: engl. *hepatopathy*; syn. Hepatose. Sammelbezeichnung für nicht näher benannte Erkrankungen der Leber.

Hepatosplenografie → Hepatolienografie

Hepatosplenomegalie *f*: engl. *hepatosplenomegaly*; syn. Splenohepatomegalie. Leber- und Milzvergrößerung, z. B. bei portaler Hypertension* oder schwerer Rechtsherzinsuffizienz.

Hepatotoxizität *f*: engl. *hepatotoxicity*. Giftwirkung einer Substanz auf die Leber. Es handelt sich um eine häufige Form der Organtoxizität, da Prozesse der Biotransformation* v. a. in der Leber ablaufen. Bei diesen Prozessen entstehen auch toxische Metabolite.

Hepatotoxine:
  - Arzneimittel (z. B. Paracetamol, Amoxicillin/Clavulansäure, Isonizid, Rifampicin, Diclofenac, Ibuprofen)
  - Pflanzengifte (z. B. Knollenblätterpilz, Schöllkraut)
  - Schadstoffe (z. B. organische Lösungsmittel).

Hepatotrope Erreger-Labordiagnostik *f*: syn. Hepatitis-Erreger-Labordiagnostik. Suchtests zur Identifizierung von Viren*, Bakterien* oder Parasiten* als Verursacher von entzündlichen Erkrankungen der Leber. Zunächst wird nach den häufigsten Erregern der Hepatitis* gesucht, beispielsweise den Hepatitis-A-, -B- und -C-Viren. Wird die Ursache nicht gefunden, erfolgen weitere Tests in Abhängigkeit der klinischen Symptomatik* und der Anamnese*.

Stufendiagnostik: 1. Stufe (häufige Erreger):
  - Hepatitis*-Virus A, B, C: Hepatitis*-A-B-C-Suchdiagnostik
  - Epstein*-Barr-Virus: Epstein*-Barr-Virus-Antikörper.

2. Stufe (seltene Erreger, Bestimmung nach klinischer Symptomatik und Anamnese):
  - Hepatitis-D-Virus: Hepatitis-D-Labordiagnostik
  - Hepatitis-E-Virus: Hepatitis-E-Labordiagnostik
  - Zytomegalie*-Virus: Zytomegalie*-Virus-Antikörper
  - Leptospiren: Leptospiren*-Antikörper
  - Brucella*: Brucella*-Antikörper

  - Herpes*-simplex-Virus: Herpes-simplex-Antikörper
  - Amöben*: Amöben*-Nachweis im Stuhl, Direktnachweis in der Leberbiopsie
  - Coxsackie*-Virus: Coxsackie*-Virus-Antikörper
  - Echinokokken: Echinokokken*-Antikörper
  - Coxiella burnetii: Coxiella*-Antikörper.

Hepatovirus *n*: Virusgattung der Familie Picornaviridae*, die bei Menschen und Affen vorkommt und in Muscheln angereichert wird. Eine humanpathogene Art ist das Hepatitis*-A-Virus.

hepatozellulär: engl. *hepatocellular*; syn. hepatocellularis. Die Leberzelle betreffend, von ihr ausgehend, z. B. hepatozellulärer Ikterus*.

hepatozelluläres Karzinom → Leberzellkarzinom, primäres

Hepatozyten → Leber

Hepatozytenwachstumsfaktor → Hepatocyte Growth Factor

Hepp-Klassifikation → Trochleadysplasie

Heptest *m*: Funktioneller Gerinnungstest zur Bestimmung der Anti-Faktor-Xa-, Anti-Faktor-IIa- sowie TFPI-Aktivität im Blutplasma, der v. a. bei Heparinisierung* mit niedermolekularem Heparin* (NMH) angewendet wird.

Referenzbereich:
  - Heptest-Zeit < 30 Sekunden (Verlängerung durch NMH prophylaktisch 1,5- bis 2-fach, therapeutisch 3- bis 5-fach)
  - Angabe auch als Einheit pro ml Blutplasma anhand Standardkurven möglich.

herausforderndes Verhalten → Verhalten, herausforderndes

Herba Allii ursini → Allium ursinum

Herbert-Klassifikation → Skaphoidfraktur

Herbivoren *m pl*: engl. *herbivores*. Bezeichnung für Pflanzenfresser, die in der Nahrungskette Konsumenten 1. Ordnung sind.

Herbst effect → Persorption

Herbst-Effekt → Persorption

Herbstgrasmilbe → Milben

Herbstzeitlose → Colchicin

Herd *m*: engl. *focus*; syn. Fokus. Umschriebener Krankheitsprozess.

Herdenimmunität *f*: Unempfänglichkeit der Population für bestimmte Infektionskrankheiten, die auf einer hohen Durchseuchungsplus Durchimpfungsrate beruht. Herdenimmunität schützt auch ungeimpfte Individuen, da die Krankheitserreger sich nicht mehr ausreichend ausbreiten können. Die notwendige Höhe der Durchimpfungsrate variiert je nach Infektiosität zwischen 75 und 95 %.

Klinische Bedeutung: Die Herdenimmunität hat entscheidend dazu beigetragen, dass Infektionskrankheiten wie die Pocken ausgerottet werden konnten. Andererseits wird das Ziel der Ausrottung nicht immer erreicht, wie das Beispiel der Polio zeigt.

Herdenzephalitis, embolische → Enzephalitis

Herdinfektion → Fokalinfektion

Herdnephritis *f*: engl. *focal nephritis*. Herdförmige Glomerulonephritis* mit entzündlichen Läsionen der Nierenrinde. Ursachen sind bakterielle Infektionen, v. a. bei subakuter Endokarditis* oder Staphylokokkensepsis (z. B. infizierte Herzschrittmacherkabel, Portkathetersysteme oder Demers-Katheter).

Herdreaktion *f*: engl. *focal reaction*. Lokale Reaktion auf schädigende Einwirkungen im Gegensatz zur Allgemeinreaktion. Eine Herdreaktion beinhaltet auch das Aufflammen oder die Verstärkung einer lokalen (entzündlichen) Reaktion. Beispiel ist die Tuberkulinreaktion* bei Vorliegen eines tuberkulösen Lungenherds.

hereditär: engl. *hereditary*. Erblich, z. B. hereditäres Angioödem*.

hereditäre Albright-Osteodystrophie → Pseudohypoparathyreoidismus

hereditäre Koproporphyrie → Porphyrie, hepatische

Hereditäre Krebsdispositionssyndrome *n pl*: engl. *familial cancer syndromes*; syn. familiäre Krebssyndrome. Familiär gehäuft auftretende Tumorerkrankungen aufgrund genetischer Prädisposition. Familiäre Krebssyndrome sind meist autosomal-dominant erblich mit häufiger Tumormanifestation in verhältnismäßig jungem Lebensalter und in spezifischer Konstellation für das jeweilige Krebssyndrom. Beispiele für familiäre Krebssyndrome sind hereditäres* nichtpolypöses Kolonkarzinom, Ataxia* teleangiectatica, Fanconi*-Anämie und Neurofibromatose*. **Häufigkeit:** ca. 1–2 % der malignen Tumoren* entstehen im Rahmen von erblichen familiären Krebssyndromen. **Formen:** bisher etwa 20 Formen genetisch charakterisiert, z. B.
  - Li*-Fraumeni-Syndrom
  - hereditäres nichtpolypöses Kolonkarzinom (HNPCC)
  - Ataxia teleangiectatica
  - Bloom*-Syndrom
  - Xeroderma* pigmentosum
  - Fanconi-Anämie
  - WAGR-Syndrom
  - Neurofibromatose
  - familiäre* adenomatöse Polypose (FAP)
  - Nephroblastom*
  - Turcot*-Syndrom
  - Gardner*-Syndrom
  - multiples endokrines Neoplasie-Syndrom (MEN-Syndrom) Typ I, II A und II B.

hereditäre Netzhautdystrophie → Makuladystrophie

hereditäre Netzhautdystrophie → Retinopathia pigmentosa

Hereditäres nichtpolypöses Kolonkarzinom *n*: engl. *hereditary nonpolyposis colorectal carcino-*

ma syndrome; syn. Lynch-Syndrom; Abk. HNPCC. Autosomal-dominant vererbte Erkrankung mit deutlich erhöhtem Risiko für kolorektale Karzinome* und weitere Tumorerkrankungen. Ursache sind mutationsbedingte Störungen im Reparaturmechanismus der DNA. Behandelt wird durch Tumorentfernung, evtl. Chemotherapie. Familienmitglieder von HNPCC-Patienten sollten genetisch getestet, gesunde Träger der Mutation regelmäßig koloskopiert werden.
Erkrankung: Unterformen:
- Muir-Torre-Syndrom: zusätzlich Auftreten von Talgdrüsentumoren
- Turcot*-Syndrom: zusätzlich Auftreten von Hirntumoren*.

Genetik: Keimbahnmutationen in DNA-Mismatch-Repair-Genen (MLH1, MSH2, MLH3, MSH6, PMS1, PMS2) oder Deletionen im EPCAM-Gen. **Pathogenese:** Die Adenom*-Karzinom-Sequenz scheint beim HNPCC schneller abzulaufen. Typisch für die Karzinome sind eine Mikrosatelliten-Instabilität (MSI) und eine fehlende Anfärbbarkeit von Mismatch-Reparatur-Proteinen in der Immunhistochemie. **Lokalisation:** Kolorektale Karzinome kommen beim HNCPP häufig multipel vor, ca. 7 % der Betroffenen haben zur Zeit der Diagnosestellung mehr als einen Tumor. Sie befinden sich vor allem im rechten Hemikolon. Die Adenome sind im Vergleich zu sporadischen Adenomen größer und flacher, haben eine höhergradige Dysplasie oder sind vom villösen Typ. **Zweittumoren:** Neben dem erhöhten Risiko für kolorektale Karzinome ist auch das Risiko für andere Tumorarten erhöht:
- Endometriumkarzinom* bis ca. 50 %
- Ovarialkarzinom* < 10 %
- Magenkarzinom* < 10 %
- Urothelkarzinom* < 10 %
- Karzinome in Dünndarm*, Gallengängen* und Bauchspeicheldrüse mit einer geringeren Wahrscheinlichkeit.

Nach dem Vorkommen der Tumoren werden zwei Lynch-Syndrome unterschieden:
- Lynch-1-Syndrom: ausschließlich Darmkrebs
- Lynch-2-Syndrom: Darmkrebs und weitere Tumoren außerhalb des kolorektalen Bereichs.

Klinik: Betroffene sind meist asymptomatisch bis sich Symptome des kolorektalen Karzinoms einstellen:
- gastrointestinale Blutungen
- Bauchschmerzen
- veränderte Stuhlgewohnheiten.

Therapie:
- chirurgische Therapie analog Kolonkarzinom; totale oder subtotale Kolektomie* mit ileorektaler Anastomose beim Auftreten eines kolorektalen Karzinoms bzw. eines endoskopisch nicht resezierbaren Adenoms
- ggf. Behandlung extraintestinaler Manifestationen.

Aspirin senkt die Wahrscheinlichkeit des Auftretens eines kolorektalen Karzinoms bei HNPCC. Die optimale Dosis ist noch Ziel neuer Studien.
Prävention:
- genetische Untersuchung und humangenetische Beratung gesunder Verwandter 1. Grades von HNPCC-Patienten
- regelmäßige Kontrolluntersuchungen bei HNPCC-Betroffenen und gesunden Trägern der Mutation.

Heredität → Vererbung
Heredoataxia spinalis → Friedreich-Ataxie
Hering-Breuer-Reflex *m*: engl. *Hering-Breuer reflex*; syn. Lungendehnungsreflex. Regulationsmechanismus der Atmung. Dehnung der Lunge bei Inspiration aktiviert die Lungendehnungssensoren, die über Afferenzen im Nervus* vagus zur reflektorischen Hemmung der inspiratorischen und zur Aktivierung der postinspiratorischen Neurone des Atemzentrums* führen. Beide Reflexe begrenzen die inspiratorische Atemexkursion, was einer Überdehnung des empfindlichen Lungenparenchyms vorbeugt.
Klinische Bedeutung: Bei Überdruckbeatmung von Patienten mit obstruktivem Schlafapnoesyndrom* wird durch die Druckerhöhung in der Lunge häufig der Hering-Breuer-Reflex ausgelöst mit reflektorischer Hemmung des Atemzentrums und zentraler Apnoe.

Hering-Traube-Mayer-Wellen → Blutdruckwellen
Hermaphroditismus *m*: engl. *hermaphroditism*. Veraltete Bezeichnung für das Auftreten von Anomalien des gonadalen oder genitalen Geschlechts* (Intersexualität*). Der aktuelle Begriff lautet „DSD" (engl. Differences/Disorders of Sex Development), im deutschsprachigen Raum sollte der Terminus „Varianten der Geschlechtsentwicklung" verwendet werden.
Hernia → Hernie
Hernia diaphragmatica → Zwerchfellhernie
Hernia epigastrica → Hernia ventralis
Hernia femoralis → Schenkelhernie
Hernia inguinalis → Leistenhernie
Hernia ischiadica *f*: Seltene Form der Bauchwandhernie mit Foramen ischiadicum major oder minor als Bruchpforte. Betroffen sind überwiegend ältere Frauen, jenseits des 60. Lebensjahres. Behandelt wird operativ mit Hernioplastik*.
Klinik:
- häufig gluteale Schwellung durch die Hernie* mit druckbedingter Neuropathie des Nervus ischiadicus
- mögliche Komplikationen: 1. Inkarzeration von Darm 2. Herniation von Ureter und Blase mit Harnabflussstörung, Hydronephrose und Harnwegsinfektion.

Hernia lumbalis *f*: engl. *lumbar hernia*; syn. Petit-Hernie. Sehr seltene, im Bereich des oberen oder unteren lumbalen Dreiecks (trigonum lumbale) entstehende Bruchform der kulissenförmig angeordneten Rückenmuskulatur. Eine Hernia lumbalis entsteht selten primär, sondern ist häufig Folge eines Traumas, einer Neuropathie u. a.

Hernia lumbalis superior *f*: syn. Grynfelt-Hernie. Äußerst seltene Hernia* lumbalis, wobei die Bruchpforte kaudal der 12. Rippe im oberen lumbalen Dreieck liegt, getrennt vom Beckenkamm durch den M. obliquus internus.

Hernia obturatoria *f*: engl. *obturator hernia*. Seltene Form einer Beckenhernie mit dem Foramen obturatorium des Beckenrings als Bruchpforte, typische Hernie der Frau über 70 Jahre (Verhältnis Frauen zu Männern ca. 9 : 1). Der Bruchsack tritt durch den in der Membrana obturatoria befindlichen schlitzförmigen Canalis obturatorius.
Klinik:
- häufig inapparent
- jedoch bei Kompression des N. obturatorius durch den Bruchsack auch: 1. Schmerzen bzw. Parästhesien an der Innenseite des Oberschenkels bis zum Knie (sogenanntes Romberg-Zeichen) 2. Lähmung der Adduktoren.

Hernia paraumbilicalis → Hernia ventralis
Hernia retroperitonealis → Treitz-Hernie
Hernia scrotalis → Leistenhernie
Hernia spuria *f*: engl. *spurious hernia*. Selten verwendeter Oberbegriff für Hernien* des Bauchraumes ohne peritonealen Überzug. Herniae spuriae kommen vor als Gleithernie* oder Zwerchfellbruch des Hiatus oesophageus oder als Vorfall der Harnblase bei medialen Leistenbrüchen.

Hernia supravesicalis *f*: Seltene Hernienform der Leistenregion, die medial in der Fossa supravesicalis austritt. Die Bruchpforte liegt medial der Chorda arteriae umbilicalis, die Durchtrittsstelle dieser Hernie durch die Bauchwand ist der Anulus inguinalis externus. Behandelt wird operativ durch Hernioplastik*.

Herniation, zerebrale *f*: engl. *cerebral herniation*. Hirngewebeverschiebung (ohne Gewebedefekt) durch anatomisch präformierte Lücken infolge intrakranieller, raumfordernder Prozesse.
Formen:
- **transtentorielle Herniation** als horizontale Dislokation v. a. des oberen Anteils des Hirnstamms und des Uncus in den Tentoriumschlitz
- **tonsilläre Herniation** als Verdrängung einer oder beider Kleinhirntonsillen in das Foramen magnum

Hernia umbilicalis

- **subfalxiale Herniation** als Dislokation von Teilen des Gyrus cinguli unter die Falx cerebri.

Hernia umbilicalis → Nabelhernie

Hernia ventralis *f*: engl. *abdominal hernia*. Im Bereich der vorderen Bauchdecke entstehende Hernie* unterschiedlicher Genese und Lokalisation, wobei die postoperativen Narbenhernien die Mehrzahl dieser Bruchform ausmachen. Aufgrund der hohen Komplikationsrate (Inkarzeration und Strangulation) sollten alle Bauchwandbrüche der operativen Versorgung zugeführt werden. **Formen:**
- Narbenhernien*: nach Laparotomie oder nach Bauchwandverletzungen
- epigastrische Hernien: oberhalb des Nabels lokalisiert
- Nabelhernien*
- Hernia hypogastrica, Hernia supravesicalis: sehr selten unterhalb des Nabels auftretende Hernien
- Spieghelsche-Hernien (Herniae ventrales laterales): treten seitlich durch eine Lücke der Bauchwandaponeurosen zwischen Linea semilunaris Spiegheli und dem lateralen Rand der Rektusscheide hindurch
- parastomale Hernien: Spätkomplikation eines Enterostomas* mit Durchtritt von Baucheingeweiden (vorwiegend Dünndarm) entlang des ausgeleiteten Darms in die Subcutis.

Pathophysiologie: Zu Narbenbrüchen kann es bei einer plötzlichen Druckerhöhung im Bauchraum kommen, z. B. durch:
- Hustenstoß
- schnelles Aufstehen
- Pressen bei der Stuhlentleerung
- iatrogen durch inadäquate Nahttechnik.

Ursachen:
- postoperativ auftretende Wundheilungsstörung oder Entzündung
- erhöhter Bauchraumdruck, z. B. durch Übergewicht oder Lungenerkrankungen
- prädispositionierende Faktoren wie: 1. Diabetes mellitus 2. Bindegewebeschwäche 3. Neigung zu Wundheilungsstörungen.

Klinik:
- Verlässliche Frühsymptome gibt es nicht. Jedoch findet sich in aller Regel zunächst eine Schwellung im Bereich der Laparotomiewunde.
- Bei Darmeinklemmungen zeigen sich heftige Bauchschmerzen, Übelkeit und Erbrechen.
- Narbenbrüche können auch Jahre nach einer Operation auftreten.

Therapie:
- nur operativ möglich (Herniotomie/Hernioplastik)
- bei Inoperabilität evtl. Versorgung mit Bauchbinde oder Bruchband; cave: hierdurch lässt sich eine Inkarzeration allerdings nicht verhindern, daher ist, wo immer möglich, eine operative Versorgung anzustreben.

Hernie *f*: engl. *hernia*. Im engeren Sinne (Hernia vera) Verlagerung von Eingeweideteilen (Bruchinhalt) mit sackartiger Ausstülpung des parietalen Peritoneums* (Bruchsack, Hernia* spuria) durch anatomisch präformierte Lücken oder Schwachstellen (Bruchpforte).

Vorkommen:
- angeboren: z. B.: 1. unvollständiger Bauchwandschluss (Omphalozele*) 2. partiell offener Processus vaginalis peritonei
- erworben: 1. meist durch starke intraabdominale Drucksteigerung, z. B. bei Husten, Obstipation, Schwangerschaft, Heben schwerer Lasten 2. bei konstitioneller oder degenerativer Bindegewebeschwäche 3. Narbe (siehe Narbenhernie*).

Einteilung: Nach Lokalisation der Bruchpforte:
- **äußere** Hernie: Hervortreten von Bruchinhalt aus der Bauchhöhle heraus (Bruchpforte: Bauchwand, siehe Abb.): 1. Bauchwand der Leistenregion: Leistenhernie* (ca. 80 % aller Hernien), Schenkelhernie* (ca. 10 % aller Hernien) 2. vordere Bauchwand: Nabelhernie* (ca. 5 %), Hernia* ventralis 3. Zwerchfellhernie*
- **innere** Hernie: Verlagerung von Bruchinhalt innerhalb des Abdomens, z. B. in peritoneale Taschen, Treitz*-Hernie.

Therapie: Die Therapie erfolgt operativ durch Hernioplastik*. Bruchbänder und Bandagen sind obsolet, da weiterhin Inkarzerationsgefahr besteht.

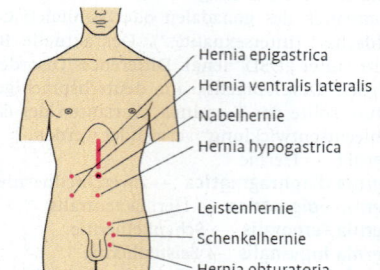

Hernie: Typische Lokalisationen der äußeren Hernie.

Hernie, äußere *f*: syn. äußere Bruchpforte. Hernie*, deren Bruchpforte in der Körperoberfläche liegt und bei der der Bruch unterhalb der Haut sichtbar wird.

Hernien-Einklemmung *f*: Einklemmung von Hernien* mit der Gefahr des Darmverschlusses oder einer Nekrose* durch Unterbrechung der Durchblutung des Bruchinhaltes.

Hernien-Reposition *f*: Notfallbehandlung bei inkarzerierter Hernie*. Hierbei wird unter gezielt dosiertem Druck, ggf. nach Analgosedation, das Inkarzerat, meist der eingeklemmte Dünndarm, in den Bauchraum zurückgedrängt. Gelingt dies nicht, ist eine notfallmäßige Operation notwendig, um eine Gangrän des Darmes zu verhindern.

Hernie, paraösophageale *f*: engl. *paraesophageal hernia*. Form der Hiatushernie*, bei der eine Verlagerung von Magenanteilen in typischer Weise links neben der Speiseröhre in das untere Mediastinum vorliegt. Der dislozierte prolabierte Magen ist vollständig in Peritoneum eingehüllt. Somit liegt ein echter Bruch vor.

Hernioplastik *f*: engl. *hernioplasty*; syn. Hernien-Reparation. Oberbegriff für chirurgisch plastische Verfahren zur Reparation einer Hernie* und zur anschließenden Rekonstruktion der anatomischen Strukturen. Das Operationsverfahren richtet sich nach Lokalisation und Beschaffenheit der Hernie, durchgeführten Voroperationen im Bauchraum sowie dem Alter des Patienten.

Prinzipien: Reparation der Leistenhernie*:
- **konventionell** offen chirurgische Operationstechnik: 1. Darstellen des Bruchs, ggf. Herniotomie* und Verschluss des Peritoneums an der Basis des Bruchsacks und Resektion desselben 2. anschließende Hernioplastik
- **transabdominale präperitoneale Hernioplastik (TAPP):** minimalinvasive laparoskopische Methode zum Verschluss der Bruchpforte durch Implantation eines Kunststoffnetzes (Polypropylen) zwischen dem Peritoneum und der Bauchdeckenmuskulatur
- **total extraperitoneale Hernioplastik (TEP):** minimalinvasiv, jedoch vollständig außerhalb der Bauchhöhle durchgeführte OP.

Bauchwandrekonstruktion bei Bauchwandhernien durch Nahttechniken: OP-Indikation: keine Spontanremission, hohe Einklemmungsgefahr. Hier gibt es verschiedene Operationsverfahren. Die häufigsten Verfahren sind:
- **offene Netzimplantation:** Einbringen des Netzes über einen Schnitt periumbilikal in die Sublay-Position (hinter die Rektusmuskulatur)
- **laparoskopisches intraperitoneales Onlay-Mesh (IPOM):** Reposition der Hernie und Einbringen eines beschichteten Netzes via Laparoskopie von innen auf die Bauchwand zur Überbrückung der Faszienlücke, Fixieren des Netzes mit resorbierbaren Tackern
- **Nabelhernie:** Spitzy-Operation (Direktnaht der Lücke nur bei kleinen Hernien unter 2 cm und fehlenden Risikofaktoren für ein Rezidiv (Adipositas, schweres Heben oder Tragen)
- **Narbenhernie** durch Nahtverfahren wie Fasziendopplung nach Mayo oder bei kleinen Brüchen auch der Naht auf Stoß.

Beide Verfahren werden in der Kinderchirurgie angewendet. Bei Erwachsenen mit einer Bruchlücke > 2 cm, einem Rezidivbruch oder Risikofaktoren für ein Rezidiv sollte eine Verstärkung mittels eines alloplastischen Netzes erfolgen.
Bauchwandrekonstruktion mittels Kunststoffnetz:
- Die Hernioplastik erfolgt mittels MESH in Sublay-Technik, wobei das Netz bei Medianlaparotomie zwischen hinterer Rektusscheide und -muskulatur platziert und befestigt wird.
- MILOS (Mini-or-Less-open-Sublay): Über einen kleinen Schnitt periumbilikal wird mit speziellen Instrumenten der Raum hinter der Rektusmuskulatur entweder unter direkter Sicht oder unter Visualisierung mittels einer endoskopischen Kamera (eMILOS) freipräpariert und das Netz in Sublay-Position eingebracht.
- Enhanced-view total extraperitoneal plastic (eTEP): Hier wird analog zur TEP bei Inguinalhernien mit laparoskopischen Instrumenten der Raum hinter der Rektusmuskulatur freipräpariert und anschließend der geschaffene Raum mittels CO_2-Insufflation offengehalten. Zum Abschluss wird nach Reposition der Hernie das Kunststoffnetz in diesem Raum platziert.
- IPOM: Der Eingriff erfolgt offen oder laparoskopisch durch ein intraperitoneal eingebrachtes, die Bruchpforte überspannendes Netz (intraperitoneales Onlay-Mesh, Abk. IPOM), häufig mit einseitiger Beschichtung zum Darm, um Verwachsungen zu vermeiden.

Herniotomie f: engl. *herniotomy*. Inzision des Bruchsacks zur Reposition des Bruchinhalts und Resektion des Bruchsacks bei konventioneller Hernioplastik*.

Heroin n: Dem Betäubungsmittelgesetz* unterliegendes Acetylderivat des Morphins*. Als psychotrope Substanz passiert es die Blut-Hirn-Schranke sehr leicht und birgt ein hohes Abhängigkeitspotenzial (Heroinabhängigkeit*). Im Gegensatz zu dem chemisch identischen, pharmazeutisch hergestellten und zur Behandlung der Opiatabhängigkeit eingesetzten Diamorphin weist sogenanntes Straßenheroin häufig Verunreinigungen auf.

Heroinabhängigkeit f: engl. *heroin dependence syndrome*. Form der Substanzstörungen als Abhängigkeitssyndrom* durch den Gebrauch von Heroin*.
Häufigkeit:
- Anteil der 18- bis 64-Jährigen in Deutschland: 0,3–0,4 %
- 12-Monats-Prävalenz: 150–200 000.

Komplikationen:
- erhöhtes Risiko für durch Blut übertragbare Krankheiten wie HIV-Infektion, Hepatitis B und C bei Nutzung gebrauchter Spritzen (sog. needle-sharing)
- bei Abstinenz* schweres Entzugssyndrom* mit Schwindel, Diarrhö, Erbrechen, Schweißausbrüchen, Blutdruckanstieg, Insomnie und Schmerzen, das ca. 36–72 Stunden nach der letzten Injektion seinen Höhepunkt erreicht und 5–8 Tage anhalten kann.

Diagnostik:
- körperliche Untersuchung (Einstichstellen)
- klinisches Interview, Fremdanamnese
- Harn- und Haartests.

Therapie:
- nach Entzugsbehandlung abstinenzorientierte (meist) stationäre Entwöhnungsbehandlung über 3–4 Monate, Verhaltenstherapie, therapeutische Gemeinschaft; Nachteil: geringe Bereitschaft für diese Therapieform
- ambulante Substitution mit Methadon* (Methadon*-Substitution) oder Buprenorphin* und ggf. qualifizierte psychosoziale Begleitung; Nachteil: Beikonsum anderer Substanzen und mangelnde Bereitschaft zum Ausstieg
- Diamorphin-Substitution: Originalvergabe von Heroin (heroingestützte Behandlung).

Prognose:
- nach Entwöhnungsbehandlung: 20–25 % Abstinenz nach 2 Jahren
- bei Methadon*-Substitution: deutliche Verbesserung der körperlichen und sozialen Situation bei Langzeitsubstitution; Abstinenz < 10 %.

Herpangina f: syn. Zahorsky-Krankheit. Meist bei Kleinkindern in den Sommermonaten auftretende Enterovirus-Infektion mit Coxsackie*-Viren. Nach einer Inkubationszeit von 2–6 Tagen kommt es zu rasch ansteigendem Fieber, samtartig aufgelockerter Rachenschleimhaut, kleinen Bläschen und Ulzerationen am weichen Gaumen, Schluckbeschwerden, Erbrechen, Kopfschmerz und manchmal Meningismus. Behandelt wird symptomatisch.

Herpes corneae m: engl. *herpetic keratitis*; syn. Keratoconjunctivitis herpetica. Oft rezidivierende Infektion der Hornhaut durch Herpes-simplex-Viren (Typ 1, perinatal selten Typ 2). Symptome sind Bildung von Hornhautgeschwüren und Narben sowie Verlust der Hornhautsensibilität mit schweren trophischen Störungen (sog. Metaherpes). Behandelt wird systemisch und lokal mit Virostatika* (z. B. Aciclovir, Trifluorthymidin). **Vorkommen:**
- meist im Rahmen einer endogenen Reinfektion durch Latenz der Viren im Ganglion trigeminale (Gasseri)
- selten als Primärinfektion.

Formen:
- oberflächlicher (epithelialer) Herpes corneae (syn. Keratitis dendritica, Keratitis geographica; siehe Abb.)

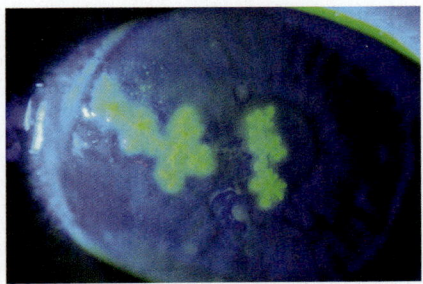

Herpes corneae: Typische bäumchenartige Epithelläsion der Hornhaut; Fluoresceinfärbung. [133]

- tiefer Herpes corneae (syn. Keratitis stromalis, Keratitis disciformis): Endothelbefall mit scheibenförmiger Hornhauttrübung.

Herpes genitalis → Herpes simplex
Herpes gestationis → Pemphigoid gestationis
Herpes labialis → Herpes simplex
Herpes menstrualis → Herpes simplex
Herpessepsis des Neugeborenen f: engl. *herpes sepsis of the newborn*. Schwere generalisierte, d. h. disseminierte systemische Verlaufsform einer Neugeborenensepsis* durch Infektion mit dem Herpes*-simplex-Virus (HSV). Initial sind die Symptome oft unspezifisch, richtungsweisend sind Lokalsymptome wie Aphthen*, Konjunktivitis* oder generalisierte Bläscheneruption. Bereits im Verdachtsfall erfolgt die Gabe von Aciclovir* i. v. hochdosiert. Prophylaxe ist möglich.

Ätiologie:
- in der Mehrzahl der Fälle Primärinfektion des Neugeborenen während der Geburt durch die mit Herpes*-simplex-Virus, meist HSV-2, im Genitalbereich infizierte Mutter
- in sehr seltenen Fällen auch pränatal diaplazentare oder selten postpartale Infektion durch infektiöse Kontaktperson, dann meist Herpes labialis, HSV-1
- deutlich höheres Erkrankungsrisiko des Neugeborenen bei Erstinfektion der Mutter.

Klinik:
- initial oft unspezifisches septisches Krankheitsbild mit Zeichen der Übererregbarkeit, Trinkschwäche, Fieber, Apnoe, Zyanose*
- Lokalsymptome wie charakteristische gruppierte Bläschen auf erythematösem Grund, Aphthen*, Konjunktivitis* oder evtl. generalisierte Bläscheneruption
- häufig Hepatitis mit Erhöhung der Leberenzyme, Ikterus, Aszites bis hin zum Leberversagen
- bei ZNS-Beteiligung Krampfanfälle, gespannte Fontanelle, Lethargie, Koma, diffuse Hirnschädigung mit dem Endstadium einer multizystischen Leukomalazie

Herpes simplex

- Viruspneumonie, Myokarditis, disseminierte intravasale Gerinnung und nekrotisierende Enterokolitis möglich.
- Viruspneumonie, Myokarditis, disseminierte intravasale Gerinnung und nekrotisierende Enterokolitis möglich.

Diagnostik:
- bei Verdacht zur initialen Diagnostik PCR auf HSV-1 und HSV-2 aus Hauteffloreszenzen, oropharyngealem Abstrich, Konjunktiven, Blut und Liquor
- Serologie zur Unterscheidung zwischen Primärinfektion und einer rezidivierten Infektion bzw. einem mütterlichen Leihtiter
- bei ZNS-Beteiligung: Liquorpunktion (Pleozytose, normale oder leicht erniedrigte Glukosekonzentration, leicht erhöhtes Protein), EEG, MRT, Schädelsonografie
- Serologie hilft zwischen einer Primärinfektion und einer rezidivierten Infektion bzw. einem mütterlichen Leihtiter zu unterscheiden
- ZNS-Beteiligung: Liquorpunktion (Pleozytose normale oder leicht erniedrigte Glukosekonzentration, leicht erhötes Protein), EEG, MRT, Schädelsonografie

Therapie: Sofortiger Therapiebeginn bereits bei Verdacht mit Aciclovir und ggf. Absetzen bei negativen PCR-Ergebnissen.

Prognose: Schlechte Prognose auch bei frühzeitigem Therapiebeginn, häufig tödlicher Verlauf.

Prävention:
- Kaiserschnittentbindung bei primärer oder manifestierter, rekurrierender, genitaler Herpes-simplex-Virus-Infektion der Mutter am Geburtstermin
- bei Erstmanifestation eines genitalen Herpes simplex während der Schwangerschaft Prophylaxe mit Aciclovir bei der Mutter
- möglichst kein Neugeborenenkontakt zu Personen mit Herpes simplex, ggf. entsprechende Hygienemaßnahmen, v. a. hygienische Händedesinfektion und Mundschutz.

Herpes simplex *m*: engl. *herpes*. Pantrope, fakultativ neurotrope Viruserkrankung durch Primärinfektion mit Herpes*-simplex-Virus (HSV) oder durch Reaktivierung von in Ganglien persistierenden Viren. Aus oberflächlichen Läsionen, beispielsweise an Lippen oder Genitalien, entstehen typische Bläschen, die zu Krusten eintrocknen. Schwere Verlaufsformen sind möglich. Behandelt wird mit Virostatika*.

Übertragung:
- Schmier- und Tröpfcheninfektion aus Herpesläsionen
- Erstinfektion meist im Kleinkindalter
- Perinatalinfektion* (aszendierend) oder pränatal diaplazentar (TORCH*-Komplex).

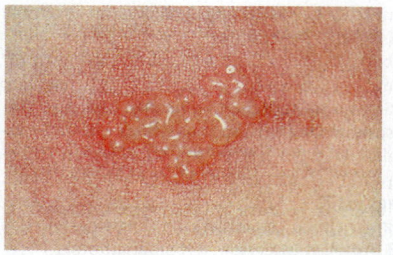

Herpes simplex: Gruppierte Bläschen auf gerötetem Grund. [3]

Inkubationszeit: Primärinfektion 2–7 Tage.

Lokalisation:
- meist Lippen (Herpes labialis, in der Regel HSV-1)
- Vulva bzw. Penis (Herpes genitalis, in der Regel HSV-2)
- Gesicht (v. a. Naseneingang), an Wangen, Ohrläppchen, Augenlidern, Konjunktiven, Hornhaut (Herpes simplex cornea)
- an den Glutäen (Herpes simplex gluteus)
- bei Kleinkindern auch an Fingern (v. a. Nagelfalz).

Klinik:
- Juckreiz und Spannungsgefühl, dann gruppierte Bläschen auf gerötetem Grund, die zu Krusten eintrocknen und nach 8–10 Tagen narbenlos abheilen (siehe Abb.)
- häufig geringe Schwellung und Dolenz regionaler Lymphknoten
- nur bei 1 % aller Infektionen (v. a. bei Kindern) klinisch apparenter Verlauf: 1. meist als Gingivostomatitis* herpetica 2. seltener als Vulvovaginitis* herpetica, Herpes* corneae
- schwere Verlaufsformen mit zum Teil hoher Mortalität: 1. Herpessepsis* des Neugeborenen 2. Ekzema herpeticatum 3. Herpes*-simplex-Enzephalitis
- Rezidive (Herpes simplex recidivans): 1. zum Teil in regelmäßigen Abständen 2. häufig auch am gleichen Ort (Herpes simplex recidivans in loco) 3. durch Irritation latent infizierter Neuronen nach fiebrigem Infekt (Herpes febrilis mit sog. Fieberbläschen), Sonnenlichtexposition (Herpes solaris), Menstruation (Herpes menstrualis), Trauma (Herpes traumaticus), Magen-Darm-Störungen, auch durch Immunsuppression, hormonale oder psychische Faktoren
- bei diaplazentarer Infektion ggf. Frühabort oder Fetopathie (v. a. mit Beteiligung von Haut, Augen, ZNS; vgl. Varizellen*).

Diagnostik:
- klinisch
- Virusnachweis.

Therapie:
- symptomatisch
- Virostatika* (z. B. Aciclovir*), insbesondere bei Rezidivneigung bereits im Frühstadium.

Herpes-simplex-Antikörper *m sg, pl*: syn. HSV-Antikörper. Antikörper gegen Herpes*-simplex-Virus Typ 1 oder Typ 2. Der Test ist indiziert zum Ausschluss einer akuten Primärinfektion*. Der Nachweis erfolgt über Komplementbindungsreaktion* (KBR), ELISA oder Westernblot im Serum*. Kreuzreaktionen* zwischen Typ 1 und Typ 2 sind häufig. Eine sichere Diagnosestellung erfolgt über den Virusnachweis.

Indikationen: Ausschluss einer primären Infektion mit Herpes-simplex-Viren:
- Ekzema herpeticum
- Gingivostomatitis
- Vulvovaginitis
- Herpes progenitalis
- Keratokonjunktivitis
- Meningoenzephalitis
- primäre Herpesepsis des Neugeborenen.

Material und Präanalytik: Serum.

Referenzbereiche: Siehe Tab. 1

Bewertung: Siehe Tab. 2

Praxishinweise:
- eingeschränkte Aussagekraft, da hohe Durchseuchung der Bevölkerung: 1. im Kleinkindalter 50 % 2. im frühen Erwachsenenalter 70–80 %

Herpes-simplex-Antikörper: Tab. 1
Herpes-simplex-Antikörper im Serum.

Test	Normwerte
KBR	< 1 : 40
Westernblot/ELISA (HSV-1 und HSV -, IgG oder IgM)	negativ

Herpes-simplex-Antikörper: Tab. 2
Herpes-simplex-Antikörper im Serum.

Bewertung	IgM	IgG	KBR
akute Primärinfektion	meist positiv	nach 1–2 Wochen positiv/steigend	erhöht
ausgedehntes Rezidiv	oft positiv	nach 1–2 Wochen positiv/steigend	stark erhöht
umschriebenes Rezidiv	selten positiv/steigend	selten positiv/steigend	
frühere Infektion	negativ	positiv	

- nicht geeignet zum Nachweis des floriden Herpes genitalis am Ende der Schwangerschaft
- bei Verdacht auf Herpes-Enzephalitis: sofortiges Einleiten der Therapie ohne Abwarten der Laborergebnisse.

Herpes-simplex-Enzephalitis *f:* engl. *herpes simplex encephalitis;* syn. Meningoencephalitis herpetica. Sporadische, nekrotisierende, herdförmige Enzephalitis* mit bevorzugtem Befall von Temporal- und Frontallappen durch Herpes*-simplex-Virus Typ 1, sehr selten Typ 2. Klinisch zeigen sich Fieber*, Kopfschmerzen, Aphasie*, Hemiparese* und epileptische Anfälle. Therapiert wird u. a. mit Aciclovir unter intensivmedizinischer Überwachung. Unbehandelt verläuft die Erkrankung meist letal.

Herpes-simplex-Virus *n:* engl. *herpes simplex virus.* DNA-Virus aus der Alphasubfamilie der Herpesviridae*. Dazu gehören das HSV-1 (oraler Stamm) und HSV-2 (genitaler Stamm). Ihre Zuordnung zu den jeweils typischen klinischen Lokalisationen ist nicht obligat. HSV kommt weltweit vor und ist in Speichel, Harn und Stuhl angesiedelt.
Infektion: HSV penetriert als Nukleokapsid in die Nervenendigungen und gelangt mit dem axonalen Strom in die zugehörigen Ganglien. Nach 1–2 Tagen beginnt die aktive produktive Infektion, die am 4. Tag ihren Höhepunkt erreicht und ab dem 6. Tag (wahrscheinlich durch die zelluläre Abwehr) auf ein Minimum begrenzt wird. Symptome treten erst ab dem 6. Tag nach Infektion auf, die Virusausscheidung hält bis zum 10. Tag an. Es schließt sich eine obligat lebenslang latent persistierende Infektion mit Möglichkeit der Reaktivierung an. Diese hängt v. a. ab von einer Irritation latent infizierter Neurone (durch Fieber, Traumen, Strahlung), aber auch von der Abwehrlage des Organismus und kann asymptomatisch oder symptomatisch als Rezidiv unterschiedlichen Schweregrades verlaufen.
- Infektion durch Mikroläsionen in Haut und Schleimhaut (Urogenitaltrakt, Mund und Gastrointestinaltrakt, Konjunktiven)
- Erstinfektion meist bis zum 5. Lj., verläuft in 99 % der Fälle inapparent
- 85 % der jungen und über 90 % der älteren Erwachsenen sind seropositiv
- bei der Geburt auf das Neugeborene übertragene Herpes*-simplex-Viren können zu schweren, generalisierten und häufig tödlichen Erkrankungen (Herpes neonatorum) führen (Herpessepsis* des Neugeborenen).

Onkogenität: HSV können Zellen in Tieren und Zellkulturen neoplastisch transformieren. Außerdem wird diskutiert, ob ein Zusammenhang von HSV-2 und der Genese von Zervixkarzinomen besteht. Im Vergleich zum humanen Papillomavirus (Typ 16 und 18) ist HSV von untergeordneter Bedeutung.

Herpes-Viren → Herpesviridae

Herpes-Viren-Infektion *f:* syn. Herpesvirus-Infektion. Infektionen durch DNA-Viren der Familie der Herpesviridae* wie Herpes labialis, Windpocken und infektiöse Mononukleose. Sie werden von Mensch zu Mensch übertragen, persistieren lebenslang mit unterschiedlicher Reaktivierungshäufigkeit und haben 8 humanpathogene Vertreter (HHV 1–8). Diagnostiziert wird mittels Antikörpernachweis, therapiert symptomatisch oder virostatisch.

Herpesviridae *f pl:* engl. *herpes viruses.* Familie ikosaedrischer DNA-Viren mit einer Hüllmembran (⌀ 150–200 nm), und linear-doppelsträngiger DNA. Aktuell sind mehr als 100 Spezies bekannt, die weltweit vorkommen. Herpesviridae haben die Fähigkeit zur Latenz, d. h. die virale DNA liegt Wirtszellen integriert oder episomal vor, wird jedoch nicht repliziert.
Übertragung:
- direkte und indirekte Kontaktinfektion, z. B. über Speichel
- diaplazentar

Viruszyklus: Nach Infektion binden Herpesviridae an Oberflächenrezeptoren der Wirtszellen und werden daraufhin internalisiert. Im Inneren der Wirtszelle löst sich das virale Kapsid auf und die virale DNA wandert in den Zellkern der Wirtszelle. Eine Herpesinfektion ist entweder latent, d. h. die virale Replikation und Genexpression ist eingeschränkt, oder es erfolgt eine lytische Replikation. Bei der lytischen Replikation kommt es zur Replikation* sowie Transkription* und Translation* der viralen DNA, wodurch neue Viruspartikel produziert werden. Nach Zusammenbau der neuen Viruspartikel erfolgt deren Endozytose. Manche Herpesviren produzieren auch lytische Enzyme, welche eine Lyse der Wirtszelle bewirken und somit die Freisetzung der Viruspartikel ermöglichen.
Einteilung: In 3 Subfamilien:
- **Alphavirinae** (α-Herpes-Viren, Replikationszyklus < 24 h) mit den Genera: **1.** Simplexvirus: Herpes*-simplex-Virus (HSV-1 = humanes Herpesvirus HHV-1); HSV-2 = HHV-2) **2.** Varicellovirus: Varicella*-Zoster-Virus (= HHV-3); Herpesvirus simiae (Herpes-B-Virus), Herpesvirus suis (Pseudorabies-Virus)
- **Betavirinae** (β-Herpes-Viren, Replikationszyklus > 24 h) mit den Genera: **1.** Cytomegalovirus: Zytomegalie*-Virus bei Mensch (= HHV-5), Nagetier und Schwein **2.** Muromegalovirus: Maus-Zytomegalie-Virus **3.** Roseolovirus: HHV-6 und HHV-7
- **Gammavirinae** (γ-Herpes-Viren, lymphoproliferativ) mit den Genera: **1.** Lympho-

Herpesviridae:
Humanpathogene Herpes-Viren und deren typische Krankheitsbilder.

Typ	Herpes-Virus	Synonym	typische Krankheitsbilder/Bedeutung
HHV-1	Herpes-simplex-Virus Typ 1 (α-Herpes-Viren)	HSV-1	Stomatitis aphthosa, ulcerosa; Herpes labialis, nasalis; Keratitis herpetica; Enzephalitis
HHV-2	Herpes-simplex-Virus Typ 2 (α-Herpes-Viren)	HSV-2	Herpes genitalis, Meningitis; cave: klinische Krankheitsbilder dieser beiden HSV-Typen nicht immer streng getrennt
HHV-3	Varizella-Zoster-Virus (α-Herpes-Viren)	VZV	Varizellen, Zoster; prä- und perinatale Infektionen
HHV-4	Epstein-Barr-Virus (γ-Herpes-Viren)	EBV	Mononucleosis infectiosa, Hepatitis
HHV-5	Zytomegalie-Virus (β-Herpes-Viren)	CMV	Hepatitis; pränatale Erkrankungen mit ZNS-Defekten; bei AIDS: generalisierte Infektionen (Pneumonie, Retinitis, Kolitis); seltener Mononukleose-ähnliche Verläufe
HHV-6	Humanes-Herpes-Virus Typ 6 (β-Herpes-Viren)	HHV-6	Drei-Tage-Fieber (Exanthema subitum oder Roseola infantum); Mononukleose-ähnliches Syndrom
HHV-7	Humanes-Herpes-Virus Typ 7 (β-Herpes-Viren)	HHV-7	Erstbeschreibung 1991; Pityriasis rosea (?), unklare Fieberzustände; Exanthema subitum
HHV-8	Humanes-Herpes-Virus Typ 8 (γ-Herpes-Viren)	HHV-8	Nachweis von Virus-DNA-Sequenzen in Kaposi-Sarkom-Zellen

cryptovirus: Epstein*-Barr-Virus (= HHV-4) 2. Rhadinovirus: HHV-8 (Nachweis von Virus-DNA-Sequenzen in Kaposi-Sarkom-Zellen).
Klinische Bedeutung: Herpesviridae verursachen unterschiedliche Krankheitsbilder (siehe Tabelle) und etablieren nach erfolgter Primärinfektion ein Stadium der lebenslangen Persistenz, z. T. als echte Viruslatenz. Unter einer echten Viruslatenz versteht man dabei, dass das Virus im Wirt verbleibt, ohne aktiv zu replizieren. Reaktivierungen sind unterschiedlich häufig und erfolgen z. B. auf Grund von Immunsuppression*. Außerdem sind einige Herpesviridae in ihren natürlichen Wirten oder in Versuchstieren onkogen, z. B. das Epstein*-Barr-Virus.
Krankheitsbilder: Siehe Tab.
Herpes zoster → Zoster
Herpes-zoster-Virus → Varicella-Zoster-Virus
HER2-Status: syn. HER2-negativ. Bezeichnung dafür, ob auf den Tumorzellen eines Mammakarzinoms* der Wachstumsfaktorrezeptor HER2/neu exprimiert ist oder nicht. Eine starke Überexpression von HER2/neu ist mit einem schnellen Tumorwachstum assoziiert. HER2-positive Patientinnen profitieren von einer Therapie mit gegen HER2/neu-gerichteten Antikörpern (z. B. Docetaxel*), HER2-negative Patientinnen nicht.
Hertwig-Magendie-Syndrom → Skew Deviation
Herxheimer-Jarisch-Reaktion → Jarisch-Herxheimer-Reaktion
Herxheimer-Krankheit → Akrodermatitis chronica atrophicans
Herz *n*: engl. *heart*; syn. Cor. Zentrales muskulöses Hohlorgan im Blutkreislauf*, das durch abwechselnde Kontraktion (Systole*) und Erschlaffung (Diastole*) den Blutstrom in den Gefäßen erzeugt. Das Herz liegt im Mediastinum* zwischen den beiden Lungenflügeln. Innen ist es in jeweils 2 Herzvorhöfe und Herzkammern (Ventrikel) unterteilt, die durch Herzklappen getrennt sind.
Anatomie: Topografie: Das Herz wird vom Herzbeutel (Perikard*) umschlossen, der sich hinter dem Sternum* im mittleren Mediastinum* zwischen den beiden Lungenflügeln befindet und dem Zwerchfell* fest aufliegt. Der Herzbeutel ist gegenüber den Lungen verschieblich. Die anatomische Herzachse* verläuft von der Herzbasis* (rechts, kranial und dorsal) zur Herzspitze* (links, kaudal und ventral). Der linke Ventrikel berührt mit seiner Spitze (Apex) die Brustwand und ist im 5. Interkostalraum* links in der Medioklavikularlinie als Herzspitzenstoß* tastbar. **Aufbau:** Vom Perikard* umgeben, lassen sich am Herzen selbst 3 Schichten unterscheiden:

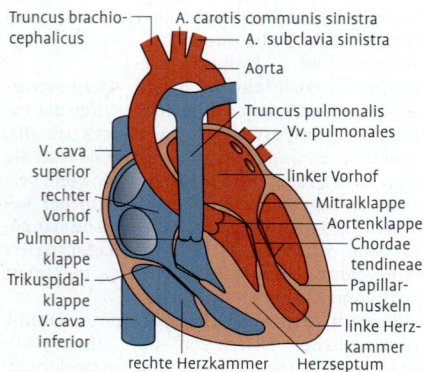

Herz: Schematische Darstellung der Innenräume des Herzens und der herznahen Blutgefäße. Arterielles, sauerstoffreiches Blut ist rot dargestellt, sauerstoffarmes Blut blau.

- Endokard*: mit Endothel* ausgekleidete innerste Schicht
- Myokard*: Muskelschicht, dickste Schicht des Herzens
- Epikard*: seröse Schicht der äußeren Herzwand.

Das Herzseptum* teilt das Herz in eine linke und rechte Hälfte. Jede Hälfte besteht aus je einem superior gelegenen Vorhof (Atrium) und einer inferior gelegenen Kammer (Ventrikel). Die Muskulatur der Ventrikel ist ausgeprägter als die Muskulatur der Vorhöfe. Die Muskulatur des linken Ventrikels ist dabei aufgrund der in ihm herrschenden Druckverhältnisse (er gehört als einziger Teil des Herzens zum Hochdrucksystem*) deutlich stärker als die des rechten Ventrikels. Zwischen Vorhof und Ventrikel sowie zwischen Ventrikel und ausführenden Gefäßen befinden sich die Herzklappen. **Einmündung großer Gefäße:**
- Die Vena* cava superior mündet von kranial*, die Vena* cava inferior von kaudal in den rechten Vorhof. Auch der Sinus* coronarius mündet in den rechten Vorhof.
- Die Venae pulmonales münden in den linken Vorhof.
- Der Truncus* pulmonalis tritt aus dem rechten Ventrikel aus.
- Die Aorta* tritt aus dem linken Ventrikel aus.

Siehe Abb. **Herzklappen:** Im Herzen lassen sich 4 Klappen (Valvae cordis) unterscheiden. Sie entstehen durch Duplikaturen des Endokards und sind am Herzskelett* angeheftet. Alle Klappen liegen in der Ventilebene zwischen Vorhof und Ventrikel:
- 2 Segelklappen (Atrioventrikularklappen*), deren Klappensegel durch Chordae tendineae cordis mit Musculi papillares cordis verbunden sind und die während der Systole den Blutrückstrom von den Kammern in die Vorhöfe verhindern.: **1.** Trikuspidalklappe* im rechten Herzen **2.** Mitralklappe* im linken Herzen
- 2 Taschenklappen* (Semilunarklappen), die aus je 3 halbmondförmigen Taschen (Valvulae semilunares) bestehen. Diese verhindern während der Diastole den Blutrückstrom in die Kammern.: **1.** Aortenklappe* am Übergang vom linken Ventrikel in die Aorta* **2.** Pulmonalklappe* am Übergang vom rechten Ventrikel in den Truncus* pulmonalis.

Erregungsleitung: Die Herzkontraktion wird durch einen herzeigenen Schrittmacher (siehe Herzautomatie*) ausgelöst und durch das Erregungsleitungssystem* in die Herzmuskelzellen geleitet. Übergeordnet wird das Herz durch das vegetative Nervensystem* kontrolliert, deren Nervenfasern sich im Plexus* cardiacus vereinigen.
Physiologie: Herzaktion: Funktionell besteht das Herz aus 2 in Reihe geschalteten Pumpen. Das rechte Herz pumpt das Blut in den Lungenkreislauf, das linke Herz das Blut in den Körperkreislauf (siehe Blutkreislauf*). Der genaue Ablauf von Kontraktion (Systole) und Erschlaffung (Diastole) ist unter Herzzyklus* beschrieben. **Regulation:** Das Herzzeitvolumen wird über 2 Mechanismen erhöht.
- Das Schlagvolumen wird über den Frank*-Starling-Mechanismus reguliert. Dieser stimmt den venösen Rückstrom* und das Herzzeitvolumen aufeinander ab und gleicht geringe Unterschiede in der Pumpleistung des rechten und linken Herzens aus. Schlagvolumen und Herzfrequenz werden auch durch einen erhöhten Sympathikotonus gesteigert. Der Sympathikus wirkt positiv chronotrop*, positiv inotrop* und positiv lusitrop*.
- Der Sympathikus reguliert das Herzzeitvolumen vor allem bei aktiver Steigerung des Sauerstoffbedarfs, der Frank-Starling-Mechanismus bei passiven Veränderungen des venösen Zuflusses.

Herzfunktion: Wichtige Parameter, um die Funktionsfähigkeit des Herzens einschätzen zu können, sind:
- die Vorlast*: **1.** erhöht sich durch Volumenbelastung, also durch erhöhten venösen Zustrom **2.** wichtigster Parameter ist der enddiastolische Druck
- die Nachlast*: **1.** erhöht sich bei erhöhtem Druck im Blutkreislauf **2.** entspricht in etwa dem Druck in der Aorta.

Herzachse, anatomische *f*: engl. *anatomical cardiac axis*. Richtung der größten Ausdehnung des Herzens als gedachte Linie zwischen Herzbasis* und Herzspitze* von kraniodorsal rechts nach ventrokaudal links. Dabei stimmen die röntgenologisch in der Frontalebene ermittelte anatomische Herzachse* und die über den Lagetyp* des Herzens bestimmte elektrische Herzachse weitgehend überein.

Herzaktion → Herzzyklus

Herzakzeleration *f*: engl. *heart rate acceleration*. Klinisch nicht übliche Bezeichnung für Erhöhung der Herzfrequenz*, z. B. durch Fieber*.

Herzaneurysma → Herzklappenaneurysma

Herzaneurysma → Herzwandaneurysma

Herzangst-Syndrom *n*: engl. *cardiophobia syndrome*; syn. Kardiophobie. Angstzustand mit Symptomen wie Herzstiche, Herzschmerzen, Pulsrasen und Atemnot. Das Herzangst-Syndrom wird von Betroffenen oft als Anzeichen für einen Herzinfarkt gedeutet. Betroffenen haben oft über einen längeren Zeitraum Beschwerden, die zu Hyperventilation und Panikattacken führen können.

Herzasthma → Asthma cardiale

Herzauskultation *f*: engl. *heart auscultation*. Abhorchen des Herzens zur Beurteilung der während der Herzaktion auftretenden Herztöne* und Herzgeräusche* mit einem Stethoskop*. Bei Herzgeräuschen sind funktionelle von organischen, systolische von diastolischen Geräuschen zu unterscheiden. Die Herzklappen sind jeweils an bestimmten Auskultationspunkten gut zu hören.

Durchführung: Die Auskultation des Herzens erfolgt mit einem Stethoskop* am liegenden, stehenden oder meist sitzenden Patienten.

Auskultationspunkte: Das Punktum maximum der 4 Herzklappen liegt nicht an den anatomischen Projektionsorten der Herzklappen auf der Thoraxwand (siehe Abb. 1 und Abb. 2), sondern infolge der Geräuschfortleitung mit dem Blutstrom an Punkten geringerer Schalldämpfung:

– Aortenklappe: 2. Interkostalraum rechts parasternal mit Fortleitung in die Karotiden sowie nach links parasternal bis zur Herzspitze

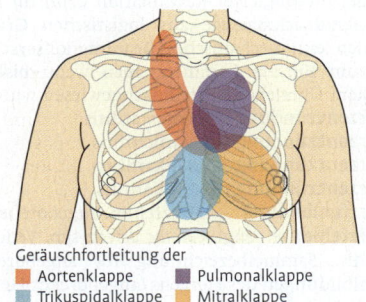

Herzauskultation Abb. 1: Geräuschfortleitung.

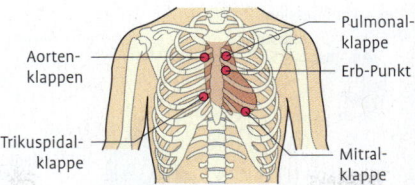

Herzauskultation Abb. 2: Auskultationspunkte.

– Pulmonalklappe: 2. Interkostalraum links parasternal
– Trikuspidalklappe: 5. Interkostalraum rechts parasternal
– Mitralklappe: 5. Interkostalraum auf der linken Mediklavikularlinie mit Fortleitung in die linke Axilla
– Erb*-Punkt (Punctum quintum), der eine brauchbare Auskultation aller Herztöne und -geräusche ermöglicht: 3. Interkostalraum links parasternal (hier sind die Geräusche von Mitralstenose und Aortenklappeninsuffizienz* besonders deutlich zu hören).

Herzautomatie *f*: engl. *automatic cardiac activity*. Physiologische, rhythmische und autonome Erregungsbildung des Herzens ohne Einwirkung eines äußeren Reizes. Sie entsteht in den hierarchischen Automatiezentren des kardialen Erregungsleitungssystems. Zu den Automatiezentren zählen Sinusknoten, AV-Knoten, His-Bündel und Purkinje-Fasern. Bei Ausfall übernimmt das jeweils nachgeordnete Zentrum die Schrittmacherfunktion.

Herzbasis *f*: engl. *base of heart*. Der Herzspitze* (Apex cordis) gegenüberliegender, nach oben, rechts und hinten gerichteter Pol des Herzens, von dem Aorta* und Pulmonalarterie ausgehen.

Herzbeschwerden, funktionelle *f pl*: engl. *functional cardiac trouble*. Anfallartig auftretende Beschwerden ohne organische Ursache mit thorakalen Schmerzen, Tachykardie* und Angst*, wobei die Beschwerden sich bei selbstunsicheren, ängstlichen und depressiven Persönlichkeiten bis zur Herzneurose* im Rahmen einer Panikstörung* verstärken können. Funktionelle Herzbeschwerden treten gehäuft auf im 4. Lebensjahrzehnt. Behandelt wird psychotherapeutisch und medikamentös.

Diagnostik: Ausschlussdiagnose bei unauffälligen Befunden im Ruhe-, Belastungs- und Langzeit-EKG, bei der Echokardiografie sowie der laborchemischen Diagnostik.

Therapie: Pharmakotherapie: Betablocker, Antidepressiva. Die Psychotherapie sollte eine körperorientierte Therapie sein. Ebenso ist die kognitive Verhaltenstherapie (kognitive Reattribution) eine Therapieoption.

Herzbettlagerung *f*: syn. Oberkörperhochlagerung. Lagerung eines Patienten im Herzbett

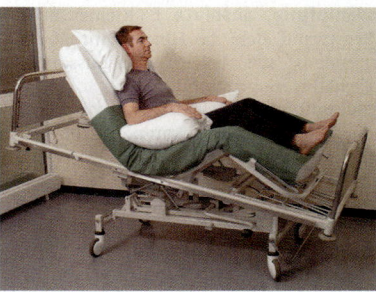

Herzbettlagerung [149]

oder Sitzwagen in halbaufrecht sitzender Position.

Prinzip: Die häufig bei Herzpatienten auftretende Atemnot (v. a. bei Lungenödem* und Herzinsuffizienz*) kann durch die größtmögliche Atemfläche der Lunge in dieser Position gelindert werden. Unterschenkel und Füße können tiefer gelagert werden, damit mehr Blut in den tieferen Körperzonen verbleibt, was durch die Vorlastsenkung eine Entlastung des Herzens bewirkt (siehe Abb.).

Herzbeutel → Perikard
Herzbeutelentzündung → Perikarditis
Herzbeuteltamponade → Perikardtamponade
Herzbeutelwassersucht → Hydroperikard
Herzbinnenraumszintigrafie → Radionuklidventrikulografie
Herzblock → Erregungsleitungsstörung
Herzblock, familiärer *m*: engl. *familial heart block*. Sammelbezeichnung für verschiedene erbliche Erregungsleitungsstörungen*.

Herzbuckel *m*: engl. *heart hump*; syn. voussure cardiaque. Meist asymmetrische, thorakale Vorwölbung durch Herzvergrößerung mit verstärkten Pulsationen bei schweren angeborenen oder erworbenen Herzfehlern. Der Herzbuckel tritt häufig auf in Kombination mit nicht rachitischer Harrison-Furche infolge chronischer Dyspnoe.

Herzchirurgie *f*: engl. *heart surgery*. Medizinisches Fachgebiet der Chirurgie zur Durchführung operativer Eingriffe am Herzen und an großen herznahen Gefäßen.

Formen:
– OP ohne Einsatz der Herz*-Lungen-Maschine (HLM): z. B.: **1.** aortokoronarer Bypass* **2.** operativer Verschluss eines persistierenden Ductus* arteriosus **3.** Pulmonalis*-Banding **4.** Perikardektomie*
– OP mit HLM-Einsatz: z. B.: **1.** aortokoronarer Bypass* **2.** Herzklappenersatz **3.** korrigierende oder palliative OP angeborener Herzfehler* **4.** Herztransplantation
– minimalinvasive Herzchirurgie: z. B. zur Herzklappenrekonstruktion* oder zum Herzklappenersatz.

Herzdämpfung, absolute

Herzdämpfung, absolute *f*: Kleiner Bereich der Brustwand, dem das Herz unmittelbar anliegt. Hier ist auch bei leiser Perkussion* der Klopfschall stark gedämpft.

Herzdekompensation *f*: engl. *cardiac decompensation*. Klinische Dekompensation einer Herzerkrankung, z. B. dekompensierte Herzinsuffizienz*.

Herzdilatation *f*: engl. *heart dilatation*. Akute oder chronische Vergrößerung des Herzens durch Erweiterung der Herzinnenräume, häufig verbunden mit relativen Herzklappenfehlern. Klinische Zeichen sind verlagerter Herzspitzenstoß* und Herzrhythmusstörung*. Die Diagnose erfolgt durch Echokardiografie*. Eine Herzdilatation hat meist pathologische Ursachen. Beim Sportlerherz* kann sie auch physiologisch durch Adaptation entstehen.

Vorkommen:
- physiologisch als Adaptation an Dauerbelastung durch Erhöhung der Restblutmenge (sog. Sportlerherz)
- pathologisch v. a. bei akuter oder chronischer Volumen- oder Drucküberlastung (Herzinsuffizienz*), z. B. bei Kardiomyopathie*, Cor* pulmonale, Herzklappeninsuffizienz oder angeborenem Herzfehler* mit Shunt.

Herzdruckmassage *f*: engl. *chest compression*; syn. extrathorakale Herzmassage. Basismaßnahme der Reanimation* zur Gewährleistung eines Minimalkreislaufs (zerebrale und koronare Perfusion) trotz Herz*-Kreislauf-Stillstands, welche bereits durch den Ersthelfer (auch Laien) eingeleitet werden sollten. Als wichtigste BLS-Maßnahme hat die Herzdruckmassage inital eine höhere Priorität als die Atemspende*. Grundsätzlich gilt es schnell und fest zu drücken.

Vorgehen: Bei Erwachsenen:
- rhythmische Thoraxkompressionen des möglichst auf harter, flacher Unterlage liegenden Patienten
- Kompressionen mindestens 5–6 cm tief in Richtung Wirbelsäule mit Frequenz von mindestens 100/min (< 120/min)
- Verlagerung des Körpergewichts über die gestreckten Arme und übereinandergelegten Handballen auf die Mitte des Brustkorbs auf der unteren Hälfte des Brustbeins mit vollständiger Entlastung des Brustbeins nach jeder Kompression bei unverändert erhaltenem Kontakt zwischen Händen und Brustbein (siehe Abb.)
- Wirksamkeit (maximal auf harter Unterlage) durch palpablen Femoralispuls überprüfbar
- Durchführung der Herzdruckmassage möglichst in Kombination mit zwei Helfern mit Beatmung* im Verhältnis 30:2 (Herzdruckmassage durch Atemspende* kurzzeitig unterbrochen)

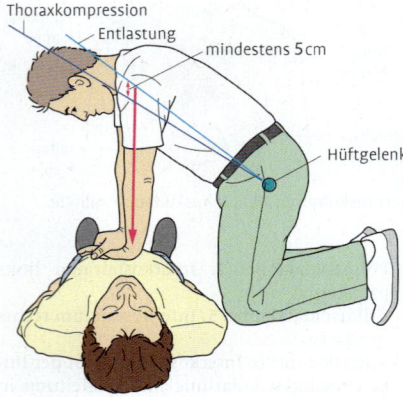

beim Erwachsenen

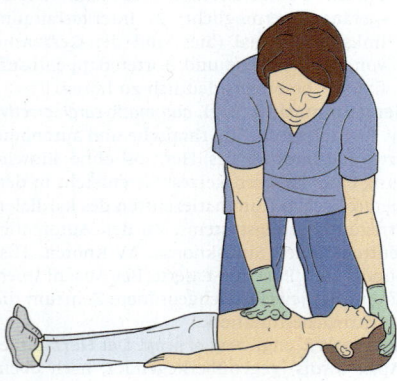

beim Kind

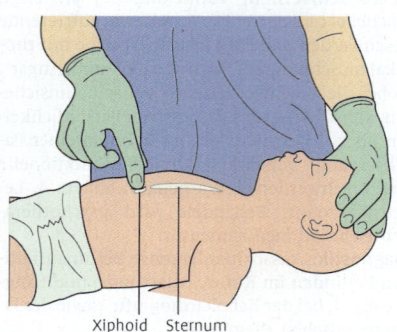

beim Säugling

Herzdruckmassage: Oben: Herzdruckmassage (Erwachsener); Mitte: Aufsuchen des Druckpunktes mit einem Handballen (Kind); Unten: Aufsuchen des Druckpunktes (Säugling) in Zwei-Finger-Methode (Zeige- und Mittelfinger bzw. beide Daumen).

- nach Einlegen einer Atemwegshilfe (Tubus, Larynxmaske oder -tubus) wird ohne Unterbrechung der Herzdruckmassage 10/min beatmet
- bei Herzdruckmassage durch Laienhelfer ggf. als kontinuierliche Herzdruckmassage inital ohne Atemspende (sog. hands-only CPR; für cardiopulmonary resuscitation; syn. compression-only)
- dagegen bei protrahierter Ankunft (Hilfsfrist z. B. > 10 min) und immer nach Übernahme durch Rettungsdienst am Notfallort Herzdruckmassage im Wechsel mit Beatmung
- die beiden Helfer sollen sich alle 2 min zwischen Herzdruckmassage und Beatmung abwechseln.

Bei Kindern:
- Thoraxkompression im Bereich des unteren Brustbeindrittels (ein fingerbreit kranial der Insertionshöhe der untersten Rippen) mit einem Handballen und Verlagerung des Körpergewichts über einem Arm (ggf. beide Handballen wie bei Erwachsenen)
- Kompressionstiefe mindestens 1/3 des anterior-posterioren Thoraxdurchmessers (ca. 5 cm; Säuglinge: ca. 4 cm), Frequenz 100–120/min
- bei Säuglingen mit Zeige- und Mittelfinger (sog. Zwei-Finger-Methode) oder Daumen (evtl. mit Umfassen des Brustkorbs als zirkulär umgreifende sog. Zwei-Daumen-Methode im Rahmen der Reanimation durch 2 Helfer).

Komplikationen:
- Sternumfraktur
- Rippenfraktur*
- selten Milz- oder Leberverletzung.

Hinweise:
- Laienhelfer sollten vor Beginn der Herzdruckmassage keine Pulskontrolle (A. carotis, A. femoralis, A. radislis) durchführen, sondern nur geübte, professionelle Helfer.
- Medizinische Laien und Ungeübte sollten initial auf die Atemspende verzichten, um sich besser auf die Herzdruckmassage konzentrieren zu können.
- Bei prolongierter Reanimation kann für die Herzdruckmassage aus logistischen Gründen ein mechanisches Reanimationssystem zum Einsatz kommen, auch wenn bisher kein Überlebensvorteil nachgewiesen wurde.

Herzentzündung → Endokarditis
Herzentzündung → Myokarditis
Herzentzündung → Pankarditis
Herzentzündung → Perikarditis
Herzfehlbildung → Herzfehler, angeborene

Herzfehler *m*: engl. *cardiac defect*; syn. Vitium cordis. Sammelbezeichnung für angeborene Fehlbildungen des Herzens (angeborener Herzfehler*) und angeborene oder erworbene Herzklappenfehler*, im weiteren Sinn auch für angeborene Fehlbildungen der herznahen Gefäße und kombinierte Fehlbildungen. Häufigster angeborener Herzfehler ist der Ventrikelseptumdefekt*, häufigster erworbener Herzklappenfehler der westlichen Welt ist die Aortenstenose im höheren Alter.

Herzfehler, angeborene *m pl*: engl. *congenital heart defect*, syn. konnatale Angiokardiopathie. Angeborene Fehlbildungen des Herzens und/oder der herznahen Gefäße multifaktorieller Ätiologie (Kombination aus genetischen und Umweltfaktoren). In 1/3 der Fälle zeigen sich zusätzlich Fehlbildungen anderer Organsysteme (v. a. des Urogenitaltrakts), besonders bei Chromosomenaberration*. Herzfehler sind sehr häufig, jedes 100. Neugeborene ist betroffen.

Einteilung: Anatomisch und pathophysiologisch nach Hämodynamik (Shunt*, Zyanose*). Siehe Tab.

Komplikationen: In Abhängigkeit von Pathophysiologie (Hämodynamik) u. a.
- Herzinsuffizienz*
- Herzrhythmusstörung*
- Endokarditis*.

Therapie:
- interventionell oder operativ (Korrektur- oder Palliativoperation)
- Endokarditisprophylaxe mit Antibiotika unabhängig von Schweregrad des angeborenen Herzfehlers
- ggf. Palivizumab.

Herzfehler, angeborene: Pathophysiologische Einteilung nach Hämodynamik.	
azyanotischer Herzfehler ohne Shunt mit Behinderung des Blutkreislaufs	
valvuläre Pulmonalstenose	ca. 5 %
Aortenisthmusstenose	ca. 5 %
valvuläre Aortenstenose	ca. 5 %
primär azyanotischer Herzfehler mit überwiegendem arteriovenösem (Links-Rechts-)Shunt und vermehrter Lungenperfusion	
Ventrikelseptumdefekt (isoliert)	30–35 %
Vorhofseptumdefekt	< 10 %
persistierender Ductus arteriosus	< 10 %
zyanotischer Herzfehler mit überwiegendem venoarteriellem (Rechts-Links-)Shunt	
Fallot-Tetralogie	ca. 5 %
Transposition der großen Arterien	< 5 %
hypoplastisches Linksherzsyndrom	1–3 %
Trikuspidalatresie	ca. 2 %

Prognose: Ohne Therapie versterben etwa 50 % der Kinder mit angeborenem Herzfehler bereits im Säuglingsalter. Durch herzchirurgische Maßnahmen erreichen etwa 90 % der betroffenen Kinder das Erwachsenenalter. In vielen Fällen ist die Lebenserwartung dann annähernd normal.

Herzfehlerzellen *f pl*: engl. *heart-failure cells*; syn. Hämosiderin speichernde Alveolarmakrophagen. Braun pigmentierte, eisenhaltige, Hämosiderin* speichernde Alveolarmakrophagen* im Alveolarlumen. Als Sonderform der Siderophagen* kommen sie bei chronischer Lungenstauung aufgrund chronischer Linksherzinsuffizienz* vor. Herzfehlerzellen entstehen durch Austritt von Blut in die Alveolen, das durch Makrophagen phagozytiert wird. Sie werden mittels Berliner*-Blau-Reaktion im Sputumausstrich (Sputumzytologie*) nachgewiesen.

Herzformen *f pl*: engl. *cardiac silhouette*; syn. Herzkonfigurationen. Formen der Herzsilhouette (sog. Herzschatten) auf Röntgen-Thorax-Übersichtsaufnahmen im posterior-anterioren (p.a.) Strahlengang. Anhand dieser Formen werden morphologische Veränderungen des Herzens benannt. Die Beurteilung des Herzschattens erfolgt zusätzlich anhand einer seitlichen Thorax-Aufnahme. Eine genauere Beurteilung der Veränderungen des Herzens erfolgt durch Echokardiografie* und Kardio-MRT (MRT). Siehe Abb.

Vorgehen: In die Beurteilung fließen folgende Faktoren mit ein:
- die anatomische Herzachse*
- die 4 Herzhöhlen (Größe der Kammern und Vorhöfe)
- Länge, Weite und Form des Aortenknopfs*.

Nach Berücksichtigung der oben genannten Faktoren können verschiedene Befunde erhoben werden. Typische röntgenologische Herzformen sind Aortenkonfiguration*, Mitralkonfiguration*, Tropfenherz*, Cor* pulmonale oder Bocksbeutelform*.

Herzfrequenz *f*: engl. *heart rate*; Abk. HF. Herzkontraktionen pro Minute. Die Herzfrequenz ist abhängig von Lebensalter, Geschlecht, sportlichem Trainingszustand, Körpertemperatur, Vigilanz*, vegetativen Faktoren und körperlicher Belastung. Die Regulation erfolgt über Sympathikus* und Parasympathikus*. Pathologische Erhöhung oder Erniedrigung sind Tachykardie* bzw. Bradykardie*. Die Ermittlung der Herzfrequenz geschieht über Pulsmessung oder EKG*.

Physiologie: Siehe Tab.

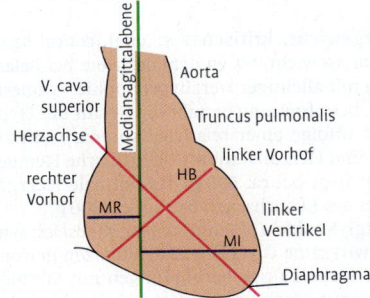

Herzformen: Schema der Herzsilhouette im posterior-anterioren (p.a.) Strahlengang; HB: Herzbreite; MR: rechter Medianabstand; MI: linker Medianabstand. [4]

Herzfrequenz: Mittlerer Referenzbereich (in Ruhe).	
Lebensalter	Herzfrequenz
Neugeborenes	120–140/min
Säugling	120–130/min
1–3 Jahre	ca. 110/min
3–7 Jahre	ca. 100/min
7–12 Jahre	ca. 90/min
12–14 Jahre	ca. 85/min
Erwachsene	60–80/min
Senium	80–85/min

Herzfrequenzregistrierung, instantane *f*: engl. *instantaneous heart rate recording*. Berechnung und Registrierung der fetalen Herzfrequenz ohne wesentliche Zeitverzögerung. Aus dem fetalen EKG oder der Registrierung über Ultraschallaufnehmer wird die Herzfrequenz aus dem Abstand von 2 Herzschlägen sofort berechnet (sog. „Beat-to-Beat-Methode").

Herzfrequenzvariabilität → Inkompetenz, chronotrope
Herzfrequenzvariabilität → Sinusarrhythmie
Herzfunktionsprüfung → Echokardiografie
Herzfunktionsprüfung → EKG
Herzfunktionsprüfung → Herzszintigrafie
Herzfunktionsprüfung → Kreislauffunktionsprüfungen

Herzgeräusch *n*: engl. *heart murmur*. Meist pathologisches Geräusch im Zusammenhang mit der Herzaktion, hörbar bei der Herzauskultation* als Befund zwischen den Herztönen* infolge von Turbulenzen im Blutstrom. Unterschieden werden organische Herzgeräusche beispielsweise bei Herzklappenfehlern, funktionelle* Herzgeräusche infolge erhöhter Flussgeschwindigkeit und akzidentelle Herzgeräusche*

Herzgeräusch, akzidentelles

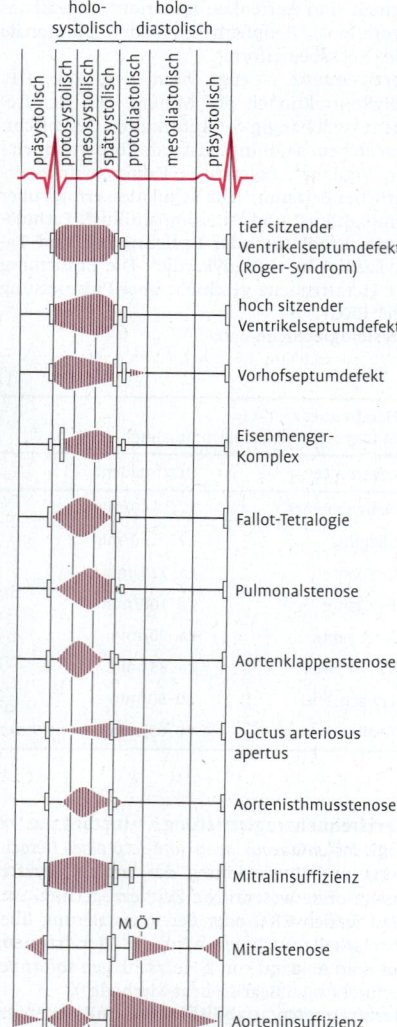

Herzgeräusch: Schallbilder der wichtigsten Herzfehler; MÖT: Mitralöffnungston.

Herzgeräusch: Lautstärkegrade nach Levine.	
Grad	Herzgeräusch
1/6	sehr leise; nur während Apnoe in geräuschloser Umgebung zu hören
2/6	leise, gleich zu hören, auch während der Atmung
3/6	mittellautes Geräusch, immer ohne Schwirren
4/6	lautes Geräusch, häufig mit Schwirren
5/6	sehr lautes Geräusch, aber nur mit aufgesetztem Stethoskop zu hören; Schwirren
6/6	Distanzgeräusch, sehr laut zu hören bis auf 1 cm von der Thoraxwand entfernt; Schwirren

bei Herzgesunden ohne strukturelle oder hämodynamische Veränderung. Siehe Abb.
Beschreibung:
- Dauer: > 0,1 Sekunden
- Lokalisation: unterschieden werden: 1. Ort der Geräuschentstehung 2. Punctum* maximum 3. evtl. Fortleitung, z. B. zur Herzspitze*, in die A. carotis communis oder Axilla
- zeitliche Beziehung zum Herzzyklus*: 1. diastolisch (zwischen 2. und 1. Herzton; auch Diastolikum genannt) 2. systolisch (zwischen 1. und 2. Herzton; auch Systolikum genannt) 3. kontinuierlich systolisch-diastolisch
- Lautstärke: 1. quantitativ (nach Levine, siehe Tab.) 2. zeitlicher Verlauf: I. Crescendo II. Decrescendo III. Crescendo-Decrescendo (spindelförmig) bzw. bandförmig (mit konstanter Lautstärke)
- Frequenz: 1. hochfrequent (besser über Stethoskopmembran auskultierbar) 2. mittel- und tieffrequent (besser über Stethoskoptrichter auskultierbar)
- Qualität: z. B. blasend, schabend, rau, weich, gießend, rollend.

Herzgeräusch, akzidentelles *n*: Bei Kindern, Jugendlichen und mageren Personen während der Herzauskultation* hörbares zusätzliches Herzgeräusch*. Es besteht nur in der Systole, ist lediglich kurz hörbar, wird nicht fortgeleitet und wird beim Aufsitzen leiser oder verschwindet.

Herzgewicht, kritisches *n*: engl. *critical heart weight*. Gewicht, bis zu dem das Herz bei Belastung mit alleiniger Herzhypertrophie* reagiert. Bei Überschreitung besteht die Gefahr der Hypoxie* infolge einer relativen Koronarinsuffizienz* und Herzdilatation*. Das kritische Herzgewicht liegt bei ca. 500 g, das normale Herzgewicht des Erwachsenen beträgt ca. 300 g.

Herzglykoside *n pl*: engl. *cardiac glycosides*; syn. herzwirksame Glykoside. Aus Pflanzen gewonnene zuckerhaltige Verbindungen mit Steroidgerüst zur Förderung der Kontraktionskraft der Herzmuskulatur. Durch Hemmung der Na^+/K^+-ATPase steigt die intrazelluläre Na^+-Konzentration. Der Austausch von intrazellulärem Ca^{2+} und extrazellulärem Na^+ wird vermindert, wodurch sich Ca^{2+} intrazellulär anreichert. Beispiele sind Metildigoxin und Digitoxin.

Wirkungen:
- positiv inotrop: Ökonomisierung der Herzarbeit und Verbesserung der Pumpleistung am insuffizienten Herzen durch Steigerung der myokardialen Kontraktilität und Erhöhung des Schlagvolumens
- negativ chronotrop: Senkung der Herzfrequenz über Sinusknoten und indirekt-reflektorisch
- negativ dromotrop: Hemmung der atrioventrikulären Überleitung
- positiv bathmotrop: Steigerung der Erregbarkeit, v. a. der Kammermuskulatur: 1. Abnahme der Herzfrequenz als Folge der verstärkten Kontraktion und damit Senkung des enddiastolischen Druckes und der Vorhofdrücke 2. verbesserte Nierendurchblutung und erhöhten Diurese durch das vermehrte Schlagvolumen 3. ferner Verminderung des venösen Druckes und Abbau von Ödemen.

Indikationen:
- chronische Herzinsuffizienz
- tachykarde Arrhythmien (Vorhofflattern/-flimmern)
- Vorhofextrasystolen.

Herzgröße → Herzvolumen

Herzhöhlen *f pl*: Bezeichnung für die vier Binnenräume des Herzens: linke und rechte Herzkammer* sowie linker und rechter Vorhof. Die Trennung zwischen linkem und rechtem Herz erfolgt durch das bindegewebig-muskulöse Septum interventriculare, die Trennung von Herzkammern und -vorhöfen durch das Herzskelett* und die Atrioventrikularklappen*.

Herzhypertrophie *f*: engl. *cardiac hypertrophy*. Herzvergrößerung durch Verdickung der Herzmuskelwand infolge Vergrößerung der Herzmuskelfasern (Myokardhypertrophie) eines oder aller Herzabschnitte. Klinisch imponieren ein hebender Herzspitzenstoß* (linksventrikuläre Herzhypertrophie) sowie epigastrische Pulsation* (rechtsventrikuläre Herzhypertrophie). Mögliche Folgen sind Kurzatmigkeit, Herzinsuffizienz* und Myokardinfarkte. Die Behandlung richtet sich nach der jeweiligen Ursache.

Einteilung:
- pathologisch-anatomisch: 1. **konzentrische** Herzhypertrophie mit gleichbleibendem oder verkleinertem ventrikulärem Lumen infolge chronischer myokardialer Druckbelastung 2. **exzentrische** Herzhypertrophie, verbunden mit Herzdilatation* infolge chronischer myokardialer Volumenbelastung
- pathophysiologisch bezogen auf die Lokalisation: 1. Linksherzhypertrophie (linksventrikuläre Herzhypertrophie) bei linksventrikulärer Belastung 2. Rechtsherzhypertrophie

(rechtsventrikuläre Herzhypertrophie) bei rechtsventrikulärer Belastung 3. biventrikuläre Herzhypertrophie.

Ursachen:
- idiopathisch, z. B. primäre Kardiomyopathie*
- chronische Belastung des Herzens: 1. rechtsventrikuläre Druck- (pulmonale Hypertonie*, Cor* pulmonale) oder Volumenbelastung (Trikuspidalklappeninsuffizienz*) 2. linksventrikuläre Druck- (arterielle Hypertonie*, hypertensive Herzkrankheit*, Aortenklappenstenose) oder Volumenbelastung (Hyperthyreose*, Aortenklappeninsuffizienz*) 3. Sportlerherz*, ohne Krankheitswert.

Diagnostik:
- Echokardiografie*
- Hinweis durch Röntgen-Thorax-Aufnahme: z. B. Einengung des Retrosternalraums im Seitenbild bei Rechtsherzhypertrophie.

Herzindex *m*: engl. *cardiac index* (Abk. CI). Auf die Körperoberfläche* bezogenes Herzminutenvolumen* zum hämodynamischen Monitoring* der Herzleistung*. Der Herzindex wird mit dem PICCO-System gemessen und beträgt physiologischerweise 2,5–4 l/min/m². Unterhalb der Norm weist er auf ein Low*-Cardiac-Output-Syndrom hin. Werte oberhalb der Norm haben physiologische oder pathologische Ursachen.

Herzinfarkt *m*: engl. *myocardial infarction*; syn. Herzmuskelinfarkt (Abk. HI). Nekrose von Herzmuskelzellen durch akute Myokardischämie, meist aufgrund einer koronaren Herzerkrankung. Leitsymptom sind schwere thorakale Schmerzen, die Diagnose wird anhand von Klinik, EKG* und Labor gestellt. Therapieziel ist die schnellstmögliche Reperfusion, bevorzugt mittels perkutaner Koronarintervention*, falls nicht möglich durch Fibrinolyse*. Die Prognose ist ernst.

Erkrankung: Epidemiologie:
- eine der häufigsten Todesursachen bei Männern und Frauen
- erhöhte Prävalenz bei: Männern, höherem Lebensalter und niedrigerem sozialen Status
- Inzidenz und Letalität: durch positive Entwicklungen im Bereich von Therapie und Prävention* in den letzten Jahren gesunken.

Ätiologie:
- meist stenosierende koronare Herzerkrankung
- gelegentlich nicht-stenosierende Koronararteriosklerose
- sehr viel seltener Koronarspasmus* oder -embolie
- andere Erkrankungen, die zum Missverhältnis zwischen Sauerstoffangebot und -bedarf des Myokards führen.

Klinik:
- Leitsymptom sind Thoraxschmerzen* (siehe Abb.), charakterisiert durch: 1. retrosternales Druck- oder Beklemmungsgefühl 2. Ausstrahlung in linken Arm (seltener rechter Arm oder beide), Hals, Kiefer oder Epigastrium* 3. Druck- und Atemunabhängigkeit der Beschwerden 4. ausbleibende Besserung nach Gabe von Nitroglycerin
- weitere Symptome sind: 1. Angstgefühl 2. Schweißausbruch 3. Übelkeit, Erbrechen 4. Luftnot 5. Bauch- oder Rückenschmerzen 6. Herzrhythmusstörungen* 7. Blutdruckabfall.

Diagnostik: Für die akute Diagnosestellung sind entscheidend:
- Klinik
- EKG
- Labor.

EKG: Möglichst rasche Aufzeichnung eines 12-Kanal-Ruhe-EKGs.
- Befund beim ST-Streckenhebungsinfarkt: persistierende ST-Streckenhebung (siehe Tab.)
- mögliche Befunde beim Nicht-ST-Streckenhebungsinfarkt: 1. transiente ST-Streckenhebung 2. persistierende oder transiente ST-Streckensenkung

Herzinfarkt: Kriterien für signifikante Streckenhebung (typische durch Myokardischämie bedingte EKG-Veränderung) nach European Society of Cardiology (2012).	
EKG-Ableitung	ST-Streckenhebungen[1] in mindestens 2 zusammenhängenden Ableitung (Messung am J-Punkt) um
alle, ausgenommen V$_{2-3}$	≥ 0,1 mV
V$_{2-3}$	
Frauen	≥ 0,15 mV
Männer (Lebensalter ≥ 40 Jahre)	≥ 0,2 mV
Männer (Lebensalter < 40 Jahre)	≥ 0,25 mV

[1] keine signifikante ST-Streckenhebung im EKG nachweisbar (sog. atypisches EKG bei akuter myokardialer Ischämie) bei Linksschenkelblock, ventrikulär stimuliertem Rhythmus, isoliertem Hinterwandinfarkt, isolierter ST-Streckenhebung in Ableitung aVR mit Indikation zur sofortigen Koronarangiografie bei typischer STEMI-Klinik

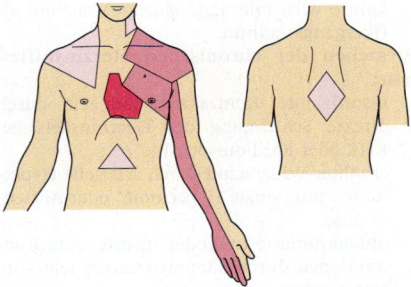

Herzinfarkt: Schmerzlokalisationen; meist (ca. 75 % der Fälle) präkordialer Thoraxschmerz.

- atypische EKG-Befunde, die bei typischer Ischämiesymptomatik eine perkutane Koronarintervention erfordern: 1. Schenkelblock 2. ventrikulärer Rhythmus 3. isolierte ST-Streckensenkung.

Labor:
- wichtigster Marker: Troponin*; wiederholte Bestimmung mittels hochsensitiven Assays: 1. Troponin steigt erst ca. 3 h nach Myokardinfarkt an, daher wiederholte Messungen (bei Erstkontakt und 1–3 h danach, ggf. weitere Bestimmungen) 2. entscheidend ist Troponin-Dynamik: I. Troponin-Anstieg oder Abfall: Hinweis auf akutes Geschehen II. konstant leicht erhöhte Werte: Hinweis auf chronische Myokardschädigung
- weitere Parameter: CK, CK-MB, BNP, Myoglobin, GOT, LDH
- Blutentnahme so früh wie möglich, jedoch ohne Verzögerung der Reperfusionstherapie.

Notfall-Echokardiografie*:
- Nachweis regionaler Wandbewegungsstörungen, die sehr früh auftreten.

Herzkatheterisierung (linkes Herz):
- Identifizierung von Gefäßverengungen oder -verschlüssen
- Voraussetzung für interventionelle Therapie.

Therapie: Notfallmanagement:
- Gabe von Sauerstoff
- Nitroglycerol* (1–3 Hub unter die Zunge) bei persistierenden Schmerzen, Hypertonie, Herzinsuffizienz
- Morphin* (3–5 mg i. v.) bei persistierenden schweren thorakalen Schmerzen
- bei sehr ängstlichen Patienten Benzodiazepin wie Diazepam 5 mg i. v.
- Antiemetika* bei Übelkeit oder Erbrechen, z. B. Metoclopramid 10 mg i. v.
- Acetylsalicylsäure* 150–300 mg p. o. (bei Schluckproblemen 75–250 mg i. v.)

Herzinsuffizienz

- P2Y12-Inhibitor (bevorzugt Prasugrel* oder Ticagrelor*, falls nicht verfügbar Clopidogrel*)
- Antikoagulation: 1. ST-Hebungsinfarkt: bevorzugt unfraktioniertes Heparin* (70–100 IE/kg i. v.) 2. Nicht-ST-Hebungsinfarkt: bevorzugt Fondaparinux* 1 × 2,5 mg/d s. c.
- EKG-Überwachung mit Defibrillationsbereitschaft.

Invasive Behandlung bei ST-Streckenhebungsinfarkt:
- bei Symptomdauer < 12 h: **perkutane Koronarintervention** innerhalb von 120 min ab Diagnosestellung
- wenn nicht realisierbar: **Fibrinolyse** innerhalb von 10 min
- notfallmäßige perkutane Koronarintervention bei: 1. fehlgeschlagener Fibrinolyse 2. hämodynamischer oder elektrischer Instabilität 3. Verschlechterung der Ischämie.

Prognose: Die Prognoseabschätzung erfolgt anhand etablierter Risikoscores (GRACE-Score).

Sekundärprävention: Einnahme von Acetylsalicylsäure, eines Statins, ggf. auch eines Beta*-Blockers und ACE-Hemmers empfohlen.

Herzinsuffizienz f: engl. heart failure; syn. Myokardinsuffizienz. Chronische, seltener auch akute myokardiale Dysfunktion mit ungenügender Pumpleistung des Herzens. Folge ist eine mangelhafte O_2-Versorgung meist mit Rückstau in Lungen-, Körper- und Portalkreislauf, die zu Schwäche, Dyspnoe* und Ödemen* führt. Die Ursachen sind vielfältig. Behandelt wird ursachenabhängig mit Medikamenten, Lebensstilmaßnahmen, Schrittmacher-Implantation und operativ.

Erkrankung: Prävalenz der chronischen Herzinsuffizienz:
- 50- bis 60-Jährige: 1 %
- 60- bis 70-Jährige: 4 %
- \> 80-Jährige: 25 %.

Formen: Die Einteilung der Herzinsuffizienz erfolgt nach verschiedenen Faktoren:
- Verlauf: 1. chronische Herzinsuffizienz (sehr häufig, in der Regel über Jahre chronisch-progredient zunehmend); Sonderfall: akute Dekompensation einer chronischen Herzinsuffizienz (häufiger Grund für Krankenhauseinweisungen) 2. akute Herzinsuffizienz* (siehe auch dort): I. kardiogener Schock* II. andere Ursachen wie z. B. Perikardtamponade*, Lungenembolie*
- Schweregrad: 1. kompensierte Herzinsuffizienz (Beschwerden nur unter Belastung, NYHA-Stadien I und II) 2. dekompensierte Herzinsuffizienz (Beschwerden schon in Ruhe, NYHA-Stadien III und IV)
- primär betroffene Herzkammer: 1. Linksherzinsuffizienz* 2. Rechtsherzinsuffizienz* 3. Globalinsuffizienz (beide Kammern betroffen)
- Herzminutenvolumen: 1. Low-Output-Failure 2. High-Output-Failure, auch relative Herzinsuffizienz genannt; mangelhafte O_2-Versorgung trotz vermehrter Herzarbeit und erhöhtem Output, z. B. bei AV-Fistel*, Anämie* und Hyperthyreose*
- vor allem für Studienzwecke: Ejektionsfraktion* (EF) = Schweregrad: 1. Herzinsuffizienz mit reduzierter linksventrikulärer Ejektionsfraktion (LVEF); EF < 40 %: **HFrEF** (heart failure with reduced ejection fraction) als Folge einer Kontraktionsstörung des Myokards, systolische Herzinsuffizienz 2. Herzinsuffizienz mit erhaltener LVEF; EF > 50 %: **HFpEF** (heart failure with preserved ejection fraction) als Folge einer diastolischen Funktionsstörung bei erhaltener systolischer Pumpfunktion, diastolische Herzinsuffizienz 3. EF 40–49 %: **HFmrEF** (heart failure with midrange ejection fraction) als Übergangsstadium.

Ursachen der chronischen Herzinsuffizienz:
- insuffiziente Kontraktionsfähigkeit durch direkte Schädigung des Herzmuskels bei KHK oder Kardiomyopathie*
- erhöhter Widerstand durch arterielle Hypertonie*, pulmonale Hypertonie* oder Aortenstenose
- unkoordinierte und/oder insuffiziente Kontraktionen durch hämodynamisch relevante Herzrhythmusstörungen*
- Behinderung der Ventrikelfüllung durch chronische Perikarditis*
- angeborene Herzfehler
- nichtkardiale Ursachen (z. B. metabolisch oder endokrinologisch).

Pathophysiologie: Einem kritischen Absinken der Herzleistung versucht der Organismus mit folgenden Gegenregulationen und Anpassungsmechanismen entgegenzuwirken:
- akute Stabilisierung: kurzfristige Stabilisierung der Myokardfunktion zur Sicherung der Perfusion lebenswichtiger Organe durch erhöhte kardiale Wandspannung und Aktivierung von Barorezeptoren
- neuroendokrine Aktivierung: 1. Aktivierung des Sympathikus* – also Katecholaminausschüttung – steigert zunächst Herzfrequenz und Kontraktionskraft: I. am Herzen kommt es zu einer Down-Regulation der Betarezeptoren, wodurch die Katecholamine* dort immer weniger inotrop wirken, den peripheren Widerstand aber weiter erhöhen (Nachlast steigt) II. dadurch steigt die Vorlast (Preload), was zunächst zu erhöhter Kontraktionskraft führt (Frank*-Starling-Mechanismus) III. die Wirksamkeit des Frank-Starling-Mechanismus erschöpft sich jedoch im weiteren Verlauf 2. Aktivierung des Renin-Angiotensin-Aldosteron-Systems (RAAS) führt zu Vasokonstriktion und Nachlasterhöhung sowie zu einer Natrium- und Wasserretention und damit zur Erhöhung der Vorlast 3. eine vermehrte Sekretion von ADH bewirkt über Kontraktion der glatten Gefäßmuskulatur eine Vasokonstriktion und durch Einbau von Aquaporinen in die Sammelrohre der Niere eine vermehrte Wasserrückresorption; diese Mechanismen führen ebenfalls zu einer Vorlasterhöhung 4. die Freisetzung kardialer natriuretischer Peptide* (Näheres siehe dort) durch Dehnung der Vorhöfe und Kammern führt zunächst zur Vasodilatation und Wasserausscheidung und wirkt damit den Effekten von Sympathikus und RAAS (Volumensteigerung, Nachlasterhöhung) entgegen; im Verlauf steigen ANP- und BNP-Spiegel an, verlieren jedoch mit der Zeit ihre Wirkung
- kardiale Anpassungsmechanismen auf chronische Volumenüberlastung und Nachlaststeigerung: 1. strukturelle kardiale Anpassungsmechanismen (kardiales Remodeling) durch Herzhypertrophie* und Herzdilatation* 2. molekulare kardiale Anpassungsmechanismen durch veränderte Genexpression, z. B. der sarkoplasmatischen Calcium-ATPase.

Klinik:
- Linksherzinsuffizienz*: siehe dort
- Rechtsherzinsuffizienz*: siehe dort
- gemeinsame Symptome bei Links- und Rechtsherzinsuffizienz: 1. eingeschränkte Leistungsfähigkeit, rasche Ermüdbarkeit 2. Nykturie* 3. Tachykardie*, Herzrhythmusstörungen*, feucht-kalte Haut durch Aktivierung des Sympathikus 4. Pleuraerguss* 5. Gewichtsverlust, kardiale Kachexie
- kardiogener Schock*: siehe dort.

Einteilung der Symptome nach Schweregrad: Belastungs- und Ruheinsuffizienz, NYHA-Klassifikation (New-York-Heart-Association-Klassifikation): siehe Tab.

Komplikationen:
- akute Dekompensation
- kardiogener Schock
- Herzrhythmusstörungen*, plötzlicher Herztod*
- zentrales Schlafapnoesyndrom*
- arterielle und venöse Thrombosen*
- Thromboembolien* (v. a. bei Vorhofflimmern: Bildung von Vorhofthromben) mit Gefahr von Schlaganfall* und Lungenembolie*
- kardiorenales Syndrom*.

Diagnostik:
- Anamnese und körperliche Untersuchung
- EKG*: fast immer verändert, je nach Ursache der Herzinsuffizienz

Herzinsuffizienz, akute

Herzinsuffizienz: Klassifikation nach New York Heart Association (NYHA-Klassifikation).

Grad	Symptome
I	Beschwerdefreiheit in Ruhe und unter Belastung
II	Beschwerden (Dyspnoe) und eingeschränkte Leistungsfähigkeit ab einer mittelschweren körperlichen Belastung
III	Beschwerden (Dyspnoe) und deutliche Leistungseinschränkung bereits bei geringer Belastung, jedoch noch Beschwerdefreiheit in Ruhe
IV	Beschwerden (Dyspnoe) bereits in Ruhe

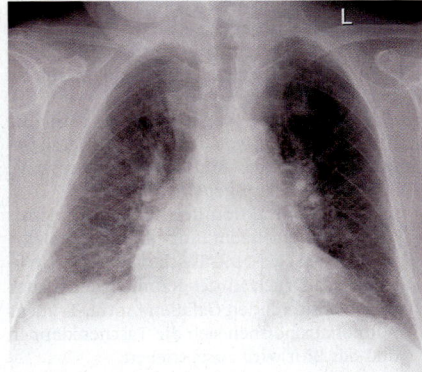

Herzinsuffizienz: Globale Herzinsuffizienz mit beidseits verbreitertem Herz, chronischer Stauung der Lunge mit ausgeprägten Kerley-B-Linien; Röntgen-Thorax-Aufnahme posterior-anterior. [1]

- Röntgen-Thorax-Aufnahme: 1. Veränderung der Herzform* 2. Stauungslunge 3. Lungenödem mit Kerley-B-Linien (siehe Abb.) 4. Pleuraerguss
- Labor: 1. Basisdiagnostik: I. Blutbild* II. Elektrolyte* (Natrium, Kalium, Kalzium) III. Kreatinin*, Harnstoff* IV. Nüchternglukose V. Leberenzyme VI. TSH VII. Urinanalyse 2. Biomarker bei V. a. akut dekompensierte Herzinsuffizienz: I. Troponin* bei V. a. Herzinfarkt II. bei unklarer Dyspnoe zusätzlich BNP oder NT-proBNP (kardiale natriuretische Peptide*): keine Erhöhung bei Exazerbation einer COPD
- Echokardiografie*.

Therapie: Akute Herzinsuffizienz*: Therapie siehe dort. **Chronische Herzinsuffizienz:**
- Behandlung der Ursache wie arterielle Hypertonie*, Herzrhythmusstörung* oder konstriktive Perikarditis*
- Allgemeinmaßnahmen: 1. Verzicht auf Nikotinkonsum 2. Behandlung von Hypertonie, Dyslipidämie*, Hyperfibrinogenämie*, Homocysteinämie* und Diabetes* mellitus 3. kontrolliertes sporttherapeutisches Ausdauertraining (NYHA I–III) 4. Reduktion von Übergewicht 5. Begrenzung der Flüssigkeitszufuhr und tägliche Gewichtskontrolle (bei Rechtsherzinsuffizienz und peripherer Ödemneigung) 6. Meiden von Medikamenten, die die Herzinsuffizienz verschlechtern wie NSAR, Glukokortikoide*, trizyklische Antidepressiva, Beta-Sympathomimetika, Alphablocker 7. Pneumokokken- und Grippe-Schutzimpfung 8. Sauerstoff*-Langzeittherapie bei schwerster Herzinsuffizienz (PaO_2 - innerhalb von 4 Wochen mehrfach < 60 mmHg)
- medikamentöse Therapieoptionen bei chronischer Herzinsuffizienz mit reduzierter LVEF = HFrEF: 1. ACE*-Hemmer ab NYHA-Stadium I ab EF < 40 %; bei Kontraindikationen oder ACE-Hemmer-Intoleranz AT1*-Rezeptor-Antagonisten 2. Betablocker (Metoprolol*, Bisoprolol*, Carvedilol*, Nebivolol*) ab NYHA-Stadium II, nach Myokardinfarkt oder bei Hypertonie auch schon im Stadium NYHA I 3. Diuretika (Thiazid, Schleifendiuretika) bei Flüssigkeitsretention (Ödeme, Lungenstauung) ab NYHA-Stadium II; nach Möglichkeit immer in Kombination mit ACE-Hemmern; Achtung: Nebenwirkung Hypokaliämie*; ggf. Kalium-Gabe oder auf kaliumsparendes Diuretikum umstellen 4. Mineralkortikoid-Rezeptorantagonisten (Spironolacton* oder Eplerenon*) ab NYHA Stadium II ab EF ≤ 35 % unter Kontrolle des Serumkaliums und der Nierenfunktion wegen additiver Wirkung mit ACE-Hemmern oder AT1-Rezeptor-Antagonisten 5. Angiotensin-Rezeptor-Neprilysin-Inhibitoren (ARNI): Sacubitril-Valsartan ab NYHA-Stadium II ab EF ≤ 35 %, als Ersatz für ACE-Hemmer/AT1-Rezeptor-Antagonisten bei persistierender Symptomatik (siehe unten „Hinweis") 6. Ivabradin* (I_f-Kanalblocker) ab NYHA-Stadium II ab EF ≤ 35 % bei Beta-Rezeptoren-Blocker-Intoleranz oder additiv bei Patienten mit Herzfrequenz ≥ 75/min 7. Herzglykoside* (Digitalis) bei tachyarrythmischem Vorhofflimmern, wenn unter Therapie mit Betablocker keine ausreichende Frequenzkontrolle möglich ist; zusätzlich orale Antikoagulation erwägen 8. intravenöses Eisen (z. B. Carboxymaltose-Eisen) ab NYHA-Stadium II bei absolutem oder funktionellem Eisenmangel
- medikamentöse Therapie der chronischen Herzinsuffizienz mit erhaltener LVEF = HFpEF (sowie Therapie der HFmrEF): 1. bei Flüssigkeitsretention symptomorientiert Diuretika 2. konsequente Therapie der Komorbiditäten wie z. B. einer Hypertonie
- invasive Therapie: 1. Implantation eines Schrittmachers (CRT) zur kardialen Resynchronisation 2. Implantation eines Defibrillators* (ICD, implantable Cardioverter Defibrillator) 3. Implantation eines CRT-ICD (kombinierter Schrittmacher mit Defibrillator) 4. Revaskularisation, z. B. aortokoronarer Bypass* bei KHK-Mehrgefäßerkrankung 5. Chirurgie von Klappenvitien 6. Herzunterstützungssysteme, z. B. Kunstherz* 7. Herztransplantation*.

Prognose: Entscheidend ist, die Progression der Herzinsuffizienz in den Stadien III und IV mit signifikanter Letalität hinauszuzögern. Die jährliche Letalität beträgt bei
- NYHA-Stadium III 15 %
- NYHA-Stadium IV 50 %.

Herzinsuffizienz, akute *f*: Lebensbedrohliche myokardiale Dysfunktion mit ungenügender kardialer Pumpleistung, meist als Dekompensation einer chronischen Herzinsuffizienz*, seltener als Erstmanifestation einer Herzinsuffizienz. Im Vordergrund der Therapie stehen die Kreislaufstabilisierung mit Sicherung der Sauerstoffversorgung und die medikamentöse und/oder interventionelle Behandlung der Ursache. Die Extremform ist der kardiogene Schock*.

Ätiologie:
- Dekompensation einer chronischen Herzinsuffizienz (90 %) durch: 1. Infekte (v. a. der Atemwege), z. B. Pneumonie* 2. Nichteinnahme von Medikamenten (z. B. Betablocker, ACE*-Hemmer, Diuretika) 3. außergewöhnliche oder übermäßige physische Belastung 4. akute Blutdruckentgleisung, hypertensive Krise* (die durch die akute Herzinsuffizienz zum hypertensiven Notfall wird) 5. Hyperthyreose* oder Hypothyreose* 6. Medikamenten-Nebenwirkung (negativ inotrope Medikamente, NSAR, Glukokortikoide*, kardiotoxische Chemotherapeutika) 7. hämodynamisch relevante Herzrhythmusstörungen*, z. B. paroxysmales Vorhofflimmern*, ventrikuläre Tachykardien*, Bradykardien* 8. metabolische Entgleisungen (Diätfehler, stark erhöhte Flüssigkeitszufuhr) 9. Alkoholkonsum
- Erstmanifestation einer Herzinsuffizienz (sog. de-novo-Herzinsuffizienz), z. B. bei: 1. Herzinfarkt*, Ventrikelruptur 2. Myokarditis*, Endokarditis*, Perikarditis* 3. akute Herzklappenerkrankung (z. B. akute Mitral- oder Aortenklappeninsuffizienz) 4. Lungenembolie* mit akutem Cor* pulmonale

Herzkammer

Herzinsuffizienz, akute:
Klinische Klassifikation nach Stauung und Hypoperfusion.

	keine Stauung warm-trocken	Stauung warm-feucht
keine Hypoperfusion		
Hypoperfusion	kalt-trocken	kalt-feucht

5. Trauma: Spannungspneumothorax, Herzkontusion*, Perikardtamponade* 6. Z. n. Herzoperation.

Klinik:
- Leitsymptome: 1. Angst, Unruhe 2. Somnolenz*, alternativ auch Panik oder Agitiertheit 3. blasse, kaltschweißige Haut 4. Zyanose* 5. Dyspnoe*, Tachypnoe*, u. U. Orthopnoe* 6. Tachykardie* 7. Hypotonie
- Zeichen der Rechtsherzinsuffizienz* oder
- Zeichen der Linksherzinsuffizienz* oder
- Zeichen der kombinierten Globalinsuffizienz (Näheres siehe Herzinsuffizienz*)
- Symptome der auslösenden Störung oder Erkrankung, z. B. Herzinfarkt
- Klinik der vital bedrohlichen akuten Herzinsuffizienz = kardiogener Schock*: Näheres siehe dort.

Die akute Herzinsuffizienz dominiert zunächst klinisch je nach primärer Ursache mit den Zeichen der **Linksherzinsuffizienz (Hypoperfusion*** = Minderdurchblutung) oder **Rechtsherzinsuffizienz (Stauung in Lungen-, Portal- und Körperkreislauf):**
- Hypoperfusion: 1. kalter Schweiß an Extremitäten, Zyanose 2. Oligurie 3. Verwirrtheit, Benommenheit 4. geringe Pulsamplitude
- Stauung: 1. periphere Ödeme, Aszites 2. gestaute Halsvenen, hepatojugulärer Reflux* 3. Lungenstauung, Pleuraerguss* 4. Leberstauung 5. Orthopnoe, nächtliche Dyspnoe.

Durch die pathophysiologische Entwicklung kommt es jedoch häufig zu einer Globalinsuffizienz, an der beide Herzkammern beteiligt sind.
Klinische Klassifizierung am Krankenbett:
Einteilung nach dem Vorhandensein oder Fehlen von Stauung und Hypoperfusion in „warm/kalt" und „trocken/feucht". Anhand dieser klinischen Einteilung lassen sich die nötigen Basismaßnahmen schnell einleiten (siehe Tab.).
Therapie: Sofortige Maßnahmen sind Stabilisierung von Kreislauf und Atmung (kardiogener Schock* siehe dort), bei respiratorischer Insuffizienz Atmungsunterstützung mit O₂-Gabe, nicht-invasiver Überdruckbeatmung (CPAP, BiPAP) oder künstlicher Beatmung. **Basismaßnahmen bei akuter Herzinsuffizienz nach klinischer Klassifizierung:** Nach der Einteilung „warm/kalt" und „feucht/trocken". **Ohne Stauung** (5 % aller Patienten):
- adäquate periphere Perfusion „warm-trocken": kompensierte Herzinsuffizienz, orale Medikation kontrollieren
- Hypoperfusion, hypovolämisch „kalt-trocken": evtl. Flüssigkeit, positiv inotrope Medikamente, wenn weiterhin minderperfundiert.

Mit Stauung (95 % der Patienten):
- Hypoperfusion „kalt-feucht": 1. systolischer Blutdruck < 90 mmHg: I. positiv inotrope Substanzen II. wenn ohne Erfolg, Vasopressor III. nach korrigierter Perfusion Diuretikum IV. wenn therapierefraktär, mechanische Kreislaufunterstützung 2. systolischer Blutdruck > 90 mmHg: I. Vasodilatatoren II. Diuretika III. evtl. positiv inotrope Substanzen
- keine Hypoperfusion „warm-feucht": typischerweise erhöhter oder normaler systolischer Blutdruck: 1. Hypertonie vorherrschend: primär Vasodilatator, Diuretikum 2. kardiale Stauung vorherrschend: primär Diuretikum, Vasodilatator, bei Resistenz Ultrafiltration.

Empfehlungen zur Pharmakotherapie:
- Diuretika wie Furosemid*, Thiazide, Spironolacton* (Harnausscheidung, Nierenwerte, Elektrolyte engmaschig kontrollieren)
- Vasodilatatoren wie Nitroglycerin, Nitroprussidnatrium
- Inotropika (Dobutamin, PDE-III-Hemmer) nur kurzfristig in Notfallsituation bei schwerer akuter Herzinsuffizienz oder kardiogenem Schock; evtl. zusätzlich Vasopressor (z. B. Noradrenalin*)
- Herzglykoside* (Digitalis) bei tachyarrythmischem Vorhofflimmern, wenn unter Therapie mit Betablockern keine ausreichende Frequenzkontrolle möglich ist; zusätzlich orale Antikoagulation erwägen
- Opiate* bei schwerer Dyspnoe.

Spezifische Therapie (Eselsbrücke CHAMP-Schema):
- Akutes Coronarsyndrom, Herzinfarkt*: Rekanalisationstherapie (Fibrinolyse, Akut-PTCA)
- Hypertensive Krise: Blutdrucksenkung, z. B. Urapidil*, Clonidin*, Betablocker (Metoprolol), Nitroprussidnatrium
- Arrhythmien: bradykard (evtl. Atropin, Schrittmachertherapie), tachykard (evtl. Antiarrhythmika, Elektrokardioversion)
- Mechanische Ereignisse (z. B. Ventrikelruptur, Aortendissektion*: Kardiochirurgie
- Pulmonalembolie: Antikoagulation, ggf. Lyse.

Interventionelle Verfahren:
- Ultrafiltration, Nierenersatztherapie bei auf Diuretika nicht ansprechender Stauung bzw. akutem Nierenversagen
- Koronarangiografie* und Revaskularisierung (perkutane Koronarintervention*)
- mechanische Kreislaufunterstützung, kurzzeitig als Überbrückungsmaßnahme: 1. Mikroaxialpumpe im linken Ventrikel 2. minimalisierte Herz-Lungen-Maschine (extrakorporale* Membranoxygenierung)
- permanentes implantierbares ventrikuläres Assistenzsystem* (LVAD) z. B. bei Patienten mit < 25 % linksventrikulärer Ejektionsfraktion und zunehmendem Endorganversagen (Niere, Leber)
- Herztransplantation*.

Prognose: 1-Jahres-Letalität: 20–30 %.

Herzkammer f: engl. ventricle of heart; syn. Ventriculus cordis. Kammern des Herzens, die das Blut* in den Körperkreislauf (linker Ventrikel) und Lungenkreislauf (rechter Ventrikel) pumpen. Die Herzkammern sind voneinander durch das Septum interventriculare getrennt. Herzklappen verhindern einen Rückfluss von Blut in die Vorhöfe (Atrioventrikularklappen*) oder aus den großen Gefäßen in die Kammern (Taschenklappen*).
Funktion: Während der Herzaktion sorgt die Kontraktion des Myokards in den Herzkammern dafür, dass das Blut in den Körper- bzw. den Lungenkreislauf gepumpt wird:
- Systole*: Kontraktion des Kammermyokards bei gleichbleibendem Blutvolumen durch geschlossene Segel- und Taschenklappen. Übersteigt der Druck in der Kammer den Druck in den abführenden Gefäßen (Aorta, Truncus pulmonalis), öffnen sich die Taschenklappen und das Blut wird ausgetrieben.
- Diastole*: Erschlaffen des Kammermyokards. Durch den sinkenden Druck schließen sich die Taschenklappen. Übersteigt der Druck in den Vorhöfen den Druck in der Kammer, öffnen sich die Atrioventrikularklappen und Blut strömt in die Ventrikel.

Physiologischerweise beträgt die Auswurfleistung (Schlagvolumen*) des Herzens ca. 70 ml Blut pro Herzschlag. Nach jedem Herzschlag verbleibt ein Restvolumen von Blut im Herzen. Den Anteil des ausgestoßenen Blutvolumens nennt man Ejektionsfraktion*.

Herzkatheterisierung f: engl. heart catheterisation. Minimalinvasives Verfahren zur kardiovaskulären Diagnostik und Therapie. Dazu wird ein Katheter* über eine Arterie (Linksherzkatheter) oder Vene (Rechtsherzkatheter) der Femoralis-, Kubital- oder Handgelenksregion in die Herzkammern, Pulmonalarterie oder Koronararterien* eingeführt (Seldinger*-Methode). Häufige Indikationen sind die perkutane koronare Intervention (PCI) und die Koronarangiografie*.

Herzklappe, künstliche f: engl. artificial heart valve. Prothese zum Ersatz defekter bzw. dege-

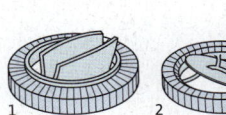
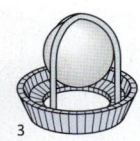

Herzklappe, künstliche Abb. 1: mechanische künstliche Herzklappe; 1: Doppelflügelklappe; 2: Kippscheibenprothese; 3: Kugelventilklappe (obsolet).

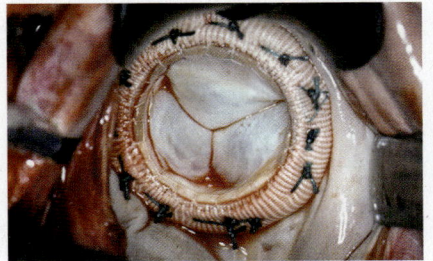

Herzklappe, künstliche Abb. 2: Aufsicht auf implantierte biologische Mitralklappenprothese. [129]

nerierter Herzklappen. Postoperative Komplikationen nach Herzklappenersatz sind u. a. Prothesendysfunktion (sog. Randleck infolge Nahtausriss), Klappenthrombose, Infektion (Prothesen-assoziierte Endokarditis*), Embolie und kardiogene Koagulopathie* (mechanisch bedingte Zerstörung der von*-Willebrand-Faktor-Multimere durch künstliche Herzklappen in Aortenposition).

Formen:
- Alloprothese aus Kunststoffmaterial (siehe Abb. 1): 1. Doppelflügelklappe, Kippscheibenprothese, früher auch Kugelklappe 2. Lebensdauer ≥ 30 Jahre 3. lebenslange Antikoagulation erforderlich
- Bioprothese (siehe Abb. 2): 1. homologe künstliche Herzklappe von Leichen bzw. ex-plantierten Herzen von Herztransplantationsempfängern 2. xenogene künstliche Herzklappe vom Schwein oder Rind, z. B. als Hancock-, Trifecta- oder Carpentier-Edwards-Klappe 3. Lebensdauer ca. 15–20 Jahre, abhängig von Lokalisation (Aortenklappenprothese > Mitralklappenprothese) und Alter des Patienten (bei älteren Patienten länger als bei jüngeren) 4. Antikoagulation nur früh postoperativ erforderlich 5. auch als selbstexpandierende oder ballonexpandierbare Herzklappe (Schwein- oder Rinderperikard mit Metallgerüst) zum kathetergestützten minimalinvasiven Aortenklappenersatz (TAVI für Transcatheter Aortic Valve Implantation).

Herzklappen → Herz

Herzklappenaneurysma n: engl. heart valve aneurysm. Pathologische Ausweitung einer Herzklappe infolge Entzündung oder Degeneration. Ein Herzklappenaneurysma führt meist zu ungenügendem Schluss der Herzklappe mit entsprechender Symptomatik. Diagnostiziert wird mittels Echokardiografie*, therapeutisch stehen lediglich operative Verfahren zur Verfügung. Gefährlichste Komplikation ist die Ruptur des Aneurysmas, die zur akuten Herzklappeninsuffizienz (Schlussunfähigkeit) führt.

Herzklappenfehler m: engl. heart valve defect; syn. Herzklappenvitien. Angeborene oder erworbene Fehlfunktion einer oder mehrerer Herzklappen. Die Fehlfunktion kann in Insuffizienz*, Stenose* oder Kombination aus beidem bestehen. Diagnostiziert wird v. a. echokardiografisch. Symptomatik, Therapieoptionen (medikamentös/operativ/interventionell) und Prognose sind abhängig von Art und Schweregrad des Herzklappenfehlers.

Erkrankung: Epidemiologie:
- steigende Prävalenz mit zunehmendem Lebensalter
- häufigster erworbener Klappenfehler ist die degenerative Aortenklappenstenose, gefolgt von der degenerativen Mitralklappenstenose
- seltener sind Aortenklappeninsuffizienz und Mitralklappenstenose
- Klappen des linken Herzens sind aufgrund höherer mechanischer Belastung häufiger betroffen als die des rechten Herzens.

Formen und Einteilung: Grundsätzlich unterschieden werden
- Herzklappenstenose
- Herzklappeninsuffizienz
- kombiniertes Klappenvitium.

Physiologie und Pathophysiologie: Die Herzklappen bestimmen durch ihre Ventilfunktion die Strömungsrichtung des Blutes im Herzen. Bei intakter Klappenfunktion beträgt das Herzminutenvolumen* ca. 5 Liter pro Minute. Wenn die Ventilfunktion einer Herzklappe beeinträchtigt ist, kann diese Leistung nicht ohne Mehrarbeit aufrechterhalten werden. Bei der **Klappenstenose** ist aufgrund der reduzierten Klappenöffnungsfläche ein höherer Druck erforderlich, um das Herzminutenvolumen aufrechtzuerhalten. Durch die **Druckbelastung des Herzens** kommt es zur konzentrischen Hypertrophie und längerfristig zur Dilatation der prästenotischen Herzhöhle. Bei der **Klappeninsuffizienz** besteht durch Regurgitation* von Blut durch die insuffiziente Klappe eine **Volumenbelastung des Herzens**, die zur Dilatation und exzentrischen Hypertrophie der betroffenen Herzhöhlen führt. Durch adaptive Veränderungen des Herzens können chronische Klappenfehler oft über längere Zeit kompensiert werden. Akute Klappenfehler werden wegen fehlender Anpassungsmöglichkeit des Herzens akut symptomatisch.

Klinik:
- Die Symptomatik ist abhängig von den betroffenen Herzklappen und der zugrunde liegenden Ursache.
- Längerfristig kann jeder Klappenfehler zu Herzinsuffizienz* mit entsprechender Symptomatik führen.
- Symptome einer Klappenerkrankung des linken Herzens sind: 1. Reduktion der Leistungsfähigkeit 2. Dyspnoe* 3. Herzrhythmusstörungen*.
- Zusätzliche Symptome bei Aortenstenose sind: 1. Schwindel 2. Synkopen* 3. Angina* pectoris.
- Bei Klappenerkrankungen des rechten Herzens treten neben Symptomen der zugrundeliegenden Ursache auch Zeichen der Rechtsherzinsuffizienz* auf.

Therapie: Die Therapie ist abhängig von auslösender Ursache sowie Art und Schweregrad des Klappenfehlers. Therapieoptionen:
- medikamentöse Therapie der Herzinsuffizienz*
- operative Verfahren: 1. Klappenrekonstruktion 2. Klappenersatz
- interventionelle* Verfahren
- zudem wenn erforderlich: 1. Antikoagulanzien (z. B. bei Vorhofflimmern*) 2. Endokarditisprophylaxe.

Prognose: Die Prognose ist abhängig von der zugrunde liegenden Ursache und dem Ausmaß der myokardialen Schädigung zum Zeitpunkt der Diagnose. Allgemein gilt:
- Klappenstenose: ungünstigere Prognose, da sie zur Druckbelastung des Herzens führt, die in der Regel schlechter toleriert wird
- Klappeninsuffizienz: günstigere Prognose, da sie zur Volumenbelastung führt, die oft auch längere Zeit gut toleriert wird.

Herzklappenfensterung f: engl. heart valve fenestration. Angeborene oder erworbene Substanzdefekte von Herzklappen, insbesondere Taschenklappen.

Herzklappenrekonstruktion f: engl. valvuloplasty. Offen-chirurgisch oder interventionell (minimalinvasiv) durchgeführtes klappenerhaltendes Verfahren zur Korrektur einer in der Regel insuffizienten Herzklappe durch Plastik* mit organischem Gewebe, Kunststoff, Segelteilresektion, Plikatur oder durch Anuloplastik*.

Anwendung:
- Vor allem im Bereich der Mitralklappe (Mitralklappeninsuffizienz, -prolapssyndrom; Gerbode-Plastik)
- Trikuspidalklappe (Trikuspidalklappeninsuffizienz)

Herzkonfigurationen

- Aortenklappe (Aortenklappeninsuffizienz; siehe auch David*-Operation, Yacoub*-Operation).

Herzkonfigurationen → Herzformen

Herzkontraktion, frustrane f: engl. *hemodynamic inefficient cardiac contraction.* Hämodynamisch sehr geringe bis nicht wirksame Kontraktion des Herzmuskels, v. a. bei frühzeitig einfallender Extrasystole* und Arrhythmia* absoluta. Ursache ist eine sehr kurze, diastolische, ventrikuläre Füllungsphase und ein dadurch vermindertes Schlagvolumen* mit palpatorisch fehlender Pulswelle in der Peripherie und konsekutivem Pulsdefizit*.

Herzkontusion f: engl. *heart contusion*; syn. Contusio cordis. Quetschung des Herzens infolge direkter, nicht penetrierender Gewalteinwirkung. Es handelt sich um die häufigste Form der Herzverletzung bei stumpfem Thoraxtrauma* ohne knöcherne Thoraxverletzung (in 70 % der Fälle mit äußeren Prellmarken). Die Therapie erfolgt symptomatisch unter intensivmedizinischer Überwachung.

Klinik: Herzinsuffizienz-Zeichen mit Dyspnoe und oberer Einflussstauung.

Komplikationen:
- Herzrhythmusstörungen*
- Herzklappenabriss
- Hämoperikard, Perikardtamponade*
- akutes* Koronarsyndrom bis plötzlicher Herztod* infolge Intimadissektion und Ruptur oder Kompression einer Koronararterie* (meist RIVA).

Prognose: Meist reversibel, ggf. lebensbedrohlich (abhängig von auftretenden Komplikationen).

Herzkrankheit, hypertensive f: engl. *hypertensive heart disease*; Abk. HHK. Durch linksventrikuläre Hypertrophie* und diastolische Dysfunktion* gekennzeichnete Schädigung des Herzens infolge langjähriger arterieller Hypertonie*. Initial bestehen oftmals keine Symptome, im Verlauf kommt es zu Angina* pectoris, Dyspnoe* und Herzrhythmusstörungen. Die Diagnose erfolgt echokardiografisch, die Therapie besteht in konsequenter medikamentöser Blutdruckeinstellung.

Erkrankung: Epidemiologie: Die arterielle Hypertonie und ihre Folgeerkrankungen stellen weltweit eine der häufigsten Ursachen für Mortalität und Morbidität dar. Die Prävalenz der hypertensiven Herzkrankheit nimmt mit Schwere und Dauer des Bluthochdrucks zu. Die diastolische Herzinsuffizienz* im Rahmen der hypertensiven Herzkrankheit ist eine der schwerwiegendsten Folgeerkrankungen mit unverändert hoher Mortalität. **Formen:**
- hypertensive Herzkrankheit mit Herzinsuffizienz*
- hypertensive Herzkrankheit ohne Herzinsuffizienz.

Ätiologie und Pathogenese: Der hohe Blutdruck erhöht die linksventrikuläre Nachlast und führt zur Druckbelastung des linken Ventrikels. Kompensatorisch kommt es zunächst zur linksventrikulären Hypertrophie. Längerfristige Folge ist eine diastolische Funktionsstörung. **Pathophysiologie:**
- Entwicklung der diastolischen Herzinsuffizienz: 1. verminderte Ventrikelfüllung durch diastolische Funktionsstörung 2. in der Folge Erhöhung des enddiastolischen Drucks in den linksseitigen Herzhöhlen 3. dies führt schließlich zu Herzinsuffizienz 4. da die systolische Funktion hierbei erhalten ist, spricht man von diastolischer Herzinsuffizienz
- Angina pectoris: 1. Störung der Endothelfunktion und Rarefizierung der Kapillaren durch enddiastolische linksventrikuläre Druckerhöhung führen zur Abnahme der myokardialen Sauerstoffversorgung 2. gleichzeitig besteht aufgrund Hypertrophie ein erhöhter Sauerstoffbedarf 3. das Missverhältnis von Sauerstoffangebot und -bedarf führt zu Ischämie und Angina pectoris 4. durch die Ischämie kann es längerfristig zur systolischen Herzinsuffizienz kommen
- Rhythmusstörungen: 1. Dilatation und Umbauvorgänge des Myokards beeinflussen das Reizleitungssystem 2. hierdurch drohen Komplikationen wie Vorhofflimmern und ventrikuläre Rhythmusstörungen.

Klinik:
- initial oft keine Symptome
- in fortgeschrittenem Stadium: Angina pectoris, Dyspnoe und Rhythmusstörungen (v. a. Vorhofflimmern).

Therapie:
- konsequente medikamentöse Therapie der arteriellen Hypertonie*
- Behandlung vorhandener kardiovaskulärer Risikofaktoren und Folgeerkrankungen wie Herzinsuffizienz*, Vorhofflimmern* und Angina* pectoris.

Herzkrankheit, koronare: engl. *coronary heart disease*; syn. koronare Herzerkrankung (Abk. KHE); Abk. KHK. Ischämische Herzerkrankung uneinheitlicher Ätiologie, die pathophysiologisch durch primäre Koronarinsuffizienz* infolge Koronarsklerose* gekennzeichnet ist. Die klinische Bezeichnung erfolgt häufig nach Anzahl betroffener Koronararterien* (z. B. Dreigefäßerkrankung). KHKs sind die häufigste Todesursache in Deutschland. Die Therapie erfolgt medikamentös, mittels perkutaner koronarer Intervention (PCI) oder operativ (Bypass-Operation).

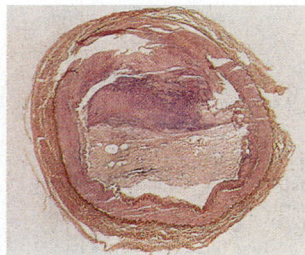

Herzkrankheit, koronare Abb. 1: Querschnitt einer Koronararterie mit hyalin-kalkiger Stenose und zusätzlicher alter, bereits bindegewebig organisierter Thrombose; nur an den inneren Rändern spaltförmige Restlumina. [181]

Herzkrankheit, koronare: Kardiovaskuläre Risikofaktoren.
beeinflussbar
Nikotinkonsum
Höhe des Blutdrucks (Hypertonie)
Dyslipidämie (erhöhtes LDL-Cholesterol, erniedrigtes HDL-Cholesterol, erhöhtes Lipoprotein A (nicht beeinflussbar), Hypertriglyceridämie)
Diabetes mellitus
Adipositas (abdominal)
Bewegungsmangel
Depression
Hyperfibrinogenämie
Homocysteinämie
CRP-Erhöhung auf > 2 mg/dl
Polyarthritis
nicht beeinflussbar
männliches Geschlecht
Lebensalter (≥ 55 Jahre bei Männern, ≥ 65 Jahre bei Frauen)
positive Familienanamnese

Ätiologie:
- meist Koronarstenose* infolge Arteriosklerose der großen Koronararterien* (stenosierende Koronarsklerose*, siehe Abb. 1)
- Mikroangiopathie* der kleinen Koronararterienäste (small* vessel disease)
- weniger häufig Koronarspasmus* (Prinzmetal-Angina)
- selten dilatative Koronaropathie*
- kardiovaskuläre **Risikofaktoren**: siehe Tab.

Klinik:
- asymptomatische (latente) KHK (stumme Ischämie, v. a. bei Diabetes* mellitus)
- symptomatische (manifeste) KHK: 1. Angina* pectoris bzw. akutes* Koronarsyndrom (z. B. Herzinfarkt*) 2. Herzinsuffizienz* 3. Herzrhythmusstörung* (z. B. Schenkelblock*) 4. plötzlicher Herztod*.

Diagnostik:
- laborchemisch: z. B. Lipidprofil im Rahmen der systematischen Risikostratifizierung
- 12-Kanal-Oberflächen-EKG in Ruhe, Langzeit*-EKG (Rhythmus- und ST-Streckenanalyse)
- Stressechokardiografie* bzw. alternativ kardiales MRT (Stress-MRT; siehe Abb. 2) oder Myokardszintigrafie*
- Kardio-CT
- ggf. PET
- Koronarangiografie* (Goldstandard zum KHK-Nachweis bzw. -Ausschluss).

Therapie:
- Reduktion der Risikofaktoren (siehe unten unter Prävention)
- Pharmakotherapie zur Senkung der kardiovaskulären Morbidität (Sekundärprävention): 1. Acetylsalicylsäure* 2. HMG*-CoA-Reduktase-Hemmer (Lipidsenker*) 3. Beta*-Rezeptoren-Blocker 4. ACE*-Hemmer insbesondere bei relevanter systolischer linksventrikulärer Dysfunktion (alternativ AT_1-Rezeptor-Antagonist) 5. evtl. Eplerenon* 6. SGLT2-Hemmer und GLP-1-Analoga bei Diabetikern 7. symptomatisch: I. organische Nitrate* II. Molsidomin* III. ggf. Kalzium*-Antagonist IV. Ivabradin* V. evtl. Ranolazin
- Revaskularisation*: PCI (mit Drug-Eluting Stents) oder operativ durch Bypass-Operation (präferenziell arterielle Grafts)

Prävention:
- Primärprävention durch Reduktion beeinflussbarer kardiovaskulärer Risikofaktoren mit Änderung des Lebensstils: 1. Nikotinabstinenz (einschließlich Passivinhalation) 2. Ernährungsumstellung: Limitierung des Anteils gesättigter Fettsäuren auf ≤ 10%, Restriktion der Kochsalzaufnahme auf ≤ 3–5 g/d, Alkoholrestriktion; nicht sinnvoll ist jedoch eine glutenfreie Diät ohne gleichzeitig bestehende Zöliakie 3. regelmäßiges körperliches Training
- Gewichtsreduktion
- Blutdruckkontrolle < 130/80 bzw. < 140/90 mmHg
- Diabeteseinstellung HbA_{1c} < 6,5 % u. a.
- zusätzlich Pharmakotherapie: 1. Sekundärprävention zur signifikanten Prognoseverbesserung der KHK (siehe oben unter Therapie) 2. antihypertensive Therapie bei arterieller Hypertonie (bei Herzinsuffizienz möglichst durch Beta*-Rezeptoren-Blocker) 3. antidiabetische Therapie bei Diabetes* mellitus.

Herzkranzgefäße → Koronararterien

Herz-Kreislauf-Stillstand *m*: *engl. cardiac arrest.* Sistieren einer effizienten Herzfunktion und somit der Blutzirkulation mit konsekutiver* Gewebe-Hypoxie* und Gefahr des Hirntods*. Mangeldurchblutung des Gehirns führt innerhalb weniger Sekunden zur Bewusstlosigkeit*. Ein Kreislaufstillstand wird klinisch durch die Pulslosigkeit* diagnostiziert. Es han-

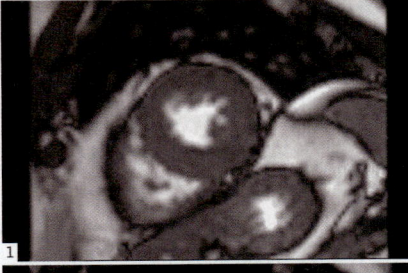
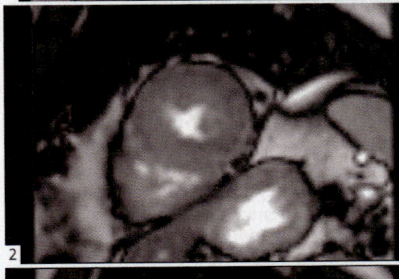
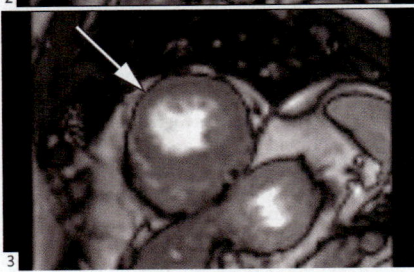

Herzkrankheit, koronare Abb. 2: DSMRT (Abk. für Dobutamin-Stress-MRT); pharmakologisches Stress-MRT durch MRT während Dobutamin-Infusion in steigender Dosierung (Kurzachsengeometrie); 1: in Ruhe normale regionale Wanddickenzunahme des linken Ventrikels in allen Segmenten; 2: deutliche Wanddickenzunahme des linksventrikulären Myokards in allen Segmenten während niedrigdosierter Dobutamin-Gabe; 3: unter maximaler Dobutamin-Infusion fehlende Wanddickenzunahme der linksventrikulären Vorderwand (Pfeil). [127]

delt sich um einen medizinischen Notfall, der eine sofortige Reanimation* erfordert.

Hintergrund: Ursachen:
- primär kardial: 1. v. a. Herzinfarkt* in ≤ 80 % der außerklinischen Fälle 2. Herzrhythmusstörungen* (HRST) 3. koronare Herzkrankheit* 4. hochgradige Herzinsuffizienz* 5. dilatative Kardiomyopathie* 6. Perikardtamponade* 7. kardiale Ionenkanalerkrankung* 8. Lungenembolie* 9. selten Elektrounfall
- primär hämodynamisch: u. a. Schock* (nach Polytrauma*, häufigste Ursache bei jungen Erwachsenen)
- primär respiratorisch (häufigste Ursache bei Kleinkindern): 1. Atemwegsobstruktion 2. Aspiration* 3. Atemlähmung* oder -depression*
- primär metabolisch oder endokrinologisch: 1. schwere Elektrolytstörung* 2. schwere Hypothyreose*.

Einteilung: anhand des EKG*
- Herz-Kreislauf-Stillstand mit Indikation zur Defibrillation*: 1. Kammerflimmern* 2. pulslose ventrikuläre Tachykardie* (PVT): I. Sonderform der ventrikulären Tachykardie ohne ausreichende ventrikuläre Auswurfleistung (funktioneller Herz-Kreislauf-Stillstand) II. in der Regel monomorphe tachykarde (meist > 180/min) EKG-Komplexe ohne palpablen Puls oder speziell Torsade* de Pointes
- Herz-Kreislauf-Stillstand ohne Defibrillationsindikation: 1. Asystolie* 2. pulslose elektrische Aktivität (PEA): I. die früher bevorzugte Bezeichnung elektromechanische Entkopplung (syn. elektromechanische Dissoziation; EMD) ist eine Form der PEA II. zeigt sich in der Regel als breite bradykarde EKG-Komplexe (ohne mechanische Aktivität im Sinne einer Ventrikelkontraktion).

Klinik:
- plötzliche Bewusstlosigkeit
- Atemstillstand*
- Pulslosigkeit (fehlender Karotispuls)
- evtl. blasse, graue oder zyanotische Hautverfärbung
- beidseits weite, reaktionslose Pupillen.

Diagnostik:
- Ein Kreislaufstillstand wird klinisch durch die Pulslosigkeit* diagnostiziert.
- Für die Feststellung der Art des Kreislaufstillstandes wird eine EKG/AED Beurteilung benötigt.

Therapie: Sofortige Reanimation* (Basic Life Support, ACLS).

Herzleistung *f*: *engl. cardiac output.* Begriff für die Herzarbeit pro Zeiteinheit. Einflussfaktoren sind Herzfrequenz*, mittlerer arterieller Blutdruck sowie Schlagvolumen*. Die Herzleistung ist für die Perfusion* aller Körperregionen ver-

Herz-Lungen-Maschine

antwortlich. Sie wird durch das vegetative Nervensystem* gesteuert.

Herz-Lungen-Maschine: engl. *heart-lung machine*; Abk. HLM. Gerät, das durch die Errichtung eines extrakorporalen Kreislaufs* chirurgische Eingriffe am offenen und blutleeren Herzen (z. B. bei Herzfehler) bzw. an herznahen Gefäßen (z. B. bei KHK) ermöglicht.

Prinzip:
- temporäre Ausschaltung von natürlicher Herz- und Lungentätigkeit und Überbrückung für mehrere Stunden durch künstliche Pumpfunktion, Oxygenierung, CO_2-Elimination und Thermoregulation (siehe Abb.)
- bei relativ kleinem Maschinenfüllvolumen (priming volume) zur Auffüllung Plasmaersatzstoff möglich
- Anwendung von Antikoagulanzien (meist Heparin) während Maschinenzeit
- ggf. Induktion eines (kardioplegischen) Herzstillstands durch Injektion einer Kardioplegie*-Lösung in Aortenwurzel, direkt in Koronararterien oder retrograd über Koronarsinus bei laufender HLM.

Komplikationen:
- evtl. leichte kognitive Dysfunktion
- Schlaganfall* bei partikulärer Embolie (z. B. verursacht durch Einführung der Aortenkanüle bei verkalkter Aorta ascendens)
- Luftembolie.

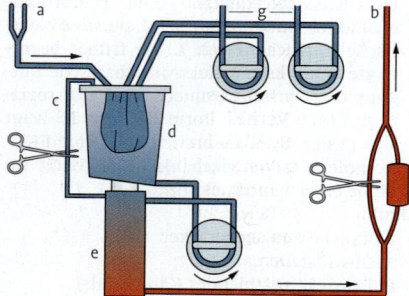

Herz-Lungen-Maschine: a: Vene (Blut aus Hohlvenen zur HLM); b: Arterie (Blut über arterieller Kanüle meist in Aorta); c: Rezirkulationslinie; d: offenes venöses Reservoir; e: Membranoxygenator mit integriertem Wärmetauscher; f: arterieller Filter; g: Kardiotomiesauger (Blut aus Operationsbereich in venöses Reservoir). [116]

Herz/Lungen-Quotient *m*: engl. *cardiothoracic ratio*; syn. Herz/Thorax-Quotient. Quotient aus transversalem Herz- und basalem Thoraxdurchmesser zur groben Einschätzung der Herzgröße (Herzvolumen*). Normal ist ein Verhältnis von 1 : 2. Bei einer Vergrößerung des Herzens ist dieses erhöht.

Herz-Lungen-Transplantation *f*: engl. *heart and lung transplantation*; Abk. HLTx. Orthotope, gemeinsame Transplantation* von Herz und Lunge, z. B. bei irreversiblem Endstadium einer chronisch-interstitiellen Lungenkrankheit und gleichzeitig bestehende Herzinsuffizienz im Endstadium oder kongenitalen Herzfehlern (Eisenmenger-Syndrom). Im Jahre 2015 wurden weltweit weniger als 100 Herz-Lungen-Transplantationen durchgeführt. Die 1-Jahres-Überlebensrate nach dem Eingriff beträgt ca. 60 %.

Herz-Lungen-Wiederbelebung → Reanimation

Herzmassage *f*: engl. *cardiac massage*. Direkte, intrathorakale*, manuelle*, rhythmische Kompression des Herzens bei eröffnetem Brustraum. Diese erfolgt meist intraoperativ bei bereits geöffnetem Brustkorb, neuerdings auch im Rahmen der „clamshell"-Thorakotomie* in der notfallmedizinischen Traumaversorgung, insbesondere bei penetrierendem Thoraxtrauma*. Im weiteren Sinne wird der Begriff auch für die extrathorakale Herzdruckmassage* verwendet.

Praktischer Hinweis: Bei prolongierter Reanimation kann für die Herzmassage aus logistischen Gründen ein mechanisches Reanimationssystem zum Einsatz kommen, auch wenn bisher kein Überlebensvorteil nachgewiesen werden konnte.

Herzminutenvolumen *n*: engl. *cardiac output* (Abk. CO); syn. Herzzeitvolumen (Abk. HZV); Abk. HMV. Vom linken Ventrikel ausgeworfenes Blutvolumen pro Minute als Maß für die Herzleistung*. Rechnerisch ist das Herzminutenvolumen das Produkt aus Schlagvolumen* und Herzfrequenz*. Der Referenzbereich liegt bei 4,5–5 l/min beim Erwachsenen in Ruhe, bei Belastung bis 30 l/min bei Trainierten.

Herzmuskelentzündung → Myokarditis
Herzmuskelinfarkt → Herzinfarkt
Herzmuskelkontraktion: syn. Herzmuskel-Kontraktilität. Durch elektromechanische Kopplung* erzeugte Verkürzung des Arbeitsmyokards (Arbeitsmuskulatur). Dabei spielen v. a. die Weiterleitung von elektrischen Impulsen (über Sarkolemm* und Gap* Junctions) und Freisetzung von Kalzium* eine wichtige Rolle.

Ablauf: Schrittmacherzellen des Herzens erzeugen Aktionspotenziale*, die sich entlang der Sarkolemmen ausbreiten und in die T-Tubuli (siehe sarkoplasmatisches Retikulum*) der Herzmuskelzellen laufen. Dort bewirken Aktionspotenziale einen Ca^{2+}-Einstrom (über L-Typ-Kalziumkanäle) in das Zellinnere. Erreicht diese Konzentration einen bestimmten Wert, öffnen sich die Ryanodinrezeptoren (Typ 2) des sarkoplasmatischen Retikulums und zusätzliches Kalzium strömt in das Zellinnere. Das freigesetzte Kalzium bindet anschließend an Troponin* C, wodurch Troponin seine Konformation ändert und sich Tropomyosin von den Mysosinköpfen sowie Troponin I von Aktin* löst. Am Ende der Kontraktion wird das Kalzium über Na^+-Ca^{2+}-Austauscher wieder aus der Zelle und über Ca^{2+}-ATPase* (SERCA) in das sarkoplasmatische Retikulum befördert und der Muskel erschlafft.

Herzmuskelschwäche → Herzinsuffizienz
Herzneurose *f*: engl. *heart neurosis*; syn. Herzangst-Syndrom. Inadäquate Angst* und Überzeugung, eine Herzkrankheit zu haben oder einen plötzlichen Herztod zu erleiden. Früher wurde die Herzneurose z. T. als eigenständiges Syndrom aufgefasst, heute ist sie als Kernsymptom der Panikstörung* klassifiziert. Eine Herzneurose kommt außerdem vor bei somatoformer autonomer Funktionsstörung* und hypochondrischer Störung*.

Herzog-Naht → Nahtmethoden
Herzohr *n*: engl. *cardiac auricle*; syn. Vorhofsohr. Paarige, 2–4 cm lange, tubuläre und häufig gelappte, blind endende, physiologische Ausbuchtung der Herzvorhöfe. In den Kardiomyozyten der Herzohren wird das atriale natriuretische Peptid (ANP, siehe kardiale natriuretische Peptide*) gebildet, das bei Vorhofdehnung, Hypoxie* oder erhöhter Plasmaosmolarität ausgeschüttet wird. Siehe Abb.

Klinische Bedeutung: Prädilektionsstelle (v. a. linkes Herzohr) eines Vorhofthrombus* (Abb. dort), insbesondere bei Vorhofflimmern*

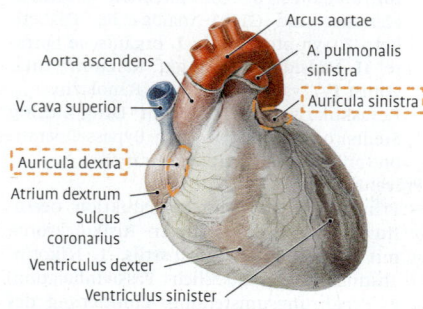

Herzohr: Rechtes und linkes Herzohr an der Facies sternocostalis des Herzens. [4]

Herzpalpitation → Palpitation
Herzperiode → Herzzyklus
Herzphobie → Herzneurose
Herzrhythmusstörungen *f pl*: engl. *cardiac arrhythmias*; Abk. HRST. Bezeichnung für alle Veränderungen der elektrischen Herztätigkeit, die durch unregelmäßige Abfolge (Arrhythmie), Abweichung von der normalen Herzfrequenz* oder Störung des zeitlichen Ablaufs der einzelnen Herzaktionen gekennzeichnet sind. Die Klinik ist variabel. Mögliche Komplikationen sind kardiale Thromboembolie und plötzli-

Herzrhythmusstörungen:
Einteilung (Auswahl).

Erregungsbildungsstörung
  Sinusarrhythmie
  Sinusbradykardie
  Sinustachykardie
  Sick-Sinus-Syndrom
  Ersatzsystolen
  Ersatzrhythmus
  wandernder Schrittmacher
  Extrasystolen
  supraventrikuläre Tachykardie
  Vorhofflattern
  Vorhofflimmern
  Kammertachykardie
  Kammerflattern
  Kammerflimmern

Erregungsleitungsstörung
  SA-Block
  AV-Block
  Schenkelblock bzw. Faszikelblock
  Fokalblock
  Verzweigungsblock

Pararrhythmie
  AV-Dissoziation
  Interferenzdissoziation
  Parasystolie

Präexzitationssyndrome
  WPW-Syndrom
  LGL-Syndrom

cher Herztod*. Symptomatische HRST werden behandelt.
Einteilung: Nach Herzfrequenz, Entstehungsort (supraventrikulär, ventrikulär) und Entstehungsmechanismus (siehe Tab.). Die klinische Einteilung unterscheidet u. a. chronische und paroxysmale Formen sowie die hämodynamische Wirksamkeit. Am häufigsten sind Extrasystolen*.
Ursachen: Funktionelle oder morphologische Veränderung des Erregungsleitungssystems durch organische Herzerkrankung, Elektrolytstörung, vegetative und psychosomatische Störungen*, Arzneimittel (insbesondere Herzglykoside, Antiarrhythmika, Psychopharmaka*), Intoxikation, endokrinologische Störung (v. a. der Schilddrüsenfunktion), Elektrounfall, selten Herzverletzung (Herzkontusion*) oder kongenital.
Klinik:
– asymptomatisch (einzelne Extrasystole oder permanentes Vorhofflimmern*)
– häufig Palpitationen* (v. a. Extrasystolen*)
– Synkope (Adams*-Stokes-Anfall), Koronarinsuffizienz* (Angina pectoris), Herzinsuffizienz* bei hämodynamisch wirksamen HRST
– kardiale Thromboembolie (Schlaganfall*) bei Vorhofflimmern
– plötzlicher Herztod* (Herz*-Kreislauf-Stillstand).

HRST sind häufig auch ohne Krankheitswert (v. a. bei Kindern, Jugendlichen, Sportlern).
Diagnostik:
– EKG*
– Langzeit*-EKG
– elektrophysiologische Untersuchung* (EPU).

Therapie: Bei symptomatischen HRST und je nach Form der HRST:
– Beseitigung ursächlicher Faktoren (z. B. Korrektur einer Elektrolytstörung)
– physikalisch (z. B. vagale Manöver)
– pharmakologisch (z. B. Antiarrhythmika*)
– elektrisch (Kardioversion*, Defibrillation*, Katheterablation*, passagere Elektrostimulation, Implantation eines Herzschrittmachers oder ICD).

Herzruptur f: engl. *myocardial rupture*. Zerreißen der Herzwand mit konsekutiver Perikardtamponade*. Eine Herzruptur kann beispielsweise nach schwerem Trauma oder Herzinfarkt* auftreten. In seltenen Fällen kommt es auch zur Ruptur eines Herzwandaneurysmas*.

Herzschatten → Herzformen

Herzschlagvolumen → Schlagvolumen

Herzschrittmacher m: Gerät zur myokardialen Elektrostimulation. Ein elektronischer Impulsgenerator (Schrittmacheraggregat) gibt Impulse ab, die über Elektroden auf das Herz übertragen werden.
Hintergrund: Formen:
– Herzschrittmacher zur **passageren** (temporären) Anwendung: Elektrostimulation durch externen Schrittmacher; Impulsübertragung: 1. (notfallmedizinisch) transthorakal: über Plattenelektroden auf der Haut, schmerzhaft (Analgosedierung) 2. transösophageal: über eine intraösophageal auf Vorhofhöhe platzierte Elektrodenspitze, keine ventrikuläre Stimulation möglich 3. transvenös endokardial: über perkutan meist über V. jugularis interna, V. subclavia, V. femoralis oder V. brachialis platzierte Elektrode, Stimulation auch prolongiert bis zu 2 Wochen möglich 4. epikardial: über intraoperativ im Rahmen der Herzchirurgie* platzierte Elektrode zur postoperativen Stimulation
– Herzschrittmacher zur **permanenten** Anwendung: Elektrostimulation durch implantierten Herzschrittmacher; operative Implantation des Schrittmacheraggregats (batteriebetrieben, Laufzeit 10–14 Jahre): 1. infraklavikulär subkutan oder selten submus-

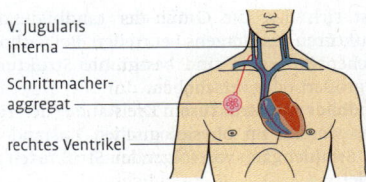

Herzschrittmacher: Transvenöser künstlicher Herzschrittmacher zur permanenten Anwendung (kammergesteuerter Einkammerschrittmacher); Position der (bipolaren) Elektrode in Spitze des rechten Ventrikels; Schrittmacheraggregat (Impulsgenerator) im Pektoralisbereich subkutan implantiert.

kulär (unter M. pectoralis major) 2. Impulsübertragung transvenös endokardial über im rechten Herz implantierte Elektrode (rechtsventrikulär: durch rechten Vorhof und Trikuspidalklappe im Trabekelgeflecht der rechten Herzspitze; rechtsatrial: bogenförmig im rechten Herzohr; siehe Abb.).
Einteilung:
– nach Modus durch (internationalen) Code; in Patientenausweis (Hersteller-spezifischer H.-Ausweis) zu dokumentieren (Schrittmacherkontrolle)
– klinisch je nach Elektrodenlage auch in Einkammer- (rechtsatrial: AAI; rechtsventrikulär: VVI*), Zweikammer- (rechtsatrial und rechtsventrikulär; z. B. DDD*) und Dreikammerschrittmacher (rechtsatrial, rechtsventrikulär und linksventrikulär)
– sowie je nach Impulssteuerung in vorhofgesteuert (im Vorhof implantierte Detektorelektrode; z. B. AAI oder VAT) oder kammergesteuert (im Ventrikel implantierte Detektorelektrode; internes Kammer-EKG über intrakardiale Reizelektrode während Reizpause am Impulsgenerator weitergeleitet)
– zusätzlich: Demand*-Schrittmacher, Rate*-Response-Schrittmacher.

Herzschwiele f: engl. *cardiac scar*. Pathologisch-anatomische Bezeichnung für eine myokardiale Narbe nach Herzinfarkt*. Echokardiografisch zeigt sie sich als Akinesie*.

Herzseptum n: engl. *cardiac septum*; syn. Septum cordis. Muskulös-bindegewebige Trennwände zwischen den Herzhöhlen. Während das Septum interventriculare die beiden Herzkammern voneinander trennt, grenzt das Septum interatriale die Vorhöfe voneinander ab. Größere Septumdefekte müssen unter Umständen operativ versorgt werden (Näheres siehe Vorhofseptumdefekt und Ventrikelseptumdefekt*). Vgl. Herz* (Abb. dort).

Herzsilhouette f: Herzschatten bei einer Röntgenaufnahme des Brustkorbes. Im Röntgenbild

Herzskelett

lässt sich u.a. die Größe der randbildenden Strukturen des Herzens beurteilen. Bei pathologischen Prozessen sind bestimmte Strukturen vergrößert oder verschoben.
Randbildende Strukturen: Die Ränder des Herzens werden im physiologischen Zustand im p.a. Strahlengang von folgenden Strukturen gebildet:
- rechter Rand: **1.** kranial: Vena* cava superior **2.** kaudal: rechter Vorhof
- linker Rand (von kranial nach kaudal): **1.** Arcus aortae* **2.** Arteria* pulmonalis **3.** Auricula sinistra **4.** linker Ventrikel.

Herzskelett n: engl. *cardiac skeleton*. Bindegewebegerüst, das am Herzen* die Kammerbasis von den Vorhöfen trennt. Das Herzskelett besteht aus den Anuli fibrosi, aus denen die Herzklappen entspringen, den dazwischenliegenden Bindegewebezwickeln (Trigonum fibrosum dextrum und Trigonum fibrosum sinistrum) und dem membranösen Teil der Scheidewand.
Herzsonografie → Echokardiografie
Herzspitze m: engl. *apex of heart*; syn. Apex cordis. Die von der linken Herzkammer gebildete Spitze des Herzens, die sich im Herzbeutel relativ frei bewegen kann. Während der Systole* ist der sogenannte Herzspitzenstoß* an der Brustwand fühlbar. Siehe Abb.

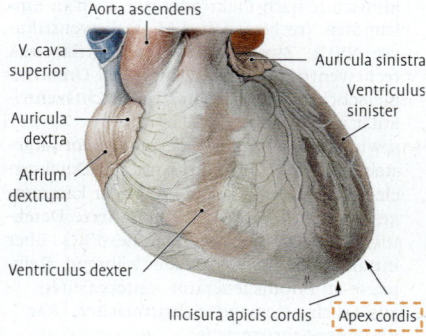

Herzspitze: Facies sternocostalis des Herzens. Die Herzspitze ist die kaudal, ventral und links gelegene Spitze des linken Ventrikels. Sie lässt sich durch den Herzspitzenstoß palpatorisch feststellen. [4]

Herzspitzenstoß m: engl. *apical impulse*; syn. Ictus cordis. Während der Systole* fühlbares (evtl. auch sichtbares) Anstoßen des Herzens an die Brustwand.
Lokalisation:
- physiologisch: kleinflächig im 5. ICR in der linken Medioklavikularlinie
- pathologisch: **1.** verlagert bei Herzdilatation* (Rechtsherzdilatation: nach parasternal links, Linksherzdilatation: nach links außen

unten) **2.** großflächig und hebend bei Herzhypertrophie* **3.** negativer Herzspitzenstoß (Jaccoud-Zeichen) mit systolischer Einziehung der Interkostalräume über dem Herzen bei Accretio pericardii.
Herzstillstand → Asystolie
Herzstillstand → Herz-Kreislauf-Stillstand
Herzsyndrom, hyperkinetisches n: engl. *hyperkinetic heart syndrome*. Hyperdyname, vermutlich durch zentralnervöse Fehlsteuerung bedingte, funktionelle Kreislaufstörung*. Neben Ruhetachykardie, Herzsensationen und verminderter Leistungsfähigkeit sind überschießender Anstieg von Puls und systolischem Blutdruck bei der Ergometrie* charakteristisch. Nach Ausschluss organischer Ursachen und Aufklärung über die Harmlosigkeit des Beschwerdebildes, kann mit niedrigdosierten Betablockern behandelt werden.
Herzszintigrafie f: engl. *heart scintigraphy*; syn. Herzszintigraphie. Sammelbezeichnung für spezielle Verfahren der Szintigrafie*, die zur Untersuchung des Herzens angewendet werden. Hierzu zählen v. a. die Radionuklidventrikulografie* und die Myokardperfusionszintigrafie, auch als Myokard-SPECT bezeichnet. Ebenso fallen Perfusions- und Stoffwechseluntersuchungen des Herzens mit der PET-CT unter diesem Oberbegriff.
Herztaille f: engl. *cardiac waist*. Bezeichnung für die Kerbe an der linksseitigen Herzkontur zwischen Truncus pulmonalis und linkem Vorhof. Der Begriff findet Anwendung bei der Begutachtung und Beschreibung der verschiedenen Herzformen* auf dem Röntgenbild.
Herzthrombose f: engl. *cardiac thrombosis*. Intrakardiale Thrombenbildung mit Gefahr von Embolie* und plötzlichem Herztod*. Die Thromben entstehen aufgrund lokaler Turbulenzen bzw. Verlangsamung des Blutflusses innerhalb der Herzhöhle, z. B. bei Dilatation der Herzwand oder nach Herzinfarkt*. Die Diagnose erfolgt durch Kardio-MRT und Echokardiografie*, behandelt wird mit Antikoagulation oder operativ.
Herztod, plötzlicher m: engl. *sudden cardiac death*; syn. PHT. Kreislaufstillstand durch akutes Herzversagen, der innerhalb 1 Stunde nach Eintreten der ersten Symptome zum Tode führt. Unmittelbare Todesursache ist meist anhaltendes Kammerflimmern durch Herzrhythmusstörungen*, häufig auf dem Boden einer KHK oder Kardiomyopathie*. In etwa 10 % der Fälle verhindert die erfolgreiche Reanimation* den Tod.
Erkrankung: Epidemiologie:
- Etwa 100 000 Fälle/Jahr in Deutschland
- 50 % der KHK-Todesfälle
- 75 % verursacht durch Herzrhythmusstörungen*, davon 75 % Kammerflimmern*, 10 %

ventrikuläre Tachykardie*, 15 % Bradykardie* oder Asystolie*.
Ursachen:
- KHK (häufigste Ursache bei Patienten > 35 Jahre)
- Kardiomyopathie* (häufigste Ursache bei Patienten < 35 Jahre)
- Myokarditis*
- Aneurysmen
- angeborene Herzfehler*
- erworbene Herzklappenfehler*
- Aortenstenose, Gefäßanomalien der Koronararterien
- Doping, Drogen (z. B. Kokain) oder Medikamente (gefährlich sind sog. QT-Intervall-verlängernde Arzneimittel)
- Überanstrengung und Übermüdung (vor allem bei Sportlern, Näheres siehe unten)
- Stromunfall
- genetische und neuromuskuläre Ursachen.

Pathogenese (Beispiele):
- kreisende Erregung um eine alte Infarktnarbe bei KHK
- Zunahme komplexer ventrikulärer Extrasystolen* bei verringerter linksventrikulärer Pumpfunktion
- gestörte Erregungsausbreitung in hypertrophem Myokard*.

Risikofaktoren: Das größte Risiko für einen plötzlichen Herztod haben Patienten mit
- überlebtem Kammerflimmern*
- KHK mit reduzierter linksventrikulärer Funktion (EF < 40 %) und wiederholten Tachykardien*
- reduzierter linksventrikulärer Funktion anderer Ursache
- verlängertem QT-Intervall und Synkopen*
- symptomatischem Brugada*-Syndrom.

Klinik:
- kurz vor dem Ereignis häufig Brustschmerzen, Atemnot oder Schwindel
- Herzrasen, Blässe
- Schock, Zyanose*, Kaltschweißigkeit
- Bewusstseinsverlust.

Diagnostik: Akute Diagnostik: EKG*. Diagnostik zur Ursachensuche nach erfolgreicher Reanimation („überlebter plötzlicher Herztod"):
- EKG-Monitoring (EKG, Langzeit*-EKG, Ereignisrekorder)
- Belastungs*-EKG
- Echokardiografie*.

Therapie: Akutsituation:
- kardiopulmonale Reanimation*
- Defibrillation*.

Nach erfolgreicher Reanimation:
- Behandlung einer zugrundeliegenden Erkrankung
- Rezidivprophylaxe bei ventrikulären Arrhythmien: **1.** evtl. Antiarrhythmika* (z. B.

Amiodaron*), nach Myokardinfarkt Betablocker **2.** Implantation eines Herzschrittmachers oder ICD* **3.** evtl. perkutane Katheterablation*.

Prognose:
- 90 % der Betroffenen erliegen dem plötzlichen Herztod
- Rezidivrisiko im ersten Jahr nach überlebtem plötzlichem Herztod ohne Behandlung einer zugrundeliegenden Erkrankung 30 %, im zweiten Jahr 45 %.

Plötzlicher Herztod und Sport: In Deutschland sterben jährlich etwa 900 Sportler an einem plötzlichen Herztod. Ursache sind in den meisten Fällen unerkannte Herzfehler oder Herzerkrankungen wie z. B. Kardiomyopathien oder Myokarditiden. Um dieses Risiko zu minimieren, wird Sportlern empfohlen:
- kein Sport während eines Infekts, Infekte immer auskurieren
- Überanstrengungen vermeiden
- keinerlei Doping, Vorsicht bei Medikamenteneinnahmen.

Herztöne *f pl*: engl. *heart sounds*. Kurze Schallereignisse bis zu 0,1 Sekunden (physikalisch keine Töne, sondern Geräusche) am Herzen (im Gegensatz zu den länger andauernden Herzgeräuschen*), die bei der normalen Herzfunktion durch Bewegungen des Klappenapparats und durch Muskelanspannungen entstehen. Die Differenzierung erfolgt durch Herzauskultation* (früher auch durch Fonokardiografie*).

Einteilung:
- **1. Herzton** (S_1) entsteht kurz nach dem Schluss der Segelklappen als Anspannungston der Herzmuskulatur
- **2. Herzton** (S_2) entsteht durch die Anspannung der Taschenklappen* beim Klappenschluss.

Herztöne, kindliche *m pl*: engl. *fetal heart sounds*. Ab 6.–7. Monat mit dem Stethoskop auskultierbare kindliche Herzaktionen.

Herztonspaltung *f*: engl. *heart sound splitting*; syn. gespaltener Herzton. Bei der Herzauskultation* wahrnehmbare Spaltung des 1. oder 2. Herztons in je zwei Segmente, die < 0,08 Sekunden voneinander getrennt sind. Am bekanntesten ist die physiologische Spaltung des 2.* Herztons durch inspiratorische Verspätung des Pulmonalklappenschlusses. Weiteres siehe Herztöne*.

Herztransplantation *f*: engl. *heart transplantation*; Abk. HTx. Orthotope Transplantation* des Herzens bei terminaler Herzinsuffizienz (dilatative bzw. ischämische Kardiomyopathie*, KHK u. a.); bei pulmonaler Hypertonie unter Umständen als Herz*-Lungen-Transplantation.
Häufigkeit: 2018 in Deutschland: 318 Herztransplantationen.

Prinzip:
- Herz*-Lungen-Maschine
- biatriale (Anastomose des linken und rechten Vorhofs des Spenderherzens mit der bei Kardektomie in situ belassenen Hinterwand der Vorhöfe des Empfängers, in die die Lungen- bzw. die Hohlvenen einmünden) oder bicavale Anastomose anstelle der rechtsatrialen Verbindung
- End-zu-End-Anastomose der Pulmonalarterie und der Aorta ascendens
- postoperative Immunsuppression zur Prophylaxe und Therapie einer Abstoßungsreaktion*.

Prognose:
- 1-Jahres-Überlebensrate ca. 85 %
- 5-Jahres-Überlebensrate ca. 70 %
- 10-Jahres-Überlebensrate ca. 50 %.

Herztumor *m*: engl. *heart tumor*. Kardialer Tumor des Myokards* oder Perikards* (meist Vorhof betroffen). Unterschieden werden die äußerst selten vorkommenden primären Herztumoren und die sekundären Herztumoren, bei denen es sich in nahezu allen Fällen um Metastasen anderer maligner Tumore handelt. Behandelt wird in der Regel chirurgisch.

Klinik:
- Herzrhythmusstörungen*
- bei Verlegung von Herzklappen Symptome einer Herzklappenstenose.

Diagnostik:
- Echokardiografie* (siehe Abb.)
- Kardio-MRT
- ggf. Angiokardiografie*.

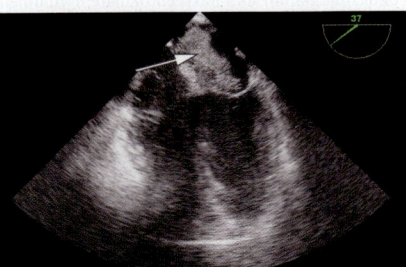

Herztumor: Myxom im linken Vorhof (Pfeil); transösophageale Echokardiografie. [98]

Herzvektor *m*: engl. *cardiac vector*. Summenvektor aus den gerichteten Potenzialdifferenzen zwischen nicht erregten und erregten Herzmuskelfasern. Der Richtung des größten Integralvektors während der Erregungsausbreitung entspricht die elektrische Herzachse. Vektoren dienen bei der Elektrokardiografie zur Bestimmung von Erregungsausbreitung, -richtung und Lagetyp* des Herzens.

Herzvitium → Herzfehler

Herzvolumen *n*: engl. *cardiac volume*. Aufnahmevermögen des Herzens, die mittels Echokardiografie* gemessen wird. Die Normalwerte betragen beim Mann ca. 800 ml Blut, bei der Frau ca. 630 ml und bei Leistungssportlern in Ausdauersportarten bis zu 1700 ml.

Herzvorhof *m*: engl. *atrium*; syn. Vorhof. Den beiden Herzkammern vorgeschaltete Herzräume. Der linke Vorhof erhält sauerstoffreiches Blut aus den Vv. pulmonales, der rechte Vorhof sauerstoffarmes Blut aus der V. cava inferior und superior. Die beiden Vorhöfe sind untereinander durch das Septum interatriale und von den Ventrikeln durch die Atrioventrikularklappen* getrennt.

Funktion: Die beiden Vorhöfe sind den zuführenden Gefäßen* des Herzens und den Herzkammern zwischengeschaltet. Übersteigt der Druck in den Vorhöfen während der Diastole den Druck in den Ventrikeln, öffnen sich die Atrioventrikularklappen (Trikuspidalklappe* rechts, Mitralklappe* links) und Blut strömt in die Herzkammern.

Herzwand *f*: syn. Herzwandschichten. Aufbau des Herzens, das von innen nach außen aus drei Schichten besteht: dem reibungsarmen Endokard*, dem hauptsächlich die Wandstärke bestimmenden Myokard* und dem serösen Epikard*. Die Wandstärke des Herzens ist entsprechend ihrer Belastung im linken Ventrikel am dicksten, in den Vorhöfen am dünnsten.

Herzwandaneurysma *n*: engl. *myocardial aneurysm*. Umschriebene Aussackung (Aneurysma*) der Herzwand, meist über dem Spitzenbereich, aber auch im Bereich der Vorder- oder Hinterwand des linken Ventrikels. Ein Herzwandaneurysma kann angeboren (bindegewebiges Herzwandaneurysma der linken Ventrikelbasis) sein, tritt aber v. a. nach Herzinfarkt* oder Trauma auf. Behandelt wird operativ.

Klinik:
- Behinderung der Herzfunktion durch Dyskinesie* und Akinesie* der Ventrikelwand
- erhöhtes Herzgewicht (fixiertes Restblut).

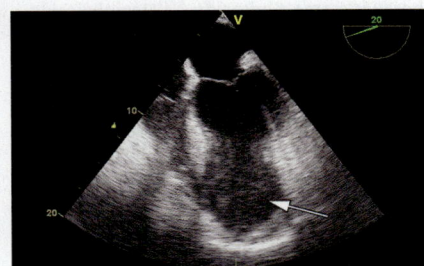

Herzwandaneurysma Abb. 1: Spitzenaneurysma (Pfeil) des linken Ventrikels mit Blutstase; transösophageale Echokardiografie. [98]

herzwirksame Glykoside

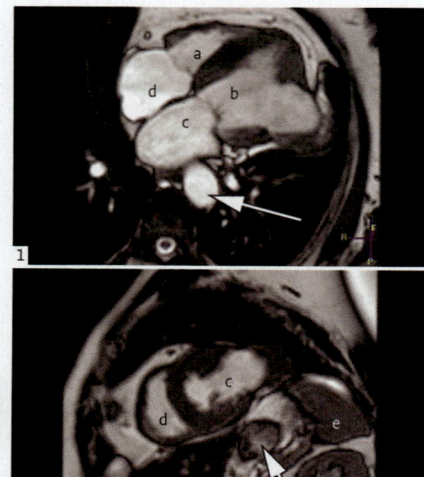

Herzwandaneurysma Abb. 2: Linksventrikuläres Herzwandaneurysma der Inferolateralwand (Pfeil); endsystolische Cine-MR-Aufnahme; 4: 1-Kammerblickgeometrie; 2: Kurzachsengeometrie, a: rechter Vorhof; b: linker Vorhof; c: linker Ventrikel; d: rechter Ventrikel, e: Milz, f: linke Niere (auf dem Bild nicht ersichtlich). [127]

Komplikationen:
- Bildung parietaler intrakavitärer Thromben infolge Blutstase im Aneurysma (Herzthrombose*) mit Gefahr kardialer Thromboembolie
- Perforation in rechten Vorhof oder Ventrikel
- Herzruptur*.

Diagnostik:
- Echokardiografie* (siehe Abb. 1)
- MRT (siehe Abb. 2)
- ggf. CT
- Angiokardiografie*.

Therapie: Operative Aneurysmektomie oder -verkleinerung (z. B. DOR-Plastik).

herzwirksame Glykoside → Herzglykoside
Herzzeitvolumen → Herzminutenvolumen
Herzzyklus *m*: engl. *cardiac cycle*. Rhythmische Folge von Kontraktion (Systole*) und Entspannung (Diastole*) des Herzens. Der Herzzyklus treibt das Blut* durch den Blutkreislauf* und ist als Puls* in peripheren Arterien* tastbar. Im EKG* entspricht der elektrische Herzzyklus dem RR*-Intervall, der mechanische Herzzyklus ist in der Echokardiographie* sichtbar. Siehe Abb.

Physiologie: Elektrischer Herzzyklus: Entsteht durch regelmäßige elektrische Ströme im Erregungsleitungssystem* des Herzens und wird im Artikel zum EKG* näher erläutert. **Me-**

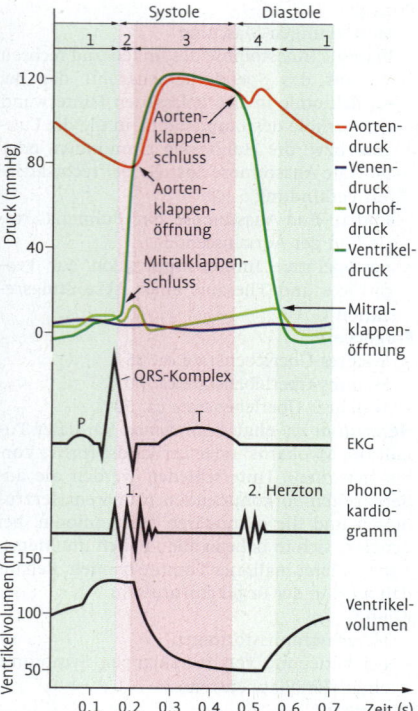

Herzzyklus: Zeitlich parallel angeordnete Darstellung von vaskulären und kardialen (linker Vorhof und linker Ventrikel) Drücken, EKG, Fonokardiogramm und linksventrikulärem Volumen; 1: Füllungsphase; 2: Anspannungsphase; 3: Austreibungsphase; 4: Entspannungsphase.

chanischer Herzzyklus: Funktionell besteht das Herz aus zwei in Reihe geschalteten Pumpen. Das rechte Herz pumpt das Blut in den Lungenkreislauf, das linke Herz das Blut in den Körperkreislauf. Der Herzzyklus lässt sich, bezogen auf die Ventrikel, in 4 Phasen einteilen.
Systole (Kontraktion):
- isovolumetrische Anspannungsphase: **1.** Phase beginnt nach dem Schließen sämtlicher Herzklappen **2.** Das Ventrikelmyokard kontrahiert, was zur Druckerhöhung im Ventrikel führt
- Austreibungsphase: **1.** intraventrikulärer Druck übersteigt den Druck in der Aorta* und dem Truncus* pulmonalis, dadurch öffnen sich die Aortenklappe* und Pulmonalklappe* **2.** Blut wird in die Aorta und den Truncus pulmonalis ausgetrieben **3.** der Druck im linken Ventrikel steigt durch die zunehmende Kontraktion weiter an, während das Volumen sinkt: auxotone Kontraktion **4.** Segelklappen verschließen sich, alle Herzklappen sind somit wieder geschlossen **5.** Schluss der Segelklappen imponiert als 2. Herzton.

Diastole (Erschlaffung):
- isovolumetrische Entspannungsphase: **1.** Ventrikelmyokard entspannt sich **2.** Druck im Ventrikel sinkt
- Füllungsphase: **1.** AV-Klappen öffnen sich, wenn der intraventrikuläre Druck unter den intraatrialen Druck fällt **2.** Blut strömt aus dem Vorhof in die Ventrikel ein **3.** dies geschieht zum geringeren Teil durch eine Kontraktion der Vorhöfe und durch die Druckdifferenz, zu einem größeren Teil durch den Ventilebenenmechanismus **4.** AV-Klappen schließen sich, wenn der intraventrikuläre Druck über den intraatrialen Druck steigt Schluss der AV-Klappen imponiert als 1. Herzton.

HES: Abk. für → Hydroxyethylstärke
HES: Abk. für hypereosinophiles Syndrom → Syndrom, hypereosinophiles
Heschl-Querwindung → Gyri temporales transversi
Hesperidin *n*: syn. Hesperetin-7-rutinosid. Glykosid aus der Gruppe der Flavonoide*, das u. a. in Apfelsinen, Bitterorangen, Zitronen und Paprikaschoten vorkommt. Hesperidin ist kapillarabdichtend und hemmt die Hyaluronidase*. Seine antiödematöse Wirkung wird bei der Therapie einer chronisch-venösen Insuffizienz* genutzt.
Hesselbach-Dreieck → Trigonum inguinale
Hesselbach-Hernie → Schenkelhernie
hES-Zellen: Abk. für humane embryonale Stammzellen → Stammzellen
Heteroantikörper → Antikörper, heterologe
Heterochromatin *n*: Chromatin*, das gegenüber Euchromatin* stärker kondensiert und besser färbbar ist. Man unterscheidet konstitutives Heterochromatin, z. B. das Zentromer*, sowie fakultatives Heterochromatin, das sog. Geschlechtschromatin*. Die Unterschiede sind besonders deutlich in verschiedenen Phasen der Mitose* (Zentromerregion, Satelliten).
Heterochromie *f*: engl. *heterochromia*. Auftreten von Farbunterschieden in normalerweise gleichfarbigen Strukturen, z. B. einzelne weiße Haarbüschel (Poliose) oder unterschiedliche Färbung der Iris (Irisheterochromie*).
Heterochromosomen → Gonosomen
Heterochronie *f*: engl. *heterochronia*. Zeitliche Verschiebung eines (physiologischen) Geschehens im Vergleich zur Norm, z. B. frühzeitiger Beginn endokriner Funktionen bei Pubertas praecox*.
Heterodontie *f*: engl. *heterodontia*; syn. Anisodontie. Gebiss mit verschiedenartig gestalteten

Zähnen, verbunden mit einer reduzierten Zahnanzahl.

heterogen [Aufbau der Materie]: Bezeichnung für ein Stoffsystem, das im betrachteten Bereich uneinheitliche Eigenschaften aufweist.

heterogen [Terminologie]: engl. *heterogenic*. Verschiedenartig. Der gegensätzliche Begriff zu heterogen lautet homogen*.

heterogen [Transplantationsmedizin]: Von unterschiedlichen Spezies stammend, synonym ist xenogen*. Beispiel ist die heterogene Transplantation eines Schweineherzens auf einen Menschen.

heterogenetische Antigene → Antigene, heterophile

heterogenetische Antikörper → Antikörper, heterophile

Heteroglykane → Polysaccharide

Heterogonie *f*: engl. *heterogony*. Form des Generationswechsels mit gesetzmäßigem Wechsel von geschlechtlicher und parthenogenetischer Fortpflanzung in der Generationenfolge. Heterogonie wird z. B. bei Blattläusen und einigen Fadenwürmern (z. B. Strongyloides stercoralis) beobachtet.

heterolog → xenogen

Heterolyse [Erkrankung der roten Blutzellen] *f*: engl. *heterolysis*. Hämolyse* durch heterogene Hämolysine*.

Heterolyse [Immunologie] *f*: Abräumung nekrotischen Gewebes durch Makrophagen* und Granulozyten*, z. B. nach Herzinfarkt.

heteromorph: engl. *heteromorphous*. Von anderer (andersartiger) Gestalt, verschiedengestaltig, z. B. heteromorpher Generationswechsel*.

Heteronomie → Fremdbestimmung

Heterophorie *f*: engl. *heterophoria*. Latentes Schielen (Strabismus*), das bei Unterbrechung der Fusion* (z. B. beim Abdecktest*) manifest wird. 70–80 % der Bevölkerung sind betroffen, aber nur 10 % haben asthenopische Beschwerden oder Doppelbilder*. Abhilfe schaffen die optimale Korrektur von Refraktionsfehlern und ggf. Prismengläser sowie eine Operation.

Heterophyes heterophyes *f*: U. a. in Ägypten und Ostasien verbreiteter, 1–2,5 mm langer Zwergdarmegel (Klasse Trematoda), der fischfressende Säugetiere und auch den Menschen befällt (Heterophyiasis*). Der Mensch infiziert sich durch den Verzehr von metazerkarienhaltigem rohem Fisch (2. Zwischenwirt). Die Wurmeier können in Stuhlproben nachgewiesen werden.

Heterophyiasis *f*: Infektion mit dem kleinen Darmegel Heterophyes* heterophyes durch den Verzehr von metazerkarienhaltigem rohem Fisch. Klinische Symptome sind epigastrische Schmerzen und Diarrhö. Bei hämatogener Verschleppung der Eier kann es zum ZNS-Befall mit neurologischer Symptomatik oder einer kardialen Mitbeteiligung kommen. Behandelt wird mit Praziquantel*.

Heteroplastik → Plastik

Heteroptera → Wanzen

Heterosexualität *f*: engl. *heterosexuality*. Bezeichnung für die sexuelle Orientierung* auf Partner des jeweils anderen Geschlechts sowie entsprechende sexuelle Aktivität. Sie ist die häufigste Form des Sexualverhaltens.

Heterosomen → Gonosomen

Heterostereotyp → Stereotyp

Heterotaxie → Situs inversus viscerum

heterotop: engl. *heterotopic*. Örtlich abweichend, z. B. heterotope Transplantation.

Heterotransplantation *f*: engl. *heteroplasty*; syn. Xenotransplantation. Transplantation* von Tierorganen auf den Menschen, d. h. über Speziesbarrieren hinweg.

heterozygot: engl. *heterozygous*. Genetische Eigenschaft von Individuen. Bei heterozygoten Individuen ist derselbe Genlocus auf homologen Chromosomen durch 2 verschiedene Allele* besetzt. Die Ausprägung der Merkmale erfolgt unterschiedlich, je nach dem Vererbungsmodus: dominant, rezessiv, kodominant oder dominant mit unvollständiger Penetranz.

Heublumen *f pl*: engl. *hay flowers*; syn. Graminis flos. Blüten, Früchte u. a. oberirdische Teile von Poaceen (Gräser, Heublumen) mit ätherischem Öl, Gerbstoffen, Cumarin und Furanocumarinen. Je nach Herkunft und Erntezeit haben Heublumen einen schwankenden Anteil an Haaren von Blütenspelzen (dem Staub).

Heubner-Arteriitis *f*: engl. *Heubner's disease*. Entzündung großer und mittelgroßer Hirnarterien bei meningovaskulärer Neurosyphilis*.

Heufieber → Pollinosis

Heultag → Dysphorie, postpartale

Heuschnupfen → Pollinosis

Heuschnupfen → Rhinitis allergica

HEV: Abk. für humane Enteroviren → Enterovirus

HEV: Abk. für → Hepatitis-E-Virus

Hexadaktylie → Polydaktylie

Hexadecylphosphocholin → Miltefosin

Hexapoda → Arthropoden

Hexenschuss → Lumbago

Hexokinase *f*: Enzym (EC 2., Transferasen), das ATP-abhängig mit Mg^{2+} als Cofaktor Hexosen (Glukose, Fruktose, Glukosamin, im Gehirn auch Galaktose) am C-6 phosphoryliert. Die Hexokinase katalysiert eine der 3 Schlüsselreaktionen in der Glykolyse*: die Phosphorylierung von Glukose zu Glukose*-6-phosphat.

Formen: Hexokinasen existieren in 4 Isoformen, wobei die Hexokinase IV in Leber und Betazellen des Pankreas spezifisch ist für das Substrat Glukose. Hexokinasen I–III werden durch das Produkt, Glucose-6-Phosphat, gehemmt.

Hexokinasemangel *m*: engl. *hexokinase deficiency*. Seltener Enzymdefekt, der alle Zellen des Bluts betrifft. Er tritt u. a. bei Patienten mit Fanconi*-Anämie auf.

Hexosemonophosphatweg → Pentosephosphatweg

HF: Abk. für → Hämofiltration

HF: Abk. für → Herzfrequenz

HFJV: Abk. für engl. high frequency jet ventilation → Beatmung

HFJV: Abk. für engl. high frequency jet ventilation → Jet-Ventilation

HFMK: Abk. für → Hand-Fuß-Mund-Krankheit

HFOV: Abk. für engl. high frequency oscillation ventilation → Beatmung

HFPPV: Abk. für engl. high frequency positive pressure ventilation → Beatmung

HFV: Abk. für engl. high frequency ventilation → Beatmung

Hg → Quecksilber

HGF: Abk. für engl. human growth factor → Wachstumsfaktoren

HHL → Hinterhauptslage

HHL: Abk. für Hypophysenhinterlappen → Hypophyse

HHL: Abk. für Hypophysenhinterlappen → Neurohypophyse

HHT: Abk. für → Hämagglutination-Hemmtest

HHV: Abk. für humanes Herpesvirus → Herpesviridae

HHV-6: Abk. für → humanes Herpesvirus 6

HHV-7: Abk. für → humanes Herpesvirus 7

HI: Abk. für → Herzindex

Hiatodontie → Biss, offener

Hiatoplastik *f*: engl. *hiatoplasty*. Chirurgisches Verfahren zur Einengung des Hiatus* oesophageus bei Zwerchfellbruch (Hiatushernie*), z. B. im Rahmen einer Antirefluxplastik bei gastroösophagealer Refluxkrankheit" (GERD). Durch das Verfahren wird die im Zwerchfell befindliche vergrößerte Durchtrittsöffnung der Speiseröhre verkleinert und das Risiko für das neuerliche Auftreten einer Hiatushernie verringert.

Hiatus aorticus *m*: engl. *aortic hiatus*; syn. Aortenschlitz. Lücke im Zwerchfell* für den Durchtritt von Aorta* und Ductus* thoracicus. Er ist zwischen Crus dextrum und Crus sinistrum der Pars lumbalis diaphragmatis lokalisiert und wird durch das Lig. arcuatum medianum verstärkt. Dieses gewährleistet auch bei Kontraktion des Zwerchfells ein konstantes Lumen der Aorta. Siehe Hiatus* oesophageus Abb. dort.

Hiatushernie *f*: engl. *hiatus hernia*. Typische Form einer Zwerchfellhernie (95 % aller Zwerchfellhernien). Bruchlücke ist der erweiterte Hiatus oesophagei. Der häufigste Typ einer Zwerchfellhernie ist die Hiatusgleithernie mit glockenförmigem Bruchsack im hinteren Media-

Hiatus maxillaris

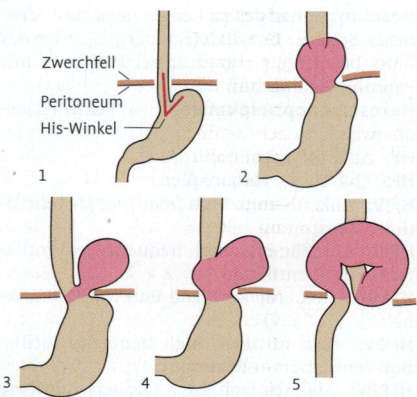

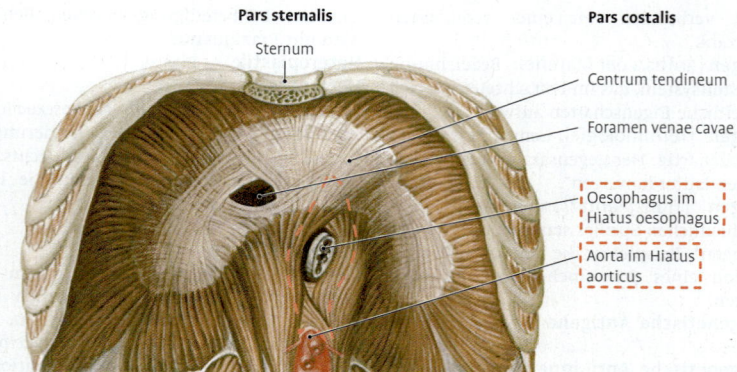

Hiatushernie: 1: physiologische Topografie mit spitzem His-Winkel; 2: Hiatusgleithernie, der spitze His-Winkel ist aufgehoben, da die Kardia in den Thorax prolabiert; 3: paraösophageale Hernie; 4: gemischte Hernienform (Gleithernie und paraösophageale Hernie); 5: der Magen ist in den Thorax prolabiert (sog. upside-down stomach).

Hiatus oesophageus: Ansicht des Pars lumbalis und eines Teils des Centrum tendineum des Zwerchfells von ventral. Der Hiatus oesophagus ist eine Zwerchfellöffnung, durch die die Speiseröhre zusammen mit den Vagusnerven in die Bauchhöhle gelangt. Einige Muskelzüge des Zwerchfells legen sich um den Ösophagus (Oesophagus) und bilden die sogenannte Hiatusschlinge.

stinum, in den neben dem peritonealisierten Anteil der Kardia auch ein Teil des oberen Magendrittels prolabieren. Siehe Abb.
Formen: Hiatusgleithernie, synonym axiale Hiatushernie (Typ I): Durch die Eigenspannung des Ösophagus und Aufhebung des Hisschen Winkels gleitet der peritonealisierte Anteil der Kardia mitsamt Teilen des oberen Magendrittels in das hintere Mediastinum. Der Peritonealüberzug der Kardia bildet einen inkompletten Bruchsack. Prädisponiert sind Adipöse und Schwangere aufgrund des erhöhten intraabdominellen Drucks. Ca. 70% der Betroffenen sind asymptomatisch. Durch eine resultierende Kardiainsuffizienz kann es in ca. 20% zur gastroösophagealen Refluxkrankheit kommen. 10% beklagen ein Schmerz- oder Druckgefühl retrosternal durch mechanische Reizung. **Paraösophageale Hernie (Typ II):** Bei normaler anatomischer Lagerung der Kardia sind Magenanteile, meistens der Magenfundus in den Mediastinalraum verlagert. Extremform: Upside-Down-Stomach oder auch Thoraxmagen genannt, mit kompletter subdiaphragmaler Verlagerung des ganzen Magens in Kombination mit einem Magenvolvulus in das Mediastinum unter Umständen auch von Milz, Omentum majus und Anteilen des Colon transversum. Die Symptome sind geprägt von den Verdrängungserscheinungen und imponieren als Völlegefühl, Aufstoßen, kardiopulmonale Sensationen, aber auch durch die klinischen Zeichen eines hohen Ileus bei Inkarzeration oder durch Hämatemesis bei Ulzerationen. Wegen der meist erhaltenen Sphinkterfunktion besteht häufig keine Refluxsymptomatik. **Misch- bzw. Übergangsformen (Typ III):** Häufiger als der reine Typ II mit axialer und paraösophagealer Komponente und bei Symptomen meistens schleichend progredient mit den klinischen Zeichen der Refluxkrankheit oder der Anämie.
Therapie: Asymptomatische Hiatushernien bedürfen keiner Behandlung. Je nach Symptomatik wird sich die Therapie in der Mehrzahl auf konservative Maßnahmen wie Gewichtsabnahme oder Protonenpumpenhemmer (PPI) beschränken. Eine OP-Indikation besteht generell nach Abwägung der Risiken einer lebenslangen Einnahme von Protonenpumpenhemmern und bei Typ II und III aufgrund der möglichen Komplikationen wie Blutung, Inkarzeration und Perforation in Form der Fundoplicatio*, Gastropexie* und Hiatoplastik*.
Hiatus maxillaris *m*: engl. *maxillary hiatus*. Weite Kieferhöhlenöffnung an der nasalen Wand des Oberkieferkörpers. Durch Anlagerung der unteren Nasenmuschel, der Lamina perpendicularis des Gaumenbeins sowie von Anteilen des Siebbeinlabyrinthes an die nasale Wand der Maxilla wird der Hiatus maxillaris stark eingeengt. Die Kieferhöhle öffnet sich in den mittleren Nasengang.
Hiatus oesophageus *m*: engl. *esophageal hiatus*. Lücke im Zwerchfell* für den Durchtritt von Ösophagus*, Truncus* vagalis anterior und Truncus* vagalis posterior. Der Hiatus oesophageus liegt im medialen Anteil des Crus dextrum der Pars lumbalis des Zwerchfells und wird durch das Ligamentum phrenicooesophageale fixiert. Er ist die häufigste Bruchpforte bei Zwerchfellhernien*. Siehe Abb.
Hiatus sacralis *m*: engl. *sacral hiatus*. Untere Öffnung des Kreuzbeinkanals, die durch die Haut dorsalseitig auf dem Sakrum tastbar ist. Der Hiatus sacralis wird als Zugang für die Kaudalanästhesie genutzt, u.a. als sakrale Umflutung zur Dämpfung akuter Reizsymptomatik tieflumbaler und sakraler Nervenwurzeln.
Hiatus-Schlinge *f*: Muskulöser Teil des Zwerchfells*, der vom Lig. arcuatum medianum entspringt und den Hiatus* oesophagus als Durchtrittsstelle für Ösophagus* und N. vagus nach links begrenzt. Siehe Hiatus* oesophagus Abb. dort.
Hiatus urogenitalis *m*: engl. *urogenital hiatus*. Öffnung im Beckenboden* für den Durchtritt der Urethra* und bei der Frau zusätzlich der Vagina*. Sie befindet sich im vorderen Teil des Levatorspalts, der vom M. transversus perinei profundus bedeckt wird.
Hib: Abk. für Haemophilus influenzae Serotyp b → Haemophilus influenzae
Hickman-Katheter *m*: engl. *Hickman catheter*. Großlumiger, chirurgisch angebrachter ZVK mit Außendurchmesser > 5 Charrière zur langfristigen Anwendung durch partielle Implantation mit subkutaner Tunnelung (TCVAD für tunneled central venous access device). Im Gegensatz zum Portkathetersystem* (ICVIP für implanted central venous infusion port) handelt es sich um ein nach extern ausgeleitetes zentralvenöses Kathetersystem.
Indikation: Insbesondere bei Kindern, im Gegensatz zum Broviac-Katheter zur Applikation höherviskoser Infusionslösungen z. B. zur parenteralen Ernährung*, zur Hämodialyse* oder bei Apheresetechniken.

Hidradenitis *f*: engl. *inflammation of the sweat glands*. Schweißdrüsenentzündung (vgl. Schweißdrüsenabszess*).

Hidradenom *n*: engl. *hidradenoma*. Benignes Adenom* der Schweißdrüsen mit Vermehrung der sekretorischen Drüsenendstücke mit bis zu 2 cm großen Papeln ohne bevorzugte Lokalisation.

Hidrozystom *n*: engl. *hidrocystoma*. Bis zu 3 cm große, durchsichtige, bläschenförmige Erweiterung eines Schweißdrüsenausführungsgangs, aus der sich nach Inzision Schweiß entleert. Die Zyste tritt besonders im Gesicht auf.

HID-Syndrom: Abk. für Hystrix-like ichthyosis with deafness → KID-Syndrom

HIES: Abk. für → Hyper-IgE-Syndrom

HIFUS: Abk. für engl. high intensity focused ultrasound → Uterus myomatosus

High Cardiac Output: Hohes Herzminutenvolumen*, z. B. bei hyperdynamischem septischen Schock*, Hyperthyreose* oder Schwangerschaft.

High-Cardiac-Output-Syndrom *n*: engl. *high cardiac output syndrome*. Hyperdyname Kreislaufstörung durch erniedrigten peripheren Widerstand und gesteigerte kardiale Auswurfleistung einhergehend mit Symptomen einer Herzinsuffizienz*. Ursächlich sind extrakardiale, meist vaskuläre (arteriovenöser Shunt*) oder metabolische (z. B. Hyperthyreose*) Erkrankungen und Sepsis*. Diagnostik und Therapie richten sich nach der Grunderkrankung.

High Definition Magnetic Resonance *f*: Abk. HDMR. Bezeichnung für besonders hochauflösendes MRT mit hohem Weichteilkontrast.

High Density Lipoproteins *n pl*: Abk. HDL. Lipoproteine* hoher Dichte. Sie werden in der Leber und Darmmukosa gebildet und bestehen zu ca. 50 % aus Apolipoproteinen* und ca. 50 % aus Cholesterol und Phospholipiden*. HDL dient v. a. dem Cholesteroltransport aus peripheren Zellen in die Leber, wo das überschüssige Cholesterol über die Galle ausgeschieden wird.

Hintergrund: In Bezug auf die Entstehung der Arteriosklerose wird das HDL umgangssprachlich auch als „gutes Cholesterin" (im Gegensatz zum „schlechten Cholesterin" LDL) bezeichnet. Ausschlaggebend für ein erhöhtes Arterioskleroserisiko ist neben einer erniedrigten HDL-Konzentration auch ein erhöhter LDL/HDL*-Cholesterolquotient. Dieser beschreibt das Verhältnis der 2 cholesteroltragenden Lipoproteinfraktionen LDL und HDL im Blut. Die Zielwerte des LDL/HDL-Cholesterolquotienten sind ebenfalls abhängig vom Risikoprofil:
- < 4 ohne weitere Risikofaktoren
- < 3 bei Vorliegen von Risikofaktoren für Arteriosklerose
- < 2 bei manifester Arteriosklerose oder Diabetes.

Labordiagnostik: Referenzbereich im Blut:
- Männer: ≥ 40 mg/dl (1 mmol/l)
- Frauen: ≥ 50 mg/dl (1,3 mmol/l).

Indikationen:
- Abschätzung des Arterioskleroserisikos
- Kontrolle bei Therapie mit Lipidsenkern.

High-Grade-Karzinom *n*: syn. Typ-II-Karzinom. Hochaggressiver, schnell proliferierender und meist gering differenzierter Tumor mit hoher Metastasierungstendenz.

Highly Active Antiretroviral Therapy: Abk. HAART. Hochaktive antiretrovirale Kombinationstherapie bei HIV*-Erkrankung aus mindestens 3 Arzneimitteln, welche die HIV-assoziierte Morbidität und Mortalität signifikant reduziert. Stringente Einnahmemodalitäten und erhebliche UAW stellen an den Patienten hohe Anforderungen.

High Resolution Computed Tomography *f*: syn. HR-CT; Abk. HRCT. Spezielle Form der CT mit hoher Auflösung. Diese wird z. B. erreicht durch geringe Schichtbreite (1–2 mm) und einen speziellen Algorithmus für die hochauflösende Bildrekonstruktion. Verwendet wird ein hochauflösendes CT häufig für die Diagnostik einer interstitiellen Lungenerkrankung.

High-Turnover-Osteopathie → Osteopathie, renale

HIGM: Abk. für → Hyper-IgM-Syndrom

Hikojima-Variante → Vibrio cholerae

Hilfe → Unterstützen

Hilfebedarf *m*: engl. *care need*. Begriff der sozialen Pflegeversicherung für die leistungsrechtlich relevanten Auswirkungen von Krankheit* oder Behinderung*. Der **individuelle Hilfebedarf** ermittelt mittels Richtlinien zur Begutachtung von Pflegebedürftigkeit die individuellen Ausprägungen von funktionellen Einschränkungen und Fähigkeitsstörungen durch Krankheit oder Behinderung unter Berücksichtigung der noch vorhandenen Fähigkeiten (siehe Ressourcen).

Hilfe beim Sterben *f*: Neuere Bezeichnung für Sterbebegleitung*. Hilfe **beim** Sterben darf nicht verwechselt werden mit Hilfe **zum** Sterben (Beihilfe zur Selbsttötung, Sterbehilfe*).

Hilfeleistung, unterlassene *f*: Strafrechtlich relevantes Nichthelfen in einer Notsituation, trotz Erforderlichkeit und Zumutbarkeit, laut § 323 c Strafgesetzbuch (StGB). Diese Regelung führt nicht zu einer Erweiterung der ärztlichen Berufspflichten. Unterlassene Hilfeleistung wird mit Freiheitsstrafe bis zu 1 Jahr oder mit einer Geldstrafe geahndet.

Hilfe zur Pflege *f*: engl. *assistance towards nursing care*. Geld-, Sach- oder Kombinationsleistungen der Sozialhilfe für Personen, die wegen einer körperlichen, geistigen oder seelischen Krankheit bzw. Behinderung* für die gewöhnlichen und regelmäßig wiederkehrenden Verrichtungen im Ablauf des täglichen Lebens der Hilfe bedürfen, §§ 61 ff. SGB XII.

Hilfsmittel *n sg, pl*: engl. *appliances*. Im Sinne des § 33 SGB V Sachmittel, die Versicherte benötigen, um den Erfolg einer Krankenbehandlung zu sichern, einer Behinderung vorzubeugen oder auszugleichen. Dazu gehören z. B. Sehhilfen, Hörhilfen, orthopädische Einlagen und Prothesen. Hilfsmittelkosten werden von den gesetzlichen Krankenkassen zumeist auf ärztliche Verordnung erstattet.

Hilfsmittelverzeichnis *n*: engl. *catalogue of (therapeutic) appliances*. Vom GKV-Spitzenverband (§ 39 SGB V) erstelltes Verzeichnis der von der Leistungspflicht umfassten Hilfsmittel* und der dafür vorgesehenen Festbeträge oder vereinbarten Preise, abzugrenzen von den Pflegehilfsmitteln.

Inhalt: Enthält u. a. Empfehlungen und Informationen zu
- Art und Qualität der Produkte
- Leistungsrecht der GKV oder Indikationsbereichen
- Hersteller oder Vertreiber.

Produktgruppenübersicht: Die Hilfsmittel werden im Hilfsmittelverzeichnis nach spezifischen Konstruktionsmerkmalen gelistet und mit einer 10-stelligen Positionsnummer codiert (siehe Tab.). Die Neuaufnahme von Produkten erfolgt auf Antrag des Herstellers, durch den Spitzenverband Bund der Krankenkassen oder den MDS. Voraussetzungen für die Aufnahme neuer Hilfsmittel in das Hilfsmittelverzeichnis sind:
- Herstellernachweis der Funktionstauglichkeit
- Sicherheit des therapeutischen Nutzens und der Qualität.

Die Fortschreibung der Inhalte kann z. B. aufgrund qualifiziert begründeter Anregungen durch Einzelpersonen oder Organisationen, z. B. Selbsthilfegruppen, erfolgen.

Hilgenreiner-Acetabulumwinkel → Azetabulumwinkel

Hill-Sachs-Läsion *f*: engl. *Hill-Sachs lesion*. Posterolaterale Delle im Humeruskopf nach osteochondraler Impressionsfraktur durch Druckeinwirkung vom Pfannenrand bei der vorderen Schultergelenkluxation*. Bei der umgekehrten Hill-Sachs-Läsion (reverse Hill-Sachs lesion) entsteht eine ventrale Delle nach dorsaler Schultergelenkluxation. Die Diagnose erfolgt mittels Röntgen und MRT, behandelt wird operativ.

Hilton-Test → Kolontransitzeitmessung

Hilum *n*: engl. *hilus*. Vertiefung an der Oberfläche eines Organs, wo strangförmig Gefäße, Nerven und Ausführungsgänge ein- und austreten.

Hilum pulmonis → Lungenhilus

Hiluszellen *f pl*: engl. *hilar cells*. Im Hilum ovarii vorkommende Zellnester, die der Struktur

Himbeere

Hilfsmittelverzeichnis: Produktgruppenübersicht (Stand 21.10.2011).

01	Absauggeräte
02	Adaptionshilfen
03	Applikationshilfen
04	Badehilfen
05	Bandagen
06	Bestrahlungsgeräte
07	Blindenhilfsmittel
08	Einlagen
09	Elektrostimulationsgeräte
10	Gehhilfen
11	Hilfsmittel gegen Dekubitus
12	Hilfsmittel bei Tracheostoma
13	Hörhilfen
14	Inhalations- und Atemtherapiegeräte
15	Inkontinenzhilfen
16	Kommunikationshilfen
17	Hilfsmittel zur Kompressionstherapie
18	Kranken-/Behindertenfahrzeuge
19	Krankenpflegeartikel
20	Lagerungshilfen
21	Messgeräte für Körperzustände/-funktionen
22	Mobilitätshilfen
23	Orthesen/Schienen
24	Prothesen
25	Sehhilfen
26	Sitzhilfen
27	Sprechhilfen
28	Stehhilfen
29	Stomaartikel
31	Schuhe
32	therapeutische Bewegungsgeräte
33	Toilettenhilfen
50	Pflegehilfsmittel zur Erleichterung der Pflege
51	Pflegehilfsmittel zur Körperpflege/Hygiene
52	Pflegehilfsmittel zur selbständigeren Lebensführung/Mobilität
53	Pflegehilfsmittel zur Linderung von Beschwerden
54	zum Verbrauch bestimmte Pflegehilfsmittel
99	Verschiedenes

der Leydig*-Zwischenzellen beim Mann ähneln und wie diese Androgene* produzieren. Sie werden mit umschriebenen Hyperplasien und mit benignen androgenproduzierenden Ovarialtumoren* in Verbindung gebracht. Ihre Funktion im gesunden Organismus ist unklar.

Himbeere f: syn. Rubus idaeus. Halbstrauch aus der Familie der Rosengewächse (Rosaceae), der im mittleren und nördlichen Europa sowie Asien vorkommt und oft kultiviert wird. Die Himbeere wirkt adstringierend und lokal antientzündlich.

Verwendung: Feingeschnittene Blätter, allein oder in Mischungen mit anderen Drogen, als Teeaufguss:
– Volkstümlich bei Diarrhö, Fieber, Erkältung, Magen-Darm-Beschwerden, Exanthemen, zum Gurgeln bei Entzündungen des Mund- und Rachenraums
– Wirksamkeit bei den beanspruchten Anwendungsgebieten ist derzeit nicht belegt.

Himbeerzunge → Zunge
Hines-Brown-Test → Cold-Pressure-Test
Hinken → Gangstörung
Hinman-Syndrom n: engl. *lazy bladder syndrome*; syn. nichtneurogene neurogene Blase. Blasenentleerungsstörung im Kindes- und Jugendalter, die einer neurogenen Blasenentleerungsstörung ähnelt, ohne dass eine neurologische Störung vorliegt.

Klinik:
– Lange Miktionsintervalle und bewusstes Zurückhalten der Miktion
– hohe Blasenkapazität
– Restharn
– Harnwegsinfekte
– unregelmäßige Stuhlentleerung, Obstipation.

Diagnostik:
– Sonografie
– neurologische Abklärung
– Urodynamik (Befund einer erlernten Detrusor*-Sphinkter-Dyssynergie).

Therapie:
– Miktionstraining zum Erlernen einer regelmäßigen und bewussten Miktion
– Biofeedback-Behandlung
– medikamentöse Öffnung des Blasenauslasses (Alpha-Rezeptoren-Blocker)
– Infektionsprophylaxe
– intermittierender Einmalkatheterismus (Schutz des oberen Harntraktes bei Restharn)
– Stuhlregulation.

Hinterdammgriff m: engl. *Ritgen's maneuvre*; syn. Ritgen-Handgriff. Geburtshilflicher Handgriff, um in der Austreibungsperiode den Durchtritt des Kopfes zu beschleunigen. Durch Druck von außen auf den durchschneidenden Kopf zwischen Anus und Steißbein soll die Deflexion des kindlichen Kopfes beschleunigt werden. Der Handgriff kann bei verzögertem Geburtsverlauf oder fetaler Hypoxie angewendet werden.

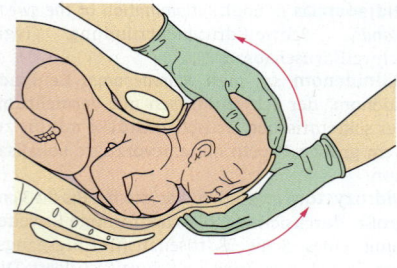

Hinterdammgriff

Durchführung: Siehe Abb.

Hintere Hinterhauptslage f: syn. hintere Hinterhauptshaltung (Abk. hiHHH); Abk. hiHHL. Bezeichnung für die Position des kindlichen Kopfes unter der Geburt. Im Gegensatz zur normalen Geburtsposition (vordere Hinterhauptslage mit Hinterhaupt des Kindes unter der mütterlichen Symphyse) ist bei der hintern Hinterhauptslage der Rücken des Kindes zum Rücken der Mutter gewandt.

Diagnostik: Bei der vaginalen Untersuchung ist die kleine Fontanelle (Hinterhaupt) hinten, also dammwärts zu tasten. Man spricht auch von sog. „Sternenguckern", da die Kinder mit dem Gesicht nach vorne (bei liegender Patientin nach oben) geboren werden.

Hintere Scheitelbeineinstellung f: syn. hinterer Asynklitismus. Haltungsanomalie unter der Geburt, wobei im Beckeneingang das hintere Scheitelbein in Führung liegt. Die Pfeilnaht ist nach vorne, Richtung Symphyse abgewichen. Eine hintere Scheitelbeineinstellung führt meist zu verzögerten Geburtsverläufen.

Hinterhauptbein → Os occipitale
Hinterhauptlappen → Okzipitallappen
Hinterhauptslage f: engl. *occiput presentation*. Haltungsbezeichnung für das maximal gebeugte, kindliche Köpfchen unter der Geburt, das Hinterhaupt ist in der Führungslinie. Zu unterscheiden ist die regelrechte, vordere Hinterhauptslage (vHHL, Hinterhaupt unter der Symphyse der Mutter) von der hinteren Hinterhauptslage (hHHL), einer Einstellungsanomalie*.

Hinterhauptslage, vordere f: syn. vordere HHL. Physiologische Lage, Haltung und Einstellung des kindlichen Kopfes bei der vaginalen Geburt. Hierbei findet sich der geburtsmechanisch günstigste, weil kleinste Kopfdurchmesser (Durchtrittsplanum).

Beschreibung: Das Kind befindet sich in Schädellage, der Rücken des Kindes zeigt zur Bauchdecke der Mutter (dorsoanterior) und der Kopf ist maximal flektiert („Kinn auf die Brust"). Somit kommt das Hinterhaupt mit der kleinen Fontanelle in Führung und ist bei der vaginalen Tastuntersuchung unter der mütterlichen Symphyse (vorne) tastbar.

Hinterhornsyndrom *n*: engl. *posterior horn syndrome*. Symptomenkomplex infolge lokaler Schädigung der Columna posterior des Rückenmarks*, z. B. bei Dysrhaphiesyndromen* oder Syringomyelie*. Klinisch zeigen sich homolaterale*, segmental begrenzte, dissoziierte Sensibilitätsstörungen*, trophische Störungen und Abschwächung von Muskeltonus* und Muskeleigenreflexen.

Hinterkammerlinse → Linsenimplantation

Hinterscheitelbeineinstellung → Asynklitismus

Hinterstrang *m*: engl. *posterior funiculus of spinal cord*; syn. Funiculus posterior medullae spinalis. Zwischen Sulcus lateralis posterior und Sulcus medianus posterior gelegener Teil der Substantia alba (weiße Substanz) des Rückenmarks. Im Hinterstrang verläuft der Fasciculus cuneatus und der Fasciculus gracilis, die gemeinsam als Tractus spinobulbaris bezeichnet werden. Die Fasern des Hinterstrangs dienen der epikritischen und propriozeptiven Sensibilität.

Hinterstrangstimulation *f*: engl. *dorsal column stimulation* (Abk. DCS); syn. epidurale Rückenmarksstimulation (Abk. ERS). Nicht destruktives, neurochirurgisches, neuromodulatorisches Verfahren zur Schmerztherapie* durch elektrische Stimulation des Hinterstrangs*. Die Hinterstrangstimulation wird auch bei peripheren arteriellen Durchblutungsstörungen angewendet, zur Hemmung des Gefäßspasmus.

Vorgehen:
- Perkutane Testung mit externem Stimulator
- anschließende Implantation eines Schrittmachers mit Mehrkanalelektrode; Lokalisation: subdural auf dem Hinterstrang oberhalb der Schmerzregion.

Indikationen: Nach psychologisch-psychiatrischer Evaluation bei:
- Neuropathischem Schmerz
- epi-/periduraler Vernarbung (z. B. Postdiskotomiesyndrom*)
- regionalem Schmerzsyndrom Typ I
- Schmerz bei peripherer arterieller Verschlusskrankheit (pAVK ≥ IIb)
- Raynaud*-Syndrom.

Hinterstrangsymptome *n pl*: engl. *dorsal funiculus symptoms*. Neurologische Symptome, die bei Schädigung der Hinterstränge des Rückenmarks* auftreten, beispielsweise bei Tabes* dorsalis, funikulärer Myelose*, Rückenmarktumoren* oder Friedreich*-Ataxie. Klinisch zeigen sich Störungen von epikritischer Sensibilität*,

Lage- und Vibrationsempfinden, außerdem Stereoagnosie und spinale Ataxie mit Gangstörungen* infolge gestörter Tiefensensibilität. Romberg*-Versuch und Fingerversuch* sind positiv.

Hinterwandinfarkt *m*: engl. *posterior myocardial infarction*; Abk. HWI. Herzinfarkt* im Bereich der posterioren und/oder inferioren Wand des linken Ventrikels. Symptomatisch stehen meist Oberbauchbeschwerden und vegetative Symptome im Vordergrund. Diagnostiziert wird mittels Klinik, EKG* und Labor. Therapieziel ist die schnellstmögliche Reperfusion. Die Prognose ist ernst und abhängig von Infarktgröße sowie linksventrikulärer Funktion.

Hiob-Syndrom → Hyper-IgE-Syndrom

Hippokrates-Reposition *f*: engl. *Hippocrates manipulation*. Verfahren zur Reposition einer vorderen Schultergelenkluxation* in Rückenlage des Patienten. Hierfür wird die Ferse des Ausführenden in die Axilla des Patienten gestemmt und durch Traktion des leicht abduzierten Armes und Hebelung des Humeruskopfs über die Ferse die Schulter reponiert. Siehe Abb.

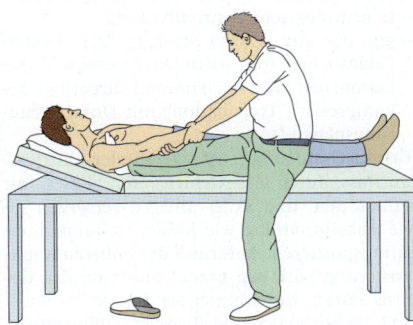

Hippokrates-Reposition: Reposition nach Hippokrates.

Hippokratischer Eid *m*: engl. *hippocratic oath*; syn. Eid des Hippokrates. Schwurformel nach Hippokrates, die die ethischen Grundlagen ärztlichen Handelns beschreibt. Im Arztgelöbnis ist der hippokratische Eid in abgewandelter Form auch heute noch für Ärzte gültig. Er wurde inhaltlich modifiziert und den Gegebenheiten der modernen Medizin angepasst.

Entstehung: Das zeitgebundene Dokument der Medizingeschichte entstand etwa 400 v. Chr. Der Eid bietet normierende, rational und pragmatisch motivierte Leitlinien für die medizinische Ausbildung, das Arzt-Patienten-Verhältnis, den ärztlichen Beruf und dessen Handlungsstrategie und spiegelt die geistige Haltung und hohe Moralvorstellung von Hippokrates wider.

Hippus → Mydriasis, springende

Hirn → Gehirn

Hirnabszess *m*: engl. *brain abscess*. Intrazerebraler Abszess* im Großhirn (seltener Kleinhirn oder Hirnstamm), der sich durch Kopfschmerz, Bewusstseinstrübung und epileptische Anfälle äußert. Erreger sind meist Streptokokken, Anaerobier oder Staphylokokken, häufig als Mischinfektion. Kraniales CT oder MRT sichern die Diagnose. Therapiert wird mit hochdosierten Antibiotika* und neurochirurgischer Drainage*.

Ursache:
- Meist lokal fortgeleitete Infektion bei Sinusitis* oder Otitis*
- hämatogen fortgeleitete Infektion bei Endokarditis*, Pneumonie* oder Bronchiektasen*
- seltener Schädelhirntrauma* (traumatischer Spätabszess*)
- Liquorfistel*.

Hirnaneurysma → Aneurysma, intrakranielles
Hirnanhangdrüse → Hypophyse
Hirnatrophie *f*: engl. *cerebral atrophy*. Generalisierte oder umschriebene Atrophie des zerebralen Nervengewebes mit Verlust von Gehirnvolumen nach Erreichen des maximalen Volumens im Alter und bei degenerativen Erkrankungen. Diagnostiziert wird mit bildgebenden Verfahren.

Hintergrund: Vorkommen:
- Physiologisch im Altersgehirn
- charakteristisch für degenerative Erkrankungen: 1. insbesondere Alzheimer*-Krankheit 2. auch bei Schlaganfall* 3. z. T. bei Prionkrankheiten*.

Hirnbasis → Gehirn
Hirnbiopsie → Gehirnbiopsie
Hirnblutung → Blutung, intrakranielle geburtstraumatische
Hirnblutung → Blutung, intrazerebrale
Hirnblutung → Blutung, periventrikuläre
Hirnblutung → Ventrikelblutung
Hirndoping → Neuroenhancement
Hirndruck *m*: engl. *intracranial pressure* (Abk. ICP); syn. intrakranieller Druck. Druck innerhalb des knöchernen Schädels, durch Hirndruckmessung* bestimmbar. Durch die relative Inkompressibilität von Hirngewebe und Liquor* cerebrospinalis sowie die Unnachgiebigkeit der Schädelknochen führen bereits geringfügige und besonders akute Veränderungen des intrakraniellen Volumens zu einer massiven Hirndrucksteigerung* (Monroe-Kellie-Doktrin).

Klinische Folgen:
- Compressio* cerebri
- ggf. verminderte Hirndurchblutung.

Hirndruckmessung *f*: engl. *intracranial pressure monitoring*; syn. intrakranielle Druckmessung. Verfahren der Intensivmedizin zur kontinuierlichen direkten Messung des Hirndrucks*. Dabei wird ein spezieller Katheter mit internem

Hirndrucksenkung

oder externem Druckaufnehmer* durch ein Bohrloch im Schädel eingeführt (intraventrikuläre Drainage oder intraparenchymatöse bzw. nur noch selten epidurale Sonde).

Indikationen:
- Zur Diagnostik einer Hirndrucksteigerung* (mit therapeutischer Konsequenz) im Rahmen des intensivmedizinischen Neuromonitorings bei Einschränkung der klinisch neurologischen Untersuchungsmöglichkeit, v. a. Bewusstseinsstörung* (Koma*) nach Schädelhirntrauma*
- im Rahmen einer neurochirurgischen OP
- bei Hydrozephalus* bzw. Arachnoidalzyste* zur Therapieentscheidung.

Hirndrucksenkung f: Senkung des pathologisch erhöhten Drucks des Liquor cerebrospinalis. Hirndruckwerte größer als 20 mmHg bei liegendem Patienten sind eine Indikation für hirndrucksenkende Maßnahmen.

Vorgehen: Verfahren zur Hirndrucksenkung sind:
- Aufrecht sitzende Lagerung
- kontrollierte Hyperventilation (Hypokapnie)
- Senkung des Blutdrucks
- osmotische Diuretika wie Mannitol
- Sedierung und Analgesie zur Drosselung des zerebralen Stoffwechsels und Reduktion des Sympathikotonus durch Barbiturate, Benzodiazepine oder Opiate
- evtl. Kortikosteroide.

Hirndrucksteigerung f: engl. *increase of intracranial pressure*. Pathologisch erhöhter Hirndruck* (ICP für intracranial pressure) infolge intrakranieller Raumforderung oder bei zerebralem Hyperperfusionssyndrom* (Vasoparalyse). Die Diagnostik erfolgt durch Hirndruckmessung oder radiologisch (CCT, MRT). Therapiert wird v. a. konservativ durch intensivmedizinische Sicherung der Vitalfunktionen, auch Senkung des erhöhten ICP durch pharmakologische Maßnahmen oder operativ.

Vorkommen: U. a.
- Hydrozephalus*
- Hirnödem*
- intrakranielle Blutung
- Schädelhirntrauma*
- Hirntumor
- entzündliche intrakranielle Erkrankung
- vaskuläre Enzephalopathie* (v. a. hypertensiv)
- Status epilepticus.

Klinik: Abhängig von akuter oder chronischer Entwicklung, Ursache und Lokalisation:
- Z. T. maximal ausgeprägter Kopfschmerz
- Hirnnervenstörungen (v. a. des N. abducens und N. oculomotorius)
- Stauungspapille*
- Nüchternbrechen
- Bradykardie (Vaguspuls*)
- Atemstörung
- Bewusstseinsstörung
- evtl. Einklemmung*
- Dezerebration*
- bei Säuglingen: vorgewölbte Fontanelle* und Zunahme des Kopfumfangs, muskuläre Hypotonie, epileptischer Anfall.

Therapie:
- V. a. konservativ intensivmedizinische Sicherung der Vitalfunktionen und der zerebralen Perfusion meist bei Oberkörperhochlagerung um (15–)30°
- ggf. bei (krisenhaftem) ICP-Anstieg auf > 20 mmHg Senkung des erhöhten ICP durch pharmakologische Osmotherapie oder ggf. hyperosmolare Kochsalzlösung
- ggf. Tris-Puffer (einmalige Anwendung), unter Umständen Thiopental* (Burst-Suppression) o. a. Ultima Ratio
- Glukokortikoid* (Dexamethason) nur bei bestimmter Ätiologie (z. B. Hirntumor; cave: bei Schädelhirntrauma kontraindiziert wegen ungünstiger Wirkung auf Letalität)
- ggf. Sedierung zur Reduktion der metabolischen Stressreaktion (cave: dadurch reduzierte neurologische Beurteilbarkeit)
- ggf. operativ je nach Ätiologie, z. B. Ventrikeldrainage* (mit Hirndruckmessung), Hämatomausräumung, Tumorexstirpation, dekompressive Trepanation* mit Duraerweiterungsplastik.

Hirndurchblutung f: syn. zerebraler Blutfluss. Blutfluss durch das Gehirn*, um dieses mit Nährstoffen* und Sauerstoff zu versorgen sowie Abbauprodukte wie Kohlenstoffdioxid abzutransportieren. Aufgrund der höheren Kapillarisierung wird die graue* Substanz des Gehirns stärker durchblutet als die weiße* Substanz. Im Mittel liegt die Hirn-Durchblutung bei 50 ml pro 100 g Hirnmasse pro Minute.

Regulation: In Abhängigkeit vom systemischen Blutdruck* wird die Hirndurchblutung durch folgende Faktoren reguliert:
- **hohe CO_2-Sensitivität:** steigt bzw. fällt der CO_2-Partialdruck* bei konstantem Blutdruck, kommt es zu einer Vasodilatation* bzw. Vasokonstriktion* der zerebralen Blutgefäße
- **Autoregulation:** mithilfe des Bayliss*-Effekts reagieren zerebrale Blutgefäße auf Änderungen des systemischen Blutdrucks (im Bereich von 50–150 mmHg). Diese verengen sich bei Blutdruckzunahme und erweitern sich bei Blutdruckabnahme
- **regionale neuronale Aktivität und chemische Einflussgrößen** (z. B. Kalium-Konzentration, vasoaktive Hormone*, pH-Wert, Sympathikus*/Parasympathikus*-Regulation, Adenosin*).

Klinische Bedeutung: Eine Verringerung (unter 20 ml pro 100 g Hirnmasse pro Minute) oder ein Ausfall der Hirndurchblutung führt zur Synkope* und bei längerer Dauer zu hypoxischen Schäden (Hypoxie*) bis zum Hirntod. Eine Erhöhung der Hirndurchblutung führt zur Steigerung des Hirndrucks* und führt bei längerem Anhalten zu einer hypertensiven Krise* und einem Hirnödem*.

Hirnembolie f: engl. *cerebral embolism*. Embolie* in das Gehirn aus dem Herzen oder arterioarteriell meist aus der A. carotis interna, seltener paradox aus dem venösen Gefäßsystem bei persistierendem Foramen ovale oder aus dem Aortenbogen sowie sehr selten Luft- oder Fettembolien*. Eine Hirnembolie führt meistens zu einem ischämischen* Hirninfarkt.

Hirnerschütterung → Commotio cerebri

Hirnfehlbildungen f pl: engl. *brain anomalies*. Angeborene Fehlbildungen des Gehirns, z. B. Anenzephalie*, Hemienzephalie, Mikrozephalie*, Porenzephalie*, Agyrie, Mikrogyrie, Dysgyrie oder Agenesie*, Hydrozephalus* oder Aplasie einzelner Hirnteile (z. B. Hydranenzephalie, Kleinhirnagenesie oder Kleinhirnatrophie*, Balkenagenesie*). Sie sind Ursachen für Epilepsie* sowie Störungen der kognitiven und psychomotorischen Entwicklung.

Hirngefäße → Arteria cerebri

Hirnhäute f pl: engl. *meninges*; syn. Meningen. Bindegewebige Häute, welche das Zentralnervensystem* (Gehirn* und Rückenmark) umhüllen. Die Hirnhäute schützen das Nervengewebe* und enthalten Blutgefäße. Unterschieden werden die harte Hirnhaut (Pachymeninx oder Dura* mater) und die weiche Hirnhaut (Leptomeninx), welche in Arachnoidea* mater und Pia* mater unterteilt wird.

Anatomie: Aufbau von außen nach innen:
- Dura mater: 1. besteht aus straffem, derbem Bindegewebe 2. ist reichlich innerviert und daher schmerzempfindlich 3. im Schädel mit dem Periost* verwachsen, im Rückenmark liegt zwischen Dura und Wirbelkanal der Epiduralraum* 4. innerhalb des Schädels bildet die Dura Septen aus (z. B. Falx* cerebri) und enthält große venöse Blutleiter (Sinus* durae matris)
- Arachnoidea mater: 1. weiches Bindegewebsblatt, das sich der Dura mater innen anlegt 2. innerhalb des Schädels zum Teil in die Dura eingestülpt (Granulationes arachnoideales) 3. mit spinnengewebsartigen Trabekeln zwischen Arachnoidea und Pia mater 4. mit Liquor cerebrospinalis gefüllter Subarachnoidealraum als Übergang zur Pia mater (im Gehirn entspricht dieser dem äußeren Liquorraum)
- Pia mater: 1. weiches Bindewebe, welches der Oberfläche von Gehirn und Rückenmark

direkt anliegt und den Hirnwindungen bis in die Sulci* cerebri folgt 2. enthält zahlreiche Blutgefäße.

Hirnhautentzündung → Meningitis
Hirninfarkt → Schlaganfall
Hirnkammer → Hirnventrikel
Hirnkompression → Compressio cerebri
Hirnkontusion → Contusio cerebri
Hirnleistung *f*: engl. *cerebral effort*. Gesamtheit aller mentalen Leistungen, bestimmt durch die Kapazität und Effizienz der Hirnfunktionen.
Hirnleistungsstörung *f*: engl. *cerebral effort disorder*. Quantitative und/oder qualitative Beeinträchtigung der Hirnleistungen infolge einer Hirnfunktionsstörung, z.B. posttraumatisch nach Schädelhirntrauma*, bei Intelligenzabbau und Persönlichkeitsveränderung (z.B. bei Alzheimer*-Krankheit). Klinisch zeigen sich v.a. kognitive und Intelligenzeinbußen neben neurologischen und psychischen Symptomen. Diagnostiziert wird klinisch und mit Psychometrie*.
Klinik:
– Vor allem kognitive und Intelligenzeinbußen: **1.** Verlangsamung, leichte Ermüdbarkeit, Lethargie* **2.** Aufmerksamkeits- und Konzentrationsschwäche **3.** Gedächtnis- und Denkstörung
– depressive Verstimmung
– Kopfschmerz und Schwindel*
– evtl. Aphasie* oder Apraxie*.
Diagnostik: Neben der klinischen Symptomatik gute Objektivierbarkeit mit Psychometrie.
Hirnleistungstraining *n*: engl. *cerebral effort training*. Umgangssprachlich für Übungen zur Verbesserung der geistigen Leistungsfähigkeit, zur Erhöhung der Selbstständigkeit, Belastungsfähigkeit und Ausdauer. Bei Hirnerkrankungen (z.B. Schlaganfall, Schädelhirntrauma) und psychischen Störungen im Erwachsenen- und Kindesalter, die mit einer Störung kognitiver Funktionen einhergehen, ist das Hirnleistungstraining Bestandteil jedes umfassenden neuropsychologischen Behandlungsplans.
Hirnmetastasen → Hirntumoren
Hirnnerven *m pl*: engl. *cerebral nerves*; syn. Nervi craniales. 12 paarige Hirnnerven (I–XII), die direkt aus Nervenzellansammlungen im Gehirn (Hirnnervenkerne) entspringen und durch mindestens 1 Durchtrittsstelle an der Schädelbasis ziehen. Die Hirnnerven versorgen Strukturen an Kopf und Hals sowie über den N. vagus auch in Thorax- und Bauchhöhle.
Nummerierung: Die Hirnnerven werden mit römischen Ziffern in der Reihenfolge ihres Austritts aus dem Gehirn von rostral nach kaudal nummeriert (siehe Abb.). Der I. und II. Hirnnerv werden auch als vorgelagerte Teile des Gehirns angesehen und sind von Meningen umgeben.
Systematik: Siehe Tab.

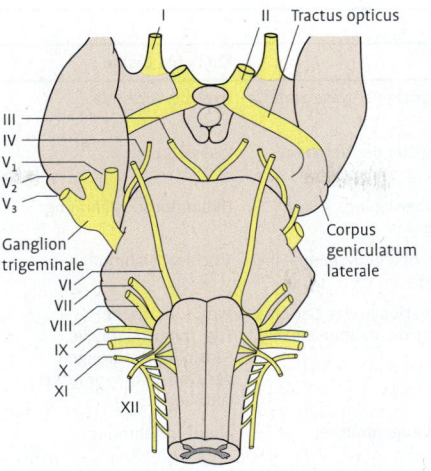

Hirnnerven: Gehirnbasis mit Hirnnerven; I: Tractus olfactorius; II: Nervus opticus; III: Nervus oculomotorius; IV: Nervus trochlearis; V1: Nervus ophthalmicus; V2: Nervus maxillaris; V3: Nervus mandibularis; V4: Radix motoria nervi trigemini; VI: Nervus abducens; VII: Nervus facialis; VIII: Nervus vestibulocochlearis; IX: Nervus glossopharyngeus; X: Nervus vagus; XI: Nervus accessorius; XII: Nervus hypoglossus.

Hirnnervenkern *m*: engl. *nucleus of cranial nerve*; syn. Nuclei nervorum cranialium. Ansammlung von Neuronen, welche Afferenzen von Hirnnerven* empfangen oder Efferenzen* über Hirnnerven aussenden. Die Hirnnerven-Kerne sind für Motorik* und Sensibilität* im Kopfbereich sowie für bestimmte Sinnesmodalitäten zuständig. Hirnnerven-Kerne verteilen sich zwischen Mesencephalon* und Medulla* oblongata und unterteilen sich in Nuclei terminationes und Nuclei origines.
Hirnnervensyndrom, polyneuritisches *n*: engl. *polyneuritic cranial nerve syndrome*. Ausfall von Hirnnerven bei Polyneuritis*. Am häufigsten ist der N. facialis betroffen.
Hirnödem *n*: engl. *brain edema*. Vermehrte Einlagerung von Wasser in das Gehirn infolge Schädigung der Blut*-Hirn-Schranke oder der Blut*-Liquor-Schranke. Klinisch zeigen sich u.a. Kopfschmerz, Erbrechen*, Bradykardie*, Atem- und Bewusstseinsstörung*. Nach Diagnosesicherung durch CT oder MRT wird mit Osmotherapie und ggf. mit Beatmung*, Barbituraten*, Glukokortikoiden* oder operativ behandelt.
hirnorganisches Syndrom → Psychosyndrom, organisches

Hirnprolaps *m*: engl. *brain prolapse*; syn. Prolapsus cerebri. Vorfall von Gehirnteilen durch Defekte von Schädel und harter Hirnhaut („Fungus cerebri") bei Hirndrucksteigerung infolge Trauma oder nach Operationen. Behandelt wird mittels operativer Deckung des Schädeldefektes und der Duraläsion nach Abschwellung des Gehirns.
Formen:
– Äußerer Hirnprolaps: nach außen durch Schädeldefekt
– innerer Hirnprolaps: Einklemmung* von Hirnanteilen im Tentoriumschlitz mit Kompression des Mittelhirns: **1.** Lähmung des N. oculomotorius und Pupillenerweiterung (obere Einklemmung) **2.** oder am Foramen magnum (Atemlähmung, untere Einklemmung)
– bei Fehlbildungen mit Schädellücken und fehlerhafter Hirnanlage: Enzephalozele* (Hernia cerebri).
Hirnquetschung → Compressio cerebri
Hirnrindenatrophie → Hirnatrophie
Hirnrindenaudiometrie → Reaktionsaudiometrie, elektrische
Hirnschlag → Schlaganfall
Hirnschwellung → Hirnödem
Hirnsinus → Sinus durae matris
Hirnsklerose, diffuse *f*: engl. *cerebral sclerosis*; syn. Schilder-Krankheit. Diffuse Entmarkungskrankheit des Gehirns als Sonderform der Multiplen Sklerose.
Hirnstamm *m*: engl. *brainstem*; syn. Truncus cerebri. Von den Hemisphären fast vollständig umschlossener Teil des Gehirns*. Der Hirnstamm enthält Medulla* oblongata, Pons* und Mesenzephalon* ohne Cerebellum. Er verbindet Gehirn und Rückenmark* miteinander. Eine Schädigung des Hirnstamms führt je nach Lokalisation zu verschiedenen Hirnstammsyndromen*.
Hirnstammaudiometrie → Reaktionsaudiometrie, elektrische
Hirnstammenzephalitis *f*: engl. *brainstem encephalitis*. Enzephalitis* im Bereich des Hirnstamms. Die Erkrankung kann infektiös (z.B. Mycobacterium* tuberculosis, Listeria* monocytogenes, Herpes-Viren), immunologisch bzw. durch Multiple Sklerose* oder paraneoplastisch bedingt sein.
Hirnstamm-Infarkt *m*: engl. *brain stem infarction*. Vertebrobasiläre Durchblutungsstörung mit klinisch je nach Lokalisation resultierenden Hirnnervenausfällen, Dysphagie*, Dysarthrie*, Blickparesen, Augenbewegungsstörungen, Hemiparese*, Hemiplegia alternans (gekreuzte Hirnstammsyndrome*), Tetraparese*, Bewusstseinsstörung* sowie Locked*-in-Syndrom.
Hirnstammkontusion → Contusio cerebri

Hirnstammsyndrome

Hirnnerven			
	Bezeichnung	Funktion	Klinik bei Läsion
I	N. olfactorius	Leitet sensorische Signale der Nase zum ZNS	Hyp- bis Anosmie
II	N. opticus	Leitet sensorische Signale der Netzhaut zum ZNS	Visusstörung
III	N. oculomotorius	Steuerung der Augenbewegung, des Lidhebers und der Iris	Okulomotoriuslähmung
IV	N. trochlearis	Steuert den schrägen oberen Augenmuskel (M. obliquus superior)	Trochlearislähmung
V	N. trigeminus	Leitet sensible Informationen des Gesichts ins ZNS und innerviert die Kaumuskulatur	symptomatische Trigeminusneuralgie, Sensibilitätsstörungen des Gesichts, Kaumuskellähmung
VI	N. abducens	Steuert den lateralen Augenmuskel (M. rectus lateralis)	Abduzenslähmung
VII	N. facialis	Steuerung der mimischen Gesichtsmuskulatur und des M. stapedius, vermittelt Geschmackswahrnehmung in den vorderen 2 Dritteln der Zunge	Fazialisparese
VIII	N. vestibulocochlearis	Leitet die sensorischen Signale aus der Hörschnecke (Cochlea) und dem Gleichgewichtsorgan	Hörminderung, Tinnitus; zentrale Vestibularisschädigung: Schwindel, Nystagmus, vegetative Symptomatik
IX	N. glossopharyngeus	Steuerung der Rachenmuskulatur (Schluckakt), leitet sensorische Signale des hinteren Zungenabschnitts ins ZNS und innerviert die Gl. parotis	Glossopharyngeuslähmung
X	N. vagus	Hauptnerv des Parasympathikus	Vaguslähmung
XI	N. accessorius	Innerviert M. trapezius und M. sternocleidomastoideus	Akzessoriuslähmung
XII	N. hypoglossus	Steuerung der Zungenmuskulatur und Zungenbewegung	Hypoglossuslähmung

Hirnstammsyndrome n pl: engl. *brain stem syndromes*. Erkrankungen als Folge umschriebener Läsionen im Bereich des Hirnstamms*. Bei einseitiger Läsion zeigen sich ipsi- und kontralaterale* Symptome in Abhängigkeit von der Lokalisation der Schädigung. Eine umschriebene bilaterale* Schädigung motorischer Hirnnervenkerne in der Medulla* oblongata äußert sich durch Bulbärparalyse*.
Ätiologie:
- vertebrobasiläre Durchblutungsstörung*, intrazerebrale Blutung* oder ischämischer Schlaganfall* des Hirnstamms
- Hirntumoren* oder Rückenmarktumoren* des oberen Zervikalmarks
- traumatische Schädigung
- Enzephalitis*
- Multiple Sklerose*.

Hirnszintigrafie f: engl. *cerebral scintigraphy*. Szintigrafie* zur Darstellung verschiedener Hirnfunktionen, in der Regel als Emissionscomputertomografie* (Positronenemissionstomografie, Abk. PET, oder Single-Photon-Emissionscomputertomografie, Abk. SPECT).
Indikationen:
- Beurteilung der Perfusion (regionaler zerebraler Blutfluss, Abk. rCBF; z. B. SPECT mit ^{99m}Technetium als Radionuklid)
- Beurteilung des Stoffwechsels (mit PET, z. B. Glukosestoffwechsel mit ^{18}F-Fluor-Desoxyglukose zur Tumor- und Epilepsiediagnostik sowie zur Demenzabklärung; Proteinstoffwechsel zur Tumordiagnostik)
- Beurteilung von Rezeptoren (Dopamin, Serotonin, Benzodiazepine u. a.)
- Untersuchung der Liquorräume, v. a. zum Nachweis einer Liquorrhö.

Hirntod m: engl. *brain death*. Zustand der irreversibel erloschenen Gesamtfunktion von Großhirn, Kleinhirn* und Hirnstamm* bei (durch kontrollierte Beatmung) noch aufrechterhaltener Herz- und Kreislauffunktion. Der Hirntod ist im § 3 des Transplantationsgesetzes* definiert und gilt als der Tod des Individuums. Festgestellt wird der Hirntod ausschließlich durch die Hirntoddiagnostik*.

Hirntoddiagnostik f: Diagnose des Hirntods* zur Abgrenzung vom Koma*. Die Hirntoddiagnostik erfolgt anhand klinischer Tests und ggf. mit apparativer Zusatzdiagnostik. Sie ist grundsätzlich von 2 dafür qualifizierten Ärzten, die nicht Mitglieder eines Transplantationsteams sind, unabhängig voneinander durchzuführen. Einer von ihnen muss ein Neurologe oder Neurochirurg sein.
Diagnostik: Die Hirntoddiagnostik baut auf 3 Abschnitten auf, die nacheinander überprüft werden müssen:
1. Voraussetzungen
2. Überprüfung der klinischen Symptome
3. Nachweis der Irreversibilität.

Voraussetzungen: Es muss eine primäre oder sekundäre Hirnschädigung vorliegen. Zusätzlich muss ausgeschlossen sein, dass andere Umstände die Ursachen für die klinischen Symptome sind. Insbesondere müssen ausgeschlossen werden:
- Intoxikation*
- dämpfende Medikamente
- Relaxation
- primäre oder therapeutische Hypothermie*
- metabolisches oder endokrines Koma
- Kreislaufschock.

Klinische Symptome: Bei einem vorliegenden Koma werden verschiedene Hirnstammreflexe geprüft. Dabei wird mit leichten Reizen begonnen und zu immer schwereren Reizen gewechselt. Erfolgt bei einem dieser Reize eine Reaktion, wird die Hirntoddiagnostik an dieser Stelle abgebrochen, denn damit ist der Verdacht auf Hirntod eindeutig widerlegt. Überprüft werden der Ausfall von
- Pupillenreflex (bei weiten bis mittelweiten Pupillen*)
- vestibulo-okulärem Reflex
- Kornealreflex
- Schmerzreflex (Reaktion auf einen Schmerzreiz innerhalb und außerhalb des Innervationsgebietes des N. trigeminus)
- Rachenreflex*
- Spontanatmung (durch einen Apnoe-Test).

Nachweis der Irreversibilität: Für den Irreversibilitätsnachweis müssen alle oben genannten klinischen Tests bei primärer Hirnschädigung nach mind. 12 Stunden, bei sekundärer

Hirnschädigung nach mind. 72 Stunden wiederholt werden. Anstatt der Wiederholung der klinischen Tests kann auch eine ergänzende apparative Untersuchung durchgeführt werden. Diese muss auch erfolgen, wenn Reflexe nicht getestet werden können. Sichere Todeszeichen* gelten ebenfalls als Nachweis der Irreversibilität. **Ergänzende Untersuchungen:** Als ergänzende Untersuchungen sind folgende apparative Zusatzuntersuchungen für die Diagnose des Hirntodes zugelassen
- EEG: Null-Linien-EEG (hirnelektrische Stille) bei einer über 30 Minuten kontinuierlich abgeleiteten EEG entsprechend den Kriterien der Deutschen EEG-Gesellschaft
- evozierte Potenziale: 1. fehlender Nachweis der Wellen III–V bei frühen akustisch evozierten Potenzialen (bei Säuglingen und Kleinkindern Wiederholung nach 72 bzw. 24 Stunden erforderlich) *oder* 2. Ausfall der zerebralen und hochzervikalen Komponenten bei somatosensibel evozierten Potenzialen (SEP)
- Nachweis eines Zirkulationsstillstands innerhalb der Gehirngefäße bei ausreichendem Systemblutdruck durch eine der folgenden Methoden: 1. Doppler*-Sonografie 2. zerebrale Perfusionsszintigrafie* 3. CT*-Angiografie.

Hirntrauma → Schädelhirntrauma
Hirntumoren *m pl*: engl. *brain tumors*. Eigentlich nur vom Hirngewebe ausgehende Tumoren (z. B. Gliome). Der Begriff wird klinisch und in der WHO-Klassifikation aber auch allgemein für intrakranielle* Tumoren verwendet (z. B. Meningeome*, Schwannome/Neurinome*, Metastasen*). Siehe Astrozytom*, Abb. 2 dort.
Erkrankung:
- im Erwachsenenalter v. a. Hirnmetastasen (20–30 %), Meningeome* (Abb. dort; 24–30 %), Glioblastom* (Abb. dort; 12–15 %), Vestibularisschwannome (ca. 8 %)
- im Kindes- und Jugendalter: 1. häufigster maligner Hirntumor des Kindesalters: Medulloblastom* 2. pilozytisches Astrozytom* (21 % bei Kindern bis 15 Jahre) 3. embryonale Tumoren (21 %) 4. ependymale Tumoren (6–12 %).

Ätiologie:
- Primär intrakraniell entstandene Hirntumoren
- Hirnmetastasen (bzw. spinale Metastasen): 1. hämatogene Metastasierung v. a. bei Lungenkarzinom (54 %) Mammakarzinom (20 %), Melanom (10 %) 2. infiltrativ z. B. bei Olfaktoriusneuroblastom*, Meningeosis* neoplastica.

Lokalisation:
- Supratentoriell (ca. 70 % der Hirntumoren bei Erwachsenen): 1. Großhirnhemisphären:

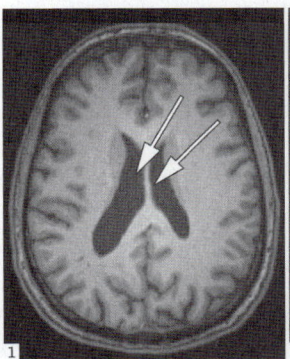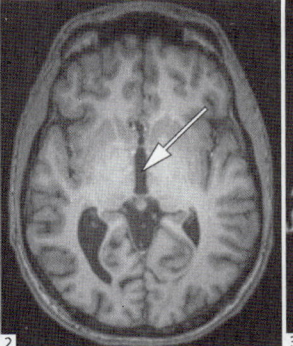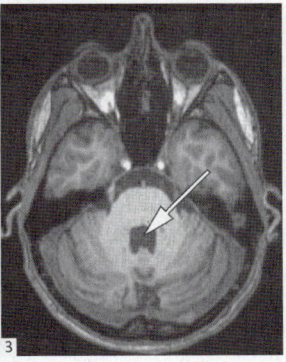

Hirnventrikel Abb. 1: 1: Seitenventrikel; 2: dritter Hirnventrikel; 3: vierter Hirnventrikel; Darstellung in T1-gewichteten MRT-Aufnahmen. [164]

v. a. Meningeom*, Glioblastom* 2. Sella-Region, Chiasma opticum: v. a. Hypophysenadenom*, suprasselläres Meningeom, Kraniopharyngeom*, Optikusgliom* 3. Seitenventrikel: v. a. Ependymom*, subependymales Riesenzellastrozytom
- infratentoriell (> 50 % der Hirntumoren bei Kindern): 1. Kleinhirn, IV. Ventrikel: Medulloblastom, Astrozytom, atypischer teratoider/rhabdoider Tumor (AT/RT) 2. Kleinhirnbrückenwinkel: Vestibularisschwannom, Meningeom 3. kaudaler Hirnstamm: pilozytisches Astrozytom, Glioblastom.

Klinik: In Abhängigkeit von Lokalisation, Wachstumsgeschwindigkeit und Größe:
- Initial: 1. epileptischer Anfall (häufig Erstmanifestation) 2. Kopfschmerz (durch Hirndrucksteigerung* infolge Raumforderung, Hirnödem, Liquorzirkulationsstörung mit Verschluss-Hydrozephalus)*
- fokal-neurologisches Defizit*, hirnlokales Syndrom*
- psychische Auffälligkeit, z. B.: 1. Persönlichkeitsveränderung 2. affektive Verflachung 3. Verlangsamung 4. Erregungszustand
- evtl. endokrine Störung bei: 1. hormonproduzierendem Hirntumor 2. Kompression hormonproduzierender zerebraler Areale, Penfield*-Syndrom
- später weitere Symptome der Hirndrucksteigerung* mit: 1. Verlangsamung 2. Bewusstseinstrübung
- Schlaganfall bei Gefäßkompression.

Therapie: In Abhängigkeit von Klinik, Lokalisation, Dignität, Histopathologie und molekulargenetischer Konstellation:
- (Operativ) funktionserhaltende, möglichst vollständige Exstirpation mit: 1. Neuronavigation* 2. Fluoreszenzmarkierung (fotodynamische* Therapie) 3. intraoperative MRT (alternativ frühpostoperative MRT und ggf. Sekundäroperation) und evtl. intraoperatives elektrophysiologisches Monitoring
- bei asymptomatischem benignem Gliom evtl. Abwarten unter MRT-Verlaufskontrollen
- bei malignem Hirntumor: 1. ggf. Strahlentherapie (postoperativ oder bei Inoperabilität primär) 2. und/oder Chemotherapie (systemisch oder intrathekal)
- symptomatische (supportive) Therapie insbesondere bei Hirndrucksteigerung oder Epilepsie*.

Hirnvenenthrombose → Sinusthrombose
Hirnventrikel *m pl*: engl. *cerebral ventricles*; syn. Ventriculi cerebri. Mit Liquor* cerebrospinalis gefüllte Hohlräume des Gehirns*. Die 4 Hirnventrikel sind mit Ependym* ausgekleidet. Sie besitzen im Bereich des 4. Ventrikels eine Verbindung zum äußeren Liquorraum zwischen Arachnoidea und Pia mater.

Einteilung:
- 1. und 2. Ventrikel (Seitenventrikel; Ventriculi laterales in den Großhirnhemisphären): führen durch das Foramen interventriculare (Monro-Foramen) in den 3. Ventrikel
- 3. Ventrikel (Ventriculus tertius, im Dienzephalon liegend): geht durch den Aqueductus mesencephali über in den 4. Ventrikel
- 4. Ventrikel (Ventriculus quartus, im Rhombenzephalon liegend): läuft aus in den Zentralkanal des Rückenmarks und steht über die Aperturae laterales und mediana mit dem Subarachnoidalraum in Verbindung (siehe Abb. 1).

Klinische Bedeutung:
- Mit den extrazerebralen, intrakraniellen Zisternen des Liquorraums (siehe Cisterna) bestehen in der hinteren Schädelgrube Verbindungen durch die Apertura mediana ventriculi quarti (Magendi-Foramen, siehe Abb. 2)

Hirschsprung-Krankheit

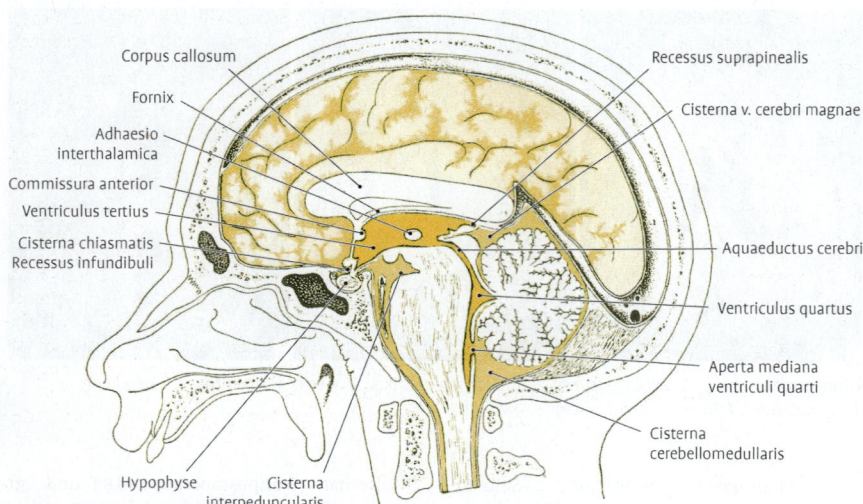

Hirnventrikel Abb. 2: Die Hirnventrikel und ihre Verbindung zum Subarachnoidalraum in einem Medianschnitt des Kopfes. Der Subarachnoidalraum steht über die Apertura lateralis und die Apertura mediana des 4. Hirnventrikels mit dem inneren Liquorraum in Verbindung. [4]

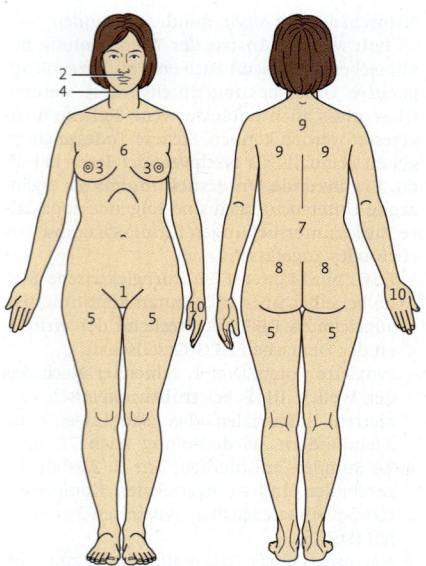

Hirsutismus: Einteilung nach Ausbreitung und Lokalisation (nach Baron); Grad I: Lokalisierung 1, 2 und 3; Grad II: Lokalisationen 1–5; Grad III: Lokalisationen 1–10. [55]

und Apertura lateralis ventriculi quarti (Luschka-Foramen,).
– Letztere können durch Tumoren, z. B. Vestibularisschwannome*, verquollen sein, sodass z. B. in der basalen Cisterna cerebromedullaris posterior ein Sperrliquor entsteht.
– Ein Verschluss der Abflüsse des Liquors aus den Hirnventrikeln führt zum Hydrocephalus internus occlusus (Näheres siehe Hydrozephalus*).

Hirschsprung-Krankheit → Morbus Hirschsprung

Hirsutismus *m*: engl. hirsutism. Verstärkte, dem männlichen Behaarungstyp entsprechende Pubes-, Körper- und Gesichtsbehaarung bei Frauen durch androgeninduzierte Umwandlung des Vellushaars* in Terminalhaar*. Die primäre klinische Diagnostik umfasst Testosteronspiegelmessung, Ausschluss von Polyzystischem Ovarialsyndrom* und hormonbildenden Tumoren sowie Medikamentennebenwirkung. Behandelt wird nach Ursache mit Östrogenen* und Antiandrogenen* oder kosmetisch (Epilation).
Erkrankung: Häufigkeit: 5–10 % der prämenopausalen Frauen. **Ätiologie:**
– vermehrte Androgenbildung in den: **1.** Nebennierenrinden bei Tumoren und Hyperplasie **2.** Ovarien, besonders beim polyzystischen Ovarialsyndrom* und tumorbedingt
– pharmakologisch bedingt
– ethnisch, familiär oder idiopathisch infolge gesteigerter Empfindlichkeit der Haarfollikel gegenüber androgenen Reizen oder verstärkter Umwandlung von Testosteron in das wirksame Dihydrotestosteron im Bereich der Haarwurzeln.
Komorbidität: Assoziation zu psychischer Belastung bis hin zu depressiven Symptomen.
Einteilung: nach Ausbreitung und Schweregrad: siehe Abb.

Hirtentäschel *n*: syn. Capsella bursa-pastoris. Pflanze aus der Familie der Kreuzblütler (Brassicaceae), die heute weltweit vorkommt und deren Heimat unklar ist. Hirtentäschel wirkt positiv inotrop* und chronotrop* sowie lokal hämostyptisch. Es wird bei Blutungen eingesetzt. Siehe Abb.
Verwendung: Zerkleinerte Droge für Infuse und Tinkturen:
– Zur symptomatischen Behandlung leichterer Menorrhagie und Metrorrhagie
– zur lokalen Anwendung bei Nasenbluten
– äußerlich bei oberflächlichen blutenden Hautverletzungen (Kommission E)
– volkstümlich auch als blutstillendes Mittel und bei Dysmenorrhö.

Hirudin *n*: Ursprünglich aus Blutegeln (Hirudo* medicinalis) gewonnenes, später rekombinant hergestelltes Polypeptid, das als Thrombin-Inhibitor die Blutgerinnung hemmt. Vertreter des rekombinanten Hirudins wie Desirudin und Lepirudin werden aufgrund schlecht beherrschbarer Blutungskomplikationen nicht mehr zur Thromboseprophylaxe* eingesetzt

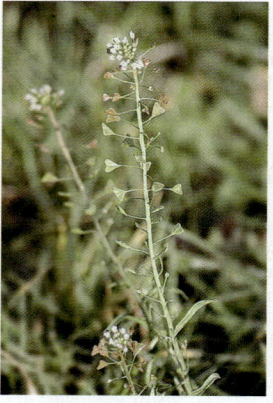

Hirtentäschel: Blütenstand mit Blüten und Früchten. [214]

und sind durch Hirudin-Analoga wie Argatroban* und Debigatran abgelöst.

Hirudinea *f*: engl. *leeches*. Aquatische oder terrestrische Ringelwürmer (Annelida) und Erreger der Hirudiniasis* mit den Gattungen Hirudo, Haementeria, Haemadipsa, Dinobdella und Limnatis. Hirudinea sind Hermaphroditen mit meist temporär-ektoparasitischer, z. T. auch temporär-endoparasitischer Lebensweise. An den Körperenden der Egel befindet sich typischerweise jeweils 1 Haftscheibe.

Hirudiniasis f: Befall mit blutsaugenden Ringelwürmern (Blutegel, Hirudinea*). Man unterscheidet zwischen interner und externer Hirudiniasis. Klinik und Therapie richten sich nach der Form der Erkrankung.

Formen:
- externe Hirudiniasis: Befall der äußeren Haut durch aquatisch lebende Arten der Gattungen Hirudo, Haementeria u. a. oder durch Landegel der Gattung Haemadipsa
- interne Hirudiniasis: Befall der Schleimhäute von Mund-, Nasen- und Rachenhöhlen, selten Ösophagus durch Gattungen Dinobdella und Limnatis beim Trinken und Baden.

Klinik:
- ödematöse Schwellungen der betroffenen Regionen mit Erstickungsgefahr
- Blutungen
- Anämie.

Therapie:
- endoskopische Entfernung mit Kokainlösung und Pinzette
- externe Hirudiniasis: Entfernung mit starker Salzlösung, Alkohol oder Essig.

Hirudo medicinalis m: Ektoparasitärer Blutsauger (Außenschmarotzer), der bis zu 15 ml Blut aus gleichwarmen Tieren und Menschen saugt. Einsatzgebiete sind meist entzündliche Erkrankungen (u. a. Arthrose, Rheuma), aber auch ausleitende Therapie in der Naturheilkunde oder Reflexzonentherapie sowie in getrockneter Form der Salbenherstellung.

HIS: Abk. für engl. hospital information system → Krankenhausinformationssystem

His-Bündel-EG: Abk. für His-Bündel-Elektrogramm → EKG, intrakardiales

His-Bündel-EKG → EKG, intrakardiales

Histamin n: engl. histamine; syn. 4-(2'-Aminoethyl)-Imidazol. Biogenes Amin*, das als Gewebehormon und Neurotransmitter* wirkt. Histamin übernimmt vielfältige Funktionen wie die Stimulation der Magensäure-Bildung, die Steuerung des Schlaf*-Wach-Rhythmus und als Entzündungsmediator die Aktivierung von Immunzellen (auch im Rahmen einer Überempfindlichkeitsreaktion). Gespeichert wird es v. a. in basophilen Granulozyten*, Mastzellen* und Neuronen.

Physiologie: Wirkung: Über
- H_1-Rezeptoren: 1. Kontraktion glatter* Muskulatur in Darm*, Uterus*, Bronchien, großen Gefäßen ($\varnothing > 80\,\mu m$) 2. Dilatation kleiner Gefäße (Hautrötung, Quaddelbildung) und der Koronargefäße 3. Endothelkontraktion an Kapillaren* und Venolen* (Permeabilitätserhöhung, Hämokonzentration) 4. Adrenalinausschüttung 5. Schmerzen und Juckreiz durch Wirkung auf sensible Nervenenden
- H_2-Rezeptoren: 1. Stimulation der Magensaftsekretion 2. positiv inotrope* und chronotrope* Wirkung (Tachykardie*) 3. Beteiligung an der Dilatation kleiner Gefäße und der Koronargefäße 4. Modulation der Mediatorfreisetzung aus Mastzellen
- präsynaptische H_3-Rezeptoren: Hemmung der Histaminfreisetzung
- H_4-Rezeptoren: Eosinophilen-, Lymphozyten- und Mastzellenchemotaxis.

Indikationen: Labordiagnostische Bestimmung bei V. a.
- Typ-1-Überempfindlichkeitsreaktionen
- Mastozytose
- Mastozytom*
- Karzinoid*
- CML
- Polyzythämie vera
- Urtikaria*.

Bewertung: Plasma: Erhöht bei:
- Mastozytose
- Mastozytom*
- chronisch-myeloischer Leukämie*
- Polyzythämia* vera
- Karzinoid*
- Typ-1-Überempfindlichkeitsreaktionen.
Erniedrigt bei HIV.

Histamin-Antagonisten → Antihistaminika

Histamin-H_1-Rezeptoren-Blocker m sg, pl: engl. histamine₁ receptor-blocking agents. Kompetitive Antagonisten von Histamin* am Histamin-H_1-Rezeptor. Sie können sowohl topisch (nasal, konjunktival, kutan) als auch systemisch (p. o., i. v.) angewendet werden. Bei der Anwendung sind Wechselwirkungen mit zentral dämpfenden Pharmaka sowie mit Alkohol zu berücksichtigen, da diese die Wirkung von Histamin-H_1-Rezeptoren-Blockern verstärken.

Wirkungen: Histamin-H_1-Rezeptoren-Blocker hemmen die über Histamin-H_1-Rezeptoren vermittelten (allergischen) Reaktionen. Zusätzlich besitzen sie folgende Wirkungen:
- Histamin-H_1-Rezeptoren-Blocker der 2. Generation: Mastzellmembran stabilisierend (Hemmung der Histaminfreisetzung)
- Histamin-H_1-Rezeptoren-Blocker der 1. Generation (infolge Liquorgängigkeit und geringer H_1-Rezeptor-Selektivität)
- zentral dämpfend (v. a. Promethazin)
- meist sedativ (Diphenhydramin, Doxylamin; Schlafmittel* Sedativa*) und weniger sedativ wirkende Substanzen (Cetirizin*, Loratadin*, Mequitazin)
- antiemetisch (v. a. Meclozin, Diphenhydramin, Dimenhydrinat*; Antiemetika*)
- z. T. antiadrenerg, anticholinerg und serotoninantagonistisch (Cyproheptadin, Ketotifen)
- in hoher Dosierung lokalanästhetisch.

Indikationen:
- Histamin-H_1-Rezeptoren-Blocker als Antiallergika*: 1. bei Urtikaria*, Rhinitis* allergica, allergischer Konjunktivitis* und anderen Allergien 2. symptomatisch bei Pruritus (topisch oder p. o.) 3. i. v. zur (adjuvanten) Akuttherapie bei anaphylaktoidem Schock*, anaphylaktischem Schock* und anderen schweren allergischen Erkrankungen 4. in Kombination mit Histamin*-H_2-Rezeptoren-Blocker zur Allergieprophylaxe, z. B. vor unvermeidbarer Kontrastmittelexposition bei -allergie oder als antiallergische Prämedikation*
- Histamin-H_1-Rezeptoren-Blocker der 1. Generation z. T. als Sedativa* und Antiemetika*.

Histamin-H_2-Rezeptoren-Blocker m sg, pl: engl. H_2 receptor blocker. Kompetitive Antagonisten* am Histamin-H_2-Rezeptor, die in ihrer Struktur Histamin* ähnlich sind, z. B. Cimetidin*, Ranitidin*, Famotidin. Histamin-H_2-Rezeptoren-Blocker binden an Histamin-Rezeptoren der Parietalzellen* und hemmen dadurch die histaminvermittelte Magensäuresekretion und verringern die Pepsinmenge.

Indikationen:
- gastroduodenales Ulkus*
- Refluxösophagitis*
- Zollinger*-Ellison-Syndrom
- Stressläsion
- Blutungen im oberen Magen-Darm-Trakt (obere gastrointestinale Blutung*)
- auch zur Aspirationsprophylaxe* im Rahmen der Prämedikation* und in Kombination mit Histamin*-H_1-Rezeptoren-Blockern zur Allergieprophylaxe vor nicht vermeidbarer Allergenexposition (z. B. Kontrastmittel).

Nebenwirkungen:
- Benommenheit
- Kopfschmerz
- Magen-Darm-Beschwerden, evtl. Potenzstörungen
- Anstieg der Transaminasen
- Gynäkomastie
- Muskelschmerzen
- Blutbildveränderungen
- selten Prolaktinanstieg.

Histamin-Intoleranz f: engl. histamine intolerance; syn. Histaminose. Vermutetes Krankheitsbild durch ein Ungleichgewicht zwischen exogen zugeführtem Histamin und Histaminabbau durch Diaminoxidase. Aufgrund der Thematisierung von Medien und Internet werden (unspezifische) Gesundheitsbeschwerden häufig durch Histamin-Intoleranz erklärt, obwohl die wissenschaftliche Datenlage begrenzt ist.

Histaminintoxikation

Klinik: U. a. Kopfschmerzen, Diarrhö, Dysmenorrhö, Schwindel, Hypotension, Arrhythmien, Urtikaria, Pruritus, Flush sowie Asthma.
Diagnostik: Nach Symptombesserung/-freiheit verblindeter, placebo-kontrollierter, titrierter, oraler Provokationstest* mit Histamin (bisher nicht standardisiert, Grenze zur Histaminintoxikation ist fließend).
Hinweis: Es existieren bisher keine objektiven Parameter, anhand derer eine Unverträglichkeit gegenüber exogen zugeführtem Histamin nachgewiesen werden kann. Der Histamingehalt in Lebensmitteln (auch in Lebensmitteln derselben Sorte) schwankt deutlich, abhängig von Reifezustand, Art der Verarbeitung und Dauer der Lagerung. Dies erschwert sowohl die Diagnostik als auch die Beratung der Patienten.

Histaminintoxikation

f: engl. *histamine poisoning*; syn. Histaminvergiftung. Vergiftung durch Aufnahme großer Mengen Histamin*, z. B. durch verdorbene Lebensmittel, häufig Fisch, in denen durch bakterielle Zersetzung biogene Amine* akkumulieren. Wenige Minuten bis 3 Stunden nach Genuss treten Übelkeit, Erbrechen, Diarrhö, Kopfschmerzen, Hautrötung und Urtikaria* auf. Behandelt wird mit hochdosierten Antihistaminika*.

Histaminliberatoren

m: Verbindungen, die Histamin* freisetzen können. Der Begriff wird auch für bestimmte Nahrungsmittel oder Medikamente verwendet, die im Verdacht stehen, eine vermehrte Histaminausschüttung herbeizuführen.

Einteilung:
- **Unspezifische Histaminliberatoren:** z. B. Triton X-100 (Verwendung ausschließlich in der experimentellen Pharmakologie)
- **spezifische Histaminliberatoren:** z. B. Morphin*, jodhaltige Röntgenkontrastmittel*, Curare, Thiopental* und Plasmaexpander (z. B. Dextrane und Povidon)
- **Freisetzung von Histamin durch eine allergische Überempfindlichkeitsreaktion vom Typ I:** 1. Bindung von Antigenen an präformierte IgE-Antikörper auf der Zellmembran von Mastzellen* oder Granulozyten 2. Degranulation mit schweren Funktionsstörungen 3. Allergie*.

Histaminose
→ Histamin-Intoleranz

Histamintest, bronchialer
m: engl. *Bronchial Histamine Challenge Test*. Unspezifischer bronchialer Provokationstest* zur Feststellung einer bronchialen Hyperreagibilität, die auftritt nach der Inhalation mit Histamin, das bronchokonstriktorisch wirkt. Gebräuchlicher ist die Verwendung von Methacholin. Am Ende der Untersuchung erhält der Patient ein inhalatives Arzneimittel, um die bronchiale Verengung wieder zu beseitigen (Spasmolysetest).

Histidin
n: engl. *histidine*; syn. L-Histidin; Abk. His. Proteinogene, glukoplastische, semi-essenzielle Aminosäure*. Histidin ist reichlich im Hämoglobin* enthalten und Baustein von Carnosin und Anserin. Durch Decarboxylierung* von Histidin entsteht Histamin*, welches viele Funktionen im Körper hat. Die Aminosäure wird therapeutisch bei Behandlung von Allergien und Anämien sowie in Infusionslösungen eingesetzt.

Histiocytosis X
→ Langerhans-Zell-Histiozytose

Histiozytose
f: engl. *histiocytosis*. Gruppe heterogener Krankheitsbilder mit unterschiedlichen klinischen Phänotypen und unklarer Ätiologie. Es kommt zum Auftreten von Infiltration oder Akkumulation dendritischer Zellen* oder Zellen des Monozyten-Makrophagen-Systems und Absiedlung der Zellen in verschiedene Organsysteme.

Einteilung (WHO): Nach klinischem Verlauf in benigne, variable (Klasse I und II) und maligne (Klasse III) Gruppe.
- **Klasse-I-Histiozytose:** Erkrankungen der dendritischen Zellen, häufigste Form Langerhans*-Zell-Histiozytose
- **Klasse-II-Histiozytose:** juveniles Xanthogranulom* und Erkrankungen der Histiozyten/Makrophagen, z. B. hämophagozytische Lymphohistiozytose*
- **Klasse-III-Histiozytose:** Nachweis mononukleärer Zellen dendritischen oder histiozytären Ursprungs mit eindeutig malignen Eigenschaften, z. B. monozytäre Leukämie* und maligne Histiozytose.

Histochemie
f: engl. *histochemistry*. Nachweis von bestimmten Stoffen (Substrathistochemie) oder Enzymen (Enzymhistochemie) im Gewebe. Die Histochemie hat das Ziel, den chemischen Aufbau des Gewebes zu ermitteln und Beziehungen zwischen Struktur und Funktion herzustellen. Histochemie wird meist mittels zytochemischer Methoden durchgeführt.
Anwendung: Beispiele für histochemische Methoden sind die PAS-Färbung zum Nachweis von Kohlenhydraten*, die Fettfärbung und die Feulgen-Nuklealreaktion.

Histogramm
n: engl. *histogram*. Graphische Darstellung von Häufigkeitswerten bzw. Häufigkeitsverteilungen z. B. in Form von Säulen, deren Höhe den Häufigkeiten der Messwerte entspricht und die direkt über den Messwerten aufgetragen werden. Die Klasseneinteilungen (Bins) können variable Breiten haben. Die Ableitung von grundlegenden Verteilungsfunktionen, z. B. durch Fits ist möglich.
Anwendung: In der Medizin werden Histogramme z. B. zur Darstellung der Ergebnisse einer Chromatografie* verwendet.

Histokompatibilität
f: engl. *histocompatibility*. Gewebeverträglichkeit, die auf der Übereinstimmung in den HLA-Klasse-I-Molekülen (HLA-A, HLA-B) sowie den HLA-Klasse-II-Molekülen (HLA-DR) beruht (HLA-Match; vgl. HLA*-System).

Histokompatibilitätsantigene
n pl: engl. *histocompatibility antigens*; syn. MHC-Antigene. Gewebeantigene auf der Zellmembran.

Histokompatibilitätstestung
f: engl. *histocompatibility test*. Bestimmung und Vergleich der Histokompatibilitätsantigene (HLA*-System), insbesondere von Spender und Empfänger vor einer Transplantation* (siehe Cross-Match; siehe Gewebetypisierung*).

Histologie
f: engl. *histology*. Lehre von den Geweben des Körpers als wissenschaftliches Teilgebiet von Medizin und Biologie.

histologisch
→ Histologie

Histone
n pl: engl. *histones*. Basische, bei Eukaryoten strukturell sehr ähnliche Zellkernproteine, die mit der negativ geladenen DNA* Komplexe bilden (Nukleosom) und so die enge spiralförmige Packung der DNA im Zellkern ermöglichen. Bisher sind 5 verschiedene Histone bekannt (H1, H2A, H2B, H3, H4).
Funktion: Die Modifikation der Histone z. B. durch Acetylierung (Histonacetyltransferasen; Histondeacetylasen), Methylierung, Ubiquitinylierung, Sumoylierung und Phosphorylierung beeinflusst deren Bindung an die DNA und ist ein wichtiger Mechanismus bei der epigenetischen Regulation der Genaktivität (Epigenetik*).

Histon-Modifikation
f: Chemische Veränderungen an Histon*-Proteinen, die die Stabilität der DNA-Histon-Wechselwirkung beeinflussen und der epigenetischen Genregulation* (Epigenetik*) dienen. Zu den häufigsten Histon-Modifikationen zählen Acetylierung (Übertragung von Acetylgruppen), Methylierung (Übertragung von Methylgruppen), Phosphorylierung* (Übertragung von Phosphatgruppen) und Ubiquitinierung (Übertragung von Ubiquitin).

Histopathologie
f: engl. *histopathology*. Lehre von den unter dem Lichtmikroskop erkennbaren krankhaften Veränderungen der Körpergewebe und somit Teilgebiet der Pathologie*. Zur Untersuchung werden Gewebeproben z. B. durch eine Biopsie* oder intraoperativ gewonnen und gefärbt. Ergänzend wird die Immunhistochemie eingesetzt.

Histoplasma capsulatum var. capsulatum
n: Primär pathogener, dimorpher Pilz mit grampositiven, runden bis ovalen Sprosszellen (2–4 μm), die eine farblose kapselähnliche Zone besitzen. Dieser Pilz ist eine Nebenfruchtform von Ajellomyces* capsulatus (Emmonsia capsulata), die bis 30 °C in der Myzelphase und bei 37 °C in der Hefephase wächst. Siehe Abb.
Klinische Bedeutung: Erreger der amerikanischen Histoplasmose*, der durch Einatmen von

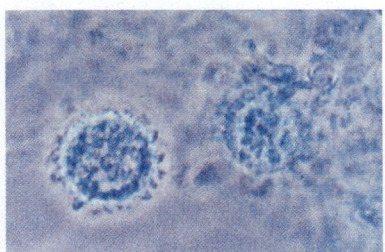

Histoplasma capsulatum var. capsulatum:
Makrokonidie, Chlamydospore (Morgensternform); Baumwollblau-Färbung. [104]

Konidiosporen* übertragen wird auf Mensch und Tier.
Histoplasma capsul_a_tum var. duboisii *n*: Erreger der afrikanischen Histoplasmose*. Siehe Abb.

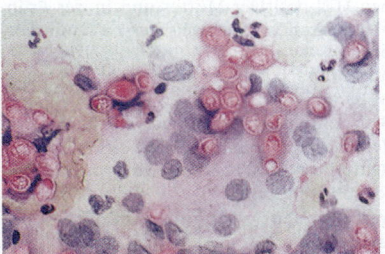

Histoplasma capsulatum var. duboisii:
Biopsiepräparat eines Hautgranuloms. [77]

Histopl_a_smose *f*: engl. *histoplasmosis*. Systemmykose, die durch obligat pathogene dimorphe Pilze (Histoplasma capsulatum) verursacht wird. Patienten zeigen v. a. Lungenbefall (Husten, Pleuraschmerzen, bei der chronischen Form v. a. Emphysem) oder Hautgranulome. Diagnostiziert wird meist mittels direktem Erregernachweis (z. B. mikroskopisch). Behandelt wird mit Antimykotika (z. B. Itraconazol).
histotrop: engl. *histotropic*. Auf Gewebe (ein)wirkend.
His-Winkel *m*: engl. *His' angle*; syn. Incisura cardiaca. Durch subdiaphragmalen Ösophagus* und Kardia* des Magens* gebildeter Winkel des ösophagogastralen Übergangs, der im Röntgenbild darstellbar ist. Dieser abgeknickte Winkel ist einer von mehreren Verschlussmechanismen, die einen Reflux* von Mageninhalt in den Ösophagus verhindern sollen. Siehe Abb.
Klinische Bedeutung: Der His-Winkel ist physiologisch ein spitzer Winkel (50–60°). Ein vergrößerter Winkel von über 90° kann Reflux von Mageninhalt in den Ösophagus begünstigen

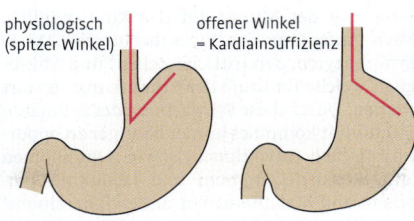

physiologisch (spitzer Winkel) offener Winkel = Kardiainsuffizienz

His-Winkel

und eine Ursache für eine Refluxösophagitis* sein. Der Winkel kann auch bei weiteren Erkrankungen, wie beispielsweise der Hiatushernie*, verändert sein.
HIT: Abk. für → Histamin-Intoleranz
HIT: Abk. für → Hochintensitätstraining
HIT: Abk. für heparininduzierte Thrombozytopenie → Thrombozytopenie, heparininduzierte
Hitselberger-Zeichen *n*: engl. *Hitselberger's sign*. Ausfall der Sensibilität* des hinteren oberen Abschnitts des äußeren Gehörgangs bei Vestibularisschwannom* oder Läsion des Nervus* facialis.
Hitzedermatosen *f pl*: engl. *heat dermatoses*. Durch Hitzeeinwirkung verursachte oder begünstigte Hauterkrankungen wie Hitzeschaden nach Verbrennung und Verbrühung, Wärmerythem, Wärmeurtikaria oder Hitzemelanose*.
Hitzeerschöpfung *f*: engl. *heat exhaustion*. Hitzeschaden mit Schocksymptomen durch Dehydratation* und Elektrolytverlust durch starkes Schwitzen, der z. B. nach Sport auftreten kann und unter Umständen zum Kreislaufkollaps führt.
Klinik:
– Schwäche
– Schwindel
– kalte, feuchte, blasse Haut
– Muskelkrämpfe
– Hypotonie*, die sich in liegender Position bessert
– Bewusstlosigkeit bei Mangel an Körperflüssigkeit und Elektrolyten.
Maßnahmen:
– Kühlen
– Schatten
– Flüssigkeit
– ggf. Schocklagerung.
Hitzemelanose *f*: engl. *heat melanosis*; syn. Cutis marmorata pigmentosa. Umschriebene, grobmaschige, marmorierte, netzförmige Braunfärbung der Haut, ausgelöst durch erhöhte Melanin- und Hämosiderinproduktion nach wiederholter Hitzeeinwirkung. Eine Hitzemelanose tritt auf nach Verwendung von Heizkissen, Wärmflasche, Laptop u. a. Sie persistiert meist jahrelang und bildet sich nur langsam zurück.

Hitzepickel → Miliaria
Hitzeschaden *m*: engl. *heat injury*. Folgen gestörter thermischer Homöostase. **Hitzeerschöpfung:** Hypovolämischer Schock ohne Temperaturerhöhung durch Verkleinerung des Extrazellulärraums (Dehydratation*) und Elektrolytverlust infolge starker Schweißverluste ohne ausreichende Flüssigkeitszufuhr, z. B. nach langem Marsch oder Sport. Sofortmaßnahmen:
– Flachlagerung
– Elektrolyt- und Flüssigkeitssubstitution p. o. oder i. v.
Hitzschlag (syn. **Hyperthermiesyndrom**): Störung der Wärmeregulation nach längerer Einwirkung hoher Temperatur und unzureichender Wärmeabgabe. Symptome:
– Kopfschmerz
– Übelkeit
– Bewusstlosigkeit
– erhöhte Pulsfrequenz
– Blutdruck zunächst normal, später abfallend
– Körpertemperatur über 40 °C
– Haut rot, trocken, heiß.
Sofortmaßnahmen:
– Kühlen, z. B. durch kalte Umschläge
– Abkühlen auf 38 °C
– i. v. Elektrolytsubstitution
– Sauerstoffinhalation
– evtl. Beatmung.
Hitzekrampf: Durch schwere Arbeit in hoher Umgebungstemperatur (z. B. Hochofenarbeiter) und Defizit von 2–4 l extrazellulärer Flüssigkeit und NaCl-Mangel. Symptome: Muskelzuckungen und Krämpfe. Sofortmaßnahmen: Elektrolyt- und Flüssigkeitssubstitution p. o. oder i. v. **Sonnenstich** (syn. **Insolation, Heliosis, Ictus solis**): Durch unmittelbare Einwirkung von Sonnenstrahlen besonders auf den unbedeckten Kopf und Nacken werden Teile der Hirnhaut entzündlich gereizt im Sinne einer leichten serösen Meningitis. Symptome:
– heftiger Kopfschmerz
– Übelkeit
– evtl. Fieber
– Schwindel
– Ohrensausen
– orthostatischer Kollaps
– in schweren Fällen ggf. Koma und generalisierte Krämpfe durch Hirndrucksteigerung.
Sofortmaßnahmen:
– erhöhte Lagerung des Kopfs
– Kopf in kalte, feuchte Tücher hüllen.
Hitzewallungen → Klimakterium
Hitzig-Gürtel *m*: engl. *Hitzig's girdle*. Hypästhesie* und Anästhesie* in einem gürtelförmigen Hautareal des Rumpfes, evtl. mit Parästhesien* bei Neurinom* und umschriebenen spinalen* Läsionen, z. B. Tabes* dorsalis.
Hitzschlag → Hitzeschaden
HIV → Humanes Immundefizienz-Virus

HIV-Antikörper *m sg, pl*: syn. HIV-Serologie. Antikörper* gegen das Human* Immunodeficiency Virus (HIV). Die Bestimmung ist indiziert bei Verdacht auf HIV-Infektion bei Lymphknotenschwellungen oder opportunistischen Infektionen sowie als Screening* bei Risikogruppen. Der Nachweis erfolgt im Serum* mittels ELISA. Positive Ergebnisse im ELISA müssen über einen HIV*-Immunoblot bestätigt werden.

HIV-ELISA-Test *m*: syn. HIV-1-Antikörper. Wichtigster Suchtest auf HIV*-Antikörper. Der Test hat eine hohe Sensitivität* und erfasst HIV Typ 1 und Typ 2. Die Antikörper sind frühestens 3 Wochen nach der Infektion nachweisbar. Ein positives Ergebnis muss durch den HIV*-Immunoblot bestätigt werden. Die Bestimmung erfolgt mittels ELISA.

HIV-Embryopathie *f*: engl. *HIV embryopathy*. Im Zusammenhang mit früher diaplazentarer HIV-Infektion beobachtetes Fehlbildungssyndrom mit intrauteriner Wachstumsretardierung, Mikrozephalie und fazialer Dysmorphie (Hypertelorismus*, prominente Stirn, nach lateral ansteigende Lidachsen, flache Nasenwurzel). Die HIV-Embryopathie ist als eigenständiges Syndrom umstritten, möglicherweise sind die Fehlbildungen z. B. durch mütterlichen Drogenabusus bedingt.

HIV-Enzephalopathie *f*: engl. *HIV encephalopathy*; syn. HIV-assoziierte Demenz. Im Rahmen einer fortgeschrittenen HIV*-Erkrankung (Stadium C) auftretende Enzephalopathie*, die zu einer stark verkürzten Überlebenszeit führt und durch progrediente kognitive oder motorische Störungen mit Beeinträchtigung im Rahmen beruflicher Tätigkeit oder alltäglicher Verrichtungen bzw. bei Kindern durch Entwicklungsrückschritt gekennzeichnet ist.

HIV-Erkrankung *f*: engl. *HIV disease*; syn. HIV-Infektion. Erworbene Immundefizienzerkrankung, die durch das humane Immundefizienz-Virus (HIV) verursacht wird und im Endstadium als AIDS bezeichnet wird. Die Erkrankung führt zunehmend zu opportunistischen Infektionen und Tumorerkrankungen. Nach Diagnosestellung durch verschiedene serologische Testverfahren wird mit lebenslanger antiviraler Kombinationstherapie* zur Senkung der Viruslast* und Infektionsprophylaxe behandelt.
Hintergrund: Ätiologie: Infektion mit neuro- und lymphotropen Retroviren HIV-1 (weltweit verbreitet) oder HIV-2 (weitgehend auf Westafrika beschränkt).
Pathogenese: Übertragen wird das HIV durch Aufnahme von infizierten Körperflüssigkeiten (z. B. Vaginalsekret, Samenflüssigkeit) sowie von infiziertem Blut (z. B. über Transfusionen, Injektionen oder beim Geschlechtsverkehr). Ohne entsprechende antivirale Behandlung ist auch eine prä- und perinatale Übertragung des Virus von der Mutter auf das Kind möglich. Nach Aufnahme des Virus befällt es CD4-T-Lymphozyten, dendritische Zellen* und Mikroglia*, welche im Laufe der Erkrankung zerstört werden. Durch diese Schwächung der zellulären Immunität kommt es immer häufiger zu opportunistischen Infektionen sowie Lymphomen (u. a. Burkitt*-Lymphom und Hodgkin*-Lymphom) und Malignomen (u. a. Zervixkarzinom* und Kaposi*-Sarkom). Eine HIV-Infektion bleibt ein Leben lang bestehen, wobei Makrophagen* als Reservoir für das Virus dienen.
Inkubationszeit: Ca. 2–6 Wochen nach Infektion kommt es zum akuten retroviralen Syndrom (ähnlich einer Mononukleose, Serokonversionskrankheit) und Antikörperproduktion gegen HIV-Antigene. Bis zur Entwicklung des endgültigen, manifesten Immundefekts (AIDS) können zwischen 6 Monate und über 10 Jahre vergehen.
Therapie:
- lebenslange antivirale Kombinationstherapie
- Prophylaxe opportunistischer Infektionen (z. B. Pneumocystis* jirovecii, Zytomegalie*-Virus, nichttuberkulöse Mykobakterien, Toxoplasma* gondii)
- supportive Psychotherapie* bis hin zur Sterbebegleitung* im Rahmen der Palliativmedizin*.

Prävention:
- Vermeidung von Kontakt zu infizierten Körperflüssigkeiten sowie Blut bzw. Blutbestandteilen, z. B. durch Kondome beim Geschlechtsverkehr oder Wechseln von Nadeln bei Drogenabhängigen
- Postexpositionsprophylaxe* nach Schnitt- oder Stichverletzungen sowie bei HIV-positiven Schwangeren
- Testung von Blutspendern und Organspendern auf das HI-Virus.

HIV-Immunoblot *m*: syn. HIV-Bestätigungstest. Test auf HIV*-Antikörper. Der HIV-Immunoblot dient als Bestätigungstest bei positiv oder grenzwertig ausgefallenen HIV*-ELISA-Test. Er wird für HIV-Typ 1 und HIV-Typ 2 durchgeführt und prüft hochspezifisch die Antikörperbindung an die HIV-Proteine. Bei positivem HIV-ELISA und negativem Immunoblot folgt eine HIV-PCR.

HIV-Protease-Inhibitoren *m pl*: syn. HIV-Protease-Hemmer. Zur Therapie einer HIV*-Erkrankung verwendete Protease*-Inhibitoren von peptidähnlicher Struktur. Wirkstoffe sind z. B. Atazanavir, Darunavir, Fosamprenavir, Indinavir, Lopinavir, Nelfinavir, Ritonavir*, Saquinavir und Tipranavir. Unterschieden werden Integrase-Inhibitoren und Entry*-Inhibitoren.
Wirkmechanismus: Durch die Hemmung der HIV-Protease, welche für die Produktion infektiöser HI-Viren wichtig ist, wird das gag-pol-Polyprotein nicht mehr verarbeitet. Es entstehen HIV-Partikel mit unreifer Morphologie (u. a. mit reduzierter Aktivität der Reversen Transkriptase), die nicht in der Lage sind, einen neuen Infektionskreislauf in Gang zu setzen.

HIV-Retinopathie *f*: engl. *HIV retinopathy*. Manifestation der HIV*-Erkrankung am hinteren Augensegment (Retina, N. opticus). Erscheinungsformen sind v. a. Vaskulopathie, opportunistische Infektion (Zytomegalie*-Retinitis), Optikusneuropathie oder retinales Malignom.

HIV-RNA-Nachweis *m*: Direktnachweis des Human* Immunodeficiency Virus (HIV) über den Nachweis von Virus-RNA* im Serum*. Die Bestimmung ist indiziert zur Diagnosesicherung bei Verdacht auf HIV-Infektion und zur Quantifizierung der Viruslast* oder Therapiekontrolle bei bereits bestätigter HIV-Infektion. Der Nachweis erfolgt bei hoher Spezifität* und Sensitivität* mittels PCR.
Indikationen:
- Diagnose der HIV-Infektion bei Neugeborenen HIV-positiver Mütter und in der Frühphase vor dem Nachweis der HIV*-Antikörper
- Ausschluss falsch-positiver Antikörpernachweise im Suchtest
- Beurteilung der Krankheitsprogression und der Therapiebedürftigkeit
- Beurteilung des Therapieerfolgs bei antiretroviraler Therapie.

Bewertung: Beurteilung der Krankheitsprogression:
- ≤ 10 000 RNA-Kopien: nicht progressiv
- > 100 000 RNA-Kopien: hohes Progressionsrisiko
- > 1 000 000 RNA-Kopien: AIDS-Vollbild.

Beurteilung der Therapieindikation und des Therapieerfolgs:
- 50 000–100 000 Kopien: Indikation zum Therapiebeginn
- Therapieerfolg: sinkende Viruslast (um 0,7–1 log-Stufe) 8–12 Wochen nach Therapiebeginn
- Ziel: Virus nicht mehr nachweisbar.

Hk: Abk. für → Hämatokrit

HKB: Abk. für hinteres Kreuzband → Kreuzband

HKB-Ruptur: Abk. für die Ruptur des hinteren Kreuzbandes → Kreuzbandruptur

H-Ketten: Abk. für schwere (engl. heavy) Ketten → Immunglobuline

H-Ketten-Krankheit: → Schwerkettenkrankheit

Hkt: Abk. für → Hämatokrit

HLA-B27 *n*: syn. HLA-Typ B 27. Variante des Humanen-Leukozyten-Antigen-B (siehe HLA*-System) auf der Oberfläche kernhaltiger Zellen. Die Expression von HLA-B27 ist häufig assoziiert mit seronegativen Spondylarthritiden, bei spielsweise der Bechterew-Krankheit, sodass ein Nachweis die Verdachtsdiagnose absichert. Ein Fehlen von HLA-B27 widerlegt den Verdacht jedoch nicht.

Indikation zur Laborwertbestimmung: V. a. (Prozentangaben = Anteil der Erkrankten, die HLA-B27-positiv sind):
- Bechterew-Krankheit (87–95 %)
- Psoriasis*-Arthritis (60–70 %), reaktive Arthritis* (70–85 %)
- juvenile idiopathische Arthritis* (75 %)
- enteropathische Arthritis (z. B. bei Morbus* Whipple oder Morbus* Crohn)
- Uveitis* anterior, Iridozyklitis* oder Iritis* (ca. 50 %)
- rheumatoide Arthritis* (10 %).

Bewertung: Ein Nachweis von HLA-B27 sichert die Verdachtsdiagnose auf oben stehende Erkrankungen ab und hilft, atypische Verläufe und Frühformen der Bechterew-Krankheit zu erkennen.

H₂-Laktose-Atemtest *m*: Laktose*-Toleranztest über die Ausatemluft. Bei der physiologischen Spaltung von Disacchariden* wie Laktose* entstehen Monosaccharide* im Dünndarm, welche vom Körper resorbiert werden. Bei Mangel an Laktase wird Laktose von Darmbakterien gespalten, wobei Wasserstoff* (H_2) entsteht. Dieser kann über die Atemluft gemessen werden.

HLA-System *n*: engl. *human leucocyte antigen system*; syn. humanes Leukozyten-Antigen-System. Komplexes, autosomal-kodominant erbliches System von Histokompatibilitätsantigenen* (sog. Transplantationsantigenen) des Menschen. Diese Gewebeantigene kommen auf der Oberfläche fast aller Zellen vor, werden als antigenpräsentierende Moleküle von T*-Lymphozyten erkannt und haben für die physiologischen Formen der Immunabwehr* eine zentrale Bedeutung. Sie gehören zur Immunglobulin*-Superfamilie. Siehe Abb.

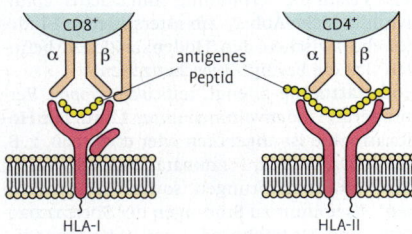

HLA-System: Aufbau von HLA-Klasse-I- und -II-Molekülen und Bindung an T-Zellen (CD8⁺: zytotoxische T-Lymphozyten; CD4⁺: T-Helferzellen) über den jeweiligen Antigen-Rezeptor (sog. T-Zell-Antigen-Rezeptor; α- und β-Kette, Co-Rezeptor). [196]

Klinische Bedeutung:
- Gewebeverträglichkeit von Transplantaten: HLA-Alloantigene auf Transplantaten können als nicht-selbst erkannt werden und eine immunologische Abstoßungsreaktion* beim Transplantatempfänger verursachen, daher Gewebetypisierung* von Spender und Empfänger vor jeder Transplantation zur Gewährleistung einer möglichst weitgehenden HLA-Kompatibilität erforderlich
- Assoziation verschiedener HLA-Typen mit bestimmten Erkrankungen, z. B.: **1.** HLA-B27 bei Spondylitis ankylosans **2.** HLA-B8, -DR3 bei Sjögren-Syndrom **3.** HLA-DR2 bei Narkolepsie.

HLA-Typisierung: Abk. für Human-Leucocyte-Antigen-Typisierung → Gewebetypisierung

HLH: Abk. für engl. *hemophagocytic lymphohistiocytosis* → Lymphohistiozytose, hämophagozytische

HLM: Abk. für → Herz-Lungen-Maschine

HLTx: Abk. für → Herz-Lungen-Transplantation

HLW: Abk. für Herz-Lungen-Wiederbelebung → Reanimation

HME-Filter *n*: engl. *heat and moisture exchanging filter*. Wärme- und Feuchtigkeitsaustauscher (Atemluftbefeuchter*) bei der Beatmung*. Der HME-Filter wird bei der Beatmung im Rahmen der Narkose sowie bei tracheotomierten oder langzeitintubierten Patienten eingesetzt.

Vorgehen:
- passive Erwärmung und Anfeuchtung der inspiratorischen Luft durch die exspiratorische Luft
- Wärme und Wasserdampf werden auf einer großen hygroskopischen Oberfläche (in der Regel mit Bakterienfilter) gespeichert (Niederschlag) und bei der Inspiration wieder abgegeben.

Siehe Abb.

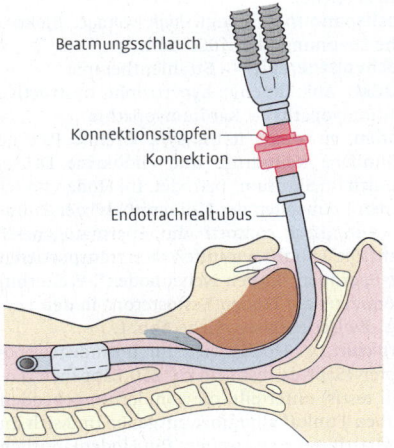

HME-Filter: Aufbau.

HMG-CoA *n*: engl. *β-hydroxy-β-methylglutaryl-coenzyme A*; syn. 3-**H**ydroxy-3-**m**ethyl**g**lutaryl-**Co**enzym-**A**. Zwischenprodukt bei der Biosynthese von Cholesterol und Ketonkörpern, das durch Kondensation von Acetyl- und Acetoacetyl-CoA entsteht.

HMG-CoA-Reduktase *f*: engl. *β-hydroxy-β-methylglutaryl-CoA reductase*; syn. Hydroxymethylglutaryl-CoA-Reduktase. Schlüsselenzym bei der Biosynthese von Cholesterol, das HMG*-CoA zu Mevalonsäure reduziert. HMG-CoA-Reduktase gehört zur Gruppe der Oxidoreduktasen. Statine wirken als kompetitive Hemmstoffe am aktiven Zentrum des Enzyms und werden daher therapeutisch als Cholesterolsenker eingesetzt.

HMG-CoA-Reduktase-Hemmer *m sg,pl*: Lipidsenker*, die durch kompetitive Hemmung der HMG*-CoA-Reduktase die Synthese von Cholesterol hemmen und daher zum Abfall der intrazellulären Cholesterolkonzentration führen. Zudem steigt die Anzahl der LDL*-Rezeptoren an der Zelloberfläche, wodurch der Abbau der LDL aktiviert wird. HMG-CoA-Reduktase-Hemmer werden insbesondere bei essenzieller, familiärer Hypercholesterolämie eingesetzt.

HMK: Abk. für → Heilmittelkatalog

HMV: Abk. für → Herzminutenvolumen

HMW-Kininogen *n*: engl. *high molecular weight kininogen*; syn. Fitzgerald-Faktor. Hochmolekulares Kininogen (M_r 120 000), das als Cofaktor* die Aktivierung von Hagemann-Faktor durch Kallikrein* sowie von Fletcher-Faktor zu Kallikrein durch aktivierten Hagemann-Faktor vermittelt. Bei Mangel an HMW-Kininogen kommt es zu einer aPTT-Verlängerung ohne klinische Relevanz (keine manifeste Gerinnungsstörung).

HNA-System *n*: syn. **H**uman-**N**eutrophil-**A**ntigens-System. Für neutrophile Granulozyten* spezielles System von Alloantigenen. HNA-Inkompatibilität ist eine mögliche Ursache für eine transfusionsassoziierte akute Lungeninsuffizienz (TRALI) sowie für eine neonatale Alloimmunneutropenie. Antikörper gegen HNA-1a sind auch bei Autoimmunneutropenie* nachweisbar.

HNPCC: Abk. für → Hereditäres nichtpolypöses Kolonkarzinom

H_2O_2 → Wasserstoffperoxid

hochauflösende Impedanzmanometrie → Ösophagusmanometrie

Hochdruck → Hypertonie, arterielle

Hochdruckenzephalopathie → Enzephalopathie

Hochdruckkrise → Krise, hypertensive

Hochdrucksystem

Hochdrucksystem *n*: engl. *high-pressure system*. Abschnitte des Blutkreislaufs*, in denen der Blutdruck* v. a. vom Herzminutenvolumen* und peripheren Widerstand* (Widerstandsgefäße) abhängt und bei > 30 mmHg liegt. Das Hochdrucksystem besteht aus linkem Ventrikel (während der Systole) und Arterien* des Körperkreislaufs. Es enthält ca. 15 % des Blutvolumens.

Hochenegg-Durchzugverfahren *n*: engl. *Hochenegg's operation*. Operationsverfahren zur Wiederherstellung der Kontinenz bei tiefsitzendem Rektumkarzinom. Hierbei wird nach der sphinktererhaltenden Rektumresektion* das linksseitige Hemicolon vollständig mobilisiert sowie das Colon descendens durch den erhaltenen Analkanal gezogen und in Höhe der Linea dentata fixiert (sog. koloanale Anastomose).

Hochenergiestrahlentherapie *f*: engl. *megavoltage therapy*. Form der perkutanen Strahlentherapie*. Vgl. Hartstrahltherapie*.

Hochenergiestrahlung: engl. *high-energy radiation*. Ultraharte Röntgenstrahlung bzw. Teilchenstrahlung mit hoher Energie, z. B. für perkutane Strahlentherapie*.

Hochfrequenzbeatmung → Beatmung

Hochfrequenzbeatmung *f*: engl. *high frequency ventilation* (Abk. HFV). Spezielle Form der Beatmung in offenem System mit geringem Atemzugvolumen (< anatomischer Totraum*) und hoher Frequenz (> 60/min).

Hochfrequenzkaustik → Elektrokoagulation

Hochfrequenztherapie *f*: engl. *high-frequency therapy*. Verfahren der Elektrotherapie, bei dem hochfrequenter Wechselstrom (Frequenz > 1 MHz) angewandt wird, um im Körper Tiefenwärme (Diathermie*) zu erzeugen. Hochfrequenztherapie bewirkt Hyperämie*, Analgesie* und muskuläre Detonisierung ohne sensible oder motorische Reizung. Die Indikationen sind vielfältig, beispielsweise schmerzhafte Erkrankungen des Bewegungsapparates und chronische Entzündungen.

Prinzip:
- **Kurzwellen**, erzeugt im elektrischen Feld zwischen den Platten eines Kondensators oder im Magnetfeld einer Spule
- **Dezimeterwellen** und **Mikrowellen**, erzeugt im wellenförmig sich ausbreitenden elektromagnetischen Feld eines Strahlers
- **Tiefenwirkung der Wärme**: **1.** wird gesteuert durch Wahl verschiedener Frequenzen oder Applikatoren **2.** ist im inhomogenen Gewebe des Körpers aufgrund ungleicher Absorption und Reflexion variabel, ebenso die Wärmeverteilung durch Abtransport mit dem Blutstrom **3.** ist am größten bei Kurzwellen-Kondensatorfeldmethode.

Hochintensitätstraining *n*: engl. *high intensity training*. Trainingskonzept zur Leistungsoptimierung mit hochintensiven Belastungen (bis zur lokalen Erschöpfung) und insgesamt geringem Belastungsumfang. Hochintensitätstraining wird v. a. als Ausdauertraining* für Leistungssportler zur Erhöhung der maximalen Sauerstoffaufnahme und anaeroben Leistungsfähigkeit eingesetzt, aber auch zunehmend als Trainingsform in der Trainingstherapie evaluiert.

Hochleistungsflüssigchromatographie → HPLC

Hochsensitives C-reaktives Protein *n*: engl. *High Sensitivity C-reactive Protein*; Abk. hsCRP. Akute-Phase-Protein und Marker bei Entzündungsreaktionen. Das hsCRP gilt als ein individueller Risikomarker für ein koronares Ereignis bei bestehender Atherosklerose*. Da bei normwertigen CRP-Werten lokale Entzündungsreaktionen nicht sicher ausgeschlossen werden können, liefert das hsCRP hier einen Hinweis.

Referenzbereiche (oberer Grenzwert): Oberer Grenzwert CRP bei Erwachsenen und Kindern (Mitteleuropa): < 5 mg/l. Bei gesichertem Ausschluss einer bestehenden Entzündung/Infektion gelten folgende Referenzwerte:
- hsCRP < 1,0 mg/l: relatives Risiko (RR) normal
- hsCRP 1,01–3,00 mg/l: RR mäßig erhöht
- hsCRP > 3,00 mg/l: RR deutlich erhöht.

Indikation zur Laborwertbestimmung: Risikoeinschätzung für koronare Ereignisse bei vorhandener Atherosklerose; Risikofaktor für:
- akuten Herzinfarkt
- Apoplex
- periphere arterielle Verschlusskrankheit (pAVK).

Bewertung: Erhöhte hsCRP-Werte durch akute Infektionen oder Entzündungen sollten bei der Bewertung berücksichtigt werden (siehe Referenzbereiche).

Hochspannung *f*: engl. *high voltage*. Elektrische Spannung über 1000 Volt.

Hochvolttherapie → Strahlentherapie

HOCM: Abk. für engl. *hypertrophic obstructive cardiomyopathy* → Kardiomyopathie

Hoden *m*: engl. *testis*; syn. Orchis. Paarige männliche Keimdrüse und endokrine Drüse, die sich im Skrotum* befindet. Im Hoden findet in den Keimzellen des Keimepithels* der Tubuli* seminiferi contorti die Spermatogenese* statt. Die Tubuli* seminiferi recti transportieren die Spermien* in den Nebenhoden*. Weiterhin produziert der Hoden Testosteron* in den Leydig*-Zwischenzellen. Siehe Abb. 1.

Struktur: Der Hoden wird durch Bindegewebesepten (Septula testis) in ca. 250 Läppchen (Lobuli testis) unterteilt, die von der umgebenden derben Tunica* albuginea ausgehen und sich im Mediastinum testis treffen. Ein Hodenläppchen enthält je 1–4 Hodenkanälchen (Tubuli* semi-

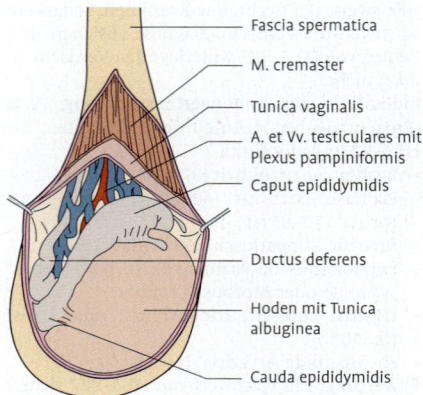

Hoden Abb. 1: Rechter Hoden, Nebenhoden und Funiculus spermaticus (Ansicht von der Seite).

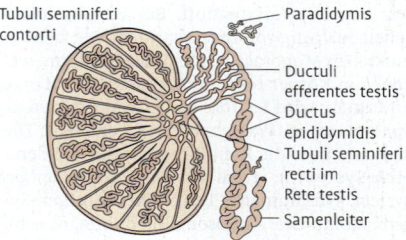

Hoden Abb. 2: Schema der Samenwege in Hoden, Nebenhoden und Funiculus spermaticus.

niferi contorti), die mit Keimepithel* (bestehend aus Keimzellen und Sertoli*-Zellen) ausgekleidet sind. Die Hodenkanälchen gehen zum Mediastinum testis hin in die Tubuli* seminiferi recti über und bilden das Hodennetz (Rete* testis). Von dort besteht über die Ductuli efferentes testis die Verbindung zum Ductus* epididymidis (siehe Abb. 2). Im interstitiellen Bindegewebe zwischen den Hodenkanälchen befinden sich die Leydig*-Zwischenzellen.

Hodenatrophie *f*: engl. *testicular atrophy*. Vermindertes Hodenvolumen unter 12 ml. Die Hodenatrophie ist angeboren oder erworben, z. B. durch Orchitiden, Traumata, Skrotalhernien, Durchblutungsstörungen sowie Hodentorsionen*. Es kommt zu Störungen der Spermatogenese* und Hormonproduktion (Hypogonadismus*). Behandelt wird mittels Testosteron*-Substitution.

Therapie: Bei einseitiger Hodenatrophie, z. B. nach Hodentorsion, übernimmt oft der kontralaterale Hoden die Hormonproduktion. Reicht diese nicht aus oder liegt eine beidseitige Hodenatrophie vor, wird das fehlende Testosteron substituiert.

Hodenbiopsie f: engl. *testicular biopsy*. Entnahme einer Gewebeprobe aus dem Hoden* über eine Inzision* der Skrotalhaut und Stichinzision der Hodenkapsel. Durchgeführt wird sie u. a. zur histologischen Abklärung einer Sterilität*, bei kontralateralem Hodentumor* oder zur Spermiengewinnung im Rahmen der Kinderwunschbehandlung (testikuläre Spermienextraktion*). Komplikationen wie Blutungen und Infektionen sind selten.

Hodenbruch → Leistenhernie
Hodendystopie → Maldescensus testis
Hodenektopie f: engl. *ectopic testicle*; syn. Ektopia testis. Lageanomalie des Hodens außerhalb der physiologischen Deszensusbahn, siehe Maldescensus* testis, mit der Gefahr von Fertilitätsstörungen und maligner Entartung. Bei inguinal-epifaszialer Hodenektopie, der häufigsten Form, ist der Hoden über den Rand des äußeren Leistenrings auf die Aponeurose des M. obliquus externus hochgeschlagen. Siehe Abb.
Therapie: Siehe Maldescensus* testis.

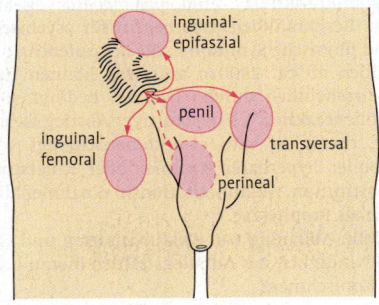

Hodenektopie: Mögliche Lokalisationen.

Hodenentzündung → Orchitis
Hodenhochstand → Maldescensus testis
Hodenhüllen f pl: engl. *testicular fasciae*. Bindegewebs- und Muskelschichten, die den Hoden*, den Nebenhoden* und den Funiculus* spermaticus einhüllen. Diese stehen infolge des Descensus* testis mit den Muskeln und Faszien der Bauchwand* in Verbindung.
Hodenhüllenentzündung → Periorchitis
Hodeninsuffizienz f: engl. *testicular insufficiency*. Unzureichende Funktion der Hoden mit Störung der Spermien*produktion (exkretorische oder tubuläre Insuffizienz) und/oder der Testosteron*synthese (inkretorische oder hormonelle Insuffizienz). Es kommt zu Symptomen eines Androgenmangels. Diagnostiziert wird vor allem laborchemisch. Ausgeglichen wird der Hormonmangel durch medikamentöse Substitution.

Ätiologie:
- primärer Hypogonadismus: **1.** angeboren: z. B. Anorchie*, Klinefelter*-Syndrom **2.** erworben: z. B. Trauma, beidseitige Orchiektomie*
- sekundärer Hypogonadismus: **1.** Funktionsstörung des Hypothalamus, z. B. Dysfunktion der GnRH bildenden Zellen **2.** Funktionsstörung der Hypophyse **3.** antiandrogene Therapie **4.** Allgemeinerkrankungen, z. B. Leberzirrhose*, Anorexia nervosa.

Klinik:
- Symptome durch Androgenmangel: **1.** präpubertär: **I.** eunuchoider Hochwuchs **II.** verspäteter Schluss der Epiphysen **III.** ausbleibende Entwicklung sekundärer Geschlechtsmerkmale **IV.** Muskelschwäche **2.** postpubertär: **I.** Abnahme des Bartwuchses **II.** Verminderung der Körperbehaarung (v. a. Achsel- und Schambehaarung) **III.** erektile Dysfunktion* **IV.** verminderte Libido* **V.** Infertilität* **VI.** Osteoporose*
- selten auch isolierte Störung der Spermatogenese*: Infertilität ohne Symptome des Androgenmangels.

Therapie: Substitution des fehlenden Testosterons mittels Pflaster, Gelen (transdermale Aufnahme) oder durch intramuskuläre Applikation (Depot für 2–3 Wochen).

Hodenprothese f: engl. *testicular prosthesis*; syn. Testikularimplantat. Hodenförmiges Silikonimplantat, das bei Hodenverlust aus kosmetischen Gründen in das Skrotum* eingesetzt wird. Risiken sind Infektionen und Abstoßungsreaktionen gegen den Fremdkörper.

Hodenretention → Maldescensus testis
Hodensack → Skrotum
Hodenschmerzen m pl: Akute oder chronische*, stechende, drückende oder brennende Schmerzen im Skrotum*, häufig mit Ausstrahlung in Unterbauch und Leiste. Ursächlich sind Infektionen*, Traumata, Torsionen* oder raumfordernde Prozesse. Die Abklärung von Hodenschmerzen erfolgt meist sonografisch. Behandelt wird je nach Ursache konservativ, medikamentös oder operativ.

Erkrankung: Ursachen:
- Infektionen: Epididymitis*, Orchitis*
- Traumata: Prellung (Fußball), Schlag/Tritt, Sturz
- Verdrehungen: Hodentorsion*, Hydatidentorsion*
- raumfordernde Prozesse: Hodenkarzinom, Hydrozele*, Varikozele.

Klinik: Häufige Begleitsymptome neben den Hodenschmerzen sind:
- Schmerzen in Unterbauch und Leiste
- Rötung und Schwellung des Hodens/Skrotums
- Übelkeit*, Erbrechen*
- Fieber*, Schüttelfrost*
- Brennen beim Wasserlassen
- Atemnot (v. a. bei starken Traumata).

Therapie:
- konservativ: hochlagern, kühlen z. B. bei leichten Traumata
- medikamentös: Analgetika*, bei Infektionen Antibiotika*
- operativ: z. B. bei Hodentorsion notfallmäßig, Hydrozelen elektiv* bei starker Symptomatik.

Zur detaillierten Therapie siehe entsprechende Artikel zu den möglichen Grundkrankheiten.

Hodentorsion f: engl. *testicular torsion*. Urologischer Notfall durch intra- oder extravaginale Drehung von Hoden und Funiculus spermaticus um die Längsachse infolge abnormer Beweglichkeit, auch beidseitig möglich. Durch Blockade der Blutzufuhr entstehen ein akutes Skrotum, später Skrotalödem und Rötung. Die meist notwendige operative Intervention muss innerhalb weniger Stunden erfolgen.

Formen:
- extravaginale Hodentorsion in Höhe des äußeren Leistenrings, meist bei Säuglingen
- intravaginale Hodentorsion in ca. 90 %, meist bei Jugendlichen.

Vorkommen:
- Häufigkeitsgipfel im 1. Lj und zwischen 12. und 18. Lj.
- linke Seite häufiger betroffen (längerer Samenstrang).

Klinik:
- plötzliche, einseitige starke Schmerzen im Skrotum mit Ausstrahlung in Leiste und Unterbauch
- Schwellung, Rötung und Überwärmung des Skrotums
- Übelkeit und Erbrechen.

Diagnostik:
- starke Druckempfindlichkeit des verdrehten Hodens mit Schmerzverstärkung bei Anheben des Hodens (negatives Prehn*-Zeichen)
- fehlender Kremasterreflex*
- Sonografie und Doppler*-Sonografie.

Therapie:
- organerhaltende Detorsion innerhalb von wenigen Stunden, möglichst < 2 h: **1.** wenn möglich, äußerlich manuell **2.** meist operativ mit beidseitiger Orchidopexie*
- bei hämorrhagischer Infarzierung: **1.** Entfernung des betroffenen Hodens **2.** prophylaktische Fixierung des kontralateralen Hodens.

Hodentumoren m pl: engl. *testicular tumors*. Benigne* oder maligne* Neubildungen des Hodens*. Typisch ist eine schmerzlose Hodenvergrößerung bzw -verhärtung. Diagnostiziert wird v. a. klinisch, mittels Ultraschall* und laborchemisch. Behandelt wird abhängig vom

Tumortyp operativ sowie mittels Chemo- und Strahlentherapie*. Die Prognose ist gut.
Hintergrund: Formen:
- benigne Hodentumoren: selten, z. B. Teratom*, Fibrom (von Tunica* vaginalis testis und Tunica* albuginea ausgehend), Rhabdomyom*, Adenom*
- maligne Hodentumoren: Altersgipfel zwischen 20. und 50. Lj.; ca. 1 % aller malignen Tumoren des Mannes.

Einteilung:
- Seminome: häufigste Hodentumoren (40–55 %)
- Nicht-Seminome: **1.** Embryonalzellkarzinome (12–30 %) **2.** Teratome (12–30 %) **3.** Chorionkarzinome (2–6 %) **4.** Dottersacktumoren (2–6 %) **5.** Stromatumoren (2–6 %)
- Mischformen.

Ätiologie: Unbekannt, evtl. endokrin begünstigt. **Risikofaktoren:**
- Maldescensus* testis
- kontralateraler Hodentumor
- positive Familienanamnese.

Pathologie:
- germinative Hodentumoren (Keimzelltumoren): **1.** Seminom* **2.** embryonales Karzinom (Orchioblastom*) **3.** entdifferenziertes Teratom* (Teratokarzinom*) **4.** Chorionkarzinom*: selten **5.** Dottersacktumor als häufigster Hodentumor im Kindesalter (< 3 Jahren) **6.** Mischtumoren mit Anteilen eines Seminoms
- nicht germinative Hodentumoren: **1.** Androblastom* (z. B. Leydig-Zelltumor) **2.** Lymphome* des Hodens **3.** Granulosazelltumor.

Klinik:
- schmerzlose Hodenvergrößerung
- Verhärtung des Hodens
- manchmal Schweregefühl im Hodensack oder Spannungsschmerzen
- Symptome der Metastasierung, z. B. Knochenschmerzen.

Diagnostik:
- Untersuchung: derber bis harter, schmerzlos vergrößerter Hoden
- Ultraschall* des Hodens (siehe Abb.) und Abdomens
- CT zur Suche nach Lymphknoten- und Lungenmetastasen
- labordiagnostische Bestimmung: **1.** Tumormarker* (Alphafetoprotein AFP, Beta*-HCG, LDH) **2.** Choriongonadotropine (HCG) im Urin bei Chorionkarzinom.

Therapie:
- primär Operation: Semikastration* (Ablatio testis) über einen inguinalen Zugang in no-touch-Technik (Abklemmen der versorgenden Gefäße, um eine hämatogene Metastasierung zu vermeiden)

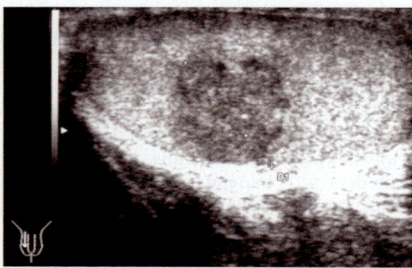

Hodentumoren: Echoarmer Tumor intratestikulär (Sonografie des Hodens). [11]

- bei erhöhtem Risiko für beidseitigen Befall: kontralaterale Hodenbiopsie*
- stadienabhängig folgen Radiatio und/oder Chemotherapie
- bei benignen Hodentumoren ggf. hodenerhaltende Operation
- Therapieoptionen bei Rezidiven: operative Resektion, Radiatio*, Polychemotherapie*
- Nachsorge: regelmäßig Röntgen-Thorax, CT-Abdomen, CT-Becken, Tumormarker-Kontrolle.

Hodge-Parallel-Ebenen → Beckenebenen

Hodge-Pessar *n*: engl. *Hodge pessary*. In 2 Dimensionen gebogenes Pessar*, das zur Aufrichtung des Gebärmutterkörpers bei Retroflexio uteri (siehe Flexio* uteri) in die Scheide eingelegt wird.

Hodgkin-Lymphom *n*: engl. *Hodgkin's disease*; syn. Morbus Hodgkin. Malignes Lymphom* mit histologisch charakteristischen Hodgkin-Zellen und Sternberg*-Reed-Riesenzellen. Betroffen sind meist junge Erwachsene, die initial eine schmerzlose Lymphknotenschwellung zeigen. Die Stadieneinteilung und damit auch die Prognose richten sich nach Ausbreitung des Lymphknotenbefalls. Adaptierte Therapien ermöglichen langfristige Heilungsraten von > 80 %. Siehe Abb.

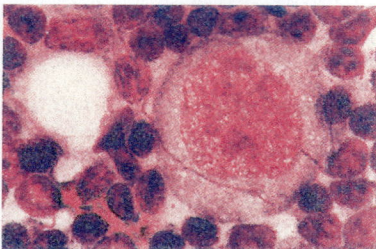

Hodgkin-Lymphom: Lymphknotentupfpräparat (Pappenheim-Färbung) mit Sternberg-Reed-Riesenzelle und Hodgkin-Zellen. [72]

Pathogenese: Offensichtlich spielt das Epstein-Barr-Virus eine Rolle bei der Entstehung des klassischen Hodgkin-Lymphoms. Auch eine Immundefizienz, z. B. durch HIV, geht mit einer erhöhten Rate an Hodgkin-Lymphomen einher.

Klinik: Klinisch präsentieren sich die Patienten häufig mit länger bestehenden, teilweise wechselnden Lymphknotenschwellungen, die häufig schmerzlos sind. Fieber (evtl. als wellenförmiges Pel-Epstein-Fieber, welches immer wieder auch afebrile Perioden aufweist), Nachtschweiß, Gewichtsabnahme oder Pruritus sind ebenfalls zu erheben (B*-Symptomatik). Der sogenannte Alkoholschmerz tritt nur bei einem geringen Prozentsatz der Patienten auf (< 5 %).

Therapie: Als Standardtherapie für frühe und intermediäre Stadien gilt die Kombinationstherapie aus Chemotherapie* und nachfolgender lokaler Bestrahlung. Liegt bereits ein fortgeschrittenes Stadium vor, wird nach derzeitigem Standard eine hochdosierte Chemotherapie verabreicht. Bei Auftreten eines Rezidivs erfolgt eine Reinduktionstherapie mit nachfolgender Hochdosischemotherapie und autologer Stammzelltransplantation*.

Höhenkrankheit *f*: engl. *high mountain disease*; syn. Bergkrankheit. Oberbegriff für psychische und physische Symptome, die bei Aufenthalt in Höhen ab ca. 2500 m auftreten können und wahrscheinlich durch Hypoxie* bedingt sind (Höhenreaktion*). Ein sofortiger Abstieg ist nötig, therapiert wird symptomatisch, ggf. mit mobiler hyperbarer Kammer oder Sauerstoffsubstitution. Akklimatisationsmaßnahmen dienen als Prophylaxe.

Klinik: Abhängig von Akklimatisation und Geschwindigkeit des Aufstiegs zählen hierzu u. a.
- Kopfschmerzen
- Reizbarkeit
- Übelkeit bis Erbrechen
- ggf. Bewusstseinsstörung, Höhenlungenödem sowie (Höhen-)Hirnödem*.

Höhenphobie → Akrophobie

Höhenreaktion *f*: engl. *altitude acclimatisation*; syn. Höhenanpassung. Anpassungsvorgänge an Luftdruck- und Sauerstoffdruckabnahme in Höhen > 2000 m. Zu unterscheiden sind kurzfristige kardiale und pulmonale Reaktionen auf den relativen Sauerstoffmangel und langfristige Anpassungen durch Erythropoese, Gefäßneubildung und Stoffwechselausgleich. Bei nicht ausreichender Reaktion kommt es zur Höhenkrankheit*.

Einteilung:
- bei **kurzfristigem** Aufenthalt infolge Sauerstoffmangels Entwicklung von: **1.** Tachykardie* **2.** Hyperventilation* mit respiratorischer Alkalose*, wodurch die Sauerstoffaffinität* des Hämoglobins* heraufgesetzt wird **3.** erhöhtem Flüssigkeitsbedarf aufgrund ei-

nes gesteigerten Stoffwechselwechsels und eines vermehrten Flüssigkeitsverlustes über die Atmung
- **längerfristig**, nach ca. 2–3 d und in den folgenden Wochen: **1.** Steigerung der Erythrozytopoese* mit reaktiver Polyglobulie* durch verstärkte Bildung von Erythropoetin*, dadurch Erhöhung der Blutviskosität mit Thrombosegefahr **2.** Steigerung der Angiogenese* durch vermehrte Bildung des VEGF* (Vascular Endothelial Growth Factor) **3.** renale Teilkompensation der respiratorischen Alkalose aufgrund erhöhter Bikarbonat-Elimination **4.** vermehrte Bildung von 2,3-Bisphosphoglycerat mit Rechtsverschiebung der Sauerstoffbindungskurve und erleichterter Abgabe von O_2 im Gewebe **5.** Normalisierung von Atmung und Herztätigkeit.

Höhenstandsdiagnose *f*: In der Geburtshilfe klinische Untersuchung zur Feststellung des Geburtsfortschritts durch vaginale Untersuchung der Position des kindlichen Kopfes. Der Höhenstand sollte nach de Lee (in Bezug auf die Interspinalebene) oder gemäß den Parallelebenen nach Hodge angegeben werden.

Höhentraining *n*: engl. *altitude training*. Körperliches Training besonders in Höhen von 2000–3000 m zur Steigerung der kardiopulmonalen Leistungsfähigkeit durch zusätzliche Bildung von Erythrozyten (Steigerung der Sauerstoff-Transportkapazität des Bluts). Höhentraining wird v. a. eingesetzt bei Ausdauersportarten.

Hörbahn *f*: engl. *auditory pathway*. Alle Nervenbahnen, die Schall*-induzierte Signale vom Corti*-Organ zum primären und sekundären auditorischen Kortex leiten. Von den Kochleariskernen bis zur Hörrinde* sind die Nervenfasern tonotop gegliedert (siehe Tonotopie*).

Hörbereich *m*: engl. *hearing range*. Wahrnehmbarer Frequenzbereich (Tonhöhenbereich), der beim Menschen zwischen 16 Hz als unterer Hörgrenze und 16 000–20 000 Hz als oberer Hörgrenze liegt. Die obere Hörgrenze sinkt mit zunehmendem Lebensalter.

Hörbrille *f*: engl. *eyeglass hearing aid*. Kombination aus Brille* und 1 oder 2 Hörgeräten*, die in die Brillenbügel integriert sind. Unterschieden werden Luftleitungshörbrillen, bei denen der Schall über einen dünnen Schlauch ins Ohr übertragen wird und Knochenleitungshörbrillen, bei denen die Schallleitung über den Knochen hinter dem Ohr ins Mittelohr erfolgt.

Hören *n*: engl. *hearing*. Sensorischer Vorgang beruhend auf der Fähigkeit des Gehörorgans* zur Aufnahme, Wahrnehmung und Verarbeitung von akustischen Reizen wie Tönen, Klängen und Geräuschen. Das menschliche Hörvermögen ist auf den Hörbereich* beschränkt und wird mittels Hörprüfungen* getestet.

Physiologie: Die Schallaufnahme erfolgt durch Knochenleitung und Luftleitung. Die Knochenleitung bezeichnet die Schallleitung über die Schädelknochen zum Innenohr. Der Schall versetzt die Schädelknochen in Schwingungen, die direkt auf die Schnecke übertragen werden. Bei der Schallaufnahme durch Luftleitung werden die von der Ohrmuschel aufgefangenen Schallwellen beim Auftreffen auf das Trommelfell in mechanische Schwingungen umgewandelt und über die Gehörknöchelchen im Mittelohr weitergeleitet. In der Folge kommt es zur Auslösung von Nervenimpulsen im Corti-Organ in der Schnecke des Innenohrs. Diese Nervenimpulse werden vom Hörnerv an das Hörzentrum im Gehirn zur zentralen Verarbeitung weitergeleitet.

Hörgerät *n*: engl. *audiphone*. Technisches Hilfsmittel* zum Ausgleich angeborener oder erworbener **Hörminderung*** (Schwerhörigkeit*), wenn eine kausale Therapie wie Tympanoplastik* oder Stapesplastik* nicht möglich ist.

Formen:
- elektrisches bzw. elektronisches Gerät mit Mikrofon, Verstärker und Lautsprecher: **1.** im Gehörgang platziertes **I**n-**d**em-**O**hr-Gerät (IdO-Gerät) **2. H**inter-**d**em-**O**hr-Gerät (HdO-Gerät) **3.** über Knochenleitungshörbrille oder im Knochen verankertes Hörgerät (BAHA für engl. **B**one **A**nchored **H**earing **A**id), wenn der Gehörgang für die Schallzuleitung nicht zur Verfügung steht (z. B. Gehörgangatresie, chronische Otitis media)
- heutiger Standard sind sog. volldigitale Hörgeräte: **1.** die Signale des Mikrofons werden digitalisiert, von einem Mikroprozessor verarbeitet und wieder analog hörbar gemacht **2.** Technik erlaubt eine individuelle Anpassung des Hörgeräts.

Hörgeräteversorgung *f*: engl. *hearing aid provision*. Apparative Versorgung mit Hörgeräten (ein- oder beidseitig), Cochlea-Implantaten und Tinnitusmaskern zum Ausgleich von Funktionsstörungen des Ohrs zur Verbesserung bzw. Wiederherstellung des Sprachverständnisses.

Formen:
- Hörgeräte: **1.** bestehend aus Mikrofon, Verstärker und Lautsprecher **2.** entweder als Hinter-dem-Ohr-Gerät (HdO) oder im Ohr bzw. Gehörgang (Im-Ohr-Gehör=IO) getragen, wobei die mögliche Verstärkungsleistung bei HdO-Geräten am höchsten ist
- Hörhilfen mit Implantaten: **1.** indiziert bei aufgehobener oder sehr eingeschränkter Funktionsfähigkeit des Innenohrs (Cochlea-Implantat) **2.** Teilimplantate mit elektromechanischer Übertragung der Signale vom Sprachprozessor direkt auf die Gehörknöchelchen bei Schallleitungsstörungen und fehlender konventioneller Versorgungsmöglichkeit
- Tinnitusmasker: **1.** Breitband-Rauschgeneratoren, kombiniert mit konventionellen Hörgeräten **2.** ihr Rauschen überdeckt oder mindert das subjektiv wahrgenommene Ohrgeräusch (Tinnitus* aurium) oder löscht es vorübergehend aus (Maskierung).

Verordnung:
- Der HNO-Arzt verordnet das Hörgerät, dessen Anpassung meist durch einen Hörgeräteakustiker erfolgt.
- Bei Kindern ist eine Geräteanpassung möglichst frühzeitig zur Förderung der Sprachentwicklung einzuleiten.
- Der Anteil der Kostenübernahme orientiert sich im ambulanten Bereich an den Hilfsmittel-Richtlinien.

Hörgrenze *f*: engl. *hearing frequency limit*; syn. Hörbereich. Obere und untere Grenze des Hörbereichs, festgelegt durch die gerade noch wahrnehmbaren höchsten und niedrigsten Frequenzen. Die untere Hörgrenze wird auch Hörschwelle, die obere Hörgrenze Schmerzschwelle genannt. Die Hörgrenzen sind individuell unterschiedlich, bei gesundem Gehör liegen sie etwa bei 16 Hertz und 16 Kilohertz.

Hörminderung *f*: engl. *noise deafness*. Schallleitungs- und/oder Schallempfindungsstörung. Sie ist die häufigste sensorische Beeinträchtigung des Menschen. Entsprechend dem Grad der Einschränkung wird eine Hörminderung eingestuft als Schwerhörigkeit, bis an Taubheit reichende Schwerhörigkeit und Taubheit.

Ätiologie: Eine Hörminderung entsteht, wenn die Haarzellen im Innenohr irreversibel geschädigt werden. Dies kann auftreten:
- pränatal, z. B. infolge von: **1.** Infektionen der Mutter während der Schwangerschaft: Rötelninfektion, Syphilis, Toxoplasmose **2.** teratogenen oder ototoxischen Arzneimitteln

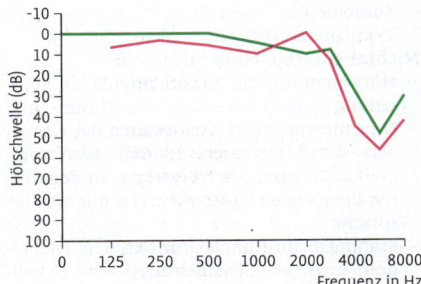

Hörminderung: Tonschwellenaudiogramm: C5-Senke im Bereich von 5 kHz bei Lärmschwerhörigkeit.

Hörnerv

- perinatal durch: **1.** hypoxisch-ischämische Enzephalopathie **2.** metabolische Störungen
- postnatal, z. B.: **1.** Meningitis **2.** Masern **3.** Mumps **4.** Windpocken
- bei Jugendlichen und Erwachsenen: **1.** Schädigung durch Lärm* (Freizeitverhalten durch Diskothekenlärm mit über 100 dB(A), Arbeitsplätze mit Lärm, siehe Abb.) **2.** unerwünschte Arzneimittelwirkungen (Aminoglykosid-Antibiotika, Diuretika, Zytostatika) **3.** Schädelhirntrauma* **4.** Knalltrauma, auch nach Auslösen eines Airbags.

Risikofaktor Lärm. In Deutschland haben ca. 5 Mio. Arbeitnehmer einen gehörgefährdenden Arbeitsplatz. Die Äquivalenzdosen für Schallpegel und Immissionsdauer korrelieren exponentiell: Bei einem Schallpegel von 85 dB(A) entsteht ein Gehörschaden in 40 Stunden, bei 95 dB(A) bereits in 4 Stunden, bei 105 dB(A) bereits nach 24 Minuten.

Prävention:
- Lärmschutz
- Früherkennung durch Screening bei Kleinkindern.

Hörnerv *m*: engl. *auditory nerve*; syn. N. cochlearis. Anteil des VIII. Hirnnervs (N. vestibulocochlearis). Die Nervenzellkörper des N. cochlearis befinden sich im Ganglion* cochleare des Innenohrs und ihre Fasern verlaufen gemeinsam mit dem N. vestibularis als N. vestibulocochlearis zu ihren Kerngebieten im Hirnstamm.

Hörprüfungen: engl. *hearing tests*; syn. Hörtest. Methoden zur Untersuchung des Hörvermögens. Hörprüfungen ermöglichen Aussagen über Ausmaß, Art (Frequenzbereich), Lokalisation (Schallleitungs- oder Schallempfindungsschwerhörigkeit) und evtl. Ursachen einer Schwerhörigkeit*. Man unterscheidet apparative Hörprüfungen wie die Audiometrie* und Pädaudiologie* von den nichtapparativen Verfahren, zu denen verschiedene Stimmgabelprüfungen und die Hörweitenprüfung mit Flüstersprache zählen.

Prinzip: Apparative Hörprüfungen:
- Audiometrie*
- Tympanometrie*.

Nichtapparative Hörprüfungen:
- Hörweitenprüfung zur orientierenden Beurteilung eines Hörverlusts für Flüster- und Umgangssprache: **1.** Ausschalten des Gegenohrs durch Geräusche (Bárány*-Lärmtrommel) **2.** Erfassen des Hörverlusts in den oberen Frequenzen (2000–8000 Hz) mit Flüstersprache
- Stimmgabelprüfungen zur Differenzialdiagnose zwischen Schallleitungs- und Schallempfindungsschwerhörigkeit: **1. Weber-Versuch** zur binauralen Prüfung der Knochenleitung* (siehe Abb.); Ergebnis: **I.** der Ton einer in Kopfmitte aufgesetzten Stimmgabel ($a^1 = 440$ Hz) wird von einem Normalhörenden auch in Kopfmitte gehört **II.** bei einer Mittelohrerkrankung bzw. Schallleitungsstörung wird der Ton auf der gestörten Seite gehört (Lateralisierung zur Seite der Störung) **III.** bei einer Schallempfindungsstörung wird der Ton im besser hörenden Ohr wahrgenommen (Lateralisierung zur gesunden Seite) **2. Rinne-Versuch** zum monauralen Vergleich zwischen Luft- und Knochenleitung, Stimmgabel wird zuerst auf den Processus* mastoideus gesetzt (Knochenleitung): **I.** sobald der Ton nicht mehr wahrgenommen wird, hält man die Stimmgabel direkt vor das Ohr (Luftleitung*) **II.** der Normalhörende hört den Ton dann immer noch (Rinne positiv), ebenso der Schallempfindungsschwerhörige, nicht jedoch der Schallleitungsschwerhörige (bei Schallleitungsstörung Tonleitung über Knochen besser als über Luft, Rinne negativ) **3. Gellé-Versuch** bei Verdacht auf Fixation der Gehörknöchelchenkette (z. B. bei Otosklerose*): **I.** mit einem luftdicht auf den Gehörgang gesetzten Politzer-Ballon wird Druck auf das Trommelfell ausgeübt **II.** der Ton der auf den Schädelknochen gesetzten Stimmgabel wird beim Normalhörenden leiser bzw. bei Nachlassen der Kompression lauter (Gellé positiv) **III.** bei Fixation der Gehörknöchelchenkette ändert sich die Lautstärke des Tons nicht (Gellé negativ).

Hörrinde *f*: syn. auditorischer Kortex. Teil der Großhirnrinde (Kortex*), der für die Verarbeitung und Wahrnehmung von Schall* verantwortlich ist. Die primäre Hörrinde dient dem interpretationsfreien Wahrnehmen von Schall, also einzelner Töne. Die sekundäre Hörrinde dient der Interpretation von Tönen und Lauten, wodurch beispielsweise Wörter und Musik wahrgenommen werden.

Anatomie: Primäre Hörrinde: Die primäre Hörrinde entspricht den Gyri* temporales transversi, auch Heschl-Querwindung genannt

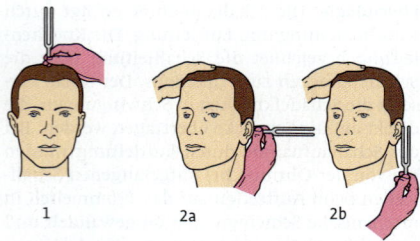

Hörprüfungen: 1: Weber-Versuch; 2: Rinne-Versuch; a: Prüfung der Knochenleitung; b: Prüfung der Luftleitung.

oder Area 41 nach Brodmann. Sie dient dem interpretationsfreien Wahrnehmen von Schall, also einzelner Töne oder Laute. **Sekundäre Hörrinde:** Die sekundäre Hörrinde liegt der primären lateral an. Nach Brodmann umfasst sie die Areae 42 und 22. Sie dient der Interpretation von Tönen und Lauten, wodurch beispielsweise Wörter oder Musik wahrgenommen werden.

Hörschwelle *f*: engl. *hearing threshold*. Durch Audiometrie* bestimmbare Begrenzung des menschlichen Wahrnehmungsbereichs für Schallwellen. Die untere Hörschwelle liegt im Frequenzbereich um 1 kHz bei 10^{-12} W/m² ($\triangleq$ 0 dB). Schall wird schmerzhaft im Bereich der oberen Hörschwelle von 10^{-1} W/m² ($\triangleq$ 120 dB).

Hörschwellenverschiebung, temporäre *f*: engl. *Auditory Temporary Threshold Shift*; syn. TTS. Vorübergehende Verschiebung der unteren Hörgrenze* (Hörschwelle), die zur zeitweisen Schwerhörigkeit* führt und keiner Behandlung bedarf. Das Phänomen tritt im Zusammenhang mit hoher Lärmbelastung auf. Abzugrenzen ist die permanente Hörschwellenverschiebung mit dauerhaftem Hörverlust.

Hör-Screening → Emissionen, otoakustische

Hör-Screening → Kinderfrüherkennungsuntersuchungen

Hör-Screening → Reaktionsaudiometrie, elektrische

Hörstörung → Dysakusis

Hörstörung, zentrale: engl. *central auditory disorder*. Funktionelle Störung in der Hörbahn vom Hirnstamm bis zur Hörrinde. Die Testung erfolgt durch Hirnstamm- und Hirnrindenaudiometrie (elektrische Reaktionsaudiometrie*, Abk. ERA), Mismatch Negativity (MMN), Prüfung des Richtungshörens und der zentralen Summation (z. B. dichotische Tests).

Hörstrahlung → Hörbahn

Hörstummheit *f*: engl. *audimutism*. Stummheit* bei intaktem Gehör als Manifestation einer zentralnervösen Erkrankung. Eine motorische Hörstummheit bei gestörter Sprachentwicklung trotz intakter Sprechwerkzeuge und bei unauffälligem Sprachverständnis wird als Audimutitas bezeichnet. Eine sensorische Hörstummheit wird verursacht durch gestörtes akustisches Erkennen, eine sog. akustische Agnosie*.

Hörsturz *m*: engl. *acute hearing loss*; syn. Ohrinfarkt. Plötzlich auftretende, meist einseitige Schallempfindungsschwerhörigkeit ohne ersichtliche Ursache, oft begleitet von Tinnitus* und/oder Schwindel*. Behandelt wird mit hochdosierten Glukokortikoiden* oral, bei ausbleibendem Erfolg evtl. auch intratympanal. Spontanremissionen sind möglich. Bei bis zu 40 % der Patienten bleiben Hörschäden zurück.

Erkrankung: Ätiologie: Diskutiert werden u. a.
- Mikrozirkulationsstörungen des Innenohrs* (Cochlea*)

- autoimmunologische Genese
- virale Entzündung
- Durchblutungsstörungen durch: **1.** vaskuläre Erkrankungen **2.** Blutdruckschwankungen **3.** emotionale Anspannung und Stress.

Formen:
- Hochtonhörverlust
- Tieftonhörverlust
- mittelfrequenter Hörverlust
- pantonaler Hörverlust
- v. a. bei Rezidiv an Taubheit grenzende Schwerhörigkeit.

Folgen im Innenohr: Das durch den Hörsturz geschädigte Innenohr hat nur noch eine geringe Reizamplitude:
- extrem laute Beschallung (Lärm, Musikfestival, Schussgeräusche) führt zu vorübergehender Schwerhörigkeit*, Tinnitus und evtl. sogar zu Schmerzen und einer Lärmphobie
- sehr geringe Schalldrücke (also weitestgehende Stille) führen zu Tinnitus, weil die unterbeschäftigten Innenohrsinneszellen dann selbst Geräusche erzeugen, aber die geschädigten Filter im Innenohr diese nicht mehr ausfiltern können.

Klinik:
- plötzlich eintretende einseitige Hörminderung
- häufig vorausgehende Hörschwankungen, Halleffekte, Druck- oder Wattegefühl im Ohr
- Drehschwindel
- Tinnitus.

Therapie:
- bei geringfügigem Hörverlust ohne Beeinträchtigung des sozialen Gehörs: **1.** Abwarten einer Spontanremission für 2–3 Tage **2.** wenn keine Besserung: Therapie mit Glukokortikoiden
- bei ausgeprägtem Hörverlust, vorgeschädigte Ohren und vestibulären Beschwerden: unmittelbare Therapie; dazu empfehlen die Leitlinien: **1.** hochdosiert Glukokortikoide (die ersten 3 Tage 250 mg Prednisolon*/Tag, danach Ausschleichen) **2.** Glukokortikoide intratympanal bei Versagen der hochdosierten Glukokortikoidtherapie oder Kontraindikationen; Durchführung erfolgt ambulant in HNO-Praxis oder Klinik
- nicht mehr empfohlen wegen mangelnder Evidenz und starker Nebenwirkungen: durchblutungsfördernde Therapien mit z. B. Hydroxyaethylstärke (z. B. starker, bisweilen lebenslanger Juckreiz) oder Naftidrofuryl sowie die hyperbare Oxygenierung.

Prognose:
- Erholung innerhalb von 14 Tagen bei etwa 60–70 % (spontan oder mithilfe therapeutischer Bemühungen)
- beste Prognose bei isoliertem Hörverlust im Hochton- oder Tieftonbereich

- bleibender Hörschaden bei 30–40 % der Betroffenen
- Rezidiv bei etwa 30 % der Betroffenen
- Entwicklung eines Tinnitus bei 50 % der Betroffenen, der aber bei richtiger Therapie oft innerhalb von 6–24 Monaten wieder abklingt.

Hörsystem, aktives implantierbares *n*: Hörgerät zum Einoperieren, das den Schall über ein Mikrofon aufnimmt und an einen Sprachprozessor weitergibt. Dieser wandelt den Schall anschließend in elektrische Signale um.

Hörtheorie → Békésy-Hörtheorie
Hörtheorie → Helmholtz-Resonanztheorie
Hörvermögen *n*: engl. *(faculty of) hearing.* Fähigkeit des Gehörorgans* zur Aufnahme, Wahrnehmung und Verarbeitung von akustischen Reizen wie Tönen, Klängen, Geräuschen. Das menschliche Hörvermögen ist auf den Hörbereich* beschränkt und kann mittels Hörprüfungen* getestet werden.

Hoffa-Fettkörper → Corpus adiposum infrapatellare

Hoffmann-Reflex *m*: engl. *Hoffmann's reflex.* Monosynaptischer Muskeleigenreflex, der durch elektrische Reizung der afferenten Fasern der Muskelspindeln auslösbar ist. Bei Gesunden ist er nur am M. triceps surae sicher hervorzurufen und entspricht hier einem elektrisch ausgelösten Achillessehnenreflex* (ASR). Er fehlt bei proximaler Schädigung peripherer Nerven und Schädigung der Wurzel S1.

Hoffmann-Tinel-Zeichen *n*: engl. *Hoffmann-Tinel sign.* Elektrisierendes Gefühl bei Perkussion* über einem Hautareal, das über einem geschädigten oder durchtrennten und genähten peripheren Nerv liegt. Das Hoffmann-Tinel-Zeichen zeigt die beginnende Regeneration des Axons* an.

Hohlanodenröhre *f*: engl. *hollow anode tube.* Röntgenröhre mit rohrförmiger Anode (Spitz- oder Schräganode) zur Anwendung in der Strahlentherapie* (kann in Körperhöhlen eingeführt werden) in der Hautdistanztherapie (extrem kleiner Fokus*-Haut-Abstand).

Hohlfuß → Pes cavus

Hohlhandphlegmone *f*: engl. *mid-palmar space infection.* Eitrige Entzündung der Hohlhand, die häufig nach einer Bagatellverletzung auftritt und meistens durch eine Infektion mit Staphylo- oder Streptokokken verursacht wird. Bei Bissverletzungen besteht ein besonders hohes Risiko.

Formen:
- oberflächliche Hohlhandphlegmone: unterhalb der Palmaraponeurose lokalisierte Phlegmone* nach direkter Verletzung
- tiefe Hohlhandphlegmone: eitrige Entzündung der Hohlhand infolge tief greifender Verletzung oder fortgeleiteter Interdigital-

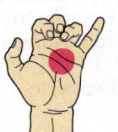 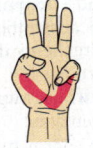 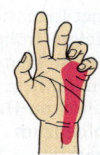

Phlegmone der Hohlhandfaszienräume | V-Phlegmone der Hohlhandfaszienräume | ulnare Sehnensackphlegmone der Hohlhand

Hohlhandphlegmone

oder Sehnenscheidenphlegmone, z. B. V-Phlegmone zwischen I. und V. Finger aufgrund der bei ca. 50 % der Bevölkerung bestehenden Verbindung zwischen Sehnenscheiden dieser beiden Finger in Höhe des Karpaltunnels.
Siehe Abb.

Klinik:
- Handrückenödem
- Streckung der Finger im Grundgelenk, Beugung im Mittel- und Endgelenk
- heftiger Druck- und Dehnungsschmerz in der Hohlhand
- allgemeine Entzündungsreaktion
- Lymphangitis.

Komplikation: Fortleitung der Entzündung entlang der Sehnenscheiden über den Parona-Raum auf den Unterarm.

Therapie:
- großzügige chirurgische Eröffnung der infizierten Räume (offene Karpaltunnelspaltung, Unterarmfasziotomie)
- Drainage
- Ruhigstellung
- lokale und systemische Antibiotikagabe
- ggf. Resektion der Palmaraponeurose.

Prognose: Häufig eingeschränkte Beweglichkeit oder Funktionsverlust.

Hohllagerung → Freilagerung
Hohlnägel → Koilonychie
Hohlorganperforation *f*: Häufig lebensbedrohlicher, entzündlich oder traumatisch bedingter Wanddurchbruch eines Hohlorgans, häufig des Gastrointestinaltraktes, mit den klinischen Zeichen des Akuten Abdomens. Man unterscheidet die gedeckte, weniger gefährliche und mit weniger Symptomen einhergehende von der freien Hohlorganperforation mit Anschluss an die Bauchhöhle und akuter diffuser Peritonitis*.

Hohlrundrücken → Haltungsstörung
Hohlvene → Vena cava inferior
Hohlvene → Vena cava superior
Hohmann-Bandage *f*: Nur noch selten angewendete Bandage*, die um Rumpf und Oberschenkel geschnürt wird und dadurch die Außenrotation im Hüftgelenk begrenzt (bei erhal-

tener Extension und Flexion). Die Anwendung erfolgte früher bei ausgeprägter Koxarthrose* und ist heute weitgehend durch die Hüftgelenkprothese ersetzt.
Hohmann-Handgriff → Morton-Neuralgie
Holoenzym → Coenzyme
holokrin → Drüse
Holprinzip → Intensivtransport
Holter-Drainage → Ventrikeldrainage
Holter-Monitoring → Langzeit-EKG
Holzbock → Zecken
Holzknecht-Raum → Retrokardialraum
Holzphlegmone f: engl. *woody phlegmon*. Bretthartе bindegewebige Induration der Weichteile als chronisch verlaufende, wenig eitrige Form einer Phlegmone* ohne akute Entzündungszeichen. Häufige Lokalisationen sind Hals (sog. Reclus-Phlegmone) und Finger.
Homans-Operation f: engl. *Homans' operation*. En-bloc-Resektion eines chronischen Ulcus* cruris (chronisch venöse Insuffizienz* Grad III) mit Exzision des Ulkus, des indurierten Gewebes und der Fascia cruris. Außerdem ein selten angewendetes Verfahren zur Emboliеprophylaxe* nach Lungenembolie* bei Unterschenkelthrombose durch Unterbindung der V. femoralis am Abgang der V. profunda femoris.
Homan-Zeichen n: engl. *Homans' sign*. Eintretender Wadenschmerz bei passiver, ruckartiger Dorsalextension des Fußes* als klinisches Zeichen für eine tiefe Beinvenenthrombose* oder Thrombophlebitis*.
Homeostasis Model Assessment: Abk. HOMA-Index. Score* zur einfachen Berechnung der Insulinresistenz* anhand von Nüchterninsulin und Nüchternglukose nach 12 Stunden Nahrungskarenz. Der HOMA-Index erfasst eine Insulinresistenz schon in der Frühphase, in der die Insulinsekretion noch nicht kompensatorisch gestört ist und eignet sich deshalb zur Risikoabschätzung bei adipösen Nicht-Diabetikern.
Berechnung des HOMA-Index: Zur Berechnung des HOMA-Index sind die Blutwerte von Insulin und Glukose nach 12-stündiger Nahrungskarenz notwendig.

Homeostasis Model Assessment		
Stadium	HOMA	Beschreibung
1	< 2	Insulinresistenz eher unwahrscheinlich
2	2–2,5	Hinweis auf eine mögliche Insulinresistenz
3	2,5–5,0	Insulinresistenz sehr wahrscheinlich
4	> 5	Durchschnittswert bei Typ-2-Diabetikern

- HOMA-Index = Insulin (µU/ml) × Blutzucker (mg/dl)/405 oder
- HOMA-Index = Insulin (µU/ml) × Blutzucker (mmol/l)/22,5.

Bewertung: Siehe Tab.
Homocystein n: engl. *homocysteine*; syn. α-Amino-γ-mercaptobuttersäure. Aminosäure, die aus Methionin gebildet wird. Erhöhte Homocysteinspiegel sind Folge eines gestörten, z. T. Vitamin-B-abhängigen Methionin-Metabolismus. Homocystein erhöht das Risiko atherosklerotischer Erkrankungen und stört die Koagulation sowie die Fibrinolyse. Neben genetischen Ursachen führen auch erworbene und Lebensstilfaktoren zur Hyperhomocysteinämie.
Homocysteinämie f: engl. *homocysteinemia*; syn. Hyperhomocysteinämie. Erhöhte Konzentration von Homocystein* im Blut (> 15 µmol/l). Homocysteinämie geht mit erhöhtem Risiko für Arteriosklerose, Thrombose* und anderen kardiovaskulären Erkrankungen sowie habituellen Aborten* einher. Therapiert wird durch Substitution von Folsäure*, Cobalamin (Vitamin B_{12}) und Pyridoxin (Vitamin B_6).
Klinische Bedeutung:
- erhöhtes Risiko für Arteriosklerose, Thrombose und habituelle Aborte
- kardiovaskulärer Risikofaktor

Therapie:
- orale Vitaminsupplementation (Vitamin B_6, Folsäure, Vitamin B_{12})
- Therapieziel: Homocysteinspiegel < 10 µmol/l.

Homocystin → Homocystein
Homocystinurie f: engl. *homocystinuria*. Sammelbezeichnung für mehrere autosomal-rezessiv erbliche, in Mitteleuropa seltene Stoffwechselstörungen mit erhöhter Konzentration der schwefelhaltigen Aminosäure Homocystin in Blut und Harn.
- Typ I: Symptome: 1. Linsenluxation und Myopie 2. marfanoide Langgliedrigkeit, Skelettveränderungen 3. schwere psychomotorische und geistige Retardierung* 4. Hellhäutigkeit, feines spärliches Haar 5. Störung der Thrombozytenaggregation
- Typ II: Symptome: 1. milde Verläufe möglich, bei denen erst im Erwachsenenalter Auffälligkeiten auftreten 2. bei der sehr seltenen schweren Verlaufsform bereits bei Neugeborenen Enzephalopathie* und Myopathie, später geistige Retardierung, spastische Tetraplegie, epileptische Anfälle und periphere Neuropathie*
- Typ III: Homocysteinurie mit Methylmalonazidurie: 1. mehrere Stoffwechselstörungen in der Cobalaminsynthese (Cobalamin-C- und -D-Defekt), Intrinsic-Factor-Mangel, Imerslund-Gräsbeck-Syndrom 2. Symptome: neben blanden Verläufen Formen mit Krämpfen, Muskelhypotonie und makrozytärer Anämie.

Homodontie f: engl. *homodontia*; syn. Isodontie. Aus gleichgeformten Zähnen bestehendes Gebiss, vorkommend z. B. bei Amphibien (Kegel als Grundform), steht im Gegensatz zu Heterodontie*.
Homöopathie f: engl. *homeopathy*. Durch Samuel Hahnemann (1755–1843) begründetes Pharmakotherapieprinzip. Hierbei werden bei Krankheitserscheinungen nach dem Ähnlichkeitsprinzip Substanzen eingesetzt, die in hoher Dosis beim Gesunden den Krankheitserscheinungen ähnliche Symptome verursachen.
Hintergrund: Dieses sog. Ähnlichkeitsprinzip (similia similibus curentur) wird in der klassischen Homöopathie bei der individuellen Verordnung berücksichtigt. Dabei wird ein komplexes System von Zuschreibungen sowohl im Hinblick auf Patienteneigenschaften (Konstitutionstypen) als auch im Hinblick auf die eingesetzten Arzneimittel (Pflanze, Tier, Mineral) berücksichtigt. Die Arzneistoffe, die durch Verreibung oder Verschüttelung eine „energetische Umwandlung" erfahren sollen (Potenzieren), werden meist extrem niedrig dosiert. Die jeweilige Potenzierungsstufe wird nach der Dezimalmethode D (D1 = 1 : 10, D2 = 1 : 100) oder der Centimalmethode C (C1 = 1 : 100, C2 = 1 : 10 000) durch schrittweises Verdünnen und Verschütteln hergestellt. Es entstehen D-Potenzen (Dezimal-Potenzen) oder C-Potenzen (Centesimal-Potenzen). LM-Potenzen (Quinquagintamillesimal-Potenzen) werden in einem speziellen Verfahren hergestellt und haben einen rechnerischen Verdünnungsgrad von 1 : 50 000. Arzneipotenzen bis D6/C6 werden als Tiefpotenzen, von D6/C6 bis D30/C30 als mittlere und ab D30/C30 als Hochpotenzen bezeichnet. Pharmakologische Wirkungen sind bei hohen Potenzen unwahrscheinlich, da das Arzneimittel ab D23 kein Wirkstoffmolekül enthält.
Bewertung: Es gibt zwar diverse Studien, die die Wirksamkeit der Homöopathie zu belegen scheinen. Andererseits: Je aktueller die Studien, je besser ihre Methodik, also je sauberer die Studien Kontrollgruppen miteinbeziehen, desto eher bleiben nachweisbare Effekte aus - es zeigt sich also keine spezifische Wirkung, sondern lediglich unspezifische Wirkungen durch das diagnostische und therapeutische Setting (vgl. Placebo*-Effekt). Nach heutigen wissenschaftlichen Standards muss damit die spezifische Wirkung der Homöopathie als fraglich, in jedem Fall aber als nicht ausreichend belegt gelten.
Homöostase f: syn. Homöostasie. Aufrechterhalten eines Gleichgewichtszustandes eines dynamischen Systems (Blutdruck, Körpertemperatur*, Säure-Basen-, Wasser-, Elektrolythaushalt*, Stoffwechsel) durch interne Selbstregula-

tion mithilfe von Regelkreisen zwischen Hypothalamus*, Hormon- und Nervensystem (Autoregulation).

homogametisch: engl. *homogametic*. Eigenschaftsbezeichnung für das Geschlecht, das 2 gleiche Gonosomen* hat. Dies betrifft beim Menschen und den meisten Wirbeltieren das weibliche, bei Vögeln das männliche Geschlecht.

homogen [Aufbau der Materie]: Bezeichnung für ein Stoffsystem, das im betrachteten Bereich einheitliche Eigenschaften aufweist. Homogene Substanzen bestehen aus einer Phase.

homogen [Immunologie]: Frühere Bezeichnung für allogen* (von genetisch unterschiedlichen Individuen derselben Spezies stammend).

homogen [Terminologie]: engl. *homogeneous*. Gleichartig. Der gegensätzliche Begriff zu homogen lautet heterogen* bzw. inhomogen*.

Homogenat *n*: engl. *homogenate*. In Homogenisatoren mechanisch feinst zerkleinertes frisches Gewebe, das v. a. die Strukturelemente und Enzyme der zerstörten Zellen enthält.

Homoglykane → Polysaccharide

Homograft → Transplantat

Homoio-: Gleich, ähnlich.

Homoiothermie *f*: engl. *homeothermy*; syn. Isothermie. Evolutiv unabhängig erworbene Fähigkeit von Säugern und Vögeln, trotz Schwankungen der Umgebungstemperatur durch Wärmeregulation eine konstante Körpertemperatur aufrechtzuerhalten.

homolateral: syn. ipsilateral. Gleichseitig, dieselbe Körperhälfte betreffend.

homolog: engl. *homologous*. Übereinstimmend, entsprechend, z. B. homologe Organe, Körperstrukturen.

Homophobie *f*: engl. *homophobia*. Tiefgreifende Ablehnung von und Angst vor Homosexualität* bzw. Homosexuellen, in der Regel verbunden mit Tendenzen zur Diskriminierung. Homophobie wird sozialwissenschaftlich eher mit Phänomenen wie Rassismus und Sexismus in Verbindung gebracht als mit Phobien* im eigentlichen Sinne.

Homoserin *n*: engl. *homoserine*; syn. L-Homoserin. Homolog von Serin* mit zusätzlicher Methylengruppe. Die Lakton-Form der nicht proteinogenen Aminosäure* entsteht aus Methionin durch Bromcyanspaltung am carboxyterminalen Ende von Peptiden.

Homosexualität *f*: engl. *homosexuality*. Sexuelle Orientierung* auf Partner des gleichen Geschlechts sowie entsprechende sexuelle Aktivität. Wahrscheinlich entsteht Homosexualität* biografisch früh. Sie wird meist im Jugendalter entdeckt und führt häufig zu starken psychischen Irritationen, die erst im Rahmen der homosexuellen Identitätsfindung (Coming-out) überwunden werden.

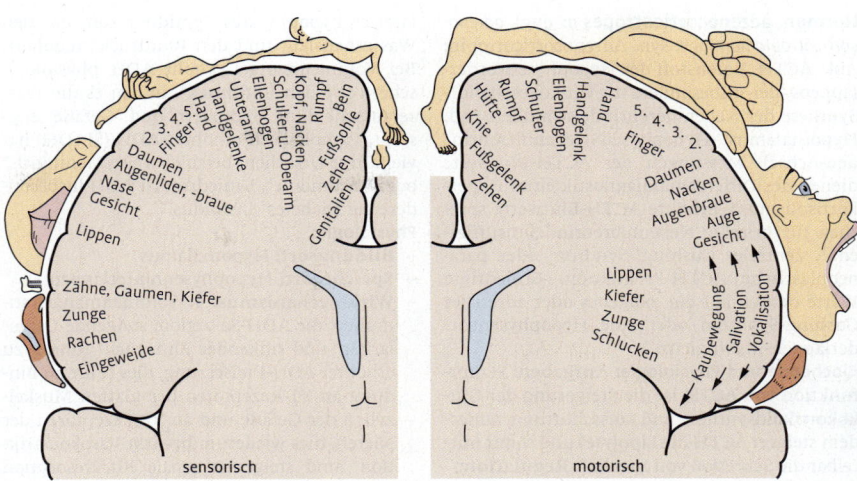

Homunkulus: Kortikale Repräsentation der Oberflächensensibilität im Gyrus postcentralis und der Motorik im Gyrus precentralis des Gehirns.

Häufigkeit: Überwiegende oder ausschließliche homosexuelle Orientierung:
– Frauen: ca. 1–2 %
– Männer: 4–5 %.
Gelegentliche homosexuelle Handlungen sind weit häufiger, v. a. in der Jugend und unter bestimmten Bedingungen (z. B. im Gefängnis).

Ätiologie:
– unklar
– genetische Faktoren sehr wahrscheinlich von Bedeutung.

Medizinische Bedeutung: Gleichgeschlechtliche Liebe und Lust sind in allen Kulturen, Gesellschaften und Epochen nachweisbar. Auf der anderen Seite wurde und wird Homosexualität in vielen Kulturen und Staaten, u. a. wegen fehlender Fortpflanzung, als widernatürlich gebrandmarkt und strafrechtlich verfolgt. Aus Sicht der modernen Medizin ist Homosexualität ein Ergebnis der Entwicklung der sexuellen Orientierung – neben Heterosexualität und Bisexualität, eventuell auch Asexualität, wobei Übergänge zwischen diesen Orientierungen häufig sind. Entsprechend besteht keinerlei Therapiebedarf für eine homosexuelle Orientierung. Das war nicht immer so: vor allem im 20. Jahrhundert wurde die Homosexualität in vielen Staaten zwar entkriminalisiert, dafür aber als Krankheit kategorisiert, die behandlungsbedürftig und behandlungsfähig sei – ggf. auch gegen den Willen des oder der Betroffenen. Erst in den 1970er- und 80er-Jahren erfolgte die „Entpathologisierung" der Homosexualität; die Einordnung von Homosexualität als psychiatrische Erkrankung verschwand aus dem weltweit führenden ICD* 1992 mit der Einführung des ICD-10.

homozygot: engl. *homozygous*. Beschreibende Bezeichnung für Individuen, bei denen für ein Erbmerkmal die Allele* eines Genpaares oder genetischen Markers vollkommen gleichartig sind.

Homozystein → Homocystein

Homozystin → Homocystein

Homunkulus *m*: engl. *homunculus*. Schematische Einteilung des sensorischen Kortex und Motorkortex, die veranschaulicht, in welchen Regionen der Hirnrinde die Neurone liegen, die eine bestimmte Körperregion innervieren (siehe auch Somatotopik). Je feiner eine Region innerviert ist, desto größer ist der Anteil der Hirnrinde, den sie in Anspruch nimmt. Siehe Abb.

Hoppe-Goldflam-Syndrom → Myasthenia gravis pseudoparalytica

Hordeolum *n*: syn. Gerstenkorn. Eitrige, schmerzhafte Entzündung der Liddrüsen, meist aufgrund einer Infektion durch Staphylokokken. Behandelt wird mit trockener Wärme (Rotlicht) und Antibiotika, bei Therapieresistenz ist eine Stichinzision notwendig. Bei Manipulationen (Ausdrücken) droht die Keimverschleppung in das ZNS.

Hormesis *f*: syn. adaptive Reaktion. Biologischer Effekt, der darauf beruht, dass geringe Dosen schädlicher oder giftiger Substanzen nicht zwangsläufig einen negativen Einfluss auf einen Organismus haben. Paracelsus hat das mit dem Satz „Die Dosis macht das Gift" beschrieben. Im Zusammenhang mit radioaktiver Strahlung wird dieser Effekt kontrovers diskutiert.

Hormon, adrenocorticotropes *n*: engl. *adrenocorticotropic hormone*; syn. Adrenocorticotropin; Abk. ACTH. Botenstoff des Hypophysenvorderlappens, der insbesondere die Glukokortikoid*-Synthese der Nebennierenrinde stimuliert (vgl. Hypothalamus*-Hypophysen-Nebennierenrinden-Achse). Messungen der ACTH-Blutwerte dienen der Differenzialdiagnostik eines Hyperkortisolismus*. Erhöhte ACTH-Blutwerte sprechen für primäre Nebennierenrindeninsuffizienz*, zentrales Cushing*-Syndrom oder paraneoplastische ACTH-Produktion. Erniedrigte Werte deuten auf ein exogenes oder adrenales Cushing-Syndrom oder eine Hypophysenvorderlappen-Insuffizienz.

Biochemie und Physiologie: Aufgaben: Hauptfunktion von ACTH ist die Steigerung der Glukokortikoidsynthese und -ausschüttung, außerdem steigert ACTH die Lipolyse* und somit mittelbar die Sekretion von Insulin*. **Regulation:**
- Als Botenstoff der Hypothalamus*-Hypophysen-Nebennierenrinden-Achse wird ACTH über einen negativen Rückkopplungs-Mechanismus reguliert.: 1. Das vom Hypothalamus sezernierte Corticotropin*-Releasing-Hormon (CRH) stimuliert die ACTH-Synthese im Hypophysenvorderlappen. 2. ACTH steigert die Bildung und Ausschüttung von Glukokortikoiden, v. a. Kortisol, in der Nebennierenrinde. 3. Bei zu viel Kortisol im Blut wird über eine negative Rückkopplung weniger CRH und damit ACTH gebildet und sezerniert.
- Die ACTH-Ausschüttung unterliegt einem ausgeprägten zirkadianen Rhythmus; sie ist am frühen Morgen am höchsten.
- Stress induziert die vermehrte Ausschüttung (Stresshormon).

Indikation zur Laborwertbestimmung: Diagnostik und Differenzialdiagnostik eines Hyperkortisolismus*.

Bewertung:
- **stark erhöhte Werte** (> 100 pg/ml): primäre Nebennierenrindeninsuffizienz* (Addison*-Krankheit) bei gleichzeitig erniedrigtem Kortisol
- **erhöhte Werte:** ektope ACTH-Produktion, z. B. bei kleinzelligem Bronchialkarzinom
- **geringgradig erhöhte Werte:** zentrales Cushing*-Syndrom durch ACTH-produzierendes Hypophysenadenom* (Morbus Cushing)
- **erniedrigte Werte:** 1. exogenes Cushing-Syndrom durch Kortison-Therapie 2. adrenales Cushing-Syndrom durch Nebennierenrindentumor 3. sekundäre Nebennierenrindeninsuffizienz* z. B. durch Hypophysenvorderlappen-Insuffizienz.

hormonale Kastration → Therapie, antihormonale

Hormon, antidiuretisches *n*: engl. *antidiuretic hormone*; syn. Vasopressin; Abk. ADH. Hypothalamisch-hypophysäres Peptidhormon, das den Wasserhaushalt und den Blutdruck* reguliert. Bei Volumenmangel erhöht ADH physiologischerweise den Blutdruck*, indem es die Wasserausscheidung reduziert und Gefäße engstellt. Pathologisch erhöhtes ADH (SIADH) hat vielfältige Ursachen, beispielsweise Meningitis* oder Pneumonie*. Erniedrigt ist ADH insbesondere bei Diabetes* insipidus.

Physiologie:
- **Bildungsort:** Hypothalamus*
- **Speicherort:** Hypophysenhinterlappen
- **Wirkmechanismus:** 1. Volumenmangel stimuliert die ADH-Sekretion: steigende Osmolarität* und sinkender Blutdruck* führen zu erhöhter ADH-Freisetzung, dies führt zu Bindung an V1-Rezeptoren der glatten Muskelzellen der Gefäße und an V2-Rezeptoren der Nieren, dies wiederum bewirkt Vasokonstriktion* und steigende renale Rückresorption von Wasser; Folge: Blutdruck steigt 2. Volumenüberhang hemmt die ADH-Sekretion: sinkende Osmolarität* und steigender Blutdruck* führen zu erniedrigter ADH-Sekretion; es kommt zu verringerter renaler Rückresorption von Wasser und somit steigender Wasserausscheidung; Folge: Blutdruck sinkt.

Indikation zur Laborwertbestimmung:
- V. a. Diabetes* insipidus: 1. erhöhte Urinmengen 2. im Rahmen des Durstversuchs* oder zusätzlich zum ADH-Test
- V. a. Syndrom* der inadäquaten ADH-Sekretion (SIADH)
- Hyponatriämie* unklarer Genese.

Bewertung: Erhöhte Werte im Blut:
- Syndrom der inadäquaten ADH-Sekretion (SIADH): 1. zerebrale Ursachen: z. B. Meningitis*, Tumoren*, Schädelhirntrauma* 2. paraneoplastische Ursachen: z. B. bei Lungenkarzinom* und Pankreaskarzinom* 3. pulmonale Ursachen: z. B. Pneumonie*, COPD, Lungenemphysem* 4. postoperativ: z. B. durch Schmerzen und Arzneimittel 5. Arzneimittel: z. B. Barbiturate*, Narkotika*, Antidepressiva*, Nikotin* 6. Ödeme* (auch Hirnödem): z. B. bei Leberzirrhose* 7. endokrinologische Ursachen: z. B. Hypokortisolismus* oder Hypothyreose*
- physiologisch: nachts; bei Fieber und Erbrechen.

Erniedrigte Werte im Blut:
- zentraler Diabetes* insipidus
- nephrotisches Syndrom*
- psychogene Polydipsie*
- Koffein und Alkohol*
- Arzneimittel: z. B. Chlorpromazin* und Phenytoin*
- Schwangerschaft*.

Falsch-niedrige Werte: fehlerhafte oder zu langsame Probenbearbeitung.

Hormonbildung, ektope *f*: engl. *ectopic hormonogenesis*. Endokrine Aktivität von Drüsengewebe außerhalb seiner physiologischen Lokalisation (z. B. bei Zungengrundstruma*) oder aufgrund einer malignen Entartung von normalerweise nicht endokrin aktivem Gewebe (paraneoplastisches Syndrom*) wie beim Bronchialkarzinom oder Pankreaskarzinom*.

Hormone *n pl*: engl. *hormones*. Organische Verbindungen, die als interzelluläre Signalstoffe oft in endokrinen Organen produziert werden (Ausnahme Gewebehormone). Hormone gelangen mit dem Blut in freier oder gebundener Form zu ihren Erfolgsorganen und beeinflussen in extrem geringer Konzentration (10^{-12}–10^{-15} mol/mg Gewebe) den Stoffwechsel charakteristisch.

Anwendung: Als Arzneimittel werden eingesetzt:
- Geschlechtshormone v. a. bei Wechseljahresbeschwerden, zur Empfängnisverhütung, zur Krebsbehandlung, bei Unfruchtbarkeit und Akne
- Schilddrüsenhormone, Kalzitonin (z. B. bei Osteoporose)
- Insulin
- Mineralokortikoide, Glukokortikoide (z. B. Kortison)
- Wachstumshormone.

Vertreter:
- **Steuerhormone des Hypothalamus-Hypophysen-Systems:** 1. Hormone des Hypophysenvorderlappens (HVL): I. Somatropin II. Gonadotropine* (siehe auch unter Plazentahormone: FSH, LH, Prolaktin*) III. Thyrotropin IV. Corticotropin V. Lipotropine* VI. Somatostatin* 2. Hormone des Hypophysenmittellappens (HML): Melanotropine 3. Hormone des Hypophysenhinterlappens (HHL): I. Vasopressin II. Oxytocin*
- **Sexualhormone** (Keimdrüsenhormone): 1. Androgene* 2. Antiandrogene* 3. Östrogene* 4. Gestagene* 5. Plazentahormone* 6. Relaxin*
- **Nebennierenhormone:** 1. Glukokortikoide* 2. Mineralokortikoide* 3. Sexualhormone
- **Hormone der Schilddrüse:** 1. Schilddrüsenhormone* 2. Kalzitonin*
- **Hormone der Nebenschilddrüse:** Parathormon*
- **Hormone der Epiphyse:** Melatonin*
- **Hormone des Thymus*:** Polypeptide, z. B. Thymopoietin I und II, Thymosin
- **Pankreashormone:** Insulin*, Glukagon*
- **Gewebshormone:** Näheres siehe dort.

Hormone, gastrointestinale *n pl*: engl. *gastrointestinal hormones*. Gruppe von Gewebehormonen zur Regulation der Nahrungsaufnahme und Verdauung*. Sie werden produziert und ausgeschüttet von endokrinen Zellen des Gastrointestinaltrakts*, des Pankreas* und vereinzelt des ZNS. Ihre Sekretion erfolgt parakrin*, endokrin* oder neuroendokrin*.

Physiologie: Wirkung:
- Wachstum/Reifung des Gastrointestinaltrakts*
- Motorik des Magen-Darm-Trakts
- Sekretion der Verdauungssäfte
- Resorption der Nährstoffe*
- Regulation von Appetit* und Nahrungsaufnahme
- Homöostase*.

Klinische Bedeutung:
- vermehrte Bildung in neuroendokrinen Tumoren* durch Entartung der endokrinen Zellen des gastroentero-pankreatischen Systems (GEP): u.a. Gastrinom*, VIPom (vgl. Verner*-Morrison-Syndrom) sowie Insulinom*
- pharmakologischer Einsatz gastrointestinaler Hormone bei: 1. Therapie des Diabetes* mellitus u.a. mit Glucagon*-like-Peptide (GLP-1) oder glukoseabhängiges insulinotropes Polypeptid (GIP) als Inkretine* 2. Therapie der Adipositas* u.a. mit Glucagon*-like-Peptide (GLP-1), Ghrelin* oder Peptid* YY als Appetitzügler*.

Hormonentzugsblutung → Abbruchblutung

Hormone, renale *n pl*: engl. *renal hormones*. Von der Niere gebildete Hormone, z.B. Renin*, Erythropoetin*, Prostaglandine*, Cholecalciferol* und Kinine*.

Hormonersatztherapie *f*: engl. *hormone replacement therapy* (Abk. HRT); Abk. HET. Behandlung mit Hormonpräparaten im Klimakterium bei klimakterischem Syndrom*, zur Prophylaxe und Therapie der Urogenitalatrophie sowie zur Prävention von Osteoporose* und osteoporotischen Frakturen. Die Therapie vermindert das Risiko für kolorektale Karzinome*.

Wirkstoffauswahl:
- Östrogenmonopräparate
- Sequenz- und Kombinationspräparate (Östrogene*, Gestagene*, Androgene*)
- Gestagenmonopräparate
- Sonderformen: 1. Gestagenderivat Tibolon mit guter Wirksamkeit bezüglich vegetativer Symptomatik (keine Wirkung auf das Endometrium) 2. Raloxifen als selektiver Östrogen-Rezeptor-Modulator mit guter Wirksamkeit bezüglich Osteoporose (keine Wirkung bezüglich vegetativer Beschwerden).

Nebenwirkungen:
- erhöhtes Risiko für Endometriumkarzinom* bei langfristiger Östrogenmonotherapie
- Blutungsstörungen
- erhöhtes Risiko für Mammakarzinom*
- cave: erhöhtes kardiovaskuläres Risiko (Akutes* Koronarsyndrom, ischämischer Schlaganfall*).

Hormon, follikelstimulierendes *n*: engl. *follicle-stimulating hormone*; Abk. FSH. Hormon* des Hypophysenvorderlappens, das die Reifung und Funktion der Keimdrüsen (Gonaden*) stimuliert. FSH-Blutwerte dienen der Diagnostik von Pubertätsstörungen, Ovarialinsuffizienz* und Hypogonadismus* beim Mann. Erhöhte Werte deuten hin auf Störungen der Gonaden (primärer Hypogonadismus), erniedrigte Werte auf hypophysäre oder hypothalamische Störungen (sekundärer oder tertiärer Hypogonadismus).

Biochemie und Physiologie: Bildungsort: Basophile Zellen des Hypophysenvorderlappens.

Regulation:
- pulsatile Sekretion
- Stimulation (der FSH- und LH-Sekretion): durch pulsatile GnRH-Sekretion (vgl. Menstruationszyklus*), Aktivine*
- Hemmung: durch Inhibine, Progesteron*, Prolaktin* und Testosteron*
- Ausscheidung: renal.

Wirkungen:
- bei der Frau: 1. Regulation des Menstruationszyklus* (zusammen mit Estradiol und Progesteron*) 2. Förderung des Granulosazellwachstums im Tertiärfollikel durch zyklische Ausschüttung (Follikelreifung und -wachstum) 3. Förderung der Östrogenbildung, Glykolyse* und Proteinbiosynthese* im Ovar
- beim Mann: 1. Förderung der Spermatogenese* 2. Vergrößerung der Hodenkanälchen 3. Biosynthese von Androgenbindungsprotein in Sertoli*-Zellen.

Indikation zur Laborwertbestimmung:
- Pubertätsstörungen (Pubertas* tarda und Pubertas* praecox)
- Differenzialdiagnostik eines Hypogonadismus* beim Mann/einer Ovarialinsuffizienz* bei der Frau
- Fertilitätsstörungen*/Differenzialdiagnostik bei Azoospermie*
- Zyklusstörungen*/Überprüfung des Menopausenstatus.

Bewertung: Erhöhte Werte:
- Frauen: primäre Ovarialinsuffizienz* (primärer Hypogonadismus*): 1. Gonadendysgenesie* 2. polyzystische Ovarien* 3. prämature Ovarialinsuffizienz* (Beginn vor dem 40. Lebensjahr) 4. Klimakterium* und Postmenopause*
- Männer: primärer (hypergonadotroper) Hypogonadismus* (angeboren oder erworben), z.B. Klinefelter*-Syndrom.

Erniedrigte Werte:
- Frauen: sekundäre Ovarialinsuffizienz* (sekundärer und tertiärer Hypogonadismus*) durch: 1. Hypophyseninsuffizienz* (sekundär) 2. Dysfunktion des Hypothalamus* (tertiär), z.B. Kallmann-Syndrom 3. Arzneimittel: Sexualsteroide oder Ovulations*-Hemmer
- Männer: sekundäre Hodeninsuffizienz*; sekundärer und tertiärer (hypogonadotroper) Hypogonadismus*
- Malnutrition*, Anorexia* nervosa, schwere Erkrankungen, Hochleistungssport.

Hormon, luteinisierendes *n*: engl. *interstitial cell stimulating hormone* (Abk. *ICSH*); syn. Lutropin; Abk. LH. Hormon des Hypophysenvorderlappens, das bei Frauen die Follikelreifung* und den Eisprung stimuliert und beim Mann die Testosteron-Produktion der Leydig*-Zwischenzellen. LH wird zur Diagnostik von Pubertätsstörungen, Hypogonadismus* und Ovarialinsuffizienz* bestimmt. Erhöhte Konzentrationen deuten auf Störungen der Gonaden* (Ovar, Hoden), erniedrigte auf hypophysäre oder hypothalamische Störungen.

Biochemie und Physiologie: LH ist identisch mit ICSH (Interstitial Cell Stimulating Hormone) beim Mann. **Biochemische Eigenschaften:**
- Glykoprotein
- bestehend aus einer unspezifischen α-Untereinheit (M_r 10 700, identisch zu der von HCG, FSH und TSH) und einer spezifischen β-Untereinheit.

Regulation:
- Die LH-Ausschüttung erfolgt pulsatil, wird durch Gonatropin-Releasing-Hormon (GnRH) induziert und durch Estradiol und Progesteron* kontrolliert (vgl. Menstruationszyklus*).
- Erhöhte Prolaktinspiegel hemmen die LH-Sekretion.

Referenzbereiche:
- **Frauen:** 1. präpubertär: < 0,95 U/l 2. Follikelphase: 2–7 U/l 3. Ovulationsphase: 6–25 U/l 4. Lutealphase: 2,9–9 U/l 5. Postmenopause: > 30
- **Männer:** 1. präpubertär: 0,2–0,8 U/l 2. postpubertär: 0,8–8,6 U/l.

Die Referenzwerte sind methodenabhängig und dienen lediglich der Orientierung. Laborspezifische Referenzwerte sind zu beachten.

Indikationen zur Laborwertbestimmung:
- Differenzialdiagnostik eines Hypogonadismus* beim Mann/einer Ovarialinsuffizienz* bei der Frau
- Zyklusstörungen*/Amenorrhö*
- klimakterisches Syndrom*/Bestimmung des Menopausenstatus
- polyzystische Ovarien*
- Fertilitätsstörungen*
- Pubertätsstörungen (Pubertas* tarda und Pubertas* praecox).

Material und Präanalytik: Serum*.
Bewertung: Siehe Tab.

Hormon-Rezeptoren

Hormon, luteinisierendes: Bewertung der LH-Konzentration.

	Beurteilung	Ursachen
Frauen		
↑	primäre Ovarialinsuffizienz	Kastration*; klimakterisches Syndrom*; Chemotherapie; präovulatorisch; polyzystische Ovarien*
↓	sekundäre Ovarialinsuffizienz	Hypophyseninsuffizienz*; hypothalamisch-hypophysäre Dysfunktion; Arzneimittel: Östrogene* und andere Ovulations*-Hemmer; ektope Steroidproduktion; Malnutrition*/Anorexia* nervosa; Hochleistungssport; schwere Erkrankungen
Männer		
↑	primäre Hodeninsuffizienz (hypergonadotroper Hypogonadismus)	Kastration, Anorchie*; Hodenatrophie*; Dysfunktion der Leydig-Zellen; Klinefelter*-Syndrom; Chemotherapie
↓	sekundäre Hodeninsuffizienz (hypogonadotroper Hypogonadismus)	Hypophyseninsuffizienz; hypothalamische Dysfunktion; Arzneimittel: Testosteron*, Östrogene; Malnutrition/Anorexia nervosa; Hochleistungssport; schwere Erkrankungen

Hormon-Rezeptoren *m pl*: engl. *hormone receptors*. Meist für ein bestimmtes Hormon spezifische Rezeptoren*, die an oder in der Zellmembran, im Zytoplasma oder Zellkern der Zielzellen lokalisiert sind. Sie vermitteln durch reversible Bindung der Hormone* deren Wirkung über unterschiedliche biochemische Sekundärreaktionen in die Zelle.

Hormonrezeptor-Status *m*: syn. HR-Status. Bezeichnung für die Hormonempfindlichkeit eines Mammakarzinoms*. Es werden Östrogen*-Rezeptoren (ER) und Progesteron*-Rezeptoren (PgR) unterschieden. Tragen die Tumorzellen ausreichend Hormon*-Rezeptoren, liegt ein HR-positives Karzinom vor (PgR+ und/oder ER+). HR-positive Tumoren können mit einer endokrinen Therapie behandelt werden (z. B. Tamoxifen*).

Hormon, somatotropes *n*: engl. *growth hormone* (Abk. GH); syn. Somatotropin; Abk. STH. Im Hypophysenvorderlappen gebildetes Peptidhormon, das wachstumsfördernd auf Skelett* und Muskulatur wirkt. Somatotropin wirkt u. a. über IGF-1, dessen Expression es verstärkt. Die Bildung und Sekretion wird durch SRH (Somatotropin Releasing Hormone) gefördert und durch Somatostatin* gehemmt. Übermäßige Bildung führt zu Riesenwuchs, Mangel zu Kleinwuchs*.

Physiologie: Wirkung:
- Steigerung der hepatischen Synthese und Sekretion von IGF-I (Insulin-like Growth Factor Binding Protein-I) und IGFBP*-3 (insulin-like growth factor binding protein-3)
- Anregung der Proteinbiosynthese
- Hemmung der Lipidsynthese
- Ausschüttung von Glukagon*, Erhöhung der Blutglukosekonzentration durch insulin-antagonistische Wirkung, Steigerung der Glukoneogenese* in der Leber
- Anstieg des Wassergehalts im Gewebe.

Indikationen:
- V. a. auf Wachstumshormonmangel*
- V. a. auf Wachstumshormon-Exzess (Akromegalie*, auch Missbrauch bei Sportlern)
- Differenzialdiagnose von Hypophysentumoren*.

Bewertung: Probleme bei Bestimmung:
- Aufgrund pulsativer Freisetzung und kurzer Halbwertzeit schwankt die Konzentration stark und die Aussagekraft ist eingeschränkt.
- Über 80 % des Tages sind keine Konzentrationen messbar.
- Beeinflussung von Somatotropin durch Stress, körperliche und seelische Belastung, Nahrungsaufnahme und Schlaf.

Alternativen: Prinzipiell werden Stimulationstests (z. B. GHRH-Stimulationstest) oder die Bestimmung von IGF-1 und IGFBP-3 empfohlen.

Klinische Hinweise:
- Somatotropin-Mangel führt zu proportioniertem Kleinwuchs.
- Somatotropin-Überproduktion mit pathologisch erhöhter Serumkonzentration (z. B. durch Hypophysenadenom) führt beim Heranwachsenden zum proportionierten Hochwuchs (Gigantismus*), beim Erwachsenen zu Akromegalie*.

Hormontherapie *f*: engl. *hormone therapy*. Behandlung mit Hormonpräparaten, z. B. die pharmakologische Substitutionstherapie bei Hormonmangel (Hormonersatztherapie), z. B. als Hormontherapie im Klimakterium*.

Formen:
- Östrogenmonopräparate
- Sequenz- und Kombinationspräparate (Östrogene, Gestagene, Androgene)
- Gestagenmonopräparate
- Sonderformen: Gestagenderivat Tibolon, selektiver Östrogen-Rezeptor-Modulator Raloxifen
- Antiandrogene* zur Dämpfung des Sexualtriebs
- Schilddrüsenhormone* bei Hypothyreose.

Indikationen:
- klimakterisches Syndrom: **1.** Prophylaxe und Therapie der Urogenitalatrophie **2.** Prävention der Osteoporose und osteoporotischer Frakturen
- Dämpfung des Sexualtriebs bei abweichendem Sexualverhalten*
- antidepressiver Effekt der Schilddrüsenhormone bei hypothyreoten, depressiven Patienten.

Nebenwirkungen:
- erhöhtes Risiko für Korpuskarzinom bei langzeitiger Östrogenmonotherapie
- Blutungsstörungen
- erhöhtes Risiko für Mammakarzinom und Herzinfarkt.

Horner-Syndrom *n*: engl. *Horner's syndrome*. Symptomen-Trias* aus Miosis* durch Lähmung* des Musculus* dilatator pupillae, Ptosis* durch Lähmung des Musculus tarsalis superior und Hebung des Unterlids mit scheinbarem Enophthalmus*. Das Horner-Syndrom ist Folge einer Störung der sympathischen Innervation und wird durch die Applikation von Mydriatika* in den Bindehautsack* diagnostiziert. Siehe Abb. 1, Abb. 2.

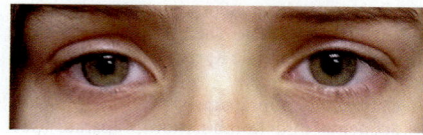

Horner-Syndrom Abb. 1: Miosis und geringe Ptosis rechts (Befund bei einem 11 Jahre alten Mädchen). [162]

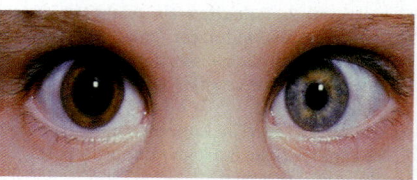

Horner-Syndrom Abb. 2: Miosis der linken Pupille bei Horner-Syndrom links; Irisheterochromie mit geringerer Pigmentierung links spricht für lange bestehendes Horner-Syndrom. [133]

Formen: Unilateral:
- **zentrales** Horner-Syndrom: **1.** Läsion der zentralen Sympathikusbahn zwischen Hypothalamus* und Centrum ciliospinale im 8. zervikalen – 1. thorakalen spinalen Segment **2.** oft mit Schweißsekretionsstörung (Hypohidrose) der ipsilateralen Körperhälfte **3.** Ursache z. B. Hirnstamm*-Infarkt (z. B. Wallenberg-Syndrom), auch Syringomyelie* oder traumatische Halsmarkläsion
- **präganglionäres** Horner-Syndrom: **1.** Läsion des präganglionären sympathischen Neurons im Verlauf vom Centrum ciliospinale über die Lungenspitze zum Ganglion cervicale superius (Karotisgabel) **2.** ausgelöst durch Tumor* (Lungenkarzinom*, Mammakarzinom* u. a.) oder iatrogen* (chirurgischer Eingriff) **3.** ipsilaterale Anhidrose von Gesichtshälfte, Oberkörper und Arm (Quadrantenanhidrose)
- **postganglionäres** Horner-Syndrom: **1.** Läsion des postganglionären sympathischen Neurons (entlang der Arteria* carotis interna und dem Nervus* ophthalmicus zum Musculus* dilatator pupillae verlaufend) **2.** Ursache v. a. Dissektion* oder Verschluss der Arteria carotis interna, auch Tumor, Kavernosusthrombose und bei Cluster*-Kopfschmerz **3.** keine Schweißsekretionsstörung bei Schädigung des Ganglion ciliare in der Orbita, Hypohidrose nur im Bereich der Stirn bei Läsion des N. opthalmicus bzw. Hypohidrose/Anhidrose nur im Bereich der ipsilateralen Gesichtshälfte bei Schädigung des Ganglion cervicale superior oder des Plexus carotideus.

Bilateral: z. B. bei autonomer diabetischer Neuropathie*, Amyloidose*, hereditären sensiblen und autonomen Neuropathien oder beim Fabry*-Syndrom.

Therapie: Eine direkte Therapie existiert nicht. Behandelt wird die auslösende Grunderkrankung.

Hornhaut → Kornea

Hornhautdegeneration f: engl. *corneal degeneration*. Pathologische Veränderungen der Hornhaut, die nach chronischen Entzündungen, Verletzungen oder aus unbekannter Ursache entstehen. 2 Formen (neben weiteren) sind die Hornhautbanddegeneration mit bandförmigen Kalkablagerungen und die Lipiddegeneration mit weißlichen Trübungen durch Cholesterineinlagerungen im oberflächlichen Stroma.

Hornhautdystrophie f: engl. *corneal dystrophy*. Erbliche, immer beidseitige, angeborene oder sich später manifestierende Trübungen in den verschiedenen Schichten der Hornhaut, d. h. epithelial, stromal und endothelial. Stark variable Symptome sind v. a. Schmerzen, rotes Auge, Blendempfindlichkeit und Visusminderung. Die Therapie erfolgt durch Kontaktlinsen oder

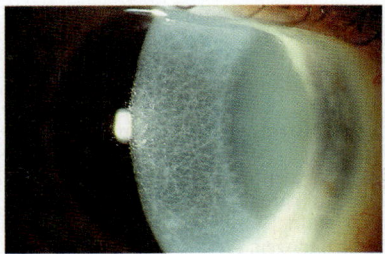

Hornhautdystrophie Abb. 1 [133]

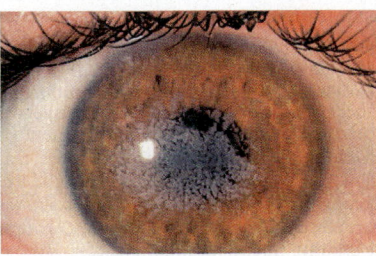

Hornhautdystrophie Abb. 2: Parenchymatöse, erbliche Hornhauttrübung (Typ Groenouw). [124]

ggf. Keratoplastik*. **Ätiologie.** Je nach klinischer Form Mutationen in bisher 13 Genen auf verschiedenen Genloci. **Formen:**
- **Epitheliale**, d. h. vordere Hornhautdystrophie: z. B. als rezidivierende Hornhauterosion wie Franceschetti-Erosion
- **Basalmembran** Hornhautdystrophie
- **stromale** Hornhautdystrophie: dominant erbliche knötchenförmige, gitterartige (siehe Abb. 1) oder bröckelige Formen (Typ Groenouw, siehe Abb. 2) oder rezessiv erbliche fleckige Form (siehe Fehr-Syndrom)
- **endotheliale** Hornhautdystrophie: siehe Fuchs-Hornhautdystrophie.

Hornhautendothel-Mikroskopie f: engl. *corneal endothelial microscopy*. Untersuchung des Endothels, der innersten Schicht der Hornhaut, mit einem Spekularmikroskop. Diese besondere Untersuchung bezüglich Anzahl, Größe und Form der Endothelzellen erfolgt manchmal bei Katarakt*-Operationen. Außerdem dient sie der Beurteilung von Spenderhornhaut bei Transplantationen.

Hornhautentzündung → Keratitis

Hornhauterosion f: engl. *corneal erosion*; syn. Erosio corneae. Defekt des Hornhautepithels, der an der Spaltlampe durch Fluoresceinfärbung* darstellbar ist. Ursache ist meist eine Bagatellverletzung. Symptome sind starke Schmerzen, Fremdkörpergefühl, verstärkte Tränensekretion und eventuell ein Lidkrampf.

Meist erfolgt die Abheilung innerhalb von 24 Stunden, ein rezidivierender Verlauf ist jedoch möglich.

Therapie:
- Augensalbe mit Antibiotika, ggf. Verband
- bei rezidivierendem Verlauf Tränenersatzmittel, Lidrandpflege und ggf. therapeutische Kontaktlinsen
- bei Therapieresistenz Keratektomie* mit Laser.

Hornhautgeschwür → Ulcus corneae

Hornhautinfiltrat n: engl. *corneal infiltrate*. Weißgraue bis gelbliche unspezifische Entzündungsreaktion von Epithel und Stroma der Hornhaut. Histologisch zeigt sich eine Infiltration mit Granulozyten, Lymphozyten und Plasmazellen. Resultat ist die Zerstörung der Struktur und der Verlust der Durchsichtigkeit der Hornhaut mit Hornhauttrübung. Ggf. entwickelt sich eine Hornhautnarbe.

Hornhautmikroskopie, konfokale f: Spezielle lichtmikroskopische Untersuchung der Hornhaut in vivo. Durch die starke Vergrößerung lassen sich Hornhautnerven, Zysten*, Pilzhyphen und Amöben* darstellen. Die konfokale Hornhautmikroskopie wird eingesetzt bei der Diagnose einer Akanthamöbenkeratitis und zur Erfassung der Reinnervation der Spenderhornhaut nach Keratoplastik*.

Hornhautnaht f: engl. *corneal suture*. Naht der Hornhaut des Auges (Cornea*) mit feinen Nylonfäden (10–0, ⌀ 0,02 mm), z. B. nach Verletzungen oder bei Keratoplastik*.

Hornhaut-Ringabszess m: engl. *ring abscess of cornea*. Ringförmige Eiteransammlung in der Hornhaut als Folge einer infektiösen ulzerativen Keratitis*, Verletzung oder Endophthalmitis. Es besteht Perforationsgefahr. Die Therapie erfolgt je nach Ursache, ggf. antimikrobiell oder immunmodulatorisch. Siehe Abb.

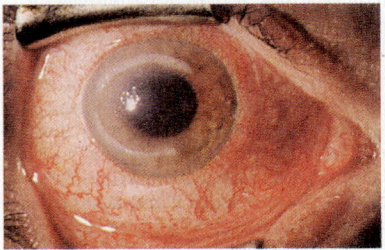

Hornhaut-Ringabszess [124]

Hornhauttopografie f: syn. Hornhauttopographie. Detaillierte topografische Darstellung der Oberflächenform der Hornhaut mittels eines Keratografen*. Die Hornhauttopografie ist das modernste und aufwändigste Verfahren zur Hornhaut-Vermessung und Erkennung bzw.

Hornhauttransplantation

Verlaufskontrolle krankhafter Veränderungen der Hornhaut sowie zur Anpassung von Kontaktlinsen.

Hornhauttransplantation → Keratoplastik

Hornhautverätzung f: engl. *caustic burn of cornea*. Nekrose der Hornhaut des Auges nach Einbringen von Kalk, Laugen, Säuren u. a. Chemikalien. Es kommt zu Narbenbildung der Binde- und Hornhaut, Hornhauttrübung, Symblepharon* oder Sekundärglaukom. Siehe Abb.

Therapie:
- Erste Hilfe durch gründliches Ausspülen mit Wasser oder (besser) neutralisierender Pufferlösung
- klinische Versorgung durch weitere Reinigung des Auges und Neutralisation des Schadstoffs
- ggf. Inzision der Bindehaut zum Ablassen des subkonjunktivalen Ödems
- Weitstellen der Pupille
- Unterdrücken der Entzündungsreaktion durch Ascorbinsäure (oral) und Glukokortikoide
- Antibiotika mittels Spülflüssigkeit.

Prognose: Bei Hornhauttrübung droht ein starker Visusabfall bis hin zur Erblindung. Die Durchführung einer Keratoplastik* ist nur wenig aussichtsreich.

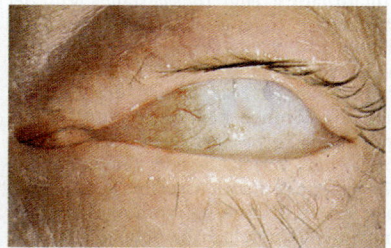

Hornhautverätzung: Hornhautnarbentrübung nach vorausgegangener Laugenverätzung. [124]

Hornhautvernarbung f: engl. *corneal scar*; syn. Hornhautnarbe. Bildung von weißlichem Narbengewebe im Hornhautstroma nach Entzündung oder Verletzung. Entsprechend Ausmaß und Form werden Trübungswölkchen (Nebula), Fleck (Makula) oder weiße Platte (Leukoma) unterschieden. Häufig ist das Sehvermögen eingeschränkt. Das Epithel über der Narbe ist meist intakt. Die gestörte Kollagenfibrillenanordnung bewirkt jedoch eine Lichtstreuung.

Hornperlen f pl: engl. *epithelial pearls*. Konzentrische, zwiebelschalenförmige, kugelig geschichtete Verbände aus verhornten Plattenepithelien, die unter anderem typische Zeichen von Verrucae seborrhoicae oder einem Plattenepithelkarzinom* sind.

Horopter → Netzhautpunkte, korrespondierende

Horowitz-Index → Oxygenierungsindex

Horton-Magath-Brown-Syndrom → Riesenzellarteriitis

Horton-Syndrom → Cluster-Kopfschmerz

Horton-Syndrom → Riesenzellarteriitis

Hospital n: Meist Bezeichnung für ein Krankenhaus* für chronisch kranke Menschen.

Hospitalismus [Medizin] m: engl. *hospitalism*. Alle Schädigungen, die durch bzw. während eines Krankenhaus- oder Heimaufenthalts auftreten. Infektiöser Hospitalismus meint das Auftreten von Krankenhausinfektionen oder Nosokomialinfektionen*.

Hospitalismus [Psychologie] m: Infolge fehlender emotionaler Zuwendung (soziale Deprivation*) auftretende psychische Schädigung, die v. a. bei Säuglingen und Kleinkindern vorkommt, außerdem bei Langzeitpatienten in Krankenhäusern und Heimen. Betroffene zeigen eine psychomotorische und somatische Retardierung, erhöhte Mortalität, Kontaktstörung, Selbständigkeitsdefizit, Angst, Apathie sowie erhöhte Infektionsanfälligkeit.

Hospitalkeim m: engl. *hospital organism*. Veraltete Bezeichnung für Mikroorganismen*, die in Krankenhäusern nachgewiesen werden und nosokomiale Infektionen hervorrufen können, insbesondere multiresistente Erreger.

Hospiz n: engl. *hospice*. Ambulante oder (teil-)stationäre Einrichtung zur Begleitung, Betreuung und (palliativen, adjuvanten) Behandlung sowie Pflege sterbender Menschen, ggf. unter Einbeziehung ihrer Angehörigen, in einer eigens ausgerichteten Sterbewelt und mittels einer spezifischen Sterbekultur, die medizinisch-pflegerisch psychosoziale und spirituelle Aspekte verbindet, um ein „gutes" Sterben zu ermöglichen.

Hospizbewegung f: Bezeichnung für eine Vielzahl unterschiedlicher Gruppierungen, Stiftungen und Vereine, die sich der menschenwürdigen Versorgung todkranker und sterbender Menschen widmen. Sie sind in der Bundesarbeitsgemeinschaft Hospiz organisiert.

Hospizdienst, ambulanter m: Begleitung schwer kranker, sterbender Menschen und ihrer Angehörigen durch (ehrenamtliche) Mitarbeiter mit dem Ziel, ein den Bedürfnissen der Betroffenen entsprechendes Netzwerk zu schaffen, sodass eine Versorgung zu Hause bzw. in der gewohnten Umgebung (z. B. in stationärer Pflegeeinrichtung) bis zum Lebensende möglich wird.

Host-versus-Graft-Reaktion → Abstoßungsreaktion

HOT: Abk. für engl. *hyperbaric oxygen therapy* → Sauerstoff-Überdrucktherapie

Howell-Jolly-Körperchen n sg, pl: engl. *Howell-Jolly bodies*; syn. Jolly-Körperchen. Meist einzel-

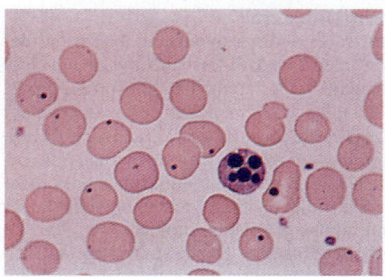

Howell-Jolly-Körperchen: Intraerythrozytär gelegene, homogen-basophile Granula; Blutausstrich (Pappenheim-Färbung). [72]

nes kleines, basophiles Zellkernfragment aus DNA*-Resten in Erythrozyten*. Es ist ca. 0,5 µm groß, punktförmig und liegt meist exzentrisch. Howell-Jolly-Körperchen treten bei hämolytischen und megaloblastären Anämien* oder Asplenie* auf. Sie sind in der Pappenheim-Färbung und Retikulozyten-Färbung mit Brillantkresylblau im Blutausstrich* nachweisbar. Siehe Abb.

Vorkommen:
- Nach Splenektomie* enthalten ca. 0,1 bis 1 % der Erythrozyten Howell-Jolly-Körperchen, die normalerweise durch die Milz* aussortiert werden würden.
- Sie entstehen auch bei schwerer hämolytischer Anämie* oder durch eine gestörte Erythropoese (Vitamin-B$_{12}$-Mangel, Folsäuremangel*).
- Sie treten physiologisch auf: **1.** beim Neugeborenen* aufgrund einer noch ungenügenden Milzfunktion. **2.** im Knochenmarkausstrich.

Howship-Romberg-Phänomen n: engl. *Howship-Romberg sign*; syn. Obturatoriusneuralgie. Schmerz an der Knie-Innenseite durch Reizung des Nervus* obturatorius infolge Hernia* obturatoria, Tumor* oder Trauma*.

Hoyer-Grosser-Organ → Glomusorgan [Haut]

Hp: Abk. für → Haptoglobin

HP: Abk. für Hereditäre Pankreatitis → Pankreatitis, hereditäre

HPAIV: Abk. für hochpathogenes aviäres Influenza-Virus → Influenza-Virus

HPA-System n: syn. **H**uman-**p**latelet-**a**ntigens-System. Thrombozytenspezifisches System von Alloantigenen. Bisher sind mindestens 16 verschiedene HPA-Allele bekannt. HPA-Inkompatibilität ist die Ursache für die neonatale und fetale Alloimmunthrombozytopenie, die posttransfusionelle Purpura* und das Ausbleiben eines adäquaten Thrombozytenanstiegs nach wiederholter Thrombozytentransfusion.

HPLC f: engl. *high-performance liquid chromatography*; syn. Hochdruckflüssigkeitschromatographie. Form der Säulenchromatografie, bei der das Eluat mit hohem Druck in Trennsäulen gepumpt wird. Sie erlaubt eine Trennung von Stoffen aus einer Probe sowie deren qualitative und quantitative Bestimmung. Eingesetzt wird die HPLC in der klinischen Chemie, z. B. zur Analyse von Arzneistoffen.

HPS: Abk. für Hepatopulmonales Syndrom → Syndrom, hepatopulmonales

HPV: Abk. für Humanpapillomaviren → Papillomavirus

HPV-Schutzimpfung *f*: syn. Humanes-Papillom-Virus-Impfung. Aktive Immunisierung* gegen Humane Papillomaviren (HPV). Von der Ständigen* Impfkommission wird die Impfung für Mädchen und Jungen im Alter zwischen 9–14 Jahren empfohlen und ist vor dem ersten Geschlechtsverkehr abzuschließen. Die Impfung kann das Risiko für Gebärmutterhalskrebs senken, diesen jedoch nicht sicher verhindern.

Vorgehen:
- Standardimpfung* für Kinder und Jugendliche im Alter von 9–14 Jahren mit 2 Impfstoffdosen im Abstand von mindestens 5 Monaten
- bei Nachholimpfung* beginnend im Alter > 14 Jahren oder bei einem Impfabstand von < 5 Monaten zwischen 1. und 2. Dosis ist eine 3. Dosis erforderlich
- bei behandlungsbedürftiger Erkrankung der zu impfenden Person Verschieben der Impfung.

Indikation:
- Zur Reduktion der Krankheitslast durch HPV-assoziierte Tumoren wird die Impfung für alle Kinder und Jugendlichen im Alter von 9–14 Jahren empfohlen.
- Spätestens bis zum Alter von 17 Jahren sollen versäumte Impfungen nachgeholt werden. Die vollständige Impfserie sollte vor dem ersten Sexualkontakt abgeschlossen sein.
- Da auch bei geimpften Frauen eine Infektion mit anderen, nicht im Impfstoff enthaltenen HPV-Typen weiterhin möglich ist, ist auch für sie die Krebsfrüherkennung wichtig.

Impfstoff: Humanes Papillomavirus-Impfstoff.

Kostenübernahme: Die von der Ständigen Impfkommission empfohlene Standardimpfung wird von den gesetzlichen Krankenkassen übernommen. Bei Impfung nach dem 18. Geburtstag ist die Kostenübernahme individuell zu klären.

hr [Blutgruppensysteme]: Antigen des Rhesus-Blutgruppensystems.

HRA: Abk. für hoch-rechtsatrial → Untersuchung, elektrophysiologische

H-Reflex: Abk. für → Hoffmann-Reflex

H-Rezeptoren-Blocker: Abk. für Histamin-Rezeptoren-Blocker → Antihistaminika

H-Rezeptoren-Blocker: Abk. für Histamin-Rezeptoren-Blocker → Histamin-H_2-Rezeptoren-Blocker

HRM: Abk. für engl. high resolution manometry → Ösophagusmanometrie

HRST: Abk. für → Herzrhythmusstörungen

HRV: Abk. für engl. heart rate variability → Inkompetenz, chronotrope

HSC: Abk. für engl. hematopoietic stem cells → Stammzelltherapie, kardiale

hsCRP: Abk. für hochsensitives CRP → Hochsensitives C-reaktives Protein

HSE: Abk. für → Herpes-simplex-Enzephalitis

HSET: Abk. für → Heidelberger Sprachentwicklungstest

HSG: Abk. für → Hysterosalpingografie

H-Streifen → Myofibrillen

hsTroponin: Abk. für hochsensitives Troponin → Troponin

H-Substanz *f*: engl. H substance; syn. heterogenetische Grundsubstanz. Durch H/h-Genlocus (h rezessiv) determinierte Ausgangssubstanz der Blutgruppenantigene des ABNull-Blutgruppensystems.

HSV: Abk. für → Herpes-simplex-Virus

HTx: Abk. für → Herztransplantation

Hübener-Thomsen-Friedenreich-Phänomen → T-Antigen

Hüfner-Zahl *f*: engl. Hüfner's number. Zahlenwert, der die chemische Bindungsfähigkeit von Sauerstoff an Hämoglobin in vivo beschreibt: 1 g Hb bindet 1,34 ml O_2.

Hüftankylose *f*: engl. ankylosis of the hip joint. Hüftgelenkversteifung durch knöcherne Überbauung des Gelenkspalts oder maximale Schrumpfung der Gelenkkapsel. Mögliche Ursachen sind Arthrose, Fehlstellung und posttraumatische, akute oder chronische Entzündung.

Hüftarthrose → Koxarthrose

Hüftbein → Os coxae

Hüftdysplasie *f*: engl. hip dysplasia; syn. Dysplasia coxae congenita. Angeborene Mangelentwicklung mit Abflachung der Hüftgelenkpfanne (Acetabulum*). Klinisch zeigt sich v. a. eine Abspreizbehinderung im Hüftgelenk. Durch routinemäßige Hüftgelenksonografie im Rahmen der Kinderfrüherkennungsuntersuchungen* und Abspreizbehandlung (Retentionsbehandlung*) ist die Verhinderung einer Luxation* möglich.

Hintergrund: Häufigkeit:
- häufigste kongenitale Skelettfehlentwicklung (4 %)
- in 40 % der Fälle beidseits
- Geschlechtsverhältnis weiblich : männlich = 6 : 1.

Ätiologie: multifaktoriell; Risikofaktoren sind
- Erst-, Zwillings-, Frühgeburt
- familiäre Belastung
- Oligohydramnion*
- Beckenendlage.

Klinik:
- Abspreizbehinderung im Hüftgelenk
- Bewegungsarmut
- Asymmetrie der Oberschenkel- und Gesäßfalten
- ggf. Vorhandensein anderer Skelettfehlbildungen.

Komplikationen:
- Austritt des Femurkopfs aus der Hüftpfanne als Hüftgelenksubluxation oder Hüftgelenkluxation
- Entwicklung einer sekundären Arthrose*, sog. Dysplasiekoxarthrose, im Erwachsenenalter.

Diagnostik:
- Hüftsonografie, obligat bei der Kinderfrüherkennungsuntersuchung U3 in der 4. bis 6. Lebenswoche
- Röntgen Beckenübersicht ab 9. Lebensmonat oder bei fehlender sonografischer Beurteilbarkeit.

Therapie:
- konservativ bei Neugeborenen und Säuglingen durch frühe Abspreizbehandlung (Retentionsbehandlung) bis zum 6.–8. Lebensmonat bei Reifungsdefizit und Verknöcherungsverzögerung unter sonografischer Kontrolle der Femurkopfnachreifung, z. B. durch Spreizhose*, ggf. Fettweis*-Gips oder Spreizschiene (siehe Spreizapparat)
- operativ bei Luxation mit Repositionshindernis oder bei Restdysplasie (siehe Hüftgelenkluxation).

Prognose: Bei frühzeitiger Therapie gut.

Hüftentlastungshinken → Duchenne-Hinken

Hüftgelenk *n*: engl. hip joint; syn. Articulatio coxae. Gelenkverbindung zwischen Becken* und Femur*. Sie besteht aus einer Gelenkpfanne (Acetabulum* ossis coxae) und einem Gelenkkopf (Caput femoris). Das Hüftgelenk wird von der Capsula articularis coxae umschlungen und stabilisiert.

Anatomie: Binnenstrukturen:
- Labrum acetabuli
- Lig. capitis femoris
- Lig. transversum acetabuli.

Stabilisierender Bandapparat:
- Lig. iliofemorale
- Lig. ischiofemorale
- Lig. pubofemorale
- Zona orbicularis articulationis coxae.

Funktion: Das Hüftgelenk ist ein Nussgelenk. Es erlaubt
- Flexion* und Extension*
- Ab- und Adduktion*
- Innen- und Außenrotation*.

Die Bewegungsausmaße werden mit der Neutral-Null-Methode dargestellt.

Hüftgelenksarthrose → Koxarthrose

Hüftgelenksdysplasie → Hüftdysplasie

Hüftgelenksentzündung → Koxitis

Hüftgelenksersatz

Hüftgelenksersatz → Totalendoprothese
Hüftgelenksluxation f: engl. *dislocation of the hip*; syn. Luxatio coxae. Durch heftiges Trauma entstehende Verschiebung des Femurkopfes aus dem Acetabulum. Es kommt zur Beinfehlstellung mit massivem Bewegungsschmerz. Die Diagnose wird durch Anamnese, klinische Untersuchung und Röntgen gestellt. Die Reposition ist schnellstmöglich erforderlich und erfolgt konservativ oder operativ.
Formen: Siehe Abb. 1, Abb. 2.
– hintere Luxation (75 %)
– vordere Luxation
– zentrale Luxation: innen (bei Acetabulumfraktur*).

Klinik:
– starke Schmerzen
– federnde Gelenkfixation in typischer Stellung: 1. Innenrotation bei hinterer Luxation 2. Außenrotation bei vorderer Luxation
– Gehunfähigkeit.

Therapie: Sofortige Reposition des Hüftgelenkes wegen der Durchblutung des Femurkopfes.
Konservativ:
– Reposition in Lokalanästhesie sowie unter Muskelrelaxanzien
– frühfunktionelle Krankengymnastik
– Vollbelastung nach 3 Monaten möglich.
Operativ bei Azetabulumfraktur oder Interponat im Gelenk.

Hüftgelenksprothese f: engl. *hip prosthesis*. Endoprothese* des Hüftgelenks*, z. B. Duokopfprothese, Moore-Hemiendoprothese*, Oberflächenersatz (z. B. McMinn-Prothese), Druckscheibenprothese, Kurzschaftprothese.
Komplikationen:
– tiefe Beinvenenthrombose
– Lungenembolie
– Läsion des N. femoralis oder N. ischiadicus
– Hüftgelenksluxation
– septische Lockerung
– periprothetische Fraktur*
– periartikuläre Ossifikation*.

Hüfthinken → Duchenne-Hinken
Hüftimpingement n: syn. Nockenwellendeformität. Femoroacetabuläres Impingement (FAI) des Femurkopfes/Schenkelhalses mit der Hüftpfanne. Es werden zwei Formen unterschieden, das Cam- und das Pincer-Impingement. Typisch sind Schmerzen in der Leistenregion. Die arthroskopische Therapie zeigt gute Ergebnisse.
Klinik:
– Leistenschmerzen, insbesondere nach längeren Zwangshaltungen mit gebeugtem Hüftgelenk (Sitzen, Auto fahren)
– Schmerzen bei Flexion und Innenrotation des Hüftgelenks (ventraler Impingement-Provokationstest)
– Schmerzen bei Außenrotation, Abduktion in Streckung (dorsaler Impingement-Provokationstest).

Therapie: Arthroskopische Knochenresektion und Refixation des Labrums, ggf. knorpelsanierende Maßnahmen.

Hüftluxation, kongenitale f: engl. *Congenital Hip Dislocation*; syn. Luxatio coxae congenita. Angeborene, auf dem Boden einer Hüftdysplasie* entstandene Luxation* im Hüftgelenk*. Charakteristisch sind das Herausrutschen und der Kontaktverlust zwischen Hüftkopf und steilerer und kurzer Hüftpfanne. Diagnostiziert wird klinisch und sonografisch. Die Therapie besteht in der Reposition* und Ruhigstellung der Hüftpfanne bis zum Ausreifen, um einer Reluxation vorzubeugen.

Hüftprotektor m: engl. *hip protector*; syn. externer Hüftschutz. In Spezialunterwäsche eingearbeitetes Kunststoff- oder Schaumstoffpolster, das den Trochanter major vor Schäden durch seitliche Stürze schützt. Der lokale Schutzeffekt bei Sturzneigung ist gegeben, die Compliance aber niedrig, da das Tragen unbequem ist und Toilettengänge erschwert sind. Bei widersprüchlicher Datenlage ist der Nutzen deshalb unklar. Siehe Abb.

Hüftschraube, dynamische f: engl. *sliding hip screw*. Implantat* zur osteosynthetischen Ver-

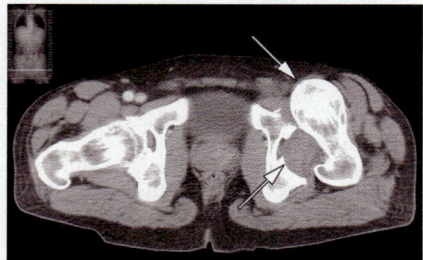

Hüftgelenksluxation Abb. 1: traumatische Hüftgelenksluxation links, Pfeile zeigen auf den nach ventral luxierten Femurkopf und die leere Hüftgelenkpfanne. [108]

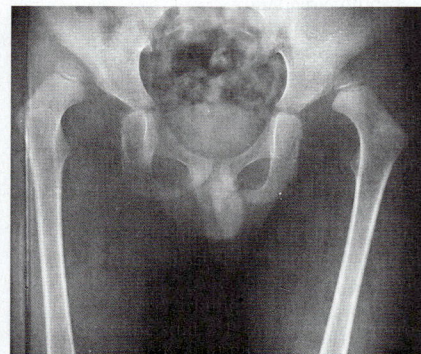

Hüftgelenksluxation Abb. 2: beidseitige Luxation bei Hüftdysplasie (Röntgenaufnahme). [108]

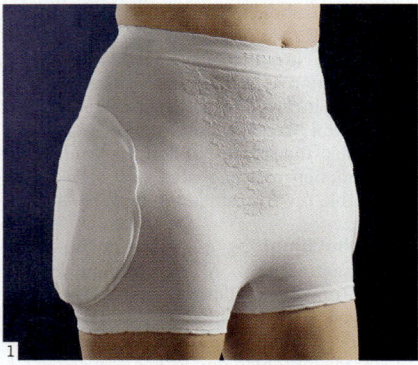

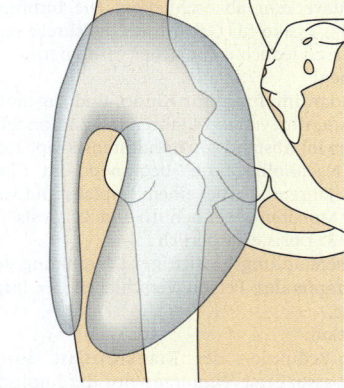

Hüftprotektor: Schutz vor Verletzungen im Oberschenkelhalsbereich bei sturzgefährdeten alten Menschen; 1: Hüftprotektor für Frauen; 2: Modell des Hüftschutzes. [150]

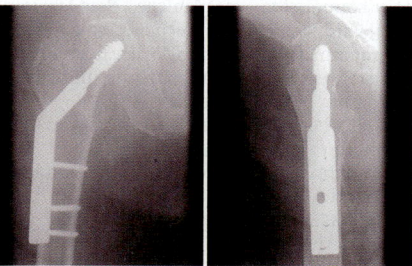

Hüftschraube, dynamische Abb. 1: Versorgung einer pertrochantären Femurfraktur rechts (Röntgenaufnahmen). [108]

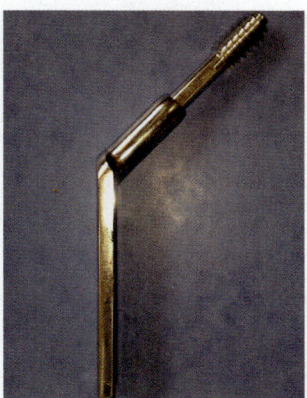

Hüftschraube, dynamische Abb. 2 [73]

sorgung bei Schenkelhalsfraktur* oder pertrochanterer Femurfraktur*. Siehe Abb. 1 und Abb. 2.

Hühnerbrust → Pectus carinatum
Hühnermilbenkrätze → Gamasidiose
Hüllproteine *n pl*: engl. *coating proteins*. Diejenigen Proteine, aus denen eine Virus- oder Bakteriophagen-Hülle (Envelope) zusammengesetzt ist.
Hürthle-Tumor *m*: engl. *Hürthle cell tumor*; syn. Struma postbranchialis. Aus feingranulierten, großen eosinophilen Zellen (Onkozyten, Hürthle-Zellen) bestehendes Adenom* der Schilddrüse (selten malignes onkozytäres Karzinom).
Hürthle-Zellen *f pl*: engl. *Hürthle cells*. Onkozyten* der Schilddrüse*, die sich u. a. bei Neoplasien*, Autoimmunthyreoditis und Strahlenschäden* nachweisen lassen. Sie zeichnen sich durch ihr eosinophiles, granuläres Zytoplasma* und die hypertrophierten Mitochondrien* aus. Der Hürthle*-Tumor besteht vollständig oder zu großen Teilen aus Hürthle-Zellen.
Hueter-Dreieck *n*: engl. *Hueter's triangle*. Gedachtes Hilfsdreieck zur orthopädischen Beurteilung des Ellenbogengelenks*. Physiologischerweise spannt sich das Hueter-Dreieck dorsal am gebeugten Arm als gleichschenkliges Dreieck zwischen den beiden Epikondylen des Humerus* und dem Olekranon auf. Bei Trauma* oder Luxation* können sich das Dreieck wie auch die Hueter*-Linie radiologisch sichtbar verschieben.
Hueter-Linie *f*: engl. *Hueter's line*. Gedachte Hilfslinie zur orthopädischen Beurteilung des Ellenbogengelenks*. Bei gestrecktem Arm zieht die Hueter-Linie physiologischerweise dorsal als Gerade über die beiden Epikondylen des Humerus* und über das Olekranon. Bei Trauma* oder Luxation* können sich sowohl die Linie als auch das Hueter*-Dreieck radiologisch sichtbar verschieben.
Hueter-Mayo-Operation *f*: Resektionsarthroplastik mit Resektion des Metatarsalköpfchens I und plastischer Deckung mit distal gestieltem Kapsellappen bei Hallux* valgus oder Hallux* rigidus.
Huet-Operation → Kehlkopfoperation
Hufeisenniere *f*: engl. *horseshoe kidney*; syn. Ren arcuatus. Zumeist symptomlose Nierenfehlbildung mit Verschmelzung der beiden unteren Nierenpole. Hufeisennieren sind überwiegend Zufallsbefunde, können aber zu Harnabflussstörungen mit Harnwegsinfekten und Nephrolithiasis führen. Bei Komplikationen erfolgt ggf. eine operative Nierenbeckenplastik.
Huflattich *m*: syn. Tussilago farfara. Mehrjähriges Kraut aus der Familie der Korbblütler (Asteraceae), das in Europa, im nördlichen Afrika und Asien heimisch ist und nach Amerika eingeschleppt wurde. Die Laubblätter des Huflattichs wirken reizlindernd und antientzündlich. Siehe Abb.

Verwendung: Zerkleinerte Droge für Infuse, Frischpflanzenpresssaft oder andere galenische Zubereitungen zum Einnehmen:
– medizinisch bei akuten Katarrhen der Atemwege mit Husten und Heiserkeit sowie akuten, leichten Entzündungen der Mund- und Rachenschleimhaut (Kommission E)
– volkstümlich auch bei Reizungen im Magen-Darm-Trakt, Fieber, Krämpfen und Entzündungen der Harnwege.

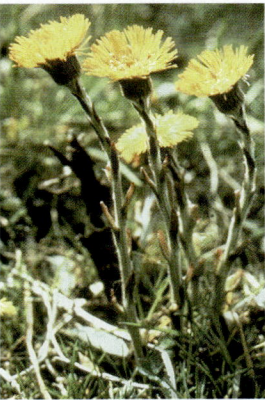

Huflattich: Pflanze. [146]

Hughes-Stovin-Syndrom *n*: engl. *Hughes-Stovin syndrome*. Sehr seltene multifaktorielle Erkrankung mit Aneurysmen der A. pulmonalis. Das Hughes-Stovin-Syndrom wird verursacht durch infizierte Embolien (viral, bakteriell, mykotisch) infolge häufig rezidivierender Thrombophlebitiden peripherer Venen und der Sinus durae matris.
Huhner-Test → Sims-Huhner-Test
Humanalbumin *n*: Lösung aus menschlichem Albumin*, die als Plasmaersatzstoff* infundiert wird. Humanalbumin wird eingesetzt zur Anhebung des kolloidosmotischen Druckes*, verdünnt als 4–5%ige Lösung zur isoonkotischen Volumensubstitution mit langfristiger Wirkung sowie zum Ausgleich eines Albuminmangels. Anwendungsgebiete sind beispielsweise Blutverlust, Verbrennungen*, Leberinsuffizienz* und therapeutische Plasmapherese*.
Human Brain Project: Europäisches Forschungsprojekt, das möglichst realistische Simulationen von Hirnstrukturen und bewusstseinsnahen sowie motorischen Hirnaktivitäten durch ein Kunsthirn herzustellen sucht.

Ziele:
– Überwindung der Begrenztheit aktueller Computermodelle zur Modellierung menschlicher Kognition, Entscheidungen und Denkprozesse
– Entwicklung eines 3D-Modells für die gezielte Entwicklung von Robotersystemen, z. B. bei Schlaganfall und Alzheimer-Krankheit oder für Brain-Computer-Interfaces
– besseres Verständnis der Dynamik des Gehirns (Computational Neuroscience).

humanes Chorionsomatotropin → Human Placental Lactogen
humanes Herpesvirus 6 *n*: engl. *human herpesvirus 6*; syn. HHV-6; Abk. HHV-6. Weltweit verbreitetes humanpathogenes Herpes-Virus aus der Familie der Herpesviridae*. Das HHV-6 ist der Erreger des Exanthema* subitum und wird über Speichel oder aerogen übertragen. Die Einteilung des HHV-6 erfolgt in die Subtypen A und B, von denen nur Subtyp B mit einer Erkrankung assoziiert wird.

Medizinische Bedeutung:
– Primärerkrankung im 1. und 2. Lj. durch Subtyp B als Exanthema* subitum (bei 30 % der Infizierten), bei Jugendlichen auch als HHV-6-Mononukleose
– in seltenen Fällen löst das HHV-6 auch Enzephalitis*, Meningitis*, Myokarditis* und Lymphadenopathie* aus
– Latenz des Virus in T*-Lymphozyten und Monozyten*
– Reaktivierung ist möglich, jedoch mit keinem gesicherten Krankheitsbild einhergehend.

humanes Herpesvirus 7 *n*: engl. *human herpesvirus 7*; syn. HHV-7; Abk. HHV-7. Weltweit verbreitetes humanpathogenes Herpes-Virus aus der Familie der Herpesviridae*. Das HHV-7 wird durch Speichel übertragen und persistiert lebenslang latent in T*-Lymphozyten. Eine Primärinfektion ab dem 3. Lj. verläuft meist symp-

tomlos oder als Exanthema* subitum. In seltenen Fällen kommt es zu einer Mononukleose-ähnlichen Erkrankung.
Medizinische Bedeutung:
- eine Primärerkrankung im 3. Lj. verläuft meist symptomlos oder als Exanthema subitum
- in seltenen Fällen ist auch eine Mononukleose-ähnliche Erkrankung möglich
- Latenz des Virus in T*-Lymphozyten und Monozyten*
- Reaktivierung ist möglich, jedoch mit keinem gesicherten Krankheitsbild einhergehend.

Humanes Herpesvirus 8 n: engl. human herpesvirus 8; Abk. HHV-8. Virus aus der Gruppe der Herpesviren (Herpesviridae*). HHV-8 ist vor allem bei HIV-Erkrankten und Transplantationspatienten Auslöser des Kaposi*-Sarkoms, des primären Effusionslymphoms (eine Form des B*-Zell-Lymphoms) und der Castleman-Krankheit. Der Virusnachweis erfolgt per PCR aus EDTA*-Blut, Speichel* oder einer Biopsie*.
Indikationen:
- Verdacht auf HHV-8-assoziierte Erkrankung: 1. Kaposi-Sarkom 2. Effusionslymphom (Form des B-Zell-Lymphoms) 3. Castleman-Erkrankung
- Risikoabschätzung für die Entwicklung eines Kaposi-Sarkoms bei HIV-Patienten und Transplantationspatienten.

Humanes -Herpesvirus-Antikörper m: Antikörper* gegen die humanen Herpesviren 6, 7 oder 8 (HHV-6, HHV-7, HHV-8). Die Bestimmung ist indiziert bei Exanthemen oder Mononukleose-ähnlichen Erkrankungen und bei Verdacht auf Exanthema* subitum oder Kaposi*-Sarkom. Der Nachweis erfolgt im Serum* mittels Immunfluoreszenztest* oder im EDTA-Blut mittels PCR.

Humanes Immundefizienz-Virus n: engl. human immunodeficiency virus; syn. HI-Virus; Abk. HIV. Vom International Committee of Taxonomy of Viruses 1986 empfohlene, einheitliche Bezeichnung für das zuvor als HTLV-III bzw. LAV-I (heute HIV-1) bezeichnete Retrovirus (Familie Retroviridae*, Genus Lentivirus), das die HIV*-Erkrankung und AIDS verursacht. 1983 wurde HIV erstmals beschrieben.
Einteilung:
- HIV-1: mit den Subtypen A–I und den Subtypen HIV-0 („outlier") und HIV-N („new"); Vorkommen weltweit
- HIV-2: Vorkommen v. a. in Westafrika.

Klinische Bedeutung: Eine direkt oder indirekt nachgewiesene Infektion ist nach § 7 IfSG meldepflichtig.

humanes Lymphozytenantigen → HLA-System

Humane T-Zell-Leukämie-Viren n pl: engl. human T-cell-leucemia-virus; Abk. HTLV. Humane T-lymphotrope Retroviren (RNA-Tumorviren; onkogene Viren*) der Familie Retroviridae*, die mit einer Reihe von ungewöhnlichen lymphoretikulären T-Lymphozyten-Neoplasien (Leukämien, maligne Lymphome) assoziiert sind. Weltweit sind ca. 15–20 Mio. Menschen mit HTLV infiziert. HTLV-positive Infektionen zeigen untereinander ähnliche klinische Bilder.
Einteilung:
- HTLV-I: Nachweis bei adulter T-Zell-Leukämie
- HTLV-II: Nachweis bei Mycosis* fungoides und Haarzellen-Leukämie
- HTLV-III: 1984 beschrieben, jedoch Zuordnung zu den Lentiviren (Virusklassifikation*); identisch mit LAV-I; seit 1986 Bezeichnung als HIV.

Humangenetik f: engl. human genetics. Fachgebiet der Medizin und Genetik*, das sich mit Vererbung* genetischer Merkmale beim Menschen, Ursachen, Diagnostik (prä- und postnatal) und Therapie genetisch bedingter Krankheiten* sowie mit Assoziationen und genetischen Prädispositionen befasst.

Human Growth Hormone → Hormon, somatotropes

Humaninsulin n: engl. human insulin. Menschliches Insulin*, das sich von Rinderinsulin in 3 Aminosäureresten, von Schweineinsulin in 1 Aminosäurerest unterscheidet. Siehe Abb.

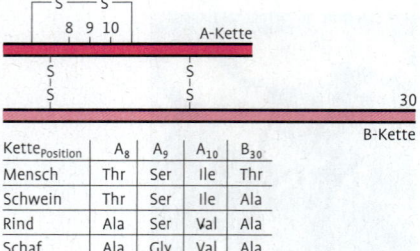

Kette_{Position}	A_8	A_9	A_{10}	B_{30}
Mensch	Thr	Ser	Ile	Thr
Schwein	Thr	Ser	Ile	Ala
Rind	Ala	Ser	Val	Ala
Schaf	Ala	Gly	Val	Ala

Humaninsulin: Schema des Insulinmoleküls; Vergleich der Insulinprimärstruktur von Mensch, Schwein, Rind und Schaf.

Humanismus m: engl. humanism. Denkrichtung, die die gesellschaftlichen Bedingungen untersucht, unter denen sich Verantwortung, Mitmenschlichkeit und Freiheit entfalten können oder unterdrückt werden. Der Begriff wurde in Bildungswissenschaft, Psychologie, Pädagogik, Religionsphilosophie und Pflege als Richtungsbezeichnung aufgegriffen, die den Aspekt des Reifens und Wachsens von Menschen hin zur Menschlichkeit betont.

Humanistische Psychologie f: engl. humanistic psychology. Von A. Maslow begründete Richtung der Psychologie. Sie ist gekennzeichnet durch besondere Wertschätzung des Menschen in Verbindung mit seiner Umwelt und durch die Förderung von Selbstwahrnehmung*, Selbstverwirklichung, Selbsterfüllung und das Erfahren von Verantwortlichkeit und Sinnhaftigkeit.
Hintergrund: Sie ist neben der Psychoanalyse* und der Verhaltenspsychologie eine der 3 Hauptrichtungen der modernen Psychologie und umfasst verschiedene Psychotherapieformen (Humanistische* Psychotherapie). Wichtige Vertreter sind E. Fromm, C. Rogers, F. Perls und J. Moreno.

humanistische Psychotherapie → Therapie, humanistische

Humanistische Psychotherapie f: engl. humanistic psychotherapy. Dritte Hauptrichtung in der Psychotherapie* neben Psychoanalyse* und Verhaltenstherapie*, deren Schwerpunkte v. a. das Individuum und dessen Selbstverwirklichung bzw. die Aufhebung von Blockaden, die diese hindern, darstellen.
Geschichte: Humanistische Psychotherapie ist heute ein Sammelbegriff für verschiedene psychotherapeutische Verfahren, die sich in der zweiten Hälfte des 20. Jahrhunderts insbesondere in den USA vor dem Hintergrund der Humanistischen* Psychologie entwickelten und etwa seit den 70er-Jahren auch im europäischen Raum Verbreitung finden.
Methode: Erlebnisorientiertes Arbeiten wie Visualisierung, Dramatisierung, Arbeit mit kreativen Medien. Der Reflexion der therapeutischen Erfahrung wird in den einzelnen Schulen unterschiedliches Gewicht eingeräumt.
Formen:
- klientenzentrierte Gesprächspsychotherapie (C. Rogers)
- Gestalttherapie (F. Pearls)
- Psychodrama (J. Moreno)
- Gestaltungstherapien wie Kunst-, Tanz-, Poesie- und Bibliotherapie*.

humanistische Therapieverfahren → Therapie, humanistische

Human Placental Lactogen: syn. Chorionsomatomammotropin; Abk. HPL. Proteohormon, bestehend aus 191 Aminosäuren. HPL wird in der Plazenta gebildet (Synzytiotrophoblast) und dient der Mobilisation mütterlicher Glukose und Fettsäuren zur Versorgung des Fetus sowie der Vorbereitung der Brustdrüse auf die Laktation (Laktopoese).

Humantoxizität f: engl. human toxicity. Toxische Wirkung eines Agens auf den Menschen. Viele verschiedene Substanzen sind giftig für den Menschen, und sie zeigen sehr unterschiedliche Giftwirkungen wie (Organ-)Schäden, Funktionsstörungen und Tod.

Humerus *m*: engl. *upper arm bone*; syn. Os humeri. Kräftiger, langer Röhrenknochen als knöcherne Grundlage des Oberarms. Das proximale Caput humeri bildet zusammen mit der Cavitas glenoidalis das Schultergelenk*, am distalen Ende bildet der Condylus humeri mit seinen Gelenkflächen (Facies articulares) einen Teil des Ellenbogengelenks*.

Humerusfraktur *f*: engl. *fracture of the humerus*. Bruch des Oberarmknochens.

Erkrankung: Zur Klassifizierung dient zunächst die Einteilung nach Lokalisation (siehe Abb. 1), zusätzlich gibt es für die proximalen Humerusfrakturen die Klassifikation nach Neer oder nach AO (Arbeitsgemeinschaft (für) Osteosynthese(fragen)), mit einem alphanumerischen Code). **Proximale Humerusfraktur:**
– Unfallmechanismus meist Sturz auf die Schulter, daher häufige Fraktur bei alten Menschen
– Symptome: 1. schmerzhafte Bewegungseinschränkung 2. Schwellung 3. Hämatom der betroffenen Schulter 4. ggf. Gefäß- und Nervenläsion (Plexus brachialis, A. und N. axillaris, bei Hochenergietrauma)
– Therapie: 1. häufig konservativ funktionell 2. bei zu starker Dislokation oder mehreren Frakturlinien eher Osteosynthese 3. bei Trümmerbruch Implantation einer Endoprothese.

Humerusschaftfraktur:
– Klinik: 1. klassische Frakturzeichen mit Dislokation 2. mögliche Gefäßläsionen 3. mögliche Verletzung des N. radialis

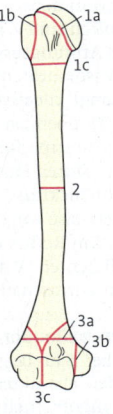

Humerusfraktur Abb. 1: Lokalisation; 1: proximal: a: Kalottenfraktur (selten); b: Abrissfraktur des Tuberculum majus; c: subkapitale Fraktur; 2: Humerusschaftfraktur; 3: distale Humerusfraktur: a: suprakondylär; b: Abrissfraktur des Epicondylus ulnaris; c: Y-förmige transkondyläre Fraktur.

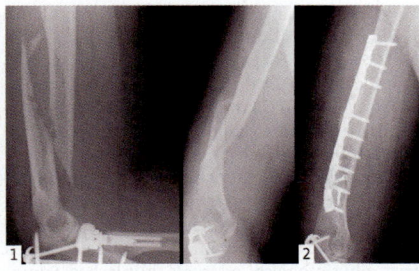

Humerusfraktur Abb. 2: Humerusschaftfraktur (nebenbefundlich ältere, osteosynthetisch versorgte Ulnafraktur und Radiuskopfprothese); Röntgenaufnahmen; 1: präoperativ in 2 Ebenen; 2: postoperativ nach Plattenosteosynthese mit LCDC-Platte. [108]

– Therapie: 1. konservativ mit kurzfristiger Ruhigstellung im Desault*-Verband 2. später mit Schiene 3. oder durch Plattenosteosynthese (siehe Abb. 2) oder Nagelosteosynthese 4. bei Kindern auch durch dynamische Markraumschienung*.

Distale Humerusfraktur:
– Formen: 1. suprakondyläre Humerusfraktur 2. Epikondylenfraktur* 3. monokondyläre (intraartikuläre) Fraktur 4. bi(trans)kondyläre Fraktur
– Klinik: 1. Hämatom 2. Schwellung 3. schmerzhafte Bewegungseinschränkung 4. ggf. Begleitverletzungen von Nerven und Gefäßen 5. Gefahr des Kompartmentsyndroms*
– Therapie: 1. beim Erwachsenen überwiegend operativ (Osteosynthese) 2. bei kindlicher suprakondylärer Fraktur (häufige Verletzung am wachsenden Skelett, meist Extensionsfraktur) ggf. mit offener Reposition (Ausgleich des Drehfehlers) und Fixation mit Kirschner-Drähten; ggf. durch dynamische Markraumschienung*; unter Umständen Cuff*-and-collar-Verband.

Humerusschaftfraktur → Humerusfraktur
humidus: engl. *humid*. Feucht.
Humor *m*: engl. *humour*. Geisteshaltung einer heiteren Gelassenheit im Umgang mit Widrigkeiten, Schwächen und der Imperfektion der Welt. In früheren Schriften meist mit dem Begriff Lachen* gleichgesetzt (siehe dort).
Hintergrund: Humor hat gesundheitsfördernde Wirkungen auf vielen Ebenen: Schmerzlinderung durch Duchenne-Lachen ("echtes" Lachen), Vasodilatation und Blutdrucksenkung, Immunstimulation sowie zahlreiche kognitive und motivationale Effekte. Humor fördert Kreativität, soziale Interaktion und höhere Lebenszufriedenheit und reduziert negative Emotionen, Stress, Angst und Depressivität. Humor gilt in der positiven Psychologie als eine der universellen Charakterstärken, die Resilienz fördern. Subjektive Erheiterbarkeit ist zu unterscheiden von der Fähigkeit, andere zum Lachen zu bringen. Humor ist wirksam in der Gesundheitskommunikation und zum Aufbau vertrauensvoller Arzt-Patienten-Beziehungen. Therapeutische Humor-Interventionen reichen von Clownsvisiten bei Kindern, Erwachsenen und demenziell Erkrankten bis hin zu speziellen Trainings für Pflegekräfte oder Patienten mit Atembeschwerden, Depression oder psychosomatischen Herzbeschwerden. In der Psychotherapie wird Humor seit Viktor Frankl, Paul Watzlawick und Frank Farrelly als zentraler Wirkfaktor gesehen für den erwünschten Perspektivwechsel des Klienten. „Humor ist, wenn man trotzdem lacht!".

humoral: engl. *relating to a humor*. Die Körperflüssigkeiten betreffend.
Humor aquosus → Kammerwasser
Humor vitreus → Corpus vitreum
Hundebandwurm → Echinococcus granulosus
Hundebissverletzung → Bissverletzung
Hundefloh → Flöhe
Hundespulwurm → Toxocara
Hundsrose *f*: syn. Heckenrose, gemeine. Strauch aus der Familie der Rosengewächse (Rosaceae), die in Europa heimisch ist. Hagebuttenschalen wirken leicht diuretisch, Hagebutten mit Früchten antioxidativ und antientzündlich. Wissenschaftliche Untersuchungen liegen nur für Hagebuttenschalen mit Früchten vor.
Verwendung: Zerkleinerte Hagebutten und Hagebuttenschalen als Infus oder andere galenische Zubereitung:
– medizinisch adjuvant zur Verbesserung der Gelenkbeweglichkeit (European Scientific Cooperative on Phytotherapy)
– volkstümlich zur Prophylaxe und Therapie von Vitamin-C-Mangelerkrankungen, Erkältungskrankheiten und grippalen Infekten, bei Magen-Darm-Erkrankungen; als Geschmackskorrigens in Teemischungen, häufig in Verbindung mit Hibiskusblüten.

Hunger *m*: Nahrungsaufnahme veranlassende körperliche Empfindung bei katabolem Stoffwechsel. Die Vermittlung erfolgt zentralnervös über Hirnstamm*, Hypothalamus*, limbisches System* und mesolimbisches Dopaminsystem. Hunger wird aktiviert durch orexigene Signale und gehemmt durch anorexigene Signale aus der Peripherie.
Regulation: Neuere Erkenntnisse zeigen eine neuroendokrine komplizierte Regulation durch Zentren des Hypothalamus*, die sowohl metabolische als auch einen 24-Stunden-Rhythmus aufweisende (zirkadiane) Signale erhalten. Weitere Sensoren und Vermittler des Energiestatus sind Neurotransmitter, Hormone, Nukleoside*,

die Orosensorik, der Verdauungstrakt und seine Hormone sowie Chemo- und Osmosensoren. Die Regulation geschieht:
- **mechanisch:** anorexigene Wirkung von Magendehnung (aktiviert Cholecystokinin* und Parasympathikus*)
- **psychosensorisch:** z. B. olfaktorischer Reiz als orexigener Reiz
- **metabolisch orexigen:** 1. Verminderung der verfügbaren Glukosemenge im Körper (unabhängig von der Blutzuckerkonzentration), wahrscheinlich gemessen mit Glukorezeptoren in Zwischenhirn, Dünndarm, Leber und Magen 2. Zunahme der Wärmeproduktion des Körpers (bei sinkender Außentemperatur) 3. Abnahme von Stoffwechselprodukten der Fettaufspaltung (Lipolyse)
- **metabolisch anorexigen:** Anstieg von Stoffwechselendprodukten des Glukosestoffwechsels (v. a. Laktat*)
- **neuroendokrin.**

Hungerazidose *f*: engl. *starvation acidosis*. Form der Ketoazidose* infolge gesteigerter Lipolyse* bei Nahrungskarenz (Ketonämie ≥ 12–16 h nach letzter Mahlzeit).

Hungerdystrophie → Protein-Energie-Mangelsyndrome

Hungerödem → Dystrophie

Hungerödem → Ödem

Hungerödem → Protein-Energie-Mangelsyndrome

Hungerosteopathie → Osteopathie, alimentäre

Hungerversuch *m*: engl. *diagnostic starvation*; syn. Fastentest. Funktionstest zum Nachweis eines Insulinoms*. Der Patient darf für bis zu 72 h nichts essen. Bei Gesunden sinkt dadurch der Insulinspiegel, bei Patienten mit Insulinom bleibt er hoch und es kommt zur Unterzuckerung. Der Patient zeigt Symptome wie Unruhe, Tachykardie*, Zittern und Übelkeit.

Hunner-Zystitis → Zystitis, interstitielle

Hunter-Band → Ligamentum teres uteri

Hunter-Schreger-Streifung *f*: Strukturmerkmal des Zahnschmelzes. Es handelt sich um ein polarisationsoptisches Phänomen in Zahnschliffen und erscheint von koronal nach apikal als sich abwechselnde helle und dunkle Streifen. Die Streifung entsteht durch horizontal und vertikal verlaufende Schmelzprismen, die im Präparat teils längs, teils quer angeschnitten werden.

Huntington-Chorea → Chorea Huntington

Hunt-Syndrom *n*: engl. *Ramsey Hunt syndrome*; syn. Hunt-Neuralgie. Seltene Gesichtsneuralgie bei Zoster* oticus unter Beteiligung des Ganglion* geniculatum (Genikulatumneuralgie*) mit anfallartigen Ohrenschmerzen, evtl. Fazialisparese*, Hör- und Gleichgewichtsstörungen. Der Begriff wird synonym verwendet zu Dyssynergia cerebellaris myoclonica und progressive Pallidumatrophie*.

Hurst-Enzephalitis → Enzephalomyelitis, akute disseminierte

HUS: Abk. für Hämolytisch-urämisches Syndrom → Syndrom, hämolytisch-urämisches

Husten *m*: engl. *cough*; syn. Tussis. Durch die Atemmuskulatur hervorgerufene heftige Exspiration mit explosionsartigem Entweichen von Luft oder Schleim aus der zunächst verschlossenen, dann geöffneten Stimmritze. Husten tritt physiologisch oder als klinisches Symptom auf. Husten, der länger als 3 Wochen andauert, ist unbedingt diagnostisch weiter abzuklären.

Pathophysiologie: Bewusste Steuerung oder der Hustenreflex*, ein polysynaptischer Fremdreflex, lösen Husten aus. Im Rahmen eines physiologischen Schutzreflexes reagiert die Atemmuskulatur reflektorisch auf verschiedene Reizungen der tracheobronchialen Schleimhaut. Auslöser des Reflexes sind u. a. Krankheitserreger, Schadstoffe, Fremdkörper oder Schleim. Ziel ist die Reinigung der Atemwege. Die Rezeptoren auf der Schleimhaut der Atemwege finden sich in Pharynx, Larynx und den Bronchien. Ein durch die Atemmuskulatur während der Exspiration an der geschlossenen Stimmritze aufgebauter Überdruck löst das explosionsartige Entweichen von Luft oder Schleim aus, wenn sich die Stimmlippen plötzlich öffnen. Der Auswurf beim Abhusten ist das Sputum*, den Vorgang nennt man Expektoration.

Einteilung:
- nach Schleimbildung: 1. produktiver Husten mit Sekretbildung 2. unproduktiver, trockener Husten
- nach Klang des Hustens: 1. aphonisch: heiser, klanglos 2. bellend, z. B. beim Krupphusten 3. bitonal: krächzend bis pfeifend, metallisch klingend 4. stakkatoartig: abgehackte Hustenstöße, z. B. bei Pertussis* 5. kupiert: wegen Schmerzhaftigkeit abgebrochen.

Ursachen:
- chemische, physikalische oder mechanische Reizung der Atemwege
- akute Infektionen, z. B. Atemwegsinfekt, akute Bronchitis, Pneumonie, Grippe, Pertussis*
- chronische Infektionen, z. B. Sinusitis, Tuberkulose
- bronchiale Hyperreagibilität und Asthma bronchiale, COPD
- Fremdkörperaspiration
- gastroösophageale Refluxkrankheit
- chronische Linksherzinsuffizienz
- Bronchial- oder Lungentumor
- Arzneimittel, z. B. ACE-Hemmer
- psychogene Ursachen.

Therapie: Die zugrundeliegende Erkrankung ist kausal zu behandeln. Expektoranzien* unterstützen Sekretolyse und -motorik. Wichtig ist eine ausreichende Flüssigkeitszufuhr zur Verminderung der Viskosität des Bronchialschleims. Empfohlen werden bis zu 3 l warme Getränke pro Tag (Vorsicht bei Herz- und Nierenerkrankungen). Antitussiva* sind bei unproduktivem und erschöpfendem Husten indiziert. Sie wirken über eine Hemmung der reflektorischen Erregbarkeit des Hustenzentrums in der Medulla oblongata. Überwiegend handelt es sich um Morphinderivate, z. B. Codein*, Dihydrocodein*. Eine Dauertherapie ist deswegen zu vermeiden. Phytotherapeutisch kommen z. B. Blüten von Linde, Holunder und Kamille sowie Thymian kombiniert mit Efeu oder Primel zur Anwendung. Sie haben bei akutem Husten eine milde Wirksamkeit.

Hustenfraktur *f*: engl. *cough fracture*. Durch starkes Husten verursachte Rippen(serien)fraktur oder Wirbelkörperfraktur, v. a. bei ausgeprägter Osteoporose* und Osteolyse*.

Hustenmittel → Antitussiva

Hustenreflex *m*: engl. *cough reflex*. Polysynaptischer, von der Medulla* oblongata kontrollierter Schutzreflex zur Reinigung der Atemwege von eingedrungenen Schmutzpartikeln und Fremdkörpern. Der Hustenreflex wird ausgelöst durch Reizung von Sensoren in der tracheobronchialen Schleimhaut.

Hustensynkope *f*: engl. *cough syncope*. Synkope* infolge einer akuten Durchblutungsminderung und nachfolgender Ischämie des Gehirns. Die Durchblutungsminderung ist Folge der intrakraniellen Druckerhöhung und Verminderung des Schlagvolumens während einer Hustenattacke. Betroffen sind v. a. Patienten mit Erkrankungen der Atmungsorgane und gestörter Regulation der Vasomotoren*.

Hustentest *m*: engl. *cough test*. Verfahren zum Nachweis einer Klappeninsuffizienz oberflächlicher Venen (Venae superficiales) an den unteren Extremitäten. Durch Husten (Valsalva*-Versuch) wird ein Blutrückfluss in die Venen ausgelöst, der normalerweise von den Venenklappen* verhindert wird. Ein Reflux des venösen Blutes wird bei insuffizienten Venenklappen durch Palpation* oder Ultraschalldiagnostik festgestellt.

Husten, trocken-bellender *m*: syn. bellender Husten. Meist bei Säuglingen und Kleinkindern auftretender charakteristischer Husten* bei akuter Laryngotracheitis (Pseudokrupp*, Krupp*-Syndrom).

Husten, trockener *m*: Ohne Schleimbildung einhergehender, oft schmerzhafter und anhaltender Husten*, meist zu Beginn und am Ende einer Erkältung, aber auch bei Reflux* von Magensaft oder als Nebenwirkung von Medikamenten. Behandelt wird symptomatisch mit zentral oder peripher wirkenden Antitussiva* oder pflanzlichen Mitteln.

Hintergrund: Ursachen:
– Bronchitis*
– Laryngitis*
– Tracheitis*
– laryngeal oder tracheobronchial liegender Fremdkörper*
– 3. Stadium (Stadium decrementi) des Keuchhustens
– kalte Luft
– Schadstoffe (Staub, Gase, Chemikalien, Zigarettenrauch)
– Refluxkrankheit*
– psychisch
– allergisch
– Nebenwirkung von Medikamenten (insbesondere ACE*-Hemmer).

Therapie: Antitussiva, wenn der Husten quälend und schmerzhaft ist und die Nachtruhe stört
– **zentral wirkende Antitussiva (Opioide):** Codein*, Dihydrocodein*, Hydromorphon* u. a.
– **peripher wirkende Antitussiva:** Pentoxyverin, Benproperin
– **pflanzliche Mittel: 1.** Sonnentau*, Efeu, Eibisch*, Lindenblüten, Malvenblüten, Spitzwegerich, **2.** Thymus vulgaris u. a.

HUT: Abk. für Helicobacter-Urease-Test → Urease-Schnelltest

Hutchinson-Trias → Syphilis connata

Hutchinson-Zahn *m*: engl. *Hutchinson's tooth*; syn. Fournier-Zahn. Tonnenförmiger oder von der Basis zur Krone hin sich verschmälernder oberer mittlerer Schneidezahn des bleibenden Gebisses. Er weist halbmondförmige Aussparungen an den Kauflächen auf. Es entstehen Zahnlücken. Der Hutchinson-Zahn stellt das wichtigste Zeichen der Spätfolge einer konnatalen Syphilis dar. Siehe Abb.

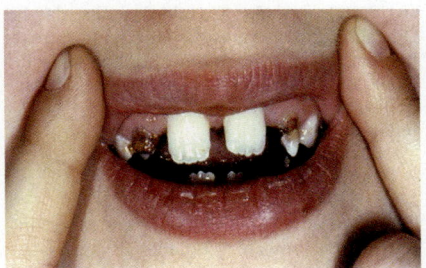

Hutchinson-Zahn [183]

Hutkrempenregel *f*: Kriterium zur Beurteilung der Entstehung einer Kopfverletzung. Die sog. Hutkrempe ist eine gedachte Linie in Höhe des größten Kopfumfangs. Verletzungen oberhalb dieser Linie sind eher schlagbedingt (Verdacht auf Fremdeinwirkung), während Verletzungen in oder unterhalb der Hutkrempenlinie eher auf einen Sturz zurückzuführen sind. Siehe Abb.

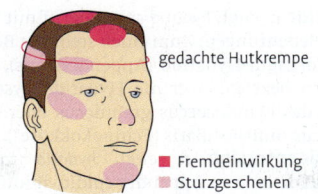

gedachte Hutkrempe
■ Fremdeinwirkung
■ Sturzgeschehen

Hutkrempenregel

Hinweis: Die Hutkrempenregel ist nur gültig bei Stürzen auf der Ebene.

HV-Intervall → EKG, intrakardiales

HVL: Abk. für Hypophysenvorderlappen → Adenohypophyse

HVT: Abk. für → Hyperventilationstest

HWG: Abk. für häufig wechselnder Geschlechtsverkehr → Promiskuität

HWI: Abk. für → Harnwegsinfektion

HWI: Abk. für → Hinterwandinfarkt

HWS-Distorsion *f*: engl. *whiplash-associated disorder*; syn. Halswirbelsäulen-Schleudertrauma. Verrenkung und Verletzung der Bänder und Gelenke durch Überdehnung der Halswirbelsäule (HWS), oft synonym mit Schleudertrauma. Ursache sind Schleuderbewegungen des Kopfes bei plötzlicher Beschleunigung (danach Gegenbewegung durch plötzliche Muskelanspannung). Betroffene entwickeln nach einer Latenz von Stunden Schmerzen, die innerhalb von Tagen bis Wochen abklingen.

Vorkommen: Häufig bei Verkehrsunfällen, typisch bei Heckaufprall (Retroflexionsbewegung des Schädels) oder Frontalzusammenstoß nach vorne, entsprechend bei Seitenaufprall, besonders ungünstig bei verdrehter HWS.

Einteilung: Nach Quebec Task Force (siehe Schleudertrauma*, Tab. dort) und Erdmann (Keidel, 1998); 90–95 % der Verletzungen sind in die Schweregrade I und II einzustufen. Die Beschwerdedauer steht in Korrelation zum Schweregrad der Verletzung. In 5–10 % der Fälle kommt es zur Entwicklung chronischer Schmerzen und anhaltender Funktionsstörungen.

Klinik: Beschwerden z. T. erst nach beschwerdefreiem Intervall
– paravertebrale Schmerzen mit Ausstrahlung in Kopf und Schulter
– Muskelhypertonus
– vegetative Symptome
– Innenohrschäden
– Lähmungen.

Therapie:
– HWS-Distorsion ohne morphologisches Korrelat, QTF I/II: meist konservativ: **1.** ggf. einige Tage immobilisierend, dann aktivierend **2.** ausreichende, aber befristete (≤ 4 Wochen) Analgesie, z. B. mit nicht steroidalen Schmerzmitteln **3.** ggf. lokale Wärme oder Cold-Pack, Massagen, Elektrotherapie **4.** später aktive Bewegungs- und Lockerungsübungen **5.** cave: keine mechanische Ruhigstellung, z. B. mit Schanz-Verband, kann Chronifizierung fördern
– HWS-Distorsion mit morphologischem Korrelat (z. B. QTF III, IV): **1.** Fusionsoperation bzw. operative Stabilisierung (Spondylodese) **2.** temporär davor evtl. Haloextension.

HWS-Syndrom: Abk. für Halswirbelsäulensyndrom → Zervikobrachialsyndrom

HWZ: Abk. für → Halbwertszeit

hyalin: Durchscheinend, durchsichtig, glasartig, z. B. hyaliner Knorpel.

Hyalin *n*: engl. *hyaline*. Bezeichnung für heterogene Substanzen (meist einfache oder zusammengesetzte Proteine*), die lichtmikroskopisch homogen glasig-transparent erscheinen und sich mit sauren Farbstoffen (z. B. durch Gieson-Färbung) rot anfärben.

Vorkommen:
– bei Alterungsprozessen ohne pathologische Bedeutung, z. B. im Corpus* albicans oder in Lymphknoten*
– im Zusammenhang mit pathologischen Prozessen: **1.** intrazellulär als Councilman*-Körperchen, Mallory*-Körperchen, Russell-Körperchen oder Crooke-Zellen **2.** extrazellulär z. B. bei Hyalinose* oder bei Proteinurie* als hyaline Zylinder im Harnsediment.

Hyalinose *f*: engl. *hyalinosis*. Erkrankung mit Einlagerung von Hyalin* in oder hyaliner Degeneration* von Bindegewebe* (Hyalinisierung), u. a. bei chronisch-entzündlichen Vorgängen (Zuckergussleber oder Zuckergussmilz, Pleuraschwarte*) sowie bei Arteriosklerose als homogene Verdickung der arteriellen Gefäßwand.

Hyaloplasma → Zytosol

Hyaluronidase *f*: engl. *diffusion factor*. Lysosomale Glykosidase, die glykosidische Bindungen der Hyaluronsäure* und der Chondroitinsulfate* spaltet und sie zusammen mit anderen Glykosidasen und Sulfatasen depolymerisiert.

Indikation: Als Infusions- und Injektionszusatz zur Förderung der lokalen Ausbreitung und Resorption.

Hyaluronsäure *f*: In Fibroblasten* aus Glukose* synthetisiertes Glykosaminoglykan, das physiologisch ein Bestandteil der extrazellulären Matrix* ist. In der Medizin wird es zur symptomatischen Behandlung der Arthrose, als Filmbildner beim trockenen Auge und zur

Nachbenetzung bei Kontaktlinsenträgern angewendet.
Indikationen:
- Arthrose* (v. a. Gonarthrose*) mit noch vorhandenem Restknorpel
- trockene Haut
- „Trockenes Auge" (Sicca*-Syndrom; Keratoconjunctivitis sicca)
- Behandlung von Ulzera und Verbrennungen
- Nachbenetzung bei Tragen von Kontaktlinsen.

hybrid: engl. *crossbred*. Von zweierlei Herkunft, gemischt.

Hybridisierung [chemische Bindung] *f*: Von Linus C. Pauling eingeführtes Konzept zur Beschreibung der chemischen Bindungen in Kohlenstoff- und Übergangsmetallkomplex-Verbindungen. Unter Hybridisierung versteht man die Linearkombination von Atomorbitalen am gleichen Atom*. Dabei ergeben sich neue Orbitale (sog. Hybridorbitale), die für die räumliche Ausrichtung der Bindungen im Molekül* günstiger sind.

Hybridisierung [Genetik] *f*: engl. *hybridization*; syn. Bastardisierung. Begriff mit mehrfacher Bedeutung. In der Genetik bezeichnet Hybridisierung zum einen Methoden zur Veränderung des genetischen Materials eines Organismus (sexuelle Hybridisierung) oder einer Zelle (somatische Hybridisierung), zum anderen versteht man darunter Verfahren zum Nachweis identischer oder sehr ähnlicher Nukleinsäuren* (molekulare Hybridisierung).

Hybridprothese [Orthopädie] *f*: Totalendoprothese*, bei der ein Gelenkteil im Knochen mit Knochenzement* fixiert und ein zweiter zementfrei verankert wird.

Hybridprothese [Zahnmedizin] *f*: engl. *hybride denture*; syn. Deckprothese. Herausnehmbarer Zahnersatz, der an natürlichen Zähnen oder Implantaten verankert wird.

Hybridverfahren *n*: engl. *hybrid method*. Kombinierte Anwendung unterschiedlicher Verfahren, z. B. Kombination aus offen gefäßchirurgischem und endovaskulärem Verfahren (z. B. Stentimplantation).
Beispiel: Offen chirurgischer Ersatz von Aortensegmenten und endovaskuläre Stentimplantation bei Aortenaneurysma*, z. B. bei Descendensbogenaneurysma Ersatz des Aortenbogens und Stentimplantation in thorakale Aorta descendens.

Hydantoine *n pl*: Substanzen mit charakteristischem heterozyklischem Fünferringsystem (Glykolylharnstoffe) und hypnotischer sowie antiepileptischer Wirkung. Arzneilich verwendete Hydantoine sind z. B. Allantoin*, Dantrolen, Nitrofurantoin* und Phenytoin*.

Hydarthrose → Gelenkerguss

Hydatide *f*: engl. *hydatid cyst*. Begriff mit mehreren Bedeutungen: Zum einen steht der Begriff für Morgagni-Hydatide (Appendixtestis), zum anderen bezeichnet er die Hydatidenzyste als Finne des Echinococcus granulosus oder Echinococcus multilocularis (Echinokokkose*).

Hydatidentorsion *f*: engl. *hydatid torsion*. Durch Torsion von Appendix epididymidis oder Appendix testis (Morgagni-Hydatide) ausgelöste Ischämie mit starkem Druckschmerz. Die Therapie besteht in der operativen Resektion.

Hydrämie *f*: engl. *hydremia*. Erhöhter Wassergehalt des Bluts und dadurch bedingte Zunahme des Blutvolumens (Hypervolämie).

Hydralazin *n*: Antihypertensivum aus der Gruppe der Vasodilatatoren*, das p. o. bei arterieller Hypertonie* und Herzinsuffizienz* eingesetzt wird. Hydralazin wirkt blutdrucksenkend durch Erniedrigung des peripheren Gefäßwiderstands. Nebenwirkungen umfassen u. a. gastrointestinale Beschwerden, Hypotonie, Appetitverlust, Tachykardie* und arzneimittelinduzierten Lupus* erythematodes.

Hydramnion *n*: engl. *hydramnios*. Deutlich über der Norm liegende Fruchtwassermenge, z. B. am Ende der Schwangerschaft über 2000 ml. Die Ursachen sind vielfältig. Die Behandlung richtet sich nach der Grunderkrankung.
Vorkommen: Ein Polyhydramnion kann u. a. auftreten bei:
- mütterlichem Diabetes* mellitus, insbesondere bei schlechter Einstellung des Blutzuckerspiegels
- Blutgruppenunverträglichkeit (Morbus haemolyticus fetalis)
- intrauterinen Infektionen (z. B. Listeriose*, Toxoplasmose*, Zytomegalie*)
- angeborenen Fehlbildungen (Anenzephalus, Meningomyelozele*, Ösophagusatresie*, Lippen*-Kiefer-Gaumenspalte, Arthrogryposis-multiplex-congenita)
- Chromosomenanomalien
- fetofetalem Transfusionssyndrom
- Chorangiom der Plazenta.

Komplikationen: Durch die Überdehnung der Uteruswand kann es zur vorzeitigen Wehentätigkeit, ggf. mit vorzeitigem Blasensprung und Frühgeburt, kommen. Postpartal ist das Risiko für eine Uterusatonie mit Nachblutung deutlich erhöht.

Therapie: Sofern möglich, sollte eine Therapie der Grunderkrankung angestrebt werden (z. B. Laserkoagulation bei fetofetalem Transfusionssyndrom). Ansonsten kann bei Schmerzen oder Atemnot der Schwangeren oder einer drohenden Frühgeburt eine Entlastungspunktion durch Amniozentese versucht werden.

Hydrargyrose → Gelenkerguss
Hydrargyrum → Quecksilber

Hydratation [Chemie] *f*: engl. *hydration*; syn. Solvatation. Bezeichnung für den Vorgang der Lösung oder den Zustand gelöster polarer (hydrophiler) Moleküle oder Ionen in Wasser. Durch die starke elektrostatische Anziehungskraft der Ionen bzw. Ausbildung von Wasserstoffbrückenbindungen bei nach außen ungeladenen Molekülen ordnen sich die H_2O-Moleküle zu einer Hydrathülle um das gelöste Teilchen.
Hintergrund: Bei Ionen wird durch Hydratation die Anziehungskraft zwischen Anionen und Kationen herabgesetzt, wodurch das Lösen erst ermöglicht wird; hydrophile Kolloide werden stabilisiert.

Hydratation [Wasser- und Elektrolythaushalt, Nierenfunktion] *f*: Menge und Verteilung des Körperwassers. Auch die Bezeichnung Hydration wird verwendet.

Hydraulische Dilatation *f*: syn. hydraulische Aufdehnung. Verfahren der Shunt-Chirurgie. Die intraoperative hydraulische Dilatation führt zu einer Aufdehnung der (Shunt-)Vene. Im Rahmen der Shuntanlage wird häufig durch die Freipräparation der Vene eine solche hydraulische Dilatation nötig.

Hydrazinophthalazin → Hydralazin
Hydrocele → Hydrozele
Hydrocele chylosa → Chylozele
Hydrocele feminae *f*: engl. *Hydrocele of the Canal of Nuck*. Seltene Ansammlung seröser Flüssigkeit im distalen Teil des persistierenden Processus vaginalis peritonei der Frau mit nachfolgender Anschwellung im oberen Teil der großen Labien. Die Diagnostik erfolgt sonografisch, die Therapie chirurgisch. Differenzialdiagnostisch sind Leisten- und Schenkelhernie*, Lymphadenopathie* und Tumor* auszuschließen.

Hydrocele renis → Perinephritis
Hydrocele testis → Hydrozele
Hydrocephalus → Hydrozephalus

Hydrochlorothiazid *n*: Perorales Diuretikum aus der Gruppe der Thiaziddiuretika, das bei Ödemen und Herzinsuffizienz zum Einsatz kommt. Es wird auch als Antihypertensivum (oft in Kombination mit Ramipril*) bei arterieller Hypertonie eingesetzt.
Indikationen:
- Ödeme
- Herzinsuffizienz
- arterielle Hypertonie.

Hydrocodon *n*: Halbsynthetisches Morphin*-Derivat, das sowohl schmerz- als auch stark hustenlindernd wirkt. Hydrocodon hilft, auch als Hydrochlorid oder Hydrogentartrat, bei schmerzhaftem Husten. Die Verabreichung erfolgt oral als auch subkutane Injektion. Hydrocodon unterliegt dem Betäubungsmittelgesetz* und birgt ein hohes Suchtpotenzial.

Indikationen: Starker und schmerzhafter Husten, durch den schwere Komplikationen bis lebensbedrohliche Zustände drohen und bei dem keine anderen Maßnahmen helfen.

Hydrocortison n: Schwach wirksames Glukokortikoid* mit immunsuppressiver, antiinflammatorischer und antiallergischer Wirkung. Hydrocortison wird topisch bei entzündlichen, allergischen und pruriginösen Hauterkrankungen, physikalisch induzierter Dermatitis* sowie nicht-infektiösen Entzündungen am Auge und p. o. bei Nebenniereninsuffizienz und adrenogenitalem Syndrom* eingesetzt.

Hydrocortisonacetat n: Schwach wirksames Glukokortikoid*, das an intrazelluläre Glukokortikoid-Rezeptoren bindet und dadurch seine juckreizlindernde, antiinflammatorische, immunsuppressive und antiallergische Wirkung entfaltet. Hydrocortisonacetat kommt topisch zur Behandlung von entzündlichen, nichtinfizierten Hauterkrankungen wie Ekzemen*, Erythemen und Hautreizungen sowie bei Sonnenbrand und Insektenstichen zum Einsatz.

Hydrodensitometrie → Unterwasserwägung
Hydroenzephalozele → Enzephalozele
Hydrogencarbonate → Bicarbonate
Hydrogenium → Wasserstoff
Hydrokalix m: engl. *hydrocalyx*. Umschriebene Hydronephrose* eines Haupt- oder Nebenkelches einer Niere. Ursache ist eine Abflussstörung (z. B. Kelchhalsstenose, Urolithiasis) im Bereich des Nierenkelches mit nachfolgender Aufweitung. Bei entsprechenden Beschwerden wie beispielsweise rezidivierenden Pyelonephritiden behandelt man mittels Teilnephrektomie mit Resektion des betroffenen Nierenpols.

Hydrokolloid-Bandage f: engl. *hydrocolloid bandage*; syn. Hydrokolloid-Verband. Wundverband, der durch Auflage von Hydrokolloiden auf sezernierende Wunden eine Gelbildung und damit eine beschleunigte Wundheilung induziert. Die Hydrokolloidauflagen haben eine keimdichte Deckschicht und eignen sich zur feuchten Wundversorgung von nicht infizierten Wunden.

Hydrokuldoskopie f: engl. *hydroculdoscopy*; syn. transvaginale Hydrolaparoskopie. Endoskopische Betrachtung von Fimbrientrichter und Douglas*-Raum nach Instillation von Kochsalzlösung. Die Durchführung ist ambulant und ohne Narkose möglich. Angewendet wird das Verfahren zur Sterilitätsdiagnostik (Beurteilung des Eiauffangmechanismus) und zur Diagnostik bei Endometriosis genitalis externa (Endometriose*).

Hydrolaparoskopie f: engl. *hydrolaparoscopy*. Laparoskopie* mit intraperitonealer Instillation von Kochsalz zur besseren Darstellbarkeit von Peritonealveränderungen.

Hydrolasen f pl: engl. *hydrolases*. Enzyme* der Gruppe 3 des numerischen EC-Klassifikationssystems. Sie katalysieren Reaktionen, bei denen verschiedene chemische Bindungen hydrolytisch gespalten werden. Dazu gehören Lipasen, die hydrolytisch Esterbindungen spalten sowie Amidasen, Glykosidasen, Esterasen*, Phosphatasen, Lipasen*, Proteasen* u. v. a.

Hydromeningozele → Meningozele
Hydromorphon n: Halbsynthetisches Morphinderivat zur Anwendung als Analgetikum, das stärker, aber kürzer wirksam als Morphin* ist. Hydromorphon unterliegt dem Betäubungsmittelgesetz*.
Indikationen: Starke Schmerzen.

Hydromyelozele → Meningomyelozele
Hydronephrose f: engl. *hydronephrosis*; syn. Harnstauungsniere. Stauungsniere, bezeichnet die durch Harnwegsobstruktion pathologisch veränderte Niere (Harnstauungsniere). Unbehandelt droht die terminale Niereninsuffizienz mit Dialysepflichtigkeit. Wichtigste therapeutische Maßnahme ist die Beseitigung des Abflusshindernisses.
Klinik:
– lange symptomlos
– uncharakteristische Kreuz- und Flankenschmerzen
– Druckgefühl in der Nierengegend
– Fieberschübe
– Harnwegsinfektionen*
– beim Säugling: 1. Gedeihstörung 2. Diarrhö 3. Erbrechen.
Therapie:
– Behandlung der Ursache
– temporäre künstliche Harnableitung* (z. B. Doppel-J-Katheter)
– Nephrektomie* bei funktionsloser Niere.

Hydroniumion n: engl. *hydronium ion*; syn. H_3O^+-Ion. Bezeichnung für das H_3O^+-Ion. In Lösung existieren keine freien Protonen, weshalb sich sofort die hydratisierte Spezies, das Hydroniumion, bildet.

Hydroperikard n: engl. *hydropericardium*; syn. Hydrops pericardii. Klinisch nicht übliche Bezeichnung für Perikarderguss* mit Ansammlung von Transsudat* im Perikard, z. B. bei Herzinsuffizienz* infolge Stauung.

Hydropertubation → Pertubation
Hydrophilie f: engl. *hydrophilia*. Bezeichnung für die Neigung einer chemischen Verbindung, Wasser aufzunehmen bzw. in Wasser einzudringen. Das Ausmaß der Hydrophilie ist abhängig von der Struktur und den funktionellen Gruppen des Stoffes. Hydrophile Gruppen sind z. B. OH-Gruppen, Sulfonsäure- oder Ammoniumreste.
Beispiel: Ethan ist in Wasser sehr wenig löslich, Ethanol mit Wasser dagegen beliebig mischbar.

Hydrophobie [Chemie] f: Bezeichnung für die Eigenschaft einer Verbindung, Wasser und andere polare Moleküle abzustoßen. Zu den hydrophoben Gruppen zählen langkettige und aromatische Kohlenwasserstoffreste. Die Raumstruktur wird durch die Bildung von Mizellen stabilisiert, in denen sich die organischen Moleküle zusammenlagern und gegen Wassermoleküle abschirmen.

Hydrophobie [Infektiologie] f: engl. *hydrophobia*. Wasserscheu. Es handelt sich um ein Symptom bei Tollwut*.

Hydrophthalmus m: engl. *hydrophthalmos*; syn. Buphthalmus. Kindliches Glaukom* mit Vergrößerung des gesamten Bulbus infolge pathologischer Steigerung des Augeninnendrucks bei noch wachsendem Augapfel; Symptome sind Hornhauttrübung durch Einrisse in der Descemet-Membran, sog. Haab-Linien, vergrößerter Hornhautdurchmesser und Bulbuslänge, erhöhter Augeninnendruck und Papillenexkavation. Die Therapie ist meist operativ. **Vorkommen:** besonders im 1. Lj., häufig beidseits. **Ursache:** Fehlbildung oder mangelnde Ausreifung des Kammerwinkels mit Behinderung des Kammerwasserabflusses, seltener andere angeborene Fehlbildungen sowie prä- oder postnatale Entzündungen. Siehe Abb.

Hydrophthalmus: Vergrößerung des rechten Bulbus mit Hornhauttrübung bei kongenitalem Glaukom. [162]

Hydrops m: engl. *effusion*; syn. Erguss. Flüssigkeitsansammlung in präformierten Körperhöhlen*, die entzündlich (Exsudat*) oder durch Störungen der Blutzusammensetzung, Blutdruckverhältnisse oder Gefäßpermeabilität* (Transsudat*) bedingt ist. Beispiele sind Aszites*, Pleuraerguss*, Perikarderguss*, Gallenblasenhydrops*, Gelenkerguss*, Hydrops fetalis, Hydrops* gravidarum, Hydrothorax* und Hydrosalpinx. Im weiteren Sinn werden auch Flüssigkeitsansammlungen im Körpergewebe (Ödem*) als Erguss bezeichnet.

Hydrops abdominis → Aszites
Hydrops articularis → Gelenkerguss
Hydrops articulorum intermittens m: engl. *intermittent hydrarthrosis*. Ein- oder beidseitiger Lympho- und Granulozyten enthaltender Kniegelenkerguss unklarer Genese, bevorzugt bei jungen Frauen, der in regelmäßigen Zeitabständen (1–3 Wo.) auftritt und mit nur geringen Gelenkschmerzen einhergeht. Der Übergang in rheumatoide Arthritis* ist möglich.

Hydrops fetalis m: engl. *fetal hydrops*. Generalisierte Ödeme, Pleuraerguss, Aszites, häufig auch mit Herzinsuffizienz des Feten. Als Ursachen kommen u. a. Chromosomenstörungen und Fehlbildungen, insbesondere des Herzens, infrage, außerdem Anämie, entweder bei Infektionen (z. B. Parvovirus B19) oder durch Hämolyse (z. B. bei Blutgruppeninkompatibilität, Morbus* haemolyticus fetalis).

Hydrops gravidarum *m*: engl. *hydrops of pregnancy*. Übermäßige, durch die Schwangerschaft bedingte mütterliche Wasserretention mit Ausbildung von Ödemen.

Hydrops pericardii → Hydroperikard
Hydrops tubae → Salpingitis
Hydrops universalis → Hydrops fetalis
Hydrops vesicae biliaris → Gallenblasenhydrops
Hydrosalpinx → Salpingitis
Hydrothermablation *f*: engl. *hydrothermal endometrial ablation*. Endometriumablation* der 2. Generation mit Verödung der Gebärmutterschleimhaut durch Einwirken heißer Flüssigkeit. Indikation ist die therapieresistente rezidivierende Hypermenorrhö* als Alternative zur Hysterektomie*. Kontraindikationen sind u. a. Myoma uteri und Korpuspolyp.

Prinzip:
- intrauterine Instillation von 90 °C heißer Kochsalzlösung über einen Katheter mit integrierter Hysteroskopieoptik
- Verteilen der Lösung in der Cavitas uteri bei niedrigem Druck (50 mmHg)
- Einwirken über 10 min unter hysteroskopischer Beobachtung.

Hydrothorax *m*: Ansammlung von eiweiß- und zellarmer Flüssigkeit (Transsudat) im Pleuraraum. Der Hydrothorax ist meist Folge einer links- bzw. rechtsventrikulären Herzinsuffizienz (Stauungserguss), kann aber auch bei Leberzirrhose oder nephrotischem Syndrom auftreten.

Hydroureter → Megaureter
Hydroxidion *n*: engl. *hydroxide ion*; syn. OH⁻. Bezeichnung für das OH⁻-Ion. Es entsteht bei der Dissoziation von Basen in Wasser.

Hydroxyethylstärke: Plasmaersatzstoff* aus hochverzweigten Stärkemolekülen (Amylopektin). Durch Hydroxyethylierung dieser Amylopektine (Amylum) wird der schnelle enzymatische Abbau von Hydroxyethylstärke durch die im Serum vorhandene α-Amylase* verzögert.

Indikationen:
- Volumenersatz*: **1.** Hypovolämie aufgrund akuten Blutverlusts bei zu erwartender unzureichender hämodynamischer Stabilisierbarkeit durch ausschließlich kristalloiden Volumenersatz **2.** Anwendung in niedrigster wirksamer Dosis und minimal erforderlicher Anwendungsdauer unter Monitoring u. a. der Nierenfunktion
- Hämodilution*
- **cave:** wegen potenzieller Outcome-relevanter negativer Beeinflussung u. a. der Nierenfunktion durch Hydroxyethylstärke insbesondere bei intensivmedizinischen Patienten möglichst Verzicht der Anwendung bei kritisch Kranken, Sepsis, Verbrennung.

Hydroxylapatit *n*: engl. *hydroxyapatite*; syn. Calciumphosphathydroxid. Weltweit häufig vorkommendes Mineral mit hexagonalem Kristallgitter, das eine Härte von 5 (Härteskala) aufweist. Durch wechselnde Anteile von Fremdmetallen kann Hydroxylapatit gelb, grün, braun oder grau bis schwarz gefärbt sein. Als Hauptbestandteil von Knochen und (neben Fluorapatit) Zähnen hat Hydroxylapatit eine wichtige physiologische Bedeutung.

Anwendung:
- medizinisch: biokompatibler Knochenersatz; Beschichtung von Titanimplantaten; in fluoridfreien Zahncremes
- technisch: stationäre Phase zur chromatografischen Proteintrennung; Phosphatquelle in der Düngerherstellung.

Hydroxylierung *f*: engl. *hydroxylation*. Bezeichnung für die Einführung einer oder mehrerer OH-Gruppen in organische Verbindungen. Eine Hydroxylierung kann enzymatisch durch Oxidoreduktasen vermittelt werden. Dies geschieht u. a. in Phase 1 der Biotransformation*.

Hydrozele *f*: engl. *hydrocele*. Ansammlung seröser Flüssigkeit zwischen viszeralem und parietalem Blatt der Tunica* vaginalis testis. Betroffene zeigen einen prall-elastischen, schmerzlos vergrößerten Hodensack. Bei Kindern variiert die Flüssigkeitsmenge im Tagesverlauf. Diagnostiziert wird mittels Palpation*, Diaphanoskopie* und Sonografie, behandelt wird (nach dem ersten Lebensjahr) operativ. Siehe Abb.

Therapie:
- Säuglinge: zunächst abwarten, häufig spontane Rückbildung
- bei großer Hydrozele oder Leistenhernie*: zeitnahe Operation
- im Alter > 1 Jahr: Operation
- je nach Lokalisation der Hydrozele inguinaler oder skrotaler Zugang.

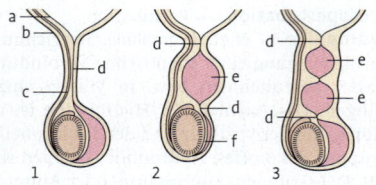

Hydrozele: 1: Hydrocele testis; 2: Hydrocele funiculi spermatici; 3: Hydrocele multilocularis; a: Peritoneum; b: Fascia transversalis; c: Ductus deferens; d: geschlossene Strecke des Processus vaginalis peritonei; e: offen gebliebener Teil des Processus vaginalis peritonei; f: Cavum scroti.

Hydrozephalus *m*: engl. *hydrocephalus*. Pathologische, angeborene oder erworbene Erweiterung der Liquorräume*, meist infolge gestörter Liquorproduktion, -zirkulation oder -resorption. Je nach Alter kommt es zu abnormem Schädelwachstum, zentralnervösen bis zu den typischen Symptomen der Hirndrucksteigerung*. Diagnostiziert wird mit Bildgebung und Hirndruckmessung*. Entlastende Lumbalpunktionen*, Ventrikeldrainage* und Ventrikulostomie* sind Therapieoptionen.

Einteilung: Nach betroffenen Liquorräumen:
- **Hydrocephalus externus:** Erweiterung des Subarachnoidalraums*
- **Hydrocephalus internus:** Erweiterung des Ventrikelsystems
- **Hydrocephalus communicans** (externus et internus): Hydrozephalus mit erhaltener Verbindung zwischen den Liquorräumen.

Ätiologie:
- angeborener Hydrozephalus: v. a. Aquäduktstenose (ca. 40 %), Obstruktion* des Foramen Monroi durch: **1.** Fehlbildungen (basale Membranen) **2.** intrauterine Infektion, z. B. Zytomegalie*, Toxoplasmose*, Mumps*, Listeriose*, Syphilis*
- erworbener Hydrozephalus: **1.** entzündlich, z. B. postmeningitisch **2.** nach Hirnblutung, z. B. Subarachnoidalblutung*, Ventrikelblutung **3.** nach Trauma **4.** durch Tumor.

Pathogenese:
- Störung der Liquorzirkulation mit Liquorüberschuss durch Resorptionsstörung, Abflussstörung oder Produktionsüberschuss: **1.** intraventrikulär: Liquorpassagestörung in 60 % (**Hydrocephalus occlusivus**; syn. Verschlusshydrozephalus) durch Stenosen der Foramina Monroi, Luschkae et Magendii, des Aquädukts (siehe Abb.), des 3. oder 4. Ventrikels durch Fehlbildung, Tumor, Entzündung, Blutgerinnsel (posttraumatisch z. B. nach Ventrikelblutung*) **2.** extraventrikulär: Liquorresorptionsstörung (**Hydrocephalus aresorptivus, Hydrocephalus malresorptivus**), z. B. postmeningitisch oder posthämorrhagisch (z. B. nach Subarachnoidalblutung*), bei sekundärem Normaldruckhydrozephalus* (NPH), basalen Tumoren **3.** vermehrte Liquorproduktion in 10 % (**Hydrocephalus hypersecretorius**), z. B. entzündlich, toxisch oder bei Plexustumor
- kompensatorische Erweiterung der Liquorräume bei primärer Hirnatrophie (**Hydrocephalus e vacuo**): Liquorvermehrung ohne eigene pathophysiologische Bedeutung oder Hirndrucksteigerung*, z. B. durch frühkindlichen Hirnschaden, Enzephalopathie*, Enzephalitis* oder Abszess*.

Klinik: Je nach Ausprägung, Verlauf und Alter des Patienten unterschiedlich:

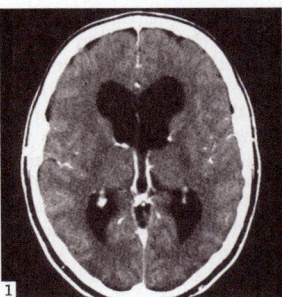 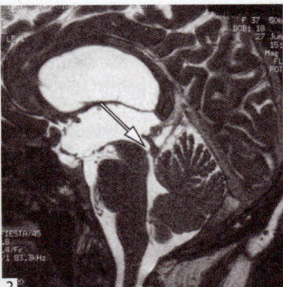 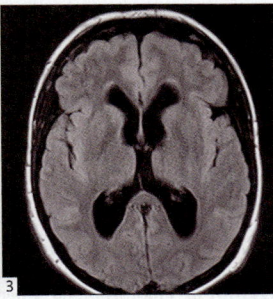

Hydrozephalus: Verschlusshydrozephalus mit Hirndrucksteigerung; 1: Ventrikelerweiterung (CT); 2: ursächlich Aquäduktverschluss (Pfeil; MRT sagittal); Ventrikelnormalisierung nach endoskopischer Ventrikulostomie (MRT). [53]

- Feten, Säuglinge und Kleinkinder: 1. abnormes Schädelwachstum bis zu erheblichen Ausmaßen (ballonförmiger Schädel) 2. bei Säuglingen mit offener Fontanelle*: gespannte Fontanelle, klaffende Schädelnähte, vermehrte Venenzeichnung am Kopf, Sonnenuntergangsphänomen*, Balkonstirn 3. bei akutem Hydrozephalus Erbrechen, Somnolenz*, Irritabilität, später Strabismus*, Optikusatrophie*, zentralnervöse Ausfallerscheinungen (Spastik*, Nystagmus*, Intelligenzminderung)
- bei älteren Kindern und Erwachsenen aufgrund bereits abgeschlossener Synostosierung der Schädelknochen sog. Hirndruckzeichen (Symptome einer Hirndrucksteigerung*)
- Sonderform: Normaldruckhydrozephalus* (NPH), idiopathisch oder sekundär, z. B. nach Trauma, Blutung oder Entzündung, mit v. a. nächtlichen Hirndruckspitzen und klinischer Trias aus Gangstörung, Demenz*, Inkontinenz.

Diagnostik:
- Perzentilensprung bei regelmäßiger Kontrolle des Kopfumfangs (siehe Kopfumfangskurve)
- Ultraschalldiagnostik*: pränatal und beim Säugling
- MRT und CT
- zusätzlich zur differenzialdiagnostischen und ätiologischen Abklärung u. a.: 1. Spinal*-Tap-Test 2. Hirndruckmessung, ggf. mit Infusionstest (Messung des Druckanstiegs und Berechnung des Liquorabflusswiderstands nach Lumbalpunktion).

Differenzialdiagnosen:
- Makrozephalie anderer Genese
- Pseudotumor* cerebri.

Therapie:
- je nach Ätiologie (nicht bei Hydrocephalus e vacuo): 1. neurochirurgisch mit Ventrikeldrainage* (ventrikulo-atrial oder -peritoneal), ggf. akut 2. endoskopische Ventrikulostomie* bei Verschlusshydrozephalus 3. wiederholte Lumbalpunktion als initiale Behandlung des posthämorrhagischen oder postinfektiösen Hydrozephalus insbesondere beim Neugeborenen 4. supportiv und passager medikamentös durch Diuretika* und Carboanhydrasehemmer
- geburtshilfliches Management bei pränatal diagnostiziertem Hydrozephalus: abhängig vom Schweregrad: 1. ggf. Schwangerschaftsabbruch (medizinische Indikation) 2. meist primäre Schnittentbindung wegen Makrozephalie*.

Hydrozephalus, otitischer *m*: engl. *otitic hydrocephalus*. Hydrozephalus* bei (septischer) Thrombose meist des Sinus transversus (Sinusthrombose*) oder anderer Hirnvenen bzw. -sinus mit Liquorabflussstörung. Betroffene zeigen erhöhten Liquordruck mit Zeichen der Hirndrucksteigerung (Kopfschmerz, Erbrechen), Stauungspapillen und oft eine beidseitige Abduzensparese. Behandelt wird mit Antibiotika und per Drainage, evtl. auch operativ.

Hygiene [Terminologie] *f*: Umgangssprachlich Sauberkeit, Keimfreiheit, Abwesenheit oder Entfernung von unreinen, (vermeintlich) gesundheitsschädlichen Substanzen durch Reinigungs- und Desinfektionsmaßnahmen. Daneben bezeichnet der Begriff ein medizinisches Fachgebiet, das sich mit den Einflüssen von Krankheitserregern sowie biologischen, chemischen und physikalischen Noxen auf die Gesundheit befasst und wissenschaftlich begründete Präventionsmaßnahmen erarbeitet.

Ziele:
- Schwerpunkt: Primärprävention zur Verhütung und Bekämpfung von Gesundheitsstörungen und Krankheiten
- Erhalt und Steigerung des Wohlbefindens und der Leistungsfähigkeit des Menschen.

Hygieneartikel *m pl*: engl. *toiletries*. Sammelbegriff für allgemeine Artikel zur Körperpflege oder spezifische Produkte zur Anwendung bei Inkontinenz oder Menstruationsblutung (z. B. Binden oder Tampons).

Hygienebeauftragter → Pflegekraft, hygienebeauftragte

Hygienefachkraft *f*: In Deutschland staatlich anerkannte Berufsbezeichnung für Gesundheits- und Krankenpfleger, welche nach abgeschlossener ein- bis zweijähriger Weiterbildung auf dem Gebiet der Krankenhaushygiene erteilt wird.

Hygienische Aufbereitung *f*: syn. Aufbereitungs-Methode. Gemäß § 3 Abs. 14 Medizinproduktegesetz eine zum Zweck der erneuten Anwendung durchgeführte Reinigung, Desinfektion* und Sterilisation* von Medizinprodukten einschließlich der damit zusammenhängenden Arbeitsschritte und der Prüfung und Wiederherstellung der technisch-funktionellen Sicherheit.

Hygienische Händedesinfektion *f*: engl. *hygienic hand disinfection*. Wichtige Maßnahme zur weitgehenden Entfernung der transienten* Hautflora im Rahmen der Händehygiene* durch Desinfektionsmittel*. Die Händedesinfektion ist die wichtigste Maßnahme zur Vermeidung nosokomialer Infektionen.

Hintergrund: Eine hygienische Händedesinfektion muss bei möglicher und tatsächlicher Kontamination erfolgen, um die Weiterverbreitung von infektiösen Erregern zu verhindern. Die hygienische Händedesinfektion gilt weltweit als die wirksamste Einzelmaßnahme zur Unterbrechung von Infektionsketten sowohl in Gesundheitseinrichtungen als auch in Pflegeeinrichtungen. Es besteht eine hohe epidemiologische Evidenz für den präventiven Nutzen für den Patienten wie bei keiner anderen Maßnahmen der Krankenhaushygiene. Zusätzlich dient die hygienische Händedesinfektion dem Eigenschutz. Für die Voraussetzungen der hygienischen Händedesinfektion gelten hinsichtlich der Fingernägel und des Tragens von Schmuck die gleichen Bedingungen wie für die chirurgische Händedesinfektion*. Die Weltgesundheitsorganisation empfiehlt als Grundlage die Händedesinfektion an 5 Schlüsselmomenten („five Moments"):
- vor Patientenkontakt
- vor einer aseptischen Tätigkeit
- nach Kontakt mit potenziell infektiösem Material
- nach Patientenkontakt
- nach Kontakt mit der unmittelbaren Patientenumgebung.

Genauer aufgeschlüsselt sollte eine Händedesinfektion erfolgen:

- vor dem Betreten der reinen Seite der Personalschleuse von Operations*- und Sterilisationsabteilungen sowie anderen Reinraumbereichen
- vor invasiven Maßnahmen, auch wenn dabei sterile oder unsterile Handschuhe getragen werden (z. B. Legen eines Venen- oder Blasenkatheters, vor Angiografie*, Bronchoskopie*, Endoskopie*, Injektionen*, Punktionen*)
- vor Kontakt mit Patienten, die besonders infektionsgefährdet sind (z. B. Leukämiepatienten, Patienten mit Polytrauma, bestrahlte oder sonstige schwer erkrankte Patienten sowie Verbrennungspatienten)
- vor Tätigkeiten mit einer Kontaminationsgefahr (z. B. Bereitstellung von Infusionen*, Herstellung von Mischinfusionen, Aufziehen von Medikamenten)
- vor und nach jeglichem Kontakt mit Wunden*
- vor und nach Kontakt mit dem Bereich der Einstichstellen von Kathetern oder Drainagen*
- nach Kontakt mit potenziell oder definitiv infektiösem Material (Blut*, Sekret* oder Exkremente*) oder infizierten Körperregionen
- nach Kontakt mit potenziell kontaminierten Gegenständen, Flüssigkeiten oder Flächen (z. B. Urinsammelsysteme, Absauggeräte*, Beatmungsgeräte, Beatmungsmasken, Trachealtuben, Drainagen*, Schmutzwäsche, Abfälle)
- nach Kontakt mit Gegenständen in der „unmittelbaren Patientenumgebung" (z. B. Bettgestell, Nachttisch oder einem sich am Patienten befindlichen Infusionssystem, Monitore)
- nach Kontakt mit darüber hinaus gehenden Bereichen, die durch Patienten kontaminiert sein könnten
- nach Kontakt mit Patienten, von welchen Infektionen* ausgehen können oder die mit Erregern von besonderer krankenhaushygienischer Bedeutung besiedelt sind (z. B. MRSA)
- nach Ablegen von Schutzhandschuhen bei stattgefundenem oder wahrscheinlichem Erregerkontakt oder massiver Verunreinigung.

Bei der **Durchführung** der hygienischen Händedesinfektion sind folgende Punkte zu beachten:
- Die Hände müssen trocken sein
- es sind mit ausreichenden Mengen Desinfektionsmittel* (3–5 ml) beide Hände vollständig zu benetzen
- das Desinfektionsmittel muss gut eingerieben werden
- Fingerkuppen und Daumen sind besonders zu berücksichtigen
- die Dauer der Anwendung sollte etwa 30 Sekunden betragen

- bei einer bekannten Viruskontamination müssen die Wirkspektren und Einwirkzeit der Hersteller beachtet werden.

Präparate: Händedesinfektionsmittel sind Produkte zum Einreiben für die hygienische und chirurgische Händedesinfektion auf alkoholischer Basis, die schnell bakterizid, fungizid und begrenzt viruzid* wirken und rückstandsarm trocknen. Zum Einsatz kommen Ethanol (Ethylalkohol), n-Propanol (Propylalkohol) und Isopropylalkohol. Es sind nur Mittel der Desinfektionsmittellisten anzuwenden.

Hygrom n: engl. hygroma. Flüssigkeitsgefüllte Exsudationszyste infolge chronischer Entzündung eines Schleimbeutels (Bursitis*) oder einer Sehnenscheide mit Ergussbildung. Ein Hygrom tritt z. B. auf bei Tuberkulose (häufig mit Corpora* oryzoidea im Sehnenscheidenhydrops; Verkäsung oder Durchbruch nach außen mit Fistelung möglich), Syphilis, Gonorrhö, Erkrankungen des rheumatischen Formenkreises sowie nach Trauma.

Hygrom, subdurales n: engl. subdural hygroma. Xanthochrome, durch fibröse Membranen gekammerte Flüssigkeitsansammlung zwischen Dura* mater und Arachnoidea*. Ein subdurales Hygrom kommt vor nach Resorption eines Subduralhämatoms* bei Säuglingen, Kleinkindern und multimorbiden älteren Patienten.

hygroskopisch: engl. hygroscopic. Bezeichnung für einen Stoff, der Wasserdampf aus der Luft anzieht und aufnimmt.

Hymen m: engl. virginal membrane; syn. Jungfernhäutchen. Schleimhautfalte am Scheideneingang (Ostium* vaginae), die das Scheidenlumen partiell bedeckt. Nach der Defloration* können kranzförmige narbige Reste des zerstörten Hymens (Carunculae hymenales) am Scheideneingang zurückbleiben.

Hymenalatresie → Fehlbildung, vaginale

Hymenolepis diminuta f: engl. rat tapeworm. Zu den Cestodes gehörender, kosmopolitisch vorkommender Parasit (Rattenbandwurm). Als Zwischenwirt fungieren Larven von Hunde- und Rattenflöhen, die Infektion des Endwirts (Ratte, Maus, gelegentlich Mensch) erfolgt durch orale Aufnahme infizierter Larven mit der Nahrung. Die Diagnose wird durch den Nachweis von Wurmeiern im Stuhl gestellt.
Morphologie:
- Gesamtlänge 20–60 cm
- Skolex ohne Hakenkranz.

Hymenorrhaphie f: engl. hymenorrhaphy; syn. Hymennaht. Operative Rekonstruktion des Hymens* als sog. Revirginisierungsoperation aus kulturellen oder sozialen Gründen ohne medizinische Indikation. Prinzipien sind Anfrischung und Adaptation der Hymenalkarunkel durch Einzelknopfnähte.

Hyoscyamin → Atropin

Hypästhesie f: engl. hypoesthesia. Herabgesetzte Empfindung von Sinnesreizen, im engeren Sinn von Berührungsreizen als Form der Sensibilitätsstörungen*.

Hypakusis → Dysakusis
Hypakusis → Schwerhörigkeit
Hypalbuminämie f: engl. hypoalbuminemia; syn. Hypoalbuminämie. Verminderte Albumin*-Konzentration im Blut. Ursachen sind eine vermehrte Ausscheidung, ein beschleunigter Abbau oder eine verminderte Synthese von Albumin in der Leber*. Ursächlich sind häufig eine Schwangerschaft, exsudative Enteropathie*, Minimal*-change-Glomerulopathie oder Leberzirrhose*. Albuminmangel verursacht aufgrund des erniedrigten onkotischen Drucks* Ödeme*.

Hypalgesie f: engl. hypoalgesia; syn. Hypopathie. Verminderte Schmerzempfindlichkeit als Form der Sensibilitätsstörungen*.

Hypazidität → Subazidität

Hyperabduktionssyndrom n: engl. hyperabduction syndrome; syn. Subkorakoid-Pectoralisminor-Syndrom. Seltene Form des Thoracic*-outlet-Syndroms mit Kompression* von Plexus* brachialis, Arteria und Vena* axillaris am Processus* coracoideus durch den bei Armhyperelevation angespannten Musculus* pectoralis minor. Klinisch zeigen sich passagere Brachialgie*, Ermüdbarkeit des Armes, Parästhesien* (z. B. sog. Einschlafen der Finger), Raynaud*-Syndrom und selten neurologische Defizite.

Hyperämie f: engl. hyperemia. Blutüberfüllung eines Organs. Hyperämie ist entweder arteriell durch vermehrte Durchblutung (z. B. bei Muskelarbeit oder durch Gefäßerweiterung bei Entzündung*) oder venös durch erschwerten Blutabfluss (z. B. bei Herzinsuffizienz*) bedingt.

Hyperämie, reaktive f: engl. Steigerung der Durchblutung eines Organs oder Körperteils, insbesondere der Extremitäten, nach vorübergehender Drosselung der Blutversorgung. Auslöser der Hyperämie ist die Weitstellung der Arteriolen bei Hypoxie* (Sauerstoffmangel), um den Blutfluss in das hypoxische Areal zu maximieren.

Klinische Bedeutung: Bei geschädigter Endstrombahn* entwickelt sich eine stark überschießende Rötung. Dieser Effekt wird diagnostisch (Ratschow*-Lagerungsprobe) und therapeutisch (Physiotherapie) insbesondere bei peripherer* arterieller Verschlusskrankheit genutzt. Bei der Kneipp*-Therapie steigern Kaltanwendungen die Hautdurchblutung und bewirken damit ein als angenehm empfundenes Wärmegefühl.

Hyperästhesie f: engl. hyperesthesia. Begriff mit mehrfacher Bedeutung. In der Neurologie bezeichnet Hyperästhesie eine Form der Sensibilitätsstörungen* mit Überempfindlichkeit für Schmerz-, Temperatur- und Berührungsreize, im engeren Sinn nur für Berührungsreize. In der Psychologie versteht man darunter eine Affektstörung mit gesteigerter affektiver (gefühlsbezogener) Erregbarkeit.

Vorkommen: Im Versorgungsgebiet geschädigter peripherer Nerven oder Nervenwurzeln und in Randzonen eines Sensibilitätsausfalls.

Hyperaktivität *f*: engl. *hyperactivity*. Gesteigerte physische Aktivität mit Unruhe, Schwierigkeiten, in einer Position zu verbleiben, und evtl. Zittern, z. B. infolge von Krankheiten wie Hyperthyreose* oder psychischen Störungen*.

Hyperaktivitätsstörung → ADHS

Hyperakusis *f*: engl. *hyperacusis*. Gesteigertes Hörempfinden, v. a. bei Tinnitus* aurium, auch bei Fazialisparese* und selten psychogen*.

Hyperaldosteronismus *m*: engl. *hyperaldosteronism*; syn. Aldosteronismus. Übermäßige Sekretion von Aldosteron* aus der Nebennierenrinde (NNR). Man unterscheidet den primären Hyperaldosteronismus mit erniedrigtem Reninspiegel (Conn*-Syndrom) vom sekundären Hyperaldosteronismus mit erhöhtem Reninspiegel. Leitsymptome sind Hypertonie und durch Hypokaliämie* bedingte Müdigkeit, Muskelschmerzen und -schwäche sowie metabolische Alkalose*.

Formen: Primärer Hyperaldosteronismus: Conn*-Syndrom. **Sekundärer Hyperaldosteronismus:**
– Folge permanenter Überstimulation der Aldosteronproduktion durch extraadrenale Faktoren: **1.** insbesondere bei Aktivierung des Renin-Angiotensin-Aldosteron-Systems, (z. B. bei Herzinsuffizienz*, Leberzirrhose*, Nierenarterienstenose*, Erkrankung des Nierenparenchyms, Phäochromozytom*, therapeutischer Anwendung von Diuretika*, Laxanzien*, Ovulations-Hemmern, Beta-2-Sympathomimetika* u. a.) **2.** Überproduktion von ACTH **3.** Hyperkaliämie*
– erhöhter Aldosteronspiegel und Hyperreninämie als typische Befundkonstellation.

Klinik: Vor allem Hypokaliämie, Hypomagnesiämie*, Hypernatriämie*, Hyperkaliurie und nichtrespiratorische Alkalose* mit entsprechenden klinischen Symptomen:
– Hypervolämie* und Hypertonie
– Muskelschmerzen und -schwäche
– paroxysmale* Lähmungen
– Obstipation
– Tetanie*
– Parästhesien*
– Polyurie*, Nykturie* und Proteinurie*.

Therapie:
– primärer Hyperaldosteronismus: siehe Conn*-Syndrom
– sekundärer Hyperaldosteronismus: Behandlung der Grunderkrankung, z. B. einer Herzinsuffizienz oder Leberzirrhose.

Hyperalgesie *f*: engl. *hyperalgesia*. Gesteigerte Schmerzempfindlichkeit für körperlichen Schmerz* als Form der Hyperästhesie*, die sich bis zur Schmerzkrankheit (chronischer Schmerz) ausweiten kann.

hyperalgetische Zonen → Head-Zonen

Hyperalimentationssyndrom *n*: engl. *hyperalimentosis*. Verschiedene Krankheitsbilder infolge chronischer Hyperalimentation mit Adipositas*, Zwerchfellhochstand*, Querstand des Herzens, chronischen Verdauungsstörungen, Sodbrennen*, Meteorismus* und erhöhtem Risiko für kardiovaskuläre Erkrankungen und Diabetes* mellitus Typ 2.

Hyperaminoazidurie *f*: engl. *hyperaminoaciduria*. Vermehrte Aminosäurenausscheidung im Urin; sie wird häufig nicht korrekt als Aminoazidurie bezeichnet. Die Ursachen liegen prärenal oder auf Ebene der Niere selbst (renal). Behandlung und Prognose hängen ab von der Ursache.

Einteilung:
– prärenale Hyperaminoazidurie mit erhöhtem Aminosäurenserumspiegel (Hyperaminoazidämie), Vorkommen: **1.** primär u. a. bei der Phenylketonurie* **2.** sekundär hauptsächlich bei akuten Leberparenchymschäden (Störung des Proteinstoffwechsels)
– renale Hyperaminoazidurie, Vorkommen: **1.** primär bei erblichen Störungen der tubulären Rückresorption (Debré-Toni-Fanconi-Syndrom, Lowe-Syndrom u. a.) **2.** sekundär im Rahmen anderer Erkrankungen (z. B. Galaktosämie*, Rachitis*, Cystinose, Tyrosinose) und bei toxischen Störungen der Tubuluszellen (z. B. durch Schwermetalle).

Hyperammonämie *f*: engl. *hyperammonemia*. Leitsymptom einer Gruppe von erblichen Störungen der Synthese von Harnstoff, Aminosäuren und organischen Säuren (Organoazidurien). Bei Neugeborenen bestehen Trinkunlust, Erbrechen, epileptische Anfälle und Koma. Im Verlauf kommt es zur zunehmenden psychomotorischen Retardierung und Intelligenzminderung. Behandelt wird diätetisch, medikamentös und mit Dialyse.

Hyperandrogenämie *f*: engl. *hyperandrogenemia*. Hormonelle Störung mit erhöhter Androgenkonzentration im Serum durch gesteigerte Produktion in Ovarien oder Nebennierenrinde. In der Folge kommt es zu Androgenisierung* und Pseudopubertas* praecox.

Ätiologie:
– adrenale Hyperandrogenämie: **1.** androgenproduzierende NNR-Tumoren **2.** adrenogenitales Syndrom* (AGS) **3.** Cushing*-Syndrom
– ovarielle Hyperandrogenämie: **1.** polyzystisches Ovarialsyndrom* (PCOS) **2.** androgenproduzierende Ovarialtumoren*.

Klinik:
– Hirsutismus*
– Akne*
– Alopezie*
– Seborrhö*
– metabolisches Syndrom*
– Zyklusstörungen* (Anovulation, Amenorrhö*)
– Infertilität*.

Therapie:
– Behandlung der Grunderkrankung, z. B. eines PCOS, eines M. Cushing, eines adrenogenitalen Syndroms* (AGS)
– Gewichtsnormalisierung
– evtl. antiandrogenes hormonelles Antikonzeptivum
– bei PCOS mit Insulinresistenz evtl. Metformin*
– bei adrenaler Hyperandrogenämie niedrig dosierte Glukokortikoide*.

Hyperanteflexio uteri → Flexio uteri

Hyperarousal *n*: syn. Übererregbarkeit. Zustand eines anhaltend erhöhten Aktivierungsniveaus des ZNS, das sich äußert in vermehrter Anspannung mit Unruhe, Ein- und Durchschlafstörungen, Reizbarkeit, aggressivem Verhalten (siehe Aggression*), Konzentrationsstörungen*, übermäßiger Wachsamkeit, gesteigerter Schreckhaftigkeit und psychosomatischen Symptomen.

Vorkommen:
– primäre Insomnie*
– Angststörung*
– posttraumatische* Belastungsstörung.

Hyperazidität *f*: engl. *hyperacidity*. Akute oder chronische Übersäuerung des Magensafts durch übermäßige Produktion von Salzsäure. Ursachen sind fettreiche Mahlzeiten, Alkohol und Stress, Nebenwirkung von Medikamenten, aber auch Gastrin*-produzierende Tumoren (Gastrinome*). Langfristig drohen Gastritis* und Magengeschwür, behandelt wird je nach Ursache sowie mit Diät und Protonenpumpenhemmern.

Hintergrund: Die Hyperazidität ist eine Fehlregulation, die akut oder chronisch auftritt und durch verschiedene Faktoren ausgelöst wird:
– sehr fettreiche Mahlzeit
– Alkohol, Nikotin, Kaffee
– Stress und Ärger
– nichtsteroidale Antiphlogistika* (NSAR)
– gastrinproduzierende Tumoren
– Infektion mit Helicobacter* pylori.

Klinik:
– Völlegefühl, Druck im Magen
– saures Aufstoßen, Sodbrennen*
– Bauchschmerzen, Übelkeit, Erbrechen
– Appetitlosigkeit
– chronische Hyperazidität auch asymptomatisch.

Therapie:
- Diät, Reduktion von Alkohol, Kaffee, Nikotin, scharfem Essen
- Änderungen im Lebensstil (weniger chronischer Stress, Lösung schwellender Konflikte am Arbeitsplatz und im privaten Umfeld)
- Medikamentenüberprüfung durch den behandelnden Arzt, evtl. Austausch von entsprechenden Präparaten
- Protonenpumpenhemmer
- bei H. pylori Eradikationstherapie.

hyperbare Oxygenierung → Sauerstoff-Überdrucktherapie

hyperbare Sauerstofftherapie → Sauerstofftherapie, hyperbare

Hyperbilirubinämie f; engl. *hyperbilirubinemia*. Erhöhung der Gesamtkonzentration von Bilirubin* im Blut über 1,1 mg/dl (beim Erwachsenen). Klinische Symptome sind Ikterus* und dunkler Urin (Bilirubinurie*), bei Hyperbilirubinämie infolge Acholie* zusätzlich entfärbter (acholischer) Stuhl. Nach der Geburt tritt beim Neugeborenen eine physiologische Hyperbilirubinämie auf (Hyperbilirubinämie* des Neugeborenen).

Ursachen: Indirekte Hyperbilirubinämie:
- erhöhte Gesamtbilirubinkonzentration mit einem Gehalt an unkonjugiertem Bilirubin von > 80 %
- Ursachen: 1. prähepatisch: erhöhte Produktion von Bilirubin (Ikterus*, Hämolyse*); beim Neugeborenen postnatal transient durch Abbau der fetalen Erythrozyten physiologisch 2. intrahepatisch: verminderte hepatozelluläre Aufnahme oder Konjugation (Konjugationsikterus) von Bilirubin bei primären Störungen des Bilirubinstoffwechsels (Dubin*-Johnson-Syndrom, Crigler*-Najjar-Syndrom, Gilbert-Syndrom)

Direkte Hyperbilirubinämie:
- erhöhte Gesamtbilirubinkonzentration mit einem Gehalt an konjugiertem, wasserlöslichem Bilirubin von > 20 %
- Ursachen: 1. intrahepatisch: verminderte kanalikuläre Exkretion (Exkretionsikterus) von Bilirubin (Rotor*-Syndrom) 2. posthepatisch: extrahepatische Cholestase*.

Klinik:
- asymptomatisch bei geringer Erhöhung (< 2 mg/dl)
- Gelbfärbung der Sklera*, der Schleimhäute und der Haut (Ikterus)
- Juckreiz
- Entfärbung des Stuhls (Acholie) bei Cholestase
- Bilirubinenzephalopathie bei Kernikterus* des Neugeborenen.

Hyperbilirubinämie des Neugeborenen f; engl. *hyperbilirubinemia of the newborn*; syn. Neugeborenengelbsucht. Erhöhung der Konzentra-

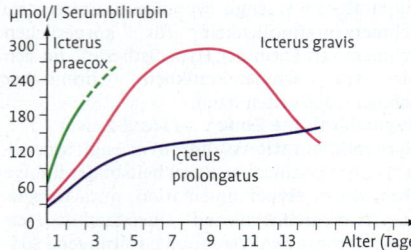

Hyperbilirubinämie des Neugeborenen: Zeitlicher Verlauf der Gesamtbilirubin-Konzentration im Serum bei pathologischer Hyperbilirubinämie des Neugeborenen.

tion von Bilirubin*, d. h. Gesamtbilirubin, im Blut bei Neugeborenen* aus physiologischen und pathologischen Gründen mit neonatalem Ikterus. Zur Vermeidung eines Kernikterus* erfolgen regelmäßige Bilirubinkontrollen und ggf. ätiologische Abklärung. Die Therapie richtet sich nach der Ursache, symptomatisch erfolgen ggf. Fototherapie und Austauschtransfusion.

Erkrankung: Formen:
- **physiologisch** postnatal transienter Anstieg der Konzentration von v. a. unkonjugiertem Bilirubin im Blut durch Hämolyse HbF-enthaltender Erythrozyten ohne klinisch-therapeutische Relevanz: 1. Beginn beim gesunden reifen Neugeborenen 2–3 Tage nach Geburt 2. Höhepunkt meist am 4.–5. postnatalen Tag mit maximaler Gesamtbilirubin-Konzentration ≤ 300 µmol/l oder ≤ 18 mg/dl 3. Abfall innerhalb von 2–3 Wochen auf Normwerte
- **pathologischer**, in der Regel therapiebedürftiger Anstieg der Gesamtbilirubin-Konzentration, d. h. höher, früher oder länger andauernd als bei physiologischer Hyperbilirubinämie (siehe Abb.): 1. **Ikterus gravis** (schwere Hyperbilirubinämie): maximale Gesamtbilirubin-Konzentration > 300 µmol/l oder > 18 mg/dl bei gestillten reifen Neugeborenen bzw. > 170 µmol/l oder > 10 mg/dl bei Frühgeborenen 2. **Ikterus praecox:** Gesamtbilirubin-Konzentration > 120 µmol/l oder > 7 mg/dl innerhalb der ersten 24 postnatalen Stunden 3. **Ikterus prolongatus** (syn. Ikterus tardus): erhöhte Gesamtbilirubin-Konzentration bei reifen Neugeborenen über den 10. postnatalen Lebenstag hinaus.

Ursachen für die physiologische Hyperbilirubinämie des Neugeborenen als indirekte Hyperbilirubinämie*:
- **prähepatisch:** 1. physiologisch 2- bis 3-fach höhere Bilirubinproduktion v. a. wegen Po-

lyglobulie* des Neugeborenen und kürzerer Erythrozytenlebensdauer* 2. neonatal geringere Konzentration von Albumin* im Serum und Albuminbindungskapazität, insbesondere bei Frühgeborenen
- **intrahepatisch:** physiologisch transitorische hepatische Unreife u. a. von Ligandin (siehe Bilirubin*, und UDP-Glucuronyltransferase*).

Pathogenese und Risikofaktoren für die pathologische Hyperbilirubinämie des Neugeborenen:
- **indirekte Hyperbilirubinämie*:** 1. vermehrter Abbau von Hämoglobin*: Hämolyse*, z. B. bei Morbus* haemolyticus neonatorum, hereditärer Sphärozytose und Glukose-6-phosphat-Dehydrogenasemangel, Polyglobulie* oder Resorption eines Hämatoms 2. verstärkte Bilirubinrückresorption, z. B. bei intestinaler Stenose oder Mangelernährung 3. verminderte Bilirubin-Glukuronidierung u. a. bei neonataler Unreife, v. a. einem Gestationsalter < 38 SSW, Gilbert-Syndrom, Crigler*-Najjar-Syndrom, Hypothyreose des Neugeborenen und im Rahmen des vermutlich multifaktoriell bedingten Muttermilchikterus*
- **direkte Hyperbilirubinämie:** 1. Pränatalinfektion* 2. Sepsis* des Neugeborenen 3. Gallengangatresie*, Alagille*-Syndrom 4. zystische Fibrose, Alpha*-1-Antitrypsinmangel, Hypothyreose, Galaktosämie*, Rotor*-Syndrom u. a. 5. Gallepfropfsyndrom.

Therapie:
- optimale Ernährung oder suffizientes Stillen: unspezifische Hemmung intestinaler Glucuronidasen durch Peptidfragmente, dadurch reduzierter enterohepatischer Kreislauf
- ggf. Fototherapie*
- ggf. Austauschtransfusion*
- evtl. Immunglobuline i. v. bei durch Alloimmunisierung* bedingter Hämolyse, in der Regel Morbus* haemolyticus neonatorum.

Hyperchlorhydrie f; engl. *hyperchlorhydria*. Gesteigerte Salzsäureproduktion der Parietalzellen* der Magenschleimhaut durch vagale oder hormonale Überstimulation bzw. Vermehrung der Belegzellen.

Hyperchloridämie f; engl. *hyperchloridemia*. Form einer Elektrolytstörung mit Erhöhung der Chloridkonzentration im Blut über den Referenzbereich. Hyperchloridämie tritt bei Nierenerkrankungen sowie bei einer Hämokonzentration auf. Der Referenzbereich in Serum oder Plasma beträgt 95–105 mmol/l.

Hypercholesterinämie f; engl. *hypercholesterolemia*. Erhöhte Konzentration von Gesamtcholesterin (> 5,2 mmol/l oder > 200 mg/dl) im Serum*. Die Hypercholesterinämie, vor allem eine

Erhöhung des LDL*-Cholesterins, ist ein bedeutsamer Risikofaktor für arteriosklerotisch bedingte, kardiovaskuläre Erkrankungen. Behandelt wird mit cholesterinarmer, ballaststoffreicher Diät* und Lipidsenkern.
Formen:
- primäre (familiäre) Hypercholesterolämie (vgl. Hyperlipoproteinämien*, Tab. dort)
- sekundäre Hypercholesterolämie, Vorkommen z. B. bei Diabetes* mellitus, Hypothyreose*, nephrotischem Syndrom* und Lebererkrankungen.

Komplikation: Arteriosklerose (kardiovaskulärer Risikofaktor; siehe Herzkrankheit*, koronare, Tab. dort).
Therapie:
- cholesterinarme Diät
- Lipidsenker
- ggf. LDL*-Apherese
- Behandlungsziel nach Risikoprofil entsprechend den Zielvorgaben der European Society of Cardiology (Abk. ESC).

hyperchrome Anämie → Anämie
Hyperdontie → Hyperodontie
Hyperelektrolytämie f: engl. hyperelectrolytemia. Erhöhung der Elektrolytkonzentrationen im Blut mit Erhöhung des osmotischen Drucks (Osmose*).
Hyperemesis f: Sehr starkes Erbrechen*.
Hyperemesis gravidarum f: syn. perniziöses Schwangerschaftserbrechen. Ungewöhnlich starkes, unstillbares oder mit Komplikationen verbundenes Erbrechen während der Schwangerschaft. Eine psychosomatische Komponente ist häufig zu finden. Das Auftreten von Übelkeit, bedingt durch die hormonellen und metabolischen Umstellungsprozesse in der Frühschwangerschaft ist häufig, erst bei kompliziertem Verlauf spricht man von der Hyperemesis gravidarum.
Klinik: Neben der Übelkeit und dem oft nicht stillbaren Erbrechen können je nach Schweregrad der Erkrankung folgende Probleme auftreten:
- Dehydratation* (Exsikkose)
- Gewichtsabnahme
- Störung des (Kohlenhydrat-)Stoffwechsels mit Hypoglykämie und Ketonurie
- Störung des Elektrolythaushalts
- Temperaturanstieg
- Ikterus*
- Benommenheit bis zum Delir.

Therapie: Stationäre Aufnahme mit:
- Volumen- und Elektrolytsubstitution
- Antiemetika
- Sedativa
- ggf. Psychotherapie.

Hyperergie f: engl. hyperergy. Gesteigerte Empfindlichkeit, Reaktionsbereitschaft und Reizbeantwortung eines sensibilisierten Gewebes bzw. Organismus bei Kontakt mit einem Antigen (Allergie* im engeren Sinn).

Hyperfibrinogenämie f: engl. hyperfibrinogenemia. Erhöhte Konzentration von Fibrinogen* (Akute*-Phase-Protein) im Blut mit konsekutiv beschleunigter BSG bei normaler Blutgerinnung*, z. B. infolge Infektion*, Erkrankung des rheumatischen Formenkreises, Malignom (besonders Hodgkin*-Lymphom), Schwangerschaft* oder Adipositas*. Hyperfibrinogenämie gilt als kardiovaskulärer Risikofaktor. Siehe Herzkrankheit*, koronare, Tab. dort.

Hyperfibrinolyse f: engl. hyperfibrinolysis. Vermehrte Fibrinolyse* durch massive Freisetzung von Plasminogenaktivatoren* mit der Folge einer gesteigerten Plasminkonzentration im Blut und einer Verminderung von Fibrinogen*, Faktor II, V und VIII der Blutgerinnung*. Die Therapie richtet sich nach der zugrunde liegenden Ursache der Hyperfibrinolyse.
Formen:
- primäre Hyperfibrinolyse: ohne vorausgehende Thrombenbildung, z. B. postoperativ, bei malignem Tumor besonders der Lunge, Prostata*, Schilddrüse*, des Pankreas*, bei geburtshilflicher Komplikation oder angeboren (z. B. Miyasato-Krankheit)
- sekundäre Hyperfibrinolyse: im Rahmen einer Thrombose* oder Embolie*, v. a. bei Verbrauchskoagulopathie*.

Therapie:
- bei primärer Hyperfibrinolyse: Fibrinolyse*-Inhibitoren
- bei sekundärer Hyperfibrinolyse: ggf. Antikoagulanzien (besonders Heparin*)
- bei hyperfibrinolytisch bedingtem Mangel: Fibrinogen- bzw. Faktor-XIII-Substitution nach Hyperfibrinolyse-Beendigung.

Hyperflexionsphänomen n: engl. hyperflexion phenomenon. Übermäßige Beugung des Beins und Aufsetzen der Ferse in überschießender Bewegung, am Oberschenkel statt am Knie beim Knie*-Hacken-Versuch als Zeichen einer Hypermetrie*.

Hyperfraktionierung → Fraktionierung [Strahlentherapie]

Hypergammaglobulinämie f: engl. hypergammaglobulinemia. Absolute Erhöhung der Konzentration von Gammaglobulinen* im Blut infolge gesteigerter Synthese von Immunglobulinen* oder Paraproteinen*, z. B. reaktiv bei (chronischer) Entzündung.

Hypergenitalismus m: engl. hypergenitalism. Übermäßig starke oder vorzeitige Entwicklung der Genitalien und der sekundären Geschlechtsmerkmale*.

Hyperglykämie f: engl. hyperglycemia; syn. Überzuckerung. Erhöhte Konzentration von Glukose im Blut, u. a. bei Diabetes* mellitus. Aufgrund des schleichenden Charakters werden anhaltende Müdigkeit und Leistungsschwäche bei diabetischer Hyperglykämie zunächst häufig nicht wahrgenommen und erst nach Normalisierung der Blutzuckerwerte realisiert.
Vorkommen:
- Diabetes* mellitus (infolge zu hoher Kalorienaufnahme, mangelhafter Einstellung oder Noncompliance des Patienten)
- Hyperthyreose*
- Hypercortisolismus*
- Phäochromozytom*
- Akromegalie
- akuter Herzinfarkt
- Schock
- Kohlenmonoxidintoxikation
- zentralnervöse Störung (z. B. Meningitis*, Schädelhirntrauma*, Hirntumor*).

Klinik:
- Durst
- Übelkeit, Erbrechen
- Bewusstseinstrübung
- Gewichtsverlust
- Glukosurie*, Polyurie*, Ketonurie*
- Exsikkose
- bei länger andauernder Hyperglykämie (über mehrere Tage) droht ein hyperglykämisches Koma.

Hypergonadismus m: engl. hypergonadism. Selten gebrauchte Bezeichnung für eine endokrine Überfunktion der weiblichen oder männlichen Gonaden*, meist infolge hormonproduzierender Tumoren.
Ätiologie:
- primärer (hypogonadotroper) Hypergonadismus: endokrin aktive Hodentumoren* oder Ovarialtumoren*
- sekundärer (hypergonadotroper) Hypergonadismus: 1. Androgen- oder Östrogenresistenz 2. Behandlung mit Gonadotropinen*, GnRH*-Agonisten 3. ektopisch-gonadotropinproduzierende Karzinome* (z. B. Bronchialkarzinome).

Hyperhidrose f: engl. hyperhidrosis. Generalisierte oder lokale Steigerung der Perspiratio* sensibilis, physiologisch zur Wärmeregulation und während des Klimakteriums*. Bei pathologischen Formen wird therapiert durch Behandlung der zugrunde liegenden Störung, Gabe von Antihidrotika* und ggf. Leitungswasser-Iontophorese (insbesondere bei palmarer oder plantarer Hyperhidrose) oder Injektion von Botulinumtoxin* (bei axillärer Hyperhidrose).
Formen:
- symptomatische Hyperhidrose: 1. v. a. bei endokrinologischen (z. B. Hyperthyreose* oder Phäochromozytom*) und neurologischen Erkrankungen (z. B. bei Schädigung des Sympathikus* und familiärer Dysautonomie*) 2. als sog. gustatorisches Schwitzen beim aurikulotemporalen Syndrom*

Hyperhomocysteinämie

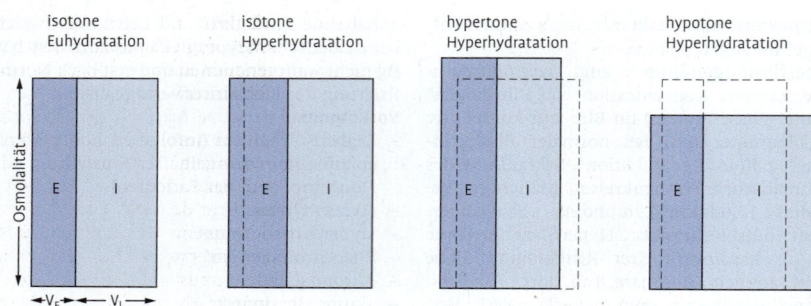

Hyperhydratation: Veränderung von Serumosmolalität (v. a. Na⁺-Konzentration) und Volumen der extrazellulären (VE) und intrazellulären Flüssigkeit (VI) bei verschiedenen Formen der Hyperhydratation im Vergleich zur physiologischen isotonen Euhydratation.

- Hyperhidrosis oleosa: **1.** mit gleichzeitiger Vermehrung der Talgsekretion (Seborrhö*) **2.** v. a. beim Parkinson*-Syndrom
- pharmakologisch bedingte Hyperhidrose z. B. durch: **1.** Kortikoide*
- infolge psychischer Belastung (Angst, Schmerz oder Stress) oder konstitutionell bedingt (emotionale oder genuine* Hyperhidrose) als: **1.** Hyperhidrosis axillaris (Achselschweiß) **2.** Hyperhidrosis manuum (Handschweiß, auch als Reaktion auf chemische Substanzen, z. B. Kaltwellmittel bei Friseuren) **3.** Hyperhidrosis pedum (Fußschweiß, begünstigt durch enges Schuhwerk).

Hyperhomocysteinämie → Homocysteinämie
Hyperhydratation *f*: engl. *hyperhydration*. Überschuss an Körperwasser* durch überschießende Flüssigkeitszufuhr und/oder nicht ausreichende renale Ausscheidung. Hyperhydratation ist anhand der erniedrigten Konzentration von Serumprotein (relative Hypoproteinämie*) und Hämoglobin im Blut sowie von Hämatokrit* erkennbar. Ein Überschuss an Körperwasser führt zu einem Blutdruckanstieg (Volumenhochdruck) und zu einer Gewichtszunahme.
Einteilung: 3 verschiedene Formen der Hyperhydratation sind zu unterscheiden (siehe Abb.):
- **isotone Hyperhydratation:** Überwässerung des Organismus mit isotoner Flüssigkeit, d. h. Plasmaosmolalität und Serum-Na⁺ normal; konsekutiv Wassereinlagerung (Ödeme*), unter Umständen Aszites*, Pleuraerguss*: **1.** Vorkommen: u. a. Herzinsuffizienz*, sekundärer Hyperaldosteronismus*, nephrotisches Syndrom*, Niereninsuffizienz*, exsudative Enteropathie*, iatrogen durch Zufuhr größerer Mengen isotoner Infusionen **2.** Therapie: Restriktion von Na⁺ und Wasser, pharmakologisch Diuretika
- **hypertone Hyperhydratation:** Überwässerung bei zusätzlich gesteigerter Na⁺-Bilanz; Plasmaosmolalität, Serum-Na⁺ und Blutvolumen erhöht; Flüssigkeitsabstrom aus Intrazellulärraum nach extrazellulär; bewirkt Durst: **1.** Vorkommen: Conn*-Syndrom, Trinken von Meerwasser, iatrogen bei übermäßiger Na⁺-Zufuhr (v. a. bei bestehender Niereninsuffizienz*) **2.** Therapie: Diuretika, (Peritoneal-)Dialyse bei Anurie*; Ödem*
- **hypotone Hyperhydratation:** Überwässerung ohne Na⁺-Zufuhr (Wasserintoxikation*), Plasmaosmolalität und Serum-Na⁺ vermindert; Röntgen-Analyse: typisches interstitielles Lungenödem (fluid lung) ohne Auskultationsbefund: **1.** Vorkommen: terminale Niereninsuffizienz, Syndrom* der inadäquaten ADH-Sekretion (SIADH), übermäßige Zufuhr hypotoner Flüssigkeit, intensive Magenspülung mit Wasser **2.** Therapie: Wasserrestriktion, gegebenenfalls Dialysebehandlung*.

Hyper-IgE-Syndrom *n*: engl. *hyperimmunoglobulinemia E syndrome*; syn. DOCK8-Defizienz; Abk. HIES. Seltener primärer Immundefekt* mit stark erhöhter Serumkonzentration von IgE und Anomalien anderer Organsysteme (Multisystemerkrankung). Charakteristisch sind Haut- und Lungeninfektionen, Hautekzem und Eosinophilie. Symptomatik, IgE-Erhöhung und molekulargenetische Untersuchungen sichern die Diagnose. Therapeutisch sind symptomatische Maßnahmen und kurativ bei bestimmten Formen die hämatopoetische Stammzelltransplantation* indiziert.

Hyper-IgM-Syndrom *n*: engl. *hyper-IgM-syndrome*; syn. Klassenwechsel-Rekombinations-Defekt; Abk. HIGM. Primäre Immundefekte* mit Verminderung von IgG, IgA und IgE bei normaler oder erhöhter Konzentration von IgM und normaler B-Lymphozytenzahl. Entsprechend Erbmodus, Pathophysiologie, Schweregrad und Klinik werden 4 Subtypen unterschieden. Die Therapie besteht u. a. in Antibiotikaprophylaxe, Immunglobulinsubstitution und ggf. allogener hämatopoetischer Stammzelltransplantation*.

Hyperinsulinämie *f*: engl. *hyperinsulinemia*. Relativ erhöhte Insulinkonzentration. Die Hyperinsulinämie ist ein pathogenetischer Teilkomplex des metabolischen Syndroms* als Folge mangelnder Insulinwirkung (Insulinresistenz*) und ein Risikofaktor für Arteriosklerose (siehe auch Hyperinsulinismus*).

Hyperinsulinismus *m*: engl. *hyperinsulinism*. Vermehrte Insulinkonzentration im Blut. Man unterscheidet zwischen primärem und sekundärem Hyperinsulinismus.
Formen:
- primärer Hyperinsulinismus: **1.** durch vermehrte Insulinproduktion bei diffuser oder fokaler Inselzellhyperplasie v. a. bei kongenitalem Hyperinsulinismus (Nesidioblastose) oder nach bariatrischer Chirurgie **2.** bei Insulinom* der Langerhans-Inseln (Hypoglykämie* in der Folge)
- sekundärer Hyperinsulinismus: **1.** im Rahmen einer endogenen Insulinresistenz* bei metabolischem Syndrom*; Vorstadium des Diabetes* mellitus Typ 2, der bei unzureichender Insulinsekretionskapazität manifest wird **2.** infolge Insulin- oder Sulfonylharnstoff-Überdosierung.

Hyperkaliämie *f*: engl. *hyperkalemia*. Form der Elektrolytstörung* mit Serumkaliumkonzentration > 4,8 mmol/l bei Erwachsenen. Hyperkaliämie wird mit Ionenaustauschern (oral, langsamer Wirkungseintritt), durch Alkalisierung (z. B. isotone Natriumcarbonatlösung i. v.), durch Glukose-Insulin-Infusionen und durch Dialysebehandlungen (Dialyse*) therapiert. Der Referenzbereich für Kalium liegt bei 3,6–4,8 mmol/l.
Ursachen:
- Azidose* (Koma bei Diabetes* mellitus)
- Bluttransfusion, Hämolyse*
- Niereninsuffizienz*, Hypoaldosteronismus, Hypokortizismus
- Polytrauma*, Verbrennung* (endogene Kaliumfreisetzung aus dem Intrazellulärraum zerstörten Gewebes)
- Therapien mit Zytostatika (Kaliumfreisetzung durch Zytolyse) und bestimmten Arzneimitteln (kaliumsparende Diuretika, ACE-Hemmer).

Klinik:
- allgemein Unlust, Schwäche, Verwirrtheit
- neurologisch Hyperreflexie, Parästhesie, metallischer Geschmack, schlaffe myoplegische Lähmung*
- kardiovaskulär: **1.** Bradykardie*, Herzrhythmusstörungen*, eventuell diastolischer Herzstillstand (Herz*-Kreislauf-Stillstand).

Hyperkaliämiesyndrom → Hyperkaliämie
Hyperkalzämie f: engl. *hypercalcemia*; syn. Hyperkalzämie. Elektrolytstörung* mit Anstieg der Konzentration von Kalzium* im Serum* > 2,7 mmol/l. Ursachen sind eine erhöhte intestinale Ca^{2+}-Resorption, verminderte renale Ca^{2+}-Ausscheidung oder gesteigerte Ca^{2+}-Freisetzung aus Knochengewebe*. Eine Hyperkalzämie beeinträchtigt Nierenfunktion, Muskulatur und Psyche, außerdem entwickeln sich Herzrhythmusstörungen* und Kalziumablagerungen in Organen. Behandelt wird ursachenabhängig.
Erkrankung: Ursachen:
- primärer Hyperparathyreoidismus* (auch im Rahmen der MEN*-Syndrome)
- maligner Tumor* mit Osteolysen* (z. B. multiples Myelom*) oder (paraneoplastisch) endokriner Aktivität und Sekretion von parathormonähnlichen Peptiden*
- familiäre hypokalzurische Hyperkalzämie
- Arzneimittel (u. a. Tamoxifen*, Diuretika*, Ionenaustauscher oder nach Absetzen von Glukokortikoiden*)
- Calciferol- oder Vitamin*-A-Intoxikation
- granulomatöse Erkrankungen (z. B. Sarkoidose*)
- Burnett*-Syndrom
- Hyperthyreose*
- Hyperkalzämiesyndrom bei Neugeborenen
- angeborene Stoffwechselanomalie (z. B. Fanconi-Schlesinger-Syndrom, Williams*-Beuren-Syndrom)
- idiopathisch*.

Klinik: Hyperkalzämiesyndrom mit
- Polyurie*, Polydipsie*
- Übelkeit, Erbrechen, Obstipation*
- Muskelschwäche, Paresen*, Adynamie*
- Herzrhythmusstörungen*
- psychische Veränderungen bis zur Psychose*
- Kalziumablagerungen in Organen (Augen, Gelenkknorpel, Nieren*)
- EKG: verkürzte QT*-Zeit.

Komplikationen: Hyperkalzämische Krise mit Niereninsuffizienz*, Somnolenz*, Koma* und Herzstillstand.

Therapie:
- Bei Ca^{2+}-Konzentration > 3 mmol/l: **1.** Flüssigkeitszufuhr **2.** Furosemid* **3.** Kalzitonin* **4.** Bisphosphonate* **5.** Glukokortikoide
- Therapie der Grunderkrankung: beispielsweise Parathyreoidektomie* bei primärem Hyperparathyreoidismus und operative Therapie bei paraneoplastischem Syndrom*.

Hyperkalzämiesyndrom → Hyperkalzämie
hyperkalzämische Krise → Hyperkalzämie
Hyperkalzurie f: engl. *hypercalciuria*. Vermehrte Kalziumausscheidung im Harn (> 6,2 mmol/24 h bei Frauen und > 7,5 mmol/24 h bei Männern). Es droht eine Nephrolithiasis (Calciumoxalat- und Calciumphosphatsteine). Behandelt werden die zugrunde liegende Ursache und Komplikationen (Beschwerden durch Nierensteine).

Vorkommen:
- primärer Hyperparathyroidismus
- renale tubuläre Azidose*
- Fraktur mit Immobilisationsosteoporose
- Knochenmetastase
- multiples Myelom
- Cushing*-Syndrom
- Überdosierung von Calciferolen oder Dihydrotachysterol
- idiopathische Hyperkalzurie (aufgrund ungenügender Kalziumrückresorption in den Nierentubuli); wichtiger Risikofaktor bei der Osteoporose* des Mannes.

Hyperkapnie f: engl. *hypercapnia*. Erhöhung des arteriellen CO_2-Partialdrucks* auf > 45 mmHg (5,9 kPa). Eine Hyperkapnie tritt meist bei einer respiratorischen Insuffizienz* mit alveolärer Hypoventilation* auf und kann zur respiratorischen Azidose* führen. Seltener kommt sie bei respiratorischer Kompensation einer metabolischen Alkalose oder erhöhtem Kohlendioxidgehalt der Inspirationsluft (Kohlendioxidintoxikation) vor.

Klinik:
- initial Hautrötung, Muskelzuckungen und Extrasystolen
- im fortgeschrittenen Stadium Panik, epileptische Anfälle, Bewusstseinsstörung, Koma (pCO₂ > 60 mmHg/7,9 kPa, sog. Kohlendioxidnarkose) und unbehandelt Tod.

Therapie:
- Beatmung
- Therapie der Grunderkrankung.

Hyperkapnie, permissive f: engl. *permissive hypercapnia*. Strategie der kontrollierten Toleranz von moderat erhöhtem arteriellen CO_2-Partialdruck* (Hyperkapnie*) mit respiratorischer Azidose* im Rahmen der lungenprotektiven Beatmung (insbesondere bei ARDS). Der pH-Wert sollte dabei nicht unter einen Wert von 7,2 fallen, der CO_2-Partialdruck kann in Einzelfällen auf bis zu 150 mmHg ansteigen.

Prinzip:
- durch höheren arteriellen CO_2-Partialdruck höherer Gradient von Blut zur Alveolarluft*
- dadurch Abtransport höherer CO_2-Mengen/Minute bei gleichem Atemminutenvolumen und damit Einsparung von Tidalvolumen (engl. *low tidal volume strategy* bei ARDS).

Indikationen:
- ARDS
- obstruktive Lungenerkrankung
- Status* asthmaticus.

Hyperkapnische respiratorische Insuffizienz f: engl. *global respiratory insufficiency*; syn. respiratorische Globalinsuffizienz. Schwere Form der respiratorischen Insuffizienz* infolge alveolärer Hypoventilation* mit Kohlendioxidanstieg (Hyperkapnie*) und Sauerstoffabfall (Hypoxie*) in der arteriellen Blutgasanalyse*. Die respiratorische Globalinsuffizienz wird durch eine schwere obstruktive Atemwegserkrankung* oder durch das Acute Respiratory Distress Syndrome (ARDS) verursacht.

Hyperkeratose f: engl. *hyperkeratosis*. Verdickung der Hornschicht der Haut. Sie wird verursacht durch die vermehrte Bildung von Hornzellen (Proliferationskeratose, z. B. Lichen*planus, Schwiele oder Lupus* erythematodes) oder durch die verminderte Abstoßung von Hornzellen (Retentionshyperkeratose, z. B. Ichthyosis* vulgaris).

Hyperkeratosis tonsillaris f: Übermäßige Verhornung im Bereich der Kryptenöffnungen der Gaumenmandeln. Es kommt zu weißlichen Epithelverdickungen, die einer Tonsillitis* ähneln können, jedoch asymptomatisch sind. Der harmlose Befund hat keine pathologische Bedeutung.

Hyperkinese f: engl. *hyperkinesia*; syn. Hyperkinesie. Pathologisch gesteigerte Motorik v. a. der Skelettmuskulatur mit z. T. unwillkürlich ablaufenden Bewegungen bei Erkrankungen des extrapyramidalen Systems (Athetose, Ballismus, Chorea), Störungen der Psychomotorik (bei affektiver Psychose oder Motilitätspsychose), als unspezifisches psychisches Symptom bei organischem Hirnschaden (Enzephalitis, Hirntrauma) bei Kindern oder als Akathisie.

hyperkinetische Störung → ADHS
Hyperkoagulabilität f: engl. *hypercoagulability*. Vermehrte Gerinnbarkeit des Bluts mit Thrombophilie* in der Folge (erhöhte Thrombose- und Embolieneigung). Mögliche Ursachen einer Hyperkoagulabilität sind maligne Tumorerkrankungen, Sepsis*, Schock* oder Gerinnungsstörungen* wie Protein*-C-Mangel oder Antithrombin*-Mangel.

Hyperkortisolismus m: engl. *hypercortisolism*. Durch erhöhte Konzentration von Kortisol* bzw. synthetischem Glukokortikoid* im Plasma gekennzeichnetes Krankheitsbild, siehe Cushing*-Syndrom.

Hyperkrinie f: engl. *hypercrinia*. Übermäßige Sekretion*.

Hyperlipidämie → Hyperlipoproteinämie
Hyperlipidämie f: engl. *hyperlipidemia*. Vermehrung des Fettgehalts im Blutplasma. Formal wird unterschieden in Hypercholesterinämie* und Hypertriglyzeridämie*. Auch eine kombinierte Hyperlipidämie, bei der sowohl Cholesterin*, als auch Triglyzeride* erhöht sind, kann bestehen.

Hyperlipochromämie f: engl. *hyperlipochromia*. Vermehrter Gehalt von Lipochromen (Xanthophyll, Carotin) im Serum infolge alimentärer Zufuhr von Fett und lipochromreichen Nah-

Hyperlipoproteinämie

Hyperlipoproteinämie: Einteilung der primären Hyperlipoproteinämien.

Charakteristika/ Parameter	Typ I	Typ II a	Typ II b	Typ III	Typ IV	Typ V
Synonyma	exogene Hyperlipidämie; Bürger-Grütz-Krankheit	Hypercholesterolämie	kombinierte Hyperlipidämie	Broad-Beta-Disease; Remnant-Hyperlipidämie	endogene Hyperlipidämie	gemischte Hyperlipidämie
Pathophysiologie	Lipoprotein-Triglycerid-Lipase-Mangel	Membran-Rezeptor-Defekt, komplexe Vererbung oder polygenetische Ursache		Apolipoprotein-synthese-Defekt	unbekannt	unbekannt
Klinik	Xanthome, Hepatosplenomegalie	tendinöse Xanthome, Xanthelasmen, Arcus lipoides corneae		tuberöse Xanthome	eruptive Xanthome	wie Typ I
Arterioskleroserisiko	gering	sehr hoch	sehr hoch	hoch	hoch	gering
Serum	milchig	klar	klar bis trüb	trüb	trüb	trüb bis milchig
Triglyceride	↑	n oder ↑	↑	↑	↑	↑
Chylomikronen	↑	n	n	n	n	↑
LDL	n	↑	↑	n	n	n
VLDL	n	n	↑	↑	↑	↑
Betalipoproteine	n	↑	↑	verbreiterte Bande	n	n
Präbetalipoproteine	n	n	↑	n	↑	↑
Glukosetoleranz	n	n	n	↓	↓	↓

n: normal; ↑: erhöht; ↓: vermindert

rungsmitteln (z. B. grünes Gemüse, Tomaten) mit folgender Gelbfärbung des Blutplasmas und der Haut.
Hyperlipoproteinämie f: engl. *hyperlipoproteinemia*; syn. Hyperlipidämie. Fettstoffwechselstörungen mit erhöhter Konzentration bestimmter Lipoproteine* im Serum und evtl. Verschiebung der Lipoproteinanteile. Unterschieden werden primäre (angeborene) und sekundäre (z. B. bei Diabetes* mellitus) Hyperlipoproteinämien. Die Therapie besteht aus Gewichtsreduktion und ggf. aus der Behandlung einer ursächlichen Grunderkrankung.
Formen:
- primäre Hyperlipoproteinämie: 1. autosomal erbliche Erkrankung 2. Einteilung nach Fredrickson in Typ I–V (siehe Tab.) 3. häufigste Form Typ IV 4. Typ I, III und V sehr selten
- sekundäre Hyperlipoproteinämie, z. B. bei: 1. Diabetes mellitus 2. Adipositas* 3. metabolischem Syndrom* 4. biliärer Zirrhose* 5. Pankreatitis* 6. Cholestase* 7. Hypothyreose* 8. nephrotischem Syndrom* 9. Zieve*-Syndrom 10. nach Alkoholkonsum, fettreicher Mahlzeit oder pharmakologisch bedingt, z. B. durch hormonale Kontrazeptiva.

Therapie:
- ggf. Behandlung einer Grunderkrankung
- Gewichtsreduktion, ergänzt durch regelmäßig mehr Bewegung (Sport)
- Diät
- evtl. Lipidsenker* oder Plasmapherese*
- Behandlungsziel nach Risikoprofil (siehe Hypercholesterinämie*).

Hyperlordose f: engl. *hyperlordosis*; syn. Lordose als Haltungsstörung. Wirbelsäulen-Fehlhaltung mit krankhaft vermehrter Ventralkrümmung der Wirbelsäule (über die normale Lordose hinaus). Eine Hyperlordose findet sich häufiger im Lendenwirbelbereich (lumbale Hyperlordose, Becken nach vorne gekippt), teilweise auch im Halswirbelbereich (zervikale Hyperlordose). Behandelt wird meist mit Muskeltraining.

Hypermagnesiämie f: engl. *hypermagnesemia*. Form einer Elektrolytstörung mit erhöhter Magnesiumblutkonzentration. Hypermagnesiämie tritt bei Nierenversagen, Urämie* sowie erhöhter Magnesiumzufuhr auf. Der Referenzbereich für Magnesium liegt bei 0,75–1,1 mmol/l.

Hypermastie → Mammahypertrophie

Hypermenorrhö f: engl. *hypermenorrhea*. Übermäßig starke Menstruation* bei normaler Dauer von Blutung und Menstruationszyklus, d. h. Blutverlust > 80 ml bei Blutungsdauer von max. 7 Tagen. Nach gynäkologischer Untersuchung, Chlamydienabstrich, Kolposkopie*, Ultraschalldiagnostik* und laborchemischer Untersuchung wird mit Gestagenen*, Antifibrinolytika und evtl. durch Endometriumresektion therapiert.
Schema: Darstellung im Kaltenbach*-Schema.
Ätiologie:
- organisch: 1. genital, z. B. Endometriose*, Myoma uteri, Polypen*, Endometritis*, Uteruskarzinom*, Uterushypoplasie* oder Anwendung eines Intrauterinpessars* 2. extragenital (sehr selten), u. a. Blutgerinnungsstörung (z. B. von*-Willebrand-Jürgens-Syndrom), arterielle Hypertonie*, Herz- oder Nierenerkrankungen
- funktionell, hormonal bedingt (z. B. Corpus*-luteum-Insuffizienz)

Therapie:
- V. a. gestagenhaltiges Intrauterinpessar (sog. Hormonspirale) oder orale Kontrazeptiva (zyklisch, Langzyklus* oder Langzeiteinnahme)
- alternativ Gestagendauertherapie (z. B. Depot-Gestagene)
- Antifibrinolytika während der Menstruation
- evtl. hysteroskopische Endometriumresektion
- bei von-Willebrand-Jürgens-Syndrom evtl. Desmopressin.

Hypermetabolismus m: engl. *hypermetabolism*. Steigerung des Stoffwechsels im gesamten Organismus, z. B. bei Hyperthyreose*, maligner Hyperthermie* oder Postaggressionssyndrom*.

Hypermetrie f: engl. hypermetria. Form der Dysmetrie* mit falscher Abmessung von Zielbewegungen im Sinne von überschießenden Bewegungen.

Hypermnesie f: engl. hypermnesia. Quantitative Gedächtnisstörung* mit gesteigertem Erleben bestimmter Erinnerungen (z. B. an Einzeldaten oder bereits vergessen geglaubte Erinnerungen).

Vorkommen:
- drogeninduziert
- im Traum oder in Trance
- Fieber
- organische Psychose* (z. B. nach Schädelhirntrauma*).

Z. T. werden auch Flashback*-Erlebnisse zu den Hypermnesien gerechnet. Hypermnesie im Rahmen von Hypnose konnte nicht bestätigt werden.

Hypermotilität f: engl. hypermotility. Allgemein pathologisch gesteigerte Beweglichkeit; im engeren Sinn krankhafte Steigerung der unwillkürlichen (reflektorischen oder vegetativ gesteuerten) Muskelbewegungen, z. B. von Hohlorganen des Verdauungstrakts.

Hypernatriämie f: engl. hypernatremia. Form einer Elektrolytstörung* mit Erhöhung der Serum-Na^+-Konzentration und (Serum-)Osmolarität*. Es droht das hyperosmolare Koma*. Hypernatriämie wird verursacht durch Hyperaldosteronismus*, hypertone Dehydratation* (Diabetes insipidus, Fieber) sowie durch eingeschränkte Durstwahrnehmung (häufig im hohen Lebensalter, seltener bei geistiger Behinderung). Der Referenzbereich für Natrium liegt bei 135–145 mmol/l.

hypernephroides Karzinom → Nierenzellkarzinom

Hyperodontie f: engl. hyperodontia; syn. Hyperdontie. Angeborenes Vorhandensein von mehr als 20 Milch- oder 32 bleibenden Zähnen unklarer Ätiologie. Familiäres Auftreten ist häufig. Eine Sonderform ist der sog. Mesiodens im Oberkieferfrontzahnsegment, der nur selten durchbricht und häufig in der Orthopantomografie* nicht sichtbar ist.

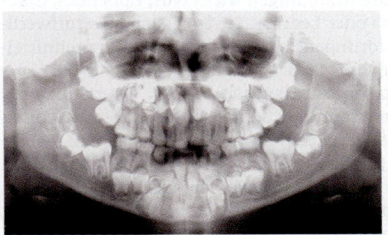

Hyperodontie: Orthopantomografie. [58]

Ursachen:
- hereditäre Komponente (autosomal-rezessiv, X-chromosomal multifaktoriell)
- exogene Faktoren (z. B. Noxen)
- Stimulation latenter Entwicklungsprozesse
- Hyperaktivität der Zahnleiste oder Abspaltungen derselben
- atavistische Theorie: Rückfall zur Zahnformel der Ursäuger: 44 Zähne.

Klinische Bedeutung: Überzählige Zähne
- sind häufig dysmorph (siehe Abb.)
- behindern den Durchbruch der Nachbarzähne
- sind häufige Ursache von Zahnstellungsfehlern.

Bei Extremausprägungen (z. B. bei Dysostosis cleidocranialis) besteht die Gefahr der Unterkieferspontanfraktur.

Hyperonychie f: engl. hyperonychia. Übermäßige Nagelbildung.

Hyperopie f: engl. hypermetropia; syn. Hypermetropie. Verminderte Sehschärfe* in der Nähe infolge eines Brechungsfehlers des Auges. Der Brennpunkt der Sehstrahlen liegt hier hinter der Netzhaut. Korrigiert wird mit Konvexgläsern (+ Dioptrien) in Brillen, Kontaktlinsen, alternativ mit Intraokularlinsen* oder Laserbehandlungen der refraktiven Chirurgie*. Siehe Abb.

Erkrankung: Epidemiologie: Alle Kinder kommen leicht weitsichtig auf die Welt und werden durch das Wachstum des Augapfels bis zum Alter von 6 Jahren in der Regel normalsichtig. Eine Sehhilfe ist nur notwendig, wenn die Hyperopie über 6 dpt liegt, beide Augen unterschiedliche Stärken haben oder sich ein Einwärtsschielen (Esotropie, akkommodatives Schielen) entwickelt. Etwa 33 % der < 60-Jährigen leiden unter Hyperopie. **Formen:**
- **Achsenhyperopie** bei zu kurzer Bulbusachse, häufigste Ursache sind der angeborene zu kurze Augapfel oder Augapfeldeformitäten
- **Brechungshyperopie** bei zu geringer Brechkraft des Auges, z. B. bei Abflachung der Hornhaut oder Aphakie*.

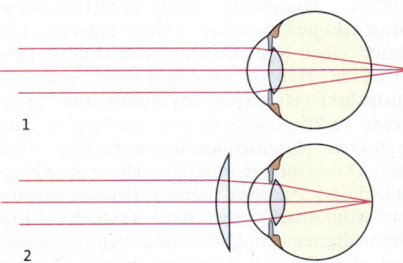

Hyperopie: 1: unkorrigierte Hypermetropie im nicht akkommodierten Auge; 2: durch Konvexglas ausgeglichene Hypermetropie.

Klinische Einteilung:
- **latente Hyperopie**: erkennbar erst nach Ausschaltung der kompensatorischen Akkommodation* beim Blick in die Ferne
- **manifeste Hyperopie**: immer erkennbar.

Prävention: Vorbeugen kann man einer Hyperopie nicht, durch eine frühzeitige und optimale Korrektur der Fehlsichtigkeit lassen sich aber asthenopische Beschwerden verhindern.

Klinik:
- unscharfe Nahsicht, Probleme beim Lesen
- Kopf- und Augenschmerzen und andere asthenopische Beschwerden durch ausgleichende Akkommodation* und Überanstrengung des Ziliarmuskels
- Einwärtsschielen vor allem bei Kleinkindern (durch die Kopplung von Akkommodation und Konvergenz*).

Weitsichtige sehen bis zum 30. Lebensjahr meist sowohl in der Ferne als auch in der Nähe gut, allerdings müssen sie dafür die inneren Augenmuskeln (Ziliarmuskeln) stark beanspruchen. Bei einer starken Weitsichtigkeit sowie in fortgeschrittenem Alter reicht die Akkommodation nicht mehr aus, scharfes Sehen in der Nähe oder bei sehr hohen Werten auch in mittleren Distanzen und in der Ferne ist dann nicht mehr möglich. **Komplikationen:** Engwinkelglaukom durch eine Verlegung des Kammerwinkels* aufgrund flacher vorderer Augenkammer und kurzen Bulbus.

Diagnostik:
- objektive Refraktionsbestimmung mit Refraktometer* oder Skiaskopie
- subjektive Refraktionsbestimmung: Sehtest mithilfe vorgeschalteter Brillengläser oder Phoropter*
- bei Kindern muss die objektive Refraktionsbestimmung unter Ausschaltung der Akkommodationsfähigkeit durch Augentropfen (Cyclopentolat, Atropin, Tropicamid) erfolgen.

Therapie:
- konvexe Brillengläser mit positivem Brechwert (+Dioptrien)
- konvexe Kontaktlinsen* mit positivem Brechwert
- implantierbare (phake) Kontaktlinsen (bei Hyperopie von +3 Dioptrien bis +8 Dioptrien), da die körpereigene Linse erhalten bleibt, bleibt auch die Akkommodationsfähigkeit erhalten, dafür kommt es zu einer höheren Komplikationsrate in der Kammerwasserzirkulation
- Intraokularlinsen* (refraktiver Linsenaustausch bei Hyperopie größer +4 Dioptrien bei vorliegender Presbyopie* und vollständig verlorener Akkommodationsfähigkeit = ca. ab dem 65. Lebensjahr, Standardtherapie im

hohem Lebensalter sowie bei gleichzeitig vorliegendem Katatarkt)
- refraktive Chirurgie* (bei Hyperopie bis +4 Dioptrien, die präoperative Hornhautdicke sollte 480 µm nicht unterschreiten) mit LASIK oder Femto-LASIK (LASIK mit dem Femtosekundenlaser).

Hyperorexie → Bulimie

Hyperosmie f: engl. hyperosmia. Gesteigerte Riechwahrnehmung, z. B. bei Epilepsie*, Psychose* oder in der Schwangerschaft.

hyperosmolares Koma → Hypernatriämie

hyperosmolares Koma → Koma, diabetisches

Hyperostose f: engl. hyperostosis; syn. Ostitis ossficans. Hyperplasie von Knochensubstanz.

Formen:
- Exostose: von der Knochenoberfläche ausgehender, höckeriger und spornartiger Knochenvorsprung
- Enostose: Verdickungen im Knocheninnern, meist von den Knocheninseln in der Spongiosa ausgehend
- diffuse Hyperostose auf hereditärer Grundlage, z. B. Hyperostosis corticalis generalisata.

Hyperostosis ankylosans vertebralis senilis f: engl. senile ankylosing hyperostosis of spine; syn. Forestier-Krankheit. Gehäuft bei Diabetes* mellitus auftretende Spondylosis* deformans der Lendenwirbelsäule bei alten Menschen, die besonders bei Männern kaum zu klinischen Beschwerden führt.

Hyperostosis triangularis ilii → Iliitis condensans

Hyperoxalämie f: engl. hyperoxalemia. Erhöhung des Gehalts an Oxalsäure im Blutplasma (> 6,3 µmol/l) insbesondere bei der primären Hyperoxalurie und bei der chronischen Niereninsuffizienz*.

Hintergrund:
- Entstehung als Stoffwechselendprodukt beim Abbau der Aminosäure Glycin* (in Spuren)
- seltene Bestimmung von Oxalsäure im Plasma aus methodischen Gründen
- keine ausreichende Senkung der Plasma-Oxalsäure durch Dialyse bei chronischer Niereninsuffizienz.

Hyperoxie f: engl. hyperoxia. Erhöhter Sauerstoffgehalt* in Blut und Geweben. Eine Hyperoxie tritt auf bei Störungen der Ventilation, der alveolären Diffusion, der Perfusion, des Sauerstofftransports oder der Sauerstoffutilisation. Es droht eine Sauerstofftoxikose*. Therapeutisch wird Hyperoxie herbeigeführt während einer Sauerstoff*-Überdrucktherapie.

Hyperoxietraining n: engl. hyperoxic training. Training unter Atmung von einer erhöhten Sauerstoffkonzentration bei normalem oder überhöhtem atmosphärischem Druck. Durch eine Vergrößerung der maximalen Sauerstoffaufnahme* werden eine zusätzliche Leistungssteigerung und ein höherer Trainingseffekt bewirkt.

Hyperparathyreoidismus m: engl. hyperparathyroidism; syn. Hyperparathyroidismus. Überfunktion der Nebenschilddrüsen mit vermehrter Bildung von Parathormon*.

Formen: Primärer Hyperparathyreoidismus:
- Vorkommen meist bei Nebenschilddrüsenadenom*, evtl. auch bei Hyperplasie oder Karzinom der Nebenschilddrüsen sowie sporadisch oder familiär im Rahmen von MEN*-Syndromen
- Klinik: 1. renale Manifestation mit Nephrolithiasis und Nephrokalzinose* 2. gastrointestinale Manifestation mit rezidivierendem Ulcus* ventriculi und Ulcus* duodeni sowie Neigung zu Pankreatitis* 3. ossäre Manifestation als Osteodystrophia* fibrosa generalisata 4. Kalkablagerungen in verschiedenen Organen (Lunge, Magen, Konjunktiven und Cornea) 5. Chondrokalzinose* (Pseudogicht) 6. Hyperkalzämiesyndrom
- Therapie: 1. chirurgisch durch Adenomexstirpation oder subtotale Parathyreoidektomie* 2. postoperative Tetanieprophylaxe mit Kalziumsalzen oder Vitamin* D.

Sekundärer Hyperparathyreoidismus:
- reaktive Hyperplasie aller 4 Nebenschilddrüsen infolge: 1. Hypokalzämie (z. B. bei Malabsorption*, Calciferolmangel, Schwangerschaft, Laktation*, kalkarmer Ernährung und Steatorrhö*) 2. Hyperphosphatämie (z. B. bei Niereninsuffizienz) 3. neonatal durch mütterlichen Hyperparathyreoidismus
- Therapie: Behandlung der Grunderkrankung.

Tertiärer Hyperparathyreoidismus: seltene, sich meist auf dem Boden eines sekundären Hyperparathyreoidismus mit renaler Ursache entwickelnde Form des Hyperparathyreoidismus bei reaktiver Überfunktion infolge autonomer adenomatöser Wucherung im bereits hyperplastischen Nebenschilddrüsengewebe bzw. massiver irreversibler Hyperplasie der Parathyroideae. **Quartärer Hyperparathyreoidismus:** sekundärer Hyperparathyreoidismus aufgrund einer Nephropathie*, die durch einen primären Hyperparathyreoidismus entstand. **Quintärer Hyperparathyreoidismus:** autonome Parathormonsekretion aus einem oder mehreren Nebenschilddrüsenadenomen nach einem langjährigen quartären Hyperparathyreoidismus. **Pseudohyperparathyreoidismus:** Paraneoplastisches Syndrom* ausgelöst durch von malignen neoplastischen Zellen produziertem Parathyroid Hormone-related Protein (Abk. PTHrP).

Hyperpathie f: engl. hyperpathy. Überempfindlichkeit für sensible Reize bei gleichzeitig erhöhter Reizschwelle* infolge Verletzung peripherer Nerven oder beim Thalamussyndrom*. Alle Sinnesreize (auch Geräusche oder Vibrationen) werden erst ab einer höheren Intensität oder bei wiederholter Reizung, dann aber umso heftiger, länger anhaltend und generell schmerzhaft empfunden.

Hyperperfusionssyndrom, zerebrales n: engl. cerebral hyperperfusion syndrome. Komplikation nach Thrombendarteriektomie* oder Stent*-gestützter Angioplastie* der A. carotis interna, meist kombiniert mit deutlich erhöhtem arteriellem Hypertonus bei zuvor chronisch-poststenotischer Minderperfusion des Gehirns. Es kommt nach Stunden bis Tagen zum umschriebenen Ödem mit 50 % Einblutungen. Symptome sind Kopfschmerz, epileptische Anfälle sowie fokal-neurologische Ausfälle.

Hyperphagie f: engl. polyphagia. Krankhaft gesteigerte Nahrungsaufnahme mit übermäßigem Appetit oder Heißhunger und fehlendem Sättigungsgefühl.

Vorkommen:
- nach einseitiger Diät
- Essstörungen* (z. B. Bulimia* nervosa)
- UAW von Psychopharmaka (z. B. Olanzapin*, Mirtazapin*)
- neurologische Erkrankungen
- Prader-Willi-Syndrom.

Hyperphorie → Heterophorie

Hyperphosphatämie f: engl. hyperphosphatemia. Form einer Elektrolytstörung mit erhöhter Konzentration des anorganischen Phosphats im Serum (> 1,5 mmol/l). Hyperphosphatämie tritt bei Niereninsuffizienz*, Akromegalie*, Hypoparathyreoidismus* sowie Tetanie* auf. Der Referenzbereich für Phosphat liegt bei 0,84–1,45 mmol/l.

Hyperphosphaturie f: engl. hyperphosphaturia. Vermehrte Phosphatausscheidung im Urin, z. B. bei Hyperparathyreoidismus* oder Phosphatdiabetes (erbliche Form der Rachitis* renalis mit verminderter tubulärer Phosphatrückresorption).

Hyperpigmentierung f: engl. hyperpigmentation. Lokalisiert oder generalisiert auftretende, verstärkte Färbung der Haut durch vermehrte Bildung oder Ablagerung von Pigment bei Hauterkrankungen wie Nävus, Ephelides, Chloasma oder Lentigo. Sie tritt auch bei Stoffwechselstörungen (z. B. Porphyrie) und Arzneimitteleinnahme (z. B. Zytostatika) auf.

Hyperpituitarismus m: engl. hyperpituitarism. Klinisch unüblicher Begriff für die pathologisch gesteigerte Sekretion eines oder (selten) mehrerer Hormone der Hypophyse*, im engeren Sinn des Hypophysenvorderlappens.

Hyperplasie f: engl. hyperplasia. Vergrößerung eines Gewebes* oder Organs durch Zunahme der Zellzahl bei unveränderter Zellgröße, z. B.

durch hormonale Stimulation. Im Gegensatz zur Neoplasie* ist eine Hyperplasie nach Wegfall des entsprechenden Reizes reversibel. Bei Gewebevergrößerung durch Zellwachstum spricht man von einer Hypertrophie*.

Hyperplasie, fokale epitheliale f: engl. *epithelial hyperplasia*; syn. Heck-Krankheit. HPV-assoziierte schmerzlose verruköse Papulose der Mundschleimhaut, hauptsächlich verursacht durch humane Papillomaviren Typ 13 und 32, ferner Typ 1, 6, 11, vorkommend vor allem bei Indigenen, Südamerikanern, Inuit und Asiaten, bei Europäern selten. Die Diagnosestellung erfolgt klinisch, meist ist bei Spontanremission keine spezifische Therapie erforderlich.

Hyperplasie, fokale noduläre f: engl. *focal nodular hyperplasia*. Benigner Lebertumor* in Form kleiner regenerierender Knötchen, v.a. bei Frauen (75%), evtl. aufgrund hormonaler Kontrazeption*. Therapeutisch werden Kontrazeptiva abgesetzt bei regelmäßigen Verlaufskontrollen.

Diagnostik:
- bildgebende Verfahren, z.B. Ultraschalldiagnostik, kontrastverstärkter Ultraschall (siehe Abb.), dynamisches MRT, HDA-Szintigraphie
- ggf. Leberbiopsie zur Diagnosesicherung (Differenzialdiagnose: u.a. fibrolamelläres primäres Leberzellkarzinom).

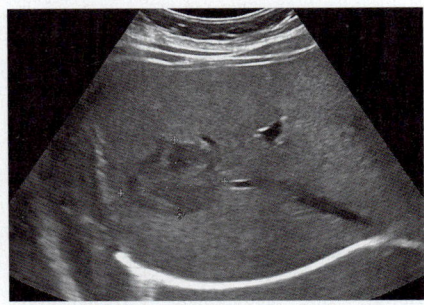

Hyperplasie, fokale noduläre: Ultraschalldiagnostik. [187]

hyperplasiogen: engl. *hyperplastic*. Eine Hyperplasie erzeugend oder aus einer Hyperplasie* entstanden (z.B. Polyp*).

Hyperplasminämie f: engl. *hyperplasminemia*. Vermehrter Gehalt an Plasmin* im Blut mit schwerem Hämostasedefekt (Haut- und Schleimhautblutungen) infolge einer Anwendung von Fibrinolytika oder im Rahmen einer Hyperfibrinolyse. Therapie: siehe Hyperfibrinolyse.*

Hyperpnoe f: engl. *hyperpnea*. Vertiefte Atmung* mit erhöhtem Atemzugvolumen ohne oder mit Zunahme der Atemfrequenz* (Tachypnoe*). Die Hyperpnoe ist physiologisch bei erhöhtem Sauerstoffbedarf (z.B. Arbeit, Fieber*), pathologisch z.B. bei der Cheyne*-Stokes-Atmung.

Hyperpolarisation f: engl. *hyperpolarization*. Erhöhung des (intrazellulär negativen) Ruhemembranpotenzials* einer erregbaren Zelle, was mit einer Erregbarkeitserniedrigung einhergeht. Hyperpolarisation findet z.B. im Rahmen der späten Repolarisationsphase des Aktionspotenzials* oder bei der postsynaptischen Hemmung statt.

Hyperprolaktinämie f: engl. *hyperprolactinemia*. Physiologische (während Schwangerschaft und Stillzeit) oder pathologische (z.B. Prolaktinom*) Erhöhung der Serumkonzentration von Prolaktin*. Eine Hyperprolaktinämie führt bei Frauen beispielsweise zu hypogonadotroper Amenorrhö*, bei Männern zu Hypogonadismus* und Impotenz*. Die Behandlung erfolgt in der Regel pharmakologisch (z.B. Dopamin-Rezeptor-Agonisten).

Ursachen: Physiologisch während Schwangerschaft und Stillzeit, pathologisch:
- Prolaktinom*
- pharmakologisch bedingte Sekretionshemmung von Prolaktin hemmenden Releasing-Hormonen (z.B. durch Reserpin; UAW bei Therapie mit klassischen und teilweise atypischen Neuroleptika*, z.B. Haloperidol*, Amisulprid*)
- funktionell bedingt bei bestimmten Formen der Hypothyreose* mit vermehrter Sekretion von TRH und bei Akromegalie*
- Hyperprolaktinämie hemmt die Sekretion von LH und zusätzlich die Gonadotropinwirkung (Progesteron- bzw. Testosteronbildung)

Klinik:
- Hemmung der pulsatilen Sekretion von GnRH und somit der Gonadotropinsekretion mit verminderter Östrogen- bzw. Testosteronbildung
- daher bei der Frau Anovulation, hypogonadotrope Amenorrhö, evtl. Galaktorrhö* (Galaktorrhö*-Amenorrhö-Syndrom) bzw. beim Mann Hypogonadismus*, Impotenz*.

Diagnostik: Labormedizinisch (Immunoassay).

Hyperproteinämie f: engl. *hyperproteinemia*. Erhöhte Gesamtprotein*-Konzentration im Blut. Bei absoluter Hyperproteinämie sind ein oder mehrere Proteine im Blut vermehrt vorhanden, z.B. bei chronischen Entzündungen*, Gammopathie* oder malignen Lymphomen*. Eine relative Hyperproteinämie tritt auf bei Exsikkose mit vermindertem Plasmavolumen*, parallel ist die Hämatokrit-Konzentration erhöht.

Hyperpyrexie f: engl. *hyperpyrexia*. Hohes Fieber über 41 °C durch zentral bedingte Fehlregulation mit Erhöhung des Temperatursollwerts. Die Hyperpyrexie ist schon aufgrund der Kreislaufbelastung vital bedrohlich: Verursachende Infektionen und Stoffwechselstörungen müssen ausgeschlossen bzw. behandelt werden. Das Fieber ist durch Antipyretika zu senken, die Grunderkrankung kausal zu behandeln.

Ursache: Hyperpyrexie entsteht am häufigsten bei
- Septikämie
- Virusinfektionen
- Stoffwechselentgleisungen, v.a. thyreotoxische Krise
- Drogenabusus und -entzug
- Arzneimittelwechselwirkung, z.B. Serotoninsyndrom.

Hyperreaktivität, bronchiale f: engl. *bronchial hyperreactivity*; syn. bronchiale Hyperreagibilität. Symptom verschiedener Atemwegserkrankungen, insbesondere Asthma* bronchiale, mit pathologischer Verengung der Atemwege auf Grund bestimmter exogener Reize (z.B. Abgase, Feinstaub, Tabak- und Feuerrauch, Kälte, Parfüm, Reinigungsmittel, Allergene, körperliche Belastung, Angst oder Panik), objektivierbar durch Inhalation von Reizsubstanzen (bronchialer Provokationstest).

Vorkommen:
- bei ca. 7% der Bevölkerung
- v.a. bei Patienten mit Asthma* bronchiale, COPD und Atopikern.

Klinik: bei entsprechender Exposition
- Reizhusten
- Hyperkrinie*
- evtl. Dyspnoe*.

Hyperreaktivität, nasale f: engl. *nasal hyperactivity*. Wässrige Rhinorrhö und/oder verstopfte Nase durch Fehlregulation der Nasenschleimhaut. Auslöser dieses nicht-allergischen, nicht-infektiösen Naselaufens sind äußere (mechanische, thermische oder chemische) oder innere (hormonale, psychische) Faktoren. Die Betroffenen haben oft einen hohen Leidensdruck. Therapiert wird lokal mit Glukokortikoiden*, Antihistaminika* oder Parasympatikolytika.

Hyperreflexie f: engl. *hyperreflexia*. Meist in einer (pathologisch) verbreiterten Reflexzone auslösbare gesteigerte Muskeleigenreflexe durch Ausfall hemmender Einflüsse kortikospinaler und extrapyramidaler Bahnen auf die Gammamotoneurone*, z.B. bei Läsion der Pyramidenbahn* (erworben z.B. bei Schlaganfall*, angeboren z.B. bei hereditärer spastischer Spinalparalyse).

Klinik: Hyperreflexie kann bei plötzlicher Dehnung eines Muskels zu rhythmischen Kontraktionen führen und als erschöpflicher oder unerschöpflicher (kontinuierlicher) Klonus* in Erscheinung treten, wobei Letzterer als Pyramidenbahnzeichen* gilt.

Hyperreninismus, primärer *m*: engl. *primary hyperreninism*; syn. Robertson-Kihara-Syndrom. Vermehrte Sekretion von Renin* durch einen Tumor des juxtaglomerulären Apparats* der Nieren (Hämangioperizytom, Nephroblastom*) oder sehr selten durch einen extrarenal hormonaktiven Tumor wie z. B. kleinzelliges Lungenkarzinom. Zu den Symptomen des primären Hyperreninismus gehören arterielle Hypertonie*, Hypokaliämie*, Alkalose*, Kopfschmerz und sekundärer Hyperaldosteronismus*.
Klinik: Schwere, häufig therapierefraktäre Hypertonie. Durch die Hypokaliämie kommt es zu Muskelschwäche, Obstipation*, Reflexabschwächung, Polydipsie* und Polyurie*.
Diagnostik: CT und Kavografie* mit seitengetrennter Reninbestimmung aus Nierenvenenblut.
Differenzialdiagnosen:
– Bartter*-Syndrom
– Gitelman-Syndrom.
Therapie: Operative Tumorentfernung, bei renalen Tumoren Tumornukleation oder unilaterale Nephrektomie*.

Hypersalivation *f*: engl. *ptyalism*; syn. Sialorrhö. Übermäßig gesteigerter Speichelfluss, der physiologisch auftreten kann oder als UAW, außerdem pathologisch bei verschiedenen Erkrankungen.
Vorkommen:
– physiologisch bei Kindern ≤ 18. Lebensmonat im Rahmen der physiologischen orofazialen-motorischen Reifung
– im Rahmen von Dysphagie* z. B. bei Parkinson-Syndrom, Ösophaguskarzinom* (Frühsymptom), Erkrankungen von Mundhöhle oder Pharynx, frühkindlichem Hirnschaden oder während der Schwangerschaft (sog. Ptyalismus* gravidarum)
– infolge pharmakologisch gesteigerter Speichelsekretion als sog. echte Hypersalivation oder als UAW z. B. von atypischen Neuroleptika* (v. a. von Clozapin*).

Hypersekretion *f*: engl. *hypersecretion*. Pathologisch vermehrte Ausscheidung von Sekreten* aus einer Drüse*.

Hypersensibilität *f*: Überschießende Reaktion auf einen Reiz. In der Allergologie wird Hypersensibilität synonym für Allergie* verwendet. In der Neurologie bezeichnet der Begriff eine Form von Sensibilitätsstörungen*. In der Psychologie und umgangssprachlich wird der Begriff für Personen verwendet, die Sinnesreize stärker wahrnehmen und empfindlicher auf diese reagieren.

Hypersensitiver Ösophagus: Unterform der GERD mit noch normalem, aber vom Betroffenen als belastendes Sodbrennen wahrgenommem Säurereflux. Ursache ist eine gesteigerte viszerale Schmerzwahrnehmung. Der hypersensitive Ösophagus ist oft mit Depression und Panik- oder Angststörungen verbunden. Behandelt wird wenn nötig mit Antidepressiva* und Protonenpumpenhemmern.

Hypersexualität *f*: engl. *hypersexuality*. Gesteigertes sexuelles Verlangen. Der Begriff Hypersexualität ist wegen fehlender objektiver Kriterien umstritten. Bei Frauen wurde gesteigertes sexuelles Verlangen früher als Nymphomanie, bei Männern als Satyriasis oder Don-Juanismus bezeichnet.
Vorkommen:
– als eigenständiges Problem gelegentlich bei Jugendlichen
– sehr häufig als Symptom einer hirnorganischen Enthemmung*
– gelegentlich auch als Symptom einer affektiven Störung (z. B. Manie*).

Hypersomatotropismus *m*: engl. *hypersomatotropism*. Erhöhte Serumkonzentration von STH infolge eines hormonaktiven eosinophilen Hypophysenadenoms.

Hypersomie *f*: engl. *hypersomia*. Riesenwuchs.

Hypersomnie *f*: engl. *hypersomnia*. Form der Schlafstörung* mit erhöhtem Schlafbedürfnis (> 10 h pro Tag) und/oder vermehrter Tagesschläfrigkeit*. Häufig ist sie mit erschwerter Weckbarkeit am Morgen oder Schlaftrunkenheit nach dem Wecken verbunden, teilweise auch mit qualitativer Störung des Nachtschlafes. Häufig besteht Komorbidität mit affektiven Störungen wie atypischer Depression.
Formen:
– primäre Hypersomnie: **1.** fast täglich und über längeren Zeitraum auftretende Zustände von Schläfrigkeit, die zu Einschränkungen der (sozialen) Leistungsfähigkeit und subjektiven Befindlichkeit führen und nicht durch andere physische oder psychische Ursachen zu erklären sind **2.** z. B. idiopathische Hypersomnie, Narkolepsie*, periodische Hypersomnie (z. B. Kleine-Levin-Syndrom) **3.** mögliche Maßnahme: mit Betroffenen Pläne zur Tagesstrukturierung entwerfen
– sekundäre Hypersomnie: **1.** symptomatisch erhöhtes Schlafbedürfnis **2.** z. B. bei Intoxikation*, zentralem und obstruktivem Schlafapnoesyndrom*.

hypersonor *adj*: engl. *hypersonorous*. Laut, schachtelartig, z. B. hypersonorer Perkussionsschall*.

Hyperspermie *f*: engl. *hyperspermia*; syn. Multisemie. Über dem oberen Referenzwert liegendes Spermavolumen von > 6,8 ml (bei 95-%-Perzentile).

Hyperspleniesyndrom → Hypersplenismus

Hypersplenismus *m*: engl. *hypersplenism*. Übermäßige Funktion der Milz, zumeist eine Komplikation der Milzvergrößerung. Es kommt dadurch zu einer vermehrten Elimination von Erythrozyten, Leukozyten und Thrombozyten aus dem peripheren Blut. Bei schwerwiegender Anämie*, Granulozytopenie*, Thrombozytopenie* oder Panzytopenie* kann die operative Entfernung der Milz (Splenektomie*) nötig werden.
Formen:
– primärer Hypersplenismus: ohne erkennbare Grunderkrankung
– sekundärer Hypersplenismus: bei mit Splenomegalie* einhergehenden Erkrankungen, insbesondere bei portaler Hypertension* infolge Leberzirrhose* oder bei Milzvenenbeteiligung (z. B. Thrombose*).

Hypersthenurie *f*: engl. *hypersthenuria*. Ausscheidung eines stark konzentrierten Harns. Das spezifische Gewicht liegt über 1,025 g/ml. Eine Hypersthenurie tritt insbesondere bei Fieber oder Exsikkose auf. Auf eine ausreichende Flüssigkeitssubstitution ist zu achten.

Hypertelorismus *m*: engl. *hypertelorism*. Weiter Augenabstand mit vergrößertem Interpupillarabstand. Es handelt sich um ein Symptom vieler genetisch bedingter Krankheiten*, kommt aber auch familiär vor als Einzelsymptom ohne Krankheitsrelevanz. Hypertelorismus ist abzugrenzen vom Telekanthus, bei dem der Augenabstand weit erscheint, der Interpupillarabstand jedoch nicht vergrößert ist.

Hypertensin → Angiotensine

Hypertensinogen → Angiotensinogen

Hypertension *f*: syn. Hypertonie. Spannungs- oder Druckerhöhung über den physiologischen Wert hinaus, z. B. der Muskulatur, des Hirndrucks oder des Drucks in Blutgefäßen. Letztere bezeichnet im Klinikalltag den erhöhten arteriellen Blutdruck* im Körperkreislauf, abzugrenzen ist die pulmonale Hypertonie* der Lungenschlagadern sowie die portale Hypertension der V. portae hepatis (Pfortaderhochdruck).

Hypertension, intraabdominale *f*: engl. *intraabdominal hypertension*; Abk. IAH. Anhaltende oder wiederholte pathologische Erhöhung des intraabdominalen Drucks* auf ≥ 12 mmHg. Bei IAH verringert sich der abdominale venöse Abfluss und abdominale Perfusionsdruck (APP). Bei kritischer APP-Erniedrigung (APP < 60 mmHg) kommt es zu Funktionsstörungen abdominaler (später auch extraabdominaler) Organe.

Hypertension, portale *f*: engl. *portal hypertension*; syn. Pfortaderhochdruck. Erhöhter Druck in der Vena portae hepatis oder ihren Ästen. Die portale Hypertension kann zur Ausbildung einer Kollateralzirkulation führen, die zur Umgehung des Leberparenchyms (verminderte Entgiftungsleistung, Hyperammoniämie) und zu Blutungskomplikationen (Varizenblutung) führen kann. Die Behandlung richtet sich nach der Ursache.
Pathologie: Es handelt sich nur selten um Volumenhochdruck (z. B. bei arterioportaler Fistel-

bildung), sondern meist um Widerstandshochdruck, in der Regel aufgrund mechanischer Strömungshindernisse im Pfortadersystem mit folgenden **Lokalisationen:**
- intrahepatischer Block (70–80 %) mit Strömungsbehinderung innerhalb der Leber: 1. postsinusoidal: häufig, z. B. bei Leberzirrhose* als Hauptursache der portalen Hypertension oder bei chronischer Hepatitis 2. präsinusoidal: selten, z. B. bei Hodgkin*-Lymphom, Sarkoidose*, biliärer Zirrhose*
- prähepatischer Block (15–25 %) mit einem vor der Leber lokalisierten Strömungshindernis, meist zentral im Pfortaderstamm infolge Pfortaderthrombose* oder peripher in einem der zuführenden Äste, z. B. Milzvenenthrombose bei Pankreatitis oder Pankreaskarzinom
- posthepatischer Block (ca. 1 %) durch Abflussstörung im Bereich der großen und kleinen Lebervenen (sog. Budd*-Chiari-Syndrom) bzw. der V. cava inferior.

Klinik:
- obere gastrointestinale Blutung aus Varizen (siehe Ösophagusvarizenblutung*) oder aufgrund portal-hypertensiver Gastropathie*
- Ödeme
- Aszites*
- hepatische Enzephalopathie*
- Splenomegalie, Hypersplenismus
- Blutbildveränderungen (Hypersplenismus: Thrombozytopenie, Anämie, Leukopenie).

Therapie:
- bei Leberzirrhose: 1. (konservative) Behandlung des Aszites (Diuretika, Parazentese, Aszitespumpe, TIPS) 2. Senkung des Pfortaderdrucks (nicht-selektive Beta-Rezeptoren-Blocker und organische Nitrate; im Notfall: Terlipressin, Octreotid)
- Primär- und Sekundärprophylaxe der Varizenblutung: nicht-selektive Beta-Rezeptoren-Blocker (Propranolol, Carvedilol)
- Drucksenkung durch portosystemischen Shunt*: 1. als transjugulärer intrahepatischer portosystemischer Shunt* 2. chirurgisch als portokavaler oder splenorenaler Shunt.

hypertensiver Notfall → Krise, hypertensive
Hypertetraploidie → Ploidiegrad
Hyperthecosis ovarii f: engl. *thecomatosis*; syn. Thekomatose. Sehr seltene, familiär gehäuft und meist postmenopausal auftretende, strukturelle Veränderungen des ovariellen Stromas, vergesellschaftet mit ovarieller Androgenhypersekretion und Virilisierung*. Die Klinik ist vergleichbar mit denen des PCO-Syndroms, allerdings stärker ausgeprägt. Die Diagnose wird anhand der Histologie gestellt, therapiert wird operativ oder medikamentös.

Hyperthermie f: engl. *hyperthermia*. Erhöhung der Körperkerntemperatur ohne Sollwertverstellung im hypothalamischen Wärmeregulationszentrum (im Gegensatz zum Fieber), also durch vermehrte Wärmezufuhr (Hitzschlag) oder Wärmebildung bzw. verminderte Wärmeabgabe. Die Hyperthermie wird auch zu therapeutischen Zwecken angewandt (siehe regionale* Hyperthermie).

Ursachen:
- Strahlungs- oder Konvektionswärme: Hitzschlag durch Sonne, gewerbliche Hitzeschäden (z. B. Hochofen), Hitzschlag bei Säuglingen durch übermäßig isolierende Kleidung oder Decken
- hohe Abwärme bei körperlicher Aktivität, die nicht abgeführt werden kann, z. B. bei Leistungssport (Marathon, Radrennen auf der Langstrecke oder am Berg, Triathlon)
- seltene hypermetabole Stoffwechselentgleisung nach Zufuhr bestimmter Triggersubstanzen (maligne Hyperthermie*), z. B. volatiler Inhalationsanästhetika und depolarisierender Muskelrelaxanzien, Drogenkonsum.

Verschlimmernd wirken andere Hitze- und Strahlungsschäden wie Hitzeerschöpfung*, Hitzschlag* und Sonnenstich.

Therapieform: In der Onkologie wird die regionale Hyperthermie in der Region des Tumors gezielt herbeigeführt, um Tumorzellen zu zerstören und/oder die Wirksamkeit einer anschließenden Strahlen- oder Chemotherapie zu erhöhen.

Hyperthermie, künstliche f: engl. *induced hyperthermia*. Mit physikalischen Mitteln von außen bewirkte Erhöhung der Körpertemperatur über die Normaltemperatur, im Rahmen der onkologischen Überwärmungstherapie oder der physikalischen Therapie durch wassergefiltertes Infrarot A oder Überhitzungsbäder. Künstliche Hyperthermie dient der Bekämpfung von Tumorzellen, der Förderung der Immunabwehr und der Steigerung von Stoffwechselprozessen.

Formen:
- onkologische Überwärmungstherapie: 1. höhere Temperaturempfindlichkeit von Tumorzellen in S-Phase des Zellzyklus im Vergleich zu normalen Zellen 2. meist in Kombination mit Chemo- oder Strahlentherapie eingesetzt 3. lokal begrenzt mit möglichst selektiver Erhitzung des Tumors, z. B. als hypertherme intraperitoneale Chemotherapie* (HIPEC) 4. auch als extrakorporale Ganzkörperhyperthermie (Körpertemperatur von > 41 °C über extrakorporalen Kreislauf und Wärmetauscher)
- physikalische Therapie: Erhöhung der Körperkerntemperatur um 0,5 °C: 1. durch wassergefiltertes Infrarot A 2. als Überhitzungsbäder (bei 41 °C, sog. Überhitzungsbad nach Lampert).

Hyperthermie, maligne f: engl. *malignant hyperthermia*; syn. paroxysmale Hyperthermie; Abk. MH. Hypermetabole Stoffwechselentgleisung als seltene Komplikation einer Narkose. Bestimmte Trigger-Faktoren lösen eine maligne Hyperthermie aus. Triggersubstanzen sind v. a. volatile Inhalationsanästhetika sowie depolarisierende periphere Muskelrelaxanzien. Die Körpertemperatur steigt auf über 43 °C. Behandelt wird mit Dantrolen und symptomatisch. Unbehandelt versterben die meisten Betroffenen.
Häufigkeit: selten: bei etwa 1 : 350 000 der Allgemeinnarkosen, Prävalenz der genetischen Veranlagung ca. 1 : 10 000. **Ätiologie:** Die Ca^{2+}-Homöostase in den Skelettmuskelzellen ist gestört und Ca^{2+} wird verstärkt aus dem sarkoplasmatischen Retikulum in das Sarkoplasma freigesetzt. Eine genetische Prädisposition wurde ermittelt, wobei bisher mindestens 6 Genloci bekannt sind, die eine Mutation des skelettmuskulären Ryanodin-Rezeptors kodieren. Die maligne Hyperthermie ist assoziiert mit neuromuskulären Erkrankungen, z. B. central core disease.
Klinik: In der Reihenfolge des Auftretens:
- kontinuierliche Hyperventilation bzw. bei Beatmung kapnometrischer Anstieg des endexspiratorischen pCO_2
- tachykarde Herzrhythmusstörung
- Zyanose
- Schwitzen
- Masseterspasmus
- Rigor
- erst spät dramatischer Fieberanstieg bis über 42 °C)
- laborchemische Veränderungen: Hyperkapnie, respiratorische Azidose, Laktatazidose, Elektrolytstörung, Erhöhung von CK und Transaminasen, Myoglobinämie und -urie.

Komplikationen:
- Rhabdomyolyse
- akutes Nierenversagen
- Verbrauchskoagulopathie
- Hirnödem
- Lungenversagen.

Therapie:
- sofortige Beendigung der Zufuhr von Triggersubstanzen
- schnellstmögliche Applikation von Dantrolen i. v.; Dantrolen wirkt tief muskelentspannend und damit die Hyperthermie durchbrechend, weil diese über die übermäßige Kontraktion der Skelettmuskelmassen entsteht
- symptomatisch: 1. Hyperventilation 2. Beatmung mit reinem Sauerstoff 3. Azidosekorrektur durch Natriumbicarbonat i. v. 4. Kühlung 5. forcierte Diurese zur Therapie der Rhabdomyolyse 6. ggf. Antiarrhythmikagabe.

Hyperthermiesyndrom

Prognose: Krisen verlaufen unbehandelt fast immer letal. Mit Therapie liegt die Letalität bei ca. 10 %.

Prophylaxe:
- Erfassung des Risikos für maligne Hyperthermie durch Anamnese und ggf. MH-Veranlagungs-Diagnostik
- Durchführung triggerfreier Narkosen bei Patienten mit vermuteter genetischer Prädisposition.

Hyperthermiesyndrom → Hitzeschaden

Hyperthymie f: engl. *hyperthymia*. Aktivitäts- und Antriebssteigerung mit gehobener Stimmung, die im Unterschied zur Hypomanie* nicht vorübergehend, sondern als Persönlichkeitsmerkmal in der Regel dauerhaft ist.

Hyperthyreose f: engl. *hyperthyroidism*; syn. Schilddrüsenüberfunktion. Überfunktion der Schilddrüse* mit gesteigerter Produktion und Sekretion* der Schilddrüsenhormone, z. B. bei autonomem Schilddrüsenadenom*. Die Klinik ist stark variabel und ergibt sich aus der Wirkung der Schilddrüsenhormone*. Die Therapie hängt von der Ursache ab. Eine lebensbedrohliche Komplikation der Hyperthyreose ist die thyreotoxische Krise*.

Pathogenese: Siehe Tab.
- Thyreoiditis*: 1. v. a. bei Basedow*-Krankheit 2. auch bei subakuter Thyreoiditis* de Quervain oder akuter Strahlenthyreoiditis
- hormonal bedingt: 1. primäre (thyreoidale) Hyperthyreose bei funktioneller Autonomie (der hypophysären TSH-Kontrolle entzogene Schilddrüsenhormonsynthese) der Schilddrüse; häufig disseminierte Schilddrüsenautonomie*, auch fokal (multifokal: multifokale Schilddrüsenautonomie*; unifokal: autonomes Schilddrüsenadenom*) 2. sekundäre Hyperthyreose: vermehrte Sekretion von TSH in der Hypophyse 3. tertiäre Hyperthyreose (selten): hypothalamische Hypersekretion von TRH
- Neoplasie: 1. autonomes Schilddrüsenadenom* 2. bestimmte Formen des Schilddrüsenkarzinoms* 3. im Rahmen eines paraneoplastischen Syndroms* (meist Synthese von TSH-ähnlichen Substanzen)
- exogen: 1. Amiodaron*- oder jodinduzierte Hyperthyreose* 2. Hyperthyreosis factitia
- angeboren (neonatale Hyperthyreose): 1. konnatale transiente Hyperthyreose infolge diaplazentarer Passage thyroidal aktivierender maternaler Schilddrüsenantikörper* bei maternaler Basedow*-Krankheit 2. kongenitale Hyperthyreose: I. autosomal-dominant erbliche Dysfunktion des TSH-Rezeptors (TSHR) durch TSHR-Mutation mit Genlocus 14q31.1 (allelisch zur kongenitalen Hypothyreose* ohne Struma) II. periphere Schilddrüsenhormonresistenz u. a.

Klinik:
- meist Struma*: 1. häufig hyperperfundiert (Struma* vasculosa) 2. je nach Pathogenese diffus (z. B. bei Basedow-Krankheit) oder nodulär (z. B. bei autonomem Adenom)
- motorisch-psychische Unruhe mit: 1. feinschlägigem Tremor* 2. Affektlabilität 3. Müdigkeit 4. warm-feuchter Haut 5. Hyperhidrose* 6. Hitzeintoleranz 7. Haarausfall 8. Muskelschwäche (thyreotoxische Myopathie) 9. Osteoporose* 10. Diarrhö* 11. Gewichtsabnahme infolge pathologisch gesteigerten Stoffwechsels im gesamten Organismus (Hypermetabolismus) trotz Heißhungers
- kardiovaskulär: 1. Palpitationen 2. Tachykardie* (**cave:** Vorhofflimmern*) 3. Pulsus* magnus 4. arterielle Hypertonie* (systolisch) 5. High*-cardiac-output-Syndrom und evtl. (Dekompensation einer) Herzinsuffizienz durch hyperdyname Kreislaufstörung 6. bei langer Dauer sekundäre Kardiomyopathie*
- Augensymptome im Rahmen der endokrinen Ophthalmopathie*: 1. Exophthalmus* mit Glanzauge* 2. Dalrymple*-Zeichen 3. Stellwag*-Zeichen 4. Graefe*-Zeichen 5. Möbius*-Zeichen 6. Gifford-Zeichen 7. Jellinek*-Zeichen
- oft gleichzeitig Funktionsstörung anderer endokriner Drüsen und des Stoffwechsels, z. B. erhöhter Insulinbedarf bei Patienten mit Diabetes* mellitus.

Therapie: Je nach Pathogenese
- pharmakologisch: 1. Thioharnstoffderivate (Thyreostatika*) zur Hemmung der Schilddrüsenhormonsynthese 2. ggf. zusätzlich symptomatisch Beta*-Rezeptoren-Blocker
- operativ (Strumektomie) nach thyreostatischer Prämedikation zur Induktion einer Euthyreose (ggf. Plummerung; siehe Schilddrüsenblockade*)
- Radiojodtherapie*.

Hyperthyreose, jodinduzierte f: engl. *iodine-induced hyperthyroidism*; syn. Jod-Basedow. Hyperthyreose* infolge massiver Zufuhr von Jod bei bestehender Schilddrüsenhypertrophie nach Jodmangel und autonomen Funktionsstörungen. Das Fehlen der normalen Autoregulation bewirkt eine ungehemmte Jodaufnahme und Organifizierung (Aufnahme von Jodatomen in Thyreoglobulin*-Moleküle) mit nachfolgender vermehrter Synthese von Schilddrüsenhormonen*.

Hyperthyreose, subklinische f: engl. *subclinical hyperthyroidism*. Labordiagnostisch erniedrigter Basalwert für TSH bei (noch) normaler Konzentration der peripheren Schilddrüsenhormone* im Blut (periphere Euthyreose*). Im Gegensatz zur klinisch manifesten Hyperthyreose* ist die subklinische Hyperthyreose oft asymptomatisch. Sie stellt jedoch bereits ein erhöhtes Risiko beispielsweise für Herzrhythmusstörungen* dar.

hyperthyreote Krise → Krise, thyreotoxische

Hypertonie, arterielle f: engl. *arterial hypertension*; syn. arterielle Hypertension; Abk. AHT. Erhöhung des Blutdrucks* auf > 140/90 mmHg, meist aufgrund genetischer Disposition, seltener durch kausale Erkrankung bedingt. Oftmals bestehen keine oder unspezifische Symptome, diagnostiziert wird durch Blutdruckmessung*. Neben Lebensstiländerungen ist häufig eine medikamentöse Therapie erforderlich. Kardiovaskuläre Mortalität* und Morbidität* können durch effiziente Therapie verringert werden.

Erkrankung: Epidemiologie:
- Die arterielle Hypertonie gehört zu den häufigsten chronischen Erkrankungen.
- Sie stellt einen der Hauptrisikofaktoren für kardio- und zerebrovaskuläre Morbidität* und Mortalität* dar.
- Die Prävalenz* ist altersabhängig und steigt mit zunehmendem Lebensalter an.
- Männer erkranken häufiger als Frauen.

Einteilung und Ätiologie: Einteilung nach Schweregrad in Hypertonie Grad 1 bis 3 und isoliert systolische Hypertonie (siehe Tab.). Einteilung nach Ätiologie:
- **primäre (essenzielle) Hypertonie** (syn. idiopathische Hypertonie): 1. genaue Ursache unbekannt, häufig mit positiver Familienanamnese 2. entwickelt sich bei polygener

---

Hyperthyreose:
Pathogenetische Einteilung nach der Deutschen Gesellschaft für Endokrinologie (Sektion Schilddrüse).

Autoimmunthyreoiditis
Basedow*-Krankheit
andere (z. B. Hashimoto*-Thyreoiditis)
andere Thyreoiditis
funktionelle Autonomie
disseminiert
unifokal
multifokal
Neoplasie
Adenom
Karzinom
vermehrte Synthese von TSH bzw. Substanz mit TSH-ähnlicher Aktivität
hypophysär
paraneoplastisch
iodinduziert
exogene Schilddrüsenhormonzufuhr (Hyperthyreosis factitia)

Hypertonie, arterielle: Klassifikation von Blutdruckwerten (Deutsche Hochdruckliga).

Klassifikation	Blutdruck (mmHg) systolisch	diastolisch
optimal	< 120	< 80
normal	120–129	80–84
hochnormal	130–139	85–89
Hypertonie		
Grad 1 (leicht)	140–159	90–99
Grad 2 (mittelschwer)	160–179	100–109
Grad 3 (schwer)	≥ 180	≥ 110
isolierte systolische Hypertonie[1]	≥ 140	< 90
Grad 1	140–159	< 90
Grad 2	160–179	< 90
Grad 3	≥ 180	< 90

Bei unterschiedlicher Kategorie des systolischen und diastolischen Blutdrucks gilt die höhere.
[1] besonders hohes kardiovaskuläres Risiko bei sehr niedrigem diastolischem Blutdruck

Prädisposition durch Hinzukommen bestimmter Manifestationsfaktoren (multifaktoriell) 3. häufigste Form des Bluthochdrucks: 90–95 % aller Hypertoniker
- **sekundäre Hypertonie: 1.** als Folge einer zugrundeliegenden Erkrankung **2.** 5–10 % aller Hypertoniker **3.** häufige Ursachen: **I.** Schlafapnoesyndrom* **II.** renale Hypertonie: renoparenchymatös z. B. bei Glomerulonephritis*, polyzystischer* Nierenerkrankung oder renovaskulär bei Nierenarterienstenose* **III.** primärer Hyperaldosteronismus **IV.** Medikamente wie nichtsteroidale Antirheumatika, Steroide, Ovulations*-Hemmer **V.** hypertensive Schwangerschaftserkrankung **4.** seltene Ursachen: **I.** Phäochromozytom* **II.** Cushing*-Syndrom **5.** äußerst seltene Ursachen: **I.** andere endokrine Erkrankungen **II.** Aortenisthmusstenose* **III.** monogenetische Hypertonieformen
- **Sonderformen** von Hypertonie: **1.** isolierter Praxishochdruck (Weißkittelhypertonie): Blutdruckwerte bei Praxismessung ≥ 140/90 mmHg, normale Werte bei häuslicher Messung **2.** isolierter ambulanter Hypertonus (maskierte Hypertonie): Praxisblutdruckwerte normal, erhöhte Werte bei häuslicher Messung.

Pathophysiologie: Der Blutdruck ist abhängig von Herzzeitvolumen und Gefäßwiderstand. Durch Faktoren oder Erkrankungen, die zu einem Volumenüberschuss im Körperkreislauf, einer Funktionsstörung der Widerstandsgefäße (funktionelle Vasokonstriktion oder strukturelle Veränderungen der Gefäßwand) oder einer überschießenden Aktivierung des sympathischen Nervensystems führen, kommt es zum Bluthochdruck.

Klinik: Oftmals lange Zeit asymptomatisch. Mögliche (unspezifische) Symptome:
- frühmorgendlicher Kopfschmerz
- Schwindel
- Ohrensausen
- Unruhe
- Herzklopfen
- thorakales Druckgefühl
- Nasenbluten
- Belastungsdyspnoe*.

Komplikationen:
- häufig fällt Bluthochdruck erst durch Komplikationen auf
- möglich sind: **1.** Endorganschäden: **I.** Herz: z. B. hypertensive Herzkrankheit*, Linksherzinsuffizienz* **II.** Arterien: KHK, Plaques* im Bereich der Karotiden, Gefäßveränderungen am Augenhintergrund, Bauchaortenaneurysma, Aortendissektion* **III.** Nieren: hypertensive Nephropathie* **IV.** Gehirn: zerebrale Ischämie, hypertensive Massenblutung **2.** hypertensive Krise* **3.** hypertensiver Notfall.

Diagnostik: Diagnostische Ziele:
- Bestätigung der Diagnose
- Aufdeckung sekundärer Ursachen des Bluthochdrucks
- Erkennung weiterer kardiovaskulärer Risikofaktoren und Einschätzung des kardiovaskulären Risikos
- Erkennung von Endorganschäden.

Basisdiagnostik:
- Anamnese
- körperliche Untersuchung
- Blutdruckmessung: **1.** einmalig Messung an beiden Armen **2.** mindestens 2 Messungen an 2 verschiedenen Tagen **3.** ggf. ergänzend häusliche Selbstmessung oder 24-Stunden-Blutdruckmessung **4.** Hypertonie bei: **I.** Praxismessung: ≥ 140/90 mmHg **II.** Selbstmessung: ≥ 135/85 mmHg **III.** 24-Stunden-Messung: ≥ 135/85 mmHg (Mittelwert Tag), ≥ 120/70 mmHg (Mittelwert Nacht), ≥ 130/80 mmHg (Mittelwert 24 h)
- Basislabor und Urinstreifentest auf Mikroalbuminurie
- EKG
- Echokardiografie*.

Therapie: Behandlungsziel:
- grundsätzlich: Zielblutdruck < 140/90 mmHg
- Ausnahmen: **1.** Patienten mit Diabetes: Zielblutdruck < 140 mmHg systolisch und < 80–85 mmHg diastolisch **2.** gebrechliche oder ältere Patienten (> 80 Jahre): Zielblutdruck 140–150 mmHg systolisch **3.** bei Nephropathie mit Proteinurie ≥ 300 mg/d: Zielblutdruck < 130 mmHg systolisch.

Kausale Therapie: Bei sekundärer Hypertonie Behandlung der zugrundeliegenden Ursache.

Symptomatische Therapie:
- **Lebensstiländerungen:** Wirksamkeit sehr gut belegt, Empfehlungen gelten unabhängig vom Schweregrad als wichtiger Bestandteil des Therapiekonzeptes: **1.** Einschränkung der Kochsalzzufuhr auf 5–6 g/d **2.** Beschränkung des Alkoholkonsums bei Männern auf max. 20–30 g/d, bei Frauen auf max. 10–20 g/d **3.** hoher Konsum von Gemüse, Früchten und Milchprodukten mit niedrigem Fettgehalt **4.** Gewichtsreduktion bei Männern auf einen BMI von 25 kg/m^2 und Taillenumfang von < 102 cm, bei Frauen auf einen BMI von 25 kg/m^2 und Taillenumfang von < 88 cm **5.** regelmäßige Bewegung, möglichst 30 min an 5–7 d in der Woche **6.** Rauchen beenden
- **medikamentöse Therapie:** abhängig vom kardiovaskulären Risiko (Schweregrad der Hypertonie, Risikofaktoren und Endorganschäden): **1.** 5 Substanzklassen mit nachgewiesenem prognostischen Vorteil: **I.** Diuretika* **II.** Beta*-Blocker **III.** langwirksame Kalzium*-Antagonisten **IV.** ACE*-Hemmer **V.** Angiotensinrezeptor-Blocker **2.** gleichermaßen geeignet als Mono- oder Kombinationstherapie sowie für Initial- und Dauerbehandlung **3.** bevorzugte Medikamentenkombinationen: **I.** Thiaziddiuretika und Angiotensinrezeptor-Blocker **II.** Thiaziddiuretika und Kalzium-Antagonisten **III.** Thiaziddiuretika und ACE-Hemmer **IV.** Angiotensinrezeptor-Blocker und Kalzium-Antagonisten **V.** Kalzium-Antagonisten und ACE-Hemmer **VI.** ebenfalls sinnvoll: Thiaziddiuretika und Beta-Blocker **4.** nicht empfohlene Medikamentenkombination: Angiotensinrezeptor-Blocker und ACE-Hemmer **5.** weitere Empfehlungen zur medikamentösen Therapie: **I.** bei hohen Blutdruckwerten oder hohem kardiovaskulären Risiko: Einleitung einer medikamentösen Therapie direkt als Zweier-Kombination **II.** zur Verbesserung der Adhärenz*: Kombinationstabletten mit zwei Antihypertensiva in fixer Dosis **III.** Therapie intensivieren bis das Blutdruckziel erreicht ist **IV.** sofern möglich: Weglassen hypertoniebegünstigender Medikamente
- **Indikationen für eine medikamentöse Therapie: 1.** empfohlen bei: **I.** Hypertonie Grad 2 oder 3 unabhängig vom kardiovaskulären Risiko **II.** bereits ab Hypertonie Grad 1 bei hohem kardiovaskulären Risiko auf-

grund von Endorganschäden, Diabetes, kardiovaskulärer Erkrankung oder chronischer Nierenerkrankung **III.** bei älteren Patienten < 80 Jahren ab einem systolischen Blutdruck > 160 mmHg **IV.** bei Patienten über 80 Jahren in guter körperlicher und geistiger Verfassung ab einem systolischen Blutdruck > 160 mmHg **2.** in Betracht zu ziehen bei: **I.** Grad 1 und niedrigem bis moderatem kardiovaskulären Risiko bei konstanter Erhöhung trotz Lebensstiländerungen **II.** rüstigen, älteren Patienten < 80 Jahren bei einem systolischen Blutdruck von 140–159 mmHg, wenn die blutdrucksenkende Therapie vertragen wird **3.** nicht empfohlen bei: hochnormalem Blutdruck (fehlende Evidenz).
Prognose: Die Prognose ist abhängig vom Vorhandensein sonstiger kardiovaskulärer Risikofaktoren und Endorganschäden. Komplikationen wie Linksherzinsuffizienz, Schlaganfall und Tod aus kardiovaskulärer Ursache lassen sich durch eine effiziente Blutdrucktherapie deutlich vermindern.
Prävention: Für die Prävention gelten dieselben Empfehlungen wie für die symptomatische Therapie. Zur Früherkennung sollte die Blutdruckmessung fester Bestandteil von Vorsorgeuntersuchungen sein.

Hypertonie des Neugeborenen, persistierende pulmonale *f:* Abk. PPHN. Bestehenbleiben fetaler Kreislaufverhältnisse im Bereich der Lungenstrombahn mit Rechts-Links-Shunt über Foramen* ovale, Ductus* arteriosus und intrapulmonale Kurzschlussverbindungen bei neonataler pulmonalarterieller Hypertonie. Typisch sind Zyanose* und Tachypnoe. Therapiert wird durch Beatmung und Sauerstoffzugabe. Die Letalität beträgt 15–20 %.

Hypertonie, maligne *f:* engl. *malignant hypertension;* syn. akzelerierte Hypertonie. Schwere, seltene Verlaufsform des Bluthochdrucks mit Erhöhung der diastolischen Werte auf > 120–130 mmHg und fehlender Nachtabsenkung in der 24-Stunden-Blutdruckmessung*. Die Folgen sind Endorganschäden an Nieren, Augen und Gehirn. Die Therapie besteht in medikamentöser Blutdrucksenkung unter stationären Bedingungen. Unbehandelt ist die Prognose schlecht.

Hypertonie, muskuläre *f:* engl. *muscular hypertension.* Erhöhter Ruhetonus eines Muskels oder der gesamten Muskulatur mit gesteigertem Dehnungswiderstand bei passiver Bewegung eines Muskels.

Hypertonie, pulmonale *f:* engl. *pulmonary hypertension;* Abk. PH. Erhöhung des mittleren pulmonalarteriellen Drucks (mPAP) auf ≥ 20 mmHg in Ruhe. Die Ätiologie ist heterogen und die Symptomatik unspezifisch. Diagnostisches Mittel der Wahl ist die Echokardiografie*.

Weitere Diagnostik, Therapie und Prognose sind abhängig von der zugrundeliegenden Ursache.
Erkrankung: Einteilung: Durch die sehr unterschiedlichen zugrundeliegenden Ursachen wird die pulmonale Hypertonie in folgende 5 Hauptgruppen unterteilt:
- pulmonalarterielle Hypertonie (PAH)
- pulmonale Hypertonie infolge von Linksherzerkrankungen
- pulmonale Hypertonie infolge von Lungenerkrankung und/oder Hypoxie
- chronisch thromboembolische pulmonale Hypertonie und andere Pulmonalarterien-Obstruktionen (CTEPH)
- pulmonale Hypertonie mit unklarem und/oder multifaktoriellem Mechanismus. **Pathophysiologie:** Trotz heterogener Ätiologie sind die pathophysiologischen Veränderungen bei der pulmonalen Hypertonie ähnlich. Durch endotheliale Dysfunktion* der Pulmonalgefäße kommt es zu verminderter Freisetzung vasodilatierender, antiproliferativer Mediatoren bei vermehrter Freisetzung vasokonstriktiver, proliferativer Mediatoren. Dies führt zu:
- Vasokonstriktion*
- Remodeling* (Intimaverdickung und -fibrose, Media- und Adventitiahypertrophie)
- Gefäßthromben.

In der Folge kommt es zum Anstieg des pulmonalen Strömungswiderstands und schließlich zur fixierten pulmonalen Hypertonie. Je nach Dauer und Schweregrad entwickeln sich Rechtsherzbelastung und Rechtsherzinsuffizienz*.
Klinik: Die Symptome sind unspezifisch und treten zunächst meist nur bei Belastung auf. Beschwerden in Ruhe deuten auf eine fortgeschrittene Erkrankung hin. Mögliche Symptome sind:
- progrediente Belastungsdyspnoe*
- Dyspnoe beim Bücken (Bendopnoe)
- Abgeschlagenheit
- abnehmende Leistungsfähigkeit
- Schwindel
- körperliche Schwäche
- Angina* pectoris
- trockener Husten
- Sinustachykardie*
- Synkopen*
- Zeichen der Rechtsherzinsuffizienz.

Diagnostik: Ziel der Diagnostik ist die Früherkennung und exakte Klassifikation der pulmonalen Hypertonie, da dies therapeutische und prognostische Konsequenzen hat. **Echokardiografie*:**
- wichtigstes nicht-invasives Verfahren bei Verdacht auf pulmonale Hypertonie

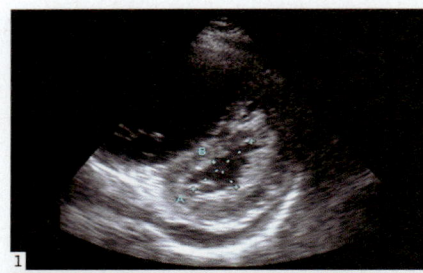
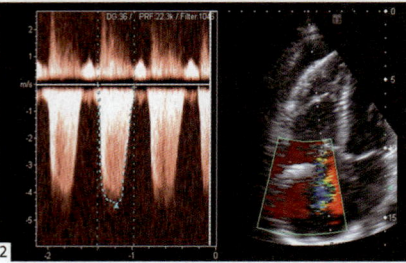

Hypertonie, pulmonale Abb. 1: Transthorakale Echokardiografie bei pulmonalarterieller Hypertonie (PH der Gruppe 1); 1: Rechtsherzinsuffizienz im B-Mode (parasternale kurze Achse); rechter Ventrikel (oben links im Bild) dilatiert, dadurch linker Ventrikel (unten rechts im Bild) komprimiert (D-förmig deformiert; linksventrikulärer Exzentrizitätsindex A : B deutlich größer als 1) mit Septum-Shift; 2: apikaler Vierkammerblick (rechts im Bild) mit Nachweis einer Trikuspidalklappeninsuffizienz (Farb-Doppler) sowie eines Perikardergusses (apikal vor dem rechten Ventrikel betont); CW-Doppler (links im Bild) mit Bestimmung der Flussgeschwindigkeit im Reflux über die Trikuspidalklappe zur Quantifizierung des PH; systolischer PAP auf 76 mmHg erhöht. [101]

- dient der Einstufung in hohe, intermediäre oder geringe Wahrscheinlichkeit für das Vorliegen einer pulmonalen Hypertonie und ist damit richtungsweisend für die weiterführende Diagnostik (siehe Abb. 1).

EKG*:
- liefert indirekte Hinweise auf eine pulmonale Hypertonie.

Röntgen:
- erweiterte zentrale Pulmonalarterien
- „Abbruch" der peripheren Blutgefäße („amputierter Hilus")
- Rechtsherzvergrößerung (siehe Abb. 2).

Lungenfunktionstest und arterielle bzw. kapilläre BGA: Liefern Hinweise auf zugrundeliegende Atemwegs- oder Lungenparenchymerkrankung. **Ventilationsszintigrafie/ Perfusionsszintigrafie*:** Dient dem konsequenten Ausschluss einer chronisch thromboem-

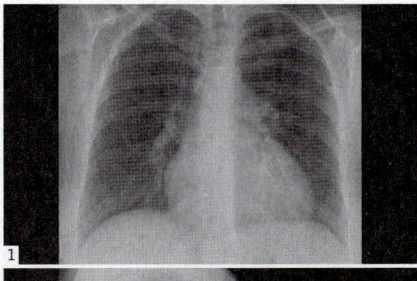
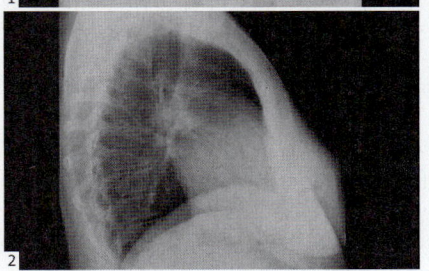

Hypertonie, pulmonale Abb. 2: Röntgen-Thorax-Aufnahme; 1: p.-a., 2: seitlicher Strahlengang; Dilatation der zentralen Lungenarterien (seitliches Bild), Rechtsverbreiterung des Herzschattens und periphere Gefäßrarefizierung. [18]

bolischen pulmonalen Hypertonie. **Hochauflösende CT des Thorax (mit Kontrastmittel):** Ermöglicht Identifizierung von Lungenerkrankungen bzw. einer chronisch thrombembolischen pulmonalen Hypertonie. **Kardiale MRT:** Erlaubt u. a. Beurteilung von Größe, Funktion und Morphologie des rechten Ventrikels. **Labor (inklusive Immunologie) und Abdomensonografie:** Ermöglichen Ätiologieabklärung und Identifizierung einer portalen Hypertension*. **Herzkatheterisierung*** (Rechtsherzkatheter):
- wird empfohlen: 1. zur Bestätigung der Diagnose einer pulmonalarteriellen Hypertonie 2. bei angeborenen kardialen Shunts* zur Unterstützung der Therapieentscheidung (operative versus interventionelle Therapie) 3. bei pulmonaler Hypertonie infolge von Linksherz- oder Lungenerkrankungen, wenn eine Organtransplantation in Betracht gezogen wird 4. bei chronischer thrombembolischer pulmonaler Hypertonie zur Bestätigung der Diagnose und Unterstützung der Therapieentscheidung
- ist zu erwägen bei: 1. pulmonalarterieller Hypertonie zur Beurteilung des Ansprechens einer medikamentösen Therapie 2. pulmonaler Hypertonie infolge Linksherz- oder Lungenerkrankungen zur Unterstützung

der differenzialdiagnostischen Klärung und Therapieentscheidung.
Pulmonalisangiografie: Diese ist präoperativ und zur Abklärung einer chronisch thrombembolischen pulmonalen Hypertonie zu erwägen.
Therapie: Supportive Therapie:
- Diuretika* bei Zeichen der Überwässerung
- Flüssigkeitsrestriktion
- Sauerstoff*-Langzeittherapie bei Sauerstoffpartialdruck < 8 kPa (60 mmHg) im arteriellen Blut
- Ausgleich von Anämie* und/oder Eisenmangel
- Rehabilitationsmaßnahmen.

Spezifische Therapie:
- pulmonalarterielle Hypertonie: 1. hochdosierte Kalzium*-Antagonisten nach Vasoreagibilitätstestung und mit Therapiekontrolle nach 3–4 Monaten bei: I. idiopathischer pulmonalarterieller Hypertonie II. hereditärer pulmonalarterieller Hypertonie III. medikamenteninduzierter pulmonalarterieller Hypertonie 2. Substanzen aus den folgenden 5 Wirkstoffgruppen, einzeln oder in Kombination, zur Stabilisierung (Heilung nicht möglich): I. Endothelin-Rezeptor-Antagonisten II. Phosphodiesterase*-5-Hemmer III. Stimulatoren der löslichen Guanylatcyclase IV. Prostazyklin-Analoga V. Prostazyklin-Rezeptor-Agonisten
- pulmonale Hypertonie bei Linksherz- und Lungenerkrankungen: 1. keine spezialisierte medikamentöse Therapie vorhanden 2. konsequente Behandlung der Grunderkrankung.

Interventionelle und chirurgische Verfahren:
- chronisch thrombembolische pulmonale Hypertonie: 1. pulmonale Endarteriektomie 2. pulmonale Ballonangioplastie
- ansonsten: 1. Ballonatrioseptostomie*: Überbrückungsmaßnahme bis zur Lungentransplantation 2. Lungentransplantation* 3. Herz*-Lungen-Transplantation.

Prognose: Unbehandelt hat die pulmonale Hypertonie eine sehr schlechte Prognose. Durch effektive Behandlung hat sich diese in den letzten Jahren signifikant verbessert. Die häufigsten Todesursachen sind rechtsventrikuläres Versagen und respiratorische Insuffizienz*. Die chronische thrombembolische pulmonale Hypertonie hat aufgrund der chirurgischen Interventionsmöglichkeit die beste Prognose.

Hypertrichose f: engl. *hypertrichosis*; syn. Polytrichie. Lokalisiert oder generalisiert auftretende, vermehrte Körperbehaarung durch den Übergang von Vellus- in Terminalhaare.

Hypertrichosis circumscripta f: engl. *circumscript hypertrichosis*. Meist angeborener, umschriebener und lokal begrenzter Haarwuchs an untypischer Stelle. Ein Beispiel ist der Haarwuchs über dem Os* sacrum bei Spina* bifida. Umschriebene Hypertrichosen kommen auch bei kongenitalen Pigmentnävi und Becker-Melanose vor. Nach dem 40. Lebensjahr ist die Porphyria cutanea tarda eine Differenzialdiagnose.

Hypertrichosis irritativa f: engl. *irritative hypertrichosis*. Nach lang anhaltenden mechanischen oder thermischen Hautreizungen auftretende Hypertrichose, z. B. bei Lastträgern auf den Schultern.

Hypertrichosis lanuginosa acquisita f: engl. *acquired hypertrichosis lanuginosa*; syn. Herzberg-Potjan-Gebauer-Syndrom. Plötzliches ungehemmtes Haarwachstum der sonst unsichtbaren Vellushaare als paraneoplastisches Syndrom* bei Karzinomen verschiedener Organe. Das Auftreten der Erkrankung kann als Prodrom einem malignen Tumor um Jahre vorausgehen.

Hypertrichosis lanuginosa congenita f: engl. *congenital hypertrichosis lanuginosa*. Sehr seltene, angeborene Erkrankung mit abnormer Persistenz der fetalen Lanugobehaarung*. Betroffene haben dichte lange seidenartige Haare am gesamten Integument. Palmae und Plantae sowie Präputium bleiben frei. Die Haare fallen meist nach dem ersten Lebensjahr allmählich wieder aus. Eine kausale Therapie ist nicht bekannt. Siehe Abb.
Ätiologie: X-chromosomal-rezessiv (CGH-Gen, Genlocus Xq24–q27.1) oder autosomal-dominant vererbt.

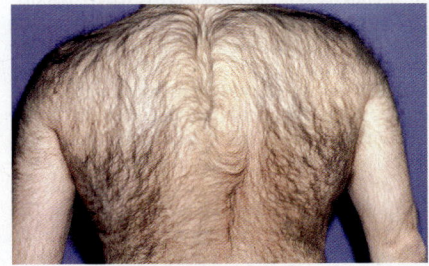

Hypertrichosis lanuginosa congenita: Lanugobehaarung kann am ganzen Körper auftreten. Die Haare erreichen eine Länge von bis zu 10 cm. [100]

Hypertrichosis medicamentosa f: Hypertrichose nach Langzeitbehandlung mit Hydantoinpräparaten, Streptomycin, Kortikoiden, ACTH, Ciclosporin A u. a. Nach Absetzen der Präparate erfolgt in der Regel eine Rückbildung.

Hypertriglyzeridämie f: engl. *hypertriglyceridemia*. Erhöhte Konzentration von Triglyceriden* im Serum*. Unterschieden werden primäre Hypertriglyceridämie (familiäre Hypertriglyceridämie) infolge Mangel an Lipoproteinlipase* oder anderer genetischer Ursachen und sekundäre Hypertriglyceridämie, z. B. infolge Diabetes* mellitus, Adipositas*, Alkoholmissbrauch*, Pankreatitis*, chronischer Niereninsuffizienz oder Glykogenosen.

hypertrophe Analfalten → Marisken

hypertrophe Analpapille → Analpolyp

Hypertrophie f: engl. hypertrophy. Vergrößerung von Geweben oder Organen durch Zunahme des Zellvolumens bei gleichbleibender Zellzahl. Ursache ist eine physiologische funktionelle Mehrbelastung (z. B. Muskelwachstum bei Sport) oder eine pathologische Überlastung (z. B. Herzhypertrophie* bei pathologischer Volumen- oder Druckbelastung des Herzens). Hypertrophie ist nach Wegfall des Reizes weitgehend reversibel.

Hyperurikämie f: engl. hyperuricemia. Erhöhte Konzentration von Harnsäure* im Blut (Frauen > 400 μmol/l, Männer > 440 μmol/l). Die Hyperurikämie gilt als wichtiger Risikofaktor der Gicht*.

Ursachen:
- Harnsäureüberproduktion: 1. primär bei Enzymopathie (Lesch-Nyhan-Syndrom), autosomal-dominant erblicher familiärer Nephropathie (hyperurikämische Nephropathie*) u. a. verschiedenen Formen der angeborenen Gicht oder idiopathisch 2. sekundär bei exzessiver Zufuhr purinreicher Nahrungsmittel, gesteigertem Nukleotidabbau (myeloproliferative, lymphoproliferative oder hämolytische Erkrankungen, Psoriasis*), Glykogenose Typ I, III, V und VII sowie extremer Muskelarbeit
- verringerte Harnsäureausscheidung, z. B. bei: 1. chronischer Niereninsuffizienz 2. verminderter tubulärer Uratausscheidung (z. B. bei Ketoazidose*, Laktatazidose) 3. verstärkter Uratreabsorption (z. B. Dehydratation, Einnahme von Diuretika) 4. arterieller Hypertonie* 5. Hyperparathyroidismus 6. Bleinephropathie 7. Einnahme von Arzneimitteln (z. B. Ciclosporin A, Pyrazinamid, Ethambutol, Salicylate).

Therapie:
- Die asymptomatische Hyperurikämie wird nur diätetisch behandelt (purinarme Kost, Gewichtsreduktion, Alkoholverzicht).
- Indikation für eine medikamentöse Behandlung ist die manifeste Gicht*. Näheres siehe dort.

Hyperventilation f: Im Verhältnis zum erforderlichen Gasaustausch* des Körpers unphysiologisch vertiefte Atmung mit Erniedrigung des CO_2-Partialdrucks (Hypokapnie*) und Anstieg des pH-Wertes (respiratorische Alkalose*) im Blut. Sie ist meist psychisch bedingt. Durch Störungen im Elektrolythaushalt* (insbesondere die Abnahme des ionisierten Kalziums im Blut) droht eine Hyperventilationstetanie*.

Ursachen:
- psychogen, z. B. Angst, Aufregung, Stress oder Panik
- somatisch: 1. metabolisch, z. B. bei Fieber* 2. bei Erkrankungen des Zentralnervensystems (Läsion des Atemzentrums, Enzephalitis*, Schädelhirntrauma* u. a.) 3. kompensatorisch bei metabolischer Azidose* 4. hormonal oder medikamentös bedingt, z. B. durch Progesteron*, Adrenalin*, Salicylsäure*
- iatrogen: 1. in der neurologischen Diagnostik als Provokationsmethode für pathologische Veränderungen in der Elektroenzephalografie* 2. Form der Beatmung in der Intensivmedizin* zur Senkung eines erhöhten Hirndrucks.

Hyperventilationssyndrom → Hyperventilationstetanie

Hyperventilationstest m: engl. hyperventilation test; Abk. HVT. Diagnostisches Verfahren zur Beurteilung des Schweregrads von Angststörungen* und Panikstörungen*, das durch gezielt herbeigeführte Hyperventilation* (z. T. unbewusst auftretend bei Angstreaktionen) Angstsymptome (z. B. Schwindel, Palpitation) provoziert.

Umfang: Umfasst einen Fragebogen zu typischen Angstreaktionen und die Durchführung des HVT.

Prinzip: Bei aufrechter Sitzposition, 2 Minuten lang ca. 60-mal pro Minute so tief wie möglich über Brust atmen. Bei zu starker Angst sollte die Aufgabe abgebrochen werden. Anschließend erfolgt die Erfassung der Empfindungen (Aussagen über Angst, Art der Symptome, Ähnlichkeit der Effekte zwischen HVT und natürlicher Angst).

Anwendung: Differenzialdiagnostik Dyspnoe und Angststörung* (sog. Hyperventilationssyndrom) sowie zur neurologischen Diagnostik.

Testdauer: 2 Minuten.

Hinweis: Ausschluss bei Herz-Kreislauf-Erkrankung.

Hyperventilationstetanie f: engl. hyperventilation tetany; syn. akutes Hyperventilationssyndrom. Muskelkrämpfe mit Panik, Karpopedalspasmen (Pfötchenstellung der Hände) und periorealem Kribbeln infolge Hyperventilation*. Meist sind jüngere Frauen betroffen. Durch unphysiologisch hohe Abatmung von Kohlendioxid (Hypokapnie*) kommt es zu einem Basenüberschuss im Blut (respiratorische Alkalose*). Die Serumkonzentration des ionisierten Kalziums sinkt, wodurch die Muskulatur übererregbar wird.

Ursache: Meist psychogen.

Therapie:
- Patient aufklären und beruhigen
- Plastiktüte vor Mund und Nase halten und Patient in die Tüte atmen lassen, bis sich die Symptome zurückbilden; Erklärung: 1. in der rückgeatmeten Ausatemluft befindet sich ein höherer Anteil von CO_2 2. so kommt es zu einer Erhöhung des Partialdrucks* von CO_2 in den Alveolen und im Blut.
- bei wiederholten Hyperventilationstetanien: evtl. psychosomatische Therapie.

Hypervigilanz f: engl. hypervigilance. Gesteigerte Vigilanz (sog. Überwachheit) mit Ablenkbarkeit und Aktivität (sog. Hypervigilität) bis hin zu Rastlosigkeit und Erregung und entsprechend reduzierter Konzentrationsfähigkeit und Tenazität*.

Vorkommen:
- drogeninduziert (v. a. Stimulanzien*)
- Manie
- akute schizophrene Psychosen
- u. a.

Hyperviskositätssyndrom n: engl. hyperviscosity syndrome. Symptomenkomplex bei Erkrankungen mit erhöhter Viskosität* des Blutes. Hierzu zählen u. a. Polycythaemia* vera, Makroglobulinämie* und multiples Myelom*. Die Therapie richtet sich nach der zugrunde liegenden Ursache und beinhaltet z. B. Aderlass*, Gabe von Antikoagulanzien oder technische Verfahren wie Plasmapherese* oder Hämapherese*.

Klinik:
- Parästhesien
- Kopfschmerz
- Schwindel
- Sehstörungen
- Tinnitus* aurium
- Taubheit
- Synkopen*
- Angina* pectoris
- Claudicatio* intermittens
- Raynaud*-Syndrom.

Therapie: Je nach Grunderkrankung, z. B.
- Aderlass*
- Plasmapherese*, Hämapherese*, Thrombapherese
- Antikoagulation, Zytostatika*, Glukokortikoide*, Sauerstoffgabe*.

Hypervolämie f: engl. hypervolemia. Erhöhtes zirkulierendes Blutvolumen bei Hyperhydratation* sowie bei Schwangerschaften.

Hyperzoospermie f: engl. hyperzoospermia; syn. Polyzoospermie. Mehr als 150 Mio. Spermien pro ml Ejakulat, häufig einhergehend mit erhöhter Frühabortrate oder Infertilität. Es existiert keine kausale Therapie. Bei Kinderwunsch können Methoden der artifiziellen Reproduktion (artificial* reproduction technology) angewendet werden.

Hyphaema *n*: engl. *hyphema*. Blutansammlung in der vorderen Augenkammer infolge Verletzung, Infektion oder hämorrhagischer Iritis. Mögliche Komplikation ist die Ausbildung einer Hämatocornea bei lang bestehendem Hyphaema. Falls keine Spontanresorption erfolgt, wird die Vorderkammer therapeutisch gespült. Die spontane Rückbildungsrate ist hoch. Siehe Abb. 1 und Abb. 2.

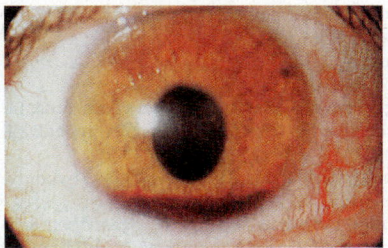

Hyphaema Abb. 1   [216]

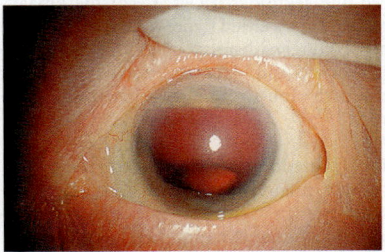

Hyphaema Abb. 2   [133]

Hyphen *f pl*: engl. *hyphae*. Fädige Vegetationsorgane von Pilzen. Hyphen bilden ein weit verzweigtes Röhrensystem (Myzel), das bei echten Pilzen (Fungi*) in der Regel durch Querwände (Septen) unterteilt ist. Unterschiedlich differenzierte Hyphen dienen der Substrataufnahme oder der Fortpflanzung.

Hyphomyzeten *m pl*: engl. *hyphomycetes*. Gruppe myzelbildender Fungi* imperfecti, die Schimmelpilze, Dermatophyten und Pflanzenparasiten umfasst.
Klinische Bedeutung: Hyphomyzeten lassen sich nur in Kultur, nicht aber im Nativpräparat identifizieren, da u. a. auch die Hefe Candida* albicans ein Myzel bilden kann. Bei nicht eindeutiger Lokalisation der Erkrankung ist zusätzlich eine Differenzierung zwischen Schimmelpilzen und Dermatophyten erforderlich.

Hypnogramm *n*: engl. *hypnogram*. Grafische Darstellung der Abfolge der Schlafstadien*, die durch Polysomnografie* im EEG gemessen wurden. Die Auswertung des Hypnogramms erlaubt Rückschlüsse auf Art, Ausprägung und Behandlungswürdigkeit einer Schlafstörung*.

hypnoid: engl. *hypnoidal*. Dem Schlaf bzw. der Hypnose ähnlich (von Bewusstseinszuständen), z. B. bei oberflächlicher Hypnose* oder autogenem* Training.

Hypnose *f*: engl. *hypnosis*. Von griechisch hypnos = Schlaf; Zustand veränderten Bewusstseins, als partieller Schlaf oder als Zustand zwischen Schlaf und Wachbewusstsein erklärbar. Mediziner verstehen unter „Hypnose" zumeist die gleichlautende Therapiemethode (Hypnotherapie*), seltener den durch Hypnotika (Schlafmittel*) hervorgerufenen Zustand erzwungenen Schlafs mit aufgehobener Erweckbarkeit durch äußere Reize.

Hypnotherapie *f*: engl. *hypnotherapy*; syn. Hypnosepsychotherapie. Von M. Erickson entwickelte Methode, bei der eine veränderte, konzentriertere Aufmerksamkeit auf den inneren Zustand (Trance*) zu einer tieferen Einsicht in innere Vorgänge und zu größerer Empfänglichkeit für therapeutische Interventionen führt. Die Arbeit mit Trance ist ein wichtiges Element des Neuro-Linguistischen Programmierens (NLP).

Hypnotika → Schlafmittel

Hypnozoit *m*: engl. *hypnozoite*. Einkernige exoerythrozytäre Entwicklungsform der Plasmodien* (⌀ ca. 5 μm) in Leberparenchymzellen, die (wie exoerythrozytäre Schizonten) aus den durch Anophelesmücken übertragenen Sporozoiten* entstehen. Hypnozoiten sind die Ursache echter Spätrezidive bei Malaria* tertiana durch Plasmodium vivax oder ovale.

Hypoaldosteronismus *m*: engl. *hypoaldosteronism*. Verminderte Freisetzung von Aldosteron* aus der Zona glomerulosa der Nebennierenrinde. Unterschieden werden angeborene und erworbene sowie primäre (hyperreninämische) und sekundäre (hyporeninämische) Formen. Folgen eines Hypoaldosteronismus sind Hyperkaliämie*, Hyponatriämie*, Hypovolämie*, metabolische Azidose* sowie intrazelluläre Hydratation. Die Behandlung erfolgt mit lebenslänglicher Substitution von Mineralokortikoiden*.

Hypochlorhydrie *f*: engl. *hypochlorhydria*. Verminderte Salzsäurebildung und -ausschüttung der Parietalzellen* des Magens. Häufige Beschwerden sind Völlegefühl und Übelkeit. Eine Folgeerscheinung ist das erhöhte Osteoporose*-Risiko. Die Hypochlorhydrie kommt am häufigsten vor bei über 60-Jährigen, einer Therapie mit Protonenpumpenhemmern, seltener bei Typ-B-Gastritis* durch Helicobacter* pylori oder aufgrund eines VIPoms.

Hypochloridämie *f*: engl. *hypochloridemia*. Form einer Elektrolytstörung mit Verminderung des Chloridgehalts im Serum (< 95 mmol/l). Sie kommt vor bei schwerer Azidose*, Urämie*, Pneumonie*, starkem Erbrechen (hypochlorämische nicht respiratorische Alkalose), Exsikkose (hypertone Dehydratation*), Diarrhö* sowie bei Stenose des Magenausgangs.

Hypocholesterinämie *f*: engl. *hypocholesterolemia*. Erniedrigte Konzentration von Cholesterol im Serum. Unterschieden werden primäre (familiäre) Hypocholesterinämie und sekundäre Hypocholesterinämie, z. B. infolge Hyperthyreose*, Malabsorptionssyndrom*, Diabetes* mellitus Typ 1, als UAW bestimmter Arzneimittel* oder ernährungsbedingt.

Hypochondrie → Störung, hypochondrische
Hypochondrie *f*: engl. *hypochondriasis*. Historische Bezeichnung für Störungen, die geprägt sind von unbegründeter Angst* vor körperlicher Erkrankung, gesteigerter Selbstbeobachtung und Überbewertung von Körperwahrnehmungen*. Hypochondrie führt zu ausgeprägtem Sicherheits- und Kontrollverhalten, um die befürchteten Krankheiten zu verhindern. Sie wird heute als hypochondrische Störung* bezeichnet. Näheres siehe dort.

Hypochondrium *n*: syn. Regio hypochondriaca. Eine der anatomischen Bauchregionen. In der Regio hypochondriaca des Oberbauchs werden die beiden Seiten und ein mittlerer Anteil unterschieden: Regiones hypochondriaca dextra et sinistra und Regio epigastrica.

Hypodermis → Subkutis
Hypodermitis *f*: syn. Dermatosklerose. Abakterielle Entzündung* der Subkutis* am Unterschenkel* als Hautzeichen der chronisch venösen Insuffizienz* Stadium II. Klinisch zeigt sich eine nicht überwärmte Rötung mit schmerzhaften, braun-roten Indurationen*. Die Abgrenzung zur Dermatoliposklerose* ist umstritten, teils werden die Bezeichnungen synonym verwendet. Behandelt wird die chronisch venöse Insuffizienz.

Hypodermoclysis *f*: Gleichzeitige subkutane Infusion isotonischer Flüssigkeit an mehreren Stellen. Dieses einfach durchzuführende Verfahren wird bei leichter Dehydratation* und v. a. bei alten Menschen angewandt. Liegt eine Gerinnungsstörung vor ist die Hypodermoclysis kontraindiziert.
Vorteile und Risiken:
– sicher, effektiv (vergleichbar mit intravenöser Flüssigkeitsgabe) und kostengünstig
– kein stationärer Aufenthalt, kann auch zu Hause durchgeführt werden
– leicht anzuwenden, auch von Pflegepersonal durchzuführen
– keine Überwässerung möglich
– schonender als Infusion
– weniger Komplikationen als Infusionen (Thrombophlebitis, Septikämien).

Hypodontie

Komplikationen der Hypodermoclysis sind Schwellungen, entzündliche Veränderungen, evtl. Schmerzen am Applikationsort. Eine Kalorienzufuhr über diesen Weg ist nicht möglich.
Kontraindikationen: Kontraindiziert ist die Hypodermoclysis bei Gerinnungsstörungen, Ödemen und akutem Volumenmangelschock.

Hypodontie f: Anlagebedingtes Fehlen von 1–6 bleibenden Zähnen.

Ursachen:
- genetisch: Mutation der Gene MSX1, PAX9, AXIN2
- exogen: **1.** Extraktion der ersten Dentition (Milchzähne) **2.** Chemotherapie **3.** Bestrahlung **4.** historisch: Thalidomidapplikation.

hypodyname Kreislaufstörungen → Kreislaufstörungen, funktionelle

Hypoergie f: engl. *hypoergy*. Abgeschwächte Reaktionsbereitschaft und Reizbeantwortung eines sensibilisierten Gewebes bzw. Organismus bei Kontakt mit einem Antigen.

Hypofibrinogenämie f: engl. *hypofibrinogenemia*. Angeborene oder erworbene Verminderung der Konzentration von Fibrinogen* im Blut (siehe auch Afibrinogenämie*).

Hypofraktionierung → Fraktionierung [Strahlentherapie]

Hypogalaktie f: engl. *hypogalactia*. Ungenügende Milchproduktion und Sekretion in der Stillphase. Eine zu geringe Milchmenge tritt häufiger auf nach komplizierten Schwangerschaften oder Geburten (lange Geburtsverläufe, operative Entbindung). Durch eine gute Stillberatung bereits in der Schwangerschaft und professionelle Unterstützung im Wochenbett können die Probleme meist überwunden werden.

Ursachen:
- selten: organische Ursachen wie eine Hypoplasie des mammären Drüsengewebes
- häufiger: fehlende Stillbereitschaft, Unsicherheit oder falsche Stilltechnik.

hypogastricus: engl. *hypogastric*. Im Unterbauch liegend, z. B. Nervus* hypogastricus*.

Hypogastrium n: engl. *hypogastric region*; syn. Regio pubica. Bauchregion zwischen der quer verlaufenden Linie zwischen den beiden Spinae iliacae anteriores superiores und der Schambehaarung. Seitlich liegen die Leisten (Regio inguinalis), oberhalb die Regio umbilicalis und unterhalb die Regio genitalis.

Hypogenesie → Hypoplasie

Hypogenitalismus m: engl. *hypogenitalism*. Unterentwicklung von Genitalien und sekundären Geschlechtsmerkmalen.
Ursache: Meist endokrine Störung (z. B. Hypogonadismus*, Hypophysenvorderlappen-Insuffizienz, Nebennierenrindeninsuffizienz) oder angeborene chromosomale Anomalie (z. B. Klinefelter*-Syndrom).

Hypogeusie f: engl. *hypogeusia*. Herabgesetzte Schmeckempfindung infolge Schädigung der Geschmacksnerven* durch Trauma, Hirntumor*, Entzündung*, toxische* oder pharmakologische Schädigung. Diagnostiziert wird durch Schmeckprüfung*.

Hypoglossus → Nervus hypoglossus

Hypoglossuslähmung f: engl. *glossoplegia*. Lähmung der Zungenmuskulatur infolge Schädigung des Nervus* hypoglossus mit Atrophie* einer Zungenhälfte. Im Mund zieht die Zunge zur gesunden, beim Herausstrecken zur gelähmten Seite hin. Beidseitige Hypoglossuslähmung führt zur völligen Zungenunbeweglichkeit.

Ursache:
- Tumor* oder Trauma* (auch operativ z. B. Tonsillektomie*)
- Dissektion* der Arteria carotis
- bilateral bei Prozessen im Kerngebiet des Hirnnerven* (v. a. amyotrophische Lateralsklerose* oder progressive Bulbärparalyse*).

Hypoglykämie f: engl. *hypoglycemia*; syn. Unterzuckerung. Verminderung der Konzentration von Glukose* im Blut unter einen dem jeweiligen Lebensalter entsprechenden Wert, z. B. bei Patienten mit Diabetes* mellitus nach Überdosierung von Antidiabetika*. Die Symptomatik ist abhängig vom Schweregrad und reicht von Zittern und Unruhe über quantitative Bewusstseinsstörungen bis zum hypoglykämischen Schock*. Siehe Tab.

Ursachen:
- pharmakologisch als UAW von Antidiabetika*
- gesteigerte Glukoseverwertung, z. B. bei Insulin produzierendem neuroendokrinem Tumor* (Insulinom*)
- verminderte Glukosebildung, z. B. bei Leberfunktionsstörung, Alkoholintoxikation, Mangel an Insulin-Antagonisten
- postprandial im Sinne eines Dumping*-Syndroms (spätpostprandial).

Klinik:
- vegetative Symptome als Ausdruck der adrenergen (sympathikotonen) Gegenregulation:

Hypoglykämie:	
Grenzwerte der Glukosekonzentration im Blutplasma (variieren je nach Literatur).	
Altersklasse	**Grenzwert**
Frühgeborene	1,1 mmol/l (20 mg/dl)
Reifgeborene	1,6 mmol/l (30 mg/dl)
Säuglinge	2,2 mmol/l (40 mg/dl)
Kinder und Erwachsene	2,8 mmol/l (50 mg/dl)

kalter Schweiß, Zittern, Hungergefühl, Palpitationen, Blässe der Haut, Unruhe, Mydriasis; Übelkeit, Erbrechen und Schwächegefühl als parasympathikotone Reaktion
- zentralnervös (neuroglukopenisch): **1.** Kopfschmerz, psychische Veränderung, Koordinationsstörung, Doppelbilder, Ataxie, epileptischer Anfall, manchmal Apathie, evtl. psychotischer Zustand mit Erregung und Wutausbrüchen, evtl. fokale Symptome (Differenzialdiagnose: Schlaganfall*) **2.** quantitative Bewusstseinsstörung bis hypoglykämischer Schock*.

Therapie:
- Glukose, ggf. i. v.
- ggf. zusätzlich Injektion von Glukagon*, Sicherung der Vitalfunktionen (bei hypoglykämischem Schock*).

hypoglykämisches Koma → Schock, hypoglykämischer

Hypogonadismus m: engl. *hypogonadism*. Fehlende oder verminderte endokrine Aktivität der Geschlechtsdrüsen (Hoden* bzw. Ovar*) mit gestörter Ausbildung oder Rückbildung der primären und sekundären Geschlechtsmerkmale. Unterschieden werden hyper- und hypogonadotroper Hypogonadismus*. Die Diagnostik erfolgt vorwiegend laborchemisch. Behandelt wird durch Substitution der fehlenden Hormone*.

Formen:
- **hypergonadotroper** (primärer) Hypogonadismus: unzureichende Produktion der Hormone in den Gonaden* mit kompensatorischer Erhöhung der zirkulierenden Gonadotropine*: **1.** infolge angeborener Fehlanlage (Gonadenagenesie* oder Gonadendysgenesie*) **2.** erworben, z. B. bei traumatischer Schädigung, Kastration*, Ovarektomie*, Orchiektomie*, Orchitis*, schwerem (beidseitigem) Maldescensus* testis, Castillo*-Syndrom **3.** genetisch: z. B. Klinefelter*-Syndrom
- **hypogonadotroper** (sekundärer, syn.: zentraler) Hypogonadismus: Erniedrigung der Gonadotropine im Serum durch Störung des Hypothalamus-Hypophysen-Systems, unzureichende Stimulation der Gonaden: **1.** bei Fehlanlage von Neuronen, die GnRH produzieren **2.** durch entzündliche, tumoröse, vaskuläre oder traumatische Veränderung von Hypothalamus* oder Hypophysenvorderlappen.

Klinik: Ausprägung je nach Grad des Hormonmangels:
- bei präpuberalem Hypogonadismus: **1.** Ausbleiben der Pubertät* **2.** sexueller Infantilismus **3.** primäre Amenorrhö* **4.** Eunuchismus* **5.** bei sekundärem Hypogonadismus z. T. Kleinwuchs durch gleichzeitigen Wachstumshormonmangel*

– bei postpuberalem Hypogonadismus: 1. Rückbildung primärer und sekundärer Geschlechtsmerkmale 2. Fertilitätsstörungen* 3. Sterilität* 4. Nachlassen von Libido und Potenz 5. sekundäre Amenorrhö 6. Osteoporose*.

Therapie:
– beim Mann: 1. Substitution des fehlenden Testosterons mittels Pflaster, Gelen (transdermale Aufnahme) oder durch intramuskuläre Applikation (Depot für 2–3 Wochen) 2. ggf. Behandlung mit hCG und FSH bei Patienten mit sekundärem Hypogonadismus und Kinderwunsch (fördert Spermatogenese)
– bei der Frau: 1. Östrogen-Gestagen-Kombinationspräparat zur Verhinderung der prämaturen Osteoporose, auch transdermale Östrogensubstitution mit Gelen möglich 2. bei sekundärem Hypogonadismus auch Behandlung mit hCG und FSH oder pulsatiler GnRH-Substitution mittels GnRH-Pumpe möglich; Therapie der Grunderkrankung.

Prognose: Der Hypogonadismus (bzw. die dadurch verursachten Beschwerden) lassen sich durch Substitution der Hormone in der Regel gut behandeln. Bei sekundärem Hypogonadismus ist unter adäquater Therapie auch das Zeugen von Kindern möglich.

Hypogonadismus-Labordiagnostik [Mann] *f*: Funktionsuntersuchungen der Hoden* und der Hypophyse* zur Differenzierung eines Hypogonadismus*. Untersuchungsmaterial sind Serum* und Sperma*. Als Basisparameter bestimmt werden Luteinisierendes Hormon (LH), Follikel-stimulierendes Hormon (FSH), Testosteron* gesamt und freies Testosteron, Sexualhormon-bindendes Globulin (SHBG) und Östradiol*. Zusätzlich wird ein Spermiogramm* erstellt.

Hypohidrose *f*: engl. *hypohidrosis*. Verminderte Perspiratio* sensibilis, angeboren bei Ektodermaldysplasie*-Syndromen sowie erworben bei Allgemeinerkrankungen (z. B. Addison*-Krankheit, Exsikkose, Diabetes* insipidus, Hypothyreose*, Niereninsuffizienz*, Sjögren*-Syndrom), neurologischen Erkrankungen (z. B. Adie*-Syndrom, Polyneuropathie*, Läsionen peripherer Nerven, Sympathikusläsionen oder nach Sympathektomie*) und dermatologischen Erkrankungen (z. B. atopisches Ekzem*, Ichthyosis* vulgaris).

Ursachen:
– nerval bedingte Störung
– verlegte Ausführungsgänge
– traumatische oder mechanische Schädigung von Schweißdrüsen*

Hypohydratation → Dehydratation

Hypokaliämie *f*: engl. *hypokalemia*. Erniedrigte Serum-Kaliumkonzentration (< 3,0 mmol/l). Eine Hypokaliämie tritt bei verminderter Zufuhr,

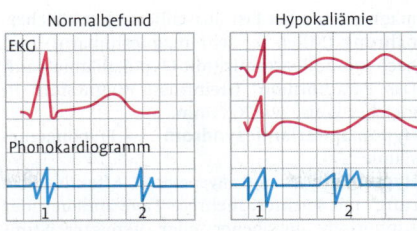

Hypokaliämie: EKG (mit U-Welle) und Phonokardiogramm (1. und 2. Herzton).

vermehrten Verlusten und bei Verteilungsstörungen, z. B bei metabolischer Alkalose* oder Insulin*-Therapie, auf. Symptome betreffen Muskulatur, Gastrointestinaltrakt, Nieren- und Herzfunktion mit Gefahr des Kammerflimmerns*. Therapeutisch wird die Ursache behoben und Kalium substituiert.

Ursachen:
– verminderte Zufuhr von Kalium bei Anorexie* oder Infusionstherapie mit kaliumfreien Flüssigkeiten
– erhöhte renale Ausscheidung bei Therapie mit Diuretika* (v. a. Thiazide, Schleifendiuretika, Carboanhydrasehemmer) oder Steroiden*, chronischer Niereninsuffizienz* in der polyurischen Phase, Cushing*-Syndrom oder Hyperaldosteronismus*
– gastrointestinale Verluste bei Laxanzienmissbrauch* (sehr häufig), Erbrechen*, Diarrhö*, Ileus*, enteralen Fisteln, Zollinger*-Ellison-Syndrom oder Verner*-Morrison-Syndrom
– Verteilungsstörungen ohne Verminderung des Gesamtkörperkaliums bei metabolischer Alkalose oder Insulin-Therapie bei diabetischem Koma*.

Klinik: Hypokaliämiesyndrom (syn. Kaliummangelsyndrom) infolge Hyperpolarisation*, dessen Schweregrad abhängig ist von der Geschwindigkeit der Kalium-Konzentrationserniedrigung:
– kardiovaskulär: 1. Tachykardie*, Extrasystolen* (bis Kammerflimmern), Ödeme* 2. EKG (siehe Abb.): deszendierende Senkung der ST*-Strecke, T*-Welle abgeflacht oder präterminal negativ, U-Welle oder TU-Verschmelzungswelle, unter Umständen QT*-Zeit verlängert 3. gesteigerte Empfindlichkeit gegenüber Herzglykosiden* (Gefahr der Digitalisintoxikation* auch bei normaler Dosis)
– neuromuskulär: Apathie*, Adynamie*, Parese* und Hypotonie* der Muskulatur, Wulstbildung bei Beklopfen der Muskulatur, Bewusstseinsstörungen bis zum Koma*
– gastrointestinal: Appetitlosigkeit, Obstipation* (bis zum paralytischen Ileus*)
– renal: hypokaliämische Nephropathie*.

Hypokaliämiesyndrom → Hypokaliämie
Hypokalie *f*: engl. *kaliopenia*. Kaliumverarmung der Zellen.
Hypokalzämie *f*: engl. *hypocalcemia*. Elektrolytstörung* mit erniedrigter Konzentration von Kalzium* im Blutserum < 2,2 mmol/l bzw. 8,8 mg/dl bei normalem Gesamteiweiß und Säure*-Basen-Status. Symptome sind Parästhesien* und gesteigerte neuromuskuläre Erregbarkeit bis zur Tetanie*. Das EKG* zeigt eine verlängerte QT*-Zeit. Es besteht eine Koagulopathie*.

Erkrankung: Ursachen
– Hypoparathyreoidismus*
– Calciferolmangel
– Rachitis*
– Malabsorptionssyndrom*
– chronische Niereninsuffizienz*
– akute Pankreatitis*.

Klinik:
– häufig symptomlos
– bei ausgeprägter Hypokalzämie Auftreten von Tetanien (Pfötchenstellung der Hände)
– Parästhesien in gut innervierten Arealen (Gesicht, Hände)
– positives Chvostek*-Zeichen
– Hyperreflexie*
– bei schwerer Hypokalzämie Herzrhythmusstörungen* und Laryngospasmus* möglich → Lebensgefahr!

Therapie:
– Ursache behandeln
– bei Symptomen: Kalziumsubstitution oral oder i. v.
– bei Tetanie: Kalziumsubstitution i. v. (10 ml Kalziumglukonat 10 %)
– bei Albuminmangel: 1. keine Kalziumsubstitution 2. Ausgleich des Albumin-Spiegels
– bei gleichzeitig bestehendem Vitamin-D-Mangel: 1. keine Kalziumsubstitution 2. Substitution von Vitamin D (0,25 mg Cholecalciferol* pro Tag) 3. bei Niereninsuffizienz stattdessen: Substitution von Calcitriol* (0,25 bis 1 μg 1,25-(OH)$_2$-Vitamin D$_3$ pro Tag).

Hinweis: Häufig kommt es zu einer nur scheinbaren Verminderung der Serumkalziumkonzentration durch Hypoalbuminämie, da vom laborchemisch bestimmten Gesamt-Kalzium ca. 45 % an Albumin* gebunden sind. Das Gesamt-Kalzium ist dem ionisierten Kalzium labordiagnostisch nur gleichwertig, wenn eine Veränderung der Albuminkonzentration ausgeschlossen ist.

Hypokalzurie *f*: engl. *hypocalciuria*. Verminderte Kalziumausscheidung durch die Niere (< 2,5 mmol/d bzw. 100 mg/d). Eine Hypokalzurie tritt häufig auf mit Hypokalzämie*, z. B. bei Osteomalazie*. Sie ist ein wichtiger Hinweis auf einen Calciferolmangel, kommt aber auch bei Gabe von Thiaziden vor.

Hypokapnie f: engl. hypocapnia. Verminderter arterieller CO_2-Partialdruck* (< 35 mmHg/ 4,6 kPa). Die Hypokapnie tritt zum einen primär bei Hyperventilation* auf und kann zu einer respiratorischen Alkalose* mit Hyperventilationstetanie* führen, zum anderen sekundär bei der respiratorischen Kompensation einer metabolischen Azidose*.

Hypokinese f: engl. hypokinesia. Bewegungsarmut. Sie äußerst sich vor allem als in der (höchsten) Auslenkung (Amplitude) und Häufigkeit, weniger in der Geschwindigkeit geminderte Willkür-, Reaktiv- und physiologische Mitbewegung bei Erkrankungen im extrapyramidalen System* (z. B. Parkinson*-Syndrom), Frontalhirnerkrankungen, Depression*, Schizophrenie* und als UAW von Neuroleptika*.

Hypokinesie f: engl. hypokinesia. Myokardiale Wandbewegungsstörung mit regional oder global verminderter oder verlangsamter systolischer Bewegung in der Herzwand, z. B. bei KHK. Der Nachweis erfolgt durch Echokardiografie*.

Hypokoagulabilität f: engl. hypocoagulability. Verminderte Gerinnbarkeit des Bluts mit plasmatischer hämorrhagischer Diathese* in der Folge.

Hypokortisolismus m: syn. Hypocortisolismus. Mangel an Kortisol* im Rahmen einer primären oder sekundären Nebennierenrindeninsuffizienz*. Näheres siehe dort.

Hypokretin → Orexin

Hypolipoproteinämie f: engl. hypolipoproteinemia. Erkrankungen mit erniedrigter Konzentration der Lipoproteine* im Serum*. Unterschieden werden primäre (angeborene) Hypolipoproteinämie und sekundäre Hypolipoproteinämie mit erniedrigter Konzentration verschiedener Lipoproteine und Hypocholesterolämie oder Hypotriglyceridämie*, z. B. infolge Hunger, Malabsorptionssyndrom*, Hyperthyreose* oder Lebererkrankungen*.

Hypomagnesiämie f: engl. hypomagnesemia. Elektrolytstörung mit verminderter Magnesiumkonzentration im Serum (Referenzbereich 0,75–1,1 mmol/l). Magnesiummangel verursacht verschiedene Symptome, die unter dem Begriff Hypomagnesiämiesyndrom (syn. Magnesiummangelsyndrom) zusammengefasst werden. Zu den Symptomen gehören normokalzämische Tetanie (Wadenkrämpfe, Kaumuskulatur), Tremor*, Muskelzuckungen, choreiforme und athetoide Bewegungen sowie selten delirante Zustände.

Ursache: Zu einem Magnesiummangel kommt es bei schwerem Erbrechen, Diarrhö, renalen Magnesiumverlusten sowie bei chronischer Alkoholabhängigkeit*. Des Weiteren tritt Hypomagnesiämie bei fast ausschließlicher Milchernährung (Milch ist sehr magnesiumarm) und nach Jejunoileostomie (mit Hypokaliämie*) auf. Das Parathormon* beeinflusst Magnesium in gleicher Weise wie Kalzium.

Hypomagnesiämiesyndrom → Hypomagnesiämie

Hypomanie f: engl. hypomania. Affektive Störung* mit leichter, mehrere Tage andauernder euphorisch gehobener oder gereizter Stimmung. Zusätzlich können Antriebssteigerung, vermindertes Schlafbedürfnis, überhöhte Selbsteinschätzung und leichtsinniges Verhalten auftreten. Therapiert wird mit Stimmungsstabilisierern und atypischen Neuroleptika*. Chronische Verläufe sind häufig, meist geht die Hypomanie in eine bipolare affektive Störung* über.

Vorkommen:
- einzelne manische Episoden oder unipolar manische Verläufe extrem selten
- meist zusätzlich depressive (bipolare affektive Störung) oder schizophrene Episoden (schizoaffektive Störung*).

Klinik:
- inadäquat gehobene (heitere oder gereizte) Stimmung über einige Tage anhaltend
- weitere mögliche Symptome: 1. Antriebssteigerung* vor allem sozial mit erhöhter Gesprächigkeit (Logorrhö) 2. Gedankenrasen, Ideenflucht* 3. leichte Ablenkbarkeit 4. vermindertes Schlafbedürfnis 5. gesteigerte Libido 6. überhöhte Selbsteinschätzung, Größenwahn 7. Verlust normaler sozialer Hemmungen 8. leichtsinniges Verhalten 9. gesteigerte Geselligkeit oder übermäßige Vertraulichkeit.

Therapie:
- Behandlung häufig ambulant möglich
- Lithium* als Mittel der Wahl, Wirkungseintritt aber erst nach 1-2 Wochen; regelmäßige Wirkspiegelkontrollen erforderlich
- alternative Stimmungsstabilisierer: Valproat oder Carbamazepin*
- in Kombination oder alternativ atypische Neuroleptika, mit höherem Depressionsrisiko als unter Stimmungsstabilisierern
- Behandlung bei starker Unruhe mit Benzodiazepinen oder niederpotenten Neuroleptika
- nach erster Besserung Psychotherapie.

Prognose:
- günstiger als bei einer Manie
- häufig aber Entwicklung einer bipolaren affektiven Störung.

Hypomaturation f: Fehlerhafte Entwicklung des Zahnschmelzes* infolge Schmelzhypoplasie* oder Hypomineralisation. Sie kommt z. B bei Amelogenesis* imperfecta (Typ 4 und 7) vor.

Hypomelanosen f pl: engl. hypomelanotic disorders. Erkrankungen mit vorübergehender oder dauerhafter Verminderung der Anzahl, dem völligen Verlust oder einer Unterfunktion der Melanozyten in der Haut. Behandelt wird mit Camouflage, PUVA und in schweren Fällen Hauttransplantation.

Hypomenorrhö f: engl. hypomenorrhea. Zyklusstörung* mit schwacher Menstruationsblutung, d. h. Blutverlust ≤ 25 ml und oft auf 3 Tage verkürzte Dauer der Menstruation* bei in der Regel normaler Dauer des Menstruationszyklus*.

Schema: Darstellung im Kaltenbach*-Schema.

Ursachen:
- organisch, z. B.: 1. nach forcierter Kürettage* (intrauterine Adhäsionen*) 2. bei chronischer Endometritis* oder Endometritis* tuberculosa
- hormonal, z. B.: 1. als Initialsymptom einer Ovarialinsuffizienz* 2. unter der Einnahme von hormonalen Kontrazeptiva* 3. bei Störungen des Körpergewichts (Anorexia* nervosa oder Adipositas*)
- psychogen*; psychodynamisch wird eine Hypomenorrhö auch als Ablehnung der weiblichen Rolle gedeutet.

Hypometrie f: engl. hypometria. Form der Dysmetrie* mit bereits vor Erreichen des Ziels verlangsamten, insgesamt zu kurz bemessenen Bewegungen.

Hypomimie f: engl. hypomimesis. Herabgesetzte Mimik bei stark ausgeprägter Depression*, schizophrenem Residuum* oder Parkinson*-Syndrom.

Hypomnesie f: engl. hypomnesia. Quantitative Gedächtnisstörung* mit unspezifischer Schwächung des Erinnerungsvermögens, wobei in der Regel das Arbeitsgedächtnis* stärker als das Langzeitgedächtnis* betroffen ist.

Beschreibung: Bestimmte Gedächtnisinhalte oder auch Verhaltensweisen und Fähigkeiten können nicht mehr abgerufen werden, wurden „vergessen" oder der Betroffene weiß nicht mehr, ob er bestimmte Handlungen bereits durchgeführt hat (Folge: Apraxie*). Im Gegensatz zur Amnesie* ist die Gedächtnisstörung nicht auf einen bestimmten Zeitraum beschränkt, sondern kann dauerhaft sein. **Vorkommen:**
- hirnorganische Prozesse (z. B. Schädelhirntrauma*, Demenz*)
- akute oder chronische Hypoxämie*
- Flüssigkeits- und Elektrolytstörungen, Fieber
- u. a.

Hypomochlion n: Dreh-(Unterstützungs-)Punkt eines Hebels; medizinisch v. a. in der Gelenklehre genutzter Begriff, aber auch im Sinne von geburtshilflichem Stemmpunkt: diejenige Stelle des Kindskörpers, die sich bei der Austrittsbewegung während der Geburt* gegen den Schambogen anstemmt.

Hyponatriämie *f*: engl. *hyponatremia*. Elektrolytstörung* mit verminderter Natriumkonzentration im Blut* (< 135 mmol/l) mit Apathie*, Kopfschmerz*, Durst*, Anorexie*, Erbrechen* und Zeichen der Hypovolämie* (Tachykardie* u. a.). Bei langjähriger Neuroleptika*-Einnahme häufig asymptomatisch. Behandelt wird durch schrittweisen Natriumersatz unter Berücksichtigung der Kreislaufsituation sowie durch Gabe von Tolvaptan.

Erkrankung: Einteilung:
- leichte Hyponatriämie: Natrium* im Serum*: 130–135 mmol/l
- moderate Hyponatriämie: Natrium im Serum: 125–129 mmol/l
- schwere Hyponatriämie: Natrium im Serum < 125 mmol/l.

Formen:
- relative Hyponatriämie: meist Zeichen eines Wasserüberschusses im Organismus
- absolute Hyponatriämie: Mangel an Gesamtnatrium, die Regulation des Körpers sichert die Isovolämie* auf Kosten der Isotonie*
- akute Hyponatriämie: Entwicklung der Hyponatriämie in den letzten 48 Stunden
- chronische Hyponatriämie: Entwicklungsdauer der Hyponatriämie > 48 Stunden oder unbekannt.

Vorkommen:
- hypotone Dehydratation*
- hypotone Hyperhydratation*.

Ursache (Einteilung nach Na^+-Konzentration im Harn):
- Hyponatriämie mit Harn-Na^+ < 5 mmol/l: **1.** bei extrarenalem Na^+-Verlust (z. B. Erbrechen*, Diarrhö*, Pankreatitis*, Schwitzen) **2.** als Verdünnungshyponatriämie (bei Herzinsuffizienz*, Leberzirrhose*, inadäquater Infusionstherapie, habitueller Polydipsie*)
- Hyponatriämie mit Harn-Na^+ > 5 mmol/l bei: **1.** Nierenfunktionsstörung **2.** renalem oder zentralem Salzverlustsyndrom* **3.** Therapie mit Diuretika* **4.** Nebennierenerkrankung (Hypoaldosteronismus*) **5.** SIADH (Syndrom der inadäquaten ADH-Sekretion) **6.** Alkalose*.

Klinik:
- akute Hyponatriämie: **1.** Übelkeit, Erbrechen **2.** Kopfschmerz **3.** Lethargie* **4.** Bewusstseinseintrübung bis zu Koma* **5.** Grand-Mal-Anfälle **6.** im Alter anderes Symptomspektrum, siehe Hyponatriämie* im Alter
- chronische Hyponatriämie: **1.** Übelkeit **2.** Schwindel **3.** Müdigkeit **4.** Gangstörungen **5.** Verwirrtheit **6.** Vergesslichkeit **7.** Lethargie **8.** Muskelschwäche **9.** milde Formen sind bei stationärem Aufenthalt häufig und verlaufen oft ohne Symptome.

Je schneller sich die Hyponatriämie entwickelt, desto ausgeprägter die Symptomatik. Die neurologischen Symptome entstehen durch ein Hirnödem*, das durch eine gesunkene Serumosmolalität hervorgerufen wird.

Diagnostik:
- labordiagnostische Bestimmung von: **1.** Natrium* im Serum und Urin **2.** Osmolalität* im Plasma* **3.** Erhebung der Nierenfunktion (Kreatinin*, GFR)
- Volumenstatus (Blutdruck, Ödeme? Hautturgor?)
- Anamnese: Grunderkrankung, Medikamenteneinnahme und Volumentherapie.

Therapie:
- Behandlung der zugrundeliegenden Erkrankung, bei Hyponatriämie durch Syndrom* der inadäquaten ADH-Sekretion (SIADH): siehe dort
- bei asymptomatischen Patienten: Wasserrestriktion
- akute Hyponatriämie: **1.** Natriumsubstitution: Infusion von 3%iger NaCl-Lösung (1 bis 2 ml/kg Körpergewicht pro Stunde) **2.** nach Hebung von Na^+ um 2–4 mmol/l und Besserung der Symptomatik Reduktion der Infusion auf 0,5 ml/kg Körpergewicht pro Stunde oder Beendigung der Substitution
- chronische symptomatische Hyponatriämie: **1.** engmaschige Kontrollen des Natriumspiegels **2.** langsamer Ausgleich des Natriumspiegels (Anstieg des Serum-Natriums < 6 mmol/l in 24 h), da sonst Gefahr der zentralen* pontinen Myelinolyse.

Hyponatriämie im Alter *f*: Häufige Elektrolytstörung mit verminderter Natriumkonzentration im Blut. Symptome sind Müdigkeit, akute Verwirrtheit, Kopfschmerzen bis hin zu Krampfanfällen und Tremor*. Bei alten Menschen oft ausgelöst durch Diuretika, Diarrhöen oder eine inadäquate ADH-Sekretion (SIADH). Wegen der Gefahr einer pontinen Myelinolyse muss der Na^+-Ausgleich langsam erfolgen.

Hypoparathyreoidismus *m*: engl. *hypoparathyroidism*. Verminderte oder fehlende Produktion von Parathormon*, meist infolge einer versehentlichen operativen Entfernung der Nebenschilddrüsen im Rahmen einer Strumektomie. Behandelt wird mit Dauersubstitution von Colecalciferol* oder Calcitriol* und der individuellen Einstellung des Serumkalziums im unteren Referenzbereich. Bei schwieriger Einstellung ist auch eine Parathormon-Substitution möglich.

Vorkommen:
- im Kindesalter selten: angeboren (primärer Hypoparathyreoidismus) bei Aplasie der Nebenschilddrüsen (z. B. bei DiGeorge-Syndrom und Kearns*-Sayre-Syndrom)
- meist infolge akzidenteller* operativer Entfernung oder Schädigung der Nebenschilddrüsen im Rahmen einer Strumektomie (parathyreopriver Hypoparathyreoidismus)
- als Folge anderer Erkrankungen (Metastasen, Entzündung, chronische Hypomagnesiämie bei Alkoholabhängigkeit* oder schwerer Mangelernährung)
- nach Strahlentherapie im Halsbereich
- sehr selten autoimmunologisch bedingt (APECED-Syndrom oder idiopathischer Hypoparathyreoidismus)
- neonatal passagerer Hypoparathyreoidismus kurz nach Geburt physiologisch (siehe auch postnatale Adaptation*).

Diagnostik:
- Anamnese und klinisches Bild
- Labordiagnostik: **1.** Hypokalzämie (< 2 mmol/l bzw. 8 mg/dl) **2.** Hyperphosphatämie (> 1,5 mmol/l bzw. 5 mg/dl) **3.** ausgeprägte Hypokalzurie und Hypophosphaturie **4.** Parathormon-Bestimmung.

Hypopathie → Hypalgesie

Hypoperfusion *f*: Verminderung des Blutflusses (Perfusion) in einzelnen Gefäßabschnitten, im Kreislaufsystem oder in einem Organ. Mögliche Ursachen einer Hypoperfusion sind Gefäßstenosen, Blutverlust, oder Vasokonstriktion* und Zentralisation (z. B. im Rahmen eines Schocks* oder einer Sepsis*). Als Folge der Hypoperfusion drohen eine lokale Hypoxie*, Nekrose* und Organversagen.

Hypophagie *f*: Krankhaft verminderte Nahrungsaufnahme. Sie kommt v. a. bei Essstörungen* vor, z. B. Anorexia* nervosa.

Hypopharyngoskopie *f*: engl. *hypopharyngoscopy*. Inspektion des unteren Rachenraums (Hypopharynx*) mittels Laryngoskop*. Inzwischen hat sich vor allem die direkte Hypopharyngoskopie durchgesetzt, bei der mittels starrer oder flexibler Optik ein größeres Sichtfeld als bei der indirekten Untersuchung mit einem Spiegel möglich ist.

Technik: Indirekte Hypopharyngoskopie:
- Der Untersucher zieht die Zunge nach ventral.
- Der angewärmte Kehlkopfspiegel wird zwischen Gaumensegel und Rachenhinterwand eingeführt und der Hypopharynx ausgeleuchtet.
- Die Untersuchung wird zugunsten der direkten Untersuchung kaum noch durchgeführt.

Direkte Hypopharyngoskopie (über den Oropharynx):
- Der Untersucher zieht die Zunge nach ventral.
- Das Lupenlaryngoskop (starre 90°-Optik) wird zwischen Gaumensegel und Rachenhinterwand eingeführt und der Hypopharynx ausgleuchtet.

Hypopharynx

– Alternativ kann eine transnasale flexible Endoskopie erfolgen.
Praktischer Hinweis: Im klinischen Sprachgebrauch meint die Hypopharyngoskopie meist die Hypopharynxinspektion im Rahmen einer Panendoskopie in Intubationsnarkose mit Möglichkeit zur Biopsie oder kleineren Eingriffen.
Hypopharynx *m*: Unterster Bereich (Pars laryngea) des Pharynx.*
Hypopharynxdivertikel → Zenker-Divertikel
Hypopharynxkarzinom *n*: engl. *hypopharyngeal carcinoma*. Maligner Tumor des Hypopharynx*, v. a. bei Männern zwischen 50 und 70 Jahren, meist exogene Noxen (Tabak und Alkohol), selten das Paterson-Kelly-Syndrom. Hypopharynxkarzinome sind gewöhnlich Plattenepithelkarzinome. Behandelt wird meist operativ, seltener mit Radiochemotherapie. Die 5-Jahres-Überlebensrate beträgt 20–30 %.
Hypophonie [Atemgeräusch] *f*: engl. *hypophonesis*. Auskultatorisch vermindertes Atemgeräusch bzw. gedämpfter Klopfschall über der Lunge. Bei einem großen Pleuraerguss* findet man dieses Phänomen auf der gesunden Seite im Grocco-Rauchfuß-Dreieck (sog. kontralaterale Hypophonie).
Hypophonie [Stimmschwäche] *f*: Form der Phonasthenie mit leiser, rauer und monotoner Stimme. Als Ursachen werden psychogene, konstitutionelle und funktionelle Faktoren diskutiert.
Hypophorie → Heterophorie
Hypophosphatämie *f*: engl. *hypophosphatemia*. Elektrolytstörung mit herabgesetztem Phosphatgehalt im Serum* (< 0,57 mmol/l) durch renal-tubulären Phosphatverlust vorkommend bei primärem Hyperparathyreoidismus*, schwerer Mangelernährung*, Alkoholabhängigkeit*, Einnahme von Antazida*, respiratorischer Alkalose (beispielsweise bei COPD), Sepsis*, Vitamin-D-Mangel, chronischer Diarrhö* oder als seltene X-chromosomal-dominant erbliche (Genlocus Xp22.1) Hypophosphatämie (bei Männern mit Vitamin-D-resistenter Rachitis*).
Hypophyse *f*: engl. *hypophysis*; syn. Glandula pituitaria. Kirschkern- bis haselnussgroßes Organ im Türkensattel der knöchernen Schädelbasis*. Die Hypophyse besteht aus Hypophysenvorderlappen (Adenohypophyse*) und Hypophysenhinterlappen (Neurohypophyse*) und ist über den Hypophysenstiel mit dem Hypothalamus* verbunden. Die Adenohypophyse produziert Hormone* wie FSH, LH und Prolaktin*, die Neurohypophyse dient der Freisetzung hypothalamischer Hormone. Siehe Abb.
Anatomie: Lage:
– in der Fossa hypophysialis der Sella* turcica des Keilbeins (Os* sphenoidale)

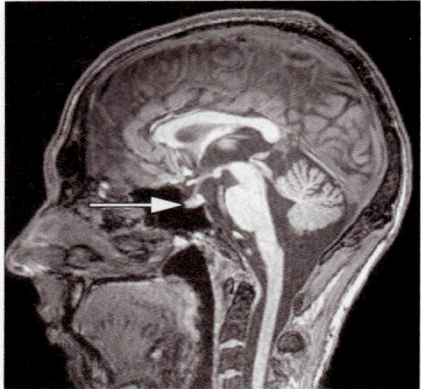

Hypophyse: T1-gewichtete MRT-Aufnahme. [164]

– dorsale Verbindung mit dem Boden des Hypothalamus über den Hypophysenstiel (daher Bezeichnung „Hirnanhangsdrüse")
– zu beiden Seiten vom Sinus* cavernosus umgeben
– operativer Zugang über die Keilbeinhöhle (Sinus* sphenoidalis) direkt ventrokaudal der Hypophyse.
Aufbau und Funktion: siehe Adenohypophyse* (= Hypophysenvorderlappen; HVL) und Neurohypophyse* (= Hypophysenhinterlappen; HHL). **Gefäßversorgung:**
– rechte und linke A. hypophysialis superior
– rechte und linke A. hypophysialis inferior
– Vv. portales hypophysiales (Pfortadersystem der Hypophyse).
Hypophysektomie → Hypophysenausschaltung
Hypophysenadenome *n pl*: engl. *pituitary adenomas*. Benigne epitheliale Tumoren der Hirnanhangdrüse. Unterschieden werden hormonproduzierende Adenome* von hormonell inaktiven. Klinisch resultieren endokrine Störungen (z. B. Hypophysenvorderlappen-Insuffizienz). Diagnostiziert wird mittels CT oder MRT und durch Überprüfung endokriner Funktionen des Hypophysenvorderlappens. Behandelt wird durch operative Tumorentfernung, im Falle eines Prolaktinoms* primär pharmakologisch. Siehe Abb.
Formen:
– hormonell inaktive Adenome
– STH-produzierendes Adenom
– Prolaktinom* (häufigstes endokrin aktives Hypophysenadenom)
– TSH-produzierendes Adenom (Thyreotropinom*)
– ACTH-produzierendes Adenom
– gonadotropes Adenom (produziert LH bzw. FSH)
– Nullzelladenom.

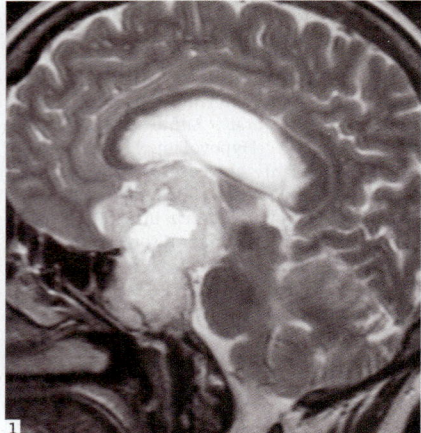

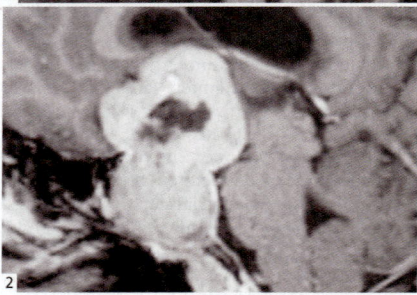

Hypophysenadenome: Ausgedehnter zystischer Tumor der Sella-Region (MRT; 1: T2 gewichtet, 2: T1 gewichtet, mit Kontrastmittel). [53]

Klinik:
– Symptome durch lokale Raumforderung: Chiasmasyndrom*, Verschlusshydrozephalus
– endokrine Störungen: durch hormonproduzierende Tumoren (z. B. Akromegalie*) oder Gewebeverdrängung bei hormoninaktiven Tumoren (Hypophysenvorderlappen-Insuffizienz).
Hypophysenausschaltung *f*: engl. *hypophysectomy*. Klinisch selten genutzter Begriff für einen therapeutischen Eingriff an der Hypophyse*, um deren hormonale Aktivität zu unterbinden. Indikationen sind hormonsensible Tumoren (evtl. Mamma- oder Prostatakarzinom) und operativ nicht selektiv zu entfernende Hypophysenadenome*.
Verfahren:
– neurochirurgische Hypophysektomie (evtl. endoskopisch)
– Strahlentherapie (stereotaktisch, interstitiell oder konventionell perkutan)
– evtl. pharmakologisch durch Dopamin-Rezeptor-Agonisten.

Hypophysenfunktion-Labordiagnostik f: Labortests zur Funktionsdiagnostik von Vorderlappen und Hinterlappen der Hypophyse* und der durch sie regulierten einzelnen hormonellen Achsen. Hypophysenvorderlappen und Hypophysenhinterlappen sind im Rahmen des Hypothalamus-Hypophysen-Systems an der Regulation zahlreicher Hormone* beteiligt.
Einteilung: Hypophysenvorderlappen:
– Funktionsprüfung der adrenokortikotropen Achse: **1.** CRH-Test **2.** Sinus-petrosus-inferior-Katheterisierung
– Funktionsprüfung der thyreotropen* Achse: **1.** TSH-basal im Serum **2.** TRH*-Test
– Funktionsprüfung der gonadotropen* Achse: **1.** LHRH-Test **2.** GnRH*-Test **3.** pulsatiler GnRH*-Test
– Funktionsprüfung der somatotropen Achse*: **1.** IGF-1-Labordiagnostik **2.** IGF-BP-3-Labordiagnostik **3.** IGF*-1-Generationstest **4.** GHRH-Test **5.** Arginin-Infusionstest **6.** GH-Sekretionsprofil
– Prolaktin im Serum.
Hypophysenhinterlappen: Durstversuch*.
Hypophysengang m: engl. *pituitary duct*; syn. Ductus craniopharyngeus. Embryonaler Gang zwischen der Hypophysenanlage (siehe Rathke*-Tasche) und der Mundbucht (Rachendach).
Hypophysenhinterlappen → Neurohypophyse
Hypophysenhormone → Hypophyse
Hypophyseninsuffizienz f: engl. *pituitary insufficiency*. Partielle oder (selten) generalisierte Verminderung der Sekretionsleistung der Hypophyse*.
Hypophysentumor m: engl. *pituitary tumor*. Tumor der Hirnanhangdrüse. Differenzialdiagnostisch muss u. a. ein Kraniopharyngeom* und eine Rathke*-Zyste ausgeschlossen werden.
Formen:
– Hypophysenvorderlappen: v. a. zystischer Tumor der Sella-Region (siehe Hypophysenadenom*, Abb. dort)
– Neurohypophyse (selten): **1.** Granularzelltumor* **2.** Pituizytom*.
Hypophysenvorderlappen → Adenohypophyse
Hypophysenvorderlappen → Hypophyse
Hypophysenvorderlappeninsuffizienz f: engl. *hypopituitarism*; syn. Hypopituitarismus. Partieller oder kompletter Ausfall der endokrinen Funktionen des Hypophysenvorderlappens (HVL) infolge Zerstörung oder Verdrängung von HVL-Gewebe oder dessen Abtrennung von hypothalamischen Zentren. Klinisch resultieren endokrine Störungen aufgrund einer häufig schleichenden Abnahme der somato-, gonado-, thyreo- und adrenokortikotropen HVL-Funktionen. Behandelt wird durch Hormon-Substitution.

Ursachen:
– degenerativ (v. a. Nekrosen, u. a. postpartal beim Sheehan*-Syndrom)
– autoimmun bzw. granulomatös (z. B. Sarkoidose) o. a. Entzündung
– Trauma*
– intra- (v. a. Hypophysenadenome) oder parasellärer Tumor
– Hämochromatose*
– nach neurochirurgischem Eingriff oder Strahlentherapie*
– medikamentös (z. B. Immuntherapie).
Klinik:
– häufig schleichende Abnahme der somato-, gonado-, thyreo- und adrenokortikotropen HVL-Funktionen u. a. mit: **1.** Adynamie **2.** Oligo- und Amenorrhö* bzw. sexuellen Appetenz- und Erektionsstörungen **3.** blasser atrophischer Haut, Pigmentschwund und Reduktion der sekundären Körperbehaarung
– präpuberal bei ausreichender STH-Sekretion eunuchoidaler Hochwuchs, bei STH-Mangel Kleinwuchs
– bei akuter Hypophysenvorderlappen-Insuffizienz (selten) hypophysäres Koma* mit Hypothermie*, Bradykardie* und Hypoventilation*.
Therapie: Substitution mit Cortisol*, Testosteron* bzw. Östrogenen* und Schilddrüsenhormonen* unter Kontrolle der Hormonkonzentrationen im Blut.
Hypopigmentierung f: engl. *hypopigmentation*. Umschriebene Depigmentierung* der Haut.
Hypopituitarismus → Hypophysenvorderlappeninsuffizienz
Hypoplasie f: engl. *hypoplasia*. Im eigentlichen Sinne Verkleinerung von Gewebe durch Abnahme der Zellzahl (Atrophie*), im weiteren Sinne auch Hypogenesie, d. h. eine anlagebedingte morphologische Unterentwicklung, bei der die Organanlage vorhanden, das Organ aber nicht vollständig entwickelt ist. Hypogenesie betrifft v. a. Nieren* und Herz*.
hypoplastisches Rechtsherzsyndrom → Pulmonalatresie
hypoplastisches Rechtsherzsyndrom → Trikuspidalatresie
Hypopnoe f: engl. *hypopnoea*. Episode flacher Atmung während des Schlafs* mit deutlicher Reduktion des Atemstroms für mindestens 10 Sekunden. Die Hypopnoe ist mit einem Abfall der Sauerstoffsättigung und/oder einer Aufwachreaktion (Arousal*) verbunden.
Hypoproakzelerinämie f: engl. *hypoproaccelerinemia*; syn. Parahämophilie. Seltener autosomal-rezessiv erblicher, durch Mutation im Proakzelerin-Gen (Genlocus 1q23) ausgelöster Mangel an Faktor V (Proakzelerin*) der Blutgerinnung*, der sich klinisch äußert durch hämorrhagische Diathese*, v. a. mit Haut- und Schleimhautblutungen und Menorrhagien*. Die Erkrankung tritt gelegentlich in Kombination mit Hämophilie*A auf.

Hypoprokonvertinämie f: engl. *hypoproconvertinemia*. Seltener autosomal-rezessiv erblicher Mangel an Faktor VII (Prokonvertin*) der Blutgerinnung* mit möglicher, aber nicht obligater, sehr variabel auftretender hämorrhagischer Diathese*. Diagnostisch hinweisend ist die verlängerte Thromboplastinzeit*. Behandelt wird bei klinischer Notwendigkeit mit konzentrierten Faktor-VII-Präparaten oder rekombiniertem aktiviertem Faktor VII.
Hypoproteinämie f: engl. *hypoproteinemia*. Verminderte Konzentration der Plasmaproteine*. Am häufigsten wird die Hypoproteinämie durch eine Hypalbuminämie* verursacht, seltener durch die Verminderung der Immunglobuline*. Sie tritt v. a. auf bei Leberzirrhose*, beim nephrotischen Syndrom*, bei Mangelernährung* oder Malabsorption* und bei Darmerkrankungen. Die Differenzierung der Plasmaproteine erfolgt mittels Serumelektrophorese.
Hypoprothrombinämie f: engl. *hypoprothrombinemia*. Angeborener (selten) oder erworbener Mangel an Prothrombin* (Faktor II der Blutgerinnung), der sich klinisch durch eine erhöhte Blutungsneigung äußert. Die Therapie besteht in der Substitution mit Frischplasma oder Prothrombinkonzentrat, ggf. mit zusätzlicher Gabe von Phytomenadion*.
Hypopyon n: Weißliche Fibrin- und Leukozytenansammlung am Boden der Vorderkammer des Auges, meist mit Spiegelbildung. Ursache ist eine Uveitis* bei Infektionen mit Bakterien, Viren, Parasiten oder Pilzen oder im Rahmen von Systemerkrankungen, z. B. bei Morbus Behçet*. Siehe Abb.

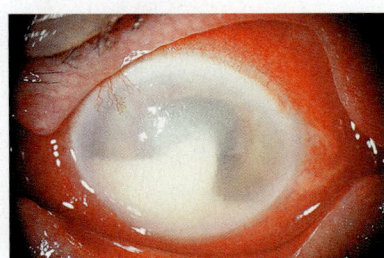

Hypopyon [133]

Hyporeflexie f: engl. *hyporeflexia*. Generalisierte Abschwächung oder Verlangsamung der Reflexe* bei verminderter Reflexbereitschaft des ZNS bzw. Abschwächung aller oder einzelner Muskeleigenreflexe, v. a. bei peripherer Lähmung*, Schädigung der Wurzeln der Spinalnerven* oder Polyneuropathie*, Hypothyreose und physiologisch im Alter.

Hyposensibilisierung → Immuntherapie, spezifische

Hyposmie *f*: engl. *hyposmia*. Form der Riechstörung* mit herabgesetztem Riechvermögen, z. B. bei Schädelhirntrauma*, Entzündung* der Hirnnerven*, Verlegung der Riechspalte durch Polypen*, hyperplastische Schleimhaut oder Tumoren* sowie bei Parkinson*-Syndrom, Schleimhauttrockenheit, außerdem pharmakologisch oder toxisch bedingt.

Hypospadie *f*: engl. *hypospadia*; syn. Fissura urethrae inferior. Hemmungsfehlbildung der Harnröhre, die eine nach unten offene Rinne bildet, proximal ihrer orthotopen Stelle mündet und oft kombiniert ist mit Penisverkrümmung, Meatusstenose* oder einer Vorhautschürze an der Penisrückseite. Bei weiblicher Hypospadie mündet die Harnröhre weiter dorsal in die Vagina. Behandelt wird operativ.
Häufigkeit: 0,3–0,7 % aller männlichen Neugeborenen.
Einteilung: Je nach Lokalisation der Urethramündung (siehe Abb.):
- glanduläre Hypospadie
- penile Hypospadie
- skrotale Hypospadie
- perineale Hypospadie

Diagnostik: Klinisch bei Inspektion des Neugeborenen.
Therapie:
- operative Rekonstruktion im 1.–2. Lj.
- Verfahren in Abhängigkeit von Lokalisation des Meatus: 1. Meatusplastik, Inzision der Harnröhrenrinne mit Tubularisierung (Snodgrass-Operation) 2. Harnröhrenrekonstruktion mit gestieltem Vorhautlappen oder Mundschleimhaut.

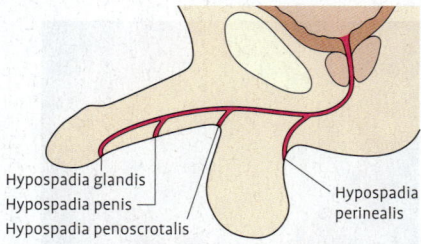

Hypospadie: Formen der Hypospadie. [170]

Hypospermie *f*: engl. *hypospermia*; syn. Parvisemie. Unter dem unteren Referenzwert liegendes Spermavolumen von < 1,5 ml.

Hyposphagma *n*: engl. *subconjunctival hemorrhage*. Scharf begrenzte, schmerzlose Blutung unter die Augenbindehaut. Das Hyposphagma ist meist harmlos und entsteht durch starkes Pressen, beispielsweise bei heftigem Husten oder unter Wehen. Andere Ursachen sind Traumata, Infektionen und systemische Erkrankungen. In der Regel bildet sich das Hyposphagma von selbst zurück.

Hyposthenurie *f*: engl. *hyposthenuria*. Ausscheidung von „verdünntem" Harn. Die Konzentrationsleistung der Niere ist gestört, das spezifische Gewicht des gebildeten Urins ist < 1,006 g/ml. Ursache kann ein ADH-Mangel (Diabetes* insipidus) oder ein Conn-Syndrom (primärer Hyperaldosteronismus) sein. Die Behandlung richtet sich nach der zugrunde liegenden Ursache.

Hypotension → Hypotonie, arterielle

Hypothalamus *m*: Unterhalb des Thalamus* gelegener Teil des Dienzephalons*. Zum Hypothalamus gehören Chiasma* opticum, Tractus* opticus, Tuber cinereum, Lamina terminalis, Hypophysenhinterlappen und Corpus mammillare sowie die Kerne Nucleus suprachiasmaticus, Nucleus paraventricularis, Nucleus supraopticus, Nucleus infundibularis, Nuclei tuberales u. a. Siehe Abb. 1 und Abb. 2.

Funktion:
- Regulation des vegetativen Nervensystems (vegetative Zentren): Wärmeregulation, Wach- und Schlafrhythmus, Blutdruck- und Atmungsregulation, Nahrungsaufnahme (Hunger- und Sättigungszentrum, Fettstoffwechsel; Leptin*), Wasserhaushalt, Sexualfunktion
- endokrin: Hypothalamushormone* (siehe Abb. 3): 1. über Releasing*-Hormone Steuerung der „-tropen" Hormone des Hypophysenvorderlappens (Hypophyse*), welche die hormonproduzierenden Drüsen stimulieren; gleichzeitig Verarbeitung der Informationen von Sinnesorganen, ZNS und vegetativem Nervensystem, Stoffwechselvorgängen und vom Endokrinium selbst, die alle auf die Bildung und Sekretion von Releasing-Hormonen Einfluss nehmen 2. Produktion von Vasopressin und Oxytocin*, die im Hypophysenhinterlappen gespeichert und bei Bedarf direkt in das Blut abgegeben werden.

Hypothalamushormone *n pl*: engl. *hypothalamic hormones*. Im Hypothalamus gebildete Neuropeptide. Dazu gehören ADH und Oxytocin*, die über den Tractus hypothalamohypophysialis direkt zum Hypophysenhinterlappen gelangen, sowie Releasing*-Hormone, die über

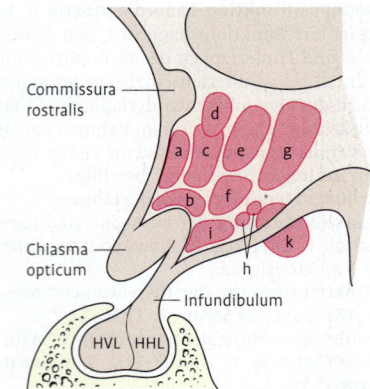

Hypothalamus Abb. 1: Sagittalschnitt des Dienzephalons in der Medianebene; a: Area preoptica; b: Nucleus supraopticus; c: Nucleus ventromedialis hypothalami; d: Nucleus paraventricularis; e: Nucleus dorsomedialis hypothalami; f: Nucleus tuberomamillaris; g: Nucleus posterior hypothalami; h: Nuclei tuberales laterales; i: Nucleus infundibularis; k: Corpus mamillare; HVL: Hypophysenvorderlappen; HHL: Hypophysenhinterlappen.

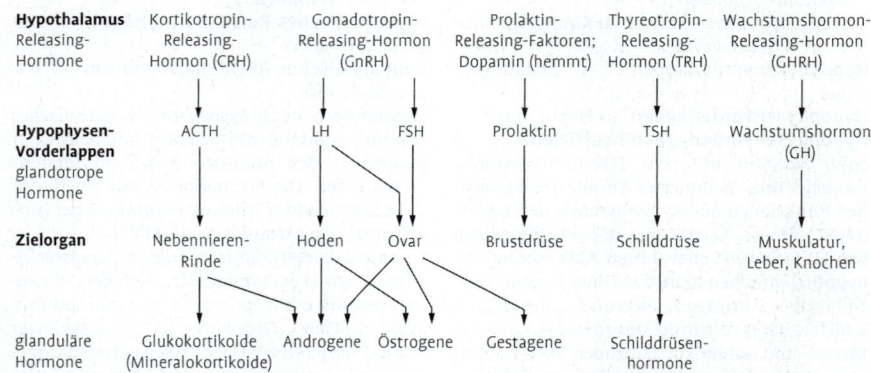

Hypothalamus Abb. 2: Kontrolle der Hormone im Hypothalamus-Hypophysen-System. [26]

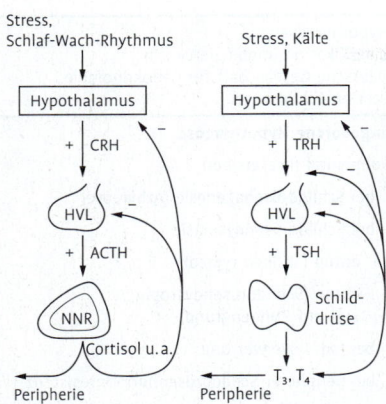

Hypothalamus Abb. 3: Regulation am Beispiel der Kortisol- und Thyroxinsekretion.

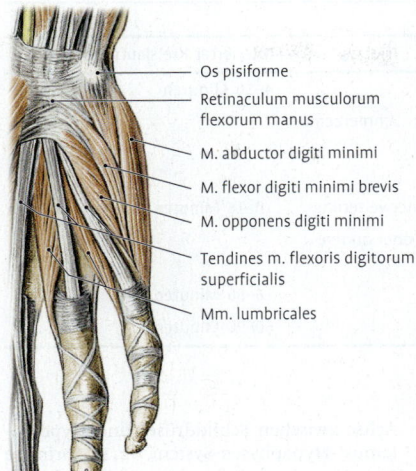

Hypothenar: Unterarm- und Handmuskulatur eines supinierten rechten Armes von ventral gesehen. II. Schicht. Gezeigt sind tiefer gelegene Gruppen der Beugemuskulatur sowie wichtige Verlaufspunkte der Nerven des Antebrachiums. So ist beispielsweise der Verlauf des N. medianus mit 9 Beugesehnen durch den Karpaltunnel dargestellt. Ulnar des Karpaltunnels liegt die Guyon-Loge, eine anatomische Loge für den N. und die A. ulnaris, welche palmar durch das Lig. carpi palmare und ulnar vom Os pisiforme begrenzt wird. Weiter distal befindet sich das Chiasma tendinum. Es beschreibt das Durchstoßen der Sehne des M. flexor digitorum superficialis durch die Sehne des M. flexor digitorum profundus, welche bis zum Phalanx distalis reicht.

die neurovaskuläre Kette* Hypophysenvorderlappen-Hormone freisetzen.

Hypothalamus-Hypophysen-System *n*: engl. *hypothalamic-hypophyseal axis*. Zentrales Steuer- und Regelsystem zur funktionellen Koordination zwischen ZNS und Hormonsystem. Die vom Hypothalamus* produzierten Releasing*-Hormone wirken selektiv auf verschiedene Zellpopulationen der Hypophyse* und stimulieren oder hemmen die Ausschüttung hypophysärer Hormone. Diese wiederum wirken auf verschiedene endokrine Organe und Systeme (Hypothalamus*-Hypophysen-Nebennierenrinden-Achse, Hypothalamus-Hypophysen-Gonaden-Achse, Hypothalamus-Hypophysen-Schilddrüsen-Achse).

Hypothalamustumor *m*: engl. *hypothalamus tumor*. Benigne oder maligne gewebliche Neubildung im Hypothalamus* mit einer gestörten Steuerung des vegetativen Systems und wichtiger homöostatischer und endokriner Regelkreise (je nach Tumorausbreitung und Dignität z. B. Temperatur, Blutdruck, Osmolarität, Wasserhaushalt, Wachstum, zirkadianer Rhythmus, Sexual- und Fortpflanzungsverhalten).

Hypothenar *n*: engl. *hypothenar eminence*; syn. Kleinfingerballen. Muskelvorsprung der Handinnenfläche. Er wird im Bereich des kleinen Fingers von Teilen der Handmuskulatur gebildet, den sog. Hypothenarmuskeln bestehend aus M. flexor digiti minimi brevis, M. opponens digiti minimi, M. abductor digiti minimi und M. palmaris brevis. Siehe Abb.

Hypothenar-Hammer-Syndrom *n*: engl. *hypothenar hammer syndrome*. Seltene akute oder sich über Monate und Jahre entwickelnde palmare Durchblutungsstörung durch Verschluss der A. ulnaris meist bei Handwerkern oder Kampfsportlern, die den Kleinfingerballen (Hypothenar*) ihrer Hand repetitiv als Schlagwerkzeug bzw. als Ersatz für einen Hammer benutzen. Diese Gefäßschädigung ist seit 2015 als Berufskrankheit* anerkannt.

Hypothenarmuskulatur *f*: engl. *hypothenar muscles*; syn. Kleinfingerballenmuskeln. Kurze Handmuskulatur zur Bewegung des kleinen Fingers. Die Muskeln entspringen an der Mittelhand und bilden gemeinsam einen Wulst – den Hypothenar*. Die Hypothenarmuskulatur wird vom Nervus* ulnaris innerviert.

Anatomie: Zur Hypothenarmuskulatur gehören:
– M. abductor digiti minimi
– M. flexor digiti minimi brevis
– M. opponens digiti minimi
– M. palmaris brevis.

Hypothermie *f*: engl. *hypothermia*. Erniedrigte Körpertemperatur*. Eine Hypothermie kann auftreten bei Erkrankungen, akzidentell z. B. bei Bergunfällen, wird aber auch therapeutisch eingesetzt in der Herzchirurgie. Bei Hypothermie besteht eine erhöhte Ischämietoleranz*, daher ist ggf. ein prolongierter Reanimationsversuch sinnvoll.

Formen:
– Hypothermie bei Kollaps*, Hypothyreose*, Kachexie* u. a. Erkrankungen
– akzidentelle Hypothermie durch Kälteexposition besonders bei Berg- und Ertrinkungsunfällen, durch akzidentellen Wärmeverlust perioperativ (Narkose*) und postnatal infolge unreifer Wärmeregulation (Prophylaxe erforderlich bei Neugeborenen, speziell Frühgeborenen)
– kontrolliert (therapeutisch) induzierte Hypothermie durch externe oder interne Kühlung (z. B. Infusion* gekühlter Lösung oder extrakorporal im Wärmetauscher der Herz*-Lungen-Maschine), konsekutiv Hypometabolismus, Senkung des Sauerstoffverbrauchs und damit Verlängerung der Ischämietoleranz aller Organe; Anwendung: **1.** insbesondere in der offenen Herzchirurgie, auch in der Neurochirurgie und Transplantationsmedizin (Kühlung der entnommenen Organe durch Perfusionslösung von 4 °C) **2.** ggf. nach erfolgreicher Reanimation (kontrollierte milde Hypothermie von 32–34 °C über 24 h) **3.** bei Neugeborenen nach schwerer Asphyxie*.

Klinik: Siehe Tab.

Hypothesengenerierung *f*: engl. *hypothesis generation*. Prozess des Ableitens von Aussagen, Behauptungen oder Theorien, deren Zutreffen oder Nicht-Zutreffen mithilfe einer Studie oder eines Experimentes belegt werden können. Überprüfbare Hypothesen werden aus theoretischen Ableitungen, zufälligen oder systematischen Beobachtungen oder Pilotstudien gewonnen.

Hypothyreose *f*: engl. *hypothyroidism*; syn. Schilddrüsenunterfunktion. Angeborene oder erworbene Unterfunktion der Schilddrüse* mit unzureichender Produktion und Sekretion* von Schilddrüsenhormonen*. Typische Allgemeinsymptome einer Hypothyreose sind leichte Ermüdbarkeit, körperliche Schwäche und Gewichtszunahme trotz verminderten Appetits. Die Diagnostik beinhaltet neben (meist typischer) Anamnese und körperlicher Untersuchung die Bestimmung der Schilddrüsenhormone und von TSH.

Pathogenese: Angeboren (Neugeborenenhypothyreose):
– konnatal (intrauterin erworben): teilreversible bzw. reversible Hypothyreose durch: **1.** Jodmangel bzw. erhöhte Jodaufnahme der Mutter **2.** Einfluss strumigener Substanzen (z. B. Thyreostatika*) **3.** immunogen bedingt,

Hypothyreose, subklinische

Hypothermie			
Körpertemperatur	Klinik		tolerierter Kreislaufstillstand
36 °C	Kältezittern, Kältegefühl		4–10 Minuten
35–34 °C	psychische Alteration (Angst, Schmerzempfindung, Amnesie)		
33 °C	Rigor		
30 °C	Bewusstseinsverlust, Pupillenerweiterung		10–16 Minuten
28 °C	Kammerflimmern, Asystolie oder andere Herzrhythmusstörungen		
27 °C	Muskelerschlaffung		16–60 Minuten
< 18 °C	isoelektrisches EEG		60–90 Minuten

Hypothyreose:
Klassifikation (modifiziert nach Deutsche Gesellschaft für Endokrinologie, Sektion Schilddrüse).

angeborene Hypothyreose

kongenital (irreversibel)
  bei Schilddrüsenagenesie (Athyreose)
  bei Schilddrüsendysplasie
    entop (an loco typico)
    ektop (Schilddrüsendystopie*, z. B. am Zungengrund)
  bei Jodfehlverwertung*
  bei peripherer Schilddrüsenhormonresistenz
  bei TSH-Mangel (zentrale Hypothyreose; meist genetisch)

intrauterin erworben (reversibel)
  Jodmangel
  Jodexzess
  immunogen durch blockierende mütterliche Schilddrüsenantikörper

postnatal erworbene Hypothyreose

primär (mit und ohne Struma)
  entzündlich
  postoperativ
  postradiogen
  durch strumigene Substanzen
  extremer Jodmangel
  andere Ursachen

sekundär (zentrale Hypothyreose: hypophysär/hypothalamisch) bei Hirntumor

z. B. durch mütterliche blockierende TSH-Rezeptor-Antikörper (TR-AK) oder TPO-AK (siehe Schilddrüsenantikörper*)
- kongenital: irreversible Hypothyreose zusammen mit anderen klinischen Symptomen im Rahmen angeborener Syndrome (z. B. Pendred-Syndrom) oder isoliert, z. B.: **1.** TSH-Rezeptordysfunktion (Resistenz gegenüber TSH) als: **I.** kongenitale Hypothyreose ohne Struma; Ätiologie: autosomal-rezessiv erbliche Mutation im TSHR-Gen (TSHR für TSH-Rezeptor), Genlocus 14q31.1 **II.** kongenitale Hypothyreose ohne Struma Typ 3; Ätiologie: autosomal-dominant erbliche Mutation mit Genlocus 15q25.3–q26.1 **III.** Schilddrüsendysgenesie (kongenitale Hypothyreose ohne Struma Typ 2) mit Aplasie* (Athyreose), Hypoplasie* bzw. Ektopie* (z. B. Zungengrundstruma*) der Schilddrüse (Ätiologie: autosomal-dominant erbliche Mutation im Gen für Transkriptionsfaktor PAX8, Genlocus 2q13) **2.** periphere Schilddrüsenhormonresistenz **3.** defekte Schilddrüsenhormonsynthese (verschiedene Genloci bekannt) einschließlich Jodfehlverwertung* **4.** zentrale Hypothyreose durch Mangel an TSH (isoliert bei Mutation mit Genlocus 1p13.2) oder TRH (isoliert bei Mutation mit Genlocus 3q22.1).

Postnatal erworben (reversibel):
- Thyreoiditis*, v. a. bei Hashimoto*-Thyreoiditis
- iatrogen: **1.** nach Strahlentherapie* (z. B. Radiojodtherapie*, externe perkutane Bestrahlung) **2.** postoperativ nach Strumektomie bzw. Thyroidektomie **3.** pharmakologisch (z. B. Thyreostatika*)
- alimentär: **1.** extremer Jodmangel **2.** strumigene Substanzen
- zentrale sekundäre (hypophysäre) bzw. tertiäre (hypothalamische) Hypothyreose: **1.** Bezeichnung je nach betroffener Ebene der Achse zwischen Schilddrüse* und Hypothalamus*-Hypophysen-System, z. B. primäre Hypothyreose bei thyreogener Hypothyreose) **2.** oft in Kombination mit Störungen anderer endokriner Drüsen
- andere Ursachen, z. B. infolge Schilddrüsentumor* oder durch hormonbindende Antikörper.

Einteilung: Siehe Tab.
Klinik:
- Leitsymptom*: Struma*: **1.** bei primärer Hypothyreose (Ausnahme: z. B. Athyreose, atrophische Thyreoiditis) durch fehlende negative Rückkopplung* auf hypophysäre TSH-Sekretion **2.** evtl. mit röntgenologisch vergrößerter Sella turcica infolge Hypertrophie des Hypophysenvorderlappens
- Neugeborene: **1.** prolongierte Hyperbilirubinämie* des Neugeborenen, muskuläre Hypotonie, Schläfrigkeit, Trinkfaulheit bei guter Gewichtszunahme
- Säuglingsalter: **1.** Makroglossie* **2.** trockene kalte Haut mit Myxödem* **3.** Bradykardie* und Hypothermie* **4.** muskuläre Hypotonie **5.** Obstipation und vermehrte Gewichtszunahme **6.** struppiges Haar
- Kinder: **1.** gestörtes Hör- und Sprechvermögen **2.** retardierte geistige Entwicklung mit Apathie und Intelligenzminderung **3.** Störung von Wachstum und Entwicklung mit Kleinwuchs* (gedrungener Körperbau und kurze Extremitäten): **I.** verzögerte enchondrale und periostale Ossifikation* **II.** Epiphysenfugen lange offen (röntgenologisch kalkreiche Flecken und Linien als sog. Abschlussplatte, da Kalkeinlagerung in Osteoid ungestört) **III.** Zahndurchbruch (Dentition*) verzögert **IV.** verzögerte Pubertät **4.** Adipositas*
- Erwachsene: **1.** leichte Ermüdbarkeit, körperliche Schwäche mit abgeschwächten Muskeleigenreflexen, insbesondere des Achillessehnenreflexes **2.** evtl. Parästhesie, Muskelkrämpfe, Schwerhörigkeit **3.** Antriebslosigkeit, Apathie u. a. psychische Störungen einschließlich organische Psychose* **4.** Gewichtszunahme (trotz verminderten Appetits), Obstipation **5.** Kälteintoleranz, kühle, trockene Haut (häufig zusätzlich rau, verdickt und infolge Carotineinlagerung gelblich gefärbt).

Therapie: Levothyroxin-Natrium zur pharmakologischen Substitution fehlender Schilddrüsenhormone.

Hypothyreose, subklinische f: engl. *subclinical hypothyroidism*. Labordiagnostisch erhöhter Basalwert für TSH und überschießende Antwort im TRH*-Test bei (noch) normaler Konzentration der Schilddrüsenhormone* im Blut (periphere Euthyreose*). Bei der Frau kann eine subklinische Hypothyreose Ursache einer Hyperprolaktinämie* mit sekundärer Amenorrhö* sein.

Hypotonia bulbi *f*: Verminderter Augeninnendruck, der bei längerem Bestehen zu Amotio* choroideae und Schrumpfen des Augapfels (Ophthalmophthisis*) führen kann. Mögliche Ursachen sind Ablatio retinae, Trauma, Fistel der Augapfelwand nach OP oder diabetisches Koma.

Hypotonie *f*: engl. *hypotension*. Druck-, Spannungs- bzw. Tonusemiedrigung. Der Begriff wird für die arterielle Hypotonie* (niedriger Blutdruck) und die muskuläre Hypotonie* (geringer Muskeltonus) verwendet.

Hypotonie, arterielle *f*: engl. *arterial hypotension*; syn. arterielle Hypotension. Erniedrigung des systolischen Blutdrucks* auf < 100 mmHg. Neben Anamnese, körperlicher Untersuchung, 24-Stunden-Blutdruckmessung und Schellong*-Test, wird eine kausale Diagnostik empfohlen. Die asymptomatische Hypotonie besitzt keinen Krankheitswert. Beim Auftreten von Beschwerden wie Schwindel, Konzentrationsstörungen und Kollapsneigung sind Allgemeinmaßnahmen meist ausreichend. Die Prognose ist gut.

Erkrankung: Epidemiologie: Eine primäre Hypotonie ohne Krankheitswert findet sich häufig bei Ausdauersportlern, eine orthostatische Hypotonie kommt bei zirka 25 % der älteren Menschen vor. **Einteilung:**
- nachzeitlichem Verlauf: **1.** akute Hypotonie **2.** chronische Hypotonie
- nach Ätiologie: **1.** primäre oder **essenzielle Hypotonie** (syn. idiopathische oder konstitutionelle Hypotonie): häufigste Form, v. a. bei Frauen und Ausdauersportlern **2.** sekundäre oder **symptomatische Hypotonie**: die Hypotonie als Folge einer zugrundeliegenden Ursache wie z. B. einer kardiovaskulären, endokrinen oder neurogenen Erkrankung, Hypovolämie* oder Medikamentennebenwirkung **3.** **orthostatische Hypotonie:** auftretend bei ca. 25 % der älteren Menschen, unterteilt in 3 Formen: **I.** sympathikotone orthostatische Hypotonie (häufigste Form) **II.** asympathikotone orthostatische Hypotonie **III.** posturales orthostatisches Tachykardie-Syndrom.

Pathophysiologie: Sekundäre Hypotonie: Der Blutdruck ist abhängig vom Herzzeitvolumen und dem peripheren Gefäßwiderstand. Je nach zugrundeliegender Erkrankung kommt es zur Hypotonie durch:
- akute oder chronische Abnahme der kardialen Förderleistung
- Abfall des peripheren Gefäßwiderstands
- Behinderung des venösen Rückstroms
- absoluten oder relativen Volumenmangel
- Fehlfunktion des vegetativen Informationssystems
- Fehlfunktion des volumenregulierenden Systems

Orthostatische Hypotonie: Bei Lagewechsel, z. B. Aufstehen aus der Liegeposition, versacken bis zu 1000 ml Blut in den Kapazitätsgefäßen und werden somit dem zentralen Kreislauf entzogen. Um einen ausreichenden Perfusionsdruck aufrechtzuerhalten, wird eine durch Barorezeptoren* getriggerte, sympathikusvermittelte Gegenregulation in Gang gesetzt. Durch Fehlregulation können diese Mechanismen gestört und bei Lagewechsel eine orthostatische Hypotonie hervorgerufen werden. **Sympathikotone orthostatische Hypotonie:** Der Blutdruckabfall lässt sich trotz Sympathikusaktivierung nicht ausreichend kompensieren. Der systolische Blutdruck fällt ab, der diastolische Blutdruck verhält sich unterschiedlich, der Puls steigt an. Ursache ist vermutlich ein vorbestehender zentraler Volumenmangel. Diese Form der orthostatischen Hypotonie tritt v. a. bei jüngeren Menschen und Einnahme gefäßerweiternder Medikamente auf. **Asympathikotone orthostatische Hypotonie:** Blutdruckabfall durch mangelnde Aktivierung des Sympathikus. Systolischer und diastolischer Blutdruck fallen ab, der Puls ist gleichbleibend oder fallend. Diese Form der orthostatischen Hypotonie tritt v. a. bei älteren Menschen, bei Einnahme von sympathikushemmenden Medikamenten oder bei neurologischen Erkrankungen auf. **Posturales orthostatisches Tachykardiesyndrom (POTS):** Starker Anstieg der Pulsfrequenz ohne Hypotonie, der Übergang in neurokardiogene Synkope* ist möglich. Das POTS tritt v. a. bei jüngeren Frauen auf.

Klinik:
- häufig asymptomatisch, dann ohne Krankheitswert
- mögliche Symptome: **1.** Kopfschmerzen **2.** Schwindel **3.** Konzentrationsstörungen **4.** rasche Ermüdbarkeit **5.** Kollapsneigung oder Synkope* **6.** Tachykardie **7.** depressive Verstimmung **8.** kalte Hände und Füße **9.** kardiale Sensationen
- Komplikationen: **1.** bei KHK oder Stenosen im Bereich der Karotiden: ischämische Komplikationen durch plötzlichen Blutdruckabfall **2.** bei älteren Menschen: erhöhte Sturzgefahr **3.** bei Glaukom: Schädigung des Sehnervs und Visusschäden.

Therapie: Primäre Hypotonie:
- bei Symptomfreiheit: keine Therapie erforderlich
- bei Beschwerden: medikamentöse Therapie nicht indiziert, sondern Allgemeinmaßnahmen wie z. B.: **1.** Optimierung der Flüssigkeits- und Kochsalzzufuhr **2.** Kreislauftraining **3.** Hydrotherapie **4.** Tragen von Kompressionsstrümpfen **5.** Schlafen mit erhöhtem Oberkörper.

Sekundäre Hypotonie:
- Behandlung der zugrundeliegenden Ursache
- Weglassen von Noxen (Medikamenten)
- Optimierung des Salz- und Flüssigkeitshaushaltes
- ggf. Einsatz von Antihypotonika zur: **1.** Erhöhung des peripheren Widerstands **2.** Steigerung des Schlagvolumens **3.** Steigerung der Herzfrequenz **4.** Tonisierung der Kapazitätsgefäße **5.** Zunahme von Blut- oder Flüssigkeitsvolumen.

Hinweis: Der Nutzen einer Gabe von Antihypotonika ist bei der chronischen Hypotonie nicht belegt.

Prognose: Bei primärer Hypotonie ist die Prognose gut.

Hypotonie, muskuläre *f*: engl. *muscular hypotension*; syn. Muskelhypotonie. Herabgesetzter Ruhetonus eines Muskels oder der gesamten Muskulatur mit vermindertem Dehnungswiderstand bei passiver Bewegung eines Muskels infolge funktioneller Störungen des extrapyramidalen Systems, Kleinhirns*, der Hinterstrangbahnen des Rückenmarks oder des 2. Neurons der Willkürmotorik sowie metabolischer (Rachitis*) oder angeborener Ursachen (floppy infant bei Prader-Willi-Syndrom, Smith-Lemli-Opitz-Syndrom).

Hypotrichose *f*: engl. *hypotrichosis*. Spärliche Behaarung.

Hypotriglyzeridämie *f*: engl. *hypotriglyceridemia*. Erniedrigte Konzentration der Triglyceride* im Serum, infolge Malabsorptionssyndrom*, im Rahmen bestimmter primärer Hypolipoproteinämien* wie der Abeta*-Lipoproteinämie und der familiären Hypobeta-Lipoproteinämie sowie als Begleiterscheinung bei sekundären Hypolipoproteinämien, z. B. infolge Hunger, Hyperthyreose* oder Lebererkrankungen*.

Hypotrophie → Atrophie
Hypotrophie → Unterernährung

Hypoventilation *f*: syn. Alveoläre Hypoventilation. Alveoläre Minderbelüftung in Relation zur erforderlichen Sauerstoffaufnahme und Kohlendioxidabgabe des Organismus mit Absinken des arteriellen O_2-Partialdrucks (Hypoxie*) und Anstieg des arteriellen CO_2-Partialdrucks (Hyperkapnie*). Die Hypoventilation führt zur respiratorischen Azidose*. Die Therapie richtet sich nach der Ursache.

Ursachen:
- gestörte Ventilation (z. B. infolge einer Rippenserienfraktur oder neuromuskulären Erkrankung)
- gestörte Diffusion (Lungenkrankheit mit Störungen der pulmonalen Diffusion)
- Störungen der zentralnervösen Atmungssteuerung, z. B.: **1.** beim zentralen Schlafapnoesyndrom* **2.** beim Undine*-Syndrom (kongenitales zentrales Hypoventilationssyndrom)

Hypovitaminose

3. bei extremer Fettleibigkeit (Obesitas-Hypoventilationssyndrom) 4. bei pharmakologisch bedingter zentraler Atemdepression (Opiate, Narkotika)
- kompensatorisch bei metabolischer Alkalose*.

Hypovitaminose f: engl. hypovitaminosis. (Teilweises) Fehlen eines Vitamins* durch unzureichende Zufuhr, Störung der Darmflora oder Resorption, erhöhten Bedarf (z. B. bei Schwangerschaft), Lebererkrankungen sowie unzureichende Umwandlung in die aktive Wirkform (beispielsweise Calciferol bei renaler Osteopathie). Die Hypovitaminose ist nach Zufuhr des fehlenden Vitamins* meist reversibel. Siehe Vitamine* (Tab. dort).

Hypovolämie f: engl. hypovolemia. Verminderung der zirkulierenden Blutmenge. Ursachen sind Blutverlust (nach außen, in Körperhöhle oder Gewebe), Plasmaverlust (z. B. nach Verbrennung), Flüssigkeitsverlust (infolge Diarrhö, Hitzeschaden oder durch Arzneimittel wie Diuretika) oder Dehydratation*. Auswirkungen sind geringe Blutdruckamplitude, Blutdruckabfall, Pulsanstieg, unzureichende periphere Durchblutung, niedriger ZVD sowie Oligurie (hypovolämischer Schock*).

Hypoxämie f: engl. hypoxemia. Verminderung des Sauerstoffgehalts im arteriellen Blut, in der klinischen Routine aber meist die Verminderung des arteriellen Sauerstoffpartialdrucks ($PaO_2 < 70$ mmHg) oder die Verminderung der arteriellen Sauerstoffsättigung* ($SaO_2 < 95$ %). Mögliche Ursachen sind Anämie*, respiratorische Insuffizienz* oder Aufenthalt in großen Höhen.

Hypoxämie, fetale f: engl. fetal oxygen deficiency; syn. intrauterine Asphyxie. Sauerstoffmangel des Feten in der Schwangerschaft oder unter der Geburt. Wichtigste diagnostische Maßnahme ist die Bestimmung des kindlichen Blut-pH-Wertes. In kritischen Fällen ist eine rasche Entbindung notwendig. Ab pH-Werten unter 7,0 in der Nabelschnur drohen mehr oder weniger stark ausgeprägte hypoxische Hirnschäden.

Vorkommen: Ursachen für eine fetale Hypoxämie können u. a. sein:
- chronische oder akute Plazentainsuffizienz*
- Nabelschnurkomplikation*
- Vena*-cava-inferior-Syndrom
- lange Geburtsdauer
- hochfrequente Wehentätigkeit.

Diagnostik: Hinweise auf eine Minderversorgung mit Sauerstoff ergeben sich z. B. aus:
- pathologischem CTG: 1. Minderung der Akzeleration 2. fehlende Oszillation 3. Dezeleration 4. fetale Tachykardie 5. fetale Bradykardie (Differenzialdiagnose: fetale Tiefschlafperiode)
- Doppler-Sonografie der Aa. umbilicales

Hypoxämie, fetale: Maßnahmen in Abhängigkeit vom pH-Wert.	
Fetalblutuntersuchung	Maßnahmen
pH ≥ 7,25	Wiederholung der Untersuchung bei Persistenz fetaler Hypoxämiezeichen (fetale Brady- oder Tachykardie)
pH 7,21–7,24	Wiederholung der Untersuchung innerhalb von 30 min; bei raschem pH-Abfall ggf. Entbindung
pH ≤ 7,20	rasche Entbindung (v. a. bei nicht respiratorischer Azidose, erkennbar im Base Excess von > −9,8)

- fetaler Pulsoxymetrie* (Sensor z. B. an Wange oder Skalp)
- Untersuchung des pH durch Fetalblutuntersuchung (FBA), Mikroblutuntersuchung (MBU). Da der Sauerstoffgehalt im Blut vor der Geburt schlecht bestimmbar ist, wird der pH-Wert im Blut (unter der Geburt aus der Kopfhaut, unmittelbar nach der Geburt aus der Nabelschnur) als Maß für die Sauerstoffversorgung herangezogen.

Therapie: Siehe Tab.

Hypoxie f: engl. hypoxia; syn. Sauerstoffmangel. Verminderung des Sauerstoffpartialdrucks (pO_2) im arteriellen Blut (arterieller $pO_2 < 70$ mmHg) bzw. verminderte Sauerstoffversorgung im Gesamtorganismus oder in bestimmten Geweben.

Klinik:
- Angst und Unruhe
- Dyspnoe*
- Zyanose* (bei schwerer Anämie unter Umständen fehlend)
- Tachykardie*
- Blutdruckanstieg
- Verwirrtheit
- unter Umständen Bradykardie*
- Herzstillstand.

Hypoxietraining n: engl. hypoxic training. Meist im Labor durchgeführtes körperliches Training unter vermindertem Sauerstoffpartialdruck. Die Leistungssteigerung erfolgt hierbei durch eine reaktive Erhöhung der Sauerstoff-Transportkapazität des Bluts (vgl. Höhentraining*). Bei submaximaler Belastung resultiert eine Verringerung von Herzfrequenz und Atemminutenvolumen (Leistungsreserve).

Hysterektomie f: engl. hysterectomy; syn. Uterusexstirpation. (Teil-)Entfernung des Uterus*. Sie kann offen chirurgisch über einen vaginalen oder abdominalen Zugang erfolgen oder minimalinvasiv mittels Laparoskopie. Auch eine Kombination beider Verfahren ist möglich. Indikationen sind u. a. Zervixkarzinom*, Endometriumkarzinom*, Trophoblasttumor*, Myoma uteri, Endometriose*, Descensus* uteri et vaginae und unstillbare peripartale Blutung*. siehe Abb.

Formen:
- komplette (totale) Hysterektomie: 1. einfache Hysterektomie (intra- oder extrafaszial) 2. erweiterte (sog. radikale) Hysterektomie mit gleichzeitiger Resektion angrenzender Strukturen (z. B. Parametrium, Lymphkno-

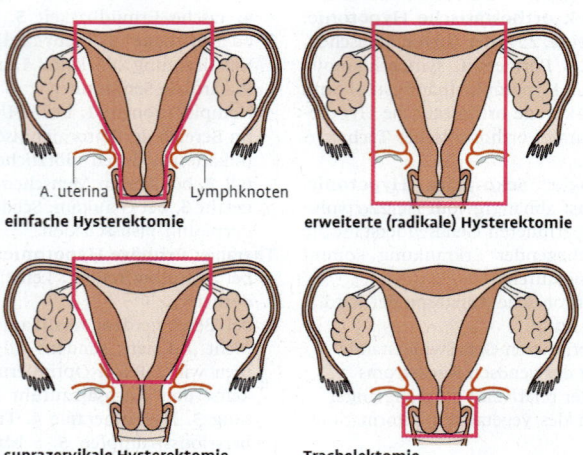

Hysterektomie: Resektionslinien (schematisch).

Hysterektomie:
Piver-Klassifikation nach Ausmaß der Parametriumresektion.

Piver-Stadium	Resektionsausmaß
I	Hysterektomie ohne Resektion der Parametrien (einfache extrafasziale Hysterektomie)
II	erweiterte extrafasziale Hysterektomie mit Resektion der Parametrien medial der Ureteren (Absetzen der A. uterina an der Überkreuzung des Ureters, Absetzen der Ligamenta sacrouterina und cardinalia auf halben Weg zum Kreuzbein bzw. zur Beckenwand, Resektion des oberen Scheidendrittels und Präparation der Ureteren ohne Herauslösen aus dem Ligamentum pubovesicale)
III	sog. klassische erweiterte Hysterektomie (Wertheim-Meigs-Operation) mit Absetzen der A. uterina am Ursprung (A. iliaca interna oder A. vesicalis superior), Absetzen der Ligamenta sacrouterina und cardinalia nahe an ihren Ursprüngen (Kreuzbein, Beckenwand), Resektion einer Scheidenmanschette (bis max. zur Hälfte) und Präparation der Ureteren bis zur Einmündung in die Harnblase (unter Schonung eines kleinen seitlichen Anteils des Ligamentum pubovesicale)
IV	wie Piver-Stadium III, jedoch zusätzlich komplette Herauslösung der Ureteren aus dem Ligamentum pubovesicale, Resektion der A. vesicalis superior und Resektion von bis zu drei Vierteln der Scheide
V	wie Piver-Stadium IV, jedoch zusätzlich Resektion von Teilen der Harnblase und des unteren Ureteranteils mit Reimplantation des Ureters

ten), Piver-Klassifikation nach Resektionsausmaß: siehe Tab.
– partielle Hysterektomie: **1.** suprazervikale Hysterektomie mit Erhalt der Cervix uteri **2.** Trachelektomie* mit Erhalt des Corpus uteri.

Vorgehen:
– offen chirurgisch: über vaginalen (z.B. Schauta*-Stoeckel-Operation, Trachelektomie*) oder abdominalen (z.B. Wertheim*-Meigs-Operation) Operationszugang
– minimal-invasiv: totale laparoskopische (einfache oder erweiterte) Hysterektomie mit Morcellement zur Entfernung des Uterus aus der Bauchhöhle durch Trokarhülse
– Kombination von Laparoskopie und vaginalem Operationszugang.

Hysterektomie, laparoskopische suprazervikale *f*: Abk. LASH. Subtotale, zervixerhaltende Hysterektomie* über laparoskopischen oder offenen abdominalen Zugang. Postoperativ sind weiterhin geringe Menstruationsblutungen (Spotting) möglich und zytologische Kontrollen der Zervix erforderlich.

Hysterese [Begriffsklärung] *f*: Griechisch hinterher, später; in den Naturwissenschaften das Zurückbleiben einer Wirkung hinter der auf sie einwirkenden veränderlichen Kraft und vom Ausgangswert bezeichnend. Ursache dafür sind andere Kräfte wie z.B. elastisch-dämpfende physikalische Effekte oder verzögert einsetzende chemische Reaktionen.
Weitere Verwendung: In der Medizin wird der Begriff verwendet für:

– das (gewollt) verzögerte Ansprechen von Herzschrittmachern (siehe Hysterese [Herzschrittmacher])
– die charakteristische Form der Druck-Volumenkurve der Lunge mit zeitverzögertem Anstieg des Lungenvolumina bei der Inspiration
– die sekundäre Verfestigung eines Kolloids infolge alterungsbedingter Verringerung der Hydratation.

Hysterie *f*: engl. *hysteria*. Historische Bezeichnung für Störungen, die durch dissoziative (z.B. verändertes Ich-Bewusstsein*) oder neurologische Symptome (z.B. Lähmung, Blindheit, Taubheit, Epilepsie-ähnliche Anfälle) gekennzeichnet sind. Heute werden sie als somatoforme Störung*, Konversionsstörung* oder dissoziative* Störung bezeichnet, z.T. bei stabilen Erlebens- und Verhaltensmuster auch histrionische Persönlichkeitsstörung*.
Theorie: In der Psychoanalyse ist der Begriff in verwandter Bedeutung noch in Verwendung. Hier wird Hysterie als psychogene körperliche Störung verstanden im Sinne einer Konversionshysterie (Umsetzung eines intrapsychischen Konflikts in körperliche Symptome; Konversionsstörung*) oder Angsthysterie, bei der die Angst auf ein bestimmtes äußeres Objekt fixiert ist (Phobie). Als psychoanalytisches Konzept zur Beschreibung einer Psychodynamik ist Hysterie somit weiterhin in Diskussion, in welcher eine Integration von sog. oralen (nicht gelöste Bindung an das primäre Objekt) und ödipalen (nicht aufgelöste libidinöse Besetzung des andersgeschlechtlichen Elternteils) Konflikten sowie von objektbeziehungstheoretischen (fehlende Triangulierung) und narzisstischen (Idealisierung des Vaters) Hypothesen angestrebt wird.
Geschichte: Gilt als vermutlich ältester Krankheitsbegriff für eine psychische Störung. Dabei wurde Hysterie zeitweise als Frauenkrankheit angesehen mit der Vorstellung, dass sich eine Gebärmutter, die nicht regelmäßig Sperma empfängt, im Körper suchend bewegt und die Gehirntätigkeit beeinflusst. Mit den Arbeiten J.-M. Charcots (1825–1893; Salpêtrière) und später durch S. Freuds und J. Breuers „Studien über Hysterie" (1895) entstand ein erstes Profil der Psychoanalyse*, wobei Freud die Hysterie durch die Einführung des Begriffs der Konversionsneurose neu definierte. Als diagnostischer Begriff gilt die Hysterie heute als veraltet (Diagnose 1980 im DSM-III bzw. 1994 in der ICD-10 als eigenständige Kategorie nicht mehr verzeichnet), v.a. aufgrund der multiplen, unscharfen und umstrittenen Definitionsansätze sowie des in der Alltagssprache vorherrschenden negativen Stigmas.

hysterische Amaurose → Blindheit, funktionelle

Hysterosalpingografie *f*: engl. *hysterosalpingography*; Abk. HSG. Selten angewendete kontrastmittelunterstützte röntgenologische Darstellung von Zervikalkanal, Cavitas uteri und Tuben, heute weitgehend ersetzt durch Hysteroskopie* und Chromopertubation (siehe Pertubation*). Sie findet noch Anwendung in der Sterilitätsdiagnostik zur Prüfung der Tubendurchgängigkeit und Lokalisation eines Tubenverschlusses sowie zum Nachweis von Uterussepten, intrauterinen Adhäsionen* und Myomen. Siehe Abb.

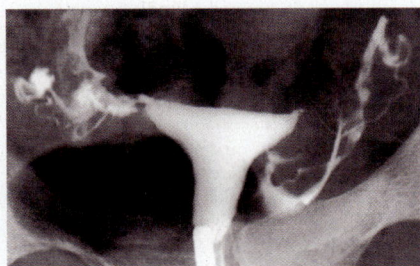

Hysterosalpingografie: Normaler röntgenologischer HSG-Befund mit dreizipfeliger Cavitas uteri und Kontrastmittelaustritt aus den durchgängigen Tuben.

Hysteroskopie *f*: engl. *hysteroscopy*. Endoskopische Inspektion der Cavitas uteri mittels vergrößernder Optiken zur Diagnostik und geziel-

Hysteroskopie, operative

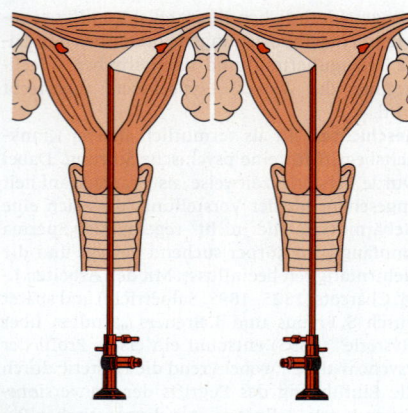

Hysteroskopie: Prinzip. [56]

ten Therapie, z. B. fraktionierte Kürettage* und Polypabtragung. Kontraindikationen sind Schwangerschaft sowie akute und subakute Entzündung des Genitales* (Kolpitis*, Zervizitis*, Endometritis*, Adnexitis*). Komplikationen sind Perforation* mit Verletzung der Nachbarorgane, Blutung, Infektion* und Luftembolie*.

Einsatz: Diagnostisch: z. B. bei Uterustumor oder -fehlbildung (siehe Myoma uteri)
- Prinzip: siehe Abb., Durchführung mit schmalerem Hysteroskop
- Indikationen: **1.** Zyklusstörungen **2.** Diagnostik und Staging des Endometriumkarzinoms* **3.** Abklärung auffälliger Endometriumbefunde in der Ultraschalldiagnostik **4.** Sterilität* und Infertilität*-Kontrolle nach intrauterinem Eingriff (z. B. Adhäsiolyse*, Septumdissektion, Kürettage* nach Abort*, Geburt* oder im Wochenbett) **5.** Kontrolle nach pharmakologischer Therapie der Endometriumhyperplasie **6.** disloziertes Intrauterinpessar*.

Therapeutisch: mittels Hysteroskop mit größerem Durchmesser und Dauerspülsaugpumpe, z. B. zur
- Teilresektion submuköser Myome
- Polypabtragung
- laserchirurgische Trennung intrauteriner Septen; siehe operative Hysteroskopie*.

Hysteroskopie, operative *f*: engl. *operative hysteroscopy*. Minimal-invasiver chirurgischer Eingriff im Rahmen einer Hysteroskopie. Zunächst wird eine diagnostische Hysteroskopie durchgeführt (3–5 mm-Hysteroskop, Dilatation des Zervikalkanals bis Hegar 9). Dann führt man das Hysteroskop mit Elektrode und 12°-Winkeloptik ein und dehnt die Cavitas uteri mit elektrolytfreier Lösung auf.

Hysteroskopische Myomenukleation: engl. *transcervical myomexcision*; syn. transzervikale Myomresektion. Uteruserhaltende Therapie bei submukösem Myoma uteri durch transzervikale Abtragung des Myoms mit Resektionsschlinge.

Hysterotomie *f*: engl. *hysterotomy*. Eröffnung des Uterus* durch Schnitt, meist von der Bauchhöhle aus, z. B. bei Schnittentbindung oder Myomenukleation*.

Hysterozele *f*: engl. *hysterocele*. Sehr seltene große Hernia* ventralis im Unterbauch mit Uterus als Bruchinhalt.

HZV: Abk. für Herzzeitvolumen → Herzminutenvolumen

I: Abk. für → Isoleucin
I: Abk. für Iod → Jod
I: Abk. für elektrische Stromstärke → Schallintensität
i. a.: Abk. für → intraarteriell
i. a.: Abk. für → intraartikulär
IABP: Abk. für Intraaortale Ballongegenpulsation → Ballongegenpulsation, intraaortale
IAH: Abk. für engl. intraabdominal hypertension → Hypertension, intraabdominale
IAP: Abk. für engl. intraabdominal pressure → Druck, intraabdominaler
Iatrogen: engl. *iatrogenic*. „durch den Arzt verursacht", z. B. durch diagnostische oder therapeutische Maßnahmen, auch durch Äußerungen, oft im Sinne durch Mediziner oder Krankenhaus verursachter Schädigungen. Iatrogene Krankheitsbilder sind also nicht Folgen eines erwartbaren Krankheitsverlaufs, sondern vermeidbare Folgen eines äußeren Eingreifens.
Iatrogene Erkrankungen *f pl*: engl. *iatrogenic diseases*. Durch Handlungen und Äußerungen des Arztes verursachte Erkrankungen. Dazu gehören z. B. das Verursachen eines Pneumothorax* bei Anlage eines ZVK, eine fehlerhafte Verschreibung von Medikamenten und unerwünschte Arzneimittelwirkungen*.
Iatrogene Wunde *f*: Durch eine medizinische Maßnahme verursachte Wunde*. Es handelt sich meist um Schnitt- oder Stichwunden.
IBD: Abk. für inflammatory bowel disease → Colitis ulcerosa
IBD: Abk. für inflammatory bowel disease → Morbus Crohn
IBN: Abk. für Inhibitorische Burst-Neurone → Burst-Neurone, inhibitorische
Ibuprofen *n*: Analgetikum aus der Gruppe der nichtsteroidalen Antiphlogistika*. Ibuprofen wirkt schmerzstillend, fiebersenkend, entzündungshemmend und leicht thrombozytenaggregationshemmend. Es wird oral, topisch und parenteral eingesetzt. Der Wirkstoff ist erhältlich als Monopräparat und Kombinationspräparat, beispielsweise mit Pseudoephedrin und Coffein. Häufige Nebenwirkungen sind Magen-Darm-Störungen wie Übelkeit, Blähungen und Durchfall.
Indikationen:
– leichte bis mäßig starke Schmerzen
– Fieber
– akute und chronische Arthritiden (v. a. rheumatoide Arthritis*), degnerative Gelenkerkrankungen (Arthrose*)
– entzündliche, rheumatische und degenerative Wirbelsäulenerkrankungen, z. B. Spondylitis* ankylosans
– Weichteilrheumatismus*
– schmerzhafte Schwellungen und Entzündungen nach Verletzungen
– Behandlung eines hämodynamisch wirksamen, offenen Ductus* arteriosus Botalli bei Frühgeborenen vor der 34. Schwangerschaftswoche (Orphan* Drug).
IBW: Abk. für engl. ideal body weight → Idealgewicht
i. c.: Abk. für → intrakardial
i. c.: Abk. für → intrakutan
ICD *f*: engl. *International Statistical Classification of Diseases and Related Health Problems*. Für medizinstatistische Zwecke entwickeltes Verzeichnis der Diagnosen, Symptome, abnormen Laborbefunde, Verletzungen und Intoxikationen, äußerer Ursachen von Morbidität und Mortalität aber auch Faktoren, die den Gesundheitszustand beeinflussen. Die ICD wird seit der 6. zehnjährlichen Revision in Verantwortung der WHO weiterentwickelt (aktuell 10. Revision, ICD-10).
Prinzip: ICD-10 besteht aus 3 Bänden. Sie ist eine einachsige, monohierarchische Klassifikation und gliedert sich in 22 Krankheitskapitel, die nach jeweils passenden, unterschiedlichen semantischen Bezugssystemen (Ätiologie, Lokalisation, Organsysteme, besondere klinische Zustände) weiter in Gruppen, Kategorien und Subkategorien unterteilt sind. Die Notation ist alphanumerisch mit einem Buchstaben an erster Stelle, gefolgt von 2 Ziffern. Je nach Differenzierungsgrad folgen dann ein Punkt und bis zu 2 weitere Ziffern. Beispiel: E11.90 Nicht primär insulinabhängiger Diabetes mellitus Typ 2, ohne Komplikation, nicht als entgleist bezeichnet.
Anwendung: Z. B. zur Verschlüsselung von Todesursachen (seit 1.1.1998) sowie von Diagnosen in der Gesetzlichen Krankenversicherung (seit 1.1.2000 nach § 295 Absatz 1 Satz 2 SGB V verbindlich). Für die Verschlüsselung der Diagnosen im kurativen und rehabilitativen Bereich (Morbidität) wird seit 2004 die deutsche Adaptation ICD-10-GM (German Modification) benutzt, seit 2012 in der 10. Revision.
ICD-Kontrolle *f*: Klinische Überprüfung der Funktion eines implantierten Kardioverter-Defibrillators (ICD).
ICG-Test: Abk. für → Indocyaningrüntest
Ichdystone sexuelle Orientierung *f*: Eindeutige Geschlechtsidentität oder sexuelle Orientierung, die mit der sich selbst erwünschten sexuellen Ausrichtung nicht im Einklang ist. Auslöser für den abweichenden Wunsch sind begleitende psychische oder Verhaltensstörungen. Manche Betroffene nehmen Behandlungen in Anspruch, um die sexuelle Ausrichtung zu ändern.
Hinweis: Der Begriff ichdystone Sexualorientierung ist zwar im ICD-10 vorhanden, war aber von Beginn an sehr umstritten. Möglicherweise handelt es sich lediglich um eine homosexuelle Orientierung, die der Betroffene aus irgendwelchen Gründen für sich selbst ablehnt.
Ich-Konzept → Selbstbild
Ich-Störung *f*: engl. *ego disturbance*; syn. Störung der Meinhaftigkeit (nach Kurt Schneider). Gestörtes Erleben der eigenen Persönlichkeit mit Störung der Abgrenzung zwischen Ich und Umwelt. Dabei werden Gedanken und Hand-

lungen ggf. als von außen beeinflusst (Ichfremd) erlebt, z. B. bei Schizophrenie. Des Weiteren kommen Ich-Störungen vor bei Depersonalisation*, Derealisation*, Angststörungen*, Panikattacken und Übermüdung.

Ichthyose f: engl. *ichthyosis*. Heterogene Gruppe von Genodermatosen mit universeller Xerosis cutis, Hyperkeratose und Schuppung. Unterschiedliche Genmutationen verursachen molekulare Defekte in epidermalen Keratinen oder Lipiden, sowie Enzym- oder Regulationsstörungen mit Verhornungsstörung der Epidermis*. Diagnostiziert wird klinisch, histologisch und molekulargenetisch, behandelt keratolytisch sowie topisch und systemisch mit Retinoiden.

Einteilung: Formen:
- nichtkongenitale isolierte Ichthyosen (häufigste Formen): Ichthyosis* vulgaris und X-chromosomale Ichthyosis
- nichtkongenitale syndromale Ichthyose, z. B. assoziiert mit Refsum-Syndrom und multiplem Sulfatasemangel
- kongenitale isolierte Ichthyose (Ichthyosis* congenita)
- kongenitale syndromale Ichthyosen, z. B. Sjögren-Larsson-Syndrom, Tay-Syndrom, Conradi-Hünermann-Happle-Syndrom (Chondrodysplasia-punctata-Syndrome) und Netherton-Syndrom.

Klinik: Xerosis cutis und ausgeprägte Schuppung von fein-weißlich bis grob-dunkel als festanhaftende Erscheinung an charakteristischen Hautarealen oder ubiquitär, verbunden mit Pruritus* und möglicher sekundärer bakterieller Infektion. Der Verlauf ist je nach Form unterschiedlich schwer sowie klinisch variabel und unter Umständen auch lebensbedrohlich. Bei syndromalen Formen sind andere Organsysteme beteiligt.

Therapie:
- keratolytisch: topische Ölbäder, ggf. Milchsäure oder vorsichtiger Einsatz von Salicylsäure, vorsichtige mechanische Keratolyse
- rückfettend: altersabhängig glycerin-harnstoffhaltige Salben
- topische oder systemische Retinoide* bei Erwachsenen und älteren Kindern
- je nach Schweregrad der Erythrodermie* und Erosionen ggf. intensivmedizinische Betreuung im Inkubator (erhöhte Luftfeuchtigkeit) mit topischer antiseptischer Therapie, Gazeverbänden und systemischer Antibiose*
- ggf. Physiotherapie*.

Ichthyosis congenita f: engl. *congenital ichthyosis*; syn. Kongenitale Ichthyose. Sammelbezeichnung für bereits bei Geburt manifeste oder in den ersten Lebensmonaten auftretende Ichthyosen*. Man unterscheidet isolierte und syndromale Formen; bei letzteren sind weitere Organe beteiligt.

Ichthyosis linearis circumflexa f: Klassisches Hautsymptom im Rahmen des Netherton-Syndroms. Typisch sind polyzyklische, serpiginöse Erytheme mit doppeltem Schuppensaum.

Ichthyosis uteri f: engl. *uterine ichthyosis*; syn. Psoriasis uteri. Flächenhafte Plattenepithelmetaplasie der Gebärmutterschleimhaut (ausgehend von endometrialem Oberflächenepithel). Eine Ichthyosis uteri ist sehr selten, sie kommt vor bei chronischer Endometritis* oder durch mechanische Reizung, selten auch als oberste Schicht eines Endometriumkarzinoms*.

Ichthyosis vulgaris f: syn. Ichthyosis simplex. Häufigste (1:250), mild verlaufende autosomal-dominant vererbte Hauterkrankung mit Xerosis cutis, Hyperkeratose und Schuppung (isolierte nichtkongenitale Ichthyose*). Die Erkrankung verläuft gewöhnlich bis zur Pubertät* progredient und wird dann schwächer. Diagnostiziert wird klinisch, histologisch und molekulargenetisch, behandelt symptomatisch und durch Meiden von Auslösern.

Ursache: Homozygoter oder heterozygoter autosomal-dominant vererbter Defekt der Profilaggrin- und Filaggrinsynthese (Gen FLG, Genlocus 1q21.3).

Klinik: Erstmanifestation meist im 1. Lj. (> 4. Lebensmonat) mit
- Xerosis cutis und grau-weißlicher fein-lamellärer Hautschuppung. 1. imponiert als fischschuppenartige Felderung 2. universell und symmetrisch lokalisiert v. a. an Abdomen und Streckseiten der Extremitäten, insbesondere der Unterschenkel 3. Gesicht und Capillitium* nur gering und Gelenkbeugen nicht betroffen
- Hyperlinearität palmar und plantar (siehe Abb.).

Die Patienten sind subjektiv wenig beeinträchtigt, ggf. besteht geringer Pruritus* und eine verminderte Schweißdrüsenfunktion. In den Wintermonaten sind die Symptome stärker ausgeprägt. Häufige Begleiterkrankungen sind

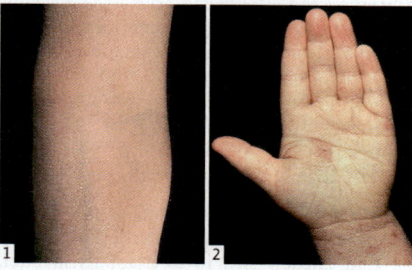

Ichthyosis vulgaris: 1: freie Gelenkbeuge; 2: verstärkte Handlinien und atopische Dermatitis über dem Handgelenk. [183]

> 30 % atopisches Ekzem*, Keratosis pilaris und atopische Diathese*.

Therapie:
- topische Ölbäder, ggf. Milchsäure oder vorsichtiger Einsatz von Salicylsäure sowie Kochsalzzusätzen
- altersabhängig glycerin-harnstoffhaltige Salben
- sparsame Anwendung von Seifen oder Syndets
- Meiden von Hitzestau
- ggf. topisch oder systemisch Retinoide* bei älteren Kindern (selten erforderlich).

ICP: Abk. für engl. intracranial pressure → Hirndruck

ICP: Abk. für engl. intrahepatic cholestasis of pregnancy → Schwangerschaftscholestase, intrahepatische

ICR: Abk. für Intercostalraum → Interkostalraum

Icterus → Ikterus

Icterus gravidarum m: engl. *jaundice of pregnancy*; syn. Hepatopathia gravidarum. In der Schwangerschaft auftretender, aber nicht zwangsläufig durch die Schwangerschaft bedingter mütterlicher Ikterus* (Gelbsucht). Unabhängig von der Ursache beträgt die Frühgeburtenrate etwa 20 %, die perinatale Mortalität etwa 10 %.

Formen: Zu unterscheiden ist je nach der Ursache:
- **Icterus in graviditate** (Ursache unabhängig von der Schwangerschaft): 1. akute Hepatitis* 2. akutes Leberversagen* 3. Leberzirrhose* 4. Gallenstein-(Verschluss-)Ikterus 5. Hämolyse*
- **Icterus e graviditate** (durch die Schwangerschaft bedingter Ikterus): 1. akute Schwangerschaftsfettleber (selten, unbehandelt rasch progredient) 2. hypertensive Schwangerschaftserkrankung 3. HELLP*-Syndrom 4. intrahepatische Schwangerschaftscholestase*.

Icterus gravis → Hyperbilirubinämie des Neugeborenen

Icterus juvenilis intermittens → Morbus Meulengracht

Icterus neonatorum → Hyperbilirubinämie des Neugeborenen

Ictus cordis → Herzspitzenstoß

Ictus solis → Hitzschaden

ICU: Abk. für engl. intensive care unit → Intensivstation

Idarubicin n: Zytostatikum aus der Gruppe der Anthracycline. Idarubicin wird oral und i. v. eingesetzt bei akuter myeloischer Leukämie*. Der Wirkstoff wird meist mit Cytarabin kombiniert. Häufigste Nebenwirkungen sind Anorexie*, Mukositis*, Magen-Darm-Störungen, Alopezie*, Myelosuppression, Fieber und Infektionsanfälligkeit.

Indikationen:
- Remissionsinduktion und Konsolidierung (siehe Chemotherapie*) bei unvorbehandelten Patienten mit akuter myeloischer Leukämie im Erwachsenenalter (in Kombination mit anderen Zytostatika, z. B. Cytarabin)
- First*-Line-Therapie zur Remissionsinduktion von nicht vorbehandelten Kindern mit akuter myeloischer Leukämie (in Kombination mit Cytarabin).

IDCA: Abk. für idiopathische cerebellare Ataxie → Ataxie, sporadische

Idealgewicht *n*: engl. *ideal (body) weight* (Abk. IBW). Nach Körperlänge und Geschlecht bestimmtes Körpergewicht* mit angeblich höchster Lebenserwartung. Der Wert ergibt sich rechnerisch aus der Broca*-Formel (Differenz zwischen Körperlänge in cm und 100), minus 5 % beim Mann bzw. 10 % bei der Frau.

Kritik am Idealgewicht: Das Konzept des „idealen Gewichts" gilt heute als obsolet: Legt man neuere epidemiologische Daten zu Grunde, ist das Idealgewicht bei kleinen Körpergrößen zu niedrig und bei großen Körpergrößen zu hoch. Auch die Nichtbeachtung des Alters und des Körperfettanteils wird kritisiert.

Ideberg-Klassifikation → Glenoidfraktur

Idee *f*: engl. *idea*. Vorstellung, Eingebung, Inhalt eines Gedankens.

Klinische Bedeutung: Psychopathologisch unterscheidet man:
- **fixe** Idee: zwanghafte, persistierende, häufig von starken Affekten begleitete Vorstellung, die sich als Wahn* manifestieren kann, z. B. bei Psychosen*
- **überwertige** Idee: Idee, der affektiv übersteigerte Bedeutung zugemessen wird und die Denken und Handeln prägt, und bei der Realitätskontrolle und logische Konsistenz erhalten bleiben (inhaltliche Denkstörung*), z. B. bei paranoider Persönlichkeitsstörung*
- **katathyme** Idee: aus starkem Affekt ableitbare Idee (Katathymie*)
- **Wahnidee:** kleinste geistige Einheit eines Wahns*
- **Zwangsidee:** Zwangsgedanken*.

Ideenflucht *f*: engl. *flight of ideas*. Formale Denkstörung mit Zusammenhanglosigkeit des Denkablaufs, starker Ablenkbarkeit und ständig wechselnden Assoziationen bei fehlender Fähigkeit, die Aufmerksamkeit kontinuierlich auf einen Gegenstand oder eine Zielvorstellung zu richten (Tenazität*). Häufig ist sie auch mit einer Antriebssteigerung mit unstillbarem Rededrang (Logorrhö*) bzw. Beschleunigung des Denkablaufs (Gedankendrängen*) verbunden.

Vorkommen:
- Manie*
- Schizophrenie*
- Delir*
- u. a.

Idee, überwertige *f*: engl. *overvalued idea*. Inhaltliche Denkstörung* mit subjektiven Überzeugungen, die (nach K. Jaspers) aus individueller Lebensgeschichte und Persönlichkeit erklärbar affektbesetzt sind und deshalb vom Betroffenen fälschlich für wahr gehalten werden. Die Kriterien des Wahns* sind in der Regel nicht erfüllt, wobei die Übergänge jedoch fließend sein können.

Identifizierung *f*: syn. Identifikation. Feststellung der Identität einer Person oder einer Leiche anhand individueller Merkmale. Die Identifizierung wird durch rechtsmedizinische Institute durchgeführt. Methoden zur Identifizierung sind z. B. der Nachweis übereinstimmender äußerer und innerer Merkmale, der Zahnstatusvergleich und molekulargenetische Untersuchungen.

identische DNA-Replikation → Mitose

Identitätsstörung, dissoziative *f*: engl. *dissociative identity disorder*; syn. multiple Persönlichkeitsstörung. Dissoziative* Störung (DSM-5) mit (scheinbarer) Existenz von 2 oder mehr in sich kongruenten Identitäten oder Persönlichkeitszuständen (Subpersönlichkeiten) innerhalb einer Person. Die dissoziative Identitätsstörung tritt häufig nach Traumata auf.

Erkrankung: Vorkommen: Häufig im Rahmen von Traumafolgestörungen, auch komorbid zur Borderline*-Persönlichkeitsstörung. **Häufigkeit:** ca. 1,5 %.

Klinik:
- Auftreten von zwei (oder mehr) unterschiedlichen Persönlichkeiten innerhalb einer Person, wobei zu einem Zeitpunkt immer nur eine Persönlichkeit in Erscheinung tritt
- pro Persönlichkeitszustand Ausbildung von eigenem Gedächtnis, Erleben, Wahrnehmung, Verhaltenseigenarten, Beziehungen, Wertmaßstäbe und Gedanken über die Umwelt und ihr Selbst
- wechselndes Verhalten je nach momentaner Identität, wobei die eine Persönlichkeit nicht weiß, was die andere Persönlichkeit denkt, fühlt oder erlebt
- keine Kenntnisse über die biografischen Daten der jeweils anderen Identitäten
- häufiges Desinteresse bezüglich des Denkens und Fühlens der anderen Persönlichkeit als Zeichen einer dissoziativen Amnesie*
- Unfähigkeit, sich an wichtige persönliche Informationen zu erinnern.

Therapie:
- kognitive Verhaltenstherapie*
- psychodynamische Psychoherapien (Wirksamkeit: v. a. Fallberichte, kaum empirische Studien).

Prognose: Häufig chronischer Verlauf mit Abnahme der Symptome im langjährigen Verlauf, aber bei Fortbestehen eines bedeutsamen Suizidrisikos.

Ideokinese *f*: engl. *ideokinesis*. Methode des mentalen Trainings, die durch Vorstellungskraft und bildhafte Gedanken Bewegungsabläufe und Körpergefühl verbessern soll.

Ideomotorik *f*: engl. *ideomotor activity*; syn. Carpenter-Effekt. Durch Vorstellungen und Wahrnehmungen induzierte unwillkürliche, ansatzweise oder anteilig ausgeführte Bewegungen und Handlungen. Typisch sind funktionslose Bewegungen, die sich bei der emotionsbesetzten Beobachtung von Tätigkeiten Dritter einstellen, z. B. Mitbewegung der Füße bei der Beobachtung einer spannenden Szene in einem Fußballspiel.

Idiolalie *f*: engl. *idiolalia*. Eigenständige, frei erfundene und individuell ausgebildete, einfache Sprache mit gestammelten Wörtern und Silben, Lautverschiebungen und Auslassungen.

Vorkommen:
- Phase der Sprachentwicklung bei Kindern
- Schizophrenie*
- u. a.

idiopathisch: engl. *idiopathic*. Ohne erkennbare Ursache entstanden, Ursache nicht nachgewiesen. In der Medizin oft gleichbedeutend mit essenziell oder kryptogen gebraucht.

Idiopathische pulmonale Fibrose *f*: engl. *idiopathic pulmonary fibrosis*; syn. idiopathische Lungenfibrose; Abk. IPF. Chronische, progredient verlaufende, fibrosierende und mit ca. 55 % häufigste interstitielle Pneumonie* unbekannter Ursache. Wichtiger Risikofaktor ist Rauchen. Betroffene leiden unter Husten und zunehmender Dyspnoe. Neuere Medikamente (Pirfenidon, Nintedanib) können die Krankheitsprogression verlangsamen, die Prognose bleibt mit medianer Überlebenszeit von 3–4 Jahren schlecht.

Pathogenese: Ungebremste Vermehrung von Fibroblasten und überschießende Narbenbildung im Interstitium der Lunge unter dem Einfluss
- proinflammatorischer Zytokine* wie Tumornekrosefaktor alpha (TNF-alpha) und Interleukin-1-beta (IL-1-beta)
- Fibroblasten-aktivierender Mediatoren, wie der transformierende Wachstumsfaktor* beta (TGF-beta).

Klinik:
- Erwachsene > 50 Jahre, vermehrt bei Rauchern
- trockener Reizhusten
- fortschreitende Dyspnoe*
- Zeichen der chronischen Hypoxämie* wie Trommelschlegelfinger (ca. 50 % der Fälle)
- typischer Auskultationsbefund: feines, trockenes, inspiratorisches bi-basiläres Knisterrasseln.

Therapie:
- Pirfenidon: antifibrotisch und antiinflammatorisch wirkendes Immunsuppressivum für die leichte bis mittelschwere IPF, einschleichend bis 2.403 mg/d p. o.
- Nintedanib: Tyrosinkinase*-Inhibitor, der u. a. die Rezeptoren für den Fibroblasten-Wachstumsfaktor (FGF) hemmt. Für alle Stadien der IPF 2 x 150 mg/d p. o.
- Sauerstoff*-Langzeittherapie
- Ultima Ratio: Lungentransplantation.

idiopathische umweltbezogene Unverträglichkeiten → Sensibilität, multiple chemische

Idiosynkrasie f: engl. *idiosyncrasy*. Angeborene Überempfindlichkeit gegenüber bestimmten (exogenen) Stoffen bereits beim ersten Kontakt aufgrund eines Enzymdefekts, z. B. bei Favismus*.

Idiotypie f: engl. *idiotype*. Genetisch bedingte Variantenbildung von intramolekularen Strukturen (Aminosäuresequenz) der variablen Region der H- und L-Ketten der Immunglobuline* (unabhängig vom Allotyp) im Bereich der Antigenbindungsstelle (auch als Idiotop bezeichnet).

Grundlagen: Bei den individuell auftretenden Idiotypen handelt es sich um komplexe antigene (idiotypische) Determinanten, die spezifisch für die von einem B-Lymphozyten- oder Plasmazellklon gebildeten (monoklonalen) Antikörper sind.

IDL: Abk. für → Intermediate Density Lipoproteins

IEI: Abk. für engl. idiopathic environmental intolerances → Sensibilität, multiple chemische

IEP: Abk. für isoelektrischer Punkt → Punkt, isoelektrischer

I:E-Verhältnis: Abk. für Inspirations-Exspirationsverhältnis → Atemphasenzeit-Verhältnis

Ifosfamid n: Zytostatikum (synthetisches Analogon von Cyclophosphamid, Alkylans), das in Kombination mit anderen Zytostatika zur Therapie maligner Tumoren, z. B. Hodentumoren und Zervixkarzinome, verwendet wird. Seine aktiven Metaboliten führen zu Strangbrüchen und Quervernetzungen der DNA. Sehr häufige Nebenwirkungen sind Knochenmarksdepression, gastrointestinale Beschwerden, Alopezie, Nierenfunktionsstörungen und hämorrhagische Zystitis.

IfSG: Abk. für → Infektionsschutzgesetz
IFT: Abk. für → Immunfluoreszenztest
Ig: Abk. für → Immunglobuline
IgA: Abk. für → Immunglobulin A

IgA-Mangel, selektiver m: engl. *selective IgA deficiency*; syn. selektiver Immunglobulin-A-Mangel. Primäres Antikörpermangelsyndrom mit Verminderung oder Fehlen von IgA im Serum mit einer IgA-Konzentration < 0,05 g/l und in Körpersekreten jenseits des 4. Lj. bei normaler Konzentration der anderen Immunglobuline* und intakter zellvermittelter Immunität*. Es verläuft meistens asymptomatisch oder uncharakteristisch.

IgA-Nephropathie f: engl. *IgA nephropathy*; syn. Berger-Nephritis. Häufigste Form der Glomerulonephritis, die Ursache ist unklar. Betroffene zeigen meist postinfektiös eine Mikro- und Makrohämaturie, außerdem eine milde Proteinurie und arterielle Hypertonie. Behandelt wird mit ACE-Hemmern und Immunsuppressiva, bei Progredienzrisiko mit Cyclophosphamid. Etwa 1/3 aller Patienten erkranken langjährig mit Übergang in eine Niereninsuffizienz.

IgD: Abk. für → Immunglobulin D

IGeL: Abk. für Individuelle Gesundheitsleistungen → Gesundheitsleistungen, individuelle

IGeL: Abk. für Individuelle Gesundheitsleistungen → IGeL-Liste

IGeL: Abk. für Individuelle Gesundheitsleistungen → IGeL-Monitor

I-Gel → Larynxmaske

IGeL-Liste f: engl. *register of individual health services*; syn. Liste der Individuellen Gesundheitsleistungen. Schriftliche Zusammenfassung der Diagnose- und Behandlungsmethoden, die nicht zu den Regelleistungen der GKV gehören und daher nicht von den Vertragsärzten mit den KVen zu Lasten der Krankenkassen abgerechnet werden können, deren Anwendung dennoch medizinisch angezeigt sein kann. Sie sind vom Versicherten selbst zu bezahlen.

Umfang: Es handelt sich v. a. um medizinische Maßnahmen zur Vorsorge, Früherkennung und Therapie von Krankheiten, für die nicht belegt werden kann oder werden muss, dass sie (wie im SGB V gefordert) „ausreichend, zweckmäßig und wirtschaftlich sind und das Maß des Notwendigen nicht überschreiten". Zum anderen handelt es sich um Leistungen, die per Gesetz nicht zu den Aufgaben der GKV gehören (z. B. Atteste, Reiseimpfungen).

Hinweis: Einzelne evidenzbasierte Bewertung der meisten üblichen IGeL bietet der IGeL*-Monitor.

IGeL-Monitor m: syn. Individuelle Gesundheitsleistungen-Monitor. Vom Medizinischen Dienst des Spitzenverbandes Bund der Krankenkassen (MDS) initiierte und beauftragte Beobachtung der Diagnose- und Behandlungsmethoden. Diese gehören nicht zu den Regelleistungen der GKV (IGeL*-Liste).

Inhalt: Beinhaltet eine Zusammenstellung und Bewertung der angebotenen ärztlichen Selbstzahlerleistungen (IGeL). Möglicher Nutzen und Schaden einzelner Methoden werden auf der Grundlage einer systematischen Auswertung der wissenschaftlichen Literatur ermittelt, nach transparenten Kriterien bewertet und im Ergebnis veröffentlicht.

IGF: Abk. für → Insulin-like Growth-Factors

IGFBP-3 n: engl. *Insulin-like growth factor-binding protein 3*. IGF-bindendes Protein* im Blut*. IGFBP-3 bindet insbesondere IGF-1, das die Wirkungen von Somatotropin im Körper vermittelt. Die Bestimmung von IGFBP-3 im Serum* dient der Testung der somatotropen Achse* und wird bei Verdacht auf Somatotropin-Mangel des Kindes durchgeführt. Der Nachweis erfolgt per Immunoassay*.

IGF-1-Generationstest m: engl. *IGF-1 generation test*. Labordiagnostischer Test zur Sensitivitätsprüfung des Somatotropin-Rezeptors. Dabei wird die Bildung von Insulin*-like growth factor 1 (IGF-1) nach mehrtägiger Gabe von Somatotropin bestimmt. Der Test wird bei Verdacht auf ein Somatotropin-Insensitivitäts-Syndrom durchgeführt. Die Bestimmung von IGF-1 erfolgt über ein Radio-Immunoassay.

IgG-Index m: engl. *immunoglobulin G index*. Labordiagnostischer Wert (Delpech-Lichtblau-Quotient) zur Erfassung einer intrathekalen IgG-Synthese. Erhöhte Werte (> 0,7) beweisen eine intrathekale IgG-Synthese bei entzündlichen Erkrankungen des ZNS wie z. B. Multiple Sklerose*, Neurolues oder Neuroborreliose.

IgM: Abk. für → Immunglobulin M

Igoumenakis-Zeichen → Syphilis connata

IGRA: Abk. für engl. interferon-gamma-release-assay → Interferon-Gamma-Test

IGRT: Abk. für → Image-Guided-Radiotherapie

IHA: Abk. für indirekte Hämagglutination → Hämagglutination

IHA: Abk. für idiopathischer Hyperaldosteronismus → Hyperaldosteronismus

Ii-System n: engl. *Ii-blood-group-system*. Auf Erythrozyten, Lymphozyten und Thrombozyten vorkommende Kohlenhydratantigene (auch in Speichel, Fruchtwasser, Muttermilch nachgewiesen) mit den Antigenen I und i, die jedoch nicht das klassisch diallele Verhalten antithetischer Antigene aufweisen.

Klinische Bedeutung:
- hohe Titer von pathologischen monoklonalen Anti-I-Autoantikörpern der IgM-Klasse als Kältehämagglutinine bei autoimmun bedingter hämolytischer Anämie* vom Kältetyp (Kälteagglutininkrankheit*)
- Vorkommen von Antikörper gegen Antigene des Ii-Systems bei malignen Erkrankungen des lymphatischen Systems (z. B. bei CLL mit Spezifität Anti-I), passager postinfektiös (z. B. bei Infektion mit Mycoplasma pneumoniae mit Spezifität Anti-I oder bei Mononucleosis infectiosa mit Spezifität Anti-i) und selten idiopathisch.

Ikterus m: engl. *jaundice*. Sichtbare gelbe Färbung von Haut, Schleimhaut und Konjunktiven (am frühesten sichtbar als sog. Skleraikterus). Ursache ist eine Erhöhung der Konzentrati-

on von Bilirubin* zunächst im Blut (Hyperbilirubinämie*) und im Gefolge auch in den übrigen Körpergeweben. **Einteilung:** Ein Ikterus wird nach Lokalisation des Pathomechanismus eingeteilt:
- **prähepatischer** Ikterus (nicht hepatischer Ikterus): erhöhte Bilirubinproduktion (Produktionsikterus) infolge gesteigerten Abbaus von Hämoglobin v. a. bei Hämolyse*, bei Neugeborenen (siehe Morbus* haemolyticus neonatorum), Hämatomresorption (u. a. neonatal z. B. Kephalhämatom*)
- **hepatozellulärer** Ikterus (Parenchymikterus): Störung der verschiedenen Komponenten des Bilirubinstoffwechsels von der hepatozellulären Aufnahme des Bilirubins über die Konjugation (Konjugationsikterus) bis hin zur Ausscheidung (Exkretionsikterus) in den Gallekanalikulus, u. a. bei: 1. Sepsis (Störungen des Bilirubintransports) 2. Störung der Konjugation mit indirekter Hyperbilirubinämie in Folge 3. verminderter Bildung einer intakten UDP-Glucuronosyltransferase (Gilbert- oder Meulengracht-Syndrom) ohne Krankheitswert 4. Crigler-Najjar-Syndrom 5. Virushepatitis 6. Arzneimittelhepatitis 7. Fettleberhepatitis 8. Leberzirrhose 9. intrahepatischer Cholestase* 10. physiologischer Hyperbilirubinämie* des Neugeborenen 11. Dubin*-Johnson-Syndrom 12. Rotor*-Syndrom
- **cholangiozellulärer** Ikterus: 1. Gallengangsentzündungen (primär biliäre Cholangitis PBC, primär sklerosierende Cholangitis PSC) 2. Critical Illness Cholangiopathie
- **obstruktiver** Ikterus (Verschlussikterus) durch Behinderung des Galleflusses in den Gallengängen: 1. Cholangiolithiasis 2. Mirizzi-Syndrom 3. entzündliche Gangstenosen (sekundär sklerosierende Cholangitis, Röhrenstenose bei Kopfpankreatitis) 4. tumorbedingte Gangstenosen.

Komplikation: ZNS-Schäden bei Neugeborenen (siehe Kernikterus*).
Diagnostik: Anamnese und klinische Untersuchung (Inspektionsbefund Gelbfärbung in Abhängigkeit von der Höhe der Bilirubinkonzentration) und zusätzlich Differenzialdiagnostik zur Lokalisation der Ursache:
- labordiagnostisch: 1. Bilirubin gesamt und direkt 2. Cholestaseenzyme AP, GGT, LAP, 5-NT (siehe Leberfunktionstest*) 3. Hämolysemarker: Blutbild, Differenzialblutbild, Retikulozyten (erhöht), Haptoglobin (vermindert); LDH (erhöht) 4. Bilirubin und Urobilinogen* im Harn (Bilirubinurie* fehlt bei prähepatischem Ikterus, Urobilinogenurie fehlt bei posthepatischem Ikterus) 5. Ursachendiagnostik einer Lebererkrankung (Hepatitis-Serologie, Autoantikörper, u.a.)
- apparativ: 1. abdominale Ultraschalldiagnostik* 2. transiente Elastographie 3. endoskopischer Ultraschall (EUS) 4. MRCP, dynamische MRT, CT 5. ERC 6. Leberbiopsie.

Ikterus, hämolytischer *m*: engl. *hemolytic icterus*. Prähepatischer Ikterus* infolge pathologischer Hämolyse*.

Ikterus neonatorum → Hyperbilirubinämie des Neugeborenen

Ikteruszylinder *m*: engl. *pigmented cast*. Hyaliner, granulierter Harnzylinder im Harnsediment, der infolge der Bilirubinurie bei Ikterus* bräunlich gefärbt ist.
Ursachen:
- Erkrankungen der Leber* und Gallenwege
- hepatisches Koma, sog. hepatorenales Syndrom*
- Hämolyse* (der Zerfall von Erythrozyten führt zum Anstieg des indirekten Bilirubins).

IL: Abk. für → Interleukine
iLA: Abk. für interventional lung assist → Extrakorporale Membranoxygenierung
IL-1-Blocker: Abk. für Interleukin-1-Blocker → Anakinra
ILC: Abk. für interstitial laser coagulation → Prostatasyndrom, benignes
Ile: Abk. für → Isoleucin
Ileitis *f*: engl. *inflammation of the ileum*. Entzündung des Ileums*.
Ileitis follicularis *f*: Hyperplastische Lymphknoten (Peyer*-Plaques) im terminalen Ileum.
Ileitis terminalis → Morbus Crohn
Ileoanostomie *f*: engl. *ileo-anostomy*. Operationsverfahren zur Wiederherstellung der Kontinuität nach Proktokolektomie*, vorwiegend bei Colitis ulcerosa oder familiärer* adenomatöser Polyposis. Nach Bildung eines Ileum-Pouches* erfolgt die Anastomosierung zwischen seinem Scheitelpunkt und dem Anus in Höhe der Linea dentata. Die neue Verbindung wird besser als pouch-anale Anastomose bezeichnet.
Ileokolostomie *f*: engl. *ileocolostomy*. Operative Schaffung einer neuen Verbindung zwischen Ileum und Kolon nach Kolonteilresektion, z. B. als Ileo-Aszendostomie (Colon ascendens) nach Ileocaekalresektion oder als Ileo-Transversostomie (Colon transversum) nach rechtsseitiger Hemikolektomie.
Ileorektostomie *f*: engl. *ileorectostomy*. Operative Anlage einer Anastomose zwischen Ileum und Rektum nach subtotaler Kolektomie*.
Ileoskopie *f*: engl. *ileoscopy*. Endoskopie* des Ileums im Rahmen einer Dünndarmendoskopie*. Eine Ileoskopie ist indiziert bei Verdacht auf Entzündung, Tumor oder gastrointestinale Blutung. Alternativ kann die Ileoskopie durchgeführt werden als retrograde Endoskopie des unteren Ileums im Rahmen einer Koloskopie* nach Passieren der Bauhin-Klappe.

Ileostoma → Enterostoma
Ileostomie *f*: engl. *ileostomy*. Operative Anlage eines Enterostomas* im Bereich des Ileums, z. B. als protektives doppelläufiges Stoma zur Verhinderung einer Anastomoseninsuffizienz im Bereich des nachgeschalteten Kolorektums oder aber als permanent endständiges Stoma bei familiärer* adenomatöser Polyposis (FAP) oder Colitis ulcerosa.
Ileotransversostomie *f*: engl. *ileotransversostomy*. Operative Wiederherstellung der enteralen Passage durch Anlage einer Anastomose* zwischen Ileum und Colon transversum nach Hemikolektomie rechts oder selten als Umgehung (Bypass) eines inoperablen Tumors.
Ileozäkale Invagination *f*: Häufig im Kindesalter auftretende Form der Einstülpung eines Darmabschnitts in einen anderen, hier des Krummdarms (Ileum) in den Blinddarm (Zäkum). In der Folge entwickelt sich ein mechanischer Ileus*.
Ileozäkalgeräusch *n*: engl. *ileocaecal gurgle*. Plätschergeräusch, das sich bei Auskultation des Abdomens durch Druck auf die im rechten Unterbauch liegende Ileozäkalklappe erzeugen lässt. Die Geräusche entstehen durch den Übergang von Darminhalt aus dem Ileum* in das Kolon*.
Ileozäkalklappe → Bauhin-Klappe
Ileozäkaltuberkulose *f*: engl. *ileocaecal tuberculosis*. Tuberkulose des unteren Ileums und des Zäkums; häufigste Lokalisation der Darmtuberkulose*.
Ileozäkaltumor *m*: engl. *ileocaecal tumor*. Im Bereich von Ileum und Zäkum lokalisierter Tumor*. Es handelt sich zumeist um eine gewebliche Neubildung oder um einen entzündlichen Konglomerattumor im rechten Unterbauch bei Enteritis regionalis Crohn durch verklebte Darmschlingen, bei Appendizitis* oder Darmtuberkulose*.
Ileum *n*: engl. *twisted intestine*. Zum Dünndarm gehörender Abschnitt des Verdauungstraktes* mit einer Länge von 2,40–3,60 m. Das Ileum ist zwischen Jejunum* und Zäkum* lokalisiert und weist im distalen Abschnitt Peyer*-Plaques auf. Im Ileum werden insbesondere Elektrolyte*, Vitamine* und Spurenelemente* sowie im terminalen Teil Cobalamin und Gallensäuren* resorbiert.
Ileumausschaltung *f*: engl. *ileal bypass*. Selten angewendetes operatives Verfahren zur Umgehung (Bypass) des Ileums zwischen Jejunum und Kolon, beispielsweise palliativ bei inoperablen Tumoren. In der Adipositaschirurgie wurde die Ileumausschaltung verdrängt durch wirksamere Operationstechniken, früher wurde sie verwendet zur Reduktion der Cholesterinresorption bei Hyperlipidämie, Diabetes mellitus und schwerer Arteriosklerose.

Ileum-Conduit

Ileum-Conduit n: engl. *ileum conduit*; syn. Bricker-Blase. Operative Bildung einer inkontinenten künstlichen Harnableitung* (sog. Urostoma*) aus einem ausgeschalteten Dünndarmsegment.

Vorgehen:
- Durchführen von 15–20 cm Darm mit dem aboralen Ende durch die Bauchwand nach außen (siehe Abb.)
- Einpflanzen der beiden Ureteren in das an der vorderen Bauchwand fixierte Ileumsegment
- transkutane Ableitung des Harns in ein Stomaversorgungssystem.

Vorteile:
- geringe Stenosierungstendenz des Stomas
- keine Schiene der Ureteren erforderlich
- leichte Handhabung und Pflege des Stomas durch den Patienten
- postoperativ kann das kleine Becken bei nichtkurativer Zystektomie noch bestrahlt werden.

Komplikationen:
- Stomahernie
- Stomastenose
- Harnleiterreflux
- Harnleiterstenose mit Harnstauung.

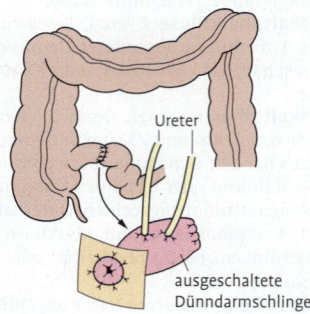

Ileum-Conduit

Ileumneoblase → Dünndarmersatzblase

Ileus m: Darmverschluss durch Störung der Darmpassage aufgrund einer mechanischen Okklusion* (mechanischer Ileus) oder einer Darmatonie* (paralytischer Ileus). Ein Ileus ist lebensbedrohlich, die zeitnahe Abklärung, supportive Maßnahmen und häufig operatives Vorgehen sind geboten. Unbehandelt besteht eine Mortalität* von bis zu 20 %.

Einteilung: **Mechanischer Ileus:** Störung der Darmpassage durch eine Verlegung des Lumens, Veränderungen in der Darmwand oder Kompression von außen.

- Stenose oder kompletter Verschluss des Darmlumens: 1. selten Gallenstein* (Bouveret*-Syndrom) 2. ausgeprägte Koprostase* (Kotstau) 3. Bezoar* (faserige Verklumpung durch z. B. verschluckte Haare) 4. Würmer 5. Fremdkörper 6. Mekonium* beim Neugeborenen
- Verlegung des Darmlumens durch Prozesse in der Darmwand: 1. Komplikation einer ausgeprägten Entzündung (z. B. Morbus* Crohn, Divertikulitis*) 2. Tumor
- Kompression des Darmes von außen: 1. Verwachsungen nach Entzündungen oder Operationen (Briden*) 2. Malrotation* 3. Strangulationsileus* bei Volvulus*, Invagination* oder Hernie*.

Paralytischer Ileus: Darmlähmung infolge gestörter Darminnervation

- primäre Ursachen (Myopathie, Neuropathie bei Querschnittläsion oder Ogilvie-Syndrom)
- sekundäre Ursachen nach Operationen, pathologischen Prozessen bzw. Traumata: 1. Entzündungen, z. B. Peritonitis, Pankreatitis 2. vaskulär, z. B. bei Mesenterialischämie 3. reflektorisch, sog. Schutzreflexe bei Gallen- und Nierenkolik oder als frühe postoperative Komplikation nach intra- oder retroperitonealen Operationen, Wirbelkörperfrakturen 4. pharmakologisch, z. B. durch Opiate*, Antidepressiva*, Anticholinergika*, Laxanzienabusus 5. metabolisch, z. B. im Rahmen eines ketoazidotischen Komas* oder einer Urämie* 6. endokrinologisch, z. B. bei Hypothyreose* 7. spastisch durch krampfartig erhöhten Darmtonus, z. B. im Rahmen einer Blei-Vergiftung, Porphyrie* oder bei Askariasis*.

Entwicklung des Ileus: Beim **mechanischen Ileus** führt zunächst ein Hindernis zur Stase des Speisebreis. Oberhalb der Okklusion füllt sich der Darm mit Flüssigkeit und Gas, der hydrostatische Innendruck steigt an und bewirkt eine z. T. massive Erweiterung dieses Darmabschnitts. **Beim paralytischen Ileus** besteht zwar kein Hindernis, aber der Verlust der motorischen und zum Teil auch der resorptiven Funktion des Darmes. Dadurch und aufgrund der oft erhaltenen Sekretion resultiert ebenfalls eine vermehrte Füllung des Darmes mit Flüssigkeit und Gas, auch hier droht die Überdehnung der Darmwand. Gefährliche Folgen dieser Vorgänge sind sowohl beim mechanischen als auch beim paralytischen Ileus Durchblutungsstörungen, Darmwandödem, Nekrosen sowie der Durchtritt von Darmbakterien bzw. von deren Enterotoxinen* durch die Darmwand mit der Gefahr von Perforation*, Peritonitis* und Sepsis*.

Klinik: Anamnese und körperliche Untersuchung

- Übelkeit und Erbrechen von Mageninhalt; später gallig, evtl. Miserere (Stuhlerbrechen)
- Störung der Stuhlentleerung mit Stuhl- und Windverhalt, ggf. Abgang von wässrigem Stuhl möglich
- evtl. Fieber
- bei **hochsitzendem Verschluss** im Duodenum oder Jejunum krampfartige Bauchschmerzen durch Hyperperistaltik mit nachfolgend retrograd gerichteter Motilität und daraus resultierendem, frühzeitigem, nicht fäkulentem Erbrechen (hypochlorämische, hypokaliämische metabolische Alkalose durch den hohen Verlust von saurem Magensaft)
- bei **tiefsitzendem Verschluss** schleichender Beginn mit zunächst Appetitlosigkeit, Völlegefühl, Übelkeit und Zunahme des Bauchumfangs durch den längeren Kotstau, dann häufig Miserere* (Koterbrechen)
- Inspektion: klinisch führend meist das meteoristisch prall gespannte Abdomen, Operationsnarben, Hernien*
- Palpation: Prüfung auf Abwehrspannung*, mögliche Inkarzerationen in Hernien
- Perkussion: hohl klingender Klopfschall („Schachtelton")
- Auskultation der Darmperistaltik: erst hochgestellt und klingend bei mechanischem Ileus, später dann wie bei Paralyse* nicht hörbar („Totenstille")
- rektodigitale Untersuchung: komplett leere Ampulle deutet auf einen Verschluss im Bereich des Dickdarms hin, Ausschluss eines tiefsitzenden Rektumkarzinoms.

Therapie: Ein paralytischer Ileus muss nur selten operiert werden, supportive Maßnahmen sind in Abhängigkeit von der Ursache meist ausreichend. Auch der mechanische Dünndarmileus wird inzwischen häufig erfolgreich konservativ behandelt, während beim mechanischen Dickdarmileus nach wie vor die zeitige Laparotomie im Vordergrund steht.

- **konservative Therapie:** 1. Analgesie, Volumenersatz 2. Ableitung des Magen- und Darminhaltes mittels Magensonde, bei Dickdarmileus gelegentlich auch Darmrohr bzw. endoskopisch platzierte Dekompressionssonde* (Perforationsgefahr!) 3. Stimulation der intestinalen Peristaltik von oral und aboral durch Laxanziengabe, feucht-warme Bauchwickel, Klistier bzw. Darmeinlauf sowie systemisch durch Prokinetika (v. a. Metoclopramid, Erythromycin, Ceruletid, Parasympathomimetika* (z. B. Neostigmin*), Sympatholytika*
- **chirurgische Therapie:** 1. absolute und dringliche Operationsindikation bei Nachweis eines kompletten Ileus, Laparotomie*, Resektion 2. ggf. Stomaanlage zur Stuhlableitung (z. B. in palliativer Situation).

Prognose: Je nach Ursache, Schwere des Krankheitsbildes und Allgemeinzustand des Patienten liegt die Letalitätsrate beim Ileus zwischen 2 und 20 %.

Ileusdekompressionssonde f: engl. *ileus decompression tube*. Transnasal oder peranal ausgeleitete weiche, häufig aus Silikon gefertigte, langstreckig mit Perforationslöchern versehene Sonde zur Dekompression des Darmes bei Ileus.

Ileus-Krankheit f: syn. systemische Ileus-Krankheit. Vor allem in der Abdominalchirurgie verwendete Bezeichnung für den fortgeschrittenen, unbehandelten Ileus*, Näheres siehe dort.

Ilex paraguariensis → Mate-Teestrauch

ILI: Abk. für engl. influenza-like illness → Influenza

iliakal: engl. *iliac*; syn. *iliacus*. Zur Weiche, zum Darmbein (Os* ilium) gehörend.

Iliakalabszess m: engl. *iliac abscess*. Psoasabszess*, der dem Verlauf des M. iliacus folgt und sich unter das Lig. inguinale (Poupart-Band) ausbreitet. Ein Iliakalabszess kann eine Beugekontraktur des Beins verursachen.

Iliitis condensans f: engl. *osteitis condensans illii*; syn. Ostitis condensans. Oft asymptomatische ein- oder beidseitige, dem Sakroiliakalgelenk angrenzende dreieckige Spongiosaverdichtung im Os ilium, besonders bei Frauen zwischen 30. und 40. Lj. nach Schwangerschaft sowie im Alter. Es handelt sich wahrscheinlich um eine Überlastungsreaktion. Ggf. klagen die Patienten über tiefsitzenden Kreuzschmerz*. Die Therapie ist symptomatisch.

Iliofemoraler Steal m: engl. *ilio-femoral steal*. Kollateralkreislauf* zwischen A. mesenterica inferior und A. iliaca interna mit Steal*-Phänomen bei Verschluss der A. iliaca communis oder Leriche*-Syndrom. Meist treten unter Belastung der Beine krampfartige Bauchschmerzen auf (Angina* abdominalis).

Ilioinguinalneuralgie f: engl. *ilioinguinal neuralgia*. Schmerzen und Parästhesien* im Versorgungsgebiet des Nervus* ilioinguinalis (Leiste und Oberschenkelinnenseite) infolge mechanischer Nervenreizung. Klinisch zeigen sich Schonhaltung des Beins (Innenrotation* und Hüftbeugung) und ein schmerzhafter Druckpunkt an der Nervendurchtrittsstelle oberhalb der Spina iliaca anterior superior. Therapiert wird durch Infiltration mit Lokalanästhetika oder Neurolyse*.

Iliopsoassyndrom n: engl. *iliopsoas syndrome*. Schmerzhafte Funktionseinschränkung des Musculus* iliopsoas. Ursachen sind Überlastung bei Verkürzung und Insuffizienz des Muskels durch Bewegungsmangel oder überwiegend sitzende Tätigkeit, akute Überdehnung, Zerrung oder Riss des Muskels oder seiner Sehne.
Klinik:
– schmerzhafte Extension des Hüftgelenks
– Schmerzprojektion in Leistenregion
– Schonhinken.

Therapie:
– Entlastung
– Physiotherapie, v. a. detonisierende Maßnahmen und Dehnung
– ggf. Gabe von nichtsteroidalen Antiphlogistika und Muskelrelaxanzien.

Differenzialdiagnosen:
– Iliosakralsyndrom*
– Sakroiliitis*
– Koxarthrose*
– Radikulopathie
– Senkungsabszess bei Spondylitis*
– infiltrierend wachsender Tumor in Prostata, Rektum, Adnexe oder Uterus.

iliosakrale Blockade → Iliosakralgelenkblockade

Iliosakralgelenk n: engl. *sacroiliac joint*; syn. Art. sacroiliaca. Gelenk zwischen den Facies auriculares von Kreuzbein (Os* sacrum) und Darmbein (Os* ilium). Das Iliosakralgelenk ist nahezu unbeweglich und stellt eine Amphiarthrose dar. Klinisch relevant ist die Sakroiliitis*.

Funktion: Das Iliosakralgelenk wird durch mächtige Bänder stabilisiert:
– Ligg. sacroiliaca anteriora
– Lig. interosseum posterius
– Lig. sacrotuberale
– Lig. sacrospinale.

Iliosakralgelenkblockade f: engl. *blockade of the sacroiliac joint*. Blockierung* im Bereich des Iliosakralgelenks mit pseudoradikulärem Schmerzsyndrom in Bein und unterem Rücken sowie selten Dysästhesie. Behandelt wird mit manueller Therapie* (Mobilisation, Manipulation des Gelenks), Physiotherapie, Wärmetherapie sowie ggf. Infiltrationsanästhesie* des Gelenks oder Gabe von Antiphlogistika und Muskelrelaxanzien.

Iliosakralsyndrom n: engl. *iliosacral syndrome*; syn. Sakroiliakalsyndrom. Ausstrahlende Schmerzen und Druckschmerzhaftigkeit im Bereich der Iliosakralgelenke und des dorsalen Oberschenkels. Die Patienten zeigen Lumbago*-ähnliche Beschwerden (ohne echtes Lasègue*-Zeichen), das Mennell*-Zeichen ist bei der klinischen Untersuchung positiv. Behandelt wird mittels physikalischer und manueller Therapie, NSAR sowie durch Injektion von Lokalanästhetika und Glukokortikoiden.

Ursachen:
– Blockierung* der Iliosakralgelenke* bei Bänderlockerung
– Überlastung
– Spondylarthrose
– Sakroiliitis
– reflektorisch bei Bandscheibenschaden*.

Ilizarov-Fixateur → Fixateur externe
Ilizarov-Methode → Kallusdistraktion
Illusion f: Fehldeutung eines realen Sinnesreizes, deren Trugcharakter bei erhöhter Aufmerksamkeit im Gegensatz zur Halluzination* in der Regel vom Betroffenen erkannt werden kann.
Formen:
– Metamorphopsie* (z. B. größenveränderte oder verzerrte Wahrnehmung eines Objekts)
– Palinopsie* (z. B. wiederholte Wahrnehmung eines Objekts nach dessen Entfernung).

Vorkommen: Die Illusion ist relativ unspezifisch und kann bei allen psychischen Störungen vorkommen, außerdem u. a. bei:
– Migräne* (als veränderte Empfindung der zeitlichen und räumlichen Objektmerkmale)
– epileptischer Aura*
– Okzipitalhirnläsion (Okzipitallappensyndrom*)
– psychisch Gesunden (bei Übermüdung oder affektiver Anspannung).

ILMA: Abk. für Intubationslarynxmaske → Larynxmaske

IL-Stapler → Klammernahtgerät

i. m.: Abk. für → intramuskulär

Image-Guided-Radiotherapie f: syn. bildgesteuerte Radiotherapie. Sammelbezeichnung für Verfahren der Strahlentherapie* mit verbesserter Positionierungsgenauigkeit durch in den Linearbeschleuniger integrierte, bildgebende Verfahren (Röntgen, CT, MRT, PET). Image-Guided-Radiotherapie wird eingesetzt zur präzisen Bestrahlung atemverschieblicher Strukturen, zum Ausgleich von Positionsabweichungen durch Darmbewegung oder unterschiedlichen Harnblasen-Füllungszustand sowie bei Strahlentherapie mit Cyberknife.

imaginär: engl. *imaginary*. Nur in der Einbildung vorhanden.

Imagination f: Innere bildhafte Vorstellung, bildhaft anschauliches Denken. Außerdem bezeichnet Imagination eine Form der Psychotherapie*, die mit inneren Bildern arbeitet.
Formen:
– geführte Imagination: katathym-imaginative Psychotherapie
– aktive Imagination: vom Patienten selbstständig erlebte Begegnung mit inneren Bildern und Symbolgestalten, auch im Rahmen des Psychodramas*
– Imagination im Rahmen der Konfrontation* in sensu (Konfrontationstherapie*)
– Imagination in Verbindung mit Entspannungsmethoden.

Imaginationsübung f: engl. *imagination practice*; syn. Vorstellungsübung. Aktives bildliches Vorstellen einer Situation vor dem tatsächlichen Aufsuchen der Situation (Konfrontation*) mit dem Ziel, diese dann besser bewältigen zu können.

imaging methods → Verfahren, bildgebende
Imbezillität → Intelligenzminderung
Imbibition f: Durchtränkung.

IMC: Abk. für engl. intermediate care → Wachstation

Imerslund-Gräsbeck-Syndrom n: engl. *Imerslund-Graesbeck syndrome*. Juvenile perniziöse Anämie* durch autosomal-rezessiv erbliche, selektive Störung der Resorption von Cobalamin aufgrund einer Mutation im CUBN- (Genlocus 10p12.1) oder AMN-Gen (Genlocus 14q32). Symptome sind schwere megaloblastäre Anämie*, Proteinurie* und körperliche sowie geistige Entwicklungshemmung ab dem Kleinkindalter. Behandelt wird mit Cobalamin parenteral.

Imhäuser-Weber-Operation f: Dreidimensionale Femurkorrekturosteotomie* (valgisierend, flektierend, derotierend), z. B. bei Epiphyseolysis* capitis femoris.

Imidazolderivate n pl: engl. *imidazoles*. Von Imidazol abgeleitete Wirkstoffe, die als Chemotherapeutika* eingesetzt werden und gegen Protozoen (z. B. Metronidazol), Helminthen (z. B. Mebendazol, Albendazol), Pilze (z. B. Miconazol, Ketoconazol) oder anaerobe Bakterien (z. B. Metronidazol) wirksam sind. Imidazolderivate hemmen die 14-alpha-Demethylase und inhibieren somit die Ergosterolbiosynthese.

Iminoharnstoff → Guanidin

Imipenem n: Betalaktam*-Antibiotikum aus der Gruppe der Carbapeneme*. Das Reservemittel mit sehr breiter bakterizider Wirkung wird auf der WHO-Liste der unentbehrlichen Arzneimittel zur Behandlung lebensbedrohlicher nosokomialer Infektionen mit multiresistenten Erregern aufgeführt. Als Fertigarzneimittel ist Imipenem nur in fixer Kombination mit dem Enzymhemmer Cilastatin im Handel.
Indikationen: Behandlung von Infektionen mit Imipenem-empfindlichen Erregern:
– komplizierte Infektionen: **1.** der Harnwege **2.** der Haut- und Weichteile **3.** des Abdomens **4.** der Atemwege
– intra- und postpartale Infektionen
– vermutete bakterielle Infektion bei febriler Neutropenie*.

Imipramin n: Trizyklisches Antidepressivum, das stimmungsaufhellend wirkt und oral bevorzugt bei gehemmten Depressionen eingesetzt wird. Es wird außerdem zur Therapie des chronischen Schmerzsyndroms* oder bei Enuresis*, Angst- und Panikstörungen* angewendet. Imipramin hat die für trizyklische Antidepressiva typischen Nebenwirkungen, löst aber nur selten sexuelle* Funktionsstörungen aus.

Imiquimod n: Virostatikum (Immunmodulator*) zur topischen Anwendung beispielsweise bei äußerlichen Feigwarzen (Condylomata* acuminata), Keratosis* actinica und kleinen superfiziellen Basalzellkarzinomen. Es wird vermutet, dass Imiquimod Makrophagen* zur Zytokinproduktion (u. a. TNF-α und IFN-α) stimuliert und über einen Agonismus am Toll*-like Rezeptor (TLR7 und 8) Mastzellen* aktiviert.
Indikationen:
– äußerliche Feigwarzen im Genital- und Perianalbereich
– kleines superfizielles Basalzellkarzinom
– Keratosis actinica
– Morbus Bowen*.

Imitation f: Tendenz, motorische, kognitive, soziale und emotionale Verhaltensweisen einer anderen Person nachzuahmen. Der Anteil von Imitation im Verhalten ist wichtig bei der Diagnostik frühkindlicher Erkrankungen wie Autismus*. Therapeutisch ist die Fähigkeit zur Imitation bei der Imitationstherapie von Bedeutung.

Imitationsphänomen n: engl. *imitation phenomenon*. Neurologische Untersuchungstechnik, bei welcher der Patient mit geschlossenen Augen die passive Bewegung einer Extremität mit der anderen imitiert. Nach Ausschluss von Läsionen peripherer Nerven dient das Imitationsphänomen der Diagnostik von Störungen der Koordination* und der Lageempfindung*, z. B. bei Ataxie oder Multipler Sklerose.

Immaturität f: engl. *immaturity*. Unreife, in der Geburtshilfe per Definition Zustand des Neugeborenen vor der abgeschlossenen 37. Schwangerschaftswoche (bis 36+6). Je nach Gestationsalter ist besonders die Lunge von der Unreife betroffen.

Immediatprothese f: engl. *immediate prosthesis*. Provisorische Prothese*, die sofort nach Entfernung der Zähne eingesetzt wird und nach Abheilen des Kiefers durch eine definitive Prothese ersetzt bzw. zu einer solchen umgearbeitet wird.

Immigration → Diapedese

Immissio penis f: engl. *penile penetration*. Einführen des Penis in die Vagina mit dem Ziel weiterer sexueller Erregung.

Immobilisierung der Hand f: engl. *immobilisation of the hand*. Ruhigstellung von Hand- und Fingergelenken z. B. mit Schiene oder Gipsverband.
Prinzip:
– in der Regel in **Intrinsic-plus-Stellung** mit Extension im Handgelenk (30°), Flexion (80°) in den Metakarpophalangeal- und vollständiger Streckung in den proximalen und distalen Interphalangealgelenken (siehe Abb.)
– die früher gebräuchliche **Funktionsstellung** mit Extension im Handgelenk (30°), Flexion (50–60°) in den Metakarpophalangeal- und proximalen und distalen Interphalangealgelenken (jeweils 10°) wird nicht mehr angewendet (Nachteil: Schrumpfung der Kapseln und Kollateralbänder der Fingergelenke).

Immobilität f: engl. *immobility*. Auf einzelne Körperteile oder den gesamten Organismus be-

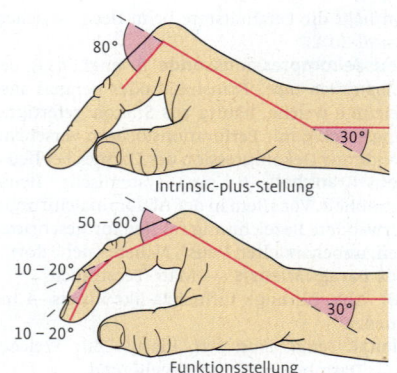

Immobilisierung der Hand [24]

zogene Bewegungsunfähigkeit aufgrund von Immobilisierung, immobilisierenden äußeren Einflüssen, organischen oder psychischen Ursachen. Bei entsprechendem Ausmaß und entsprechender Dauer drohen Folgeprobleme wie Inaktivitätsatrophien, Kontrakturen, Venenthrombosen und Pneumonien.
Ursachen:
– immobilisierende äußere Einflüsse (z. B. Fixierung*, Haltung der Pflegenden)
– organische Ursache (z. B. Lähmung)
– psychische Ursache (z. B. dissoziative Bewegungsstörungen*)
– Immobilität* im Alter.

Therapie: Siehe Immobilität* im Alter.

Immobilität im Alter f: Auf einzelne Körperteile oder den gesamten Organismus bezogene Bewegungsunfähigkeit aufgrund altersbedingter körperlicher/psychischer Ursachen oder Erkrankungen. Immobilität im Alter reicht vom Schlecht-Laufen-Können bis hin zur kompletten Bettlägerigkeit. Sie führt bei entsprechendem Ausmaß und Dauer zu Folgeproblemen wie Inaktivitätsatrophien, Kontrakturen*, Venenthrombosen und Pneumonien*.
Erkrankung: Ursachen: Im Alter entwickelt sich eine Immobilität meist durch das Zusammenspiel verschiedener Faktoren, wobei sich die Einzelursachen häufig gegenseitig verstärken. So führt eine durchgemachte Hüftfraktur zur Angst, erneut zu stürzen, wodurch die Immobilität weiter verstärkt, der Bewegungsapparat immer weniger gefordert und trainiert und der alte Mensch immer unsicherer wird. Typische Ursachen für fehlende Bewegungsfähigkeit im Alter sind
– Schmerzen und Steifheitsgefühle aufgrund einer Osteoporose*
– Steifigkeit aufgrund von Arthrosen*
– Arthritiden

- Hüftfrakturen
- ZNS-bedingte Gangunsicherheiten
- Lähmungen, z. B. nach Schlaganfall*
- Depressionen*
- Angst vor Stürzen
- Appetitlosigkeit und körperliche Schwäche.

Folgen: Dauerhafte Immobilität im Alter birgt Risiken für alle Organe
- **Haut:** Entwicklung von Druckstellen (Dekubitus*)
- **Lunge:** Pneumoniegefahr durch die Verringerung der Atmungsaktivität
- **Magen-Darm-Trakt:** verminderte Darmtätigkeit, Obstipation* bis hin zum Ileus*, Appetitlosigkeit, mangelhafte Nahrungsaufnahme, Mangel an Vitaminen und Spurenelementen
- **Kreislauf:** Thrombosegefahr durch mangelnde Bewegung und Ausfall der Venenpumpe, Bluteindickung durch Exsikkose
- **Muskeln, Sehnen, Gelenke:** Atrophien* und Kontrakturen* durch mangelnde Bewegung
- **ZNS:** Abnahme von Konzentrations- und Orientierungsfähigkeit, Einschränkung der Wahrnehmung, veränderter Tag-Nacht-Rhythmus
- **Psyche:** Depression, Desinteresse an der Umwelt, Resignation, aber auch Wut und Aggression sind möglich.

Therapie: Krankengymnastik und Hilfsmittel wie Stöcke und Rollatoren helfen, die körperliche Bewegungsfähigkeit zu erhalten. Genauso wichtig ist jedoch die geistige Stimulation. Das bedeutet, dem Pflegeheimbewohner einen Grund zu geben, sich zu bewegen: Dazu dienen Sitztanzgruppen, Veranstaltungen, Seniorengymnastik oder in manchen Fällen wenigstens der 3-mal tägliche Gang in den Speisesaal. Bei Bettlägerigen bekämpft man vor allem die Folgen der Immobilität:
- Sorgfältige Körperpflege und Lagerung verhindert Druckstellen und fördert das Wohlbefinden.
- Eine krankengymnastische Behandlung hilft Kontrakturen zu vermeiden.
- Die Kontrolle der Flüssigkeitszufuhr verringert das Risiko von Venenthrombosen.
- Nahrungssupplemente und proteinreiche Kost wirken Mangelzuständen entgegen.
- Eine Pneumonieprophylaxe mit Atemübungen und leichten Vibrationsmassagen beugt Lungenentzündungen vor.

Immortalisierung *f*: engl. *immortalisation*. Gentechnologisches Verfahren, bei dem Zellen mit bestimmten Viren, z. B. Epstein-Barr-Viren, infiziert werden. Dies führt u. a. durch die Unterdrückung der Kontaktinhibition zu ungebremster Vermehrung der Zellen in der Zellkultur (permanente Zellkultur).

immun: engl. *immune*. Unempfänglich, widerstandsfähig, gefeit, sodass man die (Infektions-)Krankheit nicht bekommt oder sie ohne klinische Krankheitszeichen leicht überwindet.

Immunabwehr *f*: engl. *immune defense*. Fähigkeit des Organismus zur spezifischen Abwehr von Krankheitserregern durch das Immunsystem*. Der Abwehr dienen spezifische Antikörper (humorale Immunität) und antigenspezifische zytotoxische T-Lymphozyten (zellvermittelte Immunität).

Immunadhärenz *f*: engl. *immune adherence*. Anlagerung von Immunkomplexen* nach Aktivierung von Komplement an zellmembranständige Rezeptoren für die Komplementfaktoren C3b und C4b (auf Erythro-, Leuko-, Monozyten und Makrophagen).

Immunantwort *f*: engl. *immune reaction*. Immunologische Reaktion des Organismus nach Kontakt mit einem Antigen*. Spezifische Antikörper* (humorale Immunität*) werden gebildet sowie T*-Lymphozyten, die mit dem Antigen spezifisch reagieren (zellvermittelte Immunität). Alternativ kann eine Immuntoleranz* gegen das Antigen entwickelt werden.

Einteilung:
- **primäre** Immunantwort: Primärantwort, Reaktion des Immunsystems auf den erstmaligen Antigenkontakt (siehe Abb.)
- **sekundäre** Immunantwort: Sekundärantwort, Reaktion auf einen erneuten Antigenkontakt; in der Regel stärker ausgeprägt, rascher einsetzend und länger anhaltend.

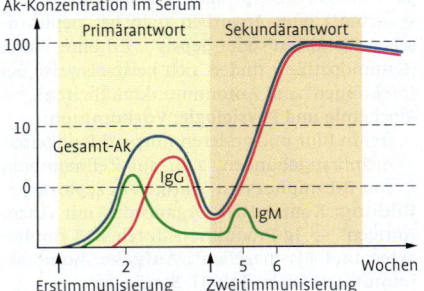

Immunantwort

Immun-Checkpoints *m pl*: Kontrollpunkte für das Immunsystem*, die verhindern, dass Immunzellen körpereigene Zellen angreifen. Tumorzellen regulieren häufig die Expression von Immun*-Checkpoints an der Zelloberfläche hoch, um der Immunabwehr* zu entgehen (Immunevasion*). Zu den wichtigsten Immun-Checkpoints gehören PD-1, PD-L1 und CTLA-4.

Immundefekt *m*: engl. *immunodeficiency*. Störung des Immunsystems, die bei Einwirkung immunogener Reize auf den Organismus zu inadäquater Immunantwort* führt. Sie manifestiert sich als Immuninsuffizienz (unzureichende Infektabwehr), Immundysregulation (unzureichende Immuntoleranz), Autoinflammation (spontane Entzündungsreaktion) oder Störung der sog. Immunsurveillance (immunologische Überwachung entarteter Zellen).

Immundefekt, kombinierter → Combined Immunodeficiency

Immundepression → Immunsuppression

Immunelektrophorese *f*: engl. *immunoelectrophoresis*. Verfahren zum qualitativen Nachweis von monoklonalen Antikörpern im Serum*. Die Methode kombiniert die Elektrophorese* mit der doppelten Immundiffusion und ist v. a. indiziert zur Analyse von Plasmaproteinen und Nachweis des M*-Gradienten bei Verdacht auf Paraproteinämie*. Heute ist die Immunelektrophorese weitgehend abgelöst durch die Immunfixationselektrophorese.

Immunevasion *f*: engl. *immune evasion*. Strategie von Mikroorganismen, der Immunabwehr* zu entgehen. Hierzu zählen z. B. Antigenvariation (antigene Phasen, Antigendrift*, Antigenshift*), Inaktivierung immunologischer Effektoren (z. B. IgA_1-Proteasen, Infektion immunkompetenter Zellen), Maskierung mit wirtseigenen Antigenen und Blockade der Antigenpräsentation.

Immunfluoreszenz *f*: engl. *immunofluorescence*. Methode der Immunhistochemie, bei welcher Antigene durch fluoreszierende Antikörper* sichtbar gemacht werden. Die Auswertung erfolgt in der Fluoreszenzmikroskopie*. Die Methode wird in der Diagnostik von Erkrankungen und in der Forschung eingesetzt. Man unterscheidet die direkte und die indirekte Immunfluoreszenz.

Prinzip: Direkte Immunfluoreszenz:
- Antikörper werden mit Fluorochromen gekoppelt
- Antikörper verbinden sich mit spezifischem Antigen und machen dieses sichtbar, nichtgebundene Antikörper werden ausgewaschen
- wird u. a. zur Markierung von im Gewebe gebundenen Autoantikörpern in vivo genutzt, z. B. im Rahmen der Diagnostik des bullösen Pemphigoids*.

Indirekte Immunfluoreszenz:
- Der an das Antigen bindende Antikörper ist nicht mit einem Fluorochrom gekoppelt.
- Ein zweiter, Fluorochrom-gekoppelter Antikörper wird aufgebracht, der an den ersten Antikörper bindet und diesen sichtbar macht.
- Die Methode wird beispielsweise bei der Diagnostik von Autoantikörpern im Serum* eingesetzt.

Immunfluoreszenztest

Immunfluoreszenztest *m*: engl. *immunofluorescence test*. Nachweis von Antigenen (z. B. Erregerantigene) oder Antikörpern in histologischen oder zytologischen Präparaten durch fluoreszenzmarkierte Antikörper. Die fluoreszierenden Immunkomplexe werden in der Fluoreszenzmikroskopie* sichtbar gemacht oder durch Fluoreszenzfotometrie quantitativ ausgewertet.

Immungenetik *f*: engl. *immunogenetics*. Teilgebiet der Immunologie*, das sich mit der Erforschung der genetischen Steuerung von Immun- bzw. Abwehrmechanismen befasst.

Immunglobulin A *n*: syn. **Immunglobulin der Klasse A**; Abk. **IgA**. Immunglobulin*, das an der Abwehr von Bakterien* und Viren* sowie an der Neutralisierung von Toxinen* beteiligt ist. IgA macht 15–20 % aller Immunglobuline aus und ist als sekretorisches IgA in Körpersekreten (beispielsweise Speichel* und Tränenflüssigkeit*) sowie als Serum-IgA im Serum* vorhanden.

Formen:
- Serum-IgA: **1.** ca. 15–20 % aller Immunglobuline im Serum **2.** biologische Halbwertszeit* 5–6 Tage **3.** zu über 80 % als Monomer vorliegend (M_r ca. 160 000; Sedimentationskonstante 7 S) **4.** zu unter 20 % als Dimer und Polymer mit zusätzlicher J*-Kette **5.** 2 Subklassen (IgA_1 und IgA_2)
- sekretorisches IgA: **1.** bestehend aus 2 IgA-Molekülen, J-Kette und Sekret-Komponente (vor Proteolyse* schützendes Transportstück) **2.** M_r 385 000, Sedimentationskonstante 11 S **3.** in Speichel, Tränenflüssigkeit, Nasen- und Tracheobronchialsekret, intestinalen und urogenitalen Sekreten, Kolostrum* **4.** Bildung nach lokaler antigener Stimulation v. a. in lymphatischen Geweben des Verdauungs- und Respirationstrakts.

Referenzbereiche:
- Serum: **1.** Erwachsene: 70–380 mg/dl **2.** Kinder 5–10 Jahren: 41–297 mg/dl **3.** Kinder 10–15 Jahren: 44–400 mg/dl **4.** Neugeborene: 7–94 mg/dl
- Speichel: 8–12 mg/dl
- Liquor* cerebrospinalis: 0,13–0,5 mg/dl.

Bewertung: Serum:
- erhöhte Konzentrationen bei: **1.** Autoimmunerkrankungen, z. B. Zöliakie*, Sjögren*-Syndrom **2.** Schleimhautinfektionen **3.** chronischen Infektionen **4.** chronisch-entzündlichen Lebererkrankungen, Leberzirrhose* **5.** monoklonaler Gammopathie (Typ IgA) **6.** IgA-Schwerkettenerkrankung **7.** Purpura* Schönlein-Henoch **8.** Mukoviszidose* **9.** chronisch-entzündlichen Erkrankungen, z. B. rheumatoide Arthritis*, Morbus* Crohn, chronische Bronchitis* **10.** intrauterinen Infektionen, z. B. Toxoplasmose*, Syphilis*, Röteln*, Zytomegalie*
- erniedrigte Konzentrationen bei: **1.** primärem IgA-Antikörpermangelsyndrom **2.** Agammaglobulinämie* **3.** schweren Verbrennungen **4.** exsudativer Enteropathie* **5.** nephrotischem Syndrom* **6.** selektiver IgA-Defizienz **7.** Hypogammaglobulinämie bei Säuglingen **8.** Multiplem Myelom* anderer Immunglobulinklassen **9.** Hyper-IgM-Syndrom **10.** chronisch-lymphatischer Leukämie (CLL), chronisch-myeloischer Leukämie (CML) **11.** immunsuppressiver und zytostatischer Therapie sowie nach Splenektomie*.

Liquor cerebrospinalis: Erhöhte Konzentrationen bei
- Meningitis*
- Multipler Sklerose
- Guillain*-Barré-Syndrom
- systemischem Lupus* erythematodes
- Hirnabszess*
- Meningoenzephalitis*
- akuter Neuroborreliose.

Immunglobulin D: syn. **Immunglobulin der Klasse D**; Abk. **IgD**. Monomeres Immunglobulin*, Antigen-Rezeptor (gemeinsam mit 7-S-IgM-Antikörpern) auf der Membranoberfläche von B*-Lymphozyten. Wahrscheinlich wirkt IgD bei deren antigeninduzierter Differenzierung mit, jedoch ist die Bedeutung nicht sicher geklärt.

Immunglobuline *n pl*: engl. *immunoglobulins*. Antikörper* verschiedener Klassen (IgM, IgG, IgA, IgD und IgE), deren Nachweis und Differenzierung bei der Diagnose zahlreicher Erkrankungen helfen. Ein Immunglobulin-Mangel ist angeboren (primäres Antikörpermangelsyndrom*) oder erworben (wie bei nephrotischem Syndrom* oder Sepsis*). Erhöhte Werte (Gammopathie*) finden sich beispielsweise bei Infektionen* und Autoimmunkrankheiten*.

Biochemie und Physiologie: Vorkommen:
- frei in Blut und anderen Körperflüssigkeiten
- membrangebunden, z. B. auf Zellmembran von B-Lymphozyten (Antigen-Rezeptor).

Bildung: Kontakt des Organismus mit einem Antigen* → Ig-Produktion durch B*-Lymphozyten und Plasmazellen*. **Aufgabe:** humorale Immunität* (siehe Tab. 1). **Struktur:**
- 4 symmetrisch angeordnete Polypeptidketten aus sich wiederholenden homologen Aminosäuresequenzen (Immunglobulin-Domäne): **1.** 2 L-Ketten (Kurzbezeichnung für leichte Kette; light chains) **2.** 2 H-Ketten (Kurzbezeichnung für schwere Kette; heavy chains)
- Polymere Ig (IgM und IgA) enthalten zusätzlich eine J*-Kette
- Verknüpfung der Polypeptidketten durch intra- und intermolekulare Disulfidbrücken (siehe Abb.)

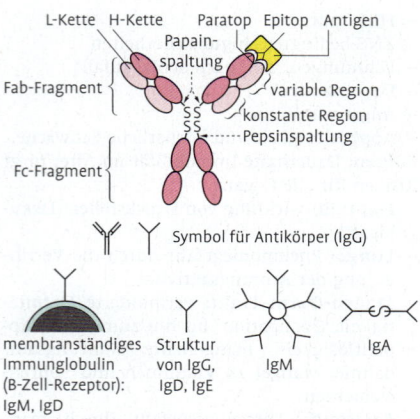

Immunglobuline: Grundstruktur der Immunglobuline. [196]

- H-Ketten: **1.** mit außen sitzendem Kohlenhydratanteil, der bis zu 12 % des Gesamtmoleküls ausmacht **2.** aminoterminaler Teil: variable Aminosäuresequenz; trägt die Antigenbindungsstellen (Paratope) sowie einen carboxyterminalen Teil mit relativ konstanter Struktur, auch bei L-Ketten vorhanden
- carboxyterminaler Teil: relativ konstante Struktur
- Spaltung der Immunglobuline in **Immunglobulinfragmente** durch proteolytische Enzyme: **1.** Papain*: 2 identische Fab*-Fragmente und ein Fc*-Fragment **2.** Pepsin: 1 bivalentes sog. $F(ab')_2$-Fragment (bewirkt nach Antigenbindung eine Agglutination oder Präzipitation), kleinere Bruchstücke und 1 Fc'-Fragment.

siehe Tab. 2 **Einteilung:** Man unterscheidet 5 **Immunglobulinklassen:** IgA, IgD, IgE, IgG und IgM. Die Einteilung erfolgt nach physikochemischen und biologischen (physiologischen und antigenen) Eigenschaften der H-Ketten (siehe Tab. 1). Eine Unterteilung in Subklassen ist möglich anhand gemeinsamer bzw. nur geringfügig voneinander abweichender Aminosäuresequenz im konstanten Teil. Die leichten Ketten werden aufgrund ihrer Primärstruktur und antigenen Eigenschaften in 2 Typen (κ und λ) unterteilt und sind nicht klassenspezifisch.

Klinische Bedeutung:
- Im Rahmen monoklonaler Gammopathien* entstehen Immunglobuline ohne Antikörperfunktion, die als Paraproteine* bezeichnet werden.
- Ig sind aufgrund ihrer Proteinstruktur selbst Antigene: **1.** isotypische Determinanten: verschiedene, bei allen gesunden Individuen einer Spezies vorkommenden (Sub-)Klassen

Tab. 1 Immunglobuline: Einteilung nach dem Aufbau ihrer schweren Ketten.

Eigenschaft	Immunglobulinklassen des Menschen (ohne Untergruppen)				
	IgG	IgM	IgA	IgD	IgE
schwere Ketten	γ	μ	α	δ	ε
M_r	150 000	970 000	160 000 und 385 000	175 000	190 000
Sedimentationskoeffizient	7 S	19 S	7 S, 11 S	7 S	8 S
elektrophoretische Fraktion	γ$_2$-γ$_1$	γ$_1$	γ$_1$-β	γ$_1$	γ$_1$
Vorkommen	Serum	Serum	Serum, Sekrete, Muttermilch	Serum[1]	Serum[2]
diaplazentare Übertragung	+	–	–	–	–
Komplementfixation	+	+	–	–	–
funktionelle Bedeutung	(protektive) Antikörper der sekundären Immunantwort	Antikörper der primären Immunantwort	immunologische Schleimhautbarriere	antigeninduzierte Differenzierung von B-Lymphozyten	Sofortallergie, immunologische Abwehr von Parasiten

+: vorhanden; –: nicht vorhanden
[1] membranständig auf B-Lymphozyten; [2] membranständig auf Basophilen und Mastzellen

Tab. 2 Immunglobuline: Immunglobulinketten des Menschen.

Isotyp	Vorkommen in Immunglobulinen der Klasse	M_r	isotypische oder Subklassenvarianten	allotypische Varianten
leichte Ketten (L-Ketten)				
κ	alle Klassen	22 000	keine	InV 1–3
λ	alle Klassen	22 000	Oz$^+$, Oz$^-$ Ke$^+$, Ke$^-$	—
schwere Ketten (H-Ketten)				
γ	IgG	50 000	1–4	Gm 1–23
α	IgA	50 000	1–2	Am 1–2
μ	IgM	58 000	1–2	Mm 1–2
δ	IgD	56 000	—	—
ε	IgE	61 000	—	—
J-Kette	IgM sekretorisches IgA	15 000	—	—

und Kettentypen, die bei nicht artverwandten Organismen eine Immunantwort auslösen **2. allotypische Determinanten:** spezifische Antigene aufgrund bestimmter genetischer Varianten der L- und insbesondere H-Ketten, die nicht bei allen Gesunden einer Spezies vorkommen; z. B. die Allotypen InV 1–3 in Abhängigkeit von der Aminosäure Leucin oder Valin in Position 191 der L(κ)-Ketten sowie über 20 allotypische Varianten der H-Ketten (z. B. Gm-Marker auf γ-Ketten, Am-Marker auf α-Ketten; Gm-System; Am*-System) **3. idiotypische Determinanten:** für monoklonal gebildete Antikörper (Idiotypen; Idiotypie*) spezifische Anordnung der Aminosäuren* im Paratop*.

Referenzbereiche: Im Serum*:
- IgM: 40–300 mg/dl
- IgG: 700–1600 mg/dl
- IgA: 80–450 mg/dl
- IgD: ≤ 100 U/ml
- IgE: ≤ 100 U/ml (> 100 U/ml Allergie wahrscheinlich< 20 U/ml Allergie unwahrscheinlich; Graubereich: 20–100 U/ml).

Indikationen:
- veränderte Globulin-Fraktionen in der Bluteiweiß*-Elektrophorese
- Diagnostik von: **1.** monoklonalen Gammopathien* **2.** Allergien* **3.** Autoimmunkrankheiten* **4.** Infektionen* **5.** chronischen Lebererkrankungen*.

Material und Präanalytik: Je nach Indikation: Serum*, Nabelschnurblut, Liquor* cerebrospinalis, Tränenflüssigkeit*, Speichel* oder Flüssigkeit einer bronchoalveolären Lavage.

Immunglobulin E n: syn. Immunglobulin der Klasse E; Abk. IgE. Immunglobulin*, das an der Parasitenabwehr beteiligt ist und Allergien* vom Typ I auslöst. IgE macht 0,1 % aller Immunglobuline aus und ist im Blut zu finden. Die Bestimmung der IgE-Konzentration ist indiziert bei allergischen Erkrankungen, ungeklärter Eosinophilie*, IgE-Plasmozytom*, Atopie*, Immundefektsyndromen und bei Organabstoßung nach Transplantation*.

Hintergrund:
- im Serum nur in Spuren enthalten (100–300 µg/l)
- kommt v. a. zellgebunden vor auf der Membranoberfläche basophiler Granulozyten* und Mastzellen* (an IgE-Rezeptoren gebunden)
- bei Antigenkontakt werden Mediatoren* freigesetzt, besonders Histamin*.

Referenzbereiche:
- Erwachsene: < 100 IE/ml bzw. < 240 µg/l
- Kinder 10–15 Jahren: < 200 IE/ml bzw. < 480 µg/l
- Kinder 6–9 Jahre: < 90 IE/ml bzw. < 216 µg/l
- Kinder 2–5 Jahre: < 60 IE/ml bzw. 144 µg/l
- Kinder 1 Jahr: < 15 IE/ml bzw. < 36 µg/l
- Neugeborene: < 1,5 IE/ml bzw. < 3,6 µg/l.

Bewertung:
- erhöhte Konzentration bei: **1.** Allergie vom Typ I **2.** Atopie **3.** Parasitenbefall **4.** Paraproteinen* (Multiples Myelom*) **5.** IgE-Plasmozytom* **6.** Verbrennungen **7.** Dermatosen **8.** Hyper*-IgE-Syndrom **9.** T-Zell-Defekten **10.** Wiskott-Aldrich-Syndrom
- normwertiges IgE schließt Allergie und Atopie nicht aus, umgekehrt ist eine erhöhte

Immunglobulin G

Tab. 1 Immunglobulin G: Referenzbereich für Gesamt-IgG und Subklassen.

Alter	IgG1 [g/l]	IgG2 [g/l]	IgG3 [g/l]	IgG4 [g/l]
0–1 Mon.	2,4–10,6	0,87–4,1	0,14–0,55	0,04–0,56
12–18 Mon.	2,5–8,2	0,38–2,4	0,15–1,07	< 0,03–0,62
6–9 J.	4,0–10,8	0,85–4,1	0,13–1,42	< 0,03–1,89
Erwachsene	4,9–11,4	1,5–6,4	0,2–1,1	< 0,08–1,4

Tab. 2 Immunglobulin G: Bewertung der IgG-Subklassen im Blut.

IgG-Subklasse	Ergebnis	Ursachen/Bewertung
IgG1	↓	primäres Antikörpermangelsyndrom*; common variable immunodeficiency; Verlust/Verbrauch: nephrotisches Syndrom*, Immunkomplexvaskulitis (Purpura* Schoenlein-Henoch)
	↑	Allergie*; Virusinfekte; Toxine* von Bakterien*; HIV
IgG2	↓	häufigster angeborener Subklassen-Mangel; gelegentlich mit IgA-Mangel assoziiert
	↑	meist ohne diagnostische Relevanz; Infektionen mit Bakterien mit LPS-haltiger Kapsel wie Haemophilus* influenzae oder Streptococcus pneumoniae
IgG3	↓	häufigster Subklassen-Mangel bei Erwachsenen, verbunden mit rezidivierenden Bronchitiden, Asthma* bronchiale, obstruktiven Lungenerkrankungen*, Diarrhö*; gelegentlich mit IgG1-Mangel assoziiert
	↑	Infektionen durch Viren*; Toxine von Bakterien, Autoimmunerkrankungen; HIV
IgG4	↓	ohne klinische Relevanz bei isoliertem Mangel
	↑	Parasitosen*; Allergien*; Mukoviszidose*; nach Hyposensibilisierung

IgE-Konzentration kein Beweis für Allergie oder Atopie.

Immunglobulin G *n*: syn. Immunglobulin der Klasse G; Abk. IgG. Präzipitierende und komplementbindende Immunglobulin*-Klasse. Die Subklassen IgG1 bis IgG3 richten sich gegen Viren* und Bakterien*, IgG4 gegen Parasiten*. IgG wird beispielsweise zur Abklärung von Gammopathien* oder Antikörpermangelsyndromen bestimmt. Die Bestimmung erfolgt per Immunnephelometrie oder Immunturbidimetrie, die Einteilung der Subklassen per ELISA oder Lumineszenz-Immunoassay.
Biochemie und Physiologie: Einteilung: IgG werden in 4 Subklassen (IgG1 bis IgG4) eingeteilt. **Vorkommen:**
– intra- und extravaskulär gleichmäßig verteilt
– stellt ca. 75 % aller Immunglobuline im Serum* und ca. 15 % aller Serumproteine.

Aufgaben: Sekundäre Immunantwort:
– insbesondere Abwehr mikrobieller Infektionen (durch Opsonierung, Zytolyse)
– direkte Zerstörung des Antigens: über Bildung von Immunkomplexen* und Aktivierung von Komplement
– indirekte Zerstörung der antigentragenden Zielzelle: über Bindung an Killerzellen*
– postnataler Infektionsschutz: einzige plazentagängige Ig-Klasse.

Referenzbereiche: Siehe Tab. 1
Indikation zur Laborwertbestimmung:
– atypische Gammafraktion in der Serumelektrophorese, Abklärung von Gammopathien, Hypogammaglobulinämien und Antikörpermangelsyndromen
– chronische/rezidivierende Atemwegserkrankungen
– infektbedingtes Asthma* bronchiale
– bronchopulmonale Erkrankungen in Kombination mit Diarrhö*
– Kontrolle des Immunsystems nach Therapie (Splenektomie*, Knochenmarkstransplantation, Therapie mit Immunsuppressiva*, Ig-Gabe).

Bewertung: Gesamt-IgG:
– erhöht bei: **1.** monoklonaler IgG-Gammopathie **2.** Infekten **3.** chronischer Hepatitis* **4.** Leberzirrhose* **5.** chronischen Erkrankungen wie rheumatoider Arthritis* oder Autoimmunerkrankungen
– erniedrigt bei IgG-Antikörpermangelsyndromen.

Subklassen: siehe Tab. 2.
Immunglobulin-Klassenwechsel *m*: engl. *class switch recombination*; syn. Antikörper-Klassenwechsel. Transkriptionsänderung aufgrund somatischer Rekombination innerhalb der IgM-produzierenden B-Lymphozyten und Plasmazellen*, die zur Synthese alternativer Antikörperisotypen führt wie IgG, IgA, IgE. Sie ist bei bestimmten Immundefekten* gestört, z. B. beim Hyper*-IgM-Syndrom und NEMO-Defekt.
Immunglobulin M *n*: syn. Immunglobulin der Klasse M; Abk. IgM. Hauptsächlich intravaskulär vorkommendes Immunglobulin* (M_r ca. 900 000, Sedimentationskonstante 19 S) mit einer pentameren Struktur (10 Paratope). IgM sind agglutinierende, komplementbindende und toxinneutralisierende Antikörper*, die insbesondere im Rahmen der primären Immunantwort* gebildet werden. Zur IgM-Klasse gehören die natürlichen Antikörper wie Blutgruppenantikörper, Kälteagglutinine und Rheumafaktoren.
Immunglobulinmangel *m*: engl. *immunoglobulin deficiency*; syn. Antikörpermangel. Verminderung der Konzentration (Hypogammaglobulinämie) oder Fehlen (Agammaglobulinämie) aller oder einzelner Klassen von Immunglobulinen* (Ig) in Serum und Sekreten mit Störung der humoralen Immunität*. Die klinische Manifestation ist abhängig von den betroffenen Immunglobulinklassen. Immunglobulinmangel ist erworben, angeboren oder physiologisch.
Formen: Erworbener Immunglobulinmangel (häufigste Form):
– meist durch Proteinverlust, z. B. bei: **1.** nephrotischem Syndrom* **2.** exsudativer Enteropathie* **3.** intestinaler Lymphangiektasie **4.** großflächiger Verbrennung*
– pathologisch verminderte Ig-Synthese bei Erkrankungen des lymphatischen Systems: **1.** M. Waldenström **2.** Plasmozytom* **3.** Non*-Hodgkin-Lymphom **4.** Thymom* **5.** chronische lymphatische Leukämie* **6.** maligne Tumoren im weit fortgeschrittenen Stadium
– Immunsuppression*, unter anderem durch bestimmte Medikamente (Kortikoide*)
– Hyperkatabolismus (Hyperthyreose*)
– Sepsis*
– infolge von Virusinfektionen, z. B. mit Masern*, Röteln* und EBV.

Angeborener Immunglobulinmangel: Gestörte Antikörperbildung durch erblichen Immundefekt*, siehe primäres Antikörpermangelsyndrom* und selektiver IgA*-Mangel. **Physiologischer Immunglobulinmangel beim Säugling:** Postnataler Mangel an Antikörpern durch verzögert einsetzende Antikörperbil-

dung, siehe transiente Hypogammaglobulinämie des Kleinkindalters.
Diagnostik: Referenzwerte: Antikörperklassen im Serum:
- IgM: 40–300 mg/dl
- IgG: 700–1600 mg/dl
- IgA: 80–450 mg/dl
- IgD: ≤ 100 U/ml
- IgE: ≤ 100 U/ml.

Bewertung:
- IgG vermindert: **1.** Immunsuppression **2.** primäres Antikörpermangelsyndrom **3.** nephrotisches Syndrom
- IgM vermindert: **1.** Immunsuppression **2.** primäres Antikörpermangelsyndrom **3.** chronische lymphatische Leukämie
- IgA vermindert: **1.** Immunsuppression **2.** primäres Antikörpermangelsyndrom (selektiver IgA-Mangel) **3.** chronische lymphatische Leukämie
- IgD oder IgE vermindert: ohne klinische Relevanz.

Therapie: Ggf. Substitution von Immunglobulinen: Gabe von intravenösen* Immunglobulinen (IVIG) oder subkutanen* Immunglobulinen (SCIG).

Immunglobulin-Superfamilie *f*: engl. *immunoglobulin superfamily*. Gruppe von meist membranständigen Proteinen mit mindestens einer immunglobulinähnlichen Domäne (globuläre Struktur mit Disulfidbrücke). Hierzu gehören beispielsweise Immunglobuline*, RAGE, Histokompatibilitätsantigene (HLA*-System), CD1, CD2, CD3, CD4, CD8, Rezeptoren für Fc*-Fragment, für PDGF und M-CSF (CSF = colony stimulating factor), verschiedene Zelladhäsionsmoleküle* und der T-Zell-Antigen-Rezeptor.

Immunhämagglutination *f*: engl. *immunohemagglutination*. Durch Antikörper* gegen Erythrozytenantigene hervorgerufene Hämagglutination*.

Immunhämolyse *f*: engl. *immunohemolysis*. Hämolyse* infolge Aktivierung des Komplementsystems durch komplementbindende, gegen Erythrozytenantigene gerichtete Antikörper (hämolytische Anämie*). Die Therapie erfolgt mit Glukokortikoiden* oder anderen Immunsuppressiva. Bei rezidivierender Immunhämolyse kann, wie bei anderen therapierefraktären insbesondere hämolytischen Anämien, eine Splenektomie erwogen werden.

Immunhistologie *f*: engl. *immunohistology*. Methode, um Proteine oder andere Antigene (z. B. Tumorantigene*) auf oder in Zellen und Geweben in histologischen Präparaten sichtbar zu machen. Die Markierung erfolgt über Antikörper*, die hochspezifisch an die zu detektierenden Antigene binden. Die Visualisierung erfolgt über Immunfluoreszenz* oder enzymatische Farbreaktionen.

Immuninsuffizienz → Immundefekt

Immunisierung *f*: engl. *immunisation*. Herbeiführen einer Immunität* des Organismus. Unterschieden werden aktive, passive und simultane Immunisierung.

Formen:
- **aktive** Immunisierung: durch Überstehen einer Krankheit oder durch künstliche Zufuhr von Immunogenen, das heißt durch lokale (Einreiben auf Haut und Schleimhäuten), orale oder parenterale Applikation von lebenden, abgeschwächten, vermehrungsfähigen oder toten Erregern, Toxoiden bzw. Antigenen der Erreger
- **passive** Immunisierung: durch Applikation von spezifischen Antikörpern, Immunglobulinen oder Serum immunisierter Menschen bzw. Tiere: **1.** bewirkt sofortigen Infektionsschutz, der aber nur begrenzte Zeit anhält **2.** dient der kurzfristigen Prophylaxe und als Therapie bei schon Infizierten (z. B. bei Hepatitis A und B, Masern, Röteln, Tetanus, Tollwut) **3.** Neugeborene bekommen über die Muttermilch Immunglobuline
- **simultane** aktive und passive Immunisierung, z. B. bei Verletzungen von nicht gegen Tetanus geimpften Personen: **1.** Immunserum verhindert den Ausbruch der Krankheit (passive Immunisierung) **2.** Impfstoff (Toxoidgabe) führt zum Aufbau einer aktiven Immunität.

Immunität *f*: engl. *immunity*. Unempfänglichkeit des Organismus für eine Infektion mit pathogenen Mikroorganismen* (antiinfektiöse Immunität) oder Schutz vor der Wirkung mikrobieller Stoffwechselprodukte (Endo- und Exotoxine) sowie pflanzlicher oder tierischer Gifte (antitoxische Immunität). Immunität beruht auf unspezifischen Abwehrmechanismen oder einer adäquaten Immunantwort* des Immunsystems.

Einteilung: Nach der Spezifität:
- **unspezifische** (auch innate, angeborene, konstitutionelle) Immunität: **1.** bildet die natürliche Resistenz einer Art und umfasst verschiedene physikalische (v. a. die Haut-Schleimhaut-Barriere) und biologische Schutzmechanismen, z. B. antimikrobiell wirksame Enzyme u. a. Substanzen in Zellen, Geweben und auf Schleimhäuten, Phagozytose*, Mikrobizidie*, Komplement und natürliche Killerzellen* **2.** äußert sich u. a. als natürliche Resistenz* einer Spezies, z. B. des Menschen gegen den Erreger der Hundestaupe
- **spezifische** (auch adaptive, erworbene) Immunität: **1.** wird durch eine adäquate (protektive) Immunantwort* des Immunsystems erworben oder passiv vermittelt durch Übertragung von Antikörpern oder Effektorzellen, z. B. als Leihimmunität oder iatrogen (Serumprophylaxe*; Serumtherapie*) **2.** besteht aus selektiv zu einer immunologischen Reaktion mit dem entsprechenden Antigen befähigten spezifischen Antikörpern in Körperflüssigkeiten (humorale Immunität) und spezifisch sensibilisierten T*-Lymphozyten, B*-Lymphozyten u. a. immunkompetenten Zellen* (zellvermittelte Immunität) **3.** als Teilkomponente der spezifischen Immunität produzieren B-Lymphozyten Antikörper, die körperfremde Stoffe direkt oder indirekt zerstören **4.** als Teilkomponente der spezifischen Immunität wirken T-Lymphozyten direkt zellzerstörend (zytotoxisch) oder bilden Zytokine (Proteine, die das Verhalten oder Eigenschaften anderer Zellen ändern), die v. a. Makrophagen aktivieren und steuern **5.** als Teilkomponenten der spezifischen Immunität kooperieren B- und T-Lymphozyten über Kommunikations- und Signalmoleküle (z. B. Interleukine, Zytokine) nicht nur untereinander, sondern auch mit allen weiteren immunkompetenten Zellen des Organismus und bilden so eine große funktionelle Einheit.

Nach dem Erwerb:
- **natürliche** Immunität: beruht auf dem Vorkommen natürlicher, regulärer Antikörper* (z. B. gegen fremde Blutgruppenantigene), die ohne früheren Kontakt mit dem entsprechenden Antigen zur immunologischen Reaktion bereit sind; Bildung ist wahrscheinlich auf kreuzreagierende Antigene in Darmflora und Nahrung zurückzuführen
- **angeborene** Immunität: umfasst alle bei der Geburt bestehenden Fähigkeiten zur spezifischen und unspezifischen immunologischen Abwehr; umfasst die natürliche Immunität und die diaplazentar übertragenen mütterlichen Antikörper
- **Leihimmunität:** umfasst über die Plazenta (v. a. IgG-Antikörper) und nach der Geburt über die Muttermilch (v. a. sekretorisches IgA) auf das Kind übertragene Antikörper, die das Kind vorübergehend passiv immunisieren
- **erworbene** Immunität: bedeutet die im Laufe des Lebens durch Antigenkontakt erworbene spezifische Immunität; Schutzimpfungen* führen zu Antikörperbildung und aktiver Immunisierung* und erweitern somit die erworbene Immunität.

Immunkoagulopathien *f pl*: engl. *immunocoagulopathies*. Durch neutralisierende (gegen Gerinnungsfaktoren* gerichtete spezifische) oder interferierende Antikörper (sog. Immunhemmkörper) verursachte Störungen der Blutgerinnung*.

Vorkommen:
- v. a. bei Hämophilie A (selten B) als Hemmkörperhämophilie*
- Immunkoagulopathien* durch spezifische Antikörper gegen Fibrinogen*, Faktor V, VII, X, XI, XIII oder vWF (vgl. Blutgerinnung*), Protein C und Protein S: **1.** vereinzelt bei Frauen post partum **2.** als Arzneimittelreaktion **3.** bei Allergien, Antiphospholipid*-Syndrom und rheumatoider Arthritis*.

Immunkomplexe *m pl*: engl. *immunocomplexes*. Proteinkomplexe aus Antigen*, spezifischem Antikörper* und häufig auch Komplement-Proteinen (C1q, C3d). Immunkomplexe zirkulieren im Blut oder präzipitieren im Gewebe. Der Nachweis erfolgt über den C1q-Bindungsassay oder über eine PEG-Fällung. Immunkomplexe werden bestimmt, um Verlauf und Therapieerfolg von Immunkomplexkrankheiten* zu kontrollieren.

Physiologie: Im Blut zirkulierende Immunkomplexe entstehen im Rahmen der physiologischen Immunantwort* gegen Bakterien* oder Viren*, um diese zu eliminieren. Sie werden von Phagozyten abgebaut. Sie zirkulieren vermehrt im Blut, wenn die Abbaukapazität der Phagozyten überschritten wird. Die zirkulierenden Immunkomplexe* können sich dann in Organen ablagern.

Indikationen: Verlaufskontrolle von Immunkomplexkrankheiten:
- Autoimmunkrankheiten* wie: **1.** systemischer Lupus* erythematodes **2.** rheumatoide Arthritis* **3.** Vaskulitis*
- Morbus* Crohn und Colitis* ulcerosa
- infektiös bedingte Immunkomplexkrankheiten: **1.** Hepatitis B und C **2.** Zytomegalie* **3.** Malaria* **4.** Toxoplasmose* **5.** Streptokokken
- Glomerulonephritis*/IgA*-Nephropathie.

Bewertung: Erhöhte Konzentration:
- Autoimmunkrankheiten* und Erkrankungen des rheumatischen Formenkreises (z. B. rheumatoide Arthritis, SLE)
- chronisch-entzündliche Darmerkrankungen (Colitis* ulcerosa, Morbus* Crohn)
- Infektionskrankheiten (bakterielle und virale Erkrankungen, Parasitosen*)
- Glomerulonephritis* (insbesondere IgA*-Nephropathie)
- chronische Lebererkrankungen*, v. a. primär biliäre Cholangitis*
- Malignome
- Mukoviszidose*
- idiopathische interstitielle Pneumonie*
- Serumkrankheit*.

Negatives Ergebnis (keine zirkulierenden Immunkomplexe nachweisbar): Der Ausschluss einer Immunkomplexkrankheit ist nicht möglich, da gewebeständige Immunkomplexe nicht erfasst werden!

Immunkomplex-Glomerulonephritis *f*: syn. Glomerulonephritis vom Immunkomplex-Typ. Siehe Membranoproliferative Glomerulonephritis*.

Immunkomplexkrankheiten *f pl*: engl. *immune complex diseases*. Erkrankungen, bei denen die Ablagerung von löslichen Immunkomplexen* in den Blutgefäßwänden eine ursächliche, den Krankheitsprozess unterhaltende oder mitbestimmende Rolle spielt. Hierzu zählen die Serumkrankheit, viele Autoimmunkrankheiten, Glomerulonephritis*, bakterielle Endokarditis*, Lepra*, Malaria*, afrikanische Trypanosomiasis, chronische Hepatitis* (v. a. Hepatitis C) und hämorrhagisches Dengue*-Fieber.

Pathogenese: Immunkomplexe verursachen eine Überempfindlichkeitsreaktion vom Arthus-Typ (Typ III der Allergie*), weil sie das Komplementsystem (C3 und C5) aktivieren, sodass lokale Entzündungsprozesse verstärkt werden.

Immunkomplex-Nephritis: Humoral- bzw. Antikörper-vermittelte Glomerulonephritis* durch Ablagerung von Immunkomplexen im Bereich der renalen Glomerula.

Immunkomplexvaskulitis → Vaskulitis, systemische

Immunmodulation *f*: engl. *immunomodulation*. Beeinflussung der Immunantwort* durch körpereigene oder -fremde (Arzneimittel, Biologika) Substanzen. Hierzu werden u. a. Arzneimittel eingesetzt, die primär das unspezifische Immunsystem aktivieren. Außerdem wird das Immunsystem ständig moduliert durch Ernährung, Bewegung und Emotionen.

Immunmodulatoren *m pl*: Wirkstoffe mit stimulierender oder hemmender Wirkung auf das Immunsystem*. Unterschieden werden körpereigene Immunmodulatoren wie Interleukine*, Interferone*, TNF-α und CSF, sowie körperfremde Immunmodulatoren. Zu letzteren gehören Levamisol, Lenalidomid, Pomalidomid, pflanzliche Immunmodulatoren (Echinacea purpurea, Boswellia serrata) sowie Immunmodulatoren aus Organextrakten oder Mikroorganismen (E. coli, Enterococcus faecalis).

Immunmodulatoren, topische *m pl*: Calcineurin*-Inhibitoren (Abk. TCI) zur topischen Anwendung. Wirkstoffbeispiele sind Pimecrolimus und Tacrolimus*. TIM sind verträglicher als topische Glukokortikoide*, da sie keine Hautatrophie* auslösen, und werden eingesetzt bei atopischem Ekzem und off-label bei Psoriasis*, chronischen Ekzemen, Graft*-versus-Host-Reaktion und Rosazea*.

Immunoassay *m*: syn. Immunassay. Sammelbezeichnung für die verschiedenen Analysemethoden zum quantitativen Nachweis antigener Substanzen (Proteine, Hormone, Enzyme, Tumormarker, Arzneimittel, Antikörper, Viren) in biologischen Flüssigkeiten (Serum, Urin) in vitro durch Antigen*-Antikörper-Reaktion. An die Stelle von Vollantigenen können auch Haptene (Antigen*) treten.

Immunoblasten → Lymphoblasten
Immunoblot → Western-Blotting-Methode
Immunogen → Allergen
Immunogen → Antigen
Immunogenität: Fähigkeit einer Substanz (Antigen*) das Immunsystem zu stimulieren und eine Immunantwort hervorzurufen. Die Immunogenität ist abhängig von der Größe und Struktur der Substanz und des Immunstatus*.

Immunologie *f*: engl. *immunology*. Lehre von Struktur und Funktion des Immunsystems sowie den Erkennungs- und Abwehrmechanismen eines Organismus für körperfremde (unter Umständen auch körpereigene) lösliche Substanzen und Gewebe. Die Immunologie umfasst zahlreiche Teilgebiete wie die Immunchemie, -genetik, -pathologie, -pharmakologie, -hämatologie und -endokrinologie sowie die Psychoneuro-, Tumor- und Transplantationsimmunologie.

immunologische Verfahren → Immunoassay
immunoossäre Dysplasie → Chondrodysplasia metaphysaria

Immunopathien *f pl*: engl. *immunodeficiency diseases*. Durch Störungen des Immunsystems bzw. durch schädliche Immunreaktionen verursachte Krankheiten, z. B. Immundefekte*, Autoimmunkrankheiten* und Immunkomplexkrankheiten*.

Immunorchitis *f*: engl. *autoimmune orchitis*; syn. Autoimmunorchitis. Entzündung des Hodens aufgrund immunologischer Prozesse. Eine Immunorchitis kommt vor bei viralen, hämatogenen Infektionen (Mumps*, Masern*, Röteln*), bei Autoimmunerkrankungen (vgl. granulomatöse Thyroiditis) sowie aufgrund von Antikörperbildung nach Trauma* oder operativem Eingriff.

Immunozytom → Makroglobulinämie
Immunparalyse → Immundefekt
Immunparalyse → Immuntoleranz

Immunpathologie *f*: Fachdisziplin, die Störungen des Immunsystems untersucht. Dazu gehören u. a. Allergien*, Autoimmunkrankheiten* und Immundefekte*.

Immunreaktion → Allergie
Immunreaktion → Antigen-Antikörper-Reaktion
Immunreaktion → Immunantwort

Immunrekonstitutionssyndrom *n*: engl. *immune reconstitution syndrome*. Krankheitserscheinungen bei Patienten mit HIV-Infektion kurz nach Beginn der antiviralen Kombinationstherapie*. Durch das sich erholende Immunsystem werden latent bestehende Infektionen wie z. B. CMV-Retinitiden und mykobakterielle Infektionen effizienter bekämpft mit der Folge deutlicher klinischer und laborchemischer Entzündungszeichen.

Immunserum → Antiserum

Immunstatus *m*: Erfassung der Funktionsfähigkeit des Immunsystems. Der zelluläre Immunstatus umfasst die Anzahl und Funktionsfähigkeit der Immunzellen, der humorale Immunstatus die Anzahl und Funktionalität von Antikörpern und Komplementfaktoren. Der Immunstatus wird beim Verdacht auf Immundefekte* oder bei Immunsuppression* erhoben. Eine präventive Bestimmung ist nicht sinnvoll.

Immunstimulanzien *n pl*: engl. *immunostimulants*. Substanzen, welche die Aktivität des Immunsystems (v. a. die Paraimmunität*) erhöhen oder die Immunantwort auf Antigene verstärken, wobei sie selbst keine oder nur geringe antigene Wirkung besitzen (Adjuvans). Sie werden daher zur Förderung der Immunabwehr sowie bei Immundefektzuständen therapeutisch angewendet.

Einteilung:
- körpereigene Immunstimulanzien: verschiedene Zytokine* wie Interferone* (Interferon-γ), Interleukine* (Interleukin 1, 2 und 6) und koloniestimulierende Faktoren (CSF)
- körperfremde Immunstimulanzien: **1.** pflanzliche Stoffe, insbesondere Presssäfte und Auszüge von Echinacea, Mistelpräparate, Lektin **2.** Extrakte aus Mikroorganismen (z. B. Vakzine) **3.** Extrakte aus tierischen Organen (z. B. Thymusfaktoren*) **4.** niedermolekulare synthetische Substanzen (z. B. Levamisol).

Die Wirksamkeit körperfremder Immunmodulatoren ist umstritten. Vor allem bei Autoimmunerkrankungen ist Vorsicht geboten.

Immunstimulation *f*: engl. *immunostimulation*. Aktivierung des angeborenen und/oder adaptiven Immunsystems zur Erhöhung der Abwehrbereitschaft gegen Infektionen* oder Mikrometastasen bei Krebserkrankungen durch Immunstimulanzien* oder physikalische Reize (z. B. Wärme, Kälte, Bewegung, klimatische Faktoren).

Hintergrund: Eine Immunstimulation kann durch Mikroorganismen (z. B. Bakterien), Organpräparate (z. B. Thymusextrakte) oder Phytotherapeutika (z. B. Echinacea- oder Mistelpräparate) erfolgen oder durch Reiztherapien wie Kneippsche Anwendungen, anaeroben Ausdauersport, Hyperthermie oder Fasten. Therapeutisch ist eine Immunstimulation mittels Immunstimulanzien zum Zwecke der Stärkung der körpereigenen Abwehrkräfte gewünscht, z. B. bei Impfungen oder Tumortherapie. Je nach Verfahren wird die zelluläre oder humorale Immunität beeinflusst.

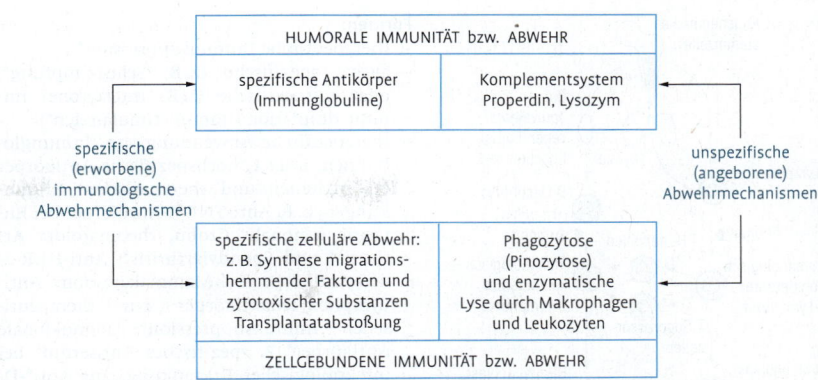

Immunsystem Abb. 1: Übersicht über Immunmechanismen und Abwehrreaktionen des Menschen. [26]

Immunsuppression *f*: engl. *immunosuppression*. Unterdrückung oder Abschwächung der Immunantwort*. Dies ist als Wirkung oder UAW von Medikamenten möglich, tritt aber auch bei verschiedenen Erkrankungen auf.

Komplikationen: Erhöhtes Infektionsrisiko und spezifische Infektionen, z. B. endogene Reaktivierung einer latenten Tuberkulose-Infektion unter TNF-α-Blockade.

Immunsuppressiva *n pl*: engl. *immunosuppressives*. Arzneimittel, die selektiv (z. B. therapeutische monoklonale Antikörper*) oder unspezifisch (Glukokortikoide*, Cyclophosphamid, Azathioprin*, Ciclosporin* A) immunologische Reaktionen unterdrücken. Im weiteren Sinn sind auch andere immunsupprimierende Agenzien wie ionisierende Strahlen gemeint. Immunsuppressiva werden in der Transplantationsmedizin und zur Behandlung von Autoimmunkrankheiten eingesetzt.

Immunsystem *n*: engl. *immune system*. Komplexes funktionelles System der Vertebraten zur Erhaltung der physischen Individualität des Körpers. Am Immunsystem sind die Organe des lymphatischen Systems sowie im gesamten Organismus vorkommende mobile Zellen (v. a. Lymphozyten*, Zellen des Monozyten-Makrophagen-Systems, Granulozyten*) und Moleküle (Immunglobuline*, Lymphokine*) beteiligt.

Einteilung:
- **angeborenes** Immunsystem: unspezifische Abwehrmechanismen, u. a. durch Phagozyten*, natürliche Killerzellen*, Komplement und Lysozym*
- **erworbenes** Immunsystem: spezifische Immunantwort v. a. durch Lymphozyten* und spezifische Antikörper*.

Funktionen:
- Abwehr körperfremder Substanzen (Antigene), Infektionsabwehr*, Immunabwehr*
- kontinuierliche Elimination anomaler (z. B. maligne entarteter) Körperzellen (immunologische Überwachung).

Für die Abwehr (Erkennen, Antworten, Erinnern) körperfremder Strukturen stehen dem Menschen 4 Gruppen von Abwehrmechanismen zur Verfügung (siehe Abb. 1):

- **humorale Abwehrmechanismen: 1. unspezifische** humorale Abwehrmechanismen: z. B. Interferone*, Lysozym*, Komplement und Properdin **2. spezifische** humorale Abwehrmechanismen: Antigen*-Antikörper-Reaktion, humorale Faktoren, zirkulierende Immunglobuline*
- **zelluläre Abwehrmechanismen: 1. angeborene** zelluläre Abwehrmechanismen: Fähigkeit von Makrophagen und Granulozyten (Leukozyten*), Bakterien oder Partikel zu phagozytieren; Makrophagen und Granulozyten sind hierfür mit besonderen Erkennungsregionen auf ihrer Zellmembran ausgerüstet; Makrophagen phagozytieren oft die Antigene, bauen sie teilweise ab und bieten sie dann in geeigneter Form an ihrer Oberfläche den immunkompetenten Lymphozyten an. **2. spezifische** zelluläre Abwehrmechanismen: ist an lymphoide Zellen gebunden. Diese zelluläre Basis der Immunantwort* wird durch 2 zelluläre Systeme gewährleistet, die durch Mittler (z. B. CD4-positive T-Helferzellen und CD8-positive T-Suppressorzellen) eng zusammenarbeiten (siehe Abb. 2).: **I.** T-Zellen (thymusabhängig): etwa 60–70 % der Blutlymphozyten sind T-Lymphozyten. Die thymusabhängigen Lymphozyten reagieren selbst mit dem Antigen und führen zur Reaktion vom verzögerten Typ. Sie produzieren keine Antikörper, sind aber durch Synthese verschiedener Faktoren (chemotaktische, zytotoxische und mitogene

Immunszintigrafie

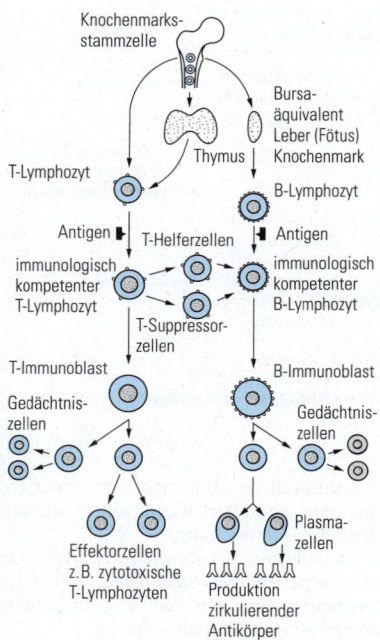

Immunsystem Abb. 2: B- und T-Zellen-System.

Substanzen) für die zelluläre Immunität wesentlich und werden z. T. in Killerzellen umgewandelt (wirksam z. B. gegenüber virusinfizierten oder maligne transformierten Zellen). II. B-Zellen (thymusunabhängig): 10–30 % der Blutlymphozyten des Menschen sind B-Zellen. Die B-Lymphozyten differenzieren sich nach Aktivierung durch den Kontakt mit einem Antigen zu Plasmazellen, welche spezifische Antikörper* bilden, oder zu sensibilisierten Zellen, die eine Antigeninformation aufgenommen und ein Gedächtnis dafür entwickelt haben (memory cells).

Immunszintigrafie *f*: engl. *immunoscintigraphy*. Spezielles Verfahren der Szintigrafie* in der Tumordiagnostik und Entzündungsdiagnostik, bei dem mit Gammastrahlern radioaktiv markierte, monoklonale Antikörper, deren Fragmente oder Peptidrezeptorliganden nach Injektion in vivo mit entsprechenden Zielantigenen oder Rezeptoren reagieren und damit eine Aktivitätsanreicherung im Zielgewebe erreicht wird (positive Darstellung im Szintigramm).

Immuntherapie *f*: engl. *immunotherapy*. Sammelbezeichnung für therapeutische oder prophylaktische Maßnahmen, die immunologische Reaktionen beeinflussen.

Formen:
- therapeutische Immunsuppression*
- aktive spezifische (z. B. Schutzimpfung*) oder unspezifische (z. B. Interferone) Immunstimulation (Immunstimulanzien*)
- therapeutische Anwendung von Immunglobulinen, u. a.: **1.** hochspezifische Antikörper bei malignen und rheumatischen Erkrankungen, z. B. Anti-TNF-α-Antikörper bei Enteritis regionalis Crohn, rheumatoider Arthritis* und Spondylarthritis*; Anti-HER-2/neu-Antikörper bei Mammakarzinom, Anti-Lymphozytenantikörper zur therapeutischen Immunsuppression*; monoklonale Antikörper* **2.** spezifisches Antiserum* bei infektiologischer Erkrankung, zur Anti*-D-Prophylaxe oder zur Therapie der Immunthrombopenie (Serumtherapie*) **3.** intravenöse Immunglobulintherapie (IVIG) bei Autoimmunkrankheiten
- Hyposensibilisierung bei Allergie (spezifische Immuntherapie*).

Immuntherapie, spezifische *f*: engl. *specific immunotherapy*; syn. Hyposensibilisierung; Abk. SIT. Schrittweises Herabsetzen einer allergenspezifischen IgE-vermittelten Reaktionsbereitschaft (Allergie* vom Soforttyp) durch regelmäßige, meist über einen längeren Zeitraum (oft mehr als 3 Jahre) erfolgende subkutane Injektion (Abk. SCIT) oder sublinguale Zufuhr (Abk. SLIT) des auslösenden Allergens in unterschwelligen, langsam ansteigenden Konzentrationen einer standardisierten Allergenlösung.

Wirkungen:
- Bildung blockierender Antikörper der IgG-Klasse
- Induktion regulatorischer T-Zellen
- Induktion antiidiotypischer Antikörper
- Supprimierung der Produktion spezifischer IgE-Antikörper
- verminderte Degranulationsbereitschaft der Mastzellen und basophilen Granulozyten
- Produktion immunmodulatorischer Zytokine
- Prävention von Neusensibilisierungen und Verminderung des Asthmarisikos
- mehrjährige nachgewiesene Langzeiteffekte auch nach Absetzen, v. a. bei bestimmten SCIT.

Indikationen:
- Nachweis einer IgE-vermittelten Sensibilisierung (mit Hauttest und/oder In-vitro-Diagnostik) in eindeutigem Zusammenhang mit klinischer Symptomatik (ggf. gesichert durch Provokationstest) wie Rhinitis* allergica, Rhinokonjunktivitis allergica oder leichtes und kontrolliertes allergisches Asthma* bronchiale
- Verfügbarkeit standardisierter bzw. qualitativ hochwertiger Allergenextrakte (insbesondere Pollen, Hausstaubmilben, Tierepithelien, Hymenopterengifte)
- Wirksamkeitsnachweis der geplanten SIT für die jeweilige Indikation
- nicht mögliche Allergenkarenz.

Es besteht die Möglichkeit einer Schnellhyposensibilisierung (sog. Ultra-rush) auch innerhalb von 1–2 Tagen, z. B. gegen Hymenopterengifte.

Immunthrombozytopenie: engl. *imune thrombocytopenia*; syn. **i**diopathische **t**hrombozytopenische **P**urpura; Abk. ITP. Isolierte Thrombozytopenie* infolge verkürzter Thrombozytenlebensdauer durch antithrombozytäre Autoantikörper. Die Betroffenen zeigen eine erhöhte Blutungsneigung, zu lebensbedrohlichen Blutungen kommt es jedoch selten. Unterschieden wird zwischen einer akuten passageren Form der ITP und einer chronischen Form.
- **akute passagere ITP:** plötzlicher Beginn, meist nach Virusinfekt (besonders bei Kindern), seltener nach Einnahme von Arzneimitteln (z. B. Antibiotika, Chinin, Chinidin, Digitoxin, Barbiturate) mit kurzem Verlauf, spontaner Besserung und gutem Ansprechen auf Therapie
- **chronische ITP:** Autoimmunkrankheit ohne erkennbare Ursache v. a. bei Frauen, mit schubweisem Verlauf über Monate bis Jahre.

Klinik: Bei Thrombozytenzahlen < 30 000/μl
- Blutungsneigung (Petechien, Hämaturie, gastrointestinale Blutung, intrazerebrale Blutung)
- keine Anämie oder Leukopenie
- im Knochenmark gesteigerte Megakaryozytopoese
- fehlende, allenfalls geringe Splenomegalie.

Therapie:
- ggf. Absetzen ursächlicher Arzneimittel
- Glukokortikoide, Immunglobuline, Zytostatika, Immunsuppressiva, Rituximab
- evtl. Splenektomie
- ggf. Thrombopoetin-Mimetika (Eltrombopag oder Romiplostim)
- bei akuter lebensbedrohlicher Blutung zusätzlich Thrombozytenkonzentrat oder aktiviertes Eptacog alpha (Off-Label-Use).

Prognose:
- tödliche Blutungen in < 1 % der Fälle
- bei 70 % dauerhafte Remissionen
- bei 30 % Rezidive, von denen > 50 % in chronischen Verlauf übergehen
- auch bei chronischer Form statistisch keine Einschränkung der Lebenserwartung.

Immuntoleranz *f*: engl. *immunotolerance*. Zustand der immunologischen Nichtreaktivität gegen körpereigene oder -fremde Antigene als spezifische Möglichkeit der Immunantwort* des intakten Immunsystems. Es handelt sich um einen aktiven Vorgang, der von B- und

T-Lymphozyten unabhängig voneinander entwickelt wird und auch nur einen Teil der Immunantwort betreffen kann.

Klinische Bedeutung:
- Störung der natürlichen Immuntoleranz als pathogenetischer Faktor bei Autoimmunkrankheiten
- therapeutische Induktion einer Immuntoleranz bei der spezifischen Immuntherapie*.

Immuntoxin *n*: engl. *immunotoxin*. Konjugat aus toxischer Substanz bakteriellen (Diphtherietoxin, Pseudomonas-Exotoxin A) oder pflanzlichen (z. B. Ricin, Abrin) Ursprungs und spezifischem, meist monoklonalem Antikörper gegen Zellmembranantigene (z. B. Tumorantigene*), vor allem bei Leukämien und Lymphomen.

Immuntoxizität *f*: engl. *immunotoxicity*. Toxische Wirkung eines Agens auf das Immunsystem. Die Giftwirkung auf das Immunsystem resultiert entweder in einer beeinträchtigten Immunantwort (Immunsuppression) oder in einer fehlgeleiteten Immunantwort (Allergie, Autoimmunreaktion).

Immunzellen → Zellen, immunkompetente

Impedanz [Elektrizität]: engl. *impedance*. Wechselstromwiderstand (Scheinwiderstand) einer elektron. Schaltung, die sich aus Widerständen, Kondensatoren und Spulen zusammensetzen kann; Formelzeichen Z, Einheit Ohm.

Impedanzaudiometrie *f*: engl. *impedance audiometry*. Messung der Impedanzänderung (Änderung des Schallwellenwiderstands) des Trommelfells bei Druckveränderungen im äußeren Gehörgang. Die Impedanzaudiometrie dient zur objektiven Diagnostik bei Mittelohrerkrankungen. Sie umfasst Tympanometrie*, atem- und pulssynchrone Impedanzänderungsmessungen und Stapediusreflexmessung*.

Impedanzkardiografie *f*: engl. *impedance cardiography*. Überwiegend intensivmedizinisch eingesetztes nichtinvasives Verfahren zur Messung hämodynamischer Parameter des Herzens wie Schlagvolumen* und Herzminutenvolumen* über Schwankungen des Widerstands (Impedanzänderung) am Thorax* während eines Herzzyklus*.

Imperativer Reiz: Reiz, der das Kommando zur Ausführung einer vorbereiteten motorischen oder kognitiven Aufgabe gibt. Imperative Reize werden in der psychologischen Testung verwendet, oft gemeinsam mit Hinweisreizen unter Zuhilfenahme apparativer Verfahren (kognitive Potenziale*, funktionelle* Magnetresonanztomografie), die es erlauben, Art, Ort und Geschwindigkeit der Reizverarbeitung zu bestimmen.

imperfectus: engl. *imperfect*. Unvollkommen.

impermeabel: engl. *impermeable*. Undurchgängig, undurchlässig.

Impetigo *f*: engl. *crusted tetter*. Nichtfollikuläre, oberflächliche, kontagiöse Pyodermie* mit Blasenbildung (vgl. Erysipel*). Auslöser sind meist koagulasepositive Staphylokokken, seltener Streptokokken. Kinder sind hauptsächlich betroffen, die Übertragung geschieht meist durch Schmierinfektion*.

Impetigo Bockhart → Folliculitis staphylogenes superficialis

Impetigo bullosa → Impetigo contagiosa

Impetigo contagiosa *f*: engl. *impetigo (contagiosa)*; syn. Grindflechte. Hochkontagiöse (Schmierinfektion*, Autoinokulation), nicht follikulär gebundene, oberflächliche blasenbildende Pyodermie* als Folge einer Infektion mit Staphylokokken oder Streptokokken, hauptsächlich Kinder betreffend und narbenlos abheilend, mit gehäuftem Auftreten bei atopischem Ekzem*. Die Diagnose wird klinisch gestellt, behandelt wird mittels lokaler antiseptischer Therapie und systemischer Antibiose.

Formen: Kleinblasige Impetigo contagiosa (syn. Impetigo vulgaris, Grindflechte):
- häufigste Hautinfektion bei Kindern, ausgelöst durch betahämolysierende Streptokokken der Gruppe A und Staphylokokken
- **Klinik:** im Gesicht, an Kopf und Extremitäten lokalisierte rötliche Flecken, auf denen sich Bläschen, Pusteln, Erosionen und gelbe bis braune Krusten (siehe Abb.) bilden
- entsteht oft auf vorgeschädigter Haut und bei mangelnder Körperpflege
- narbenfreie Abheilung
- endemisches Auftreten möglich
- **Komplikation:** akute Glomerulonephritis*.

Großblasige Impetigo contagiosa (syn. bullöse Impetigo contagiosa, Impetigo* bullosa, Pemphigus neonatorum bei Neugeborenen):

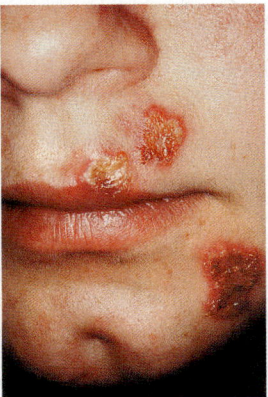

Impetigo contagiosa: typische goldgelb belegte entzündliche Herde bei kleinblasiger Impetigo contagiosa. [70]

- durch Exfoliativtoxine bildende Staphylococcus-aureus-Stämme verursacht
- **Lokalisation:** v. a. Abdomen, Hals- und Achselfalten und Genitalregion
- **Klinik:** große schlaffe Blasen auf gerötetem Untergrund, die zu goldgelben bis bräunlichen Krusten eintrocknen
- narbenfreie Abheilung
- **Komplikationen:** bei systemischer Streuung der Toxine ggf. staphylococcal scalded skin syndrome (SSSS) oder sog. Staphylokokken-Scharlach (durch Staphylococcus aureus ausgelöst, dem Scharlach* klinisch sehr ähnlich).

Therapie:
- Einhaltung strikter Hygienemaßnahmen, z. B. Kleidung und Bettwäsche mit mindestens 60 °C waschen
- kein Schul- oder Kindergartenbesuch betroffener Kinder bis zur Abheilung
- Fingernägel betroffener Kinder kürzen, um die Gefahr durch Autoinokulation durch Kratzen zu verringern
- Abdecken befallener Hautpartien durch Verbände
- antiseptisch wirksame Externa wie Polyhexanid, Polyvidon, Octenidin, Chlorhexidin*, evtl. desinfizierende Bäder
- evtl. lokale antibiotische Therapie mit Fusidinsäure
- bei großflächigen Herden oder V. a. Mischinfektionen systemische Antibiose, z. B. mit Cefalexin*; alternativ mit Clindamycin* oder Makroliden
- evtl. Antihistaminika* systemisch bei Pruritus*.

Impetigo herpetiformis *f*: Sehr seltene und schwer verlaufende Variante der Psoriasis pustulosa generalisata Typ Zumbusch bei Nebenschilddrüseninsuffizienz mit Hypokalzämie* (Hypoparathyroidismus). Betroffen sind meist Frauen, insbesondere in der 2. Schwangerschaftshälfte. Rezidive sind bei erneuter Schwangerschaft häufig. Selten tritt eine Impetigo herpetiformis auf bei Männern und Kindern nach Strumektomie.

Impetigo vulgaris → Impetigo contagiosa

Impfkalender *m*: engl. *calendar of vaccination*; syn. Impfplan. Von der Ständigen* Impfkommission (STIKO) festgelegte Reihenfolge empfohlener Standardimpfungen* für Säuglinge, Kinder, Jugendliche und Erwachsene mit dem Ziel einer Immunität* gegen wichtige Infektionskrankheiten*. Siehe Abb.

Impfkomplikation *f*: engl. *postvaccinal complication*. Seltene, über normale Impfreaktion oder Impfkrankheit* hinausgehende, schwerwiegende, behandlungsbedürftige Erkrankung nach Schutzimpfung*, beispielsweise Fieberkrampf* und anaphylaktische Reaktionen. In selten

Impfkalender:
Standardimpfungen nach den Empfehlungen der STIKO am Robert Koch-Institut (Stand August 2019) für Säuglinge, Kinder, Jugendliche und Erwachsene.

Impfung gegen	Alter in Wochen	Alter in Monaten					Alter in Jahren					
	6	2	3	4	11–14	15–23	2–4	5–6	9–14	15–17	ab 18	ab 60
Tetanus		G1	G2	G3	G4	N	N	A1	A2	A2	A (ggf. N)[5]	A (ggf. N)[5]
Diphtherie		G1	G2	G3	G4	N	N	A1	A2	A2		
Pertussis		G1	G2	G3	G4	N	N	A1	A2	A2		
Haemophilus influenzae Typ b (Abk. Hib)		G1	G2[2]	G3	G4	N	N					
Poliomyelitis		G1	G2[2]	G3	G4	N	N	N	A1	A1	ggf. N	ggf. N
Hepatits B		G1	G2[2]	G3	G4	N	N	N	N	N		
Pneumokokken[3]		G1		G2	G3	N						S[4]
Rotavirus	G1[5]	G2	(G3)	(G3)								
Meningokokken C					G1[6]	G1	N	N	N	N		
Masern					G1	G2	N	N	N	N	S[7]	
Mumps					G1	G2	N	N	N	N		
Röteln					G1	G2	N	N	N	N		
Varizellen					G1	G2	N	N	N	N		
Influenza												S[8]
Humanes Papillomavirus (Abk. HPV)									G1 und G2[9]	N[9]		
Herpes zoster												S[10]

G: Grundimmunisierung (bis zu 4 Teilimpfungen G1–G4); **A:** Auffrischimpfung; **S:** Standardimpfung;
N: Nachholimpfung (Grundimmunisierung bzw. Erstimmunisierung aller noch nicht Geimpften, Komplettierung bei unvollständiger Impfserie)

[1] Td-Auffrischimpfung alle 10 Jahre. Die nächste fällige Td-Impfung einmalig als Tdap- bzw. bei entsprechender Indikation als Tdap-IPV-Kombinationsimpfung
[2] Bei Anwendung eines monovalenten Impfstoffs kann diese Dosis entfallen.
[3] Frühgeborene erhalten eine zusätzliche Impfstoffdosis im Alter von 3 Monaten, d. h. insgesamt 4 Dosen.
[4] Impfung mit den 23-valenten Polysaccharid-Impfstoff
[5] Die 1. Impfung sollte bereits ab dem Alter von 6 Wochen erfolgen, je nach verwendetem Impfstoff sind 2–3 Dosen im Abstand von mindestens 4 Wochen erforderlich.
[6] Ab 12 Monaten.
[7] Einmalige Impfung mit einem MMR-Impfstoff für alle nach 1970 geborenen Personen ≥ 18 Jahre mit unklarem Impfstatus, ohne Impfung oder mit nur einer Impfung in der Kindheit.
[8] Jährliche Impfung.
[9] Standardimpfung für Kinder und Jugendliche im Alter von 9 – 14 Jahren mit 2 Impfstoffdosen im Abstand von mindestens 5 Monaten, bei Nachholimpfung ab 15 Jahren ist eine 3. Dosis erforderlich.
[10] Zweimalige Impfung mit Herpes-zoster-Impfstoff (Totimpfstoff mit Adjuvans) im Abstand von 2–6 Monaten.

Impfkalender: Standardimpfungen nach den Empfehlungen der STIKO am Robert Koch-Institut für Säuglinge, Jugendliche und Erwachsene.

Fällen entstehen bleibende Schäden (Impfschaden*). Impfkomplikationen werden verursacht durch das Impfantigen, andere im Impfstoff enthaltene Stoffe oder fehlerhafte Impftechnik. Es besteht Meldepflicht* an das Gesundheitsamt.

Diagnostik: Bei Verdacht auf Impfkomplikation:
- genaue Untersuchung und Dokumentation
- bei Bedarf Überweisung an Spezialabteilung und Asservierung von Untersuchungsmaterial (Blut*, Stuhl, Liquor* cerebrospinalis u. a.)
- bereits bei Verdacht verpflichtende Meldung beim Gesundheitsamt (Infektionsschutzgesetz* § 6).

Impfkrankheit f: engl. *vaccine disease*. Mild verlaufende Erkrankung nach Impfung mit einem Lebendimpfstoff*, die symptomatisch der Zielkrankheit ähnelt, jedoch abgeschwächt verläuft. Impfkrankheiten treten selten, meist 1–4 Wochen nach der Impfung auf und sind nicht meldepflichtig. Beispiele für Impfkrankheiten sind Impf-Masern* und Impf-Varizellen*.

Impfmetastase → Metastase

Impfpflicht f: engl. *compulsory vaccination*. Rechtliche Verpflichtung, an Impfungen* teilzunehmen. In Deutschland besteht keine Impfpflicht, somit kann jeder ohne Angabe von Gründen eine Impfung für sich und/oder seine Kinder ablehnen.

Rechtlicher Hinweis: Das Bundesministerium für Gesundheit kann nach § 20 Absatz 6 Infektionsschutzgesetz* mit Zustimmung des Bundesrates anordnen, dass bedrohte Teile der Bevölkerung an Schutzimpfungen* oder anderen Maßnahmen der spezifischen Prophylaxe teilnehmen müssen, wenn eine übertragbare Krankheit mit klinisch schweren Verlaufsformen auftritt und mit ihrer epidemischen Verbreitung zu rechnen ist. Das Grundrecht der körperlichen Unversehrtheit (Artikel 2 Absatz 2 Satz 1 GG) kann dann eingeschränkt werden. Ein nach dieser Rechtsverordnung Impfpflichtiger, der nach ärztlichem Zeugnis ohne Gefahr für sein Leben oder seine Gesundheit nicht geimpft werden kann, ist von der Impfpflicht freizustellen.

Impfprophylaxe f: Gezielter Einsatz von Schutzimpfungen*, um einen lang anhaltenden Schutz vor übertragbaren Krankheiten zu erreichen. Die Impfprophylaxe ist Teil des vorbeugenden Gesundheitsschutzes. Die Ständige* Impfkommission am Robert* Koch-Institut gibt regelmäßig Empfehlungen für öffentlich empfohlene Impfungen heraus (Impfkalender*).

Ziele:
- individuell: Schutz der geimpften Person
- kollektiv: Schutz für die Gruppe, innerhalb derer geimpft wird, einschließlich indirektem Schutz für Gruppenangehörige ohne Impfung (Herdenschutz)
- lokal: Verhinderung der weiteren lokalen Ausbreitung von Infektionskrankheiten, die der Impfprophylaxe zugänglich sind (Riegelungsimpfung*)
- regional: Elimination von Infektionskrankheiten in einer Region (Beispiele: Poliomyelitis*, Masern*)
- global: weltweite vollständige Eliminierung einer Infektionskrankheit (gelungen bei Pocken, für Poliomyelitis angestrebt, bei Masern grundsätzlich möglich).

Impfschaden m: engl. *vaccination damage*. Extrem seltener, über normale Impfreaktion und Impfkrankheit* hinausgehender, bleibender gesundheitlicher und wirtschaftlicher Schaden nach Schutzimpfung*. Ein Impfschaden liegt vor, wenn eine andere als die geimpfte Person geschädigt wurde. Er gilt nach § 6 Infektionsschutzgesetz* (IfSG) als meldepflichtige Krankheit und wird vom Versorgungsamt entschädigt.

Impfschutz → Immunität

Impfschutz → Schutzimpfung

Impfstoffe m pl: engl. *vaccines*; syn. Vakzine. Wirkstoffe, die zur Schutzimpfung* eingesetzt werden mit dem Ziel, gegen Erreger von Infektionskrankheiten zu immunisieren. Impfstoffe enthalten entweder gentechnisch oder biologisch hergestellte Bestandteile von Erregern oder die Erreger selbst in abgeschwächter oder abgetöteter Form.

Formen:
- Aktivimpfstoff (zur aktiven Immunisierung): 1. enthält Teile des Erregers oder den Erreger selbst in abgeschwächter oder abgetöteter Form 2. aktiviert das Immunsystem* und löst humorale Immunreaktionen aus, Gedächtniszellen* entwickeln sich 3. Impfschutz hält über mehrere Jahre, bei manchen Impfungen sogar ein Leben lang
- Passivimpfstoff (zur passiven Immunisierung): 1. enthält in der Regel Antiserum* oder (monoklonale) Antikörper* gegen spezifische Zielstrukturen des Erregers oder von Tumoren 2. wird meist prophylaktisch, z. B. vor einem Urlaub, verabreicht oder nach (vermutetem) Kontakt mit dem Erreger, z. B. bei Verdacht auf Tetanus* 3. Impfschutz hält nur wenige Monate.

Einteilung:
- nach Vitalität der Erreger: 1. Totimpfstoff 2. Lebendimpfstoff*
- nach Bestandteilen: 1. Vollimpfstoff (enthält ganze Erreger und zählt somit zu den Lebend- bzw. Totimpfstoffen) 2. Spaltimpfstoff 3. Subunitimpfstoff 4. DNA-Impfstoff (enthält Erreger-DNA, die nach Impfung im Wirt exprimiert wird und eine aktive Immunisierung auslöst) 5. mRNA-Impfstoff (enthält mRNA der Erreger bzw. eines spezifischen Antigens, die nach Impfung im Wirt exprimiert wird und eine aktive Immunisierung auslöst) 6. Toxoidimpfstoff (enthält Bestandteile von Toxinen* bzw. inaktivierte Toxine) 7. Konjugatimpfstoff*
- nach Erregerprofil: 1. Ein-Komponenten-Impfstoff (immunisiert gegen einen spezifischen Erreger) 2. Kombinationsimpfstoff* (immunisiert gegen mehrere spezifische Erreger).

Beispiele: Siehe Impfkalender*.

Impfstoff, polyvalenter m: engl. *multivalent vaccine*. Vakzine, die ein Gemisch verschiedener Impfantigene eines Erregers beinhaltet, z. B. Impfstoffe gegen Influenza*-Virus, Poliomyelitis*-Viren oder Streptococcus pneumoniae). Einige Autoren bezeichnen auch Kombinationsimpfstoffe* als polyvalente Impfstoffe.

Impftuberkulose f: engl. *immunisation tuberculosis*. Tuberkulöse Erkrankung (meist Tuberculosis* cutis oder Tendovaginitis tuberculosa) infolge Inokulation von Mycobacterium* tuberculosis, z. B. bei Pathologen (BK Nr. 3101) oder Fleischern (BK Nr. 3102).

Impfung f: engl. *vaccination*. Begriff mit mehrfacher Bedeutung. In der Immunologie bezeichnet Impfung eine aktive Immunisierung* mittels Verabreichung eines Impfstoffs* zur Bildung eines langanhaltenden Schutzes des Organismus vor Infektionskrankheiten* (siehe Schutzimpfung*). In der Mikrobiologie steht Impfung für die Übertragung lebender Mikroorganismen auf einen Nährboden oder in ein Nährmedium.

Impingement-Syndrom n: engl. *impingement syndrome*; syn. Impingement. Schmerzhafte Verdrängung oder Einklemmung von Gewebe, am häufigsten im Bereich des Schultergelenks (subakromiales Impingement*-Syndrom), auch z. B. femoroacetabulär (Pincer*-Impingement, Cam*-Impingement) und im Bereich des Sprunggelenks.

Impingement-Syndrom, subakromiales n: engl. *subacromial impingement syndrome*. Funktionsbeeinträchtigung des Schultergelenks durch Irritation der Rotatorenmanschette und der Bursa subacromialis unter dem Akromion. Ursachen sind u. a. Überbelastung, degenerative Veränderungen, muskuläre Dysbalancen oder Reizungen der Supraspinatussehne. Die Diagnose erfolgt klinisch und mit bildgebenden Verfahren, behandelt wird je nach Stadium konservativ oder operativ.

Klinik: Die klinische Symptomatik ist geprägt durch Schulterschmerzen, v. a. bei Überkopfarbeiten, nachts und bei Abduktion des Arms (schmerzhafter Bogen, painful* arc).

Impingement-Test

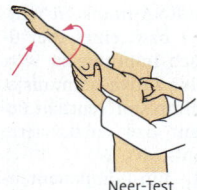 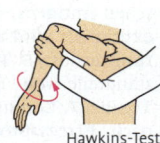

Neer-Test   Hawkins-Test

Impingement-Syndrom, subakromiales: Neer-Test: Schmerzprovokation durch passive Elevation und Innenrotation des Armes bei gleichzeitiger Fixierung des Schulterblatts; Hawkins-Test: der leicht gebeugte Ellenbogen wird vom Untersucher angehoben, Schmerzprovokation durch gleichzeitige Innenrotation des Armes.

Diagnostik: Der Diagnosesicherung dienen zunächst folgende klinische Tests:
- Impingement-Test nach Neer oder Hawkins (siehe Abb.)
- Jobe-Test (die gestreckten, in der Scapulaebene um 90° abgewinkelten und innenrotierten Arme werden vom Untersucher mit langsam zunehmender Kraft gegen Widerstand nach unten gedrückt)

Ein positives Testergebnis ist jeweils die Provokation von Schmerzen oder Kraftlosigkeit. Leicht invasiv ist der Test durch Infiltration mit Lokalanästhetikum subakromial.

Therapie:
- zunächst konservativ mit: **1.** subakromialer Infiltrationstherapie mit Lokalanästhetika und/oder Injektion von Glukokortikoiden **2.** Gabe von Antiphlogistika **3.** Physiotherapie (Schulterblatt- und -gelenkzentrierung) **4.** physikalischer Therapie oder extrakorporaler Stoßwellentherapie
- operative Therapie bei Beschwerdepersistenz oder entsprechender Indikation direkt mit: **1.** offener oder arthroskopischer Rotatorenmanschettenrekonstruktion **2.** Akromioplastik **3.** ggf. lateraler Klavikularesektion.

Impingement-Test → Impingement-Syndrom, subakromiales

Implantat, dentales *n*: engl. *dental implant*. Zylinder- oder schraubenförmiger Zahnwurzelersatz, vorwiegend aus Titan. Das Implantat dient zum Zahnersatz, zur Vervollständigung des stomatognathen Systems, zur Stabilisierung und Ergänzung der Restbezahnung und als Haltepfosten für Zahnersatz beim zahnlosen Ober- und Unterkiefer. Siehe Abb.

Indikationen:
- Lücke in der geschlossenen Zahnreihe
- uni- oder bilaterale Freiendlücke (nur einseitig von einem Zahn begrenzte Zahnlücke)

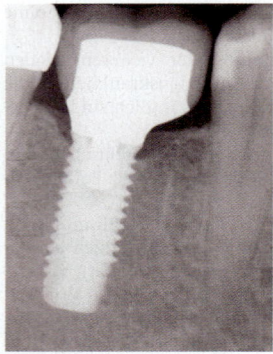

Implantat, dentales [145]

- große Schaltlücke (beidseitig von Zähnen begrenzte Zahnlücke)
- zahnloser Kiefer.

Praktischer Hinweis: Bei weit fortgeschrittener Atrophie des Alveolarfortsatzes und nach Kieferknochenresektion müssen Knochen und Weichgewebe ggf. wieder aufgebaut werden.

Implantate [Arzneimittel] *n pl*: syn. Implantanda. Zu den Parenteralia gehörende feste, einzeln in sterile Behältnisse abgefüllte Retardpräparate*. Mittels chirurgischem Eingriff werden die Implantate, z. B. kleine Tabletten, in verschiedene Gewebe eingebracht (implantiert) und geben dort während einiger Monate den Wirkstoff frei.

Formen:
- Implantationstabletten, die vollständig absorbiert werden
- Implantate mit nicht absorbierbarem Gerüst (Matrix aus Kunststoff) oder Überzug (Kunststoffmembran), welche die Diffusion des Wirkstoffes steuern, werden nach Abklingen der Wirkung wieder aus dem Gewebe entfernt
- implantierbare therapeutische Systeme (Abk. ITS), z. B. mit Treibgas gefüllte Miniatur-Infusionspumpen.

Indikationen:
- Verabreichung von Hormonen (z. B. Ovulations*-Hemmer und Prostaglandine*)
- Verabreichung von Antibiotika*
- Verabreichung von Zytostatika* und Morphin* in der Krebstherapie.

Implantatentfernung *f*: engl. *removal of the implant*. Operative Entfernung von implantiertem Material, z. B. Entfernung von Osteosynthesematerial nach Frakturheilung. Nach Operationszugang über die primäre Operationsnarbe wird das komplette Material entfernt und ein Débridement* oder ggf. die Resektion einer Metallose* durchgeführt.

Implantation → Nidation

Implantation *f*: Einbringen oder Einpflanzen körperfremder (häufig alloplastischer) Materialien (Implantat*) in den Organismus.

Implantationsmetastase → Metastase

Implantationsschaden *m*: engl. *defective implantation*. Fehlerhafte Nidation* in das Endometrium* (Uterusschleimhaut). Ursachen können Asymmetrie der Trophoblastausbreitung, falscher Implantationsort, falsche Implantationstiefe, Störungen des Flächenwachstums oder Anomalien am Margo externus der Plazenta* sein.

Formen:
- falscher Implantationsort: Placenta* praevia
- Störung der Implantationstiefe. **1.** Ursachen: häufig bedingt durch Schädigung des Endometriums, u. a. durch Kürettage*, Schwangerschaftsabbruch*, Schnittentbindung, Endomyometritis* **2.** Formen: Placenta* accreta, Placenta* increta, Placenta* percreta
- Asymmetrie der Trophoblastausbreitung: pathologischer Nabelschnuransatz; Insertio* velamentosa.

Implantationsstelle, hyperplastische *f*: engl. *exaggerated placental site* (Abk. EPS). Überschießende Proliferation des Trophoblasten im Bereich der Einnistungsstelle. Es handelt sich um eine seltene Variante aus der Gruppe der Trophoblasttumoren*. Die Diagnose wird meist als Zufallsbefund bei der histopathologischen Untersuchung von Abortmaterial oder einer Extrauteringravidität gestellt.

Implantatlockerung *f*: engl. *implant loosening*. Fehlender Einbau oder ausbleibende Stabilisierung eines operativ eingebrachten Implantats (z. B. Material im Rahmen der Osteosynthese*, Endoprothese) mit Saumbildungen zwischen Knochen und Implantat. Mögliche Ursachen sind falsche Implantatwahl, Implantatversagen (Bruch), inadäquate Nachbehandlung (Belastung) und Infektionen. Siehe Abb.

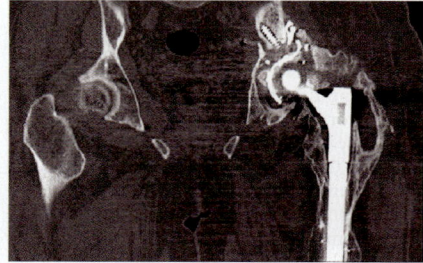

Implantatlockerung: infizierte Totalendoprothese: Lockerungssäume um Pfanne und Schrauben sowie um Prothesenschaft. [108]

Therapie:
- Verfahrenswechsel mit adäquatem Implantat
- bei Infektion zusätzlich Sanierung des Entzündungsherds.

Implantatmukositis → Mukositis

implantierbarer Kardioverter-Defibrillator → Kardioverter-Defibrillator, implantierbarer

Implantologie *f*: engl. *implantology*. Lehre vom Einpflanzen nicht lebender Gewebe und Materialien.

Implantoplastik *f*: engl. *implantoplasty*. Mechanische Reinigung (Entfernung des Biofilms*) und Glättung der Metalloberfläche von dentalen Implantaten*. Sie ist indiziert bei einer Zahnfleischtasche* im Implantatbereich sowie bei Periimplantitis* (um erneute Plaquebildung zu vermeiden).

implizites Gedächtnis → Gedächtnis, nichtdeklaratives

Implosion [Verhaltenstherapie]: Form der Konfrontationstherapie*, die den Patienten massiert mit imaginalen (Imagination*), Angst auslösenden Reizen konfrontiert (Konfrontation* in sensu), um Vermeidungsverhalten im Sinne der operanten Konditionierung zu reduzieren und eine Extinktion* der angstbesetzten Reiz-Reaktionsverknüpfung zu erreichen. Implosion wird bei Angststörungen und Phobie eingesetzt.

Impotentia → Impotenz

Impotentia coeundi *f*: engl. *inability to cohabit*. Unfähigkeit zur Ausübung des Koitus*, im engeren Sinn Bezeichnung für eine Erektionsstörung.

Impotentia erigendi → Dysfunktion, erektile

Impotentia gestandi → Infertilität

Impotenz *f*: engl. *impotence*. Sammelbezeichnung für die Unfähigkeit zur Fortpflanzung (Impotentia generandi, Infertilität*, Sterilität*) sowie für Störungen der Sexualfunktion bei Männern (insbesondere erektile Dysfunktion*, seltener Ejakulationsstörungen*). Umgangssprachlich wird Impotenz meist gleichgesetzt mit Erektionsschwäche oder -unfähigkeit. Wegen Ungenauigkeit sollte der Begriff vermieden und stattdessen die jeweilige Störung bezeichnet werden.

Imprägnation [Physiologie] *f*: engl. *impregnation*. Eindringen des Samenfadens in das reife Ei.

Impression, basale *f*: engl. *basal impression*; syn. basiläre Impression. Anomalie des kraniozervikalen Übergangs mit Hochstand des Dens axis und Einstülpung des Bodens der hinteren Schädelgrube, häufig kombiniert mit Atlasdysplasie oder Syringomyelie*. Klinisch zeigen sich ab dem mittleren Lebensalter u. a. Kopfschmerz, Schwindel* und eingeschränkte Halsbeweglichkeit. Nach röntgenologischer Diagnosestellung wird neurochirurgisch therapiert.

Ursachen:
- meist angeboren (z. B. bei Osteogenesis* imperfecta Typ IV)
- selten erworben bei Osteomalazie*, Rachitis*, Osteoporose*, Osteolyse* (z. B. Knochentumor*) oder Ostitis deformans Paget.

Impressionsfraktur *f*: engl. *depression fracture*. Einbruch von lasttragenden Knochenflächen.

Vorkommen: Z. B. Tibiakopffraktur* (siehe Abb.), Pilon*-tibiale-Fraktur, Acetabulumfraktur* oder Fraktur des Schädeldaches (Schädelfraktur*) mit Einsinken der Fragmente.

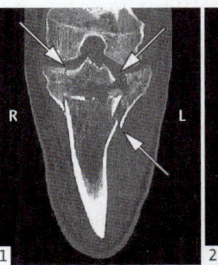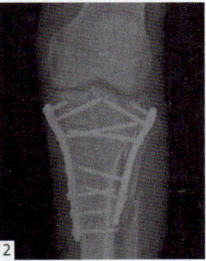

Impressionsfraktur: 1: Tibiakopf-Impressionsfraktur; 2: Versorgung mit Plattenosteosynthese (winkelstabile Platten). [108]

Imprinting, genomisches *n*: engl. *genomic imprinting*; syn. genomische Prägung. Unterschiedliche Expression eines oder mehrerer, teilweise benachbarter Gene in Abhängigkeit vom genetischen Ursprung. Grundlage ist die maternal und paternal vererbte DNA*-Methylierung und Histon*-Modifikation. Das genomische Imprinting findet während der paternalen und maternalen Gametogenese* statt. Beide Prägungen sind reversibel, ihre Vererbung* folgt nicht den Mendel*-Gesetzen.

Hintergrund: Genomisches Imprinting bewirkt die Inaktivierung eines Allels mittels DNA-Methylierung. Dabei ist Methylierung der DNA*-Sequenzen reversibel. Beispielsweise wird während der Gametogenese* die maternale Prägung in der Keimbahn* eines Mannes aufgehoben und in eine paternale Prägung umgewandelt und umgekehrt.

Impuls *m*: engl. *impulse*. Plötzlicher Antrieb eines Individuums, der meist eine kognitive, emotionale und/oder handlungsbezogene Reaktion zur Folge hat (z. B. Aggressionsimpuls, Triebimpuls, Zwangsimpuls).

Beschreibung: Ein Impuls kann durch äußere (z. B. Gefahr) oder innere (z. B. einschießender Affekt) Trigger ausgelöst werden und sich der bewussten Wahrnehmung entziehen. Die Fähigkeit zur Impulskontrolle* ermöglicht Individuen, einen Impuls wahrzunehmen, ohne diesen handlungsrelevant werden zu lassen (z. B. Impuls der Aggressivität, ohne das Gegenüber zu schlagen).

Impulsechoverfahren: engl. *pulse echo technique*. Sammelbezeichnung für verschiedene Verfahren der Ultraschalldiagnostik* (z. B. A-Bild-Methode bzw. A-Mode).

Impulshandlung *f*: engl. *impulsive action*. Plötzlich erfolgende, zwar willentliche, aber dennoch nicht gänzlich kontrollierte Handlung. Sie resultiert aus einer gestörten Impulskontrolle* oder einem gesteigerten Impulsantrieb. Impulshandlungen können im Rahmen unterschiedlicher Erkrankungen vorkommen, u. a. bei ADHS, Schizophrenie, emotional-instabiler Persönlichkeitsstörung, Abhängigkeitssyndrom und Substanzmissbrauch, Zwangsstörung und Intelligenzminderung.

Impulsivität *f*: engl. *impulsivity*. Verhalten bzw. Persönlichkeitsmerkmal*, bei dem als Reaktion auf verschiedene Impulse oder motivationale Zustände schnell Handlungen ausgeführt werden, ohne dass vorher die Reaktion geplant und durchdacht wurde. In der Eysenck-Persönlichkeitstheorie ist Impulsivität Teil der Dimension Extraversion* (siehe Persönlichkeitsfaktor*).

Formen:
- **funktionale Impulsivität:** schnelles Handeln, wenn dies situativ angebracht ist
- **dysfunktionale Impulsivität:** Verhaltensexzess mit Handlungen, die zu Schwierigkeiten für die handelnde Person führen und bei sog. vernünftiger Beurteilung vermieden worden wären. Entsprechendes Verhalten wird meist als sozial unangemessen und unangepasst aufgefasst.

Impulsiv-Petit-Mal → Epilepsie, juvenile myoklonische

Impulskontrolle *f*: engl. *impulse control*. Individuelle Fähigkeit, von außen oder innen kommende Impulse zu antizipieren, wahrzunehmen und zu kontrollieren. Voraussetzung hierfür sind eine intakte Selbststeuerung und Ich-Stärke*. Führt eine fehlende Impulskontrolle zu unangepasstem, zwanghaftem, den Betroffenen oder andere schädigendem Verhalten, spricht man von Impulskontrollstörungen* (z. B. Trichotillomanie* oder Pyromanie*).

Impulskontrollstörung *f*: engl. *impulse-control disorder*; syn. Störung der Impulskontrolle. Sammelbezeichnung für Verhaltensstörungen*, die von unkontrollierbaren Impulsen ohne nachvollziehbarer Motivation gekennzeichnet sind und trotz Schaden für die Betroffenen nicht unterlassen werden können. Meist wird eine steigende Spannung vor der Durchführung beschrieben und eine Befriedigung im Anschluss. Die Behandlung erfolgt vor allem psychotherapeutisch. Chronische Verläufe sind häufig.

Erkrankung: Epidemiologie:
- häufigste Form: pathologisches Spielen*
- Prävalenzrate in Deutschland von etwa 1,5–3 % in der Allgemeinbevölkerung mit hoher Dunkelziffer.

Formen:
- pathologisches Spielen*
- pathologische Brandstiftung (Pyromanie*)
- pathologisches Stehlen (Kleptomanie*)
- pathologisches Kaufen (Oniomanie*)
- Haare ausreißen (Trichotillomanie*).

Klinik:
- unkontrollierbare Impulse ohne vernünftige Motivation
- einen bestimmten Bereich betreffend
- Schaden für die Betroffenen oder ihr Umfeld
- zunehmender Erregungs- oder Spannungszustand vor der Tat
- Erleichterung und Befriedigungsgefühl nach der Tat.

Diagnostik:
- Anamnese
- Klinik wie oben beschrieben
- Ausschluss einer organischen Ursache: 1. Labor (Blutbild, Entzündungszeichen, Leberwerte, Elektrolyte, Retentionsparameter, Blutzucker, Schilddrüsenwerte, B-Vitamine, Folsäure, Kortisol) 2. zerebrale Bildgebung (kraniales CT oder besser MRT) 3. bei Verdacht auf Infektion: Liquorpunktion 4. bei Verdacht auf Epilepsie: EEG.

Therapie:
- kognitive Verhaltenstherapie*: Ziel ist das Erlernen eines alternativen funktionaleren Verhaltens
- Selbsthilfegruppen*, z. B. bei pathologischem Spielen
- Medikamente: Antidepressiva*, vor allem Serotonin-Wiederaufnahme-Hemmer, als Versuch zur Spannungsreduktion.

Prognose: Die Prognose ist eher ungünstig. Die Impulskontrollstörung tritt meist zusammen mit anderen psychischen Erkrankungen auf, die die Behandlung erschweren und die Prognose verschlechtern. Komorbid besteht häufig eine hyperkinetische Störung.

Impulszytophotometrie → Durchflusszytometrie

Inaba-Variante → Vibrio cholerae

inadäquate ADH-Sekretion → Syndrom der inadäquaten ADH-Sekretion

inäqual: engl. *unequal*. Ungleich.

Inaktivierung [Virologie] *f*: engl. *inactivation*. Chemischer oder physikalischer Eingriff in die Struktur eines Virus, der dessen Vermehrungsfähigkeit aufhebt.

Inaktivitätsatrophie *f*: engl. *inactivity atrophy*. Atrophie* durch mangelnden oder fehlenden Gebrauch, d. h. Gewebeschwund durch Verkleinerung der Zellen (einfache Atrophie) oder Reduktion der Zellzahl (numerische Atrophie = Hypoplasie). Die Inaktivitätsatrophie betrifft besonders Muskulatur und Knochen der Extremitäten. Sie droht besonders bei Lähmung*, therapeutischer Ruhigstellung nach Knochenbrüchen, Schonhaltungen* und Immobilität*.

inapparent: Symptomlos, symptomarm.

Inappetenz *f*: engl. *inappetence*; syn. Appetitlosigkeit. Fehlendes Verlangen nach Nahrung (Anorexie*), z. B. im Rahmen akuter gastrointestinaler* Störungen, chronisch maligner* Erkrankungen, psychogener Belastungen oder als Nebenwirkung medizinischer Behandlungen. Länger anhaltende Appetitlosigkeit mit verändertem Ernährungsverhalten kann zu Gewichtsverlust, Abmagerung* und Unterernährung* führen.

Ursachen:
- akute Erkrankungen, z. B. des Verdauungstrakts*, oft in Begleitung mit Übelkeit*
- chronische Erkrankungen wie Depression, Suchterkrankung, Tumoren*
- psychogene Störungen und Belastungen, z. B. Anorexia* nervosa, Stress, Heimweh, Angst, Erschöpfung
- Nebenwirkung (z. B. bei Chemotherapie*) oder Nachwirkung einer medizinischen Behandlung (z. B. Röntgenbestrahlung)
- evtl. schwächer ausgeprägter Geschmacks- und Geruchssinn im Alter als begünstigende Faktoren.

Prozedere: Unter Berücksichtigung der Ursachen:
- vielfältige, schmackhaft gewürzte und abwechslungsreiche Nahrungsangebote (z. B. in Buffetform, als sog. Fingerfood, Wunschkost)
- Hilfestellung, Unterstützung beim Essen
- ruhige, angenehme Atmosphäre
- Mahlzeiten in Gemeinschaft.

Inazidität → Anazidität

Inborn Errors of Metabolism → Enzymopathien

Incarceratio herniae → Inkarzeration

Incisivus → Schneidezahn

Incisura *f*: engl. *incisure*; syn. Inzisur. Einschnitt, Einkerbung.

Inclinatio pelvis *f*: engl. *pelvic inclination*. Winkel zwischen der Achse des Beckeneingangs und der Waagerechten. Die Inclinatio pelvis beträgt im Stehen 55° beim männlichen und 60° beim weiblichen Becken*. Klinisch relevant ist hier die Verbindung der Neigung des Beckens zur Statik der Lendenwirbelsäule. Siehe Abb.

Inclusio *f*: engl. *inclusion*; syn. Inklusion. Einschließung, Einschluss.

incompletus: engl. *incomplete*; syn. inkomplett. Unvollständig.

Incontinentia → Harninkontinenz

Incontinentia → Stuhlinkontinenz

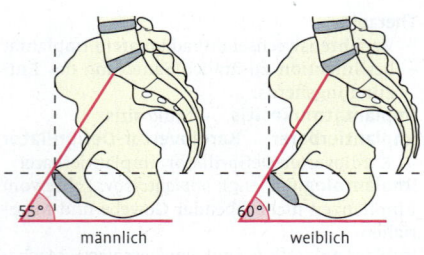

Inclinatio pelvis

Incontinentia alvi → Stuhlinkontinenz

Incontinentia urinae paradoxa → Ischuria paradoxa

Incrementum *n*: engl. *increment*. Anwachsen, Zuwachs, Zunahme einer variablen Größe, häufig Veränderung einer Größe in einem Zeitintervall, z. B. Bevölkerungszunahme in einem Jahr.

Incretum → Inkrete

Incus *m*: engl. *anvil*; syn. Amboss. Mittleres, zwischen Malleus* (Hammer) und Stapes* (Steigbügel) liegendes Gehörknöchelchen*. Der Amboss besteht aus dem Corpus incudis sowie 2 Schenkeln (Crus breve und Crus longum). Gemeinsam mit den anderen Gehörknöchelchen ist er in der Paukenhöhle* lokalisiert und dient als reizleitendes Bindeglied zwischen Trommelfell* und Innenohr*.

Indacaterol *n*: Langwirksames Betasympathomimetikum (β2-Sympathomimetikum) aus der Gruppe der Antiasthmatika* und Broncholytika. Indacaterol kommt bei der Langzeittherapie von COPD zum Einsatz. Von einer Anwendung bei akutem Asthma bronchiale ist abzusehen, da die Wirkung von Indacaterol verzögert eintritt.

Indapamid *n*: Analog zu den Benzothiadiazinderivaten wirkendes Diuretikum (Antihypertensivum), das p. o. bei arterieller Hypertonie und Ödemen eingesetzt wird. Indapamid hemmt im distalen Tubulus Na^+/Cl^--Cotransporter und erhöht dadurch die NaCl- sowie Wasser-Sekretion und Kalium-Reabsorption, wodurch es zu einer vermehrten Flüssigkeitsausscheidung und Senkung des Blutdrucks kommt.

Index [Finger] *m*: engl. *index finger*. Zeigefinger, Digitus manus II.

Index [Statistik] *f*: *Aus mindestens 2 Zahlenwerten errechnete Kenngröße zur einfachen Beurteilung komplexer Sachverhalte, in der Medizin meist als Quotient von 2 Werten (z. B. Schockindex, Schädelindex) oder als Summe aus mehreren Werten (additiver Index, z. B. APGAR-Schema bei Neugeborenen, Index der sozialen Schichtzugehörigkeit, des Behinderungsgrads).

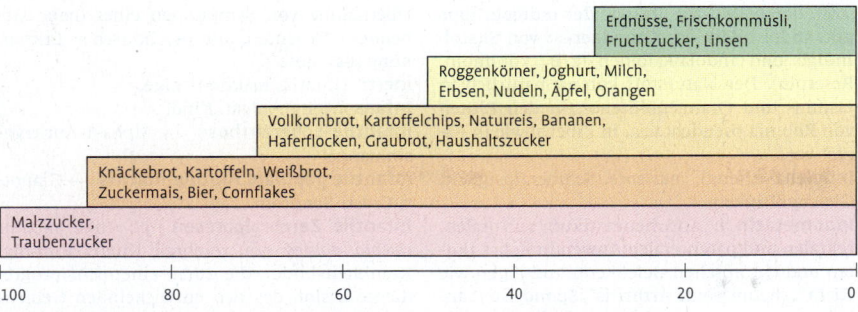

Index, glykämischer: Vergleich einiger Lebensmittel mit ähnlichem Kohlenhydratgehalt.

Index, glykämischer m: engl. *glycemic index*; Abk. GI. Maß für die Wirkung einer bestimmten Menge verwertbarer Kohlenhydrate eines Nahrungsmittels auf die Blutzuckerkonzentration. Dabei wird der GI bezogen auf die adäquate Glukosemenge (GI =100). GI-Werte gelten ausschließlich für einzelne Nahrungsmittel, wobei Zusammensetzung, Verarbeitung und Zubereitung des Lebensmittels den GI-Wert beeinflussen. Siehe Abb.
Bestimmung: Prozentuales Verhältnis der Fläche unter der Blutglukosekurve nach Aufnahme von 50 g Kohlenhydraten* eines Testlebensmittels zur Fläche unter der Blutglukosekurve nach Aufnahme von 50 g Glukose:
- niedriger GI (< 55): Hülsenfrüchte, Milch, Vollkornprodukte
- hoher GI (> 70): Weißbrot, Cornflakes, gekochte Kartoffeln, Reis.

Bewertung: Die Studienergebnisse zur medizinischen Anwendbarkeit des glykämischen Index bei der Ernährung bei Diabetes mellitus, für den er entwickelt wurde, sind widersprüchlich. Auch scheint er als Mittel zur Verhinderung eines Gewichtsanstiegs keine Rolle zu spielen. Trotzdem hat der glykämische Index Eingang gefunden in diverse Diäten wie die Glyx-Diät, Montignac-Methode und Logi-Methode.

indifferent: Gleichgültig, neutral, uncharakteristisch, ohne (starke) Wirkung.

Indifferenztemperatur f: engl. *neutral temperature*; syn. Behaglichkeitstemperatur. Als angenehm empfundene Umgebungstemperatur, bei der sich stoffwechselbedingte Wärmeproduktion und Wärmeabgabe durch Ausatemluft und Ausscheidungen (v. a. Schweiß) ausgleichen. Die Indifferenztemperatur beträgt ca. 21 °C beim bekleideten und ca. 30 °C beim unbekleideten Menschen, bei körperlicher Arbeit sinkt sie um 5–10 °C.

Indifferenztyp → Normaltyp

Indigestion f: Verdauungsstörung aufgrund einer Störung oder Erkrankung im Gastrointestinaltrakt* wie beispielsweise Infektionen*, chronisch-entzündliche Darmerkrankungen*, Motilitätsstörungen, Maldigestion* oder Malabsorption*. Beschwerden sind Bauchschmerzen, Übelkeit und Stuhlveränderungen, auf lange Sicht drohen Nährstoffmangel und Gewichtsverlust.

Indikation f: engl. *indication*. Kriterium zur hinreichend gerechtfertigten Anwendung eines bestimmten klinischen Verfahrens, eines Arzneimittels oder einer Therapie, wobei grundsätzliche Aufklärungspflicht gegenüber dem Patienten besteht.
Einteilung:
- absolute Indikation: bei zwingendem Grund; z. B. vitale Indikation bei Lebensgefahr
- relative Indikation: bei bedingter Gefährdung des Patienten oder alternativen Verfahren.

Indikation, absolute f: syn. absolute Indikation. Zwingender Grund zur gerechtfertigten Anwendung eines bestimmten klinischen Verfahrens, eines Arzneimittels oder einer Therapie, z. B. bei Lebensgefahr, wobei in der Regel grundsätzliche Aufklärungspflicht gegenüber dem Patienten besteht.

Indikationsimpfung f: engl. *indication vaccination*. Schutzimpfung* für Personen mit einer bestimmten Gefährdung für eine Infektionskrankheit*. Die Gefährdung ergibt sich entweder durch eine Disposition* (aufgrund Alter, Geschlecht oder Vorerkrankungen), oder durch eine Exposition (beispielsweise Zecken-Exposition in einem FSME-Risikogebiet). Das Robert Koch-Institut grenzt Reiseimpfungen* und berufliche Impfungen von der Indikationsimpfung ab.

Indikationslösung → Schwangerschaftsabbruch

Indikator [chemisch-analytische Verfahren] m: engl. *indicator*. Substanz, die durch sicht- oder messbare Reaktion (Farbwechsel, Fluoreszenz) einen Vorgang oder Zustand anzeigt, z. B. pH-Indikatoren (Lackmus, Methylorange, Phenolphthalein). Indikatoren werden dem System entweder in geringer Konzentration zugefügt oder in Form von Indikator-Papieren oder Indikator-Stäbchen eingesetzt.
Formen:
- Säure-Base-Indikatoren: z. B. Lackmus, Phenolphthalein, Bromcresolgrün, Bromcresolpurpur, Bromphenolblau, Bromphenolrot, Bromthymolblau, Malachitgrün, Metanilgelb, Methylorange
- Mischindikatoren: z. B. Methylrot-Mischindikator-Lösung, Methylorange-Mischindikator-Lösung, BMP-Mischindikator-Lösung
- Indikatoren bei der Fällungstitration, z. B. Ammoniumeisen(III)-sulfat, Eosin, Fluorescein, Kaliumchromat
- Komplexindikatoren: z. B. Calcein, Eriochromschwarz T, Dithizon, Murexid (Komplexbildungstitration), Xylenolorange
- Tracer* (Radioindikatoren): z. B. ^3H, ^{14}C, ^{13}N
- Redox-Indikatoren (Redoxsystem): z. B. Ferroin (Phenanthrolinhydrochlorid).

Indikatorreaktion f: engl. *indicator reaction*. Gekoppelte enzymatische Reaktion, bei der das zu bestimmende Substrat in einer meist nachgeschalteten Indikatorreaktion zu einer Substanz umgesetzt wird, deren Konzentration in der Regel photometrisch bestimmt werden kann (z. B. Hexokinasemethode; siehe Blutzucker-Bestimmungsmethoden).

Indikatorverdünnungsmethode f: engl. *indicator-dilution method*. Sammelbezeichnung für Verfahren, um am lebenden Patienten Blutfluss- und -volumenparameter wie z. B. Herzminutenvolumen*, Shuntvolumen oder regionale Durchblutung zu messen.
Prinzip: I. v. Injektion (z. B. bei Herzkatheterisierung*) eines Indikators mit Bestimmung des zeitlichen Konzentrationsverlaufs des Indikators (Indikatorverdünnungskurve) stromabwärts und Berechnung des Flusses nach dem Prinzip der Massenerhaltung (z. B. Stewart-Henriques-Hamilton-Formel bei Thermodilution* und Farbstoffverdünnungsmethode*) oder anhand der Transitzeit (z. B. zerebrale Perfusionsmessung nach Kety-Schmid).

indirekte Blutdruckmessung → Blutdruckmessung, nichtinvasive

Indirekter Antiglobulintest m: syn. Indirekter Coombs-Test. Methode zum Nachweis ungebundener inkompletter Antikörper* gegen spezifische Merkmale fremder Erythrozyten*. Definierte Testerythrozyten werden mit Patientenplasma vorinkubiert und binden die gesuchten Antikörper. Durch Zugabe von Coombs-Serum verklumpen (agglutinieren) diese Komplexe. Der indirekte Coombs-Test wird durchgeführt bei Verdacht auf Rhesus*-Inkompatibilität oder vor Bluttransfusionen* (vgl. Antikörpersuchtest*).

indirekte Zellteilung → Mitose

Individualdosimeter *n*: engl. *individual dosimeter*. Kleines, tragbares Strahlendosismessgerät (Dosimeter) für die Messung und Überwachung der individuellen Strahlenexposition (Dosimetrie). Es wird am Körper oder an bestimmten, der Strahlung ausgesetzten Körperteilen (z. B. Finger) getragen. Die Benutzung ist für beruflich strahlenexponierte Personen nach der Röntgenverordnung und der Strahlenschutzverordnung gesetzlich vorgeschrieben.

Individualeigenschaften *f pl*: engl. *individual traits*. Erbliche Ausprägung antigener Determinanten auf Körperzellen (familiäre Antigene*), die im Gegensatz zu Art-, Stamm- oder Gruppenantigenen nur bei einzelnen Individuen auftreten.

Individualprognose *f*: Vorhersage einer individuellen Rückfallwahrscheinlichkeit. In der forensischen Psychiatrie* betrifft die Individualprognose delinquente Rückfälligkeit und gründet neben der Erfassung statistischer Faktoren in der Erforschung der Persönlichkeit des Probanden durch Exploration*, Beobachtung* und Anwendung psychodiagnostischer Verfahren.

Individualpsychologie *f*: engl. *individual psychology*. Tiefenpsychologische, von sozialpsychologischen Gedanken stark geprägte Schulrichtung (A. Adler, 1870–1937), die den Menschen in seiner Einmaligkeit und Einzigartigkeit (Individualität) aus seinem sog. Lebensplan (causa finalis) mit den zentralen Lebensaufgaben (Gemeinschaft, Liebe und Arbeit) zu verstehen sucht.

individuelle Gesundheitsleistungen → IGeL-Liste

indiziert: engl. *indicated*. Angezeigt.

Indocyanin → Indocyaningrün

Indocyaningrün *n*: engl. *indocyanine green (ICG)*; syn. Indocyanin. Fluoreszierender grüner Farbstoff, der in vielen medizinischen Bereichen insbesondere zur Darstellung der Perfusion* von Geweben und Organen eingesetzt wird (ICG-Fluoreszenzangiografie*). Er wird intravenös appliziert, bindet zu 98 % an Plasmaproteine* und wird mit einer Halbwertszeit* von wenigen Minuten über Leber* und Gallenwege ausgeschieden.

Indocyaningrüntest *m*: engl. *indocyaninegreen clearance*. Leberfunktionstest mit Indocyaningrün (ICG), das bei der ersten Leberpassage fast vollständig von den Hepatozyten aus dem Blut extrahiert wird. Wie die Galaktose-Elimination oder der MEGX-Test wird auch die ICG-Elimination als quantitativer Leberfunktionstest fast ausschließlich bei wissenschaftlichen Fragestellungen und kaum in der klinischen Praxis eingesetzt.

Indol *n*: engl. *indole*; syn. 2,3-Benzopyrrol. Biosynthetisch aus Tryptophan* gebildeter Naturstoff, der als Muttersubstanz der Indigogruppe gilt. Indol bildet das Grundgerüst von Skatol, Indigo und Indolalkaloiden (z. B. Yohimbin, Reserpin). Der Naturstoff kommt natürlich in Jasmin- und Orangenblütenöl, in den Blüten von Robinia pseudoacacia, in Zibet sowie in Fäzes* vor.

Indolenz *f*: engl. *indolence*. Schmerzlosigkeit, Gleichgültigkeit.

Indometacin *n*: Antirheumatikum zur oralen, rektalen und parenteralen Anwendung bei akuten und chronischen Gelenkentzündungen wie Gicht*, rheumatoide Arthritis*, Spondylitis ankylosans, Arthrose* und Spondyarthrose sowie bei Weichteilrheumatismus* und traumatisch bedingten schmerzhaften Schwellungen und Entzündungen. Häufige Nebenwirkungen, v. a. bei Langzeitanwendung, sind Magen-Darm-Beschwerden sowie Geschwüre und Blutungen im Magendarmtrakt.

Indoxylglucuronsäure *f*: Mit Indoxyl konjugierte Glucuronsäure. Bei der Darmfäulnis gebildetes Indol wird in der Leber zu Indoxyl oxidiert und zur Entgiftung entweder mit Schwefelsäure zu Indican oder mit Glucuronsäure zu Indoxylglucuronsäure gepaart und im Harn ausgeschieden.

Induktion [Immunologie] *f*: Antigeninduzierte Bildung von Antikörpern und immunkompetenten T-Lymphozyten. Unter Induktion versteht man ebenfalls die verstärkte Enzymsynthese infolge einer positiven Genregulation (Enzyminduktion).

Induktion [Physik] *f*: Auch als elektromagnetische Induktion bezeichnet. Dabei kommt es zur Erzeugung elektrischer Spannung in einem elektrischen Leiter infolge der Änderung eines den Leiter durchsetzenden Magnetfeldes.

Induktionstherapie → Chemotherapie

Induration *f*: Verhärtung und Verdichtung von Gewebe* oder Organen infolge einer Fibrose*. Beispiele sind die rote oder braune Stauungs-Induration der Lunge* bei Mitralvitien (Verfärbung durch Hämosiderose*), die interstitielle Induration der Lunge bei Lungenemphysem* oder die Induration der Lunge mit grauer bis schwarzer Gewebepigmentierung durch Rußinfiltration.

Induratio penis plastica *f*: engl. *fibroplastic induration of the penis*; syn. Sclerosis penis. Chronische, meist progrediente Verhärtung (sog. Plaques) der Tunica albuginea des Penis.

induriert: engl. *indurated*. Verhärtet und verdichtet (siehe auch Induration*).

induzierter Herzstillstand → Kardioplegie

Induzierte wahnhafte Störung: engl. *induced delusion*; syn. induzierter Wahn. Auftreten von Wahn* (ggf. auch anderen psychotischen Symptomen, z. B. Halluzinationen*) bei einer nicht psychotisch erkrankten Person durch kritiklose Übernahme von Symptomen eines (nahe stehenden) Patienten mit psychotischer Erkrankung (Psychose*).

inert: Untätig, reaktionsträge.

Infans *n*: engl. *infant*. Kind.

infantile Leberzirrhose → Alpha-1-Antitrypsinmangel

infantile papuläre Akrodermatitis → Gianotti-Crosti-Syndrom

Infantile Zerebralparesen *f pl*: engl. *infantile cerebral palsies*; syn. zerebrale Kinderlähmung. Krankheitsbilder, die durch eine nicht progrediente Läsion des sich entwickelnden Gehirns (frühkindlicher Hirnschaden) verursacht werden, mit Störung von Bewegung, Haltung und motorischer Funktion. Klinisch zeigen sich v. a. spastische Hemi- oder Paraparese*, Athetose* und Ataxie*. Diagnostiziert wird klinisch und mit MRT. Therapiert wird symptomatisch.

Klinik:
- nicht progrediente spastische Hemi- oder Paraparese
- pathologische Mitbewegungen und Synergien
- Athetose (nach Kernikterus evtl. Athétose* double)
- Ataxie
- evtl. einhergehend mit: 1. Intelligenzstörung* 2. verzögerter Sprachentwicklung* 3. Seh- und Sensibilitätsstörungen* 4. Erethismus* 5. Epilepsie* (sog. Residualepilepsie).

Therapie:
- symptomatisch, z. B.: 1. Physiotherapie* 2. Ergotherapie* 3. Logopädie* 4. orthopädische Hilfsmittel
- pharmakologisch: 1. lokale Injektion von Botulinumtoxin* 2. Baclofen* oral oder intrathekal*.

Infantilismus *m*: engl. *infantilism*; syn. Infantilität. Stehenbleiben der geistigen, psychischen oder körperlichen Entwicklung auf einer kindlichen Stufe, ggf. verbunden mit Intelligenzstörung und körperlichen Störungen (z. B. Kleinwuchs, Hypogonadismus*). Dabei werden einzelne kindliche Verhaltens- und Denkweisen in der erwachsenen Persönlichkeit beibehalten, z. B. Unselbstständigkeit, Verspieltheit, Anschmiegsamkeit.

Vorkommen:
- Intelligenzstörung* (aber auch bei Normal- und Hochintelligenz)
- organische Störungen (z. B. angeborene Herzfehler, Leberzirrhose, Zöliakie, Chromosomenaberrationen wie z. B. Turner-Syndrom, Lipidosen, Hypothyreose oder Enzymopathien wie z. B. Phenylketonurie.

Infarkt *m*: engl. *infarct*. Nekrose* eines Organs, Organteils oder Gewebes aufgrund von Hypoxie* infolge einer Ischämie*. Die Ursache ist ein (un)vollständiger akuter Arterienverschluss* bei fehlendem Kollateralkreislauf. Die Form eines Infarkts ist meist keilförmig (Spitze gegen Gefäßverschluss zeigend; siehe auch Hampton* hump) und dem Versorgungsgebiet der verschlossenen Arterie* entsprechend.

Formen:
- anämischer (auch ischämischer oder weißer) Infarkt: **1.** entsteht durch Verschluss einer Endarterie* **2.** gelblicher, bräunlicher, graublasser bis weißer, trockener und derber Gewebebezirk **3.** z. B. bei Nieren-, Milz-, Hirn- und Herzinfarkt*
- hämorrhagischer (auch roter) Infarkt: **1.** entsteht bei Verschluss von Arterien*, deren Versorgungsgebiet auch von Kollateralen versorgt wird: durch die Hypoxie nekrotisiert das Endothel* der Kollateralen, es folgt das Austreten von Blut **2.** infolge des Blutaustritts färbt sich das nekrotische Gewebe dunkelrot bis schwarz **3.** Vorkommen insbesondere in Organen mit doppelter Gefäßversorgung, z. B. Lungeninfarkt* oder Darminfarkt
- septischer Infarkt: **1.** im engeren Sinn Infarkt durch infizierten Embolus* mit Sequestrierung oder Abszessbildung **2.** im weiteren Sinn die sekundäre Infektion* eines Infarkts.

Infarktpleuritis *f*: engl. *pleurisy due to pulmonary infarction*. Pleuritis über einem hämorrhagischen Lungeninfarkt.

Infarktpneumonie *f*: engl. *pneumonia due to pulmonary infarction*. Pneumonie infolge eines Lungeninfarkts. Die Infarktpneumonie ist meist eine Pleuropneumonie.

Infarktschrumpfniere: engl. *renal contraction due to infarction*; syn. vaskuläre Schrumpfniere. Untergang von Nierengewebe durch Minderdurchblutung arteriosklerotischer oder entzündlicher Ursache. Das Parenchym baut sich narbig um, sodass die Niere auf weniger als die Hälfte ihres Gewichts schrumpft. Die Infarktschrumpfniere ist wie andere Schrumpfnieren meist funktionslos.

Infarzierung, hämorrhagische *f*: engl. *hemorrhagic infarction*. Nekrose* aufgrund einer hochgradigen Blutstauung bei blockiertem venösem Abfluss. Der arterielle Zufluss ist erhalten. Die Hypoxie* verursacht eine Nekrose des Endothels*, es folgt eine Hämorrhagie. Vom makroskopischen Aspekt ähnelt die hämorrhagische Infarzierung dem hämorrhagischen Infarkt*.

Beispiele:
- Infarzierung des Darms* bei eingeklemmter Hernie*
- Mesenterialvenenthrombose*.

infaust: Aussichtslos, ungünstig, z. B. infauste Prognose.

Infektallergie *f*: engl. *allergy of infection*. Hauterscheinung (Effloreszenz*) als immunologische Reaktion (Fehlregulation) auf meist unkomplizierte virale, bakterielle oder parasitäre Infektionen. Meist entwickelt sich ein Exanthem* in unterschiedlicher Ausprägung bis zum Erythem* exsudativum multiforme, selten auch in Erythem* nodosum.

Infektanämie *f*: engl. *anemia of infection*. Bezeichnung für eine Anämie* in Zusammenhang mit chronischen Infektionskrankheiten wie Endokarditis, Tuberkulose, Hepatitis, Malaria oder HIV-Erkrankung.

Infektanfälligkeit *f*: engl. *infection susceptibility*; syn. erhöhte Infektionsanfälligkeit. Durch ungesunde Lebensweise, Stress, ungelöste Konflikte, Vorerkrankungen, Medikamente (Glukokortikoide* u. a.) oder Immundefekte hervorgerufene verminderte Immunabwehr*, gekennzeichnet durch wiederkehrende bakterielle und/oder virale Infekte, z. B. Bronchitiden, Tonsillitiden, Sinusitiden oder Infekte mit opportunistischen Erregern. Behandelt wird eine vorhandene Grunderkrankung, ansonsten ist ein gesunder Lebensstil günstig.

Hintergrund: Die **Psychoneuroimmunologie*** liefert diverse Hinweise auf die Abhängigkeit der Immunabwehr von der psychischen Gesundheit. Näheres siehe dort.

Ursachen:
- ungesunde Lebensweise: **1.** chronischer Schlafmangel **2.** unausgewogene Ernährung* **3.** mangelnde Bewegung
- chronischer Stress, ungelöste Konflikte im Job, in der Familie und im Beziehungsumfeld
- chronische Erkrankungen, wie z. B. Diabetes mellitus, rheumatoide Arthritis, Tumoren
- akute Erkrankungen, z. B. durch Viren
- primärer, angeborener Immundefekt
- sekundärer, erworbener Immundefekt, z. B.: **1.** HIV*-Erkrankung **2.** Leukämie* **3.** nephrotisches Syndrom*
- Behandlung mit Immunsuppressiva* (Glukokortikoide*, Zytostatika*, Biologika) Strahlentherapie*.

Klinik: Hinweise auf Infektanfälligkeit
- wiederkehrende bakterielle und/oder virale Infekte
- schwere, eher seltene Erkrankungen, z. B. Osteomyelitis
- protrahierter oder mit Komplikationen (z. B. Sepsis) einhergehender Verlauf normalerweise harmloser unkomplizierter Infektionen
- opportunistische Infektion (opportunistische Erreger*), z. B. Tbc
- Infektionen mit atypischer Lokalisation
- polytope Infektionen (Infektionen an verschiedenen Orten).

Maßnahmen:
- Behandlung einer Grunderkrankung, z. B. eines Immundefektes
- gesunder Lebensstil: **1.** Verzicht auf Nikotin **2.** wenig oder kein Alkohol **3.** ausreichender Schlaf **4.** ausgewogene Ernährung **5.** ausreichend Bewegung **6.** Gewichtsnormalisierung
- Stressmanagement (Stressbewältigungstraining* wie z. B. Yoga oder progressive Muskelrelaxation)
- Klärung konfliktreicher und/oder mit chronischem Stress einhergehender Lebensumstände
- Immunstimulanzien* wie z. B. Echinacea.

Infekt, grippaler *m*: engl. *influenzal infect*; syn. Erkältung. Unspezifische Sammelbezeichnung für viral bedingte, mäßig fieberhafte Allgemeinerkrankungen mit Schnupfen und Husten, Halsschmerzen, Kopf- und Gliederschmerzen und (seltener) Gelenk- und Gastrointestinalbeschwerden. Auslöser sind u. a. Erkältungsviren wie Rhino-, Adeno- und Coronaviren, ggf. auch leichte Influenza-Fälle durch Influenzaviren. Grippale Infekte heilen spontan.

infektiös: engl. *infectious*. Ansteckend.

infektiöse Mononukleose → Mononucleosis infectiosa

Infektiologie *f*: engl. *infectology*. Bezeichnung für das medizinische Fachgebiet der Infektionskrankheiten, im weiteren Sinn die interdisziplinäre Wissenschaft der Verhütung, Erforschung und Therapie von Infektionskrankheiten und der sie auslösenden Erreger. Für Ärzte ist „Infektiologie" eine Zusatzbezeichnung, die nach Ablegung der Facharztprüfung in Innerer Medizin oder Pädiatrie erworben werden kann.

Infektion *f*: engl. *infection*. Eindringen von pathogenen Mikroorganismen, wie Bakterien* oder Viren*, in einen Organismus mit anschließender Besiedelung und Vermehrung. Infektionen können subklinisch, abortiv* oder apparent (manifest) als voll ausgeprägte Infektionskrankheit* verlaufen. Die Ausprägung hängt ab von der Pathogenität und Infektiosität des Erregers sowie der Abwehrlage des Wirts.

Hintergrund: Die **Voraussetzungen** für eine Infektion sind die Existenz einer Infektionsquelle*, eine Erregerübertragung und ein empfänglicher Makroorganismus (epidemischer Grundvorgang). Die **Übertragung** der Krankheitserreger erfolgt über verschiedene kontaminierte Faktoren (z. B. Hände, Wasser, Luft, Boden, Lebensmittel, Gegenstände) oder belebte Vektoren*. Das Entstehen einer Infektion wird auch Ansteckung genannt.

Infektion, aerogene *f*: Infektion* über die Luft.

Infektion, chronische *m*: syn. chronische Infektionskrankheit. Lang andauernde Infektionserkrankung, über mehrere Monate oder auch lebenslang persistierend.

Infektionsabwehr *f*: engl. *resistance to infection*. Physiologische Vorgänge, die der Abwehr

Infektionsdosis

von infektiösen Erregern (Viren, Bakterien, Pilze, Protozoen, Würmer) dienen und im Rahmen der Immunabwehr die Erkennung, Aufnahme, Prozessierung und Zerstörung der Erreger umfassen.

Einteilung:
- Epithelschranke
- unspezifische Infektionsabwehr durch Enzyme in Körperflüssigkeiten (Lysozym*), Defensine* u. a. humorale Abwehrsysteme (Komplement, Properdin) sowie durch phagozytierende Zellen des Monozyten-Makrophagen-Systems und Granulozyten
- spezifische Infektionsabwehr durch Zellen des Immunsystems (zelluläre Abwehr durch T- und B-Lymphozyten) und Antikörper* (humorale Abwehr).

Infektionsdosis *f*: engl. *infection dose*; syn. Dosis infectiosa (Abk. DI); Abk. ID. Dosis eines Pathogens, der ein Wirt ausgesetzt wird. Als minimale Infektionsdosis (MID) wird die Mindestanzahl an Pathogenen bezeichnet, die eine Infektion* hervorruft. Die ID_{50} gibt die Dosis an, bei der 50 % der Testpersonen, Versuchstiere, Zellkulturen oder Gewebekulturen infiziert werden.

Infektionsepidemiologie → Epidemiologie

Infektionsgefahr *f*: engl. *danger of infection*. Wahrscheinlichkeit des Auftretens von Infektionen* durch bestimmte Mikroorganismen*. Die Verringerung der Gefahr von nosokomialen Infektionen ist die Hauptaufgabe der Krankenhaushygiene*.

Hintergrund: Die **Häufigkeit, Schwere und Dauer** von Infektionen hängen von folgenden Faktoren ab:
- **Eigenschaften der Mikroorganismen*** und deren Fähigkeit zu genetischen Veränderungen. Bei der Übertragung der Keime über die Außenwelt ist deren unterschiedliche Widerstandsfähigkeit gegen Umwelteinflüsse, insbesondere gegen Austrocknung und Belichtung, zu beachten (hochresistent z. B. Milzbrand*- und Tetanussporen, hochsensibel z. B. Gonokokken, Meningokokken, Masernviren).
- **Infektionsdosis**, d. h. die Menge der aufgenommenen Erreger: Bei Personen ohne Beeinträchtigung der körpereigenen Abwehrlage ist die erforderliche Keimzahl meist hoch, während bei Immungeschwächten eine wesentlich geringere Infektionsdosis ausreicht, um eine Infektion auszulösen.
- **Empfänglichkeit, Disposition* des Makroorganismus:** Die Empfänglichkeit wird bestimmt durch die unspezifische Resistenz* und die spezifische Immunität* (erworbene antigen*spezifische Abwehrleistung): **1.** ererbte Immunität* des Neugeborenen durch spezifische Antikörper* der Mutter, z. B. gegen Masern* **2.** erworbene Immunität: **I.** durch stattgefundene Infektion* **II.** durch Schutzimpfung* **3.** Beeinflussung der Resistenz durch die Lebensweise, z. B. Stärkung der Resistenz durch gesunde Ernährung*, Abhärtung, Vermeidung von Genussmittelmissbrauch **4.** Prophylaxe und Therapie* beim Menschen (z. B. Chemoprophylaxe*)
- hygienische Maßnahmen gegen die **Infektionsquelle**
- hygienische Maßnahmen gegen die **Übertragung der Erreger**.

Infektionsindex → Kontagionsindex

Infektionskrankheit *f*: engl. *infectious disease*. Durch eine Infektion* nach einer Inkubationszeit* hervorgerufene Krankheit (umgangssprachlich Infekt oder ansteckende Krankheit). Nicht jede Infektion* führt aber zu einer Infektionskrankheit. Es gibt lokalisierte, auf bestimmte Körpergebiete beschränkte und generalisierte Infektionskrankheiten. Einige Erkrankungen verlaufen fast unbemerkt (inapparent), andere entwickeln ein schweres Krankheitsbild.

Hintergrund: Entscheidend für Verlauf und Prognose einer Infektion ist die Fähigkeit des Immunsystems, den Erreger zu eliminieren. Die Infektionsgefahr* hängt von einer Vielzahl von Faktoren ab. Infektionskrankheiten werden direkt oder indirekt sowie über verschiedene Infektketten* übertragen. Die meisten Infektionskrankheiten sind kontagiös (ansteckungsfähig), d. h. die Erreger werden ausgeschieden und können auf andere Individuen übertragen werden. Nichtkontagiös ist dagegen eine Erkrankung, wenn der Erreger im Körper verbleibt (z. B. beim Tetanus* oder bei der Sepsis*) bzw. erst durch einen biologischen Vektor (Zwischenwirt*) übertragen werden kann. Säkulare Schwankungen der Infektionskrankheiten werden häufig durch unterschiedliche Empfindlichkeit der Bevölkerung sowie durch Veränderung der genetischen Eigenschaften der Mikroorganismen* hervorgerufen.

Infektionskrankheiten, meldepflichtige → Meldepflichtige Infektionskrankheiten

Infektionspsychose *f*: engl. *psychosis due to infection*; syn. Fieberpsychose. Form der akuten organisch bedingten Psychose*, die bei oder nach Infektionskrankheiten (z. B. Typhus abdominalis, Fleckfieber, Influenza, Pneumonie oder Sepsis) auftritt. Infektionspsychosen werden symptomatisch bzw. syndromorientiert mitbehandelt (z. B. Neuroleptika*, Antidepressiva*). Die Prognose jedoch ist abhängig vom Verlauf der internistisch zu behandelnden Grunderkrankung.

Infektionsquelle *f*: engl. *source of infection*. Ausgangspunkt von Infektionen*. Infektionsquellen sind infizierte Personen oder Tiere (primäres Reservoir), in denen die Erreger sich vermehren, z. B. Wildtiere bei Tollwut*. In bestimmten Fällen liegt das primäre Erregerreservoir außerhalb von Makroorganismen (z. B. Legionellen im Wasser, Tetanussporen im Staub).

Infektionsschutz *m*: Maßnahmen zur Verhütung und Bekämpfung übertragbarer Krankheiten* (veraltet: Seuchenschutz). Infektionsschutz umfasst medizinische, administrative, organisatorisch-technische und rechtliche Maßnahmen sowie Verhaltensempfehlungen mit dem Ziel, Infektionen zu verhüten. Die Maßnahmen dienen dem Schutz einzelner Menschen und der Bevölkerung.

Infektionsschutzgesetz *n*: engl. *Infectious Disease Control Law*; Abk. IfSG. „Gesetz zur Verhütung und Bekämpfung von Infektionskrankheiten beim Menschen". Ziele sind die Vorbeugung übertragbarer Krankheiten, das frühzeitige Erkennen von Infektionen und die Verhinderung der Weiterverbreitung (z. B. durch Meldepflicht, behördlich organisierte Dekontamination, Tätigkeits- und Beschäftigungsverbote, Rückverfolgung von Ansteckungsketten).

Inhalte: Das IfSG enthält Vorschriften (z. B. Prävention* durch Aufklärung) und Regelungen, um übertragbaren Krankheiten vorzubeugen, Infektionen frühzeitig zu erkennen und ihre Weiterverbreitung zu verhindern:
- Koordinierung und Früherkennung (Aufgaben des Robert* Koch-Instituts, Bund-Länder-Informationsverfahren)
- Meldewesen (einschließlich Fristen, Datenaustausch zwischen Behörden)
- behördliche (z. B. Dekontamination*, Schädlingsbekämpfung, Isolierung) und prophylaktische Maßnahmen (z. B. Schutzimpfungen*)
- Unterrichtungspflicht bei infizierten Blut-, Organ- und Gewebespendern
- besondere Vorschriften für Schulen u. a. Gemeinschaftseinrichtungen
- behördliche gesundheitliche Belehrungen für Infizierte sowie Berufstätige mit erhöhtem Ansteckungsrisiko (Medizinberufe, Polizei, Transportwesen)
- Infektionshygiene, Beschaffenheit von Trinkwasser, Schwimm- und Badewasser, Abwasserbeseitigung
- Abstands-, Tätigkeits- und Beschäftigungsverbote, ggf. nach Erhebung des aktuellen Impfstatus eines Beschäftigten durch den Arbeitgeber (§ 23a).

Diskussion: Das IfSG wurde im Rahmen der Corona-Pandemie mehrfach reformiert und um neue Instrumente erweitert. Kritiker bemängeln, dass durch die Neuregelungen sowie die darauf aufbauenden Verordnungen zuvor unvorstellbare Eingriffe in die Grundrechte der körperlichen Unversehrtheit, der Freizügigkeit, der Versammlungsfreiheit sowie der Berufsfreiheit ermöglicht werden.

Meldepflichten: Dem Gesundheitsamt sind **meldepflichtige Krankheiten** (siehe meldepflichtige* Infektionskrankheiten) mitzuteilen (definiert in § 6 IfSG). Zur Meldung verpflichtet ist in der Regel der feststellende oder leitende Arzt bzw. Laborleiter, jedoch auch z. B. Hebammen, Luftfahrzeugführer, Kapitäne eines Seeschiffs oder Heilpraktiker (siehe Offenbarungspflicht*). Der direkte oder indirekte Nachweis bestimmter **Krankheitserreger** ist nach § 7 Abs. 1 IfSG namentlich grundsätzlich zu melden, soweit die Nachweise auf eine akute Infektion hinweisen. Neben den generellen Meldepflichten in allen Bundesländern gibt es in den einzelnen Bundesländern zusätzlich Regelungen, die aber lediglich das IfSG erweitern dürfen. **Namentliche Meldung u. a. bei:**
- Krankheitsverdacht, Erkrankung und Tod an den in § 6 Abs. 1 definierten Krankheiten
- unter bestimmten Umständen bei Verdacht auf und Erkrankung an einer mikrobiell bedingten Lebensmittelvergiftung oder an einer akuten infektiösen Gastroenteritis
- Verdacht einer über das übliche Ausmaß einer Impfreaktion hinausgehenden gesundheitlichen Schädigung
- Verletzung eines Menschen durch ein tollwutkrankes, -verdächtiges oder -ansteckungsverdächtiges Tier sowie die Berührung eines solchen Tieres oder Tierkörpers
- Behandlungsverweigerung oder -abbruch bei behandlungsbedürftiger Lungentuberkulose
- gehäuftem Auftreten nosokomialer Infektionen, bei denen ein epidemischer Zusammenhang wahrscheinlich ist oder vermutet wird (unverzügliche nichtnamentliche Meldung an das Gesundheitsamt als Ausbruch).

Infektionsübertragung → Kontaktübertragung

Infektionsübertragung → Tröpfchenübertragung

Infektionsübertragung → Übertragung, aerogene

Infektionsverlauf *m*: Verlauf einer Infektionserkrankung, eingeteilt nach Schweregrad und zeitlichem Ablauf: akut versus chronisch, foudroyant* versus schleichend, rezidivierend, persistierend oder latent*, siehe auch Infektion*.

Infektionswechsel *m*: engl. *selection of resistant organisms*. Verdrängung der autochthonen, antibiotikaempfindlichen Populationen von Mikroorganismen durch antibiotikaresistente Hausstämme. Der Begriff ist nicht identisch mit Erregerwechsel*.

Infektkette *f*: engl. *chain of infection*. Übertragungsmodus von Krankheitserregern bei Infektionskrankheit*.

Formen:
- Homogene Infektkette: Erregerübertragung zwischen homoiothermen (gleichwarmen) Tieren bzw. dem Menschen: 1. innerhalb einer homoiothermen Spezies: Tröpfcheninfektion oder Kontaktinfektion als fäkal-orale Schmierinfektion, als Geschlechtskrankheit, alimentär, diaplazentar oder iatrogen 2. über mehrere homoiotherme Spezies: primäre Tierseuchen, Zoonosen, die gelegentlich auf den Menschen übertragen werden und hier meist enden
- heterogene Infektkette: Erregerübertragung auf homoiotherme Spezies durch poikilotherme (wechselwarme) Spezies, etwa Insekten oder Spinnentiere (Wirtswechsel*): 1. Beschränkung auf eine homoiotherme Spezies: überwiegend Protozoen- und Viruserkrankungen der Tropen und Subtropen 2. Übertragung auf mehrere homoiotherme Spezies: v. a. Zoonosen; z. T. endet die Infektkette beim Menschen, z. T. vom Menschen über Insekten auf Menschen übertragbar bzw. direkt von Mensch zu Mensch (Pestpneumonie).

Infektkrampf → Fieberkrampf

Infektzyklus → Infektkette

Infertilität *f*: engl. *infertility*. Bei der Frau Bezeichnung für die Unmöglichkeit, eine Schwangerschaft bis zu einem lebensfähigen Kind auszutragen, obwohl eine Konzeption möglich ist (Impotentia gestandi). Beim Mann wird der Begriff meist synonym zu Sterilität* verwendet.

Diagnostik:
- bei Männern: 1. Hormondiagnostik: Testosteron*, LH, FSH, SHBG, Prolaktin*, TSH, GnRH*-Test 2. Sonografie: Darstellung beider Hoden*, Volumenmessung, ggf. Diagnose einer Varikozele 3. Untersuchung des Ejakulats: Spermiogramm 4. ggf. radiologische Darstellung des Ductus deferens (Aplasie des Ductus deferens?) 5. ggf. Hodenbiopsie
- bei Frauen: 1. Hormondiagnostik: LH, FSH, Östradiol, Testosteron, DHEA-S, SHBG, TSH, Progesteron, Prolaktin 2. erweiterte Hormondiagnostik: Gestagentest*, Östrogen*-Gestagen-Test, Clomifentest*, GnRH*-Test 3. Abstrich des Gebärmutterhalses: mikrobiologische Untersuchung auf Infektionen und Entzündungen 4. Sonografie (transvaginal): Durchmusterung von Uterus und Ovarien 5. ggf. Hysteroskopie* zur Beurteilung des Uterus 6. ggf. diagnostische Laparoskopie mit Chromopertubation 7. Postkoitaltest, Kurzrok-Miller-Test.

Infibulation *f*: Genitale Verstümmelung mit partiellem Verschluss der Vorhaut des Penis oder des Scheideneingangs durch Ringe oder Klammern bzw. durch Vernarbung nach Verstümmelung und Naht. In manchen Kulturkreisen wird insbesondere bei Frauen die Infibulation bis heute praktiziert.
- **Infibulatio penis:** Preputium penis wird durchbohrt und mit eingesetztem Ring verschlossen, sodass die Vorhaut nicht mehr zurückgestreift werden kann
- **Infibulatio vaginae:** nach Entfernen der kleinen und großen Schamlippen werden Wundränder unterschiedlich weit vernäht, um den Scheideneingang bis auf eine kleine Öffnung zu verschließen.

Infiltrat *n*: engl. *infiltrate*. Bezeichnung für eine in das Körpergewebe eingedrungene oder eingebrachte Substanz (z. B. Blut, Exsudat, Zellen oder Arzneimittel wie Lokalanästhetika) oder für einen durch die Infiltration* veränderten Gewebebezirk (z. B. Lungeninfiltrat*).

Infiltration [Pathologie] *f*: Meist örtlich begrenztes Eindringen von Flüssigkeiten oder Zellen (z. B. Erythrozyten, Leukozyten, Tumorzellen) in das bindegewebige Interstitium. Im weiteren Sinn zählt hierzu auch das Infiltrat*, z. B. als hämorrhagische, entzündliche oder eitrige Infiltration.

Infiltrationsanästhesie *f*: engl. *infiltration anesthesia*. Lokalanästhesie* mit intrakutaner, subkutaner oder intramuskulärer Infiltration des zu anästhesierenden Areals. Infiltrationsanästhesie wird eingesetzt zur präoperativen Umspritzung des Operationsgebiets (sog. Feldblock), z. B. zur Entfernung kleiner Ganglien, bei der Implantation eines Herzschrittmachers sowie vor einer Punktion* für die Anlage einer zentralen Leitungsanästhesie* (Spinalanästhesie*, Periduralanästhesie*).

infimus: engl. *lowest*. Der Unterste.

Inflammatio → Entzündung

Inflammatio herniae *f*: engl. *hernial inflammation*. Lokale schmerzhafte Entzündung des Bruchinhalts als Komplikation einer meist inkarzerierten Hernie*. Spontan tritt diese auf bei Inkarzeration* des Bruchhaltes und Minderdurchblutung des Inkarzerates mit konsekutiver entzündlicher Reaktion, weiterhin manipulativ nach misslungenem Repositionsversuch, außerdem bei Trauma, Kompression durch Bruchband oder durch eine fortgeleitete Infektion.

Komplikationen: Peritonitis*, Perforation, Ileus.

Infliximab *n*: Monoklonaler Antikörper*, der gegen TNF-alpha gerichtet ist (TNF-Alpha-Inhibitor). Infliximab wird eingesetzt bei rheumatoider Arthritis*, Morbus* Crohn, Colitis* ulcerosa, ankylosierender Spondylitis, Psoriasis* und Psoriasis*-Arthritis. Der Wirkstoff wird i. v. als langsame Infusion verabreicht. Häufige Nebenwirkungen sind Infektionen der oberen Atemwege.

Influenza *f*: syn. Grippe. Vor allem in der kalten Jahreszeit auftretende akute Infektionskrankheit des Respirationstrakts, verursacht durch das Influenza*-Virus. Die Übertragung erfolgt in Form einer Tröpfchen- oder Schmierinfektion. Betroffene leiden an hohem Fieber, Husten, Kopf- und Gliederschmerzen. Diagnostiziert wird u. a. mittels direktem Virusantigennachweis, therapiert meist symptomatisch, ggf. auch mit Virostatika*.

Erkrankung: Übertragung: Tröpfcheninfektion v. a. über relativ große Tröpfchen (> 5 μm), evtl. auch aerogen über kleinere Tröpfchen (< 5 μm). Darüber hinaus findet eine Übertragung auch durch direkten Kontakt der Hände zu kontaminierten Oberflächen und Hand-Mund-/Hand-Nasen-Kontakt (Schmierinfektion) statt. **Inkubation:** 1–2 d (bei aviärer Influenza länger). Kontagiosität besteht bereits kurz (< 24 h) vor Auftreten der klinischen Symptome und dauert gewöhnlich 3–5 d oder bis 1 d nach Gesundung an (Virenausscheidung bei Kleinkindern evtl. früher beginnend und länger andauernd als bei Erwachsenen). **Pathogenese:** Influenza-Viren zerstören Epithelien der respiratorischen Schleimhaut (Nase bis Bronchien). Dies bietet eine Invasionsmöglichkeit für Virustoxine und für sekundäre bakterielle Infektionen.

Klinik: Influenza-typische Symptome (Abkürzung ILI für englisch: influenza-like illness):
– plötzlicher Beginn mit hohem Fieber ($\geq 38{,}5\,°C$)
– trockener Reizhusten
– Halsschmerzen
– Muskel- und Kopfschmerzen
– weitere Symptome: 1. körperliche Schwäche 2. Schweißausbruch 3. Rhinorrhö 4. evtl. Erbrechen 5. abdominale Schmerzen, Diarrhö (sog. Darmgrippe) 6. ggf. Grippeenanthem und Grippeexanthem* 7. je nach geschädigtem Organ(-System) auch arterielle Hypotonie, Bradykardie, Hepatomegalie, hämorrhagische Diathese (Epistaxis, Bluthusten), Albuminurie bzw. Erythrozyturie 8. schwerste Verlaufsform: perakuter Todesfall innerhalb weniger Stunden.

Komplikationen: Treten v. a. auf
– in hohem Lebensalter
– bei Komorbidität: chronische Herz- oder Lungenkrankheit, Diabetes mellitus oder andere Stoffwechselerkrankung, Immundefekt, auch BMI $\geq 40\,kg/m^2$
– während der Schwangerschaft (besonders im 2. und 3. Trimenon).
Komplikationen umfassen u. a.
– Bronchitis, Pneumonie (Ursache für 80–100 % der Influenzatodesfälle) als primäre Influenzapneumonie (Bronchopneumonie) oder sekundäre bakterielle Pneumonie durch Streptococcus pneumoniae, Haemophilus* influenzae, Staphylococcus*.

Influenza-Viren-Antikörper		
Klasse	Ergebnis	Bewertung
IgG	1:10	– kein Hinweis auf eine akute oder frühere Infektion – sehr frische Infektion möglich; Zeitintervall vor Bildung der IgG – keine Immunität nach Impfung
	1:10 bis 1:100	– akute oder frühere Infektion – sehr frische Infektion möglich; Zeitintervall vor Bildung der IgG – Impftiter
	> 1:100	Verdacht auf akute Infektion, beweisend ist der vierfache Titeranstieg
IgA	1:10	kein Hinweis auf akute Infektion
	> 1:10	Verdacht auf akute Infektion

Therapie:
– symptomatisch (antipyretisch, antiphlogistisch)
– bei bakterieller Superinfektion Antibiotika
– cave: bei Kindern wegen Gefahr des Reye*-Syndroms keine Gabe von Acetylsalicylsäure
– bei toxischem Verlauf evtl. Rekonvaleszentenserum
– bei schwerem Verlauf oder Komplikationen bzw. bei einem diesbezüglich erhöhten Risiko: 1. Influenza-wirksame Virostatika (Neuraminidase-Hemmer: Oseltamivir*, Zanamivir*) 2. die antivirale Therapie sollte wenn möglich innerhalb der ersten 48 h nach Auftreten der ersten Symptome erfolgen.

Prognose:
– bei unkompliziertem Verlauf günstige Prognose: Rückbildung der klinischen Symptome nach wenigen (4–8) Tagen
– schwerste Verlaufsform: perakuter Todesfall innerhalb weniger Stunden, meist verbunden mit primärer Influenzapneumonie oder sekundärer bakterieller Pneumonie.

Prophylaxe: Impfung
– Impfstoffe zur aktiven Immunisierung
– Indikation: 1. Standardimpfung entsprechend Impfkalender (siehe Impfkalender*, Tab. dort) ab 60. Lj., möglichst vor Beginn der Influenzasaison, jährliche Wiederimpfung (Impfschutz: ca. 1 Jahr) 2. Indikationsimpfung u. a. für: I. Schwangere (ab 2. Trimenon, bei erhöhter gesundheitlicher Gefährdung infolge eines Grundleidens ab 1. Trimenon) II. Personen mit erhöhter Gefährdung aufgrund eines Grundleidens (z. B. Asthma bronchiale) oder bei beruflicher Exposition (z. B. medizinisches Fachpersonal).

Hygienemaßnahmen zur Expositionsprophylaxe
– insbesondere Händehygiene
– Husten- und Nies-Etikette (in Ellenbeuge, nicht in Hand)
– ggf. Schutzmaske.

Influenza A(H1N1)pdm09 *f*: engl. *influenza A(H1N1) 2009*; syn. Schweinegrippe. Durch das pandemische Influenza*-Virus A(H1N1)pdm09 hervorgerufene Form der Influenza*. Die Symptome ähneln denen der saisonalen Influenza.
Bewertung: Die Schätzungen über die Todesopfer der Pandemie schwanken zwischen 15.000 und 500.000 weltweit; die Zahl der Infizierten ist groben Schätzungen zufolge um den Faktor 1000 höher, fast alle Betroffenen erkrankten also nur leicht oder ohne Krankheitssymptome.

Influenza-Bakterien → Haemophilus influenzae

Influenza, porcine *f*: syn. porcine Influenza. Infektion durch Influenza-Viren, die bei Schweinen eine Influenza-ähnliche Erkrankung hervorruft. Häufigster Erreger der Schweinefluenza sind die Influenza-Subtypen H1N1, seltener H1N2 und H3N2. Menschliche Infektionen ereignen sich nur sporadisch bei engem Kontakt zu erkrankten Tieren, eine Mensch-zu-Mensch-Übertragung ist selten. Man therapiert symptomatisch, ggf. mit Virostatika*. Inaktivierte Impfstoffe dienen der Prophylaxe.

Influenza-Viren-Antikörper *m sg, pl*: syn. Grippeviren-Antikörper. Antikörper* der Klassen IgA und IgG gegen Influenza-Viren des Typs A oder B im Serum*. Die Bestimmung ist indiziert bei epidemiologischen Erhebungen oder im Rahmen differenzialdiagnostischer Suchtests bei grippalem Infekt oder respiratorischer Erkrankung. Der Nachweis erfolgt mittels Komplementbindungsreaktion* oder Immunfluoreszenztest*.
Referenzbereiche:
– Komplementbindungsreaktion: Influenza A oder B < 1:40.
– Immunfluoreszenztest: 1. IgA (Influenza A oder B): < 1:10 2. IgG (Influenza A oder B): < 1:10.

Die angegebenen Referenzwerte sind Standardquellen der Literatur entnommen und können sich von den Referenzwerten des untersuchenden Labors unterscheiden.

Bewertung: Siehe Tab.
Praxishinweise:
- nicht geeignet zur Diagnose der akuten Influenza-Infektion
- auch bei negativem IgA-Titer akute Infektion möglich
- Direktnachweis mittels Schnelltest möglich.

Influenza-Virus *n*: engl. *influenza virus*; syn. Grippe-Virus. Zur Familie der Orthomyxoviridae* gehörendes RNA-Virus, welches über Tröpfchen- und Schmierinfektion übertragen wird und Influenzaerkrankungen verursacht. Eine direkt nachgewiesene Virusinfektion ist nach § 7 IfSG meldepflichtig.
Vorkommen:
- Influenza-A-Viren: **1.** kommen bei Mensch und Säugern (Schweinen, Pferden) vor **2.** Reservoir sind Vögel, insbesondere Wasservögel **3.** menschliche und aviäre Influenza-Viren unterscheiden sich und binden sehr spezifisch an unterschiedliche zelluläre Rezeptoren **4.** Schweine haben Rezeptoren sowohl für menschliche als auch für aviäre Influenza-Viren
- Influenza-B-Viren: kommen ausschließlich beim Menschen vor.

Infektionsprophylaxe: Die Grippe-Schutzimpfung dient als Schutz vor einer Infektion, wobei für jede Influenza-Saison jährlich ein jeweils aktueller Impfstoff gegen die jeweils zirkulierenden Virusvarianten entwickelt werden muss. Die erhebliche Antigenvariabilität verhindert die Entwicklung eines konstanten allgemein wirksamen Standardimpfstoffs. Unter Umständen werden Neuraminidase-Inhibitoren oder Amantadin* verabreicht, deren Wirksamkeit wird jedoch kontrovers diskutiert.

Informatik, medizinische *f*: engl. *medical information technology*. Wissenschaft und Praxis der Informationsverarbeitung und der Gestaltung von Informationssystemen im Gesundheitswesen.
Aufgaben: Unterstützung von Gesundheitsfürsorge und Krankenversorgung sowie von medizinischer Forschung und Lehre in Aspekten der Informationsverarbeitung, Förderung der fachlichen gesundheitsberufsbezogenen Aus- und Weiterbildung im Hinblick auf Informationsverarbeitung.

Information, genetische *f*: engl. *genetic information*. Erbinformation, die in Form von DNA codiert ist. Sie beinhaltet die Gesamtheit der von einer Generation auf die nächste übertragbaren, erblich bedingten Merkmale, die für Morphologie und Metabolismus bestimmend sind. Die genetische Information ist im genetischen Material gespeichert; strukturelle Träger beim Menschen sind Chromosomen*.

Informationsphase → Probatorik

Informationsverarbeitung *f*: engl. *information processing*. Kognitive Fähigkeit, Informationen korrekt zu ermitteln, zu organisieren und zu verwenden. Hierzu gehören die Fähigkeit des Lesens, Verstehens und Verbalisierens zusammenhängender Nachrichten, die Fähigkeit zum Darstellen eines organisierten Denkprozesses sowie die Fähigkeit zum Erklären von Ähnlichkeiten und Unähnlichkeiten zwischen 2 Sachverhalten.

Informed Consent: Informierte, d. h. auf Aufklärung beruhende Einwilligung*. Der informed consent setzt prinzipiell Einwilligungsfähigkeit* voraus.

Infraduktion *f*: engl. *infraduction*. Abwärtswendung eines Auges durch die beiden Augenmuskeln Musculus rectus inferior und Musculus obliquus superior. Die Blickbewegung nach unten wird als Infraversion (Abblick) bezeichnet.

Infraktion *f* → Fraktur, inkomplette

Infraorbitalisneuralgie *f*: engl. *infraorbital neuralgia*. Neuralgie* im Versorgungsgebiet des Nervus* infraorbitalis mit anfallsweise auftretenden Schmerzen und schmerzhaftem Trigeminusdruckpunkt am Foramen* infraorbitale.

Infrarotkoagulation *f*: engl. *infrared coagulation*. Wärmekoagulation durch gebündeltes Licht einer Wolframhalogenlampe (> 100 °C). Die Einwirktiefe beträgt 1–5 mm, je nach Einwirkzeit. Sie wird zur schmerzarmen Therapie von Hämorrhoiden* oder zur Stillung iatrogen oder traumatisch bedingter Blutungen parenchymatöser Organe eingesetzt.

Infrarotlampe → Solluxlampe
Infrarotthermografie → Thermografie
Infrarotthermometer *n*: engl. *infrared thermometer*. Thermometer* zur Bestimmung der Körpertemperatur* durch kontaktlose Messung der Infrarotstrahlung eines Körpers oder Körperteils (z. B. Stirn- und Ohrthermometer*). Bei kardiochirurgischen Eingriffen werden Infrarotthermometer zur Ermittlung der Körperkerntemperatur eingesetzt.

Infraversion → Infraduktion

Infundibulumstenose *f*: engl. *infundibular stenosis*; syn. Konusstenose. Angeborener Herzfehler* mit Verengung der rechtsventrikulären Ausflussbahn durch Hypertrophie der Crista supraventricularis. Die Infundibulumstenose ist eine häufige Form der Pulmonalstenose* bei Fallot*-Tetralogie.

Infusion *f*: Parenterale kontinuierliche Applikation von Flüssigkeiten > 20 ml meist über einen längeren Zeitraum. Sie erfolgt am häufigsten peripher- oder zentralvenös. Indikationen sind unter anderem Volumenersatztherapie, parenterale Ernährung und Arzneimittelgabe. Zur exakten Dosierung werden Infusionspumpen* oder Perfusoren* eingesetzt. Siehe Abb.

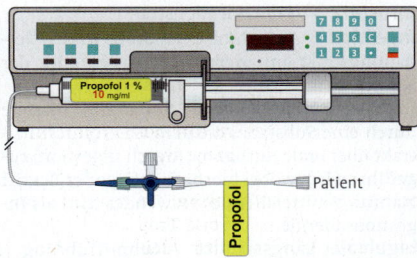

Infusion: ISO-Kennzeichnung (ISO 26825) zur i. v. Infusion auf Perfusor und (patientennah) an Infusionsschlauch.

Vorgehen: Der Zugang erfolgt
- in der Regel i. v.: **1.** periphervenös über eine Venenverweilkanüle (VVK) oder kurzfristig über eine Butterflykanüle **2.** zentralvenös über einen zentralen Venenkatheter (ZVK)
- selten epidural
- sehr selten intraarteriell, ossär oder subkutan.

Die Applikation als Schwerkraftinfusion mit einer Dosierung nach Tropfen/min ist ungenau.

Infusionsalkalose → Alkalose
Infusionsbesteck *n*: syn. Infusionsgerät. Schlauchverbindung zwischen Infusionsflasche und venösem Zugang mit Einstichdorn, Bakterien- und Luftfilter oberhalb der Tropfkammer, Rollklemme* zur Regulation des Durchflusses und Luer-Lock-Anschluss zur Verbindung mit dem Venenkatheter.

Infusionsgeschwindigkeit *f*: engl. *infusion rate*; syn. Tropfgeschwindigkeit. Flussgeschwindigkeit, mit der eine festgelegte Flüssigkeitsmenge innerhalb einer bestimmten Zeit infundiert wird.
Vorgehen:
- Regulierung des Infusionsdurchlaufs (Infusion*) erfolgt manuell oder per Infusionspumpe*
- Anzahl der durchlaufenden Tropfen pro min wird bei manueller Einstellung im Allgemeinen mit dem Sekundenzeiger einer Uhr gezählt und über die Rollklemme* reguliert
- **Faustregel:** 1 ml entspricht 20 Tropfen; 1 Tropfen/min entspricht 3 ml/h.

Infusionslösung → Elektrolyttherapie
Infusionslösung → Plasmaersatzstoffe
Infusionslösung → Volumenersatz
Infusionspumpe *f*: syn. Infusomat. Elektronisch gesteuertes Gerät zur exakten Dosierung von Infusionen*. Den Durchfluss reguliert eine Rolle, die sich innerhalb der Infusionspumpe am Infusionsschlauch entlangbewegt. Infusionspumpen verfügen über Luft- und Druckdetektoren, stoppen ggf. die Zufuhr und geben Alarm.

Infusoria → Protozoen
Ingestion f: Aufnahme eines Stoffs in den Verdauungstrakt mit dem Trinkwasser oder der Nahrung.
Ingestionsallergie f: engl. *food allergy*. Allergie durch eine Substanz, die dem Gastrointestinaltrakt über orale Aufnahme (durch Ingestion) zugeführt wird, wobei hierfür häufiger der Begriff Nahrungsmittelallergie* verwendet wird als Ingestionsallergie.
inguinaler Längsschnitt → Schnittführung
Inguinalhernie → Leistenhernie
Inguinaltunnelsyndrom → Meralgia paraesthetica
Ingwer m: syn. Zingiber officinale. Ausdauernde 50–100 cm hohe Staude aus der Familie der Ingwergewächse (Zingiberaceae), die in fast allen Tropen- und Subtropenländern, v. a. Westindien, kultiviert wird. Ingwer wirkt antimikrobiell, antientzündlich, choleretisch, antiemetisch, spasmolytisch, fördert die Speichel- und Magensaftsekretion und steigert Tonus und Peristaltik des Darms. Siehe Abb.
Verwendung: Zerkleinerte Droge und Trockenextrakte für Infuse sowie andere galenische Zubereitungen zum Einnehmen:
- medizinisch bei dyspeptischen Beschwerden, zur Verhütung der Symptome der Reisekrankheit, bei Appetitlosigkeit sowie als postoperatives Antiemetikum (European Scientific Cooperative on Phytotherapy, Kommission E)
- volkstümlich bei grippalen Infekten
- in der Chinesischen Medizin und im Ayurveda (Zingiberis rhizoma)
- sonstige Verwendung als Gewürz.

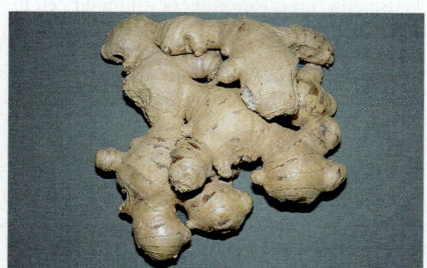

Ingwer: Ingwerwurzelstock. [146]

Inhalation f: syn. Einatmung. Einatmung, im engeren Sinn Aufnahme von Gasen, Dämpfen, Aerosolen* und Stäuben in den Respirationstrakt. Bei der therapeutischen Inhalation werden beispielsweise Salzwasser oder ätherische Öle sowie pharmakologische Wirkstoffe topisch appliziert (Inhalationstherapie*, Aerosoltherapie*).

Inhalationsallergie f: Durch Einatmen eines Allergens zustande kommende Allergie*.
Inhalationsanästhetika n pl: engl. *inhalation anesthetics*. Narkosemittel (Narkotika*) zur inhalativen Anwendung über Atemmaske*, Larynxmaske* oder Endotrachealtubus* (Inhalationsnarkose*). Inhalationsanästhetika wirken hypnotisch, analgetisch, muskelrelaxierend und reflexdämpfend. Sie dienen insbesondere der Fortführung der Narkose* (nach Einleitung mit Injektionsnarkotikum), bei Kindern jedoch auch häufig zur Narkoseeinleitung. Wirkstoffbeispiele sind Desfluran, Sevofluran, Isofluran, Xenon* und Lachgas*.
Einteilung:
- **Gase: 1.** Lachgas* (heute kaum noch verwendet) **2.** Xenon*
- **volatile Inhalationsanästhetika** (Flüssigkeiten mit niedrigem Siedepunkt, deren inhalative Applikation einen Verdampfer* erfordert): **1.** halogenierte Ether: **I.** ausschließlich fluoriert: Sevofluran und Desfluran (niedriger Blut/Gas-Verteilungskoeffizient und damit gute Steuerbarkeit durch schnelles An- und Abfluten, daher am häufigsten verwendet) **II.** halogenierter (fluoriert und chloriert) Methylethylether: Isofluran, früher auch Enfluran und Methoxyfluran **2.** halogenierter Kohlenwasserstoff: Halothan (nicht mehr eingesetzt).

Eigenschaften:
- **Wirkungen: 1.** Hypnose* (Lachgas nur sehr schwach) **2.** Analgesie* (Lachgas, Xenon) **3.** Muskelrelaxation (volatile Inhalationsanästhetika) **4.** Reflexdämpfung (volatile Inhalationsanästhetika) **5.** Kardioprotektion bei Myokardischämie (volatile Inhalationsanästhetika)
- wie schnell die Narkosewirkung einsetzt (Anfluten) und bei Beendigung der Gaszufuhr nachlässt (Abfluten) hängt u. a. vom Fettgewebsanteil im Körper und von der Herzleistung ab
- Aufwachzeit nach Narkose mit Isofluran hängt von der applizierten Gesamtdosis ab, bei Sevofluran und Desfluran ist sie unabhängig von Gesamtdosis.

Inhalationsnarkose f: engl. *inhalation anesthesia*. Narkose* mittels inhalativer Wirkstoffapplikation (Inhalationsanästhetika*). Eine Narkose wird meist nicht ausschließlich inhalativ (reine Inhalationsanästhesie) durchgeführt, sondern i. v. supplementiert als balancierte Anästhesie. Die Narkose wird z. B. mit einem Injektionsnarkotikum eingeleitet und mit dem Inhalationsanästhetikum fortgeführt.
Inhalationstherapie f: engl. *inhalation therapy*. Verwendung der Inhalation* als Behandlungsmethode. Der Begriff Inhalationstherapie wird häufig als Synonym für Aerosoltherapie* verwendet, aber im Gegensatz zur Aerosoltherapie schließt Inhalationstherapie die therapeutische Inhalation eines gasförmigen Wirkstoffs mit ein.
Inhalationstrauma, thermisches n: engl. *thermal inhalation injury*. Innere Verbrennung der Atemwege durch Einatmen von heißem oder tiefkaltem Gas (beispielsweise flüssigem Stickstoff) oder Aerosol*, häufig einhergehend mit Rauchgasintoxikation bei Bränden oder Explosionen. Dies führt zu Verletzungen und Schwellung der Schleimhäute im oberen Atemtrakt. Klinisch zeigen sich Stridor*, Dyspnoe* und Husten.
inhalative Narkose → Inhalationsnarkose
Inhalator m: Gerät mit unterschiedlichen Methoden zur Erzeugung von Aerosolen* zur Inhalation*. Besonders feine Aerosole (0,5–10 μm) werden durch compressor-based inhaler systems (Druckluft) oder ultrasonic nebulizers (Ultraschall) erzeugt.
Inhibiting-Faktoren → Releasing-Hormone
Inhibition f: Hemmung, Beeinträchtigung, Verminderung oder vollständige Blockade der normalen Funktion.
Inhibitoren m pl: Antagonisten*; neurologisch sind dies beispielsweise hemmende Interneurone.
Inhibitorisches postsynaptisches Potenzial n: engl. *inhibitory postsynaptic potential*; Abk. IPSP. Hyperpolarisation* der Nervenzellmembran infolge Transmitterwirkung mit Permeabilitätserhöhung für Kalium- bzw. Chloridionen. Ein IPSP wird z. B. ausgelöst durch ein hemmendes Zwischenneuron.
inhomogen: engl. *inhomogeneous*. Ungleichartig.
initial: Am Anfang stehend, anfangs.
Initialberührung → Begrüßungsberührung
Initialkaries f: engl. *initial carious lesion*; syn. Initialläsion. Reversible Frühform der Zahnkaries* mit teilweiser Entkalkung des kristallinen Zahnschmelzes.* Ursächlich sind erhöhte Porosität und Mineralverlust nach bakterieller Säurebildung unter Zahnbelag. Eine Wiederverkalkung (Remineralisation) durch Fluoridanwendung (Kariesprophylaxe*) ist möglich.

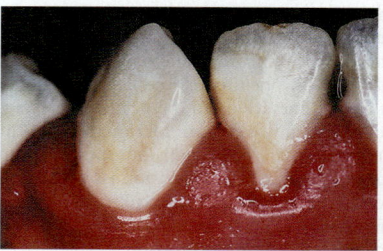

Initialkaries [179]

Klinik:
- matt opake, kreidig weiße und oberflächliche intakte Läsion im Zahnschmelz (siehe Abb.)
- bei weiterer Demineralisation Entwicklung eines kariösen Defekts.

Initialsymptom *n*: engl. *initial symptom*; syn. Erstsymptom. Erster vom oder am Patienten wahrnehmbarer Hinweis auf das Vorliegen einer Krankheit. Initialsymptome können vom Patienten deutlich, z. B. hohes Fieber, unspezifisch, z. B. Müdigkeit, oder gar nicht wahrnehmbar, z. B. leichte Rachenrötung, sein.

Initiationscodon → Start-Codon
Initiator → Kanzerogenese
Initiator-tRNA → Proteinbiosynthese
Injektion *f*: engl. *injection*. Parenterale Applikation von gelösten oder suspendierten Arzneimitteln oder Stoffen mithilfe einer Spritze und Kanüle oder nadelfrei nach Punktion der intakten Hautoberfläche. Komplikationen sind Spritzenabszess, Nerven- oder arterielle Fehlpunktion oder versehentliche intravenöse Fehlinjektion.

Vorgehen: Die Injektion erfolgt (siehe Abb.):
- intravenös (i. v.): die Substanz ist sofort systemisch verfügbar
- intramuskulär (i. m.) oder subkutan (s. c.): verlangsamte Freigabe der Substanz aus einem Depot
- seltener: 1. intradermal (syn. intrakutan, Abk. i. c., in die Haut) 2. intraarteriell (i. a., in eine Arterie) 3. intrakardial (ins Herz) 4. intraartikulär (i. a., in die Gelenkhöhle) 5. intravitreal (in den Glaskörper des Auges) 6. intraperitoneal (i. p., in die Bauchhöhle) 7. intraossär (in die Knochenmarkhöhle) 8. intrathekal (i. t., in den Liquorraum).

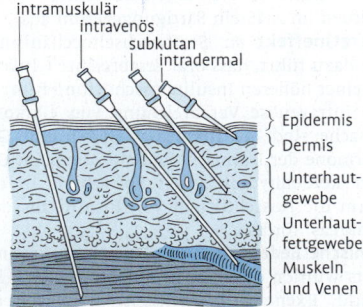

Injektion: Anatomische Darstellung verschiedener Verfahren.

Injektion, intramuskuläre *f*: engl. *intramuscular injection*. Tiefe Injektion* in einen Muskel, meist intragluteal, insbesondere ventrogluteal nach Hochstetter sowie in den M. vastus lateralis oder M. deltoideus (Impfstoffe*). Wichtig sind die korrekte Injektionstechnik zur Vermeidung von Nervenschädigungen und die Aspiration vor der intramuskulären Injektion zur Prävention einer akzidentellen intravaskulären Injektion. Siehe Abb. 1 und siehe Abb. 2

Injektionskanüle *f*: engl. *injection cannula*; syn. Kanüle. Metallische, außen und ggf. innen polierte Hohlnadel unterschiedlicher Stärke (Außendurchmesser in Gauge*) und Länge mit Spritzenansatz und unterschiedlich abgeschrägter Spitze. Sie wird als Venenverweilkanüle* zur kurzzeitigen Infusion* verwendet, z. B. als Metallkanüle mit Kunststoffflügeln (sog. Butterfly) oder als Plastikkanüle mit Metallmandrin (Mandrin*).

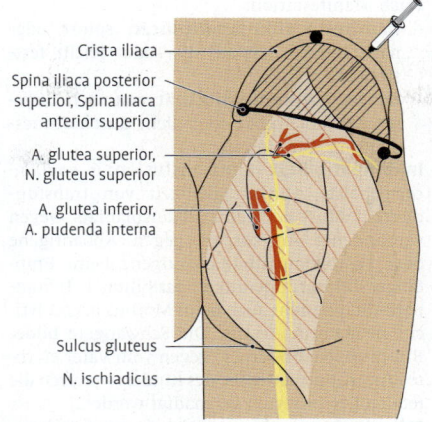

Injektion, intramuskuläre Abb. 1: Darstellung der bevorzugten Region für eine intragluteale Injektion (gestrichelt). Eine korrekte Injektion schont die Nerven und Gefäße unter dem M. gluteus maximus, so dass Schäden z. B. des N. gluteus superior vermieden werden. [4]

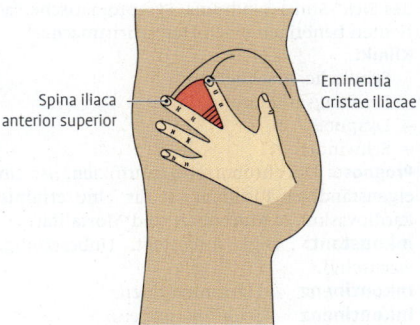

Injektion, intramuskuläre Abb. 2: Intragluteale Injektion nach A. v. Hochstetter in die linke Seite des Patienten. [4]

Injektionsnarkotika *n pl*: engl. *intravenous narcotics*; syn. Injektionsanästhetika. I. v. applizierbare Narkotika*, die v. a. zur Einleitung einer Narkose* und bei TIVA auch zur Fortführung einer Narkose eingesetzt werden. Injektionsnarkotika zeichnen sich aus durch einen schnellen Wirkungseintritt und eine relativ kurze Wirkungsdauer (v. a. durch Umverteilung aus dem ZNS in Muskel- und Fettgewebe).

Einteilung: Nach kortikaler und subkortikaler Wirkung:
- klassische Hypnotika (Schlafmittel*) mit dosisabhängiger sedativ-hypnotischer Wirkung (Burst-Suppression): kurz wirkende Barbiturate, Etomidat*, Propofol*
- ohne ausgeprägt hypnotische Wirkung (keine Burst-Suppression): Ketamin*, Benzodiazepin*, Neuroleptika*.

Vertreter:
- Propofol
- kurz wirkende Barbiturate*, z. B. Thiopental* oder Methohexital
- Etomidat*
- Ketamin*
- Benzodiazepin* (Midazolam*, Lormetazepam* (cave: Wirkungsdauer, zentrale Atemdepression)
- Neuroleptika (früher zur Neuroleptanästhesie* bzw. Neuroleptanalgesie*)
- Gammahydroxybutyrat*.

Praxishinweis: Aufgrund der mangelnden Steuerbarkeit von Injektionsnarkotika besteht ein erhöhtes Narkoserisiko.

Injektionsspritze → Spritze
Inkarzeration *f*: engl. *incarceration*; syn. Incarceratio. Einklemmung von Eingeweiden in einer Hernie* (Bruchsack), die durch Abschnürung des Gewebes (meist Darm) bis zur Nekrose führt. Das Risiko der Inkarzeration einer Leistenhernie beträgt bei Erwachsenen bis zu 3 %. Therapie ist der sofortige Versuch der Reposition, bei Misserfolg die Notoperation.

Formen der Inkarzeration:
- Inkarzeration von Darmteilen, es drohen ein mechanischer Ileus evtl. mit Darmgangrän und resultierende Peritonitis
- Inkarzeration von Netzteilen (Omentum* majus), es drohen Abszedierung und gegebenenfalls reflektorisch ein paralytischer Ileus
- seltene Sonderformen: 1. retrograde, auch paradoxe Inkarzeration genannte Einklemmung: hierbei kommt es zur Minderdurchblutung von intraabdominal liegenden Organen, da deren zuführende Gefäße eingeschnürt sind 2. Inkarzeration von Darmwand bei Richter-Littré*-Hernie.

Inklination

Klinik:
- heftige lokale Schmerzen, Übelkeit, Erbrechen
- je nach Form Symptome des paralytischen oder mechanischen Ileus.

Therapie:
- sofortige manuelle Reposition (Taxis) innerhalb der ersten 6 h nach Inkarzeration unter Analgosedierung
- bei Misserfolg besteht die Indikation zur notfallmäßigen Operation.

Inklination *f*: engl. *inclination*. Beugung oder Neigung des Kopfes, des Rumpfes oder der Wirbelsäule im Sinne einer Ventralflexion. Die Inclinatio* pelvis bezeichnet den Winkel zwischen der Achse des Beckeneingangs und der Waagerechten. Die gegensätzliche Bewegung heißt Reklination oder Dorsalextension.

Inkompatibilität [Arzneimittel] *f*: Unbeabsichtigte pharmakologische und physiologische Wirkungen einer Arzneizubereitung. Inkompatibilität beschreibt auch eine Unverträglichkeit gleichzeitig oder als Gemisch verabreichter Arzneimittel*, die miteinander (chemisch oder physikalisch) reagieren (Komplex- oder Salzbildung u. a.) und dadurch toxisch oder unwirksam werden (Wechselwirkung*).

Einteilung: Nach Ursache:
- **therapeutische Inkompatibilität:** UAW, unerwünschte Bioverfügbarkeit, Überdosierung, antagonistische und synergistische Effekte von Wirkstoffen (Arzneimittelinteraktionen), Allergisierungen, Gewöhnung u. a.
- **physikalische Inkompatibilität: 1.** Veränderungen der Viskosität bzw. Konsistenz, bei hydrokolloidhaltiger Zubereitung durch Ethanol, pH-Änderung, Elektrolyte, Konservierungsmittel, Tenside und andere Hydrokolloide, bei Salben durch verschiedene Einflüsse **2.** Beeinträchtigung des dispersen Zustandes durch Entmischung, Änderung der Kristallmodifikation, Umkristallisationen (bei Haufwerken, Emulsionen, Emulsionssalben, Suspensionen, Suspensionssalben, Pasten), Änderung der Löslichkeit (Zusatz ungeeigneter Solvenzien, Elektrolyte), Veränderung des Aggregatzustandes (Verflüssigung infolge Ausbildung eines Eutektikums), Bildung von Assoziaten (Molekülkomplexe, Adsorptionskomplexe, Mizellassoziate) durch makromolekulare Stoffe, Adsorbenzien und Tenside sowie Sorption an Kunststoffe
- **chemische Inkompatibilität:** u. a. Bildung schwer löslicher Verbindungen (Fällung schwacher Säuren und Basen durch Verschiebung des pH, Fällung durch gleichionigen Zusatz, Fällung durch Bildung schwer löslicher Salze) sowie unerwünschte Redox-, Veresterungs- und Substitutionsreaktionen.

Nach Manifestation:
- **manifeste Inkompatibilität:** sofort oder nach kurzer Zeit sichtbar oder leicht feststellbar
- **larvierte Inkompatibilität:** erst nach längerer Zeit erkennbar oder nicht durch Sinnesprüfung wahrnehmbar.

Inkompatibilität [Bluttransfusion] *f*: engl. *incompatibility*. Unverträglichkeit von transfundiertem Blut* oder eines Transplantats wegen vorhandener Antikörper* gegen Alloantigene oder Histokompatibilitätsantigene beim Empfänger (Blutgruppeninkompatibilität*). Inkompatibilität besteht auch beim Morbus haemolyticus neonatorum/fetalis. Die Schwangere bildet Blutgruppenantikörper* gegen vom Vater ererbte Blutgruppenantigene des Kindes, wodurch die fetalen Erythrozyten geschädigt werden.

Inkompetenz, chronotrope *f*: engl. *chronotropic incompetence*. Inadäquate Anpassung der Herzfrequenz* an die metabolisch-hämodynamischen Anforderungen während körperlicher Belastung infolge einer gestörten autonomen Funktion des Herzens mit Down*-Regulation der Beta*-Rezeptoren. Die chronotrope Inkompetenz kommt vor bei KHK, Herzinsuffizienz*, Z. n. Herztransplantation* und als Teilaspekt des Sick*-Sinus-Syndroms. Symptomatische Patienten benötigen einen Herzschrittmacher*.

Klinik:
- Schwäche, Erschöpfung
- Leistungsminderung
- Dyspnoe*
- Schwindel.

Prognose: Die chronotrope Insuffizienz ist ein eigenständiger Risikofaktor für eine erhöhte kardiovaskuläre Morbidität und Mortalität.

inkonstant: engl. *inconstant*. Unbeständig, wechselnd.

Inkontinenz → Harninkontinenz

Inkontinenz → Stuhlinkontinenz

Inkontinenzbehandlung → Toilettentraining

Inkontinenzhilfsmittel *n*: Produkte zur Pflege von Patienten mit Inkontinenz. Sie dienen dem Auffangen von Harn oder Stuhl (Einlagen, Vorlagen oder Inkontinenzhosen), der Befestigung von saugfähigen Materialen (z. B. Fixierhose*), dem Ableiten (Urinalkondom*, Fäkalkollektor) oder Zurückhalten (Analtampons*) von Ausscheidungen.

Inkontinenzprophylaxe, individuelle *f*: engl. *individual incontinence prophylaxis*. Maßnahmen zur Prophylaxe gegen unwillkürliche Harn- oder Stuhlausscheidung, die entsprechend der Ursache und evtl. vorliegenden psychischen und sozialen Einflussfaktoren geplant und durchgeführt werden.

Maßnahmen:
- vor allem Vermeiden von erhöhtem Druck auf den Beckenboden durch: **1.** Pressen **2.** Heben schwerer Lasten **3.** Übergewicht **4.** (Raucher-)Husten
- Rückbildungsgymnastik nach Geburten
- Stärkung des Beckenbodens durch Training mit Hilfsmitteln (Kugeln, Konen).

Inkorporation *f*: engl. *incorporation*; syn. Einverleibung. Aufnahme eines Stoffs in den Organismus, im engeren Sinne von Radionukliden über Atmungsorgane (Inhalation), Gastrointestinaltrakt (Ingestion) und Haut (perkutane Resorption) oder bei nuklearmedizinischer Anwendung durch intravenöse oder intrakavitäre Injektion. Die Inkorporation birgt je nach Strahlungsart ein unterschiedliches Gefährdungspotenzial; Alphastrahler ergeben eine hohe Strahlendosis.

Inkrete *n pl*: engl. *incretions*. Von endokrinen Drüsen* durch Sekretion in den Blutkreislauf abgegebene Hormone*.

Inkretine *n pl*: Sammelbegriff für die gastrointestinalen Hormone GLP-1 und GIP. Sie nehmen nach Nahrungsaufnahme Einfluss auf die Insulin*-Sekretion, den Glukose- und Glukagon*-Spiegel, verlangsamen die Magenentleerung und lösen das Sättigungsgefühl aus. Inkretine wirken nur bei normalem oder erhöhtem Blutzuckerspiegel. Im Rahmen des oralen Glukosetoleranztests* sorgen Inkretine für den Inkretin-Effekt.

Funktionen:
- stimulieren nach Nahrungsaufnahme die Insulinsekretion
- verbessern die Glukoseaufnahme der Gewebe
- hemmen die Glukagon*-Freisetzung der pankreatischen Alphazellen* und vermindern folglich die hepatische Glukoneogenese*
- verlangsamen die Magenentleerung
- lösen im ZNS ein Sättigungsgefühl aus.

Inkretineffekt *m*: Stoffwechselmechanismus, der dazu führt, dass oral verabreichte Glukose* zu einer höheren Insulinausschüttung führt als die intravenöse Verabreichung von Glukose*. Ursache sind die Inkretine* GLP-1 und GIP, Hormone der Darmschleimhaut, die beim Eintritt kohlenhydratreichen Speisebreis in den Darm die Ausschüttung von Insulin aus dem Pankreas* fördern.

Klinische Bedeutung: Auf Basis des Inkretineffekts wurden die Inkretinmimetika (z. B. Liraglutid, Exenatid*) entwickelt, die neben der Stimulation der Insulinsekretion auch eine Hemmung der Glukagon*-Freisetzung bewirken, wodurch es zu einem verminderten Glykogenabbau in der Leber und einer Hemmung der Glukoneogenese* kommt. Folgen sind die Senkung des Blutzuckerspiegels und die verminderte Freisetzung von Glukose* ins Blut.

Inkretion → Sekretion

Inkubationszeit f: engl. *incubation period*. Zeit zwischen der Infektion* (Eindringen des Krankheitserregers in den Körper) und dem Auftreten der ersten Symptome der Infektionskrankheit*. Sie kann wenige Stunden (z. B. Gasbrand), Tage oder Wochen (z. B. Scharlach, Röteln) oder auch Jahre (z. B. Lepra) betragen. Siehe Tab.

Inkubationszeit:
Inkubationszeiten ausgewählter Infektionskrankheiten.

Infektion	Inkubationszeit	
Cholera	2–3 (–5)	Tage
FSME	7–14 (–28)	Tage
Gelbfieber	3–6	Tage
Gonorrhö	2–4 (1–10)	Tage
Hepatitis A	15–50	Tage
Hepatitis B	45–190	Tage
Hepatitis C	2–26	Wochen
Hepatitis D	40–160	Tage
Hepatitis E	15–60	Tage
Influenza	1–4	Tage
Malaria quartana	20–35	Tage
Malaria tertiana	8–20	Tage
Malaria tropica	8–12 (5–17)	Tage
Masern	10–14	Tage
Mumps	12–25	Tage
Ornithose	7–18	Tage
Pertussis	7–20	Tage
Poliomyelitis	3–6 (–35)	Tage
Röteln	14–21	Tage
Salmonellosen	20–24	Stunden
SARS	4–6 (2–10)	Tage
Scharlach	2–4 (–8)	Tage
Shigellose	12–96	Stunden
Tetanus	3–21	Tage
Tollwut	3–8	Wochen
Toxoplasmose	2–3	Wochen
Trichinellose	5–10 (–46)	Tage
Tuberkulose	4–12	Wochen
Typhus abdominalis	10 (3–60)	Tage
Varizellen	14–16 (–28)	Tage
Zytomegalie	20–60	Tage

Inkubator [Neonatologie] m: engl. *incubator*; syn. Couveuse. Klimatisierte Kleinkammer zur Pflege und zum Transport von Frühgeborenen* und schwerkranken Neugeborenen. Der Brutkasten ermöglicht ihre Pflege und Intensivversorgung unter thermostabiler Umgebung, Steuerung von Feuchtigkeit und Sauerstoffgehalt der Umgebungsluft sowie Einhaltung hygienischer Anforderungen.

inkurabel: engl. *incurable*. Unheilbar.

Inlay → Füllungstherapie

Inletaufnahme f: Röntgenologische Darstellung der Beckeneingangsebene durch Kippung der Röntgenröhre in der Frontalebene um 45° nach kranial, angewendet zur Darstellung horizontaler Verschiebungen des Beckenrings im Rahmen der Diagnostik der Beckenringfraktur*.

Innenbandruptur Knie f: syn. Innenbandverletzung. Riss des Innenbands des Knies durch Trauma, isoliert oder als unhappy triad (Kombinationsverletzung mit zusätzlichem Riss des vorderen Kreuzbands sowie Verletzung des medialen Meniskus). Es kommt zu akut einsetzendem Schmerz und Schwellung sowie Bewegungseinschränkung. Die Diagnose wird mittels MRT gesichert. Behandelt wird meist konservativ.
Therapie: Konservativ:
– Kryotherapie
– Schienenversorgung, Sportpause
– nichtsteroidale Antiphlogistika
– Physiotherapie, Tape-Verband.
Operativ (bei knöchernem Ausriss, unhappy triad):
– Refixation des Bandes
– Versorgung der Begleitverletzungen
– postoperativ Schienenversorgung, Physiotherapie.

Innenkörperanämie f: engl. *Heinz granule anemia*. Bezeichnung für eine Anämie*, bei der intraerythrozytäre Heinz*-Innenkörperchen im Blutausstrich nachgewiesen werden können.

Innenohr n: engl. *internal ear*; syn. Auris interna. Innerster Abschnitt des Ohres. Das Innenohr liegt in der Felsenbeinpyramide und bildet das knöcherne (Labyrinthus osseus) und häutige (Labyrinthus membranaceus) Gehäuse für das Gehörorgan* und Gleichgewichtsorgan. Es beherbergt neben der Cochlea* (mit dem Corti*-Organ für akustische Reize)* den Vestibularap-

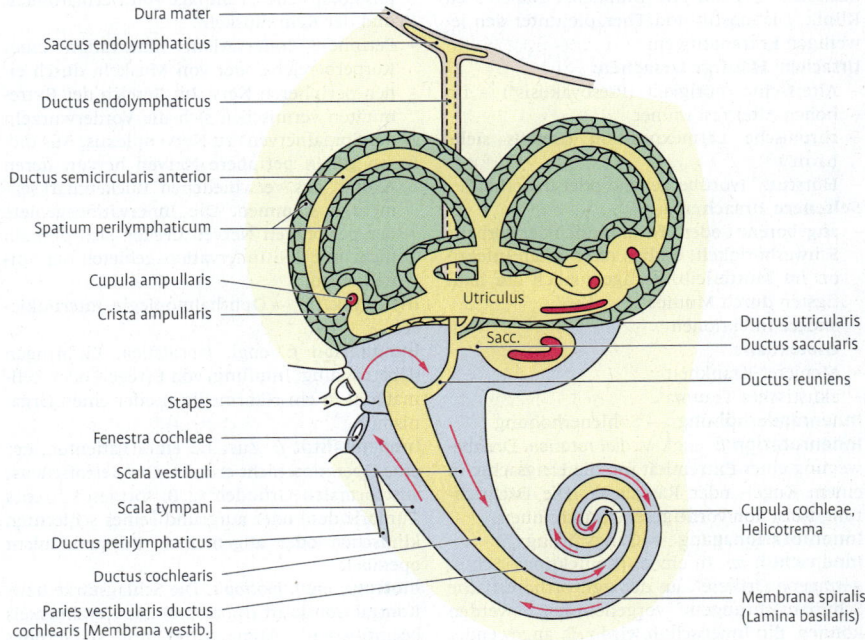

Innenohr: Schematische Darstellung des häutigen Labyrinthes und der perilymphatischen Räume. Blassgelb: Knochen; gelb: Endolymphräume; rot: Sinnesfeld. Die roten Pfeile geben die Bewegungsrichtung der Perilymphe an. [4]

Innenohrschwerhörigkeit

parat* mit Sacculus, Utriculus und Bogengangapparat*. Siehe Abb.

Aufbau: Das knöcherne Labyrinth (Labyrinthus osseus) umfasst Anteile des
- Gehörorgans: Cochlea und Meatus acusticus internus
- Gleichgewichtsorgans: Vestibulum* labyrinthi und Bogengangapparat.

Es umschließt das Spatium perilymphaticum mit der Perilymphe*, in dem das mit Endolymphe* gefüllte häutige Labyrinth (Labyrinthus membranaceus) untergebracht ist. Auch dieses unterteilt sich in Strukturen für das
- Gehörorgan: Labyrinthus cochlearis mit Ductus* cochlearis (Schneckengang) und dem Corti-Organ
- Gleichgewichtsorgan: Labyrinthus vestibularis mit Utriculus, Sacculus, den 3 Ductus semicirculares, Ductus utriculosaccularis und Ductus endolymphaticus.

Corti*-Organ (Abb. dort).

Innenohrschwerhörigkeit f: engl. *cochlear hearing loss*; syn. Schallempfindungsstörung. Reversible oder irreversible Schallempfindungsschwerhörigkeit infolge eines Haarzellschadens des Corti*-Organs. Die häufigste Innenohrschwerhörigkeit ist die Altersschwerhörigkeit. Die Beschwerden reichen von leichter Schwerhörigkeit* bis hin zur Taubheit*. Näheres zu Klinik, Diagnostik und Therapie unter den jeweiligen Erkrankungen.

Ursachen: Häufige Ursachen:
- Altersschwerhörigkeit (Presbyakusis*) – im hohen Alter fast immer
- chronische Lärmexposition (Details siehe Lärm*)
- Hörsturz* (vorübergehend oder dauerhaft).

Seltenere Ursachen:
- angeborene oder frühkindlich erworbene Schwerhörigkeit, erblich oder durch Infektion im Mutterleib, nachgeburtlich am häufigsten durch Mumps*
- andere Infektionen
- Ototoxikose
- Menière*-Krankheit
- akustisches Trauma*.

Innenranderhöhung → Sohlenerhöhung.

Innenrotation f: engl. *Medial rotation*. Drehbewegung einer Extremität um die Längsachse in einem Kugel- oder Radgelenk. Die Drehrichtung weist von vorne gesehen nach innen.

Innenrotationsgang → Gangstörung.

Innenschuh m: In einem (Konfektions-)Schuh getragene Orthese*, an der ggf. orthopädische Schuhzurichtungen vorgenommen werden können. Ein Innenschuh wird z. B. angewendet bei Beinlängendifferenz, angeborenem Pes equinovarus und nach Fußamputation.

innere Kapsel → Capsula interna

Innere Medizin f: engl. *internal medicine*. Spezialgebiet der Humanmedizin, das sich mit Prävention, Diagnostik, konservativer Therapie und Rehabilitation der Krankheiten innerer Organe (z. B. Atmungsorgane, Herz-Kreislauf-System, Verdauungssystem, Nieren und ableitende Harnwege, Blut und hämatopoetische Organe) befasst. Teilgebiete der Inneren Medizin sind beispielsweise die Kardiologie, die Gastroenterologie und die Internistische Intensivmedizin.

inneres Ohr → Innenohr

Innervation f: syn. Innervierung. Versorgung von Geweben* und Organen durch einen Nerv oder durch Nervenfasern. Verschiedene Formen der Innervation sind beispielsweise die somatische und vegetative Innervation oder die segmentale und periphere Innervation.

Anatomie: Einteilung nach Systemen:
- somatische Innervation: Innervation durch das somatische Nervensystem
- vegetative Innervation: Innervation durch das vegetative Nervensystem*.

Einteilung nach Innervationsprinzip:
- Segmentale (radikuläre) Innervation: die Innervation eines bestimmten Körperbereichs kann genau einem Rückenmarkssegment und somit einem Spinalnerven* zugeordnet werden. Die segmentale Innervation ist die physiologische Grundlage von Dermatomen* und der Kennmuskeln.
- Periphere Innervation: Innervation eines Körperbereichs oder von Muskeln durch einen peripheren Nerv. Im Bereich der Extremitäten vermischen sich die Vorderwurzeln der Spinalnerven* zu Nervenplexus. Aus diesen gehen periphere Nerven hervor, deren Axone* aus verschiedenen Rückenmarkssegmenten stammen. Die Innervationsgebiete der peripheren Nerven decken sich deshalb nicht mit den Innervationsgebieten der Spinalnerven.

INO: Abk. für → Ophthalmoplegie, internukleäre

Inokulation f: engl. *inoculation*. Einbringen (Übertragung, Impfung) von Erreger- oder Zellmaterial in ein Nährmedium oder einen Organismus.

Inoperabilität f: Zustand eines Patienten, der eine Operation nicht erlaubt. Der Betroffene ist aus formalen Gründen (z. B. fortgeschrittenes Tumorleiden) oder aufgrund seines schlechten klinischen oder allgemeinen Zustands nicht operabel.

inotrop: engl. *inotropic*. Die Schlagstärke bzw. Kontraktionskraft (Inotropie) des Herzmuskels beeinflussend. Arzneimittel mit steigernder Wirkung (positiv inotrop) sind Herzglykoside*, Katecholamine* und Methylxanthine. Herabsetzend (negativ inotrop) wirken bestimmte Kalzium*-Antagonisten.

INR: Abk. für engl. international normalized ratio → Thromboplastinzeit

Insall-Salvati-Index → Patellahochstand, angeborener

Insektengiftallergie f: engl. *hymenoptera venom allergy*; syn. Hymenopterengiftallergie. IgE-vermittelte, potenziell lebensbedrohliche Soforttyp-Allergie (Typ I), bei der es Minuten bis wenige Stunden nach einem Insektenstich, meist Wespe oder Biene, selten auch Hornisse oder Hummel, zu einer Anaphylaxie* (Allgemeinreaktion) vom Schweregrad I–IV kommt. Eine spezifische Immuntherapie (Hyposensibilisierungsbehandlung) schützt erfolgreich. Notfallmedikamente sollten mitgeführt werden.

Therapie: Einleitung einer spezifischen Immuntherapie/Hyposensibilisierungsbehandlung mit aufgereinigtem Insektengift (in der Regel stationär als Ultra-Rush- oder Rush-Therapie) mit anschließender ambulanter Fortführung über 3–5 Jahre, ggf. lebenslang (bei Risikofaktoren oder erhöhtem Expositionsrisiko, z. B. bei Imkern). Das lebenslange Mitführen eines Notfallsets wird empfohlen.

Insektizide n pl: engl. *insecticides*. Zu den Pestiziden* gehörende Mittel zur Bekämpfung von Insekten und deren Entwicklungsformen (Schädlingsbekämpfungsmittel). Insektizide sind im Allgemeinen relativ toxisch* für Warmblüter. Es gibt natürliche Insektizide (z. B. Pyrethrum, Nikotin*) sowie synthetische Insektizide (organische und anorganische Verbindungen).

Einteilung: Nach dem **Aufnahmeweg:**
- Kontaktgifte (Aufnahme durch Berührung)
- Fraßgifte (Aufnahme über den Magen-Darm-Trakt)
- Atemgifte* (Aufnahme über den Atemweg).

Nach der zu bekämpfenden Art: z. B. Akarizide. Nach der chemischen Struktur: z. B. chlorierte Kohlenwasserstoffe, organische Phosphorverbindungen, Carbamate.

Inselorgan → Langerhans-Inseln

Inselrinde f: engl. *insula*; syn. Lobus insularis. Phylogenetisch alter, eingezogener Teil der Großhirnrinde*, der von den umgebenden Teilen des Frontallappens, Temporallappens und Parietallappens verdeckt wird (Operculum*). Die Inselrinde liegt tief in der Einfaltung des Sulcus lateralis cerebri und ist dem somatosensiblen, viszerosensiblen und viszeromotorischen Kortex* zuzuordnen.

Anatomie: Die Inselrinde enthält den primärgustatorischen* Kortex, ist mit vestibulären Kortexarealen an der Wahrnehmung von Lage und Bewegung beteiligt und spielt eine Rolle bei der Schmerzwahrnehmung (siehe Schmerzmatrix) und der Empathie*.

Inselzellantikörper m sg, pl: engl. *islet cell antibodies* (Abk. ICA); syn. ICA. Gruppe von Autoantikörpern (beispielsweise IA2- und GADA-Antikörper) gegen die Insulin-produzierenden Betazellen* des Pankreas*. Die resultierende Zerstörung der Betazellen führt zum Insulinmangel und so zu Diabetes* mellitus Typ I. Serologisch nachweisbar sind Inselzellantikörper häufig bereits vor der Diabetes-Manifestation. Im Krankheitsverlauf sinkt der Serumspiegel wieder ab.

Inselzellen → Insulin [Physiologie]

Inselzellen → Pankreas

Inselzellkarzinom *n*: engl. *islet-cell carcinoma*. Seltenes, von den Zellen der Langerhans*-Inseln ausgehendes neuroendokrines Karzinom (siehe auch neuroendokriner Tumor*).

Inselzelltransplantation *f*: engl. *islet-cell transplantation*; syn. Inseltransplantation. Sehr selten angewendetes Verfahren der Übertragung von Zellen der Langerhans*-Inseln (im Jahr 2010 in Deutschland 3 Inselzelltransplantationen, im Zeitraum 2011–2013 kein durchgeführter Eingriff).

Insemination *f*: Künstliches Einbringen von Sperma in das weibliche Genitale, im weiteren Sinn auch natürliche Besamung (Kohabitation) oder extrakorporale Vereinigung von Samen- und Eizelle (In*-vitro-Fertilisation).

Formen: Nach Herkunft der Samenzellen:
- **homologe Insemination** (artificial insemination, husband; AIH): 1. Verwendung aufbereiteten Spermas des Ehemannes oder Partners (quasi-homologe Insemination) 2. Indikation: v. a. Störungen der Kohabitation (z. B. Erektionsstörung, Fehlbildungen, nach plastischen Eingriffen am äußeren Genitale der Frau, psychogen) 3. juristisch unbedenklich, fällt gemäß §§ 27 a, 121 a SGB V zeitlich begrenzt unter die Leistungspflicht der GKV
- **heterologe Insemination** als artifizielle donogene Insemination (artificial insemination by donor; AID): 1. Verwendung von Sperma eines dritten, in der Regel der Frau nicht bekannten Mannes (Samenspender) 2. Indikation: v. a. Azoospermie*, OAT*-Syndrom 3. bei verheirateten Elternpaaren weitgehende Rechtssicherheit bezüglich Unterhalt und Erbrecht von Kind und Eltern; nur das Kind ist hinsichtlich der Vaterschaft anfechtungsberechtigt und hat Anspruch auf Auskunft über die Identität des Spenders.

Nach Ort der Insemination:
- **intrauterine Insemination** (IUI); Variante: tubare Spermienperfusion (fallopian tube sperm perfusion, FSP)
- **vaginale intratubare Insemination** (VITI).

Insemination, subzonale *f*: engl. *subzonal insemination*; Abk. SUZI. Sonderform der intrazytoplasmatischen Spermieninjektion (ICSI). Die Injektion eines Spermiums oder mehrerer Spermien* erfolgt hinter die Zona pellucida (Eihülle) in den perivitellinen Spalt, um die Fertilisation der Eizelle zu erleichtern.

Insertionsmutation → Mutation [Biologie]

Insertionstendopathie *f*: engl. *enthesopathy*; syn. Enthesiopathie. Tendopathie* in Sehnenansatznähe. Sie kommt beispielsweise als Grazilissyndrom*, Patellaspitzensyndrom* oder Epikondylitis* vor und wird symptomatisch durch Schmerzen und ggf. lokale Schwellung im Bereich des Sehnenansatzes. Ursache ist meist eine Überbelastung des Übergangsgebietes zwischen Knochen und Sehne.

Ursachen:
- entzündlich, rheumatische Gelenkerkrankungen
- Spondylarthritiden
- Überlastung und Fehlbelastung.

Therapie:
- Belastungsreduktion, Trainingsumstellung
- lokale Anwendung von Wärme
- Injektionen von Lokalanästhetika*, ggf. Glukokortikoide*
- extrakorporale Stoßwellentherapie
- Tapen
- Elektrotherapie
- Iontophoroese
- Querfriktionen
- Faszientraining
- Flossing.

Insertio velamentosa *f*: Variante des Nabelschnuransatzes nicht zentral an der Plazenta*, sondern randständig, mit Verlauf der Nabelschnurgefäße in den Eihäuten. Beim Blasensprung können die Gefäße einreißen, mit erheblichem Blutverlust und akuter fetaler Hypoxie. Liegen die Nabelschnurgefäße direkt vor dem inneren Muttermund, spricht man auch von Vasa praevia.

In-situ-Bypass *m*: engl. *in-situ bypass*. Operationsverfahren bei Verschluss der Beinarterien. Die als Ersatz vorgesehene V. saphena magna wird in ihrem Strombett belassen und nur im Bereich der geplanten Anastomosen präpariert. Die Venenklappen werden reseziert (Valvulotomie) und die Seitenäste verschlossen.

insolubel: engl. *insoluble*. Unlöslich.

Insomnie *f*: engl. *insomnia*; syn. Schlaflosigkeit. Form der Schlafstörung* mit über mindestens einen Monat anhaltenden Einschlaf- oder Durchschlafstörungen, ungenügender Schlafdauer oder unzureichend erholsamem Schlaf und subjektivem Leidensdruck. Nach Diagnosestellung mittels Anamnese und Schlaftagebuch (Instrument zur Erfassung von Schlafgewohnheiten und Störungsmustern) wird mit Schlafhygiene, Verhaltenstherapie und Schlafmitteln behandelt.

Formen: Nach DSM-IV:
- primäre Insomnie: Ausschluss psychiatrischer oder organischer Ursachen
- sekundäre Insomnie: insomnisches Syndrom bei: 1. psychiatrischer Grunderkrankung (v. a. Depression*, Angststörungen*) 2. neurologischer Grunderkrankung (v. a. degenerative und entzündliche Erkrankung, Schmerzen) 3. organischer Grunderkrankung (z. B. obstruktives Schlafapnoesyndrom*, Herzinsuffizienz*) 4. schädlichem Substanzgebrauch (z. B. Amphetamine, Ecstasy).

Nach ICSD-2:
- akute Insomnie (Belastungsinsomnie, Schlafanpassungsstörung) infolge und in zeitlichem Zusammenhang mit belastenden Lebensumständen
- psychophysiologische Insomnie: durch Hyperarousal* und Fehlverhalten bedingt
- Fehlwahrnehmung des Schlafes (Pseudoinsomnie)
- idiopathische Insomnie: reicht bis in die Kindheit zurück
- verhaltensbedingte Schlafstörung im Kindesalter
- Insomnie durch psychiatrische oder körperliche Erkrankung, Arzneimittel oder Substanzen.

Häufigkeit: Allgemeinbevölkerung in Westeuropa und Nordamerika:
- leichtere Formen bei 15–35 %
- schwere Form (allnächtlich, ausgeprägte Beeinträchtigung und Leiden tagsüber, Dauer > 1 Monat) bei 4 %.

Therapie: Schlafstörungen werden mit Schlafhygiene, Verhaltenstherapie und Schlafmitteln behandelt. **Schlafhygiene:**
- Regelung der Schlafhygiene, d. h. regelmäßige Schlafenszeiten, angemessene Raumtemperatur im Schlafzimmer, abendliche Spaziergänge, Meiden koffeinhaltiger Getränke
- Strukturierung des Tag-Nacht-Rhythmus.

Verhaltenstherapie: Erlernen von Entspannungstechniken wie autogenes Training, progressive Muskelrelaxation nach Jacobsen, Yoga, Meditieren zum besseren Einschlafen und zum Unterbrechen nächtlicher Grübeleien. **Schlafmittel** (Hypnotika): Schlafmittel sollten nur kurzfristig und nach ärztlichem Rat eingenommen werden. Sie haben ein unterschiedlich hohes Abhängigkeitspotenzial und je nach Präparat nicht zu vernachlässigende Nebenwirkungen und Interaktionsrisiken mit anderen Medikamenten.

- **nicht verschreibungspflichtige Präparate:** 1. Baldrian*, Hopfen und Melisse* können das Einschlafen erleichtern. Vor allem für Baldrian liegen Wirksamkeitsnachweise bzgl. einer Verbesserung der Schlafqualität vor. 2. Antihistaminika wie Diphenhydramin haben eine schlafeinleitende Wirkung.
- **verschreibungspflichtige Medikamente:** 1. Benzodiazepine* wie Nitrazepam* sind starke Schlafmittel, die relativ schnell zu ei-

ner Abhängigkeit führen können. Bei alten Menschen entfalten sie oft eine paradoxe Wirkung und führen zu Agitiertheit und Verwirrung. Benzodiazepine dürfen nicht abrupt, sondern nur ausschleichend abgesetzt werden. Ihre Einnahme sollte auf 4 Wochen beschränkt sein. 2. Zolpidem*, Zaleplon* und Zopiclon* werden zur Kurzzeitbehandlung < 10 Tage verordnet und fördern das Einschlafen. Sie haben geringere angstlösende und muskelerschlaffende Effekte als Benzodiazepine und ebenfalls ein Abhängigkeitspotenzial.

Insomnie, tödliche familiäre *f*: engl. *fatal familial insomnia*; syn. letale familiäre Insomnie. Autosomal-dominant erbliche Form der übertragbaren spongiformen Enzephalopathie (Prionkrankheiten*) des mittleren Erwachsenenalters mit spongiformer Degeneration von Thalamuskernen, Kleinhirnrinde und unterer Olive* mit rasch progredientem und immer tödlichem Verlauf. Klinisch zeigen sich autonome und endokrine Störungen wie Sympathikotonie*, unbeeinflussbare Insomnie und komplexe Halluzinationen.

Inspektion [Apotheke] *f*: In Apotheken durchgeführte Besichtigung und Bewertung der Einhaltung der arzneimittel- und apothekenrechtlichen Vorschriften, der Belange des Arbeitsschutzes und der Unfallverhütung (Apothekenbesichtigung).

Inspektion [Krankenuntersuchung] *f*: engl. *inspection*. Betrachten des gesamten Patienten oder einer bestimmten Körperregion. Die Inspektion steht am Anfang jeder körperlichen Untersuchung und ist ein Teil des Diagnose-Prozesses. Sie folgt der Anamnese* und gibt erste objektive Informationen. Bei vielen Erkrankungen erlaubt die Inspektion eine Blickdiagnose, z. B. Herpes labialis.

Ablauf: Die Inspektion erfolgt je nach Symptomkonstellation und Facharzt am gesamten bekleideten oder unbekleideten Patienten oder nur an einer Körperregion. Der Untersucher erfasst Allgemeinzustand und Bewegungsmuster des Patienten, betrachtet gezielt Körperbau, Proportionen, Haut und Durchblutung der Körperregionen. Er beginnt dabei bei den gesunden Partien, um sich dann intensiv den erkrankten Partien zuzuwenden. Die Palpation* führt die körperliche Untersuchung weiter.

Inspiration *f*: engl. *inhalation*; syn. Einatmung. Einströmen von Außenluft in die Atemwege und Lungenalveolen infolge eines subatmosphärischen intrapulmonalen Drucks, hervorgerufen durch Erweiterung des Thorax und nachfolgende Vergrößerung des Lungenvolumens bei Anspannung der inspiratorischen Atemmuskeln*. Bei kontrollierter Beatmung* wird dagegen das Atemgasgemisch mit supraatmosphärischem Druck zugeführt.

inspiratorische Kapazität → Lungenvolumina

Inspiratorischer Stridor: Während der Inspiration auskultierbares Nebengeräusch. Das zischende oder pfeifende Geräusch tritt bei Verengung und Verlegung der oberen Atemwege auf. Es ist typisch für Epiglottitis* und Pseudokrupp*.

INSS: Abk. für engl. International Neuroblastoma Staging System → Neuroblastom

Instillation *f*: engl. *instillment*. Tropfenweises Einbringen von Flüssigkeiten bzw. flüssigen Arzneimitteln in den Organismus, in Hohlorgane, Körperhöhlen und -öffnungen, Blutgefäße und den Bindehautsack, z. B. rektal zur Darmreinigung* mittels eines Tropfklistiers.

Instillationszytostatikatherapie, intravesikale *f*: engl. *intravesical instillation cytostatic therapy*. Blaseninstillation* von Zytostatika* bei oberflächlich wachsendem Tumor der Harnblase, besonders nach transurethraler Resektion zur Rezidivprophylaxe.

Instrumente, chirurgische *n pl*: engl. *surgical instruments*. Für operative Eingriffe erforderliche Geräte.

Formen:
- Standardinstrumente: z. B.: **1.** Skalpell* **2.** Diathermiemesser **3.** Pinzetten* **4.** Klemmen* **5.** Zangen **6.** Wundsperrer **7.** Haken **8.** Nadelhalter **9.** Nadeln
- Spezialinstrumente: z. B. in der: **1.** Knochenchirurgie (Elevatorien, Hämmer, Meißel, Sägen, Bohrer) **2.** endoskopischen Chirurgie **3.** Mikrochirurgie.

Instrumentenaufbereitung *f*: syn. Instrumente aufbereiten. Reinigung, Desinfektion und Sterilisation von (chirurgischen) Instrumenten, Geräten und Medizinprodukten*, sodass sie den hygienischen Anforderungen für eine Wiederverwendung entsprechen.

Insudation *f*: Eindringen oder Einpressen von Plasmabestandteilen in die Gefäßwand, insbesondere in die Intima.

Insuffizienz *f*: engl. *insufficiency*; syn. Versagen. Schwäche oder Versagen eines Organs oder Organsystems im Sinne einer nachlassenden oder erlöschenden Funktion. Beispiele sind Ateminsuffizienz*, Herzinsuffizienz*, Leberinsuffizienz* und Niereninsuffizienz*. Oft erlauben Regulationsmechanismen oder Medikamente trotz Organ-Insuffizienz über viele Jahre ein weitgehend normales Leben, z. B. bei kompensierter Herzinsuffizienz.

Insuffizienz, chronisch-venöse *f*: engl. *chronic venous insufficiency*; syn. chronisch-venöses Stauungssyndrom; Abk. CVI. Sammelbezeichnung für Krankheitszustände, die sich aus Störung des venösen Rückflusses und konsekutiver ve-

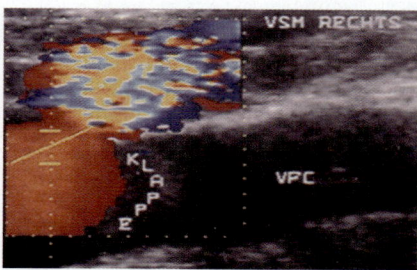

Insuffizienz, chronisch-venöse: Insuffizienz der venösen Mündungsklappe (farbcodierte Duplexsonografie).

nöser Hypertonie an den Beinen ergeben (varikoser Symptomenkomplex, postthrombotisches Syndrom*). Bei fortgeschrittener Erkrankung kann es zur Ausbildung eines Ulcus* cruris kommen. Behandelt wird je nach Schweregrad konservativ (Kompressionstherapie*) oder operativ (beispielsweise Varizenstripping*). Siehe Abb.

Erkrankung: Risikofaktoren:
- positive Familienanamnese
- Adipositas
- (untere) Einflussstauung* (Herzinsuffizienz, intraabdominale Raumforderung)
- Schwangerschaft
- Alter
- Immobilisierung
- Lifestyle (Bewegungsmangel etc.)

Pathophysiologie: Obstruktion (venöse Abflussbehinderung) oder Reflux (Venenklappeninsuffizienz); venöse Hypertonie; Mikrozirkulationsstörung; trophische Hautschädigung.

Ursachen:
- Venenklappeninsuffizienz
- Venenklappenagenesie
- venöse Angiodysplasie
- Phlebothrombosen*
- insuffiziente Muskelpumpe
- Varikose*.

Klinik:
- mögliche Beschwerden: **1.** schwere Beine **2.** abendliche Schwellneigung der Beine **3.** Juckreiz **4.** Schmerzen **5.** nächtliche Wadenkrämpfe
- Stadien der CVI nach Widmer: **1.** Stadium I: I. reversible Ödeme II. Corona* phlebectatica paraplantaris III. perimalleoläre Kölbchenvenen **2.** Stadium II: I. persistierende Ödeme II. Hämosiderose* III. Dermatoliposklerose*/Hypodermitis* IV. Atrophie blanche V. Stauungsdermatitis **3.** Stadium III: I. Ulcus cruris (floride oder abgeheilt).

Therapie: Die Therapie ist abhängig vom Schweregrad der CVI. Behandlungsziele sind

- Symptomlinderung
- Vermeidung von Folgeschäden und Komplikationen
- Förderung der Abheilung von Ulzerationen.

Grundlage der Therapie ist die konsequente Kompressionstherapie.

- **Allgemeinmaßnahmen:** 1. Gewichtsabnahme 2. Gehtraining 3. Krankengymnastik* 4. Physiotherapie*
- **Kompressionstherapie**
- **endovenöse Verfahren:** 1. Sklerotherapie* 2. endovenöse Radiofrequenzablation (RFA) 3. endovenöse Lasertherapie (EVLT)
- **operative Maßnahmen:** 1. Crossektomie* 2. Ligatur insuffizienter Perforansvenen 3. Phlebektomie* 4. Varizenstripping*.

Insuffizienzjet → Regurgitationsjet

Insuffizienzpunkt *m*: engl. *insufficiency point*. Bezeichnung für den Punkt einer Vene bei Varikose*, an dem der insuffiziente Anteil nach proximal bzw. distal hin mit einer kompetenten Venenklappe endet.

Insuffizienz, respiratorische *f*: engl. *respiratory insufficiency*. Atemstörung aufgrund einer Erkrankung der Lunge* (Gasaustauschstörung, pulmonale Insuffizienz) oder Störung der Atempumpe (ventilatorische Insuffizienz). Bei akuter, schwerer respiratorischer Insuffizienz (z. B. infolge einer Pneumonie*, ARDS) wird sofort maschinell beatmet, bei chronischer Hypoxämie* eine Sauerstoff*-Langzeittherapie durchgeführt.

Einteilung:
- nach Klinik in: 1. akute respiratorische Insuffizienz 2. chronische respiratorische Insuffizienz
- nach Blutgasanalyse* (BGA) in: 1. hypoxämische respiratorische Insuffizienz (hypoxämisches Atemversagen, früher: respiratorische Partialinsuffizienz): Hypoxämie* bei normalem arteriellen pCO_2 2. hyperkapnische respiratorische Insuffizienz (hyperkapnisches Atemversagen, früher: respiratorische Globalinsuffizienz): Hypoxämie bei Hyperkapnie*.

Pathogenese:
- alveoläre Hypoventilation*: 1. infolge einer Beeinträchtigung des Atemantriebs bzw. der Atemmuskulatur (z. B. bei anästhesiologischem Überhang*) 2. infolge obstruktiver oder restriktiver Ventilationsstörung*
- pulmonale Diffusionsstörung*
- pulmonale Verteilungsstörung*.

Therapie:
- kausal: Therapie der Grunderkrankung
- symptomatisch bei chronischer hyperkapnischer respiratorischer Insuffizienz: 1. nichtinvasive Beatmung (NIV, Beatmung ohne Intubation), meist als Positivdruckbeatmung (noninvasive positive pressure ventilation = NPPV) 2. invasive Beatmung (IV, Beatmung mit Intubation) bei NIV-Versagen
- symptomatisch bei chronischer hypoxämischer respiratorischer Insuffizienz: Sauerstoff*-Langzeittherapie (long-term oxygen therapy, Abk. LOT oder LTOT) mind. 16 h/Tag. Voraussetzungen dafür: 1. Möglichkeiten einer medikamentösen Therapie sind ausgeschöpft 2. PaO_2-Wert mehrfach im kritischen Bereich < 55 mmHg (7,3 kPa) 3. bei Cor pulmonale oder Polyglobulie PaO_2-Wert < 60 mmHg (7,9 kPa) 4. keine Tendenz zur Hyperkapnie (Gefahr der Apnoe*) 5. Ziel: $PaO_2 \geq$ 60 mmHg (7,9 kPa) oder Anstieg des PaO_2 um $\geq$ 10 mmHg (1,3 kPa).

Insufflation *f*: Einblasen von Gasen, z. B. von Kohlendioxid* zur Schaffung eines Kapnoperitoneums* bei der Laparoskopie*.

Insula → Inselrinde

Insulae pancreaticae → Langerhans-Inseln

Insulin [Physiologie] *n*: Proteohormon, das die Glukose-Konzentration im Blut senkt und die Glukoseaufnahme von Körperzellen, insbesondere der Muskulatur, stimuliert. Es wird als Proinsulin in den β-Zellen der Langerhans*-Inseln des Pankreas* gebildet. Durch Abspaltung des C*-Peptids entsteht wirksames Insulin. Labordiagnostisch wird es zur Differenzialdiagnose einer Hypoglykämie* bestimmt.

Indikationen:
- Differenzierung einer Hypoglykämie
- zur Bestimmung des HOMA-Index.

Insulinallergie *f*: engl. *insulin allergy*. Seltene T-Zell-vermittelte Allergie vom Spättyp mit Ekzemen, noch seltener IgE-vermittelte Sofortreaktion mit Urtikaria bzw. Anaphylaxie*, auf humanes oder rekombinantes Insulin oder Zusatzstoffe (z. B. Protamin). Behandelt wird abhängig vom Reaktionstyp mit lokalen oder systemischen Glukokortikoiden, H1-Antihistaminika, Wechsel des Insulinpräparats sowie ggf. Toleranzinduktion durch Desensibilisierung.

Diagnostik: Nachweis der Sensibilisierung durch
- Bestimmung spezifischer IgE-Antikörper
- Pricktest und Intrakutantest* mit Sofort- und Spätablesung
- ggf. subkutanen Provokationstest oder Ausweichexpositionstest*.

Insulinanaloga → Insulin [Physiologie]

Insulin-Antagonisten *m pl*: engl. *insulin antagonists*. Biomoleküle der diabetischen Gegenregulation*, die vermehrt bei Hypoglykämie* ausgeschüttet werden. Sie hemmen die Wirkung von Insulin*, dazu gehören Glukokortikoide*, Wachstumshormon (STH) und Adrenalin*.

Insulin aspart *n*: Schnell wirkendes Insulinanalogon zur Behandlung des Diabetes* mellitus. Durch den sehr schnellen Wirkungseintritt (durch Veränderung der Primärstruktur von Humaninsulin) entfällt der Spritz-Ess-Abstand und eine postprandiale Applikation ist möglich.

Insulin-Autoantikörper *m sg, pl*: syn. Autoantikörper gegen Insulin. Antikörper gegen humanes Insulin. Insulin-Autoantikörper* sind assoziiert mit Diabetes* mellitus Typ 1. Ihr Nachweis dient v. a. der Diagnose im Kindesalter, da der IAA-Titer mit fortschreitendem Patientenalter sinkt.

Referenzbereich: Negativ.

Indikationen:
- V. a. Diabetes* mellitus Typ 1
- V. a. Insulinresistenz*.

Material und Präanalytik: Serum.

Bewertung: Erhöhte Werte:
- Diabetes mellitus Typ 1: 1. bei > 90 % der Patienten < 5 Jahren 2. bei ca. 40 % der Patienten von 5–12 Jahren
- klinisch Gesunde mit Erkrankungsrisiko für Diabetes mellitus Typ 1 bei gleichzeitigem Nachweis von Inselzellantikörpern, Tyrosin-Phosphatase-Antikörpern (IA2) oder Anti-Glutamat-Decarboxylase-Antikörpern (GADA).

Praxishinweis: IAA zeigen Kreuzreaktionen mit Insulin von Rindern und Schweinen (Insulin-Antikörper = IAK).

Insulin degludec *n*: Insulinanalogon mit langer Wirkungsdauer zur s. c. Anwendung bei Diabetes mellitus. Insulin degludec bindet an Insulin-Rezeptoren und erhöht die Glukose-Resorption in das Gewebe, wodurch der Blutzucker-Spiegel gesenkt wird.

Indikationen: Diabetes mellitus Typ 1 und Typ 2.

Insulin detemir *n*: Lang wirkendes Insulinanalogon, welches meist in Kombination mit mahlzeitenbezogenen schnell bzw. kurz wirksamen Insulinen bei Diabetes* mellitus eingesetzt wird. Die verlängerte Wirkungsdauer (bis zu 24 h) wird durch die starke Selbstassoziation der Moleküle an der Injektionsstelle und die Albuminbindung über die Fettsäure-Seitenkette des Insulin-Analogons vermittelt.

Insulineinheit *f*: engl. *insulin unit*. Internationale Einheit (IE) der Insulinmenge, die der Aktivität eines biologischen Standardpräparats von 41,67 μg entspricht, d. h. 1 mg kristallisiertes Insulin ≙ 25 IE.

Insulin glargin *n*: Lang wirkendes Insulinanalogon zur Behandlung des Diabetes* mellitus. Durch die schlechte Löslichkeit im Subkutangewebe bilden sich Mikropräzipitate (Hexamere), aus denen konstant die Freisetzung in geringer Menge erfolgt.

Insulin-Glukose-Äquivalent *n*: engl. *insulin-glucose equivalent*; syn. Glukose-Äquivalent. Glukosemenge, die durch eine Insulineinheit* aus dem Harn entfernt werden kann, beim Diabetes mellitus ca. 1,5–3 g, bei steigenden Insulinmengen abnehmend. Auch bei Azidose* und fieberhaften Infekten ist das Insulin-Glukose-Äquivalent deutlich geringer, d. h., es werden wesentlich höhere Insulinmengen für denselben Effekt benötigt.

Insulin-Glukose-Dosiereinheit → Insulininfusionssystem

Insulin-Glukosetoleranztest m: engl. *insulin-glucose tolerance test*. Durch andere Verfahren abgelöster diagnostischer Test zur Funktionsprüfung des Hypothalamus-Hypophysen-Nebennierenrinden-Systems.

Methode:
- i.v. Gabe von 0,1 IE/kg Körpergewicht Insulin
- nach 30 Min. p. o. Gabe von 0,8 g Glukose/kg Körpergewicht.

Bewertung:
- Normalerweise fällt die Blutzuckerkonzentration auf Werte unter 2,5 mmol/l (< 45 mg/dl), steigt dann bis zum physiologischen Gipfel nach 90 Minuten und erreicht nach 180 Minuten den Ausgangswert.
- Bei Hypophysenerkrankung und Nebennierenindeninsuffizienz* zeigt sich ein flacher Kurvenverlauf.

Insulin glulisin n: Schnell (10–20 min) und kurz wirkendes Insulinanalogon zur Behandlung des Diabetes* mellitus.

Insulin-Hypoglykämietest m: engl. *insulin hypoglycemia test*; syn. Insulintoleranztest. Endokrinologisches Verfahren zur Testung verschiedener Achsen des Hypothalamus-Hypophysen-Systems durch eine insulininduzierte Hypoglykämie*. Die Hypoglykämie verursacht physiologischerweise einen Anstieg von ACTH, Kortisol* und Wachstumshormon (GH). Durch Bestimmung der Konzentration dieser Hormone nach Verabreichung von Insulin* können die einzelnen Achsen oder der Hypophysenvorderlappen getestet werden.

Insulininfusionssystem n: engl. *insulin infusion systems*. Elektrisch betriebenes Pumpsystem zur kontinuierlichen geregelten Dauerinfusion von Insulin* (und ggf. Glukose*).

Prinzip:
- GCIIS: 1. blutzuckerkontrollierte computergesteuerte Insulin- und Glukoseinfusionssysteme ahmen das physiologische Insulinsekretionsmuster nach
- CSII, CIPII: tragbare batteriebetriebene Insulininfusionssysteme ohne Glukosesensor (Open-Loop-Systeme): 1. zusätzlich zur kontinuierlichen Insulininfusion durch Insulinpumpe steuerbare bedarfsadaptierte Insulinzufuhr vor und zu Mahlzeiten möglich.

Indikationen: Blutzuckereinstellung im Sinne einer möglichst permanenten Normoglykämie bei Patienten mit insulinpflichtigem Diabetes* mellitus Typ 1 (bei häufig unregelmäßigem Tagesablauf, zur besseren Lebensqualität, bei rezidivierenden schweren Hypoglykämien unter ICT, bei ausgeprägtem Dawn-Phänomen, präkonzeptionell bei geplanter Schwangerschaft).

Insulin-like Growth-Factors pl: syn. Somatomedine; Abk. IGF. Wachstumsfaktoren*, die unter dem Einfluss von STH in Leber*, Niere* und Bindegewebe* gebildet werden. IGF sind an der normalen körperlichen Entwicklung, aber auch an der Tumorentstehung beteiligt. Sie werden im Plasma* proteingebunden an IGFBP gebunden transportiert. IGF-1 wird labordiagnostisch bei Wachstumsstörungen* bestimmt.

Physiologie: Wirkung:
- über spezifische membranständige Rezeptoren auf Osteoblasten*, Fibroblasten* und Knorpelgewebe (Einbau von Sulfat)
- funktionell dem Insulin* ähnlich
- stimulieren Wachstum in Kindheit (IGF-I) und Schwangerschaft (IGF-II) sowie anabole Effekte (IGF-I).

Indikationen:
- Verdacht auf Wachstumsstörungen (Kleinwuchs*, Großwuchs)
- Verdacht auf Wachstumshormonmangel*
- Beurteilung des Ernährungsstatus*.

Material und Präanalytik: Serum.

Bewertung:
- erhöht bei: 1. Akromegalie* 2. hypophysärem Gigantismus* 3. Adipositas* 4. Schwangerschaft, vor allem im letzten Trimenon*
- erniedrigt bei: 1. Minderwuchs 2. Mangel an funktionsfähigem Wachstumshormon (Hinweis: bei Kraniopharyngeom* oder Hyperprolaktinämie* können trotz Mangel an Wachstumshormon normale Konzentrationen von IGF-1 vorkommen) 3. Malabsorption* und Ernährungsstörungen 4. Diabetes* mellitus bei schlechter Einstellung 5. chronischen Entzündungen (Verdacht auf Hepatitis*) 6. Hypothyreose* 7. Malignomen 8. Z. n. Trauma.

Insulin-like Hormone Superfamily f: Gruppe evolutionär verwandter Sekretproteine, die aus ca. 100 Aminosäuren (11 Cys-Reste konserviert) und mindestens 3 Disulfidbrücken bestehen und unterschiedliche hormonale Eigenschaften aufweisen.

Vertreter: Zu den Vertretern gehören Insulin*, insulinähnliche Wachstumsfaktoren (IGF-I und -II), Relaxin*, Leydig-Zellen-spezifisches insulinähnliches Peptid (Insulin-like 3; Genbezeichnung INSL3) und frühes Plazenta-insulinähnliches Peptid (early placenta insulin-like peptide, Abk. EPIL; Genbezeichnung INSL4).

Insulinlipodystrophie f: engl. *insulin-induced lipodystrophy*. Fettschwund (Lipatrophie*) oder seltener Lipombildung (Lipohypertrophie), die nach 6 Monaten bis 2 Jahren an Insulininjektionsstellen auftreten, besonders bei Patienten mit Diabetes mellitus Typ 1. Der regelmäßige Wechsel der Injektionsstellen und die Anwendung von (rekombinantem) Humaninsulin* dienen der Prophylaxe.

Insulin lispro n: Schnell wirkendes Insulinanalogon (innerhalb von 15 min, Wirkungsdauer 2–5 h), welches als Antidiabetikum bei Diabetes* mellitus zum Einsatz kommt. Insulin lispro weist im Vergleich zu Normalinsulin eine deutlich reduzierte Selbstassoziation auf und ist dadurch nach s. c. Injektion wesentlich schneller bioverfügbar.

Insulinom n: engl. *insulinoma*; syn. Nesidioblastom. Seltener, meist benigner, von den B-Zellen der Langerhans*-Inseln ausgehender neuroendokriner Tumor* mit autonomer Produktion von Insulin* und auch weiteren Hormonen. Klinisch stehen wiederholte Hypoglykämien* (BZ < 30 mg/dl) mit zentralnervösen und vegetativen Störungen im Vordergrund. Therapiert wird mittels operativer Entfernung sowie Diazoxid und Somatostatin*-Analoga.

Insulinpen m: Füllfederhalter-ähnliches Injektionsgerät (Pen*), das mit Insulinpatronen befüllt wird. Die gewünschte Dosis Insulin* wird eingestellt und die Injektion erfolgt schmerzarm per Knopfdruck aus einer Spritzampulle* (100 IE/mL) über eine extrem feine Nadel. Die gute Stabilität des Insulins ermöglicht eine 3-wöchige Anwendung.

Hinweis: Mischinsuline vor Applikation mehrmals schwenken, damit die Insuline gut durchmischt werden.

insulin pump → Insulininfusionssystem

Insulinresistenz f: engl. *insulin resistance*. Stoffwechselzustand mit hohen Insulinwerten trotz normaler oder erhöhter Blutzuckerkonzentration aufgrund ineffizienter Insulinwirkung und daraus resultierendem Mehrbedarf an Insulin. Dies führt u. a. auch zu erhöhtem Insulinbedarf bei der Stoffwechseleinstellung des Diabetes* mellitus.

Ätiologie:
- primäre Insulinresistenz: genetisch bedingt, z. B. angeborener Insulin-Rezeptor-Defekt
- sekundäre Insulinresistenz, z. B. bei Bewegungsmangel, fettreicher Ernährung und (v. a. abdominaler) Adipositas* mit Freisetzung von Mediatoren wie freien Fettsäuren, TNF-α, Leptin u. a. Adipokinen* aus Fettzellen (führt u. a. zu einer Hemmung der Insulinsignalkaskade; in der Folge bei Diabetes mellitus Typ 2 Hyperinsulinämie)
- im Rahmen der Insulintherapie bedingt durch spezifische IgG-Antikörper (Insulin-Antikörper).

Diagnostik:
- Messung von Glukose und Insulin
- Glukosetoleranztest*

- euglykämischer, hyperinsulinämischer Clamp
- HOMA-Index (Insulinresistenz = Nüchtern-Insulinspiegel (mU/l) x Nüchtern-Glukosespiegel (mmol/l)/22,5)
- Standl/Biermann-Score.

Therapie:
- Gewichtsreduktion
- Insulinsensitizer.

Insulin-Rezeptor *m*: engl. *insulin receptor*. Membranständiger, v. a. in Leber-, Muskel- und Fettzellen vorkommender insulinspezifischer Rezeptor (Tyrosinkinase*-Rezeptor). Er kann nach Bindung von Insulin* als Insulin-Rezeptor-Komplex in das Zellinnere aufgenommen werden (Internalisierung) und fördert die Glukoseaufnahme in Muskel- und Fettzellen.

Insulinschock *m*: engl. *insulin shock*. Hypoglykämischer Schock* nach inadäquater Insulingabe.

Insulinsensitizer *m pl*: Gruppe von oralen Antidiabetika* zur Senkung der Insulinresistenz* und Behandlung von Diabetes* mellitus Typ 2 und metabolischem Syndrom*. Therapeutisch werden Thiazolidindione* eingesetzt. Insulinsensitizer erhöhen die Blutzuckeraufnahme des peripheren Muskel- und Fettgewebes, indem sie den nukleären Transkriptionsfaktor PPAR-γ (Abk. für Peroxisomen-Proliferator-aktivierter-Rezeptor-gamma) aktivieren.

Insulinspritze → Insulinpen

Insulintherapie *f*: engl. *insulin therapy*. Behandlung des Diabetes* mellitus durch Substitution von Insulin* mit dem Ziel einer normnahen Einstellung des Blutzuckers (nüchtern bzw. vor den Mahlzeiten 80–120 mg/dl bzw. 4,5–6,7 mmol/l). Zu den Nebenwirkungen einer Insulintherapie siehe Insulin*.

Formen:
- basal unterstützte orale Therapie (BOT): Hinzugabe eines langwirksamen Basalinsulins zur Therapie mit oralen Antidiabetika
- konventionelle Insulintherapie (CT für conventional therapy): **1.** starres Schema von 2–3 Injektionen einer vorgegebenen Mischung aus Intermediärinsulin (verzögernd wirkend) und Normalinsulin (rasch wirkend) morgens, evtl. mittags und abends **2.** nicht optimal auf Schwankungen des Blutzuckerwerts abstimmbare Variante **3.** erfordert eher reglementierte Diät und Lebensweise
- intensivierte konventionelle Insulintherapie (ICT für intense conventional therapy) nach dem Basis-Bolus-Prinzip: **1.** zweimalige Injektion eines Intermediärinsulins morgens und spät abends (oder einmalig ein langwirksames Insulin) zur Deckung des Insulinbasalbedarfs (Imitation der Basalsekretion von Insulin des Gesunden) **2.** zusätzlich Injektion eines kurzwirksamen Insulins präprandial zu den Mahlzeiten (angepasst an den Kohlenhydratgehalt der Nahrung und präprandial gemessene Blutzuckerwerte)
- Insulininfusionssystem*.

Insulitis *f*: Intra- und periinsuläre lymphozytäre Infiltration der Langerhans*-Inseln des Pankreas bei 70 % der jugendlichen Patienten bis zu 1 Jahr nach Manifestation eines juvenilen Diabetes* mellitus.

Insulysin *n*: engl. *insulinase*. Spezifische Protease der Skelettmuskulatur, die am Abbau von Insulin* beteiligt sein kann.

Integraldosis *f*: engl. *integral dose*; syn. Raumdosis. Die gesamte durch Einwirkung ionisierender Strahlung auf den Organismus übertragene Energie; SI-Einheit Gray × Kilogramm (Gy × kg) bzw. Joule (J).

Integrität *f*: engl. *integrity*. Bezeichnung für Unversehrtheit, für Persönlichkeitseigenschaften und -einstellungen, die durch Aufrichtigkeit, Moral, Seriosität und Verantwortungsbereitschaft gekennzeichnet sind, oder für die Fähigkeit, die unterschiedlichen Entwicklungen und Konzepte, die im Laufe des Lebens erfahren werden, erfolgreich in sich zu vereinen („integrierte Persönlichkeit").

Integument *n*: syn. Integumentum. Decke, Haut bzw. äußere Körperhülle (Integumentum commune).

Intelligenz *f*: engl. *intelligence*. Sammelbegriff für kognitive Leistungsfähigkeit, welche Konzentration, Vorstellung, Gedächtnis, Denken, Lernen, Sprache und die Fähigkeit zum Umgang mit Zahlen und Symbolen erfordert. Im engeren Sinn ist Intelligenz die geistige Begabung und Beweglichkeit, sich schnell in neuen Situationen zurechtzufinden sowie Sinn- und Beziehungszusammenhänge zu erfassen.

Grundlage: Die Ausprägung von Intelligenz ist abhängig von genetischen, kulturellen und sozialen Faktoren. Die Intelligenzforschung untersucht ferner mit Hilfe von Tests Grad und Richtung der Intelligenz. In heute gängigen Testverfahren werden vorwiegend **Mehrfaktorenkonzepte** eingesetzt. Das **Zweifaktorenmodell** der Intelligenz nach Spearman geht von einem allgemeinen oder Generalfaktor und einer Vielzahl von aufgabenspezifischen Faktoren aus. Mit anderen Modellen der **Faktorenanalyse** (z. B. von Thurstone) wurde eine unterschiedliche Anzahl von relativ unabhängigen Intelligenzdimensionen ermittelt: allgemeiner, numerischer, sprachlicher, räumlicher, verbaler, praktisch-technischer, logischer usw. Faktor der Intelligenz. Eine endgültige Klärung, welche Faktoren in welchem Maß an der Gesamtintelligenz beteiligt sind, ist (noch) nicht gefunden. Auch die Zusammenhänge zwischen Intelligenz und Gehirnstrukturen sind bislang hypothetisch.

Intelligenz:
Einteilung der Intelligenzgrade mit Hilfe des Abweichungs-IQ.

IQ	Anteil in der Bevölkerung (%)	Intelligenzgrad
≤ 69	2,5	mittelgradige (50–69), schwere (35–49) und schwerste (< 35) Intelligenzminderung
70–79	5,0	sehr niedrige Intelligenz
80–89	14,0	niedrige Intelligenz
90–109	48,0	durchschnittliche Intelligenz
110–119	18,0	hohe Intelligenz
120–139	11,0	sehr hohe Intelligenz
≥ 140	1,5	extrem hohe Intelligenz

Formen: Als **Grundintelligenz** wird die angeborene intellektuelle Kapazität bezeichnet (Grundintelligenz-Skala). Ferner unterscheidet man:
- **fluide** Intelligenz: weitgehend angeborenes, im Alter nachlassendes sowie relativ kulturabhängiges Potenzial intellektueller Fähigkeiten zur Anpassung an neue Probleme und Situationen, z. B. Auffassungsgabe, Denktempo und -stil, Konzentrationsvermögen
- **kristalline** Intelligenz: Produkt von fluider Intelligenz und erworbenem Wissen, das mit dem Alter steigt und stark kultur- und bildungsabhängig ist
- **emotionale** Intelligenz: u. a. emotionale Selbst- und Fremdwahrnehmung (z. B. Decodierung von Emotionen aus Mimik, Gestik, Stimmmodulation), Emotionsregulation (Bewältigung negativer und Aufrechterhaltung positiver Emotionen).

Erfassung: Für Intelligenz gibt es keine allgemein akzeptierte Definition oder Messmethode, aber sehr reliable und valide psychologische Tests, die in unterschiedlichem Maße kulturabhängig sind und verschiedene Teilaspekte der Intelligenz erfassen (Intelligenztest*). Das ermittelte Ergebnis ist der Intelligenzquotient*, der die numerische Ausprägung der Intelligenz angibt. Dies führte u. a. zum Vorschlag einer rein operationalen Definition von Intelligenz als dasjenige, was der Intelligenztest misst (Boring), und zur Aussage (Anastasi), dass Intelligenztests die Fähigkeit messen, in unserer spezifischen Kultur erfolgreich zu sein.

Klinische Bedeutung: Ergebnisse von Intelligenztests korrelieren sehr stark mit Kennwerten der Lebensbewältigung wie Bildungsdauer,

Berufserfolg, Schulerfolg, Gesundheitsverhalten, Lebenserwartung und (Jugend-)Delinquenz. Minderung und Beeinträchtigung der Intelligenz kommen bei Intelligenzstörung*, Intelligenzminderung* und Demenz* (Intelligenzabbau) vor und sind auch von Bedeutung im Rahmen der forensischen Begutachtung (Schuldfähigkeit*). Zur Einteilung werden seit Terman definierte Stufen des Intelligenzquotienten verwendet, wobei die Grenzwerte mehrfach geändert wurden (siehe Tab.).

Intelligenzalter *n*: engl. *intelligence aging*. Intelligenzstand eines Kindes bezogen auf den altersentsprechenden Intelligenzdurchschnitt nach A. Binet, 1908. Intelligenzalter wurde von W. Stern durch Intelligenzquotient* (Intelligenzalter geteilt durch Lebensalter) ersetzt, der üblicherweise ohne Rückgriff auf das Intelligenzalter als Position der individuellen Leistung innerhalb der Leistungsverteilung einer Normgruppe definiert wurde (Abweichungsintelligenzquotient).

Intelligenz, emotionale *f*: engl. *emotional intelligence*. Von D. Goleman eingeführte Erweiterung des Intelligenzkonzepts um emotionale Fähigkeiten und daher zugleich die Bezeichnung für die in Messverfahren ermittelte emotionale Befähigung (Emotional* Quotient, Abk. EQ). Im weiteren Sinne ist emotionale Intelligenz das Imstandesein, mit den eigenen Gefühlen und den Gefühlen anderer angemessen umzugehen.

Intelligenzminderung *f*: engl. *mental retardation*; syn. intellektuelle Behinderung. Angeborene oder frühzeitig (vor 18. Lj.) erworbene Intelligenzstörung*, die mit Beeinträchtigung des Anpassungsvermögens einhergeht. Klinisch zeigen sich beeinträchtigte Kognition*, Sprache, soziale Fähigkeiten und Motorik*. Nach Diagnosestellung mit psychologischen Tests und evtl. laborchemischer und bildgebender Diagnostik wird mit umfangreicher Frühförderung* behandelt.

Intelligenzquotient *m*: engl. *intelligence quotient*. Numerisches, standardisiertes Maß für die intellektuelle Leistungsfähigkeit eines Menschen (Ergebnis eines Intelligenztests*). Die Intelligenz* selbst ist nicht messbar. Daher misst man Funktionen der Intelligenz, die sich in Form von Tests abfragen lassen.

Intelligenzstörung *f*: engl. *mental retardation*. Zustand verzögerter oder unvollständiger Entwicklung der geistigen (kognitiven, sprachlichen, motorischen und sozialen) Fähigkeiten.
Einteilung:
- leichte, mittelgradige, schwere und schwerste Intelligenzminderung* (entsprechend dem Intelligenzquotienten*)
- dissoziierte Intelligenz: deutliche Diskrepanz zwischen Ergebnissen für z. B. Sprach- und Handlungsintelligenzquotienten
- andere Formen der Intelligenzstörung, bei Beurteilungsschwierigkeit infolge sensorischer (Blindheit*, Taubstummheit*), körperlicher oder verhaltensassoziierter Beeinträchtigung (z. B. schwere Verhaltensstörung*).

Intelligenztests *m pl*: engl. *intelligence test*. Psychometrische Verfahren, die auf der Grundlage unterschiedlicher Intelligenzdefinitionen und -theorien (Intelligenzfaktoren) die intellektuelle Leistungsfähigkeit eines Menschen nach Art (qualitativ) und Ausprägung (quantitativ) sowie den Intelligenzquotienten bestimmen, z. B. Hamburg*-Wechsler-Intelligenztest für Erwachsene bzw. Hamburg-Wechsler*-Intelligenztest für Kinder, Raven-Matrizen-Test und Intelligenzstrukturtest.
Indikation: Intelligenzdiagnostik z. B. im Kontext der sozialpädiatrischen Entwicklungsdiagnostik.
Grundlage: Da Intelligenz* nicht direkt gemessen werden kann, werden ersatzweise bestimmte Aufgaben wie das Kombinieren von Zahlen oder Erkennen von Wortnestern gestellt, deren zügige Lösung als Indikator für Intelligenz gilt. Intelligenztests basieren somit auf Annahmen, welche Leistungen mit Intelligenz einhergehen und Aufschluss über die Intelligenz geben. Aus den unterschiedlichen Annahmen und Theorien über Intelligenz resultieren unterschiedlich konstruierte Tests. Jeder Test misst dementsprechend eine andere Art von Intelligenz. Die Maßzahlen der Intelligenzmessung, die Intelligenzquotienten* (IQ), die in verschiedenen Tests ermittelt wurden, sind prinzipiell miteinander vergleichbar und widersprechen sich selten. Aussage- und mehr noch Vorhersagekraft der ermittelten Ergebnisse sind jedoch begrenzt und werden z. T. in Frage gestellt.
Durchführung: Die gebräuchlichen Tests bestehen aus Untertests, mit denen einzelne Leistungsbereiche erfasst werden. Als Summe aller Untertests wird der gesamte IQ errechnet. Darüber hinaus ergibt ein Vergleich der einzelnen Leistungsbereiche das individuelle Profil des Getesteten einschließlich besonderer Fähigkeiten.

Intensität *f*: engl. *intensity*; syn. Strahlungsintensität. Energie einer Strahlung, die pro Zeiteinheit durch eine Flächeneinheit hindurchtritt. Formelzeichen: I; SI-Einheit: W/m^2.

Intensivbett *n*: engl. *intensive care bed*. Patientenbett auf einer Intensivstation* mit spezieller Ausstattung (z. B. Monitorhalterung, Tubushalterung, integrierte Waage und erhöhte Seitengitter zum Einsatz von Spezialmatrazen). Das absenkbare Fußteil ermöglicht eine Stufenbett- und Herzbettlagerung*. Die durchgehende Fläche des Kopfteils dient als feste Unterlage bei Reanimation*.

Intensivmedizin *f*: engl. *intensive care*. Medizinisches Fachgebiet, das sich mit Diagnostik und Therapie (potenziell) lebensbedrohlicher Zustände, Krankheiten sowie Überwachung und Behandlung nach Operationen befasst. Die intensivmedizinische Behandlung erfolgt unter besonderen räumlichen, personellen und apparativen Voraussetzungen.

Intensivstation *f*: engl. *intensive care unit* (Abk. ICU). Intensivbehandlungseinheit (stationäre Betteneinheit) mit besonderer personeller, räumlicher und apparativer Ausstattung zur bestmöglichen Behandlung und Pflege von schwerkranken Patienten, die der Sicherung von Vitalfunktionen* im Rahmen mindestens einer Organinsuffizienz bedürfen.

Intensivtransport *m*: engl. *transport of critically ill patient*. Bezeichnung nach DIN 13050 für Transport (Sekundäreinsatz) intensivmedizinischer (überwachungs- bzw. therapiepflichtiger) Patienten durch qualifiziertes ärztliches (Notarzt* mit Zusatzqualifikation Intensivtransport) sowie nichtärztliches Personal (Rettungsassistent*, intensivmedizinische Fachpflegekraft) in dafür geeignetem Rettungsmittel (Spezialtransportmittel).

Intensivtransportwagen *m*: Abk. ITW. Arztbesetztes bodengebundenes Transportmittel des Rettungsdienstes* zum Transport intensivpflichtiger Patienten (Intensivtransport). Ein ITW ist besetzt mit Notarzt und Rettungsassistenten sowie einer weiteren geeigneten Person. Zusätzlich zur NEF-Ausstattung verfügt er über technische Mindestausstattung und medizinische Mindestausrüstung (festgelegt ergänzend zur DIN EN 1789 in der DIN 75076).

Intentionstremor *m*: engl. *intention tremor*. Form des Tremors* mit Zittern (unwillkürliche, rhythmische, repetitive Aktivierung antagonistischer Muskelgruppen) von Körperteilen (Extremitäten, Rumpf oder Kopf) bei zielgerichteten, intentionellen Willkürbewegungen, meist mit Tremorzunahme bei Annäherung an das Bewegungsziel. Die Diagnose wird durch den Finger*-Nase-Versuch gestellt.
Vorkommen:
- häufig bei zerebellaren Schädigungen, z. B. Multipler Sklerose
- als Alkoholfolgeschaden bei Alkoholabhängigkeit*
- auch bei Angst* oder psychischer Anspannung*.

Interaktion *f*: Aufeinander bezogene Handlungen und deren wechselseitige Beeinflussung von Mitgliedern einer Gruppe oder von Gruppen untereinander.

interaktionelle Fallarbeit → Interaktionelle-Fallarbeit-Gruppe

Interdentalität f: Artikulationsstörung*, bei der vordere Laute (z. B. t, l, s oder ts) gebildet werden, indem die Zunge zwischen den Zähnen liegt, z. B. bei Sigmatismus* interdentalis.

Interdigitalmykose f: engl. *interdigital mycosis*; syn. Fußpilz. Pilzinfektion der Zehenzwischenräume (Tinea* pedis) oder seltener der Fingerzwischenräume. Die häufigsten Auslöser sind die Dermatophyten* Trichophyton rubrum und Trichophyton interdigitale, oft vergesellschaftet mit einer Onychomykose*. Die Diagnose wird klinisch und durch Erregernachweis gestellt, therapiert wird hauptsächlich lokal antimykotisch.
Klinik: Das klinische Erscheinungsbild ist variabel und reicht von Rötungen und Schuppungen bis zu feuchter Mazeration* mit Blasenbildung und schmerzlos abziehbarer weißlich aufgequollener Haut. Häufig besteht Pruritus*. Oligosymptomatische Verläufe sind häufig. Eine Sanierung sollte in jedem Fall erfolgen, da Interdigitalmykosen potenzielle Eintrittspforten für Bakterien sind. **Prädisponierende Faktoren:** männliches Geschlecht, okklusives Schuhwerk (Bergleute, Sportler, Soldaten), Hautverletzungen, Fußfehlstellungen, familiäre Disposition, Immunsuppression*, Diabetes* mellitus, Polyneuropathie*, Durchblutungsstörungen, Hyperhidrose*. **Komplikationen:** unbehandelt Ausbreitung auf den gesamten Fuß, bakterielle Superinfekte, z. B. gramnegativer Fußinfekt, Erysipel*.
Diagnostik:
- klinisches Erscheinungsbild
- Erregernachweis im Nativpräparat
- kultureller Erregernachweis (v. a. vor geplanter systemischer Therapie).

Differenzialdiagnosen:
- Ekzeme*
- gramnegativer Fußinfekt
- Tungiasis (nach Fernreise).

Therapie:
- Trockenlegung der Interdigitalräume
- topische antimykotische Therapie über einen ausreichend langen Zeitraum
- bei gleichzeitig vorliegender Onychomykose* ist zusätzlich eine systemische antimykotische Therapie indiziert.

interenterisch: Zwischen den Darmschlingen, z. B. bei Morbus* Crohn entstehende Fisteln oder Abszesse zwischen 2 Ileumschlingen.

Interessenverlust m: engl. *loss of interest*. Verminderung oder Verlust der aufmerksamen Zuwendung zum Geschehen. Interessenverlust ist Leitsymptom des depressiven Syndroms*.

Interface-Hepatitis → Mottenfraßnekrosen
Interferenz [Arzneimittel] → Wechselwirkung [Arzneimittel]
Interferenz [Neurologie] f: engl. *interference*. Erschwerung oder Verzögerung der Erinnerung und der willentlichen Abrufbarkeit von Lerninhalten durch Einschub eines anderen Lerninhalts während des Lernprozesses (Gedächtnishemmung*). Je größer die Ähnlichkeit zwischen neuem und altem Gedächtnismaterial ist, desto größer ist die Interferenz.
Formen:
- **affektive** Interferenz: aus der Verhaltenstherapie stammendes Paradigma, das beschreibt, dass Angst* in bestimmten Situationen zu Vermeidung bzw. Verhaltensbeeinträchtigungen führt, d. h. eine Angstreaktion durch Erfahrung konditioniert wird
- **kognitive** Interferenz: Störung des Informationsverarbeitungsprozesses kontextabhängig durch konkurrierende kognitive Repräsentationen von Inhalten: 1. retroaktive Interferenz (neu gelernte Inhalte vermindern Erinnerung an vorher Gelerntes) 2. proaktive Interferenz (vorher gelernte Inhalte vermindern Erinnerung bei neu Gelerntem).

Interferenz [Virologie] f: engl. *interference*. Hemmung der Virusreplikation bei Doppel- oder Superinfektion einer Zelle durch Bildung von Interferonen*.

Interferenzmuster n sg, pl: engl. *interference pattern*. Dichte der Interferenz im EMG bei maximaler Willkürinnervation eines Muskels. Das Interferenzmuster dient der Differenzialdiagnostik neurogener und myogener Läsionen.
Klinische Bedeutung:
- Physiologisch ist ein dichtes Interferenzmuster mit Rekrutierung aller verfügbaren motorischen Einheiten.
- Bei neurogenen Läsionen findet sich ein gelichtetes Interferenzmuster normaler Amplitude, da nur eine geringere Zahl motorischer Einheiten* rekrutiert werden kann.
- Bei myogenen Läsionen ist das Interferenzmuster bereits bei submaximaler Kraft dicht, da schon früh alle verfügbaren motorischen Einheiten* rekrutiert werden müssen. Es bleibt jedoch in der Amplitude reduziert.

Interferon alpha-2 n: Rekombinantes Interferon* (IFN-α_{2a} bzw. IFN-α_{2b}), das als Virostatikum und Immunstimulans parenteral bei tumorösen Erkrankungen sowie chronischer Hepatitis* C und B eingesetzt wird. Interferon alpha-2 reguliert den Zellzyklus*, die Zytokin*-Produktion, die Wirkung von Wachstumsfaktoren*, die Aktivierung von Immunzellen und die Expression des HLA-Systems.
Indikationen:
- progressives, asymptomatisches Kaposi*-Sarkom bei AIDS
- kutanes T*-Zell-Lymphom
- Haarzellen*-Leukämie
- malignes Melanom*
- multiples Myelom*
- Karzinoid*
- follikuläres Lymphom
- Philadelphia-Chromosom-positive CML
- chronische Hepatitis B und C (in Kombination mit Ribavirin*).

Interferon beta n: Aus Fibroblasten* hergestelltes β-Interferon*, das als Virostatikum und Immunstimulans (Interferon beta-1a und -1b) bei Multipler Sklerose eingesetzt wird. Interferon beta wirkt antiviral, immunmodulierend und antiproliferativ, indem es die Sekretion von Interferon* alpha, Interferon gamma und TNF hemmt und dadurch autoreaktive T-Zellen unterdrückt.
Indikationen: Schubförmig verlaufende oder sekundär aktive progrediente Multiple Sklerose und CIS (clinically isolated syndrome).

Interferone n pl: engl. *interferons*; Abk. IFN. Zu den Zytokinen* gehörende Glykoproteine, die im Rahmen der Immunantwort* auf bakterielle und virale Infektionen gebildet werden und immunmodulierend wirken. Interferone beeinflussen die Makrophagen*-Aktivierung, Lymphozyten*-Reifung und Zytotoxizität von T*-Lymphozyten und natürlichen Killerzellen*. Rekombinant hergestellte Interferone sind als Arzneimittel* bedeutsam. Der Interferon*-Gamma-Test dient der Tuberkulose*-Diagnostik.
Einteilung:
- α-Interferone (Abk. IFN-α) werden hauptsächlich von Leukozyten* gebildet, weswegen sie früher auch als Leukozyten-Interferon bezeichnet wurden. Sie wirken hauptsächlich antiviral durch Hemmung der Proteinsynthese, Abbau von RNA* und vermehrte Bildung von Major* Histocompatibility Complex (MHC), sodass virusinfizierte Zellen für T*-Lymphozyten angreifbarer werden. α-Interferone wirken außerdem aktivierend auf natürliche Killerzellen*, die sich gegen virusinfizierte Zellen und Tumorzellen richten.
- β-Interferone (Abk. IFN-β) werden hauptsächlich von Fibroblasten gebildet, weswegen sie früher als Fibroblasten-Interferon bezeichnet wurden. β-Interferone wirken wie α-Interferon da sie an dieselben Rezeptoren binden.
- γ-Interferone (Abk. IFN-γ) werden hauptsächlich von T*-Lymphozyten und natürlichen Killerzellen* gebildet. Sie wirken v. a. immunmodulierend. Wichtigste Aufgabe der γ-Interferone ist die Makrophagen-Aktivierung.

Klinische Bedeutung:
- Tuberkulose*-Diagnostik (Interferon*-Gamma-Test)
- Interferontherapie: 1. α-Interferone (siehe Interferon alpha-2a und Interferon alpha-2b) bei Virushepatitis*, bestimmte Formen der Leukämie*, Kaposi*-Sarkom bei AIDS und Tumorerkrankungen wie kutanes T*-Zell-

Lymphom, follikuläres Non*-Hodgkin-Lymphom, fortgeschrittenes Nierenzell-Karzinom, malignes Melanom* und multiples Myelom* **2.** β-Interferone (siehe Interferon beta-1a und Interferon beta-1b) bei Multiple Sklerose* **3.** γ-Interferone (siehe Interferon gamma-1b) bei septischer Granulomatose* und Osteopetrose.

Interferon-Gamma-Test *m*: engl. *interferon gamma test*. Immunologisches In-vitro-Testverfahren zum Nachweis der Freisetzung von IFN-γ durch Lymphozyten nach Zugabe Mycobacterium-tuberculosis-spezifischer Antigene oder zur Bestimmung der Zahl IFN-γ-produzierender Zellen, die im Rahmen einer früheren oder aktuellen Tuberkulose-Infektion sensibilisiert wurden. Der Interferon-Gamma-Test besitzt eine bessere Spezifität als der Tuberkulinhauttest bei vergleichbarer Sensitivität.

Interglobulardentin *n*: Fehlerhaft mineralisiertes Zahnbein (Dentin*) mit stark hypomineralisierten Arealen zwischen nicht oder nur teilweise vereinigten Mineralisationszentren. Es kommt v. a. bei Vitamin-D-Mangel und nach hochdosierten Fluoridgaben vor.

Interhospitaltransfer → Intensivtransport

Interimsprothese *f*: engl. *temporary prosthesis*. Provisorischer Zahnersatz (Prothese)*, der nur für eine Übergangszeit genutzt wird. Sie wird zahnmedizinisch zur Komplementierung von Frontzahnlücken angewendet.

Interkalarstaphylom → Staphyloma

Interkostalblockade *f*: engl. *intercostal block*. Form der peripheren Leitungsanästhesie* mit Blockade eines Interkostalnerven (Nervus intercostalis) durch Injektion von Lokalanästhetikum in den Sulcus costae der entsprechenden Rippe. Verwendet wird die Interkostalblockade im Rahmen der Schmerztherapie*, z. B. postoperativ und bei Rippenfraktur.

Interkostal-Muskeln *m*: syn. Musculi intercostales. Muskeln, die innerhalb der Interkostalräume lokalisiert sind. Sie umfassen die Mm. intercostales interni und die Mm. intercostales externi. Übereinanderliegend und sich im Verlauf kreuzend erweitern (Mm. intercostales externi) oder verengen (Mm. intercostales interni) sie die Rippenzwischenräume bei der Atmung*. Die Interkostal-Muskeln zählen zur Atemmuskulatur.

Interkostalnerven → Nervi intercostales

Interkostalneuralgie *f*: engl. *intercostal neuralgia*. Neuralgie* eines oder mehrerer Zwischenrippennerven (Nervi* intercostales) mit Hyperästhesie* oder Hypästhesie* in den entsprechenden Interkostalräumen, häufig als Teilsymptom eines Zoster* sowie u. a. bei Veränderungen an den Rippen (Fraktur* oder Periostitis*), Wirbelsäulenerkrankungen (Spondylitis*, Osteochondrose* oder Tumor*), extramedullären Rückenmarktumoren*, Tabes* dorsalis oder Pleuritis*.

Interkostalraum: engl. *intercostal space*; syn. Zischenrippenraum. Raum, der zwischen 2 benachbarten Rippen lokalisiert ist. Dort befinden sich jeweils eine Interkostalarterie, eine Interkostalvene und ein Interkostalnerv.

interkurrent: engl. *intercurrent*; syn. interkurrierend. Zwischenlaufend, dazukommend.

Interkuspidation *f*: engl. *intercuspidation*. Zusammenschluss der Zähne von Ober- und Unterkiefer im Schlussbiss im maximalen Vielpunktkontakt. Bei eugnather Verzahnung (Neutralbiss*) besteht allseitige und gleichmäßige Höcker-Fissuren-Verzahnung der Zähne von Ober- und Unterkiefer bei Kieferschluss.

Interleukine *n pl*: engl. *interleukins*; Abk. IL. Von Leukozyten* sezernierte Kommunikationsproteine der Immunregulation, die zu den Zytokinen* (genauer Lymphokinen) gezählt werden. Viele Interleukine kommen als rekombinante Arzneimittel (z. B. Aldesleukin; Anakinra*) in der Immun- und Tumortherapie zum Einsatz, z. B. zur Behandlung maligner Tumoren, rheumatoider Arthritis* oder bei Psoriasis* und Morbus* Crohn.

Einteilung:

– **Interleukin-1** (IL-1): **1.** wird von vielen Zellarten gebildet, v. a. von Makrophagen* und Monozyten* **2.** dem TNF ähnliche Substanz **3.** stimuliert T*-Lymphozyten zur Bildung von IL-2 und T*-Helferzellen **4.** stimuliert natürliche Killerzellen* **5.** bewirkt Proliferation von B*-Lymphozyten, Chemotaxis*, Degranulation und Freisetzung von neutrophilen Granulozyten* aus dem Knochenmark **6.** beeinflusst über Wachstumsfaktoren* die Hämatopoese **7.** wirkt als endogenes Pyrogen **8.** induziert Prostaglandin*-Freisetzung, Chemotaxis und Tumorzelllyse durch Makrophagen

– **Interleukin*-2** (IL-2, veraltet TCGF, Abk. für engl. T-cell growth factor): **1.** wird von aktivierten T-Helferzellen produziert und aktiviert T- und B*-Lymphozyten und natürliche Killerzellen **2.** wirkt (autokrin und parakrin) v. a. in der zellvermittelten Immunität **3.** gentechnologisch hergestelltes rekombinantes IL-2 wurde erfolgreich in der Therapie einiger Krebsarten eingesetzt

– **Interleukin-3** (IL-3, auch multi-CSF): **1.** wird von aktivierten T-Lymphozyten und in geringem Maße auch von Makrophagen, Monozyten und eosinophilen Granulozyten* gebildet **2.** fördert Wachstum und Differenzierung von Zellen der Hämatopoese* (wirkt u. a. auf Stammzellen im Knochenmark)

– **Interleukin-4** (IL-4): **1.** wird von T-Lymphozyten gebildet **2.** stimuliert über einen spezifischen, hochaffinen Rezeptor (in Gehirn-, Muskel-, Lebergewebe, Fibroblasten, Lymphozyten, Makrophagen und Melanomzellen) die IgG- und IgE-Synthese

– **Interleukin-5** (IL-5): **1.** wird von Mastzellen* und T-Helferzellen (Typ 2) gebildet **2.** stimuliert die Immunglobulinproduktion durch aktivierte Lymphozyten, die Expression von IL-2-Rezeptoren auf B-Lymphozyten sowie die Granulozytopoese*

– **Interleukin-6** (IL-6): **1.** wird v. a. von T-Lymphozyten, aber auch von Mono- und Hepatozyten gebildet **2.** induziert die Bildung von Akute*-Phase-Proteinen **3.** beeinflusst B-Lymphozyten-Aktivierung und Hämatopoese

– **Interleukin-7** (IL-7): **1.** wird von Fibroblasten* und Endothelzellen gebildet **2.** wirkt als Wachstumsfaktor für die Lymphopoese

– **Interleukin-8** (IL-8): **1.** wird nach Induktion durch TNF oder IL-1 von Monozyten gebildet **2.** dient als chemotaktischer Faktor für neutrophile Granulozyten

– **Interleukin-9** (IL-9): **1.** wird von T-Lymphozyten gebildet **2.** wirkt als Wachstumsfaktor für verschiedene Helferzellklone

– **Interleukin-10** (IL-10): **1.** wird von T-Helferzellen (Typ 2) gebildet **2.** wirkt als Zytokinsynthese-Inhibitor, hemmt T-Suppressorzellen* und damit die Produktion von Interferonen* (IFN-γ)

– **Interleukin-11** (IL-11): **1.** wird von Stromazellen (Fibroblasten) des Knochenmarks gebildet **2.** wirkt als Stimulator der Megakaryozytopoese

– **Interleukin-12** (IL-12): **1.** wird von Makrophagen und B-Lymphozyten gebildet **2.** wirkt auf natürliche Killerzellen und T-Helferzellen (Typ 1), induziert die Bildung von IFN-γ und erhöht die zytotoxische Aktivität des Immunsystems

– **Interleukin-13** (IL-13): **1.** wird von T-Helferzellen (Typ 2) gebildet **2.** wirkt auf B-Lymphozyten und fördert die humorale Immunität

– **Interleukin-14** (IL-14): **1.** wird von aktivierten B-Lymphozyten gebildet **2.** wirkt parakrin auf B-Lymphozyten

– **Interleukin-15** (IL-15): **1.** wird von mononukleären Zellen gebildet **2.** wirkt auf T-Lymphozyten

– **Interleukin-16** (IL-16): **1.** wird von CD8$^+$-T-Lymphozyten gebildet **2.** blockiert wahrscheinlich die HIV-Replikation in CD4$^+$-T-Lymphozyten

– **Interleukin-17** (IL-17): **1.** wird in CD4$^+$-T-Lymphozyten gebildet **2.** wichtiges inflammatorisches Zytokin, welches T-Helferzellen (Typ 17) definiert **3.** induziert Expression von IL-6, IL-8 und ICAM-1 durch Makrophagen/Fibroblasten **4.** stimuliert T-Zellproliferation

Interleukin-18 (IL-18): **1.** wird u. a. von Makrophagen und Fibroblasten gebildet **2.** induziert die Bildung von IFN-γ und G-CSF **3.** hemmt die Bildung von IL-10 **4.** aktiviert NK-Zellen.

Interleukin-2-Rezeptor, löslicher *m*: engl. *soluble interleukin-2 receptor*; syn. sIL-2R. Im Serum* vorhandener Bestandteil des membrangebundenen Interleukin*-2-Rezeptors (IL-2R). IL-2R kommt in der Zellmembran verschiedener Immunzellen vor, wird aber hauptsächlich von aktivierten T*-Lymphozyten exprimiert. Die Bestimmung des löslichen IL-2R (sIL-2R) ermöglicht eine Beurteilung der T-Zell-Aktivität und erfolgt per Chemilumineszenz-Immunoassay.
Referenzbereiche:
– Serum und Plasma*: 112–502 U/ml oder 369,6–1656,6 pg/ml
– Liquor* cerebrospinalis: ≤ 10 U/ml oder 33,3 pg/ml (bei unauffälliger Zytologie*).

Indikation zur Laborwertbestimmung: Aktivitätsbeurteilung von T-Lymphozyten bei
– Verlaufskontrolle nach Transplantation* zur Früherkennung einer Abstoßungsreaktion* oder Infektion*
– Sarkoidose*
– lymphoproliferativen Erkrankungen (z. B. T*-Zell-Lymphome).

Bewertung: Sarkoidose: Klinischer Nutzen als Aktivitätsmarker:
– 1000–2000 U/ml: akute Sarkoidose
– > 1400 U/ml: Hinweis auf extrapulmonale Manifestation
– bis ca. 1000 U/ml: nicht-akute, aber behandlungsbedürftige Sarkoidose.

Nach Transplantation: Erhöht im Vergleich zum Ausgangswert bei:
– akuter Abstoßung
– bakterieller oder viraler Infektion des Transplantats.

Lymphoproliferative Erkrankungen: Sehr hohe Konzentration bei Haarzellen*-Leukämie (bis zu 48 000 U/ml) oder akuter T-Zell-Leukämie (bis zu 69 000 U/ml) möglich. **Unspezifisch erhöht bei Aktivierung von T-Lymphozyten:**
– Autoimmunerkrankungen
– Neoplasien* (erst im fortgeschrittenen Stadium erhöht): **1.** die Konzentration vor Behandlung ist ein Marker für die Größe des Tumors **2.** schlechte Prognose bei steigenden Konzentrationen **3.** fallende Konzentrationen deuten auf ein Ansprechen der Therapie hin
– chronische Niereninsuffizienz (Endstadium)
– erhöhte Werte im Liquor cerebrospinalis bei ZNS-Befall bei ALL, gelegentlich auch bei Multipler Sklerose (umstritten).

Interlock *n*: Geschiebeartige Verbindung im Interdentalraum zwischen festsitzenden Kronen und Brücken oder festsitzenden Kronen und herausnehmbarem Zahnersatz. Es dient der funktionellen Trennung von Brückenteilen und dem Ausgleich von Pfeilerdivergenzen.

Intermaxillarknochen → Os incisivum

intermediär: engl. *intermediate*. Dazwischenliegend, in der Mitte liegend, vermittelnd.

intermediärer Stoffwechsel → Primärstoffwechsel

Intermediärfilamente *n pl*; Widerstandsfähige, langlebige Proteinfasern, die sich bei vielzelligen Lebewesen im Zytoplasma (Protoplasma*) befinden und zur Gestalt und Stabilität der Zellen* und Gewebe beitragen (siehe auch Zytoskelett*). Intermediärfilamente weisen einen Durchmesser von 8–12 nm auf, ihre Zusammensetzung variiert jedoch in verschiedenen Zelltypen.
Einteilung:
– Klasse I: Keratine
– Klasse II: Vimentin
– Klasse III: Neurofilamente
– Klasse IV: Lamine.

Intermediärsinus → Lymphknoten

Intermediärstadium *n*: engl. *intermediary stage*. Phase zwischen akutem Krankheitsstadium und Intervallstadium (Stadium nach Abklingen aller entzündlichen Erscheinungen).

Intermediärstellung *f*: engl. *intermediary position*. Position der Stimmlippen* zwischen Inspirations- und Phonationsstellung bei Kehlkopflähmung* durch Ausfall des N. vagus. Die schlaffe Lähmung umfasst die äußeren und inneren Kehlkopfmuskeln. Es resultieren Heiserkeit sowie Atemnot, die bei einseitiger Lähmung beim Sprechen auftritt, bei beidseitiger Lähmung auch bei körperlicher Belastung. Siehe Kehlkopflähmung* (Abb. dort).

Intermediate Density Lipoproteins: Abk. IDL. An Transport und Verteilung von Cholesterol beteiligte Lipoproteine* mittlerer Dichte (1,006–1,019 g/ml), die als Vorläufer der LDL aus VLDL entstehen.

Intermedin → Melanozyten-stimulierendes Hormon

Intermedius: Abk. für Nervus intermedius → Nervus facialis

intermedius: engl. *intermediate*. In der Mitte liegend, z. B. Nervus intermedius.

Intermediusneuralgie → Genikulatumneuralgie

Intermenstruum *n*: engl. *intermenstrual stage*. Zeitraum zwischen 2 Menstruationen*.

Intermetatarsalwinkel *m*: Winkel zwischen den Mittelfußknochen (Ossa* metatarsi). Der Intermetatarsalwinkel wird radiologisch bestimmt (Röntgenaufnahmen im Stehen) in Rahmen der Diagnostik und Therapieauswahl bei Pes* transversus und Hallux* valgus.

Intermittent Positive Pressure Ventilation: Abk. IPPV. Form der kontrollierten Beatmung* mit inspiratorisch positivem (über dem atmosphärischen) Atemwegsdruck und endexspiratorisch atmosphärischem (Null-)Druck und somit – im Gegensatz zur Continuous* positive pressure ventilation (CPPV) – ohne PEEP (stattdessen sog. ZEEP für zero endexpiratory pressure).

intermittierend: engl. *intermittent*. Zeitweise (aussetzend), stoßweise oder zwischenzeitlich nachlassend, z. B. intermittierendes Fieber bei Malaria*.

intermittierende Lichtreizung → Fotostimulation

Intermittierende pneumatische Kompression *f*: engl. *apparative intermittent compression*; syn. apparative intermittierende Kompression. Apparative Anwendung pneumatischer Wechseldrucke zur Thromboembolieprophylaxe, Entstauungstherapie venöser und lymphologischer Erkrankungen und der Beeinflussung der arteriellen Durchblutung im ambulanten und stationären Bereich. Zur Thromboembolieprophylaxe und zur Entstauungstherapie werden differente Systeme eingesetzt.

intern: engl. *internal*; syn. internus. Innerlich, innen.

Internalisierung *f*: engl. *interiorisation*. Bezeichnung für die entwicklungspsychologisch verankerte Verinnerlichung von Bildern primärer Bezugspersonen (Introjekte) und deren stabile Verankerung. Im weiteren Sinne bedeutet Internalisierung auch das Übernehmen und Sich-zu-Eigen-Machen von Werten, Normen, Verhaltensweisen oder Einstellungen Anderer (Introzeption), aber auch die Übernahme äußerer Konflikte in das eigene Innere.

Internationaler Prostata-Symptom-Score *m*: engl. *International Prostate Symptom Score*; Abk. IPSS. Score* zur Quantifizierung der subjektiven Symptomatik* bei benignem Prostatasyndrom*. Es werden Punkte für 8 Fragen zu Harndrang*, Miktion* und Lebensqualität* summiert, um die subjektive Beschwerdelast der Patienten besser einzuschätzen. Je nach Punktewert wird über die weitere Therapie entschieden.

internationale Tumorklassifikation → TNM-Klassifikation

International Nonproprietary Name: Abk. INN. In einer von der WHO herausgegebenen Liste enthaltener internationaler Freiname pharmazeutischer Arzneimittelwirkstoffe.
Einteilung: Die Bezeichnung INN wird ggf. mit folgenden Zusätzen verwendet:
– PINN (engl. proposed) vorgeschlagener bzw. rINN (engl. recommended) empfohlener internationaler Freiname
– INNv: zur Aufnahme in das INN-Verzeichnis vorgeschlagen

- **INN-L (INNv-L):** (vorgeschlagener) lateinischer Name des betreffenden pharmazeutischen Grundstoffs
- **INN-E (INNv-E):** (vorgeschlagener) englischer Name des betreffenden pharmazeutischen Grundstoffs.

Interner Rektumprolaps m: Vorfall der gesamten Rektumwand, wobei sich meist der proximale Anteil des Rektums teleskopartig in den distalen einstülpt, ohne dass sich ein manifester Prolaps außerhalb des Afters zeigt (häufig auch als Invagination oder Intussuszeption bezeichnet). Der proktologische Befund ist häufig, der Krankheitswert jedoch umstritten.

Internetabhängigkeit → Internetsucht

Internetsucht f: engl. *web addiction*; syn. Internetabhängigkeit. Übermäßige Nutzung des Internets mit psychischer Abhängigkeit, Entwicklung von Toleranz* und Kontrollverlust. Die übermäßige Nutzung kann aus exzessivem Spielen, Chatten oder Surfen bestehen.

Klinischer Hinweis: Aktuell wird diskutiert, ob das Symptombild ein eigenständiges Krankheitsbild rechtfertigt oder im Rahmen anderer Syndrome (Impulskontrollstörungen*, Depression*, soziale Phobie*) einzuordnen ist. Internetsucht ist aktuell nicht in ICD-10 enthalten. Die diagnostische Einordnung in der ICD-10 kann als „sonstige näher bezeichnete Persönlichkeits- und Verhaltensstörungen" (F68.8) oder „sonstige abnorme Gewohnheiten und Störungen der Impulskontrolle" (F63.8) erfolgen. In DSM-V wurde das Krankheitsbild „Internet Gaming Disorder" in den Anhang aufgenommen. Die Kriterien und das Krankheitsbild benötigen weitere Erforschung, bevor die „Internet Gaming Disorder" als formales Krankheitsbild in den DSM aufgenommen werden kann.

Epidemiologie: Wegen unklarer Operationalisierung beträgt die Prävalenz 1,6–8,2 %. Es handelt sich dabei um vorwiegend männliche Jugendliche und Erwachsene in jüngerem oder mittlerem Alter mit relativ guter Schulausbildung und schlechter beruflicher Integration.

Sozialmedizinische Bedeutung: Behandlungsmöglichkeiten in Deutschland sind nicht flächendeckend vorhanden. Neben Suchtberatungsstellen und Psychotherapeuten gibt es auch stationäre Rehabilitationseinrichtungen, die sich auf das Krankheitsbild spezialisiert haben.

Interneurone n pl: engl. *interneurons*; syn. Schaltneuron. Neurone im ZNS, deren kurze Axone* lokale Verbindungen herstellen und welche die Region nicht verlassen. Interneurone modulieren die Erregung afferenter* und efferenter* Neurone und sind an der Verarbeitung von Informationen beteiligt. Als Transmitter* ihrer Synapsen* dienen zum Beispiel Glutamat* oder GABA.

Beispiele: Zu den Interneuronen zählen u. a.
- Renshaw*-Zellen im Rückenmark*, die im Sinne einer Rückkopplung auf Motoneurone wirken
- Typ-II-Golgi-Zellen im Gehirn*.

Interneuronen-Blocker m: Stoffe, die durch Hemmung der motorischen Reizübertragung in den Interneuronen* zu verminderter Muskelspannung und im Extremfall bei Interneuronengiften (Strychnin, Tetanustoxin) zu Lähmungen führen. Dazu gehören Alkohol- und Glykolderivate mit anxiolytischer Wirkung sowie Benzodiazepine, die als zentrale Muskelrelaxanzien* verwendet werden.

Interneuronengifte n pl: engl. *interneuron poisons*. Stoffe, die die Vorgänge an den Synapsen im Rückenmark zwischen 2 Neuronen schädigen. Z. B. führen Strychnin und Tetanustoxin in Interneuronen (insbesondere Renshaw-Zellen) zur Aufhebung der postsynaptischen Hemmung und damit zu einer gesteigerten Erregbarkeit (Krämpfe infolge der Enthemmung).

Internodium n: engl. *internodal segment*; syn. Ranvier-Segment. Abschnitt eines markhaltigen Nervenfasers*, der zwischen 2 Ranvier*-Schnürringen liegt. Die von einer Myelinscheide* umhüllten Internodien sind elektrisch isoliert und ermöglichen so, dass Erregungen schnell von einem Ranvier*-Schnürring zum nächsten springen können (saltatorische Erregungsleitung*). Ein Internodal-Segment wird von je einer Myelin-bildenden Zelle gebildet.

internus: engl. *internal*; Abk. int. Innen (gelegen).

Internusschwäche → Kehlkopflähmung

Interokklusalabstand m: engl. *interocclusal distance*. Abstand zwischen den Zahnflächen bei entspannter Muskulatur. Er wird gemessen in der Ruheschwebe* auf Höhe der ersten Molaren und beträgt im Richtwert ca. 2–3 mm.

Interosseus-anterior-Syndrom n: Medianuskompressionssyndrom* mit Kompression des Nervus interosseus antebrachii anterior im proximalen Unterarm. Das Interosseus-anterior-Syndrom ist klinisch charakterisiert durch die Unfähigkeit zur Beugung der Daumen- und Zeigefingerendglieder (selten der Mittelfingerendglieder) ohne Sensibilitätsstörungen*. Therapiert wird symptomatisch und ggf. operativ.

Interosseus-posterior-Syndrom → Radialiskompressionssyndrom

Interozeption f: engl. *interoception*; syn. Enterozeption. Sinneswahrnehmung innerer Reize, etwa die Wahrnehmung (eigener) Prozesse der Viszeralorgane (Viszerozeption), z. B. Herz- und Atemtätigkeit, Harnblasenfüllung. Die Interozeption erfolgt durch Pressosensoren, Mechanosensoren*, Schmerzsensoren, Osmosensoren* und Chemosensoren*. Sie ist gesteigert bei hypochondrischer Störung*, somatoformer Störung* und vermindert bei Ablenkung, unter Substanz- oder Arzneimitteleinfluss.

Interphalangealarthrose → Bouchard-Arthrose

Interphalangealarthrose → Heberden-Polyarthrose

Interphalangealgelenk n: engl. *interphalangeal joint*; syn. Articulatio interphalangealis. Gelenk* zwischen den einzelnen Knochen* der Finger sowie der Zehen (Phalangen). Die Finger bzw. Zehen II–V haben je zwei Interphalangealgelenke, der Daumen* und die Großzehe je eines. Es handelt sich um Scharniergelenke, die jeweils durch 2 Seitenbänder (Ligamenta collateralia) gesichert werden.

Anatomie:
- **proximales Interphalangealgelenk (PIP/PIG):** 1. alternative Bezeichnungen: Mittelgelenk oder Articulatio interphalangealis proximalis manus/pedis 2. Lage: zwischen dem Kopf des Fingergrundgliedes (Phalanx proximalis) und der Basis des Fingermittelgliedes (Phalanx media)
- **distales Interphalangealgelenk (DIP/DIG):** 1. alternative Bezeichnung: Endgelenk oder Articulatio interphalangealis distalis manus/pedis 2. Lage: zwischen dem Kopf des Fingermittelgliedes (Phalanx media) und der Basis des Fingerendgliedes (Phalanx distalis).

Interphase → Zellzyklus

Interponat n: engl. *interponate*. Zwischengeschaltetes Ersatzstück bei rekonstruktiven Operationen.

Formen:
- Gefäßchirurgie: zur Überbrückung von Gefäßen (Bypassoperation)
- autologe Vene: 1. autologe Arterie 2. Goretex-Prothese 3. Kunststoff-Prothese (PTFE-Prothese) 4. Leichen-Gefäße (Entnahme während der Organspende)
- Viszeralchirurgie: z. B. Überbrückung nach Ösophagusresektion
- Dünndarminterponat (Merendino-OP)
- Koloninterponat.

Interpositio hepato-diaphragmatica → Chilaiditi-Syndrom

Interposition f: Operative Zwischenschaltung von Trans- und Implantaten*, z. B. bei Gefäß-, Sehnen- oder Magen-Darm-Operationen. Außerdem spontane Verlagerung von Gewebe oder Organen zwischen andere Organstrukturen (evtl. mit Einklemmung, z. B. von Weichteilen in einen Frakturspalt). Siehe Abb.

Interruptio → Schwangerschaftsabbruch

Intersectiones tendineae f pl: engl. *tendinous intersections*; syn. Zwischensehnen. Zwischensehnen zwischen zwei Anteilen eines Muskels. Intersectiones tendineae kommen regelhaft im M. rectus abdominis, M. digastricus und M.

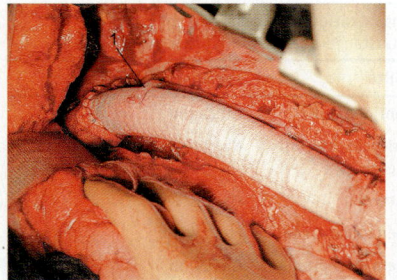

Interposition: Interponat der Aorta descendens mit einer Rohrprothese; 1: autogenes Vena-saphena-magna-Transplantat als Ansatz für die reanastomosierten Interkostalarterien. [131]

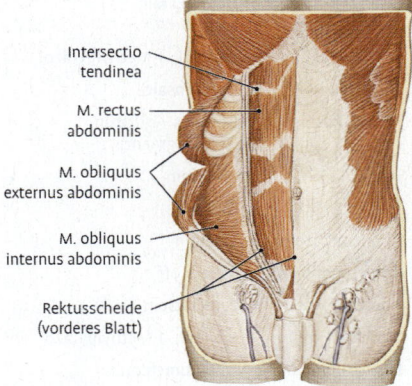

Intersectiones tendineae: Vordere Bauchwandmuskulatur. Der M. obliquus externus abdominis ist aufgeklappt und das vordere Blatt der Rektusscheide wurde entfernt. [4]

omohyoideus vor. Die Intersectiones tendinae des M. rectus abdominis sind von außen bei gutem Trainingszustand als „Waschbrettbauch" zu sehen. Siehe Abb.

Intersection-Syndrom *n*: engl. *intersection syndrome*. Schmerzsyndrom an der Radialseite des Handgelenks (2. Streckerfach und Überkreuzungsbereich des M. abductor pollicis longus und M. extensor pollicis brevis mit den Sehnen der beiden Handgelenkstrecker). Behandelt wird durch Ruhigstellung, nichtsteroidale Antiphlogistika sowie evtl. operativ (Synovektomie*, Spaltung des 2. Streckerfachs).
Ursachen:
– wiederholte ungewohnte Bewegungen des Handgelenks bei Sport und Arbeit
– lokales Trauma.

Intersexualität *f*: engl. *intersexuality*. Variante und Störung der vorgeburtlichen sexuellen Determinierung und Differenzierung, bei der sich inneres und äußeres Genitale unterschiedlich stark im Widerspruch zur chromosomalen Geschlechtsdeterminierung entwickeln. Im weiteren Sinn gehören auch Agonadismus* und Gonadendysgenesie* dazu. Die Therapie ist initial abwartend und bezieht die Entwicklung der Geschlechtsidentität* ein.
Interskalenusblock → Armplexusanästhesie
interspinal: syn. interspinalis. Zwischen den Processus spinosi der Wirbel liegend.
Interspinalebene → Beckenebenen
Interspinallinie *f*: engl. *interspinal line*. Gedachte Linie, die von außen eine Orientierung am Körper ermöglicht. Die Interspinallinie bezeichnet entweder die Linie zwischen den beiden Spinae scapulae mit Schnittpunkt am Dornfortsatz des Th 3 (Grenze zwischen oberem und unterem Mediastinum*) oder die Linie zwischen den beiden vorderen oberen Darmbeinstacheln.
Interstitial Cell Stimulating Hormone: Abk. ICSH. Alternativer Name für das Luteinisierende Hormon (LH) beim Mann.
interstitiell: engl. *interstitial*; syn. interstitialis. Im Zwischengewebe liegend.
interstitielle Flüssigkeit → Wasserhaushalt
interstitielle Hernie → Leistenhernie
interstitielle Lungenerkrankungen → Lungenkrankheit, interstitielle
interstitielle Schwangerschaft → Tubargravidität
Interstitium *n*: engl. *interstice*. Zwischenraum (zwischen Organen oder Geweben) bzw. der zwischen den organtypischen Parenchymkomplexen gelegene Raum, der Bindegewebe, Gefäße und Nerven enthält.
Intertrigo *f*: engl. *eczema intertrigo*. Durch Reibung und Schwitzen verursachte Dermatitis in Körperfalten, besonders bei Säuglingen (Windeldermatitis*), bei Okklusion, Hyperhidrose und Mazeration*, Adipositas* sowie bei Diabetes* mellitus.
Klinik: Scharf begrenzte, hochrote, großflächige, juckende, schmerzende Erosionen, Makulae oder erosive Plaques in Hautfalten, z. T. mit Rhagadenbildung, lokalisiert v. a. im Windelbereich, perianal, intertriginös, an den Oberschenkelinnenseiten und submammär mit Gefahr der sekundären Infektion durch Bakterien und Candida (intertriginöse Candidose*).
Therapie:
– Meiden auslösender Faktoren
– Trockenlegen der Haut (Einlage von Leinenläppchen)
– regelmäßiges Wechseln von Windeln und Inkontinenzmaterial
– ggf. Adipositasreduktion

– Sitzbäder (z. B. mit Kaliumpermanganat), Feuchtapplikation
– nach Wundabheilung Zinkpaste
– bei Superinfekton topisch Antibiotika und/ oder Antimykotika.
Intervall *n*: engl. *interval*. Ruhige, also symptomarme Zwischenphase, z. B. das fieberfreie Intervall zwischen zwei Malaria-Fieberschüben.
Intervalloperation → Operation
Intervalltherapie *f*: engl. *interval therapy*. Behandlungsmethode, bei der unterschiedlich lange Zeitintervalle zwischen den einzelnen Therapiemaßnahmen (Arzneimittelapplikation, Strahlentherapie u. a.) eingeschaltet werden.
interventionell: Invasive, nichtkonservative Maßnahmen (diagnostisch, therapeutisch oder präventiv) ohne OP, z. B. koronare Revaskularisation mit Herzkatheterisierung* (PCI) oder endoskopische Platzierung eines Magenballons*.
Interventionelle Radiologie → Radiologie, interventionelle
Intervention, paradoxe *f*: engl. *paradoxical intervention*; syn. paradoxe Intention. Vom Konzept der paradoxen Intention (Existenzanalyse*) abgeleitetes Vorgehen, insbesondere der systemischen Familientherapie*, mit dem Ziel, durch sich widersprechende Handlungs- oder Gedankenmuster bestehende Routinen und Widerstände zu ändern oder zu durchbrechen, z. B. durch Symptomverschreibung, Selbstbeobachtung, negatives Üben und Umdeuten.
Wirksamkeit: Es liegen wenige, mittelbedeutsame evidenzbasierte Wirksamkeitsnachweise vor (Shoham-Salomon & Rosenthal, 1987).
Interventionsgruppe *f*: engl. *intervention group*; syn. Behandlungsgruppe. Der Anteil an der Studienpopulation in einer kontrollierten Studie*, der die zu untersuchende Behandlung/ Intervention erhält. Die Ergebnisse der Interventionsgruppe werden mit denen der Kontrollgruppe* verglichen, um eine Aussage über die Größe und Richtung des Interventionseffektes zu erhalten.
Interventionsstudie *f*: engl. *intervention study*. Kohortenstudie*, bei der durch eine Intervention bewusst auf einzelne oder mehrere Aspekte der Gesundheit Einfluss genommen wird. Dies kann als Vorher-Nachher-Vergleich oder als (randomisierte) kontrollierte Studie* durchgeführt werden.
Intervention, verhaltenstherapeutische *f*: engl. *cognitive-behavioral intervention*. Bezeichnung für kurativ, präventiv und rehabilitativ bedeutsame Maßnahmen, die auf Theorien und Konzepten der (kognitiven) Verhaltenstherapie* beruhen.
Hintergrund: Zu unterscheiden sind Interventionen, die mehr oder weniger die Beteiligung von kognitiven Strukturen und Prozessen vorsehen. In einer „dritten Welle" finden sich zu-

nehmend Ansätze, die andere bzw. integrativ angelegte Therapieverfahren, aber auch kulturell vorgeprägte Konzepte wie aus der buddhistischen Tradition (z. B. Achtsamkeit) berücksichtigen (z. B. Fliegel et al., 2018; Schneider & Margraf, 2018). So angereichert helfen diese Maßnahmen, Verhalten, Kognitionen, Werthaltungen und emotionale Zustände bei sehr unterschiedlichen Störungen zu ändern. Insgesamt beruhen sie auf methodisch gut abgesicherten Grundlagen (es liegen zahlreiche Meta-Analysen mit hohen Effektstärken vor). Die Zahl der Interventionsmethoden ist extrem vielfältig. Sie lassen sich grob in folgende Gruppen einteilen:
- konfrontative Verfahren (z. B. Expositionstherapie)
- verhaltensformende Verfahren (z. B. Operante Konditionierung)
- kognitive Verfahren (z. B. Umstrukturierung durch rationalen Dialog)
- angereicherte Verfahren (z. B. Achtsamkeitstraining bei der Depressionsbehandlung).

Intervertebralgelenk → Zwischenwirbelgelenk

Intervertebralscheibe → Bandscheibe

Interview n: Gezielte mündliche Befragung, um bestimmte Informationen zu erhalten, in der Psychologie z. B. als diagnostisches Interview zur Erfassung und Quantifizierung von Persönlichkeitsmerkmalen, die direkter Beobachtung nur bedingt zugänglich sind. Interviews können standardisiert, strukturiert oder offen erfolgen.

Intervision → Supervision

interzellulär: engl. *intercellular*; syn. intercellularis. Zwischen den Zellen liegend.

Interzellulärbrücken → Desmosom

Interzellulärraum m: engl. *intercellular space*; syn. Interzellularraum; Abk. IR. Raum zwischen den Zellen des Körpers. Der Interzellulärraum enthält u. a. Flüssigkeit, Fasern und Zelladhäsionsmoleküle (siehe extrazelluläre Matrix*). Gemeinsam mit dem Intravasalraum und dem Transzellulärraum* bildet er den Extrazellulärraum*.

Interzellularsubstanz → Matrix, extrazelluläre

intestinal: syn. intestinalis. Zum Darmkanal gehörend.

intestinale Blutung → Blutung, gastrointestinale

intestinale Durchblutungsstörung → Angina abdominalis

intestinale Durchblutungsstörung → Mesenterialgefäßverschluss

Intestinalsonde → Duodenalsonde

Intestinum → Darm

Intimafibrose f: engl. *intimal fibrosis*. Bindegewebige Verdickung und hyaliner Umbau der Gefäßintima. Die Übergänge zur Intimasklerose sind fließend. Intimafibrose und -sklerose sind Schlüsselprozesse bei der Arteriosklerose mit der Folge der Einengung des Gefäßlumens. Zugleich wird die Gefäßintima brüchiger, kleinste Einrisse können zum thrombotischen Verschluss oder auch zur Aneurysmabildung führen.

Intimaödem n: engl. *edema of the intima*. Durch Insudation* entstandene Flüssigkeitsansammlung in der Gefäßintima. Das Intimaödem stellt das Initialstadium der Arteriosklerose dar.

Intimpflege f: engl. *intimate hygiene*. Reinigung des äußeren Genitales und des Analbereichs als Teil der Körperpflege und als Maßnahme zur Verhinderung einer aufsteigenden Infektion bei liegendem Blasenkatheter*, postpartal* und nach gynäkologischen, urologischen u. a. Operationen und Verletzungen, bei immobilen Pflegebedürftigen zur Vermeidung von Hautläsionen (Dekubitus).

Intoleranz f: engl. *intolerance*. Unverträglichkeitsreaktion im Sinne nichtimmunologischer Haut- und Schleimhautveränderungen (Pseudoallergie*). Hierzu zählen insbesondere Analgetika*-Intoleranz und Nahrungsmittelzusatzstoff-Überempfindlichkeit (Additiva-Intoleranz). Klinische Symptome sind z. B. Konjunktivitis, Rhinitis, Asthma bronchiale und Urtikaria.

Intoxikation f: engl. *intoxication*; syn. Vergiftung. Schädliche Wirkung von Giften*. Eine Intoxikation wird in ihrem Ausmaß v. a. von der Art der chemischen Substanz, ihrer Toxizität* und Dosis*, der Einwirkungshäufigkeit und -dauer sowie von Merkmalen des Patienten (Alter, Vorerkrankungen u. a.) bestimmt, ebenso das resultierende Krankheitsbild und seine Behandlung.

Formen:
- akute Intoxikation: **1.** v. a. durch akzidentelle (häufig Ingestion im Kindesalter) oder beabsichtigte (z. B. suizidale) Aufnahme von z. B. Arzneimitteln, Haushalts- und Arbeitsstoffen, Nahrungs- und Genussmitteln (Lebensmittelvergiftung*) sowie pflanzlichen oder tierischen Giften **2.** Todesfälle in Deutschland meist durch Intoxikation mit psychotropen Substanzen* oder Rauchgasintoxikation
- chronische Intoxikation: **1.** durch lang anhaltende Exposition, z. B. gegenüber Umweltchemikalien oder Nahrungsgiften bzw. durch chronische Überdosierung von Arzneimitteln (Kumulation) **2.** Todesfälle durch chronische Intoxikation in Deutschland meist durch Tabakrauchinhalation, Alkoholkonsum oder Feinstaubinhalation (Dieselruß u. a).

In zwei Drittel aller Fälle handelt es sich um eine Alkoholintoxikation*.

Intoxikation: Substanzen bei ausgewählten Intoxikationen.

Gifte	spezifische Antidote
Antidiabetika	Glucagon
tricyclische Antidepressiva	Natriumhydrogencarbonat
Atropin	Physostigmin
Benzodiazepine	Flumazenil
Beta-Rezeptoren-Blocker	Glucagon
Blausäure	Dimethylaminophenol, Hydroxycobalamin, Natriumthiosulfat u. a.
Cumarine	Phytomenadion (Vitamin K)
Detergenzien	Simeticon
Eisenverbindungen	Deferoxamin
Ethylenglykol	Ethanol, 4-Methylpyrazol
Fluorid	Calciumsalze
Herzglykoside	Digitalis-Antitoxin (Fab-Fragment)
Heparin	Protamin
Insulin	Glukose
Knollenblätterpilz	Silibinin
Kohlenmonoxid	Sauerstoff
Kupfer	Penicillamin
Methanol	Ethanol, 4-Methylpyrazol
Methämoglobin-Bildner	Toloniumchlorid
Morphin u. ähnliche Opiate	Naloxon, Naltrexon
Neuroleptika	Biperiden
Organophosphate	Atropin, Obidoximchlorid
Paracetamol	N-Acetylcystein
Paraquat	Aktivkohle
Säuren	Antazida
Schlangen- und Spinnengifte	spezifische Antiseren
Schwermetalle	Chelatbildner (z. B. EDTA, DMPS)

Diagnostik: Anamnestisch und klinisch (Symptomatik bei akuter Intoxikation häufig nach mehrstündiger Latenz) mit Inspektion der Umgebung, Asservierung von (möglichen) Giftproben und Untersuchungsmaterial (auch Sammelurin) bereits im Verdachtsfall sowie entsprechend Dokumentation (mögliche Gifte, Aufnahmezeitpunkt, aufgenommene Dosis) unter Kontaktaufnahme mit Giftinformationszentrum. Neben Schilderung der akuten Symptomatik sollten die wichtigsten Informationen zum Giftstoff und Patienten berichtet werden.

Therapie: Unter Beendigung der Giftexposition und Selbstschutzmaßnahmen (z. B. bei Kontaktgift Handschuhe, Beatmung über Hilfsmittel):
- symptomatische Therapie (z. B. antikonvulsiv, Hypothermie-Prävention) mit Sicherung der Vitalfunktionen*, ggf. Reanimation*
- ggf. primäre Detoxikation*: **1.** z. B. ausgiebiges Spülen mit Wasser (Haut, Augen) bei Giftaufnahme perkutan oder über Augen **2.** bei Intoxikation durch Ingestion ggf. Magenspülung* (und ggf. nachfolgende Verabreichung von Aktivkohle, Laxanzien* und lokal wirksamen Antidoten*)
- soweit möglich spezifische Pharmakotherapie (mit Antidot*; siehe Tab.)
- (selten) sekundäre Detoxikation, z. B. Harnalkalisierung, Blutreinigungsverfahren (Hämodialyse* bei Intoxikation durch Methanol, Ethylenglykol, Diethylenglykol, Lithium, Valproinsäure, Barbiturat oder Salicylsäure in hochtoxischer Dosis; Hämoperfusion* bei Intoxikation durch Carbamazepin, Barbiturat, Theophyllin oder Salicylsäure in hochtoxischer Dosis)
- ggf. Unterbrechung des enterohepatischen Kreislaufs durch Colestyramin*.

Intoxikation, chronische f: syn. chronische Vergiftung. Wirkungsverstärkung des Giftes bzw. Arzneimittels durch lang anhaltende Exposition gegenüber Giftstoffen bzw. durch lang andauernde Zufuhr von Arzneimitteln. Eine chronische Intoxikation kann zu Schädigungen des Organismus führen.

Intoxikationsamblyopie f: engl. *toxic amblyopia*. Toxischer Sehnervenschaden, dessen klinisches Bild der Retrobulbärneuritis (Neuritis* nervi optici) entspricht. Ursachen sind Alkohol- und Nikotinmissbrauch sowie die Intoxikation mit Methanol, Ethambutol, Salicylaten und Blei.

intraabdominal: Innerhalb des Bauchraums (Abdomen*).

Intraabdomineller Abszess m: Eiteransammlung in der Bauchhöhle mit unterschiedlicher Lokalisation und Entität, im weiteren Sinne auch der parenchymatösen Organe, wie Leber oder Milz. Die häufigsten Ursachen sind Entzündungen der Bauchorgane, meist des Gastrointestinaltraktes, ggf. mit gedeckter Hohlorganperforation, z. B. Cholezystitis, Divertikulitis, Appendizitis, außerdem Adnexitis, Peritonitis oder vorausgegangene Operationen.

Klinik:
- häufig B-Symptomatik mit Abgeschlagenheit, Krankheitsgefühl, Fieber und Bauchschmerzen
- ggf. in der klinischen Untersuchung sogar unauffällig.

Therapie:
- perkutan sonografisch oder CT-gestützte oder operative Drainage
- bei Peritonitis Operation und Beseitigung der Ursache (häufig eine Hohlorganperforation*), Ausräumung und Drainage des Abszesses
- antibiotische Abdeckung
- adäquate enterale bzw. parenterale Ernährung.

intraarteriell: engl. *intra-arterial*; Abk. i. a. In einer Arterie liegend bzw. in eine Arterie hinein; z. B. intraarterielle Injektion.

intraartikulär: engl. *intra-articular*; syn. intraarticularis; Abk. i. a. Im Innern eines Gelenks liegend, in einem oder in ein Gelenk hinein, z. B. intraartikuläre Injektion.

intraatrialer Druck → Herzzyklus

intrabronchial: In einen oder innerhalb eines Bronchus (endobronchial).

Intracytoplasmic Sperm Injection: Abk. ICSI. Methode der In*-vitro-Fertilisation, bei der ein aus Ejakulat oder operativ aus dem Nebenhoden (MESA, PESA) oder durch Hodenbiopsie* (TESE) gewonnenes Spermatozoon mit Mikropipette direkt in das Zytoplasma der Eizelle injiziert wird. Indikation besteht bei männlicher Subfertilität. Die Schwangerschaftsrate beträgt 22–34 %. Siehe Abb.

Sonderform: Subzonale Insemination (SUZI).

Hinweis: Es besteht erhöhte Prävalenz von Chromosomenanomalien.

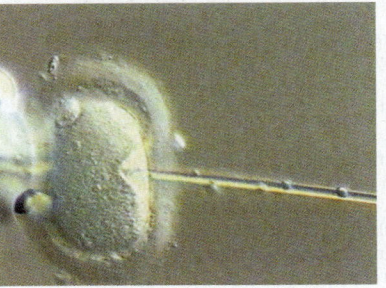

Intracytoplasmic Sperm Injection: Mikropipette durchdringt Zona pellucida und drückt Ooplasmamembran ein. [152]

intradermal: engl. *intracutaneous*; syn. intradermalis. Intrakutan*.

Intraduktale papillär-muzinöse Neoplasie des Pankreas: engl. *intraductal papillary-mucinous neoplasm*; Abk. IPMN. Papilläre, schleimbildende, nichtinvasive Neubildungen im Bereich des Haupt- oder Nebengangs der Bauchspeicheldrüse (Pankreas*). IPMN wachsen langsam und gelten als Vorstufe des duktalen Pankreaskarzinoms.

intraepithelial: syn. intraepithelialis. Innerhalb der Epithelschicht gelegen, z. B. intraepitheliales Karzinom (Carcinoma in situ*).

Intraepitheliale Dysplasie f: engl. *intraepithelial neoplasia*; Abk. IEN. Neoplastische Epithelproliferation mit erhöhtem Karzinomrisiko (Präkanzerose*), aber nichtinvasivem Wachstum und ohne entzündlich-regenerative oder hyperplastische Veränderungen. Die Neoplasie* ist auf das Epithel* beschränkt. Beispiele sind die zervikale*intraepitheliale*Neoplasie* (CIN), die testikuläre intraepitheliale Neoplasie* (TIN) oder das Anfangsstadium eines kolorektalen Karzinoms* (Adenom*-Karzinom-Sequenz).

intrafusal: Innerhalb einer Muskelspindel*, z. B. intrafusale Muskelfasern.

intragastral: engl. *intragastric*. Im oder in den Magen, z. B. intragastrale pH-Messung.

intragluteal: Innerhalb des Gesäßmuskels, in den Gesäßmuskel hinein, z. B. intragluteale Injektion.

intrahepatisch: engl. *intrahepatic*. Innerhalb der Leber oder in die Leber hinein.

intrahepatischer Abszess → Leberabszess

intrahepatischer Gallenweg: syn. intrahepatischer Gallengang. Gallengangsystem, das sich innerhalb der Leber* befindet. Die intrahepatischen Gallengänge beginnen mit den Canaliculi biliferi und enden mit dem Ductus hepaticus sinister und Ductus hepaticus dexter, welche in den Ductus* hepaticus communis als Beginn der extrahepatischen* Gallengänge münden.

Aufteilung:
- intralobuläre Gallenkapillaren (Canaliculi biliferi): intrazelluläre Kapillaren, deren Wand von Hepatozyten gebildet wird
- kurze Schaltstücke (Hering-Kanälchen)
- interlobuläre Gallengänge (Ductus interlobulares biliferi): liegen in den Bindegewebezwickeln zwischen den Leberläppchen* und werden von der A. interlobularis und der V. interlobularis begleitet
- Ductus hepaticus dexter und Ductus hepaticus sinister: Vereinigung der interlobulären Gallengänge.

Intrahospitaltransfer → Intensivtransport

intrakanalikulär: engl. *intracanalicular*. In den oder in die Kanälchen, in einem oder über ein Kanalsystem.

intrakardial: engl. *intracardiac*; syn. intracardialis. Im Herzen oder in das Innere des Herzens, innerhalb des Herzens gelegen, in das Herz hinein; z. B. intrakardiale Injektion.

intrakavitär: engl. *intracavitary*. In einer natürlichen Körperhöhle stattfindend oder von dort ausgehend; z. B. intrakavitäre Strahlentherapie.

intrakoronar: engl. *intracoronary*; syn. intracoronaris. Innerhalb der Kranzarterien des Herzens, in die Kranzarterien hinein.

intrakraniell: engl. *intracranial*; syn. intrakranial. Im oder in den Schädel bzw. die Schädelhöhle, z. B. intrakranieller Tumor.

Intrakranielle Blutungen f pl: Blutungen im Schädel (Kranium*): Blutungen zwischen Schädel und harter Hirnhaut (Epiduralhämatom*), Blutungen unter der harten Hirnhaut (Subduralhämatom*), Blutungen unter der Arachnoidea* (Subarachnoidalblutung*), Blutungen im Gehirn (intrazerebrales Hämatom*) und Blutungen in den Hirnkammern (intraventrikuläres Hämatom). Behandelt wird abhängig von Ursache und Auswirkungen operativ oder interventionell.

Ursachen:
- Verletzungen
- Gerinnungsstörungen
- Gefäßmissbildungen (Aneurysmen, Angiome*)
- Gefäßrupturen (z. B. beim hämorrhagischen Hirninsult bei Hypertonie)
- Entzündungen (z. B. hämorrhagische Enzephalitis*).

Therapie: Behandlung von Ursache und Wirkung:
- bei hirnkomprimierenden (raumfordernden) Blutungen operative Entfernung
- Verschluss von Blutungsursachen wie Angiomen, Aneurysmen: **1.** neurochirurgisch, z. B. durch Clipping **2.** neuroradiologisch-interventionell über Gefäßkatheterisierung
- Behandlung von Folgen wie z. B. Hydrozephalus*.

intrakranielle Drucksteigerung → Hirndrucksteigerung

intrakranieller Druck → Hirndruck

Intrakranielle Tumoren m pl: Tumoren in der Schädelhöhle (Kranium), umfasst Tumoren des Gehirns (neuroepitheliale Gliome wie Astrozytome*, Oligodendrogliome*, Ependymome*), (maligne) Glioblastome*, Ependymome, Neurozytome*, Plexustumoren (von liquorbildenden Plexus der Hirnventrikel ausgehend), vom Riechepithel ausgehende olfaktorische Neuroblastome* (Asthesioneuroblastome), außerdem embryonale Tumoren (Medulloblastome*), Tumoren der Hirnhäute (Meningeome*), Hypophysentumoren* sowie Metastasen.

intrakutan: engl. *intracutaneous*; syn. intracutaneus; Abk. i. c. In der Haut (gelegen), in die Haut (hinein); z. B. intrakutane Injektion, d. h. Injektion in die oberflächlichen Schichten der Haut, bei der es zur Quaddelbildung kommt. Die intrakutane Injektion ist die typische Injektionsart bei der Tuberkulin-Testung und in der Neuraltherapie.

Intrakutannaht → Hautnaht

Intrakutantest m: engl. *intradermal test*. Hauttestung* durch intrakutane Applikation von Antigenen zum Nachweis einer IgE-vermittelten Sensibilisierung vom Soforttyp (Allergie*). Das Ergebnis ist positiv bei urtikarieller Reaktion (Jucken, Erythem, Quaddelbildung) am Testort. Bei hohem Sensibilisierungsgrad kommen auch Fernreaktionen vom Typ I (Rhinokonjunktivitis, Asthma* bronchiale, Urtikaria*, Angioödem*, anaphylaktischer Schock*) vor.

Vorgehen:
- intrakutane Injektion geringer Mengen (max. 0,05 ml) einer sterilen, standardisierten, wässrigen Antigenlösung in die obere Dermis der Unterarmbeugeseite (seltener auch der Rückenhaut) bei negativem Prick*-Test, jedoch weiterbestehendem Allergieverdacht
- Beurteilung der Hautreaktionen nach 15–20 Minuten (Allergie vom Soforttyp, siehe Abb.) und ggf. nach einigen Stunden (verzögerte Soforttypreaktion) im Vergleich zur Kontrollreaktion mit physiologischer Kochsalzlösung und Histaminlösung (0,1–0,01 %).

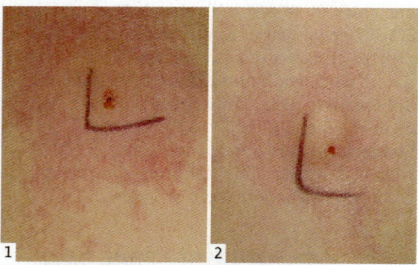

Intrakutantest: 1: Kontrollreaktion nach Injektion einer Histaminlösung; 2: positiver Intrakutantest mit Bildung von Erythem und Quaddel 20 Minuten nach intrakutaner Injektion von Cefotiam.

Intraläsionale Resektion f: Form der operativen palliativen Tumorentfernung (Debulking*). Sie erfolgt innerhalb der Läsion ggf. mit Zurücklassen eines Tumorrestes aufgrund begrenzter anatomischer Möglichkeiten. Hier werden die Kriterien der Tumorresektion im Gesunden (in sano) nicht erfüllt.

intralobär: engl. *intralobar*. In einem oder einen Lappen (Lobus) eines Organs hinein, z. B. intralobäre Sequestration*.

intramedullär: engl. *intramedullary*. Im Rückenmark (Medulla spinalis) gelegen, in das Rückenmark hinein bzw. im Knochenmark (Medulla ossium) gelegen (z. B. intramedullärer Tumor), in das Knochenmark hinein.

intramural: syn. intramuralis. Innerhalb der Wand eines Hohlorgans gelegen, z. B. intramurales Myom* oder intramuraler Teil des Ureters.

intramuskulär: engl. *intramuscular*; syn. intramuscularis; Abk. i. m. In einen Muskel hinein, in einem Muskel gelegen, z. B. intramuskuläre Injektion*.

intranasaler Fremdkörper → Nasenfremdkörper

intraokular: engl. *intraocular*. Innerhalb des Auges, z. B. Intraokularlinse* oder intraokularer* Druck.

intraokularer Druck → Augeninnendruck

Intraokularlinse f: engl. *intraocular lens*; Abk. IOL. Künstliche Linse, die eingesetzt wird als Ersatz für die natürliche Linse ins Auge (refraktiver Linsenersatz, sehr häufig bei Katarakt durchgeführt) oder zusätzlich zur natürlichen Linse (phake Intraokularlinse, PIOL). Für den refraktiven Linsenersatz gibt es mono-, bi- und multifokale Linsen, je nachdem ob für eine oder mehrere Distanzen (z. B. Nähe und Ferne) eine Korrektur gewünscht ist. Außerdem gibt es torische* Linsen zur Astigmatismus*-Korrektur.

intraoperativ: engl. *intraoperative*. Während einer Operation, z. B. intraoperative* Wachheit.

Intraoperativer Befund m: Während einer Operation erhobener und im Operationsbericht zu beschreibender Befund.

intraoperative Wachheit → Awareness

intraossärer Zugang → Punktionskanüle

intraperitoneal: syn. intraperitonealis; Abk. i. p. Innerhalb des Bauchfells (Peritoneum). Intraperitoneal liegen Organe der Bauchhöhle und des Beckenraums, die an Bauchfellduplikaturen aufgehängt oder allseits von Peritoneum umschlossen sind, z. B. Magen*, Milz*, Leber*, Dünndarm*, Colon transversum und Colon sigmoideum.

intrapleural: In die oder innerhalb der Pleurahöhle.

Intrapsychischer Konflikt m: engl. *ambivalence conflict*; syn. Ambivalenzkonflikt. Konflikt*, der durch den Widerstreit gegensätzlicher Interessen innerhalb einer Person zustande kommt. Intrapsychische Konflikte spielen eine wichtige, aber nicht exklusive Rolle bei der Entstehung psychischer Störungen. Zudem können intrapsychische Konflikte auch als Folge von Störungen wie Depression*, Angststörung* oder Abhängigkeit entstehen.

Klinische Bedeutung: Nach Freud stellen unbewusste intrapsychische Konflikte die Ursache neurotischer Störungen dar. Heute geht man davon aus, dass diese nur bei entsprechender Anfälligkeit oder Strukturschwächen der Persönlichkeit eine schädigende Wirkung haben und grundsätzlich als normal zu betrachten sind.

Formen: Je nach zugrunde liegender Theorie werden unterschieden:
- **psychoanalytisch** (nach S. Freud): auch Ambivalenzkonflikt, orientiert an der unbewuss-

ten Dynamik bzw. an der Folge widerstreitender Regungen zwischen: **1.** Unbewusstsein und Bewusstsein* **2.** den Instanzen Es, Ich und Über-Ich **3.** Lebenstrieb (Libido*) und Todestrieb
- **verhaltensbiologisch** (nach K. Lewin): **1. Appetenzkonflikt** (auch Appetenz-Appetenz-Konflikt, Annäherungs-Annäherungs-Konflikt): Entscheidung zwischen 2 oder mehr positiven Alternativen (z. B. zwischen 2 Bewerberinnen, die beide als geeignet eingeschätzt wurden) **2. Aversionskonflikt** (auch Aversions-Aversions-Konflikt, Vermeidungs-Vermeidungs-Konflikt): Entscheidung zwischen 2 oder mehr negativen Alternativen (z. B. Silvester Nachtdienst oder Neujahr Frühdienst) **3. Appetenz-Aversions-Konflikt** (auch Annäherungs-Vermeidungs-Konflikt, Ambivalenzkonflikt): Das Objekt oder die gewählte Entscheidung/Verhaltensweise hat gleichzeitig positive und negative Konsequenzen und löst sowohl Tendenzen der Annäherung als auch der Vermeidung aus, z. B. geht ein Patient ins Krankenhaus, damit ihm geholfen wird (Appetenz), ist damit aber unangenehmen Folgen ausgesetzt (Aversion)
- **sozialpsychologisch**, im Hinblick auf die sozialen Rollen differenziert: **1. Intra-Rollen-Konflikt**: Erwartungskonflikt innerhalb einer bestimmten Rolle (verschiedene Erwartungen werden an den Rollenträger herangetragen), z. B. die Pflegeperson möchte mehr Zeit zum Gespräch mit den Patienten haben, aber die Kollegen erwarten, dass sie ihren Anteil an der (sichtbaren) Pflegearbeit leistet. Der Konflikt betrifft jeweils die Person in ihrer Rolle als Pflegeperson. **2. Inter-Rollen-Konflikt**: Erwartungskonflikt zwischen verschiedenen Rollen, z. B. die Pflegeperson arbeitet länger, weil ein Kollege ausgefallen ist und sie ihren Ansprüchen an gute Pflege genügen möchte. Ihre Familie wirft ihr vor, vernachlässigt zu werden (Konflikt zwischen Eltern- und Pflegerolle).

intrapulmonal: engl. *intrapulmonary*. Innerhalb der Lunge oder des Lungengewebes.

intrarenal: Innerhalb der Niere, z. B. Aa. intrarenales oder intrarenaler Reflux*.

intrathekal: engl. *intrathecal*; syn. intrathecalis. Innerhalb Theca medullae spinalis, d. h. zwischen äußerem und innerem Blatt der Dura mater spinalis (intradural) bzw. im Liquorraum. Der Begriff wird meist im Zusammenhang mit der Verabreichung von Substanzen verwendet, die direkt in den Liquorraum injiziert werden (z. B. intrathekale Applikation von Baclofen*).

intrathorakal: engl. *intrathoracic*. Innerhalb der Brusthöhle.

Intrathorakales Blutvolumen *n*: Abk. ITBV. Globales* enddiastolisches Volumen (GEDV) plus Blutvolumen der pulmonalen Strombahn. Das ITBV ist als statischer Vorlastparameter (siehe Vorlast*, PiCCO-System) von klinischer Bedeutung und wird direkt durch die sog. Doppelindikatorverdünnungsmethode (siehe Indikatorverdünnungsmethode*) bestimmt. Der Referenzbereich liegt (auf die Körperoberfläche bezogen) bei ca. 850–1000 ml/m².

intratubarer Gametentransfer → Gamete Intrafallopian (Tube) Transfer

intratubarer Zygotentransfer → Zygote Intrafallopian (Tube) Transfer

intraurethraler Fremdkörper → Harnröhrenfremdkörper

intrauterin: Innerhalb der Gebärmutter (Uterus*) gelegen oder erfolgend.

intrauterine Chirurgie → Fetalchirurgie

intrauterine Hypoxie → Hypoxämie, fetale

intrauterine Infektion → Perinatalinfektion

intrauterine Infektion → Pränatalinfektion

intrauterine Therapie → Pränataltherapie

intrauterine Transfusion → Bluttransfusion, fetale

Intrauterinpessar *n*: Meist zur Kontrazeption* in die Uterushöhle eingebrachtes Medizinprodukt*. Unterschieden werden mit feinem Kupferdraht umwickelte Kunststoffspiralen mit 3–5 Jahren Wirkdauer und gestagenhaltige IUPs (syn. Intrauterinsystem, Abk. IUS; sog. Hormonspirale) mit protrahierter Levonorgestrel*-Abgabe und ca. 5 Jahren Wirkdauer. Hormonspiralen werden auch therapeutisch bei Hypermenorrhoe* eingesetzt.

intravasal: Innerhalb eines Gefäßes, in ein Gefäß (hinein), z. B. intravasale Kontrastmittel*.

intravenös: engl. *intravenous*; Abk. i. v. In eine bzw. in einer Vene, z. B. intravenöse Injektion* oder Infusion*.

Intravenöses Immunglobulin *n*: Abk. IVIG. Aus menschlichem Blutplasma gewonnene, gereinigte und angereicherte Immunglobuline*, d. h. Antikörper zur i. v. Anwendung. Indikationen sind u. a. Antikörpermangelsyndrom, z. B. CVID, Autoimmunerkrankung, z. B. ITP. UAW sind selten Übelkeit, Erbrechen, Juckreiz, Atemnot, Blutdruckabfall, sterile Meningitis und hämolytische Reaktion.

intraventrikulärer Block → Erregungsleitungsstörung

intraventrikulärer Druck → Ventrikeldruck

intravital: Während des Lebens, in Bezug auf den lebenden Körper.

intrazellulär: engl. *intracellular*. In (innerhalb) der Zelle.

intrazelluläre Flüssigkeit → Intrazellulärflüssigkeit

Intrazellulärflüssigkeit *f*: engl. *intracellular fluid*; Abk. IZF. Die innerhalb der Zelle befindliche Flüssigkeit (ca. 40 % des Körpergewichts und ca. 65 % des Körperwassers).

Intrazellulärraum *m*: engl. *intracellular space*; Abk. IZR. Der von der Zellmembran umgebene Raum, in dem sich die Intrazellulärflüssigkeit* befindet. Das Volumen des Intrazellulärraums wird näherungsweise nach dem Prinzip der Indikatorverdünnung bestimmt (Differenz der Verteilungsräume von z. B. Phenazon und Inulin).

intrazerebrales Hämatom → Blutung, intrazerebrale

intrazerebrales Hämatom → Ventrikelblutung

intrazytoplasmatische Spermieninjektion → Intracytoplasmic Sperm Injection

Intrinsic-Faktor *m*: engl. *intrinsic factor*; syn. Castle-Faktor. Von Parietalzellen* des Magens sezerniertes Glykoprotein*. Es bindet an Cobalamin (Vitamin B₁₂) und ermöglicht so dessen Transport durch die Dünndarmwand. Acetylcholin*, Pentagastrin und Histamin* regen die Sekretion des Intrinsic-Faktors an. Ein Mangel an Intrinsic Factor führt langfristig zu perniziöser Anämie*.

Intrinsic-Faktor-Antikörper *m*: syn. Antikörper gegen Intrinsic-Faktor; Abk. ICA. Antikörper* gegen die Vitamin-B₁₂-Bindungsstelle des Intrinsic*-Faktors und gegen den Vitamin-B₁₂-Intrinsic-Faktor-Komplex. Diese Antikörper treten im Rahmen der chronisch verlaufenden Autoimmungastritis auf. Sie verhindern die Resorption von Vitamin B₁₂ im distalen Ileum und führen zu einer perniziösen Anämie*. Der Nachweis erfolgt mittels ELISA.

Indikationen zur Laborwertbestimmung:
- Verdacht auf chronisch atrophische Gastritis
- Differenzierung der perniziösen Anämie von anderen Formen der megaloblastären Anämie*.

Bewertung:
- chronische Autoimmungastritis: **1.** hochspezifisch **2.** mäßige Sensitivität von 45–70 %
- perniziöse Anämie: **1.** wegen langer Halbwertszeit* von Vitamin B₁₂ (3,7 Jahre) Nachweis der Antikörper zeitlich vor Auftreten der perniziösen Anämie möglich **2.** bei positivem Nachweis hohe prognostische Aussagekraft für Entwicklung eines Vitamin-B₁₂-Mangels und Anämie.

Intrinsic-minus-Stellung → Krallenhand

Intrinsic-PEEP: engl. *Intrinsic Positive Endexpiratory Pressure*; syn. intrinsischer PEEP; Abk. iPEEP. Positiver endexspiratorischer Druck (PEEP) in Alveolarbezirken mit erhöhtem exspiratorischem Atemwegswiderstand bei kurzer Exspirationszeit und zu Beginn der nächsten Inspiration noch nicht abgeschlossener Exspiration.

Intrinsic-plus-Stellung → Immobilisierung der Hand

Introitus *m*: engl. *entrance*. Eingang, Zugang, z. B. Introitus vaginae.

Intron *n*: engl. *intervening sequence*. Nicht codierender Bereich der DNA innerhalb eines eukaryotischen Gens, liegt zwischen den Exons* und wird nach der Transkription* durch Spleißen* aus dem Primärtranskript (prä-mRNA) entfernt. Ein Intron kann regulatorische Sequenzen enthalten, die Spleißen, Genexpression* und -repression beeinflussen.

Introspektion *f*: engl. *introspection*. Bewusste Wahrnehmung und Selbstbeobachtung der eigenen seelischen Zustände wie Gefühle, Stimmungen, Bedürfnisse, aber auch Denken, Motivation, Erlebnis- und Verhaltensweisen. Introspektion ist Voraussetzung für einsichtsorientierte Psychotherapie*. Unter Introspektion oder Selbstbeobachtung wird auch eine wissenschaftliche Methode nach W. Wundt zur gezielten Erforschung innerer geistiger Vorgänge verstanden.

Theorie: Nach W. Wundt werden 3 Dimensionen unterschiedlicher Gefühlsqualitäten unterschieden, die das Bewusstsein beeinflussen:
- gespannt/entspannt
- angenehm/unangenehm
- erregt/ruhig.

„Assoziation" setzt sich danach aus kombinierten Sinneseindrücken zusammen. Dieses Zusammenwirken wird als Bewusstseinsstrom bezeichnet.

Introspektionsfähigkeit *f*: engl. *capacity for introspection*. Fähigkeit, Emotionen, Fantasien und Handlungsmotive wahrzunehmen. Die Introspektionsfähigkeit ist Voraussetzung für einsichtsorientierte Psychotherapien.

Introversion *f*: Begriff aus der tiefenpsychologisch orientierten Psychologie für die Neigung, sich tendenziell nach innen (eigene Gefühle, Impulse und innere Bilder) und weniger nach außen (auf andere Menschen und sinnlich wahrnehmbare Ereignisse) zu orientieren.

Theorie: Von C. G. Jung im Rahmen seiner Analytischen Psychologie als Teil des Begriffspaars Introversion/Extraversion* entwickelt, um 2 voneinander unterscheidbare Typen der Orientierung zu beschreiben. Weiterhin ist Introversion ein wichtiger Begriff verschiedener psychologischer Richtungen, z. B. in der **Persönlichkeitspsychologie nach H. J. Eysenck** wichtige Dimension der Persönlichkeit. Im engeren Sinn ist Introversion auch in Kombination mit Extraversion* neben Neurotizismus* und Psychotizismus* eine der 3 Grundpersönlichkeitsdimensionen in der **Faktorentheorie von Eysenck** (Eysenck-Persönlichkeitstheorie), die sich v. a. auf die Konditionierbarkeit (Konditionierung*) bezieht.

Kennzeichen: Introvertierte Persönlichkeiten erlernen konditionierte Reaktionen schneller und verlernen sie langsamer wieder als extravertierte Personen.

Introzeption → Internalisierung

Intrusion *f*: Ungewollt wiederkehrende Erinnerung an belastende Erlebnisse oder Traumata, die durch einen Schlüsselreiz* oder spontan ausgelöst während des Wachzustands, aber auch in Träumen auftritt. Die Intensität reicht von Einzelerinnerungen bis zu Flashbacks*.

Beschreibung: Eine Intrusion wird typischerweise als wenig kontrollierbar, in den normalen Gedankenstrom eindringend oder „einschießend" und von dessen anderen Inhalten deutlich abgegrenzt wahrgenommen. **Vorkommen:**
- posttraumatische* Belastungsstörung
- akute Belastungsstörung*
- Panikanfall*
- Zwangsstörung*
- u. a.

Intubation *f*: Einführen eines Kunststoffschlauchs durch Mund oder Nase in die Luftröhre. Intubation dient der Beatmung während einer Narkose*, z. B. bei erhöhtem Aspirationsrisiko, bei OP in Bauchlage oder bei bestimmten Operationen wie intraabdominellen Eingriffen. Außerdem dient Intubation zur Langzeitbeatmung* sowie notfallmedizinisch zur Sicherung der Atemwege.
- **laryngoskopisch:** unter direkter Sicht der Glottis, meist orotracheal; Durchführung: 1. Prüfung der Arbeitsmaterialien, z. B. auf Funktionsfähigkeit der Laryngoskop-Lichtquelle, und des Mundstatus auf zu entfernende Zahnprothesen 2. Patient in Jackson-Lagerung, gewöhnlich in Narkose mit Muskelrelaxation oder in Analgosedierung* und Lokalanästhesie 3. rechte Hand des meist hinter dem Patienten befindlichen Intubierenden in Kreuzgriff im Mund des Patienten zur Erhaltung der Mundöffnung und zum Schutz der Zähne vor Schädigung durch Laryngoskop 4. Einführen des Laryngoskop-Spatels mit der linken Hand über den rechten Mundwinkel des Patienten mit Auflagen der Zunge nach links, Vorschieben der Spatelspitze median in die Vallecula* epiglottica und Aufrichten der Epiglottis* durch Zug des Laryngoskop-Spatels nach anterior zur freien Sicht auf die Stimmbänder 5. Einführen des Endotrachealtubus meist ohne Führungsstab mit der rechten Hand unter laryngoskopischer Sicht durch Rima* glottidis, Blocken des Tubus mit minimal erforderlichem Luftvolumen und Fixierung des Tubus nach obligater kapnografischer und auskultatorischer Kontrolle der regelrechten Tubuslage unter manueller Beatmung
- **fiberoptisch:** nasale oder orale Intubation mit Fiberendoskop zur indirekten Laryngoskopie*, v. a. bei erwarteter schwieriger Intubation oder bei erhöhtem Aspirationsrisiko; Durchführung: 1. unter videoassistierter Kontrolle 2. als absolute Ausnahme im Notfall blinde orotracheale Intubation unter digitaler Kontrolle und ohne Laryngoskop (die Erfolgschancen sind gering).

Komplikationen:
- Laryngospasmus* bzw. Bronchospasmus*
- Erbrechen, Aspiration*
- nasale, pharyngeale, laryngeale oder tracheale Verletzung
- endoösophageale oder endobronchiale Fehllage
- Zahnschädigung und Oberlippenquetschung bei inkorrekter Handhabung des Laryngoskops.

Intubationsendoskop *n*: Spezielles Endoskop zur (videoassistierten) endotrachealen Intubation*. Intubiert wird hiermit im Gegensatz zur flexiblen Fiberoptik in der Regel oral. Ein Intubationsendoskop kann auch beim wachen Patienten eingesetzt werden. Dazu bedarf es einer ausreichenden Prämedikation, Analgosedierung und Schleimhautanästhesie wie bei der fiberoptischen Intubation*.

Formen:
- **starr:** z. B. retromolares Endoskop nach Bonfils, auch für Säuglinge (nach Brambrink); Einsatz insbesondere bei unerwartet schwieriger Intubation
- **flexibel:** z. B. semiflexibel mit beweglichem Schaft (nach Levitan u. a.); cave: zu großer Krümmungswinkel.

Intubationsgranulom *n*: engl. *intubation granuloma*. Benigne* reaktive Neubildung im hinteren Drittel der Stimmlippen* infolge Intubationsnarkose. Das Intubationsgranulom entwickelt sich meist beidseits innerhalb mehrerer Wochen nach der Intubation*. Betroffene zeigen eine Dysphonie* mit Heiserkeit und verminderter Stimmqualität. Gelegentlich bildet sich das Intubationsgranulom spontan zurück, ansonsten muss es operativ abgetragen werden.

Intubationslarynxmaske → Larynxmaske

Intumeszenz *f*: engl. *intumescentia*. Anschwellung, Verdickung.

Intussuszeption → Invagination

Inulin *n*: syn. β(2-1)-D-Fruktofuranan. Kohlenhydrat aus der Gruppe der Fruktane. Es besteht aus β-1,2-glykosidisch verknüpften ca. 5–40 (bis ca. 60) D-Fruktosemonomeren. Das reduzierende Ende schließt mit Glukose ab. Die Wasserlöslichkeit von Inulin und damit die Bioverfügbarkeit nimmt mit dem Polymerisationsgrad immer mehr ab.

Inulin-Clearance *f*: Untersuchungsverfahren zum Filtrationsvermögen der Niere. Nach Gabe von Inulin wird die über den Urin ausgeschiedene Inulin-Menge gemessen. Da Inulin nicht rückresorbiert wird, entspricht die Inulin-Clearance der glomerulären Filtrationsrate (GFR). Normwert: 125 ml/min (Abnahme mit zunehmendem Alter).

Invagination *f*: syn. Intussuszeption. Eine der häufigsten Ursachen des Akuten Abdomens des Kleinkindes, jedoch auch bei Erwachsenen möglich. Es kommt zur Einstülpung eines Darmabschnitts, seltener auch eines Magenabschnitts, meist in den distal anschließenden Teil des Gastrointestinaltraktes. Die Symptomatik entspricht der bei Ileuskrankheit.

Vorkommen: Meist idiopathisch.
– Bei Säuglingen und Kleinkindern bis zum 3. Lebensjahr kommt es meist idiopathisch durch eine abnorme Beweglichkeit des Intestinums zu Invaginationen.
– Bei älteren Kindern und Erwachsenen tritt eine Invagination meist in Zusammenhang mit Tumoren, Polypen oder Divertikeln des Darms auf.

Klinik:
– je nach Lokalisation anfallsweise krampfartige Bauchschmerzen, bei Säuglingen und Kleinkindern typische Schreiattacken, auch aus dem Schlaf heraus
– Erbrechen
– Kollaps
– Blut- und Schleimabgang
– Ileus*.

Therapie:
– Devagination oder Resektion
– bei Kindern Reponierung der Invagination durch Luftinsufflation oder hydrostatisch, Sonografie-gestützt bzw. durch Kontrasteinlauf; am aussichtsreichsten in den ersten 14 h.

Invaginationsileus *m*: engl. *invagination ileus*. Mechanisch bedingter Ileus* durch eine Invagination*. Am häufigsten tritt ein Invaginationsileus bei Säuglingen und Kleinkindern auf.

Invalidität *f*: Allgemeine Bezeichnung für eine dauernde Beeinträchtigung der Leistungsfähigkeit einer Person aufgrund Krankheit oder Behinderung*. Im sozialmedizinischen Kontext bedeutet Invalidität die Minderung der Erwerbsfähigkeit, die auf Beeinträchtigung der körperlichen oder seelisch-geistigen Fähigkeiten beruht. Die Private Unfallversicherung bezeichnet eine dauerhaft anhaltende Beeinträchtigung der Leistungsfähigkeit als Invalidität.

Invasion [Infektiologie] *f*: Eindringen von Krankheitserregern, etwa von Protozoen*, Helminthes* oder Arthropoden*.

Invasionstest → Penetrationstest

invasiv: engl. *invasive*. Eindringend, z. B. invasive* Blutdruckmessung*.

Invasivität *f*: engl. *invasivity*. Eindringvermögen von Mikroorganismen in Makroorganismen.

invers: engl. *inverse*; syn. *inversus*. Umkehrbar, umgekehrt, z. B. inverse Atmung*.

Inversion [Genetik] *f*: Umkehrung eines Gen- oder Chromosomenabschnitts um 180° (strukturelle Chromosomenaberration*), die unter Umständen zu einem veränderten Phänotyp führt.

Inversionsgastroskopie → Gastroskopie

Inversio uteri *f*: engl. *inversion of uterus*. Seltene postpartale Komplikation mit Ausstülpung der Gebärmutter. Die Innenwand der Gebärmutter (Endometrium) ist in der Scheide (inkomplette Inversio uteri) oder vor der Vulva (komplette Inversio uteri) sichtbar. Behandelt wird durch Reposition des Uterus in Narkose sowie Antibiotikaprophylaxe.

Inversio viscerum → Situs inversus viscerum

Invertase → Invertzucker

Invertzucker *m*: engl. *invertose*. Zu gleichen Teilen aus D-Glukose* und D-Fruktose* bestehendes Gemisch, das bei saurer oder enzymatischer Hydrolyse von Saccharose* entsteht.

invisibel: engl. *invisible*. Unsichtbar.

in vitro: Im (Reagenz-)Glas, d. h. außerhalb des lebenden Organismus.

In-vitro-Blutungszeit *f*: engl. *in vitro bleeding time*; syn. Blutungszeit in vitro. Orientierender Suchtest bei Blutungsneigung (hämorrhagische Diathese*) unter Verwendung eines kommerziellen Testsystems. Verlängert ist die In-vitro-Blutungszeit bei Störungen der primären Hämostase*, wie Thrombozytopathie* und von*-Willebrand-Jürgens-Syndrom.

Indikation zur Laborwertbestimmung: Hämorrhagische Diathese* mit V. a.
– Thrombozytopathie*
– von*-Willebrand-Jürgens-Syndrom (vWS)

Bewertung: Verlängerte Blutungszeit (Verschlusszeit):
– Thrombozytopathie*
– von*-Willebrand-Jürgens-Syndrom
– Arzneimittel: nichtsteroidale Antiphlogistika* wie Acetylsalicylsäure*, Thrombozytenaggregations*-Hemmer.

In-vitro-Fertilisation *f*: engl. *in-vitro fertilization*. Verfahren der assistierten Reproduktion*. Es umfasst die extrakorporale Befruchtung von transvaginal aus den (evtl. zuvor hormonal stimulierten) Ovarien entnommenen Eizellen (meist unmittelbar präovulatorisch) mit präparierten Spermien, die Embryokultur sowie den intrauterinen Embryotransfer*. Die Methode gilt als Standard in der Behandlung der Sterilität*.

Erfolgsquote:
– Fertilisationsrate 50–75 % (Zygoten mit 1 oder 2 Vorkernen)
– Schwangerschaftsrate pro Behandlungszyklus 19–21 %, pro Embryotransfer 23–27 %.

Indikationen:
– Tubenverschluss*
– fortgeschrittene Endometriose*

– leichte bis mittelgradige andrologische Subfertilität
– langjährige ungeklärte Kinderlosigkeit
– immunologisch bedingte Sterilität*.

in vivo: In einem oder an einem lebenden Organismus.

In-vivo-Blutungszeit *f*: syn. Blutungszeit in vivo. Zeit in Sekunden zwischen Stichinzision mit Blutaustritt und Blutungsstillstand. Die In-vivo-Blutungszeit ist ein orientierender Suchtest bei Blutungsneigung (hämorrhagische Diathese*). Verlängert ist sie bei Störungen der primären Hämostase*, wie Thrombozytopathie*, Thrombozytopenie* und von*-Willebrand-Jürgens-Syndrom.

Involution *f*: engl. *catagenesis*. Rückbildung, z. B. der Gebärmutter nach der Entbindung (Involutio* uteri). Eine übermäßige (unphysiologische) Zurückbildung eines Organs wird als Hyperinvolution bzw. Superinvolution bezeichnet.

Involutionsosteoporose *f*: engl. *involutional osteoporosis*. Bezeichnung für senile Osteoporose*.

Involutio uteri *f*: engl. *involution of uterus*. Rückbildung der vergrößerten Gebärmutter nach der Geburt und im Wochenbett. Die normale Größe des Uterus (etwa Frauenfaustgröße) wird nach ca. 6 Wochen erreicht. Das beim Stillvorgang aus der Hypophyse ausgeschüttete Hormon Oxytocin unterstützt die Gebärmutterkontraktionen. Diese werden als sog. Stillwehen* manchmal als schmerzhaft empfunden. Vgl. Fundusstand* (Abb. dort).

Inzest *m*: engl. *incest*. Bezeichnung für Geschlechtsverkehr oder andere sexuelle Handlungen zwischen Verwandten. Der Begriff Verwandtschaft wird kulturell sowie historisch verschieden definiert und entweder als Blutsverwandte oder weitere Angehörige der gleichen Gruppe aufgefasst. Im juristischen Sinne meint man den Beischlaf zwischen Verwandten in direkter auf- oder absteigender Linie.

Hintergrund: In der Regel dysfunktionale Familienstrukturen*:
– bei Eltern-Kind-Inzest eigenes früheres Trauma des Täters (in ≥ 95 % Männer)
– bei Geschwister-Inzest emotional vernachlässigende Erziehungsmethoden.

Häufigkeit: Ergebnisse von nordamerikanischen Studien:
– Prävalenz des Geschwister-Inzests 2–5 %
– das Verhältnis zwischen Anzeigen und Dunkelziffer wird auf 1 : 18 bis 1 : 20 geschätzt
– Bruder-Schwester-Inzest ist ca. 5-mal häufiger als Vater-Tochter-Inzest
– in ca. 2/3 der Fälle bleibt es bei einmaligen Übergriffen

Klinische Bedeutung: Bei Nachkommen inzestuöser Beziehungen ist ein erhöhtes Risiko für genetische Krankheiten im Vergleich zu Kindern aus nichtinzestuösen Beziehungen belegt. Je enger das Verwandtschaftsverhältnis zwischen Sexualpartnern, umso höher ist die Wahrscheinlichkeit genetisch bedingter Anomalien bei Nachkommen. Psychische Folgen sind v. a. bei Eltern-Kind-Inzest gut belegt, bei einvernehmlichem Geschwister-Inzest werden sie kontrovers diskutiert (ungenügende Studienlage). Ein Zusammenhang mit Dominanz, sexuellem Missbrauch und anderen Formen der Gewalt ist möglich.

Rechtliche Grundlage: In Deutschland (und in Österreich) ist mit Strafe bedroht, wer mit einem leiblichen Abkömmling, mit einem leiblichen Verwandten in aufsteigender Linie sowie unter leiblichen Geschwistern den Beischlaf vollzieht, gemäß § 173 Strafgesetzbuch (StGB). Für Abkömmlinge und Geschwister unter 18 Jahren ist die Tat nach § 173 Absatz 3 StGB straffrei. In der Schweiz besteht Straffreiheit bis zum 20. Lebensjahr.

Inzestwunsch *m*: engl. *incestuous wish*. In der psychoanalytischen Theorie als universell postulierte Verlangen nach geschlechtlicher Vereinigung mit Verwandten 1. Grades (Inzest).
Hintergrund: Im Rahmen des Ödipus-Komplexes hat ein Kind während der ödipalen Phase seiner sexuellen Entwicklung ambivalente Empfindungen gegenüber dem Elternteil entgegengesetzten Geschlechts (unbewusste sexuelle Wünsche) und Eifersucht gegenüber dem gleichgeschlechtlichen Elternteil. Nach Freud wünscht sich das Kind also unbewusst eine Situation des Inzests. Diese Phase der Findung der eigenen Geschlechterrolle wird jedoch in der Regel überwunden. Außerhalb der Psychoanalyse ist dieses engere Konzept jedoch auf gesellschaftliche Normen (z. B. Autorität) weiterentwickelt worden.

Inzidentom *n*: engl. *incidental tumor*; syn. Inzidentalom. Tumor, der im Rahmen medizinischer Untersuchungsmaßnahmen wie Ultraschall, Ganzkörper-CT und MRT oder aus anderen Gründen zufällig entdeckt wird. Besonders häufig werden Nebennierentumoren* als Inzidentalom entdeckt. Über den Therapiebedarf ist im Einzelfall zu entscheiden abhängig von der Tumorgröße und Hormonaktivität. Oft genügen jährliche Kontrolluntersuchungen.

inzipient: engl. *incipient*; syn. incipiens. Beginnend, z. B. Abortus incipiens.

inzisal: engl. *incisal*. Schneidekantenwärts.

Inzision *f*: engl. *incision*. Durchtrennung körpereigenen Gewebes oder Eröffnung eines pathologischen entstandenen Hohlraums, z. B. zur Behandlung eines Abszesses.

Inzisionsbiopsie *f*: Form der offenen (operativen) Biopsie*, bei der nur ein Teil des zu untersuchenden Gewebes (z. B. Tumor unklarer Dignität*) entnommen wird. Die Inzisionsbiopsie erfordert beim chirurgischen Zugangsweg Beachtung onkochirurgischer Kriterien für eine ggf. anschließende Operation (Kompartmentresektion) über den gleichen Zugang.

Inzisur *f*: engl. *incisure*. Begriff mit mehreren Bedeutungen in der Medizin: (anatomisch) Einschnitt bzw. Einbuchtung eines Knochens; (angiologisch) dikrote Einsenkung in der arteriellen Blutdruckkurve durch den Aortenklappenschluss.

Iodination → Jodination
Iodisation → Jodisation
Iodmangelstruma → Jodmangelstruma
Iodprobe → Schiller-Iodprobe
Ionen *n pl*: engl. *ions*. Elektrisch positiv (Kationen) oder negativ (Anionen) geladene Teilchen, die sich im elektrischen Feld zur jeweils entgegengesetzt geladenen Elektrode bewegen.

Ionenkanal *m*: engl. *ion channel*. Integrales Membranprotein, das einen ionenspezifischen Kanal (mit ausgeprägter oder fehlender Selektivität für bestimmte Ionen) durch die Zellmembran* oder die Zellorganellmembran bildet, z. B. Kalziumkanal*, Kaliumkanal* oder Natriumkanal*.

Ionenkanalerkrankung, kardiale *f*: engl. *cardiac channelopathies*. Sammelbezeichnung für seltene hereditäre Ionenkanalfunktionsstörungen infolge Genmutation mit klinisch kardialer arrhythmischer Manifestation. Kardiale Ionenkanalerkrankungen sind familienanamnestisch mit plötzlichem Herztod* assoziiert, wie auch das hereditäre Arrhythmiesyndrom bei erblich bedingter struktureller Herzerkrankung (z. B. arrhythmogene rechtsventrikuläre Dysplasie, hypertrophe oder dilatative Kardiomyopathie*).
Formen:
- Long*-QT-Syndrom
- Short*-QT-Syndrom
- Brugada*-Syndrom
- catecholaminergic polymorphic ventricular tachycardia (Abk. CPVT).

Ionentherapie *f*: engl. *iontherapy*; syn. Schwerionentherapie. Form der Strahlentherapie*, bei der beschleunigte Kohlenstoff-Ionen* Tumorzellen zerstören. Vorteil der (Schwer-)Ionentherapie gegenüber der elektromagnetischen Strahlung ist die präzisere Steuerung der Energieabgabe. Damit wird z. B. ein Tumor* bestrahlt, während die Schädigung des umliegenden Gewebes gering bleibt. Nachteile sind hohe Kosten sowie ein großer technischer Aufwand.

Ionogramm *n*: engl. *ion diagram*. Grafische Darstellung (Histogramm) der Konzentration von Ionen, z. B. in Flüssigkeitskompartimenten*.

i. p.: Abk. für → intraperitoneal
IPD: Abk. für engl. intermittent peritoneal dialysis → Peritonealdialyse
Ipecacuanha *f*: Stauden aus der Familie der Rötegewächse, deren Wurzeln (Ipecacuanhae radix) die Alkaloide* Emetin und Cephaelin enthalten. Ipecacuanha kommt als Expektorans mit sekretolytischen und sekretomotorischen Eigenschaften zum Einsatz oder in Sirupform und hoher Dosierung als Emetikum bei Intoxikationen.

iPEEP: Abk. für → Intrinsic-PEEP
IPOM: Abk. für intraperitoneales Onlay-Mesh → Hernioplastik
Ipratropiumbromid *n*: Muskarin-Rezeptor-Antagonist, der zur Gruppe der Parasympatholytika*, Antiasthmatika*, Broncholytika und Anticholinergika* gehört. Ipratropiumbromid kommt bei Asthma* bronchiale, COPD, Bradyarrhythmie* und Sinusbradykardie* zum Einsatz. Um die Wirkung bei der Asthma-Behandlung zu verbessern, wird eine Kombination mit Betasympathomimetika* empfohlen.
Indikationen:
- Asthma bronchiale
- COPD
- Bradyarrhythmie
- Sinusbradykardie.

IPSID: Abk. für immunoproliferative small intestinal disease → Dünndarmtumor, maligner
ipsilateral: syn. homolateral. Auf die gleiche Seite bezogen, auf der gleichen Seite befindlich. Der gegensätzliche Begriff zu ipsilateral lautet kontralateral*.
IPT: Abk. für interpersonelle Psychotherapie → Psychotherapie, interpersonelle
IPV: Abk. für inaktivierte Polio-Vakzine → Poliomyelitis
IQ: Abk. für → Intelligenzquotient
IR: Abk. für interstitieller Raum → Interzellulärraum
Irbesartan *n*: AT_1-Rezeptor-Antagonist zur Behandlung der arteriellen Hypertonie.
IRDS: Abk. für infant respiratory distress syndrome → Atemnotsyndrom des Neugeborenen
Iridektomie *f*: engl. *iridectomy*. Operative Entfernung eines Teiles der Iris mit Entstehung eines Koloboms*. Um die Kammerwasserzirkulation von der Hinter- in die Vorderkammer zu ermöglichen, erfolgt sie bei Glaukomanfall als

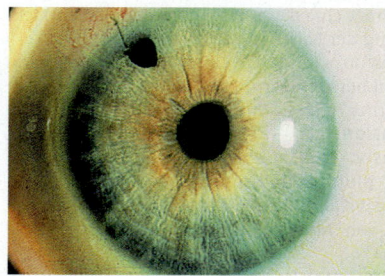

Iridektomie: Basale Iridektomie bei 11 Uhr. [216]

basale Iridektomie und bei Augen mit Silikonfüllung als Andoiridektomie. Zur Entfernung eines Iristumors wird eine Sektoriridektomie durchgeführt.

Vorgehen:
- Die basale Iridektomie (siehe Abb.) erfolgt primär bei einem Glaukomanfall.
- Zur Glaukomtherapie wird die Laser-Iridotomie* angewandt.

Iridodonesis *f*: syn. Iris tremulans. Schlottern der Iris nach Entfernung oder Luxation der sie stützenden Linse.

Iridoplegie *f*: engl. *iridoplegia*. Ausfall der Irismuskulatur (v. a. des M. sphincter pupillae) nach Schädelhirntrauma, Intoxikationen u. a.

Iridoschisis *f*: Abtrennung der vorderen Irisblätter von den hinteren Anteilen. Eine Iridoschisis tritt zum einen nach Traumen auf sowie auch spontan im Alter. Hierbei besteht meist eine Assoziation mit einem Winkelblockglaukom; siehe Glaukom*.

Iridotomie *f*: engl. *iridotomy*. Operative Herstellung einer Verbindung zwischen Hinter- und Vorderkammer des Auges zur Verbesserung der Kammerwasserzirkulation. Eine Iridotomie erfolgt meist mittels Laser und dient primär der Prävention eines akuten Winkelblocks* bei Glaukom*, aber auch der Prävention eines Pupillarblocks*.

Iridozyklitis *f*: engl. *iridocyclitis*. Entzündung von Iris* und Ziliarkörper*. Symptome sind Lichtscheu*, ziliare Injektion, Trübung des Kammerwassers (Tyndall*-Effekt) und des vorderen Glaskörpers, Hyperämie* der Iris und Hornhautpräzipitate. Behandelt wird lokal mit Glukokortikoiden* und Mydriatika*, bei viraler Infektion ggf. mit Aciclovir*, bei bakterieller Infektion mit Antibiotika*. Siehe Abb.

Erkrankung: Ätiologie:
- idiopathisch
- endogen immunologisch bedingt, v. a. bei Erkrankungen des rheumatischen Formenkreises (z. B. juvenile idiopathische Arthritis*, Spondylitis* ankylosans, häufig mit HLA B-27 assoziiert) und Allgemeinerkrankung (z. B. Sarkoidose*)
- begleitend bei schwerer Entzündung von Kornea oder Sklera (Keratouveitis, Sklerouveitis)
- infektiös: viral bei (Herpes*-)Infektion, seltener bakteriell bei Syphilis* und Tuberkulose*.

Klinik:
- Schmerzen im Augen- und Stirnbereich
- Schmerzen bei Akkommodation* und Hell-Dunkel-Adaptation
- Lichtscheu*, Blepharospasmus*
- Augenrötung
- Visusminderung
- Epiphora*.

Therapie:
- Therapie einer evtl. zugrunde liegenden Erkrankung
- Glukokortikoide* lokal, evtl. systemisch
- bei schweren Verläufen auch Azathioprin*
- Mydriatika* zum Offenhalten der Pupille und Vermeidung von Synechien*
- Antibiotika/Virostatika* bei infektiöser Ursache
- Kontrolle eines erhöhten Augeninnendrucks.

Iris *f*: Teil der Uvea (mittlere Augenhaut) zwischen vorderer Augenkammer und hinterer Augenkammer. Im Zentrum der Iris befindet sich als Öffnung die Pupille*. Glatte Muskelzellen regulieren beim Sehen die Pupillenweite und damit die Intensität des Lichteinfalls sowie die Tiefenschärfe. Die Pigmentierung der Iris bestimmt die Augenfarbe.

Irisblendenphänomen → Akrozyanose
Irisblock → Pupillarblock
Irisheterochromie *f*: engl. *heterochromia of the iris*. Unterschiedliche Färbung der Iris sowohl innerhalb eines Auges (Heterochromia iridis) als auch von rechter und linker Iris (Heterochromia iridum). Eine Irisheterochromie ist zumeist harmlos, kann aber auch Zeichen einer Erkrankung sein.

Formen: Heterochromia simplex: ohne pathologische Bedeutung. Heterochromia complicata (Fuchs-Uveitis): häufig schmerz- und äußerlich reizfreie, überwiegend unilaterale, intraokulare Entzündung. Es finden sich Hornhautendothelpräzipitate und eine Glaskörpertrübung* (siehe Abb.) als Zeichen einer chronischen intraokularen Entzündung. Häufig kommt es zur Entwicklung von Sekundärglaukom und Linsentrübung (Cataracta complicata). Der Nachweis von Röteln-Virus Antikörpern im Kammerwasser ist ein okulares Merkmal des Passow-Symptomenkomplexes sowie des Waardenburg-Syndroms (Heterochromia iridis).

Irisprolaps *m*: engl. *iris prolapse*; syn. Prolapsus iridis. Vorfall der Iris mit nachfolgender Verziehung der Pupille. Ursachen sind Verletzung des vorderen Augenabschnitts, entzündliche Hornhautperforation sowie Pressen und Bücken während bzw. nach Kataraktoperation bei mechanisch noch instabiler Wunde. Behandelt wird mit operativer Reposition.

Irisschlottern → Iridodonesis
Irissphinkter → Musculus sphincter pupillae
Iristumoren *m pl*: engl. *iris tumors*. Pigmentierte oder unpigmentierte, benigne (Nävus, Angiom, Myom) oder maligne (Melanom) Tumoren der Iris. Bei Tumorwachstum ist die Iridektomie* erforderlich. Siehe Abb.

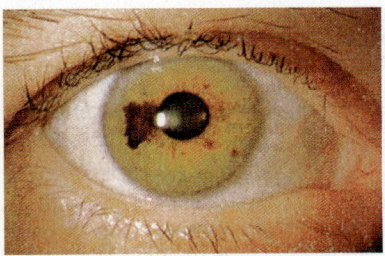

Iristumoren: Benigner Pigmentnävus. [124]

Iriszyste *f*: engl. *iris cyst*. Angeborene epitheliale Zyste des hinteren Pigmentblatts oder des Stromas der Iris (Entwicklungsstörung), erworbene Zyste des Pigmentblatts (z. B. durch lang dauernde Anwendung von Cholinesterase-Hemmern bei Glaukom) oder Epithelimplantationszyste (nach OP oder Perforation).

Iritis *f*: engl. *inflammation of the iris*. Entzündung der Iris*, häufig in Kombination mit einer Entzündung des Ziliarkörpers (Iridozyklitis*). Die Erkrankung ist meist endogen immunologisch bedingt. Symptome sind Schmerzen, Sehminderung und Augenrötung. Behandelt wird lokal mit Glukokortikoiden* und Mydriatika*. Mehr zu Ursachen, Diagnostik und Therapie unter Iridozyklitis*.

IRLTS: Abk. für integrierte Rettungsleitstelle → Leitstelle

irregulär: engl. *irregular*; syn. irregularis. Unregelmäßig, z. B. Pulsus irregularis.

irreponibel: engl. *irreducible*. Nicht mehr zurückschiebbar (z. B. Hernie mit eingeklemmtem Inhalt), nicht einrenkbar (z. B. Luxation*).

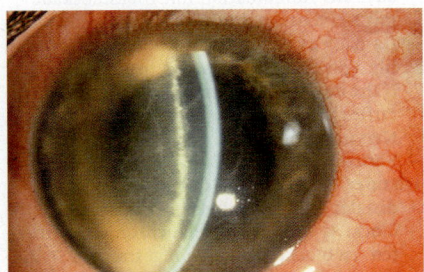

Iridozyklitis: Fibrinexsudation bei HLA-B27 assoziierter Uveitis anterior. [133]

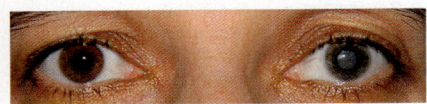

Irisheterochromie: Fuchs-Uveitis mit intraokularer Entzündung, Heterochromie, Katarakt und Glaskörpertrübung. [133]

irreversibel: engl. *irreversible.* Nicht (mehr) umkehrbar, nicht rückgängig zu machen.

Irreversible Hemmung *f*: syn. irreversible Enzym-Hemmung. Unumkehrbare Inaktivierung eines Proteins durch kovalente Reaktion eines Inhibitors mit Reaktionsteilnehmern (Enzym, Transporter), häufig mit Aminosäureresten im aktiven Zentrum. Inhibitorbeispiele sind Diisopropylfluorphosphat (DPF) für Serin-Proteasen oder Acetylsalicylsäure (ASS) für die Cyclooxygenase 1.

Irrigator *m*: engl. *enemator.* Gefäß, aus dem durch einen Schlauch Flüssigkeit aufgrund des hydrostatischen Drucks je nach Flüssigkeitsmenge und Höhe der Ausflussöffnung ausfließt. Es dient der Ausspülung von Körperhöhlen, z. B. Darm- und Genitalspülungen, als Fertigset zur Darmreinigung bei Stomatherapie und zur Reinigung von Tuben, Kathetern oder Drainagen*.

irritables Kolon → Reizdarmsyndrom

Irritanzien *n pl*: engl. *irritants.* Reizmittel für die Haut, die bei topischer Anwendung eine Hyperämie* verursachen. Zu Irritanzien gehören Senföl, ätherische Öle, Kampfer, Nikotinsäurederivate und Rubefazienzien.

Irritatio *f*: engl. *irritation.* Reizung.

Irritation [Gestimmtheit] *f*: Reizung oder Anregung in der sozialen Interaktion*, meist mit negativer Konnotation versehen, da in Verärgerung oder vorübergehender Missstimmung resultierend.

Irritation [Schizophrenie] *f*: Begriff im Konzept der Basissymptome der Schizophrenie*, aus denen Übergangsreihen als Prodromalstadium* postuliert wurden. Irritation gilt als 3. Stadium (z. B. als Depersonalisation* oder Störung der Unterscheidung von Vorstellungsresten und Wahrnehmungen).

Irritativ-toxisches Ekzem *n*: syn. kumulativ-toxisches Ekzem. Ekzem der Perianalhaut, welches durch längerfristigen Kontakt mit irritativ-toxischen Faktoren verursacht wird. Auslösende Faktoren sind übermäßiges Schwitzen sowie mangelhafte oder übertriebene Analhygiene bei Hämorrhoiden, Analfisteln und Mariskens. Leitsymptome sind Juckreiz, Brennen und Nässen. Behandelt wird die zugrunde liegende Erkrankung, potenzielle Allergene sollten vermieden werden.

Irritierbarkeit → Reizbarkeit

Irrtumswahrscheinlichkeit *f*: engl. *level of significance*; syn. Signifikanzniveau. Festlegung, wie häufig Irren bei Signifikanzaussagen akzeptiert wird. Vor Interpretation des Ergebnisses eines statistischen Tests* muss die Irrtumswahrscheinlichkeit α angegeben werden (meist 0,05; 0,01; 0,001). Bleibt die Wahrscheinlichkeit *p* eines Testergebnisses bei der Prüfung einer Hypothese unter der gewählten Irrtumswahrscheinlichkeit, gilt das Ergebnis als signifikant.

Ischämie *f*: engl. *ischemia.* Verminderung oder Unterbrechung der Durchblutung eines Organs, Organteils oder Gewebes infolge mangelnder arterieller Blutzufuhr, z. B. durch Arteriosklerose, Embolie*, Thrombose*, Thrombangiitis* obliterans, Gefäßspasmus oder Tumor*. In der Folge kommt es zu Hypoxie* und bei längerem Bestehen zu Nekrose* oder Infarkt*.

Ischämiesyndrom *n*: engl. *ischemic syndrome.* Nach vollständigem oder unvollständigem Arterienverschluss auftretende Symptomatik der arteriellen Durchblutungsstörung*, wie beispielsweise Schmerzen. Drohende Folgen sind Infarkt* und Nekrose*.

Ischämietoleranz *f*: engl. *ischemic tolerance.* Widerstandsfähigkeit eines Gewebes gegenüber einer pathologisch oder künstlich erzeugten Ischämie* (reversible hypoxische Schädigung). Abhängig von Zeitdauer, betroffenem Gewebe (Hirn: ca. 3–5 min; Haut: mehrere Stunden) und Temperatur (verlängerte Ischämietoleranz bei Hypothermie*; vgl. Wiederbelebungszeit*).

Ischämiezeit → Ischämietoleranz

ischämische Enterokolitis → Kolitis, ischämische

ischämische Kardiomyopathie → Kardiomyopathie

Ischämischer Schlaganfall *m*: syn. Ischämischer Hirn-Infarkt. Durchblutungsstörung des Gehirns mit Nachweis einer Ischämie in der Bildgebung, die meist zu einem akuten fokalneurologischen Defizit führt. Ischämischer Schlaganfall ist dritthäufigste Todesursache in Deutschland und häufigste Ursache erworbener Behinderung im Erwachsenenalter. Symptome sind abhängig vom betroffenen Gefäßgebiet. Die Bewertung der klinischen Ausfälle erfolgt nach dem NIH Stroke Scale.

Ursachen:
- Embolie: **1.** bei Stenosen* der extra- und intrakraniellen Gefäße, Dissektion*, Aortensklerose*, Vaskulitis* **2.** kardial z. B. bei Vorhofflimmern* **3.** paradoxe Embolie bei persistierendem Foramen ovale
- zerebrale Mikroangiopathie
- hämodynamisch bei vorgeschalteten Gefäß-Stenosen*
- Gerinnungsstörungen
- hämatologische Erkrankungen.

Therapie: Initiale Therapie:
- systemische Lysetherapie mit rtPA innerhalb der zugelassenen Kriterien im 4,5-Stunden-Zeitfenster
- ggf. mechanische Rekanalisation.

Weitere Therapie:
- Sekundärprophylaxe mit einem Thrombozytenaggregationshemmer und einem Statin
- ggf. alternativ orale Antikoagulation z. B. bei Vorhofflimmern*

- Überwachung von neurologischem Status und Vitalfunktionen (z. B. auf einer Stroke Unit)
- in den ersten 2–3 Tagen hypertensive Blutdruckwerte unterhalb der kritischen Grenze tolerieren wegen der gestörten Autoregulation im Infarktareal, Vermeidung von Hypotonien
- Körpertemperatur, Elektrolyte und Blutzucker sollten normwertig gehalten werden
- Frühmobilisierung zur Vermeidung von Komplikationen
- frühe Behandlung von Infekten
- ggf. Behandlung von intrakraniellen Drucksteigerungen und anderen Komplikationen.

Prognose:
- zur Prognoseabschätzung dienen der Rankin-Scale (Outcome) und Barthel-Index (Selbstständigkeit)
- schlechteres Outcome bei höherem NIH-Score, Alter, Temperatur > 38 °C in den ersten 72 Stunden, Diabetes mellitus.

ischämischer zerebraler Insult → Schlaganfall

Ischiadikusblockade *f*: engl. *sciatic nerve block.* Gezielte periphere Leitungsanästhesie des Nervus ischiadicus. Die Ischiadikusblockade ist eine Form der peripheren Nervenblockade mit Injektion des Lokalanästhetikums in die unmittelbare Nähe des N. ischiadicus und geschieht unter sonografischer Kontrolle (Ultrasound for Regional Anesthesia USRA) und/oder mit Nervenstimulator.

Vorgehen: Proximaler Ischiadikusblock in der Regel einschließlich Blockade des Nervus cutaneus femoris posterior, meist
- Seitenlagerung des Patienten auf die nicht zu blockierende Seite
- Beugung in Knie- und Hüftgelenk des zu blockierenden Beins
- Punktion 4 cm inferior (Lot) des Mittelpunkts auf Strecke zwischen Trochanter major und Tuber ischiadicum
- einfache Durchführbarkeit sowohl als USRA als auch mit Nervenstimulator*
- auch für Kombination mit Psoasblockade
- mit Nervenstimulator (bei Erwachsenen häufig nach ca. 4 cm) Kontraktionen als Zeichen für korrekte Kanülenlage in unmittelbarer Nähe des N. ischiadicus: Dorsalflexion, Plantarflexion des Fußes über Nervus tibialis, Nervus peroneus
- Formen: siehe Abb.

Distaler Ischiadikusblock u. a.
- distaler dorsaler (posteriore) Ischiadikusblock: **1.** Seiten- oder Bauchlage des Patienten, zu blockierendes Bein gestreckt **2.** Punktion ca. 8–12 cm proximal der Poplitealfalte (gleichschenkliges Dreieck), lateral der A. poplitea und medial der Sehne des M. bi-

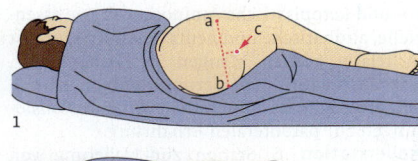
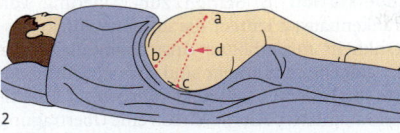
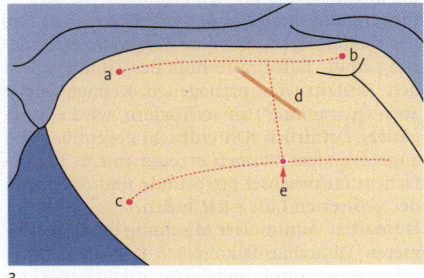

Ischiadikusblockade: (Punktionsort durch Pfeil gekennzeichnet) **1:** infragluteal (subgluteal) nach Di Benedetto; Lokalisation des Punktionsorts (c) über Trochanter major (a) und Tuber ischiadicum (b); **2:** transgluteal nach Labat; Lokalisation des Punktionsorts (d) über Trochanter major (a), Spina iliaca posterior superior (b) und Hiatus sacralis (c); **3:** von anterior nach Meier (Patient in Rückenlage); Lokalisation des Punktionsorts (e) über Spina iliaca anterior superior (a), Symphyse (b), Trochanter major (c) und A. femoralis (d).

ceps femoris **3.** Punktion 30–45° zur Haut nach kranial, mit Nervenstimulator, bis Plantarflexion eine korrekte Lage anzeigt **4.** mit Nervenstimulator Kontraktionen (Plantarflexion des Fußes) als Zeichen für korrekte Kanülenlage in unmittelbarer Nähe des N. ischiadicus
- distaler lateraler Ischiadikusblock: **1.** Patient in Rückenlage (Fuß unterstützt, sodass Oberschenkel frei hängend) **2.** Punktion ca. 12 cm oberhalb des Patellaoberrandes (zwischen Oberrand des M. biceps femoris und Unterrand des M. vastus lateralis) in Richtung ca. 20–30° nach dorsal und ca. 45° nach kranial, mit Nervenstimulator **3.** bei Erwachsenen häufig nach 6–9 cm Kontraktionen (Plantarflexion des Fußes) als Zeichen für korrekte Kanülenlage in unmittelbarer Nähe des N. ischiadicus

Indikationen:
- infragluteale Ischiadikusblockade, transgluteale Ischiadikusblockade nach Labat, dorsale (proximale) Ischiadikusblockade nach Raj, anteriore (ventrale) Ischiadikusblockade nach Meier: in Kombination mit Blockade des Plexus lumbalis (Psoasblockade) für alle Eingriffe am Bein, Schmerztherapie (Kniegelenk popliteal, Unterschenkel), Sympathikolyse
- distale laterale Ischiadikusblockade, distale dorsale Ischiadikusblockade: Anästhesie oder Schmerztherapie distal des Knies (distaler Unterschenkel), z. B. OP am Sprunggelenk, Achillodynie, Vorfußamputation, komplexes regionales Schmerzsyndrom (CRPS).

Ischialgie f; engl. *sciatica*; syn. Ischiassyndrom. Akut oder subakut auftretende radikuläre Reizsymptomatik des Nervus* ischiadicus mit Dermatom*-orientierter Schmerzausstrahlung ins Bein, Abschwächung der Muskeleigenreflexe und Störung der Willkürmotorik. Therapiert wird konservativ mit Analgetika*, Antiphlogistika* und Physiotherapie* sowie chirurgisch bei wiederkehrenden oder beidseitigen Schmerzen oder neurologischen Ausfällen.

Ätiologie: Reizung oder Kompression des Nervus ischiadicus oder seiner Wurzeln, z. B. infolge
- Irritation bzw. Kompression im Bereich des 4. lumbalen bis 1. sacralen spinalen Segments (L 4/L 5/S 1) z. B. durch Bandscheibenvorfall*
- Erkrankungen der Wirbelsäule, z. B. Spondylolisthesis*
- Neuritis* bei Infektionskrankheit, z. B. Zoster*
- Trauma* (auch durch chirurgischen Eingriff, z. B. bei Totalendoprothese* der Hüfte)
- Fraktur*
- Hüftgelenkluxation
- unsachgemäßer intramuskulärer Injektion*
- Polyneuropathie* (z. B. bei Diabetes* mellitus).

Klinik:
- Schmerzen in der Lendengegend, die in das betroffene Bein ausstrahlen, evtl. mit Verstärkung beim Niesen, Husten oder Pressen
- typische Schonhaltung* des Patienten mit leicht angewinkeltem und außenrotiertem Bein und Bewegungseinschränkung (Schober*-Zeichen)
- lokale Druck- und Klopfempfindlichkeit über den Dornfortsätzen mit Verspannung der paravertebralen Muskulatur
- Druckschmerzhaftigkeit der Valleix*-Punkte
- Sensibilitätsstörungen* und motorische Lähmungen (insbesondere Fuß- und Zehensenker, Zehenspreizer und Kniebeuger)
- bei hoher Nervenläsion am Hauptstamm Kombination aus Tibialislähmung* und Peroneuslähmung*
- Abschwächung des Achillessehnenreflexes*
- Lasègue*-Zeichen und Moutard*-Martin-Zeichen positiv
- häufig Minor*-Zeichen
- reflektorische Skoliose* (Vanzetti*-Zeichen)
- Schmerzen (infolge Nervendehnung) bei Dorsalextension des Fußes (Bragard-Gowers-Zeichen) oder Beugung und Dorsalextension der gestreckten Großzehe (Turyn-Zeichen) sowie bei Adduktion des Beins (Bonnet-Zeichen).

Therapie:
- bei Kompression der Nervenwurzel: **1.** Flach- oder Stufenlagerung **2.** Analgetika und Antiphlogistika **3.** Physiotherapie (Massage* und Elektrotherapie)
- Nukleotomie* bei häufigen, Wochen anhaltenden oder beidseitigen Schmerzen sowie umgehend bei motorischen Ausfällen und Blasen- bzw. Rektumstörungen.

Ischiasdruckpunkte → Valleix-Punkte

Ischiasparese f; engl. *sciatic nerve palsy*. Parese* infolge Läsion des Nervus* ischiadicus mit Lähmung* der Fuß- und Zehensenker, Zehenspreizer und Kniebeuger. Bei hoher Nervenläsion am Hauptstamm zeigt sich auch eine Kombination aus Tibialislähmung* und Peroneuslähmung*. Nach Diagnosestellung mit ENG und EMG wird je nach Ursache symptomatisch und ggf. chirurgisch therapiert.

Ätiologie:
- u. a. traumatisch bei Beckenringfraktur* oder Hüftgelenkluxation
- iatrogen als Komplikation bei: **1.** Hüftoperation (z. B. Hüftgelenkprothesenimplantation oder operative dorsale Versorgung bei Acetabulumfraktur) **2.** intramuskulärer glutealer Injektion
- Nervenkompression durch Hämatom*, Tumor* oder Lagerung bei operativem Eingriff.

Therapie:
- je nach Ursache
- symptomatisch (ggf. Analgetika, Physiotherapie)
- bei mechanischer Verletzung ggf. operative Dekompression.

Ischiasreizung → Ischialgie

Ischiopagus m: Doppelfehlbildung* von Zwillingen mit Verschmelzung im Beckenbereich. Ursächlich kommt eine unvollständige Zellteilung in der frühembryonalen Phase in Betracht (siehe Blastopathie*).

Ischuria paradoxa f; engl. *overflow incontinence*. Überlaufinkontinenz* mit ständigem Harntröpfeln bei chronischem Harnverhalt* mit hohen Restharnmengen. Ischuria paradoxa tritt u. a. auf bei benignem Prostatasyndrom*, Harnröhrenstriktur, Blasenlähmung und Retroflexio uteri gravidi (vgl. Flexio* uteri).

Ischurie → Harnverhalt

ISDN: Abk. für Isosorbiddinitrat → Nitrate, organische

Iselin-Klassifikation → Dupuytren-Krankheit

Iselin-Krankheit *f*: engl. *Iselin's disease*. Aseptische Knochennekrose* des Metatarsale V.

Ishihara-Tafeln *f pl*: engl. *Ishihara plates*. Testtafeln mit Zahlen aus Farbpunkten vor einem bunten Hintergrund zur Prüfung des Farbensehens im Rot-Grün-Bereich. Der Farbenfehlsichtige erkennt diese falsch oder gar nicht. Es gibt Sets mit unterschiedlich vielen Testtafeln.

ISMN: Abk. für Isosorbidmononitrat → Nitrate, organische

Iso-: Gleich, ähnlich, z. B. Isomer.

Isoagglutinine *n pl*: engl. *alloagglutinins*; syn. Isohämagglutinine. Beim Erwachsenen präformierte Alloantikörper* (meist der Klasse IgM, seltener IgG). Sie richten sich gegen die auf den eigenen Erythrozyten nicht vorhandenen Blutgruppenantigene A bzw. B des AB0-Blutgruppensystems (Landsteiner*-Regel) und sind physiologisch im Serum vorhanden (reguläre Antikörper*). Isoagglutinine haben klinische Bedeutung bei ABNull-Inkompatibilität.

Isoantigen → Alloantigen

Isoantikörper → Alloantikörper

isochrom: engl. *isochromatic*. Gleichfarbig.

Isoconazol *n*: Antimykotikum aus der Gruppe der Imidazolderivate* zur topischen Anwendung. Isoconazol hat ein breites Wirkungsspektrum und wird bei Infektionen mit Candida*, Dermatophyten* oder Schimmelpilzen angewendet. Isoconazol wirkt durch Hemmung der Ergosterolsynthese destabilisierend auf die mykotische Zellmembran und erhöht dadurch die Permeabilität der Zelle.

Indikationen:
- oberflächliche Hautmykosen
- Erythrasma*
- Pityriasis* versicolor.

Isodontie → Homodontie

Isodosen *f pl*: engl. *isodoses*. Diejenigen Linien in grafischen Darstellungen der Dosisverteilung eines bestrahlten Gebiets, die alle Punkte mit gleicher Dosis verbinden. Sie haben eine wichtige Bedeutung für die Bestrahlungsplanung* in der Strahlentherapie*.

Isodosenplan *m*: engl. *isodose plan*. In der Strahlentherapie* für bestimmte Bestrahlungsmethoden vorgeschriebene Darstellung der zu bestrahlenden Körperstrukturen mit den entsprechenden Isodosen*.

isodynamisch: engl. *isodynamic*. Energetisch gleichwertig bei der Kraft- bzw. Wärmeerzeugung. Isodynamisch sind Mengen verschiedener Nährstoffe, deren Verbrennung im Körper gleiche Mengen von Wärme bzw. nutzbarer Energie liefern (z. B. 2,3 g Protein = 1 g Fett = 2,3 g Kohlenhydrate).

isoelektrische Linie → Punkt, isoelektrischer

Isoenzyme *n pl*: engl. *isoenzymes*. Gruppe von Enzymen*, die die gleiche Reaktion katalysieren, sich aber genetisch, d. h. in der Primärstruktur, unterscheiden und damit auch verschiedene physiko-chemische Eigenschaften besitzen und so unterschieden werden können, z. B. für diagnostische Zwecke wie die Kreatinkinase* (CK-BB im Gehirn, CK-MM im Muskel, CK-MB im Herzmuskel).

Isofluran → Inhalationsanästhetika

Isohämolysine *n pl*: engl. *isohemolysins*. Bestandteile der Isoagglutinine*, die unter Aktivierung von Komplement Erythrozyten hämolysieren können.

Isoimmunisierung → Alloimmunisierung

Isokapnie *f*: engl. *isocapnia*. Zustand bei physiologischem arteriellem CO_2-Partialdruck* (Referenzbereich: 35–45 mmHg); außerdem Bezeichnung für einen konstanten arteriellen CO_2-Partialdruck.

Isokinetik *f*: engl. *isokinetic*. Methode zur Muskelbeanspruchung außerhalb der üblichen konzentrischen und exzentrischen dynamischen Belastung. Eine kontrollierte Bewegung wird mit konstanter Geschwindigkeit apparativ gegen einen maximalen Widerstand über den gesamten Bewegungsbereich durchgeführt. Isokinetik wird v. a. in der Sportmedizin für Training, Therapie und Rehabilitation angewandt.

Isokorie *f*: engl. *isocoria*. Gleichheit der Pupillenweite beider Augen. Bei Unterschiedlichkeit liegt eine Anisokorie* vor.

Isokortex *m*: engl. *isocortex*. Areale der Großhirnrinde* mit weitgehend einheitlichem zytoarchitektonischem Aufbau. Der Isokortex nimmt ca. 95 % der Großhirnrinde ein und hat einen 6-schichtigen Aufbau. Gliazellen* machen ca. 90 % der Zellen aus, 10 % der Zellen sind Neurone, v. a. Pyramidenzellen.

Isolation, soziale *f*: engl. *social isolation*. Zustand, bei dem Ausmaß, Intensität oder Qualität der zwischenmenschlichen Beziehungen gegenüber dem auf die soziale Referenzgruppe bezogenen Durchschnitt stark reduziert sind. Im subjektiven Erleben kann sie Einsamkeit und fehlende soziale Unterstützung bedeuten.

Ursachen:
- externale Bedingungen: 1. chronische Krankheit 2. Stigmatisierung psychisch kranker Menschen 3. Armut 4. hohes Alter 5. u. a.
- internale Bedingungen: 1. soziale Ängstlichkeit 2. paranoide Persönlichkeitsstörung* 3. Depressivität* 4. oder deren Kombination.

Klinische Bedeutung: Soziale Isolation ist ein Risikofaktor* für eine Vielzahl psychischer Störungen. Ätiologisch bedeutsam ist sie z. B. bei Depression* und Angststörung*. Verlaufsbestimmende Wirkung hat sie z. B. bezüglich suizidaler Handlungen bei Schizophrenie* oder Depression* und ineffektiver Krankheitsverarbeitung* verschiedener psychischer Störungen.

Isoleucin *n*: engl. *isoleucine*; syn. L-α-Amino-β-methylpentansäure; Abk. Ile. Proteinogene, gluko- und ketoplastische Aminosäure*. Die essenzielle, aliphatische und neutrale Aminosäure ist in relativ großen Mengen in Hämoglobin*, Edestin, Casein* und Serumproteinen enthalten. Isoleucin ist Bestandteil von Infusionslösungen zur parenteralen Ernährung.

Isolierstation *f*: Station zur Isolierung von Krankenhauspatienten, die an einer Infektionskrankheit* mit erhöhter Ansteckungsgefahr für die Umgebung erkrankt sind. Das gilt insbesondere von Patienten mit meldepflichtigen* Infektionskrankheiten. Hierdurch soll eine Übertragung der Infektionskrankheiten verhindert werden.

Hintergrund: Bei Stationen mit strikter (aerogener) Isolierung besteht eine besondere Anforderung an die Lüftungstechnik des Zimmers: Um den Austritt von pathogenen Keimen (siehe auch Quarantäne*) zu verhindern, wird ein negativer Luftdruck (Unterdruck) gegenüber den angrenzenden Räumen erzeugt mit 6- bis 12-fachem Luftwechsel pro Stunde und Ableitung der gefilterten Luft nach außen.

Isomalt *n*: Äquimolare Mischung der stereoisomeren Disaccharidalkohole α-D-Glukopyranosido-1,6-mannitol und α-D-Glukopyranosido-1,6-sorbitol. Diese Mischung findet sowohl als Zuckeraustauschstoff (Süßmittel) als auch als Grundstoff für z. B. Tabletten und Dragees aufgrund der großen chemischen Beständigkeit Anwendung.

Isomerasen *f pl*: engl. *isomerases*. Enzyme* (EC 5), die Reaktionen katalysieren, bei denen es zu intramolekularen Umlagerungen kommt. Zu der Gruppe gehören auch Epimerasen und Racemasen.

Isomere [Chemie] *n pl*: Bezeichnung für Nuklide mit gleicher Nukleonenzahl, die sich durch den Anregungszustand (Energiezustand) ihres Kerns unterscheiden (sog. metastabile Nuklide) und mit einer charakteristischen Halbwertzeit im Allgemeinen unter Emission von Gammastrahlung (Radionuklide) in ihren Grundzustand übergehen (isomerer Übergang).

Kennzeichnung: Der metastabile Zustand wird durch ein m hinter der Nukleonenzahl gekennzeichnet, z. B. ^{99m}Technetium.

Isomere [Stereochemie] *n pl*: engl. *isomers*. Chemische Verbindungen mit gleicher Summenformel, aber verschiedenen chemischen und physikalischen Eigenschaften. Man unterscheidet Strukturisomere, Raum- oder Stereoisomere* und Konformationsisomere.

Isomerie *f*: engl. *isomerism*. Bezeichnung für das Phänomen, dass chemische Verbindungen mit gleicher Summenformel (Isomere*) verschiedene räumliche Anordnungen besitzen. Man unterscheidet die Konstitutionsisomerie (Strukturisomerie), die Raum- oder Konfigurationsisomerie (Stereoisomerie) und die Konformationsisomerie*.

isometrisch: engl. *isometric*. Die gleiche Längenausdehnung beibehaltend, z. B. Spannungsänderung eines Muskels bei gleichbleibender Länge (isometrische Kontraktion*).
Isometropie *f*: engl. *isometropia*. Refraktionsgleichheit (gleiche Brechkraft) beider Augen. Bei Unterschieden liegt Anisometropie* vor.
isomorph: engl. *isomorphous*. Gleichgestaltig, von gleicher Form, gleichem Äußeren.
isomorpher Reizeffekt → Köbner-Phänomen
Isoniazid *n*: Antituberkulotikum der 1. Wahl zur oralen und parenteralen Anw.
Wirkung: Bakteriostatisch bis bakterizid gegen schnell wachsende Stämme von Mycobacterium* tuberculosis; wird in der Bakterienzelle zu Isonicotinsäure und statt Nikotinsäure in NAD (Nikotinamid-Adenin-Dinucleotid) eingebaut; dadurch Hemmung der bakteriellen Nikotinsäure- und Mykolsäuresynthese, was zu Verlust der Säurebeständigkeit und Zerfall der Bakterienwand führt.
Indikation: In Kombination mit anderen Antituberkulotika (rasche Resistenzentwicklung unter Monotherapie).
Kontraindikationen: Akute Lebererkrankungen, periphere Neuropathien (Pyroxidin-Gabe), Psychosen oder epilept. Anfälle.
Nebenwirkungen: U. a. Kopfschmerz, Schwindel, Polyneuropathien, gastrointestinale Störungen, Transaminasenanstieg, Überempfindlichkeitsreaktionen.
Isonicotinsäurehydrazid → Isoniazid
Isoperistaltik *f*: engl. *isoperistalsis*. Gleichgerichtete Muskeltätigkeit, beispielsweise die in ihrer Bewegungsrichtung von oral nach anal verlaufende Peristaltik* des Verdauungstrakts.
Isoperistaltische Jejunum-Interposition *f*: Rekonstruktionsverfahren bei Merendino*-Operation, Gastrektomie* oder Magenteilresektion*. Ein gestieltes Teilstück des Jejunums wird spannungsfrei in physiologisch gleichgerichteter Peristaltik als Magenersatz interponiert.
isophän: engl. *isophenous*. Bezeichnung für Lebewesen mit gleichem Phänotyp*.
Isoplastik → Plastik
Isospora belli *f*: Zu den Cryptosporidien gehörende Protozoen* und Erreger der Kokzidiose. Isospora belli bildet ovale bis kugelförmige Oozysten, die reifen Formen haben eine Größe von ca. 10–20 × 20–40 μm und weisen eine derbe Membran auf.
Isosporidiose *f*: syn. Isosporiasis. Erregerbedingte Erkrankung des Darms durch Isospora* belli. Betroffene leiden u. a. an starker, wässriger Diarrhö und krampfartigen Bauchschmerzen, bei chronischen Verläufen u. a. an Müdigkeit und Verdauungsbeschwerden. Diagnostiziert wird u. a. mittels mikroskopischem Nachweis von Oozysten im Stuhl, therapiert mit Cotrimoxazol.

Isosthenurie *f*: engl. *isosthenuria*. Mangelnde Konzentrationsfähigkeit der Niere. Unabhängig von Flüssigkeitsentzug oder -zufuhr bleibt das spezifische Harngewicht bei ca. 1,010 g/l fixiert. Isosthenurie ist ein klassischer Befund der chronischen Niereninsuffizienz.
Isothermie *f*: engl. *isothermia*. Konstanz der normalen Körpertemperatur*.
Isotone *n pl*: engl. *isotones*. Bezeichnung für Atome mit gleicher Neutronen-, aber unterschiedlicher Protonen- bzw. Kernladungszahl.
Isotonie *f*: engl. *isotonia*. Gleichheit zweier Lösungen hinsichtlich des wirksamen osmotischen Drucks an einer trennenden Membran. Wenn die Permeabilität für die gelösten Teilchen gleich ist, wird Isotonie bei Gleichheit der Konzentration erreicht.
Physiologie: Zum Blutplasma isotonische Lösungen enthalten gelöste, osmotisch wirksame Teilchen in einer Konzentration von ca. 290 mosmol/l (z. B. 0,9%ige wässrige NaCl-Lösung). Harnstofflösung ist unabhängig von der Konzentration nicht isotonisch, da Harnstoff die Zellmembran frei passieren kann und keinen osmotischen Druck aufbaut.
isotonisch → Isotonie
Isotopendiagnostik → Nuklearmedizin
Isotopendiagnostik → Radioisotopennephrografie
Isotopennephrografie → Radioisotopennephrografie
Isotransplantation → Transplantation
Isotretinoin *n*: Tretinoin*-Derivat zur topischen oder peroralen Anwendung bei schweren Formen von Acne* vulgaris. Isotretinoin bindet an Retinoid-Rezeptoren und stimuliert die Proliferation von Keratinozyten*. Zudem bewirkt es eine Verminderung der Größe und Aktivität der Talgdrüsen* (Reduzierung der Talgbildung) und es wirkt immunmodulierend durch Hemmung der Granulozytenmigration.
Indikationen:
– Acne* vulgaris (u. a. noduläre Akne sowie Acne conglobata, bei Gefahr einer dauerhaften Narbenbildung) bei Therapieresistenz gegenüber systemischen Antibiotika und lokaler Behandlung
– auch bei Keratosis* actinica, Psoriasis*, Follikulitis* (bedingt durch gramnegative Bakterien), seborrhoischem Ekzem* und Rosazea*.
Isotypie → Allotypie
Isovaleriansäure *f*: engl. *isovaleric acid*; syn. 3-Methylbuttersäure. Monocarbonsäure, Metabolit im Stoffwechsel von Leucin*. Isovaleriansäure ist ein charakteristischer Inhaltsstoff des Baldrians (Valeriana officinalis) und kann durch Dampfdestillation oder Auskochen der Baldrianwurzeln mit Soda gewonnen werden. Erhöhte Isovaleriansäurewerte im Serum und Harn bestehen bei der Isovalerianazidämie, einer au-

tosomal-rezessiv vererbten, angeborenen Stoffwechselstörung.
Isovolämie *f*: engl. *isovolemia*. Konstanz des Blutvolumens, im weiteren Sinne auch der Extrazellulärflüssigkeit. Die Regulation erfolgt bei Änderungen des zirkulierenden Blutvolumens (vermittelt durch Volumen-Sensoren im Niederdrucksystem, d. h. in Hohlvenen, Pulmonalarterie, Vorhöfen) über Freisetzung von ADH (nichtosmotische Stimulation; Gauer*-Henry-Reflex) und atrialem natriuretischem Peptid (ANP) aus Kardiomyozyten der Vorhöfe.
ISTA: Abk. für Isthmusstenose der Aorta → Aortenisthmusstenose
Isthmus *m*: Engpass, verengte Stelle, schmale Verbindung; z. B. Isthmus aortae (syn. Aortenisthmus): physiologische Engstelle innerhalb der Endstrecke des Aortenbogens zwischen dem Abgang der A. subclavia sinistra und der Ansatzstelle des Lig. arteriosum.
Isthmus faucium *m*: engl. *isthmus of fauces*; syn. Schlundenge. Engstelle zwischen Mundhöhle* und Pharynx*. Der Isthmus faucium wird gebildet von den Gaumenbögen, der Fossa tonsillaris, der Zungenwurzel, dem Gaumensegel* und dem M. constrictor pharyngis superior.
Isthmusstenose → Aortenisthmusstenose
Isthmus uteri → Uterus
ITBS: Abk. für Bandsyndrom, iliotibiales
Iterativbewegungen *f pl*: engl. *iterative behavior*. Bewegungsstereotypie mit häufig oder anhaltend wiederholten Bewegungsmustern (z. B. Wischen, Kratzen, Schaukeln oder Reiben), die nicht notwendigerweise einem nachvollziehbaren Ziel dienen oder in erkennbaren Kontext eingebunden sind.
Vorkommen:
– katatone Schizophrenie
– neurodegenerative, zerebrovaskuläre, toxische oder zentral-infektiöse Erkrankungen mit kognitiven Defiziten (z. B. Demenz*, Neurosyphilis*).
IT-ET: Abk. für intratubarer Embryotransfer → Embryotransfer
Ito-Nävus → Mongolenfleck
ITpA-Index *m*: syn. **i**ntrathekaler **T**reponema-**p**allidum-**A**ntikörper-Index. Rechnerischer diagnostischer Parameter zur Beurteilung einer erregerspezifischen lokalen Antikörpersynthese im ZNS bei V. a. Neurosyphilis*. In die Berechnung fließen die Titer* des Treponema-pallidum-Hämagglutinationstests (TPHA-Test) in Serum* und Liquor* cerebrospinalis sowie die Gesamt-IgG in Serum und Liquor ein.

$$\text{ITpA-Index} = \frac{\text{TPHA-Titer (Liquor)} \cdot \text{IgG (Serum)}}{\text{TPHA-Titer (Serum)} \cdot \text{IgG (Liquor)}}$$

Referenzbereich: < 2,0: keine erregerspezifische Antikörpersynthese im ZNS.

Bewertung:
- 2,0–3,0: erregerspezifische Antikörpersynthese im ZNS wahrscheinlich
- > 3,0: erregerspezifische Antikörpersynthese im ZNS gesichert (Sensitivität* 84 %, Spezifität* 100 %)
- falsch*-negative Befunde bei ZNS-Befall im Sekundärstadium und bei vaskulitischer Neurosyphilis möglich.

I/T-Quotient *m*: Parameter zur Diagnose einer Infektion, v. a. bei Früh- und Neugeborenen. Der Quotient gibt das Verhältnis von unreifen (immature, z. B. stabkernige neutrophile Granulozyten) Vorstufen zur Gesamtanzahl (total) der neutrophilen Granulozyten* an. Ein Hinweis auf eine bakterielle Infektion ergibt sich bei Werten > 0,2.

Itraconazol *n*: Antimykotikum zur systemischen Anwendung. Itraconazol ist ein Triazol, das selektiv die mykotische Zellmembransynthese stört. Es wird oral eingesetzt bei schweren Mykosen* der Haut und Schleimhaut, die einer externen Behandlung nicht ausreichend zugänglich sind. Parenteral* angewendet wird es bei Systemmykosen* wie Histoplasmose*, Aspergillose* und Kryptokokkose*.

Indikationen:
- Mykosen der Haut und Schleimhaut: 1. Vulvovaginalcandidose* 2. Candidose* der Mundschleimhaut 3. Pityriasis* versicolor 4. Dermatomykosen* wie Tinea* 5. Onychomykosen*
- Systemmykosen: 1. Histoplasmose 2. systemische* Candidiasis 3. Aspergillose 4. Kryptokokkose.

IUFT: Abk. für → Fruchttod, intrauteriner
IUI: Abk. für intrauterine Insemination → Insemination
IUS: Abk. für Intrauterinsystem → Intrauterinpessar
IUWR: Abk. für → Wachstumsretardierung, intrauterine
IV: Abk. für → Versorgung, integrierte
i. v.: Abk. für → intravenös
IVA: Abk. für engl. intravenous anesthesia → Narkose, intravenöse

Ivabradin *n*: Ionenkanal-Blocker, der die Herzfrequenz* reduzieren und kontrollieren kann. Er wird bei erhöhter Herzfrequenz im Rahmen einer systolischen Herzinsuffizienz* und einer stabilen Angina* pectoris eingesetzt, wenn Beta*-Rezeptoren-Blocker kontraindiziert sind. Letztere können eine Bradykardie* und Sehstörungen auslösen. Zahlreiche Wechselwirkungen des Ivabradins müssen beachtet werden.

IVD: Abk. für engl. intra-uterine device → Intrauterinpessar
IVF: Abk. für → In-vitro-Fertilisation
IVS: Abk. für intaktes Ventrikelseptum → Pulmonalatresie
Ixodes *m*: Gattung der Schildzecken (siehe Zecken*).
IZF: Abk. für → Intrazellulärflüssigkeit
IZR: Abk. für → Intrazellulärraum

J

J: Abk. für → Jod

Jaborandiblätter n pl: engl. *jaborandi leaves*; syn. Jaborandi folium. Fiederblättchen von Pilocarpus-Arten, z. B. Pilocarpus jaborandi, die zur Gewinnung von Pilocarpin* dienen.

Jaboulay-Winkelmann-Operation f: engl. *Jaboulay's operation*. Operation einer Hydrozele* mit Resektion des Hydrozelensacks. Dabei wird die verbleibende Zelenwand umgeschlagen, auf der Rückseite von Hoden* und Funiculus* spermaticus vernäht und an der Rückwand des Skrotums* befestigt. Geeignet ist die Technik v. a. bei verdickter Hydrozelenwand. Komplikationen sind vorwiegend Blutungen und Infektionen.

Jaccoud-Arthropathie f: engl. *Jaccoud arthropathy*; syn. Jaccoud-Arthritis. Deformität der Hände mit Ulnardeviation* des 2.–5. Fingers aufgrund nicht-erosiver Subluxationen* der Fingergrundgelenke* bei systemischem Lupus* erythematodes. Behandelt wird physio- und ergotherapeutisch, medikamentös (nichtsteroidale Antiphlogistika*, Hydroxychloroquin, Glukokortikoide*, andere Immunsuppressiva*) und in schweren Fällen auch chirurgisch.

Ätiopathogenese: Die entzündlichen Gelenkveränderungen führen zu einer Lockerung der Bandstrukturen. Dadurch kommt es zu einer Verschiebung der Handwurzelknochen sowie zur Radialabweichung der Mittelhandknochen. Zum Ausgleich wandern die Finger zur Ellenseite (ulnare Deviation).

Differenzialdiagnose: Ulnardeviation bei fortgeschrittener rheumatoider Arthritis* (RA). Unterscheidungsmerkmal sind im Röntgenbild die Gelenkerosionen bei RA.

Therapie:
- medikamentöse Behandlung der Grunderkrankung
- Physiotherapie* und Ergotherapie*
- AUD-Spange (Anti-Ulnar-Deviationsschiene)
- evtl. chirurgische Therapie (Kirschner-Drähte, Osteotomie*).

Jaccoud-Zeichen → Herzspitzenstoß

Jacketkrone f: engl. *jacket crown*. Nicht mehr gebräuchliche Bezeichnung für eine zahnmedizinische Keramik- oder Kunststoffmantelkrone.

Jackson-Anfall m: engl. *jacksonian epilepsy*. Fokaler, meist an distalem Extremitätenabschnitt (seltener im Gesicht) beginnender epileptischer Anfall, der sich auf die betroffene Körperhälfte ausbreitet, im engeren Sinn fokal-motorischer Anfall* mit Ausbreitung tonischer Verkrampfungen oder Myoklonien auf benachbarte Körperabschnitte (march of convulsion), im weiteren Sinn fokaler somatosensorischer Anfall* mit entsprechendem Ausbreitungsmuster.

Jacobson-Geflecht → Plexus tympanicus

Jacod-Syndrom n: engl. *Jacod's syndrome*. Ausfall der Hirnnerven* II–VI, v. a. infolge Infiltration der Schädelbasis* durch maligne Nasopharynxtumoren.

Jactatio capitis nocturna f: Form der schlafbezogenen Bewegungsstörungen* mit stereotypem* rhythmischem Kopfschaukeln, -wackeln oder -anschlagen gegen Wand oder Unterlage, v. a. im Einschlafstadium. Diese Bewegungen werden als beruhigende Bewegung oder Selbststimulation bei sensorischer Deprivation* interpretiert. Therapiert wird mit Benzodiazepinen*, Antiparkinsonmitteln oder Narkotika*.

Vorkommen:
- v. a. im Kleinkindalter
- in der normalen Säuglings- und Kleinkindentwicklung zwischen 6. und 12. Lebensmonat, nimmt meist nach dem 2. Lj. wieder ab
- auch tagsüber, wenn sich das Kind langweilt oder müde ist
- evtl. in Zusammenhang mit frühkindlichem Hirnschaden, Intelligenzminderung* oder Hospitalismus*
- im Erwachsenenalter, fortbestehend oder erstmals auftretend.

Jactatio corporis nocturna f: Insbesondere bei Kleinkindern und selten nach dem 5. Lj. auftretende Form der schlafbezogenen Bewegungsstörungen* unklarer Ätiologie mit v. a. im Einschlafstadium auftretenden stereotypen* rhythmischen Bewegungen des gesamten Körpers. Differenzialdiagnostisch muss das Restless*-Legs-Syndrom bedacht werden.

JADAS: engl. *juvenile arthritis disease activity score*. Punktbewertungssystem zur Beurteilung der Krankheitsaktivität bei Kindern mit juveniler idiopathischer Arthritis. Zu beurteilen sind 4 Parameter. Nach der Zahl der einbezogenen Gelenke unterscheidet man verschiedene Formen.

Prinzip: Parameter:
- Zahl der Gelenke mit aktiver Arthritis
- globale Einschätzung der Krankheitsaktivität durch den Arzt
- globale Einschätzung des Wohlbefindens durch den Patienten oder die Eltern
- laborchemische Entzündungsparameter: BSG oder CRP.

Wertung: Die Zahl der aktiven betroffenen Gelenke ergibt den Punktwert, in den übrigen Domänen beträgt der Maximalwert 10 Punkte. Beim JADAS10 z. B. zählt man maximal 10 aktive Gelenke, alle 4 Domänen können jeweils 10 Punkte erreichen. Der Maximalwert ist dann 40.

Formen:
- Beim **JADAS27** zählt man 27 bestimmte Gelenke, der Maximalwert beträgt 57.
- Beim **JADAS71** werden bis zu 71 Gelenke gezählt, der Maximalwert beträgt 101.
- Beim **cJADAS** werden nur die 3 klinischen Domänen bewertet.

Jadassohn-Krankheit → Granulosis rubra nasi

Jäger-Breitner-Klassifikation → Klavikulafraktur

Jagdhundstellung → Chien-De-Fusil-Stellung

Jaksch-Hayem-Syndrom → Ziegenmilchanämie

Jalousieplastik → Thorakoplastik

Jamais-vu-Erlebnis *n*: engl. *jamais vu.* Paramnesie* mit Entfremdungserlebnis gegenüber der vertrauten Umwelt, z. B. als Aura bei fokalen epileptischen Anfällen auftretend. Eine real erinnerte Situation wird mit dem Gefühl der Neuartigkeit oder Unvertrautheit assoziiert.

James-Bündel *n*: engl. *James bundle.* Akzessorische Leitungsbahn des Erregungsleitungssystems im Herzen*. Das James-Bündel verbindet das posteriore, internodale sowie intraatriale Reizleitungssystem mit tiefen Anteilen des AV-Knotens oder des His-Bündels. Es hat klinische Bedeutung bei der Entstehung eines Präexzitationssyndroms*, z. B. des LGL*-Syndroms.

Janet-Spritze *f*: engl. *Janet's syringe.* Glaszylinderspritze mit einem Fassungsvolumen von 50–200 ml. Verwendet wird die Janet-Spritze beispielsweise zur Spülung der Harnblase.

Jannetta-Operation → Trigeminusneuralgie

Jansen-Ritter-Radikaloperation → Stirnhöhlenoperation

Japanische Minze → Minze, japanische

japanische Sommerenzephalitis → Enzephalitis, japanische

Jarisch-Herxheimer-Reaktion *f*: engl. *Herxheimer's reaction.* Reaktion auf Endotoxine, die durch den Zerfall von Treponema* pallidum nach der ersten Injektion eines Antibiotikums frei werden. Ähnliche Reaktionen können bei Therapie von Typhus abdominalis, Rückfallfieber und Leptospirosen auftreten. Behandelt wird mit einer Glukokortikoid-Stoßtherapie.

Klinik:
- Temperaturerhöhung, grippeähnliche Symptome, Anstieg proinflammatorischer Zytokine (TNF)
- Exazerbation oder Manifestation noch nicht sichtbar gewesener klinischer Erscheinungen, besonders bei Früh- und Spätsyphilis.

Jatene-Operation → Switch-Operation, arterielle

JBE: Abk. für japanische B-Enzephalitis → Enzephalitis, japanische

JC-Virus → Polyomavirus

Jeans-Krankheit *f*: engl. *designer jeans syndrome.* Durch Tragen sehr enger Hosen (z. B. Jeans) hervorgerufene Meralgia* paraesthetica.

Jecur → Leber

Jefferson-Fraktur *f*: engl. *Jefferson fracture.* Atlasfraktur* mit kombinierter Fraktur von hinterem und vorderem Atlasbogen. Es handelt sich um eine komplette Sprengung des Atlas-Ringes, oft mit beidseitigen Brüchen. In unkomplizierten Fällen kann konservativ behandelt werden, bei verschobenen Brüchen muss meist operiert werden.

Einteilung: Die Jefferson-Fraktur ist Typ III der Atlasfraktur* gemäß der Gehweiler-Klassifikation. Jefferson-Frakturen werden nach der Frag-

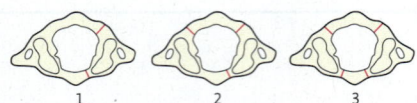

Jefferson-Fraktur: 1: 2-Fragment-Fraktur; 2: 3-Fragment-Fraktur; 3: 4-Fragment-Fraktur.

mentzahl eingeteilt (häufig 4-, auch 2- und 3-Fragment-Fraktur, siehe Abb.).

Klinik:
- Nackenschmerzen
- einseitiger Hinterhauptkopfschmerz (Nervus-occipitalis-Schädigung, C2)
- evtl. neurologische Ausfälle bei Mitverletzung des Rückenmarks.

Diagnostik:
- Röntgen einschließlich Dens-Zielaufnahme (durch den geöffneten Mund)
- CT mit 3-D-Rekonstruktion.

Therapie:
- unverschobene Jefferson-Fraktur, ausreichend stabil: konservativ mit Halo-Extension (Halo fixateur externe), danach einige Zeit Zervikalorthese*
- dislozierte oder instabile Jefferson-Fraktur: Reposition und Fusion C I/C II.

Jeghers-Syndrom → Peutz-Jeghers-Syndrom

jejunalis: engl. *jejunal.* Zum Jejunum* gehörig.

Jejunitis *f*: Entzündung des Jejunums. Die Jejunitis kommt vor bei Gastroenteritis und als isoliertes Krankheitsbild (nekrotisierende Jejunitis). Betroffene leiden an schweren Darmkoliken.

Jejunoileostomie *f*: engl. *jejunoileostomy.* Operativ angelegte Verbindung zwischen Anteilen des Jejunums* und des Ileums*. Indikationen sind beispielsweise ausgedehnte Dünndarmresektionen bei Mesenterialinfarkt oder Strangulationsileus* oder Umgehungsoperationen bei nicht resektablen Tumoren*. Am häufigsten wird das Verfahren heute im Rahmen bariatrischer Operationen eingesetzt, beispielsweise bei Anlage eines Roux-en-Y-Magen-Bypasses oder der biliopankreatischen Diversion*.

Jejunoplicatio *f*: engl. *jejunoplication.* Chirurgische Technik zur Vorbeugung einer Anastomoseninsuffizienz* nach Gastrektomie*. Hierbei wird die ösophagojejunale Anastomose* mit dem lang belassenen und blind verschlossenen Ende der Jejunumschlinge umwickelt und vernäht (siehe auch Ersatzmagenbildung*).

Jejunoskopie → Dünndarmendoskopie

Jejunostomie → Enterostomie

Jejunostomie, perkutane endoskopische *f*: engl. *percutaneous endoscopic jejunostomy*; Abk. PEJ. Einlegen einer Ernährungssonde im Jejunum analog zur perkutanen endoskopischen Gastrostomie (PEG). Nach Voroperationen am Magen, wie Gastrektomie, Billroth-II- oder Roux-Y-Rekonstruktion nach Magenteilresektion, wird unter endoskopischer Kontrolle im Bereich des Jejunums eine Katheter-Enterostomie* angelegt.

Jejunum *n*: Zum Dünndarm gehörender Abschnitt des Verdauungstraktes* mit einer Länge von 1,60–2,40 m. Das Jejunum ist zwischen Duodenum* und Ileum* lokalisiert und weist hohe Kerckring-Falten und schlanke Zotten (Villi intestinales) auf. Die Funktion des Jejunums besteht in der Resorption von Nährstoffen, Elektrolyten und Wasser.

Jejunumneoblase → Dünndarmersatzblase

Jejunum-Sonde *f*: syn. jejunale Sonde. Sonde*, die transnasal oder über eine perkutane endoskopische Gastrostomie (PEG) ausgeleitet wird und unter radiologischer Kontrolle bzw. endoskopisch gestützt bis ins Jejunum vorgeschoben wird. Sie dient vornehmlich zur enteralen Ernährung.

Jejunumtransplantat *n*: engl. *free jejunum flap.* Gewebelappen mit anatomisch definierter Gefäßversorgung (Darmschlingenarkadengefäße). Das Jejunumtransplantat wird hauptsächlich zur Rekonstruktion des Hypopharynx nach tumorbedingter Pharyngolaryngektomie (Entfernung von Kehlkopf und Teile des Rachens) eingesetzt.

Jelley-Refraktometer → Refraktometer [Pharmakologie]

Jellinek-Zeichen *n*: engl. *Jellinek's sign.* Hyperpigmentierung der Augenlider um die inneren Augenwinkel. Dieses Symptom ist typisch für eine endokrine Orbitopathie.

Jendrassik-Handgriff *m*: engl. *Jendrassik's maneuver.* Methode zur Reflexbahnung* bei Prüfung der Muskeleigenreflexe an den Beinen. Dabei werden die ineinandergehakten Finger beider Arme kräftig auseinandergezogen. Wahrscheinlich führen die afferenten Impulse aus den oberen Extremitäten zu einer höheren Impulsfrequenz am gammamotorischen System der Beinmuskulatur bzw. zur latenten Mitinnervation lumbosakraler Alphamotoneurone. Siehe Abb.

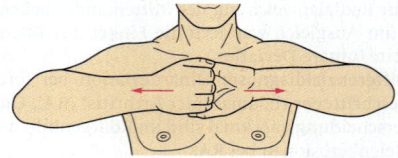

Jendrassik-Handgriff

Jersey-Finger *m*: Geschlossene Ruptur der Beugesehne im Fingerendglied, v. a. durch Hyperextension oder aktive Flexion gegen Widerstand und vermehrt im Rugby beobachtet. Die

Diagnose wird klinisch und durch MRT gestellt, die Therapie ist operativ. Die Prognose ist bei schneller Behandlung günstig.

Klinik:
- Schmerzen, Schwellung
- keine aktive Beugung im distalen Interphalangealgelenk (DIP) möglich.

Diagnostik:
- Anamnese: Trauma, Ballkontakt
- klinische Untersuchung v. a. der Beugesehnen der Hand
- Röntgen zum Ausschluss einer Avulsionsfraktur (Abrissfraktur)
- MRT zur Diagnosesicherung.

Therapie: Operativ (innerhalb von drei Wochen):
- Wiederherstellung der Kontinuität der Sehne
- bei Abrissfraktur Reinsertion der Sehne.

Jet-Beatmung → Jet-Ventilation

Jetlag-Syndrom *n*: engl. *jetlag syndrome*. Form der extern bedingten zirkadianen Schlafrhythmusstörungen* nach raschem Zeitzonenwechsel mit Schlafstörungen*, Tagesmüdigkeit, Konzentrationsstörungen, Veränderung gastrointestinaler Funktionen und Störung des Allgemeinbefindens. Ursache ist eine transiente Desynchronisation des endogenen zirkadianen Rhythmus* und exogener Zeitgeber. Als Therapie kommen ggf. Tageslichtexposition, Melatonin* oder Schlafmittel* infrage.

Vorkommen:
- zeitlich befristet, abhängig von Anzahl der übersprungenen Zeitzonen
- bei 2/3 aller Flugreisenden.

Jet-Ventilation *f*: engl. *jet ventilation*; syn. Jet-Beatmung. Technik der Beatmung*, die durch hohe Frequenz (> 60/min) und Abgabe kleiner Luftvolumina (50–250 ml) unter hohem Druck (0,5–4 bar) über englumige Katheter oder Kanülen gekennzeichnet ist. Die Ausatmung erfolgt passiv. Am Ende der Exspiration besteht ein positiver Druck in den Atemwegen (PEEP*-Ventil).

Einsatz:
- Operationen im Bereich des Kehlkopfs oder der Luftröhre
- acute respiratory distress syndrome (ARDS)
- akutes Lungenversagen
- bronchopleurale Fistel.

JEV: Abk. für Japanisches Enzephalitis-Virus → Enzephalitis, japanische

Jirásek-Zuelzer-Wilson-Syndrom → Zuelzer-Wilson-Syndrom

Jitter *m*: Abweichung eines periodischen Signals in Frequenz, Amplitude oder Phase von idealer Regelmäßigkeit.

Formen:
- Jitter bezeichnet beim Einzelfaser*-EMG die Variabilität der zeitlichen Abstände der Einzelpotenziale zweier Fasern.
- Jitter bezeichnet in der funktionellen* Magnetresonanztomografie (fMRT) einen variablen Zeitraum (z. B. 1–15 s) zwischen einem Stimulus (z. B. Töne, Bilder) und der folgenden z. B. motorischen Reaktion (wie etwa ein Tastendruck durch den Untersuchten) bzw. einer Reaktion und dem nächsten Stimulus, um eine artifizielle zeitliche Beziehung zwischen den beiden zu verhindern (Vermeidung von Artefakten). Jitter wird ebenso verwendet, um eine artifizielle zeitliche Beziehung zwischen einem Stimulus und der Aufnahme bestimmter Datenvolumen zu vermeiden.

Jk: Symbol des Kidd-Blutgruppensystems.

J-Kette *f*: engl. *joining chain*. Kurzbezeichnung für das von den Plasmazellen synthetisierte Polypeptid (M_r 15 000), das die Monomere des pentameren IgM und dimeren sekretorischen IgA verbindet. Wahrscheinlich ist die J-Kette auch an dem vor Sekretion der Immunglobuline* stattfindenden Polymerisationsprozess beteiligt.

Jobe-Test → Impingement-Syndrom, subakromiales

Jochbein → Os zygomaticum

Jochbogenabszess → Zygomatizitis

Jochbogenfraktur *f*: engl. *zygomatic arch fracture*. Fraktur des Arcus zygomaticus, die meist mit schmerzhafter und mechanisch eingeschränkter Mundöffnung einhergeht. Therapie ist meist eine operative Reposition durch Hakenzug.

Jod *n*: engl. *iodine*; syn. Iod; Abk. J. Halogen, das zu den essenziellen Spurenelementen* gehört und zur Synthese der Schilddrüsenhormone* benötigt wird. Ein Mangel führt zum Jodmangelstruma*. Elementares Jod wirkt bakterizid und fungizid. Povidon-Jod wird als Antiseptikum und die Radionuklide Iod-123 in der Schilddrüsenszintigrafie* und Iod-131 zur Radiojodtherapie* eingesetzt.

Biochemie und Physiologie: Eigenschaften:
- bei Raumtemperatur fest
- schlecht wasserlöslich, aber gut löslich in Ethanol und anderen organischen Lösungs-Mitteln sowie als wässrige Kaliumjodid*-Lösung
- Schmelzpunkt 113,70 °C
- Siedepunkt 184,2 °C unter Bildung violetter Dämpfe
- einziges stabiles Isotop ist Iod-127 (natürlich vorkommende Reinform)
- instabile Isotope mit mehr als einen Tag HWZ sind Iod-124, Iod-125, Iod-126, Iod-126, Iod-129 und Iod-131.

Vorkommen:
- in sehr geringen Mengen im Erdboden enthalten, als lösliche Verbindungen im Grund- und Meerwasser
- in Meeresalgen und Meer-Tang als organische Verbindungen
- im Organismus in der Schilddrüse als organisch gebundene Speicherform.

Physiologie:
- essenzielles Spurenelement für die Synthese der Schilddrüsenhormone Thyroxin*, Triiodthyronin* und Diiodtyrosin
- Zufuhr über die Nahrung durch Seefisch und Jodsalz (mit Iodaten angereichertes Speisesalz).

Klinische Bedeutung:
- Jodmangel führt zum euthyreoten Jodmangelstruma und später auch zur Hypothyreose*
- Kaliumjodid* als Prophylaxe und Therapie der Struma*
- Povidon-Jod als Antiseptikum und Desinfektionsmittel* mit bakterizider, fungizider und viruzider Wirkung (früherer Einsatz von Jod-Tinktur und Iodiform heute obsolet)
- Nuklearmedizin*: 1. Radionuklide Iod-123 (HWZ: ca. 13 h) in der Schilddrüsenszintigrafie 2. Radionuklid Iod-131 in der Radiojodtherapie 3. Radionuklid Iod-125 in der Brachytherapie* des Prostatakarzinoms* 4. Radionuklid Iod-124 in der Positronenemissionstomografie
- jodhaltige Röntgenkontrastmittel.

Jodfehlverwertung *f*: engl. *defective metabolism of iodine*. Angeborene oder erworbene Störung der thyreoidalen Jodverwertung mit Synthese abnormer Schilddrüsenhormone* (z. B. von Mono- und Diiodtyrosin) in der Folge. Eine Jodfehlverwertung kann Ursache einer Hypothyreose* sein.

Jodierung *f*: engl. *iodation*; syn. Iodierung. Zusatz von Jodid oder Jodat zu Lebensmitteln, Speisesalz und Trinkwasser zur Prävention von Jodmangelerkrankungen. Durch den breiten Einsatz von jodiertem Speisesalz bei der Lebensmittelverarbeitung und jodiertem Futter bei Nutztieren ist der Jodgehalt der Nahrung gestiegen. So ist Deutschland aktuell nach WHO-Kriterien kein Jodmangelgebiet mehr. Der Einsatz von Jodsalz ist weiterhin sinnvoll bei erhöhtem Jodbedarf. Eine zusätzliche Jod-Zufuhr mit Tabletten wird insbesondere in Schwangerschaft und Stillzeit empfohlen.

Jodination *f*: syn. Iodination. Der aktive Transport von Jodid durch den basolateral lokalisierten Na^+-J^--Symporter aus dem Blut bzw. Extrazellulärraum in die Schilddrüse* zum Zweck der Anreicherung.

Jodisation *f*: engl. *iodization*; syn. Iodisation. Enzymatisch katalysierte Oxidation (Iodidperoxidase, NADPH-Oxidase) von Jodid zu Jod* in Gegenwart von H_2O_2 in der Schilddrüse*.

Jodmangelstruma *f*: engl. *iodine deficiency goitre*; syn. Iodmangelstruma. Struma* mit euthy-

reoter Stoffwechsellage bei exogenem Jodmangel. Es handelt sich um die häufigste Form der Struma. Der Jodmangel bewirkt eine eingeschränkte Schilddrüsenhormonproduktion. Kompensatorisch wird vermehrt TSH ausgeschüttet, wodurch sich eine Schilddrüsenhyperplasie entwickelt, um die Biosynthese der Schilddrüsenhormone aufrechtzuerhalten. Jodiertes Speisesalz* wirkt prophylaktisch.
Therapie: Jodsubstitution (100–200 µg/Tag).

Jodopsin *n*: engl. *iodopsin*. Rotempfindliches Zapfenpigment in der Retina des Huhns. Ähnliche Pigmente mit max. Absorption bei 420, 530 und 560 nm finden sich auch in der menschlichen Retina. Im Vergleich zu Rhodopsin* haben diese Pigmente geringe Unterschiede in der Primärstruktur des Opsins.

Jodprobe → Schiller-Iodprobe

Johannisbeere, schwarze *f*: syn. Ribes nigrum. Strauch aus der Familie der Stachelbeergewächse (Grossulariaceae), der im europäisch-asiatischen Waldgebiet bis Mandschurei sowie dem Himalaja vorkommt und in Mitteleuropa kultiviert wird. Die Schwarze Johannisbeere wirkt diuretisch (aquaretisch) und schwach saliuretisch.
Verwendung: Zerkleinerte Teedroge als Teeaufguss:
– medizinisch innerlich unterstützend bei rheumatischen Beschwerden (European Scientific Cooperative on Phytotherapy)
– traditionell innerlich zur Linderung von Gelenkrheumatismus und zur Erhöhung der Harnmenge im Rahmen einer Durchspülungstherapie bei geringfügigen Beschwerden der ableitenden Harnwege (Herbal Medicinal Products Committee)
– volkstümlich u. a. präventiv bei Nierengrieß, Arthritis, Gicht und Diarrhö.

Johannisbrotbaum *m*: syn. Ceratonia siliqua. 6–10 m hoher, walnussähnlicher Baum aus der Familie der Schmetterlingsblütler (Fabaceae), der in Mittelmeerländern vorkommt und in tropischen sowie subtropischen Ländern kultiviert wird. Für Arzneimittelzubereitungen wird das antidiarrhoisch wirkende Johannisbrot (Ceratoniae fructus) und Johannisbrotkernmehl verwendet.

Johanson-Blizzard-Syndrom *n*: Seltene autosomal-rezessiv erbliche Erkrankung mit exokriner Pankreasinsuffizienz* und charakteristischen angeborenen Anomalien. Die typische Symptomkonstellation und ggf. UBR1-Sequenzierung sichern die Diagnose. Die Therapie ist symptomatisch.

Johansson-Klassifikation → Fraktur, periprothetische

Joining: Einstimmung oder Einfühlung des Therapeuten auf die Lebenswelt des Patienten und dessen Familie im Rahmen der Familientherapie*.

Jones-Krankheit → Cherubismus
Joseph-Krankheit → Ataxie, spinozerebellare
J-Pouch → Pouch
J-Rezeptoren: Abk. für juxtakapilläre Rezeptoren → Sensoren, juxtakapilläre
J-Sensoren: Abk. für juxtakapilläre Sensoren → Sensoren, juxtakapilläre
Juckreiz → Pruritus
Jürgens-Syndrom → Von-Willebrand-Jürgens-Syndrom

Jugendarbeitsschutz *m*: engl. *youth work protection*. Alle Maßnahmen zum Schutz von Beschäftigten im Alter vom 15. bis zum 18. Geburtstag, unter Berücksichtigung des körperlichen und geistigen Entwicklungsstandes dieser Personengruppe. Rechtliche Grundlage ist das Jugendarbeitsschutzgesetz. Jugendarbeitsschutz umfasst beispielsweise Regelungen zu Arbeitszeiten, Erholungsurlaub und Vorsorgeuntersuchungen.

Jugenddelinquenz *f*: syn. Jugendlichendelinquenz. Begriff mit mehreren Bedeutungen: 1. Kriminelle Handlungen, die nach dem Jugendstrafrecht verfolgt werden, und 2. Verhaltensweisen, die zu Interventionen unterschiedlicher Kontrollinstanzen führen. Neben Straftaten sind es z. B. das Schulschwänzen sowie strafbare Handlungen strafunmündiger Kinder (unter 14 Jahren).
Beispiele:
– die häufigsten adoleszenztypischen Delikte: 1. Diebstahl 2. Körperverletzung 3. Sachbeschädigung 4. Verstoß gegen das Betäubungsmittelgesetz 5. Erschleichen von Leistungen (Schwarzfahren) 6. Führen eines Kraftfahrzeugs ohne Fahrerlaubnis
– daneben bei psychiatrisch zu begutachtenden Tätern: 1. Sexualdelikte 2. Brandstiftung.
Häufigkeit: Von der Straffälligkeit sind insbesondere Menschen zwischen 16 und 24 Jahren betroffen. 2019 waren 21,2 % der Tatverdächtigen in Deutschland unter 21 Jahren, 12,4 % waren unter 18 Jahren. Ca. 3/4 der jugendlichen Täter sind männlich.
Psychiatrische Diagnosen: Die Jugenddelinquenz ist in einem hohen Maße mit Störungen* des Sozialverhaltens assoziiert. Viele der Delikte, vor allem Gewalttaten, werden unter Alkohol- und Drogeneinfluss begangen.
Prognose:
– Die Jugenddelinquenz hat insgesamt eine gute Prognose. Bei den meistens Jugendlichen verschwinden die sanktionierten Verhaltensweisen auch ohne Interventionen (reine Jugendkriminalität). Diese Menschen weisen in der Regel die folgenden Merkmale auf: 1. Beginn des delinquenten Verhaltens im späteren Jugendalter 2. kein antisoziales und aggressives Verhalten in der Kindheit 3. Intelligenz und Lesekompetenz nicht beeinträchtigt 4. keine Pathologien der Persönlichkeit 5. ausschließlich nicht gewalttätige Delikte in der Vergangenheit, bei Mitwirkung in einer Gruppe von kriminellen Gleichaltrigen.
– Eine kleinere Gruppe an delinquenten Jugendlichen zeigt ein kriminelles Verhalten bis ins Erwachsenenalter. Als wesentliche Risikofaktoren wurden hierfür die folgenden identifiziert: 1. gestörte motorische, intellektuelle und soziale Entwicklungen sowie Hyperaktivität bereits im Kleinkindalter 2. unterdurchschnittliche Verbalisierungsfähigkeit im Alter von 5 Jahren 3. Beeinträchtigung des Arbeitsgedächtnisses 4. inkonsequenter und zugeich sehr strenger Erziehungsstil 5. Ablehnung seitens der Eltern sowie der Gleichaltrigen 6. Straffauffälligkeit der Eltern 7. junges Alter und Armut der Mutter bei der Geburt.
– Delinquenz erst ab dem Erwachsenalter ist sehr selten, sie beginnt zumeist bereits in der Kindheit oder im Jugendalter. Die Legalprognose einer dissozialen Symptomatik ist umso schlechter, je früher sie auftritt; die Hälfte der sog. „early starters" (Krankheitsbeginn vor dem 10. Lebensjahr) kommt später mit einem Strafgericht in Berührung.

Jugendpsychiatrie → Kinder- und Jugendpsychiatrie
Jugendpsychologie → Kinder- und Jugendpsychologie
Jugendpsychotherapie → Kinder- und Jugendpsychotherapie

Jugularis-Interna-Kette *f*: syn. Nodi lymphoidei jugulares interni. Entlang der V. jugularis interna aufgereihte Lymphknoten*, die zu den Nodi lymphoidei cervicales profundi gehören. Als Hauptabfluss der Lymphe* von Kopf und Hals erhalten sie zahlreiche Zuflüsse aus kranial gelegenen, vorgeschalteten Lymphknoten. Anschließend fließt die Lymphe über den Truncus lymphoideus jugularis ab.

Jugularispunktion *f*: engl. *jugular puncture*. Perkutane Punktion der V. jugularis interna oder V. jugularis externa zur Schaffung eines zentralvenösen Zugangs. Siehe Abb. 1.
Vorgehen: Punktion der Vena jugularis interna (wegen anatomischem Verlauf bevorzugt rechtsseitig) unter aseptischen Bedingungen, klinisch auch ultraschallkontrolliert möglich, z. B. über hohen transmuskulären Zugang zur ZVK-Anlage:
– Vorbereitung, z. B.: 1. Mund-Nasen-Schutz, sterile Handschuhe, steriler Kittel für Punktierenden sowie (bei klinischer Jugularispunktion) Kopfbedeckung (OP-Haube) 2. Überprü-

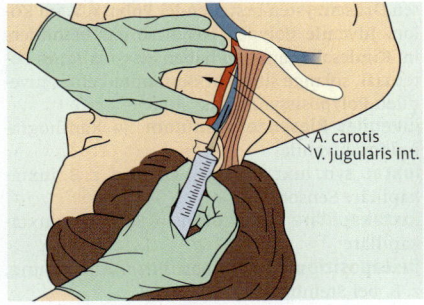

Jugularispunktion Abb. 1: Durchführung.

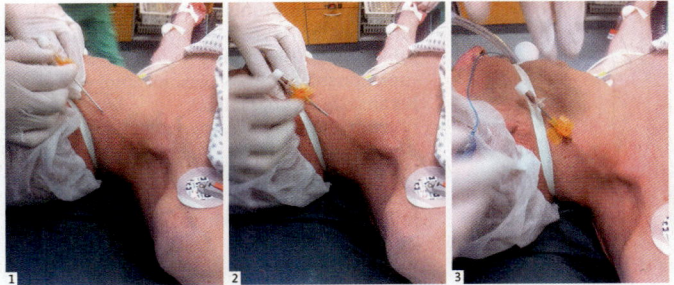

Jugularispunktion Abb. 3: Punktion der Vena jugularis externa; 1: kurz vor, 2: während und 3: nach erfolgter Punktion der V. jugularis externa. [113]

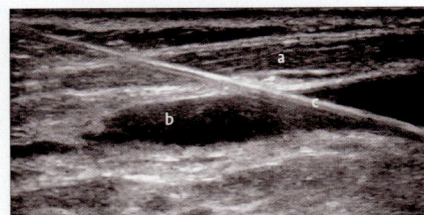

Jugularispunktion Abb. 2: Sonografische Darstellung der Punktion der Vena jugularis interna; a: Musculus sternocleidomastoideus, b: Vena jugularis interna; c: Punktionskanüle (in plane). [113]

fung der vorbereiteten (sterilen) Arbeitsmaterialien (im Rahmen klinischer Jugularispunktion auf sterilem Tisch): **I.** Lokalanästhetikum, isotone Kochsalzlösung, Punktionskanüle für orientierende Vorpunktion **II.** ZVK-Set mit Katheter (mit isotoner Kochsalzlösung durchgespült und gefüllt), Seldinger-Draht, Punktionskanüle, Injektionsspritze, ggf. Skalpell, Dilatator **III.** Nahtmaterial, Dreiwegehahn, Stopfen, Kompressen **IV.** ggf. steriler Schallkopfbezug für Sonografiesonde
- Patient (unter Monitoring) in Rückenlage, Kopf wenn möglich um ca. 30° nach kontralateral gedreht, da so geringstes Risiko für Überlagerung von V. jugularis interna und A. carotis communis
- (zur besseren Venenfüllung und Luftembolieprävention) nach Möglichkeit Trendelenburg-Lagerung, PEEP (positive endexpiratory pressure) bei Beatmung; cave: nicht bei Hirndrucksteigerung
- großflächige Hautdesinfektion (ggf. nach Rasur) und sterile Abdeckung
- ggf. Lokalanästhesie (Oberflächenanästhesie, Infiltrationsanästhesie)
- anatomische Orientierung und Punktion möglichst unter sonografischer Kontrolle (siehe Abb. 2; Linearschallkopf; siehe auch Neurosonografie), sonst alternativ: ggf. orientierende Vorpunktion (mit isotoner Kochsalzlösung gefüllte Spritze und dünne Punktionskanüle) vor eigentlicher Punktion: **1.** Palpation der A. carotis auf Höhe des Schildknorpels **2.** Punktion (unter leichter Hautspannung im zu punktierenden Bereich durch nicht punktierende Hand: Zeigefinger nach oben und Daumen nach unten) mit Punktionskanüle (ca. 30° zur Haut transmuskulär) mit aufgesetzter, gefüllter Spritze unter steter Aspiration ca. 1 cm lateral der Arterie **3.** Vorschieben der Kanüle parallel zur Arterie in laterokaudale Richtung (Zielpunkt: medialer Ansatz des lateralen Bauches des Musculus* sternocleidomastoideus)
- nach erfolgreicher Punktion (sonografisches Bild, Aspiration venösen Bluts) Diskonnektion der Spritze und Einführung des Seldinger-Drahts über die liegende Punktionskanüle (sonografische Lagekontrolle des Drahts)
- anschließend Entfernung der Punktionskanüle über den liegenden Draht
- Dilatation der Punktionsstelle (ggf. nach Stichinzision) und Katheter-Einführung über den liegenden Draht (Katheterisierung der V. jugularis interna in Seldinger*-Methode) unter Katheterlagekontrolle durch intrakardiale EKG-Ableitung (ZVK)
- nach erfolgreicher Katheterisierung funktionelle Prüfung der Katheterlumina und Konnektion entsprechend Indikation zur Katheteranlage (Dreiwegehahn, Stopfen, Infusion, Druckmessung)
- Dokumentation der eingeführten Katheterlänge (cm Hautniveau), Katheterfixierung durch Annaht, Verband
- Röntgen-Thorax-Aufnahme.

Vorgehen einer Punktion der V. jugularis externa (zur ZVK-Anlage):
- Kopf des Patienten häufig leicht zur Gegenseite gedreht
- zur besseren Venenfüllung und Luftembolie-Prävention Patienten Luft anhalten oder pressen lassen bzw. bei beatmetem Patienten adäquat hoher PEEP
- Punktion der dadurch gut sichtbaren Vena jugularis externa (Venenfüllung bei erhöhtem intrathorakalen Druck) wie periphere Vene (siehe Abb. 3).

Indikationen: Zentralvenöse Katheteranlage:
- ZVK
- Pulmonaliskatheter*
- Shaldon*-Katheter
- ggf. Venenverweilkanüle (V. jugularis externa) bei i. v. Zugang insbesondere bei Reanimation*.

Jugularvenenpuls → Venenpuls

Jugularvenenthrombose *f*: engl. *jugular vein thrombosis*; syn. Jugularisthrombose. Kompletter oder partieller Verschluss der V. jugularis externa oder interna durch einen intravasal gebildeten Thrombus*. Ursachen sind vor allem zentrale Venenkatheter (ZVK), aber auch fortgeleitete HNO-Infektionen (z. B. Mastoiditis*) sowie hormonell oder paraneoplastisch bedingte Veränderungen der Koagulabilität. Therapiert wird mit Antikoagulanzien und ggf. Antibiotika*.

Juhel-Renoy-Syndrom → Nierenrindennekrose

Jumper's Knee → Patellaspitzensyndrom

Jumpgraft *n*: Sequentieller Bypass*, der u. a. in der Herzchirurgie und der Neurochirurgie Anwendung findet.

Anwendung:
- angiologisch: z. B.: **1.** femorokrural zur Revaskularisation des Unterschenkels bei langstreckigem oder Mehretagenverschluss der Beinarterien (siehe Abb.) **2.** kardial zur Überbrückung von Koronarstenosen* (aortokoronarer Bypass*)
- neurochirurgisch: Fazialisrekonstruktion über eine Hypoglossus-Fazialis-Anastomose, z. B. bei peripherer Fazialisparese nach Operation eines Vestibularisschwannoms.

Junctura synovialis → Gelenk

Juniperus communis

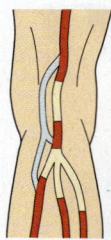

Jumpgraft: Überbrückung eines Mehretagenverschlusses der Beinarterien. [31]

Juniperus communis → Wacholder
junktionaler Nävus → Nävus, melanozytärer
junktionaler Rhythmus → AV-Rhythmus
Junktionsnävus → Nävus, melanozytärer
juvans: Helfend, heilend.
juvenil: engl. *juvenile*. Jugendlich, z. B. juvenile Blutung*.
juvenile Makuladegeneration → Stargardt-Krankheit
juvenile Psoriasis-Arthritis → Arthritis, juvenile idiopathische
Juveniler Polyp *m*: Nicht-neoplastischer, zumeist aus Lamina propria mucosae und dilatierten Drüsenzysten bestehender Polyp v. a. im Kolon. Juvenile Polypen treten solitär besonders im Kindesalter auf und haben kein malignes Potenzial, solange sie nicht Bestandteil eines juvenilen Polyposissyndroms* sind.
juveniles Riesenzellgranulom → Xanthogranulom, juveniles
juxta: syn. iuxta. Neben, daneben, z. B. juxtakapilläre Sensoren*.
juxtakapilläre Rezeptoren → Sensoren, juxtakapilläre
Juxtaposition *f*: engl. *apposition*. Anlagerung, z. B. bei Steinbildung.

K

K: Abk. für → Kelvin
K: Abk. für → Lysin
Kachektin → Tumor-Nekrose-Faktor
Kachexie *f*: engl. *cachexia*. Schwere Form der Abmagerung* mit generalisierter Muskelatrophie* und Abbau der Speicherfett-Depots. Kachexie wird verursacht durch eine mangelnde Nährstoffzufuhr, Malassimilationssyndrome* und Eiweißverlustsyndrome sowie einen gesteigerten Katabolismus*. Therapiert wird die auslösende Erkrankung sowie symptomatisch mit adäquater Nährstoffzufuhr. Kachexie ist – beispielsweise bei Tumorpatienten – mit erhöhter Sterblichkeit assoziiert.
Diagnosekriterien: Gemäß der Leitlininie der Deutschen Gesellschaft für Ernährungsmedizin:
– Gewichtsverlust von ≥ 5 % in ≤ 12 Monaten bei Vorliegen einer Erkrankung, wenn zusätzlich mindestens drei der nachfolgenden Kriterien erfüllt sind: **1.** verringerte Muskelkraft **2.** Erschöpfung (Fatigue) **3.** Anorexie* **4.** niedriger Fettfreie-Masse-Index (fettfreie Masse in kg/Körpergröße^2 in m^2) **5.** abnormale Biochemie: **I.** erhöhtes CRP **II.** Anämie* **III.** niedriges Serumalbumin
– falls der Gewichtsverlust nicht bestimmbar ist, ist ein BMI < 20 für die Diagnose ausreichend.
Klinik:
– Abbau von Speicherfett, Baufett und Muskulatur
– Umbau des Knochenmarks zu Gallertmark mit entsprechender Funktionseinbuße
– Organatrophie
– Wundheilungsstörung
– Infektanfälligkeit
– Übelkeit und Erbrechen
– Appetitlosigkeit und Geschmacksstörung
– Lethargie und Erschöpfung
– Depressionsneigung.

Therapie:
– soweit möglich Behandlung der Grunderkrankung
– bilanzierte Zufuhr der benötigten Makro- und Mikronährstoffe, wenn nötig über Sonde oder parenteral
– medikamentöse Therapie zur Appetitsteigerung, z. B. mit pflanzlichen Präparaten (Wermut, Schafgarbe, Enzian), Prokinetika (Metoclopramid, Domperidon), Mirtazapin und Dronabinol
– supportive Maßnahmen: Physiotherapie zur Mobilitätsförderung, Psychotherapie bei Depression, Förderung von Sozialkontakten und Mahlzeiten in Gesellschaft.

Kälteagglutinine *n pl*: engl. *cold agglutinins*; syn. Kältehämagglutinine. Autoantikörper* der Klasse IgM, die bei kühleren Temperaturen (unter 15 °C, abhängig von der Temperaturamplitude bei hochtitrigen Kälteantikörpern auch bei 37 °C) eine Agglutination* der Erythrozyten* und über eine Aktivierung des Komplementsystems eine Hämolyse* verursachen.
Physiologie: Kälteagglutinine mit niedrigem Titer (Grenzwert 1 : 16) treten bei vielen Menschen spontan/natürlich auf. Das Reaktionsoptimum liegt bei 0-4 °C, die Reaktionsstärke nimmt bei steigender Temperatur rasch ab. Bei pathologischen Kälteagglutininen steigt der Titer deutlich an und die Reaktionsfähigkeit steigt bis auf 37 °C (erweiterte Temperaturamplitude). Bei normalen Temperaturen weisen Kälteagglutinine keine pathologische Wirkung auf. Eine Agglutination der Erythrozyten beginnt bei ca. 15 °C und erreicht bei 4 °C ihr Optimum. Kälteagglutinine sind nicht mit Kryoglobulinen* zu verwechseln.
Indikationen zur Laborwertbestimmung:
– Differenzialdiagnose hämolytische Anämie*
– Verdacht auf autoimmunhämolytische Anämie (AIHA) vom Kältetyp
– Ausschluss hämolytischer Transfusionsreaktionen (vgl. Bluttransfusion*).
Bewertung: Niedrige Titer < 1 : 16 sind bei den meisten Menschen vorhanden, ohne Symptome zu verursachen. Erhöhte Titer bei:
– monoklonalen Kälteagglutininen: **1.** Makroglobulinämie* (Morbus Waldenström) **2.** Myelom (z. B. Plasmozytom*) **3.** chronisch-lymphatische Leukämie **4.** Kälteagglutininkrankheit
– polyklonalen Kälteagglutininen: **1.** postinfektiös (klassische Mykoplasma pneumoniae) **2.** pneumotrope Viren, EBV, CMV, Röteln.
Kälteagglutinine können eine extrem erhöhte BSG verursachen.

Kälteagglutininkrankheit *f*: engl. *cold agglutinin disease*. Seltene, durch Kältehämagglutinine hervorgerufene autoimmunologisch bedingte hämolytische Anämie*. Wegen der Verstärkung der Hämolyse und des möglichen Auftretens von Komplikationen (v. a. Gangrän der Akren) ist Kälteexposition unbedingt zu vermeiden. Vor einer Transfusion müssen Blutprodukte auf 37 °C erwärmt werden. Abzugrenzen ist die Kryoglobulinämie*.
Klinik:
– Blässe und Zyanose (evtl. Nekrose) der Akren insbesondere bei niedriger Umgebungstemperatur
– kälteinduzierte Hämoglobinurie*
– evtl. leichter Ikterus* und Hepatosplenomegalie*
– Erhöhung der Retikulozyten* im Blut und gesteigerte Erythrozytopoese* im Knochenmark als Zeichen der meist nur geringen, in der kalten Jahreszeit oft stärker ausgeprägten, normochromen Anämie.

Kälteangiitis *f*: engl. *cold induced angiitis*. Obliterierende Angiitis v. a. an Haut- und peripheren (akralen) Gefäßen, verursacht durch lokale Gefäßwandschäden infolge Kältetraumas (ab

Erfrierung* 2. Grades). Mögliche Folgen sind umschriebene Nekrosezonen bis zum Verlust des betroffenen Extremitätenabschnitts.

Kälteantikörper → Kälteagglutinine
Kälteantikörper → Kältehämolysine
Kältebakterien → Psychrobakterien
Kältechirurgie → Kryochirurgie
Kälteglobuline → Kryoglobuline
Kältehämoglobinurie, paroxysmale *f*: engl. *paroxysmal cold hemoglobinuria*; syn. Dressler-Syndrom. Durch biphasische Kältehämolysine* (Donath-Landsteiner-Antikörper) verursachte, nach Kälteexposition auftretende (passagere) Hämolyse* mit Hämoglobinämie* und Hämoglobinurie*, Schüttelfrost, Fieber und diffusen Schmerzen. Sie tritt v. a. während akuter viraler Infektion, z. B. Masern oder Mumps, auf. Die Diagnose erfolgt durch Antikörpernachweis und Ehrlich-Fingerversuch.
Kältehämolysine *n pl*: engl. *cold hemolysins*. Hämolysierende Kälteantikörper (vorwiegend des Typs IgM). Unterschieden werden monothermische Kälteantikörper mit Antikörperbindung sowie komplementabhängiger Hämolyse* in der Kälte und biphasische Kälteantikörper (Donath-Landsteiner-Antikörper).
Kältekissen *n*: Gelgefülltes Kühlelement mit Kunststoffhülle zur lokalen Kälteanwendung. Mehrfach verwendbare Kältekissen werden im Kühlschrank oder Eisfach aufbewahrt. Bei Einmalprodukten zerreißt durch Zusammendrücken eine trennende Membran zwischen den Ammoniumnitrat-Kristallen und Wasser. Durch die endotherme Reaktion entsteht die erwünschte Kälte.
Kälteschaden *m*: engl. *cold injury*. Durch Einwirken von Kälte hervorgerufene Schädigung oder Störung.
Formen:
- Kälteschaden bei allgemeiner Unterkühlung: Hypothermie*, im weiteren Sinne auch Erkältungskrankheit
- durch Kälteexposition Auslösung bestimmter Erkrankungen mit individueller Disposition, z. B. Kälteagglutininkrankheit*, paroxysmale Kältehämoglobinurie*
- lokaler Kälteschaden: 1. Erfrierung* 2. Frostbeulen (Pernio).

Kältetherapie → Kryotherapie
Kälteurtikaria *f*: engl. *cold urticaria*; syn. Urticaria e frigore. Häufige induzierbare Urtikaria* besonders im jungen Erwachsenen-, auch Kindesalter, mit im Detail ungeklärter Mastzellaktivierung innerhalb von Minuten nach Kontakt zu kaltem Wasser, Gegenständen, Speisen, Getränken oder Luft, die zu Quaddeln und Angioödem*, selten auch Allgemeinsymptomen bis hin zur Anaphylaxie führt.
Klinik: Urticae und Angioödeme sind meist auf das Kontaktareal beschränkt (Kältekontakturtikaria) oder treten seltener auch als Fernreaktion (Kältereflexurtikaria) auf. Bei Exposition großer Körperareale sind Allgemeinsymptome (Abgeschlagenheit, Kopfschmerzen, Luftnot, Tachykardie) bis hin zum lebensbedrohlichen Schock möglich (z. B. Sprung ins kalte Wasser).
Therapie:
- Die Toleranzinduktion ist nicht ungefährlich und meist nicht dauerhaft praktikabel.
- Die Behandlung erfolgt grundsätzlich wie bei chronischer spontaner Urtikaria mit H1-Antihistaminika in adäquater Dosierung.
- Behandlungserfolge mit hochdosierter und längerfristiger Gabe von Penicillin oder Tetracyclinen sind beschrieben, ebenso wie mit Omalizumab*.
- Bei bedrohlichen Reaktionen sollten Notfallmedikamente einschließlich Adrenalin-Autoinjektor verordnet werden.

Prognose: Die mittlere Dauer liegt bei 5–10 Jahren.
Kälteurtikaria, familiäre *f*: engl. *familial cold urticaria* (Abk. FCU); syn. Kälteallergie. Seltene autoinflammatorische Erkrankung infolge eines Gendefekts im CIAS1-Gen, bei der durch die Einwirkung von Kälte Histamin freigesetzt wird und es zu Hautrötung, Schwellung und Juckreiz kommt.
Kälteverdünnungsmethode → Thermodilution
Känguru-Methode *f*: engl. *kangaroo method*; syn. Kängurupflege. Pflegemaßnahme für das Frühgeborene* oder kranke Neugeborene* zur Förderung der allgemeinen Entwicklung, Eltern-Kind-Beziehung und Verringerung neonataler Komplikationen. Unter Überwachung wird das Kind täglich mehrere Stunden nackt, aber zugedeckt auf die nackte Brust (oder Bauch) von Mutter oder Vater gelegt.
Käseschmiere *f*: engl. *smegma embryonum*; syn. Vernix caseosa. Aus kindlichen Talgdrüsen gebildeter zäher Überzug der Haut des Neugeborenen*. Die Käseschmiere schützt intrauterin vor dem Fruchtwasser und unterstützt den Geburtsvorgang.
kaffeesatzartiges Erbrechen → Hämatemesis
Kaffeestrauch *m*: syn. Coffea. Sträucher aus der Familie der Rötegewächse (Rubiaceae), deren Samen adsorbierend und adstringierend wirken. Gemahlene Kaffeekohle sowie deren Zubereitungen werden medizinisch innerlich verwendet bei unspezifischer, akuter Diarrhö sowie lokal bei leichten Entzündungen der Mund- und Rachenschleimhaut (Kommission E). Siehe Abb.
Kahler-Krankheit → Myelom, multiples
Kahnbauch *m*: engl. *scaphoid abdomen*. Kahnförmige Einziehung der Bauchwand bei (fortgeschrittener) Meningitis*.

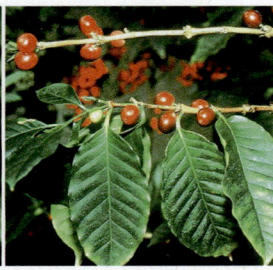

Kaffeestrauch: Blüte und Frucht. [146]

Kahnbein *n*: Deutscher Name sowohl für das Os* scaphoideum der Hand* als auch für das Os* naviculare des Fußes*.
Kahnbein [Fußwurzel] → Os naviculare
Kahnbein [Hand] → Os scaphoideum
Kahnbeinfraktur → Navikularfraktur
Kahnbeinfraktur → Skaphoidfraktur
Kahnthorax *m*: engl. *scaphoid thorax*. Kahnform des Brustkorbs als Entwicklungsanomalie bei Syringomyelie*.
Kaiserschnitt *f*: engl. *cesarean section* (Abk. c-section); syn. Sectio caesarea. Operative Geburt durch Eröffnen der Bauchdecken. Medizinisch ist die primäre Sectio (vor Geburtsbeginn) von der sekundären Sectio (nach Beginn der Geburt) zu unterscheiden. Schnittentbindungen werden z. B. bei fetomaternalem Missverhältnis* oder Fetal* Distress durchgeführt.
Häufigkeit: 2015 betrug die Sectiorate in Krankenhäusern in Deutschland 31,2 %, wobei bis 2011 eine konstante Steigerung zu sehen war (1991: 15,3 %). Seit 2011 ist die Rate etwa konstant. Die WHO hält eine Sectiorate zwischen 10–15 % für medizinisch sinnvoll. Etwa 2 % der Kaiserschnitte in Deutschland finden ohne medizinische Indikation nur auf Wunsch der Mutter statt.
Indikationen: Wichtige, aber nicht immer absolute Indikationen sind:
- primäre Sectio: absolutes Missverhältnis, Plazenta* praevia, Querlage*, Beckenendlage*, Zustand nach Myomenukleation, höhergradige Mehrlinge, Wunsch der Mutter
- sekundäre Sectio: fetale Hypoxie, vorzeitige Plazentalösung, relatives Missverhältnis, Nabelschnurvorfall*, protrahierter Geburtsverlauf, Geburtsstillstand in der Eröffnungsperiode.

Prinzip: Eine Schnittentbindung wird in Allgemeinanästhesie (selten) oder Regionalanästhesie (Spinalanästhesie oder Periduralkatheter) durchgeführt. Nach Hautschnitt im Unterbauch werden die darunterliegenden Schichten weitgehend stumpf gedehnt (sog. „sanfter Kaiserschnitt", Misgav-Ladach-Technik). Der Uterus wird in der Regel quer im unteren Uterinsegment eröffnet, Kind und Plazenta dann durch die Bauchdecken entwickelt. Der Verschluss der Schichten erfolgt anschließend schrittweise.

Komplikationen:
- Neugeborenes: Schnittverletzungen, häufiger postnatale Anpassungsstörungen als nach vaginaler Geburt
- Mutter: Narkosekomplikationen, verstärkte Blutung, Verletzung der Nachbarorgane (Harnblase, Darm, Urether), Infektionen, Narbenbildung, Verwachsungen
- nachfolgende Schwangerschaften: deutlich erhöhtes Risiko für Plazentationsstörungen (Plazenta praevia, Plazenta increta und percreta) sowie für Uterusrupturen*.

Kakogeusie *f*: engl. *cacogeusia*. Subjektiv als übel empfundener Geschmack als Form der Schmeckstörung*.

Kakosmie *f*: engl. *cacosmia*. Form der Riechstörung* mit Täuschung des Riechempfindens, wobei subjektiv alles übel riecht.

Kakostomie → Foetor ex ore

Kala-Azar → Leishmaniasen

Kalendermethode *f*: engl. *calendar based method*; syn. Knaus-Ogino-Methode. Methode der natürlichen Kontrazeption* mit Berechnung der fruchtbaren und unfruchtbaren Tage (periodische Enthaltsamkeit). Die Methode ist bei alleiniger Anwendung unzuverlässig. Siehe Pearl*-Index (Tab. dort).

Prinzip:
- Messung und Aufzeichnung der Aufwachtemperatur der Frau (Basaltemperatur) über 1 Jahr
- die Ovulation* wird dabei für den 15. Tag (Methode nach Knaus) bzw. für den 12.-16. Tag (Methode nach Ogino) vor Beginn der folgenden Menstruation* angenommen
- Berechnung der fruchtbaren Tage nach Marshall: **1.** kürzester Zyklus minus 18: erster fruchtbarer Tag **2.** längster Zyklus minus 10: letzter fruchtbarer Tag.

Kaliektasie *f*: engl. *caliectasy*. Erweiterung eines Nierenkelchs durch Stenose im Kelchhals. Eine Kaliektasie kann beispielsweise auftreten als Folge einer Nierentuberkulose* oder bei Kelchdivertikeln.

Kalium *n*: engl. *potassium*. Häufigstes und wichtigstes Kation* im Intrazellulärraum*, das an der Aufrechterhaltung des osmotischen Drucks und des zellulären Ruhemembranpotenzials* beteiligt ist. An der Regulation des Kaliumspiegels ist die Niere* zentral beteiligt. Rasche Veränderungen des Spiegels führen vorrangig zu kardialen Beschwerden.

Grundlagen: Biochemie:
- Die Kaliumkonzentration wird durch die Natrium*-Kalium-ATPase, durch Kortikoide*, Katecholamine* und Insulin* beeinflusst.
- Es reguliert die neuromuskuläre Erregbarkeit und die Muskelkontraktion*.
- Es ist beteiligt an Säure-Basen-Gleichgewicht, Proteinsynthese und Kohlenhydratverwertung.
- Es ist Bestandteil der Verdauungssäfte.
- Es ist Aktivator einiger Enzyme* (z. B. Oxidasen*, Pyruvatkinase*, glykolytische Enzyme).

Physiologie:
- Veränderungen des Kaliumspiegels sind grundsätzlich Folge einer Verteilungsstörung von Kalium zwischen IZR und EZR.
- Kaliumaufnahme im Dünndarm* ist von der Ernährung abhängig.
- Kaliumausscheidung wird durch Sekretion in den distalen Tubuli und den Sammelrohren gesteuert.
- Bei Volumenzunahme erfolgt über eine erhöhte GFR auch eine erhöhte Ausscheidung von Kalium.
- Bei Volumenabnahme erfolgt über eine verminderte GFR eine verminderte Ausscheidung von Kalium.
- Azidose* bewirkt Hyperkaliämie*.
- Alkalose* bewirkt Hypokaliämie*.
- Kortikoide erhöhen die Kalium-Sekretion über die Niere.

Vorkommen in Nahrungsmitteln: In tierischen und pflanzlichen Lebensmitteln. Besonders kaliumreiche Nahrungsmittel sind Bananen, Kartoffeln, Gemüse (z. B. Spinat, Kohl) und Hülsenfrüchte.

Bedarf für Erwachsene (D-A-CH 2008):
- geschätzter täglicher Mindestbedarf ca. 2 g
- eine Zufuhr von 2–4 g am Tag gilt als ausreichend.

Klinische Bedeutung: Mangelerscheinungen:
- Muskelschwäche bis hin zur Muskellähmung
- Störungen der Herztätigkeit (Herzrhythmusstörungen* bis Kammerflimmern*)
- nichtrespiratorische Alkalose* z. B. durch unzureichende Zufuhr (einseitige Ernährung, Unterernährung) oder ungenügende Absorption (gestörte Kaliumrückresorption bei einigen Nierenerkrankungen).

Intoxikation: Durch übermäßige Zufuhr bzw. chronische Niereninsuffizienz* kann es zu Muskel-, Nerven- und Herz-Kreislauf-Störungen, Ohrensausen, Taubheit, Verwirrtheit und Halluzinationen kommen.

Arzneimittel: Zur Therapie oder Prävention von Hypokaliämien* (z. B. durch Diuretika* oder bei gleichzeitiger Digitalistherapie), bei hypokaliämischen neuromuskulären Störungen oder Herzrhythmusstörungen.

Referenzbereiche: Erwachsene:
- Plasma*: 3,5–4,6 mmol/l
- Serum* 3,7–5,1 mmol/l
- 24*-h-Sammelurin: 25–1000 mmol/24 h.

Kinder (Plasma):
- Frühgeburten: 5,5–7,0 mmol/l
- Neugeborenes 3,7–5,5 mmol/l
- Tag 1–7: 3,2–5,5 mmol/l
- Tag 8–31: 3,4–6,0 mmol/l
- Monat 1–6: 3,5–5,6 mmol/l
- Monat 6–12: 3,5–6,1 mmol/l
- über 1 Jahr: 3,3–4,6 mmol/l.

Indikation zur Laborwertbestimmung:
- Beurteilung des Elektrolytstatus bei allen akuten Erkrankungen (Standardlabor)
- Verdacht auf Hypokaliämie oder Hyperkaliämie
- bei Therapien, die einen Einfluss auf den Kaliumspiegel haben (beispielsweise Insulin*, Diuretika* oder Laxantien).

Material und Präanalytik: Serum oder Plasma.

Bewertung:
- Kalium im Plasma < 3,0 mmol/l: Hypokaliämie (Details siehe dort)
- Kalium im Plasma > 5,0 mmol/l: Hyperkaliämie (Details siehe dort).

Praxishinweise:
- Stauzeit von 1 Minute nicht überschreiten (ansonsten Austritt von Kalium aus den Zellen durch Laktatazidose*)
- alle Störungen der Probe (Schütteln, Abkühlen der Probe, Verwirbelungen im Injektionskanal) führen zu falsch-erhöhten Ergebnissen, beispielsweise durch Hämolyse*
- fehlerhafte Bestimmung bei Verwendung kaliumhaltiger Antikoagulanzien
- zirkadiane Rhythmik mit Schwankungen um bis zu 0,5 mmol/l: **1.** Minimum um Mitternacht **2.** Maximum um 2–4 Uhr **3.** Peak am Nachmittag
- postprandial* geringere Konzentrationen aufgrund von Lipidämie und Insulinaktivität
- die quantitative Bestimmung erfolgt mittels Flammenemissionsfotometrie* oder ionenselektiver Elektroden.

Kaliumchlorid *n*: Kaliumsalz der Salzsäure. Kaliumchlorid wird zur Prophylaxe und Therapie von Kalium*-Mangelzuständen eingesetzt, beispielsweise bei Erbrechen, Diarrhö* und Kalium-Verlusten durch Diuretika*-Anwendung. Kaliumchlorid ist außerdem Bestandteil zahlreicher Medizinprodukte* wie Infusionslösungen und Spüllösungen.

Kaliumjodid *n*: Kaliumsalz der Jodwasserstoffsäure. Kaliumjodid wird eingesetzt zur Prophylaxe und Therapie der Struma*. Hierfür es auch als Kombinationspräparat mit Levothyroxin erhältlich. Kaliumjodid ist weiterhin Bestandteil von Infusionslösungen und Nah-

Kaliumkanal

rungsergänzungsmitteln zur Spurenelement*-Supplementierung sowie von Augentropfen*. Homöopathisch wird Kaliumjodid bei Rhinitis*, Laryngopharyngitis und Weichteilrheumatismus* verordnet.

Indikationen: Oral:
- Prophylaxe eines Jodmangels, z. B.: **1.** Prophylaxe der endemischen Struma **2.** Rezidivprophylaxe nach medikamentöser oder operativer Therapie einer endemischen Struma und nach Resektion einer Jodmangelstruma*
- Behandlung der diffusen euthyreoten Struma* bei Neugeborenen, Kindern, Jugendlichen und jüngeren Erwachsenen
- präoperativ bei Hyperthyreose* zur Schilddrüsenblockade* (sog. Plummerung)
- zur Hochdosis-Therapie (65 mg) bei schweren Kernkraftwerks-Unfällen zur Jodblockade der Schilddrüse (Vorbeugung der Einlagerung von radioaktivem Jod, z. B. Jod-131, in die Schilddrüse)
- in der Homöopathie*: z. B. bei Rhinitis, Laryngopharyngitis, Weichteilrheumatismus (auch als Schüssler-Salz Nr. 15).

Topisch am Auge:
- zur Befeuchtung der Augenoberfläche
- Prophylaxe bei Trübungen im Bereich der Linse und des Glaskörpers.

Parenteral: zur Spurenelement-Supplementierung im Rahmen der parenteralen Ernährung*.

Kaliumkanal *m*: engl. *potassium channel*. Für Kalium mehr oder weniger selektiv permeabler Ionenkanal*. Der Transport der K⁺-Ionen durch den Kanal geschieht passiv durch Diffusion. Kaliumkanäle sind in fast allen Zelltypen des menschlichen Körpers zu finden und haben u. a. klinische Bedeutung als Ansatzpunkt verschiedener Pharmaka.

Kaliumkanalöffner *m*: engl. *potassium channel opener*. Substanzen, die über eine Eröffnung des ATP-abhängigen Kaliumkanals* den Ca²⁺-Einstrom und damit den Tonus v. a. der glatten Arteriolenmuskulatur vermindern. Wichtige Vertreter sind Diazoxid (eingesetzt bei Hypoglykämien*) und Minoxidil* (eingesetzt bei Bluthochdruck und Haarausfall). Flupirtin ist ein selektiver neuronaler Kaliumkanalöffner und dient als Analgetikum.

Kaliummangel → Hypokaliämie

Kaliummangelsyndrom → Hypokaliämie

Kaliumpermanganat *n*: Übermangansaures Kalium*, das aufgrund seiner oxidierenden Wirkung desinfizierende, desodorierende und adstringierende Eigenschaften besitzt. Kaliumpermanganat wurde als Antiseptikum in Mundspülungen* und Wundbehandlungsmitteln eingesetzt. Heute wird es nur noch selten verwendet. In der Homöopathie wird es beispielsweise bei Anämie* und Tonsillitis* verordnet (Positivmonografie Kommission D).

Indikationen:
- medizinisch in 0,05–0,1%iger Lösung: **1.** Desodorans **2.** Spülungen von Wunden, Geschwüren und Abszessen **3.** Desinfektion des Mund- und Rachenraums **4.** akute Dermatosen*, insbesondere bei Sekundärinfektionen, auch bei Mykosen* **5.** obsolet als Antidot bei Intoxikationen mit Morphin*, Phosphor*, Kaliumcyanid und bei Schlangenbissen
- in der Komplementärmedizin: **1.** Anämie **2.** Tonsillitis
- technisch: **1.** zur Trinkwasserdesinfektion **2.** in der Manganometrie.

Kalium-Substitution *f*: Ausgleich einer Hypokaliämie* durch Kaliumzufuhr. Eine Hypokaliämie ist definiert als ein Serum-Kaliumwert < 3,6 mmol/l. Je nach Ausprägung drohen Adynamie*, Lähmungserscheinungen, Verstopfung bis hin zum paralytischen Ileus*, Reflexabschwächung und Herzrhythmusstörungen bzw. EKG-Veränderungen.

Prozedere: Je nach Schwere des Kaliummangels erfolgt eine Kaliumzufuhr über
- kaliumreiche Lebensmittel: **1.** Bananen **2.** Orangen **3.** Spinat
- Kalium(brause)tabletten
- intravenös.

Kalkaneus *m*: syn. Calcaneus. Größter Fußwurzelknochen, der über drei kraniale Gelenkflächen mit dem Talus und über eine ventrale Gelenkfacette mit dem Os cuboideum in Verbindung steht. Den dorsalen Fersenhöcker bildet das Tuber* calcanei, die Insertionsstelle der Achillessehne*. Siehe Abb.

Kalkaneusfraktur *f*: engl. *calcaneal fracture*; syn. Fersenbeinfraktur. Fraktur des Kalkaneus.

Ursachen:
- Unfall oder Sturz aus großer Höhe: axialer Stauchungsbruch, meist Stück- oder Trümmerfraktur
- knöcherne Abrissfraktur des Achillessehnenansatzes vom Tuber ossis calcanei, sog. Entenschnabelbruch (siehe Abb. 1), durch indirekte Gewalteinwirkung.

Einteilung: Unterscheidung nach Essex-Loprestil:
- Fraktur ohne Gelenkbeteiligung
- Fraktur mit Gelenkbeteiligung: **1.** tongue type: Horizontalfraktur des Kalkaneus **2.** joint depression type: Depression und Zerstörung der subtalaren Gelenkfläche.

Die Unterscheidung nach Sanders basiert auf Lage und Anzahl der Frakturlinien unter Berücksichtigung der Beteiligung der posterioren Facette der Articulatio subtalaris und wird mittels axialen CT-Schichten beurteilt:
- Typ I: nichtdislozierte Fraktur
- Typ II: eine Frakturlinie der posterioren Facette
- Typ III: 2 Frakturlinien der posterioren Facette
- Typ IV: 3 Frakturlinien oder Trümmerfraktur der posterioren Facette.

Diagnostik:
- Röntgen: abgeflachter oder negativer Tubergelenkwinkel* nach Böhler
- veränderter Gissanne-Winkel
- Broden-Aufnahme (Ausschluss einer Beteiligung der subtalaren Gelenkfläche)
- CT (siehe Abb. 2).

Therapie:
- konservativ-funktionell bei nicht dislozierter extraartikulärer Kalkaneusfraktur ohne Rückfußfehlstellung
- ggf. geschlossene Reposition und perkutane Verschraubung

Kalkaneus: Der Kalkaneus aus der Sicht von dorsal und plantar. Der größte Knochen des Fußskeletts hat eine würfelige Grundform, ist an der Bildung des unteren Sprunggelenks beteiligt und dient als Hebelarm für Flexoren des Unterschenkels.

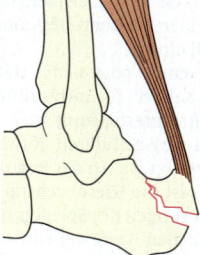

Kalkaneusfraktur Abb. 1: Abrissfraktur des Achillessehnenansatzes (sog. Entenschnabelbruch).

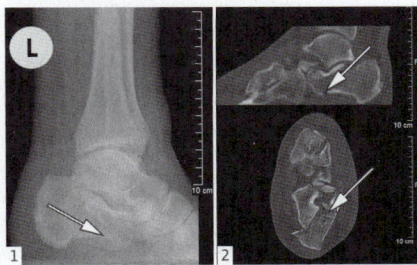

Kalkaneusfraktur Abb. 2: 1: Röntgenaufnahme seitlich; 2: CT sagittal und koronar. [108]

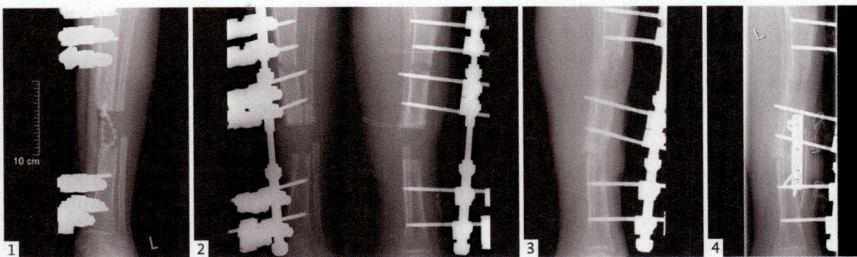

Kallusdistraktion: 1: Fixateur externe an der Tibia nach Resektion und Einlage von Antibiotikaketten; 2 und 3: Start bzw. Ende des Transports eines gesunden Segments von kranial nach kaudal mit Kallusbildung; 4: Abschluss mit Osteosynthese. [108]

- ggf. offene Reposition und Osteosynthese zur Wiederherstellung des Alignments und der Gelenkkongruenz
- primäre talokalkaneare Fusion, d. h. Arthrodese: selten bei ausgedehnter, irreparabler Zerstörung.

Kalkgalle → Porzellangallenblase

Kalkinfarkt *m*: engl. *renal calcium deposits*. Kalkablagerung im Bindegewebe der Nierenpapillen bei einer Hyperkalzurie* oder bei Nephrokalzinose*.

Kalkverätzung am Auge *f*: engl. *lime burn*. Kolliquationsnekrose durch Einwirkung von Calciumoxid in fester oder gelöster Form (Kalkmilch) mit gefährlicher Tiefenwirkung. **Symptomatik**:
- Rötung
- Blasenbildung
- Chemosis
- Nekrose
- weißliche Hornhauttrübung (sog. gekochtes Fischauge)
- Hornhautperforation.

Komplikationen:
- Linsentrübung
- Fehlstellung der Lider durch Verwachsungen der Bindehaut.

Therapie: Gründliches Ausspülen des Auges mit fließendem Wasser oder Pufferlösung.

Kallikrein *n*: syn. Kininogenin. Serinprotease, die zu 65 % an HMW*-Kininogen gebunden ist und daraus biologisch aktive Kinine* freisetzt. Kallikrein ist in Blutplasma, Speicheldrüse, Pankreas (glanduläres Kallikrein), Prostata (z. B. PSA) sowie Harn vorzufinden. Beim Menschen sind 15 Formen (Genlocus Chromosom 19q13.4) mit unterschiedlichen physiologischen Funktionen bekannt.

Wirkungen:
- Spaltung (Aktivierung) von Hageman-Faktor, Prourokinase und Plasminogen
- im Harn über Bradykinin* antagonistisch zum Renin*-Angiotensin-Aldosteron-System
- im Prostatasekret Verflüssigung des Ejakulats.

Kallikrein-Kinin-System *n*: engl. *kallikrein-kinin system*. Regulationssystem (Interaktionen von Fletcher-Faktor, Kallikrein* und Kininen*), das über Angiotensin*-converting-Enzym in enger Beziehung zum Renin*-Angiotensin-Aldosteron-System und über Hageman-Faktor* zur Blutgerinnung* steht.

kallös: engl. *callous*; syn. callosus. Schwielig, z. B. Ulcus* callosum.

Kallus [Haut] *m*: Hyperkeratose oder Hornhautschwiele, besonders an Handflächen und Fußsohlen.

Kallus [Knochen] *m*: syn. Knochenkallus. Neugebildetes Knochengewebe* bei sekundärer Frakturheilung*, das für einen provisorischen Frakturverschluss sorgt. Der zu Beginn fibrokartilaginäre Kallus wird im Verlauf durch Geflechtknochen ersetzt. Bei ungeraden Frakturenden oder zu hoher Beweglichkeit der Fraktur* droht die Weiterentwicklung des Kallus zur hypertrophen Pseudarthrose*, bei gelenknahe Bewegungseinschränkung und Kontraktur*.

Klinik:
- Ein radiologisch sichtbarer Kallus entsteht, wenn die Frakturenden nicht gerade aufeinander stehen oder Bewegung zwischen den Frakturenden möglich ist.
- In seltenen Fällen werden Nerven oder Blutgefäße durch den Kallus komprimiert.

Histologie: **Kallusbildung**:
- Nach Fraktur entsteht zuerst Granulationsgewebe*.
- Anschließend bildet sich ein fibrokartilaginärer Kallus aus Binde- und Knorpelgewebe, der die Frakturenden verbindet.
- Das Knorpelgewebe wird durch enchondrale Ossifikation von Geflechtknochen ersetzt, es bildet sich ein knöcherner Kallus.
- Anschließend erfolgt ein monatelanger Umbau zur ursprünglichen Architektur (Lamellenknochen).

Kallusdistraktion *f*: engl. *callus distraction*; syn. Ilizarov-Methode. Verfahren zur Überbrückung von segmentalen Knochendefekten, zur Knochenverlängerung (Distraktionsverlängerung) oder Achsenkorrektur durch Fixateur* externe (extramedullär) oder spezielle Verlängerungsnägel (intramedullär).

Prinzip: Zunächst wird der erkrankte Knochen reseziert. Nach querer metaphysärer Osteotomie* unter Erhalt des Periosts wird ein gesundes Segment in den Defekt hineinverbracht. Im erhaltenen Periostschlauch bildet sich ein Regenerat als Ersatzknochen, das langsam (ca. 1 mm pro Tag) auf die nötige Länge distrahiert wird. Im Bereich der Dockingzone zwischen Transportsegment und Resektionsrand wird nach Beendigung des Transports häufig eine Osteosynthese* durchgeführt (siehe Abb.).

Kallus luxurians *m*: syn. Callus luxurians. Übermäßige Bildung von Kallus*, z. B. bei ungenügender Ruhigstellung von Frakturen.

Vorkommen:
- häufig bei Behandlung kindlicher Frakturen in Extension (dies ist aber völlig reversibel)
- bei entzündlichen lokalen Begleiterscheinungen wie Hämatom.

Kalorisation *f*: engl. *calorization*. Verfahren zur funktionellen Prüfung der peripheren vestibulären Sensoren. Dafür wird Wasser als Kalt- und Warmspülung (z. B. mit 30 °C und 44 °C) oder Luft in den äußeren Gehörgang eingebracht. Die Nystagmusreaktionen werden im Seitenvergleich ausgewertet.

Kalorischer Nystagmus *m*: Vom vestibulären System abhängige, unwillkürliche konjugierte Augenbewegung (Nystagmus*). Der kalorische Nystagmus wird während der thermischen Prüfung eines Bogengangs (Bogengangapparat*), bei der der äußere Gehörgang mit warmem (> 40 °C) oder kaltem (< 30 °C) Wasser gespült wird, ausgelöst.

Hintergrund: Warmes Wasser bewirkt im Bogengang eine Aktivierung der Afferenzen, wodurch der Nystagmus zur gereizten Seite läuft. Bei kaltem Wasser werden die Afferenzen inhi-

kalorisches Äquivalent

biert und der Nystagmus läuft zur Gegenseite. Dieser Reaktion liegt eine Dichteänderung der Endolymphe* zugrunde. Bei Erwärmung dehnt sich die Endolymphe aus, wodurch es zu einer Konvektion im Bogengang kommt, welche wiederum die Cupula gelatinosa auslenkt und somit die Haarzellen* aktiviert.

kalorisches Äquivalent → Äquivalent, energetisches

Kalotte → Cranium

Kaltenbach-Schema *n*: engl. *Kaltenbach's diagram*. Schema zur grafischen Aufzeichnung von Zeitpunkt, Dauer und Stärke der Menstruation* sowie zur Erfassung von Zyklusstörungen*.

kalter Knoten → Schilddrüsenknoten

Kaltkaustik → Elektrokoagulation

Kalzifikation → Kalziphylaxie

Kalzifikation → Mikroverkalkungen

Kalzifikation → Ossifikation

Kalzinose *f*: engl. *calcinosis*. Ablagerung von Kalziumsalzen in Haut und Organen, meist in Form von Hydroxylapatit*, Kalziumphosphat, Kalziumpyrophosphat und Kalziumkarbonat. Klinisch relevant sind beispielsweise die Calcinosis* cutis, Calcinosis* intervertebralis und Calcinosis dystrophica.

Kalziphylaxie *f*: engl. *calciphylaxis*. Einlagerung von Kalzium- und Phosphatsalzen in Blutgefäßwänden mit Ausbildung ischämischer Gewebsnekrosen mit subkutanen, indurierten Plaques und später schmerzhaften, nekrotischen Hautulzerationen, die durch Superinfektion zur Sepsis führen können. Die Wunden werden operativ versorgt, außerdem werden Antibiotika und Analgetika gegeben. Die Letalität liegt bei 50%.

Ursachen: Die Kalziphylaxie ist meist Komplikation der chronischen Niereninsuffizienz (Inzidenz bei Dialysepatienten 1%). Weitere Risikofaktoren sind
- Hyperparathyroidismus
- hochdosierte Vitamin-D3-Therapie
- Hyperphosphatämie*
- weibliches Geschlecht
- hohe Serumkonzentration der alkalischen Phosphatase*
- orale Antikoagulation.

Kalzitonin *n*: syn. Thyreocalcitonin. Peptidhormon, das als Gegenspieler des Parathormons* den Kalzium-Spiegel im Blut senkt. Kalzitonin wird in den C*-Zellen der Schilddrüse* gebildet. Es dient als Tumormarker für C-Zellkarzinome (medulläre Schilddrüsenkarzinome). Erhöhte Werte findet man jedoch auch bei anderen Malignomen sowie bei benignen Erkrankungen wie der Hashimoto*-Thyreoiditis.

Biochemie und Physiologie: Bildungsorte:
- hauptsächlich C*-Zellen der Schilddrüse (= parafollikuläre Schilddrüsenzellen)
- parafollikuläre Zellen in Thymus* und Nebenschilddrüse*
- endokrine Zellen der Bronchiolen*.

Regulation: Hohe Kalzium-Blutspiegel (freies Kalzium*) führen zu vermehrter Kalzitonin-Ausschüttung. Folge: Kalzium-Blutspiegel sinkt. **Wirkungen:**
- Senkung der Kalzium- und Phosphat-Konzentration im Blut: 1. Hemmung der Kalzium-Freisetzung aus dem Knochen durch Osteoklastenhemmung 2. Aktivierung des Kalzium-Einbaus in den Knochen 3. Verzögerung der enteralen Kalzium-Resorption 4. Erhöhung der renalen Phosphat-Ausscheidung
- vermehrte Kalziumrückresorption in der Niere (= synergistisch zum Parathormon; die genauen Mechanismen sind noch nicht geklärt)
- Hemmung der Osteoklastenaktivität während des Wachstums
- Analgesie*
- Hemmung der Gastrin*-Freisetzung.

Bewertung: Erhöhte Werte:
- Malignome: 1. medulläres Schilddrüsenkarzinom mit Korrelation zwischen Tumormasse und Kalzitonin-Spiegel 2. Phäochromozytom* 3. Pankreaskarzinom* 4. Karzinoid* 5. kleinzelliges Lungenkarzinom
- C-Zell-Hyperplasie: 1. Hashimoto*-Thyreoiditis 2. Autoimmunthyreoiditis
- Hyperkalzämie*
- Leberzirrhose*
- Niereninsuffizienz*
- Hypergastrinämie
- Medikation mit Protonenpumpen-Hemmern oder Kalzitonin
- chronischer Alkoholismus
- schwere Allgemeinerkrankung oder bakterielle Infektion
- Schwangerschaft*.

Kalzium *n*: syn. Kalzium-Konzentration im Serum. Mineralstoff*, der beim Menschen hauptsächlich in Knochen und Zähnen vorkommt und ihnen Stabilität verleiht. Außerdem beteiligt sich Kalzium an Nervenerregung, Muskelkontraktion* und Blutgerinnung*. Reguliert wird der Kalziumstoffwechsel durch Parathormon*, Calcitriol* und Kalzitonin*. Hyperparathyroidismus* und Malignome erhöhen den Kalzium-Blutspiegel, Hypoparathyreoidismus* und Hypoproteinämie* senken ihn.

Physiologie: Vorkommen und Formen: Der menschliche Körper enthält ca. 1 kg Kalzium, davon rund 99% als Hydroxylapatit* in Skelett und Zähnen. Ca. 55% des übrigen Kalziums liegen in ungebundener, ionisierter Form (Ca^{2+}) vor, 40% an Plasmaproteine* und 5% an Anionen gebunden. Biologisch aktiv ist nur das ionisierte Kalzium. **Funktionen:**
- Knochenaufbau
- Muskelkontraktion*
- Erregungsübertragung u. a. in Synapsen* und Sinneszellen
- Blutgerinnung*
- Regulierung/Aktivierung verschiedener Enzyme* wie Adenylatcyclase, Phosphodiesterasen* und Phospholipase* A_2
- antiphlogistische und antiallergische Wirkung
- Membranstabilisierung/gefäßabdichtende Wirkung.

Regulation:
- wird im Dünndarm* unter dem Einfluss von Cholecalciferol* aus der Nahrung resorbiert
- die Ausscheidung beträgt ca. 0,2 g/d
- bei Hypokalzämie* steigert Parathormon* die enterale Resorption von Kalzium sowie die Freisetzung aus dem Knochen* und über Stimulierung der Calcitriol*-Bildung auch die Rückresorption in der Niere*
- bei Hyperkalzämie* stimuliert Kalzitonin die Speicherung von Kalzium im Knochen sowie die renale Ausscheidung und hemmt gleichzeitig die enterale Resorption.

Bedarf: Die für Erwachsene empfohlene Zufuhr an Kalzium-Verbindungen beträgt ca. 1–1,5 g/d. Risikogruppen für einen Kalziummangel sind Schwangere, Stillende, junge Frauen und Senioren.

Referenzbereiche:
- Blut: 1. ungebundenes (ionisiertes) Kalzium: 1,1–1,3 mmol/l 2. Gesamtkalzium: 2,1–2,6 mmol/l
- 24-h-Sammelurin: 1. ohne Nahrungsumstellung < 6,2 mmol/24h bei Frauen und < 7,5 mmol/24h bei Männern 2. bei kalziumarmer Nahrung < 4,2 mmol/24h.

Indikationen: Ionisiertes (ungebundenes) Kalzium im Blut:
- bei unzureichender Aussagekraft des Gesamt-Kalziums v. a. bei schweren Veränderungen des Plasma-Albumins (Albuminabfall bewirkt Erniedrigung des Gesamt-Kalziums)
- Störungen des Säure-Basen-Haushaltes.

Kalzium im Urin:
- auffällige Serum-Kalzium-Werte
- Nierensteinkrankheit
- klinische Symptome bei unauffälligem Serum-Kalzium
- Verdacht auf familiäre hypokalziurische Hyperkalzämie.

Material und Präanalytik: Blut:
- zügige Blutentnahme ohne langes Stauen und in körperlicher Ruhe, da sonst falschhohe Werte möglich
- **Gesamt-Kalzium:** Serum* oder Heparin-Plasma
- **ionisiertes Kalzium:** Vollblut: 1. luftblasenfreie Blutentnahme mit Spezialspritzen bzw.

-Kapillaren (Kalzium-balanciertes Heparin-Salz als Antikoagulans) **2.** Vermeiden von Luftkontakt **3.** gekühlter Transport **4.** Messung innerhalb von 30 min.

Bewertung: Blut:
- **erhöhte Werte** (Hyperkalzämie) u. a. bei: **1.** Neoplasie*/Paraneoplasie **2.** primärem oder sekundärem Hyperparathyreoidismus* **3.** Sarkoidose* **4.** Arzneimittel-Therapie: Lithium*, Tamoxifen*, Thiazide, Kationentauscher, Vitamin D- oder Vitamin*-A-Intoxikation **5.** Immobilisierung **6.** familiärer hypokalziurischer Hyperkalzämie **7.** Morbus Addison*
- **erniedrigte Werte** (Hypokalzämie) u. a. bei: **1.** endokrinen Störungen (z. B. Vitamin D-Stoffwechselstörung, Hypoparathyreoidismus*) **2.** Hypoproteinämie*/Hypalbuminämie*: durch Leberzirrhose* oder nephrotisches Syndrom* **3.** akuter nekrotisierender Pankreatitis* **4.** Hyperphosphatämie* **5.** Arzneimittel-Therapie: Furosemid*, Steroide*, Antiepileptika*, Lithium* und Propanolol.

Praxishinweise: Nur das **ionisierte Kalzium** ist biologisch aktiv. Seine Konzentration im Blut ist abhängig vom pH*-Wert und der Konzentration des Plasmaproteins* Albumin*.
- Bei Erhöhungen des pH-Werts (Alkalose*) oder der Albumin-Konzentration sinkt der Serumspiegel, da das Kalzium seine ionisierte Form aufgibt und sich vermehrt an Albumin bindet.
- Bei pH-Wert-Erniedrigung (Azidose*) steigt der Serumspiegel des ionisierten Kalziums.

pH-Wert und Albumin-Spiegel müssen folglich mitbeurteilt werden bei Veränderungen des Gesamt-Kalziums. Liegen keine Veränderungen der Albumin-Konzentration vor, so reicht die Messung des Gesamt-Kalziums. Bei Albumin-Verschiebungen ist jedoch die Messung des ungebundenen (ionisierten) Kalziums sensitiver. Zur Beurteilung des Kalziumstoffwechsels muss der Arzt außerdem den **Phosphat-Gehalt** im Serum und im Urin mitberücksichtigen.

Kalzium-Antagonisten *m pl*: engl. *calcium antagonists*; syn. Kalziumkanal-Blocker. Substanzen, die den Einstrom von Kalzium* in die Zelle (durch den L-Typ-Kalziumkanal*) und damit die elektromechanische Kopplung* hemmen. Sie werden eingesetzt bei Herzrhythmusstörungen, KHK, Kardiomyopathie, Angina pectoris und Bluthochdruck, aber auch bei Migräne oder zur Tokolyse.

Wirkungen:
- negativ inotrope Wirkung auf die Herzmuskelzelle
- Gefäßerweiterung an kardialen sowie peripheren Arterien und nachfolgend: **1.** antihypertensive Wirkung **2.** Entlastung des Herzens (Verminderung der Nachlast*) **3.** Senkung des Sauerstoffverbrauchs mit günstigerem Verhältnis zwischen Sauerstoffangebot und -verbrauch (Ökonomisierung)
- Erniedrigung der Herzfrequenz (negativ chronotrop) und Hemmung der AV-Überleitung (negativ dromotrop) bei Nicht-DHP (Verapamil und Diltiazem).

Indikationen:
- als Antiarrhythmika* bei Tachyarrhythmien der Vorhöfe (Verapamil*, Diltiazem*, Gallopamil)
- als Koronardilatator zur Dauertherapie der KHK
- zur Prophylaxe und Therapie der Angina* pectoris allein oder in Kombination mit organischen Nitraten* und Beta-Rezeptoren-Blockern (nur in Kombination mit DHP)
- bei Kardiomyopathie (Verapamil*)
- zur perioperativen Blutdrucksenkung (Clevidipin)
- weitere Indikationen: zerebrale Durchblutungsstörungen (Cinnarizin), zerebrale Gefäßspasmen (z. B. nach Subarachnoidalblutung), Migräne* (Flunarizin), Tokolyse* (Nifedipin) und Arteriosklerose.

Kalziumkanal *m*: engl. *calcium channel*; syn. Calciumkanal. Für Kalzium-Ionen (Ca^{2+}) mehr oder weniger selektiv permeabler Ionenkanal*. Mutationen des Kalziumkanals führen zu Herzrhythmusstörungen, z. B. bei Long*-QT-Syndrom und Brugada*-Syndrom. Klinische Bedeutung haben sie außerdem bei periodischer hypokaliämischer Lähmung, episodischer Ataxie und maligner Hyperthermie* sowie in der Pharmakologie beim Einsatz von Kalzium-Antagonisten.

Einteilung:
- spannungsaktivierter Kalziumkanal: in Zellmembranen von Nerven- und Muskelzellen; sog. L-, N-, P-, Q-, R- und T-Typen
- speicheraktivierter (store-operated) Kalziumkanal: in Zellmembranen nichterregbarer Zellen
- intrazellulärer Kalziumkanal: IP_3- und Ryanodin-Rezeptoren in der Membran des endo- oder sarkoplasmatischen Retikulums.

Kalzium-Phosphat-Stein *m*: syn. Calcium-Phosphat-Stein. Harnstein, aus Kalzium und Phosphat bestehend. Die Ursache der Steinbildung ist nicht endgültig geklärt. Eine Übersättigung des Urins mit steinbildendem Kalzium und Phosphat im Sammelurin kann vorliegen. Behandelt wird häufig operativ.

Prozedere:
- die Steinsanierung erfolgt operativ: **1.** extrakorporale **Stoßwellen**lithotripsie (ESWL) **2.** Uretherorenoskopie* **3.** Nephrolitholapaxie
- Steinprophylaxe durch: **1.** Diät **2.** Harndilution **3.** medikamentöse Verbesserung der Löslichkeit steinbildender Substanzen, z. B. Citrat.

Kalzium/Phosphor-Quotient *m*: engl. *calcium/phosphorus ratio*; syn. Calcium/Phosphor-Quotient. Verhältnis von Kalzium zu Phosphor in der Nahrung (normal 1,5–2 : 1).

Kamelozytose → Elliptozytose, hereditäre

Kamille, echte *f*: syn. Matricaria recutita. Einjährige Pflanze aus der Familie der Korbblütler (Asteraceae), die im gemäßigten Eurasien heimisch ist und nach Amerika und Australien verschleppt wurde. Sie wird v. a. in Osteuropa, im Mittelmeerraum sowie Südamerika kultiviert und wirkt antiphlogistisch, spasmolytisch, wundheilungsfördernd, desodorierend, antibakteriell (vorwiegend bakteriostatisch), karminativ und ulkusprotektiv. Siehe Abb.

Verwendung: Teeaufgüsse aus getrockneten Blüten, Fluidextrakt (1 : 2, 45- bis 60%iges Ethanol als Auszugsmittel) oder Fertigarzneimittel:
- medizinisch: **1.** äußerlich bei Haut- und Schleimhautentzündungen, bakteriellen Hauterkrankungen einschließlich der Mundhöhle und des Zahnfleischs, entzündlichen Erkrankungen und Reizzuständen der Atemwege (Inhalation) sowie Erkrankungen im Anal- und Genitalbereich (Bäder, Spülungen) **2.** innerlich bei Spasmen und Entzündungen im Magen-Darm-Trakt (European Scientific Cooperative on Phytotherapy, Kommission E)
- volkstümlich: **1.** innerlich bei Dysmenorrhö **2.** äußerlich zur Wundbehandlung, adjuvant bei Candida-Infektionen der Mundhöhle und des Genitalbereichs.

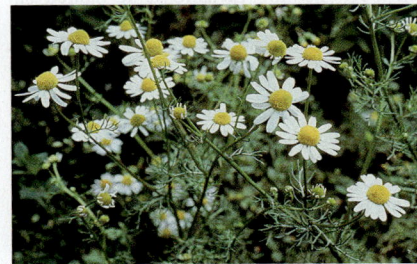

Kamille, echte: Pflanze. [146]

Kammereigenrhythmus → Rhythmus, idioventrikulärer

Kammerflattern *n*: engl. *ventricular flutter*. Ventrikuläre Tachykardie sehr hoher Frequenz (250–350/min) und relativ konstanter Morphologie (sog. Flatterwellen) im EKG. Kammerflattern ist eine lebensbedrohliche Herzrhythmusstörung*, die häufig in Kammerflimmern* degeneriert (Gefahr eines Herz*-Kreislauf-Still-

Kammerflimmern

stands). Behandelt wird mit Amiodaron* und/ oder elektrischer Kardioversion*. Bei Herz-Kreislauf-Stillstand muss eine sofortige Reanimation* mit Defibrillation erfolgen. Siehe Tachykardie*, Abb. dort.

Pathogenese: Meist kreisende Erregung (Reentry*-Mechanismus).

Ursachen: Unter anderem
- Hypoxie
- Myokardischämie
- UAW (Herzglykoside*)
- Hypokaliämie
- Long-QT-Syndrom (LQTS) und erworbenes LQTS.

Klinik: Hämodynamisch nicht tolerables Kammerflattern:
- Synkope*
- Herz*-Kreislauf-Stillstand.

Therapie:
- elektrische Kardioversion*
- Amiodaron* (i. v.) bei sofortigem Wiederauftreten
- Anheben der Serumkaliumkonzentration auf > 4,5 mmol/l und Beheben anderer möglicher Ursachen
- bei Herz-Kreislauf-Stillstand: sofortige Reanimation* mit Defibrillation.

Prävention:
- Beseitigung ursächlicher Faktoren bzw. Therapie der Grunderkrankung (z. B. KHK)
- implantierbarer Kardioverter-Defibrillator (ICD).

Kammerflimmern *n*: engl. *ventricular fibrillation* (Abk. VF). Lebensbedrohliche Form der ventrikulären Tachyarrhythmie (Tachykardie) mit hochfrequenten arrhythmischen Flimmerwellen (350–500/min) im EKG ohne hämodynamisch wirksame Kammerkontraktion. Klinisch resultiert ein Herz*-Kreislauf-Stillstand. Die Therapie besteht aus der sofortigen Reanimation* mit Defibrillation* und ggf. Beseitigung der Ursache (z. B. Korrektur einer Elektrolytstörung). Siehe Tachykardie*, Abb. dort.

Ursachen: Unter anderem
- Myokardischämie (70 % innerhalb der ersten 6 h nach Herzinfarkt)
- Kardiomyopathie
- Herzdilatation
- Cor pulmonale
- Elektrolytstörung
- Antiarrhythmika
- Elektrounfall
- WPW*-Syndrom
- Long*-QT-Syndrom (LQTS) und erworbenes LQTS, Brugada*-Syndrom u. a. kardiale Ionenkanalerkrankung*
- Entwicklung aus einer tachykarden ventrikulären Herzrhythmusstörung (meist anhaltende Kammertachykardie*; seltene Ausnahme: WPW*-Syndrom).

80 % des plötzlichen Herztodes durch Kammerflimmern erfolgen nach ventrikulärer Tachykardie.

Prävention:
- Beseitigung ursächlicher Faktoren (z. B. Korrektur einer Elektrolytstörung)
- Therapie ursächlicher Erkrankungen (z. B. KHK)
- Beta-Rezeptoren-Blocker
- ICD*-Implantation.

Kammerkomplex → QRS-Komplex

Kammerseptumdefekt → Ventrikelseptumdefekt

Kammerstimulation → Ventrikelstimulation

Kammertachykardie *f*: engl. *ventricular tachycardia* (Abk. VT). Meist durch ventrikuläre Extrasystolen* initiierte tachykarde ventrikuläre Herzrhythmusstörung* (ventrikuläre Tachykardie* im engeren Sinn) mit repetitiven (≥ 3) ventrikulären Extrasystolen (Frequenz > 100/min, häufig 150–200/min) bei Ektopie (Erregungsbildungsstörung*) oder getriggerter Aktivität (Erregungsleitungsstörung*) und Reentry*-Mechanismus. Es besteht die Gefahr eines Herz*-Kreislauf-Stillstands durch Degeneration in Kammerflattern oder Kammerflimmern*.

Einteilung:
- nach Dauer: nicht anhaltend (< 30 Sekunden), anhaltend (≥ 30 Sekunden)
- nach Morphologie der QRS*-Komplexe: monomorph (konstant), polymorph (unterschiedlich in mindestens einer Ableitung)
- nach Klinik: (hämodynamisch) stabil, instabil (pulslos: Herz*-Kreislauf-Stillstand).

Ursachen: Unter anderem
- Myokardischämie (anhaltende monomorphe Kammertachykardie mit kreisenden Erregungen um ein narbig verändertes Myokard nach Herzinfarkt*)
- Myokarditis
- Kardiomyopathie
- WPW*-Syndrom
- kongenitales Long*-QT-Syndrom (LQTS) und erworbenes LQTS, nach operativer Korrektur eines angeborenen Herzfehlers durch Reentry um die Narbe herum (bei Fallot-Tetralogie in 10–15 % der Fälle)
- Digitalisintoxikation*.

Klinik:
- bei langsamer Kammertachykardie (Frequenz < 120/min): Schwindel und Palpitationen je nach Dauer und linksventrikulärer Funktion (hämodynamisch tolerabel), sonst Synkope
- bei sehr schneller Kammertachykardie oder Degeneration: kardiogener Schock bis Herz*-Kreislauf-Stillstand mit plötzlichem Herztod*.

Therapie: Akut: Amiodaron i. v., elektrische Kardioversion, Defibrillationsbereitschaft (De-

fibrillation*, sobald Kammertachykardie hämodynamisch nicht mehr tolerabel bzw. Degeneration in Kammerflimmern).

Prävention:
- Therapie der ursächlichen Erkrankung
- ICD*-Implantation
- Beta-Rezeptoren-Blocker
- Amiodaron
- Katheterablation*.

Kammerwasser *n*: engl. *intraocular fluid*; syn. Humor aquosus. Klare, farblose Flüssigkeit in den beiden Augenkammern*. Das Kammerwasser dient der Formerhaltung des Augapfels sowie der Ernährung von Linse* und Hornhaut. Ist der Abfluss oder die Rückresorption des Kammerwassers gestört, führt dies zu einem Anstieg des Augeninnendrucks* und einem Glaukom*.

Kammerwinkel *m*: engl. *chamber angle*; syn. Augenkammerwinkel. Teil der vorderen Augenkammer, durch den das Kammerwasser* abfließt. Der Kammerwinkel liegt zwischen der Kornea* (am Übergang zur Sclera) und der Iris* (am Übergang zum Ziliarkörper*). Hier befinden sich auch Schlemm-Kanal und korneoskleraes Trabekelwerk mit dem Fontana-Raum. Bei unvollständigem Kammerwasserabfluss droht ein Glaukom*.

Kampferöl *n*: engl. *camphor oil*; syn. Oleum camphoratum. 10- oder 20%ige Lösung von Kampfer in Erdnuss- oder Olivenöl mit hyperämisierender Wirkung.

Kampfertherapie *f*: engl. *camphor therapy*. Behandlung mit Kampfer, einem Terpenketon aus dem Harz des Kampferbaums (Cinnamomum camphora), das die Durchblutung fördert. Kampfer ist v. a. in Salben zur Rheuma- und Muskelschmerzbehandlung enthalten.

Kampf-Flucht-Reaktion *f*: engl. *fight-flight reaction*. Physiologische Reaktion des Körpers und Verhalten bei Gefahr oder Bedrohung. Durch Ausschüttung von Adrenalin* erfolgt eine Erregung des Sympathikus* (führt u. a. zu Blutdruckanstieg, Tachykardie, Hyperhidrose, Herabsetzung der Motilität des Magen-Darm-Trakts) und damit die Bereitschaft für Flucht und/oder Kampf.

Kanalolithiasis → Lagerungsschwindel, benigner paroxysmaler

Kanalopathie → Ionenkanalerkrankung, kardiale

Kanamycin *n*: Aminoglykosid*-Antibiotikum zur topischen Anwendung am Auge. Aufgrund der hohen Ototoxizität* wird es nur lokal bei bakteriellen Infektion der Lid-, Binde- oder Hornhaut angewendet. Lokal sind Überempfindlichkeitsreaktionen möglich. Es gilt als Reservemittel zur Therapie der multiresistenten Tuberkulose*.

Kanner-Syndrom → Autismus, frühkindlicher

Kantenfiltergläser *n pl*: engl. *cut-off filter glasses*. Gläser mit Filtern für bestimmte Wellenlängen des sichtbaren Lichtes. Die dadurch erzielte Kontraststeigerung und Blendungsreduzierung erleichtert das Sehen, z. B. bei Albinismus*, Aphakie*, Iriskolobom und dystrophischen Netzhauterkrankungen.

Kanthotomie *f*: engl. *Canthotomy*. Spaltung des äußeren Lidbändchens zur Lidspaltenverlängerung, um den Bulbus (Augapfel) vom Druck des umliegenden Gewebes zu entlasten.

Kanüle → Injektionskanüle
Kanüle → Punktionskanüle
Kanüle *f*: syn. Injektionskanüle. Hohlnadel zur Injektion* von Flüssigkeiten (z. B. Injektionskanüle*) oder Entnahme von Körperflüssigkeiten (z. B. Venenpunktionskanüle), erhältlich in unterschiedlichen Stärken (Außendurchmesser in Gauge) und Längen sowie mit unterschiedlich abgeschrägten Spitzen.
Einteilung: Anhand von Länge und Durchmesser nach Pravaz (deutsch) oder Gauge (international). Größen und Farbcodierung: siehe Tab.
Hinweis: Länger in der Vene verbleibende Kanülen werden als Venenverweilkanülen* (periphere Venenkatheter, z. B. Flügelkanüle*, Plastikkanüle mit Metallmandrin) bezeichnet. Der Steg erleichtert die Befestigung mit Heftpflaster auf der Haut.

kanzerogen: engl. *cancerogenic*; syn. krebserzeugend. Eine maligne Erkrankung erzeugend.

Kanzerogene *n pl*: engl. *cancerogens*. Faktoren und Substanzen mit mutagener Wirkung (Mutagene*), die Mutationen* auslösen und damit die Kanzerogenese* antreiben. Unterschieden werden chemische, physikalische und biologische Kanzerogene. Das mutagene Potenzial eines Kanzerogens lässt keine Aussage über das tatsächliche Krebsrisiko einer exponierten Person zu.

Wirkmechanismen: Chemische Kanzerogene:
– genotoxische (direkt mutagene) Wirkung
– Zellschädigung durch Entstehung toxischer Produkte
– Integration in DNA* und damit Transformation der Zellen
– Reaktion mit Purin- und Pyrimidinbasen der DNA
– Bildung von DNA-Addukten (z. B. durch polyzyklische Kohlenwasserstoffe wie Naphtalen, Chrysin, Benzopyren)
– Induktion von DNA-Strangbrüchen, z. B. durch Bildung von Sauerstoffradikalen, z. B. durch Formaldehyd*)
– Bildung von Epoxiden (z. B. Toluidin, Aflatoxine)
– Bildung von Nitriten und Aminen im sauren Milieu, die gespalten werden (z. B. N-Nitrosamine.

Physikalische Kanzerogene:
– UV-Strahlung: **1.** Aktivierung von Chromophoren (Häm, Bilirubin*, Beta*-Carotin) in Chromoproteinen, die im Körper zur Bildung von Sauerstoffradikalen führen **2.** Bildung von mutagenen Thymin-Dimeren
– ionisierende Strahlung: **1.** Ionisation von Molekülen **2.** Induktion von DNA-Strangbrüchen (Mutationen) **3.** durch chemische Reaktion der Bruchstücke können toxische Produkte entstehen (z. B. Wasserstoffperoxid*)
– Fasern und Stäube in Alveolen* aktivieren die Bildung von Sauerstoffradikalen.

Biologische Kanzerogene: Tumorviren (Onkoviren) wie HBV, HCV, HPV infizieren Zellen und integrieren sich in die DNA, wodurch sie in Zellzyklus* und Apoptose* eingreifen.

Kanzerogenese *f*: engl. *Carcinogenesis*; syn. Karzinogenese. Entstehung und Entwicklung einer Neoplasie* durch Mutationen* und epigenetische Veränderungen in Zellen. Die Entwicklung erfolgt über verschiedene Stufen mit prognostischer Bedeutung. Krebsfördernd wirken u. a. Kanzerogene*, Hormone* und Tumorviren. Der Zeitrahmen der Kanzerogenese variiert und kann bis zu Jahrzehnten betragen.

Hintergrund: Maligne Erkrankungen entstehen unter Beteiligung mehrerer verschiedener zellulärer und genetischer Ereignisse, ein einzelnes Ereignis ist nicht ausreichend. Aufgrund von genetischen Mutationen und epigenetischen Veränderungen durchlaufen die Zellen einen Entwicklungsprozess, bei dem die normalen Zellen zu Tumorzellen transformieren und schließlich maligne entarten.

Modelle: Drei-Stufen-Modell der Kanzerogenese: Der Ablauf wird eingeteilt in Initiation, Promotion und Progression, der Zeitraum kann Monate bis Jahre umfassen.

– **Initiation:** Mutationen und epigenetische Veränderungen in einer Zelle führen zur irreversiblen molekularen Transformation der Zelle: **1.** Protoonkogene werden zu Onkogenen **2.** Tumorsuppressorgene werden ausgeschaltet **3.** durch epigenetische Veränderungen wird die Expression von Onkogenen gesteigert und die von Tumorsuppressorgenen reduziert **4.** Auslöser sind sog. Tumorinitiatoren wie chemische, physikalische und biologische Kanzerogene **5.** kanzerogene Substanzen, Tumorviren oder auch Spontanmutationen führen zu DNA-Schäden **6.** Schäden am Genom führen zu unkontrollierter Zellteilung und veränderten DNA-Reparatursystemen

– **Promotion: 1.** Proliferation der initiierten Zellen **2.** Auftreten weiterer Mutationen, Steigerung der Mutationsrate **3.** Veränderung der Genexpression **4.** Hemmung der DNA-Reparatur **5.** Deregulation von Zellwachstum und Zelldifferenzierung **6.** Bildung von Tumorzellen, die der Immunüberwachung entgehen **7.** mögliche Beschleunigung der Kanzerogenese durch das Zusammenwirken verschiedener Kanzerogene oder Promotoren

– **Progression: 1.** durch Einwirken weiterer Kanzerogene und Promotoren **2.** Aktivie-

---

Kanüle:
Normgrößen und Farbcodierung von Einmalkanülen.

Pravaz	Gauge	Außendurchmesser in mm	Länge in mm	Farbe	Verwendung
—	19	1,10	25	elfenbein	Aufziehkanüle
1	20	0,90	40	gelb	i. v., i. m. für dickflüssige Lösungen
			70		tief i. m.
2	21	0,80	40	grün	i. v., i. m.
			50–60		i. m. bei Übergewicht
12	22	0,70	30	schwarz	s. c., i. m. Oberschenkel
14	23	0,65	30–32	violett	s. c.; i. m. Oberschenkel
16	24	0,55	25	enzianblau	s. c.
18	25	0,45	25	braun	s. c.
			12		Insulin
20	27	0,42	20	lichtgrau	s. c.
			12–16		Insulin

kanzerogene Substanzen

rung weiterer Onkogene und Inaktivierung weiterer Tumorsuppressorgene 3. morphologische Dedifferenzierung 4. verstärkte Expression von Proteasen und Adhäsionsmolekülen (Einfluss auf extrazelluläre Matrix) 5. verstärkte Expression angiogenetischer Faktoren 6. Resistenzbildung gegen Immunabwehr 7. Infiltration und Metastasierung.

Spezifische Modelle mit Einteilung in histologisch unterscheidbare Stadien (z. T. formale Kanzerogenese genannt)
– Kolon: Normalgewebe > Adenom > Karzinom (Adenom-Karzinom-Sequenz)Zervix
– Normalgewebe > Dysplasie > Carcinoma in situ (CIS) > malignes Karzinom.

kanzerogene Substanzen → Kanzerogene

Kanzerogenität *f*: syn. kanzerogene Wirkung. Potenzial eines Karzinogens, einen Tumor zu erzeugen oder die Krebsentstehung zu fördern. Karzinogene können Substanzen, Mikroorganismen oder ionisierende Strahlung sein.

Kanzerogenitätstest *m*: engl. *cancerogenity test*. Form des chronischen Toxizitätstests. Der Kanzerogenitätstest beinhaltet spezielle Tierversuche langer Dauer (18–24 Monate) mit einer In-vivo-Prüfung von Substanzen auf ihre kanzerogene Wirkung.

Kaolin Clotting Time: Abk. KCT. Sensitivstes funktionelles Screening zum Nachweis von Lupusantikoagulans*, das jedoch weniger spezifisch als die **d**ilute **r**ussel **v**iper venom **t**ime (dRVVT) ist.

Kapazitätsgefäße → Niederdrucksystem

Kapazitation *f*: engl. *capacitation*. Verschmelzung der Plasmamembran des Spermienkopfs mit der Membran des Akrosoms unter Freisetzung von Enzymen, die ein Eindringen der Spermien* in die Eizelle ermöglichen. Dieser Vorgang ist Teil einer Reaktion, die Spermien zur Befruchtung* befähigt.

Kapillärer Stoffaustausch *m*: Durch Diffusion*, Filtration und Resorption* ablaufender Austausch von Stoffen zwischen dem Interstitium und dem Kapillarblut. Beim kapillären Stoffaustausch im Körperkreislauf diffundiert Sauerstoff ins Gewebe und CO_2 und Abbauprodukte in das kapilläre Blut, im Lungenkreislauf verläuft der Gasaustausch umgekehrt.

Klinische Bedeutung: Störungen des kapillären Stoffaustausches führen zu Hypoxie (bei verminderter Abgabe von Sauerstoff), bei Anhäufung von toxischen Abbauprodukten auch zur Apoptose* von Zellen und Organschädigung.

kapillar: engl. *capillary*. Haarfein, zu den Blutkapillaren* gehörend, die Blutkapillaren betreffend.

Kapillaraneurysma *n*: engl. *capillary aneurysm*. Aneurysma* des arteriellen Anteils von Kapillaren*, das häufig bei Raynaud*-Syndrom und Panarteriitis* auftritt. Das Kapillaraneurysma wird mittels Kapillarmikroskopie* diagnostiziert.

Kapillardruck *m*: engl. *capillary pressure*. Blutdruck* in den Kapillaren*, ca. 30 mmHg im arteriellen und ca. 15 mmHg im venösen Schenkel, gemessen in Herzhöhe und Ruhe. Die natürliche Nagelrötung nach Lösung eines kurzzeitigen Drucks auf den Nagel kehrt innerhalb 1 s zurück (Rekapillarisierungszeit*). Regulatoren des Kapillardrucks sind die Arteriolen.

Kapillarektasie *f*: engl. *capillary ectasia*. Dauerhafte Erweiterung von Kapillaren*. Der Begriff Kapillarektasie steht sowohl für angeborene als auch für erworbene Kapillarerweiterungen. Die Erweiterung von Hautkapillaren wird auch Teleangiektasie* genannt, sie findet sich z. B. bei Rosazea*, Sklerodermie* oder im Rahmen einer Varikose* als Besenreiser.

Kapillaren → Blutkapillaren

Kapillarhämangiom → Hämangiom, kapilläres

Kapillarmikroskopie *f*: engl. *capillaroscopy*. Mikroskopische Beurteilung oberflächlicher Kapillaren (z. B. von Nagelbett oder Bindehaut) zur Diagnostik von Mikrozirkulationsstörungen* unter Verwendung eines Kapillarmikroskops, am Augenhintergrund mit Ophthalmoskopie* (auch in Kombination mit Fluoreszenzangiografie*).

Kapillarpuls *m*: engl. *capillary pulse*; syn. Quincke-Zeichen. Bei großer Blutdruckamplitude (Pulsus celer et altus) sichtbare Pulsation der kapillären Hautgefäße, besonders deutlich als sog. Nagelpuls unter den Fingernägeln und an den Lippen beim Aufpressen eines Objektträgers. Das Phänomen ist v. a. bei einer Aortenklappeninsuffizienz* zu beobachten.

Kapillarresistenz *f*: engl. *capillary resistance*. Widerstandsfähigkeit der Blutkapillaren. Die Kapillarresistenz wird durch Saugmethoden oder Stauung bestimmt.

Kapillarthrombus → Mikrothrombus

Kapnografie *f*: engl. *capnography*. Kontinuierliche grafische Aufzeichnung der CO_2-Konzentration im Atemgasgemisch, z. B. im Rahmen der klinischen Überwachung.

Vorgehen: Direkte Messung der inspiratorischen und exspiratorischen CO_2-Konzentration (sowie indirekte Messung des arteriellen CO_2-Partialdrucks* als Äquivalent des endexspiratorischen pCO_2 bei normaler Lungenfunktion). Dies geschieht durch Kapnometrie* v. a. bei Intubation* und Beatmung*.

Indikationen: Kapnografie wird eingesetzt
– als kontinuierliches Basismonitoring zur:
1. Tubuslagebestätigung 2. Anpassung des Atemminutenvolumens an die Kohlendioxidproduktion (permissive Hyperkapnie*) 3. auch zur raschen Detektion, z. B. von Endotrachealtubus-Verlegung (siehe Abb.).

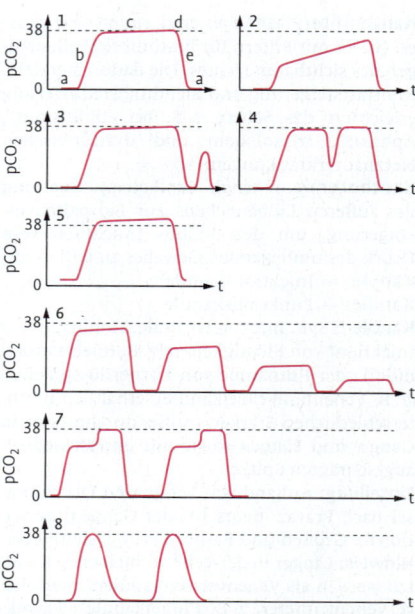

Kapnografie: Vergleich verschiedener Kapnografiekurven; 1: Normbefund; a: Inspiration, b: Beginn der Exspiration, c: Plateau der Exspiration, d: endexspiratorisch (endtidal), e: Übergang zur Inspiration (Beginn der Inspiration); 2: Atemwegsobstruktion (einschließlich Endotrachealtubus-Verlegung); 3: Gegenatmen (Pressen) des Patienten gegen den Respirator; 4: spontane Eigenatmung des Patienten während der Beatmung; 5: CO_2-Rückatmung; 6: gastrale Insufflation bei intragastralem CO_2 (sog. Coca-Cola-Effekt); 7: Leckage bzw. Diskonnektion (Saugschlauch); 8: Saugvolumen zu gering (z. B. Kindereinstellung bei erwachsenem Patienten).

– im Rahmen der Reanimation* zur: 1. Tubuslagebestätigung 2. Überwachung der Zirkulation während Herzdruckmassage* (Effizienzkontrolle) mit frühzeitiger Feststellung des Return of spontaneous circulation (ROSC-Diagnose).

Kapnometrie *f*: engl. *capnometry*. Infrarotspektrometrische Messung der Kohlenstoffdioxid-Konzentration in einem Gasgemisch mittels Ultrarotabsorptionsmethode (siehe auch Ultrarotabsorptionsschreiber) oder semiquantitativ durch kolorimetrische Bestimmung mit Einweg-Kapnometer. Medizinisch wird die Kapnometrie angewendet zur Bestimmung der Kohlenstoffdioxid-Konzentration in der Ausatemluft bzw. Exspirationsluft oder im Atemgas.

Kapnoperitoneum *n*: engl. *capnoperitoneum*. Iatrogen durch Insufflation* von Kohlendioxid*

(Druck meist 12–14 mmHg) geschaffener intraperitonealer Raum. Das Gas wird über einen minimalen intraabdominellen Zugang (Verres-Nadel oder Trokar*) eingebracht. Hierdurch wird ein Arbeitsraum geschaffen, der für eine Laparoskopie* oder laparoskopische Eingriffe im Bauchraum unbedingt notwendig ist.

Komplikationen: Durch die Erhöhung des intraabdominalen Drucks kann es zu kardiovaskulären und respiratorischen Effekten kommen:
- Hypertonie
- Behinderung des venösen Rückstroms zum Herzen
- Erhöhung des intrathorakalen Drucks mit Verringerung der Vitalkapazität der Lunge
- Resorption von CO_2 aus der Bauchhöhle ins Blut mit schnellem Anstieg des endexspiratorischen CO_2 unmittelbar nach der Insufflation
- respiratorische Azidose (infolge Hyperkapnie).

kapnophil: engl. *capnophilic*. CO_2 liebend oder sich unter vermindertem O_2- und erhöhtem CO_2-Druck vermehrend.

Kaposi-Sarkom *n*: engl. *Kaposi's sarcoma*; syn. Sarcoma idiopathicum multiplex haemorrhagicum. Intermediär-maligne (selten metastasierende) Form des vaskulären Weichteiltumors. Es handelt sich um eine primär multilokuläre Systemerkrankung. Zu Beginn zeigen sich Effloreszenzen im Bereich der Haut und des subkutanen Bindegewebes, später kommt es zur Mitbeteiligung von Schleimhäuten und inneren Organen. Behandelt wird mit einer Kombinationstherapie. **Epidemiologie:** Häufig HIV-assoziiert. Siehe Abb.
Therapie:
- bei klassischem Kaposi-Sarkom v. a. lokal: Strahlentherapie, Chemo- oder Immuntherapie mit Vinblastin* bzw. Interferon*-α, Kryo- und Laserchirurgie, Radiotherapie
- bei multifokaler Manifestation: Radiochemotherapie (systemisch Vinblastin, Doxorubicin, Daunorubicin in liposomaler Zubereitung)

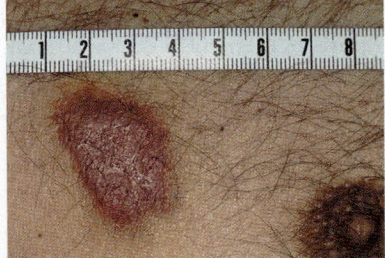

Kaposi-Sarkom

- bei HIV*-Erkrankung: Kombination von antiretroviraler Therapie (HAART) und ggf. Interferon-α bzw. bei reduzierter Konzentration der $CD4^+$-T-Lymphozyten liposomales Anthracyclin (Second-Line-Therapie: Paclitaxel) u. a.

Kaposi-Sarkom, gastrointestinales *n*: engl. *gastrointestinal Kaposi's sarcoma*. Kaposi*-Sarkom im Gastrointestinaltrakt, überwiegend bei Patienten mit AIDS. Symptome sind selten, gelegentlich treten Übelkeit, Durchfälle, Bauchschmerzen oder ein Ileus* auf. Die Diagnose wird endoskopisch und bioptisch erstellt per Ösophagogastroduodenoskopie*, Koloskopie* und ggf. Push-Enteroskopie. Bei AIDS wird mit antiretroviralen Mitteln behandelt.

Kappawinkel: engl. *kappa angle*; syn. Winkel Kappa. Winkel zwischen Gesichtslinie (Gerade zwischen Fovea* centralis und Fixierobjekt) und Pupillenachse (Gerade zwischen Hornhautscheitel und Pupillenzentrum). Der Kappawinkel entsteht infolge der nicht genau am hinteren Augenpol lokalisierten, gering nach temporal verschobenen Lage der Fovea centralis und bedingt eine leichte Abweichung des Hornhautreflexbildes nach nasal.

Kapsel [Begriffsklärung] *f*: engl. *capsule*. Begriff mit mehreren Bedeutungen: Zum einen meint Kapsel die extrazelluläre Hülle kapselbildender Bakterien* zum Schutz vor Phagozytose*. Zum anderen wird der Begriff Kapsel in der Pharmakologie verwendet für eine bestimmte Form der einzeldosierten festen Arzneizubereitung.

Kapselbakterien *n pl*: engl. *encapsulated bacteria*. Bakterien, die von einer Kapsel* umhüllt sind. Im engeren Sinn handelt es sich bei dem Begriff Kapselbakterien um eine Bezeichnung für die Gattung Klebsiella*. Siehe Bakterien*, Abb. 1 dort.

Kapsel-Band-Apparat *m*: engl. *capsules and ligaments*; syn. Kapsuloligamentärer Komplex. Funktionelle Einheit aus Gelenkkapsel* sowie intra- und extrakapsulären Bändern (Ligamentum*). Gemeinsam stabilisieren sie das Gelenk*, dienen als Führungsbänder der Sicherung und Führung des Gelenkes oder als Hemmungsbänder der Einschränkung der Bewegung. Entsprechen führen Verletzungen zu Instabilität oder schränken die Bewegung ein.
Anatomie: Lokalisation der Bänder:
- intrakapsulär: **1.** in der Membrana* fibrosa **2.** in der Subintima (z. B. das Lig. Iliofemorale)
- extrakapsulär (z. B. das Lig. collaterale fibulare).

Kapselendoskopie *f*: engl. *capsule endoscopy*; syn. Videokapselendoskopie. Nichtinvasive Endoskopie des Gastrointestinaltrakts mithilfe einer oral eingenommenen Videokapsel. Sie enthält 1 oder 2 Kameras, Lichtquelle und Sender. Die nach dem Verschlucken während der Darmpassage aufgenommenen Bilder werden an einen Rekorder gefunkt und vom Arzt ausgewertet, die Kapsel wird auf natürlichem Weg ausgeschieden.

Kapselfibrose *f*: engl. *capsular fibrosis*. Häufige Komplikation der Mammaaugmentation* durch Mammaimplantat mit Ausbildung einer harten bindegewebigen Kapsel und z. T. schmerzhafter Verformung von Implantat und rekonstruierter Mamma*. Eine Kapselfibrose tritt häufiger nach Bestrahlung der Brust auf. Grundsätzlich ist jedes Implantat von einer leichten, schmerzlosen Kapselbildung gefolgt.
Häufigkeit: Inzidenz ca. 4 % nach 2 Jahren, 15 % nach ≥ 10 Jahren.
Pathogenese: Nicht eindeutig geklärt, Einflüsse:
- Prothesen der älteren Generation mit glatter Oberfläche ungünstiger
- Lokalisation (vor dem Brustmuskel häufiger)
- Fremdkörper-, Entzündungs-, oder Narbenreaktion
- Folge eines zu engen Prothesenbetts
- subklinische bakterielle Infektion der Prothesenoberfläche
- Rauchen.

Einteilung: Nach Baker:
- I: Normalzustand nach Eingriff ohne sicht- oder tastbare Veränderungen oder Schmerzen
- II: leichte Verhärtung oder leichte Schmerzen
- III: deutliche Verhärtung, stärkere Schmerzen, sichtbare Veränderung
- IV: starke Verhärtung, ausgeprägte Deformierung, andauernde Schmerzen.

Therapie:
- Ultraschalltherapie im Anfangsstadium (Baker I und II)
- endoskopische Kapsulotomie
- bei schweren Formen operative Entfernung der bindegewebigen Kapsel.

Kapselphlegmone *f*: engl. *capsular abscess*. Eitrige Gelenkinfektion des periartikulären Gewebes einschließlich der fibrösen Gelenkkapsel. Die Diagnostik und Therapie entsprechen dem Gelenkempyem*.

Kapselstar → Katarakt

Kapsid *n*: engl. *capsid*. Stäbchenförmige oder sphärische Proteinumhüllung der Nukleinsäure eines Virions (M_r bis 40 Mio.). Kapsidproteine treten zu Kapsomeren (zahlreichen, meist identischen Untereinheiten mit M_r 13 000–60 000) zusammen.

Kapsomer *n*: engl. *capsomer*. Untereinheit eines Kapsids*.

Kapuzenmuskel → Musculus trapezius

Karayaring *m*: engl. *karaya gum ring*. Verformbare, gut haftende ringförmige Hautschutzplatte aus dem Naturharz Karaya, angewendet im Rahmen der Stomaversorgung in Verbindung mit Auffangbeuteln aus geruchsdichtem Kunststoffmaterial bei Enterostomata. Karaya ist ein extrem hygroskopisches Harz des tropischen Baums Sterculia urens.

Karbamid → Harnstoff [Physiologie]

Karbonisation → Verbrennung

Karbunkel *m*: engl. *carbuncle*; syn. Carbunculus. Tiefe, schmerzhafte, konfluierende Entzündung mehrerer benachbarter Haarfollikel (siehe Furunkel*) mit Abszedierung, Nekrose und Einschmelzung des dazwischenliegenden Gewebes sowie Abheilung unter Ausbildung eingezogener Narben. Die Diagnose wird klinisch gestellt, therapiert wird mittels Inzision, antiseptischer Lokaltherapie und systemischer Antibiose.
Erreger: Meist Staphylococcus* aureus oder Mischinfektion mit Staphylokokken und Streptokokken.
Klinik: Lokale und systemische Entzündungsreaktion (siehe Abb.).
Diagnostik:
– klinisches Erscheinungsbild
– bei ausgeprägter Infektion, Immundefizienz oder Therapieresistenz sind ein kultureller Erregernachweis und ein Antibiogramm empfehlenswert.
Therapie:
– Ruhigstellung, Manipulationsverbot
– chirurgische Inzision* oder Ausschneidung je nach Lokalisation sowie Einlage einer Lasche oder eines Drains
– antiseptische Spülungen der Wundhöhle postoperativ, z. B. mit Polyvidon-Jod-Lösung oder Polyhexanid
– in den meisten Fällen zusätzliche systemische Antibiose, idealerweise adaptiert nach Antibiogramm, z. B. mittels Cefalexin*, Flucloxacillin*, Clindamycin*
– bei Karbunkel* im Gesicht oder ausgedehnten Befunden stationäre i. v. Therapie indiziert.

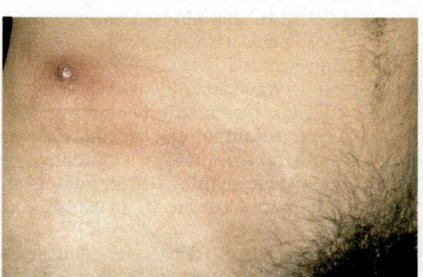

Karbunkel: Rötung entlang des Lymphabstroms (Lymphangitis). [183]

Kardịa *f*: engl. *cardia*; syn. Pars cardiaca ventriculi. Erster Abschnitt des Magens, in den der Ösophagus* am Ostium cardiacum einmündet. Im Mündungsbereich geht das Plattenepithel* des Ösophagus in das Zylinderepithel des Magens und die zweischichtige Muskulatur des Ösophagus in die dreischichtige Muskulatur des Magens über. Die Kardia dient dem gastroösophagealen Verschluss.

Kardiainsuffizienz *f*: engl. *cardia insufficiency*. Angeborener oder erworbener ungenügender Verschluss des Eingangsbereiches des Magens (Kardia*). Eine Kardiainsuffizienz verursacht häufig gastroösophagealen Reflux* (als Sodbrennen wahrgenommen) oder laryngopharyngealen Reflux. Ursachen sind beispielsweise Hiatushernien* oder muskuläre Dysfunktionen. Näheres zu Ätiologie, Diagnostik, Therapie unter gastroösophagealer Reflux*. Näheres zur Kardiainsuffizienz beim Säugling siehe dort. Vgl. His*-Winkel (Abb. dort).

Kardiakarzinom *n*: engl. *carcinoma of the cardia*; syn. AEG. Adenokarzinom* des ösophagogastralen Übergangs, heute als AEG-Tumoren (adenocarcinoma of esophagogastric junction) bezeichnet. Im Gegensatz zur in der westlichen Welt abnehmenden Inzidenz des Magenkarzinoms* im Antrum-Pylorusbereich nimmt die Inzidenz der AEG-Tumoren zu. Die Symptome sind unspezifisch und treten oft erst im fortgeschrittenen Stadium auf. Siehe Abb.
Epidemiologie:
– hohe Inzidenz des Magenkarzinoms in Südostasien, Finnland und Südamerika
– Häufigkeitsgipfel jenseits des 50. Lebensjahres.
Klinik:
– Dysphagie*
– Odynophagie*
– Sodbrennen*
– Gewichtsverlust
– Anämie*.
Therapie: In Abhängigkeit von Tumorstadium und Lokalisation stehen die transthorakale Ösophagektomie und die transhiatal erweiterte Gastrektomie im Vordergrund. Problematisch ist die hohe postoperative Mortalität.

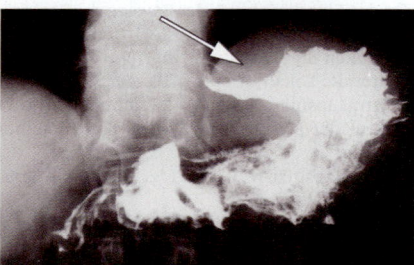

Kardiakarzinom: Ösophagogastrale Passage. [32]

Kardiakrampf → Ösophagusachalasie

kardial: engl. *cardiac*. Das Herz betreffend, vom Herzen ausgehend, zum Herzen gehörend.

kardiale Fehlbildung → Herzfehler, angeborene

Kardiaresektion → Magenteilresektion

Kardinalsymptom → Leitsymptom

Kardinalvene *f*: engl. *cardinal vein*; syn. Kardinalvenensystem. Links persistierende obere Hohlvene, die während der Embryogenese* die obere Körperregion drainiert und sich in der Regel bis auf den Sinus* coronarius zurückbildet. Die rechte Vene wird zur Vena* cava superior.

Kardio-CT → Computertomografie

Kardiografie *f*: engl. *cardiography*; syn. Kardiographie. Sammelbezeichnung für Verfahren zur Darstellung der mit der Herztätigkeit verbundenen mechanischen und elektrischen Abläufe. Hierzu zählen Elektrokardiografie (EKG*), Echokardiografie*, Angiokardiografie*, Impedanzkardiografie* und Fonokardiografie*.

Kardiolipin *n*: engl. *cardiolipin*. Glycerophospholipid (siehe Phosphatide), das in verschiedenen Geweben und v. a. in Membranen der Mitochondrien vorkommt. Kardiolipin stellt in Verbindung mit Lecithin und Cholesterol ein hochempfindliches Antigen dar, das charakteristisch beim Antiphospholipid*-Syndrom ist und in der Syphilisserologie als Reagenz (VDRL*-Test) verwendet wird.

Kardiolipin-Antikörper *m sg, pl*: engl. *anti-cardiolipin antibodies* (Abk. ACA); syn. Antikardiolipin-Antikörper. Autoantikörper* der IgM- und IgG-Klasse, die zu den Antiphospholipid-Antikörpern gehören. Kardiolipin-Antikörper sind ein Diagnosekriterium des Antiphospholipid*-Syndroms, können aber auch bei anderen Autoimmunkrankheiten* oder Infektionskrankheiten* auftreten (z. B. Syphilis*). Der Nachweis erfolgt über ELISA.
Indikationen zur Laborwertbestimmung:
– Verdacht auf Antiphospholipid-Syndrom, z. B. bei einer Thromboseneigung unklarer Genese oder bei habituellen Aborten*
– Nachweis eines systemischen Lupus* erythematodes (SLE); der Nachweis von Antiphospholipid-Antikörpern gehört zur den ACR-Kriterien (ACR: American College of Rheumatology) für die Diagnose des SLE.
Bewertung: Um ein Antiphospholipid-Syndrom sicher zu diagnostizieren, muss der Kardiolipin-Antikörper zweimal im Abstand von 12 Wochen deutlich (> 40 U/ml) erhöht sein. Auch bei 3–5 % der gesunden Bevölkerung treten erhöhte Werte auf.

Kardiologie *f*: engl. *cardiology*. Teilgebiet der Inneren Medizin bzw. Kinderheilkunde, das sich mit den Erkrankungen und Veränderungen von Herz und Kreislaufsystem sowie deren Behandlung befasst.

Kardiomegalie *f*: engl. *cardiomegaly*. Beschreibende Bezeichnung für jede Form der Herzvergrößerung wie Herzdilatation* oder Herzhypertrophie*. Ursächlich sind physiologische Mehrbelastung (Sportlerherz*) oder pathologische Prozesse (z. B. arterielle Hypertonie*, Kardiomyopathie*). Klinisch können Herzrhythmusstörungen* oder eine Herzinsuffizienz* bestehen. Eine sehr ausgeprägte Herzvergrößerung wird selten auch Cor* bovinum (Ochsenherz) genannt.

Vorkommen:
- physiologisch (Sportlerherz)
- pathologisch bei: 1. arterieller Hypertonie 2. Kardiomyopathie 3. Akromegalie* 4. Herzklappenfehler* 5. Hämochromatose* 6. Amyloidose* 7. chronischer Anämie* 8. Sarkoidose* 9. Myokarditis*.

Diagnostik:
- Röntgen-Thorax mit Herz/Lungen*-Quotient > 0,5
- Echokardiographie*.
- Kardio-MRT → Magnetresonanztomografie

Kardiomyopathie *f*: engl. *cardiomyopathy* (Abk. CM); syn. Myokardiopathie. Sammelbezeichnung für ätiologisch heterogene, häufig genetische Erkrankung des Myokards mit mechanischer und/oder elektrischer Dysfunktion, meist mit klinischer Herzinsuffizienz* bei Herzhypertrophie* oder Herzdilatation*. Veränderungen des Myokards aufgrund von Erkrankungen des Perikards, von arterieller Hypertonie*, pulmonaler Hypertonie*, Herzklappenfehler*, angeborenem Herzfehler* oder Koronarsklerose gelten nicht als Kardiomyopathien.

Formen: Einteilung nach Pathologie: **Dilatative Kardiomyopathie (DCM):** Vergrößerung der Ventrikel (v. a. des linken) ohne Dickenzunahme der Herzmuskulatur (Herzdilatation*) mit primärer Verminderung der systolischen myokardialen Auswurfleistung (enddiastolischer Ventrikeldruck erhöht).
- Klinik: insbesondere Herzinsuffizienz, Herzrhythmusstörung
- Therapie: symptomatisch (Herzinsuffizienz, Herzrhythmusstörung), ggf. ICD*, bei Nachweis eines intrakavitären Thrombus: Antikoagulation; ggf. Herztransplantation*.

Hypertrophe Kardiomyopathie (HCM): Progrediente Herzhypertrophie* (ohne Herzdilatation) einzelner oder aller Wandschichten insbesondere des linken Ventrikels (siehe Abb. 1).
- Ätiologie: meist hereditär; verschiedene (in der Regel autosomal-dominant erbliche) Genmutationen (v. a. Sarkomer-assoziierter Proteine) bekannt
- Pathophysiologie: verminderte diastolische Ventrikelfüllung (erhöhter enddiastolischer Druck) bei (zunächst) normaler systolischer Herzfunktion
- Unterteilung: 1. hypertrophe **obstruktive** Kardiomyopathie (Abk. HOCM): mit funktionell dynamischer Obstruktion der aortalen Ausflussbahn (LVOTO; dynamische Subaortenstenose; Aortenstenose, subvalvuläre) bei asymmetrischer Hypertrophie (im Bereich der basisnahen Anteile) des Ventrikelseptums; mesosystolisches Anschlagen des anterioren Mitralklappensegels an das Septum (echokardiografisch SAM; siehe Abb. 2); intraventrikulärer (säbelscheidenförmiger) Druckgradient 2. hypertrophe **nichtobstruktive** Kardiomyopathie (keine LVOTO, kein relevanter Druckgradient)
- Klinik: Palpitation, Synkope, Dyspnoe, Angina pectoris u. a.
- Therapie: 1. symptomatisch in Abhängigkeit von der Klinik (Herzinsuffizienz, Myokardischämie, Herzrhythmusstörung) 2. pharmakologisch v. a. durch Beta-Rezeptoren-Blocker und Kalzium-Antagonist (Verapamil); bei ventrikulärer Tachyarrhythmie zusätzlich Amiodaron 3. ggf. ICD-Implantation (sekundärpräventiv) 4. ggf. interventionell (TASH) 5. operativ: offen-chirurgische (mit Herz-Lungen-Maschine) Septumreduktion durch Myotomie* bzw. Myektomie* (siehe Abb. 3); plastische Rekonstruktion, unter Umständen Kunstherz* bzw. Herztransplantation*
- Prognose: unterschiedlich: 1. z. T. langer asymptomatischer Verlauf 2. auch plötzlicher Herztod durch Herzrhythmusstörung, insbesondere bei Belastung 3. progrediente systolische und diastolische Herzinsuffizienz* 4. prognostisch besonders ungünstig: z. B. max. Wanddicke echokardiografisch ≥ 30 mm.

Restriktive Kardiomyopathie (RCM): Hämodynamisch charakterisiert durch Störung der diastolischen Ventrikelfüllung (Dip*, frühdiastolischer, Abb. dort) bei normaler systolischer Funktion.
- Vorkommen: z. B. Löffler-Endokarditis, Endomyokardfibrose*, Endokardfibroelastose*
- Therapie: symptomatisch und ggf. Therapie der Grunderkrankung.

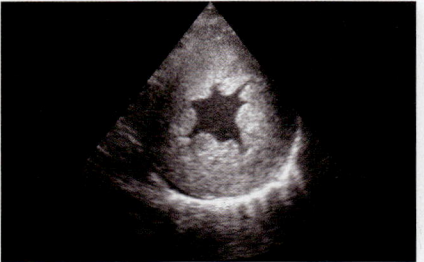

Kardiomyopathie Abb. 1: Hypertrophie des linken Ventrikels bei hypertropher Kardiomyopathie (Echokardiografie). [91]

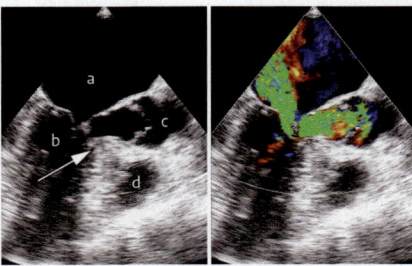
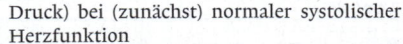

Kardiomyopathie Abb. 2: Funktionelle dynamische Obstruktion der aortalen Ausflussbahn (subvalvulär) mit Mitralklappeninsuffizienz bei hypertropher obstruktiver Kardiomyopathie. Anteriores Mitralklappensegel blockiert linksventrikuläre Ausflussbahn (SAM); a: linker Vorhof, b: linker Ventrikel, c: Aorta ascendens, d: rechter Ventrikel. [98]

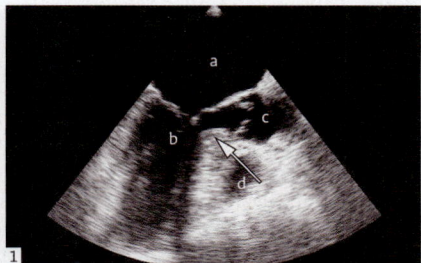
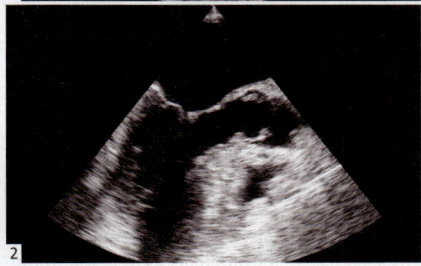

Kardiomyopathie Abb. 3: 1: Ventrikelseptum bei asymmetrischer Septumhypertrophie engt Ausflusstrakt des linken Ventrikels ein (Pfeil). 2: Ausflusstrakt des linken Ventrikels nach Myektomie in der Systole frei; transösophageale Echokardiografie; a: linker Vorhof; b: linker Ventrikel; c: Aorta ascendens; d: rechter Ventrikel. [98]

Kardiomyopathie, peripartale

Arrhythmogene rechtsventrikuläre Kardiomyopathie (ARVD). **Bisher nicht klassifizierte Kardiomyopathie** (NKCM).
Kardiomyopathie, peripartale f: engl. *peripartum cardiomyopathy* (Abk. PPCM); syn. Meadows-Syndrom. Seltene, peripartal (letztes Trimenon bis ca. 2 Monate postpartal) auftretende Kardiomyopathie unklarer Ätiologie. Betroffene leiden an Herzinsuffizienz. Diagnostiziert wird echokardiografisch und mit MRT, behandelt wird symptomatisch. Die Mortalität liegt bei 9–15 %, eine Restitutio ad integrum geschieht in 23–54 % der Fälle.
Kardioplegie f: engl. *cardioplegia*. Künstlich induzierter reversibler Herzstillstand bei chirurgischen Eingriffen am offenen Herzen (siehe auch Herzchirurgie*).
Formen:
– in der Regel Kardioplegie unter Verwendung sog. myokardprotektiver Lösungen (hohe Konzentration von Kalium oder Magnesium, Entzug von Natrium und Kalzium)
– ischämische Kardioplegie durch Clamping* der Aorta (sog. aortales Cross-Clamping; myokardiale Ischämiezeit bei Körpertemperatur 10–20 min)
– intermittierende Kardioplegie in Hypothermie* (bei 25 °C) mit intermittierender Koronarperfusion durch gekühltes Blut (führt zu kälteinduziertem Kammerflimmern*).

kardioplegische Lösung → Kardioplegie
Kardiotokografie f: engl. *cardiotokography*; Abk. CTG. Registrierung der fetalen Herztöne und der Wehentätigkeit vor (antepartal) oder unter der Geburt (intrapartal). Die Aufzeichnung dient der Kontrolle des kindlichen Wohlbefindens. Je nach verwendetem Score werden 4 oder 5 Kriterien zur Beurteilung herangezogen. Siehe Tab.
Durchführung: Die Ableitung der Wehentätigkeit erfolgt über einen auf der Bauchdecke der Mutter angebrachten Aufnehmer. Eine interne Registrierung mittels intrauterin platziertem Ballonkatheter ist heute nicht mehr üblich. Zur Erfassung der kindlichen Herztöne gibt es folgende Methoden:
– Fonokardiografie: Aufnahme des fetalen Herzschalls mithilfe eines Mikrofons
– Doppler-Sonografie: Anwendung der Ultraschalldiagnostik zum Nachweis der fetalen Herzwandbewegungen
– fetales EKG: 1. direkte Ableitung der fetalen EKG-Potenziale von einem kindlichen Teil (z. B. vom fetalen Kopf nach Amniotomie) mittels einer Spiralelektrode 2. indirekt mit am mütterlichen Abdomen befestigten Elektroden.
Siehe Abb.
Beurteilung: Zur Beurteilung werden 2 Scores herangezogen:

Kardiotokografie: Beurteilung nach FIGO-Kriterien.

Parameter	normal	suspekt	pathologisch
Basalfrequenz (Herzschläge pro Minute)	110–150	100–109 oder 151–170	< 100 oder > 170 (sinusoidal)[3]
Bandbreite der Oszillationen (Herzschläge pro Minute)	≥ 5	< 5 (≥ 40 min anhaltend) oder > 25	< 5 (≥ 90 min anhaltend)
Dezeleration	keine[1]	frühe, variable Dezelerationen; einzelne verlängerte Dezelerationen bis 3 min	atypische variable Dezelerationen, späte Dezelerationen, einzelne verlängerte Dezelerationen bis 3 min
Akzeleration	vorhanden, sporadisch[2]	vorhanden, periodisch (mit jeder Wehe)	Fehlen über > 40 min

normaler CTG-Befund: alle 4 Parameter normal; suspekter CTG-Befund: ein suspekter Parameter, die anderen normal; pathologischer CTG-Befund: ≥ 2 suspekte oder mindestens ein pathologischer Parameter;
[1] Dezelerationsamplitude der fetalen Herzfrequenz ≥ 15/min über ≥ 10 s;
[2] Akzelerationsamplitude der fetalen Herzfrequenz ≥ 15/min über ≥ 15 s;
[3] sinusoidale fetale Herzfrequenz ≥ 10/min über ≥ 20 min

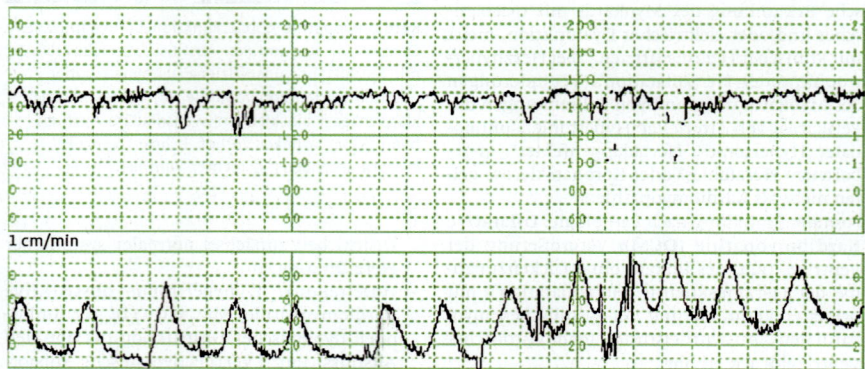

Kardiotokografie: Intrapartales CTG mit regelmäßiger Wehentätigkeit und fehlenden Akzelerationen; oben: fetale Herzfrequenz (Herzschläge pro Minute); unten: Tokogramm (Druck in mmHg).

– Fischer-Score: nur antepartal, 5 Beurteilungskriterien
– FIGO-Score: ante- und intrapartal, 4 Beurteilungskriterien.

Kardiotokogramm → Kardiotokografie
Kardiotrope Erreger [Labordiagnostik] m pl: Suchtests zur Identifizierung von Viren*, Bakterien* oder Parasiten* als Verursacher einer entzündlichen Herzerkrankung wie Myokarditis*, Endokarditis* oder Kardiomyopathie*. Zunächst werden die häufigsten Erreger abgeklärt.

Wird die Ursache nicht gefunden, erfolgen weitere Tests in Abhängigkeit von der klinischen Symptomatik* und der Anamnese*.
Stufendiagnostik: Basisdiagnostik (Parameter variieren laborabhängig):
– Adeno-Viren: 1. Adeno-Virus-Antikörper 2. Adeno-Virus-Direktnachweis
– Coxsackie-Viren: Coxsackie*-Virus-Antikörper
– ECHO-Viren: ECHO*-Viren-Antikörper

- Influenza-Viren: **1.** Influenza*-Viren-Antikörper **2.** Influenza-Viren-Direktnachweis
- Parainfluenza-Viren: **1.** Parainfluenza*-Virus-Antikörper **2.** Parainfluenza-Virus-Direktnachweis.

Bestimmung weiterer einzelner Parameter je nach klinischer Symptomatik und Anamnese.

kardiotrope Viren → Virusmyokarditis

kardiovaskulär: engl. *cardiovascular*. Herz und Gefäße betreffend.

Kardiovaskuläre autonome diabetische Neuropathie *f*: Abk. KADN. Durch Diabetes* mellitus verursachte, am kardiovaskulären System manifeste autonome Neuropathie*. Die Klinik ist variabel, mögliche Symptome sind u. a. Ruhetachykardie und orthostatische arterielle Hypotonie*. Behandelt wird ggf. symptomatisch.

Kardiovaskuläres Risiko *n*: Anhand von Risikofaktoren abschätzbare Wahrscheinlichkeit, an einer Herz-Kreislauf-Erkrankung wie KHK, Myokardinfarkt und pAVK zu erkranken. Zu den Risikofaktoren zählen u. a. arterielle Hypertonie*, Diabetes* mellitus, Dyslipoproteinämie, Nikotinabusus, eine positive Familienanamnese und hohes Alter.

Kardioversion *f*: engl. *cardioversion*. Maßnahme zur Wiederherstellung eines normofrequenten Sinusrhythmus (Konversion) bei tachykarder Herzrhythmusstörung* (z. B. Vorhofflimmern*).

Formen: Pharmakologisch (Antiarrhythmika*) oder **elektrisch** (Kardioversion im engeren Sinn):
- extern: transthorakal mit Defibrillator* in Kurznarkose, wobei der applizierte Gleichstromimpuls im Gegensatz zur Defibrillation* EKG-getriggert (R-Zacken-synchron) ausgelöst wird, um den Impulseinfall in der vulnerablen Phase* und damit die Entstehung von Kammerflimmern* zu vermeiden; Anwendung elektiv oder bei hämodynamischer Intoleranz akut bei: **1.** Tachykardie* mit schmalen QRS*-Komplexen (Breite < 0,12 s): initial 70–120 J bei biphasischer Impulsform (100 J bei monophasischer) **2.** Tachykardie mit breiten QRS-Komplexen (Breite ≥ 0,12 s): initial 120–150 J bei biphasischer Impulsform (200 J bei monophasischer)
- ggf. intern (sehr selten): interatrial (einschließlich Vorhofseptum) über intrakardialen, speziell gefertigten multipolaren Elektrodenkatheter.

Kardioverter-Defibrillator, implantierbarer *m*: engl. *implantable cardioverter-defibrillator*; Abk. ICD. Defibrillator-System, das bei drohenden tachykarden Herzrhythmusstörungen wie ein Herzschrittmacher implantiert wird. Der ICD regelt jedoch nicht die Herzfrequenz. Er besteht zumeist aus einer transvenös dauerhaft im rechten Ventrikel platzierten Elektrode und einem damit verbundenen, subkutan oder submuskulär (unter M. pectoralis major) implantierten Steuerungsaggregat.

Prinzip:
- kontinuierliche Überwachung der elektrischen Herzaktion mit EKG-Speicherung
- bei Registrierung entsprechender Herzrhythmusstörungen automatische Durchführung einer biphasischen Defibrillation*, elektrischen Kardioversion* oder Überstimulation
- zusätzlich antibradykarde Schrittmacherfunktion.

Indikationen: Zur Besserung der Prognose
- (sekundärpräventiv) nach hämodynamisch nicht tolerabler ventrikulärer Tachyarrhythmie (anhaltende ventrikuläre Tachykardie*, Kammerflimmern*) nicht beseitigbarer Ursache
- (primärpräventiv) bei deutlicher Einschränkung der linksventrikulären Funktion (LVEF ≤ 30 %) nach Herzinfarkt*.

Karditis *f*: engl. *carditis*. Entzündung des Herzens. Hierzu zählen Endokarditis*, Myokarditis*, Endomyokarditis*, Perikarditis* und Pankarditis*.

Karenz *f*: engl. *privation*. Entbehrung, Aussetzen, Verzicht, z. B. Nahrungskarenz.

Kariesprophylaxe *f*: engl. *caries prevention*; syn. Zahnprophylaxe. Vorbeugemaßnahmen zur Verhütung oder Verminderung von Zahnkaries* zur Förderung der Zahngesundheit.

Prinzip:
- Verminderung der täglichen Mikroentkalkungen infolge Säurebildung der Bakterien im Zahnbelag (Zahnplaque*) durch Mundhygiene mit regelmäßiger Plaqueentfernung und Beschränkung der Häufigkeit der Zuckeraufnahme; Plaquekontrolle ist auf verschiedene Arten möglich, welche kombiniert werden sollten: **1.** mechanisch durch Verwendung von Bürsten, Interdentalbürsten, Zahnseide etc. **2.** chemisch durch Verwendung entsprechender Agenzien wie Zahnpasta, Mundspüllösungen, Gele; Fluoridierung zur Unterstützung der Remineralisation durch Fluoride*, um Entstehung behandlungsbedürftiger kariöser Defekte aus Initialkaries* zu verhindern: **I.** lokal durch Fluoridzahnpasta, Touchieren der Zähne mit fluoridhaltiger Lösung, Lack oder Gel **II.** systemisch durch Tabletten (topische Wirkungskomponente z. B. über Lutschen), Zusatz zu Speisesalz, Milch, Trinkwasser
- Blockieren von schwer zugänglichen okklusalen Kariesprädilektionsstellen durch Fissurenversiegelung*.

Karman-Methode *f*: Vor allem in den USA durchgeführter, der Saugkürettage* ähnlicher Schwangerschaftsabbruch* mittels einer flexiblen Plastikkanüle während der ersten 2 Wochen nach Ausbleiben der Menstruation*. Der Eingriff ist ambulant und ohne Narkose möglich.

Karnifikation *f*: engl. *carnification*. Verdichtung und Schrumpfung von Lungengewebe als Komplikation einer lobären Pneumonie*. Karnifikation tritt ein, wenn intraalveoläres, fibrinöses Exsudat* nicht aufgelöst und resorbiert wird, sondern in Bindegewebe umgewandelt wird. Betroffene Lungen weisen eine feste, fleischartige Konsistenz auf.

Karnivoren *m pl*: engl. *carnivores*. Fleischfresser, die in der Nahrungskette Konsumenten 2. Ordnung sind. Zu den Fleischfressern gehören sowohl Tiere als auch Pilze und Pflanzen (z. B. Pinguicula- und Drosera-Arten).

Karnofsky-Index *m*: engl. *Karnofsky scale*. In der Onkologie eingesetzte Klassifikation zur Beurteilung der Aktivität, Selbstversorgung und Selbstbestimmung des Patienten. Der Score berücksichtigt körperliche und soziale Faktoren mit Abstufungen in Zehnerschritten.

Beschreibung: Karnofsky Performance Status Scale, siehe Tab.

Karnofsky-Index	
Index	Beschreibung
100	normal, keine Beschwerden oder Krankheitszeichen
90	geringfügige Symptome, normale Lebensführung möglich
80	normale Aktivität nur mit Anstrengung möglich
70	keine normale Arbeit oder Aktivität, aber Selbstversorgung noch möglich
60	gelegentlich Hilfe erforderlich, aber Selbstversorgung noch weitgehend möglich
50	ständige Unterstützung und häufige medizinische Versorgung erforderlich
40	besondere Hilfe und Betreuung erforderlich
30	wegen schwerer Behinderung Krankenhausaufnahme indiziert für geschulte Pflege, noch keine Lebensgefahr
20	wegen schwerer Krankheit stationäre Behandlung mit aktiv unterstützender Therapie notwendig
10	moribund, schnell fortschreitende, tödlich verlaufende Erkrankung
0	tot

Karotidenpulsation *f*: engl. *carotid pulsation*. Am Hals sichtbare Pulsation der A. carotis, u. a. bei Aortenklappeninsuffizienz*, Aortenisthmusstenose*, persistierender Ductus* arteriosus, Hyperthyreose*.

Karotinoide

Karotinoide → Carotinoide

Karotisarteriografie *f*: engl. *carotid arteriography*; syn. Karotisarteriographie. Angiografie* der A. carotis und ihrer Verzweigungen. Die Arteriografie der Karotis interna wird angewendet insbesondere zur Feststellung einer Arteria*-carotis-interna-Stenose, aber auch zur Diagnostik zerebraler Gefäßveränderungen. Siehe Abb., vgl. Aneurysma*, intrakranielles, Abb. 1 dort.

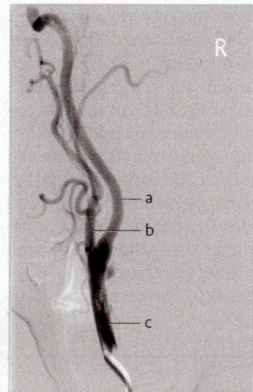

Karotisarteriografie: DSA (seitlicher Strahlengang; rechts); Normbefund; a: A. carotis interna dextra; b: A. carotis externa dextra; c: A. carotis communis dextra. [69]

Karotischirurgie → Gefäßchirurgie

Karotisdruckversuch *m*: engl. *carotid sinus massage*; syn. Karotis-Sinus-Massage. Klinischer Funktionstest zur Abklärung eines Karotissinus*-Syndroms. Nach Ausschluss einer Karotisstenose wird einseitig der Karotissinus für ca. 10 Sekunden massiert. Eine Asystolie* > 3 Sekunden und/oder ein Abfall des systolischen Blutdrucks > 50 mmHg sind Hinweise auf einen hypersensitiven Karotissinus.

Karotisdrüse → Glomus caroticum

Karotisgabeltumor → Paragangliom

Karotisknickungssyndrom → Knickungssyndrom der Arteria carotis interna

Karotispulskurve *f*: engl. *carotid pulse curve* (CPK). Verlauf des arteriellen Blutdrucks* in der A. carotis. Die Aufzeichnung erfolgt im Sphygmogramm mit Platzierung des Druckaufnehmers am Hals über der A. carotis communis. Das heute obsolete Verfahren diente insbesondere zur Differenzialdiagnose von hypertropher obstruktiver Kardiomyopathie* und Aortenklappenstenose*. Siehe Abb.

Karotisschwirren *n*: engl. *carotid thrill*. Über den Karotiden tastbare Vibration bei Aortenstenose.

Karotis-Sinus-cavernosus-Aneurysma → Carotis-Sinus-cavernosus-Fistel

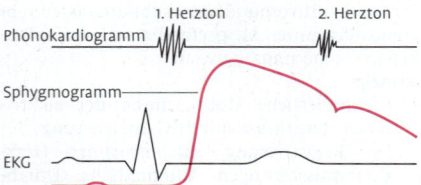

Karotispulskurve: Druckverlauf in A. carotis: Anstieg nach QRS-Komplex (EKG) und 1. Herzton; Inzisur im abfallenden Schenkel direkt nach 2. Herzton.

Karotissinus-Druckversuch *m*: engl. *carotid sinus pressure test*; syn. Czermak-Versuch. Einseitige, manuelle Kompression im Bereich des Karotissinus zur Diagnostik insbesondere eines Karotissinussyndroms sowie als therapeutisches Verfahren (vagales Manöver) bei Tachykardie* und Synkopen*. Kontraindikationen sind Karotisstenose, Schlaganfall* und TIA.

Prinzip:
– Ausüben von einseitigem Druck auf den Karotissinus über 5–10 s, wenn möglich unter Monitoring* von Blutdruck* und Puls*
– durch Erregung der Barorezeptoren* und konsekutive Parasympathikusaktivierung über den N. vagus und Aktivitätsminderung des efferenten Sympathikus*: **1.** physiologisch: Senkung der Herzfrequenz* und des totalen peripheren Widerstands* **2.** pathologisch: reflektorische Bradykardie*, Asystolie* > 3 s und arterielle Hypotonie* mit einem systolischen Blutdruckabfall von > 50 mmHg, ggf. zusätzlich Symptome einer vasovagalen Synkope*.

Karotissinus-Nerv *m*: engl. *carotid sinus nerve*; syn. Ramus sinus carotici (Abk. R. sinus carotici). Sensibler Ast des N. glossopharyngeus. Der Karotissinus-Nerv versorgt die Chemorezeptoren des Glomus caroticum sowie die Barorezeptoren des Sinus caroticus und steht mit dem N. vagus, dem Truncus* sympathicus und dem Paraganglion caroticum in Verbindung. Siehe Abb.

Karotissinus-Reflex → Karotissinus-Druckversuch

Karotissinus-Syndrom *n*: engl. *carotid sinus syndrome*. Durch Druck auf den Karotissinus ausgelöste Bradykardie* (z. B. AV-Block), unter Umständen mit arterieller Hypotonie* und Herzstillstand (Sinusknotenstillstand, totaler SA-Block). Mögliche Symptome sind Schwindel und Synkope (Adams*-Stokes-Anfall). Abzugrenzen ist das Sick*-Sinus-Syndrom.

Ursache: Pathologische Stimulation der Pressosensoren der A. carotis durch Druck auf den Karotissinus bei Neigung des Kopfes nach hinten bzw. Kopfdrehung oder durch Tumor im Halsbereich (z. B. Paragangliom, Lymphom).

Karotissiphon *m*: engl. *carotid siphon*; syn. Carotissiphon. S-förmige Krümmung der A. carotis interna innerhalb der Schädelhöhle neben der Sella* turcica. Hier befindet sich die A. carotis interna in unmittelbarer Nachbarschaft zu den Augenmuskelnerven III, IV und VI und dem N. ophthalmicus.

Karotisstenose → Arteria-carotis-interna-Stenose

Karotisstenose → Schlaganfall

Karpalgelenk *n*: engl. *midcarpal joint*; syn. distales Handgelenk. Weniger gebräuchliche Bezeichnung für das distale Handgelenk zwischen proximaler und distaler Handwurzelknochenreihe (Articulatio mediocarpalis). Bewegungen im Karpalgelenk finden immer kombiniert mit dem proximalen Handgelenk (Articulatio radiocarpalis) statt.

Karpaltunnel *m*: engl. *carpal tunnel*; syn. Handwurzelkanal. Aus Knochen und Bindegewebe gebildeter Durchgang für Nerven und Sehnen, die vom Unterarm zur Hohlhand ziehen. Der Kanal wird dorsal vom Sulcus carpi der Handwurzelknochen und palmar durch das Retinaculum flexorum begrenzt. Bei Verengungen des Karpaltunnels droht ein Karpaltunnelsyndrom*.

Funktion: Anatomischer Durchgang für den N. medianus und die langen Beugesehnen von:
– Musculus flexor digitorum profundus (4 Sehnen)
– Musculus flexor digitorum superficialis (4 Sehnen)
– Musculus flexor pollicis longus (1 Sehne).
Siehe Abb.

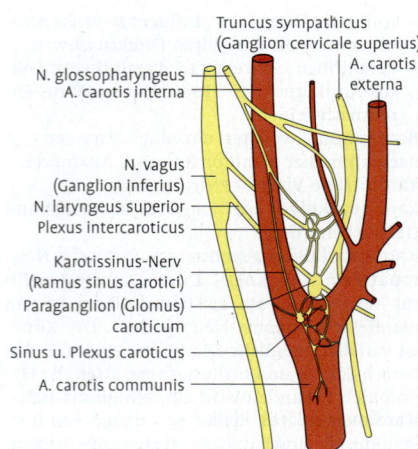

Karotissinus-Nerv [4]

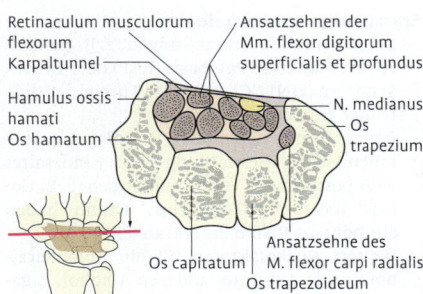

Karpaltunnel: Topografie.

Karpaltunnelsyndrom n: engl. *carpal tunnel syndrome* (Abk. CTS). Erkrankung durch chronische mechanische Kompression des N. medianus im Karpaltunnel*. Es handelt sich um das häufigste Nervenkompressionssyndrom*. Behandelt wird in der Regel konservativ, bei anhaltender Symptomatik ggf. durch chirurgische Intervention. Die Prognose ist bei 75 % der Betroffenen sehr gut.
Vorkommen:
– prädisponierende Faktoren: **1.** Hypothyreose* **2.** Schwangerschaft und Stillzeit **3.** posttraumatisch nach Radiusfraktur **4.** Adipositas* **5.** Dialyse* **6.** Akromegalie* **7.** Diabetes* mellitus **8.** chronische Polyarthritis* **9.** rheumatoide Arthritis* **10.** systemische Amyloidose* **11.** Gicht*
– auch überlastungs- bzw. tätigkeitsbedingt durch Schwellung des Sehnengleitgewebes (bei beruflicher Verursachung ggf. Anerkennung als Berufskrankheit Nr. 2113).
Klinik:
– Sensibilitätsstörung und trophische Störungen der Hohlhand und der Finger I–III einschließlich der radialen Seite von Finger IV (einhergehend mit Störung der Feinmotorik)
– in ca. 50 % der Fälle nächtliche Verstärkung der Schmerzen (Brachialgia* paraesthetica nocturna)
– morgendliche Steifigkeit und Schwellung der Finger
– später Abductor*-Opponens-Atrophie und evtl. leichte motorische Ausfälle (funktionell wenig relevant)
– häufig beidseits.
Therapie:
– konservativ: **1.** nächtliche palmare Handgelenkschiene **2.** evtl. einmalige Glukokortikoid-Infiltration **3.** evtl. Prednisolon* oral über 4 Wochen
– bei anhaltender Symptomatik operative Dekompression (offene oder endoskopische Spaltung des Retinaculum* musculorum flexorum manus).

Prognose: Therapieerfolg abhängig vom Ausmaß der Nervenschädigung:
– sehr gute Prognose bei unkomplizierten Fällen (ca. 75 %)
– schlechtere Prognose im Hinblick auf funktionelle Wiederherstellung und Beschwerdefreiheit bei ausgeprägter Nervenschädigung und Begleiterkrankungen wie Polyneuropathie*, rheumatoider Arthritis* und Arthrose*.

Karpalzeichen n: engl. *carpal sign*. Verkleinerung des Karpalwinkels (Winkel der Tangenten am proximalen Rand von Os scaphoideum und Os lunatum sowie Os lunatum und Os triquetum) von physiologisch ca. 130° auf < 120° (positives Karpalzeichen). Das Karpalzeichen ist nachweisbar z. B. beim Turner*-Syndrom.
Karpometakarpalreflex m: engl. *carpometacarpal reflex*. Reflektorische Beugung der Finger beim Beklopfen des Handrückens oder der Griffelfortsätze von Radius oder Ulna.
Karpopedalspasmen m pl: engl. *carpopedal spasms*. Verkrampfungen der Muskeln in Hand und Fuß bei Tetanie*.
Kartagener-Syndrom n: engl. *Kartagener's syndrome*; syn. Siewert-Syndrom. Sonderform der Primären ziliären Dyskinesie* (PCD) mit gleichzeitigem Situs inversus bei 50 % der betroffenen Patienten. In der frühen Embryonalentwicklung sind die nodalen Zilien für die Links-Rechts-Körperasymmetrie verantwortlich. Sie rotieren normalerweise im Uhrzeigersinn. Bewegen sie sich nicht, werden die Organe zufällig „richtig" oder seitenverkehrt angeordnet.
kartilaginär: engl. *cartilagineous*. Knorpelig.
Kartoffelbazillus → Bacillus
Karunkel → Caruncula
Karyogramm n: engl. *karyogram*. Darstellung des Chromosomenbestands mit Beurteilung von Chromosomengröße, -form und -anzahl im Rahmen der Zytogenetik. Siehe Abb.
Klinische Bedeutung: Diagnostik einer Chromosomenaberration* (z. B. Down*-Syndrom, Abb. 1 dort).
Karyokinese → Mitose
Karyoklasie f: engl. *karyoclasis*. Kernzerbrechlichkeit bzw. Kernauflösung im Rahmen der Erythrozytopoese*.
Karyolymphe → Karyoplasma
Karyolyse f: engl. *karyolysis*. Auflösung des Zellkerns* durch Desoxyribonukleasen mit lichtmikroskopisch homogener Auflichtung der Kernsubstanz im Rahmen der Apoptose* und Nekrose*. Sie schließt sich an die Karyopyknose* und Karyorrhexis* an.
Karyon → Zellkern
Karyoplasma n: engl. *karyoplasm*; syn. Nukleoplasma. Plasma des Zellkerns* mit Chromatin, Nucleoli und umgebender Flüssigkeit (Karyolymphe).
Karyopyknose f: engl. *karyopyknosis*. Schrumpfung des Zellkerns* und Verdichtung des Chromatins* (dadurch stärkere Färbbarkeit im Lichtmikroskop) bei Apoptose*. In der gynäkologischen Diagnostik wird der Karyopyknoseindex* eingesetzt.
Karyopyknoseindex m: engl. *karyopycnotic index*. Messwert zur Beurteilung der Östrogenwirkung auf die Vagina*. Ausgewertet wird die zahlenmäßige Verteilung von Vaginalzellen in unterschiedlichen Entwicklungsstadien. Der Index wird eingesetzt bei der Entwicklungsdiagnostik (bei Pubertas* tarda), Zyklusbeurteilung (bei Amenorrhö*), hormonalen Fluordiagnostik, Tumordiagnostik (östrogenaktiver Tumoren) sowie der Testung neuer Östrogene* und Gestagene*.
Bewertung: Ein hoher Karyopyknoseindex zeigt einen hohen Anteil an karyopyknotischen Zellen an und spricht somit für hohe Östrogenwerte.
Karyorrhexis f: Zerfall des Zellkerns* in Chromatinstücke bei Apoptose* oder Nekrose*. Sie schließt sich der Karyopyknose* an und geht der Karyolyse* voraus.
Karyosomen n pl: engl. *karyosomes*. Verschieden färbbare Binnenkörper im Zellleib zu Beginn der Zellteilung. Karyosomen werden von den Nucleoli ausgeschieden.
Karyotyp m: engl. *karyotype*. Chromosomenbestand einer Zelle, eines Gewebes oder eines Individuums, definiert durch Chromosomengröße und -zahl. Im zytogenetischen Befund der im Zellkern vorhandenen Chromosomen, dem Karyogramm*, werden die Gesamtchromosomenanzahl und die Gonosomenkonstellation angegeben. Der normale Karyotyp entspricht bei männlichen Individuen 46,XY, bei weiblichen Individuen 46,XX.

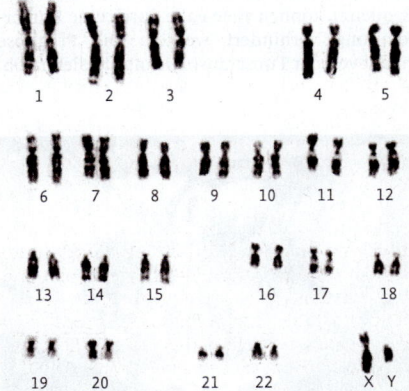

Karyogramm: Standardisierte Darstellung des Karyogramms eines erwachsenen Manns (46,XY). [100]

karzinogen: engl. *carcinogenic*. Im engeren Sinn ein Karzinom* erzeugend. Klinisch wird der Begriff auch synonym zu kanzerogen* verwendet.

Karzinogene → Kanzerogene

Karzinoid *n*: engl. *carcinoid*; syn. Bronchuskarzinoid. Veraltete, klinisch jedoch gebräuchliche Bezeichnung für ursprünglich im Darm*, später auch in anderen Lokalisationen beschriebene karzinomähnliche Tumoren, die von enterochromaffinen Zellen* des disseminierten neuroendokrinen Systems ausgehen. Sie sezernieren Substanzen wie Hormone* oder Neurotransmitter* und wachsen langsamer sowie mit weniger malignem* Verlauf als andere Karzinome*.

Lokalisation:
- am häufigsten in der Appendix* vermiformis (ca. 50%), aber auch in
- Rektum*
- Ileum*
- Lunge* (= Bronchuskarzinoid).

Weitere endokrine Tumoren (wie Gastrinom*, VIPom oder Insulinom*) werden teilweise zu den Karzinoiden gezählt.

Symptomatik:
- meist erst nach Lebermetastasen symptomatisch, da die vom Karzinoid produzierten Hormone (meist Serotonin*) bei gestörter Leberfunktion nicht mehr dem First*-Pass-Effekt unterliegen
- bei fehlender klinischer Symptomatik häufig Zufallsbefund bei Appendektomien* oder bei endoskopischen Untersuchungen
- von den sezernierenden Substanzen abhängige Symptomatik: siehe hierzu: **1.** Karzinoidsyndrom* **2.** Zollinger*-Ellison-Syndrom **3.** Verner*-Morrison-Syndrom **4.** Somatostatinom* **5.** Insulinom* **6.** Glukagonom.*

Therapie:
- Therapie der Wahl: operative Entfernung des Tumors (= kurativ)
- konservative Therapie: **1.** Somatostatin*-Analoga (z. B. Octreotid*) **2.** palliative Chemotherapie* und Strahlentherapie*.

Prognose: Bei erfolgreicher operativer Tumorentfernung gut, bei eingetretener Metastasierung (selten) schlecht.

Karzinoidsyndrom *n*: engl. *carcinoid syndrome*; syn. Cassidy-Scholte-Syndrom. Durch Ausschwemmung vasoaktiver Substanzen bei neuroendokrinem Tumor* (NET) verursachtes Krankheitsbild. Das Karzinoidsyndrom kommt v. a. bei Tumoren des oberen Dünndarms nach Lebermetastasierung vor, ausgelöst z. B. durch Nahrungsaufnahme, körperliche Anstrengung und Palpation der Leber. Die Behandlung ist symptomatisch.

Karzinom *n*: engl. *carcinoma*; Abk. Ca. Vom Epithel ausgehender maligner Tumor. Karzinome breiten sich aus durch infiltrierendes Wachstum* mit Übergreifen auf benachbarte Gewebe und Organe (per continuitatem), als Lymphangiosis* carcinomatosa sowie durch Metastasierung.

Einteilung: Nach Herkunft und Differenzierungsgrad (Zelltyp):
- Plattenepithelkarzinom* (verhornend, nichtverhornend)
- Adenokarzinom* (tubulär, alveolär, papillär, muzinös, Siegelringzellkarzinom)
- undifferenziertes Karzinom (histologische Aussagen zum Muttergewebe nicht möglich); Einteilung nach dem morphologischen Erscheinungsbild, z. B.: **1.** solides Karzinom (überwiegend undifferenziertes Tumorgewebe) **2.** szirrhöses Karzinom (undifferenziertes Karzinom mit reichlich bindegewebigem Stroma).

Karzinom, anaplastisches *n*: engl. *anaplastic carcinoma*; syn. undifferenziertes Karzinom. Karzinom*, deren Tumorzellen jegliche Differenzierung verloren haben. Sie werden anhand der unterschiedlich hohen Anteile von Zellen (unreifen Epithelzellen) und Bindegewebe eingeteilt in Carcinoma solidum medullare, Carcinoma solidum scirrhosum und Carcinoma solidum simplex.

Karzinom, branchiogenes *n*: engl. *branchiogenic carcinoma*; syn. Kiemengangkarzinom. Seltenes Karzinom, ausgehend von der Epithelauskleidung einer lateralen Halszyste*. Abzugrenzen ist die Lymphknotenmetastase eines (unbekannten) Primärtumors des Naso-, Oro- und Hypopharynx sowie der Schilddrüse, Lunge oder Mamma.

Karzinom, kolorektales *n*: engl. *colorectal carcinoma*; syn. Kolonkarzinom; Abk. KRK. Bösartige Krebserkrankung von Dickdarm* oder Mastdarm, zweithäufigste Krebserkrankung in Deutschland. Da dieser Krebs aus gutartigen Vorläuferstadien entsteht (Adenom*-Karzinom-Sequenz), können viele Fälle durch eine Früherkennung verhindert werden. Die Prognose hängt von der Tumorausbreitung ab. Siehe Abb.

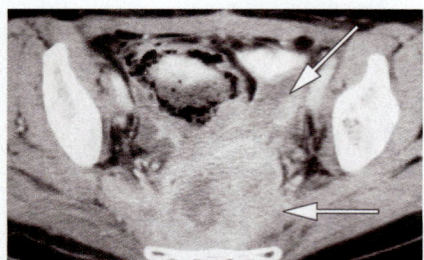

Karzinom, kolorektales: Infiltration von Nachbarorganen (CT). [32]

Erkrankung: Epidemiologie:
- Bei genetischen Erkrankungen, z. B. familiäre* adenomatöse Polyposis (FAP) oder Lynch-Syndrom (HNPCC), kann der Tumor deutlich früher auftreten.
- Patienten mit hereditärer Veranlagung, therapeutischer Bestrahlung im Kindesalter oder bestimmten Vorerkrankungen (z. B. Colitis* ulcerosa oder Morbus* Crohn) haben ein höheres Risiko zu erkranken.
- Weitere Risikofaktoren für ein Kolonkarzinom umfassen unter anderen Alkohol, Zigaretten, einen hohen Fleischkonsum, Bewegungsmangel, Adipositas* und Diabetes.

Pathogenese: Ein Großteil der kolorektalen Karzinome entsteht durch die Adenom-Karzinom-Sequenz. Dabei bildet sich zuerst eine intraepitheliale Neoplasie*, die sich als Adenom* präsentiert. Über Jahre sammeln sich weitere Mutationen in Tumorsuppressorgenen oder Onkogenen* an, die dann ein Karzinom* verursachen. In über 90% der Fälle handelt es sich dabei um ein Adenokarzinom*. Das Karzinom metastasiert hämatogen zuerst in Leber* (bei Kolonkarzinom) und Lunge* (bei Karzinom im distalen Rektum*), anschließend in andere Organe. Auch Metastasen in Lymphknoten*, Skelett* und Peritoneum* sind häufig.

Klinik: Ein Teil der Patienten ist asymptomatisch. Das Adenom oder Karzinom kann in einer Koloskopie* als Zufallsbefund oder während einer Untersuchung zur Früherkennung auffallen. Symptomatische Patienten zeigen eher uncharakteristische Symptome. Mögliche Symptome sind:
- Blutstuhl* oder okkultes Blut* im Stuhl
- Änderung der Stuhlgewohnheiten
- Müdigkeit
- Leistungsminderung
- chronische Blutungsanämie
- Bauchschmerzen
- bei Vorhandensein von Metastasen ggf.: **1.** Ikterus* **2.** Dyspnoe* **3.** Knochenschmerzen.

Therapie: Die Therapie erfolgt je nach Stadium und Ausdehnung des Tumors. **Kurative Therapie:**
- Resektion des Tumors: Kleine, nicht tief eindringende Tumoren können ggf. in der Koloskopie abgetragen werden. Ist dies nicht möglich, ist eine Operation mit totaler oder subtotaler Resektion des Kolons bzw. Rektums sowie der Lymphabflussgebiete indiziert. Bei Kolonkarzinomen erfolgt eine En-Bloc-Resektion, bei Rektumkarzinomen eine anteriore Rektumresektion mit totaler mesorektaler Exzision* (TME) oder eine abdominoperineale Rektumexstirpation. Auch die Entfernung von Lungen- und Lebermetastasen mit einem kurativen Ziel ist ggf. möglich.

- Neoadjuvante Therapie*: Eine präoperative Radio- bzw. Chemotherapie wird bei Rektumkarzinomen im UICC-Stadium II und III empfohlen.
- Adjuvante Therapie: Eine postoperative Chemotherapie wird bei Patienten mit Kolonkarzinom im UICC-Stadium III empfohlen.

Palliative Therapie: Bei nicht-kurativen Tumoren ist ein operatives, chemotherapeutisches und radiologisches Vorgehen möglich.

Nachsorge: Tumorrezidive können an den Orten des entfernten Tumors auftreten. Eine regelmäßige Nachsorge ist deshalb notwendig.

Prognose: Die präoperative 5-Jahres-Überlebensrate beträgt bei:
- Stadium I: 74 %
- Stadium II: zwischen 37 % und 66 %
- Stadium III: zwischen 28 % und 73 %
- Stadium IV: ca. 5 %.

Eine genauere Prognose lässt sich anhand des Stadiums nach neoadjuvanter Chemotherapie ableiten.

Prävention:
- Stuhltest zum Nachweis von okkultem Blut (FOBT*): ab dem 50. Lebensjahr jährlich von den Krankenkassen erstattet; bei auffälligem Test ist eine Koloskopie indiziert
- Koloskopie ab dem 55. Lebensjahr, danach alle 10 Jahre
- sind Verwandte 1. Grades an einem Kolonkarzinom erkrankt, und/oder sind mehr als ein Verwandter betroffen oder trat das Karzinom vor dem 60. Lebensjahr auf, kann bereits eine Koloskopie im jüngeren Alter indiziert sein.

Karzinomverkalkung → Mikroverkalkungen

Karzinosarkom *n*: engl. *carcinosarcoma*. Seltener, maligner Tumor*, der sowohl Karzinom- als auch Sarkomgewebe enthält.

Karzinose *f*: engl. *carcinomatosis carcinosis*; syn. Karzinomatose. Diffuses Wachstum von Karzinomzellen in Organen und serösen Körperhöhlen*, entfernt vom ursächlichen Tumor (Primärtumor* häufig Ovarial-, Magen-, Kolon- oder Rektumkarzinom). Die Karzinose ist nicht mit einem Peritonealkarzinom oder Mesotheliom* des Bauchraums zu verwechseln. Karzinosen werden häufig spät diagnostiziert und meist palliativ behandelt.

Kasabach-Merritt-Syndrom *n*: engl. *Kasabach-Merritt syndrome*; syn. Merritt-Syndrom; Abk. KMS. Verbrauchskoagulopathie und erhöhte Mortalität bei bestehendem Riesenhämangiom im Bereich der Haut oder der inneren Organe, vorwiegend im Kopf- und Halsbereich. Die operative Entfernung ist indiziert. Eine Rückbildungstendenz besteht nicht. Die Verbrauchskoagulopathie mit DIC hat ein hohes Mortalitätsrisiko von 20–40 %.

Kasai-Operation *f*: engl. *Kasai operation*. Biliodigestive Anastomose* durch Entfernung der verschlossenen extrahepatischen Gallengänge und der Narbenplatte an der Leberpforte und End-zu-Seit-Anastomose der eröffneten Leberpforte mit einer hochgezogenen ausgeschalteten Jejunalschlinge nach Roux-Y als Hepatoportojejunostomie. Ziel ist die Ableitung der ggf. vorhandenen mikroskopischen Gallengänge der Leberpforte.

Indikation: V. a. extrahepatische Gallengangatresie*.

Prognose:
- 10-Jahres-Überlebensrate mit eigener Leber bis zu 55 %
- bessere Langzeitprognose bei früher Operation.

Kasein → Casein

Kaskadenmagen *m*: engl. *cascade stomach*. Seltene Lageanomalie des Magens mit Verlagerung des Magenfundus nach dorsal oder ventral. Meist bestehen keine Symptome, in seltenen Fällen evtl. postprandiales Druckgefühl durch erschwerte Magenentleerung. Im Röntgenbild sind 2 Magenanteile übereinander (a. p.-Strahlengang) oder nebeneinander (seitlicher Strahlengang) erkennbar. Bei starken Beschwerden ist eine therapeutische Fundusresektion möglich.

Kassenarzt → Vertragsarzt

Kass-Zahl *f*: engl. *Kass number*. Empirische Größe zur Bewertung der Bakteriurie*. Bei Werten von $\geq 10^5$ CFU/ml im Spontanurin ist eine bakterielle Harnwegsinfektion* hochwahrscheinlich. Werte $< 10^4$ CFU/ml sind klinisch ohne Bedeutung.

Kastration *f*: engl. *castration*. Ausschalten der Funktion von Keimdrüsen, also Hoden* oder Eierstöcken, durch deren operative Entfernung (Orchiektomie bzw. Ovarektomie) oder Medikamente (chemische* Kastration). Angewendet wird sie vor allem in der Behandlung von Prostatakarzinomen. Durch das Fehlen der Geschlechtshormone kommt es u. a. zu Stimmungsschwankungen, Persönlichkeitsveränderungen und Stoffwechselstörungen.

Einsatz:
- v. a. Behandlung des Prostatakarzinoms*
- Endometriose*, Mammakarzinom*
- Kastration von Sexualstraftätern.

Aufgrund der sehr guten medikamentösen Wirkung wird eine chirurgische Kastration nur noch selten angewendet (außer bei Tumoren der Keimdrüsen).

Folgen: Durch das Fehlen der Geschlechtshormone kommt es (ohne Substitution) nach der Kastration zu folgenden Veränderungen:
- im Kindesalter: 1. Ausbleiben des Stimmbruchs (sog. Kastratenstimme) 2. fehlende Entwicklung der sekundären Geschlechtsmerkmale 3. verspätete Epiphysenverknöcherung und hierdurch verlängerte Extremitäten* 4. Muskelschwäche 5. verzögerte psychosexuelle Entwicklung, verminderte Libido und Erektionsfähigkeit 6. psychische Auffälligkeiten, z. B. Depression
- im Erwachsenenalter: 1. psychische Veränderungen, z. B. Depression, Antriebsarmut, Muskelschwäche 2. Persönlichkeitsveränderungen, Stimmungsschwankungen 3. verminderte Libido, Erektionsstörungen 4. Osteoporose 5. Stoffwechselstörungen, z. B. Entwicklung eines Diabetes* mellitus, Fettstoffwechselstörungen, arterielle Hypertonie.

Kastrationsbestrahlung → Strahlenmenolyse

Kasuistik *f*: engl. *casuistics*; syn. Fallbericht. Einzelfalldarstellung, Beschreibung eines Krankheitsverlaufs mit Anamnese, Diagnose, Behandlung, Nachuntersuchung und demografischen Informationen über den Patienten (auch zu Lernzwecken). Der Evidenzgrad von Kasuistiken ist als niedrig einzuschätzen.

kat → Enzymaktivität

kat: Abk. für → Katal

Katabiose *f*: engl. *catabiosis*. Verbrauch lebender Substanz infolge physiologischen Zelluntergangs, z. B. durch Alterung.

katabole Stressantwort → Postaggressionssyndrom

Katabolismus *m*: engl. *catabolism*; syn. Dissimilation. Abbau von Stoffwechselprodukten, im engeren Sinn Abbau von Proteinen. Katabolismus ist das Gegenteil von Anabolismus.

Katakrotie *f*: engl. *catacrotism*. Sichtbare Erhebung im absteigenden (katakroten) Schenkel der arteriellen Blutdruckkurve als Pulsanomalie, die möglicherweise durch eine Extrasystole zu erklären ist. Sie ist abzugrenzen von der Dikrotie* durch den Aortenklappenschluss.

Katal → Enzymaktivität

Katal *n*: Abk. kat. SI-Einheit (Einheiten) für Enzymaktivität*: 1 kat ist die Enzymmenge, die unter Standardbedingungen (konstante Temperatur, pH-Optimum, Substratsättigung) 1 mol Substrat/s umsetzt (1 kat = 60×10^6 U; 1 U = 16,67 nkat; IU).

Katalepsie *f*: engl. *catalepsy*. Haltungsstereotypie (siehe Stereotypie*) mit anhaltendem Verharren in bestimmter (evtl. passiv erzeugter) Körperhaltung (meist bei erhöhtem Muskeltonus*) mit Unfähigkeit, sich trotz intakter Körperfunktionen spontan zu bewegen, und Entgegensetzen sog. wächsernen Widerstands gegen passive Bewegungen.

Vorkommen: Z. B.
- als extrapyramidal-motorische Störung bei postenzephalitischem Syndrom*
- bei katatoner Schizophrenie
- als Konversionsstörung* im Sinne des dissoziativen Stupors*
- nach Schädelhirntrauma*.

Katamnese *f*: engl. *catamnesis*. Bericht über eine Erkrankung und deren Verlauf nach Abschluss der Behandlung, im weiteren Sinn auch Nachbefragung des Patienten Jahre nach Abschluss einer Behandlung. Sie ist insbesondere für Forschungsfragen bezüglich des langfristigen Nutzens von Interventionen wie Psychotherapie oder Psychopharmakotherapie von Bedeutung.

Kataplexie *f*: engl. *cataplexy*; syn. affektiver (Muskel-)Tonusverlust. Plötzlicher, in der Regel bilateraler, kurz andauernder (< 2 min) partieller oder kompletter Tonusverlust der Haltemuskulatur, der durch plötzlichen starken Affekt (wie Freude, Ärger, Erschrecken) ausgelöst wird. Therapiert wird mit Natriumoxybat oder nicht sedierenden Antidepressiva*. Differenzialdiagnostisch muss eine Synkope ausgeschlossen werden. **Vorkommen:** Meist im Rahmen einer Narkolepsie, selten isoliert. **Pathophysiologie:** Hemmung des Muskeltonus auf Hirnstammebene wie im REM*-Schlaf.
Diagnostik:
- erloschene Muskeleigenreflexe
- erhaltene Augenmotilität
- EEG häufig unauffällig, evtl. REM-Schlafmuster.

Katarakt *f*: engl. *cataract*; syn. Cataracta. Meist altersbedingte Trübung der Augenlinse, die mit Blendungsgefühl und abnehmender Sehschärfe* einhergeht. Im fortgeschrittenen Stadium werden nur noch Helligkeitsunterschiede wahrgenommen. Bei erheblich eingeschränkter Sehkraft ist eine Staroperation indiziert. Die Linse wird operativ durch eine Kunstlinse ersetzt. Siehe Abb.
Erkrankung: Formen: Erworbene Formen (99 %):
- Altersstar (Cataracta senilis, häufigste Form, 90 % aller Katarakte): Kombination von Rinden- und Kernstar
- Katarakt durch Medikamente, z. B. Glukokortikoide* oder Miotika

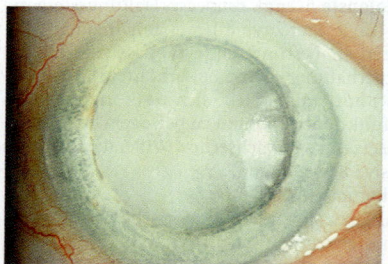

Katarakt: Nahaufnahme des Auges mit dialtierter Pupille. Trübung von Linse und Iris infolge eines Kataraks deutlich sichtbar. [133]

- im Rahmen systemischer Erkrankungen, wie z. B. bei: 1. Diabetes mellitus (Cataracta diabetica) 2. Hypokalzämie (Cataracta tetanica) 3. Myotone Dystrophie (Cataracta myotonica) 4. Morbus Wilson* 5. Galaktosamie 6. Hauterkrankungen (Cataracta syndermatica)
- traumatisch, z. B. nach Contusio* bulbi oder Augapfelperforation (Cataracta traumatica;)
- nach Einwirkung elektromagnetischer Energie (Blitzstar, Cataracta electrica), thermischer Einflüsse (sog. Feuerstar* bei Glasbläsern und Hochofenarbeitern) bzw. als Strahlenkatarakt*
- im Rahmen anderer Augenerkrankungen z. B. Iridozyklitis*, Uveitis*, Glaukom* (Cataracta complicata)
- nach Eingriffen am Auge, z. B. nach Vitrektomie* oder Glaukomoperationen, als Nachstar* nach extrakapsulärer Kataraktoperation (siehe unten).

Angeborene Formen (< 1 % der Katarakte):
- hereditär oder embryopathisch, z. B. bei Röteln* oder anderen kongenitalen Infektionen als: 1. völlige Katarakt (Cataracta totalis) 2. umschriebene Trübung unterschiedlichen Ausmaßes in verschiedenen Schichten der Linse oder Teiltrübung wie: I. Schichtstar (Cataracta zonularis) II. Nahtstar III. Kernstar (syn. Zentralstar, Cataracta centralis) IV. Kapselstar (Cataracta capsularis), der als vorderer und hinterer Polstar (Cataracta polaris) und als Pyramidalstar (Cataracta pyramidalis) auftritt.

Klinik:
- Sehverschlechterung
- Zunahme der Blendungsempfindlichkeit
- verlangsamte Hell-Dunkel-Adaption
- Grau-in-Grau-Sehen, gestörtes Farbensehen
- kompletter Visusverlust, Erblindung.

Therapie: Kataraktoperation* mit Implantation einer Intraokularlinse*, z. B.
- monofokalen Linsen (auf einen Entfernungsbereich ausgelegt, zusätzliche Brille nötig)
- bi- oder trifokalen Linsen (für 2–3 Entfernungsbereiche ausgelegt)
- zusätzlicher torischer Schliff der Linsen zum Ausgleich eines Astigmatismus*.

Kataraktoperation *f*: engl. *cataract operation*; syn. Staroperation. Vollständige oder teilweise Entfernung der durch Katarakt* getrübten Augenlinse (siehe Aphakie*, siehe Starglas). Meist wird ersatzweise eine Kunstlinse eingesetzt.
Formen:
- **extrakapsuläre Kataraktextraktion:** 1. Belassung der hinteren Linsenkapsel 2. Entfernung der weichen Rindenanteile im Saug-Spülverfahren nach Expression des harten Kerns oder Zertrümmerung durch Ultraschall (Phakoemulsifikation) 3. Linsenimplantation* einer Hinterkammerlinse; in der Folge häufig Ausbildung eines Nachstars* wegen Wiedereintrübung der Hinterkapsel
- **intrakapsuläre Kataraktextraktion** (ggf. nach Zonulolyse*): 1. Entfernung der Linse samt Kapsel mit Kryostab oder Pinzette 2. kein Nachstar, jedoch nur Implantation von Vorderkammerlinsen möglich, die gehäuft zu Spätkomplikationen führen
- **Phakektomie** (auch Lentektomie): Indikation v. a. bei kongenitaler und juveniler Katarakt* sowie Cataracta traumatica bzw. complicata: 1. Entfernung der gesamten getrübten Linse samt Kapsel, Zonula und vorderem Glaskörper bei geschlossenem Auge über einen kleinen Zugang am Limbus corneae oder im Bereich der Pars plana 2. nachfolgend Implantation einer Vorderkammerlinse
- **Diszision** (Eröffnung der Linsenvorderkapsel) und **Absaugung** (mit einer Spritze nach Quellung der Linsenfasern); heute nicht mehr gebräuchliches Verfahren.

Katarrh *m*: engl. *catarrh*. Entzündung* der Schleimhäute, die mit vermehrter Sekretabsonderung einhergeht. Das Sekret* kann schleimig oder wässrig sein. Ein Katarrh betrifft meist die Schleimhäute der oberen Atemwege*, seltener auch die Ohrtrompete (Tubenkatarrh*).

Katastrophisierung: engl. *catastrophizing thought*. Begriff aus der kognitiven Therapie* für verzerrte Kognitionen*, im engeren Sinne für starke gedankliche Übertreibung. Betroffene malen sich eine subjektive „Katastrophe" als unrealistische oder sehr unwahrscheinliche Befürchtung verbal und evtl. auch bildlich aus (katastrophisierende Phantasien), verbunden mit Gefühlen von Angst, Panik und Niedergeschlagenheit.

Katathymie *f*: engl. *catathymia*. Beeinflussung von Wahrnehmung, Denken und Erinnerung durch Einwirkung eines affektbetonten, bildhaften Erlebnisses. Katathymie* äußert sich in einem plötzlich einsetzenden Stimmungswechsel.

Katatonie *f*: engl. *catatonia*. Syndrom, bei dem Störungen der Psychomotorik* im Vordergrund stehen. Es tritt v. a. bei katatoner Schizophrenie* auf sowie bei organischen Erkrankungen (z. B. Infektionskrankheiten, Hirntumoren) und schwerer Depression*.

Katayama-Syndrom *n*: engl. *Katayama disease*; syn. Katayama-Fieber. Akute Schistosomiasis*, immunologische Reaktion auf die eingedrungenen Schistosomen. Symptome sind Fieber, Gliederschmerzen, gelegentlich Urtikaria und gastrointestinale Beschwerden. Die Diagnose erfolgt serologisch, behandelt wird mit Praziquantel* und Artemisin.

Katecholamin-Bestimmung im Urin *f*: Kaum mehr durchgeführte quantitative Bestimmung der Katecholamine* im Urin. Die Bestimmung ist indiziert bei V. a. Phäochromozytom* und zur Ursachensuche bei arterieller Hypertonie*. Der Nachweis erfolgt mittels HPLC*. Heute ist die Bestimmung der Methylierungsprodukte Metanephrin und Normetanephrin im Blut oder Urin üblich.

Referenzbereiche: Normalwerte (Erwachsene):
- Adrenalin: < 27 µg/24 h
- Noradrenalin: < 97 µg/24 h
- Dopamin: < 500 µg/24 h.

Bewertung: Erhöht:
- Phäochromozytom: die Spezifität* der Adrenalin- und Noradrenalinwerte liegt bei 86 %, die Sensitivität* bei 88 %
- Neuroblastom
- Ganglioblastom
- arterielle Hypertonie
- Nierenarterienstenose*
- Aortenisthmusstenose*
- Morbus Cushing*
- akuter Myokardinfarkt
- körperliche Belastung
- Stress
- Hypoglykämie*
- Hypothermie*
- Medikamente und Nahrungsmittel.

Erniedrigt:
- Shy-Drager-Syndrom
- Lesch-Nyhan-Syndrom
- Riley-Day-Syndrom.

Katecholamine *n pl*: engl. *catecholamines*. Hormone* und Neurotransmitter*, die die Wirkung des Sympathikus* im Körper vermitteln. Sie wirken u. a. blutdrucksteigernd und katabol. Es werden Adrenalin*, Noradrenalin*, Dopamin*, Metanephrin sowie die Abbauprodukte Vanillinmandelsäure* und Homovanillinmandelsäure* unterschieden. Zur labordiagnostischen Einschätzung der Katecholamin-Synthese wird meist Metanephrin bestimmt.

Biochemie:
- werden in der Nebenniere und in Neuronen gebildet
- sind chemische Derivate des Katechols (1,2-Dihydroxybenzol)
- entfalten ihre Wirkung über eine Bindung an adrenergen Rezeptoren (G-Protein-gekoppelten Rezeptoren)
- natürliche Katecholamine: 1. Adrenalin 2. Noradrenalin 3. Dopamin
- synthetische Katecholamine: 1. Dobutamin* 2. Isoprenalin.

Referenzbereiche:
- Metanephrin: 1. Plasma: 455 pmol/l 2. Urin: 374–1500 nmol/24h
- Normetanephrin: 1. Plasma: 1089 pmol/l 2. Urin: 572–1927 nmol/24h.

Indikationen:
- Metanephrin und Normetanephrin bei Verdacht auf Phäochromozytom*
- Katecholamine bei supprimierten hypertonen Krisen (Clonidin*-Hemmtest)
- Diagnostik von Herzrhythmusstörungen* beim Kipptischversuch.

Bewertung:
- Phäochromozytom: 1. bestätigt bei Metanephrin im Plasma > 1,2 nmol/l oder 2. Normetanephrin im Plasma > 2,2 nmol/l 3. bei nur leicht erhöhten Konzentrationen sollte sich ein Clonidin*-Hemmtest anschließen
- Kipptisch: Anstieg von Katecholaminen um den Faktor 2–4 mit Auftreten von Herzrhythmusstörungen* belegt Katecholamine als Ursache
- V. a. Ganglioneurinom: 1. Konzentration von Noradrenalin erhöht 2. Konzentration von Adrenalin liegt bei unter 20 % der Noradrenalin-Konzentration.

Katelektrotonus → Elektrotonus

Kath-AKI: Abk. für kathetergeführte Aortenklappenimplantation → Transkatheter-Aortenklappenimplantation

Katharsis *f*: engl. *catharsis*. Historisches Konzept der Psychoanalyse* (Breuer und Freud) zur Behandlung neurotischer Erkrankungen, bei dem in Hypnose* oder im eingehenden Gespräch die Erinnerung an bestimmte Vorgänge (verdrängte Affekterlebnisse) geweckt wird, die durch ihren Eingriff in das Seelenleben das Leiden verursacht haben.

Folge: Aufhebung der Verdrängung* führt zur Abreaktion und bewirkt eine therapeutische Katharsis.

Katheter *m*: engl. *catheter*. Röhren- oder schlauchförmiges, starres oder flexibles Instrument zum Einführen in Hohlorgane, Gefäße oder präformierte Körperhöhlen zur Drainage*, Spülung, Probengewinnung, Untersuchung sowie Messung und Überwachung von Körperfunktionen und Therapien. Angewendet werden neben Einmalkathetern auch Verweilkatheter* (syn. Dauerkatheter) mit einer Liegedauer von mehreren Tagen bis Wochen.

Beispiele:
- Blasenkatheter*
- ZVK
- Pulmonaliskatheter*
- Herzkatheter
- Portkathetersystem*
- Fogarty*-Ballonkatheter.

Katheterablation *f*: engl. *catheter-induced ablation*; syn. Atrioventrikularknotenablation. Verödung pathologischer Erregungsleitungsbahnen im Herzmuskel mit anders nicht behandelbaren tachykarden Rhythmusstörungen. Über einen Herzkatheter wird dabei das für die Herzrhythmusstörung* verantwortliche Gebiet mit hochfrequenten elektrischen Wellen erhitzt und zerstört. Indikationen sind z. B. WPW*-Syndrom und AV*-Knoten-Reentrytachykardien.

Katheterassoziierte Harnwegsinfektionen *f pl*: Mit dem Legen eines Harnwegskatheters verbundene Infektionen*, welche mit einem Anteil von über 20 % zu den häufigsten nosokomialen Infektionen gehören. Erreger sind meist E. coli. Strenge Indikationsstellung, Einhalten der Hygienemaßnahmen und minimale Liegedauer des Katheters dienen der Prophylaxe. **Risikofaktoren:**
- Dauer der Katheterisierung*
- fortgeschrittenes Lebensalter
- weibliches Geschlecht
- Diskonnektion des geschlossenen Harndrainagesystems
- Missachtung von Hygieneregeln.

Prophylaktische Maßnahmen:
- strenge, medizinisch begründete Indikationsstellung
- Asepsis bei Katheteranlage und Erhaltung der Kathetersterilität während der Anwendungsdauer, sorgfältige Händehygiene
- Beschränkung der Liegedauer eines Katheters auf das erforderliche Minimum
- ausschließlicher Einsatz von geschlossenen Harnableitungssystemen*
- Leeren des Auffangbeutels vor jedem Transport, insbesondere bei Umlagerung* des Patienten
- Lokalisation des Auffangbeutels jederzeit unterhalb des Blasenniveaus
- keine routinemäßigen Wechsel des Harnwegskatheters.

Katheterdilatation → Angioplastie

Katheterembolie *f*: engl. *catheter embolism*. Embolie*, die durch im Blutgefäß abgerissene oder abgescherte Katheteranteile verursacht wird. Sie ist eine Form der Fremdkörperembolie*.

Katheterembolisation → Embolisation, therapeutische

Katheterfieber *n*: engl. *catheter fever*. Klinische Bezeichnung für Fieber*, welches mit einem einliegenden Katheter* assoziiert ist. Ursächlich ist eine Keimverschleppung durch Katheterisierung* mit Schleimhautläsionen oder eine Keimaszension entlang des Verweilkatheters. Gefürchtete Komplikation ist die hämatogene Streuung der Erreger mit folgender Sepsis* (bei Blasenkatheter* Urosepsis*).

Katheterinfektion *f*: syn. Venen-Katheter-Infektion. Iatrogene Infektion durch einen peripheren oder zentralen Venenkatheter, extraluminal meist durch Keime der physiologischen Hautflora, intraluminal durch Verunreinigung beim Umstecken von Spritzen oder Infusionslösungen. Außerdem ist eine sekundäre Besiedelung der Katheterspitze bei Sepsis* möglich.

Katheterisierung *f*: engl. *catheterisation*. Einführung eines Katheters, z. B. eines Blasenkatheters zur Gewinnung von Urin oder zur suprapubischen Harnableitung.

Katheterismus, intermittierender *m*: engl. *clean intermittent catheterisation* (Abk. CIC); syn. intermittierende Katheterisierung; Abk. IK. Regelmäßige Blasenentleerung (3- bis 5-mal täglich) mithilfe eines Einmalkatheters durch den Patienten (Selbstkatheterismus) oder durch Angehörige bzw. Pflegekräfte.

Vorgehen:
– Handhabung und saubere Durchführung des Katheterismus müssen geübt sein
– Verwendung von sterilen Einmalkathetern
– möglichst Verwendung von geschlossenem System mit Katheter und Beutel bei Selbstkatheterismus (gebrauchsfertige Sets werden von der Industrie angeboten).

Indikationen:
– myogene oder neurogene Blasendysfunktion, mit chronischem Harnverhalt*
– Kontinenz des Patienten
– Vermeiden eines komplikationsträchtigen Blasenverweilkatheters (siehe Harnwegsinfektion*)
– Stauung des oberen Harntraktes.

Katheterrekanalisierung → Rekanalisierung
Kathetersepsis → Katheterfieber
Kathetersepsis → Sepsis
Kathetertipmanometer *n*: engl. *catheter tip manometer*; syn. Katheterspitzenmanometer. An der Spitze eines Katheters angebrachter kleiner Druckaufnehmer*, der in Gefäße oder Herzkammern zur invasiven Blutdruckmessung* eingebracht wird.
Katheterurin *m*: engl. *catheter urine*. Über einen Blasenkatheter* entnommene Urinprobe. Dies wird vorgenommen, wenn bereits ein Katheter* liegt oder eine spontane Miktion* nicht möglich ist. Der Vorteil der Urinprobe mittels Einmalkatheter* ist die sterile* Uringewinnung ohne Risiko einer Verunreinigung im Rahmen der Miktion.
Kathexis *f*: Begriff aus der Psychoanalyse* für intensive Konzentration auf einen bestimmten Inhalt (Person, Sache, Idee) über einen längeren Zeitraum hinweg.
Kathodenstrahlen: engl. *cathode rays*. Bez. für gebündelte Strahlen freier Elektronen mit Energien von 10–100 keV, die von einer Kathode ausgehen und durch Glüh-, Feld- und Photoemission erzeugt werden.
Kationen *n pl*: engl. *cations*. Bezeichnung für positiv geladene Ionen*, die bei Elektrolyse zur Kathode wandern und dort unter Aufnahme von Elektronen in elektrisch neutrale Atome übergehen können.
Katzenauge, amaurotisches: engl. *cat's eye amaurosis*. Gelblich reflektierende Pupille des blinden Auges, v. a. bei Retinoblastom*, aber auch bei totaler Ablatio retinae und retrolentaler Fibroplasie.

Katzenbart *m*: syn. Orthosiphon stamineus. Krautige Pflanze aus der Familie der Lippenblütler (Lamiaceae), die in Indien, auf den Sundainseln, Sumatra und in Australien heimisch ist. Katzenbart wirkt diuretisch, schwach spasmolytisch und antimikrobiell. Er wird eingesetzt bei Erkrankungen des Harntrakts. Siehe Abb.

Verwendung: Zerkleinerte Droge als Infus u. a. galenische Zubereitungen zum Einnehmen:
– medizinisch: zur Durchspülung der ableitenden Harnwege, insbesondere bei Entzündungen und Nierengrieß, und unterstützend bei bakteriellen Infektionen der Harnwege (European Scientific Cooperative on Phytotherapy)
– traditionell: Erhöhung der Harnmenge zur Durchspülungstherapie bei leichten Beschwerden der ableitenden Harnwege (Herbal Medicinal Products Committee)
– volkstümlich bei Harnblasen- und Nierenerkrankungen, Gallensteinen, Gicht und Erkrankungen des rheumatischen Formenkreises; die Wirksamkeit bei den volkstümlichen Anwendungsgebieten ist derzeit nicht belegt.

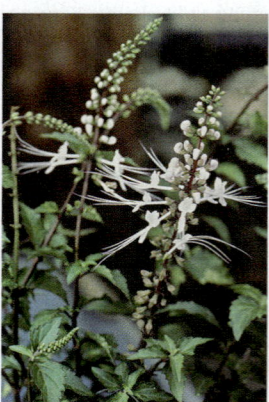

Katzenbart: Blüte. [146]

Katzenfloh → Flöhe
Katzenkratzkrankheit *f*: engl. *cat-scratch disease*; syn. Felinosis. Weltweit verbreitete Infektionskrankheit, die v. a. bei Kindern und Jugendlichen auftritt, aber auch bei Patienten mit Immundefekten oder AIDS. Erreger ist das gramnegative Stäbchenbakterium Bartonella* henselae. V. a. junge, oft symptomlose Katzen fungieren als Infektionsquelle. Meist ist keine Behandlung erforderlich.
Katzenleberegel → Opisthorchis felineus
Katzenräude *f*: engl. *cat mange*. Von Katzen auf Menschen übertragene Erkrankung mit Papelbildung und besonders nachts auftretendem starkem Pruritus (auch asymptomatischer Verlauf möglich). Erreger der Katzenräude sind Milben* (Notoedres cati, Cheyletiella blakei).
Katzenschrei-Syndrom *n*: engl. *cri du chat syndrome*; syn. Cri-du-chat-Syndrom. Komplexes Fehlbildungssyndrom infolge struktureller Chromosomenaberration* mit partiellem Verlust der kurzen Arme des Chromosoms 5. Klinisch zeigen sich katzenschreiartiges hohes Schreien, rundes Gesicht, Kleinwuchs, fakultative Begleitfehlbildungen und verzögerte Entwicklung. Die Lebenserwartung ist v. a. von begleitenden Organfehlbildungen abhängig.
Katzenspulwurm → Toxocara
Kauda → Cauda equina
Kaudakonussyndrom *n*: engl. *cauda-conus syndrome*. Kombination von Kaudasyndrom* und Konussyndrom*.
kaudal: engl. *caudal*. Schwanzwärts, fußwärts, abwärts liegend. Das Gegenteil von kaudal lautet kranial.
Kaudales Regressionssyndrom *n*: Komplexes Fehlbildungssyndrom des Rumpfes mit Fehlen von Lenden- und Kreuzbeinwirbelkörpern. Die Häufigkeit beträgt 1 : 30 000 bis 1 : 75 000. Das Syndrom ist häufig assoziiert mit Organfehlbildungen des kleinen Beckens (Urogenitalsystem, Rektum) und Herzvitien.
Kaudasyndrom *n*: engl. *cauda equina syndrome*. Nach Läsion der Cauda* equina auftretende schlaffe Lähmung* mit Schmerzen und Sensibilitätsstörungen* (Reithosenanästhesie*) an den unteren Extremitäten, oft mit Harnblasen- und Rektumstörungen. Die klinische Symptomatik hängt von der Segmenthöhe der Schädigung ab. Mögliche Ursachen sind Lendenwirbelsäulen-Fraktur*, medialer Bandscheibenvorfall*, Rückenmarkstumor oder Infektion mit humanem* Herpesvirus 6.
Kaufmann-Schema *n*: engl. *Kaufmann's method*. Anleitung zur zyklusgemäßen Verabreichung von Östrogenen* und Gestagenen*, z. B. zur Substitution bei Ovarialinsuffizienz*.
Kaufsucht → Oniomanie
Kaugummi *m*: Unlösliches, kaubares Erzeugnis meist aus Chicle-Gummi (Manilkara zapota, Gummi Sapotae). Das gereinigte Gummi wird mit Paraffin, Tolubalsam (Balsamum tolutanum), Perubalsam (Balsamum peruvianum), Zucker, Zimt, Schokolade, Ingwer und sonstigen Gewürzen verknetet. Auch Crêpekautschuk (Kautschuk) und synthetische Polymere werden zu Kaugummi verarbeitet.
Kaumuskelkrampf *m*: engl. *trismus*. Krampf der Musculi masticatorii in Form eines tonischen* Muskelkrampfs (Trismus*) oder eines klonischen* Muskelkrampfs (sog. Zähneklappern), z. B. im Rahmen von oromandibulärer Dystonie*, maligner Hyperthermie* oder malignem neuroleptischen Syndrom*.

Kaumuskel-Schlinge *f*: Muskelschlinge im Bereich des Angulus mandibulae. Hier trifft der Ansatz des M. masseter (außen an der Tuberositas masseterica) auf den des M. pterygoideus medialis (innen an der Tuberositas pterygoidea). Inkonstant kreuzt ein Teil der Muskelfasern auf die jeweilige Gegenseite.

Kaumuskulatur: engl. *masticatory muscles*; syn. Mm. masticatorii. Gruppe der Kaumuskeln bestehend aus M. masseter, M. temporalis, M. pterygoideus medialis und M. pterygoideus lateralis. Die Muskeln entstammen dem 1. Kiemenbogen und werden durch den N. trigeminus (N. mandibularis) innerviert. Sie wirken auf das Kiefergelenk.

kausal: engl. *causal*. Ursächlich.

Kausaleffekt *m*: engl. *causation*; syn. Kausation. Wirkungsbeziehung, die vorliegt, wenn bei einer gesicherten statistischen Assoziation zwischen geprüfter Exposition und Ereignis die Exposition dem Ereignis stets vorausgeht und bei sonst unveränderten Rahmenbedingungen eine Manipulation der Exposition in einer grundsätzlich vorhersagbaren Weise zu einer Veränderung der Wahrscheinlichkeit des Ereignisses führt.

Bedeutung: Gilt für notwendige und hinreichende Kausalität. Im Allgemeinen lässt sich bei Querschnittstudien* nicht nachprüfen, ob diese Kriterien erfüllt sind.

Kausalgie *f*: Dumpfer, brennender, langsam an- und abschwellender Schmerz*, oft verbunden mit trophischen Störungen.

Kausalität, umgekehrte *f*: engl. *reversed causality*. Wirkungszusammenhang zwischen zwei Variablen, bei dem bei Korrelation nicht allein A zu B, sondern umgekehrt auch B zu A führen kann. Z. B. kann ein Mangel an Neurotransmittern eine Depression verursachen. Umgekehrt ist es möglich, dass eine Depression zur Verringerung von Neurotransmittern führt.

Kausaltherapie *f*: engl. *causal therapy*. Eine die Erkrankungsursachen beseitigende Behandlung, z. B. die antibiotische Therapie von bakteriellen Infektionen. Verfechter alternativer Heilmethoden sehen die Kausalitäten teilweise anders und oft „tiefer liegender", z. B. in der Schwächung des Organismus, oder im Ungleichgewicht regulierender Strukturen, die dann zur bakteriellen Infektion führen.

Kausation → Kausaleffekt

Kausch-Whipple-Operation → Duodenopankreatektomie

Kaustik → Ätzung

Kaustika → Ätzmittel

Kautelen *f pl*: engl. *precautions*. Vorsichtsmaßregeln.

Kauterisation → Ätzung

Kauterisierung *f*: Gewebezerstörung unter Einsatz eines Thermokauters. Mithilfe der Kauterisierung werden Blutungen gestillt oder gutartige Wucherungen entfernt.

Kavakatheter → Zentraler Venenkatheter

Kava-Kava *f*: engl. *kava kava*; syn. Piperis methystici rhizoma. Wurzelstock von Piper methysticum (Rauschpfeffer), der Kavalactone (Kavain, Methysticin) mit anxiolytischer Wirkung enthält. Früher wurde Kava-Kava bei nervösen Angst-, Spannungs- und Unruhezuständen angewandt und ist seit 2002 wegen auftretender Leberschäden obsolet.

Kavasperroperation → Vena-cava-Blockade

Kava-superior-Syndrom → Vena-cava-superior-Syndrom

Kavatyp *m*: engl. *caval displacement*. Besondere Form der hämatogenen Metastasierung bei Tumoren im Einstromgebiet der V. cava (primäres Leberzellkarzinom*, Nierenzellkarzinom*, Osteosarkom*). Metastasen finden sich zunächst in der Lunge (Primärfilter) und streuen von hier in den großen Kreislauf.

Kaverne *f*: engl. *cavern*. Durch entzündliche Einschmelzung bzw. Sequestrierung und Abstoßung einer Nekrose* entstandener Hohlraum in parenchymatösen Organen. Kavernen kommen v. a. in der Lunge vor bei Tuberkulose sowie seltener bei Lungeninfarkt oder Lungenkarzinom.

Kavernensymptome *n pl*: engl. *physical findings with caverns*. Charakteristische Befunde bei Auskultation* und Perkussion* von walnussgroßen und größeren Kavernen* (krankhafte Lungenhohlräume).

Diagnostik:
– Perkussion (Abklopfen): **1.** zirkumskripter tympanitischer* Klopfschall **2.** Gerhardt-Schallwechsel **3.** Wintrich-Schallwechsel **4.** Friedreich-Schallwechsel **5.** bei größeren Kavernen mit glatter und gespannter Wandung schepperndes Geräusch (Geräusch des gesprungenen Topfes) durch Austreiben von Luft durch die enge Öffnung einer brustwandnahen Kaverne bei starker Perkussion; bei stärkerer Wandspannung mit metallischem Charakter (sog. Münzenklirren)
– Lungenauskultation (Abhören): **1.** amphorisches Atmen **2.** sog. Kavernenjauchzen, -quietschen, -knarren **3.** evtl. metallisch klingendes Rasselgeräusch*.

Kaverne, tuberkulöse *f*: engl. *tuberculous cavern*. Durch Einschmelzung eines Tuberkuloms* entstandener luftgefüllter Hohlraum. Radiologisch stellt sich die tuberkulöse Kaverne als Ringschatten dar, der häufig von disseminierten Fleckschatten umgeben ist. Siehe Tuberkulose* (Abb. dort).

Kavernitis *f*: engl. *cavernitis*. Entzündung* der Corpora cavernosa penis. Die Kavernitis ist häufig Folge einer Urethritis oder tritt posttraumatisch, bei Katheterträgern oder iatrogen durch Schwellkörper-Autoinjektionstherapie auf. Der Penis ist stark schmerzhaft geschwollen. Diagnostiziert wird klinisch. Nach Antibiotikatherapie und suprapubischer Katheterisierung heilt die Kavernitis meist folgenlos aus.

Kavernom → Hämangiom, kavernöses

Kavernosografie *f*: engl. *cavernography*; syn. Kavernosographie. Invasive Röntgendarstellung der penilen Corpora cavernosa und ihrer Abflusswege, meist gleichzeitig mit einer Kavernosometrie*. Das Verfahren wird nur noch selten eingesetzt zum Nachweis einer anomalen venösen Versorgung des Corpus cavernosum (sog. venöses Leak), einer pathologischen arteriellen Gefäßversorgung (z. B. cavernoso-spongiöser Shunt) sowie einer Penisruptur*.

Kavernosometrie *f*: engl. *cavernometry*; syn. Cavernosometrie. Invasive Messung der Druckverhältnisse im Corpus cavernosum des Penis vor und während der Erektion, heutzutage nur noch selten durchgeführt.

Indikationen:
– Nachweis einer anomalen venösen Versorgung des Corpus cavernosum (sog. venöses Leak)
– Nachweis einer pathologischen arteriellen Gefäßversorgung, z. B. cavernoso-spongiöser Shunt: **1.** bei regelhafter arterieller Durchblutung des Penis in der Farbdoppler-Sonografie **2.** bei Non-Respondern auf vasoaktive Substanzen
– Vorbereitung operativer Eingriffe, z. B. Induratio* penis plastica, Penisprothese*.

Kavität *f*: engl. *cavity*. Hohlraum.

Kavografie *f*: engl. *cavography*; syn. Kavographie. Röntgenkontrastuntersuchung der Hohlvenen (Vena cava superior, Vena cava inferior). Mit der unteren Kavografie werden Thrombosen oder Verschlüsse festgestellt und in der urologischen Diagnostik die Vena cava bei retrokavalem Ureter dargestellt. Indikationen für eine obere Kavografie sind venöse Abflussbehinderung durch Raumforderungen im Mediastinum und Vena-cava-superior-Syndrom.

Kavokavale Anastomosen *f pl*: engl. *intercaval anastomoses*; syn. interkavale Anastomosen. Physiologische Gefäßverbindungen zwischen der Vena* cava superior und der Vena* cava inferior in der ventralen und dorsalen Rumpfwand. Bei Abflussstörungen bilden sich durch diese Anastomosen Umgehungskreisläufe aus, wodurch das Blut durch die andere Vena cava abfließen kann.

Anatomie: Anastomosen der ventralen Rumpfwand:
– Vena* subclavia → Vena thoracica → Vena epigastrica superior und Vena epigastrica inferior
– Vena thoracica lateralis oder Vena thoracoepigastrica → Venae paraumbilicales → Vena

epigastrica superficialis und Vena circumflexa ilium superficialis → Vena* femoralis.

Anastomosen der dorsalen Rumpfwand:
- direkte Verbindung über die Vena* azygos bzw. Vena* hemiazygos und Vena lumbalis ascendens
- indirekte Verbindung zwischen Vena azygos bzw. Vena hemiazygos und Vena lumbalis ascendens: über Venae lumbales, Plexus venosus vertebrales und Venae intercostales posteriores.

kavopulmonale Anastomose → Fontan-Operation

kavopulmonale Anastomose → Glenn-Operation

Kayser-Fleischer-Ring *m*: engl. *Kayser-Fleischer ring*; syn. Kayser-Fleischer-Kornealring. Ringförmige olivgrüne oder bräunliche Kupferablagerungen in der Basalmembran des Hornhaut-Endothels (Descemet*-Membran). Der Kayser-Fleischer-Ring ist ein typisches Symptom der Wilson*-Krankheit. Siehe Wilson*-Krankheit (Abb. dort).

KBE: Abk. für koloniebildende Einheit → Kolonie

KBR: Abk. für → Komplementbindungsreaktion

KCl → Kaliumchlorid

Kearns-Sayre-Syndrom *n*: engl. *Kearns-Sayre syndrome*. Trias aus chronisch-progressiver externer Ophthalmoplegie mit Beginn vor dem 20. Lj., Retinopathia* pigmentosa und einem der folgenden Befunde: zerebelläre Ataxie*, Proteinerhöhung im Liquor cerebrospinalis, kardiale Erregungsleitungsstörung*. Die Diagnose erfolgt durch Muskelbiopsie und Mutationsnachweis.

Keel-Schiene *f*: Schaumstoffschiene zur Lagerung der Beine. Siehe Abb.

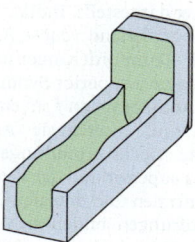

Keel-Schiene

Kehlkopfentzündung → Laryngitis, akute

Kehlkopflähmung *f*: engl. *laryngoplegia*; syn. Larynxparalyse. Lähmung der Kehlkopfmuskulatur. Je nach Ausmaß kommt es zu Heiserkeit, Stimmschwäche und/oder Atemnot. Mögliche Ursachen sind Schäden der Kehlkopfmuskulatur*, Lähmungen der Kehlkopfnerven oder zentralnervöse Störungen. Die Behandlung ist von der Ursache abhängig und reicht von Logopädie* und Stimmübungen bis zur Tracheotomie* oder Thyreoplastik.

Erkrankung: Einteilung:
- nach dem Läsionsort: 1. zentrale Lähmung (meist Folge einer Hirnschädigung) 2. periphere Lähmung: I. N. vagus vor Abgang des N. laryngeus superior und inferior II. N. laryngeus superior (Superiorparese) III. N. laryngeus inferior (Rekurrensparese, häufig)
- nach dem resultierenden Lähmungsmuster der Stimmlippen: 1. Medianstellung 2. Paramedianstellung 3. Intermediärstellung.

Ätiologie: Nervenschädigung durch
- Tumoren (Lunge, Ösophagus, Schilddrüse)
- iatrogen (nach Schilddrüsen-Operation durch Schädigung des N. recurrens)
- neurologische Erkrankungen (Schlaganfall, Multiple Sklerose, Hirntumoren, Schädel-Hirn-Trauma)
- Viruserkrankungen
- Geburtstraumata
- idiopathisch.

Pathogenese:
- Lähmung des N. laryngeus superior: 1. Ausfall der äußeren Kehlkopfmuskulatur (M. cricothyreoideus) 2. Ausfall der sensiblen Versorgung des supraglottischen Raumes
- Lähmung des N. laryngeus inferior: 1. Ausfall der inneren Kehlkopfmuskeln 2. straffe Lähmung mit Paramedianstellung
- komplette Lähmung des N. vagus: Ausfall der inneren und äußeren Kehlkopfmuskeln (schlaffe Lähmung, Intermediärstellung).

Klinik:
- einseitige periphere Lähmung: Dysphonie bis Aphonie
- beidseitige periphere Lähmung: Atemnot mit inspiratorischem Stridor
- zentrale Lähmung: auch Ausfall der Sensibilität, deswegen komplexe Schluckstörung mit Aspirationsgefahr.

Je mehr sich die Stimmlippen der Medianstellung nähern, desto ausgeprägter ist die Atemnot. Je größer der Glottisspalt bei Phonation ist, desto ausgeprägter ist die Heiserkeit.

Diagnostik: Laryngoskopie* (siehe Abb.) und Stroboskopie*. Bei unklarer Ätiologie weitere Diagnostik zur Ursachenforschung (z. B. Sonographie Hals, MRT Hals, CT Thorax, CT Kopf und Hals).

Therapie:
- bei einseitiger Lähmung Verbesserung der Stimmfunktion mittels: 1. Logopädie 2. Reizstromtherapie 3. glottisverengender Phonochirurgie
- bei beidseitiger Lähmung Verbesserung der Atmung mittels: 1. Tracheostomie mit Sprechkanüle 2. Arytenoidektomie/Laterofixation 3. Lateralisation der Stimmlippen nach Lichtenberger.

Operative Eingriffe an den Stimmlippen sollten frühestens 12 Monate nach Beginn der Lähmung erwogen werden, um eine spontane Besserung abzuwarten.

Prognose:
- Besserungs- bzw. Heilungsraten je nach Ursache: 1. idiopathisch: 80 % 2. viral: 50 %
- nach Schilddrüsenoperation: 40 %.

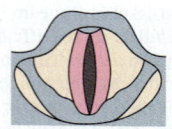 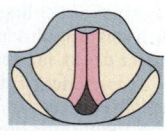
1 Internusschwäche 2 Transversusschwäche

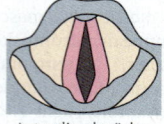 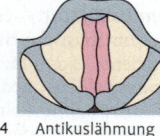
3 Lateralisschwäche 4 Antikuslähmung

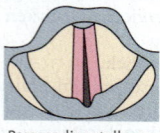 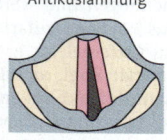
5 Paramedianstellung 6 Intermediärstellung

Kehlkopflähmung: Befunde in der indirekten Laryngoskopie; 1–4 beidseitig, 5 und 6 rechts.

Kehlkopfmaske → Larynxmaske

Kehlkopfmuskulatur *f*: engl. *laryngeal muscles*; syn. Kehlkopfmuskel. Muskelgruppe, die die Kehlkopfknorpel gegeneinander bewegt und die Stellung der Stimmbänder beeinflusst. Nach ihrer Funktion lassen sich die Kehlkopfmuskeln unterteilen in Stimmbandspanner (M. cricothyroideus, M. vocalis), Stimmritzenverenger (M. cricoarytenoideus lateralis, M. arytenoideus obliquus, M. arytenoideus transversus, M. thyroarytenoideus) und Stimmritzenerweiterer (M. cricoarytenoideus posterior).

Innervation:
- M. cricothyroideus: N. laryngeus superior
- alle anderen Muskeln: N. laryngeus recurrens (Ramus laryngeus inferior).

Kehlkopfödem *n*: engl. *laryngeal edema*; syn. Larynx-Ödem. Ödematöse Schwellung im Bereich von Glottis und Supraglottis, die Stridor* und bei starker Ausprägung Dyspnoe* auslöst. Ursachen sind z. B. Epiglottitiden, Zungengrundabszesse, anaphylaktische Reaktionen oder Angioödeme. Lupenlaryngoskopisch zeigt sich eine glasig-geschwollene Schleimhaut. Therapiert wird akut medikamentös (Kortison*, Antihistaminika*, Adrenalin* inhalativ), ggf. mit Intubation* oder Tracheotomie*.

Kehlkopfoperation f: engl. *laryngeal operation*. Operation im Bereich des Larynx*. Man unterscheidet endoskopische Eingriffe (konventionell chirurgisch und Laserchirurgie), Larynxteilresektionen von außen, Laryngektomien*, Glottis erweiternde Eingriffe und die Phonochirurgie.

Techniken: Endoskopische Eingriffe:
– konventionell chirurgisch (Mikrolaryngoskopie)
– laserchirurgisch (Laserlaryngoskopie): mittels CO_2-Laser.

Larynxteilresektion von außen:
– Chordektomie: 1. Tracheotomie* 2. Thyreotomie (mediane Eröffnung des Schildknorpels) 3. teilweise oder vollständige Entfernung der Stimmlippe
– frontolaterale und frontoanteriore Larynxteilresektion: 1. Tracheotomie 2. Thyreotomie mit Resektion eines medianen Knorpelstreifens 3. Stimmlippenteilresektion
– Hemilaryngektomie nach Hautant: 1. Tracheotomie 2. zusammen mit funktioneller Neck Dissection 3. Schürzenlappenschnitt 4. einseitige Entfernung von Schildknorpel, Aryknorpel mit Stimmlippe, Taschenfalte und subglottischem Bereich
– subtotale Laryngektomie: Entfernung von maximal 2/3 des vorderen Schildknorpels, beider Stimmlippen und eines Aryknorpels
– horizontale Larynxteilresektion (Alonso-/Ogura-Operation): 1. Tracheotomie 2. Schürzenlappenschnitt 3. Entfernung der supraglottischen Larynxanteile (Epiglottis, präepiglottischer Raum, Taschenfalte, obere Hälfte des Schildknorpels 4. nicht entfernt werden Stimmlippen und Aryknorpel 5. zusammen mit funktioneller Neck Dissection 6. postoperatives Aspirationsrisiko.

Laryngektomie:
– vollständige Kehlkopfentfernung mit Trennung von Luft- und Speiseweg
– gemeinsam mit Neck* Dissection
– Atmung nur über Tracheostoma
– Sprechen nur durch Erlernen der Ösophagusstimme, mit elektronischen Sprechhilfen oder Stimmprothese möglich.

Glottis erweiternde Eingriffe:
– Tracheotomie*
– posteriore Chorektomie: endoskopisches Abtrennen einer Stimmlippe mittels Laser vom Proc. vocalis
– Lateralfixation nach Lichtenberger: 1. endoskopische laserchirurgische einseitige Entfernung der Mm. thyroarytenoidei 2. Stimmlippenfixierung nach lateral mittels Fäden, die durch den Schildknorpel in der Halshaut geknotet werden (endoextralaryngeal)
– totale Arytenoidektomie: laserchirurgische Entfernung eines Aryknorpels.

Phonochirurgie:
– auf Stimme zentrierte Verfahren zur Verbesserung oder Wiederherstellung der Stimme
– direkte Mikrolaryngoskopie: chirurgisches Abtragen von benignen Larynxtumoren im Bereich der Stimmlippen mit feinen Instrumenten
– Laryngeal Framework Surgery (Larynxskelettchirurgie, Laryngoplastik, Kehlkopfgerüstoperation von außen): 1. Medialisierungsthyreoplastik (Thyreoplastik Typ I): I. Eingriff in Lokalanästhesie II. Fensterung des Schildknorpels auf der betroffenen Seite unter Erhalt des inneren Perichondriums III. Einlage eines Platzhalters von außen in das Fenster und damit Medialisierung der Stimmlippe 2. Arytenoidadduktion: I. über ein posteriores Schildknorpelfenster Verlagerung des Aryknorpels nach medial II. meist zusammen mit Thyreoplastik Typ 1
– laryngeale Injektionen zur Glottisverengung: 1. Injektionsmaterial ist autologes Fett, Kollagen oder Hyaluronsäure 2. Injektion in lateralen M. vocalis oder zwischen M. vocalis und Schildknorpel 3. unterschiedliche Techniken: I. nach Lokalanästhesie perkutan von außen mit laryngealer Sichtkontrolle durch nasale flexible Endoskopie II. nach Oberflächenanästhesie transoral mit gebogener Larynxnadel III. mittels Mikrolaryngoskopie.

Kehlkopfpapillom n: engl. *laryngeal papilloma*; syn. Larynxpapillomatose. Makroskopisch blumenkohlartiger, blassroter, benigner Tumor im Bereich des Kehlkopfs; multiples Vorkommen von häufig rezidivierenden Kehlkopfpapillomen, sog. **Kehlkopfpapillomatose** insbesondere im Kindesalter. Heiserkeit und Atembehinderung treten in Abhängigkeit von Größe und Lokalisation auf. Laryngoskopie* und Biopsie sichern die Diagnose. Die Therapie ist chirurgisch und virostatisch.

Diagnostik:
– Laryngoskopie* oder Mikrolaryngoskopie, (siehe Abb.)
– Biopsie
– Virus-Typisierung.

Kehlkopfpapillomatose → Kehlkopfpapillom

Kehlkopfpräkanzerose f: engl. *precancerous laryngeal lesion*; syn. Kehlkopfleukoplakie. Makroskopisch erkennbare Veränderung der Kehlkopfschleimhaut aufgrund chronisch-hyperplastischer Laryngitis* durch Noxen wie Tabakrauch und Vorstufe eines Larynxkarzinoms*. Mögliche Symptome sind Heiserkeit, Räusperzwang und Fremdkörpergefühl. Mittels Mikrolaryngoskopie wird das veränderte Gewebe vollständig entfernt und histologisch untersucht. Um ein Fortschreiten zu verhindern, sollten auslösende Noxen vermieden werden.

Erkrankung: Einteilung: Die Einteilung der Dysplasie erfolgt nach histologischen Kriterien:
– Grad 1: hyperplastisch verdicktes Plattenepithel mit normaler Schichtung und ohne Kernatypien (fakultative Präkanzerose)
– Grad 2: hyperplastisch verdicktes Plattenepithel mit gestörter Schichtung in mittleren und basalen Schichten mit Kernatypien (ggf. reversibel)
– Grad 3: hochgradige irreversible Epitheldysplasie in allen Schichten mit intakter Basalmembran und ohne infiltrierendes Wachstum (Carcinoma in situ). Es handelt sich um eine obligate Präkanzerose, die mit hoher Wahrscheinlichkeit in ein infiltrierendes Larynxkarzinom übergeht.

Ursachen:
– exogene Noxen (z. B. Tabakrauch, Alkohol)
– Strahlenschaden
– Arbeitsstoffe (z. B. Asbest).

Klinik:
– Heiserkeit in wechselnder Ausprägung
– oft Zufallsbefund im Rahmen einer Laryngoskopie.

Therapie:
– Elimination von Noxen
– Grad 1–2: 1. mikrolaryngoskopische Exzision in toto 2. regelmäßige Befundkontrollen
– Grad 3: 1. analoge Therapie wie bei T1a-Larynxkarzinomen* 2. Resektion des Karzinoms endoskopisch laserchirurgisch oder kaltschneidend 3. Chordektomie 4. regelmäßige Befundkontrolle.

Kehlkopfreflex m: engl. *larynx reflex*. Physiologischer Schutzreflex, der die Stimmritze und den Kehlkopfeingang zu Beginn des Schluckaktes verschließt. Der Kehlkopfreflex fällt aus oder ist verzögert bei Erkrankungen des Hirn-

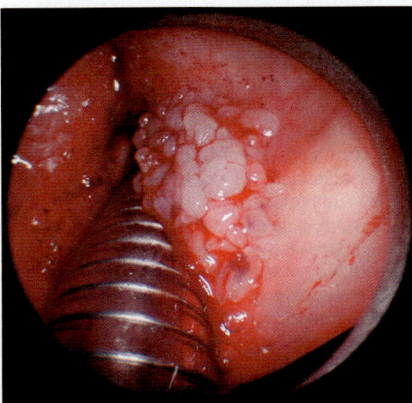

Kehlkopfpapillom: Laryngoskopie. [204]

stamms, z. B. nach Trauma oder bei Pseudobulbärparalyse*.
Kehlkopfspiegel → Laryngoskop
Kehlkopfstenose *f*: engl. *laryngostenosis*; syn. Larynxstenose. Angeborene oder erworbene Verengung des Kehlkopfs, meist im subglottischen Bereich. Ursachen für erworbene Stenosen sind Intubationen*, Traumata, Entzündungen, Neoplasien oder Autoimmunerkrankungen. Je nach Ausprägungsgrad zeigen sich Heiserkeit oder ein inspiratorischer Stridor* mit Atemnot. Die Therapie reicht von Abwarten bis Atemwegssicherung und chirurgische Intervention.
Kehlkopftuberkulose *f*: engl. *laryngeal tuberculosis*; syn. Tuberkulöse Laryngitis. Tuberkulose* des Kehlkopfes mit Heiserkeit, Dysphagie*, Husten und Gewichtsverlust. Laryngoskopisch finden sich einseitig gerötete, verdickte Stimmlippen mit kleinen Ulzerationen (Monochorditis*) und submuköse Knötchen in der Kehlkopfschleimhaut. Zur Diagnosesicherung erfolgt eine mikrolaryngoskopische Probeexzision zum Nachweis von Erregern und verkäsenden Granulomen*. Die Behandlung entspricht der Tuberkulose*-Therapie.
Kehlkopftumor *m*: engl. *laryngeal tumor*. Geschwulst im Bereich des Larynx*. Benigne Kehlkopftumoren sind z. B. Kehlkopfpapillom*, Stimmlippenpolyp* und Chondrom* des Larynx. Maligne Kehlkopftumoren sind v. a. Larynxkarzinome*.
Kehrer-Zeichen *n*: engl. *Kehrer's reflex*. Druckschmerzhaftigkeit der Austrittsstelle des N. occipitalis major am Hinterkopf bei Hirndrucksteigerung*.
Kehr-T-Drainage → Choledochusrevision
Kehr-Zeichen *n*: engl. *Kehr's sign*. Heute aufgrund bildgebender Verfahren eher unbedeutendes klinisches Zeichen bei Milzruptur* oder Tubarruptur (siehe auch Tubargravidität*). Aufgrund viszerosensibler Reizleitung spüren die Betroffenen einen in die linke Schulter ausstrahlenden Schmerz mit Hauthyperästhesie.
Keilbein → Os cuneiforme
Keilbein → Os sphenoidale
Keilbein: engl. *sphenoid*. Mehrdeutige Bezeichnung für das Os* sphenoidale des Schädels und die Fußwurzelknochen Os cuneiforme mediale, intermedium und laterale*.
Keilbeinhöhle → Sinus sphenoidalis
Keilbeinmeningeom *n*: engl. *sphenoid meningioma*. Meningeom* im Bereich der mittleren Schädelgrube, ausgehend vom inneren oder äußeren Anteil des Keilbeinflügels.
Keilexzision *f*: syn. keilförmige Exzision. Keilförmige Wedge-Gewebeexzision ohne Berücksichtigung anatomischer Grenzen bzw. Strukturen. Sie wird insbesondere in der Lungen- und Leberchirurgie angewandt sowie in der Magenchirurgie und beim Unguis incarnatus.
Keilosteotomie *f*: engl. *wedge osteotomy*. Osteotomie* mit Entnahme eines dreieckigen Knochenstücks (closed wedge) oder Aufklappen (sog. Open*-Wedge-Osteotomie) des Knochens zur Achskorrektur.
Keilresektion *f*: engl. *wedge excision*. Keilförmige atypische Resektion* von äußeren Anteilen des Lungengewebes, abweichend von den anatomisch vorgegebenen Grenzen. Der Eingriff wird über eine Thorakoskopie* (zumeist **v**ideo-**a**ssisted **t**horacic **s**urgery, Abk. VATS) oder eine Thorakotomie* durchgeführt. Reseziert wird meist mit einem Klammernahtgerät*.
Indikationen:
– Lungenbiopsie*
– Abtragung von Emphysemblasen bei Pneumothorax*
– Resektion von benignen Tumoren oder Lungenmetastasen.

Keilresektionen werden auch z. B. an der Leber, am Magen oder am Gehirn durchgeführt.
Keilresektion nach Mikulicz-Sistrunk *f*: Spezielle Operationstechnik bei Lymphgefäßerkrankungen (Stauung). Zunächst werden schlaffe Vollhautlappen am Unterschenkel des Beines längs exzidiert und anschließend die verbleibende Haut nach Drainageeinlage adaptiert.
Keilwirbel *m*: engl. *wedge-shaped vertebra*. Keilförmig deformierter Wirbelkörper infolge enchondraler Dysostosis*, Scheuermann*-Krankheit, Calvé-Krankheit, Osteoporose sowie posttraumatisch nach Wirbelkörperfraktur (Wirbelfraktur*). Komplikation ist die Ausbildung einer Skoliose* oder Kyphose*.
Keim-Aszension *f*: Aufsteigendes Einwandern von Bakterien, z. B. durch die Harnröhre in die Blase als Ursache für eine Zystitis*.
Keimbahn *f*: engl. *germ track*. Abfolge von Zellen eines Organismus im Laufe der Individualentwicklung und Gewebedifferenzierung zur Bildung der Keimdrüsen und Gameten*. Aus den Zellen der Keimbahn gehen die haploiden Keimzellen (Gameten) hervor.
Keimblätter *n pl*: engl. *germ layers*. Allgemeine Bezeichnung für die in der frühen Embryogenese* entstehenden Zellschichten Ektoderm*, Entoderm* und Mesoderm*, von denen sich sämtliche in der Organogenese* und Histogenese entstehenden Strukturen des Embryos* ableiten.
Keimblase → Blastozyste
Keimentwicklung → Blastogenese
Keimentwicklung → Embryogenese
Keimentwicklung → Fetogenese
Keimepithel *n*: engl. *germinal epithelium*; syn. Epithelium spermatogenicum. Auskleidung der Hodenkanälchen (Tubuli* seminiferi contorti), in denen sich nach der Pubertät die Stützzellen (Sertoli*-Zellen) und die männlichen Keimzellen befinden, die für die Spermatogenese* verantwortlich sind. Bei der Frau wird der Epithelüberzug des Ovars* mit Peritoneum* als Keimepithel bezeichnet. Es enthält keine Keimzellen.
Keimreduktion *f*: engl. *germ reduction*. Verringerung der Anzahl von Mikroorganismen* auf toten oder lebenden Materialien zur Verringerung der Infektionsgefahr*. Hierzu dienen verschiedene Maßnahmen der Dekontamination*: Reinigung (z. B. Händewaschen*), Aseptik, Desinfektion und Sterilisation*. Auch die Gabe von Antibiotika* und anderen keimhemmenden bzw. keimtötenden Therapeutika führt zur Keimreduktion.
Keimschädigung *f*: engl. *germ cell damage*. Sammelbezeichnung für die Wirkung mutagener und teratogener Einflüsse auf Keimzellen, Embryo oder Fetus.
Keimscheibe *f*: engl. *blastoderm*. Form des Keimlings während der Embryogenese. Die zweiblättrige Keimscheibe ist das am 8. Entwicklungstag erreichte Stadium mit dem aus 2 Keimblättern (Ektoderm* und Entoderm*) bestehenden Embryoblasten*. Die dreiblättrige Keimscheibe, Keimschild, entsteht in der 3. Entwicklungswoche durch Invagination von Ektodermzellen (Bildung des Mesoderms*).
Keimstrangtumoren *m pl*: engl. *sex cord-stromal tumors*. Tumoren des sexuell differenzierten Stromas von Ovar (siehe Ovarialtumoren*) oder Hoden (siehe Hodentumoren*), die oft Hormone produzieren. Mögliche Formen sind Gynandroblastom*, Androblastom*, Thekazelltumor*, Granulosazelltumor* und Granulosa-Thekazelltumor.
Keimzahl *f*: engl. *bacteria count*. Anzahl der in einer Maßeinheit (z. B. 1 ml) vorhandenen Keime, v. a. Bakterien.
Keimzahlbestimmung *f*: engl. *bacterial count*. Messung der Dichte einer Bakteriensuspension. Die Keimzahlbestimmung dient zur Beurteilung der mikrobiellen Reinheit von Lebensmitteln sowie Rohstoffen und Fertigprodukten und zur Charakterisierung eines Kulturverlaufs.
Keimzellen → Eizelle
Keimzellen → Gameten
Keimzellen → Spermien
Keimzelltumor *m*: engl. *germ cell tumor*; syn. germinativer Tumor. Von pluripotenten Keimzellen ausgehender Tumor, besonders in Ovar, Steißbein, Hoden und ZNS. Die histopathologische Einteilung erfolgt nach Gewebetyp und Differenzierungsgrad. Unterschieden werden Dysgerminom* (Ovar), Seminom* (Hoden), endodermaler Sinustumor*, embryonales Karzinom, Chorionkarzinom* und Teratom*.
Kelchdivertikel *n*: engl. *caliceal diverticulum*. Seltene Nierenfehlbildung in Form eines zysti-

schen Hohlraums in der Niere. Kelchdivertikel stehen über einen schmalen Gang mit einem Nierenkelch in Verbindung und sind meist ohne klinische Relevanz, bei einer Urinstase im Kelchdivertikel drohen jedoch Nierensteine. Symptomatische Divertikel werden chirurgisch entfernt.

Keller-Brandes-Operation f: engl. *Keller-Brandes operation*. Operative (Teil-)Resektion der Grundphalanxbasis des Metatarsale I bei Hallux* rigidus oder Hallux* valgus. Hierbei wird das Grundglied zu 2/3 reseziert sowie ggf. die Exostose abgemeißelt und ein distal gestielter Kapselperiostlappen interponiert. Siehe Hallux* valgus, Abb. dort.

Keloid n: Derbe Bindegewebswucherung im Bereich einer Narbe*, die sich Wochen bis Monate nach einem Trauma (z. B. Verbrennung*, operativer Eingriff) entwickelt oder in seltenen Fällen spontan auftritt. Keloide sind knotig, platt oder strangförmig. Die multimodale Therapie umfasst u. a. Kryotherapie*, Laserchirurgie* und operative Resektion. Siehe Abb. 1.

Pathologie: Pathogenese:
– Vorliegen einer genetischen Prädisposition
– überschießende Aktivität von Fibroblasten* und Myofibroblasten* mit übermäßiger Bildung von Kollagen*
– Aktivierung der Fibroblasten über Wachstumsfaktoren*, die von Keratinozyten* und Entzündungszellen freigesetzt werden.

Eigenschaften:
– Ausdehnung des Keloids auf die ungeschädigte Haut über die ursprüngliche Narbe hinaus (Krebsscherenrelief; siehe Abb. 2)
– häufiger bei dunkleren Hauttypen*
– Auftreten auch nach „Minimaltrauma" (z. B. Follikulitis*)
– selten symptomatisch (juckend, schmerzend)
– bevorzugte Lokalisation: **1.** am Rumpf nach kardialem Eingriff **2.** auf Aknenarben **3.** am Ohr nach Piercing.

Therapie: Die Behandlung gilt als schwierig und wird meist aus ästhetischen Aspekten vorgenommen. Sie ist abhängig u. a. von Größe und Alter der Narbe und der Symptomatik. Therapiekombinationen sind möglich. Eine Änderung der Therapiestrategie sollte vorgenommen werden, wenn sich nach 3–6 Behandlungen bzw. 3–6 Monaten kein Behandlungserfolg einstellt. Therapieoptionen:
– intraläsionale Glukokortikoid*-Injektion
– Kryotherapie*
– Druckbehandlung mit elastischem Gewebe
– operative Entfernung
– Laserchirurgie*
– nichtablative Lasertherapie
– Strahlentherapie*
– Silikon, z. B. als Folie
– unter Umständen Fluorouracil* (Off-Label-Einsatz).

Keloidakne → Acne vulgaris

Kelvin: SI-Basiseinheit der thermodynamischen Temperatur* (T) mit dem Einheitenzeichen K; 0 K = −273,15 °C (vgl. absoluter Nullpunkt).

Kennmuskel m: engl. *segment-indicating muscle*. Muskel, dessen isolierte Lähmung auf die Läsion eines bestimmten spinalen Segments hinweist und der daher in der Höhendiagnostik von Querschnittsyndromen eine wichtige Rolle spielt. Siehe Tab.

Kephalgie → Kopfschmerz

Kephalhämatom n: engl. *cephalhematoma*. Subperiostales Hämatom* am Schädel des Neugeborenen. Die deutlich fluktuierende halbkugelige Schwellung ist im Gegensatz zur Geburtsgeschwulst* durch kraniale Suturen begrenzt. Eine spontane Resorption erfolgt in der Regel innerhalb von Monaten. Cave: Unter Umständen tritt eine Hyperbilirubinämie* des Neugeborenen auf.

Kephalohydrozele f: engl. *cephalohydrocele*. Ansammlung von Liquor* cerebrospinalis unter der Kopfhaut (Galea* aponeurotica) nach Verletzung (z. B. Geburtstrauma) oder operativer Eröffnung des knöchernen Schädeldachs.

Kephalometrie f: engl. *cephalometry*. Vermessen des Schädels anhand der lateralen (Fernröntgenseitenbild; Abk. FRS) oder frontalen Fernaufnahme* (Mindestabstand 1,40 m) des

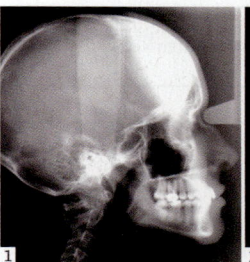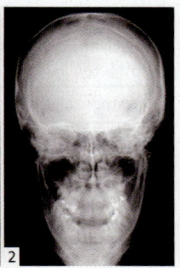

Kephalometrie: 1: laterale, 2: frontale Fernaufnahme. [144]

knöchernen Schädels und der Gesichtsweichteile zur kieferorthopädischen Diagnostik des Schädelaufbaus und der Zahnstellung sowie zur Ermittlung des Wachstumstyps (individuelle Wachstumsvorhersage). Siehe Abb.

Kephalometrie, intrauterine f: engl. *fetal cephalometry*. Veraltete Bezeichnung für die sonografische Größenmessung des kindlichen Kopfes. Gemessen werden gewöhnlich der biparietale Durchmesser (BIP), der Kopfumfang (KU) und der fronto-okzipitale Durchmesser (FOD). Die Maße fließen in die Fetometrie zur Gewichtsschätzung, Bestimmung der SSW und Kontrolle des regelrechten fetalen Wachstums ein.

Kephalopagus → Kraniopagus

Kephalothorakopagus m: engl. *cephalothoracopagus*. Doppelfehlbildung* von Zwillingen mit Verwachsung im Kopf- und Brustbereich. Als Ursache kommt eine unvollständige Zellteilung in der frühembryonalen Phase in Betracht (siehe Blastopathie*).

Keramik → Dentalkeramik

Keratektomie f: engl. *keratectomy*. Abtragung der oberflächlichen Hornhautschichten mittels Laser. Als **p**hototherapeutische **K**eratektomie (PTK) wird sie zur Beseitigung von Hornhauttrübungen bei Hornhautnarben sowie zur Wundmodulation bei Hornhauterosion eingesetzt. Als **p**hoto**r**efraktive **K**eratektomie (PRK) dient sie der Änderung der Brechkraft bei Myopie*, Hyperopie* und Astigmatismus* im Rahmen der refraktiven Chirurgie*.

Keratinocyte Growth Factor m: Abk. KGF. Wachstumsfaktor*, der durch Bindung an zellmembranären KGF-Rezeptor (Tyrosinkinase*-Rezeptor) das Wachstum epithelialer Zellen der Haut, des Nasopharynx und Gastrointestinaltrakts stimuliert. Die erhöhte Mitoserate führt zum beschleunigten Ersatz an Oberflächengewebe. Der rekombinante humane KGF Palifermin wird in der Wundheilung* eingesetzt.

Keratinozyten m pl: engl. *keratinocytes*; syn. hornbildende Zellen. Zellen, die das verhornte,

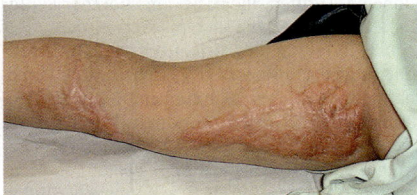

Keloid Abb. 1: Nach Verbrennung, Oberschenkelinnenseite links. [73]

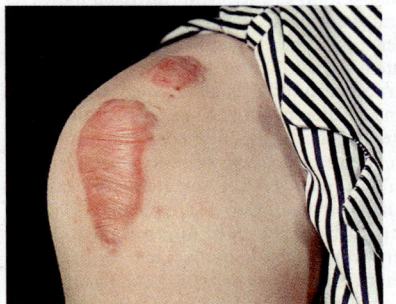

Keloid Abb. 2: Frische Keloidbildung an der rechten Schulter. [74]

Keratitis

Kennmuskel: Übersicht über die wichtigsten Kennmuskeln, die entsprechenden spinalen Segmente und Funktion des Muskels.		
Kennmuskel	Segment	Funktion
Musculus deltoideus	C 5	Pars spinalis: Adduktion, Außenrotation und Retroversion bei herabhängendem Arm, Abduktion bei abduziertem Arm
		Pars acromialis: Außenrotation und Abduktion bei herabhängendem Arm
		Pars clavicularis: Innenrotation und Adduktion bei herabhängendem Arm, Abduktion bei abduziertem Arm
		bei gemeinsamer Kontraktion: Abduktion bis zur Horizontalen
Musculus biceps brachii	(C 5–)C 6	Abduktion (Caput longum), Adduktion (Caput breve) und Vorwärtsheben des Oberarms, Beugung und Supination des Unterarms
Musculus brachioradialis	(C 5–)C 6	Beugung des Unterarms, bringt den gebeugten Unterarm in Mittelstellung zwischen Pro- und Supination
Musculus triceps brachii	C 7	Strecken des Unterarms, Rückheben des Oberarms (Caput longum)
Musculus pronator teres	C 7	Beugung und Pronation des Unterarms
Musculi interossei	C 8	Musculi interossei dorsales manus: Spreizung (Abduktion) der Finger, Beugung der Grundphalanx, Streckung der Mittel- und Endphalangen
		Musculi interossei palmares: Adduktion der Finger zur Mittelfingerachse, Beugung der Grundphalanx, Streckung der Mittel- und Endphalangen
Musculus quadriceps femoris	(L 3–)L 4	Streckung des Unterschenkels, Beugung des Oberschenkels
Musculus tibialis anterior	L 4	Dorsalextension, Adduktion und Supination des Fußes
Musculus tibialis posterior	L 5	Supination, Adduktion und Plantarflexion des Fußes
Musculus extensor hallucis longus	L 5	Dorsalextension des Fußes und der großen Zehe
Musculus triceps surae	S 1(–S 2)	Musculus gastrocnemius: Plantarflexion, Supination und Adduktion des Fußes, geringe Beugung des Unterschenkels
		Musculus soleus: Plantarflexion, Adduktion und Supination des Fußes

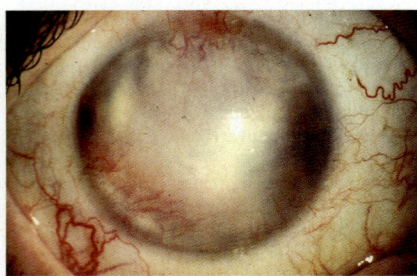

Keratitis Abb. 1 [133]

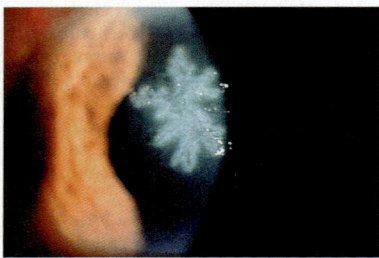

Keratitis Abb. 2: Keratitis herpetica (Fluoreszenzfärbung). [133]

mehrschichtige Epithel* der Oberhaut (Epidermis*) bilden. Sie werden im Stratum basale permanent neu gebildet und wandern bis zur Hornschicht (Stratum corneum) hinauf. Dabei differenzieren sie sich, produzieren je nach Schicht unterschiedliche Proteine und verhornen zunehmend.
Keratitis *f*: engl. *inflammation of the cornea*. Hornhautentzündung des Auges mit Einwanderung von Entzündungszellen aus den hyperämischen Gefäßen des Limbus und aus der Tränenflüssigkeit. Häufige Ursache sind Benetzungsstörungen (Keratoconjunctivitis sicca) und Infektionen, Verletzung der Oberfläche sowie Einwirkung von Arzneimitteln oder ätzenden Chemikalien. Siehe Abb. 1.
Ursachen: Infektiöse Ursachen sind verschiedene Bakterien, Viren (z. B. Adenoviren, Herpes-Viren; siehe Abb. 2) und Pilze (z. B. Candida albicans, Aspergillus fumigatus).
Keratitis electrica → Keratoconjunctivitis photoelectrica
Keratitis interstitialis → Keratitis parenchymatosa
Keratitis parenchymatosa *f*: engl. *interstitial keratitis*; syn. Keratitis interstitialis. Immunologische Reaktion des Hornhautstromas auf Treponema-Antigen, meist bei angeborener Syphilis*. Klinisch zeigen sich typischerweise im Alter von 5–15 Jahren plötzlich auftretende Infiltrationen mit nachfolgender Vaskularisation. Unbehandelt resultieren Schmerzen, Hornhauttrübung, Fotophobie und Blindheit.
Keratoakanthom *n*: engl. *keratoacanthoma*. Benigner epithelialer Hauttumor bei älteren Menschen, besonders an lichtexponierten Stellen wie Gesicht und Handrücken. Im Rahmen genetisch bedingter Krankheiten* (Xeroderma* pigmentosum) oder bei immunsupprimierten Patienten kommt es auch zum Auftreten multipler Keratoakanthome. Behandelt wird chirurgisch oder mit Kryotherapie, bei Inoperabilität evtl. systemisch mit Retinoiden.
Keratoconjunctivitis epidemica *f*: engl. *epidemic keratoconjunctivitis*. Hochkontagiöse Entzündung der Augenoberfläche durch Adenoviren. Sie verursacht ein starkes Fremdkörpergefühl, Juckreiz, gerötete Augen und Visusminderung. Übertragungswege sind Hände, Handtücher, Instrumente oder Augentropfen. Therapiert wird unter konsequenten Hygienemaßnahmen symptomatisch. Die Keratoconjunctivitis epidemica ist bei Nachweis von Adenoviren im Augenabstrich oder gehäuftem Auftreten meldepflichtig. Siehe Abb.

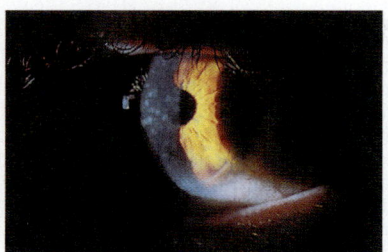

Keratoconjunctivitis epidemica: Im Spaltlampenbild erkennbare feine münzenförmige Infiltrate. [124]

Erkrankung: Erreger: Adenoviren, v. a. Serotyp 8, 19 und 37. Die weltweit verbreiteten Viren sind sehr umweltresistent und bei Raumtemperatur über Wochen hinweg kontagiös. **Übertragung:**
- Tröpfchen- und Schmierinfektion*, Eintrittspforte sind Nasen-Rachen-Raum und Augen
- Übertragung durch kontaminierte Hände, häufig auch Gegenstände wie Instrumente in der Augenarztpraxis oder auch Augentropfen
- Inkubationszeit 5–12 Tage
- Ansteckungsgefahr von bis zu 2–3 Wochen nach Beginn der Symptomatik.

Klinik: Die Symptome betreffen zunächst nur ein Auge, nach 2 bis 7 Tagen springt die Infektion meist auch auf das andere Auge über:
- Fremdkörpergefühl
- Epiphora*
- Juckreiz
- Fotophobie
- Sehverschlechterung
- Schwäche, Gliederschmerzen, allgemeines Krankheitsgefühl
- präaurikuläre Lymphknotenschwellung.

Therapie: Die Infektion ist selbstlimitierend, eine spezifische kausale Therapie ist nicht bekannt. Virostatika* zeigen in der Regel wenig Wirkung. Symptomatische Behandlung im akuten Stadium:
- Hygienemaßnahmen, um eine Reinfektion* zu verhindern (siehe auch Prävention)
- symptomatische Therapie mit Tränenersatzmitteln
- evtl. antibiotikahaltige Augentropfen zur Vermeidung einer Superinfektion*
- evtl. Desinfizierung mit Ganciclovir* oder Povidon-Iod (in Tropfen- oder Gelform)
- Steroide* nur bei begleitender Uveitis* oder starker Pseudomembranbildung.

Bei chronischen subepithelialen Infiltraten oder Fibrosen der Kornea:
- Ciclosporin* A lokal (Augentropfen)
- Abtragung mit dem Laser.

Prävention:
- konsequente Händedesinfektion
- Flächendesinfektion mit viruziden Desinfektionsmitteln
- Einmalaugentropfen, Einmalinstrumente
- Untersuchung von infizierten Patienten nur mit Schutzhandschuhen
- Isolierung betroffener Patienten im stationären Bereich.

Prognose: In Einzelfällen hält die Visusminderung über Jahre an. Bei manchen Patienten bleibt ein therapiebedürftiges trockenes Auge* zurück.

Keratoconjunctivitis herpetica → Herpes corneae

Keratoconjunctivitis phlyktaenulosa *f*: engl. *phlyctenular keratoconjunctivitis*; syn. Keratokonjunktivitis phlyktaenulosa. Konjunktivitis* oder Keratokonjunktivitis* mit meist multiplen, weißlich-gelben Knötchen (Phlyktaenae) in der Augenbindehaut. Die Ursache ist vermutlich eine Überempfindlichkeitsreaktion gegenüber bakteriellen Antigenen.

Keratoconjunctivitis photoelectrica *f*: engl. *actinic keratitis*; syn. Keratopathia photoelectrica. Entzündung von Hornhaut und Bindehaut* durch die Lichttoxizität starker Ultraviolettstrahlung* wie z. B. bei Schweißarbeiten, durch Höhensonne oder Aufenthalt in Schneegebieten im Gebirge. Symptome sind starke Schmerzen und Blepharospasmus*, behandelt wird mit systemischen Analgetika* und Augensalben. Die Keratoconjunctivitis photoelectrica heilt in der Regel folgenlos aus.

Keratoconjunctivitis vernalis → Conjunctivitis vernalis

Keratoderma *n*: Verhornungsstörung der Haut im Sinne einer Hyperkeratose*. Sie tritt bei vielen angeborenen oder erworbenen Hauterkrankungen auf.

Keratograf *m*: syn. Keratograph. Gerät zur computerunterstützten Vermessung der gesamten Oberflächenform der Hornhaut, der sogenannten Hornhauttopografie*. Es wird auch als Videokeratometer bzw. Hornhaut-Topograf bezeichnet.

Keratokonjunktivitis *f*: engl. *keratoconjunctivitis*. Entzündung der Bindehaut (Konjunktivitis*) und Hornhaut (Keratitis*). Keratokonjuktividen haben unterschiedlichste Ursachen wie Infektionen, Meibom*-Drüsen-Erkrankungen oder UV-Strahlung. Eine hochkontagiöse Form ist die durch Adenoviren verursachte Keratoconjunctivitis* epidemica (meldepflichtig bei Nachweis von Adenoviren im Augenabstrich). **Formen:** Prinzipiell kann jede Entzündung der Hornhaut auf die Bindehaut und vice versa übergreifen. Häufige Formen sind:
- Keratoconjunctivitis* epidemica
- Keratoconjunctivitis vernalis
- Keratoconjunctivitis sicca
- atopische Keratoconjunctivitis
- Keratoconjunctivitis* photoelectrica
- Keratoconjunctivitis* phlyktaenulosa
- Keratoconjunctivitis durch Herpes*-simplex-Viren oder Varizella-zoster-Viren.

Keratokonjunktivitis, atopische *f*: engl. *atopic keratoconjunctivitis*. Chronisch verlaufende, z. T. vernarbende Konjunktivitis* mit Hornhautbeteiligung (siehe Keratitis*, Keratokonus*) bei Atopikern, v. a. bei atopischem Ekzem* in ca. 40 % der Fälle. Die Therapie erfolgt lokal mit Mastzellstabilisatoren wie Cromoglicinsäure, Antihistaminika, unter Umständen Glukokortikoidsalbe oder -tropfen sowie Ciclosporin-A-Augentropfen. Siehe Abb. 1, Abb. 2, Abb. 3 und Abb. 4

Prognose: Abhängig von Hornhautkomplikationen.

Differenzialdiagnose: Keratoconjunctivitis vernalis.

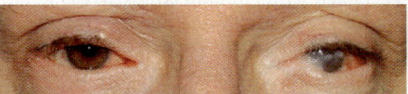

Keratokonjunktivitis, atopische Abb. 1 [133]

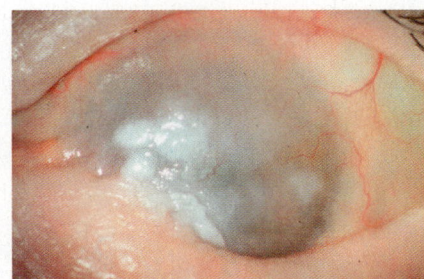

Keratokonjunktivitis, atopische Abb. 2 [133]

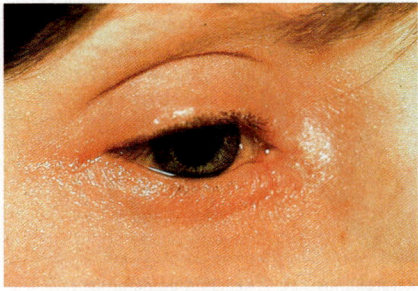

Keratokonjunktivitis, atopische Abb. 3 [133]

Keratokonus

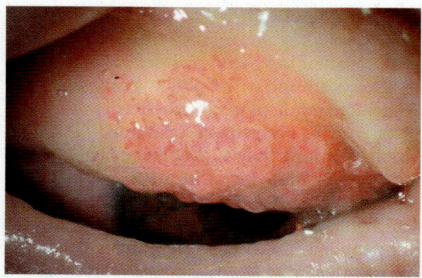

Keratokonjunktivitis, atopische Abb. 4 [133]

Keratokonus *m*: engl. *keratoconus*. Kegelförmige Vorwölbung der Hornhaut mit Verdünnung des Parenchyms. Unter Umständen sind Pigmenteinlagerungen an der Kegelbasis (sog. Fleischer-Ring) vorhanden. Bei Einreißen der Descemet-Membran kommt es klinisch zu akuter Quellung des Stromas mit zunehmender Sehverschlechterung durch Brechungsanomalie. Therapiert wird mit Kontaktlinsen oder Keratoplastik*. Siehe Abb. 1 und Abb. 2. **Ursache:** primär dystrophischer Prozess, wahrscheinlich aufgrund einer Synthesestörung der Glykosaminoglykane des Hornhautstromas. **Vorkommen:** sporadisch oder häufiger bei Down*-Syndrom und atopischem Ekzem*.

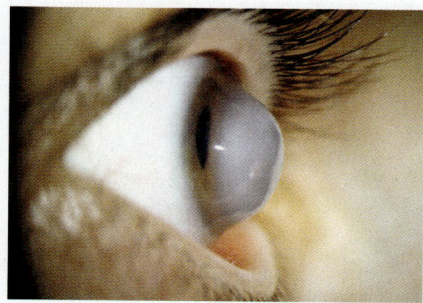

Keratokonus Abb. 1 [133]

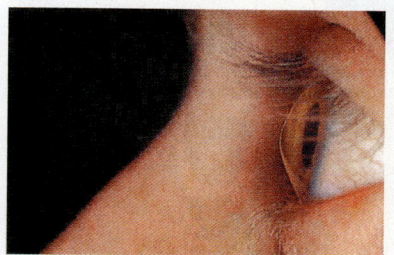

Keratokonus Abb. 2: Kegelförmig deformierte Hornhautmitte. [124]

Keratolysis bullosa hereditaria → Epidermolysis bullosa congenita

Keratolytika *n pl*: engl. *keratolytics*. Arzneimittel* zur Auflösung der oberen Hautschichten (Hornhaut). Keratolytika werden eingesetzt zur Behandlung verschiedener Hauterkrankungen wie Akne*, Warzen, Hühneraugen (Clavus*) und Schwielen. Verwendete Wirkstoffe sind beispielsweise Salicylsäure*, Urea, Allantoin*, Benzoylperoxid*, Milchsäure und Selendisulfid.

Keratom *n*: engl. *keratoma*. Umschriebene, geschwulstartige Verdickung des Stratum corneum der Epidermis* (Hyperkeratose*). Ein Keratom entsteht beispielsweise bei Keratoderma*.

Keratoma blennorrhagicum *n*: engl. *keratoderma blennorrhagicum*; syn. Keratodermia blennorrhagica. Übermäßige Verhornung der Haut an Handflächen und Fußsohlen bei reaktiver Arthritis* (Abb. dort). Siehe reaktive Arthritis*.

Keratoma climactericum *n*: engl. *keratoderma climactericum*; syn. Keratoderma climacterium. Symmetrisch an mittleren Anteilen von Handflächen und Fußsohlen auftretende Hyperkeratose im oder kurz nach dem Klimakterium*, gelegentlich auch in der Gravidität oder bei älteren Männern, oft verbunden mit Adipositas. Trotz Behandlung mit keratolytischen Externa (salicylsäurehaltig) ist der Verlauf oft langwierig.

Keratoma palmare et plantare hereditarium → Palmoplantarkeratosen, hereditäre

Keratoma senile → Keratosis actinica

Keratometer *n*: Gerät zur Messung der Krümmung der Hornhaut und der Brechkraft des Hornhautsystems, das auch als Ophthalmometer bezeichnet wird. Mittels Keratograf*, auch Videokeratometer genannt, ist eine computerunterstützte Vermessung der Hornhaut möglich.

Keratometrie *f*: engl. *keratometry*. Messung des Durchmessers und der Krümmung der Hornhaut. Dafür stehen zwei unterschiedlich aufwändige Methoden und Geräte zur Verfügung, Keratometer* und Keratograf*. Eine qualitative Beurteilung der Hornhaut ist mit einem Keratoskop möglich.

Prinzipien:
- **Keratoskop:** ältestes und einfachstes nicht metrisches Verfahren, bei dem meist eine Placido-Scheibe auf die Hornhautvorderfläche projiziert und deren Reflexion ausgewertet wird; teils wird der Begriff auch für die neueren Geräte verwandt
- **Keratometer*** bzw. Opthalmometer: Gerät zur Messung der Krümmung der Hornhaut und der Brechkraft des Hornhautsystems
- **Keratograf*** bzw. Videokeratometer bzw. Hornhaut-Topograf: computergestütztes Verfahren, bei dem mit Tausenden von Messpunkten die gesamte Oberflächenform der Hornhaut gemessen wird, was eine topografische Darstellung der Hornhaut, die sogenannte Hornhauttopografie*, ermöglicht.

Keratomileusis *f*: Verfahren der refraktiven Chirurgie*, bei dem die innere Hornhautschicht abgetragen wird, während die oberste Schicht erhalten bleibt. Dazu zählen LASEK (laserassistierte epitheliale Keratomileusis) und LASIK (laserassistierte intrastromale In-situ-Keratomileusis).

Keratomykose *f*: engl. *fungal keratitis*. Pilzinfektion der Hornhaut, die meist durch weiche Kontaktlinsen verursacht wird. Typisch sind ein pyramidenförmiges Hypopyon und landkartenartige Hornhautinfiltrate mit Satellitenherden. Behandelt wird lokal mit Antimykotika.

Keratopathia e lagophthalmo *f*: engl. *lagophthalmic keratitis*; syn. Keratitis e lagophthalmo. Hornhautschäden (Erosionen, Ulkus oder Perforation) und Hornhautinfektionen. Ursache ist ein mangelhafter Lidschluss bei Fazialisparese* oder extremem Exophthalmus*.

Keratopathie, bandförmige *f*: engl. *bandshaped keratopathy*; syn. Bandkeratopathie. Bandförmige Kalkeinlagerungen unter dem Hornhautepithel in der Bowman-Membran, besonders im Lidspaltenbereich. Ursachen sind chronische Augenerkrankungen (z. B. Iridozyklitis*), Verletzungen und Hyperkalzämie. Der Kalk kann operativ gelöst und entfernt werden. Siehe Abb.

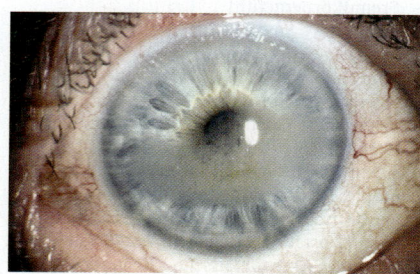

Keratopathie, bandförmige [133]

Keratophakie → Chirurgie, refraktive

Keratoplastik *f*: engl. *keratoplasty*. Ersatz einer erkrankten Hornhaut durch eine Spenderhornhaut. Sie erfolgt als optische Keratoplastik zur Verbesserung des Sehvermögens (bei Hornhautnarben, Keratokonus*), als kosmetische Keratoplastik (z. B. bei Leukom*) sowie als kurative und prophylaktische Keratoplastik bei Hornhautulzera und -fistelbildung.

Einteilung:
- nach der Größe des Transplantats in totale, subtotale und partielle Keratoplastik

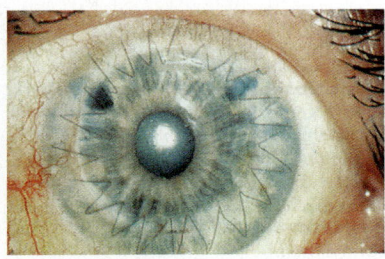

Keratoplastik: Zustand nach penetrierender Keratoplastik. [216]

- nach der Art des Vorgehens in penetrierende (siehe Abb.) und lamellierende Keratoplastik.

Vorgehen: Als Transplantat werden menschliche lebende Hornhaut oder frische bzw. konservierte Leichenhornhaut verwendet. Die Leichenhornhaut wird ggf. mittels Hornhautendothel*-Mikroskopie vor der Transplantation beurteilt.

Keratoprothese *f*: engl. *keratoprosthesis*. Ersatz der Hornhaut des Auges durch eine künstliche Hornhaut. Dieses Vorgehen wird gewählt, wenn eine Hornhauttransplantation nicht möglich ist, z. B. bei einer zu starken Schädigung des Auges oder bei Autoimmunreaktionen.

Keratose *f*: engl. *keratosis*. Verhornung.

Keratosis → Keratose

Keratosis actinica *f*: engl. *actinic keratosis*; syn. Keratosis senilis. Insbesondere durch UV-Strahlung (chronische Sonnenexposition) hervorgerufenes Plattenepithelkarzinom* in situ, das bräunlich-rote, atrophische oder hyperkeratotische Maculae, Papeln bzw. Plaque bildet. Keratosis actinica kommt meist bei älteren Menschen vor (häufiger bei Männern, ggf. Berufskrankheit Nr. 5103). Behandelt wird topisch, mit Laser oder mit fotodynamischer Therapie.

Lokalisation: Besonders auf dem unbehaarten Kopf, im Gesicht und am Handrücken (siehe Abb.).

Therapie:
- topisch mit Imiquimod* oder Diclofenac mit Hyaluronsäure
- Flächenabtragung mit dem Laser

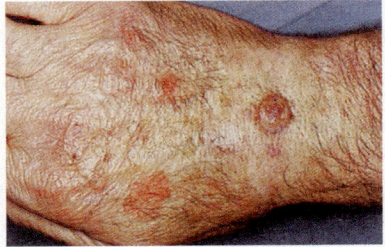

Keratosis actinica [3]

- fotodynamische* Therapie (MAOP, Delta-aminolävulinsäure*)
- konsequenter Lichtschutz.

Prognose: Unbehandelt in ≤ 10 % (fließender) Übergang zum invasiven Plattenepithelkarzinom.

Keratosis palmoplantaris → Palmoplantarkeratosen, hereditäre

Keratosis palmoplantaris diffusa circumscripta *f*: engl. *Hereditary palmoplantar keratoderma*; syn. Keratosis palmoplantaris diffusa Typ Vörner. Autosomal-dominant vererbte, im 1. oder 2. Lj. auftretende heterogene Verhornungsstörungen. Betroffene zeigen dicke Hornschichten an Handflächen und Fußsohlen mit Einschränkungen der Beweglichkeit und Sensibilität. Diagnostiziert wird klinisch, histologisch und molekulargenetisch. Die Verhornungen werden mechanisch entfernt oder keratolytisch behandelt.

Keratosis pilaris → Lichen pilaris

Keratosis senilis → Keratosis actinica

Keratozele → Descemetozele

Keratozystischer odontogener Tumor *m*: syn. Primordialzyste; Abk. KOT. Gutartiger uni- oder multilokulärer intraossärer Tumor odontogenen Ursprungs. Die häufigste Lokalisation ist die Unterkieferweisheitszahnregion. In der multilokulären Form ist die Erkrankung kennzeichnend für das Basalzellnävussyndrom* (Gorlin-Goltz-Syndrom). Die chirurgische Entfernung führt zur Heilung. Die Rezidivrate ist hoch.

Pathogenese:
- diskutiert werden Mutationen im Patched-Gen und im IL1-Rezeptorgen
- Residualzellen odontogenen Ursprungs erzeugen einen mit mehrschichtigem, verhorntem Plattenepithel* ausgekleideten, zystenartigen Hohlraum
- langsames, lokal aggressives Wachstum
- lokale Metastasierung mit Ausbildung von Satellitentumoren
- maligne Entartung ist möglich.

Klinik:
- häufig Zufallsbefund in der Orthopantomografie* (OPG)
- häufig asymptomatische Schwellung
- evtl. Zahnwanderungen, Zahnlockerung
- selten Parästhesien*.

Therapie:
- Enukleation* in toto unter Zugabe Carnoyscher Lösung
- 10 Jahre klinisch-radiologische Nachsorge aufgrund hoher Rezidivraten.

Kerley-Linien *f pl*: engl. *Kerley lines*. Streifenschatten im Röntgenbild der Lunge bei kardialer Stauung (z. B. Linksherzinsuffizienz oder Mitralstenose) oder Lymphangiosis* carcinomatosa der Lunge. Kerley-Linien entsprechen verdickten Interlobärsepten.

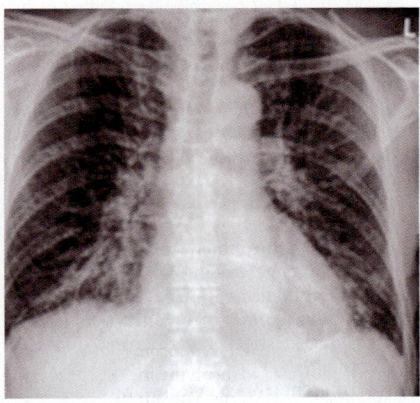

Kerley-Linien: Kerley-A- und Kerley-B-Linien bei akuter Linksherzinsuffizienz (p.-a. Röntgen-Thorax-Aufnahme). [112]

Formen:
- Typ A: bis zu 5 cm lange, hilifugale Linien in den Lungenoberfeldern, schmaler als Gefäßschatten und unverzweigt (siehe Abb.)
- Typ B (häufigste Form): ca. 1–2 cm lange horizontale Linien in der lateralkaudalen Lungenperipherie als Zeichen eines interstitiellen Ödems
- Typ C: sog. retikuläres Muster mit diffuser feinmaschiger Netzzeichnung.

Kernatypie *f*: engl. *nuclear atypia*; syn. Dyskaryose. Atypische Größe oder Form des Zellkerns*, die meist im Lichtmikroskop beurteilt wird. Unterschieden werden gestörte Kern-Plasma-Relation, Hyperchromasie, Kernpolymorphie* und Karyopyknose*.

Kernauflösung → Karyolyse

Kerngeschlechtsidentität *f*: engl. *core gender identity*. Genuine Überzeugung bezüglich des biologischen Geschlechts, männlich oder weiblich zu sein. Bei Transsexualität* ist diese gestört. Der Begriff wird heute nicht mehr verwendet.

Kernig-Zeichen *n*: engl. *Kernig's sign*. Dehnungsphänomen bei Meningismus*, Ischiassyndrom und Bandscheibenschaden*. Bei passiver Hebung des gestreckten Beins des am Rücken liegenden Patienten beugt dieser zur Entlastung bzw. Entdehnung des N. ischiadicus das Knie.

Kernikterus *m*: engl. *kernicterus*. Sehr seltene Einlagerung von zytotoxisch wirkendem unkonjugiertem Bilirubin* in Ganglienzellen des Stammhirns bei Neugeborenen. Risikofaktoren sind pathologische Hyperbilirubinämie* des Neugeborenen (besonders bei Morbus* haemolyticus neonatorum), außerdem Hypoxie, Azi-

dose, Hypalbuminämie, Arzneimittel mit Albuminbindung (z. B. Sulfonamide) sowie erhöhte Kapillarpermeabilität (Sepsis*).
Klinik:
- akute Bilirubinenzephalopathie: Trinkschwäche, allgemeine muskuläre Hypotonie, Schläfrigkeit, häufiges Gähnen, schrilles Schreien, Rigidität, Hyperreflexie, Krampfneigung, Opisthotonus, anfallsweise Dyspnoe bis Apnoe
- chronische Bilirubinenzephalopathie (Kernikterus im engeren Sinn): v. a. Störungen im extrapyramidalen System, Choreoathetose, Zerebralparese mit mehr oder weniger ausgeprägter geistiger Retardierung und Hörstörung.

Kernkörperchen → Nucleolus
Kernmembran f: engl. nuclear membrane; syn. Kernhülle. Den Zellkern* gegen den umgebenden Zellkörper abgrenzende Doppelmembran, die den spaltförmigen perinukleären Raum umschließt. Inneres und äußeres Blatt der Kernmembran sind durch Kernporen* verbunden. Das äußere Blatt geht stellenweise kontinuierlich in das endoplasmatische Retikulum* über.
Kernneurose → Persönlichkeitsstörung
Kernpädophilie f: syn. pädophile Hauptströmung. Sexuelles Interesse nahezu ausschließlich an Kindern. Täter mit einer pädophilen Hauptströmung sind gekennzeichnet durch eine höhere Rückfallneigung als Täter mit pädophiler Nebenströmung oder Ersatztäter.
Kern-Plasma-Relation f: engl. nucleoplasmic ratio. Volumenverhältnis vom Zellkern zur Zelle*. Die Kern-Plasma-Relation variiert physiologisch zwischen verschiedenen Zelltypen. Eine Verschiebung der Relation zugunsten des Zellkerns tritt häufig v. a. bei Tumorzellen* auf.
Kernpolymorphie f: engl. nuclear polymorphy; syn. Anisokaryose. Unterschiedliche Größe und Gestalt von Zellkernen* in einem Gewebe* als Zeichen einer gestörten Zellteilung*, v. a. von Tumorzellen*.
Kernporen f pl: engl. nuclear pores. In variabler Anzahl in der Kernmembran* von Zellen vorkommende Unterbrechungen, an deren Rändern innere und äußere Kernmembran ineinander übergehen. Sie enthalten die riesigen Kernporenkomplexe (∅ < 120 nm), die den Transport großer und kleinerer Moleküle aus dem Zellkern in das Zytoplasma und umgekehrt ermöglichen.
Kernpyknose → Karyopyknose
Kernschatten → Gumprecht-Schatten
Kernspin → Spin
Kernspindel → Spindelapparat
Kernspintomografie → Magnetresonanztomografie
Kernstar → Katarakt
Kernsymptome → Primärsymptome
Kernteilung → Amitose
Kernteilung → Mitose
Kernverschiebung → Linksverschiebung
Kernverschiebung → Rechtsverschiebung
Kernzerfall → Karyorrhexis
Kerzenfleckphänomen → Psoriasis
Ketamin n: Narkotikum und Analgetikum mit sehr schnellem Wirkungseintritt und kurzer Wirkungsdauer. Ketamin wird i. v. und i. m. eingesetzt zur Analgesie* und Anästhesie* sowie i. v. als Broncholytikum bei therapieresistentem Status* asthmaticus. Zu den Nebenwirkungen zählen Anstieg von Hirndruck*, Herzfrequenz* und Blutdruck*, Hypersalivation* und Atemdepression*.
Indikationen:
- Einleitung und Durchführung einer Vollnarkose in Kombination mit Schlafmitteln wie Benzodiazepinen*
- Ergänzung bei Regionalanästhesien*
- Anästhesie und Analgesie in der Notfallmedizin*: 1. z. B. bei Trauma* wie Verbrennung* oder Polytrauma* 2. cave: insbesondere bei Schädelhirntrauma* wegen möglicher Hirndrucksteigerung* durch Hyperkapnie* im Rahmen einer Hypoventilation* immer auf adäquate Beatmung achten
- Behandlung von häufigen und dauerhaften Anfällen von Atemnot (therapieresistenter Status asthmaticus)
- Schmerzbekämpfung bei künstlicher Beatmung (Intubation*).

Ketoazidose f: engl. ketoacidosis. Durch Ketonkörper* verursachte nichtrespiratorische Azidose*. Die Ketoazidose ist eine gefürchtete und potenziell letale Komplikation beim Diabetes mellitus, ausgelöst durch einen absoluten Insulinmangel. Die resultierende Glukoseverwertungsstörung führt zu einem erhöhten Fettabbau, der wiederum zur erhöhten Ketonkörpermenge im Plasma führt mit Erbrechen, Polyurie sowie schließlich Bewusstseinsverlust.
Vorkommen:
- katabole Stoffwechsellage z. B. im Rahmen von Hunger (Hungerazidose*, auch ketogene* Diäten), Fieber, Postaggressionssyndrom* oder rezidivierendem Erbrechen (z. B. Hyperemesis* gravidarum)
- ketoazidotisches diabetisches Koma*, Addison*-Krankheit, bestimmte angeborene Stoffwechselerkrankungen (z. B. 3-Methylcrotonylglycinurie oder Isovalerianazidämie als ketotische Hyperglycinämie)
- kompensatorisch bei Alkalose.

ketoazidotisches Koma → Koma, diabetisches
Ketoconazol n: Breitband-Antimykotikum aus der Gruppe der Imidazolderivate* zur topischen Anwendung. Ketoconazol wird bei Pilzerkrankungen der Haut eingesetzt. Es verhindert durch Hemmung der Ergosterolsynthese den Einbau von Ergosterol in die mykotische Zellmembran, erhöht die Permeabilität* und stört so die Zellwandintegrität. Ketoconazol wirkt ebenfalls gegen grampositive Bakterien*.
Indikationen:
- Dermatomykosen* (z. B. Tinea* pedis, Pityriasis* versicolor)
- seborrhoisches Ekzem*
- Follikulitis*
- Soormykosen.

Ketogene Diät f: syn. Ketogene Ernährung. Stark kohlenhydratreduzierte, fettreiche diätetische Ernährung, die zur Anreicherung von Ketonkörpern im Blut (Ketose) führt und damit einen Hungerstoffwechsel induziert. Ketogene Diäten werden therapeutisch bei Kindern mit pharmakoresistenter Epilepsie* sowie seltenen Stoffwechselstörungen wie Glukosetransporter-1-Mangel und Pyruvatdehydrogenasedefekt* eingesetzt, ferner außerhalb der evidenzbasierten Medizin zum Abbau von Übergewicht, beim Leistungssport sowie bei Low*-Carb-Diäten wie etwa der Atkins-Diät.
Ketogenese f: syn. Ketonkörpersynthese. Bildung von Ketonkörpern: Acetoacetat, β-Hydroxybutyrat und Aceton. Die Bildung in den Mitochondrien der Hepatozyten erfolgt bei erhöhter Acetyl-CoA-Konzentration durch Fettabbau bei Nahrungs- oder Kohlenhydratmangel oder Kohlenhydratmangel-Störung (z. B. Diabetes mellitus). Acetoacetat und β-Hydroxybutyrat sind Energiequelle, Aceton wird ausgeschieden.
Ketolyse f: engl. ketolysis. Reaktionen zur Einschleusung von Ketonkörpern in den Stoffwechsel via Acetoacetyl*-Coenzym A.
Ketonkörper m: engl. ketone bodies. Sammelbezeichnung für Acetessigsäure*, Betahydroxybuttersäure* und Aceton*, die vermehrt gebildet werden bei Insulinmangel (Diabetes* mellitus Typ 1), erhöhter Adrenalin- und Glukagonkonzentration, Hunger sowie bei kohlenhydratarmer Ernährung (ketogene Diät). Ketonkörper können durch Legal-Probe oder mit Teststreifen semiquantitativ im Urin nachgewiesen werden.
Ketonurie f: engl. ketonuria; syn. Azetonurie. Ausscheidung von Ketonkörpern im Urin bei Ketoazidose*. Ketonurie tritt bei kataboler Stoffwechsellage (beispielsweise durch Nahrungskarenz oder große körperliche Anstrengung) oder bei Erkrankungen wie Diabetes* mellitus (diabetische* Ketoazidose), Fieber, größeren Verletzungen oder lang andauerndem Erbrechen (wie Hyperemesis* gravidarum) auf. Sie lässt sich mittels eines Urin-Teststreifens nachweisen.
Ketose [Stoffwechselzustand] f: syn. Ketonämie. Erhöhte Ketonkörper*-Konzentration im Blut. Eine Ketose entsteht nach längerem Fasten, Hungerperioden oder im Rahmen einer

kohlenhydratarmen Ernährung (< 50 g/Tag). Bei Neugeborenen kann sie bereits nach wenigen Stunden entstehen. Die Ketose ist von einer Ketoazidose* abzugrenzen, welche aufgrund der 5-fach höheren Keton-Konzentration im Blut lebensbedrohlich ist.
Klinik: Eine Ketose äußert sich in einem typischen Keton-Atem, Müdigkeit, Schwäche, verminderter Leistungsfähigkeit und Erbrechen. Des Weiteren kann das Vorliegen einer Ketose trotz normaler Ernährung ein Hinweis auf Diabetes* mellitus sein.
Klinischer Hinweis: Eine Anreicherung von Ketonkörpern im Blut kann auch gezielt im Rahmen einer sog. ketogenen* Diät herbeigeführt werden. Bei korrekter Indikationsstellung und ärztlich überwacht, ist diese sinnvoll – etwa bei Kindern mit pharmakoresistenter Epilepsie* sowie seltenen Stoffwechselstörungen wie Glukosetransporter-1-Mangel und Pyruvatdehydrogenasedefekt*. Von vielen Autoren kritisch gesehen werden dagegen ketogene Diäten als Lifestyle-Diät. Diese werden mit dem Versprechen vermarktet, dass sich neben einer Gewichtsreduktion nach einer Umstellungszeit von maximal einer Woche höhere Leistungsfähigkeit, bessere Konzentration und nachlassendes Hungergefühl einstellen. Demgegenüber stehen erhebliche medizinische Risiken, u. a. droht eine schwere Ketoazidose*.
Kette, neurovaskuläre f: engl. *neurovascular chain*. Transport von Releasing*-Hormonen aus hypothalamischen Kernen über Nervenaxone zum Infundibulum der Hypophyse. Dort erfolgen die Freisetzung aus den Nervenendigungen und der Weitertransport über Pfortadergefäße zum Vorderlappen der Hypophyse.
Kettenfraktur → Fraktur
Keuchhusten → Pertussis
Keuchhustentoxin → Pertussistoxin
Keulenzellen f pl: engl. *Clara cells*; syn. Clara-Zellen. Sekretbildende Zellen* im Epithel* der Bronchioli. Sie werden auch als Keulenzellen bezeichnet, da sie keulenförmig in das Lumen der Luftwege ragen. Sie produzieren Surfactantproteine (SP-A und SP-D) und das Keulenzellenprotein CC10. Diese wirken antibakteriell, mindern überschießende Entzündungsreaktionen und wirken als Opsonine*. Siehe Abb.
KG: Abk. für → Körpergewicht
KG: Abk. für Krankengymnastik → Physiotherapie
KH: Abk. für → Kohlenhydrate
Khaini-Karzinom → Oropharynxkarzinom
KHE: Abk. für koronare Herzerkrankung → Herzkrankheit, koronare
KHK: Abk. für Koronare Herzkrankheit → Herzkrankheit, koronare
Kidd-Blutgruppensystem n: engl. *Kidd blood group system*. Schwach antigenes Blutgruppen-

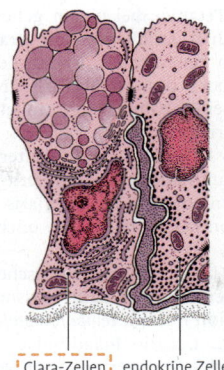

Clara-Zellen | endokrine Zellen

Keulenzellen: Schema einer Clara-Zelle. Die Keulenzelle ist eine vorwiegend sekretorisch aktive Zelle des respiratorischen Epithels der distalen Atemwege. Sie wölbt sich keulenförmig in das Lumen vor und gibt aus ihren apikal enthaltenen Sekretgranula Proteine der Immunabwehr und des Surfactant ab.

system (Symbol Jk), dessen Allele Jk^a (Jk 1) und Jk^b (Jk 2) autosomal-kodominant vererbt werden.
Vorkommen: Häufigkeit des Jk^a-Antigens
– bei Weißen ca. 75 %
– bei Schwarzen über 90 %
– bei Asiaten ca. 50 %.
Daneben existiert ein seltenes, möglicherweise stummes Allel Jk bzw. Jk 3. Individuen mit dem sehr seltenen (homozygoten) Phänotyp Jk^{a-b-} können Antikörper gegen die Erythrozyten aller 3 anderen Phänotypen bilden.
KID-Syndrom n: engl. *keratitis ichthyosis deafness syndrome*. Seltene, vorwiegend autosomaldominant erbliche Erkrankung mit den Hauptkriterien angeborene Keratitis* in 95 %, Erythrokeratodermie, bei Geburt Erythrodermie* und beidseitige Innenohrschwerhörigkeit* in 90 %. Das Syndrom gilt als Präkanzerose, in 11 % entwickeln sich Plattenepithelkarzinome.
Kiebitzeinävus → Naevus spilus
Kiefer f: syn. Pinus sylvestris. Baum aus der Familie der Kieferngewächse (Pinaceae), der in Europa und Asien bis in das östliche Sibirien vorkommt. Kiefernsprosse und -öl wirken sekretolytisch, durchblutungsfördernd und schwach antiseptisch.
Verwendung: Medizinisch:
– Kiefernsprosse: zerkleinerte Droge für Teeaufguss, als Sirup oder Tinktur innerlich bei katarrhalischen Erkrankungen der oberen und unteren Atemwege oder alkoholische Lösungen, in Salben und Ölen äußerlich bei leichten Muskel- und Nervenschmerzen (Kommission E)

– Kiefernnadelöl: als Inhalat, alkoholische Lösung oder Badezusatz innerlich und äußerlich bei katarrhalischen Erkrankungen der oberen und unteren Atemwege; äußerlich bei rheumatischen und neuralgischen Beschwerden (Kommission E).
Kieferarthropathie f: engl. *temporomandibular joint arthropathy*. Veraltete Bezeichnung für eine meist dysfunktionsbedingte Erkrankung des stomatognathen Systems.
Kieferfraktur f: engl. *mandibular fracture*. Bruch des Ober- oder Unterkiefers, meist verursacht durch Verkehrsunfall oder direkte Gewalteinwirkung. Diagnostiziert wird klinisch und radiologisch, behandelt wird operativ und mit Schienen.
Diagnostik:
– Inspektion (Gesichtsasymmetrie, Blutung aus Mund und Nase, Okklusionsstörung, Mundöffnungsbehinderung, Diplopie bei Orbitabeteiligung), Palpation (Stufen)

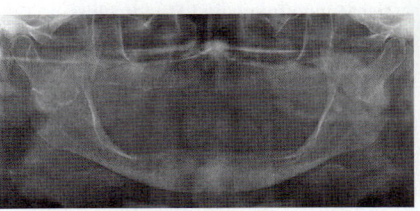

Kieferfraktur Abb. 1: Beidseitige Fraktur des Ramus mandibulae bei zahnlosem Patienten (Orthopantomografie). [108]

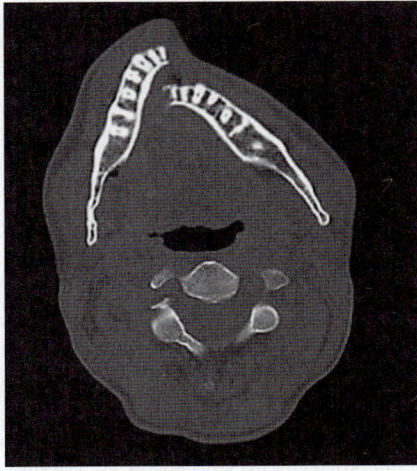

Kieferfraktur Abb. 2: Mediane Unterkieferfraktur (CT). [108]

Kiefergelenk

- Nachweis direkter und indirekter Frakturzeichen
- Röntgendiagnostik (CT; siehe Abb. 1 und Abb. 2).

Kiefergelenk n: engl. *temperomandibular joint*; syn. Articulatio temporomandibularis. Gelenk zwischen Os* temporale (Fossa mandibularis, Tuberculum articulare) und Caput mandibulae (Condylus mandibulae). Es ist ein sekundäres Gelenk („Anlagerungsgelenk"), welches für die Kaubewegung, eine kombinierte Bewegung aus 3 Grundbewegungen (Rotations-, Translations- und Mahlbewegung), und für die Sprache wichtig ist.

Kiefergelenkknacken n: engl. *clicking temporomandibular joint*. Knackgeräusch im Kiefergelenk beim Öffnen und/oder Schließen des Unterkiefers mit oder ohne zusätzlichen Beschwerden oder Funktionseinschränkungen.

Ursachen:
- ruckartiges Aufspringen des Kondylus auf einen (meist) anterior verlagerten Discus articularis, meist mit feststellbarer Deviation* bei Mundöffnung und Mundschluss
- mechanische Irritation des Lig. laterale
- als Folge einer Fraktur des Unterkiefers
- im Rahmen einer craniomandibulären Dysfunktion* (CMD).

Therapie: Richtet sich nach Art und Ausprägung der Beschwerden. Ein Geräusch an sich ist bei sonstiger völliger Beschwerdefreiheit im Rahmen des physiologisch Normalen anzusehen und nicht behandlungsbedürftig. Treten noch weitere pathologische Charakteristika (z. B. Kombination mit einer CMD) hinzu, wie Schmerzen oder Funktionseinschränkung, so ist zunächst eine exakte Diagnostik nötig (Zahnstatus, Okklusionsanalyse, muskuläre Untersuchung, ggf. MRT). Die Therapie kann deshalb auch verschiedene Maßnahmen umfassen (Einschleifen der Okklusion, Korrektur des Zahnersatzes, Physiotherapie, Aufbissbehelf*).

Kieferhöhlenradikaloperation → Caldwell-Luc-Operation

Kieferklemme f: engl. *lockjaw*. Partielle oder vollständige Behinderung der Mundöffnung, häufig in Kombination mit Seitabweichung des Unterkiefers.

Ursachen:
- muskulär: tonischer Krampf der Kaumuskulatur: 1. z. B. ausgedehnter entzündlicher Prozess im Kieferbereich (massetericomandibuläre oder pterygomandibuläre Loge) 2. vorwiegend als Nebenerscheinung beim Durchbruch der Weisheitszähne 3. durch lang andauernde und weite Mundöffnung im Rahmen zahnärztlicher Behandlungen 4. Verletzung der Muskulatur bei Leitungsanästhesie des N. alveolaris inferior 5. als einer der ersten Symptome bei Wundstarrkrampf (Tetanie); bei einem generalisierten epileptischen Anfall oder als Krampfanfall 6. seltener bei einer Entzündung des Kiefergelenks oder dessen unmittelbarer Umgebung 7. bei Einnahme von Amphetamin und seiner Derivate
- skelettal: 1. Trauma (z. B. Unterkiefer-Gelenkfortsatzfraktur) 2. komplette anteriore Verlagerung des Discus articularis
- Narbenkontraktur von Haut oder Schleimhaut
- neurogen bedingt als reflektorischer Muskelkrampf der Kaumuskulatur (Trismus*).

Kieferluxation f: engl. *temporomandibular joint luxation*; syn. Luxatio mandibulae. Einseitige oder beidseitige Verlagerung der Kondylen des Kiefergelenks nach anterior (vor das Tuberculum articulare ossis temporalis) mit Be- bzw. Verhinderung des Mundschlusses.

Ursachen:
- traumatisch bei extremer oder lang anhaltender Mundöffnung
- habituelle (sich häufig wiederholende) Luxation bei flachem Tuberculum articulare, Bindegewebsschwäche oder als Alterserscheinung bei zahnlosem Kiefer, u. U. mit selbstständigem Zurückgleiten oder durch den Patienten reponierbar.

Klinik:
- Kieferschluss nicht möglich (Bisssperre)
- bei einseitiger Luxation Abweichung des Unterkiefers zur gesunden Seite
- evtl. Schmerzen.

Therapie:
- manuelle Reposition mit dem Handgriff nach Hippokrates
- bei habitueller Luxation Physiotherapie (propriozeptive neuromuskuläre Fazilitation*) zur Kontrolle des Bewegungsausmaßes
- ggf. operative Korrektur (sog. Verriegelungsoperation, kaudale Abflachung des Tuberculum articulare).

Kieferorthopädie f: engl. *dentofacial orthopedics*. Teilgebiet der Zahnmedizin, das sich mit Erkennung, Prophylaxe, Diagnostik und Behandlung einer fehlerhaften Stellung der Zähne oder einer veränderten Lagebeziehung der Kiefer (siehe Bissanomalie*) sowie mit Dysplasien der Zähne und der Kiefer befasst. Eine Zahnbewegung (Orthodontie*) ist grundsätzlich in jedem Alter möglich.

Kieferspalte f: engl. *cleft jaw*; syn. Gnathoschisis. Angeborene Spaltbildung im Bereich des Unterkiefers oder Oberkiefers durch fehlerhafte und unvollständige Fusion der embryonalen Gesichtswülste.

Kiefersperre f: engl. *locking*; syn. Bisssperre. Vollständiges oder teilweises Auseinandersperren der Zahnreihen infolge totaler Kieferluxation*, Kieferfehlbildungen oder Formen craniomandibulärer Dysfunktion. Zur Reposition bei totaler Kieferluxation findet der Handgriff nach Hippokrates Anwendung.

Kieferzyste f: engl. *jaw cyst*. Pathologischer Hohlraum innerhalb von Maxilla bzw. Mandibula oder im umliegenden Weichgewebe. Kieferzysten bleiben oft lange klinisch stumm. Diagnostiziert wird bildgebend (Röntgen) und histologisch. Die Behandlung ist operativ.

Formen:
- **odontogene Kieferzyste und nicht odontogene entwicklungsbedingte Zysten:** 1. follikuläre Zyste, dysgenetische Zyste um die Krone eines nicht durchgebrochenen Zahnes oder im Rahmen der Dentition (Dentitionszyste*) 2. odontogene Keratozyste (dysgenetisch, syn. keratozytischer odontogener Tumor oder Primordialzyste, Basalzellnävussyndrom*) 3. laterale Parodontalzyste und botryoide odontogene Zyste 4. Gingivazyste (sehr selten, durch frühe Absprengungen der Zahnleiste, oberflächlich im Zahnfleisch, meist in der Nähe der Eckzähne des Unterkiefers) 5. glanduläre odontogene Zyste 6. kalzifizierende odontogene Zyste 7. orthokeratinisierende odontogene Zyste 8. nasopalatine Zyste
- **entzündlich bedingte Zysten:** 1. radikuläre Zyste, assoziiert mit einem devitalen Zahn) 2. entzündliche Kollateralzysten : I. Paradentalzyste, die distal des Weisheitszahnes entsteht II. Bifurkationszyste des Unterkiefers im Bereich des ersten oder zweiten Molaren
- **Kieferpseudozyste:** 1. aneurysmatische Knochenzyste* 2. einfache oder solitäre Kieferzyste.

Klinik: Lange symptomlos, im Verlauf unspezifische Symptome:
- Schmerzen bei entzündlicher Überlagerung
- bei Größenzunahme: Vorwölbung im Knochen mit Aufquellen und Ausdünnen der betroffenen Knochensubstanz (bei Palpation ggf. sog. Pergamentknistern)
- ohne Therapie: Knochenverformungen, Unterkieferfraktur, Infektionen und Abszesse und sehr selten tumoröse Umwandlung.

Kielbrust → Pectus carinatum

Kieler Masern → Roseola syphilitica

Kiel-Klassifikation f: engl. *Kiel classification*. Durch REAL- und WHO-Klassifikation ersetzte Einteilung der Non*-Hodgkin-Lymphome entsprechend ihrem Malignitätsgrad unter Berücksichtigung der Morphologie und Funktion der lymphatischen Zellen.

Kiemenbögen m pl: engl. *branchial arches*; syn. Branchialbögen. In der Embryonalzeit vorübergehend bestehende Wände zwischen den Kiemenspalten*, die außer Mesenchym* eine Knorpelspange, eine Muskelanlage, einen Nerv und eine Arterie enthalten.

Abkömmlinge: Aus den Knorpeln der Kiemenbögen entwickeln sich:
- 1. Kiemenbogen (Mandibularbogen): Meckelknorpel, Hammer, Amboss und Lig. sphenomandibulare
- 2. Kiemenbogen (Hyoidbogen): Steigbügel, Processus styloideus, Lig. stylohyoideum, die obere Hälfte des Zungenbeinkörpers und das kleine Zungenbeinhorn
- 3. Kiemenbogen: untere Hälfte des und das große Zungenbeinhorn
- 4.–6. Kiemenbogen: Kehlkopfknorpel.

Kiemengänge → Kiemenspalten
Kiemengangfistel → Halszyste
Kiemengangkarzinom → Karzinom, branchiogenes
Kiemengangzyste → Halszyste
Kiemenspalten f pl: engl. *branchial clefts*; syn. Kiemengänge. Spalten zwischen 2 Kiemenbögen*. Sie entwickeln sich als 4 (und 1 rudimentäre seitliche) Ausbuchtungen am Vorderdarm des Embryos. Gleichzeitig stülpen sich vom äußeren Kopfepithel her Buchten (Kiemenfurchen) ein, deutlich nur am 4–6 cm langen Embryo* nachweisbar.

Abkömmlinge:
- 1. Kiemenspalte: primäre Paukenhöhle*, innere Epithelschicht des Trommelfells* und Ohrtrompete*
- 2. Kiemenspalte: Tonsillenbucht mit der Gaumentonsille
- 3. und 4. Kiemenspalte: aus dem Epithel des Thymus* (vorderes Epithel) und der Epithelkörperchen (hinteres Epithel)
- 5. Kiemenspalte: aus dem Epithel der Ultimobranchialkörper (später C*-Zellen der Schilddrüse*).

Kienböck-Krankheit → Lunatummalazie
Kienböck-Zeichen → Zwerchfellbewegung, paradoxe
Kiesselbach-Ort → Locus Kiesselbachi
Killerzellen f pl: engl. *killer cells*. Lymphozyten*, die bestimmte Zielzellen abtöten (von Erregern befallene körpereigene Zellen, Tumorzellen oder Zellen HLA-inkompatiblen Gewebes). Unterschieden werden natürliche Killerzellen* und zytotoxische T*-Lymphozyten mit antigenspezifischer Aktivität. Letztere erkennen Antigene durch T-Zell-Antigen-Rezeptoren auf der Zelloberfläche nur bei gleichzeitiger Bindung an HLA-Klasse-I-Moleküle der zu zerstörenden Zielzelle.
Killerzellen, natürliche f pl: engl. *natural killer cells*; Abk. NK-Zellen. Als zellulärer Bestandteil des angeborenen Immunsystems natürlich vorkommende Killerzellen*, die aufgrund ihrer Ausstattung mit Fc*-Rezeptoren in bestimmten Zielzellen die Einleitung der Apoptose* auslösen (sog. antikörperabhängige zellvermittelte Zytotoxizität; ADCC für antibody dependent cell-mediated cytotoxicity). Targetzellen* (Zielzellen) sind Tumorzellen und von Viren befallene Zellen.

Killian-Dreieck n: engl. *Killian's triangle*. Durch die Pars obliqua (kranial) und die Pars fundiformis (kaudal, Killian-Schleudermuskel) der Pars cricopharyngea des Musculus* constrictor pharyngis inferior gebildete Muskellücke in Form eines Dreiecks. Das Killian-Dreieck gilt als Prädilektionsstelle für die Entstehung des Zenker*-Divertikels. Siehe Zenker*-Divertikel (Abb. dort).

Killian-Muskel m: engl. *Killian's bundle*; syn. Musculus cricopharyngeus. Unterer Teil des M. constrictor pharyngis inferior (Pars cricopharyngea) mit Ursprung an der Seitenfläche des Ringknorpels sowie der Membrana cricothyroidea und Ansatz an der Raphe pharyngis. Seine Kontraktion führt zur Verengung des Hypopharynx. Die Innervation erfolgt durch den Plexus pharyngeus.

Killian-Radikaloperation → Stirnhöhlenoperation
Kimmelstiel-Wilson-Syndrom → Nephropathie, diabetische
Kinästhesie f: Wahrnehmung und Steuerung der Stellung und Bewegung des Körpers im Raum. Kinästhesie ist in der Sinnesphysiologie, Psychologie und Kinästhetik gleichbedeutend mit Propriozeption*.
kinästhetische Halluzination → Halluzination, zönästhetische
Kinasen f pl: engl. *kinases*; syn. Phosphotransferasen. Enzyme (EC 2), die zur Gruppe der Transferasen* gehören. Sie katalysieren die Reaktionen, bei denen von einem Nucleosidphosphat (z. B. ATP) ein Phosphatrest auf ein anderes Substrat (auch Proteine*) übertragen wird, das dadurch für die Folgereaktion aktiviert ist.
Kindbett → Puerperium
Kindbettfieber → Puerperalfieber
Kinderaudiometrie → Pädaudiologie
Kinderekzem → Eczema infantum
Kinderfrüherkennungsuntersuchungen f pl: engl. *child health checks*; syn. Kindervorsorgeuntersuchungen. Früherkennungsuntersuchungen* im Rahmen der Kinder-Richtlinien des Gemeinsamen Bundesausschusses zur Erfassung körperlicher oder geistiger Störungen der Entwicklung in 10 Untersuchungsstufen bei Kindern bis zur Vollendung des 6. Lj. mit Dokumentation im Kinder-Untersuchungsheft.

Inhalte:
- eingehende Anamnese
- strukturierte, ausführliche kinderärztliche Untersuchung hinsichtlich altersabhängiger Schwerpunkte der somatischen, psychomotorischen, sensorischen und psychischen Entwicklung des Kindes, siehe Tab. 1
- zusätzliche Vorsorgeuntersuchungen, die nicht von der GKV übernommen werden: siehe Tab. 2
- vorausschauende Beratung z. B. zu: **1.** Rachitis*- und Kariesprophylaxe **2.** Ernährungsfragen **3.** Allergien **4.** Unfallprävention **5.** Impfempfehlungen, siehe Impfkalender*
- bei allen Neugeborenen erweitertes Neugeborenen*-Screening, Screening zur Früherkennung von Hörstörungen, siehe otoakustische Emissionen, Hirnstammaudiometrie, siehe ERA, und Hüftgelenksonografie.

Hinweise:
- keine gesetzliche Pflicht zur Wahrnehmung der Kinderfrüherkennungsuntersuchungen; in einigen Bundesländern landesgesetzliche Regelungen für sog. Teilnahmekontrollsystem und Einladungswesen: Einladung aller Kinder zu anstehenden Kinderfrüherkennungsuntersuchung nach Übermittlung der entsprechenden Daten durch Meldebehörden an die zuständige Stellen; Ermittlung der Inanspruchnahme anhand der Teilnahmedaten, die von Ärzten und Hebammen/Entbindungspflegern zur Verfügung gestellt werden; ggf. wird an nicht wahrgenommene Termine erinnert; bei erneuter Nichtwahrnehmung Informierung des Jugendamts (Aufgaben in den meisten Landesgesetzen geregelt, Ableitung aus §§ 16 ff. SGB VIII)
- zusätzliche Vorsorgeuntersuchungen außerhalb der Kinder-Richtlinien: **1. U10:** Alter 7–8 Jahre, Schwerpunkte: umschriebene Entwicklungsstörungen, Störungen der motorischen Entwicklung, Verhaltensstörungen **2. U11:** Alter 9–10 Jahre, Schwerpunkte: Schulleistungs-, Sozialisations- und Verhaltensstörungen, Zahn-, Mund- und Kieferanomalien, gesundheitsschädigendes (Medien-)Verhalten.

Kinderkrankenbett n: engl. *childrens' hospital bed*. Krankenbett* in Kindergröße mit verstellbaren Seitengittern und Kopfteil. Wegen Strangulationsgefahr muss auf Schnüre und Bänder innerhalb des Bettes verzichtet werden.
Kinderkrankheit f: Infektion, die in der Regel im Kindesalter durchgemacht wird, sofern kein Impfschutz besteht. Siehe Tab.
Kinderorthopädische Erkrankung f: syn. pädiatrische Orthopädie. Angeborene oder erworbene Fehlbildung* oder Erkrankung des Stütz- und Bewegungsapparats bei Kindern und Jugendlichen. Dazu gehören auch Verletzungen oder Verletzungsfolgen. Die Kinderorthopädie ist ein Teilgebiet der Orthopädie*.
Kinder-Richtlinien → Kinderfrüherkennungsuntersuchungen
Kindersterblichkeit f: engl. *infant mortality*. Anzahl der in einem Kalenderjahr im Kindesal-

Kinderfrüherkennungsuntersuchungen Tab. 1

Untersuchungsstufen	Zeitpunkt (Toleranzgrenze)	Schwerpunkte	Meilensteine der Entwicklung			
			Sprachentwicklung	Spielverhalten	Sozialverhalten	motorische Entwicklung
U1	direkt nach Geburt	prä-, peri- und postnatale Risikofaktoren, frühe lebensbedrohliche Komplikationen				Reflexe beim Absaugen (Grimassieren)
U2	zwischen 3. und 10. Lebenstag (3.–14. Lebenstag)	angeborene Erkrankungen und Fehlbildungen, frühe lebensbedrohliche Komplikationen, Reflexverhalten, Empfehlung Rachitis- und Kariesprophylaxe				Wäscheleinen-Phänomen; Hand- und Fußgreifreflex; Schreitreflex, Steigreflex; Moro-Reflex; asymmetrischer tonischer Nackenreflex; Babinski-Reflex; vestibulookulärer Reflex
U3	in 4.–5. Lebenswoche (3.–8. Lebenswoche)	neurologische Störungen, angeborene Hörstörung, angeborene Hüftdysplasie, Beginn des Impfprogramms	kurze gutturale Laute		lässt sich beruhigen durch Aufnehmen und Ansprechen	ruckartige Blickfolgebewegungen; Kopfkontrolle in schwebender Bauchlage; Hände in den Mund
U4	im 3.–4. Lebensmonat (2.–4,5. Lebensmonat)	neurologische Störungen, Fortsetzung des Impfprogramms	Richtungshören; spontanes, spielerisches Lallen	orales Explorieren, manuelles Erkunden	Aufnahme von Blickkontakt, Lächeln	Hände betrachten od. betasten; sicheres Heben des Kopfes in Bauchlage
U5	im 6.–7. Lebensmonat (5.–8. Lebensmonat)	Sehstörungen, entwicklungsneurologische Störungen, Fortsetzung des Impfprogramms	Nachahmen von Lauten	manuelles (ab 6. LM) und visuelles (ab 8. LM) Erkunden; Spielen mit eigenen Händen und Füßen	freut sich über Zuwendung, Ansprechen; Fremdeln	gleitende Blickfolgebewegungen; sichere Kopfkontrolle bei jedem Lagewechsel; Drehen vom Bauch auf den Rücken und umgekehrt; Führen der Füße zum Mund; Stützen auf Handflächen; beidhändiges palmares Greifen; Scherengriff
U6	im 10.–12. Lebensmonat (9.–14. Lebensmonat)	Störungen der Sprachentwicklung, frühkindliche Verhaltensauffälligkeiten, Störungen der statomotorischen Entwicklung, Fortsetzung des Impfprogramms	Bildung von Doppelsilben; gezielte Anwendung von „Mama" und „Papa"; erste drei Worte; Zeigewörter „da", „das"	Inhalt-Behälter-Spiel; funktionelles Spiel	Kind kann zwischen bekannten und fremden Personen unterscheiden; enge emotionale Bindung zu Bezugspersonen	Krabbeln; freies Sitzen; Hochziehen und Stehen mit Festhalten; Pinzettengriff; selbstständiges Trinken aus Tasse; Versuche, selbstständig zu essen
U7	im 21.–24. Lebensmonat (20.–27. Lebensmonat)	Sprachentwicklungsstörungen, allergische Erkrankungen, Ernährungsstörungen, Sehstörungen	Zweiwortsätze; Benutzung des eigenen Vornamens; „ich"-Form; Sprechen von mind. 10 Wörtern außer Mama und Papa; Verstehen von 250 Wörtern	vertikales (ab 18. LM) und horizontales (ab 21. LM) Bauen; sequentielles und symbolisches Spiel; Kategorisieren (z. B. Sortieren nach Farbe)	Verstehen von Geboten und Verboten; mind. 10 Min. Konzentration; Spielen, auch wenn Mutter nicht im Raum, aber in der Nähe ist, für mind. 15 Min.	freies sicheres Gehen über längere Zeit; im Stehen Gegenstände aufheben; ohne Festhalten hinsetzen; Rennen und dabei Hindernissen ausweichen; Bonbon auswickeln; Kritzeln (Stift im Faustgriff); Papp-Buchseiten umblättern
U7a	im 34.–36. Lebensmonat (33.–38. Lebensmonat)	allergische Erkrankungen, Adipositas, Sprachentwicklungsstörungen, Sehstörungen, Zahn-, Mund- und Kieferanomalien	Mehrwortsätze; Fragen mit Intention; Wünsche äußern	dreidimensionales Bauen; Nachahmen von Tätigkeiten Erwachsener	Zeigen von Zuneigung und Fürsorge	sicheres Hüpfen von unterster Treppenstufe mit beiden Beinen; Treppensteigen im Wechselschritt mit Festhalten

Untersuchungsstufen	Zeitpunkt (Toleranzgrenze)	Schwerpunkte	Meilensteine der Entwicklung			
			Sprachentwicklung	Spielverhalten	Sozialverhalten	motorische Entwicklung
U8	im 46.–48. Lebensmonat (43.–50. Lebensmonat)	Adipositas, Zahn-, Mund- und Kieferanomalien	alle Laute vorhanden; Erzählen von Geschichten in zeitlicher und logischer Reihenfolge; Satzreihen mit „und dann"; „Warum"-, „Wie"-, „Wo"-Fragen	Verstehen von Spielregeln; Kind ist bereit zu teilen; Rollenspiel	Suchen nach Kooperation und Anerkennung Gleichaltriger	beidseits 3–4 Sekunden freihändig auf einem Bein stehen; mit Dreirad um Hindernisse fahren, Treten und Lenken gleichzeitig; allein anziehen; Stifthaltung zwischen ersten drei Fingern; Kreis ausmalen; Schere einhändig benutzen
U9	im 60.–64. Lebensmonat (58.–66. Lebensmonat)	Störung der Wahrnehmung und Motorik (Hyperaktivität und Aufmerksamkeitsdefizit), Adipositas	korrekte Sätze; richtige Aussprache aller Buchstaben außer „s"		Trennung von Bezugspersonen ohne Schwierigkeiten möglich	10 Sekunden auf einem Bein stehen; sicheres Hüpfen auf einem Bein mind. 5-mal; Zehen-Hackengang vorwärts; Werfen von größeren Bällen; Fangen mit Körper und Händen aus ca. 2 m Entfernung; Basteln einfacher Dinge; Malen von Quadrat, Kreuz und Dreieck nach Vorlage; Schneiden mit Schere entlang gerader Linie

Kinderfrüherkennungsuntersuchungen: Tab. 2
Nicht von der GKV finanzierte zusätzliche Vorsorgeuntersuchungen.

Untersuchungsstufen	Zeitpunkt (Toleranzgrenze)	Schwerpunkte
U10[1]	7–8 Jahre	Lese-Rechtschreib-Störungen, Rechenstörungen, Störungen der Wahrnehmung und Motorik (Hyperaktivität und Aufmerksamkeitsdefizit)
U11[1]	9–10 Jahre	Lese-Rechtschreib-Störungen, Rechenstörungen, Sozialisations- und Verhaltensstörungen
J1[2]	13 Jahre (12–14 Jahre)	Gesundheitsverhalten, psychosomatische Erkrankungen
J2[2]	16–17 Jahre	Sozialisations- und Verhaltensstörungen, Pubertäts- und Sexualitätsstörungen

[1] außerhalb der Kinder-Richtlinien des Gemeinsamen Bundesausschusses;
[2] nach Richtlinie zur Jugendgesundheitsuntersuchung bei Jugendlichen

Kinderkrankheit:
Die häufigsten Kinderkrankheiten.

Krankheit	Erreger	Impfung möglich
Masern	Masernvirus	ja
Mumps	Mumpsvirus	ja
Röteln	Rubellavirus	ja
Windpocken	Varicella-Zoster-Virus	ja
Rotavirusinfektion	Rotavirus	ja
Dreitagefieber	Herpesvirus 6 oder 7	nein
Keuchhusten	Bordetella pertussis	ja
Scharlach	Streptokokken	nein
Pfeiffersches Drüsenfieber	Epstein-Barr-Virus	nein

ter Verstorbenen bezogen auf die Population in dieser Altersklasse zur Jahresmitte. Hierbei wird das Kindesalter meist definiert als Zeitspanne von der Geburt bis zum vollendeten 5. Lj.

Kindertumorregister n: engl. *register of childhood tumors*. Zentralstelle der Gesellschaft für Pädiatrische Onkologie und Hämatologie in Bonn. Dort werden Tumorpräparate ausgewertet, typisiert und diagnostische Beratungen durchgeführt.

Kinder- und Jugendpsychiatrie f: engl. *paediatric psychiatry*. Fachgebiet der Medizin, das sich mit psychischen Störungen* im Kindes- und Jugendalter befasst und in der Regel noch die Adoleszenz* bis 16 oder meist 18 Jahre, in forensischen* Fragen bis 21 Jahre, umfasst. Das Facharztgebiet heißt in Deutschland aktuell „Kinder- und Jugendpsychiatrie und -psychotherapie".

Kinder- und Jugendpsychologie f: engl. *paediatric and juvenile psychology*. Teilgebiet der Psychologie*, das sich mit dem Erleben und Verhalten von Kindern und Jugendlichen, insbesondere unter Entwicklungsaspekten, befasst.

Kinder- und Jugendpsychotherapie f: engl. *paediatric and juvenile psychotherapy*. Sammelbezeichnung für Psychotherapie* mit Kindern und Jugendlichen, z.B. bei Entwicklungsstö-

Kinderwunschbehandlung

rungen* wie Lese*-Rechtschreib-Störung oder zur Prävention und Therapie von Verhaltensstörungen* und emotionalen Störungen* (z. B. Angst*, affektive Störungen*, Enuresis* und Enkopresis* und Impulskontrollstörungen*). Neben dem Gespräch werden häufig auch Spieltherapie*, Gestaltungstherapie und Musiktherapie* einbezogen.

Prinzip:
- Methoden leiten sich in der Regel von denselben Grundprinzipien ab wie die psychotherapeutischen Verfahren, die bei Erwachsenen zum Einsatz kommen.
- Therapeutische Maßnahmen müssen dem aktuellen Entwicklungsstand des Kindes angepasst werden (kontinuierliche Diagnostik des Entwicklungsstandes und der Entwicklungsaufgaben erforderlich).
- Dadurch entstehen ggf. bestimmte Einschränkungen im Hinblick auf kognitive Faktoren (z. B. Einsicht) und Selbstkontrolle des therapeutischen Fortschritts.
- Da die soziale Umwelt, insbesondere die Familie, wichtige Einflüsse auf Kinder und Jugendliche vordefiniert (z. B. Tagesstruktur und emotionale Geborgenheit), muss die (soziale) Umwelt in besonderem Maße berücksichtigt werden.
- Bei Psychotherapie mit Kindern und Minderjährigen sind aus rechtlichen und ethischen Gründen die Erziehungsberechtigten in alle Aspekte der Psychotherapie miteinzubeziehen, insbesondere ist dies relevant mit Blick auf die Behandlungsbereitschaft.

Kinderwunschbehandlung *f*: engl. *infertility treatment*. Medizinische Maßnahmen, die an ungewollter Kinderlosigkeit (Sterilität*) eine Schwangerschaft herbeiführen sollen, siehe auch Artificial* Reproduction Technology.

Kindesmissbrauch *m*: engl. *sexual abuse of children*. Bezeichnung für alle sexuellen Handlungen, die an oder vor Mädchen und Jungen gegen deren Willen vorgenommen werden oder derer sie aufgrund körperlicher, seelischer, geistiger oder sprachlicher Unterlegenheit nicht wissentlich zustimmen können. Klinisch zeigt das Opfer außer typischen Genitalverletzungen evtl. unspezifische, z. B. gastrointestinale* Symptome und Verhaltensstörungen*. Behandelt wird mit Psychotherapie*.

Vorkommen:
- ca. 12 000 angezeigte Fälle pro Jahr (Deutschland, 2010, polizeiliche Kriminalstatistik) mit hoher Dunkelziffer
- geschätzte Häufigkeit in Deutschland: **1.** bis zum 16. Lebensjahr erleben ca. 9 % der Mädchen und 3 % der Jungen sexuelle Handlungen mit Erwachsenen mit direktem Körperkontakt **2.** ca. 18 % der Mädchen und 7 % der Jungen erleben sexuelle Handlungen mit und ohne Körperkontakt **3.** geschätzte jährliche Häufigkeit ca. 70 000–100 000 Fälle
- etwa 1/3 der Täter stammt aus dem familiären Umfeld der Opfer (meist besonders lange Dauer und intensive Formen des Missbrauchs)
- 75–90 % der Täter sind den Kindern bekannt
- nur ausnahmsweise handelt es sich um fremde Täter (häufig im Rahmen von Pädophilie*)

Klinik:
- Frühfolgen: **1.** Folgen des erlebten sexuellen Traumas (z. B. starke Ängste vor Erwachsenen und psychosomatische Beschwerden wie gastrointestinale Symptome) und der Reaktionen des sozialen Umfeldes, insbesondere der Eltern (z. B. direkte oder indirekte Vorwürfe gegenüber dem Opfer, am Zustandekommen des Missbrauchs nicht unbeteiligt zu sein) **2.** Ausmaß der Folgen ist umso größer, je näher sich Täter und Opfer stehen, je früher der Missbrauch beginnt und je länger er anhält, je massiver die Übergriffe sind und je weniger das Opfer sich ihnen entziehen kann
- als Spätfolge schweren sexuellen Missbrauchs treten fast immer erhebliche Beeinträchtigungen von Körpererleben und Erlebnisfähigkeit auf.

Kindesmisshandlung *f*: engl. *child abuse*. Anwendung körperlicher und psychischer Gewalt gegenüber Kindern durch Erwachsene, insbesondere durch Eltern, Sorgeberechtigte und Erzieher. Kindesmisshandlung beinhaltet Vernachlässigung, körperlicher Kindesmissbrauch*, sexuellen Missbrauch sowie emotionale und psychische Misshandlung.

Häufigkeit:
- nach polizeilicher Kriminalstatistik 3500 Kindesmisshandlungen pro Jahr (in Deutschland); geschätzte Dunkelziffer ein Vielfaches höher
- in Deutschland sind ca. 10 % aller Kinder erheblichen körperlichen Züchtigungen und ein deutlich höherer Anteil gravierender psychischer Gewalt ausgesetzt
- Mädchen und Jungen gleich betroffen.

Ursachen:
- sozioökonomische Probleme
- Überforderung der Eltern
- Ablehnung des Kindes
- psychische Erkrankung der Eltern (insbesondere Suchterkrankung)
- eigene Gewalterfahrungen der Eltern
- soziale Isolation der Familie.

Klinik:
- multiple, v. a. auch unterschiedlich alte Verletzungen, z. B. Frakturen (v. a. großer Röhrenknochen und Rippen) und Hämatome (typische Lokalisation: siehe Abb.)

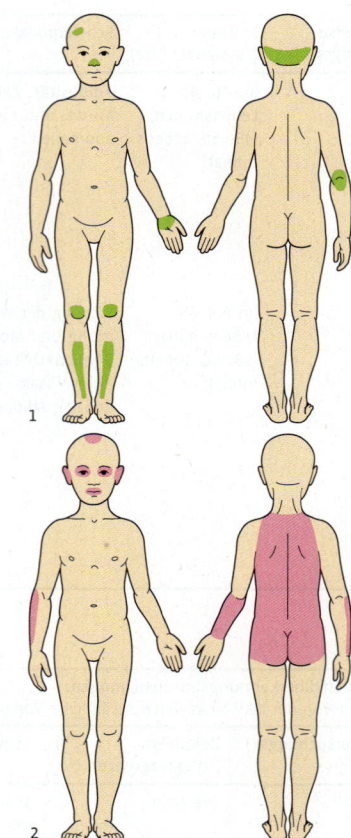

Kindesmisshandlung: Lokalisationen von Verletzungen; 1: kindertypische Sturzverletzungen; 2: Misshandlungen.

- Verbrühungen, Verbrennungen
- evtl. subdurales Hämatom (bei Schütteltrauma; Befundkombination mit retinalen Einblutungen und schwerem Hirnschaden)
- evtl. Spuren sexuellen Missbrauchs
- Folgen der Kindesmisshandlung sind evtl.: **1.** körperliche Schäden **2.** psychische und psychosomatische (Entwicklungs-)Störungen wie Angst, Apathie, Insomnie, Enkopresis, Enuresis und psychomotorische Retardierung.

Diagnostik:
- bei Verdacht Ganzkörperuntersuchung, auch wegen Komorbidität mit anderen Misshandlungsformen
- Vermeidung von Mehrfachuntersuchungen zur Vermeidung sekundärer Viktimisierung
- Spurensicherungsmaßnahmen nur in Ausnahmefällen sinnvoll.

Kindeswohlgefährdung f: Begriff aus dem Familienrecht (§ 1666 Bürgerliches Gesetzbuch) im Hinblick auf Sorgerechtsmaßnahmen. Kindeswohlgefährdung ist bei gegenwärtiger und unmittelbar bevorstehender Gefahr für körperliche, seelische oder geistige Bedürfnisse eines Kindes anzunehmen, die in der weiteren Entwicklung mit hoher Wahrscheinlichkeit zu einer Schädigung des Kindes führt.
Erscheinungsformen: Das Kindeswohl gilt bei folgenden Gegebenheiten als gefährdet:
– chronisch materielle, emotionale oder kognitive körperliche Vernachlässigung
– Vernachlässigung der medizinischen Versorgung
– seelische Misshandlung
– Gewalt
– physische Misshandlung
– sexuelle Gewalt/sexueller Missbrauch
– häusliche Gewalt und Hinweise auf Vernachlässigung der Aufsichtspflicht.

Anhaltspunkte für Kindeswohlgefährdung in der medizinisch pflegerischen Praxis: Nach den Richtlinien der Arbeitsgemeinschaft der wissenschaftlichen medizinischen Fachgesellschaften, Leitlinie Kinderschutz, zählen zu den Anhaltspunkten für Kindeswohlgefährdung:
– körperliche Symptome, z. B. ungeklärte Frakturen
– Anzeichen mangelnder Hygiene oder Gedeihstörungen
– auffälliges Verhalten, z. B. plötzlich eintretender Schulleistungsknick mit sozialem Rückzug
– auffällige anamnestische Angaben, z. B. unvollständige Vorsorgeuntersuchungen und Impfungen oder gehäufte Unfälle
– gestörte familiäre Interaktion, z. B. mangelnde Zuwendung der Eltern oder feindseliges Verhalten gegen das Kind.

Rechtliche Regelungen:
– **Informationsweitergabe (§ 4 Bundeskinderschutzgesetz): 1.** Übermittlung von pseudonymisierten Daten durch Angehörige von staatlich anerkannten Heilberufen gegenüber dem Träger der öffentlichen Jugendhilfe oder einer erfahrenen Fachkraft für Kinderschutz **2.** Weitergabe von erforderlichen Daten erlaubt zur Gefahrenabwehr **3.** keine Benachrichtigung der Betroffen bei Gefährdung des Kindes bzw. Jugendlichen
– **Sorgerecht:** „Die Entziehung des Sorgerechts nach § 1666 Absatz 1 Bürgerliches Gesetzbuch setzt eine gegenwärtige, vorhandene Gefahr voraus, dass sich eine erhebliche Schädigung des geistigen oder der leiblichen Wohls des Kindes mit ziemlicher Sicherheit voraussehen lässt" (Beschluss des Bundesgerichtshofs vom 14.7.1956–IV ZB 32/56).

Kindliche Einstellung f: syn. geburtshilfliche Einstellung. Geburtshilfliche Bezeichnung für die Beziehung des vorangehenden Kindsteils in Relation zum Geburtskanal. Bei Abweichungen von der Norm kann es zu Verzögerungen im Geburtsverlauf oder bei geburtsunmöglichen Lagen auch zur Notwendigkeit einer Kaiserschnittentbindung kommen.
Formen: Bei Schädellagen sind möglich:
– Hinterhauptlage
– Vorderhauptlage
– Stirnlage
– Gesichtslage.
Bei Beckenendlage:
– reine Steißlage
– Steiß-Fuß-Lage
– Knie-Lage
– Fußlage.

kindliche Mortalität → Kindersterblichkeit
kindliche Mortalität → Säuglingssterblichkeit
Kindliche Schwerhörigkeit f: Angeborene oder früh im Kindesalter erworbene Hörminderung. Die kindliche Schwerhörigkeit* ist zum frühestmöglichen Zeitpunkt zu diagnostizieren und zu behandeln, um eine reguläre Sprachentwicklung zu gewährleisten. Dazu gehören Neugeborenen-Hör-Screening und im weiteren Verlauf regelmäßige Hörprüfungen*. Hörgeräteanpassung, operative Korrekturen und Frühförderung* des Hörens und beide Therapieoptionen.

Kindsbewegungen f pl: engl. fetal movements. Intrauterine Bewegungen des Ungeborenen. Kindsbewegungen gelten als Schwangerschaftszeichen* und können von Erstgebärenden etwa ab der 20. SSW, von Mehrgebärenden etwa ab der 16. SSW erstmals wahrgenommen werden.
Diagnostik: Im Ultraschall lassen sich Bewegungen des Embryos ab der 8. SSW feststellen, später gehört das normale Vorhandensein von Kindsbewegungen zur Beurteilung des biophysikalischen Profils.

Kindschaftsreformgesetz → Sorgerecht
Kindslage f: engl. presentation. Bezeichnung für die intrauterine Position des Feten. Die Position des Ungeboren wird anhand von 4 Kriterien bestimmt: Lage, Stellung, Haltung und Einstellung. Bei Abweichungen von der Norm kann es zu Verzögerungen im Geburtsverlauf oder bei geburtsunmöglichen Lagen zur Notwendigkeit einer Kaiserschnittentbindung kommen.
Einteilung:
– Lage (Kindslage im engeren Sinn): bezeichnet das Verhältnis der kindlichen Längsachse zur Längsachse der Mutter: **1.** Längslagen: 99 % zum Zeitpunkt der Geburt (davon 96 % Schädellagen*, 3 % Beckenendlagen*) **2.** Querlagen* bzw. Schräglagen
– Stellung: Verhältnis des kindlichen Rückens zur Gebärmutterinnenwand (Rücken links: 1. Stellung, Rücken rechts: 2. Stellung)
– Haltung: räumliche Beziehung von Kopf und Extremitäten zum Rumpf: **1.** Flexionslage* (Kopf ist gebeugt, physiologisch) **2.** Deflexionslage* **3.** Scheitellage* (indifferent)
– Einstellung: Beziehung des vorangehenden Kindsteils zum Geburtskanal: **1.** bei Schädellage*: Hinterhauptlage, Vorderhauptlage, Stirnlage* und Gesichtslage* **2.** bei Beckenendlage*: Steiß-, Steiß-Fuß-, Knie- und Fußlage.

Kindspech → Mekonium
Kindsteile m pl: engl. fetal parts. Bezeichnung für die fetalen Körperteile. Geburtshilflich wird zwischen den großen Kindsteilen (Kopf, Steiß) und den kleinen Kindsteilen (Extremitäten) unterschieden. Das Fühlen von Kindsteilen gilt als sicheres Schwangerschaftszeichen.

Kindstötung f: engl. filicide; syn. Filizid. Tötung eines eigenen Kindes. In den westlichen Ländern sterben 0,6–8 Kinder pro 100 000 Geburten* durch Kindstötung. Es wird angenommen, dass es sich bei einigen Fällen vom plötzlichen Kindstod ebenfalls um Kindstötungen handelt. Das Risiko, an einer Kindstötung zu sterben, sinkt mit dem Alter.
Neonatizid: Tötung des Neugeborenen* in den ersten 24 h, vorwiegend durch die Mutter.
– Mehrheit der Täterinnen: **1.** wird ungewollt schwanger **2.** verschweigt oder verdrängt die Schwangerschaft **3.** entbindet zu Hause (wird dabei nicht selten durch die Geburt überrascht) und bringt das Kind unmittelbar danach um oder das Kind stirbt durch Vernachlässigung
– psychische Störungen: **1.** bei den erstgebärenden Täterinnen wird in über der Hälfte der Fälle keine psychische Störung diagnostiziert; einige leiden unter einer akuten Belastungsreaktion und einer dissoziativen Störung **2.** bei mehrfach Gebärenden finden sich Persönlichkeitsstörungen, vor allem mit ängstlich-vermeidender Akzentuierung; bei 1/3 wird keine psychiatrische Diagnose gestellt.

Infantizid: Tötung des eigenen Kindes in seinem ersten Lebensjahr.
Ursachen: Häufige Ursachen für Kindstötungen (außer Neonatizide) sind
– altruistische Motive: Mitleid, Wunsch, das Kind vor einem unerträglichen Schicksal zu bewahren
– Überforderung
– psychotisches Erleben
– Misshandlung mit tödlicher Folge
– Rache gegenüber dem Partner.
Die Täter sind im Großteil psychisch erkrankt. Bei den Erkrankungen handelt es sich in erster Linie um Schizophrenie, Depression, PTBS und Persönlichkeitsstörungen. Alkohol- und Drogenabhängigkeit sind ebenfalls häufig vertre-

ten. Viele Täter haben auf Grund von Überforderung im Vorfeld der Tat Hilfe gesucht. Nicht selten begehen sie nachfolgend Suizid.

Kinekardiografie f: engl. *cinecardiography*; syn. Kinekardiographie. Früher durchgeführtes, durch Echokardiografie* ersetztes diagnostisches Verfahren durch Angiokardiografie* mit gleichzeitigen Röntgen-Serien-Aufnahmen zur Beurteilung der anatomischen und funktionellen Verhältnisse der Herzinnenräume und des Klappenapparats.

Kinesin n: Protein, das zur Mikrotubuli-Bewegung und damit zum Organellentransport in der Zelle beiträgt.

Kinesio-Tape n: Tape*-Verband, der durch Anwendung von dehnbarem Tape und spezieller Klebetechnik nach den Regeln der Kinesiologie Stabilisierung ohne Funktionseinschränkung bei Bewegung ermöglichen soll. Die Wirksamkeit ist umstritten.

Kinesis f: Bewegung.

Kinetochor n: Am Zentromer* des Chromosoms* lokalisierter Komplex aus DNA und Proteinen, an dem während Kernteilungsvorgängen die Spindelfasern binden und die Schwesterchromatiden auseinandergezogen werden.

Kinetose f: engl. *kinetosis*. Symptome, die ein zentraler Mismatch visueller, vestibulärer und propriozeptiver Daten, z. B. im Rahmen von Flug-, See-, Auto- und Eisenbahnreisen, verursacht. Es kommt v. a. zu vegetativen Reaktionen wie Übelkeit und Erbrechen. Vermeidung von Auslösern, beruhigende Maßnahmen und evtl. Antiemetika* sind hilfreich.

Vorkommen:
- v. a. im Kindesalter > 2 Jahre, bei 80 % Gipfel der Prävalenz im 8. Lebensjahr
- Flug-, See-, Auto- und Eisenbahnreisen, aber auch bei Kamelritt, im Wasserbett und im Schienenfahrzeug mit Neigetechnik
- besonders empfindlich scheint der Organismus auf niederfrequente Reize, d. h. von 0,05–0,5 Hz, zu reagieren.

Klinik:
- aufgrund neuronaler Verbindungen zwischen Vestibularapparat und Hirnstamm vorwiegend vegetative Symptome wie Übelkeit, Erbrechen, Schwindel, Schweißausbrüche, Blutdruckschwankungen oder Hypotonie und Kopfschmerz
- Sopite-Syndrom = Minimalvariante mit Gähnen, Geruchsüberempfindlichkeit und sozialem Desinteresse.

Therapie:
- Vermeidung auslösender Situationen, z. B. kein Lesen während der Fahrt, Fixieren eines Fernziels durch die Frontscheibe
- Flachlagerung mit Ruhigstellung des Kopfs
- evtl. Antiemetika*, z. B. Dimenhydrinat, Scopolamin ab 10. Lebensjahr, Ingwer, Cocculus.

Kinetosomen n pl: engl. *kinetosomes*. Dicht unter der Zelloberfläche gelegene, Mikrotubuli*-organisierende Zentren, die der Verankerung der Kinozilien* am Zytoskelett dienen. Kinetosomen sind Abkömmlinge des Zentriols*.

Kinin 9 → Bradykinin

Kinine n pl: engl. *kinins*. Zu den Gewebehormonen zählende Oligopeptide, die durch Kallikrein* aus Kininogenen (Plasmaproteine* der α_2-Globulinfraktion) freigesetzt werden. Zu den Hauptvertretern gehören Bradykinin* und Kallidin. Kinine sind an der Entzündungsreaktion beteiligt und wirken blutdrucksenkend. Der proteolytische Abbau von Bradykinin (Metabolisierungsprodukt aller Kinine) erfolgt durch das Angiotensin*-Converting-Enzym.

Klinische Bedeutung: Als pathogenetischer Faktor spielen Kinine eine entscheidende Rolle bei Ödemen*, Allergie*, Schock*, Entzündungen* (z. B. Pankreatitis*), renaler Hypertonie sowie bei Schmerz. Aprotinin hemmt die Kininfreisetzung pharmakologisch.

Kininogenase → Kallikrein
Kininogene → HMW-Kininogen
Kininogene → Kinine
Kininogenin → Kallikrein
Kinking → Knickungssyndrom der Arteria carotis interna

Kinn-Jugulum-Abstand m: Abstand zwischen Kinn und Jugulum in maximaler Extension und Flexion der Halswirbelsäule (HWS), bestimmt im Rahmen der Wirbelsäulenbeweglichkeitsprüfung.

Kinnschleuder → Funda

Kinozilien f pl: engl. *cilia*. Dicht beieinanderstehende, bewegliche Zellfortsätze, die aus einem System von Mikrotubuli* und umgebender Plasmamembran bestehen. Kinozilien entstammen einem Kinetosom* und kommen beispielsweise im Epithel der Atemwege vor sowie im Eileiter und Uterus (abhängig vom Funktionszustand).

Kipp-Plastik → Bronchoplastik

Kipptisch-Untersuchung f: engl. *tilt table test*; syn. Tilt-Test. Nicht invasives diagnostisches Verfahren bei unklarer Synkope* zur Beurteilung von Herzfrequenz* und Blutdruck* unter (passiver) Lageänderung des Patienten. Ziel ist die Differenzierung von vasovagaler Synkope* und orthostatischer Synkope.

Prinzip: Nach 10 Minuten Ruhezeit im Liegen passive Provokation einer Kreislaufschwäche durch zügiges Aufrichten des auf dem Kipptisch gesicherten Patienten auf einen Kippwinkel von 60–80° unter Registrierung von Herzfrequenz (mittels EKG*) und Blutdruck. Ggf. erfolgt die zusätzliche pharmakologische Provokation mit Nitroglycerin sublingual oder Isoprenalin intravenös.

Bewertung: Die Untersuchung wird als positiv für eine vasovagale Synkope gewertet, wenn sich in der aufrechten Position innerhalb von 45 Minuten Blutdruck und Puls verringern und der Patient eine Ohnmacht (Präsynkope oder Synkope) verspürt.

Kirchmayr-Kessler-Naht → Sehnennaht

Kirschner-Draht m: engl. *Kirschner wire*; syn. Bohrdraht. Ein- oder zweiseitig zugespitzter halbstarrer Stift aus rostfreiem Stahl oder Titan (∅ 0,6–2,5 mm).

Einsatz:
- perkutane Drahtextension*
- Osteosynthese* an kleinen Knochen oder -fragmenten
- temporäre transartikuläre Fixation (z. B. an Hand und Handgelenk, siehe Luxation*, perilunäre, Abb. dort)
- als Führungsdraht für Instrumente und Implantate (z. B. kanülierte Schrauben).

Kirschner-Operation [Ösophagus] f: Aufgrund neuerer endoskopischer Techniken, wie z. B. Stenting und Bougierung, heute obsoletes palliatives Verfahren zur Wiederherstellung der Nahrungspassage bei inoperablem, stenosierendem distalem Ösophaguskarzinom*. Nach Absetzen und Verschluss der intrathorakalen Speiseröhre erfolgt der Hochzug einer nach Y-Roux ausgeschalteten und mit dem proximalen Ösophagus anastomosierten Jejunalschlinge.

Kissing disease → Mononucleosis infectiosa
Kissing spine → Baastrup-Syndrom
Kittniere → Nierentuberkulose
Kitzler → Klitoris

Kjelland-Zange f: engl. *Kielland's forceps*; syn. Kielland-Zange. Geburtshilfliches Instrument zur Zangengeburt (Forcepsextraktion). Die Kjelland-Zange hat im Gegensatz zur häufiger verwendeten Naegele-Zange ein verschiebliches Schloss und zeigt keine Beckenkrümmung der Zangenlöffel.

K-Komplex m: Im Schlafstadium 2–3 (nach Rechtschaffen und Kales) auftretende langsame Welle im EEG. Der K-Komplex kommt spontan vor oder zu Beginn einer Weckreaktion nach Außenreizen.

KKS: Abk. für → Kallikrein-Kinin-System
Klärfaktor → Lipoproteinlipase
Klammernaht → Klammernahtgerät
Klammernaht → Nahtmethoden

Klammernahtgerät n: engl. *stapler*. Instrument zur Durchführung zeitsparender maschineller Nahtmethoden*, die zur Naht u. a. U-förmige Titanklammern durch das Gewebe drücken und durch unterschiedliche Andrucksysteme B- bzw. O-förmig verschließen. Es wird in der laparoskopischen bzw. konventionellen Chirurgie verwendet.

Klang m: engl. *tone*. Schallereignis, das sich aus Grundton und harmonischen Obertönen* zusammensetzt und sich im Unterschied zum Ton als periodische, nicht sinusförmige Welle darstellen lässt. Vgl. Schall*, vgl. Geräusch.*

Klappen f pl: engl. *valves*. Anatomische Strukturen zur Strömungsregulierung in Herz* (Herzklappen), Venen (Venenklappen*) und Lymphgefäßen*.

Klappenfehler → Herzklappenfehler

Klappenvitien → Herzklappenfehler

Klarzelltumor m: engl. *clear cell carcinoma*; syn. Klarzellkarzinom. Epitheliales Karzinom* in Niere* (70–80 % aller Nierenzellkarzinome), Kolon*, Uterus* und Ovar*, das in der Histologie aufgrund eines hohen Fettgehalts mit hellem Zytoplasma* erscheint. Die Zellen sind reich an Glykogen* und es finden sich kleine, chromatinreiche Kerne mit wenig Mitosen*.

Klassifikation nach Tscherne und Oestern f: Standardisierte Einteilung von Weichteilverletzungen nach Schweregraden bei offenen und geschlossenen Frakturen* oder Luxationen*. Die Einteilung dient der Diagnostik- und Therapieplanung sowie der Abschätzung des Komplikationsrisikos und der Heilungschancen. Je nach Frakturform gilt ein anderes Klassifikationssystem.

Klassifikationssystem n: engl. *classification system*. System (Ordnung), auf dessen Basis eine Klassifikation vorgenommen wird. Wichtige Elemente von Ordnungssystemen sind Klasse, Kategorie und Relation, wichtige Strukturen sind Monohierarchie (z. B. ICD), Polyhierarchie und verwendete Anzahl semantischer Achsen (monoaxial, multiaxial). Bezeichnungen für Ordnungssysteme sind z. B. Nomenklatur, Thesaurus, Terminologie und Wissensbasis.

Klassifizierung f: engl. *classification*. Beurteilung, Einteilung und Ordnung von Krankheiten, Symptomen, Phänomenen oder allgemeiner von Objekten nach bestimmten Merkmalen in Klassen, z. B. Tumorklassifikation (TNM*-Klassifikation), ICD-10-Klassifikation für Krankheiten.

Klatskin-Tumor → Gallengangkarzinom

Klauenfuß m: engl. *claw foot*. Häufigste Form des Ballenhohlfußes (Pes* cavus) mit zusätzlicher Klauenstellung der Zehen (Extension im Zehengrundgelenk, Flexion im proximalen Interphalangealgelenk), die zur Subluxation der Zehengrundgelenke führen kann. Ursache sind u. a. Poliomyelitis oder Syringomyelie.

Klauenhand → Krallenhand

Klaustrophilie f: engl. *claustrophilia*. Übersteigerte Neigung, die Wohnung nicht zu verlassen oder sich einzuschließen. Klaustrophilie tritt beispielsweise auf bei Verfolgungswahn* oder Agoraphobie*.

Klaustrophobie f: engl. *claustrophobia*. Übertriebene und anhaltende Furcht vor dem Aufenthalt in engen oder geschlossenen Räumen, in der Regel gekoppelt mit Vermeidungsverhalten. Behandelt wird mit Verhaltenstherapie*. Klaustrophobie tritt häufig gemeinsam mit Agoraphobie* auf.

Vorkommen:
– als spezifische Phobie*
– im Rahmen der Agoraphobie, dann v. a. Angst* vor der Angst bzw. vor den vermuteten katastrophalen Konsequenzen der Angstsymptome, z. B. Herzinfarkt*, Ersticken*.

Therapie:
– Verhaltenstherapie*, dabei Konfrontation* mit den Angst auslösenden Reizen, den eigenen Reaktionen und aufrechterhaltenden Verhaltensweisen
– bei Misserfolg möglicherweise: **1.** andere psychotherapeutische Interventionen **2.** selektive Serotonin-Wiederaufnahme-Hemmer.

Klaviertastenphänomen n: engl. *piano key sign*. Klinisch-diagnostisches Zeichen bei Akromioklavikulargelenkluxation* mit vollständiger Zerreißung der Bänder am Akromioklavikulargelenk und zwischen Klavikula und Processus coracoideus scapulae.

Klinik: Die Subluxation des lateralen Klavikulaendes (Muskelzug des M. sternocleidomastoideus) über das Niveau des Schulterdaches ist durch Fingerdruck vollständig reponierbar, der laterale Klavikulahochstand stellt sich bei Entfallen des Drucks sofort wieder ein.

Klavikula f: engl. *clavicle*; syn. Clavicula. S-förmig gebogener Knochen, der medial mit dem Sternum* (Extremitas sternalis) und lateral mit dem Akromion* (Extremitas acromiale) gelenkig verbunden ist. Das Schlüsselbein ist an der Bewegung des Schultergelenks* beteiligt und durch seine exponierte Lage häufig von Verletzungen betroffen.

Klavikulafraktur f: engl. *clavicle fracture*. Fraktur des Schlüsselbeins, meist im mittleren Drittel (ca. 80 %) verursacht durch indirekte Gewalteinwirkung. Frakturen im lateralen Drittel (10–15 %) entstehen häufiger bei direkter Gewalteinwirkung. Die Diagnose erfolgt röntgenologisch, die Therapie richtet sich vor allem nach Begleitverletzungen und ist meist konservativ.

Einteilung: Es gibt folgende Klassifikationen:
– Allmann-Klassifikation (nach Lokalisation)
– Jäger-Breitner-Klassifikation (für laterale Frakturen, siehe Abb.).

Klinik:
– schmerzhafte Bewegungseinschränkung
– Schwellung
– meist sicht- und tastbare Kontinuitätsunterbrechung
– Hochstand des medialen Fragments durch Zug des M. sternocleidomastoideus
– selten Durchspießung der Haut.

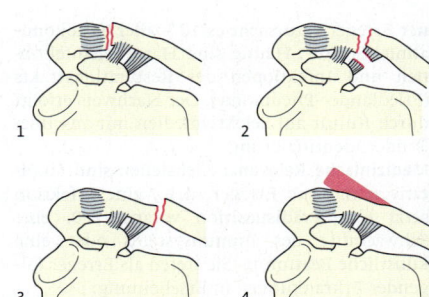

Klavikulafraktur: Einteilung lateraler Fraktur (Jäger-Breitner-Klassifikation); 1: Fraktur lateral des (intakten) Lig. coracoclaviculare; 2: teilweiser Abriss des Lig. coracoclaviculare (Lig. conoidum oder Lig. trapezoideum); 3: Fraktur medial des Lig. coracoclaviculare; 4: Ausriss der lateralen Klavikula aus dem Periostschlauch (Pseudoluxation).

Therapie:
– in den meisten Fällen konservativ: **1.** bei Frakturen in Schaftmitte und medialen Frakturen erfolgt die Stabilisierung im Rucksackverband für 3–4 Wochen **2.** bei Frakturen im lateralen Drittel erfolgt die Therapie im Dessault-Verband für 3–4 Wochen
– Indikation für operative Therapie selten (1–2 %) gegeben, vor allem bei: **1.** Begleitverletzungen der A. oder V. subclavia oder des Plexus brachialis **2.** Pneumothorax **3.** weit lateral gelegenen Frakturen **4.** fehlender Heilung nach 6 Wochen konservativer Therapie.

Klavus → Clavus

Klebebrücke → Brückenzahnersatz

Klebereiweiß → Gluten

Klebsiella f: Gattung gramnegativer, unbeweglicher, fakultativ anaerober, bekapselter Stäbchenbakterien der Familie Enterobacteriaceae*. Sie sind opportunistische Erreger von Nosokomialinfektionen*, Atem- und Harnwegsinfektionen. Medizinisch relevant ist neben Klebsiella* pneumoniae v. a. K. oxytoca. Klebsiellen kommen in Boden, Wasser sowie im Intestinaltrakt von Mensch und Tier vor und weisen verschiedenste Antibiotikaresistenzen* auf.

Klebsiella granulomatis n: engl. *Donovan body*; syn. Calymmatobacterium granulomatis. Kapselbildende, nicht sporenbildende unbegeißelte kokkoide Stäbchen der Gattung Klebsiella* und Erreger von Granuloma* inguinale. Der Erreger wird nachgewiesen durch fakultativ anaerobe Kultur auf eidotterhaltigem Medium.

Klebsiella pneumoniae n: engl. *Klebsiella friedländeri*; syn. Bacterium pneumoniae Friedländer. Nicht sporenbildendes, unbegeißeltes, bekapseltes Stäbchen der Gattung Klebsiella*. Es ist ubiquitär verbreitet. Als fakultativ pathoge-

Kleeblattpupille

ner Erreger verursacht es 10 % aller Nosokomialinfektionen*. Häufig sind Harnwegsinfektionen und Infektionen des Respirationstrakts (Friedländer-Pneumonie). Der Nachweis erfolgt durch Kultur auf Selektivmedien mit anschließender Identifizierung.

Medizinische Relevanz: Klebsiellen sind fakultativ pathogene Erreger, d. h., eine Infektion setzt eine Prädisposition voraus, z. B. eine Schwächung des Immunsystems oder eine künstliche Beatmung. Sie treten als Erreger folgender Erkrankungen in Erscheinung:
- Lunge: Pneumonie (Friedländer-Pneumonie), Pleuritis, Lungenabszess
- HNO: Sinusitis, Mastoiditis, Otitis
- Abdomen: Cholangitis, Peritonitis, Cholezystitis
- Sonstiges: Meningitis, Harnwegsinfekt, Sepsis, Endokarditis, Osteomyelitis.

Erreger-Empfindlichkeit: Wenn möglich, erfolgt die Therapie erst nach einem Resistenztest. Problematisch sind die zunehmend auftretenden mehrfach resistenten Stämme, die z. T. unter den Begriff „**MRGN**" (= **M**ulti**r**esistente **g**ra**mn**egative Bakterien) fallen: Diese weisen Resistenzen auf z. B. gegen Penicilline*, Cephalosporine*, Fluorchinolone und Carbapeneme*. Insgesamt noch selten, jedoch in ihrer Häufigkeit zunehmend sind **4-MRGN-Klebsiellen**. Diese sind gegen alle oben genannten Antibiotika-Klassen resistent, sodass nur noch Reserveantibiotika wirksam sind.

Kleeblattpupille → Iritis
Kleeblattstruktur f: engl. *cloverleaf structure*. Sekundärstruktur von tRNA. Transfer*-RNA (Abb. dort).
Kleiderlaus → Läuse
Kleienpilzflechte → Pityriasis versicolor
Kleinert-Schiene f: engl. *Kleinert's dynamic splint*. Dynamische, die Finger überragende Unterarmschiene zur Nachbehandlung von Sehnenverletzungen der Hand. Ein am Fingernagel und Verband befestigter Gummizügel ermöglicht die aktive Streckung (bei Fingerbeugesehnenruptur*) bzw. Beugung (bei Strecksehnenverletzung) des Fingers bei passiver Rückführung ohne Zugbelastung der Naht.

Formen:
- Kleinert-Schiene im engeren Sinn: Fixierung von Hand- und Fingergrundgelenk in mittlerer Flexionsstellung, Anwendung bei Beugesehnenverletzung
- Reversed-Kleinert-Schiene: Fixierung des Handgelenks in 30° Extension, Anwendung bei Strecksehnenverletzung.

Siehe Abb.

Einsatz: Nachbehandlung (Adhäsionsprophylaxe) nach operativer Wiederherstellung von Sehnenverletzung an der Hand (z. B. nach Beugesehnennaht oder Sehnentransplantation*).

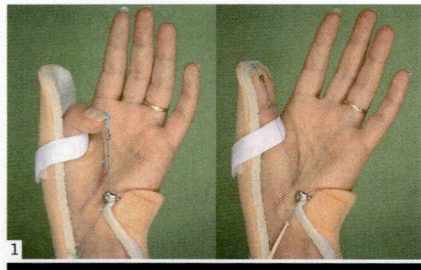
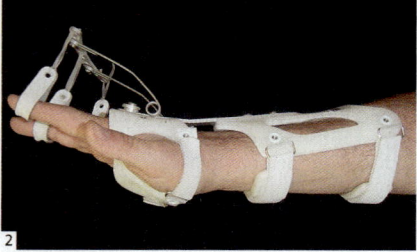

Kleinert-Schiene: 1: aktive Streckung und passive Beugung bei Beugesehnenverletzung; 2: Reversed-Kleinert-Schiene: aktive Beugung und passive Streckung bei Strecksehnenverletzung. [93]

Kleinert-Sehnennaht → Sehnennaht
Kleingefäßvaskulitis → Small-Vessel-Vaskulitis
Kleinheitswahn → Verkleinerungswahn
Kleinhirn n: syn. Cerebellum. Teil des Gehirns*, der in der hinteren Schädelgrube* unterhalb der Hinterhauptlappen des Großhirns liegt. Das Kleinhirn besteht aus 2 Hemisphären und dem dazwischenliegenden Vermis cerebelli. Gemeinsam mit dem Großhirn reguliert es Gleichgewicht und muskuläre Grundspannung. Kleinhirnschädigungen führen zu zerebellaren Symptomen* wie Tremor*.

Anatomie: Das Kleinhirn setzt sich aus 2 makroskopisch gut voneinander abgrenzbaren Schichten zusammen:
- der äußeren Kleinhirnrinde (Cortex cerebelli) aus grauer* Substanz: diese ist ca. 1 mm breit, umgibt vollständig das Kleinhirnmark und besteht wiederum aus 3 Schichten: **1.** Stratum moleculare cerebelli (Molekularschicht) **2.** Stratum ganglionare cerebelli (Purkinje-Zellschicht) **3.** Stratum granulosum cerebelli (Körnerzellschicht)
- Kleinhirnmark aus weißer* Substanz: dieses bildet im Innern das Corpus medullare cerebelli, von dem die Markblätter (Laminae albae) in alle Windungen ziehen (sog. Arbor vitae).

Funktionen:
- hält den normalen Tonus der Skelettmuskulatur aufrecht
- erhält das Körpergleichgewicht
- reguliert die Innervationsgröße der Einzelbewegungen
- fasst Einzelbewegungen zu geordneten (koordinierten) kombinierten Bewegungsabläufen zusammen.

Kleinhirnabszess m: engl. *cerebellar abscess*. Zerebellarer Abszess*, meist infolge eitriger Entzündungen des Mittelohrs, Mastoids oder der Nasennebenhöhlen bzw. infolge von Schädelverletzungen. Mögliche klinische Symptome sind Kopfschmerz, Nackensteifigkeit, Schwindel*, Erbrechen, Fieber*, Leukozytose*, zerebellare Symptome* sowie Hirndrucksteigerung*.
Kleinhirnastrozytom → Astrozytom
Kleinhirnastrozytom → Hirntumoren
Kleinhirnatrophie f: engl. *cerebellar atrophy* (Abk. CA). Atrophie des Kleinhirns, z. T. in Kombination mit allgemeiner Hirnatrophie* bei degenerativen Erkrankungen des Kleinhirns (Ataxie*) oder durch toxische Prozesse (Alkohol, Hydantoin) oder Stoffwechselerkrankungen ausgelöst oder autoimmun bedingt bei paraneoplastischer Kleinhirndegeneration (Paraneoplastisches Syndrom*), v. a. bei Lungenkarzinom* oder Ovarialkarzinom.
Kleinhirnblutung f: syn. Kleinhirnhämatom. Blutung in das Kleinhirn mit je nach betroffenem Areal klinischen Ausfällen wie Schwindel, Ataxie*, Nystagmus* und Intentionstremor*. Eine Kleinhirnblutung kann zur Hirnstammkompression mit entsprechenden Symptomen und Kompression des IV. Ventrikels mit Liquorzirkulationsstörung führen.
Kleinhirnbrückenwinkel m: engl. *cerebellopontine angle*. Nischenartige Vertiefung am hinteren Rand der Hirnbasis, in der Kleinhirn*, Pons* und Medulla* oblongata aufeinandertreffen; klinische Bedeutung: Kleinhirnbrückenwinkel*-Syndrom, Hirntumoren*.
Kleinhirnbrückenwinkel-Syndrom n: engl. *cerebellopontine angle syndrome*. Klassisches Krankheitsbild bei Raumforderung im Kleinhirnbrückenwinkel*, v. a. durch Hirntumoren* (meist Vestibularisschwannom* und Meningeome*), alternativ auch vaskulär oder entzündlich bedingt. Klinisch zeigen sich ipsilaterale* Ausfälle der Hirnnerven* V–VIII mit Hörstörungen, Schwindel*, Gesichtslähmung und -hypästhesien* sowie zerebellare Symptome* und Hirndrucksteigerung*.
Kleinhirnbrückenwinkel-Tumoren → Hirntumoren
Kleinhirnbrückenwinkel-Tumoren → Kleinhirnbrückenwinkel-Syndrom
Kleinhirn-Infarkt m: Durchblutungsstörung im Gefäßgebiet der A. cerebelli superior, A. cerebelli inferior anterior oder A. cerebelli inferior posterior. Klinisch zeigen sich je nach betroffenem Areal mit zum Teil Hirnstammbeteiligung

Schwindel, Nystagmus*, Dysarthrie*, Ataxie*, Intentionstremor* sowie Horner*-Syndrom. Es besteht die Gefahr einer Liquorzirkulationsstörung bei zunehmender Raumforderung.

Kleinhirnseitenstrangbahnen f pl: engl. *cerebellar tract of lateral funiculus*; syn. Seitenstrangbahnen des Kleinhirns. Hauptbahnen für die neuronale Verbindung des Rückenmarks* mit dem Cerebellum. Die Kleinhirnseitenstrangbahnen bestehen aus dem ventralen Tractus spinocerebellaris anterior und dem dorsalen Tractus spinocerebellaris posterior. Beide Nervenbahnen leiten afferente Impulse zum Kleinhirn, die für die Koordination der Körperbewegungen wichtig sind.

Kleinhirnsymptome → Symptome, zerebellare

Kleinhirnsyndrom n: engl. *cerebellar syndrome*. Erkrankung als Folge umschriebener Läsionen im Bereich des Cerebellums mit entsprechenden zerebellaren Symptomen*.

Formen:
- kongenitales Kleinhirnsyndrom: **1.** im Säuglingsalter klinisch manifestes Kleinhirnsyndrom mit Hypotonie* bestimmter Muskelgruppen, Hyperkinesen*, Unfähigkeit, den Kopf zu halten, später Gangstörungen*, dysarthrischen Sprechstörungen*, häufig zusammen mit geistigem Entwicklungsrückstand **2.** ausgelöst durch angeborene Agenesie*, Dysplasie* oder Hypoplasie* des Kleinhirns
- erworbenes Kleinhirnsyndrom (veraltet Goldstein-Reichmann-Syndrom) nach entzündlicher, toxischer, traumatischer, vaskulärer, paraneoplastischer oder durch Tumor* bedingter Schädigung des Kleinhirns
- hereditäre oder idiopathische zerebellare Systemdegeneration (Ataxie*).

Kleinhirntonsille f: engl. *cerebellar tonsil*; syn. Tonsilla cerebelli. Mandelförmiger Lappen an der Unterseite des Kleinhirns*. Die Kleinhirntonsille ist der kaudale Teil des Lobus cerebelli posterior. Bei erhöhtem Hirndruck* wölbt sich die Kleinhirntonsille durch das Foramen* magnum vor und komprimiert lebenswichtige Zentren des Hirnstamms* (z. B. das Atemzentrum*).

Kleinhirntumoren → Hirntumoren

Kleinhirnzelt → Tentorium cerebelli

Kleinschrittiger Gang m: syn. Greisen-Gang. Typisches Gangbild beim Normaldruckhydrozephalus* und dem Parkinson*-Syndrom (Trippelschritte). Meist gehen die Betroffenen zusätzlich vornübergeneigt, beim Parkinson-Syndrom ist auch die Mitbewegung der Arme vermindert.

Kleinwuchs m: engl. *hyposomia*; syn. Minderwuchs. Krankhaft vermindertes Längenwachstum mit Unterschreitung der 3. Perzentile der Wachstumskurve für das entsprechende Alter. Die Diagnostik umfasst Wachstumsdaten, Labordiagnostik und bildgebende Verfahren. Je nach Ursache ist die Therapie mit rekombinantem STH möglich.

Häufigkeit: Ca. 2,3 %.

Einteilung: Nach Nieschlag
- familiärer Kleinwuchs
- konstitutionelle Entwicklungsverzögerung
- intrauteriner (primordialer) Kleinwuchs, z. B. Silver-Russell-Syndrom, Seckel-Syndrom; vgl. intrauterine Wachstumsretardierung*
- Kleinwuchs bei Chromosomenaberration, z. B. Turner*-Syndrom, Down*-Syndrom
- durch Umweltfaktoren bedingter Kleinwuchs, z. B. Mangelernährung, psychosozialer Kleinwuchs
- endokriner Kleinwuchs, z. B. hypophysärer Kleinwuchs, isolierter Wachstumshormonmangel*, Hypophysenvorderlappen-Insuffizienz, Prader-Willi-Syndrom, Hypothyreose*, adrenogenitales Syndrom*, Cushing*-Syndrom, Leydig-Zelltumor, Pubertas* praecox, selten Diabetes mellitus (Mauriac-Syndrom)
- Kleinwuchs infolge einer Stoffwechselstörung, z. B. Rachitis*
- Kleinwuchs bei Skeletterkrankung, in der Regel dysproportionierter Kleinwuchs, z. B. Hypochondroplasie, Achondroplasie*, Ellis-van-Creveld-Syndrom, Osteogenesis* imperfecta.

Diagnostik:
- Wachstum: **1.** Analyse des Wachstumsverlaufes (Wachstumskurve) **2.** Berechnung der familiären Zielgröße: (Größe des Vaters + Größe der Mutter ± 13 cm) : 2 **3.** Berechnung und Beobachtung der Wachstumsgeschwindigkeit über ein halbes Jahr
- Bestimmung des Knochenalters anhand des Röngenbilds der linken Hand
- Labordiagnostik: **1.** Blutbild **2.** Leber-, Nieren- und Schilddrüsenwerte **3.** Wachstumshormonfolgeprodukte IGF-1 und IGF-BP3, Kortisol, Gonadotropine (LH/FSH)
- Zöliakie*-Diagnostik
- Wachstumshormonstimulationstestung bei: **1.** abfallendem Wachstum (unterdurchschnittliche Wachstumsgeschwindigkeit) **2.** erniedrigtem IGF-1/-BP3 **3.** retardiertem Knochenalter
- Kernspintomografie der Hypothalamus-Hypophysen-Region bei nachgewiesenem Wachstumshormonmangel.

Therapie:
- rekombinantes STH bei Kleinwuchs durch Wachstumshormonmangel, chronische Niereninsuffizienz, Turner-Syndrom, Prader-Willi-Syndrom, SHOX-Defizienz und intrauterine Mangelentwicklung
- ggf. Behandlung der Grunderkrankung.

Klemme f: syn. chirurgische Klemme. Chirurgisches Instrument zum An- bzw. Abklemmen von Gewebestrukturen, z. B. Faszien* und Gefäßen. Die Branchen sind gerade, gebogen oder abgewinkelt.

Kleptomanie f: engl. *cleptomania*. Impulskontrollstörung*, die durch wiederholtes Stehlen ohne materielles Interesse gekennzeichnet ist. Das Stehlen wird als sinnlos und selbstzerstörerisch empfunden. Meist wird eine steigende Spannung vor der Tat beschrieben und eine Befriedigung im Anschluss. Die Behandlung erfolgt vor allem psychotherapeutisch. Chronische Verläufe sind häufig.

Erkrankung: Epidemiologie: Die Prävalenzrate liegt bei etwa 0,5 % in der Allgemeinbevölkerung. Kleptomanie kommt häufiger bei Frauen vor und ist meist assoziiert mit anderen psychischen Erkrankungen wie Depression* oder Angststörung*.

Klicksyndrom → Mitralklappenprolapssyndrom

Klick, systolischer m: engl. *systolic click*. Auskultatorischer kurzer, hochfrequenter Extraton (Herztöne*) während der Systole. Ein systolischer Klick kommt frühsystolisch vor als Ejektionsklick, der als Dehnungston in der Austreibungsphase bei nicht vollständig öffnenden Taschenklappen entsteht (Aortendehnungston*, Pulmonaldehnungston*), außerdem mittel- bis spätsystolisch beim Mitralklappenprolapssyndrom*.

klientenzentrierte Psychotherapie → Gesprächspsychotherapie

klientenzentrierte Therapie → Gesprächspsychotherapie, klientenzentrierte

Klimakterium n: engl. *climacterium*; syn. Perimenopause. Hormonelle Umstellungsphase der Frau zwischen dem 45. und 55. Lebensjahr mit dem Übergang von der reproduktiven zur postmenopausalen Lebensphase. Auslösend ist das allmähliche Erlöschen der zyklischen Ovarialfunktion. Der Wendepunkt ist die Menopause, also die letzte Menstruationsblutung im Leben einer Frau.

Einteilung:
- Prämenopause*: Auftreten zunehmend unregelmäßiger und seltener werdender Menstruationsblutungen, im Mittel ab dem 48. Lebensjahr
- Menopause*: Zeitpunkt der letzten spontanen Menstruation im Leben einer Frau, durchschnittlich im 50.–52. Lebensjahr, der retrospektiv ein Jahr lang keine weitere ovariell gesteuerte uterine Blutung folgt
- Postmenopause*: Zeitraum nach der Menopause, je nach Auslegung endend: **1.** mit dem Verschwinden der Klimakteriumsbeschwerden, also ½–2 Jahre nach der Menopause **2.** nach 10 Jahren **3.** mit dem Eintritt

Klimakterium praecox

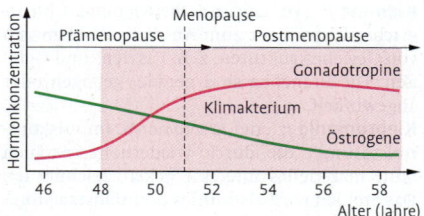

Klimakterium

ins Greisenalter (Senium) – meist in der Gynäkologie gemeint (siehe Abb.)
- Perimenopause*: Zeitraum von ca. 2–4 Jahren, der mit Einsetzen endokrinologischer, biologischer und klinischer Zeichen der nahenden Menopause beginnt und ca. 1–2 Jahre nach der Menopause mit dem Verschwinden der Klimakteriumsbeschwerden endet.

Klinik: Das Klimakterium ist für die Mehrzahl der Frauen mit Klimakteriumsbeschwerden verbunden. Dazu zählen:
- nachlassende Hormonproduktion
- unregelmäßige Menstruationszyklen
- Hitzewallungen
- Schwindel
- depressive Verstimmung
- Abnahme der Knochendichte (Kalziumverlust, Risiko für Osteoporose).

Etwa 1/3 der Frauen erlebt die Wechseljahre beschwerdefrei. Der Grad der von der Frau empfundenen Belastung hängt ab von der Einstellung zu der Veränderung, ihrem Kulturkreis, Selbstwertgefühl, Lebensinhalt und ihrer Lebensführung.

Maßnahmen:
- kalzium- und Vitamin-E-reiche Ernährung sowie körperliche Aktivität zur Osteoporoseprophylaxe und Therapie depressiver Verstimmung, Stressabbau und Stressbewältigung, sexuelle Aktivität
- Phytotherapie, z. B. Johanniskraut bei depressiven Verstimmungen, Traubensilberkerze mit östrogenartiger Wirkung oder Salbei zur Hemmung der Schweißproduktion
- Hormonersatztherapie* zur Symptomlinderung wegen brustkrebsfördernden Hormoneffekten nur für begrenzte Zeit und nicht bei familiärem Risiko für Brustkrebs.

Klimakterium praecox *n*: engl. *climacterium praecox*. Eintritt in das Klimakterium* vor dem 45. Lebensjahr infolge vorzeitiger Ovarialinsuffizienz*.

Klimakterium tardum *n*: engl. *delayed climacterium*. Stark verzögerter Eintritt (jenseits des 55. Lebensjahrs) in die Wechseljahre (Klimakterium)*.

Klimakterium virile → Altershypogonadismus

Klimax *f*: engl. *climax*. Höhepunkt, Wendepunkt einer Krankheit, außerdem veraltete Bezeichnung für Orgasmus*.

Klinefelter-Syndrom *n*: engl. *Klinefelter syndrome*; syn. Klinefelter-Reifenstein-Albright-Syndrom. Chromosomal bedingte Form des männlichen primären hypergonadotropen Hypogonadismus* mit Hoden-, Nebenhoden-, Skrotumhypoplasie und symptomatischem Testosteronmangel. Hodengröße, Hormonanalysen und Chromosomenanalyse sichern die Diagnose. Therapeutisch erfolgen Testosterongaben.

Häufigkeit:
- ca. 1 : 590 lebend geborene Jungen
- vermutlich hohe Dunkelziffer.

Ätiologie:
- gonosomale Aneuploidie, meist Trisomie 47,XXY durch Non*-disjunction
- seltener 48,XXXY, 49,XXXXY oder XXXYY oder Mosaik-Formen.

Klinik:
- phänotypisch männliche, Geschlechtschromatin-positive Personen mit normal angelegtem männlichem Genitale
- in der Kindheit evtl. verzögerte motorische Entwicklung und Sprachentwicklung (selten)
- mit Einsetzen der Pubertät Hodenhypoplasie (Tubulussklerose, mangelhafte oder fehlende Spermiogenese mit Azoo- und Oligozoospermie, z. T. Infertilität), Nebenhoden- und Skrotumhypoplasie, häufig Gynäkomastie*, Pubertas* tarda, weiblicher Behaarungstyp, gynäkoides Körperschema
- verzögerter Epiphysenschluss und retardiertes Knochenalter
- fakultativ eunuchoidaler Hochwuchs
- mit abnehmender Testosteronproduktion Symptome des Hypogonadismus in unterschiedlicher Ausprägung mit Müdigkeit, Konzentrationsschwäche, verminderter körperlicher Leistungsfähigkeit, Abnahme von Libido und Potenz, evtl. Erektionsstörung
- als Späterscheinung Osteoporose
- mit zunehmender Anzahl der X-Chromosomen teilweise Intelligenzminderung und skelettale Veränderungen wie radioulnare Synostose und Skoliose
- im Alter gehäuft Ulcera cruris und thromboembolische Erkrankungen, erhöhtes Risiko für Mammakarzinom.

Diagnostik:
- Chromosomenanalyse
- postpuberal erhöhter Gonadotropin- (FSH und LH) und erniedrigter Testosteronspiegel im Serum
- phänotypisch kleine Hoden.

Therapie:
- Testosteronsubstitution
- bei Kinderwunsch und Vorhandensein von Spermien ICSI nach vorheriger transskrotaler Hodenbiopsie und Spermien-Kryokonservierung im jungen Erwachsenenalter. Cave: sehr selten Aberrationen von Geschlechtschromosomen bei den Nachkommen.

Klingelhose → Klingelsystem

Klingelsystem *n*: engl. *bell-and-pad system*; syn. Klingelhose. Alarmgerät verbunden mit einer Klingelhose oder Klingelmatte zum therapeutischen Einsatz bei nächtlichem Einnässen (Enuresis*). Die Klingelhose ist auch für Tagnässer geeignet. Siehe Abb.

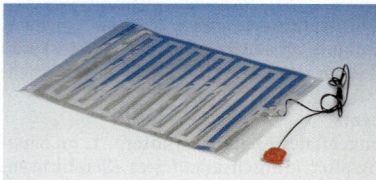

Klingelsystem: Klingelmatte. [158]

Klinger-Wegener-Granulomatose → Granulomatose mit Polyangiitis

Klinik [Einrichtung] *f*: engl. *hospital*; syn. Klinikum. Krankenhaus* (häufig speziell Universitätsklinik).

Klinik [Krankheitsverlauf] *f*: Bezeichnung für die gesamte Symptomatik, Erscheinung und Verlauf einer Erkrankung.

Klinikclowns *m pl*: engl. *gelotherapy*; syn. Gelotherapie. Professionelle Clowns, Schauspieler oder Pädagogen, die im Krankenhaus „Visite" machen und mit Mitteln der Improvisation, der Musik und des Theaters kleinen wie großen Patienten Humor und Heiterkeit bringen.

Hintergrund: Wie die Hospizbewegung sind Clowns im Krankenhaus Teil einer Gegenkultur zur industrialisierten Medizin. Der große Vorteil der Clowns: Sie stehen außerhalb der Hierarchien und sind frei, als „Joker der Zuwendung" dorthin zu gehen, wo sie gerade gebraucht werden. Im Gegensatz zum Zirkusclown wird nicht eine feste Darbietung gezeigt, sondern ganz individuell auf die Situation eingegangen, improvisiert und die Humorfähigkeit von Kindern und Erwachsenen sanft geweckt. Die positive emotionale Wirkung ist in mehreren Studien nachgewiesen. In Workshops für Pflegekräfte geben die Clowns ihr Wissen über authentischen Kontakt, spontane Herzlichkeit und Seelenhygiene weiter. Finanziert werden die Einsätze oft durch regionale Vereine und bundesweit durch die Stiftung „Humor hilft Heilen".

Klinikgeburt f: engl. *hospital childbirth*. Geburt* im Krankenhaus, entweder als ambulante Geburt (Aufenthaltsdauer postpartal 2–6 h) oder mit anschließender stationärer Behandlung (bei unkomplizierter Geburt 2–4 d).

Kliniksuizid m: syn. Patientensuizid. Selbstmord während einer stationär-psychiatrischen Behandlung. Ein Kliniksuizid umfasst auch Suizid* während eines genehmigten Ausgangs oder bei einer Entweichung. Kliniksuizide machen weniger als 5 % aller Suizide aus. Frauen und Männer sind gleichermaßen betroffen. Einen Kliniksuizid begehen vorwiegend schizophrene Patienten, gefolgt von an Depression* Erkrankten.

Klinische Komorbidität f: Zusätzliches Vorliegen einer Störung bei gleichzeitigem Vorliegen einer anderen Störung, wodurch sich die Prognose ändert.

klinische Prüfung → Arzneimittelprüfung

Klinodaktylie f: engl. *clinodactyly*. Meist kongenitale radiale Schiefstellung der Finger oder Fingerglieder, oft gekoppelt mit Brachydaktylie*. Betroffen sind ca. 1 % aller Neugeborenen.

Klip → Clip

Klippel-Feil-Syndrom n: engl. *Klippel-Feil deformity*; syn. Dystrophia brevicollis congenita. Heterogene Segmentationsstörung durch frühembryonale Verschmelzung von Halswirbeln in der 3.–8. Schwangerschaftswoche mit anderen Skelettfehlbildungen und Störungen im Mund- und Kieferbereich durch Dysfunktion zervikaler Nerven. Hinweisend sind kurzer Hals, eingeschränkte Nackenbeweglichkeit und tiefer Nackenhaaransatz. Nach Diagnosesicherung durch Bildgebung wird symptomatisch therapiert.

Klistier n: engl. *cyster*; syn. Klysma. In das Rektum eingebrachte Flüssigkeit zur Darmreinigung und -entleerung oder zur Verabreichung von pharmakologischen Substanzen.

- **Makroklysma:** in verformbare Plastikflaschen (135 ml) zum einmaligen Gebrauch abgefüllte, meist mineralische Arzneistofflösungen
- **Mikroklysma:** syn. Mikroklistier, in elastische Plastikbehälter (3–5 ml) mit angesetzter Kunststoffkanüle gefüllte wässrige oder ölige Arzneistofflösungen
- **Irrigator**
- **Klistierspritze.**

Klitoridektomie f: engl. *clitoridectomy*. Entfernung der Klitoris, indiziert bei ausgedehntem Vulvakarzinom mit Befall der Klitorisregion und Teil der weiblichen Genitalverstümmelung*.

Klitoris f: engl. *clitoris*; syn. Kitzler. Weibliches erektiles Genitale am vorderen Ende der kleinen Schamlippen. Durch das Corpus cavernosum clitoridis schwillt die Klitoris bei sexueller Erregung vergleichbar mit der Peniserektion an und ist durch die sensible Innervation der Glans clitoridis am weiblichen Orgasmus* beteiligt.

Klitorishypertrophie f: engl. *clitoral hypertrophy*. Penisartig vergrößerte Klitoris durch verstärkte Androgenbildung in den Nebennierenrinden, z. B. bei adrenogenitalem Syndrom*, oder durch verstärkte Androgenbildung in den Gonaden, z. B. bei gemischter Gonadendysgenesie*.

Klitorisriss m: engl. *clitoral laceration*. Rissverletzung unter der Geburt im Bereich der Klitoris, geht oft mit starken Blutungen einher und muss in der Regel operativ versorgt werden.

Klivuskantensyndrom n: engl. *clivus syndrome*. Mydriasis* auf der Herdseite bei akuter Hirndrucksteigerung* durch Abklemmung des Nervus* oculomotorius auf der Kante des Clivus Blumenbachii.

Kloake [Embryologie] f: engl. *cloaca*. Während der Embryogenese vorkommender gemeinsamer Endteil des Darm- und Urogenitalkanals. Sie ist äußerlich verschlossen durch die Kloakenmembran. Durch Einwanderung des Septum urorectale erfolgt die Teilung in den Sinus* urogenitalis und das Rektum*. Dadurch wird die Kloakenmembran in eine Analmembran und ein Membrana urogenitalis unterteilt.

Klon m: engl. *clone*. Genetisch identische Zellen* oder Organismen, die durch Zellteilung* aus einer einzigen Zelle bzw. einem Zellkern* (ungeschlechtliche Fortpflanzung) oder einem einzelnen Organismus hervorgegangen sind. Ein Klon wird künstlich beispielsweise durch Transfer des Zellkerns aus einer diploiden somatischen Zelle in eine Eizelle* (siehe Klonen*) erzeugt.

klonale Selektionstheorie → Klonselektionstheorie

Klonalität f: engl. *clonality*. Bezeichnung für die Abstammung von Zellen oder Zellprodukten von einer Ausgangszelle (monoklonal*) oder mehreren Zelllinien (polyklonal, oligoklonal).

Klonen n: engl. *cloning*. Herstellung identischer Kopien von DNA*-Molekülen (siehe DNA*-Klonierung), Zellen oder ganzen Organismen. Ausgangspunkt für das Klonen von Organismen ist eine Eizelle, aus der das genetische Material (die DNA im Vorkern) entfernt (sog. entkernte Eizelle) und durch das Erbgut (Zellkern) einer Körperzelle ersetzt wird.

klonisch: engl. *clonic*. Schüttelnd, z. B. klonische Krämpfe.

klonischer Zwerchfellkrampf → Singultus

Klonselektionstheorie f: engl. *clonal-selection theory*. Konzept (N. K. Jerne, F. M. Burnet) wonach alle immunkompetenten Zellen, die spezifische Antikörper* gegen ein bestimmtes Antigen* produzieren, zu einem Klon gehören. Dabei löst das Antigen durch Selektion und Stimulation eines spezifischen B-Lymphozyten eine Immunantwort durch dessen klonale Expansion aus.

Klonus m: engl. *clonus*. Begriff mit 2 verschiedenen Bedeutungen: Zum einen bezeichnet er schnell wiederholte reflektorische Muskelkontraktionen nach einem Dehnungsreiz, die in unerschöpflicher Ausprägung bei Läsionen des 1. motorischen Neurons (Pyramidenbahnzeichen*) auftreten, zum anderen handelt es sich um eine veraltete Bezeichnung für die Laut- und Silbenwiederholung beim Stottern*.

Klopfschall → Perkussionsschall

Klopfschall, gedämpfter m: Kurzer, hoher Schall bei der Perkussion*, der physiologisch über Muskelgewebe und parenchymatösen Organen zu hören ist. Über der Lunge ist er immer pathologisch und Zeichen eines verminderten Luftgehalts bei Atelektase* oder Infiltraten. Auch ein Pleuraerguss* verursacht eine Dämpfung.

Klopfschall, hypersonorer m: Perkussionsschall*, der im Vergleich zum sonoren Klopfschall* lauter, länger und tiefer klingt. Er ist ein Zeichen vermehrten Luftgehalts und damit beim Emphysem*, Asthma* bronchiale und der COPD zu erzeugen.

Klopfschall, sonorer: Perkussionsschall*, der über der gesunden Lunge hörbar ist.

Klumpfuß → Pes equinovarus

Klumphand f: engl. *radial clubhand*; syn. Manus vara. Fehlstellung der Hand mit radialer Deviation. Sie kann angeboren sein (Radiusaplasie bzw. -hypoplasie) oder traumatisch bedingt, z. B. nach Radiusfraktur oder infolge Wachstumshemmung nach Epiphyseolyse.

Klumpke-Lähmung → Armplexusparese

Klysma → Klistier

Klysmen → Klistier

Klyso f: syn. Clyso. Hilfsmittel zur Darmspülung aus einem 65 oder 85 cm langen Weichgummischlauch mit mittiger ballonartiger Verdickung (Pumpball) und aufgesetztem Hartgummirohr zum Einbringen von Spülflüssigkeit in den Darm.

KM: Medizinische Abkürzung mit der Bedeutung Knochenmark (siehe Knochenmarkzellen*) oder Kontrastmittel*.

KMT: Abk. für Knochenmarktransplantation → Stammzelltransplantation

KMUS: Abk. für Kontrastmittel-Ultraschall → Contrast-Enhanced Ultrasound

Knäueldrüsen → Schweißdrüsen

Knalltrauma → Trauma, akustisches

Knaus-Ogino-Methode → Kalendermethode

Kneipp-Therapie f: engl. *Kneipp therapy*. Von Sebastian Kneipp entwickeltes naturheilkundliches Therapiekonzept mit den 5 Säulen Hydrotherapie, Phytotherapie*, Bewegungstherapie, Ernährungstherapie und Ordnungsthera-

Knickfuß

pie. Kneipp-Therapie wird angewendet zur Gesunderhaltung (Prävention*), zur Anregung der Selbstheilung chronischer, funktioneller und psychosomatischer Erkrankungen sowie im Rahmen der Rehabilitation*.

Knickfuß → Pes valgus

Knickungssyndrom der Arteria carotis interna n: engl. *kinked carotid syndrome*; syn. Karotisknickungssyndrom. Mehrfache Schlängelung (Coiling) und Knickung (Kinking) der A. carotis interna. Zugrunde liegen vorwiegend arteriosklerotische Veränderungen oder eine Aussackung (Ektasie*) der A. carotis interna. Meist bleibt das Syndrom klinisch stumm, birgt allerdings die Gefahr des ischämischen Schlaganfalls*, weshalb unter Umständen gefäßchirurgisch interveniert werden muss.

Diagnostik:
- Ultraschalldiagnostik (Doppler- oder Duplexsonografie)
- Angiografie.

Knie n: engl. *knee*. Genu; Kniegelenk*.

Knieanpralltrauma → Dashboard Injury

Knie-Ellenbogen-Lage f: engl. *genucubital position*. Körperstellung eines Patienten zu Untersuchungs-, Behandlungs- oder Operationszwecken, wobei der Patient mit Knien und Ellenbogen auf der Unterlage ruht, z. B. zur Untersuchung eines Aszites.

Kniegelenk n: engl. *knee joint*; syn. Articulatio genus. Größtes Gelenk des menschlichen Körpers zwischen Femur*, Tibia* und Patella*. Es besteht aus 2 Teilgelenken: Das Femoropatellargelenk wird zwischen Facies patellaris des Femurs und Rückseite der Patella gebildet, das Femorotibialgelenk aus Condylus medialis femoris und Condylus lateralis femoris sowie Condylus medialis tibiae und Condylus lateralis tibiae*. Siehe Abb.

Anatomie:
- Condylus medialis tibiae und Condylus lateralis tibiae bilden das Tibiaplateau. Dorsal zwischen Condylus medialis femoris und Condylus lateralis femoris befindet sich die Fossa intercondylaris, in der das vordere Kreuzband* und das hintere Kreuzband* liegen.
- Zwischen den Femurkondylen und Tibiakondylen liegen der Meniscus mediale und der Meniscus laterale.
- Die Bänder des Kniegelenks (Ligg. patellae): 1. Retinaculum patellae mediale und Retinaculum patellae laterale 2. Lig. collaterale tibiale (mediale) 3. Lig. collaterale fibulare (laterale) 4. Lig. popliteum obliquum 5. Lig. popliteum arcuatum 6. Lig. transversum genus 7. Lig. cruciatum anterius (vorderes Kreuzband) 8. Lig. cruciatum posterius (hinteres Kreuzband).

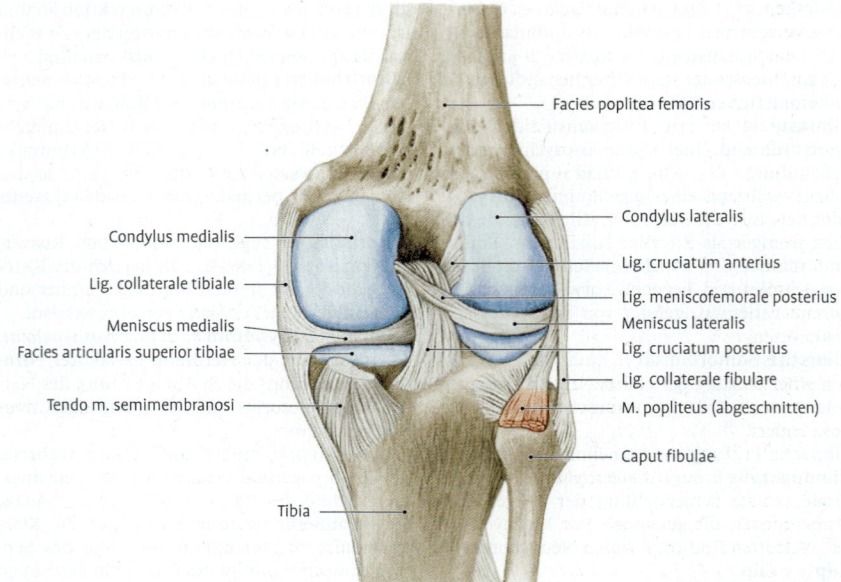

Kniegelenk: Kniegelenk mit Bandapparat aus der Sicht von dorsal. Die Kreuzbänder und das Lig. transversus genus befinden sich in der Gelenkkapsel. 2 halbmondförmige Faserknorpel (Menisken) dienen der Kongruenzanpassung der beiden Gelenkflächen zwischen Femur und Tibia. Das Lig. meniscofemorale posterius (Wrisberg-Band) ist eine synergistische Struktur des hinteren Kreuzbandes und zieht vom Außenmeniskus zur medialen Femurkondyle. [4]

- Proximal der Facies patellaris liegt die Bursa suprapatellaris, welche mit der Kniegelenkshöhle in Verbindung steht.
- Zwischen der Area intercondylaris anterior und der Innenseite des Lig. patellae liegt der Corpus* adiposum infrapatellare (Hoffa-Fettkörper).

Funktion: Die spiralförmige Krümmung der Femurkondylen nimmt von ventral nach dorsal ab, sodass die Kongruenz zwischen Femur* und Tibia* mit zunehmender Flexion des Kniegelenks ebenfalls abnimmt. Das Kniegelenk ist ein Drehscharniergelenk. Im Kniegelenk sind eine Flexion und eine Extension möglich, bei Beugung auch eine Innenrotation und eine Außenrotation; Bewegungsausmaß: Neutral*-Null-Methode.

Kniegelenkbandruptur f: engl. *genicular ligament injury*. Bandruptur* eines oder mehrerer Kniegelenkbänder. Ursache ist oft eine indirekte Gewalteinwirkung, die zur Ruptur des Bandes an seinem Ansatz führt, evtl. mit knöchernem Abriss.

Formen:
- Kreuzbandruptur* (VKB, HKB) mit sagittaler Instabilität
- Kollateralbandruptur mit vermehrter Aufklappbarkeit des Gelenks und konsekutiver Valgus- bzw. Varusinstabilität; eine vollständige Ruptur ist in der Regel mit einer Kreuzbandruptur verbunden: 1. medial: Lig. collaterale tibiale 2. lateral: Lig. collaterale fibulare
- Kombinationsverletzung, z. B. unhappy triad (siehe Kreuzbandruptur*, Abb. dort).

Klinik:
- Bewegungs- und Druckschmerz
- Schwellung
- Hämatom
- Hämarthrose.

Therapie: Bei der Kollateralbandruptur:
- je nach klinischer Situation operativ oder konservativ: 1. bei intraligamentärer Ruptur des lateralen Kollateralbands in der Regel primäre oder sekundäre operative Wiederherstellung 2. bei isolierter medialer Kollateralbandruptur konservativ-funktionelle Behandlung 3. bei knöchernem Bandausriss operative Reinsertion
- funktionelle Weiterbehandlung durch (zunächst limitierte) Bewegungstherapie, z. B. mit continuous* passive motion.

Bei der Kreuzbandruptur: siehe dort.

Kniegelenkdistorsion f: engl. *knee sprain*. Überschreitung der physiologischen Elastizität von Kapsel-Bandstrukturen des Knies mit darauffolgendem Strukturschaden und plastischer Verformung.

Ursachen:
– indirekte Gewalteinwirkung mit Verdrehung zwischen Ober- und Unterschenkel
– direkte Gewalteinwirkung durch Dritte (z.B. Fußballspieler)
– Low-velocity-Kniedislokationen bei stark übergewichtigen Patienten.

Klinik:
– Schmerzen, Schwellung
– Hämarthros*
– eingeschränkte Beweglichkeit.

Therapie:
– PECH-Schema (Pause, Eis, Kompression, Hochlagerung)
– NSAR, Entlastung, temporäre Ruhigstellung
– Vorgehen je nach verletzter Struktur (siehe Kniegelenkbandruptur*).

Kniegelenkexartikulation *f*: engl. *knee-joint disarticulation*. Amputation* durch Absetzen des Beins im Kniegelenk*. Die Patella* kann belassen oder mit entfernt werden. Der Weichteillappen sollte groß genug sein, um die Naht oberhalb der Kondylen außerhalb der Belastungszone oder als Fischmaulschnitt interkondylär zu positionieren.

Kniegelenkganglion → Meniskusganglion
Kniegelenkluxation *f*: engl. *luxation of the knee-joint*; syn. Kniegelenksluxation. Luxation* der Tibia* nach ventro- oder posterolateral mit vorderer und hinterer Kreuzbandruptur* und Ruptur des medialen Kollateralbands infolge starker Gewalteinwirkung. Kniegelenkluxationen sind häufig mit einem Kompartmentsyndrom* kombiniert, seltener mit arterieller (Dissektion der A. poplitea, ca. 20%) oder nervaler (N. peroneus, N. tibialis) Begleitverletzung.

Ätiologie:
– 0,2–0,3 % aller Luxationen
– Mechanismus: **1.** direktes/indirektes Trauma **2.** Hochrasanzverletzung **3.** Sturz **4.** Low-velocity-Luxation bei stark übergewichtigen Menschen.

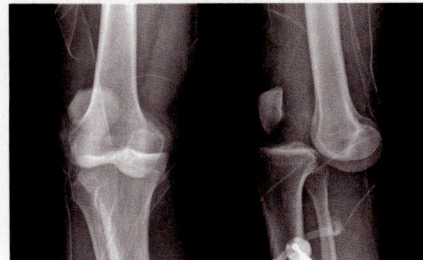

Kniegelenkluxation: Dorsale Kniegelenkluxation rechts (Röntgenaufnahmen in 2 Ebenen). [108]

Diagnostik:
– Röntgen: siehe Abb.
– Doppler-Sonografie oder Angiografie zum Ausschluss einer vaskulären Begleitverletzung (cave: drohende Unterschenkelischämie bei übersehener Gefäßunterbrechung).

Therapie:
– sofortige Reposition
– sicherer Ausschluss einer Gefäßverletzung (CT-Angiografie, MR-Angiografie)
– Ruhigstellung mit gelenkübergreifendem Fixateur* externe oder stabiler Orthese
– Bandnaht oder -rekonstruktion primär/sekundär
– funktionelle Weiterbehandlung nach Wiederherstellung der ligamentären Stabilisierung.

Kniegelenkprothese *f*: engl. *knee joint prosthesis*. Endoprothese* des Kniegelenks* mit teilweisem oder komplettem Ersatz der Gelenkflächen.

Formen:
– Oberflächenersatzprothese (uni-, bi- und trikompartimental, ungekoppelt oder teilgekoppelt)
– Totalendoprothese (gekoppelt, achsengeführt).

Kniegelenksuntersuchung *f*: Klinische Untersuchung zur Prüfung von Funktionalität, Belastbarkeit und Stabilität des Kniegelenks* mit ausführlicher Anamnese*, Inspektion*, Palpation*, Beweglichkeitsprüfung und speziellen Untersuchungstechniken. Die Untersuchung erfolgt im Seitenvergleich, mit der gesunden Seite wird begonnen.

Vorgehen: Anamnese. Inspektion und Palpation:
– Evaluation von Narben und Wunden
– Evaluation des Gangbildes*
– Beurteilung von Beinachsen und Gelenkstellung: **1.** Mikulicz*-Linie **2.** Genu* varum **3.** Genu* valgum
– Erkennen von Fußdeformitäten*
– Beurteilung von Muskelkonturen (Muskelatrophie*)
– Eruieren von Entzündungszeichen
– Palpation von u.a.: **1.** Gelenkergüssen **2.** Schwellungen **3.** Sehnenansätzen **4.** der Patella*-Verschieblichkeit.

Beweglichkeitsprüfung: nach der Neutral*-0-Methode **Spezielle Untersuchungstechniken:**
– Tests zur Prüfung der Seitenbänder: mediale und laterale Aufklappbarkeit des Kniegelenks mittels Varus- und Valgus*-Stress
– Tests zur Prüfung der Kreuzbänder: **1.** Schubladenphänomen* **2.** Lachman*-Test **3.** Pivot*-Shift-Test
– Tests zur Prüfung der Menisken (siehe auch Meniskusriss*): **1.** Payr*-Zeichen **2.** Steinmann*-Zeichen **3.** Böhler*-Zeichen **4.** Apley*-Grinding-Test **5.** McMurray*-Zeichen
– Tests zur Prüfung der Patella*: **1.** Testen der Patella-Verschieblichkeit **2.** Ergussbildung: tanzende Patella **3.** Zohlen*-Zeichen.

Knie-Hacken-Versuch *m*: engl. *heel-knee test*. Prüfung der Koordination*, bei welcher der Patient in Rückenlage zuerst bei geöffneten, dann geschlossenen Augen mit einer Ferse das Knie des anderen Beins berührt. Eine Störung der Ziel- und Richtungssicherheit ist Hinweis auf Ataxie*.

Kniekehle → Fossa poplitea
Kniekussphänomen *n*: engl. *spine sign*. Bei Meningitis* auftretendes Unvermögen, bei angewinkelten Beinen die Knie mit dem Mund zu berühren.

Knielage → Beckenendlage
Kniescheibe → Patella
Kniescheibenbruch → Patellafraktur
Knips-Reflex *m*: Durch Knipsen der Nägel am 3. oder 4. Finger ausgelöste Beugung (Flexion) der Finger einschließlich des Daumens. Der Knips-Reflex wird bei nur einseitiger Ausprägung als unsicheres Pyramidenbahnzeichen interpretiert. Er ist bei vegetativer und psychischer Übererregbarkeit oft seitengleich vorhanden und dann nicht verwertbar.

Knoblauch *m*: syn. Allium sativum. Pflanze aus der Familie der Lauchgewächse (Alliaceae), die im Nordwesten Chinas heimisch ist und in Südosteuropa und dem Mittelmeergebiet kultiviert wird. Knoblauch wirkt antibakteriell (grampositive und -negative Bakterien), antimykotisch, lipidsenkend, hemmt die Thrombozytenaggregation, verlängert die Blutungs- sowie Gerinnungszeit und steigert die fibrinolytische Aktivität. Siehe Abb.

Verwendung: Frische zerkleinerte Zwiebel, Presssaft und Präparate aus Knoblauchpulver (standardisiert oder nicht standardisiert) sowie Ölmazerate:
– medizinisch: **1.** zur Unterstützung diätetischer Maßnahmen bei erhöhten Blutfettwerten **2.** zur Prophylaxe altersbedingter Gefäß-

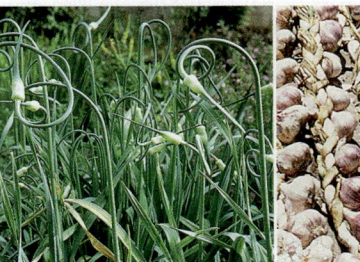

Knoblauch: Pflanze mit Frucht. [146]

veränderungen (European Scientific Cooperative on Phytotherapy, Kommission E)
- volkstümlich: **1.** zur Förderung der allgemeinen Durchblutung und der Funktion im Magen-Darm-Trakt **2.** Verbesserung der Vigilanz (Wachheit, Aufmerksamkeit) **3.** zur Unterstützung anderer Maßnahmen bei Hypertonie, bei Husten, Bronchitis, dyspeptischen Beschwerden **4.** äußerlich bei Erkrankungen des rheumatischen Formenkreises **5.** in einigen Ländern auch als Anthelminthikum gegen Eingeweidewürmer **6.** die Wirksamkeit bei den volkstümlichen Anwendungsgebieten ist derzeit nicht ausreichend belegt.

Knochen → Knochengewebe
Knochen *m*: engl. *bone*; syn. Os. Harte, druckfeste Bestandteile des Körpers, die in der Gesamtheit das Skelettsystem des Körpers bilden. Die Knochensubstanz ist von Periost* umgeben und enthält das Knochenmark. Der Knochen nimmt eine Stützfunktion wahr und schützt Organe wie das Gehirn*. Der Mensch hat 200–208 Knochen.
Formen:
- lange Knochen (Röhrenknochen)
- kurze Knochen, z. B. Handwurzelknochen und Fußwurzelknochen
- platte Knochen, z. B. Schädeldach, Scapula, Beckenschaufeln
- lufthaltige Knochen (enthalten mit Schleimhaut* ausgekleidete Hohlräume) des Gesichtsschädels und der Schädelbasis*.

Funktionen:
- Stützgewebe zusammen mit Sehnen, Bändern und Knorpeln
- Schutzfunktion z. B. für Gehirn, Rückenmark* und verschiedene Sinnesorgane
- Beteiligung am Mineralstoffwechsel.

Klinische Bedeutung: Knochen ist ein plastisches Gewebe*, das bei starker Belastung oder fehlender Belastung mit Hypertrophie* oder Atrophie* (z. B. bei langer Bettlägerigkeit) reagieren kann.

Knochenabszess → Brodie-Knochenabszess
Knochenalter *n*: engl. *bone age*. Begriff mit mehreren Bedeutungen: Einmal ist der Entwicklungszustand des knöchernen Skelettsystems (Skelettreife) gemeint, zum anderen die radiologische Bestimmung des Lebensalters nach Auftreten und Zahl der Knochenkerne sowie Zustand der Epiphysenfugen. Siehe Abb.
Knochenbildung → Ossifikation
Knochenbruch → Fraktur
Knochenbrüchigkeit *f*: engl. *bone fragility*. Erhöhte Frakturanfälligkeit des Knochengewebes durch Veränderung der Mineralisation und des strukturellen Knochenaufbaus, z. B. bei Osteomalazie*, Osteoporose*, Osteopsathyrose*, Os-

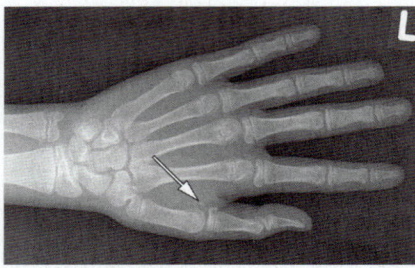

Knochenalter: Sesambein des M. adductor pollicis sichtbar (Pfeil); Knochenalter 13 Jahre (Röntgenaufnahme). [79]

teodystrophia* fibrosa generalisata, Ostitis deformans Paget und Knochentumor*.
Knochendichte *f*: engl. *bone density*. Masse an mineralisierter Knochensubstanz (Calciumphosphat und andere anorganische Salze) in einem bestimmten Knochensegment oder -abschnitt. Die Knochendichte gibt Auskunft über das Osteoporose- und Frakturrisiko. Die Bestimmung der Knochendichte (Osteodensitometrie) erfolgt meist in der Lendenwirbelsäule oder den Hüftknochen mittels Dual-Röntgen-Absorptiometrie (DXA), quantitativer CT oder Ultraschall.
Knochendichtemessung → Osteodensitometrie
Knochenentzündung → Ostitis
Knochenersatz *m*: engl. *bone replacement*. Verfahren und Materialien zum Füllen oder Überbrücken von Knochendefekten und -läsionen, die allein durch körpereigene Regenerationsfähigkeit nicht behoben werden können.
Indikationen:
- Knochendefekt nach Fraktur oder Tumorresektion
- Knochentumor*
- rekonstruktiver Eingriff.

Formen:
- Transplantation von autogener oder allogener (kryokonservierter oder lyophilisierter) Spongiosa oder Kortikalis zur Osteoneogenese, -konduktion und -induktion (Knochentransplantation*)
- Reimplantation autogener pluripotenter Zellen aus Defektnähe (Periost) oder Beckenkammpunktat nach Anreicherung oder In-vitro-Vermehrung und -Differenzierung (Tissue Engineering)
- Verwendung von biotoleranten, bioinerten (z. B. aus Titan, Carbonfaser, Keramik, Calciumphosphat, Hydroxylapatit) oder bioaktiven (z. B. Kollagenlyophilisat) Knochenersatzstoffen (bone graft substitutes).

Knochenerweichung → Osteomalazie

Knochenerweichung → Rachitis
Knochenfuge → Synarthrose
Knochengeschwulst → Knochentumor
Knochengewebe *n*: engl. *osseous tissue*. Neben den Zähnen festester Baubestandteil des Körpers (Zugfestigkeit 100 N/mm^2, Druckfestigkeit 150 N/mm^2). Das Knochengewebe enthält Knochenzellen (Osteoblasten, Osteozyten, Osteoklasten), organische Substanz (Kollagenfibrillen und Knochenproteine) sowie anorganische Substanz (Hydroxyapatit als besondere Form des Calciumphosphates).
Funktionen:
- als Gerüst des Körpers essenzieller Bestandteil des Bewegungsapparates (lange Röhrenknochen, kurze und platte Knochen)
- mechanischer Schutz für Gehirn, Rückenmark, Sinnesorgane, Knochenmark
- metabolische Funktion als Calciumspeicher (auch Speicher von Magnesium-, Phosphor- und anderen Ionen).

Bildung: Durch chondrale oder desmale Ossifikation.
Aufbau:
- **anatomisch: 1.** Knochenhaut (Periost*) **2.** Knochensubstanz mit fester Außenzone (Substantia corticalis oder Substantia compacta) und innerem schwammartigen Gerüstwerk feiner Knochenbälkchen (Substantia spongiosa) **3.** Knochenmark (Medulla ossium), in der Markhöhle von Röhrenknochen und zwischen den Bälkchen der Spongiosa; bei Neugeborenen ist nur rotes hämatopoetisches Knochenmark vorhanden (Hämatopoese*), das im Lauf des Lebens allmählich durch gelbes Mark (Fettmark) verdrängt wird und nur in wenigen Knochen erhalten bleibt, z. B. Rippen, Sternum, Wirbelkörper, Hand- und Fußwurzelknochen, platte Schädelknochen, Darmbeinkamm
- **histologisch:** Knochenzellen (Osteoprogenitorzellen, Osteoblasten*, Osteozyten*, Osteoklasten*).

Interzellulärsubstanz (syn. Knochenmatrix): Osteoid (Hauptbestandteil: Kollagenfasern; Anteil an Grundsubstanz ca. 35 %) und Mineralsalze (vorwiegend Calciumphosphat und Calciumcarbonat; Anteil an Grundsubstanz ca. 65 %).
Histologischer Aufbau: Je nach Belastung erfolgen zeitlebens zu gleichen Anteilen Knochengewebeabbau und -anbau. Bei Neubildung entsteht zunächst Knochen mit unregelmäßig angeordneten Knochenbälkchen (Geflechtknochen). Die funktionelle Beanspruchung führt zu einer regelmäßigen, lamellären Anordnung von Zellen und mineralisierter Knochensubstanz, den sog. Osteonen. Osteone können aus bis zu 20 konzentrisch angeordneten Lamellen (Speziallamellen) aufgebaut sein. Sie sind die Grundeinheit des Lamellenknochens (Röhren-

knochen) und enthalten einen zentral gelegenen Havers-Kanal und senkrecht dazu verlaufende Volkmann-Kanäle.

Klinische Bedeutung: Ein Ungleichgewicht zwischen Knochenaufbau und -abbau kann zu Osteoporose (Verringerung der Knochendichte) führen.

Knochenhaken *m*: engl. *bone lever*. Einzinkiger, scharfer Haken, der in die Markhöhle eingesetzt wird, z. B. bei Reposition* und Amputation*.

Knochenhaut → Periost
Knocheninfektion → Osteomyelitis
Knocheninfektion → Ostitis
Knochenkern → Ossifikationskern
Knochenlamelle → Knochengewebe
Knochenleitung *f*: engl. *bone conduction*; syn. Osteoakusis. Schallleitung über die Schädelknochen zum Innenohr*. Die Knochenleitung wird bei Hörprüfungen* und in der Audiometrie* gemessen und zur Differenzialdiagnose von Schwerhörigkeit* getestet.

Knochenleitungskurve *f*: engl. *bone conduction curve*. Grafische Darstellung der Hörschwelle* für die Knochenleitung* in der Audiometrie*.

Knochenmark → Knochengewebe
Knochenmark → Knochenmarkzellen
Knochenmarkaplasie *f*: engl. *bone marrow aplasia*. Verminderung aller hämatopoetischen Zellformen im Knochenmark (sowie des im Knochenmark gebildeten Faktors V der Blutgerinnung*; siehe auch Proakzelerin*). Eine Knochenmarkaplasie kann z. B. im Rahmen einer zytostatischen Therapie, nach Strahlenunfällen oder bei aplastischer Anämie* auftreten.

Knochenmarkbiopsie *f*: Stanzbiopsie* mit Entnahme einer Knochenmarksgewebeprobe zur histologischen Untersuchung. Ähnlich wie bei der Knochenmarksaspiration lässt sie auf die Zellzahl und das Verhältnis der Zellreihen zueinander schließen, ermöglicht aber auch spezifischere Aussagen, z. B. über Infiltrationsmuster bei Lymphomen* oder Knochenmarkstroma bei Myelofibrose*. Nebenwirkungen sind Nachblutungen und Infektionen*.

Knochenmarkdepression *f*: engl. *bone marrow depression*; syn. Myelosuppression. Klinische Bezeichnung für eine herabgesetzte (hämatopoetische) Funktion des Knochenmarks.

Knochenmarkentzündung → Osteomyelitis
Knochenmarkfibrose → Myelofibrose
Knochenmarkkarzinose *f*: engl. *bone marrow carcinosis*. Metastasierung eines Karzinoms* in das Knochenmark, v. a. bei Prostatakarzinom*, Mammakarzinom* und Lungenkarzinom*. Symptome sind (hypochrome) Anämie* oder Panzytopenie* infolge Verdrängung der Hämatopoese*. Diagnostiziert wird mit Knochenmarkbiopsie. Abzugrenzen ist eine aplastische Anämie*.

Knochenmarkmetastasierung → Knochenmarkkarzinose

Knochenmarkpunktion *f*: engl. *bone marrow puncture*. Untersuchungen des Knochenmarks zur Zytodiagnostik* bzw. Beurteilung von Erkrankungen des Knochenmarks und des hämatopoetischen Systems (siehe auch Hämatopoese*). Unterschieden wird zwischen Aspiration* und Stanzbiopsie*. Meist werden jedoch beide Verfahren in einem Untersuchungsgang durchgeführt. Punktionsort ist in der Regel die Spina iliaca posterior superior.

Formen:
- Knochenmarkaspiration: Gewinnung von Blut und Knochenmarkzellen durch Aspiration* nach Punktion* des Markraums zur zytologischen Beurteilung
- Knochenmark(mark)biopsie*: Entnahme eines Knochen(mark)zylinders (Myelotomie*) durch Ausstanzung zur histologischen Untersuchung.

Knochenmarkszintigrafie *f*: engl. *bone marrow scintigraphy*; syn. Knochenmarkszintigraphie. Verfahren der Szintigrafie* zur Darstellung der Größe und Verteilung sowie Erfassung des Funktionszustands des erythropoetischen, retikulohistiozytären und granulopoetischen Knochenmarkanteils zur Diagnostik hämatologischer Systemerkrankungen (wie Mastozytose) und der Reservefunktion des Knochenmarks (beispielsweise nach Radiatio). Sie bildet eine Kombination aus Darstellung des Monozyten-Makrophagen-Systems und Immunszintigrafie.

Knochenmarkzellen *f pl*: engl. *bone marrow cells*. Im Knochenmark regulär vorkommende Zellen wie hämatopoetische Stammzellen und ihre Abkömmlinge, die Precursorzellen, aus denen Erythrozyten, Granulozyten und Thrombozyten sowie Monozyten, Lymphozyten und Plasmazellen hervorgehen. Außerdem finden sich im Knochenmark Zellen des retikulären Grundgerüsts (Retikulumzellen, Gefäßendothelzellen, Makrophagen, Plasmazellen) und Fettzellen. Siehe Abb.

Knochenmatrix *f*: engl. *bone matrix*. Von Osteoblasten bzw. Osteozyten gebildete Interzellulärsubstanz. Die neu gebildete Knochenmatrix ist zunächst nicht mineralisiert, besteht aus Kollagen, Knochenproteinen und Proteoglykanen und wird als Osteoid bezeichnet. Anschließend erfolgt die Mineralisation durch Einlagerung anorganischer Substanzen wie Calciumphosphat und Calciumcarbonat.

Knochenmetastase → Knochentumor

Knochennekrose *f*: engl. *osteonecrosis*. Absterben von Knochengewebe, unter Umständen mit Sequestration, u. a. nach Erfrierung, Verbrennung, Bestrahlung, Infarkten in Knochengefäßen (z. B. bei Caisson*-Krankheit, Hyperlipidämie), UAW (z. B. Glukokortikoid, Zytostatika), Phosphornekrose oder spontan (aseptische Knochennekrose*).

Knochennekrose, aseptische *f*: engl. *aseptic osteonecrosis*; syn. avaskuläre Knochennekrose. Lokale ischämische Nekrose* von Knochengewebe aufgrund multifaktorieller Ursachen. Diagnostiziert wird mit Röntgen und MRT. Behandelt wird konservativ oder operativ mittels Anbohrung (Beck-Bohrung), Knochenersatz* oder Knochentransplantation* durch autogene Beckenkammspongiosa, gestielte oder freie mikrovaskuläre Knochenspanplastik* oder

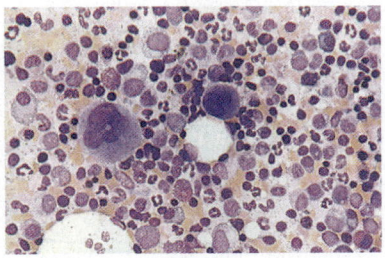

Knochenmarkzellen: Normales Knochenmark (Pappenheim-Färbung); neben Fettvakuolen finden sich reichlich myeloische Zellen. 2 Megakaryozyten sind bei dieser Vergrößerung besonders gut erkennbar. [72]

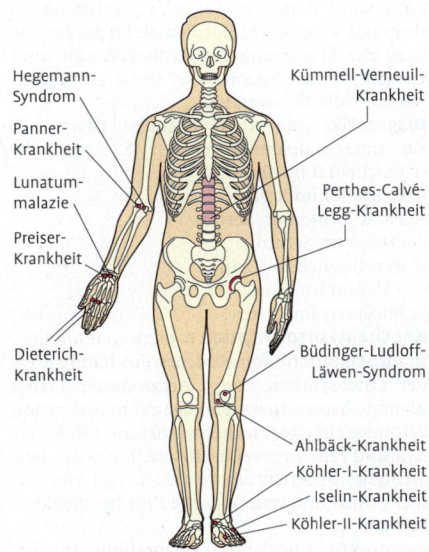

Knochennekrose, aseptische: Häufige aseptische Knochennekrosen beim Erwachsenen und ihre typische Lokalisation.

Fremdmaterial (Knochenbank), In-vitro-Knochenzüchtung sowie Mosaikplastik (Osteochondral* Autograft Transfer System).
Vorkommen: V. a. an Epiphysen (aseptische Epiphysennekrose), Metaphysen und Apophysen (aseptische Apophysennekrose) der langen Röhrenknochen und den enchondral verknöchernden Fuß- und Handwurzelknochen (siehe Abb.).

Knochensarkom → Osteosarkom

Knochenspanplastik f: engl. *bone graft*. Autogene oder allogene Knochentransplantation* zur Beschleunigung einer knöchernen Ausheilung und/oder Besserung der Stabilität unter Verwendung eines (je nach Entnahmetechnik mono-, bi- oder trikortikalen) Knochenspans oder Spongiosa.
Anwendung:
– bei Pseudarthrose* (Abb. 2 dort), z. B. Matti*-Russe-Methode nach Skaphoidfraktur*
– zur ventralen Fusion an der Wirbelsäule (Spondylodese*)
– bei Korrekturosteotomie (beispielsweise Auffüllen einer Open-Wedge-Osteotomie).

Knochensporn m: engl. *spur*. Vom Periost ausgehende, meist reaktive Verkalkung oder Verknöcherung am Knochenansatz oder -ursprung der Sehnen in Form von Spangen, Höckern, Zacken oder flächenhaften Auflagerungen; z. B. Kalkaneussporn.

Knochenstoffwechsel [Labordiagnostik] m: Messung von Hormonen und Mineralien, welche den Stoffwechsel des Knochengewebes* beeinflussen. Zur Basisdiagnostik gehört die Erhebung von Kalzium im Serum, Phosphat im Serum und alkalischer Phosphatase im Serum. Sie wird zur Ermittlung von Risikofaktoren* und Ursachen einer Osteoporose* sowie zur Therapiekontrolle angewendet.
Diagnostik: Zur weitergehenden Diagnostik sind unter anderem hilfreich:
– Calcifediol im Serum
– Calcitriol im Serum
– Parathormon im Serum
– Ostase im Serum
– Pyridinoline im Urin
– Kalzium im Urin
– Phosphat im Urin.

Knochentransplantation f: engl. *bone grafting*. Transplantation* von Knochen im Rahmen einer Osteosynthese* oder Arthrodese*. Transplantate haben stimulierende und induzierende Wirkung auf das Knochenwachstum. Indikationen sind Fraktur, Pseudarthrose, Defekte durch (benigne) Knochentumoren, Z. n. sanierter Osteomyelitis und traumatische Knochendefekte.
Formen:
– autogene Knochentransplantation: **1.** Entnahmeorte: Beckenkamm, Tibiakopf, distale Tibia oder Radius, Rippe, Fibula **2.** entnommen werden kortikospongiöse oder spongiöse, selten Kortikalistransplantate (Rippe, Fibulaspan) sowie Knochen-Knorpel-Transplantate (Rippe, distaler Femur) oder mikrovaskuläre gestielte Transplantate (Beckenkamm, Fibula) **3.** beste osteogene Potenz aller Knochentransplantationen (v. a. spongiöse und mikrovaskuläre Transplantate)
– allogene Knochentransplantation zum Auffüllen von Knochendefekten bei Defektfraktur oder bei Implantation einer Knie- oder Hüftgelenkprothese
– xenogene Knochentransplantation unter Verwendung von artfremdem Knochenmaterial, das intensiv vorbehandelt wurde (Verlust der Antigenität).

Knochentuberkulose f: engl. *tuberculous osteitis*; syn. Ostitis tuberculosa. Meist auf hämatogenem Weg entstehende Tuberkulose* des Knochengewebes infolge Aussaat von Mycobacterium tuberculosis und Absiedelung im Knochenmark bzw. bei primärer Gelenktuberkulose in der Synovia. Der Primärherd befindet sich meist in den Lungen. Die Diagnose erfolgt röntgenologisch (Auftreibung, Aufhellung, Defekt) und durch Biopsie bzw. Punktion.

Knochentumor m: engl. *bone tumors*. Tumor* im Bereich des Knochengewebes* mit meist unspezifischer Symptomatik. Die Therapie ist abhängig von der Tumorform und umfasst u. a. Chemotherapie* und Strahlentherapie*.
Formen:
– **primäre Knochentumoren** (vom Knochen ausgehend): **1.** benigner, langsam wachsender und differenzierter Knochentumor, z. B. Osteochondrom*, Enchondrom*, Osteoidosteom*, epiphysäres Chondroblastom, Chordom* **2.** potenziell maligner Knochentumor mit geringer Neigung zur Metastasierung, z. B. Osteoklastom* **3.** maligner, relativ langsam wachsender Knochentumor mit später Metastasierung, z. B. parossales und hochdifferenziertes Sarkom* **4.** hochmaligner, rasch wachsender Knochentumor mit früher Metastasierung, z. B. Osteosarkom*, Chondrosarkom*, Fibrosarkom*, Ewing*-Sarkom **5.** maligne entarteter, primär benigner Knochentumor, z. B. Sarkom bei Ostitis deformans Paget, fibröser Dysplasie
– **sekundäre Knochentumoren** (Metastasen* maligner Tumoren): **1.** osteoblastische Metastasen mit Knochenneubildung, z. B. bei Mamma*- und Prostatakarzinom* **2.** osteoklastische oder osteolytische Metastasen mit Knochenabbau, z. B. bei Lungen*-, Schilddrüsen*- und Nierenzellkarzinom*
– **tumorähnliche intraossöre Raumforderungen**, z. B. Knochenhämangiom, Knochenzyste*, eosinophiles Granulom*
– Knochentumoren, die nicht vom Knochengewebe abstammen, z. B. Non*-Hodgkin-Lymphom, multiples Myelom*.
Lokalisation: Siehe Abb.

Knochenzement m: engl. *bone cement*. Zweikomponentenklebesystem auf Basis von Polymethylmethacrylat (Polyacrylharze) zur Verankerung von Endoprothesen* und Auffüllung von Knochendefekten.
Einsatz:
– zur Verankerung von Implantaten in der Knochenchirurgie (z. B. Verankerung einer Endoprothese*)
– Auffüllung eines Knochendefekts (häufig mit Zusatz von Antibiotika), als Grundsubstanz antibiotikahaltiger Ketten (siehe Abb. 1)
– Platzhalter (sog. Spacer) in der septischen Knochen- und Gelenkchirurgie (siehe Abb. 2),

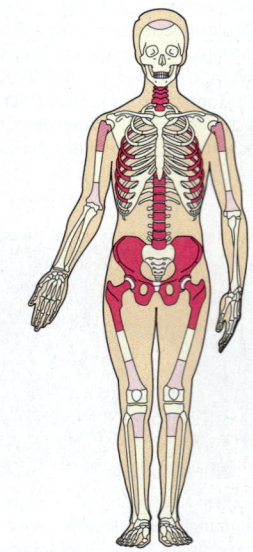

Knochentumor: Typische Lokalisationen von Metastasen (dunkelrot: sehr häufig; hellrot: selten).

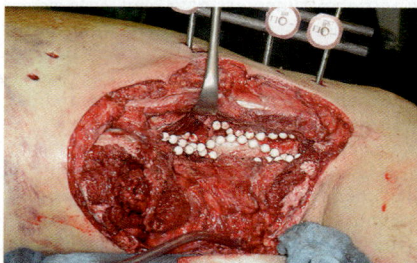

Knochenzement Abb. 1: Einsatz von antibiotikahaltigen Ketten aus Knochenzement bei offener Femurfraktur (nach Explosionstrauma). [73]

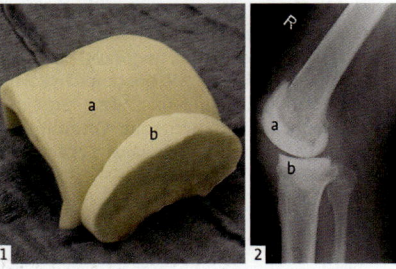

Knochenzement Abb. 2: Spacer aus antibiotikahaltigem Knochenzement für das Kniegelenk; 1: nativ; 2: postoperative Röntgenaufnahme.

z. B. bei Osteomyelitis* oder nach Explantation einer infizierten Endoprothese.

Knochenzyste *f*: engl. *bone cyst*. Knochendefekt mit sackartiger Hohlraumbildung. Im Röntgen zeigt sich eine umschriebene Aufhellung. Bei pathologischer Fraktur* wird zunächst konservativ behandelt. In machen Fällen wird eine operative Ausräumung mit Spongiosaplastik* nötig oder eine Resektion mit autoplastischer Spanüberbrückung. Siehe Abb.

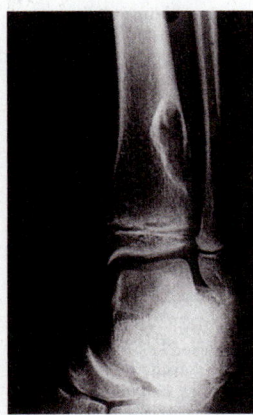

Knochenzyste: Röntgenbefund im Bereich der Tibia. [142]

Knockout-Maus *f*: engl. *knockout mouse*. Maus, bei der ein bestimmtes Gen gezielt in der Keimbahn* inaktiviert wurde. Somit ist die Genfunktion auch in allen somatischen Geweben während der gesamten Ontogenese ausgeschaltet. Knockout-Mäuse eignen sich zur Untersuchung der Genfunktion sowie zum Studium von Krankheiten und deren Therapieoptionen.

Knöchel-Arm-Index *m*: engl. *ankle brachial pressure index* (Abk. *ABPI*); syn. Arm-Bein-Index. Quotient aus systolischem Knöchel- und Armarteriendruck zur Diagnostik bzw. zum Nachweis einer pAVK. Als Maß für den Verschlussgrad der Beinarterien ermöglicht der Knöchel-Arm-Index die Beurteilung des Krankheitsverlaufs und eine Abschätzung des kardiovaskulären* Risikos. Je niedriger der Wert ist, umso schwerer ist die arteriosklerotische Veränderung.

Vorgehen:
– Bestimmung des systolischen Blutdrucks* an Oberarm und Unterschenkel des liegenden Patienten
– Patient sollte vor der Untersuchung mind. 10 Minuten in Ruhe liegen
– Oberarmwert: 1. Blutdruckmessung* nach Rica-Rocci an der A. brachialis beider Arme 2. Verwendung des Mittelwerts 3. bei Druckunterschied über 10 mmHg Verwendung des höheren Druckes
– Unterschenkelwert: 1. Anlegen einer Blutdruckmanschette über dem Knöchel 2. Blutdruckmessung an der A. dorsalis pedis und A. tibialis posterior beider Beine mittels Doppler-Verschlussdruckmessung 3. Verwendung des niedrigeren Druckes des jeweiligen Beines
– Bildung des Quotienten für beide Beine.

Bewertung:
– Normalbefund bei einem Quotienten über 0,9 (siehe Tab.)
– bei Werten > 1,3 Verdacht auf falsch-hohe Werte, beispielsweise bei Mönckeberg*-Sklerose
– je niedriger der Wert, umso schwerer die arteriosklerotischen Veränderungen
– Spezifität* von fast 100 %, Sensitivität* von über 90 %.

Knöchelfraktur *f*: engl. *ankle fracture*. Häufig durch indirekte Gewalt (Umknicken des Fußes in Form der Supination-Adduktion, Pronation-Eversion oder Pronation-Abduktion) entstehende Fraktur* des Innen- und/oder Außenknöchels am oberen Sprunggelenk* (Abk. OSG), auch als Luxationsfraktur. Die Knöchelfraktur ist die häufigste Bruchverletzung der unteren Extremität.

Knöchel-Arm-Index	
Wert	Bedeutung
> 0,9	Normalbefund
0,75–0,9	leichte pAVK
0,5–0,75	mittelschwere pAVK
< 0,5	schwere pAVK mit kritischer Ischämie oder akuter Arterienverschluss

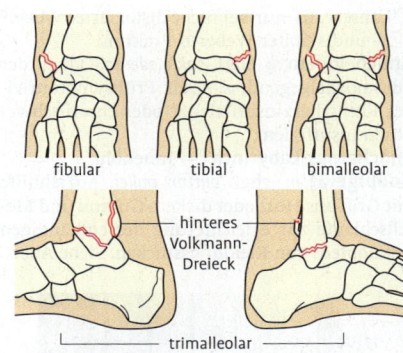

Knöchelfraktur Abb. 1: Anatomische Einteilung.

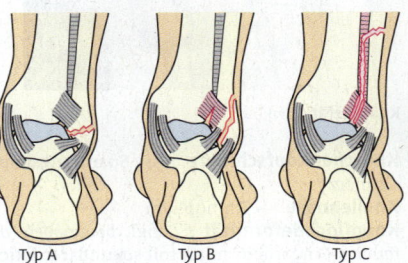

Knöchelfraktur Abb. 2: Einteilung nach Weber.

Einteilung:
– anatomisch (siehe Abb. 1): fibulare oder tibiale, bimalleolare (Fibula und Malleolus medialis) oder (bei zusätzlicher Fraktur eines ventralen oder dorsalen Tibiakantenfragmentes, sog. vorderes oder hinteres Volkmann-Dreieck) trimalleolare Fraktur
– nach Weber (siehe Abb. 2): berücksichtigt die Mitverletzung der distalen, tibiofibularen Syndesmose: **1. Typ A:** Querfraktur des Malleolus lateral unterhalb der unversehrten Syndesmose **2. Typ B:** Fraktur des Malleolus lateral (Fibulaspiralfraktur) in Höhe der Syndesmose, meist Ruptur des vorderen Syndesmoseanteils, evtl. auch ohne Ruptur der Syndesmose (sog. stabile Weber-B-Fraktur) **3. Typ C:** Fibulafraktur oberhalb der Syndesmose mit Einriss der Membrana interossea distal der Fraktur **4. Sonderform:** Maisonneuve*-Fraktur mit instabiler Malleolengabel bei durchgehender Ruptur des Membrana interossea.

Therapie:
– operativ bei instabiler, dislozierter oder luxierter Fraktur durch offene Reposition, Osteosynthese, postoperative Ruhigstellung

Knöchelödem

konservativ nur bei nicht dislozierter Weber-A- und stabiler Weber-B-Fraktur.

Knöchelödem *n*: engl. *ankle edema*. Ödem* der Fußknöchelgegend, z. B. als Frühsymptom einer Rechtsherzinsuffizienz* oder chronisch-venösen Insuffizienz*.

knöchernes Labyrinth → Innenohr

Knöpfgerät *n*: engl. *button puller*. Anziehhilfe mit Griff aus Holz oder dickem Gummi und Metallschlaufe zur Erleichterung des einhändigen Zuknöpfens von Kleidungsstücken. Siehe Abb.

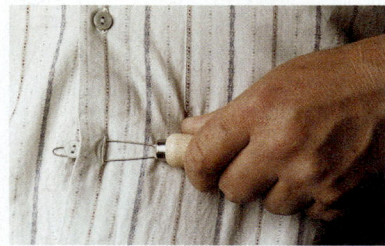

Knöpfgerät [191]

Knötchenkopfschmerz → Spannungskopfschmerz

Knollennase → Rhinophym

Knopflochdeformität *f*: engl. *boutonniere deformity*. Fingerdeformität mit sekundärer fixierter Beugestellung im Mittel- und kompensatorischer Überstreckung im Endgelenk bei Störung des Sehnengleichgewichts in der Streckaponeurose. Die Knopflochdeformität tritt bei rheumatoider Arthritis* und Trauma auf.

Ursachen: Ruptur, offene Durchtrennung oder synovialitische Ausdünnung des Mittelzügels der Streckaponeurose, Abgleiten der Seitenzügel palmarwärts und Durchtritt des Mittelgelenks nach dorsal (siehe Abb.).

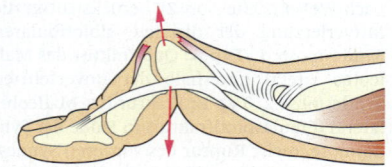

Knopflochdeformität

Knopfnaht → Nahtmethoden

Knopfsonde *f*: engl. *silver probe*. Sonde* mit kugelförmiger atraumatischer Spitze, die v. a. zur Sondierung von Fistelgängen eingesetzt wird.

Knorpel *m*: engl. *cartilage*; syn. Cartilago. Druckfestes (1,5 kg/mm²) nerven- und gefäßfreies Stützgewebe, das aus organellreichen Chondrozyten* und Interzellulärsubstanz (Proteoglykane und Kollagenfibrillen) besteht.

Knorpeltypen: Unterscheidung nach Zusammensetzung der Zwischensubstanz:
- hyaliner Knorpel: **1.** im frischen Zustand bläulich opaleszierend **2.** Vorkommen im vorgebildeten embryonalen Skelett, in Epiphysenfugen, als Gelenk- und Rippenknorpel, in großen Teilen des Kehlkopfs, Luftröhren- und Bronchialknorpel
- elastischer Knorpel: **1.** im frischen Zustand gelblich **2.** Vorkommen in Epiglottis, Ohrmuschel, Ohrtrompete, kleinen Kehlkopfknorpeln, kleinen Bronchien
- Faser- oder Bindegewebsknorpel: **1.** Vorkommen in Symphyse, Bandscheiben, Menisci, Disci, Gelenklippen **2.** von kollagenem Bindegewebe schwer zu unterscheiden (Differentialdiagnose: Kapillaren, Fibrozyten).

Knorpelersatz *m*: engl. *cartilage replacement*. Verfahren und Materialien zur Wiederherstellung einer belastbaren, kongruenten Knorpeloberfläche und normalen Gelenkfunktion mit freier und schmerzloser Beweglichkeit.

Formen:
- Knorpelsynthese stimulierende Verfahren: **1.** Pridie*-Bohrung **2.** Mikrofrakturierung* **3.** Abrasionsarthroplastik* **4.** AMIC*-Verfahren **5.** lokale Applikation von Wachstumsfaktoren (z. B. TGF-α)
- reparative Verfahren: **1.** Refixation vitaler Knorpel-Knochen-Splitter (sog. osteochondrale Flakes) nach frischem Trauma **2.** Knorpeltransplantation: v. a. zum Ersatz umschriebener, tief reichender Knorpeldefekte in der Belastungszone von z. B. Knie- und oberem Sprunggelenk, nach Trauma oder bei Osteochondrosis dissecans; Formen: autogene oder allogene Knochen-Knorpel-Transplantation (z. B. OATS, Mosaikplastik), autogene Chondrozytentransplantation (Tissue Engineering).

Knorpel-Haar-Hypoplasie → Chondrodysplasia metaphysaria

Knorpelhaut → Perichondrium

Knorpelknochennekrose → Knochennekrose, aseptische

Knorpelknötchen → Schmorl-Knorpelknötchen

Knorpeltransplantation → Knorpelersatz

Knorpelverkalkung → Chondrokalzinose

Knorpelverletzung *f*: engl. *cartilage injury*. Traumatische Schädigung des Gelenkknorpels infolge eines Gelenktraumas oder iatrogen bei Arthroskopie, mit Gefahr der Entwicklung einer schmerzhaften Synovialitis. Diagnostiziert wird eine Knorpelverletzung mit Röntgen, MRT und evtl. Arthroskopie. Behandelt wird ggf. operativ mit Refixation vitaler Knorpel-Knochen-Splitter, Mikrofrakturierung*, AMIC*-Verfahren, MACI u. a.

Knotenfilariose → Onchozerkose

Knotenrhythmus → AV-Rhythmus

Knotenrose → Erythema nodosum

Knotenstruma → Struma nodosa

Knotentachykardie → AV-Knotentachykardie

Knotentechnik *f*: engl. *knot tying technique*. Unterschiedliche Verfahren zur Verknüpfung chirurgischen Nahtmaterials nach Legen einer Naht*. Siehe Abb.

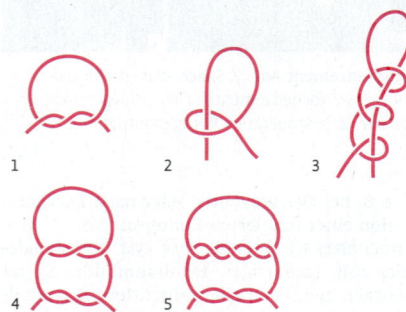

Knotentechnik: 1: einfacher Knoten; 2: überschlungener Knoten; 3: Rutschknoten mit Gegenknoten; 4: Schifferknoten; 5: chirurgischer Knoten.

Ko-Abhängigkeit → Co-Abhängigkeit

Koagulasen *f pl*: engl. *coagulases*. Enzyme*, die eine Blutgerinnung* bewirken, z. B. Staphylokokkenkoagulasen oder Coagulin (Klapperschlangengift).

Koagulation [Chirurgie] *f*: engl. *coagulation*. Therapeutisches Auslösen einer Koagulationsnekrose durch lokale Anwendung von Wärme. Die Gewebeveränderungen entstehen durch die Einwirkung von Hitze, Elektrolyten und Enzymen. Das Verfahren wird meist angewendet zur dosierten thermischen Gewebedestruktion und Blutstillung (durch Elektrokoagulation*, Gaskoagulation*, Infrarotkoagulation* oder Chemokoagulation*) oder in der Laserchirurgie*.

Koagulationsnekrose → Nekrose

Koagulopathien *f pl*: engl. *coagulopathies*. Gerinnungsstörungen* durch Mangel bzw. Funktionsstörung von Gerinnungsfaktoren*. Entweder ist die Gerinnungsfähigkeit des Blutes erniedrigt und es besteht eine erhöhte Blutungsneigung oder die Gerinnungsfähigkeit ist erhöht und es drohen vermehrt Thrombosen. Unterschieden werden angeborene und erworbene Koagulopathien.

Einteilung:
- Nach Ätiologie: **1.** angeboren (sog. Defektkoagulopathien): siehe Tab. 1 **2.** erworben: siehe Tab. 2; auch iatrogen (z. B. durch Antikoagulanzien) **3.** zusätzlich entsprechend Lokalisation der Ursache: hepatogen (komplexe Koagulopathie), kardiogen (siehe künstliche

Koagulopathien: Angeborene Koagulopathien.		Tab. 1
Bezeichnung	Ursache	
Afibrinogenämie	Faktor-I-Mangel	
Dysfibrinogenämie	funktionsgestörtes Fibrinogen	
Hypoprothrombinämie	Faktor-II-Mangel	
Dysprothrombinämie	funktionsgestörtes Prothrombin	
Hypoproakzelerinämie	Faktor-V-Mangel	
Hypoprokonvertinämie	Faktor-VII-Mangel	
Hämophilie A	Faktor-VIII-Mangel	
Hämophilie B	Faktor-IX-Mangel	
Stuart-Prower-Defekt	Faktor-X-Mangel	
PTA-Mangelsyndrom	Faktor-XI-Mangel	
Hageman-Faktor-Defizit	Faktor-XII-Mangel	
fibrinstabilisierender-Faktor-Mangel	Faktor-XIII-Mangel	

Koagulopathien: Erworbene Koagulopathien.		Tab. 2
Bezeichnung bzw. Symptom	Ursache	
Prothrombin-komplexmangel	Synthesehemmung der Faktoren II, VII, IX und X durch Mangel an bzw. Verwertungsstörung von Vitamin K, z. B. infolge Therapie mit Vitamin-K-Antagonisten, lang dauernder parenteraler Ernährung, Resorptionsstörung (Veränderung der Darmflora, Gallengangverschluss)	
Verbrauchs-koagulopathie	disseminierte intravasale Gerinnung (Abk. DIC für engl. disseminated intravascular coagulation) mit Umsatzsteigerung von Thrombozyten und plasmatischen Gerinnungsfaktoren, oft in Kombination mit Hyperfibrinolyse; z. B. bei HUS, Waterhouse-Friderichsen-Syndrom, Purpura fulminans, Schock	
Hyperfibrinolyse	Verminderung von Fibrinogen, Faktor II, V und VIII infolge exzessiver Plasminbildung, z. B. nach operativem Eingriff, vorzeitiger Plazentalösung, Fruchtwasserembolie bzw. im Gefolge einer Verbrauchskoagulopathie	
Immunkoagulopathie	durch neutralisierende oder interferierende Immunglobuline hervorgerufene Gerinnungsstörungen, v. a. bei Hämophilie A (seltener B) als Hemmkörperhämophilie, auch bei systemischem Lupus erythematodes, Allergie, Erkrankung des Monozyten-Makrophagen-Systems	
komplexe Koagulopathien	Kombination verschiedener Mangelzustände (z. B. Synthesestörung der Gerinnungsfaktoren, Thrombozytopenie) und anderer Störungen der Blutgerinnung (z. B. Verbrauchskoagulopathie, Hyperfibrinolyse), meist infolge akuter oder chronischer Leberparenchymschädigung, auch bei Niereninsuffizienz, nach Bluttransfusion, Infusion von Plasmaexpandern, Paraproteinämie	

Herzklappe*), immunologisch (siehe Immunkoagulopathie*)
– nach Symptomatik: **1.** Minuskoagulopathien: mit hämorrhagischer Diathese* infolge Hypokoagulabilität*; vgl. Morbus* haemorrhagicus neonatorum **2.** Pluskoagulopathien: mit Thrombophilie* infolge Hyperkoagulabilität*.

Koagulum → Blutgerinnsel
Koarktationssyndrom → Aortenbogensyndrom
Koarktationssyndrom → Coarctatio aortae
Kobalt [Labordiagnostik] *n*: engl. *cobalt*; syn. Cobalt (Abk. Co). Chemisches Element und essenzielles Spurenelement*. Kobalt kommt in nahezu allen Lebensmitteln vor, die empfohlene Zufuhr liegt bei 1–2 µg/d. Die Bestimmung von Kobalt spielt eine wichtige Rolle bei Verdacht auf Vergiftung oder Mangelerkrankung.
Hintergrund:
– **Vergiftungen** mit Kobalt treten bei chronischer oraler Aufnahme (z. B. bei Arbeitern in der Glas- oder Metallindustrie) ab ca. 25–30 mg/d auf und verursachen u. a. Bauchschmerzen und Übelkeit, Polyzythämie und Hypothyreose. Kobalt hat kanzerogene und kardiotoxische Wirkung.
– Ein **Mangel** an Kobalt bzw. Cobalamin oder eine gestörte/verminderte Aufnahme von Cobalamin hat einen Vitamin-B_{12}-Mangel zur Folge.
– Zusammen mit Nickel und Chrom zählt Kobalt zu den häufigsten **Kontaktallergenen.**

Indikationen:
– Verdacht auf Kobalt-Intoxikation z. B. bei Arbeitern in der Glas- und Metallindustrie
– Verdacht auf Kobalt-Mangel als Ursache einer Neuropathie oder makrozytären Anämie.
Toxikologie:
– Kobaltverbindungen führen zu Verätzungen des Magen-Darm-Trakts: 500 mg Co(II)-chlorid p. o. wirken toxisch (Erbrechen, Diarrhö, Hitzegefühl).
– Kobalt(II)-Verbindungen sind als kanzerogen eingestuft mit besonderer Gefährdung bei inhalativer Aufnahme von Aerosolen und Stäuben.
– Die **Therapie** einer akuten Intoxikation umfasst Magenspülung sowie Gabe von Carbo activatus und Chelatbildnern, bei chronischer Intoxikation wird symptomatisch behandelt.
Bestimmung: Erhöhte Werte im Blut: Kobaltintoxikation. **Erniedrigte Werte im Blut:** meist in Zusammenhang mit einem Vitamin-B_{12}-Mangel.
Koch-Bazillus → Mycobacterium tuberculosis
Kocher-Bogenschnitt *m*: engl. *Kocher's anterolateral incision*. Seitlicher Bogenschnitt zur Eröffnung des Kniegelenks*. Siehe Abb.
Kocher-Klemme *f*: engl. *Kocher forceps*. Scharfe gezahnte Klemme* zum Fassen von Gewebe. Siehe Abb.

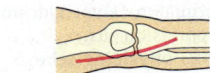

Kocher-Bogenschnitt

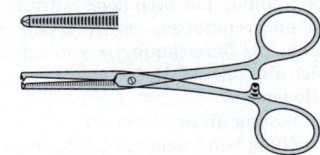

Kocher-Klemme

Kocher-Kragenschnitt *m*: engl. *Kocher's collar incision*. Hautschnitt mit querer, leicht bogenförmiger Schnittführung etwa fingerbreit über dem Jugulum zwischen den Mm. sternocleidomastoidei. Der Kocher-Kragenschnitt wird v. a. bei Schilddrüsenoperationen (z. B. Strumektomie) und kollarer Mediastinotomie* angewendet. Vgl. Schnittführung* (Abb. dort).
Kocher-Reposition *f*: engl. *Kocher's method*. Verfahren zur Reposition einer vorderen Schultergelenkluxation*.
Prinzip: Siehe Abb.

Kochleografie

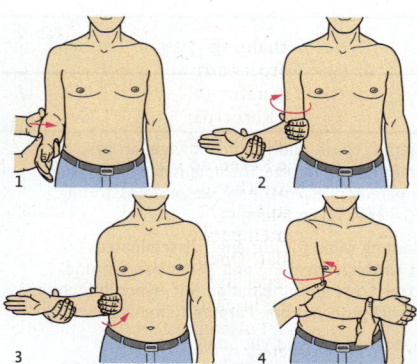

Kocher-Reposition: Geführte Bewegungen in 4 Phasen: 1: Adduktion; 2: Außenrotation; 3: Elevation vor die Brust; 4: Innenrotation.

Kochleografie → Elektrokochleografie
Kochsalz → Speisesalz
Kochsalz-Belastungstest *m*: syn. Kochsalz-Infusionstest. Infusionstest zur Diagnostik des primären Hyperaldosteronismus (Conn*-Syndrom). Durch Zufuhr von Natrium* wird über das Renin*-Angiotensin-Aldosteron-System physiologischerweise eine Suppression von Renin* und Aldosteron* ausgelöst. Bei Patienten mit einem primären Hyperaldosteronismus bleibt diese Suppression aus.
Kochsalzlösung, physiologische *f*: Mit dem Blutserum isotonische Kochsalzlösung mit einem Gehalt von 0,9 % Natriumchlorid* (je 154 mmol/l Na^+ und Cl^-). Physiologische Kochsalzlösung enthält verglichen mit Vollelektrolytlösung* unphysiologisch hohe Natrium- und Chloridkonzentrationen, ist demnach nicht isoionisch. Die Bezeichnung physiologisch bezieht sich also nur auf die Isotonie*.
Indikationen:
- Trägerlösung für Arzneimittel
- Herstellung von Injektions-, Infusions- oder Dialysat*-Lösung
- Hypochloridämie* und hypochlorämische Alkalose*
- hypotone Dehydratation
- kurzfristiger Einsatz im Rahmen von Elektrolyttherapie* und Volumenersatz* (Notfalltherapie).

Koch-Weeks-Bakterien → Haemophilus aegypticus
Kock-Pouch → Pouch
Kock-Reservoir *n*: syn. Reservoir nach Kock. Nur noch selten chirurgisch geschaffenes beutelförmiges Ersatzreservoir im Gastrointestinal- oder Harntrakt. Ziel ist das Erreichen einer kontinenten Ileostomie oder kontinenten Urostomie nach Kolektomie bzw. Zystektomie.

Kodein → Codein
kodominant: engl. *codominant*; syn. kombinant. Beschreibender Begriff für gleich starkes Einwirken beider Allele eines Gens im heterozygoten Zustand auf den Phänotyp, beispielsweise beim ABO*-Blutgruppensystem die Allele der Merkmale A und B.
Kodon → Codon
Köbner-Phänomen *n*: engl. *Köbner's phenomenon*. Entstehung neuer Dermatose*-Krankheitsherde an vorher gesunden Stellen nach mechanischer, chemischer, thermischer oder infektiöser Reizung. Das Köbner-Phänomen tritt besonders häufig auf bei Lichen ruber planus und Psoriasis*. Beispiele für Auslöser sind: Reibestellen durch Brillenbügel oder Strumpfbänder, Narben, Schnittwunden, Kratzeffekte und abgeheilte Abszesse. Siehe Abb.

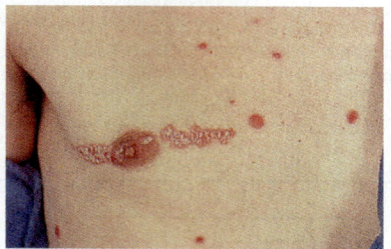

Köbner-Phänomen: Entwicklung typischer Effloreszenzen entlang einer Kratzspur bei Psoriasis. [3]

Köhler-I-Krankheit *f*: engl. *Köhler's disease*. V. a. bei Jungen zwischen 3. und 8. Lj. (in 30 % beidseitig) auftretende Form der aseptischen Knochennekrose* mit Befall des Os naviculare pedis. Dabei kommt es zu schmerzhafter Funktionsbehinderung des Mittelfußes und Schwellung über dem Os naviculare. Behandelt wird mit Schuheinlagen mit Supinationskeil.
Köhler-II-Krankheit *f*: engl. *Köhler's second disease*. V. a. bei Mädchen zwischen 12. und 18. Lj. auftretende Form der aseptischen Knochennekrose* mit Abflachung und Deformierung des Metatarsalköpfchens II (evtl. III und IV). Dabei kommt es zu Belastungsschmerz und Pes* transversus.
Therapie: Orthopädische Schuheinlagen mit Spreizfußpelotte. Ggf. erfolgt eine operative Arthroplastik* nach Weil.
Köhler-Mouchet-Krankheit → Preiser-Krankheit
Körnerkrankheit → Trachom
Körperachsen *f pl*: engl. *axes of the body*; syn. Achsen des Körpers. Gedachte Linien durch den Körper zur anatomischen Lage- und Richtungsbezeichnung. Unterschieden werden die kranio-kaudale Hauptachse (Longitudinal- oder Vertikalachse), die dorso-ventrale (Sagittalachse) und die quere Nebenachse (Transversal- oder Horizontalachse).
Körperantigen → O-Antigen
Körperbild *n*: engl. *body image*. In der psychiatrischen Diagnostik verwendetes Konzept für das durch Wahrnehmung des eigenen Körpers und der Grenze zwischen eigenem Körper und Umwelt entstehende Bild. Es umfasst teilweise auch die Einstellungen und Gefühle zum eigenen Körper. Die neuronale Repräsentation des Körperbilds wird auch als Körperschema* bezeichnet.
Klinische Bedeutung: Störungen des Körperbilds mit gleichzeitiger Störung des Körpererlebens werden als Körperschemastörung* bezeichnet. Sie sind typisch für Essstörungen wie Anorexia* nervosa. Im weiteren Sinn kann auch der Phantomschmerz* zu den Körperschemastörungen gerechnet werden.
Körperdosis *f*: engl. *body dose*. Bezeichnung für die über den gesamten Körper oder Teile gemittelte (evtl. gewichtete) Äquivalentdosis*. Die Grenzwerte für Ganz- und Teilkörperdosen sind gesetzlich festgelegt. Die gesetzlichen Dosisgrenzwerte für den Strahlenschutz beziehen sich auf die Körperdosis.
Körperebenen → Ebenen des Körpers
Körperfettbestimmung *f*: engl. *body fat determination*. Messung des Körper-Fettmasse-Anteils in Abgrenzung zum Nicht-Fettgewebe. Die Normwerte für den Körperfettanteil variieren je nach Alter und Geschlecht und sind beispielsweise auch in der Schwangerschaft erhöht. Der gemessene Körperfettanteil lässt keine Rückschlüsse über das medizinisch relevante Verhältnis zwischen Struktur-/Bauchfett und Depotfett zu. Siehe Tab.
Verfahren:
- bioelektrische Impedanzanalyse: in der Praxis am einfachsten und schnellsten einsetzbar
- DXA: genaueste Messung, allerdings teuer und mit einer geringen Strahlenbelastung verbunden
- Unterwasserwägung*: genaue Messung, allerdings sehr umständlich
- (selten) MRT und CT
- im weiteren Sinn (klinisch einfach durchführbar und mit Körperfett korrelierend):

Körperfettbestimmung: Normbereiche im Erwachsenenalter.		
Alter	Frau	Mann
20–39	21–33 %	8–20 %
40–59	23–34 %	11–22 %
60–79	24–36 %	13–25 %

1. Hautfaltendickemessung mit Caliper (Messschieber): Bestimmung der abgehobenen Hautfaltendicke an verschiedenen Körperstellen (z. B. über M. triceps brachii: < 7 mm bei geringem Körperfettgehalt, 7–13 mm bei der Norm entsprechendem Körperfettgehalt und > 13 mm bei erhöhtem Körperfettgehalt) **2.** Bestimmung des Taille*-Hüft-Quotienten **3.** Bestimmung des BMI.

Körpergewicht *n*: engl. *body weight*. Von Alter, Ernährung, endokrinen Faktoren und Bewegungsverhalten abhängiges Gewicht.

Körpergröße *f*: engl. *body length*; syn. Körperlänge. Größe bzw. Länge des gesamten Körpers, die am aufrecht stehenden Menschen von der Fußsohle bis zum Scheitel gemessen wird. Männer sind durchschnittlich 10–12 cm größer als Frauen. Im Alter von ca. 25 Jahren ist das Längenwachstum abgeschlossen.

Klinischer Hinweis: Abweichungen von der Norm: Kleinwuchs* oder Hochwuchs.

Körperhalluzination → Halluzination, zönästhetische

Körperhaltung [Krankenuntersuchung] *f*: engl. *posture*. Physiologische aufrechte Stellung des menschlichen Körpers in Abhängigkeit von der Schwerkraft mit normaler Wirbelsäulenkrümmung und der Fähigkeit zum Haltungswechsel bei freier Beweglichkeit aller Wirbelsäulensegmente.

Körperhöhlen *f pl*: Alle mit Mesothel* oder Epithel* ausgekleideten Hohlräume des Körpers, im engeren Sinn jedoch nur die 3 Höhlen des Rumpfes: die Brusthöhle (Cavitas thoracis), die darunterliegende Bauchhöhle (Cavitas* abdominis) und die Beckenhöhle (Cavitas* pelvis).

Anatomie: Körperhöhlen des Rumpfes: Die Brusthöhle (Cavitas thoracis) wird von der darunterliegenden Bauchhöhle (Cavitas* abdominis) durch das Zwerchfell* getrennt. Die Bauchhöhle geht über in die Beckenhöhle (Cavitas* pelvis), die am Beckenboden* endet. Alle 3 Körperhöhlen sind vom parietalen Blatt einer Serosa* ausgekleidet, deren viszerales Blatt die enthaltenen Organe bedeckt. Beide bilden gemeinsam das Gekröse*, welches die Leitungsbahnen* enthält und den Organen als Aufhängung dient.

Weitere Körperhöhlen:
– Schädelhöhle (Cavum cranii)
– Nasenhöhle* (Cavitas nasi)
– Gelenkhöhle (Cavitas articularis).

Körperkerntemperatur → Körpertemperatur
Körperkreislauf → Blutkreislauf

Körperoberfläche *f*: engl. *body surface area*; Abk. KOF. Die von der Haut bedeckte Oberfläche des gesamten Körpers. Sie ist die Bezugsgröße zur Errechnung des Kalorien- und Flüssigkeitsbedarfs, der korrekten Arzneimitteldosierung und Stoffwechselparameter sowie des Ausmaßes von Hautschädigungen. Die Körperoberfläche korreliert mit dem Grundumsatz. Ihr Durchschnittswert beträgt 1,73 m² für Erwachsene.

Körperplethysmografie → Ganzkörperplethysmografie

Körperschalentemperatur → Körpertemperatur

Körperschema *n*: engl. *body image*. Orientierung (Vorstellung) bezüglich des eigenen Körpers sowie Repräsentation des eigenen Körpers (Wahrnehmungsmuster), die im Rahmen der menschlichen Entwicklung (Ontogenese) durch kinästhetische (Kinästhesie*), taktile und optische Reize vermittelt ist.

Klinische Bedeutung: Körperschemastörung* (unrealistische Wahrnehmung des eigenen Körpers, der an bestimmten Stellen als vergrößert oder deformiert erlebt wird, Näheres siehe dort).

Körperschemastörung *f*: engl. *disturbance of body image*. Unrealistische Wahrnehmung des eigenen Körpers (Körperschema*), der an bestimmten Stellen als deformiert erlebt wird. Körperschemastörungen treten beispielsweise bei der Anorexia* nervosa auf, bei der sich Betroffene trotz ausgeprägter Kachexie* als zu dick wahrnehmen.

Vorkommen:
– v. a. bei Anorexia nervosa als überwertige Idee, selbst bei objektiv hochgradiger Kachexie
– auch bei Bulimia* nervosa, hypochondrischer Störung*, Psychose* oder Depersonalisation*, hirnlokalem Syndrom* mit Autopagnosie (Agnosie*) und Rechts*-Links-Störung
– beim Gebrauch psychotroper Substanzen* (z. B. bei LSD*-Konsum).

Hinweis: Auf der Symptomebene handelt es sich um eine körperdysmorphe Störung*, wenngleich deren diagnostische Kriterien die Anorexia nervosa (künstlich) ausschließen.

Körperspende *f*: engl. *body donation*. Spende des eigenen Leichnams für die medizinische Ausbildung von Studierenden oder zu Forschungszwecken an ein anatomisches Institut. Für die Erklärung der freiwilligen Körperspende gibt es an den anatomischen Instituten eine **Körperspendenverfügung**, die jederzeit frei widerrufen werden kann.

Körperstellreflex *m*: engl. *statotonic reflex*. Frühkindlicher Reflex: Einer langsamen Drehung des Kopfes folgt zunächst der Schultergürtel, dann das Becken.

Klinik: Frühkindliche Reflexe werden gleich nach der Geburt und im Rahmen der weiteren Vorsorgeuntersuchungen zur Beurteilung der kindlichen Entwicklung geprüft. Das Fehlen des Reflexes kann ein Hinweis auf eine neurologische Störung sein.

Körpertemperatur *f*: engl. *body temperature*. Zur Aufrechterhaltung aller Lebensvorgänge notwendige Körperwärme, im engeren Sinn Körperkerntemperatur (normal ca. 37 °C). Die Temperatur der Körperperipherie in Abhängigkeit von peripherem Widerstand* ist deutlich niedriger als die Körperkerntemperatur.

Bestimmung: Mit Thermometer: im Ohr (Oberflächentemperatur des Trommelfells, entsprechend der Kerntemperatur), oral (sublingual), rektal oder axillär (Oberflächentemperatur der Haut, in der Regel um 0,5–1 °C niedriger als Kerntemperatur), intensivmedizinisch auch invasiv, z. B. über Pulmonaliskatheter oder Blasenverweilkatheter.

– **Kerntemperatur:** weitgehend konstante Temperatur im Bereich der inneren Organe von Kopf, Brustkorb und Bauchhöhle (ca. 36,5–37 °C), kann aber abhängig von z. B. körperlicher Arbeit, Tageszeit (Minimum am frühen Morgen, steigt im Lauf des Tages) oder Menstruationszyklus (höher in der zweiten Hälfte des Menstruationszyklus; Basaltemperatur*) schwanken
– **Schalentemperatur:** Temperatur der Körperperipherie (Haut), die von Aktivität, Durchblutung und Außentemperatur abhängig ist; dient dem Temperaturausgleich.

Körpertemperaturmessung *f*: engl. *body temperature measurement*. Objektive Erfassung der Körpertemperatur* zum Ausschluss oder zur Feststellung von Fieber. Sie ist an verschiedenen Stellen des Körpers möglich und erfolgt mit Thermometer* oder Temperatursonde. Die Körperkerntemperatur entspricht am ehesten der rektal gemessenen Temperatur (Normalwerte 36,5–37,4 °C).

Vorgehen: Zum besseren Vergleich sollte die Temperatur immer an der gleichen Stelle und zur gleichen Zeit gemessen werden. Messorte:
– rektal (im Mastdarm)
– axillar (unter der Achsel)
– sublingual (unter der Zunge)
– vaginal (in der Scheide)
– inguinal (in der Leistenbeuge)
– tympanal (im Gehörgang, siehe Ohrthermometer*)
– auf der Haut mit aufgeklebter Temperatursonde oder Stirnthermometer*
– in der Intensivmedizin über zentrale Venenkatheter und in der Harnblase mittels Blasenkatheter mit Temperatursonde
– Sonderform: kontaktlose Messung der Körperoberfläche (meist bei Kontrollen größerer Menschenmengen).

Vor der Messung sollte der Patient ca. 30 min ruhen. Anstrengungen, Aufregungen, Kälte- oder Wärmeanwendungen sind zu meiden. Die Rektaltemperatur* liefert die höchsten gemes-

Körpertherapie

senen Werte, die Verfahren 2–7 liefern etwa 0,5 °C niedrigere Werte.

Dokumentation: Bei stationärer Pflege werden die Messergebnisse als Punkt mit blauem Stift in das Dokumentationssystem eingetragen, bei rektaler Messung wird der Punkt häufig eingekreist. Werte der gleichen Messmethode werden miteinander verbunden (Temperaturkurve, „Fieberkurve"). Abweichungen von der sonst üblichen Messmethode müssen gekennzeichnet werden.

Körpertherapie f: engl. *body therapy*. Sammelbezeichnung für verschiedene Behandlungsmethoden, die durch intensive Beschäftigung mit dem Körper (u. a. Wahrnehmung von Berührung, Bewegung, Körperhaltung, Atmung), auch in Verbindung mit meditativen Übungen, Selbstheilungstendenzen und Gesundungsprozesse des Körpers fördern.

Körperverletzung f: engl. *bodily injury*. Jeder, und damit auch jeder zu diagnostischen oder therapeutischen Zwecken erfolgende, unbefugte Eingriff in die körperliche Unversehrtheit eines lebenden Menschen, nach §§ 223 ff. Strafgesetzbuch (StGB) strafbar.

Einteilung:
- Körperverletzung nach § 223 StGB
- gefährliche Körperverletzung (z. B. durch Beibringung von Gift oder mit einer Waffe, einen Überfalls sowie eine das Leben gefährdende Behandlung), § 224 StGB
- schwere Körperverletzung (Verlust eines wichtigen Körperglieds, des Sehvermögens auf mindestens einem Auge, des Gehörs, des Sprechvermögens oder der Fortpflanzungsfähigkeit), § 226 StGB
- Körperverletzung mit Todesfolge, § 227 StGB
- fahrlässige Körperverletzung, § 229 StGB.

Pflege: In Pflegeheimen stellt z. B. das Verabreichen von in Getränke oder Nahrung ein- oder untergemischten Arzneimitteln ohne Wissen des Bewohners eine Körperverletzung gemäß § 223 StGB dar, auch wenn die Arzneimittelvergabe ärztlich angeordnet wurde. Pflegefehler, z. B. das Entstehen eines Dekubitus*, stellen eine Körperverletzung dar, wenn der Träger nicht beweisen kann, dass der Dekubitus trotz ausreichender Pflege nicht verhindert werden konnte. Ein Dauerkatheter, der einzig zur Erleichterung der Pflege gelegt wurde, kann ebenso eine Körperverletzung darstellen. Weigert sich ein Arzt, einem Patienten auf Wunsch ein Arzneimittel gegen Schmerzen zu verordnen, so kann der Tatbestand einer fahrlässigen Körperverletzung gemäß § 229 StGB durch Unterlassen (§ 13 StGB) erfüllt sein.

Körperwahrnehmung f: engl. *body awareness*. Bezeichnung für die Wahrnehmung, Verarbeitung und Repräsentation der Informationen über den eigenen Körper, über seine Stellung, Lage und Bewegung im Raum (Propriozeption*), die Spannungsverteilung in seiner Muskulatur sowie viszerale Reize (Viszerozeption) aus dem Körperinneren.

Funktion: Die Repräsentation von Körpersignalen trägt zum Aufbau des Körperbewusstseins bei, bei dem die einzelnen Körperzonen und -teile differenziert werden können. Die Körperzonen sind im somatosensorischen Kortex unterschiedlich repräsentiert (Homunkulus*), weshalb die Verarbeitung von Afferenzen und Efferenzen mit unterschiedlicher Geschwindigkeit und Intensität erfolgt. Körperteile mit einer hohen Dichte an sensorischen Rezeptoren (z. B. Fingerkuppen, Zunge) sind größer repräsentiert als solche mit einer geringeren Rezeptorendichte (z. B. Arme, Beine). Die **Rezeptorendichte** und -verteilung ist aber übungs- bzw. aktivitätsabhängig, wie u. a. Untersuchungen an Musikern belegen (neuronale Plastizität*). Läsionen im Bereich des primären somatosensorischen Kortex führen zu Störungen der sensorischen Diskriminationsfähigkeit und Einschränkungen der Kontrolle von Präzisionsbewegungen oder zu Ausfällen der eigenen Körperwahrnehmung, z. B. bei Neglect* oder Asomatognosie*.

Klinische Bedeutung: Störungen der Körperwahrnehmung spielen bei somatoformen Störungen* (z. B. körperdysmorphe Störung*) oder Essstörungen* eine besondere Rolle, bei denen die Betroffenen häufig eine verzerrte Wahrnehmung der eigenen Figur und des Körpergewichts haben (Körperschemastörung*). Bei psychotischen Zuständen können Derealisation* und körperbezogene Wahninhalte (z. B. Zönästhesie*, Somatoparaphrenie*) auftreten. Auch Amputationen von Körperteilen können zu Missempfindungen und gestörter Körperwahrnehmung führen.

Körperwasser n: engl. *total body water*. Gesamt-H_2O-Bestand des Körpers, beim Erwachsenen 45–70 % des Körpergewichts. Das Körperwasser nimmt mit zunehmendem Alter (Säugling 65–75 %, Greisin 46 %) und Fettgehalt ab. Bei Frauen (45–60 %) ist der Gesamt-H_2O-Bestand wegen des höheren Fettanteils niedriger (Männer 50–70 %).

Körperzellen → Zellen, somatische

Kofaktoren → Cofaktoren

Kofferdam m: engl. *cofferdam*. Über eine oder mehrere Zahnkronen gespannte gummielastische Folie (meist Latex), die den Zahn speicheldicht isoliert. Er wird z. B. bei Füllungstherapie* oder endodontischer Behandlung* zum Schutz vor Speichel angewendet.

Koglek-Formel → Schrittmachersyndrom

Kognition f: engl. *cognition*. Sammelbezeichnung für alle mit dem Erkennen zusammenhängenden Prozesse, z. B. Wahrnehmung, Gedächtnis*, Intelligenz*, Lernen*, Sprache. Im weiteren Sinn beschreibt Kognition alle Prozesse der Informationsverarbeitung einschließlich Emotion* und Motivation. Der Kognitionspsychologie folgend ist menschliches Verhalten maßgeblich von Kognition beeinflusst und keine direkte Reaktion auf Umweltreize.

Klinische Bedeutung: Es werden kognitive Strukturen angenommen (z. B. Langzeitgedächtnis, semantische Netzwerke, Schemata), auf deren Grundlage die kognitiven Prozesse ablaufen und die spezifischen kognitiven Produkte zustande kommen. Die formale klinische Klassifikation differenziert:
- kognitive Kompetenzen: relevante, förderliche bzw. funktionale Kognitionen vorhanden und produzierbar
- Kognitionsdefizite: hilfreiche Kognitionen nicht oder unzureichend vorhanden
- Kognitionshemmung: funktionale Kognitionen vorhanden, aber nicht angemessen eingesetzt, z. B. aus Angst
- dysfunktionale Kognition, z. B.: **1.** Gedächtnisstörung **2.** Denkstörung **3.** Unfähigkeit zur Abstraktion **4.** Rigidität (Festhalten an einer Überzeugung, z. B. bei Schizophrenie und Demenz).

Bei psychischen Störungen zielt die kognitive Therapie auf eine direkte Beeinflussung der dysfunktionalen Kognition hin.

Kognition, depressionstypische f: engl. *depressive cognition*. Form der dysfunktionalen Kognition mit gestörten Bewertungsprozessen im Rahmen depressiver Syndrome* mit z. B. depressionstypischer, resignativer Bewertung, deren emotionale Konsequenz in Gefühlen der Hoffnungslosigkeit und selbstabwertender Kognition bzw. negativer Bewertung der eigenen Person besteht.

Kognition, verzerrte f: engl. *cognitive bias*. Durch bestimmte Affekte* oder Motivationen hervorgerufener realitätsabweichender Wahrnehmungs- und Bewertungsprozess.

Beschreibung: Beispiele für eine Verzerrung der Kognition sind:
- die (den Selbstwert stärkende) Attribution* von Erfolg auf eigenes Handeln oder die eigene Person
- die Attribution von Misserfolg auf äußere Umstände und Zufall
- die Einschätzung einer Situation als durch eigenes Handeln stärker beeinflussbar als tatsächlich realistisch (Illusion der Kontrolle).

Vorkommen: typisch im Rahmen von affektiven Störungen* und Persönlichkeitsstörungen*.

kognitive Psychotherapie → Therapie, kognitive

kognitive Triade → Kognition, depressionstypische

kognitive Verzerrung → Kognition, verzerrte

Kohabitarche f: engl. *first intercourse*. Zeitpunkt des ersten Geschlechtsverkehrs, im engeren Sinne des ersten Koitus*.

Kohabitationsverletzung f: engl. *coital injuries*. Verletzung des weiblichen Genitales* bei einvernehmlichem oder nicht einvernehmlichem Koitus*. Prädisponierende mechanische oder hormonale Faktoren sind genitales Missverhältnis, Puerperium* und Postmenopause* mit Involutionserscheinungen. Die Ersttherapie erfolgt chirurgisch, ggf. unter Narkose*.

Kohärenz [Psychologie] f: engl. *coherence*. Übereinstimmung des eigenen Lebensgefühls mit der vorgefundenen Umwelt. Besagte Übereinstimmung kann sich auch auf den Einklang von Psyche und Körper beziehen.

Kohlendioxid n: engl. *carbon dioxide*; syn. Kohlenstoffdioxid. Chemische Verbindung aus Kohlenstoff und Sauerstoff*, die zu 0,04 % in der Luft enthalten ist. Es entsteht bei Verbrennungen kohlenstoffhaltiger Substanzen und im Organismus als Produkt der Zellatmung. Der CO_2-Partialdruck* im Blut beträgt durchschnittlich 40 mmHg, er steigt bei Hypoventilation*, CO_2-reicher Atemluft und Stoffwechselstörungen (Hyperkapnie*).

Physiologische Bedeutung:
- Endprodukt im Oxidationsstoffwechsel (Bildung durch Decarboxylierung)
- aktivierende Wirkung auf Atemzentrum
- Partialdruck im arteriellen Blut (pCO_2) 35–46 mmHg
- mit steigendem pCO_2 (Hyperkapnie*) toxische Wirkung (Kopfschmerzen, Ohrensausen, Blutdruckanstieg, Atemnot, Panikgefühl, Bewusstlosigkeit [pCO_2 > 60 mmHg Kohlendioxidnarkose] und ggf. Tod durch Erstickung)
- Beeinflussung des Blut-pH-Wertes durch CO_2-Konzentration des Blutes und damit indirekte Wirkung auf den Sauerstoffhaushalt. Dieser sogenannte Bikarbonatpuffer* stellt etwa 50 % der Gesamtpufferkapazität des Blutes dar.

Medizinische Anwendung:
- als Kohlensäureschnee zur Anästhesie (Vereisung) bei kleinen Operationen, Hauterkrankungen
- als Insufflationsgas (Kapnoperitoneum*) zur Laparoskopie*.

Klimatische Bedeutung: CO_2 absorbiert im infraroten Bereich des Spektrums, was für den Wärmehaushalt der Erdoberfläche bedeutsam ist. Sichtbare Sonnenstrahlen können von CO_2 ungehindert die Erdoberfläche erreichen, während die Wärmeabstrahlung des Bodens durch den CO_2-Gehalt der Atmosphäre behindert wird (Treibhauseffekt).

Kohlendioxid-Bindungskurve f: syn. CO2-Bindungskurve. Hyperbole Kurve, welche die CO_2-Konzentration im Blut in Abhängigkeit vom CO_2-Partialdruck* darstellt. Die Kohlendioxid-Bindungskurve zeigt anders als die Sauerstoffbindungskurve keine Sättigung, da die CO_2-Konzentration so lange gesteigert werden kann, wie Bikarbonat* (gebundene Form von CO_2) produziert wird.

Verschiebungen: Ändert sich der pH*-Wert des Blutes und/oder die Temperatur, kommt es zusätzlich zu einer Links- bzw. Rechtsverschiebung der Kurve und somit zur Zu- bzw. Abnahme der CO_2-Affinität.

- **Linksverschiebung:** Bei Zunahme des pH-Wertes und/oder Abnahme der Temperatur erhöht sich die Affinität zu CO_2 und mehr CO_2 kann gelöst bzw. in Bikarbonat gebunden und transportiert werden.
- **Rechtsverschiebung:** Bei Abnahme des pH-Wertes und/oder Zunahme der Temperatur erniedrigt sich die Affinität zu CO_2 und weniger CO_2 kann gelöst bzw. in Bikarbonat gebunden und transportiert werden.

Kohlendioxidintoxikation → Hyperkapnie
Kohlendioxidintoxikation → Kohlendioxid
Kohlendioxidkapazität f: engl. *carbon dioxide capacity*. CO_2-Transportfähigkeit von Blut, ausgedrückt als CO_2-Gehalt (physikalisch gelöstes und chemisch gebundenes CO_2) einer mit 40 mmHg (alveoläre CO_2-Spannung) äquilibrierten Probe. Der Referenzwert beträgt 480 ml CO_2/l Blut, davon sind 90 % als Bicarbonat und jeweils 5 % in Form von Carbamaten und physikalisch gelöst.

Kohlendioxidnarkose → Hyperkapnie
Kohlendioxidpartialdruck → CO_2-Partialdruck

Kohlendioxidtransport m: Physikalisch gelöst oder in gebundener Form ablaufende Beförderung von CO_2. Nach Diffusion* in die Erythrozyten* und anschließender Umwandlung durch die Carboanhydrase wird CO_2 in Form von Bikarbonat* gebunden. Zu geringen Teilen kann CO_2 auch an nicht protonierte Aminogruppen des Hämoglobins* binden (Carbaminobindung) und so transportiert werden.

Weitere Formen: Neben der Bindung an Hämoglobin kann CO_2 auch an Plasmaproteine* wie Albumin* binden, um transportiert zu werden.

Kohlendioxidvergiftung f: Intoxikation durch das Einatmen von Kohlendioxid in großen Mengen (8–10 Vol.-% CO_2). Eine Gefährdung besteht z. B. in Bergwerken. Bei schweren Vergiftungen kommt es zu Bewusstlosigkeit, Atemstillstand und Todesfällen. Behandelt wird mit Frischluftzufuhr und Sauerstoffgabe.

Kohlenhydrate n pl: engl. *carbohydrates*; syn. Saccharide; Abk. KH. Umfangreiche Klasse von Naturstoffen, die strukturchemisch zu den Polyhydroxycarbonylverbindungen (Monooxopolyhydroxyverbindungen) und deren Derivaten gehören (allgemeine Formel $C_n(H_2O)_n$). Kohlenhydrate setzen sich aus gleichen oder gleichartigen Molekülen zusammen und umfassen die verschiedenen Zucker-, Stärke- und Zellulosearten.

Vorkommen: Kohlenhydrate sind in jeder pflanzlichen oder tierischen Zelle enthalten und stellen mengenmäßig den größten Anteil der auf der Erde vorkommenden organischen Verbindungen dar. Sie bilden zusammen mit Fetten* und Proteinen* die organischen Nährstoffe für Mensch und Tier. Ausgangssubstanz für fast alle Kohlenhydrate ist Glukose*. Als Produkte des Primärstoffwechsels unterliegen Kohlenhydrate einem ständigen Auf-, Um- und Abbau (Kohlenhydratstoffwechsel*).

Einteilung:
- nach Polymerisationsgrad in Monosaccharide*, Disaccharide*, Oligosaccharide* und Polysaccharide*
- nach Reduktionsvermögen in reduzierende und nicht reduzierende KH
- (physiologisch) in verdauliche und unverdauliche KH, z. B. Ballaststoffe*.

Funktionen:
- Grundnahrungsstoffe, die im pflanzlichen Organismus als Stärke und Inulin, im tierischen als Glykogen gespeichert werden
- Gerüstsubstanz bei Pflanzen (z. B. Zellulose) und Tieren (z. B. Chitin) sowie in der extrazellulären Matrix (Glykosaminoglykane)
- Bestandteil der Glykoproteine (Eiweiße) und Glykolipide
- Energieträger
- Grundsubstanzen für die Synthese wichtiger Biomoleküle, z. B. DNA*, RNA*.

Biosynthese:
- Bei Pflanzen erolgt eine De-novo-Synthese durch Fotosynthese.
- Bei Menschen und Tieren wird Glukose durch Glukoneogenese* gebildet. Diese dient der Aufrechterhaltung eines konstanten Blutzuckerspiegels bei Hunger, kohlenhydratarmer Ernährung und starkem Laktatanfall während körperlicher Anstrengung.

Abbau: Der Abbau von Kohlenhydraten zum Zwecke der Energiegewinnung kann aerob (Citratzyklus*) oder anaerob (Glykolyse*) verlaufen. Im Falle einer Überversorgung an Kohlenhydraten kommt es zur Umwandlung dieser in Glykogen und Depotfett.

Kohlenhydrateinheit f: engl. *carbohydrates unit*; Abk. KE. Maßeinheit zur Ermittlung des Gehalts verfügbarer Kohlenhydrate der Nahrung (ohne Berücksichtigung von Ballaststoffen) zur Ermittlung des Insulinbedarfs bei der Therapie von Diabetes* mellitus (1 KE = 10 g Kohlenhydrate). Die Kohlenhydrateinheit wird

Kohlenhydratmalabsorption

zunehmend anstelle der Broteinheit* (1 BE = 12 g Kohlehydrate) verwendet.

Kohlenhydratmalabsorption f: engl. *carbohydrate malabsorption*. Angeborene oder erworbene Störung bei Abbau und/oder Resorption von Kohlenhydraten mit dem Leitsymptom Diarrhö*. Die Beschwerden treten je nach Ursache durch den Verzehr von Haushaltszucker, Obst oder Milchprodukten auf. Nach typischer Anamnese erfolgt die Diagnosesicherung durch den H2-Atemtest. Therapiert wird anhand Eliminationsdiät oder Enzymsubstitution.

Einteilung: Primäre Form:
- Monosaccharidmalabsorption: **1.** Glukose/Galaktose: selektiver, angeborener, autosomal-rezessiv erblicher Mangel des intestinalen Transporters für Glukose und Galaktose (GLUT-2) **2.** Fruktose-Malabsorption: Defizienz des Transportproteins GLUT-5
- Disaccharidmalabsorption: **1.** Laktose*: autosomal-rezessiv erblicher Mangel von Laktase, siehe Laktoseintoleranz* **2.** Saccharose*: infolge autosomal-rezessiv erblicher fehlender oder nichtfunktioneller Isoenzyme Typ 3, 4 und 5 der Saccharase-Isomaltase auf dem Genlocus 3q25–q26, siehe Saccharase-Isomaltase-Mangel **3.** Trehalose (Disaccharid in Pilzen und Algen): sehr selten bei erblichem Trehalasemangel auf dem Genlocus 11q23.

Sekundäre, erworbene Form: z. B.:
- bei Zöliakie*
- nach Operation
- nach zytostatischer Therapie.

Klinik: Typische Symptome einer Kohlenhydratmalabsorption sind:
- osmotische Diarrhö
- Meteorismus
- evtl. Gedeihstörung bei Säuglingen.

Diagnostik:
- Anamnese
- H2-Atemtest
- Enzymaktivitätsbestimmung in einer endoskopisch gewonnenen Gewebeprobe der Schleimhaut.

Therapie:
- Eliminationsdiät, d. h. Karenz des unverträglichen Kohlenhydrats
- ggf. orale Enzymsubstitution (Laktase) bei Laktoseintoleranz*
- ggf. zusätzlich Glukosegabe bei Fruktosemalabsorption (was die Aufnahme der Fruktose erleichtert).

Kohlenhydratstoffwechsel m: engl. *carbohydrate metabolism*. Gesamtheit der biochemischen Abläufe des katabolen und anabolen Stoffwechsels von Kohlenhydraten*. Der Kohlenhydratstoffwechsel wird v. a. durch die Hormone Insulin*, Glukagon* und Adrenalin* reguliert. Störungen im Kohlenhydratstoffwechsel gehören zu den Ursachen vieler Erkrankungen, z. B. Kohlenhydratmalabsorption*, Diabetes* mellitus, Hypoglykämie, Galaktosämie*, Fruktoseintoleranz*, Mannosidose, Fukosidose, Sialidose, Glykogenosen.

Intrazellulärer Stoffwechsel: Die Aufnahme der Monosaccharide, v. a. Glukose, in die Zellen am Zielorgan erfolgt durch erleichterte Diffusion* über Glukosetransporter*. Intrazellulär wird Glukose durch Phosphorylierung zu Glukose*-6-phosphat aktiviert. Glukose-6-phosphat ist das zentrale Intermediat im gesamten Kohlenhydratstoffwechsel. Je nach Stoffwechsellage und Funktion des jeweiligen Gewebes erfolgt im Kohlenhydratstoffwechsel:
- Glykolyse* und vollständiger Glukose-Abbau über Citratzyklus und Atmungskette oder Gärung*
- Pentosephosphatweg*
- Glykogenese* und Glykogenolyse*
- Umbau in andere Zucker
- Gluconeogenese aus Aminosäuren und Fetten.

Kohlenhydratverdauung f: Enzymatische Spaltung von Kohlenhydraten* (Stärke*, Glykogen*) in die Monosaccharide* Glukose*, Fruktose* und Galaktose und deren Aufnahme über die Dünndarmschleimhaut ins Blut.

Ablauf: Die Kohlenhydratverdauung beginnt im Mund durch die im Speichel* enthaltene alpha*-Amylase und wird durch die Pankreasamylase im Duodenum* fortgesetzt. Die weitere hydrolytische Spaltung der Oligosaccharide* erfolgt an der Bürstensaummembran des Dünndarms durch membrangebundene Enzyme* (Laktase, Maltase, Saccharase-Isomaltase) zu den Monosacchariden Glukose, Fruktose und Galaktose. Es folgt die Resorption in die Mukosazellen des Darms über apikale Transportproteine vor allem durch sekundär aktive Na$^+$-Cotransporter (intestinaler Transport*) und Abgabe über basolaterale GLUT-2-Transporter in den Blutkreislauf.

Klinische Bedeutung: Ein Laktasemangel ruft eine Milchunverträglichkeit (Laktoseintoleranz*) hervor.

Kohlenmonoxid n: engl. *carbon monoxide*; syn. CO. Sehr giftiges Gas, das mit extrem hoher Affinität an Hämoglobin bindet und dadurch die Sauerstoffversorgung der Gewebe erheblich beeinträchtigen kann. Behandelt wird vor allem mit Sauerstoff-Beatmung.

Kohlenmonoxidintoxikation f: engl. *carbon monoxide poisoning*. Nach Inhalation von Kohlenmonoxid* (CO) erfolgende Sauerstoffverarmung des Organismus durch Bildung von Carboxyhämoglobin (CO-Hb). Betroffene zeigen vor allem neurologische und kardiovaskuläre Beschwerden. Behandelt wird mit hochdosierter Sauerstoffgabe. **Pathophysiologie:** Hypoxämie infolge deutlich höherer Affinität von Kohlenmonoxid zu Hämoglobin als Sauerstoff (vgl. Kohlenmonoxid*) sowie Linksverschiebung der Sauerstoff*-Dissoziationskurve. **Pathologie:**
- bei akuter Kohlenmonoxidintoxikation bilaterale Pallidumnekrosen bereits nach 2 Tagen
- bei chronischem Verlauf umschriebene Entmarkungen (sog. Grinker-Myelinopathie).

Klinik: Cave: pulsoxymetrisch falsch-hohe Sauerstoffsättigung* (bei Messung mit konventionellem Pulsoxymeter) durch Carboxyhämoglobin (daher arterielle BGA erforderlich), Umgebungsanamnese meist zielführend
- primär neurologische und kardiovaskuläre Symptomatik (siehe Tab.)
- Vergiftungsgrad abhängig von Sauerstoffbedarf, Hämoglobin*-Konzentration, CO-Konzentration und CO-Einwirkungszeit
- CO-Hb-Anteil im Blut > 65 % letal.

Diagnostik:
- anamnestisch und klinisch
- im EKG ST-Senkung und T-Abflachung als Hypoxämiezeichen
- labordiagnostisch spektroskopischer oder gasanalytischer Nachweis von CO-Hb
- kirsch- bis scharlachrotes Blut.

Therapie: Rettung und hochdosierte Sauerstoffgabe unter Sicherung und Stabilisierung der Vitalfunktionen und Intensivüberwachung.

Kohlensäuredruck → CO_2-Partialdruck

Kohlenstaublunge → Anthrakose

Kohlenstoff m: engl. *carbon*. Chemisches Element aus der Kohlenstoffgruppe*. Es ist reaktionsträge, bildet den Grundbaustein aller organischen Verbindungen und der belebten Materie und weist eine große Vielfalt an Verbindungen auf. In der Natur kommt es in Reinform als Graphit oder Diamant vor.

Kohlenmonoxidintoxikation: Symptome entsprechen der CO-Konzentration der Atemluft.

CO-Konzentration (%) in Atemluft	Symptome
0,003	MAK-Wert: keine Gesundheitsgefährdung zu erwarten
0,01	nach mehreren Stunden leichte Kopfschmerzen
0,05	nach mehreren Stunden heftige Kopfschmerzen, Schwindel, Ohnmachtsneigung
0,1–0,2	Tod nach 30 Minuten
0,3–0,5	in wenigen Minuten Tod durch Atemlähmung und Herzversagen

Kohlenstoff-14 *m*: engl. *carbon 14*; syn. ^{14}C. Natürliches radioaktives Isotop des Kohlenstoffs (6 Protonen, 8 Neutronen, Betastrahler). Es kommt als $^{14}CO_2$ in Luft oder als $H^{14}CO_3^-$ in Wasser vor. Die physikalische Halbwertzeit beträgt 5 730 Jahre, die biologische Halbwertzeit bezogen auf Knochen 40 und auf den ganzen Körper durchschnittlich 10 Tage.
Anwendung: Die Bestimmung der Menge an ^{14}C ist Grundlage der wichtigsten Methode zur Altersbestimmung in kohlenstoffhaltigen (insbesondere fossilen organischen) Substanzen (Radiokarbonmethode), da in einer abgeschlossenen Probe der ^{14}C-Gehalt mit der Halbwertzeit von ^{14}C abklingt. Da in Kernreaktoren und durch nukleare Explosionen ^{14}C zusätzlich erzeugt wird, ist diese Form der Altersbestimmung zu Datierungen in der Neuzeit gestört.

Kohlenstoff-13-Atemtest *m*: engl. *carbon-13 breath test*; syn. ^{13}C-Atemtest. Test mit ^{13}C-markierten Substanzen, z. B. zur Diagnose einer Infektion des Magens mit Helicobacter* pylori, zur Überprüfung der Leberfunktion oder zur Messung der Magenentleerungszeit. Dabei wird nach Gabe einer je nach Fragestellung passenden ^{13}C-angereicherten Substanz der ^{13}C-Gehalt in der Ausatemluft gemessen und Rückschlüsse gezogen.

Kohlenstoffatom, asymmetrisches *n*: engl. *asymmetric carbon atom*. Mit 4 verschiedenen Liganden* besetztes Kohlenstoffatom, das die Symmetrie des ganzen Moleküls beeinflusst. Für die 4 Liganden gibt es 2 verschiedene Anordnungsmöglichkeiten, die sich wie Bild und Spiegelbild verhalten und nicht deckungsgleich sind. Diese Spiegelbildisomere werden als Enantiomere* bezeichnet.

Kohlenstoffgruppe *f*: engl. *tetrels*; syn. Tetrele. Gruppenbezeichnung für die Elemente der IV. Hauptgruppe des Periodensystems der Elemente Kohlenstoff*, Silicium, Germanium, Zinn*, Blei und Flerovium.

Kohlenwasserstoffe *m pl*: engl. *hydrocarbons*. Bezeichnung für Verbindungen von Kohlenstoff mit Wasserstoff. Die Kohlenwasserstoffe bilden die Grundlage der organischen Chemie. Man unterscheidet gesättigte (Alkane) und ungesättigte (Alkene* und Alkine) oder offenkettige und cyclische Kohlenwasserstoffe.

Kohlenwasserstoffe, polyzyklische aromatische *m pl*: engl. *polycyclic aromatic hydrocarbons (Abk. PAH)*; Abk. PAK. Bezeichnung für eine Gruppe organischer Substanzen mit kondensierten aromatischen Ringen. Einige polyzyklische aromatische Kohlenwasserstoffe sind starke Kanzerogene. Sie entstehen durch unvollständige Verbrennung und sind beispielsweise in Ruß, Dieselabgasen, Zigarettenrauch, Räucher- und Grillwaren zu finden.

Kohlrausch-Falte *f*: engl. *Kohlrausch's fold*; syn. Plica transversa recti media. Mittlere und prominenteste der 3 halbmondförmigen Querfalten im Rektum* (Plicae* transversae recti). Die Kohlrausch-Falte befindet sich rechts dorsal ca. 6,5 cm oberhalb des Anus und ragt etwa 6–7 cm in das Darmlumen. Auf Höhe dieser Falte endet der Peritonealüberzug des proximalen Rektums*.

Kohlrausch-Knick *m*: engl. *Kohlrausch's break*. Bei der Dunkeladaptation* nach 7–8 min auftretender Knick der Adaptationskurve. Er zeigt nach der Duplizitätstheorie* des Sehens den Übergang vom maximal adaptierten Zapfen- zum Stäbchensehen an.

Kohortenstudie *f*: engl. *cohort study*; syn. Longitudinalstudie. Beobachtungsstudie, bei der eine Kohorte rekrutiert und über einen definierten Zeitraum (meist über Jahre) beobachtet wird, in der Regel bis ein bestimmtes Ereignis eintritt (z. B. Krankheit, Inanspruchnahme von Gesundheitsleistungen, Tod). Daten werden mindestens zu 2 Zeitpunkten erhoben (Längsschnittstudie*).
Beispiel: Vergleich des Risikos von Diabetikern gegenüber anderen Bevölkerungsgruppen, ein Ulcus* cruris zu entwickeln.

Koilonychie *f*: engl. *koilonychia*; syn. Löffelnägel. Muldenförmige Eindellung der Nagelplatte, meist in Verbindung mit erhöhter Brüchigkeit. Eine Koilonychie kann angeboren oder erworben sein, z. B. durch chronischen Eisenmangel* oder Vitaminmangel*. Die Therapie besteht in der Behandlung der Grunderkrankung, dem Einfetten der Nägel und Fingerbädern mit Olivenöl.

Koinfektionen *f pl*: Infektion* mit verschiedenen Erregern, zeitgleich (Doppelinfektion) oder nacheinander (Primär- und Zweitinfektion) erworben. Die Verlaufsformen der Infektionskrankheiten beeinflussen sich gegenseitig.

Koitus *m*: engl. *coitus*; syn. Beischlaf. Im engeren, traditionellen Sinn heterosexueller Geschlechtsverkehr* mit Einführen des Penis in die Vagina. Durch zunehmende gesellschaftliche Akzeptanz wird zum Geschlechtsverkehr auch der Geschlechtsakt zwischen Homosexuellen gezählt sowie alle weiteren Formen penetrierender Sexualkontakte* wie beispielsweise Anal- und Oralverkehr.

Koitusschmerzen → Dyspareunie

Kokain *n*: Stimulierendes und euphorisierendes Hauptalkaloid der Cocablätter, das als Arzneimittel* und Rauschdroge genutzt wird. Kokain ist ein psychotropes Stimulans mit raschem Wirkungseintritt. Es wird aufgrund des hohen Abhängigkeitspotenzials (Kokainabhängigkeit) nur noch äußerlich als vasokonstriktorisches Lokalanästhetikum im Kopfbereich (Auge) eingesetzt. Die Anwendung unterliegt dem Betäubungsmittelgesetz*.

Kokain-Intoxikation *f*: engl. *Cocaine Intoxication*; syn. Vergiftung durch Kokain. Vergiftung mit Kokain* (Cocain), das wegen seiner Wirkung auf das ZNS in großem Umfang als Rauschgift verwendet wird. Kokain unterliegt dem Betäubungsmittelgesetz (Anlage III). Geringe Dosen (bis 50 mg p. o.) wirken leistungssteigernd, hohe Dosen können zum Tod durch Atemlähmung führen.

Kokanzerogene *n pl*: engl. *co-carcinogens*. Substanzen und Faktoren, die selbst nicht mutagen oder kanzerogen* sind, aber die Proliferation von Tumorzellen* fördern. Hierbei greifen sie in zelluläre Signalwege ein und beeinflussen die Genexpression*, Proliferation und Apoptose*.

Kokardenerythem → Erythema exsudativum multiforme

Kokarden-Phänomen *n*: syn. Kokarden. Klassisches Zeichen einer akuten Appendizitis* im Ultraschall. Hierbei sieht man im Querschnitt eine aus konzentrischen Kreisen aufgebaute, nicht komprimierbare Zielscheibenstruktur. Der Gesamtdurchmesser beträgt mehr als 6 mm mit einer um mehr als 2 mm verdickten echoarmen Wand, die insbesondere bei Nekrosen aufgehoben ist.

Kokardenzellen → Targetzellen [Immunologie]

Kokarzinogene → Kokanzerogene

Kokzidien *f pl*: engl. *Coccidia*. Taxonomische Ordnung der Sporozoa (Protozoen*) mit meist pathogenen Arten wie Toxoplasma gondii, Isospora belli, verschiedene Sarcocystis-, Babesia-, Eimeria-, Cryptosporidium- und Plasmodium-Spezies.

Kokzidioidomykose *f*: engl. *coccidioidomycosis*; syn. Coccidioides-Mykose. Durch Coccidioides-Arten hervorgerufene Pilzinfektion, die v. a. in Trockengebieten Amerikas endemisch ist. Durch Einatmen von Arthrosporen kommt es bei ca. 40 % der Patienten primär zur Infektion der oberen Atemwege (60 % klinisch inapparent). Diagnostiziert wird u. a. mittels mikroskopischem Erregernachweis sowie Antikörpernachweis, therapiert mit Antimykotika.

Kokzygealteratom → Steißteratom

Kokzygodynie *f*: engl. *coccygodynia*. Umschriebener, zum Teil ausstrahlender Schmerz und Druckempfindlichkeit im Bereich von Steißbein und evtl. Rektum*, meist durch chronische Mikrotraumen (z. B. aufgrund zu langen Sitzens; sog. television bottom) oder direktes Stauchungstrauma, seltener nach chirurgischem Eingriff, Entbindung oder im Rahmen einer Neuralgie*. Frauen sind häufiger betroffen.

Kolbenfinger → Trommelschlägelfinger

Kolchizin → Colchicin

Kolektomie *f*: engl. *colectomy*. Entfernung des gesamten Dickdarmes. Im Fachjargon unter-

Kolik

scheidet man jedoch die „subtotale Kolektomie" von der totalen, die das Rektum mit einschließt und exakter als Proktokolektomie* bezeichnet wird. Die Rekonstruktion der Darmpassage erfolgt in der Regel durch eine Ileorekto- bzw. Ileo-Anostomie, meist mit ilealem Pouch.

Indikation: Die Kolektomie ist indiziert bei synchronen multiplen Karzinomen, bei der Colitis* ulcerosa oder der familiären adenomatösen Polyposis (FAP).

Kolik *f*: engl. *colic*; syn. Colica. Krampfartige Leibschmerzen durch spastische Kontraktionen der glatten* Muskulatur abdominaler Hohlorgane, Auftreten als Nierenkolik*, Gallenkolik*, Magen- oder Darmkolik. Koliken treten häufig mit vegetativen Begleitsymptomatik wie Übelkeit* und Erbrechen* auf. Bei akutem Auftreten sind behandlungsbedürftige Ursachen des akuten Abdomens auszuschließen.

Begriffsklärung: Bei den „Dreimonatskoliken" im Säuglingsalter handelt es sich nicht um Koliken im oben definierten Sinne, nach heutigem Wissensstand sogar in aller Regel nicht einmal um Verdauungsstörungen. Näheres siehe dort.

Klinik:
- wiederkehrende, an- und abschwellende krampfartige Schmerzen
- begleitend Schweißausbruch (selten Kollaps), Brechreiz, Übelkeit und Erbrechen.

Therapie:
- rascher Ausschluss anderer, sofort behandlungsbedürftiger, Ursachen der Beschwerden
- Gabe von Spasmolytika* (z. B. Butylscopolamin).

Kolitis *f*: engl. *colitis*. Entzündung der Dickdarmschleimhaut, die häufig als Enterokolitis* auftritt. Meist kommt es zu schleimiger Diarrhö* und Tenesmen*.

Kolitis, Antibiotika-assoziierte *f*: engl. *antibiotic-associated colitis*; syn. Clostridium-difficile-assoziierte Diarrhö; Abk. AAC. Dickdarmentzündung in Folge starker, antibiotikabedingter Schädigung der Darmflora (häufigste nosokomiale Infektion). Durch die Mikrobiomstörung kann sich das anaerobe und toxinbildende Bakterium Clostridium difficile vermehren. Es kommt zu Diarrhöen (selten blutig), Fieber und Ausbildung endoskopisch sichtbarer Pseudomembranen. Strenge Hygiene und Kontaktisolierung hemmen die Weiterverbreitung.

Epidemiologie:
- im Krankenhaus oder in Pflegeeinrichtungen erworbene Infektion (Nosokomialinfektion*).

Risikofaktoren:
- langer Krankenhausaufenthalt
- höheres Lebensalter und Komorbiditäten
- Antibiotikaeinnahme in vergangenen 1–2 Monaten
- Einnahme von Protonenpumpenhemmern.

Pathogenese: Auslöser der Erkrankung ist die Störung der mikrobiellen Darmflora durch Antibiotikagabe, v. a. durch Penicilline, Cephalosporine, Chinolone und Makrolide. Nach fäkaloraler Aufnahme von Clostridium-difficile-Sporen aus der Umgebung können sich diese dann im Dickdarm vermehren und Toxine (Toxin A und B) bilden, durch die es zu profusen wässrigen, selten blutigen Diarrhöen kommt. Die typischen gelblichen plaqueartigen Pseudomembranen entstehen durch die Bindung der Clostridien an die Darmwand.

Klinik:
- wässrige, meist nicht blutige, übelriechende Diarrhö
- Abdominalschmerzen, Tenesmen
- selten Übelkeit oder Erbrechen
- bei schwerer Verlaufsform Fieber bis hin zu Sepsis.

Therapie:
- Therapiebeginn bereits bei Verdacht (Klinik, Verlauf, Vorliegen von Risikofaktoren)
- Absetzen des bisherigen (auslösenden) Antibiotikums
- Metronidazol*: oral oder i. v. für 10–14 Tage
- Vancomycin* bei Rezidiv nach Metronidazol oder fehlendem Ansprechen bzw. bei schwerer Verlaufsform auch primär, wirkt nur oral (4 x 250 mg für 10 Tage)
- bei Rezidiv nach einmaliger Vancomycingabe entweder erneut Vancomycin 4 x 250 mg über 10 Tage und dann langsam ausschleichen oder als Alternative Fidaxomicin
- cave: Risiko der Selektion Vancomycin-resistenter Enterokokken*
- ggf. zusätzlich Saccharomyces boulardii p. o.
- bei häufigen Rezidiven neue Therapieoptionen wie beispielsweise monoklonale Antikörper gegen Toxin A und B oder fäkale Fremdstuhlübertragung in Erwägung ziehen.

Prävention:
- Kontaktisolierung: 1. Isolierzimmer 2. Handschuhe vor Eintritt in das Zimmer 3. Kittel bei engem Patientenkontakt 4. Stethoskop, Thermometer, Blutdruckmanschette im Zimmer 5. Abschlussdesinfektion des Zimmers 6. Entisolierung: geformte Stühle > 48 h
- Händehygiene
- rationaler Antibiotikaeinsatz.

Kolitis, ischämische *f*: engl. *ischemic colitis*; syn. Colitis ischaemica. Dickdarmentzündung auf dem Boden einer Durchblutungsstörung der Darmwand. Ursache ist meist eine generalisierte Arteriosklerose, seltener eine Thrombose* oder Embolie* darmversorgender Blutgefäße. Blutstuhl*, Abdominalschmerzen und Entzündungszeichen wie Fieber und Leukozytose sind führende Symptome. Die ischämische Kolitis

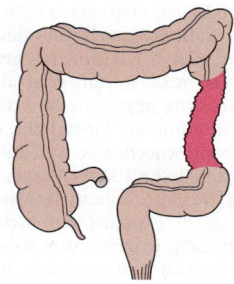

Kolitis, ischämische: Kaliberreduktion des mittleren Drittels des Colon descendens, spikuläre Veränderungen (Ulzerationen).

betrifft vor allem Menschen > 70 Jahre. Siehe Abb.

Pathogenese: Minderversorgung der Darmwand durch Arteriosklerose der A. mesenterica superior bzw. inferior oder der Aa. Iliacae internae. Dem Vollbild einer ischämischen Kolitis gehen häufig Bauchschmerzen nach dem Essen (postprandiale Abdominalschmerzen, auch Angina* abdominalis genannt) voran. Spät kommt es durch eine segmentale fibrinöse bzw. nekrotisierende Kolitis zu hellem Blut auf dem Stuhl (Hämatochezie) und dem endoskopisch typischen Bild einer segmentalen ischämischen Kolitis mit der Gefahr einer Gangränbildung am Kolon. Das Rektum* ist dabei häufig ausgespart. Neben der Arteriosklerose können selten eine Thrombose, eine Embolie sowie vasokonstriktorische Medikamente, Schock oder eine intensivmedizinische Langzeittherapie zu einer ischämischen Kolitis führen.

Klinik:
- Abdominalschmerz
- blutig-schleimige Stühle
- Abwehrspannung bei Durchwanderungsperitonitis
- Fieber
- Kreislaufinsuffizienz
- Übelkeit, Erbrechen – Verdacht auf paralytischen Ileus!

Komplikationen:
- Mesenterialinfarkt mit der Gefahr der Nekrose der betroffenen Darmabschnitts
- toxisches Megakolon*
- paralytischer Ileus.

Therapie: Die Therapie reicht bei leichten Formen von einer symptomatischen Behandlung bis hin zu ausgedehnten chirurgischen Eingriffen bei Gangrän. Wichtigstes Ziel ist die Sicherstellung der Darmdurchblutung durch Kreislaufunterstützung und ggf. angiografische Intervention (z. B. PTA). Konservative Therapie:
- Nahrungskarenz
- Flüssigkeits- und Elektrolytsubstitution

- Kreislaufstabilisierung, ggf. mit Katecholaminen
- ggf. Heparin
- ggf. Antibiotika.

Operative Therapie:
- Ballondilatation oder perkutane transluminale Angioplastie (PTA)
- evtl. Resektion nekrotischer Darmabschnitte.

Kolitis, nsar-induzierte *f*: Durch nichtsteroidale Antirheumatika (NSAR) wie z. B. Acetylsalicylsäure* oder Diclofenac* hervorgerufene Veränderungen der Dickdarmschleimhaut. Leitsymptome sind wässrige Diarrhöen, kolorektale Blutungen und Anämie. Therapie ist neben symptomatischer Behandlung vor allem das Absetzen des ursächlichen Medikaments. Die NSAR-induzierte Kolitis ist eine wichtige Differenzialdiagnose zu Morbus* Crohn.

Kolitis, pseudomembranöse *f*: engl. *pseudomembranous colitis*. Schwerste Form der Antibiotika-assoziierten Kolitis* mit weißlich-gelben Plaques, die als Pseudomembranen bezeichnet werden. Siehe Abb. 1 und Abb. 2

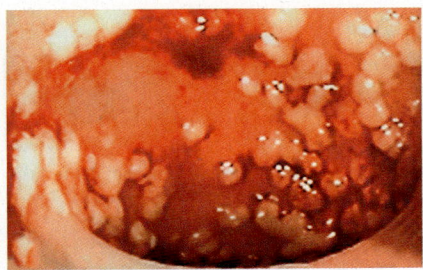

Kolitis, pseudomembranöse Abb. 1 [32]

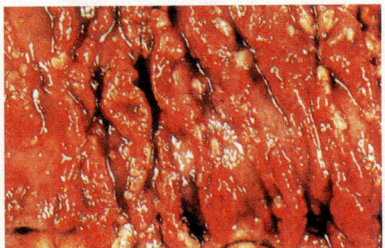

Kolitis, pseudomembranöse Abb. 2 [66]

Koliurie *f*: engl. *coliuria*. Selten verwendete Bezeichnung für eine Ausscheidung von Kolibakterien (Escherichia* coli) im Urin. Der Erreger wird nachgewiesen durch Bakterienkulturen* und Bakteriendifferenzierung. Bei wiederholter Harnwegsinfektion* ist eine Abklärung der Ursachen erforderlich.

Kollagen *n*: engl. *collagen*. Strukturprotein der extrazellulären Matrix*, das unter physiologischen Bedingungen unlöslich ist und aus welchem durch Kochen und/oder Zusatz der Säure* Glutin entsteht. Kollagene werden in die Typen I–XXVIII eingeteilt.

Aufbau: Kollagenfibrillen bestehen aus Tropokollagenmolekülen, in denen 3 Peptidketten schraubenförmig zu einer Tripelhelix verdrillt und kovalent miteinander verbunden sind (siehe Abb.). Wasserstoffbrückenbindungen zwischen den Ketten ergeben eine stabile Struktur. Nach der Anheftung von Kohlenhydrat (Kohlenhydratgehalt des Kollagens: 1–2 %), insbesondere an 5-Hydroxylysin, werden die Tropokollagenmoleküle in den Extrazellularraum sezerniert, wo sie sich zu den unlöslichen Kollagenfibrillen formieren. Die Tropokollagenmoleküle sind dann Kopf-an-Schwanz zu parallelen Bündeln angeordnet. Das führt zu einem für Kollagene charakteristischem Muster aus Querstreifen in Intervallen von ca. 64 nm.

Vorkommen: Häufigstes tierisches Protein (ca. 25–30 %), das Hauptbestandteil des Bindegewebes (Sehnen, Faszien, Bänder, Knorpel, Knochen, Zahnbein) ist.

Klinische Bedeutung:
- Störungen der Kollagen-Biosynthese:
  1. erblich: Ehlers*-Danlos-Syndrom, Marfan*-Syndrom, Osteogenesis* imperfecta
  2. erworben: z. B. Mangel an Vitamin C (Skorbut*)
- erhöhte Bildung und in Relation dazu zu geringer Abbau von Kollagen durch Antikörperbildung und Entzündungsreaktionen bei rheumatoider Arthritis, Sklerodermie und Alkaptonurie; die überzähligen Fasern im Bindegewebe von Haut und inneren Organen lagern sich ab und verhärten dadurch die betroffenen Strukturen
- Verwendung von aus devitalisiertem Bindegewebe gewonnenem Kollagen als Rohstoff für chirurgisches Nahtmaterial*, Hämostatika und Hautersatz*.

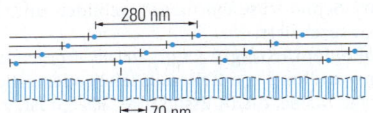

1 Kollagenfibrille (Quartärstruktur)

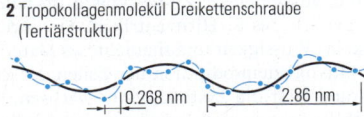

2 Tropokollagenmolekül Dreikettenschraube (Tertiärstruktur)

3 Peptidschraube (Sekundärstruktur)

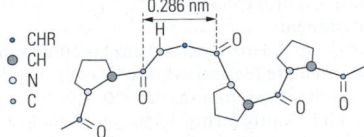

4 Peptidspirale, Aminosäuresequenz (Primärstruktur)

Kollagen: Feinstruktur und chemischer Aufbau.

Kollagenasen *f pl*: Metalloproteinasen, die Kollagen* zu niedermolekularen Peptiden* abbauen. Aus Clostridium histolyticum gewonnene Kollagenase wird äußerlich zur enzymatischen Reinigung von Ulzera und Nekrosen* der Haut eingesetzt. In der Schweiz ist ein Kollagenase-Präparat erhältlich zur Injektionsbehandlung der Dupuytren*-Krankheit.

Kollagenosen *f pl*: engl. *connective tissue diseases*; syn. Kollagenopathie. Gruppe systemischer entzündlicher Autoimmunkrankheiten* des Bindegewebes. Häufig werden Autoantikörper* nachgewiesen, zu 99 % antinukleäre Antikörper*. Im engeren Sinn zählen zu den Kollagenosen: systemischer und chronischer diskoider Lupus* erythematodes, Sjögren*-Syndrom, progressive systemische Sklerodermie*, Dermatomyositis, Polymyositis*, Überlappungssyndrome wie z. B. die Mischkollagenose*.

Kollaps [Kreislauf] *m*: engl. *collapse*. Plötzlich auftretende (passagere) Kreislaufinsuffizienz mit Pulsus* filiformis und kurzzeitiger Bewusstseinseintrübung oder Bewusstlosigkeit (Synkope*). Ursache ist eine akute Verminderung des venösen Blutrückstroms zum Herzen bei funktioneller Kreislaufstörung* oder Vena*-cava-inferior-Syndrom.

Kollaps [Lunge] *m*: Teilweises oder vollständiges Zusammenfallen der Lunge, z. B. bei Pneumothorax*. Der Gasaustausch ist nicht mehr oder nur noch rudimentär gewährleistet. Eine Notfalltherapie besteht beispielsweise in der Sauerstoffgabe, dem Verschluss der Brustkorbwunde, durch den Luft in den Pleuraspalt gelangt, sowie in der Druckentlastung durch eine Thoraxdrainage.

Kollapssyndrom, tracheobronchiales *n*: engl. *tracheobronchial collapse syndrome*. Exspiratorischer (Husten-)Kollaps der Trachea* und der großen Bronchien durch extreme Vorwölbung der Pars membranacea trachealis bis in die Hauptbronchien. Eine funktionelle Bronchoskopie* mit Hustenmanöver des Patienten führt zur Diagnose. Behandelt wird mittels Inhalation (antiinflammatorisch und/oder salinisch), Antitussiva, Glukokortikoiden sowie Atemtherapie.

Pathologie: Erweichung und Dehnung der Trachea unbekannter Ätiologie.

Klinik:
- evtl. exspiratorischer Stridor, Dyspnoe, Sekretretention, unstillbare Hustenanfälle (akustisch der Pertussis ähnlich)
- unter Umständen Hustensynkopen
- später chronisch-obstruktive Ventilationsstörung mit erhöhtem exspiratorischem Strömungswiderstand.

Kollare Anastomose *f*: Anlage einer Anastomose im Halsbereich. Meist handelt es sich um Rekonstruktionsverfahren nach Ösophagusresektion.

kollateral: engl. *collateral*. Seitlich, benachbart, auf derselben Seite des Körpers befindlich (syn. ipsilateral). Der gegensätzliche Begriff zu kollateral lautet kontralateral.

Kollateralbandruptur → Kniegelenkbandruptur

Kollateralbandruptur → Skidaumen

Kollateralkreislauf *m*: engl. *collateral circulation*. Umgehungskreislauf zu einem durch arterielle Verschlusskrankheit* oder chronisch-venöse Insuffizienz* minderdurchbluteten Körpergewebe. Auch bei portaler Hypertension* kann es zur Ausbildung von Kollateralkreisläufen mit typischen Komplikationen kommen (z. B. gastroösophageal mit Bildung von Ösophagusvarizen*; Näheres siehe portokavale Anastomosen).

Formen:
- primärer Kollateralkreislauf: Anpassung bereits vorhandener Anastomosen* oder Kollateralgefäße durch Dilatation
- sekundärer Kollateralkreislauf: z. B. ischämieinduzierte Gefäßneubildung.

Kollektivdosis *f*: engl. *collective dose*. Messgröße für Gesamt-Strahlenexposition* von Bevölkerungsgruppen. Wird als Summe der Individualdosen (meist effektive Dosen) von Gruppen (z. B. der Beschäftigten in kerntechnischen Anlagen) oder der Gesamtbevölkerung eines Gebietes berechnet, Einheit: Personen-Sievert (engl. man-Sv). Sie dient als Vergleichsmaß, z. B. für Vergleiche der Wirksamkeit von Strahlenschutzmaßnahmen.

Koller-Pouch *m*: Bezeichnung für den Raum zwischen Milz* und linker Niere* (Recessus splenorenale oder Recessus splenicus), in dem sich bei einer Milzverletzung frühzeitig intraabdominelles Blut bzw. Flüssigkeit nachweisen lässt. Im Rahmen der Sonografie bei einem Trauma (FAST) wird u. a. hier zunächst nach freier Flüssigkeit gesucht.

Kollimator *m*: engl. *collimator*. Vorrichtung aus stark absorbierendem Material (z. B. Blei) zur Ausblendung oder Fokussierung von Strahlung und Abschirmung von Streustrahlung*. Der Kollimator wird z. B. bei Szintigrafie* oder CT angewendet.

Technik: Ein Kollimator verfügt über Öffnungen oder Bohrungen. Nur die senkrecht zur Bildebene (parallel zur Kollimatoröffnung) einfallenden Strahlen können auf den Detektor gelangen, die übrigen werden absorbiert. Die durchkommende Strahlung kann mithilfe von Strahlungsdetektoren registriert werden. **Spezialform Pinhole-Kollimator:** Dieser Kollimator besitzt eine einzelne trichterförmige Bohrung, die einen Vergrößerungseffekt in der Abbildungsebene ermöglicht.

Kolliquation *f*: engl. *colliquation*. Verflüssigung und enzymatische Auflösung von Gewebe*, insbesondere im Rahmen einer Kolliquationsnekrose.

Kolliquationsnekrose → Nekrose

Kollodiaphysenwinkel → CCD-Winkel

Kollodium → Collodium

Kolloid [Chemie] *n*: Bezeichnung für dispersoide Stoffe, die bei der Osmose* nicht oder nur schwer durch eine semipermeable Membran diffundieren und die keine echten, sondern kolloidale Lösungen (Sole oder Dispersionen) bilden können.

Hintergrund: Sie befinden sich in der Flüssigkeit, dem Dispersionsmittel, in äußerst feiner, kolloiddisperser oder kolloidaler Verteilung, wobei die verteilten Moleküle oder Aggregate (10^3 bis 10^9 Atome pro Teilchen) einen Durchmesser von ca. 10^{-4} bis 10^{-7} cm (1 μm–1 nm) haben.

Kolloid [Schilddrüse] *n*: engl. *colloid*. Trübe, gallertige Masse im Lumen der Schilddrüsenfollikel, die von Schilddrüsenepithelzellen gebildet wird. Das Kolloid besteht aus inaktiviertem, an Protein gebundenem Thyroxin, dem Thyreoglobulin*. Aus dieser Vorstufe werden bei Bedarf Schilddrüsenhormone* gebildet und ins Blut sezerniert.

Kolloidentartung *f*: engl. *colloid degeneration*. Umwandlung von Zellen in leim- oder gallertartige Masse, die in Essigsäure* löslich ist, z. B. Kolloidentartung der Schilddrüse* oder der Hypophyse*.

Kolloidkarzinom → Gallertkarzinom

Kolloidzyste *f*: engl. *colloid cyst*. Gutartige, von Epithel ausgekleidete Zyste, typisch im vorderen Bereich des 3. Hirnventrikels. Sie enthält mukoide Flüssigkeit und filamentöses Material. Die Flüssigkeitsproduktion der Zellen der Zystenwand lässt die Zyste langsam wachsen, dadurch kommt es zum Verschluss des Foramen Monroi und zur Entwicklung eines (Verschluss-)Hydrozephalus.

Vorkommen:
- meist im 3. Hirnventrikel am Foramen interventriculare Monroi (Monro*-Zyste)
- typisches Erkrankungsalter 20.–30. Lj.

Therapie: Neurochirurgische, heute meist endoskopische Entfernung.

Prognose: Die operative Entfernung wirkt kurativ, birgt aber das Risiko v. a. einer Fornixschädigung. Dadurch kommt es z. B. zu Gedächtnisstörungen.

Kollumkarzinom → Zervixkarzinom

Kolobom *n*: engl. *coloboma*. Angeborene oder erworbene Spaltbildung am Auge. In der Folge sind Doppelbilder möglich, große Kolobome beeinträchtigen Netzhaut, Aderhaut und Sehnerv mit ausgeprägten Sehstörungen. Eine kausale Therapie existiert nicht. Sehstörungen werden mit Sehhilfen wie Brille oder speziellen Kontaktlinsen behandelt.

Formen:
- angeborene (z. T. hereditäre) Spaltbildung durch unvollständigen Verschluss der embryonalen Augenbecherspalte (siehe Abb. 1): **1.** betrifft Lid (Lidkolobom, Vorkommen z. B. bei Goldenhar*-Symptomenkomplex), Ziliarkörper, Zonulafasern, Iris, Linse, Aderhaut und Discus nervi optici **2.** kann vollständig ausgebildet sein oder als partielles Kolobom nur einige Abschnitte betreffen
- erworbener Gewebedefekt der Iris infolge Trauma, Katarakt- oder Glaukomoperation (siehe Abb. 2).

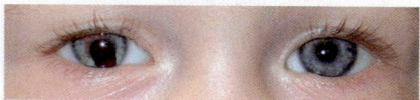

Kolobom Abb. 1: Angeborenes Kolobom der rechten Iris infolge unvollständigen Verschlusses der embryonalen Augenbecherspalte. [162]

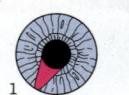 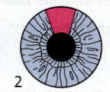 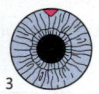

Kolobom Abb. 2: 1: angeborenes totales Kolobom; 2: operatives Kolobom (Sektoriridektomie); 3: operatives basales Kolobom.

Kolokolostomie *f*: engl. *colocolostomy*. Oberbegriff für Anastomosen zwischen 2 Kolonenden nach Kolonresektion*, z. B. als Transverso-Rektostomie nach Hemikolektomie links oder als Descendo-Rektostomie nach Sigmaresektion.

Kolombowurzel *f*: engl. *calumba root*; syn. Colombo radix. Nebenwurzeln von Jateorhiza palmata, die Alkaloide vom Berberityp und Bitterstoffe enthalten. Die Kolombowurzel wird bei Verdauungsstörungen mit Diarrhö und dyspeptischen Beschwerden angewandt.

Kolon *n*: engl. *colon*. Etwa 130 cm langer, weitlumiger, zentraler Dickdarmabschnitt von der Einmündung des Ileums* am Zäkum* bis zum Rektum*. Das Kolon unterteilt sich in Colon ascendens, Colon transversum, Colon descen-

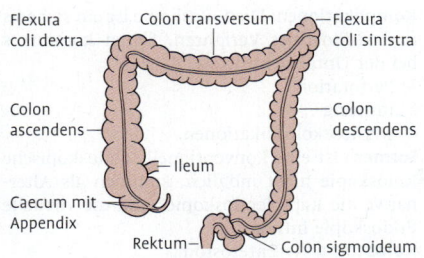

Kolon: Abschnitte des Dickdarms, Flexurae coli und benachbarte Darmabschnitte (Ileum, Caecum, Rektum).

dens und Colon sigmoideum. Während der **Kolonpassage** wird der Darminhalt endverdaut, eingedickt und gespeichert.

Anatomie: Abschnitte (siehe Abb.):

– Colon ascendens: **1.** liegt sekundär retroperitoneal **2.** Länge ca. 25 cm **3.** endet an Flexura coli dextra
– Colon transversum: **1.** liegt mit Mesocolon transversum intraperitoneal **2.** Länge ca. 50 cm **3.** endet an Flexura coli sinistra
– Colon descendens: **1.** liegt sekundär retroperitoneal **2.** Länge ca. 25 cm **3.** Übergang in Höhe des linken Dammbeinkamms in Colon sigmoideum
– Colon sigmoideum: **1.** liegt mit Mesosigmoideum intraperitoneal **2.** Länge ca. 45 cm.

Funktionen:

– Eindickung und Speicherung des Darminhaltes
– Resorption kurzkettiger Fettsäuren
– Fermentation unverdaulicher Nahrungsbestandteile wie Zellulose* und Bildung von kurzkettigen Fettsäuren, Vitamin* K und Biotin durch die Dickdarmflora*.

Kolon-Conduit *n:* engl. *colon conduit.* Methode der künstlichen Harnableitung* über ein ausgeschaltetes Dickdarmsegment zur Haut* nach Zystektomie*. Bei der operativen Anlage werden beide Harnleiter in das Kolonsegment implantiert und das aborale* Ende des Kolon-Conduits durch die Bauchwand* nach außen geleitet (vgl. Ileum*-Conduit).

Kolondivertikulitis → Divertikulitis

Kolonie *f:* engl. *colony.* Durch Vermehrung aus einem Einzelkeim entstehende, makroskopisch sichtbare Anhäufung von Bakterien, die sich entwickelt nach Aufbringung einer verdünnten Bakteriensuspension auf einen Nährboden. Die Koloniebildung ist eine Voraussetzung für diagnostische Verfahren in der Bakteriologie.

Koloniestimulierende Faktoren *m pl:* engl. *colony stimulating factor;* Abk. CSF. Bezeichnung für verschiedene, v. a. von Makrophagen, T-Lymphozyten, Fibroblasten u. a. Zellen gebildete Wachstumsfaktoren. CSF sind lösliche oder zellmembranständige Glykoproteine, die synergistisch Wachstum, Überleben und Reifung von hämatopoetischen Zellen steuern.

Formen:

– Stammzellen: Stammzellfaktor* und FL (Abk. für FLT3-Ligand; FLT3: Abk. für engl. FMS-related Tyrosine Kinase 3; Tyrosinkinase*-Rezeptor, wobei FMS dem CSF-1-Rezeptor entspricht)
– frühe Vorläuferzellen: Thrombopoetin* (Abk. TPO), IL-3 (Multi-CSF), GM-CSF (Abk. für engl. Granulocyte-macrophage Colony Stimulating factor), G-CSF (Abk. für engl. Granulocyte Colony Stimulating Factor)
– Monozyten-Makrophagen-System: M-CSF (Abk. für engl. Megakaryocytic Stimulating Factor)
– Granulo- und Monozyten: GM-CSF, einer der Migrationsinhibitionsfaktoren*
– Granulozyten: G-CSF
– Erythrozyten: Erythropoetin*
– Megakaryozyten: TPO und IL-11.

Indikation: Rekombinante humane CSF (Pegfilgrastim, Filgrastim, Lenograstim) v. a. in der Onkologie, z. B. bei verminderter Leukozytenzahl unter Zytostatikatherapie sowie zur Mobilisierung von Stammzellen zur autogenen oder allogenen Stammzelltransplantation*.

Koloninterposition *f:* engl. *colon interposition.* Operatives Verfahren zur Wiederherstellung der ösophagogastralen Passage nach Entfernung der Speiseröhre bei Ösophaguskarzinom*. Hierbei wird transhiatal-mediastinal, retrosternal oder prästernal-subkutan ein Teil des Kolons mit dem verbliebenen proximalen Ösophagusrest anastomosiert.

Technik:

– Präparation und transhiatal-mediastinale (beste Ergebnisse beim Schluckakt), retrosternale oder prästernal-subkutane Verlagerung eines Kolonanteils (z. B. Colon transversum mit linker Flexur oder proximaler Anteil des Colon descendens)
– anschließend Anastomosierung mit dem verbliebenen proximalen Ösophagusrest in Thorax oder Hals.

Kolonkarzinom → Karzinom, kolorektales

Kolonlavage → Darmreinigung

Kolonmanometrie *f:* Druckaufzeichnung im Kolon zur Abklärung schwerer Obstipation. Dazu wird eine Sonde endoskopisch in das Kolon eingeführt und mittels Druckaufnehmer die Kontraktionen und der Tonus nach einer Testmahlzeit erfasst. Die Kolonmanometrie wird nur sehr selten eingesetzt, z. B. vor einer wegen Obstipation geplanten Kolektomie.

Kolonmassage *f:* engl. *colon massage.* Spezialmassage, bei der 5 definierte Punkte des Dickdarms beim Zäkum beginnend atemsynchron mit im Uhrzeigersinn vibrierender Tast- und Druckbehandlung in Richtung der Darmperistaltik massiert werden.

Anwendung: U. a. als Serienbehandlung zur Regulation der Peristaltik bei Reizdarmsyndrom*.

Kolonoskopie → Koloskopie

Kolonpolyp → Polyp, kolorektaler

Kolonresektion *f:* engl. *colon resection.* Operative Entfernung eines Dickdarmanteils. Im weiteren Sinne wird auch die Rektumresektion als Kolonresektion bezeichnet.

Formen: In Abhängigkeit von der Lokalisation, der Ausdehnung und der Dignität* des pathologischen Befunds sowie des Resektionsausmaßes unterscheidet man folgende Formen:

– **Segmentresektion: 1.** Entfernung eines kleineren Kolonabschnitts **2.** u. a. bei benignen, endoskopisch nicht zu entfernenden Tumoren, lokalen Entzündungen und umschriebenen Traumata
– **Zäkumresektion: 1.** Entfernung nur des Zökalpols unterhalb der Bauhinschen-Klappe **2.** bei Übergreifen u. a. einer Appendizitis* auf den Zökalpol
– **Ileozökalresektion: 1.** Entfernung des terminalen Ileums und des Zökums mit Absetzung oberhalb der Bauhinschen Klappe **2.** notwendig vorwiegend bei schweren, auf das Zökum übergreifenden Entzündungen, in der Regel ausgehend von einer Appendizitis* oder einer Ileitis terminalis Crohn **3.** Wiederherstellung der intestinalen Kontinuität durch Ileo-Ascendostomie
– **Hemikolektomie rechts: 1.** Resektion des Darms vom terminalen Ileum bis einschließlich der rechten Kolnflexur und anschließende Ileotransversostomie* **2.** indiziert als Standardverfahren bei Karzinomen des Zäkums und des Colon ascendens
– **Hemikolektomie links: 1.** Resektion der linken Kolonflexur, des Colon descendens und Colon sigmoideum mit anschließender Transversorektostomie **2.** indiziert als Standardverfahren beim Karzinom und der Divertikulitis des linksseitigen Hemikolons (Colon descendens und Sigma)
– **erweiterte Hemikolektomie rechts oder links: 1.** onkologischer Radikaleingriff bei Karzinomen der rechten oder linken Kolonflexur oder des Colon transversum **2.** Entfernung des gesamten Colon transversum entfernt **3.** anschließende Rekonstruktion der Darmpassage, z. B. durch Ileodescendo- oder Ileosigmoideostomie
– **Transversumresektion: 1.** Resektion des Colon transversum **2.** selten ausgeführt, da bei Tumorleiden ein radikaler Eingriff unter onkologischen Gesichtspunkten nicht möglich und anschließende Transverso-Trans-

Kolonspasmus

versostomie mit hoher postoperativer Komplikationsrate behaftet **3.** deshalb häufiger erweiterte Hemikolektomie rechts
- **Sigmaresektion: 1.** Entfernung des Colon sigmoideum mit anschließender Deszendorektostomie **2.** indiziert bei Sigmadivertikulitis als tubuläre, darmnahe Resektion des Sigmas oder bei Sigmakarzinomen des unteren Sigmas unter Mitnahme des oberen Rektums und mit partieller Mesorektumresektion (PME).

Kolonspasmus → Kolik
Kolonspasmus → Reizdarmsyndrom
Kolontransit *m*: engl. *large bowel transit*. Passage des Nahrungsbreis durch den gesamten Dickdarm mit einer Dauer von < 60 Stunden. Ein abnorm langer Kolontransit ist mit chronischer Obstipation* und dem Auftreten kolorektaler Karzinome* assoziiert. Die Kolontransitzeit kann mit dem Hinton-Test gemessen werden.

Kolontransitzeit *f*: syn. Kolonpassagezeit; Abk. KTZ. Zeit, die der Darminhalt zur Passage des Kolons* benötigt. Bei normaler Nahrungszusammensetzung beträgt sie ein bis drei Tage. Zur Bestimmung der Kolontransitzeit dient der Hinton-Test.

Hinton-Test: Radiologisches Verfahren, für das über mehrere Tage Gelatinetabletten mit radioaktiven Markern geschluckt werden. Während sich die Marker mit dem Chymus* im Darm vorwärtsbewegen, werden Röntgenbilder angefertigt, um die Darmtätigkeit einschätzen zu können.

Kolontransitzeitmessung *f*: engl. *measurement of large bowel transit time*; syn. Hilton-Test. Röntgenologisches Testverfahren (Hinton-Test) zur Bestimmung der Dauer der Passage des Nahrungsbreis durch das Kolon. Der Hinton-Test dient der Diagnose einer chronischen Obstipation*.

Durchführung:
- Über insgesamt 6 Tage werden täglich 20 röntgendichte Marker in einer Kapsel verabreicht; am 7. Tag erfolgt eine Röntgenaufnahme des Bauchraumes.
- Zur Auswertung wird der Bauchraum in 3 Bereiche eingeteilt: rechtes Hemikolon, linkes Hemikolon und Rektosigmoid.
- Berechnung der Kolontransitzeit: Die Transitzeit in Stunden entspricht der Markeranzahl im Dickdarm × 1,2; die Transitzeit vom Mund bis zum Dickdarm wird gegenüber der Verweildauer im Dickdarm vernachlässigt.
- Beurteilung: **1.** > 20 % verbliebene Marker → pathologisch, Hypomotilität **2.** Verteilung v. a. im Rektosigmoid: anorektale Obstruktion.

Kolopexie *f*: engl. *colopexy*. Fixierung eines abnorm beweglichen Dickdarms an der lateralen Bauchwand bzw. am Retroperitoneum des Beckens.

Koloproktektomie → Proktokolektomie
Koloptose *f*: engl. *coloptosis*. Absenkung des Dickdarms (Kolon*) in der Bauchhöhle, meist verursacht durch Erschlaffung der Haltebänder. Die Koloptose kann isoliert auftreten oder im Rahmen einer Enteroptose.

Kolorit *n*: engl. *complexion*. Bezeichnung für Hautpigmentierung bzw. Hautfarbe.

Koloskopie *f*: engl. *coloscopy*; syn. Kolonoskopie. Endoskopische Untersuchung des Kolons zu diagnostischen, therapeutischen und präventiven Zwecken (Darmkrebsvorsorge). Mit Hilfe eines flexiblen Video-Koloskops wird das Darmlumen über einen Monitor betrachtet. Zudem lassen sich bei der Koloskopie Blutungen stillen, Biopsien entnehmen oder Polypen abtragen (endoskopische Polypektomie*). Komplikationen sind Perforation und Blutungen.

Indikationen: Diagnose, Verlaufsbeurteilung und/oder Therapie bei
- Kolonpolyp oder kolorektalem Karzinom*
- Polyposis* intestinalis
- Divertikulose*
- chronisch-entzündlichen Darmerkrankungen*
- unklaren Blutungen
- unklarer Diarrhö.

Durchführung:
- Vorbereitung des Patienten: **1.** 3 Tage vor der Untersuchung keine körnerhaltige Nahrung **2.** am Tag vor der Untersuchung ein leichtes Frühstück, ab dann nur noch Flüssigkeiten **3.** Darmreinigung mit unterschiedlichen Abführmitteln, z. B. mit Polyethylenglykol-Elektrolytlösung
- Gabe eines Sedativums (Benzodiazepin, z. B. Midazolam* plus Morphinderivat) oder Kurznarkose, z. B. mit Propofol* unter kardiopulmonalem Monitoring
- Einschieben des flexiblen Koloskops über den Enddarm bis zur Bauhinschen Klappe
- Insufflation von Luft zur Entfaltung der Darmschleimhaut
- diagnostische Beurteilung des gesamten Darmabschnitts unter Rückzug des Koloskops, je nach Indikation auch: **1.** therapeutische Maßnahmen wie z. B. endoskopische Hämostase*, endoskopische Polypektomie*, Ballondilatation* von Stenosen, Mukosaresektion (EMR) **2.** diagnostische Maßnahmen wie z. B. Entnahme von Biopsien mithilfe einer über das Koloskop eingeführten Zange
- nach Beendigung der Untersuchung je nach Sedierung oder Kurznarkose Verbleib des Patienten unter ärztlicher Aufsicht für 1–2 Stunden.

Komplikationen: Die Koloskopie ist ein sicheres und risikoarmes Verfahren. Selten kommt es bei der Untersuchung zu
- Perforation
- Blutung
- Narkosekomplikationen.

Formen: Ist eine konventionelle endoskopische Koloskopie nicht möglich, kommen als Alternative die Kapselendoskopie* und die virtuelle Endoskopie infrage.

Kolostoma → Enterostoma
Kolostomie *f*: engl. *colostomy*. Operative Anlage eines künstlichen Darmausgangs (Enterostoma*) im Bereich des Dickdarms zum Ableiten des Darminhalts nach außen.

Kolostrum *n*: engl. *colostrum*; syn. Kolostralmilch. In den ersten 2–3 Tagen nach der Geburt produzierte Vormilch. Kolostrum ist eher klar, leicht gelblich gefärbt und hat einen höheren Proteingehalt als Muttermilch* sowie mit Fett beladene Leukozyten (sog. Kolostrum- oder Donné-Körperchen).

Zusammensetzung: Siehe Tab.

Kolostrum:	
Durchschnittliche Zusammensetzung und Nährwert (pro 100 ml).	
Nährwert	281 kJ (67 kcal)
Proteine	2,3 g (1,5–9,0)
Casein	1,0 g
Laktalbumin	0,8 g
Laktoglobulin	0,5 g
Fette	3,0 g
Kohlenhydrate	4,0 g
Asche (Salze)	0,3 g
Vitamin A	ca. 0,16 g
Ascorbinsäure	ca. 0,007 g

Kolpaporrhexis uteri → Uterusruptur
Kolpektomie *f*: engl. *colpectomy*. Operative (Teil-)Entfernung der Scheidenwand. Je nach Resektionsausmaß kommt es unter Umständen zum Verlust der Kohabitationsfähigkeit. Die Scheide kann operativ ersetzt werden durch eine künstliche Scheide (Kolpopoese*).

Indikationen: U. a.
- Vaginalkarzinom*
- Resektion von Scheidenhaut nach vaginaler OP eines Descensus* uteri et vaginae
- erweiterte Hysterektomie (sog. Scheidenmanschette)
- Frau-zu-Mann-Geschlechtsangleichung (in Kombination mit vaginaler Hysterektomie und bilateraler Adnexektomie).

Kolpitis f: engl. *colpitis*; syn. Vaginitis. Akute oder chronische Entzündung der Vagina*, häufig in Kombination mit Entzündungen der Vulva (Vulvovaginitis). Klinische Symptome sind z. T. übelriechender vaginaler Ausfluss, Juckreiz und brennende Schmerzen, jedoch sind auch asymptomatische Verläufe möglich. Die Therapie richtet sich nach der Ursache bzw. dem Erreger der Infektion.

Erreger:
- Pilze (v. a. Candida* albicans; siehe Vulvovaginalcandidose*)
- Protozoen (Trichomonas* vaginalis; siehe Trichomoniasis*)
- Bakterien (v. a. Gardnerella* vaginalis, aber auch bakterielle Mischflora; siehe bakterielle Vaginose*; siehe Abb.)
- Viren
- Würmer (Enterobius* vermicularis)

Pathologie:
- Colpitis simplex: flächenhafte Rötung und glatte Schwellung der Scheidenwand
- Colpitis granularis sive nodularis: zahlreiche, stecknadelkopfgroße Knötchen (Leukozyteninfiltrate)
- Colpitis ulcerativa: Epitheldefekte.

Formen:
- primäre Kolpitis: Eindringen virulenter Erreger bei intakter Schutzbarriere
- sekundäre Kolpitis: Infektion nach Störung der physiologischen Scheidenflora (Dysbiose) und Veränderung des sauren Scheidenmilieus (physiologischer pH-Wert 3,8–4,2; pathologisch ab 4,5) durch: **1.** mangelnde Östrogenstimulation (physiologisch bis zum Beginn und nach Beendigung der vegetativen Ovarialfunktion) **2.** vaginale Spülung **3.** Fremdkörper **4.** Stoffwechselerkrankung **5.** Hypermenorrhö **6.** Tumor
- Colpitis senilis (auch Colpitis vetularum) im Alter mit Atrophie des Vaginalepithels aufgrund altersbedingten Östrogenmangels
- Vulvovaginitis infantum bei Kindern: v. a. durch Östrogenmangel, Fremdkörper, Tumor oder Harnwegsinfektion (cave: bei unklarer Ursache evtl. Hinweis auf sexuellen Missbrauch).

Klinik:
- Fluor* genitalis (z. T. übelriechend), Juckreiz (Pruritus* vulvae), brennende Schmerzen, Miktionsbeschwerden, Dyspareunie*
- in 50 % asymptomatischer Verlauf.

Diagnostik:
- pH-Wert und mikroskopische Untersuchung des Scheidensekrets (ggf. Gram-Färbung)
- Abstrich auf Chlamydieninfektion.

Therapie:
- antibiotisch bei erregerbedingter Kolpitis
- hormonal bei Colpitis senilis
- operativ bei koinzidierendem Tumor, Fistel oder Fremdkörper.

Kolpografie f: engl. *colpography*. Röntgenkontrastdarstellung der Vagina*.

Kolpokleisis f: engl. *colpocleisis*. Operativer Verschluss der Vagina, z. B. bei Scheidenvorfall. Aufgrund des Verlusts der Kohabitationsfähigkeit wird der Eingriff jedoch nur noch sehr selten durchgeführt, v. a. bei älteren, eingeschränkt operationsfähigen Patientinnen.

Kolpoperineoplastik f: engl. *colpoperineoplasty*. Rekonstruktion des Beckenbodens durch Levator-Dammplastik bei Rektozele*. Dabei werden die rektovaginale Faszie* und der Damm median gerafft. Mögliche Komplikation ist die Dyspareunie*. Nur bei Rezidiven wird ggf. transvaginal oder transischioanal ein Netz interponiert.

Kolpopoese f: engl. *colpopoiesis*. Operative Bildung einer Vagina (sog. Neovagina), z. B. bei Gynatresie*, sexueller Differenzierungsstörung* oder Verlust einer funktionsfähigen Vagina durch Operation oder Strahlentherapie.

Kolporrhexis f: engl. *colporrhexis*. Geburtshilfliche Komplikation mit inkomplettem oder komplettem Abriss des Uterus von der Vagina. Eine Kolporrhexis ist extrem selten. Sie kommt vor bei protrahiertem Geburtsverlauf, verschleppter Querlage und kann auch als Kohabitationsverletzung* auftreten. Der Abriss geht mit einer massiven Blutung einher.

Kolposkopie f: engl. *colposcopy*. Mikroskopische Beurteilung des Epithels von Vulva*, Vagina* sowie Portiooberfläche, insbesondere an der Plattenepithel-Zylinderepithelgrenze (Transformationszone) unter Verwendung eines Kolposkops mit 6- bis 40-facher Vergrößerung zur Erfassung verdächtiger prämaligner und maligner Bezirke sowie zur gezielten Biopsieentnahme. Bei Operationen dient das Kolposkop auch als Operationsmikroskop.

Vorgehen:
- Nativ-Kolposkopie
- Essigsäureprobe durch Betupfen mit 3–5%iger Essigsäure zum Nachweis verdächtiger Zellen, deren veränderte Kerne eine Weißfärbung hervorrufen
- Schiller*-Jodprobe durch Betupfen mit Jodlösung, die in glykogenhaltigen Plattenepithelzellen der Portio gespeichert wird und somit eine Abgrenzung zu Zervixdrüsenzellen ermöglicht
- Grün- oder Blaufilter zum Nachweis von Gefäßatypien
- Fotodokumentation verdächtiger Bezirke
- Abstrichentnahme (Papanicolaou*-Abstrich)
- ggf. gezielte Biopsien mit histologischer Sicherung.

Bedeutung:
- hinsichtlich Krebsfrüherkennung von geringer Sensitivität, aber von hoher Spezifität und hohem negativem Vorhersagewert bei unmittelbarer Verfügbarkeit der Ergebnisse
- in Kombination mit Zytodiagnostik (Papanicolaou*-Abstrich) zur Frühdiagnostik des Zervixkarzinoms*.

Kolposuspension f: engl. *colposuspension*. Abdominales operatives Verfahren zur Behandlung der Belastungsinkontinenz*.

Prinzip:
- indirekte Rückverlagerung der funktionell wichtigen Blasenhalsregion in den Abdominalraum über kranioventrale Elevation der Scheide
- Fixation der Scheidenwand bzw. des Parakolpiums am Lig. iliopectineum bzw. Lig. pubicum superius (Burch-Cowan-Operation; siehe Abb.; erlaubt ggf. gleichzeitige Korrektur eines Descensus* uteri et vaginae), an der Fascia obturatoria (Franz-Hirsch-Operation) oder am Periost und dem Knorpel der Symphyse (Marshall-Marchetti-Krantz-Operation, selten).

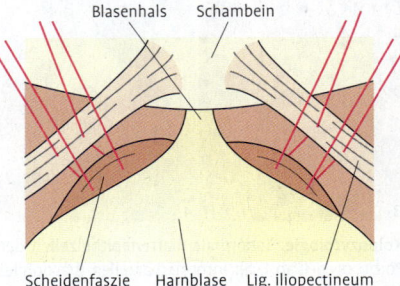

Kolposuspension: Burch-Cowan-Operation mit Fixation der Scheidenwand am Lig. iliopectineum (nicht resorbierbare Fäden über Distanz geknüpft).

Kolpotomie f: engl. *colpotomy*. Durchtrennung der Vaginalwand, z. B. bei Kolporrhaphie, vorderer und hinterer Scheidenplastik*, vaginaler Hysterektomie* und laparoskopischer vagi-

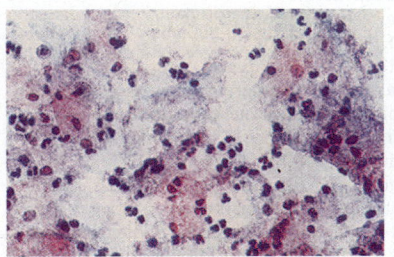

Kolpitis: Kolpozytologischer Befund mit entzündlichem Zellbild: reichlich Bakterien (besonders auf Plattenepithelzellen) und Entzündungszellen. [172]

Kolpozöliotomie

naler Resektion einer rekto-genitalen Endometriose.

Kolpozöliotomie *f*: engl. *coeliocolpotomy*; syn. Coeliotomia vaginalis. Laparoskopischer Zugang zum Intraabdominalraum vom hinteren Scheidengewölbe, z. B. zur Entfernung gutartiger Tumoren und Drainage von Ovarialabszessen. Mit Hilfe eines Bergebeutels ist die Entfernung pelviskopisch ausgelöster Tumoren möglich.

Kolpozytologie *f*: engl. *colpocytology*. Abstrich von der seitlichen Scheidenwand zur Zytodiagnostik* und Bewertung pathologischer Abstriche (siehe Pap-Abstrich, Karyopyknoseindex*).
Prinzip: Beurteilung des Vaginalepithels* (siehe Abb.), dessen Auf- und Abbau durch Östrogene* und Progesteron* gesteuert wird. Im Laufe des Menstruationszyklus* kommt es zu einer Änderung von Form und Färbbarkeit der Zellen:
- Follikelphase: **1.** große, einzeln liegende Epithelzellen mit zunächst bläschenförmigem, später kleinem pyknotischem Kern **2.** Anfärbbarkeit besonders mit sauren Farbstoffen

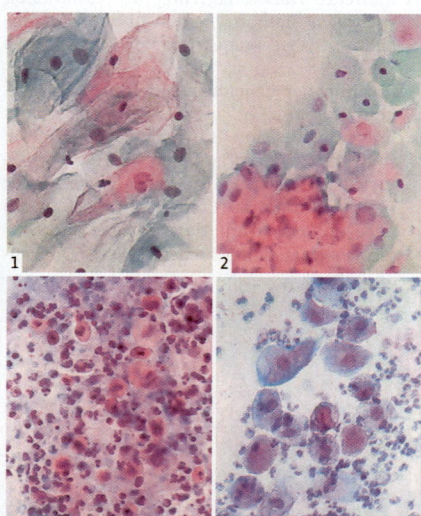

Kolpozytologie: 1: normale Plattenepithelzellen der Portio uteri (Pap I, II); Intermediärzellen (basophiles Plasma, bläschenförmige Kerne) und Superfizialzellen (eosinophiles Plasma, pyknotische Kerne); 2: Atrophie des Vaginalepithels (Pap II); niedriger Epithelaufbau mit Parabasalzellen und kleinen Intermediärzellen als Folge des postmenopausalen Östrogenmangels; 3: schwerst atrophisch-entzündliches Zellbild nach der Menopause (Pap III); 4: Metaplasiezellen; schaumiges Zytoplasma mit zipfeligen Ausziehungen. [172]

- Corpus-luteum-Phase: **1.** charakteristische Massenabschilferung der Epithelzellen mit typischer Haufenbildung bei zunehmender Faltenbildung und Einrollung **2.** vorwiegend Intermediärzellen mit bläschenförmigem Kern und basophilem Zytoplasma.

Kolumnotomie *f*: engl. *spinal osteotomy*. Osteotomie* im Bereich der Wirbelsäule, insbesondere zur operativen Korrektur einer ausgeprägten Kyphose* bei Spondylitis* ankylosans.
Prinzip:
- Keilresektion zweier benachbarter Wirbelkörper einschließlich der zwischenliegenden Bandscheibe
- Abtragen der Dornfortsätze und der hinteren Längsbandstrukturen mit nachfolgender Stellungskorrektur der Wirbelsäule in der Sagittalebene mit zusätzlicher Stabilisierung durch Metallimplantate und Knochenspanplastik.

Koma *n*: engl. *coma*. Schwerster Grad der quantitativen Bewusstseinsstörung* (Bewusstlosigkeit*), bei der der Patient durch äußere Reize nicht mehr erweckbar ist und (fast) nicht mehr auf Schmerzreize reagiert. Ursachen sind Schädelhirntrauma*, Intoxikationen* oder Stoffwechselstörungen (diabetisches, hepatisches und urämisches Koma); im weiteren Sinne auch Narkose oder intensivmedizinische Therapie.

Koma, diabetisches *n*: engl. *diabetic coma*; syn. Coma diabeticum. Schwere, potenziell tödliche Stoffwechselentgleisung bei Diabetes* mellitus. Unterschieden werden hyperglykämisches Koma (ketoazidotisch oder hyperosmolar) und hypoglykämisches Koma. Therapeutisch vordergründig beim hyperglykämischen Koma sind hämodynamische Stabilisierung, Flüssigkeitszufuhr und Insulinverabreichung.
Formen:
- diabetisches ketoazidotisches Koma: **1.** Vorkommen: v. a. DM Typ 1 **2.** Pathologie: akute ausgeprägte Ketonämie mit Ketoazidose* (kompensatorische Kussmaul*-Atmung mit typischem Geruch der Atemluft nach Aceton) und Ketonurie* bei Hyperglykämie* (meist < 55,5 mmol/l bzw. 1000 mg/dl) infolge ausgeprägten absoluten Insulinmangels und dadurch gesteigerter Lipolyse* mit vermehrter Bildung von Ketonkörpern **3. cave:** akutes Abdomen durch Pseudoperitonitis* diabetica
- diabetisches hyperosmolares Koma (zerebrale zelluläre Funktionsstörung durch extrazelluläre Hyperosmolarität): **1.** Vorkommen: v. a. DM Typ 2 **2.** Pathologie: hochgradige hypertone Dehydratation* und prärenale Urämie bei ausgeprägter Hyperglykämie (meist > 55,5 mmol/l) infolge Glukosurie und Polyurie **3.** Entwicklung des Komas im Vergleich zum ketoazidotischen Koma langsamer

- laktatazidotisches Koma bei Diabetes mellitus (siehe Laktatazidose*)
- hypoglykämisches Koma: **1.** In der Regel durch zu hohe Insulinzufuhr oder bei Kombination von oralen Antidiabetika wie GLP-1-Agonisten mit Insulin **2.** bei Sulfonylharnstoffen möglich, insbesondere bei Niereninsuffizienz.

Koma, hyperosmolares diabetisches *n*: engl. *hyperosmolar hyperglycemic state*; syn. hyperosmolares hyperglykämisches Syndrom (Abk. HHS). Form des diabetischen Komas*, meist bei älteren Typ-II-Diabetikern, selten als Erstmanifestation eines Diabetes* mellitus. Ursache sind zumeist Ernährungsfehler, Antidiabetika*-Unterdosierung oder Infekte. Aufgrund des relativen Insulinmangels vermindert sich die periphere Glukoseverwertung, gleichzeitig steigert sich die hepatische Glukosefreisetzung. Folgen sind starke Glukosurie*, Dehydratation*, Eintrübung und Koma*.
Therapie:
- Rehydrierung mit physiologischer Kochsalzlösung* oder Ringerlösung (das durchschnittliche Flüssigkeitsdefizit beträgt 10 l)
- Normalinsulin i. v. nach initialem Bolus über Dosierpumpe
- Elektrolytausgleich (Kaliumsubstitution).

Koma, hypophysäres *n*: engl. *hypophyseal coma*. Vital bedrohliche, schwere Bewusstseinsstörung durch Ausfall endokriner Funktionen (z. B. TSH, ACTH etc.) des Hypophysenvorderlappens. Beim hypophysären Koma handelt es sich um einen internistischen Notfall, der eine rasche Therapie und intensivmedizinische Betreuung erfordert.
Ätiologie: Mögliche auslösende Faktoren: u. a.
- Infektion
- Trauma
- Operation
- Tumoren im Bereich der Schädelbasis und der Hypophyse
- Sheehan-Syndrom.

Klinik: U. a.
- Hypothermie*
- Bradykardie*
- arterielle Hypotonie*
- Hypoventilation*
- Hypoglykämie*.

Therapie: Nebennierenrinden- (Kortisol*) und Schilddrüsenhormon* (Levothyroxin).

Koma, künstliches *n*: engl. *induced coma*; syn. induziertes Koma. Umgangssprachlich für iatrogen bzw. pharmakologisch induzierte Ausschaltung des Bewusstseins, in der Regel auch der Schmerzwahrnehmung. Indikationen sind u. a. die präklinische und klinische Polytraumaversorgung bei Schädelhirntrauma*, die Einleitung einer invasiven Beatmungstherapie und die Therapie bei Status* epilepticus.

Vorgehen:
- in der Regel Anwendung kurzwirksamer, wenig kumulierender und gut steuerbarer Narkotika bzw. Hypnotika (z. B. Propofol*) sowie Analgetika (z. B. Remifentanil*)
- intensivmedizinisches Monitoring mit automatisierter EEG-Analyse insbesondere bei Schädelhirntrauma* und Monitoring der Sedierungstiefe
- sog. Barbituratkoma: siehe Burst-Suppression.

Koma, thyreotoxisches *n*: engl. *thyrotoxic coma*. Koma* nach agitiertem (selten ruhigem) Delir im Rahmen der thyreotoxischen Krise*.

Koma, urämisches *n*: engl. *uremic coma*. Bewusstseinsstörung aufgrund einer terminalen Niereninsuffizienz*. Durch die zunehmende Nierenfunktionsverschlechterung häufen sich harnpflichtige Stoffe im Blut (z. B. Harnstoff, Phenole, Polyamine, aliphatische und aromatische Amine u. a.). Zunächst kommt es zu Schwindel, Konzentrationsstörungen, Kopfschmerzen und Benommenheit. Unbehandelt droht ein Coma uraemicum, welches durch Dialyse* behandelt werden kann.

Kombinationsimpfstoff *m*: engl. *combination vaccine*; syn. Mehrfachimpfstoff. Impfstoff* zur gleichzeitigen Immunisierung* gegen mehrere Infektionskrankheiten*.
Formen:
- Diphtherie-Tetanus-Adsorbat-Impfstoff
- Diphtherie-Tetanus-Pertussis-Adsorbat-Impfstoff
- Diphtherie-Tetanus-Poliomyelitis-Adsorbat-Impfstoff
- Diphtherie-Tetanus-Pertussis-Poliomyelitis-Adsorbat-Impfstoff
- Diphtherie-Tetanus-Pertussis-Poliomyelitis-Haemophilus influenzae Typ b-Konjugat-Impfstoff
- Diphtherie-Tetanus-Pertussis-Hepatitis B-Poliomyelitis-Haemophilus influenzae Typ b-Adsorbat-Impfstoff
- Hepatitis-A-Adsorbat-Typhus-Polysaccharid-Impfstoff
- Hepatitis-A-Hepatitis-B-Adsorbat-Impfstoff
- Masern-Mumps-Röteln-Impfstoff
- Masern-Mumps-Röteln-Varizellen-Impfstoff.

Kombinationskopfschmerz → Spannungskopfschmerz

Kombinationstherapie [Psychotherapie] *f*: engl. *mixed therapy*. Anwendung verschiedener (psychotherapeutischer, pharmakologischer u. a.) Verfahren im Rahmen einer individuellen Therapie, wobei die Kombination additiv, integrativ oder eklektisch erfolgt.

Kombinationstherapie, antivirale *f*: engl. *antiviral combination therapy*. Kombination mehrerer Virostatika*, deren Wirkungsmechanismen oder Angriffsorte unterschiedlich sind. Die Methode dient der Vermeidung von Resistenzentwicklung gegen antivirale Therapeutika.

Kombinationstubus, ösophagotrachealer *m*: engl. *combined esophageal-endotracheal airway*; syn. ösophagotrachealer Doppellumentubus. Ösophageal verschließendes extraglottisches Atemwegshilfsmittel* insbesondere zur präklinischen Anwendung, da einfach handhabbar. Der ösophagotracheale Kombinationstubus wird zunehmend seltener eingesetzt und ersetzt durch den Larynxtubus*, der noch leichter anzuwenden ist.

Kombitubus → Kombinationstubus, ösophagotrachealer

Komedokarzinom *n*: engl. *comedocarcinoma*. Seltene Form des invasiven, duktalen Mammakarzinoms*, das sich ausschließlich oder vorwiegend in den Milchgängen ausbreitet. Bei Druck auf die Schnittfläche treten gelblich nekrotische Tumormassen aus den oft geweiteten Milchgängen (wie bei Komedonen). Trotz chirurgischer Entfernung kommt es häufig zu Rezidiven.

Komedonen *m pl*: engl. *comedones*. Durch Hyperkeratose im Ausführungsgang mit Keratin und Talg gefüllte erweiterte Haarfollikel. Komedonen sind die primäre nichtentzündliche Leitefflorenszen einer Acne* vulgaris. Zur Hautoberfläche hin geschlossene Mikrokomedonen (Whiteheads) entwickeln sich zu offenen Komedonen mit einem durch Melanin geschwärzten Anteil (Blackheads).

Kometenschweif → Rundatelektase
Kommabakterien → Vibrio cholerae
Kommensalismus *m*: engl. *commensalism*. Zusammenleben zweier artverschiedener Organismen, bei der eine Art (Kommensale) von der Nahrung der anderen Art (Wirt) profitiert, ohne dem Wirt zu schaden oder zu nützen.

Komminutivfraktur → Fraktur
Kommissurenbahnen *f pl*: engl. *commissural fibres*; syn. Kommissurenfasern. Markhaltige Nervenfasern in der weißen* Substanz des Großhirns. Die Kommissurenbahnen verbinden die zusammengehörigen Areale der beiden Hemisphären miteinander. Sie bilden das Corpus* callosum sowie die Commissura* anterior und Commissura* posterior.

Kommissurotomie *f*: engl. *commissurotomy*. Nur noch selten angewendetes therapeutisches Verfahren bei Herzklappenstenose mit operativer Erweiterung der vorderen oder hinteren Kommissur einer Herzklappe. Unterschieden werden offene und geschlossene Kommissurotomie.
Formen:
- offene Kommissurotomie: **1.** mit dem Messer unter Verwendung der Herz*-Lungen-Maschine (HLM) **2.** unter Umständen in Kardioplegie
- geschlossene Kommissurotomie: **1.** mit dem Finger (digitale Kommissurotomie) oder bei Klappenstenose mit dem Kommissurotom (Dilatator mit 3 endständigen Messern) als Eingriff am schlagenden Herzen ohne HLM **2.** Zugang durch Herzohr und Vorhof, bei Aortenstenose über Ventrikel.

Kommotionspsychose *f*: engl. *postconcussional psychosis*. Nach Commotio* cerebri (selten) auftretende akute organische Psychose*, die in der Regel reversibel ist.

Kommunikation, nonverbale *f*: engl. *nonverbal communication*; syn. Averbale Kommunikation. Unbewusster oder auch bewusster nichtsprachlicher Austausch von Informationen. Nonverbale Kommunikation umfasst optische (z. B. Gestik, Mimik*), akustische (z. B. Lachen, Seufzen, Schreien), olfaktorische (z. B. Körpergeruch, Pheromone) und taktil-haptische (Berührung*) Signale.

Kommunikationsstörungen *f pl*: engl. *communication disorders*. Oberbegriff für alle die Logopädie betreffenden Störungsbereiche – Sprache, Sprechen, Stimme, Redefluss, Hören, Schlucken –, die die Kommunikation beeinträchtigen. Allgemein bezeichnen Kommunikationsstörungen die Unfähigkeit oder Beeinträchtigung, mit anderen Menschen zu sprechen, im weiteren Sinne auch die Unfähigkeit zum Aufbau sozialer Kontakte.
Formen: Nach DSM-IV unterscheidet man:
- expressive Sprachstörung*
- kombinierte rezeptiv-expressive Sprachstörung
- Artikulationsstörung*
- Stottern*.

Klinische Bedeutung: Kommunikationsstörungen kommen vor bei:
- Mutismus
- Angststörung
- sozialer Phobie
- Depression
- Autismus
- Demenz
- Intelligenzminderung
- Sprachentwicklungsstörungen*.

Kommunikationstraining *n*: engl. *communication training*. Didaktisches Verfahren der kognitiven Therapie* und Verhaltenstherapie* mit dem Ziel, Sozialpartner durch Einübung relevanter Sprecher- und Zuhörerfertigkeiten und unter Berücksichtigung verbaler und nonverbaler Kommunikationsebenen in die Lage zu versetzen, sich kompetent und in Kongruenz mit ihren Gefühlen und Absichten auszutauschen.
Anwendung: Im Rahmen der Verhaltens-, Familien- und Paartherapie, z. B. bei Depression*, sozialer Phobie*, psychosomatischer Störung* und zur Rückfallprophylaxe bei Schizophrenie* (Rezidivprophylaxe).

Kommunikation, unterstützte *f*: engl. *augmentative and alternative communication* (Abk. AAC); Abk. UK. Maßnahmen zur Unterstützung oder Ersetzung der verbalen Kommunikation bei Personen, die nicht oder nicht ausreichend verständlich über die (Laut-)Sprache kommunizieren können. Beispiele sind Bildsymbolkarten, Sprachausgabegerät und Lautsprache unterstützende Gebärden. Eine Sonderform ist die gestützte Kommunikation*.
Anwendung: Schwerste Kommunikationsstörungen, z. B. durch Tetraspastik (Spastik*), infantile* Zerebralparese, Aphasie* oder Zustand nach totaler Laryngektomie*.

Kommunikativ-pragmatische Störung *f*: Schwierigkeiten im Gebrauch verbaler und nonverbaler Kommunikation in sozialen Situationen, die Entwicklung und Aufrechterhaltung sozialer Beziehungen beeinträchtigen und zu Stigmatisierung, sozialer Ausgrenzung, Lernfähigkeitseinschränkung und Lebensqualitätsminderung führen. Im DSM beschränkt sich die soziale (pragmatische) Kommunikationsstörung* auf die Beeinträchtigung von Sprache und Kommunikation in sozialen Interaktionen.
Vorkommen:
- In Verbindung mit Autismus*-Spektrum-Störung, Aufmerksamkeitsdefizit-Hyperaktivitätsstörung, sozialer Angststörung*, Formen intellektueller Behinderung, bei selektivem Mutismus* und teilweise bei Poltern
- auch als sozial-emotionale Folgestörung einer Sprach-, Sprech-, Hör- oder Stimmstörung (z. B. Sprachentwicklungsstörung*, Stottern* oder nach Laryngektomie*).

Therapie:
- Therapie der Grundstörung
- zusätzlich je nach Störungsschwerpunkt Psychotherapie, logopädische Therapie oder Sozialtraining (ggf. in Kombination).

Komorbidität *f*: engl. *co-morbidity*. Gleichzeitiges Vorhandensein von 2 oder mehr diagnostisch unterscheidbaren Krankheiten bei einem Patienten. Eine ursächliche Beziehung muss zwischen diesen nicht bestehen. Beispiel ist das gleichzeitige Vorkommen eines Herzinfarkts und eines Diabetes mellitus.

Kompakta → Knochengewebe
Kompartiment [Organismus] *n*: engl. *compartment*. Im engeren Sinne einer der verschiedenen Flüssigkeitsräume innerhalb des Körpers (Flüssigkeitskompartimente*), im weiteren Sinne auch (patho-)physiologisch und pharmakologisch wichtige Kompartimente wie Fett- und Knochengewebe, etwa als Speicherräume.

Kompartiment [Zelle] *n*: Raum innerhalb einer Zelle*, der strukturell v. a. durch Biomembranen gegen den übrigen Zellraum abgegrenzt ist und die Enzyme und Reaktionspartner für biochemische Prozesse enthält. Durch Kompartimentierung der Zelle können die spezifischen Stoffwechselvorgänge im Zytoplasma* ohne wechselseitige Störungen koordiniert nebeneinander ablaufen.

Kompartmentsyndrome *n pl*: engl. *compartment syndrome*; syn. Logensyndrome. Potenziell lebensgefährliche Funktionsstörungen in geschlossenen anatomischen Kompartimenten (z. B. Faszienloge oder intraabdominal) durch erhöhten Druck aufgrund von Flüssigkeitsansammlung oder externer Kompression des Kompartiments. Ursachen sind Perfusionsstörungen (kapillär, Gewebe), Hypoxie, Permeabilitätsstörungen der Zellmembranen, Zellnekrosen sowie Funktionsverlust (z. B. Muskel, Organ).

Einteilung:
- Extremitäten: 1. häufig Unterarm und Unterschenkel 2. selten an Fuß, Oberschenkel oder Gluteralregion 3. seltener als funktionelles Kompartmentsyndrom auftretend (z. B. Tibialis*-anterior-Syndrom)
- abdominal (ACS für *abdominal compartment syndrome*): Anstieg des intraabdominalen Drucks* anhaltend auf > 20 mmHg (Messung intravesikal Goldstandard) und (neues Auftreten von) Dysfunktion bzw. Ausfall mindestens eines Organs bzw. Organsystems.

Ursachen:
- Veränderung des Kompartmentvolumens einer Extremität durch: 1. Kompression (z. B. Gipsverband) 2. Extension von Frakturen oder Distraktionsbehandlung 3. zirkuläre Verbrennung oder Erfrierung 3. Grades 4. Lagerung (Elevation und/oder Kompression) 5. Verschluss von Fasziendefekten
- Vermehrung des intraabdominalen Kompartmentinhalts: 1. meist traumatisch bedingt (z. B. stumpfes Abdominaltrauma) 2. z. B. durch Ileus* mit intestinalem Ödem.

Klinik:
- Kompartmentsyndrom der Extremitäten: 1. akut zunehmender Schmerz 2. druckschmerzhafte harte Schwellung der Weichteile und der Haut 3. Glanzhaut 4. evtl. Spannungsblasen 5. Hautnekrose 6. Paralyse 7. passiver Dehnungsschmerz 8. Dys- oder Parästhesie 9. Blässe 10. Temperaturerniedrigung 11. später motorische Störungen (neuromuskuläre Funktionsausfälle durch Druckanstieg und Gefäßkompression, Muskelnekrose und ischämische Kontraktur* nach fibröser Umwandlung)
- abdominales Kompartmentsyndrom: 1. Abdominalschmerz 2. Darmgangrän 3. Lungenfunktionsstörung wegen Zwerchfellhochstand 4. kardiovaskuläre Störung 5. Niereninsuffizienz 6. gastrointestinal arterielle Minderperfusion mit Ileus (cave: Translokation, Mesenterialgefäßverschluss).

Komplikationen: In schweren Fällen entwickelt sich das Crush*-Syndrom mit Nierenversagen und begleitenden Leberzellnekrosen nach massiver Myoglobinurie. Beim abdominalen Kompartmentsyndrom kommt es ggf. zu Sepsis*, Multiorganversagen* oder Hirndrucksteigerung*.

Therapie:
- notfallmäßige Druckentlastung durch operative Dekompression* (ausgedehnte Dermatofasziotomie, bei Verbrennung Escharotomie)
- bei abdominalem Kompartmentsyndrom intestinale Dekompression und OP je nach Ursache, ggf. mit explorativer Laparotomie und temporärer semioffener Bauchbehandlung.

Kompatibilität *f*: engl. *compatibility*. Verträglichkeit, Vereinbarkeit, Ausmaß der Vereinbarkeit verschiedener Informationen, Überzeugungen oder Erwartungen, z. B. Reiz-Reaktions-Kompatibilität.

Kompetenz, chronotrope *f*: engl. *chronotropic competence*. Adäquate Anpassung der Herzfrequenz an körperliche Belastung durch Regulation des autonomen und zentralen Nervensystems (Abnahme vagaler Stimulation, Zunahme der Sympathikusstimulation), Aktivierung muskulärer Mechanorezeptoren und Chemozeptoren sowie kardiovaskulärer Barorezeptoren* und neurohumorale Veränderungen (z. B. Ausschüttung von Katecholaminen*).

Kompetenzmodell → Alterskompetenz
kompetitiv: engl. *competitive*. Auf Wettbewerb beruhend.
kompetitive Hemmung → Antagonismus
komplementär: engl. *complementary*. Ergänzend.

Komplementärmedizin *f*: engl. *complementary medicine*. Medizinische Richtung, die bestimmte individuelle diagnostische und therapeutische Verfahren, die z. T. außerhalb der klassischen Schulmedizin* stehen und daher auch als alternative Heilverfahren* bezeichnet werden, ergänzend zur Schulmedizin einsetzt. Dazu gehören beispielsweise Akupunktur, Naturheilkunde*, Ernährungstherapie oder körperorientierte Therapieverfahren.

Komplementärraum → Recessus pleurales
Komplementbindungsreaktion *f*: engl. *complement fixation reaction*. Serologische Methode zum Nachweis von Antikörpern und Antigenen. Sie wird angewendet in der Virus-Serologie, zum Nachweis von Rickettsiosen, Brucellosen, Mykoplasmeninfektion oder als Wassermann-Reaktion zum serologischen Antikörper-Nachweis gegen Treponema* (veraltetes Verfahren).

Komplementdefekte → Komplementsystem
Komplementfaktor B *m*: Faktor des alternativen Aktivierungswegs des Komplements, der von dem Faktor D in Faktor Ba und Faktor Bb

gespalten wird. Die aktivierte Form Bb bildet zusammen mit der aktiven Form des Faktors C3 (C3d) einen Komplex (C3bBb), welcher auch als C3-Konvertase bekannt ist und das Ablaufen der Komplementkaskade ermöglicht.

Komplementfaktor C3 *m*: syn. C3. Protein des klassischen und alternativen Wegs der Komplement-Aktivierung. Der Komplementfaktor C3 wird durch die C3-Konvertase (klassischer Weg: Komplex aus C4b und C2a; alternativer Weg: Komplex C3bBb) in C3a und C3b gespalten. Die Spaltung von C3 gilt als der wichtigste Aktivierungsschritt der Komplement-Kaskade.
Funktion: Der Faktor C3a ist ein Anaphylatoxin und wirkt chemotaktisch (siehe Chemotaxis*), v. a. auf Neutrophile sowie inflammatorisch, z. B. durch Stimulation der Histaminfreisetzung. Der Faktor C3b opsoniert (siehe Opsonierung) Antigene, bindet an die C3-Konvertase und bildet so die C5-Konvertase, die C5 in C5a und C5b spaltet.
Klinische Bedeutung: Ein C3-Defekt oder eine C3-Defizienz ist assoziiert mit wiederkehrenden bakteriellen Infektionen (z. B. Neisserien).

Komplementfaktor C4 *m*: syn. C4. Protein des klassischen und Lektin-abhängigen Wegs der Komplement-Aktivierung. Der Komplementfaktor C4 wird durch C1s (klassischer Weg) oder MASP-1/2 (Lektin-Weg) in C4a und C4b gespalten. C4a ist ein Anaphylatoxin* mit chemotaktischer (siehe Chemotaxis*) und inflammatorischer Wirkung. C4b bildet zusammen mit C2a die C3-Konvertase.
Klinische Bedeutung: Ein C4-Defekt oder eine C4-Defizienz ist assoziiert mit wiederkehrenden Infektionen, systemischem Lupus* erythematodes und Lupus-ähnlichen Erkrankungen.

Komplementfaktor C1q *m*: syn. C1q-Protein. Untereinheit des Komplementfaktors C1 (Trimer aus C1q, C1r, C1s). C1q bindet an die Fc*-Fragmente der Immunglobuline IgG oder IgM, welche wiederum an Antigene gebunden sind. Die Bindung kommt nur zustande, wenn die Fc-Regionen max. 40 nm voneinander entfernt sind (verhindert spontane Aktivierung des Komplements).
Funktion: Bindet C1q an einen Antigen-Antikörper-Komplex, kommt es zur Aktivierung von C1r und C1s (Serinproteasen), welche den klassischen Weg der Komplement-Aktivierung auslösen (C1s spaltet C4 und löst Komplementkaskade aus).
Klinische Bedeutung: Ein C1q-Defekt oder eine C1q-Defizienz ist u. a. assoziiert mit chronischen Infektionen, systemischem Lupus* erythematodes, Lupus-ähnlichen Erkrankungen und membranoproliferativer Glomerulonephritis*.

Komplementfaktoren → Komplementsystem
Komplementfaktoren [Labordiagnostik] *m pl*: syn. Komplementfaktoren-Labordiagnostik. Labordiagnostischer Nachweis von Komplementfaktoren aus Plasma oder Serum. Indikationen sind Infektneigung, Autoimmunerkrankungen und ein hereditäres Angioödem*. Orientierende Globaltests überprüfen zunächst den klassischen (CH_{50}) und den alternativen Aktivierungsweg (AP_{50}). Für die weitergehende Diagnostik folgt die quantitative Bestimmung einzelner Komplementfaktoren.
Messparameter und Methoden: Globaltests:
– CH_{100} bzw. der ältere CH_{50}-Test (gesamthämolytische Aktivität, klassischer Weg): 1. Globaltest zur Überprüfung des klassischen Wegs der Komplementaktivierung 2. misst die 50%ige bzw. 100%ige Lyse* von mit Antikörpern bedeckten Schafserythrozyten bei Anwesenheit von Calcium 3. Nachweis mittels hämolytischer Titration, alternativ Liposomen-Immunoassay (LIA) 4. Hinweis: Bestimmung von CH_{100} kaum mehr üblich wegen höherer Empfindlichkeit von CH_{50}
– AP_{50} (gesamthämolytische Aktivität, alternativer Weg): 1. Globaltest zur Überprüfung des alternativen Wegs der Komplementaktivierung 2. misst die 50%ige Lyse von mit Antikörpern beladenen Kaninchenerythrozyten bei Calciumentzug 3. Nachweis mittels hämolytischer Titration
– Mannose-bindendes Lektin (MBL): 1. Globaltest zur Überprüfung des Lektin-Weges der Komplementaktivierung 2. Nachweis mittels ELISA.

Komplement-Aktivierungs-Enzymimmunoassay (CAE):
– Überprüfung des alternativen Wegs der Komplementaktivierung
– misst die Konzentration von C9 mithilfe von enzymmarkierten Anti-C9-Antikörpern nach Komplementaktivierung durch Entzug des C1q.

Einzelbestimmung der Komplementfaktoren:
– Standard: Nachweis der Konzentration von C3, C3c (stabiles Umwandlungsprodukt von C3) und C4
– Standardmethoden: radiale Immundiffusion, Raketenimmunelektrophorese, Nephelometrie, ELISA, Westernblot.

Bewertung:
– $CH_{50}/AP_{50}/CAE$: 1. erhöht: bei allen entzündlichen Erkrankungen oder akuten Infektionen 2. erniedrigt: bei Störungen des klassischen Aktivierungsweges 3. CH_{50}-Wert normal, AP_{50}-Wert erniedrigt: Störung im alternativen Aktivierungsweg als möglicher Hinweis auf einen Properdin-, Faktor-H- oder Faktor-B-Mangel
– MBL: erniedrigt bei Mutationen* im MBL-Gen
– C3 bzw. C3c, C4: 1. erhöht: bei allen entzündlichen Erkrankungen oder Infektionen (akute Phase), Mukoviszidose* 2. erniedrigt: I. bei angeborenem Mangel II. bei Immunkomplex-bedingtem erworbenem Mangel III. bei nicht Immunkomplex-bedingtem erworbenem Mangel, z. B. bei Mangelernährung*, schweren Lebererkrankungen, nephrotischem Syndrom*, Verbrennungen*, Malaria*, akuter Pankreatitis* 3. C3 normal und C4 erniedrigt: autoimmunhämolytische Anämie, hereditäres angioneurotisches Ödem.

Komplementsystem *n*: engl. complement. 20 thermolabile Serumproteine, die im Rahmen einer Immunantwort kaskadenartig nacheinander durch limitierte Proteolyse* aktiviert werden. Sie bilden in Membranen von Mikroorganismen einen lytisch wirkenden MAK (Membran-Attack-Komplex) oder initiieren die Phagozytose* von Fremdstoffen. Komplement-Proteine sind Bestandteil des angeborenen Immunsystems und gehören zu den Glykoproteinen*.
Aktivierung: siehe Abb.
– **klassischer Weg:** ausgelöst durch Ca^{2+}-abhängige Bindung von C1 (Untereinheiten C1q, C1r, C1s) an die Fc-Region IgG- oder IgM-haltiger Immunkomplexe; Aktivierung von C2, C3, C4, C5
– **alternativer Weg:** ohne Antikörper*, direkte Bindung von C3b an hochmolekulare Polysaccharide* von Bakterien* und Pilzen, Zellwandbestandteile von Protozoen* und anderen Aktivatoren; Antigen-gebundenes C3b führt zur Bildung von C5b und weiterer Proteine oder bindet als Opsonin* an Zellen des Immunsystems mit CR1-Rezeptoren, wo es eine Phagozytose* des C3b-markierten Partikels auslöst
– **Lektin-Weg:** im Blutserum vorhandenes Mannose-bindendes Lektin (Abk. MBL, mit ähnlicher Struktur wie C3b) bindet an mannosehaltige Bakterienoberfläche, führt zur Aktivierung MBL-assoziierter Serinproteasen (v. a. MASP-2) und löst klassischen Weg aus
– gemeinsame Endstrecke führt zum lytischen Komplex aus C5b, C6, C7, C8, C9 (Membran-Attack-Komplex, Abk. MAK).

Endogene Inaktivatoren: C1-Esterase-Inhibitor (Abk. C1-INH), Faktor H und I sowie C4-bindendes Protein verhindern schädliche Wirkungen des Komplements, da es ständig auf geringem Niveau aktiviert ist (sog. tickover):
– C1-INH stoppt die Aktivierung über den klassischen Weg.
– Faktor H und I greifen am Schnittpunkt der C3-Aktivierung an.

Hauptwirkungen:
– Induktion der Phagozytose* von Antigen-Antikörper-Komplexen durch Opsonierung (Anlagerung des C3b)

Komplex [Chemie]

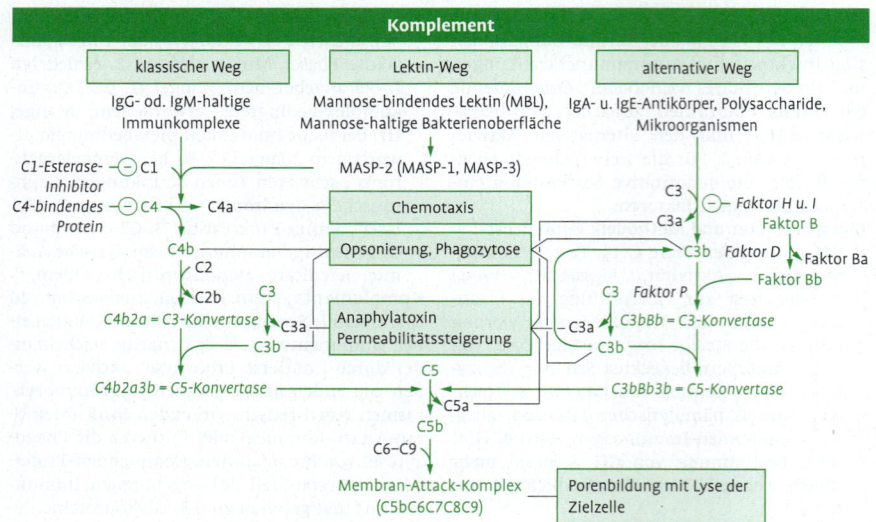

Komplementsystem: Aktivierung des Komplementsystems auf klassischem, alternativem und Lektin-Weg und Komplementwirkung.

- Permeabilitätssteigerung durch die bei der Spaltung von Komplementproteinen entstehenden Peptide (C3a, C5a, sog. Anaphylatoxine*)
- neutrophile Chemotaxis* mit Aktivierung immunkompetenter Zellen, z. B. durch C4a
- Lyse* fremder Zellen durch die Membran-Attack-Komplexe.

Klinische Bedeutung:
- labordiagnostisch: siehe Komplementfaktoren* [Labordiagnostik], CH_{50} und AP_{50}
- genetischer Polymorphismus* der Komplementproteine (z. B. Pt-System)
- erbliche Varianten (meist nicht zu schwerer Erkrankung führend)
- z. T. in Zusammenhang mit bestimmten Erkrankungen.

Komplex [Chemie] m: engl. *complex*; syn. Komplex [Aufbau Materie, chem. Elem.]. Chemische Verbindung bestehend aus einem Zentralteilchen, das von Liganden umgeben ist. Die Bindung zwischen Zentralteilchen und Ligand ist koordinativ, das heißt ein Atom stellt ein Elektronenpaar, das andere ein unbesetztes Orbital zur Verfügung.

Komplex [Psychoanalyse] m: syn. Komplex [allg. psychiatr. Diagn. U. Therapie]. Verbindung mehrerer unverarbeiteter Vorstellungen und Erlebnisse, die aufgrund konfliktärer Beziehungserfahrungen und wegen ihrer negativen Gefühlsqualität aus dem Bewusstsein verdrängt wurden. Ein solcher Komplex entsteht in der Kindheit, wirkt aber auf verschiedenen psychologischen Ebenen fortwährend nach und kann der Ausgangspunkt für eine Neurose* sein.

Formen: Bekannte Komplexe sind u. a.:
- Elektra-Komplex (Vaterkomplex) infolge überstarker Bindung und unterdrückter Liebe der Tochter zum Vater
- Ödipus-Komplex als im Alter von 5–7 Jahren regelhaft angenommener Komplex (S. Freud) aus Verliebtsein (insbes. des Jungen; Mutterkomplex) in den gegengeschlechtlichen Elternteil (verbunden mit Inzestwünschen) sowie Hass- und Eifersuchtsgefühlen gegenüber dem gleichgeschlechtlichen Elternteil (verbunden mit Kastrationsängsten)
- Vaterkomplex
- Mutterkomplex.

Klinische Bedeutung: Unter Umständen Fehlleistung, Neurose*, Zwangsvorstellung.

komplex-partieller Anfall → Krampfanfall

Komplikation f: engl. *complication*. Ungünstige Beeinflussung oder Verschlimmerung eines überschaubaren Krankheitszustandes, eines chirurgischen Eingriffs oder eines biologischen Prozesses (z. B. Geburt) durch unvorhersehbare Umstände oder Ereignisse, wodurch sich unter Umständen ein eigenständiges diagnostisches und therapeutisches Problem im Sinne einer Sekundärerkrankung* entwickelt.

Kompositum n: engl. *composit*. Das Zusammengesetzte. Mixtum compositum: Gemisch, Mischung z. B. verschiedener Arzneimittel, Kombinationspräparat.

Kompresse f: engl. *compress*. Saugfähiges, meist rechteckiges Stoffpolster aus Verbandmull, Vliesstoff oder ähnlichem Material zur Wundabdeckung, Polsterung oder Blutstillung, als feucht-nasse Kompresse auch zum Kühlen oder Wärmen.

Kompression f: engl. *compression*; syn. Quetschung. Stumpfe Organ- oder Knochenverletzung (siehe Kompressionsfraktur) durch Druck. Mögliche Folgen sind Funktions- und Durchblutungsstörungen. Kompression bezeichnet auch ein einfaches Verfahren zur Blutstillung durch Ausüben von Druck.

Kompression, digitale f: engl. *digital compression*. Notfallmäßige Blutstillung* durch manuelles Abdrücken von arteriellen Gefäßen, z. B. gegen knöcherne Strukturen direkt an oder in der Wunde oder proximal davon.

Kompressionsarthrodese f: engl. *compression arthrodesis*. Arthrodese* mit interfragmentärer Kompression durch Druckplattenosteosynthese oder Fixateur* externe, die zu Belastungsstabilität führt und den knöchernen Durchbau bei primärer Knochenheilung beschleunigt.

Kompressionsatelektase → Atelektase
Kompressionsfraktur → Fraktur
Kompressionslähmung → Drucklähmung
Kompressionsnagelung f: engl. *compression nailing*. Spezielles Verfahren der Marknagelosteosynthese*, bei dem durch einen Mechanismus im Innern eines Marknagels (Verriegelungsnagel) eine Kombination von innerer Schienung und Kompression der Fraktur erzielt wird.

Kompressionsschraubenosteosynthese → Zugschraubenosteosynthese

Kompressions-Sonde f: Überbegriff für Ballonsonden, die zur Behandlung blutender Ösophagusvarizen* bzw. Fundusvarizen* eingesetzt werden. Durch Kompression der Speiseröhre bzw. des Magenfundus werden akut lebensbedrohliche Blutungen mittels Kompressions-Sonden symptomatisch unterbunden. Man unterscheidet die Sengstaken-Sonde von der Linton-Nachlas-Sonde.

Kompressionsstrumpf m: Konfektionell oder maßangefertigter Waden-, Halbschenkel- oder Schenkelstrumpf (oder Strumpfhose) in verschiedenen Kompressionsklassen zur Behandlung von peripheren Rückflussstörungen (z. B. chronisch-venöse Insuffizienz, Lymphödem). Kompressionsstrümpfe werden im Rahmen der Kompressionstherapie* nach Erstbehandlung mit Kompressionsverbänden eingesetzt. Siehe Tab.

Komplikationen: Druckstellen und in der Folge Ulzera (Geschwüre) durch zu hohen Druck auf das Gewebe durch Nähte oder Falten.

Hinweise:
- wegen des hohen Ruhedrucks nicht über Nacht belassen

Kompressionsstrumpf:
Kompressionsklassen und Indikationen gemäß Gütesicherung RAL-GZ 387/1 (Medizinische Kompressionsstrümpfe) und RAL-GZ 387/2 (Medizinische Kompressionsarmstrümpfe); Januar 2008.

Klasse/Intensität	Druck in Fesselgegend/oberhalb des Handgelenks		Indikationen
	in kPa	in mmHg	
Bein			
I/leicht	2,4–2,8	18–21	Schwere- und Müdigkeitsgefühl in den Beinen bei geringer Varikose (Krampfaderleiden) ohne wesentliche Ödemneigung oder bei beginnender Schwangerschaftsvarikose; zur Prophylaxe (z. B. Reisethrombose, Fortschreiten bestehender Krankheitsbilder)
II/mittel	3,1–4,3	23–32	stärkere Beschwerden, ausgeprägte Varikose mit Ödemneigung, Schwellungszustände nach Verletzungen (posttraumatisch), nach Abheilen unerheblicher Ulzerationen (Geschwürbildungen), nach akuten Thrombophlebitiden (Thrombosen oberflächlicher Venen), nach Verödung oder Operation von Varizen (Krampfadern) zur Fixierung des Behandlungserfolgs, bei stärkerer Schwangerschaftsvarikose
III/kräftig	4,5–6,1	34–46	alle Folgezustände der konstitutionellen oder postthrombotischen venösen Insuffizienz, schwere Ödemneigung, sekundäre Varikose, Capillaritis alba (Entzündung oberflächlicher Arteriolen oder Kapillaren), Dermatosklerose (Hautkrankheit mit fibröser Hautverdickung), nach Abheilung schwerer, v. a. schon rezidivierter Ulzera (Geschwüre)
IV/sehr kräftig	> 6,5	> 49	Lymphödem, unförmiges Anschwellen der Beine infolge chronischer Lymphstauung (elephantiastische Zustände)
Arm			
I	19–24	14–18	primäre und sekundäre Armlymphödeme in den Stadien I, II und III, z. B. nach Mastektomie
II	27–33	20–25	Achselvenenthrombose (Paget-von-Schroetter-Syndrom)
III	> 33	> 25	Klippel-Trénaunay-Weber-Syndrom mit Lymphödem

- Kostenerstattung durch die Krankenkassen nur bei Kompressionsstrümpfen, die den RAL-Kompressionsklassen entsprechen
- bei halterlosen Strümpfen mindestens tägliche Kontrolle der Hautregion im Bereich des Haftbands auf Druckstellen oder Allergien.

Kompressionssyndrom n: engl. *compression syndrome*. Symptome durch Druck auf (neurologische und neurovaskuläre) Strukturen, z. B. in Form von Wurzelkompressionssyndrom*, Compressio* cerebri, Nervenkompressionssyndrom* oder Kompartmentsyndrom*, sowie in Form des Vena*-cava-inferior-Syndroms als Kompressionssyndrom der Vena* cava bei Schwangeren.

Kompressionstherapie f: engl. *compression treatment*; syn. Entstauungstherapie, komplexe physikalische. Therapeutische Maßnahmen, die unter Anwendung von Druck zur Behandlung von Venenleiden, Lymphödemen und Kombinationsformen, bei traumatologischen Indikationen wie postoperativen Ödemen oder Angiodysplasien dienen. Der Druck auf das Gewebe entsteht durch aktive Muskelarbeit (Arbeitsdruck*) oder von außen (Ruhedruck).
Ziele: Positive Beeinflussung der Mikrozirkulation und auf regenerative und resorptive Prozesse.
Wirkung: Auf die Mikrozirkulation:
- Verhinderung eines Blutrückstaus in den venösen Abschnitten der Kapillaren
- Förderung der Reabsorption
- Abnahme der lymphpflichtigen Wasserlast
- Verringerung der lymphpflichtigen Proteinlast
- Abbau entzündungsauslösender Proteinansammlungen
- Abbau von Mikroödemen
- Normalisierung der Diffusionsstrecke zur Normalisierung der Nährstoffzufuhr.

Auf regenerative und resorptive Prozesse:
- Verhinderung ausgeprägter Wundödeme
- Reduktion von druckbedingten Ischämien und Schmerzen
- Beschleunigung der Reabsorption von Hämatomen
- Förderung der Einsprossung von Gefäßen
- Verhinderung hypertropher Narbenbildung
- Abmilderung bestehender knotiger Narben.

Maßnahmen:
- Kompressionsverband*
- Kompressionsstrümpfe
- Kompressionsmiederwaren
- apparative intermittierende Kompression
- manuelle Lymphdrainage
- entstauende Bewegungstherapie.

Kompressionsurografie → Urografie
Kompressionsverband m: engl. *compression dressing*. Verband* mit dosiertem Druck auf das darunterliegende Gewebe, meist elastischer Wickelverband.
Anwendung:
- Druckverband in der präklinischen Notfallmedizin (z. B. Notfall-Blutstillung an den Extremitäten) und nach arterieller Intervention
- Kompressionsbehandlung postoperativ nach Extremitätenchirurgie, bei Varikosis und zur Thromboseprophylaxe*, Lymphödem, Distorsion und Narbenkompression nach Verbrennung.

Cave: Bei zu starkem Druck drohen arterielle Minderdurchblutung und die Entwicklung von Nekrosen.

Kompressorium n: engl. *compressor*. Bezeichnung für verschiedene Vorrichtungen, z. B. zum Abdrücken großer Gefäße zur Blutstillung*, zur vorsichtigen Quetschung der weiblichen Brust bei hochauflösender Mammografie* oder zur Herstellung eines Quetschpräparates.

Kompulsion → Zwangshandlung

Konchotomie f: engl. *conchotomy*. Operative partielle Abtragung der unteren und/oder mittleren Nasenmuscheln. Die Konchotomie erfolgt häufig zusammen mit einer Septumplastik* oder im Rahmen einer endonasalen Nasennebenhöhlenoperation*. Sie wird v. a. eingesetzt bei hyperplastischer chronischer Rhinitis* und nasaler Hyperreaktivität* mit Hyperplasie der Nasenschleimhaut und dadurch behinderter Nasenatmung.

Kondensation f: Verdichtung der Chromosomen* in der Pro- und Metaphase der Mitose* und beim programmierten Zelltod (Apoptose).

Kondition f: engl. condition. Sammelbezeichnung für psychische, physische, technisch-taktische, kognitive und soziale Leistungsfaktoren für eine bestimmte Tätigkeit. Verschiedene Sportarten weisen unterschiedliche konditionelle Anforderungen auf.

Konditionierung f: engl. conditioning. Erzeugen einer bedingten (konditionierten) Reaktion auf Reize, die ursprünglich diese Reaktion nicht hervorgerufen haben, durch Lernen*. Der Lerninhalt kann durch Extinktion gelöscht (d. h. verlernt) werden.

Einteilung:
- **klassische** Konditionierung: Prozess, bei dem wiederholt ein ursprünglich neutraler (konditionierter) Reiz* und ein spontan eine spezifische Reaktion hervorrufender (unkonditionierter) Reiz kombiniert werden und in dessen Verlauf der konditionierte Reiz (ohne Kopplung an den unkonditionierten Reiz) diese spezifische (konditionierte) Reaktion auslöst (I. Pawlow)
- **instrumentelle** Konditionierung (sog. Lernen am Erfolg): Verknüpfung einer Handlung oder Verhaltensweise mit verstärkenden Reizen (Verstärker) mit der gewollten Folge der Verhaltensänderung* im Sinne einer Wiederholungs- (bei positiver Verstärkung) bzw. Vermeidungstendenz (bei negativer Verstärkung)
- **operante** Konditionierung: sich von der instrumentellen Konditionierung nur dahingehend unterscheidend, dass operantes Verhalten beliebiges spontanes Verhalten bezeichnet, das auch unbeabsichtigt und ohne Bedingung (z. B. Problemlösung) wiederholt wird
- **verdeckte** Konditionierung: nur auf der Ebene der Vorstellung stattfindendes Verfahren aus der Verhaltenstherapie.

Klinische Bedeutung: Konditionierung wird therapeutisch u. a. in der Verhaltenstherapie* und in Therapiemaßnahmen mit Biofeedback* genutzt.

Konditionierung, klassische f: engl. classical conditioning. Erste wissenschaftlich erforschte und durch I. Pawlow (1849–1936) beschriebene Form der Konditionierung*, nach der ein zunächst neutraler Reiz nach wiederholter gleichzeitiger Darbietung mit einem unbedingten (eine spezifische Reaktion sicher auslösenden) Reiz selbst und unabhängig von jenem unbedingten Reiz eine spezifische Reaktion auslöst. Siehe Abb.

Klinische Bedeutung: Klinische Störungen, insbesondere Angststörungen*, beginnen häufig mit einer aversiven klassischen Konditionierungserfahrung (traumatische Erlebnisse wie z. B. Kriegserfahrung, Unfall, unerwarteter Angstanfall, Schmerzen), bei denen eigentlich harmlose Reize mit dem aversiven Ereignis gekoppelt werden und dann später eigenständig starke Angstreaktionen hervorrufen. Therapeutisch bedeutsam ist, dass die durch klassische Konditionierung gelernte Furcht durch Desensibilisierung* wieder verlernt werden kann (Verhaltenstherapie*).

Kondom n: Schlauchförmige Hülle aus Kautschuk, Latex oder Polyurethan, die als mechanische Barriere vor einer Empfängnis (Pearl*-Index 0,4–2) und sexuell übertragbaren Infektionen (STD) schützt. Es gibt sowohl Männerkondome als auch Frauenkondome (Femidome*). Eine selten auftretende allergische Reaktion ist das Kontaktekzem* bei Latexallergie*.

Indikationen:
- Verhütung einer Konzeption. Zuverlässigkeit des Männerkondoms bei Verwendung von Markenpräservativen vor Erreichen des Verfalldatums und bei korrekter Handhabung relativ hoch (Pearl-Index = 0,4–2 bei perfekter Handhabung, bei typischer Handhabung etwa 12). Zuverlässigkeit des Frauenkondoms bei perfekter Handhabung Pearl-Index 5, bei typischer Handhabung 21.
- Schutz vor sexuell übertragbaren Infektionen (STD), insbesondere HIV-Erkrankung.

Kondylenfraktur f: engl. condylar fracture. Fraktur eines Gelenkmassivs, z. B. von distalem Humerus* (Humerusfraktur*), distalem Femur* (Femurfraktur*), proximaler Tibia* (Tibiafraktur*) oder Fingerphalangen. Je nach Lokalisation werden supra-, trans- oder interkondyläre Frakturen unterschieden. Eine Kondylenfraktur erfordert bei Gelenkbeteiligung meist die operative Wiederherstellung der Gelenkkongruenz mittels Osteosynthese*.

Kondylenfraktur, okzipitale f: Fraktur (Bruch) der Kondylen des Hinterhauptbeins (Os* occipitale), d. h. der Gelenkfortsätze des Hinterhauptbeins, die dieses mit am Atlas (1. Halswirbel) im oberen Kopfgelenk (Atlantookzipitalgelenk*) verbinden. Unkomplizierte Kondylenfrakturen werden konservativ behandelt, instabile Formen operiert.

Vorkommen: Selten, bei schwerem axialem Stauchungstrauma mit Wirkung auf die obere Halswirbelsäule z. B. bei Polytrauma, oft in Kombination mit Schädelhirntrauma*.

Klinik:
- Nacken- und Hinterkopfschmerzen, Schwindel
- Verspannung, Schiefhals, Bewegungseinschränkung
- ggf. Störung kaudaler Hirnnerven (N. abducens, N. hypoglossus)
- oft mit Kopfverletzung verbunden.

Therapie:
- nicht dislozierte Kondylenfraktur ohne Bandausriss: meist konservativ mit Ruhigstellung für 6–8 Wochen mit Halo-Fixateur (zuverlässiger als Zervikalorthese)
- disloziert oder komprimiert (instabil): operative Dekompression und Stabilisierung.

Kondylome n pl: engl. condylomas. Hyperplasien des Plattenepithels im Anogenitalbereich durch Infektion mit Papillomaviren (Condylomata* acuminata, Condylomata* plana) oder Treponema* pallidum (Condylomata* lata).

Kondylom-Virus n: engl. condyloma virus. Zur Gruppe der humanen Papillomaviren (HPV 6 und 11) gehörender Erreger der Condylomata* acuminata und Condylomata* plana.

Konfabulation f: engl. confabulation. Schwere Gedächtnisstörung*, bei der Erinnerungs- und Gedächtnislücken durch meist spontane Einfälle, die der Betroffene selbst für echte Erinnerungen hält, ausgefüllt werden. Im Gespräch fallen dabei wechselnde Schilderungen zurückliegender Geschehnisse oder voneinander abweichende Antworten auf dieselbe Frage auf. **Vorkommen:**
- Hirnatrophie
- organisch bedingte Psychose
- Alkoholabhängigkeit (v. a. bei Korsakow*-Syndrom)
- u. a.

Differenzialdiagnose: Abzugrenzen ist die Pseudologia* phantastica, die u. a. bei Persönlichkeitsstörungen (z. B. Münchhausen*-Syndrom) zu beobachten ist und nicht auf kogniti-

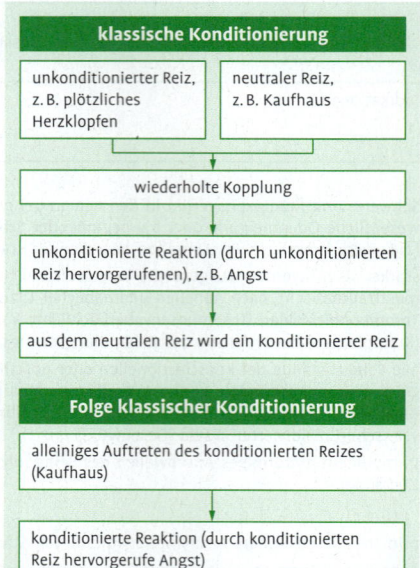

Konditionierung, klassische

ven Defiziten beruht. Hierbei werden erfundene Erlebnisse als wahre Begebenheiten wiedergegeben. Die Schilderungen zu einzelnen Ereignissen sind hier im Gegensatz zu Konfabulationen meist nicht wechselnd, sondern gleichbleibend.

Konfabulose *f*: engl. *confabulosis*. Form der organisch bedingten Psychose, bei der Konfabulationen* im Vordergrund stehen. Sie kommt v. a. bei degenerativen, traumatischen oder toxischen Hirnläsionen, Infektionen (z. B. Fleckfieber, Typhus) oder Alkoholdelir* vor.

Konfidenzintervall *n*: engl. *confidence interval*; syn. Konfidenzbereich. Statistischer Vertrauensbereich für einen unbekannten Parameter, der die Unsicherheit einer Schätzung berücksichtigt. Ein Konfidenzintervall von 95 % gibt den Bereich an, in dem mit 95 %iger Wahrscheinlichkeit der wahre Parameterwert liegt. Ein Konfidenzintervall verengt sich mit dem Umfang der Stichprobe*.
Anwendung: Die Angabe von Konfidenzintervallen für Studienergebnisse ist äquivalent zur Durchführung statistischer Testverfahren mit einer bestimmten Irrtumswahrscheinlichkeit. Konfidenzbereiche sind jedoch anschaulicher und erlauben insbesondere den Vergleich zwischen den Ergebnissen mehrerer gleichartiger Studien (Metaanalyse).

Konfiguration [Medizin] *f*: engl. *configuration*. Form, Gestalt, Umformung oder Verformung eines Körperteils oder Organs, z. B. Aortenkonfiguration* des Herzens.

Konfiguration [Stereochemie] *f*: Position von Atomen oder Atomgruppen im Raum um ein Zentralatom (meist ein asymmetrisches Kohlenstoffatom*) oder an einer C=C-Doppelbindung (*cis-*/*trans-* bzw. *E*/*Z*-Nomenklatur*).

Konflikt *m*: engl. *conflict*. Aufeinanderstoßen von gegensätzlichen und nicht zu vereinbarenden Motiven und Interessen oder gegenläufigen Verhaltenstendenzen mit einem Mindestmaß an Leidensdruck*.
Einteilung: Hinsichtlich der Konfliktparteien unterscheidet man:
– **intrapsychischer** (auch **intrapersonaler**)Konflikt: Unvereinbarkeit zwischen gegensätzlichen Interessen derselben Person. Intrapsychische Konflikte können möglicher auslösender und/oder aufrechterhaltender ätiologischer Faktor psychischer Störungen sein. Sie treten auch infolge von z. B. Depression, Angststörung oder Abhängigkeit auf. In der Psychoanalyse* werden latente oder unbewusste (unbewältigte) intrapsychische Konflikte als Ursache für die Entwicklung von Neurosen*, Persönlichkeitsstörungen* oder Verhaltensstörungen* angesehen
– **interpersoneller** Konflikt (sozialer Konflikt): Unvereinbarkeit der Interessen zwischen 2 oder mehr Personen. Interpersonelle Konflikte sind häufig Gegenstand der Paarpsychotherapie* und Familientherapie*.
Hinsichtlich der Konfliktebene unterscheidet man:
– **kognitiver** Konflikt: Unvereinbarkeit von 2 Assoziationen, z. B. kognitive Dissonanz
– **motivationaler** Konflikt: Unvereinbarkeit von 2 Handlungstendenzen.

Konfliktfähigkeit *f*: engl. *ability to manage conflict*. Fähigkeit, einen Konflikt* bewusst als solchen zu erkennen, sich mit ihm auseinanderzusetzen und ihn zu überwinden, anstatt vermeidend auszuweichen. Konfliktfähigkeit setzt die Akzeptanz voraus, dass Konflikte Bestandteil des Lebens und unvermeidbar sowie eine Chance der persönlichen Entwicklung, des Lernens und der positiven Veränderung sind.

Konfliktgespräch *n*: engl. *conflict-oriented discourse*. Gespräch zur Lösung intrapsychischer oder interpersoneller Orientierungs- oder Bedürfnisgegensätze und zum Aufbau von Fähigkeiten, solche generell zu bewältigen. Zur Lösung intrapsychischer Konflikte sind insbesondere psychodynamische Psychotherapie und emotive Psychotherapie vorrangig. Zur Lösung zwischenmenschlicher Konflikte hat sich insbesondere die systemische, paartherapeutische und verhaltenstherapeutische Psychotherapie hervorgetan.

Konfliktmanagement *n*: engl. *conflict management*. Organisierte Maßnahmen und Strategien zum Abbau, zum Handling oder zur Vermeidung eskalierender Konflikte* zwischen verschiedenen Parteien mithilfe von Konfliktberatung, Konfliktgesprächen* oder Mediation durch geschulte Laien oder Fachpersonal. Konfliktmanagement kommt z. B. klinisch in der Paarpsychotherapie* und Gruppenpsychotherapie* zum Einsatz.

konfliktorientierte Psychotherapie → Psychotherapie, aufdeckende

konfluierend: engl. *confluent*. Zusammenfließend.

Konformationsisomerie *f*: Unterform der Isomerie*. Sie bezeichnet das Phänomen, dass ansonsten identische Moleküle durch Drehung einer Einfachbindung unterscheidbare räumliche Ausrichtungen einnehmen können.

Konfrontation *f*: engl. *exposure*; syn. Exposition. Gegenüberstellung widersprüchlicher Auffassungen, Auseinandersetzungen. In der Psychotherapie Intervention, welche die Aufmerksamkeit des Patienten auf Handlungs- oder Erlebnisinhalte und Bezüge oder Widersprüche zwischen diesen lenkt, auch unter Annäherung an Angst auslösende, vermiedene Situationen, Bilder oder Gedanken, meist unter psychotherapeutischem Schutz.

Konfrontationstherapie *f*: engl. *exposure therapy*. Sammelbezeichnung für Interventionstechniken der Verhaltenstherapie* unter Anwendung von Konfrontation* (teilweise auch als Exposition bezeichnet). Sie wird eingesetzt bei Angst- und Zwangsstörungen sowie PTBS und anderen Traumafolgestörungen. Die Wirksamkeit ist gesichert.

kongenital: engl. *congenital*. Angeboren, durch Schädigung bzw. Fehlerhaftigkeit des genetischen Materials entstanden.

kongenitale adrenale Hyperplasie → Syndrom, adrenogenitales

kongenitale Azidose → Azidose, renale tubuläre

kongenitale Laktazidose → Pyruvatdehydrogenasedefekt

Kongestion *f*: engl. *congestion*; syn. Blutandrang. Überfüllung von Blutgefäßen, die in der Regel zur Hyperämie* des versorgten Organs oder Gewebes führt. In der Endstrombahn* wird sie durch Entzündung* oder Bluthochdruck verursacht. Eine venöse Kongestion ist durch einen verringerten Blutabstrom bedingt, beispielsweise bei Herzinsuffizienz* oder Thrombose*. Eine Sonderform ist die Erektion*.

Kongestionsabszess → Senkungsabszess

Konglomerattumor *m*: engl. *conglomerate tumor*. Verklebung oder Verwachsung von Organen und Organteilen, die bei der Untersuchung den Eindruck einer größeren Tumorbildung entstehen lassen. Beispiele sind ein entzündlich bedingter Unterbauchtumor, bestehend aus einer Hydrosalpinx mit Dünndarmschlingen und Netzteilen, oder ein intrathorakaler Hilumtumor, gebildet aus einem Lungenkarzinom* und regionalen Lymphknotenmetastasen*.

Kongruenz *f*: engl. *congruency*; syn. Aufrichtigkeit. Begriff aus Psychologie und Psychotherapie, der die Übereinstimmung von Gefühl und Ausdruck beschreibt. Je nach Kontext kann Kongruenz sich auf verschiedene Akteure und Verhaltensformen beziehen, in der Kommunikation beschreibt sie die Übereinstimmung von verbaler und nonverbaler Aussage.

Konidien → Konidiosporen

Konidiosporen *f pl*: engl. *conidiospores*; syn. Konidien. Ungeschlechtlich gebildete Exosporen als Nebenfruchtformen verschiedener Pilze wie Aspergillus* und Penicillium*. Unterschieden werden einzellige Mikrokonidien und mehrzellige Makrokonidien.

Koniose → Pneumokoniosen

Koniotomie *f*: engl. *cricothyroidotomy*; syn. Krikothyreotomie. Notfalleingriff zur schnellen Behebung einer Erstickungsgefahr bei Verlegung der oberen Atemwege (z. B. durch Glottisödem*, Fremdkörper oder Larynxkarzinom*), wenn Intubation oder Tracheotomie* unmöglich sind.

Konisation

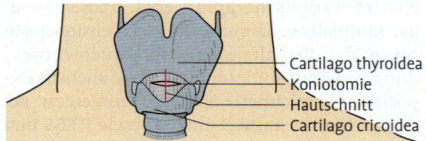

Koniotomie: Nach querer Durchtrennung des Lig. cricothyroideum medianum (Lig. conicum) Einführung eines Beatmungstubus in die Trachea.

Prinzip:
- Nach der Reklination des Kopfes des Patienten und ggf. Unterfütterung der Schulter erfolgen der mediane Hautschnitt und die quere Spaltung des Ligamentum cricothyroideum medianum (Lig. conicum, siehe Abb.) mittels Skalpell (notfalls mit Taschenmesser).
- Sehr hilfreich ist ein Spekulum* zum Offenhalten des Zugangs und bei der anschließenden Einführung einer Trachealkanüle* (oder eines Endotrachealtubus* ≤ 5 mm Innendurchmesser mit Cuff*) in die Trachea (subglottisch).
- Alternativ zur chirurgischen Koniotomie stehen speziell vorgefertigte Sets zur Verfügung: 1. perkutane Punktion als Catheter-Over-Needle-Technique wie bei Venenverweilkanüle (Punktionskanüle*), ggf. mit kommerziell erhältlichem Koniotomieset, z. B. Quicktrach-Set als Rettungsmaterial. 2. Koniotomie in Seldinger-Technik, z. B. Melker-Set als kommerziell erhältliches Koniotomieset.

Cave: Eine Notfall-Koniotomie bei Neugeborenen, Säuglingen oder Kleinkindern ist wenig erfolgversprechend und gilt daher als obsolet.

Konisation *f*: engl. *conization*; syn. Portiokonisation. Entnahme eines Gewebekonus aus der Portio uteri. Sie dient meist der Diagnostik von Epithelatypien oder der Therapie von Neoplasien bzw. von therapieresistentem Fluor cervicalis. Verschiedene Formen sind Elektrokonisation, Messerkonisation und Laserkonisation. Es können ernsthafte Komplikationen auftreten, vor allem während der Schwangerschaft.

Vorgehen: Je nach Lokalisation der Umwandlungszone* Entnahme eines breitbasigen, flachen Kegels (im geschlechtsreifen Alter) oder eines spitzen, langen Kegels (im Senium, bei Atrophie, siehe Abb. 1).

Indikationen:
- diagnostisch: zur histologischen Untersuchung von in Kolposkopie* oder Papanicolaou*-Abstrich aufgefallenen Epithelatypien an Portio und Zervikalkanal (Serienschnitte): 1. Indikation: Pap III D seit mindestens 2 Jahren ohne Besserung nach lokaler Aufhellungsbehandlung (z. B. mit Estriol) und anti-

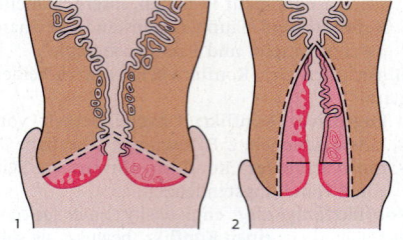

Konisation Abb. 1: Adaptive Schnittführung; 1: in geschlechtsreifem Alter; 2: im Senium.

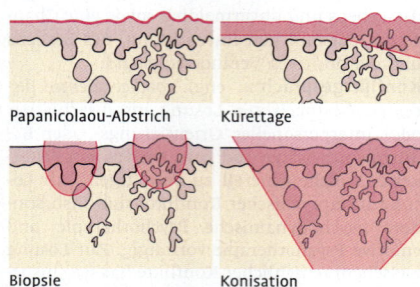

Konisation Abb. 2: Diagnostische Treffsicherheit im Vergleich mit anderen Verfahren.

entzündlicher Lokalbehandlung (z. B. mit Dequaliniumchlorid), alle zytologischen Befunde ab Pap IV a 2. diagnostische Treffsicherheit im Vergleich mit anderen Verfahren: siehe Abb. 2
- therapeutisch: 1. vollständige Entfernung einer hochgradigen zervikalen intraepithelialen Neoplasie* (CIN III) oder eines mikroinvasiven Zervixkarzinoms* (FIGO-Stadium I A1 und I A2) bei dringendem Kinderwunsch (evtl. Kombination mit pelviner Lymphadenektomie) 2. bei therapieresistentem Fluor cervicalis (Fluor* genitalis).

Konjugatimpfstoff *m*: engl. *conjugate vaccine*; syn. konjugierter Impfstoff. Impfstoff*, bei dem das Antigen* (z. B. Polysaccharid* der Bakterienhülle) an Proteine (z. B. Toxoide) gekoppelt wird. Der Proteinanteil aktiviert die T*-Lymphozyten und modifiziert die Reaktion der B*-Lymphozyten. Ein Konjugatimpfstoff führt auch bei Säuglingen und Kleinkindern zur Bildung anhaltend schützender IgG-Antikörper*.

Konjugation [Bakteriologie] *f*: Parasexueller Mechanismus bei Bakterien zur Übertragung von genetischem Material. Dabei wird eine Plasmabrücke zwischen einem Donor mit Konjugationsfaktor (Plasmide*) und einem Akzeptor gebildet. Über den Sexualpilus* gelangt anschließend ein Plasmid-DNA-Strang, der auch für den Konjugationsfaktor codiert, in die Empfängerzelle.

Vorkommen: Eine Konjugation ist zwischen allen Enterobacteriaceae* sowie Pseudomonas-, Pasteurella-, Vibrio-Spezies und grampositiven Kokken möglich. Enterokokken* besitzen dafür ein spezielles Sexpheromon-System.

Konjugation [Zellbiologie] *f*: Zusammentreten homologer Chromosomen* in der Prophase der Meiose*.

Konjugationsfaktor *m*: engl. *conjugation factor*. Extrachromosomales genetisches Element, welches eine Konjugation* zwischen Bakterien verursachen kann, z. B. F*-Faktor, R*-Faktor und Col-Faktoren.

Konjugationsstörung *f*: engl. *disorder of conjugation*. Kopplung von stark wasserlöslichen Stoffen an Fremdstoffe oder Metaboliten (Abbauprodukten), um diese auszuscheiden (siehe Biotransformation*). Ist die Bildung der Konjugate gestört, sammeln sich Metabolite an. Typische Konjugationsstörungen sind das Crigler-Najjar-Syndrom und Morbus* Meulengracht. Hier folgt aus dem Anstieg von unkonjugiertem Bilirubin ein Ikterus*.

Konjunktiva → Bindehaut

Konjunktivitis *f*: engl. *conjunctivitis*. Entzündung der Bindehaut* durch unterschiedlichste Ursachen wie mechanische Irritationen, Allergien*, Infektionen oder verminderte Tränensekretion. Die akute Form geht einher mit Rötung, Schwellung, starker Sekretion, Lichtscheu und ggf. Blepharospasmus*, die chronische mit geringer Sekretion sowie Wucherungen der Papillarkörper. Behandelt wird je nach Ursache.

Erkrankung: Ursachen:
- infektiöse Konjunktivitis: 1. Bakterien, z. B. Gonokokken (Gonoblennorrhö*), seltener Staphylokokken, Streptokokken, Hämophilus* influenzae, Pneumokokken, Corynebacterium* diphtheriae (Conjunctivitis* pseudomembranosa) und Moraxella 2. Chlamydien* (Pseudotrachom, Trachom*) 3. Viren, z. B. Molluscum-contagiosum-Viren (Conjunctivitis* follicularis), Adenoviren (Keratokonjunktivitis epidemica), HSV 1 und 2, Varizella*-Zoster-Virus 4. Neugeborenenkonjunktivitis (Gonokokken, Chlamydien)
- nicht-infektiöse Konjunktivitis: 1. Benetzungsstörungen infolge verminderter Tränensekretion oder veränderter Zusammensetzung des Tränenfilms* (Keratoconjunctivitis sicca) 2. Irritationen durch z. B. Fremdkörper, Verletzungen (Verätzungen, Verbrennungen, Strahlen), Staub 3. allergische Konjunktivitis, Conjunctivitis* vernalis, atopische Keratokonjunktivitis 4. benachbarte pathologische Prozesse, z. B. Meibom-Drüsen-Karzinom.

Risikofaktoren:
- Tragen von Kontaktlinsen
- Infektionen der oberen Atemwege
- Tränenwegstenosen
- Sexualkontakte, sexueller Missbrauch (Schwimmbadkonjunktivitis*, Gonoblenorrhö)
- Geburt (Neugeborenenkonjunktivitis).

Klinik:
- Juckreiz
- Fremdkörpergefühl
- Epiphora*
- gerötetes Auge
- Blendempfindlichkeit, Lichtscheu
- seröse oder eitrige Sekretionen.

Therapie: Je nach Ursache., z. B. mit
- antibakteriellen Augentropfen
- antiviraler Augensalbe
- Tränenersatzmitteln
- Glukokortikoid*-haltigen Augentropfen
- lokalen Antihistaminika*
- Lidrandhygiene
- Wärmeapplikationen (siehe auch die jeweiligen Krankheitsbilder).

Allgemeine Maßnahmen bei infektiöser Konjunktivitis:
- Verzicht auf Einsetzen der Kontaktlinsen bis zur völligen Abheilung
- im Außenbereich (Straßenverkehr, Sport) Tragen einer Sonnen- oder Schutzbrille
- Händehygiene, separate Handtücher benutzen
- Hand-Augen-Kontakt vermeiden
- Augentropfen nicht mit anderen teilen.

konkav: engl. *concave*. Nach innen gewölbt, hohl.

Konkavlinse → Linse [Optik]

konkomitierend: engl. *concomitant*. Begleitend.

konkordant: engl. *concordant*. Übereinstimmend, z. B. gleiche Ausschlagrichtung der QRS-Komplexe im EKG* (positive bzw. negative QRS-Konkordanz).

Konkordanz [EKG] *f:* Physiologischerweise bestehende Übereinstimmung von Ausschlagshöhe und -richtung im EKG, z. B. von QRS-Komplex und T-Welle, zwischen den verschiedenen Ableitungen oder innerhalb der gleichen Ableitung.

Konkrement *n:* engl. *concrement*. Steine, die durch Ausfällung vorher gelöster Stoffe in Hohlkörpern oder im Gewebe gebildet werden, beispielsweise Gallensteine* oder Harnsteine. In der Zahnmedizin sind Konkremente dunkle, harte Ablagerungen in der Zahnfleischtasche*, die durch chronische Parodontitis* entstehen.

Konkretismus *m:* engl. *concretism*. Formale Denkstörung* mit mangelnder Fähigkeit, Äußerungen (z. B. Sprichwörter, ironische Bemerkungen oder Metaphern) über den reinen Wortsinn und die sinnlich fassbare, anschauliche Wirklichkeit hinaus im Gesamtzusammenhang zu interpretieren (im Gegensatz zum Abstraktionsvermögen*).

Vorkommen:
- Phase in der Sprachentwicklung von Kindern
- Schizophrenie*
- u. a.

konnatal: engl. *connatal*. Angeboren. Der Begriff wird meist im Zusammenhang mit Fehlbildungen oder Erkrankungen verwendet.

Konnektivität *f:* engl. *connectivity*. Synchronisierte Nervenzellaktivität (Synchronie) in oft weit über das Gehirn verteilten neuronalen Netzwerken, sowohl in Ruhe als auch bei der Bearbeitung von Aufgaben oder beim Befolgen von Instruktionen.

Beschreibung: Die weit verzweigte Interaktion belegt, dass Hirnzustände und -leistungen nicht auf lokal begrenzten neuronalen Aktivitäten beruhen, sondern auf weit verzweigten Netzwerken, z. B.
- Aktivierung der gleichen Areale beider Hemisphären bei akustischer Wahrnehmung (Heschl-Querwindung)
- simultative Aktivierung des Default Mode Network in Zuständen der Ruhe
- Arbeitsgedächtnis: synchronisierte Aktivierung verschiedener Netzwerke in dorsolateralem Präfrontalkortex, inferiorem Parietalkortex und Cerebellum.

Klinische Bedeutung: Beispiele:
- Für Schizophrenie* sind zahlreiche Muster reduzierter und evtl. kompensationsinduzierter gesteigerter Konnektivität beschrieben (z. B. Arbeitsgedächtnis, Default Mode Network).
- Akustische Halluzinationen* gehen mit reduzierter funktioneller Konnektivität (Diskonnektivität) zwischen Frontal- und Temporalhirn einher.
- Die Alzheimer-Krankheit zeigt veränderte Konnektivität im Ruhezustand (Default Mode Network).
- Im Alter ist die funktionelle Konnektivität reduziert; erfolgreiche Kompensation (Leistungserhalt) wird erreicht durch simultane Aktivierung des korrespondierenden Areals in der anderen Hemisphäre des Gehirns.

Konnektivitäts-Hypothese *f:* engl. *connectivity hypothesis*. Annahme, dass bei (menschlichem) Verhalten und dessen Steuerung verschiedene Gehirnareale (Rindenfelder*) beteiligt sind, die durch neuronale Fasern miteinander in Verbindung stehen. Die Störung der neuronalen Konnektivität wird als Ursache psychischer Störung vermutet (Konnektivitäts-Defizit-Hypothese).

Konsanguinität → Blutsverwandtschaft

konsekutiv: Aufeinander folgend.

konsensuell: engl. *consensual*. Gleichsinnig, in demselben Sinne wirkend, z. B. konsensuelle Reaktion.

konservativ: engl. *conservative*. Erhaltend; (im klinischen Sprachgebrauch) nicht operative Behandlung, im weiteren Sinne auch schonende chirurgische Behandlung unter weitgehender Erhaltung z. B. verletzter Organe oder Extremitäten.

Konsiliarpsychiatrie *f:* engl. *consultation psychiatry*. Teilgebiet der Psychiatrie*, das die Untersuchung von Patienten auf nichtpsychiatrischen Stationen und die Beratung nicht psychiatrisch tätiger medizinischer Fachgruppen hinsichtlich Diagnostik und Therapie bei komorbiden psychischen Störungen und bei psychischen und Verhaltensstörungen bei somatischen Krankheiten umfasst, ggf. mit pharmako- oder (kurz-)psychotherapeutischer Intervention.

Einsatz: Häufigste Gründe für konsiliarpsychiatrische Beratungen:
- Suizidalität*
- Alkoholabhängigkeit*
- Delir*
- organisch bedingte Störungen
- somatoforme Störung*
- forensische Fragestellungen (Indikation für rechtliche Betreuung, Einwilligungsfähigkeit*).

Konsistenz *f:* engl. *consistency*. Beschaffenheit einer Substanz oder eines Mediums; auch Stimmigkeit, Widerspruchslosigkeit, z. B. widerspruchsfreies Zusammentreffen von Beschwerden, Angaben in der Anamnese und objektivierbaren Befunden der klinischen Untersuchung.

Konsistenz [Psychologie] *f:* Widerspruchslosigkeit, bei psychologischen Tests* Kennwert für die Reliabilität*, d. h. das Ausmaß der Homogenität, inwieweit die Items eines Tests insgesamt zur Messung der Eigenschaft beitragen.

Konsolidierung [Terminologie] *f:* engl. *consolidation*; syn. Verfestigung. Bezeichnung für Verfestigung im Sinne einer nicht weiter fortschreitenden bzw. abheilenden Erkrankung, außerdem für die knöcherne Verfestigung einer Fraktur sowie für die Ansammlung von Exsudat, Transsudat oder anderem Gewebe in den Alveolen mit Aufhebung des Gasaustauschs, z. B. im Rahmen einer Pneumonie* oder Fibrose. Siehe Pneumonie* (Abb. 3 dort).

Konsolidierungstherapie → Chemotherapie

konstant: engl. *constant*. Beständig, stetig, gleichbleibend, unveränderlich.

Konstitution [Medizin] *f:* engl. *constitution*. Gesamtheit der körperlichen und geistigen Eigenschaften eines Menschen, besonders relevant hinsichtlich Beanspruchbarkeit, Disposition* und Regenerationsfähigkeit des Organismus.

Konstitution [Stereochemie]

Konstitution [Stereochemie] *f*: Anordnung der Atome in einem Molekül. Die Konstitutionsformel gibt an, wie die Atome eines Moleküls durch chemische Bindungen miteinander verbunden sind.

konstitutionelle infantile Panmyelopathie → Fanconi-Anämie

konstitutioneller nichthämolytischer Ikterus → Dubin-Johnson-Syndrom

Konstriktion *f*: engl. *constriction*. Kontraktion eines Hohlorgans oder Ringmuskels, z. B. Bronchokonstriktion.

Konsultation *f*: engl. *consultation*. Beratung eines Patienten durch einen Arzt.

Kontagionsindex *m*: engl. *contagious index*; syn. Infektionsindex. Größe zur Quantifizierung der Erkrankungswahrscheinlichkeit bei Exposition gegenüber einem infektiösen Agens, d. h. Anzahl der tatsächlich (erkennbar oder nicht erkennbar) Erkrankten bezogen auf 100 nicht immune Exponierte. Ein Kontagionsindex von 1 bedeutet, dass 100 % der erstmalig Exponierten erkranken. Siehe Tab.

Kontagionsindex: Werte für einige Infektionskrankheiten.	
Krankheit	Kontagionsindex
Varizellen	nahe 1,0
Masern	0,95
Variola	0,95
Pertussis	0,80–0,90
Typhus abdominalis	0,50
Mumps	0,4
Röteln	0,15–0,20
Shigellose	0,15
Diphtherie	0,10–0,20
Poliomyelitis	0,1 (0,001–0,003)

Kontagiosität *f*: engl. *contagiosity*. Übertragungsfähigkeit eines Erregers als Voraussetzung für die Fähigkeit zur Infektion*.

Kontaktaktivierungssystem *n*: engl. *contact factor complex*. System, bestehend aus Hageman-Faktor*, HMW*-Kininogen (High-Molecular-Weight-Kininogen) und Präkallikrein*, die sich bei Kontakt mit Fremdoberflächen wechselseitig aktivieren. Das Kontaktaktivierungssystem spielt bei Sepsis* oder Verbrauchskoagulopathie* eine wichtige pathophysiologische Rolle.

Kontaktallergie → Kontaktekzem

Kontaktallergie → Kontakturtikaria

Kontaktbestrahlung *f*: engl. *contact irradiation*. Form der Brachytherapie* mit tumornaher Strahlenquelle, z. B. durch Implantate (Nadeln, Kapseln) oder Injektion von radionuklidhaltigen Suspensionen.

Kontaktblutung *f*: engl. *contact bleeding*. Geringfügige, hellrote, schmerzlose Blutung im Bereich des Genitales* nach Koitus* oder medizinischem Eingriff (z. B. Abstrichentnahme). Sie tritt häufig auf bei Ektopia cervicis und ist ein mögliches Symptom bei Zervix*- oder Peniskarzinom* und Infektionen, z. B. durch Chlamydien*.

Kontaktdermatitis → Kontaktekzem

Kontaktekzem *n*: engl. *contact eczema*; syn. Kontaktdermatitis. Exogen toxisch oder allergisch ausgelöstes, meist lokalisiertes, seltener disseminiertes akutes, subakutes oder chronisches Ekzem*. Diagnostiziert wird nach klinischem Erscheinungsbild (z. B. Lokalisation), Anamnese (Noxen, Allergene) und Epikutantest*. Wichtigste therapeutische Maßnahme ist das Meiden des Auslösers.

Formen: Akutes irritativ-toxisches Kontaktekzem: Schädigung der Hautbarriere durch Hautkontakt mit starken Irritantien (z. B. bei Arbeitsunfällen) wie
– Säuren
– Basen
– Mineralölen
– organischen Lösungsmitteln
– oxidierenden und reduzierenden Substanzen
– infolge UV-Überdosierung (fototoxische Dermatitis).

Chronisches irritativ-toxisches Kontaktekzem (syn. degeneratives Ekzem, siehe Abb.):
– Pathogenese. Am Beginn steht eine Hautschädigung mit Fissur- und Rhagadenbildung. Die Austrocknung der Haut, besonders durch Wasser, erleichtert Haptenen die Permeation und Vollantigenbildung und begünstigt eine Kontaktallergie.
– Beispiele für chronische irritativ-toxische Ekzeme sind: 1. chronisches Handekzem* 2. Windeldermatitis.

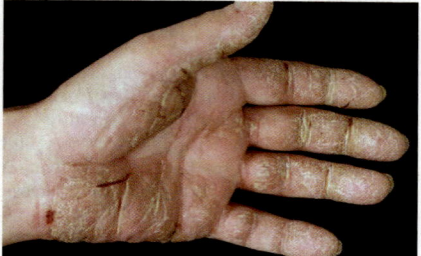

Kontaktekzem: Chronisches kumulativ-toxisches Handekzem mit Hyperkeratosen. [183]

Allergisches Kontaktekzem (Allergie vom Spättyp, T-Zell-vermittelte Typ-IV-Sensibilisierung):
– Top-10-Kontaktallergene in Deutschland: 1. Nickel(II)-sulfat 2. Duftstoff-Mix I 3. Perubalsam 4. Kobaltchlorid 5. Duftstoff-Mix II 6. Methyl(chloro)isothiazolinon (MCI/MI, z. B. Kathon CG) 7. Kolophonium 8. Propolis 9. Kaliumdichromat 10. MDBGN (Methyldibromoglutaronitril, Synonym: Dibromdicyanobutan)
– Auch Naturheilprodukte oder -kosmetika häufig Auslöser allergischer Kontaktekzeme (Beispiele: Teebaumöl, Propolis, Extrakte aus Arnika oder Ringelblumen).

Proteinkontaktdermatitis: Sonderform eines IgE-vermittelten Kontaktekzems auf ein Protein, meist auf Berufsstoffe (z. B. bei Fleischern, Bäckern). **Aerogenes Kontaktekzem (Airborne Contact Dermatitis):** Sonderform des allergischen Kontaktekzems mit aerogener Auslösung an frei getragenen Körperstellen durch luftübertragene Allergene wie Konservierungsstoffe in Wandfarben, Pflanzen oder Duftstoffe. **Systemisches allergisches Kontaktekzem (hämatogenes Kontaktekzem):** Auslösung durch systemische Allergenaufnahme (z. B. von Medikamenten, Metallen wie Nickel, Chrom, Kobalt, Gold, von Pilz- oder Nahrungsmittelallergenen). Das sogenannte SDRIFE („systemic drug-related intertriginous and flexural exanthema") auf kontaktsensibilisierende Arzneimittel ist eine Sonderform des systemischen allergischen Kontaktekzems mit klinischer Manifestation intertriginös und am Gesäß (früher auch Baboon-Syndrom genannt). **Fotoallergisches Ekzem:** Lichtdermatose* mit Typ-IV-Allergie auf ein proteingebundenes Hapten in Kombination mit UV-Strahlen oder auch sichtbarem Licht.

Ursachen: Begünstigend für die Entstehung eines Kontaktekzems sind
– hautbelastende Tätigkeiten wie Arbeiten in einem feuchten Milieu
– atopische Diathese
– Sebostase
– Hyperhidrose.

Prädisponierte Berufsbereiche, die häufige Nässeexposition aufweisen, sind
– Gastronomie
– Raumpflege
– Friseurhandwerk
– Gesundheits-/Kranken-/Altenpflege
– Baugewerbe.

Klinik: Die klinischen Merkmale sind abhängig vom Akuitätsstadium, aber auch der einwirkenden Noxe und der Art des Kontaktes, dem Pathomechanismus, der Lokalisation und anderen Faktoren. Im Gegensatz zum irritativ-toxischen Kontaktekzem ist das allergische Kontaktekzem eher unscharf begrenzt, weist Streureaktionen auf und ist durch ausgeprägten Juckreiz charakterisiert. Der Manifestationsort des Kontaktekzems dient als Indiz für den Auslöser. Besonderes Augenmerk ist auf Berufsstoffe zu richten. Beim irritativ-toxischen Kontaktekzem kommt es bei schwacher Irritation zu Erythemen, Ödemen, Erosionen und teilweise Einblutungen. Bei stärkerer Irritation entstehen Blasen bis zu ausgedehnten Nekrosen. Tückisch sind Verätzungen mit Flusssäure, die anfangs ohne oberflächlichen Defekt imponieren, später aber tiefe Nekrosen verursachen können. Bei chronischen Formen des irritativ-toxischen Kontaktekzems kommt es häufig zu schmerzhaften Rhagaden. Der Juckreiz ist nicht so ausgeprägt wie beim allergischen Kontaktekzem, es besteht eher ein Brennen.

Therapie: Behandlung entsprechend der Ursache und den Leitlinien
- Meidung auslösender Noxe
- symptomatisch feuchte Umschläge mit Adstringenzien
- ggf. systemische H1-Antihistaminika
- stadiengerechte topische Glukokortikoidtherapie, bei hochakutem Verlauf auch systemisch
- Nachbehandlung mit rückfettender Basispflege.

Kontaktgifte → Pestizide

Kontaktinfektion → Kontaktübertragung

Kontaktlinsen *f pl*: engl. *contact lenses*; syn. Kontaktschalen. Kunststoffhaftschalen, die auf der Hornhautoberfläche in der Tränenflüssigkeit schwimmen. Sie dienen primär als Sehhilfen zur Korrektur von Refraktionsfehlern bei Fehlsichtigkeit, daneben aber auch therapeutischen (z. B. Verbandlinse, Irislinse) und kosmetischen Zwecken.

Kontaktstörung *f*: engl. *contact disorder*. Einschränkung der Fähigkeit, Nähe und Distanz zu anderen Personen sozial adäquat und den eigenen Wünschen gemäß zu gestalten (Nähe*-Distanz-Problematik) bzw. Affekte* in einer persönlichen Beziehung adäquat zu erleben und zu äußern.

Klinische Bedeutung: Kontaktstörung ist ein unspezifisches Symptom verschiedener psychischer Störungen, z. B. Angststörung* (insbesondere soziale Phobie), Schizophrenie*, affektive Störung*, Persönlichkeitsstörung*. Kontaktstörung findet sich außerdem als überschießendes, distanzloses Verhalten bei Manie sowie als distanzgestörtes Verhalten bei Kindern mit ADHS (Distanzlosigkeit*). Im Kontrast dazu stehen Kontaktstörungen als affektarme Zurückgezogenheit, z. B. bei frühkindlichem Autismus* und bei Bindungsstörung*. Häufig bestehen zusätzlich zur Kontaktstörung andere Probleme,

z. B. abweichendes Sexualverhalten*, Abhängigkeit, intellektuelle Leistungsschwäche.

Kontaktthermografie → Thermografie

Kontaktübertragung *f*: engl. *contact transmission*; syn. Kontaktinfektion. Übertragung von Krankheitserregern durch eine infizierte oder kolonisierte Person auf eine andere durch Kontakt. Man unterscheidet **direkten** Kontakt (z. B. Hautkontakt zwischen 2 Personen beim Geschlechtsverkehr) oder **indirekten** Kontakt mit kontaminierten Faktoren (z. B. Hände, Gegenstände). Wichtige prophylaktische Maßnahmen sind Händehygiene* und Händedesinfektion.

Prophylaxe:
- Händehygiene
- Händedesinfektion
- Nicht ins Gesicht fassen, um Kontaminationen von der Hand nicht auf Schleimhäute (Mund, Augen, Nase) zu übertragen.

Kontakturtikaria *f*: engl. *contact urticaria*. Häufige induzierbare Urtikaria*, bei der immunologisch (IgE-vermittelt) oder nicht immunologisch (IgE-unabhängig) ausgelöst innerhalb weniger Minuten nach Haut- oder Schleimhautkontakt mit einer urtikariogenen Substanz juckende Quaddeln oder ein Ödem im betroffenen Areal auftreten. Eine Sonderform ist das orale Allergiesyndrom*.

Formen: Allergische Kontakturtikaria (IgE-vermittelt), auslösende Allergene:
- tierisch: z. B.: **1.** Insektengifte, Insektenlarven, Tierepithelien **2.** Innereien, Fleisch, Fleischprodukte, Fisch, Schalentiere
- pflanzlich: z. B. Naturlatex, Obst- und Gemüsesorten, Gewürze
- Arzneimittel: z. B. Antibiotika, Antiseren, Fumarsäure
- Berufschemikalien: z. B. Formaldehyd, Ammoniumpersulfat, Enzyme, Metallsalze, Akrylate, Phthalate (ggf. Meldung des Verdachts auf Berufskrankheit).

Nicht allergische Kontakturtikaria (IgE-unabhängig, durch direkte Histaminliberation oder Freisetzung vasoaktiver Substanzen): Je nach Stärke des Auslösers und individueller Empfindlichkeit zeigen alle Exponierten Symptome. Auslösende Substanzen:
- pflanzlich: z. B. Brennnesseln, Wolfsmilchgewächse, Erdbeeren
- chemikalisch: z. B. Zimtaldehyd, Perubalsam, Benzoesäure in Kosmetika
- tierisch: z. B. Raupenhaare, Ameisen, Quallen, Feuerkorallen, Seeanemonen.

Klinik:
- Beschränkung auf den Ort der Einwirkung
- oft asymmetrisch, streifenförmig oder mit Abrinnspuren
- selten Generalisation, Bronchoobstruktion oder Anaphylaxie.

Therapie: Meiden von Auslösern. Bei allergischer Kontakturtikaria ggf. H1-Antihistaminika.

Prognose: Bei wiederholter Exposition (z. B. beruflich in der Nahrungsmittelindustrie) kann sich eine prognostisch eher ungünstig verlaufende Proteinkontaktdermatitis entwickeln.

Kontamination [Psychiatrie] *f*: Wortneubildung (Neologismus*) durch Verbindung mehrerer formal oder inhaltlich verwandter Wörter oder Silben. Kontamination ist ein psychopathologisches Symptom, z. B. bei Schizophrenie.

Kontaminationsgrad *m*: Stärke der Behaftung von Gegenständen, Lebensmitteln, Wasser, Luft, Boden oder auch von Makroorganismen mit Mikroorganismen* oder Schadstoffen* (Kontamination*). In medizinischen Einrichtungen ist die Senkung des Kontaminationsgrades mit pathogenen Mikroorganismen eine entscheidende Aufgabe der Krankenhaushygiene*.

Kontinenzentwicklung *f*: engl. *developmental continence*. Entwicklung der Kontinenz während des Kindesalters. Beim typischen Zeitverlauf entwickelt sich zunächst die Darmkontrolle, dann die Harnblasenkontrolle tagsüber und zuletzt die nächtliche Trockenheit.

Entwicklung: Einkoten betrifft:
- über 90 % der 2-Jährigen
- 2,8 % der 4-Jährigen
- 1,4 % der 13-Jährigen
- kaum auffindbar ab 14 Jahren.

Einnässen tagsüber betrifft:
- 93–98 % der 2-Jährigen
- 12 % der 4-Jährigen
- 3 % der 10-Jährigen
- < 1 % der Jugendlichen.

Einnässen nachts betrifft:
- 92 % der 2-Jährigen
- 20 % der 4-Jährigen
- 2,5 % der 10-Jährigen
- 1–2 % der Jugendlichen.

Kontinenztraining → Toilettentraining

Kontingenz [Lernpsychologie] *f*: In der Lernpsychologie die statistische Wahrscheinlichkeit, mit der ein unkonditionierter Reiz und ein konditionierter Reiz gemeinsam auftreten (klassische Kondtionierung) bzw. die Beziehung zwischen Reaktion und Konsequenz (operante Konditionierung).

kontinuierlich: engl. *continuous*. Zusammenhängend, fortdauernd, ununterbrochen.

Kontinuierliche ambulante Peritoneal-Dialyse *f*: syn. CAPD. Form der Peritonealdialyse*. Bei der kontinuierlichen ambulanten Peritonealdialyse (CAPD) wird das Dialysat 3- bis 5-mal täglich ausgewechselt und nach einer bestimmten Zeitdauer wieder abgelassen. Damit ist eine ambulante, kontinuierliche Peritonealdialyse möglich, die lediglich durch die Dialysatwechsel unterbrochen wird.

Kontinuierliche postoperative Lavage f: syn. KPL. Verfahren der kontinuierlichen Spülung der Bauchhöhle, des Oberbauches bzw. der Bursa omentalis bei bakterieller Peritonitis* und früher auch bei hämorrhagisch-nekrotisierender Pankreatitis*. Das Verfahren wurde zugunsten der abdominellen VAC-Therapie weitestgehend verlassen.

Kontinuierliche venovenöse Hämodialyse: syn. CVVHD. Siehe Hämodialyse*.

Kontinuierliche venovenöse Hämofiltration: syn. CVVH. Siehe Hämofiltration*.

Kontinuierliche zyklische Peritoneal-Dialyse f: syn. CCPD. Modifizierte Form der intermittierenden Peritonealdialyse*. Die kontinuierliche zyklische Peritoneal-Dialyse (CCPD) findet nächtlich als Heimperitonealdialyse statt. Im Unterschied zur normalen intermittierenden Peritonealdialyse verbleibt das Dialysat auch tagsüber in der Bauchhöhle. Damit ist die CCPD effektiver als die intermittierende Peritonealdialyse.

Kontinuitätshypothese f: engl. hypothesis of continuity. Annahme, dass ein grundlegendes menschliches Bedürfnis nach Kontinuität und Stabilität in inneren (Homöostase*) und äußeren Strukturen besteht. Bei Lebens- oder Sinnkrisen sind Kontinuität und Stabilität häufig aufgehoben, was zu Verunsicherung, Angst und verminderter Lebensqualität* führen kann, bis die Krise überwunden ist (ggf. mit Beratung, Psychotherapie).

Kontraindikation f: engl. contraindication. Kriterium, das die Anwendung eines Verfahrens bzw. Arzneimittels* bei an sich gegebener Indikation* in jedem Fall verbietet (absolute Kontraindikation) bzw. nur unter strenger Abwägung sich dadurch ergebender Risiken (relative Kontraindikation) zulässt. Typische Kontraindikationen sind z. B. bestimmte Vorerkrankungen, Alter, Verletzungen und Schwangerschaft.

kontraktil: engl. contractile. Fähig, sich zusammenzuziehen.

Kontraktion, auxotonische f: engl. auxotonic contraction. Verkürzung eines Muskels bei gleichzeitiger Spannungszunahme, häufig als Mischform aus isometrischer und isotonischer Kontraktion.

Kontraktion, idiomuskuläre f: engl. idiomuscular contraction. Örtliche Wulstbildung eines Muskels nach Perkussion*, z. B. bei Myotonie*, Muskelatrophie*, Diabetes* mellitus oder Kachexie*.

Kontraktion, isometrische f: engl. isometric contraction. Spannungszunahme eines Muskels bei gleichbleibender Länge.

Kontraktion, isotonische f: engl. isotonic contraction. Verkürzung eines Muskels bei gleichbleibender Spannung.

Kontraktion, pseudomotorische f: engl. pseudomotor contraction. Fibrilläre Zuckungen in degenerierenden Muskeln nach Durchtrennung der motorischen* Nerven (Neurotmesis*), evtl. verstärkt durch Reizung der zugehörenden sensiblen Nerven.

Kontraktur f: engl. contracture. Dauerhafte und nur teilweise reversible Verkürzung von Muskeln, Sehnen und Bändern mit dauerhaften Funktions- und Bewegungseinschränkungen bis hin zur völligen Versteifung eines Gelenks. Ursache ist immer mangelnde Bewegung des betroffenen Gelenks. Gefürchtet sind durch Kontrakturprophylaxe vermeidbare Kontrakturen, z. B. Spitzfuß.

Beschreibung: Ätiologie:
- dermatogen (Narbenkontraktur): nach ausgedehnter Haut- und Weichteilverletzung, Brandverletzung oder Entzündung (siehe Abb.)
- tendomyogen: häufigste Kontraktur: 1. infolge einer Entwicklungsstörung mit Knochenbeteiligung, Verwachsung, Verbackung, Verlötung vor Gleitgewebe der Muskulatur und Faszien 2. selten Folge direkter Muskelverletzung 3. häufig nach Verletzung oder Entzündung der Knochen oder Gelenke
- arthrogen: Verwachsung der Gelenkstrukturen nach: 1. Hämarthros 2. Gelenkentzündung und -verletzung 3. Schrumpfung der Gelenkkapsel
- neurogen: bei Schädigung des zentralen Neurons (spastische Kontraktur).

Prozedere:
- physikalische Therapie: 1. regelmäßige aktive Mobilisierung 2. passive Durchbewegung der Gelenke 3. Nutzung des Bewegungsspielraums betroffener Gelenke bei der Körperpflege, dem An- und Auskleiden sowie der Mobilisation*
- intraartikulär (in das Gelenk hinein) verabreichte Lokalanästhetika
- operative Mobilisation durch Lösung von intra- oder extraartikulären Verwachsungen oder Durchtrennung einer geschrumpften Gelenkkapsel (in Einzelfällen)
- offene Arthrolyse, ggf. Verlängerungstenotomie
- dynamischer Quengel-Fixator bei Dupuytren*-Krankheit (siehe Quengel*, Abb. dort)
- Vorbeugung der orthopädischen Kontraktur und der Narbenkontraktur durch Kontrakturenprophylaxe* und Narbenversorgung.

Kontrakturenprophylaxe f: engl. contracture prevention. Maßnahmen zur Vorbeugung und Verhinderung einer Kontraktur* durch Lagerung und Mobilisation* (z. B. in Form von Physiotherapie* mit Bewegungsschiene*), etwa bei zentralen Lähmungen, Erkrankungen oder Verletzungen des Bewegungsapparats, evtl. in Kombination mit Schmerztherapie*.

Formen:
- bei komatösen Patienten in Form des regelmäßigen Durchbewegens (1- bis 2-mal pro Tag) aller Gelenke und regelmäßige Umlagerung; Zeitintervall wird individuell an Patienten angepasst
- bei Verbrennungsnarben in Form von Kompressionstherapie und durch Anwendung von Silikonpolstern oder -bekleidung.

Kontraktur, ischämische f: engl. ischemic contracture. Schädigung der Muskulatur durch ein Kompartmentsyndrom*. **Kontraktur am Unterschenkel:**
- Beteiligung verschiedener Muskellogen, v. a. der Loge des M. tibialis anterior
- Bewegungseinschränkung in Sprunggelenk und Zehen (Bildung von Krallenzehen*)
- ggf. Sensibilitätsstörung infolge einer Nervenbeteiligung
- Therapie: 1. Exzision nekrotischen Muskelgewebes 2. Sehnenverlängerung 3. Neurolyse.

kontralateral: engl. contralateral. Auf der entgegengesetzten Seite, gekreuzt. Das Gegenteil von kontralateral lautet ipsilateral bzw. kollateral.

Kontrast m: engl. contrast. Hell-Dunkel- oder Farbunterschiede benachbarter Bildteile; vgl. Dichte, optische.

Kontrastechokardiografie → Echokardiografie

Kontrasteinlauf m: engl. contrast enema; syn. Kolonkontrasteinlauf. Bei Röntgenaufnahmen des Dickdarms angewandte Methode. Es erfolgt eine retrograde Zufuhr (Einlauf) von Röntgenkontrastmittel (meist Bariumsulfatsuspension) in den Dickdarm. Zusätzlich wird Luft oder wasserlösliches jodhaltiges Kontrastmittel für den Doppelkontrast eingebracht. Eine vorherige Darmreinigung* ist erforderlich.

Kontrastmittel n sg, pl: engl. contrast medium; Abk. KM. Bei bildgebenden Verfahren zur Verstärkung von Kontrastunterschieden in den

Kontraktur: Hochgradige Narbenkontraktur der Halsweichteile nach Verbrennung. [73]

Körper eingebrachte Mittel, z. B. Röntgenkontrastmittel*, MRT*-Kontrastmittel und Ultraschallkontrastmittel*.

Kontrastmittelsonografie → Contrast-Enhanced Ultrasound

Kontrastsehen n: Auflösungsvermögen des Auges, das definiert ist über den Leuchtdichteunterschied zweier Punkte, damit diese noch als getrennt erkannt werden. Zur Untersuchung existieren diverse Methoden.

Kontrastverschärfung f: engl. contrast enhancement; syn. Kontrastverstärkung. Durch spezifische neuronale Verschaltungsmuster erzielte Verstärkung von gegensätzlichen Qualitäten (Kontrasteffekt) sensorischer Informationen desselben Sinneskanals. Die Kontrastverschärfung verstärkt also die Unterschiedswerte zwischen verschiedenen Intensitäten eines wahrgenommenen Sinneseindrucks. Die Kontrastverschärfung lässt sich im visuellen, akustischen, olfaktorischen und taktilen System nachweisen.

Regulation: Im visuellen System wird Kontrastverschärfung erzielt, indem bei Aktivierung eines Rezeptors benachbarte Rezeptoren ebenfalls aktiviert, weiter entfernt liegende jedoch gehemmt werden (Prinzip der lateralen Hemmung).

Kontrastverstärkung → Kontrastverschärfung

Kontrastwahrnehmung f: engl. contrast perception; syn. perzeptueller Kontrast. Auftreten des subjektiven Eindrucks eines Intensitätsunterschieds zwischen sensorischen Informationen desselben Sinneskanals. Kontrastwahrnehmung entsteht durch zentralnervöse Verarbeitungsprozesse wie laterale Hemmung oder Topdown-Verarbeitung. Außerdem wird Kontrastwahrnehmung beeinflusst von Lernerfahrungen sowie vom physikalischen Kontext, der das Ausmaß des Unterschieds quantifiziert.

Klinische Bedeutung: Die Kontrastwahrnehmung ist neben der Sehschärfe* ein wichtiges Leistungskriterium des visuellen Systems. Bei zu starker Helligkeit sind die Kontrastwahrnehmung und somit das Sehvermögen des menschlichen Auges trotz ansonsten guter Sehschärfe eingeschränkt. Die Kontrastwahrnehmung verändert sich durch verschiedene Erkrankungen wie Linsen- oder Hornhauttrübung, Netzhauterkrankung oder durch zunehmendes Alter.

Kontrazeption f: engl. contraception. Durchführung von Maßnahmen, um Empfängnis und ungewollte Schwangerschaft zu verhindern. Die Kontrazeption* dient der Familienplanung* bzw. im Rahmen staatlicher Lenkung der Geburtenkontrolle.

Prinzip: Anwendung verschiedener Methoden mit unterschiedlicher Zuverlässigkeit (siehe Pearl*-Index, Tab. dort) je nach geografischen, sozialen u. a. Gegebenheiten:

- Kontrazeption ohne Hilfsmittel: Coitus* interruptus u. a. Methoden der natürlichen Kontrazeption*
- mechanische Kontrazeption: Kondom, Portiokappe*, Scheidendiaphragma*, Intrauterinpessare*, Frauenkondom
- chemische Kontrazeption: Spermizide* (ergänzend zur mechanischen Kontrazeption)
- hormonale Kontrazeption*
- operative Sterilisation* des Mannes bzw. der Frau.

Kontrazeption, computergesteuerte f: engl. computer-assisted contraception. Verfahren zur Empfängnisverhütung durch Hormonmessung und anschließende computergestützte Bestimmung der (un-)fruchtbaren Zyklustage. Der Pearl-Index beträgt 6,4. Die Methode ist geeignet für Frauen mit einer Zykluslänge von 23–35 Tagen.

Prinzip:
- immunologische Messung von LH und E_3-Glucuronid im Morgenurin (Teststäbchen)
- Ablesen und Speichern durch Minicomputer, der unter Berücksichtigung des individuellen Menstruationszyklus der Anwenderin die (un-)fruchtbaren Tage berechnet.

Kontrazeption, hormonale f: engl. hormonal contraception; syn. Antibabypille. Sammelbezeichnung für eine Form der Kontrazeption* bei Frauen, die auf der regelmäßigen Wirkung von östrogen- und/oder gestagenhaltigen Präparaten beruht. Barbiturate, Antibiotika und bestimmte Antiepileptika können die Wirkung hormonaler Kontrazeptiva aufheben.

Wirkungsmechanismus:
- Hypothalamus: Hemmung von GnRH
- Hypophysenvorderlappen: Hemmung der basalen LH- und FSH-Sekretion, Unterdrückung des LH-Gipfels
- Ovar: Hemmung der Follikelreifung*, Hemmung der Ovulation* (durch Ovulationshemmer; fehlt bei bestimmten Formen der Minipille), Störung der Steroidbiosynthese
- Tube: Störung des Eitransports
- Endometrium: Phasenverschiebung (Nidationshemmung)
- Zervixschleim: Mengen- und Qualitätsänderung (Hemmung der Spermienaszension).

Formen: Nach Applikation (siehe Tab.) **Orale Kontrazeptiva (sog. Antibabypille):**
- Östrogen-Gestagen-Kombinationspräparate, bei denen jede Tablette eine Kombination aus Östrogen (Ethinylestradiol* oder Estradiol) und Gestagen enthält; Einteilung der Ethinylestradiol enthaltenden Präparate nach Ethinylestradioldosierung in Mikropillen (< 30 µg), niedrig- (< 50 µg), mittel- (50 µg) und hochdosierte (> 50 µg) Pillen; Einnahmemodus: 21–26 d orale Einnahme mit Pause zur Abbruchblutung*, Langzeit-

Kontrazeption, hormonale: Formen und Applikationsintervalle (Auswahl).	
Form	Applikationsintervall
Tabletten	täglich
Kombinationspräparate	
Einphasenpräparate	
Zweistufenpräparate	
Dreistufenpräparate	
Vierstufenpräparate	
Sequentialpräparate (Zweiphasenpräparate)	
Minipille (Gestagen)	
östrogenfreie Ovulationshemmer	
transdermale Pflaster	wöchentlich
Vaginalring	4-wöchentlich
Implantate	3–5-jährlich
intramuskuläre Applikation	3-monatlich
hormonfreisetzendes Intrauterinsystem	5-jährlich

einnahme (ohne Pause) oder Langzyklus*: **1. Einphasenpräparate:** gleichbleibende Östrogen-Gestagen-Dosis **2. Zweistufenpräparate:** Steigerung der Gestagendosis in der 2. Zyklusphase **3. Dreistufenpräparate:** analog zum natürlichen Zyklus vorübergehende Erhöhung der Östrogendosis in der mittleren Phase und 2-malige Veränderung der Gestagendosis **4. Vierstufenpräparate:** Estradiolpräparat mit 2 Phasen Östrogen und 2 Phasen Östrogen-Gestagen-Kombination **5. Sequentialpräparate (Zweiphasenpräparate):** in der 1. Zyklusphase reines Östrogenpräparat, in der 2. Phase Östrogen-Gestagen-Kombinationspräparat in gleichbleibender Dosis

- Minipille (luteal supplementation) und östrogenfreie Ovulationshemmer: kontinuierliche Zufuhr kleiner Gestagendosen (z. B. 30 µg Levonorgestrel/d).

Weitere Kontrazeptiva:
- transdermale Pflaster: tägliche Freisetzung von 150 µg Norelgestromin und 20 µg Ethinylestradiol über 3 Wo. (1 Pflaster/Wo.), 4. Wo. pflasterfrei (Abbruchblutung)
- Vaginalring: tägliche Freisetzung von 120 µg Etonogestrel und 15 µg Ethinylestradiol über 3 Wo., 4. Wo. ringfrei (Abbruchblutung)
- Depotpräparate (Dreimonatsspritze): parenterale Applikation von Gestagenen; Wirkung basiert auf kontinuierlicher Resorption aus

Depot (Medroxyprogesteron) bzw. auf Speicherung im Fettgewebe aufgrund hoher Lipophilie (Norethisteron)
- Implantate: kontinuierliche Freisetzung gestagener Wirkstoffe aus subdermal applizierten Kunststoffträgern; Kontrazeptionsschutz über 3–5 a
- hormonfreisetzende Intrauterinsysteme (sog. Hormonspirale): Intrauterinpessar* mit kontinuierlicher Freisetzung eines Gestagens (Levonorgestrel).

Neben der zyklischen Anwendung sind Vaginalring (3 Ringeinlagen mit 63 Ringtagen, transdermale Pflaster, Implantate, i. m. Injektionen und hormonfreisetzende Intrauterinsysteme auch zur kontinuierlichen Anwendung (Langzyklus* mit jährlich < 6 Abbruchblutungen oder Langzeiteinnahme über einen an der Patientin individuell festgelegten Zeitraum) geeignet. **Zuverlässigkeit:** siehe Pearl*-Index (Tab. dort).
Vorteile:
- hohe kontrazeptive Sicherheit
- vermuteter Schutzeffekt bezüglich Endometrium*-, Ovarial- und kolorektalem Karzinom*
- Reduzierung des Auftretens von Zyklusstörungen*, Ovarialzysten*, Osteoporose*, Eisenmangelanämie, Akne, Seborrhö*, aszendierenden Genitalerkrankungen u. a.

Nebenwirkungen: U. a.
- Übelkeit, Gewichtszunahme, Stimmungsschwankungen, Kopfschmerzen, Libidoverlust
- Thromboembolie*, Lungenembolie*
- Ödeme*
- benigne Lebertumoren*
- tiefe Beinvenenthrombose.

Kontrazeption, natürliche f: engl. *natural contraception.* Kontrazeption* ohne Einsatz von Arzneimitteln oder Hilfsmitteln. Dazu gehören z. B. Kalendermethode, Temperaturmethode oder die symptothermale Methode.
Prinzip:
- natürlich begrenzte Sterilität während der Laktation* (Lactational Amenorrhea Method, Abk. LAM); effektiv bei hoher Stillfrequenz (Prolaktin* erhöht, GnRH-Freisetzung gestört)
- Beschränkung der Kohabitationen auf die unfruchtbaren Tage im Menstruationszyklus* der Frau: **1.** Kalendermethode* (nach Knaus und Ogino) **2.** Temperaturmethode* **3.** Billings*-Ovulationsmethode **4.** symptothermale Methode* **5.** computergestützte Erfassung individueller Hormonspiegel (LH, Estradiol).

Im weiteren Sinn wird auch der Coitus* interruptus zur natürlichen Kontrazeption gerechnet. **Zuverlässigkeit** der Methoden: siehe Pearl*-Index (Tab. dort).

Kontrazeption, postkoitale f: engl. *postcoital contraception.* Schwangerschaftsverhütung nach ungeschütztem Geschlechtsverkehr oder nach Versagen angewandter Kontrazeptiva*. Vor allem hormonelle Methoden werden angewandt. Der Wirkungsmechanismus ist nicht vollständig geklärt, vermutlich kommt es zur Hemmung von Ovulation*, Spermienmotilität und Nidation* (nicht abortiv).
Methoden:
- hormonal, sog. „Pille danach" (syn. Postkoitalpille, engl. Morning After Pill, Emergency Contraception): **1.** enthält meist Gestagene (Levonorgestrel), Antigestagene oder den Progesteron-Rezeptor-Modulator Ulipristal (Östrogen-Gestagen-Kombinationen wegen möglicher unerwünschter Arzneimittelwirkungen nur im Ausnahmefall) **2.** Anwendung: bis maximal 72 h, Ulipristal bis 5 d nach möglicher Konzeption
- selten mechanisch, sog. „Spirale danach": Einlegen eines Intrauterinpessars* oder -systems bis zu 5 d nach Konzeption zur Verhinderung der Nidation (siehe Nidations*-Hemmer) mit einer Zuverlässigkeit von 99 %.

Recht: Deutschland:
- Levonorgestrel und Ulipristal zur Interzeption seit 2015 rezeptfrei
- bis zum vollendeten 20. Lebensjahr gegenüber der GKV Anspruch auf Versorgung mit Verhütungsmitteln einschließlich Notfallkontrazeption, danach unterliegen Interzeptiva der eigenen Kostentragung (§ 24a SGB V).

Kontrazeptiva n pl: engl. *contraceptives.* Empfängnisverhütende Methoden, wobei mechanische, chemische, pharmakologische und operative Maßnahmen eingesetzt werden. Der Pearl*-Index ist ein Maß für die Zuverlässigkeit der Kontrazeption*.
- **Ohne Hilfsmittel:** Coitus interruptus und andere Methoden der natürlichen Kontrazeption wie Zervixschleimmethode, Basaltemperaturmethode (Frauenthermometer*; Zykluscomputer*), Kalendermethode und symptothermale Methode
- **mechanische Methoden:** beim Mann mit Kondom (Präservativ), bei der Frau mit Scheidendiaphragma*, Portiokappe, Intrauterinpessar* oder Frauenkondom
- **chemische Methoden:** in die Scheide eingebrachte Spermizide* in Form von Vaginalschaum, Salben, Lösungen, Globuli vaginales und Gelen; auch kombiniert mit mechanischen Methoden
- **hormonale Kontrazeption*:** Hormonpräparate, die durch Eingriff in den weiblichen Zyklus den Eisprung verhindern, den Schleim im Gebärmutterhals verdicken oder die Einnistung der Eizelle verhindern
- **operative Methoden:** Sterilisation* des Mannes oder der Frau.

Kontrollattribution → Kontrollüberzeugung
Kontrollbereich → Strahlenschutzbereich
Kontrolle, soziale f: engl. *social control.* Alle Maßnahmen und Verfahrensweisen, die eine Gesellschaft oder Gruppe einsetzt, um abweichendes Verhalten der Mitglieder zu verhindern bzw. einzuschränken. Soziale Kontrolle dient der sozialen Integration von Individuen.

Kontrollgruppe f: engl. *control group.* Gruppe von Probanden in einem Experiment* oder anderen Studien, bei der die unabhängige Variable nicht manipuliert wird oder die in einem Quasi-Experiment nicht das interessierende Merkmal aufweist. Eine Kontrollgruppe ermöglicht die Untersuchung von Effekten der unabhängigen Variablen durch Vergleich mit der Experimentalgruppe.

Kontrollüberzeugung f: engl. *control belief;* syn. Kontrollattribution. Bezeichnung (Rotter, 1954) für das Maß der subjektiven Überzeugung, Kontrolle über das eigene Leben und die dafür entscheidenden Faktoren zu haben (englisch Internal Locus of Control) oder dass diese Faktoren außerhalb der eigenen Person liegen (englisch External Locus of Control). Die Kontrollüberzeugung wird durch Erfahrung und entsprechende Attribution erworben.
Klinische Bedeutung: Hohe internale bzw. niedrige externale Kontrollüberzeugungen sollen mit psychischer und physischer Gesundheit einhergehen (höhere Lebenszufriedenheit, geringere Depressivität und Ängstlichkeit, besseres Gesundheitsverhalten und bessere Genesung von körperlichen Krankheiten). Von Kontrollüberzeugungen abzugrenzen sind Selbstwirksamkeits- bzw. Kompetenzerwartung (Selbstwirksamkeit). Jedoch zählen beide zu den **personalen Gesundheitsressourcen**, die für die Bewältigung von Stress* und Coping* bedeutsam sind.

Kontusion f: engl. *contusion.* Prellung und Quetschung durch direkte stumpfe Gewalteinwirkung wie Schlag oder Fall, z. B. Gelenkkontusion*, Hirnkontusion (Contusio* cerebri), Herzkontusion*, Lungenkontusion*, Brustkorbprellung* oder Augapfelprellung (Contusio* bulbi).

Kontusionskatarakt f: engl. *contusion cataract.* Trübung der Augenlinse (Katarakt*) durch Traumata wie Prellungen oder Quetschungen des Auges. Die Therapie des Katarakts erfolgt erst nach Abheilung des auslösenden Traumas, meist durch eine Kataraktoperation mit Einsatz einer Intraokularlinse*. Siehe Abb.

Kontusionspsychose f: engl. *acute organic traumatic psychosis.* Nach Schädelhirntrauma* akut auftretende, organisch bedingte Psychose*, gekennzeichnet durch ein tage- oder wochenlang

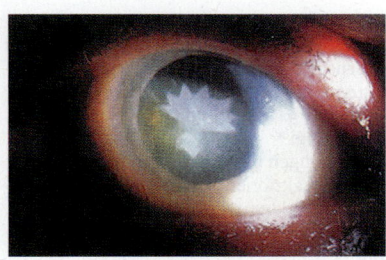

Kontusionskatarakt: Typische Rosettenbildung in der Linse. [124]

anhaltendes Durchgangssyndrom* nach einer Bewusstseinsstörung* oder Bewusstlosigkeit* mit Amnesie*. Die Therapie umfasst neurologische Intensivtherapie, Sicherung der Vitalfunktionen* sowie bei psychotischen Symptomen Neuroleptika* und bei starker motorischer Unruhe Benzodiazepine* oder niederpotente Neuroleptika.

Konus *m*: engl. *conus*. Kegel, kegelförmiges Gebilde.

Konuskrone → Doppelkrone

Konusstenose → Infundibulumstenose

Konussyndrom *n*: engl. *medullary cone syndrome*. Nach Läsion des Conus medullaris des Rückenmarks* auftretende Symptome wie Blasenlähmung*, Lähmung* des Musculus* sphincter ani externus, Impotentia* coeundi, Lähmung der Mm. glutei bei erloschenem Glutealreflex* und (dissoziierte) Sensibilitätsstörung* im 1. bis 5. sakralen spinalen Segment (Reithosenanästhesie*). Ursachen sind Wirbelsäulentrauma, Rückenmarktumor und medialer Bandscheibenvorfall.

konventionell: Herkömmlich. Der Begriff konventionelle Medizin (Schulmedizin, westliche Medizin) wird als Gegensatz zur Alternativmedizin* verwendet.

Konvergenz *f*: Begriff mit mehreren Bedeutungen. Nervenzellen: Verschaltungsprinzip, z. B. in der Retina, bei dem Axone verschiedener Nervenzellen ein nachgeschaltetes (integrierendes) Neuron erregen bzw. hemmen. Auge: Überschneidung der Augachsen durch Bewegung beider Augen nach nasal (Voraussetzung für räumliches Sehen; dient der Vermeidung von Doppelbildern).

Konvergenzlähmung → Konvergenzschwäche

Konvergenzreaktion *f*: engl. *convergence reaction*; syn. Akkommodationstrias. Reaktion der Augen bei Naheinstellung. Konvergenz ist die Voraussetzung für räumliches Sehen und dient der Vermeidung von Doppelbildern.
Beschreibung: Die Konvergenzreaktion besteht aus 3 Komponenten einer synergistischen Kopplung des Konvergenzzentrums:

– dosierte motorische Einwärtsbewegung beider Augen bei Fixation eines Objekts im Nahbereich (Konvergenz der Augenachsen)
– nahpunktbezogene Akkommodation*
– über Konvergenzzentrum und Sphinkterkern gesteuerte Verengung der Pupillen.

Konvergenz-Retraktionsnystagmus → Nystagmus

Konvergenzschwäche *f*: engl. *convergence insufficiency*; syn. Konvergenzinsuffizienz. Störung der Konvergenzbewegungen der Augen mit rascher Ermüdung beim Nahsehen. Sie entsteht durch ein Ungleichgewicht zwischen Akkommodation* und Konvergenz*. Ursachen sind Schielen, Amblyopie*, Übermüdung, selten eine endokrine Orbitopathie im Rahmen einer Schilddrüsenerkrankung oder eine Läsion des Mittelhirns. Therapiert wird mittels Prismenbrille und Sehschule.
Erkrankung: Ätiologie:
– Störung der Koordination der Augenmuskeln
– Schielen (Strabismus*)
– Amblyopie*
– Übermüdung
– endokrine Orbitopathie
– Mittelhirnläsionen.

Therapie: Die Therapie richtet sich nach der Ursache:
– Störung der Koordination der Augenmuskeln: Sehschule und Visualtraining
– Schielen (Strabismus*): Behandlung mit Prismengläsern oder Schieloperationen
– Amblyopie*: Behandlung mit Refraktionsausgleich und Okklusionstherapie
– endokrine Orbitopathie: Behandlung einer Hyperthyreose*, stadienabhängige Behandlung mit evtl. Prismengläsern, Methylprednisolon* oder chirurgischer Intervention.

Praktischer Hinweis: Speziell bei Kindern mit Lese-, Rechtschreib- oder Konzentrationsproblemen sollte eine umfassende Untersuchung durch einen Optometristen durchgeführt werden, da unentdeckte visuelle Probleme wie die Konvergenzschwäche spezifische Symptome wie Hyperaktivität, Konzentrationsschwäche oder Aufmerksamkeitsdefizite auslösen können. Durch orthoptische Augenübungen und Visualtraining lassen sich die Beschwerden hinsichtlich Häufigkeit und Stärke deutlich verringern.

Konvergenzspasmus *m*: engl. *convergence spasm*. Meist psychogene, selten bei Läsion des dorsalen Mesenzephalons* auftretende verstärkte Konvergenz* mit Sehstörungen bei Fernsicht. Bei psychogener Ursache zeigen sich normale Augenbewegungen und Pupillenweite bei Abdecken eines Auges sowie fluktuierende Konvergenz mit Miosis* bei binokularem Sehen. Bei Mittelhirnläsion tritt zusätzlich eine vertikale Blicklähmung* auf.

Konversion [Innere Medizin] *f*: engl. *conversion*. Umkehrung, Umwandlung, z. B. Serokonversion* oder periphere Konversion von Thyroxin zu Trijodthyronin (siehe Schilddrüsenhormone*).

Konversion [Kardiologie] *f*: Bezeichnung für Wechsel des Herzrhythmus zum Sinusrhythmus*, z. B. spontan bei akutem Vorhofflimmern* oder therapeutisch induziert durch elektrische Kardioversion*.

Konversion [Psychologie] *f*: Psychischer Abwehrmechanismus*, durch den ein unverarbeiteter Konflikt* unbewusst gemacht, d. h. eine unerträgliche Vorstellung verdrängt wird. Assoziierte Affekte* werden dabei in körperlicher Symptomatik ausgedrückt (Somatisierung*). Der Begriff geht zurück auf die Psychoanalyse Sigmund Freuds, nach dem ein Konversionssymptom einen intrapsychischen Konflikt (Wunschabwehr) symbolisch darstellt.
Vorkommen:
– Dissoziative (bzw. Konversions-)Störungen
– histrionische Persönlichkeitsstörung*.

Konversionshysterie → Konversionsstörung

Konversionsstörung *f*: engl. *conversion disorder*. Nach DSM-5 den somatoformen Störungen* zugeordnete Störung mit Verlust oder deutlicher Beeinträchtigung einer neurologischen (motorischen oder sensorischen) Funktion ohne nachweisbare körperliche Erkrankung. In der ICD-10 wird nicht zwischen dissoziativer* Störung und Konversionsstörung unterschieden.
Epidemiologie: Sehr häufig bei neurologischen Patienten.
Klinik:
– **motorisch:** 1. häufig: Lähmungen (dissoziative* Parese), Stand- und Gangstörungen*, häufig mit zeichenhafter Ausdrucksgestik, Aphonie*, Dysphonie*, Harnverhalt* 2. selten: Tremor*, Dystonie*, Dyskinesie*, Parkinsonoid*
– **sensorisch:** Hypästhesie* und Anästhesie*, Ganzkörperanalgesie, auffällige Gesichtsfeldausfälle (z. B. Tunnelblick), Blindheit*, Taubheit*
– **nichtepileptische psychogene Anfälle** (in ICD-10 dissoziativer Anfall*).

Diagnostik: Psychodynamische, psychopathologische, traumatologische, neurologische, internistische Untersuchung.
Differenzialdiagnosen:
– Alexithymie*
– Somatisierungsstörung*
– organische Erkrankung
– Simulation*.

Therapie:
– kognitiv-behaviorale Therapie
– psychodynamische Psychotherapie

- unspezifische Suggestion*
- symptomorientierte Pharmakotherapie
- Rehabilitation*.

Prognose: Akute und chronische Verlaufsformen, häufig ausgeprägte psychiatrische Komorbidität. Bei akutem Beginn unter definierbarer Belastung und rascher spezifischer Behandlung ist die Prognose jedoch günstig.

Konversionstherapie f: syn. Reparativtherapie. Gruppe von umstrittenen Außenseitermethoden der Psychotherapie, zur Auslöschung homosexueller Neigungen und/oder Umwandlung („Konversion") dieser Neigungen in Richtung Heterosexualität. Diese Therapien werden insbesondere von religiös motivierten Gruppen empfohlen. Von den medizinischen Fachverbänden werden sie einhellig als falsch kritisiert und teilweise als gefährlich eingestuft.

Hinweis: In Deutschland ist ein Gesetz zum Verbot von Konversionstherapien bei Minderjährigen in Vorbereitung (Stand Jan. 2020).

konvex: engl. convex. Erhaben, nach außen gewölbt. Bikonvex: zweiseitig gewölbt.

Konvexitätsmeningitis → Haubenmeningitis

Konvexlinse → Linse [Optik]

Konvexobasie → Impression, basale

Konvolut n: engl. convolution; syn. Convolutum. Verknäuelte oder in sich verschlungene, miteinander verklebte oder verwachsene Körperstrukturen, z. B. Blutgefäße oder Darmschlingen (Dünndarmkonvolut).

Konvulsion f: engl. convulsion. Anfallartig und episodisch auftretende unwillkürliche Muskelkontraktion infolge von Anfallsleiden wie Epilepsie oder vorübergehend und akut auftretend, z. B. bei Commotio cerebri und Contusio cerebri; außerdem veraltete Bezeichnung für generalisierten tonisch-klonischen epileptischen Anfall.

Konzentration f: engl. concentration. Größe, die den Anteil eines Stoffes i in einer Lösung oder Mischung auf ihr Volumen bezieht. Zu unterscheiden sind: Massenkonzentration: $\beta_i = m_i/V$, Stoffmengenkonzentration*: $c_i = n_i/V$ und Volumenkonzentration: $\sigma_i = V_i/V$.

Konzentration [Psychologie] f: Bewusst herbeigeführte Ausrichtung der Aufmerksamkeit* auf bestimmte Tätigkeit oder bestimmten Gegenstand bzw. Erlebnisinhalt.

Konzentrationsstörung f: engl. impaired concentration. Verminderte Fähigkeit, die Aufmerksamkeit ausdauernd auf ein Thema, eine Tätigkeit oder einen bestimmten Gegenstand bzw. Erlebnisinhalt auszurichten, u. a. mit der Folge erhöhter Ablenkbarkeit.

Vorkommen:
- Ermüdung*
- degenerative, posttraumatische oder alkoholtoxische Hirnleistungsstörungen* (z. B. Demenz*, Schädelhirntrauma*, Korsakow*-Syndrom)
- depressiogene Pseudodemenz*
- ADHS*
- Entwicklungsstörung* und Teilleistungsstörung*.

Konzentrationstest m: engl. concentration test; syn. Aufmerksamkeitstest. Testverfahren, das den Grad der Aufmerksamkeit* erfasst. Einfache Aufgaben wie das Erkennen bestimmter Symbole oder grafischer Details müssen unter Zeitdruck erfüllt werden. Es wird kein Wissen geprüft, keine logischen Denkvorgänge und verbalen Fähigkeiten geprüft, sondern die Fähigkeit, unter Zeitdruck eine Aufgabe zu bearbeiten.

Anwendung: Konzentrationstests gehören zu den allgemeinen Leistungstests. Die Anwendung erfolgt in Schul-, Verkehrs-, Arbeitspsychologie, aber auch zur Differenzialdiagnostik von psychischen Störungen, z. B. hirnorganische Psychosyndrome* oder Demenzen*.

Konzentrierungsschwäche → Hyposthenurie

konzentrische Sklerose → Baló-Krankheit

Konzeption f: engl. conception; syn. Empfängnis. Befruchtung* durch Verschmelzung von Samen und Eizelle zur diploiden Zygote durch Koitus*. Im Kontext der assistierten Reproduktion wird dagegen von (künstlicher) Befruchtung statt von Konzeption gesprochen.

Konzeptionsoptimum n: engl. optimum of conception. Günstigster Zeitraum für die Befruchtung der Frau, der um die Ovulation* liegt, da das Ei nur wenige Stunden befruchtbar ist und die Spermien nur ca. 2–3 Tage befruchtungsfähig sind. Bestimmt wird das Konzeptionsoptimum mit dem Ovulationstest*. Siehe Abb.

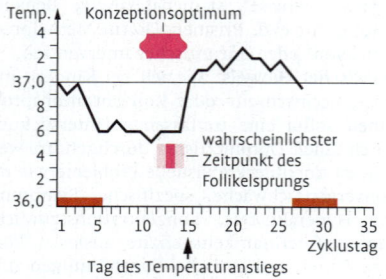

Konzeptionsoptimum: Verlauf der Basaltemperaturkurve.

Konzeptionsverhütung → Kontrazeption

kooperative Studie → Multicenterstudie

Koordination f: engl. coordination. Abstimmung und Zusammenwirken von Funktionen. Neurophysiologisch bedeutet Koordination insbesondere die Fähigkeit zur Organisation verschiedener Bewegungselemente zu einem harmonischen Ganzen, sodass Bewegungen effektiv und flüssig vonstattengehen. Koordinationsstörungen finden sich nach Schädigung des Kleinhirns, Rückenmarks oder peripheren Nervensystems, z. B. Ataxie*, Gangstörung*, oder Dysmetrie*.

Untersuchung:
- Bei Säuglingen und Kleinkindern: Auslösung der Lagereaktionen* durch plötzlich veränderte Körperlage
- bei Erwachsenen siehe Koordinations-Prüfung

Cave: Lähmungen können Störungen der Koordination vortäuschen.

Koordinationsprüfung f: Untersuchungen der Koordination. Dabei meint Koordination die Fähigkeit zur Organisation verschiedener Bewegungselemente zu einem harmonischen Ganzen, sodass Bewegungen effektiv und flüssig vonstattengehen.

Formen: Folgende Untersuchungen dienen der Bestimmung der Koordination und sind teilweise routinemäßiger Bestandteil des neurologischen Status:
- **Finger-Nase-Versuch** (FNV): Der Patient führt nach einer weiten Ausholbewegung zuerst mit offenen, dann mit geschlossenen Augen den Zeigefinger zügig an die Nasenspitze. Fehlende Treffsicherheit nur mit geschlossenen Augen deutet auf eine Erkrankung des peripheren Nervensystems, die durch visuellen Input an das Cerebellum korrigiert werden kann. Fehlende Treffsicherheit in beiden Fällen deutet auf ein cerebelläres Geschehen.
- **Finger-Versuch**: Zusammenführen beider Zeigefingerkuppen aus größerem Abstand zuerst bei offenen, dann bei geschlossenen Augen. Interpretation siehe Finger-Nase-Versuch.
- **Knie-Hacken-Versuch** (KHV): Der Patient soll in Rückenlage zuerst bei geöffneten, dann geschlossenen Augen mit einer Ferse das Knie des anderen Beins berühren. Interpretation siehe Finger-Nase-Versuch.
- **Finger-Finger-Versuch**: Der Patient soll aus größerem Abstand mit dem eigenen linken bzw. rechten Zeigefinger den Zeigefinger des Untersuchers berühren. Fehlende Treffsicherheit deutet auf eine cerebelläre Erkrankung der betroffenen Seite.
- **Bárány-Zeigeversuch**: Der Patient streckt bei offenen Augen den Arm senkrecht nach oben und senkt ihn dann langsam nach vorn in die Horizontale. Wiederholung mit geschlossenen Augen führt bei einseitiger akuter vestibulärer oder cerebellärer Störung zu einer Abweichung zur betroffenen Seite.
- **Diadochokinese**: Fähigkeit, rasch aufeinanderfolgende Bewegungen auszuführen. Die Prüfung erfolgt über rasch abwechselnde

Pronation und Suppination beider Arme („Glühbirne einschrauben") oder abwechselndes Klatschen der palmaren und dorsalen Seite der Hand in die Fläche der andere Hand. Einteilung in normal (Eudiadochokinese), verlangsamt oder ungeschickt (Dysdiadochokinese). Die Diadochokinese ist beeinträchtigt v. a. bei Erkrankungen des Kleinhirns und der Basalganglien.
- **Rebound-Phänomen:** Der Patient drückt zunächst mit ganzer Kraft seinen Arm gegen den des Untersuchers, dann nimmt der Untersucher unvermittelt den Gegendruck weg. Bei cerebellären Erkrankungen kommt es zu einer ungebremsten Bewegung des „losgelassenen" Arms des Patienten.
- **Gangproben:** Strichgang, Zehenspitzen- und Fersengang sind praktische Tests von Koordination und Gleichgewichtssinn.
- **Einbeinhüpfen:** Sehr sensibler globaler Test der Koordination. Müheloses Einbeinhüpfen schließt größere Koordinationsprobleme aus.
- **Romberg-Versuch:** Verfahren, bei dem der Patient 1 min lang mit parallel dicht nebeneinander stehenden Füßen ruhig auf der Stelle stehen soll, erst mit offenen und dann mit geschlossenen Augen. Eine reproduzierbare Fallneigung nach links oder rechts deutet auf eine Erkrankung des ipsilateralen Innenohrs oder Kleinhirns, eine Fallneigung nach vorne tritt z. B. beim Parkinson-Syndrom auf.
- **Unterberger-Versuch:** Verfahren zur Prüfung der Koordination* und des Gleichgewichts, bei dem der Patient mit geschlossenen Augen 1 min lang auf der Stelle tritt, wobei die Oberschenkel bis in die Horizontale gehoben werden müssen. Interpretation wie Romberg-Versuch.

Koordinationsstörungen *f pl*: engl. *coordination disorders*. Beeinträchtigung der Abstimmung und des Zusammenwirkens von Bewegungsabläufen infolge Schädigung des Kleinhirns, Rückenmarks oder peripheren Nervensystems, Intoxikationen oder Störungen der Propriozeption*. Koordinationsstörungen können sich z. B. in Form von Ataxie*, Gangstörung* oder Dysmetrie* äußern. Lähmungen* können eine gestörte Koordination* vortäuschen.

Kopfbiss *m*: engl. *edge-to-edge bite*. Bezeichnung für das Aufeinandertreffen der Kanten der Schneidezähne (syn. Zangenbiss) im Frontzahnbereich bzw. für das Aufeinandertreffen der Höcker der Ober- und Unterkiefermolaren (syn. doppelter Höckerbiss) im Molarenbereich. Siehe Bissanomalie*, Abb. dort.

Kopfgeschwulst → Geburtsgeschwulst
Kopfgneis → Crusta lactea
Kopfgrind → Favus
Kopflage → Schädellage
Kopflaus → Läuse
Kopflaus → Pedikulose
Kopfmaße *n pl*: engl. *head measures*. Sonografisch festgestellte Größenmaße des fetalen Kopfes. Gemessen werden in der Regel der biparietale Durchmesser (BIP), der Kopfumfang (KU) und der fronto-okzipitale Durchmesser (FOD). Die Maße fließen in die Fetometrie zur Gewichtsschätzung, zur Bestimmung der SSW und Kontrolle des regelrechten Wachstums des Feten ein.

Kopfneigetest → Bielschowsky-Zeichen
Kopfschimmel → Mucor
Kopfschimmel → Rhizopus
Kopfschmerz *m*: engl. *headache*; syn. Cephalgia. Akuter oder chronischer Schmerz* im Bereich von Gesicht, Schädel oder oberer Halswirbelsäule. Insgesamt werden ca. 200 Kopfschmerzformen differenziert. Nach Diagnosestellung mit klinischer und neurologischer Untersuchung sowie ggf. weiterführenden Untersuchungen wie CT oder MRT wird symptomatisch und ggf. kausal therapiert.

Hintergrund: Epidemiologie:
- gehört zu den häufigsten Gesundheitsproblemen weltweit
- in Deutschland leiden zwischen 8 und 15 Mio. Menschen unter rezidivierendem akutem oder chronischem Kopfschmerz
- häufigste primäre Kopfschmerzerkrankung ist der Spannungskopfschmerz.

Einteilung nach nach Ätiologie (IHS-Klassifikation ICHD-II):
- **primärer** Kopfschmerz: 1. Migräne* ohne und mit Aura 2. Spannungskopfschmerz* 3. Cluster*-Kopfschmerz und andere trigemino-autonome Kopfschmerzen
- **sekundärer** Kopfschmerz zurückzuführen auf: 1. Kopf- und/oder Halswirbelsäulen-Trauma 2. Gefäßstörungen im Bereich des Kopfes oder Halses, z. B. bei Subarachnoidalblutung*, Arteriitis temporalis oder Schlaganfall* 3. nichtvaskuläre intrakranielle Störungen, z. B. Erhöhung des intrakraniellen Drucks (durch Raumforderungen wie Hirntumoren*, intrakranielles Hämatom* oder Hirnabszess*, bzw. bei Sinusthrombose* oder Pseudotumor* cerebri) und Liquorzirkulationsstörungen (z. B. bei Liquorunterdrucksyndrom oder Hydrozephalus) 4. eine Substanz oder deren Entzug, z. B. arzneimitteilinduzierter Dauerkopfschmerz*, durch Methanol, Kohlenmonoxid*, Alkoholabusus u. a. 5. Infektionskrankheiten (z. B. Enzephalitis*, Meningitis*) 6. Störung der Homöostase 7. Erkrankungen des Schädels oder Halses, der Augen (z. B. Glaukom* oder Ametropie*), Ohren oder Nase (z. B. Otitis* oder Stenosekopfschmerz*), Nebenhöhlen, im Mund-Kieferbereich (Zahnschmerz, Dysfunktion* der Kiefergelenke oder Mundhöhlenkarzinom*) oder anderer Gesichts- oder Schädelstrukturen 8. psychiatrische Störungen
- **tertiärer** Kopfschmerz: 1. kraniale Neuralgien und zentrale Ursache von Gesichtsschmerzen (z. B. Trigeminusneuralgie*, Glossopharyngeusneuralgie*, Genikulatumneuralgie*, Nasoziliarisneuralgie* oder Okzipitalneuralgie* oder Gesichtsneuralgien*) 2. andere Kopfschmerzen, kraniale Neuralgien, zentrale oder primäre Gesichtsschmerzen

Diagnostik:
- Anamnese und körperliche Untersuchung mit neurologischer Statuserhebung einschließlich Palpation von Austrittspunkten des Nervus trigeminus und der Arteria temporalis superficialis
- Prüfung auf kranialen Druck- und Klopfschmerz und Bulbusdruckschmerz
- palpatorische und funktionale Beurteilung von Kiefergelenk und Halswirbelsäule, Zahnstatuserhebung sowie Blutdruckmessung
- ggf. bildgebende Verfahren (kraniales CT oder MRT je nach klinischer Verdachtsdiagnose).

Therapie:
- symptomatisch mit Reizabschirmung (Helligkeit, Lärm), Entspannung, Schlaf, physikalischer Therapie (Kühlen, Massage), Flüssigkeitszufuhr und pharmakologischer Schmerztherapie
- ggf. kausal, z. B. bei Analgetikamissbrauch Entwöhnung*
- bei therapieresistentem primärem Kopfschmerz ggf. neuromodulierendes Verfahren (z. B. invasive periphere Nervenstimulation des Nervus* occipitalis major bei chronischem Cluster*-Kopfschmerz oder Elektrostimulationsanalgesie).

Kopfschwartenhämatom *n*: engl. *cephalic hematoma*. Bluterguss unter der Kopfhaut und oberhalb der Schädelknochen, wobei die Grenzen zwischen den Knochen überschritten werden. Ursache sind Verletzungen der Blutgefäße unter der Geburt. Ein Kopfschwartenhämatom ist häufiger bei Frühgeburten, Lageanomalien sowie großen Kindern. In schweren Fällen droht ein erheblicher Blutverlust mit hämorrhagischem Schock.

Kopftieflagerung → Trendelenburg-Lagerung
Kopfverband *m*: engl. *head bandage*. Spezialverband bei Kopfwunden oder Operationen am Kopf.

Durchführung:
- Wunde nach dem Reinigen mit geeigneter Auflage abdecken

- Befestigung mit: **1.** auf die entsprechende Länge zugeschnittenem Netzschlauch oder Schlauchverband **2.** Dreieckstuch in Notfallsituationen **3.** Mullbinde.

Kopfzwangshaltung, okulare *f*: engl. *ocular torticollis*; syn. Torticollis ocularis. Kompensatorische Kopfhaltung (Kopfwendung, -neigung, -hebung, -senkung) zur Vermeidung von Sehstörungen. Mögliche Ursachen sind Augenmuskellähmungen*, homonyme Hemianopsie*, Astigmatismus*, Nystagmus*, falsch oder nicht korrigierte Refraktionsfehler sowie Syndrome mit Augenbewegungsstörungen.

Kophosis → Taubheit [Sensibilitätsstörung]

Koplik-Flecken *m pl*: engl. *Koplik's spots*. Kleine weißliche Stippchen der Wangenschleimhaut mit leicht gerötetem Hof in Höhe der oberen und unteren Backenzähne im Prodromalstadium von Masern*. Sie bilden sich nach wenigen Tagen zurück.

Kopplung, arteriovenöse *f*: engl. *arteriovenous coupling*. Funktionelle Verbindung der Beingefäße (Arterien* und Venen) zu einer hämodynamischen Funktionseinheit, um den venösen Rückstrom* gegen den hydrostatischen Druck zu gewährleisten. Arterien und tiefe Begleitvenen liegen in einem gemeinsamen Bindegewebsmantel. Die Arterienpulsationen werden auf die tiefen Venen übertragen, über Anastomosen* auch auf oberflächliche Venen. Siehe Abb.

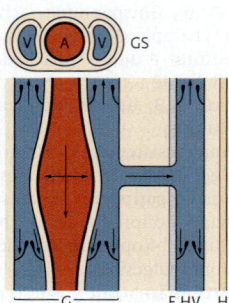

Kopplung, arteriovenöse: Auswirkung des arteriellen Pulses auf tiefe Begleitvenen und Hautvenen; A: Arterie; V: Begleitvene; G: Gefäßbündel; GS: bindegewebige Gefäßscheide; HV: Hautvene; F: Oberflächenfaszie; H: Haut.

Kopplung, elektromechanische *f*: engl. *excitation-contraction coupling*; syn. Erregungs-Kontraktions-Kopplung. Auslösung einer mechanischen Kontraktion durch elektrische Erregung einer Muskelzelle.

Kopplung, genetische *f*: engl. *genetic linkage*. Gemeinsame Übertragung von auf demselben Chromosom bzw. chromosomalem Segment liegenden Genen an die Nachkommen.

Bedeutung: Je nach Abstand der beiden Genloci voneinander ist die genetische Kopplung verschieden eng. Je enger 2 oder mehr Gene bzw. genetische Marker beieinanderliegen, desto geringer ist die Wahrscheinlichkeit einer Trennung durch Rekombination* in der Meiose. Absolute genetische Kopplung bezeichnet die Unmöglichkeit, eng benachbarte Gene zu trennen.

Kopremesis → Miserere

Koprokultur *f*: engl. *coproculture*. Verfahren zum Nachweis von Ancylostoma- und Strongyloideslarven (siehe auch Ankylostomiasis*, Strongyloidiasis*).

Prinzip:
- Stuhlprobe wird mit gleicher Menge Kohlepulver und etwas Wasser verrührt, in Petrischalen eingebracht und bei genügender Feuchtigkeit und einer Temperatur von 25–30 °C für 5–6 Tage inkubiert
- entwickelte Larven werden mit Wasser abgeschwemmt und, ggf. nach Anreicherung, mikroskopisch untersucht.

Koprolalie *f*: engl. *copralalia*. Impulsafter Gebrauch vulgärer Ausdrücke (häufig aus dem Bereich der Fäkalsprache) meist ohne Bezug zur sozialen Situation (vokaler Tic*). Dabei kommt es häufig zu unwillkürlichen Häufungen sozial unpassender und stigmatisierender Entäußerungen.

Vorkommen:
- Tic*-Störung (z. B. Tourette*-Syndrom)
- Zwangsstörung*.

Koprolith → Kotstein

Koprom *n*: engl. *stercoroma*; syn. Fäkulom. Verhärteter Stuhl im Dickdarm. Er täuscht einen Tumor vor, der durch die Bauchdecken tastbar ist.

Koproporphyrine *n pl*: engl. *coproporphyrins*. Gruppe von 4 isomeren Porphyrinen*, die z. T. (Koproporphyrin I und III) als Intermediärprodukte im Hämstoffwechsel entstehen. Sie werden in geringer Menge in Galle*, Stuhl und Urin ausgeschieden. Eine vermehrte Ausscheidung im Urin ist nachweisbar bei Porphyrien*, Schwermetallvergiftungen, Rotor*-Syndrom und Dubin*-Johnson-Syndrom.

Koprostase *f*: engl. *coprostasis*. Kotstauung im Dickdarm, evtl. mit Koprom* (tastbaren Kotballen). Die Ursachen umfassen Ileus, Megakolon, Erschlaffung der Rektalmuskulatur, Störungen der Darmperistaltik oder zu trockene Ernährung.

Kopulation *f*: engl. *copulation*. Geschlechtliche Vereinigung zweier verschiedengeschlechtlicher Individuen zum Zweck der sexuellen Fortpflanzung, in der Zellbiologie die Vereinigung zweier Gameten zu einer Zygote*; selten gebraucht auch als Begriff für den Geschlechtsverkehr* (Koitus*) des Menschen.

Korakopektoralsyndrom → Hyperabduktionssyndrom

Korallenstein → Urolithiasis

Korbhenkelriss *m*: engl. *bucket-handle tear*. Längs verlaufender Meniskusriss*, der häufig nach interkondylär disloziert und hier einklemmt. Meniskusriss* (Abb. dort).

Klinik:
- akuter Schmerz
- Gelenkerguss*
- Gelenkblockade, meist Streckhemmung.

Therapie:
- Versuch der geschlossenen Reposition (Ausschütteln)
- arthroskopische Naht und Refixation.

Korbhenkel-Shunt → Palma-Operation

Korektopie *f*: engl. *corectopia*; syn. Ektopia pupillae. Exzentrische Lage der Pupille (meist innen und oben) mit meist entgegengesetzter Verlagerung der Linse. Siehe Abb.

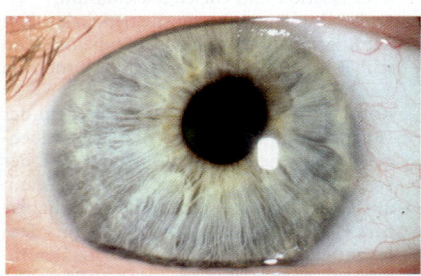

Korektopie [174]

Korelyse *f*: engl. *corelysis*; syn. Iridolyse. Operative Spaltung einer Verwachsung (Synechie*). Synechien treten gynäkologisch auf als Verklebung der Gebärmutterwände oder der Schamlippen, außerdem ophthalmologisch als Verwachsung der Iris mit Hornhaut oder Linse.

korial: Die Lederhaut (Dermis*) betreffend.

Koriander *m*: syn. Coriandrum sativum. Pflanzen aus der Familie der Doldengewächse (Apiaceae), die im Mittelmeergebiet heimisch ist und v. a. in Deutschland, Russland, Ungarn, Moldawien und Ukraine kultiviert wird. Die frische Pflanze riecht nach Wanzen (wegen Tridecen-(2)-al(1)). Koriander wirkt leicht spasmolytisch, karminativ, appetitanregend und stimmulierend auf die Magensaftsekretion.

Korium → Dermis

Kornährenverband → Spica

Kornea *f*: engl. *cornea*. Durchsichtiger Abschnitt der Augapfelhülle (Tunica fibrosa bulbi), der am Limbus corneae in die Sklera* übergeht. Aufgrund ihrer Transparenz ermöglicht die Kornea den Einfall von Licht in den Augapfel und dient gleichzeitig der Lichtbrechung (Brechkraft: ca. 40 Dioptrien).

Kornea-Crosslinking *n*: syn. Hornhautquervernetzung. Photochemisches Therapieverfahren beim Keratokonus*, bei dem Bindegewebe der Hornhaut quervernetzt wird, um diese zu stabilisieren und das Fortschreiten einer Hornhautverkrümmung zu verhindern. Hauptrisikofaktor der Bestrahlung ist eine postoperative Wundinfektion. Die Kosten übernimmt nicht die Krankenkasse.

Indikationen:
- Keratokonus*
- Keratektasie
- pellucidale marginale Degeneration.

Procedere:
- Lokalanästhesie mit Augentropfen
- Entfernung des oberflächlichen Hornhautepithels
- Eintropfen der Riboflavin-Augentropfen
- Bestrahlung des Auges mit UV-A Licht über 30 Minuten; dabei werden Sauerstoffradikale freigesetzt, die zur Ausbildung neuer Quervernetzung des kornealen Kollagens führen.

Kornealring → Kayser-Fleischer-Ring

Kornzange *f*: engl. *dressing forceps*. Große Fasszange mit innen eingekerbten Branchen bzw. geriffelten Haltebacken zum Arbeiten in schwer zugänglichen tiefen Körperhöhlen, Greifen und Halten steriler Tupfer* (Tupferzange), stumpfen Einbringen von (Thorax-)Drainagen sowie zur Entfernung von Fremdkörpern.

koronal: engl. *coronal*. Kronenwärts.

Koronarangiografie *f*: engl. *coronary angiography*. Röntgenkontrastuntersuchung der Koronararterien* im Rahmen der Herzkatheterisierung* zur KHK-Diagnostik mit Lokalisation und Beurteilung der Koronarstenosen* (z. B. Bestimmung von Schweregrad und fraktioneller Flussreserve FFR) sowie fakultativ Darstellung von Umgehungskreisläufen (erforderlich vor koronarchirurgischem Eingriff). Bei Bedarf erfolgt in gleicher Sitzung die therapeutische PCI. Siehe Abb.

Koronarangioplastie → Koronarintervention, perkutane

Koronararterien *f pl*: engl. *coronary arteries*; syn. Aa. coronariae. Arterielle Blutgefäße, die der Eigenversorgung des Herzmuskels dienen. Die beiden Koronararterien (A. coronaria dextra und A. coronaria sinistra) entspringen oberhalb der Aortenklappe* aus der Aorta ascendens. Arteriosklerotische Veränderungen der Herzkranzarterien führen zur koronaren Herzkrankheit* (KHK; manifeste KHK: u. a. Angina* pectoris, Herzinfarkt*, plötzlicher Herztod*).

Versorgungsgebiete: Die Versorgungsgebiete der Koronararterien variieren interindividuell und lassen sich in der Koronarangiografie* beurteilen. Insbesondere der R. interventricularis posterior ist betreffend Ausprägung und Ursprung sehr stark variabel. Es lassen sich drei verschiedene Versorgungstypen unterscheiden:

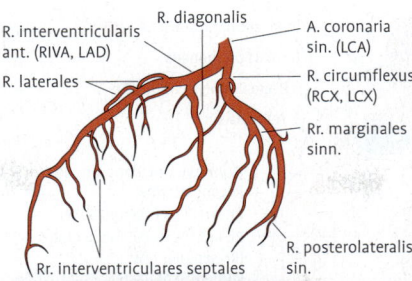

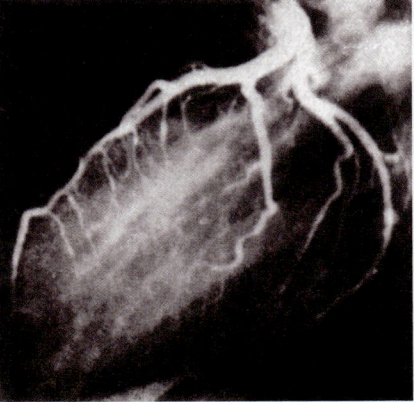

Koronarangiografie: Schema und Koronarangiografie in LAO-Projektion. Normalbefund der linken Koronararterie (oberer Abbildungsteil: klinische Bezeichnung der Koronararterien in Klammern und Großbuchstaben).

- in ca. 70 % der Fälle liegt ein ausgeglichener Versorgungstyp (Normalversorger) vor, bei dem keine der beiden Koronararterien dominiert
- beim Rechtsversorgungstyp dominiert die A. coronaria dextra (15 %)
- beim Linksversorgungstyp dominiert die A. coronaria sinistra (15 %); siehe Abb. 1.

Normalversorger: Die A. coronaria dextra versorgt neben rechtem Vorhof und rechtem Ventrikel insbesondere die Herzhinterwand. Die A. coronaria sinistra versorgt v. a. die Vorderwand des linken Ventrikels und die linke Seitenwand des Herzens. Sie teilt sich auf in einen R. circumflexus und einen R. interventricularis anterior. **Linksversorger:**
- R. circumflexus der A. coronaria sinistra ist stark ausgeprägt und bildet den R. interventricularis posterior auf der Hinterwand
- A. coronaria sinistra versorgt die gesamte Hinterwand des linken Ventrikels und das gesamte Septum interventriculare.

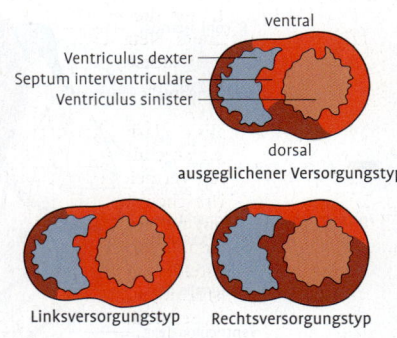

Koronararterien Abb. 1: Versorgungstypen des Herzens.

Rechtsversorger:
- sehr stark ausgeprägter R. posterolateralis dexter der A. coronaria dextra
- schwach ausgeprägter R. circumflexus der A. coronaria sinistra
- A. coronaria dextra versorgt den Großteil der Hinterwand des linken Ventrikels und einen Großteil des Septum interventriculare.

Siehe Abb. 2.

Koronararterienanomalie → Koronaropathie, dilatative

Koronararterienverschluss → Herzinfarkt

Koronararterienverschluss → Herzkrankheit, koronare

Koronarchirurgie *f*: engl. *coronary artery surgery*. Operative Methoden zur Verbesserung einer aufgrund Koronararteriosklerose bedingten Mangeldurchblutung des Herzmuskels, in der Regel durch aortokoronaren Bypass* unter Verwendung arterieller (A. thoracica int., A. radialis) und/oder venöser (V. saphena magna) Autografts.

Koronardilatation → Koronarintervention, perkutane

Koronardilatator *m*: engl. *coronary dilator*. Bezeichnung für Wirkstoff mit antianginöser Wirksamkeit durch vasodilatatorische Wirkung auf Koronararterien, z. B. Kalzium*-Antagonist vom Nicht-Dihydropyridintyp.

Koronarebene → Frontalebene

koronare Herzerkrankung → Herzkrankheit, koronare

Koronarinsuffizienz *f*: engl. *coronary insufficiency*. Relativ oder absolut unzureichende Koronarperfusion. In der Folge entsteht unter Belastung oder auch in Ruhe ein Missverhältnis zwischen dem Bedarf des Herzmuskels an energieliefernden Substraten bzw. Sauerstoff und dem tatsächliche Angebot. Man unterscheidet primäre und sekundäre Formen der Koronarinsuffizienz.

Koronarintervention, perkutane

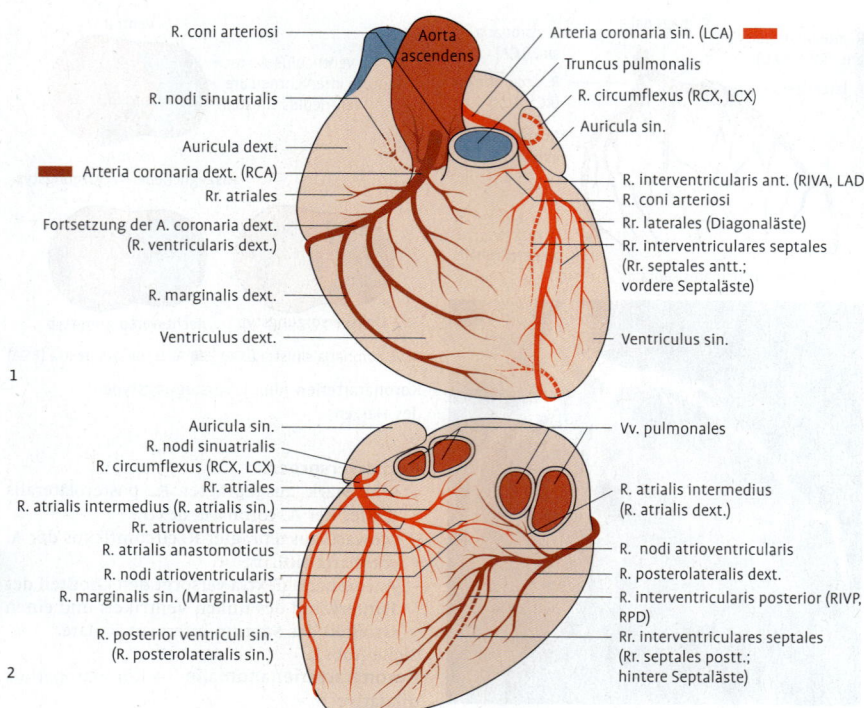

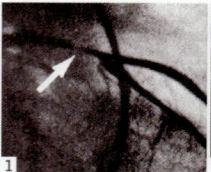 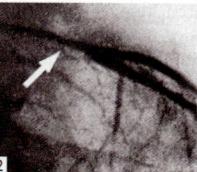

Koronarintervention, perkutane: Koronare Ballonangioplastie; 1: kritische Stenose des Ramus interventricularis anterior der linken Koronararterie direkt vor der Dilatation; 2: nach der Dilatation.

Koronararterien Abb. 2: 1: Vorderwand des Herzens (Facies sternocostalis), 2: Hinterwand (Facies diaphragmatica cordis), klinische Bezeichnung der Arterien in Klammern und Großbuchstaben.

Einteilung:
- Primäre Koronarinsuffizienz: **1.** infolge koronarer Veränderungen (meist stenosierende Prozesse an extra- und intramuralen Koronararterien*, insbesondere Koronarsklerose, auch Koronarspasmen, Koronarangiitis) **2.** klinische Manifestation als KHK **3.** latentchronische Koronarinsuffizienz mit verminderter Koronarreserve*, ischämisch bedingter Herzmuskeldegeneration (diffuse Fibrosierung oder Herzmuskelverfettung bei ischämischer Kardiomyopathie*) und zunehmender Herzinsuffizienz* **4.** bei akutem Auftreten mehr oder minder ausgeprägte symptomatische Herzmuskelischämie (Angina* pectoris), evtl. (insbesondere infolge obliterierender arteriosklerotischer Prozesse, Koronarthrombose, koronarer Embolie) zu einer zusammenhängenden Herzmuskelnekrose (Herzinfarkt*) führend
- sekundäre (funktionelle) Koronarinsuffizienz: **1.** infolge zu geringen Sauerstoffgehalts des Bluts (Anämie, Hypoxämie), unzureichenden Perfusionsdrucks der Koronararterien (Herzfehler, Schock), rheologischer Störungen* oder erhöhten Blutbedarfs (Herzhypertrophie*) **2.** ohne vorliegende Gefäßveränderungen am Herzen.

Koronarintervention, perkutane: engl. *percutaneous coronary intervention*; Abk. PCI. Sammelbezeichnung für interventionelle Verfahren zur koronaren Reperfusion (Revaskularisation*) im Rahmen der Herzkatheterisierung* (Koronarangiografie*) bei KHK. Indikationen sind Akutes* Koronarsyndrom und Pharmakotherapie-refraktäre Angina* pectoris, v. a. bei kurzstreckiger proximaler Koronarstenose* mit signifikant reduzierter Fraktioneller* Flussreserve (FFR).
Formen:
- Meist koronare Ballonangioplastie: perkutane transluminale koronare Angioplastie* (PTCA für percutaneous transluminal coronary angioplasty) mit Ballonkatheter (PTCA im engeren Sinn, siehe Abb.), häufig in Kombination mit Implantation eines oder mehrerer Stents* mit oder ohne Arzneimittel freisetzender Beschichtung
- direktionale koronare Atherektomie*
- intrakoronare Thrombolyse (Koronare Thrombolyse*)
- Rotationsangioplastie (Hochfrequenz-Rotablation)
- Laserangioplastie*
- koronare Thrombektomie*
- intrakoronare Brachytherapie*.

Komplikationen:
- Herzinfarkt* (1–3 %)
- Notfall-Bypass-Operation (0,7–1,5 %)
- Tod (0–1,9 %).

Bei Rescue-PCI sind Komplikationen häufiger als bei Primär-PCI, v. a. infolge gesteigerter Blutungskomplikation. Ein besonders hohes Komplikationsrisiko besteht bei Bailout-PCI. Restenosen treten häufiger auf als nach aortokoronarem Bypass, wobei die Rate an Restenosen und erforderlichen Reinterventionen (Re-PCI) bei PCI mit Implantation eines Stents (v. a. DES) niedriger ist als ohne Stentimplantation (33–50 % nach PTCA).

Koronaropathie, dilatative *f*: engl. *coronary artery ectasia* (Abk. *CAE*); syn. Koronarektasie; Abk. DCP. Ätiologisch unklare Aufweitung eines oder mehrerer Koronarsegmente auf mindestens das 1,5-Fache des normalen Lumendurchmessers. Meist bestehen gleichzeitig Koronarstenosen* und eine Angina* pectoris. Diagnostiziert wird mittels Koronarangiografie*. Eine spezifische Therapie existiert nicht. Aufgrund erhöhter Inzidenz von Herzinfarkten wird jedoch eine Infarkt-Prophylaxe mit ASS empfohlen.

Koronarreserve *f*: engl. *coronary flow reserve*; syn. Koronare Flussreserve. Differenz zwischen Ruhedurchblutung und maximaler Durchblutung der Koronarien. Die Steigerung der Koronarperfusion ist auf das 4- bis 6-Fache möglich, um bei Belastung den erhöhten Sauerstoffbedarf zu decken. Bei KHK, Hypertonie und Herzhypertrophie* ist die Koronarreserve eingeschränkt. Mögliche Folgen sind Myokardischämie und Herzinfarkt*.

Koronarsklerose *f*: engl. *coronary sclerosis*. Arteriosklerose der Koronararterien* mit Verengung (Koronarstenose*) oder Verschluss der Gefäße. Die Koronarsklerose ist die häufigste Ursache der primären Koronarinsuffizienz* und damit der KHK.

Koronarspasmus m: engl. *coronary spasm*. Meist in Ruhe auftretender, Sekunden bis Minuten anhaltender Krampf (Vasospasmus*) eines oder mehrerer Herzkranzgefäße mit passagerer Myokardischämie als Sonderform einer Angina* pectoris (Prinzmetal-Angina, Variantangina, vasospastische Angina). Typisch sind kurzzeitige ST-Hebungen im EKG ohne Troponin*-Anstieg. Behandelt wird entsprechend der Angina pectoris. Differenzialdiagnose ist der Herzinfarkt*.

Koronarstenose f: engl. *coronary stenosis*. Verengung einer oder mehrerer Koronararterien*, meist aufgrund Artherosklerose bei koronarer Herzerkrankung. Leitsymptom ist Angina* pectoris, diagnostisches Mittel der Wahl ist die Koronarangiografie*. Therapie (konservativ, interventionell, operativ) und Prognose sind abhängig von Klinik, Schweregrad und Lokalisation der Stenosen* sowie von der Anzahl der betroffenen Gefäße. Siehe Perkutane Koronarintervention (Abb. dort) und siehe Stent* (Abb. 1 dort).

Koronarstent → Bare Metal Stent

Koronarstent → Koronarintervention, perkutane

Koronartherapeutika n pl: Arzneimittel, die das Missverhältnis zwischen Sauerstoffbedarf und Sauerstoffangebot im Herzmuskel bei KHK verbessern. Die Wirkungen beinhalten eine Erniedrigung der Kontraktilität und Frequenz des Herzens, eine Verringerung des Füllungsvolumens (Vorlast*) des Herzens sowie eine Reduktion des peripheren Widerstandes (Nachlast*) mit nachfolgend erniedrigter Wandspannung des Herzmuskels.
Gruppen: Zu den Koronartherapeutika gehören
– Organische Nitrate* (Wirkung: Senkung der Vor- und Nachlast)
– Kalzium*-Antagonisten (Wirkung: negativ inotrop, Senkung der Vor- und Nachlast)
– Beta*-Rezeptoren-Blocker (Wirkung: negativ inotrop, negativ chronotrop)
– Koronardilatatoren* (Anwendung umstritten)
– Ionen-Kanal-Blocker, z. B. Ivabradin*, Ranolazin).

Koronartherapeutikum → Koronardilatator

Koronarthrombose f: engl. *coronary thrombosis*. Thrombose* einer Koronararterie*, in der Regel am Ort einer vorbestehenden arteriosklerotischen Koronarstenose*. Eine Koronarthrombose verschließt die betroffene Koronararterie und führt durch akuten Sauerstoffmangel im nicht mehr (ausreichend) durchbluteten Herzmuskel zu Angina* pectoris oder Herzinfarkt*.

Korotkow-Ton m: engl. *Korotkow sounds*; syn. Korotkow-Geräusch. Dumpfes, pulssynchrones Strömungsgeräusch, das bei auskultatorischer nichtinvasiver Blutdruckmessung* bei sinkendem Manschettendruck distal von der Manschette durch das Stethoskop zu hören ist. Der Korotkow-Ton zeigt die obere Grenze des systolischen Blutdrucks* an und wird bei Erreichen des diastolischen Blutdrucks* deutlich leiser.
Entstehung: Bei Fallen des Manschettendrucks unter den systolischen Blutdruck fließt während der Systole* wieder Blut* durch die Arterie* und ist wegen auftretender Turbulenzen auskultatorisch zu hören. Unterhalb des diastolischen Drucks erzeugt die laminare Blutströmung keine deutlichen Geräusche mehr.

Korpusadenom → Korpuspolyp

Korpuskarzinom → Endometriumkarzinom

Korpuskeln f pl: engl. *corpuscles*. Materieteilchen mit Ruhemasse, die elektrisch geladen (z. B. Elektronen, Positronen) oder ungeladen (z. B. Neutronen*) sein können.

Korpuskularstrahlung → Teilchenstrahlung

Korpuspolyp m: engl. *endometrial polyp*. Umschriebene, meist benigne polypöse Hyperplasie des Endometriums*, ausgehend von der Basalisschicht mit uterinen Blutungen, eitrigem oder blutigem Fluor* genitalis sowie wehenartigen Schmerzen. Abzugrenzen ist die einfache Endometriumhyperplasie*.
Erkrankung: Histologisch findet man proliferierendes Drüsengewebe und faserreiches Stroma, das infolge von Progesteron-Rezeptor-Defekten bei der Menstruation* nicht abgestoßen wird und das gesamte Cavum ausfüllen kann.
Diagnostik: Ultraschalldiagnostik und Hysteroskopie* (siehe Abb.).
Therapie: Abtragung durch Kürettage* bzw. operative Hysteroskopie und histologische Untersuchung (cave: selten Adenokarzinom*).

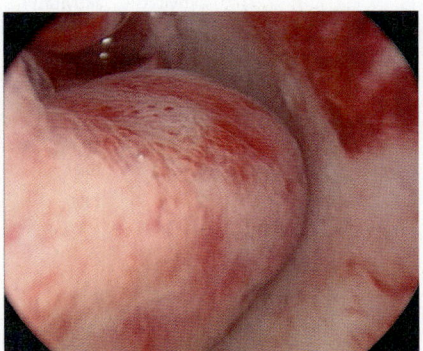

Korpuspolyp: Großer, vom Fundus uteri ausgehender Polyp (Hysteroskopie). [154]

Korrekturosteotomie f: engl. *corrective osteotomy*; syn. Umstellungsosteotomie. Ein- oder mehrdimensional durchführbares Verfahren zur Achsenkorrektur von Röhrenknochen

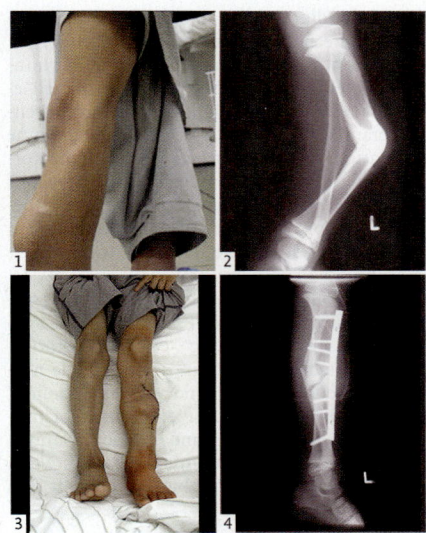

Korrekturosteotomie: Bidirektionaler (Varus- und Antekurvationsfehlstellung) posttraumatischer Achsenfehler der Tibia links; 1: präoperatives klinisches Bild 2 Jahre nach Unfall; 2: präoperative Röntgenaufnahme; 3 und 4: postoperatives klinisches Bild und Röntgenaufnahme.

durch Osteotomie*. Die Korrektur wird ggf. ergänzt durch Entnahme (Keilosteotomie oder subtraktive Korrekturosteomie) oder Einfügen (additive Korrekturosteomie) von Knochenkeilen. Mittels Osteosynthese* mit Platten, Kirschner-Drähten, Blount-Klammern, elastischen Marknägeln oder Verriegelungsnagelung* wird das Korrekturergebnis fixiert.
Indikationen: Angeborene oder posttraumatische Fehlstellungen (siehe Abb.).
– Coxa vara oder Coxa valga
– Genu varum oder Genu valgum
– Fuß-, Ellenbogen- oder Handdeformität
– Epiphyseolysis capitis femoris.

Korrelation f: engl. *correlation*. Wechselbeziehung, in der Statistik linearer Zusammenhang zwischen Variablen (siehe Korrelationskoeffizient*). Eine Scheinkorrelation liegt vor, wenn eine Korrelation zwischen 2 Variablen A und B vorgetäuscht wird, indem eine 3. Variable C sowohl mit Variable A als auch mit Variable B korreliert ist (siehe Konfundierung).

Korrelationskoeffizient m: engl. *correlation coefficient*. Maßzahl (r) für den normalisierten Zusammenhang von linearen Beziehungen zwischen Variablen, die Werte zwischen -1 und 1 annehmen kann. Bei $r = 0$ liegt kein linearer Zusammenhang vor. Die Korrelation ist umso stärker, je näher r an -1 oder 1 liegt.

korrespondierend: engl. *corresponding*. Einander entsprechend, in Verbindung stehend.

Korrosion f: engl. *corrosion*. Qualitätsvermindernde Veränderung eines Werkstoffes oder Gewebes (v. a. Metall, Dentallegierung*, auch Dentalkeramik* oder Kunststoff); im engeren Sinne Oxidation von metallischen Werkstoffen. Korrosion wird durch Inhomogenität im Werkstoff bei der Herstellung verstärkt. Im Gewebe bezeichnet Korrosion die durch Entzündungen oder Ätzmittel bewirkte langsame Gewebezerstörung.

Korsakow-Syndrom n: engl. *Korsakoff's syndrome*; syn. amnestisches Psychosyndrom. Syndrom aus Desorientierung*, Gedächtnisstörungen* (Merkfähigkeitsstörung, anterograde Amnesie*, Pseudomnesie*) und Konfabulationen* infolge Zerstörung von Nervenzellen im Mamillarkörper, Thalamus* und Hypothalamus*. Nach Diagnosesicherung mit MRT wird, wenn möglich, die Grunderkrankung behandelt und ansonsten supportiv.

Vorkommen:
- besonders bei chronischer Alkoholabhängigkeit*
- reversibel oder irreversibel im Rahmen einer organisch bedingten Psychose
- seltener bei: 1. Hypovitaminose (Thiamin) 2. zerebraler Hypoxie* 3. Schädelhirntrauma* 4. Intoxikationen*(z. B. Kohlenmonoxid) 5. schweren Infektionen (Typhus* abdominalis oder Epidemisches Fleckfieber*) 6. Hirnatrophie*.

Klinik:
- anhaltende anterograde Amnesie*
- oft Jahre zurückreichende (auch die Biografie betreffende) retrograde Amnesie*
- Konfabulationen meist nur in Frühphase
- kognitive Störungen
- Antriebsstörung mit Abstumpfung und Verlust der Spontanität.

Korsett → Rumpforthese

Kortex m: engl. *cortex*. Rinde, Schale. Der Begriff Kortex bezeichnet z. B. den Cortex cerebri (Großhirnrinde*), den Cortex cerebelli (Kleinhirnrinde, Cerebellum), den Cortex glandulae suprarenalis oder den Cortex renalis.

kortikal: engl. *cortical*. Von der Gehirnrinde ausgehend, in der Gehirnrinde lokalisiert.

kortikale Amaurose → Rindenblindheit

kortikale Blindheit → Rindenblindheit

Kortikale Reorganisation f: engl. *cortical reorganisation*. Neuorganisation von Teilen des Kortex nach Untergang von Nervengewebe, z. B. nach Deafferenzierung (Ausschaltung der afferenten Nerven, z. B. bei Durchtrennung von Nervenfasern durch Amputation von Extremitäten, Operationen u. a.). Kortikale Reorganisation wird als Ursache von Phantomempfinden* und bestimmten Schmerzsyndromen vermutet.

Phasen:
- Verstärkung bereits bestehender neuronaler Verbindungen durch Aufheben hemmender Einflüsse
- Invasion benachbarter kortikaler Repräsentationsbereiche und Etablierung neuer Verbindungen durch Aussprossung von Nervenzellen, z. B. Übernahme der Armrepräsentation durch Lippenrepräsentation nach Amputation.

Kortikalis → Knochengewebe

Kortikalisosteoid → Osteoidosteom

Kortikoide n pl: engl. *(adreno)corticoids*; syn. Kortikosteroide. In den verschiedenen Zonen der Nebennierenrinde aus Cholesterol gebildete Steroidhormone*. Dazu gehören Mineralokortikoide* (v. a. Aldosteron*), Glukokortikoide* (v. a. Kortisol*) und Sexualhormone (v. a. Dehydroepiandrosteron*, Östrogene*). Kortikoide wirken über intrazelluläre Rezeptoren auf die Expression zahlreicher Gene. Im weiteren Sinne gehören synthetische Kortikoide dazu.

Natürliche und synthetische Kortikoide: Synthetische Kortikoide besitzen teils im Vergleich zu natürlichen Kortikoiden stark veränderter Gluko- und Mineralokortikoidaktivität (siehe Tab.).

Kortikosteroide → Kortikoide

Kortikotropin → Hormon, adrenocorticotropes

Kortikoide:
Gluko- und Mineralokortikoidaktivität einiger natürlicher und synthetischer Kortikoide.

Substanz	Glukokortikoidaktivität[1]	Mineralokortikoidaktivität[1]
natürliche Kortikoide		
Kortisol	1	1
Kortison	0,8	0,8
Corticosteron	0,3	15
Desoxycorticosteron	0	100
Aldosteron	0	1000
synthetische Kortikoide		
Betamethason	25	0
Dexamethason	25	0
Fludrocortison	10	125
Methylprednisolon	5	0,5
Triamcinolon	5	0
Prednison	4	0,8
Prednisolon	4	0,8

[1] Angabe im Verhältnis zur Kortisolaktivität (= 1)

Kortisol n: engl. *cortisol*; syn. Hydrocortison (INN). Natürliches Glukokortikoid*, das in der Nebennierenrinde gebildet wird. Kortisol wirkt katabol, es fördert Gluconeogenese*, Lipolyse* und Proteolyse*. Die Kortisol-Freisetzung wird stimuliert durch ACTH und unterliegt einer negativen Feedback-Regulation. Pathologisch erhöht sind die Kortisol-Werte beispielsweise bei Morbus Cushing*, erniedrigt bei Nebennierenrindeninsuffizienz*.

Biochemie und Physiologie: Bildungsort: Zona fasciculata der Nebennierenrinde. **Biosynthese:** ausgehend von Cholesterin* über mehrere Zwischenstufen, wie Pregnenolon* und Progesteron*. **Regulation:**
- Hypothalamus*-Hypophysen-Nebennierenrinden-Achse: 1. Freisetzung von CRH aus dem Hypothalamus* führt zur Freisetzung von ACTH aus dem Hypophysenvorderlappen 2. folglich steigt der Kortisol-Spiegel durch Ausschüttung aus der Nebennierenrinde und führt über negative Feedback-Regulation zum Absinken von CRH und ACTH
- starker zirkadianer Rhythmus: 1. Maximum früh morgens 2. Minimum spät abends.

Wirkungen:
- sogenanntes Stresshormon mit geringer mineralokortikoider Wirkung (vgl. Mineralokortikoide*)
- Energieversorgung in Hungerperioden
- Immunsuppression/Hemmung von Entzündungsreaktionen
- fetale Lungenreifung
- **Hemmung** von: 1. Zellteilung 2. enteraler Kalziumphosphat-Resorption
- **Steigerung** von: 1. Blutdruck 2. Blutgerinnung 3. Magensäuresekretion 4. Produktion neutrophiler Granulozyten 5. Knochenabbau.

Indikation zur Laborwertbestimmung:
- Blut: V. a. oder Verlaufskontrolle von Hypo- und Hyperkortisolismus*
- Urin: V. a. Hyperkortisolismus.

Bewertung: Erniedrigte Werte im Blut:
- primäre (Morbus Addison*) und sekundäre Nebennierenrindeninsuffizienz* (z. B. durch Hypopituitarismus)
- Eiweißverlust (renal, intestinal)
- Leberzirrhose
- adrenogenitales Syndrom*
- Arzneimitteltherapie: Dexamethason*, Lithium*.

Erhöhte Werte im Blut:
- Cushing*-Syndrom
- paraneoplastische ektope ACTH-Sekretion
- Arzneimittel: Östrogene*, orale Kontrazeptiva*
- Pseudo*-Cushing-Syndrom bei: 1. Alkoholismus 2. Adipositas* 3. Depressionen*, Psychosen* 4. Stress* 5. schwerer Allgemeinerkran-

kung **6.** Anorexia* nervosa **7.** Schwangerschaft*.

Kortisol-Tages-Profil *n*: Bestimmung der Serum-Konzentrationen von Kortisol* im Tagesverlauf (mindestens morgens und abends) zur Überprüfung des zirkadianen Rhythmus* des Kortisolstoffwechsels. Fehlt das physiologische abendliche Absinken des Serumspiegels, besteht Verdacht auf ein Cushing*-Syndrom. Weitere Untersuchungen wie Dexamethason*-Hemmtest sind notwendig.

Kortison *n*: engl. *cortisone*. Nicht mehr im Handel befindliches, natürliches Glukokortikoid* und Vorstufe von Kortisol* mit ausgeprägten mineralokortikoiden Nebenwirkungen. Kortison wurde aus Rindern gewonnen oder halbsynthetisch hergestellt und angewendet bei primärer und sekundärer Nebennierenrindeninsuffizienz* sowie entzündlichen und allergischen Erkrankungen. Heute kommen nur noch synthetische Glukokortikoide zum Einsatz.

Korynebakterien → Corynebacterium
Koryza → Rhinitis
kosmische Strahlung → Strahlenexposition
kostal: engl. *costal*; syn. costalis. Zur Rippe gehörend, auf die Rippe bezogen, z. B. Interkostalraum*.
Kostalatmung → Brustatmung
Kost, alkalisierende *f*: engl. *alkalinizing diet*. Diät* zur Steigerung des pH*-Wertes im Harn. Erreicht wird dies durch Zufuhr von Fruchtsäuresalzen, Natrium- oder Calciumcitrat, z. B. zur Steinmetaphylaxe* bei Harnsäure- und Xanthinsteinen.
Kostaufbau *m*: engl. *diet staging*. Stufenweise erhöhte Nahrungszufuhr nach einer Karenzphase, z. B. durch Operation oder Fastenkuren. Generell gilt nach einer Vollnarkose eine 3–6-stündige Nahrungskarenz wegen Gefahr des Erbrechens mit Aspiration*. Bei zu langer Nahrungskarenz kommt es relativ schnell zur Zottenatrophie (Abbau der Ausstülpungen der Darmschleimhaut).
Kosten-Nutzen-Bewertung [Arzneimittel]: Bewertung durch Vergleich mit anderen Arzneimitteln und Behandlungsformen unter Berücksichtigung des therapeutischen Zusatznutzens für die Patienten im Verhältnis zu den Kosten.
Kostimulation *f*: engl. *costimulation*. Interaktion von kostimulatorischen Rezeptoren mit speziellen Liganden zur vollständigen Aktivierung eines T*-Lymphozyten (neben HLA-vermittelter Antigenpräsentation an spezifischem T-Zell-Antigen-Rezeptor). Die Stärke der Aktivierung wird durch ins T-Zell-Innere vermittelte Signale reguliert.
Kostobrachialsyndrom → Kostoklavikularsyndrom
Kostoklavikularsyndrom *n*: engl. *costoclavicular syndrome*; syn. Kostobrachialsyndrom. Thoracic*-Outlet-Syndrom, das bei bestimmten Körperhaltungen auftritt. Bei zurück- und tiefgestellten Schultern tritt die Klavikula tiefer und Arterien sowie Nerven werden in der Lücke zwischen 1. Rippe und Dorsalseite der Klavikula komprimiert. Dies führt zu abgeschwächten Armpulsen sowie Schmerzen und Parästhesien in beiden Armen.
Hintergrund: Das Kostoklavicular-Syndrom wurde erstmals bei Soldaten beobachtet, die mit schwerem Rückengepäck längere Zeit in „Hab-Acht-Stellung" verharren mussten („military exercise").

kostozervikales Syndrom → Halsrippensyndrom
Kot → Fäzes
Koterbrechen → Miserere
Kotfistel *f*: engl. *fecal fistula*. Darmfistel unterschiedlicher Genese. Unterschieden werden einerseits innere Darmfistel als entzündlich, traumatisch oder als postoperative Komplikation entstandene unphysiologische Verbindung des Darmlumens mit anderen Hohlorganen, z. B. als rectovaginale Fistel, und andererseits äußere Darmfistel als zwischen Darmlumen und Körperoberfläche entstandene oder als Enterostoma* angelegte Kotfistel.
Kotgeschwulst → Koprom
Kotkultur → Koprokultur
K.o.-Tropfen *m pl*: Chemikalien mit narkotisierender Wirkung, welche Getränken beigemischt werden und in niedriger Dosierung zumindest eine anterograde Amnesie* hervorrufen. Häufig eingesetzte Stoffe sind Gammahydroxybutyrat* (GHB), Benzodiazepine wie Flunitrazepam*, Narkoleptika wie Haloperidol und Narkotika wie Ketamin. Unrechtmäßige Beschaffung sowie Besitz sind ein Verstoß gegen das Betäubungsmittelgesetz*, der Einsatz ist strafbar.
Kotstein *m*: engl. *coprolith*; syn. Koprolith. Ablagerung von eingedicktem Kot, Phosphaten und Schleim bis zu Kirschgröße als steinartige Gebilde im Dickdarm (v. a. im Zäkum* und bei Kolondivertikeln). Ein Kotstein führt zu schmerzhafter Stuhlentleerung, Druck am Gesäß und Völlegefühl. Als Komplikation droht ein Ileus*.
Therapie:
– Ernährungsanpassung
– Mikroklistier
– Einlauf
– soweit möglich digitale Ausräumung*.
Kotyledo → Kotyledonen
Kotyledonen *f pl*: engl. *cotyledon*; syn. Cotyledo. Durch Furchen abgrenzbare Zottenfelder an der Oberfläche des Chorions* der Plazenta*. Die menschliche Plazenta besitzt ca. 10 bis 38 Kotyledonen.
Koxalgie *f*: engl. *coxalgia*. Hüftschmerz, oft bei Koxarthrose* und Koxitis*.

Koxarthrose *f*: engl. *osteoarthritis of the hip*; syn. Hüftgelenksarthrose. Arthrose des Hüftgelenks, die sich klinisch durch Schmerzen und/oder Funktionseinschränkung bis hin zur Kontraktur* bemerkbar macht. In der Regel zeichnet sich zunächst eine Einschränkung der Innenrotation* ab, dann der Abduktion*. Die manifestierte Koxarthrose, welche häufig im Alter vorkommt, heißt Malum coxae senile.
Ursachen:
– Langanhaltendes Missverhältnis zwischen Belastung und Belastungsfähigkeit
– angeborene Störung der Femurkopf-Hüftpfanne-Funktion, wie Coxa* valga, Coxa* vara, Coxa plana
– posttraumatisch, z. B. nach Schenkelhalsfraktur*
– Durchblutungs- oder Stoffwechselstörung, wie Perthes*-Calvé-Legg-Krankheit, Gicht*, Diabetes mellitus oder Alkoholmissbrauch
– Entzündung
– Medikamentenwirkung
– Bestrahlung
– Hüftkopfnekrose (auch ideopathisch).
Diagnostik und Therapie: Siehe Arthrose*.
Koxitis *f*: engl. *coxitis*; syn. Hüftgelenksentzündung. Arthritis* des Hüftgelenks. Ursachen sind lokale Infektionen, Allgemeininfektionen sowie rheumatische und degenerative Erkrankungen. Symptome umfassen Hüftschmerzen (manchmal nach Fieber) bei Belastung und Bewegung, Duchenne*-Hinken, Schonhaltung (Flexions-Abduktions-Außenrotationsstellung des Beins) sowie reaktive Muskelatrophie im Bereich des Ober- und Unterschenkels. Behandelt wird entsprechend der Ursache. siehe Abb.

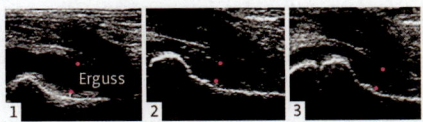

Koxitis: Ultraschalluntersuchung; 1: Tag 1; 2: Tag 7; 3: Tag 14. [79]

Koyter-Muskel *m*: engl. *corrugator supercilii*; syn. Musculus corrugator supercilii (Abk. M. cor|rugator super|ci|lii). Mimischer Muskel mit Verlauf vom Stirnbein dicht oberhalb der Nasenwurzel schräg aufwärts zur Haut über der Augenbrauenmitte. Bei seiner Kontraktion werden senkrechte Falten auf der Glabella gebildet. Er wird vom N. facialis innerviert.
Koževnikow-Syndrom → Status epilepticus
Krabben *f pl*: engl. *crabs*. Zur Ordnung der Decapoda gehörende, sog. kurzschwänzige Krebse mit 5 Beinpaaren und reduziertem, unter den Cephalothorax eingeschlagenem Abdomen

Krämpfe

(nicht identisch mit Speisegarnelen). Krabben sind Zwischenwirte von Lungenegeln (Paragonimiasis).

Krämpfe m pl: engl. *convulsions*. Unwillkürliche Muskelkontraktionen, die nach Ausdehnung und Ablauf in klonische, tonische, tonisch-klonische, lokalisierte und Beschäftigungskrämpfe eingeteilt werden.

Formen:
- **klonisch:** rasch aufeinanderfolgende, kurz dauernde, rhythmische Zuckungen antagonistischer Muskeln, z. B. bei spastischer Lähmung
- **tonisch:** Kontraktionen von starker Intensität und langer Dauer, z. B. bei Tetanie oder Tetanus
- **tonisch-klonisch:** als generalisierte Krämpfe bei epileptischem Anfall, schwangerschaftsbedingter Eklampsie, Urämie (terminale Niereninsuffizienz), Entzugssyndrom* und als psychogene Krämpfe bei Neurosen*
- **lokalisiert:** bei einzelnen Muskeln oder Muskelgruppen, z. B. fokal-motorischer epileptischer Anfall, Tic*, Hals-, Nacken-, Schultermuskel- oder Wadenkrämpfe
- **Beschäftigungskrämpfe:** als Folge einer übermäßigen Beanspruchung der Muskulatur (z. B. Schreibkrampf).

Therapie: Die therapeutischen Maßnahmen richten sich nach der jeweiligen Ursache.
- Bei der häufig durch einen erniedrigten Kalziumgehalt des Blutes verursachten Tetanie wird der Krampf durch intravenöse Gabe einer Kalziumlösung unterbrochen.
- Bei Hyperventilationstetanie* ist Rückatmung von Kohlendioxid (Atmen in eine Plastiktüte) angezeigt.
- Generalisierte tonisch-klonische Krämpfe erfordern außer der intravenösen Gabe von Benzodiazepinen und Antiepileptika eine sorgfältige Überwachung des Patienten, da sich ein lebensbedrohlicher Status epilepticus entwickeln kann.
- Zur Reduktion des Muskeltonus bei Spastik wird Physiotherapie auf neurophysiologischer Basis (z. B. Bobath*-Konzept) eingesetzt.

Krätze → Scabies

Krätzmilbe f: engl. *Sarcoptes scabiei*. Siehe Milben*.

Kraft f: engl. *force* (Abk. F). Produkt aus Masse (m) und Beschleunigung (a) – Größe, die an ihrer Auswirkung (auf einen Körper) erkennbar ist. Statt von Kräften spricht man auch von Wechselwirkungen. SI-Einheit: Newton, $1\,N = 1\,kg \times m \times s^{-2}$. Medizinisch ist die motorische Kraft von Bedeutung.

Einteilung: Die motorische Kraft wird in Kraftgrade eingeteilt, z. B. anhand der Medical Research Council Rating Scale. Zur Beurteilung der verbliebenen Muskelkraft bei Lähmung*. Vgl. Bromage-Score (Tab. dort).

Kraftgrad m: engl. *muscle strength*. Maß zur vergleichenden Beurteilung der Muskelkraft bei neuromuskulären Läsionen und Erkrankungen. Die Untersuchungsergebnisse hängen auch von der Mitarbeit des Patienten ab. Der Nachweis einer Muskelatrophie kann zur Validierung des Untersuchungsbefunds herangezogen werden.

Krafttraining n: engl. *strength training*. Trainingsform mit dem Ziel der Erhöhung der allgemeinen und speziellen Kraftfähigkeit und/oder der Muskelmasse, klinisch angewendet im Rahmen der medizinischen Trainingstherapie.

Formen: U. a.
- Hypertrophiekrafttraining: primäres Ziel Muskelhypertrophie, sekundär Kraftzunahme und Erhöhung des Körpergrundumsatzes
- Kraftausdauertraining: Verbesserung der Kraftausdauer, insbesondere der Stoffwechselfähigkeiten der trainierten Muskelzellen.

Kragenknopfpanaritium → Panaritium

Kragenschnitt → Kocher-Kragenschnitt

Krallenhand f: engl. *claw hand*; syn. Klauenhand. Handstellung mit Überstreckung in den Langfinger-Grundgelenken, Beugung in den Mittel- und Endgelenken sowie Adduktion* des Daumens infolge kombinierter Medianusparese und Ulnarislähmung mit Funktionsausfall der Handbinnen-, Daumen- und Kleinfingerballenmuskulatur. Siehe Abb.

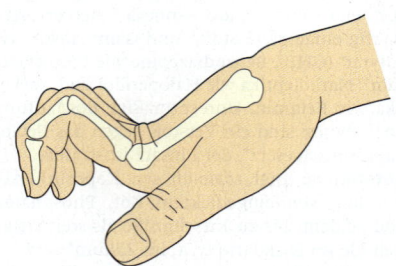

Krallenhand

Krallenzehe f: engl. *claw toe*. Zehenfehlstellung mit Beugekontraktur des proximalen und Überstreckung des distalen Interphalangealgelenks und des Zehengrundgelenks (bei ausgeprägtem Befund mit Subluxation/Luxation). Die Therapie erfolgt konservativ mittels Zügelverband oder operativ durch Beuge-/Strecksehnentransfer und Einbettung des Zehengrundgelenks, ggf. in Kombination mit Hohmann-Operation.

Krampf → Krampfanfall

Krampf → Muskelkrampf

Krampfader → Varizen

Krampfanfall m: Unwillkürliche krampfartige oder zuckende Bewegungen, mit oder ohne Bewusstseinsverlust, am häufigsten bei Epilepsie und seltener bei akuten und subakuten Störungen (Fieberkrampf*, Alkoholdelir, Hypoglykämie, Intoxikation). Therapiert wird akut mit Benzodiazepinen*.

Hintergrund: Häufigkeit: bei ca. 5 % aller Menschen einmal im Leben. **Einteilung:**
- **generalisierter epileptischer Anfall: 1.** von einem bestimmten Punkt eines beide Großhirnhemisphären beteiligenden neuronalen Netzwerks ausgehend und sich rasch ausbreitend **2.** Beginn kann fokal erscheinen **3.** Ausgangspunkt und Lateralisation aber von Anfall zu Anfall nicht konstant
- **fokaler epileptischer Anfall:** von auf eine Großhirnhemisphäre beschränkten neuronalen Netzwerken ausgehend und je nach Klinik unterteilt in: **1.** Anfall ohne Einschränkung von Bewusstsein oder Aufmerksamkeit (früher einfach-partieller Anfall), z. B.: I. fokal-motorischer Anfall* II. somatosensorischer Anfall* III. sensorischer Anfall* IV. oder vegetative Symptome wie z. B. epigastrisches Gefühl, Blässe, Schweißausbruch, Erröten, Piloarrektion*, Mydriasis* **2.** Anfall mit Einschränkung von Bewusstsein oder Aufmerksamkeit (früher komplex-partieller Anfall) und häufig mit charakteristischem, stadienhaftem Ablauf mit zunächst: I. Aura* II. unterschiedlich starker paroxysmaler Bewusstseinstrübung mit unwillkürlichen Bewegungsabläufen wie orale, gestische oder sprachliche Automatismen* III. Minuten oder länger dauernder Reorientierungsphase **3.** psychische Symptome durch Störung höherer kortikaler Funktionen (selten bei epileptischem Anfall ohne Bewusstseinseinschränkung), z. B.: I. aphasisch II. dysmnestisch (z. B. Déjà*-vu-Erlebnis) III. kognitiv (z. B. Dreamy* State oder Zeitsinnstörung) IV. affektiv (z. B. Angst oder Ärger) V. Illusionen (z. B. Makropsie oder Metamorphopsie*) VI. strukturierte Halluzinationen* (z. B. Musik oder Szenen) **4.** fokal epileptischer Anfall mit Entwicklung zu bilateralem konvulsivem Anfall (früher sekundär generalisierter Anfall)
- **epileptischer Spasmus***
- **Gelegenheitsanfall***: **1.** Fieberkrampf* **2.** Alkoholdelir* **3.** Hypoglykämie **4.** Intoxikation* **5.** Hypoxie*.

Klinik:
- unwillkürliche Bewegungsabläufe
- sensible Reiz- oder Ausfallsymptome wie Kribbeln oder Taubheitsgefühl
- abnorme Sinnesempfindungen
- vegetative Symptome wie: **1.** Blässe **2.** Schweißausbruch **3.** Erröten **4.** Pupillenerweiterung
- Dauer in der Regel ≤ 2 min

- postiktale* Phase insbesondere in hohem Lebensalter.

Therapie:
- Akuttherapie: **1.** v. a. verletzungssichere Lagerung mit Sicherung der Umgebung, z. B. Polstern scharfer Kanten **2.** cave: keinen Beißschutz einführen (Verletzungs- und Aspirationsgefahr) **3.** antikonvulsive Akuttherapie v. a. mit Benzodiazepin* **4.** ggf. symptomatische Fiebersenkung u. a.
- ggf. Dauertherapie zur Anfallsprophylaxe wie bei Epilepsie*.

krampflösende Mittel → Antiepileptika
krampflösende Mittel → Spasmolytika
Krampfpotenziale *n pl*: engl. *epileptiform EEG*. Veraltete Bezeichnung für epilepsietypische Potenziale im EEG, z. B. spikes*, spike-wave-Komplexe.
Krampus → Muskelkrampf
Krampussyndrom *n*: engl. *crampus syndrome*. Rezidivierende Muskelkrämpfe.
kranial: engl. *cranial*; syn. cranialis. Zum Kopf gehörend bzw. kopfwärts oder scheitelwärts (als anatomische Richtungsbezeichnung; Gegensatz: kaudal).
Kranialisation *f*: engl. *cranialization*. Röntgenologisch vermehrte zentrale Lungengefäßzeichnung mit hiloapikaler Betonung in den Oberfeldern bei erhöhtem pulmonalem Venendruck (Perfusionsumverteilung).
Kraniofaziale Dysmorphie *f*: Strukturauffälligkeit im Bereich von Kopf und Gesicht als Abweichung vom normalen Aussehen, aber ohne funktionelle Einschränkung. Sie weist auf eine syndromale Erkrankung hin. In Zusammenhang mit körperlicher oder geistiger Entwicklungsverzögerung, Organfehlbildungen und Wachstumsauffälligkeiten ist eine weitere Diagnostik mit Chromosomenanalyse indiziert.
Kraniopagus *m*: engl. *craniopagus*; syn. Kephalopagus. Doppelfehlbildung* von Zwillingen mit Verwachsung an den Köpfen. Ursächlich kommt eine unvollständige Zellteilung in der frühembryonalen Phase in Betracht (Blastopathie).
Kraniopharyngeom *n*: engl. *craniopharyngioma*; syn. Erdheim-Tumor. Dysontogenetischer Tumor aus Resten des embryonalen Ductus craniopharyngealis (Rathke*-Tasche), daher tritt er im Bereich der Sella oder Schädelbasis auf. Der Tumor wächst langsam, mit Zystenbildung, und wird chirurgisch behandelt. **Epidemiologie:**
- 1–4 % aller Hirntumoren*
- typisches Erkrankungsalter: **1.** Kindheit (5.–10. Lj.) **2.** späteres Erwachsenenalter (50.–75. Lj.).

Klinik:
- Sehstörungen
- Hypophysenvorderlappen-Insuffizienz, ggf. mit: **1.** Kleinwuchs **2.** verzögerter Geschlechtsreife **3.** Diabetes* insipidus centralis durch Kompression der Hypophyse
- Spätsymptome durch Beeinträchtigung der Mittelhirnfunktion: **1.** Essstörungen **2.** Vigilanzstörung **3.** Störung der Temperaturregulation.

Therapie:
- Neurochirurgische Resektion: **1.** transkraniell (Schädeltrepanation) **2.** mikrochirurgisch oder endoskopisch transnasal/transsphenoidal
- Radiochirurgie*.

Kranioschisis *f*: engl. *cranioschisis*; syn. Cranium bifidum. Kongenitaler* unvollständiger knöcherner Verschluss des Schädels als Teil eines Dysraphiesyndroms*. Der offene Schädel ist nur von Haut bedeckt. Auftreibungen entstehen durch sich vorwölbende Hirnhäute, Gehirn oder Liquorräume* als Meningo-, Meningoenzephalo- oder Enzephalozystozele. Bei gleichzeitiger Spaltbildung an der Wirbelsäule (Spina* bifida) besteht eine Kraniorachischisis.
Kraniosklerose → Leontiasis ossea
Kraniotomie *f*: engl. *craniotomy*. Neurochirurgische Eröffnung des (Gehirn-)Schädels (Cranium*). Die Kraniotomie wird eingesetzt bei intrakraniellen Erkrankungen wie Hirntumoren, Blutungen, Gefäßerkrankungen (z. B. Aneurysma*), Entzündungen (z. B. Abszess*, Empyem*) oder bei der Epilepsiechirurgie.

Vorgehen:
- Entnahme eines Teils des Schädels (Knochendeckel) über dem Krankheitsherd (Trepanation)
- in Narkose oder Lokalanästhesie (Wachkraniotomie*)
- nach einem Bohrloch mit Kraniotom, oder mit dünner Drahtsäge nach mehreren Bohrlöchern
- ohne Wiedereinsetzung des Knochendeckels (osteoklastische Kraniotomie, z. B. bei Hirndrucksteigerung) oder mit Wiedereinsetzung des Knochendeckels (osteoplastische Kraniotomie).

Krankenbeobachtung *f*: engl. *patient observation*. Systematische Erfassung von Krankheitssymptomen, körperlicher Verfassung und seelischer Befindlichkeit von Patienten. Die Krankenbeobachtung ist Grundkompetenz in den Heilberufen und dient dem Erkennen und der Prävention möglicher Gefährdungen und Komplikationen, der Beurteilung des Therapieverlaufs und -erfolgs und der Wahrnehmung von Wünschen und Bedürfnissen des Patienten.

Parameter:
- Vitalzeichen (v. a. Blutdruck*, Puls*, Temperatur, Atmung)
- Hautzustand (auch Haare und Nägel, Schleimhäute, siehe Hautbeobachtung*), Geruch
- Ausscheidungen (Harn, Stuhl, Schweiß, Erbrochenes, Wundsekret u. a.)
- körperliche Merkmale: **1.** Ernährungs- und Entwicklungszustand **2.** Körperlänge und -gewicht **3.** Haltung und Bewegung
- Bewusstsein, Schmerz
- Verhalten/Kommunikation: **1.** Mimik, Gestik, verbale Verhaltensäußerungen **2.** psychische Veränderungen und Auffälligkeiten **3.** Kooperation und Bewältigungsstrategien
- Schlaf.

Vorgehen: Krankenbeobachtung erfolgt
- Zeitlich zufällig
- beiläufig in Kombination mit anderen Pflegetätigkeiten und während eines Gesprächs
- geplant, bis hin zur kontinuierlichen Überwachung auf einer Intensivstation.

Beobachtungen werden dokumentiert.

Krankenbett *n*: engl. *hospital bed*; syn. Bett. Spezialbett mit höhenverstellbarer Liegefläche, verstellbaren Kopf- und Fußteilen, Geradeauslauf-Einrichtung und Zentralblockierung. Das Anbringen von Haltevorrichtungen für Zubehör, z. B. Redon-Flaschen, Urinauffangbeutel*, Infusionsständer, Extensionen* und Patientenaufrichter*, ist möglich. Alle Materialien sind desinfizierbar, das Bett ist in seinen Maßen kompatibel mit der zentralen Bettenaufbereitung eines Krankenhauses. Siehe Bett.
Hinweise: Die Rückenfläche sollte so lang eingestellt werden, dass eine physiologische Abknickung des Oberkörpers im Hüftbereich ermöglicht wird. Die 3-fach gelenkig geteilte Liegefläche kann in verschiedene Positionen gebracht werden, z. B. Kopftieflagerung, Beintieflagerung oder Herzbettlagerung*. Elektrische Krankenbetten sind Medizinprodukte* und unterliegen dem Medizinproduktegesetz (Medizinprodukterecht) sowie der Medizinprodukte-Betreiberverordnung.

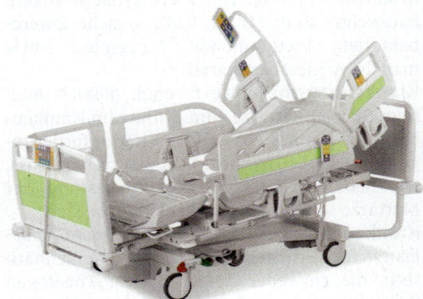

Krankenbett [215]

Krankenfahrt *f*: Bezeichnung (nach DIN 13050) für Patiententransport ohne medizinisch fachliche Hilfe oder Betreuung (siehe auch Krankentransport*).

Krankengeschichte → Anamnese
Krankengymnast → Physiotherapeut
Krankengymnastik → Physiotherapie
Krankenhaus *n*: engl. *hospital*. Einrichtung, die nach § 107 SGB V der Krankenbehandlung oder Geburtshilfe dient, unter ständiger ärztlicher Leitung steht, neben dem ärztlichen und nichtärztlichen Personal über ausreichende, ihrem Versorgungsauftrag entsprechende diagnostische und therapeutische Möglichkeiten verfügt, nach wissenschaftlich anerkannten Methoden arbeitet und Patienten unterbringen und verpflegen kann.
Krankenhaushygiene *f*: engl. *healthcare epidemiology*. Teilgebiet der Hygiene*, das sich mit Prävention*, Erkennung und Bekämpfung endogener und exogener nosokomialer Infektionen bei stationären und ambulanten*Patienten sowie auch mit dem Personalschutz im Krankenhaus* befasst.
Krankenhausinfektionen → Nosokomialinfektion
Krankenhausinformationssystem *n*: engl. *hospital information system (Abk. HIS)*. Computergestütztes System für abteilungsübergreifende (ggf. einrichtungsübergreifende) Erfassung, Weiterbearbeitung und Archivierung von Informationen zur Optimierung administrativer und klinischer Arbeitsprozesse innerhalb des Krankenhauses. Hierzu zählen z. B. Abrechnungsverwaltung, Verschlüsselung von Daten nach ICD*, Pflegedokumentation und die Verwaltung der Patientenstammdaten sowie deren Vernetzung.
Krankenhauskeime *m pl*: Im Krankenhaus residente bakterielle Erreger. Bei Infektionen sind die Patienten durch häufig vorhandene und teils multiple Resistenzen* kaum oder nur schwierig behandelbar. Vor allem bei (immun-)geschwächten Patienten drohen lebensbedrohliche Verläufe. Die wichtigsten Krankenhauskeime sind: MRSA, VRE, manche Enterobakterien, Pseudomonas* aeruginosa sowie manche Acinetobacterarten.
Krankenhausmatratze *f*: engl. *hospital mattress*. Spezialmatratze zum Einsatz im Krankenhaus, die mindestens den Qualitätsanforderungen der DIN 13014 von 1977 entsprechen muss. Die maximal zulässige Gesamtbelastung der Matratze sollte nicht überschritten werden.
Krankenhausseelsorge *f*: engl. *hospital chaplaincy*. (Christliche) Seelsorge in Krankenhäusern, die entweder durch Pfarrer, Theologen (bzw. Geistliche anderer Religionen) oder ehrenamtliche Gemeindemitglieder erfolgt. An die Durchführung sind gesonderte Zusatzausbildungen sowie Supervisions-Anforderungen geknüpft. Betreut werden Patienten und Angehörige, Hinterbliebene der Verstorbenen sowie Klinikpersonal.

Krankenhausvermeidungspflege *f*: engl. *nursing care to prevent hospital stays*. Zeitlich befristete Form verordnungsfähiger häuslicher Krankenpflege* zur Vermeidung oder Verkürzung eines Krankenhausaufenthalts, damit der Versicherte frühzeitig in den häuslichen Bereich zurückkehren oder dort verbleiben kann. Krankenhausvermeidungspflege ist außerdem möglich bei gebotenem Krankenhausaufenthalt, wenn ein Patient beispielsweise aus persönlichen Gründen die Krankenhauseinweisung verweigert. **Voraussetzung:** Verordnung durch den behandelnden Arzt mit Nennung der Gründe. **Leistung:** Bis zu mehrmals täglich Grund- und Behandlungspflege* sowie hauswirtschaftliche Versorgung durch einen ambulanten Pflegedienst. **Leistungsdauer:** In der Regel bis zu 4 Wochen je Krankheitsfall. **Leistungsträger:** Ist die GKV. **Rechtliche Grundlage:** § 37 Abs. 1 SGB V. Die Krankenhausvermeidungspflege ist abzugrenzen von der Sicherungspflege.
Krankenkasse *f*: engl. *health insurance fund*. Selbstverwaltete Körperschaft des öffentlichen Rechts als Träger der gesetzlichen Krankenversicherung.
- **Primärkassen: 1.** Allgemeine Ortskrankenkassen **2.** Betriebskrankenkassen **3.** Innungskrankenkassen **4.** Landwirtschaftliche Krankenkassen **5.** Knappschaftliche Krankenkasse (siehe Knappschaft) im Verbund der Knappschaft-Bahn-See
- **Ersatzkassen: 1.** Barmer GEK **2.** Deutsche Angestellten Krankenkasse **3.** Hanseatische Krankenkasse **4.** Handelskrankenkasse **5.** Kaufmännische Krankenkasse **6.** Techniker Krankenkasse.

Entwicklung: Entwicklung der Anzahl der Krankenkassen in Deutschland: siehe Tab.
- Krankenkassen, deren Zuständigkeitsbereich sich über mehr als 3 Bundesländer erstreckt, stehen unter der Aufsicht des Bundesversicherungsamts.
- Kassen, deren Zuständigkeitsbereich auf bis zu 3 Bundesländer beschränkt ist, unterliegen der Landesaufsicht.
- Bei jeder Krankenkasse ist eine Pflegekasse* errichtet.

Krankenkost → Diät
Krankenpflege *f*: engl. *nursing care*; syn. Gesundheits- und Krankenpflege. Pflege von Menschen in akuten oder dauerhaften, stationären oder ambulanten Pflegesituationen durch Pflegefachkräfte. Das am 01.01.2020 in Kraft getretene Gesetz über die Pflegeberufe vereint die 3 Ausbildungsberufe in der Altenpflege, der Gesundheits- und Krankenpflege sowie der Gesundheits- und Kinderkrankenpflege zu einem einheitlichen Ausbildungsberuf.
Krankenpflege, häusliche *f*: engl. *home nursing care*; syn. häusliche Pflege. Im Wohnumfeld des Patienten oder an einem anderen geeigneten Ort (z. B. betreute Wohnformen) erfolgende Pflege, die für Versicherte der gesetzlichen Krankenversicherung in § 37 SGB V geregelt ist.
Hintergrund: Neben der ärztlichen Behandlung wird häusliche Krankenpflege erbracht, wenn:
- stationäre Krankenpflege vermieden oder verkürzt werden kann (sog. Krankenhausersatzpflege)
- sie zur Sicherung ambulanter ärztlicher Behandlung notwendig ist (sog. Behandlungssicherungspflege).

Krankenrolle → Patientenrolle
Krankentransport *m*: syn. Ambulanzdienst. Nach DIN 13050 Beförderung von Verletzten oder Erkrankten (kein medizinischer Notfall*) mit fachgerechter Betreuung in Krankenkraftwagen durch dafür qualifiziertes Personal (in der Regel nichtärztlich begleitet) oder Transport innerhalb eines Krankenhauses mit einem Rollstuhl*, Krankenbett* oder einer fahrbaren Trage*.
Krankentransportwagen *m*: engl. *patient transport ambulance*; Abk. KTW. Spezielles Transportmittel aus der Reihe der Krankenkraftwagen (bodengebundene Rettungsdienst-

Krankenkasse:
Anzahl der gesetzlichen Krankenkassen in Deutschland (nach GKV-Spitzenverband, 2014).

Jahr	gesetzliche Krankenkassen
1970	1815
1980	1319
1990	1147
2000	420
2005	267
2010	169
2014	132

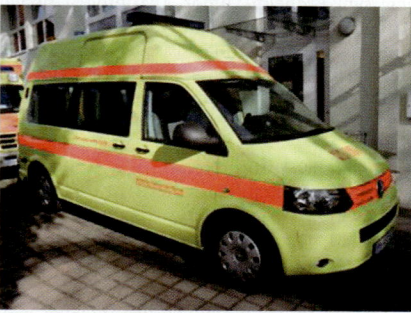

Krankentransportwagen Abb. 1: Außenansicht. [125]

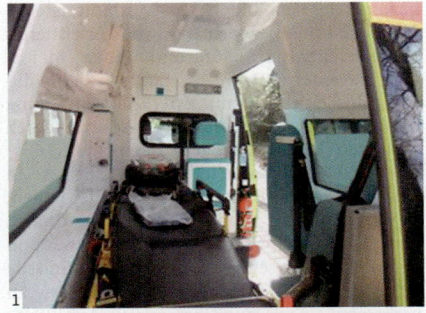
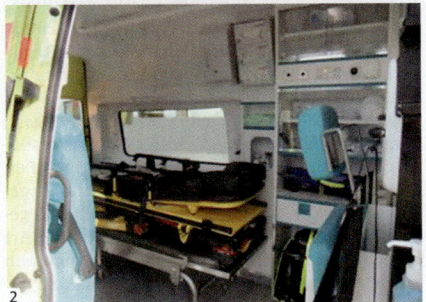
Krankentransportwagen Abb. 2: Innenansicht. [125]

fahrzeuge nach DIN EN 1789 Typ A), in der Regel für qualifizierten Krankentransport*. Siehe Abb. 1 und Abb. 2.
Hinweis: Im Gegensatz zu den Krankenkraftwagen Typ B und C ist der KTW nicht für Notfallpatienten konzipiert. Die personelle Besetzung und deren Qualifikation sind meist in den Rettungsdienstgesetzen der Länder festgelegt.

Krankhafte seelische Störung f: Erstes juristisches Eingangsmerkmal zur Prüfung der Schuldunfähigkeit nach §§ 20, 21 StGB. Es handelt sich um einen Sammelbegriff für Krankheitsbilder, die zu einer schweren Beeinträchtigung führen und historisch als organisch verursacht angesehen wurden.
Krankheitsbilder:
– Psychosen* aus dem schizophrenen Formenkreis
– affektive Psychosen
– drogeninduzierte Psychosen*
– hirnorganisches Psychosyndrom*
– Rausch*
– epileptischer Dämmerzustand*
– Suchterkrankungen mit organischen Folgeschäden
– genetische Erkrankungen, z. B. Down*-Syndrom.

Krankheit f: engl. *disease*; syn. Erkrankung. Störung der Lebensvorgänge in Organen oder im gesamten Organismus mit der Folge von subjektiv empfundenen und/oder objektiv feststellbaren körperlichen, geistigen oder seelischen Veränderungen. Krankheit wird von der Befindlichkeitsstörung ohne objektivierbare medizinische Ursache abgegrenzt.
Pathologie: Die Lehre von den Krankheiten ist die Pathologie*. Sie beschäftigt sich mit den krankheitsbedingten Veränderungen von Aufbau und Funktion der Zellen, Geweben (Histopathologie*) und Organen. Die Pathologie und insbesondere die Histopathologie haben eine große Bedeutung in der Krebsdiagnostik und -behandlung. Anhand von durch Operation oder Biopsie* gewonnener Gewebeproben kann der Pathologe Art und Differenzierungsgrad eines Tumors bestimmen, was für die weitere Behandlung von großer Bedeutung ist. Im sog. Schnellschnittverfahren während einer Operation beurteilen Pathologen anhand von Gewebeproben, ob ein Tumor maligne oder benigne ist und ob er komplett, d. h. im Gesunden, entfernt wurde.
Sozialversicherungsrecht: In der Sozialversicherung ist die behandlungsbedürftige bzw. Arbeitsunfähigkeit auslösende Erkrankung von großer Bedeutung. Im deutschen Sozialversicherungssystem sind die Behandlung von Krankheiten sowie die etwaige Zahlung von Krankengeld über einen gewissen Zeitraum über die Krankenkassen* abgesichert. Sogenannte anerkannte Berufskrankheiten* werden über Berufsgenossenschaften oder gesetzliche Unfallversicherung abgewickelt und entschädigt.

Krankheiten, sexuell übertragbare f pl: engl. *sexually transmitted diseases*; syn. Geschlechtskrankheiten; Abk. STD. Von der WHO eingeführte Bezeichnung für alle durch Sexualkontakt* übertragene Krankheiten, verursacht von Bakterien, Viren, Pilzen, Protozoen* und Arthropoden*. Der Begriff Geschlechtskrankheit bezeichnet im engeren Sinn (sog. klassische Geschlechtskrankheit) die sexuell übertragbaren Krankheiten, für die eine gesetzliche Meldepflicht* besteht oder bestand, beispielsweise Syphilis* und Gonorrhö*.
Klinik: Typische Krankheitsbilder sexuell übertragbarer Krankheiten:
– HIV*-Erkrankung/AIDS
– Genitalulzera: 1. Ulcus* molle 2. Granuloma* inguinale 3. Lymphogranuloma* venereum 4. Syphilis* 5. Herpes genitalis (siehe Herpes* simplex)
– Urethritis* und Zervizitis*: 1. Gonorrhö* 2. genitale Chlamydiose durch Chlamydia* trachomatis
– Kolpitis*
– bakterielle Vaginose*
– Trichomoniasis*
– vulvovaginale Candidose*
– Pelvic* Inflammatory Disease: Entzündung des oberen weiblichen Genitaltrakts, z. B. durch: 1. Gardnerella* vaginalis 2. Haemophilus* influenza 3. Streptococcus* agalactiae 4. Zytomegalie*-Virus 5. Mycoplasma*
– Epididymitis*: akut/chronisch durch Neisseria* gonorrhoeae, Chlamydia trachomatis und Darmbakterien
– Infektion mit HPV (siehe Papillomavirus*): 1. genital 2. Condylomata* acuminata 3. intraepitheliale zervikale oder vaginale Neoplasie
– Virushepatitis: Hepatitis A, B und C
– Proktitis*, Proktocolitis: u. a. durch: 1. Campylobacter* 2. Shigella* 3. Entamoeba* histolytica 4. Zytomegalie*-Virus
– Enteritis*: durch Giardia* lamblia
– ektoparasitäre Infektion: 1. Scabies* 2. Pedikulose* (Pediculosis pubis und Pediculosis corporis).

Krankheiten, übertragbare f pl: engl. *contagious diseases*. Infektionskrankheiten*, die von Mensch zu Mensch, Überträgern wie Zecken oder durch verunreinigtes Trinkwasser auf den Menschen übertragen werden. Die Erkrankungen werden verursacht durch Krankheitserreger wie Pilze, Viren, Parasiten, Bakterien oder deren toxische Produkte.

Krankheit, genetisch bedingte f: engl. *genetic disease*. Erbliche Krankheit, die familiär gehäuft oder durch spontane Neumutation in einer bisher durch genetisch bedingte Krankheiten unbelasteten Familie auftreten kann. Neumutationen kommen in unterschiedlicher Häufigkeit vor und werden auf nachfolgende Generationen weitervererbt. Häufig besteht eine körperliche, geistige oder kombinierte Anomalie.
Formen:
– chromosomal bedingte genetisch verursachte Krankheit (numerische oder strukturelle Chromosomenaberration*)
– monogen vererbte genetisch bedingte Krankheit: 1. theoretisch den Mendel*-Gesetzen entsprechend vererbt 2. unterliegt gonosomalem oder autosomalem (dominant oder rezessiv) Erbgang* 3. klinische Manifestation abhängig von Penetranz* und Expressivität* des jeweiligen Gens
– polygen vererbte, multifaktorielle genetisch bedingte Krankheit: 1. verursacht durch abnorme Gene und Umweltfaktoren 2. häufig mit fließenden Übergängen zu pathologischen Veränderungen (Schwellenwerteffekt; Abgrenzung monogener versus polygener Vererbungsmodus unter Umständen schwierig); siehe genetische Prädisposition
– mitochondrial vererbte genetisch bedingte Krankheit, z. B. Kearns*-Sayre-Syndrom (vgl. Mitochondriopathien*).

Krankheitsangst f: engl. *fear of illness*. Bezeichnung für Angst und Sorge, an einer schwerwie-

Krankheitsbewältigung

genden körperlichen Erkrankung zu leiden oder eine solche entwickeln zu können.
Beschreibung: Krankheitsangst kann trotz unauffälliger medizinischer Untersuchungsbefunde persistieren. Erhöhte Werte auf Krankheitsangst-Skalen (z. B. Whiteley-Index, Illness Attitude Scales) ergeben sich bei ca. 7 % der Allgemeinbevölkerung und bei etwa 25 % klinischer Stichproben in verschiedenen medizinischen Settings (z. B. Hausarztpraxen). **Vorkommen** (pathologisch bei):
- hypochondrischer Störung*
- hypochondrischem Wahn*
- Panikstörung*
- Zwangsstörung*
- u. a.

Krankheitsbewältigung → Krankheitsverarbeitung

Krankheitsdisposition *f*: engl. *diathesis*; syn. Diathese. Anfälligkeit für bestimmte Krankheiten oder Reaktionsmuster, z. B. bei der hämorrhagischen Diathese* die Neigung zu Blutungen. Krankheitsdiathesen sind erblich bedingt, in der Kindheit oder später erworben oder durch soziale oder Umwelteinflüsse bedingt. Bei vielen Erkrankungen überlagern sich mehrere krankheitsbegünstigende Faktoren.

Krankheitsentität → Entität

Krankheitserreger *m*: engl. *pathogenic agent*. Laut Infektionsschutzgesetz* (§ 2 Nr. 1) ein vermehrungsfähiges Agens (Virus, Bakterien, Pilz, Parasit*) oder sonstiges biologisches transmissibles Agens (z. B. mit humaner spongiformer Enzephalopathie assoziiertes Agens), das bei Menschen eine Infektion* oder übertragbare Krankheit* verursacht.

Krankheitsfolgenmodell *n*: engl. *model of disease consequences*. Modell, das davon ausgeht, dass Behinderungen* linear aus Krankheiten* hervorgehen. Das Krankheitsfolgenmodell liegt der Internationalen Klassifikation der Schädigungen, Fähigkeitsstörungen und Beeinträchtigungen (ICIDH) der WHO zugrunde. 2001 wurde von der WHO als Nachfolge der ICIDH die ICF verabschiedet, die Krankheit dimensional versteht und Umwelteinflüsse berücksichtigt.
Kritik: Kritikpunkte dieses Modells (und der ICIDH):
- Linearität der Krankheitsentwicklung und mangelnde Berücksichtigung der Wechselwirkungen zwischen Behinderungen und Krankheitsprozess
- Defizitorientierung
- Vernachlässigung der umwelt- und personenbezogenen Faktoren (Kontextfaktoren).

Krankheitsgewinn *m*: engl. *morbid gain*. Bezeichnung für subjektive oder objektive Vorteile, die sich aus der (mitunter unfreiwilligen) Übernahme der Patientenrolle* ergeben und Symptome stabilisieren können. Nach Freud unterscheidet man einen primären und sekundären Krankheitsgewinn. Diese Einteilung wurde später auf tertiären und quartären Krankheitsgewinn erweitert.
Einteilung:
- primärer Krankheitsgewinn: 1. Entlastung vom Konfliktdruck 2. Bindung von Angst durch Symptombildung
- sekundärer Krankheitsgewinn: objektive Vorteile, z. B. durch Rente und Zuwendung
- tertiärer Krankheitsgewinn: Vorteile für die Umgebung des Kranken, bspw. für Eltern eines kranken Kindes, Pflegende und letztlich alle Helfenden im Gesundheitssystem
- quartärer Krankheitsgewinn: Um- und Aufwertung der Krankheit selbst.

Krankheitsgewinn, sekundärer *m*: engl. *secondary morbid gain*. Bezeichnung für die objektiven oder subjektiven Vorteile, die sich aus der (unter Umständen unfreiwilligen) Übernahme der Patientenrolle ergeben (z. B. Zuwendung*, Anteilnahme u. a. soziale Konsequenzen). Der sekundäre Krankheitsgewinn kann die Patientenrolle bzw. die Symptome stabilisieren.

Krankheitskonzept → Krankheitstheorie
Krankheitslehre → Nosologie
Krankheitsmodell → Krankheitstheorie

Krankheitsmodell, biomedizinisches *n*: engl. *biomedical theory of disease*. Krankheitsmodell, das auf der Annahme eines einfachen Ursache-Wirkungs-Modells auf rein körperlicher Ebene basiert. Obgleich es für die Erklärung psychiatrischer Erkrankungen nicht geeignet ist, wird es häufig von Patienten übernommen, die die Existenz psychischer Faktoren als Krankheitsverursacher negieren.
Grundannahme: Die Grundannahme des biomedizinischen Krankheitsmodells ist, dass eine feststellbare Ursache zu einer Schädigung von Zellen oder Gewebe oder einer Dysregulation von biochemischen und/oder Stoffwechselprozessen führt. Basierend auf der Symptomatik wird die Diagnose erstellt und eine Behandlungsstrategie abgeleitet.
Klinische Bedeutung: Wenn die Existenz psychischer Faktoren negiert wird, kann dies insbesondere bei Somatisierungsstörungen* zu einer Chronifizierung der Störung führen. Die Anwendung des biomedizinischen Krankheitsmodells verhindert, dass psychische und situative Einflüsse auf die Beschwerden des Patienten und ggf. affektive Störungen* aufgedeckt, krankheitsbezogene Ängste und Krankheitsverhalten abgebaut und ggf. gezielte psychotherapeutische Maßnahmen eingeleitet werden.

Krankheitsmodell, biopsychosoziales → Modell, biopsychosoziales

Krankheitsregister *n*: engl. *disease register*. Einrichtung, die Auftreten bzw. Verlauf von Krankheiten in einer Population bevölkerungsbezogen (epidemiologisches Morbiditätsregister) oder klinikbezogen (nachsorgeorientiertes Krankheitsregister) aufgrund einer Meldepflicht*, eines Melderechts oder mit Einwilligung des Patienten zum Zweck der Forschung und Statistik systematisch und kontinuierlich patienten- oder fallbezogen erfasst.
Anwendung: Krankheitsregister gibt es in Deutschland u. a. für COVID*-19-Infektionen, HIV-Infektionen, Stammzelltransplantationen, kindliche Hörstörungen, Mukoviszidose und Krebserkrankungen (Krebsregister*). Klinische Krebsregister zielen darauf ab, die Behandlung zu verbessern, wozu zunächst relativ detaillierte Daten zu Erkrankung und Therapie gesammelt werden müssen. Mit epidemiologischen Registern wird beobachtet, wie häufig bestimmte Erkrankungen in einer Region auftreten.

Krankheitstheorie *f*: engl. *theory of disease*; syn. Krankheitskonzept. Summe der Vorstellungen und Erklärungsansätze in Bezug auf eine Erkrankung oder auf das Kranksein insgesamt. Krankheitstheorien sind kulturell und gesellschaftlich geprägt und beeinflussen die Art der eingeleiteten therapeutischen Maßnahmen sowie das individuelle Krankheitsverhalten.
Formen: In den westlichen Industriestaaten unterscheidet man z. B. das biomedizinische und das biopsychosoziale Modell*. Unterschiedliche Krankheitsmodelle sind keine grundsätzlich konkurrierenden Theorien, d. h. sie schließen sich nicht zwangsläufig gegenseitig aus, sondern betrachten das Phänomen Krankheit* aus unterschiedlichen Perspektiven.

Krankheitsüberträger *m*: Überträger von Krankheitserregern.
Einteilung:
- aktiver Krankheitsüberträger (Vektor*): als End- oder Zwischenwirt* fungierender Überträger von Krankheitserregern, die sich in ihm weiterentwickelt oder vermehrt haben, z. B. Stechmücken, Läuse*, Zecken*
- passiver Krankheitsüberträger: Organismus, der Bakterien, Viren, Wurmeier u. a. mechanisch überträgt (z. B. durch Exkrementabsetzung auf Lebensmittel), z. B. Fliegen.

Krankheitsüberzeugung *f*: engl. *illness belief*. Erhebliche subjektive Gewissheit über das Vorliegen einer (objektiv nicht nachweisbaren) körperlichen Erkrankung, charakteristisch bei hypochondrischer Störung*. Wenn die Krankheitsüberzeugung wahnhafte Ausprägung annimmt (hypochondrischer Wahn*), ist sie als wahnhafte Störung zu klassifizieren.

Krankheitsverarbeitung *f*: engl. *coping with disease*. Gesamtheit aller unbewussten und bewussten Prozesse (Denken, Fühlen, Handeln) einer Person im Verlauf einer Erkrankung, um mit den auftretenden inneren und/oder äußeren Belastungen und Anforderungen umzugehen.

Formen: Im Verlauf einer Erkrankung (z.B. Diagnose, Therapie, Symptomatik, Reaktion Dritter) stellen sich neue Anpassungsaufgaben, die auf der emotionalen, kognitiven, motivationalen und Verhaltensebene beschrieben werden können. Modell nach Lazarus (1966, Lazarus und Folkman 1984):
- primäre Bewertung: Einschätzung der Bedrohung/Gefahr, z. B. Bewertung als bedrohlich, aber auch ungefährlich, Verleugnung
- sekundäre Bewertung: Einschätzung von Handlungsmöglichkeiten
- Neubewertung: erneute Bewertung des Handlungsresultats
- Bewältigungsverhalten (Coping*).

Beispiele:
- gestörtes emotionales Gleichgewicht und gestörte körperliche Integrität
- verändertes Selbst- und Körperbild*
- Verunsicherung und Veränderungen im sozialen Umfeld (Arbeit, Familie)
- notwendige Anpassung an die neue Situation (besonders bei chronischen Krankheiten)
- ggf. Lebensbedrohung.

Krankheitswahn → Wahn, hypochondrischer
Krankheit, übertragbare f: engl. *contagious diseases.* Laut Infektionsschutzgesetz* (§ 2 Abs. 3) durch Krankheitserreger oder deren toxische Produkte unmittelbar oder mittelbar auf den Menschen übertragbare Erkrankung.
Kranzarterien → Koronararterien
Kranzstar → Katarakt
Kratschmer-Holmgren-Reflex m: Reflektorischer Atemstillstand* und Bradykardie bis hin zur Asystolie* beim Einatmen von stark schleimhautreizenden Dämpfen (z. B. Ether oder Essigsäure*). Dieser nasobronchiale bzw. nasokardiale Reflex wird über den N. trigeminus ausgelöst. Bei Kindern kann der Reflex auch durch die Anwendung ätherischer Öle* ausgelöst werden.
Kratzauskultation f: Form der Auskultation* zur Bestimmung von Organgrenzen und Ermittlung von Organgrößen (Leber, Milz, Harnblase, Bauchtumoren). Sie wird neben der Palpation* insbesondere bei adipösen Patienten eingesetzt.
Hintergrund: Schallquelle ist ein kratzender Finger oder Spatel. Ein Stethoskop wird auf die Körperoberfläche über dem zu untersuchenden Organ, z. B. der Leber, aufgesetzt. Dann wird mit dem Finger oder Spatel über der Haut entlang der vermuteten Organgrenzen gekratzt. Befindet sich die Schallquelle über der Leber, wird das Kratzgeräusch im Stethoskop laut wahrgenommen. Ober- und unterhalb der Leber wird das Kratzgeräusch allmählich leiser, bis es nicht mehr zu hören ist.
Kraurose → Craurosis

Kreatin n: engl. *creatine*; syn. N-Amidinosarkosin. Zwischenprodukt des Aminosäure*-Stoffwechsels. Kreatin dient der Energieversorgung der Muskulatur. Es liegt in den Zellen zu 60 % in phosphorylierter Form als Kreatinphosphat vor. Kreatinphosphat dient der Regeneration von Adenosintriphosphat* (ATP): Die Phosphatgruppe wird durch Kreatinkinase* auf Adenosindiphosphat (ADP) übertragen, wobei ATP und Kreatin entstehen.
Referenzbereiche: Normalwerte im Blutplasma:
- Frauen: 0,35–0,93 mg/100 ml
- Männer: 0,17–0,50 mg/100 ml.

Kreatinin n: engl. *creatinine*. Beim Abbau von Muskelgewebe entstehendes Stoffwechselprodukt. Es wird durch die glomeruläre Filtration ausgeschieden und nur in geringem Grad tubulär reabsorbiert. Kreatinin eignet sich zur Beurteilung der Nierenfunktion. Allerdings steigt der Kreatininspiegel erst ab einem Funktionsverlust von ca. 50 % der glomerulären Filtrationsleistung.
Referenzbereiche: Abhängig von Alter, Geschlecht, Körpergewicht und Messmethode (siehe Tab.). Die Referenzbereiche bei enzymatischer Bestimmung, kompensierter Jaffé-Methode sowie für Kinder sind unterschiedlich.
Indikation zur Laborwertbestimmung: Im Serum und Plasma:
- Suchtest und Routineuntersuchung zur Überprüfung der Nierenfunktion
- Verlaufskontrolle bei Nierenerkrankungen.

Kreatinin* im Urin: Zur Berechnung der fraktionierten Ausscheidung anderer Urinanalyte wie z. B. Elektrolyte.
Bewertung: Erhöhte Werte:
- ohne Nierenparenchymschaden: 1. Exsikkose 2. Muskeltrauma 3. Rhabdomyolyse, Muskeldystrophie
- mit möglichem Nierenparenchymschaden: 1. akutes Nierenversagen (EPH-Gestose, Plasmozytom, Hämolyse, Sepsis, Schwermetalle) 2. chronische Niereninsuffizienz (Glomerulo-)Nephritiden, Zystennieren, Hypertonie, Kollagenosen.

Kreatinin:
Jaffé-Methode (nicht kompensiert).

	Alter	Referenzbereich
Frauen	< 18 a	0,61–1,12 mg/dl
	18–49 a	0,58–1,05 mg/dl
	50–79 a	0,61–1,12 mg/dl
Männer	< 18 a	0,70–1,27 mg/dl
	18–49 a	0,70–1,20 mg/dl
	50–79 a	0,71–1,30 mg/dl

Erniedrigte Werte:
- Schwangerschaft
- Untergewicht
- Muskelatrophien.

Kreatinin-Clearance f: engl. *creatinine clearance*. Plasmamenge, die pro Zeiteinheit von Kreatinin befreit wird. Die Kreatinin-Clearance dient zur Abschätzung der glomerulären Filtrationsrate* (GFR). Sie hängt ab von der GFR und der endogenen Serumkreatininproduktion. Die Kreatinin-Clearance wird aus der Kreatininkonzentration in Plasma und Urin sowie aus dem 24-Stunden-Urinvolumen ermittelt oder berechnet.

Kreatinin im Urin n: Quantitative Bestimmung von Kreatinin* im Urin. Die Bestimmung ist indiziert zur Diagnostik von Muskelerkrankungen, wobei der Wert einzeln nicht aussagekräftig ist. Kreatinin im Urin wird auch als Kontrollparameter für ein korrektes Sammeln des 24*-Stundenurins verwendet. Der Nachweis erfolgt mithilfe der Indikator-Reaktion mit Phenol-Aminophenazon.
Referenzbereiche: Normalwerte:
- Frauen: 1,0–1,3 g/24 h
- Männer: 1,5–2,5 g/24 h.

Indikation zur Laborwertbestimmung:
- Diagnostik von Muskelerkrankungen
- Kontrollparameter für korrektes Sammeln des 24-Stundenurins.

Bewertung: Erhöht bei:
- erhöhter Muskelmasse
- akutem Muskelzerfall, z. B. Traumen, akute Muskeldystrophie*
- exzessivem Fleischkonsum, v. a. Konservenfleisch
- renovaskulärer Hypertonie
- Akromegalie*.

Erniedrigt bei:
- verminderter Muskelmasse
- amyotrophischer Lateralsklerose*
- Dermatomyositis.

Kreatinkinase f: engl. *creatine kinase*; Abk. CK. Enzym mit verschiedenen Isoenzymen. Die CK-M (muscle) und die CK-B (brain) sind die klinisch Wichtigsten. Die Gesamtaktivität wird bestimmt durch die Isoenzyme CK-MM, CK-BB und den Hybrid CK-MB. Bei erhöhten Serumwerten wird aus dem Verteilungsmuster der Isoenzyme auf den Organschaden rückgeschlossen.
Indikation zur Laborwertbestimmung:
- Verdacht auf Herzmuskelerkrankung, Myokarditis
- Beurteilung der Reperfusion nach Lysetherapie bei Myokardinfarkt
- Verdacht auf Skelettmuskelerkrankung sowie Verlaufsbeurteilung
- Verlaufsbeurteilung bei Reinfarkt.

Kreatinphosphokinase

Bewertung: Erhöhte Werte:
- Myokardinfarkt, Myokarditis, Endo-, Perikarditis
- Verletzungen, Zerfall oder Mikrotraumen (Sport!) der Skelettmuskulatur
- chronische Skelettmuskelerkrankungen, Muskeldystrophien, Myopathien
- Poly- und Dermatomyositis
- maligne Hyperthermie
- Nierenfunktionsstörungen
- medikamentöse Therapie mit Lipidsenkern, Betablockern, Antiarrhythmika
- neurogene Muskelatrophien
- Schwangerschaft.

Kreatinphosphokinase → Kreatinkinase

Krebs *m*: engl. *cancer*. Umgangssprachliche Bezeichnung für eine maligne Erkrankung, z. B. Karzinom, Sarkom, Leukämie oder malignes Lymphom.

Krebsfrüherkennungsuntersuchungen *f pl*: engl. *cancer screening tests*. Untersuchungen bei Frauen und Männern zur möglichst frühzeitigen Erkennung vorhandener Krebserkrankungen (Zervixkarzinom*, Mammakarzinom*, kolorektales Karzinom*, Prostatakarzinom*, Hautkrebs (maligne Melanome*, Basaliome und Spinaliome)). Die Kosten werden nach § 25 a SGB V von der GKV übernommen. Art, Umfang und Voraussetzungen werden vom Gemeinsamen Bundesausschuss in Richtlinien festgelegt.
Formen: Siehe Tab.

Krebsmilch *f*: engl. *cancer milk*. Bei einigen Karzinomen* infolge fettiger Degeneration und Zellzerfalls leicht von der Schnittfläche des Tumors abstreifbare milchige Flüssigkeit.

Krebsnabel *m*: engl. *tumor pit*. Dellenbildung bei oberflächlich gelegenen Metastasen*, besonders bei Lebermetastasen. Ein Krebsnabel entsteht infolge zentralen Gewebeuntergangs und anschließender narbiger Einziehung.

Krebsregister *n sg, pl*: engl. *cancer register*. Spezielle Krankheitsregister* zur Erfassung der Häufigkeit bösartiger Neubildungen in einer Bevölkerung.
Aufgaben: Das Zentrum für Krebsregisterdaten hat folgende Aufgaben:
- Zusammenführung, Prüfung (Vollzähligkeit, Schlüssigkeit) und Auswertung der von den epidemiologischen Krebsregistern der Länder (Landeskrebsregister) übermittelten Daten
- Durchführung eines länderübergreifenden Datenabgleichs zur Feststellung von Mehrfachübermittlungen und Rückmeldung an die Landeskrebsregister
- Erstellung, Pflege und Fortschreibung eines Datensatzes aus den so geprüften Daten
- Bereitstellen dieses Datensatzes zur Evaluation gesundheitspolitischer Maßnahmen zur Krebsprävention, -früherkennung, -therapie und -versorgung
- regelmäßige Schätzung und Analyse der jährlichen Krebsneuerkrankungszahlen und Krebssterberaten, der Überlebensraten von Krebserkrankten, der Stadienverteilung bei Diagnosestellung sowie weiterer Faktoren, z. B. Prävalenz, Erkrankungsrisiken und Sterberisiken sowie deren zeitliche Entwicklung
- länderübergreifende Ermittlung regionaler Unterschiede bei ausgewählten Krebskrankheiten
- Durchführung von Analysen und Studien
- Erstellung eines umfassenden Berichts zum Krebsgeschehen in der Bundesrepublik Deutschland alle 5 Jahre
- Mitarbeit in wissenschaftlichen Gremien, europäischen und internationalen Organisationen mit Bezug zu Krebsregistrierung und Krebsepidemiologie.

Krebsvorstufe → Carcinoma in situ
Krebsvorstufe → Präkanzerose
Krebs-Zyklus → Citratzyklus
Kreidefleck → Initialkaries
kreisende Erregung → Reentry-Mechanismus

Krebsfrüherkennungsuntersuchungen:
Screeninguntersuchungen für Erwachsene mit Kostenübernahme durch die GKV.

Alter	Untersuchung
Frauen	
ab Alter von 20 J. bis 34 J.	Gebärmutterhalskrebs: gezielte Anamnese (inkl. HPV-Impfstatus), Inspektion der genitalen Hautregion, bimanuelle gynäkologische Untersuchung, Spekulumeinstellung, zytologischer Abstrich vom Muttermund und aus der Öffnung des Gebärmutterhalses („Pap-Abstrich") (jährlich)
ab Alter von 30 J. zusätzlich	Brust: Fragen nach Veränderungen von Haut oder Brust, Tastuntersuchung einschließlich regionärer Lymphknoten und Anleitung zur Selbstuntersuchung (jährlich)
ab Alter von 35 J.	Gebärmutterhalskrebs: gezielte Anamnese (inkl. HPV-Impfstatus), Inspektion der genitalen Hautregion, bimanuelle gynäkologische Untersuchung, Spekulumeinstellung, Kombinationsuntersuchung (Ko-Test) aus Pap-Abstrich und Test auf Humane Papillomviren (HPV-Test) (alle 3 Jahre); Haut: gezielte Anamnese, Inspektion (alle 2 Jahre)
ab Alter von 55 J. zusätzlich	Dickdarm: rektale Untersuchung, Untersuchung auf Blut im Stuhl (jährlich, ab Alter von 55 J., alle 2 Jahre)
	Brust: Mammografie-Screening (bis Ende 70. Lj.)
Männer	
ab Alter von 35 J.	Haut: gezielte Anamnese, Inspektion (alle 2 Jahre)
ab Alter von 45 J. zusätzlich	äußeres Genitale, regionäre Lymphknoten, Prostata: Anamnese, Tastuntersuchung (jährlich)
ab Alter von 50 J. zusätzlich	Dickdarm: digitale rektale Untersuchung, Untersuchung auf Blut im Stuhl (jährlich, ab Alter von 55 J. alle 2 Jahre), 2 Koloskopien im Abstand von 10 Jahren (alternativ zur Untersuchung auf Blut im Stuhl)

Kreislauf → Blutkreislauf

Kreislauf, enterohepatischer *m*: engl. *enterohepatic circulation*. Zirkulation verschiedener Substanzen zwischen Leber, Darm und Gallenblase. Den Kreislauf durchlaufen beispielsweise Gallensäuren*, Gallenfarbstoffe* und Steroidhormone*. Sie werden über die Leber in die Galle* abgegeben, gelangen so in den Darm, werden im terminalen Ileum* rückresorbiert und über die Pfortader zurück in die Leber transportiert.

Kreislauf, extrakorporaler *m*: engl. *extracorporeal circulation*; syn. extrakorporale Zirkulation. Mit dem Blutkreislauf verbundenes, blutführendes künstliches System außerhalb des Körpers.
Formen:
- im engeren Sinn zur Aufrechterhaltung des Gesamtkreislaufs (extrakorporaler Kreislauf durch Herz*-Lungen-Maschine) bzw. von Kreislaufabschnitten (lokal) v. a. bei OP
- im weiteren Sinn auch als Bestandteil extrakorporaler Blutreinigungsverfahren* in Kombination mit sog. künstlicher Niere.

Kreislauffunktionsprüfungen *f pl*: engl. *tests for circulatory functions*. Diagnostische Verfahren zur Abklärung funktioneller Kreislaufstörungen* und Abgrenzung von organisch bedingten Störungen der Kreislaufregulation. Zu den Kreislauffunktionsprüfungen gehören u. a. Blutdruckmessung, Schellong*-Test, Ergometrie*, Valsalva*-Versuch, Plethysmografie*, Cold*-Pressure-Test, Kipptisch*-Untersuchung sowie der Karotissinus*-Druckversuch.

Kreislaufmittel *n sg, pl*: engl. *cardiovascular agents*. Umgangssprachliche Bezeichnung für den Blutkreislauf beeinflussende Pharmaka, die zentral oder peripher ansetzen und gefäßerweiternde oder -verengende Wirkung haben. Sie werden v. a. zur Blutdruckregulation und bei Durchblutungsstörungen angewandt. Peripher wirken z. B. Vasodilatatoren* und Vasokonstriktoren*, zentrale Wirkung haben Analeptika*.

Kreislaufstillstand → Herz-Kreislauf-Stillstand

Kreislaufstörungen, funktionelle *f pl*: engl. *functional circulatory disorders*. Durch vegetative Fehlsteuerung verursachte Kreislaufstörungen ohne organpathologischen Befund. Symptome und Therapie sind uneinheitlich und abhängig davon, ob eine hypodyname (z. B. vasovagale Synkope*) oder hyperdyname (z. B. hyperkinetisches Herzsyndrom*) Kreislaufstörung vorliegt. Eine medikamentöse Behandlung ist in der Regel nicht erforderlich, die Prognose ist gut.

Kreislaufstörungen, hyperdyname *f pl*: engl. *hyperdynamic circulatory disorders*. Funktionell oder organisch bedingte Kreislaufstörungen mit erhöhtem Herzminutenvolumen*. Die Ursachen sind heterogen und umfassen Erkrankungen vom hyperkinetischen Herzsyndrom* bis zur Leberzirrhose*. Meist wird der Begriff im Zusammenhang mit psychovegetativen Kreislaufstörungen verwendet. Symptomatik, Therapie und Prognose sind abhängig von der zugrundeliegenden Ursache.

Kreislaufwiderstand *m*: engl. *vascular resistance*; syn. Gefäßwiderstand. Hämodynamische Größe, die sich aus der Summe der Einzelwiderstände aller Gefäßgebiete ergibt. Unterschieden werden der periphere Widerstand* und der pulmonalvaskuläre Widerstand. Neben der durch das vegetative Nervensystem* regulierten Gefäßstellung setzt auch die durch den Hämatokrit* beeinflusste Viskosität* dem Blutstrom einen Widerstand entgegen.

Kreislaufzeit *f*: engl. *circulation time*. Zeit, die ein Teststoff zum Zurücklegen des gesamten Weges oder einer Teilstrecke des Blutkreislaufs* benötigt. Sie ist abhängig von Herzleistung und Blutstrom in der Peripherie. Die Arm-Ohr-Erscheinungszeit beispielsweise beträgt 8–12 s. Veränderte Kreislaufzeiten weisen u. a. auf Shunts* (verkürzt) und Herzinsuffizienz* (verlängert) hin.

Kreislaufzentralisation *f*: engl. *circulatory centralization*. Drosselung der Durchblutung peripherer Gefäßgebiete wie Haut, Muskulatur, Gastrointestinaltrakt und Nieren zugunsten der Durchblutung von Gehirn und Herz durch arterielle und venöse Vasokonstriktion als (sympathoadrenerge) Gegenregulation des Kreislaufs bei Schock*.
Klinik:
- kühle, blasse, schweißige Haut
- Oligurie bis Anurie
- deutlich erhöhte Differenz zwischen Kern- und Oberflächentemperatur (siehe Körpertemperatur*).

Kreislaufzentren *n pl*: engl. *circulatory centers*; syn. Medulläre und bulbäre Kreislaufzentren. Autonome Kerngebiete in der Formatio* reticularis in Medulla* oblongata und Pons*, die Impulse für die Kreislaufregulation v. a. über Herznerven und vasokonstriktorische Nerven aussenden. Übergeordnete Zentren existieren in Dienzephalon* und Kortex*, untergeordnete in der Seitensäule des Rückenmarks*. Die Aktivierung erfolgt über arterielle Rezeptoren.
Aktivierung:
- Presso- oder Barosensoren im Karotissinus und im Aortenbogen
- Volumen-Sensoren im Niederdrucksystem* in den großen Venen, Vorhöfen, Ventrikeln und in der A. pulmonalis
- arterielle Chemosensoren* in den Glomera carotica und aortica

Kreislaufzentrum *n*: Den Blutdruck regulierende neuronale Strukturen im ZNS. Das Kreislaufzentrum reguliert das Hochdrucksystem* und Niederdrucksystem* über parasympathische Afferenzen zum Hirnstamm*, in dem die Umschaltung auf Efferenzen zum Herz erfolgt, die dann die Herzfrequenz und die Schlagkraft entsprechend steuern.
Einteilung:
- Das spinale Kreislaufzentrum:befindet sich im Rückenmark und regelt die Vasokonstriktion*.
- Das bulbäres Kreislaufsystem ist in der Medulla* oblongata lokalisiert (unterer Teil der Formatio* reticularis). Es reguliert über die lateralen Anteile die Blutdrucksteigerung und über die medialen Anteile die Blutdrucksenkung.
- Das dienzephale Kreislaufzentrum ist das übergeordnete Zentrum im Hypothalamus*. Die unteren Anteile regulieren die Blutdrucksteigerung und die vorderen Anteile die Blutdrucksenkung.

Kreißsaal *m*: engl. *delivery room*. Speziell für eine Geburt ausgestatteter Raum in einem Geburtshaus oder einer Klinik. Oft wird der Begriff Kreißsaal für den gesamten Geburtsbereich mit mehreren Räumen verwendet.

Kreißsaalaufnahme *f*: Aufnahme der Gebärenden in den Kreißsaal-Bereich. Zu unterscheiden ist die administrative Aufnahme (u. a. Personalien, Versichertenstatus) von der medizinisch-geburtshilflichen Aufnahme.

Kremasterreflex *m*: Hochziehen des Hodens bei Bestreichen der Haut an der Innenseite des ipsilateralen Oberschenkels (L1–L2). Der Kremasterreflex ist nicht identisch mit dem Skrotalreflex*.

Kretinenhüfte *f*: engl. *cretin hip*. Typische röntgenologische Veränderungen an den proximalen Femurepiphysen, die sich bei infantiler Athyreose und Hypothyreose* infolge verzögerter Ossifikation ergeben. Sie ist von einer Perthes*-Calvé-Legg-Krankheit schwer zu unterscheiden.

Kretinismus *m*: engl. *cretinism*. Kindliche Entwicklungsstörung durch Mangel an Schilddrüsenhormonen. Kretinismus kommt endemisch, häufig in Jodmangelgebieten und sporadisch vor als Folge einer Neugeborenenhypothyreose. Entwicklungsdiagnostik, Neugeborenen*-Screening auf Hypothyreose und Schilddrüsendiagnostik führen zur Diagnose. Therapeutisch erfolgt die Substitution von Schilddrüsenhormonen.

Kreuzallergie *f*: engl. *allergic cross reaction*. Sensibilisierung gegenüber biologisch oder chemisch verwandten Substanzen mit (Teil-)Identität der allergenen Strukturen, wodurch es bei Kontakt zu allergischen Reaktionen kommt.
Vorkommen: Gegenüber
- Tieren (z. B. Haus- und Raubkatzen, Schalentiere und Milben)
- Pflanzen (z. B. Birkenpollen und Kernobst, Steinobst, Walnüsse, Beifußpollen, Sellerie, Kiwi, Avocado, Banane)
- Arzneimitteln (Betalactam-Antibiotika, Penicilline und Cephalosporine).

Kreuzband *n*: engl. *cruciate ligament*; syn. Ligamentum cruciatum anterius, posterius. Zweifach vorhandene straffe Bandstruktur im Zentrum des Kniegelenks*. Das vordere (Lig. cruciatum anterius) und das hintere Kreuzband (Lig. cruciatum posterius) stabilisieren das Kniegelenk* in jeder Gelenkstellung durch Einschränkung der Streckung, Beugung, Vor- und Rückschubbewegung und Rotation (hauptsächlich der Innenrotation) des Unterschenkels gegen den Oberschenkel.

Kreuzband-Plastik *f*: syn. Kreuzband-Ersatz. Rekonstruktion des vorderen (VKB) oder hinteren Kreuzbandes (HKB) durch autologe oder allogene Sehne bei Kniegelenkbandruptur. Standardtransplantat ist die Semitendinosussehne und/oder Gracilissehne der 'Hamstrings'. Auch verwendet werden Quadrizepssehne, Patellarsehne oder Achillessehne*.

Kreuzbandruptur

Nachbehandlung:
- VKB: zunehmend frühfunktionelle Nachbehandlung mit kurzer Teilbelastung und mitunter ohne Orthesennachbehandlung
- HKB: strikte Orthesenbehandlung über mehrere Wochen und Mobilisation nur in Bauchlage, Teilbelastung
- Physiotherapie*, Propriozeptionstraining
- Sekundärprophylaxe mit speziellem Training (FIFA 11+, Stop-X).

Kreuzbandruptur *f*: engl. *rupture of the cruciate ligament*. Meist durch indirekte Gewalteinwirkung oder Distorsion verursachte Ruptur des vorderen, seltener hinteren, Kreuzbandes* des Kniegelenks, welche häufig am Bandansatz auftritt, evtl. mit knöchernem Abriss. Gesichert wird die Diagnose mittels MRT, behandelt wird bei sportlicher Aktivität operativ.

Formen:
- vordere Kreuzbandruptur (VKB-Ruptur)
- hintere Kreuzbandruptur (HKB-Ruptur)
- Kombinationsverletzung aus Kreuzbandruptur und Kollateralbandruptur (siehe Kniegelenkbandruptur*), z. B.: 1. Unhappy Triad: mediale Kollateralbandruptur, VKB-Ruptur und medialer Meniskusriss* nach Sturz mit Rotations- und Valguskomponente (siehe Abb.) 2. laterale Kollateralbandruptur, lateraler Meniskusriss und VKB-Ruptur bei anterolateraler Rotationsinstabilität.

Klinik:
- Bewegungs- und Druckschmerz
- „Giving-Way" (spontanes Wegknicken)
- Schwellung
- Hämatom
- Hämarthros.

Therapie:
- operativ oder konservativ nach klinischer Stabilität: 1. VKB-Ruptur bei klinischer Instabilität oder sportlich aktivem Patienten: operative Wiederherstellung durch (meist arthroskopisch durchgeführte) VKB-Plastik; primär arthroskopische Entfernung der Kreuzbandstümpfe und (meist sekundärer) Ersatz des VKB durch Transplantat aus der Sehne des Musculus* semitendinosus 2. VKB-Ruptur bei proximalem Ausriss: arthroskopische Reposition des femurnah ausgerissenen Bandstumpfs an die Insertionsstelle und Schaffung eines stammzellreichen Koagels durch Mikrofrakturierung des Knochens zur Unterstützung des Wiederanwachsens (sog. Healing Response) 3. HKB-Ruptur: in der Regel konservativ mit Orthese, bei persistierender Instabilität oder bestehender kombinierter Instabilität operative Rekonstruktion
- funktionelle Weiterbehandlung durch zunächst limitierte Bewegungstherapie: anfangs in Bauchlage und später Continuous* Passive Motion.

Kreuzbein → Os sacrum

Kreuzbiss *m*: engl. *crossbite*. Ein- oder beidseitige Bissanomalie dentaler oder skelettaler Ätiologie, bei der sich einzelne Zähne oder Zahngruppen der oberen und unteren Zahnreihe kreuzen. Vgl. Bissanomalie* (Abb. dort) und vgl. Formenkreis*, progener (Abb. dort).

Kreuzblut → Kreuzprobe

Kreuzpräsentation *f*: engl. *cross-priming*. Präsentation exogener Antigene über HLA-Klasse-I-Moleküle.

Kreuzprobe *f*: engl. *cross matching*. Serologische Verträglichkeitsprobe von Spender- und Empfängerblut vor Bluttransfusion* (Erythrozyten- oder Granulozytenkonzentrat) unter ärztlicher Verantwortung, v. a. zur Erkennung irregulärer Blutgruppenantikörper*. Die serologische Prüfung ist durch Richtlinien der Bundesärztekammer vorgeschrieben und verhindert in der Regel das Auftreten von Transfusionszwischenfällen bei präformierten irregulären Blutgruppenantikörpern.

Kreuzreaktion *f*: engl. *cross reaction*. Immunologische Reaktion spezifischer Antikörper* oder spezifisch sensibilisierter T- oder B-Lymphozyten mit heterologen Antigenen (Fremdsubstanzen mit ähnlichen oder identischen Epitopen wie das homologe Antigen). Kreuzreaktionen sind Ursache für molekulare Mimikry* und es wird angenommen, dass sie Autoimmunität induzieren, z. B. Glomerulonephritis, Endokarditis oder Streptokokkeninfektion.

Kreuzreaktivität [Labordiagnostik] *f*: Bindung eines Antikörpers an unterschiedliche Antigene, die über eine identische oder sehr ähnliche Bindungsstelle (Epitop*) verfügen. In serologischen Testverfahren führt die Kreuzreaktivität häufig zu falsch*-positiven Ergebnissen und ist der Grund für eine geringe Spezifität* für ein bestimmtes Antigen.

Kreuzresistenz *f*: engl. *cross resistance*. Resistenzentwicklung bei Bakterien nicht nur gegen ein bestimmtes Antibiotikum, sondern auch gegen im Allgemeinen chemisch verwandte Antibiotika oder Chemotherapeutika, z. B. Kanamycin* und Neomycin*.

Kreuzschmerz *m*: engl. *low back pain*. Symptomkomplex mit akuten oder chronischen, regional begrenzten, unterschiedlich starken Schmerzen im Rückenbereich unterhalb des Rippenbogens und oberhalb der Glutealfalten. Meist beziehen sich Rückenschmerzen auf die Lendenwirbelsäule und sind mit unterschiedlichen Funktionsstörungen verbunden.

Kreuztoleranz *f*: engl. *cross tolerance*. Wirkungsabschwächung eines Arzneimittels aufgrund einer Toleranz* gegenüber anderen (häufig ähnlich wirkenden) Substanzen.

Kreuzung → Hybridisierung [Genetik]

Kreuzungszeichen *n*: engl. *crossing sign*; syn. Kreuzungsphänomen. Begriff aus der Stadieneinteilung der arteriosklerotischen Retinopathie. Ab Grad 2 ist das arteriovenöse Kreuzungszeichen nachweisbar, bei dem sowohl das Gunn*-Zeichen als auch das Salus-Zeichen positiv sind.

Kriebelmücken → Mücken

Krikothyreotomie → Koniotomie

Krikotomie *f*: engl. *cricotomy*. Ringknorpelspaltung als ergänzendes Verfahren zur Thyreotomie bei Kehlkopfoperation. Teilweise wird der Begriff jedoch fälschlicherweise synonym zur Koniotomie* verwendet.

Kriminalprognose *f*: Vorhersage, ob ein Mensch oder eine Personengruppe eine Straftat begehen wird. Eine Kriminalprognose wird vom Gesetzgeber bei der Anordnung einer Maßregel zur Besserung und Sicherung vorgeschrieben. In der Regel werden dafür klinische und statistische Kriminalprognose miteinander kombiniert.

Krinozytose → Exozytose

Krise, akinetische *f*: engl. *akinetic crisis*. Sich rasch ausbildende Verschlechterung der Symptomatik bei Parkinson*-Syndrom mit Bewegungsstarre, Dysphagie* und häufig vegetativer Begleitsymptomatik, ausgelöst durch plötzliche Reduktion der Medikation und/oder akute Begleiterkrankung. Therapiert wird mit Amantadin* i. v. sowie mit Levodopa* und Benserazid* über eine Magensonde*.

Krise, aplastische *f*: engl. *aplastic crisis*. Passagere akute krisenhafte Abnahme bzw. Sistieren der Erythrozytopoese* mit Absinken der Erythrozyten*- und Retikulozytenzahlen (Anämie*) sowie der Bilirubinwerte im Blut, häufig begleitet von Fieber, abdominalen Beschwerden und Übelkeit.

Ätiologie:
- häufig infektiös (Neuinfektion mit Parvovirus* B19 bzw. Reaktivierung) oder toxisch-allergisch bedingt
- oftmals auch unbekannt.

Prognose: Erholungsphase mit Zunahme der Erythrozytopoese im Knochenmark und Anstieg der Retikulozyten* im Blut nach ca. 8–14 Tagen.

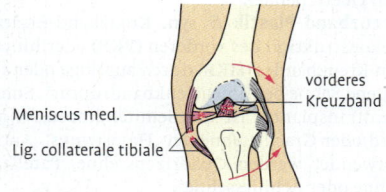

Kreuzbandruptur: Unhappy Triad.

Krise, cholinergische f: engl. *cholinergic crisis*. Überdosierungssymptome bei Behandlung der Myasthenia* gravis pseudoparalytica mit Cholinesterase-Hemmern. Betroffene leiden an Übelkeit, Speichelfluss, Miosis*, abdominalen Krämpfen, Diarrhö*, Muskelkrämpfen und -schwäche. Behandelt wird mit Atropin*.

Krise, endokrine f: engl. *endocrine emergency*; syn. endokriner Notfall. Lebensbedrohliche Entgleisung einer endokrinologischen Grunderkrankung, oft mit psychischer Veränderung oder Bewusstseinsstörung auftretend, z. B. bei Nebennierenrindeninsuffizienz* (Addison*-Krise), primärem Hyperparathyreoidismus (hyperkalzämische Krise), Hypothyreose* (Myxödemkoma*), Hyperthyreose* (thyreotoxische Krise*) sowie Diabetes* mellitus (diabetisches Koma*; hypoglykämischer Schock). Behandelt wird die Grunderkrankung.

Krise, gastrische f: engl. *gastric crisis*. Kolikartige Schmerzen in der Magengegend als Organkrise bei Tabes* dorsalis. Differenzialdiagnostisch muss ein Oberbauchsyndrom* ausgeschlossen werden.

Krise, hämolytische f: engl. *hemolytic crisis*. Passagere Steigerung der Hämolyse* bei hämolytischer Anämie* mit Verschlechterung des Allgemeinbefindens und Abnahme der Leistungsfähigkeit. Dabei kommt es zu einem weiteren Anstieg der Retikulozytenzahlen im Blut und des Serum-Bilirubins. Zugrunde liegt häufig eine Infektion.

Krise, hypertensive f: engl. *hypertensive crisis*; syn. hypertone Krise. Starker, plötzlicher lebensbedrohlicher Anstieg des Blutdrucks* auf > 180/120 mm Hg bei normalen oder erhöhten Ausgangswerten. Bei Vorliegen zentralnervöser Symptome, akuter Gefahr für ZNS, Herz-Kreislauf-System (z. B. instabile Angina pectoris, ACS, Lungenödem) oder die Nierenfunktion im Sinne einer hypertensiven Schädigung dieser Organe wird von einem hypertensiven Notfall gesprochen.

Ursachen:
- primäre (essenzielle) oder sekundäre arterielle Hypertonie*, z. B. bei hypertensiver Schwangerschaftserkrankung oder durch Amphetamin- oder Kokainkonsum
- als Rebound*-Phänomen nach plötzlichem Absetzen von Antihypertensiva* (insbesondere Clonidin*)
- neurogen, z. B. bei Querschnittlähmung, Tabes* dorsalis (Form der Neurosyphilis), intrazerebraler Blutung* oder Infektion*.

Klinik: V. a. **neurologische Symptomatik:**
- Kopfschmerz
- Schwindel
- Ohrensausen
- Epistaxis
- Synkope
- Verwirrtheit
- Sehstörung.

Therapie:
- bei hypertensivem Notfall Oberkörperhochlagerung, Sauerstoffgabe und kardiovaskuläres Monitoring (zusätzlich Ausschalten von Umweltreizen, ggf. Sedierung), Blutdruckmessung an beiden Armen
- sofortige pharmakologische Blutdrucksenkung (Senkung um 30 % innerhalb der ersten Stunde)
- z. B. Urapidil* i. v. titriert nach Wirkung
- Nitroglycerol* sublingual oder i. v. bei akutem Koronarsyndrom (cave: Kontraindikation für Kalzium-Antagonist vom Dihydropyridintyp) oder bei Linksherzinsuffizienz*
- bei kardialer Dekompensation (Lungenödem*) zusätzlich Furosemid* i. v.
- bei Therapieresistenz i. v.-Gabe des ACE-Hemmers Enalaprilat erwägen
- Clonidin* bei Entzugssyndrom
- unter Umständen intensivmedizinisch i. v. (Perfusor*) mit Urapidil*, Nitroglycerol* (und ggf. Furosemid*), Clonidin*, kurzwirksamer Beta-Rezeptor-Blocker (Esmolol), Nitroprussidnatrium (NPN) oder anderem patientenindividuell auszuwählendem antihypertensiven Wirkstoff
- intensivmedizinisches Monitoring (u. a. Diurese, erweitertes hämodynamisches Monitoring).

Kriseninvervention f: engl. *crisis intervention*. Kurzfristige, in der Regel psychotherapeutische Hilfe, die der Unterstützung in psychischen Krisen* (z. B. Suizidalität*) dient, v. a. für Opfer von Naturkatastrophen oder Verbrechen.

Vorgehen: Basiskrisenintervention ist eine „Erste Hilfe" vor Ort durch geschulte Rettungsdienstmitarbeiter. Auch in einer kurzen Zeitspanne nach dem Ereignis (Tage bis Wochen) spricht man noch von Krisenintervention. Wichtig ist die räumliche und emotionale Distanzierung der Betroffenen vom traumatischen Reiz. Ziele jeder Krisenintervention sind
- Stabilisierung der Betroffenen
- Verhinderung ungünstiger Krisenfolgen (Sekundärprävention)
- Einleitung einer längerfristigen, über die Krise hinausgehenden Psychotherapie*.

Krisenmodell n: engl. *crisis model*. Stufenmodell nach Caplan (1964) mit 4 typischen Phasen einer Krise.

Phasen:
1. angepasste, routinierte Reaktion
2. Unsicherheit und Überforderung
3. Abwehr unter Einsatz aller verfügbaren Mittel
4. Phase der Erschöpfung, Rat- und Hilflosigkeit.

Theorie: Bei der psychisch unauffälligen Persönlichkeit* besteht ein **stabiles Gleichgewicht** zwischen den aktuellen Anforderungen der Umwelt und den vorhandenen Bewältigungsstrategien. In einer Krise mit einem potenziell nicht lösbaren Problem kommt es zu einer Destabilisierung dieses Systems mit der Möglichkeit der Veränderung zum Besseren oder Schlechteren. Psychotherapeutische Interventionen sind nach den Annahmen der Krisentheorie in dieser Phase besonders effektiv.

Krisenteam, mobiles n: engl. *home treatment team*. Multiprofessionelles Behandlungsteam (Pflegepersonal, Ergotherapeuten, Psychologen, Ärzte), das psychiatrische Akutbehandlung, z. B. eine Krisenintervention*, bei akuter Psychose am Wohnort im häuslichen Umfeld anbietet und mit anderen ambulanten und stationären psychiatrischen Einrichtungen kooperiert. Das Angebot beschränkt sich auf die Zeit der akuten psychischen Störung.

Krise, psychische f: engl. *psychic crisis*. Situation, in der Stressoren* die Bewältigungsmöglichkeiten in hohem Maße übersteigen, sodass eine adäquate Bewältigung kurzfristig nicht möglich ist. Es besteht latente oder durch Symptombildung manifeste Überforderung der individuellen oder sozialen Ressourcen. Behandelt wird mit Krisenintervention* und Psychotherapie* nach Abklingen der akuten psychischen Krise.

Klinik: Z. B.
- Unruhe, Verzweiflung, Entscheidungsunfähigkeit
- Selbstgefährdung* oder Fremdgefährdung* sowie Suizid* möglich
- bei Störungen der psychosozialen Anpassungsfähigkeit (z. B. in Beruf oder familiärem Umfeld) Übergang in eine psychische Störung* möglich.

Krise, thyreotoxische f: engl. *thyrotoxic crisis*; syn. hyperthyreote Krise. Akute lebensbedrohliche Exazerbation* einer Hyperthyreose*, z. B. nach schwerer Erkrankung oder OP. Die thyreotoxische Krise wird in 3 klinische Stadien unterteilt (initial u. a. hohes Fieber* und Tachykardie*, später Somnolenz* und schließlich Koma*). Ohne eine adäquate Therapie verläuft die thyreotoxische Krise meist letal*.

Klinik: Einteilung in 3 Stadien:
- Stadium 1: hohes Fieber (bis 41 °C), Tachykardie bei Vorhofflimmern, Hautrötung, Schweißausbrüche, Diarrhö, Erbrechen, Exsikkose, Muskelschwäche, Adynamie, psychomotorische Unruhe bis zum Delir*
- Stadium 2: zusätzlich Bewusstseinsstörung* und Somnolenz*
- Stadium 3: Koma*, Kreislaufversagen (ggf. mit Nebenniereninsuffizienz).

Therapie:
- Flüssigkeits- und Elektrolytsubstitution
- nichtselektive Beta-Rezeptor-Blocker

- intensivmedizinische Überwachung (evtl. Beatmung erforderlich)
- Kortisol: **1.** v. a. bei destruktiven Thyreoiditiden mit unkontrollierter Freisetzung von Schilddrüsenhormonen* aus geschädigten Schilddrüsenfollikeln **2.** zusätzliche positive Effekte sind die Hemmung der Dejodierung und der Ausgleich des gesteigerten Abbaus körpereigener Glukokortikoide*
- Thyreostatika* (Propylthiouracil, Thiamazol*): **1.** bei verstärkter Synthese von Schilddrüsenhormonen infolge Schilddrüsenautonomie*, Morbus Basedow* oder jodinduzierter Hyperthyreose* **2.** bei destruktiven Thyreoiditiden nicht sinnvoll
- Lithium* (Off Label) bei therapierefraktären Fällen (Hemmung der Freisetzung von Schilddrüsenhormonen)
- frühestmögliche Schilddrüsenoperation oder Radiojodtherapie*.

Prognose:
- ohne Therapie hohe Letalität von ca. 90 %
- bei frühzeitiger Diagnose und optimaler intensivmedizinischer Behandlung je nach Stadium zwischen < 10 und 30 %.

Krisis *f*: engl. *crisis*. Schneller Fieberabfall bei Infektionskrankheiten, der innerhalb von 24 Stunden zu normaler oder subnormaler Temperatur führt und die Genesung einleitet.

Kristall *m*: engl. *crystal*. Homogener, von ebenen Flächen begrenzter Körper mit gesetzmäßiger Form, dessen Bestandteile (Ionen, Atome, Moleküle) regelmäßig angeordnet sind. Die Kristallform wird bestimmt durch die Anzahl der Flächen, die unter bestimmten Winkeln gegeneinander geneigt sind.

Kristallarthropathie *f*: engl. *crystal arthropathia*. Arthropathie* infolge artikulärer Kristallablagerungen, z. B. bei Gicht*, Chondrokalzinose-Krankheit oder Hydroxylapatitkristall-Ablagerungskrankheit.

Kristalline *n pl*: engl. *crystallins*. Sehr stabile, lösliche Proteine*, die ca. 90 % des Augenlinsenproteins bilden. Kristalline lassen sich in oligomere α- (M_r ca. 800 kDa) und β-Kristalline sowie monomere γ-Kristalline ($M_r < 28$ kDa) einteilen.

Kristallurie *f*: Anwesenheit von Kristallen im Urin, meistens durch passagere Übersättigung gelöster Salze des Urins. Die Kristalle sind harmlos, weisen aber hin auf Stoffwechselstörungen (z. B. Hyperkalziurie, Hyperoxalurie oder Hyperurikosurie) oder Ethylenglykolvergiftung. Auch einige Medikamente führen über eine Kristallbildung zu Nierenschädigung.
Hintergrund: Bei den Urinkristallen handelt es sich meist um Ausfällungen gelöster Salze, z. B.:
- Calciumoxalat
- Salze der Harnsäure
- Calciumphosphat
- andere Phosphate.

Einige Medikamente führen bei zu schneller intravenöser Gabe, Überdosierung, Exsikkose oder Abweichungen des Urin-pH zu Kristallbildung, z. B.
- Aciclovir
- Indavinir
- Ampicillin
- Triamteren.

Kristeller-Handgriff *m*: engl. *Kristeller's maneuver*. Geburtshilflicher Handgriff zur Unterstützung der Austreibungsperiode und Geburt des Kopfes. Eigentlich meint der Kristeller-Handgriff den beidhändigen Druck von oben am Fundus uteri in Richtung der Beckenachse. Heute wird allerdings oft Druck mit dem Unterarm am Fundus ausgeübt.

Kritische Dosis *f*: Geringste Stoffkumulation, bei der offensichtliche Vergiftungserscheinungen auftreten. Infolge chronischer und übermäßiger Zufuhr von vermeintlich harmlosen Substanzen wie Genussmitteln (Koffein, Nikotin) oder gut verträglichen Arzneimitteln (z. B. Paracetamol) sowie Gefahrstoffen im Rahmen des Arbeitsprozesses kann es aufgrund der Stoffkumulation zu Organschäden oder zum Tod kommen.

kritische Reifungsphase → Reifung, neuronale

KRK: Abk. für → Karzinom, kolorektales

Krokodilstränenphänomen *n*: engl. *crocodile tears*. Tränenfluss beim Essen durch Einwachsen regenerierter Nervenfasern in die Tränendrüse statt in die Ohrspeicheldrüse infolge Defektheilung nach peripherer Fazialisparese*.

Krone [Zahnheilkunde] *f*: Künstlicher Ersatz für die anatomische Zahnkrone, angewendet als Voll-, Verblend-, Teil- oder Doppelkrone*.

Kronensequester *m; n*: engl. *ring sequestrum*. Abgestorbenes Knochenstück, das sich aufgrund von Durchblutungsstörungen kronenförmig vom Knochenende nach Amputation* abstößt. Abzugrenzen ist eine persistierende Osteomyelitis*, z. B. bei Amputation wegen Osteomyelitis.

Kropf → Struma

Kropfasthma *n*: engl. *goitrous asthma*. Atemnot durch eine die Atemwege komprimierende Struma*.

Kropfgeräusch *n*: engl. *thyroid bruit*; syn. Kropfbrummen. Auskultatorisches, vaskuläres, niederfrequentes Strömungsgeräusch (systolisch und diastolisch) über einer stark durchbluteten Struma* (sog. Struma* vasculosa), meist zusammen mit palpatorischem Schwirren.

Krümelnagel *m*: engl. *dystrophic nail*. Bröcklige Auflösung der Nagelplatte, besonders häufig anzutreffen bei einer Psoriasis* oder einer Onychomykose*.

Krukenberg-Tumor *m*: engl. *Krukenberg's tumor*. Ovarialmetastasen eines schleimproduzierenden Siegelringkarzinoms des Magens, im weiteren Sinn auch für sämtliche andere Ovarialmetastasen, die durch Abtropfmetastasierung, lymphogene oder hämatogene Streuung eines Kolon*-, Mamma*- oder Appendixkarzinoms* entstehen. Betroffene leiden unter Unterbauchschmerzen, Vaginal- und Postkoitalblutungen sowie unspezifischen Allgemeinsymptomen. Therapiert wird entsprechend dem Primärtumor*.

Krummdarm → Ileum

Krupp-Syndrom *n*: engl. *croup*. Besonders bei Säuglingen und Kleinkindern auftretende Stenose im subglottischen Bereich des Kehlkopfs im Rahmen einer akuten Laryngotracheitis mit bellendem Husten, heiserer Stimme und inspiratorischem Stridor. Sie umfasst ätiologisch den diphtherischen, den viralen und auch rekurrierenden Krupp sowie die bakterielle Tracheitis.
- **echter Krupp**: Kehlkopfentzündung im Rahmen einer Diphtherie* als Kehlkopfdiphtherie mit charakteristischer Bildung von Pseudomembranen; heutzutage dank der Impfung in Deutschland extrem selten, aufgrund von Impflücken derzeit durch v. a. aus Osteuropa eingeschleppte Infektionen erneut vermehrt aufgetreten
- **viraler Krupp**, meist als Pseudokrupp* bezeichnet, syn. stenosierende Laryngotracheitis, subglottische Laryngitis; unter Einschluss der Sonderform: rekurrierender Krupp oder auch spasmodischer Krupp
- **bakterielle Tracheitis**, syn. pseudomembranöse Laryngotracheobronchitis: Pseudomembranen aus verfestigtem mukopurulentem Exsudat, unvollständiges Abhusten, dadurch akute subglottische Verlegung; meist Staphylococcus aureus und Haemophilus influenzae als Erreger.

Differenzialdiagnosen:
- Epiglottitis* (Tab. dort)
- Fremdkörper in der glottischen Region wie Fischgräten oder spitze Teile
- weicher Larynx, d. h. Laryngomalazie des Neugeborenen und jungen Säuglings
- subglottisches Hämangiom
- allergisches Larynxödem.

Kruse-Sonne-Bakterien → Shigella

Kruste *f*: engl. *crust*; syn. Crusta. Eingetrocknete Auflagerungen auf Erosionen* oder Ulzera der Haut, die zu den Sekundäreffloreszenzen zählen. Krusten bestehen meist aus geronnenem Blut, Serum oder Eiter und sind in der Regel leicht abkratzbar.

Kryoablation → Katheterablation
Kryoablation → Kryotherapie
Kryobank *f*: engl. *cryobank*. Einrichtung zur Lagerung von biologischem Material bei extrem tiefen Temperaturen (z. B. durch Verwendung von flüssigem Stickstoff bei −196 °C). Eine Kryo-

bank dient v. a. der Kryokonservierung von Zellen (z. B. Spermien oder Eizellen), Geweben und Organen (z. B. Knochenmark vor Transplantation).

Kryochirurgie f: engl. *cryosurgery*. Medizinische Anwendung der Kryotechnik (Erzeugung von Kälte) als chirurgisches Verfahren. Es handelt sich um ein gewebeschonendes und organerhaltendes operatives Vorgehen mit guter Blutstillung, relativ geringer Belastung des Patienten und Schmerzarmut.

Kryoglobulinämie f: engl. *cryoglobulinemia*. Vorkommen von Kryoglobulinen* im Blut*, die zu Hyperviskosität, Verklumpung von Erythrozyten* und Beeinträchtigung der Thrombozytenfunktion führen können. Folgen sind Störung der Mikrozirkulation*, Blutgerinnung* und Gefäßwandpermeabilität sowie Glomerulopathie*.

Formen:
- essentielle (idiopathische) Kryoglobulinämie: essenzielle kryoglobulinämische Vaskulitis
- sekundäre Kryoglobulinämie: Vorkommen z. B. im Rahmen einer Infektion (meist chronischer Hepatitis C) sowie bei malignen oder autoimmunen Erkrankungen.

Klinik: Sekundäres Raynaud*-Syndrom mit
- Kälteempfindlichkeit und Zyanose* der Akren*
- Arthralgie*
- Leberbeteiligung
- Infarkten innerer Organe
- Glomerulonephritis*
- Thrombose* von Netzhautgefäßen
- petechialen Haut- und Schleimhautblutungen (Purpura kryoglobulinaemica), insbesondere an Fingern und Zehen.

Kryoglobuline n pl: engl. *cryoglobulins*. Kältelabile Immunglobuline* oder deren Fragmente, die bei Abkühlung unter +37 °C als Präzipitate oder Kristalle reversibel ausfallen. Bei Kälteexposition kann es zu Mikrozirkulationsstörungen* und Hämostase*, Glomerulonephritis*, Niereninsuffizienz* und Ulzera kommen. Kryoglobuline treten bei malignen B*-Zell-Lymphomen, bei Autoimmunerkrankungen oder bei chronischer Hepatitis C auf.

Kryohämorrhoidektomie f: engl. *cryohemorrhoidectomy*. Verfahren zur operativen Entfernung von (inneren) Hämorrhoiden* mittels Kryochirurgie*. Dabei werden die Knoten bei −90 °C für ca. 3 min eingefroren, woraufhin die nekrotischen Hämorrhoidalknoten nach ca. 2 Wochen abgestoßen werden. Wegen möglicher Nebenwirkungen, insbesondere Sensibilitätsstörungen und Erfrierungen, wird das Verfahren selten durchgeführt.

Kryokonservierung → Kryobank

Kryotherapie f: engl. *cryotherapy*; syn. Kälteanwendung. Verfahren der physikalischen Therapie mit Anwendung von Kälte zur Hemmung entzündlicher Prozesse und Hämatombildung. Kryotherapie wirkt analgetisch und antiphlogistisch. Kurze Anwendungen steigern den Muskeltonus, längere Applikationen wirken muskelrelaxierend (insbesondere bei spastischer Lähmung). Indikationen sind beispielsweise akute Verletzungen und Erkrankungen des rheumatischen Formenkreises.

Formen:
- lokal durch Eis oder tiefgekühlte Silikatmasse (Kryopack; Cold Pack) als: **1.** Kurzzeitanwendung für max. 5 min **2.** Langzeittherapie bis max. 20 min
- als Ganzkörperkältetherapie in Kältekammer (1–2 min bei −180 °C).

Kryptantigene n pl: engl. *cryptic antigens*. Durch terminale neuraminsäurehaltige Kohlenhydrate „maskierte" antigene Determinanten (subterminale Zucker) auf der Oberfläche menschlicher Zellen. Diese können unter Einwirkung glykosidischer Enzyme, v. a. Neuraminidasen, freigelegt werden (Kryptantigene 1. Ordnung, v. a. T-Antigene, sogenannte Friedenreich-Antigene). Kryptantigene 2. Ordnung (Pseudo-Kryptantigene) werden durch proteolytische Enzyme freigelegt.

Krypten f pl: engl. *crypts*. Einsenkungen oder Gruben, z. B. Lieberkühn-Krypten im Dünn- und Dickdarm sowie Krypten an der Tonsillenoberfläche, in denen sich Bakterien ansiedeln können.

Kryptitis f: engl. *cryptitis*. Form der Proktitis* mit Entzündung der zwischen den Papillen liegenden Morgagni-Krypten, oft auch Ursache für eine anale Papillitis*.

Kryptokokken → Cryptococcus

Kryptokokkenmeningitis → Kryptokokkose

Kryptokokkose f: engl. *cryptococcosis*; syn. Cryptococcus-Mykose. Systemmykose, die meist durch den Hefepilz Cryptococcus* neoformans (bei Immunkompetenten selten Cryptococcus gattii) verursacht wird und v. a. bei Störung der Immunabwehr (z. B. AIDS) auftritt. Patienten leiden häufig an Kopfschmerzen (Meningoenzephalitis). Diagnostiziert wird meist mittels direktem Erregernachweis (mikroskopisch und kulturell), behandelt mit Antimykotika.

Kryptomenorrhö f: engl. *cryptomenorrhea*. Nicht nach außen abfließende Menstruation*, die zu Hämatometra* oder Hämatokolpos* führt und meist auf sekundären Zervixverschluss (nach Verletzung, Infektion oder intrakavitärer Strahlentherapie*) bzw. angeborene Gynatresie* zurückzuführen ist.

Kryptorchismus → Maldescensus testis

Kryptotie f: engl. *cryptotia*; syn. Taschenohr. Angeborene Fehlbildung der Ohrmuschel. Das obere Drittel oder Viertel der Ohrmuschel ist nicht sichtbar und liegt wie in einer Tasche unter der Haut des Mastoid. In Europa ist diese Dysplasie ersten Grades selten, im asiatischen Raum dagegen häufig. Behandelt wird mittels plastischer Rekonstruktion.

Kryptozoospermie f: engl. *cryptozoospermia*. Spermienkonzentration < 1 Million/ml Ejakulat. Meist finden sich keine Spermien im Nativpräparat, jedoch im zentrifugierten Pellet.

KST: Abk. für Kernspintomografie → Magnetresonanztomografie

KTR: Abk. für → Kindertumorregister

KU: Abk. für Kopfumfang → Fetometrie

Kuchenniere f: engl. *cake kidney*; syn. Ren scutulatus. Nierenfehlbildung* mit dystoper scheibenförmiger Verschmelzungsniere; meist im Becken gelegen (vgl. Beckenniere*), seltener auf Höhe von Os sacrum oder Promontorium.

Küchenhygiene f: engl. *kitchen hygiene*. Vermeidung lebensmittelbedingter Gesundheitsschäden (insbesondere Infektionen* und Intoxikationen*) durch geeignete strukturelle (z. B. Personalbestand, Raumaufteilung, Bauzustand) und organisatorische Maßnahmen (z. B. Arbeitsabläufe, Schulungen) in Küchen.

Kühlebakterien → Mesothermobakterien

Kühlelement n: Hilfsmittel zur lokalen Kälteanwendung, z. B. Kältekissen* oder Eispackung. Um Hautschäden zu vermeiden, dürfen Kühlelemente nicht mit direktem Hautkontakt angewendet werden.

Kühlmatratze f: engl. *cool mattress*; syn. Hypothermiematratze. Spezialmatratze zum Entzug von Körperwärme zu medizinischen Zwecken. Sie ermöglicht eine gezielte Abkühlung auf 33–34 °C Körpertemperatur (Hypothermie*) zur Reduktion des Stoffwechsels, z. B. bei Intensivpatienten nach einer Reanimation*.

Funktionsprinzip: Ein Kühlsystem wird mittels Schlauch mit der Matratze verbunden, durch die ein Kühlmittel auf alkoholischer Basis zirkuliert. Über eine rektale Temperatursonde wird die Körperkerntemperatur während der Behandlung überwacht.

Kühlschrankflora f: engl. *psychrophilic flora*. Bakterien- und Pilzarten, die noch bei 4 °C gedeihen, proteolytische Potenz haben und somit Lebensmittel (besonders Fleisch) verderben können. Hierzu zählen Pseudomonas* aeruginosa, Proteus*-Spezies, Serratia* marcescens sowie Aspergillus*-Spezies.

Kümmell-Punkt m: engl. *Kümmell's point*. Charakteristischer Druckschmerzpunkt bei Appendizitis*, ca. 2 cm distal des Nabels gelegen auf der sogenannten Monro-Linie, einer gedachten Verbindungslinie zwischen Nabel und rechter Spina iliaca anterior superior.

künstliche Befruchtung → Reproduktion, assistierte

künstliche Linsen → Kontaktlinsen

künstliche Linsen → Linsenimplantation

künstliche Nase → HME-Filter
künstlicher After → Enterostoma
künstliches Herz → Kunstherz
künstliche Vagina → Kolpopoese
Kürettage *f*: engl. *curettage*; syn. Abrasio uteri. Gewinnung oder Entfernung von Endometrium*gewebe aus der Cavitas uteri diagnostisch oder therapeutisch mit gefensterter, scharfer oder stumpfer Kürette oder durch Absaugen. Diagnostisch wird sie als Aspirationskürettage*, fraktionierte Kürettage* oder Strichkürettage* eingesetzt, therapeutisch als Saugkürettage* oder Nachkürettage*. Mögliche Komplikationen sind Uterusperforation, Endomyometritis* oder intrauterine Adhäsionen*.
Vorgehen:
– Messung der Sondenlänge
– Zervixabrasio mit kleiner Kürette
– Dilatieren des Zervixkanals mit Hegarstiften
– Corpusabrasio mit größerer Kürette, Tubenwinkel mit kleinerer Kürette
– getrennte Materialasservierung.
Kürettage, fraktionierte *f*: engl. *fractional curettage*. Getrennte Gewinnung und histologische Untersuchung von Endometriumgewebeproben aus Cervix und Corpus uteri. Die fraktionierte Kürettage wird vor allem angewendet zur Abgrenzung von Endometriumkarzinom* und Zervixkarzinom*, möglichst in Kombination mit Hysteroskopie*. Siehe Abb.
Kürettage, subgingivale *f*: engl. *subgingival curettage*. Entfernung von Taschenepithel und entzündetem, bakterieninfiziertem Gewebe in pathologisch veränderten Zahnfleischtaschen. Man unterscheidet zwischen geschlossener Kürettage ohne Sicht auf die Wurzeloberfläche und offener Kürettage unter direkter Sicht auf die Zahnwurzel nach chirurgischem Aufklappen der Gingiva.
Küretage [Zahnmedizin] *f*: engl. *curettage*; syn. Ausschabung. Sammelbegriff für die mechanische Reinigung erkrankten Gewebes im Mund- und Kieferbereich mittels schabender Instrumente.
Einsatz: Chirurgie: Hauptsächlich scharfe Löffel und Universalküretten
– Reinigen und Anfrischen von Extraktionsalveolen
– Entfernung apikalen Granulationsgewebes nach Extraktion oder bei einer Wurzelspitzenresektion*.
Parodontalbehandlung:
– Handküretten sowie verschiedene maschinelle Systeme
– Eingriff kann geschlossen (geschlossene Küretage) oder unter Sicht (offene Küretage, Lappen-OP) durchgeführt werden (Taschentiefe > 5,5 mm): **1.** Reinigung infizierter und verunreinigter Zahnfleischtaschen bei Parodontitis* marginalis (Scaling und Root Planning) **2.** ggf. Entfernung subepithelialen Granulationsgewebes.
Kürschnernaht → Nahtmethoden
Küstner-Zeichen *n*: engl. *Küstner's sign*. Klinisches Zeichen zur Beurteilung der Plazentalösung nach Geburt des Kindes. Drückt man oberhalb der mütterlichen Symphyse mit der Hand tief in den Bauch, dann zieht sich bei nicht gelöster Plazenta die Nabelschnur in die Vagina zurück. Diese Bewegung bleibt bei gelöster Plazenta aus.
Kugelbauchmilbe → Milben
Kugelberg-Welander-Syndrom *n*: engl. *Kugelberg-Welander syndrome*. Typ III der spinalen Muskelatrophie.
Kugelgelenk → Gelenk
Kugelthrombus *m*: engl. *ball thrombus*. Durch Herz- und Blutbewegung abgerundeter, frei flottierender Thrombus* im Herzen (meist Vorhofthrombus*). Ein Kugelthrombus im linken Vorhof kann die Mitralklappe verlegen und zum plötzlichen Herztod führen. Bei Kugelthrombus im rechten Vorhof besteht die Gefahr einer fulminanten Lungenembolie*.
Kugelzange *f*: engl. *bullet forceps*. Hakenzange mit halbkreisförmig nach innen gebogenen Enden der Greifzinken, z. B. in der operativen Gynäkologie zum Fassen der Portio*.
Kugelzellen *f pl*: engl. *spherocytes*; syn. Sphärozyten. Erythrozyten*, die im Vergleich zu normalen flachen, bikonkaven Erythrozyten eine kugelige Form mit kleinerem Durchmesser und größerer Höhe aufweisen. Die osmotische Resistenz ist vermindert. Kugelzellen entstehen aufgrund eines Membrandefekts bei hereditärer Sphärozytose* und bei anderen hämolytischen Anämien* autoimmuner Genese.
Kugelzellenanämie → Sphärozytose, hereditäre
Kuhn-Tubus → Endotrachealtubus
Kuhpocken *f pl*: engl. *cow pox*. Milde Pockenerkrankung des Rindes. Diese ist direkt oder durch Katzen auf den Menschen übertragbar (Katzenpocken) und kommt in Europa sowie Mittelasien vor. Erreger der Kuhpocken ist Orthopoxvirus* bovis (originäres Kuhpockenvirus). Die Impfung mit dem Vacciniavirus* dient der Infektionsprophylaxe.
Kuldoskopie → Culdoskopie
Kulissenphänomen *n*: engl. *uvular deviation*. Abweichung von Gaumenzäpfchen (Uvula), weichem Gaumen und Rachenhinterwand zur gesunden Seite, z. B. beim Sprechen des Vokals A. Ursache ist eine einseitige Glossopharyngeuslähmung*. Siehe Abb.

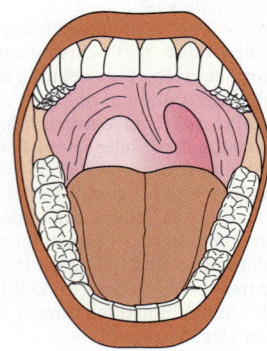

Kulissenphänomen: Klinischer Befund bei Glossopharyngeuslähmung rechts.

Kulissenschnitt *m*: engl. *pararectal incision*; syn. Falltürschnitt. Pararektalschnitt* mit versetzter Durchtrennung der einzelnen Muskelschichten, der z. B. als schräger Unterbauchschnitt (Lennander-Kulissenschnitt) bei der offenen Appendektomie* durchgeführt wird.
Kunkel-Krankheit → Hepatitis, autoimmune
Kunstafter → Enterostoma
Kunstauge → Augenprothese

Kürettage, fraktionierte: Prinzip: 1: Messen der Uteruslänge 2: Dilatation der Cervix uteri 3: Kürettage. [56]

Kunstherz n: engl. *(total) artificial heart* (Abk. *TAH*). Apparativer Ersatz des (bis auf die Vorhofmanschetten) explantierten Herzens durch Implantation eines von extern elektrisch oder pneumatisch angetriebenen künstlichen Pumpsystems als passagere oder permanente Alternative zur Herztransplantation*.

Kunststofflinse → Linsenimplantation

Kunststoff-Netz-Einlage f: Verfahren der spannungsfreien Reparation bei Hernien* im Rahmen der Hernioplastik*, wobei zur Stabilisierung und verbesserten Narbenbildung des meist ausgedünnten Gewebes der Bruchregion ein Kunststoffnetz eingesetzt wird.

Kunststoffverband m: engl. *synthetic dressing*. Alternativ zum Gipsverband individuell modellierter Stützverband aus Kunststoff, z. B. Fiberglas, Polyester oder Polypropylen, zur Ruhigstellung und Fixierung reponierter Frakturen*, zur Immobilisation nach Osteosynthese* oder Luxation* und zur Stabilisierung.

Unterschiede zum Gipsverband:
- Vorteile: 1. schnellere Aushärtung, volle Belastbarkeit schon nach 30 Minuten 2. größere Stabilität und Bruchfestigkeit 3. Röntgentransparenz, sodass die Knochenstruktur gut zu beurteilen ist 4. Gewicht um 60–70 % geringer 5. längere Haltbarkeit (bis zu 3 Jahre)
- Nachteile: 1. schwierigere Handhabung, schlechtere Modellierbarkeit 2. längere Abbindezeit (6–8 Minuten) 3. luftdurchlässig, wasserfest und feuchtigkeitsabweisend (schlechte Feuchtigkeitsregulation) 4. höhere Kosten.

Formen:
- Soft-Cast: Stützverband aus flexiblem, halbstarrem Material
- Hard-Cast: Verband zur Ruhigstellung aus starrem Material.

Kunsttherapie f: engl. *art therapy*. Form der Kreativtherapie mit dem Ziel, durch künstlerische Tätigkeit Eigenaktivität, Innovation und Selbsterfahrung bzw. Selbsterkenntnis anzuregen.

Kupfer n: engl. *copper*; syn. Cuprum. Metallisches Spurenelement, das in bestimmte Proteine integriert und am Dopaminmetabolismus, der Eisenhomöostase und der Bindegewebsbildung beteiligt ist. Kupfer wird über das Duodenum resorbiert und an Albumin gebunden in die Leber transportiert.

Kupferdrahtarterien → Fundus arterioscleroticus

Kupferfinnen → Rosazea

Kupferspeicherkrankheit → Wilson-Krankheit

Kupffer-Zellen f pl: engl. *Kupffer's cells*; syn. Kupffer-Sternzellen. Leberspezifische Makrophagen*, die zur Phagozytose* befähigt sind und zum Monozyten*-Makrophagen-System

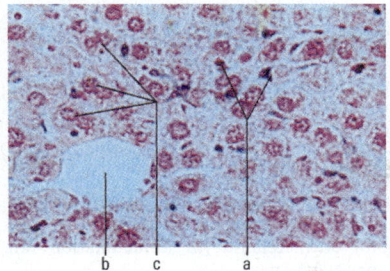

Kupffer-Zellen: Histologischer Schnitt (Kernechtrot-Trypanblau-Färbung); a: Kupffer-Sternzellen; b: Vena centralis; c: Hepatozyten.

gehören. Kupffer-Zellen sitzen dem Endothel* der Sinusoide* einzeln auf, ihre Zellfortsätze ragen in das Sinusoidlumen. Siehe Abb.

kupieren: engl. *to arrest*. Eine Krankheit aufhalten oder unterbinden oder zu einem sehr abgekürzten Verlauf bringen.

Kupulolithiasis → Lagerungsschwindel, benigner paroxysmaler

kurabel: engl. *curable*. Heilbar.

kurativ: engl. *curative*. Heilend, auf Heilung ausgerichtet.

Kurkuma m: syn. Curcuma longa. Pflanze aus der Familie der Ingwergewächse (Zingiberaceae). Kurkuma wirkt cholagog, verdauungsfördernd, lipidsenkend und antioxidativ. Sie wird medizinisch bei Verdauungsbeschwerden eingesetzt und ist Bestandteil des Currys. Siehe Abb.

Verwendung: Drogenpulver oder Teezubereitung:
- medizinisch: 1. bei dyspeptischen Beschwerden (Kommission E) 2. zur symptomatischen Therapie leichter Verdauungsbeschwerden und leichter Leber-Gallen-Beschwerden (European Scientific Cooperative on Phytotherapy)
- traditionell zur symptomatischen Therapie dyspeptischer Beschwerden (Herbal Medicinal Products Committee)

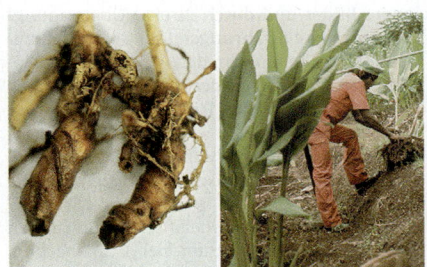

Kurkuma: Wurzel und Ernte der Pflanze. [166]

- volkstümlich auch bei Diarrhö, Bronchitis und Ikterus (Gelbsucht) sowie Wurmbefall und äußerlich bei Prellungen sowie bei entzündlichen und septischen Erkrankungen von Haut und Auge
- in der Chinesischen Medizin (Curcumae radix)
- gepulvertes Rhizom als Gewürz (Hauptbestandteil des sog. Currys), zum Färben von Lebensmitteln und zum Fernhalten von Vorratsschädlingen.

Kuru m, n: Im östlichen Hochland Papua-Neuguineas auftretende, mit früherem Endokannibalismus in Verbindung stehende Prionkrankheit*, die nach 2–60 Jahren Inkubationszeit* zu Gangunsicherheit, Dysarthrie*, Tremor*, Ataxie* und Demenz* führt. Bei Kindern endet Kuru nach ca. 6–9 Monaten tödlich, bei Erwachsenen nach 12 Monaten.

Kurzdarmsyndrom n: engl. *short bowel syndrome*. Symptomkomplex nach Verlust längerer Dünndarmabschnitte mit nachfolgendem Malabsorptionssyndrom* und Gewichtsverlust. Es drohen Mangelernährung und Exsikkose bis hin zum prärenalen Nierenversagen. Bei Unterschreitung einer kritischen Dünndarmlänge von < 1 m ist meist eine lebenslange parenterale Ernährung und Substitution mit Mikronährstoffen, Vitaminen und Mineralstoffen notwendig.

Ätiologie:
- meist nach ausgedehnten chirurgischen Resektionen (z. B. bei Morbus* Crohn oder Dünndarmnekrosen bei Mesenterialinfarkt)
- Enteritis* necroticans
- Strahlenenteritis
- selten bei Dünndarmfistel, wenn ein Großteil des Dünndarms dadurch umgangen wird.

Pathogenese: Das Ausmaß des Kurzdarmsyndroms ist abhängig von:
- Länge und Ort des resezierten Dünndarmabschnitts (proximal oder distal, minimale Länge des Restdünndarms bei gleichzeitigem Verlust des Kolons 150 cm bzw. bei intaktem Kolon 50–70 cm)
- Anpassungsfähigkeit des Restdünndarms.

Folgen des Kurzdarmsyndroms:
- Resorptionseinschränkung v. a. für Fette und Gallensalze (Komplikationen siehe Gallensäureverlustsyndrom)
- Resorptionseinschränkung für fettlösliche Vitamine und ggf. Vitamin B_{12} bei Verlust des terminalen Ileums.

Klinik: Ein Kurzdarmsyndrom äußert sich folgendermaßen:
- Malabsorption* mit Gewichtsverlust
- Diarrhö*, Steatorrhö*
- beschleunigte Darmpassage
- Elektrolytentgleisungen

kurzer Knochen

- Wasserverluste bis hin zu Exsikkose und ggf. prärenalem Nierenversagen
- Blutungsneigung, Nachtblindheit, Tetanie, Osteopathie durch die verminderte Aufnahme fettlöslicher Vitamine
- Anämie durch die verminderte Aufnahme von Vitamin B_{12}.

Komplikationen:
- enterales* Gallensäurenverlustsyndrom
- Hypergastrinämie
- bakterielle Fehlbesiedlung, v. a. bei Verlust der Ileocoecalklappe
- bei parenteraler Ernährung über Port/Zentralvenenkatheter evtl.: **1.** inadäquate Flüssigkeitszufuhr (Exsikkose oder Überwässerung) **2.** Portinfektion und Kathetersepsis (34 %), Thrombose des Portgefäßes
- hepatobiliäre Störungen: **1.** Fettleber* und Cholestasesyndrom **2.** bei Langzeit-Parenteralernährung schwere Leberschäden in bis zu 30 % nach 2 Jahren und ca. 50 % nach 5 Jahren.

Therapie: Enterale Ernährung: Der Kostaufbau wird mit mehreren kleinen Mahlzeiten täglich, evtl. auch mit hochkalorischer Trinknahrung durchgeführt. Zusätzlich sind folgende Maßnahmen möglich:
- medikamentöse Peristaltikhemmung, damit der Speisebrei länger im Darm verweilt, mit Loperamid* oder Tinctura opii
- Colestyramin* bei chologener Diarrhö
- ggf. Natriumbicarbonat* bei niedrigem pH-Wert
- Histamin*-H_2-Rezeptoren-Blocker oder Protonenpumpen*-Hemmer zur Hemmung der Magensäurehypersekretion
- Antibiotika bei Hinweis für bakterielle Fehlbesiedlung (z. B. Metronidazol*, Tetracyclin)
- ggf. Substitution fettlöslicher Vitamine.

Kommt es mit der enteralen Ernährung und gelegentlicher parenteraler Zusatzernährung zu einer Gewichtszunahme und Besserung der Symptomatik, spricht das für die Anpassung des Restdarms an die vermehrten Anforderungen. Diese Anpassungsphase kann nach einer Darmresektion bis etwa 1 Jahr lang dauern. **Totale parenterale Ernährung:** Beim Unterschreiten einer Darmlänge von < 1 m ist die lebenslange totale parenterale Ernährung (TPE) und Substitution mit Vitaminen, Mikronährstoffen und Mineralstoffen über ein Portkathetersystem* (Hickman-Katheter) meist nicht zu umgehen. **Operativ:** Ggf. Dünndarmtransplantation* in spezialisierten Zentren.

Prognose: Trotz entsprechender Therapie ist die Prognose des Kurzdarmsyndroms mäßig:
- 2-Jahres-Überlebensrate 86 %
- 5-Jahres-Überlebensrate 75 %
- Kurzdarmsyndrom mit Langzeit-Parenteralernährung ca. 45 %.

kurzer Knochen → Os breve

Kurznarkose *f*: Kurzdauernde Narkose* von weniger als 15 min. Kurznarkosen werden vorwiegend verwendet für kurz andauernde, ambulante operative Eingriffe, z. B. Abszessinzisionen sowie Repositionen bei Fraktur oder bei Luxation.

Vorgehen:
- Applikation einmalig oder repetitiv von i. v. (ultra-)kurzwirksamen Narkotika, z. B. Propofol oder Ketamin in Komedikation mit Benzodiazepin
- inhalativ Verwendung von Sevofluran als Narkotikum.

Kurzschädel → Brachyzephalus

Kurzschlaf *m*: engl. *napping*. Kurzer Schlaf oder Schlummern im Bereich von Minuten bis 1–2 Stunden, gewöhnlich in der Mitte oder am Ende des Tages. Beispiele sind Mittagsschlaf (vorwiegend Kinder und ältere Menschen) oder „Powersleeping" (15 Minuten gezielter Schlaf zur Regenerierung, der vor Eintreten der Tiefschlafphase beendet wird).

Kurzsichtigkeit → Myopie

Kurztherapie → Kurztherapie, psychodynamische

Kurztherapie → Kurzzeittherapie

Kurztherapie *f*: engl. *short-term therapy*. Einzelpsychotherapie* oder Gruppenpsychotherapie* mit klarer Zeitbegrenzung in Abgrenzung zur traditionellen psychoanalytischen Praxis einer mehrjährigen Behandlung. Sie ist möglich im Rahmen der kognitiven Verhaltenstherapie aufgrund der klaren Zielsetzung und strukturierten Planung anhand der Verhaltensanalyse.

Kurztherapie, psychodynamische *f*: engl. *psychodynamic short-term therapy*. Tiefenpsychologisch fundierte kurzzeitige Psychotherapie zur Bearbeitung von häufig nur einem aktuellen Hauptkonflikt, dem sog. Fokus, daher auch als psychoanalytische Fokaltherapie bezeichnet. Die psychodynamische Kurztherapie wird insbesondere bei Bindungstraumata eingesetzt.

Beschreibung: Im Mittelpunkt steht v. a. die Therapeut-Patient-Beziehung als Mittel für Widerstandsanalysen (Widerstand*). Außerdem besteht der Druck des Therapeuten, sich durch innere Bilder und durch direkte Übertragung* auf verdrängte Erfahrungen und Gefühle einzulassen. Der Stellenwert der Analyse von Träumen tritt gegenüber der psychodynamischen Psychotherapie* in den Hintergrund.

Wirksamkeit:
- keine Hinweise auf Unterlegenheit gegenüber psychodynamischer Langzeittherapie (Bhar et al., 2010)
- nach Studien bei spezifischen Störungen wahrscheinlich wirksam bei Panikstörung, Borderline-Persönlichkeitsstörung und Opioidabhängigkeit und wirksam in Kombination mit Pharmakotherapie bei Major Depression (Gibbons et al., 2008).

Kurzwellentherapie → Hochfrequenztherapie

Kurzzeitgedächtnis *n*: engl. *short-term memory*. Modellvorstellung für Teilbereich des Gedächtnisses, in dem Informationen unter Zuwendung von Aufmerksamkeit* kurzzeitig (einige Sekunden) aufrechterhalten werden können. Die Speicherkapazität ist nach Miller (1956) mit 7 ± 2 Informationseinheiten (nach neueren Theorien nur 3–4) sehr begrenzt (Chunking). Dem Kurzzeitgedächtnis steht das Langzeitgedächtnis gegenüber (Mehrspeicher-Modell).

Entwicklung: Die Kapazität des Kurzzeitgedächtnisses ist frühzeitig stabil ausgeprägt und bleibt bis in das Alter konstant. Erst im hohen Alter (ab 8. Lebensjahrzehnt) lässt sie nach.

Modelle: Das Mehrspeicher-Modell geht von einer rein passiven Speicherung der Gedächtnisinhalte aus und unterscheidet sich dadurch vom später entwickelten Modell zum Arbeitsgedächtnis (Arbeitsgedächtnis*, Abb. 1 dort) von Baddeley und Hitch (1974) und Baddeley (1986, 1990), nach dem für sensorische Reize getrennte Subsysteme die kurzzeitig gespeicherten Informationen aktiv verarbeiten (z. B. Problemlösung). Der Verlust von Informationen aus dem Kurzzeitgedächtnis erfolgt nicht durch Zerfall von Engrammen*, sondern durch die Aufnahme neuer Gedächtnisinhalte, welche die älteren verdrängen. Die kurzzeitige Informationsspeicherung bewirkt eine Aktivierung des ventromedialen Präfrontalkortex und (aufgabenspezifisch) der Kortexareale, die der jeweiligen Sinnesmodalität des Reizmaterials zugeordnet sind. Sie geht außerdem auf zellulärer Ebene mit einer Änderung der Neurotransmitterausschüttung an den beteiligten Synapsen einher.

Kurzzeitinfusion *f*: engl. *short-term infusion*. Über höchstens 3 h (häufig 15–30 min) andauernde Infusion* mit einem Infusionsvolumen von 50–100 ml. Antibiotika* oder Schmerzmittel werden häufig als Kurzzeitinfusion verabreicht. Die Infusion wird erst unmittelbar vor der Gabe vorbereitet.

Kurzzeitintervention *f*: engl. *short-term or time limited intervention*. Maßnahme, die präventive oder therapeutische Erfolge innerhalb einer sehr kurzen Zeitspanne anstrebt. Dabei ist die Vorgabe kurzer Zeitspannen nicht allein ökonomisch begründet, sondern soll die Therapiemotivation zu schnellen Veränderungsprozessen (u. a. schneller Zugang zu inneren Konflikten) stärken.

Formen: U. a.
- präventiv nach Trauma* (auch Gewalt): v. a. Krisenintervention* und spezifische Verfahren wie Debriefing mit dem Ziel, Folgen zu vermeiden

therapeutisch: Kurzzeittherapie*; psychodynamisch-interpersonell orientiert auf schnelles Bewusstwerden angelegt mit Konfliktbearbeitung (1–24 Sitzungen); kognitiv-verhaltenstherapeutisch (um die 10 Sitzungen).

Wirksamkeit: Für präventive Maßnahmen liegen hohe metaanalytische Ergebnisse vor (z. B. Arroyo et al., 2015); im therapeutischen Bereich bewegen sich die Effekte im mittleren Bereich (z. B. Abbas et al., 2012).

Kurzzeitpflege *f:* engl. *short-time care.* Vorübergehende Pflege eines pflegebedürftigen Menschen mit Pflegegrad 2–5 in einer vollstationären Pflegeeinrichtung für maximal 8 Wochen pro Kalenderjahr.

Voraussetzung: Gemäß § 42 SGB XI besteht ein Anspruch auf Kurzzeitpflege, wenn die häusliche Pflege nicht, noch nicht oder nicht im erforderlichen Umfang erbracht werden kann und eine teilstationäre Pflege* nicht ausreicht. Dies gilt für eine Übergangszeit im Anschluss an eine stationäre Behandlung des Pflegebedürftigen oder in sonstigen Krisensituationen, in denen vorübergehend häusliche oder teilstationäre Pflege nicht möglich oder nicht ausreichend ist.

Anbieter: Kurzzeitpflegeeinrichtungen werden angeboten
- als Solitäreinrichtungen, die ausschließlich diese Dienstleistung anbieten und keiner ambulanten oder vollstationären Einrichtung angeschlossen sind
- in Anbindung an eine vollstationäre Pflegeeinrichtung, einen ambulanten Pflegedienst oder an Betreutes* Wohnen.

Kurzzeit-Psychoanalyse *f:* engl. *short-term dynamic psychotherapy.* Alle Formen der auf 10–50 Stunden begrenzten psychoanalytischen Behandlungsverfahren, z. B. psychodynamische Fokaltherapie*, zeitbegrenzte dynamische Kurztherapie nach Strupp und Binder, zeitlimitierte Therapie nach Mann und intensive dynamische Kurzzeittherapie nach Davanloo. Für die Kurzzeit-Psychoanalyse liegen die umfassendsten Wirksamkeitsbelege unter allen psychodynamischen Behandlungen vor.

Kurzzeittherapie *f:* engl. *short-term therapy.* In der Psychotherapie*-Richtlinie verwendete Bezeichnung für psychotherapeutische Behandlung mit tiefenpsychologisch* fundierter Psychotherapie oder Verhaltenstherapie* mit einer maximalen Dauer von 24 h.

Kurzzugbinde *f:* Stütz- und Kompressionsbinde aus Polyamid und umsponnenen Gummi- oder Polyurethanfäden mit Dehnbarkeit < 100 %. Die geringe Dehnbarkeit sorgt für geringen Ruhedruck und hohen Arbeitsdruck*. Kurz- und Mittelzugbinden eignen sich für Kompressionsverbände.

KUS: Abk. für CEUS → Contrast-Enhanced Ultrasound

Kussmaul-Maier-Syndrom → Polyarteriitis nodosa

Kußmaul-Atmung *f:* engl. *Kußmaul breathing.* Rhythmische, abnorm tiefe Atmung (Hyperpnoe*) mit normaler oder erniedrigter Frequenz (Bradypnoe*). Sie bewirkt eine vermehrte CO_2-Abatmung (z. B. bei Hyperkapnie*), v. a. zur respiratorischen Kompensation einer ausgeprägten nicht respiratorischen Azidose* (Azidoseatmung) und kommt z. B. vor bei diabetischem Koma, Ketoazidose*, Laktatazidose* oder Niereninsuffizienz.

Kußmaul-Zeichen → Pulsus paradoxus

kutane leukozytoklastische Angiitis → Vaskulitis, kutane leukozytoklastische

Kutanes Artefakt *n:* engl. *self-induced skin lesion;* syn. Dermatitis artefacta. Meist oberflächliche Erosion* der Haut durch Selbstmanipulation wie Kratzen oder Zupfen, mit oder ohne Instrumente. Dahinter stecken Impulskontrollstörungen*, psychische Erkrankungen oder bewusste Täuschungsmanöver zur Erlangung materieller oder ideeller Vorteile. Meist heilen die Hautläsionen unter Zinkleimverbänden schnell ab. Zugrundeliegende psychische Erkrankungen bedürfen einer psychotherapeutischen Behandlung.

Kutikularsaum → Bürstensaum

Kutis → Haut

Kutschersitz *m:* Sitzhaltung zur Entspannungsvertiefung im autogenen* Training und zur Atemunterstützung bei Atemnot. Der Patient sitzt vornübergebeugt und lässt Unterarme, Schultern, Kopf und oberen Rücken zwischen leicht auseinandergestellten Beinen hängen. Die auf den Oberschenkeln aufgestützten Ellenbogen entlasten die Brustkorbmuskulatur und verbessern deren Aufdehnung. Siehe Abb.

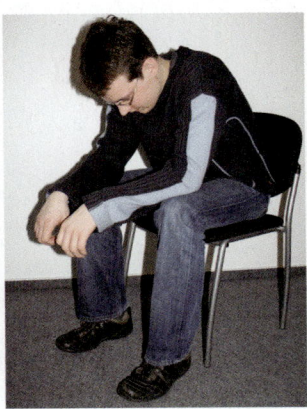

Kutschersitz

Kux-Operation *f:* engl. *thoracoscopic sympathicotomy.* Von Kux (1954) entwickelte, heute obsolete thorakale Vago-Sympathektomie zur Behandlung des schweren Asthma* bronchiale.

KVT: Abk. für → Verhaltenstherapie, kognitive

Kwashiorkor → Protein-Energie-Mangelsyndrome

Kwashiorkor: syn. Hungerödem. Schwere Form eines Protein*-Energie-Mangelsyndroms bei vorwiegend kohlenhydratreicher Ernährung im Säuglings- und Kindesalter in Entwicklungsländern, v. a. nach Entwöhnung von der Muttermilch*. Kwashiorkor resultiert in hochgradiger Abmagerung*, Anämie*, Diarrhö* sowie Wachstumsverzögerung und führt unbehandelt zum Tod. Therapiert wird mit einer vorsichtigen, langsam zu erhöhenden Flüssigkeits- und Nährstoffgabe.

Kybernetik *f:* engl. *cybernetics.* Zweig der modernen Naturwissenschaften, der sich mit den Steuerungs- und Regelungsverhältnissen in Technik, Biologie und Medizin sowie mit der Kommunikation und Kontrolle in und zwischen Lebewesen und Maschinen befasst bzw. der Theorie der Funktionsmöglichkeiten informationeller Systeme unter Abstraktion von deren physikalischen, physiologischen oder psychologischen Besonderheiten.

Kyematopathie → Pränatalerkrankung

Kynorexie → Bulimie

Kyphose *f:* engl. *kyphosis.* Dorsal konvexe (nach hinten gebogene) Krümmung der Wirbelsäule, physiologisch im Bereich der Brustwirbelsäule, im Bereich der Hals- und Lendenwirbelsäule besteht dagegen eine physiologische Lordose*. Die korrekte Kyphose und Lordose sind wichtig für die Sagittal* Balance. Eine pathologisch verstärkte und fixierte Kyphose wird als Hyperkyphose (Buckel) bezeichnet.

Formen: Pathologische (Hyper-)Kyphose (an der Brustwirbelsäule: > 40°):
- funktionelle Kyphose: Ursache kompensatorisch infolge Fehlstellung in anderen Wirbelsäulenabschnitten
- fixierte Kyphose: strukturelle Kyphose durch pathologische Deformität
- arkuäre Kyphose: verläuft bogenförmig über mehrere Segmente
- anguläre Kyphose: verläuft winkelförmig, betrifft nur 1–2 Segmente (Gibbus)
- angeborene Kyphose: **1.** bei Fehlbildung (keilförmiger Deformation) von Wirbelkörpern **2.** bei Systemerkrankungen wie enchondraler Dysostosis, Chondrodystrophia fetalis, Osteogenesis imperfecta
- erworbene Kyphose: **1.** bei Rachitis* **2.** bei Spondylitis* ankylosans **3.** bei Morbus Bechterew **4.** bei Scheuermann*-Krankheit (juvenile Kyphose) **5.** bei Osteoporose* (senile Kyphose, z. B. bei osteoperotischer Fraktur)

Kyphoskoliose

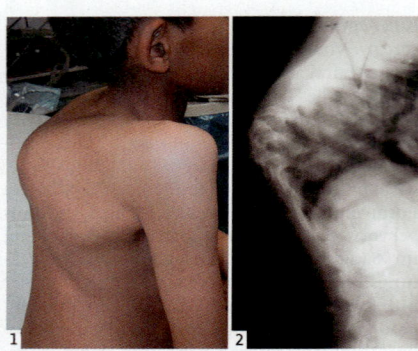

Kyphose: Gibbus der Wirbelsäule bei einem 9-jährigen Jungen mit Knochentuberkulose; 1: klinischer Befund; 2: seitliches Röntgenbild der BWS.

6. nach Trauma (traumatische Kyphose) 7. als Gibbus oder Pott-Buckel mit spitzwinkliger, kurzstreckiger Knickung der Wirbelsäule z. B. bei tuberkulöser Spondylitis* (siehe Abb.) 8. nach Wirbelkörperfraktur (Wirbelfraktur*) 9. bei Kümmel-Verneuil-Krankheit.

Klinik:
- Fehlstellung der Wirbelsäule
- lokale Schmerzen
- evtl. neurologische Störungen
- Einschränkungen der Atmung (bei BWS-Hyperkyphose)
- ggf. kombiniert mit Skoliose* (Kyphoskoliose*).

Diagnostik: Messung an der BWS, z. B. mit Stagnara*-Kyphosewinkel.

Therapie: Je nach Grunderkrankung, z. B.
- Physiotherapie
- Korsett
- unter Umständen operative Aufrichtung und Stabilisierung durch Osteotomie bzw. Knochentransplantation im Rahmen einer Spondylodese* mit internem Fixationssystem, z. B. Haken-Stab-System (Harrington) oder Schrauben-Stab-System (Fixateur* interne).

Kyphoskoliose f: engl. *kyphoskoliosis*. Verstärkte Kyphose* mit simultaner seitlicher Verbiegung der Wirbelsäule (Skoliose*), meist im Bereich der Brustwirbelsäule (BWS). Die Kyphose (Krümmung der Wirbelsäule nach dorsal) ist oft durch die Skoliose-bedingte gleichzeitige Torsion der Wirbelsäule/der Wirbelkörper mit dadurch entstehendem Rippenbuckel nur vorgetäuscht.

Erkrankung:
- oft mit starker Deformierung des Brustkorbs („Kyphoskoliosethorax")
- dadurch Verringerung der Atemkapazität
- und Verlagerung von Herz und Lungenstrombahn mit: 1. pulmonalem Hypertonus 2. Rechtsherzbelastung 3. Herzmuskelhypertrophie („Kyphoskolioseherz").

Kystadenofibrom → Adenofibrom

Kystadenom n: engl. *cystadenoma*; syn. Kystom. Vom Epithel exkretorischer oder inkretorischer Drüsen ausgehendes Adenom* mit fortschreitender Erweiterung der Drüsenlumina (u. a. durch Sekretstauung). Bei Nachweis epithelialer Atypien ohne invasives Wachstum wird ein Kystadenom als Borderline*-Tumor bezeichnet.

Kystom → Kystadenom

L

L: Abk. für → Leucin
LAA: Abk. für engl. left atrial appendage → Herzohr
Labhardt-Stenose *f*: engl. *Labhardt's stenosis*. Ringförmige Stenose des oberen Scheidenabschnitts als Involutionserscheinung in der Postmenopause*.
Labhardt-Zeichen *n*: engl. *Labhardt's sign*. Klinisches, unsicheres Zeichen zur Bestimmung einer Schwangerschaft: bläulich-livide Verfärbung der Vulva und der Vagina in der Frühgravidität.
labial: syn. labialis. Zu den Lippen gehörend, die Lippen betreffend, lippenwärts.
Labia minora pudendi *n pl*: engl. *labia minora*; syn. Kleine Schamlippen. Paarige Hautfalten der weiblichen Geschlechtsorgane. Sie sind Teil der Vulva*.
Anatomie: Die kleinen Schamlippen umgeben den Scheidenvorhof (Vestibulum* vaginae). Ihre obere Kommissur befindet sich an der Klitoris* (Frenulum clitoridis), auf die sie beim Koitus* Zug ausüben. Die kleinen Schamlippen sind in Richtung des Damms durch das Frenulum labiorum pudendi verbunden. Die Größe der kleinen Schamlippen variiert stark. Sie sind außen stark pigmentiert und enthalten keinen Fettkörper. Meist beträgt ihre Länge ca. 2 cm. Sie können jedoch bis zu 6 cm lang sein. Dann kann von einer Labienhypertrophie gesprochen werden. Hormon*system, Alter und Heredität können einen Einfluss auf die Größe der Schamlippen haben.
Klinische Hinweise: Siehe Labia* pudendi.
Labia pudendi *n*: engl. *labia*; syn. Schamlippen. Paarige Hautfalten, als Teil der Vulva zum äußeren Genital zählend. Die großen Schamlippen verlaufen vom Mons* pubis zum Damm, die kleinen Schamlippen umgeben den Scheidenvorhof (Vestibulum* vaginae). Ihre obere Kommissur befindet sich an der Klitoris* (Frenulum clitoridis), auf die sie beim Koitus* Zug ausüben.

Labienriss *m*: engl. *labial laceration*. Geburtsverletzung mit Einriss der Schamlippen. Die Verletzung bedarf in der Regel der operativen Versorgung.
Labiensynechie *f*: Partielle oder komplette Adhäsion der Labia minora mit Verlegung des Introitus vaginae u. a. bei Vulvitis* und relativem Östrogenmangel des Kleinkindes und des Seniums. Verklebungen lösen sich spontan, meist während der Pubertät. **Häufigkeit:** 1,8 % der Mädchen, häufigstes Auftreten zwischen 3. Lebensmonat und 3. Lebensjahr.
Klinik:
– meist asymptomatisch
– Nachträufeln nach Miktion
– Bakteriurie, Harnwegsinfektionen.
Therapie:
– bei Beschwerdefreiheit: Beobachtung
– bei Beschwerden: lokale Applikation von Östrogen-Creme
– bei fehlendem Erfolg: manuelle Lösung in örtlicher Betäubung
– Vaseline zur Rezidivprophylaxe.
labil: engl. *labile*. Schwankend, unsicher, unbeständig, anfällig.
Labilität *f*: engl. *lability*. Allgemeine Bezeichnung für Störbarkeit sowie geringe Belastbarkeit seelischer oder körperlicher Art. Labilität ist kennzeichnend für viele Krankheitsprozesse, aber auch Zeichen einer noch nicht ausgebrochenen seelischen oder körperlichen Störung bei ansonsten gesund wirkenden Menschen.
Labium fissum → Lippenspalte
Labordiagnostik, umweltmedizinische *f*: Diagnostische Verfahren der Umweltmedizin* zum Nachweis einer (pathologischen) Belastung durch Substanzen aus der Umwelt. Neben allgemeinen Laboruntersuchungen gehören zur Diagnostik die Messung potenziell schädlicher Stoffe (z. B. Asbest*, Quecksilber*) sowohl im Körper (Blut, Urin) als auch direkt in der Umwelt, beispielsweise in der Umgebungsluft.
Laborwerte → Referenzbereiche
Labyrinthausfall, akuter: engl. *acute vestibular failure*; syn. Akute periphere Vestibulopathie. Akuter einseitiger Ausfall des Vestibularapparats*. Die klinisch verbreitete Bezeichnung Neuropathia bzw. Neuritis vestibularis ist pathogenetisch nicht korrekt.
Ursachen: Die Ursache ist unklar. Folgende Faktoren können vermutlich eine Rolle spielen:
– Störung der Mikrozirkulation
– Autoimmunkrankheit
– direkte (entzündliche) Schädigung von Anteilen des Gleichgewichtsorgans bei Infektionen im Kopfbereich
– evtl. Ablösung der Cupula von der Wand des Bogengangs, z. B. bei Dehydratation.
Klinik:
– akut einsetzender heftiger Schwindel* (im engeren Sinn Drehschwindel), der übergehen kann in einen Tage bis Wochen anhaltenden Dauerschwindel, der durch Bewegung verstärkt wird
– starke Übelkeit
– Erbrechen
– Nystagmus
– Hörstörungen fehlen.
Diagnostik:
– Spontannystagmus zur Gegenseite (mit rotatorischer Komponente)
– herabgesetzte bis erloschene thermische Erregbarkeit
– Gleichgewichtsprüfungen*.
Therapie: Behandelt wird symptomatisch mit Antivertiginosa*.
Labyrinthektomie *f*: Operative Entfernung der Gleichgewichtsorgane im Innenohr*, z. B. zur Behandlung des Schwindels bei therapieresistentem Morbus Menière*. Diese Methode ist nur bei gleichzeitiger Taubheit* geeignet, da

das Gehör bei der Labyrinthektomie nicht erhalten werden kann.

Labyrinthfunktionsprüfungen → Gleichgewichtsprüfungen

Labyrinthhydrops m: engl. *endolymphatic hydrops*; syn. Endolymphhydrops. Vermehrte Ansammlung von Endolymphe* mit nachfolgender Dehnung und Ausweitung der endolymphatischen Räume des Labyrinths (Innenohr*) unklarer Ätiologie. Klinisch zeigen sich Hörstörungen und Schwindel*. Der Labyrinthhydrops ist ein typischer Befund bei Menière*-Krankheit.

Labyrinthitis f: Entzündung des Labyrinths, entweder umschrieben oder diffus. Die Behandlung richtet sich nach der Ursache.

Formen:
- umschriebene Labyrinthitis durch Arrosion des lateralen Bogengangs bei Cholesteatom* des Mittelohrs mit den Symptomen: 1. Schwindel 2. Reiznystagmus zur betroffenen Seite 3. Fistelsymptom
- diffuse Labyrinthitis: 1. seröse Form bei akuter Otitis* media, bedingt durch Toxinübertritt ins Innenohr: I. mit den Symptomen Drehschwindel, Reiznystagmus, Übelkeit, Erbrechen, Hörminderung, Tinnitus II. behandelt wird mit Parazentese, evtl. Mastoidektomie 2. eitrige Form bei Mastoiditis*, chronischer Otitis* media oder eitriger Meningitis*: I. mit den Symptomen starker Drehschwindel, Ausfallnystagmus zur gesunden Seite, rasche Ertaubung II. behandelt wird mit Antibiotika i. v. oder operativen Maßnahmen nach Befund.

Labyrinthreflexe m pl: engl. *labyrinth reflexes*; syn. Vestibularreflexe. Von Rezeptoren im Innenohr ausgelöste Reflexe, die der Erhaltung des Gleichgewichts dienen und deren Reflexantwort von der Extremitäten- und Rumpfmuskulatur sowie den Augenmuskeln umgesetzt wird.

Labyrinthschwindel → Schwindel

Labyrinthstellreflex m: engl. *labyrinthine righting reflex*; Abk. LSR. Frühkindlicher Reflex: Er dient dem Einstellen des Kopfes in eine physiologische Position mit dem Scheitel nach oben und dem Blick nach vorn (Kopfheben in Bauchlage ab dem 2. Monat, in Rückenlage ab dem 4.–6. Monat).

Klinik: Frühkindliche Reflexe werden gleich nach der Geburt und im Rahmen der weiteren Vorsorgeuntersuchungen zur Beurteilung der kindlichen Entwicklung geprüft. Das Fehlen des Reflexes kann ein Hinweis auf eine neurologische Störung sein.

Lac n: engl. *milk*. Milch.

Lachen n: engl. *laughter*. Laut Volksmund „die beste Medizin", wissenschaftlicher Gegenstand der Gelotologie (von griechisch γέλως gélōs „das Lachen"). Lachen ist ein angeborenes Ausdrucksverhalten des Menschen, mit komplexen positiven Effekten auf Physiologie, Psychologie und Sozialverhalten (vgl. Humor*).

Hintergrund: Lachen ist die natürliche Reaktion eines gesunden Menschen auf komische oder erheiternde Situationen. Bereits Darwin beschrieb im Gegensatz zum Lächeln die typischen, lauten und rhythmischen Phasen der Exspiration, unterbrochen von einer tiefen Inspiration. Beim echten Lachen sind die Augen beteiligt (M. orbicularis oculi). Ab dem 3. Lebensmonat setzt die Fähigkeit zu lachen ein. Am häufigsten taucht Lachen im Alltag im sozialen Miteinander auf, wo es der Stressminderung, der Abwendung von Konflikten und als Entlastungsreaktion nach überwundenen Gefahren dient. Lachen wirkt schmerzlindernd, angstmindernd und vertrauensstiftend und hat daher eine zentrale Bedeutung in einer gelingenden Arzt-Patienten-Beziehung. Wichtige Pioniere der gesundheitsfördernden Humorforschung sind Michael Titze, Willibald Ruch und Eckart von Hirschhausen. „Das Leben hört auf komisch zu sein, wenn wir sterben. So wenig wie es aufhört ernst zu sein, wenn wir lachen." (G. B. Shaw).

Lachen, queres n: engl. *transverse grin*. Breites Verziehen des Gesichts bei beidseitiger Fazialisparese*.

Lachgas n: Farbloses, inexplosives, süßlich riechendes Gas (N_2O). Lachgas wird eingesetzt als Inhalationsanästhetikum (balancierte Anästhesie) sowie gemischt mit Sauerstoff* als Kurzzeit-Analgetikum, beispielsweise in der Geburtshilfe* und Zahnmedizin. Es wirkt gut analgetisch, aber nur schwach hypnotisch. Es zeigt negativ inotrope* und sympathomimetische Nebenwirkungen, ist aber nur gering atemdepressiv.

Lachman-Test m: engl. *Lachman's test*. Prüfung der vorderen Schublade (Schubladenphänomen*) in leichter Beugung des Kniegelenks (20°) zum Nachweis einer Insuffizienz des vorderen Kreuzbandes. Der Test ist positiv bei einer Schubladenbewegung > 5 mm im Seitenvergleich und bei weichem oder fehlendem Anschlag.

Lachschlag → Kataplexie
Lachtherapie → Gelotherapie
Lachzwang → Zwangsaffekt
Lackdragees → Filmtabletten

Lacklippen f pl: engl. *glazed lips*. Klinische Bezeichnung für knallrote, leicht glänzende Lippen, z. B. bei Leberzirrhose* oder Kawasaki-Syndrom.

Lacksprung m: engl. *lacquer crack*. Risse in der Bruch-Membran und im retinalen Pigmentepithel. Sie treten bei starker Myopie (ab −8 Dioptrien) auf. Lacksprünge sind als irreguläre Linien am hinteren Pol des Augenhintergrundes in der Fundoskopie sichtbar.

Lacktabletten → Filmtabletten
Lackzunge → Zunge
Lacrima f: engl. *tear*. Träne.
lactans: Stillend.

Lactobacillus m: Gattung grampositiver, sporenloser, unbeweglicher, fakultativ anaerober, kurzer oder langer Stäbchenbakterien der Familie Lactobacillaceae (siehe auch Bakterienklassifikation*). Lactobacillus ist wichtig bei der Herstellung von Milchprodukten und Sauerkraut sowie bei der Konservierung von Viehfutter. Der Vertreter Lactobacillus bifidus wird gängig als Bifidobacterium* bezeichnet.

Vorkommen:
- auf Pflanzen und Tieren, in Wasser und Abwasser
- einige Spezies gehören zur physiologischen Bakterienflora des menschlichen Oral- und Intestinaltrakts (in der Regel für den Menschen nicht pathogen)
- in der Vagina halten Lactobacillus acidophilus, Lactobacillus casei, Lactobacillus fermentum und Lactobacillus cellobiosus (sog. Döderlein-Vaginalstäbchen) ein saures Milieu aufrecht.

Lactoflavin → Vitamin B_2

Lactulose f: Synthetisches Disaccharid aus β-D-Galaktose und β-D-Fruktose* aus der Gruppe der Laxanzien*. Es kann von den Disacchariodasen* der Kolonbakterien, nicht aber der menschlichen Dünndarmmukosa gespalten werden. Lactulose wird bei Obstipation* und hepatischer Enzephalopathie* angewendet. Die Nebenwirkungen betreffen v. a. den Gastrointestinaltrakt.

Indikationen:
- Obstipation
- hepatische Enzephalopathie.

lacunaris: engl. *lacunar*. Buchten enthaltend.

LAD: Abk. für → Leukozytenadhäsionsdefekt

Ladung f: engl. *charge*. Im physikalischen Sinne Bezeichnung für Elektrizitätsmenge (elektrische Ladung) sowie für Kapazität (K) galvanischer Elemente (elektrische Kapazität), im physiologischen Sinne Bezeichnung für die Oberflächenladung der Zellmembran.

Physikalische Bedeutung:
- elektrische Ladung (Elektrizitätsmenge): Formelzeichen Q; SI-Einheit Coulomb* (C); $Q = C \times U$ (C = Kapazität in As, U = Spannung am Kondensator)
- elektrische Kapazität (Kapazität (K)) galvanischer Elemente: $K = I \times t$ (I = Entladestrom, t = Zeit), Einheit Amperestunde (Ah); 1 Ah = 3600 C.

LAE: Abk. für Lungenarterienembolie → Lungenembolie

Lähmung f: engl. *paralysis*; syn. Paralyse. Oberbegriff für die Minderung (Parese) bzw. den Ausfall (Plegie bzw. Paralyse) der Funktionen ei-

Lähmung

Kriterium	zentrale (sog. spastische) Lähmung	periphere (sog. schlaffe) Lähmung
Lokalisation der Schädigung	1. motorisches Neuron (von Hirnrinde über Pyramidenbahn bis zu motorischen Hirnnervenkernen bzw. Vorderhorn des Rückenmarks)	2. motorisches Neuron (Vorderhornzellen des Rückenmarks, vordere Wurzeln, peripherer Nerv bis motorische Endplatte)
Ruhetonus der Muskulatur	hyperton	hypoton
Muskeleigenreflexe	gesteigert	abgeschwächt oder erloschen
Muskelatrophie	keine	ja
Mitbewegungszeichen	ja	keine
Pyramidenbahnzeichen	ja	keine
Entartungsreaktion	keine	ja

nes Körperteils oder Organsystems. Im engeren Sinn wird darunter auch eine (neurologische) Minderung der motorischen und/oder sensiblen Funktionen eines Nerven verstanden. **Formen:**
- **motorische** Lähmung mit Bewegungseinschränkung bzw. Bewegungsunfähigkeit
- **sensible** Lähmung mit Herabsetzung, Fehlen oder Steigerung der Sensibilität (sog. quantitative Sensibilitätsstörung*)
- **psychogene** Lähmung als Pseudolähmung bzw. dissoziative Parese durch psychische Erkrankungen (z. B. Neurose*, somatoforme Störung*, Konversionsstörung*); Patienten mit psychogener Lähmung simulieren nicht, sondern empfinden sich im körperlichen Sinne als gelähmt.

Einteilung:
- nach Lokalisation der Schädigung (siehe Tab.): **1. zentrale** Lähmung (auch spastische Lähmung) mit Schädigung des 1. motorischen Neurons von der Hirnrinde über die Pyramidenbahn bis zu den motorischen Hirnnervenkernen bzw. dem Vorderhorn des Rückenmarks; durch erhaltene Muskeleigenreflexe im Rückenmark und fehlende hemmende Impulse aus dem Gehirn ist die Muskelgrundspannung erhöht (hyperton), das Babinski*-Zeichen ist positiv **2. periphere** Lähmung (auch schlaffe Lähmung) mit Schädigung des 2. motorischen Neurons von den Vorderhornzellen des Rückenmarks über die vordere Wurzel, den peripheren Nerv und die motorische Endplatte des Nervs; es werden nur noch wenige bis gar keine Bewegungsimpulse mehr zum Muskel geleitet
- nach Anzahl der betroffenen Gliedmaßen bzw. betroffener Körperregion: **1. Monoparese bzw. Monoplegie** mit einer unvollständig bzw. vollständig gelähmten Extremität (Arm oder Bein) **2. Hemiparese bzw. Hemiplegie** mit unvollständig oder vollständig gelähmter rechter oder linker Körperhälfte **3. Paraparese bzw. Paraplegie**, d. h. beide Arme oder beide Beine sind unvollständig bzw. vollständig gelähmt **4. Tetraparese bzw. Tetraplegie**, d. h. alle 4 Extremitäten sind unvollständig bzw. vollständig gelähmt.

Lähmung, myoplegische f: engl. *myoplegic paralysis*. Lähmung bei Erkrankung des Muskelgewebes (z. B. Myopathie*, Myositis*), in Zusammenhang mit Störungen der extra- und intrazellulären Kaliumverteilung (z. B. periodische hypokaliämische oder hyperkaliämische Lähmung, Bartter*-Syndrom) und als normokaliämische periodische Lähmung nach körperlicher Anstrengung, Alkoholkonsum, Einwirkung von Kälte oder Nässe und psychischem Stress.

Lähmung, phonische: engl. *phonic paralysis*. Stimmlippenlähmung bei Phonation.

Lähmungsschielen → Augenmuskellähmung

Lähmungswinkel → Peroneusschiene

Längendisparität → Disparität [Physiologie]

Längen-Höhen-Index m: engl. *length-height index*. Anteil der Schädellänge an der Schädelhöhe in Prozent als Maß für die Höhe des Gehirnschädels mit Normalwerten von 75–80 %. Die Schädelhöhe ist als Abstand vom vorderen Mittelpunkt des Foramen* magnum bis zum Bregma oder der großen Fontanelle des Säuglings zu messen.

Längenwachstum → Körpergröße

Längenwachstum → Wachstumsperioden

Längslage → Kindslage

Längsschnitt m: Chirurgischer Zugang parallel zur Körperlängsachse, z. B. Medianlaparotomie, Pararektalschnitt* und Transrektalschnitt.

Längsschnittstudie f: engl. *longitudinal study*; syn. Longitudinalstudie. Studie*, bei der dieselben Individuen im Zeitverlauf über mindestens 2 Zeitpunkte untersucht werden. Die Ziele von Längsschnittstudien sind Erfassung von Entwicklungs- und Veränderungsverläufen, Vorhersage von Störungen oder Therapieergebnissen, Identifikation von Risikofaktoren und Evaluation von Präventivmaßnahmen.

Längsschnittuntersuchung → Kohortenstudie

Lärm m: engl. *noise*. Unerwünschter Schall und Geräusche, die auf den Menschen störend, belästigend oder gesundheitsschädigend einwirken, z. B. verursacht durch Straßenverkehr, Flugzeuge und Industrie. Lärmschutz erfolgt durch Emissions- (Reduzieren der Schallerzeugung und -abstrahlung) und Immissionsschutz (Schutz gegen Einwirken von vorhandenem Schall, v. a. persönlicher Gehörschutz).

Klinische Bedeutung:
- mögliche Hörschäden ab ca. 85 dB(A)
- mögliche Schmerzreaktionen ab ca. 120 dB(A)
- Stressor* auf den Gesamtorganismus (sog. extraaurale Wirkung) über zentralnervöse Impulse. Zu den Stressreaktionen des zentralen und vegetativen Nervensystems zählen: 1. Blutdruckanstieg 2. Pupillenerweiterung 3. Ausschüttung von Katecholaminen und Kortisol 4. verminderte Magensaft- und Speichelproduktion 5. Anstieg der Atem- und Herzfrequenz 6. Veränderungen des Hirnstrombilds, der Muskelaktivität und des elektrischen Hautwiderstands 7. Störung des psychischen Wohlbefindens 8. Schlaf-, Leistungs- und Konzentrationsstörungen
- Behinderungen der Sprachverständlichkeit und der akustischen Orientierung ab ca. 70 dB(A)

Recht: Grenzwerte nach der Arbeitsstättenordnung:
- 55 dB(A) als Höchstbelastung bei überwiegend geistiger Tätigkeit
- 70 dB(A) bei überwiegend mechanisierter Tätigkeit
- 85 dB(A) als Obergrenze für alle sonstigen Tätigkeiten.

Von diesem Bereich an kann es bei regelhafter beruflicher Exposition zu Lärmschwerhörigkeit kommen. Ca. 30 % aller Verdachtsanzeigen auf Berufskrankheiten* betreffen Hörschäden. Besonders betroffen sind Berufstätige in der Metall- und Textilindustrie sowie im Tiefbau.

Lärmschwerhörigkeit → Hörminderung

Lärmschwerhörigkeit f: engl. *noise induced hearing loss*. Schädigung des Gehörorgans, besonders an den Haarzellen* (Innenohrschwerhörigkeit*), durch langfristiges Einwirken von Lärm* oder durch akustisches Trauma*. Die Lärmschwerhörigkeit ist eine häufige Berufskrankheit* (Nr. 2301). Vorsorgeuntersuchungen

Lärmtrommel

sind nach der Unfallverhütungsvorschrift „Lärm" vorgeschrieben. Im Audiogramm* zeigt sich eine typische C⁵-Senke bei ca. 4000 Hertz.

Lärmtrommel → Bárány-Lärmtrommel

Läsion f: engl. lesion; syn. Laesio. Schädigung, Verletzung, Störung.

Läuferknie → Bandsyndrom, iliotibiales

Läuse f pl: engl. lice; syn. Anoplura. Flügellose, stationäre, permanent ektoparasitische Insekten (Arthropoden*) mit stechend-saugenden Mundwerkzeugen und reduzierten Augen, die vom Blut von Säugetieren leben. Medizinisch relevant sind 3 nur beim Menschen vorkommende Arten (Menschenläuse, Pediculidae).

Einteilung:
– **Filzlaus:** Phthirus pubis, Schamlaus: 1. vorwiegend an Schamhaaren, Barthaaren, Augenbrauen und Wimpern, praktisch nie im Kopfhaar 2. Übertragung meist bei Geschlechtsverkehr
– **Kleiderlaus:** Pediculus humanus corporis, Körperlaus: 1. Eiablage v. a. an rauen Fasern, z. B. Wolle, selten auch an Körperhaaren
– **Kopflaus:** Pediculus humanus capitis (siehe Abb.): 1. Übertragung durch engen Körperkontakt (z. B. bei spielenden Kindern) 2. Absterben der abgefallene Nissen und Läuse, deswegen keine Infektionsquelle.

Klinische Bedeutung:
– Auslöser der Pediculosis pubis, corporis oder capitis (siehe Pedikulose*)
– Kleiderlaus potenzieller Überträger von Rickettsia, Bartonella und Borrelia recurrentis (z. B. für Rückfallfieber*, epidemisches Fleckfieber*, wolhynisches Fieber)
– Übertragung von Mensch zu Mensch durch Kontaktinfektion
– Bekämpfung: Läusemittel.

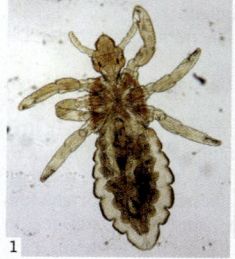 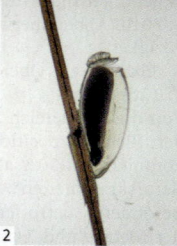

Läuse: 1: Kopflaus; 2: Nisse. [5]

Läusefleckfieber → Fleckfieber, epidemisches

Läuserückfallfieber → Rückfallfieber

Lävokardiografie f: engl. levocardiography. Darstellung der linken Herzhälfte mit Abbildung der Aorta im Rahmen der Angiokardiografie*. Siehe Abb.

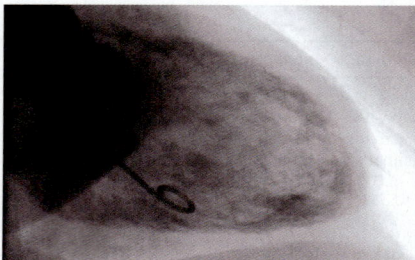

Lävokardiografie: Normbefund (Diastole). [13]

laevo-TGA → Transposition der großen Arterien

Lävulose → Fruktose

Lage → Kindslage

Lage → Positionsunterstützung

Lageanomalie f: engl. anomaly of presentation. Regelwidrige Geburtslage (Beziehung von Längsachse des Kindes zur Längsachse der Mutter), z. B. als Querlage* oder Schräglage.

Lageempfindung f: engl. posture sensation. Eine Qualität der Propriozeption*. Die Lageempfindung umfasst bei geschlossenen Augen die vorhandene Wahrnehmung der Lage der Extremitäten im Raum.

Lagenystagmus → Nystagmus

Lagereaktionen f pl: engl. postural reflexes. Reaktionen des Säuglings auf plötzlichen Wechsel der Körperlage mit typischen altersabhängigen Bewegungsmustern. Sie korrespondieren mit der erreichten Entwicklungsstufe. Die Prüfung der Lagereaktionen erfolgt zur Früherkennung einer zerebralen Koordinationsstörung.

Lagereflexe → Labyrinthreflexe

Lagerung, atemunterstützende f: Lagerungstechniken, die den Patienten bei Atemnot unterstützen (Herzbettlagerung*) oder über eine Dehnung des Brustkorbs eine Vergrößerung der Atemfläche und somit eine verbesserte Lungenbelüftung erzielen.

Formen: Lagerungen zur Unterstützung bei Atemnot:
– Oberkörperhochlagerung (Herzbett): Die Lagerung möglichst wechseln, da die unteren Lungenbezirke schlechter belüftet sind und erhöhte Dekubitusgefahr besteht.
– Kutschersitz*.

Lagerungen zur Verbesserung der Lungenbelüftung in bestimmten Bereichen der Lunge:
– A*-Lagerung
– V*-Lagerung
– T*-Lagerung
– Drehdehnlage*
– Halbmondlage*
– Bauchlagerung*.

Hinweis: Auch durch Positionswechsel des Körpers kann eine intensivere Belüftung unterschiedlicher Lungenbezirke erreicht werden.

Lagerungshilfsmittel n pl: engl. positioning aids. Hilfsmittel zur Positionsunterstützung* bei der Lagerung des Patienten, z. B. Keile, Lagerungskissen, Knie- und Nackenrollen, Halbrollen, Langrollen, Rückenstützen, Spezialauflagen und Schaumstoffquader zur Bettverkürzung oder Stufenbettlagerung.

Lagerungsprobe → Ratschow-Lagerungsprobe

Lagerungsschaden → Positionsunterstützung

Lagerungsschwindel m: engl. positional vertigo. Schwindel*, der durch Lagewechsel des Kopfes ausgelöst wird. Unterschieden werden benigner paroxysmaler Lagerungsschwindel* und zentraler Lagerungsschwindel als anhaltender Lagerungsschwindel infolge Hirnstamm- oder Kleinhirnläsion mit im Hallpike*-Test untypischem Nystagmus und evtl. weiteren Hirnstammsymptomen (Hirnstammsyndrome*).

Lagerungsschwindel, benigner paroxysmaler m: engl. benign paroxysmal positional vertigo (Abk. BPPV). Erkrankung des Vestibularapparates* mit anfallartig auftretendem lageabhängigem Schwindel* als häufigste Form der vestibulären Erkrankungen. Klinisch zeigen sich Drehschwindelattacken mit einer Dauer von ca. 1 Minute. Nach Diagnosestellung durch den Hallpike*-Test wird mit Lagerungsmanövern und -übungen oder selten chirurgisch therapiert.

Ursachen: Mechanische Irritation der Sensoren* eines Bogengangs des Vestibularapparats durch (traumatisch oder spontan abgelöste) flottierende bzw. selten an der Cupula ampullaris haftende Statolithen (sog. Kanalolithiasis bzw. Kupulolithiasis).

Therapie:
– Lagerungsmanöver (z. B. nach Epley oder Semont)
– Lagerungsübungen nach Brandt-Daroff
– selten operative Ausschaltung des Bogengangs.

Lagetyp des Herzens m: Durch Projektion der elektrischen Herzachse* definierte Position des Herzens im Thorax. Die Lage ist abhängig von anatomischer Herzachse, Myokarddicke und -ausdehnung sowie der kardialen Erregungsausbreitung und wird bestimmt durch Berechnung des Integralvektors (Summenvektor aus den Einzelvektoren) der QRS*-Komplexe in den Extremitätenableitungen* im Cabrera*-Kreis.

Einteilung: Siehe Abb. Abweichung vom Normaltyp u. a. bei Herzhypertrophie*, Herzdilatation* oder veränderter Erregungsausbreitung (nach Herzinfarkt*, Erregungsleitungsstörung*, Erregungsbildungsstörung*) mit Drehung der elektrischen Herzachse nach links (gegen den Uhrzeigersinn), rechts (im Uhrzeigersinn) oder aus der Frontalebene heraus (meist nach dorsal) in die Horizontalebene (Sagittaltyp).

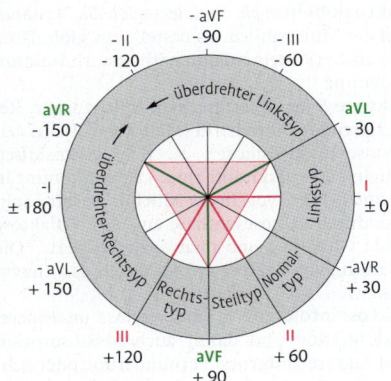

Lagetyp des Herzens: Cabrera-Kreis; aVL: augmented Voltage Left (Ableitung am linken Arm); aVR: augmented Voltage Right (Ableitung am rechten Arm); aVF: augmented Voltage Foot (Ableitung am Bein).

Lagewahrnehmung *f*: syn. vestibuläre Wahrnehmung. Durch visuelle, somatosensorische und vestibuläre Informationen erzeugte Lageempfindung. Die Lagewahrnehmung wird demnach aus mehreren verschiedenen Gebieten des Kortex* verarbeitet, da für die neuronalen Signale aus dem Vestibularapparat* kein direkter primärer vestibulärer Kortex existiert.

Lagophthalmus *m*: engl. *lagophthalmos*. Erweiterung der Lidspalte, sodass der Patient das Auge nicht schließen kann. Ein mechanischer Lagophthalmus wird durch narbige Verkürzung der Lider oder Exophthalmus* ausgelöst, ein paralytischer Lagophthalmus wird durch Lähmung des Schließmuskels der Lider bei peripherer Fazialisparese* verursacht. Mögliche Komplikation ist ein Ulcus* corneae.

LAH: Abk. für linksanteriorer Hemiblock → Hemiblock

Laientherapie *f*: engl. *paraprofessional therapy*. Therapieangebot bei psychischen Beeinträchtigungen durch ausgebildete oder nicht ausgebildete Laientherapeuten (Therapeut) oder auch Co*-Therapeuten. Diese oft sozialpsychiatrisch konzipierte, flankierende Maßnahme dient v. a. der alltäglichen Hilfe (Laienhilfe). Geschulte Laien bieten auch therapeutische Gespräche im Sinne der Gesprächspsychotherapie an.
Wirksamkeit: Metaanalysen empirischer Studien zeigen keine bedeutsamen Unterschiede zur professionellen Psychotherapie (Durlak, 1979; Hattie et al., 1984; Berman und Norton, 1985; Montgomery et al., 2010).

Laimer-Dreieck *n*: engl. *Laimer's triangle*; syn. Laimer'sches Dreieck. Muskelschwaches Dreieck an der Grenze zwischen Pharynx* und Ösophagus* unterhalb der Ringknorpelenge unterhalb der Pars fundiformis des M. cricopharyngeus (= M. constrictor pharyngis inferior). Im Gegensatz zum Killian*-Dreieck (oberhalb der Ringknorpelenge) sind Divertikel* hier selten.

Lakritze → Süßholz

Laktalbumin *n*: engl. *lactalbumin*. In Milch enthaltenes lösliches Protein* (M_r 14 000, 123 Aminosäuren* mit 4 Disulfidbrücken), das aufgrund reversibler Denaturierung extrem hitzestabil ist. Es ist in Muttermilch* (bis zu 25 % des Gesamtproteins) reichlicher vorhanden als in Kuhmilch. Als Bestandteil der Laktosesynthase spielt Laktalbumin eine wichtige Rolle.

Laktase → Disaccharidasen

Laktasemangel *m*: engl. *lactase deficiency*. Mangel von Laktase im Dünndarm mit resultierender Maldigestion von Laktose*. Diese kann nicht in ihre Bestandteile Glukose* und Galaktose zerlegt werden und gelangt, da nicht resorbierbar, in den Dickdarm. Symptome sind Durchfälle, Blähungen oder krampfartige Bauchschmerzen nach Verzehr von Milchprodukten. Laktosefreie Diät lindert die Beschwerden.
Einteilung:
– angeboren: autosomal-rezessiv erblich, selten völliges Fehlen der Laktase
– erworben: 1. primär erworben: genetisch determinierter vollständiger Verlust der Enzymaktivität im Dünndarm in früher Kindheit, Adoleszenz oder Erwachsenenalter (Laktoseintoleranz) 2. sekundär erworben bei Erkrankungen der Dünndarmschleimhaut (z. B. Morbus* Crohn, Zöliakie*).
Pathophysiologie: Im Dickdarm kommt es zur Fermentierung der von im Dünndarm nicht aufgespaltenen Laktose zu kurzkettigen Fettsäuren, Kohlendioxid und Wasserstoff mit nachfolgender osmotischer Diarrhö.

Laktasemangel: Laktosegehalt verschiedener Nahrungsmittel.	
Nahrungsmittel	Laktosegehalt (g/100 g)
Hartkäse	0,1–3,0
Butter	0,6
Schnittkäse	1–2
Speisequark	2,5–3,2
Joghurt	3,2
Sahne	3,3
Milch	4,5
fettarme Milch	4,8
Eiscreme	5,1–6,9
Kondensmilch	9–12,5

Klinik: Die Ausprägung der Symptomatik ist abhängig vom Ausmaß des Enzymverlustes, der aufgenommenen Laktosemenge, der Dünndarmtransitzeit sowie der Darmflora im Kolon. Typische Symptome sind:
– wässrige Diarrhö
– Meteorismus*, Flatulenzen
– Abdominalschmerzen.
Therapie:
– laktosefreie Ernährung
– Testen der Verträglichkeit von Milchprodukten mit unterschiedlichem Laktosegehalt
– ggf. orale Laktase-Substitution (z. B. auf Reisen oder im Restaurant, wenn eine laktosefreie Kost nicht garantiert ist; siehe Tab.).

Laktat *n*: engl. *lactate*; syn. Milchsäure. Stoffwechselprodukt der anaeroben Glykolyse und daher geeignet als Ischämie-Marker. Laktat wird in Muskulatur, Gehirn, Erythrozyten und Nebennierenmark gebildet.
Indikation zur Laborwertbestimmung:
– Verdacht auf (okkulte) Gewebshypoxämien
– Prognose und Verlaufsbeurteilung von Kreislaufschock und Vergiftungen
– Beurteilung des Säure-Basen-Haushalts
– Diagnose intestinaler Gefäßverschlüsse
– Verdacht auf fetale Sauerstoffmangel-Notsituationen
– Screeningtest bei Neugeborenen und Säuglingen mit Verdacht auf angeborene Stoffwechselstörungen
Bewertung: Vollblut oder Plasma, Kapillarblut:
– Hyperlaktatämien (moderate Erhöhungen): 1. erhöhte Muskelarbeit (Grand-mal-Anfall, Leistungssport) 2. Infusionen (Kohlenhydrate, Alkali) 3. Hyperventilation 4. intra- und postoperativ 5. Katecholamininfusionen
– Laktatazidose: 1. Sepsis, septischer Schock 2. Biguanid-assoziiert 3. intraabdominelle Gefäßverschlüsse 4. Organtransplantationen 5. Alkohol-, CO-Intoxikationen, Methanol-, Ethylenglykol-, Azetaminophen-Intoxikationen 6. akute Anämien 7. Therapie mit Isoniazid, Nikotinsäure, Laktulose 8. maligne Tumoren, Tumorlysesyndrom 9. HIV-Infektionen 10. Leberzirrhose
– hereditäre metabolische Störungen wie: 1. Glukoneogenese-Defekte 2. Pyruvat-Stoffwechselstörungen 3. Zitronensäurezyklus-Defekte.
Liquor:
– bakterielle oder virale Meningitis
– tuberkulöse Meningitis, Pilzmeningitis
– ischämischer oder hämorrhagischer Insult
– epileptischer Anfall, transitorische ischämische Attacke, Synkopen
– Hirntumoren, Gefäßerkrankungen des Gehirns.

Laktatazidose *f*: engl. *lactate acidosis*. Metabolische Azidose* durch Vermehrung von Laktat*

laktatazidotisches Koma

im Blut. Patienten zeigen Übelkeit, Bauchschmerzen, Hyperventilation* und Benommenheit bis hin zum laktatazidotischen Koma. Man behandelt die Ursache (z. B. Schocktherapie), außerdem wird die Azidose ausgeglichen sowie Flüssigkeit und Elektrolyte substituiert. Evtl. auslösende Medikamente (Biguanide) müssen abgesetzt werden.
Ursachen: Gewebshypoxie mit verstärkter anaerober Glykolyse*
– häufig im Zusammenhang mit lebensbedrohlichen Zuständen, z. B. bei: 1. Hypoxie (Lungenembolie*, Herzinsuffizienz*, Schock*) 2. Operationen 3. Diabetes* mellitus 4. schwerem Mangel an Thiamin* 5. neurologischen Erkrankungen (z. B. Myopathien*) 6. vermehrter Muskelarbeit 7. Krampfanfällen
– auch hereditär, z. B. bei Pyruvatdehydrogenasedefekt
– früher häufig unter Behandlung mit Biguaniden* (Metformin).

laktatazidotisches Koma → Laktatazidose

Laktatdehydrogenase f: Abk. LDH. Ubiquitär vorkommendes zytoplasmatisches Enzym*, das die Oxidation von Laktat* zu Pyruvat sowie die umgekehrte Reduktion katalysiert. LDH tritt bereits bei geringer Zellschädigung ins Plasma* über. Es sind 5 Isoformen bekannt (LDH-1–5), die sich aus den Untereinheiten H (Herz-Typ) und M (Muskel-Typ) zusammensetzen.

Referenzbereiche:
– Männer: < 248 U/l
– Frauen: < 247 U/l.

Bewertung: Erhöht bei:
– Erkrankungen der Leber, z. B. bei chronischem Alkoholkonsum
– Myokardinfarkt
– Traumata
– intestinaler Obstruktion
– malignen Tumoren*
– pulmonalen Erkrankungen wie Lungenembolie
– megaloblastärer Anämie*
– Kollagenosen*
– Muskeldystrophien*
– Entzündungen, z. B. infektiöse Mononukleose
– portaler Hypertension*
– Dermatomyositis, Polymyositis*.

Laktatdiagnostik f: engl. lactate diagnostics. (Sportmedizinische) Bestimmung der Konzentration von Laktat* im Blut bei unterschiedlichen Leistungen. Laktatdiagnostik dient der Leistungsdiagnostik und gezielten Trainingssteuerung, z. B. im Rahmen eines Stufentests* zur Bestimmung der aeroben Schwelle* und der anaeroben Schwelle*.

Laktation f: engl. lactation. Zusammenfassender Begriff für die Milchbildung (Synthese) und Milchsekretion durch die weibliche Brust in der Stillzeit.
Einteilung: Folgende Phasen werden unterschieden:
– **Laktogenese:** Vorbereitung der Brustdrüse auf die Milchproduktion in der Schwangerschaft durch Wachstum und Differenzierung der Drüsenläppchen; Auslöser sind steigende Hormonspiegel aus der Plazenta (Prolaktin, Relaxin und HPL (Human Placetal Lactogen))
– **Galaktogenese:** Milchbildung in der Brust durch Abfall der plazentaren Hormone nach der Geburt, verbunden mit dem sog. „Milcheinschuss" am 3.–4. Tag postpartal
– **Galaktopoese:** Abgabe der Milch und Aufrechterhaltung der Produktion durch den Saugreiz des Kindes an der Brustwarze (Mamille); hierdurch Ausschüttung von Oxytocin und Prolaktin.

Laktationsamenorrhö f: engl. lactation amenorrhea. Phase der Amenorrhö (Ausbleiben der Regelblutung) während der Stillzeit. Durch hohe Prolaktinspiegel wird die hypothalamisch-hypophysäre Achse gehemmt. Dies führt zu einer mangelnden Ausschüttung von FSH und LH sowie zu einer fehlenden Ovulation.

Laktationsatrophie des Genitale → Chiari-Frommel-Syndrom

Laktationshormon → Prolaktin

Laktationshyperinvolution des Uterus f: engl. lactation hyperinvolution of the uterus. Übermäßig starke Involutio* uteri bei sehr langem Stillen*.

Laktationsperiode f: engl. lactation period. Stillzeit, der Zeitraum der Milchbildung und -abgabe nach der Geburt.

Laktatstau m: engl. lactate accumulation. Anstieg der Laktatkonzentration in hypoxischem Gewebe infolge Milchsäuregärung (Gärung*).

Laktattest m: engl. lactate test. Sportmedizinisch kontrollierte Messung des Anstiegs von Laktat* (Milchsäure) im Kapillarblut (Entnahme an Ohr oder Finger) unter Anstrengung (Ergometrie*). Ziel ist die Feststellung der aktuellen Leistungsvermögens eines Sportlers, um daraus einen Trainingsplan zu erstellen. Bei Glykogenose Typ V (Muskelphosphorylasedefekt) fehlt der entsprechende Anstieg.

laktifer: engl. lactiferous. Milchführend; z. B. Ductus lactiferi.

Laktobezoar → Bezoar

Laktoferrin n: engl. lactoferrin. Rotgefärbtes Glykoprotein mit bakterizider und fungizider Wirkung. Es wird aus neutrophilen Granulozyten freigesetzt und bindet 2–6 Atome Eisen pro Molekül. Laktoferrin kommt in Muttermilch*, Nasen-, Bronchial- und Darmsekret (Stuhluntersuchungen) sowie in Tränenflüssigkeit vor. Der Referenzbereich liegt bei < 7 mg/kg Stuhl.

Laktogenese → Laktation

Laktoglobulin n pl: engl. lactoglobulin. Bestandteil der Muttermilch. Es besteht aus globulären Eiweißen (Proteinen) und enthält auch Immunglobuline.

Laktose f: engl. lactose; syn. Milchzucker. Reduzierendes Disaccharid (Maltosetyp 1) aus Galaktose und Glukose*, die β-1,4-glykosidisch miteinander verknüpft sind. Laktose kommt in α- und β-Form vor. In der Milchdrüse wird Laktose durch Laktosesynthase aus UDP-Galaktose und Glukose-1-phosphat synthetisiert. Die Spaltung von Laktose erfolgt durch das Enzym Laktase.

Laktoseintoleranz f: engl. lactose intolerance. Maldigestion und damit auch Malabsorption von Laktose* aufgrund Verminderung oder Fehlens des Enzyms Laktase in der Bürstensaummembran der Enterozyten. Bei Milchzuckerzufuhr kommt es zur Diarrhö. Laktose-Atemtest und ggf. molekulargenetische Untersuchungen sichern die Diagnose. Die Therapie besteht v. a. in laktosefreier oder -armer Diät.

Laktose-Toleranztest m: Testverfahren zur Diagnose eines Laktasemangels*, bei welchem der Abbau von Laktose* im Körper untersucht wird. Etablierte Verfahren sind der venöse Laktose-Toleranztest und der H_2-Laktose-Atemtest.

Laktosurie f: engl. lactosuria. Ausscheidung von Laktose im Urin, normal bei Schwangeren und im Wochenbett.

laktotrop: engl. lactotropic. Auf Milcherzeugung gerichtet.

laktotropes Hormon → Prolaktin

lakto-vegetarisch → Vegetarismus

Lallphase → Sprachentwicklung

Lalouette-Pyramide → Lobus pyramidalis

Lamaze-Geburtsvorbereitung f: syn. Geburtsvorbereitung nach Lamaze. Von F. Lamaze in den 1940er Jahren entwickelte Geburtsvorbereitungstechnik zur Ermöglichung einer natürlichen, möglichst frei von medizinischen Eingriffen stattfindenden Geburt. Im Vordergrund steht die Stärkung des Vertrauens der Gebärenden in ihre eigenen Fähigkeiten. Das Erlernen gezielter Atemtechniken, Bewegungen und Massagen unterstützt sie dabei.

Lambda-Zeichen n: engl. delta sign; syn. Delta-Zeichen. Im Ultraschall etwa ab der 11. SSW sichtbares Zeichen zur Bestimmung der Chorionizität* bei Mehrlingen. Das Lambda-Zeichen zeigt einen dreieckigen Anschluss des Amnions* an das Chorion* als Ausdruck einer getrennten Plazentation und damit dichorialer Mehrlinge. Bei monochorialen Mehrlingen findet sich das T-Zeichen. Siehe Abb.

Hintergrund:
– dichoriale Zwillinge: besitzen getrennte Fruchthöhlen und getrennte Plazenten
– monochoriale Zwillinge: besitzen eine gemeinsame Plazenta: 1. monochorial-diamni-

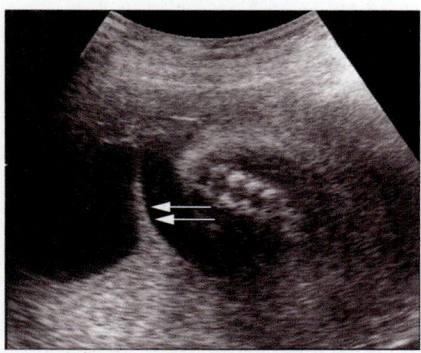

Lambda-Zeichen: Dreieckiger Anschluss der Amniontrennwand an das Chorion. [186]

ale Zwillinge besitzen getrennte Fruchthöhlen (Amnionhöhlen) **2.** monochorial-monoamniale Zwillinge besitzen eine gemeinsame Fruchthöhle.
Klinische Bedeutung: Das Lambda-Zeichen dient der Abschätzung möglicher Risiken bei Mehrlingsschwangerschaften. Monochoriale Mehrlinge haben u. a. ein erhöhtes Risiko für Störungen der fetalen Blutversorgung (fetofetales Transfusionssyndrom).
Lambert-Beer-Gesetz: engl. *Beer-Lambert law*. Proportionalität der Extinktion* (E) einer Lösung zur Konzentration (c) der darin gelösten lichtabsorbierenden Substanz und Schichtdicke (d) der Lösung mit Abhängigkeit vom molaren Extinktionskoeffizienten (ε): $E = \varepsilon \cdot c \cdot d$.
Lambert-Eaton-Rooke-Syndrom *n*: engl. *Lambert-Eaton syndrome*; syn. pseudomyasthenisches Syndrom. Als paraneoplastisches Syndrom* v. a. bei kleinzelligem Lungenkarzinom* oder im Rahmen von Autoimmunkrankheiten* vorkommendes neurologisches Krankheitsbild mit Muskelschwäche und vegetativen Störungen wie Mundtrockenheit. Nach Diagnosestellung mit EMG und dem Nachweis antineuronaler Autoantikörper* wird mit Amifampridin und entsprechend der Ursache mit Tumor- oder Immuntherapie* behandelt.
Lamblia intestinalis → Giardia lamblia
Lambliasis → Giardiasis
Lamella *f*: Dünnes Blättchen, Plättchen.
Lamellenknochen → Knochengewebe
Lamellenkörperchen → Vater-Pacini-Lamellenkörperchen
Lamina *f*: Blatt, dünne Platte, Schicht, z. B. Lamina epithelialis und Lamina propria mucosae (Schleimhaut*).
Lamina basalis → Basalmembran
Lamina basilaris ductus cochlearis → Basilarmembran
Lamina choroidocapillaris → Choroidea

Lamina cribrosa ossis ethmoidalis *f*: engl. *cribriform plate*; syn. Siebplatte. Medial gelegene horizontale Knochenplatte des Os ethmoidale, die in die Incisura ethmoidalis des Stirnbeins eingelagert ist und das Nasenhöhlendach vom Boden der vorderen Schädelgrube abgrenzt. Die Lamina cribrosa ist der Ort des Durchtrittes der Nn. olfactorii sowie von A. et N. ethmoidalis anterior.
Laminae albae → Kleinhirn
Lamina granularis isocorticis → Isokortex
Lamina limitans anterior et posterior corneae → Kornea
Lamina molecularis isocorticis → Isokortex
Lamina multiformis isocorticis → Isokortex
Lamina muscularis mucosae *f*: engl. *muscularis mucosae*. Schicht glatter Muskelzellen in der Schleimhaut* des Gastrointestinaltrakts* zwischen Lamina* propria und Tela* submucosa. Die Lamina muscularis mucosae ist eine Besonderheit des Gastrointestinaltrakts und dient der Eigenmotilität der Schleimhaut. Außerdem schützt sie, beispielsweise bei verschluckten spitzen Fremdkörpern.
Lamina propria mucosae *f*: syn. Lamina propria. Lockeres kollagenes Bindegewebe* unter dem Epithel* aller Schleimhäute, z. B. im Gastrointestinaltrakt* oder am respiratorischen* Epithel der Atemwege*.
Lamina pyramidalis isocorticis → Isokortex
Lamina superficialis fasciae cervicalis → Fascia cervicalis
Lamina suprachoroidea → Choroidea
Lamina vasculosa → Choroidea
Laminektomie *f*: engl. *laminectomy*. Vollständige Resektion eines Wirbelbogens (einschließlich des Dornfortsatzes) zur Freilegung und ggf. Druckentlastung des Spinalkanals.
Indikationen:
– zur operativen Freilegung spinaler (extradural, intradural oder intramedullär gelegener) Raumforderungen (z. B. Rückenmarktumor*, Hämatom, Empyem, dorsale Fragmente bei Wirbelfraktur*)
– seltener zur operativen Erweiterung einer interlaminären Fensterung* und damit besseren Darstellung des Operationsgebiets oder benachbarter Spinalwurzeln bei Nukleotomie*
– bei Spinalkanalstenose*.
Komplikationen: Wirbelsäuleninstabilität mit Kyphosebildung (siehe Postlaminektomiesyndrom*), daher Durchführung
– möglichst kurzstreckig
– oder einseitig (siehe Hemilaminektomie*)
– ggf. „osteoplastisch" mit Wiedereinsetzen und osteosynthetischer Fixierung resezierter Wirbelbögen.
Laminin *n*: Familie von Glykoproteinen der extrazellulären Matrix* (M_r 850 000–1 000 000).

Laminine sind Heterotrimere aus 3 über Disulfidbrücken verbundenen unterschiedlich kombinierten α-, β- und γ-Polypeptidketten. Die Dysfunktion von Laminin-2 ($\alpha 2\beta 1\gamma 1$) trägt zur Entstehung kongenitaler Muskeldystrophien* bei. Bisher sind 15 verschiedene Laminine bekannt.
Funktion:
– Hauptbestandteil von Basalmembranen* mit mehreren funktionellen Domänen, z. B. Bindestellen für Typ IV- und Typ I-Kollagen, Heparin, Integrine, Entactin, Perlecan und Dystroglykan
– Laminine mit $\alpha 2$-Polypeptidkette als Untereinheit tragen die Bezeichnung Merosine.
Laminoplastie *f*: engl. *laminoplasty*. Plastische Erweiterung des Spinalkanals von dorsal durch Entnahme des Wirbelbogens/der Wirbelbögen und Reimplantation unter Verwendung von Implantaten zur Verlängerung im Pedikelbereich und damit Erweiterung des Spinalkanals. Ein entsprechender Eingriff ohne Erweiterung ist die Laminotomie*.
Prinzip:
– operative Entnahme meist mehrerer Wirbelbögen (mit Dornfortsatz)
– Wiedereinsetzen der Wirbelbögen mit Interposition von autologem Knochen: **1.** z. B. aus dem Dornfortsatz **2.** oder durch alloplastische Implantate, mit zusätzlicher Instrumentierung, z. B. mit (Titan-)Miniplatten
– dadurch Vergrößerung des sagittalen Spinalkanal-Durchmessers (evtl. mit zusätzlicher seitlicher Ausfräsung).
Indikation: Spinalkanalstenose*, v. a. zervikal, um eine Instabilität mit Gefahr der Kyphoseentwicklung durch Laminektomie* zu vermeiden.
Laminotomie *f*: engl. *laminotomy*; syn. osteoplast. Laminektomie. Im Gegensatz zur Laminektomie* nur partielle Wirbelbogenresektion über eines oder mehrere Segmente zur Spinalkanaldekompression oder Entfernung einer unilateralen Raumforderung (z. B. Bandscheibenprolaps). Der Bogenanteil zwischen Gelenkfortsatz und Dornfortsatz (= Lamina) wird entnommen, die Gelenke bleiben intakt.
Lamivudin *n*: Virostatikum (Nukleosidanalogon) aus der Gruppe der nukleosidischen Reverse*-Transkriptase-Inhibitoren. Lamivudin wird p. o. als Teil einer antiviralen Kombinationstherapie* bei HIV-Infektion und bei chronisch aktiver Hepatitis* B eingesetzt. Zu den häufigsten Nebenwirkungen zählen gastrointestinale Beschwerden, Fieber, Pankreatitis und Blutbildveränderungen.
Indikationen:
– HIV-Infektion als Teil einer antiviralen Kombinationstherapie*
– chronisch aktive Hepatitis* B.

Lamotrigin n: Antiepileptikum, das die Freisetzung von Glutamat* und Aspartat im Anfall hemmt. Lamotrigin wird eingesetzt als Zusatzbehandlung bei fokalen und generalisierten epileptischen Anfällen sowie zur Prävention depressiver Episoden* bei Patienten mit affektiven Psychosen* (Phasenprophylaktikum).

LA-MRSA → Methicillin-resistenter Staphylococcus aureus

Landau-Reflex m: engl. *Landau reflex*. Frühkindlicher Reflex mit Auftreten im 3. Lebensmonat und Rückbildung im 2. Lj. Hält man den Säugling in schwebender Bauchlage, hebt dieser den Kopf und streckt die Wirbelsäule. Die anschließende Kopfbeugung durch den Untersucher löst den Strecktonus und erzeugt eine Hüftbeugung.

Landessanitätsrat → Gesundheitswesen

Landkartenschädel → Langerhans-Zell-Histiozytose

Landkartenzunge → Lingua geographica

Landolt-Ringe m pl: engl. *Landolt rings*. Sehtestzeichen in Ringform mit einer Aussparung an einer von 8 möglichen Stellen, hinterlegt auf Tafeln zur Prüfung der Sehschärfe. Der Untersuchte muss angeben, an welcher Stelle sich die Aussparung jeweils befindet.
Indikation: Landolt-Ringe sind die einzigen genormten Sehzeichen (DIN EN ISO 8596) und für augenärztliche Gutachten sowie Sehtests im Rahmen der Fahrerlaubnisverordnung vorgeschrieben.

Landry-Paralyse f: engl. *Landry's paralysis*; syn. Paralysis spinalis ascendens acuta. Akute Verlaufsform des Guillain*-Barré-Syndroms mit schnell aufsteigenden schlaffen Paresen*, Beteiligung der kaudalen Hirnnerven sowie frühen Atemstörungen durch Zwerchfellbeteiligung mit rascher Intubationspflicht.

Landsteiner-Regel f: engl. *Landsteiner's rule*. Blutgruppenserologische Grundregel, nach der bei jedem Menschen nur diejenigen Isoagglutinine* auftreten, die nicht mit den AB0-Blutgruppen der eigenen Erythrozyten korrespondieren.

Langenbeck-Wundhaken m: engl. *Langenbeck retractor*. Breiter, langer, stumpfer Wundsperrhaken mit rechtwinklig abgebogenem Blatt in verschiedenen Größen. Da er atraumatisch ist, kann er vielfältig, auch an parenchymatösen Organen wie der Schilddrüse* oder z. B. in der Gefäßchirurgie zum Weghalten von Weichteilstrukturen eingesetzt werden. Siehe Abb.

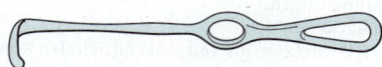

Langenbeck-Wundhaken

Langerhans-Inseln f pl: engl. *Langerhans' islets*; syn. Insulae pancreaticae. Endokrine Anteile des Pankreas*. Die Langerhans-Inseln liegen zwischen den exokrinen Anteilen des Pankreas und bestehen jeweils aus mehreren Tausend großen, epitheloiden, hormonproduzierenden Zellen. Diese sezernieren Insulin*, Glukagon*, Somatostatin* und pankreatisches Polypeptid*. Die stark vaskularisierten und innervierten Inseln haben ihre höchste Dichte im Pankreasschwanz.

Langerhans-Zellen f pl: engl. *Langerhans' cells*. Insbesondere im tiefen Stratum spinosum der Epidermis* gelegene, u. a. durch Goldimprägnation histologisch darstellbare dendritische Zellen* mesenchymaler Herkunft mit phagozytotischen Fähigkeiten. Langerhans-Zellen gehören dem Monozyten*-Makrophagen-System an und vermitteln u. a. die Antigenpräsentation bei epikutaner Sensibilisierung mit Interleukin-1-Produktion.

Langerhans-Zell-Histiozytose f: engl. *Langerhans' cell histiocytosis*; syn. Klasse-I-Histiozytose. Durch klonale Proliferation dendritischer Zellen (mit Phänotyp wie Langerhans*-Zellen) gekennzeichnete Erkrankung unklarer Ätiologie mit malignen sowie nicht malignen Charakteristika und variablem Verlauf. Die Diagnose wird bioptisch gesichert. Die Behandlung ist abhängig von der Lokalisation und umfasst lokale, chirurgische und medikamentöse Maßnahmen. Die Prognose ist uneinheitlich.

langer Knochen → Os longum

Langer-Linien f pl: engl. *Langer's lines*; syn. Lineae distractiones. Durch den Verlauf von Kollagenfasern und elastischen Fasern in der Haut* hervorgerufene Linien der geringsten Dehnbarkeit. Die Langer-Spaltlinien stehen senkrecht zu den Hautspannungslinien. Chirurgische Hautschnitte sollten aufgrund der geringeren Hautspannung in Richtung der Langer-Linien erfolgen, um ein Auseinanderklaffen der Wundränder zu vermeiden.

Langhans-Zellen f pl: engl. *Langhans cells*. Begriff mit mehreren medizinischen Bedeutungen, einmal unterhalb der Synzytiumschicht des Trophoblasten gelegene innere Schicht isoprismatischer, deutlich voneinander abgrenzbarer, heller Epithelzellen verschiedener Differenzierungsgrade (Langhans-Zellschicht, Zytotrophoblast*), zum anderen Riesenzellen mit mehreren randständigen Kernen in den Granulomen* bei Tuberkulose*, Lepra*, Sarkoidose* und Syphilis*.

Langlebigkeit f: engl. *longevity*. Begriff aus der Soziologie und Sozialmedizin, der die Eigenschaft einer Person, einer Familie oder eines Bevölkerungsanteils beschreibt, im Vergleich mit der Gesamtbevölkerung überdurchschnittlich lange am Leben zu bleiben. Das hohe Alter wird als Hochaltrigkeit bezeichnet.

Langzeitbeatmung f: engl. *long-term ventilation*. In der Intensivmedizin angewendete invasive Beatmung*, die länger als 48 Stunden und möglicherweise bis Jahre andauert. Indikation ist eine respiratorische Insuffizienz*, beispielsweise bei Lähmung der Atemmuskulatur oder bei einem Acute Respiratory Distress Syndrome (ARDS). Oft wird die Indikation zur Tracheotomie* gestellt (Langzeitbeatmung > 14 Tage).
Komplikationen:
- Ulzerationen der Trachealschleimhaut durch Cuffdruck (siehe Cuff*)
- Tracheastenose*
- nosokomiale Respirator-assoziierte Pneumonie*: 1. meist durch Erreger der endogenen oropharyngealen Flora: Enterobacteriaceae*, Staphylococcus* aureus 2. cave: Multiresistenz, z. B. bei MRSA oder bei mikrobiologischer Kontamination, z. B. durch multiresistente Pseudomonas* aeruginosa in Vernebler.

Langzeit-Blutdruckmessung → Blutdruckmessung, nichtinvasive

Langzeit-EKG n: engl. *long-term electrocardiography*. Registrierung eines (Oberflächen-)EKG* über einen Zeitraum von meist 24–48 Stunden zur Diagnostik von Herzrhythmusstörungen*, Synkopen, Palpitationen sowie zur Überwachung einer antiarrhythmischen Therapie. Die ST-Streckenanalyse zur Detektion myokardialer Ischämien (nächtliche Angina pectoris, stumme Myokardischämie) ist infolge hoher Artefaktanfälligkeit weniger zuverlässig als Belastungstests.
Formen:
- kontinuierlich: 1. stationär v. a. mit Monitor, auch durch Telemetrie 2. ambulant v. a. mit tragbarem batteriebetriebenem Aufzeichnungsgerät (Holter im engeren Sinn, ggf. subkutan implantierbarer Loop-Recorder)
- diskontinuierlich: (ggf. subkutan implantierbarer) Event-Recorder zur selektiven Aufzeichnung von EKG-Ereignissen von mehreren Minuten Dauer und der Möglichkeit zur telemetrischen Übertragung.

Langzeitgedächtnis n: engl. *long-term memory*. Informationstheoretische Modellvorstellung des zentralen und umfangreichsten Gedächtnisspeichers, der Informationen aus dem Arbeitsgedächtnis* langfristig speichert, die bei Bedarf wieder abgerufen werden können. Das Langzeitgedächtnis kann Gedächtnisinhalte (Sinneswahrnehmungen, Bewusstseinsinhalte, Kenntnisse, Fertigkeiten) von unbegrenzter Kapazität und Behaltensdauer speichern, die nicht bewusst im Gedächtnis* gehalten werden müssen.
Einteilung:
- **deklaratives** bzw. **explizites Gedächtnis:** Es speichert durch explizites Lernen erworbene, bewusste, verbalisierbare Erinnerun-

gen an Fakten und Kenntnisse. Es wird in semantisches (kontextunabhängiges Sach-und Faktenwissen, Bildung) und episodisches Gedächtnis (Erinnerung an Ereignisse des persönlichen und öffentlichen Lebens in Verbindung mit dem zeitlichen und räumlichen Kontext ihrer Aufnahmesituation) unterteilt.
– **nichtdeklaratives** bzw. **implizites Gedächtnis**: Es speichert durch implizites Lernen erworbene, meist unbewusste und nicht oder unvollständig verbalisierbare motorische Fertigkeiten und Handlungsroutinen, die im prozeduralen Gedächtnis (motorische Fertigkeiten, Wahrnehmungs-, Denk- und Handlungsroutinen, konditionierte Abläufe, Priming, Erwartungen) abgelegt sind.

Langzeitpflege f: engl. *long-term care*. Dauerhafte Betreuung und Versorgung von pflegebedürftigen oder behinderten Menschen in einer Einrichtung des Gesundheitswesens (Langzeitpflegeeinrichtung) oder durch einen ambulanten Pflegedienst. Die Langzeitpflege wird im Sprachgebrauch auch mit Langzeitbetreuung gleichgesetzt.

Langzeittherapie f: engl. *long-term therapy*. Nach erfolgreicher Behandlung oder Abklingen einer akuten Krankheitsphase folgende langfristige Behandlung zur Aufrechterhaltung der Remission*. In der Psychotherapie wird der Begriff auch für längere Therapien (60 bis 300 Therapiesitzungen) verwendet, die nachhaltige Veränderungen struktureller Persönlichkeitsmerkmale (psychodynamische Psychotherapie*) oder Überwindung von tiefgreifenden Fertigkeitendefiziten (Verhaltenstherapie*) anstreben.
Formen:
– pharmakologische Langzeittherapie: z. B. bei Schizophrenie mit Neuroleptika oder bei bipolarer Störung mit Lithium (Phasenprophylaxe; Stimmungsstabilisatoren)
– psychotherapeutische Langzeittherapie entsprechend der Psychotherapie*-Richtlinie: **1.** Verhaltenstherapie (60–80 Stunden) **2.** tiefenpsychologisch fundierte Psychotherapie (60–100 Stunden) **3.** analytische Psychotherapie (160–300 Stunden) **4.** längere Therapie (> 60 Therapiesitzungen): Nachweis eines größeren Therapieeffektes fehlt bisher.

Langzugbinde f: Dauerelastische Stütz- und Kompressionsbinde aus Polyamid und umsponnenen Gummi- oder Polyurethanfäden mit einer Dehnbarkeit > 150 %. Die Binde zieht sich nach Ausdehnung wieder kräftig in die ursprüngliche Lage zurück. Daher ist der Ruhedruck hoch und der Arbeitsdruck* gering.
Hinweis: Wegen der Gefahr von arteriellen Durchblutungsstörungen ist die Langzugbinde als Kompressionsverband ungeeignet und darf nur bei spezieller Therapie verordnet und nicht über Nacht belassen werden.

Langzyklus m: engl. *long cycle*. Form der hormonalen Kontrazeption* mit ununterbrochener Einnahme oraler Kontrazeptiva (Östrogen-Gestagen-Einphasenpräparat) über 42, 63 oder 84 Tage und anschließender 7-tägiger Pause. Dadurch wird die kontrazeptive Sicherheit gegenüber der monatlichen Einnahmepause erhöht. Das Auftreten einer Hormonentzugsblutung erfolgt je nach Schema 4- bis 6-mal pro Jahr.
Indikationen: Z. B.
– Hypermenorrhö*
– Dysmenorrhö*
– prämenstruelles* Syndrom
– vom Menstruationszyklus abhängige (z. B. Endometriose, polyzystisches Ovarialsyndrom) oder beeinflusste Erkrankungen (z. B. Depression, Migräne, Asthma bronchiale, Eisenmangelanämie, Epilepsie)
– auch zur gewünschten Beeinflussung des Zyklus (z. B. bei Leistungssport oder Urlaub).

Lanthancarbonat: Phosphatbinder zur Prävention und Therapie einer Hyperphosphatämie* bei chronischer Niereninsuffizienz mit sekundärem renalen Hyperparathyreoidismus*. Nach oraler Einnahme verbindet sich das im Magen freigesetzte Lanthan-Kation mit Phosphat* und wird als Lanthanphosphat über den Stuhl ausgeschieden, wodurch die Phosphatresorption im Gastrointestinaltrakt deutlich reduziert wird.
Kontraindikation: Tabletten.
Nebenwirkungen:
– Kopfschmerzen
– Hypokalzämie*
– gastrointestinale Beschwerden wie Obstipation, Diarrhö, Dyspepsie, Blähungen, Übelkeit, Erbrechen und Bauchschmerzen
– Hyperparathyreoidismus*.
Kontraindikationen:
– Überempfindlichkeit gegen den Wirkstoff
– Hypophosphatämie
– schwere Obstipation
– Hypophosphatämie.

Lanugobehaarung f: engl. *lanugo*. Intrauterine Flaumbehaarung des Kindes. Die Lanugobehaarung nimmt mit fortlaufender Schwangerschaft immer mehr ab. Bei am Termin geborenen Kindern ist sie, wenn überhaupt, nur noch an den Schultern sichtbar. Sie wird als ein Parameter bei der Bestimmung der Reifezeichen bei Frühgeburten herangezogen (siehe Petrussa-Index).
Klinische Bedeutung: Kann auch unabhängig von der Neugeborenenperiode auftreten, im Zusammenhang mit psychiatrischen oder onkologischen Erkrankungen, die mit einem starken Gewichtsverlust einhergehen (z. B. Anorexia* nervosa).

Lanugohaare n pl: syn. Lanugo. Behaarung des Fetus*. Lanugohaare werden noch im Mutterleib fast vollständig ersetzt durch Vellushaare*.

Bei der Geburt* sind sie nur noch im Bereich der oberen Schulterpartie vorhanden. Der Rückgang der Lanugobehaarung gilt als ein Reifezeichen* des Neugeborenen.
Anatomie: Die Haarfollikel* von Lanugohaaren reichen nur bis in die Lederhaut (Dermis*). Sie sind wenig pigmentiert, kurz und dünn (ca. 5–20 µm).

Lanzette f: engl. *lancet*; syn. Blutlanzette. Lanzettförmiges Einmalinstrument mit einer nur wenige Millimeter langen ein- oder zweischneidigen Stahlklinge. Es dient zur Abnahme von Kapillarblut aus der Fingerbeere oder dem Ohrläppchen, zur Allergiediagnostik (Pricktest), zu Impfungen oder kosmetischen Behandlungen.

Lanz-Punkt m: engl. *Sonnenburg's point*; syn. Lanz-Sonnenberg-Punkt. Häufigste Abgangsstelle des Wurmfortsatzes (Appendix* vermiformis) am rechtsseitigen Drittelpunkt der Linie, die beide Darmbeinstachel (Lenzmann-Linie) verbindet. Bei einer akuten Appendizitis lässt sich hier häufig ein Druckschmerz auslösen. Der Lanz-Punkt gehört zu den diagnostisch verwendeten Appendizitis*-Druckpunkten. Siehe Rovsing*-Zeichen (Abb. dort).

LAO: Abk. für engl. *left anterior oblique* → Boxerstellung

Laparoschisis → Gastroschisis

Laparoschisis f: syn. Bauchspalte. Angeborener, paraumbilikaler, meist rechtsseitig neben dem Nabel gelegener Bauchwanddefekt unklarer Genese ohne Deckung, mit Organvorfall, v. a. von gelegentlich strangulierten und ödematösen Darmschlingen. Selten besteht eine Kombination mit Prolaps von Magen, Harnblase und innerem weiblichem Genitale. Die kinderchirurgische Therapie setzt unmittelbar postpartal ein. Siehe Abb. 1.
Fehlbildung: Vorkommen: Gynäkotropie, ca. 1 : 2000–5000 Lebendgeburten. Pathogenese: immer mit einer Nonrotation und gelegentlich mit Darmatresien vergesellschaftet, sonst keine bekannten Assoziationen. Komplikationen: Inkarzeration*, Volvulus*.

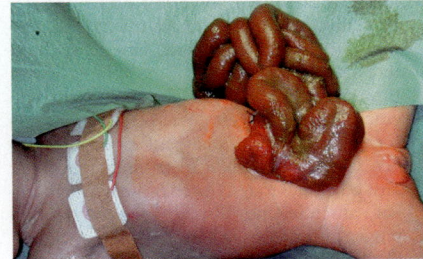

Laparoschisis Abb. 1: Ausgetretene Darmschlingen. [86]

Laparoskopie

Laparoschisis Abb. 2: Pränataldiagnostik (Ultraschall); 1: Uteruswand; 2: Fruchtwasser; 3: flüssigkeitsgefüllte Darmschlinge; 4: von Fruchtwasser umspülte Darmschlingen. [167]

Diagnostik: Pränatale Ultraschalldiagnostik (siehe Abb. 2).
Therapie:
- Entbindung in einem Perinatalzentrum mit angeschlossener Kinderchirurgie
- Erstversorgung mit sterilem Abdecken, Seitenlagerung, Magensonde
- Operation mit Rückverlagerung der prolabierten Organe, primärem Bauchwandverschluss, ggf. Bauchdeckenerweiterungsplastik; bei Unmöglichkeit der Rückverlagerung Aufbau eines Silos, z. B. durch Gore-tex-Membran.

Prognose: Letalitätsrate ca. 5 % infolge Strangulation und begleitender Darmfehlbildung wie Fehlrotation, Stenosen oder Atresien.

Laparoskopie f: engl. *laparoscopy*. Bauchspiegelung. Inspektion und Exploration der inneren Organe der Bauchhöhle und des Bauchfells mit speziellen, meist starren Staboptiken. Durch eine kleine Inzision in der Haut des Patienten und nach Einstechen eines Trokars* wird die Optik meist nach Gasinsufflation von CO_2 in die Bauchhöhle vorgeschoben.
Prinzip: Arbeitsschritte:
- Schaffung eines intraperitonealen Raumes zur Inspektion der Bauchorgane durch Relaxation der Bauchdecke unter Intubationsnarkose durch: 1. Anlage eines Pneumoperitoneums 2. Lift-Laparoskopie mit Anhebung der Bauchdecke durch ein mechanisches Liftsystem über Spreizer, Nachteil ist eine schlechtere Sicht.
- Einbringen der mit einer Videokamera und einer Lichtquelle versehenen Optik über den sogenannten Optiktrokar, außerdem Einbringen von chirurgischen Instrumentarien über zusätzlich eingesetzten sogenannten Arbeitstrokar, anschließend Durchführung von komplexen chirurgischen Eingriffen möglich.

Indikationen:
- diagnostische, explorative Laparoskopie: 1. zur Beurteilung von Bauch- oder Beckenorganen (Pelviskopie*) 2. im Rahmen des Stagings* zur Beurteilung der Ausbreitung einer Tumorerkrankung oder auch der Operabilität eines Befundes 3. dient auch der Gewinnung von Biopsien* oder Probeexzisionen
- therapeutische Laparoskopie zur Durchführung der minimal-invasiven Chirurgie* (MIC) in der Bauchhöhle.

Komplikationen: Die Komplikationsrate bei laparoskopischen Eingriffen liegt bei richtiger Indikationsstellung nicht höher als bei einem chirurgischen Eingriff durch Laparotomie. Spezifische Komplikationen sind:
- Hautemphysem: 1. CO_2-Insufflation in die Bauchdecke möglich bei Fehllage der Veresnadel oder des Trokars 2. ebenfalls Gasaustritt in die Bauchwand neben der peritonealen Einstichstelle eines Trokars möglich bei ausgedünnter bindegewebsschwacher Bauchdecke
- postoperativer Schulterschmerz
- kardiovaskulär: arterielle Hypotonie oder arterielle Hypertonie, Herzrhythmusstörungen (Bradykardie infolge vagaler Reizung durch peritoneale Distension).

Laparoskopie, internistische f: engl. *laparoscopy by an internist*. Diagnostisches Verfahren zur Inspektion der Bauchhöhle, vor allem zur Abklärung von Lebererkrankungen und zum Ausschluss einer Peritonealkarzinose. Heute als Minilaparoskopie in Analgosedierung mit Herz-Kreislauf-Überwachung üblich. Neben der Inspektion der inneren Organe dient die Methode auch zur Leber- oder Milzpunktion unter Sicht.
Prinzip: Bei der internistischen Laparoskopie wird die Bauchdecke mit insufflierter Luft (Lachgas) angehoben, um die Sicht im Abdomen durch die eingeführte Mini-Optik zu verbessern. Die *konventionelle* internistische Laparoskopie unterscheidet sich von der *Minilaparoskopie* durch die Einführung der Nadel im Unterbauch und die größere Menge an insufflierter Luft (bis zu 2,5 l). Vorgehen bei der Minilaparoskopie:
- nach Analgosedierung mit Pethidin und Midazolam (alternativ auch unter Propofol-Kurznarkose) Einführung einer Trokarhülse inklusive Nadel 2 Querfinger oberhalb und links lateral des Nabels
- zur Insufflation von Lachgas Anschluss eines Gasschlauchs seitlich an den Trokar; je nach Größe des Abdomens Insufflation von 500–1500 ml Gas
- zur Inspektion des Inneren des Bauchraums Entfernung der Nadel und Ersatz durch eine Mini-Optik
- Lagerung des Patienten im Idealfall auf einem Kipptisch, sodass er für die Inspektion von Leber, Gallenblase, Magenwand, Milz und Unterbauch in verschiedene Richtungen gekippt werden kann
- für die Punktion von Leber oder Milz Einführung eines weiteren Minitrokars inklusive Punktionsnadel und Entnahme der Biopsie(n) unter Sicht
- nach Abschluss der Untersuchung Entfernung der Optik aus dem Trokar und vorsichtige Desufflation des Gases durch Kompression des Abdomens
- Wundverschluss nach Herausziehen des Trokars mit einem Pflaster (bei größeren Trokaren evtl. Wundnaht).

Indikationen:
- Diagnose von Leberzirrhose, zuverlässiges Erkennen grobknotiger Zirrhosen
- unklare Lebererkrankungen
- Beurteilung einer Peritonealkarzinose*
- unklarer Aszites*
- Milzbiopsie.

Kontraindikationen: Absolute Kontraindikationen:
- schwere kardiorespiratorische Dekompensation
- obstruktive Cholestase
- bakterielle Peritonitis*.

Bei Thrombopenie oder Gerinnungsstörungen Substitution mit Thrombozytenkonzentraten* bzw. FFP.
Komplikationen:
- Darmperforation
- Blutung
- Bradykardien durch Vagusreiz, Kreislaufdestabilisierung.

Laparotomie f: engl. *laparotomy*; syn. Bauchschnitt. Operative Eröffnung der Bauchhöhle. Man differenziert hierbei je nach Schnittführung*, Ausdehnung und Lokalisation des Schnittes.
Formen: Formen der Laparotomie (L) werden differenziert nach:
- Lokalisation: u. a. Oberbauchquer-L, Median-L, pararektale L, L via Rippenbogenrandschnitt, L via Kaiserschnitt*
- Indikationsstellung: 1. explorative L: zur Exploration des Abdomens in einer Notfallsituation 2. Probelaparotomie*: zur Überprüfung der Operabilität, meist einer onkologischen Erkrankung
- Schnittlänge: konventionell großer Schnitt oder Minilaparotomie*, auch zur offenchirurgischen Platzierung eines Trokars zur laparoskopischen Operationstechnik.

Lappenoperation f: engl. *flap operation*. Operatives Verfahren, bei dem ein Mukoperiostlappen an Zähnen mit vertikaler Atrophie* bei fortgeschrittener chronischer Parodontitis* präpariert wird. Ziel ist die Herstellung einer gingivalen Morphologie zur Erleichterung der Mundhygiene, Reduzieren von Sondierungstiefen und Anwendung regenerativer Verfahren (z. B. gesteuerte Geweberegeneration*, Einbringen von Knochenersatzmaterial).

Prinzip:
- Granulationsgewebe entfernen
- Scaling* der Wurzeloberfläche unter Sicht zum Entfernen bakterieller Beläge (Konkremente, Zahnstein, Plaque)
- Wundverschluss durch Nähte.

Lappenplastik *f*: engl. *flap plasty*. Sammelbezeichnung für Operationstechniken der plastischen Chirurgie, bei denen nach Region, Zusammensetzung und Gefäßversorgung definierte Gewebeareale aus einem Spendergebiet gehoben und in einen Gewebedefekt verschoben oder übertragen werden.

Formen:
- regionale (gestielte) Lappenplastik unter Erhalt von Gefäß- und Nervenanteil (siehe Abb.), z. B. V*-Y-Plastik, Musculus-gastrocnemius-Lappen
- freie Lappenplastik mit Trennung und anschließender mikrochirurgischer Anastomose der Gefäße und Nerven, z. B. freier Musculus*-latissimus-dorsi-Lappen.

Lappenplastik, kombinierte *f*: Lappenplastik*, bei der 2 oder mehr ästhetische Einheiten involviert sind. Die Defektdeckung erfolgt durch eine Kombination von Lappenplastiken aus den jeweils zugehörigen ästhetischen Einheiten bzw. Regionen. Es handelt sich um eine Domäne der plastisch-rekonstruktiven Chirurgie, die sehr viel operative Erfahrung erfordert.

Lappenschnitt *m*: engl. *flap amputation*. Schnittführung bei Amputation* bzw. Exartikulation*. Durch Bildung eines unterschiedlich großen vorderen und hinteren Weichteillappens ergibt sich eine nicht über dem Knochenstumpfende gelegene Narbe, was eine gute prothetische Versorgung des Stumpfs ermöglicht.

Lappenzunge → Lingua lobata

Larrey-Hernie *f*: engl. *Larrey's hernia*. Seltene Form der Zwerchfellhernie*, bei der durch die sog. Larrey*-Spalte meist Omentum majus oder Querkolon prolabiert. Symptome sind u. a. retrosternale Schmerzen und Refluxbeschwerden. Nach Diagnostik mittels CT wird die Larrey-Hernie durch eine meist laparoskopische Operation mit einer Direktnaht oder (häufiger) mittels Kunststoffnetz versorgt.

Larrey-Spalte *f*: engl. *Larrey's cleft*; syn. Trigonum sternocostale sinistrum. Linksseitige Spalte zwischen Pars sternalis und Pars costalis des Zwerchfells*, durch die die Vasa epigastrica superiora hindurchtreten. Siehe Abb.

Larsen-Score *m*: Radiologischer Score zur Beurteilung der knöchernen Veränderungen bei Erkrankungen des rheumatischen Formenkreises. Man vergleicht Röntgenaufnahmen mit

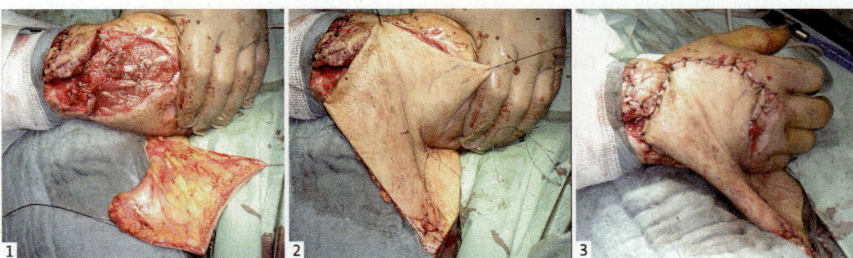

Lappenplastik: Defektdeckung am Handrücken durch Leistenlappen; 1: ausgedehnter Weichteildefekt mit freiliegenden Strecksehnen am Handrücken; 2: Situs nach Lappenhebung; 3: Situs nach Einnähen des gestielten Leistenlappens. [73]

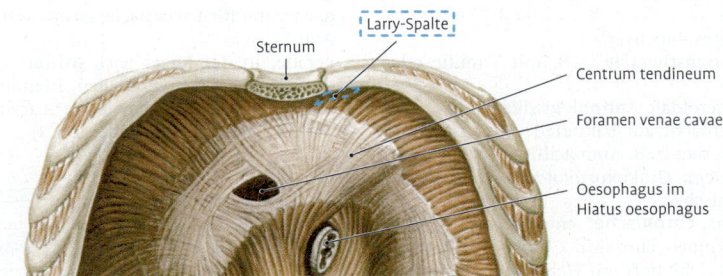

Larrey-Spalte: Zwerchfell (Diaphragma) von kaudal und ventral. Das Trigonum sternocostale, auch Larrey-Spalte genannt, befindet sich am Übergang der beiden Zwerchfellabschnitte und dient als Durchtrittspforte für die Vasa epigastrica superiora in die Bauchhöhle.

Normzeichnungen. In 6 Schweregraden werden hauptsächlich die erosiven Veränderungen berücksichtigt.

larvatus: engl. *masked*; syn. larviert. Versteckt, verkappt; z. B. Malaria oder Febris palustris larvata (Malariainfektion, die sich z. B. durch Neuralgie statt durch typischen Fieberanfall äußert).

Larve *f*: engl. *larva*. Frühes Entwicklungsstadium, z. B. bei Arthropoden* und Nematodes*.

laryngeal: Den Kehlkopf betreffend.

Laryngektomie *f*: engl. *laryngectomy*. Vollständige Kehlkopfentfernung mit Trennung von Luft- und Speiseweg bei lokal fortgeschrittenem Larynxkarzinom* oder ausgedehnten Pharynxkarzinomen. Die Atmung erfolgt dann nur noch über ein Tracheostoma. Sprechen ist nur mit einer Stimmprothese, elektronischen Sprechhilfen oder der erlernten Ösophagussprache möglich.

laryngicus: engl. *laryngeal*. Zum Kehlkopf gehörend.

Laryngitis: Entzündung des Kehlkopfs mit Heiserkeit, Hustenreiz, Stimmstörungen und Halsschmerzen. Die akute Laryngitis* wird v. a. durch Virusinfektionen, die chronische Laryngitis* durch exogene Noxen und eine Überbeanspruchung der Stimme ausgelöst. Eine seltene Form ist die phlegmonöse Laryngitis. Näheres siehe dort.

Laryngitis, akute *f*: engl. *acute laryngitis*; syn. Akute Kehlkopfentzündung. Entzündung der Kehlkopfschleimhaut mit Heiserkeit, Hustenreiz und Halsschmerzen. Die akute Laryngitis wird meist viral verursacht. Behandelt wird symptomatisch mit Stimmschonung, Inhalationen* und einer erhöhten Trinkmenge. Je nach Befund kommen auch Glukokortikoide* oder Antibiotika* zum Einsatz.

Erkrankung: Ursachen und Risikofaktoren:
- virale Infektionen (Parainfluenza*-Virus, Influenza*-Virus, Respiratory*-syncytial-Virus, Adenoviren)
- akute Extrembelastung („Party-Laryngitis")
- seltener bakterielle Infektion (am häufigsten Haemophilus influenzae) oder mykotisch (Soor).

Sonderformen:
- Krupp*-Syndrom (akute stenosierende obstruktive Laryngitis, Pseudokrupp)

- akute Laryngitis bei Diphtherie* (echter Krupp)
- Epiglottitis*: bakterielle Entzündung des Kehldeckels (Epiglottis).

Klinik:
- Heiserkeit
- (unproduktiver) Reizhusten
- Halsschmerzen und Dysphagie*
- bei stenosierender Laryngitis Dyspnoe*
- bei Epiglottitis* kloßige Sprache ohne Dysphonie*
- bei Krupp-Syndrom Stridor* mit bellendem Husten.

Therapie:
- Stimmschonung (kein Flüstern, kein Räuspern, kein Schreien)
- viel Trinken, um die Schleimhäute feucht zu halten
- absolutes Rauchverbot
- Inhalationstherapie (z. B. mit Kamille oder Salbei)
- nichtsteroidale Antiphlogistika
- bei Verdacht auf bakterielle Superinfektion Antibiotika (z. B. Amoxicillin)
- bei Ödem: Glukokortikoide als Spray oder systemisch.

Laryngitis, chronische: engl. *chronic laryngitis*; syn. Laryngitis chronica. Chronische Entzündung des Kehlkopfs mit Heiserkeit, Hustenreiz und Stimmstörungen. Die chronische Laryngitis wird v. a. ausgelöst durch exogene Noxen (Rauchen, chemische Dämpfe), eine Überbeanspruchung der Stimme oder kompensatorische Mundatmung*. Je nach Ursache reicht die Therapie vom Meiden des Auslösers über Stimmübungen bis hin zu operativen Eingriffen.

Therapie:
- Elimination exogener Noxen (z. B. Verzicht auf das Rauchen)
- nichtsteroidale Antiphlogistika*
- Glukokortikoide*
- logopädische Behandlung
- Behandlung der Grunderkrankung wie z. B. Protonenpumpenhemmer bei gastroösophagealer Refluxerkrankung oder Adenotomie* bei Rachenmandelhyperplasie.

Laryngitis subglottica → Pseudokrupp
Laryngitis supraglottica → Epiglottitis
Laryngofissur → Kehlkopfoperation
Laryngopathia gravidarum f: Hormonell bedingtes Stimmlippenödem mit Heiserkeit, Globusgefühl* oder Räusperzwang. Betroffen sind etwa 20 % aller Schwangeren ab dem 5. Schwangerschaftsmonat. Nach Entbindung kommt es zu einer spontanen Rückbildung. Außer Stimmschonung sind keine spezifischen Therapien notwendig.

Laryngophonie f: engl. *laryngophony*. Die über dem Kehlkopf auskultierbare Stimme*.

Laryngorrhagie f: engl. *laryngorrhagia*. Kehlkopfblutung, z. B. nach Kehlkopfoperation, bei Kehlkopfverletzung, als spontane Blutung infolge eines Kehlkopftumors oder als Komplikation bei Intubation*. Die Therapie erfolgt nach der Ursache.

Laryngoskop n: engl. *laryngoscope*. Instrument, meist aus Metall, zur direkten Laryngoskopie* im Rahmen der Intubation. Er besteht aus einem Handgriff mit Batterie bzw. Akkumulator sowie abnehmbarem Spatel unterschiedlicher Größe mit Lichtquelle an der Spitze zum Anheben der zur Seite genommenen Zunge für eine freie Sicht auf den Larynx.

Typen: Es gibt unterschiedliche Typen von Spateln:
- gebogen, in der Regel nach **Macintosh**: Standardspatel für Erwachsene (siehe Abb. 1 und Abb. 2)
- gerade, in der Regel nach **Miller**: Anwendung v. a. bei Neugeborenen, Kleinkindern, Alternativspatel bei schwieriger Laryngoskopie bei Erwachsenen (siehe Abb. 3)

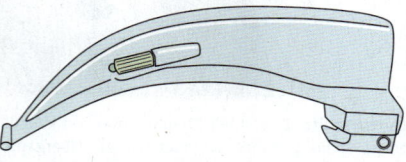

Laryngoskop Abb. 1: Macintosh-Spatel.

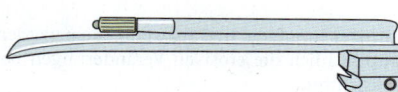

Laryngoskop Abb. 2: Miller-Spatel.

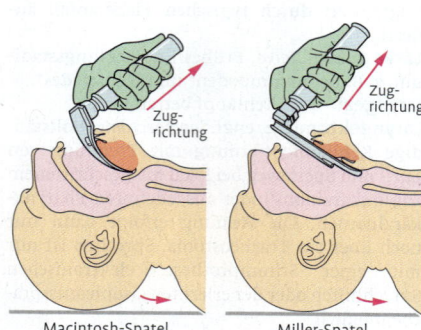

Laryngoskop Abb. 3: Sicht auf Larynx bei Anwendung des Macintosh-Spatel unter Epiglottis-Aufrichtung, bei Anwendung des Miller-Spatels unter Aufladung der Epiglottis.

- **McCoy**-Spatel: Epiglottis anhebbar durch Hebel am Handgriff und bewegliche Spatelspitze, Krümmung ähnlich wie bei Macintosh-Spatel
- **Dörges**-Spatel als universeller Spatel für alle Patientengruppen ≥ 10 kg KG mit Einführmarkierung auf Spatelblatt; im Vergleich zum Macintosh-Spatel Krümmung und Profilhöhe geringer.

Laryngoskopie f: engl. *laryngoscopy*. Instrumentelle Inspektion des Kehlkopfs. Die Laryngoskopie wird verwendet in der Anästhesie* bei der Intubation* und in der HNO zur Diagnostik.

Laryngospasmus m: engl. *laryngospasm*; syn. Spasmus glottidis. Krampfartige Kontraktion der Kehlkopfmuskulatur mit Einengung der Glottis, häufig psychogen. Ein Laryngospasmus ist mit Dysphonie* oder mit inspiratorischem Stridor und Zyanose verbunden, insbesondere bei Tetanie* im Kindesalter. Während der Narkoseeinleitung ist ein Laryngospasmus eine vital bedrohliche anästhesiologische Komplikation und somit ein Notfall.

Prävention und Therapie:
- laryngeale Manipulation möglichst vermeiden
- Einführung von Atemwegshilfen in tiefer Narkose unter ausreichender pharmakologischer Reflexdämpfung
- Beseitigung der Ursache unter hochdosierter Sauerstoffgabe
- falls die Beatmung unmöglich wird, Narkosevertiefung sowie ggf. Muskelrelaxierung und anschließende Intubation.

Laryngostroboskopie → Stroboskopie
Laryngotomie → Kehlkopfoperation
Laryngotyphus m: engl. *typhoid laryngitis*. Ulzerative Laryngitis bei Typhus* abdominalis. In manchen Fällen entwickelt sich in der Folge eine Kehlkopfstenose*.

Laryngozele f: engl. *laryngocele*. Luftgefüllte Schleimhautausstülpung des Ventriculus laryngis (Sinus Morgagni). Man unterscheidet eine äußere, innere und kombinierte Form bzw. eine angeborene und erworbene Form (Blasmusiker). Hauptsymptome sind Heiserkeit, Globusgefühl*, Dyspnoe* oder eine Halsschwellung. Untersucht wird mittels Laryngoskopie*, Palpation und evtl. CT. Eine Laryngozele wird operativ entfernt.

Larynx m: Kranialer Teil der Luftröhre mit der Doppelfunktion als Pförtner der unteren Atemwege* und Apparat der Stimmbildung. Er besteht aus einem Gerüst von Knorpeln, die durch Gelenke*, Bänder und Membranen beweglich verbunden sind. Stellung der Knorpel und Spannung der Bänder werden durch die quergestreiften Kehlkopfmuskeln reguliert.

Funktionen:
- verschließt die unteren Atemwege gegen den Pharynx* (Schluckakt*)
- Stimmbildung (Phonation*).

Anatomie: Die Kehlkopfhöhle (Cavitas laryngis) ist von Schleimhaut* ausgekleidet, die 2 paarige sagittal gestellte Falten bildet, 1 obere Plica* vestibularis (Taschenfalte) mit Flimmerepithel und 1 untere Plica vocalis (Stimmfalte) mit Plattenepithel*, in der das Lig. vocale (Stimmband) und der M. vocalis liegen.

Larynxkarzinom *n*: engl. *laryngeal carcinoma*; syn. Kehlkopfkrebs. Häufigster maligner Tumor* im Kopf-Hals-Bereich. Betroffen sind meist rauchende Männer. Histologisch handelt es sich in der Regel um ein Plattenepithelkarzinom*. Erstes Symptom ist meistens Heiserkeit. Behandelt wird operativ oder mit Radiochemotherapie*. Die 5-Jahres-Überlebenszeit reicht von 90 % (Glottiskarzinom) bis 40 % (subglottisches Karzinom).

Erkrankung: Lokalisation:
- etwa 60 %: glottisch (im Bereich der Stimmlippen)
- etwa 30 %: supraglottisch (im Bereich oberhalb der Stimmlippen)
- selten: subglottisch (unterhalb der Stimmlippen) oder transglottisch (Beteiligung aller 3 Etagen des Larynx).

Ätiologie:
- v. a. Tabakrauchen (6-fach erhöhtes Risiko, in Kombination mit Alkoholkonsum 30-fach erhöhtes Risiko)
- Alkoholkonsum
- Asbest (Berufskrankheit Nr. 4104)
- ionisierende Strahlung (Berufskrankheit Nr. 2402)
- HPV-16-Infektion

Klinik:
- Heiserkeit (über mehr als 2–3 Wochen)
- Schluckstörung
- Husten
- kloßige Sprache
- Fremdkörpergefühl
- Foetor ex ore
- blutiger Auswurf.

Therapie: Die Therapie erfolgt je nach Stadium und Ausdehnung des Tumors und Lymphknotenbefall (TNM-Klassifikation) sowie nach Allgemeinzustand des Patienten. Folgende Verfahren werden allein oder in Kombination angewendet:
- Teilresektion mit Laser oder chirurgisch (endoskopisch oder von außen)
- Strahlentherapie
- Chemotherapie, z. B. mit Cisplatin, Docetaxel und +/- Fluorouracil, häufig als Radiochemotherapie
- Immuntherapie (Cetuximab oder Checkpoint-Inhibitor Nivolumab als Zweitlinientherapie)
- Laryngektomie (immer bei subglottischen Tumoren)
- Neck Dissection (je nach Lymphknotenbefall, immer bei subglottischen Tumoren).

Rehabilitation:
- Stimmtraining durch Logopädie
- Schlucktraining
- Ersatzstimme nach Laryngektomie: 1. Stimmventilprothese 2. Ösophagusersatzstimme (Ruktusstimme, Rülps-Stimme), meist nur zur Überbrückung 3. elektronische Sprechhilfe.

Prognose: 5-Jahres-Überlebenszeit:
- supraglottische Tumoren je nach Stadium 40–80 %
- glottische Tumoren etwa 90 %, gute Prognose, da früh symptomatisch durch Heiserkeit und seltene Metastasierung
- subglottische Tumoren etwa 40 %.

Larynxmaske *f*: engl. *laryngeal mask*. Flexibler Tubus* meist mit aufblasbarem ovalem Silikonkörper, auch als Cuff* bezeichnet, der in aufgeblasenem Zustand den Raum um und hinter dem Kehlkopf ausfüllt und abdichtet. Im Vergleich zum Endotrachealtubus* bietet die Larynxmaske keinen sicheren Schutz vor Aspiration*. Sie ist weniger invasiv als der Endotrachealtubus.

Vorgehen: Platziert wird prälaryngeal (supraglottisch; siehe Abb. 1) in tiefer Narkose* (auch ohne Muskelrelaxation):
- Vorbereitung und Prüfung der erforderlichen Arbeitsmaterialien und des Mundstatus (zu entfernende Zahnprothesen)
- Lagerung des Patienten wie zur Intubation*, Patient in tiefer Narkose

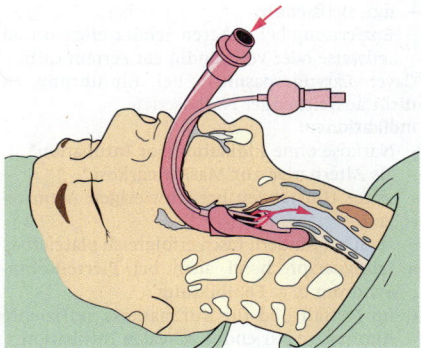

Larynxmaske Abb. 1: Larynxmaske korrekt platziert in prälaryngealer Lage. [118]

- meist Haltung der Larynxmaske wie Bleistift zwischen Zeigefinger (siehe Abb. 2) und Daumen der dominanten Hand
- Einführung atraumatisch mit vollständig entleertem Cuff unter kontinuierlichem Druck, initial in Richtung harter Gaumen, dann Spitze flach am Gaumen anliegend weiter entlang in Richtung posteriore Pharynxwand bis gestreckter Zeigefinger der gebeugten Hand vollständig am Tubus der Larynxmaske anliegend im Mund des Patienten versinkt und federnder Widerstand spürbar wird
- Cufffüllung mit zur Abdichtung minimal erforderlichem Luftvolumen
- Lagekontrolle unter Beatmung

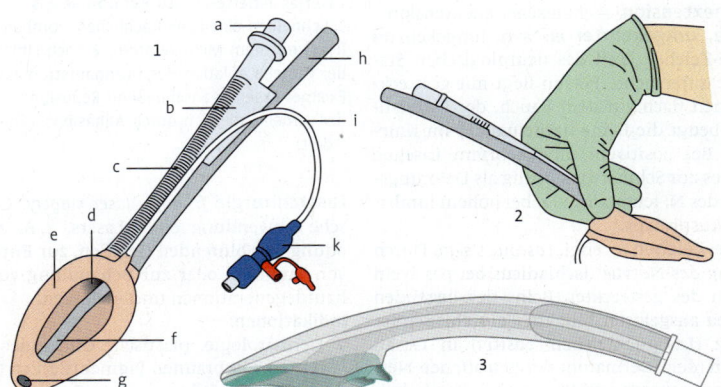

Larynxmaske Abb. 2: **1:** Larynxmaske der 2. Generation (zusätzlicher ösophagealer Drainagekanal) mit integriertem Beißschutz; a: Konnektor, b: integrierter Beißschutz, c: Beatmungslumen, d: distale Öffnung des Beatmungslumens, e: aufblasbare Manschette, f, h: ösophagealer Drainagekanal, g: distale Öffnung des ösophagealen Drainagekanals, i: Lumen zur aufblasbaren Manschette, k: Kontrollballon; **2:** Handhaltung bei der Einführung; **3:** gelartige Larynxmaske mit nicht aufblasbarer Manschette.

- ggf. Beißschutz
- Entfernung bei sicheren Schutzreflexen und teilweise oder vollständig entleertem Cuff.

Cave: Laryngospasmus* bei Einführung in nicht ausreichender Narkosetiefe.

Indikationen:
- Narkose ohne Indikation zur Intubation*
- als Alternative zur Maskennarkose*
- unter Umständen bei schwierigen Atemwegen
- auch bei Kindern rasch erfolgreich platzierbar
- erfolgversprechend auch bei Pierre-Robin-Syndrom o. a. Fehlbildung
- im Notfall und für Kurznarkose suffiziente Alternative zur endotrachealen Intubation.

Larynxstenose → Kehlkopfstenose

Larynxtubus *m*: engl. *larynx tube*. Form des Ösophagusverschlusstubus als alternatives extraglottisches Atemwegshilfsmittel* mit, im Gegensatz zum ösophagotrachealen Kombinationstubus*, nur einem Anschluss zur Beatmung. Der Larynxtubus wird insbesondere präklinisch im Notfall verwendet.

Vorteile:
- Fehlintubationsrate geringer als bei Endotrachealtubus
- Gefahr der Mageninsufflation geringer als bei Maskenbeatmung über Handbeatmungsbeutel
- Handhabung im Rahmen der präklinischen Notfallversorgung möglich auch bei eingeschränktem Zugang zum Patienten, z. B. bei eingeklemmter Person
- innerklinische Anwendung bei unerwartet schwierigen Atemwegen möglich.

Nachteil: Bei Kindern und Menschen mit Gesichtsdysmorphie ist ein Larynxtubus weniger rasch platzierbar als eine Larynxmaske*.

Laschenextension → Manschettenextension

Lasègue, umgekehrter *m*: syn. umgekehrtes Lasègue-Zeichen. Teil des neurologischen Status. Die untersuchte Person liegt mit gestreckten Beinen flach auf dem Bauch, der Untersuchende beugt die Beine nacheinander im Kniegelenk. Bei positivem umgekehrtem Lasègue kommt es zur Schmerzauslösung als Dehnungszeichen des N. femoralis, v. a. bei hohem lumbalem Diskusprolaps.

Lasègue-Zeichen *n*: engl. *Lasègue's sign*. Durch Dehnung des Nervus* ischiadicus bei passivem Anheben des gestreckten Beins des liegenden Patienten ausgelöster blitzartig einschießender Schmerz (Lasègue-Zeichen positiv) in Gesäß und Bein (dem Dermatom der betroffenen Nervenwurzel entsprechend), v. a. bei Bandscheibenvorfall*.

Laserablation *f*: engl. *laser-induced ablation*; syn. Ablative Lasertherapie. Therapeutische Induktion einer Koagulationsnekrose durch lokale Anwendung von Laser.

Laserangioplastie *f*: engl. *laser angioplasty*. Katheter-Rekanalisationsverfahren (Angioplastie*) mit Lasertechnik, bei dem das arteriosklerotische Material (z. B. im Rahmen einer PCI) verdampft wird.

Laser-assistierte epitheliale Keratomileusis *f*: Abk. LASEK. Methode der refraktiven Chirurgie* bei Myopie* bis −6 dpt (Hypermetropie-Grenzbereich bis +4 dpt) sowie Hornhautverkrümmung bis 5 dpt. Nach Vorbehandlung des Epithels mit Alkohol wird die Hornhautoberfläche mittels Laser abgeschliffen, oberhalb der Bowman-Membran abgetragen und repniert.

Laser-assistierte-in-situ-Keratomileusis *f*: Abk. LASIK. Methode der refraktiven Chirurgie* bei Myopie bis −8 dpt, bei Hyperopie bis +3 dpt und bei Hornhautverkrümmung bis 5 dpt. Nach Präparation und Umklappen eines Flaps (oberflächliche Hornhautlamelle) wird das Stroma der Hornhaut mittels Laser abgeschliffen. Anschließend wird der Flap reponiert. Siehe Abb.

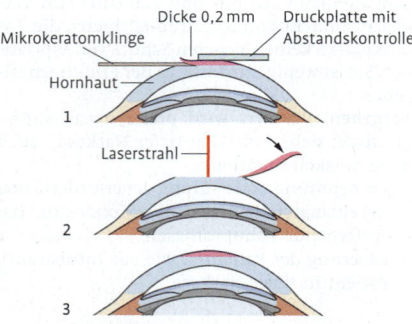

Laser-assistierte-in-situ-Keratomileusis:
1: Schneiden einer oberflächlichen Hornhautlamelle (Flap) mit dem Mikrokeratom; 2: nach Umschlagen der Lamelle Ablation des Hornhautstromas mit Excimer-Laser; 3: anschließend Reposition der Lamelle, die sich durch Adhäsionskräfte selbst fixiert.

Laserchirurgie *f*: engl. *laser surgery*. Chirurgische Anwendung eines Lasers, z. B. zur Verödung von blutenden Gefäßen, zur Entfernung von Tumoren oder zur Behandlung von Netzhautdegenerationen und -defekten.

Indikationen:
- Dermatologie, plastische Chirurgie: **1.** Entfernen von braunen Pigmentflecken (u. a. Altersflecke, Geburtsmale, Sommersprossen) und Tätowierungen durch Zertrümmerung von Melanosomen und Tätowierungspigment mit Rubinlaser **2.** Entfernen von Gefäßveränderungen der Haut (u. a. Hämangiome, Teleangiektasien, Angiome, Naevus

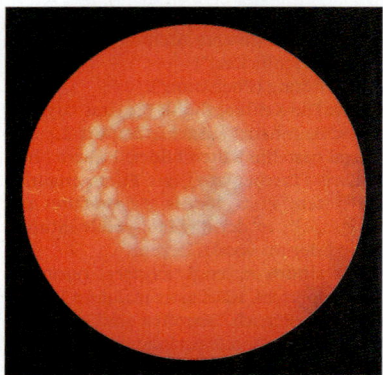

Laserchirurgie: Abriegelung eines Netzhautlochs durch Lasereffekte. [124]

flammeus) durch selektive Zerstörung von Blutgefäßen mit Farbstofflaser **3.** Straffung erschlaffter Gesichtshaut **4.** Tumorentfernung (CO_2-Laser) z. B. im Gesichtsbereich
- Hals-Nasen-Ohren-Heilkunde (HNO): Tumorentfernung (CO_2-Laser) im Kehlkopfbereich
- Gastroenterologie: Stillen massiver gastrointestinaler Blutungen (Nd:YAG-Laser mit größerer Koagulationstiefe)
- Ophthalmologie: **1.** Adhäsionskoagulation zur Prophylaxe von Ablatio retinae bei Netzhautdegeneration und -defekt (siehe Abb.) **2.** Fehlsichtigkeit korrigieren (refraktive Chirurgie*)
- Urologie: **1.** Gewebeabtragung bei benignem Prostatasyndrom* (KTP-Laser*; frequenzverdoppelter Nd:YAG-Laser, sog. Greenlight-Laser; Ho:YAG-Laser) **2.** Harnleitersteine über Ureterorenoskop zerstören (gepulster Farbstofflaser)
- Kardiologie: **1.** atherosklerotische Stenose (Laserangioplasie) **2.** Katheterablation*.

Laser-Doppler-Fluxmetrie *f*: engl. *laser doppler flowmetry*. Verfahren zur nichtinvasiven Erfassung der kutanen mikrovaskulären Hämodynamik (z. B. bei peripherer* arterieller Verschlusskrankheit, primärem und sekundärem Raynaud*-Syndrom, Akrozyanose* und Kollagenosen*).

Laserkoagulation, panretinale: Rasterförmige Vernarbung der Netzhaut mittels Laserkoagulation, um die Neubildung pathologischer Gefäße bei einer diabetischen Retinopathie* zu verhindern. In 2–3 Sitzungen koaguliert man bis zu 2000 Stellen, die Macula* lutea bleibt ausgespart. Komplikationen sind Störung der Hell-Dunkel-Adaption und des Farbensehens, manchmal Einschränkung des Gesichtsfelds*.

Laser-Therapie f: engl. *Laser Therapy*; syn. Laser-Behandlung. Einsatz eines Lasers zur Behandlung einer Erkrankung. Die Einsatzgebiete haben sich in den letzten Jahren immer mehr erweitert. Haupteinsatzgebiete sind (ästhetische) Dermatologie, Innere Medizin (Gastroenterologie, Kardiologie), Ophthalmologie und chirurgische Fächer.

Lassa-Fieber n: engl. *Lassa fever*. Fiebrige Erkrankung, hervorgerufen durch das Lassa-Virus, ein in Westafrika endemisches Arenavirus. Infizierte Natal-Vielzitzenmäuse (Mastomys natalensis) scheiden das Virus in Urin und Fäzes aus. Menschen stecken sich durch Kontakt mit kontaminierten Gegenständen oder Lebensmitteln an. Das Blut und die Ausscheidungen Erkrankter sind infektiös.

Last, glykämische f: engl. *glycemic load*. Parameter zur Beurteilung der Blutzuckerwirkung von Nahrungsmitteln, der sich aus dem glykämischen Index* (GI) unter Berücksichtigung des Kohlenhydratanteils eines Nahrungsmittels errechnet. Die glykämische Last dient der Abschätzung des glykämischen Effekts einer definierten Lebensmittelmenge, wodurch verschiedene Nahrungsmittel mit unterschiedlichem Kohlenhydratgehalt vergleichbar werden.

Klinische Bedeutung: Lebensmittel mit niedriger glykämischer Last verursachen nur einen geringen Blutzucker*- und somit Insulinanstieg, sodass gleichmäßige Blutspiegel erhalten bleiben. Im Rahmen verschiedener Diäten (z. B. Glyx-Diät, LOGI-Methode) wird dies gezielt genutzt.

Berechnung: GL = GI/100 × Kohlenhydratmenge in g je 100 g Lebensmittel.

Latanoprost n: Antiglaukomatosum aus der Gruppe der Prostaglandin-Analoga, das in Form von Augentropfen zur Behandlung des Offenwinkelglaukoms und der okulären Hypertension eingesetzt wird.

Indikationen:
– okuläre Hypertension*
– chronisches Offenwinkelglaukom
– kindliches Glaukom*.

Late Bloomer pl: Late* Talker, die bis zum 3. Lj. ohne spezifische Förderung den Entwicklungsrückstand scheinbar aufholen (sog. Illusionary Recovery).

latent: Verborgen, versteckt, gebunden, unbemerkt, ohne Symptome verlaufend.

latentes Ödem → Präödem

Latenz [Allgemeine Toxikologie] f: Symptomfreier Zeitraum zwischen dem Einwirken eines Schadstoffs oder einer krankheitserregenden Ursache (z. B. Gift, Kanzerogen, ionisierende Strahlung) auf einen Organismus und dem Auftreten erkennbarer Symptome bzw. klinisch fassbarer Manifestationen (Vergiftung, maligne Tumoren, Strahlenschäden).

Latenz [kindliche Entwicklung] f: Entwicklungsphase (sog. Latenzphase) zwischen Vorschulalter und Pubertät*, in der in der Regel weniger seelische Komplikationen zu erwarten sind, sondern vielmehr die Festigung von Denken, Fühlen und kindlicher Persönlichkeit sowie die Orientierung an der Realität und der Gesellschaft.

Latenz [Nervensystem] f: syn. Latenzzeit. Von der Nervenleitgeschwindigkeit* peripherer Nerven abhängiges Zeitintervall zwischen Reiz und Reizantwort (z. B. Muskelkontraktion) bzw. Empfindung (z. B. Schmerz). Es ist durch die Elektroneurografie* (ENG) messbar.

Latenzphase → Entwicklungsphasen

Latenzstadium → Inkubationszeit

Latenzzeit f: engl. *latency period*; syn. Intervall. Symptomfreie Phase zwischen dem Einwirken einer Noxe (Toxin, Kanzerogen, ionisierende Strahlung, Trauma) und dem Auftreten krankhafter Folgen (Intoxikation, Tumor, akuter Strahlenschaden wie Hautrötung und Hautverbrennung, Haarausfall, Durchfall, Blutungen). Bei infektiösen Noxen (Bakterien, Pilze, Parasiten, Viren) spricht man von der Inkubationszeit*.

lateral: syn. lateralis. Seitlich, seitwärts gelegen. Das Gegenteil zu lateral lautet medial*.

Lateralfixation → Kehlkopfoperation

Lateralisierung [Gehör] f: Zuordnung eines Hörereignisses (Lokalisation des Schalls) zu einer Kopfseite beim Richtungshören*, z. B. bei Hörversuchen mithilfe einer Lateralisationsskala.

Lateralislähmung → Kehlkopflähmung

lateralis Tractus corticospinalis anterior → Pyramidenbahn

Lateralsklerose, amyotrophische f: engl. *amyotrophic lateral sclerosis*; syn. myatrophische Lateralsklerose; Abk. ALS. Progressive degenerative Erkrankung des 1. und/oder 2. motorischen Neurons. Die Symptomatik unterscheidet sich je nach Form der Erkrankung, u. a. treten Faszikulationen*, Paresen*, Muskelatrophie* und periphere Atemlähmung* auf. Bislang gibt es keine kausale Therapie für die ALS (lediglich Verzögerung der Progression durch Riluzol möglich).

Klinik:
– Manifestation meist zwischen 40. und 65. Lebensjahr
– klinische Zeichen einer Schädigung vom 1. und/oder 2. motorischen Neuron mit progredientem Verlauf
– variable Symptome je nach ALS-Form durch Schädigung des 1. und 2. Motoneuron: **1.** initial fokal (z. B. Beginn an der Hand), im Verlauf Generalisierung mit Ausbreitung auf die Gegenseite und untere Extremitäten **2.** Symptome aufgrund Schädigung des 1. Motoneurons u. a. spastische Paresen mit erhöhtem Muskeltonus*, gesteigerten Reflexen und positiven Pyramidenbahnzeichen* **3.** Symptome aufgrund Schädigung des 2. Motoneurons u. a. atrophe Paresen, Faszikulationen* und Muskelkrämpfe **4.** bulbäre Symptomatik mit Dysarthrie*, Dysphagie* und Störungen der Zungenbeweglichkeit **5.** im weiteren Verlauf periphere Atemlähmung mit erhöhtem Pneumonierisiko.

Therapie:
– multidisziplinär an ALS-erfahrenem klinischem Zentrum mit dem Ziel, Lebensqualität und Autonomie des Patienten möglichst langdauernd zu erhalten
– frühzeitiger Beginn mit Riluzol zur Verzögerung der klinischen Progression (dosisabhängige Wirkung)
– Physiotherapie, Logopädie, Ergotherapie, Palliativmedizin
– Hilfsmittelversorgung u. a. mit Orthesen, Rollstuhl oder Kommunikationssystemen
– ggf. nichtinvasive (Heim-)Beatmung*
– Hypersalivationstherapie
– Ernährungsberatung und ggf. hochkalorische Trinknahrung zur Katabolieprävention, ggf. künstliche Ernährung durch PEG-Sonde
– Pneumonieprophylaxe* einschließlich ggf. frühzeitigem Beginn einer Antibiotikatherapie
– Thromboembolieprophylaxe
– Therapie bei terminaler chronischer respiratorischer Insuffizienz unter adäquater Sedierung mit Opioid* und Benzodiazepin*.

Prognose:
– bei klassischer ALS mediane Lebenserwartung von 2–4 Jahren
– Lebenserwartung bei PLS 10–20 Jahre.

Lateral Tunnel Fontan → Fontan-Operation

laterobasale Fraktur → Schädelbasisfraktur

Lateropositio uteri → Positio uteri

Lateropulsion f: Überschießende Körperbewegung mit Seitwärtssinken oder -fallen, v. a. beim Parkinson*-Syndrom.

Late Talker pl: syn. Späte Sprecher. Gruppe von 2-jährigen Kindern, die weniger als 50 Wörter und keine Zweiwortkombinationen produzieren. Prävalenzraten liegen zwischen 13 und 20 %, die Aufholrate (Late* Bloomer) zwischen 50 und 85 %. Es besteht eine 20-fach erhöhte Wahrscheinlichkeit für Sprachauffälligkeiten im Vorschulalter. Die Diagnostik erfolgt zur Früherkennung von Sprachentwicklungsstörungen*.

Diagnostik:
– Elternfragebogen (SBE-2-KT, SBE-3-KT)
– Spontansprachanalyse.

Therapie:
– Elternarbeit zu alltagsintegrierter Sprachförderung
– Frühtherapie: Anbahnung von Sprache.

Latexallergie f: engl. *latex allergy*. Durch Vermeiden gepuderter Handschuhe selten gewordene IgE-vermittelte Allergie vom Soforttyp (Typ I), seltener vom Spättyp (Typ IV), auf Latexproteine (z. B. Einmalhandschuhe, Kondome, Schnuller). Bei häufigeren Operationen kommt die Latexallergie öfter vor, z. B. bei Spina bifida und in Gesundheitsberufen. Behandelt wird gemäß Reaktionstyp.

Latextest m: engl. *latex agglutination test*. Immunologische Methode zum Nachweis antigener Substanzen (z. B. Antistreptolysine, Antistaphylolysin, CRP, HCG, IgM) durch eine bei Antigen*-Antikörper-Reaktion erfolgende Agglutination von Latexpartikeln, die mit Testantigenen bzw. spezifischen Testantikörpern beladen wurden.

Latitudo f: Breite, Größe.

Latschenkiefernöl n: engl. *mountain pine oil*; syn. Pini pumilionis aetheroleum. Ätherisches Öl aus Nadeln und kleinen Zweigen von Pinus mugo, das Caren, Phellandren, Pinene und Terpenester (charakteristischer Geruch durch Bornylacetat) enthält. Latschenkiefernöl wird zur Inhalation und Einreibung bei Bronchitis* sowie äußerlich bei rheumatischen Beschwerden angewandt.

latus: Breit, weit.

Latus n: engl. *flank*. Seite, seitliche Hälfte.

Laudanum → Opium

Lauenstein-Technik f: engl. *Lauenstein's technique*. Spezielle röntgenologische Aufnahmetechnik zur Darstellung des Hüftgelenks im anterior-posterior Strahlengang. Die Aufnahme erfolgt in Rückenlage des Patienten bei im Hüftgelenk gebeugtem und nach außen abduziertem Bein. Siehe Epiphyseolyse, Abb. dort.

Laufbandergometrie f: engl. *treadmill ergometry*. Form der Ergometrie* auf dem Laufband zur kardiologischen Diagnostik (Belastungs*-EKG, Stressechokardiografie*) bei KHK, zur Leistungsdiagnostik* in der Sportmedizin sowie zur angiologischen Diagnostik bei pAVK zur standardisierten Ermittlung der schmerzfreien und max. Gehstrecke.

Laufe-Zange f: engl. *Laufe's forceps*. Geburtshilfliches Instrument zur Zangengeburt (Forzepsextraktion), speziell zur Unterstützung der Geburt am Beckenboden (Beckenausgangszange). Die Laufe-Zange wird heute nicht mehr verwendet.

Laugier-Hernie → Schenkelhernie

Laurell-Eriksson-Syndrom → Alpha-1-Antitrypsinmangel

Laurén-Klassifikation f: engl. *Laurén's classification*. Histopathologische Klassifikation des Magenkarzin...

Laus → Läu...

Lautheit f: e... *loudness*. Maß für die subjektive Empfindu... Lautstärkepegels*, die beim Menschen frequenzabhängig ist und keine Linearität aufweist. Die Lautheit (Einheit Sone) wird als Faktor angegeben, mit dem ein Ton lauter bzw. leiser erscheint als ein Vergleichston von 1000 Hz mit 40 dB (absolute Lautheit 1).

Lautheitsausgleich → Audiometrie

Lautstärkepegel m: engl. *loudness*; syn. Lautstärke. Psychoakustische Größe und Maß für die subjektive Empfindung der Lautheit; die Einheit ist **Phon**. Im Gegensatz dazu ist die Lautstärke die *physikalisch* gemessene Stärke des Schalls (= Schalldruck, Schallpegel* oder Schalldruckpegel), die korrespondierende Einheit ist **Sone**.

Lavage, bronchoalveoläre f: engl. *bronchoalveolar lavage*; Abk. BAL. Spülverfahren im Rahmen der Bronchoskopie* zur Gewinnung von Sekret und Zellen aus Alveolen und terminalen Bronchiolen. Vorteil gegenüber der Bronchiallavage* mit Zielort Trachea und Bronchien ist die geringere Kontaminationsrate durch Keime aus Mund und Rachen.

Vorgehen:
– Vorschieben des Endoskops (meist Fiberendoskop) gezielt in einen Segment- oder Subsegmentbronchus, bevorzugt im Mittellappen
– bei verschlossenem Lumen fraktionierte Spülung mit isotoner Kochsalzlösung definierten Volumens
– Aspiration von ca. 150 ml Flüssigkeit, von denen die erste Portion (sog. Recovery-Portion) verworfen oder zur bronchialen mikrobiologischen Untersuchung verwendet wird
– zytologische und mikrobiologische Untersuchung des restlichen Aspirates.

Eine **Massiv-BAL** wird therapeutisch eingesetzt bei Alveolarproteinose. Bei der **Mini-BAL** wird Sekret nicht bronchoskopisch gewonnen, sondern unter Verwendung eines Katheters (z. B. Ballard-Katheter), der über einen Trachealtubus eingeführt wurde. Die Lavagevolumina sind dabei geringer als bei der Massiv-BAL, die diagnostischen Ergebnisse sind gleichwertig.

Indikationen:
– generalisierte parenchymatöse Lungenveränderung (z. B. Sarkoidose*, Lungenfibrose*, exogen-allergische Alveolitis*)
– lokalisiertes (lappenbegrenztes) Lungeninfiltrat (z. B. Pneumonie*).

Nebenwirkungen:
– Abfall des arteriellen Sauerstoffpartialdrucks nach BAL (transient)
– Fieber.

Lavagezytologie f: engl. *lavage cytology*. Methode, bei der durch Spülung mit physiologischer Kochsalzlösung* Zellmaterial aus Hohlräumen oder Hohlorganen (Bronchien, Verdauungstrakt*, Douglas*-Raum, Harnblase*) gewonnen, aufgearbeitet und insbesondere hinsichtlich Tumorzellen* zytologisch untersucht wird.

Lavendel m: Halbstrauch aus der Familie der Lippenblütler, dessen Blüten ätherisches Öl (Lavandulae aetheroleum) mit Linalylacetat, Linalool, Campher, Betaocimen und 1,8-Cineol sowie Gerbstoffe enthalten. Lavendel wirkt antibakteriell, antikonvulsiv, beruhigend, antiphlogistisch, karminativ und spasmolytisch.

Indikationen:
– äußerlich bei funktionellen Kreislaufstörungen
– innerlich: 1. Unruhezustände 2. Einschlafstörungen* 3. funktionelle Oberbauchbeschwerden (funktioneller Dyspepsie, Roemheld*-Syndrom, Meteorismus, Reizdarmsyndrom*) 4. depressive Verstimmungen.

Kontraindikationen:
– Überempfindlichkeit
– Kinder < 12 Jahren
– Schwangerschaft und Stillzeit aufgrund fehlender Daten.

Dosierung:
– äußerlich 20–100 g Droge auf 20 l Wasser
– innerlich 1–4 Tropfen Lavendelöl auf Zucker
– Teezubereitung: 1,5 g Lavendelblüten pro Tasse mit abgekochtem, leicht abgekühltem Wasser (ca. 80 °C) aufgießen und 10 min ziehen lassen.

Lavendelöl n: engl. *lavender oil*. Pflanzliches Arzneimittel (orale Anwendung), das > 150 verschiedene Wirkstoffe enthält und eine Halbwertzeit von 4–9 h hat. Lavendelöl wird bei Unruhezuständen sowie ängstlicher Verstimmung angewandt und kann gastrointestinale Nebenwirkungen haben.

LAVH: Abk. für laparoskopisch assistierte vaginale Hysterektomie → Hysterektomie

Laxanzien n pl: engl. *laxatives*; syn. Laxativa. Mittel zur Förderung und Erleichterung der Darmentleerung, v. a. durch Steigerung der Peristaltik infolge eines gesteigerten intraluminalen Volumens. Anhand der Stärke ihrer Wirkung werden milde (Aperitiva), mittelstarke (Laxantia), starke (Kathartika) sowie sehr starke Abführmittel unterschieden.

Einteilung: Nach dem Wirkungsmechanismus:
– **Gleitmittel:** Schwer resorbierbare Öle (Paraffinöl) und Glycerol machen den Stuhl leichter absetzbar; Glycerol (als Miniklistier* oder Suppositorium) erhöht zusätzlich die reflektorische Motilität des Mastdarms.
– **Füllmittel und Quellstoffe:** Leinsamen, Tragant und Agar werden selbst nicht verdaut und resorbiert; sie wirken durch die Aufnahme von Wasser im Darmtrakt; die Vergrößerung des Volumens dehnt die Darmwand, die reflektorisch die Defäkation stimuliert.
– **Osmolaxanzien:** Salinische Laxanzien (Sulfat-Anionen, z. B. Glaubersalz), Zucker und

Zuckeralkohole (z. B. Sorbitol, Laktose, Lactulose, Macrogol 3350) wirken osmotisch (Osmose*), halten die Flüssigkeit im Darmlumen zurück und verhindern damit die Eindickung des Stuhls.
- **antiresorptive und hydragoge Arzneimittel:** Anthrachinone, Ricinolsäure und diphenolische Laxanzien hemmen die Resorption von Flüssigkeit und Natrium, fördern ihren Einstrom sowie den von Chlorid, Kalium und Kalzium in das Darmlumen und wirken z. T. darmirritativ; durch Aufweichen des Stuhls und Volumenzunahme kommt es zur Dehnung der Darmwand und zu reflektorischem Stuhlabgang.
- Anthrachinonderivate (Inhaltsstoffe vieler Pflanzen, z. B. Senna, Aloe, Faulbaum, Rhabarber) wirken abführend durch Erhöhung der Dickdarmperistaltik.
- Rizinusöl: Aus Rizinusöl wird im Magen-Darm-Trakt Ricinolsäure frei, die eine verstärkte Dünndarmperistaltik bewirkt und den Gallefluss anregt; Gallensäuren hemmen insbesondere im Grimmdarm (Kolon) die Reabsorption von Wasser und wirken auf diese Weise abführend.
- Diphenolische Laxanzien (z. B. Bisacodyl, Natriumpicosulfat) erhöhen die Peristaltik im Kolon und führen zum Wasser- und Elektrolyteinstrom in Dünn- und Dickdarm.

Indikationen:
- zur Darmentleerung vor einer diagnostischen Untersuchung
- bei schmerzhaftem Analleiden
- nach operativem Eingriff
- bei Obstipation* (v. a. Füll- und Quellstoffe, ausreichende Flüssigkeitszufuhr als Voraussetzung)
- auch zur Entfernung oral aufgenommener Gifte (forcierte Diarrhö).

Laxanzienmissbrauch m: engl. *laxative abuse*; syn. Laxanzienabusus. Medizinisch nicht notwendiger Gebrauch von Abführmitteln (Laxanzien). Es drohen Elektrolytstörungen* (Hypokaliämie*), Hyperaldosteronismus* und Megakolon*. Häufige Ursache ist der Wunsch nach Gewichtsverlust bei Patienten mit Anorexia* nervosa oder Bulimie* (Therapie siehe dort). Bei Fehlgebrauch infolge chronischer Obstipation Aufklärung und evtl. Ersatz stimulierender durch osmotische Präparate.

Lazeration f: engl. *laceration*; syn. Laceratio. Einriss bzw. Zerreißung von Organen oder Geweben.

Lazerationsektropium n: engl. *laceration ectropion*. Übermäßige Vorwölbung der Muttermundlippen nach außen als Folge der narbigen Abheilung eines unter der Geburt entstandenen Zervixrisses.

Lazy-Bladder-Syndrom n: engl. *lazy bladder syndrome*. Seltene Blasenentleerung großer Harnmengen infolge Detrusorhypokontraktilität* oder -sensitivität. Klinisch zeigen sich evtl. Restharnbildung sowie rezidivierende Harnwegsinfektionen* aufgrund rasch expandierender Keimzahlen der physiologischen Bakterienflora der Urethra bei langer Harnverweildauer. Die Therapie besteht in einer Änderung des Miktionsverhaltens und ggf. Katheterismus.

LBBB: Abk. für engl. *left bundle branch block* → Linksschenkelblock

LBM: Abk. für engl. *lean body mass* → Körperfettbestimmung

LBW: → Neugeborenes

LCM: Abk. für → Choriomeningitis, lymphozytäre

LC-MS: Abk. für engl. *liquid chromatography-mass spectrometry* → HPLC

LCM-Virus-Antikörper m sg, pl: syn. lymphozytäre Choriomeningitis-Virus-Antikörper. Antikörper* gegen das lymphozytäre Choriomeningitis-Virus. Die Bestimmung ist indiziert bei Meningoenzephalitis* und Verdacht auf lymphozytäre Choriomeningitis* nach Kontakt mit Nagern. Der Nachweis erfolgt im Serum* mittels der Komplementbindungsreaktion* (KBR). Ein Titeranstieg um 2 oder mehr Stufen innerhalb von 14 Tagen beweist die akute Infektion.

LD: Abk. für Letaldosis → Dosis

LDH: Abk. für → Laktatdehydrogenase

LDL-Apherese f: engl. *LDL apheresis*. Extrakorporales Blutreinigungsverfahren* zur Elimination von LDL*-Cholesterin, Lipoproteinen*, rheologisch wirksamen Proteinen und Plaque-fördernden Botenstoffen. Sie wird bei homozygoter familiärer Hypercholesterinämie und schwerer therapieresistenter Hypercholesterinämie eingesetzt. Durch Senkung des pro-atherogenen LDL-Cholesterin und Lipoprotein (a) führt die Methode zu einer deutlichen Reduktion von schweren Endorganschäden wie dem Myokardinfarkt.

LDL-Cholesterol n: syn. LDL-Cholesterin. Hauptträger des Cholesterins und wichtigster Träger für Vitamin E im Plasma. Die LDL werden im Plasma über LDL-Rezeptoren in Hepatozyten oder periphere Zellen aufgenommen. Die Framingham-Studie zeigte, dass ein enger Zusammenhang zwischen LDL-Serumkonzentration und dem Schweregrad der KHK besteht.

Indikation zur Laborwertbestimmung:
- Einschätzung und Beurteilung des Atherosklerose- und KHK-Risikos
- Verlaufsuntersuchung bei medikamentöser Therapie mit Lipidsenkern
- Verdacht auf und Kontrolluntersuchung bei Hyperlipoproteinämien.

Bewertung: Erhöhte Werte:
- primäre Fettstoffwechselstörungen: 1. familiäre Hypercholesterinämie (FH) 2. familiärer Apolipoprotein-B-Defekt (FDB) 3. familiär kombinierte Hyperlipidämie
- sekundäre Fettstoffwechselstörungen: 1. Diabetes mellitus 2. Schilddrüsenunterfunktion 3. nephrotisches Syndrom, chronische Nierenfunktionsstörungen 4. Gallenstauung, Fettleibigkeit 5. Morbus Cushing 6. medikamentöse Therapie mit Glukokortikoiden, Androgenen, Diuretika, Gestagenen u. a.

LDL/HDL-Quotient m: engl. *LDL/HDL ratio*; syn. LDL/HDL-Cholesterolquotient. Verhältnis der zwei cholesterolhaltigen Lipoproteinfraktionen LDL und HDL im Blut. Der Quotient dient der Risikoeinschätzung einer Arteriosklerose bzw. einer KHK. Zur Abschätzung des Risikos werden auch die Apolipoproteine* bestimmt.

Bewertung: Erhöhtes kardiovaskuläres Risiko:
- Männer > 4,0 mg/dl
- Frauen > 3,1 mg/dl.

Praxishinweise: Neuere Studien weisen darauf hin, dass der Apo* B/Apo A-I-Quotient dem LDL/HDL-Quotienten in der Risikoabschätzung einer Arteriosklerose überlegen ist.

L-Dopa: Abk. für → Levodopa

L-Dopa-Test m: Test zur Diagnostik des idiopathischen Parkinson*-Syndroms. Nach Erfassung der Schwere der Symptomatik mittels eines standardisierten Tests (meist der motorische Teil des UPDRS) erfolgt die Gabe von meist 200 mg L-Dopa, anschließend wird die Symptomatik erneut erfasst. Eine Verbesserung > 30 % stützt die Diagnose idiopathisches Parkinson-Syndrom.

Vorgehen: Die Gabe von Domperidon 1–2 Tage vor Durchführung des L-Dopa-Tests wird empfohlen, da L-Dopa bei zuvor unbehandelten Personen sonst zu Übelkeit und Erbrechen führen kann.

LE: Abk. für → Lupus erythematodes

Le [Blutgruppensysteme]: Symbol für Lewis*-Blutgruppensystem.

Lebendgeburt f: engl. *live birth*. Geburt* eines lebenden Neugeborenen*. In Deutschland liegt eine Lebendgeburt vor, wenn bei einem Kind nach der Scheidung vom Mutterleib das Herz geschlagen hat, die Nabelschnur pulsiert hat oder die natürliche Lungenatmung eingesetzt hat.

Lebendimpfstoff m: Impfstoff*, der abgeschwächte (Attenuierung*), lebende und vermehrungsfähige Erreger enthält. Die Erreger besitzen nicht mehr die Virulenz* des ursprünglichen Wildkeims. Lebendimpfstoffe sind in ihrer Wirkung einer natürlichen Infektion ähnlicher als Totimpfstoffe. Es werden meist weniger Impfdosen benötigt, um einen langanhaltenden Impfschutz zu erreichen.

Lebendspende *f*: engl. *living transplantation*. Organspende* durch noch lebenden Organspender*. In der Regel handelt es sich dabei um einen nahen Verwandten oder den Lebenspartner. Möglich ist die Lebendspende bei paarigen Organen (z. a. Nierentransplantation) oder einem Teilorgan (Lebersegmente, Lungenlappen).

Leben, intermediäres *n*: engl. *intermediary life*. Zeitlich begrenztes Überleben von Zellen und Zellsystemen über den Hirntod* hinaus bis zum Absterben der letzten Zelle (biologischer Tod). Im intermediären Leben auslösbare Reaktionen werden als supravital bezeichnet.

Klinik: z. B.
- pharmakologisch ausgelöste Pupillenreaktion bis 15 h post mortem
- elektrisch bzw. mechanisch ausgelöste Muskelkontraktionen bis 20 h post mortem
- Überlebenszeit der Spermien von 20–24 h.

Lebensereignis, kritisches *n*: engl. *stressful life event*. Im weiteren Sinn wichtiges positives oder negatives biografisches Ereignis (z. B. Heirat, Scheidung oder traumatisches Ereignis (z. B. Unfall, Missbrauch). Im engeren Sinn sind kritische Lebensereignisse belastende lebensverändernde Ereignisse, die die psychische Stabilität gefährden, eine psychische Krise* auslösen und Anpassungsleistungen (Coping*) erfordern.

Formen: Kritische Lebensereignisse können sowohl **typische biografische Veränderungen** (z. B. Verlassen des Elternhauses, berufliche Veränderung) als auch **traumatische** Erfahrungen (z. B. Unfall, Verlust eines nahestehenden Menschen) sein. In beiden Fällen können sie sowohl belastend, **unerwünscht** (z. B. Verlust) als auch bereichernd, **erwünscht** (z. B. Heirat) sein. Ausschlaggebend dafür, ob eine Veränderung als kritisches Lebensereignis erlebt wird, ist das Ausmaß der **subjektiv wahrgenommenen Belastung**. Alle Lebensereignisse, die als bedeutsame Veränderung auf das Leben eines Menschen einwirken und mit hoher gefühlsmäßiger Bedeutung verbunden sind, haben zunächst eine stressauslösende, destabilisierende Funktion (Stress*), auf die der Mensch mit Anpassungs- oder Bewältigungsverhalten (z. B. Trauerreaktion) reagieren muss. Die Anpassung beinhaltet körperliche z. B. Mobilisierung von Energie; Stressreaktion und psychische Prozesse (z. B. Trauer ausdrücken, Ziele modifizieren, soziale Unterstützung aktivieren, religiöse Aktivitäten).

Forschung: Kritische Lebensereignisse wurden in der Forschung insbesondere hinsichtlich eines Zusammenhangs zwischen erlebtem Stress (in Folge des Lebensereignisses) und dem Ausbruch körperlicher oder psychischer Krankheiten betrachtet. Die Psychiater T. Holmes und R. H. Rahe entwickelten in den 60er Jahren des 20. Jahrhunderts eine **Skala** lebensverändernder, kritischer Ereignisse (life events), denen eine Rolle bei der Entstehung von Krankheiten zugeschrieben wird (mit absteigender Belastung):
- Scheidung
- Trennung vom Partner
- Gefängnisstrafe
- Tod eines Familienangehörigen
- eigene Verletzung oder Krankheit
- Heirat
- Verlust des Arbeitsplatzes
- eheliche Aussöhnung
- Pensionierung
- Krankheit in der Familie
- Schwangerschaft.

Klinische Bedeutung: Kritische Lebensereignisse werden als psychosoziale Faktoren betrachtet, die zum **Ausbruch psychischer Störungen** beitragen. Auch bei körperlichen Erkrankungen (z. B. Allergien, Infektionen, Herz-Kreislauf-Erkrankungen, Krebs) weisen viele Patienten im Vorfeld kritische Lebensereignisse auf. Grundsätzlich gilt, dass kritische Lebensereignisse die Entstehung oder den Ausbruch einer Krankheit zwar begünstigen, sich direkt auslösend aber nur bei vorbestehender Anfälligkeit oder Vorschädigung auswirken können. Sie sind nicht als ursächlicher Faktor zu verstehen.

Lebenserwartung *f*: engl. *life expectancy*. Bei zurzeit gültigen altersspezifischen Mortalitätsraten zu erwartende durchschnittliche Lebensdauer für jede Altersgruppe zum Beobachtungszeitpunkt, zugleich hypothetisches Maß und Indikator für den Gesundheitszustand und die Mortalität einer Bevölkerung.

Entwicklung: Seit Mitte des 19. Jahrhunderts begann, zuerst in nord- und westeuropäischen Ländern, im Gefolge der Industrialisierung die Mortalität* und zeitversetzt die Fertilität* zu sinken (siehe demografischer Übergang). Die Mortalität ist in den Industrieländern im 20. Jahrhundert in allen Altersgruppen kontinuierlich gesunken, sodass sich die durchschnittliche Lebensdauer (Lebenserwartung) ab Geburt fast verdoppelt hat. In diesem Jahrhundert ist in Deutschland die Lebenserwartung der Männer leicht stärker angestiegen als die der Frauen, mit einem immer noch erheblichen Abstand. Die maximale bei einem Menschen beobachtete Lebensdauer ist 122 Jahre und 164 Tage (Jeanne Calment, Französin, 21.2.1875–4.8.1997).

Lebensmittel *n sg, pl*: Nach Lebensmittel-, Bedarfsgegenstände- und Futtermittelgesetzbuch (§ 1) Stoffe, die dazu bestimmt sind, in unverändertem, verarbeitetem oder zubereitetem Zustand vom Menschen verzehrt zu werden. Ausgenommen sind Stoffe, die überwiegend zu anderen Zwecken als zur Ernährung oder zum Genuss verzehrt werden.

Hintergrund: Im allgemeinen Sprachgebrauch wird der Begriff Lebensmittel auch als Oberbegriff für Nahrungsmittel und Genussmittel* bzw. synonym zu Nahrungsmittel verwendet. Ausnahme ist das Trinkwasser, das Lebensmittel, aber kein Nahrungsmittel ist. Zu den Lebensmitteln zählen auch Getränke, Kaugummi sowie alle Stoffe, einschließlich Wasser, die dem Lebensmittel bei seiner Herstellung oder Bearbeitung zugesetzt werden. Nicht zu den Lebensmitteln gehören Futtermittel, lebende Tiere (soweit sie nicht für das Inverkehrbringen zum menschlichen Verzehr hergerichtet worden sind), Pflanzen vor dem Ernten, Arzneimittel*, kosmetische Mittel, Tabak* und Tabakerzeugnisse, Betäubungsmittel* und psychotrope Stoffe, Rückstände und Kontaminanten.

Lebensmittelallergie → Nahrungsmittelallergie

Lebensmittel-Austauschtabelle *f*: engl. *dietary exchange table*. Liste zum Vergleich von Gewicht, Portionsgröße oder Anzahl von Lebensmitteln (oft einer Lebensmittelgruppe). Die gelisteten Lebensmittel enthalten die gleiche Menge eines Inhaltsstoffes oder einer Rechengröße (z. B. Kohlenhydrateinheit, KE) und können damit im Speiseplan gegeneinander ausgetauscht werden.

Lebensmittelepidemie *f*: Gehäuftes, zeitlich und räumlich begrenztes Auftreten von Lebensmittelinfektionen* und Lebensmittel*-Toxi-Infektionen durch die Aufnahme des gleichen, mit Infektionserregern kontaminierten Lebensmittels*. Wird ein größeres empfängliches Kollektiv etwa zeitgleich infiziert, kommt es nach dem Erkranken vieler Menschen innerhalb kurzer Zeit (Explosivepidemie) zu einem schnellen Absinken der Neuerkrankungen.

Lebensmittelinfektionen *f pl*: Mikrobielle lebensmittelbedingte Erkrankungen durch Infektionen* und Lebensmittel*-Toxi-Infektionen, insbesondere über Fleisch und Fleischwaren, Fisch und Fischwaren, Ei und Eiprodukte. Lebensmittelinfektionen werden hervorgerufen durch Hygienemängel beim Umgang mit Tieren, in der Lebensmittelproduktion sowie im Lebensmittelverkehr und durch ungenügende Kühlhaltung leicht verderblicher Lebensmittel*.

Prophylaxe:
- Einhaltung der Grundsätze der Küchenhygiene*
- auf den Verzehr von rohem Fleisch wie Mett, Hackepeter und Schabefleisch verzichten
- Fleisch, Hackfleisch und frische Bratwurst beim Zubereiten (Kochen, Braten und Grillen) völlig durcherhitzen
- Lebensmittel, die gekühlt werden müssen, nur kurz außerhalb des Kühlschranks lagern; ungenügende Kühlung leicht verderblicher

Lebensmittel ist neben der Kontamination* der wichtigste Faktor, der zur Entstehung von Lebensmittelinfektionen beiträgt
- Kühlschranktemperatur auf unter 6 °C einstellen, bei empfindlichen Lebensmitteln (rohes Fleisch, Fischprodukte) nicht über 4 °C
- empfindliche Lebensmittel (Salate) kurzfristig verzehren
- rohe Lebensmittel tierischer Herkunft und Rohkost (Salat etc.) getrennt von verzehrfertigen Produkten halten
- Küchengeräte (Messer, Gabeln, Schneidbretter, Arbeitsplatte) nach jedem Arbeitsgang gründlich reinigen und auf allgemeine Sauberkeit in der Küche achten
- ausreichendes Erhitzen von Ei und Eiprodukten
- gründliches Waschen der Hände; insbesondere nach jedem Besuch der Toilette, nach Kontakt mit vermutlich kontaminierten Gegenständen wie Windeln, mit rohen tierischen Nahrungsmitteln wie Geflügel und vor der Zubereitung von Mahlzeiten
- Überwachung der Typhus*/Paratyphus*-Dauerausscheider*.

Lebensmittelkontaminanten m pl: Verunreinigungen von Lebensmitteln mit Substanzen, welche nicht bewusst eingesetzt werden (Rückstände), sondern unabsichtlich in Lebensmittel gelangen und aus der Umwelt oder dem Verarbeitungsprozess stammen (z. B. Dioxine* in Eiern, Schwermetalle* auf dem Salat).
Hintergrund: Die Kontaminanten sind natürlichen Ursprungs (z. B. Mykotoxine* aus dem Getreide) oder durch menschliches Handeln eingebracht (z. B. Schwermetalle*). Für die Kontaminanten besteht im Interesse des Verbrauchers ein Minimierungsgebot, für Schadstoffe* gilt die Schadstoff-Höchstmengenverordnung.

Lebensmittel-Schadstoffe m pl: Schadstoffe* als Kontaminanten von Lebensmitteln. Zur Vermeidung von Gesundheitsstörungen und Erkrankungen dürfen Lebensmittel-Schadstoffe nicht oder nur bis zu festgesetzten Höchstgrenzen in Lebensmitteln enthalten sein.

Lebensmittelsicherheit f: Ziel von Rechtsvorschriften, Konzepten und Maßnahmen (z. B. Kontrollen im Lebensmittelverkehr), die sicherstellen sollen, dass Lebensmittel* für den Verbraucher zum Verzehr geeignet sind und von ihnen keine gesundheitlichen Beeinträchtigungen oder Schädigungen ausgehen.

Lebensmittel-Toxi-Infektion f: Lebensmittelinfektion* und -vergiftung, bei der nach Aufnahme einer relativ großen Zahl lebender Erreger zusätzlich zur Infektion* Endotoxine im Darm* freigesetzt werden und/oder Exotoxine durch die aufgenommenen Erreger gebildet werden, was zu entsprechenden Krankheitserscheinungen führt.

Lebensmittelüberwachung f: engl. food surveillance. Kontrollen im Lebensmittelverkehr zur Erzielung einer zuverlässigen Lebensmittelsicherheit* aufgrund einer bundesweiten Risikoanalyse durch Überwachung der Lebensmittelbetriebe (Einrichtungen, Betriebsverlauf, Personal, amtliche Proben, Beschwerdeproben (siehe auch Probennahme*) und ein zusätzliches Projekt-Monitoring.

Lebensmittelvergiftung f: engl. food intoxication; syn. Nahrungsmittelvergiftung. Magen-Darm-Erkrankung durch Verzehr verdorbener Lebensmittel. Ursache können Toxine*, Pilze, Bakterien, Viren oder Parasiten* sein. Symptome sind Abdominalschmerzen und Brechdurchfall. Meist klingt eine leichte Lebensmittelvergiftung in kurzer Zeit von selbst wieder ab. Bedrohliche Verläufe sind selten.

Ätiologie:
- bakterielle Toxine von: 1. Staphylococcus* aureus (hitzestabile Ektotoxine) 2. Clostridium* botulinum (hitzelabile Ektotoxine)
- Toxi-Infektionen mit Vermehrung der Erreger und Giftbildung im Organismus v. a. durch: 1. Salmonellen 2. Shigellen 3. Escherichia* coli 4. Vibrio* parahaemolyticus 5. Cholera-Vibrionen
- Lebensmittelvergiftungen infolge mikrobieller Verunreinigungen durch: 1. Clostridium* perfringens 2. Streptokokken 3. Bacillus cereus 4. Salmonella typhi und paratyphi A, B, C 5. Campylobacter jejuni/coli 6. Yersinia enterocolitica 7. Brucellen 8. Listeria monocytogenes 9. virale Erreger (Hepatitis* A, Noroviren, Rotaviren) 10. Protozoen* (Toxoplasma* gondii, Entamoeba* histolytica) 11. „unspezifische" Lebensmittelvergiftungen infolge einer massiven Vermehrung unterschiedlicher, „opportunistischer" Bakterien (im Allgemeinen > 10^6 Keime pro g Lebensmittel), z. B. durch Enterobacteriaceae*, aerobe und anaerobe Sporenbildner sowie Spezies der Gattungen Pseudomonas und Aeromonas
- Lebensmittelvergiftung durch Mykotoxine*
- Pilzvergiftung*, z. B. durch Knollenblätter- und Fliegenpilze
- Fisch- und Muschelvergiftung* (z. B. Scombrotoxismus, Ichthyotoxismus, Kugelfischvergiftung)
- Vergiftungen durch chemische Umweltkontamination (z. B. Blei, Cadmium, Quecksilber*) und durch organische Schadstoffe mit Kumulation chemischer Schadstoffe*, z. B. in Fischen
- Vergiftung durch Toxine höherer Pflanzen, z. B. Solanin und blausäurehaltige Glykoside*.

Diagnostik:
- Anamnese und typisches Symptombild führen in den meisten Fällen zur Diagnose.
- Bei schweren Verläufen kann eine Erregerdiagnostik aus Stuhl- und Serumproben versucht werden.
- Botulinomtoxin lässt sich beispielsweise auch aus Proben von Erbrochenem nachweisen.
- Bei einer Vielzahl an Betroffenen und konkretem Verdacht können Stichproben des Nahrungsmittels im Labor analysiert werden.
- Bei Verdacht auf eine Pilzvergiftung sollten Reste der Nahrung bzw. des Erbrochenen asserviert und der ursächliche Pilz möglichst identifiziert werden. Ggf. ist eine spezifische Therapie möglich.

Klinik:
- Abdominalschmerzen
- Brechdurchfälle, ggf. Exsikkose
- evtl. Fieber.

Die Symptomatik kann perakut bereits kurze Zeit nach Verzehr einsetzen. Eine leichte Lebensmittelvergiftung verläuft meist selbstlimitierend für wenige Tage. Schwere Verläufe (Septikämie, blutige Durchfälle, Kreislaufinsuffizienz, respiratorische Insuffizienz - cave: Botulinumtoxin) können lebensbedrohlich sein und erfordern unter Umständen eine intensivmedizinische Betreuung.

Therapie:
- prinzipiell je nach Ursache und symptomatisch
- Flüssigkeitssubstitution, ggf. Antiemetika
- Zurückhaltung mit Loperamid oder anderen Antidiarrhoika
- ggf. Antibiotika bei schweren Verläufen bakterieller Ursache mit blutigen Durchfällen, Fieber und bei alten, immunkompromittierten Patienten
- bei Botulismus: intensivmedizinische Betreuung, ggf. Beatmung, Antibiotika (z. B. Metronidazol*), ggf. tri- oder polyvalentes Antiserum*
- amanitinbedingte Pilzvergiftung (z. B. Knollenblätterpilz): Silibinin (gewonnen aus Mariendistel).

Prophylaxe:
- Verhinderung der Lebensmittelkontamination (Lagerung, Händehygiene, Lebensmittel gut durchgaren)
- Vermeiden des Lebensmittelverderbs (Kühlkette!)
- sichere Trinkwasseraufbereitung und Gewährleistung einer guten Lebensmittelüberwachung*, einschließlich des Personals in Lebensmittelbetrieben (Fernhalten von Dauerausscheidern und Keimträgern).

Lebensmittelzusatzstoff m: Stoffe, die Lebensmitteln zur Beeinflussung ihrer Beschaffenheit oder zur Erzielung bestimmter Eigenschaften und Wirkungen zugesetzt werden. Beispiele für Lebensmittelzusatzstoffe sind Antioxidanzien, Emulgatoren, Farbstoffe, Geliermittel, Geschmacksverstärker, Konservierungsmittel, Säuerungsmittel, Süßungsmittel und Verdickungsmittel.

Regelungen: Lebensmittelzusatzstoffe im Sinne des Lebensmittel-, Bedarfsgegenstände- und Futtermittelgesetzbuchs sind
- Lebensmittelzusatzstoffe zu technologischen Zwecken
- Stoffe mit oder ohne Nährwert, die in der Regel weder selbst als Lebensmittel* verzehrt noch als charakteristische Zutat eines Lebensmittels verwendet werden, und die einem Lebensmittel aus anderen als technologischen Gründen beim Herstellen oder Behandeln zugesetzt werden, wodurch sie selbst oder ihre Abbau- oder Reaktionsprodukte mittelbar oder unmittelbar zu einem Bestandteil des Lebensmittels werden oder werden können (ausgenommen sind Stoffe, die natürlicher Herkunft oder den natürlichen Stoffen chemisch gleich sind und nach allgemeiner Verkehrsauffassung überwiegend wegen ihres Nähr-, Geruchs- oder Geschmackswerts oder als Genussmittel verwendet werden)
- Mineralstoffe und Spurenelemente sowie deren Verbindungen außer Kochsalz
- Aminosäuren und deren Derivate
- Vitamine A und D sowie deren Derivate.

Die Bezeichnung der Lebensmittelzusatzstoffe kann auch anhand der **E-Nummern** angegeben sein. Lebensmittelzusatzstoffe unterliegen dem Verbotsprinzip, das heißt, es sind nur solche Zusatzstoffe erlaubt, die in Positivlisten genannt sind. Ein Lebensmittelzusatzstoff darf nur zugesetzen werden, wenn er für die Verbraucher gesundheitlich unbedenklich ist, eine hinreichende technische Notwendigkeit besteht und keine anderen wirtschaftlich und technisch praktikablen Methoden zur Verfügung stehen und wenn die Verbraucher durch die Verwendung des Lebensmittelzusatzstoffs nicht irregeführt werden.

Lebensphase f: engl. *stages of life*; syn. Lebensabschnitte. Abschnitte der nachgeburtlichen Entwicklung und des Lebenslaufs, die unter Berücksichtigung der lebenslangen körperlichen, psychischen, sexuellen und sozialen Entwicklungsprozessen in bestimmte Altersstufen eingeteilt werden. Die dafür üblichen Einteilungen repräsentieren verschiedene Blickwinkel auf die menschliche Entwicklung und überschneiden sich teilweise. Siehe Tab.

Lebensqualität f: engl. *quality of life*. Sammelbezeichnung für die subjektiven Bewertung der Lebensbedingungen wie z. B. Gesundheit, Bildung, Berufschancen, sozialer Status, materieller Lebensstandard und Wohnbedingungen verbundene (Wohl-)Befinden von Individuen.

Lebenssinn m: engl. *sense of life*; syn. Sinn des Lebens. Gefühl der Bedeutsamkeit und Schlüssigkeit des eigenen Lebens. Der Lebenssinn wird in Glückssituationen stark wahrgenommen, aber ist im Zustand der Depression* oder in Krisen häufig nicht mehr wahrnehmbar, obwohl er gerade für das Durchstehen und Bewältigen von Krankheit und Verlust hilfreich ist.

Lebensstil m: engl. *lifestyle*. Art und Weise, in der ein Mensch in seinen persönlichen, beruflichen und sozialen Zusammenhängen handelt, denkt, fühlt und sich zeigt. Der Begriff wurde ursprünglich von A. Adler eingeführt und ist heute insbesondere für die Gesundheitsförderung von Bedeutung.

Lebenszeitprävalenz f: engl. *lifetime prevalence*. Anzahl der Fälle (Personen), die ein bestimmtes Merkmal (z. B. Krankheit, psychische Störung) jemals in ihrem Leben (bis zum Beobachtungszeitpunkt) erfüllt haben.

Leber f: engl. *liver*. Größtenteils im rechten Oberbauch lokalisiertes, parenchymatöses Organ. Die Leber erhält über die V. portae Blut aus den Verdauungsorganen und nimmt eine zentrale Stellung im Stoffwechsel und der Entgiftung (Biotransformation*) ein. Sie synthetisiert Steroide* und Gallensäuren* sowie zahlreiche essenzielle Plasmaproteine* wie Albumin* und Gerinnungsfaktoren*.

Makroskopische Anatomie: Oberflächenanatomie und Topografie:
- konvexe Oberfläche (Facies diaphragmatica): mit Zwerchfell* verwachsen, dadurch Atemverschieblichkeit der Leber; die Area nuda ist frei von Peritoneum*
- Unterfläche (Facies visceralis) mit Leberhilus*: liegt den Baucheingeweiden auf, das Bett der Gallenblase* liegt am rechten Unterrand (siehe Abb. 1)
- rechte Niere* anliegend an die Unterseite des rechten Leberlappens
- Tastbarkeit der Leber am Unterrand des rechten Rippenbogens bei Inspiration* nach forcierter Exspiration*
- Bestimmung der Lebergrenzen u. a. per Kratzauskultation*
- embryonale Entwicklung der Leber aus der vorderen Darmpforte: Derivat des Entoderms*.

Lebersegmente:
- Die Leber wird in 8 Lebersegmente
- die erste Teilung der A. hepatica propria teilt die Leber in eine Pars sinistra und eine Pars dextra, durch weitere Aufteilungen entstehen insgesamt 8 Segmente, die funktionell voneinander unabhängig sind.

Lebensphasen	
Lebensphase und Alter	Lebensabschnitte
postnatale Adaption: erster Atemzug bis 28. Tag	Neugeborenes (Neonatalperiode)
Ernährung durch Flasche oder Mutterbrust: Geburt bis Ende 12. Monat	Säugling (in der Medizin abweichend definiert zwischen 29. Tag und Ende 12. Monat)
Kindergartenzeit: 1 bis 5 Jahre	Kleinkind
Einschulung bis etwa Eintritt der Pubertät: 6 bis 13 Jahre	Schulkind
Zeitraum (etwa) von der Geschlechtsreife bis zur Volljährigkeit: ca. 14 Jahre bis Ende 17 Jahre	Jugendlicher (in der Medizin und im Gesetz ab dem vollendeten 14. bis zum vollendeten 18. Lebensjahr)
13 bis 19 Jahre (im Englischen die Jahre, die auf „teen" enden) = Zeitraum der pubertären Reifungsphase	Teenager
19. bis abgeschlossenes 21. Lebensjahr	Heranwachsender (im Jugendstrafrecht relevant)
Phase zwischen Volljährigkeit und Erreichen der materiellen Unabhängigkeit: 18 bis ca. 25 Jahre	Adoleszenz
mittleres Erwachsenenalter, Zeitalter der Reproduktion: ca. 26 bis 50 Jahre	Erwachsener (im Gesetz zwischen 18 Jahre und dem Tod)
endgültiger Verlust der weiblichen Fortpflanzungsfähigkeit: Beginn 1 Jahr nach letzter Menstruation (im Durchschnitt ab 51 Jahre)	Postmenopause
Greisenalter (körperlicher Abbau, Aufgabe der Erwerbstätigkeit): etwa ab 65 Jahre	Senium („Alter", Rentenalter, dritter Lebensabschnitt)

Leber

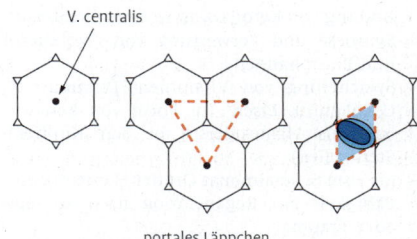

Leber Abb. 1: Die Leber von kaudal mit Blick auf die Facies visceralis. Die Abdrücke (Impressiones) entstehen durch Bauchorgane, welche direkt an die Leber grenzen. Im Zentrum der Leber befindet sich die Leberpforte, in der Leitungsbahnen ein- und austreten. [4]

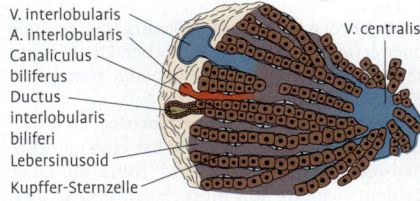

Leber Abb. 2: Schematische Darstellung eines Zentralvenenläppchens.

Leber Abb. 3: Histologischer Schnitt der Leber (Hämatoxylin-Eosin-Färbung); 1: sog. Trias hepatica (Glisson-Trias: A., V. interlobularis, Ductus interlobularis bilifer); 2: Hepatozyten; 3: Blutsinus; 4: Vena centralis mit umgebenden Leberläppchen (Zentralvenenläppchen).

Leber Abb. 4: Die Leberläppchen als funktionelle Einheiten des Lebergewebes. Die unterschiedlichen Blautöne zeigen, dass der Sauerstoffgehalt nach außen hin immer weiter abnimmt. [4]

Leitungsbahnen:
- Verlauf der V. portae, der A. hepatica propria und des Ductus* coledochus im Lig. hepatoduodenale
- physiologische Blutversorgung zu 2/3 durch die V. portae, zu 1/3 durch die A. hepatica propria
- Blutfluss Richtung Herz über die Lebervenen
- Lymphabfluss über Nll. hepatici direkt oder über die Nll. coeliaci in den Truncus intestinalis
- Innervation über den Plexus hepaticus: **1.** sympathische Fasern erreichen die Leber über den N. splanchnicus major und N. splanchnicus minor, die Umschaltung erfolgt in den Ganglia coeliaca **2.** parasympathische Fasern erreichen die Leber über die Rr. hepatici des Truncus* vagalis anterior.

Histologie: Morphologische Bauelemente
- ca. 1,2 mm × 2 mm große Leberläppchen* (Zentralvenenläppchen), gebildet von einem auf die V. centralis ausgerichteten räumlichen Netzwerk von Leberzellbalken und blutführenden Sinusoiden* (siehe Abb. 2)
- Glisson-Felder aus Vv. interlobulares, Aa. interlobulares und ableitenden Gallengängen* (Ductus interlobulares bilifer) in den bindegewebigen Portalfeldern zwischen benachbarten Leberläppchen (siehe Abb. 3)
- Vv. interlobulares aus der V. portae (Arbeitskreislauf) gehen am Läppchenrand in die Lebersinusoide über, deren Wandung von fenestriertem Endothel mit Kupffer*-Sternzellen und einem Gitterfasergerüst gebildet wird
- zwischen Sinusoidwand und Leberzellen befindet sich der kapilläre Dissé-Raum
- Blutabfluss aus den Sinusoiden über V. centralis – Vv. sublobulares – Vv. hepaticae – V. cava inferior
- Aa. interlobulares aus der A. hepatica propria dienen dem Ernährungskreislauf der Leber und gehen ebenfalls in die Sinusoide über (gemischt arterio-venöses Blut)
- Gallenkapillaren (Canaliculi biliferi) werden durch rinnenförmige Einstülpungen der Plasmamembran einander zugekehrter Leberzellen gebildet
- funktionelles oder Pfortaderläppchen (Azinus): gefäßarchitektonische Einheit der Leber, deren Mittelpunkt die Gefäße im Glisson-Dreieck bilden; zusammengesetzt aus Segmenten aller angrenzenden morphologischen Leberläppchen bis hin zur V. centralis (siehe Abb. 4).

Funktion:
- Bildung und Ausscheidung der Galle; Störungen führen u.a. zu Ikterus*, Pruritus* und Fettmalabsorption
- Synthese von Plasmaproteinen (Albumine, Alpha- und Betaglobuline, Fibrinogen, Prothrombin, verschiedene Gerinnungsfaktoren); Störungen führen u.a. zu hypoproteinämischen Ödemen* und hämorrhagischer Diathese*
- Phase-I- und Phase-II-Metabolismus von Fremd- und körpereigenen Stoffen (Biotransformation); Störungen führen u.a. zu Hyperbilirubinämie*
- zentrale Stellung im Kohlenhydratstoffwechsel* (Glykogenese*, Glykogenspeicherung, Glykogenolyse*, Glukoneogenese*); Störungen führen u.a. zu Hypoglykämie*
- Desaminierung und Harnstoffsynthese aus Ammoniak*, Verwertung der durch die Pfortader zugeführten Aminosäuren* aus der intestinalen Verdauung

- Bildung von Ketonkörpern, Fettsäureabbau*, Synthese und Verwertung von Cholesterol und Phosphatiden
- Speicherung von Vitaminen (Vitamin* A, Cobalamin*, Eisen* (in Form von Ferritin* oder als Hämosiderin* in den Kupffer*-Sternzellen)
- bis zum 6. Fetalmonat Ort der Hämatopoese*
- Fähigkeit zur Regeneration nach Schaden oder Trauma.

Leberabszess *m*: engl. *liver abscess*. Meist durch aufsteigende Cholangitis*, Entzündungen von Nachbarorganen (Gallenblase, Pankreas) oder iatrogen verursachter intrahepatischer Eiterherd, der überwiegend im rechten Leberlappen auftritt. Typische Symptome sind Oberbauchschmerzen und hohes Fieber, ggf. mit Ikterus. Ein Leberabszess kann sich zu einer lebensbedrohlichen Erkrankung entwickeln, die ohne Behandlung tödlich verläuft. Siehe Abb.
Formen:
- **pyogener Leberabszess: 1.** Lokalisation: häufig im rechten Leberlappen, solitär oder multipel auftretend **2.** Ursache: abszedierende Cholangitis*, Entzündung im Zustromgebiet der Pfortader, Septikämie, Fortleitung einer Entzündung benachbarter Strukturen (z. B. Pankreatitis, subphrenischer Abszess), posttraumatisch, iatrogen oder idiopathisch **3.** Erreger u. a. E. coli (ca. 30 %), Staphylokokken und Streptokokken (je 20 %)
- **Amöbenabszess: 1.** tritt bei 2 % der Patienten mit Amöbiasis* auf **2.** in ca. 80 % der Fälle als großer solitärer Herd im rechten Leberlappen.

Klinik:
- Druckschmerz im rechten Oberbauch
- hohes Fieber
- Übelkeit und Erbrechen
- Hepatomegalie
- evtl. Ikterus und körperlicher Verfall
- bei Amöbiasis zusätzlich Diarrhö.

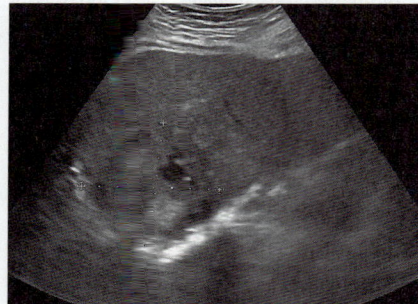

Leberabszess: Großer Abszess im rechten Leberlappen (Ultraschalldiagnostik). [187]

Therapie:
- pyogener Leberabszess: abhängig von Größe und Lage perkutane transhepatische Drainage, systemische Antibiotika oder operative Eröffnung mit Spülung und Drainage
- Amöbenabszess: **1.** konservativ mit Metronidazol, Tinidazol, Chloroquin **2.** unter Umständen perkutane transhepatische Abszessdrainage **3.** OP nur bei Ikterus oder drohender Ruptur, ggf. Leberresektion.

Prognose:
- pyogener Leberabszess: abhängig von solitärem oder multiplem Auftreten, Letalitätsrate > 30 %
- Amöbenabszess: mehrmonatiger Verlauf, Letalitätsrate < 1 %.

Leberausfallkoma *n*: engl. *hepatic coma*. Veralteter Begriff für Typ B bzw. C einer hepatischen Enzephalopathie*.

Leberbiopsie *f*: engl. *liver biopsy*. Biopsie* der Leber zur histologischen Diagnostik. Komplikationen sind u. a. Nachblutung, Galleleckage sowie Verletzung benachbarter Organe.

Vorgehen:
- gezielte Leberbiopsie unter sonografischer Sicht, ggf. CT-gesteuert oder im Rahmen einer Laparoskopie bzw. Laparotomie (als Probeexzision) in der Diagnostik fokaler Leberläsionen
- ungezielte perkutane Leberbiopsie bei diffuser Lebererkrankung nach Ermittlung des Punktionsortes durch Sonografie, z. B. als Feinnadelbiopsie* mit Menghini*-Nadel.

Kontraindikationen: Z. B.
- nicht entlastete obstruktive Cholestase
- Aszites
- hämorrhagische Diathese.

Leber-Blutpool-Szintigrafie → Leberszintigrafie

Leberdämpfung *f*: engl. *hepatic dullness*. Bezeichnung für den gedämpften Perkussionsschall über der Leber bei der Perkussion des rechten Oberbauchs. Die rechte Lunge bedeckt den kranialen Teil der Leber, die Perkussion in diesem Bereich erfasst nur den unteren, frei liegenden Teil der Leber. Sie ist eine unsichere Untersuchungsmethode.
Beispiel: Perkussion des rechten Oberbauchs: vgl. Perkussion*, Abb. dort.

Leberdystrophie → Leberversagen, akutes
Leberechinokokkose → Echinokokkose
Leberegel *m*: engl. *hepatic flukes*. Sammelbezeichnung für Trematodes*, die in den Gallengängen parasitieren, wie Opisthorchis*, Fasciola hepatica und Dicrocoelium dendriticum.

Leberentzündung → Hepatitis
Lebererkrankungen *f pl*: syn. Hepatopathien. Funktionsstörungen der Leber wie Hepatitis (zumeist durch Alkohol oder Viren verursacht), Fettleber und Leberzirrhose (zumeist Spätfolge einer Hepatitis), Lebertumoren, autoimmune Lebererkrankungen und Speicherkrankheiten. Lebererkrankungen sind sehr häufig. Das zuständige medizinische Fachgebiet ist die Hepatologie, sie ist ein Teilgebiet der Gastroenterologie.

Leberersatztherapie *f*: engl. *liver replacement technique*; syn. Leberdialyse. Extrakorporale maschinelle oder biohybride Systeme, die bei Ausfall der Leber die Entgiftungsleistungen der Leber teilweise ersetzen. Ein Ersatz der Lebersyntheseleistungen ist bisher nicht möglich. Die Leberersatztherapie kann beispielsweise beim akuten Leberversagen* die Phase bis zu Lebertransplantation* oder Regeneration der Leber überbrücken.

Einsatz:
- akutes Leberversagen*
- akut-auf-chronisches Leberversagen
- Leberinsuffizienz nach Hepatektomie
- primäres Nichtfunktionieren nach Lebertransplantation*
- spezielle Entgiftung, z. B. Morbus Wilson*
- refraktärer chronischer Juckreiz bei Cholestase.

Leberfibrose *f*: engl. *liver fibrosis*. Kongenitale oder erworbene Fibrose* der Leber. Die Diagnose erfolgt mittels Labordiagnostik, transiente* Elastografie und Leberbiopsie*.

Formen: Kongenitale Leberfibrose:
Die kongenitale Leberfibrose hat einen autosomal-rezessiven Erbgang und führt zu einer Fehlentwicklung von Blutgefäßen und Gallengängen in der Leber, sodass sich eine portale Hypertension ausbilden kann. Die Ausprägung der Krankheit zeigt ein klinisches Spektrum, das von völliger Beschwerdefreiheit bis zu terminaler Leberkrankheit (Transplantationsindikation) oder lebensbedrohlichen Komplikationen (bakterielle Cholangitis, Leberzellkarzinom) reicht.

Erworbene Leberfibrose:
Bei der erworbenen Leberfibrose handelt es sich um eine Bindegewebsvermehrung als Reaktion auf einen fortschreitenden Leberparenchymschaden. Der histologische Schweregrad (F0–F4; F0 = keine Fibrose, F4 = Zirrhose) der Fibrose zeigt das Stadium eines chronischen Parenchymschadens an und ist von hoher prognostischer Bedeutung. Diagnostischer Goldstandard ist die Leberhistologie; zur nichtinvasiven Diagnostik eignen sich Fibrose-Scores (Screening) und die Bestimmung der Lebersteifigkeit mittels transienter Elastographie. Validierte Scores wie NAFLD-Fibrose-Score (NFS), Fibrosis 4 Calculator (FIB-4), Enhanced Liver Fibrosis (ELF) und FibroTest[R] eignen sich zur Vorhersage der kardiovaskulären, leberbedingten und Gesamtsterblichkeit.

Leberfleck → Lentigo

Leberfunktionstest m: engl. *liver function test*. Sammelbezeichnung für Verfahren mit quantitativer Erfassung leberspezifischer Stoffwechselleistungen zur Feststellung des Schweregrads einer hepatischen Funktions- (oder Perfusions-)Störung durch Zuführung exogener Testsubstanzen. Da die Verfahren aufwendig sind und z. T. Nebenwirkungen verursachen, werden sie trotz hoher klinischer Aussagekraft nur selten als Routinediagnostik eingesetzt.
Formen:
- Galaktose*-Toleranztest
- Indocyaningrüntest*
- MEGX-Test
- ^{13}C-Aminopyrin-Atemtest und ^{13}C-Methacetin-Atemtest (Kohlenstoff*-13-Atemtest).

Lebergranulome n pl: syn. granulomatöse Hepatitis. Knötchenförmige Ansammlungen von Makrophagen*, Fibroblasten*, Lymphozyten* und anderen Zellen in der Leber. Sie treten bei System- oder Lebererkrankungen auf (z. B. Sarkoidose* oder primäre biliäre Zirrhose), können aber auch idiopathisch* entstehen oder durch Medikamente induziert werden. Die Therapie erfolgt nach der Grunderkrankung.
Hintergrund: Epidemiologie:
- Lebergranulome treten in bis zu 10 % aller Autopsien auf.
- Häufigste Ursachen in Deutschland sind Sarkoidose*, Tuberkulose*, primäre biliäre Zirrhose und Medikamente.
- Bei etwa 10–35 % der Fälle bleibt die Ursache unbekannt.

Klinik: In der Regel symptomlos, klinische Beschwerden werden meist durch die Grunderkrankung verursacht so wie
- Oberbauchbeschwerden
- Müdigkeit
- Appetitlosigkeit
- evtl. Fieber.

Diagnostik: Sonografisch gesteuerte Leberbiopsie mit feingeweblicher Untersuchung (Granulome lassen sich bis auf wenige Ausnahmen weder in der Sonografie noch im CT darstellen).
Therapie: Die Therapie erfolgt gemäß der zugrundeliegenden Erkrankung.

Leberhämangiom n: engl. *liver hemangioma*. Häufigster benigner Lebertumor* mit einer Größe von wenigen Millimetern bis mehrere Zentimeter. Selten tritt als Komplikation eine Blutung auf. Die Diagnose erfolgt durch Ultraschall, kontrastverstärkten Ultraschall oder dynamische MRT bzw. CT. Eine chirurgische Entfernung ist nur bei ungünstiger Lokalisation oder Komplikationen notwendig.
Diagnostik: Ultraschalldiagnostik (siehe Abb.) oder CT mit Kontrastmittel.

Leberhautzeichen n pl: engl. *skin stigmata of chronic liver disease*. Klinische Bezeichnung für klinische, v. a. in der Haut lokalisierte Zeichen,

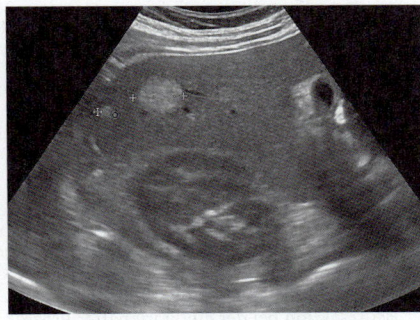

Leberhämangiom: Darstellung von 2 Hämangiomen (Ultraschalldiagnostik). [187]

die häufig im Rahmen chronischer Leberkrankheiten auftreten, insbesondere bei Leberzirrhose*.
Beschreibung:
- Naevus* araneus (syn. Eppingerscher Gefäßstern, Spidernävus)
- Palmarerythem
- Lacklippen*
- Lackzunge
- Gynäkomastie*
- Dupuytren*-Krankheit
- Leukonychie*
- Bauchglatze*.

Leberhilus m: engl. *hepatic portal*; syn. Porta hepatis. An der Facies visceralis der Leber* gelegene Eintrittsstelle der V. portae hepatis und der A. hepatica in die Leber und Austrittsstelle der Ductus hepatici.

Leberinfarkt m: engl. *liver infarction*. Nekrose* eines umschriebenen Leberbezirks, entweder als hämorrhagischer Leberinfarkt bei Verschluss eines Pfortaderastes oder als anämischer Leberinfarkt bei Verschluss eines Astes der A. hepatica. Behandelt wird die Grunderkrankung sowie eine mögliche Infektion. Ggf. kommt eine (Re-)Transplantation in Betracht.

Leberinsuffizienz f: engl. *liver failure*. Obsolete, undifferenzierte Bezeichnung für den partiellen oder vollständigen Verlust mehrerer oder aller Leberfunktionen. Bei der Leberinsuffizienz handelt es sich nicht um ein klar definiertes Krankheitsbild, sondern um eine Zustandsbeschreibung der aktuellen Leberfunktion. Hinsichtlich Therapie und Prognose ist eine nosologische bzw. ätiologische Diagnose entscheidend.

Leberkarzinom n: engl. *liver carcinoma*. Bezeichnung für primäres Leberzellkarzinom* (hepatozelluläres Karzinom, HCC) oder Cholangiokarzinom (siehe Gallengangkarzinom*).

Leberkoma → Enzephalopathie, hepatische

Leberkrankheit, alkoholische f: engl. *alcoholic liver disease*; syn. alkoholtoxischer Leberschaden. Allgemeine Bezeichnung für Schädigungen der Leber durch chronischen Alkoholkonsum, die zu Fettleber, Fettleberhepatitis und Leberzirrhose führen können.
Hintergrund: Regelmäßiger Alkoholkonsum von mehr als 20 g (Frauen) bzw. 40 g (Männer) Alkohol pro Tag ist mit einem hohen Risiko verbunden, an einer alkoholischen Leberkrankheit und letztlich einer Leberzirrhose zu erkranken. Ein gesundheitlich unbedenklicher unterer Grenzwert für die Entwicklung einer alkoholischen Leberkrankheit ist wissenschaftlich nicht belegt.

Leberläppchen n sg, pl: engl. *liver lobules*; syn. Zentralvenenläppchen. Ca. 1,2 mm × 2 mm große histologische Grundeinheiten der Leber*. Die sechseckigen Leberläppchen sind ein räumliches Netzwerk von Leberzellbalken und speichenartig auf die V. centralis zulaufenden blutführenden Sinusoiden*. Zwischen Hepatozyten und Sinusoiden erfolgt der Stoffaustausch der Leber, Gallenkanälchen führen die produzierte Galle* ab.
Aufbau:
- zentral liegende in Längsrichtung verlaufende V. centralis mit Einmündungen der Sinusoide
- speichenartig auf die V. centralis zulaufende Sinusoide
- zwischen den Sinusoiden als Leberzellbälkchen angeordnete Hepatozyten
- Gallenkanälchen zwischen den Hepatozyten als Beginn des abführenden Systems der Gallengänge*.

Lebermetastasen f pl: engl. *liver metastases*. Solitäre oder multiple Metastasen* in der Leber, verursacht durch hämatogene Metastasierung maligner Tumoren. Die Diagnose erfolgt mit Ultraschall, kontrastverstärktem Ultraschall, dynamischer CT, dynamischer MRT sowie evtl. Laparoskopie.
Vorkommen:
- Metastasierung über das Pfortadersystem: insbesondere Tumoren des Gastrointestinaltrakts, v. a.: 1. Pankreaskarzinom* 2. Magenkarzinom* 3. Kolonkarzinom 4. Rektumkarzinom
- Metastasierung über A. hepatica: v. a.: 1. Lungenkarzinom* 2. Mammakarzinom* 3. Ösophaguskarzinom* 4. Schilddrüsenkarzinom*
- auch bei Tumoren des weiblichen Genitales oder malignem Melanom* (siehe Abb.).

Therapie: Angesichts der inzwischen vielfältigen und multimodalen Therapieoptionen sollte vor Therapiebeginn eine Vorstellung im Tumorboard erwogen werden zur interdisziplinären Erarbeitung einer Therapieempfehlung:
- chirurgische Resektion (bei solitären oder auf einen Leberlappen bzw. ein Lebersegment beschränkten Lebermetastasen ohne

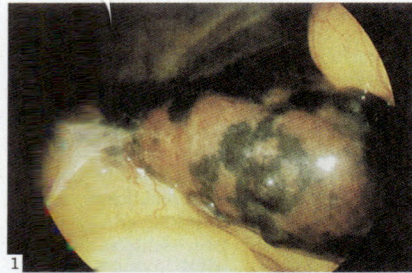

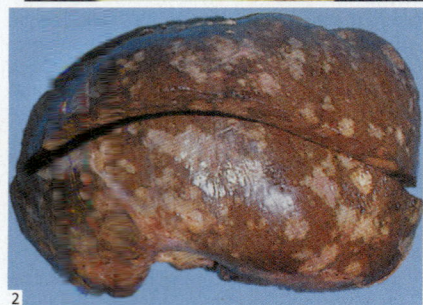

Lebermetastasen: 1: Lebermetastasen eines malignen Melanoms, Laparoskopiebefund; 2: Befall der Leber bei primärem Mammakarzinom.

Vorliegen anderer Organmetastasen), in ausgewählten Fällen sogar mit kurativer Zielsetzung möglich
- systemische Chemotherapie
- Radiotherapie
- lokale hochfrequenzinduzierte oder laserinduzierte Thermotherapie
- transarterielle Chemoembolisation.

Leber-Milz-Szintigrafie → Leberszintigrafie

Leber-Optikusatrophie f: engl. *Leber's hereditary optic neuropathy*. Erbliche Mitochondriopathie* mit meist beidseitig auftretender Optikusatrophie*. Klinisch zeigen sich rasch fortschreitende Sehminderung, Herzrhythmusstörungen*, Ataxie*, Tremor* und spastische Dystonie*. Gelegentliche (Teil-)Remissionen sind möglich. Leber-Optikusatrophie tritt überwiegend bei Männern (85 %) auf und manifestiert sich zwischen 1. und 70. Lj. (95 % um 50. Lj.).

Leberperfusion, extrakorporale f: engl. *extracorporeal liver perfusion*. Temporäres, für die regelhafte klinische Anwendung noch nicht ausgereiftes Leberersatzverfahren mit extrakorporaler Durchströmung einer Ersatzleber. Je nach Konzept besteht diese aus einem biohybriden hepatozytenbasierten oder einem zellfreien technischen Membransystem (z. B. Albumindialyse).

Leberpuls m: engl. *liver pulse*. Palpierbare systolische Pulsation der stark gestauten Leber, z. B. bei Trikuspidalklappeninsuffizienz*.

Leberpunktion f: engl. *liver puncture*. Feinnadel-Punktion der Leber* zur Gewinnung von Gewebsproben zur histologischen Untersuchung bei unklarer Lebererkrankung.

Leberresektion f: engl. *liver resection*. Laparoskopische oder offene operative Entfernung eines Teils der Leber. Bis zu 80 % der Leber können ohne dauerhafte Beeinträchtigung der Leberfunktion entfernt werden, da es zur Regeneration und ggf. wieder zum Erreichen der Orginalgröße kommt. Man unterscheidet atypische Resektionen von anatomischen Leberresektionen.
- **atypische Resektion:** meist in Form einer Keilresektion bei der ein krankhafter Prozess unter Exzision eines Parenchymsaums entfernt wird
- **anatomische Resektion** u. a. in Form einer: **1.** Segmentresektion, z. B. Mono-, Bi-, Trisegmentresektion und Plurisegmentresektion **2.** Hemihepatektomie, also Entfernung des rechten oder linken Leberlappens (syn. Lobektomie) **3.** erweiterten Hemihepatektomie rechts unter Mitnahme von Segment I und IV.

Prognose:
- postoperative Morbidität bis zu 44 %
- postoperative Letalität (auch nach ausgedehnten Resektionen) ca. 2 %.

Leberresektion, anatomische f: Sich am Gefäßbaum der Leber orientierende Leberresektion, der stets die präliminare Unterbindung der betroffenen Gefäße und der entsprechenden Gallengänge vorausgeht.

Leberresektion, atypische: syn. nichtanatomische Leberresektion. Technisch einfacheres und schnelleres Verfahren der Leberresektion, z. B. in Form der Keilresektion oder der wedge resection. Der pathologische Befund wird im Gesunden mit einem Parenchymsaum reseziert. Somit ist keine präliminare Präparation der betroffenen Gefäße und Gallengänge notwendig.

Leberruptur f: engl. *liver rupture*. Zerreißung der Leber meist im Rahmen eines stumpfen Bauchtraumas (insbesondere Lenkradtrauma bei Verkehrsunfall ohne Nutzung des Sicherheitsgurts) oder bei penetrierendem Abdominaltrauma infolge direkter Gewalteinwirkung wie Schuss- oder Pfählungsverletzung. Je nach klinischem Zustandsbild liegt eine unter Umständen lebensbedrohliche Situation vor, die eine sofortige Notfall-OP erforderlich macht.

Klinik:
- meist polytraumatisierter Patient im hämorrhagischen Schock
- häufig Begleitverletzungen (u. a. Rippenfrakturen, Milzruptur, Lungenkontusion, Schädelhirntrauma).

Diagnostik:
- schnellstmögliche Diagnostik im Schockraum

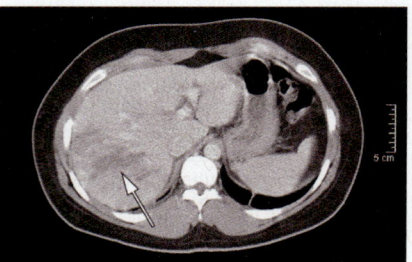

Leberruptur Abb. 1: Ausgedehnte Parenchymverletzung und -einblutungen (Pfeil); CT. [108]

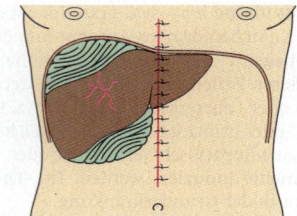

Leberruptur Abb. 2: Packing der Leber; von oben und unten oder auch zirkulär.

- sofortige Sonografie (Nachweis freier Flüssigkeit oder sichtbarer Organläsion sowie sichtbarer Blutaustritt in der Farbcodierung)
- Labor (Blutbild und Gerinnungsdiagnostik)
- bei stabilen Vitalzeichen Trauma-CT (siehe Abb. 1)
- bei Instabilität sofortige Operation.

Therapie:
- bei instabilem Patient mit massiver Blutung: **1.** sofortige Operation mit Lebermobilisation und damage control durch komprimierendes Packing der Leber mit Bauchtüchern (siehe Abb. 2) **2.** nach Stabilisierung des Patienten geplante Second-Look-Operation nach 24–48 h **3.** notfallmäßiges temporäres Abklemmen der Gefäße im Lig. hepatoduodenale (Pringle-Manöver), ggf. auch temporäres Ausklemmen der V. cava **4.** Übernähung, Fibrinklebung, verschiedene Koagulationsverfahren, Tamponade mit Omentum majus, Ligaturen von Gefäßen und Gallengängen, Débridement*, unter Umständen Leberresektion **5.** Rekonstruktion abgerissener Lebervenen oder der V. cava inferior **6.** Coiling (therapeutische Embolisation*) fistelnder Blutgefäße **7.** Definitivversorgung in spezialisiertem Zentrum
- bei stabilem Patient und abgegrenztem Befund: **1.** konservativ mit intensivmedizinischer Überwachung **2.** Ultraschall- und CT-

Kontrollen 3. ggf. gezielte supraselektive Versorgung blutender Gefäße und operative Versorgung von Galleleckagen.
Prognose: Letalität (abhängig von Schweregrad) ≤ 50 %.

Leberschall m: engl. *liver dullness*. Dumpfer Perkussionsschall.

Lebersegmente n pl: syn. Leber-Segment. Makroskopisch nicht sichtbare Funktionseinheiten der Leber*. Die acht Lebersegmente unterscheiden sich von der Unterteilung in Leberlappen und folgen der Aufteilung der Blutgefäße (A. hepatis propria, V. portae hepatis) und Gallengänge*.
Klinische Bedeutung: Die einzelnen Segmente sind funktionell unabhängig voneinander. Deshalb lassen sich z. B. bei einer Leberresektion* einzelne Segmente entfernen, ohne dass die Leber insgesamt geschädigt wird. Die Lebersegmente lassen sich chirurgisch identifizieren, in dem eine zuführende Segmentarterie in der Leber abgeklemmt wird. Dadurch entfärbt sich das Segment, das durch die abgeklemmte Arterie versorgt wird.

Lebersinusoide → Leber
Leberstauung → Stauungsleber
Leberszintigrafie f: engl. *liver scintigraphy*. Sammelbezeichnung für Verfahren der Szintigrafie* zur Untersuchung verschiedener Leberfunktionen und Veränderungen in der Leber. Unterschieden werden Leber-Milz-Szintigrafie durch Phagozytose von ^{99m}Tc-markiertem Nanokolloid durch das Monozyten-Makrophagen-System, hepatobiliäre Funktionsszintigrafie mit gallengängigen Radiopharmaka wie ^{99m}Tc-Iminodiacetat (hepatobiliary iminodiacetatic acid, HIDA-Szintigrafie) und Blutpoolszintigrafie der Leber mit ^{99m}Tc-markierten autogenen Erythrozyten.
Indikationen:
– Suche nach ektopem Milzgewebe und Nebenmilzen
– semiquantitative Abschätzung der hepatischen Perfusion
– Beurteilung der Leberzellfunktion und Ausscheidungsfunktion (Gallenpassage) in den Darm, v. a. zur Diagnostik der fokalen nodulären Hyperplasie, zur Beurteilung der Gallenausscheidung, z. B. bei Cholezystitis oder postoperativen Galleleckagen
– Diagnostik von Hämangiomen.

Leber-Tamponade f: syn. perihepatisches Packing. Bei schweren Leberverletzungen lebensrettende operative Erstversorgung bei hämodynamisch instabilen schwer traumatisierten Patienten. Die Leber wird leicht vorluxiert, manuell komprimiert und mittels Bauchtüchern von dorsal und kaudal ummantelt, sodass sie nach kranioventral tamponiert wird.

Risiko: Um eine effiziente Blutstillung zu erreichen, muss die Tamponade deutlich komprimieren, was ggf. zu einem Parenchymschaden führen kann. Eine Kompression der V. cava bedeutet ein reduziertes rechtsventrikuläres Blutvolumen und ggf. eine weitere hämodynamische Verschlechterung als Folge.

Leber-Toxizität f: Schädigung der Leber infolge einer akuten oder chronischen Applikation von hepatotoxischen Substanzen. Die Leber als bedeutendstes Stoffwechselorgan ist aufgrund der Blutversorgung über die Pfortader unmittelbar dem Einfluss oral aufgenommener Substanzen ausgesetzt. Mögliche Organschäden sind Fettleber, Hepatitis oder Zirrhose.

Lebertran m: Fischleberöl mit hohem Gehalt an Vitamin A und Calciferolen. Lebertran enthält ca. 85 % Glyceride* ungesättigter Fettsäuren (wenig ω-3- und ω-6-Fettsäuren) und ca. 12–14 % Glyceride gesättigter Fettsäuren sowie Sterole (Cholesterol, Squalen), Vitamin* A, Vitamin* D und Spuren von Jod*, Brom, Chlor, Trimethylamin.
Indikationen:
– als Roborans (Tonika*) bei chronischen Erkrankungen
– Rachitisprophylaxe
– Wundheilung
– Hämorrhoiden.

Lebertransplantation f: engl. *liver transplantation*; syn. LTX. Orthotope Transplantation* der Leber. Derzeit werden Überlebensraten nach einem Jahr von über 90 %, nach 5 Jahren von über 80 % und nach 10 Jahren von über 70 % erreicht. Die Überlebensraten sind stark von Grundkrankheit, Komorbidität und Gesamtzustand des Patienten abhängig.
Formen:
– Transplantation einer (kompletten) Leber nach postmortaler Organspende* oder (sehr selten) als Dominotransplantation*
– Transplantation einer Teilleber nach Lebendspende* (Teilleber-Lebendspende) oder postmortaler Organspende (Splitleber, das kleinere Segment wird einem Kind, das größere einem erwachsenen Empfänger transplantiert): 1. bei Kindern zur Größenanpassung v. a. linkslaterale Lebersegmente II und III 2. bei Erwachsenen v. a. rechter Leberlappen nach Spenderhemihepatektomie.
Häufigkeit: Lebertransplantationen in Deutschland im Jahr 2018 laut Deutscher Stiftung Organtransplantation:
– 820 Lebertransplantationen nach postmortaler Organspende
– 52 Teilleber-Lebendspenden.
Technik: Operatives Vorgehen:
– nach Exstirpation der erkrankten Leber (Hepatektomie) temporärer Bypass zwischen portokavalen Gefäßen und der V. axillaris

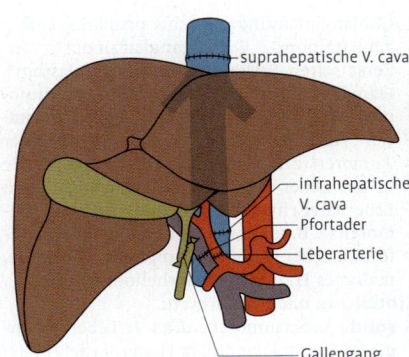

Lebertransplantation: Anastomosen. [131]

– anschließend Einpflanzen des Spenderorgans durch Anastomosierung von supra-, dann subhepatischer V. cava inferior (oder Seit-zu-Seit-Cavo-Cavostomie ohne Bypass, sog. Piggy-back-Technik), V. portae und A. hepatica (bei Kindern aortale Anastomose)
– Rekonstruktion der Gallenwege in der Regel durch End-zu-End- oder Seit-zu-Seit-Anastomose des Choledochus (Choledochocholedochostomie, siehe Abb.) oder durch Choledochojejuno- bzw. Hepatikojejunostomie.
Postoperatives Vorgehen:
– Immunsuppression zur Prophylaxe und ggf. Therapie der Abstoßungsreaktion*
– Überwachung: 1. Spiegelbestimmung der Immunsuppressiva* 2. Kontrolle der Leberfunktion 3. Leberbiopsie 4. (farbcodierte) Duplexsonografie* der Lebergefäße 5. Ultraschalldiagnostik 6. MRT oder CT.
Indikationen: Z. B.
– akutes Leberversagen*
– terminale chronische Lebererkrankungen: 1. chronisch cholestatische Erkrankungen des Kindesalters 2. Leberzirrhose* 3. primäre biliäre Cholangitis 4. Leberzellkarzinom (unter Beachtung bestimmter Kriterien) 5. Speicherkrankheiten*.

Lebertumoren m pl: engl. *liver tumors*. Tumoren der Leber. Es gibt gutartige und bösartige Lebertumoren. Die Diagnose erfolgt mit Sonografie (nativ und mit Kontrastmittel), dynamischer MRT und CT, Szintigrafie (historisch) und histologisch nach Leberbiopsie bzw. Tumorexstirpation. **Einteilung nach Dignität:**
– **benigne** Lebertumoren: 1. meist Leberhämangiom* 2. Lymphangiom 3. Teratom 4. Hamartom 5. Fibrom und Adenom (siehe Leberzelladenom*) 6. Leberzysten* 7. fokale noduläre Hyperplasie* (FNH) 8. Gallengangadenom*
– **maligne** Lebertumoren: 1. primäre Lebertumoren, v. a. hepatozelluläres Karzinom* und

Cholangiokarzinom (siehe primäres Leberzellkarzinom*, Gallengangkarzinom*), äußerst selten Sarkom* und Hepatoblastom*, Hämangiosarkom* 2. sekundäre Lebertumoren (häufiger), insbesondere Lebermetastasen*, direkter Einbruch anderer maligner Tumoren (z. B. Gallenblasenkarzinom) sowie in der Leber lokalisierte, jedoch nicht vom Leberparenchym ausgehende, maligne Tumoren (z. B. malignes Lymphom, Lebermanifestation bei Hodgkin-Lymphom, Leukämie, malignes Hämangioendotheliom u. a.).

Einteilung nach Auftreten:
- solide Lebertumoren, u. a.: 1. Leberhämangiom* 2. fokale noduläre Hyperplasie* (FNH) 3. Leberzelladenom*
- zystische Lebertumoren, u. a.: 1. Leberzyste* 2. Echinokokkuszyste* 3. polyzystische Lebererkrankung 4. Caroli-Syndrom.

Therapie: Abhängig von Tumorentität, Tumorstadium und Symptomatik eines ausgeprägten Lokalbefunds (Schmerzen). Auswahl aus den verfügbaren Verfahren:
- Lebertransplantation*
- Leberresektion*
- Strahlentherapie
- interventionelle Tumorablation (siehe Thermotherapie, laserinduzierte Thermoablation, transarterielle Chemoembolisation*, selektive interne Radiotherapie (SIRT), ggf. Alkoholinstillation u. a.)
- medikamentöse Tumortherapie (Sorafenib, Lenvatinib, Regorafenib, Nivolumab, Cabozantinib).

Lebervenen-Verschlussdruck *m*: engl. *wedged liver vein pressure*. Intravasaler Druck, der bei Verschluss einer kleinen Lebervene durch einen Katheter (auch Ballonkatheter) gemessen wird und den intrasinusoidalen Druck repräsentiert (physiologisch: 5 mmHg). Die Bestimmung dient der Differenzialdiagnose und Quantifizierung einer portalen Hypertension. Ein erhöhtes Risiko der Ösophagusvarizenblutung besteht oberhalb 12 mmHg.
Vorgehen: Bestimmt wird gleichzeitig der postsinusoidale Druck (sog. freier Lebervenendruck), der dem intraabdominalen Druck entspricht. Die Messung zur Berechnung des hepatisch-portalvenösen Druckgradienten erfolgt im gleichen Gefäß bei frei flottierender Katheterspitze.

Leberverfettung *f*: engl. *liver fatty degeneration*. Pathologisch erhöhte Fettablagerung in Hepatozyten (siehe Fettleber*).

Leberversagen, akutes *n*: engl. *acute liver failure*; syn. fulminantes Leberversagen. Aus voller Gesundheit eintretende Hepatitis mit (sub-)totaler Nekrose des Leberparenchyms und konsekutivem (sub-)totalem Funktionsausfall der Leber, beispielsweise bei akuter Virushepatitis, Intoxikation durch Paracetamol, Pilzgifte oder Bakterientoxine, in weiterem Sinn auch bei nekrotischem Schub einer chronischen Lebererkrankung (z. B. Wilson*-Krankheit, autoimmune Hepatitis*). Häufig tödlicher Verlauf.

Leberwert *m*: Bezeichnung für Laborparameter zur Abschätzung einer Leberschädigung, z. B. Aspartat-Aminotransferase (AST*), Alanin-Aminotransferase (ALT), Gamma-Glutamyl-Transferase (GGT).

Leberzelladenom *n*: engl. *liver cell adenoma*. Abgegrenzter benigner Lebertumor aus Leberzellen und Sinusoiden ohne typischen Läppchenaufbau. Diagnostiziert wird das Leberzelladenom mit (kontrastmittelgestütztem) Ultraschall, dynamischem Kontrastmittel-CT oder -MRT sowie (histologisch) nach gezielter perkutaner Leberbiopsie*, wobei es nicht immer vom hochdifferenzierten primären Leberzellkarzinom* zu unterscheiden ist. Therapiert wird durch chirurgische Entfernung.

Leberzellkarzinom, primäres *n*: engl. *hepatocellular carcinoma* (Abk. HCC); syn. hepatozelluläres Karzinom. Weicher, häufig gelblicher Tumor des Leberparenchyms, solitär, multizentrisch oder mit diffus infiltrativem Wachstum und frühzeitiger intrahepatischer (durch Übergreifen auf die Lebergefäße) und extrahepatischer (in Lymphknoten, Lunge, Knochen) Metastasierung. Die Prognose ist abhängig von der Schwere der Komorbidität, dem Tumorstadium bei Diagnosestellung und dem histologischen Typ. Siehe Abb. 1.

Epidemiologie: Risikofaktoren und Inzidenz:
- Leberzirrhose jeder Ätiologie
- chronische Hepatitis durch Infektion mit Hepatitis*-C-Virus oder Hepatitis*-B-Virus (auch ohne Zirrhose; serologischer Marker u. a. Hepatitis-B-Virus-DNA)
- nichtalkoholische Fettleberhepatitis* (auch ohne Zirrhose)

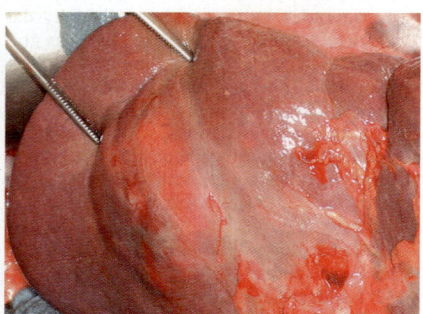

Leberzellkarzinom, primäres Abb. 1: Makroskopisch erkennbares primäres Leberzellkarzinom des rechten Leberlappens; Operationssitus. [32]

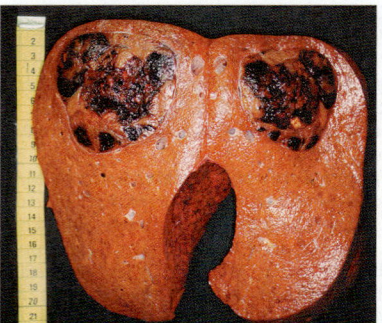

Leberzellkarzinom, primäres Abb. 2: Zentrale Nekrose des Tumors und Einblutung; Präparat nach Leberteilresektion. [131]

- Hepatotoxine wie Aflatoxin*, Vinylchlorid*, Arsen (sog. Winzerkrebs) und Thorium-232
- Inzidenz in Europa gering, aber zunehmend, in Afrika und Asien dagegen hoch, insbesondere bei Männern.

Klinik:
- Dekompensation einer chronischen Lebererkrankung
- Gewichtsverlust
- Inappetenz
- unspezifisches Druck- und Völlegefühl
- Oberbauchschmerz, in die rechte Schulter ausstrahlend.

Therapie: Stadienabhängig und interdisziplinär. **Kurativ:**
- Resektion in Stadien BCLC A1 - A2. Voraussetzungen: R0-resektabler Tumor, Bilirubin im Referenzbereich, kein Nachweis von Metastasen, Operabilität, ausreichende funktionelle Reserve der Leber (maximal Child-Pugh A), keine portale Hypertension. Eingriff: Leberesektion als Keilresektion, Segmentresektion oder Hemihepatektomie (siehe Abb. 2).
- Transplantation in Stadium BCLC A1 - A4. Voraussetzungen: Bei Leberzirrhose* eine Läsion < 5 cm oder 1–3 Läsionen, jeweils ≤ 3 cm (Milan-Kriterien), kein Nachweis von extrahepatischer Manifestation oder vaskulärer Invasion. Vorgehen: obligates Bridging* mit lokalablativen oder lokoregionären Verfahren
- lokal tumorzerstörende Verfahren, z. B.: 1. Radiofrequenzablation (Abk. RFA) 2. laserinduzierte Thermoablation (Abk. LITT; Thermotherapie) 3. unter Umständen perkutane Ethanolinjektion (Abk. PEI), Essigsäureinjektion (Abk. PAI für engl. *percutaneous acetic acid injection*), beide Verfahren werden zunehmend verlassen.

Palliativ u. a.:
- TACE (Transarterielle Chemoembolisation) führt zu Hemmung der Tumorprogression und signifikant längerer Überlebenszeit
- Medikamente (Sorafenib, Lenvatinib, Regorafenib, Nivolumab, Cabozaninib)
- SIRT (Selektive Interne Radiotherapie) die Anwendung erfolgt als individuelle Einzelfallentscheidung (bisher eingeschränkte Studienlage), aktuell v. a. bei Patienten mit multiplen Herden, Tumorlast > 50 % und Pfortader(makro)infiltration bei folgenden Indikationen: **1.** nichtoperables primäres Leberzellkarzinom ohne extrahepatische Manifestation **2.** bei Zirrhose: maximal Child-Pugh A/B, Bilirubin < 2 mg/dl **3.** ggf. auch bei Pfortaderthrombose und hepatisch disseminiertem Tumorbefall.

Prävention:
- Primärprophylaxe einer Infektion durch Hepatitis-B-Virus (siehe Hepatitis* B) mit Immunisierung (siehe Schutzimpfung*)
- Lebensstilintervention (Alkoholkarenz, Gewichtsreduktion, körperliche Aktivität).

Leberzerfallskoma *n*: engl. *endogenous hepatic coma*. Hepatische Enzephalopathie* Typ A bei akutem Leberversagen*.

Leberzirrhose *f*: engl. *liver cirrhosis*; syn. Cirrhosis hepatis. Diffuse chronische Lebererkrankung als Terminalstadium verschiedenster Entitäten mit Verlust der physiologischen Leberarchitektur unter Ausbildung bindegewebiger Septen und daraus resultierender portalvenöser Widerstandserhöhung. Die klinische Symptomatik und die Prognose wird bestimmt von der Einschränkung der Leberfunktionen, dem Ausmaß der portalen Hypertension und dem möglichen Auftreten eines hepatozellulären Karzinoms.

Erkrankung: Ätiologie:
- alkoholische oder nichtalkoholische Fettleberhepatitis*
- chronische Hepatitis* B oder Hepatitis* C
- autoimmune Hepatitis*
- primär biliäre Cholangitis (PBC)
- sklerosierende Cholangitis (primär sklerosierende Cholangitis, sekundär sklerosierende Cholangitis, critical illness Cholangiopathie)
- Stoffwechselerkrankungen, z. B.: **1.** Hämochromatose* u. a. hepatische Speicherkrankheiten **2.** Wilson-Krankheit **3.** Alpha-1-Antitrypsinmangel **4.** Tyrosinose
- Zöliakie
- zystische Fibrose
- Arzneimittelhepatitis
- unbekannt (sog. kryptogene Leberzirrhose)
- Stauungsleber*, v. a. kardiovaskulär (siehe Cirrhose* cardiaque) oder bei venookklusiver Erkrankung (einschließlich Budd*-Chiari-Syndrom)
- Osler-Rendu-Weber Krankheit.

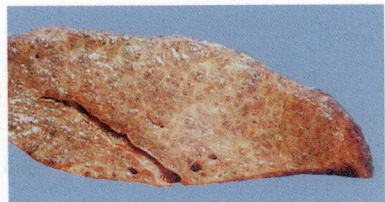

Leberzirrhose: Deutliche graue (derbe) Narbenzüge im Lebergewebe, dazwischen klein- bis mittelgroßknotige Parenchymregenerate; sog. Narbenleber mit erschwertem Blut- und Lymphdurchfluss. [181]

Pathologie: Chronisch entzündliche Parenchymdestruktion (Leberzellnekrose) mit Aktivierung der Ito-Zellen und regenerativer Veränderung der extrazellulären Matrix (progredienter narbig-bindegewebiger Umbau, Leberfibrose, makroskopisch höckerige Oberfläche (siehe Abb.).

Klinik:
- bei sog. kompensierter Leberzirrhose (ohne Aszites) anfangs Symptome wie bei chronischer Hepatitis, u. a.: **1.** Müdigkeit **2.** Übelkeit **3.** Obstipation **4.** Meteorismus **5.** Flatulenz **6.** Fettintoleranz **7.** Druck unter rechtem Rippenbogen **8.** Ikterus **9.** Leberhautzeichen*
- mit zunehmender narbig-bindegewebiger hepatischer Umwandlung: **1.** Einengung der Pfortaderstrombahn (siehe portale Hypertension*) und extrahepatischer Kollateralkreislauf über portokavale Anastomosen mit Ausbildung von Ösophagusvarizen*, Fundusvarizen*, äußeren Hämorrhoiden*, Cruveilhier*-Baumgarten-Syndrom, Caput* medusae **2.** in der Folge palpatorisch verhärtete Leber und Splenomegalie (Stauungsmilz*) sowie Hyperzirkulationssyndrom **3.** Eiweißmangelernährung und Sarkopenie **4.** Dekompensation mit Aszites (bis zu 15 l und mehr).

Therapie:
- kausal, z. B.: **1.** Alkoholkarenz **2.** Besserung der Insulinresistenz (z. B. Gewichtsreduktion, Stoffwechselführung bei Diabetes mellitus, körperliche Aktivität) **3.** antivirale Therapie **4.** Immunsuppression **5.** Eisenentzug **6.** Kupferentzug **7.** Ernährungstherapie, bei Zöliakie glutenfreie Ernährung
- symptomatisch: **1.** Diuretika **2.** Parazentese* **3.** ggf. Eradikation der Ösophagusvarizen*, Fundusvarizen* **4.** Senkung des Pfortaderdrucks (nichtselektiver Beta-Rezeptoren-Blocker, transjugulärer intrahepatischer portosystemsicher Shunt) **5.** Lebertransplantation*.

Hinweis: Die Zirrhose gilt als irreversibles Terminalstadium, allerdings gibt es bei viral induzierter Leberzirrhose evidenzbasierte Hinweise auf mögliche Reversibilität.

Leberzysten *f pl*: engl. *hepatic cysts*. Intrahepatische dysontogenetische Zysten, die solitär oder multipel und evtl. gekammert sein können und in der Mehrzahl der Fälle nicht behandelt werden müssen. Die Therapie ist abhängig von Art, Größe und möglichen Komplikationen wie einer mechanischen Kompression von Gallengängen oder Lebergefäßen. Zysten können punktiert, drainiert oder laparoskopisch gefenstert werden.

Formen:
- parasitäre Leberzysten: Echinokokkuszyste*
- nichtparasitäre Leberzysten: **1.** kongenital: Gallengangzysten, dysontogenetische Zysten (siehe Abb.), Zystenleber* meist in Kombination mit multiplen Zysten in Nieren und Pankreas **2.** erworben: Zystadenom, Zystadenokarzinom, durch Cholestase bedingte Gallengangzysten
- Bei der autosomal-dominant vererbten polyzystischen Lebererkrankung (autosomal dominant polycystic liver disease, ADPCLD) kann eine Lebertransplantation erforderlich werden. Die ADPCLD ist selten (1–9 : 100.000), betrifft vor allem Frauen und manifestiert sich in der Regel im Alter von 40 Jahren.

Diagnostik:
- Ultraschalldiagnostik (scharf abgegrenzte, glattwandige Konturen ohne Wandverkalkung)
- CT (Dichtemessung).

Klinik:
- dysontogenetische kleine Leberzysten: symptomlos und ohne Krankheitswert (sonografischer Zufallsbefund)
- größere dysontogenetische Leberzysten: evtl. Druckgefühl
- Gallengangzysten: evtl. Ikterus und Fieber (siehe Caroli-Krankheit)
- andere Zysten je nach Art und Größe: bis hin zur Leberinsuffizienz und portaler Hypertension*.

Lecithin *n*: syn. O-Phosphatidylcholin. Mit Cholin* verestertes Phosphatid, das als Membranlipid sowie als Hauptbestandteil von Surfactant* eine essenzielle Rolle spielt. Lecithine kommen hauptsächlich in Nervensubstanz, Herz, Blut, Niere, Leber und Sperma vor. Zudem sind Lecithine in Eigelb und Pflanzensamen (Sojabohne) und -knollen reichlich vorhanden.

Lecithinase → Phospholipasen
Lecithin/Sphingomyelin-Quotient → Lungenreifediagnostik, pränatale
Leckflux-Diarrhö → Diarrhö
Lederhaut → Dermis

Lederhaut

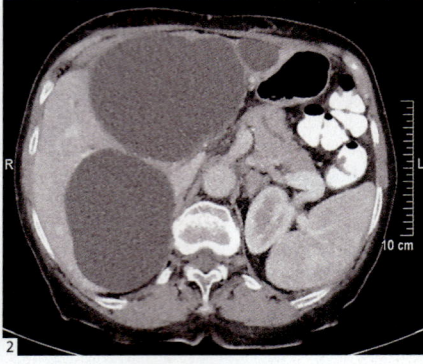

Leberzysten: Dysontogenetische Gallengangzysten der Leber. [32]

Lederhaut → Sklera
Lederknarren *n*: engl. *pleural crackles*; syn. Strepitus coriarius. Bereits von Hippokrates beschriebener Auskultationsbefund bei Pleuritis* sicca. Das Geräusch hat Ähnlichkeit mit dem Aneinanderreiben trockener Lederstücke. Das beim Abhören der Lunge deutliche Lederknarren entsteht durch das Aneinanderreiben der entzündeten Pleurablätter (Pleura* visceralis und Pleura parietalis).
Lederzecken → Zecken
Leede-Zeichen → Rumpel-Leede-Test
Leeraufnahme *f*: engl. *plain film*. Röntgenologische Nativaufnahme, d. h., sie wird ohne Verwendung eines Kontrastmittels angefertigt. Ein Beispiel für eine Nativaufnahme ist die Abdomenübersichtsaufnahme*, wie sie vor einer Cholangiografie* oder Urografie* angefertigt wird.
Leerdarm → Jejunum
Leerlaufhandlung *f*: Handlung, die aufgrund eines angeborenen Auslösemechanismus auch nach Ausbleiben des auslösenden Reizes weiterhin auftritt, wobei die Reizschwelle* erniedrigt und die Verhaltensbereitschaft für die Leerlaufhandlung im Vergleich zu anderen Verhaltensweisen erhöht ist. Die Bezeichnung stammt aus der Instinkttheorie nach K. Lorenz.
Lee-Test → Audiometrie
Leeway-Space *n*: Platzüberschuss von ca. 2 mm je Quadrant durch Zahnwechsel der größeren Milchmolaren (v. a. durch 2. Milchmolaren) zu kleineren, permanenten Prämolaren im 10.–11. Lebensjahr.
Beschreibung: Im Oberkiefer erfolgt ein fast vollständiger Ausgleich durch deutlich größere Frontzähne. Im Unterkiefer bleiben ca. 2 mm Platzüberschuss, was zusammen mit der Primatenlücke eine Mesialisierung des unteren 1. bleibenden Molaren ermöglicht. Auch bei stufenloser Postlaktealebene* erfolgt so ein Übergang in Neutralverzahnung.
Leflunomid *n*: Immunsuppressivum zum Einsatz als disease modifying anti-rheumatic drug (DMARD) bei Erwachsenen mit aktiver rheumatoider Arthritis* und aktiver Psoriasis*-Arthritis. Leflunomid wird oral eingenommen. Die Wirkung setzt verzögert nach 4–6 Wochen ein. Zu den häufigsten Nebenwirkungen zählen leichte Blutdruckerhöhung, Parästhesie*, Kopfschmerzen, Schwindel, Magen-Darm-Störungen und Hautraktionen.
LeFort-Klassifikation *f*: engl. *LeFort classification*. Klassifikation der Oberkieferfrakturen (Kieferfraktur*) an Hand typischer Frakturverläufe. Unterschieden werden LeFort I, II und III.
Einteilung: Siehe Abb.
– LeFort I (auch Guérin-Fraktur): tiefe maxilläre Querfraktur mit Bruchspaltverlauf in Höhe des Nasen- und Kieferhöhlenbodens mit oder ohne Beteiligung des Nasenseptums
– LeFort II: Pyramidenfraktur der Maxilla
– LeFort III: Abriss des Gesichtsschädels von der Schädelbasis.

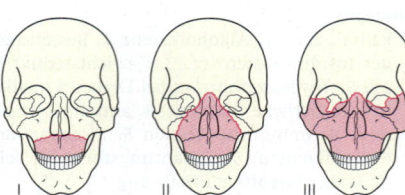

LeFort-Klassifikation: LeFort I–III.

Left Bundle Branch Block → Linksschenkelblock
Left Ventricular Ejection Fraction: Abk. LVEF. Linksventrikuläre Auswurffraktion.

Legal Highs *pl*: Sammelbezeichnung für bislang legal (auch online) erhältliche, (bisher) nicht dem Betäubungsmittelgesetz* unterliegende, meist synthetische psychotrope Substanzen*. Legal Highs sind u. a. in sog. Badesalzen, Lufterfrischern, Kräuter(tee)mischungen und Hortensienblüten enthalten.
Bedeutung: Legal Highs werden v. a. von Jugendlichen als Stimulanzien* missbräuchlich verwendet. Der Konsum birgt u. a. die Gefahr einer Intoxikation und führt zur Einschränkung der Verkehrssicherheit. Desweiteren kann sich unter Umständen eine Abhängigkeit entwickeln.
Legalprognose *f*: Vorhersage, mit welcher Wahrscheinlichkeit eine Person in der Zukunft in Konflikt mit dem Recht und den geltenden Normen gerät. Der Begriff der Legalprognose ist somit etwas weiter als der der Kriminalprognose*.
Praktische Relevanz: Die Legalprognose wird u. a. im Rahmen der Begutachtung eines psychisch kranken Straftäters erstellt. Sie ist für die Frage der Notwendigkeit der Anordnung oder Weiterführung einer Unterbringung* in der Maßregelvollzugsanstalt von entscheidender Bedeutung.
Durchführung: Grundlage der Erstellung einer Legalprognose ist die genaue Exploration des Probanden. Es steht zudem eine Reihe von Prognoseinstrumenten zur Verfügung.
Legionärskrankheit *f*: engl. *legionnaires' disease*; syn. Veteranenkrankheit. Durch Legionellen, meist Legionella* pneumophila, ausgelöste, epidemisch oder sporadisch auftretende, ambulant oder nosokomial* erworbene Infektionskrankheit mit schwerer (atypischer) Pneumonie*. V. a. chronisch kranke und immunschwächte Menschen sind betroffen. Der Erregernachweis ist schwierig. Behandelt wird antibiotisch mit Levofloxacin*. Die Letalität liegt bei 15–20 %.
Übertragung:
– Übertragen werden Legionellen durch Inhalation infizierter Aerosole aus Wasseranlagen, z. B. Kühlanlagen, Berieselungsanlagen, Whirlpools, Duschen, Springbrunnen, jedoch nicht von Mensch zu Mensch.
– Die Inkubationszeit* beträgt 2–10 Tage.
Klinik: Nach unspezifischen Frühsymptomen (Kopf- und Muskelschmerzen, allgemeines Krankheitsgefühl):
– hohes Fieber, Schüttelfrost
– unproduktiver Reizhusten
– Thoraxschmerzen
– Durchfall und Erbrechen
– Benommenheit bis hin zu schweren Verwirrtheitszuständen
– unter Umständen schwerer Verlauf mit respiratorischer Insuffizienz* und Nierenversagen.

Legionella pneumophila *f*: Gramnegatives, bewegliches, aerobes, kurzes, z. T. pleomorphes Stäbchenbakterium der Familie Legionellaceae (siehe auch Bakterienklassifikation*), das als opportunistischer Erreger der Legionärskrankheit* und des Pontiac-Fiebers gilt. Legionella weist mehr als 50 Arten auf, wovon die meisten Umweltkeime sind. Die größte humanpathogene Bedeutung hat L. pneumophila.
Erreger: Übertragung: Übertragung durch Inhalation erregerhaltiger Tröpfchen, Mensch-zu-Mensch-Infektion nicht sicher nachgewiesen.
Medizinische Relevanz:
– Legionärskrankheit*
– Pontiac-Fieber
Nähere Informationen zu diesen Erkrankungen siehe dort.
Erreger-Empfindlichkeit: Die Behandlung erfolgt mit intrazellulär wirksamen Antibiotika, z. B. Chinolonen* oder Makroliden.

Legionellen-Antikörper *m sg, pl*: Antikörper* gegen Legionella* pneumophila und andere Legionella-Spezies, den Erregern der Legionärskrankheit*. Die Bestimmung ist aufgrund der geringen Sensitivität* und Spezifität* nur für epidemiologische Zwecke geeignet. Für die individuelle Diagnostik eignet sich der Antigennachweis im Urin oder der Nachweis der Legionellen-DNA mittels PCR aus bronchoalveolärer Lavage*.
Referenzbereiche: Titer 1: < 100: kein Hinweis auf eine Legionellen-Infektion. Die angegebenen Referenzwerte sind Standardquellen der Literatur entnommen und können sich von den Referenzwerten des untersuchenden Labors unterscheiden.
Indikation zur Laborwertbestimmung: Zu epidemiologischen Zwecken.
Material und Präanalytik: Serum*.
Bewertung:
– 4-facher Anstieg des Titers auf ≥ 1 : 128: frische Infektion
– einzelner Titer ≥ 1 : 256: Hinweis auf eine frische Infektion, nicht ausreichend spezifisch.
Praxishinweise:
– Serokonversion* erst bis zu 3 Wochen nach Erkrankungsbeginn
– niedrige Titer bei bis zu einem Drittel der in Deutschland getesteten Personen nachweisbar
– Labormeldepflicht: gemäß § 7 Infektionsschutzgesetz* (IfSG) namentliche Meldung des direkten oder indirekten Nachweises von Legionellen, soweit er auf eine akute Infektion hinweist.

Legionellose *f*: engl. *legionellosis*. Durch Bakterien der Gattung Legionella verursachte Infektionskrankheit. Betroffene infizieren sich durch Inhalation erregerhaltiger Wasseraerosole (z. B. beim Duschen) und leiden an milden grippeähnlichen Symptomen (z. B. Fieber, Myalgien) bis hin zu schweren Pneumonien. Diagnostiziert wird u. a. mittels Erregerkultur und PCR, behandelt mit Antibiotika.
Erkrankung: Formen:
– Legionärskrankheit*: 1. Erreger meist Legionella pneumophila 2. meist schwere Erkankung mit Pneumonie 3. Inkubationszeit ca. 2–10 Tage
– Pontiac-Fieber: 1. Erreger meist Legionella pneumophila 2. meist milde, selbstlimitierende Erkrankung 3. Inkubationszeit ca. 1–3 Tage
– Pittsburgh-Pneumonie: 1. Erreger: Legionella micdadei 2. meist nur bei immunsupprimierten Patienten 3. ähnliche Klinik wie die Legionärskrankheit
– weitere Erkrankungen durch unterschiedliche Legionellen-Arten, z. T. mit ähnlichem Verlauf wie die Legionärskrankheit.
Vorkommen: Legionellen befinden sich natürlicherweise in Seen oder Teichen und vermehren sich intrazellulär in Amöben und anderen Einzellern. Sie können sich jedoch unter bestimmten Bedingungen auch in künstlichen Wassersystemen (z. B. Warmwasserboiler) vermehren. Die Übertragung auf den Menschen erfolgt schließlich über die Inhalation erregerhaltiger Wasseraerosole oder Aspiration erregerhaltigen Wassers.
Therapie: Je nach Klinik, bei leichten Erkrankungen symptomatisch (z. B. beim Pontiac-Fieber). Bei Pneumonie:
– Levofloxacin oder Moxifloxacin in maximaler Dosierung über 5–10 Tage, bei immungeschwächten Patienten bis zu 3 Wochen
– alternativ Clarithromycin oder Azithromycin.
Prävention:
– Reduktion der Keimbelastung wasserführender Systeme, z. B.: 1. Einhaltung neuester Standards 2. regelmäßige Wartung und Hocherhitzung 3. regelmäßige Reinigung der Wasserauslässe (Wasserhähne und Duschköpfe) und mikrobiologische Untersuchung
– Vermeidung von Aerosolkontakten.

Lehndorff-Leiner-Erythem → Erythema marginatum rheumaticum
Leibbinde → Rumpforthese
Leibesfrucht → Embryo
Leibesfrucht → Fetus
Leibeshöhle → Zölom
Leibhalluzination → Halluzination, zönästhetische

Leiche *f*: engl. *corpse*. Körper eines Verstorbenen, gekennzeichnet durch die Leichenerscheinungen* (z. B. Totenflecke, Totenstarre, Verwesung). Grundsätzlich kann an einer Leiche kein Eigentum begründet werden. Den nächsten Angehörigen stehen Befugnisse zu, die sich aus dem Recht zur Totenfürsorge ergeben.

Leichenerscheinungen *f pl*: engl. *signs of death*. Charakteristische Merkmale, v. a. äußerliche Veränderungen an einer Leiche* infolge Autolyse und Fäulnis. Leichenerscheinungen sind bedeutsam zur Feststellung des Todes sowie zur Abschätzung des Todeszeitpunkts*.
Einteilung:
– frühe Leichenerscheinungen: Totenflecke* und Totenstarre*
– späte Leichenerscheinungen: Fäulnis und Verwesung, ggf. Adipocire* und Mumifikation.

Leichenfinger → Digitus mortuus
Leichenflecke → Totenflecke
Leichengerinnsel *n*: engl. *postmortem thrombus*; syn. Cruor phlogisticus. Blutgerinnsel*, das in den Blutgefäßen nach dem Tod entsteht. Leichengerinnsel liegen meist locker im Gefäß, sind feucht-glatt, gummiartig dehnbar und von gallertartiger Konsistenz.
Leichengifte → Ptomaine
Leichenlipid → Adipocire
Leichenöffnung → Sektion
Leichenpass *m*: engl. *burial-transit permit*. Nach mehreren internationalen Vereinbarungen (insbesondere dem Berliner Abkommen vom 10.2.1937, RGBl. II 1938, S. 199) zur zwischenstaatlichen Leichenbeförderung erforderliches Dokument mit Angaben zu Identität und Alter des Verstorbenen sowie zu Ort, Tag und Ursache seines Todes.

Leichenschau *f*: engl. *inspection of the corpse*. Ärztliche Untersuchung zur sicheren Feststellung des Todes, des Todeszeitpunkts*, der Todesursache und der Todesart*. Das Ergebnis hat der Arzt in eine Todesbescheinigung einzutragen.
Formen:
– äußere Leichenschau: vollständige äußerliche Untersuchung der entkleideten Leiche bei guter Beleuchtung
– Krematoriumsleichenschau: erfolgt vor Einäscherung durch Amtsarzt oder Rechtsmediziner
– innere Leichenschau: Sektion*.
Recht:
– Gesetze: Die allgemeine Leichenschau für jeden Todesfall ist auf Länderebene in den Bestattungsgesetzen z. T. sehr unterschiedlich geregelt.
– nichtnatürliche Todesursache: Anhaltspunkte für eine nichtnatürliche Todesursache oder ungeklärte bzw. ungewisse Todesart erfordern die polizeiliche Anzeige, wobei bis zum Eintreffen der Polizei Veränderungen weder an der Leiche noch an der Umgebung vorgenommen werden dürfen.
– Kosten: Die Kosten der Leichenschau fallen grundsätzlich demjenigen zur Last, der die

Bestattungskosten zu tragen hat (Totensorgeberechtigter).
- Bedeutung: Der Leichenschau kommt persönlichkeitsrechtliche, straf- und zivilrechtliche, soziale und gesundheitspolitische Bedeutung zu: 1. sichere Todesfeststellung zur Vermeidung von Scheintodesfällen 2. in speziellen Fällen auch als Voraussetzung einer Organexplantation 3. Seuchenbekämpfung (Offenbarungspflicht* bei bestimmten Erkrankungen im Todesfall; Infektionsschutzgesetz*) 4. Gewinnung von Daten zur Todesursachenstatistik* 5. Rechtsinteressen wie Erkennung fremdverschuldeter Todesfälle sowie Wahrnehmung mutmaßlicher Interessen des Verstorbenen.

Leichenschauschein → Todesbescheinigung
Leichenstarre → Totenstarre
Leichentuberkel → Tuberculosis cutis
Leichenwachs → Adipocire
leichte Ketten → Immunglobuline
Leichte Vollkost *f*: engl. *bland diet*; syn. leichte Kost. Spezielle Form des Nahrungsangebots, bei der belastende und schwer bekömmliche Nahrungsmittel vermieden werden und individuelle Unverträglichkeiten berücksichtigt werden.
Prinzip:
- schonende und fettarme Zubereitung (Dünsten, Dämpfen, Garen in Folie oder Mikrowelle, Kochen; kein Rösten oder Braten)
- mildes Würzen
- Reduktion oder Verzicht auf Zucker, kohlensäurehaltige Getränke, Alkohol und Kaffee
- Auslassen blähender Nahrungsmittel (z. B. Hülsenfrüchte, Zwiebeln)
- eher feiner gemahlene Mehlprodukte anstelle von Vollkorn
- Obst und Gemüse lieber verarbeitet statt roh
- besser fünf kleine Mahlzeiten als drei große.

Leichtkettenmyelom *n*: engl. *Bence-Jones myeloma*; syn. Bence-Jones-Plasmozytom. Form des multiplen Myeloms* mit Bildung eines ausschließlich aus Leichtketten der Immunglobuline* bestehenden Paraproteins*. Klinisch manifestieren sich Knochenschmerzen, Leistungsabfall sowie Organfunktionsstörungen. Die Diagnose wird laborchemisch, radiologisch, sowie durch Knochenmarkpunktion* gestellt. Behandelt wird entsprechend des Erkrankungsstadiums mit allerdings ungünstigerer Prognose als beim multiplen Myelom.
Klinik: Die Patienten leiden
- unter Knochenschmerzen, oft aufgrund von Osteolysen*
- an Niereninsuffizienz*
- an Symptomen der Anämie*.

Therapie: Siehe Multiples Myelom*.
Leichtketten-Speicherkrankheit: Seltene Speicherkrankheit*, die durch Ablagerung monoklonaler* freier* Leichtketten in verschiedenen Organen, vor allem in der Niere*, charakterisiert ist. Häufige Begleiterkrankungen sind ein nephrotisches Syndrom und ein Funktionsverlust der Niere. Die Leichtketten-Speicherkrankheit tritt oft im Rahmen eines Multiplen Myeloms* auf.

Leiden *n*: engl. *suffering*. Fortgesetzte, unvermeidliche Gefühle von großem Kummer bzw. Qual.
Ursachen: Leiden ist begründet:
- im Individuum, z. B. wenn physiologische, emotionale, soziale oder spirituelle Bedürfnisse nicht befriedigt werden (u. a. Unwohlsein, Verletzung, Krankheit, Trauer*, Hunger, Orientierungslosigkeit), oder durch eigene Persönlichkeitsmerkmale (z. B. Neid, Eifersucht, Selbstsucht)
- in der Mitwelt durch mangelnde Unterstützung, Annahme, Liebe oder Fürsorge (z. B. Ausgrenzung, Vernachlässigung, Stigmatisierung), bei Verlust (z. B. Beziehungskrisen, Trauer) oder finanzieller Not (Arbeitslosigkeit)
- in der Umwelt: kollektiv (z. B. durch Naturkatastrophen, Krieg, Vertreibung, Versklavung) oder individuell erlebt (z. B. durch Misshandlung, Folter, Vergewaltigung*)
- in der sog. Überwelt in Bezug zu Spiritualität oder Religion (z. B. bei Sinnkrisen).

Hintergrund: Unterschiedliche **kulturelle Gebräuche** und gesellschaftliche Normen prägen das Verhalten bei Leid (z. B. Verdrängung, lautes Wehklagen, Haltung bewahren, Passivität, Auflehnung, Suche nach Trost und Unterstützung, Suchtverhalten, sozialer Rückzug). Der Prozess der **Leidensbewältigung** ist abhängig von der Biographie, Sozialisation und Persönlichkeitsstruktur, den Ressourcen und Problemlösungsfähigkeiten. Starkes Leid ist durch Gefühle wie Angst*, Hoffnungslosigkeit und Hilflosigkeit geprägt. Zugleich stellen viele Menschen die Frage nach dem Sinn des Leides (z. B. Krankheit als Strafe oder Folge eines bestimmten Verhaltens; Schuld). Zudem nehmen die möglichen **Folgen** unterschiedliche Formen an: Neuorientierung, Resignation, Verzweiflung oder gar Suizidabsichten.

Klinische Bedeutung: Ein hoher Leidensdruck führt zur Suche nach Entlastung und Unterstützung, ist somit oft Voraussetzung für die Krankheitseinsicht und steigert die Compliance*. Klinische Maßnahmen zur Verringerung von Leid umfassen:
- interdisziplinäre Zusammenarbeit mit Therapeuten und Pflegenden bei ursächlicher Erkrankung
- physikalische Maßnahmen, pflegerische und therapeutische Maßnahmen bei Begleitsymptomen wie Schmerz* oder Schlaflosigkeit
- Beratung, Begleitung, Zuwendung*, aktives Zuhören*, Trost, evtl. vorübergehende Entlastung, Unterstützung bei der Sinnsuche und Neuorientierung (Coping*; Krankheitsbewältigung; Seelsorge).

Leiden-Mutation → Faktor-V-Leiden-Mutation
Leidensdruck *m*: engl. *degree of suffering*. Subjektive Empfindung von Belastung oder Not in einer unglücklichen oder kritischen Lebenssituation, die häufig mit körperlicher oder seelischer Krankheit verbunden ist. Hoher Leidensdruck ist eine Motivation für den Beginn und die Mitarbeit bei einer Therapie und daher oftmals die Grundvoraussetzung für deren Wirksamkeit.

Leimohr → Tubenkatarrh
Lein *m*: syn. Linum usitatissimum. Kulturpflanze aus der Familie der Leingewächse (Linaceae), die als alte Kulturpflanze in allen Erdteilen gilt. Aus Lein werden Leinsamen (Lini semen) sowie Leinöl (Lini oleum virginale) gewonnen. Leinsamen wirkt peristaltikanregend (Füll- und Quellstoffdroge), laxierend und schleimhautprotektiv und wird bei Darmerkrankungen eingesetzt.
Kulturvarietäten: Siehe Abb.

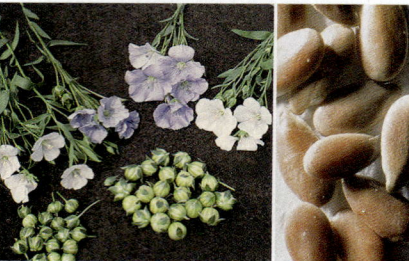

Lein: Pflanze, Frucht und Samen. [166]

Leinsamen *m pl*: Getrocknete reife Samen von Linum usitatissimum, die fettes Öl, Proteine, Schleim- und Ballaststoffe sowie cyanogene Glykoside (Linustatin, Linamarin) enthalten. Leinsamen werden p.o. als mildes Laxans und Schleimhautprotektivum verabreicht, da sie in Gegenwart von Wasser auf das Mehrfache ihres Volumens quellen und den Dehnungsreiz im Darmtrakt auslösen.
Indikationen:
- habituelle Obstipation
- Gastritis und Enteritis
- Reizdarmsyndrom
- Divertikulitis
- äußerlich als heißer Breiumschlag (Kataplasma) bei lokalen Entzündungen.

Leioderma → Glanzhaut
Leiomyom *n*: engl. *leiomyoma*. Aus glatten Muskelzellen bestehendes Myom*, das einen

scharf abgegrenzten, oft nodulären Tumor bildet, z. B. als Myoma uteri.

Leiomyosarkom n: engl. *leiomyosarcoma*. Malignes Weichteilsarkom* aus glatten Muskelzellen. Es ist meist primär maligne und entsteht nur selten durch maligne Entartung eines Leiomyoms (z. T. Deletion des RB-Tumorsuppressorgens). Pathologisch zeigen sich vielgestaltige Zellkerne und Riesenzellen, Zellpolymorphie und Mitosereichtum. Das Leiomyosarkom metasasiert v. a. hämatogen.

Vorkommen:
- Uterus (Uterussarkom*)
- gastrointestinal (Dünndarmtumor*; Magentumor*)
- Haut (von Haarbalgmuskeln ausgehend).

Leiomyosarkom, uterines n: engl. *uterine leiomyosarcoma*. Im Uterus auftretendes Leiomyosarkom*. Die Symptome sind unspezifisch und die Diagnose erfolgt meist als Zufallsbefund. Behandelt wird mit chirurgischer Resektion. Die 5-Jahres-Überlebensrate bei niedrig malignem uterinem Leiomyosarkom beträgt ca. 50 %, das Rezidivrisiko ist hoch.

Leishmania f: Gattung runder bis ovaler, 2–6 μm großer Flagellaten der Familie Trypanosomatidae* und Erreger der Leishmaniasen*. Leishmania spp. besitzen einen Kinetoplasten, der sich neben dem Kern befindet. Humanpathogene Arten lassen sich morphologisch nicht unterscheiden, können jedoch mithilfe von Isoenzymmustern und DNA-Analysen differenziert werden.

Morphologie: Intrazellulär in Zellen des menschlichen Monozyten-Makrophagen-Systems als amastigote (geißellose) Form, im Überträger (Sandmücken, Phlebotomus) als promastigote (einfach begeißelte) Form (siehe Abb.).

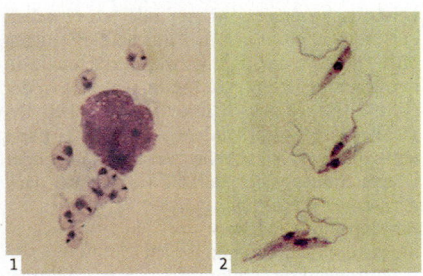

Leishmania: 1: Amastigote Formen von Leishmania donovani in einer Retikulumzelle; 2: promastigote Kulturformen. [177]

Leishmania major f: engl. *Leishmania tropica major*. Im Mittleren Osten, Nordafrika und Westasien vorkommender Erreger der kutanen Leishmaniase*. Als Erregerreservoir dienen Nagetiere.

Leishmaniasen f pl: engl. *leishmaniases*. Durch Leishmania* verursachte Infektionskrankheiten. Die Erreger werden durch Sandmücken (Phlebotominae) auf den Menschen übertragen. Therapie und Prognose hängen vom Erreger sowie von der Form der Erkrankung ab.

Formen: Kutane Leishmaniasen (syn. Hautleishmaniase, Leishmaniasis cutis, Orientbeule, Nilbeule, Aleppobeule):
- durch Leishmania tropica, Leishmania* major, seltener auch Leishmania donovani verursachte, morphologisch sehr variable, granulomatöse und ulzeröse Hautläsionen meist an Kopf, Hals oder Armen
- Leishmaniasis tegumentaria diffusa (syn. Leishmaniasis cutis diffusa): **1.** Erreger: Leishmania mexicana, Leishmania aethiopica, Leishmania (Viannia) brasiliensis, Leishmania tropica u. a. **2.** in allen Endemiegebieten in Einzelfällen vorkommende Form, bei der es bei bestimmten Immundefekten zu diffuser Knotenbildung ähnlich wie bei lepromatöser Lepra kommt.

Mukokutane Leishmaniasen Südamerikas (syn. südamerikanische Haut-Schleimhaut-Leishmaniase, Espundia):
- durch Leishmania (Viannia) brasiliensis verursachte papulo-ulzeröse Läsion im Gesicht
- Primärläsion ähnlich wie bei kutaner Leishmaniasen, anschließend Geschwürbildung mit Zerstörung von Haut, Muskulatur und Knorpel im Mund-Nasen-Rachen-Raum.

Kutane Leishmaniasen Südamerikas (syn. Chiclero-Ulkus):
- meist durch Leishmania mexicana verursachte kutane Leishmaniasen, ähnlich wie mukokutane Leishmaniasen, aber meist auf die Ohrmuschel beschränkt
- Unterformen Uta und Pian bois (Erreger aus dem Leishmania-brasiliensis-Komplex) sind meist benigne, kutane Erkrankungen.

Viszerale Leishmaniasen (syn. Kala-Azar):
- durch Leishmania donovani oder Leishmania infantum verursacht, meist subakut bis chronisch verlaufende Allgemeininfektion
- nach Phlebotomenstich gelangen Leishmanien ins Monozyten*-Makrophagen-System, Vermehrung in Makrophagen, Monozyten, Langerhans-Zellen
- Leber, Milz, Knochenmark, Lymphknoten sind besonders befallen
- Inkubationszeit: 10 Tage bis 10 Monate, gelegentlich über 2 Jahre
- Klinik: schleichender Beginn mit Fieber, das remittierend wochenlang anhält, Hepatosplenomegalie, schwere hypochrome Anämie, Leukopenie, Thrombozytopenie, schmutziggraue Hautpigmentierung, Schleimhautblutungen, Cancrum oris, Amyloidose*, Kachexie.

Therapie:
- Kutane Leishmaniasen: meist nicht erforderlich (Spontanheilung)
- mukokutane und kutane Leishmaniasen Südamerikas: 5-wertige Antimonverbindungen (Stibigluconat, Meglumin) und Paromomycin-Harnstoff lokal, Amphotericin B
- viszerale Leishmaniasen: liposomales Amphotericin B, Miltefosin, 5-wertige Antimonpräparate (Stibogluconat, Meglumin, cave: Toxizität).

Leishmaniasis cutis → Leishmaniasen
Leishmaniasis tegumentaria diffusa → Leishmaniasen
Leishmanien-Antikörper m sg, pl: syn. Leishmaniose-Antikörper. Antikörper* gegen Erreger der Gattung Leishmania*. Die Bestimmung ist indiziert zum Screening auf viszerale Leishmaniose. Der Nachweis erfolgt mittels Immunfluoreszenztest*, ELISA oder Immunoblot. Die Spezifität* ist infolge von Kreuzreaktionen* mit Trypanosomen eingeschränkt. Die Diagnose wird durch den direkten Erregernachweis bestätigt.

Leistenband → Ligamentum inguinale
Leistenbeuge f: engl. *groin*. Inguinalgegend, Bereich der Falte zwischen Bauch und Oberschenkel.
Leistenbruch → Leistenhernie
Leistendrüsenentzündung → Bubo
Leistenhernie f: engl. *inguinal hernia*; syn. Inguinalhernie. Angeborene oder erworbene sackartige Ausstülpungen des Peritoneum parietale (Bruchsack), die die anatomisch präformierten Lücken und Schwachstellen oberhalb des Leistenbandes als Bruchpforte haben. Verlagern sich dabei Anteile der Baucheingeweide als Bruchinhalt in die Leiste, drohen Einklemmung (Inkarzeration*), Ileus* und Nekrose*. Männer entwickeln häufiger Leistenhernien als Frauen. Siehe Abb.

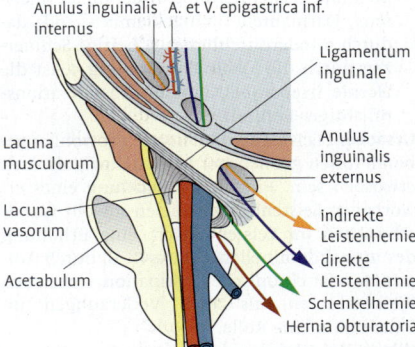

Leistenhernie: Topografie der Bruchpforten und Bruchkanäle bei Leistenhernie, Schenkelhernie und Hernia obturatoria.

Leistenhoden

Formen:
- **indirekte,** laterale Leistenhernie: Verlauf des Bruchkanals vom Anulus inguinalis internus, der inneren Bruchpforte, die lateral der Vasa epigastrica inferiora liegt, weiter innerhalb des Leistenkanals, dem Canalis inguinalis: 1. beim Mann verläuft der Bruchsack dann in den Strukturen des Funiculus* spermaticus 2. bei der Frau entlang des Lig. rotundum (Ligamentum* teres uteri) 3. bei einer kompletten Hernie (Hernia completa) erfolgt der Austritt dann durch den Anulus inguinalis externus, die äußere Bruchpforte
- **direkte,** mediale Leistenhernie: Verlauf des Bruchkanals medial der Vasa epigastrica inferiora senkrecht durch die Fossa inguinalis medialis der Bauchwand im sog. Hesselbach-Dreieck zur äußeren Bruchpforte (Anulus inguinalis externus).

Unterformen:
- **Hernia interstitialis:** im Canalis inguinalis lokalisierter Bruchsack, der noch nicht durch den Anulus inguinalis externus ausgetreten ist
- **Hernia incipiens (syn. Anprallhernie):** bei der klinisch manuellen Untersuchung beim Husten oder Valsalva*-Versuch tastbare Hernia interstitialis
- **Hernia completa:** sichtbare Vorwölbung in der Leiste im Stehen, im Liegen gleitet der Bruch zurück in die Abdominalhöhle
- **Hernia scrotalis:** sog. Hodenbruch, der bis ins Skrotum absteigt
- **Hernia labialis:** bis in die große Schamlippe reichende Hernie
- **Hernia accreta:** 1. irreponible, aber bei der Untersuchung nicht schmerzhafte Leistenhernie 2. Bruchinhalt ist mit dem Bruchsack und der Umgebung verwachsen und gleitet nicht in die Bauchhöhle zurück
- **Hernia incarcerata:** 1. inkarzerierte, eingeklemmte Leistenhernie 2. Bruchinhalt (meistens Darmanteile) eingeklemmt und dadurch minderdurchblutet 3. heftige Schmerzen durch die lokale Entzündung 4. ist die Hernie irreponibel, besteht ein operationspflichtiger Befund!

Ursachen: Leistenhernien können sowohl angeboren (offen gebliebener Leistenkanal) als auch erworben sein. Für die Entwicklung eines erworbenen Leistenbruchs spielen sowohl Wandschwächen im Leistenbereich, eine Erhöhung des intraabdominellen Drucks (z. B. durch Adipositas oder chronische Obstipation, siehe auch Risikofaktoren) als auch Verletzungen im Bauchraum eine Rolle.

Klinik: Bei Kleinkindern:
- meist schmerzlos
- häufig Zufallsbefund im Schreikrampf oder bei Defäkation durch Anspannung der Bauchdecke mit sichtbarer passagerer Schwellung.

Bei größeren Kindern und Erwachsenen:
- schmerzlose oder auch schmerzhafte Schwellung in Leiste, Labie oder Skrotum
- dumpfe Dysästhesie oder in die Leistenregion ausstrahlende ziehende Schmerzen mit oder ohne spontan oder durch Valsalva provozierte sichtbare Schwellung in der Leistenregion
- Miktionsbeschwerden und Schmerzen beim Koitus
- bei Inkarzeration akute starke Schmerzen, ggf. Übelkeit sowie irreponible Schwellung in der Leistenregion

Komplikationen: Gefürchtetste Komplikation ist die Einklemmung des Bruchsackinhaltes in der Bruchpforte (Inkarzeration*) mit Strangulation. Dadurch kommt es zu einer venösen und lymphatischen Obstruktion* mit progressivem Ödem* und Minderdurchblutung, was schließlich zur Nekrose* des Inkarzerats führt. Handelt es sich dabei um Darmanteile (Ileussymptomatik!), besteht die Gefahr der Perforation* und in der Folge die Entwicklung einer Peritonitis* und potenziell lebensbedrohlichen Sepsis*. Das Inkarzerationsrisiko beträgt bei Erwachsenen 0,3–3 % und bei Kindern 14–30 %.

Therapie:
- Bei symptomloser Leistenhernie ohne Größenprogredienz ist heute beim Mann auch das Prinzip des „watchful waiting", des Abwartens, eine Therapieoption, da die Einklemmungsgefahr pro Jahr bei nur 0,55 % liegt.
- Bruchbänder verhindern nicht die Inkarzeration, sind hygienisch problematisch und deshalb obsolet.
- Die Hernioplastik ist die Therapie der Wahl: 1. elektiv bei symptomatischer Leistenhernie 2. innerhalb von 24–48 h nach Reposition 3. notfallmäßig bei Inkarzeration.

Leistenhoden → Maldescensus testis
Leistenkanal *m*: engl. *inguinal canal*; syn. Canalis inguinalis. 4–5 cm langer Kanal, der die Bauchwand der Leistengegend an einem muskelfreien Dreieck oberhalb des Lig. inguinale von der Bauchhöhle zur Schamgegend von lateral-oben-innen nach medial-vorn-außen durchdringt. Der Anulus inguinalis superficialis und der Anulus inguinalis profundus als seine Öffnungen sind häufig Bruchpforten bei Leistenhernien*.

Anatomischer Aufbau: Der Leistenkanal wird durch folgende Strukturen begrenzt
- vordere Wand: Aponeurose des M. obliquus externus abdominis
- Boden: Lig. inguinale
- Hinderwand: Fascia* transversalis
- Dach: kaudaler Rand des M. transversus abdominis.

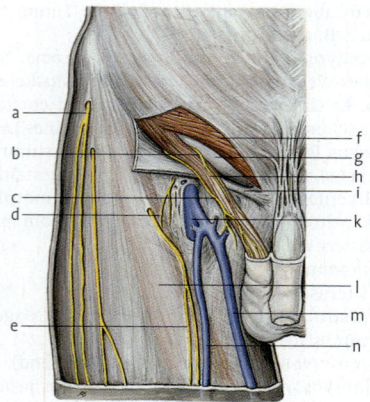

Leistenkanal: a: N. cutaneus femoris lateralis; b: R. genitalis des N. genitofemoralis; c: N. ilioinguinalis; d: R. femoralis des N. genitofemoralis; e: R. cutaneus anterior des N. femoralis; f: M. obliquus internus abdominis; g: Fascia transversalis; h: Funiculus spermaticus und M. cremaster; i: Ligamentum inguinale; k: V. femoralis; l: M. sartorius; m: V. saphena magna; n: V. saphena accessoria. [4]

Beim Mann enthält der Leistenkanal den Funiculus* spermaticus (siehe Abb.), bei der Frau das Lig. teres uteri und den Imlach-Fettpfropf.

Leistenlappen *m*: engl. *groin flap*. Myokutanes oder osteomyokutanes Transplantat aus der Leistenregion mit anatomisch definierter Gefäßversorgung über die A. circumflexa ilium superficialis und ihre mitlaufenden Venen. Ein Leistenlappen wird verwendet bei der Lappenplastik* in der rekonstruktiven Extremitätenchirurgie und plastischen Gesichtschirurgie.

Leistenschmerz *m*: Akuter oder chronischer, ein- oder beidseitiger, bei Bewegung, Husten oder Niesen manchmal verstärkter Schmerz in der Leistenregion (Regio inguinalis), also in der Falte zwischen Bauch und Oberschenkel. Ursächlich sind insbesondere Hernien*, Hüftgelenksarthrose, sportliche Verletzungen oder Überlastungen. Die Therapie richtet sich nach der Grunderkrankung.

Hintergrund: Ursachen:
- Leistenbruch, Schenkelbruch
- Hüftgelenkserkrankungen, z. B. Hüftgelenksarthrose (Koxarthrose*)
- tiefsitzender Harnleiterstein
- Hodentorsion*
- Lymphknotenschwellungen (inguinale Lymphknotenvergrößerungen*)
- Muskel- oder Sehnenverletzungen, z. B. Adduktorenverletzung
- Überlastung der Schambeinfuge bei Sportlern (Schambeinentzündung)

– Kompression des N. ilioinguinalis (Ilioinguinalneuralgie*).

Leistung [Physik] *f*: engl. *power*. Formelzeichen P. In einer Zeitspanne umgesetzte Energie.
Physik: Man unterscheidet:
- elektrische Leistung: Produkt aus elektrischer Spannung (U) und Stromstärke (I): $P = U \times I$; SI-Einheit Watt (W)
- mechanische Leistung: Produkt aus Kraft (F) und Geschwindigkeit (v): $P = F \times v$, bzw. Quotient aus Arbeit (W) und Zeit (t): $P = W/t$.

Leistungsdiagnostik *f*: engl. *performance diagnosis*. Sammelbezeichnung für verschiedene Verfahren zur Beurteilung der kardiopulmonalen Leistungsfähigkeit und zur Erarbeitung von Belastungs- und Trainingsempfehlungen, z. B. (Spiro-)Ergometrie* (auch mit Rampen- oder Stufentest), Laktatdiagnostik* und 6-Minuten-Gehtest*. Zur Leistungsdiagnostik werden auch Verfahren zur Bewertung der psychomentalen Leistung gezählt.
Indikationen:
- Diagnostik und Rehabilitation kardiopulmonaler Erkrankungen
- in der Sportmedizin zusätzliche spezifische Leistungsdiagnostik für die wichtigsten motorischen* Beanspruchungsformen.

Leistungsfähigkeit, anaerobe *f*: engl. *anaerobic performance capacity*. Maximal mögliche muskuläre Beanspruchung unter anaeroben Bedingungen. Unterschieden werden die alaktazide und die laktazide anaerobe Leistungsfähigkeit.
- **alaktazide anaerobe Leistungsfähigkeit:** höchste Leistung, die über einen Zeitraum von max. 7–8 s erbracht wird; die benötigte Energie wird fast ausschließlich durch ATP- und Kreatinphosphatspaltung bereitgestellt
- **laktazide anaerobe Leistungsfähigkeit:** höchste anaerobe Leistungsfähigkeit, die z. B. beim Laufen zwischen 40 und 60 s erreicht wird; die benötigte Energie wird belastungsbezogen durch anaerobe Glykolyse* bereitgestellt.

Leistungsherz *n*: Wenig gebräuchliche Bezeichnung für Sportlerherz*.

Leistungsumsatz *m*: engl. *metabolic rate*; syn. Arbeitsumsatz. Täglich benötigte Energiemenge, die durch körperliche Aktivitäten verbraucht wird und über den Grundumsatz* hinausgeht. Der Leistungsumsatz wird bestimmt durch direkte Kalorimetrie mit Respirationskalorimeter, indirekte Kalorimetrie mit Spirometer oder mathematische Berechnung.
Formel: Leistungsumsatz (in kcal pro Tag) = (individueller PAL-1) x Grundumsatz* (in kcal pro Tag). Der Grundumsatz lässt sich mit der Harris-Benedict-Formel berechnen.

leitender Notarzt → Notarzt, leitender

Leitgeschwindigkeit → Nervenleitgeschwindigkeit

Leitlinie *f*: engl. *guideline*. Empfehlung der wissenschaftlichen medizinischen Fachgesellschaften für ärztliches Handeln (Diagnostik, Therapie, Prävention). Medizinische Leitlinien aggregieren wissenschaftliche Evidenz* und sind „systematisch entwickelte Entscheidungshilfen über die angemessene ärztliche Vorgehensweise bei speziellen gesundheitlichen Problemen im Rahmen der strukturierten medizinischen Versorgung" (Europarat 2001).
Bedeutung: Die Inhalte guter medizinischer Leitlinien beruhen auf Ergebnissen der evidenzbasierten Medizin*. Leitlinien besitzen keinen Gesetzescharakter, sodass sie weder haftungsbefreiend noch -begründend wirken. Vielmehr kommt ihnen bei der Frage, ob eine vorgenommene Behandlung einen Behandlungsfehler* darstellt, eine indizielle Bedeutung zu. Während ihre Befolgung ein pflichtgemäßes, sorgfältiges Verhalten indiziert, liegt bei einem Verstoß gegen die Leitlinie umgekehrt die Annahme einer Verletzung der erforderlichen Sorgfalt nahe.
Einteilung: Die formale Leitlinienentwicklung erfolgt nach den Regeln der Arbeitsgemeinschaft der Wissenschaftlichen Medizinischen Fachgesellschaften (AWMF) in 3 Stufen:
- **S1-Leitlinie** (Expertengruppe): Eine repräsentativ zusammengesetzte Expertengruppe der AWMF erarbeitet im informellen Konsens eine Leitlinie, die vom Vorstand der Fachgesellschaft verabschiedet wird.
- **S2-Leitlinie** (formale Konsensfindung): vorhandene Leitlinien der Stufe 1 werden in einer der bewährten formalen Konsensustechniken beraten und als Leitlinien der Stufe 2 verabschiedet.
- **S3-Leitlinie:** Der formale Konsensusprozess wird ergänzt um alle Elemente systematischer Entwicklung. Die Leitlinie wird erstellt mit Logikanalyse, Entscheidungsanalyse und Bewertung vorliegender Studienergebnisse hinsichtlich ihrer klinischen Relevanz (evidenzbasierte Medizin*).

Abzugrenzen sind die Stufen der Leitlinienentwicklung von der Empfehlungsstärke der resultierenden Leitlinie sowie vom Evidenzgrad der zugrunde liegenden Studien.

Leitstelle *f*: engl. *emergency call center*; syn. Rettungsleitstelle (Abk. RLST). Ständig besetzte Einrichtung zur Annahme von Notrufen und Meldungen, Alarmierung, Koordination und Lenkung des Rettungsdienstes*.
Formen:
- Integrierte Leitstelle (IRLST, auch zentrale Leitstelle), sie koordiniert neben dem Rettungsdienst zusätzlich auch die Feuerwehr, die technische Hilfe und den Katastrophenschutz

– kooperative Leitstelle, hierbei ist die IRLST räumlich mit einer Polizeieinsatzzentrale in gemeinsamer Leitstelle angesiedelt.

Leitstelle, kindliche *f*: engl. *presenting part*. Geburtshilfliche Bezeichnung für den vorangehenden und damit am tiefsten stehenden Kindsteil unter der Geburt. Bei einer regelrecht verlaufenden Geburt aus vorderer Hinterhauptslage ist dies die kleine Fontanelle.

Leitsymptom *n*: engl. *leading symptom*; syn. Hauptsymptom. Für eine bestimmte Störung klinisch besonders relevantes und häufiges Symptom, das als Orientierung bei der Diagnosefindung dient, z. B. gedrückte Stimmung und Interessenverlust bei Depression*.

Leitungsanästhesie *f*: engl. *anesthetic block*; syn. Leitungsblockade. Form der Regionalanästhesie* mit perineuraler Injektion eines Lokalanästhetikums zur peripheren Nervenblockade. Das Lokalanästhetikum wird einmalig über die Punktionskanüle appliziert (Single-shot-Verfahren) oder bei Verwendung eines Katheters repetitiv oder kontinuierlich injiziert, z. B. über Perfusor mit PCA-Pumpe (Patienten-kontrolliert).
Einteilung: Zentrale (rückenmarksnahe) Lokalanästhesie:
- Periduralanästhesie*
- Spinalanästhesie*
- kombinierte Spinal-Periduralanästhesie (CSE)

Periphere Lokalanästhesie:
- Durchführung ultraschallgesteuert und/oder unter Einsatz eines Nervenstimulators zur korrekten Positionierung der Kanüle
- Applikation in die unmittelbare Umgebung eines peripheren Einzelnerven zur Anästhesie im Versorgungsbereich des jeweiligen Nerven (z. B. selektive Anästhesie im Rahmen eines operativen Eingriffs)
- ergänzend zur Analgesie zusammen mit Narkose, z. B. zur Supplementierung einer inkompletten Plexusanästhesie* (ergänzende periphere Nervenblockade)
- Nachblockade von Nerven.

Indikationen:
- kleine, meist periphere Eingriffe
- ambulante Eingriffe
- bei erwünschter Patientenmitarbeit
- bei erhöhtem Narkoserisiko zur Vermeidung einer Allgemeinnarkose
- in Kombination mit einer Allgemeinnarkose
- im Rahmen der Schmerztherapie*.

Kontraindikationen:
- hämorrhagische Diathese (z. B. durch Arzneimittel) je nach Form der Lokalanästhesie, insbesondere bei zentralen Blockaden
- Infektion im zu punktierenden Bereich.

Leitungsaphasie → Aphasie

Leitungsbahnen: engl. *pathways*; syn. Tractus. Anatomische Strukturen, die der Weiterleitung

von elektrischer Erregung oder Körperflüssigkeit dienen. Hierzu zählen Nerven, Blut- und Lymphgefäße.
Leitungsstörung → Erregungsleitungsstörung
Leitungsstörung, aurikuläre f: engl. *auricular conduction disturbance*. Erregungsleitungsstörung* mit Verzögerung der Erregungsausbreitung im Bereich der Vorhöfe, z. B. bei Herzinsuffizienz, Mitralvitium, Myokarditis, Perikarditis oder Vorhofinfarkt. Im EKG zeigt sich eine Verbreiterung der P*-Welle.
Lejeune-Syndrom → Katzenschrei-Syndrom
LE-Körperchen: Abk. für Lupus-erythematodes-Körperchen → Lupus erythematodes, systemischer
Lektin-Rezeptoren → T-Antigen
Lembert-Naht → Nahtmethoden
Lemongras n: syn. Cymbopogon citratus. Ausdauernde Pflanze aus der Familie der Süßgräser (Poaceae), deren Heimat unbekannt ist und die weltweit kultiviert wird, u. a. in Westindien, Sri Lanka, Madagaskar, Java und Tonking. Infus wirkt antipyretisch, antibakteriell, harntreibend, krampflösend und verdauungsfördernd. Lemongrasöl wirkt antibakteriell und analgetisch.
Lenden f pl: engl. *loins*; syn. Regio lumbalis. Abschnitt der seitlichen Bauchwand unterhalb der 11. und 12. Rippe bis zur Crista* iliaca und bis zur Grenze der Lendenwirbelsäule. Siehe Abb.
Lendenbruch → Hernia lumbalis
Lendenrippe → Akzessorische Rippe
Lendenwulst m: engl. *lumbar protuberance*. Auf der Konvexseite liegende paravertebrale Vorwölbung der lumbalen Rückenstreckmuskulatur bei Skoliose* mit Scheitelpunkt im Bereich der LWS, während auf der kontralateralen Seite ein Lendental besteht. Ursache ist eine Wirbelkörpertorsion mit Dorsalverlagerung der lumbalen Querfortsätze.
Lengemann-Drahtnaht f: engl. *Lengemann's suture*. Form der Sehnennaht* zur Refixation der Sehne an der Endphalanx bei Fingerstrecksehnenabriss* oder Fingerbeugesehnenruptur*.
Lenkradtrauma → Abdominaltrauma
Lennander-Kulissenschnitt → Kulissenschnitt
Lennert-Lymphom → T-Zell-Lymphom, unspezifiziertes peripheres
Lentektomie → Kataraktoperation
lenticularis: engl. *lenticular*. Linsenförmig, z. B. Processus lenticularis incudis.
Lentiglobus m: Seltene Formanomalie der Augenlinse mit kugelförmiger Ausbuchtung der vorderen (Lentiglobus anterior) oder hinteren (Lentiglobus posterior) Linsenkapsel.
Lentigo f: Bis zu 3 mm großer, rundlicher oder ovaler brauner Fleck an Haut und Schleimhaut durch Verbreiterung der Epidermis (Akanthose*) und vermehrte Aktivität der Melanozyten.
Lentigo maligna f: engl. *circumscribed precancerous melanosis of Dubreuilh*; syn. Melanosis circumscripta praeblastomatosa Dubreuilh. Veraltete Bezeichnung für die in-situ-Phase (Level 1) des Lentigo*-maligna-Melanoms.
Lentigo-maligna-Melanom n: engl. *lentigo maligna melanoma*; Abk. LMM. Im Alter auftretender horizontal in der Epidermis wachsender, mehrere cm großer, rundlicher oder polyzyklischer, ungleichmäßig pigmentierter, langsam größer werdender Fleck an lichtexponierten Körperstellen, meist im Gesicht. Oft kommt es erst nach vielen Jahren zum Übergang in eine invasive Wachstumsphase. Siehe Abb.
Lentigo senilis → Alterspigmentierungen
lentus: Langsam, zäh.
Lenzmann-Punkt m: engl. *Lenzmann's point*. Druckschmerzpunkt bei Appendizitis* ca. 5 cm von der Spina iliaca anterior superior dextra entfernt auf der sogenannten Lenzmann-Linie, einer gedachten Verbindungslinie zwischen beiden Spinae iliacae anteriores superiores.
Leon-Stamm → Poliomyelitis-Viren
Leontiasis ossea f: engl. *leontiasis ossium*. Knochenriesenwuchs, z. B. als Leontiasis cranii (Kraniosklerose) mit Verformung des Schädels durch Knochenverdickung bis zu 4 cm, insbesondere bei Ostitis deformans Paget.
Leopold-Handgriffe m pl: engl. *Leopold's maneuvers*. Zusammenfassung von 4 äußerlich anzuwendenden Handgriffen zur Untersuchung der Schwangeren. Siehe Abb.
Einteilung:
– 1. Leopold-Handgriff: Ermittlung des Fundusstands durch flaches Auflegen beider Hände, die sich mit den Fingerspitzen fast berühren, oberhalb des Nabels und leichtem Druck in die Tiefe
– 2. Leopold-Handgriff: Feststellung der Stellung des kindlichen Rückens und der klei-

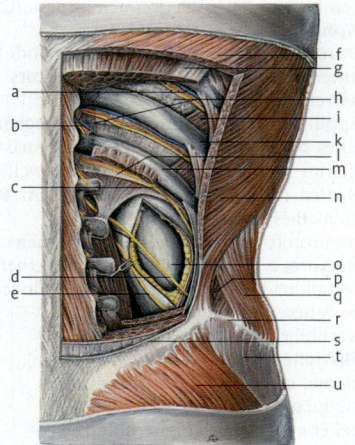

Lenden: a: N., Vasa intercostalia X; b: Rami dorsales; c: N. subcostalis; d: N. iliohypogastricus; e: N. ilioinguinalis; f: M. latissimus dorsi; g: M. iliocostalis; h: Lunge und untere Lungengrenze; i: M. intercostalis internus; k: 11. Rippe; l: Pleura parietalis und untere Pleuragrenze; m: 12. Rippe; n: M. latissimus dorsi; o: Niere und Nierenkapsel; p: M. obliquus internus abdominis; q: M. obliquus externus abdominis; r: Crista iliaca; s: Fascia thoracolumbalis; t: M. gluteus medius; u: M. gluteus maximus. [4]

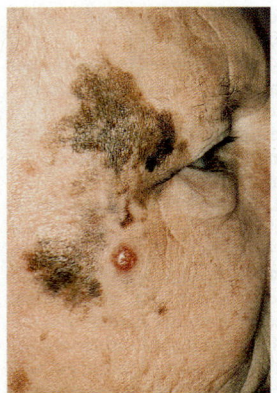

Lentigo-maligna-Melanom: Mit ausgedehntem In-situ-Anteil (Lentigo maligna), Regressionszonen und knotigem invasivem Anteil. [70]

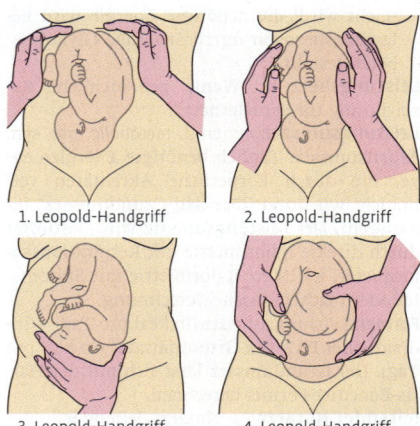

1. Leopold-Handgriff   2. Leopold-Handgriff
3. Leopold-Handgriff   4. Leopold-Handgriff

Leopold-Handgriffe [39]

nen Kindsteile durch seitliches flaches Auflegen der Hände an den Uterus
- 3. Leopold-Handgriff: Bestimmung von Lage, Größe und Art (Kopf oder Steiß) des vorangehenden Kindsteils durch Umgreifen mit einer Hand oberhalb der Symphyse
- 4. Leopold-Handgriff: Feststellung des Standes des vorangehenden Teils nach Eintritt in das Becken durch flaches Auflegen beider Hände auf den Unterbauch und vorsichtigen Druck der Fingerspitzen in die Tiefe
- 5. Leopold-Handgriff: der Zangemeister*-Handgriff (Feststellung eines Missverhältnisses zwischen mütterlichem Becken und Feten) wird auch als 5. Leopold-Handgriff bezeichnet.

LE-Phänomen *n*: engl. *LE phenomenon*; syn. LE-Zell-Phänomen. Nachweis von LE-Zellen im Blut von Patienten mit systemischem Lupus* erythematodes. Das LE-Phänomen ist bezüglich Sensitivität und Spezifität serologischen Untersuchungsmethoden bei der Diagnostik des Lupus erythematodes deutlich unterlegen und daher als diagnostischer Test obsolet.

Lepra *f*: engl. *leprosy*. Durch Mycobacterium* leprae verursachte Infektionskrankheit der Haut, Schleimhäute und peripheren Nerven mit trophischen und sensiblen Störungen, Lähmungen und letztlich Deformation. **Formen:**
- indeterminierte Lepra: Beginn der Erkrankung
- tuberkuloide Lepra: starke Immunreaktion und wenig Bazillen führen zu makulären oder Plaque-förmigen Hautveränderungen
- Borderline-Lepra: intermediäre Form, unterteilt in: 1. Borderline-tuberkuloide Lepra 2. Borderline-lepromatöse Lepra
- lepromatöse Lepra: zahlreiche Mykobakterien in den Hautveränderungen.

Übertragung: Wahrscheinlich über die Nasenschleimhaut. **Epidemiologie:** Vorkommen in Afrika, Südostasien und Lateinamerika.
Klinik: Die Inkubationszeit beträgt mehrere Jahre:
- Beginn mit Hautveränderungen (siehe Abb. 1 und siehe Abb. 2): 1. Pigmentverschiebungen 2. Plaques 3. Knoten 4. Verlust der Sensibilität
- zunehmende Neuropathie mit evtl. Verdickung subkutaner Nerven führt zu: 1. Infektionen 2. Ulzerationen 3. Osteomyelitis 4. schließlich Deformationen
- Komplikationen: 1. Lepra-Reaktion Typ 1: Änderung der Immunitätslage, meist akute Verschlechterung des Krankheitsbildes 2. Lepra-Reaktion Typ 2: Erythema nodosum leprosum mit Befall der Augen und Erblindung, Amyloidose.

Diagnostik:
- typische Symptome

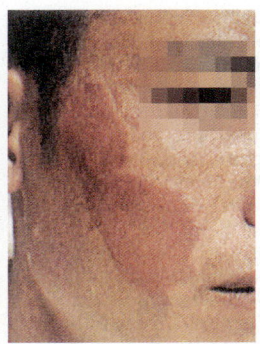

Lepra Abb. 1: Hautinfiltrat bei tuberkuloider Form. [213]

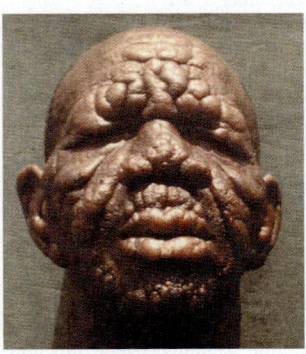

Lepra Abb. 2: Facies leonina bei Lepra lepromatosa.

- mikroskopischer Nachweis der Mykobakterien im Hautabstrich
- Biopsie.

Therapie:
- multibazilläre Lepra (> 5 Haut-Läsionen, mehrere Nerven betroffen, positiver Hautabstrich): Rifampicin, Dapson und Clofazimin für 12 Monate
- paucibazilläre Lepra (< 5 Haut-Läsionen, ≤ 1 Nerv betroffen, negativer Hautabstrich): Rifampicin und Dapson für 6 Monate.

Prävention:
- Impfung mit attenuiertem Mycobacterium leprae möglich
- Prophylaxe durch BCG-Impfung
- auf Bevölkerungsniveau wirksame Behandlung der Patienten (die Medikamente sind kostenlos verfügbar)
- Verbesserung der Lebensbedingungen.

Leprom → Lepra

Leptin *n*: Zu den Adipokinen* gehörendes Proteohormon, das hauptsächlich von Fettzellen, aber auch von Zellen des Darms* und der Plazenta* gebildet wird. Leptin hemmt die Nahrungsaufnahme. Die Serumkonzentration korreliert mit dem Körperfettanteil und dem BMI. Es wird vermehrt ausgeschüttet bei Überernährung und vermindert bei Unterernährung.
Physiologie: Wirkungen:
- Leptin wirkt zentral und peripher auf den Stoffwechsel
- neuroendokrine Regulation der Energiehomöostase (Körpergewicht, Hunger*, Sättigung) über Bindung an Leptin*-Rezeptoren im Hypothalamus*
- bei hoher Serumkonzentration von Leptin kommt es zur Hemmung der Freisetzung von Agouti-Related Peptide (AgRP) und Neuropeptid Y sowie zur Stimulation der Synthese von TRH, Proopiomelanocortin und GnRH und damit zum Sättigungsgefühl
- Einfluss auf Reproduktion und Immunmodulation.

Indikation: V. a. Adipositas* durch Leptinresistenz.
Bewertung:
- erhöhte Konzentration bei Adipösen
- Konzentration steigt exponentiell in Relation zum Fettgewebe
- Insulin und Kortisol* beeinflussen die Leptin-Konzentration.

Leptin-Rezeptor *m*: engl. *leptin receptor*. Transmembranärer, enzymgekoppelter Januskinase-assoziierter Rezeptor mit 2 extrazellulären Domänen zur Bindung von Leptin*. Er wird v. a. in Nucleus* arcuatus und Nucleus paraventricularis exprimiert, der Genlocus des Leptin-Rezeptors liegt auf 1p31.3.

Leptomeningitis → Meningitis

Leptospira *f*: Gattung gramnegativer, beweglicher, helikal gewundener Schraubenbakterien (⌀ 0,1 μm, Länge 6 bis über 12 μm) der Familie Leptospiraceae (Ordnung Spirochaetales; Bakterienklassifikation*). Im Gegensatz zu Spezies der Gattung Borrelia* bilden sich sehr zarte, an den Enden kleiderbügelförmig gebogene Spirochäten mit 12–24 relativ gleichmäßigen Primärwindungen. Siehe Abb.

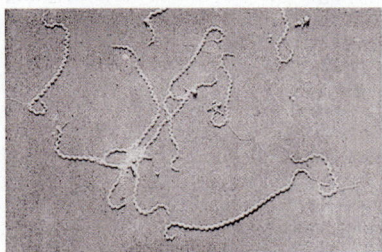

Leptospira

Leptospiren-Antikörper

Epidemiologie: Erregerreservoir für alle pathogenen Leptospiren sind homoiotherme Tiere (Ratten, Mäuse, Schweine, Hunde, Katzen, auch Pferde, Schafe, Ziegen und Rinder), die Erreger im Harn ausscheiden. Die Übertragung auf den Menschen erfolgt durch Kontakt mit leptospirenhaltigem Harn über verletzte Hautstellen oder intakte Schleimhäute, z. B. Konjunktiven. Betroffen sind v. a. Tierärzte, Laborpersonal, Tierwärter, Metzger, Schlachthofpersonal, Reisfeld- und Abwasserarbeiter, auch Wassersportler und Bergarbeiter. Eine Übertragung von Mensch zu Mensch ist nicht bekannt.

Leptospiren-Antikörper *m sg, pl*: syn. Leptospirose-Antikörper. Antikörper* gegen verschiedene Leptospiren-Spezies. Die Bestimmung erfolgt, um eine Leptospirose* zu diagnostizieren. Der Nachweis erfolgt im Serum* mittels Komplementbindungsreaktion* (KBR), Mikroagglutinationstest (MAT) oder ELISA. Spezifität* und Sensitivität* des Tests sind hoch. Ein 4-facher Titeranstieg innerhalb von 8–14 Tagen beweist eine akute Infektion.

Referenzbereiche:
- KBR: Titer bis 1:10
- MAT: 1. negativ <1:100 2. verdächtig 1:100–200 3. positiv ≥ 1:400
- ELISA: negativ für IgM und IgG.

Die angegebenen Referenzwerte sind Standardquellen der Literatur entnommen und können sich von den Referenzwerten des untersuchenden Labors unterscheiden.

Bewertung:
- KBR: ab Titer 1:20 Verdacht auf akute Infektion
- MAT und ELISA: 4-facher Titeranstieg innerhalb von 8–14 Tagen beweist eine akute Infektion.

Leptospirosen *f pl*: engl. *leptospiroses*. Infektionskrankheiten durch verschiedene Spezies und Serovare von Spirochäten der Gattung Leptospira*. Betroffene infizieren sich durch Hautverletzungen oder Schleimhäute durch Aufnahme leptospirenhaltigen Urins infizierter Tiere. Die Patienten leiden an Fieber mit zweigipfligem Verlauf bis hin zum Morbus* Weil. Behandelt wird mit Antibiotika.

Erkrankung: Historisch kam es zur **Einteilung der Leptospirosen** in Erkrankungen mit unterschiedlicher Prognose:
- Bataviafieber
- Feldfieber
- Fort-Bragg-Fieber
- Kanikolafieber
- Reisfeldfieber
- Schweinehüterkrankheit
- japanisches Siebentagefieber
- Weil-Krankheit*
- Zuckerrohrfieber.

Übertragung: Betroffene infizieren sich durch Aufnahme leptospirenhaltigen Tierurins, z. B. über Erde oder kontaminiertes Wasser. Die Erreger dringen ein über Hautwunden oder die Schleimhäute. Gefährdet sind Menschen beim Schwimmen, Camping und Bootfahren sowie in der Landwirtschaft tätige Personen, Fleischer, Zooangestellte und Abwasserarbeiter. Trägertiere (Reservoire) sind v. a. asymptomatisch infizierte Nagetiere, aber auch Hunde, Schweine, Rinder und Igel. Die Inkubationsperiode dauert im Normalfall ca. 7–14 Tage, in Ausnahmefällen bis zu 30 Tage.

Klinik: Der Verlauf der Erkrankung ist in vielen Fällen biphasisch, kann jedoch auch kontinuierlich fortschreitend sein. In der **ersten Phase** (septikämische Phase), die ca. eine Woche andauert, kommt es u. a. zu:
- akutem Fieber über 3–8 d
- Myalgien und Arthralgien
- Kopfschmerzen
- teilweise aseptischer Meningitis
- Konjunktivitis
- morbilliformem Exanthem.

In der **zweiten Phase** (Immunphase) kommt es nach 5–8 d gleichzeitig mit einem erneuten Fieberanstieg zur Antikörperproduktion und Ausscheidung der Erreger mit dem Urin. Darüber hinaus kann es je nach Schwere der Infektion und Serovar/Spezies des Erregers zu folgender Klinik bzw. Komplikation kommen (Einteilung der WHO):
- grippeähnliche Symptome (häufigste Form)
- Meningitis* und Meningoenzephalitis mit: 1. Kopfschmerzen* 2. Fotophobie 3. Meningismus*
- Morbus* Weil: 1. Ikterus durch intrahepatische Cholestase 2. Nierenversagen 3. Splenomegalie
- Lungenbeteiligung, ggf. mit Hämoptyse.

Therapie: Aktuell existieren keine einheitlichen Leitlinien zur Therapie der Leptospirose, da es nahezu keine kontrollierten klinischen Studien gibt. Als Mittel der Wahl gelten derzeit:
- bei leichteren Verläufen Doxycyclin
- bei schwereren Fällen Penicillin G
- ggf. Ceftriaxon oder Cefotaxim
- ggf. Methylprednisolon bei Beteiligung der Lunge.

Prognose: Schwer verlaufende Leptospirosen, die auch anikterisch verlaufen können, haben eine Letalität von ca. 5–10 %.

Leriche-Brüning-Operation → Sympathektomie

Leriche-Syndrom *n*: Akuter embolischer oder bei einer Arteriosklerose sich langsam entwickelnder kompletter Verschluss der Aorta*, meist zwischen dem Abgang der Nierenarterien und der Aortenbifurkation. Symptome reichen von Schwäche, Muskelatrophie* und erektiler Dysfunktion* bis zum Schock*. Therapiert wird mit Embolektomie*, Angioplastie* oder Bypass*-Operation.

Erkrankung: Pathogenese:
- chronisches Leriche-Syndrom: 1. langsam voranschreitender thrombotischer Verschluss bei Arteriosklerose mit pAVK Typ II (Beckentyp, Abb. 1 dort) mit Einengung oder Verlegung der Aa. iliacae communes im Bereich der Aortenbifurkation 2. Kompensation durch Ausbildung von Kollateralkreisläufen
- akutes Leriche-Syndrom durch kardiale Embolie.

Klinik:
- chronisches Leriche-Syndrom: 1. häufig frühzeitig erektile Dysfunktion 2. Schwächegefühl 3. Muskelatrophie 4. Kälte und Blässe der Haut der unteren Extremitäten 5. oft Claudicatio* intermittens
- akutes Leriche-Syndrom: 1. akute Ischämiezeichen bis zum Schock (siehe Arterienverschluss*, akuter, Tab. dort) 2. klinisch fehlende Leistenpulse.

Diagnostik:
- klinischer Befund: 1. kalte, blasse Beine 2. abgeschwächte oder fehlende Leistenpulse
- Duplexsonografie*
- Angiografie* (MR-Angiografie, digitale* Subtraktionsangiografie).

Therapie:
- chronisches Leriche-Syndrom: je nach Kompensationssituation: 1. konservative Behandlung (Ergotherapie, Thrombozytenaggregations*-Hemmer, CSE-Hemmer) 2. lokale Thrombolyse* bei inkompletter Ischämie und noch erhaltener Motorik 3. elektiv chirurgische Maßnahmen wie Thrombendarteriektomie* und Bypass*-Operation (z. B. aortobifemoraler oder aortobiiliakaler Bypass aus Kunststoff [Y-Prothese]) 4. Angioplastie* (PTA), evtl. mit Stent*
- akutes Leriche-Syndrom: bei akutem Verschluss notfallmäßige interventionelle Rotationsthrombektomie oder Embolektomie* mit Fogarty*-Ballonkatheter.

Prognose:
- das elektiv behandelte chronische Leriche-Syndrom hat eine günstige Prognose
- das notfallmäßig behandelte akute Leriche-Syndrom hat eine deutlich schlechtere Prognose, die Letalität ist hoch.

Lermoyez-Syndrom *n*: engl. *Lermoyez syndrome*. Sonderform der Menière*-Krankheit, bei der es während des Schwindelanfalls zur Hörverbesserung kommt.

Lernbehinderung *f*: engl. *learning disability*. Umfassendes, langandauerndes und schwerwiegendes Schulversagen* mit Beeinträchtigung des Lehr- und Lerngeschehens, im weiteren Sinne auch als umgangssprachlicher Oberbegriff für umschriebene Entwicklungsstörungen. Diskutiert werden biologische Faktoren, Umweltfaktoren und ungünstige schulische Lehr- bzw. Lernbedingungen als Ursachen. Der Begriff wird nicht als separate Störungskategorie der ICD*-10 geführt.

Klinik:
- Als lernbehindert gelten im Allgemeinen Schüler, die den Leistungsanforderungen der sog. Regelschulen nicht gerecht werden und in eine Sonderschule für lernbehinderte Kinder verwiesen werden
- kein individuelles Merkmal eines Kindes, sondern mangelnde Passung von individuellem Lernbedarf und schulischen Lernanforderungen
- entwickelt sich in einem dynamischen Prozess.

Lernen *n*: engl. *learning*. Auf Erfahrung basierender Prozess, der zu Vermehrung individuellen Wissens und zu anhaltender positiver oder negativer Verhaltensänderung* führt, z. B. durch Habituation*, klassische Konditionierung*, Modelllernen und einsichtiges Lernen, d. h. durch kognitive Prozesse.
Klinische Bedeutung: Lernen wird therapeutisch eingesetzt im Rahmen von allen Psychotherapieverfahren, in hoch strukturierter Form besonders bei verhaltenstherapeutischen Methoden.

Lernen durch Einsicht → Lernen, kognitives
Lernen durch Versuch und Irrtum *n*: engl. *trial-and-error learning*. Form der operanten Konditionierung als Lernen, bei dem in unbekannten Situationen verschiedene, scheinbar zufällige Verhaltensmuster ausprobiert werden, bis eines dieser Muster Erfolg hat und verstärkt wird, um in ähnlichen Situationen wieder eingesetzt zu werden.
Beispiel: Eine ängstliche Person bemerkt zufällig, dass Pfeifen hilft, sich von Angst abzulenken. Die Person wird in späteren Angstsituationen wieder pfeifen, um ihre Angst zu reduzieren.

Lernen, kognitives *n*: engl. *cognitive learning*. Form des Lernens durch Aneignung oder Umstrukturierung von Wissen. Kognitives Lernen beruht auf Nutzung kognitiver Fähigkeiten und Entdeckung neuer Regeln durch Umstrukturierung bereits gelernter Regeln. Einsicht bezieht sich hierbei auf das Erkennen und Verstehen von Sachverhalten, Kausalitäten und Situationen sowie deren Sinn und Bedeutung.
Klinische Bedeutung: Diese Form des Lernens wird im therapeutischen Prozess v. a. bei der Psychoedukation und bei kognitiven Interventionen (z. B. Sokratischer Dialog) eingesetzt.

Lernerfolg *m*: engl. *outcome learning*. Ausmaß einer Erlebens- und/oder Verhaltensänderung durch Lernen*. Lernerfolg ist gekennzeichnet durch die Zunahme einer bestimmten Verhaltensbereitschaft infolge Darbietung oder Übens, ist abhängig von situativen (z. B. Lernmotivation, Form der Aufgabendarbietung) u. a. Faktoren (z. B. Lernbiografie, Persönlichkeitsstruktur).
Diagnostik: Der Lernerfolg kann z. B. durch die Reaktionszeit*, Reaktionshäufigkeit und Stärke (Amplitude) der Reaktion gemessen werden. In der empirischen Psychologie ist Lernerfolg die Differenz zwischen Nach- und Vortest nach zwischenzeitlich erfolgtem Lernen. Dabei können sich die beiden Testdurchführungen auf denselben Inhalt beziehen.

Lernstörung *f*: engl. *learning disability*. Umschriebene Entwicklungsstörung schulischer Fertigkeiten in Form von Beeinträchtigung von Lernprozessen sowie Schwierigkeiten, Verzögerungen, Mängel oder Fehler des Lernenden mit Ausbleiben des zu erwartenden Lernerfolgs, meist bedingt durch ein Zusammenspiel von individuellen und äußeren, situativen Faktoren oder durch eine Grunderkrankung wie Depression oder Hirnleistungsstörung. **Einteilung:**
- Störungen des Lernens: 1. z. B. im Rahmen von zeitlich begrenzten oder andauernden Verhaltensauffälligkeiten 2. Störungen der Aufmerksamkeit, der Konzentrationsfähigkeit, des Gedächtnisses, der Sprache (Verstehen, Ausdrücken), der Abstraktionsfähigkeit, der Motivation und Planung (z. B. Aufschieben der Lernhandlung) des Lernenden
- Störungen des Lernumfelds, z. B. ein lauter oder kalter Ort, der den Lernprozess beeinträchtigt.

Formen: nach DSM-IV
- Lesestörung (Dyslexie* bzw. Lese*-Rechtschreib-Störung)
- Rechenstörung (Dyskalkulie*)
- Störung des schriftlichen Ausdrucks (Dysgrafie*)
- nicht näher bezeichnete Lernstörung.

lerntheoretisches Paradigma → Lerntheorie
Lerntheorie *f*: engl. *learning theory*. Modelle und Hypothesen von den Bedingungen, Gesetzmäßigkeiten und Nutzungsmöglichkeiten von Verhaltensänderungen, Integration und Erfahrung, die versuchen, paradigmatisch Lernen* zu beschreiben und zu erklären. Lerntheorien gehen allgemein davon aus, dass Erfahrungen die persönlichen Lernstrategien prägen und somit auch verändern können.
Formen: Die meisten Lerntheorien konzentrieren sich auf einzelne Formen des Lernens, z. B. klassische Konditionierung*, operante Konditionierung, Modelllernen, kognitives Lernen*, Instruktionslernen. Die wichtigsten Richtungen sind:
- **psychodynamische Lerntheorie:** abgeleitet aus der Psychoanalyse (S. Freud)
- **humanistische Lerntheorie** (C. Rogers, R. Tausch): untersucht vorrangig die Persönlichkeitsbildung (Lernen in Freiheit)
- **Gestaltpsychologie** (W. Köhler, K. Koffka): untersucht die Organisation seelisch-geistiger Prozesse während des Lernens
- **Verhaltenspsychologie** (I. Pawlow, E. Thorndike, B. F. Skinner, C. L. Hull, E. C. Tolman): beruht insbesondere auf den Forschungen zur Konditionierung*
- **soziale Lerntheorie** (A. Bandura).

Leroux-Robert-Operation → Kehlkopfoperation
Leschke-Syndrom *n*: engl. *Leschke's syndrome*. Variante der Neurofibromatose* mit Café-au-lait Flecken, aber ohne Hauttumoren, evtl. assoziiert mit Stoffwechselstörungen (Hyperglykämie, Adipositas) sowie geistiger und körperlicher Behinderung.

Lese-Rechtschreib-Schwäche *f*: engl. *legasthenia*. Schwäche der Lese-Rechtschreib-Leistungen (T-Werte: 36–39, Normskalen), die nicht so stark ausgeprägt ist, dass eine Lese*-Rechtschreib-Störung vorliegt. Nach Diagnosestellung mit standardisierten Lese-Rechtschreib-Tests wird wie bei Lese-Rechtschreib-Störung behandelt.

Lese-Rechtschreib-Störung *f*: engl. *developmental (phonological) dyslexia*; syn. Entwicklungsdyslexie; Abk. LRS. Störung von Lesen und Rechtschreibung bei normaler Gesamtintelligenz und ohne Sehstörung oder andere äußere Probleme als Form einer Teilleistungsschwäche infolge eingeschränkter Fähigkeit, Wörter aus Buchstaben zusammenzusetzen oder in Buchstaben zu zerlegen. Behandelt wird durch Logopädie und frühe Förderung und Kooperation zwischen Schule und Eltern. **Vorkommen:**
- häufigste umschriebene Entwicklungsstörung im Kindesalter
- Manifestation meist im 2. Schuljahr
- v. a. bei Jungen (bei ca. 6 %).

Ätiologie:
- wahrscheinlich multifaktoriell
- evtl. erblich (Suszeptibilitätsgen-Varianten, z. B. DCDC2)
- Risikofaktoren sind Sprachentwicklungsstörung*, zentrale Hörstörung, familiäre Belastung mit derselben Störung, Lernbehinderung* und fehlende Asymmetrie des Planum temporale
- diskutiert wird, ob die Störung auf die Schwäche einzelner Funktionen oder auf mangelhafte integrativ-synthetisierende (einordnende und zusammensetzende) Hirnleistungen zurückzuführen ist.

Klinik:
- Verwechslung von grafischen Symbolen der Schriftsprache

Lese-Schreib-Zentrum

- fehlerhafte Orthografie
- Störung des Leseverständnisses
- evtl. Sprach- oder Sprechstörungen*
- Umgang mit Zahlen in der Regel nicht betroffen
- evtl. Auftreten psychosozialer Störungen als Folge
- im Erwachsenenalter dominieren Rechtschreib- gegenüber Leseschwächen.

Lese-Schreib-Zentrum *n*: engl. *read-write center*; Abk. LSZ. Hirnareale, die für die Lesefähigkeit und Schreibfähigkeit durch die Integration von Reizen aus dem Seh- und Sprachzentrum und die motorische Koordinierung verantwortlich sind.
Anatomie: Das Lese-Schreib-Zentrum ist nicht genau abgrenzbar. Es umfasst Anteile der Umgebung des Gyrus angularis und des Gyrus supramarginalis im Lobus parietalis. An der Schreibmotorik sind Corpus* striatum und Globus pallidum beteiligt.

Lesestörung *f*: engl. *developmental reading disorder*. Störung schulischer Fertigkeiten, die durch ein eindeutiges Unvermögen, Lesefertigkeiten zu entwickeln, gekennzeichnet ist. Nach Diagnosestellung mit standardisierten Lese-Rechtschreib-Tests und Ausschluss von Sehstörungen, neurologischen Erkrankungen oder externen Ursachen wird wie bei Lese*-Rechtschreib-Störung behandelt.

Leseverständnisschwäche → Lesestörung
Lesshaft-Raum → Trigonum lumbale superius
LE-Syndrom: Abk. für Lupus-Erythematodes-Syndrom → Lupus erythematodes, systemischer
letal: engl. *lethal*. Tödlich, z. B. Dosis letalis: letale bzw. tödliche Dosis.
Letaldosis → Dosis
Letalität *f*: engl. *lethality*. Tödlichkeit einer bestimmten Erkrankung. Die Letalitätsrate ist das Verhältnis der Anzahl der an einer bestimmten Krankheit Verstorbenen zur Anzahl neuer Fälle (nur bei akuten Erkrankungen sinnvoll zu berechnen).
Lethal Six → Thoraxtrauma
Lethal Triad → Terrible Triad
Lethargie *f*: engl. *lethargy*. Form der Bewusstseinsstörung* mit Schläfrigkeit, erhöhter Reizschwelle* und Verlangsamung der psychischen Aktivität bei verschiedenen organischen Hirnerkrankungen. Im weiteren Sinn bezeichnet Lethargie auch Interesse-, Lust- und Antriebslosigkeit, geistige Trägheit und mangelnde Bereitschaft, sich grundlegenden Lebensanforderungen zu stellen, bei Depression* oder Drogenmissbrauch.
Letztes-Häutchen-Phänomen *n*: syn. letztes Häutchen. Fast eindeutiges klinisches Zeichen einer Psoriasis*. Nach Ablösung der letzten, meist weißlichen Hautschuppe einer Hautläsion erscheint eine durchscheinend-glänzende hauchdünne Schicht (Phänomen des letzten Häutchens). Schabt man auf diesem letzten Häutchen weiter, kommt ein kleiner Blutstropfen zum Vorschein (Phänomen des blutigen Tau, Auspitz-Phänomen).
Leu: Abk. für → Leucin
Leuchtbrille → Frenzel-Brille
Leucin *n*: engl. *leucine*; syn. L-Leucin; Abk. Leu. Proteinogene, rein ketoplastische Aminosäure*. Die essenzielle, aliphatische und neutrale Aminosäure ist besonders in Serumalbuminen (Albumine*) und -globulinen (Globuline*) zu finden. Therapeutisch wird L-Leucin in Infusionslösungen und als Lebertherapeutikum eingesetzt. D-Leucin wird in Peptidantibiotika verwendet.
Leucoderma → Leukoderm
Leucoderma acquisitum centrifugum → Halonävus
Leucoderma colli → Leucoderma syphiliticum
Leucoderma psoriaticum → Leukoderm
Leucoderma syphiliticum *n*: engl. *syphilitic leucoderma*. Erbsengroße, weiße Flecken besonders an Hals (Leucoderma colli) und Schultern an Stellen abgeheilter Sekundärsyphilide. Das Leucoderma syphiliticum ist meist mit kleinfleckigem Haarausfall (Alopecia areolaris specifica) assoziiert.
Leucoencephalitis haemorrhagica acuta → Enzephalomyelitis, akute disseminierte
Leucoencephalitis periaxialis concentrica → Baló-Krankheit
Leucoencephalitis sclerosans van Bogaert → Panenzephalitis, subakute sklerosierende
Leukämie *f*: engl. *leukemia*. Maligne Erkrankung des Knochenmarks durch eine ungehemmte klonale Proliferation hämatologischer Vorläuferzellen mit Verdrängung der normalen Hämatopoese. Dadurch kommt es zu Symptomen der Knochenmarksinsuffizienz (Schwäche, Blutungen, Infektionen). Therapie und Prognose hängen wesentlich von der Art und dem Subtyp der Leukämie ab.
Häufigkeit: Die Neuerkrankungsrate liegt in Deutschland bei etwa 12 000 Fällen pro Jahr. Männer sind etwas häufiger betroffen als Frauen. Bei Kindern stellen Leukämien die häufigste maligne Erkrankung dar.
Ätiologie: Diskutiert werden viele Faktoren, die das Erkrankungsrisiko erhöhen sollen, so Chemikalien (z. B. Benzol), ionisierende Strahlung, Zytostatika und onkogene Viren wie das humane T-Zell-lymphotrope Virus I (HTLV I) oder Epstein*-Barr-Virus.
Einteilung:
- nach klinischem Spontanverlauf: **1.** akut: unbehandelt in der Regel rasch letal **2.** chronisch: unter Umständen unbehandelt mehrere Jahre Überlebenszeit
- nach der entarteten Zellreihe: **1.** lymphatische Leukämie; akut: ALL, chronisch: CLL; Sonderformen: Haarzellen*-Leukämie und Plasmazellleukämie **2.** myeloische Leukämie; akut: AML, chronisch: CML; Unterformen: u. a. Basophilenleukämie*, Eosinophilenleukämie, Monozytenleukämie
- nach Reifegrad: **1.** unreifzellige (AML, ALL) **2.** reifzellige Leukämie (CML und CLL)
- nach Anteil der leukämischen Zellen im peripheren Blut: **1.** aleukämische Verlaufsform: keine zirkulierenden Leukämiezellen **2.** subleukämische Verlaufsform: geringer Anteil von Leukämiezellen bei normaler oder erniedrigter Gesamtleukozytenzahl **3.** leukämische Verlaufsform: hoher Anteil von Leukämiezellen bei in der Regel zugleich hoher Leukozytenzahl.

Therapie: Die Therapie hängt wesentlich von der Art der Leukämie ab. In den meisten Fällen ist eine Polychemotherapie die Therapie der Wahl; Radiatio und auch eine Stammzelltransplantation sind weitere Therapieoptionen.

Leukämie, akute lymphatische *f*: engl. *acute lymphocytic leukemia*; syn. Lymphoblastenleukämie; Abk. ALL. Von entarteten lymphozytären Vorläuferzellen ausgehende Erkrankung. Es kommt zu progredienter Knochenmarkinsuffizienz mit Leukopenie*, Anämie* und Thrombopenie. Durch die Behandlung mit Chemotherapie* und z. T. Strahlentherapie* ist die ALL bei 50 % der Erwachsenen und 80 % aller Kinder heilbar.
Klinik: Die Symptome der ALL sind einerseits auf die zunehmende Knochenmarksinsuffizienz, zum anderen auf die Organinfiltration zurückzuführen. Dazu gehören:
- Anämie mit Blässe, Vertigo, Leistungsabfall, Tachykardie*
- Granulozytopenie* (auch bei erhöhten Leukozytenzahlen) mit Fieber, erhöhter Infektneigung
- Thrombozytopenie* mit Epistaxis*, vermehrter Blutungsneigung, Hämatomen*.

Neben einer Lymphadenopathie* und/oder Splenomegalie* sind Blutungen oder Infektionen ein häufiges Symptom bei Diagnosestellung. Ein Mediastinaltumor ist bei Patienten mit T-ALL häufiger zu diagnostizieren. Im Rahmen der Basisuntersuchungen wird ein asymptomatischer ZNS-Befall diagnostiziert. Dieser kann jedoch auch Symptome verursachen, wie Kopfschmerzen, Vomitus, Nackensteifigkeit sowie Nervenausfallssymptomatik. In der Regel zeigen sich die Symptome rasch progredient, die körperliche Leistungsfähigkeit nimmt zunehmend ab.
Therapie: Bei Chemotherapie-tauglichen Patienten gliedert sich die Therapie in folgende Phasen:

- Induktionstherapie mit dem Ziel einer kompletten Remission: 1. Als Standardmedikamente werden Vincristin und Dexamthason, zusammen mit Dauno- oder Doxorubicin eingesetzt. 2. Einen wichtigen Stellenwert hat auch die Asparaginase, eine spezifische Therapie für die ALL aus der Kinderhämatologie. 3. Des Weiteren kommen zum Einsatz: Methotrexat, Cytosin-Arabinosid, Cyclophosphamid und 6-Mercaptopurin. 4. Bei CD20-positiver ALL wird ein monoklonaler Antikörper gegen CD20 hinzugegeben, bei Vorliegen eines Philadelphia*-Chromosoms ein Tyrosinkinasehemmer ergänzt.
- Konsolidationstherapie: 1. Auch in der Konsolidationstherapie werden hochdosiert Zytostatika wie Methotrexat, Asparaginase und Cytarabin in wechselnden Zyklen verabreicht. 2. Dabei sollte besonders auf die Einhaltung der knappen Intervalle in der Applikation der Therapie geachtet werden.
- Erhaltungstherapie: Im Rahmen der Erhaltungstherapie ist eine längerdauernde Gabe von Methotrexat und Mercaptopurin vorgesehen, es sei denn, die Patienten werden einer allogenen Stammzelltransplantation unterzogen.

Prognose: Die 5-Jahres-Überlebensrate ist bei Kindern mit 80 % gut, bei Erwachsenen allerdings ungünstiger und stark altersabhängig (30–80 %). Ein weiterer prognostisch ungünstiger Marker ist der Nachweis des Philadelphia*-Chromosoms.

Leukämie, akute myeloische f: engl. *acute myeloid leukemia*; Abk. AML. Neoplasie* der Myelopoese mit Beteiligung myeloischer Zelllinien. Der Nachweis > 20 % myeloischer Blasten* im Knochenmark ist pathognomonisch*. Die Erkrankung tritt akut auf mit Symptomen der Knochenmarksinsuffizienz (Schwäche, Infektionen, Blutungen). Die AML ist lebensbedrohlich und führt unbehandelt in wenigen Wochen bis Monaten zum Tode.
Epidemiologie: Die Inzidenz der AML beträgt 3,7 Erkrankungen pro 100 000 Einwohner pro Jahr. Die Erkrankungsrate steigt mit dem Alter stetig an.
Klinik: Mit zunehmender Erkrankungsdauer zeigen sich die Symptome der hämatopoetischen Insuffizienz:
- Anämie* mit Müdigkeit, verminderte Leistungsfähigkeit, Blässe etc.
- Granulozytopenie* mit erhöhter Infektneigung
- Thrombopenie mit Epistaxis*, Petechien*, Eckchymosen, Menorrhagien*.

Zusätzlich zur bereits durch die Thrombopenie erhöhten Blutungsneigung kommt es in vielen Fällen zur disseminierten intravasalen Gerinnung und Hyperfibrinolyse*. Bei Erstdiagnose weist ein Großteil der Patienten eine Leukozytose* mit leukämischen Blasten im peripheren Blutbild* auf. Bei Leukozytenzahlen > 100 000/µl droht eine Leukostase mit Hypoxie*, pulmonalen Verschattungen, retinalen Einblutungen und neurologischen Symptomen. Sekundäre oder therapieassoziierte Leukämien neigen eher zu aleukämischen Verläufen.
Therapie: Die Induktionstherapie beginnt rasch nach Diagnosestellung mit einer Kombination eines Anthracyclins (z. B. Daunorubicin 60 mg/m², Idarubicin* 10–12 mg/m² oder Mitoxantron 10–12 mg/m²) über 3 Tage sowie der 7-tägigen Cytarabin-Applikation (100–200 mg/m² kontinuierlich). Nachfolgend wird eine Konsolidierungstherapie mit Chemotherapie* oder allogener Stammzelltransplantation* angeschlossen. Bei älteren, komorbiden Patienten können abgeschwächte Therapieregime angewandt werden.
Prognose: Historisch führte der natürliche Verlauf der AML innerhalb von Monaten zum Tode. Erst durch Etablierung der Kombinationschemotherapie konnten komplette Remissionen und Langzeiterfolge erreicht werden. Mittlerweile erreichen Patienten unter 60 Jahren Remissionsraten von 72 % und anhaltende Remissionen von etwa 34 % (> 5 Jahre Überleben). Bei den Über-60-Jährigen ist die Prognose etwas ungünstiger.

Leukämie, chronische f: Sammelbegriff für maligne Erkrankungen des blutbildenden Systems mit vermehrter Bildung funktionsuntüchtiger Leukozytenvorstufen. Man unterscheidet chronische myeloische (CML) und chronische lymphatische Leukämie (CLL). Sie werden oft zufällig bei Routineuntersuchungen festgestellt und beginnen meist schleichend mit allgemeinen Krankheitssymptomen. Therapie und Prognose richten sich nach dem Subtyp.

Leukämie, chronische lymphatische f: engl. *chronic lymphocytic leukemia*; Abk. CLL. B-Zell-Neoplasie mit leukämischem Verlauf, der vor allem über 70 Jährige betrifft. Die CLL ist oft ein Zufallsbefund, spezifisch behandelt wird erst im fortgeschrittenen Krankheitsstadium. Allgemeinzustand und Komorbiditäten der Patienten bestimmen die Wahl der Therapie. Monoklonale Antikörper* haben das Therapieansprechen und die Prognose der CLL-Patienten enorm verbessert.
Epidemiologie: Die CLL ist die häufigste Leukämieform in Europa und Nordamerika. Die Inzidenz liegt bei 6 je 100 000 pro Jahr. Männer sind häufiger betroffen als Frauen. Der Erkrankungsmedian liegt bei über 70 Jahren.
Klinik: Im peripheren Blut zeigt sich eine Lymphozytose*, diese wird häufig zufällig festgestellt. Mit Progression der Erkrankung treten eine zunehmende Lymphknotenschwellung, Spleno- und Hepatomegalie sowie Symptome der Knochenmarkinsuffizienz und eventuell Autoimmunzytopenien auf. Die Patienten beklagen außerdem eine erhöhte Infektneigung sowie eine unspezifische B*-Symptomatik:
- Fieber
- Nachtschweiß
- Gewichtsverlust.

Therapie: Obwohl gut therapierbar, ist die CLL derzeit mit Antikörpern und Chemotherapie nicht heilbar. Nur die allogene Stammzelltransplantation* kann bei ausgewählten Patienten eine Kuration bringen.

Leukämie, chronische myeloische f: engl. *chronic myeloid leukemia*; Abk. CML. Klonale, myeloproliferative Erkrankung der pluripotenten hämatopoetischen Stammzelle*. Eine CML äußert sich häufig mit Splenomegalie* und Blutbildveränderungen, die Diagnose wird durch den Nachweis der bcr-abl-Translokation gestellt. Durch die Therapie mit einem oralen Tyrosinkinasehemmer werden ausgezeichnete Überlebensraten erreicht.
Krankheitsphasen: Die CML wird in 3 Krankheitsphasen unterteilt:
- chronisch stabile Phase (Dauer: 6 Monate bis 20 Jahre)
- Akzelerationsphase: Dauer einige Monate
- Blastenschub oder Blastenkrise: unbehandelt innerhalb weniger Wochen letal.

Die Blastenkrise ist mit einer akuten* Leukämie gleichzusetzen. Im Gegensatz zur chronischen Phase zeigt sich hier häufig eine Therapieresistenz und eine rasche Progression der Knochenmarkinsuffizienz (Blutungen, Anämie, Infektionen) mit tödlichem Ausgang.
Klinik: Bei Diagnosestellung liegt die CML meist in der chronischen Phase vor und wird oft als Zufallsbefund im Rahmen einer Routine-Blutabnahme entdeckt. Ohne Therapie kommt es zum Fortschreiten der Erkrankung mit schlussendlicher terminaler Blastenkrise, die ohne Therapie rasch letal endet. Bei symptomatischen Patienten zeigen sich als Symptome:
- Müdigkeit, Abgeschlagenheit und Leistungsschwäche
- Appetitlosigkeit und Gewichtsverlust
- Knochenschmerzen
- Oberbauchbeschwerden (Milzvergrößerung).

Therapie: Die CML ist eine chronische Erkrankung, die medikamentös derzeit nicht geheilt werden kann. Einziger kurativer Therapieansatz für einzelne ausgewählte Patienten ist die allogene Stammzelltransplantation*. Aktuelle Therapien zielen darauf ab, die Erkrankung weitestgehend zurückzudrängen und eine Progression zu verhindern.
- Erstlinientherapie mit den Tyrosinkinase*-Inhibitoren (TKI) Imatinib, Nilotinib und

Dasatinib*; TKI hemmen das BCR-ABL-Protein und blockieren somit dessen Aktivität
- Zweitlinientherapie mit den neueren TKI Bosutinib und Ponatinib
- bei TKI-Unverträglichkeit ggf. Einsatz von Interferon*-alpha.

Prognose: Seit Verfügbarkeit der Tyrosinkinaseinhibitoren beträgt die 5-Jahres-Überlebensrate 90 %.

Leukämie, chronische myelomonozytäre: engl. *chronic myelomonocytic leukemia*; Abk. CMML. Klonale Erkrankung der Knochenmarkstammzellen mit erhöhter, persistierender Monozytose (> 1000/mm³ im Blut) und einem Blastenanteil ≤ 19 % im Blut und/oder Knochenmark. Klinisch imponieren Schwäche und B-Symptomatik. Die Therapie erfolgt mit Zytostatika, das mediane Überleben beträgt 11 Monate.

leukämische Retikuloendotheliose → Haarzellen-Leukämie

Leukämoid, eosinophiles *n*: engl. *eosinophilic leukemid*. Erhebliche, reaktiv bedingte Vermehrung eosinophiler Granulozyten im Blut (Leukozytose bis 100 000/mm³) und Knochenmark, z. B. bei Hodgkin*-Lymphom, Kollagenerkrankungen (Periarteriitis nodosa, Dermatomyositis) oder Wurmbefall.

Leukenzephalopathie *f*: engl. *leukoencephalopathy*. Erkrankung mit pathologischen Veränderungen der weißen Substanz (Substantia alba) in Gehirn und/oder Rückenmark. Typisches Beispiel ist die Progressive multifokale Leukenzephalopathie*.

Leukenzephalopathie, progressive multifokale *f*: engl. *progressive multifocal leukoencephalopathy*; syn. subakute demyelinisierende Enzephalomyelitis; Abk. PML. V. a. bei Patienten mit gestörter Immunabwehr (immunsuppressive Therapie, maligne Tumoren, AIDS u. a.) auftretende, durch das JC-Virus verursachte degenerative Erkrankung des ZNS mit infauster Prognose. Klinisch zeigen sich u. a. motorische Störungen und Gesichtsfeldausfälle. Die Patienten versterben durchschnittlich 3–6 Monate nach Erkrankungsbeginn.

Leukine *n pl*: engl. *leukins*. Antimikrobiell wirkende, bis 85 °C thermostabile (lysosomale) Substanzen aus polymorphkernigen Granulozyten*.

Leukoderm *n*: engl. *leukoderma*. Erworbene fleckförmige Hypo- oder Depigmentierung* der Haut im Rahmen von entzündlichen Hauterkrankungen, z. B. nach Rückbildung des Exanthems bei Syphilis*, bei atopischem Ekzem*, Lepra*, Psoriasis*, Pinta oder Pityriasis* versicolor.

Leukodiapedese *f* → Diapedese

Leukodystrophie *f*: engl. *leukodystrophy*. Progrediente Degeneration der Substantia alba des ZNS infolge erblicher Enzymopathien* oder Strukturproteinopathien. Häufig liegt eine pathologische Speicherung von lysosomalen Lipiden vor.

Leukokeratosis nicotina palati *f*: Durch starkes Rauchen verursachte weißliche, derbe, 1–3 mm große Knötchen mit zentralem rotem Punkt am Gaumen. Diagnostik und Therapie entsprechen der Leukoplakie*. Da der Übergang in ein invasives Plattenepithelkarzinom möglich ist, sind regelmäßige Kontrollen erforderlich.

Leukokinin *n*: Spezifisches leukophiles Gammaglobulin*, das an Leukozytenmembranen bindet und Precursor für Tuftsin* ist.

Leukokorie *f*: engl. *leukokoria*. Fehlen des Fundusreflexes*, z. B. bei Retinoblastom*, Medientrübung (z. B. Katarakt*), Aderhautkolobom oder als Folge einer Ablatio retinae. Vgl. Brückner*-Test (Abb. dort).

Leukolysine *n pl*: engl. *leukolysins*. Leukozytenauflösende Stoffe, z. B. in Phagozyten. Leukolysine wurden auch als Ursache der Agranulozytose* nachgewiesen.

Leukom *n*: engl. *leukoma*. Dichtes, weißes Narbengewebe, das meist einen großen Teil der Hornhaut einnimmt. Bei gleichzeitiger Verwachsung mit der Iris, z. B. nach einer perforierenden Verletzung oder einem durchbrochenen Hornhautulkus, entsteht ein **adhärierendes Leukom**. Siehe Abb.

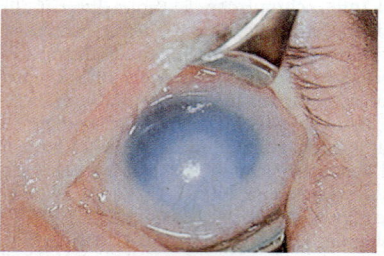

Leukom [124]

Leukonychie *f*: engl. *leukonychia*. Punktförmige, streifenförmige oder komplette Weißfärbung eines oder mehrerer Nägel aufgrund von Verletzungen, Intoxikationen oder systemischen Erkrankungen. Je nach Ursache erfolgt die Behandlung z. B. mit Antimykotika*, Entgiftung oder auch nur dem Meiden von schädigendem Verhalten oder Noxen.

Leukopathie → Albinismus

Leukopenie *f*: engl. *leukopenia*. Pathologische Verminderung der Leukozytenzahl unter 4000/µl im Blutbild*, meist durch Verminderung insbesondere der neutrophilen Granulozyten* (Neutropenie*). Eine hochgradige Verminderung der Granulozyten unter 500/mm³ wird als Agranulozytose* bezeichnet. Ursachen sind u. a. toxische Schädigungen des Knochenmarks (Zytostatika*-Therapie) und Virusinfektionen*.

Leukoplakia → Leukoplakie

Leukoplakia penis *f*: engl. *leukoplakia of penis*. Weiße, nicht abwischbare Schleimhautveränderung (Leukoplakie*) an der Glans penis, die eine obligate Präkanzerose* des Peniskarzinoms* darstellt. Bei unbekannter Ätiologie* ist eine Biopsie* und ggf. eine chirurgische Entfernung des Herdes indiziert.

Leukoplakia portionis *f*: engl. *leukoplakia of the portio*; syn. Portioleukoplakie. Oft multipel auftretende Leukoplakie* an der Portiooberfläche (jodnegativ). Eine grobe, ohne Essigsäureanwendung erkennbare Leukoplakia portionis über Schleimhautniveau ist im Rahmen einer Kolposkopie* als verdächtiger Befund einzuschätzen. Eine zarte Leukoplakia portionis kann dagegen als harmlos eingestuft werden.

Leukoplakie *f*: engl. *leukoplakia*. Weiße, nicht abwischbare Schleimhautveränderungen der Mundhöhle*, die idiopathisch*, durch Noxen oder im Rahmen von Systemerkrankungen entstehen. Sie gelten als fakultative Präkanzerose*. Den Veränderungen liegt eine pathologische Verhornung des Plattenepithels* der Schleimhaut* zugrunde. Leukoplakien werden regelmäßig kontrolliert, mit Laser- oder Kryochirurgie behandelt oder chirurgisch exzidiert.

Erkrankung: Epidemiologie: häufigste Präkanzerose der Mundhöhle. **Ätiologie:**
- idiopathisch
- durch chronisch exogene Reizeinwirkung, wie z. B. mechanische, physikalische und chemische Noxen, insbesondere Nikotin- und Alkoholkonsum
- im Rahmen von erblichen oder erworbenen systemischen Erkrankungen, z. B.: 1. Dyskeratosis* congenita 2. Naevus spongiosus albus mucosae 3. Darier*-Krankheit 4. Lichen ruber planus 5. Haarleukoplakie* 6. chronischer diskoider Lupus* erythematodes 7. Tuberculosis* cutis luposa 8. tertiäre Syphilis*.

Pathologie:
- Hyperkeratose* und Akanthose* mit zellulären und epithelialen Atypien
- vermehrte oder atypische Mitosen* (bei Carcinoma* in situ).

Diagnostik:
- Screening mittels Bürstenbiopsie* oder Anfärbung mit Toluidinblau
- Sicherung der klinischen Verdachtsdiagnose mittels Probeexzision und histologischer Untersuchung.

Therapie:
- regelmäßige Kontrollen
- Laser- oder Kryochirurgie
- chirurgische Exzision.

Leukopoese *f*: engl. *leukopoiesis*; syn. Leukopoiese. Bildung der Leukozyten*.

Leukoporphyrie → Porphyrie

Leukoproteasen f pl: engl. *leukoproteases*. Lysosomale Proteasen* in Granulozyten, die phagozytierte proteinhaltige Partikel (Mikroorganismen, Zellen) und nach Freisetzung auch körpereigene Partikel abbauen, z. B. bei Entzündung.

Leukorrhö f: Historischer Ausdruck, heute nicht mehr gebräuchlicher, rein deskriptiver Begriff für Fluor* genitalis mit makroskopisch weißlichem Aspekt (im engeren Sinn v. a. für den physiologischen Fluor* albus).

Leukose → Leukämie

Leukotaxis → Chemotaxis

Leukotomie f: engl. *leukotomy*; syn. Lobotomie. Gehirnoperation mit Durchtrennung von fronto-thalamischen Nervenbahnen. Das Verfahren wurde früher verwendet in der Psychochirurgie (Psychosen, Depressionen) und Schmerztherapie und ist heute wegen erheblicher Nebenwirkungen verlassen (Störungen von Antrieb, Persönlichkeit, Emotionalität). Die Leukotomie wurde ersetzt durch pharmakologische Behandlung und stereotaktische Hirnoperationen, z. B. Thalamotomie* oder Tiefenhirn-Stimulation.
Geschichte: Die Leukotomie wurde eingeführt von A.C. de Egas Moniz, 1935, Nobelpreis 1949.

Leukotoxin n: Bei Leukozytenzerfall freiwerdendes toxisches Peptid aus 14 Aminosäuren, das die Kapillarpermeabilität steigert.

Leukotriene n pl: engl. *leukotrienes*. Aus 5-Hydroxyperoxyeikosatetraenoat (5-HPETE) gebildete Eikosanoide*, die als Gewebehormone wirken. Leukotriene werden als Mediatoren* bei einer allergischen Reaktion freigesetzt, v. a. aus basophilen und eosinophilen Granulozyten* und Mastzellen*. Sie können durch Leuktorien-Rezeptor-Antagonisten blockiert werden und werden im Rahmen des Cellular Antigen Stimulation Test (CAST) labordiagnostisch bestimmt.
Physiologie: Wirkungen:
– wirken als Lipid-Mediatoren entzündlicher bzw. allergischer Reaktionen, die innerhalb von Sekunden nach Stimulation aus einer Vielzahl von Zellen (Granulozyten, Mastzellen) freigesetzt werden
– wirken über Bindung an Leukotrien-Rezeptoren der Zellmembran (Leukotrien*-Rezeptor-Antagonisten) u. a. chemotaktisch (LTB$_4$), bronchokonstriktorisch (LTD$_4$) und vasoaktiv (LTC$_4$ und Metaboliten)
– zeigen Wechselwirkungen mit Zytokinen* und Interferonen*.

Leukotrien-Rezeptor-Antagonisten m pl: Orale Asthmatherapeutika zur Prophylaxe eines Belastungsasthmas oder als prophylaktische Zusatzmedikation bei leichtem bis mittelschwerem Asthma* bronchiale. Leukotrien-Rezeptor-Antagonisten blockieren kompetitiv Cystein-Leukotrien-Rezeptoren in den Atemwegen und verhindern so die Bindung von Leukotrienen*, wodurch Entzündungen unterbunden werden. Einziger in Deutschland zugelassener Vertreter ist Montelukast*.
Wirkstoffe:
– Einziges in Deutschland zugelassenes Medikament ist Montelukast*.
– Weitere, nicht in Deutschland zugelassene Vertreter sind Pranlukast, Tomlukast, Zileutin und das in der Schweiz zugelassene Zafirlukast.
Nebenwirkungen:
– Kopfschmerzen, Schwindel
– gastrointestinale Beschwerden wie Übelkeit, Erbrechen, Bauchschmerzen
– erhöhte Infektanfälligkeit, Infektionen der oberen Atemwege.
Kontraindikationen:
– absolute Kontraindikationen: 1. akute Asthmaanfälle 2. schwere Leberinsuffizienz
– relative Kontraindikation: Monotherapie bei mittelstarkem Asthma.

Leukozyten m pl: engl. *leukocytes*; syn. weiße Blutzellen. Weiße Blutkörperchen, die im Gegensatz zu Erythrozyten einen Zellkern enthalten. Leukozyten werden eingeteilt in Granulozyten* (60–70 % der Blutleukozyten), Lymphozyten* (20–30 %) und Monozyten* (2–6 %). Sie sind Teil des Immunsystems und dienen der Abwehr infektiöser Erreger. Siehe Abb.
Funktion: Teil des Immunsystems: Abwehr infektiöser Erreger unter phasenhaft ablaufenden Veränderungen der Leukozytenverteilung (im Differenzialblutbild* erfassbar; ermöglicht Rückschlüsse auf Krankheitsverlauf).
Referenzbereiche: Siehe Blutbild* (Tab. dort).
Klinische Bedeutung:
– Leukozytose*
– Leukopenie*.

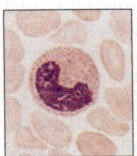 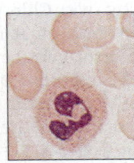 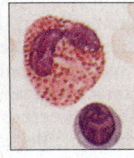

stabkerniger neutrophiler Granulozyt | segmentkerniger neutrophiler Granulozyt | eosinophiler Granulozyt u. kleiner Lymphozyt

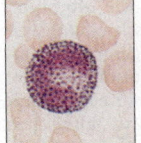 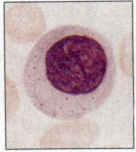 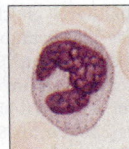

basophiler Granulozyt | großer Lymphozyt | Monozyt

Leukozyten: Leukozyten im Blutausstrich. [4]

Leukozytenadhäsionsdefekt m: engl. *leukocyte adhesion deficiency*. Sehr seltener primärer Immundefekt* mit mangelnder Adhäsion von Leukozyten an Endothel und fehlender Migration in entzündetes Gewebe. Entsprechend Mutationsort und Klinik existieren 3 Formen. Symptomatik, Durchflusszytometrie und molekulargenetische Untersuchungen sichern die Diagnose. Antibiose, Granulozytentransfusion, Fukosesupplementierung und Stammzelltransplantation sind therapeutische Maßnahmen.

Leukozytenantigene n pl: engl. *leukocyte antigens*. Antigene Strukturen auf der Leukozytenmembran, u. a. HLA-Klasse-I- und -II-Moleküle (HLA*-System), Rezeptoren oder Adhäsionsmoleküle. Leukozytenantigene werden meist im Rahmen der CD*-Nomenklatur benannt. Sie induzieren die Bildung von Leukozytenantikörpern.

Leukozytenantikörper m sg, pl: engl. *anti-leukocyte antibodies*; syn. Autoantikörper gegen Granulozytenmembran. Gegen Antigene auf Leukozyten* (HLA*-System oder HNA*-System) gerichtete agglutinierende oder lysierende (komplementbindende) Antikörper*. Sie entstehen nach Gaben von Leukozytenkonzentraten*, Blutkonserven* und bei Schwangerschaften als Isoantikörper. Bei Bluttransfusionen* können sie schwere Transfusionszwischenfälle hervorrufen. Mütterliche Antikörper führen beim Neugeborenen zur Neutropenie*.

Leukozytendepletion f: engl. *leukocyte depletion*; syn. Leukozytenfiltration. Annähernd vollständige Entfernung von Leukozyten, insbesondere aus Erythrozytenkonzentraten*, (< 1 x 10^6 Restleukozyten pro Transfusionseinheit) durch Filtration zur Verringerung des Risikos der Immunisierung gegen Antigene des HLA-Systems, der Übertragung von Zytomegalie-Viren und wahrscheinlich Verhinderung der Übertragung von Prionen* (Erreger der neuen Variante der Creutzfeldt*-Jacob-Krankheit).
Prinzip:
– Filterfasern führen zur Aktivierung und Adhäsion von Granulozyten, wobei sich Lymphozyten im Filter verfangen
– Leukozytendepletion von Thrombozytenkonzentrat erfolgt mit speziellem oberflächenbehandeltem Filtermaterial.
Hinweis: Die Leukozytendepletion ist in Deutschland seit 2001 für alle Erythrozyten- und Thrombozytenkonzentrate* vorgeschrieben.

Leukozytenenzyme n pl: engl. *leukocyte enzymes*. Lysosomale Enzyme in Leukozyten*. Granulozyten enthalten u. a. alkalische Leukozytenphosphatase, Oxidoreduktasen (Katalase, Peroxidasen), Leukoproteasen, Amylasen, Lipasen und Kathepsine. Monozyten enthalten v. a. Proteasen und Lymphozyten v. a. Lipasen.

Leukozytenfiltration → Leukozytendepletion

Leukozytenkonzentrat n: engl. *leukocyte concentrate*; syn. Granulozytenkonzentrat. Blutpräparat mit kurzer Haltbarkeit (2–4 Stunden), das aus frischem Vollblut verschiedener Spender (wegen geringem Anteil der Leukozyten an der Gesamtzellzahl) mithilfe von Zellseparatoren (Leukopherese) gewonnen wird und v. a. Granulozyten* enthält.
Indikation: Progrediente, lebensbedrohliche Infektion bei schwerer Neutropenie* (neutrophile Granulozyten < 500/µl).

Leukozytenszintigrafie f: engl. *leucocyte scintigraphy*. Szintigrafie* zur Entzündungs- und Infektionsdiagnostik, z. B. bei Osteomyelitis*, Fieber unklarer Genese und V. a. Protheseninfektion. Wegen des hohen Aufwands des Verfahrens oder der vergleichsweise niedrigen Sensitivität* (bei allerdings hoher Spezifität*) wird zur Entzündungsdiagnostik oft eine ^{99m}Tc-Antigranulozyten-Antikörper Szintigraphie oder eine ^{18}F-FDG-PET-CT durchgeführt.

Leukozytenzylinder → Harnzylinder

Leukozytopenie → Leukopenie

Leukozytose f: engl. *leucocytosis*. Vermehrung der Leukozytenzahl im Blutbild*. Der hauptsächlich vermehrte Zelltyp wird im Differenzialblutbild* bestimmt. Meist handelt es sich um eine reaktive Vermehrung der neutrophilen Granulozyten* (Neutrophilie*) bei bakteriellen Infektionen mit lokaler Entzündungsreaktion oder bei Rauchern. Stark erhöhte Zellzahlen treten bei Leukämien* auf.

Leukozyturie f: engl. *leucocyturia*. Vermehrte Ausscheidung von Leukozyten (> 5–10 Leukozyten/µl) im Harn. Eine Leukozyturie kommt vor bei Harnwegsinfektionen*, Nephropathien* oder Tumorerkrankungen des harnleitenden Systems. Sie lässt sich nachweisen durch eine Urinuntersuchung (Nachweisgrenze bei Teststreifen 20 Leukozyten/µl).

LeVeen-Shunt m: engl. *LeVeen shunt*. Implantierbares peritoneovenöses Shuntsystem, das unidirektional Aszites* durch ein Valvensystem in die V. jugularis interna leitet. Der LeVeen-Shunt findet Anwendung bei portaler Hypertension* meist im Rahmen einer Leberzirrhose* mit Aszitesbildung, wird jedoch aufgrund von Komplikationen nur noch selten verwendet.

Leventhal-Syndrom → Ovarialsyndrom, polyzystisches

Levetiracetam n: Ethylanalogon von Piracetam zur p. o. Anwendung als Antiepileptikum. Der genaue Wirkungsmechanismus von Levetiracetam ist unbekannt. Nebenwirkungen umfassen Somnolenz*, Asthenie* und Benommenheit.
Indikationen:
– Monotherapie fokaler Anfälle mit oder ohne Generalisierung bei Patienten ab 16 Jahren mit neu diagnostizierter Epilepsie*
– Zusatzbehandlung von fokalen Anfällen mit oder ohne sekundäre Generalisierung bei Erwachsenen, Kindern und Säuglingen ab 1 Monat mit Epilepsie
– primär generalisierte tonisch-klonische Anfälle bei Erwachsenen und Jugendlichen ab 12 Jahren mit idiopathischer generalisierter Epilepsie
– ab 12 Jahren zur Zusatzbehandlung myoklonischer Anfälle bei juveniler myoklonischer Epilepsie.

levis: Leicht, nicht drückend; glatt, unbehaart.

Levobupivacain n: Lokalanästhetikum und Analgetikum. Nebenwirkungen umfassen Taubheit der Zunge, Benommenheit, Schwindel*, Schläfrigkeit bis hin zu Störungen der kardialen Erregungsleitung und Krämpfen*. Die maximale Einzeldosis von 150 mg, als Analgetikum maximal 18,75 mg/h, darf nicht überschritten werden.

Levodopa n: Vorstufe des körpereigenen Dopamins*, die beim Parkinson*-Syndrom eingesetzt wird. Levodopa wird außerhalb des Gehirns bereits zu Dopamin* abgebaut, das die Blut-Hirn-Schranke nicht passieren kann, und wird deshalb zusammen mit DOPA-Decarboxylase-Hemmern eingesetzt. Vitamin B$_6$ und Neuroleptika* vermindern die Wirkung von Levodopa, Antidepressiva* steigern sie.

Levofloxacin n: Antibiotikum aus der Gruppe III der Fluorchinolone. Levofloxacin wird bei zahlreichen Infektionen oral oder intravenös eingesetzt. Aufgrund der möglichen vital bedrohlichen Nebenwirkungen (z. B. akutes Leberversagen*) soll es nur bei Patienten angewendet werden, bei denen First-Line-Antibiotika nicht indiziert sind. Zahlreiche Wechselwirkungen sind zu beachten.

Levomepromazin n: Phenothiazinderivat mit ähnlicher Wirkung wie Chlorpromazin* und Promethazin*. Levomepromazin wird als stark dämpfendes Neuroleptikum bei schizophrener Psychose, Manie*, agitierter Depression* und starken Schmerzen eingesetzt. Die sedierende, anticholinerge und adrenolytische Wirkung beruht auf Blockade von 5-HT$_2$- und Histamin-H$_1$-Rezeptoren. Levomepromazin blockiert Dopamin-D$_2$-Rezeptoren und wirkt schwach antipsychotisch.

Levomethadon n: Starkes Analgetikum mit qualitativ gleichen Wirkungen wie Morphin*, das der Betäubungsmittel*-Verschreibungsverordnung unterliegt. Es wird eingesetzt als Narkoanalgetikum und zur Substitutionstherapie* bei Heroinabhängigkeit in Verbindung mit Psycho- und Soziotherapie*. Zur klinischen Pharmakologie von Levomethadon siehe Opioide*.

Levonorgestrel n: Stark wirkendes Gestagen, das eingesetzt wird zur oralen hormonalen Kontrazeption* (in Kombination mit Ethinylestradiol*), zur Notfallkontrazeption (Pille danach, Interzeption) und zur Behandlung von Wechseljahresbeschwerden. Levonorgestrel ist auch Bestandteil von Hormonspiralen. Bei schwerem Diabetes* mellitus ist die Anwendung von Levonorgestrel kontraindiziert.

Levonorgestrel-IUS: syn. Levonorgestrel-Intrauterinsystem. Intrauterinsystem als Kombination von hormonaler Kontrazeption* und Intrauterinpessar* (IUP) mit Freisetzung von Levonorgestrel. Hierdurch werden die Vorteile von hormonaler Kontrazeption und IUP verbunden (sog. Hormonspirale). Der Wirkungsmechanismus beruht auf einer Atrophisierung des Endometriums und der Verdichtung des Zervixschleims. Der Pearl*-Index beträgt 0,1.

Lewis-Blutgruppensystem n: engl. *Lewis blood group system*. Blutgruppensystem (Symbol Le) aus löslichen Glykolipiden im Serum, die sich sekundär an die Erythrozyten anlagern. Le-Antigene sind serologisch nur schwer nachzuweisen (v. a. mit indirektem Antiglobulintest, Supplement- und Enzymtests). Der Vererbungsmodus ist ungeklärt.

Klinische Bedeutung:
– Le-Antikörper kommen relativ häufig vor, v. a. als Kältehämagglutinine der Klasse IgM (klinisch unbedeutend) insbesondere bei Individuen mit dem Phänotyp Le (a-b-) sowie passager während Schwangerschaften mit Lewis-Inkompatibilität (werden als Ursache für habituelle Aborte diskutiert)
– komplementbindende Le-Antikörper können hämolytische Transfusionszwischenfälle auslösen, was in der Regel durch Infusion von ca. 200 ml Spenderplasma vor Bluttransfusion verhindert werden kann (Neutralisation der Ak in vivo)
– transfundierte Erythrozyten verlieren innerhalb von Tagen die löslichen Le-Antigene des Spenders und nehmen die Le-Eigenschaft des Empfängers an.

Lewy-Körperchen n sg, pl: engl. *Lewy bodies*. Bei Lewy*-Körperchen-Demenz kortikal und bei ideopathischem Parkinson*-Syndrom in der Substatia nigra histologisch nachweisbare, v. a. aus α-Synuklein bestehende, intrazytoplasmatische, eosinophile Einschlüsse (5-25 µm, mit hellem Saum) in melaninhaltigen Nervenzellen des Gehirns, insbesondere in Substantia* nigra und Locus caeruleus.

Lewy-Körperchen-Demenz f: engl. *Lewy body disease*; syn. diffuse Lewy-Körperchenkrankheit. Klinisch mildes Parkinson*-Syndrom mit frühzeitiger Entwicklung einer Demenz*, akustischen Halluzinationen* und optischen Halluzinationen*, Gangunsicherheit und fluktuierenden Vigilanzstörungen. Therapiert wird wie der Alzheimer*-Krankheit.

Pathologie:
- Spongiose im Gehirn
- Amyloidplaques und Neurofibrillen* wie bei Alzheimer*-Krankheit
- histologisch zahlreiche Alpha-Synuklein enthaltende neuronale Zytoplasmaeinschlüsse (Lewy*-Körperchen) in den Neuronen der Hirnrinde und den Basalganglien*.

Leydig-Zellen → Leydig-Zwischenzellen

Leydigzell-Insuffizienz f: engl. *Leydig-cell insufficiency*. Unzureichende inkretorische Hodenfunktion mit verminderter Testosteronproduktion in den Leydig*-Zwischenzellen. Sie kommt u. a. vor bei Hypogonadismus*, Altershypogonadismus* des Mannes, Hodenatrophie*, adrenogenitalem Syndrom* und Pasqualini-Syndrom. Diagnostiziert wird mit HCG-Test.

Leydig-Zelltumor → Androblastom

Leydig-Zwischenzellen f pl: engl. *Leydig's cells*; syn. interstitielle Drüsenzellen. Epitheloide Zellgruppen zwischen den Hodenkanälchen (Tubuli* seminiferi contorti) im interstitiellen Bindegewebe des Hodens*, die Androgene* produzieren. Siehe Abb.

Funktion: Durch Stimulation durch das luteinisierende Hormon* (LH) kommt es zur Synthese von 6–8 mg Testosteron* pro Tag beim erwachsenen Mann.

Klinischer Hinweis: Selten entsteht ein Leydig-Zelltumor. Weiterhin kann es zu einer Leydigzell*-Insuffizienz kommen.

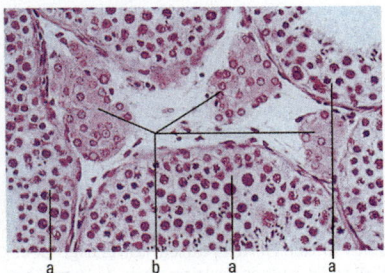

Leydig-Zwischenzellen: Histologischer Schnitt durch den Hoden (Hämatoxylin-Eosin-Färbung); a: Tubuli seminiferi; b: Gruppen von Leydig-Zwischenzellen im intertubulären lockeren Bindegewebe.

Lezithin → Lecithin

L-Form: Bezeichnung der Konfiguration eines Moleküls in der Fischer*-Projektion. Am untersten asymmetrischen Kohlenstoffatom* steht der Ligand* mit der höheren Priorität links.

LGA: Abk. für engl. *large for gestational age* → Neugeborenes, hypertrophes

LGL-Syndrom n: engl. *Lown-Ganong-Levine syndrome*; syn. Lown-Ganong-Levine-Syndrom. Rezidivierende paroxysmale Tachykardie mit verkürzter PQ-Zeit (< 0,12 Sekunden) ohne Hinweis auf ventrikuläre Präexzitation (Deltawelle) bei Sinusrhythmus im EKG.

Pathogenese: Funktionelle AV-nodale Längsdissoziation (mit konsekutiver AV-Knoten-Reentry-Tachykardie; siehe AV*-Knotentachykardie) bei Präexzitationssyndrom* durch atrionodale akzessorische Leitungsbahn (z. B. James*-Bündel; siehe WPW*-Syndrom, Abb. 1 dort).

Lhermitte-Zeichen n: engl. *Lhermitte's sign*. Bei Nackenbeugung auftretende Parästhesien, die sich blitzartig über Wirbelsäule und Rücken nach kaudal ausbreiten und evtl. in die Extremitäten ausstrahlen. Das Lhermitte-Zeichen deutet auf eine geringgradige meningeale Reizung und kommt vor z. B. bei Multipler Sklerose oder spinalem Tumor.

LHRH-Test → GnRH-Test

Li → Lithium

Liaisonpsychiatrie f: engl. *liaison psychiatry*. Teilgebiet der Psychiatrie*, das die interdisziplinäre Zusammenarbeit mit Integration eines Psychiaters in das Arbeitsteam auf somatischen Krankenhausstationen umfasst.

Einsatz: Liaisonpsychiatrie findet statt z. B. in der Onkologie, Kardiologie, Geriatrie oder Schmerzambulanz. Ziel ist eine verbesserte psychiatrische Grundversorgung. Aufgaben sind u. a.:
- Teilnahme des Psychiaters an Stationsabläufen, z. B. Visite
- eigenständige Betreuungsverantwortung und Ausbildungsaufgaben, z. B. Fortbildungsveranstaltungen und Supervision* für Pflegepersonal und Ärzte.

liber: engl. *free*. Frei, z. B. Margo liber (freier Rand).

Liberation f: syn. Wirkstofffreisetzung. Freisetzung; bei festen und halbfesten Arzneiformen Summe all jener Vorgänge, die erforderlich sind, damit der Wirkstoff in gelöster Form am Resorptionsort vorliegen kann. Dazu muss in der Regel eine Desaggregation der Arzneiform erfolgen (Zerfall). Gleichzeitig und verstärkt danach beginnt die Auflösung.

Liberine → Releasing-Hormone

Libet-Effekt m: engl. *Libet's effect*. Bereitschaftspotential im motorischen Kortex*, das bereits 200–500 ms vor der bewussten Entscheidung zu einer bestimmten Handlung ableitbar ist. Der Libet-Effekt gilt als Beleg für Determiniertheit des menschlichen Verhaltens.

Libido f: engl. *sexual desire*; syn. Libido sexualis. Allgemeine Bezeichnung für sexuelle Appetenz bzw. Sexualtrieb*, als spezifisch psychoanalytischer Begriff geprägt durch Sigmund Freud und später von C. G. Jung und anderen erweitert.

Libidofixierung f: engl. *libido fixation*. In der Psychoanalyse Bezeichnung für die Festlegung der Libido* auf infantile Triebobjekte oder Befriedigungsformen und Verbleiben der Libidoprogression in einer bestimmten (prägenitalen) Entwicklungsphase. Die Fixierung auf oraler, analer oder phallischer Organisationsstufe soll demzufolge einen strukturellen Zusammenhang zu bestimmten psychischen Störungen (Neurose*, Charakter) haben.

Libidostörung → Appetenzstörung, sexuelle

Lichen m: Bezeichnung für eine Gruppe unterschiedlicher Hauterkrankungen mit kleinpapulösem Exanthem*. Beispiele sind Lichen ruber planus und Lichen* simplex chronicus circumscriptus.

Lichen amyloidosus → Amyloidosis cutis

Lichenifikation f: engl. *lichenification*. Verdickung von Hautarealen mit lederartiger Vergröberung der Hautfelderung, verminderter Elastizität und vertieften Hautfurchen. Ursache sind chronische Entzündungsgeschehen in den betroffenen Hautregionen, etwa der Ellenbeuge bei Neurodermitis. Eine direkte Therapie ist nicht bekannt, eine Besserung aber möglich bei erfolgreicher Behandlung der Grundkrankheit. Siehe Abb.

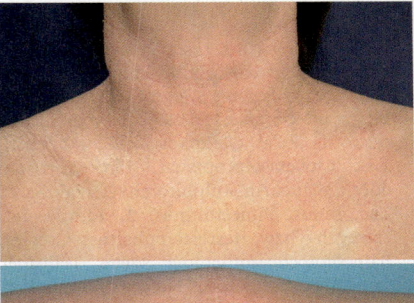
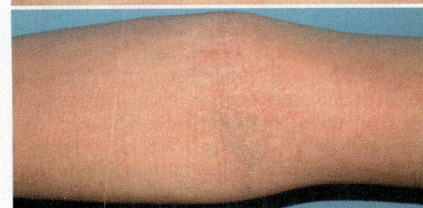

Lichenifikation: Lichenifikation mit verdickten Hautarealen und einer vergröberten Hautfelderung am Hals und Unterarm. [206]

Lichen pilaris m: engl. *lichen spinulosus*; syn. Keratosis pilaris. Harmlose Verhornungsstörung der Haarfollikel mit derben Knötchen, vor allem an den Streckseiten von Oberarmen und Oberschenkeln. Betroffen sind zumeist pubertierende Mädchen, häufig sind die Knötchen mit einer atopischen Diathese* oder einer milden Ichthyosis verbunden. Fast immer bildet sich der Lichen pilaris später zurück.

Lichen ruber mucosae: syn. orale Knötchenflechte. Häufiger Lichen ruber planus der Schleimhaut, isoliert (55 %) oder bei Lichen ruber der Haut. Charakteristisch sind weißlich-keratotische Flecken oder Plaques mit netzartig streifiger Oberfläche (Wickham-Streifung), insbesondere an seitlicher Wangenschleimhaut, aber auch genital. Bei 1–3 % ist ein Übergang in ein Plattenepithel-Karzinom möglich.

Lichen sclerosus m: syn. Weißfleckenkrankheit. Seltene, chronisch entzündliche Bindegewebserkrankung der Haut mit rundlichen, linsengroßen, porzellanweißen, atrophisch erscheinenden Arealen. Diese konfluieren und können follikuläre Hyperkeratosen zeigen. Sie treten in jedem Lebensalter und gehäuft bei Frauen nach der Menopause auf. Die Ätiologie ist unbekannt, vermutlich spielen Autoimmunmechanismen eine Rolle.

Klinik: Genitaler Lichen sclerosus (ca. 90 %):
– Lichen sclerosus vulvae
– Lichen sclerosus penis.

Extragenitaler Lichen sclerosus (ca. 10 %): atrophische porzellanweisse Plaques mit follikulären Keratosen, v. a. an Nacken und Rücken (siehe Abb.).

Therapie:
– operativ (Therapie der Wahl bei genitalem Lichen sclerosus): 1. Laservaporisation bei Lichen sclerosus vulvae 2. Zirkumzision bei Lichen sclerosus penis 3. ggf. Meatotomie
– Pharmakotherapie: 1. bei vulvärem Lichen sclerosus lokal Glukokortikoide (1. Wahl, z. B. Clobetasolpropionat, Hydrokortison) oder Calcineurin*-Inhibitoren (2. Wahl, z. B. Tacrolimus, Pimecrolimus) 2. additiv ggf. östrogen- bzw. testosteronhaltige Cremes, Balneofotochemotherapie sowie Teilbäder mit Zubereitungen aus Haferstroh.

Prognose: Ohne wirksame Therapie jahrelang schubartiger und progredienter Verlauf. Bei Kindern kommt es meist zu spontaner Remission. Die Wahrscheinlichkeit der malignen Entartung liegt bei Frauen < 5 %, bei Männern kommt es nur in Einzelfällen zur malignen Entartung.

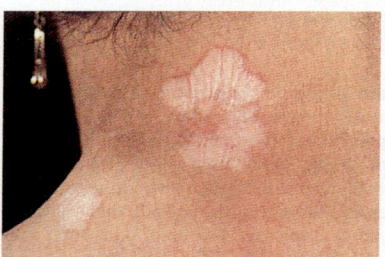

Lichen sclerosus: Extragenitale Form. [3]

Lichen simplex chronicus circumscriptus m: engl. *lichen simplex chronicus*; syn. Lichen Vidal. Durch chronisches Scheuern bedingte, umschriebene, stark juckende ekzematöse Hautveränderung mit lichenoiden, oft de- oder hyperpigmentierten Plaques an Kopf, Nacken, Extremitäten, Sakral- und Genitalregion. Behandelt wird antipruriginös mit topischen Glukokortikosteroiden, ggf. okklusiv, ggf. Fototherapie, ggf. psychosomatische Mitbehandlung. Häufig verläuft die Erkrankung therapieresistent.

Lichen urticatus → Prurigo simplex acuta
Lichen Vidal → Lichen simplex chronicus circumscriptus

Lich-Grégoir-Operation f: engl. *Lich-Gregoir technique*. Von Lich und Kollegen in den USA 1961 und Grégoir in Belgien 1964 unabhängig voneinander beschriebenes Verfahren zur Therapie des vesikoureterorenalen Refluxes*.

Prinzip:
– Verlagerung des distalen Ureterabschnitts in einen 3–5 cm langen, präparierten Harnblasenmuskelabschnitt auf die intakte Blasenschleimhaut bei extravesikalem Zugang (siehe Abb.).
– nicht geeignet bei dilatiertem Harnleiter, Blasendivertikel im Bereich der Harnleitermündung (Hutch-Divertikel)
– beidseitiger Eingriff birgt Risiko von Blasendenervierung.

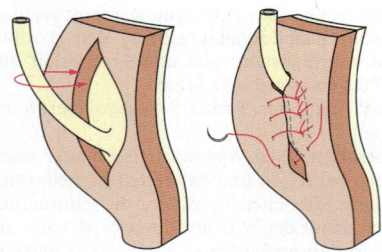

Lich-Grégoir-Operation: Extramuköse Inzision des Musculus detrusor vesicae und submuköse Verlagerung des terminalen Ureterabschnitts.

Licht n: engl. *light*. Im Bereich von 380–780 nm optisch wahrnehmbarer Bereich elektromagnetischer Strahlung. Der Begriff Licht umfasst im weiteren Sinn auch die nicht sichtbaren angrenzenden Wellenbereiche der Infrarot- und Ultraviolettstrahlung*. Die Beleuchtungsstärke wird in Lux angegeben. Vitamin* D wird im menschlichen Körper nur unter Lichteinwirkung gebildet.

Physiologie: Licht ist für Gesundheit und Wohlbefinden lebenswichtig und wird auch therapeutisch eingesetzt. Bereits Florence Nightingale forderte die Bereitstellung natürlichen Lichts, um den Heilungsprozess zu fördern. In Maßen eingesetztes Sonnenlicht (ohne Anwendung von Lichtschutzfaktoren) ist von seiner spektralen Zusammensetzung her nach wie vor die wichtigste physiologische Lichtquelle, die zur Stärkung des Immunsystems beiträgt. Licht kann in der Therapie von Erkrankungen, z. B. von Depressionen*, Psoriasis* und Neurodermitis eingesetzt werden. Ein ausgewogenes Verhältnis von Belichtung und Verdunklung ist auch im hochtechnisierten Klinikbereich wichtig, um den zirkadianen Rhythmus*, nach dem sich Menschen in Wach- und Ruhephasen (Schlaf*-Wach-Rhythmus) orientieren, nicht zu sehr zu stören. Die heutigen Lichtquellen, einschließlich der sogenannten Tageslichtlampen, entsprechen nicht dem natürlichen Spektrum. Die Auswirkungen werden kontrovers diskutiert.

Lichtdermatose f: engl. *photodermatosis*; syn. Photodermatose. Unterschiedliche Veränderungen der Haut infolge von Lichteinwirkung, besonders Ultraviolettstrahlung*. Es existieren z. B. physiologische, toxische, allergische, genetisch bedingte sowie akute und chronische Formen von Lichtdermatosen.

Erkrankung: Formen:
– **physiologische Reaktionen der Haut:** 1. vermehrte Melaninbildung (Hyperpigmentierung) 2. Akanthose und Hyperkeratose (Lichtschwiele) 3. Reparatur geschädigter DNA (DNA*-Reparatur)
– **akute Lichtdermatose:** (Dermatitis solaris, sog. Sonnenbrand*): 1. Symptome: ausgeprägte Rötung der Haut, evtl. Blasenbildung, Fieber, später Schuppung der lichtexponierten Hautstellen; fototraumatische Reaktion bei normaler Lichtempfindlichkeit durch Überdosierung von UV-Licht mit nachfolgender Prostaglandinbildung 2. Therapie: Acetylsalicylsäure* und/oder Kortikosteroide
– **chronische Lichtdermatose:** Atrophie der Epidermis und Degeneration des Bindegewebes in der Dermis durch jahrelange übermäßige Sonnenexposition mit: 1. Vergröberung des Hautreliefs 2. Zysten 3. Komedonen 4. Keratosen 5. Pigmentflecken 6. gehäuftem Auftreten von Plattenepithelkarzinomen*, Basalzellkarzinomen* und evtl. Melanomen* (insbesondere Lentigo*-maligna-Melanom)
– **fototoxische Reaktionen:** Dermatitis und länger anhaltende Hyperpigmentierung durch: 1. Lichteinwirkung 2. und externen oder systemischen Kontakt mit Lichtsensibilisatoren, z. B.: I. Teer II. Furocumarinen in Kosmetika mit Bergamottöl (Berloque-Dermatitis, Hyperpigmentierung in Form ablaufender Tropfen) oder in Herkulesstaude, Pastinaken, Sellerie u. a. Pflanzen (Wiesen-

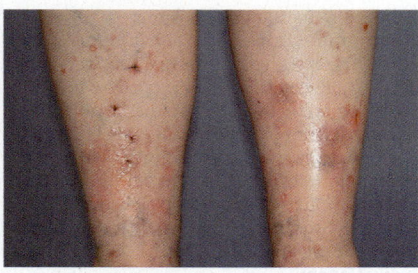

Lichtdermatose: Wiesengräserdermatitis mit z. T. linear angeordneten Blasen an den Unterschenkelstreckseiten. [206]

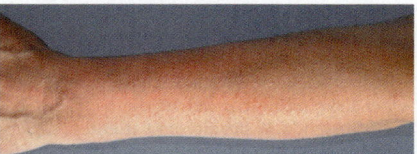

Lichtdermatose, polymorphe: Papulovesikulae an den Unterarmstreckseiten. [206]

gräserdermatitis, siehe Abb.), Arzneimitteln (Ammoidin, Resorcin- und Phenothiazinderivate, Nalidixinsäure, Tetracycline u. a.) sowie Farbstoffen (z. B. Rivanol, Trypaflavin, Eosin oder Methylenblau)
- **fotoallergische Reaktionen vom immunologischen Typ IV: 1.** durch fotochemisch aktivierte Substanzen, z. B.: **I.** Arzneimittel (Chlorpromazin, Sulfonamide u. a.) **II.** Lichtschutzfilter in Sonnencremes und Kosmetika **III.** antimikrobielle und -mykotische Substanzen (besonders Salicylanilide), Duftstoffe (Moschus), optische Aufheller (Stilbene) und Cyclamate **2.** Auftreten eines ekzematigen Bildes nach einer Sensibilisierungsphase **3.** selten Entwicklung zum aktinischen Retikuloid* **4.** Nachweis durch Epikutantest mit Belichtung durch UVA (sog. Fotopatch-Test)
- **Lichturtikaria*** (Typ I-Allergie)
- **polymorphe Lichtdermatose*** (sog. Sonnenallergie)
- **genetisch bedingte Lichtdermatose**
  - Bloom*-Syndrom
  - Rothmund-Thomson-Syndrom
  - Xeroderma* pigmentosum
- **Dermatosen,** bei denen **Licht provozierend** und verschlimmernd wirken kann, z. B.: **1.** Acne aestivalis **2.** okulokutaner Albinismus* **3.** Herpes* simplex **4.** Hydroa vacciniformia **5.** Lichturtikaria* **6.** Lupus* erythematodes **7.** Darier*-Krankheit **8.** Pemphigus* vulgaris **9.** Pemphigus chronicus benignus familiaris **10.** Pellagra* **11.** verschiedene Formen der Porphyrie* **12.** selten bei atopischem Ekzem* und Psoriasis*.

Lichtdermatose, polymorphe *f*: engl. *polymorphic light eruption* (Abk. PMLE); syn. polymorphes Lichtexanthem. Sehr häufige (10–30 % Prävalenz) immunologisch bedingte Lichtdermatose* (v. a. auf UVA) mit ausgeprägtem Juckreiz und variablen Effloreszenzen (Papeln, Bläschen, Plaques, ggf. Kokarden) an sonnenexponierten Arealen, meist bei Mädchen und jungen Erwachsenen im Frühling und Frühsommer. Der Verlauf ist selbstlimitierend, mit Besserungstendenz in zunehmendem Lebensalter.
Klinik: Nach Sonnenlichtexposition an unbedeckten Hautarealen kommt es mit kurzer Latenzzeit zum Auftreten polymorpher Effloreszenzen (Erytheme, Papeln, Plaques, Vesikel oder kokardenartige Anordnung; siehe Abb.). Vorangehend und begleitend kommt es zu ausgeprägtem Juckreiz. Rezidive entstehen meist an derselben Lokalisation.
Diagnostik: Die Diagnose wird klinisch gestellt, ggf. Bestätigung durch einen Fotoprovokationstest (v. a. mit UVA) im erscheinungsfreien Intervall in nicht UV-exponierter Haut.
Therapie:
- Lichtschutz (v. a. physikalisch, Textilien)
- symptomatische topische Behandlung (z. B. mit Lotio alba, Glukokortikosteroiden)
- symptomatische Systemtherapie (z. B. mit H1-Antihistaminika, in schweren Fällen ggf. Glukokortikosteroide)
- ggf. Prophylaxe durch langsame dosierte Sonnenlichtexposition nach den Wintermonaten bzw. Light-Hardening (v. a. Psoralene mit UV-A, Abk. PUVA, UVB-Schmalspektrum) im Frühjahr.

Prognose: Der Verlauf ist chronisch rezidivierend mit jährlichen Schüben und Besserung mit zunehmendem Lebensalter.
Lichtenstein-Operation *f*: engl. *Lichtenstein's hernioplasty.* Form der konventionellen Hernioplastik bei Leistenhernie*, wobei zur spannungsfreien Verstärkung der Leistenhinterwand ein Kunststoffnetz implantiert wird.
Lichtkoagulation → Fotokoagulation
Lichtkoagulation → Infrarotkoagulation
Lichtmenge: engl. *luminance*. Formelzeichen Q; die von einer Lichtquelle im sichtbaren Bereich abgegebene Lichtenergie; Faktor aus Lichtstrom* (Φ) und Zeit: $Q = \Phi \times t$; abgeleitete SI-Einheit: Lumen × Sekunde (lms).
Licht-Nah-Dissoziation *f*: engl. *light-near dissociation.* Träge oder fehlende Pupillenreaktion* auf Licht bei erhaltener oder überschießender Nahreaktion. Ursache ist eine Läsion im Tegmentum des Mesenzephalons*.
Lichtquanten → Photonen

Lichtreaktion *f*: engl. *light response.* Reflektorische Pupillenverengung bei Lichtreiz.
Lichtreflex → Trommelfellreflex
Licht-Reflexions-Rheografie → Photoplethysmografie
Lichtscheu *f*: engl. *photophobia*; syn. Lichtempfindlichkeit. Angst vor Licht mit unangenehmen Augenempfindungen bei Lichteinfall. Betroffene meiden helles Licht im Freien oder in Innenräumen. Hauptursache sind Trübungen der optischen Medien des Auges und Augenkrankheiten, seltener neurologische Erkrankungen und psychologische Störungen (Angststörungen/Photophobie). Die Behandlung richtet sich nach der Ursache.
Lichtschutzfaktor *m*: engl. *light protection factor*; syn. LSF. Maß für die Wirksamkeit von Lichtschutzmitteln („Sonnencreme"). Der Lichtschutzfaktor gibt das Verhältnis der Erythemschwellenzeit mit Sonnenschutzmittel zu der ohne Sonnenschutzmittel an. Ein Lichtschutzfaktor von 8 bedeutet z. B., dass die Haut 8-mal länger als ungeschützte Haut der Sonne ausgesetzt werden kann, bis ein Sonnenbrand* entsteht.
Praxishinweis: Eine einfache Formel ermöglicht eine Abschätzung, wie lange der Aufenthalt in der Sonne unbedenklich ist: Eigenschutzzeit x LSF der Sonnencreme = max. Sonnenzeit ohne Sonnenbrand. In der Praxis ist aber Vorsicht anzuraten – insbesondere bei Kindern empfiehlt es sich, die errechnete max. Sonnenzeit in den ersten Sonnen- oder Urlaubstagen zu halbieren.
Lichtschwiele → Lichtdermatose
Lichtsignal-Transduktion *f*: engl. *light signal transduction*; syn. Foto-Transduktion. Umwandlung eines Lichtreizes in ein elektrisches Signal und Weiterleitung dessen an ein nachgeschaltetes Neuron. Die Lichtsignal-Transduktion findet in den Außensegmenten der Fotorezeptoren* (Stäbchen* und Zapfen*) der Retina* statt.
Lichtstärke: engl. *luminous intensity*. Formelzeichen I; der von einer Lichtquelle im sichtbaren Bereich innerhalb eines bestimmten Raumwinkels (Ω) abgegebene Lichtstrom* (Φ); $I = \Phi/\Omega$; SI-Basiseinheit: Candela (cd); vgl. Einheiten; vgl. Leuchtdichte.
Lichtstarre → Pupillenstarre
Lichtstrom: engl. *luminous flux*. Formelzeichen Φ; die von einer Lichtquelle pro Zeiteinheit (t) im sichtbaren Bereich abgegebene Lichtmenge* (Q); $\Phi = Q/t$; abgeleitete SI-Einheit: Lumen (lm).
Lichttherapie *f*: engl. *phototherapy*. Therapeutische Anwendung von natürlichem oder künstlichem Licht. Die Lichttherapie wird v. a. bei Depressionen* mit saisonalem Verlauf sowie bei Hauterkrankungen wie Neurodermitis und Psoriasis* eingesetzt. Zu beachten ist das onkologische Risiko für die Haut und der Schutz der Augen.

Lichturtikaria

Formen:
- Lichtbad
- Sonnenbad (Heliotherapie)
- künstliches Lichts mit Höhensonne (Quarzlampe)
- Solluxlampe
- Glühlicht (Lichtbügel)
- Infrarotlicht
- Sonderformen: PUVA, selektive Ultraviolettphototherapie*, Schmalband-UV-Therapie (311 nm).

Indikationen:
- Depression*, v. a. saisonale* affektive Störung: 1. die stimmungsverbessernde antidepressive Lichtwirkung beruht auf nichtvisuellen Effekten auf bestimmte Hirnregionen (z. B. suprachiasmatische Kerne im vorderen Hypothalamus, mesolimbische Systeme), welche für den zirkadianen Rhythmus*, den Schlaf*-Wach-Rhythmus und die Modulation von Kognitionen und Emotionen steuern; der genaue Wirkungsmechanismus ist weitgehend unbekannt 2. Anwendung: täglich nach dem Erwachen Exposition von 10 000 Lux für eine halbe Stunde oder 2500 Lux für 2 Stunden, das Licht muss auf die Netzhaut fallen, der Patient muss aber nicht direkt in die Lichtquelle sehen
- andere psychische Störungen mit saisonalen Verläufen: 1. Bulimia* nervosa, bestimmte Zwangsstörungen* und Panikstörungen*, prämenstruelle Dysphorie*, prä- und postpartale Depression, ADHS* bei Erwachsenen 2. Anwendung v. a. als adjuvante Behandlung, z. T. auch als Monotherapie bei Patienten, die Arzneimittel nicht tolerieren oder akzeptieren (z. B. bei Depression während Schwangerschaft und Stillzeit), Schlafstörungen, die auf einer Fehlsynchronisation des Schlaf-Wach-Rhythmus mit dem Hell-Dunkel-Zyklus der Umwelt beruhen
- chronische Hautkrankheiten
- Hyperbilirubinämie des Neugeborenen (Fototherapie*)
- zur Vorbeugung gegen das Jetlag-Syndrom.

Wirksamkeit:
- Eine morgendliche halbstündige Behandlung mit polychromatischem Licht (Licht im sichtbaren Bereich: 420–600 nm) und einer Stärke von 10 000 Lux führt bei ca. 60–75 % der Patienten mit saisonaler Depression zu einer Remission.
- Basierend auf einer umfassenden Metaanalyse randomisierter kontrollierter Studien ist die Effektstärke der Lichttherapie für die saisonale und die nichtsaisonale Depression vergleichbar mit der üblicher Antidepressiva.

Praxishinweis: Da die Lichttherapie mit hellem Licht arbeitet, müssen Augenschädigungen ausgeschlossen werden. Regelmäßige ophthalmologische Kontrolluntersuchungen sind empfehlenswert bei:
- vorbestehender Netzhautschädigung
- bei Erkrankungen, welche die Netzhaut beeinflussen, z. B. bei älteren Patienten, die ein höheres Risiko für eine asymptomatische Makuladegeneration* haben.

Kontraindiziert ist die Lichttherapie bei Patienten, die photosensibilisierende Arzneimittel wie Melatonin, Phenothiazin-Neuroleptika, bestimmte Antidepressiva (z. B. Johanniskraut-Extrakt, Imipramin) und Lithium einnehmen.

Lichturtikaria f: engl. *solar urticaria*; syn. Urticaria solaris. Selten vorkommende, vorwiegend an sonst lichtgeschützten Hautarealen auftretende, physikalische Urtikaria*, unmittelbar nach Lichteinwirkung (UV-B, UV-A und sichtbares Licht). Behandelt wird mit Lichtdesensibilisierung, evtl. Plasmapherese, Lichtschutz und Antihistaminika.

Liddle-Syndrom n: engl. *Liddle's syndrome*; syn. Pseudoaldosteronismus. Sehr seltene, autosomal-dominant erbliche Erkrankung mit monogenetisch bedingter arterieller Hypertonie. Ursache ist die Mutation (Genlocus 16p12.2) der Beta- oder Gammauntereinheit des renalepithelialen Na^+-Kanals im Sinne einer Aktivierung. Charakteristisch sind schwere arterielle Hypertonie mit Hypokaliämie*, metabolischer Alkalose, verminderter Renin- und Aldosteronkonzentration im Blut.

Lidhaken m: Kleiner stumpfer Wundhaken mit abgerundetem, gebogenem Funktionskopf. Er wird vor allem in der Augenheilkunde benutzt und wird zur doppelten Ektropionierung* verwendet.

Lidkarzinom n: engl. *eyelid carcinoma*. Maligne, epitheliale Geschwulst des Augenlids, ausgehend von der Lidhaut und ihren Anhangsgebilden. Meist handelt es sich dabei um ein Basalzellkarzinom*, seltener um ein Plattenepithelkarzinom* oder Talgdrüsenkarzinom (Meibom-Karzinom). Siehe Abb.

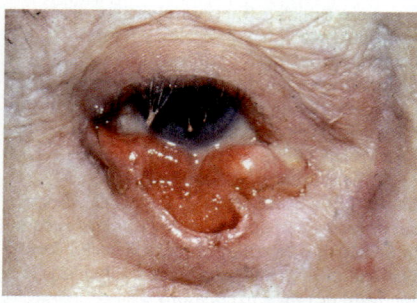

Lidkarzinom [133]

Lidkrampf → Blepharospasmus

Lidocain n: Säureamid, das häufig als mittellang wirksames Lokalanästhetikum verwendet wird. Hierbei wird es subkutan zur Infiltrationsanästhesie*, Leitungsanästhesie* und Oberflächenanästhesie* sowie lokal eingesetzt. Seltener verwendet wird Lidocain intravenös als Antiarrhythmikum der Klasse IB bei ventrikulären Herzrhythmusstörungen*. Nebenwirkungen sind ZNS-Störung wie Verwirrtheit und Krämpfe sowie dosisabhängiger Blutdruckabfall.

Indikationen:
- meist zur Lokalanästhesie, auch als Hautpflaster zur topischen Anwendung im Rahmen der Schmerztherapie bei neuropathischem Schmerz nach Zoster*
- selten bei vital bedrohlichen ventrikulären Herzrhythmusstörungen wie ventrikulärer Tachykardie* und ventrikulären Extrasystolen*.

Lidödem n: engl. *eyelid edema*. Ein- oder beidseitige Schwellung der Augenlider mit abnormer Flüssigkeitsansammlung im Gewebe. Lidödeme haben oft harmlose Ursachen wie allergische Reaktionen auf Kosmetika. Selten sind sie Begleiterscheinungen ernsthafter Erkrankungen wie Nierenerkrankungen oder Schädelbasisfrakturen. Bei erfolgreicher Behandlung der Grunderkrankung bilden sich Lidödeme in der Regel zurück.

Erkrankung: Ursachen:
- Allgemeinerkrankungen, z. B. Glomerulopathie*, Dermatomyositis, Mikulicz*-Krankheit I, Myxödem*
- allergische Reaktionen, z. B. allergische* Konjunktivitis, Kontaktallergie, Anaphylaxie*, Angioödem*
- Entzündungen und Infektionen, z. B. Trichinellose, Thrombophlebitis* der V. angularis und V. ophthalmica, Phlegmone* oder Erysipel* im Gesicht
- ophthalmologische Erkrankungen, z. B. Hordeolum*, Dakryozystitis*, Blennorrhö*, Orbitalphlegmone*
- weitere mögliche Ursachen sind Insektenstiche, Kavernosusthrombose oder Schädelbasisfraktur*.

Klinik:
- ein- oder beidseitige Schwellung der Lider
- gerötete, heiße Haut und Schmerzen beim *entzündlichen* Lidödem
- blasse, kühle, schmerzlose Schwellung beim *nicht-entzündlichen* Lidödem.

Diagnostik:
- eingehende augenärztliche Untersuchung
- Allergiediagnostik
- internistische Abklärung je nach Verdachtsdiagnose.

Therapie: Die Therapie richtet sich nach der jeweiligen Ursache.

Lidphlegmone *f*: engl. *preseptal cellulitis*. Akute Entzündung im Bereich der Lider, ohne Motilitätsstörungen des Augapfels und ohne Ödem der Bindehaut. Eine Lidphlegmone entsteht überwiegend infektiös, aber auch im Rahmen von Infektionen der Haut (z. B. Erysipel*) oder traumatisch.
Therapie:
- konservativ: Antibiotika, Ruhigstellung
- operativ: Abszessinzision.

Lidplatte → Tarsus palpebrae
Lidrandentzündung → Blepharitis
Lidschlag *m*: engl. *blink*. Unbewusste, reflektorische Bewegung des oberen Augenlids, wodurch Tränenflüssigkeit* über die Hornhaut verteilt wird.
Lidschlussreaktion *f*: engl. *eyelid closure reflex*; syn. Orbicularisreaktion. Pupillenverengung bei kräftigem Lidschluss oder beim Versuch, das Auge gegen Widerstand zu schließen. Die Lidschlussreaktion beruht auf Faserverbindungen zwischen den Kerngebieten des N. facialis und N. oculomotorius und ist auch bei lichtstarrer Pupille auszulösen.
Lidsperrer *m*: engl. *blepharostat*; syn. Lidhalter. Instrument zum mechanischen Auseinanderspreizen der Lider. Eingesetzt wird der Lidsperrer z. B. bei OP, Spülung nach Verätzung oder Fremdkörperentfernung.
Lien → Milz
Lienografie → Hepatolienografie
Life Event → Lebensereignis, kritisches
Life Island: Sterile Isoliereinheit bzw. steriler Raum zum Schutz infektionsgefährdeter Patienten (z. B. bei Immunsuppression*, Agranulozytose* oder Granulozytopenie* nach zytostatischer Therapie). Zur Vermeidung einer Infektion mit fakultativ pathogenen Keimen der eigenen Bakterienflora* dienen meist schwer resorbierbare Antibiotika zur enteralen Keimreduktion und Desinfektion der Haut.
Li-Fraumeni-Syndrom *n*: engl. *Li-Fraumeni syndrome*. Familiäres Krebssyndrom mit Auftreten solider Tumoren (auch im ZNS; siehe Astrozytom) im Kindesalter in Familien, in denen auch bei anderen Familienmitgliedern < 45 Jahre gehäuft Tumoren (z. B. Mammakarzinom, Knochen-, ZNS-, Lungentumoren, ALL, AML und typischerweise Nierenrindenkarzinome) vorkommen.
Ätiologie: Meist verbunden mit Mutation des Tumorsuppressorgens p53 (siehe hereditäres nichtpolypöses Kolonkarzinom, Abk. HNPCC).
LIFT-Operation *f*: Operationsmethode zur Versorgung von Analfisteln. Der Fistelkanal wird zwischen dem M. sphincter ani externus und internus verschlossen (LIFT = Ligation of the Intersphincteric Fistula Tract). Die innere Fistelöffnung wird ergänzend durch einen Mukosa-/Submukosa-Flap und eine direkte Muskelnaht verschlossen. Nach außen wird die Fistel komplett exzidiert.
Lig.: Abk. für → Ligamentum
Ligamenta alaria *n pl*: engl. *alar ligaments*; syn. Flügelbänder. Flügelbänder; Bandverbindung von den dorsolateralen Anteilen der durch den Atlas ragenden Densspitze zu der medialen Oberfläche der Hinterhauptkondylen nahe den Atlantookzipitalgelenken.
Ligamenta flava *n pl*: syn. Ligg. flava. Vorwiegend aus elastischen Fasern bestehende Bänder, die innenseitig die Wirbelbögen benachbarter Wirbelkörper, vom 2. Halswirbelkörper bis zum ersten Sakralwirbel verbinden. Sie helfen, die Wirbelsäule zu stabilisieren und bei der Aufrichtung aus der Flexion.
Beschreibung: Die Dicke nimmt physiologischerweise von kranial nach kaudal hin zu. Eine pathologische Verdickung der Ligamenta flava kann zur Myelon- oder Wurzelkompression mit entsprechenden neurologischen Ausfällen führen. Das Ligamentum flavum wird bei der Periduralanästhesie durchstochen (siehe Periduralanästhesie*, Abb. 1 dort). Seine Überwindung beim Einstich ist als nachlassender Widerstand zu spüren.
Ligamenta interspinalia et intertransversaria *n pl*: engl. *interspinous ligaments*; syn. Ligamenta interspinalia. Bänder zwischen den Dornfortsätzen bzw. Querfortsätzen benachbarter Wirbel. Die Ligamenta interspinalia und intertransversaria dienen der Stabilisierung der Wirbelsäule im Sinne einer Bewegungsbegrenzung.
Ligamenta suspensoria mammae *n pl*: engl. *suspensory ligaments of breast*; syn. Cooper-Bänder. Bindegewebestränge, die über die verschiebliche Brustdrüse von der Haut zur Fascia pectoralis ziehen und diese locker miteinander verbinden.
ligamentosus: engl. *ligamentous*. Mit Bändern versehen.
Ligamentum *n*: syn. Ligament; Abk. Lig. Aus kollagenem (seltener elastischem) Bindegewebe* bestehende Struktur, die der Befestigung gegeneinander beweglicher Teile des Skeletts* dient. Im weiteren Sinn wird der Begriff auch für Bindegewebe verwendet, das der Aufhängung innerer Organe dient (z. B. Lig. gastrocolicum oder Lig. teres uteri).
Formen und Funktion:
- **Verstärkungsbänder** der Gelenkkapsel* sichern den Zusammenhang der beteiligten Knochen* (**Haftbänder**), führen das Gelenk* in seiner Bewegung (**Führungsbänder**) oder hemmen eine Überbewegung (**Hemmungsbänder**).
- **Kollateralbänder** überbrücken ein Gelenk seitlich. Sie stabilisieren entweder das Gelenk in der Frontalebene* (wie das Ligamentum* collaterale tibiale und Ligamentum* collaterale fibulare des Kniegelenks*) oder sie schränken die Bewegungsmöglichkeiten ein. Durch die Ligamenta collateralia der Finger werden die Interphalangealgelenke* funktionell zu Scharniergelenken, obwohl die Gelenkform* einem Kugelgelenk entspricht.
- Bänder im Innern von Gelenken (Binnen- oder Zwischenknochenbänder wie die Kreuzbänder) sind ihrer Funktion nach ebenfalls Haft-, Führungs- oder Hemmungsbänder.
- In der Bauchhöhle werden als Ligament Teile des Bauchfells (Peritoneum*) bezeichnet, die entweder als Duplikaturen oder als einfache Lamellen zu einem Organ ziehen und es befestigen.

Ligamentum anococcygeum *n*: engl. *anococcygeal ligament*. Bindegewebszug zwischen Anus* und Steißbein. Das Band dient dem oberflächlichen Teil des M. sphincter ani externus zur Anheftung am Steißbein.
Ligamentum anulare radii *n*: engl. *anular ligament of radius*. Den Radiuskopf umgebendes Ringband im proximalen Radioulnargelenk (Articulatio radioulnaris proximalis). Das im Inneren mit Faserknorpel* ausgestattete Ligamentum anulare verläuft ringförmig vom vorderen zum hinteren Rand der Incisura radialis ulnae. Es fasst den Radiuskopf ein und drückt dabei den Radius in die ulnare Gelenkfläche.
Ligamentum arteriosum *n*: engl. *Botallo's ligament*; syn. Ligamentum (arteriosum) Botalli. Bindegewebiger Rest des fetalen Ductus* arteriosus, der Aorta* und Truncus* pulmonalis miteinander verbindet. Siehe Abb.
Ligamentum capitis femoris *n*: engl. *ligament of head of femur*. Intraartikuläres, von einer Synovialmembran überzogenes Band des Hüftgelenks*, welches von der Fovea capitis femoris zur Fossa* acetabuli (kranial der Incisura acetabuli) zieht. Im Lig. capitis femoris verläuft der R. acetabularis der A. obturatoria zum Caput femoris.
Klinische Bedeutung: Das Lig. capitis femoris hat keine bewegungshemmende Funktion, es dient lediglich als Leitstruktur des R. acetabularis der A. obturatoria. Bei einer Hüftgelenksluxation* kann im Rahmen einer Kapselruptur das Lig. capitis femoris mit der Arterie abreißen, was zu Durchblutungsstörungen im Femurkopf mit der Gefahr einer Femurkopfnekrose* führt.
Ligamentum collaterale fibulare *n*: engl. *fibular collateral ligament*. Laterales, extrakapsuläres Kollateralband des Kniegelenks*, welches vom Epicondylus lateralis femoris dorsokaudal zum Caput fibulae* zieht. Es hemmt die Varisierung (Adduktion*) und die Überstreckung des Kniegelenks und begrenzt die Außenrotation. Bei der Knieextension ist es angespannt, bei der Knieflexion entspannt.

Ligamentum collaterale tibiale

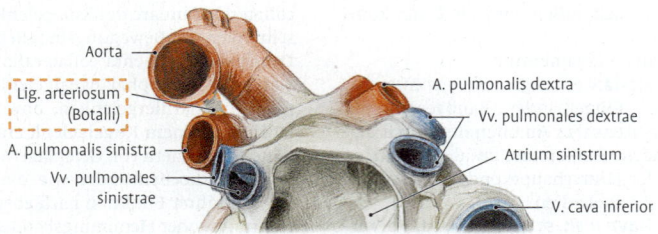

Ligamentum arteriosum: Die großen Gefäße des Herzens von dorsal. Zwischen der Aorta und dem Truncus pulmonals verläuft das Lig. arteriosum, ein Relikt des Ductus arteriosus Botalli aus dem fetalen Blutkreislauf. [4]

Klinische Bedeutung: Unter Varusstress lässt sich das Lig. collaterale fibulare lateral am Kniegelenk palpieren. Bei einem Genu* varum ist das Lig. collaterale fibulare überdehnt.

Ligamentum collaterale tibiale n: engl. *tibial collateral ligament*. Deltaförmiges, kaspuläres Innenband des Kniegelenks*. Es verstärkt als mediales Kollateralband medial die Kniegelenkskapsel und besteht aus einem vorderen und hinteren Anteil. Der hintere Anteil ist breitflächig mit der Basis des Innenmeniskus verwachsen.

Ligamentum cruciatum anterius, posterius → Kreuzband

Ligamentum falciforme hepatis n: engl. *falciform ligament of liver*. Sichelförmige Bauchfellduplikatur zwischen der Vorderfläche der Leber* und der vorderen Bauchwand*. Das Lig. falciforme hepatis trennt den rechten Leberlappen vom linken Leberlappen und reicht mit seinem freien unteren Rand bis zum Nabel*.

Ligamentum hepatocolicum n: engl. *hepatocolic ligament*. Inkonstant ausgebildete Fortsetzung des Lig. hepatoduodenale. Das Lig. hepatoduodenale zieht von der Leber* zum Colon transversum und zur Flexura coli dextra.

Ligamentum hepatophrenicum n: engl. *hepatophrenic ligament*. Teil des Lig. triangulare dextrum hepatis. Das Lig. hepatophrenicum zieht vom rechten Leberlappen zum Zwerchfell*.

Ligamentum iliolumbale n: engl. *iliolumbal ligament*. Starke Bandverbindung, die vom lateralen Anteil des Processus transversus (auch Processus costiformis genannt) des 5. Lendenwirbels an die medialen Abschnitte der Crista iliaca zieht. Durch die Überbrückung des Iliosacralgelenks wird dieses stabilisiert. Gelegentlich kommen Einstrahlungen vom 4. Lendenwirbelkörper aus hinzu.

Ligamentum inguinale n: engl. *inguinal ligament*; syn. Leistenband. Bindegewebsstrang zwischen der Spina iliaca anterior superior und dem Tuberculum pubicum. Das Leistenband ist ein Verstärkungszug der Fascia iliaca und verwachsen mit den Aponeurosen der schrägen Bauchmuskeln. Fasern der Fascia* transversalis, Fascia investiens abdominis und Fascia* lata strahlen in das Band ein.

Klinische Bedeutung: In der Mitte des Lig. inguinale ist der Femoralispuls fühlbar. Dieser dient als Orientierungspunkt für eine Blutentnahme z. B. im Schock.

Ligamentum lacunare n: engl. *lacunar ligament*; syn. Gimbernat-Band. Bogenförmig zwischen Lig. inguinale und Os* pubis verlaufende Fasern der Aponeurose des M. obliquus externus abdominis. Am medialen Ende des Lig. inguinale biegt es sich sichelförmig zum Pecten* ossis pubis um und bildet die mediale Begrenzung der Lacuna vasorum.

Ligamentum latum uteri n: engl. *broad ligament of uterus*; syn. breites Gebärmutterband. Bauchfellduplikatur, die den Uterus* an den seitlichen Beckenwänden fixiert. Das Lig. latum uteri lässt sich unterteilen in ein Mesometrium* (Gekröse* des Uterus), eine Mesosalpinx* (Gekröse des Eileiters) und ein Mesovarium* (Gekröse des Eierstocks).

Ligamentum longitudinale anterius et posterius n: engl. *longitudinal anterior ligament*; syn. Ligamentum longitudinale anterius. Die Wirbelkörper und Bandscheiben vorne bzw. hinten verbindendes Band. Das vordere Längsband ist breiter als das hintere, ist kranial an der Schädelbasis und am Atlas fixiert und kaudal am ventralen Sacrum. Das hintere Längsband verläuft ganz ventral im Spinalkanal vom Atlas bis zum Sacrum.

Funktion: Die Bänder verhindern unter normalen Umständen die Hyperextension bzw. Hyperflexion der Wirbelsäule. Bei massiver Krafteinwirkung wie bei Autounfällen u. ä. kann es zur Ruptur der Bänder kommen mit der Folge der Verschiebung der Wirbelkörper und Kompression und Schädigung des Rückenmarks und drohender Querschnittlähmung.

Ligamentum lumbocostale n: engl. *lumbocostal ligament*. Verstärkungszüge des tiefen Blatts der Fascia* thoracolumbalis, die von den Procc. costiformes der Lendenwirbel fächerförmig Richtung untere Rippen, nach lateral und Richtung Beckenkamm ziehen.

Ligamentum nuchae n: engl. *nuchal ligament*. Sehnige Platte, reich an elastischen Fasern, zwischen den beiderseitigen Nackenmuskeln. Das Ligamentum nuchae zieht von der Protuberantia occipitalis externa nach kaudal über die Procc. spinosi aller Halswirbel.

Ligamentum ovarii proprium n: engl. *ligament of ovary*; syn. Eierstockband. Bindegewebszug, an dem der Eierstock (Ovar) aufgehängt ist. Es verläuft von der Extremitas uterina ovarii zum Ansatzort des Eierstocks (Tubenwinkel) am Uterus*. Das Band ist etwa am medialen Pol des Eierstocks befestigt und verläuft in der Hinterwand des Ligamentum* latum uteri.

Ligamentum patellae n: engl. *patellar ligament*. Ventrales Band des Kniegelenks*, das als distaler Anteil der Quadrizepssehne vom Apex patellae zur Tuberositas tibiae zieht. Unter dem Lig. patellae liegt das Corpus* adiposum infrapatellare (Hoffa-Fettkörper). Im Bereich der proximalen Tibia wird das Lig. patellae durch die Bursa infrapatellaris unterfüttert.

Ligamentum periodontale → Desmodont

Ligamentum plantare longum n: engl. *long plantar ligament*. Fibröses, kräftigstes Band der Fußsohle, das gemeinsam mit dem Lig. calcaneonaviculare plantare und der Aponeurosis plantaris das Fußlängsgewölbe verspannt. Siehe Abb.

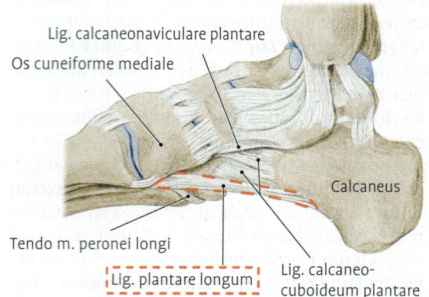

Ligamentum plantare longum: Rechter Fuß von medial. Das Lig. plantare longum ist ein langes Band auf der Plantarseite des Fußes, welches den Calcaneus mit dem Os cuboideum verbindet.

Ligamentum popliteum arcuatum n: engl. *arcuate popliteal ligament*. Dorsales Band des Kniegelenks*, das quer zum Lig. popliteum obliquum vom Fibulaköpfchen bogenförmig über den M. popliteus nach oben medial in die Kniegelenkskapsel einstrahlt. Es hemmt gemeinsam mit dem Lig. collaterale fibulare die Varisierung des Unterschenkels*. Bei Knieextension ist es angespannt, bei Knieflexion entspannt.

Ligamentum popliteum obliquum n: engl. *oblique popliteal ligament*. Dorsales Band des Kniegelenks*, das als Verstärkung der Gelenkkapsel von der Rückseite des medialen Tibiakondylus (Condylus medialis tibiae) schräg nach kranial zum lateralen Femurepikondylus (Epicondylus lateralis femoris) zieht. Es hemmt die Außenrotation des Unterschenkels* und gemeinsam mit den Kreuzbändern die Überstreckung des Kniegelenks.

Ligamentum pubicum inferius n: engl. *inferior pubic ligament*; syn. Lig. arcuatum pubis. Verstärkungsband am Unterrand der Symphyse*, im Schambeinwinkel gelegen. Es überbrückt beide Schambeinäste und verläuft in den Discus interpubicus hinein. Siehe Symphyse* Abb. dort.

Ligamentum pubicum superius n: engl. *superior pubic ligament*. Verstärkung des Periosts am oberen Schambeinkamm (Pecten* ossis pubis). Es verläuft quer am Oberrand der Symphyse*, verbindet beide Schambeinäste und verläuft in den Discus interpubicus hinein. Siehe Symphyse*, Abb. dort.

Klinische Bedeutung: Bei Stressinkontinenz* ist eine Therapieoption, die Vaginalfaszie am Lig. pubicum superius im Sinne einer Kolposuspension* zu fixieren (Burch-Cowan-Operation).

Ligamentum quadratum n: engl. *quadrate ligament*; syn. Lig. quadratum. Breiter Faserzug, der die Radialseite der Ulna* mit dem Collum radii distal des Lig. anulare verbindet. Das Ligamentum quadratum verstärkt die unteren Anteile der Ellenbogengelenkskapsel und verhindert übermäßige Supination.

Ligamentum rotundum → Ligamentum teres uteri

Ligamentum supraspinale n: engl. *supraspinous ligament*. Faserband, das die Dornfortsätze der Wirbel verbindet. Das Lig. supraspinale verbreitert sich im Halsbereich zum Lig. nuchae.

Ligamentum suspensorium ovarii n: engl. *suspensory ligament of ovary*; syn. Ligamentum infundibulo-pelvicum. Bauchfellfalte, die vom oberen, lateralen, zum Eileiter* weisenden Pol des Ovars* (Extremitas tubaria) zur seitlichen Beckenwand aufsteigt. Es enthält die A. ovarica und V. ovarica, den Plexus ovaricus und die Lymphgefäße.

Ligamentum teres hepatis n: engl. *round ligament of liver*. Rundlicher Bindegewebestrang am kaudalen Ende des Ligamentum* falciforme hepatis. Das Ligamentum teres hepatis verläuft vom Bauchnabel bis zur Leber*. An deren Unterfläche zieht es in der Fissura ligamenti teretis weiter bis zur Leberpforte. Es entsteht aus der verschlossenen oder obliterierten Nabelvene (Vena* umbilicalis).

Klinischer Hinweis: Die Vena umbilicalis verödet bei einigen Menschen komplett, bei der Mehrzahl ist sie allerdings nur verschlossen. Bei portaler Hypertension* kann sich die Vena umbilicalis im Ligamentum teres hepatis deshalb wieder öffnen, wodurch eine venöse Kollaterale entsteht (Cruveilhier*-Baumgarten-Syndrom).

Ligamentum teres uteri n: engl. *round ligament of uterus*. Bindegewebszug des Uterus*, der den Uterus* nach vorne zieht und zur Anteversio*-Anteflexio uteri führt. Es ist Teil der Parametrien.

Verlauf: Das Band zieht beidseits vom Tubenwinkel des Eierstocks nach außen-vorne durch den Canalis inguinalis in das Bindegewebe der großen Schamlippen. Gemeinsam mit dem Ligamentum teres uteri verläuft die das Band versorgende Arteria ligamenti teres uteri.

Ligamentum transversum genus n: engl. *transverse ligament of knee*. Intraartikuläres Band des Kniegelenks*, das die Vorderhörner des Meniscus medialis und Menicus lateralis miteinander verbindet. In 10% besteht es aus mehreren Streifen, seine Dicke variiert. Es gibt 4 meniscomeniscale Bänder: Lig. transversum genus, Lig. transversum posterius, Lig. obliquum mediale, Lig. obliquum laterale.

Funktion: Bei der Kniegelenksextension verhindert das Lig. transversum genus eine Verlagerung der Meniskusvorderhörner nach ventral und gleicht Unterschiede in der Belastung der Femurkondylen und Tibiakondylen aus. Bei geringer Kniegelenksflexion hemmt es die anteriore-posteriore Bewegung des Innenmeniskusvorderhorns.

Ligamentum triangulare dextrum hepatis n: engl. *right triangular ligament of liver*. Rechter Ausläufer des Lig. coronarium hepatis, der die Area nuda der Leber* begrenzt. Im Lig. triangulare dextrum hepatis verlaufen das Lig. hepatophrenicum (von der Leber zum Zwerchfell*) und das Lig. hepatorenale (von der Leber zur rechten Niere*).

Ligamentum vocale → Stimmlippen

Liganden m pl: In der Biochemie Moleküle* oder Ionen*, die reversibel und nichtkovalent mit einem zellulären Rezeptor interagieren, der dadurch aktiviert (Agonist) oder inaktiviert (Antagonist) wird, um Informationen an die Zelle weiter zu geben.

Weitere Bedeutung: In der Komplexchemie Atom oder Substituent eines Moleküls, das mittels freier Elektronen an ein zentrales Metall-Ion koordinativ bindet.

Ligatur f: engl. *ligation*. Unterbindung eines Blut- oder Lymphgefäßes*, eines anatomischen Ganges, z. B. Ductus* cysticus, oder eines anderen Hohlorganes, evtl. in Form einer Umschlingungs- oder Durchstichligatur. Unter Ligaturen versteht man auch die für die Unterbindung verwendeten Behelfe.

Formen:
- Elastische Ligatur: Umschnürung von Gliedmaßen mit Gummischlauch oder -binde zur vorübergehenden Blutleere oder indirekten Blutstillung
- Ligatur durch Clip*.

Lignin n: Unverdaulicher Ballaststoff* aus hochmolekularem Polyphenylpropan. Es handelt sich um einen Holzstoff, der neben Zellulose und Hemizellulose ein wesentlicher Bestandteil der pflanzlichen Zellwand ist.

Lilac Ring → Sclerodermia circumscripta

Limbus corneae m: engl. *corneal limbus*. Übergang von der Kornea* in die Sklera*. Der Limbus corneae ist vaskularisiert und enthält Stammzellen*, welche für die Regeneration des Korneaepithels verantwortlich sind. Bei Entzündungen können Leukozyten* aus dem Limbus in die Kornea einwandern.

Limen insulae → Inselrinde

limitans: engl. *limiting*. Begrenzend.

Limited Contact Dynamic Compression Plate: Abk. LCDCP. Sonderform der dynamic compression plate (DCP) mit spezieller Oberflächenstruktur an der dem Knochen zugewandten Seite, wodurch die Auflagefläche auf dem Periost reduziert wird. Die resultierende implantatbedingte Knochenschädigung ist im Vergleich zur konventionellen Plattenosteosynthese geringer. Siehe Abb.

Anwendung: Bei Frakturen langer Röhrenknochen, z. B. Versorgung einer Unterarmfraktur durch open* reduction internal fixation (ORIF).

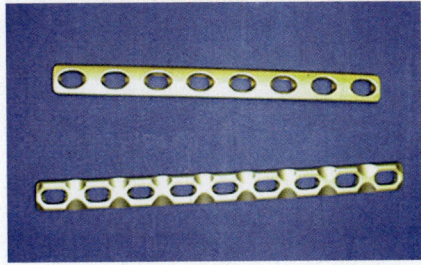

Limited Contact Dynamic Compression Plate [73]

limitierte systemische Sklerose → CREST-Syndrom

Lindau-Tumor n: engl. *Lindau's tumor*. Hämangioblastom* (synonym Angioretikulom) des zentralen Nervensystems. Es handelt sich um einen zystischen Tumor, sporadisch oder familiär gehäuft auftretend als von*-Hippel-Lindau-Syndrom. Er liegt meist im Kleinhirn bzw. der hinteren Schädelgrube (80%), bei 20% in anderen ZNS-Regionen einschließlich dem Rückenmark.

Epidemiologie: Kleinhirn-Angioblastome stellen
- ca. 1–2 % der Hirntumoren
- 7 % der Kleinhirntumoren.

Pathologie:
- große scharf abgegrenzte Zyste, mit nur kleinem kompaktem Tumor am Rande der Zyste
- meist gutartig (WHO Grad I, xanthomatöser oder spindeliger Typ)
- selten anaplastisch – pleomorph.

Linde *f*: syn. Tilia. Baum aus der Familie der Malvengewächse (Malvaceae, früher Tiliaceae), dessen Inhaltsstoffe antimikrobiell, entzündungshemmend, hustenreizlindernd und diaphoretisch (schweißtreibend) wirken. Medizinisch verwendet werden die getrockneten Blüten der Sommerlinde (Tilia platyphyllos) und Winterlinde (Tilia cordata) meist als Tee-Zubereitung bei Erkältungskrankheiten, Reizhusten, fieberhaften Erkrankungen und Magenbeschwerden. Siehe Abb.

Indikationen:
- medizinisch als Tee bei Erkältungskrankheiten und trockenem Reizhusten (Kommission E)
- traditionell innerlich bei Erkältungskrankheiten sowie bei milden Symptomen psychischer Belastung (Herbal Medicinal Products Commitee)
- volkstümlich als schweißtreibendes und krampflösendes Mittel, z. B. bei fieberhaften Erkrankungen, Magenbeschwerden und Unruhezuständen.

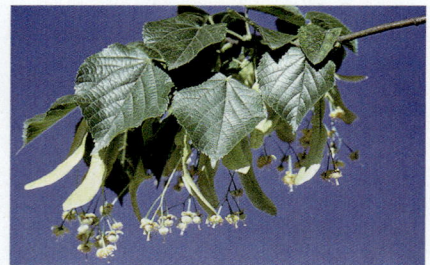

Linde [166]

Linea alba *f*: syn. weiße Linie. Verflechtung der Aponeurosen der seitlichen Bauchmuskeln* in der Mitte der Bauchwand*. Die so entstehende weiße Linie zieht vom Processus xiphoideus des Sternums* bis zur Symphyse*, auf ihr liegt der Nabel*. Klinisch entsteht im Bereich der Linea alba eine Hernia* epigastrica.

Linea arcuata ilii *f*: engl. *arcuate line of ilium*; syn. Linea arcuata. Schräg von hinten oben nach vorn unten bogenförmig verlaufende Linie am Darmbein und Übergang zwischen großem und kleinem Becken*. Sie ist Teil der Linea terminalis.

Linea aspera *f*: Zweilippige Knochenleiste dorsal am Femur, die die Kompakta verdickt und dadurch das Femur* dorsal verstärkt. Labium mediale und Labium laterale dienen als Muskelursprung und divergieren proximal und distal, wobei das Labium laterale proximal in die Tuberositas glutea ausläuft. Siehe Abb.

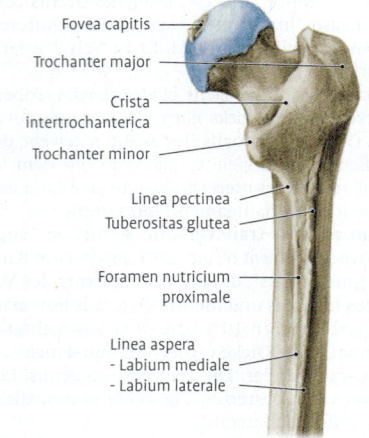

Linea aspera: Der Oberschenkelknochen aus der Sicht von dorsal. In Verlängerung der medialen Lippe, der Linea aspera, läuft die Linea pectinea auf den Trochanter minor zu. Die laterale Lippe ist proximal verdickt und bildet dort die Tuberositas glutea. [4]

Linea axillaris anterior, media, posterior → Axillarlinien

Linea dentata *f*: syn. Linea pectinata. Wellenförmige, „gezähnelt" aussehende Linie, die von den Columnae anales und den Sinus* anales gebildet wird. Im Bereich der Linea dentata geht das Zylinderepithel der Dickdarmmucosa in das mehrschichtige Plattenepithel des Analkanals* über.

Linea fusca *f*: engl. *fusca line*. Hyperpigmentation der Linea alba in der Schwangerschaft, weshalb diese dann als Linea fusca bezeichnet wird. Die Linea fusca gilt auch als unsicheres Schwangerschaftszeichen.

Linea intertrochanterica *f*: engl. *intertrochanteric line*. Vom Trochanter major zum Trochanter minor ziehende Knochenleiste an der Vorderfläche. Sie markiert den Übergang von Femurhals in den Femurschaft. An ihr setzt die Hüftgelenkskapsel mit dem Lig. iliofemorale an.

linear: Geradlinig.

Linea serrata *f*: Gezackte, scharfe Trennlinie zwischen der Schleimhaut* des Ösophagus* und des Magens*.

Linea terminalis → Becken

Linezolid *n*: Synthetisches Antibiotikum (Oxazolidinon*), das bei nosokomialer* oder ambulant* erworbener Pneumonie*, Haut- und Weichteilinfektionen mit aeroben grampositiven Erregern eingesetzt wird. Linezolid wirkt über Hemmung der Proteinbiosynthese* bakterizid, indem es an die 50S ribosomale Untereinheit bindet und die Bildung des ribosomalen Translationskomplexes verhindert.

Lingua → Zunge
Lingua bifida → Spaltzunge
Lingua dissecata → Lingua plicata
Lingua geographica *f*: engl. *geographic tongue*; syn. Exfoliatio areata linguae. Häufige, benigne, entzündliche Veränderung der Zungenoberfläche mit unregelmäßiger Rötung und gut abgrenzbarem, weißlichem Randsaum, die im Verlauf ihre Form, Größe und Lokalisation wechselt. Das Erscheinungsbild der Zunge* ähnelt dem einer Landkarte, die Ursache ist nicht bekannt. Eine kurative Therapie existiert nicht, Spontanremission ist möglich.

lingual: syn. lingualis. Die Zunge* betreffend, zur Zunge gehörend; in der Zahnheilkunde die der Zunge zugewandte Fläche eines Zahns* der unteren Zahnreihe.

Lingua lobata *f*: engl. *lobulated tongue*. Narbig entstandene viereckige Felderung der Zungenoberfläche bei Spätsyphilis (siehe Syphilis*).

Lingua plicata *f*: engl. *fissured tongue*; syn. Lingua dissecata. Tiefe Längs- und Querfurchung der Zunge ohne Krankheitswert. Eine Lingua plicata tritt häufig bei Patienten mit Down*-Syndrom auf, aber auch bei anderen Erbkrankheiten wie dem Melkersson*-Rosenthal-Syndrom oder Cowden-Syndrom.

Linguatula serrata *f*: engl. *Linguatula rhinaria*; syn. Linguatula taenioides. Zungenwurm (Pentastomida). Linguatula serrata ist ein kosmopolitisch vorkommender Parasit im Nasopharynx des Hundes u. a. Caniden und Erreger der parasitären Pharyngitis des Menschen (im Vorderen Orient Halzoun*, im Sudan Marrara genannt). Der Mensch kann sowohl als Zwischenwirt als auch als Endwirt dienen.

Entwicklung:
- Larvenentwicklung in Leber, Milz u. a. Organen von herbivoren Säugetieren (Zwischenwirte)
- Mensch kann Zwischen- und Endwirt sein.

Lingula *f*: Wörtlich kleine Zunge, anatomische Bezeichnung für einen zungenförmigen Anhang, z. B. Lingula mandibulae oder Lingula cerebelli.

Linienspektrum → Spektrum [Physik]
Lini semen → Leinsamen
Linitis plastica *f*: engl. *Brinton's disease*. Diffuses Adenokarzinom des Magens mit Proliferation glandulärer Siegelringzellen* sowie Verdi-

ckung und Verhärtung der Magenwand. Typische Symptome sind Sättigungsgefühl, Bauchschmerzen und Gewichtsverlust. Diagnostiziert wird anhand Biopsie* und CT, behandelt mit Gastrektomie*, evtl. Chemotherapie. Durch ausgedehnte Infiltration der Magenwand und frühe Metastasierung 5-Jahres-Überlebens nur 10–20 %.

Links-Bypass *m*: engl. *left bypass*. Intraoperative extrakorporale Blutumleitung über eine Herz*-Lungen-Maschine vom linken Vorhof zur A. femoralis, z. B. während OP eines thorakalen Aortenaneurysmas.

Linkshändigkeit *f*: engl. *left-handedness*. Angeborene oder erworbene Bevorzugung der linken Hand, die bei ca. 5–10 % der Menschen vorkommt.

Linksherzhypertrophie → Herzhypertrophie
Linksherzhypoplasie-Syndrom → Linksherzsyndrom, hypoplastisches
Linksherzinsuffizienz *f*: engl. *left-sided heart failure*. Häufigste Form der unzureichenden Herzleistung (Herzinsuffizienz*) mit linksventrikulärer Dysfunktion und konsekutiver Volumenüberlastung (Stauung) im kleinen, später auch im großen Kreislauf. Klinische Symptome sind u. a. Dyspnoe*, Asthma* cardiale und körperliche Schwäche. Behandelt wird je nach Ursache mit Medikamenten, Schrittmacher-Implantation, Bypass-Operation, Herzklappenersatz oder Herztransplantation*.

Erkrankung: Verlauf: Die häufigste Form der Linksherzinsuffizienz ist die chronische Linksherzinsuffizienz. Sie kann sich aber auch akut lebensbedrohlich innerhalb weniger Stunden bis Tage *de novo* oder als Dekompensation einer chronischen Herzinsuffizienz entwickeln (siehe akute Herzinsuffizienz*).

Klinik: Die typischen Zeichen des Linksherzversagens beruhen auf dem Vorwärtsversagen (Low-output) und dem Rückwärtsversagen (Stauung in den Lungenkreislauf). Low-output-Symptome:
- Leistungsminderung, Schwäche, Ermüdbarkeit
- Verwirrtheit (zentrale Minderdurchblutung)
- Zyanose*.

Stauungssymptome:
- Dyspnoe*, Orthopnoe*
- Asthma* cardiale (nächtlicher Husten)
- rasselnde Atemgeräusche.

Weitere, allgemeine Zeichen der Herzinsuffizienz (bei Linksherz- und Rechtsherzinsuffizienz):
- Nykturie (durch nächtliche Rückresorption von Ödemen)
- Tachykardie*, evtl. Herzrhythmusstörungen*, feuchtkalte Haut durch Aktivierung des Sympathikus*
- Pleuraerguss* (Stauungstranssudate)
- ungewollter Gewichtsverlust, kardiale Kachexie.

Therapie: Siehe Herzinsuffizienz*.
Linksherzkatheter → Herzkatheterisierung
Linksherzkonfiguration → Aortenkonfiguration
Linksherzsyndrom, hypoplastisches *n*: engl. *hypoplastic left heart syndrome*; syn. hypoplastischer linker Ventrikel; Abk. HLHS. Angeborene Hypoplasie der linken Herzhälfte (linke Herzkammer, Aorta ascendens, Isthmus aortae) sowie häufig Atresie bzw. hochgradige Stenose der Aorten- bzw. Mitralklappe. Klinisch zeigt sich eine Zyanose, ohne Therapie kommt es bald zu Dekompensation und Tod. Durch mehrfache operative Eingriffe ist die Prognose inzwischen günstiger.

Links-Rechts-Shunt → Herzfehler, angeborene
Links-Rechts-Shunt → Shunt
Linksschenkelblock: engl. *left bundle branch block* (Abk. LBBB); Abk. LSB. Form der intraventrikulären Erregungsleitungsstörung* mit Blockierung im linken Tawara-Schenkel oder weiter distal in beiden Faszikeln des linken Tawara-Schenkels (bifaszikulärer Linksschenkelblock) und typischen EKG-Veränderungen (u. a. verspäteter oberer Umschlagpunkt* in V_6) infolge Änderung der Erregungsausbreitungsrichtung in den Kammern (zeitlich nacheinander, erst rechts, dann links).

Lokalisation: Siehe Schenkelblock* (Abb. dort).
Vorkommen:
- kardiovaskuläre Erkrankungen wie KHK, arterielle Hypertonie*, Linksherzhypertrophie, angeborener oder erworbener Herzfehler, dilatative Kardiomyopathie*
- selten iatrogen (z. B. linksseitige Herzklappenoperation) oder nach Diphtherie* u. a.

Einteilung: Nach Schweregrad im Oberflächen-EKG:
- kompletter Linksschenkelblock: **1.** in linkslateralen Ableitungen (I, aVL, V_{5-6}) QRS*-Komplex verbreitert (≥ 0,12 s) und deformiert (meist rSR′-Konfiguration, sog. M-Form; siehe R*-Zacke) mit sekundärer Erregungsrückbildungsstörung (deszendierende Senkung der ST*-Strecke und präterminal negative T*-Wellen) sowie oberer Umschlagpunkt (OUP) verspätet in V_6 (> 0,055 s) **2.** Drehung der elektrischen Herzachse* nach links, verzögerte R-Progression und abrupter R/S-Umschlag, fehlende Q*-Zacke in V_5 und V_6, QRS-Komplex in V_1 rS- oder QS-konfiguriert (siehe Q*-Zacke) **3.** auskultatorisch paradoxe Spaltung des 2. Herztons
- inkompletter Linksschenkelblock: wie kompletter Linksschenkelblock, aber mit geringerer Verbreiterung des QRS-Komplexes (0,11 s)
- sog. Linksverspätung (kein Linksschenkelblock im engeren Sinn): wie inkompletter Linksschenkelblock, aber ohne Verbreiterung des QRS-Komplexes.

Links-Seiten-Appendizitis *f*: syn. Links-Appendizitis. Bezeichnung für die ähnlich der Appendizitis* verlaufende klinische Symptomatik bei einer sich meist linksseitig manifestierenden Sigmadivertikulitis.

Linkstyp → Lagetyp des Herzens
Linksverschiebung *f*: engl. *left shift*. Vermehrtes Auftreten von unreifen neutrophilen Granulozyten (stabkernige Granulozyten, Metamyelozyten*, Myelozyten*) im Differenzialblutbild*. Eine reaktive Linksverschiebung tritt bei bakteriellen Infektionen* auf, eine pathologische Linksverschiebung bei myeloproliferativen Erkrankungen* oder Leukämien*.

Linksversorgungstyp: engl. *left-dominant coronary circulation*; syn. koronarer Linksversorgungstyp. Hämodynamische Dominanz der linken Koronararterie* (A. coronaria sinistra), die bei ca. 15 % der Menschen die gesamte Hinterwand des linken Ventrikels und das gesamte Septum interventriculare mit arteriellem Blut versorgt.

Linksverspätung → Linksschenkelblock
Linkszucker → Fruktose
Linolensäure *f*: engl. *linolenic acid*; syn. α-Linolensäure. 3-fach ungesättigte essenzielle Omega*-3-Fettsäure mit 18 C-Atomen, die v. a. in Leinöl und teils auch in Phosphatiden tierischer Fette vorkommt.

Linolsäure *f*: engl. *linolic acid*. 2-fach ungesättigte essenzielle* Fettsäure, die Bestandteil pflanzlicher Öle und tierischer Fette ist. Linolsäure ist v. a. wichtig für die Synthese mehrfach ungesättigter Fettsäuren wie Linolensäure* und Arachidonsäure*.

Linse *f*: syn. Lens. Zwischen Iris* und Glaskörper gelegene transparente Struktur am Auge*. Die elastische Linse ermöglicht mit ihrem Sehen die Akkommodation*, also das Einstellen auf nahe und ferne Objekte. Sie ist über Zonulafasern* am Ziliarkörper* befestigt. Im Alter lässt die Elastizität der Linse nach, was zur Alterssichtigkeit führt.

Funktion:
- Fernakkommodation: „entspannter" Zustand. Die Linse ist durch die passiv gespannten Zonulafasern abgeflacht und ermöglicht das Scharfsehen in der Ferne.
- Nahakkommodation: Zustand, der durch Kontraktion des M. ciliaris hervorgerufen wird. Durch Zug am Ziliarkörper entspannen sich die Zonulafasern, die eigenelastische Linse ist abgerundet und ermöglicht das Scharfsehen in der Nähe.

Linse [Optik]: engl. *lens*. Lichtdurchlässiger Körper (z. B. aus Glas, Quarz oder Kunststoff)

Linsenastigmatismus

mit 2 kugelförmigen oder einer planen und einer kugelförmigen Grenzfläche. Sie existiert als Konvex-, Sammel-, positive Linse oder Plusglas mit nach außen gewölbten Grenzflächen (wandelt ein paralleles Lichtstrahlenbündel in ein konvergierendes um) oder als Konkav-, Zerstreuungs-, negative Linse oder Minusglas mit nach innen gewölbten (hohlen) Grenzflächen (wandelt ein paralleles Lichtstrahlenbündel in ein divergierendes um); charakteristische Größe einer Linse ist die Brennweite.

Linsenastigmatismus *m*: Stabsichtigkeit (Astigmatismus*) der Linse, die mit verzerrten Seheindrücken einhergeht. Die Stabsichtigkeit wird durch eine ungleichmäßig gekrümmte Linse oder eine ungleichmäßige Kontraktion des Ziliarkörpers bei der Akkommodation* verursacht. Die verminderte Sehschärfe wird mit Zylindergläsern in Brillen oder Kontaktlinsen sowie refraktiver Chirurgie* korrigiert. Näheres unter Astigmatismus*.

Linsenektopie *f*: engl. *lenticular ectopia*. Vollständige (Linsenluxation, Luxatio lentis) oder teilweise (Linsensubluxation, Subluxatio lentis) Verlagerung der Linse aus der Pupillarebene in die Vorderkammer oder den Glaskörperraum durch vollständiges oder partielles Zerreißen der Fibrae zonulares. Komplikationen sind Sehminderung und Glaukom*. Therapiert wird ggf. durch Entfernung der subluxierten/luxierten Linse. Siehe Abb.

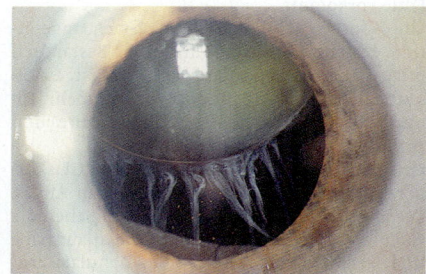

Linsenektopie: Subluxation der Linse bei Marfan-Syndrom. [133]

Linsenextraktion → Kataraktoperation
Linsenhernie *f*: engl. *phacocele*; syn. Linsenvorfall. Vorfall der Linse in eine Ausbuchtung oder Öffnung der Hornhaut oder Lederhaut (z. B. bei Ulkus, Trauma) nach außen.
Linsenimplantation *f*: engl. *lens implantation*. Einsetzen einer Ersatzlinse aus Kunststoff anstelle der getrübten, durch Staroperation entfernten Augenlinse. Vorderkammerlinsen werden nach intrakapsulärer Kataraktextraktion an der Iris befestigt oder mit Bügeln im Kammerwinkel abgestützt. Hinterkammerlinsen werden nach extrakapsulärer Kataraktextraktion in den verbliebenen Kapselsack eingepflanzt oder mit Bügeln im Sulcus iridociliaris abgestützt.
Linsenkern → Nucleus lentiformis
Linsenlosigkeit → Aphakie
Linsenluxation → Linsenektopie
Linsentrübung → Katarakt
Linsenverlagerung → Linsenektopie
Linton-Linie *f*: engl. *Linton's line*. Hilfslinie zum Auffinden der Cockett*-Venen am distalen Unterschenkel*. Die Linton-Linie beginnt einen Finger breit hinter dem Malleolus* medialis und zieht senkrecht zum Fibula*-Köpfchen (Caput fibulae).
Linton-Nachlas-Sonde → Ballonsonde
Linum usitatissimum → Lein
Lipaemia retinalis *f*: engl. *lipemia retinalis*. Milchig-weißliche Verfärbung der Gefäße am Augenhintergrund* infolge Lipämie bei Triglyceridwerten von ≥ 23 mmol/l (2000 mg/dl). Es handelt sich um spezifische Symptome bei Hyperlipoproteinämie* vom Typ I, V und hochgradigem Typ IV.
Lipasen *f pl*: engl. *lipases*. Zu den Esterasen* gehörende Hydrolasen (Enzyme*) im Pankreas, Fettgewebe, Magen und Leber. Lipasen hydrolysieren bevorzugt Triglyceride* in freie Fettsäuren* und Glycerol* oder Monoglyceride (Lipolyse*). Unter bestimmten Voraussetzungen katalysieren Lipasen auch Veresterungsreaktionen. Die Anwesenheit von Kalzium*-Ionen und Gallensäuren* wirkt aktivierend auf Lipasen.
Vertreter: Wichtige Vertreter der Lipasen sind u. a.
- Pankreaslipase
- Lipoproteinlipase*
- Monoglycerol-Lipase: 1. wird in der Darmmukosa produziert 2. katalysiert die schnelle Entfernung der dritten und letzten Fettsäure aus Triglyceriden
- Phospholipasen*.

Lipatrophie *f*: engl. *lipo-atrophy*. Umschriebene Rückbildung von subkutanem Fettgewebe. Zu den bekannten Ursachen zählen Traumen, andauernder Druck und wiederholte Injektionen von Insulin* oder Glukokortikoiden* in dasselbe Hautareal. Darüber hinaus ist die Lipatrophie eine Nebenwirkung der HAART (hoch aktive antiretrovirale Kombinationstherapie) bei HIV*-Erkrankung.
Definition: Die Lipatrophie ist eine Form der Lipodystrophie*. Beide Begriffe werden häufig synonym verwendet.
Lipid A → Lipopolysaccharide
Lipidanker *m sg, pl*: syn. Ankerprotein. An Zell-zu-Zellkontakten beteiligte Ankerproteine. Lipidanker verbinden beispielsweise Adhäsionsmoleküle und Zytoskelett* miteinander oder Proteine mit Fettsäuren.
Lipiddoppelschicht *f*: engl. *lipid bilayer*. Supramolekulares Aggregat amphiphiler Lipide. Die Lipiddoppelschicht ist die Grundstruktur von Biomembranen. Sie bildet sich im wässrigen Milieu spontan, dabei sind die hydrophoben Molekülteile der beiden Lipidschichten einander zugewandt und bilden einen lipophilen Innenbereich. Im Gegensatz zu Mizellen* ist die Lipiddoppelschicht einige Millimeter groß.
Lipide *n pl*: engl. *lipids*. Chemisch heterogene Substanzen mit starker Lipophilie*, die sich aus tierischen oder pflanzlichen Geweben durch unpolare Lösungsmittel wie Chloroform, Ether, Benzol oder Trichlorethylen extrahieren lassen. Sie dienen als Bausteine in Zellmembranen, als Nährstoffspeicher oder als Signalmoleküle.
Lipidosen *f pl*: engl. *lipidoses*. Gruppe von Stoffwechseldefekten mit pathologischer Lipidspeicherung in verschiedenen Organen. Sie werden eingeteilt nach dem Ort der Speicherung, Art der gespeicherten Lipide* und Lokalisation des Enzymdefekts in Zellorganellen. Man unterscheidet Sphingolipidosen, die Wolman-Krankheit, die Fukosidose, die peroxisomale Abbaustörung sehr langkettiger Fettsäuren (Adrenoleukodystrophien) und das Refsum-Syndrom.
Lipidpneumonie *f*: engl. *lipid pneumonia*. Exogen als Fett-, Öl- oder Paraffinpneumonie, meist als Aspirationspneumonie* infolge Inhalation ölhaltiger Arzneimittel, sowie Lampenölen bei Kindern oder Einnahme von Medikamenten wie Amiodaron*. Die seltenere endogene Lipidpneumonie mit Akkumulation von Lipiden in der Lunge ist wahrscheinlich genetisch bedingt.
Lipidsenker *m sg, pl*: engl. *antilipemics*; syn. Antilipidämika. Arzneimittel mit senkender Wirkung auf die Konzentration von Lipiden* im Blut.
Indikationen:
- Hyperlipoproteinämie* (v. a. Hypercholesterolämie)
- Senkung oder Normalisierung der Lipoproteine bei lipoproteinbedingten Organschäden (KHK mit Herzinfarkt) oder bei beginnenden Organschäden (KHK ohne Herzinfarkt, im Sinne einer Sekundärprävention)
- Primärprävention, z. B. bei Diabetes mellitus und Nikotinkonsum zur Vermeidung von Arteriosklerose oder bei hohen Triglyceridspiegeln zur Vermeidung von Pankreatitis als Akutkomplikation.

Einteilung:
- **HMG-CoA-Reduktase-Hemmer** (syn. Hydroxy-Methyl-Glutaryl-CoenzymA-Reduktase-Hemmer, CSE-Hemmer, Statine): 1. ursprünglich chemisch modifizierte Enzym-Inhibitoren aus Pilzen (Lovastatin*, Pravastatin*, Simvastatin*, Rosuvastatin), heute auch vollsynthetisch (Fluvastatin, Atorvastatin, Pitavastatin) 2. Wirkungsmechanismus: Hemmung der HMG*-CoA-Reduktase und somit der Cholesterinbiosynthese 3. Wir-

kung: **I.** Senkung der intrazellulären Cholesterin-Konzentration **II.** (über Feedback-Aktivierung) mehr LDL-Rezeptoren in hepatozelluläre Zellmembran, dadurch vermehrter Transport von LDL aus Blut in Leberzelle **III.** im Serum Senkung der LDL- und Gesamt-Cholesterol-Konzentration **IV.** antiphlogistische Wirkung in der Gefäßwand **4. Nebenwirkungen: I.** Konzentrationserhöhung von Kreatinkinase* im Serum (häufig mild) **II.** Muskelschmerz (Myopathie; Risiko ca. 10-fach erhöht bei Kombination mit Fibraten, insbesondere bei hohem Lebensalter) **III.** Leberfunktionsstörung **IV.** gastrointestinale Symptome **V.** Kopfschmerz **VI.** Amnesie **VII.** Schlafstörung **VIII.** Gedächtnisverlust **IX.** sexuelle Dysfunktion (sexuelle* Funktionsstörungen) **X.** Depression **XI.** evtl. hyperglykämisch bzw. diabetogen **XII.** cave: Rhabdomyolyse* mit Gefahr des Nierenversagens **XIII.** unter Umständen interstitielle Lungenerkrankung (v. a. bei Langzeitanwendung)
- **Anionenaustauscher** (Colestyramin*, Colesevelam): **1. Indikation:** Hyperlipidämie vom Typ IIa **2. Wirkungsmechanismus:** Bindung von Gallensäuren und vermehrte Ausscheidung dieser, dadurch Unterbrechung des enterohepatischen Kreislaufs, Aktivierung der Gallensäuren-Neusynthese, Zunahme der hepatozellulären LDL-Rezeptoren und vermehrte Aufnahme von LDL aus dem Blut **3. Nebenwirkungen: I.** gastrointestinale Störung **II.** Resorptionsbehinderung von Cumarinderivaten, Digitalisglykosiden, Schilddrüsenhormonen, Tetrazyklinen
- **Fibrate:** Sammelbezeichnung für Clofibrinsäurederivate (Wirkung über Clofibrinsäure; Etofibrat) und -analoga (Bezafibrat, Fenofibrat, Gemfibrozil): **1. Indikation:** erhöhte Triglyceride in Form von VLDL und IDL, Therapieversuch bei Hyperchylomikronämie **2. Wirkungen: I.** Aktivierung der Lipoproteinlipase (hepatisch und endothelial), in der Folge Reduktion von Chylomikronen, VLDL und Triglyceriden **II.** verminderte Lipolyse durch Aktivierung von Fettsäure-transportierendem-Protein **III.** Verminderung der Aktivität der Acetyl-CoA-Synthetase durch Bindung an nukleäre Transkriptionsfaktoren (PPAR-α) und Aktivierung der Expression von Apolipoprotein-A$_I$ und -A$_{II}$, Lipoproteinlipase, fettsäuretransportierendem Protein und Acetyl-CoA-Synthetase **IV.** Hemmung der HMG-CoA-Reduktase von untergeordneter Bedeutung **3. Nebenwirkungen: I.** Muskelschmerzen mit oder ohne CK-Erhöhung im Serum (Myopathie) bzw. milde CK-Erhöhung ohne Muskelschmerzen **II.** Selten Rhabdomyolyse mit Gefahr des Nierenversagens (Inzidenz etwas höher als unter HMG-CoA-Reduktase-Hemmer-Monotherapie) **III.** 10-fach erhöhtes Myopathierisiko bei Kombination mit HMG-CoA-Reduktase-Hemmer (vermutlich nur 50 % erhöhtes Risiko in Kombination mit Fenofibrat) **IV.** selten Leberfunktionsstörung **V.** gastrointestinale Symptome **VI.** Kopfschmerzen **VII.** allergische Reaktion vom verzögerten Typ **VIII.** verstärkte Gallensteinbildung
- **Omega-3-Fettsäuren** (ω-3-Fettsäureethylester; Omegafettsäuren*): **1. Wirkung:** wirken ebenfalls als PPARα-Agonisten und vermindern die VLDL-Synthese, wodurch es zur Senkung der Triglycerid-Konzentration kommt **2. Indikationen: I.** Triglycerid-Erhöhung isoliert oder in Kombination, wegen geringer Wirkung nicht als Mittel der 1. Wahl **II.** als Adjuvans bei KHK zusätzlich zu HMG-CoA-Reduktase-Hemmer zur Senkung der rhythmogen bedingten kardiovaskulären Endpunkte **3. Nebenwirkungen:** Fischgeschmack nach Aufstoßen
- **Cholesterol-Aufnahme-Hemmer** (Ezetimib*): **1. Wirkung:** blockiert die intestinale Cholesterol-Resorption am Bürstensaum der Zottenzellen im Dünndarm **2. Monotherapie** führt zu einer max. Reduktion des Serum-Cholesterolspiegels von ca. 20 % **3.** Kombination mit HMG-CoA-Reduktase-Hemmern ist sinnvoll, Fixkombination mit Simvastatin im Handel
- **pflanzliche Lipidsenker:** Guar* (Cyamopsis tetragonolobus), Pektine*, möglicherweise auch Wirkstoffe aus Knoblauch (Allium sativum) und Artischocke (Cynara cardunculus ssp. flavescens).

Lipidspeicherkrankheiten → Lipidosen
Lipidstatus *m*: engl. *lipid state*; syn. Lipidprofil. Laborwert, dessen Kenntnis eine Schlüsselposition in der Prävention kardiovaskulärer Erkrankungen einnimmt. Er bestimmt das Arteriosklerose-Risiko und ist Voraussetzung für das Einleiten therapeutischer Maßnahmen. Er beinhaltet folgende Parameter: Lipoprotein (a), Cholesterin, Triglyzeride, HDL-Cholesterin, LDL-Cholesterin und Lipid-Elektrophorese.
Lipidstoffwechsel *m*: engl. *lipid metabolism*; syn. Fettstoffwechsel. Aufnahme, Transport, Ab- und Umbau sowie Ausscheidung der Nahrungsfette (Triglyceride*, Cholesterin*, Fettsäuren*) im menschlichen Organismus. Für eine ausgewogene Ernährung sollte der Fettanteil etwa 25 bis 30 % der Energiezufuhr betragen.
Lipidstoffwechselstörungen → Lipidosen
Lipo-: syn. Lip-. Wortteil mit der Bedeutung Fett, z. B. lipophil.
Lipoatrophie → Lipatrophie
Lipodystrophia intestinalis → Morbus Whipple
Lipodystrophie *f*: engl. *Lipodystrophy*. Lokal oder generalisiert auftretende, atrophische oder hypertrophische Veränderung der Subkutis*. Neben seltenen genetisch bedingten Formen (Berardinelli-Seip-Syndrom) wird die Lipodystrophie als umschriebene Fettgewebshypertrophie unter Insulintherapie* (wenn Insulin wiederholt an die gleiche Stelle injiziert wird) und als Lipodystrophie*-Syndrom unter antiretroviraler Therapie beobachtet.
Lipodystrophie-Syndrom *n*: engl. *lipodystrophy syndrome*. Fettverteilungsstörung im Rahmen der Therapie einer HIV-Infektion. Das Lipodystrophie-Syndrom wurde nach Einführung der hochaktiven antiretroviralen Therapie (HAART) erstmals 1996 beobachtet. Dabei besteht eine multifaktorielle Genese: Die HIV-Infektion selbst, die antiretrovirale Therapie (insbesondere Protease-Hemmer und Stavudin) sowie patienteneigene Faktoren tragen zu der Störung bei.
Lipödem *n*: engl. *lipedema*. Erkrankung des Fettgewebes mit symmetrischer, lokaler Fettvermehrung vor allem an den Beinen. Durch zusätzliche Wassereinlagerung kommt es zu schmerzhaften Ödemen*. Betroffen sind fast ausschließlich Frauen, vermutet werden hormonelle Ursachen. Die Krankheit kann zu stark behindernden Fettwülsten führen. Therapeutische Maßnahmen sind Kompressionstherapie* und Liposuktion*.
Erkrankung: Pathogenese: In den betroffenen Körperregionen kommt es zu
- Schwellungen durch Hyperplasie* und Hypertrophie* von Fettzellen
- Ödemen durch erhöhte Kapillarpermeabilität
- Hämatomen* durch vermehrte Brüchigkeit der Kapillaren.

Stadien:
- Stadium I: glatte Hautoberfläche mit gleichmäßig verdickter Subkutis
- Stadium II: unebene, wellenartige Hautoberfläche, knotige Strukturen in der insgesamt noch weichen verdickten Subkutis, ausgeprägte Verdickung
- Stadium III: zusätzlich ausgeprägte Umfangsvermehrung mit überhängenden Gewebeanteilen, verdickte und verhärtete Subkutis, häufig X-Beinstellung.

Klinik:
- symmetrische, druckschmerzhafte Schwellungen an den Beinen, am Gesäß, seltener an den Armen
- häufig kühle, schlecht durchblutete Haut
- später Beulen, Dellen, Fettwülste
- Neigung zu Hämatomen* auch aus nichtigem Anlass wie z. B. leichtes Anstoßen an Möbelfüße

- Gangstörungen bei ausgeprägten Fettwülsten an den Oberschenkeln.

Therapie: Basismaßnahmen:
- Vermeidung von Einrissen und Verletzungen zur Vorbeugung von Hautverletzungen und -infektionen.
- Gewichtsnormalisierung (soweit sinnvoll, oft besteht „Diätresistenz")
- sorgfältige Haut- und Fußpflege.

Kombinierte physikalische Entstauungstherapie:
- manuelle Lymphdrainage
- Kompressionstherapie* mit Kurzzugbinden und langzeitige Versorgung mit Kompressionsstrümpfen der Klassen II, III und in Ausnahmefällen IV
- entstauende Bewegungstherapie, z. B. gymnastische Übungen.

Fettabsaugung (Liposuktion): Bei einem Körpergewicht >120 kg oder einem BMI > 32 kg/m², Zunahme der Schmerzen und/oder Schwellungen und weiter bestehender Neigung zu Hämatomen: Liposuktion* unter lokaler Betäubung. Postoperative Elektrolyt-Verschiebungen und Blutverluste kommen vor, weshalb sich 24-stündige Überwachung anschließen sollte. Die Kostenübernahme durch die GKV erfolgt seit 2020 in schweren Fällen.

Prognose: Progrediente, nicht heilbare Erkrankung. Durch lebenslange tägliche Therapie lassen sich die Symptome meist erträglich halten und Komplikationen verhindern. Ausnahme ist die Liposuktion, die bei korrekter Indikation und Durchführung dauerhafte physische wie psychische Erleichterung bringen kann, Rezidive kommen aber vor.

Lipogenese *f*: engl. *lipogenesis*. Biosynthese von Triglyceriden* durch Veresterung von Fettsäuren mit Glycerol-3-Phosphat. Lipogenese findet vor allem in der Leber und im Fettgewebe statt. Die Biosynthese wird stimuliert durch Insulin über Induktion von Acetyl-CoA-Carboxylase und Lipoproteinlipase.

Lipogranulom *n*: engl. *lipogranuloma*; syn. Oleom. Schmerzhaftes Fremdkörpergranulom*, das infolge einer Fettgewebsnekrose nach Injektion schlecht resorbierbarer öliger Substanzen entsteht und sich in Form subkutaner Knoten äußert. Es gehört zu den Pannikulitiden und umfasst Paraffinome nach Paraffin-Therapie, Vaselinome nach Therapie mit Vaseline und Insulinlipodystrophien* nach Insulin*-Therapie. Lipogranulome können chirurgisch entfernt werden.

Lipoidnephrose → Minimal-Change-Glomerulonephritis

Lipolyse *f*: engl. *lipolysis*. Hydrolytische Spaltung von Triglyceriden* zu Glycerol* und freien Fettsäuren*. Die Lipasen*, die für die Katalyse der Reaktion benötigt werden, sind in größeren Mengen in Fettzellen, Magen, Pankreas, Darmwand und Leber lokalisiert. Glycerol und Fettsäuren werden weiter abgebaut.

Regulation: Die Lipolyse wird **aktiviert** durch Adrenalin, Noradrenalin, Glukagon, ACTH, TSH und durch bestimmte Arzneimittel (Alpha-Rezeptoren-Blocker, Betasympathomimetika). Die **Hemmung** erfolgt durch Insulin, Prostaglandin E_1, Nikotinsäure sowie durch bestimmte Arzneimittel (Alpha-2-Sympathomimetika, Beta-Rezeptoren-Blocker).

Lipom *n*: engl. *lipoma*. Benigne, langsam wachsende Fettgewebeneubildung, die gelegentlich familiär auftritt, besonders bei multiplen Lipomen. Behandelt wird nur bei Bedarf aus kosmetischen oder mechanischen Gründen durch Exzision. Lipome sitzen meist in der Subkutis von Stamm und Extremitäten. Kardiale Lipome finden sich subendokardial bis subepikardial in linkem Ventrikel, rechtem Vorhof oder septal (interatrial).

Lipoma arborescens → Gelenklipomatose

Lipomastie → Pseudogynäkomastie

Lipomatose *f*: engl. *lipomatosis*. Hyperplasie von Fettgewebe in Organen, z. B. in Haut, Herz, Mamma oder Pankreas.

Lipophilie *f*: engl. *lipophilia*. Bezeichnung für die Neigung einer chemischen Verbindung, sich in Fetten, Ölen oder fettähnlichen Verbindungen zu lösen. Das Ausmaß der Lipophilie ist abhängig von der Struktur des Stoffes und wird über den Verteilungskoeffizienten* angegeben. Die Lipophilie ist pharmakokinetisch für die Resorption* eines Wirkstoffs wichtig.

Lipopolysaccharide *n pl*: engl. *lipopolysaccharides*. Charakteristische Zellwandbestandteile gramnegativer Bakterien (v. a. Enterobacteriaceae). Die hochmolekularen Komplexe bestehen aus Lipid A (Phospholipid aus einem Glukosamindisaccharid, das an den Hydroxyl- und Aminogruppen mit unterschiedlichen Fettsäuren verestert ist; toxische Komponente), Kernregion und Polysaccharid* (immunogene Komponente). Insbesondere die Polysaccharidkomponente (entsprechend dem O*-Antigen) variiert stark.

Wirkung: Lipopolysaccharide wirken unter anderem als Endotoxin, B-Zell-Mitogen und immunologisches Adjuvans. Sie binden im Blut an das LPS-Bindeprotein (Abk. LBP). Der Komplex bindet wiederum an CD14, ein GPI-verankertes Protein auf Makrophagen* bzw. Monozyten*. Dadurch werden der toll* like receptor 4 (TLR-4) aktiviert und proinflammatorische Zytokine* freigesetzt.

Lipoproteine *n pl*: engl. *lipoproteins*; syn. Serumlipoproteine. Plasmaproteine, bestehend aus Lipiden und Proteinen, die Fette (Triglyceride und Cholesterine) transportieren. Es werden 5 verschiedene Klassen unterschieden: HDL, LDL, VLDL, Chylomikronen und IDL. Daneben existiert ein weiteres Lipoprotein, das Lipoprotein a.

Lipoproteinlipase *f*: engl. *lipoprotein lipase*; syn. Klärfaktor. Membranständige Lipase* (Esterase) in Endothel-, Leber- und Fettzellen, die Lipoproteine* (Chylomikronen, VLDL) durch Hydrolyse der Triacylglycerolanteile zu IDL und LDL abbaut. Die Bildung der Lipoproteinlipase ist insulininduziert. Sie wird durch Apolipoprotein* Apo-C_{II}, Apo-A_{IV} und Apo-A_V sowie Heparin aktiviert und durch Apolipoprotein Apo-C_{III} gehemmt.

Lipoprotein-X *n*: Abk. LP-X. Komplex aus Phospholipiden (65 %), Cholesterin (25 %) und Proteinen, der bei Cholestase* im Blut nachweisbar ist. Die diagnostische Relevanz ist gering.

Liposarkom *n*: engl. *liposarcoma*. Seltenes, häufig gut differenziertes, myxoides, rundzelliges oder pleomorphes Weichteilsarkom* des Fettgewebes, meist in den tiefen Weichteilen der Extremitäten (Bein häufiger als Arm) und im Retroperitoneum lokalisiert. Die Therapie besteht aus möglichst vollständiger Entfernung und Strahlentherapie zur Verminderung von Lokalrezidiven.

Liposomen [Pathologie] *n pl*: engl. *liposomes*. Fetttröpfchen im Zytoplasma von Parenchymzellen bei Verfettung oder fettiger Degeneration*.

Liposuktion *f*: engl. *liposuction*. Absaugung von Depotfettansammlungen (Adipositas*) in schweren Fällen oder bei gravierenden Begleitsymptomen (z. B. bei Lipödem*). Nach Injektion von physiologischer NaCl-Lösung unter Zusatz von Lidocain* und Adrenalin wird ggf. mit Ultraschall zur besseren Fettverflüssigung zerstörtes Fettgewebe abgesaugt.

Lipotropine *n pl*: engl. *lipotropins*. Peptidhormone im Hypophysenvorderlappen, die aus Proopiomelanocortin entstehen. Lipotropine werden eingeteilt in Beta-Lipotropin und Gamma-Lipotropin. Beta-Lipotropin steigert die Lipolyse* und ist Precursor für Beta-Endorphin. Gamma-Lipotropin ist Teil des Beta-Lipotropins.

Lipoxine *n pl*: engl. *lipoxins*. Vasoaktive Moleküle (konjugierte Tetraene) mit immunregulatorischer Funktion, z. B. LXA_4 und LXB_4. Die Biosynthese erfolgt aus Arachidonsäure* durch eine kombinierte Aktion mehrerer Lipoxygenasen, sodass Lipoxine sauerstoffreicher als Leukotriene* sind.

Lipozele → Galaktozele

Lippe [Begriffsklärung] *f*: engl. *lip*; syn. Labium. Begriff mit mehreren Bedeutungen: im engeren Sinn Teil der paarigen Lippen am Mund (Details siehe Lippen*), im weiteren Sinn auch große und kleine Schamlippen am äußeren

Lippen [Mund] *f pl*: engl. *lips*; syn. Labia oris. Weichteilfalten, die als Ober- und Unterlippe die vordere Wand des Vestibulum oris bilden und die Mundöffnung begrenzen. Sie dienen der Nahrungsaufnahme, Mimik* und dem Sprechen. Neben eigenen Infektionen* können Lippen auch diagnostische Hinweise auf klinische Symptome anderer Organsysteme liefern (z. B. Zyanose* bei Sauerstoffmangel).

Lippenangiom *n*: engl. *venous lake*; syn. seniles Hämangiom der Unterlippe. Benigner, weicher, blauroter, erbsengroßer Knoten, meist am seitlichen Rand der Unterlippe. Er tritt ab dem 5. Lebensjahrzehnt auf. Behandelt wird chirurgisch oder mit Elektrokauterisation.

Lippenbändchen *n sg, pl*: engl. *lip ligaments*; syn. Frenulum labii. Von den Lippen* in die Gingiva* des Alveolarfortsatzes* einstrahlende dünne, schleimhautbedeckte Bindegewebsfalten. Man unterscheidet das stärker ausgeprägte obere Lippenbändchen (Frenulum labii superioris) vom unteren Lippenbändchen (Frenulum labii inferioris). Chirurgische Trennung erfolgt bei verkürzten Lippenbändchen (Frenulotomie*).

Lippenbremse *f*: engl. *pursed lip breathing*. Erhöhung des intrapulmonalen Drucks zur Verhinderung des Bronchialkollapses durch Spitzen der Lippen und Verkleinerung der Mundöffnung bei der Ausatmung. Die Lippenbremse wird v. a. Patienten mit obstruktiven Ventilationsstörungen* im Rahmen der Atemtherapie* oder bei akuter Atemnot empfohlen und durch Fachpersonal eingeübt. Siehe Abb.

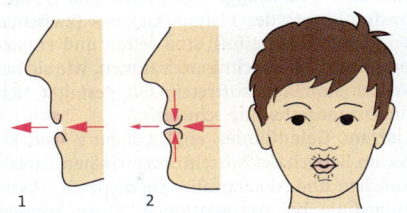

Lippenbremse: 1: physiologische Atmung; 2: bei der Lippenbremse wird Luft zurückgehalten.

Lippenfurunkel *m, n*: engl. *labial furuncle*. Furunkel* an Ober- oder seltener an der Unterlippe, häufig in der Pubertät als Komplikation bei Akne* auftretend, meist mit starker Schwellung und Ödem* verbunden. Bei Oberlippenfurunkeln besteht die Gefahr einer Thrombophlebitis* der Vena angularis und des Sinus* cavernosus mit Kavernosusthrombose und eitriger Meningitis*.

Lippenkarzinom *n*: engl. *carcinoma of the lip*. Maligner Tumor, der sich meist an der Unterlippe entwickelt. Ursachen sind evtl. UV-Strahlung und chemische Noxen (Tabakrauch, besonders Pfeifenrauch). Das Karzinom wird exzidiert und der Defekt mit lokaler Transpositionsplastik versorgt. Die 5-Jahres-Überlebensrate bei kleinem Lippenkarzinom (< 2 cm) liegt bei ca. 95 %.

Histologie: Plattenepithelkarzinom*, an der Oberlippe häufig auch Basalzellkarzinom*.

Lippen-Kiefer-Gaumen-Segelspalte *f*: engl. *cleft lip-alveolus-palate*; syn. Lippen-Kiefer-Gaumenspalte (Abk. LKGS). Angeborene Fehlbildung mit Spaltbildung durch Oberkiefer, Gaumen und Lippe. Die Lippen-Kiefer-Gaumenspalte kann ein- und doppelseitig auftreten. Sie ist mit rund 1:1000 Geburten eine der häufigsten Fehlbildungen, ihr Auftreten wird durch Vitaminmangel, Genussgifte (Nikotin, Alkohol) sowie Gendefekte begünstigt. Bei früher OP ist die Prognose gut.

Lippenleckekzem *n*: engl. *lip-licking dermatitis*; syn. Lutschekzem. Irritativ-toxisch ausgelöste Cheilitis simplex. Es handelt sich um ein Kontaktekzem*, das meist im Bereich der Oberlippen durch häufiges Lippenlecken auftritt, v. a. bei Kleinkindern und jungen Schulkindern in den Wintermonaten. Wichtigste Maßnahme ist das Beenden des auslösenden Verhaltens. Das Lippenleckekzem verläuft meist chronisch.

Lippenpflege *f*: engl. *lip care*. Befeuchten bzw. Einfetten der empfindlichen und schnell austrocknenden Haut der Lippen* und Entfernung u. a. von Belägen und Krusten im Rahmen der Mundpflege*. Die Lippenpflege ist besonders bei beatmeten Patienten, Patienten mit überwiegender Mundatmung und bei Zahnbehandlungen indiziert.

Vorgehen:
- Beläge z. B. mit Rosenhonig oder Zitronenscheiben entfernen.
- Lippen mit feuchter Kompresse reinigen und z. B. mit fett- oder panthenolhaltiger Lippensalbe bestreichen.

Lippenplastik *f*: engl. *cheiloplasty*; syn. Cheiloplastik. Chirurgische Deckung und Korrektur eines angeborenen (Lippenspalte*) bzw. erworbenen Lippendefekts durch plastische Rekonstruktion des M. orbicularis oris sowie der Schleimhaut, des Lippenrots und der äußeren Haut der Lippen.

Lippenspalte *f*: engl. *cleft lip*; syn. Labium fissum. Fehlbildung im Bereich der Oberlippe, im Allgemeinen seitlich der Mittellinie, ein- oder beidseitig, oder selten als mediane Lippenspalte in Ober- oder Unterlippe, häufig in Kombination mit Kiefer- und Gaumenspalte. Die operative Korrektur erfolgt bei einem gesunden Säugling meist zwischen 3. und 6. Lebensmonat.

Lippenzeichen *n*: engl. *lip sign*. Rüsselartiges Vorstrecken der Lippen bei Beklopfen der Mundmuskeln als Teil des Chvostek-Zeichens bei Tetanie*.

Lippenzyste → Schleimgranulom

Lipschütz-Ulkus → Ulcus vulvae acutum Lipschütz

Lipurie *f*: engl. *lipuria*. Ausscheidung von Lipiden bzw. Lipoproteinen* mit dem Harn. Die wichtigste Ursache einer Lipurie ist eine erhöhte Permeabilität der gomerulären Basalmembran im Rahmen verschiedener Glomerulopathien, die mit einem nephrotischen Syndrom* einhergehen, z. B. Minimal*-Change-Glomerulonephritis, membranöse Glomerulonephritis, diabetische Nephropathie* und Morbus Fabry*.

Liquid Ecstasy → Gammahydroxybutyrat

Liquiritiae radix → Süßholz

Liquor *m*: syn. Laevus; Abk. Liq. Flüssigkeit, flüssiges Arzneimittel, im engeren Sinn Kurzbezeichnung für Liquor* cerebrospinalis.

Liquor amnii → Fruchtwasser

Liquorbefund *m*: Ergebnis der Liquordiagnostik*, also der makroskopischen, chemischen, zytologischen und mikrobiologischen Untersuchung des Liquor* cerebrospinalis. Die wichtigsten Bestandteile eines Liquorbefunds sind die makroskopische Beurteilung (Blutbeimengung, Xanthochromie, Eiter, Gerinnsel), Zellzahl, Zytologie, Glukose und Laktat, Protein, der Nachweis von Antikörpern und die mikrobiologische Untersuchung.

Liquor cerebrospinalis *m*: engl. *cerebrospinal fluid*; syn. Gehirnwasser. Flüssigkeit in den Hirnventrikeln und im Subarachnoidalraum*. Der Liquor cerebrospinalis schützt das ZNS vor äußeren Einflüssen, z. B. Stößen. Er wird hauptsächlich in den Plexus* choroidei der Hirnventrikel* gebildet und fließt über die Arachnoidalzotten ab. Die Zusammensetzung des Liquors wird diagnostisch genutzt (siehe Liquordiagnostik*).

Zusammensetzung: Der Liquor cerebrospinalis ist eine zellarme, proteinarme und klare Flüssigkeit. Normwerte des Liquors:
- Druck (lumbal im Liegen): 60–200 mm H_2O
- spezifisches Gewicht: 1,006–1,008
- Gesamtprotein: bis 50 mg/dl, davon bis 35 mg/dl Albumin
- Glukose: 45–80 mg/dl (ca. 60 % des Serumnüchternwertes)
- Zellen: bis 5 Zellen/mm^3, hauptsächlich Lymphozyten*.

Liquordiagnostik *f*: engl. *cerebrospinal fluid diagnostics*. Chemische, zytologische und mikrobiologische Untersuchung des Liquor* cerebrospinalis, evtl. mit Messung des Liquordrucks* bei der Entnahme. Die Liquordiagnostik dient der Differenzialdiagnostik der meisten entzündlichen und vieler vaskulärer, degenerativer und sonstiger Erkrankungen des ZNS. Beispiele

Liquordrainage

sind Multiple Sklerose*, Meningitis*, Enzephalitis*, Subarachnoidalblutung* oder Demenz*.
Liquordrainage → Ventrikeldrainage
Liquordruck *m*: engl. *cerebrospinal fluid pressure*. Druck des Liquor cerebrospinalis, bei liegenden Gesunden 60–200 mm H₂O. Durch Puls und Atmung hervorgerufene Schwankungen bis 20 mm H₂O sind physiologisch. Erhöhte Liquordruckwerte kommen beispielsweise vor bei Hydrozephalus*, Pseudotumor* cerebri oder schwerem Schädelhirntrauma*. Er wird bei der Lumbalpunktion gemessen, intensivmedizinisch mittels Hirndrucksonde.
Liquorfistel *f*: engl. *cerebrospinal fluid fistula*. Pathologische Öffnung der Liquorräume nach außen mit Liquorrhö* und evtl. Liquortympanon* infolge Schädelhirntrauma*, Schädelbasisfraktur* mit Einriss der Dura mater oder als postoperative Komplikation. Nach Diagnosesicherung durch den Nachweis liquorspezifischer Substanzen oder in den Liquor eingebrachter Farbstoffe im Sekret wird ggf. chirurgisch therapiert.
Lokalisationen:
– meist im Bereich der Nase oder der schädelbasisnahen Nasennebenhöhlen
– seltener im Bereich der Ohren.
Therapie:
– operativer Verschluss bei Rhinoliquorrhö* immer erforderlich
– bei Otoliquorrhö häufig Spontanverschluss.
Liquorinfusionstest → Normaldruckhydrozephalus
Liquorpassage *f*: engl. *cerebrospinal fluid circulation*. Zirkulation des Liquor* cerebrospinalis im System der miteinander kommunizierenden inneren (Hirnventrikel*) und äußeren Liquorräume (Subarachnoidalraum*) im Bereich von Gehirn und Rückenmark. Siehe Abb.

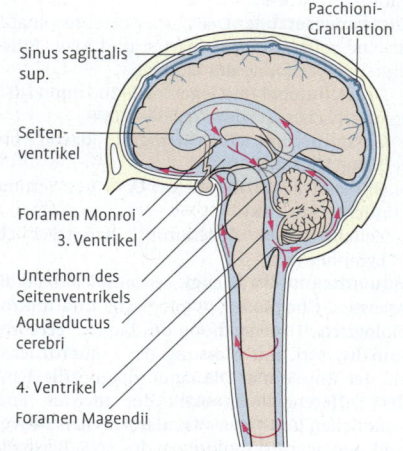

Liquorpassage

Liquorpunktion *f*: syn. Liquorentnahme. Entnahme von Liquor* cerebrospinalis zu diagnostischen und/oder therapeutischen Zwecken durch Punktion eines Liquorraums. Die Lumbalpunktion* ist die häufigste und risikoärmste Form der Liquorentnahme. Ist dies nicht möglich (etwa bei Tumoren des Rückenmarks), kann Liquor durch eine Subokzipitalpunktion* entnommen werden.
Liquorräume *m pl*: syn. Liquor-System. Mit Liquor* cerebrospinalis gefüllte Hohlräume des ZNS. Liquorräume schützen das Nervengewebe* vor mechanischen Einflüssen, z. B. Stößen. Sie sind Ort des Stoffaustausches mit dem Blut*. Blut und Liquor sind dabei über die Blut*-Liquor-Schranke getrennt. Die Wände der inneren Liquorräume bestehen aus Ependym*.
Einteilung: Der äußere Liquorraum wird vom Subarachnoidalraum* und seinen Zisternen gebildet. Der innere Liquorraum besteht aus den Hirnventrikeln, dem Aqueductus* mesencephali und dem Zentralkanal des Rückenmarks*.
Liquorrhö *f*: engl. *liquorrhea*. Abfließen von Liquor* cerebrospinalis über eine Liquorfistel*.
Liquortympanon *n*: engl. *tympanic cerebrospinal fluid*. Ansammlung von Gehirn-Rückenmark-Flüssigkeit (Liquor* cerebrospinalis) hinter dem Trommelfell* aufgrund einer Liquorfistel* bei einer Felsenbeinfraktur (Querfraktur). In der Ohrmikroskopie* ist ein pulsierender, häufig auch blutiger Erguss hinter dem Trommelfell sichtbar. Er kann über die Ohrtrompete* als Rhinoliquorrhö* abfließen. Eine Fistelabdeckung ist bei anhaltendem Liquorfluss indiziert.
Liquorunterdrucksyndrom *n*: engl. *low cerebrospinal fluid pressure syndrome*. Krankheitsbild infolge Erniedrigung des Liquordrucks* auf Werte unter 70 mm Wassersäule. Klinisch zeigen sich akuter Kopfschmerz* sowie Übelkeit und Erbrechen. Nach klinischer Diagnosestellung und ggf. weiterführenden Untersuchungen wie CT-Myelografie oder MRT, wird symptomatisch therapiert mit Koffein, Theophyllin und ggf. Gabapentin sowie evtl. chirurgisch eingegriffen.
Ätiologie:
– transduraler Liquorverlust z. B. nach intrakraniellem Eingriff oder diagnostischer Lumbalpunktion* (postpunktionelles Syndrom)
– selten spontan infolge mangelnder Liquorproduktion (Hypo- bzw. Aliquorrhö).
Klinik:
– diffuser, meist bei Orthostase verstärkt auftretender Kopfschmerz
– evtl. Übelkeit und Erbrechen, Schwindel und Meningismus.
Therapie:
– pharmakologisch: **1.** kurzzeitig Koffein p.o. oder Theophyllin p.o. **2.** ggf. Gabapentin p.o.
– ggf. epiduraler Blutpatch*

– unter Umständen chirurgischer Leckageverschluss.
Liquorverlustsyndrom → Liquorunterdrucksyndrom
Liquorzucker *m*: engl. *cerebrospinal fluid sugar*. Glukosegehalt des Liquor* cerebrospinalis, in der Regel ca. 20–30 % geringer als der **gleichzeitig** bestimmte Blutzucker*. Stark erniedrigte Werte (unter 1,4 mmol/l bzw. 20 mg/dl) finden sich bei tuberkulöser Meningitis* (zu Beginn evtl. erhöht) und bei eitrigen Meningitiden, erhöhte Werte bei Hyperglykämie*.
Lisch-Knötchen *n sg, pl*: engl. *Lisch nodules*. Kleine weiße oder pigmentierte Knötchen der Iris. Sie entstehen aus Zellen melanozytären Ursprungs und sind typisch bei einer Neurofibromatose*. Siehe Abb.

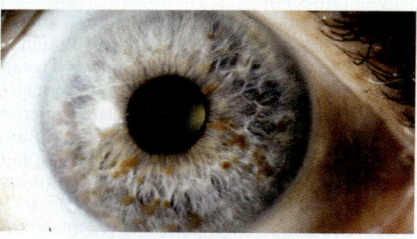

Lisch-Knötchen [133]

Lisfranc-Amputation → Fußamputation
Lisfranc-Band *n*: engl. *Lisfranc's ligament*; syn. Lisfranc-Ligament. Stärkstes Band der Ligg. cuneometatarsalia interossea des Fußes*. Es verbindet das Os* cuneiforme medialseitig mit der Basis des zweiten Os metatarsale.
Klinische Bedeutung: Luxationen und Luxationsfrakturen des Lisfranc-Gelenks (zwischen Vorfuß und Mittelfuß) sind selten und entstehen häufig bei Hochrasanztraumen, wie sie bei Verkehrsunfällen auftreten. Oft gestaltet sich die Diagnosestellung schwierig.
Lisfranc-Gelenklinie: engl. *Lisfranc's joint*. Linie im Bereich des Mittelfußes zwischen Tarsalknochen und Metatarsalia. Sie dient als Absetzungslinie bei Amputationen. Diese können notwendig werden bei Traumata oder bei Durchblutungsstörungen, wie sie oft als Komplikation bei Diabetes auftreten. Da das Os metatarsale II nach proximal vorspringt, verläuft sie nicht geradlinig. Siehe Abb.
Lisfranc-Luxationsfraktur *f*: engl. *Lisfranc's dislocation fracture*. Fraktur* und Luxation* im Bereich der sog. Lisfranc*-Gelenklinie (Articulationes tarsometatarsales). Es handelt sich um ein seltenes Hochenergietrauma und wird z. B. durch Hyperflexion des Fußes verursacht.
Formen:
– Typ A: homolaterale Dislokation aller 5 Strahlen nach lateral

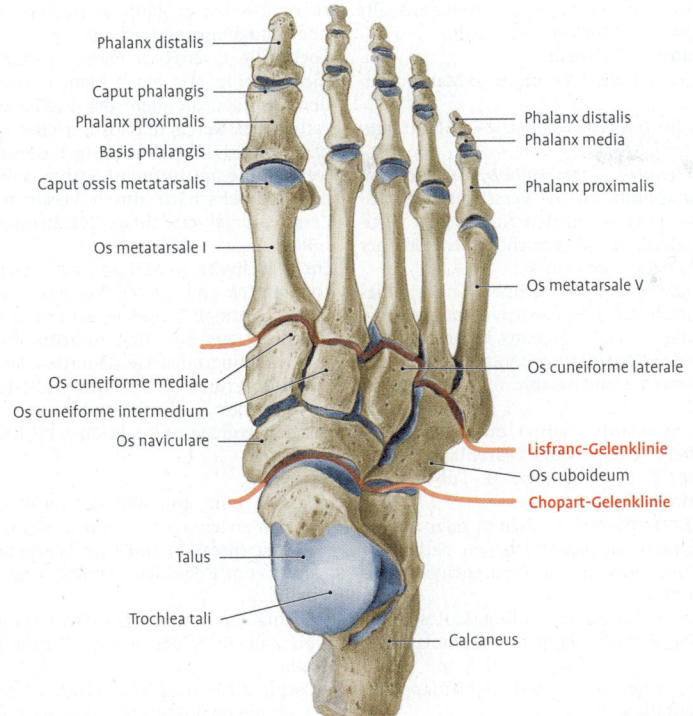

Lisfranc-Gelenklinie: Das Fußskelett aus der Sicht von dorsal. Der Fuß wird in 3 hintereinanderliegende Abschnitte gegliedert: Tarsus, Mittelfuß und Vorfuß. Die Chopart-Gelenklinie verläuft quer zur Längsachse des Fußes und liegt zwischen Talus und Kalkaneus (Calcaneus) auf der einen und Os naviculare und Os cuboideum auf der anderen Seite. Weiter distal bildet das Lisfranc-Gelenk die Verbindung zwischen der Fußwurzel und den Mittelfußknochen.

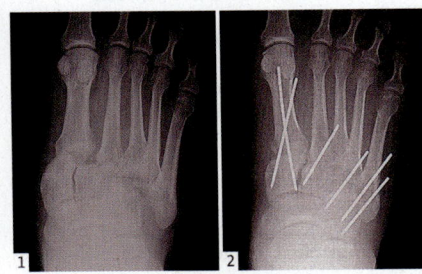

Lisfranc-Luxationsfraktur: 1: Typ C-Fraktur; 2: nach Reposition und Fixation durch Kirschner-Drähte; Röntgenaufnahmen. [108]

- Typ B: isolierte Dislokation des ersten Strahls nach medial
- Typ C: divergierende Dislokation.

Therapie: Sofortige Reposition und Fixation durch Schraubenosteosynthese oder Kirschner-Drähte (siehe Abb.).

Komplikation: Eine häufige Komplikation ist die Entwicklung eines Kompartmentsyndroms* (ca. 25 % der Fälle).

Lisinopril *n*: Antihypertensivum aus der Gruppe der ACE*-Hemmer. Es wird bei arterieller Hypertonie*, Herzinsuffizienz*, zur Sekundärprophylaxe nach Herzinfarkt* und bei diabetischer Nephropathie* eingesetzt. Als Nebenwirkung treten u. a. Schwindel, Kopfschmerzen und für ACE-Hemmer typischer Reizhusten auf. ACE*-Hemmer können ein Angioödem* auslösen.

Lispeln → Sigmatismus

Lissauer-Paralyse → Paralyse, progressive

Lissauer-Zone *f*: engl. *Lissauer's marginal zone*; syn. Zona terminalis medullae spinalis. Weiße Substanz zwischen Hinter- und Vorderseitenstrang als Bestandteil des Eigenapparats des Rückenmarks*.

Listeria *f*: Gattung grampositiver, peritrich begeißelter, kokkoider Stäbchenbakterien der Familie Listeriaceae mit Tendenz zur Kettenbildung. Listerien kommen ubiquitär vor, speziell im Kot von Mensch und Tier, Abwasser und Kompost. Humanpathogene Spezies sind Listeria* monocytogenes (siehe auch Listeriose*) und die sehr seltene Art Listeria ivanovii.

Klinische Bedeutung:
- Parasit von homoiothermen Organismen
- mehrere Spezies opportunistischer Erreger (Listeriose*).

Listeria monocytogenes *f*: Grampositive, begeißelte, zarte Stäbchen der Gattung Listeria* mit derzeit 13 bekannten Serotypen. Listeria monocytogenes ist für den Menschen fakultativ pathogen (Listeriose*), Hauptübertragungsquelle sind mit Listerien verunreinigte tierische Lebensmittel wie Weichkäse und Räucherlachs. Der Nachweis erfolgt durch die Kultur.

Erreger: Übertragung:
- Verbreitung durch tierische Ausscheidungen, auch infizierte Menschen scheiden Listerien über mehrere Monate aus
- Übertragung durch Verzehr von mit Listerien verunreinigten Nahrung wie Weichkäse (v. a. in der Rinde findet sich eine hohe Erregerlast), Räucherlachs, Salat, Salami, rohes Fleisch
- diaplazentar übertragbar
- selten Infektionen der Haut und des Auges durch direkten Kontakt mit Umweltkeimen.

Erreger-Empfindlichkeit: Mittel der Wahl ist Aminopenicillin in Kombination mit Aminoglykosiden. In zweiter Linie kann Cotrimoxazol gegeben werden.

Listerien-Antikörper *m sg, pl*: Antikörper gegen die O- und H-Antigene der Listerientypen 1b und 4b. Der Nachweis erfolgt im Serum* mittels Widal-Reaktion* oder Komplementbindungsreaktion* (KBR). Die Ergebnisse sind aufgrund von Kreuzreaktionen* mit anderen Erregern nicht aussagekräftig. Die Diagnose einer Listeriose* wird über den Direktnachweis gestellt.

Listeriose *f*: engl. *listeriosis*. Durch Listeria* monocytogenes verursachte Infektionskrankheit und Zoonose. Kontaminierte Lebensmittel übertragen den Erreger. Gefahr droht beim diaplazentaren Übertritt der Erreger auf das Kind während der letzten Schwangerschaftswochen. Behandelt wird antibiotisch. Bis zur Hälfte der neugeborenen und knapp 1/3 der erwachsenen Patienten stirbt.

Therapie: Frühzeitig beginnen, Neugeborene auch bei klinischem Verdacht behandeln:
- 14 Tage Ampicillin* kombiniert mit Aminoglykosid*-Antibiotika
- alternativ Cotrimoxazol
- evtl. zusätzlich Rifampicin*.

Lithiasis *f*: Steinbildung in Nieren, Gallen-, Harnblase, Speicheldrüsen, Meibom-Drüsen und anderen Organen.

Lithium

Lithium *n*: 1-wertiges Alkalimetall. Lithiumsalze kommen medizinisch bei depressiven Psychosen* und Manie* zum Einsatz. Der genaue molekulare Wirkungsmechanismus ist noch unbekannt.

Indikationen:
- uni- und bipolare affektive Störung* (Phasenprophylaxe)
- akute Manie (ggf. in Kombination mit atypischen Neuroleptika)
- Augmentation bei therapieresistenter Depression*
- aufgrund der Hemmung der Adenylylcyclase in der Therapie bestimmter Fälle von nephrogenem Diabetes* insipidus und in der Hyperthyreose*-Therapie bei thyreotoxischen Krisen*.

Lithocholsäure → Gallensäuren
lithogen: engl. *lithogenic*. Steinbildend oder durch Steine (Konkremente) hervorgerufen.
Litholyse → Cholelitholyse
Litholyse → Urolitholyse
Lithotripsie *f*: engl. *lithotripsy*. Zertrümmerung von Konkrementen* in Hohlorganen, z. B. bei Urolithiasis*, Cholelithiasis*, Sialolithiasis* und Pankreolithiasis*. Die Lithotripsie kann von extra- oder intrakorporal angewendet werden.

Formen:
- extrakorporale Stoßwellenlithotripsie* (ESWL)
- endoskopische Lithotripsie: **1.** mechanisch: Zertrümmerung der Steine durch Zangen oder Körbchen **2.** Laser-Lithotripter: Zertrümmerung der Steine durch gebündelte Lichtimpulse **3.** Ultraschall-Stoßwellen **4.** pneumatische Lithotripsie: Miniatur-Presslufthammer
- invasive (perkutane) Lithotripsie: perkutane Nephrolitholapaxie, perkutane transhepatische Cholelithotripsie*.

Littré-Hernie *f*: engl. *Littré's hernia*. Eingeklemmte Hernie* mit divertikelartig ausgestülptem Darmwandanteil als Bruchinhalt. Hierbei kommt es nie zu einer vollständigen Aufhebung der Darmpassage. Der Verlauf ist daher häufig symptomärmer (in Form eines Subileus*) als bei vollständiger Inkarzeration, jedoch besteht gleichzeitig die Gefahr der Darmwandnekrose.

Litzmann-Obliquität → Asynklitismus
Livedo reticularis → Cutis marmorata
Livedo-Vaskulitis *f*: engl. *livoid vasculitis*. Thrombogene Vaskulopathie mit Fibrinablagerungen in den oberflächlichen Venolen der unteren Extremitäten. Klinisch zeigen sich Papeln, Plaques und später Ulzera mit fibrosierender Narbenbildung (Capillaritis alba).
livid: Blassbläulich, fahl.
Livor mortis → Totenflecke
L-Ketten: Abk. für leichte Ketten → Immunglobuline

LKGS: Abk. für Lippen-Kiefer-Gaumenspalte → Lippen-Kiefer-Gaumen-Segelspalte
L-Methadon → Methadon
LN: Abk. für lobuläre Neoplasie → Mammakarzinom
LN: Abk. für lobuläre Neoplasie → Mammatumoren
L-Niere *f*: engl. *L-shaped kidney*. Nierenfehlbildung* mit asymmetrischer Verschmelzung beider Nieren. Eine der beiden Nieren liegt vertikal, die andere, mit ihr verschmolzene, kleiner ausgebildete liegt horizontal.
lobär: engl. *lobar*. Einen Lappen (Lobus) eines Organs betreffend, z. B. Lobärpneumonie.
Lobektomie *f*: engl. *lobectomy*. Operative Entfernung eines Organlappens (Lobus), z. B. im Rahmen einer Tumortherapie.

Einsatz:
- Lunge: Standardverfahren zur Entfernung von Ober-, Unter- oder Mittellappen bei: **1.** Tumor **2.** Bronchiektase* **3.** Tuberkulose (Lungenresektion*)
- Leber: Entfernung des rechten oder linken Leberlappens bei umschriebenen pathologischen Prozessen des Leberparenchyms (Leberresektion*)
- Schilddrüse: totale oder subtotale Resektion eines Schilddrüsenlappens (Strumaresektion*)
- Gehirn: Entfernung eines Gehirnlappens, z. B. Frontallappen.

Lobotomie → Leukotomie
Lobstein-Krankheit → Osteogenesis imperfecta
Lobulus *m*: engl. *lobule*. Läppchen, z. B. von Drüsen und parenchymatösen Organen (Lobulus hepatis: Leberläppchen, Lobulus renalis: Nierenläppchen).
Lobus anterior hypophysealis → Adenohypophyse
Lobus glandulae mammariae *m*: engl. *lobe of mammary gland*. Drüsenlappen der weiblichen Brust (Mamma*), der sich aus mehreren Drüsenläppchen (Lobuli) zusammensetzt und eine traubenförmige Form aufweist. Die weibliche Brust besteht aus 10–20 solcher Drüsenlappen, die mit je einem großen Ausführungsgang (Ductus lactifer colligens) in die Brustwarze (Mamille) münden.
Lobus posterior hypophysealis → Neurohypophyse
Lobus pyramidalis *m*: engl. *pyramidal lobe of thyroid gland*; syn. Lobus pyramidalis glandulae thyroideae. Inkonstanter, vom Isthmus oder einem Lappen der Schilddrüse* aufsteigender, median vor dem Kehlkopf liegender und durch einen Bindegewebestreifen mit dem Zungenbein (Os* hyoideum) verbundener schmaler Fortsatz von Schilddrüsengewebe (entwicklungsgeschichtlich kaudaler Rest des Ductus* thyroglossalis; er kann in seltenen Fällen bis zum Zungengrund reichen).

Lochbrille *f*: engl. *stenopeic spectacles*. Lichtdichte Brille mit einer kleinen Öffnung vor den Pupillen. Sie dient der Ruhigstellung der Augen bei Netzhautablösung oder Verletzungen. Der Begriff wird auch für Rasterbrillen verwendet, die mit kleinen Löchern versehen sind und die Sehschärfe durch Verkleinerung der Zerstreuungskreise auf der Netzhaut verbessern sollen.
Lochgeschwür → Malum perforans pedis
Lochien *f pl*: engl. *lochia*. Wochenfluss, nach der Geburt normale vaginale Sekretion mit einer Mischung aus Blut und Abbauprodukten der sich verkleinernden Gebärmutter. Die Lochien tragen aufgrund der bakteriellen Besiedlung eine sehr hohe Keimzahl und können bei mangelnder Hygiene zu Infektionen bis hin zur Sepsis führen.

Einteilung:
- Lochia rubra (cruenta): blutiger Wochenfluss, in den ersten 3–4 Tagen nach der Geburt
- Lochia fusca: bräunlicher Wochenfluss, bis etwa zum Ende der ersten Woche post partum
- Lochia flava: gelblicher Wochenfluss, etwa bis zum Ende der zweiten Woche post partum
- Lochia alba: weißlicher Wochenfluss, bis zu 3–4, maximal 6 Wochen post partum

Lochiometra *f*: Rückstau der keimbesiedelten Lochien in der Gebärmutter im Wochenbett. Es droht eine Endomyometritis (sog. Kindbettfieber) durch Streptokokken und Enterokokken. Behandelt wird durch manuell-digitale oder instrumentelle Dehnung der Zervix, bei Infektion wird zusätzlich Antibiose gegeben.

Klinik:
- Nachlassen oder Versiegen des Wochenflusses
- oft übelriechende Lochien
- fehlende Rückbildung der Gebärmutter (subinvolutio uteri, vgl. Fundusstand*, Abb. dort)
- oft typischer Kopfschmerz im Schläfenbereich
- bei beginnender Infektion Anstieg der Körpertemperatur, allgemeines Krankheitsgefühl.

Locked-in-Syndrom *n*: engl. *locked-in syndrome*. Fast vollständige Lähmung bei erhaltenem Bewusstsein und erhaltener Schmerzsensibilität. Betroffene können sich nur durch Augenbewegungen verständlich machen. Ursachen sind meist beidseitige Schädigungen des Tractus corticobulbaris und Tractus corticospinalis im Bereich des ventralen Pons*, am häufigsten infolge Basilaristhrombose*. Die Prognose ist infaust.

Klinik:
- spastische Tetraplegie*: 1. mit Strecksynergismen 2. keine Willkürbewegungen von Extremitäten und Rumpf 3. Unfähigkeit zu sprechen und zu schlucken
- Bewusstsein: 1. initial eingeschränkt 2. im weiteren Verlauf voll erhalten
- Sensibilität und Schmerzempfinden erhalten
- Atmung oft eingeschränkt
- Ausfall von Hirnnervenfunktionen bei erhaltenen: 1. vertikalen Augen- und Lidbewegungen 2. Seh-, Hör- und Riechvermögen
- Ausfall von Hirnstammreflexen (Korneal- und Würgereflex)
- psychotische Symptome.

Therapie:
- kausale Therapie nicht möglich
- Physiotherapie*, Ergotherapie* und Logopädie*.

Lockerung *f*: syn. Vollzugslockerung. Teilweise Aussetzung der Sicherungsmaßnahmen bei einem Straftäter, im Sinne der Gewährung von Ausgängen und Beurlaubungen.

Lockerungsmissbrauch *m*: Verstoß gegen Vereinbarungen in Zusammenhang mit gewährten Lockerungen*. Zum Lockerungsmissbrauch zählen in erster Linie die Nichtrückkehr von einem gewährten Ausgang und das Begehen von Straftaten.

Häufigkeit: Lockerungsmissbrauch, vor allem in Form von Straftaten, ist ein sehr seltenes Ereignis. Die meisten Zwischenfälle gehen von einer kleinen Gruppe der Patienten aus.
- Lockerungsmissbrauch bei Untergebrachten nach § 64 StGB: 1. nach der bundesweiten Stichtagerhebung kam es 2015 zu etwa 0,02 Lockerungsmissbräuchen pro Patient mit Lockerungen in einem Behandlungsjahr 2. die Anzahl der Fälle von Lockerungsmissbrauch ging seit dem Ende der 90er-Jahre erheblich zurück, wobei der Anteil der Patienten ohne Lockerungen oder mit maximal 1:1 betreuten Ausgängen leicht angestiegen ist
- Nichtrückkehr in Bayern: 1. 2000:61 Entweichungen* 2. 2004:17 Entweichungen 3. ca. jede 10. Entweichung führt zum Delikt

Lockerungsprognose *f*: Vorhersage der Wahrscheinlichkeit einer Entweichung*, einer Straftat oder eines anderen Verstoßes während eines gewährten Ausgangs bzw. einer Beurlaubung aus einer Unterbringung. Von der Lockerungsprognose hängt die Gewährung von Lockerungsstufen ab.

Loco typico: An typischer Stelle, z. B. Radiusfraktur loco typico (distale Radiusfraktur*).

Locus *m*: Begriff mit mehreren Bedeutungen: zum einen Genlocus* bzw. über einen genetischen Marker eindeutig definierter Ort auf einem Chromosom* (auch zwischen Genen), zum anderen auch allgemein umschriebener Bereich, z. B. des Körpers oder eines Organs.

Locus Kiesselbachi *m*: engl. *Kiesselbach's area*; syn. Locus Kiesselbachii. Gefäßreiches Areal im vorderen Bereich des knorpeligen Nasenseptums (Septum* nasi). Der Locus Kiesselbachi wird gespeist von den Rr. septales anteriores der Arteria* carotis interna sowie den Rr. septales posteriores der Arteria* carotis externa. Er ist häufig die Blutungsquelle bei Epistaxis* (Nasenbluten).

Locus minoris resistentiae *m*: Ort des geringsten Widerstandes, Gebiet geringerer Belastbarkeit, für Krankheiten anfälliges Organ.

Löffelnägel → Koilonychie

Löffel, scharfer *m*: engl. *sharp spoon*. Löffelartiges Instrument mit scharfen Rändern, z. B. zum Auskratzen von Wucherungen, zur Kürettage* oder zur Gewinnung von Spongiosa.

Loeffler-Bakterien → Corynebacterium diphtheriae

Löffler-Syndrom → Lungeninfiltrat, eosinophiles

Loennecken-Tubus *m*: engl. *Loennecken tube*. Beatmungsschlauch ohne Cuff mit olivenförmiger Verdickung von ca. 2 mm oberhalb der Tubusspitze zum Einlegen in die Luftröhre, geeignet für Säuglinge und Kleinkinder.

Lösung, hypertonische *f*: engl. *hypertonic solution*. Lösung mit höherem osmotischen Druck als dem der Vergleichslösung, beispielsweise des Blutplasmas.

Lösung, hypotonische *f*: engl. *hypotonic solution*. Lösung mit niedrigerem osmotischem Druck als dem der Vergleichslösung, beispielsweise des Blutplasmas.

Lövset-Armlösung *f*: engl. *Lövset's maneuver*. Geburtshilflicher Handgriff zur Lösung der neben den Kopf hochgeschlagenen Arme bei einer Geburt aus Beckenendlage*. Bei der Armlösung nach Lövset werden beide Arme unter der Symphyse (vorne) gelöst.

Prinzip:
- Fassen des Kindes am Becken und leichter Zug nach unten

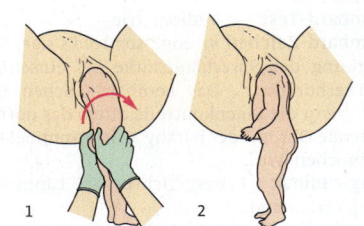

Lövset-Armlösung: 1: Drehung des Kindes unter Zug; 2: schraubenförmige Rückdrehung mit Befreiung des Arms. [39]

- Rotation des Kindes um 180°; dabei löst sich der nach vorne gedrehte Arm in der Regel von selbst
- Rück-Rotation um erneute 180°; auch hierbei löst sich der zweite Arm in der Regel unter der Symphyse von selbst
- Lösen des Kopfes nach Veit-Smellie.

Siehe Abb.

Löwenzahn *m*: syn. Taraxacum officinale. Ausdauernde Pflanze aus der Familie der Korbblütler (Asteraceae), die auf der nördlichen Halbkugel heimisch ist. Löwenzahn wirkt choleretisch, diuretisch, appetitanregend und stimulierend auf die Magensaftsekretion. Siehe Abb.

Verwendung: Als Teeaufguss und in Fluid-, Spissum- und Trockenextrakten als Bestandteil von Kombinationspräparaten:
- medizinisch: 1. ganze Pflanze und Wurzeln bei Appetitlosigkeit, dyspeptischen Beschwerden, Störungen des Galleflusses und zur Anregung der Diurese (European Scientific Cooperative on Phytotherapy, Kommission E) 2. Blätter zur Erhöhung der Harnmenge als Begleittherapie z. B. bei rheumatischen Beschwerden oder zur Prophylaxe von Nierengrieß (European Scientific Cooperative on Phytotherapy)
- traditionell: 1. in Form von Teezubereitungen oder Fertigarzneimitteln 2. ganze Pflanze und Blätter zur Durchspülungstherapie bei leichten Harnwegsbeschwerden, ganze Pflanze bei dyspeptischen Beschwerden (Herbal Medicinal Products Committee)
- volkstümlich ganze Pflanze bei Gicht, Leber-, Gallen-, Nieren- und Harnblasenerkrankungen, Erkrankungen des rheumatischen Formenkreises, chronischen Ekzemen.

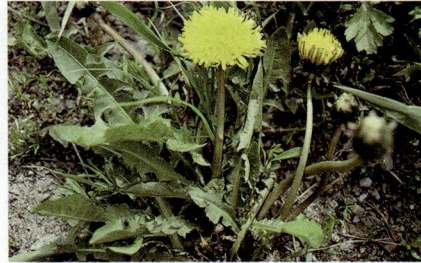

Löwenzahn [146]

Logensyndrome → Kompartmentsyndrome

Logopädie *f*: engl. *logopedics*. Interdisziplinäres Fachgebiet (Medizin, Linguistik, Psychologie), das sich mit der Prävention, Diagnostik, Therapie, Beratung und Erforschung von Kommunikations-, Sprach-, Sprech-, Stimm-, Hör- und Schluckstörungen, non-verbaler Kommunikation sowie Kognition* und Lernfähigkeit beschäftigt. Indikationen sind u. a. Sprachentwicklungsstörung*, Stottern*, Poltern, Dysphonie*, Aphasie*, Sprechapraxie*, Dysarthrie* und Dysphagie*.

Logorrhö *f*: engl. *logorrhea*. Antriebssteigerung* mit starkem, häufig unstillbarem Rededrang und Verlust der Selbstkontrolle über die eigene Sprachproduktion. Logorrhö geht häufig mit Ideenflucht* einher.

Vorkommen:
- Manie*
- sensorische Aphasie*.

Logotherapie *f*: engl. *logotherapy*. Existenzanalytisch orientierte Form der Psychotherapie* (V. E. Frankl), die dem Patienten ein Identitäts- und Zugehörigkeitsgefühl und einen Sinn des Daseins vermitteln will. Logotherapie ist abgeleitet aus Sartres existentieller Psychoanalyse, welche die Verantwortung der Daseinsgestaltung betont und auf verschiedene sinnstiftende Formen der Psychotherapie Einfluss nimmt.

lokal: engl. *local*. Örtlich, auf bestimmte Körperstelle(n) bezogen; z. B. lokale Medikamentenapplikation: lokale Anästhesie bzw. örtliche Betäubung oder Auftragen einer Salbe auf ein örtlich begrenztes, entzündetes Hautareal (Gegensätzlicher Begriff in diesem Zusammenhang: systemisch*).

Lokalanästhesie *f*: engl. *local anesthesia*. Form der Anästhesie* durch Lokalanästhetika* zur temporären örtlich begrenzten Schmerzausschaltung bei OPs oder im Rahmen der Schmerztherapie*. Die Analgesie durch Lokalanästhesie dauert in der Regel postoperativ an. Zudem beeinflusst Lokalanästhesie das Bewusstsein* nicht. Sie beruht auf der Blockade sensibler Nervenbahnen.

Formen: Die Größe des anästhesierten Körperareals distal der Blockade hängt ab von der Lokalisation der Lokalanästhesie. Das Areal ist maximal groß bei zentraler (rückenmarksnaher) Blockade.
- Oberflächenanästhesie* (kleines Areal)
- Infiltrationsanästhesie* (größere Fläche)
- Regionalanästhesie* (noch größeres Gebiet), z. B. Leitungsanästhesie: **1.** periphere Leitungsanästhesie, z. B. als periphere Nervenblockade, Plexusanästhesie oder Paravertebralanästhesie **2.** zentrale Leitungsanästhesie, z. B. als Spinalanästhesie.

Lokalanästhetika *n pl*: engl. *local anesthetics*. Arzneistoffe, welche durch Blockade spannungsabhängiger Na^+-Kanäle die neuronale Erregungsleitung unterbrechen. Lokalanästhetika dienen der örtlich und zeitlich begrenzten Analgesie bei Schmerzen und Operationen. Die Applikation erfolgt topisch, parenteral oder intrathekal. Beispiele sind Benzocain, Lidocain und Procain.

Wirkung: Lokalanästhetika blockieren reversibel neuronale spannungsabhängige Na^+-Kanäle an der Membraninnenseite, verhindern so die Entstehung eines Aktionspotenzials und unterbrechen dadurch die Weiterleitung von Impulsen entlang der Nervenfasern und Nervenendigungen. Je nach Dicke der Nervenzellfortsätze fallen zuerst sensorische, dann motorische Impulse aus. Für den reversiblen Ausfall ergibt sich somit die Reihenfolge Schmerz, Temperatur, Berührung und Druck. Das Wiedereinsetzen der Erregungsleitung erfolgt in umgekehrter Reihenfolge.

Anwendungsgebiete: Lokalanästhetika dienen der örtlich und zeitlich begrenzten Analgesie bei Operationen oder zahnärztlichen Eingriffen sowie der pharmakologischen Schmerztherapie*. Die einzelnen Wirkstoffe eignen sich für verschiedene Formen der Lokalanästhesie:
- Oberflächenanästhesie*: Procain, Benzocain, Oxybuprocain, Proxymetacain, Tetracain, Lidocain, Prilocain
- Infiltrationsanästhesie*: Procain, Articain, Lidocain, Prilocain, Ropivacain, Bupivacain
- periphere Leitungsanästhesie: Procain, Articain, Lidocain, Prilocain, Mepivacain, Ropivacain, Bupivacain
- zentrale Leitungsanästhesie: Mepivacain, Ropivacain, Bupivacain
- Spinalanästhesie*: Chloroprocain, Mepivacain, Ropivacain, Bupivacain
- Periduralanästhesie*: Articain, Lidocain
- intravenöse Regionalanästhesie: Articain, Prilocain, Mepivacain.

Lokomotivgeräusch *n*: engl. *engine murmur*; syn. Maschinengeräusch. Auskultatorisch lautes (maschinenartiges) kontinuierliches Herzgeräusch* mit systolischem Crescendo, diastolischem Decrescendo und maximaler Lautstärke über dem 1.–2. ICR links parasternal sowie lateral davon mit Fortleitung nach dorsal. Ein Lokomotivgeräusch tritt v. a. auf bei arteriovenöser Fistel*, persistierendem Ductus* arteriosus und bei Perikarditis*.

lokoregionär: engl. *locoregional*. Eine bestimmte Körperstelle oder einen Körperbezirk betreffend.

Lombard-Test → Audiometrie

Lombard-Zeichen *n*: engl. *Lombard's sign*. Verstärkung der Sprechlautstärke bei einseitiger Schwerhörigkeit*. Das Lombard-Zeichen tritt auf, wenn die Eigenkontrolle durch das normal hörende Ohr mit der Bárány*-Lärmtrommel unterbrochen wird.

longitudinal: Längsgerichtet, in Längsrichtung verlaufend.

Longitudinalstudie → Kohortenstudie

Longmire-Operation *f*: engl. *Longmire's operation*. Eng mit dem Namen des amerikanischen Chirurgen William P. Longmire (1913–2003) verbundenes rekonstruktives Verfahren nach Entfernung von Hohlorganen in der Viszeralchirurgie. Hierbei wird Dünndarm zur Wiederherstellung der intestinalen Passage interponiert.

Longo-Hämorrhoidopexie *f*: syn. Stapler-Hämorrhoidopexie nach Longo. Operationsmethode zur Entfernung von zirkulären Hämorrhoiden 3. Grades. Mit einem rektal eingeführten Stapler wird eine Rektummukosamanschette oberhalb der Hämorrhoidalpolster reseziert. Hierdurch wird der arterielle Zufluss reduziert und die vorgefallenen Hämorrhoidalpolster in das Rektum gezogen. Vorteil ist die Schonung des sensiblen Anoderms.

Long-QT-Syndrom *n*: engl. *long QT syndrome*; syn. Syndrom der langen QT-Zeit; Abk. LQTS. Kongenitale oder erworbene Verlängerung der QT*-Zeit und damit der vulnerablen Phase*. Die Folge sind rezidivierende Synkopen* aufgrund ventrikulärer Tachyarrhythmie (Torsade* de pointes) mit Gefahr des plötzlichen Herztods sowie zusätzliche typische Symptome je nach ätiologischer Form. Behandelt wird medikamentös, evtl. ist ein Herzschrittmacher erforderlich.

Ätiologie: Ionenkanal-Mutation (v. a. Kaliumkanal*, Natriumkanal*) mit konsekutiver Funktionsstörung (verminderter K^+-Auswärtsstrom bzw. anhaltender Na^+-Einwärtsstrom). Meist autosomal-dominant (z. B. Romano-Ward-Syndrom), weniger häufig autosomal-rezessiv erblich (z. B. Jervell-Lange-Nielsen-Syndrom).
- **KCNQ1-Genmutation** (Genlocus 11p15.5–p15.4; kodiert für Alpha-Untereinheit des spannungsabhängigen Kaliumkanals*): **1.** häufigste Form **2.** konsekutive Dysfunktion des I_{Ks}-Stroms **3.** dominant (LQTS 1: Romano-Ward-Syndrom) **4.** rezessiv (Jervell-Lange-Nielsen-Syndrom Typ 1) **5.** symptomatisch v. a. bei Belastung (insbesondere Schwimmen) **6.** allelisch zu Short*-QT-Syndrom Typ 2 und familiärem Vorhofflimmern* (Tab. dort) Typ 3
- **KCNH2-Genmutation** (Genlocus 7q36.1): **1.** zweithäufigste Form **2.** konsekutive Mutation des spannungsabhängigen Kaliumkanals mit Dysfunktion des I_{Kr}-Stroms **3.** dominant erblich (LQTS 2) **4.** symptomatisch sowohl in Ruhe als auch unter Belastung (insbesondere bei akustischer Stimulation) **5.** allelisch zu Short*-QT-Syndrom Typ 1
- **SCN5A-Genmutation** (Genlocus 3p22.2; kodiert für Alpha-Untereinheit des spannungsaktivierten Natriumkanals* Typ V): **1.** dominant erblich (LQTS 3) **2.** symptomatisch v. a. in Ruhe (insbesondere Schlaf) **3.** allelisch u. a. zu familiärem Vorhofflimmern* (Tab. dort) Typ 10, Brugada*-Syndrom Typ 1, Le-

nègre-Krankheit, Sick*-Sinus-Syndrom Typ 1 und dilatativer Kardiomyopathie Typ 1 E
- **KCNE1-Genmutation** (Genlocus 21q22.11–q22.12; codiert für Beta-1-Untereinheit des spannungsabhängigen Kaliumkanals): 1. konsekutive Dysfunktion des I_{Ks}-Stroms 2. rezessiv (Jervell-Lange-Nielsen-Syndrom Typ 2) oder dominant (LQTS 5) erblich 3. symptomatisch v. a. unter Belastung
- **ANK2-Genmutation** (Genlocus 4q25–q26; codiert für Ankyrin 2): 1. dominant erblich. (LQTS 4) 2. symptomatisch v. a. unter Belastung
- **KCNE2-Genmutation** (Genlocus 21q22.11): 1. dominant erblich (LQTS 6) 2. allelisch zu familiärem Vorhofflimmern Typ 4 3. symptomatisch v. a. unter Belastung
- **KCNJ2-Genmutation** (Genlocus 17q24.3): 1. dominant erblich (LQTS 7; syn. Andersen-Syndrom) 2. allelisch zu Short-QT-Syndrom Typ 3 und familiärem Vorhofflimmern Typ 9 3. kaliumabhängige periodische Paralyse und typische faziale und skelettale Dysmorphie zusätzlich zu kardiovaskulären Symptomen
- **CACNA1C-Genmutation** (Genlocus 12p13.33; codiert für Alpha-1 C-Untereinheit des spannungsaktivierten Kalziumkanals* vom L-Typ) bei LQTS 8 (syn. Timothy-Syndrom): 1. allelisch zu Brugada-Syndrom Typ 3 2. Syndaktylie u. a. Symptome zusätzlich zu kardiovaskulärer Manifestation
- **CAV3-Genmutation** (Genlocus 3p25.3; codiert für Caveolin 3, syn. M-Caveolin) bei LQTS 9: allelisch u. a. zu familiärer hypertropher Kardiomyopathie
- **SCN4B-Genmutation** (Genlocus 11q23.3; codiert für Beta-Untereinheit des spannungsaktivierten Natriumkanals Typ IV) bei LQTS 10
- **AKAP9-Genmutation** (Genlocus 7q21.2): dominant erblich (LQTS 11)
- **SNTA1-Genmutation** (Genlocus 20q11.21; codiert für Alpha-1-Syntrophin) bei LQTS 12
- **KCNJ5-Genmutation** (Genlocus 11q24.3): 1. dominant erblich (LQTS 13) 2. allelisch zu familiärem Hyperaldosteronismus Typ III (Conn*-Syndrom)

Klinik: Rezidivierende Synkopen* infolge ventrikulärer Tachyarrhythmie (Torsade* de pointes) sowie zusätzlich typische Symptome je nach Form (z. B. Taubheit bei Jervell-Lange-Nielsen-Syndrom).

Diagnostik: Primäres (kongenitales) LQTS:
- Hinweis durch Familienanamnese und Klinik
- EKG: erhebliche Verlängerung der QTc-Zeit (meist > 0,5 s), häufig mit Veränderung der T*-Wellen (z. B. Einkerbung, erhöhte Amplitude)
- molekulargenetischer Nachweis.

Therapie:
- Beta-Rezeptoren-Blocker
- unter Umständen Implantation eines künstlichen Herzschrittmachers
- Magnesiumsulfat i. v. bei Torsade de pointes
- ggf. ICD*-Implantation.

Longstay-Einrichtung *f*: syn. Long-stay-Einheit. Maßregelvollzugseinrichtung oder ihre Abteilung, in der gefährliche psychisch kranke Straftäter untergebracht werden, die als längerfristig nicht entlassbar gelten. Es werden dort Therapie- und Resozialisierungsmaßnahmen angeboten, jedoch meistens keine Lockerungen* vorgenommen.

Longuette *f*: Verstärkungselement oder Schiene aus Kunstharzmaterial zur partiellen Verstärkung und Versteifung zirkulär angelegter Stützverbände, um die formstabile Immobilisation sicherzustellen. Teilweise wird auch der komplette Verband aus Verstärkungselement und Stützverband als Longuette bezeichnet.

longus: engl. *long*. Lang.
Loop-Exzision → Konisation
Loop-Recorder → Langzeit-EKG
Loo-Riegelman-Methode → Resorption [Arzneimittel]

Looser-Umbauzone *f*: engl. *Looser's transformation zone*. Im Röhrenknochen sichtbarer Aufhellungsstreifen infolge einer Auflockerung des kristalloiden Systems (Entmineralisierung) und kompensatorischer Bildung von osteoidem Gewebe. An dieser Stelle kann eine Ermüdungsfraktur* auftreten. Eine Looser-Umbauzone kommt vor z. B. bei alimentärer Osteopathie, Rachitis und Osteomalazie. Siehe Osteomalazie* (Abb. dort).

Loperamid *n*: Synthetisches Piperidin-Derivat aus der Wirkstoffklasse der Antidiarrhoika*. Loperamid hemmt die Darmmotilität v. a. durch Interaktion mit den gastrointestinalen Opioid*-Rezeptoren. Loperamid dient der symptomatischen Behandlung von Diarrhöen und ist ein nicht Betäubungsmittel-pflichtiges Opioid*. Wegen geringer oraler Bioverfügbarkeit ist die zentrale Wirkung zu vernachlässigen.
Indikationen: Akute und chronische Diarrhö.

lophotrich: engl. *lophotrichous*. Form der Begeißelung von Bakterien mit endständigem (polarem) Geißelbüschel, z. B. bei Pseudomonas aeruginosa.

Loratadin *n*: Kaum sedierender Histamin*-H₁-Rezeptoren-Blocker der 2. Generation (Antihistaminikum) zur oralen Anwendung bei Rhinitis* allergica und idiopathischer chronischer Urtikaria*. Loratadin wirkt antihistaminerg und antiallergisch, indem es selektiv antagonistisch an Histamin*-H₁-Rezeptoren* bindet und die Histaminfreisetzung von Mastzellen blockiert.

Lorazepam *n*: Schnell wirksames Benzodiazepin mit mittellanger HWZ (12–16 h), das zur kurzfristigen Behandlung situativer Ängste eingesetzt wird. Lorazepam wirkt zudem sedierend, antikonvulsiv und muskelrelaxierend. Wegen des hohen Suchtpotenzials ist Lorazepam nur zum vorübergehenden Gebrauch geeignet.

Lordose *f*: engl. *lordosis*. Nach ventral konvexe Krümmung der Wirbelsäule in der Medianebene, die im Bereich der Hals- und Lendenwirbelsäule physiologisch ist. Bei einer verminderten Ausprägung spricht man von einer Steilstellung, bei einer verstärkten Ausprägung von einer Hyperlordosierung*. Das Gegenteil der Lordose ist die Kyphose*. Siehe Wirbelsäule*, Abb. dort.

Lordosierung *f*: engl. *lordosis formation*. Wölbung der Wirbelsäule nach vorne. Der Begriff Lordosierung wird für unterschiedliche Zustände der Wirbelsäule verwendet sowie für Therapieverfahren zum Herstellen einer Lordose.
Bedeutungen: Zur Beschreibung der Wirbelsäule dient der Begriff Lordosierung als:
- Synonym zu Lordose* (physiologische Ventralbiegung von Halswirbelsäule und Lendenwirbelsäule)
- Bezeichnung einer Hyperlordose*
- Bezeichnung für einen Zustand mit verminderter Kyphose* an Stelle einer physiologischen Kyphose*
- Bezeichnung für einen Zustand mit einer Lordose an Stelle einer physiologischen Kyphose*.

Vorkommen: Beispiele:
- physiologisch in der Schwangerschaft, um die durch das Kind verursachte Schwerpunktverlagerung nach vorn (durch Beckenkippung infolge Insuffizienz der Bauchmuskulatur) zu kompensieren
- pathologisch: 1. bei muskulärer Imbalance im Becken-Bauch-Bereich („Lower-Pelvic-Cross-Syndrome LCS") 2. strukturell z. B. bei Spondylolisthesis*, ggf. mit Schanzenphänomen, bei Wirbelkörperdeformität, fehlverheilter Wirbelfraktur.

Lormetazepam *n*: Benzodiazepin* zur oralen und intravenösen Anwendung als Schlafmittel*, Tranquilizer* und Injektionsnarkotikum. Es steigert die Hemmwirkung von GABA und unterliegt dem Betäubungsmittelgesetz*. Einsatzgebiete sind Schlafstörungen, Spannungs-, Erregungs- und Angstzustände, periinterventionelle und perioperative Sedierung*, Prämedikation und postoperative Gabe bei operativen oder diagnostischen Eingriffen.

LOS: Abk. für engl. late-onset sepsis → Neugeborenensepsis

Losartan *n*: Antihypertensivum aus der Gruppe der AT₁-Rezeptor-Antagonisten (Sartane), das bei arterieller Hypertonie* und Herzinsuffizienz* (vor allem bei linksventrikulärer systolischer Dysfunktion) eingesetzt wird. Kontraindi-

Loslassschmerz

kation ist eine beidseitige Nierenarterienstenose*. Typische Nebenwirkungen sind Schwindel, Hypotonie* und Kopfschmerzen.

Loslassschmerz *m*: engl. *rebound tenderness*. Erschütterungsschmerz nach Eindrücken der Bauchdecke und schnellem Loslassen bei Akutem* Abdomen und Peritonitis*. Als kontralateraler Loslassschmerz, sogenanntes Blumbergzeichen, ist der Loslassschmerz eines der Hauptsymptome bei akuter Appendizitis*.

Loss-Of-Function-Mutation → Mutation [Biologie]

Louis-Bar-Syndrom → Ataxia teleangiectatica

Louping-Ill-Enzephalitis → Springseuche

Louvel-Zeichen *n*: engl. *Louvel's sign*. Schmerzen in einer Beinvene nach Husten oder Niesen als klinisches Zeichen einer tiefen Beinvenenthrombose* oder Thrombophlebitis*. Siehe Phlebothrombose* (Abb. 1 dort).

Lovastatin *n*: Lipidsenker* aus der Gruppe der HMG-CoA-Reduktase-Hemmer zur Anwendung bei Hypercholesterolämie.

Low-Carb-Diäten *f pl*: Stark kohlenhydratreduzierte, fettreiche Ernährung mit einem Kohlenhydratanteil <10 % der Kalorien. Begründer war der Kardiologe Atkins (Atkins-Diät), wonach die Menge zugeführter Kalorien irrelevant ist, entscheidend aber der Verzicht auf Kohlenhydrate, weil diese durch den nach dem Essen einsetzenden Blutzuckerabfall wieder hungrig machen.

Klinischer Hinweis: Low-Carb-Diäten sind in Einzelfällen bei bestimmten Begleiterkrankungen wie pharmakoresistenter Epilepsie*, Diabetes* mellitus sowie seltenen Stoffwechselstörungen wie Glukosetransporter-1-Mangel und Pyruvatdehydrogenasedefekt* sinnvoll, aber risikoreich, u.a. droht eine schwere Ketoazidose. Näheres siehe dort.

Low-Cardiac-Output-Syndrom *n*: engl. *low cardiac output syndrome*; syn. Low-Output-Syndrom. Syndrom des verminderten Herzminutenvolumens. Das Low-Cardiac-Output-Syndrom tritt auf bei Vorwärtsversagen im Rahmen einer systolischen linksventrikulären Herzinsuffizienz* mit niedrigem arteriellem und hohem zentralvenösem Druck, peripherer Vasokonstriktion (peripherer Widerstand* erhöht), verminderter Diurese und (rezidivierender) nicht respiratorischer Azidose*.

Low-Compliance-Blase *f*: syn. hyperbare Harnblase. Störung der Speicherfunktion der Harnblase im Sinne verminderter Dehnbarkeit (Volumen [ml]/Druck [cmH$_2$O]; Norm > 20 ml/cmH$_2$O). Ursachen sind z. B. neurogene Blasenentleerungsstörung und Blasenwandhypertrophie. Klinisch ist die Kapazität der Harnblase meist eingeschränkt. Oft ist die Low-Compliance-Blase vergesellschaftet mit Pollakisurie und Dysurie.

Low Density Lipoproteins *pl*: Abk. LDL. Lipoproteine* niedriger Dichte (1,019–1,063 g/ml), die den Betalipoproteinen* entsprechen. Sie entstehen aus VLDL und bestehen zu 75 % aus Lipiden und zu 25 % aus Apoproteinen (Apo-B). LDL dienen dem Transport von Cholesterol, v.a. in veresterter Form, in periphere Zellen.

Low-Dose-Abhängigkeit → Medikamentenabhängigkeit

Low-Dose-CT *f*: Bezeichnung für CT mit spezieller Aufnahmetechnik (sog. Low-Dose-Technik) zur deutlichen Reduktion der Strahlenexposition im Vergleich zur konventionellen CT (sog. Full-Dose-Technik).

Low-Dose-Heparinisierung → Heparinisierung

Lowenberg-Test *m*: engl. *Lowenberg test*. Klinischer Test zur Diagnostik einer symptomarmen tiefen Beinvenenthrombose* oder Thrombophlebitis*.

Prinzip: Beim liegenden Patienten werden seitensymmetrisch Blutdruckmanschetten an den Waden angebracht. Sie werden langsam auf einen Druck von 150 mmHg aufgepumpt, die ein gesunder Patient als unangenehm empfindet. Der Test ist positiv, wenn Schmerz bereits bei einer Kompression auf 80–120 mmHg eintritt.

Lower Urinary Tract Symptoms: Abk. LUTS. Dem unteren Harntrakt zugeschriebene Symptome, die sich vor allem als diverse irritative und obstruktive Miktionsbeschwerden äußern z. B. bei benignem Prostatasyndrom* (BPS) oder Harnwegsinfektionen*. Die initiale Abklärung umfasst Anamnese*, Miktionstagebuch, körperliche und Urin-Untersuchung sowie Sonografie. Weitere Diagnostik und Therapie erfolgen je nach zugrunde liegender Erkrankung.

Formen:
- irritative Symptome (Reizerscheinungen): 1. Pollakisurie* 2. Nykturie* 3. Dysurie* 4. imperativer Harndrang
- obstruktive Symptome: 1. abgeschwächter Harnstrahl 2. verzögerter Miktionsbeginn 3. unterbrochener Harnstrahl, Nachträufeln 4. starkes Pressen während des Wasserlassens 5. Restharn*bildung, Harnverhalt.

Differenzialdiagnosen:
- akute und chronische Harnwegsinfektionen
- verminderte Harnblasenkapazität: interstitielle/radiogene Zystitis*, postoperativ
- funktionell verminderte Harnblasenkapazität: überaktiver Detrusor, Fremdkörper z. B. Blasenkatheter* oder Blasenstein*
- Harnblasenkarzinom
- subvesikale Obstruktion: BPS, Prostatakarzinom*, Harnröhrenklappen oder -striktur
- Medikamente: Diuretika*
- psychogen: Stress*, Ängste
- Nykturie: Rechtsherzinsuffizienz*.

Diagnostik:
- initial: 1. ausführliche Anamnese inklusive Miktionstagebuch 2. körperliche Untersuchung mit digitaler rektaler Untersuchung* (DRU) 3. Sonografie: Harnblase*, Niere*, Prostata* 4. Urinuntersuchung: Urin-Status, Urikult, Urinsediment*
- weiterführende Diagnostik: 1. Internationaler* Prostata-Symptom-Score (IPSS), prostataspezifisches Antigen* (PSA), transrektaler Ultraschall (TRUS) bei V.a. Erkrankungen der Prostata 2. Labor: Nierenretentionswerte, Entzündungsparameter 3. Harnstrahlmessung, ggf. Urodynamik* 4. Urethrozystoskopie.

Low Flow → Flow

Low-Frequency Positive-Pressure Ventilation: Abk. LFPPV. Früheres Verfahren zur Beatmung* mit niedriger Atemfrequenz* (3–4/min), Oxygenierung durch Diffusion bei erhöhter inspiratorischer Sauerstoffkonzentration und CO$_2$-Eliminierung im extrakorporalen Bypass (ECCO$_2$R; vgl. Extrakorporale Membranoxygenierung ECMO).

Lown-Klassifikation *f*: engl. *Lown classification*. Graduierung ventrikulärer Extrasystolen* im Langzeit-EKG nach Lown und Wolf. Siehe Abb.

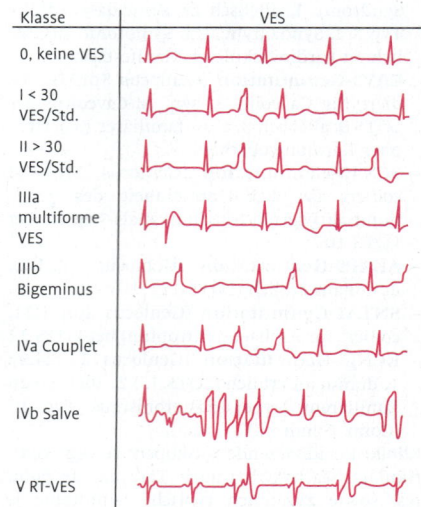

Lown-Klassifikation: VES: ventrikuläre Extrasystole; RT-VES: VES als R-auf-T-Phänomen.

Low-T$_3$-low-T$_4$-Syndrom *n*: engl. *low T4 syndrome low T3*. Niedrige Konzentration von Schilddrüsenhormonen* im Blut bei hohem rT$_3$ und normalem oder erniedrigtem Basalwert für TSH sowie oft geringem TSH-Anstieg im TRH*-Test. Das Low-T$_3$-low-T$_4$-Syndrom tritt meist bei schwerkranken Patienten auf, hat jedoch keinen eigenen Krankheitswert.

Low-T$_3$-Syndrom n: engl. *low T3 syndrome*; syn. Non-Thyroidal-Illness-Syndrom. Erniedrigte Konzentration von Triiodthyronin* (T$_3$) im Blut mit relativ hohem rT$_3$ bei normalem bis leicht erhöhtem Thyroxin* (T$_4$), normalem oder erniedrigtem TSH und positivem TRH*-Test. Ein Low-T$_3$-Syndrom betrifft meist schwerkranke Patienten, hat aber keinen eigenen Krankheitswert und erfordert somit auch keine Substitution mit Schilddrüsenhormonen*.

Low-Turnover-Osteopathie → Osteopathie, renale

Low Voltage → Niedervoltage

Loxoscelismus → Spinnenbiss

LPH: Abk. für linksposteriorer Hemiblock → Hemiblock

LPH: Abk. für lipotrope Hormone → Lipotropine

LPS: Abk. für → Lipopolysaccharide

LP-Shunt: Abk. für lumboperitonealer Shunt → Ventrikeldrainage

LQTS: Abk. für → Long-QT-Syndrom

LRR: Abk. für → Licht-Reflexions-Rheografie → Photoplethysmografie

LRS: Abk. für → Lese-Rechtschreib-Störung

LSB: Abk. für → Linksschenkelblock

LSD: syn. D-Lysergsäurediethylamid. Zu den Psychedelika* gehörendes, stark psychotropes Halluzinogen.

LSD-Intoxikation f: Vergiftung mit dem Rauschmittel LSD* (Lysergsäurediethylamid). Der Drogenkonsum geschieht in Form von Tabletten, auf Zuckerstücken, sogar auf Löschpapier aufgebracht und führt zu sog. „Trips" bzw. „Tickets". Akut kommt es zu Halluzinationen, chronisch zu Persönlichkeitsveränderungen. Behandelt wird mittels Magenspülung, symptomatisch und suchttherapeutisch.

L/S-Quotient: Abk. für Lecithin/Sphingomyelin-Quotient → Lungenreifediagnostik, pränatale

LSR: Abk. für → Labyrinthstellreflex

LT: Abk. für → Larynxtubus

LTBI: Abk. für latente tuberkulöse Infektion → Tuberkulose

LTH: Abk. für Hormon, laktotropes → Prolaktin

L-Tryptophan → Tryptophan [Aminosäure]

LTx: Abk. für lung transplantation → Lungentransplantation

Lu: Abk. für → Lutheran-Blutgruppensystem

Lubrikanzien n pl: engl. *lubricants*. Zu den Laxanzien* gehörende Arzneimittel, die den Inhalt des Rektums durchweichen und besser gleitend machen (z. B. Paraffinum (sub)liquidum).

Lubrikation f: engl. *lubrication*. Transsudation einer mukoiden Substanz (Gleitsubstanz) durch das Vaginalepithel während der sexuellen Erregungsphase*. Die Lubrikation ist zusammen mit der Sekretion der Bartholin-Drüsen für die Gleitfähigkeit im Introitus vaginae verantwortlich und damit von Bedeutung für den Vollzug des Koitus*.

Klinische Bedeutung: Eine verminderte Lubrikation kommt u. a. vor als Symptom psychogener sexueller* Funktionsstörungen, vor allem bei
– sexuellem Appetenzmangel
– Aversion gegen den Partner
– fehlender sexueller Lust.

Lubrikationsstörung f: engl. *disorder of lubrication*. Gestörte Transsudation der Gleitsubstanz, meist im Sinne von Verminderung oder Ausbleiben. Dadurch entstehen der Frau Schmerzen beim Koitus* (Dyspareunie*). Die Ursachen sind unterschiedlich, häufig besteht eine sexuelle Appetenzstörung. Die Behandlung richtet sich nach der Ursache.

Ursachen:
– meist sexuelle Appetenzstörung* oder sexuelle* Erregungsstörung
– auch diabetische Angiopathie* oder diabetische Neuropathie*
– Östrogenmangel (z. B. postklimakterisch)

Therapie:
– Behandlung der: 1. Appetenz- bzw. Erregungsstörung 2. diabetischen Neuro- bzw. Angiopathie
– ggf. Östrogensubstitution
– Lubrikanzien*.

Lucilia → Fliegen

Lucke-Kader-Gastrostomie f: engl. *Lucke-Kader gastrostomy*. Kaum mehr gebräuchliche Form der Gastrostomie* mit Anlage einer Magenfistel zur Bauchdecke (Kader-Fistel), benannt nach Balduin Lucke (1889–1954) und Bronislav Kader (1863–1937). Das Verfahren wurde durch die perkutane endoskopische Gastrostomie* (PEG) fast vollständig ersetzt und kommt nur noch zur Anwendung.

Luc-Operation → Caldwell-Luc-Operation

Ludwig-Angina → Angina Ludovici

Lücke, auskultatorische f: engl. *auscultatory gap*. Bei nichtinvasiver Blutdruckmessung* auftretende Schalllücke nach den ersten Korotkow-Tönen bei arterieller Hypertonie*. Sie ist eine mögliche Ursache für eine falsch hohe Bestimmung des diastolischen Blutdrucks* oder eine falsch niedrige Bestimmung des systolischen Blutdrucks.

Lückengebiss n: engl. *partial dentition*. Natürliches Gebiss bzw. Zahnreihen mit fehlenden Zähnen. Die gebräuchlichste Klassifizierung erfolgt nach E. Kennedy (sog. Kennedy-Klassen).

Lückenhalter, kieferorthopädischer m: engl. *space maintainer*. Im Milchzahngebiss bei frühzeitigem Zahnverlust oder fehlender Zahnanla-

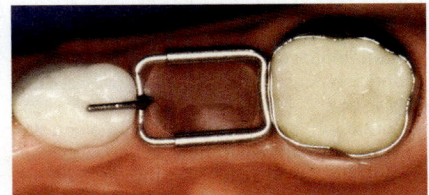

Lückenhalter, kieferorthopädischer: Festsitzender Lückenhalter bei Einzelzahnlücke. [87]

ge eingesetzter Platzhalter, v. a. im Bereich der sog. kieferorthopädischen Stützzone (Eckzahn-Prämolaren-Gruppe). Er verhindert die Wanderung von Nachbarzähnen in die Zahnlücke zur Vorbeugung von Platzmangel für die nachfolgenden bleibenden Zähne.

Formen:
– herausnehmbarer Lückenhalter bei Verlust mehrerer Milchzähne
– festsitzender Lückenhalter bei Einzelzahnlücke (siehe Abb.).

Lügen n: engl. *lying*. Bewusst falsche Angaben zum Vermeiden von Konflikten, Konsequenzen, Übernahme von Verantwortung oder um jemandem Schaden zuzufügen. Obgleich ein Alltagsphänomen, kann Lügen bei bestimmten persönlichen Fehlentwicklungen oder als Krankheitssymptom zum pathologischen alltäglichen Kommunikationsstil werden; hierfür hat sich der Begriff Pseudologie als eigenständiges Krankheitsbild etabliert.

Luer-Lock-System n: engl. *Luer-lock system*. Mechanismus mit Schraubverschluss zur sicheren Verbindung z. B. von Infusionssystemen und Venenkatheter (auch Dreiwegehahn*, Mehrfachverbindungen) oder Injektionskanüle* und Spritze.

Lues → Syphilis

Lues cerebrospinalis f: engl. *cerebrospinal syphilis*. Seit Einführung der Penicillintherapie nur noch selten im späten Frühsyphilis bzw. Spätsyphilis auftretende Form der Neurosyphilis*. Nach Sicherung der Diagnose durch verschiedene serologische Tests und Liquoranalyse wird antibiotisch behandelt (Therapie entsprechend der Grunderkrankung Syphilis*). **Asymptomatische Neurosyphilis:** Zufallsbefund, 10–35 % der Fälle gehen in symptomatische Formen über. **Meningovaskuläre Neurosyphilis:**
– primär vaskulitische Variante mit obliterierender Endarteriitis (Heubner-Arteriitis): 1. v. a. im Bereich der A. basilaris und der A. cerebri media 2. führt zu ischämischem Schlaganfall* 3. Symptome in Abhängigkeit von der Lokalisation der Gefäßverschlüsse, v. a. Lähmungen
– primär meningitische Variante mit Meningoenzephalitis, Leptomeningitis oder Me-

ningomyelitis: **1.** Meningismus* **2.** Hirnnervenausfälle (v. a. Augenmuskellähmung und Okulomotoriuslähmung) **3.** Neuritis* nervi optici **4.** Sensibilitätsstörungen im Gesichtsbereich
- gummöse Form: mit Gummen, die von den Meninges ausgehen und in Abhängigkeit von der Lokalisation Symptome wie bei Hirntumoren* oder Rückenmarktumoren* verursachen können
- häufig spinale Manifestationen mit radikulären Syndromen von spastischer Spinalparalyse bis zu akutem vaskulärem Querschnittsyndrom.

Lues connata → Syphilis
Lues-Labordiagnostik *f*: syn. Syphilis-Labordiagnostik. Tests zur Diagnose, Bewertung einer Behandlungsbedürftigkeit und Verlaufskontrolle bei Verdacht auf oder bereits diagnostizierter Lues. Als Suchtest gilt der TPHA*-Test, als Bestätigungstest der FTA*-ABS-Test. Tests zur Feststellung der Behandlungsbedürftigkeit oder zur Verlaufskontrolle sind der FTA-ABS-19S-IgM-Test und der VDRL*-Test.
Lues parenchymatosa → Neurosyphilis
Luesserologie → Syphilis
LUF-Syndrom *n*: engl. *luteinized unruptured follicle syndrome*. Luteinisierung eines Follikels (Bildung eines Corpus* luteum) ohne stattgefundene Ovulation* bei normal verlaufenden Progesteronwerten. Das LUF-Syndrom ist häufig assoziiert mit einer Endometriose*.
Luftbefeuchtung *f*: engl. *air moistening*. Physiologische oder künstliche Anreicherung der Atemluft mit Wasserdampf. Die Einatemluft wird normalerweise im Bereich der oberen Atemwege (Nasenhöhle mit ihren Nebenhöhlen und Rachen) erwärmt und angefeuchtet. Dieser Vorgang ist für die Funktionstüchtigkeit des Flimmerepithels des Bronchialsystems von Bedeutung.
Klinische Bedeutung: Fällt die Luftfeuchtigkeit unter 70 %, kann das Tracheobronchialsekret eindicken und verborken, z. B. bei intubierten Patienten, bei denen der Vorgang der Erwärmung und Anfeuchtung in den oberen Atemwegen ausgeschaltet ist, oder bei hypertoner Dehydratation*. Zur Prävention werden Atemluftbefeuchter* eingesetzt.
Luftbett *n*: engl. *air bed*. Spezialpflegebett zur Therapie von Dekubitus* oder großflächigen Verbrennungen, bei dem eine unterschiedlich stark regulierbare Luftmenge mit einer Pumpe in Luftkissen gefüllt wird und evtl. zirkulierend einen geringeren Auflagedruck bewirkt.
Luftdrehbett *n*: Spezialpflegebett, das die Vorteile eines Luftbetts* mit denen des Drehbetts* kombiniert.
Luftdruck: Der auf die Flächeneinheit infolge Schwerkraft ausgeübte Druck der Luft. Wird mit Barometern gemessen und meist in Bar (bar), Millibar (mbar), Pascal (Pa), Hektopascal (hPa) oder Kilopascal (kPa) angegeben.
Luftdusche → Politzer-Verfahren
Luftembolie *f*: engl. *air embolism*. Durch Eindringen von Gasen (Luft) in den großen oder kleinen Kreislauf verursachte Embolie* mit Verlegung von kapillären Gefäßgebieten, z. B. in Lunge, Gehirn oder Herz, und nachfolgendem Perfusions- und Funktionsausfall.
Ursache: Druckgefälle zwischen Luft und Blutkreislauf, insbesondere bei eröffneten Gefäßen im Bereich des Niederdrucksystems (venöse Luftembolie), z. B. während neurochirurgischer OP mit hochgelagertem Oberkörper (bei offenem Foramen ovale und erhöhtem Rechtsherzdruck auch paradoxe arterielle Luftembolie möglich), auch bei Lungenoperation, Pneumothorax, Explosion, Angiografie u. a.
Klinik: Abhängig von Menge (kritisch bei Erwachsenen > 50 ml, cave: bei Kindern deutlich geringere Menge bereits kritisch) und Geschwindigkeit des Lufteintritts:
- Zyanose
- Dyspnoe
- Thoraxschmerz (auskultatorisch typisches Mühlradgeräusch)
- Bewusstlosigkeit (akutes Cor* pulmonale).

Therapie:
- Vermeidung weiteren Lufteintritts
- Linksseitenlagerung in Kopftieflage
- Beatmung mit reinem Sauerstoff
- symptomatische Therapie der Rechtsherzinsuffizienz*.

luftgefüllter Knochen → Os pneumaticum
Luftkissensystem *n*: engl. *air cushion system*. Lagerungssystem zur Dekubitusprophylaxe* und -therapie. Eine voreingestellte Luftmenge wird mit einer Pumpe in Luftkammern gefüllt und so ein geringer Auflagedruck erzielt.
Formen:
- statische Systeme mit konstanter Luftmenge in den einzelnen Kammern
- dynamische Systeme (Wechseldruck).

Luftleitung *f*: engl. *air conduction*. Schallleitung* über die Luft zum Innenohr*. Sie übernimmt gegenüber der Knochenleitung* den größeren Anteil der Schallübertragung. Die Knochenleitung wird zur Differenzialdiagnose von Schwerhörigkeit* im Rahmen von Hörprüfungen* und bei der Audiometrie* bestimmt.
Luftleitungskurve *f*: engl. *air conduction curve*. Grafische Darstellung der Hörschwelle* für die Luftleitung* in der Audiometrie*.
Luftring *m*: engl. *air ring*. Lagerungshilfsmittel zur Druckentlastung, v. a. am Gesäß, z. B. bei Scheidendammschnitt. Es ist nicht zur Dekubitusprophylaxe* geeignet, da sich der Auflagedruck an der Auflagestelle des Rings erhöht.
Luftröhre → Trachea

Luftröhrenschnitt → Koniotomie
Luftröhrenschnitt → Tracheotomie
Luftschlucken → Aerophagie
Luftübertragung → Übertragung, aerogene
Luftwege → Atemwege
Lugol-Lösung *f*: engl. *Lugol's solution*. Wässrige Jod-Kaliumiodid-Lösung zur Färbung mikrobiologischer Präparate (Gram-Färbung), zum Stärke-Nachweis (Amylum), zur Schiller*-Jodprobe, als Desinfiziens und als Antimykotikum auf Schleimhäuten (häufig mit Glycerolzusatz, **cave:** Jodallergie).
Lumbago *f*: Akut auftretender, heftiger pseudoradikulärer Kreuzschmerz* ohne Ausstrahlung in die untere Extremität und ohne Irritation der Wurzeln des Nervus ischiadicus, ausgelöst durch die sensible Eigeninnervation der Lendenwirbelsäule.
Ursachen:
- Bandscheibenschaden*
- Wirbelsäulenaffektionen*
- Rückenmarktumoren*
- intraabdominale Tumoren.

Klinik:
- positionsabhängiger Kreuzschmerz
- Bewegungssperre
- Muskelhartspann* (Rückenmuskulatur)
- Zwangshaltung im Sinne der Streckstellung mit aufgehobener Lendenlordose
- Klopf- und Druckschmerzhaftigkeit der Dornfortsätze.

Therapie: Hochdosiert Analgetika*, Muskelrelaxanzien*, Bettruhe auf harter Unterlage, lokale Anwendung von Wärme oder Kälte.
lumbalis: engl. *lumbar*; syn. lumbal. Lenden-, zur Lende gehörig.
Lumbalisation *f*: engl. *lumbarization*. Angeborene Isolierung des ersten Sakralwirbels aus dem Kreuzbeinmassiv.
Lumbalpunktion *f*: engl. *lumbar puncture*. Punktion des spinalen Subarachnoidalraums* zwischen 3. und 4. oder zwischen 4. und 5. Lendenwirbeldornfortsatz mittels langer Hohlnadel mit Mandrin. Lumbalpunktionen dienen unterschiedlichen diagnostischen und therapeutischen Zwecken, z. B. der diagnostischen Liquorentnahme, der Liquordruckbestimmung, der Applikation von Kontrastmittel oder der spinalen Anästhesie. Siehe Abb.
Lumbalsyndrom *f*: engl. *lumbago*; syn. Lumbalgie. Schmerzen im Bereich der Lendenwirbelsäule (Lumbago*, „Hexenschuss"), oft auch im Bereich des Kreuzbeins (Kreuzschmerz*, Sacralgie), ggf. mit Muskelhartspann* bis zur Bewegungssperre, bei Ausstrahlung in die Beine (Wurzelreizung) Lumboischialgie*. Therapiert wird v. a. mit Analgetika und Heilmittelbehandlung.
Ursache: Oft kommt es durch Bandscheibenvorwölbung mit Spannung des Längsbandes (Rei-

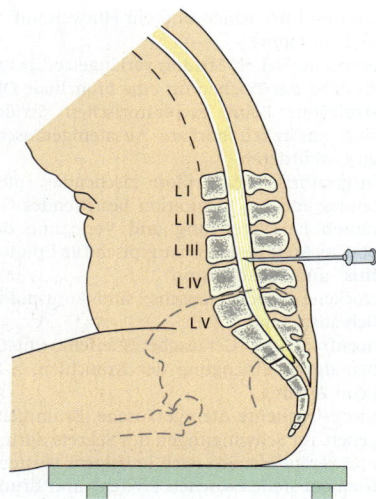

Lumbalpunktion

zung des N. sinuvertebralis) zur Wurzelreizung oder Irritation der Wirbelgelenke (Facettensyndrom*).
Therapie:
- Analgetika (NSAR)
- evtl. (geringe Evidenz!) Muskelrelaxanzien, Infiltrationstherapie
- Stufenbettlagerung
- lockernde manuelle Therapie
- Akupunktur (siehe auch Lumboischialgie*).

Lumboischialgie *f*: engl. *lumboischialgia*. Lumbale Wurzelreizung bzw. lumbale Radikulopathie mit radikulärer Schmerzsymptomatik im Versorgungsbereich des N. ischiadicus (Ischiassyndrom). Evtl. kommt es zu dermatomabhängiger Sensibilitätsstörung, Abschwächung der Muskeleigenreflexe, Muskelhartspann und motorischen Lähmungserscheinungen in der von den betroffenen Nervenwurzeln versorgten Muskulatur. Wenn die konservative Behandlung nicht ausreicht, kann operiert werden.
Ursachen:
- meist Bandscheibenvorfall
- seltener: 1. Spondylolisthesis 2. Spinalkanalstenose 3. Wirbelfraktur 4. Tumor 5. Infektion.

Therapie: Bei Bandscheibenvorfall oder Spinalstenose
- leichte Belastung (keine Bettruhe)
- ausreichend analgetische Therapie mit: 1. NSAR 2. evtl. muskelrelaxierenden Medikamenten (geringe Evidenz) 3. nur kurzfristig (max. 8–12 Wochen) bei starken Schmerzen Opioide 4. ggf. lokale Injektionen mit Lokalanästhetikum und evtl. Glukokortikoid (Off-Label-Use) unter Durchleuchtung oder im CT (periradikuläre Therapie*; keine sichere Evidenz für Wirkung)
- falls konservative Behandlung nicht ausreichend: elektive Operation (akut bei deutlicher Wurzellähmung!).

Lumbosakralwinkel *m*: engl. *lumbosacral angle*; syn. Lenden-Kreuzbein-Winkel. Winkel zwischen der Achse des 5. Lendenwirbels und der Achse des 1. Sakralwirbels (Os* sacrum). Der Lumbosakralwinkel hängt vom Ausmaß der Lendenlordose und der Beckenkippung ab, im Durchschnitt beträgt er 143°.

Lumbus → Lenden

Lumineszenz *f*: engl. *luminescence*. Bezeichnung für alle Leuchterscheinungen, die auf der Freisetzung von Photonen* beruhen. Bei der Lumineszenz werden Atome zuvor durch die Absorption von Energie angeregt, dabei erlangen Elektronen ein höheres Energieniveau. Bei der Rückkehr der Elektronen auf ihr ursprüngliches Energieniveau entsteht Licht.
Einteilung: Lumineszenz kann sofort (Fluoreszenz) oder mit Verzögerung erfolgen (Phosphoreszenz). Nach Art der Anregung lassen sich Lumineszenzen unterscheiden:
- Biolumineszenz
- Chemilumineszenz durch chemische Reaktionen (z. B. Oxidation von Phosphor)
- Elektrochemilumineszenz durch Anlegen einer elektrischen Spannung
- Thermolumineszenz
- Radiolumineszenz infolge Anregung durch ionisierende Strahlung (Alpha-, Beta- oder Gammastrahlung)
- Tribolumineszenz.

Luminol-Test *m*: Verfahren zum Sichtbarmachen von Blutspuren. Luminol reagiert mit Oxidationsmitteln wie Wasserstoffperoxid* bei Anwesenheit von komplexierten Fe^{2+} oder Fe^{3+} und emittiert dabei bläuliches Licht. Zur Anwendung wird in Natronlauge gelöstes Luminol mit verdünnter Wasserstoffperoxid-Lösung gemischt und auf die fragliche Blutspur gesprüht.

Lumpektomie *f*: engl. *lumpectomy*; syn. Tylektomie. Form der brusterhaltenden Operation* bei Mammakarzinom*. Der suspekte Knoten in der Mamma wird exzidiert und über einen zweiten Zugang werden die axillären Lymphknoten ausgeräumt. Postoperativ wird bestrahlt.
Indikationen:
- kleiner Tumor im Verhältnis zur Brustgröße
- ausgeschlossene Multizentrizität
- Abstand zwischen Tumorrand und Mamille ≥ 2 cm
- histologisch freie Umgebungsmanschette ≥ 1 cm.

Lunarmonat *m*: engl. *lunar month*. Zeitraum von 28 Tagen, wird u. a. zur Berechnung der Schwangerschaftsdauer* herangezogen.

Lunatismus → Schlafwandeln

Lunatumluxation *f*: engl. *dislocation of the lunate bone*. Isolierte, traumatische Luxation* des Os lunatum gegenüber den übrigen Handwurzelknochen und dem Radius aus der Fossa lunata nach palmar, seltener nach dorsal, mit Zerreißung von extrinsischen und intrinsischen interkarpalen und radiokarpalen Bändern.
Klinik:
- Schmerzen
- evtl. Irritation des N. medianus.

Komplikationen:
- Kompression des N. medianus
- Lunatummalazie*
- sekundäre radiokarpale oder interkarpale Früharthrose.

Diagnostik:
- Anamnese (Sturz auf die Hand, Hochenergietrauma)
- Röntgen
- CT.

Therapie:
- notfallmäßig geschlossene oder – bei irreponibler Luxation – offene Reposition, ggf. mit Naht der zerissenen Bänder
- anschließend perkutane Stabilisierung durch Kirschner*-Draht und Ruhigstellung im Gipsverband.

Lunatummalazie *f*: engl. *lunatomalacia*; syn. Kienböck-Krankheit. Aseptische Knochennekrose* des Os lunatum, z. B. infolge starker Belastung oder Fraktur. In > 70 % der Fälle besteht eine Minusvariante der Ulna (Hultén-Variante). Betroffen sind v. a. Männer (20.–40. Lj.), auch infolge beruflicher Tätigkeit. Die Anerkennung als Berufskrankheit (BK Nr. 2103) ist möglich.
Klinik: Druckschmerzhafte Schwellung und Funktionsbehinderung bei Beugung im Handgelenk.
Diagnostik: MRT (anfangs Knochenödem, später Nekrose).
Therapie:
- Ruhigstellung
- Spongiosaplastik*
- im späten Stadium Exstirpation
- bei arthrotischen Veränderungen Denervierung oder Arthrodese*.

Lunge *f*: engl. *lung*; syn. Pulmo. Paariges, kegelförmiges, von Pleura* umschlossenes Atmungsorgan, das den größten Teil des Thorax* ausfüllt und der äußeren Atmung* sowie der Regulierung des Säure*-Basen-Haushaltes dient. Die Lunge lässt sich in eine rechte Lunge und eine linke Lunge unterteilen und umfasst die Strukturen des Bronchialbaums*.
Lungenanteile: Im Thorax liegend umgreifen die kegelförmigen, schwammartigen Lungen

Lungenabszess

das Herz* und grenzen an unterschiedliche Strukturen:
- Lungenbasis: liegt dem Zwerchfell* auf und wird daher auch als Facies diaphragmatica bezeichnet
- Apex pulmonis: ragt über die 1. Rippe und die Klavikula* hinaus
- Facies costalis pulmonis: liegt konvex den Rippen* an
- Facies mediastinalis pulmonis: ist mit dem Mediastinum verbunden, enthält den pleurafreien Lungenhilus* und die Lungenwurzel. Die Radix pulmonis enthält den Hauptbronchus, die A. pulmonalis, die Vv. pulmonales sowie die ernährenden Rr. bronchiales aus Aorta* und A. thoracica interna, die Vv. bronchiales sowie Lymphgefäße* und Nerven.

Aufbau: Die Lungenoberfläche ist von der Pleura visceralis überzogen, die am Lungenhilus in die Pleura parietalis übergeht. Zwischen den beiden Anteilen der Pleura liegt der Pleuralraum. Die funktionell einheitliche Lunge ist ein paariges Organ, dessen Aufbau den Aufzweigungen des Bronchialbaums entspricht. Ausgehend von der Trachea erfolgt die Aufgliederung in die 2 Hauptbronchien und somit in die rechte und linke Lunge. Diese Strukturen verzweigen sich weiter in:
- Lungenlappen (Lappenbronchien)
- Lungensegmente (Segmentbronchien)
- Lungenläppchen (Bronchioli lobares),
- Bronchiolen
- Lungenazini mit: **1.** Bronchioli terminales **2.** Bronchioli* respiratorii **3.** Ductus alveolares **4.** Alveolen*.

Der eigentliche Gasaustausch findet in den Alveolen statt.

Lungenabszess *m*: engl. *lung abscess*. Eitrige Einschmelzung (Nekrose*) des Lungengewebes v. a. bei Pneumonie* und Fremdkörperaspiration*, die mit Fieber, Thoraxschmerzen und evtl. eitrigem Auswurf einhergehen. Röntgen-Thorax-Aufnahme (Rundherd mit Spiegel) und Bronchoskopie* führen zur Diagnose. Behandelt wird mit Antibiotika (nach Antibiogramm*), unter Umständen mittels Drainage der Abszesshöhle und ggf. mittels Resektion.

Ätiologie:
- Pneumonie* (meist Aspirationspneumonie*), speziell durch Staphylococcus*, Klebsiella*, Anaerobier*
- Aspiration von Fremdkörpern oder (postoperativ) Blut und Gewebsresten
- Empyem*
- Lungenkarzinom* mit direktem Zerfall des Tumors oder retrostenotischer Pneumonie
- Lungeninfarkt*
- Sarkoidose.

Klinik:
- Fieber
- Thoraxschmerzen
- Dyspnoe
- Husten
- bei Einbruch eines Lungenabszesses in einen Bronchus plötzlich massiver eitriger Auswurf (zweischichtiges Sputum).

Therapie Vor Antibiogramm kalkulierte, parenterale antibiotische Therapie gegen aerobe-anaerobe Mischflora, z. B.
- Clindamycin + Cephalosporin
- Aminopenicillin + Betalaktamasehemmer
- Moxifloxacin
- Behandlung meist über mehrere Wochen, bis im Röntgenbild nichts mehr sichtbar ist
- Drainage oder Resektion bei erfolgloser antibiotischer Therapie.

Lungenalveolen *f pl*: syn. Alveoli pulmones. Seitliche Ausstülpungen der Ductuli alveolares in der Lunge. Sie haben eine wabenartige Struktur und sind entscheidend für den Gasaustausch* zwischen Atemluft und Kapillarblut durch Diffusion an der alveolokapillären Membran*.

Lungenarterienembolie → Lungenembolie
Lungenaspergillose → Aspergillose
Lungenassistenz → Extrakorporale Membranoxygenierung

Lungenauskultation *f*: engl. *lung auscultation*. Abhören der Lunge mit einem Stethoskop zur Beurteilung von Atemgeräuschen und Feststellung von Nebengeräuschen. Es ist Bestandteil der körperlichen Untersuchung*.

Durchführung: Der Untersucher hört die Lunge am sitzenden Patienten ab. Er beginnt am Rücken in Höhe des 12. Brustwirbels und auskultiert, während der Patient tief ein- und ausatmet, im Seitenvergleich paravertebral in 10-cm-Abständen nach oben ansteigend. In gleicher Weise geht er lateral vor. Anschließend hört er den Thorax ventral ab. Aufgrund der Lage des Herzens ist hier eine exakter Seitenvergleich nicht möglich.

Physiologische Atemgeräusche:
- vesikuläres Atemgeräusch: Atemgeräusch über den Lungenfeldern bei Inspiration
- tracheales Atemgeräusch*: Atemgeräusch über der Trachea. Es klingt lauter und schärfer aufgrund der Nähe zu lufthaltigem Gewebe
- bronchiales Atemgeräusch*: Atemgeräusch über den großen Bronchien. Es klingt wie das Trachealatmen lauter und schärfer
- pueriles Atemgeräusch: vesikuläres Geräusch mit bronchialem Beiklang aufgrund der anatomischen Verhältnisse.

Pathologische Atemgeräusche:
- bronchiales Atemgeräusch: ist pathologisch bei einer Auskultation außerhalb von Trachea und Bronchien und ein Hinweis auf eine Pneumonie
- exspiratorischer* Stridor: verlängertes Exspirium ist das Zeichen für eine bronchiale Obstruktion. Beim exspiratorischen Stridor sind zusätzlich hörbare Ausatemgeräusche zu auskultieren
- inspiratorischer* Stridor: zischendes, pfeifendes und bei Inspiration bestehendes Geräusch bei Verengung und Verlegung der oberen Atemwege. Es ist typisch für Epiglottitis* und Pseudokrupp*
- trockene Nebengeräusche: sind kontinuierlich auftretend
- hochfrequente Geräusche (Pfeifen): entstehen durch Einengung der Bronchien, z. B. beim Asthma
- niederfrequente Atemgeräusche (Brummen): gehen auf Schwingungen des Sekrets zurück und verändern sich nach kräftigem Husten
- Giemen*: steht zwischen Pfeifen* und Brummen*
- Veränderungen des Atemgeräuschs in der Stärke: **1.** das verschärfte Atemgeräusch entsteht bei der Pneumonie **2.** das entzündlich verdichtete Gewebe leitet den Schall besser **3.** das abgeschwächte* Atemgeräusch ist beim Lungenemphysem*, der Adipositas und beim Pleuraerguss* zu hören **4.** beim Pneumothorax* fehlen die Atemgeräusche auf der betroffenen Seite
- feuchte Nebengeräusche: sind diskontinuierlich, niedrigfrequent und entstehen in den großen Atemwegen durch das Vorbeiströmen von Luft an Feuchtigkeit. Man unterscheidet: **1.** Krepitationen (Knisterrasseln): hochfrequentes, nicht kontinuierliches Reibegeräusch, ähnlich dem Reiben von Haaren zwischen den Fingern neben dem Ohr, tritt am Ende der Inspiration auf. Es kann bei alten, bettlägerigen Patienten physiologisch sein, ansonsten ist es ein pathologisches Zeichen am Beginn und Ende einer Pneumonie*, bei interstitiellen Lungenerkrankungen und Thoraxwandschädigungen **2.** Rasselgeräusche*: Geräusche beim Strömen von Luft durch Flüssigkeit. Sie klingen wie das Geräusch, wenn über ein Trinkröhrchen Luft in Wasser geblasen wird, und sind typisch für das Lungenödem. Diese Rasselgeräusche sind bei der Bronchopneumonie ohrnah und klingend, also gut zu hören. Sie entstehen in den kleinen Bronchien und hören sich daher feinblasig an. Beim Lungenödem oder bei Bronchiektasen* klingen sie ohrfern und nichtklingend. Sie entstehen hier in den großen Bronchien. Feinblasige, nichtklingende Rasselgeräusche bei der Einatmung sind typisch bei einer kardialen Stauung und der Stauungspneumonie **3.** pleuritisches Reiben

(Lederknarren): lederartiges Aneinanderreiben der beiden Pleurablätter bei trockener Pleuritis oder malignen Infiltraten. Das Geräusch ist bei Exsudat- oder Transsudatbildung dann nicht mehr zu hören.

Auskultation von Sprache: Ein besonderes Phänomen beim Abhören der Lunge ist die Bronchophonie*. Bei Verdichtung des Lungengewebes, z. B. bei einer Pneumonie, wird die Sprache, besonders höherer Frequenzen, deutlicher fortgeleitet. Die Bronchophonie bei infiltrativem Lungenbefund zeigt sich, wenn der Patient „66" flüstert und gleichzeitig über dem betroffenen Lungenbereich auskultiert wird. Der Untersucher hört die Zahl deutlicher als auf der nicht betroffenen Seite.

Lungenbiopsie f: engl. *lung biopsy*. Invasives diagnostisches Verfahren zur Gewinnung von Lungengewebe insbesondere bei interstitieller Lungenkrankheit* oder Verdacht auf Lungenkarzinom*. Das mittels Bronchoskopie*, Thorakoskopie*, Thorakotomie* oder transthorakal gewonnene Gewebe wird zytologisch, histologisch und, v. a. beim nichtkleinzelligen Lungenkarzinom, auch immunhistochemisch und molekularbiologisch untersucht. Mögliche Komplikationen sind Blutung und Pneumothorax*.

Lungenblähung → Lungenemphysem
Lungenbläschen → Lungenalveolen
Lungenblutung → Hämoptyse
Lungenbrand → Lungenabszess
Lungendehnungsreflex → Hering-Breuer-Reflex
Lungenechinokokkose → Echinokokkose
Lungenegel → Paragonimus

Lungenembolie f: engl. *pulmonary embolism*; syn. Lungenarterienembolie (Abk. LAE). Thromboembolischer Verschluss oder partielle Verlegung der arteriellen Lungenstrombahn durch Einschwemmung eines Blutgerinnsels*. Bei deutlicher Verlegung der Lungenstrombahn entwickelt sich ein akutes Cor pulmonale mit vitaler Bedrohung. Behandelt wird antikoagulatorisch und thrombolytisch, ggf. interventionell oder operativ. Die Prognose ist abhängig vom Ausmaß der Embolie.
Erkrankung: Ursachen: Thrombuseinschwemmung (selten Luft, Gewebeteile, Fett) aus der Peripherie, meist aus (Unter-)Schenkel- bzw. Beckenvenen (oder Plexus venosus prostaticus), seltener aus dem Einzugsbereich der V. cava superior. **Pathophysiologie:** akutes Cor* pulmonale durch akute Erhöhung der rechtsventrikulären Nachlast und damit auch der Wandspannung mit konsekutiver rechtsventrikulärer Ischämie sowie Behinderung der linksventrikulären Füllung durch Rechtsherzdilatation mit Verlagerung des interventrikulären Septums nach links. **Vorkommen:** v. a.

- Phlebothrombose (Thrombose*)
- Entbindung (Thromboembolie*, Fruchtwasserembolie*)
- OP (häufigste perioperative Todesursache)
- Immobilisierung
- Hyperkoagulabilität*, z. B. bei maligner Erkrankung.

Klinik:
- abhängig vom Ausmaß (Größe des Embolus), häufig mehrzeitig durch rezidivierende Lungenembolie
- typische Symptome (fehlen in 30–50 % der Fälle): 1. Bedrohungsgefühl 2. plötzliche Dyspnoe* 3. Husten* 4. Tachykardie* 5. Tachypnoe* 6. atemabhängiger thorakaler (präkardialer) Schmerz 7. zentrale Zyanose* 8. Hämoptyse* 9. Synkope* 10. arterielle Hypotonie* bis Schock* bzw. Herz*-Kreislauf-Stillstand 11. modifiziert durch pulmonale und kardiale Vorerkrankung (z. B. Lungenödem* bei Linksherzinsuffizienz).

Diagnostik: Schnellstmögliche Diagnostik für möglichst frühzeitigen Beginn der Therapie:
- Anamnese (siehe oben unter Vorkommen)
- körperliche Untersuchung: u. a.: 1. Lunge: in der Regel ohne pathologischen Befund 2. Herz: pathologische Spaltung des 2. Herztons bei akzentuierter pulmonaler Komponente und Galopprhythmus* 3. Einflussstauung* mit Halsvenenstauung 4. Hepatomegalie
- laborchemisch: 1. ggf. D*-Dimere 2. arterielle BGA
- Echokardiografie* (hochsensitiv und -spezifisch) zum Nachweis der rechtsventrikulären Druckbelastung und Dysfunktion (pathogenetisch von hoher Relevanz für hämodynamische Instabilität; siehe auch Cor* pulmonale, pulmonale Hypertonie*
- Mehrzeilen-CT mit Kontrastmittel (CT*-Angiografie zum Nachweis bzw. Ausschluss einer Lungenembolie
- unter Umständen MRT (siehe Abb. 1)
- Ultraschalldiagnostik* der Beinvenen
- im EKG* ggf. Zeichen der Rechtsherzüberlastung (Cor* pulmonale), in ca. 15 % mit McGinn*-White-Syndrom
- Röntgen-Thorax-Aufnahme: 1. evtl. lokal oder diffus verminderte Lungenperfusion (erhöhte Transparenz und Gefäßrarefizierung distal des Embolus als Westermark-Zeichen) mit proximaler Erweiterung der Pulmonalarterien (evtl. mit Gefäßabbruch) und der perfundierten Lungengefäße 2. Hampton* hump im Verlauf 3. evtl. Zwerchfellhochstand und Plattenatelektasen (siehe Abb. 2 und Abb. 3).
- evtl. Lungenperfusionsszintigrafie* und Lungenventilationsszintigrafie*
- unter Umständen Pulmonalarteriografie (sehr selten indiziert; siehe Angiokardiografie*).

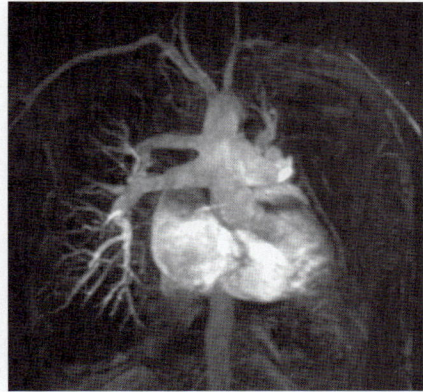

Lungenembolie Abb. 1: Chronische Lungenembolie mit Verschluss der linken Unterlappenarterie (MRT). [88]

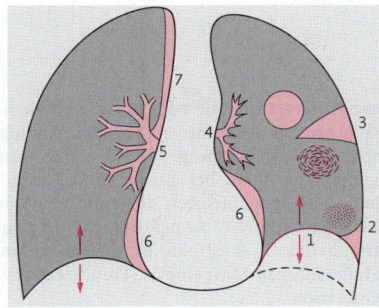

Lungenembolie Abb. 2: Charakteristische Röntgenzeichen: 1: Hochstand und verminderte Exkursionen des Zwerchfells; 2: basale Verschattungen, kleine Pleuraergüsse; 3: Verdichtungen mit der Basis an der Pleuraoberfläche (rund – halbspindelig – keilförmig – wolkig – streifig); 4: Gefäßabbrüche in Hilusnähe mit hypovaskularisierten Zonen, ggf. Hilusamputation (Westermark-Zeichen); 5: Hyperämie der kontralateralen Lunge; 6: Dilatation des rechten Ventrikels; 7: Dilatation der V. azygos und der V. cava superior.

Therapie:
- in Oberkörperhochlagerung und bei hohem Risiko für frühletale Lungenembolie unter intensivmedizinischem Monitoring
- pharmakologisch: 1. sofort (ggf. bereits bei begründetem Verdacht auf Lungenembolie) Antikoagulans (initial i. v. Heparin oder Fondaparinux*) und Sauerstoffgabe* ggf. mit Kreislaufstabilisierung durch Katecholamin i. v. 2. ggf. zusätzlich Rekanalisierung durch systemische Thrombolyse*

Lungenemphysem

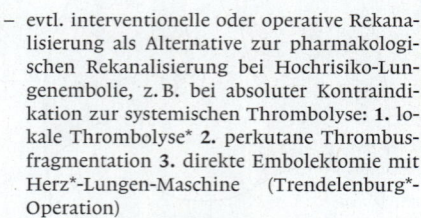

Lungenembolie Abb. 3: Beidseitige Pleuraergüsse und Kalibersprung der zentralen Lungengefäße bei Lungenembolie beidseits (durch CT gesichert) in Thorax-Röntgen-Aufnahme nach Magenoperation bei Ulkusperforation. [18]

- evtl. interventionelle oder operative Rekanalisierung als Alternative zur pharmakologischen Rekanalisierung bei Hochrisiko-Lungenembolie, z. B. bei absoluter Kontraindikation zur systemischen Thrombolyse: 1. lokale Thrombolyse* 2. perkutane Thrombusfragmentation 3. direkte Embolektomie mit Herz*-Lungen-Maschine (Trendelenburg*-Operation)
- bei Herz-Kreislauf-Stillstand sofortige Reanimation* mit Maßnahmen zur Rekanalisierung (z. B. Thrombolyse*).

Prognose:
- abhängig vom Ausmaß der Lungenembolie
- Restitutio ad integrum bei Auflösen des Embolus (Thrombolyse*, Fibrinolyse*), sonst Lungeninfarkt* (besonders bei mangelhafter Sauerstoff-Versorgung über Bronchialarterienäste, z. B. bei Linksherzinsuffizienz)
- erhöhte Letalität, insbesondere Frühletalität (≤ 90 % in den ersten beiden Stunden) bei akuter arterieller Hypotonie, Rechtsherzinsuffizienz oder Lungenembolierezidiven
- verminderte Letalität durch therapeutische Antikoagulation.

Lungenemphysem *n*: engl. *pulmonary emphysema*; syn. Empyema pulmonum. Irreversible destruktive Vergrößerung der Lufträume distal der Bronchioli terminales durch Überblähung der Alveolen* und Rarefizierung der Interalveolarsepten. Ursache beim Erwachsenen sind u. a. COPD und chronische Bronchiolitis*. Untersucht wird klinisch, radiologisch und mittels Lungenfunktionsprüfung. Klinik und Behand-

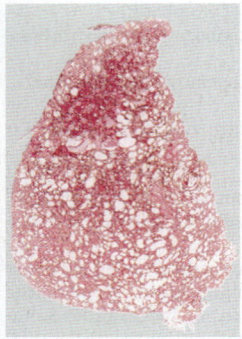

Lungenemphysem Abb. 1: Die Septen der blasig aufgeblähten Alveolen gehen zugrunde, die entstehenden größeren Emphysemblasen verringern die innere Atmungsoberfläche (histologischer Großflächenschnitt). [181]

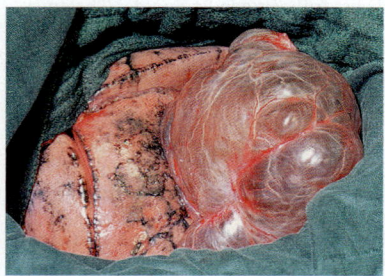

Lungenemphysem Abb. 2: Bullöses Lungenemphysem. [95]

lung hängen ab von Ursache und Hauptdiagnose. Siehe Abb. 1 und Abb. 2.

Erkrankung: Ursachen:
- im Erwachsenenalter: 1. meist COPD, aber auch andere obstruktive Atemwegserkrankungen* 2. selten Alpha*-1-Antitrypsinmangel
- im Kindesalter: 1. v. a. Asthma bronchiale 2. intraluminale oder extraluminale Bronchusobstruktion 3. Bronchiolitis 4. acute respiratory distress syndrom (ARDS) 5. nach Langzeitbeatmung 6. durch inhalative Noxen 7. durch Gefäßanomalien
- spezielle mit einem Emphysem einhergehende pädiatrische Krankheitsbilder: 1. kongenitales lobäres Emphysem* 2. Swyer*-James-Syndrom (unilaterales Emphysem) 3. pulmonales interstitielles Emphysem.

Das klassische Emphysem mit den entsprechenden pathologischen Veränderungen ist im Kindesalter eher selten, häufiger kommt es ggf. zur reversiblen Überblähung, die auch akut auftreten kann, z. B. durch Fremdkörperaspiration (Lungenüberblähung*).

Klinik: Je nach Lokalisation, Ursache und zeitlichem Auftreten treten unterschiedliche Symptome von Beschwerdefreiheit bis zu schwerer Ruhedyspnoe auf. Klassische Symptome sind:
- Husten mit Auswurf, v. a. morgens
- Dyspnoe, anfangs v. a. unter Belastung, später auch in Ruhe
- Leistungsschwäche
- Ausbildung eines Faßthorax
- Kachexie in fortgeschritteneren Stadien.

Therapie: Die Therapie ist symptomatisch und richtet sich gegen ein Fortschreiten der Erkrankung. Zu den Maßnahmen zählen
- Verzicht auf Nikotin
- frühzeitige Therapie von Atemwegsinfektionen
- Influenza- und Pneumokokkenimpfung
- COPD-Behandlung zur Spasmolyse
- Atemtechnik anpassen (keine Pressatmung)
- Beatmungstherapie (Langzeit-Sauerstoff-Therapie, invasive oder nicht-invasive Beatmung)
- chirurgisch: Bullektomie, Resektion betroffener Lungenareale, Lungentransplantation.

Prognose: Keine kausale Therapie bekannt. Nikotinkarenz gilt als wichtigster Faktor für eine verlängerte Lebenserwartung.

Lungenentzündung → Pneumonie

Lungenerkrankung, chronisch obstruktive *f*: engl. *chronic obstructive pulmonary disease*; Abk. COPD. Nicht vollständig reversible, chronische obstruktive Atemwegserkrankung* mit dauerhafter Entzündung der Bronchialschleimhaut, die sich durch Husten, Auswurf und Belastungsdyspnoe* zeigt. Die COPD entwickelt sich meist aus einer chronischen Bronchitis* und geht dann über ins Lungenemphysem*. Das Ausschalten von Noxen, z. B. Rauchen, geht der medikamentösen Therapie voran. Vgl. Fluss*-Volumen-Kurve Abb. dort.

Erkrankung: Epidemiologie:
- Prävalenz geschätzt 10–15 % der Erwachsenen in Deutschland
- weltweit dritthäufigste Todesursache
- zunehmende Tendenz weltweit.

Ätiologie:
- Auslöser in Europa zu 90 % Zigarettenrauch, Gase und Stäube (berufsbedingt, Luftverschmutzung durch Industrie und Straßenverkehr)
- Risikofaktoren: genetische Prädisposition (z. B. Alpha*-1-Antitrypsinmangel), rezidivierende bronchopulmonale Infekte, bronchiale Hyperreagibilität, Störung des Lungenwachstums in Schwangerschaft und Kindheit.

Pathogenese: Circulus* vitiosus aus chronischer Entzündungsreaktion (chronische Bron-

chitis*), bronchokonstriktiv wirksamen Reizen (z. B. Tabakrauch, Kaltluft) und Zerstörung des Lungengewebes (Lungenemphysem*) mit konsekutiver Verschlechterung der Lungenfunktion. Die Veränderungen am Lungengewebe umfassen
- Fibrosierung
- Parenchymverlust
- vermehrte Sekretbildung
- ziliäre Dysfunktion
- Bronchialkollaps
- Lungenüberblähung und Emphysem.

Einteilung: in
- Schweregrade der Obstruktion nach Gold
- multidimensional mit BODE-Index (vgl. BODE-Index, Tab. dort).

Klinik:
- zu Beginn chronisch produktiver Husten (cave: häufig protrahierter Verlauf, da als sog. Raucherhusten verkannt)
- im Verlauf zusätzlich Dyspnoe* (zu Beginn v. a. belastungsabhängig, später auch Ruhedyspnoe) und Entwicklung eines Cor* pulmonale
- Exazerbation v. a. bei Atemwegsinfektion
- extrapulmonale Auswirkungen: Gewichtsverlust, Muskelschwäche, Osteoporose, Depression und kardiovaskuläre Manifestation (pulmonale Hypertonie)
- bei langjährigem Verlauf: Ausbildung typischer Uhrglasnägel*, Trommelschlägelfinger* und eines Fassthorax*.

Diagnostik:
- Anamnese (einschließlich Risikofaktoren, v. a. Tabakrauch-Inhalation; Allergien, Atemwegsinfekte, berufliche Exposition) und körperliche Untersuchung: u. a.: 1. Fassthorax* mit eingeschränkter maximal möglicher Thoraxexkursion 2. hypersonorer Perkussionsschall bei tiefstehenden, kaum atemverschieblichen Lungengrenzen 3. auskultatorisch abgeschwächtes Atemgeräusch und obstruktive Nebengeräusche
- Röntgen-Thorax-Aufnahme in 2 Ebenen (im Rahmen der differenzialdiagnostischen Abklärung) und ggf. HRCT
- Lungenfunktionsprüfung*: Spirometrie* mit Bestimmung von FEV_1, Vitalkapazität (Lungenvolumina*) und relativer Sekundenkapazität* zur Einteilung in Schweregrade (siehe Tab. 1); cave: dagegen Schweregrad-Unterschätzung durch Peak*-Flow Abb. dort;
- evtl. zusätzlich Ganzkörperplethysmografie*, CO_2-Diffusionskapazität (pulmonale Diffusionskapazität*) sowie ggf. 6-Minuten-Gehtest und BGA
- weitere klinische Quantifizierung durch BODE-Index
- Reversibilitätsprüfung der Obstruktion durch Bronchospasmolysetest* (korreliert mit Langzeitprognose) und ggf. inhalative Glukokortikoide
- labordiagnostisch: 1. Alpha*-1-Antitrypsin im Rahmen der Erstdiagnostik 2. Entzündungsparameter (BSG, CRP, Blutbild, bei Polyglobulie* BGA) bei Exazerbation
- Thorax-CT zur Beurteilung eines Lungenemphysems und von Bronchiektasen
- EKG* und Echokardiografie* zur Beurteilung der kardiovaskulären Manifestation
- evtl. Bronchoskopie, v. a. zur Erregerdiagnostik
- aufgrund des progredienten Verlaufs sind regelmäßige Verlaufskontrollen erforderlich (ohne Komplikationen mindestens jährlich) mit Reevaluation der Diagnose.

Lungenerkrankung, chronisch obstruktive: Tab. 1
Einteilung in Schweregrade (Deutsche Atemwegsliga und Deutsche Gesellschaft für Pneumologie und Beatmungsmedizin, 2007).

Schweregrad	FEV_1 (% Soll)	FEV_1/VK (%)	Klinik
0 (Risikogruppe)	normal	normal	chronische Symptome (Husten, Auswurf)
I (leicht)	≥ 80	< 70	mit oder ohne chronische Symptome (Husten, Auswurf)
II (mittel)	≥ 50 bis < 80	< 70	mit oder ohne chronische Symptome (Husten, Auswurf, Dyspnoe)
III (schwer)	≥ 30 bis < 50	< 70	mit oder ohne chronische Symptome (Husten, Auswurf, Dyspnoe)
IV (sehr schwer)	< 30[1]	< 70	

FEV_1: forciertes exspiratorisches Volumen in einer Sekunde (Einsekundenkapazität); VK: inspiratorische Vitalkapazität;
[1] < 50 % Soll mit chronischer respiratorischer Insuffizienz, häufig mit Komplikationen (Exazerbation, Cor pulmonale)

Lungenerkrankung, chronisch obstruktive: Tab. 2
Medikamentöse Langzeittherapie nach den Leitlinien zur COPD der Deutschen Atemwegsliga und der Deutschen Gesellschaft für Pneumologie, 2018.

Schweregrad nach GOLD/Symptome	Pharmakotherapie
GOLD A/wenig Symptome	- Keine - SABA und inital SAMA - LABA oder LAMA
GOLD B/ausgeprägte Symptome	- LABA oder LAMA - LABA und LAMA
GOLD C + D/mehr als eine Exazerbation oder eine Exazerbation mit Hospitalisierung	- nicht vorbehandelt: 1. LAMA 2. LAMA und LABA - vorbehandelt: 1. LAMA und LABA 2. LABA und ICS 3. LAMA und LABA und ICS (nach LABA und ICS) 4. evtl. Roflumilast

ICS: Inhalative Kortikosteroide LABA: langwirksames Beta-2-Sympathomimetikum
LAMA: langwirksames Anticholinergikum SABA: kurzwirksames Beta-2-Sympathomimetikum
SAMA: kurzwirksames Anticholinergikum

Therapie:
- Raucherentwöhnung
- als medikamentöse Langzeittherapie Stufentherapie nach Schweregrad: siehe Tab. 2
- bei Obstruktion: inhalative Anticholinergika*, Betasympathomimetika*, Gukokortikoide
- bei Exazerbation: Antibiotika und orale Glukokortikoide
- Patientenschulung und Physiotherapie mit Atemtherapie* zur Senkung der Atemarbeit (z. B. durch Lippenbremse*)
- körperliches Training
- Ernährungsberatung bei Gewichtsverlust (≥ 10 % innerhalb der letzten 6 Monate oder ≥ 5 % im letzten Monat prognostisch ungünstig)

Lungenersatz

- ggf. Sauerstoff*-Langzeittherapie
- Beatmung* (cave: Atemantrieb bei pCO₂ > 60–70 mmHg nur noch durch Sauerstoffmangel im Blut; Sauerstoffgabe kann somit unter Umständen intubationspflichtige Ateminsuffizienz verursachen)
- ggf. operative Therapie (Lungenvolumenreduktion*, Lungentransplantation*).

Prognose:
- Einschätzung nach BODE-Score
- keine kausale Therapie bekannt, durchschnittliche Verringerung der Lebenserwartung um 5 bis 7 Jahre
- Rauchverzicht entscheidender Prognosefaktor.

Lungenersatz → Extrakorporale Membranoxygenierung

Lungenfell → Pleura

Lungenfibrose f: engl. lung fibrosis. Bindegewebig-narbiger Umbau des Lungengerüsts mit Vermehrung des Kollagens in den Alveolarsepten. Die Lungenfibrose ist meist das finale Stadium einer chronisch-entzündlichen interstitiellen Lungenkrankheit*. Siehe Abb.

Lungenfunktionsprüfung		
Parameter	obstruktive Lungenerkrankung	restriktive Lungenerkrankung
Lungenvolumina		
Totalkapazität (Abk. TK)	normal oder erhöht	vermindert
Residualvolumen (Abk. RV)	erhöht	vermindert oder normal
RV/TK-Quotient	erhöht	normal oder erhöht
Vitalkapazität	vermindert	vermindert
ventilatorische Größen		
FEV_1	vermindert	vermindert[1]
FEV_6	vermindert	normal
Tiffeneau-Index	vermindert (< 70 %)	normal
maximale Flussgeschwindigkeit (Peak-Flow)	vermindert	vermindert[1]
Gasaustauschparameter		
Diffusionskapazität für CO	normal oder vermindert[2]	vermindert oder normal
Sauerstoffpartialdruck	normal oder vermindert	vermindert (besonders nach Belastung) oder normal
CO_2-Partialdruck	normal oder erhöht[3]	normal, erhöht oder vermindert (durch Tachypnoe)

FEV_1: forciertes Exspirationsvolumen (1 s);
FEV_6: forciertes Exspirationsvolumen (6 s);
[1] Verminderung durch geringeres Lungenvolumen, nicht durch Obstruktion;
[2] bei Asthma bronchiale evtl. auch erhöht;
[3] bei Asthma bronchiale evtl. auch vermindert

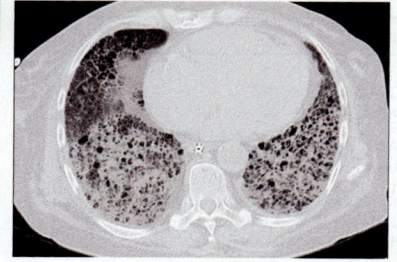

Lungenfibrose [1]

Lungenfistel f: engl. pulmonary fistula. Pulmonale Fistel*. Unterschieden werden bronchiale, parenchymatöse und vaskuläre Lungenfisteln.

Formen:
- **bronchial:** Bronchusfistel*
- **parenchymatös, alveolär:** Verbindung zwischen parenchymatösem Lungengewebe und Pleuraspalt, z. B. durch Platzen direkt unter der Pleura visceralis gelegener kleiner Emphysembläschen
- **vaskulär:** arteriovenöse Fistel* der Lungengefäße: 1. Gefäßanomalie des Lungenkreislaufs, bei der venöses Blut aus dem Gebiet der A. pulmonalis unter Umgehung der kapillären Abschnitte in die Lungenvenen gelangt 2. Vorkommen meist im Rahmen der Osler-Rendu-Weber-Krankheit.

Lungenfunktionsprüfung f: engl. pulmonary function test; Abk. LuFu. Diagnostisches Verfahren zur Überprüfung des Funktionszustandes der Atemwege* und der Leistungsreserven der Lunge*. Bestimmt werden z. B. Lungenvolumina, Sekundenkapazität oder Atemminutenvolumen*. Neben der Diagnostik von Atemwegserkrankungen wird die Lungenfunktionsprüfung eingesetzt zur Verlaufsbeobachtung und Therapiekontrolle bronchopulmonaler Erkrankungen, zur arbeitsmedizinischen Überwachung und präoperativ.

Beschreibung:
- **atemmechanische** Funktionsgrößen: 1. Lungenvolumina* einschließlich des intrathorakalen Gasvolumens (Spirometrie* und Ganzkörperplethysmografie*) 2. Berechnung des Quotienten Residualvolumen zur Totalkapazität (RV/TK-Quotient) 3. Sekundenkapazität* (Spirometrie oder Pneumotachografie) 4. Atemwegswiderstand* (Ganzkörperplethysmografie) 5. Lungendehnbarkeit (pulmonale Compliance; selten durchgeführt)
- **ventilatorische** Funktionsgrößen (Ventilationsgrößen): Atemfrequenz*, Atemminutenvolumen*, Atemgrenzwert*, Atemzugvolumen, Fluss*-Volumen-Kurve (Abb. dort) durch Spirometrie
- Funktionsgrößen des **Gasaustauschs:** Bestimmung von arteriellem Sauerstoffpartial- und Kohlendioxidpartialdruck (BGA) sowie pulmonaler Diffusionskapazität*
- **ergometrische** Untersuchungen: Spiroergometrie*.

Gegenüberstellung von Veränderungen wichtiger diagnostischer Parameter der Lungenfunktion bei obstruktiver bzw. restriktiver Lungenkrankheit (siehe Tab.).

Lungengangrän → Lungenabszess

Lungenhämosiderose f: engl. pulmonary hemosiderosis; syn. pulmonale Hämosiderose. Eisenspeicherkrankheit der Lunge, vorkommend z. B. vor beim systemischen Lupus* erythematodes (SLE). Betroffene leiden an Bluthusten. In schweren Fällen wird eine Lungentransplantation nötig. Die Prognose hängt ab von der Grunderkrankung.

Vorkommen:
- sekundär im Rahmen anderer Erkrankungen, z. B. bei: 1. Goodpasture*-Syndrom (mit Nierenbeteiligung) 2. angeborenen Herzfehlern mit chronischer Lungenstauung 3. Polyarteriitis* nodosa 4. Lupus* erythematodes
- idiopathisch (idiopathische pulmonale Hämosiderose (IPH), Synonym: Ceelen-Gellerstedt-Krankheit): 1. seltene Erkrankung mit diffuser alveolärer Hämorrhagie, die v. a. bei

Kindern und Jugendlichen auftritt **2.** Ausschlussdiagnose nach Abklärung anderer Ursachen.

Klinik:
- rezidivierende Lungenblutungen und Hämoptysen
- Dyspnoe
- Eisenmangelanämie
- im Verlauf respiratorische Insuffizienz infolge einer Lungenfibrose
- bei Kindern v. a. Gedeihstörung, selten Hämoptysen.

Therapie:
- Versuch mit Glukokortikoiden und Zytostatika
- ggf. Bronchoskopie zur Entfernung von Blutresten
- bei sekundärer Lungenhämosiderose Therapie der Grunderkrankung
- ggf. Lungentransplantation
- manche Kinder mit IPH profitieren von einer kuhmilchfreien Ernährung (Heiner-Syndrom; eine Zöliakie sollte ausgeschlossen werden).

Lungenhernie *f*: engl. *pulmonary hernia*. Bruchartige Vorwölbung von Lungengewebe in einen von der Pleura* parietalis gebildeten Bruchsack. Der Patient ist meist symptomfrei. Die Lungenhernie tritt parasternal oder paravertebral auf. Sie kann mittels Periostplastik und/oder einer synthetischen Brustwandverstärkung durch Kunststoff behoben werden.

Ursachen:
- angeboren (Agenesie oder Hypoplasie von Rippen oder interkostal)
- Trauma.

Siehe Abb.

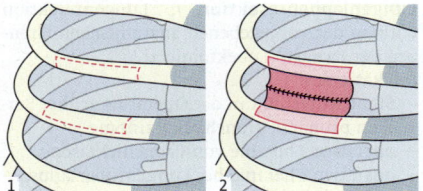

Lungenhernie: Periostplastik; 1: Ablösen von Periost (Periostschlauch) der beiden die Bruchlücke begrenzenden Rippen; 2: nachfolgendes Vernähen (Verschluss der Bruchlücke).

Lungenhilus *m*: engl. *hilum of lung*; syn. Hilum pulmonis. Eintrittsstelle für die Lungenwurzeln in die Lungen* an der Facies mediastinalis. Die Lungenwurzel enthält als wichtige Strukturen die Hauptbronchien* sowie die A. pulmonalis und V. pulmonalis.

Lungeninduration *f*: engl. *pulmonary induration*. Verhärtung des Lungengewebes durch Zunahme kollagenen Bindegewebes, z. B. infolge chronischer Blutstauung (Stauungslunge*).

Lungeninfarkt *m*: engl. *pulmonary infarction*. Durch Verschluss eines Lungenarterienasts (meist bei Lungenembolie) sekundär verhärteter keilförmiger Lungenbezirk. Lungeninfarkte treten auf bei ca. 10 % der Lungenembolien*, insbesondere bei gleichzeitig bestehender Linksherzinsuffizienz*.

Lungeninfiltrat *n*: engl. *pulmonary infiltrate*. Bezeichnung für eine durch Infiltration* entstandene, umschriebene Veränderung von Lungengewebe. Sie ist auf dem Röntgenbild als Verdichtung erkennbar. Perkutorisch fällt evtl. eine Dämpfung und auskultatorisch eine Abschwächung des Atemgeräuschs auf.

Lungeninfiltrat, eosinophiles *n*: engl. *eosinophilic pneumonitis*; syn. Löffler-Syndrom. Symptomenkomplex mit flüchtigen, wandernden Lungeninfiltraten und Eosinophilie*. Zu den möglichen Ursachen für ein eosinophiles Lungeninfiltrat zählen v. a. die Lungenpassage von Ascaris* lumbricoides, Arzneimittel (z. B. Nitrofurantoin), Mykosen (Aspergillose) und Bakterienantigene.

Lungenkarzinom *n*: engl. *lung cancer*; syn. Bronchialkarzinom. Karzinom der Lunge*, überwiegend ausgehend von bronchialen (bronchogenes Karzinom), seltener von Alveolarepithelien (Adenokarzinom*). Betroffen sind zu 90 % starke Raucher. Erstsymptome sind Husten, Hämoptysen und Leistungsknick. Behandelt wird je nach Tumorstadium und -zelltyp mit einer Kombination aus Resektion und Chemotherapie. Die Prognose ist schlecht.

Erkrankung: Vorkommen:
- meist zwischen 50. und 85. Lj.
- Inzidenz liegt bei etwa 60 : 100 000 Einwohnern
- häufigster letaler maligner Tumor des Mannes.

Ätiologie: Chronische Entzündungsprozesse durch Risikofaktoren wie
- Inhalation von Tabak* (Inhalationskarzinogene) einschließlich passive Inhalation von Passivrauch*: **1.** Raucher 10- bis 20-mal häufiger betroffen als Nichtraucher **2.** Risiko steigt mit kumulativer Tagesdosis, ausgedrückt in Packungsjahren*
- Radon* u. a. radioaktive Stoffe (Uranbergbau)
- Asbest*, Arsen, 6-wertige Chromate (Chrom*), Nickel*, polyzyklische aromatische Kohlenwasserstoffe* u. a.

Einteilung:
- histopathologisch: **1.** kleinzelliges Lungenkarzinom (SCLC: small cell lung cancer): ca. 20 % der Lungenkarzinome **2.** nichtkleinzelliges Lungenkarzinom (NSCLC: non-small-cell lung cancer): ca. 80 % der Lungenkarzi-

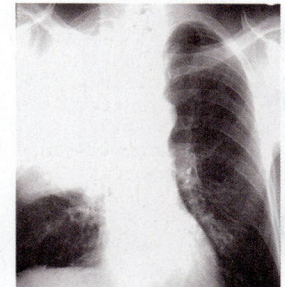

Lungenkarzinom Abb. 1: Verschluss des rechten Oberlappenbronchus und poststenotische Pneumonie. [95]

nome; Plattenepithelkarzinom und Adenokarzinom (z. B. bronchiolo-alveoläres Karzinom) je ca. 40 % der NSCLC
- Tumorausdehnung (Staging*).

Klinik: Abhängig von Lokalisation und Größe:
- initiale Symptome v. a. chronischer Husten*, Hämoptysen*, Dyspnoe*, Thoraxschmerz, Gewichtsverlust
- Leistungsknick, Nachtschweiß, Fieber
- evtl. poststenotische Pneumonie* (siehe Abb. 1), Horner*-Syndrom (Pancoast*-Tumor), Vena*-cava-superior-Syndrom, Rekurrensparese (meist links) und paraneoplastisches Syndrom*
- Metastasierung v. a. in regionäre Lymphknoten im Bereich des Hilus und des Mediastinums, in umgebende Strukturen (Pleura, Perikard, andere Lungenabschnitte) sowie hämatogen besonders in Leber, Nebennieren, Skelett (siehe Abb. 2) und Gehirn.

Therapie: Abhängig von Tumorstadium und -zelltyp sowie kardiopulmonalem Allgemeinzustand:
- **NSCLC: 1.** Stadium I A bis III A: primär chirurgische komplette Resektion (Lungenresektion*: Lobektomie; Bilobektomie bzw. selten Pneumektomie; ggf. Manschettenresektion*) mit Lymphadenektomie* und bei Stadium ≥ II (evtl. ≥ I B) adjuvante Chemotherapie* (v. a. Kombination mit Cisplatin*); ggf. postoperative Strahlentherapie*; primäre Strahlentherapie bei fehlender Operabilität **2.** Stadium ≥ III B: neoadjuvante Chemotherapie mit nachfolgender Resektion, alternativ kombinierte Radiochemotherapie.
- **SCLC: 1.** Stadium T1–2 und/oder N0–1, M0 (limited disease): Kombination aus OP, postoperativer Chemotherapie und Strahlentherapie (mindestens prophylaktische Schädelbestrahlung bei Remission); alternativ primäre Radiochemotherapie **2.** Stadium T3–4 und/oder N2–3, M0 (limited disease): hyper-

Lungenkarzinom, nichtkleinzelliges

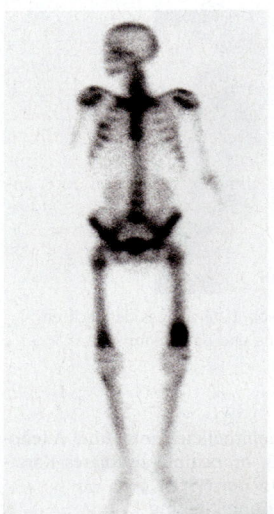

Lungenkarzinom Abb. 2: Knochenszintigramm mit symmetrischer Anreicherung des Radionuklids im Bereich des distalen Femurs. [95]

fraktionierte akzelerierte simultane Chemostrahlentherapie oder simultane Chemostrahlentherapie mit konventioneller Fraktionierung, bei Patienten > 75 Jahre konsekutive Chemo- und Radiotherapie; prophylaktische Schädelbestrahlung bei Remission **3.** Stadium T1–4 und/oder N0–3, M1 (extended disease) Kombinations-Chemotherapie, prophylaktische Schädelbestrahlung bei Remission, Second-line-Therapie: Chemotherapie Cisplatin/Topotecan oder Irinotecan **4.** symptomatisch, palliativ: Schmerztherapie, Pleurapunktion (bei Pleuraerguss), endoskopische Rekanalisierung der zentralen Atemwege, Bronchialarterienembolisation bei Hämoptysen, Antitussiva.
Prognose: Das Lungenkarzinom ist der Tumor mit der höchsten Mortalität (ca. 26 % aller malignen Tumoren als Todesursache). Die Prognose im Einzelfall ist abhängig von Tumorstadium und -zelltyp sowie Lebensalter:
- durchschnittliche relative 5-Jahres-Überlebensrate* in Deutschland ca. 15 % (Männer) bzw. 18 % (Frauen)
- therapeutisch relevante prognostische Marker bei NSCLC z. B. EGFR , bei Karzinoidtumor Somatostatin-Rezeptor (Responder für Octreotid*).

Lungenkarzinom, nichtkleinzelliges *f*: engl. *non-small cell lung cancer*; syn. Nichtkleinzelliges Bronchialkarzinom. Häufigste Art der Lungenkarzinome, dazu gehören die Plattenepithelkarzinome* und die Adenokarzinome* der Lunge.

Lungenkarzinome werden im deutschsprachigen Raum auch Bronchialkarzinome genannt. Näheres siehe unter Lungenkarzinom*.
Lungenkontusion *f*: engl. *lung contusion*. Pulmonale Kontusion* mit Einblutung in das Lungenparenchym; häufigste Begleitverletzung bei stumpfem Thoraxtrauma*. Eine Lungenprellung kann mit oder ohne respiratorische Insuffizienz* einhergehen. Zunächst werden die Vitalfunktionen gesichert und evtl. vorhandenes endobronchiales Blut bronchoskopisch entfernt. Komplikationen sind Pneumonien, Pneumothorax und ARDS.
Formen:
- einfache Lungenkontusion: ohne respiratorische Insuffizienz
- schwere Lungenkontusion: mit respiratorischer Insuffizienz* durch interstitielles, unter Umständen auch alveoläres Ödem und direkte Parenchymschädigung.

Komplikationen:
- Pneumonie*
- ARDS
- Lungenabszess*
- Pneumatozele*
- Pneumothorax o. a.

Therapie:
- bronchoskopische Entfernung von endobronchialem Blut
- intensivmedizinische Therapie zur Sicherung der Vitalfunktionen mit: **1.** lungenprotektiver Beatmung (niedriges Atemhubvolumen, 6 ml/kg KG) **2.** adäquat hohem PEEP **3.** max. Beatmungsdruck ≤ 30 cm H_2O **4.** an Oxygenierungsfunktion angepasstes Atemzeitverhältnis (1:1 bis 2:1) **5.** ggf. permissive Hyperkapnie
- Lagerungstherapie: **1.** ggf. intermittierend Seitenlagerung bei einseitigem Thoraxtrauma bzw. 135°-Seitenlage oder Bauchlage je nach Verletzungsmuster und Oxygenierungsstörung **2.** möglichst kontinuierliche axiale Rotation im Spezialbett bei ausgeprägter Lungenkontusion.

Lungenkrankheit, interstitielle *f*: engl. *interstitial lung disease*; syn. diffuse Lungenparenchymerkrankung; Abk. ILD. Heterogene Gruppe verschiedenster Lungenerkrankungen mit Schädigung des Lungeninterstitiums und Alveolarepithels. Die Ursachen sind mannigfaltig und nur in ca. 50 % der Fälle bekannt, z. B. Pneumokoniose*, Bestrahlung, Sarkoidose*. Betroffene entwickeln eine fortschreitende Dyspnoe*. Behandelt wird die Grunderkrankung, außerdem mit Glukokortikoiden*, Sauerstofftherapie sowie evtl. Lungentransplantation*.
Pathogenese:
- Einwanderung von Granulozyten*, Lymphozyten*, Plasmazellen* aus der Zirkulation in Interstitium und Alveolarraum

- fortschreitender Entzündungsprozess, der einen fibrotischen Umbau des Parenchyms (fibrosierende Alveolitis, Lungenfibrose*) verursacht
- Verdickung der Alveolarsepten und restriktive Ventilationsstörung, die zur Abnahme des arteriellen Sauerstoffpartialdrucks und einem chronischen Cor* pulmonale führen können.

Klinik:
- Belastungs- und später Ruhedyspnoe
- trockener Reizhusten
- Fieberschübe
- Gewichtsabnahme
- Trommelschlägelfinger*
- Uhrglasnägel*
- Zyanose*.

Therapie:
- Behandlung der Grunderkrankung
- Glukokortikoide* (nicht bei allen ILDs wirksam)
- Cyclophosphamid
- Azathioprin*
- Mycophenolatmofetil
- bei IPF: Pirfenidon, Nintedanib
- Sauerstoff*-Langzeittherapie
- Ultima Ratio: Lungentransplantation.

Lungenkrebs → Lungenkarzinom
Lungenkreislauf → Blutkreislauf
Lungenlappen, akzessorischer *m*: engl. *accessory pulmonary lobe*; syn. Nebenlunge. Zusätzlicher Lungenlappen mit eigener Pleura und eigenem Bronchus (im Gegensatz zum Lungensequester) und Anschluss an den Bronchialbaum*. Der akzessorische Lungenlappen ist eine Form der Lungenfehlbildung. Beispiele sind der Lobus venae azygos und der Mittellappen der linken Lunge.

Lungenlappenresektion *f*: Lungenresektion entlang der vorgegebenen anatomischen Grenzen der Lungen (Lobektomie*).
Indikationen:
- Standardtechnik in der Operation früher Stadien primärer Bronchialkarzinome
- operative Therapie bei Bronchiektasen
- operative Therapie bei Lungentuberkulose.

Lungenmykosen *f pl*: engl. *pneumomycosis*. Lungeninfektion durch Pilze. Behandelt wird pharmakologisch mit Amphotericin B, Flucytosin sowie Imidazolen, jeweils allein oder in Kombination je nach Schweregrad der Erkrankung, Erregertyp und Resistenzen.
Klinik: Es gibt keine für Pilzerkrankungen der Lunge charakteristischen klinischen Zeichen, sodass bei jedem unklaren Lungenbefund differenzialdiagnostisch an Mykose zu denken ist. Unter Umständen ähnelt die Symptomatik der Tuberkulose*, v. a. hinsichtlich extrapulmonaler Manifestationen (z. B. Erythema nodosum, basale Meningitis).

Lungenödem *n*: engl. *pulmonary edema*. Pathologische Ansammlung seröser Flüssigkeit (Transsudat) im Interstitium des Lungengewebes (interstitielles Lungenödem) bzw. in den Alveolen (alveoläres Lungenödem). Unterschieden wird das kardiale Lungenödem vom nichtkardialen (z. B. toxischen) Lungenödem. Behandelt wird mit Sauerstoff, Sedativa*, Nitraten, Diuretika*, ggf. Glukokortikoiden*, Beatmung und Therapie der Grunderkrankung.

Pathophysiologie: Physiologischer Hintergrund: Bei intakten Kapillarwänden tritt nur in geringem Umfang seröse Flüssigkeit in das interstitielle Gewebe aus, da der nach außen gerichtete hydrostatische Druck in den Gefäßen (5–8 mmHg) gegenüber dem nach innen gerichteten kolloidosmotischen Druck* (etwa 25 mmHg) gering ist. **Pathogenese:**
- Anstieg des hydrostatischen Drucks mit erhöhtem Lungenvenen- bzw. Lungenkapillardruck: **1.** häufigste Form **2.** meist kardial bedingt durch Linksherzinsuffizienz* (kardiales Lungenödem, Stauungslunge*) **3.** auch neurogen (reflektorische Venolenkonstriktion) ausgelöst oder nach Punktion eines ausgedehnten Pleuraergusses
- Abfall des kolloidosmotischen Drucks unter den Kapillardruck durch eine Verminderung der Konzentration von Plasmaproteinen im Blut, z. B. bei: **1.** nephrotischem Syndrom* **2.** übermäßiger Flüssigkeitszufuhr (Infusion) **3.** Hungerzuständen (Katabolismus, Eiweißmangel)
- abnorme Gefäßdurchlässigkeit bei normalem Lungenkapillardruck: **1.** meist infolge toxisch-infektiöser Einflüsse (toxisches Lungenödem) oder allergische Vorgänge (allergisches Lungenödem) **2.** u. U. auch bei Störungen des Surfactant*-Systems sowie Lymphabflussstörungen **3.** Mischformen kommen vor, z. B. bei Urämie* (toxischer Kapillarwandschaden, Hypalbuminämie* und evtl. Überwässerung) **4.** Vorkommen eines Lungenödems auch in der Agonie* sowie bei zu raschem Aufstieg Nichtadaptierter in großen Höhen (Höhenlungenödem), bei Barotrauma* und Ertrinken.

Klinik:
- Dyspnoe*, Tachypnoe*
- Husten (Asthma* cardiale)
- Zyanose*, Blässe
- Tachykardie*
- rasselnde Atmung mit Orthopnoe* und schaumigem Sputum
- Unruhe, Todesangst.

Diagnostik:
- Auskultation: anfangs normal, dann feinblasiges diskontinuierliches Atemnebengeräusch, feuchtes Rasselgeräusch

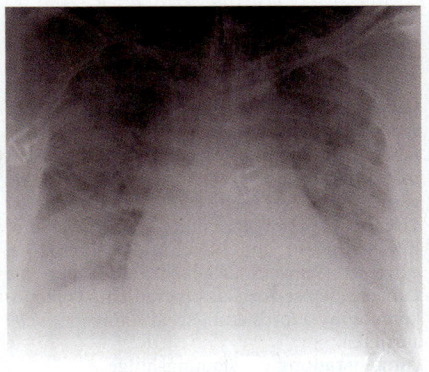

Lungenödem: Ausgeprägtes akutes interstitielles Lungenödem; Röntgen-Thorax-Aufnahme im Liegen. [1]

- Röntgen-Thorax-Aufnahme: interstitielles Lungenödem mit netz- bzw. gitterartigem Aspekt (siehe Abb.) und Kerley*-Linien (Typ B); im Gegensatz zum alveolären Lungenödem sind die Verschattungen eher flächig-konfluierend.

Therapie:
- Sofortmaßnahmen bei akutem alveolärem Lungenödem: **1.** Sauerstoffzufuhr, Sekretabsaugung **2.** sitzende Lagerung: Oberkörper hoch und Beine tief **3.** Diuretika*, z. B. Furosemid* 20–40 mg i. v. **4.** Nitroglycerol* sublingual oder als Infusion (Blutdruckkontrolle)
- Therapie der Grundstörung (z. B. Herzinsuffizienz, Niereninsuffizienz, Hypertonus).

Lungenoperation *f*: Thoraxchirurgischer Eingriff an den Lungenflügeln (Lungenbiopsie*, Lungenresektion*, Bronchoplastik*, Angioplastie*, Pleurektomie*, Lungentransplantation*). Lungenoperationen werden heute überwiegend minimal-invasiv und videoassistiert durchgeführt (video-assisted thoracic surgery).

Lungenpalpation *f*: Untersuchung der Atembewegungen durch Auflegen beider Hände auf der Vorder- und Rückseite des Thorax. Der Untersucher beurteilt die Atemexkursionen, stellt schmerzhafte Stellen fest und prüft den Stimmfremitus. Die Lungenpalpation ist Teil der körperlichen Untersuchung*.

Durchführung: Beide Daumen liegen ventral in der Mitte des Brustbeins, die Fingerspitzen unter der Klavikula. Dann wandern die Daumen an den unteren Rand des Rippenbogens, während die Finger die unteren Rippen von lateral umfassen. Bei der dorsalen Untersuchung liegen die Daumen neben den Wirbelkörpern. Die Hände fühlen die Atemexkursionen im Seitenvergleich. Schmerzhafte Stellen weisen auf Rippenverletzungen oder punktuell schmerzhafte Rippenadhäsionen hin. Der Stimmfremitus (Fremitus) prüft die Vibration der Thoraxwand, während der Patient tiefe Klänge produziert, z. B. das Wort „99" spricht. Die Hände fühlen die Vibration des Thorax. Verdichtetes Lungengewebe, z. B. im Rahmen einer Pneumonie, leitet den Schall besser. Der Stimmfremitus ist positiv, d. h. verstärkt. Negativ wird er beim Emphysem*, bei Atelektasen* oder Pleuraschwarten*, beim Pneumothorax* und Pleuraerguss*.

Lungenperfusionsszintigrafie *f*: engl. *pulmonary perfusion scintigraphy*; syn. Lungenperfusionsszintigraphie. Szintigrafie* zur Beurteilung der Lungendurchblutung unter Anwendung von ^{99m}Technetium-markierten, makroaggregierten Albuminpartikeln (MAA). Die Durchführung erfolgt als Single-Photon-Emissionscomputertomografie (SPECT). Bei primären Perfusionsstörungen zeigt sich ein Perfusions-Ventilations-Mismatch, bei sekundären Perfusionsstörungen ein Perfusions-Ventilations-Match.

Hintergrund: Die Lungenperfusionsszintigrafie wird oft zusammen mit der Lungenventilationsszintigrafie kombiniert, um primäre Perfusionsstörungen (durch Embolien) gegenüber sekundären Perfusionsstörungen bei COPD (über den Euler-Liljestrand-Reflex vermittelt) zu differenzieren.

Lungenpest → Pest
Lungenpunktion → Lungenbiopsie
Lungenreifediagnostik, pränatale *f*: engl. *prenatal lung maturity tests*. Heute obsoletes Verfahren zur Abschätzung der fetalen Lungenreife aus per Amniozentese gewonnenem Fruchtwasser. Hierzu dienten die Bestimmung des Verhältnisses von Lecithin zu Sphingomyelin (sog. L/S-Quotient, > 2,0 bei ausreichender Lungenreife) sowie die Messung des Surfactant/Albumin-Quotienten, ein Quotient >50 mg Surfactant/g Albumin spricht für ausreichende Lungenreife.

Lungenreifeinduktion *f*: engl. *induced lung maturation*; syn. pharmakologische Lungenreifeförderung. Pränatale Arzneimittelgabe, v. a. Glukokortikoide*, meist Betamethason oder Dexamethason, an die Mutter zur transplazentaren Stimulierung der Synthese von Surfactant* in der fetalen Lunge bei zu erwartender Lungenunreife.

Lungenresektion *f*: engl. *pulmonary resection*. Operative Entfernung von Teilen der Lunge. Bei resezierenden Eingriffen an der Lunge kann zwischen Resektionen entlang der anatomischen Grenzen und sog. „atypischen" Resektionen unterschieden werden.

Vorgehen:
- Anatomische Standardverfahren sind: **1.** Lobektomie* **2.** Bilobektomie*, evtl. in Verbin-

dung mit einer Bronchoplastik* oder Manschettenresektion* **3.** Segmentresektion (technisch schwierig).
- Atypische Resektionen werden oft als videoassistierte thorakoskopische Eingriffe über eine Mini-Thorakotomie durchgeführt (Video-Assisted Thoracic Surgery). Verfahren sind die Enukleation* oder Keilresektion*, häufig eingesetzt bei: **1.** kleineren, umschriebenen pathologischen Herden **2.** zur Gewinnung von Biopsiematerial bei unklaren diffusen Veränderungen des Lungenparenchyms.

Lungenruptur *f*: syn. Lungenriss. Riss des Lungengewebes, bei stumpfem Thoraxtrauma, unter Umständen mit Rupturen von Blutgefäßen und/oder Bronchien.
Klinik:
- eventuell Hämoptoe
- Pneumothorax*
- Hämatothorax*
- Schocksymptomatik bei anhaltenden größeren Blutungen.

Therapie:
- Einlage von Thoraxdrainagen (wegen des niedrigen Drucks im kleinen Kreislauf oft spontanes Sistieren kleiner Blutungen)
- operatives Vorgehen nur bei anhaltend starker Blutung und der Unmöglichkeit, mittels der Thoraxdrainage eine vollständige Ausdehnung der Lunge zu erreichen
- bei operativer Intervention passageres Abklemmen des Lungenhilus zur Exploration und Versorgung des Verletzungsbezirks.

Lungensarkoidose → Sarkoidose
Lungenschall → Perkussionsschall
Lungenschwimmprobe *f*: engl. *pulmonary docimasia*. Prüfung der Schwimmfähigkeit der Lunge, um festzustellen, ob das verstorbene Neugeborene geatmet hat. Die Lungenschwimmprobe beruht auf dem Gehalt an Minimalluft, der die Lunge schwimmen lässt, sobald sie jemals geatmet hat.

Lungensegmente *n pl*: engl. *bronchopulmonary segments*; syn. Segmenta bronchopulmonalia. Kleinste anatomisch-funktionell selbstständige Einheiten der Lunge*, die durch die Aufzweigung des Bronchialbaums* in die Segmentbronchien entstehen. Da jedes der 10 Segmente pro Lungenseite (links fehlt das 10. Segment häufig) funktionell unabhängig ist, können sie bei Erkrankungen isoliert operativ entfernt werden (Segmentresektionen).

Lungensequestration *f*: engl. *pulmonary sequestration*; syn. Pulmonale Sequestration. Fehlbildung* der Lunge mit funktionslosem, meist zystisch degeneriertem, zusätzlichem Lungengewebe aus einer akzessorischen* Lungenknospe mit eigener systemischer Blutversorgung aus einem aberrierenden Gefäß, meist aus der abdominellen Aorta*. Meist fehlt die Kommunikation zum Bronchialbaum*. Chirurgische Entfernung erfolgt elektiv*, in jedem Fall bei Tumorverdacht oder Symptomen.

Lungensiderose *f*: engl. *pulmonary siderosis*; syn. Siderosis pulmonum. Form der persistierenden, nicht kollagenösen Pneumokoniosen* mit reaktionsloser interstitieller Ablagerung von Eisen-II-oxid (schwarze Eisenlunge) oder Eisen-III-oxid (rote Eisenlunge) bei Schweißern, Kesselreinigern und Eisenhüttenwerkern. Bei extremer Schweißrauchexposition kann die Lungensiderose auch als progrediente Pneumokoniose mit Fibrosierungen im Lungengewebe auftreten.

Lungenstauung → Stauungslunge
Lungenstein *m*: engl. *pneumolith*. Kalkige Ablagerung um eingeatmeten Fremdkörper, in abgestorbenem Lungengewebe oder in Tuberkulom*.

Lungentransplantation *f*: engl. *lung transplantation* (Abk. LTx). Orthotope Transplantation* einer (Single-LTX) oder beider Lungenflügel (Doppel-Lungen-Transplantation, Double-LTX). Die Lungentransplantation ist derzeit eine etablierte Therapiemaßnahme bei Lungenerkrankungen im Endstadium. Der Eingriff ist technisch aufwändig, komplikationsreich und prognostisch schlechter als andere Organtransplantationen (1-Jahresmortalität 5–20 %, 5-Jahres-Überlebensrate ca. 50 %).

Häufigkeit: Im Jahr 2018 wurden in Deutschland laut Deutscher Stiftung Organtransplantation (DSO) 375 Lungentransplantationen nach postmortaler Spende durchgeführt.

Indikationen:
- Häufigste Indikation ist die chronisch obstruktive Lungenerkrankung (COPD), als Entscheidungskriterium wird hierbei der Bode-Index empfohlen.
- Zweithäufigste Indikation ist die idiopathische Lungenfibrose.
- Weitere bedeutsame Indikationen sind u. a. die zystische Fibrose und die pulmonal arterielle Hypertonie.

Lungentuberkulose *f*: engl. *lung tuberculosis*. Chronische Infektion der Lunge* durch Mycobacterium* tuberculosis (häufigste Form der Tuberkulose*), die mit Fieber, Husten und Dyspnoe* einhergeht. Unterschieden werden die primäre oder postprimäre Lungentuberkulose. Näheres zu Klinik, Diagnose und Therapie findet sich unter Tuberkulose*.

Lungentumoren *m pl*: engl. *pulmonary tumors*. Tumoren, die vom Lungengewebe (pulmonales Parenchym), dem Interstitium* oder der Bronchialwand ausgehen. Zu den gutartigen Lungentumoren zählen Adenome und Fibrome, der häufigste bösartige Tumor ist das Lungenkarzinom*.

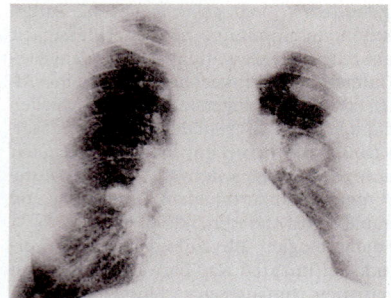

Lungentumoren: Pulmonale Metastasen eines Nierenzellkarzinoms. [7]

Formen: Benigne (gutartige) Lungentumoren (10–20 %):
- oft symptomlos und Zufallsbefund bei Röntgenaufnahmen als scharf begrenzte Rundherde mit meist peripherer Lokalisation
- z. B. Hamartochondrome (häufigster aller gutartigen Lungentumoren), Adenome (Bronchialadenom), Fibrome*, Lipome*, Osteome*, Hämangiome*, Leiomyome* und Neurinome*
- andere Rundherde wie Granulome, Pilzinfektionen, pulmonale Endometriose.*

Maligne (bösartige) Lungentumoren (80–90 %):
- primär: Lungenkarzinom*
- sekundär: metastasierend: **1.** in Form der Lymphangiosis* carcinomatosa (lymphogene Metastasierung) **2.** als umschriebene hämatogene Metastasen von Karzinomen (Fernmetastasen), z. B. bei Chorionkarzinom*, Nierenzellkarzinom* (siehe Abb.), Mammakarzinom*, Prostatakarzinom*, Magenkarzinom*, malignen Hodentumoren*
- fortgeleitet, z. B. bei Tumoren von Pleura, Mediastinum, Ösophagus, Mamma.

Lungenüberblähung *f*: engl. *pneumonectasia*. Pathologische Erhöhung des intrapulmonalen Gasvolumens. Im Gegensatz zum Lungenemphysem* wird bei der Lungenüberblähung kein Lungengewebe zerstört, d. h. sie ist spontan reversibel oder kann mit Bronchospasmolytika therapiert werden.

Vorkommen:
- v. a. bei obstruktiven Ventilationsstörungen* mit Behinderung der Exspiration, z. B. bei Asthma bronchiale als akute Lungenüberblähung (Volumen* pulmonum auctum)
- chronische Lungenüberblähung nach Lungenlappen-Resektion und Überblähung des verbliebenen Lappens.

Lungenvenenfehlmündung, partielle *f*: engl. *partial anomalous pulmonary venous drainage* (Abk. PAPVD); syn. partielle Pulmonalvenentransposition. Abnorme Mündung von einigen Venae pulmonales in Körpervenen bzw. den rechten Vorhof. Meist mündet die V. pulmonalis dextra superior (oder beide rechten Lungenvenen) in V. cava superior oder rechten Vorhof; häufig kombiniert mit Vorhofseptumdefekt (Sinus-venosus-Defekt).

Lungenvenenfehlmündung, totale *f*: engl. *total anomalous pulmonary venous connection (Abk. TAPVC)*; syn. totale Pulmonalvenentransposition. Angeborener Herzfehler* mit abnormer Mündung sämtlicher Lungenvenen in Körpervenen oder den rechten Vorhof mit Vorhofseptumdefekt (ASD) und in ca. 25 % der Fälle zusätzlichem persistierendem Ductus* arteriosus (PDA). Eine Herzinsuffizienz entwickelt sich oft schon früh postpartal mit möglicher Dekompensation und Lungenödem. Behandelt wird chirurgisch.

Lungenventilationsszintigrafie *f*: engl. *lung ventilation scintigraphy*; syn. Lungenventilationsszintigraphie. Szintigrafie* zur Untersuchung der Lungenbelüftung und Ventilation durch Inhalation von radioaktiven Aerosolen (z. B. ^{99m}Tc-DTPA) oder ^{99m}Tc-markierten verdampften Graphitpartikeln und Darstellung der Verteilung in der Lunge. Eine Lungenventilationsszintigrafie wird heute meist als Single-Photon-Emissionscomputertomografie (SPECT) durchgeführt, siehe Lungenperfusionsszintigrafie*.

Lungenversagen → Acute Respiratory Distress Syndrome

Lungenvolumenreduktion *f*: engl. *lung volume reduction*; syn. Reduktionspneumoplastik. Verkleinerung des Lungenvolumens als Therapieverfahren bei Lungenemphysem (COPD). Die chirurgische Lungenvolumenreduktion wurde in den 1950er-Jahren als palliative Therapie zur Linderung der Symptome eines fortgeschrittenen Lungenemphysems nach erfolgloser medikamentöser Therapie entwickelt. Mittels unterschiedlicher Verfahren werden besonders geschädigte Anteile des Lungenparenchyms entfernt oder ausgeschaltet.

Lungenvolumina *n pl*: engl. *pulmonary volumes*. Statische Größen verschiedener Gasvolumina der Lungen. Unterschieden werden Lungenlumina, die ventiliert und mit Spirometrie* gemessen werden können und Lungenlumina, die nicht (komplett) ventiliert werden können und mit Ganzkörperplethysmografie* bzw. Fremdgasmischmethode gemessen werden. Siehe Abb.

Einteilung: Angegebene Normwerte gelten in Ruhe für einen Erwachsenen mit 70 kg KG und 180 cm Körperlänge.

– Lungenvolumina, die ventiliert und mit Spirometrie* gemessen werden können: **1.** Atemzugvolumen (AZV, auch Tidalvolumen, Atemvolumen, Atemhubvolumen, Atemzugtiefe): Luftvolumen, das pro Atemzug eingeatmet wird; ca. 0,5 l **2.** inspiratorisches Reservevolumen (IRV): Volumen, das nach einer normalen Inspiration noch maximal eingeatmet werden kann; 2,5–3,0 l (ca. 2/3 der Vitalkapazität, siehe unten) **3.** exspiratorisches Reservevolumen (ERV): Volumen, das nach einer normalen Exspiration noch maximal ausgeatmet werden kann; 1,5 l (ca. 1/3 der VK) **4.** inspiratorische Kapazität (IK): Volumen, das nach einer normalen Exspiration maximal eingeatmet werden kann (Summe aus AZV und IRV; zusammengesetzte Volumina werden als Kapazitäten bezeichnet) **5.** Vitalkapazität (VK): Volumen, das nach maximaler Inspiration maximal ausgeatmet werden kann (Summe aus IK und ERV; 4,5–5 l (65–75 ml/kg KG); auch als forcierte Vitalkapazität (FVK, oder FVC für forced expiratory capacity): Atemvolumen, das nach einer maximalen Einatmung schnell und heftig (forciert) ausgeatmet werden kann (entspricht FEV$_6$, Sekundenkapazität*)

– Lungenvolumina, die nicht (komplett) ventiliert werden können und mit Ganzkörperplethysmografie* bzw. Fremdgasmischmethode gemessen werden: **1.** funktionelle Residualkapazität (FRK oder FRC für functional residual capacity): das nach einer normalen Exspiration in der Lunge noch vorhandene Volumen (Summe aus ERV und Residualvolumen, siehe unten); 2,5–3 l (ca. 40 % der Totalkapazität, siehe unten) **2.** Residualvolumen (RV): nach maximaler Exspiration in der Lunge verbleibender, nicht ventilierbarer Teil der Lungenvolumina; 1,5–2 l; wichtiger als die absolute Größe ist das Verhältnis zur Totalkapazität (RV/TK-Quotient): Normwert < 0,3, mit Lebensjahren zunehmend, erhöht bei obstruktiver Atemwegserkrankung*, Lungenemphysem **3.** Totalkapazität (TK): das nach maximaler Inspiration in der Lunge enthaltene Volumen (Summe aus VK und RV); 6–7 l.

Lungenzysten *f pl*: engl. *pulmonary cysts*. Sammelbezeichnung für parenchymatöse Fehlbildungen der Lunge mit Ursprung in der Embryogenese, intrathorakaler Lage und teilweise zystischer Struktur.

lupoide Hepatitis → Hepatitis, autoimmune
lupoide Nephritis → Lupusnephritis
Lupusantikoagulans *n*: engl. *lupus anticoagulant*; Abk. LA. Autoantikörper* gegen phospholipid-bindende Proteine (Antiphospholipid*-Antikörper). Lupusantikoagulans stört phospholipidabhängige In-vitro-Blutgerinnungstests, beispielsweise die aPTT, erhöht in vivo die Thromboseneigung und verursacht u. U. ein Antiphospholipid*-Syndrom. Nachweisbar ist es außerdem bei Autoimmunkrankheiten*, Vi-

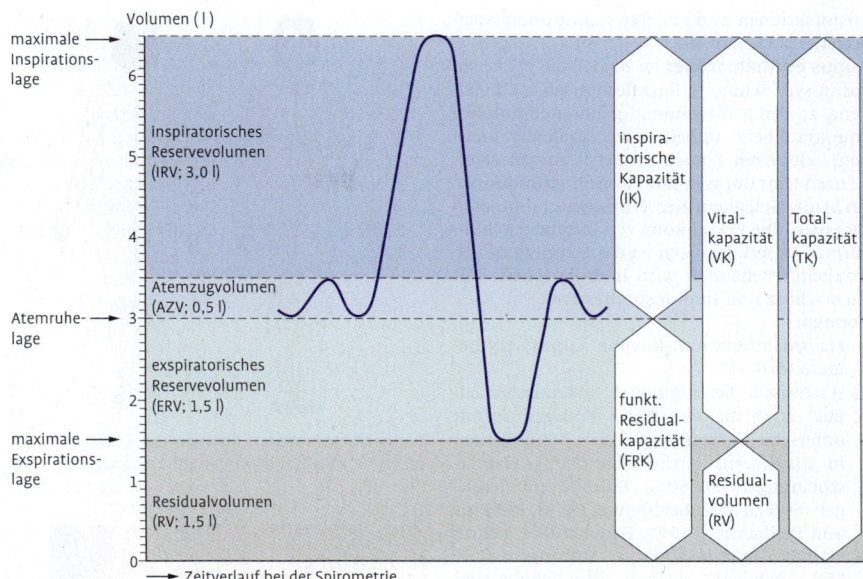

Lungenvolumina: Spirografische Darstellung (Normalwerte eines Erwachsenen); rechnerisch ergeben sich für die Vitalkapazität 5,0 l und für die Totalkapazität 6,5 l.

Lupus erythematodes

rusinfektionen und anderen (z.B. tumorassoziierten) Erkrankungen.

Lupus erythematodes m: engl. *lupus erythematosus*; syn. Schmetterlingsflechte; Abk. LE. Seltene, zu den Kollagenosen* gehörende Autoimmunkrankheit* unbekannter Ätiologie. Meistens erkranken Frauen im gebärfähigen Alter. Je nach Unterform kommt es zu Entzündungen an Haut, Gelenken, Nervensystem und inneren Organen. Die Erkrankung verläuft meist schubförmig, charakteristisch ist das Schmetterlingserythem*. Behandelt wird interdisziplinär mit Lichtschutz und Immunsuppressiva*.

Formen:
- Hautmanifestation: kutaner Lupus* erythematodes (CLE)
- systemische Beteiligung: 1. systemischer Lupus* erythematodes (SLE): Kollagenose mit unterschiedlichem Organbefall (Häufigkeiten in Klammern): Arthritiden (85%), Hauterscheinungen (50–60%), Blutbildveränderungen (60%), Nierenbeteiligung (51%), Pleuritis und Perikarditis (56%), Endokarditis, neurologische und psychische Störungen (23–30%); mögliche Auslöser eines Schubs sind UV-Licht, Arzneimittel, Infektion, psychischer Stress* und Schwangerschaft 2. arzneimittelinduzierter* Lupus erythematodes (DILE): dem SLE ähnlich, jedoch meist keine Nieren- und ZNS-Beteiligung 3. aus CLE kann sich SLE entwickeln 4. neonataler Lupus erythematodes (NLE) mit kardialer, kutaner, hämatologischer und Leberbeteiligung.

Lupus erythematodes, kutaner m: engl. *chronic discoid lupus erythematosus (Abk. CDLE)*; syn. Erythematodes chronicus discoides faciei; Abk. CLE. Weitestgehend auf die Haut beschränkte Form des Lupus* erythematodes, die besonders bei jüngeren Frauen vorkommt. Behandelt wird mit Chloroquin*, Hydroxychloroquin und Kryotherapie*, versuchsweise mit Dapson und Isotretinoin* sowie lokal und evtl. temporär auch mit systemischen Glukokortikoiden*. Der Verlauf ist chronisch, Defektheilung ist möglich.

Hintergrund: Pathologie:
- immunhistologisch vakuolisierte epidermale Basalschicht
- Hyperkeratose*, hyperkeratotische Pfröpfe der Haarfollikel*
- IgM-, IgG- und C3-Ablagerungen entlang der dermo-epidermalen Junktionszone nur in Krankheitsherden.

Klinik:
- Lokalisation an lichtexponierten Hautarealen (siehe Abb.1), meist dem Gesicht oder der behaarten Kopfhaut (Alopecia atrophicans)
- münzengroße, scharf begrenzte Herde mit zentralen follikulären Hyperkeratosen, die

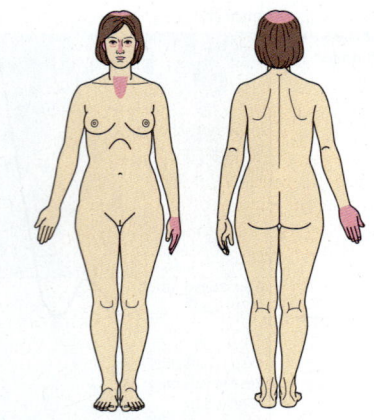

Lupus erythematodes, kutaner Abb. 1: Hauptsächliche Lokalisationen der Effloreszenzen.

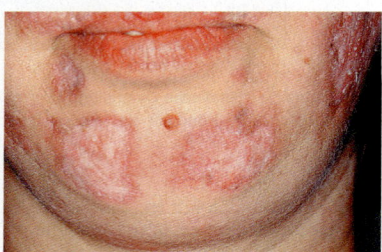

Lupus erythematodes, kutaner Abb. 2: Narbenbildung.

besonders am Rand entzündlich infiltriert sind und oft schon bei geringer Berührung schmerzen
- allmähliche Entwicklung größerer, festhaftender, gelb-bräunlicher Schuppen, an deren Unterseite sich nach dem Ablösen typisch dornartige Hornzapfen finden (sog. Tapeziernagelphänomen)
- nach Abheilung oft narbige Atrophie im Zentrum der Herde mit Hyper- und Depigmentierung
- bei langem Verlauf Vernarbung (siehe Abb. 2) und Spontanabheilung
- bei ausgeprägten Hautbefunden vermehrte systemische Beteiligung.

Therapie:
- topische Therapie: 1. Glukokortikoide 2. Calcineurin*-Inhibitoren (z.B. Tacrolimus*) 3. Retinoide (z.B. Tazaroten) 4. Kryotherapie*
- systemische Therapie: 1. Antimalariamittel (z.B. Chloroquin*, Hydroxychloroquin) 2. Retinoide 3. Dapson 4. Immunsuppressiva (z.B. Methotrexat, Azathioprin*, Cyclophosphamid).

Prognose:
- chronischer Verlauf
- Defektheilung möglich (Narbenbildung, Alopezie*, Pigmentstörungen, Mutilationen*)
- selten Entwicklung eines Plattenepithelkarzinoms* in den Narben
- selten Übergang in systemischen Lupus erythematodes.

Prophylaxe:
- konsequenter UV-Lichtschutz: 1. lichtundurchlässige Kleidung 2. Sonnenvermeidung 3. Sonnenschutzpräparate mit hohem Lichtschutzfaktor
- Vitamin*-D-Prophylaxe
- Meiden CLE-auslösender und fotosensibilisierend wirkender Medikamente, v. a. der östrogenhaltigen Antibabypille
- Rauchverzicht.

Lupus erythematodes profundus m: engl. *lupus erythematosus profundus*; syn. Lupus-Pannikulitis. Seltene, schubweise chronisch verlaufende Form des kutanen Lupus* erythematodes. Klinisch zeigen sich derbe livide Knoten im Unterhautfettgewebe von Gesicht, Schultern, Extremitäten und Gesäß. Nach Abheilung bleiben tiefe, atrophische Narben. Weitere Organsysteme sind in ca. 20% der Fälle beteiligt. Behandelt wird mit Glukokortikoiden* und Chloroquin*.

Lupus erythematodes, systemischer m: engl. *systemic lupus erythematosus*; Abk. SLE. Mit HL-Antigenen assoziierte, schubweise verlaufende Kollagenose*, die meist bei jungen Frauen auftritt. Typisch sind Gelenkschmerzen und Hautveränderungen, es können aber alle Organe betroffen sein, z.B. die Niere (Lupusnephritis*). Behandelt wird hauptsächlich mit Immunsuppressiva*. Die Prognose ist variabel bei meist jahrelangem, chronischem Verlauf.

Hintergrund: Vorkommen:
- alle Altersstufen, bei ca. 20% Auftreten im Kindesalter
- dominierend bei 25- bis 35-jährigen Frauen (80–90%).

Ätiologie: Die Triggerfaktoren sind ungeklärt.
- genetische Prädisposition besonders im HLA*-System, Komplementsystem* und den Zytokinen*
- Beteiligung exo- und endogener Faktoren (UV-Licht, Hormone, Infektionen, Medikamente wie Antihypertensiva*, Antiepileptika*, Sulfasalazin*, TNF-alpha-Inhibitoren, u.v.m.)
- gestörte Immunregulation mit Bildung autoreaktiver Lymphozyten, verschiedener Autoantikörper* und Immunkomplexe*
- Aktivierung des Komplementsystems.

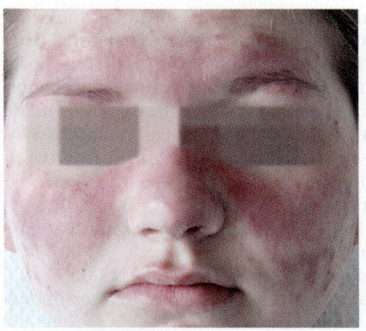

Lupus erythematodes, systemischer Abb. 1: Schmetterlingserythem. [79]

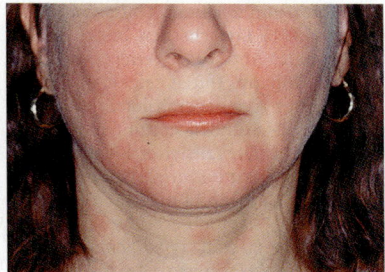

Lupus erythematodes, systemischer Abb. 2: Schmetterlingserythem. [35]

Klinik:
- Müdigkeit und Abgeschlagenheit (Fatigue*)
- Fieber
- Gewichtsverlust
- Arthralgie* oder Arthritis*: **1.** alle Gelenke können betroffen sein, typisches Befallsmuster: meist symmetrischer Befall der kleinen Gelenke, insbesondere der proximalen Interphalangealgelenke*, Metakarpalgelenke und Handgelenke **2.** Erosionen der Gelenkflächen möglich
- Fehlstellung infolge von Bandinsuffizienz und Luxationen (Jaccoudarthropathie), Tenosynovitis und Sehnenruptur* ohne adäquates Trauma, Myalgie* (häufig), Raynaud-Phänomen
- typische Hautsymptome wie Fotosensibilität* und Schmetterlingserythem* (siehe Abb. 1 und Abb. 2)
- Blutbildveränderung (Näheres siehe unter Diagnostik)
- Manifestation in allen Organen bzw. Organsystemen möglich, häufig beteiligt sind: **1.** Nieren (Lupusnephritis) **2.** Gastrointestinaltrakt mit allgemeinen Beschwerden wie Übelkeit und Durchfall, aber auch Hepatitis* und Ösophagitis* **3.** Lunge: z. B. Pleuritis*, Lupuspneumonie **4.** Herz: z. B. Pleuritis* und Perikarditis*, Endokarditis* (beim Libman-Sacks-Syndrom) **5.** ZNS: z. B Kopfschmerzen, psychische Störung
- erhöhte Infektionsgefahr
- Auslösung eines Schubs durch UV-Licht, Arzneimittel, Infektion, psychischen Stress, Schwangerschaft u. a. Faktoren.

Therapie:
- Pharmakotherapie: **1.** Glukokortikoide: **I.** niedrigdosiert: nicht vital bedrohliche Manifestation oder zur Erhaltungstherapie **II.** hochdosiert: Lupusnephritis (in Kombination mit Immunsuppressivum, s. u.) oder andere (akute) schwere Manifestation **2.** Cyclophosphamid: zur Remissionsinduktion bei Lupusnephritis Klasse III–IV oder anderer schwerer Organmanifestation **3.** Azathioprin* bei mittelschwerer Manifestation oder zur Remissionserhaltungstherapie **4.** Hydroxychloroquin bei Hautmanifestation, milder Arthritis, Pleuritis, Schubprävention **5.** Methotrexat* bei Arthritis, mittelschwerer Manifestation **6.** Ciclosporin A bei mittelschwerer Manifestation, hämatologischer Aktivität, Lupusnephritis Klasse V **7.** Mycophenolatmofetil zur Remissionserhaltungstherapie bei Lupusnephritis, zur Remissionsinduktion bei Lupusnephritis (alternativ zu Cyclophosphamid in ausgewählten Einzelfällen) **8.** Belimumab bei hoher Krankheitsaktivität trotz Standardtherapie und zur Schubprävention **9.** Rituximab zusätzlich zur Immunsuppresssion bei Therapieversagen und Organbeteiligung (Off-Label-Use)
- Plasmapherese* (Immunadsorption)
- zusätzlicher Schutz vor UV-Exposition, topisch Pimecrolimus bei kutaner Manifestation.

Cave: keine Anwendung hormonaler Antikonzeptiva in aktiven Phasen, ggf. nur Gestagene*.

Prognose: Variabel
- meist milder, jahrzehntelanger chronischer Verlauf, je nach ZNS-, renaler und kardiopulmonaler Beteiligung
- selten akut und letal.

Lupus erythematodes tumidus → Lupus erythematodes, kutaner

Lupus mutilans → Tuberculosis cutis

Lupusnephritis *f*; engl. *lupus nephritis*. Durch zirkulierende Immunkomplexe ausgelöste Glomerulonephritis* bei systemischem Lupus* erythematodes. Klinisch zeigen sich Hämaturie*, Proteinurie* und arterielle Hypertonie*. Man behandelt antihypertensiv (ACE-Hemmer oder AT$_1$-Rezeptor-Antagonisten) und lipidsenkend. Bei Schweregrad III und IV werden Immunsuppressiva eingesetzt (Cyclophosphamid, Mycophenolatmofetil oder Glukokortikoide), sonst existiert keine spezifische Therapie.

Lupus vulgaris → Tuberculosis cutis

Luschka-Tonsille → Rachenmandel

Lust-Zeichen → Peroneusphänomen

Lutealphase → Menstruationszyklus

Luteinzyste *f*; engl. *lutein cyst*; syn. Thekaluteinzyste. Hormonell bedingte, funktionelle, häufig beidseitig auftretende Zyste* am Ovar*. Luteinzysten sind meist symptomlos, sofern eine Größe von ca. 5 cm nicht überschritten wird. Sie kommen vor allem im Rahmen einer Hormontherapie (z. B. bei unerfülltem Kinderwunsch), bei Blasenmole* oder Chorionkarzinom* vor.

Luteohormon → Progesteron [Laborwert]

Luteom *n*; engl. *luteoma*. Seltener, benigner Tumor*, der aus luteinisierten Granulosa- bzw. Thekazellen im Ovar besteht und v. a. während der Schwangerschaft auftritt. Meist bleibt das Luteom symptomlos, selten führt es zu Virilisierung bzw. Hirsutismus. Nach Beendigung der Schwangerschaft bildet sich das Luteom spontan zurück.

luteus: engl. *yellow*. Gelb.

Lutheran-Blutgruppensystem *n*; engl. *Lutheran blood group system*. Blutgruppensystem (Symbol Lu) mit den antithetischen Hauptantigenen Lu^a bzw. Lu 1 und Lu^b bzw. Lu 2. Die Vererbung der Hauptantigene erfolgt autosomal-kodominant. Die Häufigkeit des Lu^b-Antigens beträgt bei Weißen ca. 99 % sowie des Lu^a-Ag bei Europäern 4–10 %.

Klinische Bedeutung: Anti-In^a und Anti-Lu^b werden nur selten gebildet und können leichte Transfusionszwischenfälle oder einen Morbus haemolyticus neonatorum mit mildem Verlauf verursachen.

Luxatio acromioclavicularis → Akromioklavikulargelenkluxation

Luxation *f*; engl. *dislocation*; syn. Ausrenkung. Gelenkverletzung mit vollständiger Verschiebung der gelenkbildenden Knochenenden (im Gegensatz zur Subluxation mit unvollständiger Verschiebung).

Formen:
- **traumatische Luxation:** durch Gewalteinwirkung entstehende Luxation mit resultierender Kapsel- und Bandruptur sowie ggf. mit Knorpel-, Knochen-, Gefäß- und Nervenverletzungen, häufig im Bereich des Schultergelenks
- **habituelle (öfter auftretende) Luxation:** aus angeborener oder erworbener Gelenkinstabilität resultierende Luxationsbereitschaft bereits bei minimaler Inanspruchnahme des betroffenen Gelenks (z. B. habituelle Patellaluxation* oder Schultergelenkluxation*)

Luxation der Costae spuriae

- **angeborene Luxation:** durch Gelenkdysplasie (z. B. Hüftgelenkluxation)
- **pathologische Luxation:** durch chronische Gelenkschädigung, Gelenkentzündung mit Kapselüberdehnung (Distensionsluxation*) oder Gelenkzerstörung (Destruktionsluxation*) oder infolge von Muskellähmungen (paralytische Luxation).

Luxation der Costae spuriae → Gleitrippe
Luxation, perilunäre f: engl. perilunar dislocation. Luxation der Handwurzel im Radiokarpalgelenk, wobei das Os lunatum in der Fossa lunata des Gelenks verbleibt, meist als Dorsalluxation der distalen Hand, selten nach palmar. Häufig ist die Kombination mit Frakturen oder knöchernen Ausrissen der anderen Handwurzelknochen (z. B. de Quervain-Luxationsfraktur bei zusätzlicher Skaphoidfraktur*).
Ursache: Sturz auf das überstreckte Handgelenk.
Klinik:
- äußerlich sichtbare Fehlstellung von Unterarm und Hand
- lokale Schwellung
- ggf. schmerzhafte Prominenz an der Palmarseite des Handgelenks, Aufhebung der Flexion im Handgelenk, Kompressionserscheinungen des N. medianus (Medianusparese).

Therapie: Geschlossene oder offene Reposition, ggf. mit Spickdrahtosteosynthese (siehe Abb.) oder Bandnaht und anschließende Gipsruhigstellung.

Luxationsfraktur f: engl. luxation fracture. Kombination von Luxation* und Fraktur an einem Gelenk. Beispiele sind Bennett-, Chopart-, Galeazzi-, Monteggia- und De-Quervain-Luxationsfraktur.
Luxationslähmung f: engl. dislocation-induced nerve paralysis. Lähmung durch mechanische Irritation eines Nervs infolge Luxation eines Gelenks, z. B. Schädigung des N. axillaris bei Schultergelenkluxation*.
luxurians: Wuchernd.
Luzidität f: engl. lucidity. Bezeichnung für Bewusstseinsklarheit. Diese ist eng mit dem Grad der Wachheit (Vigilanz*) verbunden und wird überprüft anhand von Sinnesprüfung (Sensorium), Orientierung*, Aufmerksamkeit*, sprachlicher Kommunikation, situationsadäquatem, zielgerichtetem Handeln.
LVAD: Abk. für engl. left ventricular assist device → Assistenzsystem, ventrikuläres
LVEDD: Abk. für engl. left ventricular enddiastolic diameter → Echokardiografie
LVRS: Abk. für engl. lung volume reduction surgery → Lungenvolumenreduktion
Lyell-Syndrom n: engl. Lyell's syndrome; syn. Syndrom der verbrühten Haut. Lebensgefährliche Dermatosen unterschiedlicher Genese, die durch generalisierte Blasenbildung und Ablösung der Epidermis* gekennzeichnet sind (Nikolski-Phänomen positiv). Betroffen sind sowohl die Haut als auch die Mund-, Nasen-, Genitoanalschleimhaut und die Konjunktiven. Diagnostiziert wird klinisch-anamnestisch und mikrobiologisch, eine intensivmedizinische Überwachung und Therapie ist erforderlich. Siehe Abb.
Erkrankung: Je nach Ätiologie unterscheidet man: **Medikamentöses Lyell-Syndrom:** Maximalvariante einer schweren allergischen Medikamentennebenwirkung (Allergie vom Immunkomplex-Typ). Es kommt initial zu großflächigen Erythemen und in Folge zu progredienter Blasenbildung der Haut und Ablösung der handtuchartig verschiebbaren Epidermis* (subepidermale Spaltbildung). Die Letalität ist hoch, gehäuft bei AIDS-Patienten auftretend, hauptsächlich Erwachsene sind betroffen. Eine milde Verlaufsform ist das Stevens*-Johnsons-Syndrom. Beispiele für mögliche Auslöser:
- Allopurinol*
- Coxibe
- Antiepileptika*, z. B. Carbamazepin*, Phenytoin*, Lamotrigin*
- Analgetika*, z. B. Metamizol*, NSAR
- Antibiotika*, z. B. Sulfonamide*, Cotrimoxazol.

Staphylogenes Lyell-Syndrom (SSSS – staphylococcal scalded skin syndrome): Betrifft vor allem Säuglinge in den ersten 3 Lebensmonaten und wird durch Staphylococcus* aureus Exfoliatin verursacht, meist auf eine eitrige Infektion von Haut, Bindehäuten, Ohren oder Pharynx folgend. Bei Erwachsenen besteht durch neutralisierende Antikörper eine Immunität gegenüber Exfoliatin. Initial zeigen sich Fieber und lokalisiertes oder generalisiertes Erythem*, innerhalb von 24 Stunden kommt es dann zu lokalisierter oder generalisierter Blasenbildung (intraepidermale Spaltbildung). Die Abheilung geschieht ohne Narbenbildung.

Lyme-Arthritis → Lyme-Borreliose
Lyme-Borreliose f: engl. Lyme borreliosis; syn. Lyme-Krankheit. Häufigste durch Zecken* übertragene Infektionskrankheit in Europa. Nach einem Erythem* kann die Krankheit zu Arthritis, lokalisierter Hautatrophie* und neurologischen Symptomen führen. Die Behandlung erfolgt mit Antibiotika*. Chronische Beschwerden im Zusammenhang mit oder nach der Infektion sind umstritten.
Übertragung:
- in Mitteleuropa meist durch Ixodes ricinus (Holzbock)
- in den USA durch Ixodes scapularis.

Entsprechend der Aktivität der Zecken bzw. der Menschen kommt es zu saisonaler Häufung der Erkrankung im Sommer und Herbst, wobei die Durchseuchung der Zecken regional sehr unterschiedlich (5–60 %) ist. Bei Infektion in der Schwangerschaft können die Borrelien auf den Fetus übertragen werden. Reinfektionen sind möglich, da keine bleibende Immunität erfolgt.
Klinik: Der Verlauf ist individuell sehr heterogen, sodass Stadien teilweise übersprungen werden.
- **Stadium I** (früh, lokal): Tage bis Wochen nach (häufig unbemerktem) Zeckenstich: 1. Erythema* migrans (Wanderröte) 2. unspezifische Allgemeinsymptome (Kopfschmerzen, Arthralgie, Myalgie, gastrointestinale Symptome, evtl. Fieber)

Luxation, perilunäre: Perilunäre, transtriquetrale Fraktur; 1: deutliche palmare Luxation in der seitlichen Röntgenaufnahme, Fraktur des Os triquetrum wird sichtbar im CT; 2: Versorgung mit Spickdrahtosteosynthese. [108]

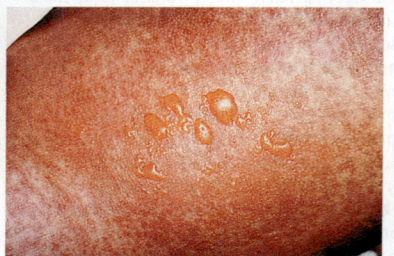

Lyell-Syndrom: Typische ausgedehnte Blasenbildung auf rotem Grund. [74]

- **Stadium II (früh, disseminiert):** Wochen bis 6 Monate nach Zeckenstich: **1.** neurologische Manifestation (akute Neuroborreliose; Bannwarth*-Syndrom, häufig Hirnnervenparese, bei Kindern meist akute periphere Fazialisparese) **2.** Lymphadenosis cutis benigna Bäfverstedt **3.** selten Karditis mit Rhythmusstörungen
- **Stadium III (spät):** > 6 Monate bis Jahre nach Zeckenstich: **1.** kutane Manifestation (Akrodermatitis* chronica atrophicans, z. T. mit Polyneuropathie assoziiert) **2.** mono- oder oligoartikuläre Arthritis mit möglichem Übergang in chronisch-erosive Arthritis (Lyme-Arthritis) **3.** selten neurologische Manifestation (chronische Neuroborreliose) durch chronische Enzephalomyelitis mit Ataxie, Parese, teilweise chronisch-progrediente Meningoenzephalitis, sehr selten zerebrale Vaskulitis, Myositis **4.** Stadium II und III können überlappen
- **Post-Lyme-Syndrom:** gelegentlich gebrauchter Begriff für Müdigkeit und diffuse Schmerzen nach behandelter Lyme-Borreliose.

Therapie: Antibiotika verkürzen den klinischen Verlauf und verhindern Komplikationen oder chronische Infektion. Nach Antibiotikatherapie gibt es in Einzelfällen Rezidive. Reinfektionen sind möglich.
- Stadium I: orale Antibiotikatherapie über 2–3 Wochen (Doxycyclin oder Amoxicillin, alternativ Cefuroxim oder Makrolid-Antibiotika)
- Stadien II und III: Doxycyclin oder Amoxicillin für 2–4 Wochen (8 bei Arthritis)
- bei Befall des zentralen Nervensystems in Stadium II und III: Ceftriaxon i. v. über 14–21 Tage
- Post-Lyme-Syndrom: Antibiotika nicht indiziert.

Prävention: Gut bedeckende Kleidung in Endemiegebieten, sowie schnellstmögliche Entfernung der Zecke mit anschließender lokaler Desinfektion. Eine Antibiotikaprophylaxe mit Doxycyclin erfolgt nur im Einzelfall, z. B. bei endemisch hohem Risiko.
Prognose: Bei frühzeitiger Behandlung in der Regel günstig.

lymphaceus: syn. lymphatisch. Zur Lymphe gehörend.

Lymphadenektomie f: engl. *lymphadenectomy*; syn. Lymphknotendissektion. Operative Entfernung von Lymphknoten*, die isoliert oder systematisch-radikal durchgeführt wird. Sie wird im Rahmen der Diagnostik, z. B. Staging*, oder der erweiterten Tumorchirurgie vorgenommen. Komplikationen bei systematisch-radikaler Lymphadenektomie*, etwa axillär oder pelvin-paraaortal, sind u. a. Lymphödem*, Serombildung und Schmerzen.

Lymphadenitis → Lymphangitis
Lymphadenitis f: Entzündliche Schwellung der Lymphknoten*. Eine primäre Lymphadenitis tritt bei generalisierten Erkrankungen wie z. B. Lymphomen*, manchen Autoimmun- oder Stoffwechselerkrankungen und bei spezifischen generalisierten Infektionen auf. Eine sekundäre Lymphadenitis ist eine Reaktion der Lymphknoten im Rahmen von Entzündungen in ihrem Abflussgebiet.

Lymphadenitis acuta non specifica f: engl. *acute non-specific lymphadenitis*. Schmerzhafte Anschwellung von Lymphknoten einer Lymphknotengruppe während der Infektionsabwehr. Die Eintrittspforte ist meist leicht zu finden, gelegentlich weist ein lymphangitischer Strang auf die Verletzung hin.

Lymphadenitis chronica non specifica f: Bis haselnussgroß geschwollene, nicht schmerzhafte Lymphknoten besonders am Kieferwinkel und in der Leistenbeuge.

Lymphadenitis mesenterialis acuta f: engl. *acute mesenteric lymphadenitis*. Anschwellungen und Entzündung der Mesenteriallymphknoten, verursacht durch eine Infektion mit Yersinia* enterocolitica oder pseudotuberculosis. Betroffene infizieren sich durch fäkal kontaminierte Nahrung und zeigen Symptome einer akuten Appendizitis* (Pseudoappendizitis). Diagnostiziert wird mittels direktem Erregernachweis (Kultur), therapiert mit Antibiotika, allerdings nur bei schwerer Erkrankung.
Erkrankung: Da die Symptome denen bei akuter Appendizitis ähneln, wird häufig eine Laparotomie durchgeführt. Intraoperativ finden sich jedoch eine reizlose Appendix, paketartige Lymphknotenschwellungen und seröses Exsudat.

Lymphadenitis specifica f: engl. *specific lymphadenitis*. Histologische Bezeichnung für Lymphadenitis unterschiedlicher Genese. Sie tritt häufig im Rahmen von Infektionen (Blastomykose, Brucellose, Katzenkratzkrankheit, Lymphogranuloma venereum, Mononucleosis infectiosa, Röteln, Toxoplasmose, Tularämie u. a.) auf sowie bei Autoimmunkrankheiten (z. B. systemischer Lupus erythematodes, Felty-Syndrom, Sarkoidose).

Lymphadenitis tuberculosa → Lymphknotentuberkulose
Lymphadenopathie f: engl. *lymphadenopathy*. Allgemeine Bezeichnung für Erkrankungen der Lymphknoten.
Lymphadenose → Leukämie
Lymphangiektasie f: engl. *lymphangiectasia*. Lokalisierte oder generalisierte pathologische Erweiterung von Lymphgefäßen* infolge Malformation oder Verschluss der Lymphgefäße durch Narben oder Tumoren, sowie durch erhöhten Druck in den Lymphgefäßen bei chronischer kardialer Stauung. Lymphangiektasien können überall im Körper vorkommen. Eine bedeutende Unterform ist die Lymphangiektasie des Dünndarms (intestinale Lymphangiektasie).

Lymphangiitis → Lymphangitis
Lymphangiografie → Lymphografie
Lymphangioleiomyomatose f: engl. *lymphangiomyomatosis*. Systemerkrankung unbekannter Ätiologie mit Wucherung glatter Muskelzellen im Lungengewebe, die nur bei Frauen im gebärfähigen Alter auftritt. Betroffene leiden unter zunehmender Dyspnoe. Um ein Fortschreiten zu verhindern, werden Gestagene in hoher Dosierung verabreicht. Diese bewirken jedoch keine Heilung. In schweren Fällen wird eine Lungentransplantation nötig.

Lymphangiom → Malformation, lymphatische
Lymphangiom n: engl. *cystic hygroma*; syn. Zystenhygrom. Teils stark ausgeprägte zystische Halsschwellung mit resultierender Gesichtsasymmetrie. Es handelt sich meist um eine Fehlbildung, die z. T. pränatal diagnostiziert wird. Sonografisch lassen sich zystische, mit Lymphe* gefüllte Strukturen nachweisen. Eine Assoziation mit Chromosomenanomalien ist möglich. Die Therapie ist schwierig und erfolgt chirurgisch oder mit Instillationstherapie.
Erkrankung: Ätiologie: Eine Assoziation mit folgenden genetischen Syndromen ist beschrieben:
- Noonan*-Syndrom
- Trisomie* 13, Trisomie* 18 und Trisomie 21
- Turner*-Syndrom

Pathologie: Fingerförmig wachsende Zyste in die Halsweichteile und in die Infratemporalregion, meist nicht begrenzt auf eine definierte Halsregion.
Klinik: Zum Teil gravierende Halsschwellung mit resultierender Gesichtsasymmetrie (ästhetische Problematik).
Therapie:
- chirurgische Entfernung bei kleinen Befunden oder als Ultima ratio bei ausgedehnten Befunden
- OK 432-Instillation: **1.** mit einem Streptokokken-Antigen mit hoher Sklerosierungstendenz **2.** sonographisch kontrolliert in die einzelnen Kammern in wiederholten Sitzungen.

Lymphangioma cavernosum subcutaneum → Lymphangioma circumscriptum profundum
Lymphangioma circumscriptum profundum n: engl. *lymphangioma cavernosum*; syn. Lymphangioma cavernosum subcutaneum. Angeborene kissenartige, weiche, unscharf begrenzte Schwellung der Haut oder Schleimhaut, z. B. als unförmige Verdickung des Halses, der Lippen oder der Zunge.

Lymphangioma circumscriptum superficiale n: engl. *cystic lymphangioma*; syn. Lymphangio-

Lymphangioma cysticum

ma cysticum. Bis linsengroße, meist gruppierte, leicht zerplatzende Zysten mit serösem Inhalt. Die Therapie besteht aus Exzision, Kryo- oder Laserchirurgie.

Lymphangioma cysticum → Lymphangioma circumscriptum superficiale

Lymphangiopathia obliterans f: Lymphangiopathie* unklarer Ätiologie (generalisierte Form), die zur Reduktion der Lymphgefäße, Lumeneinengung und Lymphödem führt. Bei der Entstehung der lokalisierten Form spielen u. a. Entzündung, Bestrahlung und Tumoren eine Rolle.

Lymphangiopathie f: engl. *lymphangiopathy*. Erkrankung der Lymphgefäße. Zu den **primären** (angeborenen) Lymphangiopathien zählen z. B. Atresie, Aplasie, Ektasie, Hypo- oder Hyperplasie, hereditäres Lymphödem*, Zysten oder Lymphangiom. Die **sekundären** (erworbenen) Lymphangiopathien sind z. B. Lymphangitis*, Lymphangiosis und Lymphangiektasie.

Lymphangiosis carcinomatosa f: engl. *carcinomatous lymphangiosis*. Kontinuierliche Ausbreitung eines Karzinoms* in den Lymphgefäßen, makroskopisch erkennbar als feines, dem Lymphgefäßverlauf entsprechendes weißliches Netz (z. B. in der Pleura).

Lymphangitis f: engl. *angioleukitis*. Entzündung von Lymphgefäßen*, zumeist im Abflussgebiet eines Infektionsherdes. Äußerlich sichtbar sind rote Streifen entlang der Lymphbahn, evtl. Schwellungen und vergrößerte Lymphknoten*, es kann zu Fieber und Krankheitsgefühl kommen. Behandelt wird vor allem mit Ruhigstellung, Kühlung und Antibiotika*, die Prognose ist gut.

Erkrankung: Ursache: Die Lymphangitis ist in der Regel Begleiterscheinung einer (meist akuten) Gewebeentzündung.
- Erreger: Staphylokokken, Streptokokken der Gruppe A und Mischinfektionen
- typische Eintrittspforten: 1. Hautabszesse, Furunkel* 2. Infektionen im Bereich der Fingernägel (Nagelbettentzündung) 3. Insektenstiche 4. kleinste Hautverletzungen (z. B. Rhagaden* oder durch Fußpilz geschädigte Haut).

Klinik:
- schmerzhafte rote Streifen unter der Haut, die nach zentral fortschreiten
- Lymphadenitis*
- evtl. Fieber und Krankheitsgefühl.

Komplikationen:
- Abszessbildung
- Übergriff der Entzündung auf die Blutbahn (Sepsis*)
- Lymphödem* durch entzündlich bedingte Vernarbung des Gewebes und dadurch bedingte Lymphabflussstörungen.

Therapie:
- Antibiotika*
- Ruhigstellung
- lokal Antiseptika*
- bei Abszessbildung Inzision* und Drainage*.

Prognose: Gut. Bei unbehandelter Lymphangitis jedoch Entwicklung einer Sepsis möglich.

lymphatisches Ödem → Lymphödem

Lymphe f: engl. *lymph*. Klare bis hellgelbe Flüssigkeit aus Lymphplasma und Lymphozyten*. Die Lymphe entsteht durch Austritt von Blutplasma aus Kapillaren ins Gewebe (ca. 0,1 l/h), fließt in Gewebespalten und wird durch Lymphgefäße (anfangs ohne, später mit Wandung) über regionäre Lymphknoten (Einschwemmen von Lymphozyten) wieder dem Blutkreislauf zugeführt.

Hintergrund:
- wichtiges Transportsystem im Körper (Nährstoffe, Fremdkörper, Keime), dient der Immunabwehr
- zirkulierendes Volumen abhängig von der Höhe des Kapillarblutdrucks, dem kolloidosmotischen Druck des Plasmas, dem Gewebedruck, der Kapillarwanddurchlässigkeit und dem Aktivitätsgrad der Organe (besonders der Muskulatur)
- Hauptlymphgefäß: Ductus* thoracicus
- fettreiche, trübere Lymphe des Dünndarms: Chylus*.

Klinische Bedeutung:
- Lymphödem
- Elephantiasis.

Lymphgefäße n pl: engl. *lymphatic vessels*; syn. Vasa lymphatica. Gefäße, welche die Lymphe* von den Lymphkapillaren zu den Lymphknoten* leiten und weiter bis zum Venenwinkel (Angulus venosus). Sie helfen, Nährstoffe zu verteilen sowie Keime und Abfallstoffe aus den Organen abzutransportieren. Größere Lymphgefäße werden als Lymphstämme und Lymphgänge bezeichnet.

Anatomie: Lymphgefäße sind ähnlich wie Venen aufgebaut. Sie besitzen ein Endothel* mit einer Basallamina, eine dünne Schicht glatter Muskulatur, die sich rhythmisch kontrahiert, und eine Adventitia. In die Lymphgefäße sind Klappen (Valvulae lymphaticae) eingebaut, welche die Strömungsrichtung der Lymphe vorgeben.

Lymphgefäßerkrankungen → Lymphangiopathie

Lymphknoten m sg, pl: engl. *lymph nodes*; syn. Nodi lymphoidei. In die Strombahn der Lymphgefäße* eingeschaltete, linsen- bis bohnengroße plattrundliche sekundäre Organe des lymphatischen Systems. Lymphknoten filtern die Lymphe* aus ihrem zugehörigen Einzugsgebiet, beispielsweise auf bakterielle Antigene. Außerdem spielen sie eine Rolle bei der antigeninduzierten Differenzierung und Proliferation der Lymphozyten*.

Funktion:
- Filterung der Lymphe aus zugehörigem Einzugsgebiet (sog. tributäres Gebiet) während ihrer Passage von der Peripherie zum Ductus* thoracicus durch Phagozytose* von Mikroorganismen*, Toxinen*, Zellfragmenten und anderen Antigenen
- wichtig für antigeninduzierte Differenzierung und Proliferation der Lymphozyten, beispielsweise aktivieren antigenpräsentierende Zellen in der T-Zone eines Lymphknotens die T-Lymphozyten.

Lymphknotenmetastase f: engl. *lymph node metastasis*; syn. Lymphknotenfilia. Absiedelung bösartiger Tumorzellen im Lymphknoten* durch lymphogene Metastasierung. Erstes Anzeichen ist häufig eine tastbare Vergrößerung des Lymphknotens, die vom malignen Lymphom* und einer Lymphadenitis* abzugrenzen ist. Metastasen im Sentinel*-Lymphknoten sind teils prognostisch relevant (z. B. bei Mammakarzinom*, malignem Melanom*). Die Dokumentation erfolgt in der TNM*-Klassifikation.

Klinik:
- Befallene Lymphknoten sind vergrößert und häufig schmerzlos.
- Die Konsistenz ist eher derb, die Knoten sind nicht verschieblich.
- Metastasen im Sentinel-Lymphknoten dienen bei Mammakarzinom und malignem Melanom zum Abschätzen des Ausmaßes der Metastasierung.
- Essenziell ist die Abgrenzung vom malignen Lymphom und von entzündlich veränderten Lymphknoten (Lymphadenitis).

Diagnostik:
- Abtasten regionärer Lymphknoten
- bildgebende Verfahren (Ultraschall, MRT, PET/CT)
- Histologie einer Biopsie*.

Therapie: Die Therapie von Lymphknotenmetastasen erfolgt im Einklang mit der Therapie des Primärtumors, beispielsweise durch OP, Chemotherapie* oder Strahlentherapie.*

Lymphknotenpunktion f: engl. *lymph node puncture*. Gewebeentnahme aus einem Lymphknoten* mit einer Hohlnadel (Feinnadelpunktion). Die Untersuchung wird in Lokalanästhesie* durchgeführt, z. B. bei Verdacht auf malignes Lymphom* oder Tuberkulose*. Die Lymphknotenpunktion wird nur noch in Ausnahmefällen durchgeführt. Alternativ wird ein kompletter Lymphknoten chirurgisch entnommen.

Lymphknotenschwellung, generalisierte f: syn. generalisierte Lymphknoten-Vergrößerung. Schwellung von Lymphknoten in mindestens zwei nicht benachbarten Lymphknotensta-

tionen (z. B. inguinale und zervikale Lymphknoten). Ursächlich sind meist virale, bakterielle und parasitäre Infektionen, Lymphome* und Leukämien*.
Hintergrund: Ursache infektiöser generalisierter Lymphknotenschwellungen sind zumeist:
- **virale Infektionen:** 1. Masern* 2. Röteln* 3. Windpocken (Varizellen*) 4. HIV*-Erkrankung 5. CMV-Infektion (Zytomegalie*) 6. EBV-Infektion (Mononucleosis* infectiosa) u. a.
- **bakterielle Infektionen:** 1. Tuberkulose* 2. Syphilis* (Polyskleradenitis*) u. a.
- **parasitäre Infektionen:** 1. Toxoplasmose* 2. Malaria* u. a.

Klinik:
- **benigne** Lymphknotenschwellungen sind meistens: 1. weich 2. gut verschieblich 3. druckschmerzhaft
- **maligne** Lymphknotenschwellungen sind eher: 1. derb 2. gering oder nicht verschieblich 3. nicht druckschmerzhaft (indolent)

Diagnostik:
- klinische Untersuchung
- Labordiagnostik (BSG, CRP, Differenzialblutbild, LDH, Infektionsserologie, PCR)
- Sonografie (Dignität der Lymphknoten? Milzgröße?)
- Rö-Thorax (Hilusvergrößerung? Mediastinalverbreiterung?)
- ggf. CT/MRT
- bei weiter unklarem Befund: histopathologische Untersuchung durch: 1. Lymphknotenbiopsie 2. bei Verdacht auf Lymphom Lymphknotenexzision.

Lymphknotentuberkulose f: engl. *lymph node tuberculosis*. Manifestation der Tuberkulose* an den Lymphknoten des Körpers.

Lymphknoten, vergrößerte m pl: Lymphknoten, die sicht- oder tastbar, schmerzhaft oder schmerzlos, lokal, regionär oder generalisiert, akut oder chronisch angeschwollen sind. Die Ursache ist meist entweder infektiös-entzündlicher (Lymphadenitis*) oder neoplastischer (Lymphom) Natur. Nicht jeder tastbare Lymphknoten ist krankhaft vergrößert. Unklare Lymphknotenschwellungen müssen histopathologisch (Biopsie oder chirurgische Entnahme) abgeklärt werden.
Hintergrund: Ursachen:
- gutartige (benigne) Lymphknotenvergrößerungen: 1. Viren: Mononukleose, Masern*, Mumps*, Röteln*, HIV u. a. 2. Bakterien: Borreliose*, Tuberkulose* u. a. 3. Parasitien: Toxoplasmose* u. a.
- bösartige (maligne) Lymphknotenvergrößerungen: 1. Hodgkin*-Lymphom 2. Non-Hodgkin-Lymphom 3. Leukämie* 4. Tumoren, Metastasen*.

Diagnostik:
- Inspektion: 1. Entzündungszeichen 2. Verletzungen im Einzugsbereich der Lymphknoten
- Palpation der Lymphknoten: 1. **benigne** Lymphknoten: meist weich, gut verschieblich, druckschmerzhaft 2. **maligne** Lymphknoten: eher derb, gering oder nicht verschieblich, nicht druckschmerzhaft (indolent)
- Sonografie: 1. **benigne** Lymphknoten: oval, echoreicher Hilus, vermehrte zentrale Durchblutung oder Einschmelzung 2. **maligne** Lymphknoten: rund, komplett echoarmer Lymphknoten, peripheres Durchblutungsmuster
- CT/MRT
- Lymphografie
- Szintigrafie (Wächterlymphknoten?)
- histologische Untersuchung: 1. Biopsie* (Feinnadelpunktion nicht ausreichend) 2. Exzision* (Entnahme eines gesamten Lymphknotens).

Lymphknotenvergrößerung, inguinale f: syn. inguinale Lymphadenopathie. Krankhafte, schmerzhafte oder schmerzlose Schwellung der Lymphknoten in der Leiste (Regio inguinalis). Unterschieden werden die Lymphknoten unterhalb des Leistenbandes, die teilweise das äußere Genitale drainieren und die Lymphknoten der Oberschenkelinnenseite, die der unteren Extremitäten drainieren. Ursächlich sind Infektionen, maligne Systemerkrankungen und Tumoren.
Hintergrund: Ursachen:
- systemische Infektionen: 1. HIV*-Erkrankung 2. infektiöse Mononukleose 3. Zytomegalie* 4. Masern* 5. Röteln* u. a.
- genitale Infektionen: 1. Lues (Syphilis*) 2. weicher Schanker (Ulcus* molle) 3. Herpes* genitalis 4. Lymphogranuloma* venereum
- Infektionen im Bereich der Beine und Füße: Erysipel* u. a.
- maligne Systemerkrankungen: 1. Lymphome* 2. Leukämie*
- Tumoren: 1. Peniskarzinom* 2. Vulvakarzinom* u. a.

Lymphknotenverkalkung f: engl. *calcification of a lymph node*. Kalkablagerungen oder regelrechte Verkalkungen regionärer Lymphknoten als mögliches Endstadium einer Tuberkulose* oder Silikose*.

Lymph-Node-Permeability-Faktor m: engl. *lymph node permeability factor*. Biologisch wirksamer vasoaktiver Faktor, der die Durchlässigkeit der Lymphknoten regelt.

Lymphoblasten m pl: engl. *lymphoblasts*. Unter dem Einfluss von Antigenen (in vivo und in vitro) oder Mitogenen (in vitro) stimulierte oder aktivierte Lymphozyten*. Sie besitzen ein vergrößertes Zellvolumen (ca. 12 μm) sowie einen aufgelockerten Kern. Lymphoblasten proliferieren und entwickeln sich zu Effektorzellen* (aktivierte T-Lymphozytensubpopulationen bzw. Plasmazellen) oder memory cells.

Lymphoblastenleukämie → Leukämie, akute lymphatische

Lymphocytosis → Lymphozytose

Lymphödem n: engl. *lymphedema*. Chronisches Ödem* infolge Lymphabflussbehinderung, z. B. nach operativen Eingriffen, Entzündungen, selten bei angeborenen Fehlbildungen der Lymphgefäße*. Klinisch zeigen sich blasse, teigige, regionale Schwellungen, typischerweise im Bereich von Extremitäten und Genitale. Behandelt wird mit manueller Lymphdrainage, Physiotherapie* und anschließendem Kompressionsverband.
Erkrankung: Formen und Ursachen:
- selten: **primäres Lymphödem** (hereditäres Lymphödem): 1. bei Aplasie* oder Hypoplasie* von Lymphgefäßen
- häufig: **sekundäres Lymphödem** mit Schädigung, Kompression oder Zerstörung der Lymphgefäße, z. B.: 1. bei Entzündung*, Tumor* oder Filariose* 2. nach Strahlentherapie* z. B. nach Mastektomie* 3. nach wiederholten Lymphangitiden 4. nach operativem Eingriff (Lymphödem des Armes früher häufig nach radikaler Mastektomie*, Lymphödem des Halses nach Neck* dissection).

Stadien:
- Stadium 0: Latenzstadium, keine Schwellung, aber lymphatische Transportstörung
- Stadium I: weiche Schwellung, durch Hochlagern reversibel
- Stadium II: verhärtete Schwellung, Fibrose, Delle kaum noch eindrückbar
- Stadium III: irreversible, massive Schwellung mit verhärteter und verdickter Haut.

Klinik:
- blasse, teigige, nur z. T. eindrückbare schmerzfreie regionale Schwellung
- Kastenzehen (geschwollene Zehen)
- Schwere- und Spannungsgefühl
- Bewegungseinschränkung
- ohne Entstauung ständige Volumenzunahme
- Erysipel* als häufige Komplikation.

Therapie:
- manuelle Lymphdrainage und Physiotherapie*, bei Bedarf für längere Zeit
- Kompressionsverband*
- Hochlagern der Extremität (vgl. z. B. Armlagerung*)
- sorgfältige Hautpflege
- wegen erhöhter Infektionsgefahr Vermeiden auch kleinster Verletzungen
- maschinelle intermittierende Lymphdrainage

– mikrochirurgische Lymphbahnoperationen zur Verbesserung des Lymphabflusses, z. B. nach operations- oder bestrahlungsbedingten Verletzungen von Lymphbahnen.

Lymphödem, hereditäres n: engl. *hereditary lymphedema*. Erbliche Hypoplasie des Lymphgefäßsystems unterschiedlicher Ausprägung. Das hereditäre Lymphödem wird eingeteilt in 3 Typen nach Genort und zusätzlicher Organbeteiligung. Behandelt wird mit Lymphdrainage, Kompressionsverbänden und ggf. Proteinsupplementation.

Einteilung:
– **Typ I**, syn. Nonne-Milroy-Syndrom: autosomal-dominant erbliches angeborenes Lymphödem der unteren Extremitäten
– **Typ II**, syn. Meige-Syndrom, Lymphoedema praecox: autosomal-dominant erbliches juvenil auftretendes Lymphödem
– **frühmanifestes Lymphödem.**

lymphogen: engl. *lymphogenic*. Von den Lymphorganen ausgehend, durch die Lymphgefäße weitergetragen.

Lymphografie f: engl. *lymphography*; syn. Lymphographie. Früher angewendetes röntgendiagnostisches Verfahren zur Darstellung der Lymphgefäße und -knoten unter Verwendung von Röntgenkontrastmitteln in wässriger und öliger Lösung. Inzwischen wird meistens eine Lymphszintigrafie* durchgeführt.

Lymphografie, indirekte → Lymphszintigrafie

Lymphgranulomatose → Hodgkin-Lymphom

Lymphogranulomatosis benigna → Sarkoidose

Lymphogranulomatosis inguinalis → Lymphogranuloma venereum

Lymphogranuloma venereum n: engl. *subacute inguinal poradenitis*; syn. Lymphopathia venerea. Durch Chlamydia* trachomatis (Serovar L$_1$–L$_3$) verursachte Geschlechtskrankheit. Die Diagnose wird klinisch-anamnestisch und durch Erregernachweis gestellt. Therapiert wird mittels systemischer Antibiose inklusive Partnerbehandlung.

Klinik: Allgemeinsymptome:
– Fieber
– Gelenk-, Muskel- und Kopfschmerzen
– Meningitis*
– Hepatitis*
– Konjunktivitis*
– Hauterscheinungen (Erythema exsudativum, Erythema* nodosum)
– Ausheilung kann jederzeit spontan unter Bildung kleiner eingezogener Narben erfolgen.

Lymphohistiozytose, hämophagozytische f: engl. *hemophagocytic lymphohistiocytosis*; Abk. HLH. Hereditäre und erworbene Erkrankungen, Manifestation einer unkontrolliert überschießenden Immunantwort unterschiedlicher Ätiologie. U. a. treten therapieresistentes prolongiertes Fieber, Hepatosplenomegalie, Lymphadenopathie, Polyserositis, Ikterus, Hirnnervenparesen und epileptische Anfälle auf. Die Diagnose erfolgt klinisch, labordiagnostisch und/oder molekulargenetisch, die Therapie durch intensive Immunsuppression und ggf. allogene hämatopoetische Stammzelltransplantation*.

Lymphoidzellen f pl: engl. *atypical lymphocytes*. Mittelgroße Zellen mit aufgelockertem Kern und blauem Protoplasma (Vorstufen der Plasmazellen*). Zu einer Vermehrung kommt es besonders bei Reizung des Monozyten-Makrophagen-Systems (lymphatische Reizformen). Die Lymphoidzellen entsprechen stimulierten Lymphozyten*.

Lymphokine n pl: engl. *lymphokines*. Zu den Zytokinen* gehörende Kommunikationsproteine (z. T. Glykoproteine*), die von Lymphozyten* (antigenaktivierte B- und T-Lymphozyten) produziert und sezerniert werden. Sie regen andere Zellen zur Bildung verschiedener Enzyme* und Faktoren oder zur Proliferation* an. Die bedeutendsten Lymphokine sind Interleukine* und Interferone*.

Lymphom n: engl. *lymphoma*; syn. Lymphom, malignes. Sammelbegriff für maligne Erkrankungen, die von entarteten Lymphozyten ausgehen. Lymphome treten großteils in Lymphknoten auf, aber auch das Knochenmark und die Milz können befallen sein. Unterschieden werden 70 verschiedene Subtypen mit stark unterschiedlichen Krankheitsverläufen, Therapien und Prognosen.

Formen: Man unterscheidet das Hodgkin*-Lymphom (Synonym Morbus Hodgkin) von den Non*-Hodgkin-Lymphomen (NHL). Weiteres Unterscheidungsmerkmal sind behandlungsrelevante Oberflächenmarker der Lymphomzellen, sog. B-NHL (ca. 80 %), und T-NHL (ca. 20 %). Wichtigstes Kriterium auch für die angewandte Therapie ist die Klassifikation nach dem Wachstumsmuster des NHL in indolente (niedrig-maligne), aggressive (hochmaligne) sowie hoch-aggressive Formen.

Klinik: Charakteristisch ist die schmerzlose Vergrößerung von Lymphknoten und/oder anderen lymphatischen Organen (Tonsillen, Milz, etc.). Begleitet wird dies häufig von Allgemeinsymptomen wie Leistungsknick, Schwäche, Blässe, häufiges Auftreten von Infekten oder Blutungszeichen. Die sog. B-Symptomatik ist ebenfalls häufig:
– Fieber (über 38,5 °C ohne Infekt)
– Gewichtsverlust (von über 10 % des Körpergewichts, ungewollt und ohne erkennbare andere Ursache)
– Nachtschweiß.

Therapie: Die Therapieoptionen variieren enorm zwischen den unterschiedlichen Subtypen und reichen von beobachtendem Verhalten bis zu intensiver Chemotherapie und Bestrahlung.

Lymphom, follikuläres n: engl. *follicular lymphoma* (Abk. FL); syn. Follikelzentrumslymphom. Neoplasie der B-Zellen des Keimzentrums mit follikulärem Wuchsbild. Die Patienten zeigen eine Lymphadenopathie und unspezifische Allgemeinsymptome. Die Diagnose erfolgt histologisch aus einer Biopsie. Aufgrund des indolenten Wachstumsmusters ist oft keine sofortige Therapie vonnöten.

Lymphom, malignes → Lymphom

Lymphom, primäres kutanes n: engl. *primary cutaneous lymphoma*; syn. kutanes Lymphom (Abk. CL); Abk. PCL. Sammelbezeichnung für primär ausschließlich in der Kutis auftretende neoplastische Lymphome, ausgelöst durch meist klonale Vermehrung kutaner Lymphozyten. Abzugrenzen sind kutane Manifestationen bei Leukämie* oder extrakutanem Lymphom. Je nach Form und Stadium wird ein Staging der Erkrankung durchgeführt und entsprechend therapiert.

Lymphonodus → Lymphknoten

Lymphopathia venerea → Lymphogranuloma venereum

Lymphopenie f: engl. *lymphopenia*. Pathologische Verminderung von Lymphozyten* im peripheren Blut. Sie erscheint als nicht weiter relevante relative Lymphopenie bei ausgeprägter Leukozytose* oder als absolute Lymphopenie mit verminderter Lymphozytenzahl. Die Zuordnung erfolgt anhand des Differenzialblutbilds*. Bei absoluter Lymphopenie besteht eine Neigung zu Infektionen durch Viren*, Pilze oder Parasiten*.

Lymphopoese: Abk. für → Lymphozytopoese

Lymphoproliferatives X-chromosomales Typ 1 Syndrom n: engl. *X-linked lymphoproliferative syndrome type 1*; syn. Duncan-Syndrom. Primärer Immundefekt* mit pathognomonischer Suszeptibilität für fulminante, häufig letal verlaufende primäre Infektion mit Epstein*-Barr-Virus (Abk. EBV). Das typisch klinische Bild, Laborchemie, Durchflusszytometrie und molekulargenetische Untersuchungen sichern die Diagnose. Die Therapie ist symptomatisch oder mit Stammzelltransplantation kurativ, der Ausgang trotzdem häufig letal.

Lymphorrhagie f: engl. *lymphorrhagia*; syn. Lymphorrhö. Austritt von Lymphe* aus pathologisch veränderten Lymphgefäßen*. Ursachen sind z. B. die Verletzung des Ductus* thoracicus, Fisteln (z. B. bei Elephantiasis*) sowie Lymphknoten*- oder Lymphgefäßläsion bei Operationen. Lymphorrhagische Lymphgefäße können Varizen* ähneln.

Lymphostase → Lymphödem
Lymphotoxin → Tumor-Nekrose-Faktor
Lymphotrope Erreger-Labordiagnostik *f*: Suchtests zur Identifizierung von Viren* oder Bakterien* als Ursache für eine lokale oder generalisierte Lymphknotenschwellung. Zunächst wird nach den häufigsten Erregern gesucht, beispielsweise nach dem Epstein*-Barr-Virus, Toxoplasmen oder dem Zytomegalie*-Virus. Wird die Ursache nicht gefunden, erfolgen weitere Tests in Abhängigkeit der klinischen Symptomatik* und der Anamnese*.
Stufendiagnostik: 1. Stufe (häufige Erreger):
– Epstein-Barr-Virus: Epstein*-Barr-Virus-Antikörper
– Toxoplasma* gondii: Toxoplasmose*-Antikörper
– Zytomegalie-Virus: Zytomegalie*-Virus-Antikörper

2. Stufe (seltene Erreger, Bestimmung je nach klinischer Symptomatik und Anamnese):
– Adenoviren: Adeno-Virus-Antikörper
– Bartonella* henselae: Bartonella*-Antikörper
– Brucella*: Brucella*-Antikörper
– Chlamydia* trachomatis: Chlamydia*-Antikörper
– Coxiella* burnetii: Coxiella*-Antikörper
– Coxsackie*-Viren: Coxsackie*-Virus-Antikörper
– ECHO-Viren: ECHO*-Viren-Antikörper
– Herpes*-simplex-Virus: Herpes* simplex-Antikörper
– Humanes Herpes-Virus 6 (HHV-6): Humanes* Herpes-Virus-Antikörper
– HIV: HIV*-Antikörper
– Mumps*-Virus: Mumps*-Virus-Antikörper
– Röteln*-Virus: Röteln*-Virus-Antikörper
– Treponema* pallidum: Lues*-Labordiagnostik
– Mycobacterium* tuberculosis: Tuberkulintest*
– Franciella tularensis: Tulärämie*-Antikörper
– Yersinia* enterocolitica: Yersinien*-Antikörper.

Indikation: Erregerdiagnostik bei lokaler oder generalisierter Lymphadenopathie*.
Material und Präanalytik: Serum*.
Lymphozele *f*: engl. *lymphocele*. Lymphansammlung in Körperhöhlen* oder erweiterten Lymphgefäßen*. Sie entstehen meist nach Lymphadenektomie* oder durch Zerreißen von Lymphgefäßen in Brusthöhle oder Bauchhöhle. Lymphozelen resorbieren sich meist auch ohne Therapie. Komprimieren sie Venen, werden sie operativ oder laparoskopisch entfernt.
Lymphozytär-Eosinophile Heilphase → Leukozyten

Lymphozyten *m pl*: engl. *lymphocytes*. Gruppe weißer Blutkörperchen (Leukozyten*), die wichtig ist für die spezifische Immunabwehr*. Zu den Lymphozyten gehören B- und T*-Lymphozyten sowie natürliche Killerzellen*. Labordiagnostisch bestimmt werden Lymphozyten u. a. bei rezidivierenden Infektionskrankheiten*, Autoimmunkrankheiten* oder zur Verlaufskontrolle bei Chemotherapie*. Eine Lymphozyten-Differenzierung dient u. a. der Leukämie*-Diagnostik.
Physiologie: Bildung: Lymphozyten stammen ab von pluripotenten (lymphoiden) Stammzellen des Knochenmarks und werden in Knochenmark oder Thymus geprägt, d. h. sie erhalten dort ihre spezifischen Fähigkeiten. Anschließend zirkulieren sie im Blut oder ziehen sich zurück in sekundäre lymphatische Organe (z. B. Lymphknoten*, Milz*, Tonsillen*, Peyer*-Plaques). **Verteilung:**
– 3 % im peripheren Blut (davon sind 70–80 % T*-Lymphozyten)
– 50 % in der Darmschleimhaut
– 30 % in den Organen des lymphatischen Systems
– 10 % im Knochenmark
– der Rest in anderen Organen.
Morphologie: (siehe Abb.)
– großer chromatindichter runder Kern
– wenig basophiles, meist granuliertes Zytoplasma
– reife, inaktive (naive) Lymphozyten: ⌀ 7–9 μm
– aktivierte Lymphozyten: ⌀ bis 16 μm.
Einteilung und Funktion:
– B*-Lymphozyten (B-Zellen): **1.** geprägt im Knochenmark (engl. **b**one marrow) **2.** Aufgabe: spezifische humorale Immunität (Produktion löslicher Antikörper*) **3.** Vorläufer der Plasmazellen* und B-Gedächtniszellen* **4.** Aktivierung: Antigenbindung an Oberflächen-Antikörper der B-Lymphozyten
– T*-Lymphozyten (T-Zellen): **1.** geprägt im Thymus **2.** Aufgabe: spezifische zellvermittelte Immunität **3.** Vorläufer der T-Gedächtniszellen* und T-Effektorzellen* (wie T-Killerzellen und T-Helferzellen) **4.** Aktivierung: Antigene, die von Makrophagen aufbereitet und mithilfe von MHC-Molekülen präsentiert werden, binden an Oberflächen-Rezeptoren der T-Lymphozyten
– natürliche Killerzellen*: **1.** gehören zu den Nullzellen **2.** Aufgabe: Töten virusinfizierter oder entarteter Zellen.

Man unterteilt die einzelnen Lymphozyten-Arten anhand ihrer Oberflächenmarker, dem sogenannten **cluster of differentiation (CD)**, in verschiedene Subtypen (s. u.). Siehe Lymphozyten*, Abb. dort.
Bewertung: Erhöhte Gesamt-Lymphozyten-Werte (Lymphozytose*):
– virale Infektionskrankheiten: **1.** Röteln* **2.** Zytomegalie* **3.** Pfeiffer-Drüsenfieber **4.** Hepatitis* A **5.** Viruspneumonie
– bakterielle Infektionskrankheiten: **1.** Tuberkulose* **2.** Lues **3.** Keuchhusten **4.** Brucellose*
– neoplastische Erkrankungen: **1.** akute lymphatische Leukämie* (ALL) **2.** chronisch-lymphatische Leukämie* (CLL) **3.** malignes Lymphom* **4.** Waldenström-Krankheit
– systemischer Lupus* erythematodes.
Erniedrigte Gesamt-Lymphozyten-Werte (Lymphopenie*):
– virale Infektionskrankheiten wie AIDS (besonders CD4-T-Lymphozyten)
– Miliartuberkulose*
– neoplastische Erkrankungen: **1.** Hodgkin*-Lymphom und V. a. weitere Lymphome* **2.** andere Malignome
– Therapie mit Strahlen, Zytostatika* oder Glukokortikoiden*
– systemischer Lupus* erythematodes
– primäres Antikörpermangelsyndrom*.
Bronchoalveoläre Lavage:
– erhöhter CD4/CD-Quotient: ≥ 5 V. a. auf Sarkoidose
– erniedrigter CD4/CD-Quotient: ≤ 1 V. a. exogen-allergische Alveolitis*.

Lymphozyten-Differenzierung *f*: engl. *lymphocyte differentiation*. Nachweis von unterschiedlichen Lymphozytensubgruppen im Blut über Differenzierungsantigene auf der Zelloberfläche. Die Lymphozyten* werden über mit Fluoreszenzfarbstoffen markierte monoklonale Antikörper* in der Durchflusszytometrie* differenziert. Das Verfahren wird zur Abklärung angeborener und erworbener zellulärer Defekte eingesetzt, z. B. bei Leukämien*, zellulären Immundefekten* (HIV*-Infektion) und Autoimmunkrankheiten*).
Bewertung: Siehe Tab.
Lymphozytenmischkultur *f*: engl. *mixed lymphocyte culture*. Testverfahren zur Auswahl ge-

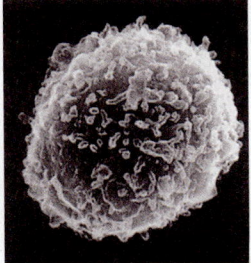

Lymphozyten: Rasterelektronische Aufnahme eines B-Lymphozyten (12 500-fache Vergrößerung). [20]

Lymphozytopoese

Lymphozyten-Differenzierung: Abweichungen vom Referenzwert[1].		
B-Lymphozyten	↑	moderat: monoklonale B-Zell-Lymphozytose; stark: B-Zell-Leukämie
	↓	angeborene und erworbene Immundefekte
T-Lymphozyten	↑	Virusinfektionen, T-Zell-Leukämie, Raucher, Schwangerschaft, nach hoher körperlicher Belastung
	↓	chronische Lebererkrankungen, Verbrennungen, systemischer Lupus erythematodes und andere Autoimmunerkrankungen, Benzolintoxikation, Niereninsuffizienz, Steroidtherapie, Eisenmangelanämie, Eiweißmangel, nach Bestrahlung mit ionisierenden Strahlen
Natürliche Killerzellen	↑	Virusinfektionen, Mykoplasmeninfektion, nach medikamentöser Immunstimulation
	↓	Tumorwachstum, Raucher, bei körperlicher Belastung, während einer kalorienarmen Diät
T-Helferzellen	↑	stark: Sézary-Syndrom; moderat: Schwangerschaft, Autoimmunerkrankungen, bakterielle Infektionen
	↓	HIV, zelluläre Immundefekte, Virusinfektionen, Raucher, bestimmte Medikamente, Sportler, Multiple Sklerose, Sarkoidose
T-Suppressorzellen	↑	lymphotrope Virusinfektion
	↓	zelluläre Immundefekte, HIV, bestimmte Medikamente, körperliche Belastung
CD4/CD8-Quotient (EDTA-Blut)	↑	chronische rheumatoide Arthritis, Insulin-abhängiger Diabetes mellitus, systemischer Lupus erythematodes ohne Nierenschaden, primär biliäre Zirrhose, atopische Dermatitis, Sézary-Syndrom, Psoriasis, Autoimmunhepatitis, Multiple Sklerose im akuten Schub, CD4+ T-Zell-Leukämie
	↓	systemischer Lupus erythematodes mit Nierenschaden, Verbrennungen, akute Virusinfektionen (infektiöse Mononukleose, Zytomegalie, Herpes, Masern), Graft-versus-Host-Erkrankung, sportliche Belastung, Myelodysplasien, T-Zell-Leukämie mit CD8+-Leukämiezellen, maligne Tumoren, Bestrahlungs-, Chemo- und Steroidtherapie
CD4/CD8-Quotient (Bronchiallavage)	↑	Sarkoidose, Berylliose, Asbestose
	↓	exogen-allergische Alveolitis, Bronchiolitis obliterans mit organisierender Pneumonie (BOOP), chronisch-eosinophile Pneumonie, Churg-Strauss-Syndrom

[1] Die Lymphozytenuntergruppen unterliegen Schwankungen durch verschiedene situative Einflüsse, z. B. Ernährung, Genussmittel oder körperliche Belastungen. Pathologische Prozesse sind durch verschiedene typische Veränderungen charakterisiert.

eigneter Gewebe- bzw. Organspender für eine Transplantation*. Dabei wird die Stimulation von Lymphozyten* verschiedener Individuen bei gemeinsamer Kultivierung untersucht. Bei ausbleibender oder minimaler Stimulation werden gute Transplantationsergebnisse erwartet. Die Lymphozytenmischkultur ist wegen der langen Verfahrensdauer ungeeignet zur Beurteilung bei (postmortaler) Spende.

Lymphozytopoese f: engl. *lymphocytopoiesis*. Bildung der Lymphozyten* im Rahmen der Hämatopoese.

Lymphozytose f: engl. *lymphocytosis*. Vermehrung der Lymphozyten* im Blutbild*. Bei absoluter Lymphozytose ist die Gesamtzahl der Lymphozyten erhöht und es besteht eine Leukozytose*. Bei der diagnostisch nicht relevanten relativen Lymphozytose ist der Anteil an Lymphozyten bei gleichzeitiger Neutropenie* erhöht. Eine absolute Lymphozytose kommt v. a. bei Viruserkrankungen vor.

Lymphozytotoxizitätstest → Gewebetypisierung

Lymphszintigrafie f: engl. *lymphoscintigraphy*; syn. Lymphszintigraphie. Verfahren der Szintigrafie* zur Darstellung der Lymphgefäße und -knoten.

Indikationen:
- Lymphabfluss aus Tumoren bzw. deren Umgebung: nach peritumoraler, intra- oder subkutaner Injektion ^{99m}Technetium-markierter, kolloidaler Substanzen: 1. Darstellung des Abtransports des Tracers über die Lymphbahnen in die regionalen Lymphknotenstationen 2. Darstellung des jeweiligen Sentinel-Lymphknotens, der während der innerhalb von 24 Stunden durchgeführten Operation mit einer speziellen Szintillationsmesssonde (siehe Szintillationszähler*) intraoperativ lokalisiert werden kann 3. v. a. indiziert bei prä- bzw. intraoperativer Diagnostik der tumordrainierenden Lymphknoten, z. B. eines Melanoms oder Mammakarzinoms (siehe Sentinel*-Lymphknoten-Entfernung)
- Lymphabfluss bei Arm- oder Beinödem: nach interdigitaler Injektion des kolloidalen Radiopharmakons Darstellung der Lymphbahnen und -kollektoren bzw. Nachweis des Fehlens der Lymphgefäße oder Unterbrechung der Lymphbahnen.

Lynch-Syndrom → Hereditäres nichtpolypöses Kolonkarzinom

Lys: Abk. für → Lysin

Lyse f: engl. *lysis*. Lösung oder Auflösung von Zellen, z. B. Bakterien- (Bakteriolyse) oder Blutzellen (Hämolyse*), von Abflusshindernissen im Körper, z. B. Thromben (Thrombolyse*), Steinen (Urolitholyse*, Cholelitholyse*) und Fieber*, d. h. Fieberabfall – früher auch verwendet für das Abklingen einer Erkrankung.

Lysergsäurediethylamid → LSD

Lysin n: engl. *lysine*. Basische, proteinogene, essenzielle Aminosäure*, die in den meisten tierischen (Myosin*, Kollagen*, Histone* bis 27 %), weniger in pflanzlichen Proteinen vorkommt. Durch Decarboxylierung bei Fäulnis geht Lysin in Cadaverin über, in der Leber erfolgt der Abbau über Pipecolinsäure zu Acetoacetyl-CoA oder Acetyl-CoA.

Lysinacetylsalicylat → Acetylsalicylsäure

Lysis → Lyse

Lysokinasen → Plasminogenaktivatoren

Lysosomen n pl: engl. *lysosomes*. Im Golgi-Apparat gebildete Zellorganellen mit einer Größe von 0,25–0,5 μm, die Hydrolasen* enthalten und einen niedrigen pH*-Wert (< 5) aufweisen. Die Membran der Lysosomen besitzt eine innere Glykokalyx*. Erbliche lysosomale Defekte führen zu Speicherkrankheiten* (z. B. Mukopolysaccharid*-Speicherkrankheiten oder Sphingolipidosen).

Funktion: Intrazellulärer Abbau von organischen Substanzen, die von der Zelle durch Pinozytose* und Phagozytose* aufgenommen wurden (z. B. Proteine, Glykogen, Lipide) bzw. Abbau von Zellmaterial (z. B. Autophagie von Mitochondrien). Hierfür stellen Lysosomen Enzyme wie Proteasen*, Lipasen*, Nukleasen* und Carbohydrasen bereit.

Formen:
- primäre Lysosomen: neu gebildete Lysosomen
- sekundäre Lysosomen: enthalten phagozytiertes Material; licht- und elektronenmikroskopisch heterogen.

Lysotyp *m*: engl. *lysotype*; syn. Phagentyp. Bakterienstamm, der anhand der Lyse* durch spezifische Bakteriophagenstämme von anderen Bakterienstämmen unterschieden werden kann.

Lysozym *n*: engl. *lysozyme*; syn. Muramidase. Zu den Glykosidasen zählendes, bakterizid wirkendes Enzym*. Die bakterizide Wirkung beruht auf der Spaltung von Murein* durch Hydrolyse der glykosidischen Bindung zwischen N-Acetylglukosamin und N-Acetylmuraminsäure. Lysozym kommt beispielsweise vor in Tränenflüssigkeit, Nasen-, Bronchial- und Darmsekret, Muttermilch, Blutplasma, Leukozyten* und Bakteriophagen*.

Lyssa → Tollwut

lytisch: engl. *lytic*. Lösend, abfallend.

LZH: Abk. für → Langerhans-Zell-Histiozytose

M

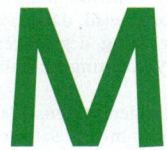

M: Abk. für → Methionin
M.: Abk. für → Morbus
M.: Abk. für → Musculus
MAC: Abk. für engl. maximum allowable workplace concentration → Arbeitsplatzkonzentration, maximale
Machado-Joseph-Krankheit → Ataxie, spinozerebellare
Machbarkeitsstudie *f*: engl. *feasibility study*. Studie* zur Prüfung der Praktikabilität von neuen Versorgungsprogrammen oder therapeutischen Eingriffen oder zur Evaluation, ob eine bestimmte Fragestellung im Rahmen einer Studie bearbeitet werden kann (z. B., ob Versorgungsforschung auf Basis eines Krankheitsregisters möglich ist).
Mach-Effekt *m*: engl. *Mach's phenomenon*. Visuelle Täuschung* mit Wahrnehmung von Streifen an Hell-Dunkel-Übergängen, z. B. zwischen verschieden stark geschwärzten Bereichen im Röntgenbild. Das Auftreten von Mach-Effekten lässt sich durch retinale Verschaltungsprinzipien der lateralen Hemmung erklären.
Beschreibung: Trotz gleichbleibender Intensitätsverteilung des Lichts auf einer Fläche nehmen Menschen beim Übergang zu einer anderen Lichtintensität eine Helligkeitsänderung (Kontrasteffekt) beiderseits direkt am Rand der Kontur wahr (siehe Abb.).

Macintosh-Spatel → Laryngoskop
Mackenzie-Zeichen → Cholezystitis
Mackenzie-Zonen *f pl*: engl. *Mackenzie's zones*. Bestimmte Muskelgruppen umfassende Zonen, in die bei Erkrankung innerer Organe, die von demselben spinalen Segment versorgt werden, Schmerzen projiziert werden.
Macula → Makula [Dermatologie]
Macula adhaerens → Desmosom
Macula adhaerens → Schlussleistenkomplex
Macula corneae *f*: syn. Makula. Fleckförmige, graue Hornhautnarbe. Sie ist entsprechend Ausmaß und Trübungsgrad zwischen den beiden anderen Ausprägungsformen von Hornhautnarben (Nubecula* und Leukom*) einzuordnen.
Macula densa → Apparat, juxtaglomerulärer
Maculae lacteae → Sehnenflecke
Maculae tendineae → Sehnenflecke
Macula gonorrhoica *f*: engl. *gonorrheal spot*. Rötung der Ostien der Bartholin-Drüsen und anderer Drüsen des Vestibulum vaginae im späten Stadium einer akuten Gonorrhö*.
Macula matricis → Nävus
Macular Pucker → Gliose, epiretinale
maculosus: engl. *macular*. Fleckenreich, fleckig.
MAD: Abk. für engl. mittlerer arterieller Druck → Mittlerer arterieller Blutdruck
Madarosis *f*: Verlust der Wimpern und Augenbrauen aufgrund einer Vielzahl von Krankheiten, z. B. Blepharitis, Hautkrankheiten, Hypothyreose oder als UAW.
Madelung-Deformität *f*: engl. *Madelung's deformity*. Häufig beidseitige Epiphysenwachstumsstörung am distalen Radiusende (ulnar, palmar) mit Verschiebung der V-förmig deformierten Handwurzel palmarwärts. Die Ulna erscheint nach dorsal (sub-)luxiert, da sie den Radius längenmäßig überragt. Die Madelung-Deformität kann als Teilsymptom der Dyschondrosteosis Léri-Weill und des Turner*-Syndroms auftreten.
Madenwurm → Enterobius vermicularis
Madonnenfinger → Sklerose, progressive systemische
Madurafuß → Eumyzetom
Männliche Infertilität *f*: syn. Zeugungs-Unfähigkeit des Mannes. Unvermögen des Mannes, trotz ungeschützten Geschlechtsverkehrs* über 12 Monate, ein Kind zu zeugen. Ursachen sind Erkrankungen der Hoden* (z. B. Maldescensus* testis) oder Samenwege (z. B. postentzündliche Stenosen). Diagnostiziert wird hauptsächlich laborchemisch und mittels Spermauntersuchung*. Die Therapie erfolgt ursachenabhängig mit dem Ziel der Wiederherstellung der Fertilität*.
Erläuterung:
– Definition nach WHO: „Infertilität ist eine Erkrankung des reproduktiven Systems, definiert durch die Unfähigkeit eine Schwangerschaft* zu erreichen, trotz ungeschützten Geschlechtsverkehrs über 12 Monate."
– beim Mann wird der Begriff häufig synonym zu Sterilität* (= Zeugungsunfähigkeit) verwendet.
Epidemiologie:
– Für ungefähr 15 % der Paare in Deutschland bleibt der Kinderwunsch unerfüllt.
– In ca. 30 % der Fälle liegt die Ursache nur beim Mann, in ca. 30 % nur bei der Frau und in ca. 20 % bei beiden (kombinierte Ursachen). In ca. 20 % bleibt die Ursache ungeklärt.
Ursachen:
– Erkrankungen des Hodens: **1.** Maldescensus testis **2.** Hodentraumata, Hodentorsionen*, Hodentumoren **3.** Hydrozele* testis, Varikozele **4.** rezidivierende Orchitis* **5.** Z. n. Chemotherapie* oder Radiatio*

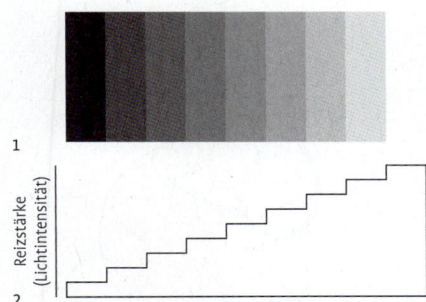

Mach-Effekt: Der linke Rand jedes Streifens (1) erscheint (bei gleicher physikalischer Reizintensität (2) heller als der restliche Streifen, da die Ränder stärker der Kontrastbildung unterworfen sind als der restliche Streifen und eine stärkere Akzentuierung der Konturen erfolgt.

Magen

- Erkrankungen der Samenwege: **1.** postentzündliche Stenosen, z. B. nach Epididymitis* **2.** Aplasie des Ductus* deferens, Samenblasenaplasie **3.** kongenitale bilaterale Aplasie des Vas deferens (CBAVD) **4.** Z. n. Vasektomie* (Durchtrennung der Samenleiter)
- Erkrankungen der Spermien, z. B. immobile Spermien
- primärer oder sekundärer Hypogonadismus*
- genetische Ursachen, z. B. Klinefelter*-Syndrom
- erektile Dysfunktion*.

Diagnostik:
- Anamnese (inkl. Sexualanamnese!), urologische Erkrankungen (Maldescensus testis?), Geschlechtskrankheiten
- Labor: Testosteron*, LH, FSH, GnRH*-Test, SHBG, Prolaktin*, TSH
- Sonografie der Hoden*
- Spermauntersuchung, Spermiogramm*
- ggf. Vasografie des Ductus* deferens.

Therapie:
- ursachenabhängig, Näheres siehe Therapie der jeweiligen Grunderkrankung
- bei ausbleibendem Therapieerfolg bzw. weiterhin bestehendem, unerfülltem Kinderwunsch kann eine künstliche Befruchtung in Betracht gezogen werden.

Magen *m*: engl. *stomach*; syn. Gaster. Muskulöses Hohlorgan der Verdauung, zwischen Speiseröhre (Ösophagus*) und Zwölffingerdarm (Duodenum*) gelegen. Der Magen vermengt die aufgenommene Nahrung mit saurem Magensaft und Enzymen, die so mechanisch und chemisch zerkleinert und zerlegt wird. Der Speisebrei gelangt zur weiteren chemischen Verdauung schubweise in den Zwölffingerdarm.

Anatomie:
- im linken Oberbauch gelegen
- je nach Füllungszustand schlauch- oder sackförmig und gekrümmt mit großer und kleiner Magenkurvatur (Curvatura gastrica major et minor)
- **Abschnitte: 1.** Mageneingang (Kardia*) mit kuppelförmiger Wölbung (Magengrund, Fundus) **2.** Magenkörper (Korpus) mit Verengung zum Antrum pyloricum (Pförtner-Vorraum) **3.** Magenpförtner (Pylorus*) als Übergang zum Zwölffingerdarm (Duodenum) und Schließmuskel.

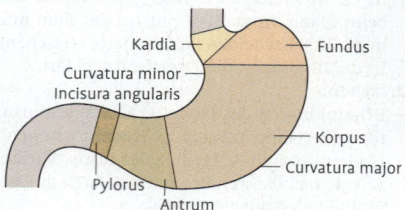

Physiologie:
- während der Verdauung zieht sich die Magenwand wiederholt zusammen, bewegt den Speisebrei und schiebt ihn mittels peristaltischer Wellen Richtung Magenausgang
- der Speisebrei wird dabei zerkleinert und unter Einwirkung des Magensafts* für die chemische Verdauung im Dünndarm vorbereitet
- Drüsenzellen der Magenschleimhaut bilden den Magensaft mit: **1.** Salzsäure, die Krankheitserreger abtötet **2.** Enzymen zur Eiweißverdauung (Pepsin und seine inaktive Vorstufe Pepsinogen) **3.** Schleimstoffen zum Schutz der Magenschleimhaut **4.** Intrinsic*-Faktor zur Aufnahme von Vitamin B_{12}
- Verweildauer im Magen: **1.** Wasser 20 min **2.** feste Nahrung bis zu mehreren Stunden (Fette am längsten, Kohlenhydrate am kürzesten).

Magenatonie *f*: engl. *gastroatonia*; syn. Magenlähmung. Schlaffe Lähmung der Magenmotilität* mit Magenentleerungsstörung* besonders für feste Nahrung. Die Behandlung richtet sich nach der Ursache.

Erkrankung: Ursachen:
- neurogen bei: **1.** Diabetes mellitus (häufigste Ursache) **2.** Amyloidose
- idiopathisch, z. B. bei intestinaler Pseudoobstruktion
- myogen: bei Muskeldystrophien, Kollagenosen, Amyloidose
- viral: akute Magenatonie bei Infektion z. B. mit Zytomegalie*- oder Norovirus*
- pharmakologisch durch: **1.** Opiate (siehe Abb.) **2.** Dopamin-Rezeptor-Agonisten **3.** Sympathomimetika **4.** Anticholinergika

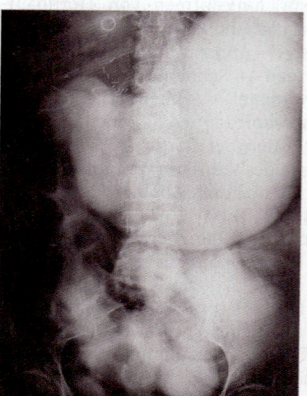

Magenatonie: Deutlich vergrößerter Magen (Röntgenkontrastaufnahme) bei oraler Morphingabe. [32]

- als postoperative Komplikation durch Schädigung oder Durchtrennung des N. vagus (siehe Vagotomie).

Klinik:
- Völlegefühl
- Reflux
- Übelkeit
- Erbrechen.

Therapie:
- Behandlung der Grunderkrankung
- Magensonde
- Nahrungskarenz
- Peristaltika
- abführende Maßnahmen.

Magenballon *m*: engl. *intragastric balloon*. Reversibles restriktives Verfahren zur Behandlung einer Adipositas* (Gewichtsreduktion 15–20 kg). Der Magenballon wird interventionell endoskopisch platziert und liegt aufgrund seines anpassbaren Füllungsvolumens von 400–700 ml der Magenwand an. Der Magenballon muss spätestens nach einem Jahr entfernt werden.

Indikationen:
- BMI 27–35
- Überbrückung zur Vorbereitung auf einen geplanten bariatrischen Eingriff.

Komplikation: Ballonleckage und Ileus bei Abgang des Ballons in den Dünndarm.

Magenband *n*: engl. *gastric banding*; syn. Adjustable Gastric Banding (AGB). Bei morbider Adipositas* meist laparoskopisch implantiertes Band zur Bildung eines Vormagens. Es wird kurz unterhalb der Kardia um den Magen platziert. Durch einen innenliegenden, mit Flüssigkeit gefüllten Schlauch ist das Magenband über einen Port in seiner Weite verstellbar, was eine Anpassung der Nahrungsrestriktion ermöglicht. Siehe Abb.

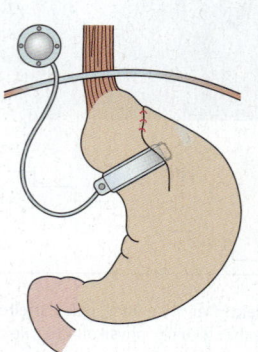

Magenband: Steuerung der Dilatation und damit der Magenpassage über subkutan gelegten Port. [32]

Indikation: Das Magenband dient der Gewichtsabnahme ab einem BMI von > 35. Es ermöglicht einen Excess Weight Loss (EWL) von 35–58 %.

Komplikationen:
- hoher Ileus durch Verlegung des Magenlumens bei Bandabkippung
- Penetration des Bandes ins Magenlumen
- Portinfektionen
- Fistelbildung.

Die Reoperationsrate liegt bei 41 %. Eine ständige Nachsorge zur Justierung des Bandes ist erforderlich. Die Quote an Therapieversagern ist hoch.

Magenblase *f*: engl. *gastric bubble*. Luftblase im kranialen Teil des Magens*, die im Röntgenbild sichtbar ist. Bei der Nahrungsaufnahme wird zwangsläufig Luft geschluckt. Die Luft sammelt sich am höchsten Punkt des Magens, der Magenkuppel, und ist als Magenblase in Röntgenaufnahmen am stehenden oder sitzenden Patienten sichtbar.

Magenblutung → Blutung, gastrointestinale

Magen-Bypass *m*: engl. *gastric bypass*. Weltweit am häufigsten angewandtes Verfahren in der Adipositaschirurgie*, das durch Magenverkleinerung (Restriktion) in Kombination mit der Umgehung von ausgeschalteten Dünndarmanteilen (Malabsorption und hormonelle Modulation) zur drastischen Gewichtsabnahme (EWL 51,1–77,8 %) und dadurch zur positiven Beeinflussung der mannigfaltigen Komorbiditäten führt.

- **proximaler Roux-en-Y-Magen-Bypass (RNYGB): 1.** Kombination aus drastischer Verkleinerung des Magenreservoirs durch Bildung eines kleinen Restmagens (Pouch*; Volumen ≤ 20 ml) und Malabsorption* durch Gastrojejunostomie und Jejunoileostomie (siehe Abb.) **2.** Auswirkungen: **I.** u. a. durch Abfall des Ghrelinspiegels, Reduktion der resorbierenden Darmschleimhaut, Veränderung des Mikrobioms und Verkürzung der Magen-Darm-Passage deutliche Gewichtsabnahme **II.** Heilung bzw. deutliche Verbesserung eines Adipositas-assoziierten Diabetes* mellitus Typ 2 (82 % der Patienten benötigen innerhalb von 3 Monaten kein Insulin mehr) **III.** postoperative Konsequenz: lebenslange Substitution u. a. von Vitamin-B-Komplex und Spurenelementen
- **Omega-Loop-Bypass (syn. Minibypass): 1.** Variante des RNYGB **2.** größerer Pouch **3.** eine ca. 2 m lange jejunale Schleife (sog. Loop, vom Treitzschen Band aus gemessen) wird mit dem Pouch verbunden **4.** Vorteil: nur eine Anastomose
- **distaler Magenbypass:** Kombination aus Magen-Pouch und kurzem Darmschenkel für die Verdauung (sog. common channel) von ca. 150 cm Länge bis zur Einmündung in den Dickdarm.

Magen-Darm-Atonie *f*: Komplettes Erliegen der Motilität von Magen und Darm im Rahmen eines paralytischen Ileus*.

Magen-Darm-Biopsie *f*: engl. *gastrointestinal biopsy*. Gezielte Entnahme einer Gewebeprobe (Biopsie*) aus dem Gastrointestinaltrakt im Rahmen einer endoskopischen Untersuchung.

Magen-Darm-Blutung → Blutung, gastrointestinale

Magen-Darm-Katarrh → Gastroenteritis, infektiöse

Magen-Darm-Passage *f*: engl. *upper gastrointestinal x-ray series*; Abk. MDP. Röntgenkontrastuntersuchung von Magen, Duodenum, Jejunum und Ileum mit Bariumsulfatsuspension oder wasserlöslichen Röntgenkontrastmitteln.

Magen-Darm-Trakt → Gastrointestinaltrakt

Magendivertikel *n*: engl. *gastric diverticulum*. Meist asymptomatisches Divertikel*, häufig lokalisiert an der kleinen Kurvatur und proximalen Magenhinterwand.

Magenentleerung *f*: Portionsweise Abgabe des Mageninhalts in das Duodenum* durch peristaltische Wellen im Antrum* sowie das Erschlaffen des Pylorus* (Pylorusreflex*).

Steuerung:
- N. vagus erhöht die Kontraktilität des Magens und verursacht die Relaxation des Pylorus. Eine Durchtrennung des N. vagus (Vagotomie) führt zu Entleerungsstörungen des Magens.
- Die gastrointestinalen Hormone Sekretin*, Gastrin*, CCK, GIP wirken hemmend, Motilin* fördernd auf die Magenentleerung.
- Je kleiner die Nahrungsbestandteile, desto schneller treten sie in das Duodenum* über.
- Je höher die Osmolarität* und je saurer der pH*-Wert, desto länger ist die Verweildauer im Magen*.
- Fette* verweilen länger im Magen als Eiweiße und diese länger als Kohlenhydrate*.

Magenentleerungsstörung *f*: engl. *gastric emptying disorder*. Verzögerte oder beschleunigte Entleerung aufgrund verschiedenster Ursachen. Die Beschwerden sind Völlegefühl, Übelkeit, selten Erbrechen. Die Magenmotilität* lässt sich u. a. durch röntgenologische Kontrastmitteluntersuchungen oder eine Szintigrafie* mit radioaktiv markierten Testspeisen untersuchen.

Ursachen:
- Eine verzögerte Magenentleerung wird z. B. verursacht durch: **1.** diabetische Gastroparese **2.** Magenausgangsstenose nach Magenulzera oder Magenkarzinom* **3.** Kollagenosen (Sklerodermie*) **4.** iatrogene Schädigung des N. vagus, z. B. nach Speiseröhren- oder Magenoperationen **5.** Therapie mit Anticholinergika* (Antidepressiva*, Neuroleptika*) **6.** neurologische Erkrankungen wie Parkinson*-Krankheit, Multiple Sklerose.
- Ursache beschleunigter Magenentleerung ist z. B. das Dumping*-Syndrom nach Magenoperationen.

Magenentleerungsszintigrafie *f*: engl. *gastric-emptying scintigraphy*. Szintigrafische Untersuchung zum Nachweis einer verlangsamten oder beschleunigten Magenentleerung mittels einer radioaktiv markierten Testmahlzeit.

Vorgehen: Durchführung der Untersuchung:
- Absetzen von motilitätsbeeinflussenden Medikamenten für 2 Tage (z. B. Metoclopramid*, Domperidon*, Opioide*)
- Patient mindestens 4 h nüchtern (auch keine Flüssigkeit)
- vor Applikation Blasen- und Darmentleerung
- Verspeisen der Testmahlzeit innerhalb weniger Minuten
- kontinuierliche dynamische Aufnahmen des Magens mit einer Gammakamera von ventral und dorsal
- die Aufnahmedauer ist von der Testmahlzeit abhängig. Bei flüssigen Testmahlzeiten ist sie kurz, bei festen Testmahlzeiten länger.

Beurteilung: Die Beurteilung basiert in der Regel auf der Bestimmung der Entleerungshalbwertszeit der radioaktiven Testmahlzeit aus dem Magen und auf der im Magen retinierten Aktivität zu definierten Zeitpunkten.

Magenersatz → Ersatzmagenbildung

Magenerweiterung → Gastrektasie

Magenexstirpation → Gastrektomie

Magenfistel *f*: engl. *gastric fistula*. Operativ oder endoskopisch angelegte Gastrostomie* oder durch Trauma entstandene offene Verbindung des Magens mit äußerer Bauchwand (äußere Magenfistel) oder mit Nachbarorganen (innere Magenfistel; gastropankreatische bzw. gastrokolische Fistel*). Auch im Rahmen ent-

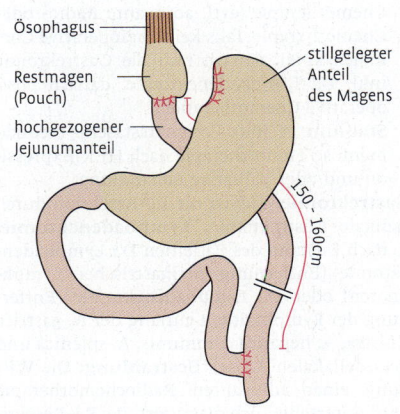

Magen-Bypass

zündlicher Prozesse sowie bei fortgeschrittenen Tumorerkrankungen treten sowohl innere als auch äußere Magenfisteln spontan auf.

Magenfrühkarzinom
n: engl. *early gastric carcinoma*. Auf Mukosa und Submukosa beschränktes Magenkarzinom. Im Gegensatz zum Carcinoma* in situ können per Definition Lymphknotenmetastasen vorhanden sein. Die Diagnose erfolgt endoskopisch und per Biopsie, Therapie je nach Typ und Ausdehnung endoskopische Mukosaresektion* oder Gastrektomie* mit Lymphknotendissketion. Die 5-Jahres-Überlebenszeit nach Operation beträgt 90 %.

Erkrankung: Vorkommen:
- 15 % der Magenkarzinome
- solitär, aber auch multifokal im Magen.

Lymphknotenbefall:
- Tumoren auf Mukosa beschränkt: zu ca. 3 % Lymphknotenmetastasen
- Tumoren bis Submukosa: zu ca. 20 % Lymphknotenmetastasen.

Klinik: Frühkarzinome sind in der Regel symptomlos. Symptome des fortgeschrittenen Magenkarzinoms* siehe dort.

Diagnostik:
- Endoskopie*
- Videoendoskopie
- Chromoendoskopie.

Therapie: Je nach Befund folgendes Vorgehen:
- endoskopische Mukosaresektion (EMR, als En-bloc-Resektion) möglich bei Frühkarzinomen mit folgenden Voraussetzungen: **1.** histologisch gut bis mäßig differenzierte Zellen (G1/G2) **2.** leicht erhabene Form, nicht ulzeriert **3.** < 2 cm Durchmesser bei erhabenem Typ **4.** < 1 cm beim flachen Typ **5.** keine Lymphknotenmetastasen **6.** keine tiefe submuköse Invasion **7.** synchrone Läsionen beachten
- Wedge-resection
- partielle oder totale Gastrektomie*.

Prognose:
- TNM-Stadium IA/T1a: 5-Jahres-Überlebenszeit ca. 90 %
- TNM-Stadium IA/T1b: 5-Jahres-Überlebenszeit ca. 70 %.

Magengeschwür → Ulkus ventriculi
Magengrube → Epigastrium
Magenhochzug
m: Chirurgische Methode der Wahl zur Rekonstruktion nach Ösophagektomie*, meist bei tumorösen Erkrankungen. Hierbei wird der zu einem Schlauch umgestaltete Magen in den oberen Brustraum bzw. in den Hals verlagert und als Ösophagusersatz durch Ösophagogastrostomie* mit dem verbliebenen proximalen Speiseröhrenende anastomosiert.

Magen, hypertonischer
m: engl. *hypertonic stomach*. Röntgenologische Bezeichnung für einen hochstehenden, quer gelagerten Magen (Stierhornform). Der Begriff hypertonischer Magen ist heute umstritten und wird in der Regel nicht mehr verwendet.

Mageninvagination
f: engl. *gastric invagination*. Selten auftretende Einstülpung des Magens* in den Ösophagus* (gastroösophageale Invagination*), von verschiedenen Teilen des Magens ineinander (gastrogastrale Invagination) oder von Anteilen des Magens in das Duodenum* (gastroduodenale Invagination). Ursachen können rezidivierendes Erbrechen* oder Polypen* des Magens sein. Insbesondere sind Patienten mit einem Peutz*-Jeghers-Syndrom betroffen.

Magenkarzinom
n: engl. *gastric carcinoma*. Bösartiger Tumor des Magens mit zumeist schlechter Prognose. Symptome wie Völlegefühl, Schmerzen, Blutungen oder Inappetenz treten erst spät auf. Die Diagnose erfolgt per Videoendoskopie mit Biopsie. Therapiert wird endoskopisch (Frühkarzinom*) oder chirurgisch (Gastrektomie*). Ist der Tumor nicht resektabel, erfolgt evtl. palliative Bestrahlung oder Chemotherapie.

Erkrankung: Epidemiologie:
- in Deutschland ca. 18 000 Neuerkrankungen pro Jahr, Tendenz rückläufig
- Männer häufiger betroffen als Frauen
- Erkrankungsgipfel 70 Jahre beim intestinalen Typ, beim diffusen Typ auch jüngere Patienten.

Pathologie:
- intestinaler Typ (meist Adenokarzinom, wächst polypös in den Magen vor, ist gut begrenzt, Lymphknotenmetastasen erst später)
- diffuser Typ (häufig undifferenziertes Karzinom; infiltriert diffus die Magenwand, oft schlecht begrenzt, Lymphknotenmetastasen meist früh)
- 90 % Adenokarzinom*
- Metastasierung: **1.** in die Nachbarorgane **2.** peritoneal in die freie Bauchhöhle und die Ovarien **3.** lymphogen in perigastrische und entferntere Lymphknotengruppen (beim operativen Eingriff weisen ca. 70 % der Patienten Lymphknotenmetastasen auf) **4.** hämatogen in Lunge, Skelett und Gehirn.

Ätiologie: Die Ursache des Magenkarzinoms ist noch unklar, vermutet wird neben einer genetischen Disposition eine multifaktorielle Genese verschiedener Ursachen.
- bekannte Risikofaktoren für den intestinalen Typ: **1.** präkanzeröse Läsionen (für intestinalen Typ): **I.** atrophische Gastritis durch Helicobacter* pylori induziert **II.** chronisch-atrophische Gastritis Typ A **III.** intestinale Metaplasie **IV.** Dysplasie **2.** Nitrate in der Ernährung (Pökelfleisch) **3.** Magenteilresektion **4.** Rauchen **5.** Morbus Menetrier
- genetische Disposition/Vererbung: **1.** hereditäre Formen (hereditäres diffuses Magenkarzinom, Mutation im CDH1-Gen auf dem Chromosom 16q22.1) **2.** familiäre Disposition, Verwandte 1. Grades von Patienten mit Magenkarzinom haben ein erhöhtes Risiko, ebenfalls an Magenkrebs zu erkranken **3.** männliches Geschlecht, Blutgruppe A **4.** Peutz-Jeghers-Syndrom.

Klinik: Frühkarzinome verursachen selten Symptome. Meist ist das Magenkarzinom bei den ersten bemerkbaren Symptomen schon fortgeschritten bzw. metastasiert. Typische Symptome sind:
- zunächst Appetitlosigkeit, Speiseunverträglichkeit, Übelkeit, Druck- und Völlegefühl
- später: **1.** Gewichtsverlust **2.** körperliche Schwäche **3.** epigastrischer Schmerz **4.** Dysphagie* **5.** gastrointestinale Blutung **6.** Aszites* bei peritonealer Aussaat.

Diagnostik: Zur Diagnose des Magenkarzinoms dienen:
- Ösophagogastroduodenoskopie* (ÖGD)
- Chromoendoskopie
- evtl. endoskopische Ultraschalluntersuchung zur Therapieplanung.

Zum Staging gehören:
- CT Thorax, Abdomen, Becken
- Sonografie Abdomen
- Laparoskopie* mit Zytologie zum Nachweis einer Peritonealkarzinose*
- PET (Positronenemissionstomografie) zum Aufspüren von Fernmetastasen.

Therapie: Je nach Typ und Stadium (UICC) kommen folgende Vorgehensweisen infrage:
- **Stadium IA/T1a** (Frühkarzinom): endoskopische Mukosaresektion* als En-bloc-Resektion oder chirurgische Magenteilresektion
- **Stadium IA/T1b** (infiltrierte Submukosa): begrenzte chirurgische Resektion mit Dissektion der perigastrischen Lymphknoten
- **Stadium IB bis Stadium III:** präoperative Chemotherapie (evtl. adjuvante Radio- oder Chemotherapie, falls keine präoperative Chemotherapie), danach radikale Gastrektomie inkl. D2 Lymphadenektomie, danach postoperative Chemotherapie
- **Stadium IV** (mit Fernmetastasen): medikamentöse Tumortherapie nach HER-Expression und/oder palliative Behandlung.

Gastrektomie: Ziel ist die R0-Resektion durch radikale Gastrektomie. **Lymphadenektomie:** Je nach Zustand des Patienten D1 Lymphadenektomie (Entfernung perigastrischer Lymphknoten) oder D2 Lymphadenektomie (Entfernung der Lymphknoten entlang der A. gastrica sinistra, A. hepatica communis, A. splenica und der zoeliakalen Achse). **Bestrahlung:** Die Wirkung einer adjuvanten Radiochemotherapie wird unterschiedlich diskutiert. Bei R1-Resektion ist ein Überlebensvorteil möglich. **Medika-

mentöse Tumortherapie: Die perioperative Chemotherapie kann die Überlebenszeit bei resektablen Magenkarzinom verbessern. In der Regel werden mehrere prä- und postoperative Zyklen verabreicht. Verwendete Therapieregimes sind beispielsweise:
– FLOT Regime (5-FU, Leucovorin, Oxaliplatin, Docetaxel)
– ECF (Epirubicin, Cisplatin und 5-FU).
Nachsorge: Frühkarzinom: Rezidivkontrolle nach endoskopischer EMR:
– alle 3 Monate im 1. Jahr
– alle 6 Monate im 2. Jahr
– danach jährlich.
Sonstige Magenkarzinome:
– keine Prognoseverbesserung durch standardisierte Tumornachsorgeuntersuchungen
– individuelle Nachsorge mit Überprüfung der körperlichen Symptome und Behandlung postoperativer Funktionsstörungen (Postgastrektomiesyndrom*)
– Vitamin-B$_{12}$-Substitution
– psychosoziale Unterstützung, Reha-Maßnahmen.
Prognose:
– Stadium IA/T1a: 5-Jahres-Überlebenszeit ca. 90 %
– Stadium IA/T1b: 5-Jahres-Überlebenszeit ca. 70 %
– Stadium IB bis III: nach Gastrektomie 5-Jahres-Überlebenszeit ca. 20–30 %, beim diffusen Magenkarzinom 10–20 %.

Magenkarzinom, hereditäres diffuses *n*: engl. *hereditary diffuse gastric carcinoma*; Abk. HDCG. Autosomal-dominant vererbtes Magenkarzinom vom diffusen Typ. Zugrunde liegt eine Mutation im CDH1-Gen, das durchschnittliche Alter bei Diagnose beträgt etwa 40 Jahre. Durch frühe Lymphknotenmetastasierung hat das diffuse Magenkarzinom eine ungünstige Prognose. Meist ist eine Gastrektomie* erforderlich.
Erkrankung: Epidemiologie:
– ca. 1 % aller Magenkarzinome
– betroffene Frauen haben ein 60%iges Risiko, ein lobuläres Mammakarzinom zu entwickeln.
Ätiologie:
– Mutation im E-Cadherin-kodierenden CDH1-Gen auf dem Chromosom 16q22.1. E-Cadherin ist ein Protein, das für Zellkontakte und die Weiterleitung von Signalen verantwortlich ist. Das Fehlen von E-Cadherin führt zu defekten zwischenzellulären Adhäsionen und dadurch zur Auflösung des Gewebeverbandes, Tumorzellinvasion und Metastasierung. Eine weitere Folge fehlenden E-Cadherins sind Störungen von Proliferation und Zelldifferenzierung
– 80 % der Träger dieser Genmutation erkranken am diffusen Magenkarzinom

– ebenfalls mit dem hereditären diffusen Magenkarzinom assoziiert, aber sehr selten: pathogene Varianten des CTNNA1-Gens (kodiert Catenin alpha, ein weiteres Schlüsselprotein für die Zelladhäsion).
Pathologie: Diffuse Magenkarzinome wachsen nicht in das Lumen hinein, sondern infiltrieren die Magenwand. Die Läsionen bestehen vor allem aus einzelnen, manchmal auch in Nestern angeordneten Siegelringzellen unterhalb erhaltenem nichtneoplastischem Epithel und entwickeln sich bevorzugt in Fundus und Korpus des Magens.
Therapie: In der Regel wird die totale Gastrektomie* empfohlen. Siehe Magenkarzinom*.
Prävention:
– Mutationssuche und genetische Beratung in Familien mit bereits sicher erkranktem Familienmitglied
– bei Genträgern jährliche endoskopische Kontrollen (Chromoendoskopie), besser prophylaktische Gastrektomie
– regelmäßiges frühzeitiges Brustkrebsscreening bei Genträgerinnen.

Magenkatarrh *m*: engl. *gastritis*. Bezeichnung für eine akute Gastritis*, z. B. nach fleisch- und fettreichen, üppigen Mahlzeiten oder dem Verzehr verdorbener Lebensmittel.
Magenkeim → Helicobacter pylori
Magenknurren *n*: engl. *stomach growling*; syn. Bauchknurren. Geräusch aus dem Magen durch Muskelkontraktionen der Magenwände. Diese ziehen sich in regelmäßigen Zyklen erst weniger, dann stärker zusammen, um den Magen vollständig zu entleeren. Ist er leer, wird nur Luft durch das Hohlorgan gepresst und es entstehen Töne – das Magenknurren, auch Hungerknurren genannt.
Klinische Bedeutung: In den allermeisten Fällen ist Magenknurren völlig harmlos und nur Zeichen davon, dass der Magen leer ist und Hunger signalisiert. Tritt Magenknurren mit Schmerzen im Oberbauch auf, kann eine Gastritis* dahinterstecken.
Magenkrampf *m*: engl. *stomach cramp*; syn. Gastrospasmus. Heftiger Magenschmerz, meist mit Erbrechen verbunden. Magenkrämpfe kommen oft bei Ulcus* ventriculi, Magenkarzinom* und Gastritis* vor.
Magenkrebs → Magenkarzinom
Magenkurvatur → Magen
Magenlähmung → Magenatonie
Magenlipase *f*: engl. *gastric lipase*. Enzym (EC 3, Hydrolase) aus den Hauptzellen* des Magens, das vor allem bei Säuglingen für die hydrolytische Spaltung von Milchfetten von Bedeutung ist.
Magenlymphom *n*: engl. *gastric lymphoma*. Extranodales Non* Hodgkin Lymphom im Magen. Das Magenlymphom gehört zu der großen Gruppe der MALT-Lymphome (**M**ucosa **A**ssociated **L**ymphoid **T**issue).
Magenmotilität *f*: engl. *gastric motility*. Motorische Aktivität des Magens zur Durchmischung, Zerkleinerung und zum Weitertransport des Chymus*. Nach einer Verweildauer von 1 bis 5 Stunden wird der Chymus portionsweise in das Duodenum* abgegeben. Bei vermuteten Störungen wird die Magenmotilität z. B. mithilfe des ^{13}C-Oktansäure-Atemtests gemessen.
Magenmund → Kardia
Magenneurose → Dyspepsie, funktionelle
Magenperforation *f*: engl. *gastric perforation*. Durchbruch der Magenwand, meist als Ulkusperforation*. Seltene Ursachen sind Trauma (z. B. Messerstich) oder eine durch iatrogene Manipulation bedingte Läsion, z. B. im Rahmen einer Gastroskopie* oder einer PEG-Anlage (siehe perkutane endoskopische Gastrostomie*). Die Symptomatik ist nicht von einer Ulkusperforation zu unterscheiden.
Magenpförtner → Pylorus
Magenpolyp *m*: engl. *gastric polyp*. Bezeichnung für eine Magenschleimhautvorwölbung in das Lumen des Magens unabhängig von histologischem Aufbau und Dignität. Magenpolypen sind in ca. 20 % neoplastisch (je 50 % Adenome* und Adenokarzinome*). Nichtneoplastische Magenpolypen bestehen meist aus Corpusdrüsenzysten oder hyperplastischen Polypen. Siehe Abb.

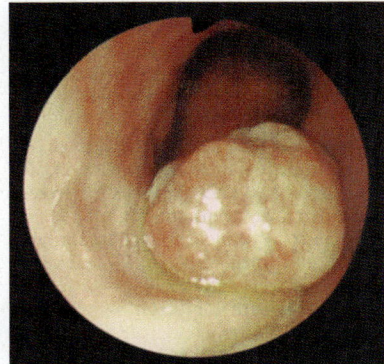

Magenpolyp: Maligner Magenpolyp; Gastroskopie. [30]

Magenresektion *f*: engl. *gastrectomy*. Komplette Entfernung (Gastrektomie) oder Teilentfernung des Magens (Magenteilresektion*) bei malignen oder benignen Erkrankungen des Magens sowie im Rahmen der Adipositaschirurgie*.
Magenruptur *f*: engl. *gastric rupture*. Zerreißung der Magenwand (vgl. Magenperforation*).

Magensäure-Produktion

Die Verletzung ist sehr selten und kommt vor z. B. bei starker Bauchpresse, übermäßiger Gasfüllung (z. B. bei fehlerhafter Intubation) oder Trauma. Betroffene zeigen Oberbauchschmerzen, blutiges Erbrechen und Zeichen des Akuten Abdomens.

Magensäure-Produktion f: engl. *stomach acid production*; syn. Salzsäure-Produktion. Herstellung der für die Verdauung wichtigen Salzsäure (HCL) durch die Belegzellen des Magens. Sie dient dem Aufschluss der Nahrung durch hydrolytische Spaltung von Proteinen in Oligopeptide oder einzelne Aminosäuren* und wirkt bakterizid.

Ablauf: Die HCl-Sekretion wird durch Acetylcholin*, Gastrin* und Histamin* stimuliert. In den Belegzellen befinden sich Tubulovesikel, deren Membran die H^+/K^+-ATPase enthält. Diese verschmelzen bei Stimulation mit intrazellulären Kanalikuli, die an der apikalen Seite der Zelle ins Magenlumen münden. Die H^+/K^+-ATPase pumpt H^+ im Austausch gegen K^+ aus der Belegzelle heraus. H^+ entstammt der Dissoziationsreaktion der Kohlensäure. Das dabei entstehende HCO_3^- tritt im Austausch gegen Cl^- an der basolateralen Membran in das Interstitium* (HCO_3^-/Cl^--Antiport). Cl^- durchquert die Belegzelle und wird über spezielle Kanäle in das Magenlumen abgegeben.

H2-Blocker: Die Bildung von Magensäure wird über Histamin (H2)-Rezeptoren stimuliert. H2-Blocker wie Cimetidin oder Ranitidin werden zur Hemmung der Magensäuresekretion eingesetzt, z. B. bei Magen- und Duodenalulzera.

Magensaft m: engl. *gastric juice*; syn. Magensekret. Saures (pH 1–1,5), enzymhaltiges Sekret der Magenschleimhautzellen. Neben Wasser enthält der Magensaft HCl, Bicarbonat, Schleim (Muzine*), Pepsinogen, geringe Mengen an Magenlipase* und den Intrinsic*-Faktor. Täglich werden im Mittel 2,5 Liter Magensaft sezerniert. Reguliert wird die Magensaftproduktion neuronal sowie parakrin*, endokrin* und autokrin.

magensaftresistente Kapseln → Arzneiformen, magensaftresistente

magensaftresistente Tabletten → Arzneiformen, magensaftresistente

magensaftresistente Überzüge → Arzneiformen, magensaftresistente

Magensaftresistenz → Arzneiformen, magensaftresistente

Magensaftsekretion f: engl. *gastric juice secretion*. Abgabe des verdauungsfördernden und bakteriziden Magensafts aus der Magenschleimhaut. Insgesamt produziert die Magenmukosa etwa 2–3 l Magensaft*/Tag. Während der interdigestiven Phase werden 10–15 % der Sekretmenge freigesetzt, die bei maximaler Stimulation während der digestiven Phase sezerniert werden kann.

Magensaftuntersuchung f: engl. *analysis of gastric juice*. Früher häufig vorgenommene Analyse von Menge, pH-Wert und Bestandteilen des Magensafts. Dabei wird Magensaft per Magensonde entnommen und labormedizinisch untersucht. Als fraktionierte Magensekretionsanalyse ist sie heute nur noch bei der Diagnose des Zollinger*-Ellison-Syndroms oder nach einer Vagotomie im Einsatz.

Magensarkom n: engl. *gastric sarcoma*. Von Vorläuferzellen des Binde- und Stützgewebes (Mesenchym*) ausgehender, bösartiger Tumor des Magens*. Das Magensarkom kann als gastrointestinaler Stromatumor*, Leiomyosarkom*, Hämangiosarkom* oder Kaposi*-Sarkom auftreten und ist mit 1 % aller Magentumoren sehr selten. Die Therapie besteht aus der chirurgischen Resektion.

Magenschlauch m: engl. *stomach tube*. Schlauch mit abgerundeter massiver Spitze zur Magenspülung.

Magenschleimhautentzündung → Gastritis

Magenschleimhauterosion f: engl. *erosive gastritis*. Oberflächlicher Schleimhautdefekt im Magen*, z. B. bei der akuten erosiven Gastritis*, als Stressläsion, bei Infektionen mit Helicobacter pylori oder alkohol-induziert. Die oft asymptomatischen Erosionen werden in der Ösophagogastroduodenoskopie* (ÖGD) diagnostiziert und je nach Ursache behandelt (z. B. Alkoholkarenz, Eradikationstherapie, Absetzen von NSAR).

Erkrankung: Pathologie: Im Gegensatz zum gastroduodenalen Ulkus* sind bei Erosionen nur Mukosa und Lamina propia betroffen, die Muscularis mucosae ist intakt. **Ursachen:**
- Stressläsion infolge Sauerstoffmangels in der Magenschleimhaut, z. B. durch nichtsteroidale Antiphlogistika (NSAR), Alkohol oder Schock

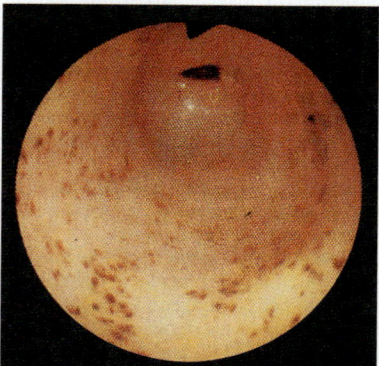

Magenschleimhauterosion: Gastroskopischer Befund bei blutenden Erosionen. [30]

- Infektion mit Helicobacter pylori bei chronischen Magenschleimhauterosionen.

Klinik:
- häufig symptomlos
- manchmal Druckgefühl im Magen
- selten gastrointestinale Blutung (z. B. bei der Exulzeratio simplex; siehe Abb.).

Therapie:
- Alkoholkarenz, NSAR/ASS ab- oder ersetzen
- Magenschleimhautschutz durch Antazida, H2-Blocker* oder Protonenpumpen*-Hemmer
- evtl. Eradikationstherapie.

Magenschmerz → Gastralgie

Magen-Schrittmacher m: engl. *gastric pacemaker*; syn. Gastric Pacing. Operationsverfahren bei Gastroparese oder morbider Adipositas, bei der laparoskopisch Elektroden in der Magenwand platziert werden, die mit einem Schrittmacher gekoppelt sind. Bei Elektrodenstimulation wird vermutlich eine schnellere Entleerung getriggert und ein Sättigungsreiz ausgelöst. Diskutiert wird zudem eine Stimulation neuronaler Aktivität und ein hormoneller Effekt.

Magensenkung → Gastroptose

Magensonde f: engl. *gastric tube*. Dünner langer Schlauch aus Weichkunststoff mit Längenmarkierungen, dessen Ende im Magen positioniert wird. Die Magensonde wird transnasal oder im Falle einer Narkose bzw. Langzeitbeatmung ggf. auch transoral über die Speiseröhre in den Magen vorgeschoben.

Technik: Am wachen oder leicht sedierten, halb sitzenden Patienten wird das größere Nasenloch gewählt, die Sonde gut mit Gleitmittel benetzt, vorsichtig in den Pharynx und unter Aufforderung zu schlucken (öffnet den Ösophagusmund) in Speiseröhre und Magen vorgeschoben. Die Lagekontrolle erfolgt entweder durch Sog an der aufgesetzten Spritze (Ansaugen von Mageninhalt) oder auskultatorisch durch Insufflation von Luft in den Magen. Im Rahmen offen-chirurgischer Eingriffe wird die Lage manuell kontrolliert durch digitale Palpation der Sonde von außen, in Ausnahmefällen auch endoskopisch oder radiologisch.

Indikationen:
- Magenentleerung bei: **1.** gastrointestinaler Motilitätsstörung (z. B. Ileus oder postoperative Paralyse) **2.** Narkoseeinleitung (z. B. bei Notfalloperationen) zur Aspirationsprophylaxe
- Sondenernährung (Verweilsonde): u. a. zur Ernährung nach kieferorthopädischen Eingriffen, bei Tumoren im Oropharynx und Schluckstörungen.

Magenspiegelung → Gastroskopie

Magenspülung f: engl. *gastrolavage*. Ausspülen des Magens durch einen eingeführten Magenschlauch* zur primären Detoxikation* innerhalb der ersten 60 min nach oraler Giftaufnahme bei vital bedrohlicher Intoxikation*. Die Indikation ist wegen Aspirationsgefahr sehr streng zu stellen.

Magenstumpfkarzinom *n*: engl. *gastric stump carcinoma*. Seltene Form des Magenkarzinoms*. Ca. 10 % aller Patienten, die sich aufgrund einer gutartigen Erkrankung einer distalen Magenresektion unterzogen haben, entwickeln 15–20 Jahre postoperativ ein Magenstumpfkarzinom (v. a. im Anastomosenbereich). Die Erkrankung tritt gehäuft nach klassischer Billroth-II-Resektion (siehe Magenteilresektion*) auf.
Therapie: In der Regel Entfernung des gesamten Magens, sog. Restgastrektomie mit Entfernung der Lymphknoten (Lymphknotendissektion) im Kompartiment I und II und Ersatzmagenbildung.

Magenteilresektion *f*: engl. *partial gastrectomy*. Operative Teilentfernung des Magens bei gastroduodenalem Ulkus, Magenausgangsstenose oder distalem Magenkarzinom sowie als adipositaschirurgischer Eingriff. In der Regel wird der Magen distal teilreseziert, seltener proximal.
Formen:
- **subtotale Magenresektion** (syn. distale 4/5-Resektion) mit Wiederherstellung der gastrointestinalen Passage (siehe Abb.) nach Billroth I (gastroduodenal), Billroth II (gastrojejunal; aktuell fast ausschließlich als palliative Maßnahme durchgeführt) oder Y-Roux

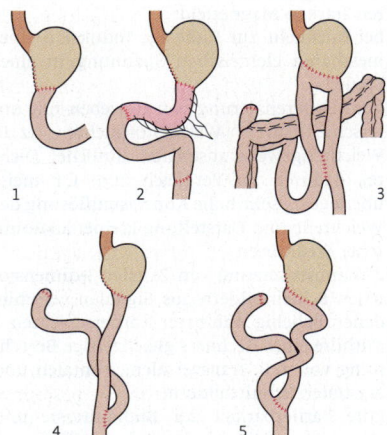

Magenteilresektion: Rekonstruktion nach Magenteilresektion; 1: Billroth I (terminoterminale Gastroduodenostomie); 2: wie 1, mit Interposition einer ausgeschalteten Jejunumschlinge; 3: Billroth II (antekolische Gastrojejunostomie und Braun-Enteroanastomose); 4: nach Roux (ausgeschaltete Jejunumschlinge und terminoterminale Gastrojejunostomie); 5: wie 4, mit terminolateraler Gastrojejunostomie.

- **distale 2/3-Resektion:** selten angewendetes Verfahren zur Reduktion der Säuresekretion bei gastroduodenalem Ulkus; durch Eradikationstherapie kaum noch erforderlich
- **proximale Magenteilresektion:** vaguserhaltende Kardiaresektion mit gefäßgestieltem Jejunuminterponat (sog Merendino*-Operation)
- **longitudinale Schlauchmagenbildung** (syn. Sleeve*-Resektion): zur Behandlung der morbiden Adipositas (siehe auch Adipositaschirurgie*)
- **Keilresektion*** (syn. Wedge-Resektion): meist laparoskopisch durchgeführte keilförmige Resektion zur Entfernung eines benignen Tumors oder gastrointestinalen Stromatumors häufig unter zusätzlicher endoskopischer Sicht von intragastral.

Komplikationen: Je nach Resektionsart und Ausmaß, u. a.
- Druck- und Völlegefühl
- Dumping*-Syndrom
- Syndrom* der zuführenden Schlinge
- Anastomosenulkus*
- Magenstumpfkarzinom*.

Magentetanie *f*: engl. *gastric tetany*; syn. Tetania gastrica. Muskelkrampf des Magens durch Verlust von Magensaft bei starkem Erbrechen (Bulimie*, Schwangerschaft) oder übermäßigem Absaugen per Magensonde. Die Tetanie entsteht infolge einer hypochlorämischen Subtraktionsalkalose, die durch den Verlust von Chloridionen über den Magensaft hervorgerufen wird. Behandelt wird über die Therapie der Auslöser und NaCl-Infusionen.

Magentumor *m*: engl. *gastric tumor*. Neubildungen von Gewebe im Magen, in den allermeisten Fällen bösartig (maligne). Gutartige Magentumoren machen meist keine Beschwerden, bösartige fallen oft erst im fortgeschrittenen Stadium durch Blutungen, Schmerzen und Gewichtsverlust auf. Diagnostiziert werden Magentumoren mittels Ösophagogastroduodenoskopie* mit Biopsie, endoskopischem Ultraschall oder per CT.
Formen: Maligne Magentumoren (ca. 97 % aller Magentumoren), z. B.
- primäres Magenkarzinom* (> 80 % der malignen Magentumoren)
- gastrointestinaler Stromatumor* (GIST)
- gastrointestinale Non-Hodgkin-Tumoren, vor allem gastrales MALT*-Lymphom
- neuroendokrine Tumoren*
- Leiomyosarkome*.

Benigne Magentumoren (ca. 3 % aller Magentumoren), z. B.
- vor allem epitheliale Tumoren (Polypen)
- sehr selten: Myome, Fibrome*, Neurofibrome*, Angiome*, Lipome*.

Magenverätzung *f*: engl. *caustic burn of the stomach*. Verätzung* der Magenschleimhaut durch orale Ingestion* von Säuren* oder Basen*, die eine nekrotisierende Entzündung auslösen. Häufige Quellen sind Haushaltsreiniger und Abflussreiniger. Die Symptomatik ist variabel und umfasst Rötungen im Mund, Schluckbeschwerden und Schmerzen. Bei schwerem Verlauf droht eine Magenperforation*. Behandelt wird mit Verdünnung.
Erkrankung: Epidemiologie:
- zu 80 % bei Kindern (meist Unfall)
- zu 20 % bei Erwachsenen (meist vorsätzlich, z. B. mit suizidaler Absicht).

Klinik: Die Symptomatik ist variabel und umfasst
- Rötung und Schwellung in der Mundhöhle
- Schluckbeschwerden
- Speichelfluss
- Schmerzen in Mund, Hals, Brust, Abdomen
- Erbrechen
- bei begleitender Schädigung der Atemwege Husten, Stridor* und Tachypnoe*.

Therapie: Verdünnung mit Wasser oder Milch
- bei Ingestion von Flüssigkeiten innerhalb der ersten Minuten
- bei Ingestion fester Substanzen auch noch nach längerer Zeit
- kontraindiziert bei Speichelfluss, Übelkeit, Stridor und aufgetriebenem Abdomen.

Kontraindiziert sind
- Magenspülung oder -entleerung, um weitere Verätzungen zu vermeiden
- pH-Korrektur (Gefahr schwerer exothermer Reaktionen)
- Aktivkohle (infiltriert verätztes Gewebe und stört endoskopische Diagnostik).

Magenvolvulus *m*: engl. *gastric volvulus*; syn. Volvulus ventriculi. Seltene, meist sekundär aufgrund einer großen Hiatushernie* oder einer Relaxatio diaphragmatica auftretende, komplette Verdrehung des Magens um die eigene Längsachse (organoaxial) oder Querachse (mesenterikoaxial). Gelegentlich kommt es auch zu einer kombinierten Drehung.

Magerl-Klassifikation *f*: engl. *Magerl classification*. Klassifikation der Wirbelsäulenverletzungen* und Wirbelfrakturen* der Brust- und Lendenwirbelsäule (thorakolumbale Frakturen) nach dem Verletzungsmechanismus (nach MAGERL 1994, entsprechend den Kriterien der AO-Klassifikation; Revision 2013).
Einteilung:
- Typ A: Kompressionsverletzung
- Typ B: Distraktionsverletzung
- Typ C: Torsions- bzw. Rotationsverletzung
- weitere Spezifizierung nach Bruchform und -lokalisation.

Gültig für C III bis L V.

Magerl-Operation → Dens-axis-Fraktur

Magerl-Operation → Jefferson-Fraktur
Magersucht → Anorexia nervosa
MAGIC-Assessment *n*: engl. *manageable geriatric assessment*. Praktikable Kurzform des STEP-Assessments zur Erfassung von Zustand und Versorgungsbedarf älterer, noch in ihrer häuslichen Umgebung lebender Menschen. MAGIC kann von einer MFA* durchgeführt werden und dauert etwa 10 Minuten. Die Ergebnisse sind stabil und wenig abhängig von Tagesform des Patienten und Untersuchungsort.

Durchführung: Die Fragen, die dem Patienten gestellt werden, decken folgende Themen ab:
- Leistungsfähigkeit
- Sehen
- Hören
- Stürze
- Harninkontinenz
- Depressivität
- soziales Umfeld
- Impfschutz
- Orientierungstest zur räumlichen Wahrnehmung (Uhrentest).

Magill-Tubus → Endotrachealtubus
Magnaform → Entamoeba histolytica
Magnesium *n*: Zu 99 % im Intrazellulärraum* vorkommendes Kation*, das als Kofaktor* zur Aktivierung vieler Enzyme* benötigt wird und an vielen Stoffwechselvorgängen beteiligt ist. Die Magnesium-Konzentration im Plasma* wird vorrangig durch die Niere* (Henle-Schleife) reguliert. Die Bestimmung erfolgt per Flammenemissionsfotometrie*.

Biochemie:
- 2-wertiges Erdalkalimetall*
- bedeutender Bestandteil von Knochen*, Zähnen und Sehnen
- physiologischer Kalzium*-Antagonist
- wichtig für die neuromuskuläre Reizübertragung an der Synapse* sowie bei der Muskelkontraktion*
- Beteiligung an der Nukleinsäure- und Proteinbiosynthese*
- Resorption erfolgt im Dünndarm* und wird durch Thyroxin* gefördert
- Ausscheidung renal im aufsteigenden Teil der Henle-Schleife, nachdem es glomerulär filtriert wurde.

Vorkommen in Nahrungsmitteln: In tierischen und pflanzlichen Lebensmitteln. Besonders magnesiumreich sind Vollkorngetreideprodukte, Hülsenfrüchte (z. B. Sojabohnen), Nüsse und Samen, Obst (z. B. Bananen, Beerenobst), Gemüse, Fleisch, Geflügel und Fisch.

Bedarf für Erwachsene: Frauen 300–310 mg/d, Männer 350–400 mg/d.

Klinische Bedeutung: Mangelerscheinungen: Neuromuskuläre Übererregbarkeit mit Krämpfen, Tetanie*, Tremor* und Tachykardie* durch unzureichende Zufuhr, Alkoholkrankheit, renale und enterale Verluste oder endokrine Störungen (z. B. Hyperthyreose*, Hyperparathyroidismus, Hyperaldosteronismus*). Siehe auch Hypomagnesiämie*.

Intoxikation: Nach Magnesiumsulfat-Behandlung von Schwangeren bei Eklampsie* oder bei chronischer Niereninsuffizienz* kann es zu Erbrechen, Hypertonie, Bradykardie oder Störungen im Zentralnervensystem* (sog. Magnesiumnarkose durch Blockierung der Erregungsüberleitung) kommen.

Arzneimittel:
- Magnesium wird eingenommen im Rahmen der parenteralen Ernährung (z. B. als Magnesiumacatat, Magnesiumchlorid oder andere Magnesiumsalze in Infusionslösungen), bei Hypomagnesiämie* oder erhöhtem Bedarf (z. B. Schwangerschaft).
- Des Weiteren wird es angewendet bei akutem Myokardinfarkt und bestimmten Herzrhythmusstörungen*, Wadenkrämpfen, Obstipation, Migräne und antikonvulsiv bei Eklampsie* (als Magnesiumsulfat).

Referenzbereiche:
- Plasma: **1.** Erwachsene 0,70–1,05 mmol/l (1,7–2,6 mg/dl), davon ionisiert: 0,50–0,70 mmol/l (1,2–1,7 mg/dl) **2.** Schulkinder 0,62–0,95 mmol/l (1,5–2,3 mg/dl) **3.** Neugeborene 0,49–1,07 mmol/l (1,2–2,6 mg/dl)
- 24*-h-Sammelurin: 3–5 mmol/24 h (7,3–12,2 mg/24h.

Bewertung: Plasma:
- < 0,7 mmol/l (1,7 mg/dl): Hypomagnesiämie: **1.** häufig gemeinsam mit Hypokaliämie* und Hypokalzämie* vergesellschaftet **2.** bis zu 50 % der Intensivpatienten und bis zu 10 % der Krankenhauspatienten sind betroffen **3.** bei Hypomagnesiämie V. a. Nierenversagen*
- > 1,05 mmol/l (2,6 mg/dl)): Hypermagnesiämie.

Magnesiumammoniumphosphat *n*: engl. *magnesium ammonium phosphate*; syn. Ammoniummagnesiumphosphat. Salz aus Magnesium-, Ammonium- und Phosphationen. Struvit (auskristallisiertes Salz von Magnesiumammoniumphosphat) kommt beispielsweise im Urinsediment vor. Struvit entsteht bei der Harnstoffspaltung durch bakterielle Urease. Struvitsteine finden sich in ca. 10–20 % bei Nephrolithiasis.

Magnesiummangelsyndrom → Hypomagnesiämie

Magnetenzephalografie *f*: engl. *magneto-encephalography*; syn. Magnetenzephalographie. Methode zur Aufzeichnung von kleinsten Magnetfeldänderungen, die durch elektrische Aktivität zerebraler Neuronenverbände im Gehirn verursacht werden. Ein Vorteil der Methode ist, dass die Aktivität zugleich von sehr vielen Stellen bei nur geringer Belastung der Untersuchten aufgezeichnet wird (kein Befestigen von Elektroden an der Schädeloberfläche).

Magnetkrampftherapie *f*: engl. *magnetic convulsive therapy*. Einsatz der repetitiven transkraniellen Magnetstimulation* in Kurznarkose und unter Muskelrelaxation zur Behandlung der therapieresistenten Depression. Ohne Muskelrelaxation können die (namensgebenden) Muskelkrämpfe ausgelöst werden.

Magnetreaktion → Greifreflex, palmarer
Magnetresonanztomografie *f*: syn. Kernspintomografie (Abk. KST); Abk. MRT. Diagnostisches, computergestütztes bildgebendes Verfahren der Tomografie*, das auf dem Prinzip der Magnetresonanz (NMR) beruht. Indikationen sind z. B. Erkrankungen von Gehirn und Rückenmark (Multiple Sklerose, Hirntumor), Gelenk- und Muskelerkrankungen und Bandscheibenvorfall*. Zu den Kontraindikationen gehören eisenhaltiges Fremdmaterial, ICD (implantable cardioverter-defibrillator) und als relative Kontraindikation künstliche Herzschrittmacher – abhängig vom Typ (siehe SM-Pass) und den Untersuchungsparametern.

Technik:
- im Gegensatz zur konventionellen Röntgendiagnostik und CT keine Verwendung ionisierender Strahlung
- Auslenkung des Kernspins der Protonen im Wasserstoff durch einen kurzen Hochfrequenzimpuls in einem von außen angelegten starken Magnetfeld
- bei Rückkehr zur Ruhelage Induktion einer messbaren elektrischen Spannung in einer Spule
- gute Differenzierung von Geweben mit unterschiedlicher Wasserstoffdichte (z. B. Weichteilgewebe ansonsten ähnlicher Dichte), dadurch im Vergleich zum CT meist überlegene, sehr hohe Kontrastauflösung der Weichteile und Darstellung kleiner anatomischer Strukturen
- Zusammensetzung von 2- oder 3-dimensionalen Schichtbildern aus Signalen verschiedener, beliebig wählbarer Körperschichten
- mithilfe eines Rechners gleichzeitige Berechnung von z. B. transversalen, frontalen und sagittalen Schnittbildern
- gute Variierbarkeit der Bildkontraste und Hinweise auf Morphologie durch Wichtung der kontrastbestimmenden physikalischen Faktoren (Protonendichte, T1- und T2-Relaxationszeiten): Flüssigkeiten und pathologische Strukturen sind im T1-gewichteten Bild signalarm, im T2-gewichteten Bild dagegen signalreich
- Möglichkeit der Blutflussmessung durch den Einfluss der Geschwindigkeit der Protonen auf die Signalintensität (Magnetreso-

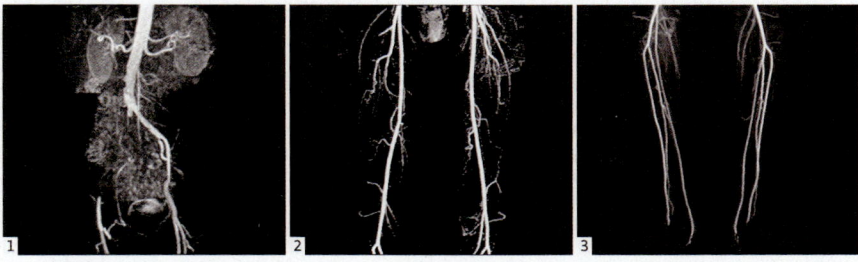

Magnetresonanztomografie: Becken-Bein-MR-Angiografie, 1: Beckenarterienverschluss rechts, 2: Oberschenkelarterien (Normbefund), 3: Unterschenkelarterien (Normbefund).

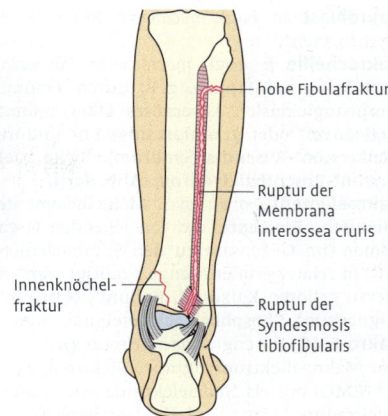

Maisonneuve-Fraktur

nanz-Angiografie, Kurzbezeichnung MR-Angiografie, Angio-MR)
– Durchführung ggf. mit MRT*-Kontrastmittel.
Formen: Ganzkörper-MRT: z. B. zur Suche und Beurteilung der Ausbreitung von Entzündungen oder Tumoren. **Kardio-MRT:** kardiovaskuläre MRT (Abk. CMR für engl. **c**ardiovascular **m**agnetic **r**esonance imaging) zur Beurteilung des Herzens in Bezug auf Morphologie, Funktion und Perfusion sowie zur Gewebecharakterisierung und Blutfluss, siehe Aortenklappeninsuffizienz*, Abb. dort. **MR-Angiografie:** nicht invasive Darstellung von Arterien und Venen im MRT ohne (oder auch mit) zusätzlicher i. v. Kontrastmittelapplikation (siehe Abb., vgl. TRICKS, Abb. dort). **Cine-MRT:** durch schnelle Bildakquisation Darstellung von Bewegungsabläufen als Filmsequenz. **MR*-Mammografie. Funktionelle MRT:** u. a. zur neurochirurgischen OP-Planung (z. B. vor tailored resection, Epilepsiechirurgie*) sowie Navigationschirurgie. **MR-Kolonografie** und **MR-Enteroklysma. Interventionelle MRT:** im Rahmen von Interventionsradiologie, z. B. Stanzbiopsie, laserinduzierte Thermotherapie (Abk. LITT).
Magnetresonanz-Urografie f: engl. magnetic resonance urography; Abk. MR-Urografie. Darstellung der Harnwege in koronarer Orientierung mit MRT. Sie wird eingesetzt zur Diagnostik bei Urolithiasis und Verdacht auf Nierentumor bei bestehender Niereninsuffizienz (relative Kontraindikation für Röntgenkontrastmittel). Man unterscheidet T2-gewichtete statische MR-Urografie (ohne Kontrastmittel) und T1-gewichtete MR-Ausscheidungsurografie mit i. v. Anwendung von MRT-Kontrastmittel (Gadolinium).
Magnetstimulation f: engl. magnetic stimulation. Nichtinvasives schmerzfreies Reizverfahren, bei dem durch kurz dauernde Magnetfelder hoher Intensität induzierte elektrische Ströme zur Depolarisation von Nervenfasern führen. Es wird diagnostisch z. B. bei Multipler Sklerose eingesetzt oder therapeutisch in spezialisierten Zentren zur Behandlung der Depression als ergänzendes Verfahren zu Antidepressiva.
magnus: engl. magnum. Groß, z. B. Musculus* adductor magnus.
Magnus-Reflex → Nacken-Extremitäten-Reflex, tonischer
Mahaim-Bündel n: engl. Mahaim fibers; syn. Mahaim-Faser. Ausschließlich anterograd leitende akzessorische Leitungsbahn des Erregungsleitungssystems mit AV-Knoten-ähnlicher elektrophysiologischer Leitungseigenschaft. Sie manifestiert sich gelegentlich im Rahmen eines Präexzitationssyndroms* mit paroxysmalen Tachykardien*. Der Nachweis erfolgt durch EKG* und ggf. elektrophysiologische Untersuchung*.
Mahlzahn → Molar
Maiglöckchen n sg, pl: engl. lily of the valley; syn. Convallaria majalis. Pflanze aus der Familie der Maiglöckchengewächse (Convallariaceae), die in Europa, Nordasien und Nordamerika vorkommt. Ihre oberirdischen Teile (Convallariae herba) enthalten ca. 30 verschiedene herzwirksame, strophanthinähnliche Glykoside (Digitaloide, z. B. Convallatoxin, Convallatoxol, Convallosid), Steroidsaponine und Flavonoide.
Mainz-Pouch → Pouch
Maisonneuve-Fraktur f: engl. Maisonneuve's fracture. Sonderform der Knöchelfraktur vom Typ Weber C mit hoher Fraktur der Fibula* unterhalb des Wadenbeinköpfchens, durchgehender Ruptur der Membrana interossea cruris sowie des Syndesmosis tibiofibularis (Syndesmosenbänder). Mögliche Begleitverletzungen sind Innenknöchelfraktur oder Ruptur des Lig. deltoideum (Innenband). Die operative Versorgung der Malleolengabel ist obligat. Siehe Abb.
Therapie: Immer operativ:
– Reposition der Fibula in die tibiale Inzisur und Stellschraubenanlage zur Sicherung der Syndesmose*
– Naht der vorderen Anteile der Syndesmose und ggf. Osteosynthese* der zusätzlichen Innenknöchelfraktur
– Entfernung der Stellschraube nach 6 Wochen empfohlen.
Maissiat-Gurt → Tractus iliotibialis
major: Größer, der größere, z. B. M. teres major.
Major Depression f: Abk. MD. Bezeichnung im DSM-5 für eine schwere depressive Episode* (Entsprechung im ICD 10). Diagnosekriterium ist das Vorhandensein mindestens eines Hauptsymptoms (depressive Verstimmung, Interessenverlust/Anhedonie*) sowie mindestens vier weiterer Symptome wie Gewichtsverlust, Schlafstörung*, psychomotorische Störungen, Wertlosigkeitsgefühl und Schuldgefühl, Konzentrationsstörung* und Suizidalität*. Behandelt wird mit Psychotherapie* und Antidepressiva*.
Major Histocompatibility Complex: Abk. MHC. Haupthistokompatibilitätskomplex der Wirbeltiere, dessen Gene die Histokompatibilitätsantigene (beim Menschen HLA*-System) codieren.
Majortest → Kreuzprobe
Makroalbuminurie → Albuminurie
Makroalbuminurie → Proteinurie
Makroamylase → Amylasen
Makroangiopathie f: engl. macroangiopathy. Erkrankung der großen und größeren Gefäße (Extremitäten-, Abdominal-, Koronar-, extra- und intrakranielle hirnversorgende Gefäße), die die Entstehung eines Schlaganfalls* begünstigen kann. Makroangiopathien sind meist durch Arteriosklerose bedingt oder entstehen infolge von Diabetes* mellitus (diabetische Makroangiopathie) oder Hypertonie.

Makroblast *m*: engl. *macroblast*. Vorstufe der Erythrozyten*.
Makrocheilie *f*: engl. *macrocheilia*. Abnorme Verdickung der Lippen, z. B. durch Trauma, Lymphangiektasie*, kavernöses Hämangiom*, Angioödem* oder granulomatöse Entzündung (Melkersson*-Rosenthal-Syndrom). Siehe Melkersson*-Rosenthal-Syndrom (Abb. dort).
Makroelemente *n pl*: syn. Mengenelemente. Chemische Elemente, die von lebenden Organismen (im Gegensatz zu den Spurenelementen*) in relativ großer Menge benötigt werden. Hierzu gehören Kalzium*, Kalium*, Natrium*, Magnesium*, Phosphor*, Schwefel und Chlor.
Makro-EMG *f*: engl. *macro-electromyography*; syn. Makro-Elektromyografie. Elektromyografie* (EMG) mittels Nadelelektrode mit großem Ableitradius. Erfasst wird die elektrische Aktivität einer ganzen motorischen Einheit*. Die Größe der motorischen Einheit wird anhand der Potenzialamplituden gemessen. Das Makro-EMG ist keine Routinemethode. Sie dient z. B. der Diagnostik von Myopathien.
Makrogameten *m pl*: engl. *macrogametes*. Weibliche Malariaparasiten (Plasmodien*).
Makroglobulinämie *f*: engl. *macroglobulinemia*; syn. Waldenström-Krankheit. Sonderform des niedrig-malignen B-Zell-Non*-Hodgkin-Lymphoms mit Paraproteinämie* infolge Vermehrung eines monoklonalen Makroglobulins vom Typ IgM. Typischerweise treten Splenomegalie, Polyneuropathie oder ein Hyperviskositätssyndrom auf. Behandelt wird nur bei Vorliegen krankheitsassoziierter Symptome, die Therapie richtet sich nach Alter und Komorbiditäten des Patienten.
Makroglobuline *n pl*: engl. *macroglobulins*. Globuline* mit $M_r > 200\,000$, z. B. Alpha*-2-Makroglobulin und Gamma-Makroglobulin (IgM-Polymer, $M_r > 1\,000\,000$), siehe auch Makroglobulinämie*.
Makroglossie *f*: engl. *macroglossia*. Abnorme Vergrößerung der Zunge.
Makrografie *f*: engl. *macrography*. Pathologische Vergrößerung der Handschrift, z. B. bei Ataxie*.
Makrohämaturie → Hämaturie
Makrokaryose *f*: engl. *macrokaryosis*. Vergrößerte Zellkerne*, besonders von Zellen maligner Tumoren* (siehe auch Tumorzellen*).
Makrolid-Antibiotika *n pl*: engl. *macrolide antibiotics*. Antibiotika*-Gruppe mit makrozyklischem Lactonring als Strukturgemeinsamkeit (Makrolide). Makrolid-Antibiotika wirken bakteriostatisch über Hemmung der bakteriellen Proteinsynthese. Sie zeigen ein schmales Wirkspektrum, insbesondere gegen grampositive Erreger und vereinzelt gegen atypische wie Chlamydien*, Rickettsien, Legionellen, Treponemen und Mykoplasmen. Wirkstoffbeispiele sind Erythromycin*, Spiramycin, Clarithromycin*, Roxithromycin*, Azithromycin* und Telithromycin.
Indikationen: Anwendungsgebiete sind beispielsweise bakterielle Atemwegsinfektionen, sexuell übertragbare Krankheiten*, Staphylokokken-Infektionen der Haut und Toxoplasmose* in der Schwangerschaft (Spiramycin).
Resistenzlage: Makrolid-Antibiotika zeigen eine schnelle Resistenzentwicklung, außerdem Kreuzresistenz innerhalb der Makrolid-Antibiotika sowie teilweise zu Lincosamiden und Chloramphenicol*.
Makrophagen *m pl*: engl. *macrophages*. Zu Phagozytose* und Pinozytose* sowie Elimination oder Speicherung von Partikeln bzw. gelösten Stoffen befähigte, amöboid bewegliche mononukleäre Zellen des Monozyten-Makrophagen-Systems.
Entwicklung: Makrophagen stammen von der myeloischen Progenitorzelle ab, differenzieren zu Monoblasten und zirkulieren nach Ausreifung im Knochenmark 1–2 Tage als Monozyten* (Blutmakrophagen) im Intravasalraum, bevor sie in Gewebe einwandern und sich dort zu ortsständigen Gewebsmakrophagen differenzieren (siehe Tab.).
Funktionen:
- Induktion und Regulation von Entzündung, Gewebereorganisation und Organheilung
- Phagozytose von Krankheitserregern und körperfremden Stoffen (z. B. Ruß)
- Aktivierung des Immunsystems und Kostimulation von Lymphozyten (Interaktion mit B- und T*-Lymphozyten in der Anfangsphase der Immunantwort durch Antigenprozessierung* und als antigenpräsentierende Zellen*)
- als mikrobizide, zytotoxische (antitumoröse) und Entzündungszellen von zentraler Bedeutung für die zellvermittelte Immunität*.

Makrophagenaktivierungssyndrom → Lymphohistiozytose, hämophagozytische
Makropotenzial *n*: engl. *macropotential*; syn. Makropotential. Besonders hohes Summationspotenzial (Welle) im EEG. Das Makropotenzial spiegelt die gekoppelten Aktionspotenziale großer Neuronenverbände wider.
Makropsie → Metamorphopsie
makroskopisch: engl. *macroscopic*. Mit bloßem Auge sichtbar.
Makrosomie *f*: engl. *macrosomia*; syn. Hochwuchs. Pathologische Steigerung des Längenwachstums (Überlänge), bei der die Körperlänge das 97. Perzentil der Wachstumskurve für das entsprechende Alter überschreitet. Zu unterscheiden sind verschiedene Formen des generalisierten Hochwuchses und der partielle Hochwuchs. Knochenalterbestimmung, Laboruntersuchungen und Chromosomenanalyse führen zur Ursache der Wachstumssteigerung.
Makrostoma → Gesichtsspalten
Makrozephalie *f*: engl. *macrocephalia*. Form der Dyszephalie mit Vergrößerung des Schädelumfangs. Sie kommt physiologisch vor als Überproportionierung des Schädels über das 90. Perzentil in den ersten 3 Lebensjahren, siehe kindlicher Kopfumfang, sowie familiär bedingt, außerdem pathologisch im Rahmen verschiedener Erkrankungen.
Vorkommen:
- physiologisch
- familiäre Form
- im Rahmen von verschiedenen Stoffwechsel-, Ossifikationsstörungen* und genetischen Syndromen
- bei Neurofibromatose*
- als Folgezustand bei Hydrozephalus* oder Megalenzephalie*, dann handelt es sich um eine Makrozephalie im engeren Sinne mit einem Schädelumfang oberhalb des 97. Perzentils.

Makrozyten *m pl*: engl. *macrocytes*. Abnorm große Erythrozyten* im Blutbild*. Das mittlere Erythrozytenvolumen (MCV) ist erhöht auf > 100 fl/Zelle. Meist ist auch der Hämoglobingehalt des einzelnen Erythrozyten (MCH) erhöht. Makrozyten kommen vor bei megaloblastären und hämolytischen Anämien*, Alkoholmissbrauch*, Lebererkrankungen*, ineffektiver Erythrozytopoese*, Zytostatika*-Therapie und beim myelodysplastischen Syndrom*.
Makula [Auge] *f*: engl. *macula*; syn. Macula lutea. Bereich des schärfsten Sehens in der Netzhaut (Retina*), ca. 4 mm temporal von der Papil-

Makrophagen	
Typ	Gewebe, Organ
Histiozyten	Bindegewebe
Kupffer-Sternzellen	Leber
Alveolarmakrophagen	Lunge
Pleura-, Peritonealmakrophagen	seröse Höhlen
Deckzellen	Synovialis
Osteoklasten	Knochen
Mikrogliazellen	zentrales Nervensystem
freie und sessile Makrophagen	Lymphknoten
mukosale Makrophagen	Darm (Lamina propria)
Langerhans-Zellen	Epidermis und Mundschleimhaut

le gelegen. Die Macula lutea sieht aus wie ein gelber Fleck und enthält die Fovea* centralis. Die Namenskurzform Makula wird häufig bei Krankheitsnamen, z. B. Makuladegeneration*, verwendet.

Makula [Dermatologie] *f*: engl. *macula*. Fleckenförmige Farbveränderung der Haut, die zu den primären Effloreszenzen zählt. Sie wird u. a. durch Einlagerung von Melanin* oder Hämosiderin*, Depigmentierung, verstärkte bzw. verminderte Gefäßfüllung oder eine vermehrte Gefäßanlage verursacht. Siehe Effloreszenzen* (Abb. 2 dort).

Makuladegeneration *f*: engl. *macular degeneration*. Degenerative Erkrankung der Macula* lutea meist beider Augen mit fortschreitendem Sehschärfeverlust.
Einteilung:
- juvenile Makuladegeneration (Stargardt*-Krankheit) 1. Pathologie: vom retinalen Pigmentepithel ausgehende erbliche Makuladystrophie 2. Klinik: starke, in der Adoleszenz beginnende Sehschärfeminderung 3. Näheres im Artikel Stargardt*-Krankheit
- altersabhängige Makuladegeneration* (AMD): Näheres siehe dort.

Makuladegeneration, altersabhängige: engl. *age-related macular degeneration*; syn. senile Makuladegeneration. Degenerative Erkrankung der Macula* lutea im Alter. Meist sind beide Augen betroffen. Sie geht mit fortschreitendem Sehschärfeverlust bei Erhalt des peripheren Ge-

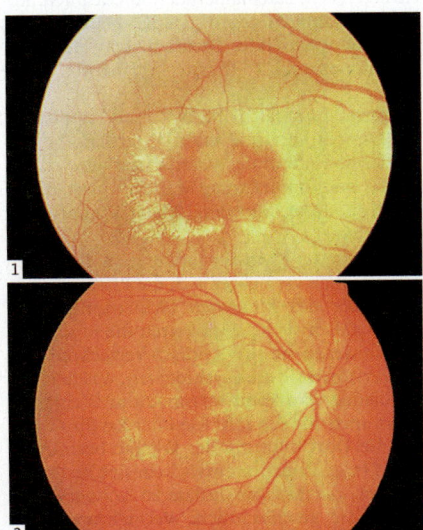

Makuladegeneration, altersabhängige: 1: Feuchte Makuladegeneration; 2: trockene Makuladegeneration. [216]

sichtsfeldes einher. Bei der AMD handelt es sich um die häufigste Ursache für Blindheit > 65 Jahre.
Formen:
- (meist) trockene AMD (syn. nichtneovaskuläre AMD, atrophische Form der AMD): 1. Atrophie des retinalen Pigmentepithels 2. Klinik: mäßiger Sehschärfeverlust
- feuchte AMD (syn. neovaskuläre AMD, exsudative AMD): 1. seröse Abhebung von Netzhaut und Pigmentepithel infolge subretinaler Neovaskularisation (siehe Abb.) mit zentraler, prominenter Narbe als Endstadium (Junius-Kuhnt-Makuladegeneration) 2. Klinik: starker Sehschärfeverlust.

Therapie:
- Eine wirksame kausale Behandlung existiert nur für die feuchte Form der AMD.
- Heute werden therapeutisch meist Angiogenese*-Hemmer zur intravitrealen Injektion eingesetzt (Ranibizumab, Pegaptanib).
- Inzwischen nur noch selten genutzte Therapiemöglichkeiten sind: 1. Laserchirurgie bei begrenzter extrafovealer subretinaler Neovaskularisation 2. Bestrahlung 3. fotodynamische Therapie mit Verteporfin 4. operative Entfernung der Neovaskularisationen und Makularotation.

Makuladystrophie *f*: engl. *macular dystrophy*. Sammelbezeichnung für erbliche zentralretinale Dystrophien mit Degeneration der Macula* lutea, die sich in verschiedenen Altersstufen manifestieren, beiderseits auftreten und mit unterschiedlich starkem Sehschärfeverlust einhergehen. Die Diagnose erfolgt durch Farbsinnprüfung, optische Kohärenztomografie, Fluoreszenzangiografie*, Elektroretinografie, Elektrookulografie bei Best-Krankheit* und molekulargenetischen Nachweis.

Makulaforamen *n*: engl. *macular hole*. Umschriebene, scharf begrenzte, häufig nur partielle (sog. Schichtloch) Zerstörung der Netzhaut in der Fovea der Macula* lutea infolge Glaskörperzug und -schrumpfung, meist nach Trauma oder anderen Netzhauterkrankungen.

Makulaödem *n*: engl. *macular edema*. Schwellung der zentralen Netzhaut mit Sehschärfeverlust bzw. Metamorphopsie. Die Behandlung hängt ab von der Ursache, z. B. kann eine optimierte Einstellung eines Diabetes mellitus oder eines Bluthochdrucks das Fortschreiten des Makulaödems aufhalten. Siehe Abb.
Formen:
- grau-weißliches, intrazelluläres Ödem bei Ischämie
- glasig erscheinendes, extrazelluläres Ödem v. a. bei retinalen Venenverschlüssen, diabetischer Retinopathie, hypertensiver Retinopathie und intraokularer Entzündung
- zystoides Makulaödem: schwerste Form des extrazellulären Makulaödems mit rosetten-

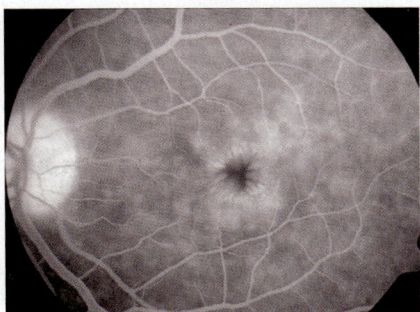

Makulaödem: Bei chronisch persistierender Uveitis; Fluoreszenzangiografie. [133]

artiger Verteilung zystenähnlicher Räume im Bereich der Macula lutea.

Makulaorgane *n pl*: engl. *maculae of vestibular labyrinth*; syn. Maculae staticae. Gleichgewichtsorgane, welche Bewegungen in vertikaler oder horizontaler Richtung (Translationsbewegungen oder Linearbewegungen) erfassen. Die Makulaorgane umfassen den Sacculus (Macula sacculi) und Utriculus (Macula utriculi).

makulöse Hautamyloidose → Amyloidosis cutis

makulopapulös: Knotig-fleckig. Der Begriff wird verwendet, um Hautefloreszenzen mit von der Hautfarbe abweichenden Papeln zu beschreiben, z. B. die Exantheme bei Masern*, Scharlach* und Röteln*.

Makulopathie *f*: engl. *maculopathy*. Sammelbezeichnung für krankhafte morphologische Veränderungen im Bereich der Macula* lutea mit unterschiedlich stark ausgeprägtem zentralen Sehschärfeverlust. Diagnostische Methoden sind Prüfung der Sehschärfe und des Farbensehens, Fluoreszenzangiografie und Elektroretinografie.
Formen:
- erworbene Makulopathie: 1. altersabhängige Makuladegeneration* 2. Chororetinopathia* centralis serosa 3. Makulaforamen* 4. zystoides Makulaödem* 5. myopische Makulopathie* 6. epiretinale Gliose* 7. toxische Makulopathie (v. a. bei Langzeittherapie mit Chloroquin*) 8. Schießscheiben-Makulopathie: z. B. bei Zapfendystrophie und Stargardt-Krankheit (Symptom: Farbenfehlsichtigkeit*)
- diabetische Makulopathie*
- angeborene Makulopathie: Makuladystrophie*.

Makulopathie, diabetische *f*: engl. *diabetic maculopathy*. Erkrankung im Bereich des schärfsten Sehens der Netzhaut des Auges, überwiegend bei Diabetes* mellitus Typ 1 als typische Spätkomplikation bei langjährig

Makulopathie, myopische

schlechter Stoffwechseleinstellung, aber auch als Frühkomplikation bei rascher Stoffwechselnormalisierung nach langjährigem Insulinmangel (Normo-Glycemia-Reentry-Phänomen oder Early Worsening). Es entwickeln sich Sehstörungen bis zur Blindheit.

Hintergrund: Pathogenese:
- Unter langjährigem Insulinmangel rarefizieren Netzhautgefäße (Hochregulation der Rezeptoren für Wachstumsfaktoren).
- Unter Sauerstoffmangel und verstärkter Insulinzufuhr werden IGF-I und VEGF*-1 vermehrt freigesetzt und treffen nach einer Insulinmangelphase auf hochregulierte Rezeptorpopulationen.

Klinik:
- Ödem
- MRT-morphologisch deutliche Verdickung der Makula
- zunächst reversible Sehstörung, kann fortschreiten bis zur Blindheit
- im Endstadium bei Untergang des perifoveolären Kapillarnetzes ischämische Makulopathie mit irreversibler Visusminderung.

Prävention: Stark von genetischer Prädisposition abhängig:
- HbA_{1c}-Werte < 7,5 % oder 7,0 % ab Erstdiagnose Diabetes mellitus Typ 1
- Vermeidung von schneller HbA_{1c}-Absenkung nach langjährigen Insulinmangelzuständen, z. B. HbA_{1c} 11–15 %
- monatliche oder 3-monatliche Augenhintergrundkontrolle unter Therapieintensivierung
- HbA_{1c}-Senkung nicht schneller als 1 % pro Monat, bei Verschlechterung des Stadiums der Retinopathie langsamere Blutzuckersenkung.

Therapie:
- bei Sehverschlechterung sofortige Augenhintergrundkontrolle, ggf. sofortiges Anheben des Blutzuckers
- augenärztliche Inokulation von Dexamethason* oder VEGF*-Antagonisten Pegaptanib und Ranibizumab (zugelassen für neovaskuläre, feuchte altersabhängige Makuladegeneration*; Wiederholung alle 4–6 Wochen bis zu ca. 2 Jahre).

Makulopathie, myopische *f*: engl. *myopic maculopathy*. Atrophie der zentralen Netzhaut, die im Rahmen einer bestehenden Myopie* auftritt, evtl. verbunden mit Einrissen der Bruch-Membran (sog. Lacksprünge), choroidalen Gefäßneubildungen und sekundärer Hyperplasie des Pigmentepithels (Fuchs-Fleck).

Mala → Bucca

Malabsorption *f*: Verminderte Aufnahme von Substraten der vorverdauten Nahrung. Folgen dieser verminderten Resorption werden als Malabsorptionssyndrom* bezeichnet. Ursächlich können ganz unterschiedliche Erkrankungen sein. Die kausale Therapie richtet sich nach der Grunderkrankung.

Abgrenzung: Von der verminderten Resorption* muss die gestörte Verdauung (Maldigestion*) durch Fehlen oder mangelnde Aktivität von Verdauungsenzymen abgegrenzt werden. Überbegriff für Maldigestion und Malabsorption ist die Malassimilation* (verminderte Nährstoffausnutzung).

Ursachen: Primäre Ursachen, d. h. funktionelle Störung oder Transportstörung von Nahrungsbestandteilen, aber keine morphologischen Veränderungen:
- Laktasemangel (Laktoseintoleranz)
- verminderte GLUT5-Aktivität (Fruktosemalabsorption).

Sekundäre bzw. morphologische Ursachen:
- chronisch-entzündliche Darmerkrankungen
- Zöliakie*
- Morbus* Whipple
- postoperative Zustände (Kurzdarmsyndrom*, Dünndarmresektion).

Ferner differenziert man eine globale und eine partielle Malabsorption:
- Sekundäre (morphologische Veränderungen) Ursachen führen meist zu einer unspezifischen bzw. globalen Resorptionsstörung.
- Primäre Ursachen wie die Laktoseintoleranz oder Fruktosemalabsorption ziehen nur eine Resorptionsstörung einzelner Nahrungskomponenten nach sich.

Klinik:
- Abdominalschmerzen
- Durchfall
- übelriechende Fettstühle (Steatorrhö)
- Meteorismus*
- Gewichtsabnahme
- Hypovitaminosen* (v. a. Vitamine A, D, E, K, B_{12}), Folsäuremangel
- Mangel an Mineralstoffen, z. B. Kalzium*, Eisen*
- Eiweißmangel
- Myopathie*
- Haut- und Schleimhautveränderungen
- Anämie*.

Therapie:
- prinzipiell symptomatisch und je nach Grunderkrankung
- Anpassung der Ernährung (z. B. laktose-, glutenfreie Ernährung)
- bevorzugt fettarmes Fleisch (Pute, Huhn) und gedünstetes Gemüse
- Vorsicht bei Obst (Fruktosegehalt)
- Ausgleich von Vitamin- und Mineralstoffmangel
- ggf. Flüssigkeitssubstitution
- ggf. Antidiarrhoika zur Verlängerung der Passage- und Kontaktzeit (z. B. Loperamid*, Opiumtinktur).

Malabsorptionssyndrome *n pl*: engl. *malabsorption syndromes*. Erkrankungen, die mit einer Malabsorption*, also einer gestörten Aufnahme der vorverdauten Substrate durch die Darmwand einhergehen. Beispiele sind chronisch-entzündliche Darmerkrankungen*, Strahlenenteritis oder Parasitosen*, aber auch Kurzdarmsyndrom* und Fruktosemalabsorption.

Malabsorptive Operationsverfahren *n pl*: syn. malabsorptive OP-Verfahren. Operationsverfahren in der Adipositaschirurgie.* Durch funktionelle Verkürzung des Dünndarms und damit der gemeinsamen Verdauungsstrecke (sog. common trunc) der alimentären (alimentary trunc) und biliopankreatischen Dünndarmschlinge (bilio-pancreatic trunc) wird die Absorption der Nahrungsbestandteile verringert.

Malacia → Malazie

Maladie des tics → Tourette-Syndrom

Malakoplakie *f*: engl. *malacoplakia*. Sehr seltene chronische* Entzündung von Harnwegen, Gastrointestinaltrakt* und anderen Organsystemen mit weiß-grauen plaqueartigen Auflagerungen. Symptome variieren je nach befallenem Organ. Diagnosesichernd ist eine Biopsie* der Läsionen*. Therapeutisch kommen je nach Ausmaß Langzeitantibiose und operative Sanierung infrage.

Malaria *f*: engl. *malarial fever*; syn. Helopyra. Akute, schwere fiebrige Erkrankung durch Plasmodien*. Diese werden übertragen von Mücken der Gattung Anopheles*, selten durch Bluttransfusion. Die Erkrankung ist verbreitet in Afrika, Asien, Lateinamerika und Ozeanien. Resistenzbildungen gegen gängige Malariamittel sind ein wachsendes Problem, schwere Komplikationen und Todesfälle sind häufig. **Erreger:**
- Plasmodium falciparum: Malaria* tropica
- Plasmodium vivax: Malaria* tertiana
- Plasmodium ovale: Malaria* tertiana
- Plasmodium malariae: Malaria* quartana
- Plasmodium knowlesi: Malaria quotidiana (Malaysia).

Pathogenese: Nach der Inokulation durch den Mückenstich vermehren sich die Plasmodien in der Leber des Menschen (Schizogonie). Von dort befallen sie als Merozoiten die Erythrozyten, in denen sie sich zyklisch vermehren. Dabei zerstören sie die Erythrozyten, was den Fieberanstieg verursacht. Plasmodium falciparum führt auch zur Sequestration der Erythrozyten, die die Durchblutung der Organe beeinträchtigt. Einige Parasiten entwickeln sich zu Gametozyten, die Mücken infizieren können. Dort findet die geschlechtliche Vermehrung statt.

Symptome:
- Fieberschübe: 1. regelmäßig (alle 3 Tage bei Plasmodium malariae, alle 2 Tage bei Plasmodium ovale, Plasmodium vivax und Plas-

modium falciparum, täglich bei Plasmodium knowlesi) 2. unregelmäßig (häufiger)
- Gliederschmerzen
- Nausea
- Schwächegefühl.

Komplikationen:
- Hyperpyrexie (> 40 °C)
- zerebrale Malaria: Koma, wiederholte Krampfanfälle
- Anämie < 50 g/l und Ikterus
- Hämoglobinurie (Schwarzwasserfieber) und Nierenversagen
- Azidose
- Lungenödem
- Hypoglykämie und Schock
- disseminierte intravasale Koagulation.

Diagnostik:
- mikroskopischer Nachweis des Erregers im Blutausstrich (siehe Tropfen*, dicker, Abb. dort)
- Schnelltests reagieren auf Antigene von: 1. Plasmodium falciparum (PfHRP2) 2. Plasmodium ovale 3. Plasmodium vivax 4. Plasmodium malariae.

Therapie:
- Plasmodium falciparum: je nach Resistenz: 1. Chloroquin 2. Artesunat/Lumefantrin, Artesunat/Pyronaridin 3. Atovaquon/Proguanil
- Plasmodium vivax: 1. Chloroquin 2. Artesunat/Lumefantrin bei Resistenz (Neuguinea, Indonesien)
- Plasmodium ovale und Plasmodium malariae: Chloroquin
- Plasmodium knowlesi: Chloroquin.

Bei Komplikationen erfolgen eine Intensivbehandlung und eine parenterale Behandlung mit Artesunat oder Chinin. Bei Infektionen mit Plasmodium vivax oder Plasmodium ovale verhindert anschließend Primaquin mögliche Rückfälle.

Prävention:
- für Reisende in Risikogebiete: 1. Mückenschutz 2. medikamentöse Prophylaxe 3. Notfallmedikament
- auf Bevölkerungsniveau in Endemiegebieten: 1. Mückenschutz (Mückennetze) 2. intermittierende Behandlung von Kindern und Schwangeren.

Malaria-Antikörper m sg, pl: syn. Plasmodien-Antikörper. Antikörper gegen Plasmodien*. Der Nachweis erfolgt im Serum* mittels IFT oder ELISA. Positive Befunde weisen auf einen früheren Kontakt mit Plasmodien hin. Der Test wird nur für Gutachten oder zum Blutspenderscreening eingesetzt. Die Diagnose der akuten Malaria* wird über den Erreger-Nachweis im Blutpräparat gestellt.

Malariamücke → Anopheles

Malariaplasmodien → Plasmodien [Parasitologie]

Malariaprophylaxe f: engl. malaria prophylaxis. Vorbeuge-Maßnahmen zum Schutz vor Malaria*. Prophylaxe-Maßnahmen gegen Malaria bieten deutlich erhöhte Sicherheit, verhindern eine Erkrankung aber nicht in allen Fällen. Die Maßnahmen werden individuell ausgewählt entsprechend Reiseziel, Reisedauer, Jahreszeit, Reiseumständen, Vorerkrankungen und Medikamentenunverträglichkeiten. Zur Malariaprophylaxe zählen beispielsweise die Expositionsprophylaxe (Moskitonetze), Repellents und Antimalariamittel.

Formen:
- Vermeidung von Insektenstichen (Expositionsprophylaxe) durch Verwendung von: 1. Moskitonetzen: imprägniert mit Insektiziden 2. Repellents: zum Einreiben von unbedeckter Haut 3. geeigneter Kleidung: hautbedeckend, hell, imprägniert 4. geschützten Räumen: Klimaanlage, Fliegengitter
- medikamentöse Prophylaxe (Chemoprophylaxe*): 1. kontinuierliche Prophylaxe mit Antimalariamitteln: Atovaquon, Proguanil*, Chloroquin*, Doxycyclin*, Mefloquin*, Primaquin*, Artemether und Lumefantrin, Artesunat und Mefloquin 2. Stand-by-Prophylaxe: notfallmäßige Selbstbehandlung mit mitgeführtem Reservemedikament; nur durchzuführen, bis ärztliche Behandlung möglich ist.

Indikationen:
- kontinuierliche Prophylaxe: Reisegebiete mit hohem Malaria-Risiko wie Subsahara-Afrika und einige Gebiete in Ozeanien und Südamerika
- Stand-by-Prophylaxe: Reisegebiete mit geringem oder mittlerem Risiko.

Malaria quartana f: engl. quartan malaria; syn. Febris quartana. Malaria* mit Fieberschüben alle 3 Tage, meist durch Plasmodium* malariae verursacht.

Malaria quotidiana f: engl. quotidian fever; syn. Febris quotidiana. Malaria* mit täglichem Fieberanfall. Erreger: Plasmodium* falciparum mit unregelmäßigem Fieberverlauf; Plasmodium* knowlesi hat einen 24-stündigen Parasitenzyklus und kommt in Malaysia und Borneo vor. Zusätzlich gibt es Mischinfektionen und doppelte Synchronisierung zweier Plasmodium-Populationen.

Malaria tertiana f: engl. tertian malaria; syn. Febris tertiana. Akute fiebrige Erkrankung durch Plasmodium* vivax oder Plasmodium ovale. Präventiv kann man sich vor dem Überträger, der Anopheles-Mücke, z. B. durch Moskitonetze schützen.

Malaria tropica f: engl. falciparum malaria. Akute fiebrige Erkrankung durch Plasmodium falciparum. Sie ist die gefährlichste Form der Malaria mit eher unregelmäßigem Fieberschü-

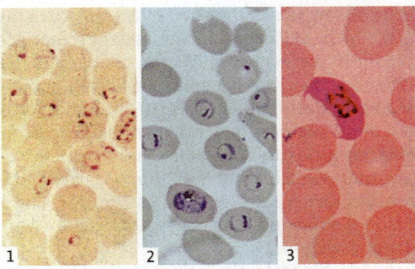

Malaria tropica: Entwicklungsstadien von Plasmodium falciparum im peripheren Blut; 1: junge siegelringförmige Trophozoiten; 2: z. T. schon etwas ältere Trophozoiten, ein unreifer Schizont; 3: männlicher Mikrogametozyt. [177]

ben, die unbehandelt rasch zum Tod führen kann. Mücken der Gattung Anopheles* übertragen den Erreger. Die Erkrankung ist verbreitet in Afrika, Südostasien und Lateinamerika.

Klinik und Komplikationen: Siehe Malaria*.

Diagnostik:
- mikroskopischer Nachweis des Erregers im Blutausstrich („dicker Tropfen")
- Schnelltests (reagieren auf Antigene von Plasmodium falciparum (PfHRP2).

Siehe Abb.

Therapie:
- bei Plasmodium falciparum (je nach Resistenz): 1. Chloroquin (Zentralamerika) 2. Artesunat/Lumefantrin 3. Atovaquon/Proguanil
- bei Komplikationen: 1. Intensivbehandlung 2. parenterale Behandlung mit Artesunat oder Chinin 3. je nach Resistenz mit Doxycyclin 4. eventuell Austausch-Transfusion.

Prognose: Die Prognose ist ohne Behandlung ernst, bei früher Behandlung gut.

Prävention:
- für Reisende in Risikogebiete: 1. Mückenschutz 2. medikamentöse Prophylaxe 3. Notfallmedikament
- auf Bevölkerungsniveau: Mückenschutz (Mückennetze)
- für Kinder in Afrika: Impfung RTS,S/AS01 möglich (bietet einen 36%igen Schutz vor Malaria).

Malassez-Epithelreste m pl: engl. Malassez's rests. Versprengte Epithelzellen bzw. -inseln im Desmodont* der Zähne. Sie stellen Reste der epithelialen Wurzelscheide (Hertwig-Wurzelscheide*) des Schmelzorgans* dar und können Ausgangsort für odontogene Kieferzysten oder Ameloblastome sein.

Malassezia furfur f: syn. Pityrosporum ovale. Ubiquitäre Hefe, die ellipsoide oder flaschenähnliche, 1,5–5,5 μm große Zellen aufweist, die

Malassimilation

beim Absprossen der Tochterzellen typische Kragen bilden. Malassezia furfur ist der Erreger der Pityriasis* versicolor und kann an der Entstehung des seborrhoischen Ekzems* beteiligt sein.

Malassimilation *f*: Überbegriff für Maldigestion* und Malabsorption*. Malassimilation meint eine verminderte Nährstoffausnutzung entweder durch verminderte Aufnahme (Malabsorption) oder durch eine Verdauungsstörung (Maldigestion) aufgrund fehlender oder defekter Verdauungsenzyme.

Beispiele für Malassimilation: Zu Maldigestion führen beispielsweise:
- Pankreasinsuffizienz
- Magenkarzinom
- Laktoseintoleranz.

Zu Malabsorption führen beispielsweise:
- chronisch-entzündliche Darmerkrankungen
- Zöliakie
- Morbus Whipple.

Klinische Folgen: Typische Folgen einer Malassimilation können sein:
- Gewichtsabnahme
- Unterversorgung mit Vitaminen und Mineralstoffen
- Muskelschwäche
- Haut- und Schleimhautveränderungen
- Anämie
- Massenstühle > 300 g Stuhlgewicht
- übelriechende Fettstühle, Flatulenz.

Malassimilationssyndrom *n*: engl. *malassimilation syndrome*. Gestörte Nahrungsverwertung durch mangelnde enzymatische Spaltung (Maldigestion*) oder unzureichende Resorption (Malabsorption*). In der Folge kommt es zu Mangelerscheinungen, Diarrhöen oder Gewichtsabnahme. Zur Diagnosestellung werden v. a. Stuhluntersuchungen und H2-Atemtest herangezogen. Behandelt wird mit Therapie der zugrundeliegenden Erkrankung und Substitution von Vitamin- und Mineralstoffmangel.

Klinik: Das Malassimilationssyndrom zeigt eine Vielzahl von Symptomen, z. B.:
- Gewichtsabnahme oder Mangelgedeihen des Säuglings (Dystrophie)
- Diarrhö mit ggf. voluminösen Fettstühlen
- Abdominalschmerzen
- Gewichtsabnahme
- Meteorismus*
- Haut- und Schleimhautveränderungen (z. B. Rhagaden*)
- Anämie (Eisenmangel, Vitamin-B_{12}-Mangel)
- weitere Symptome je nach im Vordergrund stehendem Substrat- bzw. Vitaminmangel.

Therapie:
- Behandlung der zugrundeliegenden Erkrankung (z. B. laktosefreie Ernährung bei Laktoseintoleranz)
- Ausgleich eines evtl. bestehenden Vitamin- und Nährstoffmangels

- Flüssigkeitssubstitution bei Diarrhöen
- ggf. symptomatisch Antidiarrhoika (z. B. Loperamid)
- bei exokriner Pankreasinsuffizienz Substitution von Pankreasenzymen (z. B. Kreon) zu den Hauptmahlzeiten.

Malazie *f*: engl. *malacia*. Erweichung, z. B. Osteomalazie* oder Chondromalazie*.

Malbin-Zellen → Sternheimer-Malbin-Zellen

Mal-de-Debarquement-Syndrom *n*: engl. *sickness of disembarkment*. Anhaltender peripher-vestibulärer Schwindel* nach Beendigung einer Schiffs- oder Flugreise.

Maldescensus testis *m*: engl. *cryptorchidism*. Ungenügende Wanderung des Hodens von kranial retroperitoneal in das Skrotum ab der 5. Embryonalwoche bis zum 5. Lebensmonat. Verschiedene Formen berücksichtigen v. a. die Lage des Hodens im Bereich oder außerhalb der Deszensusbahn. Hormonelle oder operative Therapie erfolgen vor dem Ende des 1. Lj.

Häufigkeit:
- neonatal ca. 3 %
- am Ende des 1. Lj. ca. 0,8 % der Jungen.

Vorkommen: Isoliert oder im Rahmen genetischer Syndrome assoziiert mit anderen Symptomen.

Ätiologie: Multifaktoriell, z. B.
- intrauterine mechanische Behinderung, z. B. indirekter Leistenherniensack
- Insuffizienz des gonadalen Hypothalamus-Hypophysen-Systems (Hypogonadismus)
- infolge Chromosomenaberration: **1.** syndromal: zahlreiche bekannt, z. B. Noonan*-Syndrom, Smith-Lemli-Opitz-Syndrom, Prader-Willi-Syndrom oder **2.** nicht syndromal: z. B. bei autosomal-dominant erblicher INSL-3-Genmutation (INSL für engl. *insulin-like*), mit Genlocus 19p13.2.

Formen: Siehe Abb. 1. **Hodendystopie:** Hoden im Bereich der Deszensusbahn gelegen
- Kryptorchismus (verborgener, nicht palpabler Hoden): **1.** Bauchhoden (Retentio testis abdo-

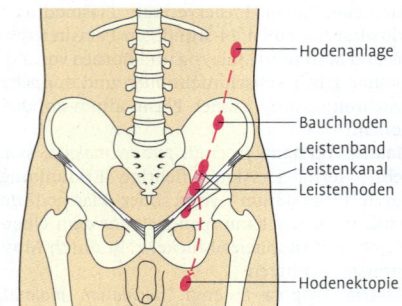

Maldescensus testis Abb. 1: Lageanomalie des Hodens.

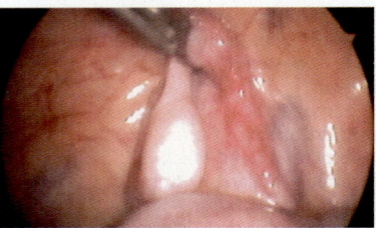

Maldescensus testis Abb. 2: Bauchhoden im laparoskopischen Bild. [170]

minalis) oder **2.** nicht tastbarer Hoden in hoch inguinaler Lokalisation (siehe Abb. 2)
- Leistenhoden (Retentio testis inguinalis): **1.** im Canalis inguinalis palpabler oder **2.** zwischen äußerem Leistenring und Skrotaleingang fixierter Hoden
- Gleithoden*: nur unter Zug in das Skrotum vorzubringen.

Hodenektopie*: Hoden außerhalb der physiologischen Deszensusbahn gelegen.

Differenzialdiagnosen:
- Hodenatrophie*, z. B. nach (auch intrauteriner) Hodentorsion*
- Anorchie*
- sekundärer narbiger Hodenhochstand nach Operation in der Leiste.

Komplikationen:
- spätere Fertilitätseinschränkung durch mangelhafte Spermatogonienentwicklung
- erhöhtes Risiko der malignen Entartung
- Beeinträchtigung der eigenen Körperwahrnehmung
- psychosexuelle Entwicklungsstörung besonders bei bilateral leerem Skrotum.

Therapie:
- bei Hodendystopie konservativ mit Gonadorelin (GnRH-Nasenspray) und/oder Beta*-HCG als Injektion
- sonst operativ mit Funikulolyse und Orchidopexie* vor Ende des 1. Lj.
- Autotransplantation des Hodens bei hohem Bauchhoden und bilateralem Maldescensus testis
- hohe Ablatio testis bei dysplastischer Gonade.

Maldigestion *f*: Unzureichende Aufspaltung der Nahrung in ihre resorbierbaren Bestandteile aufgrund mangelnder Sekretion oder Funktionsverlust von Verdauungsenzymen. Klinisch zeigt sich ein Malassimilationssyndrom*. Die Therapie richtet sich nach der Grunderkrankung.

Ursache:
- Magenteilresektion*
- exokrine Pankreasinsuffizienz*
- Cholestase* und Chymusstase
- enterales* Gallensäurenverlustsyndrom

- Laktasemangel* → Laktoseintoleranz
- primäre oder sekundäre Gastroenteropathie.

Symptome:
- Steatorrhö*, Durchfall
- Abdominalschmerzen
- Meteorismus*.

Therapie: Grundsätzlich richtet sich die Therapie nach der Ursache.
- Bei einer exokrinen Pankreasinsuffizienz als typisches Beispiel einer Maldigestion wird Pankreatin (z. B. Kreon®) substituiert.
- Bei Laktasemangel* ist eine laktosefreie Ernährung sinnvoll, bei Steatorrhö* eine spezielle Diät mit mittelkettigen Fettsäuren.

Malformation → Fehlbildung

Malformation, arteriovenöse *f*: engl. *arteriovenous malformation*; syn. arteriovenöses Angiom; Abk. AVM. Form der vaskulären Malformation* mit arteriovenösem Kurzschluss (Shunt*) bei fehlendem Kapillarbett. Diese angeborene Fehlbildung insbesondere der Hirngefäße (zerebrale AVM) ist häufig asymptomatisch, kann aber auch schwere, lebensbedrohliche Komplikationen wie intrazerebrale Blutungen* hervorrufen. Behandelt wird mittels neurochirurgischer Resektion, therapeutischer Embolisation* oder Bestrahlung.

Malformation, lymphatische *f*: engl. *lymphangioma*; syn. Lymphangiom. Vaskuläre Malformation* der Lymphgefäße. Klinisch imponieren sie als solitäre oder multiple zystische subkutane Knoten oder dickwandige aggregierte zystoide Vesikel, z. T. im weiteren Verlauf als verruziforme Zysten, welche langsam an Größe zunehmen. Die Therapie erfolgt durch Diathermie und Exzision, die Prognose ist gut.

Malformation, vaskuläre *f*: engl. *vascular malformation*; syn. Gefäßmalformation. Angeborene, sporadische oder hereditäre gutartige Gefäßanomalie* mit Fehlbildung von Blut- oder Lymphgefäßen, verursacht durch embryonale Störungen der Vaskulogenese, Angiogenese* bzw. Lymphangiogenese. Sie kann, auch im Rahmen von angeborenen Fehlbildungssyndromen, in jeder Körperregion auftreten. Wichtig ist die Abgrenzung von vaskulären Tumoren* (z. B. kapilläres Hämangiom*).

Malformation, venöse *f*: engl. *venous vascular malformation*; syn. venöse vaskuläre Malformation. Venenfehlbildung mit dünnwandigen, erweiterten Venen. Die Fehlbildung ist bereits bei Geburt angelegt und wird erst im Laufe des Lebens symptomatisch. Typisch ist eine Schwellung der betroffenen Haut* oder Schleimhaut* mit bläulicher Verfärbung. Unkomplizierte Malformationen werden nicht therapiert. Therapieoptionen sind Sklerosierung und operative Resektion.

Malformation, zystisch-adenomatoide *f*: engl. *congenital cystic adenomatoid malformation*

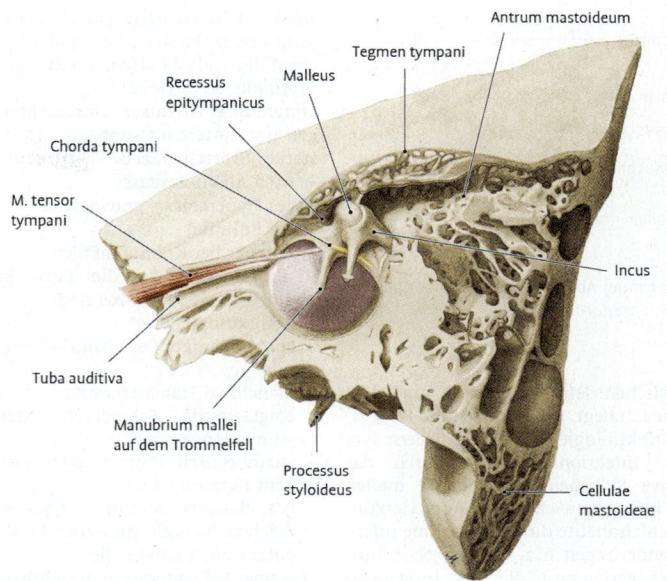

Malleus [Anatomie] Abb. 1: Sagittalschnitt durch ein stark pneumatisiertes Felsenbein mit Blick auf die laterale Wand der Paukenhöhle. [4]

(Abk. CCAM). Parenchymatöse Fehlbildung der Lunge mit Ursprung in der Embryogenese und zystischen Strukturen. Es existieren die Typen 0 bis 4. Je nach Typ und Ausprägung erscheinen Tachypnoe, Dyspnoe bis hin zur respiratorischen Insuffizienz. Die Diagnosestellung ist bereits pränatal durch Ultraschalldiagnostik möglich, die Therapie chirurgisch.

maligne: engl. *malignant*. Bösartig.

maligne Hyperpyrexie → Hyperthermie, maligne

malignes Chorionepitheliom → Chorionkarzinom

malignes Ödem → Gasbrand

malignes Papillom Wegelin → Schilddrüsenkarzinom

Malignität *f*: engl. *malignancy*. Bösartigkeit, meist von Tumoren (Karzinome bzw. Sarkome).

Malignitätsgrad *m*: engl. *degree of malignancy*. Beschreibung der Malignität* einer Neoplasie* anhand der histologischen Differenzierung im Vergleich zum ursprünglichen Gewebe. Die Einteilung in Malignitätsgrade erfolgt im Grading*: je weniger differenziert ein Gewebe, desto höher ist der Malignitätsgrad. Mit der Dedifferenzierung* geht eine Funktionsveränderung einher.

Malleolarfraktur → Knöchelfraktur

malleolaris: engl. *malleolar*. Zum Knöchel gehörend.

Malleolen-Gabel *f*: syn. knöcherne Gabel. Proximaler Gelenkkörper des oberen Sprunggelenks*, gebildet von den distalen Epiphysen* von Tibia* und Fibula*, welche in der Syndesmosis* tibiofibularis durch das Lig. tibiofibulare anterius und Lig. tibiofibulare posterius fest miteinander verbunden sind.

Malleolus *m*: engl. *ankle*. Knöchel. Es gibt im Bereich des Unterschenkels* den Malleolus* medialis (Innenknöchel), das distale Ende der Tibia* medialseitig und den Malleolus* lateralis (Außenknöchel), das distale Ende der Fibula* lateralseitig.

Malleolus lateralis *m*: engl. *lateral malleolus*; syn. Außen-Knöchel. Spitzes, distales Ende der Fibula* (Außenknöchel). Der Malleolus lateralis liegt mit der Facies articularis malleoli lateralis der Trochlea tali an und reicht 1–1,5 cm weiter nach kaudal als der Malleolus* medialis (Innenknöchel).

Malleolus medialis *m*: engl. *medial malleolus*; syn. Innen-Knöchel. Massives, stumpfes, distales Ende der Tibia* (Innenknöchel). Hier entspringt das Lig. deltoideum als mediales Kollateralband. Liegt mit der Facies articularis inferior tibiae der Trochlea tali an und artikuliert mit der Facies articularis malleoli medialis mit der Facies malleolaris medialis talaris des Talus.

Malleus [Anatomie] *m*: syn. Hammer. Gehörknöchelchen*, das in der Paukenhöhle des Mit-

Malleus [Infektiologie]

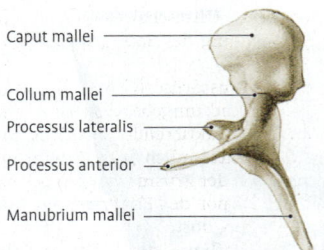

Malleus [Anatomie] Abb. 2: Rechter Hammer aus der Sicht von anterior-medial. [4]

telohrs* zwischen dem Trommelfell* und dem Amboss (Incus*) liegt. Siehe Abb. 1 und Abb. 2.

Malleus [Infektiologie] *m*: engl. *glanders*; syn. Maliasmus. Infektionskrankheit durch das gramnegative Stäbchen Burkholderia mallei. Betroffene infizieren sich über Hautverletzungen oder Schleimhäute durch Aufnahme infektiöser Absonderungen u. a. aus der Nase infizierter Tiere. Patienten leiden u. a. an Hautinfektionen und Organabszessen bis hin zur Sepsis. Behandelt wird mit Antibiotika.

Mallory-Körperchen *n sg, pl*: engl. *Mallory bodies*; syn. alkoholisches Hyalin. Dichtes verklumptes, eosinophiles, hyalines Material im Zytoplasma von Leberzellen. Mallory-Körperchen bestehen aus fehlgefalteten und zusammengelagerten Intermediärfilamenten*, Ubiquitin und anderen Proteinen. Sie treten u. a. bei alkoholischer und nichtalkoholischer Fettleberhepatitis*, primär biliärer Cholangitis*, Morbus Wilson* oder medikamentös bedingt auf.

Mallory-Weiss-Syndrom *n*: engl. *Mallory-Weiss syndrome*. Longitudinale, häufig durch starkes Erbrechen verursachte Schleimhauteinrisse im distalen Ösophagus* bzw. proximalen Magen*. Komplikation sind Blutungen aus arrodierten submukösen Arterien, die lebensbedrohlich werden können. Diagnostiziert wird per Ösophagogastroskopie, die Blutstillung erfolgt ebenfalls endoskopisch, meist per Clips oder Fibrinkleber. Siehe Abb.

Erkrankung: Auslöser: Druckerhöhung in Magen und unterem Ösophagus, vor allem durch starkes Erbrechen, z. B.
- nach Alkoholexzess
- bei Hyperemesis gravidarum
- bei Bulimie*
- seltener bei Krampfanfällen.

Risikofaktoren für die Entwicklung eines Mallory-Weiss-Syndroms sind:
- Refluxösophagitis*
- vorgeschädigte Ösophagusschleimhaut.

Klinik:
- manchmal Hämatemesis*
- epigastrische Schmerzen oder Rückenschmerzen
- anamnestisch Würgen oder Erbrechen vor dem Bluterbrechen
- bei massiver Blutung: Hypovolämie* und Zeichen hämodynamischer Instabilität (Hypotension, Tachykardie*).

Therapie: Bei endoskopisch sichtbarer spritzender Blutung oder Sickerblutung:
- endoskopische Blutstillung mittels thermaler Koagulation, Hämoclip, Gummibandligatur* oder Unterspritzung mit Epinephrin; keine Ballonsonde, da Gefahr der Drucknekrosen!
- anschließend orale PPI-Gabe für 2 Wochen.

Bei endoskopisch nicht behandelbarer Erkrankung:
- Angiografie* mit transarterieller Embolisation* (TAE) oder chirurgische Übernähung des blutenden Gefäßes
- evtl. Magenteilresektion.

Malnutrition *f*: Sammelbegriff für qualitative oder quantitative Fehlernährung, z. B. Mangelernährung in hohem Lebensalter, bei Malassimilation*, Alkoholabhängigkeit*, Anorexia* nervosa oder Hypoalimentation.

Formen:
- quantitative Malnutrition (Dystrophie, Protein*-Energie-Mangelsyndrome)
- qualitative Malnutrition (Eiweißmangeldystrophie, Milchnährschaden; Hypo- und Avitaminose, Spurenelementmangel)
- chronisch-dyspeptische Malnutrition durch Verdauungsinsuffizienz, z. B. bei Zystischer Fibrose
- verschiedene angeborene oder erworbene Formen der Malabsorption*.

Malpighi-Körperchen *n sg, pl*: engl. *malpighian corpuscles*; syn. Noduli lymphoidei splenici. Begriff mit mehrfacher Bedeutung: In der Niere bezeichnet der Begriff die aus Bowman-Kapsel und dem eingestülpten Kapillarknäuel (Glomerulus) bestehenden Nierenkörperchen (Corpuscula renalia), in denen die Bildung des Primärharns erfolgt. In der Milz sind Malpighi-Körperchen Lymphfollikel, die auch Milzknötchen (Noduli lymphoidei splenici) genannt werden.

Malrotation *f*: Störung der regelrechten Drehung des Darms während der Embryonalentwicklung. Symptome fehlen oder es kommt zu akuten oder rezidivierenden Bauchschmerzen im Säuglings- und Kindesalter bis hin zum (Sub-)Ileus durch den Volvulus*. Die Therapie besteht aus der operativen Lösung von Verwachsungen und anatomiegerechten Fixation.

Einteilung: Nach Grob (siehe Abb.)
- Nonrotation: 90°-Rotation, Ausbleiben der 2. und 3. Drehung
- Malrotation I: 180°-Rotation, Ausbleiben der 3. Drehung
- Malrotation II: inverse 2. Drehung mit regelrechter oder fehlgerichteter 3. Drehung.

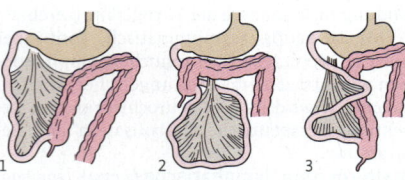

Malrotation: 1: Nonrotation; 2: Malrotation I; 3: Malrotation II.

Maltafieber → Brucellose

Maltase → Amylasen

MALT-Lymphom, gastrales *n*: engl. *gastric MALT lymphoma*. Extranodales Non*-Hodgkin-Lymphom im Mukosa-assoziierten lymphatischen Gewebe (MALT) des Magens*. Symptome sind Oberbauchbeschwerden, Sodbrennen, Übelkeit, manchmal Fieber und Gewichtsverlust. Diagnostiziert wird durch Gastroskopie und Biopsie. Therapiesäulen der häufig durch eine Infektion mit Helicobacter* pylori verursachten Erkrankung sind Eradikationstherapie und je nach Tumorstadium Strahlen- bzw. Chemotherapie.

Erkrankung: Pathologie: Das MALT-Lymphom gehört zu den Marginalzonen-Lymphomen (MZL), die sich vermutlich durch eine chronische Stimulation des Immunsystems entwickeln. Es ist durch eine Vermehrung von B*-Lymphozyten gekennzeichnet und in den meisten Fällen mit einer Helicobacter*-pylori-Infektion assoziiert, über 90 % der Erkrankten sind Helicobacter-pylori-positiv. Die Helicobacter-pylori-Infektion löst eine chronische Gastritis* mit Akkumulation von CD4-positiven-Lymphozyten und B-Zellen in der Lamina* propria des Magens aus. Diese werden durch die Helicobacter-pylori-Antigene immer wieder aktiviert. Genetische Veränderungen in den B-Zellen kön-

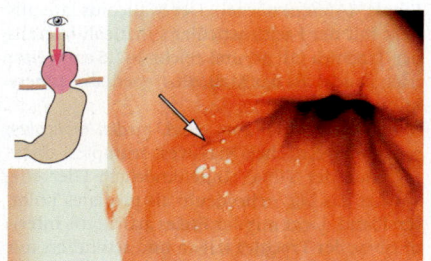

Mallory-Weiss-Syndrom: Längsgestellter Schleimhauteinriss (Pfeil), gute Aufsicht bedingt durch gleichzeitige Hiatushernie. [32]

nen schließlich zu einer monoklonalen B-Zell-Expansion führen.

Klinik:
- Oberbauchschmerzen
- Übelkeit und Erbrechen
- okkulte Gastrointestinalblutung
- Appetitlosigkeit.

Therapie:
- Helicobacter-pylori-positive Patienten werden mit einer Eradikationstherapie behandelt; ist das Lymphom nur auf Mukosa und Submukosa beschränkt, kann eine Eradikationstherapie zur Behandlung ausreichend sein; es werden Regressionsraten von 80 % erreicht.
- **Bestrahlung** kommt für folgende Patienten infrage: nur *eine* Lymphknotenstation ist befallen und: **1.** niedrigmalignes Lymphom oder **2.** hochmalignes Lymphom *ohne* Allgemeinsymptome.
- Alle anderen Stadien werden in der Regel mit **Chemotherapie** behandelt. Therapieschema 1. Wahl ist das R-CHOP Schema (Rituximab*, Cyclophosphamid, Doxorubicin*, Vincristin* und Prednisolon*), anschließend Erhaltungstherapie mit Rituximab.

Maltose *f*: engl. *malt sugar*; syn. Malzzucker. Reduzierendes Disaccharid aus 2 Molekülen α-1,4-glykosidisch verknüpfter D-Glukose, das als Zwischenprodukt beim Abbau linearer Polysaccharidketten (z. B. Stärke* und Glykogen)* im Rahmen der Verdauung vorkommt. Die beiden Glukosereste liegen als Pyranose vor. Außerdem ist Maltose mit Zellobiose stereoisomer.

Maltoseintoleranz → Kohlenhydratmalabsorption

Malum perforans pedis *n*: engl. *perforating ulcer of the foot*; syn. Malum perforans. Tiefes Geschwür an Ferse oder Zehenballen. Es kommt vor bei neurologischen Störungen im Verlauf eines Diabetes* mellitus, Lepra*, Tabes* dorsalis oder Alkoholmissbrauch. Neben der Behandlung der Grunderkrankung sind Druckentlastung und Wundbehandlung unerlässlich, bei Knocheninfektion ist oft eine Amputation erforderlich. Siehe Abb.

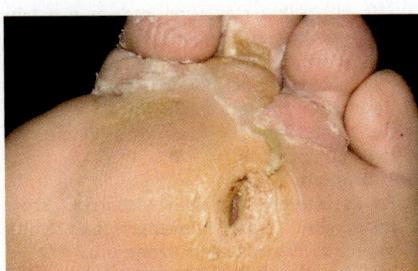

Malum perforans pedis [183]

Pathogenese:
- Fehlbelastung der Füße durch Schädigung der peripheren Nerven und fehlender Weiterleitung von Stellungsinformationen in das ZNS
- Bildung von Hornhautschwielen aufgrund der Fehlbelastung
- Bildung von schmerzlosen Geschwüren, da aufgrund der reduzierten Weiterleitung von Schmerzreizen ins ZNS Verletzungen nicht bemerkt werden
- erschwerte Heilung der Geschwüre durch meist gleichzeitig vorliegende Mikroangiopathie (siehe diabetisches Fußsyndrom*) bis zur Entstehung von Nekrosen
- Begünstigung von Infektionen, die sich bis in die Knochen ausdehnen können (Osteomyelitis).

Therapie:
- Druckentlastung durch orthopädische Schuhe, weiche Lagerung, vorsichtige Fußpflege
- Behandlung des Ulkus durch Reinigung, Abtragen der Nekrosen, Hydrokolloidverbände; bei Entzündung lokal Antibiotika nach Antibiogramm
- Behandlung der Grunderkrankung (Diabetes mellitus, Alkoholismus, siehe auch diabetisches Fußsyndrom*).

Malzextrakt *m*: engl. *malt extract*. Sirup aus gekeimter Gerste, der Maltose, Dextrine, Glukose, Protein, Milchsäure, Vitamine und Amylasen enthält. Malzextrakt wird als Kräftigungsmittel besonders für Kinder, bei Husten, Bronchitis und als Geschmackskorrigens angewandt.

Malzzucker → Maltose

Mamillarreflex *m*: engl. *mamillary reflex*. Erektion der Mamille bei Reizung der Areola mammae durch Berührung.

Mamille → Brustwarze

Mamillenplastik *f*: engl. *mamilliplasty*. Operatives Verfahren zur Rekonstruktion von Areola* mammae bzw. Mamille durch Übertragung von Teilen der kontralateralen Mamille oder stärker pigmentierter Haut von anderen Stellen (Oberschenkel, Augenlider, Haut hinter den Ohren). Ein Ausgleich von Pigmentunterschieden zur Gegenseite kann durch Tätowierung erzielt werden.

Anwendung: Z. B. nach Mastektomie*, im Rahmen einer Tumortherapie oder zur kosmetischen Korrektur.

Mamillenrandschnitt → Schnittführung

Mamille, sezernierende *f*: engl. *secreting mamilla*. Entleerung von wässrig-milchigem Sekret aus der Mamille außerhalb der Stillzeit. Mögliche Ursachen sind fibrozystische Mastopathie*, Milchgangektasien, unter Umständen auch ein Prolaktinom* oder Mammakarzinom*. Eine differenzialdiagnostische Abklärung erfolgt vor allem mittels Galaktografie*, Mammazytologie*, Mammografie*, Ultraschalldiagnostik* und ggf. auch Bestimmung des Serumspiegels von Prolaktin*.

Mamma *f*: Brustdrüse (Glandula mammaria) mit Mamille und umgebendem Fett- und Bindegewebe. Die laktierende weibliche Mamma bildet die Muttermilch zur Ernährung des Säuglings. Von der Brustdrüse geht der häufigste maligne Tumor der Frau aus, das Mammakarzinom*. Abb. dort.

Anatomie: Aufbau der Brustdrüse, geschlechtsunabhängig:
- 15–20 Einzeldrüsen, Bindegewebezüge und individuell verschieden großer Anteil Fettgewebe
- durch Bindegewebesepten Aufteilung in Lappen (Lobi glandulae mammariae) und Läppchen (Lobuli glandulae mammariae).

Weibliche Mamma:
- Veränderung von Form und Größe während der Pubertät (sekundäres Geschlechtsmerkmal; siehe auch Tanner*-Stadien) und im weiteren Verlauf der Entwicklung (Abrundung, besonders in der unteren Hälfte), hormonal gesteuert durch Östrogene, Progesteron, Prolaktin, Insulin, Kortisol, Thyroxin, Wachstumshormon und Wachstumsfaktoren (IGF-I, EGF und TGF-α), vermittelt über intrazelluläre Steroid-Rezeptoren (z. B. Östrogene*, Progesteron*) und membrangebundene Rezeptoren (z. B. Wachstumsfaktoren)
- im Verlauf des Menstruationszyklus* östrogen- und progesteroninduzierte zyklusabhängige Veränderungen des Drüsengewebes (z. T. mit schmerzhafter Schwellung und Knotenbildungen, v. a. am Zyklusende)
- nach der Menopause* Altersinvolution mit Ersatz des Brustparenchyms durch Fettgewebe.

Männliche Mamma:
- auch als Mamma masculina bezeichnet
- bleibt während der Entwicklung weitgehend unverändert
- Wachstum (Gynäkomastie*) und Galaktorrhö* bei Änderungen des Hormonhaushalts möglich.

Mamma, aberrierende *f*: engl. *aberrant mamma*. Außerhalb der Milchleiste*, meist unterhalb der linken Axilla lokalisiertes, vom normalen Brustdrüsenkörper entfernt liegendes Brustdrüsengewebe als angeborene Sonderform der Polymastie. Bei fehlender Mamille treten möglicherweise schmerzhafte Schwellungen und Beschwerden bei der Milchproduktion auf. Maligne Entartung ist möglich. Beobachtung und ggf. chirurgische Exzision sind Therapieoptionen. Siehe Abb.

Mammaabszess *m*: engl. *breast abscess*; syn. Brust-Abszess. Eiteransammlung innerhalb des Brustdrüsengewebes, meist als Komplikation

Mammaadenom

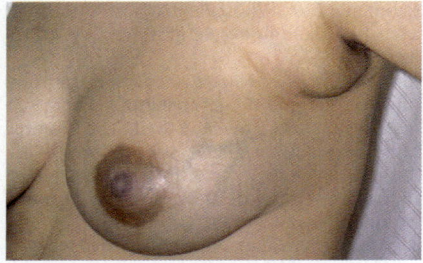

Mamma, aberrierende: Ektopes Brustdrüsengewebe in der linken Axilla einer Wöchnerin. [186]

einer Mastitis* durch Staphylococcus* aureus. Symptome sind fluktuierende Knotenbildung mit Rötung und Schwellung sowie Fieber. Die Sonografie sichert die eitrige Gewebeeinschmelzung. Inzision oder Abszesspunktion sowie Antibiose* sind Therapieoptionen. Abstillen ist nicht erforderlich.
Häufigkeit: Inzidenz 0,4–11 % stillender Frauen.
Lokalisation:
- subkutan und oberflächlich, in der Nähe der Areola*
- gelegentlich in der Tiefe der Brustdrüse, auch submammär.

Differenzialdiagnosen:
- Milchstau*
- Galaktozele*
- inflammatorisches Mammakarzinom*.

Therapie:
- Inzision mit Entleerung der Abszesshöhle, ggf. mit Drainage und Gegeninzision
- Punktion unter Sonografiekontrolle bei normalem Hautbefund, ggf. wiederholt.

Mammadenom *n*: engl. *mammary adenoma*. Häufigster benigner Mammatumor (meist Fibroadenom*).

Mamma, akzessorische *f*: engl. *accessory mammary gland*; syn. Polymastie. Angeborene überzählige Brustanlage (Drüsengewebe, Mamille und Areola* mammae) im Bereich der Milchleiste. Die akzessorische Mamma entsteht durch das Zurückbleiben von Restgewebe der embryonalen Milchleisten* und tritt gehäuft in Kombination mit anderen strukturellen Anomalien (mammorenales Syndrom) auf. Sie wird meist operativ entfernt.

Mammaamputation → Mastektomie

Mammaanomalie *f*: engl. *breast anomaly*. Angeborene oder erworbene, von der Norm abweichende Brustdrüsengröße oder -form. Bei belastender Ausprägung ist eine plastisch-chirurgische Korrektur in der Adoleszenz indiziert.
Formen:
- kongenitale Mammaanomalie: **1.** Amastie* **2.** Hypomastie **3.** kongenitale Asymmetrie (Anisomastie) **4.** aberrierende Mamma* **5.** akzessorische Mamma* **6.** Polythelie* **7.** Pseudomamma* **8.** auch im Rahmen mammorenaler Syndrome
- erworbene Mammaanomalie: **1.** Mammahypertrophie* **2.** Mastoptose* **3.** Gynäkomastie* **4.** posttraumatische oder postoperative Deformation.

Mammaaplasie → Amastie
Mammaaugmentation *f*: engl. *mamma augmentation*. Hauptsächlich aus kosmetischen Gründen durchgeführte operative Vergrößerung der weiblichen Brust, z. B. bei Brustfehlbildungen wie Amastie* und Hypomastie oder nach Mastektomie*.
Formen:
- Einsatz eines Mammaimplantats
- Eigengewebeaufbau mit Fettzellen (Mammaplastik*).

Komplikationen: Bei Mammaimplantat:
- asymmetrische Mammae durch Implantatdislokation
- Abstoßungsreaktion; entzündliches Fremdkörpergranulom
- Kapselfibrose*
- Kapselruptur, Austritt von Silikongel in umliegendes Gewebe.

Mammabiopsie *f*: engl. *biopsy of the mamma*. Möglichst vollständige Exzision eines verdächtigen Bezirks oder Knotens in der Mamma zur histologischen Untersuchung. Zur Diagnosesicherung vor primärer Chemotherapie reicht eine Stanzbiopsie* aus, bei palpatorisch und mammografisch schlecht darstellbaren Knoten oder Zysten sollte evtl. eine Punktionszytologie bzw. Lokalisationsdiagnostik (Drahtmarkierung) zur gezielten Biopsie durchgeführt werden.

Mammafibromatose → Fibromatose
Mammahypertrophie *f*: engl. *mammary hypertrophia*. Abnorm groß entwickelte Mamma als erworbene Anomalie der Brustdrüse infolge eines überschießenden Wachstums aller Organbestandteile, häufig mit Mastoptose*. Bei belastender Symptomatik wie Rücken- oder Schulterschmerzen, Fehlbelastung der Wirbelsäule, Hautirritationen sowie psychologischer Beeinträchtigung ist eine Reduktionsplastik* indiziert.
Formen:
- juvenile Gigantomastie: mit der Menarche* einsetzende, ätiologisch ungeklärte ein- oder beidseitige Mammahypertrophie
- Graviditätshypertrophie, meist reversibel.

Mammakarzinom *n*: engl. *breast carcinoma*; syn. Carcinoma mammae. Karzinom* der Brustdrüse (Mamma*). Ein Mammakarzinom ist die mit Abstand häufigste Krebserkrankung bei Frauen. Häufigstes Frühsymptom ist eine palpable indolente Resistenz in der Brust. Behandelt wird operativ und/oder systemisch über

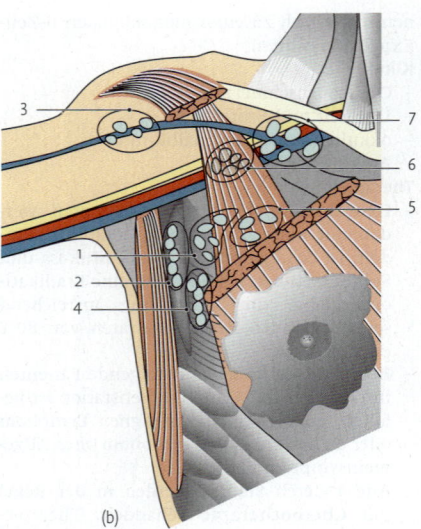

Mammakarzinom Abb. 1: Schematische Darstellung der Lymphbahnen (a) und Lymphknoten (b) der oberen Extremität. Die Lymphknoten der Achselhöhle sind durch ein Geflecht von Lymphgefäßen miteinander verbunden und werden eingeteilt in oberflächliche, regionale Lymphknoten (1–5) und tiefer gelegene Sammellymphknoten (6, 7). Die Lymphe der oberen Gliedmaße wird von den Lymphgefäßen in den Truncus subclavius abgegeben. 1: Nodi lymphoidei axillares pectorales, 2: Nodi lymphoidei axillares subscapulares, 3: Nodi lymphoidei axillares brachiales, 4: Nodi lymphoidei axillares thoracoepigastrici, 5: Nodi lymphoidei axillares interpectorales, 6: Nodi lymphoidei axillares centrales, 7: Nodi lymphoidei axillares apicales.

Hormontherapie, Chemotherapie und Strahlentherapie. Bei Frauen liegt die 5-Jahres-Überlebensrate bei ca. 84 %. Siehe Abb. 1.
Erkrankung: Epidemiologie:
- v. a. Frauen zwischen 45. und 70. Lj. (mittleres Alter ca. 63 Jahre, ca. 40 % vor 60. Lj.)
- selten Männer (w : m = 100 : 1)
- mit ca. 75 000 Neuerkrankungen pro Jahr die mit Abstand häufigste Krebserkrankung bei Frauen
- etwa jede vierte betroffene Frau ist bei Diagnosestellung jünger als 55 Jahre
- die Neuerkrankungsrate bei Männern beträgt 600 pro Jahr.

Vorkommen:
- Risikofaktoren: **1.** frühe Menarche, späte Menopause **2.** späte Schwangerschaft, Nulliparität **3.** fettreiche Ernährung u. a.
- familiär (hereditäres Mammakarzinom) bei erblicher Disposition (ca. 5 % der Fälle bei

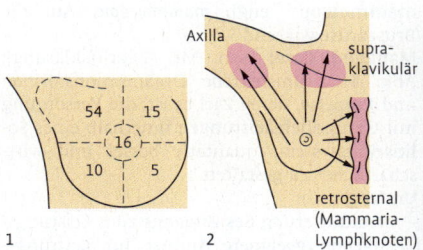

Mammakarzinom Abb. 2: 1: Lokalisationshäufigkeit (in %) in den verschiedenen Quadranten; 2: Metastasierungswege.

weiblichen und 20–30 % bei männlichen Patienten): 1. verschiedene Mutationen mit unterschiedlich hohem Erkrankungsrisiko nachgewiesen 2. sog. Hochrisikogene (lebenslanges Erkrankungsrisiko 50–80 %): v. a. BRCA1- (Genlocus 17q21) und BRCA2-Gen (Genlocus 13q12.3), auch RAD51C, RAD51D u. a.

Lokalisation:
- meist oberer äußerer Quadrant der Mamma (siehe Abb. 2)
- auch multizentrisch (in verschiedenen Quadranten) oder
- multifokal (mehrere Mammakarzinome innerhalb eines Quadranten)

Klinik:
- häufigstes Frühsymptom: palpable indolente Resistenz in der Brust
- schmerzloser, derber (teilweise höckeriger), häufig mit der Haut verwachsener Knoten
- unter Umständen schmerzhafte, sezernierende Mamille*, lokales Ödem* bzw. Lymphödem* (mit grobporiger Haut, sog. Orangenschalenhaut), kutane bzw. mamilläre Einziehung, Plateauphänomen*, offene Ulzeration und Paget*-Krankheit
- klinischer Verlauf abhängig von Tumorstadium (v. a. vom Lymphknotenbefall) und Differenzierungsgrad.

Diagnostik: Möglichst frühzeitig im Stadium der Lokalerkrankung:
- Inspektion und Palpation aller Quadranten der Mamma einschließlich des Lymphabflussgebiets (axilläre und supraklavikuläre Lymphknoten)
- Mammografie*: 1. einschließlich mammografischer Zusatzaufnahmen, z. B. Vergrößerungsmammografie (suspekt: unscharf begrenzter Rundherd, Verdichtung mit radiären Ausläufern, siehe Abb. 3, Mikroverkalkungen*, Abb. dort) 2. zur Abklärung eines klinischen Befunds 1. Wahl der bildgebenden Diagnostik bei Lebensalter der Frau ≥ 40 Jahren 3. bei Männern häufig scharf begrenzte Raumforderung (Mikroverkalkungen grobkörniger und seltener als bei Frauen)
- Mammasonografie* mit Hochfrequenzsonden (7,5–10 MHz): zur Abklärung eines klinischen Befunds 1. Wahl der bildgebenden Diagnostik bei Lebensalter der Frau < 40 Jahren
- ggf. MR*-Mammografie mit Kontrastmittel
- bei suspektem Befund Biopsie (Stanzbiopsie, Vakuumbiopsie; unter Umständen offene Exzisionsbiopsie) zum histopathologischen Nachweis (mit Klassifikation und Grading; siehe unter Einteilung): 1. selten Feinnadelbiopsie (z. B. Lymphknotenpunktion der Axilla) 2. Zytodiagnostik*
- ggf. Galaktografie*
- zusätzliche Verfahren im Rahmen des präoperativen Stagings (z. B. abdominale Ultraschalldiagnostik, Skelettszintigrafie, Röntgen-Thorax-Aufnahme)
- molekulargenetischer Mutationsnachweis im Rahmen der Beurteilung des individuellen Risikos bei familiärem Mammakarzinom
- labordiagnostisch: evtl. Konzentration von Tumormarkern (CA15-3 und CEA) im Blut erhöht
- evtl. Mammazytologie* (bei sezernierendem Mammakarzinom).

Therapie: U. a. Operativ (Mammakarzinom ohne Fernmetastasierung):
- Standard: 1. brusterhaltende Operation* mit Tumorexstirpation (Lumpektomie*, evtl. Quadrantenresektion*) 2. histopathologisches Staging der Lymphknotenmetastasierung durch Sentinel*-Lymphknoten-Entfernung (SLNE) oder Dissektion axillärer Lymphknoten
- bei größerem Mammakarzinom (unter Umständen subkutane) Mastektomie*: 1. ver-

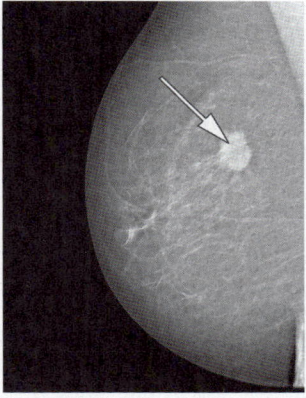

Mammakarzinom Abb. 3: unscharf begrenzter Rundherd mit radiären Ausläufern (Mammografie). [69]

mindertes Lokalrezidivrisiko durch komplette Tumorentfernung 2. evtl. Wiederherstellung mit Mammaimplantat oder Brustrekonstruktion (Mammaplastik*) 3. ggf. Mamillenplastik*.

Systemisch (ab Grading* G2–G3):
- endokrine Therapie: 1. indiziert bei Nachweis spezifischer Hormon*-Rezeptoren (Östrogen- und Progesteron-Rezeptoren) im Tumorgewebe 2. prämenopausal v. a. Tamoxifen* 3. postmenopausal v. a. Aromatase*-Hemmer der 3. Generation (Aminoglutethimid, Letrozol, Anastrozol) 4. ggf. GnRH-Rezeptor-Agonisten zur ovariellen Suppression
- onkologische Chemotherapie* (Zytostatika* im engeren Sinn): 1. als neoadjuvante oder adjuvante Therapie bei hormonrezeptornegativem (endokrin nicht sensitivem) Mammakarzinom indiziert 2. meist Polychemotherapie, z. B. Taxan*, Anthracyclin, Cyclophosphamid, Methotrexat, 5-Fluorouracil 3. ergänzt durch supportive Therapie (pharmakologisch z. B. zur antiemetischen Prophylaxe, durch G-CSF zur Minderung einer Myelosuppression und Anämiebehandlung)
- bei HER2*-exprimierendem Mammakarzinom Antikörpertherapie durch Trastuzumab* adjuvant oder neoadjuvant.

Strahlentherapie:
- kombiniert mit operativer und pharmakologischer Therapie obligatorisch bei brusterhaltender Operation*, lokoregionärem Rezidiv, Fernmetastasen
- in der Regel postoperative Bestrahlung der gesamten Brust mit Linearbeschleuniger
- Strahlentherapie der Brustwand nach Mastektomie zur Prävention eines lokoregionalen Rezidivs u. a. bei T3–T4 mit mikro- oder makroskopischem Residualtumor (ohne Nachresektionsmöglichkeit).

Prognose: 5-Jahres-Überlebensrate: ca. 84 % (deutlich geringer bei Männern).

Mamma pendulans → Mastoptose

Mammaplastik *f*: engl. *mammoplasty*. Operatives Verfahren zur Herstellung einer physiologischen Brustform, als wiederherstellende OP nach Mastektomie* oder aus ästhetischen Gründen. Häufig wird ergänzend eine Mamillenplastik* durchgeführt. Es gibt Mammaplastiken zur Augmentation* unter Verwendung von Implantaten* sowie Mammaplastiken ohne Implantate mit unterschiedlichen operativen Vorgehensweisen.

Vorgehen: Verfahren bei Mammaplastik ohne Implantate:
- Mastopexie bei Mastoptose*
- Reduktionsplastik bei Mammahypertrophie*
- sekundäre Rekonstruktion nach Mastektomie: 1. durch muskulokutane Verschiebelappen- und Schwenklappenverfahren, z. B. mit

Latissimus-dorsi-Hautlappen oder TRAM-Lappen (Kurzbezeichnung für Transversus-rectus-abdominis-Muskellappen) **2.** freie Geweberekonstruktion mit Unterbauchhautfettlappen (DIEP-Lappen, Abk. DIEP für engl. deep inferior epigastric perforator) **3.** Hautfettlappen aus der Gesäßregion als Perforator-Lappen **4.** gestielte und mikrovaskuläre Lappenplastiken*
- Eigengewebeaufbau der Brust mit Fettzellen: **1.** durch Aspiration gewonnenes und durch spezielle Aufarbeitung mit Stammzellen angereichertes Fettgewebe **2.** cave: ungenügende Hebewirkung des Muskellappens infolge mangelnder Gefäßversorgung.

Mammaprothese *f*: engl. *breast prosthesis*. Prothese der weiblichen Brust. Unterschieden werden Mammaimplantat nach Mammaplastik und Büstenhalterprothesen zur Erstversorgung nach Mastektomie* sowie zur Dauerversorgung als Epithese* (aus Baumwolle oder Silikon).

Mammasonografie *f*: engl. *breast sonography*; syn. Mammasonographie. Ultraschalldiagnostik* der Mamma, die eine Unterscheidung von Zysten und soliden Tumoren sowie die Erfassung von bindegewebedichten Bezirken, entzündlichen Veränderungen und Abszedierungen ohne röntgenologische Belastung ermöglicht. Im Gegensatz zur Mammografie* ist allerdings kein Nachweis von malignitätsverdächtigen Mikroverkalkungen* möglich.

Mammatumoren *m pl*: engl. *breast tumors*. Neoplasien der (weiblichen) Brustdrüse (Mamma). Mammatumoren können benigne, prämaligne oder maligne sein.
Formen: Benigne Mammatumoren, vorwiegend bei jüngeren Patienten auftretend:
- Fibroadenom* (evtl. Metaplasien* und sarkomatöse Entartung); Pathologie: polsterartig gegen die Drüsenlichtungen vorwachsend und dieses einengend (Fibroadenoma intracanaliculare, auch als Fibroadenoma intracanaliculare phylloides mit im Schnitt blattartigen Stromawucherungen) oder mit konzentrisch um die Drüsen und Milchgänge herum angeordnetem Bindegewebe (Fibroadenoma pericanaliculare)
- Milchgangpapillom
- Adenom*
- seltener Fibrome, Lipome, Angiome, Leiomyome, Chondrome, Osteome und Myxome.

Prämaligne Mammatumoren als Vorläufer des invasiven Mammakarzinoms*:
- duktales Carcinoma* in situ (Abk. DCIS) unterschiedlicher histologischer Klassifikation
- lobuläre Neoplasie (Abk. LN): ausgehend von den Lobuli und terminalen Milchgängen.

Maligne Mammatumoren:
- insbesondere Mammakarzinom*
- seltener Paget*-Krankheit (Adenokarzinom)
- sehr selten Mammasarkom mit rascher Entwicklung und ungünstiger Prognose (Ausnahme: Cystosarcoma* phylloides).

Mammazytologie *f*: engl. *breast cytology*. Zytologische Untersuchung von Absonderungen aus der Mamille (Exfoliativzytologie*), von Zystenpunktat oder von aus Solitärknoten aspirierten Zellen (Punktionszytologie).
Indikationen:
- besonders bei (pathologischer) Sekretion der Mamma außerhalb der Laktation* (sezernierende Mamille*, Thelorrhagie*)
- zur Abklärung zystischer Mammaveränderungen (beispielsweise bei Mastopathie*)
- zur Abklärung fraglicher Tastbefunde bei negativen oder zweifelhaften röntgenologischen Befunden.

Mammografie *f*: engl. *mammography*; syn. Mammographie. Nativ-Röntgenaufnahme der Brust in verschiedenen Projektionen (kraniokaudal, mediolateral-schräg, Profilaufnahme, zusätzlich Spezialaufnahme der Axilla) mit einer besonderen Technik. Meist wird die Rastertechnik angewendet. In der Regel werden beide Seiten untersucht, da es große individuelle Variationen in der physiologischen Gewebestruktur gibt.
Beurteilung: Als Zeichen für ein Mammakarzinom* (siehe Abb. 3 dort) gelten:
- unscharf begrenzte Rundherde
- seitendifferente suspekte Verdichtungen mit radiären Ausläufern
- gruppierte polymorphe Mikroverkalkungen*.

Cave:
- In etwa 5 % der Fälle von bestehenden Karzinomen ist die Mammografie unauffällig.
- Eine sichere Unterscheidung zwischen benignen und malignen Veränderungen ist nicht möglich. Hierzu bedarf es einer histologischen Abklärung.

Indikationen: Wird v. a. in der Diagnostik von Mammakarzinom und Präkanzerosen* eingesetzt. Die Mammografie ermöglicht die:
- Objektivierung und Lokalisation eines pathologischen Tastbefunds z. B. bei: **1.** Mastopathie*, Abb. dort **2.** sezernierender Mamille* **3.** Thelorrhagie*
- Überwachung von Risikopatienten bzw. Screening gesunder Kollektive.

Laut Leitlinie gilt Folgendes: Ab dem 40. Lj. überwiegt der individuelle Nutzen der Screening-Mammografie das Risiko, das von einer Strahlenexposition ausgeht. Ein optimales Nutzen-Risiko-Verhältnis besteht zwischen 50.–70. Lj. Die Untersuchungshäufigkeit richtet sich nach:
- individueller Nutzen-Risiko-Abwägung (mammografische Dichte, BRCA1/2-Mutation)
- Präferenz der Patienten.

mammotrop: engl. *mammotropic*. Auf die Brustdrüse wirkend.

Managed Care: syn. MC [Begriffsklärung]; Abk. MC. Umstrittene Organisationsformen und Prozesse, deren Ziel es ist, die Versorgung mit Gesundheitsleistungen innerhalb eines Solidaritätssystems qualitativ besser und wirtschaftlicher zu gestalten.
Umfang:
- Strukturierung des Zugangs zum Leistungsangebot, geeignete Anreize für Leistungsbringer oder sektorübergreifende Konzepte der integrierten Versorgung
- Basisinformationen und Schulungen zur gesundheitsfördernden Lebensweise, Kundenservice, Präventionsprogramme, individuelles Fallmanagement (Case Management, Disease Management; integrierte Versorgung*)
- Stärkung der Eigenverantwortung des Versicherten und Bildung integrativer Versorgungsnetze (z. B. Zusammenarbeit von Arztpraxen, Krankenhäusern, Physiotherapeuten und Pflegeeinrichtungen mit Budgetverantwortung)
- Datenerhebung, -analyse, -auswertung und -dokumentation

Bedeutung: Die freie Arztwahl ist eingeschränkt. Modellversuche zu dem aus den USA stammenden Konzept wurden z. B. in Freiburg, Nürnberg und München durchgeführt, haben sich aber nicht durchsetzen können. Das Konzept der medizinischen Versorgungszentren greift Ideen der Managed Care auf, umfasst allerdings in vertraglich geregelter Form fachübergreifend nur ärztliche Anbieter.

Mandelentzündung → Tonsillitis

Mandelhyperplasie *f*: engl. *tonsillar hyperplasia*; syn. Tonsillenhyperplasie. Hyperplasie des lymphatischen Tonsillengewebes. Sie geht physiologisch mit der Reifung des lymphatischen Systems einher, evtl. ist sie auch Folge häufig rezidivierender Infekte.

Mandelkern → Amygdala

Mandelöl *n*: engl. *almond oil*; syn. Amygdalae oleum. Blausäurefreies, fettes Öl der süßen und bitteren Mandeln von Prunus dulcis. Mandelöl wird äußerlich zur Körperpflege angewandt.

Mandelpfropf *m*: engl. *tonsillar plug*; syn. Tonsillenpfropf. Gelblich-weiße Masse in den Krypten* der Tonsilla* palatina. Der sogenannte Detritus* besteht aus zerfallenen Epithelzellen, Lymphozyten* und Bakterien. Ein Mandelpfropf geht häufig mit fauligem Mundgeruch einher und kann bei Verkalkung zur Entstehung eines Tonsillensteins* führen.

Mandibula *f*: engl. *mandible*. Unterkieferknochen, der die knöcherne Grundlage des Untergesichtes bildet. Er ist über das Temporomandibulargelenk mit der Schädelbasis verbunden. Seine Hauptbestandteile, Corpus mandibulae

und Ramus mandibulae, gehen am Kieferwinkel (Angulus mandibulae) ineinander über.
Mandrin m: engl. *mandrel*. Einlagestab aus Metall oder Kunststoff. Mandrins fungieren als Einführhilfe für (weiche) Katheter bzw. einen Endotrachealtubus* (Führungsstab) und werden dann nach dem Einführen des Katheters bzw. nach erfolgter Intubation* wieder entfernt. Außerdem existieren Mandrins für eingeführte Punktionskanülen*, die als Schutz vor Verlegung des Lumens dienen (z. B. bei Periduralanästhesie*).
Mangan n: engl. *manganese*; Abk. Mn. Chemisches Element aus der Mangangruppe. Es ist ein essenzielles Spurenelement, das in vielen Enzymen vorkommt. Als Metall ist es hellgrau, hart und sehr spröde und wird als Legierungsbestandteil verwendet.
Hintergrund: Anreicherung v. a. über die aquatische Nahrungskette (Algen, Schalentiere), aber auch über Pflanzen. Die biologische Halbwertzeit bezogen auf kritische Organe beträgt 3–25, auf den ganzen Körper durchschnittlich ca. 17 Tage. Der MAK-Wert ist 5 mg/m³.
Funktion: Mangan ist Cofaktor* einiger Enzyme (z. B. Superoxiddismutase, Arginase, saure Phosphatase), aktiviert die Glykosyltransferasen im Rahmen der Biosynthese von Oligosacchariden und Glykoproteinen und steigert die Wirkung von Thiamin*.
Klinische Bedeutung: Manganmangel kann zu Sterilität und Knochenfehlbildung führen. Anwendung erfolgt im Rahmen parenteraler Ernährung (z. B. als Manganchlorid, enthalten in Infusionslösungen zur Elektrolyt- um Spurenelementsubstitution).
Mangelanämien f pl: engl. *deficiency anemias*. Alimentär bedingte Anämien infolge Mangel an zur Erythrozytopoese* erforderlicher Substanz. Zu den Mangelanämien zählen u. a. die Eisenmangelanämie*, Eiweißmangelanämie*, perniziöse Anämie*, megaloblastäre Anämie* und durch einen Mangel an Pyridoxin und Ascorbinsäure verursachte Anämien.
Mangelernährung → Dystrophie
Mangelernährung f: engl. *malnutrition*. Form der Fehlernährung durch quantitativ oder qualitativ unzureichende Nahrungszufuhr sowie durch krankheitsbedingte Veränderungen der Nahrungsaufnahme, des Nährstoffbedarfs, des Stoffwechsels oder der Nährstoffresorption. Die Folgen sind Schwächesymptome, Infektanfälligkeit sowie bei Kindern Störungen der Entwicklung.
Formen:
– quantitative Mangelernährung: Unterernährung mit negativer Energiebilanz und Gewichtsverlust
– qualitative Mangelernährung: Fehlernährung mit selektivem Nährstoffmangel, z. B. durch Unterversorgung mit Vitaminen* und Mineralstoffen*
– kombinierte Formen z. B. infolge von Nahrungsmittelunverträglichkeiten oder konsumierenden Erkrankungen.

Mangelernährung im Alter f: Mangel an Nährstoffen, Mineralstoffen und/oder Vitaminen im Alter, assoziiert u. a. mit Untergewicht, Mangelsyndromen, Schwäche, Wundheilungsstörungen, Infektneigung und Herzinsuffizienz. Ursachen sind Fehlernährung, altersbedingte Veränderungen, Erkrankungen, aber auch soziale Faktoren. Therapiert wird mit Ernährungsmodifikation, Nahrungsanreicherung, Trink- und Sondennahrung, in schweren Fällen auch durch parenterale Ernährung.
Mangelmutante f: engl. *defective mutant*. Zelle, bei der infolge einer Mutation* ein Enzym in der Biosynthesekette (z. B. einer Aminosäure) ausgefallen ist.
Mangled Extremity Severity Score: Abk. MESS. Punkteskala zur Abschätzung der Amputationswahrscheinlichkeit bei Extremitätenverletzung. Ab einem Punktwert von 7 ist in der Regel eine Amputation erforderlich.
Manie f: engl. *mania*. Affektive Störung* mit gehobener oder gereizter Stimmung und Antriebssteigerung über mindestens eine Woche. Weitere Symptome sind überhöhte Selbsteinschätzung, leichtsinniges Verhalten und der Verlust sozialer Normen. Die Behandlung erfolgt mit Stimmungsstabilisierern und atypischen Neuroleptika*. Chronische Verläufe sind häufig, meist als bipolare affektive Störung*.
Erkrankung: Vorkommen: Einzelne manische Episoden oder unipolar manische Verläufe sind extrem selten. In der Regel treten im Verlauf zusätzlich depressive (bipolare affektive Störung) oder schizophrene Episoden (schizoaffektive Störung) auf. **Einteilung:**
– Manie: deutliche Symptome seit mindestens einer Woche
– Hypomanie*: Symptome weniger ausgeprägt seit wenigen Tagen
– zusätzlich können psychotische Symptome auftreten.

Klinik:
– Hauptsymptom: inadäquat gehobene (heitere oder gereizte) Stimmung über mindestens eine Woche
– weitere Symptome: 1. Antriebssteigerung* vor allem sozial und erhöhte Gesprächigkeit (Logorrhö*) 2. Gedankenrasen, Ideenflucht 3. leichte Ablenkbarkeit 4. vermindertes Schlafbedürfnis 5. gesteigerte Libido* 6. überhöhte Selbsteinschätzung, Größenwahn* 7. Verlust normaler sozialer Hemmungen 8. leichtsinniges Verhalten 9. gesteigerte Geselligkeit oder übermäßige Vertraulichkeit.

Diagnostik:
– Anamnese
– Klinik wie oben beschrieben
– Ausschluss einer organischen Ursache: 1. Labor (Blutbild*, Entzündungsparameter, Leberwerte*, Elektrolyte*, Harnsäure*, Nierenretentionsparameter, Blutzucker*, Schilddrüsenwerte, Vitamin* B12, Folsäure*, Kortisol*, Drogenscreening) 2. zerebrale Bildgebung (kraniales CT oder besser MRT) 3. bei Verdacht auf Infektion oder Demenz*: Liquorpunktion* 4. bei Verdacht auf Epilepsie*: EEG.
Diagnosekriterien nach ICD 10: Inadäquat gehobene (heitere oder gereizte) Stimmung über mindestens eine Woche und zusätzlich mindestens drei weitere Symptome.
Differenzialdiagnosen:
– Schizophrenie*: Wahn*, Halluzinationen* und Ich*-Störungen im Vordergrund
– schizoaffektive Störung*
– drogeninduzierte Manie: häufig unter Amphetaminen.
Therapie:
– häufig Zwangseinweisung erforderlich, da in der Regel eine Krankheitseinsicht fehlt und der Hang zu sozialer oder materieller Selbstschädigung besteht
– Lithium als Mittel der Wahl, Wirkeintritt aber erst nach 1–2 Wochen; regelmäßige Wirkspiegelkontrollen erforderlich
– alternative Stimmungsstabilisierer: Valproat oder Carbamazepin*
– in Kombination oder alternativ atypische Neuroleptika, dabei aber höheres Depressionsrisiko als unter Stimmungsstabilisierern
– Behandlung bei starker Unruhe mit Benzodiazepinen* oder niederpotenten Neuroleptika
– nach erster Besserung Psychotherapie*
– bei chronischen Verläufen Soziotherapie*.
Prophylaxe: Verringerte Episodenhäufigkeit und -dauer durch Stimmungsstabilisierer, teilweise als Dauertherapie.
Prognose: Die Prognose ist schlecht:
– häufiger Übergang in eine bipolare affektive Störung
– oft chronischer Verlauf mit zunehmender Beeinträchtigung des sozialen Funktionsniveaus.
– mehr als 10 Episoden bei etwa 10 % der Betroffenen
– Tod durch Suizid bei 15–20 % der Patienten.
Manieriertheit f: engl. *mannerism*; syn. Manierismus. Geziertes, gekünsteltes bis bizarres Ausdrucksverhalten in Bewegungen, Handlungen, Gestik, Mimik (Grimassieren) oder Sprache.
Vorkommen:
– Schizophrenie* (v. a. hebephrene und katatone Form)

- histrionische Persönlichkeitsstörung*
- Intelligenzstörung*
- u. a.

Manifestation *f*: Äußerung, Erscheinung, Erkennbarwerden, z. B. einer Erkrankung oder Erbanlage.

Maniküre *f*: engl. *manicure*. Hand- und Nagelpflege*. Bei der professionellen Maniküre werden die Nägel nach Wunsch auch lackiert. Im Rahmen der professionellen Pflege haben hygienische Aspekte und Sicherheitsaspekte (Verletzung durch Kratzen) Vorrang.

Manipulation [Genetik] → Gentechnik
Manipulation [Genetik] → Hybridisierung [Genetik]
Manipulation [Manuelle Therapie] *f*: Therapeutischer Einsatz gezielter Handgriffe und Bewegungstechniken im Rahmen von Physiotherapie und Medizin, z. B. manuelle Therapie* und Chirotherapie*.

manipulative Therapie → Chirotherapie
manisch: engl. *manic*. An einem manischen Syndrom* leidend. Typisch ist eine gehobene oder deutlich gereizte Stimmungslage.

manisch-depressive Erkrankung → Störung, bipolare affektive

Mannheimer Peritonitis-Index *m*: Abk. MPI. Diagnostisches Bewertungsinstrument zur klinischen Quantifizierung und prognostischen Abschätzung der Überlebenswahrscheinlichkeit von intensivpflichtigen schwerstkranken Patienten mit einer ausgeprägten Bauchfellentzündung (Peritonitis). Je höher die ermittelte Punktzahl ist, desto höher die Wahrscheinlichkeit, die Krankheit nicht zu überleben.

Mannit → Mannitol
Mannitol *n*: Sechswertiger Zuckeralkohol* und osmotisches Diuretikum, das in der Medizin zur Senkung des intrakraniellen Druckes, in der Glaukomtherapie, beim akuten Nierenversagen*, bei Mukoviszidose*, als Diagnostikum und als Zusatz in bakteriologischen Nährmedien verwendet wird. Im Alltag wird Mannitol als Zuckerersatzstoff eingesetzt.

Indikationen:
- Innere Medizin/Notfallmedizin: **1.** beginnendes akutes* Nierenversagen **2.** Aszites/periphere Ödeme **3.** Schock* **4.** Hirnödem*/erhöhter Hirndruck **5.** Schädelhirntrauma*
- Pneumologie: **1.** Mukoviszidose* **2.** Diagnostikum: Pulver zur Inhalation zur Erkennung von bronchialer Hyperreagibilität
- Ophthalmologie: Glaukom*.

Manometrie, gastrointestinale *f*: engl. *gastrointestinal manometry*. Verfahren zur qualitativen und quantitativen Bestimmung der Motilität des Gastrointestinaltrakts. Dabei messen hintereinander platzierte Druckabnehmer gleichzeitig Amplitude, Frequenz und Richtung von Kontraktionsabläufen.

Formen:
- Ösophagusmanometrie*
- Kolonmanometrie
- Sphinkter-Oddi-Manometrie (siehe Cholangiomanometrie*)
- anorektale Manometrie (syn. Analmanometrie).

Manschette *f*: engl. *cuff like anesthesia*. Stulpenförmiger Sensibilitätsausfall an den Extremitäten, z. B. bei Polyneuropathie*.

Manschettenbilobektomie → Bronchoplastik
Manschettenextension *f*: syn. Laschenextension. Extensionsmethode*, bei der Zug über eine oberhalb des Sprung- oder Handgelenks angelegte Manschette ausgeübt wird, etwa bei angeborener Hüftgelenkluxation. Intraoperativ ermöglicht die Manschettenextension an beiden Handgelenken bei HWS-Operation eine bessere seitliche Röntgendarstellung des Operationssitus durch Kaudalisierung der Schultern. Mögliche Komplikationen sind Hautulkus und Durchblutungsstörungen.

Manschettenresektion *f*: engl. *cuff resection*. Manschettenförmige Resektion am Bronchialbaum und evtl. zusätzlich am Lungengefäßbaum mit nachfolgenden Anastomosen.

Vorgehen:
- Standardzugang über Thorakotomie, in ausgewählten Fällen auch Video-Assisted Thoracic Surgery (VATS) möglich
- Entfernung eines zentralen Tumors durch radikale Exzision des betroffenen, manschettenförmigen Bronchial-/Gefäßabschnitts en bloc zusammen mit dem entsprechenden Lungenlappen
- nachfolgend Rekonstruktion der Luftwege (Bronchoplastik*) bzw. Blutgefäße (Angioplastik*).

Indikationen:
- abgrenzbare zentrale Lungentumoren im rechten oder linken Hauptbronchus
- Tumorinfiltration eines Lungenlappenostiums
- peribronchiale Infiltration des Bronchial- und/oder Gefäßbaums durch einen Tumor oder Lymphknoten.

Manschettentest → Lowenberg-Test
Manschettentest → Rumpel-Leede-Test
Mansfeld-Effekt *m*: engl. *Mansfeld's phenomenon*; syn. Mansfeld-Herxheimer-Effekt. Hyperplasie der Langerhans*-Inseln bei Sekretabflussbehinderung aus dem Pankreas infolge einer Obstruktion des Ductus* pancreaticus.

Mansonella ozzardi *f*: In Mittel- und Südamerika vorkommende Filarienart (siehe Filarien*) des Menschen (Übertragung durch Bartmücken), die im peritonealen Bindegewebe parasitiert. Die Mikrofilarien* halten sich im Blut auf, sind jedoch meist apathogen.

Mansonia *f*: Stechmückengattung, deren Vertreter Überträger der Filarienarten Brugia und Wuchereria sowie des Gelbfieber-Virus sein können. Da die Larven und Puppen ihren Sauerstoffbedarf aus den Schwimmwurzeln von Wasserpflanzen decken, sind die Mücken an Gewässer mit reichlich Vegetation gebunden.

man-Sv: Abk. für engl. Personen-Sievert → Kollektivdosis

Mantelfeldbestrahlung *f*: engl. *mantle field irradiation*. Bestrahlung der oberhalb des Zwerchfells gelegenen Lymphknotenregionen mit spezieller Abschirmung zum Schutz der angrenzenden Gewebe (Schädelbasis, Rückenmark, Mundhöhle, Lunge und Oberarme). Eine Mantelfeldbestrahlung erfolgte früher bei malignem Lymphom, ist heute jedoch durch lokale Strahlentherapie* der betroffenen Lymphknotenstationen ersetzt (Involved-Feld- oder Involved-Node-Bestrahlung).

Mantelkante *f*: engl. *superior margin of cerebral hemisphere*; syn. Margo superior hemispherii cerebri. Medialer Abschnitt der Hemisphären des Großhirns (Telencephalon*), an dem die obere konvexe Fläche des Kortex* beinahe rechtwinklig in die sagittale Fläche übergeht. Die Mantelkante enthält die Kortexgebiete für Beinmotorik und -sensibilität (siehe Homunkulus*).

Mantelkantensyndrom *n*: engl. *parasagittal cortical syndrome*. Schädigung des oberen Teils des Gyrus praecentralis und Gyrus* postcentralis v. a. bei parasagittalem Meningeom*, Thrombose* des Sinus sagittalis superior, Arterienverschluss der A. cerebri anterior und Metastasen*. Klinisch zeigen sich Parese* und Sensibilitätsstörungen* des kontralateralen* Beins und häufig Blasenstörungen.

Mantelpneumothorax *m*: engl. *mantle pneumothorax*. Die Lunge mantelförmig umschließender minimaler Pneumothorax*. Der Mantelpneumothorax tritt z. B. auf bei akutem Lungenversagen (acute respiratory distress syndrome; Abk. ARDS).

Mantelzell-Lymphom *n*: engl. *mantle cell lymphoma* (Abk. MCL). B-Zell-Neoplasie aus monomorphen lymphatischen Zellen mit aggressivem klinischen Verlauf. Klinisch steht eine Lymphadenopathie und/oder Splenomegalie im Vordergrund, aus der eine histologische Diagnose gestellt werden muss. Die früher ungünstige Prognose des Mantelzell-Lymphoms verbessert sich durch neue Medikamente.

M-Antigen *n*: engl. *M antigen*; syn. Mukosus-Antigen. Antigen schleimbildender Bakterien, z. B. von Salmonella paratyphi B.

Mantoux-Spritze → Tuberkulinspritze

Mantra *n*: Klangvolle Silben- oder Wortfolge, die autosuggestiv monoton wiederholt wird, z. B. im Rahmen einer Meditation*.

Manualhilfe f: engl. *assisted breech delivery*. Überbegriff für geburtshilfliche Handgriffe zur Unterstützung und Entwicklung des Kindes bei Beckenendlage*.
Formen:
- einzeitiges Vorgehen: Bracht*-Handgriff
- zweizeitiges Vorgehen: **1.** Handgriffe zur Armlösung: Müller*-Armlösung, Lövset*-Armlösung, Bickenbach*-Armlösung, klassische Armlösung **2.** danach Entwicklung des Kopfes: Veit*-Smellie-Handgriff.

Manualmedizin → Medizin, manuelle
Manualtherapie → Therapie, manuelle
Manubrium n: Griff, Handgriff; z. B. Manubrium sterni (Brustbeinhandgriff), der kraniale Teil des Sternums*.
manuell: engl. *manual*. Mit der Hand (durchgeführt).
Manus → Hand
Manus vara → Klumphand
MAO: Abk. für Monoaminoxidase → Monoaminooxidase
MAO: Abk. für maximal acid output → Pentagastrintest
MAO-Hemmer: Abk. für Monoaminoxidase-Hemmer → Monoaminooxidase-Hemmer
MAPCA: Abk. für engl. *major aortic pulmonary collaterals* → Pulmonalatresie
Mapping n: Vollständige Vermessung eines Organs oder Organteils und Fusion der einzelnen (anatomischen und elektrophysiologischen) Messergebnisse zu einem (dreidimensionalen) Bild.
Formen:
- kardiologisch: 3D*-Rekonstruktion zur diagnostischen Lokalisation arrhythmogener Herde in der Kammermuskulatur durch intrakardiale EKG* im Rahmen der EPU
- neurologisch: räumliche Eingrenzung atypischer elektrischer Hirnaktivität durch EEG bzw. Zuordnung und Quantifizierung von Stoffwechselvorgängen in bestimmten Hirnarealen durch Emissionscomputertomografie*, Brainmapping*
- genetisch: Genkartierung*.

Marasmus → Protein-Energie-Mangelsyndrome
Marasmus senilis → Altersschwäche
Marburger Herz-Score: Für die Allgemeinmedizin* entwickelter Parameter zur orientierenden Risikostratifizierung bei Thoraxschmerz* zur Einschätzung der Wahrscheinlichkeit einer KHK als Ursache für den Thoraxschmerz. Siehe Tab.
Marchesani-Syndrom n: engl. *Marchesani's syndrome*; syn. Weill-Marchesani-Syndrom (Abk. WMS). Angeborene Erkrankung mit angeborener Kugellinse (Sphärophakie*), abnorm kleiner Linse (Mikrophakie*), Linsenektopie*, schwerer Myopie*, Glaukom*, Blindheit, Kleinwuchs,

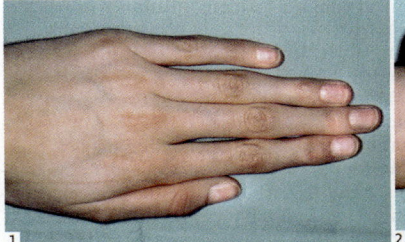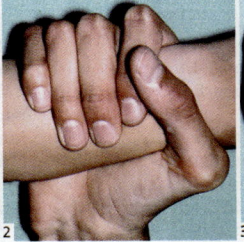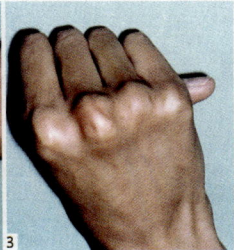

Marfan-Syndrom Abb. 1: 1: Lange Finger (Arachnodaktylie); 2: Murdoch-Zeichen (erster und zweiter Finger überlappen sich deutlich beim Umspannen des Handgelenks); 3: Steinberg-Zeichen (auch Daumenzeichen; eingeschlagener Daumen überragt deutlich die ulnare Handkante). [100]

Marburger Herz-Score	
Kriterium[1]	
Geschlecht, Lebensalter	Mann, ≥ 55 Jahre oder Frau, ≥ 65 Jahre
(anamnestisch)	bekannte vaskuläre Erkrankung
Symptom	Belastungsabhängigkeit
Schmerzen	Durch Palpation keine Reproduzierbarkeit
subjektiv (Vermutung des Patienten)	kardial bedingter Schmerz

[1] Bewertung mit je 1 Punkt; Punktsumme: Marburger Herz-Score (0–5): 0–2: niedrige Wahrscheinlichkeit für KHK (Prävalenz < 2,5 %), 0–1: sehr gering (Prävalenz < 1 %), 2: gering (Prävalenz < 5 %); 3: mittlere Wahrscheinlichkeit für KHK (Prävalenz 25 %); 4–5: hohe Wahrscheinlichkeit für KHK (Prävalenz 65 %)

Brachyzephalie, Brachydaktylie*, Skoliose*, steifen Gelenken und angeborenem Herzfehler, z. B. subvalvulärer fibromuskulärer Aortenstenose.
Marchiafava-Micheli-Anämie → Hämoglobinurie, paroxysmale nächtliche
March of Convulsion → Jackson-Anfall
Marcus-Gunn-Phänomen n: engl. *Marcus Gunn's phenomenon*. Klinischer Befund bei angeborener Ptosis*. Hierbei öffnet sich das sonst gelähmte Lid bei Mundöffnung und Kinnbewegung durch die angeborene Koinnervation des Musculus levator palpebrae und des ipsilateralen Musculus masseter.
Marcus-Gunn-Pupille f: engl. *Marcus Gunn pupil*. Form der afferenten Pupillenstörung* mit relativ verminderter Lichtreaktion eines Auges, meist infolge einer Neuritis* nervi optici.
Marcy-Operation f: engl. *Marcy annulorhaphy repair*. Einengung des inneren Leistenrings durch Einzelknopfnähte im Niveau der Fascia transversalis zur Behandlung einer indirekten Leistenhernie*, besonders bei Kindern.
Marey-Reflex m: engl. *Marey's reflex*. Anstieg der Herzfrequenz* bei Abfall des arteriellen Blutdrucks*.
Marfan-Syndrom n: engl. *Marfan syndrome*. Autosomal-dominant erbliche generalisierte Bindegewebeerkrankung durch einen Fibrillindefekt mit variabler Expressivität, charakterisiert durch Veränderungen von Habitus, kardiovaskulärem System und Augen. Die Diagnostik erfolgt klinisch oder ggf. molekulargenetisch, die Verlaufskontrolle durch Bildgebung. Ggf. sind herzchirurgische und orthopädische Interventionen indiziert.
Epidemiologie: Häufigkeit ca. 1 : 10 000. **Vorkommen:**
- familiär (in 75 % der Fälle) oder
- sporadisch durch Neumutation.

Ätiologie:
- Mutationen im FBN1-Gen, das für Fibrillin-1 codiert, auf dem Genlocus 15q21.1
- allelisch mit dem autosomal-dominant erblichen Marchesani*-Syndrom.

Klinik:
- **Habitus: 1.** lange, schmale Extremitäten (Dolichostenomelie*, Arachnodaktylie*, sog. Madonnenhände, siehe Abb. 1) **2.** Pectus carinatum oder Pectus excavatum **3.** Kyphoskoliose **4.** oft nichtfamiliärer Hochwuchs **5.** langer und schmaler Kopf mit prominenten Augenleisten und tiefliegenden Augen, spitzer Gaumen **6.** Gelenke überstreckbar **7.** weiche Haut, gehäuft Striae, Leistenhernien
- **Herz und Gefäßsystem: 1.** Aortendilatation (progressive Ektasie von Sinus* aortae und Aorta ascendens, siehe Abb. 2) mit Aortenklappeninsuffizienz* und Aortenaneurysma* oder Aortendissektion* (cave: Aorten-

Marfan-Zeichen

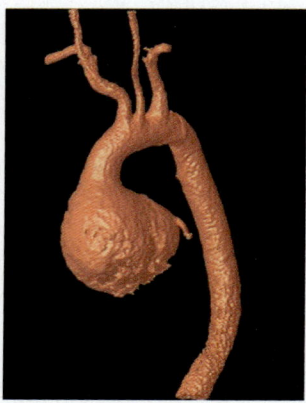

Marfan-Syndrom Abb. 2: Thorako-abdominale Aorta (3D-Rekonstruktion einer MR-Angiografie) mit massiver Dilatation von Bulbus aortae und proximaler Aorta ascendens. [127]

ruptur*) **2.** Mitralklappenprolaps, Mitralklappeninsuffizienz*, assoziiert mit bikuspidaler Aortenklappe, Septumdefekt oder anderem angeborenem Herzfehler
- **Augen: 1.** Dysmorphie der Cornea **2.** Linsenektopie* (Subluxation oder Luxation), evtl. mit Iridodonesis*, evtl. Kugellinse **3.** Achsenmyopie, Glaukom, Netzhautablösung, enge Pupillen

Therapie:
- **Herz und Gefäßsystem: 1.** keine körperliche Maximalbelastung **2.** regelmäßig Kontrollen, v. a. durch Echokardiografie*, besonders während einer Schwangerschaft, kein erhöhtes Risiko für Aortenruptur bei max. Aortenwurzeldurchmesser < 40 mm **3.** Endokarditisprophylaxe bei Aorten- oder Mitralinsuffizienz **4.** rechtzeitig herzchirurgische Maßnahmen, möglichst elektiv **5.** ggf. pharmakologisch (Beta-Rezeptoren-Blocker)
- **Habitus:** evtl. frühzeitige Pubertätseinleitung zur Wachstumsreduktion als orthopädische Maßnahme
- **Augen:** Augenkontrollen.

Prognose:
- mittlere Lebenserwartung ohne Behandlung ca. 32–35 Jahre
- mittlere Überlebenszeit nach operativer kardiovaskulärer Korrektur 61 Jahre.

Marfan-Zeichen → Rachitis
Marginale Resektion f: Form der operativen Tumorentfernung, die aufgrund begrenzter anatomischer Gegebenheiten nur knapp außerhalb oder durch die Tumor(pseudo)kapsel erfolgt und somit nicht die Kriterien einer Resektion weit im Gesunden (in sano) erfüllt (z. B. als Palliativeingriff bei Komplikationen durch Metastasen.
marginalis: engl. *marginal*. Randständig, zum Rande gehörend.
marginatus: Gerändert, z. B. Placenta* marginata.
Marie-Krankheit → Spondylitis ankylosans
Marihuana n sg, pl: engl. *marijuana*. Lateinamerikanische Bezeichnung für die getrockneten, blühenden Zweigspitzen von Indischem Hanf*, auch als Cannabis bezeichnet. Marihuana enthält psychotrope Substanzen.
Marisken f pl: engl. *mariscas*. Nicht reponierbare Hautfalten am äußeren Anus. Häufig handelt es sich um ein harmloses Residuum einer abgeheilten Analthrombose. Größere Marisken können ein chronisches Analekzem* unterhalten. Therapie ist die elektrochirurgische Abtragung. Abzugrenzen sind Hämorrhoiden, die sich im Unterschied zu Marisken beim Pressen mit Blut füllen. Siehe Abb.

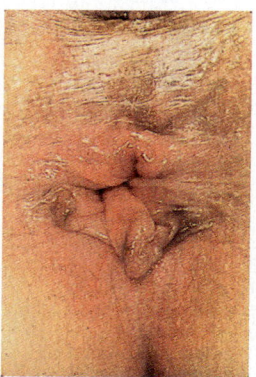

Marisken [3]

Marker-X-Syndrom → Fragiles-X-Syndrom
Markfibrom → Nierenmarkfibrom
Markhemmung, splenomegale f: engl. *splenomegalic myelosuppression*; syn. splenogene Markhemmung. Historischer Begriff als Erklärung für die bei Hypersplenismus* auftretende Zytopenie*.
Markhöhle: engl. *medullary cavity*. In der Diaphyse von Röhrenknochen liegender Raum, der von Kompakta umschlossen, mit Endost ausgekleidet und von Knochenmark ausgefüllt ist. Eine durchgehende Markhöhle findet sich nur bei Röhrenknochen. Der Knochenmarksraum von anderen Knochen ist dagegen mit Spongiosabälkchen durchzogen.
markiertes Vitamin B12 → Vitamin B_{12}
Markierung, radioaktive f: engl. *radiolabel*. Kopplung eines Radionuklids an eine chemische oder biologische Substanz (z. B. Zellbestandteile, Zellen) zur Herstellung einer radioaktiven Verbindung (sog. Radiopharmakon). Aufgrund der besonderen Bedingungen im Bereich der Radiochemie wird in der Regel ein Synthesevorläufer hergestellt, der mit dem Radionuklid zum markierten Produkt umgesetzt wird.
Marknagelosteosynthese f: engl. *intramedullar nailing*. Verfahren zur Osteosynthese von Frakturen* und zur Therapie von Pseudarthrosen* langer Röhrenknochen durch einen intramedullär eingebrachten Kraftträger. Früher wurde sie als Küntscher-Nagelung mit einfachem Metallstift durchgeführt, heute in der Regel mit zusätzlicher Querfixation (Verriegelungsnagelung*).

Hintergrund: Einteilung:
- Nach Operationstechnik: **1.** gedeckte Marknagelosteosynthese: Reposition auf dem Extensionstisch, frakturfernes Eröffnen der Kortikalis (z. B. Trochanterspitze des Femurs, oberhalb der Tuberositas tibiae), Aufbohren des Markraums und Einschlagen eines Marknagels unter Bildwandlerkontrolle über die Fraktur hinweg **2.** offene Marknagelosteosynthese: operative Darstellung der Frakturzone mit nachfolgender Reposition und Nagelung (selten)
- nach Richtung der Insertion: anterograde und retrograde Marknagelosteosynthese
- nach Durchführung einer Markraumbohrung vor Insertion: aufgebohrte und unaufgebohrte Marknagelosteosynthese.

Marknagelung → Marknagelosteosynthese
Markphlegmone f: engl. *phlegmonous myelitis*. Eitrige Entzündung von Markgewebe, z. B. im spongiosafreien Teil der langen Röhrenknochen bei einer Osteomyelitis (ICD M86.99) oder nach offener Verletzung in der Substantia alba des ZNS.
Markraumphlegmone f pl: engl. *medullary space phlegmon*. Phlegmone* des Knochenmarks durch hämatogene oder posttraumatische Infektion. Siehe Abb.

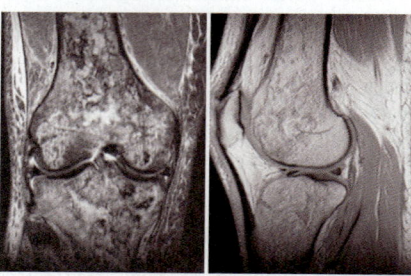

Markraumphlegmone: Femur und Tibia; MRT. [108]

Markraumschienung, dynamische f: engl. *elastic stabile intramedullar nail* (Abk. ESIN); syn. elastisch stabile intramedulläre Markraum-

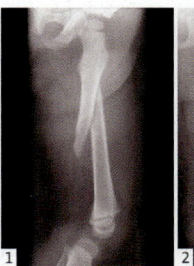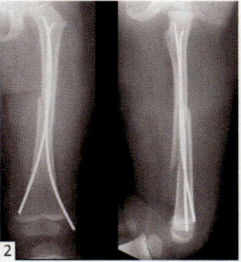

Markraumschienung, dynamische: 1: Femurfraktur im Wachstumsalter; 2: Versorgung mit 2 Titanschienen (Röntgenaufnahme). [108]

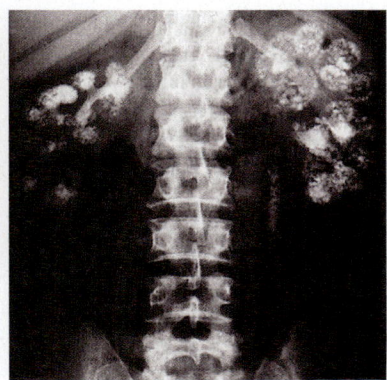

Markschwammniere: Ausscheidungsurografie. [7]

schienung (Abk. ESIM). Intramedulläre Form der Osteosynthese* zur Versorgung von diaphysären Frakturen. Die dynamische Markraumschienung wird meist im Wachstumsalter, seltener bei Erwachsenen, angewendet, z. B. bei Humerusfraktur*, Femurfraktur*, Ulnafraktur* oder Klavikulafraktur*.
Prinzip: Intramedulläre Dreipunktabstützung von stark vorgebogenen frakturfern eingebrachten Titanschienen (siehe Abb.).
Markscheide → Myelinscheide
Markschwammniere f: engl. *medullary sponge kidney.* Autosomal-dominant vererbte oder sporadisch auftretende Nierenfehlbildung mit zystischen Erweiterungen der Sammelrohre in den Nierenpyramiden. Markschwammnieren sind lange Zeit asymptomatisch und werden meistens im jungen Erwachsenenalter durch Komplikationen wie eine Nephrolithiasis, Makrohämaturie oder rezidivierende Harnwegsinfekte klinisch manifest. Die Therapie erfolgt symptomatisch.
Häufigkeit: Inzidenz 1 : 10 000.
Pathologie: Typisch sind multiple, bis erbsengroße zystische Erweiterungen der Sammelrohre, die mit Flüssigkeit und gelegentlich auch mit Epithelien, Leukozyten, Erythrozyten und Zelltrümmern gefüllt sind. In 80 % der Zysten finden sich kleine kalziumhaltige intrarenale Konkremente. Die Rindenbezirke erscheinen normal. Von den Veränderungen sind meistens beide Nieren betroffen.
Klinik: Markschwammnieren manifestieren sich meistens im 3.–4. Lebensjahrzehnt durch ihre Komplikationen. Hierzu zählen:
– Nephrolithiasis
– rezidivierende Harnwegsinfekte
– rezidivierende Makrohämaturie
– Nephrokalzinose.
Der Übergang in eine chronische Niereninsuffizienz* ist selten.
Diagnostik:
– Sonografie
– Abdomen-CT

– i. v.-Urografie, zeigt typischerweise zahlreiche stecknadelkopf- bis erbsengroße Steinschatten im Bereich der Nierenpapillen.
Siehe Abb.
Therapie: Sie erfolgt rein symptomatisch. Entscheidend ist die Behandlung der auftretenden Komplikationen.
Prognose: Da die Zysten keine Größenprogredienz aufweisen, ist die Prognose gut.
Marksubstanz → Weiße Substanz
Marrara → Halzoun
Marschalbuminurie f: engl. *march albuminuria.* Transiente Proteinurie* mit Ausscheiden von Albumin im Harn nach körperlicher Belastung wie längerem anstrengendem Laufen. Sie ist harmlos und bedarf keiner weiteren Beobachtung oder Therapie. Eine Marschalbuminurie tritt häufig kombiniert mit einer Marschhämaturie* auf.
Marschfraktur f: engl. *march fracture;* syn. Deutschländer-Fraktur. Schmerzhaftes Anschwellen des Schaftes des Metatarsale II–V nach ungewohnt starker mechanischer Beanspruchung (Ermüdungsfraktur*).

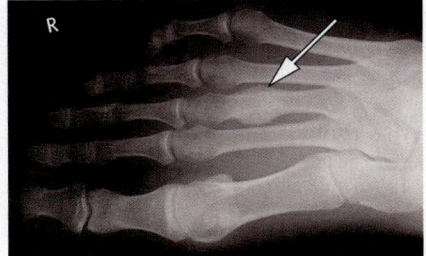

Marschfraktur: Mit Kallusbildung verheilte Marschfraktur an typischer Stelle (Röntgenaufnahme). [108]

Diagnostik:
– Röntgen: 1. periostale Auftreibung 2. evtl. Looser*-Umbauzone 3. nur selten regelrechte Frakturlinie erkennbar (siehe Abb.) 4. Veränderungen in der Regel erst > 3 Wochen nach Symptombeginn erkennbar
– MRT zur Frühdiagnose
– Skelettszintigrafie zur Erkennung eines unspezifisch erhöhten Knochenumsatzes in Mehrphasenszintigrafie.
Therapie: Limitierte Entlastung.
Marschhämaturie f: engl. *march hematuria;* syn. Marschhämoglobinurie. Passageres vermehrtes Ausscheiden von Erythrozyten im Harn nach körperlicher Belastung wie längerem anstrengendem Laufen. Sie ist harmlos und bedarf keiner weiteren Beobachtung oder Therapie. Eine Marschhämaturie tritt häufig kombiniert mit einer Marschalbuminurie* auf.
Marschhämoglobinurie → Marschhämaturie
Marshall-Bonney-Test → Bonney-Probe
Marshall-Test m: engl. *Marshall test.* Klinischer Test zur Diagnose einer Belastungsinkontinenz*. Nach Füllen der Harnblase (mit Katheter) betätigt der Patient die Bauchpresse, z. B. durch Husten. Kommt es zu unwillkürlichem Harnabgang, ist der Marshall-Test positiv (cave: ein negativer Marshall-Test erlaubt keine Rückschlüsse auf die Kontinenzsituation).
Marsupialisation f: engl. *marsupialization.* Chirurgische Technik zur Behandlung von eitrig entzündeten oder flüssigkeitsgefüllten Zysten*, die schlecht entfernbar sind. Dabei eröffnet der Operator die Zyste längs mit einem Skalpell und vernäht anschließend deren Ränder an der umgebenden Haut oder Schleimhaut, um eine erneute Zystenbildung zu verhindern.
Anwendung: Die Marsupialisation wird z. B. bei Bartholin*-Zysten oder Pankreaszysten mit Fistelbildung zum Verdauungstrakt durchgeführt.
Martin-Bell-Syndrom → Fragiles-X-Syndrom
MAS: Abk. für Makrophagenaktivierungssyndrom → Lymphohistiozytose, hämophagozytische
Maschentransplantat → Meshgraft
Maschinengeräusch → Lokomotivgeräusch
Masern pl: engl. *measles;* syn. Morbilli. Akute Virusinfektion durch das Masern*-Virus mit starken grippeartigen Symptomen der oberen Atemwege, hohem Fieber, schwerem Krankheitsgefühl und typischem Exanthem. Behandelt wird symptomatisch, bei bakterieller Sekundärinfektion antibiotisch. Akute Enzephalitis sowie Subakute Sklerosierende Panenzephalitis sind schwerste Komplikationen. Die Schutzimpfung ist für bestimmte Personengruppen in Deutschland verpflichtend.
Inkubation: 10–14 Tage.
Übertragung: Tröpfcheninfektion auch über größere Entfernungen (sog. fliegende Infektion)

Masern-Schutzimpfung

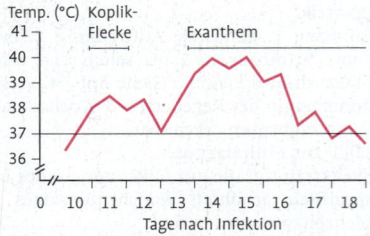

Masern Abb. 1: Fieberkurve und klinische Befunde.

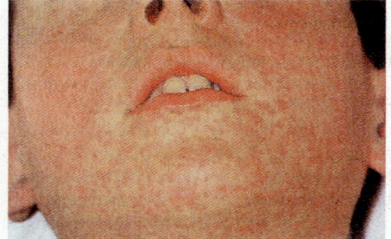

Masern Abb. 2 [84]

und durch Kontakt mit Nasen- und Rachensekret.

Klinik:
- **Prodromalstadium** (Dauer 3–5 Tage): uncharakteristische katarrhalische Erscheinungen der oberen Atemwege; Rhinitis*, Konjunktivitis*, Pharyngitis* mit Tonsillitis*, Bronchitis* (verquollenes Aussehen mit Lichtscheu und Husten), häufig Koplik*-Flecke mit anschließend fleckigem Enanthem der gesamten Mundschleimhaut; Fieberabfall (siehe Abb. 1); in 25 % der Fälle flüchtiges (bräunlich livides) Vorexanthem besonders auf den Wangen
- **Exanthemstadium** (Dauer ca. 3 Tage): unter erneutem Fieberanstieg auf 39–40 °C auftretendes, typisches Masernexanthem (siehe Abb. 2), beginnend hinter den Ohren mit Ausbreitung über Hals, Gesicht, Schultern, Rumpf und Extremitäten; rosa- bis violettrote, follikulär betonte Effloreszenzen als klein- oder grobfleckiges, disseminiertes oder konfluierendes Exanthem, evtl. in der Mitte der Effloreszenzen hirsekorngroße, mit klarem Inhalt gefüllte Blasen (Morbilli vesiculosi); nach 3–4 Tagen Abklingen des Exanthems mit rascher (manchmal kritischer) Entfieberung
- **Rekonvaleszenzstadium:** zunächst noch hyp- oder anergische Reaktionslage mit Anfälligkeit gegenüber anderen Erkrankungen; nach Abklingen des Exanthems pityriasiforme Schuppung der Haut ohne Beteiligung der Hände und Füße.

Komplikationen: Verschlechterung der Prognose besonders im Kleinkindalter bei:
- Pneumonie*, meist primär, selten durch bakterielle Sekundärinfektion (Staphylokokken) mit Abszedierung, Pleuraempyem
- Enzephalitis* mit 8–14 Tage nach Exanthemausbruch auftretenden zentralnervösen Symptomen, häufig mit bleibenden Ausfallerscheinungen (Lähmungen, Sprachstörungen u. a.); Häufigkeit 1 : 500–1000
- Subakute Sklerosierende Panenzephalitis: erst nach Jahren auftretende und immer letal verlaufende Slow-Virus-Infektion, Häufigkeit ca. 1–10 000
- Aktivierung chronischer Infektionen (Tuberkulose* u. a.).

Diagnostik:
- klinisch: Prodrome, Koplik-Flecke, Fieberverlauf, Exanthem
- unterstützt durch Blutbild: Leukopenie mit relativer Neutrophilie, relativer Lymphopenie und leichter Monozytose sowie bei Bedarf Nachweis spezifischer Antikörper
- meldepflichtige Krankheit bei Krankheitsverdacht, Erkrankung oder Tod.

Prognose:
- Letalität bei Komplikationen 3–5 %
- Erwachsene erkranken meist schwerer als Kinder.

Prophylaxe:
- möglichst Isolierung, insbesondere bei Kleinkindern (schwierig, da Ansteckung bereits vor Ausbruch des Exanthems)
- aktive Immunisierung mit parenteral angewendetem Lebendimpfstoff aus vermehrungsfähigen, virulenzabgeschwächten Masern-Viren: 1. Standardimpfung entsprechend Impfempfehlung der STIKO, Impfschutz vermutlich lebenslang 2. seit April 2020 in Deutschland verpflichtend für Kinder ab dem vollendeten ersten Lebensjahr beim Eintritt in die Schule oder den Kindergarten sowie für Personen, die in Gemeinschaftseinrichtungen oder medizinischen Einrichtungen tätig sind (soweit diese Personen nach 1970 geboren sind). 3. Indikationsimpfung im Rahmen eines Ausbruchs oder bei beruflich gefährdeten Personen ohne ausreichenden Impfstatus
- ggf. passive Immunisierung durch humane Immunglobuline bei primärer oder sekundärer Störung der Immunabwehr (schwächt Erkrankung zum sog. Morbilloid ab).

Masern-Schutzimpfung f: syn. Masern-Impfung. Aktive Immunisierung* gegen Masern* mit einem Lebendimpfstoff*. Die ständige* Impfkommission empfiehlt allen Menschen eine Grundimmunisierung* gegen Masern innerhalb des 2. Lebensjahres. Nach zweimaliger Impfung besteht in der Regel eine lebenslange Immunität*. Meist wird ein Kombinationsimpfstoff* verabreicht zusammen mit Mumps*-, Röteln*- und teilweise auch Varizellen*-Impfstoff.

Vorgehen:
- Grundimmunisierung: 1. Die erste Teilimpfung erfolgt zwischen 11. und 14. Lebensmonat. 2. Die zweite Impfung folgt frühestens 4 Wochen nach der ersten Impfung, spätestens mit 23 Monaten. 3. Für die 1. Impfung wird die Gabe des Dreifachimpfstoffs Mumps-Masern-Röteln (MMR) mit gleichzeitiger Varizellen-Impfung an einer anderen Körperstelle empfohlen, da sich bei der Erstimpfung mit Verwendung des Vierfachimpfstoffes ein erhöhtes Auftreten von Fieberkrämpfen gezeigt hat. 4. Für die 2. Impfung kann der Vierfachimpfstoff Mumps-Masern-Röteln-Varizellen (MMRV) verwendet werden.
- Nachholimpfung* bei Personen < 18 Jahre: 2 Impfdosen mit Varizellen- oder MMRV-Impfstoff im Abstand von 4–6 Wochen
- Standardimpfung* bei Personen ≥ 18 Jahren: einmalige Impfung mit einem MMR-Impfstoff für alle nach 1970 geborenen Personen mit unklarem Impfstatus, ohne Impfung oder mit nur einer Impfung in der Kindheit
- Indikationsimpfung* bei Säuglingen ab 9 Monaten: 1. zweimalige Impfung mit einem MMR/V-Impfstoff 2. sofern Erstimpfung im Alter von 9–10 Monaten erfolgt, soll die 2. MMR/V-Impfung bereits zu Beginn des 2. Lebensjahres gegeben werden.
- Indikationsimpfung im Rahmen eines Ausbruchs: 1. einmalige MMR(V)-Impfung 2. ggf. Vervollständigung entsprechend den für die Altersgruppe geltenden Empfehlungen 3. sofern Erstimpfung im Alter von 9–10 Monaten erfolgt, soll die 2. MMR/V-Impfung bereits zu Beginn des 2. Lebensjahres gegeben werden 4. bei Erstimpfung im Alter von 6–8 Monaten 2. und 3. MMR/V-Impfung im Alter von 11–14 und 15–23 Monaten
- berufsbedingte Impfung: einmalige Impfung mit MMR-Impfstoff
- Postexpositionsprophylaxe*: 1. Impfung nach Kontakt mit dem Virus ist in den ersten 3 Tagen noch möglich, jedoch weniger wirksam als vorbeugende Impfung 2. postexpositionelle Riegelungsimpfung: aktive Immunisierung aller ungeimpften bzw. nur einmal geimpften und nie erkrankten Personen in Gemeinschaftseinrichtungen, um die weitere Verbreitung des Erregers zu unterbinden.

Bei behandlungsbedürftiger Erkrankung der zu impfenden Person muss die Impfung verschoben werden.

Masern-Virus-Antikörper:
Masern-Antikörper-Titer im Serum.

Test	Ergebnis	Bewertung
IgM (ELISA)	negativ	kein Hinweis auf eine frische Infektion, ggf. Kontrolle nach 1–2 Wochen
	positiv	Hinweis auf frische Infektion
IgG (ELISA)	< 0,15 U/ml	keine Immunität, kein Impfschutz, Grundimmunisierung empfohlen
	0,15–0,20 U/ml	– geringe Immunität, fraglicher Impfschutz, Auffrischimpfung empfohlen – Hinweis auf frühere Infektion oder Impfung – frische Infektion möglich, bei Verdacht IgM-Titer prüfen und weitere IgG-Bestimmung nach 10–14 Tagen
	> 0,20 U/ml	– ausreichende Immunität, ausreichender Impfschutz – frische Infektion möglich, bei Verdacht IgM-Titer prüfen und weitere IgG-Bestimmung nach 10–14 Tagen – abnorm hohe Titer bei SSPE

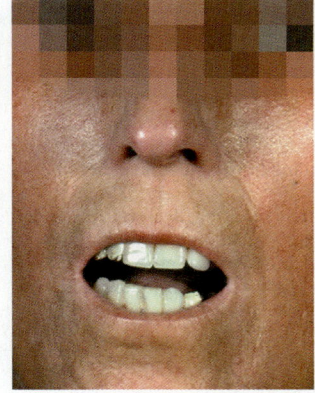

Maskengesicht: Maskengesicht bei diffuser systemischer Sklerodermie. [183]

Impfstoffe:
– Masern-Mumps-Röteln-Impfstoff
– Masern-Mumps-Röteln-Varizellen-Impfstoff
– Einzelimpfstoffe stehen in Deutschland derzeit nicht zur Verfügung.

Kostenübernahme: Die Kosten der Masern-Impfung werden als empfohlene Standardimpfung von den gesetzlichen Krankenkassen übernommen.

Masern-Virus *n*: engl. *measles virus*. Lymphotropes Morbillivirus der Familie der Paramyxoviridae*, welches Masern* sowie subakute sklerosierende Panenzephalitis verursacht. Masern-Viren sind durch Seitz-Entkeimungsfilter filtrierbar. Schutz vor einer Maserninfektion bietet v. a. die Impfung (aktive und passive Immunisierung). Die direkt oder indirekt nachgewiesene Infektion ist nach § 7 IfSG meldepflichtig.

Übertragung: Masern-Viren werden durch Tröpfcheninfektion oder direkten Kontakt übertragen (Virusausscheidung während der gesamten Inkubationszeit und bis zum Ende des Exanthemstadiums). Kleinste Mengen an Virus führen zur Infektion. Eine Masernerkrankung hinterlässt eine lebenslange Immunität (daher v. a. Kinderkrankheit).

Masern-Virus-Antikörper *m sg, pl*: syn. Masern-Antikörper. Antikörper* gegen das Masern*-Virus. Die Bestimmung ist indiziert zur Diagnose einer frischen Maserninfektion, einer Subakuten Sklerosierenden Panenzephalitis* (SSPE) nach früherer Maserninfektion oder zur Feststellung des Impfstatus. Der Nachweis erfolgt im Serum* mittels ELISA, IFT oder μ-Capture-Assay.

Indikationen zur Laborwertbestimmung:
– Diagnose einer Maserninfektion oder Re-Infektion
– Diagnose der SSPE
– Prüfen des Impfstatus.

Bewertung: Siehe Tab.

Maskenbeatmung *f*: engl. *bagging*. Beatmung*stechnik mit Atemmaske* in der Anästhesie, Notfall- und Intensivmedizin zur Unterstützung der Eigenatmung des Patienten oder zur kurzfristigen Vollbeatmung.

Technik:
– einhändiges Fixieren der Atemmaske durch den sog. C-Griff (Daumen und Zeigefinger bilden zusammen ein C) auf dem Gesicht des Patienten unter Freihalten der Atemwege
– durch die übrigen, ohne Druck auf der Mandibula liegenden 3 Finger Kopf überstrecken, Kinn anheben, Esmarch*-Heiberg Handgriff
– bei (möglichst) manueller Beatmung mit Handbeatmungsbeutel* ohne den Verschlussdruck des unteren Ösophagussphinkters (ca. 20 cm H$_2$O) zu übersteigen (Gefahr der Mageninsufflation und Aspiration*)
– evtl. beidhändiges Fixieren der Maske, z. B. bei Undichtigkeit durch Bart oder zahnlosen Kiefer.

Maskengesicht *n*: engl. *mask-like face*. Verminderte oder fehlende Mimik* (Hypo- bzw. Amimie*) und verminderte Lidschlagfrequenz, evtl. in Kombination mit Seborrhö* (sog. Salbengesicht) und vermindertem Speichelschlucken (wird meist für Hypersalivation* gehalten). Siehe Abb.

Vorkommen:
– Parkinson*-Syndrom
– Myasthenie (Muskelschwäche)
– chronisch-entzündliche Erkrankung des Bindegewebes von Haut, inneren Organen und Gefäßen (progressive systemische Sklerodermie*)
– selten bei Multipler Sklerose und rheumatoider Arthritis*
– nach mehrfachen schönheitschirurgischen Eingriffen.

Maskennarkose *f*: engl. *mask narcosis*. Narkose* mit Beatmung über eine Atemmaske*, bei Inhalationsnarkose* werden die Inhalationsanästhetika* ebenfalls über die Atemmaske zugeführt. Im Gegensatz zur Intubationsnarkose bietet die Maskennarkose keinen Schutz vor Aspiration*. Atemmasken werden eingesetzt bei kurzen Eingriffen ohne Indikation zur Intubation* und werden heutzutage meist durch Larynxmasken* ersetzt.

Maskulinisierung *f*: engl. *masculinisation*. Vermännlichung der Körper- und Geschlechtsmerkmale bei Mädchen und Frauen wie männliches Behaarungsmuster, Klitoriswachstum und tieferwerdende Stimme. Ausgelöst wird eine Maskulinisierung durch ein Überwiegen der Androgenwirkungen im Sexualhormonstoffwechsel, näheres siehe Androgenisierung*. Vermännlichungseffekte bei Neugeborenen und Knaben werden meist als Virilisierung* bezeichnet, Näheres siehe dort.

Masochismus, sexueller *m*: engl. *sexual masochism*. Paraphilie*, bei der sexuelle Erregung und Befriedigung durch psychische oder physische Demütigung, Unterwerfung, Misshandlung oder Züchtigung durch andere entsteht. Eine Behandlung erfolgt bei subjektivem Leidensdruck oder Gefährdung anderer psychotherapeutisch oder medikamentös mit Libido-hemmenden Wirkstoffen.

Vorkommen: Es sind mehr Männer als Frauen betroffen. Masochismus tritt häufig in Kombination mit Sadismus auf.

Diagnostik: Folgende Kriterien sind Voraussetzung für eine Diagnose:

- Die Bedürfnisse, Fantasien oder sexuellen Verhaltensweisen müssen vorwiegend oder ausschließlich Inhalt sexuellen Interesses sein und seit mindestens 6 Monaten vorhanden sein.
- Es besteht Leidensdruck bei den Betroffenen, die den Drang als schwer kontrollierbar und unter Umständen persönlichkeitsfremd erleben.
- Das Verhalten führt zu Beeinträchtigungen im sozialen Umfeld mit Einschränkungen im Arbeits- und Lebensalltag.

Therapie: Bei subjektivem Leidensdruck oder Gefährdung bzw. Belästigung anderer Personen:
- mit Verhaltenstherapie* zur Erlangung ausreichender Selbstkontrolle
- unter Umständen Versuch mit Antidepressiva* zur Libidoreduktion, vor allem mit SSRI
- in besonders schweren Fällen Verordnung von Cyproteron oder Leuprorelin, die den Testosteronspiegel senken.

Prognose: Die Prognose ist eher ungünstig und die Störung nur schwer therapierbar.
Recht: Freiwillige masochistische Praktiken zwischen Erwachsenen sind in der Regel nicht strafbar.

Mason-Klassifikation → Radiuskopffraktur

Mason-Operation f: engl. *Mason's operation*; syn. parasakrale transsphinktäre Rektotomie. Konventionelle kontinenzerhaltende transsphinktäre Operationsmethode zur Resektion benigner Tumoren oder kleiner tiefsitzender Frühkarzinome des Rektums*. In Westhues-Lagerung wird über eine parasakral links und transsphinktär geführte Inzision reseziert. Aufgrund verbesserter endoskopischer und minimalinvasiv-chirurgischer Techniken, insbesondere der transanalen endoskopischen Mikrochirurgie (TEM), wird diese Operationsmethode kaum noch angewendet.

Masquelet-Technik f: Zweizeitiges Verfahren zur Überbrückung eines Knochendefekts, zunächst durch Induktion einer vaskularisierten Membran (Schaffung eines künstlichen Periosts) mit Platzhalter aus antibiotikahaltigem Knochenzement*. Später wird der Defekt aufgefüllt mit einer Kombination aus autologer Spongiosa, additiv auch **B**one **M**orphogenetic **P**roteins (BMP) und synthetischem Knochenersatzmaterial.
Indikationen: Z. B. Osteomyelitis*, Ostitis* und Brodie*-Knochenabszess.

Massage f: Mechanische Beeinflussung von Haut, Bindegewebe, Muskeln, Sehnen und Periost* durch Druck-, Zug- und Dehnreize, z. B. im Rahmen der somatischen Schmerztherapie.
Formen:
- **klassische manuelle Massage:** 1. durch Streichung, Knetung oder Walkung, Reibung, Klopfen (Klopfmassage), Zirkelung und Vibration zur Prävention, Behandlung und Rehabilitation, z. B. auch im Sport 2. wird als Teilkörpermassage (z. B. Schulter-Nacken-, Gesichts-, Extremitäten-, Narben- oder Rückenmassage) oder als Ganzkörpermassage durchgeführt
- **Spezialmassagen:** 1. Bindegewebemassage 2. manuelle Lymphdrainage 3. Reflexzonenmassage 4. Nervenpunktmassage 5. Kolonmassage 6. Periostmassage
- **apparative Massage mit:** 1. Vibrationsgeräten (Vibrationsmassage) 2. Ultraschall (Mikromassage) 3. Reizstromimpulsen (Elektromassage) 4. Wasserstrahl (Unterwassermassage).

Wirkung:
- Tonusänderungen der Muskeln
- Analgesie
- reaktive Hyperämie*
- Trophikverbesserung
- Entstauung (drainierende Wirkung)
- psychovegetative Entspannung
- neuroreflektorische Fernwirkungen.

Masse, molare f: engl. *molar mass*; syn. Molmasse. Bezeichnung für den Quotienten aus der Masse m und der Stoffmenge n: M = m/n. Die SI-Einheit der molaren Masse ist kg/mol, in der Chemie ist die Einheit g/mol jedoch gebräuchlicher. Die molare Masse wird aus der Summe der Atommassen eines Mols des jeweiligen Moleküls berechnet.

Massenanfall von Verletzten m: engl. *mass-casualty incident*; syn. Massenanfall von Schwerverletzten; Abk. MANV. Ereignis mit großer, die reguläre Versorgungskapazität des örtlichen Rettungsdienstes* (Rettungsdienstbereich) übersteigernder Anzahl medizinischer Notfälle (nach DIN 13050 Verletzte oder Erkrankte sowie andere Geschädigte oder Betroffene).
Vorgehen:
- zur Bewältigung abhängig von Art und Ausmaß des ursächlichen Schadensereignisses (Großschadensereignis; Katastrophe) erforderlich (ggf. auch überregional, z. B. sog. Ü-MANV-Konzept): 1. Erhöhung der Versorgungs- und Transportkapazität des Rettungsdienstes durch Alarmierung von bestimmten Führungsstrukturen (z. B. leitender Notarzt*, organisatorischer Leiter Rettungsdienst) 2. Beschaffung von Einsatzmitteln, z. B. Patientenablage, Behandlungsplatz, Schnelleinsatzgruppen 3. Alarmierung und Einsatz in der Regel auf Basis regionaler Alarmierungskonzepte (z. B. MANV-Alarmstufe 1–4) und Planungsvorgaben, z. B. Alarm- und Ausrückordnung
- medizinisch-einsatztaktisches Ziel: u. a. frühestmögliche Sicherstellung individualmedizinischer Behandlung durch: 1. (ärztliche) Sichtung (oder nichtärztliche Vorsichtung u. a. durch Rettungsdienstpersonal) 2. gezielten Einsatz der (zunächst) knappen Ressourcen entsprechend der Behandlungs- und Transportprioritäten
- zur Vermeidung von Überlastung der Versorgungskrankenhäuser: 1. frühzeitige Information der Krankenhäuser (siehe Krankenhausalarmplan) 2. strukturierte Verteilung der Patienten entsprechend regionaler Planungen und Vorgaben (vgl. Zentrale Notaufnahme*; Katastrophenmedizin; Notfallmedizin*).

Massenbewegungen f pl: 2- bis 4-mal/Tag auftretende Darmkontraktionen, die den Stuhl vom Colon transversum bis in das Rektosigmoid transportieren.
Ablauf: Die Tänien des Dickdarms* erschlaffen. Anschließend kontrahiert sich ein Darmabschnitt über mehrere Zentimeter. Es startet eine Kontraktionswelle, die sich anwärts fortsetzt. Durch die relaxierten Darmabschnitte wird der Stuhl nach anal verschoben. Massenbewegungen werden vom autonomen Nervensystem kontrolliert, treten vermehrt nach Nahrungsaufnahme auf (gastrokolischer Reflex) und können mit Stuhldrang und nachfolgender Defäkation* verbunden sein.

Massenblutung → Massivblutung

Massenblutung f: engl. *intracerebral hemorrhage*. Ausgedehnte intrazerebrale Blutung* (supratentoriell > 50 ml) mit Verdrängung des Hirngewebes und evtl. Ventrikelblutung* infolge arterieller Hypertonie, vaskulärer Malformation, Schädelhirntrauma oder zerebralarterieller Rhexis. Klinisch imponieren akute intensive Kopfschmerzen*, Übelkeit und Erbrechen. Aufgrund schwerer Hirnschädigung folgen tiefe Bewusstlosigkeit* bzw. Koma*. Therapiert wird mit neurologischer Intensivbehandlung.

Massenschwächungskoeffizient m: engl. *mass attenuation coefficient*. Auf die Dichte ϱ des strahlungsschwächenden Materials bezogener Schwächungskoeffizient*. Symbol μ/ϱ; unabhängig von Dichte und Aggregatzustand des Absorbermaterials.

Massensuizid m: engl. *collective suicide*. Form des Suizids*, der in (meist Sekten-ähnlichen) Kollektiven begangen wird.

Massenverschiebung f: engl. *displacement of brain tissue*. Verschiebung von Gehirnteilen, z. B. durch Hirntumoren* oder Ödembildung, die im Allgemeinen mit Hirndrucksteigerung* einhergeht und zur Einengung der inneren und äußeren Liquorräume bis zum Hydrocephalus* occlusus führt und evtl. zur Einklemmung wichtiger Gehirnanteile. Einklemmung* (Abb. dort).

Masse, relative molare f: engl. *relative molar mass*; syn. relative Molmasse. Bezeichnet die dimensionslose Summe der relativen Atommassen aller in einem Molekül vereinigten Atome. Sie trägt das Symbol M_r. M_r ist zahlenmäßig gleich der molaren Masse* M.

Masseter → Musculus masseter

Masseterklonus *m*: engl. *masseter clonus*. Unterkieferklonus als gesteigerter Eigenreflex des Musculus* masseter. Er tritt auf bei Schädigung neuronaler Bahnen zwischen Cortex cerebri und dem motorischen Kern des Nervus* trigeminus und ist auslösbar durch Bewegung oder Beklopfen des Unterkiefers.

Massivblutung *f*: engl. *massive bleeding*. Blutung* mit Verlust von ≥ 50 % des Blutvolumens innerhalb 3 h (bzw. 100 % innerhalb 24 h) oder ≥ 150 ml/min (≥ 1,5 ml/min/kg KG), klinisch auch durch Transfusionsbedarf (Massivtransfusion) definiert.

Masson-Organ → Glomusorgan [Haut]

Masson-Tumoren → Glomustumoren

Mastadenitis → Mastitis

Mastalgie → Mastodynie

Mastdarm → Rektum

Mastdarmfistel → Darmfistel

Mastdarmkarzinom → Karzinom, kolorektales

Mastdarm-Scheidenfistel → Rektovaginalfistel

Mastdarmverschluss → Darmatresie

Mastdarmvorfall → Rektumprolaps

Mastektomie *f*: engl. *mastectomy*; syn. Ablatio mammae. Operative (Teil-)Entfernung der Brust, ggf. mit nachfolgender sekundärer Rekonstruktion der Brust (Mammaplastik*). Unterschieden werden die partielle, die subkutane, die einfache und die modifizierte radikale Mastektomie (nach Patey) sowie die veraltete Halsted*-Operation. Bei Neoplasien wird in therapeutischer Absicht mastektomiert, bei hohem familiärem Mammakarzinomrisiko prophylaktisch.

Vorgehen: Unterschiedlich je nach Resektionsausmaß mit fließendem Übergang zur brusterhaltenden Operation*:
- partielle Mastektomie: teilweise Entfernung des Drüsenkörpers, z. B. Quadrantenresektion*, Reduktionsmastektomie (Mammaplastik*)
- subkutane Mastektomie: Entfernung des Drüsenkörpers unter Erhalt von Hautmantel, subkutanem Fettgewebe und Mamille
- einfache Mastektomie: Entfernung der Brustdrüse einschließlich Hautspindel mit Mamille, Fettgewebe und Faszie des M. pectoralis minor
- modifizierte radikale Mastektomie (nach Patey): mit Entfernung von Brustdrüse, Faszie des M. pectoralis minor und axillärer Lymphadenektomie oder Sentinel*-Lymphknoten-Entfernung, unter Umständen mit Beibehaltung des Mamillen-Areola-Komplexes.

Indikationen:
- therapeutisch: Mammakarzinom; modifizierte radikale Mastektomie bei fortgeschrittenem (ab Stadium T2) oder multizentrischem Mammakarzinom*
- prophylaktisch: bei hohem familiärem Mammakarzinomrisiko, v. a. Mutation der BRCA-Gene (subkutane Mastektomie).

Masters-Allen-Syndrom → Allen-Masters-Syndrom

Mastigophora → Protozoen

Mastitis *f*: Entzündung der Brustdrüse, die meist im Puerperium oder während der Laktationsperiode auftritt (Mastitis* puerperalis). Mögliche Symptome sind Schmerzen, Rötung, Schwellung und Verhärtung, lokale Überwärmung sowie Fieber mit allgemeinem Unwohlsein. Siehe Abb.

Vorkommen:
- meist: Mastitis* puerperalis
- selten: Mastitis* non puerperalis, Mastitis neonatorum (beim Neugeborenen).

Formen:
- parenchymatöse (intrakanalikuläre) Mastitis mit Ausbreitung in den Milchgängen (v. a. bei Milchstau*)
- interstitielle (extrakanalikuläre) Mastitis: 1. häufiger 2. phlegmonöse Entzündung mit diffuser Ausbreitung im Brustbindegewebe auf lympho- oder hämatogenem Weg 3. kann unter Umständen zum subareolären, sub- oder retromammären Abszess* führen.

Mastitis non puerperalis *f*: engl. *mastitis non-puerperalis*. Selten vorkommende, häufig rezidivierende Mastitis* außerhalb der Stillzeit. Behandelt wird je nach Ursache antibiotisch oder operativ. Bei Versagen der antibiotischen Therapie muss differenzialdiagnostisch ein inflammatorisches Mammakarzinom* mittels histopathologischer Untersuchung ausgeschlossen werden.

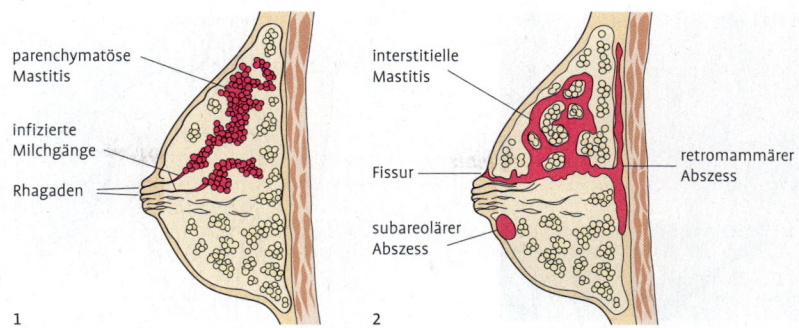

Mastitis: Formen; 1. Parenchymatöse Mastitis; 2. interstitielle Mastitis mit subareolärem und retromammärem Abszess. [39]

Formen:
- interstitielle Mastitis: 1. Erreger (Anaerobier*) gelangen in die Lymphspalten des Bindegewebes 2. Therapie: Antibiotika
- parenchymatöse Mastitis: 1. Befall der Ductus lactiferi durch Anaerobier 2. Therapie: Antibiotika
- granulomatöse Mastitis: 1. destruierender granulomatöser Prozess, meist Spätphase einer unspezifischen Mastitis 2. Ursachen: Sekretretention und abakterielle chronische granulierende und sklerosierende Galaktophoritis (Mastitis obliterans) 3. Therapie: Exzision im Gesunden.

Mastitis puerperalis *f*: engl. *puerperal mastitis*. Entzündung der Brustdrüse in der Stillzeit, häufig etwa 2–4 Wochen nach der Geburt auftretend. Zu Beginn ist die Brust schmerzhaft geschwollen. Wenn Kühlung und Brustentleerung nicht ausreichen, muss antibiotisch behandelt werden. In schweren Fällen ist Abstillen erforderlich.

Erreger: In über 90 % der Fälle Staphylococcus aureus mit Übertragung aus dem kindlichen Nasen-Rachen-Raum.

Klinik:
- oft beginnend als Milchstau mit schmerzhafter Schwellung der Brust
- bei der eigentlichen Mastitis zusätzlich schnell ansteigendes Fieber, Rötung und Überwärmung der Brust (siehe Abb.)
- bei Abszessbildung zusätzlich druckschmerzhafter, fluktuierender Tastbefund.

Therapie:
- Kühlen und Hochbinden der Brust
- für ausreichende Entleerung sorgen
- systemische Antibiose z. B. mit Oxacillin
- ggf. Abstillen mit Medikamenten (Prolaktin-Hemmer) unterstützen.

Mastix *m*: engl. *mastic*; syn. Mastixharz. Harz vom Mastix-Pistazienbaum (Pistacia lentiscus). Mastix wirkt u. a. entzündungshemmend, wundheilend und ulkusprotektiv; es wird na-

Mastodynie

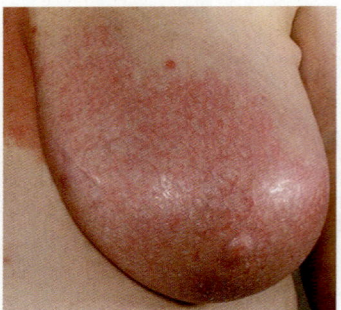

Mastitis puerperalis: Klinischer Befund. [168]

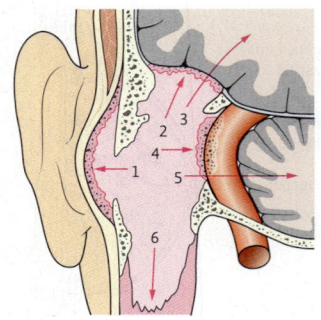

Mastoiditis: Komplikationen: 1: retroaurikulärer Durchbruch; 2: Beteiligung der Hirnhäute; 3: Schläfenlappenabszess; 4: Sinusphlebitis; 5: Kleinhirnabszess; 6: Bezold-Mastoiditis.

turheilkundlich für die Zahnhygiene, bei Durchfall und in Zahntinkturen eingesetzt.
Bestandteile:
- Triterpensäuren, z. B. Masticadienonsäure
- ätherisches Öl (nach Ph.Eur. mindestens 1 %) mit Monoterpenen (z. B. α-Pinen)
- Bitterstoffe.

Anwendung:
- volkstümlich: 1. früher zur Herstellung von Pflastern und zur Fixierung von Wundverbänden 2. bei Dyspepsie* und Diarrhö 3. als Bestandteil von Mundwässern, Zahntinkturen und Zahnkitten sowie Kaugummis 4. zum Harzen von Wein (Griechenland)
- technische Verarbeitung zu: 1. Lacken 2. Firnissen 3. Porzellankitten.

Mastodynie f: engl. *mastodynia*; syn. Mastalgie. Häufig mit diffusen oder umschriebenen Schmerzen einhergehendes Spannungs- und Schwellungsgefühl in den Brüsten, das meist prämenstruell auftritt (seltener zyklusunabhängig bzw. kontinuierlich).

Ursachen:
- endokrin-vaskulär ausgelöstes Ödem* (bei Hormonsubstitution Zeichen von Östrogenüberdosierung), Mastopathie*, Mastitis*
- unter Umständen Mammakarzinom*, Gynäkomastie*, Interkostalneuralgie*
- häufig auch unklar.

Differenzialdiagnose: Schwangerschaft*.

Mastoid → Processus mastoideus

Mastoidektomie f: engl. *mastoidectomy*. Ausräumen aller erreichbaren Mastoidzellen über einen retroaurikulären Schnitt mit der Fräse und dabei weite Eröffnung des Antrum mastoideum. Alternativ kann auf endauralem Weg vorgegangen werden. Indikationen der Mastoidektomie sind Mastoiditis*, Cholesteatom* bei Mitbeteiligung des Mastoids und der Einsatz eines Cochlea*-Implantats.

Mastoiditis f: Entzündung* der Schleimhaut in den lufthaltigen Zellen des Processus* mastoideus mit Übergreifen auf den Knochen infolge einer Otitis* media. Die Symptomatik gleicht der Otitis media, ist jedoch stärker ausgeprägt. CT oder Röntgen sichern die Diagnose. Behandelt wird mittels Mastoidektomie* und Antibiotika*.

Erkrankung: Pathogenese:
- Komplikation einer Otitis media
- begünstigende Faktoren: 1. erschwerter Sekretabfluss 2. hohe Virulenz* der Erreger 3. geminderte Abwehrlage infolge Immunsuppression* oder anderer Infektionskrankheit* 4. ungenügende antibiotische Behandlung.

Erreger:
- Streptococcus pneumoniae
- Staphylokokken
- Haemophilus* influenzae
- Moraxella catarrhalis
- Pseudomonas* aeruginosa.

Klinik: Symptomatik:
- häufig eitrige Otorrhö*
- pulssynchroner Schmerz im Ohr
- Druckschmerz, Rötung und Schwellung über dem Processus mastoideus
- Fieber.

Komplikationen (siehe Abb.):
- Durchbruch des Eiters nach außen, meist über dem Processus mastoideus mit: 1. Abszess* 2. Abstehen der Ohrmuschel
- Durchbruch des Eiters in den Gehörgang mit vorgewölbter hinterer oberer Gehörgangswand
- Durchbruch des Eiters im Bereich der Jochbeinzellen mit Zygomatizitis*, meist bei Kindern und Jugendlichen
- Durchbruch des Eiters im Bereich der Mastoidspitze (Bezold*-Mastoiditis) oder in das Endokranium mit: 1. Meningitis* 2. Thrombose* des Sinus sigmoideus 3. epi- oder subduralem Abszess 4. Schläfenlappen- oder Kleinhirnabszess
- Verhalt des Eiters im Pyramidenspitzenbereich mit Gradenigo*-Syndrom.

Therapie:
- primär chirurgisch: Mastoidektomie* über retroaurikulären Zugang
- intraoperative Abstrichentnahme
- begleitend hochdosierte antibiotische Therapie.

Prognose: Bei adäquater Therapie günstige Prognose.

Mastoiditis, okkulte f: engl. *silent mastoiditis*. Bakterielle Entzündung im Processus* mastoideus ohne Ohrenschmerzen beim Säugling oder Kleinkind. Die Klinik ist oft unspezifisch mit Gedeihstörung und Gewichtsabnahme. Bildgebende Verfahren sichern die Diagnose. Behandelt wird zunächst antibiotisch und bei mangelndem Erfolg mittels Mastoidektomie* (Antrotomie*). Die Prognose ist gut.

Klinik: Gering ausgeprägt mit
- Gedeihstörung
- Gewichtsabnahme
- Dyspepsie*
- selten Fieber.

Diagnostik:
- evtl. erhöhte Blutkörperchensenkungsgeschwindigkeit*
- Verschattungen und/oder eine Spiegelbildung nachweisbar durch: 1. beidseitiges Röntgen 2. kraniale CT 3. MRT.

Mastopathie f: engl. *mastopathy*. Sammelbezeichnung für hormonell bedingte proliferative und involutive benigne Brusterkrankungen mit fibrozystischen Veränderungen. Die Mastopathie tritt bei ca. 50 % aller Frauen zwischen dem 35. und 55. Lj. auf. Vorwiegend sind diese Veränderungen in den oberen äußeren Quadranten lokalisiert.

Pathogenese: Aufgrund nicht völlig geklärter hormonaler Einflüsse (Östrogendominanz, relativer Gestagenmangel, erhöhte Prolaktinwerte, Funktionsstörungen der Schilddrüse) Entstehung dilatierter, flüssigkeitsgefüllter lobulärer Azini (Mikrozysten) mit relativer Zunahme des Stromabindegewebes.

Einteilung: Nach Prechtel:
- **Grad I:** ohne Epithelproliferation
- **Grad II:** mit Epithelhyperplasie bzw. -proliferation, lobulär als Adenose, duktal als Papillomatose
- **Grad III:** mit Epithelhyperplasie und atypischen Zellen.

Grad I und II entsprechen nach aktueller Nomenklatur der duktalen Hyperplasie, Grad III der flachen epithelialen Atypie oder der atypischen duktalen Hyperplasie.

Diagnostik:
- Palpation: evtl. Knötchen, Verhärtungen
- Sonografie und Mammografie*: abhängig vom Muster der epithelialen Strukturen und

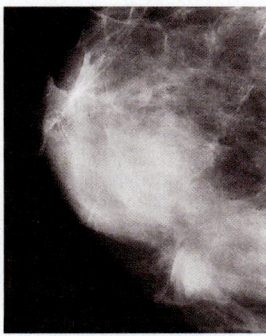

Mastopathie: Fibrozystische Veränderungen der weiblichen Brust: typische homogene Verdichtungen mit einzelnen grobscholligen Verkalkungen (Mammografie). [153]

des assoziierten Stromas erscheint die Brust mammografisch dicht (siehe Abb.)
– Biopsie mit histologischer Untersuchung.

Mastopexie *f*: engl. *mastopexy*. Operatives Verfahren zur Anhebung oder Neuformung der weiblichen Brust, meist mit Verkleinerung (Reduktion bei Mammahypertrophie; vgl. Mammaplastik*), gelegentlich mit Vergrößerung verbunden (Mammaaugmentation*). Der Eingriff kann aus ästhetischen Gründen bei Anisomastie* oder Mastoptose* vorgenommen werden. Die Stillfähigkeit wird durch eine Mastopexie nicht eingeschränkt.

Mastoptose *f*: engl. *mastoptosis*. Meist beidseitige Brustsenkung, wobei die Mamille unterhalb oder auf Niveau der Inframammärfalte liegt. Unter Umständen können diffuse Schmerzen auftreten. Die Behandlung sollte nach Möglichkeit konservativ erfolgen, z. B. mit stützenden Miedern. Bei jüngeren Frauen kann aus kosmetischen Gründen eine Mammaplastik* durchgeführt werden.

Formen:
– hypertrophische, fettreiche Mastoptose: v. a. bei Mehrgebärenden, Mammahypertrophie* und allgemeiner Adipositas (insbesondere im Klimakterium*)
– atrophische Mastoptose: vorwiegend bei älteren Frauen mit Bindegewebeschwäche.

Mastozytom *n*: engl. *mastocytoma*. Isoliertes massives Mastzellinfiltrat in der Dermis. Es tritt selten auf, v. a. bei Kleinkindern an den distalen Extremitäten, und bildet halbkugelige, harte, bis pflaumengroße, bräunliche Tumoren, bei denen sich (wie bei Mastozytose) das sog. Reibephänomen auslösen lässt. Die spontane Rückbildung erfolgt innerhalb weniger Jahre. Siehe Abb.

Mastozytose, systemische *f*: Meist im 1. Lebensjahr auftretende Anhäufung von Mastzel-

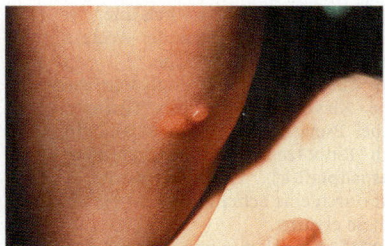

Mastozytom: Solitäres Mastozytom. [74]

len* in unterschiedlichen Organen mit Rückbildungstendenz bis zur Pubertät*, seltener Erstmanifestation im Erwachsenenalter ohne Rückbildungstendenz. Die Ätiologie ist unbekannt. Entwicklung einer Mastzellleukämie ist möglich. Diagnostiziert wird histologisch und molekulargenetisch. Schwere Fälle werden mit Interferon-α und Zytostatika behandelt.

Masturbation *f*: syn. sexuelle Selbstbefriedigung. Form der Sexualität*, bei der sexuelle Befriedigung ohne einen Partner erlangt wird, meist durch manuelle Selbststimulation der erogenen Zonen und Sexualorgane. Sie kommt in allen Altersgruppen vor und tritt gehäuft in der Pubertät* auf, während Jugendliche erste Erfahrungen mit Sexualität* machen.

Beschreibung:
– oft von Sexualfantasien begleitet
– kann manuell oder mit Hilfsmitteln erreicht werden
– kann eine Spielart innerhalb der partnerschaftlichen Sexualität sein
– hat keine negativen körperlichen oder geistigen Folgen.

Masturbationstraining *n*: engl. *masturbatory training*. Therapeutische Intervention bei sexuellen* Funktionsstörungen (v. a. sexuelle* Erregungsstörungen und Orgasmusstörungen* bei Frauen und Männern). Beim Masturbationstraining erhalten Betroffene Informationen über die eigene Anatomie, lernen ihren Körper zu erforschen, die Geschlechtsorgane manuell zu stimulieren (Masturbation*), Fantasien zu entwickeln und den Partner einzubeziehen.

Mastzellen *f pl*: engl. *mast cells*; syn. Mastzyten. Nur in Geweben und Schleimhäuten (v. a. Adventitia kleinerer Blutgefäße, lockeres Bindegewebe und Wandung seröser Höhlen) vorkommende Form der Leukozyten*. Mastzellen vermitteln lokale und generalisierte IgE-vermittelte allergische Reaktionen und sind häufig bei CLL und Makroglobulinämie* im Knochenmark nachweisbar.

Mastzellenleukämie *f*: engl. *mast cell leukemia*. Mastozytose mit maligner systemischer Mastzellenvermehrung und Ausschwemmung atypischer Mastzellen ins periphere Blut. Im Vordergrund stehen unspezifische Symptome, aber auch typische Hautveränderungen. Eingesetzt werden Zytostatika mit jedoch geringen Heilungsaussichten.

Mastzellenwachstumsfaktor → Stammzellfaktor

MAT: Abk. für maschinelle autogene Transfusion → Autotransfusion

MAT: Abk. für Tachykardie, multifokale atriale → Vorhoftachykardie

matchMELD: MELD-Score, der auf Antrag des Transplantationszentrums einem Patienten zugewiesen wird, um die individuelle Dringlichkeit zur Lebertransplantation adäquat abzubilden. Der matchMELD wird unter bestimmten Voraussetzungen vergeben, wenn der labMELD die Dringlichkeit der Transplantation nicht adäquat ausdrückt. Der labMELD wird anhand von Laborwerten errechnet.

Materialermüdung *f*: Schwächung eines Knochens (sog. Ermüdungsfraktur*) oder Implantats aufgrund von Überlastung.

Materialismus *m*: engl. *materialism*. Philosophische Weltanschauung, nach der Materie die Wirklichkeit und das Denken bestimmt. Alles Existierende sei demnach nur ein Ding oder ein Prozess mit physischen Eigenschaften. Danach können z. B. selbst das Bewusstsein*, die Seele oder die Liebe auf rein physische Prozesse im Zentralnervensystem zurückgeführt werden.

Materiallockerung → Implantatlockerung

Maternally Inherited Diabetes and Deafness: syn. Mitochondrialer Diabetes; Abk. MIDD. Seltene, zu den Mitochondriopathien* zählende Erkrankung mit beidseitiger progredienter Hochtonschwerhörigkeit und Glukosestoffwechselstörung. Diagnostisch hinweisend ist eine krankheitsspezifische fleckförmige Dystrophie der Retina*. Behandelt wird symptomatisch mit Antidiabetika* sowie Hörgerät* oder Cochlea*-Implantat. Die Prognose ist besser als bei anderen Mitochondriopathien mit Diabetes.

Mate-Teestrauch *m*: syn. Ilex paraguariensis. Immergrüner Baum aus der Familie der Stechpalmengewächse (Aquifoliaceae), der im tropischen und subtropischen Südamerika, Paraguay, Uruguay und Brasilien vorkommt und in Parana kultiviert wird. Mate-Tee wirkt analeptisch, diuretisch, positiv inotrop*, positiv chronotrop*, lipolytisch und appetitdämpfend. Er wird bei Erschöpfungszuständen eingesetzt. Siehe Abb.

Verwendung:
– medizinisch bei geistiger und körperlicher Ermüdung (Kommission E)
– traditionell bei Anzeichen von Müdigkeit, Erschöpfung und körperlicher Schwäche, zur Durchspülungstherapie (Herbal Medicinal Products Committee)

Matratzennaht

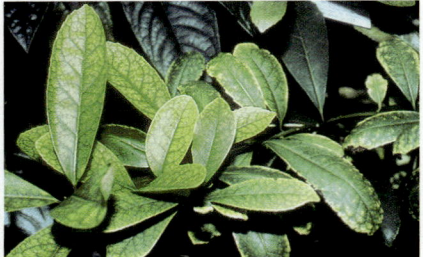

Mate-Teestrauch: Blätter. [214]

volkstümlich innerlich bei Magen-Darm-Störungen, Geschwüren, Erkrankungen des rheumatischen Formenkreises, Anämie und äußerlich als Kataplasma gegen Entzündungen und Geschwüre.

Matratzennaht → Nahtmethoden
Matratzenphänomen → Cellulite
Matricaria recutita → Kamille, echte
Matrix [Begriffsklärung] *f*: Begriff mit mehren Bedeutungen in der Medizin; hauptsächliche Verwendung für Interzellulärsubstanz: Struktur, die den Raum zwischen Körperzellen ausfüllt (syn. extrazelluläre Matrix*; Näheres siehe dort). Die Interzellulärsubstanz des Knochengewebes wird als sog. Knochenmatrix* bezeichnet.

Weitere Bedeutungen:
- Labormedizin: Untersuchungsgut, in dem sich der Analyt befindet
- Embryologie: Keimschicht
- Nuklearmedizin/Radiologie: Bezeichnung für Anzahl und Anordnung von Mess-, Abtast- oder Bildpunkten in der Nuklearmedizin (Speicherung der szintigrafischen Informationen in einer Bildmatrix; siehe Szintigrafie*) und in der Radiologie bei der CT.

Matrix, extrazelluläre *f*: engl. *extracellular matrix*; syn. Interzellularsubstanz. Struktur, die den Interzellularraum zwischen Zellen ausfüllt. Bei Bindegewebe*, Knorpel* und Knochengewebe* ist die extrazelluläre Matrix besonders ausgeprägt und eigentlicher Funktionsträger. Bestandteile der extrazellulären Matrix sind Strukturproteine* (Kollagen*, Elastin*, Fibrillin, Fibronektin*, Vitronektin*, Laminin*, retikuläre Fasern), Zelladhäsionsmoleküle* und die Grundsubstanz, die aus Polysacchariden*, Proteoglykanen und Wasser besteht.

Matthiass-Armvorhaltetest *m*: Klinischer Test zur Beurteilung von Haltungsstörungen* und zur Einschätzung der Stärke der Rumpfmuskulatur bei Kindern und Jugendlichen.

Prinzip:
- Vorhalten der gestreckten Arme in der Horizontalen mit aufgerichteter Wirbelsäule über mindestens 30 s

- Rückverlagerung der Wirbelsäule
- Absinken oder Anheben der Arme hinweisend auf Haltungsschwäche.

Matti-Russe-Methode *f*: engl. *Matti-Russe procedure*. Klassisches operatives Therapieverfahren bei Pseudarthrose nach Skaphoidfraktur* durch Einbolzen eines Knochenspans (Knochenspanplastik*). Heute wird der Eingriff meist durch eine Schrauben- oder Plattenosteosynthese ergänzt.

Maturität *f*: engl. *maturity*. Zustand der Reife*, im engeren Sinn durch Reifezeichen* des Neugeborenen gekennzeichneter Reifezustand des Neugeborenen.

Maturitas → Pubertas praecox
Maturitas → Reife
Maturity Onset Diabetes of the Young: Abk. MODY. Diabetes* mellitus infolge genetischer Defekte der Beta-Zellen des Pankreas (Funktionsstörung). Man unterscheidet verschiedene Formen, die in der Ausprägung der Hyperglykämie* variieren und ggf. insulinpflichtig sind. Behandelt wird je nach metabolischer Ausprägung mit Antidiabetika* im Sinne einer Stufentherapie wie bei Diabetes mellitus Typ 2.

Klinik:
- Manifestation oft vor dem 35. Lebensjahr
- relativer Insulinmangel, Hyperglykämie variabler Ausprägung, meist milden Verlaufs, z. B. bei MODY 2 besonders mild mit guter Prognose, bei MODY 4 dagegen häufig diabetische Komplikation und Insulinpflicht
- MODY 5 mit urogenitaler Anomalie (z. B. Nierenzyste*, urogenitale Hypoplasie).

Mauchart-Bänder → Ligamenta alaria
Maul- und Klauenseuche: engl. *foot-and-mouth disease*; syn. Stomatitis epidemica; Abk. MKS. Fieberhafte, virale Zoonose*. Überträger sind Klauentiere wie Rind, Schaf, Ziege, Büffel, Wildwiederkäuer sowie Schweine. Die Übertragung erfolgt durch direkten oder indirekten Kontakt, die Prognose beim Menschen ist gut. Die Diagnose wird klinisch-anamnestisch und durch Virusnachweis gestellt, therapiert wird rein symptomatisch (antiseptische Externa und Mundspülungen).

Erkrankung: Inkubationszeit: 2–8 Tage beim Menschen (beim Rind 2–7 Tage, beim Schwein 1–3 und bis zu 12 Tage). **Meldepflicht**: Die Erkrankung von Tieren ist meldepflichtig.

Klinik: Infektionen des Menschen sind selten und verursachen meist nur geringe Krankheitszeichen. Große Virusmengen, erhöhte Virulenz* und direkter Kontakt zu infizierten Tieren (Hautverletzung) sind notwendig. Der Mensch dient auch als Vektor für die Übertragung zwischen Tieren. **Mögliche Symptome**:
- leichtes Fieber mit Mattigkeit
- Kopf- und Gliederschmerzen
- Primäraphthe am Eintrittsort des Erregers

- schmerzhafte Bläschen und Aphthen* an Mundschleimhaut, Händen und Füßen
- Foetor* ex ore
- morbilliformes Exanthem*
- keine Manifestationen an ZNS und Herz
- narbenlose Abheilung der Erosionen innerhalb von 10 Tagen.

Prophylaxe: Schutzimpfung der Tiere mit Maul- und Klauenseuche-Impfstoff (inaktiviert) für Wiederkäuer.

Maul- und Klauenseuche-Virus *n*: engl. *foot-and-mouth disease virus*. Aphthovirus der Picornaviridae*, welches die Maul*- und Klauenseuche verursacht. MKS-Viren werden durch Kontaktinfektion sowie durch kontaminiertes Futter, Lebensmittel und Tierprodukte übertragen. Eine wichtige Infektionsquelle ist wahrscheinlich der (meist resistente) Mensch als Virusträger (Reiseverkehr). Eine Virusanzucht ist in embryonierten Hühnereiern sowie in Zellkulturen möglich.

Maxilla *f*: Paarig angelegter Oberkieferknochen. Er bildet die knöcherne Grundlage des Mittelgesichtes, begrenzt die Fossae infratemporalis et pterygopalatina und ist am Bau der lateralen Wand und des Bodens der Nasenhöhle, des knöchernen Gaumens sowie der unteren Wand der Orbita beteiligt.

Anatomie:
- Beide Hälften der Maxilla: 1. umfassen, kranial ergänzt durch die Ossa nasalia, die Apertura piriformis 2. bilden die Spina nasalis anterior.
- Die Maxillae beinhalten im Corpus maxillae den Sinus maxillaris.
- Vom Corpus maxillae gehen ab: 1. Processus palatinus 2. Processus alveolaris 3. Processus zygomaticus 4. Processus frontalis.

maximale Arbeitsplatzkonzentration → Arbeitsplatzgrenzwert

Maximalthermometer *n*: engl. *maximum thermometer*. Thermometer*, das die höchste gemessene Temperatur speichert.

Maximum Clot Firmness → Rotationsthrombelastografie

Mayer-Fingergrundgelenkreflex *m*: engl. *Mayer's reflex*. Durch plötzliches, passives Beugen des Grundgelenks von Mittel- und Ringfinger auslösbare Adduktions-, Extensions- und Oppositionsbewegung des Daumens. Eine Seitendifferenz spricht für eine Schädigung des Rückenmarks in Höhe C 6–Th 1, des N. ulnaris oder des N. medianus.

Mayfield-Klemme *f*: Klemme zur Fixierung des Schädels bei neurochirurgischer OP. Die stabile Fixierung des Schädels am Operationstisch mit solchen Vorrichtungen ist Voraussetzung für eine präzise, stabile Lagerung bei Mikrochirurgie am oder im Schädel. Zusätzlich vermeidet die MAYFIELD®-Klemme Verletzungen durch Instrumente im Schädel bei Kopfbewegungen.

Mayo-Fasziendoppelung f: engl. *Mayo's operation*. Klassische Methode zur Behandlung einer Narbenhernie* bzw. Nabelhernie*. Nach der Präparation des Bruchsacks und Reposition des Bruchinhalts in den Bauchraum werden die Faszienblätter überlappend miteinander vernäht. Aufgrund sehr hoher Rezidivraten (30–62 %) wird das Verfahren heute jedoch nur noch selten angewendet.

Mayo-Klassifikation → Olekranonfraktur

May-Thurner-Beckenvenensporn → Beckenvenensporn

Maze-Operation f: engl. *maze operation*; syn. Cox-Maze-Operation. Verfahren der Herzchirurgie* (offene Herzoperation) zur Behandlung des therapierefraktären Vorhofflimmerns* mit multiplen komplexen Inzisionen im Bereich des linken (sowie ggf. auch rechten) Vorhofendokards und anschließender Readaptation durch Nähte. Ziel ist eine Blockade des Reentry*-Mechanismus durch postoperative Vernarbungen.

Prinzip:
– in ihrer ursprünglichen Form wegen langer Perfusionsdauer an der Herz*-Lungen-Maschine nur in Ausnahmefällen durchgeführt
– Anwendung heute modifiziert: **1.** als Cox-III-OP: Ablation statt Inzision; meist Kryo- oder Radiofrequenzablation; epikardial und/oder endokardial. Prognose: nach 12 Jahren 70–85 % der Patienten frei von Vorhofflimmern; postoperativ in ≤ 60 % Kardioversion, in ≤ 25 % der Fälle Schrittmacherimplantation erforderlich **2.** als reduzierte Formvariante: Mini-Maze-OP; minimalinvasiv über lateralen Zugang; epikardiale Ablation, postoperativ konsequente Pharmakotherapie durch Amiodaron oder Beta-Rezeptoren-Blocker **3.** auch als minimalinvasive Cox-III-OP von rechtslateral

Mazeration [Dermatologie] f: engl. *maceration*; syn. Maceratio. Auf- bzw. Erweichen der Haut z. B. bei starker Schweißbildung, Einwirkung von Urin oder Wundexsudaten. Betroffen sind vor allem Gebiete mit ungünstigem Mikroklima* (Zehenzwischenräume, Gebiete mit Haut-zu-Haut-Kontakt wie Gesäßspalte oder Auflage der Brüste). Mazerationen begünstigen Infektionen durch Eindringen potenziell pathogener Keime in die Haut.

Vorkommen: Mazerationen führen zu oder begünstigen
– Analekzeme
– Mastitis*
– Windelekzeme
– Gehörgangsfurunkel.

Mazeration [Pathologie] f: Physikalisches Verfahren, bei dem ein Objekt einem Lösungsmittel wie Wasser, Alkohol* oder Öl ausgesetzt wird. Es wird als Präparationsverfahren zur Herstellung eines reinen Knochenpräparats genutzt. Organische Substanz wie Weichteilgewebe geht bei der Mazeration in das Lösungsmittel über, zurück bleibt Knochen*.

Mazzotti-Test m: engl. *Mazzotti test*. Verfahren zum Nachweis von Mikrofilarien*, das allerdings ausschließlich nach vergeblichem Versuch des direkten Filariennachweises (skin snip) und zum Ausschluss einer hohen Filariendichte unter engmaschiger Überwachung des Patienten angewendet wird.

Prinzip:
– orale Gabe von 50 oder 100 mg Diethylcarbamazin (DEC); nachfolgend Exazerbation von Pruritus und Rötung durch abgestorbene Mikrofilarien (positiver Mazzotti-Test); **cave:** bei starkem Befall ggf. Fieber, Lymphadenopathie, Arthropathie und in Einzelfällen Anaphylaxie (Mazotti-Reaktion)
– topische Applikation von DEC ohne systemische Wirkung (Mazzotti-Patch-Test).

MBU: Abk. für Mikroblutuntersuchung → Fetalblutuntersuchung

McBurney-Punkt m: engl. *McBurney's point*. Druckschmerzhafter Punkt am Übergang vom lateralen zum mittleren Drittel einer gedachten Verbindungslinie zwischen Nabel und rechter Spina iliaca anterior superior. Der McBurney-Punkt ist eines der klassischen Zeichen der akuten Appendizitis*.

McCoy-Spatel → Laryngoskop

MCD: Abk. für engl. minimal cerebral dysfunction → Dysfunktion, minimale zerebrale

McDonald-Operation → Cerclage

McGinn-White-Syndrom n: engl. *McGinn-White sign*. EKG*-Veränderung ($S_I Q_{III} T_{III}$-Muster) mit geringer Sensitivität bei akutem Cor* pulmonale (z. B. infolge Lungenembolie*), gekennzeichnet durch eine tiefe S-Zacke in Ableitung I sowie eine ausgeprägte Q-Zacke und ein terminal negatives T in Ableitung III. Die Veränderung entsteht durch Rechtsrotation des Herzens um die Längsachse.

MCGN: Abk. für → Minimal-Change-Glomerulonephritis

m-Cholinozeptoren → Muskarin-Rezeptoren

MCKD: Abk. für engl. medullary cystic kidney disease → Nierenerkrankung, zystische

McKinley-Zellen → Downey-Zellen

McMurray-Zeichen n: engl. *McMurray sign*. Klinischer Untersuchungsbefund bei Meniskusschaden mit Schmerz oder Schnappen am inneren Kniegelenkspalt bei Streckung aus voller Kniebeugung mit Außenrotation des Unterschenkels (Hinweis auf Innenmeniskusschaden) oder am äußeren Gelenkspalt mit Innenrotation des Unterschenkels (Hinweis auf Außenmeniskusschaden).

McRoberts-Manöver n: engl. *McRobert's maneuvre*. Geburtshilfliches Verfahren zur Behandlung der Schulterdystokie*. Durch das mehrmalige maximale Strecken und anschließende maximale Beugen der Beine der Mutter kommt es zu einer Kippbewegung des mütterlichen Beckens und zu einer Stellungsänderung der Symphyse.

Prinzip: Beim Strecken der Beine kommt es zum Anheben der Symphyse, beim Beugen zu einer Erweiterung des Beckenausgangs. Dadurch löst sich meist die hinter der Symphyse eingeklemmte vordere Schulter des Kindes spontan. Unterstützt werden kann das Vorgehen durch festen Druck direkt hinter der Symphyse beim Beugen der Beine (siehe Abb.).

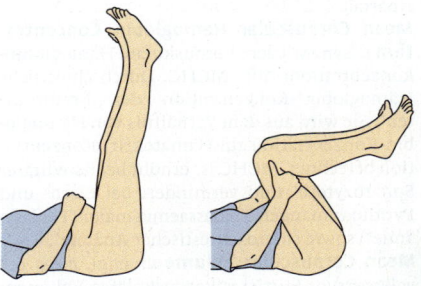

McRoberts-Manöver: Prinzip: Beine senkrecht in die Höhe strecken (Anheben der Symphyse); Knie anwinkeln und Hüftgelenk maximal beugen (maximale Erweiterung des Beckenausgangs).

MCS: Abk. für mechanical circulatory support → Assistenzsystem, ventrikuläres

MCS: Abk. für multiple chemical sensitivity → Sensibilität, multiple chemische

MCU: Abk. für engl. micturating cystourethrography → Miktionszystourethrografie

McVay-Lotheissen-Operation f: engl. *Lotheissen-McVay repair*. Operationsverfahren zur Behandlung einer Schenkelhernie*. Hierbei erfolgt die Hernioplastik* mit Bruchlückenverschluss durch Einengung der Lacuna vasorum mithilfe des Lig. pubicum superius Cooper.

McVay-Reparation f: syn. Reparation nach McVay/Lotheisen. Form der konventionellen Hernioplastik bei Schenkelhernie. Die McVay-Reparation wird nur in Ausnahmefällen angewendet, da der Bruchlückenverschluss mithilfe des Lig. pubicum superius Cooper schmerzhaft und unsicher ist. Heute gilt die spannungsfreie Verstärkung der Leistenhinterwand mittels Kunststoffnetz als Standardverfahren (z. B. transabdominale präperitoneale Hernioplastik (TAPP)).

MDA: Abk. für → Dokumentationsassistent, medizinischer

MDA: Abk. für 3,4-Methylendioxyamphetamin → Extasy

MDE: Abk. für 3,4-Methylendioxy-N-ethylamphetamin → Extasy

MdE: Abk. für → Minderung der Erwerbsfähigkeit

MDMA: Abk. für 3,4-Methylendioxy-N-methylamphetamin → Extasy

MDP: Abk. für → Magen-Darm-Passage

MDRD-Formel: Abk. für modification of diet in renal disease → Kreatinin-Clearance

MDR-Tuberkulose → Tuberkulose

MDS: Abk. für → Syndrom, myelodysplastisches

ME: Abk. für myalgische Enzephalomyelitis → Chronic Fatigue-Syndrom

Meadows-Syndrom → Kardiomyopathie, peripartale

Mean Corpuscular Hemoglobin Concentration f: syn. Mittlere korpuskuläre Hämoglobinkonzentration; Abk. MCHC. Durchschnittliche Hämoglobin*-Konzentration der Erythrozyten*. Sie wird aus dem Verhältnis von Hämoglobin-Konzentration zur Hämatokrit*-Konzentration berechnet. MCHC ist erhöht bei hereditärer Sphärozytose* und vermindert bei Eisen- und Pyridoxinmangel, Thalassaemia major (Thalassämie*) sowie sideroachrestischer Anämie*.

Mean Corpuscular Volume n: engl. mean cell volume; syn. Mittleres korpuskuläres Volumen; Abk. MCV. Mittleres Volumen der einzelnen Erythrozyten* und wichtiger differenzialdiagnostischer Parameter bei Anämie*. Erythrozyten mit einem MCV < 80 fl werden als mikrozytär, mit einem MCV > 96 fl als makrozytär bezeichnet. Es ist erhöht bei megaloblastärer Anämie* sowie Alkoholabhängigkeit* und erniedrigt bei Eisenmangelanämie*.

Meatotomie f: engl. meatotomy. Erweiterung der Mündung eines Gangs, z.B. der verengten äußeren Harnröhrenmündung (Meatusstenose*). Dies geschieht durch einen einzelnen anterioren Schnitt oder durch Adaptation der inzidierten Schleimhaut durch Naht (Meatusplastik).

Meatusstenose f: engl. meatal stenosis. Angeborene oder erworbene Verengung der äußeren Harnröhrenöffnung. Ursachen sind z.B. Trauma, Entzündungen und genitaler Lichen* sclerosus. Klinisch imponieren ein gedrehter oder gespaltener Harnstrahl sowie Nachträufeln. Therapie ist die Meatotomie oder -plastik.

Mebendazol n: Anthelminthikum aus der Gruppe der Benzimidazole, das gegen Nematoden* und Cestoden eingesetzt wird. Es hemmt die Tubulin*-Polymerisation im Darm der Parasiten, wodurch deren Darmschleimhaut zerstört wird und keine Glukoseaufnahme mehr erfolgt. Folglich sterben die Würmer ab. Häufige Nebenwirkungen sind Kopfschmerzen, Schwindel und gastrointestinale Beschwerden.

mechanisches Kreislaufunterstützungssystem → Assistenzsystem, ventrikuläres

Mechanorezeptoren → Mechanosensoren

Mechanosensoren m pl: engl. mechanosensors. Sensoren* in Haut, Muskeln, Sehnen, Gefäßen, Herz, Lunge, Intestinaltrakt und Harnblase, die auf mechanische Reize (Druck, Berührung, Dehnung) ansprechen. Drucksensoren sind z.B. Mechanosensoren der Haut, die auf Druckstärke (Merkel*-Zellen, Merkel*-Tastscheiben), Druckveränderung bei Berührung (Meissner*-Tastkörperchen, Sensoren in der Haarwurzel) und Vibrationen (Vater*-Pacini-Lamellenkörperchen) reagieren.

Meckel-Divertikel n: engl. Meckel's diverticulum; syn. Diverticulum ilei. Seltene Hemmungsmissbildung des Ductus* omphaloentericus (1–3 % der Bevölkerung), der normalerweise in der 6. Embryonalwoche obliteriert. Das Meckel-Divertikel imponiert zumeist als 2–10 cm große, fingerförmige Ausstülpung des Ileums* und findet sich 40–150 cm kranial der Bauhin* Klappe kontramesenterial (meist als Zufallsbefund bei bauchirurgischem Eingriff). Siehe Abb. 1.

Klinik: In der Mehrzahl der Fälle bleiben Meckel-Divertikel asymptomatisch und werden erst im Rahmen bauchirurgischer Eingriffe als Zufallsbefund entdeckt. Symptomatische Patienten werden in 80 % der Fälle bereits im Kindesalter durch Blutungen*, Divertikulitis*, Perforation*, Invagination* oder Ileussymptomatik klinisch auffällig.

Therapie: Operative Abtragung: siehe Abb. 2.

Meckel-Ganglion → Ganglion pterygopalatinum

Meckel-Knorpel m: engl. Meckel's cartilage. Embryonaler Knorpel des 1. Kiemenbogens. Aus seinem dorsalen Ende entwickeln sich Hammer und Amboss. Das ventrale Ende bildet sich zurück, während sich aus dem umgebenden Mesenchym* der Unterkiefer durch desmale Ossifikation entwickelt.

MED: Abk. für → Erythemdosis, minimale

Mediakalzinose → Mönckeberg-Sklerose

medial: syn. medialis. Zur Mittelebene des Körpers hin gelegen, mittelwärts, einwärts. Das Gegenteil von medial lautet lateral*.

Median → Mittelwert

Median m: Robustes Lagemaß für ordinalskalierte Verteilungen, das bei aufsteigender Sortierung der Messwerte die Messreihe halbiert. Der Median wird anstelle des Mittelwertes bei schiefen Verteilungen und bei Verdacht auf Ausreißer bevorzugt.

Medianebene f: engl. median plane. Die mediane Sagittalebene*, die genau in der Körpermitte in ventral-dorsaler Richtung verläuft und so den Körper in 2 seitengleiche Hälften trennt.

Mediane Halszyste f: syn. mediale Hals-Zyste. In der vorderen Mittellinie des Halses gelegene Zyste*, die dysontogenetisch als offener Kanal zwischen Zungengrund und Schilddrüse verbleibt und deren Endothel Sekret produziert. Es bildet sich eine allmählich größer werdende palpable und sichtbare Zyste*, die zu entzündlichen Komplikationen führen kann und mitunter perforiert.

Therapie: Abtragung der Zyste, ggf. mit dem betroffenen Anteil des Zungenbeins.

Medianekrose f: engl. medionecrosis. Umschriebener Untergang der Tunica media von Arterien mit idiopathischer, traumatischer oder infektiös-toxischer Genese. Es drohen Gefäßruptur oder Bildung von Aneurysmen, besonders an der Aorta (Medianecrosis aortae).

Medianschnitt m: engl. median incision. Mittiger Ober- und Unterbauchschnitt. Er wird häufig in der Viszeralchirurgie verwendet, bei Notfalllaparotomien (z.B. Blutungen bei Polytrauma*) und in der Gefäßchirurgie (z.B. Aortenchirurgie). Der Medianschnitt ist gut erweiterbar und bietet eine sehr gute Übersicht. Siehe Schnittführung* (Abb. dort).

Medianuskompressionssyndrom n: engl. median nerve compression syndrome. Nervenkompressionssyndrom* infolge Druckschädigung des Nervus* medianus. Das Medianuskompres-

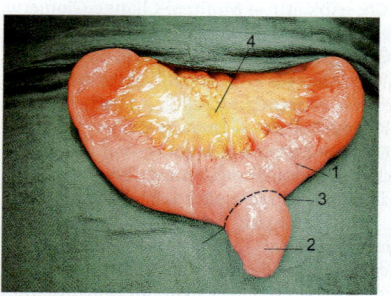

Meckel-Divertikel Abb. 1: A: Meckel-Divertikel; b: Ileum; c: Resektionslinie; d: Mesenterium. [131]

Meckel-Divertikel Abb. 2: 1: Ileum; 2: Meckel-Divertikel; 3: Resektionslinie; 4: Mesenterium. [131]

sionssyndrom kommt vor als Karpaltunnelsyndrom*, Pronator*-teres-Syndrom und Interosseus*-anterior-Syndrom.

mediastinal: engl. *relating to the mediastinum*; syn. mediastinalis. Das Mediastinum* betreffend.

Mediastinalemphysem *n*: engl. *mediastinal emphysema*; syn. Pneumomediastinum. Luftansammlung im interstitiellen Bindegewebe des Mediastinalraums, z. B. bei Verletzung der Luftröhre. Häufig sind Hals und Gesicht aufgetrieben. Therapiert wird je nach Ursache, z. B. mit einer Naht bzw. Übernähung von Trachea, Bronchus oder Ösophagus. Bei Asthma bronchiale behandelt man antiobstruktiv.

Mediastinalfibrose *f*: engl. *mediastinal fibrosis*. Seltene chronische Erkrankung, bei der sich kollagenes Gewebe im Mediastinum* ausbreitet. Dieses kollagene Gewebe konstringiert progredient und ummauert die dort verlaufenden Gefäße. Die Mediastinalfibrose kann zur oberen Einflussstauung* führen. In seltenen Fällen ist eine chirurgische Therapie möglich.

Mediastinalflattern *n*: engl. *mediastinal flutter*; syn. Mediastinalpendeln. Pathologische, atemsynchrone Seitwärtsbewegung des Mediastinums*, häufig bei offenem Pneumothorax*. Die respiratorische Insuffizienz* wird durch Pendelluft verstärkt. Eine hämodynamische Insuffizienz entwickelt sich, wenn z. B. die V. cava geknickt wird und es zur Einflussstauung* kommt.

Ursachen:
– nach außen offener einseitiger Pneumothorax*: Mediastinalflattern inspiratorisch nach kontralateral (zur gesunden Seite), exspiratorisch nach ipsilateral (zur kranken Seite)
– einseitige Thoraxinstabilität*: siehe Atmung*, paradox (Abb. dort).

Mediastinalhernie *f*: engl. *mediastinal hernia*. Eindringen eines Lungenanteils in das Mediastinum*, meist in das vordere Mediastinum bzw. in den gegenüberliegenden Thoraxraum bei einseitig schrumpfendem Prozess (Atelektase*, nach Lungenresektion).

Mediastinalshift *m*: engl. *mediastinal shift*. Verlagerung (bzw. Ausstülpung) des Mediastinums in den rechten oder linken Hemithorax.

Ursachen:
– Spannungspneumothorax
– Atelektase eines Lungenflügels (z. B. Bronchusverschluss bei Tumor)
– Pneumektomie
– schrumpfender Lungenprozess (z. B. destroyed lung bei Tuberkulose)
– Mediastinalhernie* (selten).

Pathogenese:
– Kompression des noch intakten Lungenflügels mit daraus folgender respiratorischer Insuffizienz

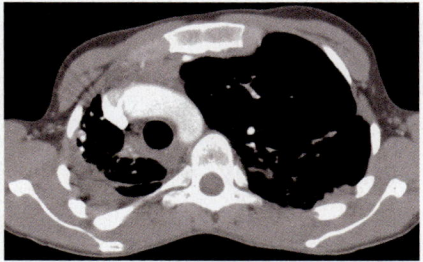

Mediastinalshift: Verlagerung des gesamten Mediastinums in den rechten Hemithorax (thorakale CT) durch rechtsseitig schrumpfenden Prozess (destroyed lung bei Tuberkulose). [192]

– Kompression des Herzens und der V. cava mit Abnahme des Herzzeitvolumens führen zu hämodynamischer Instabilität (Schock) bei: **1.** Blutdruckabfall **2.** Tachykardie **3.** oberer Einflussstauung (gestaute Halsvenen).

Diagnostik:
– Röntgen-Thorax
– Thorax-CT (siehe Abb.).

Mediastinaltumoren *m pl*: engl. *mediastinal tumors*. Gut- und bösartige Raumforderungen, die von unterschiedlichen Gewebetypen im Mediastinum ausgehen. Mediastinaltumoren sind insgesamt selten, ihre Lokalisation hängt auch mit dem Lebensalter zusammen. **Tumortypen:** Neben einfachen benignen Mediastinaltumoren wie
– Lipomen
– Fibromen
– Neurinomen
– Zysten

finden sich der Häufigkeit nach
– Thymustumoren
– retrosternale Strumen
– tracheale oder ösophageale Divertikel

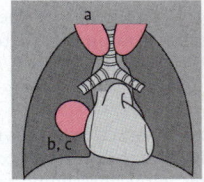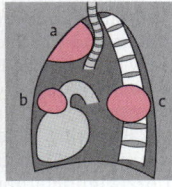

Mediastinaltumoren: Röntgenologische Projektion im Thoraxbild (links im p.-a., rechts im seitlichen Strahlengang); a: retrosternale Struma (Trachealstenose, Schluckverschieblichkeit); b: Dermoid/Teratom (Verkalkungen, Verknöcherungen); c: Neurinom (bei sog. Sanduhrneurinom Aufweitung des Foramen intervertebrale).

– Ösophaguskarzinome
– neurogene Tumoren
– Keimzellentumoren.

Topografie: Unterteilung der Tumoren entsprechend der Lokalisation, siehe Abb.

Symptome: Die Beschwerden sind zumeist unspezifisch und von der Lokalisation abhängig:
– Husten
– Brustschmerz
– Schluckstörung
– Rekurrensparese
– Zwerchfellparese
– Einflussstauung.

Therapie: Abhängig vom Tumortyp und der Tumorausdehnung. Wenn möglich, erfolgt die operative Entfernung, bei Lymphomen Chemo- und Radiotherapie.

Mediastinitis *f*: Entzündung* des Bindegewebes im Mediastinum. Betroffene leiden an retrosternalen Schmerzen und Husten. Behandelt wird je nach Ursache und Situation pharmakologisch, mittels Drainage oder operativ.

Vorkommen:
– akute Infektion: **1.** häufig nach: **I.** Ösophagusperforation, z. B. iatrogen, etwa bei Ösophagoskopie, Ösophagusbougierung, Mediastinoskopie, OP **II.** Karzinomdurchbruch **III.** Fremdkörper **2.** selten fortgeleitet aus Hals- oder Kopfregion (Senkungsabszess*)
– chronische Infektion, z. B.: **1.** Tuberkulose* **2.** Nokardiose
– invasiv-sklerosierende Thyroiditis (Riedel*-Struma)
– iatrogen: **1.** UAW, z. B. Ergotalkaloide **2.** nach Strahlentherapie (Strahlenschaden)
– idiopathisch (Assoziation u. a. mit Ormond-Syndrom).

Klinik:
– retrosternale Schmerzen
– Husten
– Dysphagie
– bei akut infektiöser Mediastinitis mit Fieber
– Tachykardie
– evtl. Mediastinal- oder Hautemphysem
– bei chronisch infektiöser Mediastinitis mit Singultus* und eher subfebriler Temperatur
– bei Fibrosierung (chronisch infektiöse, idiopathische, iatrogene sowie Mediastinits im Rahmen von invasiv-sklerosierender Thyroiditis oder Sarkoidose*) ggf. mit oberer Einflussstauung.

Therapie:
– je nach Ursache pharmakologisch (z. B. Antibiotika bei bakterieller Mediastinitis)
– ggf. Drainage
– evtl. operative Sanierung.

Mediastinoskopie *f*: engl. *mediastinoscopy*. Endoskopische, minimalinvasive Exploration des vorderen Mediastinums* zur Diagnostik und Staginguntersuchung von Lungenkarzinomen

Mediastinotomie

sowie zur Abklärung und Biopsie von Mediastinaltumoren und bronchogenen Zysten.
Vorgehen: Die Mediastinoskopie wird heute überwiegend nicht mehr konventionell (Direktsicht), sondern als videoassistierte Mediastinoskopie (VAM) mit einem am Instrument integrierten Spreizer durchgeführt. **Formen:**
- zervikale (collare) Mediastinoskopie mit Zugang über eine kleine Inzision dicht oberhalb des Jugulums
- anteriore* Mediastinoskopie (nach Chamberlain, 1966) mit parasternalem Zugang über den 2. ICR links.

Mediastinotomie *f*: engl. *mediastinotomy*. Operative Eröffnung des Mediastinums.
Vorgehen:
- transpleurale Mediastinotomie mit seitlicher Thorakotomie* und Spaltung der Pleura mediastinalis
- extrapleurale Zugänge erfolgen als: **1.** anteriore Mediastinotomie mit Sternotomie* (Längsspaltung, partiell oder total) bei großen retrosternalen Tumoren, z. B. Thymomen, oder rechts oder links parasternal mit Durchtrennung von Rippenknorpeln bei Seitenpräferenz eines Tumors **2.** kollare Mediastinotomie (Kocher*-Kragenschnitt) bei großen Strumen oder als Inzision zur Mediastinoskopie* **3.** posteriore Mediastinotomie mit latero-dorsalem Zugang zum hinteren Mediastinum (eher selten).

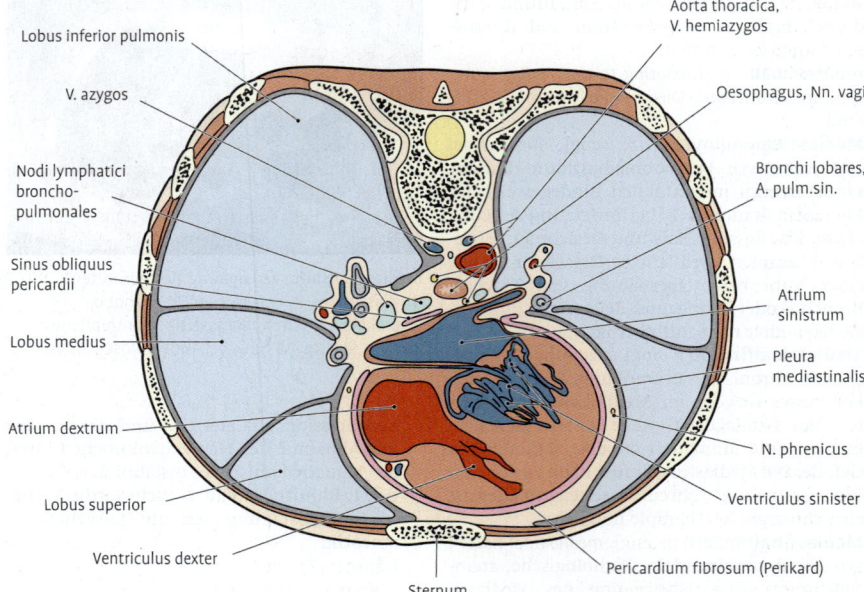

Mediastinum: Schematischer Querschnitt durch den Thorax. [4]

Mediastinum *n*: syn. Cavum mediastinale. Bindegewebiger Raum in der Medianen des Thorax* zwischen den beiden Pleurahöhlen*. Im Mediastinum befinden sich wichtige Organe wie Herz* und Thymus*, außerdem beherbergt es zahlreiche Strukturen, die den Brustraum durchlaufen. Es lässt sich in ein oberes (Mediastinum superius) und unteres Mediastinum (Mediastinum inferius) unterteilen. Siehe Abb.
Abgrenzung:
- anterior: Sternum*
- posterior: Wirbelsäule*
- lateral (beidseits): Pleura parietalis (Pars mediastinalis)
- inferior: Zwerchfell*
- superior: obere Thoraxapertur (in direkter Verbindung zum Bindegeweberaum des Halses stehend).

Unterteilung:
- **oberes Mediastinum** (Mediastinum superius): beinhaltet u. a. Thymus, V. cava superior, Aortenbogen, Trachea*, Ösophagus*, N. vagus, N. phrenicus
- **unteres Mediastinum** (Mediastinum inferius): **1.** vorderes Mediastinum (Mediastinum anterius): zwischen Perikardvorderfläche und Sternumrückseite; beinhaltet u. a. die A. thoracica interna **2.** mittleres Mediastinum (Mediastinum medium): beinhaltet u. a. Perikard*, Herz, Nn. phrenici, Vasa pericardiacophrenica **3.** hinteres Mediastinum (Mediastinum posterius): zwischen Herzbeutelhinterwand und Wirbelsäulenvorderfläche; beinhaltet u. a. Ösophagus, Aorta descendens, Nn. vagi, V. azygos, V. hemiazygos, N. splanchnicus major, N. splanchnicus minor, Ductus* thoracicus.
Die Grenze zwischen oberem und unterem Mediastinum ist die transthorakale Ebene, die sich über dem Herzen befindet.

Mediator *m pl*: engl. *mediators*. Biomoleküle der interzellulären Kommunikation mit para-, endo- und autokriner Wirkung, z. B. Eikosanoide*, Histamin*, Serotonin*, Kinine*, Zytokine*, Hormone und verschiedene Komplementfaktoren sowie lysosomale Faktoren.

Mediaverkalkung → Mönckeberg-Sklerose
Mediensucht → Internetsucht
Medikalisierung *f*: engl. *medicalisation*; syn. Medikalismus. Einseitige Verschreibungspraxis von Arzneimitteln unter Vernachlässigung anderer (ärztlicher) Behandlungs- und Beratungsformen bzw. Pathologisierung von Befindlichkeitsstörungen mit unnötiger Verordnung von Arzneimitteln.

Medikament → Arzneimittel
Medikamentenabhängigkeit *f*: engl. *drug dependence*. Form der Substanzstörungen* im Sinne eines Abhängigkeitssyndroms* von Arzneistoffen, v. a. aus den Substanzklassen der Sedativa* und Hypnotika, Analgetika* und Stimulanzien*. Eine Sonderform ist die Niedrig-Dosis-Abhängigkeit, die ohne Dosissteigerung der Substanz verläuft. Beachte: Antidepressiva*, Neuroleptika* und Antidementiva* lösen keine Arzneimittelabhängigkeit aus.

Medikamentenabhängigkeit im Alter *f*: Abhängigkeit von Arzneimitteln, insbesondere Benzodiazepinen*, bei betagten Patienten vor allem von Sedativa*, Hypnotika und Analgetika. Im Gegensatz zur Alkoholabhängigkeit* im Alter sind bei der Medikamentenabhängigkeit eher Frauen als Männer betroffen.
Hintergrund: Besonderheit im Alter:
- Alte Menschen bekommen besonders oft Psychopharmaka verschrieben, 80 % davon sind Schlaf- und Beruhigungsmittel, die ebenso wie Schmerzmittel ein hohes Suchtpotenzial aufweisen.

Abhängigkeitsentwicklung: Benzodiazepine führen nach etwa 3–4 Wochen zu einer Abhängigkeit. Wenn alte Menschen Schlaf- und Beruhigungsmittel in einer niedrigen Dosierung, dafür aber über einen langen Zeitraum einnehmen, kann sich innerhalb von etwa 6 Monaten eine Niedrig-Dosis-Abhängigkeit entwickeln. Diese Abhängigkeit verläuft in der Regel ohne Dosissteigerung der Substanz.

Klinik: Typische Symptome einer Medikamentenabhängigkeit im Alter:
- Müdigkeit am Tag
- Schwindel
- unsicherer Gang, Sturzneigung
- kognitive Störungen
- beim Absetzen Schlafstörungen, Schwitzen, Unruhe, Kopfschmerzen, Muskelkrämpfe, Halluzinationen.

Therapie:
- vorsichtiger Medikamentenentzug*
- bei Niedrig-Dosis-Abhängigkeit ambulant, ansonsten ist eine stationäre Entzugstherapie vorzuziehen
- nach der Entgiftung psychotherapeutische Maßnahmen empfehlenswert.

Medikamentenentzug *m*: Schlagartiges oder schrittweises Absetzen psychotroper Substanzen zur Behandlung einer Medikamentenabhängigkeit* unter medizinischer Beobachtung mit dem Ziel der Beendigung derselben. Nur selten gelingt der Entzug ambulant, häufig ist aufgrund der teils schweren Entzugssymptomatik bis hin zum Kontrollverlust die stationäre Entgiftung erforderlich.

Substanzen: Die häufigsten zu einer Medikamentenabhängigkeit führenden Substanzen sind:
- Benzodiazepine* (z. B. Flurazepam*, Nitrazepam*, Lorazepam*)
- Benzodiazepin-Analoga (z. B. Zolpidem*, Zopiclon*)
- Opiate* und Opioide (z. B. Buprenorphin, Fentanyl*, Tilidin*, Tramadol*)
- Mischanalgetika (Analgetikum plus Coffein/Codein).

Durchführung: Entzug von Benzodiazepinen:
- **Niedrigdosisabhängigkeit:** 1. ambulant möglich, wenn die Dosis nicht mehr als das Doppelte der üblichen Tagesdosis umfasste 2. hochpotente oder kurzwirksame Benzodiazepine werden umgestellt auf mittellang oder lang wirkendes Benzodiazepin (Clonazepam*, Oxazepam*) 3. dieses wird über mehrere Wochen (bis maximal einem Jahr bei sehr langdauernder Abhängigkeit) schrittweise durch jeweilige Halbierung der Dosis reduziert 4. bei psychotischen Symptomen oder Grand-Mal-Anfällen sofortige stationäre Einweisung
- **Hochdosisabhängigkeit:** 1. in der Regel stationärer Entzug nötig 2. Umsetzen auf die Äquivalenzdosis des jeweiligen Standard-Entzugsmedikaments (Diazepam oder Oxazepam) und stufenweise Dosisreduktion 3. Dämpfung der Entzugssymptomatik mit sedierenden Antidepressiva möglich 4. nach Grand-Mal-Anfällen Antikonvulsiva 5. nach Entgiftung in geschlossener Einrichtung Rehabilitationsmaßnahmen.

Begleitende therapeutische Hilfen: Therapeutische Hilfen zur Unterstützung eines langfristigen Behandlungserfolgs:
- Empfehlungen zur Schlafhygiene und zur Entspannung, eventuell Hinweis auf Kursangebote und Facheinrichtungen
- Empfehlung zur körperlicher Aktivität
- ggf. Motivierung zu einer psychotherapeutischen Behandlung
- ggf. Motivierung zum Aufsuchen einer ambulanten Suchtberatungsstelle/Selbsthilfegruppe.

Medikamentenspiegel *m sg, pl*: Konzentration des Arzneimittels in Körperflüssigkeiten. Die Bestimmung des Medikamentenspiegels im Blut* ist ein Teil des therapeutischen Drug Monitorings.

Medikamententablett *n*: engl. *drug tray*; syn. Arzneimitteltablett. Tablett für den täglichen Arzneimittelbedarf der Patienten einer Station. Patienten erhalten entweder eine Einzeldosis entsprechend der Tageseinteilung oder den gesamten Tages- oder Wochenbedarf in einem Dispenser. Im Zeitraum zwischen Vorbereitung und Verteilung der Arzneimittel* ist das Tablett vor unbefugtem Zugriff zu sichern.

Meditation *f*: Gezielte, selbst herbeigeführte Veränderung der Bewusstseinslage zur inneren Sammlung und/oder Fokussierung und Entspannung*. Meditationstechniken arbeiten mit oder ohne Bezugsobjekt wie Licht, Form, Körper u. a. Die resultierende Bewusstseinslage reicht von schläfrigen Entspannungszuständen über Trance*-ähnliche Zustände bis zu einer klaren, wachen Form der Konzentration.

Einsatz: (Psycho-)Therapeutische Anwendung finden z. B. Methoden der **Zen-Meditation** im Rahmen der dialektisch-behavioralen Therapie*. Die aus dem japanischen Zen-Buddhismus stammende Form wird im Sitzen (Zazen für sog. Sitz-Meditation) in einer bestimmten aufrechten Haltung durchgeführt. Während der Meditation soll ein sog. Leermachen der Gedanken eingeübt und ein absichtsloses Sitzen vollzogen werden.

Indikationen:
- zur Stressbewältigung und Erholung v. a. im gesundheitsfördernden Bereich, zunehmend auch an Arbeitsplätzen und Ausbildungsstätten zur Prävention
- unterstützende Wirksamkeit bei der Behandlung psychosomatischer Erkrankungen, Angst, Schmerzen.

Kontraindikationen:
- Psychose
- schwere Depression
- bestimmte Formen der Epilepsie.

Wirksamkeit: Metaanalysen belegen zunehmend die Wirksamkeit in Kombination mit kognitiv-psychologischen Verfahren wie achtsamkeitsbasierte Stressreduktion oder mindfulness based cognitive therapy (MBSR).

Medizin *f*: engl. *medicine*. Wissenschaft vom gesunden und kranken Menschen sowie von den Ursachen, Wirkungen, der Vorbeugung und Heilung von Krankheiten; außerdem umgangssprachliche Bezeichnung für Arzneimittel*.

Medizinalfachberuf → Gesundheitsfachberuf

Medizinalrhabarber → Rhabarber, handlappiger

Medizinethik *f*: engl. *medical ethics*. Teilgebiet der angewandten Ethik*, das sich mit der Analyse ethischer Probleme in der Medizin mithilfe moraltheoretischer Theorien beschäftigt.

Medizin, evidenzbasierte *f*: engl. *evidence-based medicine*; syn. EbM. Gewissenhafter, ausdrücklicher und rationaler Gebrauch der gegenwärtig besten wissenschaftlichen Evidenz für Entscheidungen, wie der individuelle Patient medizinisch versorgt wird. Dies umfasst die Integration individueller klinischer Expertise mit bestmöglicher Evidenz aus systematischer Forschung mit dem Ziel der Identifizierung sicherer und wirksamer Maßnahmen, Therapien und Untersuchungsverfahren.

Medizininformatik → Informatik, medizinische

medizinische Kohle → Aktivkohle

medizinische Messgeräte → Blutdruckmessgerät

medizinischer Assistenzberuf → Gesundheitsfachberuf

Medizinischer Dienst der Krankenversicherung *m*: Abk. MDK. Sozialmedizinische Sachverständigeninstitution der gesetzlichen Krankenversicherung und der Pflegeversicherung, die am 01.01.2020 vom Medizinischen Dienst abgelöst wurde. Aufgaben waren die Begutachtung von Versicherten und gutachterliche Stellungnahmen zur Leistungspflicht der Krankenkassen betreffend Rehabilitationsleistungen, Krankengeld oder Pflegebedürftigkeit, außerdem Qualitätsprüfungen von Versorgungseinrichtungen sowie Beratungstätigkeit und Fortbildungen für Leistungsträger.

medizinische Soziologie → Soziologie, medizinische

Medizin, manuelle *f*: engl. *manual medicine*. Bezeichnung für ärztlich oder physiotherapeutisch mit den Händen ausgeübte diagnostische und therapeutische Methoden (manuelle Therapie*) bei funktionellen Störungen des Bewegungsapparats, insbesondere der Wirbelsäule bzw. sich dorthin projizierende Affektionen der inneren Organe und des autonomen Nervensystems. Der Begriff wird synonym verwendet mit Chirotherapie*.

Medizin, ökologische *f*: engl. *ecological medicine*. Fachgebiet der Medizin, das sich mit allen Aspekten (v. a. gestörter) ökologischer Gleichgewichte befasst, welche die Gesundheit* des Menschen beeinflussen. Die ökologische Medizin verwendet Methoden und Erkenntnisse der Mikrobiologie*, Hygiene* sowie Epidemiologie* und überträgt diese auf andere (meist komplexere) Ursache-Wirkungszusammenhänge.

Medizin, perimortale f: engl. *perimortal medicine*. Interdisziplinäre medizinische Behandlung im Zeitraum um den Tod herum, die sich mit Fragen der Sterbebegleitung* sowie der besonderen Betreuung sterbender Menschen und Hinterbliebener befasst.

Medizinprodukte n pl: engl. *medical products*. Nach Medizinproduktegesetz (§ 3) alle einzeln oder miteinander verbunden verwendeten Instrumente, Apparate, Vorrichtungen, Stoffe und Zubereitungen aus Stoffen oder andere Gegenstände (einschließlich eingesetzter Software), die nach der vom Hersteller gegebenen Zweckbestimmung für medizinische Zwecke einzusetzen sind.

Medizinrecht n: engl. *Medical Law*. Rechtsgebiet mit spezifischem Bezug zur Anwendung und Ausübung der Medizin einschließlich der auf diesem Gebiet tätigen Institutionen und Personen. Berufs- und Fachverbände beeinflussen das Medizinrecht z. T. durch ihre Satzungen und die Entwicklung fachlicher Regeln und Standards.
Umfang: Medizinrecht ist ein Teil des Gesundheitsrechts*, das Aspekte des Arztrechts, Arzneimittelrechts und des Rechts der Medizinprodukte*, aber auch das Recht der nichtärztlichen Heilberufe sowie eine Reihe von Spezialgesetzen beinhaltet.

Medulla ossium → Knochengewebe
Medullarrinne → Neuralplatte
Medullarrohr → Neuralplatte
Medullarwülste → Neuralplatte
Medulla spinalis → Rückenmark
Medulloblastom n: engl. *medulloblastoma*. Maligner embryonaler infratentorieller Tumor des Kleinhirns (WHO-Grad IV). Infolge der Lokalisation kommt es unter Umständen zu vital bedrohlicher Liquorzirkulationsstörung mit Hirndrucksteigerung*. Behandelt wird primär operativ, anschließend erfolgen Chemotherapie und Bestrahlung. Die Prognose ist stark von der Ausbreitung und dem genetischen Subtyp des Tumors abhängig. **Epidemiologie:**
– häufigster maligner Hirntumor im Kindes- und Jugendalter
– Inzidenz 1–5/1 000 000, m : w = 1,5 : 1
– typisches Erkrankungsalter 2.–10. Lj.

Lokalisation:
– Kleinhirn (v. a. Vermis cerebelli)
– im Bereich des 4. Hirnventrikels*.

Formen:
– klassisches Medulloblastom
– desmoplastisches Medulloblastom
– Medulloblastom mit ausgeprägter Nodularität
– anaplastisches Medulloblastom
– großzelliges Medulloblastom.

Es handelt sich um einen Hirntumor WHO-Grad IV.
Therapie:
– primär operativ (Tumorresektion; ggf. Second-Look-Operation nach postoperativer Strahlen- und/oder Chemotherapie)
– bei Lebensalter > 3–5 Jahren kraniospinale Strahlentherapie mit Boost* (bzw. bei Lebensalter ≤ 3 Jahren postoperativ adjuvante Chemotherapie, u.U. Protonentherapie*)
– anschließend Chemotherapie (Erhaltungstherapie), ggf. kombiniert mit Bestrahlung der Neuroaxis mit Aufsättigung auf die hintere Schädelgrube.

Prognose: Variabel in Abhängigkeit von Lokalisation, genetischem Subtyp, Differenzierungsgrad, Tumorausbreitung und Ansprechen auf die Therapie.
– Wachstum infiltrativ
– Metastasierung liquorgen oder per continuitatem, selten hämatogen
– 5-Jahres-Überlebensrate 50–90 %.

Medusenhaupt → Caput medusae
Mees-Streifen → Leukonychie
Mefloquin n: Antimalariamittel mit starker schizontizider Wirkung zur Therapie und Prophylaxe der Malaria*. Mefloquin bindet das Hämoglobinabbauprodukt Ferriprotoporphyrin IX, wodurch es von den Malariaerregern nicht mehr aufgenommen werden kann und ihnen somit die Energiequelle fehlt. Es wirkt besonders gut gegen Chloroquin*-resistente Plasmodium-falciparum-Stämme.

MEG: Abk. für → Magnetenzephalografie
Megacolon congenitum → Morbus Hirschsprung
Megadolichobasilaris f: engl. *megadolichobasilar artery*. Langstreckige Ektasie der A. basilaris durch arteriosklerotisch bedingte Degeneration der Gefäßwand.
Megakaryoblastenleukämie f: engl. *megakaryoblastic leukemia*; syn. Akute Megakariozyten-Leukämie. Seltene Form der akuten myeloischen Leukämie* (Typ M7 der FAB-Klassifikation) mit klonaler Proliferation der megakaryozytären Reihe und Ausschwemmung polymorpher Blasten. Klinisch zeigen sich Symptome der Panzytopenie (Fatigue, Blutungen, Infektionen). Die Therapie erfolgt nach den Grundpfeilern der AML-Therapie.
Megakolon n: engl. *megacolon*. Angeborene oder erworbene massive Dilatation* des Dickdarms*, meist aufgrund einer pathologisch gestörten Motilität* des Darmes, die mit einer vermehrten Darmgasbildung einhergeht. Je nach Ätiologie* können die Patienten häufig beschwerdearm sein. Die Behandlung richtet sich nach der zugrundeliegenden Ursache.
Ätiologie:
– primäres Megakolon (angeboren) = Morbus* Hirschsprung
– sekundäres Megakolon (erworben): 1. chronische Obstipation 2. neurologische (Spina* bifida, Parkinson*-Syndrom) oder endokrine (Hypothyreose*) Erkrankungen 3. postoperativ (Verletzung der Fasern des Parasympathikus*) 4. mechanisch (Tumor*, Stenose* bei chronisch-rezidivierender Sigma*-Divertikulitis – führt meist zum mechanischen Ileus*) 5. medikamentös verursacht (Neuroleptika*, Anticholinergika*) 6. toxisches Megakolon*; Näheres siehe dort.

Klinik:
– bei chronischer Obstipation* oft nur geringe Beschwerden
– Abdomen* gebläht, spärliche Peristaltik, ggf. diffuser Druckschmerz, ggf. Peritonitis* (je nach zugrundeliegender Erkrankung)
– beim toxischen Megakolon Abgrenzung zum Ileus (paralytisch oder mechanisch) wichtig.

Diagnostik:
– Sonografie
– CT-Abdomen (mit Triple-KM Gabe: oral, rektal, intravenös): Aufweitung des Colon descendens (> 6,5 cm), Colon ascendens (> 8 cm) und Zäkums* (> 12 cm).
– ggf. Prokto-/Rektoskopie, Koloskopie, unter Umständen mit Biopsieentnahme.

Therapie: In Abhängigkeit vom klinischen Befund und Vorliegen von Entzündungszeichen:
– Therapie der Grunderkrankung (soweit möglich): 1. Behandlung der Obstipation (Laxantien, abführende Maßnahmen, ausreichende Trinkmenge) 2. Behandlung endokriner, infektiöser oder medikamentöser Ursachen 3. ggf. endoskopische Einlage einer Dickdarmdekompressionssonde 4. Behandlung des Morbus Hirschsprung (Resektion des aganglionären Segmentes)
– bei Vorliegen einer Peritontis oder Sepsis*: ggf. Anlage eines Kolostomas, Dickdarm (teil-)resektionen
– bei toxischem Megakolon; Näheres siehe dort.

Megakolon, toxisches n: engl. *toxic megacolon*. Lebensbedrohliche Komplikation einer fulminanten Kolitis mit aufgetriebenem Bauch, blutigen Durchfällen, hohem Fieber und Schmerzen. Ursache ist eine massive, nicht-obstruktive Erweiterung des Kolons, die sich beispielsweise im Rahmen von CED, Infektionen oder eines M. Hirschsprungs entwickelt. Behandelt wird intensivmedizinisch, evtl. auch mit Operation.
Erkrankung: Ätiologie:
– chronische oder infektionsbedingte entzündliche Darmerkrankungen: 1. Morbus* Crohn, Colitis* ulcerosa, vor allem nach abruptem

Absetzen der entzündungshemmenden Medikation (Steroide, Mesalazin) **2.** Divertikulitis* **3.** Infektionen: **I.** Clostridium difficile (pseudomembranöse Kolitis*) **II.** CMV **III.** Salmonellen **IV.** Chagas*-Krankheit
– Durchblutungsstörungen des Darms wie ischämische Kolitis*.
Pathologie: Beim toxischen Megakolon sind neben der Mukosa auch Schichten glatter* Muskulatur von der Entzündung betroffen, wodurch die Muskelfasern paralysiert werden und das Kolon erschlafft.
Klinik: Häufigstes Symptom sind schwere, blutige Durchfälle. Weitere Symptome sind:
– Akutes Abdomen, Darmüberblähung
– Fieber, Tachykardie*
– Bewusstseinseintrübung
– orthostatische Hypotonie
– lokalisierte oder generalisierte Peritonitis*.
Komplikationen:
– toxisches kardiopulmonales Versagen
– Perforation
– Peritonitis
– massive Blutung
– Sepsis.
Therapie:
– Überwachung auf Intensivstation mit Röntgen-, Blutbild und Elektrolytkontrollen alle 12 Stunden
– parenterale Flüssigkeitssubstitution, Elektrolytausgleich und ggf. Transfusion
– Anlage einer Magensonde* zur Dekompression des Gastrointestinaltraktes
– vorübergehende Nahrungskarenz
– Absetzen aller motilitätshemmenden Medikamente (Anticholinergika*, Narkotika*, Opiate*, Spasmolytika*, Antidepressiva*, Loperamid*)
– Stressulkus*-Prophylaxe (Protonenpumpeninhibitoren) und Thrombose-Prophylaxe
– Breitbandantibiotika, z. B. Ampicillin*, Gentamycin* und Metronizadol oder Cephalosporin* der 3. Generation + Metronidazol.
Bei chronisch entzündlichen Darmerkrankungen: Kortikosterioide intravenös (100 mg Hydrokortison* oder Äquivalent alle 6–8 Stunden). **Bei Clostridium difficile:**
– Absetzen des auslösenden Antibiotikums
– Vancomycin* 4 × 500 mg am Tag p. o. oder per Magensonde
– Metronidazol i. v. 3 × 800 mg am Tag.
Indikationen zur Chirurgie:
– Perforation
– massive Hämorrhagie
– steigender Transfusionsbedarf
– Verschlechterung des klinischen Bildes
– zunehmende Dilatation.
In Frage kommen: subtotale Kolektomie, Ileostoma zur Entlastung des Darms, bei Colitis ulcerosa evtl. auch Proktokolektomie*.

Prognose:
– ohne Perforation Mortalität von ca. 4 %
– mit Perforation Mortalität von ca. 20 %
– erhöhte Rezidivrate bei Patienten mit Morbus Crohn oder Colitis ulcerosa (ggf. elektive Kolektomie).
Megalenzephalie *f*: engl. *megalencephaly*. Zunahme der Hirnsubstanz. Sie kommt primär meist familiär und ohne Krankheitswert oder sekundär vor. Klinisch erscheint sie als Makrozephalie* mit Kopfwachstum entlang der Perzentile. Nach Ausschluss einer verursachenden Erkrankung ist eine Therapie nicht erforderlich. Abzugrenzen ist der Hydrozephalus*.
Vorkommen:
– primär ohne Hinweis auf weitere Störung oder Erkrankung, z. T. autosomal-dominant erblich mit zu 90 % normaler Intelligenz und evtl. verzögerter motorischer Entwicklung und Hypotonie* der Muskulatur
– sekundär bei: **1.** neurokutanen Syndromen, z. B. Neurofibromatose* und tuberöser Sklerose* **2.** verschiedenen Speicherkrankheiten*, z. B. lysosomalen Speicherkrankheiten, Organoazidopathien, Leukodystrophien* **3.** verschiedenen Syndromen, z. B. Fragiles-X-Syndrom und Cowden-Syndrom **4.** Autismus*-Spektrum-Störungen.
Megalerythema epidemicum → Erythema infectiosum acutum
Megalerythema infectiosum → Erythema infectiosum acutum
Megaloblasten *m pl*: engl. *megaloblasts*. Abnorm große Vorläuferzellen der Erythrozyten* im Knochenmark. Die Zellen sind kern- und hämoglobinhaltig und unterscheiden sich von den normalen Vorläuferzellen (Normoblasten) v. a. durch die Zellgröße. Megaloblasten treten auf z. B bei megaloblastärer Anämie, bei myelodysplastischem Syndrom*, Erythroleukämie und nach Anwendung von Zytostatika*.
Megalokornea *f*: syn. Megalocornea. Hornhaut des Auges mit ∅ > 13 mm, die meist bilateral auftritt, z. B. bei Marfan*-Syndrom, Apert*-Syndrom oder beim Säugling durch erhöhten Augeninnendruck (Hydrophthalmus*).
Megalomanie → Größenwahn
Megalopsie → Metamorphopsie
Megalourethra *f*: Pathologische Erweiterung des distalen Harnröhrendurchmessers durch Atresie des Corpus spongiosum. Die Therapie erfolgt über chirurgische Korrektur.
Diagnostik:
– Miktionsurethrozystografie
– Urethroskopie
– retrograde Urethrografie*.
Therapie: Es wird ähnlich vorgegangen wie bei der Therapie der Hypospadie* (Meatusplastik, Inzision der Harnröhrenrinne mit Tubularisierung, Harnröhrenrekonstruktion mit gestiel-

tem Vorhautlappen oder Mundschleimhaut). Bei ausgeprägten Formen:
– primär Marsupialisation der Urethra
– sekundär funktionelle Rekonstruktion.
Megalozephalie → Makrozephalie
Megalozyten *m pl*: engl. *megalocytes*. Leicht ovale, besonders große (makrozytär ∅ 12–14 µm) hyperchrome Erythrozyten* (MCH 33–38 pg), die bei Cobalamin- und Folsäuremangel*, myelodysplastischem Syndrom und unter zytostatischer Therapie auftreten.
Megaösophagus *m*: engl. *mega-esophagus*. (Hochgradige) Dilatation des Ösophagus, häufig mit gleichzeitiger Verlängerung. Ein Megaösophagus tritt auf v. a. im Zusammenhang mit einer Ösophagusachalasie*, einer Infektion (Chagas*-Krankheit), ferner infolge von Kardiastenosen, Verätzung, Narbenschrumpfung (nach Ulkus), Tumor oder ist toxisch bedingt (chronischer Morphinmissbrauch, zentralnervöse Veränderung bei Hypothyreose).
Megapyelon *n*: engl. *dilated renal pelvis*. Irreversible Erweiterung des Nierenbeckens infolge eines Harnrückstaus in das Nierenbeckenkelchsystem. Sonografie und Nierenszintigrafie mit seitengetrennter Funktionsbestimmung sichern die Diagnose. Bei Komplikationen wie rezidivierenden Harnwegsinfekten wird prophylaktisch antibiotisch therapiert oder operiert.
Megasigmoideum *n*: engl. *megasigmoid*. Dilatation im Bereich des Colon sigmoideum.
Megaureter *m*: Ein- oder beidseitig, teils massiv erweiterter und geschlängelter Harnleiter, kongenital oder sekundär, manchmal mit Nierendysplasie. Es drohen Harntransportstörung mit Retroperistaltik sowie Nierenfunktionsstörungen bis zur Niereninsuffizienz* durch Obstruktion und rezidivierende Harnwegsinfektionen* (Pyelonephritis*, Urosepsis*). Diagnostiziert wird mit bildgebenden Verfahren, behandelt wird antibiotisch, interventionell und operativ.
Megavolttherapie → Strahlentherapie
Megazephalus → Makrozephalie
Megazystis *f*: engl. *megacystis*; syn. Megavesica. Harnblasenerweiterung. Ursachen der angeborenen Form sind schwere infravesikale Abflussbehinderung wie Urethralklappen, Harnröhrenstenose, Harnröhrendysplasie/-agenesie oder Blasenwandschwäche bei Prune-Belly-Syndrom oder Ehlers*-Danlos-Syndrom. Die erworbene Megazystis entwickelt sich bei chronischer Blasenüberdehnung infolge infravesikaler Obstruktion, Detrusorhypokontraktilität* oder langjähriger habitueller Blasenentleerungsstörung. Die Sonografie ermöglicht die pränatale Diagnostik der angeborenen Form.
Mehlstaubasthma → Bäckerasthma
Mehrfachimpfstoff → Kombinationsimpfstoff

Mehrfachinfekt

Mehrfachinfekt m: engl. *multiple infections*. Infektion verschiedener Körperbereiche mit unterschiedlichen Erregern. Die Infektionen treten im Rahmen eines einzigen Krankheitsprozesses auf. Zu den Mehrfachinfekten zählt z. B. das gleichzeitige Vorkommen einer gonorrhoischen Urethritis und eines syphilitischen Primäraffekts an der Glans penis.

Mehrfachmalignome, primäre n pl: engl. *multiple primary malignancies*. Gleichzeitiges Vorkommen verschiedener (primärer) maligner Tumoren, z. B. von Ovarial- oder Mammakarzinom bei Patienten mit Endometriumkarzinom* (in ca. 10 % der Fälle beschrieben).

Mehrlinge m pl: engl. *multiples*. 2 oder mehr gleichzeitig intrauterin entwickelte und kurz nacheinander geborene Kinder, z. B. Zwillinge*, Drillinge, Vierlinge usw. Die klinische Bedeutung liegt in der erhöhten mütterlichen und kindlichen Morbidität in der Schwangerschaft und peripartal.

Klinik:
- in der Schwangerschaft: **1.** intrauterine Wachstumsretardierung*, (vgl. Zwillingsschwangerschaft*); bei Drillingen und Vierlingen ab ca. 28. SSW **2.** deutlich verkürzte Schwangerschaftsdauer, durchschnittlich 32 SSW bei Drillingen **3.** erhöhtes Risiko für mütterliche (u. a. hypertensive Schwangerschaftserkrankungen*, Anämie*) und fetale Morbidität (u. a. fetofetales Transfusionssyndrom*, intrauterine Wachstumsretardierung*, intrauteriner Fruchttod*, Frühgeburtlichkeit)
- für die Geburt: perinatal überdurchschnittliches mütterliches (z. B. peripartale Blutung*) und kindliches Risiko (u. a. Atemnotsyndrom* des Neugeborenen, zerebrale Schädigung)
- Entbindung möglichst in Perinatalzentrum, bei Zwillingen evtl. Spontangeburt möglich, sonst Schnittentbindung.

Mehrsprachigkeit f: engl. *multilingualism*; syn. Bilingualismus. Fähigkeit, 2 oder mehr Sprachen zu gebrauchen, die entweder simultan (bilingual) oder sukzessiv (nacheinander) erworben werden. Kennzeichen sind Interferenzen (z. B. Übertragung von Regeln der Erstsprache in die Zweitsprache) und code-switching (Wechsel von einer in die andere Sprache innerhalb eines Satzes oder einer Erzählung).

Hintergrund:
- Linguistisch ist Mehrsprachigkeit der „Normalfall", weltweit werden 6500 Sprachen in 200 Ländern gesprochen.
- Sprache und Dialekt lassen sich nur schwer voneinander abgrenzen, dementsprechend wachsen Kinder mehrheitlich in einer mehrsprachigen Umgebung auf.

Meibom-Drüsen f pl: engl. *Meibomian glands*; syn. Glandulae tarsales. Talgdrüsen* in der Lidplatte (Tarsus* palpebrae). Sie münden am inneren Lidrand außerhalb der Haarfollikel*. Die Drüsen benetzen den Tränenfilm* mit einer öligen Schicht und verhindern so, dass der Tränenfilm* verdunstet oder überfließt.

Meige-Syndrom n: engl. *Meige's syndrome*; syn. Brueghel-Syndrom. Begriff mit 2 verschiedenen Bedeutungen: Zum einen bezeichnet das Meige-Syndrom eine Erkrankung, die klinisch mit einer Kombination aus Blepharospasmus* und oromandibulärer Dystonie* einhergeht, zum anderen wird es synonym für das hereditäre Lymphödem* Typ II verwendet.

Meigs-Syndrom n: engl. *Meigs' syndrome*. Symptomenkomplex unklarer Genese mit v. a. postmenopausal eintretendem Aszites*, meist rechtsseitigem Hydrothorax* und benignen Ovarialtumoren* (meist Ovarialfibrom*). Die Ergüsse bilden sich spontan zurück, wenn die Tumoren operativ entfernt werden. Die Kombination aus Aszites, Pleuraerguss* und Ovarialkarzinom* oder anderen Tumoren wird als Pseudo*-Meigs-Syndrom bezeichnet.

Pathogenese der Ergüsse: Tumorassoziierter Vascular* Endothelial Growth Factor (VEGF) mit erhöhter Kapillarpermeabilität.

Meiose f: engl. *meiosis*; syn. Reifeteilung. 2 aufeinanderfolgende Kernteilungen (1. und 2. Reifeteilung), in deren Verlauf der diploide (2n) Chromosomensatz zum haploiden (1n) reduziert wird und eine Vermischung und Verteilung der Gene erfolgt. Die Meiose stellt einen Grundvorgang aller sexuellen Vermehrungsvorgänge dar, durch den der Chromosomensatz einer Art erhalten bleibt.

Einteilung: In Stadien
- 1. Reifeteilung (Reduktionsteilung; Meiose I): Spindelbildung mit Trennung gepaarter Chromosomen

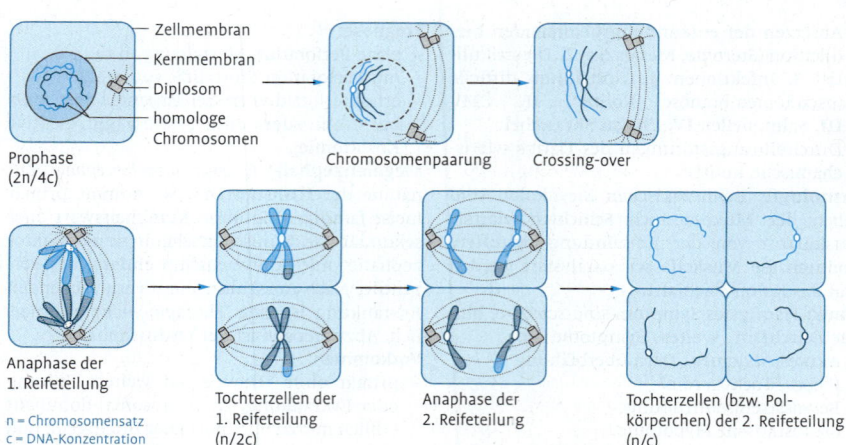

Meiose: Schematische Darstellung am Beispiel eines homologen Chromosomenpaars (Autosomen).

- 2. Reifeteilung (Äquationsteilung; Meiose II): Trennung der Chromatiden*.

Prinzip: Ergebnis der Meiose sind Gameten* (bzw. Sporen bei höheren Pflanzen). Bei der Befruchtung verschmelzen eine reife mütterliche und väterliche Keimzelle wieder zu einer diploiden Zelle, der Zygote*, aus der das neue Individuum hervorgeht. Die Meiose beginnt mit der Chromosomenpaarung. Hierbei kann durch Bruch und überkreuzte Wiedervereinigung (Crossing*-over) ein Austausch gleichlanger Abschnitte zwischen homologen Chromosomen* stattfinden (siehe Abb.). Dieser Austausch wird als Rekombination* (Neukombination von Merkmalsanlagen) bezeichnet. In der **1. Reifeteilung** (Meiose I) erfolgt die Spindelbildung mit Trennung gepaarter Chromosomen, in der **2. Reifeteilung** (Meiose II) trennen sich die Chromatiden*. Resultat sind 4 haploide, homologe, aber genetisch unterschiedliche Keimzellen. Meiose I und II sind in **4 Phasen** unterteilbar:
- Prophase: Kondensation des Chromatins*
- Metaphase: Anordnung der kondensierten Chromosomen in der Äquatorialebene
- Anaphase: Wanderung der Chromosomen/Chromatiden zu den beiden Zellpolen
- Telophase: Bildung der Tochterzellkerne.

Die Prophase der Meiose I wird nochmals in 5 Stadien unterteilt (Leptotän, Zygotän, Pachytän, Diplotän, Diakinese), wobei es im Pachytän zum Crossing-over zwischen den beiden homologen Chromosomen kommt.

Klinische Bedeutung: Durch non*-disjunction (Fehlverteilung) homologer Chromosomen kommt es zu Gameten mit über- bzw. unterzähligem Chromosomensatz. Nach Befruchtung entstehen daraus Organismen, die häufig schwere Defekte (z. B. Klinefelter*-Syndrom,

Down*-Syndrom; siehe auch Chromosomenaberration*) aufweisen.

Meissner-Plexus *m*: engl. *Meissner's plexus*; syn. Remak-Plexus. Intramural gelegenes Nervengeflecht des enterischen Nervensystems. Der Meissner-Plexus befindet sich in der Submukosa der Darmwand und steht in Verbindung mit dem Auerbach*-Plexus. Er innerviert die Lamina* muscularis mucosae und ermöglicht damit die feine Peristaltik der Darmschleimhaut. Außerdem steuert er die Drüsensekretion des Magen-Darm-Trakts.

Meissner-Tastkörperchen *n pl*: engl. *Meissner's corpuscles*. Druck-Sensoren in Papillen der Lederhaut, mit denen je 3–5 markhaltige Nervenfasern verbunden sind.

Mekonium *n*: engl. *meconium*. Während der Schwangerschaft gebildeter Stuhl des Ungeborenen bzw. Neugeborenen. Die Farbe ist aufgrund des hohen Biliverdingehaltes dunkelgrün. **Klinische Bedeutung:** Bei intrauteriner Hypoxie kann es zum reflektorischen Abgang von Mekonium ins Fruchtwasser* kommen, welches sich dadurch grün färbt (siehe Amnioskopie). Unter der Geburt besteht dann das Risiko einer Mekoniumaspiration mit Atembeschwerden und Infektionsgefahr.

Mekoniumaspirationssyndrom *n*: engl. *meconium aspiration syndrome*; Abk. MAS. Anderweitig nicht erklärbares akutes Atemnotsyndrom* beim Neugeborenen, nachdem mit vorzeitig entleertem Stuhl kontaminiertes Fruchtwasser* in die kindliche Lunge gelangt ist. Klinik und Radiologie sichern die Diagnose. Frühzeitiges Absaugen, gezielte Entfernung des Mekoniums aus den Atemwegen, Sauerstoffbeatmung und Intensivtherapie bis hin zur ECMO sind Therapieoptionen.

Mekoniumileus *m*: engl. *meconium ileus*. Mechanischer Ileus bei Neugeborenen infolge Verschlusses des terminalen Ileums mit zähklebrigem Mekonium*, oft auftretend im Rahmen einer zystischen Fibrose. Als Komplikation droht die intrauterine Mekoniumperitonitis. Diagnostische Maßnahmen erfassen auch zystische Fibrose und Zuelzer*-Wilson-Syndrom. Die Therapie ist konservativ oder operativ. **Häufigkeit:** 1 : 20 000 Neugeborene. **Vorkommen:** Oft im Rahmen einer zystischen Fibrose. **Komplikation:** Intrauterine Mekoniumperitonitis.
Klinik: Bereits beim Neugeborenen treten auf:
- distendiertes Abdomen
- galliges Erbrechen
- fehlende oder verspätete Entleerung von Mekonium
- sichtbare und tastbare erweiterte Darmschlingen.

Diagnostik:
- pränatal: **1.** Polyhydramnion **2.** dilatierte Darmschlingen mit echoreichem Inhalt **3.** nach Perforation sogenannte Mekonium-Peritonitis mit peritonealen Verkalkungen, Mekonium-Zyste.
- postnatal: **1.** sonografisch: erweiterte Dünndarmschlingen mit echogenem Inhalt, schmales („unused")-Kolon **2.** radiologisch: Zeichen eines Dünndarmileus, häufig ohne Flüssigkeitsspiegel, milchglasartiger Aspekt des restlichen Abdomens **3.** nach Kontrastmittel-Einlauf: schmales Kolon, gelegentlich mit eingedicktem Mekonium **4.** bei zystischer Fibrose: Schweiß-Iontophorese mit erhöhtem Chlorid und Natrium **5.** genetische Untersuchungen auf Mutationen des CFTR-Gens (CF-transmembrane-regulator).

Therapie:
- konservativ: Auflösung und Entleerung mit Spülungen
- operativ, wenn Darmpassage konservativ nicht wiederhergestellt werden kann: Laparotomie* mit Ileostomie*, ggf. Bishop*-Koop-Anastomose.

Mekoniumpfropfsyndrom *n*: engl. *meconium plug syndrome*. Idiopathische Kolonobstruktion mit eingedicktem Mekonium* bei hypotrophen Neugeborenen. Ein fester weißer Schleimpfropf aus Darmepithel und -sekret proximal des Colon sigmoideum und Dysmotilität erschweren den Mekoniumabgang und führen zu tiefem Ileus* mit Bauchauftreibung und galligem Erbrechen. Anale Stimulation und diagnostischer wie therapeutischer Kontrasteinlauf sind zielführend.

Melaleuca alternifolia → Teebaum, australischer

Melaleuca viridiflora → Niaouli-Baum

Melanämie *f*: engl. *melanemia*. Auftreten von Melanin im Blut nach Hämolyse, häufig mit Ablagerung von schwarzem körnigem Pigment in Milz, Leber, Knochenmark und Hirnrinde. Melanämie ist u. a. ursächlich für die Färbung der Pigmentembolien bei Malaria.

Melancholie *f*: engl. *melancholia*. Historischer Begriff aus der antiken griechischen Temperamentenlehre, der einen Zustand von Trübsinn und Schwermut beschreibt (Melancholia griech. für schwarze Gallenflüssigkeit). Später wurde der Begriff für depressive Verstimmungen ohne konkreten Auslöser verwendet, er entspricht damit der endogenen Depression*.

Melancholiker *m*: engl. *melancholiac*. Begriff aus der Typenlehre des Hippokrates für einen Menschen mit traurig verstimmter, depressiver oder auch resignativer Grundstimmung, geringem Antrieb* (Antriebsminderung) und Grübelneigung. Melancholiker ist heute als Fachbegriff weniger üblich bzw. unter Umständen auf die depressiven Krankheitsbilder (Depression*) bezogen.

Melanine *n pl*: engl. *melanins*. Braune bis schwarze polymere Farbstoffe (Pigmente), die die Farbe von Haut, Haar, Iris und Choroidea bestimmen. Melanine werden aus DOPA* in Melanozyten* gebildet (hormonal durch MSH gesteuert).

Melanocortine *n pl*: Peptidhormone (ACTH und MSH), die in der Hypophyse aus Proopiomelanotropin (POMC) gebildet werden. Sie wirken über Bindung an Melanocortin*-Rezeptoren.

Melanocortin-Rezeptoren *m pl*: G-Protein gekoppelte Rezeptoren der Rhodopsin-Familie. MC1R ist mit der Pigmentierung assoziiert. MC2R ist der ACTH-Rezeptor. MC3R und MC4R sind im Energiehaushalt und bei der Entstehung von Adipositas beteiligt. MC5R steuert exokrine Drüsen. Endogene Agouti-Signalpeptide inhibieren und Melanozyten-stimulierende Hormone aktivieren die 5 Rezeptoren.

Melanodontie *f*: engl. *melanodontia*. Durch chromogene Bakterien verursachte Zahnverfärbungen (schwarz, grün, orange) im Kindes- und Jugendalter. Die Verfärbungen verlaufen häufig girlandenförmig im Zahnhalsbereich und bilden sich meist mit Eintritt in das Erwachsenenalter zurück. Eine Therapie ist nicht notwendig, die Verfärbungen können aber im Rahmen einer professionellen Zahnreinigung entfernt werden.

Melanoerythrodermie *f*: engl. *melanoerythroderma*; syn. Alterserythrodermie. Anfangs düsterrote, später anthrazitähnliche Verfärbung der gesamten Haut mit pigmentlosen Inseln, häufig mit pityriasiformer Schuppung, Lichenifikation, Haarausfall, Nageldystrophie, starkem Juckreiz, Schwellung der hautnahen Lymphknoten, schwerem Krankheitsgefühl und Kachexie, meist bei älteren Männern auftretend, und zwar als eigenständige Erkrankung oder evtl. als Vorstadium des Sézary-Syndroms.

Melanoliberin → Melanotropin-Releasing-Hormon

Melanom *n*: engl. *melanoma*. An der Haut, seltener an der Schleimhaut vorkommender, von den Melanozyten ausgehender Tumor. Es werden das juvenile Melanom (Spitz-Tumor) und das maligne Melanom* unterschieden.

Melanoma in situ *n*: Auf die Epidermis beschränktes malignes Melanom*. In dieser Phase ist es noch ohne Metastasierung.

Melanom, malignes *n*: engl. *malignant melanoma*. Maligner neuroektodermaler Tumor mit steigender Inzidenz bei hoher Sonnenbelastung der Haut (insbesondere Sonnenbrände). Der Anstieg der Inzidenzrate ist höher als der Anstieg der Mortalitätsrate.
Erkrankung: Das maligne Melanom geht aus von

- in der Regel Melanozyten der Haut

Melanom, malignes

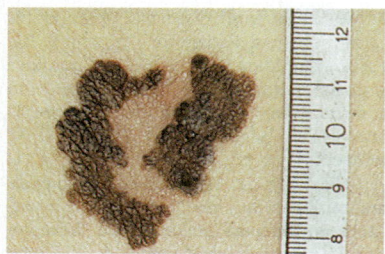

Melanom, malignes Abb. 1: Oberflächlich spreitendes Melanom mit Regressionszone. [3]

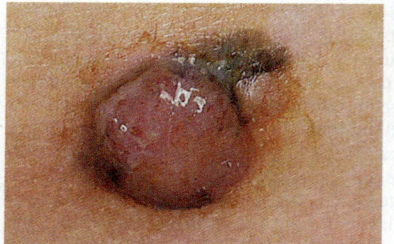

Melanom, malignes Abb. 2: Noduläres Melanom mit amelanotischen Anteilen. [3]

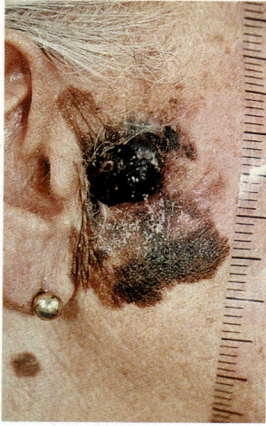

Melanom, malignes Abb. 3: Lentigo-maligna-Melanom. [74]

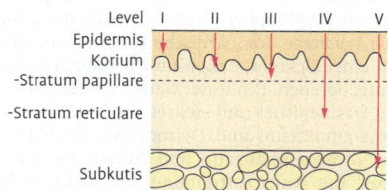

Melanom, malignes Abb. 4: Eindringtiefe; Level I–V nach Clark.

Melanom, malignes: Merkmale der Malignität.	Tab. 1
objektive Symptome	
schnelle Größenzunahme einer pigmentierten Hautveränderung	
Entstehung einer höckerigen Oberfläche	
Veränderung der Pigmentierung	
Blutungsneigung	
Ulzeration	
regionäre Metastasierung in Form kleiner Satellitenknötchen	
Anschwellung der zugehörigen Lymphknoten	
subjektive Symptome	
Schmerzen	
Juckreiz	
Unruhe im Tumor („es arbeitet")	

Melanom, malignes: ABCD-Kriterien als Hinweis auf Malignität.	Tab. 2
Asymmetrie	
Begrenzung bogig, polyzyklisch	
Colorierung unregelmäßig	
Durchmesser > 6 mm	

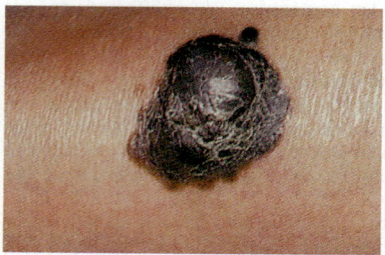

Melanom, malignes Abb. 5: Noduläres Melanom mit Satelliten. [3]

– in seltenen Fällen von Melanozyten der: **1.** Schleimhaut **2.** Uvea **3.** Konjunktiva **4.** Hirnhaut.
Pathogenese:
– v. a. Ultraviolettstrahlung*-induzierte Mutationen (siehe UV*-Schaden)
– Entstehung spontan auf vorher unauffälliger Haut oder auf dem Boden eines vorbestehenden melanozytären Nävus (nävogenes MM)
– Vorstufen: **1.** Lentigo* maligna **2.** großer kongenitaler Pigmentzellnävus (Naevus* pigmentosus et pilosus) **3.** atypischer melanozytärer Nävus bei Nävusdysplasie*-Syndrom.
Formen:
– oberflächlich spreitendes Melanom (auch pagetoides MM; engl. superficial spreading melanoma, Abk. SSM): **1.** Tumorprogression zunächst oberflächlich horizontal, nach 2–4 Jahren vertikal-invasives Wachstum **2.** charakteristisch ist die partielle zentrale Regression (siehe Abb. 1) **3.** Lokalisation: besonders Rücken und Beine **4.** häufigster Typ des MM
– noduläres Melanom (Abk. NM; engl. nodular melanoma): **1.** Wachstumsrichtung von vornherein vertikal **2.** nicht selten (fast) amelanotisch (siehe Abb. 2), dann besonders schwer differenzialdiagnostisch abzugrenzen u. a. vom Granuloma* pyogenicum **3.** metastasiert frühzeitig lymphogen und hämatogen **4.** insbesondere im 40.–70. Lebensjahr
– Lentigo*-maligna-Melanom (Abk. LMM): **1.** zunächst radiales Wachstum **2.** vertikales, invasives Wachstum erst nach bis zu 15 Jahren **3.** Lokalisation: insbesondere im Gesicht (siehe Abb. 3) **4.** meist im höheren Alter
– akral-lentiginöses Melanom (Abk. ALM; engl. acral lentiginous melanoma): **1.** Lokalisation: besonders an den Akren **2.** bei subungualer Lokalisation: pigmentierter Randsaum am proximalen Nagelwall (Hutchinson-Zeichen) **3.** die radiale Wachstumsphase verläuft schneller als beim LMM
– Sonderformen: **1.** MM der Schleimhäute (insbesondere oral, genital, anal oder konjunktival) **2.** MM der Aderhaut (malignes Melanom der Aderhaut*) **3.** MM der Hirnhäute (Lokalisation im Subarachnoidalraum, destruierendes Wachstum in Hirnparenchym, Schädel und Wirbelsäule).
Einteilung (klinische Klassifikation des kutanen MM):
– vor allem TNM-Klassifikation
– WHO-Tumortyp: siehe unter Formen
– früher auch nach Eindringtiefe (Level nach Clark: siehe Abb. 4).
Klinik: Pigmentierte oder nichtpigmentierte (amelanotische) Effloreszenz (bzw. Tumor je nach Form, siehe Sonderformen) mit klinischem Hinweis auf Malignität (siehe Tab. 1 und Tab. 2). Die Metastasierung erfolgt lokal (kutan mit Satelliten um den Primärtumor; siehe Abb. 5), lymphogen (sog. In-Transit-Metastasen

in regionalen Lymphknoten) und hämatogen mit Fernmetastasen meist in Haut, Lunge, Leber, Gehirn und Knochen.
Therapie:
- primär chirurgisch radikale Exzision mit Sicherheitsabstand zum Tumorrand (in der Regel 1 cm bei T1–2, 2 cm bei T3–4, 5 mm bei Melanoma in situ), abhängig von der Tumordicke und bis zur Muskelfaszie tief
- ggf. Nachresektion nach Primärexzision
- ggf. Amputation, z. B. akrale Lokalisation
- therapeutische Lymphadenektomie (insbesondere Stadium IIIB–C)
- ggf. Chemotherapie, Immuntherapie (Interferon, Ipilimumab o. a.), Strahlentherapie (unter Umständen primär, z. B. bei nicht möglicher kurativ intendierter radikaler Exzision) u. a. in Abhängigkeit vom klinischen Stadium.

Prognose:
- u. a. abhängig von Stadium, Lokalisation (Kopfhaut, Schleimhaut, Akren, Netzhaut ungünstig) und Geschlecht (bei Frauen günstiger)
- prognostisch entscheidender Faktor: Tumordicke
- 10-Jahres-Überlebensrate je nach Tumordicke 3–97 %.

Melanosarkom *n*: engl. *melanosarcoma*. Nicht mehr gebräuchliche Bezeichnung für ein invasiv wachsendes malignes Melanom*.

Melanosis *f*: Primär in der Haut entstehende Dunkelfärbung durch Melaninablagerung, z. B. bei Basedow*-Krankheit, Addison-Krankheit, Schwangerschaft oder idiopathisch. Im weiteren Sinne zählt hierzu die bräunlich graue Verfärbung der Haut durch Arzneimittel.

Melanosis circumscripta praeblastomatosa Dubreuilh → Lentigo maligna

Melanosis coli *f*: Harmlose schwärzliche Pigmentierung der Dickdarmschleimhaut. Sie entsteht durch Makrophagen* in der Mukosa, die Lipofuszin speichern. Ursache ist vermutlich die langfristige Einnahme von Laxanzien*. Siehe Abb. 1 und Abb. 2.

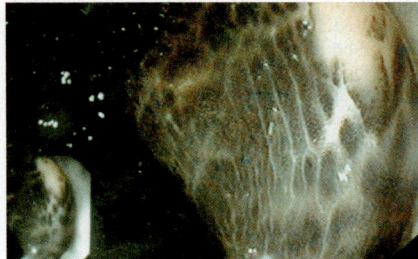

Melanosis coli Abb. 1: Schwärzlich pigmentierte Dickdarmschleimhaut. [32]

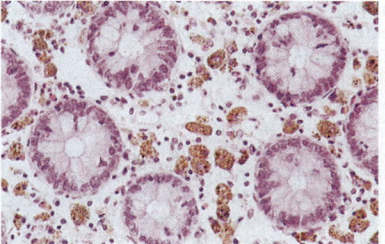

Melanosis coli Abb. 2: Pigmentspeichernde Makrophagen (HE-Färbung). [119]

Melanosis lenticularis progressiva → Xeroderma pigmentosum

Melanosis oculocutanea → Mongolenfleck

Melanotropin → Melanozyten-stimulierendes Hormon

Melanotropin-Releasing-Hormon *n*: syn. Melanoliberin; Abk. MRH. Im Hypothalamus* gebildetes neurosekretorisches Peptid*, das zusammen mit Melanotropin-Release-Inhibiting-Hormon (MIH) die Sekretion von Melanozyten* stimulierendem Hormon (MSH) steuert (Releasing*-Hormon).

Melanozyten *m pl*: engl. *melanocytes*. Der Neuralleiste entstammende Zellen in der Basalschicht der Epidermis*, die zur Melaninbildung befähigt sind. Das Sekretionsprodukt Melanin* wird durch Pigmenttransfer an Keratinozyten übertragen und absorbiert UV-Strahlung zum Schutz tiefer gelegener Hautschichten.

Melanozyten-stimulierendes Hormon: syn. Intermedin; Abk. MSH. Drei im Hypophysenzwischenlappen (Pars intermedia) aus Proopiomelanocortin gebildetes Peptidhormon oder Neuropeptid, dessen Sekretion durch Melanotropin*-Releasing-Hormon und Melanotropin-Release-Inhibiting-Hormon gesteuert wird. MSH reguliert die Melaninsynthese sowie Melanozytenexpansion und Pigmentdispersion in Melanozyten* durch Bindung an MC1R. Alpha-MSH wirkt im Hypothalamus* anorexigen durch Bindung an MC3R und MC4R.

Melanozytom *n*: engl. *melanocytoma*. Gutartiger Tumor, der sich aus pigmentbildenden Zellen (Melanozyten*) bildet und vor allem an den Hirnhäuten* (meningeales Melanozytom), N. opticus oder in der Uvea (uveales Melanozytom) vorkommt. Abzugrenzen ist das Melanozytom vom malignen Melanom*.

Melarsoprol *n*: Arsenhaltiges Antiprotozoenmittel* zur Behandlung einer fortgeschrittenen Trypanosomiasis mit Befall der Zerebrospinalflüssigkeit. Seine Wirkung beruht auf einer spezifischen Hemmung der Pyruvatkinase der Trypanosomen. In Europa ist Melarsoprol nicht zugelassen, jedoch über internationale Apotheken erhältlich.

Melasikterus *m*: engl. *melanicterus*. Historische Bezeichnung für schmutzig-dunkelgrüne Hautfarbe bei (v. a. lange bestehendem posthepatischem) Ikterus*.

Melatonin [Arzneimittel] *n*: Neurosekretorisches Hormon, das an der Steuerung des zirkadianen Rhythmus* beteiligt ist. Melatonin wird eingesetzt zur Kurzzeitbehandlung der primären Insomnie* bei Patienten ≥ 55 Jahre sowie bei Kindern und Jugendlichen mit Insomnie infolge Autismus*-Spektrum-Störungen und/oder Smith-Magenis-Syndrom. Häufigste Nebenwirkungen sind Kopfschmerzen, Nasopharyngitis, Rückenschmerzen und Arthralgie*.

Indikationen:
- primäre Insomnie* bei Patienten ab 55 Jahre
- Schlafstörungen (Insomie) bei Kindern und Jugendlichen im Alter von 2–18 Jahren mit Autismus-Spektrum-Störungen und/oder Smith-Magenis-Syndrom, wenn Schlafhygienemaßnahmen unzureichend sind
- off*-label-use: 1. sekundäre Schlafstörungen*, z. B. bei Jetlag oder durch Schichtarbeit 2. REM-Schlaf-assoziierte Parasomnie*.

Melatonin [Laborwert] *n*: Neurosekretorisches Hormon*, das fast ausschließlich in Pinealozyten der Epiphyse* und in Zellen der Retina* in Abhängigkeit vom Hell-Dunkel-Rhythmus (nachts 10–100-mal mehr) sezerniert wird. Melatonin ist an der Steuerung des zirkadianen Rhythmus* beteiligt. Labordiagnostisch wird es bei Schlafstörungen* bestimmt.

Indikation: Abklärung von Schlafstörungen.

Meldeerlaubnis → Anzeigerecht

Meldepflicht *f*: engl. *duty of notification*. Ärztliche Pflicht zur Meldung bestimmter Krankheiten, geregelt durch Infektionsschutzgesetz*, Sozialgesetzbuch (§ 202 SGB VII, Berufskrankheiten*) und Chemikaliengesetz (§ 16 e, Intoxikationen). Weiterhin müssen Ärzte UAW melden (Berufsordnung). Für Apotheker besteht entsprechend Arzneimittelgesetz, Apothekenbetriebsordnung sowie Berufsordnung Meldepflicht u. a. für Arzneimittelzwischenfälle und -risiken sowie Qualitätsmängel.

meldepflichtige Infektionskrankheiten → Infektionsschutzgesetz

meldepflichtige Infektionskrankheiten → Meldepflicht

Meldepflichtige Infektionskrankheiten *f pl*: Krankheiten, welche laut Infektionsschutzgesetz* von feststellenden und leitenden Ärzten sowie Leitern der pathologisch-anatomischen Diagnostik an das zuständige Gesundheitsamt zu melden sind. In speziellen Fällen ist der Kreis der Meldepflichtigen erweitert.

Hintergrund: Für Angehörige der Heil- oder Pflegeberufe mit staatlich geregelter Ausbildung, Leiter von Pflegeeinrichtungen, Justizvollzugsanstalten, Heimen, Lagern oder ähnli-

meldepflichtige Krankheiten

chen Einrichtungen besteht eine Meldepflicht, wenn ein Arzt nicht hinzugezogen wurde. Bei folgenden Krankheiten ist die **namentliche Meldung** laut § 6 Infektionsschutzgesetz erforderlich: 1. der Krankheitsverdacht, die Erkrankung sowie der Tod an
- Botulismus*
- COVID*-19-Infektion
- Cholera*
- Diphtherie*
- humaner spongiformer Enzephalopathie, außer familiär-hereditärer Form
- akuter Virushepatitis*
- enteropathischem hämolytisch-urämischem Syndrom (HUS)
- virusbedingtem hämorrhagischem Fieber*
- Masern*
- Meningokokken-Meningitis oder -Sepsis
- Milzbrand*
- Mumps*
- Pertussis*
- Poliomyelitis* (als Verdacht gilt jede akute schlaffe Lähmung, außer wenn traumatisch bedingt)
- Pest*
- Röteln* einschließlich Rötelnembryopathie
- Tollwut*
- Typhus* abdominalis/Paratyphus*
- Varizellen*
- Erkrankung und Tod an einer behandlungsbedürftigen Tuberkulose*, auch wenn ein bakteriologischer Nachweis nicht vorliegt.

2. der Verdacht auf und die Erkrankung an einer mikrobiell bedingten Lebensmittelvergiftung* oder an einer akuten infektiösen Gastroenteritis, wenn
- eine Person betroffen ist, die eine Tätigkeit im Lebensmittelverkehr ausübt
- 2 oder mehr gleichartige Erkrankungen auftreten, bei denen ein epidemischer Zusammenhang wahrscheinlich ist oder vermutet wird.

3. der Verdacht einer über das übliche Ausmaß einer Impfreaktion hinausgehenden gesundheitlichen Schädigung 4. die Verletzung eines Menschen durch ein tollwutkrankes, -verdächtiges oder -ansteckungsverdächtiges Tier sowie die Berührung eines solchen Tieres oder Tierkörpers (zusätzliche Meldepflicht durch den Tierarzt!) 5. soweit nicht nach den Nummern 1–4 meldepflichtig, das Auftreten einer bedrohlichen Krankheit oder von 2 oder mehr gleichartigen Erkrankungen, bei denen ein epidemischer Zusammenhang wahrscheinlich ist oder vermutet wird, wenn dies auf eine schwerwiegende Gefahr für die Allgemeinheit hinweist und Krankheitserreger* als Ursache in Betracht kommen, die nicht in § 7 des Infektionsschutzgesetzes genannt sind. **Nichtnamentlich** ist bei folgenden Krankheitserregern der direkte oder indirekte Nachweis zu melden:
- Treponema* pallidum
- HIV
- Echinococcus* sp.
- Plasmodium sp.
- Toxoplasma* gondii; Meldpflicht nur bei konnatalen* Infektionen.

Dem Gesundheitsamt ist unverzüglich das gehäufte Auftreten nosokomialer Infektionen als Ausbruch nichtnamentlich zu melden, wenn ein epidemischer Zusammenhang wahrscheinlich ist oder vermutet wird.

meldepflichtige Krankheiten → Infektionsschutzgesetz

meldepflichtige Krankheiten → Meldpflicht

Melisse → Zitronenmelisse

Melisse *f*: engl. *balm*; syn. Melissa officinalis. Pflanze aus der Familie der Lippenblütler (Lamiaceae), deren Laubblätter (Melissae folium) antiviral, spasmolytisch, karminativ und sedierend wirken. Melissenblätter werden innerlich eingesetzt bei Einschlafstörungen und Magen-Darm-Störungen sowie äußerlich bei Herpes*-simplex-Infektionen. Siehe Abb.

Indikationen:
- Einschlafstörungen, innere Unruhe, Befindlichkeitsstörungen: **1.** laut Herbal Medicinal Products Committee **2.** innerlich als Tee, Dragee-Trockenextrakt, Melissengeist-Flüssigextrakt **3.** seltener äußerlich als Bäder, Einreibungen
- funktionelle Magen-Darm-Beschwerden: **1.** laut Herbal Medicinal Products Committee **2.** innerlich als Tee, Melissenöl
- Herpex-simplex-Infektionen: **1.** laut European Scientific Cooperative on Phytotherapy, Kommission E **2.** äußerlich als verdünnter Flüssigextrakt oder Öl (Einreibung).

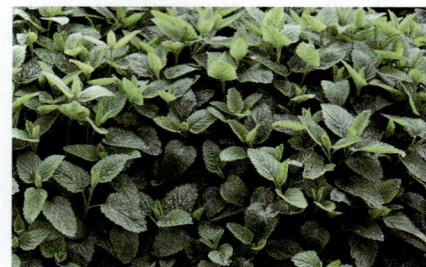

Melisse: Pflanze. [166]

Melittin *n*: engl. *melittine*. Amphiphiles kationisches Polypeptid aus 26 Aminosäuren, Hauptbestandteil (> 50 %) von Bienengift*. Es erhöht die Ionendurchlässigkeit der Zellmembran und führt dadurch zu Zelltod, Mastzelldegranulation und Gefäßerweiterung.

Melkersson-Rosenthal-Syndrom *n*: engl. *Melkersson's syndrome*. Symptomenkomplex unklarer Ätiologie mit peripherer Fazialisparese*, Schmerzen im Bereich des äußeren Ohres, Lingua* plicata und ödematöser, anfangs rezidivierender Gesichts- und Mundschleimhautschwellung, später granulomatöser Schwellung (Fibrosierung), besonders im Bereich einer oder beider Lippen (Cheilitis* granulomatosa), evtl. der Wangen, des Gaumens, der Zunge und der Gingiva*. Siehe Abb.

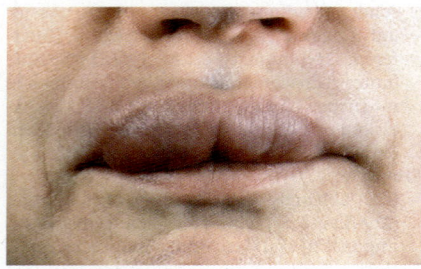

Melkersson-Rosenthal-Syndrom: Cheilitis granulomatosa mit derber Schwellung der Oberlippe. [183]

Mellemgaard-Astrup-Formel *f*: engl. *Mellemgaard-Astrup equation*. Berechnung des Bicarbonatbedarfs zum Ausgleich einer nicht respiratorischen Azidose*.

Melliturie *f*: engl. *melituria*. Ausscheidung von Zuckern mit dem Urin, im engeren Sinn anderer Zucker als der Glukose (Glukosurie*), z. B. Pentosurie, Fruktosurie*, Galaktosurie* und Laktosurie*.

Melotie *f*: engl. *melotia*. Angeborenes Ohranhängsel auf Wangenhöhe, bedingt durch eine Keimverlagerung in der Embryonalentwicklung. Die eigentliche Ohrmuschel kann dabei normal oder dysplastisch ausgebildet sein. Behandelt wird chirurgisch durch plastische Resektion. Bei parallelem Vorliegen einer Ohrmuscheldysplasie erfolgt die Entfernung im Rahmen der Ohrmuschelrekonstruktion.

Meloxicam *n*: Nichtsteroidales Antiphlogistikum aus der Gruppe der Oxicame mit schmerzstillenden, entzündungshemmenden und fiebersenkenden Eigenschaften. Meloxicam wird oral eingesetzt zur symptomatischen Kurzzeitbehandlung von aktivierten Arthrosen* und zur symptomatischen Langzeitbehandlung der rheumatoiden Arthritis* und Spondylitis* ankylosans. Häufigste Nebenwirkungen sind Magen-Darm-Störungen, Ödeme*, Benommenheit und Kopfschmerzen.

Melphalan *n*: Zytostatikum aus der Gruppe der Alkylanzien, das oral und i. v. eingesetzt wird beim Ovarialkarzinom*, multiplem Myelom*, Neuroblastom*, malignem Melanom* sowie beim lokalisierten Weichteilsarkom*. Melphalan wird allein oder in Kombination mit anderen Zytostatika verabreicht. Häufige Nebenwirkungen sind Magen-Darm-Störungen, Hitzegefühl, muskuläre Schädigung, Knochenmarkdepression* und Alopezie*.

Melusinidae → Mücken

Memantin *n*: Antidementivum; als nichtkompetitiver NMDA-Rezeptor-Antagonist wirkendes Amantadinderivat.
Indikation: Alzheimer-Krankheit.
Kontraindikationen: Epilepsie, schwere Nierenfunktionsstörung.
Nebenwirkungen: Schwindel, Unruhe.

Membrana fibrosa *f*: engl. *fibrous membrane of joint capsule*. Äußere, bindegewebige Schicht der Gelenkkapsel, die sich am Gelenkrand im Periost fortsetzt; sie enthält keine Blutgefäße, ist aber innerviert. Klinisch bedeutsam sind entzündliche Verklebungen der Membrana fibrosa, z. B. der Schulter (Periarthritis humeroscapularis, „Frozen Shoulder").

Membrana hyaloidea → Corpus vitreum

Membrana interossea cruris *f*: engl. *interosseous membrane of leg*. Aus straffem, kollagenem Bindegewebe bestehende Verbindung der Diaphysen von Tibia* und Fibula*, welche hierdurch kaum gegeneinander beweglich sind. Sie trennt die Muskellogen der Beugemuskulatur und Streckmuskulatur und wird von beiden als Ursprung genutzt. Die distale Fortführung der Membrana interossea cruris ist die Syndesmosis* tibiofibularis.

Membran, alveolokapilläre *f*: engl. *alveolocapillary membrane*. Grenzschicht zwischen Lungenalveole und -kapillare, bestehend aus Surfactant*, Pneumozyten*, gemeinsamer Basalmembran und Kapillarendothel.

Membrana obturatoria *f*: engl. *obturator membrane*. Das Foramen* obturatum des Hüftbeins verschließende Bindegewebszüge. Außenseitig setzt der M. obturatorius externus, an der Innenfläche des M. obturatorius internus an. Nach kranial öffnet sich die Membrana obturatoria über den Canalis* obturatorius.

Membrana pellucida → Zona pellucida

Membrana synovialis *f*: engl. *synovial membrane*. Innere Schicht der Gelenkkapsel, bestehend aus einem epithelartigen Zellverband mit makrophagenähnlichen Zellen (A-Zellen) und fibroblastenähnlichen Zellen (B-Zellen) und einer subsynovialen Schicht, die reich an Blut- und Lymphgefäßen ist.

Membrana tectoria [Innenohr] *f*: Vom Labium limbi vestibulare ausgehende gallertige Membran, die das Corti-Organ überragt.

Membrana tectoria [Wirbelsäule] *f*: engl. *tectorial membrane*. Die Fortsetzung des hinteren Längsbandes der Wirbelsäule zwischen Axis und dem Vorderrand des Foramen magnum.

Membrana tympanica → Trommelfell
Membrana tympanica secundaria → Fenestra cochleae
Membrana vestibularis → Reissner-Membran

Membranlipide *n pl*: engl. *membrane lipids*. Lipide der Biomembranen. Dazu gehören vor allem Phospholipide*, Cholesterol und Glykolipide*. Membranlipide sind amphiphile Moleküle. Sie bilden mit einem polaren (hydrophilen) Anteil und einem unpolaren (hydrophoben), ins Membraninnere gerichteten Anteil die Lipiddoppelschicht.

Membranoxygenator → Oxygenator

Membranpotenzial *n*: engl. *membrane potential*; syn. Membranpotential. Elektrische Spannung, die auftritt, wenn eine Membran verschiedene oder verschieden konzentrierte Elektrolytlösungen voneinander trennt oder wenn sie für die Ionen eines Elektrolyten eine verschiedene Durchlässigkeit besitzt (Donnan*-Verteilung). Das Membranpotenzial ist wichtig bei vielen biologischen Prozessen, z. B. in Nerven-, Muskel- und Sinneszellen.

Membranproteine *n pl*: engl. *Membrane Proteins*; syn. Oberflächen-Proteine. An eine bzw. in einer biologischen Membran gebundene Proteine*, die an einer Vielzahl von Prozessen beteiligt sind. Dazu zählen die Ausbildung von Zell-Zell-Kontakten, Zell-Matrix- und Zell-Zytoskelett-Verankerung, Transport, Signaltransduktion*, Zell-Zell-Erkennung und Enzymaktivität. Unterschieden werden integrale Membranproteine von peripheren Membranproteinen.
Formen:
- **periphere Membranproteine:** sind über elektrostatische Wechselwirkungen oder Wasserstoffbrückenbindungen mit biologischen Membranen oder integralen Membranproteinen verknüpft und können leicht abgelöst werden
- **integrale Membranproteine:** 1. sind in der biologischen Membran verankert über hydrophobe Wechselwirkungen mit dem hydrophoben Kern der Lipiddoppelschicht* 2. durchziehen die Membran als Transmembranproteine komplett oder sind nur mit bestimmten Lipiden* der Lipiddoppelschicht verbunden.

Membran, semipermeable *f*: engl. *semipermeable membrane*; syn. selektive Membran. Teilweise durchlässige Membran, die das Lösungsmittel (im Körper Wasser) passieren lässt, für gelöste Substanzen jedoch gar nicht oder nur bis zu einer bestimmten Molekülgröße durchlässig ist.

Membrum *n*: engl. *limb*. Glied.
Memory-Klinik → Gedächtnisambulanz
Menachinon → Vitamin K
Menadion → Vitamin K
Menarche *f*: Erstes Auftreten der Menstruation* in der Pubertät* zwischen 9. und 16. Lj. in den westlichen Industriestaaten (durchschnittlich mit 12,8 Jahren und damit aufgrund der Akzeleration 4 Jahre früher als vor 100 Jahren). Der Zeitpunkt wird u. a. beeinflusst von ethnischen, klimatischen und konstitutionellen Faktoren.

Mendel-Gesetze *n pl*: engl. *Mendel's laws*. 1865 empirisch aufgestellte Regeln des Erbgangs autosomaler, nicht gekoppelter Gene.
- **Uniformitätsregel:** Nach Kreuzung reinerbiger (homozygoter) Eltern, die sich in einem oder mehreren Merkmalen unterscheiden, sind alle Individuen der F_1-Generation geno- und phänotypisch gleich. Bei intermediärem Erbgang ergibt sich der F_1-Phänotyp aus einer Kombination der Eltern, bei dominant-rezessivem Erbgang bestimmt der Elternteil mit dem dominanten Allel den Phänotyp*.
- **Spaltungsregel** (Reinheit der Gameten*): Nach Kreuzung von Individuen der F_1-Generation kommt es zu einer Merkmalsaufspaltung (Phänotyp) in der F_2-Generation in einem bestimmten Zahlenverhältnis (1:2:1 bei intermediären Erbgängen, 3:1 bei dominant-rezessiven Erbgängen). Die Nachkommen mischerbiger (heterozygoter) Individuen sind somit hinsichtlich ihrer geno- und phänotypischen Merkmale nicht mehr gleich, sondern weisen die Merkmale der Großelterngeneration in bestimmten Zahlenverhältnissen auf.
- **Unabhängigkeitsregel:** 2 Merkmalsanlagen können getrennt voneinander vererbt und in der Nachkommenschaft neu kombiniert werden, wenn sie auf verschiedenen Chromosomen liegen (Ausnahme: genetische Kopplung*).

Mendel-Mantoux-Tuberkulintest → Tuberkulintest

Mendel-Zeichen *n*: engl. *Mendel's sign*. Klopfschmerz im Epigastrium bei Ulcus* ventriculi oder Ulcus* duodeni.

Ménétrier-Syndrom *n*: engl. *Ménétrier's disease*; syn. Morbus Ménétrier. Magenerkrankung mit vergrößerten Schleimhautfalten und verbreitertem Epithel. Folgen sind verminderte Magensäureproduktion, vermehrte Schleimsekretion und Eiweißverluste (exsudative Enteropathie*). Oberbauchbeschwerden, Diarrhö*, Anämie und Ödeme werden symptomatisch behandelt, Helicobacter-pylori-Infektionen mit Eradikationstherapie, Zytomegalievirus-Infektionen mit Virostatika. Das Ménétrier-Syndrom ist eine Präkanzerose, regelmäßige Kontrollgastroskopien sind daher obligat.
Klinik:
- epigastrische Schmerzen
- Asthenie*, Appetitlosigkeit, Gewichtsverlust
- Erbrechen, Diarrhö
- Ödeme*

Mengenelemente

- Anämie*, Hypalbuminämie*
- asymptomatischer Verlauf ebenfalls möglich.

Therapie:
- Therapie der exsudativen Enteropathie*
- bei Nachweis Helicobacter-Eradikationstherapie bzw. Virostatika (CMV)
- Protonenpumpeninhibitoren 2-mal am Tag über 1–3 Monate
- bei Nichtansprechen auf Therapie Gabe von monoklonalem EGFR-Antikörper, z. B. Cetuximab*
- totale Gastrektomie* als Ultima Ratio oder bei Karzinomverdacht
- endoskopische Kontrolle des Magens alle 1–2 Jahre wird wegen des erhöhten Risikos eines Magenkarzinoms empfohlen.

Mengenelemente → Mineralstoffe

Menghini-Nadel *f*: engl. *Menghini needle*. Dünne Hohlnadel (Ø 1,2–1,8 mm) zur Feinnadelbiopsie* in Aspirationstechnik, die z. B. zur Leberbiopsie* eingesetzt wird.

Menière-Krankheit *f*: engl. *Menière's disease*; syn. Morbus Menière. Innenohrerkrankung mit einer Trias* aus Schwindelanfällen mit Übelkeit und Erbrechen, Tinnitus* aurium und fluktuierender Schwerhörigkeit*. Auslöser ist vermutlich eine vermehrte Ansammlung von Endolymphe* im Innenohr (Labyrinthhydrops*). Therapiert wird symptomatisch mit Antiemetika* und Antivertiginosa*, prophylaktisch mit Betahistin und chirurgisch mit Saccotomie* und Neurektomie*.

Erkrankung: Ursachen:
- idiopathisch
- genetische Veranlagung wird diskutiert (zu etwa 20 %).

Verlauf:
- Schwerhörigkeit bei einem Drittel der Patienten, bei den übrigen zu Beginn nur fluktuierender Hörverlust im tief- und mittelfrequenten Bereich (bis ca. 2 kHz) mit Druckgefühl im Ohr, wechselndem Tinnitus und Diplakusis
- nach dem 10. Erkrankungsjahr Absinken des Hörvermögens im Hauptsprachbereich (500–2000 Hz) meist auf 60 dB
- parallel dazu Abnahme der vestibulären Erregbarkeit und damit von Frequenz und Intensität der Schwindelanfälle (sog. ausgebrannter Menière).

Therapie:
- konservativ: 1. im Anfall symptomatisch mit Antiemetika und Antivertiginosa, evtl. Glukokortikoide* intratympanal 2. im Intervall Anfallsprophylaxe mit Betahistin 3. bei bereits erheblicher Hörschädigung Versuch der selektiven Ausschaltung des vestibulären Endorgans durch Applikation ototoxischer Arzneimittel (Gentamicin*) in das Mittelohr
- operativ: 1. Versuch der Entlastung der Endolymphräume durch Saccotomie 2. evtl. Neurektomie der Nervi vestibulares 3. Labyrinthektomie* (selten).

meningeales Syndrom → Meningismus

Meningeom *n*: engl. *meningioma*. Langsam wachsender, in der Regel benigner Tumor, von den Meningen des Gehirns (Deckzellen der Arachnoidea* mater) und Rückenmarks* (Ligamenta denticulata) ausgehend. Nach Diagnosestellung durch Bildgebung wird je nach WHO-Grad der Verlauf beobachtet, neurochirurgisch und/oder mit Strahlentherapie* behandelt. Die Prognose ist gut (Ausnahme höhermaligne Tumorgrade). Siehe Abb.

Hintergrund:
- gehäuftes Vorkommen bei Neurofibromatose* Typ 2 (oft multipel und in Kombination mit anderen Tumoren, z. B. Neurofibrom*).

Klinik:
- oft lange Zeit asymptomatisch
- häufig psychopathologische Störungen als Frühsymptom
- in Abhängigkeit von Lokalisation: 1. parasagittales Meningeom: spastische Paraparese* und Blasenstörungen (Mantelkantensyndrom*) 2. Meningeom der Olfaktoriusrinne: Hyposmie* häufig unbemerkt, evtl. Sehstörung* bei großem Tumor 3. Keilbeinflügelmeningeom: Kopfschmerz, epileptische Anfälle und seltener neuroophthalmologische Syndrome wie Foster-Kennedy-Syndrom oder Fissura*-Orbitalis-Superior-Syndrom 4. spinale Meningeome: inkomplettes Querschnittsyndrom.

Therapie:
- Verlaufsbeobachtung: 1. bei kleiner Tumorgröße, funktionell unproblematischer Lokalisation, asymptomatischen oder operativ schwer zugänglichen Meningeomen 2. bei erwartbar sehr langsamem Wachstum, besonders bei verkalkten, gering vaskularisierten Meningeomen
- bei relevanter Wachstumsaktivität mit klinischer Bedeutung innerhalb der Lebenserwartung, Hirnödem oder klinischen Symptomen möglichst komplette operative Resektion (ggf. mit vorheriger Embolisation zur Verringerung intraoperativer Blutverluste)
- Strahlentherapie primär oder postoperativ nach inkompletter Resektion bei WHO-Grad II sowie bei Rezidiv von Tumoren WHO-Grad II und III
- bei die Schädelbasis infiltrierendem Meningeom operative Größenreduktion (Tumorrest < 3 cm, Abstand zu bestrahlungssensitiven Strukturen wie Nervus opticus) mit nachfolgender Radiochirurgie* auch bei WHO-Grad I
- primäre radiochirurgische Therapie auch möglich bei histologisch gesichertem Primärtumor oder Rezidiv < 2,5 cm
- bei peritumoralem Ödem symptomatisch Dexamethason
- wegen Rezidivrisiko immer Verlaufskontrolle (MRT), bei WHO-Grad I nach ca. 6 Mon., bei WHO-Grad II und III nach ≤ 3 Mon.

Meningeosis carcinomatosa *f*: Diffuse Metastasierung eines Karzinoms* (meist Lungenkarzinom*) in die Meninges, insbesondere in den Subarachnoidalraum*. Klinisch zeigen sich Meningismus* und Hirnnervenausfälle. Die Zytologie* des Liqour cerebrospinalis sichert die Diagnose.

Diagnostik: Liquorzytologie (siehe Abb.).

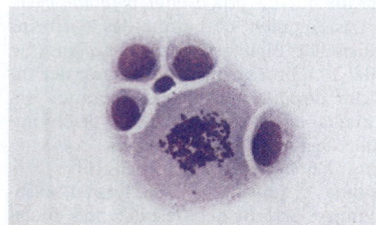

Meningeosis carcinomatosa: Atypische Mitose, Hyperchromasie, verschobene Kern-Plasma-Relation in der Liquorzytologie. [28]

Meningeosis leucaemica *f*: Infiltration der Meningen mit neoplastischen Zellen bei Leukämie. Klinisch zeigen sich Meningismus* und evtl. auch Symptome einer Enzephalitis*. Die Zytologie* des Liqour cerebrospinalis sichert die Diagnose. Behandelt wird mit Radiatio und Chemotherapie.

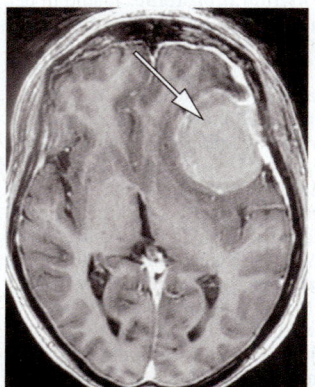

Meningeom: Großes laterales Keilbeinflügelmeningeom; MRT (T1 mit Kontrastmittel). [53]

Meningeosis neoplastica *f*: Sammelbezeichnung für diffuse meningeale Metastasierung eines Tumors. Unterschieden werden u. a. Meningeosis* carcinomatosa, Meningeosis* leucaemica und Meningeosis* sarcomatosa.

Meningeosis sarcomatosa *f*: Sarkomatose* der Meninges infolge Metastasierung eines Sarkoms*. Klinik und Diagnostik entsprechen der Meningeosis* carcinomatosa.

Meningismus *m*: engl. *meningeal syndrome*. Symptomkonstellation bei Erkrankung der Meningen (Hirnhäute*). Wichtigstes klinisches Zeichen der Meningealreizung ist die Nackensteifigkeit, typischerweise in Kombination mit Kopfschmerz, Lichtempfindlichkeit und Opisthotonus* (krampfartig zurückgebogener Kopf mit Überstreckung von Rumpf und Extremitäten). Terminologischer Hinweis: Manche Autoren verwenden die Begriffe Meningismus und Nackensteifigkeit synonym.
Formen:
- akuter Meningismus z.B. bei: **1.** Meningitis* oder Meningoenzephalitis* **2.** im Rahmen einer Subarachnoidalblutung* **3.** als aseptische entzündliche Begleitreaktion bei akuten Allgemeininfektionen
- chronischer Meningismus z.B. bei: **1.** chronischer Meningitis **2.** Meningeosis* carcinomatosa.

Klinik: Neben den klassischen Zeichen Nackensteifigkeit, Kopfschmerz, Lichtempfindlichkeit und Opisthotonus finden sich in variabler Ausprägung
- Brudzinski-Nackenzeichen
- Kernig*-Zeichen
- vegetative* Störungen
- Symptome infolge Hirndrucksteigerung* (z. B. Bradykardie* oder Erbrechen) und Hyperpathie* der Haut
- psychische Veränderungen.

Therapie: Die Therapie ergibt sich aus der Ursache, z. B. intravenöse Antibiotika* bei V. a. bakterielle Meningitis*.

Meningitis *f*: Entzündung der Meninges, im engeren Sinn der harten oder weichen Hirnhäute, im weiteren Sinn auch der Rückenmarkhäute (meist kombiniert). Ursachen sind Erreger oder physikalische Einwirkungen. Es drohen Hirnödem, Hirnabszess, Sepsis (immer bei Neugeborenen), als Spätkomplikation Hydrozephalus. Behandelt wird antibiotisch bei bakterieller Meningitis, ansonsten symptomatisch.
Ätiologie:
- erregerbedingt: **1.** bakteriell z.B. Meningokokken, Pneumokokken **2.** viral z.B. FSME **3.** atypische Erreger: z. B. Borreliose **4.** durch Protozoen, z. B. bei Toxoplasmose **5.** durch Pilze, z. B. Cryptococcus neoformans
- nicht erregerbedingte Meningitis: Meningitis durch physikalische Einwirkung, z. B. nach Strahlenexposition oder Sonnenbestrahlung.

Klinik: Abhängig von Patientenalter und Form der Meningitis:
- allgemeine Symptomatik, z. B. Meningismus*, Fieber, Kopfschmerz
- Bewusstseinsstörung*, epileptischer Anfall und andere fokal-neurologische Symptome; Stauungspapille*
- beim Neugeborenen oft nur unspezifische Symptome, evtl. vorgewölbte Fontanelle, Lethargie oder Irritabilität mit Berührungsempfindlichkeit, Über- oder Untertemperatur und epileptischer Anfall.

Therapie:
- intensivmedizinische Überwachung
- bei Erregernachweis spezifische Chemotherapie: **1.** bei bakterieller Meningitis Antibiotikatherapie **2.** bei viraler Meningitis symptomatische Behandlung **3.** bei Verdacht auf bakterielle Meningitis bereits vor dem Ergebnis des Antibiogramms initiale kalkulierte Chemotherapie (Penicillin, Cephalosporin) **4.** bei Meningokokken-Meningitis prophylaktisch antibiotische Behandlung von engen Kontaktpersonen (Neisseria* meningitidis).

Meningitis, basale *f*: engl. *basilar meningitis*. Meningitis* an der Hirnbasis, insbesondere als tuberkulöse Meningitis* und bei Systemmykosen*.

meningitisches Atmen → Biot-Atmung

Meningitis, tuberkulöse *f*: syn. Meningitis tuberculosa. Vorwiegend bei Kindern auftretende, durch hämatogene Erreageraussaat verursachte nichteitrige Meningitis* im Rahmen einer Organ- oder Miliartuberkulose*. Nach schleichendem Beginn mit subfebrilen Temperaturen, Antriebsminderung, Appetitlosigkeit und Reizbarkeit kommt es zur einer frühzeitigen Beteiligung basaler Hirnnerven. Typische liquordiagnostische Befunde sind erniedrigte Glukosekonzentration und Proteinerhöhung durch Spinnengewebegerinnsel.

Meningoencephalitis herpetica → Herpessimplex-Enzephalitis

Meningoencephalomyelopathia leucaemica → Meningeosis leucaemica

Meningoenzephalitis *f*: engl. *meningoencephalitis*; syn. Enzephalomeningitis. Gleichzeitige Entzündung von Gehirn und Hirnhäuten*. Eine Meningitis* kann auf das Gehirn übergreifen, bzw. eine Enzephalitis* auf die Meningen, mit entsprechenden klinischen Symptomen.

Meningoenzephalomyelitis *f*: engl. *meningoencephalomyelitis*. Meningoenzephalitis* mit Entzündung des Rückenmarks.

Meningoenzephalozele → Enzephalozele

Meningoenzephalozystozele → Enzephalozele

Meningokokken → Neisseria meningitidis

Meningokokken-Konjugatimpfstoffe *m pl*: Konjugierte Impfstoffe gegen Neisseria* meningitidis. Durch Bindung des Antigens an ein Eiweiß wird die Immunantwort verstärkt, die sogenannten Konjugatimpfstoffe* führen daher auch bei Säuglingen zur Bildung schützender Antikörper. Meningokokken-Konjugat-Impfstoffe gibt es gegen Typ C und tetravalent gegen die Typen A, C, W135 und Y.

Meningomyelitis *f*: engl. *myelomeningitis*. Entzündung des Rückenmarks und seiner Häute (Meningitis* spinalis).

Meningomyelozele *f*: engl. *meningomyelocele*. Verschlussstörung (Dysrhaphiesyndrom*) der Wirbelsäule mit unvollständigem Verschluss der Wirbelbögen (Hemmungsfehlbildung, Spina* bifida) und Herniation (Vorwölbung, Prolaps) von Rückenmarkshäuten und Teilen des (oft fehlgebildeten, gespaltenen) Rückenmarks, ggf. zystisch (dann „Meningomyelozystozele"). Betroffene Kinder zeigen neurologische Störungen bis zur Querschnittlähmung. Der Defekt ist rasch operativ zu verschließen.

Formen: (vgl. Spina* bifida, Abb. dort)
- gedeckte Meningomyelozele (geschlossene Haut über dem Defekt)
- offene Meningomyelozele (mit frei liegendem Rückenmark, siehe Abb.)
- Meningomyelozystozele: Meningomyelozele mit zystischer Erweiterung des Zentralkanals des Rückenmarks und Vorwölbung der Meningen
- Hydromyelozele: Meningomyelozele mit Flüssigkeitsansammlung und abnorm weitem Zentralkanal.

Klinik: Unterschiedlich ausgeprägte neurologische Funktionsstörungen bis zur kompletten Querschnittslähmung oder Kaudasyndrom*.
Therapie: Möglichst rascher neurochirurgischer Verschluss wegen Infektionsgefahr, teilweise ist eine Operation vor der Geburt möglich, ggf. endoskopisch mit Fetoskopie. Vorgehen:

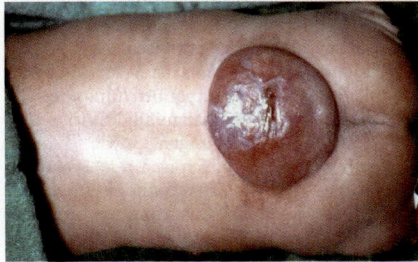

Meningomyelozele: Offene lumbale Meningomyelo(zysto)zele beim Säugling; zentral fehlgebildetes Rückenmark (Area medullo-vasculosa), daran angrenzend seröser Übergang zur Haut (Area epithelio-serosa). [53]

Meningomyelozystozele

Meningomyelozystozele → Meningomyelozele

Meningozele f: engl. *meningocele*. Dysrhaphiesyndrom* mit alleiniger Vorwölbung der Meningen durch den Spalt, meist spinal bei Spina* bifida (partialis), selten als zerebrale Meningozele, ggf. kombiniert mit einer frontalen oder okzipitalen Enzephalozele*. Der Verschluss erfolgt chirurgisch, bei offener Meningozele wegen Infektionsgefahr frühestmöglich nach der Geburt.

Meningozystozele f: engl. *meningocystocele*; syn. Hydromeningozele. Zystisch ausgeweitete (dorsale) Meningozele*. Sie ist liquorgefüllt. Es handelt sich um eine Pseudozyste, die nur von Haut und Meningen gedeckt wird.

Meniscus → Meniskus

Meniskektomie f: engl. *meniscectomy*. Offen oder arthroskopisch durchgeführte totale Entfernung eines Meniskus*. Wegen postoperativer Instabilität des Kniegelenks und Sekundärarthrose wird die Meniskektomie nur noch in Ausnahmefällen angewendet, z. B. nach ausgedehntem Meniskusriss*.

Meniskoid n: engl. *meniscoid*. Meniskusähnliche Gewebeverdickung, z. B. im Bereich des oberen lateralen Sprunggelenkes durch chronische Reizung unter anderem nach wiederholten Supinationstraumen (Impingement*-Syndrom des oberen Sprunggelenks mit Dorsalextensionsschmerz). Behandelt wird mit arthroskopischer oder offener Resektion.

Meniskus m: engl. *meniscus*; syn. Menisken. Halbmond- oder C-förmiger Faserknorpelring zwischen den Gelenkflächen von Femur und Tibia des Kniegelenks. Die Menisci gleichen dort die Inkongruenzen der artikulierenden Knochen aus und dämpfen Stoßkräfte, indem sie einwirkende Stoß- und Druckkräfte auf die gesamte Gelenkfläche verteilen. Siehe Kniegelenk*, Abb. dort und siehe Abb.

Klinik:
- traumatische Veränderung (Meniskusriss*)
- zystische Veränderung (Meniskusganglion*).

Meniskusganglion n: engl. *menisceal cyst*; syn. Meniskuszyste. Synoviale zystische Auftreibung mit gallertigem Inhalt am oder im Meniskus (besonders Außenmeniskus) bei mukoider Gewebedegeneration. Symptome sind Einriss- und Einklemmungserscheinungen sowie Schwellung auf Höhe des Gelenkspaltes. Behandelt wird durch Resektion des Ganglions einschließlich des lateralen Meniskusrands. Bei breitbasiger Verbindung erfolgt eine Meniskektomie*.

Diagnostik: Ultraschalldiagnostik und MRT.

Meniskusnaht → Meniskusrefixation

Meniskusrefixation f: engl. *meniscus refixation*. Operative Refixation des Meniskus* durch Naht oder Implantat in arthroskopischer oder offener Technik. Nähte in der rot-roten und rot-weißen

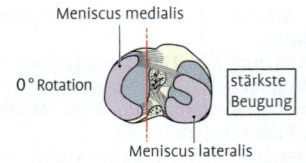
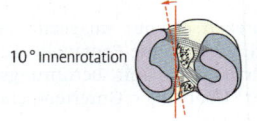
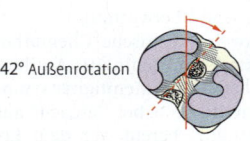

Meniskus: Verlagerung der Menisci bei Bewegungen im Kniegelenk. Die durchgehend rote Gerade gibt die Rotationsstellung des Femurs, die gestrichelte jene der Tibia an. a) stärkste Beugung b) rechtwinklige Beugung und 10° Innenrotation c) rechtwinklige Beugung und 42° Außenrotation. [4]

Zone haben eine gute Prognose. Wenn möglich sollte einer Naht immer der Vorzug gegenüber einer Resektion gegeben werden. Heilungschancen bestehen v.a. in den ersten sechs Wochen nach Trauma.

Nachbehandlung:
- Teilbelastung in der Heilungsphase der Meniskusnaht (4-6 Wochen)
- Bewegungslimitierung durch Schienen je nach Risslokalisation (z.B. Flexionslimit bei Naht des Hinterhorns)

Meniskusriss m: engl. *meniscus tear*. Einriss des Innen- oder Außenmeniskus bei degenerativer Vorschädigung und Bagatelltrauma oder bei Torsionstrauma des Knies. Es kommt zum akuten Schmerz, Gelenkerguss und meist Streckungsdefizit. Diagnostiziert wird mittels klinischer Untersuchung und MRT. Behandelt wird abhängig von der klinischen Symptomatik konservativ oder operativ.

Lokalisation:
- Vorderhorn, Pars intermedia oder Hinterhorn
- häufiger medial als lateral
- Komplikationen: Unhappy Triad, mediale Meniskusverletzung, Innenbandruptur des Knies und vordere Kreuzbandruptur.

Einteilung:
- nach Rissform: **1.** Längsriss **2.** Radiärriss **3.** Horizontalriss **4.** Lappenriss **5.** Korbhenkelriss **6.** Abriss

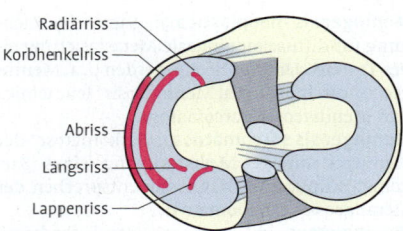

Meniskusriss: Formen und Lokalisationen.

- nach Tiefe: **1.** komplett **2.** transmeniskal **3.** partiell.
Siehe Abb.

Diagnostik:
- klinische Untersuchung: z. B. Steinmann*-Zeichen, Böhler*-Zeichen, Apley*-Grinding-Test, McMurray*-Zeichen, Payr*-Zeichen
- MRT.

Therapie:
- zunächst konservativ bei degenerativem Meniskusriss bzw. passager auftretender klinischer Symptomatik mittels nichtsteroidaler Antiphlogistika, Kryotherapie, Physiotherapie, Entlastung mit Orthese oder lateraler Sohlenerhöhung
- operativ bei akutem Trauma mit Einklemmung, keiner Besserung unter konservativer Therapie, hoher sportlicher Belastung, unhappy triad: **1.** arthroskopisch durchgeführte Meniskusresektion oder Meniskusnaht **2.** bei Abriss ggf. Reinsertion **3.** bei ausgedehntem Defekt evtl. Meniskusersatz durch autogenes oder allogenes Transplantat oder Kollagenmeniskusimplantat.

Meniskuszeichen n sg, pl: engl. *meniscus sign*. Sammelbezeichnung für klinische Untersuchungsverfahren des Meniskus*, z. B. Apley*-Grinding-Test, Böhler*-Zeichen, McMurray*-Zeichen, Payr*-Zeichen, Steinmann*-Zeichen.

Meniskuszyste → Meniskusganglion

Mennell-Zeichen n: engl. *Mennell's sign*. Schmerzen im Iliosakralgelenk bei Druck auf beide Darmbeinschaufeln in Rückenlage oder bei Überstreckung des oben liegenden Beins nach hinten in Seitenlage. Das Mennell-Zeichen tritt auf bei entzündlichen oder degenerativen Gelenkveränderungen, insbesondere beim Iliosakralsyndrom.

Menolyse f: Reversible Suppression der ovariellen Östrogenproduktion durch Gabe von GnRH*-Agonisten (Herabregulierung der GnRH-Rezeptoren), früher auch durch Anwendung ionisierender Strahlung (sog. Radiomenolyse, heute obsolet). Die Anwendung erfolgt vor allem bei Hormon-Rezeptor-positiven gynäkologischen Tumoren, z. B. Mammakarzinom*.

Menometrorrhagie f: Verlängerte (> 14 Tage) und verstärkte Blutung außerhalb des normalen Menstruationszyklus*. Vgl. auch Zyklusstörung*.

Menopause f: Zeitpunkt der letzten spontanen Menstruation*, der retrospektiv 1 Jahr lang keine weitere ovariell gesteuerte uterine Blutung folgt (meist zwischen 50. und 52. Lebensjahr). Ausgelöst wird sie durch hormonelle Umstellungen während der Wechseljahre. Manchmal tritt ein klimakterisches Syndrom* auf. Vgl. Klimakterium* (Abb. dort).

Menopausensyndrom → Syndrom, klimakterisches

Menorrhagie f: engl. *menorrhagia*. Verlängerte (> 7 bis max. 10 Tage) und verstärkte Menstruation* bei erhaltenem Menstruationszyklus* infolge entzündlicher bzw. infektiöser Erkrankung des Uterus* oder der Ovarien, benigner* oder maligner Tumoren, hormonaler Regulationsstörungen oder internistischer Erkrankung (beispielsweise Gerinnungsstörungen* oder Stoffwechselkrankheiten). Aufgrund des erhöhten Blutverlusts kann sich eine Eisenmangelanämie* entwickeln.

Menschenfloh → Flöhe

Menschenrechtsübereinkommen zur Biomedizin → Bioethik-Konvention

menschliches Wachstumshormon → Hormon, somatotropes

Menses → Menstruation

Mensinga-Pessar → Scheidendiaphragma

Menstruation f: Mit Blutung einhergehende Abstoßung des Stratum functionale der Gebärmutterschleimhaut (am Anfang eines jeden Menstruationszyklus*) als Hormonentzugsblutung nach ovulatorischem biphasischem Zyklus.

Beschreibung: Eine echte Menstruation liegt nur dann vor, wenn im vorangegangenen Zyklus ein Gelbkörper (Corpus luteum) nach dem Eisprung gebildet wurde. Die durchschnittliche Dauer vom 1. Tag der Blutung bis zum Einsetzen der nächsten Blutung (Menstruationszyklus) beträgt 28 Tage, wobei Länge, Dauer und Qualität der Menstruation variieren. Das erste Auftreten der Menstruation wird Menarche* genannt, der Zeitpunkt der letzten spontanen Menstruation Menopause*.

Menstruationsstörungen → Zyklusstörungen

Menstruationsverschiebung f: engl. *menstruation change*. Hinausschieben oder Vorverlegen der Menstruation* durch die orale Gabe von Gestagen-Östrogen-Kombinationen, z. B. bei vorhersehbarer psychischer bzw. physischer Belastungssituation.

Menstruationszyklus m: engl. *menstrual cycle*; syn. Ovarialzyklus. Zyklischer, durch das Hypothalamus-Hypophysen-System regulierter Prozess mit Bereitstellung von zur Befruchtung geeigneten Eizellen und Vorbereitung des Organismus auf eine mögliche Schwangerschaft mithilfe ovarieller Hormone (Östrogene*, Progesteron*). Charakteristisch sind regelmäßige, sich wiederholende Veränderungen der Uterusschleimhaut, die bei Ausbleiben der Befruchtung in eine Menstruation* münden.

Regulation:
- v. a. unter dem Einfluss von FSH, LH und Prolaktin*
- Zyklusdauer ca. 28 Tage (siehe Abb.)
- mit Ausnahme von Schwangerschaften im Zeitraum zwischen Menarche* und Menopause*.

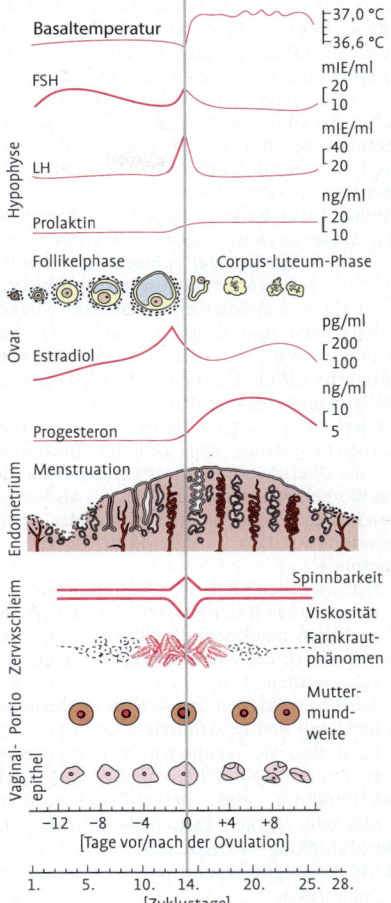

Menstruationszyklus: Darstellung des Menstruationszyklus mit den Veränderungen im Ovar und Uterus sowie die dazugehörige hormonelle Steuerung.

Ablauf:
- Follikelreifungsphase (1. Zyklusphase): Proliferation der Uterusschleimhaut infolge der durch FSH und LH induzierten Östrogenbildung im reifenden Follikel des Ovars; der dominante Follikel verhindert die Reifung weiterer Follikel mit Inhibinsekretion
- Ovulation: Follikelsprung nach Anstieg von FSH und besonders LH etwa am 12.–13. Zyklustag
- Corpus-luteum-Phase (Lutealphase, Sekretionsphase; 2. Zyklusphase): Transformation der Uterusschleimhaut in das prägravide Sekretionsstadium (konstant 14 Tage) durch das vom Corpus luteum unter LH-Einfluss abgesonderte Progesteron; bei ausbleibender Befruchtung und Nidation Absinken der Ovarialhormonproduktion im sich zurückentwickelnden Corpus luteum
- Desquamationsphase (Beginn der 1. Zyklusphase): Abstoßung des Stratum functionale des Endometriums aufgrund des Hormonmangels mit Menstruation als Hormonentzugsblutung

Menstruatio praecox f: engl. *premature menstruation*. Deutlich verfrühtes Auftreten der Menstruation* vor dem 8. Lj. bei Pubertas* praecox. Differenzialdiagnostisch abzugrenzen ist die vorzeitige vaginale Blutung ohne Pubertätszeichen, z. B. bei Tumor, intravaginalem Fremdkörper oder sexuellem Missbrauch.

Menstruatio tarda f: engl. *delayed menstruation*. Verspätetes Auftreten (nach dem 15.–16. Lebensjahr) der ersten Regelblutung (Menarche*).

MEN-Syndrom n: engl. *MEN syndrome*; syn. multiple endokrine Neoplasien-Syndrom. Autosomal-dominant erbliche Krankheitsbilder mit multiplen endokrinen Neoplasien in verschiedenen Organen. Neben verschiedenen Formen sind andere endokrin aktive Polyadenomatose-Syndrome differenzialdiagnostisch abzugrenzen. Die Prävalenz beträgt ca. 1 : 50 000.

Formen:
- **Typ I:** siehe Wermer-Syndrom
- **Typ II A:** siehe Sipple-Syndrom
- **Typ II B,** syn. Gorlin-Syndrom: wie Typ II A, zusätzlich Ganglioneuromatose (u. a. Zunge, Interstitium) und marfanoider Habitus.

mental: Einerseits das Denken, den **Geist** (**mens**) betreffend (z. B. Mentaltraining*) und im weiteren Sinn das Bewusstsein* betreffend. Andererseits kann sich mental auf das **Kinn** (**mentum**) beziehen (z. B. Musculus mentalis).

mentalis: syn. mental. Zum Kinn (mentum) gehörend; zum Geist (mens) gehörend, geistig.

Mentha canadensis → Minze, japanische

Mentha x piperita → Pfefferminze

Mepivacain n: Mittellangwirksames Lokalanästhetikum vom Aminoamid-Typ, das in der Infiltrations- und Leitungsanästhesie* zum Einsatz kommt.

MER: Abk. für Muskeleigenreflex → Reflex

Meralgia paraesthetica *f*: engl. *meralgia paresthetica*; syn. Inguinaltunnelsyndrom. Neuralgie* und Parästhesien* am lateralen Oberschenkel im Versorgungsgebiet des Nervus cutaneus femoris lateralis infolge mechanischer Kompression des Nerven bei der Unterquerung des Ligamentum* inguinale in der Lacuna musculorum, z. B. bei Hängebauch, bei Schwangerschaft oder als sog. Jeans*-Krankheit.

Mercier-Katheter → Blasenkatheter

Merendino-Operation *f*: engl. *Merendino's operation*. Operative Methode zur Behandlung von Kardiafrühkarzinomen (T1), Barrett*-Ösophagus und distalem Ösophagusfrühkarzinom. Es erfolgt eine begrenzte Resektion von proximalem Magen und distalem Ösophagus mit anschließender Rekonstruktion durch ein gefäßgestieltes isoperistaltisch implantiertes Jejunuminterponat, das in den Oberbauch verlagert und mit Ösophagus und Magen anastomosiert wird.

Meridiane *m pl*: engl. *meridians*. Bezeichnung für die aus den sogenannten Hauptmeridianen und Nebengefäßen bestehenden Leitbahnen in der traditionellen chinesischen Medizin (TCM). In diesen Leitbahnen fließt die Lebensenergie, das Qi.

Aufbau: Jedes Gefäß hat einen inneren Verlauf im Körper und einen äußeren Verlauf in Muskeln und an der Haut, wodurch die inneren Organe mit den äußeren Partien des Körpers, mit den Körperöffnungen sowie mit Haut, Haaren, Sehnen, Muskeln und Knochen verbunden sind.

Einteilung: Meridiane werden in 12 klassische Hauptgefäße, 8 außergewöhnliche Gefäße, 15 Luo-Gefäße oder -Verbindungen, 12 Gefäßverbindungen sowie 12 Muskel-Sehnen-Züge eingeteilt. Die Gefäßverläufe werden auch in der Diagnose von Erkankungen berücksichtigt.

Klinische Bedeutung: Von Bedeutung sind die Meridiane im Rahmen der Akupunktur*, wobei nur die 12 Hauptgefäße und 2 der außergewöhnlichen Gefäße eigene Akupunktur-Foramina besitzen. Von der modernen westlichen Medizin wird die Lehre von den Gefäßverläufen und ihre medizinische Bedeutung auf den Blutkreislauf* und das Nervensystem* (einschließlich Vegetativum) bezogen und so teilweise naturwissenschaftlich erklärt. Danach sind die Träger der Akupunkturwirkung die bekannten Leitungsbahnen (Hirnnerven*, periphere Nerven, Blutgefäße u. a.) sowie bestimmte Zentren des Zentralnervensystems. Die Wirkung der Akupunktur beruht nach dieser Auffassung auf den bekannten zirkulatorischen und neuralen Beziehungen zwischen den oberflächlichen Körperschichten (z. B. Haut, Muskeln) und den inneren Organen. Eine wichtige Rolle spielen dabei die Head*-Zonen, die Ganglien des Truncus* sympathicus, die psychovegetative Regulation sowie das Hypothalamus*-Hypophysen-System. Neben der Akupunktur sind Meridiane auch relevant bei der chinesischen Massage und der Verordnung von chinesischen Arzneimitteln.

Meristom → Zytoblastom

Merkel-Tastscheibe *f*: engl. *Merkel's corpuscle*; syn. Meniscus tactus. Flächige Nervenendigung im Stratum basale oder spinosum der Epidermis* der behaarten Haut (in der unbehaarten Haut als Merkel-Scheiben bezeichnet). Merkel-Tastscheiben sind langsam adaptierende Mechanosensoren*, die bereits durch schwache, senkrecht auf die Haut einwirkende Druckveränderungen erregt werden.

Merkel-Zelle *f*: engl. *Merkel's cell*; syn. Merkel-Körperchen. Große, helle Zelle im Stratum basale der Oberhaut (Epidermis*) und in der äußeren Wurzelscheide der Haarfollikel*. Als Mechanosensoren* dienen Merkel-Zellen der Wahrnehmung von Druck auf der Haut.

Anatomie:
- Merkel-Zellen sind über Desmosomen* mit umgebenden Keratinozyten* verbunden und enthalten neuropeptidhaltige Granula, weshalb sie zu den neuroendokrinen Zellen gezählt werden.
- Seitlich verbinden sie sich über Desmosomen* mit den benachbarten Keratinozyten*, basal sind sie synapsenartig angeschlossen an das Ende eines afferenten Axons*. Diese Verbindung wird Merkel-Zell-Axon-Komplex oder Merkel*-Tastscheibe genannt.

Merkfähigkeit → Gedächtnis

Merle d'Aubigné-Operation → Ersatzoperation, motorische

Merogonie → Schizogonie

merokrin: engl. *merocrine*. Bezeichnung für die Sekretion seröser, muköser und z. T. auch endokriner Drüsenzellen, bei der kein Zytoplasma mit dem Sekret verloren geht.

Meront → Schizont

Meropenem *n*: Zu den Carbapenemen* gehörendes Betalaktam*-Antibiotikum zur parenteralen Anwendung. Das Breitband-Antibiotikum besitzt eine hohe bakterizide Wirksamkeit gegen gramnegative und grampositive Keime und gilt als Mittel der Reserve bei schweren Infektionen.

Indikationen:
- schwere Pneumonien*, auch nosokomiale und durch künstliche Beatmung erworbene
- bronchopulmonale Infektionen bei Mukoviszidose*
- komplizierte intraabdominelle Infektionen
- komplizierte Nieren- und Harnwegsinfektionen
- intra- und postpartale Infektionen
- akute bakterielle Meningitis*
- komplizierte Haut- und Weichteilinfektionen
- bei neutropenischen Patienten mit Fieber aufgrund einer vermutlich bakteriellen Infektion
- Bakteriämie*.

Merosin → Laminin

Merozoit *m*: engl. *merozoite*. Stadium der ungeschlechtlichen Vermehrung verschiedener Sporozoen (siehe auch Protozoen*).

Merritt-Syndrom → Kasabach-Merritt-Syndrom

MERS-CoV: Abk. für Middle East Respiratory Syndrome Coronavirus → Coronaviridae

Mesalazin *n*: Intestinales Antiphlogistikum aus der Gruppe der Salicylsäurederivate zur Anwendung bei Colitis ulcerosa und Morbus* Crohn. Mesalazin wirkt über Hemmung der Prostaglandin*- und Leukotrien-Bildung lokal entzündungshemmend. Zu den Nebenwirkungen zählen gastrointestinale Beschwerden und Kopfschmerzen. Bei Asthmatikern ist eine engmaschige und strenge Kontrolle der Mesalazin-Therapie notwendig.

Indikationen:
- Morbus* Crohn
- Colitis* ulcerosa.

Mesaortitis luica → Syphilis

Mesenchym *n*: engl. *mesenchyma*; syn. Mesenchymzelle. Embryonales Bindegewebe*, dessen verzweigte Zellen* ein lockeres, von Interzellulärflüssigkeit ausgefülltes Schwammwerk bilden. Das Mesenchym ist ein multipotentes Muttergewebe, aus dem alle Formen von Stützgewebe und Bindegewebe*, die quergestreifte Muskulatur, fast alle glatten Muskelzellen, die Herzmuskulatur, die Gefäßendothelien und die Blutzellen hervorgehen.

Klinische Bedeutung: In Anlehnung an ihr Ursprungsgewebe werden Tumoren* in mesenchymale und epitheliale Tumoren unterteilt. Beispiele für mesenchymale Tumoren sind das benigne Fibrom* und das maligne Fibrosarkom*.

Mesenchymaler Tumor *m*: engl. *mesenchymal tumor*. Neoplasie*, die aus dem Mesenchym* hervorgeht (Binde-, Stütz- oder Muskelgewebe). Eine Ausnahme sind hämatogene Neoplasien, die eine eigene Gruppe bilden, auch wenn Blutzellen vom Mesenchym* abstammen. Die Einteilung mesenchymaler Tumoren erfolgt nach Ursprungsgewebe und Dignität*.

Hintergrund: Bezeichnung:
- nach Dignität: 1. benigne mesenchymale Tumoren: Endung -om 2. maligne mesenchymale Tumoren: Endung -sarkom
- nach Ursprungsgewebe (weitere Unterteilung je Histologie): 1. Osteoblasten* (benigne: Osteom*; maligne: Osteosarkom*)

2. Chondrozyten* (benigne: Chrondrom; maligne: Chondrosarkom) **3. Fibroblasten*** (benigne: Fibrom*; maligne: Fibrosarkom*) **4. Fettzellen** (benigne: Lipom*; maligne: Liposarkom) **5. Skelettmuskelzellen** (benigne: Rhabdomyom*; maligne: Rhabdomyosarkom*) **6. glatte Muskelzellen** (benigne: Leiomyom, inneres Myom*; maligne: Leiomyosarkom) **7. Synovialzellen der Gelenke*** (maligne: Synovialzellsarkom) **8. Gefäßendothelzellen** (benigne: Hämangiom*; maligne: Angiosarkom, Hämangiosarkom).

Mesenchymom n: engl. *mesenchymoma*. Benigner, seltener Mischtumor des Mesenchyms mit besonderer Beziehung zum Gefäßsystem. Das Mesenchymom gehört zur Gruppe der dysontogenetischen Tumoren (siehe Dysontogenie*).

Mesenteriale Angiografie f: engl. *mesenteric angiography*. Röntgenologische Darstellung der A. mesenterica superior und inferior nach Injektion eines Röntgenkontrastmittels* direkt über einen, nach perkutaner Gefäßpunktion unter Anwendung der Seldinger*-Methode, selektiv in das Gefäß mithilfe eines Führungsdrahts vorgeschobenen Katheters (z. B. Pigtail-Katheter).

Mesenterial-Einriss m: Durch penetrierendes oder stumpfes Bauchtrauma bedingte Verletzung des Mesenteriums, ggf. mit massiver Blutung und resultierender Darmgangrän aufgrund der resultierenden Minderdurchblutung der Darmwand.

Mesenteriale Ischämie f: engl. *intestinal ischemia*; syn. intestinale Ischämie. Akute oder chronische Verminderung oder Unterbrechung der Durchblutung im Versorgungsbereich der Mesenterialarterien infolge mangelnder arterieller Blutzufuhr, mangelnden venösen Abflusses oder Reduktion des Herzzeitvolumens. Die Beschwerden reichen von intermittierenden Bauchschmerzen (Angina* abdominalis) bis zum akuten* Mesenterial-Arterien-Infarkt mit paralytischem Ileus*, akutem* Abdomen und Schock*.

Mesenterialgefäßverschluss m: engl. *mesenteric vascular occlusion*. Prinzipiell lebensbedrohliche Erkrankung durch Minderdurchblutung des Darms bis hin zum Mesenterialinfarkt durch Verlegung der arteriellen oder venösen mesenterialen Gefäßstrombahn. Das Erkrankungsrisiko steigt mit zunehmendem Lebensalter an und betrifft überwiegend Patienten mit kardiovaskulären Erkrankungen wie absoluter Arrhythmie bei Vorhofflimmern*, Herzinfarkt, Arteriosklerose oder Herzinsuffizienz.

Einteilung: Man unterscheidet eine akute, absolut lebensbedrohliche und eine chronische Verlaufsform:
– **akute viszerale Ischämie (AVI)** mit plötzlichem Verschluss der mesenterialen Strombahn und resultierendem Infarkt häufig großer Darmanteile infolge Okklusion der arteriellen und/oder venösen Strombahn
– **chronische viszerale Ischämie (CVI)** mit dem Kardinalsymptom der Angina* abdominalis, zumeist aufgrund von Abgangsstenosen der großen Viszeralarterien aus der Aorta abdominalis.

Formen:
– akuter Mesenterial-Arterien-Infarkt (ca. 60 %)
– Mesenterialvenenthrombose (MVT; 10–20 %)
– nonokklusiver Mesenterialgefäßverschluss des Dünndarms (syn. nichtokklusive mesenteriale Ischämie; NOMI; ca. 25–30 %).

Mesenterialinfarkt → Mesenterialgefäßverschluss

Mesenteriallymphknotentuberkulose f: engl. *mesenteric lymph node tuberculosis*; syn. Lymphadenitis mesenterica tuberculosa. Meist als tuberkulöser Primärkomplex bei Darmtuberkulose* oder durch hämatogene Dissemination auftretende Tuberkulose* in den Lymphknoten des Mesenteriums. Betroffene leiden an Bauchschmerzen, Appetitlosigkeit und Diarrhö. Diagnostiziert wird u. a. mittels direktem Erregernachweis und Histologie (Verkäsung und Verkalkung), behandelt mit einer Kombination von Antituberkulotika*.

Mesenterialvenenthrombose f: syn. MVT. Selten auftretender, oft letaler Verschluss von Portalvene, V. mesenterica superior oder inferior mit hämorrhagischer Infarzierung*. Ursächlich sind abdominale Traumata, Entzündungen* oder Tumoren*. Beschwerden sind beispielsweise Appetitlosigkeit, Bauchschmerzen und Erbrechen. Diagnostisch wegweisend sind Laktatazidose*, Sonografie und CT*-Angiografie. Behandelt wird mit Thrombektomie* oder Resektion betroffener Darmabschnitte.

Mesenterikografie → Zöliakografie

Mesenterium n: engl. *mesentery*. Gekröse* (Peritonealduplikatur) des Jejunums* und Ileums*. Das Mesenterium heftet diese Dünndarmabschnitte an die hintere Bauchwand*. Zwischen den beiden Blättern der Peritonealduplikatur liegt eine stärkere Bindegewebeschicht, in der neben Fett Lymphknoten*, Gefäße* und Nerven verlaufen.

Mesenzephalitis f: engl. *mesencephalitis*. Enzephalitis* im Bereich des Mesenzephalons*.

Meshgraft: syn. Maschentransplantat. Sonderform des Spalthauttransplantats (Hauttransplantat*), bei der die entnommene Spalthaut über eine Messerwalze geführt wird, die in bestimmten Abständen einschneidet. Dadurch lassen sich große Hautareale decken. Meshgrafts werden besonders bei Verbrennung* und großflächiger traumatischer Weichteilverletzung eingesetzt, wenn nur wenige Entnahmestellen zur Verfügung stehen.

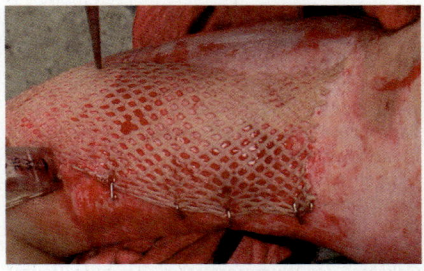

Meshgraft: Deckung einer Verbrennung 3. Grades des Oberarms. [73]

Prinzip: Durch Auseinanderziehen (max. 6-fach) entsteht ein rautenförmiges Hautgitter (siehe Abb.) zum Decken großer Hautdefekte. Aus den Zwischenräumen kann Wundsekret abfließen.

Meshplastik → Hernioplastik

mesial: syn. mesialis. Zur Mitte des Zahnbogens bzw. zur Körperseite hin gerichtet.

Mesialbiss m: engl. *mesial bite*. Dysgnathie*, bei der die Zähne des Unterkieferzahnbogens gegenüber den Zähnen des Oberkieferzahnbogens nach mesial (ventral) versetzt stehen (Angle-Klasse III; sagittale Bissanomalie*).

Ursachen:
– skelettal bedingt: meist Wachstumsüberschuss des Unterkiefers (mandibuläre Prognathie*), seltener Wachstumsdefizit des Oberkiefers (maxilläre Retrognathie*)
– dental bedingt (selten) bei korrekter Relation der skelettalen Basen.

Beschreibung:
– im Molarenbereich: um 1, 1/2 oder 1/4 Prämolarenbreiten (Abk. Pb) versetzte Höcker (siehe Abb.)
– im Frontzahnbereich: Kopfbiss* oder vergrößerte umgekehrte sagittale Stufe.

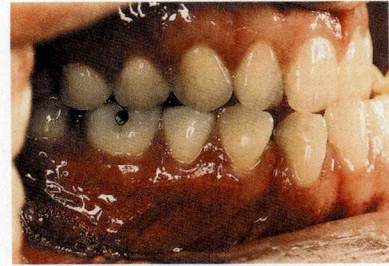

Mesialbiss: Intraorale Ansicht von lateral. [141]

Mesiodens m: Zwischen den oberen mittleren Schneidezähnen stehender Zahn, auch doppelt vorkommend. Zahnanlagen sind spätestens im Knospenstadium entsprechend mehrfach vorhanden.

Mesna *n*: Zytoprotektivum aus der Gruppe der Thiole. U. a. neutralisiert Mesna das toxische Stoffwechselprodukt Acrolein, das bei einer Chemotherapie mit Oxazaphosphorinen entsteht. Somit schützt Mesna die Schleimhäute der Harnwege und verringert das Risiko einer hämorrhagischen Zystitis. Häufige Nebenwirkungen sind Kopfschmerzen, Benommenheit, Überempfindlichkeitsreaktionen und gastrointestinale Beschwerden.

Mesoappendix *m*: syn. Mesenteriolum. Kleines Gekröse* des Wurmfortsatzes, das zum Ileum* zieht. Der Mesoappendix ist Teil des Mesocolons* und beherbergt die Leitungsstrukturen des Appendix* vermiformis.

Mesobilirubin → Bilirubin

Mesoblast → Mesoderm

Mesocolon *n*: syn. Mesokolon. Peritonealduplikatur, die das Kolon* an die hintere Bauchwand* heftet. Die Anteile des Mesocolon fixieren die entsprechenden Dickdarmabschnitte unbeweglich (Mesocolon ascendens und Mesocolon descendens) oder beweglich (Mesocolon sigmoideum und Mesocolon transversum). In den Mesos verlaufen die dazugehörigen Leitungsstrukturen.

Mesoderm *n*: Mittleres der 3 embryonalen Keimblätter*. Die 1. Struktur des Mesoderms ist die Chorda* dorsalis.

Mesogastrium [Anatomie] *n*: Mittelbauchgegend mit dem Nabel als Mittelpunkt (Regio abdominis media), sie umfasst Regio lateralis und Regio umbilicalis.

Mesogastrium [Embryologie] *n*: Aufhängung des Magens in der Embryonalzeit. Das Mesogastrium wird unterteilt in ein Mesogastrium dorsale und ein Mesogastrium ventrale, entwicklungsgeschichtlich hinteres und vorderes Gekröse des Magens. Durch die Magendrehung wird es frontal gestellt und zum Omentum* majus bzw. Omentum* minus umgestaltet.

Mesometrium *n*: Teil des Lig. latum uteri. Das Mesometrium ist ein Bindegewebszug, der von Peritoneum* bedeckt ist und beidseits neben der Gebärmutter verläuft. Im Mesometrium ziehen die Leitungsstrukturen des Uterus.

Mesonephros → Urniere

mesophile Bakterien → Mesothermobakterien

Mesorektale Exzision *f*: Synonym für „totale mesorektale Exzision"", eine im Rahmen eines onkochirurgischen Eingriffs bei Rektumkarzinom angewendete operative Technik zur Verhinderung eines lokoregionären Tumorrezidivs mit vollständiger Entfernung des Mesorektums.

Mesosalpinx *f*: Teil des Lig. latum uteri. Das Mesosalpinx ist ein Bindegewebszug, der von Peritoneum* bedeckt ist und um den Eileiter* verläuft. Im Mesosalpinx ziehen die Leitungsstrukturen der Tuben.

Mesotendineum *n*: engl. *mesotendon*. Aufhängeband zwischen Stratum fibrosum und Stratum synoviale der Sehnenscheide, das Nerven und Blutgefäße führt. Klinisch relevant ist seine Mitbeteiligung bei Tendovaginopathien (Erkrankungen der Sehnenscheiden).

Mesothel *n*: engl. *mesothelium*. Einschichtiges Plattenepithel der serösen Häute (Serosaepithel), das während der Embryonalentwicklung aus dem Seitenplattenmesoderm hervorgeht. Aus Mesothel bestehen Pleura*, Perikard* (Pericardum serosum) und Peritoneum*. Das Mesothel bildet zusammen mit dem submesothelialem Bindegewebe (Serosabindegewebe) eine funktionelle Einheit, die Tunica serosa oder kurz „Serosa" genannt wird.

Funktion: Die an der apikalen Oberfläche mit Mikrovilli besetzten Zellen können Flüssigkeiten und verschiedene Stoffe wie Ionen und Proteine sezernieren und resorbieren. Die serösen Flüssigkeiten dienen zur reibungsfreien Verschieblichkeit der umhüllten Organe.

Mesotheliom *n*: engl. *mesothelioma*. Sehr seltener Tumor* mit Ursprung aus dem Mesenchym*, primär von Pleura*, Peritoneum* und Perikard* ausgehend. Die klinischen Symptome richten sich nach dem Organbefall. Trotz verschiedenster Therapiemodalitäten ist die Prognose schlecht.

Ätiologie: Wichtigster Risikofaktor ist eine Asbestexposition, die in 70–80 % der Patienten nachgewiesen werden kann. Das Mesotheliom ist als meldepflichtige Berufskrankheit* anerkannt (BK Nr. 4105).

Mesotheliom, peritoneales *n*: syn. Mesotheliom des Peritoneums (Abk. MPM). Seltenes, auf Asbestexposition zurückzuführendes, primäres Mesotheliom* des Peritoneums* mit multinodulärem oder diffusem Wachstum auf dem parietalen und viszeralen Peritoneum*. Hierbei kann es sich sowohl um eine peritoneale metastatische Aussaat als auch um primäre, gut differenzierte papilläre oder „benigne" multizystische Mesotheliome sowie einen Adenomatoidtumor handeln.

Klinik: Klinische Symptome findet man häufig erst im Spätstadium. Sie sind zunächst zumeist unspezifisch. Es treten z. B. Gewichtsabnahme, diffuse Bauchschmerzen, Übelkeit, Erbrechen oder Subileus auf.

Therapie:
- multimodale Therapie: Kombination aus zytoreduktiver Chirurgie, intraoperativer hyperthermer intraperitonealer Chemotherapie (HIPEC mit Paclitaxel*, Cisplatin* oder Mitomycin* C) und adjuvanter systemischer Chemotherapie kombiniert mit Pemetrexed (zentrumsgebunden)
- Folsäure* und Cobalamin (zur Minderung der Toxizität von Pemetrexed) sowie Kortikosteroid (zur Reduktion von Hautreaktionen).

Prognose:
- mediane Überlebensrate: ca. 10–12 Monate (günstiger beim multinodulärem Typ)
- bei DMPM nach multimodaler Therapie: 34–92 Monate
- 5-Jahres-Überlebensrate* bei vollständiger Zytoreduktion: 30–60 %.

Mesothermobakterien *n pl*: engl. *mesothermic bacteria*. Bei einem Temperaturoptimum um ca. 37 °C (zwischen +18 °C und +45 °C) wachsende Bakterien.

Mesovarium *n*: Teil des Lig. latum uteri. Das Mesovarium ist ein Bindegewebszug, der von Peritoneum* bedeckt ist und um den Eierstock verläuft. Im Mesovarium ziehen die Leitungsstrukturen des Ovars*.

Messerkonisation → Konisation

Messie-Syndrom → Vermüllungssyndrom

Messverfahren, neurophysiologische *n pl*: engl. *neurophysiological measurement methods*. Messmethoden für die Untersuchung der Funktionsweise des Nervensystems von dynamischen Prozessen in der einzelnen Nervenzelle bis zur Funktionsweise neuronaler Netzwerke. Zu den neurophysiologischen Messverfahren zählen v. a. elektrophysiologische Methoden wie EEG, EKG* oder evozierte Potenziale sowie bildgebende Verfahren wie fMRT.

Met: Abk. für → Methionin

Metabiose *f*: engl. *metabiosis*. Form der Symbiose*, in der nur für einen Partner Vorteile bestehen.

Metabolic Pool: Gesamtheit aller dem Organismus für die Biosynthese oder Energiegewinnung zur Verfügung stehenden exogen zugeführten Stoffe (resorbierte Nahrungsbestandteile) und endogen entstandenen Zwischen- und Abbauprodukte des Stoffwechsels.

metabolisch: engl. *metabolic*. Veränderlich; (physiologisch) im Stoffwechsel entstanden, stoffwechselbedingt, den Stoffwechsel betreffend.

Metabolische Arzneimittel-Entgiftung *f*: engl. *Drug Metabolic Detoxication*; syn. metabolischer Arzneimittelabbau. Durch Stoffwechselprozesse verursachter Abbau von toxischen Substanzen (hauptsächlich in der Leber, aber auch in Niere, Lunge, Haut, Darm etc.). Die typischen Reaktionen der Biotransformation* machen aufgenommene toxische Xenobiotika unschädlich.

Metabolisches Syndrom → Syndrom, metabolisches

Metabolisierung von Arzneistoffen → Biotransformation

Metabolismus, oxidativer *m*: engl. *oxidative metabolism*. Sauerstoffabhängiger Stoffwechsel von Phagozyten* mit Bildung toxischer, mikrobizid wirkender Sauerstoffmetaboliten während der Phagozytose*. Zu den gebildeten Sauerstoffmetaboliten gehören insbesondere das Superoxid-Anion (O_2^-) und Wasserstoffperoxid (H_2O_2).

Metabolit *m*: engl. *metabolite*. Im Stoffwechsel durch Enzymreaktionen entstandene oder veränderte Zwischen-, Synthese- oder Abbauprodukte. So entstehen beispielsweise aktive Metabolite aus Prodrugs durch den First*-Pass-Effekt, welche im Anschluss durch Konjugation* (Phase-II-Metabolismus) inaktiviert und ausgeschieden werden.

Metacarpalknochen → Ossa metacarpi

Metagenese *f*: engl. *metagenesis*. Form des Generationswechsels* mit gesetzmäßiger Abfolge von geschlechtlicher und ungeschlechtlicher (Teilung, Knospung) Fortpflanzung. Metagenese kommt z. B. beim Hundebandwurm (Echinococcus) vor.

Metakarpalzeichen *n*: engl. *metacarpal sign*. Verkürzung des Os metacarpale IV (4. Mittelhandknochen) mit einer Häufigkeit von ca. 10 % bei einem unselektierten Kollektiv als unspezifischer Befund. Das Metakarpalzeichen tritt assoziiert mit Entwicklungsretardierung, Skelettdysplasien, Stoffwechsel- und endokrinologischen Erkrankungen auf. Es ist bei Faustschluss, ansonsten radiologisch, nachweisbar.

Metakarpophalangealgelenk → Fingergrundgelenk

Metalbumin → Pseudomuzin

Metallentfernung → Implantatentfernung

Metalloenzyme → Enzyme

Metallose *f*: engl. *metallosis*. Metallablagerung im Gewebe, entweder iatrogen, z. B. bei Korrosion von Endoprothesen, oder aufgrund von Erkrankungen, z. B. Siderose.

Vorkommen:
– orthopädisch: örtliche, gräulich-schwarze Gewebeverfärbung aufgrund Abrieb oder Korrosion von Metallimplantaten (z. B. bei Plattenosteosynthese, Schraubenosteosynthese, Endoprothese)
– ophthalmologisch: Chalkose*, Mercuria lentis, Siderosis* bulbi
– dermatologisch: Siderosis cutis
– zahnmedizinisch: in der Gingiva bei Metallfüllung.

Metalues → Neurosyphilis

Metamizol *n*: Analgetikum mit antipyretischen sowie spasmolytischen Eigenschaften aus der Gruppe der Pyrazolone. Es wird vermutet, dass Metamizol Schmerzen und Fieber über Hemmung der Cyclooxygenase* unterdrückt. Der genaue Wirkungsmechanismus ist jedoch nicht bekannt. Metamizol kommt bei viszeralen und Kolikschmerzen, Fieber und stärkeren Schmerzen zum Einsatz.

Indikationen:
– Koliken
– viszerale Schmerzen
– Fieber
– stärkere Schmerzen, z. B. nach Traumata.

Metamorphopsie *f*: engl. *metamorphopsia*. Sehstörung* mit verändertem Wahrnehmung der Umwelt, z. B. als vergrößert (Makropsie, Megalopsie) oder verkleinert (Mikropsie). Ursachen sind Makulopathien*, ZNS-Erkrankungen oder Morbus Alzheimer*. Differenzialdiagnostisch sollte eine ophthalmologische, neurologische und psychiatrische Abklärung erfolgen. Therapiert wird die Grunderkrankung.

Erkrankung: Formen: Wahrnehmung der Umwelt als
– weiter entfernt (Teleopsie, Porropsie)
– näher gerückt (Pelopsie)
– verzerrt oder deformiert, räumlich verstellt (z. B. auf dem Kopf, Dysmorphopsie) oder
– farblich verändert (Chromopsie*).

Ätiologie:
– als konstante Störung bei Erkrankung der lichtbrechenden Medien oder Veränderungen im Bereich der zentralen Netzhaut (Makulopathie)
– als kurzzeitige, wiederholt auftretende visuelle Illusion*, die nicht durch eine zerebrale Amblyopie* verursacht wird: 1. bei Erkrankung des ZNS (v. a. des Okzipitalhirns und der temporo-okzipitalen Regionen) 2. auch im Rahmen einer epileptischen Aura*, besonders im dreamy* state (Epilepsie*). 3. bei M. Alzheimer 4. bei Alice-im-Wunderland-Syndrom.

Metamphetamin → Crystal Meth

Metamyelozyten *m pl*: engl. *metamyelocytes*; syn. jugendliche Granulozyten. Den Myelozyten folgende, nicht mehr teilungsfähige Reifungsstufe der Granulozytopoese*. Metamyelozyten besitzen einen nierenförmigen Kern und azidophiles Zytoplasma mit neutrophiler Granulation. Sie kommen im Knochenmark und physiologisch nur vereinzelt im Blut vor. Bei Linksverschiebung* treten sie vermehrt im Blut auf.

Metanephrin → Katecholamine

Metaphase → Mitose

Metaphylaxe *f*: engl. *metaphylaxis*. Nachgehende Fürsorge, umfasst alle Maßnahmen zur Verhinderung von Progression oder Exazerbation nicht heilbarer Erkrankungen, z. B. bei Stoffwechselanomalien.

Metaphyse *f*: engl. *metaphysis*. Abschnitt des Röhrenknochens zwischen Diaphyse (Mittelstück) und Epiphyse (Endstück), von dem das Längenwachstum des Knochens ausgeht.

Metaplasie *f*: engl. *metaplasia*. Reversible Umwandlung eines differenzierten Gewebes* in ein anderes differenziertes Gewebe, die v. a. nach chronischer Irritation durch entzündliche, chemische oder mechanische Faktoren im Rahmen der Regeneration* auftritt. Metaplastisches Gewebe ist widerstandsfähiger, aber weniger funktional. Es neigt vermehrt zur Neoplasie* (fakultative Präkanzerose*).

Metapneumovirus, humanes *n*: engl. *human metapneumovirus*. Humanpathogener Vertreter des Genus Metapneumovirus der Familie Pneumoviridae . Das humane Metapneumovirus, das dem Respiratory*-Syncytial-Virus ähnelt, verursacht Infektionen des Respirationstrakts, v. a. im Kindesalter. Das Virus kann über viralen Nukleinsäurenachweis oder über Isolierung auf Zellkultur nachgewiesen werden.

Metastase *f*: engl. *metastasis*. Tochtergeschwulst durch Absiedlung und Verschleppung von Tumorzellen aus malignen Tumoren (Karzinom*, Sarkom*). In weiterem Sinn bezeichnet Metastase einen sekundären Krankheitsherd, der durch Verschleppung belebter Materie (körpereigene Zellen, Bakterien) oder unbelebter Stoffe (Pigment, Kalk) aus einem primären Krankheitsherd an anderer Stelle im Organismus entsteht.

Einteilung:
– nach Lokalisation: 1. lokale Metastase: in der Umgebung des Primärtumors 2. regionäre Metastase: in der nächsten im Lymphabflussgebiet liegenden Lymphknotengruppe 3. Fernmetastasen
– nach Art der Ausbreitung (Metastasierung): 1. hämatogene Metastase: Verschleppung über die Blutbahn nach Einbruch in das Gefäßsystem 2. lymphogene Metastase: Verschleppung von Tumorzellen über Lymphgefäße und Durchsetzung der regionären Lymphknoten mit Tumorgewebe 3. Implantationsmetastasen: Implantation von Tumorzellen in serösen Häuten, v. a. Pleura und Peritoneum 4. Abklatschmetastasen: durch Berührung mit einem gegenüberliegenden Tumor entstandene Metastase 5. Impfmetastasen: z. B. in Stichkanälen und Wunden nach operativen Eingriffen.

Metastasen-Chirurgie *f*: Chirurgische Entfernung von Metastasen*, insbesondere aus der Lunge* und der Leber*.

Metastasenleber → Lebermetastasen

metastasierendes Adenom → Schilddrüsentumor

Metasyphilis → Neurosyphilis

Metatarsalgie → Morton-Neuralgie

Metatarsalknochen → Ossa metatarsi

Metatarsophalangealgelenk → Zehengrundgelenk

Metatarsus *m*: Mittelfuß, bestehend aus den Ossa* metatarsi. Der Fuß besteht aus 26 Knochen, die gegliedert sind in Tarsus, Metatarsus, Digiti pedis.

Metatarsus varus → Pes adductus

Metazoen *n pl*: engl. *metazoa*. Mehrzellige Organismen des Tierreichs.

Meteorismus *m*: engl. *meteorism*; syn. Blähungen. Übermäßige Gasansammlung im Gastrointestinaltrakt. Betroffene empfinden häufig ein gebläftes Abdomen. Die Blähbeschwerden (Flatulenz*) gehen auf eine Akkumulation von Darmgasen zurück. Die Therapie ist symptomatisch oder folgt der Grunderkrankung.

Ursachen:
- **vermehrte Luft- oder Gaszufuhr**, z. B. durch Verschlucken von Luft (Aerophagie*) oder CO_2 in Getränken; falls keine Elimination durch Aufstoßen oder Diffusion erfolgt, gelangen die Gase immer tiefer in den Gastrointestinaltrakt und es kommt zur vermehrten Ansammlung von Darmgasen im Darmlumen
- **Gasbildung im Kolon** durch den bakteriellen Abbau von Ballaststoffen und Zuckeraustauschstoffen wie z. B. Sorbit, Xylit
- **verminderte propulsive Motorik**, so z. B. bei der diabetischen Enteropathie oder bei einem paralytischen Ileus
- **chronische Obstipation**
- **Nahrungsmittel-Unverträglichkeiten** wie: 1. Laktoseintoleranz 2. Fruktosemalabsorption 3. Zöliakie
- **ballaststoffreiche Ernährung** mit z. B. unreifem Obst, Rohkost, Kohlgemüse, Hülsenfrüchten oder Vollkornprodukten.

Therapie: Diagnostik und Therapie der Grunderkrankung oder Funktionsstörung wie z. B. laktosefreie Ernährung, Fruktosemeidung oder glutenfreie Diät, ansonsten symptomatische Behandlung:
- beim Säugling auf Ruhe beim Füttern bzw. Stillen und Reduktion des Luftschluckens achten: 1. aufstoßen lassen nach den Mahlzeiten 2. bei Flaschennahrung das Saugerloch nicht zu groß wählen
- Umstellung der Ernährungs- und Lebensgewohnheiten, z. B. Meiden blähungsfördernder Nahrungsmittel, langsames Essen, Stressabbau, Entspannungsübungen
- Carmenthin-Kapseln (Pfefferminz- und Kümmelöl)
- Karminativa, z. B. pflanzliche Bittermittel bei Völlegefühl (Enzian- oder Angelikawurzel), Fenchel-Anis-Kümmel-Tee
- sog. Entschäumer zur Auflösung von Luftbläschen (Simeticon)
- bei kolikartigen Schmerzen krampflösende Arzneimittel wie z. B. Butylscopolamin (Buscopan®) oder Mebeverin (Duspatal®).

Metformin *n*: Orales Antidiabetikum aus der Gruppe der Biguanide* zur Therapie des Diabetes* mellitus Typ 2. Metformin verringert die hepatische Glukoneogenese*, verbessert die Glukoseverwertung im peripheren Gewebe, erhöht die Expression von Insulin-Rezeptoren und vermindert die intestinale Glukoseresorption. Es besteht keine Hypoglykämie-Gefahr.

Indikation: Diabetes mellitus Typ 2 (Mono- oder Kombinationstherapie).

Methadon → Levomethadon

Methadon *n*: Vollsynthetisches Opioid*, das als Analgetikum bei neuropathischen Schmerzen und zur Substitution bei Heroinabhängigkeit* im Rahmen der Entzugsbehandlung eingesetzt wird. Methadon bindet agonistisch an μ- und κ-Opioid*-Rezeptoren und wirkt schmerzlindernd, psychotrop*, atemdepressiv und emetisch. Es verfügt über pharmakologisch gleichwertige Eigenschaften wie Morphin*.

Methadon-Substitution *f*: engl. *methadone maintenance (treatment) (Abk. MMT)*. Pharmakologisch gestützte Methode zur Behandlung einer Heroinabhängigkeit* durch Substitution von Methadon*. Die Methadon-Substitution ist in Deutschland die Regelbehandlung bei Vorliegen von Abstinenzwilligkeit.

Indikation: Die Indikationskriterien sind international und national nicht einheitlich festgelegt. Sie verlangen jedoch immer das Vorliegen einer Heroin- bzw. Opioidabhängigkeit über eine gewisse Zeit (meist 1–2 Jahre) und schließen in der Regel Personen unter 18 Jahren von der Behandlung aus. Voraussetzungen nach Richtlinien der Kassenärztlichen Vereinigungen umfassen:
- erfolglose Vorbehandlung
- schwere Erkrankung (z. B. AIDS)
- Schwangerschaft
- oder Abstinenz gegenüber anderen Drogen (sog. Beigebrauch).

Der substituierende Arzt muss die Zusatzqualifikation „suchtmedizinische Grundversorgung" besitzen.

Durchführung: Die Substitution ist aufgrund der vergleichsweise langen Halbwertszeit von Methadon im Gegensatz zu Heroin* nur 1-mal täglich notwendig. Sie wird in der Regel ambulant durchgeführt als Langzeitbehandlung wegen des chronischen Verlaufs der Heroinabhängigkeit.

Wirksamkeit: Der klinische Nutzen der adäquat durchgeführten Methadon-Substitution ist empirisch gut fundiert:
- Rückgang von illegalem Heroinkonsum
- Rückgang von Mortalität und Morbidität
- Rückgang von kriminellem Verhalten
- hohe Therapie-Haltequote
- verbesserte soziale Integration.

Methämoglobin → Hämoglobin [Physiologie]

Methämoglobinbildner *m*: engl. *methemoglobin-forming agents*. Substanzen, beispielsweise anorganische Nitrite, die Hämoglobin* (Hb, 2-wertiges Eisen) in Methämoglobin (MetHb, 3-wertiges Eisen) überführen. Methämoglobin kann keinen Sauerstoff binden und verändert das umgebende Hämoglobin so, dass die Sauerstoffabgabe verhindert wird. MetHb-Konzentrationen oberhalb von 70 % können zum Tod führen.

Methämoglobincyanid → Hämoglobin [Physiologie]

Methämoglobin-Nachweis *f*: syn. Hämiglobin-Labordiagnostik. Bestimmung des prozentualen Anteils von Methämoglobin am Gesamt-Hämoglobin*. Die Bestimmung ist indiziert bei V. a. hereditäre Methämoglobinämie und zum Nachweis einer Methämoglobinämie durch Intoxikation*. Klinische Hinweise auf eine Vergiftung sind Zyanose*, Übelkeit, Kopfschmerzen und Atemnot. Der Nachweis erfolgt fotometrisch.

Indikationen:
- unklare Zyanose
- Diagnose und Monitoring der hereditären oder toxischen Methämoglobinurie
- Überwachung einer medikamentösen Therapie mit Methämoglobinbildnern
- Biomonitoring* in der Arbeitsmedizin.

Referenzbereich: < 1,5 % des Gesamt-Hämoglobins.

Bewertung: Erhöht bei:
- Vergiftungen mit Substanzen, die eine Oxidation von Hämoglobin bewirken
- hereditärer Methämoglobinämie
- Lokalanästhesie* mit Prilocain
- Lasertherapie der Haut
- Rauchern (bis 2,7 %).

Klinische Bedeutung des MetHb-Anteils: siehe Tab.

Methämoglobin-Nachweis	
Wert (% des Gesamt-Hb)	**Klinische Bedeutung**
< 15	normalerweise asymptomatisch
15–20	mäßige Zyanose, Kopfschmerzen, Benommenheit
20–45	deutliche Zyanose, Übelkeit
45–70	schwere Zyanose, Erbrechen, Konfusion, Anfälle
> 70	nicht mit dem Leben vereinbar

Methanal → Formaldehyd

Met-Hb: Abk. für Methämoglobin → Hämoglobin [Physiologie]

Methicillin-resistenter Staphylococcus aureus *m*: engl. *methicillin-resistant Staphylococcus aureus*; syn. Oxacillin-resistenter Staphylococcus aureus (Abk. ORSA); Abk. MRSA. Staphylococcus aureus mit Mehrfachresistenz (Multiresistenz) gegen Betalaktam*-Antibiotika (u. a. Penicillin, Cephalosporin). Er ist bedeutsamer Erreger von Nosokomialinfektionen*. Bei Besiedlung wird saniert, bei Erkrankung wird systemisch behandelt. Vor der Therapie ist die Resistenz gegen Antibiotika zu bestimmen.

Hintergrund: Epidemiologie:
- Verbreitung weltweit
- häufig Besiedler insbesondere von hospitalisierten Patienten
- in Mitteleuropa selten bei gesunden Personen.

Häufigkeit in Deutschland (2014):
- Ca. 3840 gemeldete Infektionen (nach Referenzdefinition des RKI
- Inzidenz ca. 4,8 : 100 000.

Resistenz: Infolge Betalaktamase (Penicillinresistenz) sowie PBP2a (codiert durch in SCCmec, für staphylococcal cassette chromosome mec, integriertes mecA-Gen) mit reduzierter Affinität zu allen Betalaktam-Antibiotika (Kreuzresistenz; PBP).

Einteilung: HA-MRSA (hospital acquired MRSA):
- MRSA in Krankenhäusern durch Aufnahme besiedelter/infizierter Patienten und potenzielle Übertragung durch medizinisches Personal
- HCA-MRSA (hospital associated community onset MRSA, health care associated MRSA): im Krankenhaus erworbene MRSA (Besiedler oder Infektionserreger), die nach Entlassung in Erscheinung treten.

CA-MRSA (community acquired MRSA): MRSA bei nicht hospitalisierter Bevölkerung
- Vorkommen: als Besiedler von Nasen-Rachen-Raum, Wunden; meist bei Personen ohne vorherigen Aufenthalt in Krankenhaus oder Pflegeeinrichtung, bei Sportlern mit intensiven Körperkontakten (z. B. Ringer)
- Lokalisation: v. a. bei tiefgehenden, nekrotisierenden Haut- und Weichteilinfektionen, insbesondere bei Furunkulose; seltener Ursache von nekrotisierenden Pneumonien.

LA-MRSA (livestock associated MRSA):
- mit Tiermast assoziierte MRSA
- wie CA-MRSA v. a. Erreger von Haut- und Weichteilinfektionen, meist bei beruflicher Exposition.

Methicillin-sensibler Staphylococcus aureus *m*: engl. *methicillin-sensitive staphylococcus aureus*; syn. Oxacillin-sensibler Staphylococcus aureus (Abk. OSSA); Abk. MSSA. Stämme von Staphylococcus aureus, die sensitiv sind gegenüber dem Beta-Lactam-Antibiotikum Methicillin, im Gegensatz zu resistenten Stämmen (MRSA).

Methionin *n*: engl. *methionine*. A-Amino-γ-methylmercaptobuttersäure. Methionin ist eine essenzielle schwefelhaltige proteinogene Aminosäure* (Tagesbedarf 1–2 g), aus der durch Reaktion mit ATP der Methylgruppendonor Adenosylmethionin entsteht.

Bedeutung:
- Physiologisch: (S)-Methionin ist neben Cystein* und Cystin der Hauptlieferant von Schwefel beim Aufbau der Proteine.
- Adenosylmethionin (S-Adenosylmethionin) ist für die Transmethylierung im intermediären Stoffwechsel von großer Bedeutung.
- Mangel an Methionin führt zu schweren Leberparenchymschäden wie Leberzirrhose, Leberverfettung.
- In vielen Pflanzenproteinen begrenzt Methionin die biologische Wertigkeit.

Anwendung: Methionin wird p. o. oder i. v. angewendet; s. c. und i. m. Applikation ist nicht möglich.
- p. o. zur Senkung des Urin-pH-Werts: **1.** bei Gabe von Antibiotika mit Wirkoptimum im sauren Urin-pH-Wertbereich (pH 4–6; z. B. Ampicillin*, Nitrofurantoin*), bei Harnwegsinfektion* **2.** zur Steinmetaphylaxe* bei phosphathaltigen Harnsteinen (Struvit, Carbonatapatit, Brushit)
- zur Hemmung des Bakterienwachstums
- parenteral im Rahmen parenteraler Ernährung (enthalten in Infusionslösungen)
- als Antidot bei Paracetamol*-Vergiftung (Reservemittel)
- diagnostisch: Methionin-Belastungstest
- weitere Anwendung z. B. als Futtermittelzusatz in der Geflügelaufzucht.

Methocarbamol *n*: Zentrales Muskelrelaxans, das bei Verspannung und Spasmen der Skelettmuskulatur eingesetzt werden kann. Es wirkt zentral dämpfend und führt somit auch zu Müdigkeit und Benommenheit. Seine Wirkungsweise ist der von Mephesin ähnlich.

Methode, symptothermale *f*: engl. *symptothermal method*. Messung der Basaltemperatur* und Beobachtung des Zervixschleims* zur Bestimmung fruchtbarer und unfruchtbarer Tage der Frau als Methode der natürlichen Kontrazeption*. Sind nach Verschwinden des flüssigen Zervixschleims an 3 Tagen die Temperaturwerte höher als an den vorangegangenen 6 Tagen, ist sicher die unfruchtbare Phase erreicht. Siehe Pearl*-Index (Tab. dort).

Methotrexat *n*: Zytostatikum aus der Gruppe der Folsäure*-Antagonisten. Die Anwendungsgebiete sind zahlreich, z. B. Tumorerkrankungen oder Erkrankungen des rheumatischen Formenkreises. Es müssen zahlreiche Wechselwirkungen beachtet werden, die Einnahme von Folsäure* schwächt die Wirkung ab. Kontraindikation ist unter anderem die gleichzeitige Impfung mit Lebendimpfstoffen*.

Methoxyisobutylisonitril *n*: Abk. MIBI. Radionuklid, das als ^{99m}Technetium-MIBI (^{99m}Tc-MIBI) angewendet wird (siehe Myokardszintigrafie* und Nebenschilddrüsenszintigrafie*).

Methylcobalamin *n*: Biologisch wirksame Coenzymform des Cobalamins (Vitamin* B_{12}), das die Methylgruppe von Tetrahydrofolat (THF) übernimmt und bei Remethylierung von Homocystein zu Methion als Coenzym für die Methioninsynthase wirkt. Für die Aufnahme des Vitamins im Dünndarm ist der proteinogene Intrinsic*-Faktor aus den Belegzellen des Magens essenziell.

Methyldopa *n*: Antisympathotonikum zur oralen Anwendung als Antihypertensivum. Methyldopa stimuliert die zentralnervösen adrenergen Alpha*-Rezeptoren und senkt so den Blutdruck. Bei hypertensiven Schwangerschaftserkrankungen* ist Methyldopa Mittel der Wahl. Häufige Nebenwirkungen (insbesondere zu Beginn der Einnahme) sind Fieber, Schüttelfrost, Sedierung* und Störung der orthostatischen Regulation*.

Indikationen:
- Schwangerschaftshypertonie
- essentielle Hypertonie: **1.** vorzugsweise in Kombination mit anderen blutdrucksenkenden Mitteln, insbesondere Diuretika* **2.** wenn andere antihypertensiv wirkenden Substanzen nicht ausreichend wirksam oder kontraindiziert sind.

Methylergometrin *n*: Halbsynthetisches Ergotalkaloid*, das die glatte Muskulatur der Gefäße und des Uterus* zur Kontraktur anregt. Methylergometrin wird eingesetzt bei Blutungen nach Abort* sowie bei verstärkter postpartaler* Blutung und Subinvolutio* uteri bei nicht stillenden Frauen. Nicht indiziert ist Methylergometrin zur Geburtseinleitung und zur Kontraktionsanregung bei Wehenschwäche.

Methylguanidinoessigsäure → Kreatin
Methylmorphin → Codein
Methylphenidat *n*: Psychostimulans, das strukturell mit Amphetaminen verwandt ist. Es wird bei ADHS*, hyperkinetischen Störungen und Narkolepsie* eingesetzt. Die Einnahme sollte nicht abends erfolgen. Zu den Nebenwirkungen gehören Nervosität, Schlafstörungen und Appetitminderung. Aufgrund der konzentrationssteigernden Wirkungen besteht die Gefahr des Missbrauchs und der Abhängigkeit.

Methylprednisolon *n*: Glukokortikoid* mit schwach mineralokortikoider Wirkung. Es wird bei zahlreichen entzündlichen und allergischen Erkrankungen sowie bei Autoimmun- und Tumorerkrankungen eingesetzt. Bei Nebennierenrinden-Insuffizienz soll es nicht eingesetzt werden. Methylprednisolon wird oral, parenteral oder topisch verabreicht. Seine glukokortikoide Aktivität ist 5-fach höher als die des Kortisols*.

Metoclopramid *n*: Benzamid* aus der Gruppe der Antiemetika* und Prokinetika, das zur Prä-

Metoprolol

vention und Behandlung von Übelkeit und Erbrechen eingesetzt wird. Metoclopramid wirkt stimulierend auf die Magen-Darm-Peristaltik und unterdrückt den Brechreiz in der Area* postrema. Zu den unerwünschten Wirkungen zählen extrapyramidale Symptome, da es die Blut*-Hirn-Schranke passieren kann.

Indikationen:
- symptomatische Behandlung von Übelkeit und Erbrechen
- gastroduodenale Ulzera
- Gastritis*
- Reizmagen
- migränebedingte Übelkeit und Erbrechen
- Pylorusstenosen*
- Prävention von chemotherapieinduzierter, strahlentherapieinduzierter oder postoperativer Übelkeit und Erbrechen.

Metoprolol n: Antihypertensivum aus der Gruppe der Beta*-Rezeptoren-Blocker, das aus bei Herzrhythmusstörungen*, KHK, nach einem Herzinfarkt* und zur Migräneprophylaxe eingesetzt wird. Kontraindikationen sind zahlreich, z.B. schweres Asthma* bronchiale und AV-Blockaden. Wechselwirkungen sind häufig, u.a. mit weiteren Antihypertensiva (besonders Verapamil*/Diltiazem*), Antidiabetika* sowie Antiarrhythmika*.

Metritis → Myometritis

Metronidazol n: Antibiotikum aus der Gruppe der Nitroimidazole*. Es wirkt bakterizid gegen Anaerobier* und Protozoen* (Trichomonaden, Giardien). Metronidazol wird u.a. bei Infektionen des Magen-Darm-Trakts und weiblichen Genitaltrakts eingesetzt. Nebenwirkungen sind gastrointestinale Symptome und dunkler Urin. Bei gleichzeitigem Alkoholkonsum treten Unverträglichkeitsreaktionen auf.

Indikationen:
- Anaerobier-Infektionen der Atemwege, des Magen-Darm-Traktes, des ZNS und des weiblichen Genitaltrakts
- Infektionsprophylaxe bei Operationen.

Metroplastik f: engl. metroplasty. Rekonstruierende bzw. plastische Operation zur Beseitigung einer kongenitalen Uterusfehlbildung* (z.B. Uterus bicornis) bei bestehendem Kinderwunsch. Die Durchführung erfolgt in der Regel per Laparotomie, in spezialisierten Zentren auch laparoskopisch. Die OP ist nur in Einzelfällen indiziert.
Prinzip: Siehe Abb.

Metrorrhagie f: engl. metrorrhagia. Unregelmäßige und/oder länger als 10 Tage anhaltende zyklusunabhängige uterine Blutung*.

Ätiologie:
- hormonal (azyklische dysfunktionelle Blutung*)
- organisch, z.B.: 1. Endometritis* 2. Endometriumhyperplasie* 3. Myoma uteri oder

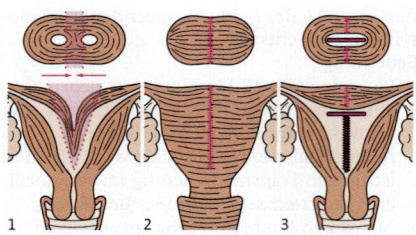

Metroplastik: Operatives Vorgehen bei Uterus bicornis; 1: Resektion der medialen Wände; 2: Vereinigung der beiden Höhlen; 3: Einlage eines Intrauterinsystems zur Adhäsionsprophylaxe für 3 Monate. [156]

Uteruspolyp (Corpuspolyp*) 4. Uteruskarzinom* 5. Granulosazelltumor*.

Metyrapontest m: engl. metyrapone test. Untersuchungsmethode bei Verdacht auf sekundäre oder tertiäre Nebennierenrindeninsuffizienz*. Oral verabreichtes Metopiron hemmt die Umwandlung von 11-Desoxycortisol zu Kortisol*. Dadurch bleibt bei Gesunden das negative Feedback aus, ACTH wird vermehrt ausgeschüttet und die Nebennierenrinde bildet vermehrt 11-Desoxycortisol. Bei Nebennierenrindeninsuffizienz* bleibt 11-Desoxycortisol nach Metopirongabe niedrig.
Praxishinweis: Zur genauen Lokalisation einer Nebennierenrindeninsuffizienz* sollten zusätzlich Kortisol* und ACTH bestimmt werden.

Meulengracht-Krankheit → Morbus Meulengracht

Mexikanische Grippe → Influenza A(H1N1)pdm09

Meyerding Grade m pl: syn. Meyerding-Einteilung. Einteilung der Schweregrade einer Wirbelkörperverschiebung (Spondylolisthesis*) nach MEYERDING (MD): MD 1: Wirbelkörperversatz < 25%, MD 2: 25–50%, MD 3: 50–75%, MD 4: > 75%, heute auch MD 5: > 100%, entspricht Spondyloptose.

Meyer-Druckpunkte → Thrombose

Meyer-Weigert-Regel f: engl. Meyer-Weigert rule. Erkenntnis, dass sich zwei Harnleiter bei Doppelniere* in ihrem Verlauf zur Harnblase* überkreuzen. Bei Ureter duplex mündet der Harnleiter für den oberen Doppelnierenanteil kaudal* des Harnleiters, für den unteren Anteil in die Blase. Ausnahmen von dieser Regel sind möglich.

MFA: Medizinische(r) Fachangestellte(r), früher Arzthelfer(in) genannt. MFAs arbeiten überwiegend in Arztpraxen zur Unterstützung niedergelassener Ärzte. Die Ausbildung erfolgt in Arztpraxis und Berufsschule und dauert 3 Jahre. 98% der MFAs sind weiblich.

MGP: Abk. für → Glomerulopathie, membranöse

M-Gradient m: engl. M component; syn. Myelom-Gradient. Hohe schmalbasige Zacke (Peak) in der Serum- oder Urineiweißelektrophorese als Ausdruck einer pathologischen Serum- oder Urineiweißfraktion. Ursächlich sind funktionslose monoklonale Antikörper* (Paraproteine*), die meist in der Gamma-Fraktion erscheinen. Das Elektrophoresebild nimmt durch den zusätzlichen Peak eine M-Form an.

MHK: Abk. für → Hemmkonzentration, minimale

MI: Abk. für Myokardinfarkt → Herzinfarkt

MI: Abk. für → Informatik, medizinische

MIBG-Szintigrafie f: engl. MIBG scintigraphy; syn. ^{123}Iod-MIBG-Szintigrafie. Szintigrafie* zur Diagnostik und Therapieplanung bei Tumoren des Nebennierenmarks* (Phäochromozytom*) und anderen von der Neuralleiste abstammenden Tumoren wie Paragangliomen* und Neuroblastomen*. Außerdem wird die MIBG-Szintigrafie zur Beurteilung der sympathischen Innervation des Myokards* eingesetzt sowie zur Differenzialdiagnose des Parkinson*-Syndroms.

Hintergrund: MIBG (Metaiodbenzylguanidin) ist strukturell mit Noradrenalin* verwandt. Neuroektodermale Tumoren, die aus der Neuralleiste entstammen, reichern MIBG an. Die Aufnahme in die Tumorzellen erfolgt überwiegend aktiv über den Noradrenalintransporter. MIBG reichert sich auch in Normalgeweben wie den Nebennieren*, dem Herzen*, der Leber*, der Milz* und den Speicheldrüsen* an. Für die szintigrafische Diagnostik wird es an ^{123}Iod (^{123}I) gekoppelt.

MIBG-Szintigraphie: Abk. für ^{123}Iod-Metaiodobenzylguanidin-Szintigraphie → MIBG-Szintigrafie

MIC: Abk. für → Chirurgie, minimal-invasive

MIC: Abk. für minimum inhibitory concentration → Hemmkonzentration, minimale

Michaelis-Gutmann-Körperchen → Malakoplakie

Michaelis-Konstante f: engl. Michaelis constant; syn. Michaelis-Menten-Konstante; Abk. K_m. Charakteristische Größe der Enzymkinetik nach dem Michaelis-Menten-Modell, das die Beziehung zwischen Enzym* (E), Substrat (S), Enzym-Substrat-Komplex (ES) und Produkt (P) vereinfacht beschreibt.

Erläuterung:
- Die Michaelis-Konstante entspricht der Substratkonzentration, bei der die Enzymreaktion mit der Hälfte der max. Reaktionsgeschwindigkeit abläuft, d.h., die Hälfte des Enzyms als ES vorliegt.
- Da der Zerfall von ES geschwindigkeitsbestimmend ist, entspricht die Michaelis-Kon-

stante der Enzym-Substrat-Dissoziationskonstante und ist ein Maß für die Affinität des Enzyms zum Substrat.

Michaelis-Raute *f*: engl. *Michaelis' rhomboid*. Rautenförmige, oberflächlich sichtbare Figur im Sakralbereich der Frau. Sie ist begrenzt durch die eingezogene Haut über dem 5. Lendenwirbel, die beiden Spinae iliacae posteriores superiores und den kaudalen Steißbeinanteil. Die Michaelis-Raute dient der orientierenden Beurteilung der Beckenform. Siehe Abb.

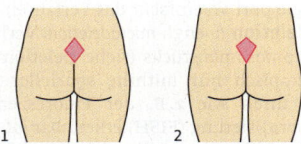

Michaelis-Raute: 1: normale Michaelis-Raute; 2: Michaelis-Raute bei plattrachitischem Becken.

Miconazol *n*: Antimykotikum aus der Gruppe der Imidazolderivate* mit breitem Wirkungsspektrum zur lokalen oder systemischen Anwendung. Es ist wirksam gegen Dermatomykosen* aller humanpathogenen Pilzarten sowie gegen Trichomonaden. Hautreizungen gehören zu den lokalen Nebenwirkungen. Kontraindikation ist eine Leberfunktionsstörung.

Microbody → Peroxisomen

Micrococcus *m*: Gattung nicht pathogener, grampositiver, unbeweglicher, aerober, teils pigmentierter Kugelbakterien der Familie Micrococcaceae (Bakterienklassifikation*), die mehrere Spezies umfasst. Sie lagern sich zu Trauben, Haufen, paarweise oder in kurzen Ketten zusammen. Micrococcus kommen ubiquitär im Boden, Oberflächenwasser und häufig auf Haut von Mensch und Tier vor.

microRNA *f*: Abk. miRNA. Hoch konservierte, nicht codierende RNA* mit einer Länge von 21–25 Nukleotiden*. MicroRNAs sind epigenetische Faktoren mit Bedeutung in der posttranskriptionalen Genregulation* und Histon*-Modifikation. Sie spielen eine wichtige Rolle in der Genexpression*, Zellproliferation, Zelldifferenzierung, Apoptose* und Tumorentstehung.
Funktion: MicroRNAs können spezifisch an komplementäre 3'-Bereiche der mRNA binden (RNA-Interferenz) und entweder zum Abbau der mRNA oder zur Hemmung der Translation* führen. Außerdem können microRNAs die Modifikationen an Histonen sowie die Bindung von Proteinen und der DNA verändern.

Microsporum *n*: Pilzgattung aus der Gruppe der Fungi* imperfecti mit multizellulären, gelegentlich rauwandigen Makrokonidien am Luftmyzel, die nur in Kultur (nicht im Nativpräparat) zur Identifizierung dienen. Microsporum-Arten befallen sowohl den Menschen als auch Haustiere und sind Erreger der Mikrosporie* (v. a. Kinder betroffen).

Mictio → Miktion

Mictio involuntaria → Harninkontinenz

Midazolam *n*: Benzodiazepin* zum Einsatz als Kurz-Hypnotikum und Antiepileptikum. Midazolam wird i. v., i. m., oral als Tablette sowie buccal und rektal als Lösung angewendet und kommt im Rahmen der Anästhesie* und Sedierung* sowie bei Schlafstörungen* und Krampfanfällen zum Einsatz. Zu beachten ist das Abhängigkeitspotenzial*.
Indikationen:
– Analgosedierung (bei erhaltenem Bewusstsein) vor und während diagnostischer Verfahren oder therapeutischer Eingriffe mit oder ohne Lokalanästhesie
– Anästhesie: 1. Prämedikation vor Anästhesieeinleitung 2. Anästhesieeinleitung 3. als sedierende Komponente bei Kombinationsnarkosen
– Sedierung auf der Intensivstation
– Kurzzeitbehandlung von Schlafstörungen, insbesondere Einschlafstörungen.
– akute Krampfanfälle, insbesondere langandauernde.

MIDCAB: Abk. für minimally invasive direct coronary artery bypass grafting → Bypass, aortokoronarer

Mieder → Rumpforthese

MIF: Abk. für → Migrationsinhibitionsfaktoren

Mifepriston *n*: Synthetisches Steroid*, das als Antigestagen kompetetiv an Progesteron*-Rezeptoren bindet, somit die Wirkung von Progesteron* hemmt und daher zum Schwangerschaftsabbruch* eingesetzt wird. Mifepriston wird oral appliziert.
Indikationen:
– medikamentöser Schwangerschaftsabbruch bei anschließender Verwendung eines Prostaglandinanalogons (in Deutschland erlaubt bis zum 63. Tag ab der Amenorrhö)
– Erweichung und Dilatation der Cervix* uteri vor einem instrumentellen Schwangerschaftsabbruch während des 1. Trimenons*
– Vorbereitung der Wirkung von Prostaglandin-Analoga bei medizinisch begründetem Schwangerschaftsabbruch jenseits des 1. Trimenons
– Einleitung der Wehentätigkeit zur Ausstoßung eines in utero abgestorbenen Fetus, wenn Prostaglandine* oder Oxytocin* nicht angewendet werden können.

Miglitol *n*: Als Alphaglukosidase*-Inhibitor wirkendes orales Antidiabetikum, das die enzymatische Hydrolyse von Disacchariden (Saccharose, Maltose, Isomaltose, z. T. Laktose) im Dünndarm verzögert. Bei Miglitol besteht keine Hypoglykämiegefahr.
Indikation: Diabetes* mellitus Typ 2 in Kombination mit einer Diät oder Sulfonylharnstoffen.

Migräne *f*: engl. *migraine*. Primärer Kopfschmerz* mit anfallartigen, häufig pulsierenden, meist einseitigen Schmerzattacken, oft begleitet von vegetativen Symptomen, Licht- und Lärmempfindlichkeit sowie neurologischen Ausfällen. Die Diagnose ergibt sich durch typische Anamnese*, unauffällige neurologische Untersuchung und ggf. Bildgebung zum Ausschluss sekundärer Kopfschmerzen. Therapiert wird mit Antiphlogistika*, Triptanen* und Antiemetika*.
Klinik:
– anfallartige episodische Kopfschmerzen: 1. pulsierend, bohrend oder hämmernd 2. meist einseitig (Hemikranie) auftretend (die Seite, auf der die Schmerzen auftreten, kann von Anfall zu Anfall wechseln) 3. frontotemporal und retroorbital 4. in den frühen Morgenstunden beginnend und Stunden bis zu 3 Tage andauernd
– vegetative Symptome, z. B. Inappetenz, Übelkeit und Erbrechen
– Lichtscheu* und Lärmscheu
– Migräne-Aura: 1. fokale reversible neurologische Symptome 2. geht dem Kopfschmerz voran oder begleitet ihn 3. häufig kontralateral zum Kopfschmerz 4. am häufigsten als visuelle Aura mit Photopsie* (von der Mitte zur Peripherie des Gesichtsfeldes wandernder Zackenkranz mit nachfolgendem Flimmerskotom) 5. auch einseitige Sensibilitätsstörungen, Paresen, Aphasie oder (Dreh-)Schwindel 6. Migräneaura ohne nachfolgenden Kopfschmerz wird als migraine sans migraine bezeichnet
– Verhaltensänderungen als Prodrom* möglich: 1. Hypo- oder Hyperaktivität 2. Niedergeschlagenheit 3. Heißhunger (auf spezielle Nahrungsmittel)
– Verschlechterung der Symptome oft schon bei leichter körperlicher Aktivität (Treppensteigen)
– bei der Hälfte der Betroffenen eine Attacke pro Monat, bei jedem zehnten Betroffenen 4 und mehr Attacken pro Monat.

Therapie: Im akuten Anfall: nichtsteroidale Antiphlogistika (Acetylsalicylsäure* 1. Wahl)
– Triptane*
– ggf. Antiemetikum (Metoclopramid*, Domperidon*)
– evtl. Ergotalkaloide*
– Koffein.

Prophylaktisch:
– Ausschalten anfallsfördernder Faktoren
– begleitend psychotherapeutische Verfahren
– regelmäßiger Ausdauersport
– Pharmakotherapie: 1. v. a. Beta-Rezeptoren-Blocker wie Metoprolol oder Propranolol

2. Flunarizin 3. Antiepileptikum (Topiramat, bei erwachsenem Patienten auch Valproinsäure) 4. Botulinumtoxin* A.
Prognose:
- benigne Erkrankung
- Anfallsfrequenz verringert sich mit zunehmendem Alter.

Migräne, ophthalmoplegische: engl. *ophthalmoplegic migraine*; syn. Hemicrania ophthalmoplegica. Einseitige Migräne* mit reversibler gleichseitiger Lähmung* eines oder mehrerer Hirnnerven* (Nervus* trochlearis, Nervus* abducens, Nervus* oculomotorius), welche die Augenmuskeln* innervieren, bei Ausschluss eines Krankheitsprozesses im Bereich um die Sella* turcica.

Migraine accompagnée *f*: engl. *accompanied migraine*. Veraltete Bezeichnung für eine Migräne* mit Aura*, die von Funktionsstörungen einer Großhirnhemisphäre ausgeht (sensible Reiz- oder Ausfallserscheinung, motorische Lähmung* und Sprachstörung*).

migrans: Wandernd, z. B. Larva migrans.

Migration [Biologie] *f*: Bewegung von Zellen oder Fremdkörpern im Organismus, z. B. Wanderung von Neuroblasten aus den Keimschichten zu ihrer endgültigen Lokalisation im Gehirn oder von Spermien im Zervixschleim.

Migrationsinhibitionsfaktoren *m -pl*: engl. *(macrophage) migration inhibitory factor*. Von aktivierten T-Lymphozyten bei Antigenkontakt freigesetzte Chemokine wie z. B. GM-CSF (CSF = colony stimulating factor) oder IFN-γ. Migrationsinhibitionsfaktoren setzen die Wanderungsgeschwindigkeit von Makrophagen* herab, wahrscheinlich um sie am Ort der immunologischen Reaktion zu konzentrieren.

MIH: Abk. für → Molar-Incisor-Hypomineralisation

Mikro-: syn. Mikr-. Vorsilbe mit der Bedeutung klein, gering, fein, niedrig. Bei SI-Einheiten bezeichnet Mikro- (Symbol μ) als Vorsatz das 10^{-6}-Fache einer Einheit.

mikroaerophil: engl. *micro-aerophilic*. Beschreibender Begriff für Mikroorganismen, die ihr Wachstumsoptimum unter reduziertem O_2-Gehalt und einer auf 5–10 % erhöhten CO_2-Atmosphäre erreichen, z. B. Neisseria gonorrhoeae, Neisseria meningitidis, Brucellen und Listerien. Mikroorganismen sind mikroaerophil, wenn sie O_2-bedürftig sind, allerdings bei herabgesetztem Partialdruck.

Mikroalbuminurie → Albuminurie
Mikroalbuminurie → Proteinurie

Mikroaneurysma *n*: engl. *microaneurysm*. Kleinste, solitär oder multipel auftretende aneurysmatische Erweiterung an Kapillaren der terminalen Strombahn, z. B. im Rahmen einer diabetischen Retinopathie* oder Polyarteriitis* nodosa.

Mikroangiopathie *f*: engl. *microangiopathy*. Stenosierende, meist arteriosklerotische Veränderungen kleiner Arterien*, Arteriolen und Kapillaren*. Häufigste Grunderkrankungen sind arterielle Hypertonie* und Diabetes* mellitus. Bevorzugt betroffen sind Gehirn*, Niere*, Auge*, Herz* und Füße. Die Diagnostik erfolgt indirekt über Augenspiegelung sowie Prüfung der Beinpulse und Eiweißausscheidung der Niere. Therapiert wird die Grunderkrankung.
Formen:
- **zerebrale** Mikroangiopathie: subkortikale arteriosklerotische Enzephalopathie* (siehe auch Schlaganfall*)
- **diabetische** Mikroangiopathie: 1. typisches Spätsyndrom des Diabetes* mellitus 2. generalisierte pathologische Veränderungen insbesondere der Retina*, der Nieren (diabetische Glomerulosklerose) und der kleinen peripheren Gefäße (z. B. A. tibialis und A. fibularis) mit akralen Durchblutungsstörungen und Nekrosen* (z. B. diabetische Gangrän* des Fußes*)
- **thrombotische** Mikroangiopathie: Syndrome mit Mikrothromben in Arteriolen, Thrombozytopenie* und hämolytischer Anämie* [z. B. hämolytisch-urämisches Syndrom*(HUS)]
- Mikroangiopathie **bei Sklerodermie*:** Kapillaropathie und arterielle Verschlüsse im Finger- und Hand-, seltener Fußbereich mit akralen Durchblutungsstörungen (sekundäres Raynaud*-Syndrom).

Pathologie:
- auch systemische Vaskulitis* bzw. Vaskulopathie im Rahmen einer Kollagenose, z. B. bei progressiver systemischer Sklerose* (histologisch rarefizierte Gefäße in vermehrtem sklerosiertem Bindegewebe).

Mikroben → Mikroorganismen

Mikrobiologie *f*: engl. *microbiology*. Wissenschaftszweig, der sich mit den Lebensbedingungen und -äußerungen von Mikroorganismen* beschäftigt sowie deren (pathologischen) Einfluss auf andere Lebewesen und dafür geeignete Therapien untersucht.

Mikrobizidie *f*: engl. *microbicidity*. Fähigkeit von Phagozyten*, Mikroorganismen abzutöten.

Mikroblepharie *f*: engl. *microblephary*. Angeborenes verkleinertes Augenlid. Ein vollständiges Fehlen des Augenlids wird als Ablepharie* bezeichnet.

Mikrochirurgie *f*: engl. *microsurgery*. Durchführung von Operationen mit feinsten Instrumenten bei 15–30-facher optischer Vergrößerung durch Lupenbrille oder Operationsmikroskop zur funktionellen Verbindung kleiner anatomischer Strukturen (∅ < 2 mm) mit chirurgischem Nahtmaterial* der Größe 8-0 bis 11-0 (< 25 μm).

Mikrochirurgie, transanale endoskopische *f*: engl. *transanal endoscopic microsurgery*; Abk. TEM. Minimalinvasives chirurgisches Verfahren zur kompletten Resektion großer sessiler Adenome und Frühkarzinome des Rektums. Die Befunde werden über ein starres Operationsrektoskop mit speziell geformten Operationsinstrumenten (konventionell) entfernt. Unter Luftinsufflation durch den Anus folgt entweder eine submuköse Abtragung oder eine Vollwandresektion.

Praktischer Hinweis: Ein den Anus abdichtender single port vereinfacht das Verfahren.

Mikrodeletion *f*: engl. *microdeletion*. Verlust eines Chromosomenstücks (siehe Deletion*), der mikroskopisch nur mithilfe spezieller Nachweisverfahren wie z. B. der Fluoreszenz*-in-situ-Hybridisierung (FISH) erkennbar ist.

Klinische Bedeutung: Mikrodeletionen können auch Ursache von Krankheiten (sog. Mikrodeletionssyndrome) sein. Beispiele hierfür sind das DiGeorge-Syndrom, das Mikrodeletionssyndrom 1p36, das Angelman-Syndrom und das Cri-du-chat-Syndrom. Sind mehrere benachbarte Gene von Mikrodeletionen betroffen, wodurch es zur Ausbildung unabhängiger monogener Krankheiten kommt, spricht man auch von dem Contiguous-Gene-Syndrome.

Mikrodiskektomie → Nukleotomie
Mikroeinlauf → Mikroklistier

Mikroembolie *f*: engl. *microembolism*. Verschluss kleinster Blutgefäße durch meist zahlreich im Blut zirkulierende kleine Teilchen (Blutgerinnsel, Cholesterolkristalle, Zellklumpen, Luft, Bakterien, Antigen-Antikörper-Komplexe), z. B. als Osler-Knötchen bei infektiöser Endokarditis oder im Rahmen einer Sepsis sowie iatrogen, z. B. bei Angiografie.

Mikroendoskopie *f*: engl. *microendoscopy*. Kombination aus Endoskopie* und Mikroskopie zur Vergrößerung endoskopischer Bilder. Sie ermöglicht minimalinvasive Endoskopien mit flexiblen dünnen Lichtleitern (Glasfaser) und entsprechender Bild-Vergrößerung der zu untersuchenden Befunde.

Mikrofibrillen → Kollagen

Mikrofilament *n*: Zytoplasmatische Faser, die zu den Hauptbestandteilen des Zytoskeletts* gehört und somit zur Gestalt und Stabilität von Zellen vielzelliger Lebewesen beiträgt. Mikrofilamente bestehen aus Aktin* und haben einen Durchmesser von 7 nm.

Mikrofilarie *f*: engl. *microfilarias*; Abk. Mf. Erstes Larvenstadium der Filarien* in Blut oder Unterhautbindegewebe.

Mikrofrakturierung *f*: engl. *microfracturing*. Verfahren zum Knorpelersatz* und zur Therapie osteochondraler Defekte, bei dem durch Eröffnung des subchondralen Markraums die Bildung faserknorpeligen Reparaturgewebes angeregt werden soll. Indikationen sind lokal begrenzte traumatische oder degenerative Knorpelschäden mit gut erhaltenem angrenzendem Knorpel (v. a. bei jungen Patienten und Fehlen von Begleitverletzungen).

Prinzip:
- Penetration der subchondralen Knochenschicht mit multiplen kleinen Löchern (Mikrofrakturen) im Rahmen einer Arthroskopie* (Abb. dort)
- Vorteil gegenüber der Pridie-Bohrung: Vermeidung von bohrungsbedingten Hitzeschäden und bessere Erreichbarkeit mancher Knorpelareale.

Kontraindikationen:
- Achsenfehler der Extremität mit Überlastung des betroffenen Gelenkanteils
- generalisierte Arthrose
- systemische Arthritis
- Gelenkinstabilität.

Mikrogameten *m pl*: engl. *microgametes*. Männliche Malariaparasiten (Plasmodien*).

Mikrogenie *f*: engl. *microgenia*; syn. mandibuläre Mikrognathie. Meist angeborene extrem kleine Mandibula, z. B. bei Robin-Syndrom (Robin-Sequenz). Siehe Abb.

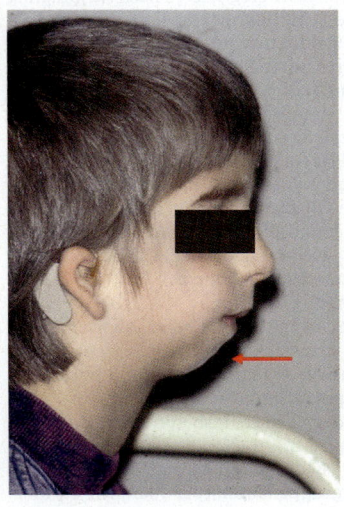

Mikrogenie [42]

Mikroglia *f*: engl. *microglia*; syn. Mesoglia. Makrophagen-ähnliche Zellen im ZNS, welche der Neuroglia zugeordnet werden. Die Mikroglia übernimmt immunologische Aufgaben im ZNS wie die Antigenpräsentation, Phagozytose* und Elimination apoptotischer (abgestorbener) Nervenzellen*. Funktionell zählt sie damit zum Mononukleären-Phagozyten-System.

Mikroglossie *f*: engl. *microglossia*. Angeborene Kleinheit der Zunge. Sie tritt isoliert oder häufiger im Rahmen von Syndromen auf, z. B. beim oroakralen Fehlbildungskomplex.

Mikrognathie *f*: engl. *micrognathia*; syn. Brachygnathie. Unterentwicklung eines Kiefers einschließlich der Alveolarfortsätze. Klinisch werden eine maxilläre und mandibuläre Mikrognathie unterschieden.

Mikrografie *f*: engl. *micrographia*; syn. Mikrographie. Kleinerwerden der Handschrift (am Zeilenende) bei Erkrankung oder Funktionsstörung der Basalganglien*, z. B. infolge neurodegenerativer Erkrankungen wie Parkinson*-Syndrom oder bei extrapyramidal-motorischen Störungen.

Mikrohämaturie → Hämaturie

Mikroinfarkt *m*: engl. *microinfarction*. Kleiner, eng umschriebener Infarkt* mit Sauerstoffunterversorgung durch Verstopfung kleiner Blutgefäße, z. B. in Herz (nicht transmural), Netzhaut oder Gehirn.

Mikroklemme → Gefäßklemme

Mikroklima *n*: engl. *microclimate*. Temperatur- und Feuchtigkeitsverhältnisse in für die Luftzirkulation schwer zugänglichen oder unzugänglichen Körperregionen, z. B. Zwischenzehenräume oder Genitalbereich. Als Mikroklima werden auch Klimaverhältnisse in Bodennähe bezeichnet, die durch Bebauung, Bewuchs, Besonnung und Windschutz bedingt sind.

Mikroklistier *n*: Einzeldosierte Arzneiform zur rektalen Applikation einer Arzneistofflösung zur lokalen oder systemischen Therapie, besonders zur Applikation von Laxanzien. Es kommt v. a. bei Kindern zur Einleitung der Stuhlentleerung bei hartnäckiger Obstipation zur Anwendung.

Vorgehen: Ein Mikroklistier besteht aus einer Kunststoffkanüle mit angeschweißtem Vorratsbehälter (siehe Abb.). Die Kanüle wird ins Rektum eingeführt und das flüssige oder gelöste Arzneimittel durch Druck auf den Behälter darin entleert.

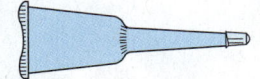

Mikroklistier: Kunststofftube mit Applikationsrohr.

Mikroklysma → Mikroklistier
Mikrokokken → Micrococcus
Mikrokornea *f*: engl. *microcornea*; syn. Mikrocornea. Hornhaut des Auges mit $\varnothing < 10$ mm, was eine Hypermetropie zur Folge hat, die zum Winkelblockglaukom disponiert. Eine Mikrokornea tritt bei Ehlers*-Danlos-Syndrom und Marchesani*-Syndrom auf.

Mikrolaryngoskopie → Laryngoskopie
Mikrolithiasis *f*: engl. *microlithiasis*. Bildung kleinster Steine (< 3 mm) in Organen wie Lunge (alveoläre Mikrolithiasis), Hoden (testikuläre Mikrolithiasis) und Gallenblase bzw. Gallenwegen.

Mikromanie → Verkleinerungswahn
Mikromastie *f*: engl. *hypomastia*; syn. Hypomastie. Unzureichende Entwicklung einer oder beider Brüste als angeborene Anomalie. Eine Mikromastie ist zumeist eine Formvariante, nur selten sind Erkrankungen im Sexualhormonhaushalt oder fehlende Sexualhormonrezeptoren im Brustgewebe die Ursache. Bei psychischer Belastung ist eine chirurgische Brustvergrößerung möglich.

Mikromelie *f*: engl. *micromelia*. Kongenital abnorm kurze, plumpe einzelne oder mehrere Extremitäten, z. B. bei Achondrogenesis.

Mikrometastase *f*: engl. *micrometastasis*. Metastase* mit einer Größe zwischen 0,2 und 2 mm. Mikrometastasen gelten als Anzeichen einer malignen Erkrankung. Nicht jede Mikrometastase wächst zur Metastase* aus. Der Nachweis mittels CT und MRT ist schwierig. Neue Nachweisverfahren mittels Polymerasekettenreaktion und Multiplex-PCR mit dem Nachweis aktiver Gene werden entwickelt.

Mikroorganismen *m pl*: engl. *microorganisms*. Mikroskopisch kleine Lebewesen, v. a. Bakterien*, Viren*, Protozoen*, Mikroalgen, Pilze (Fungi*, häufig einschließlich Sporen*). Mikroorganismen können als Krankheitserreger das Leben und die Entwicklung von Menschen beeinflussen.

Mikropenis *m*: Anatomisch kleiner Penis, der sich nicht entwickelt. Eine durchschnittliche Penislänge von 9,3 cm in westlichen Ländern ist ein ungefährer Anhaltspunkt, allerdings sind wissenschaftliche Daten zur Penisgröße nur unzureichend vorhanden. Eine Penislänge < 7,5 cm gilt als kurz, bei großen individuellen und kulturellen Unterschieden.

Mikrophakie *f*: engl. *microphakia*. Angeborene Kleinheit der Linse, kommt z. B. vor beim Marchesani*-Syndrom, im Rahmen okularer Fehlbildungen wie der Mikrophthalmie* oder isoliert.

Mikrophthalmie *f*: engl. *microphthalmia*; syn. Mikrophthalmus. Abnorm kleines Auge mit Mikrokornea*, längenmäßig exakt mit Ultraschall ausgemessen, häufig in Kombination mit Iriskolobom. Es kommt vor als X-chromosomal-rezessiv erbliche Fehlbildung wie Lenz-Syndrom, im Rahmen einer Embryopathie, z. B. Röteln-, Retinoid-, Thalidomid*-Embryopathie, und bei Chromosomenaberrationen wie Chromosom-18q⁻-Syndrom, Katzenaugensyndrom, Trisomie* 13.

Mikrophthalmus → Mikrophthalmie
Mikropille → Kontrazeption, hormonale
Mikropsie → Metamorphopsie
Mikro-Refraktometer → Refraktometer [Pharmakologie]

Mikrosakkade → Blickbewegungen
mikroskopische Panarteriitis → Polyangiitis, mikroskopische
Mikrosomen *n pl*: engl. *microsomes*. 20–200 nm große Partikel, die beim fraktionierten Zentrifugieren von Zellhomogenisaten anfallen und im Wesentlichen aus Fragmenten des endoplasmatischen Retikulums* bestehen.
Mikrosomie → Kleinwuchs
Mikrospektrofotometrie *f*: engl. *microspectrophotometry*; syn. Mikrospektrophotometrie. Quantitative Bestimmung von kleinsten Substanzmengen (bis ca. 0,5 fmol) durch Kombination von Mikroskopie und Spektrofotometrie. Die Mikrospektrofotometrie wird u. a. angewendet zur Analyse intrazellulärer Substanzen (Zytofotometrie*).
Prinzip:
– Methode 1: Messung des Absorptionsspektrums der zu bestimmenden Substanzen (z. B. DNA, RNA, Aminosäuren) am mikroskopischen Präparat (meist im UV-Bereich)
– Methode 2: Messung der Absorption nach Ausführen substratspezifischer Farbreaktionen (z. B. Feulgen-Plasmafärbung) oder Fluorchromierung in monochromatischem Licht (einfacher als Methode 1, da im sichtbaren Bereich des Spektrums).

Mikrosphären *f pl*: engl. *microspheres*. Feinste kugelförmige Partikel zur Verwendung als Ultraschallkontrastmittel* (z. B. Perflutren) oder radioaktiv markiert zur Szintigrafie* (z. B. ^{99m}Technetium-markierte Albuminpartikel für die Lungenperfusionsszintigrafie* oder Lymphszintigrafie*).

Mikrosporidiose *f*: engl. *Microsporidiosis*. Infektion mit Mikrosporidien (nicht zu verwechseln mit Microsporum). Betroffen sind meist immunsupprimierte Patienten, sie leiden u. a. an wässriger Diarrhö, Gewichtsverlust, okulären oder disseminierten Infektionen. Diagnostiziert wird mittels mikroskopischem Nachweis von Sporen im Stuhl oder Urin, therapiert mit Albendazol* oder Fumagillin.
Erkrankung: Erreger: Der Parasit ist weltweit verbreitet. Die für den Menschen bedeutendsten Erreger sind Enterocytozoon bieneusi sowie Encephalitozoon cuniculi, hellem und intestinalis. **Übertragung:** Die Sporen der den Pilzen nahestehenden, obligat intrazellulären Protozoen* werden durch orale oder inhalative Aufnahme übertragen.
Klinik: Bei Enterocytozoon bieneusi und Encephalitozoon intestinalis überwiegt die intestinale Infektion:
– wässrige Diarrhö teilweise in Verbindung mit Cholangitis oder Cholezystitis
– Appetit- und Gewichtsverlust
– Keratokonjunktivitis, Keratitis

– bei Disseminierung häufig zusätzlich Befall der Nieren (tubulointerstitielle Nephritis). Encephalitozoon cuniculi, hellem und intestinalis sowie weitere Gattungen verursachen v. a.
– disseminierte, fieberhafte Infektionen
– urethrogenitale Infektionen
– Infektionen des Respirationstraktes.
Therapie: Abhängig von der Grunderkrankung und der Art des Erregers
– Albendazol
– Fumagillin.

Mikrosporie *f*: engl. *microsporum infection*; syn. Porrigo decalvans. Hochinfektiöse Dermatomykose* durch Infektion mit Microsporum*-Arten, die vor allem bei Kindern mit Kontakt zu infizierten Tieren auftritt. Microsporum canis ist der häufigste Erreger und wird meist von Katzen übertragen. Die Diagnose wird klinischanamnestisch und durch Erregernachweis gestellt. Therapiert wird lokal und systemisch antimykotisch.
Klinik: Symptome: Am behaarten Kopf zeigen sich scharf begrenzte runde Alopezieherde mit feinen, hellgrauen Schuppen sowie 2–3 mm über der Kopfhaut abgebrochenen Haaren, die als schwarze Punkte imponieren (siehe Abb.). Bei chronischem Verlauf konfluieren die Herde. Nach Abheilung wachsen die Haare nach.
Therapie: Kombinierte systemische Behandlung und Lokaltherapie für ausreichend lange Zeiträume über die Abheilung hinaus bis zur mykologisch gesicherten Heilung erforderlich. Ab der 4. Behandlungswoche sollten im Abstand von 14 Tagen mykologische Kontrolluntersuchungen durchgeführt werden.

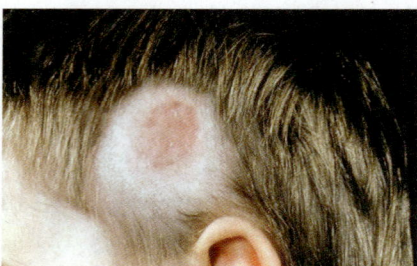

Mikrosporie: Umschriebener Bezirk mit abgebrochenen Haaren bei Tinea capitis. [183]

Mikrostomie *f*: engl. *microstomia*. Kleinheit des Mundes. Die Mikrostomie kommt vor bei verschiedenen angeborenen Erkrankungen, progressiver systemischer Sklerose* und nach Gesichtsverbrennungen mit Narbenkontrakturen im Mundwinkelbereich. Die verminderte Mundöffnung führt zu Problemen bei Zahnhygiene, Zahnbehandlung und Nahrungsaufnahme sowie beim Sprechen. Bei erheblichen Beschwerden ist eine Mundwinkelerweiterungsplastik erforderlich.

Mikrotherapie *f*: engl. *microtherapy*. Verfahren zum perkutanen Einbringen von lokal wirksamen Arzneimitteln, Instrumenten, Kathetern oder Mikroprothesen für Mikrooperationen unter CT- oder MRT-Steuerung. Mikrotherapeutische Verfahren werden meist ambulant und in Lokalanästhesie* durchgeführte Interventionen, die auch in unmittelbarer Nachbarschaft zu lebenswichtigen anatomischen Strukturen ein geringes Komplikationsrisiko aufweisen.

Mikrothrombus *m*: engl. *microthrombus*; syn. Kapillarthrombus. Thrombus* der Endstrombahn*. Mikrothromben treten bei bestimmten Erkrankungen wie Verbrauchskoagulopathie* oder septischem Schock* auf und führen zum Verschluss kleinster Blutgefäße. In den betroffenen Arealen kommt es aufgrund von Mikrozirkulationsstörungen* zu Gewebehypoxie und ggf. zu schweren ischämischen Schäden der versorgten Organe.

Mikrotie *f*: engl. *microtia*. Veralteter Oberbegriff für Fehlbildungen der Ohrmuschel, die heute unter dem Terminus Ohrmuscheldysplasie* zusammengefasst werden. Unterschieden werden drei Schweregrade. Je nach Ausprägung treten die Fehlbildungen isoliert oder im Rahmen von Syndromen auf. Behandelt wird operativ. Näheres unter Ohrmuscheldysplasie*.

Mikrotransfusion *f*: engl. *microtransfusion*. Übertritt geringer Mengen fetalen Blutes (Erythrozyten, Leukozyten, Thrombozyten) über die Plazenta in den mütterlichen Kreislauf. Durch den Kontakt des mütterlichen Körpers mit fetalen Blutbestandteilen kann es zur Sensibilisierung und Bildung von Antikörpern kommen, die wiederum plazentagängig sind und dem Feten schaden können.
Vorkommen:
– in der Schwangerschaft bei: 1. Aborten 2. Placenta praevia, vorzeitiger Plazentalösung 3. invasiver Pränataldiagnostik (Chorionzottenbiopsie, Amniozentese)
– unter der Geburt, insbesondere in der Plazentarphase.
Klinische Bedeutung: Mütterliche Antigene, z. B. Blutgruppenantikörper*, können zu Morbus* haemolyticus fetalis oder Morbus* haemolyticus neonatorum führen.

Mikrotubuli *m pl*: engl. *microtubules*. Röhrenförmige intrazelluläre Proteinstrukturen (Ø 24 nm) zur Zellstabilisierung (Zytoskelett) und zum intrazellulären Transport (z. B. in Neuronen zum axonalen Transport synaptischer Bläschen). Stabile Mikrotubuli bilden das Gerüst von Zentriol*, Zilien* und Geißeln*, labile Mikrotubuli z. B. die Spindeltubuli des Spindelapparats*.

Mikroverkalkungen *f pl*: engl. *microcalcifications*. Nur mit Mammografie* nachweisbare,

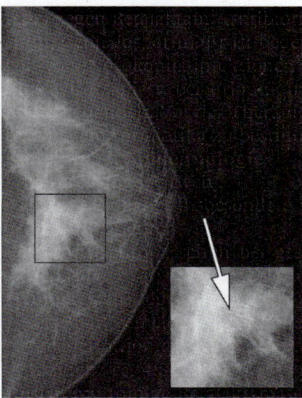

Mikroverkalkungen: Malignitätsverdächtiger Befund mit polymorphen, gruppierten Kalkablagerungen (Pfeil); Mammografie.

150–400 μm große Kalkablagerungen in der Mamma. Je nach Verteilungsmuster kann unterschieden werden zwischen meist benignen und dringend malignitätsverdächtigen Veränderungen. Die Resektion nicht eindeutig benigner Mikroverkalkungen erfolgt durch Stanz- oder Vakuumsaugbiopsie oder durch gezielte Probeexzision nach stereotaktischer Drahtmarkierung. Siehe Abb.
Mikrovilli m pl: engl. microvilli; syn. Bürstensaum. An der freien Zelloberfläche dicht gelagerte, feine zytoplasmatische Fortsätze von 1–6 μm Länge und 0,1 μm Dicke, die im Inneren zwischen 10 und 30 Aktinfilamente aufweisen. Zellen mit Mikrovilli besitzen durch die beträchtliche Oberflächenvergrößerung eine starke Resorptionskraft.
Vorkommen:
– Hauptstücke der Nierenkanälchen, Enterozyten des Dünndarmepithels, Plexus choroidei, Synzytium der Plazentazotten
– vermehrtes Auftreten bei höheren Anforderungen an die Resorptionsfunktion verschiedener Epithelien, z. B. Gallenblase und Schilddrüse.
Mikrozephalie f: engl. microcephaly. Form der Dyszephalie mit Verkleinerung des Schädelumfangs unterhalb des 3. Perzentils. Eine primäre Mikrozephalie tritt ohne erkennbare Ursache auf als familiäre (einfache) Mikrozephalie oder bei verschiedenen Formen der Dysostosis*. Sekundäre Mikrozephalien infolge pränataler Erkrankungen (Rötelnembryofetopathie, Toxoplasmose*) führen häufig zu Hydrozephalus* (Hydromikrozephalie).
Mikrozirkulation f: engl. microcirculation; syn. Kapillarkreislauf. Blutzirkulation im Bereich der Endstrombahn*. Durch die geringe Fließgeschwindigkeit des Blutes* findet hier der Großteil des Stoff- und Gasaustausches* zwischen Blut und Gewebe statt. Die Mikrozirkulation ist Bestandteil des Niederdrucksystems. Funktionell bildet sie neben Hochdruck- und Niederdrucksystem den dritten Anteil des Kreislaufs.
Mikrozirkulationsstörungen f pl: engl. disturbances of microcirculation. Störungen der Blutzirkulation im Bereich der Endstrombahn* (Mikrozirkulation*), die beispielsweise durch gestörte Endothelfunktion, systemische Entzündung* oder erhöhte Thromboseneigung entstehen. Folge ist eine Hypoxie* mit trophischen Störungen (Gangrän*, Ulkus*). Die Diagnostik erfolgt mittels Laser*-Doppler-Fluxmetrie oder Kapillarmikroskopie*. Besondere Formen von Mikrozirkulationsstörungen sind Sludge*-Phänomen und Plasma* Skimming.
Vorkommen:
– Diabetes* mellitus
– Hyperviskositätssyndrom* (z. B. bei Polyzythämie, Paraproteinämie*, Kryoglobulinämie*, massiver Lymphozytose*)
– Sepsis*
– Verbrennung*
– andere Erkrankungen mit rheologischer Störung*.
Mikrozyten m pl: engl. microcytes. Abnorm kleine Erythrozyten* mit einem Durchmesser < 7 μm oder einem MCV < 80 fl bei normaler Morphologie. Mikrozyten finden sich v. a. bei Eisenmangelanämie*, Thalassämie* und sideroblastischer Anämie*. Ursächlich ist eine verminderte Hämoglobin*-Synthese, die Zellen sind meist hypochrom mit einem MCH < 28 fl.
Miktiometrie → Zystomanometrie
Miktion → Miktionsreflex
Miktion f: engl. micturition; syn. Harnlassen. Physiologischer Prozess zur Entleerung der Harnblase*. Normalerweise ist die Miktion willkürlich gesteuert, läuft schmerzfrei ab und die Blase wird annähernd komplett entleert (siehe Restharn*). Ist dies nicht der Fall, spricht man von einer Miktionsstörung.
Ablauf:
– Füllung der Harnblase
– Dehnungsrezeptoren in der Blasenwand senden afferente* Signale an das sakrale (S2–3) und pontine Miktionszentrum*
– Harndrang* entsteht
– Efferenzen* laufen zur Harnblase: Kontraktion des M. detrusor vesicae, Erschlaffung des M. sphincter vesicae internus
– willkürliche Entspannung des M. sphincter vesicae externus
– Entleerung der Harnblase.
Miktion, imperative f: engl. urge micturition. Plötzlich notwendige Harnblasenentleerung infolge imperativen Harndrangs, z. B. bei Zystitis, überaktiver Harnblase und psychischem Stress.
Miktionsdruck m: engl. micturition pressure. Harnblasendruck während der Entleerungsphase.
Miktionsprotokoll n: engl. micturition protocol; syn. Miktionskalender. Stundengenaue Dokumentation von Trinkmenge* und ausgeschiedenem Urinvolumen in Millilitern, üblicherweise über zwei Tage. Außerdem werden auch Harndrang*, Inkontinenz und dysurische Beschwerden notiert. Ein detailliertes Miktionstagebuch ermöglicht eine bessere Beurteilung von (chronischen) Harnwegsinfekten (LUTS) und hilft bei der korrekten Diagnosestellung, z. B. bei benignem Prostatasyndrom (BPS).
Miktionsreflex m: engl. micturition reflex; syn. Miktion. Unbewusster Ablauf der Harnentleerung. Der Miktionsreflex wird durch Impulse aus höheren Gehirnzentren und Anspannung des äußeren Schließmuskels willkürlich gehemmt.
Ablauf: Dehnungssensoren in der Harnblasenwand senden Impulse über parasympathische Fasern an den Sakralbereich des Rückenmarks. Wenn Impulse in höhere Gehirnzentren gelangen, wird der Harndrang bewusst wahrgenommen (ab ca. 250–300 ml Harn). Bei Füllung der Harnblase* mit 400–500 ml veranlassen motorische Nervenimpulse aus dem Rückenmark eine Anspannung des Blasenmuskels (Musculus detrusor) sowie eine Entspannung der Blasenhalsmuskulatur und des inneren Schließmuskels (Sphinkter). Der Harn läuft in die Harnröhre (Urethra), der äußere Schließmuskel entspannt sich, sodass der Harn abfließen kann.
Klinische Bedeutung: Reflexinkontinenz und Dranginkontinenz, z. B. bei Nervenschädigungen oder Hirnabbauprozessen (Harninkontinenz*). Beim Säugling ist die willkürliche Kontrolle des äußeren Schließmuskels noch nicht vorhanden.
Miktionszentrum n: syn. pontines Miktionszentrum. Kerngebiet in der Brücke des Gehirns*. Das Miktionszentrum ist auf neuronaler Ebene für die Entleerung der Harnblase* zuständig und leitet entsprechende Impulse an das sakrale Rückenmark* weiter. Übergeordnete Zentren in der Großhirnrinde* gewährleisten, dass die Miktion* willkürlich erfolgt.
Miktionszystourethrografie f: syn. micturating cystourethrography; Abk. MCU. Röntgenkontrastuntersuchung* von Harnblase* und Harnröhre im a.p.- und/oder lateralen Strahlengang während der Miktion*, oft im Anschluss an eine Urografie* oder nach retrograder* Füllung der Harnblase mit wasserlöslichem, körperwarmem Kontrastmittel. Die MCU dient unter anderem zur Abklärung von Miktionsbeschwerden und Inkontinenz.

Mikulicz-Klemme

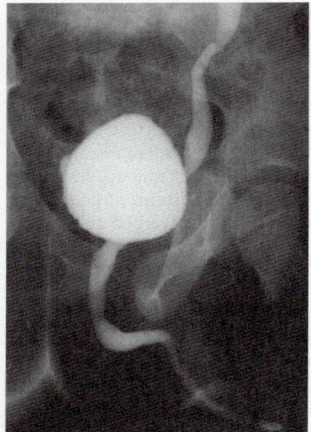

Miktionszystourethrografie: Vesikoureterorenaler Reflux mit einseitigem Megaureter bei 5-jährigem Jungen. [170]

Indikationen:
- Miktionsstörungen
- Erkrankungen der Urethra* (Striktur*, Klappe, Tumor)
- Harnblasensteine
- Harnblasendivertikel
- Harnblasenfisteln
- Beckenbodeninsuffizienz*
- Inkontinenz
- V. a. vesikoureteralen Reflux* (siehe Abb.).

Durchführung:
- Einlage eines Blasenkatheters, Entleerung der Harnblase
- langsame retrograde Füllung mit warmem Kontrastmittel, bis Patienten einen starken Harndrang* angeben
- Entfernung des Katheters und Miktion unter Durchleuchtung, je nach Fragestellung a.p.- oder lateraler Strahlengang.

Mikulicz-Klemme *f*: engl. *Mikulicz's clamp*. Scharfe, leicht gebogene, mittellange Gewebeklemme mit Zähnchen und Schloss zum Fassen und Halten des geöffneten Bauchfells oder einer Faszie* während einer Operation.

Mikulicz-Krankheit I *f*: engl. *Mikulicz syndrome*. Symmetrische, schmerzlose Tränen- und Mundspeicheldrüsenschwellung, häufig mit begleitender Iridozyklitis*, die später zum Sicca*-Syndrom führen kann. Die Erkrankung entsteht paraneoplastisch bedingt bei Non*-Hodgkin-Lymphom, als diffuses lymphozytäres interstitielles Syndrom (Abk. DILS) bei Entzündung oder im Rahmen einer Sialadenose*.

Mikulicz-Krankheit II → Knochenzyste

Mikulicz-Linie *f*: Verbindungslinie vom Zentrum des Femurkopfs zum oberen Sprunggelenk (mechanische Femur- und Tibiaachse). Siehe Abb.

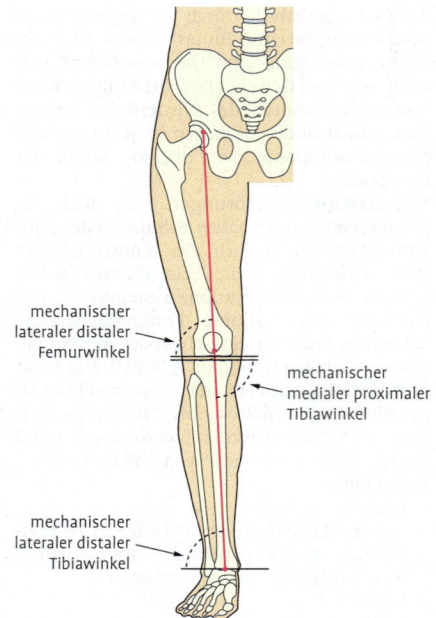

Mikulicz-Linie: Darstellung der mechanischen Femur- und Tibiawinkel durch Mikulicz-Linien und Gelenkachsen; MMPTW: mechanischer medialer proximaler Tibiawinkel; MLDFW: mechanischer lateraler distaler Femurwinkel; MLDTW: mechanischer lateraler distaler Tibiawinkel.

Milben *f pl*: engl. *mites*; syn. Acari. Parasitische Spinnentiere von meist kugeligem Körperbau und geringer Größe (Verschmelzung von Kopf, Brust und Hinterleib; Arthropoden*).

Einteilung und klinische Bedeutung:
- **Hautparasiten:** 1. Krätzmilbe (Sarcoptes scabiei var. hominis): **I.** Erreger der Scabies* **II.** Übertragung: Kontaktinfektion, z. B. durch engen längeren Körperkontakt, Bettwäsche 2. Haarbalgmilbe (Demodex folliculorum und Demodex brevis): **I.** lebt in Haarfollikeln bzw. Talgdrüsen (Demodex brevis) des Gesichts (Demodikose) **II.** meist nicht pathogen, evtl. zusätzlicher pathogener Faktor bei Rosazea* und periorialer Dermatitis* 3. Räudemilben der Tiere (Sarcoptes spec.): gehen gelegentlich auf den Menschen über, verschwinden aber meist spontan nach 2–3 Wochen (siehe auch Katzenräude*)
- **Raubmilben:** 1. Dermanyssidae (Vogelmilben): Erreger der Gamasidiose* 2. Erntemilbe (Neotrombicula autumnalis, syn. Herbstgrasmilbe): **I.** Erreger der Ernte- oder Heukrätze im Sommer und Herbst (Trombidiose*) **II.** möglicherweise Überträger von Rickettsien, Coxiella burnetii und FSME-Virus 3. Kugelbauchmilbe (Pyemotes tritici): **I.** Vorkommen in Mühlen und Getreidespeichern **II.** Erreger der Getreidekrätze
- **Hausstaubmilben** (Dermatophagoides pteronyssinus, Dermatophagoides farinae, Dermatophagoides microceras, Euroglyphus maynei): 1. Milbenkot wirkt allergen 2. insbesondere Euroglyphus maynei ist häufig Ursache des allergischen Asthma* bronchiale, Dermatophagoides pteronyssinus häufig Auslöser eines atopischen Ekzems*
- **Vorratsmilben:** 1. können Acarodermatitis oder Inhalationsallergien auslösen
- **Krankheitsüberträger:** Ratten-, Mäuse- und Vogelmilben: 1. Larven von Leptotrombidium akamushi: in Asien Überträger des Tsutsugamushi-Fiebers (Orientia tsutsugamushi) 2. Ornithonyssus bacoti: Überträger der Rickettsienpocken (Rickettsia akari) 3. Dermanyssidae: in den USA Überträger der St.*-Louis-Enzephalitis.

Milch, adaptierte *f*: Eine der Muttermilch* weitgehend angepasste Milch.

Milch-Alkali-Syndrom → Burnett-Syndrom

Milchausscheidungsreflex *m*: engl. *milk ejection reflex*. Durch den Saugreiz des Säuglings an der Mutterbrust ausgelöste Freisetzung von Oxytocin* aus dem Hypophysenhinterlappen mit nachfolgender Kontraktion der Muskelfasern um die Milchgänge (und Läppchen), wodurch Muttermilch aus der Brustdrüse gepresst wird. Zusätzlich führt Oxytocin zur Kontraktion der Gebärmuttermuskulatur und unterstützt damit die Rückbildung.

Milchbrustgang → Ductus thoracicus

Milchdrüse → Mamma

Milcheinschuss → Brustdrüsenschwellung, initiale

Milcheinschuss → Laktation

Milchfistel *f*: engl. *lacteal fistula*. Ausbildung eines Fistelgangs bei Mastitis* puerperalis zwischen einem Abszess und der Haut, mit Austritt von Milch oder eitrigem Sekret.

Milchfluss → Galaktorrhö

Milchfluss → Laktation

Milchgärung *f*: engl. *milk fermentation*. Enzymatischer Abbau von Laktose* durch Milchsäurebakterien (Lactobacillus-Arten). Die bei dieser Gärung gebildete D- und/oder L-Milchsäure bewirkt die Fällung von Casein* (Milchgerinnung*).

Milchgangkarzinom → Komedokarzinom

Milchgebiss → Milchzahn

Milchgerinnung *f*: engl. *milk coagulation*. Fällung des Milchproteins Casein* durch Säuren oder Labferment. Die bei der Milchsäuregärung entstehende Milchsäure bewirkt die Gerinnung der Milch durch Fällung des Caseins.

Milchleiste *f*: engl. *milk line*. Embryonale Anlage der Milchdrüse. Sie bildet sich als ektodermale Epithelverdickung von der vorderen Axillarfalte bis zur Leistengegend bzw. zum Oberschenkel. Nur ein kleiner Teil der Leiste bleibt in der Thoraxregion bestehen und wird zur Brustdrüse. Akzessorische Mamillen (Polythelie*) oder überzählige Brustdrüsen (Polymastie) können entstehen.

Milchmangel → Hypogalaktie

Milchpocken → Variola

Milchpumpe *f*: engl. *breast pump*. Mechanisch oder elektrisch arbeitende Pumpe zur Gewinnung von Muttermilch. Sie wird auf die Brustwarze aufgesetzt und erzeugt einen Sog. Indikationen sind Stillhindernisse wie wunde Brustwarzen, Trinkschwäche des Säuglings, Milchstau, zu wenig oder zuviel Milch sowie die Milchgewinnung zur Verabreichung durch Dritte. Siehe Abb.

Anwendung: Das **Abpumpen von Muttermilch** ist sinnvoll, wenn
– die Milchbildung stimuliert werden soll
– der Säugling Muttermilch erhalten soll, aber Stillhindernisse vorliegen
– die Mutter aufgrund einer Erkrankung milchgängige Arzneimittel einnimmt, aber anschließend weiterstillen möchte (die Muttermilch wird in dieser Zeit verworfen und das Kind mit Fertigmilchnahrung ernährt)
– die Mutter stillfreie Zeiten überbrücken möchte (Arbeitszeit oder Freizeit)
– in Ausnahmefällen die Brust bei Milchstau* vollständig entleert werden soll (Abpumpen regt die weitere Milchbildung allerdings besonders an).

Wichtig ist die persönliche Hygiene (Händehygiene, kein Kontakt von Hand und Brust mit dem Wochenfluss) und Brustpflege. Zudem sollte die Hebamme eine Einweisung in die Handhabung und Reinigung der Milchpumpe und Milchflaschen vornehmen.

Hinweise: Die abgepumpte Milch ist unterbrechungsfrei bei 4 °C zu kühlen. Alternativ kann die Milch auch bis zum Verabreichen eingefroren werden.

Milchsäureazidose → Laktatazidose

Milchsäurebakterien *n pl*: engl. *Lactobacilli*. Bakterien der Familie Lactobacillaceae (u. a. der Gattung Lactobacillus*), die Laktose* im Rahmen der Milchgärung* abbauen.

Milchsäurebildner *m sg, pl*: Bakterien, die Milchsäure bilden (z. B. Lactobacillus*) und die natürliche Schleimhautflora wiederherstellen. Zudem erzeugt die Milchsäure ein leicht saures Milieu, wodurch das Wachstum schädlicher Keime beeinträchtigt wird. Milchsäurebildner kommen p. o. zur Behandlung von Diarrhö* und Darmträgheit zum Einsatz.

Milchsäuregärung → Gärung

Milchschimmel → Geotrichum candidum

Milchstau *m*: engl. *galactostasis*; syn. Galaktotase. Aufstau der Muttermilch während der Stillzeit im Gangsystem der Brustdrüse. Es droht eine Mastitis* puerperalis. Behandelt wird durch Kühlen der Brust, häufigeres Anlegen, Ausstreichen der Milch in Richtung Brustwarze und ggf. das Verwenden einer Milchpumpe.

Ursache: Der Milchstau entsteht durch einen mangelnden Abfluss der Milch. Er kann bei fehlendem Anlegen oder Trinkschwäche des Kindes auftreten.

Milchzahn *m*: engl. *primary tooth*; syn. Dens deciduus. Temporärer Zahn* des Milchgebisses. Die 20 Milchzähne bilden das Milchgebiss, bestehend aus 8 Schneidezähnen, 4 Eckzähnen und 8 Milchmolaren.

Anatomie und Funktion:
– kleiner als bleibende Zähne und leicht weißlich-bläulich gefärbt
– Durchbruch durchschnittlich um den 6.–8. Monat beginnend und mit ca. 2,5 Jahren beendet (vgl. Dentition*, Abb. dort)
– Ausfallen des Milchzahns (Exfoliation) nach Resorption der Wurzeln vom 6.–13. Lj.
– wichtige Übergangsdentition für Funktions- und Platzbildung des bleibenden Gebisses.

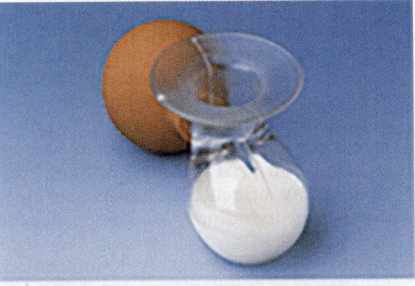
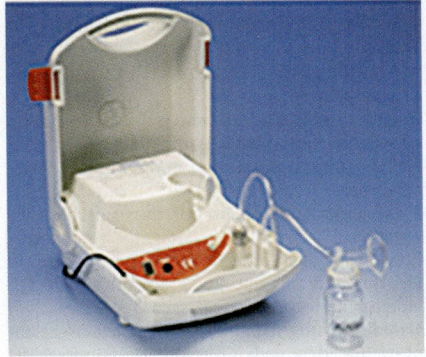

Milchpumpe: Oben: mechanische Milchpumpe; unten: elektrische Milchpumpe. [158]

Mild Cognitive Impairment: engl. *mild cognitive impairment (in the elderly)*; Abk. MCI. Zunehmend auch im deutschen Sprachraum verwendete Bezeichnung für die leichte kognitive Beeinträchtigung, Näheres siehe dort.

Miles-Operation *f*: engl. *Miles' operation*. Operative Methode der abdominoperinealen Rektumexstirpation bei tiefsitzendem Rektumkarzinom, das gegebenenfalls das Kontinenzorgan infiltriert hat. Hierbei wird das Rektum mit Anus und Schließmuskel komplett reseziert und ein permanentes Enterostoma* in Form eines Sigmoidostomas im linken Mittelbauch angelegt.

miliar: engl. *miliary*. Hirsekorngroß, -ähnlich; z. B. miliare Herde bei generalisierter Tuberkulose (Miliartuberkulose*).

Miliaria *f*: syn. Dermatitis hidrotica. Durch Schweißdrüsenokklusion bedingtes Hautexanthem mit Vesikeln oder Papeln. Die Therapie ist symptomatisch. Hitzestau und okklusive Maßnahmen sind zu vermeiden. **Formen:** Je nach Lokalisation des Verschlusses Unterscheidung in M. cristallina/rubra/profunda/pustulosa. **Pathogenese:** Durch starkes Schwitzen, feuchtwarme Umgebung wie im Inkubator, Fieber sowie fettige Externa verursachte temporäre Verlegung des Ausführungsgangs ekkriner Schweißdrüsen.

Klinik: Puriginöse erythematöse Papeln oder wasserhelle Vesikel mit und ohne rotem Hof, ⌀ 2 mm.

Miliarlupoid → Sarkoidose

Miliartuberkulose *f*: engl. *miliary tuberculosis*. Generalisierte Tuberkulose* mit miliaren, hirsekorngroßen Herden (Tuberkulome), die bei geschwächter Abwehrlage in mehreren Organen auftreten (z. B. Lunge, Gehirn). Betroffene zeigen ein schweres Krankheitsgefühl und hohes Fieber. Diagnostiziert wird u. a. mittels direktem Erregernachweis und immunologisch, behandelt mit einer Kombination von Antituberkulotika*. Unbehandelt ist die Erkrankung tödlich.

Milien *f pl*: engl. *milia*; syn. Hautgrieß. Aus versprengtem Epithel hervorgehende, stecknadelkopfgroße, weißliche, dermal gelegene Zysten v. a. im Gesicht. Sie treten primär besonders bei Neugeborenen oder Mädchen auf (sog. eruptive Milien) und sekundär nach Traumen, chronischen Sonnenschäden und Blasenbildung (z. B. Porphyria cutanea tarda, Epidermolysis und Verbrennung).

Milieutherapie → Soziotherapie

Milieutherapie *f*: engl. *environmental arrangement*; syn. Milieugestaltung. Ausgestaltung der sozialen Rahmenbedingungen bei der Behandlung bzw. Betreuung kranker oder behinderter Menschen unter Einbeziehung von Umgebungsfaktoren und deren Modulation im Sinne

der Anpassung an krankheits- bzw. behinderungsspezifische Erfordernisse.
Formen:
- **stationäre** Milieutherapie (z. B. im Rahmen der therapeutischen Gemeinschaft): bedarfsgerechte Gestaltung der Milieus in Krankenhäusern, psychiatrischen Einrichtungen, Rehabilitationskliniken, Wohnheimen und stationären Pflegeeinrichtungen, v. a. bei langer Aufenthaltsdauer, z. B. durch Verlässlichkeit in struktureller, organisatorischer und personeller Hinsicht, Schaffung einer Atmosphäre gleichberechtigter Akzeptanz, Toleranz und größtmöglicher Selbstbestimmung sowie Gewährleistung der persönlichen Integrität einschließlich der Verfügbarkeit von Rückzugsmöglichkeiten. Zudem werden Elemente eingesetzt, die das Wohlbefinden fördern, die Sinne anregen, Orientierung schaffen (vgl. Orientierungshilfen*) und die Lebensqualität steigern sollen. Einen besonderen Stellwert hat die Milieugestaltung bei Menschen mit Demenz.
- **ambulante** Milieutherapie: Anwendung milieutherapeutischer Erkenntnisse auf die Lebensbedingungen eines in häuslicher Umgebung befindlichen Kranken oder Betreuten, u. a. unter Einbeziehung der Bezugspersonen.

Military Exercise: engl. *EDEN-Test*. Neurovaskulärer Provokationstest zur Diagnostik eines Thoracic*-Outlet-Syndroms. Dabei sitzt der Patient; seine Schulterblätter werden möglichst weit nach hinten geführt und seine Arme nach unten gezogen. Das Testergebnis ist positiv, wenn der Radialispuls ausfällt, neurologische Störungen auftreten und unterhalb der Klavikula ein Stenosegeräusch auskultiert wird.

Miller-Abbott-Sonde f: engl. *Miller-Abbott tube*. Meist intraoperativ transnasal eingelegte, doppellumige Sonde aus Weichgummi von > 3 m Länge, die manuell durch den gesamten Dünndarm* bis in das terminale Ileum* geführt wird. Hierdurch soll der Dünndarm geschient und dekomprimiert werden. Nach Einsetzen der Darmtätigkeit wird die Sonde sukzessive entfernt.
Indikationen:
- Dekomprimierung von distendierten Darmschlingen bei Ileus*
- Schienung des Dünndarmes nach ausgedehnter Adhäsiolyse* um einen frühpostoperativen erneuten Ileus aufgrund ungünstiger Verklebungen zu verhindern
- **Merke:** mittlerweile nur noch selten eingesetzt, da häufig Komplikationen, wie z. B. Darmperforationen* oder Knotenbildungen der Sonde beim Zurückziehen.

Miller-Fisher-Syndrom → Fisher-Syndrom
Miller-Spatel → Laryngoskop

Milligan-Morgan-Hämorrhoidektomie f: syn. Hämorrhoidektomie nach Milligan-Morgan. Operationsmethode zur Entfernung von Hämorrhoiden 2.–4. Grades. Dabei wird der Hämorrhoidalknoten exzidiert und das zuführende (arterielle) Gefäß ligiert. Der entstandene Defekt an Anoderm und Schleimhaut wird offen gelassen und muss sekundär granulieren.

Milrinon n: Phosphodiesterase*-Hemmer zur i. v. Anwendung als Koronartherapeutikum bei Herzinsuffizienz*. Milrinon wirkt positiv inotrop und vasodilatatorisch durch selektive Hemmung der cAMP-spezifischen Phosphodiesterase* 3.

Miltefosin n: Phospholipid (Familie der Alkylphosphocholine), das eingesetzt wird als Antiprotozoenmittel* gegen Leishmanien zur peroralen Anwendung. Miltefosin hemmt u. a. den Phospholipid-Metabolismus in der Zellmembran. Häufige Nebenwirkungen sind gastrointestinale Beschwerden und Anstieg der Leber- und Nierenwerte.

Milwaukee-Schultersyndrom n: engl. *Milwaukee shoulder syndrome*. Seltene Sonderform der Hydroxylapatitkristall-Ablagerungskrankheit am Schultergelenk mit Ablagerung von Kalziumverbindungen in der Synovialis des Glenohumeralgelenks, im Gelenkknorpel, der Bursa subacromialis sowie der Rotatorenmanschette und akut auftretenden Entzündungszuständen. Das Syndrom tritt vorwiegend bei älteren Frauen auf.

Milz f: engl. *spleen*; syn. Splen. Im oberen linken Quadranten des Abdomen* hinter dem Magen in Nähe des Zwerchfells lokalisiertes, in den Blutkreislauf eingeschaltetes sekundäres Organ des lymphatischen Systems, das der Phagozytose* geschädigter Blutzellen und der Differenzierung und Proliferation von Lymphozyten* dient. Spleno- ist ein Wortteil mit der Bedeutung Milz.
Funktion:
- Makrophagen: Phagozytose* und Abbau von überalterten, in ihrer Verformbarkeit veränderten oder durch Membran- oder Enzymdefekte geschädigten Blutzellen (v. a. Erythrozyten*), von antikörperbeladenen Thrombozyten*, von Mikroorganismen*, Immunkomplexen*, Fibrinmonomeren, kolloidalen u. a. Partikeln
- antigeninduzierte Differenzierung und Proliferation von B- und T-Lymphozyten.

Milzbrand m: engl. *anthrax*. Sehr gefährliche Infektionskrankheit, die vom Tier (Rind, Schaf, Schwein, Pferd) auf den Menschen übertragen wird. Erreger ist der sporenbildende Bacillus* anthracis. Behandelt wird antibiotisch, unbehandelt sterben 10–40 % (Hautmilzbrand) bis nahezu 100 % (Darm- und Lungenmilzbrand) der Betroffenen. **Häufigkeit:**
- weltweit jährlich ca. 2000 Fälle
- in Europa selten, Auftreten v. a. in Zusammenhang mit Tierhautverarbeitung
- v. a. in Großbritannien seit 2000 einzelne Fälle von Injektionsmilzbrand.

Übertragung:
- Hautkontakt mit Sporen von erkrankten bzw. verendeten Tieren oder kontaminierten tierischen Rohstoffen
- Einatmen von Sporen
- enterale Aufnahme von vegetativen Bakterien in infiziertem, nicht ausreichend durchgegartem Fleisch
- i. v. Konsum von mit Sporen kontaminiertem Heroin.

Inkubationszeit: 2–7 Tage (gelegentlich einige Stunden). **Manifestationsformen:**
- **Hautmilzbrand:** an der Infektionsstelle: 1. Bildung eines Bläschens (Pustula maligna) und des Milzbrandkarbunkels (Carbunculus contagiosus) 2. anschließend entzündliches Ödem und Eiterung 3. Fieber 4. lokale Lymphknotenschwellung
- **Lungenmilzbrand:** 1. im Frühstadium mit Husten, Fieber, Kopfschmerzen, Tachykardie, allgemeinem Unwohlsein, Appetitlosigkeit, Erbrechen und Atembeschwerden 2. perakuter Verlauf mit schwerer Bronchopneumonie mit Hämoptoe, hohem Fieber, Schweißausbrüchen, Schüttelfrost, Stridor* und schwerer respiratorischer Insuffizienz
- **Magen-Darm-Milzbrand:** 1. Übelkeit 2. Erbrechen 3. Fieber 4. Appetitlosigkeit 5. Meteorismus* 6. hämorrhagische Entzündung des Darms mit blutiger Diarrhö* und Peritonitis* als Folge der Toxinbildung
- **Injektionsmilzbrand:** an der Injektionsstelle: 1. unspezifische Entzündung von Haut- und Weichteilen 2. Entwicklung eines Kompartmentsyndroms* 3. nekrotisierende Fasziitis*
- **Milzbrand-Meningitis** als Komplikation, bei allen Manifestationsformen möglich.

Diagnostik: Mikroskopisch oder kulturell.
Therapie:
- Ciprofloxacin* oder Doxycyclin*, ggf. Amoxicillin*
- ggf. angepasste Schemata bei Kindern, Schwangeren oder Allergie
- ggf. Immunglobuline*, monoklonale Antikörper*
- bei Injektionsmilzbrand chirurgische Eingriffe.

Prävention: Bei Verdacht Chemoprophylaxe. In Deutschland ist seit 2013 ein Impfstoff für Hochrisikogruppen zugelassen.

Milzdämpfung f: engl. *spleen dullness*. Bezeichnung für den gedämpften Perkussionsschall* über der Milz bei der Perkussion* des linken Oberbauchs in Abgrenzung zum tympaniti-

schen Klopfschall über dem angrenzenden Abdomen. Vgl. Perkussion*, Abb. dort.
Milzexstirpation → Splenektomie
Milzinfarkt *m*: engl. *spleen infarction*. Untergang von Teilen bzw. der gesamten Milz*. Ursachen sind meist Gefäßverschlüsse der A. splenica oder kleinerer Nebenäste z. B. aufgrund einer Sichelzellanämie, Leukämien* oder embolisch bei absoluter Arrhythmie*. Ein partieller Milzinfarkt heilt meist folgenlos aus, bei komplettem Infarkt ist die Indikation zur Splenektomie* gegeben. Siehe Abb.

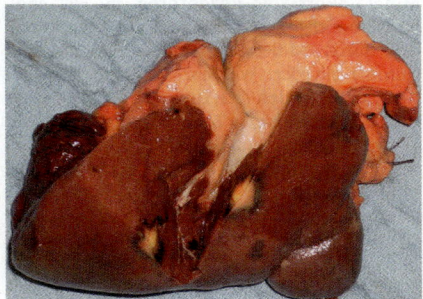

Milzinfarkt: Zufallsbefund bei En-bloc-Resektion (Pankreaslinksresektion) mit Milz. [32]

Milz-Pseudozyste *f*: syn. Pseudozyste der Milz. Ein- oder mehrkammerige durch eine Kapsel vom Parenchym abgetrennte und mit Flüssigkeit gefüllte Milzzyste*, die entzündlich, degenerativ, traumatisch oder parasitär entstehen kann. Eine Pseudozyste weist im Gegensatz zu echten Zysten keine Epithelauskleidung auf.
Milzpunktion *f*: engl. *splenic puncture*. Punktion der Milz zur Zytodiagnostik*, v. a. bei Milzlymphom oder Milzmetastasen ohne nachweisbaren Primärtumor (selten). Kontraindikationen bestehen bei septischer Milz, Milzinfarkt* und hämorrhagischer Diathese*.
Vorgehen: Nach Markierung der Organgrenzen erfolgt der Einstich in Rückenlage (vordere Axillarlinie ca. 6–8 cm unterhalb der oberen Grenze der abseitigen Dämpfung) mit Punktionsnadel (mit Mandrin) in tiefer Inspiration zur Aspiration von diagnostischem Material. Die Punktion wird wegen des Risikos der Blutung nur in extremen Ausnahmefällen durchgeführt.
Milzruptur *f*: engl. *splenic rupture*. Einriss oder Zerreißung der Milz, meist durch stumpfes Abdominaltrauma*. Es kommt zum Kapsel- oder Parenchymriss, zur Organzertrümmerung oder zu einem Abriss des Gefäßstiels. In schweren Fällen handelt es sich um einen lebensbedrohlichen Zustand, der dringend überwachungspflichtig ist und meist eine sofortige Notfalloperation erfordert. Siehe Abb.

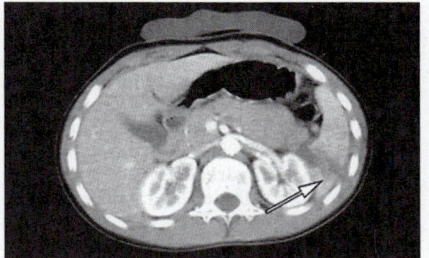

Milzruptur: Komplette Milzruptur nach Polytrauma (Spiral-CT). [73]

Hintergrund: Formen:
– einzeitige Milzruptur: **1.** gleichzeitiger Riss von Kapsel und Parenchym **2.** lebensbedrohliche akute massive Blutung in die freie Bauchhöhle
– zweizeitige Milzruptur in weniger als 1 % der Fälle bei exakter primärer Klassifizierung: **1.** zunächst nur Riss des Parenchyms mit Blutung in die noch intakte Kapsel (zunehmendes zentrales oder subkapsuläres Hämatom) **2.** durch ansteigenden Druck spontane Kapselruptur nach freiem Intervall (bis zu 10 Tage) und Blutung in die freie Bauchhöhle **3. cave:** insbesondere bei Polytrauma* leicht zu übersehen.

Klinik:
– Ballance*-Zeichen, Kehr*-Zeichen, Saegesser*-Zeichen positiv
– evtl. lokale Abwehrspannung (Akutes* Abdomen)
– hämorrhagischer Schock*
– **cave:** unter Umständen gering ausgeprägte Klinik.

Therapie: In Abhängigkeit von der klinischen Gesamtsituation wird zur Vermeidung eines Postsplenektomie-Syndroms (OPSI) bei einem hämodynamisch stabilen Patienten eine konservative Therapie der Milzruptur bis einschließlich Grad 3 empfohlen, die sofortige Splenektomie* (**cave:** postoperative Pneumokokkenvakzination) oder organerhaltende Therapie (Fibrinkleber, Argon-, Laser- oder Infrarotkoagulation, organumspannendes Netz zur Kompression, evtl. Teilresektion) erst ab Grad 4.

Prognose: Eine Erhaltung der Milz bei isoliertem Milztrauma gelingt im Kindesalter unter konservativen Regime bereits in mehr als 75 %, bei Erwachsenen in bis zu 65 % der Fälle. Bei polytraumatisierten Patienten (insbesondere hämodynamisch instabilen) ist die Indikation zur Splenektomie* großzügig zu stellen.

Milzszintigrafie, selektive *f*: engl. *selective splenic scintigraphy*. Szintigrafische Untersuchung zur Darstellung von (funktionellem) Milzgewebe.

Prinzip:
– ^{99m}Tc-markierte hitzealterierte Eigenerythrozyten
– Schädigung von Erythrozyten* durch Erhitzen (50 °C im Wasserbad über 15 min), anschließend Markierung z. B. mit ^{99m}Tc-HMPAO und i. v. Injektion
– die durch die Hitzeeinwirkung veränderten Erythrozyten reichern sich in funktionell aktivem Milzgewebe an und werden dort phagozytiert
– funktionelles Milzgewebe (z. B. Nebenmilzgewebe) stellt sich durch eine intensive Aktivitätsanreicherung dar, nicht funktionelles Milzgewebe (z. B. Infarkt*) zeigt keine Aktivitätsanreicherung.

Indikationen:
– Differenzierung von abdominellen Raumforderungen (Fragestellung: liegt eine Nebenmilz vor?)
– Nachweis residuellen/ektopen Milzgewebes, peritonealer Splenose bei persistierenden Symptomen nach Splenektomie* (z. B. Thrombozytopenie*)
– V. a. Milzinfarkt*
– V. a. angeborene Asplenie*
– Störung des RES-Systems (z. B. Sichelzellkrise).

Milztumor → Splenomegalie
Milzvenenthrombose → Hypertension, portale
Milzzyste *f*: Ein- oder mehrkammeriger, durch eine Kapsel vom Parenchym der Milz abgetrennter und mit Flüssigkeit gefüllter Hohlraum. Man unterscheidet primäre (echte) Zysten von (sekundären) Pseudozysten. Echte Milzzysten weisen im Gegensatz zu Milz*-Pseudozysten eine Epithelauskleidung auf. Symptomatische, parasitäre und neoplastische Milzzysten müssen chirurgisch versorgt werden.

Formen:
– primäre Zysten: **1.** angeboren **2.** neoplastisch **3.** Dermoid- und Epidermoidzysten
– Pseudozysten: **1.** entzündlich **2.** degenerativ **3.** traumatisch **4.** parasitäre Zysten (Echinococose).

Therapie: Operative, meist laparoskopisch und milzerhaltend durchgeführte Versorgung symptomatischer, parasitär bedingter und neoplastischer Milzzysten.

Mimetika *n pl*: Wirkstoffe, welche die erregende Wirkung eines körpereigenen Stoffes nachahmen, z. B. die Wirkung von Neurotransmittern an den entsprechenden Rezeptoren*. Zu den Mimetika gehören Agonisten*, Parasympathomimetika* und Sympathomimetika*.

mimetisch: engl. *mimetic*. Nachahmend, bewegend, erregend.

Mimik

Mimik f: engl. *facial expression*; syn. Mienenspiel. Meist unwillkürliche Ausdrucksbewegungen des Gesichts durch komplexe Innervation der Gesichtsmuskulatur. Beim Gesunden spiegelt die unwillkürliche Mimik das aktuelle seelische Befinden (Gefühle, Stimmungen, Willensregungen) wider. Störungen treten auf z. B. bei Fazialisparese*, Pseudobulbärparalyse* (Zwangslachen, -weinen) oder beim Parkinson*-Syndrom (Maskengesicht).
Hinweis: Anders als die sonstige quergestreifte Muskulatur unterliegt die Gesichtsmuskulatur nicht völlig der willentlichen Kontrolle und kann sowohl unwillkürlich als auch willkürlich bewegt werden.

Mimikry, molekulare f: engl. *molecular mimicry*. Postulierter Mechanismus der Entstehung von Autoimmunkrankheiten. Aufgrund der Ähnlichkeit bzw. Identität antigener Determinanten von Infektionserregern und Zellen des Wirtsorganismus reagiert dieser mit der Bildung von Autoantikörpern bzw. autoaggressiven T*-Lymphozyten nach Immunaktivierung durch exogene Erreger über Kreuzreaktion*.

Minderung der Erwerbsfähigkeit f: engl. *diminution of fitness for work*. Infolge gesundheitlicher Beeinträchtigungen entstandene, erhebliche und länger andauernde Einschränkung der Leistungsfähigkeit. Der Grad der Minderung der Erwerbsfähigkeit (MdE) wird in Prozent angegeben. Siehe Tab.

Leistungsrechtlicher Begriff:
– im **sozialen Entschädigungsrecht** seit dem 1.1.2008 ersetzt durch Grad der Schädigungsfolgen
– im **Beamtenversorgungsgesetz** (BVG): Definition und Bemessung der MdE für den Ausgleich bei Folgen eines Dienstunfalls
– in der **GUV** (§ 56 Abs. 2 SGB VII): Umfang der sich aus der Beeinträchtigung des körperlichen und geistigen Leistungsvermögens ergebenden verminderten Arbeitsmöglichkeiten auf dem gesamten Gebiet des Erwerbslebens, unabhängig von der zum Zeitpunkt des Arbeitsunfalls bzw. Eintritts der Berufskrankheit ausgeübten Berufstätigkeit. Anders als im Sozialen Entschädigungsrecht bleiben die Auswirkungen der Einschränkungen außerhalb des Erwerbslebens unberücksichtigt.

Leistung: Die Höhe der MdE ist ausschlaggebend für die Entschädigungsleistungen:
– für den Unfallausgleich bei Dienstunfällen von Beamten
– für die Leistung von Versichertenrente im Rahmen der GUV ab einer MdE von 20 % oder im Fall mehrerer Versichertenrenten mit jeweils einer MdE von mindestens 10 % (Stützrente).

Abgrenzung: Der Begriff der MdE ist abzugrenzen und völlig unabhängig von den leistungsrechtlichen Begriffen der GRV nach SGB VI (Erwerbsminderung*, Berufsunfähigkeit* bzw. überholt Erwerbsunfähigkeit*), des SGB II (Erwerbsfähigkeit) und auch nicht identisch mit der MdE der privaten Unfallversicherung (sog. Gliedertaxe).

Minderwertigkeitsgefühl n: engl. *feeling of inferiority*. Subjektives Gefühl von tiefgehender geistiger, seelischer, körperlicher oder sozialer Unzulänglichkeit des eigenen Selbst (beeinträchtigtes Selbstwertgefühl*). Der Begriff hat insbesondere in der Individualpsychologie* eine zentrale Bedeutung.

Minderwuchs → Kleinwuchs

Mindfulness-Therapie f: engl. *mindfulness-based cognitive therapy* (Abk. MBCT). Sammelbezeichnung für Verfahren, die Achtsamkeit* als zentrales Behandlungsprinzip einsetzen. Hierzu zählen u. a. achtsamkeitsbasierte Stressreduktion* sowie achtsamkeitsbasierte kognitive Therapie*.

Mineralokortikoide n pl: engl. *mineralocorticoids*. Steroidhormone* aus der Zona glomerulosa der Nebennierenrinde und synthetische Kortikoide mit mineralokortikoider Wirkung, die den Blutdruck* über Beeinflussung der Natrium-Rückresorption und Kalium-Sekretion in der Niere* steuern. Sie werden reguliert durch das Renin*-Angiotensin-Aldosteron-System, in geringem Maß auch durch ACTH. Das wichtigste, natürliche Mineralkortikoid ist Aldosteron*.
Physiologie: Wirkung:
– Steigerung der Rückresorption von Na^+ insbesondere im distalen Tubulus, vermehrte tubuläre K^+-Sekretion (keine Kopplung mit Na^+-Rückresorption) und NH_4^+-Ausscheidung
– verstärkte Aktivierung des Renin-Angiotensin-Aldosteron-Systems bei Hyponatriämie*, Hyperkaliämie*, Hypovolämie*
– bei primärem Hyperaldosteronismus* oder Dauermedikation (mit hoher Dosis) verminderte Na^+-Rückresorption vermutlich im proximalen Tubulus (Escape-Phänomen).

Klinische Bedeutung:
– Mineralkortikoid-Mangel bei primärer Nebennierenrindeninsuffizienz* (Addison*-Krankheit)
– Substitutionsbehandlung mit Fludrocortison* (einziges synthetisches Kortikoid mit starker mineralokortikoider Wirkung)
– übermäßige Sekretion von Mineralokortikoiden: siehe Hyperaldosteronismus*.

Mineralokortikoid-Rezeptoren m pl: engl. *mineralocorticoid receptors*. Steroid*-Rezeptoren, die durch Mineralokortikoide* (z. B. Aldosteron*) aktiviert werden. Mineralokortikoid-Rezeptoren finden sich in vielen Gewebestrukturen, z. B. Nieren, ZNS, Kolon, Herz und Schweißdrüsen, wobei die Gewebeverteilung der Rezeptoren sehr unterschiedlich ist.

Mineralstoffe m pl: Anorganische Bestandteile pflanzlicher und tierischer Gewebe. Viele Mineralstoffe sind für lebende Organismen essenziell und müssen von Organismen in größeren Mengen (Makroelemente*) oder nur in sehr kleinen Mengen (Spurenelemente*) aufgenommen werden.
Einteilung: Je nach Konzentration in den Körperflüssigkeiten in Mengenelemente (z. B. Magnesium*, Calcium*, Kalium*, tägliche Zufuhr > 100 mg) und Spurenelemente* (z. B. Eisen*, Selen, Iod), tägliche Zufuhr im Milli- oder Mikrogrammbereich).
Funktion:
– Stützfunktion als Bestandteil von Skelett und Zähnen
– Aufrechterhaltung des osmotischen Drucks, Erhaltung der Elektronenneutralität und Bildung von Puffersystemen als Elektrolyte* in Körperflüssigkeiten
– Bestandteile biologisch wirksamer organischer Verbindungen, z. B. Iod in Schilddrüsenhormonen, Cobalt* in Vitamin B_{12} und Fe^{2+}-Ionen in Hämoglobin; daneben sind zahlreiche Mineralstoffe Bestandteile von Enzymen, z. B. Eisen, Kupfer*, Mangan*, Molybdän*, Zink*.

Miniendoskopie f: engl. *miniendoscopy*. Endoskopie mit dünnlumiger Optik (kleiner als Standardoptik). Sie wird z. B. in der Gynäkologie verwendet zur Minilaparoskopie (Optik mit < 2 mm) oder Minihysteroskopie (Schaft 2 mm, Optik < 1,2 mm).

Miniklistier n: engl. *mini cyster*. Gebrauchsfertiges Klistier* mit Applikator und geringer Menge Spülflüssigkeit (5 ml) zur Darmreinigung.

Minilaparoskopie → Laparoskopie

Minderung der Erwerbsfähigkeit: Beispielhafte MdE-Sätze der gesetzlichen Unfallversicherung (orientierende Angaben, u. a. abhängig von klinischer Begleitsymptomatik).	
Beeinträchtigung	Grad der MdE (%)
Armamputation im Schultergelenk	80
Armamputation im Ellenbogengelenk	70
Handamputation	60
Beinamputation im Hüftgelenk	80
Unterschenkelamputation	40
habituelle Schulterluxation	20–30
Totalendoprothese des Hüftgelenks	20–30

Minilaparoskopie → Laparoskopie, internistische

Minilaparotomie *f*: engl. *minilaparotomy*. Laparotomie* mit möglichst kleiner Schnittlänge. Je nach Indikation und geplanter Operation kann die Schnittlänge zwischen 1 und ca. 10 cm betragen.
Indikationen:
- geplanter laparoskopischer Eingriff, Schnittlänge häufig nicht länger als 1,5 cm, z. B.: **1.** bei vermuteten intraabdominalen Adhäsionen* nach Voroperationen **2.** zur sicheren Platzierung des ersten Trokars* und Vermeidung einer intraabdominellen Organverletzung
- zur Platzierung des Ports bei der single incision laparoscopic surgery (SILS), Schnittlänge ca. 2 cm
- Minilaparotomie, z. B. zur Präparatbergung nach laparoskopischer Darmresektion, Schnittlänge ca. 5–8 cm.

Minimal-Change-Glomerulonephritis: engl. *minimal change disease*; syn. Minimal-Change-Glomerulopathie; Abk. MCGN. Primäre oder sekundäre, T-Zell-vermittelte Glomerulonephritis* mit Schädigung der Podozyten* und konsekutiver glomerulärer Schrankenstörung. Klinisch imponiert ein nephrotisches Syndrom*. Therapie der Wahl ist die Gabe von Glukokortikosteroiden. Der Übergang in eine chronische Niereninsuffizienz ist selten.
Ätiologie:
- primär: Störung der T*-Lymphozyten mit podozytärer Schädigung
- sekundär: **1.** Lymphome* **2.** Medikamente, z. B. NSAR, Lithium*, Ampicillin*, Rifampicin*, Interferon*.

Pathogenese: Angenommen wird eine Störung der T*-Lymphozyten-Aktivierung. Diese führt über eine Freisetzung bislang nicht identifizierter Zytokine* zu einer Schädigung der Podozyten mit Zunahme der ladungsselektiven Basalmembranpermeabilität. Im Gegensatz zu anderen Glomerulonephritiden fehlen bei der MCGN die Merkmale einer Entzündung, weshalb manche Autoren für die Erkrankung die Bezeichnung Minimal-Change-Glomerulopathie (MCGP) vorziehen.
Klinik: Die MCGN führt typischerweise zu einem nephrotischen Syndrom*. Der Übergang in eine chronische Niereninsuffizienz ist selten.
Therapie: Therapie der 1. Wahl sind Glukokortikoide. Bei Steroidresistenz oder wiederholten Rezidiven werden Ciclosporin A, Mycophenolatmofetil oder Cyclophosphamid eingesetzt.
Prognose: Im Kindesalter heilt die MCGN in 90 % der Fälle folgenlos aus. Im Erwachsenenalter wird eine Ausheilung nur bei 50 % beobachtet. In den übrigen Fällen kommt es häufig zu Rezidiven und schließlich zum Übergang in eine fokal-segmentale Glomerulonephritis.

Minimaler Notfalldatensatz *m*: Abk. MIND. Erfassung und Dokumentation definierter Daten von Notarzt- und Rettungseinsätzen. Sie dienen als Grundlage für medizinisches Qualitätsmanagement mit dem Ziel der universellen Auswertbarkeit notärztlicher Einsätze im Rettungsdienst.
Beschreibung:
- aktuell in 3. Version
- modularer Aufbau (Basismodul, für bestimmte Notfallsituation auch Zusatzmodul) mit Abbildung der Maßnahmen entsprechend ABCDE*-Schema
- MIND-Felder jeweils kategorisiert in obligat (Pflichtfeld) und wünschenswert sowie Zusatzfeld (Leitstellenfeld, Software-basiert abgeleitetes Feld)
- automatisch M-NACA-Ermittlung aus den erfassten Daten zu Vitalparametern und Diagnosen rechnergestützt nach festgelegtem Algorithmus.

Minimal Flow → Flow

Minimalmedium *n*: engl. *minimal medium*. Einfachstes voll- oder teilsynthetisches Medium, das die (normale) Vermehrung einer Zelle erlaubt.

Mini-Maze-Operation → Maze-Operation

Mini-Mental-State-Test *m*: engl. *mini-mental-state-examination*; syn. Mini-Mental-Status-Test; Abk. MMST. Sehr häufig eingesetzter, einfacher und einfach anwendbarer, standardisierter Test zur orientierenden Feststellung kognitiver Defizite. Der Test wurde von Folstein und Kollegen entwickelt. Der maximale von Gesunden erreichbare Punktescore beträgt 30 Punkte. Unter 27 Punkten besteht Verdacht auf Demenz.
Vorgehen: Folgende Dimensionen werden erfasst:
- zeitliche Orientierung
- räumliche Orientierung
- Aufnahmefähigkeit und unmittelbare verbale Reproduktion
- Aufmerksamkeit
- Sprechen, Benennen
- Lesen
- Schreiben
- Rechnen bzw. exekutive Funktionen
- verbales Gedächtnis
- Ausführen einer Anweisung
- konstruktive Praxie.

Ergebnisse:
- gesund: 30–29 Punkte
- minimale kognitive Beeinträchtigung: 27–28 Punkte
- leichte Demenz: 26–20 Punkte
- mittelschwere Demenz: 19–10 Punkte
- schwere Demenz: < 10 Punkte.

Indikationen: Diagnose, Quantifizierung und Verlaufskontrolle einer Demenz*. Der Mini-Mental-State-Test ist das meistverwendete Instrument bei der Diagnose und Verlaufskontrolle der Alzheimer-Erkrankung.

Minimum separabile *n*: engl. *minimum separabile angle*. Bezeichnung für den kleinstmöglichen Abstand oder Sehwinkel zwischen 2 Punkten, der erforderlich ist, damit diese vom Auge noch getrennt wahrgenommen werden. Das Minimum separabile gilt als Maß für das Auflösungsvermögen der Netzhaut. Das Auflösungsvermögen ist abhängig von Dichte und Verschaltung der Sensoren.
Referenzwert: Das Minimum separabile beträgt ca. 1 Bogenminute = 1/60 Winkelgrad. In der Fovea centralis ist das Auflösungsvermögen am größten.

minimus: engl. *the smallest*. Der kleinste, z. B. Musculus* gluteus minimus.

Minipille → Kontrazeption, hormonale

Minithorakotomie *f*: engl. *minithoracotomy*. Operative Eröffnung der Thoraxhöhle durch eine minimale Inzision.
Indikationen:
- Anlage einer Thoraxdrainage (siehe Thoraxdrainage*, Abb. 1 dort) mit einer Inzision von ca. 2 cm
- Operationen an der Mitralklappe/Trikuspidalklappe und am Vorhofseptum über eine anterolaterale Minithorakotomie rechts (Inzision ca. 7 cm im 4. Intercostalraum)
- aortokoronarer Bypass* über eine anterolaterale Minithorakotomie links (MIDCAB)
- im Rahmen der minimalinvasiven Thoraxchirurgie (video*-assisted thoracic surgery).

Vorteile:
- geringes Gewebetrauma
- wenig postoperative Schmerzen.

Nachteile:
- hoher technischer Aufwand
- hohe Materialkosten.

Minkowski-Chauffard-Gänsslen-Krankheit → Sphärozytose, hereditäre

Minor Depression *f*: Veraltete Bezeichnung im DSM-IV für eine leichte depressive Episode* (Entsprechung im ICD*-10). Im DSM-5 gibt es nur noch den Begriff der Major* Depression.

Minor-Zeichen *n*: engl. *Minor's sign*. Klinisches Zeichen zur Differenzialdiagnostik bei Kreuzschmerzen. Beim Aufstehen aus dem Liegen belastet ein Patient mit Ischiassyndrom ausschließlich das gesunde Bein, während ein Patient mit Lumbago* an beiden Beinen hochklettert.

Minoxidil *n*: Kaliumkanalöffner*, der als Reserveantihypertensivum und als Haarwuchsmittel zur Behandlung der Alopecia* androgenetica eingesetzt wird.
Indikationen:
- p. o. als Reserveantihypertensivum (Vasodilatator*, Anwendung möglichst in Kombinati-

on mit Diuretikum und Beta*-Rezeptoren-Blocker) bei gegenüber anderen Antihypertensiva* in max. Dosierung (auch in Kombination) therapierefraktärer arterieller Hypertonie*
- topische Anwendung bei Alopecia* androgenetica (für Männer als 5%ige, für Frauen als 2%ige Lösung).

Minusdystrophie f: engl. *dystrophy with weight loss*. Dystrophie* mit Untergewicht.
Minusgläser → Linse [Optik]
Minuskoagulopathie → Koagulopathien
Minussymptomatik → Negativsymptomatik
Minusvarianten f pl: engl. *minus variations*. Dissoziationsformen von Bakterienarten oder -typen mit Verlust bestimmter serologischer oder biochemischer Qualitäten, z. B. mit Verlust des Spaltungsvermögens bestimmter Kohlenhydrate.
Minutenvolumen: Abk. für → Herzminutenvolumen
Minze, japanische f: syn. Mentha canadensis. Kraut aus der Familie der Lippenblütler (Lamiaceae), das nur aus Kulturen bekannt ist. Japanische Minze wirkt antibakteriell, karminativ, cholagog, sekretolytisch und spasmolytisch.
Verwendung:
- medizinisch (Kommission E): **1.** innerlich bei Katarrhen der oberen Atemwege, Meteorismus*, funktionellen Magen-Darm-Beschwerden **2.** äußerlich bei Katarrhen der oberen Atemwege, Myalgien (Muskelschmerz) und neuralgiformen Beschwerden
- in der chinesischen Medizin (Menthae herba).

Miosis f: engl. *myosis*. Verengung der Pupillen. Sie ist pathologisch bei diversen Erkrankungen oder physiologisch beim Lichteinfall, beim Nahsehen (Synkinesie von Konvergenz* und Akkomodation) sowie bei Hemmung des Sympathikus oder Aktivierung des Parasympathikus (z. B. bei Einnahme von Opium, Morphium, Cholinesterasehemmer oder Cholinergika).
Ursachen: Krankheitsbedingte Ursachen sind u. a.:
- Horner*-Syndrom
- Entzündungen von Iris oder Hornhaut
- Cluster*-Kopfschmerz
- Myotonie*
- Syphilis*
- eitrige Meningitis*
- angeborene Mikrokorie.

miR: Abk. für engl. *microribonucleic acid* → microRNA
mirabilis: Wunderbar, z. B. Rete* mirabile.
Mirizzi-Syndrom n: engl. *Mirizzi's syndrome*. Seltene Stenose des Ductus* hepaticus communis mit Symptomen einer aufsteigenden Cholangitis*. Durch einen impaktierten Stein im Infundibulum der Gallenblase oder des Ductus cysticus und begleitender akuter, häufig nekrotisierender Cholezystitis* mit Beteiligung des Calot-Dreiecks kommt es zur Okklusion und ggf. Arrosion des Ductus hepaticus communis.
Therapie: in der Regel konventionelle offene Cholezystektomie wegen der häufig bestehenden schweren Entzündungsreaktion mit resultierender Unübersichtlichkeit, ggf. mit intraoperativer Cholangiographie und Naht des Gallenganges, ggf. mit Einlage einer Kehr-T-Drainage
- bei völligem Substanzdefekt ggf. auch biliodigestive Anastomose* nötig
- falls möglich, präoperative ERC (siehe ERCP) mit Stenteinlage.

miRNA: Abk. für engl. *micro ribonucleic acid* → microRNA
Mirror-Syndrom n: engl. *mirror syndrome*. Generalisiertes Ödem der Schwangeren, häufig mit Beteiligung der Lunge, bei Hydrops* fetalis (Widerspiegeln der kindlichen Symptome). Die Pathogenese ist unklar, die Veränderungen können auch nach der Geburt noch persistieren.
Mirtazapin n: Tetrazyklisches Antidepressivum, das anxiolytisch sowie sedierend wirkt und peroral sowie intravenös zur Behandlung depressiver Syndrome eingesetzt wird. Mirtazapin verstärkt die Wirkung von Alkohol sowie Benzodiazepinen* und darf nicht gemeinsam mit MAO-Hemmern angewendet werden. Häufige Nebenwirkungen sind Schläfrigkeit, Mundtrockenheit und Schwindel.
Indikationen:
- depressive* Störungen
- Schlafstörungen (Off*-Label-Use).

Misanthropie f: engl. *misanthropy*. Missachtung von Menschen, Feindseligkeit und Missgunst gegenüber ihnen sowie Abneigung gegenüber dem Kontakt zu Menschen.
Mischinfektion f: engl. *mixed infection*; syn. Mischinfekt. Gleichzeitige ursächliche Beteiligung mehrerer Erregerarten an einem einzigen Prozess, der sich in einem umschriebenen Infektionsbereich abspielt.
Mischintoxikation f: engl. *mixed intoxication*. Form der Substanzstörungen* (ICD-10). Es handelt sich um eine akute Intoxikation* durch die häufig hochriskante Einnahme mehrerer verschriebener und/oder meist illegal konsumierter psychotroper Substanzen*.
Mischkollagenose f: engl. *mixed connective tissue disease* (Abk. MCTD); syn. Überlappungssyndrom. Erkrankungen mit Symptomen verschiedener Kollagenosen* (z. B. systemischer Lupus* erythematodes, systemische Sklerose*, Sjögren*-Syndrom, autoimmune Myositis*) und teilweise der rheumatoiden Arthritis*. Behandelt wird mit NSAR, Glukokortikoiden und anderen Immunsuppressiva. Erosive Krankheitsverläufe sind mit HLA-DR4 assoziiert (vgl. HLA*-System).

Mischkultur f: engl. *mixed culture*. Gleichzeitige Isolierung mehrerer Bakterienarten aus Untersuchungsmaterial, das einem einzigen Infektionsvorgang entstammt. Dabei können ein oder mehrere Erreger an der Infektion beteiligt sein.
Ätiologie:
- Mischkulturen als Zeichen einer Kontamination* des Untersuchungsmaterials mit gemischter Standortflora aus dem Entnahmebereich
- Mischkulturen durch eine Monoinfektion mit sekundärer Besiedlung durch andere, potenziell pathogene Keime
- Mischkulturen bei Mischinfekt oder Mehrfachinfekt*, mit oder ohne Kontamination durch Standortflora.

Mischpsychose → Störung, schizoaffektive
Mischtumor m: engl. *mixed tumor*. Tumor, der aus verschiedenen Gewebearten besteht, z. B. Keimzelltumor* oder maligner Müller*-Mischtumor.
Mischungszyanose f: engl. *mixed cyanosis*. Zyanose* durch Vermischung von venösem und arteriellem Blut bei angeborenem Herzfehler* mit Rechts-Links-Shunt.
Miserere n: engl. *copremesis*; syn. Kopremesis. Koterbrechen bei gestörter Darmpassage durch (nicht erkannten und verschleppten) Ileus*.
Misgav-Ladach-Methode f: engl. *Misgav-Ladach method*; syn. Cohen-Methode. Spezielles, gewebeschonendes Verfahren zur Kaiserschnittentbindung, wird auch als „sanfter Kaiserschnitt" bezeichnet. Die Methode beruht auf weitgehend stumpfem Dehnen des Gewebes nach dem Hautschnitt und dem Verzicht, soweit sinnvoll möglich, auf Nahtmaterial. Die Misgav-Ladach-Methode wird heute (in Modifikationen) weitgehend angewendet.
Mismatch → Lungenembolie
Mismatch → Lungenperfusionsszintigrafie
Misoprostol n: Wirkstoff aus der Gruppe der Anticholinergika und synthetisches Derivat des Prostaglandins* E1. Misoprostol hemmt die Säuresekretion im Magen und stimuliert Kontraktionen der glatten Uterusmuskulatur. Misoprostol wird bei gastroduodenalen Ulzera, zur Weheneinleitung und Schwangerschaftsabbruch eingesetzt. Bei vorbestehenden entzündlichen Darmerkrankungen* sollte die Anwendung unterlassen werden.
Indikationen:
- Magenschleimhautschädigungen, gastroduodenales Ulkus*
- Einleitung von Wehen (Off*-Label-Use)
- medikamentöser Schwangerschaftsabbruch.

Missbildung → Fehlbildung
Missbildungssyndrom → Fehlbildungssyndrom
Missbrauch → Kindesmissbrauch

Missbrauch → Kindesmisshandlung
Missed Abortion f: Verhaltene, also unterbliebene, Fehlgeburt mit Retention des abgestorbenen Embryos im Uterus. Bei fehlenden Abort-Symptomen wie Wehen oder Blutung sowie gleichzeitig sonografisch fehlenden Herztönen und Kindsbewegungen wird die Diagnose gestellt. Die Behandlung besteht in einer Abortcurettage, ggf. nach zuvoriger Reifung der Zervix mit Prostaglandinen.
Misshandlungssyndrom → Kindesmisshandlung
Misshandlungssyndrom → Trauma, sexuelles
Missverhältnis, fetomaternales n: engl. *fetomaternal disproportion*. Missverhältnis zwischen kindlicher Größe (in der Regel Kopfumfang bei Schädellage) und Größe des mütterlichen Beckens.
Formen:
- absolutes Missverhältnis: geburtsunmögliche Verhältnisse bei mütterlichen Beckendeformitäten (siehe Beckenanomalie*, Abb. dort)
- relatives Missverhältnis: funktionelle Konstellation, z. B. bei fetaler Makrosomie, Einstellungsanomalien*.

Mitella f: Tragetuch zur Ruhigstellung des angewinkelten Unterarms*, Ellenbogen- oder Schultergelenks*, das um den Nacken geschlungen und verknotet wird. Wegen der Gefahr der Schultergelenkversteifung ist es nur kurzfristig anzuwenden.
Mitesser → Komedonen
Mitigatio f: Abschwächung, Mitigierung.
mitigatus: engl. *mitigated*. Gemildert; z. B. Scarlatina mitigata (abgeschwächter Scharlach).
mitis: engl. *mild*. Mild.
Mitnahmesuizid → Suizid
Mitochondrien n pl: engl. *mitochondria*. Etwa bakteriengroße (1–5 μm), ovale, lipoidreiche Zellorganellen der Eukaryoten*, die von einer Doppelmembran umgeben sind. Mitochondrien besitzen eigene DNA sowie Ribosomen und vermehren sich durch Zweiteilung. Sie sind Ort der oxidativen Phosphorylierung und besitzen dazu spezialisierte innere Membranen, die an der ATP-Bildung beteiligt sind.
Aufbau: Siehe Abb.

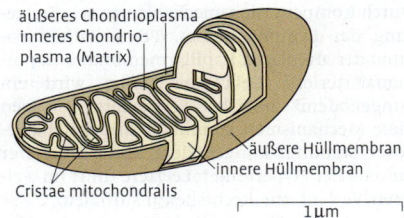

Mitochondrien

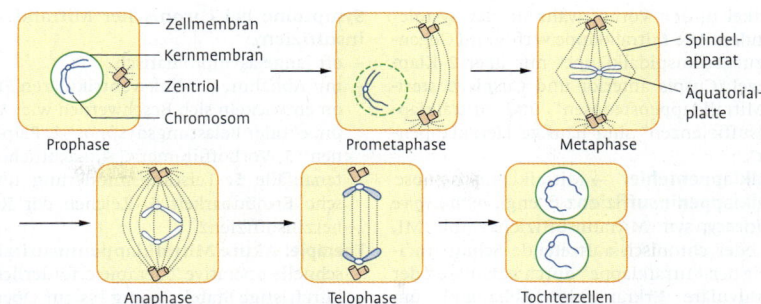

Mitose: Schematische Darstellung am Beispiel eines Chromosoms, dessen Chromatingehalt sich in der Interphase verdoppelt hat.

Mitochondriopathien f pl: engl. *mitochondriopathies*; syn. Enzephalomyopathie, mitochondriale. Heterogene Gruppe von Erkrankungen, die charakterisiert ist durch Störung der Synthese oder Bereitstellung von ATP in Mitochondrien* oder Neigung zum vorzeitigen Zelltod infolge Mutation im mitochondrialen Genom* oder der nukleären DNA*. Mitochondriopathien werden durch Muskelbiopsie* und Molekulargenetik* nachgewiesen. Behandelt wird symptomatisch.
Mitogene n pl: engl. *mitogens*. Mitose* induzierende Substanzen. Man unterscheidet endogene, vom Körper produzierte Mitogene wie z. B. IGF und EGF (siehe auch Wachstumsfaktoren*) von exogenen Mitogenen. Letztere sind verschiedene Substanzen, meist Proteine, die in einer Zellkultur einzelne Zellen zur Mitose anregen, z. B. Lektine (Concanavalin A, Pokeweed-Mitogen, Phytohämagglutinin).
Mitomycin n: Zytotoxisches Antibiotikum aus Streptomyces* caespitosus zur Anwendung als Zytostatikum. Mitomycin wird intravenös eingesetzt bei verschiedenen Karzinomen* wie Pankreaskarzinom* und Magenkarzinom*. Intravesikal angewendet wird Mitomycin zur Rezidivprophylaxe des Harnblasenkarzinoms. Der Wirkstoff wird allein oder kombiniert mit anderen Chemotherapeutika* verabreicht. Häufigste Nebenwirkungen sind Myelosuppression und Magen-Darm-Störungen.
Indikationen:
- **intravenöse** Anwendung bei Erwachsenen mit: **1.** fortgeschrittenem kolorektalem Karzinom* **2.** fortgeschrittenem Magenkarzinom **3.** fortgeschrittenem und/oder metastasierendem Mammakarzinom* **4.** fortgeschrittenem Ösophaguskarzinom* **5.** fortgeschrittenem primären Leberzellkarzinom* **6.** fortgeschrittenem Zervixkarzinom* **7.** nicht-kleinzelligem Bronchialkarzinom **8.** fortgeschrittenem Pankreaskarzinom **9.** fortgeschrittenen Kopf-Hals-Tumoren
- **intravesikale** Anwendung zur Rezidivprophylaxe bei oberflächlichem Harnblasenkarzinom nach transurethraler Resektion*.

Mitose f: engl. *mitosis*. Zellteilung nach DNA-Replikation* (Längsspaltung und Verdoppelung der Chromosomen*) mit Verteilung je eines vollständigen Chromosomensatzes auf die neuen Tochterkerne (Karyokinese) und Zuordnung eines Zytoplasmabereichs zu jedem Kern durch Zellteilung oder Furchung in 2 Tochterzellen (Zytokinese) im Anschluss an die Interphase (Zellzyklus*).
Prinzip: Ablauf in 4 Phasen (siehe Abb.):
- **Prophase:** Trennung der beiden Zentriolenpaare und Wanderung der Zentriolen* an die Zellpole, Kondensierung des Chromatins*, Auflösung der Kernhülle, Ausbildung des Spindelapparats*, Ansetzen von Spindelfasern an den Zentromeren
- **Metaphase:** Anordnung der Chromosomen in der Äquatorialebene durch die Spindelfasern
- **Anaphase:** Spalthälften (Chromatiden) der Chromosomen werden durch den Spindelapparat zu den Polen gezogen
- **Telophase:** Depolymerisierung der Spindelfasern, Einschnürung der Zelle, Neubildung der Kernmembran, Dekondensierung des Chromatins.

Als Ergebnis der Mitose entstehen aus 1 Mutterzelle 2 identische, diploide Tochterzellen, auf die die Zellorganellen verteilt werden (sog. Zytokinese).
mitrale Konfiguration → Mitralkonfiguration
Mitralinsuffizienz → Mitralklappeninsuffizienz
Mitralisation f: engl. *mitralization*. Umformung der Herzsilhouette im Sinne einer Mitralkonfiguration*.
Mitralklappe f: engl. *mitral valve*; syn. Valva mitralis. Zweizipflige (bikuspide) Segelklappe zwischen linkem Herzvorhof* und linker Herzkammer*, die einen Blutrückfluss aus dem

Mitralklappenfehler

Ventrikel in den Vorhof während der Systole* verhindert. Die Mitralklappe verfügt im Gegensatz zur Trikuspidalklappe* nur über 2 Klappensegel (Cuspis anterior und Cuspis posterior). Mitralklappenstenosen* und Mitralklappeninsuffizienzen* sind häufige Herzklappenfehler*.

Mitralklappenfehler → Mitralklappenstenose

Mitralklappeninsuffizienz *f*: engl. *mitral valve insufficiency*; syn. Mitralinsuffizienz; Abk. MI. Akut oder chronisch auftretende Schlussunfähigkeit der Mitralklappe* durch valvuläre oder extravalvuläre Erkrankung. Abhängig vom Schweregrad reicht das klinische Bild von Symptomfreiheit bis zur manifesten Herzinsuffizienz*. Die Diagnose wird echokardiografisch gestellt, Therapie und Prognose sind abhängig von Schweregrad, Ursache und Begleiterkrankungen.

Erkrankung: Pathophysiologie: Durch die Schlussunfähigkeit der Mitralklappe strömt während der Ventrikelsystole ein Teil des Schlagvolumens aus der linken Herzkammer* in den linken Vorhof zurück (systolische Regurgitation*). Dieses Pendelvolumen stellt eine Volumenbelastung für die linksseitigen Herzhöhlen* und den Lungenkreislauf dar. Da das Regurgitationsvolumen für die systemische Herzleistung nicht zur Verfügung steht, muss der linke Ventrikel seine Auswurfleistung kompensatorisch steigern. **Akute Mitralklappeninsuffizienz:** Durch die plötzlich auftretende systolische Regurgitation kommt es zur akuten Volumenbelastung der linksseitigen Herzhöhlen. Der abrupte Anstieg der myokardialen Wandspannung führt zur Abnahme der Kontraktilität mit nachfolgendem Pumpversagen. Die Konsequenzen sind Rückwärtsversagen mit akuter pulmonaler Druckerhöhung und Entwicklung eines Lungenödems sowie Vorwärtsversagen bis hin zum kardiogenen Schock*. **Chronische Mitralklappeninsuffizienz:** Die chronische Volumenbelastung führt zur exzentrischen Hypertrophie* des linken Ventrikels und Dilatation des linken Vorhofs. Das Herz ist durch Anpassungsmechanismen zunächst in der Lage, ein effektives Schlagvolumen* aufrechtzuerhalten und mehr Volumen aufzunehmen. Wenn die Kompensationsmechanismen des linken Ventrikels erschöpft sind, kommt es zur Dilatation* und Abnahme der Pumpleistung. Die Folgen sind Rückwärtsversagen mit Druckerhöhung im kleinen Kreislauf und Rechtsherzbelastung sowie Vorwärtsversagen mit reduzierter Auswurfleistung.

Klinik: Symptome bei akuter Mitralklappeninsuffizienz:
- Lungenödem
- Vorwärtsversagen bis hin zum kardiogenen Schock.

Symptome bei chronischer Mitralklappeninsuffizienz:
- oft lange asymptomatisch
- mit Abnahme der linksventrikulären Funktion entwickeln sich Beschwerden wie: 1. Dyspnoe* oder Belastungsdyspnoe 2. Palpitationen* 3. Vorhofflimmern* 4. nächtliche Hustenanfälle 5. Leistungsminderung und rasche Ermüdbarkeit 6. Zeichen der Rechtsherzinsuffizienz*.

Therapie: Akute Mitralklappeninsuffizienz:
- schnelle operative Therapie erforderlich
- kurzfristige Stabilisierung bis zur Operation durch: 1. Senkung des arteriellen Blutdrucks, bevorzugt mit Nitroprussidnatrium, soweit zerebral, koronar und renal tolerabel 2. intraaortale Ballongegenpulsation* 3. Beatmung mit positiv-endexspiratorischem Druck.

Chronische Mitralklappeninsuffizienz:
- **konservativ:** 1. optimale medikamentöse Therapie der Herzinsuffizienz 2. körperliche Schonung 3. bei sekundärer Mitralklappeninsuffizienz ggf. auch kardiale Resynchronisationstherapie* 4. Antikoagulation bei Vorhofflimmern* 5. Endokarditisprophylaxe bei morphologisch veränderter Klappe 6. Verlaufskontrollen bei asymptomatischen Patienten: I. bei mittelgradiger Mitralklappeninsuffizienz und erhaltener linksventrikulärer Funktion in einjährigen Abständen II. bei hochgradiger Mitralklappeninsuffizienz: in sechsmonatigen Abständen
- **operativ:** 1. grundsätzliche Unterscheidung zwischen Herzklappenersatz und rekonstruktiven Verfahren, bevorzugt wird die Mitralklappenrekonstruktion 2. Indikation zur Operation ist u. a. abhängig von: I. Ursache des Vitiums* II. Schweregrad des Vitiums III. linksventrikulärer Funktion IV. vorhandenen Komorbiditäten
- **perkutane interventionelle Kathetertherapie (Mitralsegel-Clipping):** Option bei Inoperabilität oder hohem Operationsrisiko.

Prognose: Die Prognose ist von zahlreichen Faktoren abhängig. Bei Symptomfreiheit und ohne Vorliegen struktureller kardialer Veränderungen ist die Prognose gut. Bei linksventrikulärer Schädigung verschlechtert sie sich bis zu Sterberaten von 10 %/Jahr.

Mitralklappenöffnungsfläche → Mitralklappenstenose

Mitralklappenprolapssyndrom *n*: engl. *mitral valve prolapse* (Abk. MVP); syn. Barlow-Syndrom; Abk. MPS. Systolische ballonartige Vorwölbung meist des posterioren Mitralklappensegels oder beider Mitralklappensegel in den linken Vorhof mit Überdehnung des fibrösen Klappenhalteapparats und häufig mit geringer Mitralklappeninsuffizienz*(MI). Nur in ca. 4–5 % bei klinisch relevanter MI besitzt das Mitralklappenprolapssyndrom Krankheitswert.

Klinik:
- Palpitationen, Herzrhythmusstörungen
- meist symptomarmer oder -loser Verlauf
- progredienter Verlauf bei höhergradiger MI mit zunehmenden Zeichen der Linksherz-, später auch der Rechtsherzinsuffizienz.

Therapie:
- Antiarrhythmika (Beta*-Rezeptoren-Blocker)
- bei MI operative Mitralklappenrekonstruktion (Herzklappenrekonstruktion*)
- Endokarditisprophylaxe (siehe Endokarditis*)

Mitralklappenstenose *f*: engl. *mitral valve stenosis*; syn. Mitralstenose. Herzklappenfehler* mit unzureichender Öffnung der Mitralklappe*. Weltweit häufigste Ursache ist die rheumatische Endokarditis. Mögliche Symptome sind Dyspnoe*, Vorhofflimmern*, Leistungsminderung und Zeichen der Rechtsherzinsuffizienz*. Die Diagnose wird echokardiografisch gestellt. Bei signifikanter Stenose erfolgt eine perkutane Mitralkommissurotomie, bei Kontraindikationen eine Operation.

Erkrankung: Ätiologie:
- weltweit häufigste Ursache: rheumatische Endokarditis*
- in Industrieländern: 1. häufig: degenerativ bedingt 2. selten: I. rheumatische Endokarditis (da konsequente Penicillinbehandlung von oropharyngealen Infektionen mit Streptokokken) II. bakterielle Endokarditis
- kongenitale Formen der Mitralklappenstenose sehr selten.

Pathophysiologie: Die Mitralklappenstenose behindert den Blutfluss vom linken Vorhof in den linken Ventrikel. Durch linksatriale Druckerhöhung wird anfangs noch eine ausreichende diastolische Ventrikelfüllung erzielt und ein ausreichendes Herzminutenvolumen* aufrechterhalten. Die Druckerhöhung im linken Vorhof führt zu dessen Vergrößerung. Hierdurch wird initial zwar eine pulmonalarterielle Druckerhöhung verhindert, das Auftreten von Vorhofflimmern* jedoch begünstigt. Kommt es im weiteren Krankheitsverlauf zur Reduktion des Herzminutenvolumens, wird der linksarterielle Druck auf die Lungenvenen weitergeleitet. Durch Kompensationsmechanismen wie Steigerung des Lymphabflusses, Permeabilitätssenkung der alveolären Kapillarmembran und pulmonalarterielle Gefäßkonstriktion wird ein Lungenödem* zunächst verhindert. Versagen diese Mechanismen kommt es zu pulmonalvenöser Stauung, Lungenödem und sekundärer pulmonaler Hypertonie*. Letztere führt im weiteren Verlauf zur Rechtsherzinsuffizienz*. Für eine ausreichende Ventrikelfüllung ist eine lange Diastole* erforderlich. Situationen, die mit

Tachykardie* und damit kürzerer Diastolendauer einhergehen (z. B. körperliche Belastung, Fieber, Anämie*, Schwangerschaft oder Vorhofflimmern) führen zur Zunahme des Druckgradienten und Verschlechterung der Beschwerden.

Klinik: Abhängig von Schweregrad, Herzfrequenz, Herzrhythmus und Lungenstrombahnveränderungen
- Mögliche Symptome sind: 1. Dyspnoe* und Belastungsdyspnoe* 2. nächtlicher Husten (Asthma* cardiale) 3. Hämoptysen* 4. Vorhofflimmern* mit Gefahr von Thrombenbildung und arterielle Embolien* 5. Rechtsherzinsuffizienz* mit Halsvenenstauung, Stauungsleber*, Ödemen* 6. Leistungsminderung 7. rötlich-zyanotischen Wangen, sog. Mitralgesicht (Facies mitralis).
- Je nach Schweregrad bestehen klinische Befunde der Herzinsuffizienz*.

Therapie: Konservative Therapie:
- bei pulmonalvenöser Stauung: 1. Flüssigkeitsrestriktion 2. diuretische Therapie
- bei Vorhofflimmern: 1. Frequenzkontrolle (Betablocker, Digitalis, Verapamil*) 2. orale Antikoagulanzien
- weitere Indikationen für orale Antikoagulanzien: 1. nach embolischem Ereignis 2. Nachweis von dichtem Spontankontrast in der Echokardiografie 3. erwägen: bei Sinusrhythmus ab einem Vorhofdurchmesser von 50–55 mm
- allgemein zu beachten: 1. Endokarditisprophylaxe 2. ACE*-Hemmer und Angiotensin-II-Rezeptor-Antagonisten kontraindiziert 3. jährliche Verlaufskontrolle bei asymptomatischen Patienten mit signifikanter Mitralklappenstenose.

Interventionelle* Therapie:
- Einsatz nur bei Patienten mit klinisch signifikanter, d. h. mindestens mittelschwerer Mitralklappenstenose (Klappenöffnungsfläche ≤ 1,5 cm²)
- Verfahren der Wahl: perkutane Mitralkommissurotomie.

Chirurgische Therapie:
- nur bei klinisch signifikanter, d. h. mindestens mittelschwerer Mitralklappenstenose (Klappenöffnungsfläche ≤ 1,5 cm²)
- entweder als Kommissurotomie* oder Herzklappenersatz.

Prognose: Die Prognose ist abhängig vom Grad der Herzinsuffizienz. Die 10-Jahresüberlebensrate bei leichter Herzinsuffizienz liegt bei etwa 85 %, während die 5-Jahresüberlebensrate bei schwerer Herzinsuffizienz nur bei 15 % liegt. Die häufigsten Todesursachen sind Lungenödem, Rechtsherzinsuffizienz und arterielle Embolien.

Mitralkonfiguration *f*: engl. *mitral configuration*; syn. mitrale Konfiguration. Herzsilhouette, die bei einem Mitralvitium auftritt, v. a. bei einer Mitralklappenstenose*, weniger ausgeprägt bei einer Mitralklappeninsuffizienz*. Die Herztaille wirkt ausgefüllt. Im Seitenbild sind ein vergrößerter linker Vorhof und eine Einengung des retrokardialen Raums erkennbar. Bei einer Mitralklappeninsuffizienz ist zusätzlich die linke Kammer vergrößert.

Ursachen: Die Herztaille verstreicht durch:
- Erweiterung der A. pulmonalis
- Erweiterung des Truncus pulmonals
- Vorwölbung des linken Herzohrs.

Eine ähnliche Herzkonfiguration tritt auch bei Rezirkulationsvitien auf. Die genaue Diagnostik erfolgt durch Echokardiografie* oder Kardio-MRT.

Mitralöffnungston *m*: engl. *mitral opening snap*; syn. bruit de rappel. Frühdiastolischer Extraton bei Mitralklappenstenose*. Der Mitralöffnungston entsteht durch das Umschlagen der am Schließungsrand weitgehend stenotisch fixierten, sonst aber beweglichen Mitralklappensegel in den linken Ventrikel, wenn der Vorhofdruck den Kammerdruck übersteigt. Die Mitralöffnungszeit bezeichnet die Zeit zwischen Beginn des 2. Herztons (A_2) und dem Mitralöffnungston.

Mitralstenose → Mitralklappenstenose

Mittel [Statistik] *n*: engl. *mean*. Zentrales Lagemaß. Das in der Statistik am häufigsten verwendete Mittel ist das arithmetische Mittel.

Mittelblutung → Ovulationsblutung

Mitteldarm *m*: engl. *midgut*. Mittlerer Teil des embryonalen Darmrohrs. Der Mitteldarm ist durch die vordere Darmpforte vom Vorderdarm, durch die hintere Darmpforte vom Hinterdarm getrennt. Aus dem Mitteldarm entwickeln sich Duodenum* ab der Pars descendens, Jejunum*, Ileum*, Zäkum*, Colon ascendens und die proximalen 2/3 des Colon transversum.

Mitteldruck → Beatmungsdruck

Mitteldruck → Mittlerer arterieller Blutdruck

Mittelfellraum → Mediastinum

Mittelfußfraktur *f*: engl. *metatarsal fracture*. Fraktur im Bereich der Fußwurzelknochen (Os naviculare; Os cuneiforme mediale, intermedium, laterale; Os cuboideum) oder Mittelfußknochen (Ossa* metatarsi). Am häufigsten ist die Basisfraktur des 5. Mittelfußknochens (MFK 5).

Ursachen:
- indirektes Trauma (Supination, Hyperflexion)
- direktes Trauma (Quetschtrauma).

Therapie:
- geschlossene oder offene Reposition und Osteosynthese*
- konservativ im Gipsschuh

- Unterschenkelgipsschiene bei MFK 5 Basisfraktur zum Ruhigstellen der Peronealmuskulatur.

Mittelfußknochen → Ossa metatarsi

Mittelfußrolle → Abrollhilfe

Mittelgesichtsosteotomie *f*: engl. *midfacial osteotomy*. Im Rahmen der plastischen Gesichtschirurgie oder kieferorthopädischen Chirurgie eingesetztes Operationsverfahren, bei dem die Lösung und Umstellung in der Ebene der Le-Fort-Oberkieferfrakturlinien II oder III erfolgt (vgl. LeFort-Klassifikation).

Mittelhandfraktur *f*: engl. *metacarpal fracture*. Biegungs- oder Stauchungsfraktur der Ossa* metacarpi meist durch Sturz oder Faustschlag.

Formen: Meist handelt es sich um eine subkapitale Fraktur, seltener um eine Schaft- oder Basisfraktur. Sonderformen sind die folgenden Frakturen des 1. Mittelhandknochens:
- Bennett*-Luxationsfraktur
- Rolando*-Fraktur
- Winterstein*-Fraktur.

Therapie: Konservativ:
- zunächst Reposition
- dann Ruhigstellung mit Gipsschiene in Intrinsic-plus-Stellung der Hand, Abb. dort).

Operativ: Eine Operation ist erforderlich bei relevanter Achs- oder Rotationsfehlstellung, bei Gelenkbeteiligung und wenn eine Reposition konservativ nicht gehalten werden kann. Folgende Verfahren sind möglich:
- geschlossene Reposition und perkutane Markraumschienung mit Kirschner-Drähten
- offene Reposition und Osteosynthese mit Miniplatten und Schrauben.

Mittelhandknochen → Ossa metacarpi

Mittelhandmuskulatur *f*: engl. *interossei and lumbrical muscles*; syn. tiefe Hohlmuskeln. Kurze Handmuskulatur, die an den Ossa* metacarpi oder den Sehnen des Musculus* flexor digitorum profundus beginnen und zur proximalen Phalanx* oder deren Dorsalaponeurose ziehen. Die Mittelhandmuskulatur dient der Beugung der Fingergrundgelenke*, Streckung der proximalen und distalen Interphalangealgelenke* sowie dem Spreizen und Schließen der Finger.

Anatomie: Einteilung:
- Musculi* lumbricales manus
- Musculi* interossei palmares
- Musculi interossei dorsales

Innervation: Der Nervus* ulnaris versorgt die Mittelhandmuskulatur mit Ausnahme der Mm. lumbricales I und II, die vom Nervus* medianus innerviert werden. **Funktion:**
- Beugen der Fingergrundgelenke
- Strecken der proximalen und distalen Interphalangealgelenke*

Mittelhirnsyndrom, akutes

- Spreizen der Finger durch die Mm. interossei dorsales
- Schließen der Finger durch die Mm. interossei palmares.

Mittelhirnsyndrom, akutes n: engl. *acute mesencephalic syndrome;* syn. Mittelhirnsyndrom. Zu den Dezerebrationssyndromen* gehörende Erkrankung infolge ausgedehnter diffuser Schädigung des Mesenzephalons*, v. a. durch Einklemmung*.

Mittellagetyp → Normaltyp

Mittellappensyndrom n: engl. *middle-lobe syndrome.* Im Röntgen erkennbare atelektatische Schrumpfung des Mittellappens der rechten Lunge bei Bronchusstenose* oder -verschluss. Das Mittellappensyndrom kommt u. a. vor bei Lymphknoteneinbrüchen bei Tuberkulose* und zentralem Lungenkarzinom*.

Mittelmeeranämie → Thalassämie

Mittelmeerfieber → Brucellose

Mittelmeerfieber, familiäres n: engl. *familial Mediterranean fever;* syn. familiäre rekurrente Polyserositis; Abk. FMF. Autosomal-rezessiv erbliche Erkrankung bei Personen aus dem Mittelmeerraum mit einer Prävalenz von 1 %. In unregelmäßigen Abständen rezidivieren 1–3 Tage dauernde hohe Fieberschübe v. a in Verbindung mit peritonitischen Symptomen. Die Therapie ist symptomatisch.

Mittelmeerkost → Ernährung, mediterrane

Mittelohr n: engl. *middle ear;* syn. Auris media. Mittlerer Abschnitt des Ohrs mit luftgefüllten, mit Schleimhaut* ausgekleideten Räumen im Schläfenbein. Im Zentrum liegt die Paukenhöhle* mit den Gehörknöchelchen*, die die Schallreize vom Trommelfell auf das ovale Fenster übertragen, peripher liegen die Paukennebenhöhlen und die Tuba auditiva. Siehe Malleus*, Abb. 1 dort.

Aufbau: Das Mittelohr mit seinen Räumen ist nach lateral über das Trommelfell* gegen das äußere Ohr abgegrenzt und über die Tuba auditiva mit dem Pharynx* verbunden.

Funktion: Das Mittelohr dient als Bindeglied zwischen äußerem Ohr und Innenohr. Über die gelenkig miteinander verbundenen Gehörknöchelchen wird der Schall in Form von Schwingungen des Trommelfells zum ovalen Fenster des flüssigkeitsgefüllten Innenohrs übertragen. Dabei reduziert es die sog. Reflexionsverluste und führt durch die Impendanzanpassung zwischen Luft und Flüssigkeit zu einem verbesserten Hörvermögen*. Bei sehr lauten Geräuschen* modulieren die Mittelohrmuskeln diesen Anpassungsvorgang reflektorisch. Der Druckausgleich zwischen Außenluft und Paukenhöhle erfolgt über die Tuba auditiva und den Schluckakt. Auf diese Weise bleibt die Schwingfähigkeit des Trommelfells erhalten.

Mittelohrentzündung → Otitis media

Mittelohrkarzinom n: engl. *middle ear carcinoma;* syn. Karzinom des Mittelohrs. Sehr seltenes, meist nahe dem Trommelfell* lokalisiertes Plattenepithelkarzinom*, gelegentlich auch als adenoidzystisches Karzinom (Speicheldrüsentumor*), das primär von der Mittelohrschleimhaut ausgeht. Eine therapieresistente, chronische, blutige Otorrhö* mit Otalgie* ist typisch. Behandelt wird kombiniert chirurgisch und strahlentherapeutisch.

Erkrankung:
- Meist ist die Ursache unbekannt.
- Anhaltender Reiz bei chronischer Otitis* media kann die Entstehung begünstigen.

Klinik:
- neuralgiformer Ohrschmerz
- blutige (meist fötide) Otorrhö
- progrediente Schwerhörigkeit
- Hirnnervenausfälle: **1.** Labyrinthausfall mit Schwindel und Ertaubung **2.** Fazialisparese*
- Kopfschmerzen (Infiltration der Dura* mater).

Therapie: Die Behandlung erfolgt kombiniert operativ und radiotherapeutisch
- Resektion des Felsenbeins (Petrosektomie) mit Entfernung des N. facialis
- postoperative Strahlentherapie
- suffiziente Schmerztherapie.

Prognose:
- insgesamt sehr schlecht
- prätherapeutische Hirnnervenausfälle prognostisch ungünstig.

Mittelohrkatarrh → Tubenkatarrh

Mittelohrschwerhörigkeit f: engl. *middle ear deafness.* Schwerhörigkeit*, die auf einer Erkrankung des Mittelohrs beruht. Es handelt sich um eine Schallleitungsstörung.

Mittelschmerz m: engl. *intermenstrual pain.* Unterleibschmerz zum Zeitpunkt der Ovulation*, möglicherweise durch Bauchfellreizung infolge Platzen des Follikels. Er tritt nur bei einem Teil der Frauen und auch dann nicht regelmäßig auf.

Mittelstrahlurin m: engl. *midstream urine.* Spontanurinprobe, die nicht direkt zu Beginn der Miktion*, sondern aus der mittleren Urinportion gewonnen wird. Nach Reinigung der Genitalregion wird der erste, mit Keimen der Urethra kontaminierte Urinstrahl verworfen. Die folgende (mittlere) Harnportion wird in einem sterilen* Behälter asserviert, der restliche Urin verworfen.

Prinzip: Vorteil einer Mittelstrahlurinprobe ist ein geringeres Kontaminationsrisiko mit Bakterien* der urethralen Normalflora*. Ist eine sichere Gewinnung von Mittelstrahlurin nicht möglich, wird die Entnahme über einen sterilen Einmalkatheter* erwogen.

Mittelwert m: engl. *mean.* Kenngröße für die Lage einer Messreihe. Im Allgemeinen wird Mittelwert synonym für **arithmetischer Mittelwert** ($\bar{x}$) verwendet. Dieser wird berechnet als Quotient aus der Summe der Messwerte und ihrer Anzahl n. Umgangssprachlich wird der Mittelwert auch als Durchschnitt bezeichnet.

Beispiele: Der **Median*** (Zentralwert, $\tilde{x}$) halbiert bei aufsteigender Sortierung der Messwerte die Messreihe. Jeweils 50 % der Messwerte liegen ober- und unterhalb des Medians – dieser ist somit das 50. Perzentil. Bei gerader Anzahl von Messwerten wird der Median als arithmetischer Mittelwert zwischen den beiden mittleren Werten bestimmt. Das **geometrische Mittel** (G) wird berechnet als die n-te Wurzel aus dem Produkt aller n Messwerte. Voraussetzung ist, dass jeder Einzelwert größer als Null ist. Der **Modalwert** (synonym Modus) ist der in einer Messreihe am häufigsten vorkommende Wert. Die verschiedenen Mittelwerte werden entsprechend der statistischen Fragestellung angewendet. Zur Charakterisierung einer Messreihe ist außerdem die Streuung* der Einzelmesswerte um den Mittelwert von Bedeutung.

Mittlere effektive Konzentration f: engl. *median effective concentration;* syn. effektive Dosis ED_{50}; Abk. EC_{50}-Wert. In der Pharmakologie übliche Bezeichnung für die effektive Konzentration, bei der ein halbmaximaler Effekt beobachtet wird. Die EC_{50} kann nicht direkt gemessen werden, sondern muss anhand von Dosis-Wirkungs-Kurven ermittelt werden, die an einer Gruppe von Individuen bestimmt werden.

Beschreibung: Bei in-vitro-Toxizitätsuntersuchungen entspricht die EC_{50} einer Konzentration, die bei 50 % der Individuen eine Wirkung auslöst. Bei tödlichen Giftwirkungen verwendet man den Begriff LC_{50}.

Mittlere letale Dosis f: syn. mittlere tödliche Dosis. Dosis (g/kg KG) einer Substanz, die bei 50 % der untersuchten Individuen zum Tod führt (LD_{50}). Im Tierversuch werden für verschiedene Dosierungen eines Stoffes an einer hinreichenden Anzahl von Individuen die Überlebensraten gemessen und mathematisch bzw. grafisch daraus die mittlere letale Dosis bestimmt.

Mittlerer arterieller Blutdruck m: engl. *mean arterial blood pressure;* syn. mittlerer Blutdruck; Abk. MAP. Zu berechnender Wert (Formelzeichen p_m), der die Größe des Blutdrucks* als treibende Kraft im Körperkreislauf (Perfusion*) angibt. Der mittlere Blutdruck ist abhängig von Herzminutenvolumen* und peripherem Widerstand*.

Bestimmung:
- planimetrisch: Integration der arteriellen Druckkurve über die Zeit: **1.** peripher im Rahmen invasiver Blutdruckmessung*: siehe Blutdruck* (Abb. dort) **2.** zentral im Rahmen

einer Herzkatheterisierung*: siehe Herzzyklus* (Abb. dort)
- arithmetisch annähernd genau: aus systolischem (p_s) und diastolischem (p_d) Blutdruck, in herznahen (zentralen) Arterien arithmetisches Mittel, in herzfernen (peripheren) Arterien etwas niedriger: **1.** zentral: $½ × (p_s + p_d)$ **2.** peripher: $p_d + 1/3 × (p_s - p_d)$.

Mitwirkungspflicht f: engl. *duty to cooperate.* Verpflichtung eines Antragstellers oder Berechtigten von Sozialleistungen gemäß §§ 60 ff. SGB I zur Angabe von Tatsachen, die für die Leistung erheblich sind, zur Mitteilung über Veränderungen der Verhältnisse, die für die Leistung erheblich sind, sowie zur Bezeichnung und Vorlage von Beweismitteln.

Mixed Connective Tissue Disease → Mischkollagenose

Mixoplasma n: engl. *mixoplasm.* Durch Auflösung der Kernmembran während der Prophase der Zellteilung (siehe Mitose*) entstehende Vermischung von Karyoplasma* und Zytoplasma*. Mikroskopisch zeigt sich ein zentraler Teilungsraum, der frei von Mitochondrien und paraplasmatischen Einschlüssen ist.

Miyagawanellen → Chlamydien

Mizellen f pl: engl. *micelles.* Kugelförmige oder ovale Molekülaggregate aus amphiphilen Verbindungen mit einem Durchmesser von 3–10 nm. Im wässrigen Milieu sind die polaren Köpfe nach außen und die Kohlenwasserstoffschwänze nach innen orientiert. Im lipophilen Kern können Fette* inkorporiert und transportiert werden.

Funktion bei der Fettverdauung: Bei der Fettverdauung bilden die Gallensalze* Mizellen mit den wasserunlöslichen Lipolyseprodukten des Nahrungsbreis (Triglyceride*, freie Fettsäuren*, Vitamine* und Cholesterin*) und ermöglichen damit deren Aufnahme in die Darmschleimhaut.

MKS: Abk. für → Maul- und Klauenseuche
MKT: Abk. für → Magnetkrampftherapie
MM: Abk. für → Muttermund
MMC: Abk. für → Meningomyelozele
Mm. levatores costarum breves → Musculi levatores costarum
Mm. levatores costarum longi → Musculi levatores costarum
MMMT: Abk. für → Müller-Mischtumor, maligner
MMN-Syndrom: Abk. für multiple mucosal neuroma → MEN-Syndrom
M-Mode → Echokardiografie
M-Mode → Ultraschalldiagnostik
MMR-Schutzimpfung f: syn. **Masern-Mumps-Röteln-Schutzimpfung.** Aktive Immunisierung* gegen Masern*, Mumps* und Röteln* mit einem Kombinationsimpfstoff*. Aktuell verwendet wird auch ein Kombinationsimpfstoff, der zusätzlich einen Windpocken-Impfstoff enthält (MMRV-Schutzimpfung). Von der Ständigen* Impfkommission werden Kombinationsimpfstoffe generell empfohlen, da sie genauso verträglich sind wie Einzelimpfstoffe, aber weniger Injektionen erforderlich sind.

Vorgehen:
- entsprechend Impfkalender* und Empfehlungen der Ständigen Impfkommission
- weitere Informationen siehe auch Masern*-Schutzimpfung und Röteln*-Schutzimpfung.

Impfstoffe:
- Masern-Mumps-Röteln-Impfstoff
- Masern-Mumps-Röteln-Varizellen-Impfstoff

MMV: Abk. für engl. mandatory minute volume (ventilation) → Beatmung
MMVP: Abk. für engl. myxomatous mitral valve prolapse → Mitralklappenprolapssyndrom
Mn: Abk. für → Mangan
MNGIE: Abk. für → Enzephalopathie, myoneurogastrointestinale
MNSs-Blutgruppensystem n: engl. *MNSs blood group system.* Blutgruppensystem mit den Hauptantigenen M, N, S und s (in verschiedenen Varianten). Biochemisch handelt es sich um N-Acetylneuraminsäure-haltige Glykoproteine, deren antigene Spezifität v. a. auf Strukturunterschieden im Peptidanteil beruhen. Zusätzlich werden dem MNSs-System zahlreiche weitere seltene Blutgruppenantigene zugeordnet.

Klinische Bedeutung:
- V. a. für die Abstammungsbegutachtung (die Blutgruppenantigene sind bereits bei Geburt voll ausgeprägt).
- Anti-M, Anti-N und seltener Anti-S kommen als reguläre Antikörper vor und sind klinisch ohne Bedeutung (Kälteagglutinine).
- Irreguläre Antikörper (Anti-M, -N, -S und -s) können durch Bluttransfusion und Schwangerschaften induziert werden und selten hämolytische Transfusionszwischenfälle und einen Morbus* haemolyticus neonatorum (insbesondere bei Ss-Inkompatibilität) hervorrufen.
- Autoantikörper gegen verschiedene MNSs-Antigene konnten bei Kälteagglutininkrankheit* und autoimmunhämolytischen Anämien nachgewiesen werden.

Mo → Molybdän

Mobbing n: Konfliktbeladene Kommunikation mit dem Ziel der Ausgrenzung. Beim Mobbing wird eine Person, zum Beispiel am Arbeitsplatz oder im schulischen Kontext, von einer oder mehreren Personen systematisch, regelmäßig und längerfristig direkt oder indirekt angegriffen und diskriminiert. Mobbing ist in Deutschland arbeitsrechtlich verboten und grundsätzlich strafbar.

Ursachen:
- Spannungen am Arbeitsplatz
- mangelhafte Konfliktkultur
- starre Hierarchien
- fehlende Anerkennung von Arbeitsleistungen
- hohe Verantwortung bei gleichzeitig geringem Handlungs- und Entscheidungsspielraum.

Moberg-Test → Ninhydrintest

mobilis: engl. *mobile;* syn. mobil. Beweglich, z. B. Cor mobile (Wanderherz), Ren mobile (Wanderniere).

Mobilisation f: engl. *mobilization.* Maßnahmen zur körperlichen Aktivierung von Patienten mit dem Ziel der Förderung und Erhaltung seiner Beweglichkeit und zur Vermeidung von Thrombosen*, Pneumonien*, Wundliegen und anderen Komplikationen der Immobilität*. Mobilisation dient der Kontrakturprophylaxe und ist indiziert als Frühmobilisation* nach Operationen und nach Geburten.

Mobilität f: engl. *mobility.* Begriff mit verschiedenen Bedeutungen. Mobilität meint die willkürliche Steuerung von Bewegungsabläufen, die Fähigkeit zur Fortbewegung, die Bereitschaft zur Veränderung, z. B. des Wohnortes oder des Berufs, sowie die Bewegung einer Person oder von Personengruppen aus einer sozialen Position in eine andere.

Mobilitätshilfen f pl: engl. *mobility benefits.* Leistungen zur Verbesserung der Mobilität* für Menschen mit Behinderung und für von Behinderung bedrohte Menschen. Ziel ist die Erhöhung der Chancen zur Arbeitsaufnahme. Leistungsträger sind die Bundesagentur für Arbeit oder der zuständige Rehabilitationsträger. Die Leistungen sind in der Regel zeitlich befristet.

Modafinil n: Zentral wirksames Sympathomimetikum, das mit Amphetaminen verwandt ist. Es handelt sich um ein Vigilanz* steigerndes therapeutisches Psychostimulans (Analeptikum), das zerebrale $α_1$-adrenerge und serotoninerge Bahnen beeinflusst. Modafinil wird eingesetzt bei exzessiver Schläfrigkeit mit Narkolepsie* mit oder ohne Kataplexie*.

Modalwert → Mittelwert

Modeling: Vorführen eines erwünschten Verhaltens durch den Psychotherapeuten im Rahmen der Verhaltenstherapie*. Es ermöglicht dem Patienten das Lernen am Modell.

Modell [Zahnheilkunde] n: engl. *model cast.* Dreidimensionale Darstellung von Zahnkonturen, umgebender Schleimhaut und Kieferkammstrukturen zur zahnärztlichen Diagnose, Planung, Dokumentation oder Anfertigung von Zahnersatz. Die Herstellung erfolgt als Ausguss (z. B. mit Gips oder Modellkunststoff) einer plastischen Abformung* oder computergestützt (CAD/CAM*-Verfahren) nach digitaler Abformung.

Modell, behavioristisches n: engl. *behavioral model.* Modell der Entstehung psychischer Stö-

Modell, biopsychosoziales

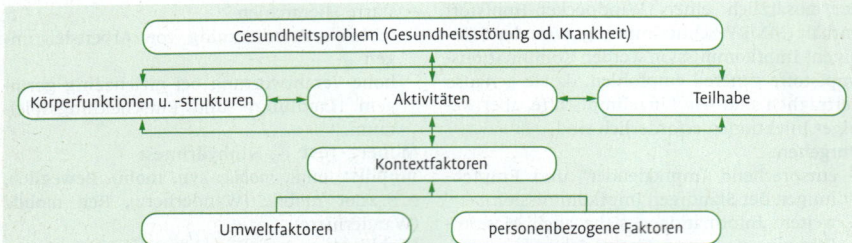

Modell, biopsychosoziales: Komponenten der ICF (2005).

rungen* nach Pawlow, Watson, Skinner, Bandura u. a. Die Grundannahme ist, dass psychische Störungen aufgrund von erlernten Fehlverhaltensweisen entstehen und prinzipiell auch wieder verlernbar sind.
Theorie: Erwerb von dysfunktionalen und funktionalen Verhaltensweisen erfolgt nach denselben Prinzipien (klassische Konditionierung*, operante Konditionierung, Modelllernen). Dies impliziert ein Kontinuum von normalem zu abnormalem Verhalten. Im klassischen Behaviorismus* wurde der Mensch ursprünglich als vollständig formbar und von seiner Umwelt geprägt gesehen. Kognitive Prozesse wurden ausgeklammert (sog. black box). In dieser klassischen Form ist das Modell empirisch im Wesentlichen nicht bestätigt. Moderne behavioristische Modellvorstellungen betonen die Bedeutung des Lernens, werden aber um biologische und kognitive Komponenten ergänzt und ständig empirisch überprüft und weiterentwickelt.
Modell, biopsychosoziales *n*: engl. *bio-psycho-social model*. Erklärungsmodell zur Entstehung von Krankheit* (Krankheitstheorie*), welches das biomedizinische Modell um psychosoziale Faktoren erweitert. Die einzelnen Komponenten stehen in wechselseitiger Beziehung zueinander.
Prinzip: Neben den biomedizinischen Aspekten wird der Mensch als handelndes Subjekt (mit Aktivitäten*) sowie als gleichberechtigtes Mitglied von Gesellschaft und Umwelt (mit Teilhabe daran) unter Berücksichtigung des Lebenshintergrunds (umwelt- und personenbezogene Kontextfaktoren) betrachtet. Krankheit und Gesundheit* variieren in Abhängigkeit vom Ausmaß der Schädigungen und Beeinträchtigungen der einzelnen Faktoren, der verbliebenen Integrität der Komponenten unter Berücksichtigung von Kontextfaktoren (siehe Abb.). Sie wechseln von defizit- zu ressourcenorientierten Größen (Ressourcen). Das Zusammenwirken der verschiedenen Faktoren kann im positiven Sinne auch als Funktionsfähigkeit bezeichnet werden, im negativen Sinne (bei Vorliegen einer Beeinträchtigung der funktionalen Gesundheit) als Behinderung* (siehe auch ICF).
Modelleinstückguss-Prothese *f*: engl. *model cast framework*; syn. Modellgussprothese. Metallisches Gerüst einer herausnehmbaren Teilprothese*, i. d. R. aus Cobalt-Chrom-Molybdän-Legierung. Dies ist die häufigste Form des herausnehmbaren Zahnersatzes. Klammern und Prothesenbasisanteile werden in einem Gussvorgang auf ein feuerfestes Modell gegossen.
Modelllernen → Lernen
Modell, psychodynamisches *n*: engl. *psychodynamic model*. Modell der Entstehung und Aufrechterhaltung psychischer Störungen*. Störungen sind hiernach Ausdruck eines unbewussten intrapsychischen* Konflikts (z. B. aus einander widerstrebenden Motivationen oder Bedürfnissen) und daraus folgender Abwehrmechanismen. Eine Störung entsteht demnach, wenn Kinder subjektiv belastende Ereignisse erleben (Traumatisierung), aber mit deren Bewältigung überfordert sind.
Theorie: In der klassischen Psychoanalyse* (S. Freud) wird eine Neurose als Störung der Abwehrarbeit des Ichs gegen sexuell nicht akzeptable Impulse gesehen, die auftretenden Symptome als (neurotische) Lösungsversuche. Während Freud unbewusste intrapsychische* Konflikte als Ursache „neurotischer" Störungen postulierte, kommt ihnen aus heutiger Sicht lediglich eine Rolle als möglicher kausaler Teilfaktor bei entsprechender Anfälligkeit zu. Kernannahmen des klassischen psychodynamischen Modells wie psychosexuelle Entwicklungsphasen*, Ödipus-Komplex* und Symptomverschiebung* gelten als empirisch widerlegt.
Modifikation *f*: engl. *modification*; syn. Paravariation. Durch Umwelteinflüsse hervorgerufene Variation, die nur den Phänotyp verändern kann, aber nicht erblich ist.
MODS: Abk. für → Multiorganversagen
Möbius-Zeichen *n*: engl. *Möbius' sign*. Verminderte Konvergenz* der Augen bei Fixieren naher Objekte. Dieses Symptom ist typisch für eine endokrine Orbitopathie.

Möller-Barlow-Krankheit *f*: engl. *infantile scurvy*; syn. Osteopathia haemorrhagica infantum. Schwere Avitaminose* der Ascorbinsäure bei Säuglingen und Kleinkindern infolge einseitiger Ernährung mit Kuhmilch ohne frisches Obst und Gemüse. Behandelt wird durch Gabe von Ascorbinsäure.
Mönchspfeffer *m*: engl. *chaste tree*; syn. Vitex agnus-castus. Strauch aus der Familie der Lippenblütler (Lamiaceae) mit Steinbeeren (Agni casti fructus), der im Mittelmeergebiet bis Westasien sowie Teilen Nordafrikas (Algerien, Marokko, Tunesien) vorkommt. Mönchspfeffer enthält Iridoide (Aucubin, Agnusid), ätherisches Öl, Flavonoide, Bitterstoff und fettes Öl.
Mönckeberg-Sklerose *f*: engl. *Mönckeberg's disease*; syn. Morbus Mönckeberg. Ätiologisch unklare, asymptomatische, chronische Gefäßerkrankung mit teils spangenartigen, teils ringförmigen Verkalkungen der arteriellen Media (sog. Gänsegurgelarterien). Die Intima ist nicht betroffen, sodass keine Stenosen oder Okklusion des Gefäßlumens besteht. Eine Therapie ist nicht erforderlich.
MÖT: Abk. für → Mitralöffnungston
Möwenschrei → Sehnenfadenabriss
Mogigrafie *f*: engl. *mogigraphia*; syn. Mogigraphie. Schreibkrampf als Form der Dystonie*.
Mohn *m*: engl. *poppy*; syn. Papaver somniferum. Pflanzengattung aus der Familie der Mohngewächse (Papaveraceae). Zu den ca. 50–120 Mohnarten gehören u. a. der Schlafmohn und der Klatschmohn.
Mola hydatiformis → Blasenmole
Molalität *f*: engl. *molality*. Bezeichnung für den Quotienten aus der Stoffmenge eines gelösten Stoffs (n) und der Masse (m) des Lösungsmittels (b = n/m). Das Formelzeichen ist b, die SI-Einheit mol/kg.
Molar *m*: syn. Dens molaris. Mehrhöckriger und mehrwurzliger Zahn* mit großer Kaufläche, der im Milchgebiss auf den Eckzahn*, im bleibenden Gebiss auf den lateralen Prämolaren* folgt.
Anatomie:
– Zahn 4 und 5 (im Milchgebiss) bzw. 6, 7 und 8 (Weisheitszahn*) nach Gebissschema* (Abb. dort), insgesamt 8 Molaren im Milchgebiss, 12 Molaren im bleibenden Gebiss* (Abb. dort)
– im Oberkiefer meist mit 3, im Unterkiefer mit 2 Wurzeln
– Durchbruch der ersten 4 bleibenden Molaren (vorderste Molaren, sog. Sechser) meist im 6. Lj. (sog. Sechsjahrmolar).
Molar-Incisor-Hypomineralisation *f*: engl. *molar-incisor hypomineralization*; Abk. MIH. Lokale, entwicklungsbedingte Hypomineralisation mindestens eines bleibenden ersten Molaren (Sechsjahrmolar), z. T. auch bleibender Schnei-

dezähne. MIH tritt vereinzelt auch an 2. Milchmolaren und anderen bleibenden Zähnen auf. Die Zähne sind mindermineralisiert, verfärbt, oft schmerzempfindlich, von geringerer Härte und anfällig für Zahnkaries*.

Vorkommen: Die Häufigkeit für das Auftreten von MIH beträgt 2–40 %, in Deutschland ca. 10–15 %. Das Auftreten der Krankheit ist assoziiert mit bestimmten Faktoren, die die Schmelzbildung perinatal und im 1. Lebensjahr potenziell schädigen, z. B. Sauerstoffmangel bei der Geburt, Infektion, hohes Fieber und Antibiotikum, aber auch eine genetische Prädisposition scheint wahrscheinlich.

Klinik:
- stark variierender Schädigungsgrad innerhalb eines Gebisses mit klar umschriebenen Schmelzopazitäten, cremig-weiße bis gelblich-braune Verfärbungen/Opazitäten
- bei schwerer Hypomineralisation auch schneller posteruptiver Abtrag des Zahnhartgewebes (Zahn*) alleine durch Kauaktivität
- atypische, klar von den üblichen Kariesprädilektionsstellen (Fissuren, Approximalflächen) abweichende Verteilung (Höcker und Glattflächen)
- restliche Dentition meist nicht betroffen.

Therapie:
- Mineralisation durch Fluoridierung
- Infiltration z. B. mit Versiegelungskunststoffen
- Überkronung
- Extraktion und Lückenschluss mit zweiten und ggf. dritten Molaren.

Molarität → Stoffmengenkonzentration
Molarität *f*: syn. molare Masse; Abk. M. M_r: relative molare Masse*.
Mole → Abortivei
Mole → Blasenmole
Molekül *n*: engl. *molecule*. Teilchen, das aus mindestens 2 gleichartigen oder verschiedenen Atomen* besteht, die durch chemische Bindungen zusammengehalten werden. Moleküle, die in organischen Substanzen von Lebewesen vorkommen, nennt man Biomoleküle.
Molekülmasse → Masse, molare
Molekulargenetik *f*: engl. *molecular genetics*. Teilgebiet der Humangenetik* und Genetik*, das die Erkennung und Analyse von mikroskopisch nicht sichtbaren molekularen Veränderungen genetischen Materials (DNA*-Sequenzierung, PCR, Mikroarrays) beinhaltet. Die Molekulargenetik geht fließend in die molekulare Zytogenetik* über.
Molekulargewicht *n*: engl. *molecular weight*. Nicht korrekte Bezeichnung für die molare Masse*. Das Molekulargewicht ist von der Gravitationskraft abhängig.
Molekularmasse → Masse, molare
Molenschwangerschaft → Abortivei

Moll-Drüsen *f pl*: engl. *Moll's glands*; syn. Glandulae ciliares conjunctivales. Apokrine Schweißdrüsen* im Augenlid, welche an vorderen Lidrand in die Haarfollikel* der Wimpern münden.
Molluscum contagiosum *n*: syn. Epithelioma molluscum. Weltweit verbreitete, harmlose, infektiöse virale Hauterkrankung, die vor allem bei Kindern, Jugendlichen, Atopikern und Immunsupprimierten auftritt. Die Diagnose wird klinisch gestellt, die Therapie besteht in einer Entfernung der entstehenden Dellwarzen.
Erkrankung: Übertragung: Mensch zu Mensch, meist durch Schmierinfektion, ferner durch Geschlechtsverkehr oder kontaminierte Gegenstände (Handtücher, Kleidung).
Klinik:
- derbe, leicht erythematöse, haut- bis perlmuttfarbene, 3–5 mm große, halbkugelige, einzeln oder gruppiert stehende, der Haut meist breit aufsitzende Papeln mit glatter Oberfläche und zentraler Eindellung (siehe Abb.), z. T. auch gestielt
- Lokalisation insbesondere im Gesicht (Lider), Halsbereich, Achseln, seitlicher Thorax und Genitalien, seltener an Palmae und Plantae
- wenig subjektive Beschwerden
- auf Druck entleert sich eine krümelige, fettige Masse (infektiöse Viruspartikel)
- bei Immunsupprimierten oder Atopikern Wachstum der Papeln bis 15 mm oder Generalisierung möglich (Mollusca contagiosa gigantea, Ekzema molluscatum).

Therapie:
- Entfernung mittels Kürette nach vorheriger Lokalanästhesie – Narbenbildung möglich
- chemische Destruktion: Irritationsbehandlung, z. B. mittels Kalilauge, zur Induktion einer Entzündungsreaktion mit Abstoßung der Papeln
- Kryotherapie*
- Therapieversuch mit Vitamin-A-Säure-Präparaten
- Therapieversuch mit Imiquimod*
- Therapieversuch mittels Lasertherapie

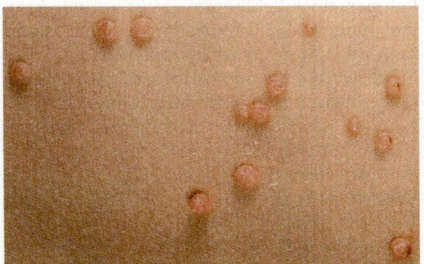

Molluscum contagiosum: Zentrale Eindellung der Papeln, seitlicher Thorax. [183]

- regelmäßige hydratisierende Basispflege zur Verbesserung der Hautbarriere.

Prognose:
- in der Regel Spontanremission
- bei Pruritus* durch Autoinokulation ggf. langwieriger Verlauf.

Molmasse → Masse, molare
Molmasse, relative → Masse, relative molare
Molsidomin *n*: Koronartherapeutikum mit ähnlicher Wirkung wie organische Nitrate*. Es wird zur Dauertherapie und Prophylaxe der Angina* pectoris angewendet, wenn andere Arzneimittel kontraindiziert sind. Molsidomin darf nicht gemeinsam mit Phosphodiesterase-Hemmern wie Sildenafil* angewendet werden. Weitere Antihypertensiva* und Alkohol verstärken die blutdrucksenkende Wirkung.
Molton *m*: Kochbare Matratzenauflage aus geschorenem, naturbelassenem Baumwollstoff, die in der Kranken- und Altenpflege zur Schonung der Matratze bei Inkontinenz oder Sekretverlusten verwendet wird.
Molybdän *n*: engl. *molybdenum*. Chemisches Element aus der Chromgruppe. Es ist ein essenzielles Spurenelement, das in vielen Enzymen vorkommt. Alle Molybdänsalze sind toxisch. Als Metall ist es silberweiß und findet Anwendung als Anodenmaterial in Röntgenröhren* oder in Legierungen, beispielsweise für Endoprothesen*.
Bedeutung: Molybdän ist ein essenzielles Spurenelement* und ist Bestandteil der Xanthinoxidase und weiterer Flavinenzyme. Mangelerscheinungen sind Aminosäureintoleranz oder Tachykardie durch Malabsorption.
Molybdoenzyme *n pl*: engl. *molybdoenzymes*. Enzyme (EC 1., Oxidoreduktasen), die einen Molybdän-Cofaktor (Molybdän-Ion gebunden an ein Pterinringsystem synthetisiert aus GTP und S-Adenosylmethionin) enthalten. Ein wichtiger Vertreter ist die Xanthinoxidase, die in Leber und Niere Xanthin zu Harnsäure hydroxyliert. Auch die nur in Prokaryoten, z. B. Rhizobium, vorkommende Nitrogenase ist molybdänhaltig.
Klinische Bedeutung: Bei Gicht wird bei gravierender Hyperurikämie zur Therapie ein irreversibel wirkender Xanthinoxidase-Inhibitor (Allopurinol) eingesetzt.
Mometason *n*: Inhalatives und topisches, stark wirksames Glukokortikoid, das zur Gruppe der Antiasthmatika*, Broncholytika, Rhinologika* und Dermatika gehört. Aufgrund seiner antiinflammatorischen und antiallergischen Wirkung kommt Mometason bei Rhinitis* allergica, Asthma* bronchiale und entzündlichen, nicht-infektiösen Hauterkrankungen zum Einsatz.
Indikationen:
- Asthma bronchiale
- allergische Rhinitis

Monarthritis

- Nasenpolypen
- Kontaktdermatitis
- Ekzem*
- Psoriasis*
- atopische Dermatitis.

Monarthritis *f*: Auf ein Gelenk beschränkte Arthritis*, v. a. bei akutem Gichtanfall (siehe Gicht*), aktivierter Arthrose* oder infektiöser Arthritis.

Mondbeinnekrose → Lunatummalazie

Mondini-Dysplasie *f*: engl. *Mondini dysplasia*; syn. Mondini-Taubheit. Autosomal-dominant vererbte, ein- oder beidseitige Fehlbildung des Innenohrs*, bei der die Hörschnecke (Cochlea*) nur 1,5 statt der üblichen 2,5 Windungen aufweist. Die resultierende Hörminderung ist variabel und kann bis zur völligen Taubheit reichen. Behandelt wird mit Hörgerät* oder Cochlea*-Implantat.

Mongolenfleck *m*: engl. *mongolian spot*; syn. Naevus fuscocaeruleus. Besonders bei Asiaten vorkommender kongenitaler blaugrauer Pigmentfleck durch Melanozytenansammlungen in der Dermis mit Rückbildungstendenz im Kindesalter. Er findet sich in der Kreuzbeinregion, im Schulterbereich als Ito-Nävus oder im Versorgungsgebiet des 1. und 2. Astes des N. trigeminus unter Mitbeteiligung der Augen als Ota-Nävus.

Monitoring [Klinische Überwachung]: Systematische Überwachung (Erfassung, Protokollierung) von kritischen Körperfunktionen in der Regel mit technischen Hilfsmitteln (z. B. Blutdruckmessung*, EKG*, Pulsoxymetrie*, Kapnografie*, Urinproduktion während einer Narkose) im Sinne einer kontinuierlichen oder diskontinuierlichen klinischen Überwachung.

Vorgehen:
- Apparatives Monitoring geschieht immer in Zusammenhang mit klinisch-körperlichem Monitoring (körperliche Untersuchung*), z. B. apparatives Kreislaufmonitoring in Zusammenhang mit Hautkolorit.
- Nach Möglichkeit erfolgt eine automatisierte elektronische Übertragung in ein sog. PDMS (Patientendatenmanagementsystem).

Monoamine *n pl*: engl. *monoamines*. Chemische Verbindungen, die eine Aminogruppe enthalten, häufig durch Decarboxylierung von meist aromatischen Aminosäuren entstehen und als Neurotransmitter*, z. B. Dopamin*, oder Gewebshormon wie etwa Histamin* agieren. Für eine Membranpassage benötigen sie spezielle Transportproteine. Im synaptischen Spalt werden sie durch Monoaminoxidase desaminiert und so inaktiviert.

Monoaminooxidase *f*: engl. *monoamine oxidase*; Abk. MAO. FAD-abhängige kupferhaltige Oxidoreduktase (Isoenzyme: MAO-A, MAO-B), die einige biogene Amine* oxidativ desaminiert (Serotonin, Dopamin, Noradrenalin, Adrenalin, Tyramin, Histamin) und damit inaktiviert. Hemmung der MAO führt zum Anstieg der synaptischen Konzentration von Adrenalin*, Noradrenalin* und Serotonin*, was zur Therapie von Depressionen* ausgenutzt wird.

Monoaminooxidase-Hemmer *m sg, pl*: engl. *MAO inhibitors*. Substanzen, die das Enzym Monoaminoxidase (MAO) und dadurch den Abbau von Noradrenalin*, Dopamin* und Serotonin* hemmen.

Einteilung:
- nichtselektive, irreversible MAO-Hemmer: z. B. Tranylcypromin
- selektive, reversible MAO-A-Hemmer: Moclobemid
- selektive, reversible MAO-B-Hemmer: Selegilin* und Rasagilin* (Hemmung des Dopaminabbaus im Gehirn).

Indikationen:
- Depression* und soziale Phobie* (Moclobemid, Tranylcypromin)
- Parkinson*-Syndrom in Kombination mit Levodopa* (Rasagilin, Selegilin).

Nebenwirkungen:
- Unruhe und Schlafstörungen
- Verwirrtheit
- Schwindel
- epileptische Anfälle
- Kopfschmerz
- sensomotorische Neuropathien
- Anstieg der Leberenzyme
- Hypotonie und hypertone Blutdruckkrisen (Cheese-Effekt).

Monobactame *n pl*: engl. *monobactams*. Baktericide Antibiotika* mit monozyklischer Ringstruktur, die zur Gruppe der Betalaktam*-Antibiotika gehören. Wirkstoffbeispiel ist Aztreonam. Monobactame wirken bakterizid gegen gramnegative Bakterien durch Hemmung der bakteriellen Zellwandsynthese. Sie kommen als Reserveantibiotika bei bakteriellen Harnwegsinfektionen*, Genitalinfektionen und intraabdominellen Infektionen zum Einsatz.

Monochorditis *f*: engl. *monocorditis*. Einseitige Stimmlippenentzündung, klassischerweise im Rahmen einer Kehlkopftuberkulose* mit geröteter und verdickter Stimmlippe. Eine Unterform, die Monochorditis vasomotorica, wird hingegen durch eine erhöhte Gefäßpermeabilität verursacht (z. B. hormonell während Menstruation). Hierbei finden sich submuköse kapilläre Einblutungen.

Monochoriate → Zwillinge

Monochromasie *f*: engl. *monochromasia*. Sehr seltene Form der Farbenfehlsichtigkeit*. Bei der X-chromosomal-rezessiv vererbten Blauzapfenmonochromasie ist die Sehschärfe nur leicht eingeschränkt, es sind nur Blauzapfen und Stäbchen vorhanden. Bei der autosomal-rezessiv vererbten Stäbchenmonochromasie ist die Sehschärfe meist schlecht, alle Farben erscheinen in Grauschattierungen, es sind nur Stäbchen vorhanden.

monochromatisch: engl. *monochromatic*. Einfarbig. Einfarbigkeit entsteht durch Licht* einer bestimmten (einheitlichen) Wellenlänge oder eines sehr schmalen Wellenlängenbereichs.

Monoclonal Antibody Immobilization of Platelet Antigens: engl. *MAIPA-Assay*; Abk. MAIPA-Assay. Glykoproteinspezifischer Enzym*-Immunoassay zur Charakterisierung von gegen Thrombozyten* gerichteten Antikörpern im Serum (auch bei komplexem Gemisch verschiedener Antikörper) und zum Nachweis thrombozytenständiger Autoantikörper (sog. direkter MAIPA-Assay).

Monoculus *m*: syn. Okklusionsverband. Einseitiger, blickdichter Augenverband z. B. als Augenklappe oder Klebeverband (Augenpflaster).

monogen: engl. *monogenic*; syn. monomer. Auftreten einer Erkrankung (z. B. Stoffwechselanomalie) aufgrund einer Mutation in einem einzelnen Gen (Krankheitsanlage). Monogene Krankheiten können verschiedenen Vererbungsmustern folgen (dominanter, rezessiver, geschlechtsgebundener oder mitochondrialer Erbgang*).

Monoglycerol-Lipase → Lipasen

Monografie *f*: syn. Monographie. Wissenschaftliche Einzeldarstellung.

Monokelhämatom *n*: engl. *monocular periorbital haematoma*. Einseitiges (zirkuläres) Hämatom („blaues Auge", „Veilchen") im Bereich von Ober- und Unterlid des Auges (beidseits: Brillenhämatom*). Das Monokelhämatom ist meist Folge eines lokalen Traumas (Schlag, Stoß, Boxkampf), evtl. mit Orbitafraktur (Orbitaboden, Blow-Out-Frakur) oder Schädelbasisfraktur*.

monoklonal: engl. *monoclonal*. Von einem einzigen Zellklon ausgehend oder produziert, z. B. monoklonale Antikörper* oder monoklonale Gammopathie*.

monoklonale Immunglobuline → Antikörper, monoklonale

monoklonale Immunglobuline → Paraproteine

monokrot: engl. *monocrotic*. Einschlägig, einmal schlagend, z. B. der normale Puls.

Monokulares Sehen *n*: engl. *monocular vision*; syn. einäugiges Sehen. Sehen mit einem Auge. Beim monokularen Sehen ist das Gesichtsfeld* deutlich eingeschränkt (ca. 30° kleiner), sowie die Wahrnehmung von Raum, Tiefenunterschieden, Relativbewegungen, Linienübergängen und die Akkommodationsfähigkeit. In der Diagnostik wird das monokulare Sehen beispielsweise bei der Bestimmung der Sehschärfe oder in der Perimetrie* getestet.

Klinische Bedeutung: Pathologische Ursachen für monokulares Sehen sind beispielsweise Strabismus*, Anisometropie* und das Fehlen eines Auges (Anophthalmie).

Monolog, innerer *m*: engl. *internal monologue*; syn. Selbstverbalisation. Begriff aus der kognitiven Verhaltenstherapie* (nach D. Meichenbaum) für ein ständig ablaufendes Selbstgespräch, dem eine Steuerungsfunktion für das Handeln zugesprochen wird.
Klinische Bedeutung: Bei psychischen Störungen ist der innere Monolog häufig negativ, entmutigend, selbst-abwertend und trägt so zur Exazerbation und Chronifizierung der Grundstörung bei (z. B. bei Depression*, Angststörung*, selbstunsicherer Persönlichkeit). Therapeutisch werden in kognitiver Umstrukturierung realistische und hilfreiche Gedanken entwickelt, die zur Stärkung der Selbststeuerung des Patienten im Sinne der Hilfe zur Selbsthilfe führen sollen. Dies wird durch Exploration im Einzel- und Gruppengespräch, u. a. durch Rollenspiel*, Hausaufgaben oder Fragebögen, bei Kindern durch projektive Verfahren (projektiver Test) erreicht. Die Methode ist geeignet für Kinder und Erwachsene bei fast allen Störungsbereichen, wenn ausreichend kognitive Kontrolle vorhanden ist.

monomer → monogen
monomorph: engl. *monomorphic*. Gleichartig, von gleicher Gestalt, z. B. als Bezeichnung für gleichartige Extrasystolen im EKG. Der gegensätzliche Begriff zu monomorph lautet polymorph*.

Mononeuritis multiplex *f*: engl. *multiple mononeuritis*; syn. Multiplextyp der Polyneuritis. Sonderform der Polyneuritis* mit meist asymmetrischem Befall mehrerer peripherer Nerven, die z. B. bei Diabetes* mellitus und Polyarteriitis* nodosa auftreten kann.

Mononeuropathia multiplex → Mononeuritis multiplex

Mononucleosis infectiosa *f*: engl. *infectious mononucleosis*; syn. Pfeiffersches Drüsenfieber. Virusinfektion, die durch das Epstein*-Barr-Virus verursacht wird. Betroffene infizieren sich meist oral durch Aufnahme virushaltigen Speichels. Es kommt zur Hyperplasie und Hypertrophie des lymphatischen Gewebes mit charakteristischen Blutbildveränderungen (Leukozytose mit mononukleären Zellen). Patienten leiden u. a. an Fieber, Lymphknotenschwellungen und Tonsillitis. Behandelt wird symptomatisch. **Erreger:** Das Epstein-Barr-Virus zählt zu den Herpes-Viren. **Übertragung:** Das Virus wird meist bei engen Kontakten durch Speichel (kissing disease) übertragen, selten auch über Bluttransfusion oder Organtransplantation. Die inkubationszeit beträgt 8–21 Tage. **Epidemiologie:** Die infektiöse Mononukleose kommt weltweit

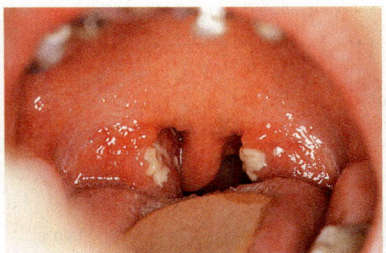

Mononucleosis infectiosa: Typische Beläge auf den Tonsillen. [188]

vor. Es erkranken v. a. ältere Kinder und junge Erwachsene. **Formen:**
– Monozytenangina: **1.** häufig bei Erwachsenen **2.** im Vordergrund steht die Tonsillitis* **3.** manchmal Konjunktivitis*, Iridozyklitis*, Neuritis* nervi optici, Netzhautveränderungen und Augenmuskellähmungen **4.** Differenzialdiagnosen: Diphtherie*, Plaut-Vincent-Angina*, CMV-Infektion
– febrile Verlaufsform (Drüsenfiebertyphoid): **1.** häufig bei Kindern **2.** v. a. Fieber und Lymphknotenschwellungen
– abortive Verlaufsform: häufig bei Kleinkindern mit klinisch sehr geringer Symptomatik
– lymphoproliferative Verlaufsform: **1.** bei angeborenen und erworbenen Immundefekten **2.** häufig letal.

Klinik: Zu Beginn kommt es meist zu
– Fieber zwischen 38 und 39 °C
– Kopf- und Gliederschmerzen
– abdominalen Schmerzen
– generalisierten Lymphknotenschwellungen (erbsen- bis kirschgroß, derb, beweglich, wenig schmerzhaft)
– diphtherieähnlichem Tonsillitis (Beläge jedoch eher schmutzig-grau, greifen nicht auf die Umgebung der Tonsillen über; siehe Abb.)
– im weiteren Verlauf u. a. folgende Symptome: Hepato-/Splenomegalie, multiformes Exanthem (besonders nach Ampicillingabe), Meningitis.

Diagnostik:
– Blutbild: meist Leukozytose zwischen 10 000 und 25 000/mm³ mit 60–80 % lymphoiden (mononukleären) Zellen (sog. Downey- oder Pfeiffer-Zellen)
– Nachweis von Epstein-Barr-Virus-Antikörpern
– Messung der Viruslast im Blut mit PCR bei Immunsuppression oder Immundefizienz.

Der wenig spezifische Schnelltest auf heterophile Antikörper (Paul*-Bunnell-Reaktion) ist obsolet.

Prognose: Ohne Komplikationen ist die Prognose gut, schwere und zum Teil letale Verläufe treten bei zellulärem Immundefekt oder nach Transplantation auf.

mononukleär: engl. *mononuclear*. Durch Erkrankung eines einzelnen Nervenkerns hervorgerufen; außerdem Bezeichnung für Zellen mit nur einem Kern (sog. Mononukleäre), z. B. die relativ großen, rundkernigen Monozyten.

Monoparese *f*: engl. *monoparesis*; syn. Monoparalyse. Lähmung* einer einzelnen Extremität.

monophasischer Zyklus → Zyklus, anovulatorischer

Monophyodontie *f*: engl. *monophyodontia*. Ausbildung nur einer Zahngeneration (einmalig zahnbildend), z. B. bei Edentaten (zahnarme Säugetiere). Beim Menschen zählen hierzu die permanenten Molaren*, die als Zuwachszähne keine Vorgänger im Milchgebiss haben.

Monorchie *f*: engl. *monorchidism*. Angeborenes Fehlen eines Hodens* (unilaterale Anorchie*) bei 1 : 5000 Neugeborenen. Häufig ist der kontralaterale Hoden kompensatorisch hypertroph, die Fertilität ist meist unbeeinträchtigt. Um die Diagnose zu sichern, muss auf der betroffenen Seite ein Kryptorchismus ausgeschlossen werden.

Monosaccharide *n pl*: engl. *monosaccharides*; syn. Einfachzucker. Kleinste, durch Hydrolyse nicht weiter abbaubare Einheiten der Kohlenhydrate*. Monosaccharide sind süß schmeckende, wasserlösliche, meist kristalline Verbindungen und primäre Oxidationsprodukte von aliphatischen Polyalkoholen mit meist unverzweigten Kohlenstoffketten.

Einteilung:
– **Aldosen: 1.** durch Oxidation an der terminalen primären Alkoholgruppe entstandene Polyhydroxyaldehyde (siehe Abb.), z. B. Mannose, Glukose*, Galaktose **2.** charakteristisch: terminale Aldehydgruppe —CHO, die bei systematischer Nomenklatur stets die Nummer 1 trägt
– **Ketosen: 1.** durch Oxidation einer sekundären OH-Gruppe (meist am C-2) entstandene Polyhydroxyketone, z. B. Fruktose* **2.** charakteristisch: nicht terminale —C=O Gruppe, der bei systematischer Bezifferung die niedrigst mögliche Zahl zukommt
– Monosaccharide mit einer Anzahl von über 6 C-Atomen wie Heptosen und Heptulosen (7 C), selten aber als Zwischenprodukte im Stoffwechsel wichtig.

Monosomie *f*: engl. *monosomy*. Numerische Chromosomenaberration* mit nur einfachem Vorliegen eines bestimmten Chromosoms im sonst diploiden Chromosomensatz, z. B. infolge von Non*-disjunction oder Chromosomenverlust bei Kernteilung, oder bei partieller Mono-

Monotherapie

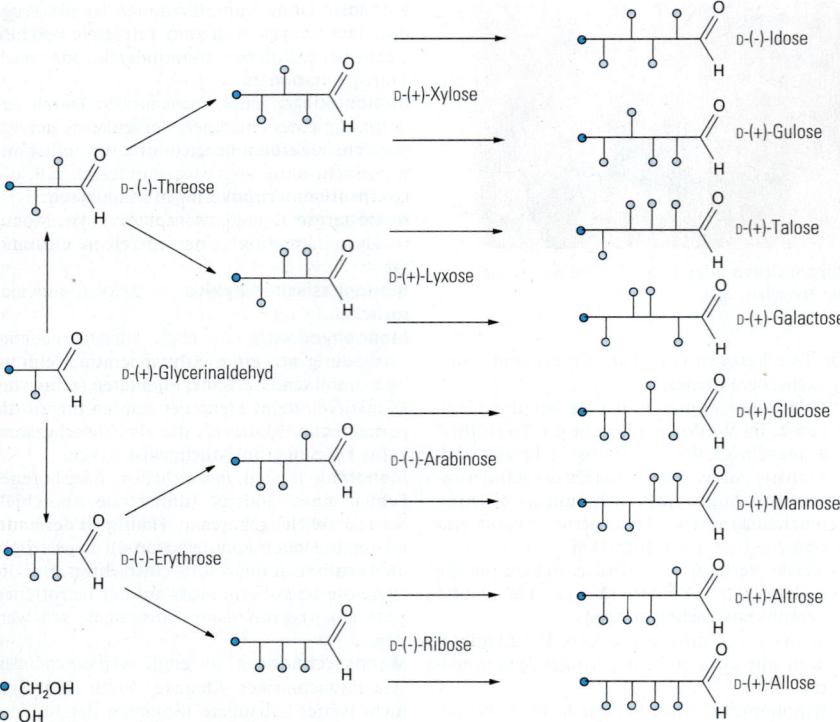

Monosaccharide: Schematische Darstellung von D-Aldosen.

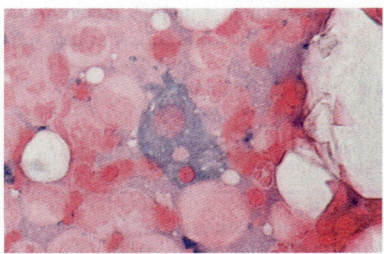

Monozyten-Makrophagen-System: Knochenmark-Makrophagen mit Speicherung von eisenhaltigem Pigment (blau gefärbt); Knochenmarkausstrich (Berliner-Blau-Reaktion). [72]

somie (z. B. Katzenschrei*-Syndrom), einer Chromosomenaberration mit Verlust eines Chromosomenstücks durch Deletion*.
Vorkommen:
- gonosomale Monosomie: siehe Turner*-Syndrom
- autosomale Monosomie: mit dem Leben nicht vereinbar.

Monotherapie f: engl. monotherapy. Behandlung mit einem einzigen Arzneimittel (einer Wirksubstanz) bzw. mit einem definierten psychotherapeutischen Verfahren als alleinige Intervention.

monotrich: engl. monotrichous. Form der Begeißelung von Bakterien mit endständiger (polarer) Geißel, z. B. Vibrio* cholerae.

Monovette f: syn. Blutentnahmeröhrchen. Produkt zur Blutentnahme, bestehend aus einem skalierten Zylinderröhrchen mit innen liegender Kolbenstange, Schraubverschluss mit Konus und integriertem Mechanismus, der ein Zurückfließen des Blutes beim Wechsel der Röhrchen verhindert, sowie einer Verschlusskappe zum sicheren Versenden. Der Begriff Monovette ist ein eingetragenes Warenzeichen.

monozygot → Zwillinge

Monozyten m pl: engl. monocytes. Zu den Leukozyten* gehörende, größte mononukleäre Zellen im Blut (⌀ 12–20 μm) mit nierenförmigem Kern und basophilem Zytoplasma*. Monozyten sind zur Phagozytose* und Migration* befähigt. Sie zirkulieren 1–2 Tage im Blut, wandern dann in verschiedene Gewebe aus und differenzieren sich zu Makrophagen*.

Monozytenangina → Mononucleosis infectiosa

Monozyten-Makrophagen-System n: engl. mononuclear phagocyte system. Gesamtheit aller phagozytoseaktiven, von Monozyten* (Leukozyten*) abstammenden Zellen, den Makrophagen* der verschiedenen Gewebe und Körperhöhlen, z. B. auch Osteoklasten* und Zellen der Mikroglia*. Die Funktion des Monozyten-Makrophagen-Systems besteht v. a. in Phagozytose*, Zytotoxizität, Immunregulation und Synthese verschiedener Substanzen.
Einteilung: Siehe Makrophagen* Tab. dort.
Funktion: V. a. Phagozytose* (Abb.), Zytotoxizität, Immunregulation (Antigenprozessierung und -präsentation im Rahmen der Kooperation mit Lymphozyten) und Synthese unterschiedlicher biologisch aktiver Substanzen (Monokine).

Monozytose f: engl. monocytosis. Erhöhte Anzahl an Monozyten* im peripheren Blut. Eine Monozytose wird im Differenzialblutbild* nachgewiesen und tritt auf bei chronisch-entzündlichen Erkrankungen, bei Veränderungen mit vermehrter Phagozytose* und bei Nekrosen*.

Monro-Zyste f: engl. Monro's cyst; syn. Foramen-Monroi-Zyste. Zyste am Foramen interventriculare Monroi, meist in Form einer Kolloidzyste*, die zur sog. Monro-Blockade mit Entwicklung eines Hydrocephalus* internus occlusivus (erweiterte Seitenventrikel) führen kann. Klinisch zeigen sich heftigste episodische, z. T. lageabhängige Kopfschmerzen*.

Mons pubis m: syn. Mons veneris. Fettpolster direkt oberhalb der großen Schamlippen. Es ist mit einem charakteristischen Schamhaardreieck bedeckt.

Monteggia-Luxationsfraktur f: engl. Monteggia's fracture-dislocation. Ulnafraktur*, in der proximale Hälften gekoppelt mit einer Luxation des Radiuskopfes infolge einer Ruptur des Lig. anulare radii oder des Lig. quadratum. Sie ist benannt nach dem italienischen Chrirurgen Giovanni Battista Monteggia (1762–1815).
Einteilung: Nach der Bado-Klassifikation (siehe Abb.).
Klinik:
- Achsenknick in der Ulna
- in der Ellenbeuge tastbarer Radiuskopf.

Hinweis: Eine der beiden Verletzungen kann übersehen oder nicht erkannt werden, besonders durch schmerzbedingt eingeschränkte Lagerungsmöglichkeiten beim Röntgen. Auf eine mögliche Verletzung des N. radialis (Fallhand) ist zu achten.
Therapie:
- Reposition beider Fehlstellungen erforderlich, meist mit offener Osteosynthese der Ulna, evtl. mit zusätzlicher Bandnaht

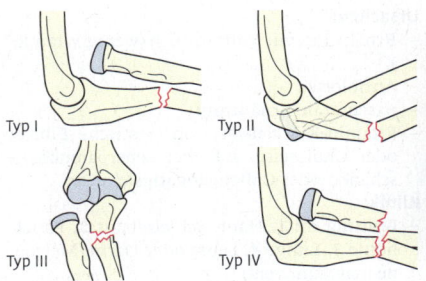

Monteggia-Luxationsfraktur: Bado-Klassifikation;
Typ I: Luxation des Radiuskopfes nach anterior, Ulnaschaftfraktur mit anteriorer Deviation;
Typ II: Luxation des Radiuskopfes nach posterior, Ulnaschaftfraktur mit posteriorer Deviation;
Typ III: Luxation des Radiuskopfes, metaphysäre Ulnafraktur mit lateraler Deviation;
Typ IV: Luxation des Radiuskopfes, Fraktur des Ulna- und Radiusschaftes.

– postoperativ temporäre Ruhigstellung (Oberarmgips), ggf. funktionelle Nachbehandlung.

Montelukast n: Leukotrien*-Rezeptor-Antagonist aus der Gruppe der Antiasthmatika* und Broncholytika zur peroralen Anwendung. Montelukast wirkt antiinflammatorisch, antiallergisch und bronchodilatatorisch und kommt bei der Behandlung von Asthma* bronchiale und allergischer Rhinitis* zum Einsatz, wenn die alleinige Anwendung von inhalativen Glukokortikoiden* nicht ausreichend wirksam ist.
Indikationen:
– Asthma* bronchiale
– Prophylaxe eines Belastungsasthmas
– allergischer Rhinitis*.

Montevideo-Einheit f: engl. Montevideo unit. Nicht mehr verwendete Berechnungsmethode für die Wehentätigkeit, bestehend aus dem Produkt von Wehenstärke und Wehenhäufigkeit in 10 Minuten.

Moon-Zahn m: engl. Moon's molar. Himbeerförmige Vorwölbung an verkleinerten Kauflächen der ersten Molaren* als Spätfolge einer konnatalen Syphilis*.

Mooren-Hornhautulkus n: engl. Moorens ulcer; syn. Ulcus corneae rodens. Uni- oder bilaterales Ulcus* corneae, das vor allem in Westafrika, aber auch in Europa und Amerika vorkommt. Zunächst entsteht ein gelblich-graues Infiltrat am Limbus corneae, das sich zirkulär und zentral ausdehnt. Die Ursache ist unklar, eventuell handelt es sich um eine Autoimmunreaktion. Siehe Abb.
Therapie: Medikamentös:
– Kortison-Augentropfen
– ggf. Ciclosporin.

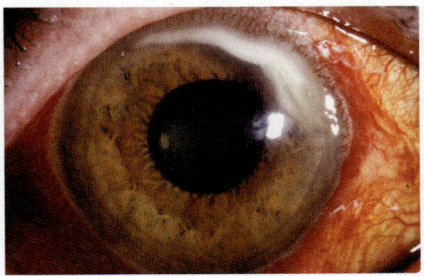

Mooren-Hornhautulkus [133]

Chirurgisch ggf.:
– Exzision der angrenzenden Bindehaut
– Débridement des Ulkus.
Morado-Krankheit → Onchozerkose
Morbidität f: engl. morbidity. Krankheitshäufigkeit innerhalb einer Population, die in bestimmten Größen (z. B. Inzidenz, Prävalenz*) ausgedrückt wird. Die sog. Lebenszeitmorbidität ist der Anteil der Personen einer Population, die im Laufe ihres Lebens eine bestimmte Störung zeigen. Die Bezeichnung Morbiditätsrate wird häufig unspezifisch für Inzidenz oder Prävalenz* verwendet.
Morbilli → Masern
morbilliform: Masernähnlich.
Morbilloid → Masern
Morbus m: engl. disease; Abk. M. Allgemeine Bezeichnung für eine singuläre Krankheit* oder als fachsprachliche Fügung in Verbindung mit Eigennamen als Bezeichnung von spezifischen Krankheiten (z. B. Morbus Hirschsprung = kongenitales Megakolon).
Morbus Addison → Addison-Krankheit
Morbus Alzheimer → Alzheimer-Krankheit
Morbus Bang → Brucellose
Morbus Bechterew → Spondylitis ankylosans
Morbus Behçet → Behçet-Krankheit
Morbus Boeck → Sarkoidose
Morbus Bowen → Bowen-Krankheit
Morbus caeruleus → Zyanose
Morbus Crohn f: syn. Enteritis terminalis. Genetisch determinierte, durch Umweltfaktoren und Mangel an Defensinen* verursachte, schubweise verlaufende chronisch-entzündliche Darmerkrankung (CED). M. Crohn kann alle Abschnitte des Gastrointestinaltraktes befallen. Häufig zeigen sich extraintestinale Manifestationen (Arthritiden, Erythema* nodosum, Augenentzündungen) und Komplikationen wie beispielsweise Fisteln. Therapiert wird medikamentös-immunsuppressiv, selten chirurgisch.
Ätiologie: Die Ursache des Morbus Crohn ist multifaktoriell:
– genetische Prädisposition z. B. durch NOD2-Polymorphismus

– inadäquate Immunantwort auf kommensale Bakterien (u. a. Sekretion inflammatorischer Zytokine)
– Defensinmangel (Defensine* sind körpereigene Antibiotika, welche in Paneth*-Körnerzellen des Dünndarms gebildet werden
– Umweltfaktoren (z. B. Stillstatus und Nikotinkonsum).
Lokalisation: Morbus Crohn tritt typischerweise im terminalen Ileum (aphthöse Ileitis) auf und kann alle Abschnitte des Verdauungstraktes im Sinne einer diskontinuierlichen Entzündung befallen. Extraintestinale Manifestationen und Ausbildung von Fisteln sind möglich.
Pathologie:
– transmurale, granulomatöse Entzündung mit verdickter, fibrotischer Darmwand
– charakteristisch sind diskontinuierliche entzündliche Veränderungen (skip lesions) und oberflächliche Ulzerationen/Erosionen (Aphthen*)
– evtl. konfluierende landkartenförmige Ulzera, welche ggf. unauffällige Schleimhautareale umschließen (sog. Pflastersteinrelief), mitunter längliche, fissurale Ulzerationen, die an eine „Schneckenspur" erinnern (snail trail)
– mikroskopisch: Kryptenabszesse mit Makrophagenansammlungen und nicht verkäsenden Granulomen.
Klinik:
– rechtsseitiger Unterbauchschmerz (siehe Tab.)
– Diarrhö (selten blutig)
– Gewichtsverlust
– evtl. Fieber (v. a. bei Abszedierungen)
– perianale Abszesse und Fisteln
– Subileus* bei Crohnstenose
– bei extraintestinalem Befall: z. B. Gelenkschmerzen, schmerzhafte und rötliche Erhebungen v. a. an den Streckseiten der Extremitäten (Erythema* nodosum), Uveitis*, Iridozyklitis*.
Therapie: Die Therapie richtet sich nach Lokalisation und Schwere der Crohn-Erkrankung. Eine primär chirurgische Behandlung erfolgt selten, ist aber indiziert bei Komplikationen wie Stenose*, Abszess* oder Fistel*. Meist erfolgt eine medikamentöse Therapie – oft als Kombinationstherapie mehrerer Medikamente.
– Aminosalicylate haben bei der Therapie des Morbus Crohn kaum noch einen Stellenwert.
– Bei umschriebenem Befall im Bereich des terminalen Ileums/proximalen Colon ascendens wird lokal wirksames Kortison (Budesonid*) eingesetzt.
– Bei Befall unterschiedlicher Bereiche des Gastrointestinaltraktes oder schwerem Krankheitsverlauf steht eine Auswahl potenter Medikamente zur Verfügung: **1.** Prednisolon*

Morbus Cushing

Morbus Crohn: Unterschiede und Gemeinsamkeiten.

Charakteristikum	Morbus Crohn	Colitis ulcerosa
Ileitis terminalis	meistens	selten
Kolitis	häufig	immer
Proktitis	selten	immer
Befallsmuster	diskontinuierlich	kontinuierlich
Wandbefall	transmurale Entzündung	Mukosa und ggf. Submukosa betroffen
Fieber	häufig	selten
Bauchschmerz	meistens	häufig (als Tenesmen)
(blutige) Diarrhö	meistens (selten blutig)	meistens (häufig blutig)
Gewichtsverlust	häufig	selten
Wachstumsverzögerung	häufig	selten

2. Immunsuppressiva* (evtl. früher Einsatz bei Risikofaktoren für schweren Krankheitsverlauf wie z. B. Rauchen, starker Dünndarmbefall, Mitbeteiligung des oberen Gastrointestinaltraktes, junges Alter): **I.** Azathioprin*, Mercaptopurin **II.** Methotrexat (zunehmend geringere Bedeutung in der Crohn-Therapie) **III.** TNFα-Antikörper (Infliximab*, Adalimumab*) – evtl. in Kombination mit Azathioprin **IV.** Ustekinumab (Interleukin-12/23-Antikörper) **V.** Vedolizumab (Integrin-α4β7-Antagonist) 3. ggf. Antibiotika
– Die Auswahl oder Kombination der Medikamente richtet sich nicht nur nach Krankheitsschwere und Lokalisation, sondern orientiert sich auch an individuellen Patientenfaktoren und dem Therapieziel (Remissionsinduktion bzw. Remissionserhaltung).
– Supportive Maßnahmen sind Nikotinkarenz, enterale Formuladiät, Eisensubstitution bei Eisenmangel, Vitamin-D-Substitution bei Vitamin-D-Mangel, ggf. Vitamin-B-12-Substitution bei Mangel.
– Der Impfstatus ist zu aktualisieren, v. a. vor Einleitung einer immunsuppressiven Therapie.
– Eine Operation erfolgt nur, wenn zwingend indiziert ist, dann in Form einer „darmsparenden" Resektion/Strikturoplastiken, evtl. Alternativen wie die endoskopische Dilatation bei Stenose in Betracht ziehen.

Morbus Cushing → Cushing-Syndrom
Morbus Down → Down-Syndrom
Morbus Dupuytren → Dupuytren-Krankheit
Morbus Forestier → Hyperostosis ankylosans vertebralis senilis
Morbus Freiberg-Köhler → Köhler-II-Krankheit
Morbus Garré → Osteomyelitis
Morbus Gaucher → Gaucher-Krankheit
Morbus haemolyticus fetalis *m*: engl. *fetal erythroblastosis*; syn. Fetomaternale Blutgruppen-Inkompatibilität. Intrauterine Zerstörung der fetalen roten Blutkörperchen (Erythrozyten) durch mütterliche Blutgruppenantikörper mit daraus resultierender Anämie* des Ungeborenen. Diagnostiziert wird laborchemisch, sonografisch sowie invasiv. Die Therapie ist abhängig vom Zeitpunkt der Diagnosestellung und dem Schweregrad der Anämie.
Morbus haemolyticus neonatorum *m*: engl. *neonatal erythroblastosis*; syn. Neugeborenenerythroblastose. Immunhämolytische Anämie* des Neugeborenen durch mütterliche irreguläre Blutgruppenantikörper* (IgG), meist als milde hämolytische Anämie* (zunehmend bis 4.–6. Lebenswoche) und Hyperbilirubinämie* des Neugeborenen. Behandelt wird mit Fototherapie, selten auch Austauschtransfusion* mit frischem Erythrozytenkonzentrat der Blutgruppe 0 und der kindlichen Rhesusblutgruppe entsprechend mit alloagglutininfreiem AB-Plasma.
Ätiologie:
– Blutgruppeninkompatibilität*: **1.** meist AB-Null-Inkompatibilität mit Immunisierung der Mutter nach fetomaternaler Transfusion* bzw. Mikrotransfusion*, bei mütterlicher Blutgruppe 0 und kindlicher Blutgruppe A oder B **2.** in ca. 50 % der Fälle bereits beim ersten Kind, Schwere der Erkrankung bei weiteren AB0-inkompatiblen Kindern nicht zunehmend
– selten Rhesus*-Inkompatibilität (häufig Morbus* haemolyticus fetalis)
– sehr selten durch andere irreguläre Blutgruppenantikörper (z. B. gegen Kell-, Duffy-, Kidd-Blutgruppen) ausgelöst.
Morbus haemorrhagicus neonatorum *m*: engl. *hemorrhagic disease of the newborn* (Abk. HDN). Hämorrhagische Diathese* des Neugeborenen durch Prothrombinkomplexmangel*. Symptome sind Blutungen, die durch parenterale Gabe von Phytomenadion* behandelt werden. Bei schwerer Erkrankung werden Gerinnungsfaktoren substituiert und Erythrozytenkonzentrate bzw. Frischplasma transfundiert.

Ursachen:
– Ernährung mit Muttermilch (wenig Vitamin* K)
– Antibiotika
– parenterale Ernährung
– Vitamin-K-Malabsorption (zystische Fibrose oder Cholestase, z. B. bei Leberparenchymschaden oder Gallengangatresie) u. a.

Klinik:
– Blutung in: **1.** Haut, Schleimhaut **2.** Bauchhöhle **3.** Lunge **4.** Leber oder Darm (Melaena neonatorum vera)
– Kephalhämatom, intrakranielle Blutung.

Prophylaxe:
– Bei gesunden, gestillten Neugeborenen orale Vitamin-K-Substitution (Phytomenadion im Rahmen der Kinderfrüherkennungsuntersuchungen* U1, U2 und U3) ab erstem postnatalem Tag
– bei Frühgeborenen oder Neugeborenen mit schwerer Erkrankung parenteral.

Morbus Hegemann → Hegemann-Syndrom
Morbus Hirschsprung *m*: engl. *congenital megacolon*; syn. Megacolon congenitum. Angeborene schwere Darmstenose* mit umschriebener prästenotischer Dickdarmerweiterung durch Aganglionose* der Darmplexus. Sie führt zu ausgeprägter Obstipation* im frühen Säuglingsalter bis hin zum mechanischen Ileus*. Die Diagnosestellung erfolgt pränatal sonografisch, die Sicherung histologisch durch die Drei-Stufen-Biopsie. Das aganglionäre Segment wird operativ entfernt.
Pathogenese: Koprostase* infolge Aganglionose* im Bereich der intramuralen parasympathischen Nervengeflechte, des Meissner*-Plexus und Auerbach*-Plexus, mit fehlender Peristaltik* und Stenose* der betroffenen Darmsegmente. Die prästenotische Dilatation mit Ausbildung eines Megakolons* entsteht sekundär. Mögliche Komplikationen sind Enterokolitis*, Durchwanderungsperitonitis* und toxisches Megakolon*.

Klinik:
– schwere Obstipation mit Bauchauftreibungen im Neugeborenen- und Säuglingsalter
– evtl. mechanischer Ileus
– bei kurzem Segment chronische Obstipation bei Kindern und Jugendlichen.

Diagnostik:
– pränatal: Ultraschalldiagnostik
– postnatal: **1.** digitale rektale Untersuchung: enger Analkanal, leere Ampulle; nach Untersuchung explosionsartige Stuhlentleerung **2.** ggf. anorektale Manometrie **3.** sonografisch und röntgenologisch (siehe Abb.) enges Rektum mit Megakolon **4.** histologischer Nachweis z. B. durch Drei-Stufen-Biopsie, d. h. fehlende Ganglienzellen mit histochemisch nachweisbarer sekundär erhöhter Ace-

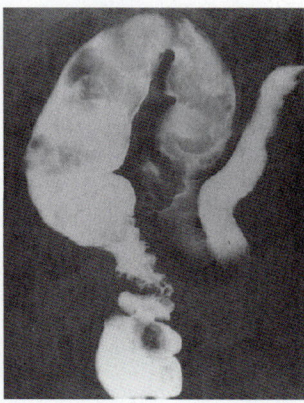

Morbus Hirschsprung: Massiv erweitertes Sigma bei aganglionärem Rektum. [190]

tylcholinesterase*aktivität 5. ggf. molekulargenetische Diagnostik.
Therapie: In Abhängigkeit vom klinischen Befund und Vorliegen von Entzündungszeichen:
– Bei weniger akuten Verläufen kann der Darm über vorsichtige Einläufe bis zur endgültigen Diagnosesicherung entleert werden.
– **Operative Therapie: 1.** Ziel ist, das pathologisch veränderte Darmsegment zu entfernen und eine Stuhlkontinenz zu erreichen. **2.** Zunehmend häufiger wird die intraabdominelle Präparation auch bei Säuglingen laparoskopisch durchgeführt.
– Beim toxischen Megakolon* ist die sofortige Anlage eines doppelläufigen Anus praeter im rechten Hemikolon indiziert.
Prognose:
– Die Mortalität liegt bei ca. 2 %.
– Der Großteil der Patienten hat postoperativ eine normale anorektale Funktion.
– Einige Patienten zeigen postoperativ eine therapiebedürftige Obstipation* oder auch Stuhlinkontinenz.
Morbus Hodgkin → Hodgkin-Lymphom
Morbus Kienböck → Lunatummalazie
Morbus Köhler I → Köhler-I-Krankheit
Morbus Köhler II → Köhler-II-Krankheit
Morbus Köhler-Mouchet → Preiser-Krankheit
Morbus Langdon-Down → Down-Syndrom
Morbus Ledderhose *n*: engl. *Ledderhose's syndrome l*; syn. Ledderhose-Syndrom I. Knotenbildung an der Fußsohle, ähnlich der Knotenbildung bei Dupuytren*-Krankheit in der Hohlhand. Dabei entwickelt sich sehr selten eine nach distal fortschreitende Strangbildung mit Zehenbeugekontraktur.
Morbus Menière → Menière-Krankheit

Morbus Meulengracht: engl. *Gilbert syndrome*; syn. Hyperbilirubinämie vom Arias-Typ. Indirekte Hyperbilirubinämie* ohne Krankheitswert. Kennzeichnend ist der intermittierende, durch katabole Stoffwechsellage z. B. bei Infekt oder Nahrungskarenz provozierbare Ikterus. Die geringgradige Hyperbilirubinämie < 5 mg/dl mit vorwiegender Erhöhung des unkonjugierten Bilirubins* bei sonst normalen Leberfunktionswerten sichert die Diagnose. Eine Therapie ist nicht notwendig.
Morbus Osgood-Schlatter → Osgood-Schlatter-Krankheit
Morbus Paget → Osteodystrophia deformans
Morbus Paget → Paget-Karzinom
Morbus Parkinson → Parkinson-Syndrom
Morbus Perthes → Perthes-Calvé-Legg-Krankheit
Morbus Pick → Pick-Krankheit
Morbus Pott → Knochentuberkulose
Morbus Preiser → Preiser-Krankheit
Morbus Recklinghausen → Neurofibromatose
Morbus Recklinghausen → Osteodystrophia fibrosa generalisata
Morbus Reiter → Arthritis, reaktive
Morbus Scheuermann → Scheuermann-Krankheit
Morbus Schlatter → Osgood-Schlatter-Krankheit
Morbus Sever → Apophysitis calcanei
Morbus Waldenström → Makroglobulinämie
Morbus Waldenström → Purpura hyperglobulinaemica
Morbus Werlhof → Immunthrombozytopenie
Morbus Whipple *f*: engl. *Whipple's disease*; syn. Lipodystrophia intestinalis. Sehr seltene Infektionskrankheit durch das Bakterium Tropheryma whipplei. Betroffen sind vor allem Männer zwischen dem 30. und 60. Lebensjahr. Typische Symptome sind Durchfall, schmerzhafte Gelenkentzündungen, Bauchschmerzen und Gewichtsverlust. Behandelt wird mit Antibiotika.
Morbus Wilson → Wilson-Krankheit
Morcellator *m*: Speziell scharf geschliffenes Instrument zum Schneiden und Extrahieren von Organen und Geweben (Morcellement*) bei laparoskopischen Eingriffen, z. B. zur laparoskopischen Myomenukleation* oder Hysterektomie*.
Morcellement *n*: engl. *morcellation*. Operative Zerstückelung eines als Ganzes schwer entfernbaren Gebildes oder Gewebes, z. B. eines großen Myoma uteri bei vaginaler oder laparoskopischer Hysterektomie*. Risiko sind Verbleib und Dissemination von Tumorzellen, insbesondere bei bis dahin nicht diagnostizierten Sarkomen. Vorteile von Bergebeuteln sind bisher nicht nachgewiesen.
Morgagni-Adams-Stokes-Anfall → Adams-Stokes-Anfall

Morgagni-Hernie *f*: engl. *Morgagni's hernia*. Parasternale Zwerchfellhernie*, die durch die Morgagni-Spalte (Lücke rechts neben dem Processus xyphoideus des Sternums) hindurchtritt. Klinisch imponieren häufig Dyspnoe und Husten.
Morganella *f*: Gattung aerober, gramnegativer, beweglicher Stäbchenbakterien der Familie Enterobacteriaceae* (siehe auch Bakterienklassifikation*) mit verschiedenen O-Serovaren. Morganella sind Erreger von Nosokomialinfektionen*, pulmonalen und Harnwegsinfektionen sowie Sepsis*.
Morgensteifigkeit *f*: engl. *morning stiffness*. Eingeschränkte Beweglichkeit der Gelenke* nach dem Aufstehen durch die längere Ruhigstellung während der Nacht. Morgensteifigkeit ist ein Leitsymptom der rheumatoiden Arthritis* sowie ein Diagnosekriterium der Polymyalgia* rheumatica. Meist weniger stark ausgeprägt ist die Morgensteifigkeit bei Arthrosen*, bei denen sie häufig in Kombination mit Anlaufschmerz auftritt.
Morgentemperatur → Basaltemperatur
Morgentief *n*: engl. *circadian disturbance*. Zirkadiane* Schwankung der Befindlichkeit (im engeren Sinne der Stimmung*) mit morgendlicher Verschlechterung von Symptomen und regelhafter Besserung am Nachmittag oder Abend.
Vorkommen: V. a. bei schwerer Depression*, aber auch bei Gesunden (hier nicht als starres Muster und nicht so ausgeprägt).
Morgenurin → Harngewinnung
Morgenurin *m*: engl. *morning urine*. Mittelstrahlurin*, der am Morgen gewonnen wird. Der erste Morgenurin ist sehr konzentriert und eignet sich für mikrobiologische und Sediment-Analysen. Der zweite Morgenurin wird für die Teststreifen-Diagnostik, die Bestimmung der Glukose im Urin und die Protein-Differenzierung im Urin verwendet.
Moria *f*: Auffallende Geschwätzigkeit mit Neigung zu Witzeleien, Verballhornung und inadäquatem, läppischem Verhalten, z. B. beim Frontalhirnsyndrom* (evtl. mit leichter Bewusstseinsstörung*).
moribund: Dem Tode nah, sterbend.
Moro-Reaktion → Tuberkulintest
Moro-Reflex *m*: engl. *Moro reflex*; syn. Moro-Umklammerungsreflex. Frühkindlicher Reflex (Labyrinthreflex*), der bis zum 3.–6. Lebensmonat besteht. Durch lautes Geräusch, Erschütterung der Unterlage oder abruptes Zurückfallenlassen des Kopfs provoziert, breitet der Säugling die Arme mit gespreizten Fingern aus (1. Phase) und führt sie langsam wieder über der Brust zusammen (2. Phase). Siehe Abb.
Klinik: Frühkindliche Reflexe werden gleich nach der Geburt und im Rahmen der weiteren Vorsorgeuntersuchungen zur Beurteilung der

Morphaea

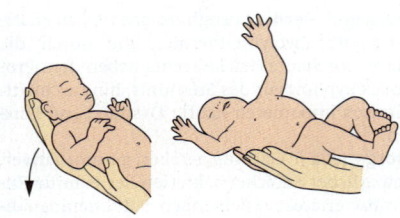
Moro-Reflex

kindlichen Entwicklung geprüft. **Fehlt der Moro-Reflex**, liegt in der Regel eine schwere zerebrale Schädigung vor. Ein **persistierender Moro-Reflex** kann bei Kindern zu Gleichgewichtsgewichtsproblemen, Koordinationsstörungen, aber auch ängstlichem Verhalten und Schreckhaftigkeit führen.
Morphaea → Sclerodermia circumscripta
Morphin n: Hochpotentes Analgetikum aus der Gruppe der Opioide*. Morphin wird oral, subkutan, intramuskulär, intravenös, epidural* und intrathekal* eingesetzt bei schweren und schwersten Schmerzzuständen, beispielsweise bei Myokardinfarkt, schwersten postoperativen Schmerzen und Tumorschmerzen*. Häufigste Nebenwirkungen sind Verstopfung und Stimmungsveränderungen. Aufgrund des Abhängigkeitspotenzials unterliegt Morphin dem Betäubungsmittelgesetz*.
Indikationen:
- bei starken Schmerzzuständen, die durch andere Analgetika nicht zu beeinflussen sind, z. B. nach schweren Verletzungen, postoperativ, Tumorschmerzen (Medikament der Stufe III im WHO*-Stufenschema)
- zur Operationsvorbereitung
- bei akuten Spasmen glattmuskulärer Organe zusammen mit Atropin*
- in der Psychiatrie zur Beruhigung von Erregungszuständen.

Morphin-Antagonisten → Opioid-Antagonisten
morphine antagonists → Opioid-Antagonisten
Morphologie f: engl. morphology. Lehre von der Form und Struktur z. B. von Körper, Organ, Zelle oder Zellorganelle.
Morrison-Priest-Alexander-Verner-Syndrom → Verner-Morrison-Syndrom
Morris-Punkt m: engl. Morris' point. Druckschmerzpunkt bei Appendizitis, gelegen im proximalen Anteil (ca. 4–5 cm) einer gedachten Verbindungslinie zwischen Nabel und rechter Spina iliaca anterior superior.
Morsicatio f: engl. morsication. Häufiges Kauen bzw. Beißen (unbewusst, akzidentiell oder habituell) an der Schleimhaut von Lippen oder Wangen. Folgen sind Schleimhautveränderungen mit opaker Trübung, evtl. mit Erosion, Ulzeration, Hyperplasie. Morsicatio zählt zu den Parafunktionen des stomatognathen Systems.
Mortalität f: engl. mortality. Anzahl der Todesfälle in einem Beobachtungszeitraum. Die spezifische Mortalität gibt die Anzahl der Todesfälle an einer bestimmten Erkrankung im Verlauf eines Beobachtungszeitraums an, entweder in absoluten Zahlen oder als Anteil an allen Todesfällen im Beobachtungszeitraum.
Beispiele:
- **pränatale** Mortalität: Spontanaborte einschließlich Totgeburten bei vorher gesicherter Schwangerschaft
- **perinatale** Mortalität: Fälle von Totgeburt ab der 22. Schwangerschaftswoche bis neonatale Todesfälle bis zum 28. Lebenstag (nach National Center of Health Statistics, USA)
- **Neonatalsterblichkeit:** Sterblichkeit innerhalb der ersten 28 Lebenstage
- **Säuglingssterblichkeit:** Anzahl der im ersten Lebensjahr Verstorbenen bezogen auf die Lebendgeborenen in diesem Jahr (keine Risikopopulation): **1.** Neugeborenen- oder Frühsterblichkeit: 0.–7. Tag **2.** Spätsterblichkeit: 8.–28. Tag **3.** Nachsterblichkeit: 29.–365. Tag
- **kindliche** Mortalität (Kindersterblichkeit): **1.** Anzahl der in einem Kalenderjahr im Kindesalter (meist definiert als bis zum vollendeten 5. Lebensjahr) Verstorbenen bezogen auf die Population in dieser Altersklasse zur Jahresmitte **2.** nach UNICEF ist die Kindersterblichkeitsrate die über die vergangenen 5 Jahre gemittelte Kindersterblichkeit pro 1000 Lebendgeburten
- **mütterliche** Mortalität (Müttersterblichkeit): schwangerschafts- und geburtsbedingte Sterbefälle von Müttern eines Kalenderjahres, in der Regel bezogen auf die Lebendgeburten* eines Kalenderjahres; da nicht jeder toten Mutter eine Lebendgeburt entspricht, ist diese Rate keine echte Expositionsrate.

Mortalität, perinatale f: engl. perinatal mortality. Kindliche Sterblichkeit um die Geburt herum. Sie ist definiert als Zahl der Totgeburten ab der 22. SSW und einem Gewicht über 500 g sowie der in den ersten 7 Lebenstagen nach der Geburt Verstorbenen bezogen auf 1000 Geburten (Lebend- und Totgeborene).
Abgrenzung: Im Gegensatz dazu bezieht sich die Säuglingssterblichkeit* auf alle im ersten Lebensjahr verstorbenen Kinder.
Morton-Neuralgie f: engl. Morton's neuralgia; syn. Metatarsalgie. Neuralgie* im Versorgungsbereich eines der digitalen Äste des Nervus* tibialis (Nn. digitales plantares communes oder proprii). Klinisch zeigen sich intermittierende Schmerzen im Bereich von Fußsohle und Vorfuß und im weiteren Verlauf evtl. Dauerschmerz. Nach Diagnosestellung mit Lokalanästhesie* wird durch Entlastung und evtl. chirurgisch therapiert.
Morula f: Solide kugelige Aordnung von Blastomeren, umgeben von der Zona* pellucida. Sie ist das Ergebnis der Furchung am 3.–4. Tag nach Befruchtung und entwickelt sich weiter zur Blastozyste*. Nach dem 8-Zellstadium kommt es zur Compaction, wodurch die äußeren Zellen einen epitheloiden Charakter zeigen.
Morulazellen → Mott-Zellen
Mosaikplastik → Osteochondral Autograft Transfer System
Mosaikwarzen → Verrucae plantares
Moschcowitz-Syndrom → Purpura, thrombotisch-thrombozytopenische
Moser-Operation → Kehlkopfoperation
Moskitos → Mücken
Mother-Baby-Endoskopie → Cholangioskopie
Motilin n: Peptidhormon aus 22 Aminosäuren*, das von den M-Zellen des Dünndarms* gebildet wird. Auslöser für die Motilin-Sekretion sind niedriger pH*-Wert und hohe Fettsäurekonzentration im Dünndarm. Motilin wirkt anregend auf die Magendarmmotilität und Magenentleerung. Außerdem steigert es die Sekretion von Pepsinogen*.
Motilität f: engl. motility. Im engeren Sinne Bewegungsfähigkeit von Organen, deren Bewegungen reflektorisch oder vegetativ reguliert werden, z. B. die Peristaltik* im Intestinal- und Urogenitaltrakt. Im weiteren Sinne ist auch die Bewegungsfähigkeit der Skelettmuskulatur und der Augen gemeint.
Motilität, gastrointestinale f: engl. gastrointestinal motility. Bewegungen der Muskulatur des Verdauungstrakts* zur mechanischen Zerkleinerung, Durchmischung der Nahrung mit Verdauungssekreten und zum Transport der Nahrung nach aboral* ins Rektum.
Motilitätsstörung, biliäre f: engl. biliary motility disorder; syn. biliäre Dyskinesie. Bewegungsstörung der Gallenblase und/oder der Gallenwege. Unterschieden werden die primäre vegetative Form ohne organische Ursache und die sekundäre Form im Sinne einer Sphinkter*-Oddi-Dysfunktion (SOD), z. B. bei Papillenstenose*. Behandelt wird mit Anticholinergika, organischen Nitraten und Kalziumantagonisten. Manchmal muss der Sphinkter endoskopisch eingeschnitten werden.
Klinik:
- Oberbauchbeschwerden, die Gallenkoliken bei Cholelithiasis* gleichen
- ggf. Pankreatitis.

Diagnostik:
- klinisches Bild
- evtl. Erhöhung der Leber- und Pankreasenzymwerte
- fehlender Nachweis einer Cholelithiasis oder Pankreaserkrankung.

Motilitätsstörung, intestinale *f*: engl. *intestinal motility disorder*. Neuromuskuläre Funktionsstörungen von Dünndarm* oder Dickdarm*. Leichtere Formen betreffen viele Menschen z. B. im Rahmen eines gastrointestinalen Infektes. Unterschieden wird zwischen einer primären intestinalen Motilitätsstörung ohne erkennbare Ursache und einer sekundären Form im Rahmen anderer Erkrankungen. Diagnostik und Therapie richten sich nach Schweregrad und Ursache.

Formen: Intestinale Motilitätsstörungen sind:
- chronische intestinale Pseudoobstruktion* (CIPO)
- akute kolonische Pseudoobstruktion* (ACPO, Ogilvie-Syndrom)
- idiopathisches Megakolon*
- Morbus* Hirschsprung
- Slow Transit Constipation (STC) – idiopathisch verlangsamte Dickdarmpassage
- anorektale Funktionsstörungen wie z. B. Beckenbodendyssynergie*.

Ursachen:
- Myopathien und Neuropathien (toxisch: Alkohol, Medikamente, Chemotherapeutika; endokrin: z. B. Diabetes mellitus oder Hypothereose)
- Fehlen von Ganglienzellen im Plexus myentericus (Aganglionose, Morbus* Hirschsprung)
- autoimmune Ganglionitis*
- post-infektiös (z. B. Chagas*-Krankheit, Zytomegalieviren, Epstein*-Barr-Virus) und infektiös
- genetische Veränderungen mit familiärer Häufung (v. a. bei CIPO), Morbus* Crohn
- Megakolon bei Colitis ulcerosa oder Strahlenenteritis
- eosinophile Gastroenteritis
- Angioödem
- Morbus Parkinson*
- Multiple Sklerose*.

Klinik:
- Abdominalschmerzen
- Meteorismus
- Übelkeit und Erbrechen
- evtl. Obstipation oder Diarrhö.

Therapie: Die Behandlung richtet sich nach der Ursache. Eckpunkte sind:
- Morbus* Hirschsprung: chirurgisch (Details siehe dort)
- chronische intestinale Pseudoobstruktion (CIPO): Prokinetika, Neostigmin*, Laxanzien*, Prucaloprid (5-HT4-Agonist), symptomatisch
- akute kolonische Pseudoobstruktion* (ACPO): orale Nahrungskarenz, Flüssigkeits- und Elektrolytausgleich, Prokinetika/Neostigmin, ggf. endoskopische Dekompressionssonde (Coecum > 10 cm), ggf. OP (Coecostomie, Kolonteilresektion)
- Slow Transit Constipation (STC): osmotische Laxanzien, Ballaststoffe, Probiotika, in verzweifelten Fällen evtl. subtotale Kolektomie.

Motilitätsstörung, ösophageale *f*: engl. *esophageal motility disorder*. Veränderungen der Speiseröhrenmotilität mit Spasmen, fehlender/unzureichender Erschlaffung oder verstärkten Kontraktionen der Speiseröhrenmuskulatur bzw. des Sphinkters. Folgen sind Dysphagien*, Bolusgefühl und retrosternale Schmerzen. Diagnostiziert wird vor allem mittels Ösophagomanometrie, eine Ösophagogastroduodenoskopie* dient dem Ausschluss von Differenzialdiagnosen. Die Therapie erfolgt je nach Ursache medikamentös oder chirurgisch.

Einteilung: Die Motilitätsstörungen werden nach Ursache (primär und sekundär) und weiter in hyperkontraktile, hypokontraktile und unkoordinierte Motilitätsstörungen eingeteilt.

Primäre ösophageale Motilitätsstörungen:
- Ösophagusachalasie*
- hyperkontraktile Störungen: 1. Nussknackerösophagus* 2. hypertensiver unterer Ösophagussphinkter*
- hypokontraktile Störungen: 1. ineffektive ösophageale Motilität 2. hypotensiver unterer Ösophagussphinkter
- unkoordinierte Störungen: diffuser Ösophagusspasmus.

Sekundäre ösophageale Motilitätsstörungen, z. B. aufgrund von:
- Diabetes* mellitus
- progressiver systemischer Sklerose
- Chagas*-Krankheit
- chronischer intestinaler Pseudoobstruktion
- chronischer gastroösophagealer Refluxkrankheit.

Klinik:
- Dysphagie*
- nicht-kardialer Thoraxschmerz
- Symptome einer refraktären gastroösophagealen Refluxerkrankung (retrosternales Brennen, Regurgitation).

Motilitätstest nach Tinetti *f*: syn. Tinetti-Gehprobe. Praktischer Test zur Messung des Sturzrisikos, bei dem das Gleichgewicht (Teil 1) und das Gehen (Teil 2) mit einem Punktesystem bewertet werden. In der Regel führen Physiotherapeuten nach spezieller Schulung die Tinetti-Gehprobe durch.

Motoneurone → Alphamotoneurone
Motoneurone → Gammamotoneurone

Motorik *f*: engl. *motor functions*. Gesamtheit der vom ZNS kontrollierten Bewegungsvorgänge als bewusste, willkürliche Bewegungen (Willkürmotorik) und unbewusste, unwillkürliche Bewegungen*. Die Willkürmotorik wird eingeteilt in Grobmotorik (allgemeine Körper- und Bewegungskoordination, Reaktionsschnelligkeit, Reaktionsvermögen) und Feinmotorik*.

motorisch: engl. *motor*. Der Bewegung dienend, die Bewegung betreffend.

Motorische Beanspruchungsformen *f pl*: engl. *motoric stress form*. Beanspruchung ist die individuelle Reaktion eines Körpers auf eine Belastung. Die 5 Hauptformen der motorischen Beanspruchung sind Koordination, Flexibilität (Beweglichkeit), Kraft, Schnelligkeit und Ausdauer. Kraft, Schnelligkeit und Ausdauer gelten als die „klassischen" Hauptbeanspruchungsformen, Koordination und Flexibilität als selektive motorische Hauptbeanspruchungsformen.

Motorische Dranginkontinenz *f*: syn. motorische Urge-Inkontinenz. Unwillkürliche, nicht unterdrückbare Drangsymptomatik während der Blasenfüllung, die in der urodynamischen Untersuchung nachgewiesen werden kann. Ursachen können sein: neurologische Erkrankungen wie Morbus Parkinson, Apoplex, Multiple Sklerose, Diskusprolaps der Wirbelsäule oder nichtneurologische Erkrankungen wie Harnwegsinfekt, Tumor, Stein oder Diabetes mellitus.

Motorproteine: Zellproteine für die Bewegung von Vesikeln, Zilien, Geißeln oder Filamente. Zu den Motorproteinen gehören Kinesin*, Dynein, Prestin und Myosin*. Letzteres ermöglicht gemeinsam mit Aktinfilamenten die Muskelkontraktion*.

Motorschiene → Bewegungsschiene
Mototherapie *f*: engl. *mototherapy*. Therapeutisches Verfahren zur Korrektur und Kompensation psychomotorischen Fehlverhaltens, zur Förderung nicht ausgebildeten motorischen Verhaltens und zur Regulation psychischer Dysfunktionen. Mototherapie wird unter Anleitung von Motopäden oder Mototherapeuten in Klein- bzw. Kleinstgruppen, selten auch als Einzelbehandlung durchgeführt.

Indikationen:
- Intelligenzminderung*
- frühkindlicher Hirnschaden
- organisches Psychosyndrom*
- Seh- und Hörstörungen (Dysakusis*)
- Sprachstörungen*
- chronische Schmerzen
- Fibromyalgiesyndrom
- chronisches Müdigkeitssyndrom
- Rehabilitation nach Herz-Kreislauf-, Krebs- und psychiatrischen Erkrankungen (z. B. Hyperaktivität*, Angststörung*, Depression* und Stress*).

Mottenfraßnekrosen f pl: engl. *piecemeal necroses*; syn. Piecemeal-Nekrosen. Bildlicher historischer Begriff für Zellnekrosen und Entzündungsreaktion im Bereich der Leberläppchenperipherie. Die Grenzlamelle ist zerstört und die Portalfelder sind entzündlich infiltriert. Der nekrotische Prozess greift über auf die Leberläppchen. In der aktuellen Nomenklatur wird deshalb der Begriff der Interface-Hepatitis verwendet. Es handelt sich um einen schwerwiegenden Befund hinsichtlich Krankheitsaktivität und Prognose.

Mottenfraßosteolyse f: Deskriptive radiologische Bezeichnung für Osteolyse ohne Sklerosierung, z. B. bei malignem Knochentumor*.

Mott-Zellen f pl: engl. *Mott cells*; syn. Morulazellen. Zellen, deren Zytoplasma mit Russel-Körperchen angefüllt ist. Mott-Zellen kommen vor bei Multiplen Myelom* und bei Makroglobulinämie*.

Mouches volantes f pl: engl. *floaters*. Meist durch Unregelmäßigkeiten in der Glaskörperflüssigkeit verursachte, in manchen Fällen auch durch Glaskörperabhebung* bedingte, wie kleine Insekten erscheinende Wahrnehmungen im Gesichtsfeld, v. a. auf hellblauem Hintergrund. Mouches volantes sind in der Regel harmlos, besitzen keinen Krankheitswert und benötigen keine Behandlung.

Moutard-Martin-Zeichen n: engl. *Moutard-Martin sign*; syn. kontralaterales Lasègue-Zeichen. Untersuchungsbefund in der Differenzialdiagnostik des Rückenschmerzes, oft hervorgerufen durch Dehnung des N. ischiadicus.

Moxifloxacin n: Antibiotikum aus der Gruppe IV der Fluorchinolone (Chinolone*) mit breitem Wirkungsspektrum und rascher Wirksamkeit. Moxifloxacin wird oral und intravenös eingesetzt bei bakteriellen Infektionen der Atemwege und des oberen weiblichen Genitaltrakts, bei komplizierten Haut- und Weichgewebsinfektionen sowie lokal am Auge bei Infektionen des vorderen Augenabschnitts.

Indikationen:
– akute bakterielle Sinusitis*
– akute Exazerbation der chronischen Bronchitis*
– ambulant erworbene Pneumonie*
– leichte bis mäßig schwere Infektionen des oberen weiblichen Genitaltrakts einschließlich Salpingitis* und Endometritis* (aufgrund steigender Moxifloxacin-Resistenz von Neisseria* gonorrhoeae in Kombination mit einem weiteren Antibiotikum, z. B. Cephalosporin*)
– komplizierte Haut- und Weichgewebsinfektionen
– bakterielle Infektionen des vorderen Augenabschnitts.

Moyamoya-Krankheit f: engl. *moyamoya disease*; syn. Moya-Moya-Syndrom. Ätiologisch unklare, vor allem in Japan auftretende Krankheit mit progredienter Stenosierung zerebraler Arterien im Hirnbasisbereich und Ausbildung angiografisch nebelartiger (Moyamoya), funktionell nicht nutzbarer Kollateralgefäße. Betroffene leiden an Kopfschmerzen, Krampfanfällen, rezidivierenden zerebralen Ischämien. Bei rechtzeitiger Diagnose ist die chirurgische Revaskularisierungsoperation die einzige effektive kurative Behandlung.

mPAN: Abk. für mikroskopische Polyangiitis → Polyangiitis, mikroskopische

MPGN: Abk. für Membranproliferative Glomerulonephritis → Glomerulonephritis, membranproliferative

M-Phase f: engl. *M phase*. Bezeichnung für die Mitose* während des Zellzyklus*.

MPS: Abk. für myeloproliferative syndrome → Erkrankungen, myeloproliferative

MPS: Abk. für → Mitralklappenprolapssyndrom

MPS: Abk. für → Mukopolysaccharid-Speicherkrankheiten

MPV n: engl. *mean platelet volume*; syn. mittleres Plättchen-Volumen. Mittleres Volumen eines Thrombozyten*. Der Parameter ist abhängig vom Plättchenalter, von der Heterogenität und Reife der Megakaryozyten des Knochenmarks und der größenabhängigen peripheren Sequestration* in den Speicherpool der Milz. Ein erhöhter Thrombozytenverbrauch bedingt einen erhöhten MPV*. Die Bestimmung erfolgt mittels Durchflusszytometrie*.

Indikation zur Laborwertbestimmung:
– bei Thrombozytopenie* zur Differenzierung zwischen mangelnder Produktion und übermäßigem Abbau
– bei Thrombozytose* zur Differenzierung zwischen reaktiver Veränderung und myeloproliferativen Erkrankungen*
– zur Abschätzung des Reinfarkt*-Risikos bei Zustand nach Myokardinfarkt.

MRA: Abk. für MR-Angiografie → Magnetresonanztomografie

MR-Angiografie → Magnetresonanztomografie

MR-Cholangiografie f: syn. Magnetresonanz-Cholangiografie; Abk. MRC. Darstellung des Gallengangsystems mit MRT. Die Durchführung erfolgt meist kombiniert mit einer Pankreatikografie (MRCP) und Gabe eines hepatozytenspezifischen, biliär sezernierten MRT*-Kontrastmittels wie Gadolinium. Auf diese Weise kann eine funktionelle Beurteilung des biliären Systems erfolgen. Indikationen sind Gallengangobstruktion, Gallengangkarzinom, Choledocholithiasis und primär sklerosierende Cholangitis.

MR-Cholangiopankreatikografie f: syn. Magnetresonanz-Cholangiopankreatikografie; Abk. MRCP. Darstellung des Gallen- und Pankreasgangsystems (Ductus pancreaticus major und minor) mit MRT. MR-Cholangiopankreatikografie (MRCP) ermöglicht eine indirekte Darstellungsweise ohne Anwendung von Kontrastmittel. Sie kann invasives Vorgehen (Cholangiografie*) ergänzen und zum Teil ersetzen. Indikationen sind Gallengangobstruktion, Karzinome, Steine, primär sklerosierende Cholangitis, Gallengang- und Pankreasfehlbildungen.

MR-Defäkografie → Magnetresonanztomografie

MRgFUS: Abk. für MRT-gesteuerte fokussierte Ultraschalltherapie → Uterus myomatosus

MR-Mammografie f: engl. *magnetic resonance mammography*; syn. Magnetresonanz-Mammografie. MRT der Mammae*, das zwischen 7. und 17. Zyklustag in Bauchlage in axialer und koronarer Schnittführung durchgeführt wird. Die Untersuchung erfolgt nativ sowie mit Kontrastmittel (Gadolinium), das i. v. verabreicht wird. Die Befundung erfolgt in Zusammenhang mit Mammografie* und Mammasonografie*.

Indikationen:
– Differenzierung von Narbe und Rezidiv nach brusterhaltender Therapie bei Mammakarzinom*
– CUP*-Syndrom mit axillärer Lymphknotenmetastase
– diagnostische Abklärung eines multizentrischen nichtinvasiven Mammakarzinoms (duktales oder lobuläres Carcinoma in situ).

mRNA-Reifung f: engl. *mRNA maturation*. Co- und posttranskriptionale Prozesse im Zellkern, bei denen das primäre Transkript (Transkription*) zur funktionsfähigen mRNA reift. Der Prozess ist wichtig für die Proteinbiosynthese*. Wichtige Schritte sind: Splicing, Polyadenylierung, Capping und Editing.

MRSA: Abk. für → Methicillin-resistenter Staphylococcus aureus

MRSA-Patient m: Mit Methicillin-resistenten Staphylococcus-aureus-Stämmen infizierter Patient. Betroffene leiden an (nosokomialen) Wund- und Weichteilinfektionen sowie Pneumonien und sind unter Einhaltung strikter Hygienemaßnahmen zu isolieren. MRSA findet sich auf Haut und Schleimhaut, hauptsächlich bei Krankenhausbeschäftigten. Träger sollten saniert werden. Diagnostiziert wird mittels Kultur und PCR, therapiert mit (Reserve-)Antibiotika.

MRT: Abk. für → Magnetresonanztomografie

MRT-Kontrastmittel n: engl. *MRI contrast media*. Mittel zur Verbesserung der MRT-Diagnostik durch Erhöhung der Signaldifferenzen zwischen verschiedenen Geweben. Nebenwirkungen sind sehr selten, z. B. Hautrötung, Übelkeit,

Erbrechen und Hitzegefühl. Selten treten schwere Reaktionen auf, wie Bronchospasmus, Asthmaanfall oder anaphylaktischer Schock. Cave: Die Anwendung von MRT-Kontrastmittel muss immer unter Notfallbereitschaft erfolgen.

MRT-Sequenzen *f pl*: Elektromagnetische Pulssequenzen eines MRTs, die je nach Einstellung Gewebeeigenschaften unterschiedlich darstellen. Jede Sequenz setzt sich zusammen aus den drei Variablen Repetitionszeit, Echozeit und Inversionszeit, bei der Gradient-Echo-Sequenz zusätzlich auch dem Anregungswinkel. Meist werden Standard-Sequenzen genutzt, z. B. die DWI*-Sequenz für die Schlaganfalldiagnostik.

MRZ-Reaktion *f*: engl. *MRZ-reaction*. Intrathekale Synthese von Antikörpern gegen Masern, Röteln und Varicella-Zoster-Viren. Eine MRZ-Reaktion findet sich häufig im Rahmen einer allgemeinen Aktivierung des humoralen Immunsystems bei Multipler Sklerose.

MS: Abk. für → Multiple Sklerose

MSA: Abk. für → Multisystematrophie

MSC: Abk. für engl. mesenchymal stem cells → Stammzelltherapie, kardiale

M-Scan → Ultraschalldiagnostik

MSF: Abk. für engl. migration stimulating factor → Migration [Biologie]

MST: Abk. für → Therapie, multisystemische

M-Streifen → Myofibrillen

mtDNA: Abk. für mitochondriale DNA → Genom, mitochondriales

MTL: Abk. für medialer Temporallappen → Temporallappen

Mucinosis erythematosa reticularis → REM-Syndrom

Mucinosis follicularis *f*: engl. *follicular mucinosis*; syn. Alopecia mucinosa. Vernarbende Alopezie* mit teigiger Infiltration (Muzinablagerung) der meist am Kopf befindlichen ovalen Herde und follikulären Knötchen an den Streckseiten der Extremitäten. Die Erkrankung tritt entweder idiopathisch, akut oder chronisch auf (spontane Abheilung möglich) oder als Symptom maligner Lymphome der Haut, insbesondere bei Mycosis* fungoides.

Muckle-Wells-Syndrom *n*: engl. *Muckle-Wells syndrome*; Abk. MWS. Sehr seltene, autosomal-dominant vererbte und zu den Cryopyrin-assoziierten periodischen Syndromen zählende autoinflammatorische Erkrankung infolge eines Gendefekts im CIAS1-Gen. Klinisch zeigen sich Urtikaria*, Arthralgie*, Fieberschübe und progrediente Innenohrschwerhörigkeit*. Behandelt wird mit Anakinra* und Canakinumab. Prognostisch wesentlich ist die Nierenschädigung durch Amyloidose*.

Mucor *m*: Gattung innerhalb der Pilzordnung Mucorales der Zygomyzeten mit kugelförmigen Sporangien und Endosporen (siehe auch Fungi*).

Vorkommen:
– Saprophyten auf organischen Stoffen, besonders Lebensmitteln
– gelegentlich bei Mensch und Tier (meist Säuger, selten Vögel).

Klinische Bedeutung:
– opportunistische Erreger bei Patienten mit Immundefekten oder Stoffwechselerkrankungen (siehe auch Mucor*-Mykosen)
– als fakultativ pathogen wurde Mucor circinelloides identifiziert; die bekannteste Mucor-Spezies ist der gemeine Köpfchenschimmel (Mucor mucedo).

Mucor-Mykosen *f pl*: engl. *mucormycoses*; syn. Mukormykose. Akute, opportunistische Pilzinfektionen durch Fadenpilze der Ordnung Mucorales, die häufig letal verlaufen. Betroffene sind vulnerabel (z. B. Frühgeborene, Immunsupprimierte) oder leiden an schweren Grunderkrankungen wie diabetischen Komplikationen. Am häufigsten ist die Infektion rhinozerebral lokalisiert (Gesichtsschwellungen bis hin zur Sinus-cavernosus-Thrombose). Diagnostiziert wird mittels Erregerkultur, behandelt mit Antimykotika.

Erkrankung: Entscheidend ist die Vulnerabilität durch
– Therapie mit Glukokortikoiden, Neutropenie oder Immunsuppression nach Transplantation
– diabetische Ketoazidose und Hyperglykämie
– Deferoxamintherapie
– unreife Neugeborene.

Mucosa Associated Lymphoid Tissue: syn. Mukosa-assoziiertes lymphatisches Gewebe; Abk. MALT. Ansammlung von Lymphfollikeln, v. a. in der Submukosa des Gastrointestinal- (GALT), Respirations- (BALT) und Urogenitaltrakts, in denen B-Lymphozyten* als antigenspezifische Immunantwort* sekretorisches IgA bilden und somit die Schleimhaut vor dem Eindringen von Mikroorganismen* schützen.

mucosus: Schleimig, schleimbildend.

Mucus *m*: Schleim.

Mücken *f pl*: engl. *mosquitoes*; syn. Nematocera. Schlanke, zweiflügelige Insekten mit schmalen Flügeln und langen, 6- bis 15-gliedrigen Fühlern (Ordnung Diptera, Unterstamm Antennata; Arthropoden). Mücken übertragen Krankheiten auf den Menschen (als aktive Krankheitsüberträger* oder Vektoren, z. B. Malaria* durch Stich der Anopheles*-Mücke).

Einteilung und klinische Bedeutung: Einteilung in Familien:
– **Psychodidae** (Schmetterlingsmücken): **1.** Überträger von Pappatacifieber-Virus, Leishmania* und bestimmten Spezies von Bartonella*
– **Ceratopogonidae** (Heleidae, Gnitzen): **1. b**
– **Simuliidae** (Kriebelmücken, Melusinidae): **1.** ein Toxin im Speichel des Weibchens führt beim Menschen zu Lymphadenitis, Lymphangitis und ödematösen Schwellungen, bei Rindern unter Umständen zum Tod
– **Culicidae** (Stechmücken, weltweit verbreitet, vorwiegend nachtaktiv).

Mückensehen → Mouches volantes

Müller-Armlösung *f*: engl. *Müller's maneuver*; syn. Müller-Handgriff (Abk. Müller's maneuver). Geburtshilflicher Handgriff zur Lösung der neben den Kopf hochgeschlagenen Arme bei Geburt aus Beckenendlage. Zunächst wird der vordere Arm unter der Symphyse durch starken Zug des Kindes nach hinten gelöst und dann der hintere Arm aus der Kreuzbeinhöhle durch Zug des Kindes nach vorne.

Prinzip: Siehe Abb.

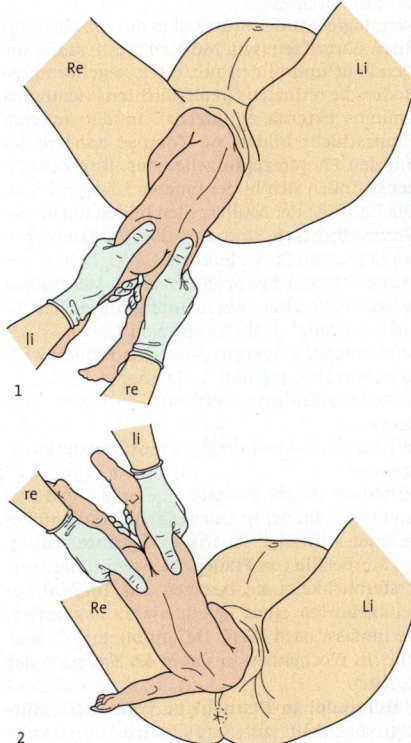

Müller-Armlösung: 1: Entwicklung der vorderen, 2: der hinteren Schulter. [39]

Müller-Epithelzyste *f*: engl. *Müller's epithelial cyst*. Klinisch meist unauffällige Epithelzyste, die aus versprengten Resten der Müller-Gänge entsteht. Die Zysten finden sich vorwiegend in

Uterus und Vagina (75 % aller Vaginalzysten sind Müller-Epithelzysten).

Müller-Gang m: engl. *müllerian duct*; syn. Ductus paramesonephricus. Embryonaler Geschlechtsgang beider Geschlechter. Er entsteht im 2. Embryonalmonat aus einer Einsenkung des Zölomepithels seitlich vom Wolff-Gang. Der Müller-Gang entwickelt sich beim Mädchen zu Fimbrien, Tuben, Uterus und oberer Vagina. Beim Jungen bildet er sich zurück zur gestielten Hydatide (Appendix testis) und Prostataschlauch (Utriculus* prostaticus).

Müller-Mischtumor, maligner m: engl. *malignant Müller's mixed tumor*. Maligner Tumor aus epithelialen und mesenchymalen Komponenten (Karzinosarkom).

Müller-Stützzellen f pl: engl. *Müller's cells*; syn. Müllerzellen. Sonderform von Astroglia in der inneren Körnerschicht der Retina*. Sie übernehmen neben der Stützfunktion auch Aufgaben des Stoffwechsels.
Histologie: Müller-Stützzellen durchziehen mit ihren Fortsätzen (syn. Müller-Fasern) radiär die Netzhaut und bilden mit ihren kegelförmigen Enden die retinalen Grenzschichten (Membrana limitans externa et interna). In der äußeren Grenzschicht bilden sie Zonulae adhaerentes mit den Photorezeptorzellen aus. Ihre Zellkörper befinden sich in der inneren Körnerschicht. Die Endfüße der Müllerzellen bilden die innere Grenzschicht, sie sind dort über Adhärenskontake miteinander verbunden.

Münchhausen-Syndrom n: engl. *Munchausen syndrome*. Veraltete Bezeichnung für eine artifizielle Störung*. Näheres siehe dort.

Münzentzugs-System → Token Economy
Münzenzählertremor → Tremor
Münzverstärkungs-System → Token Economy
mütterliche Mortalität → Müttersterblichkeitsrate

Müttersterblichkeitsrate f: engl. *maternal mortality*. Zahl der in einem Kalenderjahr aufgetretenen schwangerschafts- und geburtsbedingten Sterbefälle von Frauen. Meist wird die Müttersterblichkeitsrate bezogen auf 100 000 Lebendgeburten eines Kalenderjahrs angegeben. Sie umfasst nach WHO Definition auch Todesfälle im Wochenbett (bis zum 42. Tag nach der Geburt).
Hintergrund: In Deutschland betrug die Müttersterblichkeit laut Statistischem Bundesamt 2011 4,8 (1960: 106,3; 1970: 51,8; 1980: 19,8; 1990: 9,1; 2000 5,6; 2005: 4,1; 2010: 5,5). Hauptursachen sind Blutungen während und nach der Geburt (Placenta praevia und vorzeitiger Plazentalösung, Uterusruptur, Uterusatonie).

Mukodiarrhö f: engl. *mucodiarrhea*. Durchfallartiger Schleimabgang, evtl. zusammen mit massiven Elektrolytverlusten, v. a. bei villösen kolorektalen Polypen*.

Mukoepidermoidkarzinom → Speicheldrüsentumoren

mukös: engl. *mucous*; syn. mucosus. Schleimig oder schleimbildend, z. B. muköse Drüsen oder muköses Sekret*.

Mukoide → Muzine

Mukokolpos m: engl. *mucocolpos*. Ansammlung von Zervixschleim in der Scheide bei hymenaler Atresie bei Neugeborenen (siehe vaginale Fehlbildung*).

Mukolytika n pl: Substanzen aus der Gruppe der Expektoranzien*, die zähen Bronchialschleim verflüssigen und dadurch den Auswurf von Sekreten erleichtern. Zu den Vertretern gehören beispielsweise Acetylcystein*, Bromhexin* und Ambroxol*.
Wirkmechanismus: Der Schleim wird je nach Mukolytikum auf unterschiedliche Art und Weise gelöst. Entweder werden die Disulfidbrücken innerhalb der Mukopolysaccharide verändert und dadurch zäher Schleim verflüssigt oder durch Stimulation des Parasympathikus* die Produktion von dünnflüssigem Bronchialsekret gefördert.
Indikationen:
– Bronchitis*
– Zystische Fibrose
– COPD
– Emphysem*
– Erkrankungen der Atemwege.
Anwendung und Dosierung: In Form von Tabletten, Lösungen zum Inhalieren, Sirup und Tropfen. Die Dosis variiert je nach Wirkstoff.
Nebenwirkungen:
– Juckreiz, Ekzeme
– Rhinitis*
– Kopfschmerzen.
Kontraindikationen:
– Asthma*
– Kinder < 2 Jahre
– strenge Indikationsstellung bei Leber- und Niereninsuffizienz
– strenge Indikationsstellung bei Schwangerschaft und Stillzeit.

Mukometra f: engl. *mucometra*. Ansammlung von Zervixschleim in der Cavitas uteri bei Atresia hymenalis (siehe vaginale Fehlbildung*).

Mukopharmaka → Expektoranzien
Mukopolysaccharidosen → Mukopolysaccharid-Speicherkrankheiten

Mukopolysaccharid-Speicherkrankheiten f pl: engl. *mucopolysaccharidoses*; syn. Mukopolysaccharidosen. Sammelbezeichnung für meist autosomal-rezessiv (MPS II X-chromosomal-rezessiv) erbliche Stoffwechselstörungen mit intrazellulärer, lysosomaler Speicherung von Glykosaminoglykanen (früher als saure Mukopolysaccharide bezeichnet) in verschiedenen Organen (v. a. ZNS, Skelett, Leber, Milz) infolge von Enzymdefekten im Glykosaminoglykanabbau.

Mukoproteine → Muzine
Mukor → Mucor
Mukosa → Schleimhaut

Mukosaresektion, endoskopische f: engl. *endoscopic mucosal resection*; Abk. EMR. Abtragen der Schleimhaut während einer Endoskopie*, z. B. bei Magenfrühkarzinom* und Barrett*-Ösophagus.

Mukositis m: engl. *mucositis*. Entzündung der Schleimhaut*.
Einteilung: Nach betroffenem Organ, z. B.
– Stomatitis*
– Ösophagitis*
– Gastritis*
– Enteritis*
– Kolitis*
– Zystitis*.
Vorkommen: U. a. als
– radiogene Mukositis bei Strahlentherapie*
– unerwünschte Arzneimittelwirkung* bei Chemotherapie
– sog. Implantatmukositis plaqueinduziert bei dentalem Implantat* in der Zahnmedizin.

Mukostase f: engl. *mucostasis*. Störung des Schleimabflusses, z. B. aus den Bronchien.

Mukotomie f: engl. *mucotomy*. Operative Abtragung der Nasenmuschelschleimhaut, die z. B. bei chronischer Rhinitis* und nasaler Hyperreaktivität* mit Schleimhauthyperplasie Anwendung findet.

Mukoviszidose f: engl. *cystic fibrosis* (Abk. CF); syn. zystische Fibrose. Autosomal-rezessiv erbliche Stoffwechselstörung mit generalisierter Dysfunktion exokriner Drüsen. Hinweisende Symptome sind zunehmender produktiver Husten, häufige voluminöse Stühle und Dystrophie. Schweißelektrolytkonzentration und molekulargenetische Untersuchungen führen zur Diagnose. Die Therapieeinleitung sollte in einem CF-Zentrum erfolgen. Pränataldiagnostik ist möglich.
Erkrankung: Häufigkeit:
– regional unterschiedlich
– Inzidenz in Europa ca. 1 : 2500 Neugeborene
– gehört zu den häufigsten angeborenen Stoffwechselkrankheiten.
Pathogenese bisher nicht eindeutig geklärt:
– mutiertes CFTR-Gen; das Gen codiert für einen in der Membran vorwiegend epithelialer Zellen lokalisierten Cl^--Kanal, der aktiv Cl^--Ionen aus der Zelle transportiert (**C**ystic **F**ibrosis **T**ransmembrane **C**onductance **R**egulator, Abk. CFTR)
– vermehrte Produktion und erhöhte Viskosität des Sekrets der mukösen Drüsen, v. a. in Bronchien und Gastrointestinaltrakt
– resultierend ggf. schwere Komplikationen im Bereich der Atemwege, Maldigestion und

Malabsorption, Flüssigkeits- und Elektrolytverlust durch erhöhten Elektrolytgehalt des Sekrets von Schweißdrüsen.

Pathologie:
- Hypertrophie und Vermehrung der Becherzellen in Dünn- und Dickdarm sowie der schleimproduzierenden Zellen des Bronchialepithels mit intrazellulärer Ablagerung von Sekreten
- zystische Pankreasfibrose
- sekundäre pulmonale Veränderungen infolge von Entzündungen.

Klinik: Manifestation von subklinischer, sehr leichter bis zu schwerster, protrahierter Verlaufsform:
- respiratorisch: 1. meist bereits in früher Kindheit Husten, im Lauf der Zeit immer produktiver werdend, Tachypnoe, Tachykardie und teilweise Bronchospasmus; im weiteren Verlauf verminderte körperliche Belastbarkeit und Dyspnoe; später als Folge der fortschreitenden Zerstörung des Lungenparenchyms respiratorische Insuffizienz mit Sauerstoffpflichtigkeit, erst sehr spät CO_2-Retention und Cor pulmonale; in 50 % chronische Sinusitis, Mehrzahl der Patienten mit Trommelschlegelfingern und Uhrglasnägeln, Atelektasen* durch Verlegung der Lumina der kleinen Bronchien mit verstärkt sezerniertem viskösem, eiweißreichem Sekret der mukösen Drüsen der Atemwege 2. häufig bakterielle Besiedlung des Sekrets als Ursache für rezidivierende oder chronische Bronchitis*, Peribronchitis, Pneumonie* und Bronchiektasen*, häufigste Erreger pulmonaler Infektionen: Pseudomonas* aeruginosa, Burkholderia cepacia, Staphylococcus* aureus und Haemophilus* influenzae
- gastrointestinal: 1. häufig Analprolaps* oder Rektumprolaps* 2. bei Neugeborenen in ca. 15 % Mekoniumileus* 3. durch erhöhte Viskosität der Galle Cholestase* mit Gallepfropfsyndrom, bei Neugeborenen evtl. mit Icterus prolongatus und im weiteren Verlauf cholestatischer Leberzirrhose* 4. exokrine Pankreasinsuffizienz* bei 80–90 % der CF-Patienten als Folge der zystischen Pankreasfibrose mit schwerer Steatorrhö* und häufigen, voluminösen, übelriechenden Stühlen, Maldigestion* und Malabsorption*, evtl. mit schwerer Dystrophie, Hypoproteinämie, Ödemen und Vitaminmangel v. a. im Säuglingsalter; chronische Bauchschmerzen mit geblähtem Abdomen
- andrologisch: männliche Sterilität* in 98 % der Fälle infolge Ductus-deferens-Aplasie beidseits.

Diagnostik:
- Früherkennung im Neugeborenenalter: erhöhte Elektrolytkonzentration von Chlorid im Schweiß: 1. < 30 mmol/l: CF unwahrscheinlich 2. 30–60 mmol/l: Graubereich, Kontrolle bzw. Genanalyse indiziert 3. > 60 mmol/l: bei zweimaliger Messung, dann sehr wahrscheinlich 4. Mittelwert bei zystischer Fibrose: ca. 90 mmol/l.

Therapie: Klinisches Management und Behandlung in einem CF-Zentrum mit allen erforderlichen Professionen:
- pulmonal: 1. v. a. Atemtherapie durch Physiotherapie, z. B. autogene Drainage, Klopfmassage der betroffenen Lungenabschnitte 2. Inhalationstherapie mit Beta-2-Sympathomimetika bei bronchialer Hyperreagibilität, Mukolytika, z. B. hypertone NaCl-Lösung, rekombinante DNAse 3. rechtzeitige und gezielte Antibiotikatherapie, ggf. antibiotische Intervalltherapie 4. antifungale Therapie der ABPA
- gastrointestinal-pankreatisch: 1. orale Substitution von Pankreasenzymen mit Präparaten aus Schweinepankreas und Diät, d. h. hochkalorische Ernährungstherapie mit 40 % Fettanteil und Supplementation oder Substitution lipophiler Vitamine sowie ggf. Elektrolyte u. a. Nährstoffe 2. bei Diabetes mellitus Insulintherapie 3. u. U. Anlage einer PEG-Sonde 4. Choleretika*.

Prognose:
- ca. 80 % der Patienten erreichen derzeit mindestens das 30. Lebensjahr
- respiratorisches Versagen mit ca. 90 % häufigste Todesursache.

Mukozele *f*: engl. *mucocele*; syn. Schleimzyste. Schleimansammlung in einem Hohlraum, die mittels bildgebender Verfahren diagnostiziert wird (Röntgen, MRT, CT, ggf. Sonografie). Behandelt wird durch operative Ausräumung.

Vorkommen: Z. B.
- in einer Nasennebenhöhle (siehe Abb.) durch entzündlich, traumatisch oder tumorös bedingte Verlegung der Ausführungsgänge mit Retention des Sekrets, Umbau (Druckatrophie) der knöchernen Sinuswand, Volumenzunahme und Verdrängungssymptome
- (selten) in der Appendix.

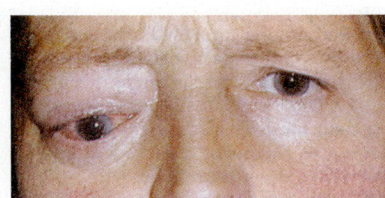

Mukozele: Mukozele der rechten Stirnhöhle, Protrusio bulbi mit starker Verdrängung des rechten Augapfels nach vorn und unten. [124]

mukoziliäre Klärfunktion → Clearance, mukoziliäre

Mull *m*: engl. *gauze*; syn. Gaze. Weitmaschiges Gewebe aus entfetteter Baumwolle, Zellulose* oder Polyamid zur Haut- und Wundreinigung, für Tamponaden*, Kompressen* und Verbände. Als Schlauchverband* dient Mull der Fixation von Wundauflagen*.

Muller-Dammann-Operation → Pulmonalis-Banding

Multibandapparatur *f*: engl. *multiband appliance*; syn. Multibracket-Apparatur. Kieferorthopädisches, festsitzendes Behandlungsgerät zur Korrektur von Zahn- und Kieferfehlstellungen. Es handelt sich um bukkal bzw. lingual auf die Zähne aufgeklebte Brackets* sowie meist im Molarenbereich zementierte Bänder und Drahtbögen, die aktiviert werden, um Zahnbewegungen durchzuführen, oft ergänzt durch z. B. Federn oder Gummizüge. Siehe Abb.

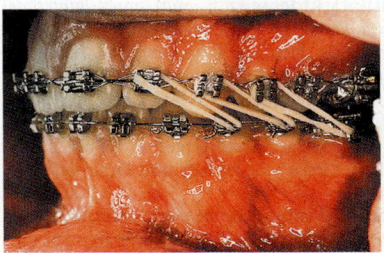

Multibandapparatur [141]

Multibracket-Apparatur → Multibandapparatur

Multicenterstudie *f*: engl. *multicentre study*. Studie* unter Beteiligung mehrerer Einrichtungen, z. B. weil die Inzidenz/Prävalenz* einer Krankheit oder eines Zustands so selten ist, dass logistische Probleme (z. B. lange Rekrutierungsphase, hoher finanzieller Aufwand) zu erwarten wären. In einer Multicenterstudie können, im Gegensatz zur Fallkontrollstudie*, prospektiv Daten erhoben werden.

multifaktoriell: engl. *multifactorial*. Aus vielen Faktoren bestehend, z. B. multifaktorielle Ätiologie einer Krankheit oder multifaktorielle Vererbung (polymerer Erbgang). Die Genese einer Krankheit oder Fehlbildung wird als multifaktoriell bezeichnet, wenn mehrere Gene und verschiedene Umwelteinflüsse zur Entstehung beitragen, z. B. bei Anenzephalie*, Spina* bifida oder Pes* equinovarus.

multifidus: Vielspaltig, z. B. Musculus multifidus.

Multifidus-Dreieck-Syndrom *n*: engl. *multifidus-triangle syndrome*. Akute Schmerzen im Bereich des Musculus multifidus lumborum zwischen LWS und Spina iliaca posterior superior, ferner Druckschmerz und Muskelhartspann sowie in Gesäß und Oberschenkel ausstrahlende Schmerzen bei normaler Beweglichkeit der Wirbelsäule. Ursache ist meist eine Funktionsstörung der kleinen Wirbelgelenke, Fehlhaltungen oder ein lumbales Wurzelirritationssyndrom*.

multifokale atriale Tachykardie → Vorhoftachykardie

Multifokallinse f: Intraokulare Kunstlinse, die im Gegensatz zur **Monofokallinse** nicht nur 1 Brennpunkt, sondern 2 (→ Bifokallinse) oder 3 Brennpunkte (→ Trifokallinse) hat und somit ein scharfes Sehen in unterschiedlichen Entfernungen (Ferne, Nähe, Intermediärbereich) ermöglicht.

Multigravida f: Bezeichnung für eine Frau, die mehr als 2-mal schwanger war, wird heute meist synonym zu Plurigravida* gebraucht. Früher wurde der Begriff nur für Frauen verwendet, die mehr als 5-mal schwanger waren.

Multiinfarktdemenz f: engl. *multi-infarct dementia*. Durch multiple kleinere Ischämien umschriebener Hirnareale verursachte Form der vaskulären Demenz* mit je nach Infarktlokalisation neurologischen Symptomen wie Paresen*, Gangataxien und Neuropathien*, Apathie* und Konzentrationsstörungen sowie demenztypischem Gedächtnisverlust und Orientierungsstörung.

Multileaf-Kollimator m: engl. *multileaf collimator*. Vorrichtung an Bestrahlungsgeräten zur Einblendung von Strahlenfeldern. Ein Multileaf-Kollimator besteht aus einer Vielzahl gegenüberstehender, motorisch betriebener Metalllamellen, die zur Anpassung an irregulär geformtes Planungszielvolumen* in das rechteckige Strahlenfeld automatisiert hineingefahren werden.

multilobulär: engl. *multilobular*. Viellappig, mehrlappig, mehrere Lappen betreffend.

multilocularis: syn. multilokulär. Vielkammerig, vielfächerig, an mehreren Orten auftretend.

Multimeranalyse f: engl. *multimer analysis*. Spezifische Strukturanalyse des von*-Willebrand-Faktors, die als Western*-Blotting-Methode nach Trägerelektrophorese (Sodiumdodecylsulfat-Agarosegel) und Darstellung mittels Immunfluoreszenz zur Klassifikation des von*-Willebrand-Jürgens-Syndroms eingesetzt wird. Alle multimeren Größen sind nachweisbar.

multimodal → Verhaltenstherapie, multimodale

Multimorbidität f: engl. *polypathia*; syn. Polymorbidität. Gleichzeitiges Bestehen von mehreren Krankheiten. Multimorbidität ist häufig zu beobachten im hohen Lebensalter, bei Langzeit-Typ-I-Diabetikern und bei Patienten mit schweren psychischen Erkrankungen. Begleiterscheinung der Multimorbidität ist häufig die Multimedikation.

Multiorgan-Dysfunktionssyndrom → Multiorganversagen

Multiorganversagen n: engl. *multiple organ failure*; syn. Multiorgan-Dysfunktionssyndrom (Abk. MODS); Abk. MOV. Gleichzeitig oder rasch aufeinanderfolgendes Versagen von 2 oder mehr vitalen Organfunktionen (z. B. akutes Lungen- und Nierenversagen).

Vorkommen: U. a. bei
– Sepsis*
– Schock*
– Polytrauma*
– Intoxikation*.

Diagnostik: Verlaufsbeurteilung durch tägliche Graduierung mit MOD-Score (MOD für Multiple Organ Dysfunction; berücksichtigt Funktion bzw. Dysfunktion von 6 Organsystemen: Lunge, Niere, Leber, Herz-Kreislauf, Blut, ZNS).

Multipara f: Mehrgebärende, Bezeichnung für eine Frau, die mehr als 2 Kinder entbunden hat.

multipel: Vielfach, mehrfach, z. B. Multiple Sklerose*.

Multiple Drug Resistance Proteine n pl: Abk. MDR. Zu den ABC-Transportern gehörende, transmembranäre ATP-bindende Proteine, die für die aktive Ausscheidung von Substanzen aus Zellen verantwortlich sind (Efflux-Pumpen). MDR können (insbesondere in Tumoren) überexprimiert sein und so zur Unwirksamkeit von Pharmaka (z. B. Zytostatika*) führen.

Vertreter: Das bekannteste MDR ist **MDR-1** (P-Glykoprotein, Abk. P-GP; ABC1), das u. a. in der apikalen Membran von Epithelzellen vorkommt und die ATP-abhängige Ausschleusung von Xenobiotika aus Zellen katalysiert. Genetische Varianten von MDR-1 können zu Erbkrankheiten (z. B. Tangier-Krankheit) beitragen und zu individuell unterschiedlichem Therapieerfolg (z. B. bei Tumorpatienten unter Chemotherapie) führen.

multiple endokrine Neoplasien → MEN-Syndrom

multiple Persönlichkeitsstörung → Identitätsstörung, dissoziative

Multiple Sclerosis Functional Composite: Abk. MSFC. Diagnostischer Score* zur Quantifizierung neurologischer Defizite bei Multipler Sklerose.

Prinzip: Berechnung (MSFC-Gesamtscore; korreliert negativ mit Ausmaß der neurologischen Defizite) anhand der Einzelbefunde (Z-Score) einer aus 3 Komponenten bestehenden standardisierten Untersuchung (metrischer Test):
– T25W (Abk. für fastest time to walk 25 feet) zur Prüfung der Beinfunktion
– 9HPT (Abk. für nine hole peg test) zur Prüfung der Armfunktion
– PASAT (Abk. für paced auditory serial addition test) zur Prüfung der kognitiven Funktion.

Multiple Sklerose f: engl. *multiple sclerosis*; syn. Encephalomyelitis disseminata (Abk. ED); Abk. MS. Chronisch-entzündliche demyelinisierende Erkrankung* des ZNS mit unregelmäßig verteilten Entmarkungsherden und (weniger ausgeprägter) axonaler Schädigung. Abhängig von der Lokalisation treten zerebrale und spinale Symptome wie Sehstörungen, Blasen- und Darmstörungen, Sensibilitätsstörungen und spastische Paresen auf. Nach Diagnosestellung durch MRT und Liquoruntersuchung wird immunmodulatorisch und symptomatisch therapiert.

Erkrankung: Pathogenese: Wahrscheinlich T-Lymphozyten-vermittelte autoimmune Entzündungsreaktion gegen Antigene von Myelinscheiden bei multifaktorieller Disposition und Triggerfaktoren: genetische Faktoren, Viren (v. a. EBV) und andere Erreger sowie Umwelteinflüsse.

Klinik: Symptome: Von der Lokalisation der Läsionen abhängige zerebrale und spinale Symptome u. a.
– Neuritis* nervi optici (ca. 30%) mit Visusminderung und Bewegungsschmerz des Auges, häufig Erstmanifestation
– Sensibilitätsstörungen*
– spastische Paresen (Mono-, Para- oder Hemiparese)
– zerebelläre Symptome, z. B. Nystagmus, Intentionstremor, Dysarthrie
– Hirnstammsymptome, z. B. Augenmuskellähmung, Blickparese, Dysarthrie, Schluckstörung
– Fatigue (chronisches Erschöpfungssyndrom): häufigstes Symptom, 60–90% der Patienten betroffen
– kognitive Störungen, z. B. Konzentrationsstörungen
– spinale Symptome wie Querschnittlähmung, Blasenentleerungsstörung, Rektumstörung, oft mit Komplikationen wie Pneumonie, Dekubitus, Thrombose, Harnwegsinfektion in der Folge.

Verlaufsformen:
– CIS (Clinically Isolated Syndrom): erster MS-typischer klinischer Schub ohne Erfüllung der revidierten McDonald-Kriterien zur Diagnose einer MS
– RRMS (Relapsing Remitting Multiple Sclerosis): 1. schubförmig-remittierend mit kompletter oder inkompletter Rückbildung der Symptome meist innerhalb 6–8 Wochen 2. zwischen den Schüben keine Krankheitsprogression 3. bei Erwachsenen in ca. 80–90% primäre Verlaufsform 4. bei Kindern in ca. 95% mit höherer initialer Schubfrequenz und nahezu immer vollständiger Erholung
– SPMS (sekundär progrediente MS): chronisch progrediente MS nach jahrelangem schubförmigem Verlauf

- PPMS (primär progrediente MS): **1.** kontinuierliche Zunahme der Symptome über mindestens 6 Monate ohne Auftreten von Schüben **2.** bei ca. 10–15 % der erwachsenen Patienten.

Schub: Ein Schub ist definiert als ≥ 24 Stunden anhaltende, ≥ 30 Tage nach Beginn des letzten Schubs neu auftretende oder reaktivierte Symptome, die weder durch Änderung der Körpertemperatur (Uhthoff*-Phänomen) noch durch Infektion erklärbar sind.

Therapie: Pharmakologische Immunmodulation:
- sog. **Stoßtherapie** im akuten Schub zur Verkürzung der Schubdauer und Förderung der Remission: **1.** Methylprednisolon* hochdosiert i. v. für 3–5 Tage **2.** Fortführung der Methylprednisolon-Stoßtherapie bis maximal 10 Tage bei Erwachsenen **3.** evtl. Ausschleichen des Kortisons oral über 2 Wochen **4.** Wiederholung nach 14 Tagen mit ultrahochdosierten Glukokortikoiden bei unvollständiger Remission **5.** bei therapierefraktärem Schub unter Umständen Plasmapherese* oder Immunadsorption als Eskalationstherapie
- **immunmodulatorische Schubprophylaxe** zur Reduktion der Schubfrequenz und -schwere und Verminderung der Behinderungsprogression entsprechend der Schwere des Schubs: **1.** Medikamente bei milder Verlaufsform (ehemals Basistherapie) für Patienten mit CIS oder RRMS z. B. Injektionstherapie mit Interferon-ß oder Glatirameracetat oder orale Therapie mit Teriflunomid oder Dimethylfumarat **2.** Medikamente bei aktiver Verlaufsform (ehemals Eskalationstherapie) bei Erwachsenen mit RRMS z. B. Fingolimod*, Cladribin, Ocrelizumab oder Natalizumab*, ggf. Mitoxantron **2. Wahl** Medikament **3.** Alemtuzumab*, welches bis vor kurzem als first line Medikament bei aktiver Verlaufsform galt, wird aktuell aufgrund des Auftretens von schwerwiegenden Nebenwirkungen nur noch restriktiv angewendet **4.** Ocrelizumab als bisher einziges Medikament auch für primär progrediente MS zugelassen **5.** als Medikamente bei Erwachsenen mit SPMS mit zusätzlichen Schüben: Interferone oder Mitoxanton und ggf. Cyclophosphamid bei schweren Verläufen, bei Fehlen von Schüben Mitoxantron oder Cyclophosphamid
- symptomatische pharmakologische Therapie, u. a.: **1.** Antispastika z. B. Baclofen oder Tizanidin, ggf. Cannabinoide bei therapieresistenter Spastik **2.** Aminopyridin zur Verbesserung der Gehstrecke **3.** Behandlung von Blasenfunktionsstörungen z. B. Trospiumchlorid oder Tolterodin **4.** Schmerztherapie* **5.** Physiotherapie* und physikalische Therapie einschließlich Rehabilitation und Hilfsmittel **6.** Ergotherapie* **7.** Logopädie* **8.** neuropsychologische und psychosoziale Unterstützung, z. B. Selbsthilfegruppe.

Prognose:
- häufigste neurologische Erkrankung, die im jungen Erwachsenenalter zu bleibender Behinderung, Pflegebedürftigkeit, Minderung* der Erwerbsfähigkeit und vorzeitiger Berentung (2013 ca. 2800 Renten wegen Erwerbsminderung) führen kann
- oft keine wesentliche Lebensverkürzung
- bei ca. 30 % auch nach längerem Verlauf keine wesentlichen Behinderungen
- sehr selten sog. maligne Form (Marburg-Variante) mit tödlichem Verlauf in Monaten bis wenigen Jahren
- bei Kindern mit initial langsamerem Verlauf aufgrund des frühen Krankheitsbeginns ca. 10 Jahre früher als bei Erwachsenen Erreichen eines signifikanten Behinderungsgrades
- prognostisch ungünstig: u. a. polysymptomatischer Beginn, frühzeitig pyramidale und zerebellare Störungen, lange Schübe, hohe Anzahl von Schüben, unvollständige Remission, intrathekale IgG-Synthese und frühzeitige Auffälligkeiten in MRT und elektrophysiologischen Untersuchungen.

multiples somatoformes Syndrom → Somatisierungssyndrom

Multiplextyp der Polyneuritis → Mononeuritis multiplex

Multiresistenz *f*: engl. *multiple drug resistance*. Resistenz* gegen mehrere Klassen von Antibiotika* oder Chemotherapeutika*. Multiresistenz kommt bei MRSA, VRE und gramnegativen Bakterien mit ESBL (Betalaktamasen) vor. Infektionen durch multiresistente Bakterien sind nur äußerst schwer therapierbar und erfordern Reserveantibiotika (zahlreiche und/oder schwerwiegende unerwünschte Arzneimittelwirkungen und hohe Kosten).

Multisystematrophie *f*; engl. *multiple system atrophy*; Abk. MSA. Neuropathologisch definierte, sporadisch auftretende neurodegenerative Erkrankung mit charakteristisch variabler klinischer Ausprägung und Symptomen eines Parkinson*-Syndroms, autonomen Störungen und zerebellaren Symptomen*. Eine MRT sichert die Diagnose. Die mittlere Überlebenszeit beträgt 5–9 Jahre.

Hintergrund: Zusammenfassende Bezeichnung für die früher als eigene Krankheitsentitäten beschriebenen Syndrome
- striatonigraler Degenerationstyp
- olivopontozerebellare Atrophie
- Shy-Drager-Syndrom.

Einteilung: nach klinisch dominierenden Symptomen
- Dominanz parkinsonoider Symptome: **1.** MSA-P **2.** ca. 80 %
- Dominanz zerebellärer Symptome: **1.** MSA-C **2.** ca. 20 %.

Pathologie:
- Nervenzellverlust und Gliose* in mindestens 2 ZNS-Strukturen, v. a.: **1.** Corpus striatum **2.** Substantia nigra **3.** Pons* **4.** Cerebellum **5.** untere Olive*
- α-Synuklein-positive zytoplasmatische Einschlusskörperchen in Oligodendrozyten.

Multisystemdegeneration *f*: engl. *multiple system degeneration*. Sammelbezeichnung für Erkrankungen mit Degeneration von mehreren Strukturen und Systemen im ZNS, die keine unmittelbare physiologische Beziehung zueinander haben. Dazu gehören striatonigraler Degenerationstyp, olivopontozerebellare Atrophie, kortikobasalganglionäre Degeneration*, frontotemporale Demenz*, dentatorubro-pallidoluysische Atrophie, Steele*-Richardson-Olszewski-Syndrom sowie Demenz-Parkinson-ALS-Komplex als Kombination von amyotrophischer Lateralsklerose*, Parkinson*-Syndrom und Demenz*.

Mumifikation *f*: engl. *mummification*. Entweder trockene Gangrän* oder natürlich vorkommende Leichenkonservierung (Mumifikation als Leichenerscheinung*). Diese Form der Leichenkonservierung setzt unter bestimmten Umständen ein: bei Ausschluss von Sauerstoff* (Wachsmumie), unter Einwirkung von Giftstoffen (Moorleiche), bei Trockenheit (Wasserentzug) oder Kälte.

Mumps *f, m*: Akute, generalisierte Mumps*-Virus-Infektion mit typischer nichteitriger Schwellung der Ohrspeicheldrüse (Glandula* parotidea). Diagnostiziert wird klinisch, ggf. durch Laboruntersuchungen. Behandelt wird symptomatisch. Männliche Jugendliche und Erwachsene entwickeln in bis zu 30 % der Fälle eine Mumps-Orchitis* mit drohender Sterilität*. Aktive Immunisierung* gemäß Impfkalender* ist empfohlen.

Übertragung:
- ausschließlich von Mensch zu Mensch durch Tröpfchen- und Schmierinfektion
- Infektion der Schleimhaut des Nasen-Rachen-Raums.

Epidemiologie:
- weltweit verbreitet
- Auftreten epidemisch mit Häufungen im Winter und Frühjahr
- Kontagionsindex* ca. 0,4
- Häufigkeitsmaximum zwischen 3. und 8. Lj.
- Jungen erkranken doppelt so häufig wie Mädchen
- bei mindestens 30–40 % der Kinder verläuft die Erkrankung inapparent* oder subklinisch.

Mumpsorchitis

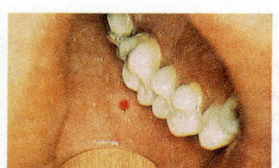

Mumps: Papillitis. [188]

Inkubationszeit:
- meist 16–18 Tage, 12–25 Tage möglich
- Ansteckungsfähigkeit 7 Tage vor bis 9 Tage nach Auftreten der Schwellung der Ohrspeicheldrüse
- auch klinisch inapparent Erkrankte sind ansteckend.

Klinik:
- Beginn mit Fieberanstieg, Kopf- und Gliederschmerzen sowie zunächst überwiegend einseitiger Schwellung der Ohrspeicheldrüse: 1. druckempfindliche Schwellung vor und unter dem Ohr 2. Ohrläppchen in typischer Weise abgehoben 3. häufig entzündete Mundschleimhaut mit charakteristisch starker geröteter Mündungsstelle des Ausführungsgangs der Parotis (siehe Abb.)
- in 75–80% der Fälle nach 1–3 Tagen auch Schwellung der anderen Seite
- bei 10–15% der Erkrankten Beteiligung der submandibulären (Glandula submandibularis) oder sublingualen Speicheldrüsen (Glandula* sublingualis)
- nach 5–8 Tagen unter Fieberabfall Rückgang der Parotisschwellung
- in der Regel lebenslange Immunität.

Komplikationen:
- nach der Pubertät: 1. Orchitis* (sog. Mumpsorchitis) oder Oophoritis* mit Gefahr der Sterilität 2. außerdem Mastitis*
- ZNS-Beteiligung meist 4–5 Tage nach Auftreten der Parotitis, 7–10 Tage andauernd: 1. bei Jungen häufiger, Spektrum von asymptomatischer Pleozytose* bis zur Enzephalitis*, aseptische Meningitis* in bis zu 10%, aber ohne Spätfolgen oder letalen Ausgang 2. transiente Taubheit im Hochfrequenzbereich bei 4% der Erkrankten, persistierend unilateral bei 1 von 20 000 Mumpsfällen.

Diagnostik:
- typische Klinik
- Labordiagnostik: 1. Nachweis von Mumps-Virus-Antikörpern (ELISA) 2. Virusnachweis (RT-PCR) aus Urin, Rachenabstrich oder Zahntasche
- meldepflichtige Krankheit bei Krankheitsverdacht, Erkrankung oder Tod.

Therapie: Symptomatisch mit Analgetika* und Antipyretika*.

Mumps-Virus-Antikörper:
Mumps-Antikörper-Titer im Serum.

Test	Ergebnis	Bewertung
IgM (ELISA)	negativ	– kein Hinweis auf eine frische Infektion – ggf. Kontrolle nach 1–2 Wochen
	positiv	– Hinweis auf frische Infektion – IgM werden 3 Tage nach Erkrankungsbeginn positiv
IgG (ELISA)	< 70 U/ml	– keine Immunität, kein Impfschutz – Grundimmunisierung empfohlen
	70–100 U/ml (schwach positiv)	– geringe Immunität, fraglicher Impfschutz, Auffrischimpfung empfohlen – Hinweis auf frühere Infektion oder Impfung – frische Infektion möglich, bei Verdacht IgM-Titer prüfen und weitere IgG-Bestimmung nach 10–14 Tagen
	> 100 U/ml (positiv)	– ausreichende Immunität, ausreichender Impfschutz – frische Infektion möglich, bei Verdacht IgM-Titer prüfen und weitere IgG-Bestimmung nach 10–14 Tagen – IgG werden 6 Tage nach Erkrankungsbeginn positiv

Prognose: Ohne Komplikationen gut.

Prophylaxe: Aktive Immunisierung* durch Impfung mit parenteral* angewendetem Impfstoff aus vermehrungsfähigen, in ihrer Neurovirulenz abgeschwächten Mumps-Viren:
- Standardimpfung entsprechend Impfkalender*: 1. Grundimmunisierung* ab 11 Lebensmonaten in 2 Teilimpfungen meist mit Masern-Mumps-Röteln-Kombinationsimpfstoff (siehe MMR-Schutzimpfung) 2. Impfschutz: vermutlich lebenslang
- Indikationsimpfung: 1. bei beruflich gefährdeten Personen (Geburtsjahr > 1970) 2. postexpositionell bei unklarem Impfstatus, fehlender Impfung oder mit nur einer Impfung in der Kindheit, dann als einmalige Impfung.

Mumpsorchitis → Mumps

Mumps-Virus n: engl. mumps virus; syn. Rabula inflans. RNA-Virus aus der Familie der Paramyxoviridae* (⌀ 150–300 nm), das Mumps* verursacht. Mumps-Viren werden über Tröpfchen- und Kontaktinfektion übertragen. Lokale Epidemien entwickeln sich in Gemeinschaftseinrichtungen. Eine direkt oder indirekt nachgewiesene Infektion ist nach § 7 IfSG meldepflichtig.

Mumps-Virus-Antikörper m sg, pl: syn. Mumps-Antikörper. Antikörper* gegen das Mumps*-Virus. Die Bestimmung ist indiziert zur Diagnose einer frischen Mumpsinfektion oder zur Feststellung des Impfstatus. Der Nachweis erfolgt im Serum* mittels ELISA oder μ-Capture-Assay.

Indikation zur Laborwertbestimmung:
- Diagnose einer Mumpsinfektion
- Prüfen des Impfstatus.

Referenzbereiche:
- IgM (ELISA): negativ
- IgG (ELISA): negativ bei < 70 U/ml.

Bewertung: Siehe Tab.

Mundantrumfistel f: engl. maxillary sinus fistula. Artifizielle, iatrogen verursachte Verbindung zwischen Mundhöhle und Kieferhöhle (Sinus* maxillaris), meist infolge einer Zahnentfernung im Oberkieferseitenzahnbereich. Unbehandelt entwickelt sich eine meist polypöse Sinusitis* maxillaris.

Klinik:
- Es treten allgemeine Symptome einer Sinusitis auf.
- Speichel und Nahrungsbestandteile gelangen über die Verbindung zum Sinus in die Nase.
- Bakterien aus der Mundhöhle können über die Mund-Antrum-Verbindung in die an sich sterile Kieferhöhle gelangen und dort zu einer (eitrigen) Sinusitis führen, die sich auch in die anderen Nasennebenhöhlen fortsetzen kann. Eine periapikale Infektion im Bereich des fraglichen Zahnes (Parodontitis apicalis) erhöht das Risiko einer Infektion.

Therapie:
- bei Entzündungsfreiheit: umgehende chirurgische Deckung durch Rehrmann*-Plastik
- bei akuter Infektion des Sinus: regelmäßige Spülung des Sinus durch Arzt oder Zahnarzt, ggf. Antibiotikagabe und sekundäre plastische Deckung nach Rehrmann nach Ausheilung der Entzündung.

Mundatmung f: engl. mouth breathing. Atmen durch den Mund, insbesondere vorkommend bei forcierter Atmung und habituell*, aber auch organisch bedingt infolge behinderter Nasenatmung* (durch Polyposis* nasi et sinuum, adenoide Vegetationen*, Septumdeviation* oder Rhinitis*). Chronische Mundatmung geht einher mit Facies* adenoidea und konsekutiver Bissanomalie (unterentwickelter Oberkiefer, hoher Gaumen und Kreuzbiss*).

Mundboden m: engl. *floor of mouth.* Gesamtheit der Weichteile zwischen Unterkiefer und Zungenbein (Os* hyoideum) als kaudale Begrenzung der Mundhöhle*. Der Mundboden spannt sich als geschlossene Muskelplatte (Mm. mylohyoidei) zwischen dem Corpus mandibulae des Unterkiefers aus und wird kranial hauptsächlich durch die Mm. geniohyoidei, kaudal durch die Mm. digastrici verstärkt.

Mundbodeninfektion f: engl. *paraglossitis.* Oberbegriff für Infektion im Bereich des Unterkiefers, meist als Logenabszess oder Phlegmone (Angina* Ludovici). Oft liegen zahnmedizinische Ursachen zugrunde. Betroffene zeigen typische Entzündungszeichen, Zungenschwellung mit Glossoptose*, Atemwegsverlegung und Schluckstörung, kloßige Sprache und Kieferklemme*. Behandelt wird operativ und antibiotisch.

Ursachen:
- häufig fortgeleitete dentogene Infektion (z. B. Pulpitis, Parodontitis apicalis und marginalis, Zahngranulom)
- Infektion einer Kieferzyste oder -fraktur
- Osteomyelitis des Unterkiefers
- Entzündung der Glandula* submandibularis.

Therapie:
- Eröffnung der Abszesshöhle oder Phlegmone mit Materialgewinnung für Erregerbestimmung und Antibiogramm
- Antibiotika i. v.
- Drainage
- Ursachenbeseitigung nach Abklingen der akuten Entzündung.

Mundfäule → Gingivostomatitis herpetica

Mundflora f: engl. *oral microflora.* Bakterienflora* in der menschlichen Mundhöhle. Zahlreiche speziell adaptierte Bakterienarten kommen ausschließlich an diesem Standort vor, so beispielsweise Streptococcus mutans, Streptococcus salivarius, Prevotella gingivalis, Capnocytophaga ochracea und Treponema denticola. Aufgrund spezifischen Adhärenzverhaltens variiert ihre Häufigkeit an Zähnen, Mundschleimhaut, Zunge und Gaumen sowie in supra- und subgingivalen Plaques.

Mundgeruch → Foetor ex ore

Mundhöhle f: engl. *oral cavity;* syn. Cavitas oris. Erster Abschnitt des Verdauungstraktes*, der vor allem der Zerkleinerung der Nahrung dient. Die Mundhöhle unterteilt sich in einen Mundvorhof sowie die eigentliche Mundhöhle, ist mit Schleimhaut* ausgekleidet und trägt viele Mundspeicheldrüsen. Aphten*, Stomatitis* und Mundsoor sind häufige Erkrankungen der Mundhöhle, Mundgeruch eine häufige Beschwerde.

Mundhöhlenkarzinom n: engl. *oral cavity carcinoma.* Häufigster maligner Tumor im Kopf-Hals-Bereich, gehäuft bei Männern zwischen 55. und 65. Lj., seltener bei Frauen (im höheren Lebensalter). Risikofaktoren sind Tabakkonsum, Alkoholkonsum oder Papillomavirus* HPV 16. Zur Früherkennung ist eine Inspektion der kompletten Mundschleimhaut wichtig. Behandelt wird operativ und mit Radio- oder Radiochemotherapie*.

Hintergrund: Pathologie: Meist Plattenepithelkarzinom*. **Lokalisation:** Häufig
- Mundboden
- Zungenrand
- retromolares Dreieck
- Alveolarfortsatz*.

Klinik:
- Leukoplakie* als Frühbefund; meist unregelmäßige Ulzeration mit lappigem Proliferationsrand in indurierter Umgebung, gelegentlich auch exophytisch wachsender Tumor
- lymphogene Metastasierung (submandibulär, zervikal)
- Fernmetastasierung in Leber, Lunge und Knochen
- lokaltypische Destruktionszeichen (pathologische Fraktur, Arrosionsblutung, Sensibilitätsausfall, Lähmung) als mögliche Erstsymptome eines bereits fortgeschrittenen Mundhöhlenkarzinoms.

Therapie:
- (interdisziplinär) operative Resektion von Primärtumor und regionären Lymphknoten (neck* dissection), ggf. in Kombination mit rekonstruktiven Verfahren zur Defektdeckung (Lappenplastik)
- bei fortgeschrittenem und metastasiertem Mundhöhlenkarzinom postoperative adjuvante Radiochemotherapie (oder Radiotherapie)
- bei Inoperabilität primäre Radiochemotherapie (oder Radiotherapie)
- Immuntherapie (z.B. mit Immuncheckpoint-Inhibitoren) bei ausgedehnten Mundhöhlenkarzinomen.

Prognose:
- gut bei früh erkanntem Mundhöhlenkarzinom mit kleiner Ausdehnung des Primärtumors und ohne Metastasen nach chirurgischer Therapie
- 5-Jahres-Überlebensrate ohne Wiederauftreten von Krankheitszeichen insgesamt für alle Stadien 60 %.

Mund-Kiefer-Gesichtschirurgie f: engl. *oral and cranio-maxillofacial surgery.* Fachärztliches Spezialgebiet, das insbesondere die Behandlung von Tumoren, Frakturen, Gewebedefekten, Fehlbildungen, Fehlstellungen, Infektionen, Funktions- und Harmoniestörungen im Gesichts-, Mund- und Halsbereich umfasst. Wegen der Orientierung auf das stomatognathe System* ist eine Approbation in Human- und Zahnmedizin Voraussetzung zur Ausübung der Mund-Kiefer-Gesichtschirurgie.

Mundpflege f: engl. *mouth care.* Maßnahmen der Mundhygiene. Sie beinhalten sowohl allgemeine Maßnahmen zur Unterstützung der täglichen, vom Patienten selbst durchgeführten Mundpflege inklusive Zahn*-, Zahnersatz- und Lippenpflege* als auch spezielle Maßnahmen bei Munderkrankungen wie Soor*, Rhagaden*, Stomatitis* und Parotitis*.

Mundpflege im Alter f: Reinigung und Pflege von Mundhöhle, Zunge und Zähnen bei alten Menschen. Die Mundpflege kann selbstständig, unter Mithilfe von Pflegenden oder komplett durch Pflegende erfolgen. Sie dient der Hygiene, der Prophylaxe und der Therapie von Zahn-, Zahnfleisch- und Munderkrankungen und dem Wohlbefinden des Betroffenen.

Durchführung: Neben der Zahnpflege im Alter (siehe dort) gehört zur Mundpflege:
- Pflege und Geschmeidig-/Feuchthalten der Lippen mit Pflegestiften oder Panthenolsalben
- Reinigen der Mundhöhle mit Speziallösungen
- Anfeuchten des Mundes mit Lutschern, Eis-Chips, Lutschbonbons, Auswischen mit feuchten Kompressen, Hagebuttentee, Mineralwasser
- Anregen des Speichelflusses z.B. mit Zitronendrops, gefrorenen Ananasstückchen, saurem Tee
- Behandlung von Rhagaden und Soor*
- Anfeuchten der Raumluft
- Sicherstellung einer ausreichenden Trinkmenge.

Mundpflegemittel n pl: engl. *oral hygiene agents.* Hilfsmittel zur Mundpflege*, d. h. Reinigung von Zähnen, Mundhöhle* und Rachenraum sowie zur Aufrechterhaltung der physiologischen Mundflora. Es gibt sie beispielsweise in Form von Zahnpasta/-pulver, Zahnpflegekaugummis, Prothesenpflegemittel, künstlichem Speichel, Spülungen und Arzneimitteln.

Mundschleimhautentzündung → Stomatitis

Mundschutz m: engl. *(surgical) mask.* Mund und Nase bedeckender Bestandteil der persönlichen Schutzausrüstung, meist aus mehrlagiger Baumwolle mit Nasensteg und Gummiband zur Befestigung. Er verhindert v. a. die Emission von Tröpfchen aus dem Mund-Nasen-Rachen-Raum des Trägers und schützt vor Krankheitsübertragung durch Tröpfchen und Spritzer von Blut, Sekreten und Ausscheidungen.

Mundsoor

Hinweis: Bei Durchfeuchtung und jeder neuen operativen, diagnostischen oder pflegerischen Maßnahme ist ein Wechsel des Mundschutzes notwendig. Der Mundnasenschutz schützt vor Infektionskrankheiten mit Tröpfchenübertragung*, nicht aber vor Infektionskrankheiten mit aerogener Übertragung*.

Mundsoor → Candidose der Mundschleimhaut

Mundspeicheldrüsen → Speicheldrüsen

Mundspüllösung *f*: Chemisches Agens als Lösung zum Spülen des Mundes. Es enthält Arzneimittel, Geschmacks- und Konservierungsstoffe. Als Wirkstoffe fungieren hauptsächlich Fluoride und Chlorhexidindigluconat (CHX). Mundspüllösungen mit antiseptischer Wirkung können vorübergehend zur Unterstützung der Mundhygiene eingesetzt werden.

Mundspülung *f*: engl. *mouth irrigation*. Befeuchten und Ausspülen der Mundhöhle zur Erfrischung, bei Mundtrockenheit oder Entzündungen der Mundschleimhaut. Verwendet werden Tee, Myrrhentinktur, Mineralwasser, milde Kochsalz- oder Bicarbonatlösung (1/2 bis 1 Teelöffel Kochsalz oder Bicarbonat auf 1 l Wasser) oder medizinische Mundwasser (Mundspüllösungen*).

Hinweise:
- nur bei bewusstseinsklaren Patienten mit intaktem Schluck- und Hustenreflex anwenden
- Kamillentee nur 3 min. ziehen lassen, um die adstringierende Wirkung freigesetzter Gerbsäure zu vermeiden
- Früchteteezubereitungen können aufgrund des hohen Säureanteils bei offenen Stellen brennen
- Mundwasser mit desinfizierenden Wirkstoffen nur auf Anordnung anwenden, da die physiologische Mundflora zerstört wird.

Mundtrockenheit → Xerostomie

Mund-zu-Mund-Beatmung → Atemspende

Mund-zu-Nase-Beatmung → Atemspende

Munson-Zeichen *n*: Ausbuchtung des Unterlides beim Blick nach unten, verursacht durch die Kegelform der Hornhaut bei einem starken Keratokonus*.

Mupirocin *n*: Antibiotikum, das aus Pseudomonas* fluorescens gewonnen wird. Es hemmt kompetitiv die bakterielle Isoleucyl-tRNA-Synthetase und somit die Proteinbiosynthese*. Mupirocin wird v. a topisch bei Infektionen mit Staphylokokken und Streptokokken eingesetzt. Gelegentliche Nebenwirkungen sind Juckreiz und trockene Haut, sehr selten auch allergische Reaktionen.

Indikationen:
- bakterielle Hautinfektionen wie Impetigo*, Follikulitis* und Furunkulose* bedingt durch Staphylococcus* aureus, einschließlich Methicillin-resistenten Stämmen, anderen Staphylokokken und Streptokokken sowie gram-negativen Bakterien wie Escherichia* coli und Haemophilus* influenzae
- Nasensalbe: Elimination von Staphylokokken, einschließlich Methicillin-resistenter Stämme, aus der Nasenschleimhaut.

Muramidase → Lysozym

Murdoch-Zeichen → Marfan-Syndrom

Murein *n*: syn. Peptidoglykan. Zu den Peptidoglykanen gehörendes Heteropolymer aus β-1,4-glykosidisch verknüpften Dimeren aus N-Acetylglukosamin und N-Acetylmuraminsäure. Diese Dimere sind über Peptidbrücken miteinander verknüpft und bilden in Form eines netz- oder sackförmigen Riesenmoleküls die innerste Schicht der Zellwand von Bakterien*.

Klinische Bedeutung: Die bakterizide Wirkung der Betalaktam*-Antibiotika auf wachsende Bakterien beruht auf einer Hemmung der Mureinbiosynthese.

murines Fleckfieber → Fleckfieber, endemisches

Murphy-Zeichen *n*: engl. *Murphy's sign*. Klinisches Zeichen bei Cholezystits. Der Untersuchungsgang wird bestimmt durch das Eindrücken des rechten Oberbauches in Höhe des Leberunterrandes und durch die Aufforderung an den Patienten tief einzuatmen. Ausgelöst durch Berührung der entzündlich veränderten Gallenblase durch die Palpation kommt es zum schmerzbedingten Sistieren der Atmung.

Musca → Fliegen

Muscaridin → Mykotoxine

muscarinerge Rezeptoren → Muskarin-Rezeptoren

Muscarin-Rezeptor-Agonisten → Parasympathomimetika

Muscarin-Rezeptoren → Muskarin-Rezeptoren

Muschelvergiftungen *f pl*: Vergiftungen, die durch Verzehr von Muscheln ausgelöst werden. Ursache ist ein von Dinoflagellaten synthetisiertes, thermostabiles Toxin* (Saxitoxin), besonders bei Mies- und Pfahlmuscheln, aber auch Austern (Mytilotoxismus, Mytilismus). Bei Muschelvergiftungen werden zentralnervöse, neurotoxische, diarrhöische und paralytische* Formen unterschieden. Typisch sind Lippenbrennen, Fingerkribbeln, Schwindel* und Ataxie*.

Muscularis mucosae: Abk. für → Lamina muscularis mucosae

Muscularis propria → Tunica muscularis

Musculi anorectoperineales *m pl*: engl. *anorectoperineal muscles*; syn. M. rectourethralis. Glatte Muskelfasern, die von der Längsmuskulatur des Rektums* (M. rectoperinealis) und des Analkanals (M. anoperinealis) ausgehen und zur männlichen Harnröhre einstrahlen bzw. von der Längsmuskulatur des Analkanals* (M. anoperinealis) ausgehen und in den äußeren urethralen Sphincter-Komplex einstrahlen.

Klinische Bedeutung: Die Muskeln dienen dem Verschluss der Harnröhre und werden vom enterischen Nervensystem* und dem N. pudendus innerviert.

Musculi dorsi → Fascia thoracolumbalis

Musculi faciei *m pl*: engl. *facial muscles*; syn. Gesichtsmuskulatur. Bezeichnung für die Gruppe der mimischen Gesichtsmuskeln. Ihre Kontraktion bewirkt die Mimik des Gesichtes. Sie helfen u. a. beim Sprechen, bei der Nahrungsaufnahme und -weiterleitung, beim Riechvorgang sowie bei der Verteilung der Tränenflüssigkeit. Siehe Abb.

Beschreibung: Die Gesichtsmuskeln entstammen dem 2. Kiemenbogen und werden vom N. facialis innerviert. Sie sind um das Schädeldach sowie die Öffnungen von Nase, Orbita, Mund und äußerem Ohr gruppiert. Gesichtsmuskeln haben häufig einen knöchernen Ursprung und strahlen in die Haut ein. Mimische Muskeln sind faszienfrei.

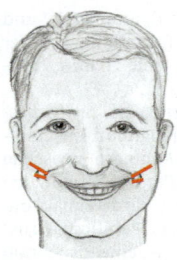 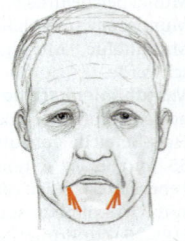 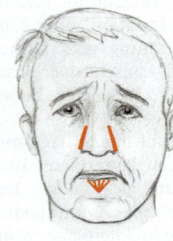 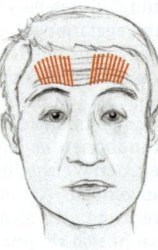

Lachen — Depressive Stimmung — Weinen — Erstaunen

Musculi faciei: Physiognomische Funktion der mimischen Muskeln. Die Gesichtsmuskulatur formt in ihrer Gesamtheit den Gesichtsausdruck des Menschen. Einzelne Muskeln lassen sich damit nicht einem bestimmten Ausdruck zuordnen. [4]

Musculi intercostales externi *m pl*: engl. *external intercostal muscles*; syn. äußere Interkostalmuskeln. Als Teil der Interkostalmuskulatur für die Inspiration* verantwortlich. Die Muskeln befinden sich in den Zwischenrippenräumen und verlaufen schräg von hinten oben nach vorne unten vom Oberrand einer Rippe* zum Unterrand der nächsttieferen Rippe.

Musculi intercostales interni *m pl*: engl. *internal intercostal muscles*; syn. innere Zwischenrippenmuskeln. Als Teil der Interkostalmuskulatur für die Exspiration* verantwortlich. Die Muskeln befinden sich in den Zwischenrippenräumen und verlaufen vom Sternum* ausgehend schräg von hinten unten nach vorn oben bis zum Rippenwinkel der vorhergehenden Rippe*. Die Innervation erfolgt über die Nn. intercostales.

Musculi intercostales intimi *m pl*: engl. *innermost intercostal muscles*. Abspaltung von den Mm. intercostales interni auf deren Innenseite. Die Trennung der beiden Muskeln ist dadurch bedingt, dass zwischen den beiden Muskelanteilen A. intercostalis, V. intercostalis und N. intercostalis verlaufen. Funktion, Verlauf und Innervation entsprechen den Mm. intercostales interni.

Musculi interossei dorsales manus *m pl*: engl. *dorsal interossei of hand*; syn. Mm. interossei dorsales. Zweiköpfige Hohlhandmuskeln zur Spreizung (Abduktion) der Finger, Beugung der Grundphalanx und Streckung der Mittel- und Endphalangen. Die 4 Muskeln entspringen je an den gegenüberliegenden Flächen zweier benachbarter Metacarpalia und setzen an der Dorsalaponeurose des 2.–4. Fingers an. Sie werden durch den N. ulnaris innerviert.

Musculi interossei dorsales pedi *m pl*: engl. *dorsal interossei of foot*; syn. Musculi interossei dorsales pedis. Vier kurze, zweiköpfige Muskeln der Fußsohle, die von den gegenüberliegenden Flächen aller Metatarsalia und dem Lig. plantare longum zu der Basis der Grundphalanx und den Dorsalaponeurosen der 2.–4. Zehe ziehen.

Musculi interossei palmares *m pl*: engl. *palmar interossei*. Hohlhandmuskeln zur Adduktion der Finger zur Mittelfingerachse, Beugung der Grundphalanx, Streckung der Mittel- und Endphalangen. Die 3 Muskeln entspringen an der Ulnarseite des Metacarpale II bzw. der Radialseite der Metacarpalia IV und V, setzen an der Dorsalaponeurose des 2., 4. und 5. Fingers an.

Musculi interossei plantares pedi *m pl*: engl. *plantar interossei*; syn. Musculi interossei plantares. Drei kurze, einköpfige Muskeln der Fußsohle, die vom medialen Rand und der Basis der Metatarsalia III–V sowie dem Lig. plantare longum zur medialen Seite der Basis der Grundphalanx und der Gelenkkapsel* sowie der Dorsalaponeurosen der 3.–5. Zehe ziehen.

Musculi interspinales *m pl*: engl. *interspinales*. Teil der autochthonen Rückenmuskulatur*. Seine 3 Anteile Mm. interspinales cervicis, Mm. interspinales thoracis und Mm. interspinales lumborum verlaufen zwischen 2 benachbarten Dornfortsätzen. Die Muskeln strecken die Wirbelsäule*. Die Innervation erfolgt über die Rami posteriores der Spinalnerven.

Musculi interspinales thoracis *m pl*: engl. *interspinales cervicis*. Teil der Musculi* interspinales, welche zur autochthonen Rückenmuskulatur* zählen. Sie ziehen von den Dornfortsätzen des 2. und 3. Brustwirbels sowie vom 11. Brustwirbel bis 1. Lendenwirbel zu den Dornfortsätzen des nächsthöheren Wirbels. Innerviert durch die Rami posteriores der Spinalnerven strecken diese Muskeln die Wirbelsäule*.

Musculi intertransversarii *m pl*: engl. *intertransversarii*; syn. Zwischenquerfortsatzmuskeln. Kurze Muskeln der autochthonen Rückenmuskulatur*, die zwischen benachbarten Querfortsätzen verlaufen. Die Funktion der Mm. intertransversarii ist noch nicht sicher geklärt, vermutlich wirken sie an der Propriozeption* mit.

Musculi intertransversarii thoracis *m pl*: engl. *thoracic intertransversarii*. Teil der Musculi* intertransversarii, welche zur autochthonen Rückenmuskulatur* zählen und die Lateralflexion unterstützen. Sie ziehen von den Querfortsätzen des 1. bis 12. Brustwirbels zu den Querfortsätzen der nachfolgenden Wirbel. Innerviert von den Rami posteriores der Spinalnerven beugen sie die Wirbelsäule* zur Seite.

Musculi levatores costarum *m pl*: engl. *levatores costarum*. Muskeln der dorsolateralen Brustwandmuskulatur. Seine 2 Muskelgruppen (Mm. levatores costarum breves und Mm. levatores costarum longi) verlaufen von den Querfortsätzen der Wirbel zu den nachfolgenden Rippen* und bewegen die Wirbelsäule*.

Musculi levatores costarum breves → Musculi levatores costarum

Musculi levatores costarum longi → Musculi levatores costarum

Musculi lumbricales manus *m pl*: engl. *lumbricals of hand*; syn. Mm. lumbricales. Hohlhandmuskeln zur Beugung der Fingergrund- sowie Streckung der Fingermittel- und -endgelenke. Die 4 Muskeln entspringen an den Sehnen des M. flexor digitorum profundus und setzen am radialen Zipfel der Dorsalaponeurose des 2.–5. Fingers an.

Musculi lumbricales pedis *m pl*: engl. *lumbricals of foot*. Vier kurze Muskeln der Fußsohle, die von den Sehnen des M. flexor digitorum longus zum medialen Rand der Grundphalanx und den Dorsalaponeurosen der 2.–5. Zehe ziehen.

Musculi pectinati *m pl*: engl. *pectinate muscles*; syn. M. pectinatus. Kleine Muskelbälkchen, die im rechten Vorhof des Herzens sowie in den Herzohren* des rechten und linken Vorhofs von der Wand ausgehend ins Lumen ragen. Die Innenflächen des rechten Vorhofs und der Herzohren haben durch die Mm. pectinati eine zerklüftet erscheinende Oberfläche.

Musculi puboperineales → Musculus levator ani

Musculi rotatores *m pl*: engl. *rotatores*. Tief gelegene Muskeln der autochthonen Rückenmuskulatur*. Die Mm. rotatores ziehen von den Querfortsätzen eines Wirbels zu den Dornfortsätzen des nächsten (Mm. rotatores breves) oder übernächsten Wirbels (Mm. rotatores longi). Sie rotieren und strecken die Wirbelsäule*.

Musculi subcostales *m pl*: engl. *subcostales*. Zählen als Teil der Brustwandmuskulatur zu den Atemmuskeln*. Sie liegen den Mm. intercostales interni innen auf und ziehen vom dorsalen Rippenoberrand nach ventral zum Rippenunterrand, wobei sie einige Rippen* nach oben hin überspringen. Innerviert von den Nn. intercostales dienen sie der Exspiration*.

Musculi tarsalis superior et inferior *m*: Glatte Muskeln im unteren und oberen Augenlid. Der M. tarsalis superior et inferior wird über den Plexus* caroticus internus sympathisch innerviert und verengt die Lidspalte.

Musculi transversospinales → Musculi rotatores

Musculi transversospinales → Musculus semispinalis

Musculus *m*: engl. *muscle*; syn. Skelettmuskel; Abk. M. Makroskopisch sichtbares, durch Myofilamente zur Kontraktion fähiges Muskelgewebe*, das Bewegungen von Körperteilen ermöglicht. Jeder makroskopisch abgrenzbare Muskel besteht aus dem eigentlichen Muskelgewebe und den Sehnen, über die Muskeln an den Knochen* inserieren, sowie Blutgefäßen, Nervenfasern und mehreren Lagen bindegewebiger Hüllen (Faszien*).

Makroskopische Anatomie:
- Ein Skelettmuskel besteht aus mehreren, makroskopisch sichtbaren Muskelfasern (klinischer Sprachgebrauch). Cave: In der Histologie wird mit einer Muskelfaser ein vielkerniger Myozyt bezeichnet (und nicht ein Verbund von Myozyten).
- Die Steuerung des Muskels erfolgt über periphere Nerven, die den Muskel über die Ausschüttung von Acetylcholin* in der motorischen Endplatte* aktivieren.
- Die Depolarisation und Kontraktion des Muskels werden durch einen Einstrom von Kalzium* ausgelöst.
- Kennmuskeln sind Muskeln, die von einem bestimmten Rückenmarksegment angesteu-

ert werden. Sie sind ein Bestandteil neurologischer Diagnostik.

Musculus abductor digiti minimi manus *m*: engl. *abductor digiti minimi of hand*; syn. M. abductor digiti minimi. Muskel zur Abduktion und Beugung der Grundphalanx sowie Streckung der Mittel- und Endphalanx des kleinen Fingers. Er entspringt am Os pisiforme, Lig. pisohamatum und Karpal-Band, setzt an der Basis der Grundphalanx und der Dorsalaponeurose des kleinen Fingers an und wird durch den N. ulnaris innerviert.

Musculus abductor digiti minimi pedis *m*: engl. *abductor digiti minimi of foot*. Größter und längster, den lateralen Fußrand formender Kleinzehenmuskel. Er zieht vom Processus lateralis tuberis calcanei, der Unterfläche des Calcaneus*, der Tuberositas des Os metatarsale und der Plantaraponeurose zur Basis der Kleinzehengrundphalanx.

Musculus abductor hallucis *m*: engl. *abductor hallucis*. Großzehenmuskel, der vom Processus medialis tuberis calcanei, Retinaculum mm. flexorum und von der Plantaraponeurose zum medialen Sesambein* und der Basis der Großzehengrundphalanx zieht.

Musculus abductor pollicis brevis *m*: engl. *abductor pollicis brevis*. Daumenballen(Thenar)-Muskel. Er abduziert den Daumen, unterstützt dessen Opposition und Streckung. Er entspringt am Os scaphoideum und Karpal-Band, setzt an der Dorsalaponeurose sowie über ein laterales Sesambein an der Daumen-Grundphalanx an. Die Innervation erfolgt über den N. medianus.

Musculus abductor pollicis longus *m*: engl. *abductor pollicis longus*. Unterarmmuskel. Er abduziert Daumen und Hand, unterstützt die Dorsalextension der Hand sowie die Supination des Unterarms. Er entspringt an der Facies posterior ulnae et radii und an der Membrana interossea, setzt an der Basis ossis metacarpalis I sowie am Os trapezium an.

Musculus adductor brevis *m*: engl. *adductor brevis*. Kurzer, unter dem M. adductor longus liegender Adduktorenmuskel des Oberschenkels*, der vom Ramus inferior ossis pubis zum Labium mediale der Linea* aspera zieht.

Musculus adductor hallucis *m*: engl. *adductor hallucis*; Abk. M. ad|ductor hallucis. Zweiköpfiger Großzehenmuskel. Das kräftige Caput obliquum zieht vom Os cuboideum, Os cuneiforme laterale und den Basen der Metatarsalia II–IV, das Caput transversum von den Gelenkkapseln der Zehengrundgelenke der (2.) 3.–5. Zehe und vom Lig. metatarseum transversum profundum zum lateralen Sesambein* der Großzehe.

Musculus adductor longus *m*: engl. *adductor longus*. Langer, dem M. adductor magnus, proximal dem M. adductor brevis aufliegender Adduktorenmuskel des Oberschenkels*, der vom Ramus superior ossis pubis zum Labium mediale der Linea* aspera zieht.

Musculus adductor magnus *m*: engl. *adductor magnus*. Kräftiger Adduktor* des Oberschenkels*, der vom Ramus inferior ossis pubis, Ramus ossis ischii und Tuber* ischiadicum zum Labium mediale der Linea* aspera und Tuberculum adductorium des Epicondylus medialis zieht. Er wird vom N. obturatorius und N. tibialis (L3–5) innerviert. Siehe Pes* anserinus superficialis (Abb. dort).

Musculus adductor minimus *m*: engl. *adductor minimus*. Adduktor* des Oberschenkels*, der vom vordersten Anteil des M. adductor magnus vom Ramus inferior ossis pubis und unter Überkreuzung der oberen Faseranteile des eigentlichen M. adductor magnus zum Labium mediale der Linea* aspera zieht. Er wird vom N. obturatorius und N. tibialis innerviert.

Musculus adductor pollicis *m*: engl. *adductor pollicis*. Zweiköpfiger Muskel zur Adduktion des Daumens. Er unterstützt die Opposition des Daumens. Der M. adductor pollicis setzt über ein ulnares Sesambein an Kapsel und Basis der Daumengrundphalanx an. Die Innervation erfolgt über den N. ulnaris.

Musculus anconeus *m*: engl. *anconeus*. Oberarmmuskel, der die Gelenkkapsel des Ellenbogengelenks spannt und den Unterarm streckt. Er entspringt am Epicondylus lateralis humeri sowie lateral an der Ellenbogengelenkkapsel und setzt dorsal an der Ulna an. Die Innervation erfolgt durch den N. radialis.

Musculus anoperinealis → Musculi anorectoperineales

Musculus articularis genus *m*: engl. *articularis genus*; syn. M. articulatio genus. In die Kniegelenkskapsel einstrahlender, distaler Anteil des M. vastus intermedius; er verhindert als Kapselspanner das Einklemmen der Kniegelenkskapsel bei der Kniegelenksextension.

Musculus biceps brachii *m*: engl. *biceps brachii muscle*; syn. Bizeps. Zweiköpfiger Oberarmmuskel, der Flexion und Supination des Unterarms sowie Innenrotation, Anteversion, Abduktion und Adduktion im Schultergelenk bewirkt. Er entspringt am Tuberculum supraglenoidale und Processus coracoideus, setzt an der Tuberositas radii an und wird vom N. musculocutaneus innerviert.

Musculus biceps femoris *m*: engl. *biceps femoris*. Hinterer Oberschenkelmuskel, dessen zweigelenkiges Caput longum vom Tuber* ischiadicum und eingelenkiges Caput breve vom Labium laterale der Linea* aspera und Septum intermusculare laterale zum Caput fibulae* zieht.

Musculus brachialis *m*: engl. *brachialis*. Muskel zur Beugung des Unterarms. Er entspringt an der distalen Humerusvorderfläche, der Ellenbogengelenkkapsel sowie den Intermuskularsepten des Oberarms und setzt an der Tuberositas ulnae an. Die Innervation erfolgt durch den N. musculocutaneus.

Musculus brachioradialis *m*: engl. *brachioradialis*. Muskel der radialen Extensorengruppe des Unterarms. Der M. brachioradialis entspringt der Margo lateralis des Humerus* und inseriert am Processus styloideus radii. Durch den N. radialis innerviert, bewirkt er eine schwache Flexion und Supination des Unterarms.

Musculus buccinator: engl. *buccinator*; syn. Backenmuskel. Mimischer Muskel, welcher die muskuläre Grundlage der Wange bildet. Er zieht bei einseitiger Kontraktion den gleichseitigen Mundwinkel nach lateral, verbreitert bei beidseitiger Kontraktion die Mundspalte, zieht die Wangen nach innen und drückt sie an die Zähne. Die Innervation erfolgt durch den N. facialis.

Musculus bulbospongiosus *m*: engl. *bulbospongiosus muscle*; syn. Schwellkörpermuskel. Muskel des Beckenbodens. Beim Mann umgibt er den hinteren Abschnitt des Harnröhrenschwellkörpers (Bulbus penis), bei der Frau den Schließmuskel der Vulva.

Funktion:
– beim Mann: 1. bei der Miktion Kompression und Verkürzung der Harnröhre 2. beim Orgasmus Unterstützung bei der stoßweisen Entleerung des Ejakulats
– bei der Frau Verengung der Vagina* und erhöhter Druck auf die Bartholinischen* Drüsen.

Musculus ciliaris *m*: engl. *ciliary muscle*. Glatte Muskulatur in der Uvea. Der Ziliarmuskel befindet sich im Ziliarkörper*, wird vom N. oculomotorius innerviert und hat drei Teile: die äußeren Fibrae meridionales, die den Schlemm-Kanal geöffnet halten, sowie die mittleren Fibrae radiales und äußeren Fibrae circulares für die Akkomodation der Linse*.

Funktion:
– Fibrae meridionales: halten den Schlemm-Kanal offen, damit das Kammerwasser* abfließen kann
– Fibrae radiales und Fibrae circulares: Akkomodation der Linse für das Nahsehen.

Innervation: N. oculomotorius (Ganglion* ciliare).

Musculus coccygeus → Musculus ischiococcygeus

Musculus constrictor pharyngis inferior *m*: engl. *inferior constrictor*. Teil der Pharynxmuskulatur und unterster der 3 Schlundschnürer. Die Fasern entspringen am Schildknorpel und am Ringknorpel. Durch Kontraktion des Muskels wird der Kehlkopf angehoben. Kaudal an den Muskel schließt sich der Ösophagus* an.

Klinischer Hinweis: Zwischen schräg verlaufenden Fasern (Pars obliqua) und querverlaufenden Fasern (Pars fundiformis) des Muskels befindet sich eine muskelschwache Region, das Killian*-Dreieck. Hier kann sich die Pharynxschleimhaut nach außen wölben, wodurch das Zenker*-Divertikel entsteht.
Innervation: Der Muskel wird durch den N. glossopharyngeus und den N. vagus innerviert.
Musculus constrictor pharyngis medius *m*: engl. *middle constrictor*. Teil der Pharynxmuskulatur und mittlerer der 3 Schlundschnürer. Die Fasern entspringen am Cornu minus und Cornu majus des Os* hyoideum sowie am Lig. stylohyoideum. Durch Kontraktion des Muskels wird der Speisebissen vorgeschoben. Der Muskel wird durch den N. glossopharyngeus und den N. vagus innerviert.
Musculus constrictor pharyngis superior *m*: engl. *superior constrictor*. Teil der Pharynxmuskulatur und oberster der 3 Schlundschnürer. Die Fasern des Muskels entspringen in mehreren Abteilungen vom Processus pterygoideus ossis sphenoidalis, vom Hamulus pterygoideus, von der Raphe pterygomandibularis, von der Linea mylohyoidea der Mandibula* und von der Zunge*.
Musculus constrictor pupillae → Musculus sphincter pupillae
Musculus coracobrachialis *m*: engl. *coracobrachialis*. Schultergelenksmuskel der ventralen Gruppe zur Adduktion und Anteversion des Oberarms. Der M. coracobrachialis entspringt am Processus coracoideus scapulae und setzt am Septum intermusculare mediale sowie am Humerus in der Verlängerung der Crista tuberculi minoris an. Seine Innervation erfolgt durch den N. musulocutaneus.
Musculus cremaster *m*: syn. Cremaster. Den Funiculus* spermaticus (Samenstrang) und die Hoden* umhüllender Muskel, der durch Abspaltung von Fasern des M. transversus und M. obliquus internus abdominis gebildet wird. Er wird von der Fascia cremasterica umhüllt. Vgl. Hoden*, Abb. 1 dort.
Kremasterreflex: Er wird durch den Ramus genitalis des N. genitofemoralis innerviert und hebt den Hoden*. Durch Bestreichen der Haut an der Innenseite des ipsilateralen Oberschenkels (L1–L2) kann der Kremasterreflex* ausgelöst werden.
Musculus deltoideus *m*: engl. *deltoid*; syn. Deltamuskel. Dreieckiger, das Schultergelenk bedeckender Muskel der lateralen Gruppe. Der M. deltoideus gliedert sich in Pars acromialis, clavicularis und spinalis, die nach ihren Ursprüngen benannt sind und in wechselnden Anteilen fast alle Armbewegungen unterstützen. Ihr Ansatz befindet sich an der Tuberositas deltoidea humeri, die Innervation erfolgt durch den N. axillaris. Siehe Abb.

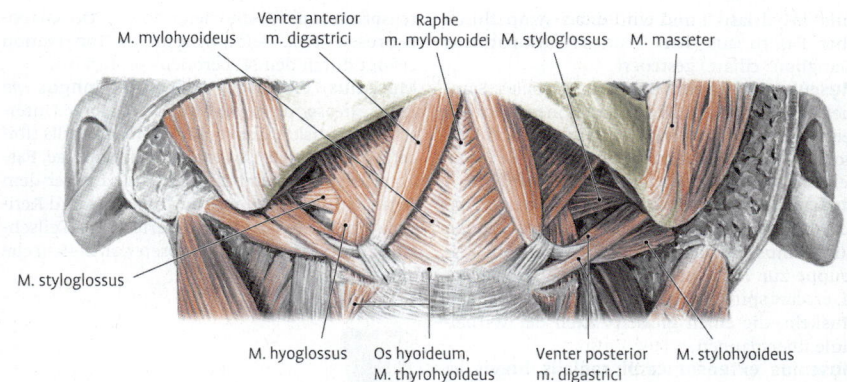

Musculus digastricus: Muskeln des Zungenbeins und des Zungengrunds von vorne. [4]

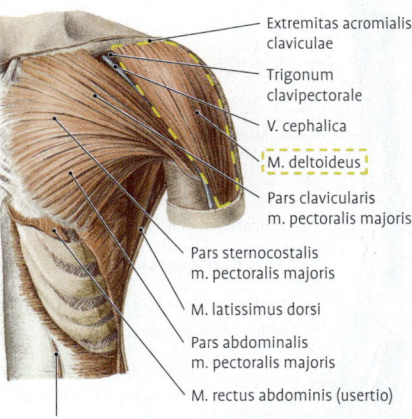

Musculus deltoideus: Die ventrale Rumpf- und Gliedmaßenmuskulatur beinhaltet den kräftigen, dreieckigen M. deltoideus, der den proximalen Humerus umhüllt und an der Bewegung des Armes beteiligt ist. Sein Ursprung lässt sich in Pars clavicularis, Pars acromialis und Pars spinalis mit jeweils unterschiedlicher Funktion unterteilen.

Musculus depressor anguli oris *m*: engl. *depressor anguli oris*; syn. Musculus triangularis. Mimischer Muskel mit breitflächigem Ursprung am Mandibula-Unterrand seitlich des Tuberculum mentale. Bis zu seinem Ansatz am Mundwinkel verschmälert er sich und erscheint dreieckig – darauf beruht die ältere Bezeichnung M. triangularis. Er zieht den Mundwinkel nach unten außen und wird vom N. facialis innerviert.
Musculus depressor labii inferioris *m*: engl. *depressor labii inferioris*; syn. Musculus quadratus labii inferioris. Muskel (ältere Bezeichnung M. quadratus labii inferioris) mit Ursprung an der Vorderseite der Mandibula. Er wird seitlich vom M. depressor anguli oris bedeckt. Die Muskelfasern ziehen zur Haut der Unterlippe. Der Muskel zieht die Unterlippe nach unten und wird vom N. facialis innerviert.
Musculus depressor septi nasi *m*: engl. *depressor septi nasi*. Kleiner, die Nasenspitze und das Nasenseptum absenkender, mimischer Muskel. Die Muskelfasern entspringen dem Jugum alveolare des oberen mittleren Schneidezahns und ziehen beidseits zur Unterkante des knorpligen Nasenseptums. Der Muskel wird vom N. facialis innerviert.
Musculus depressor supercilii *m*: engl. *depressor supercilii*. Mimischer Muskel, dessen Muskelfasern ausgehend vom M. orbicularis oculi, vom medialen Augenwinkel zum medialen Augenbrauenbereich ziehen. Bei ihrer Kontraktion wird die Augenbraue herab gezogen. Der Muskel wird vom N. facialis innerviert.
Musculus detrusor vesicae *m*: engl. *detrusor*; syn. Detrusor vesicae. Dreischichtige Tunica* muscularis der Harnblase*. Der M. detrusor vesicae besteht aus inneren Längsfaserzügen (Stratum longitudinale internum), einer mittleren Zirkulärfaserschicht (Stratum circulare) und äußeren Längsfaserzügen (Stratum longitudinale externum). Bei seiner Kontraktion entleert sich die Harnblase. Die Miktion* wird durch die Nn. splanchnici pelvici gesteuert.
Musculus digastricus *m*: engl. *digastric*. Zweibäuchiger suprahyaler Muskel, der an der Mundöffnung beteiligt ist und den Schluckakt unterstützt, indem er das Zungenbein anhebt bzw. fixiert. Er wird vom N. trigeminus innerviert. Siehe Abb.
Musculus dilatator pupillae *m*: engl. *dilatator pupillae*. Radiär angeordnete glatte Muskelzellen zwischen Pigmentepithel und Stroma* der Iris*. Der M. dilatator pupillae erweitert die Pu-

Musculus epicranius

pille* (Mydriasis*) und wird dabei sympathisch über Fasern aus dem Truncus* sympathicus (Ganglion* ciliare) gesteuert.

Musculus epicranius m: engl. *epicranius*. Sammelbegriff für die an der Galea aponeurotica ansetzenden mimischen Muskeln (M. occipitofrontalis und M. temporoparietalis). Die Muskeln werden vom N. facialis innerviert.

Musculus erector spinae m: engl. *erector spinae*. Oberflächlicher Anteil der autochthonen Rückenmuskulatur* und wichtigste Muskelgruppe zur Aufrichtung der Wirbelsäule*. Der M. erector spinae besteht aus längsverlaufenden Muskeln, die einen großen Anteil der Wirbelsäule überspannen.

Musculus extensor carpi radialis brevis m: engl. *extensor carpi radialis brevis*. Unterarmmuskel aus der radialen Gruppe zur Dorsalextension und radialen Abduktion der Hand im Handgelenk. Er entspringt am Epicondylus lateralis humeri, setzt an der Basis ossis metacarpalis III an und wird vom N. radialis innerviert.

Musculus extensor carpi radialis longus m: engl. *extensor carpi radialis longus*. Muskel zur Beugung des Unterarms sowie zur Dorsalextension und radialen Abduktion der Hand. Er entspringt an Margo lateralis humeri, Septum intermusculare laterale sowie Epicondylus lateralis humeri und setzt an der Basis ossis metacarpalis II an. Die Innervation erfolgt durch den N. radialis.

Musculus extensor carpi ulnaris m: engl. *extensor carpi ulnaris*. Zweiköpfiger Muskel zur ulnaren Abduktion sowie Dorsalextension der Hand. Das Caput humerale entspringt am Epicondylus lateralis humeri, das Caput ulnare am Margo posterior ulnae und der Fascia antebrachii. Der Ansatz ist an der Basis ossis metacarpalis V. Die Innervation erfolgt durch den N. radialis.

Musculus extensor digiti minimi m: engl. *extensor digiti minimi*. Den Kleinfinger und das Handgelenk streckender Muskel. Er entspringt am Epicondylus lateralis humeri und setzt an der Dorsalaponeurose des Kleinfingers an. Die Innervation erfolgt durch den N. radialis.

Musculus extensor digitorum m: engl. *extensor digitorum*. Muskel zur Streckung der Finger und Dorsalextension der Hand, entspringt am Epicondylus lateralis humeri und setzt an den Dorsalaponeurosen des 2. bis 5. Fingers an. Die Innervation erfolgt durch den N. radialis. Connexus intertendinei verbinden als Sehnenbrücken die 4 Sehnenansätze des Muskels am Handrücken.

Musculus extensor digitorum brevis m: engl. *extensor digitorum brevis*. Muskel des Fußrückens. Er streckt die 2.–4. (5.) Zehe. Er entspringt an der dorsolateralen Fläche des Calcaneus* sowie am Retinaculum musculorum extensorum inferior und setzt an den Dorsalaponeurosen der 2.–4. (5.) Zehe an. Die Innervation erfolgt durch den N. peroneus profundus.

Musculus extensor digitorum longus m: engl. *extensor digitorum longus*. Vorderer Unterschenkelmuskel, der von Condylus lateralis tibiae*, Caput fibulae*, Margo anterior fibulae, Fascia cruris und Membrana interossea unter dem Retinaculum m. extensorum superius und Retinaculum m. extensorum inferius in 4 Teilsehnen zu den Dorsalaponeurosen der 2.–5. Zehe zieht. Siehe Abb.

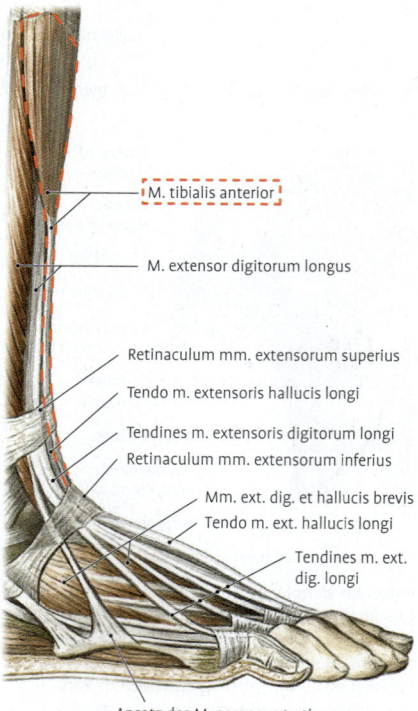

Musculus extensor digitorum longus: Dem Schienbein aufliegende Unterschenkel- und Fußrückenmuskulatur von lateral. [4]

Musculus extensor hallucis brevis m: engl. *extensor hallucis brevis*. Muskel des Fußrückens, der von der dorsolateralen Fläche des Calcaneus* sowie dem Retinaculum musculorum extensorum inferior als Abspaltung des M. extensor digitorum brevis zur 1. Zehe zieht.

Musculus extensor hallucis longus m: engl. *extensor hallucis longus*. Muskel des Fußrückens, der von der Facies medialis fibulae und Membrana interossea unter dem Retinaculum m. extensorum superius und Retinaculum m. extensorum inferius über das Os metatarsale I zur Dorsalaponeurose der Großzehe zieht und an deren Nagelphalanx inseriert.

Musculus extensor indicis m: engl. *extensor indicis*. Muskel zur Streckung des Zeigefingers. Der Musculus extensor indicis dient der Dorsalextension der Grund-, Mittel und Endgelenke des Zeigefingers sowie der Extension des Handgelenks. Er wird durch den N. radialis innerviert.

Musculus extensor pollicis brevis m: engl. *extensor pollicis brevis*. Unterarmmuskel zur Streckung und Abduktion des Daumens im Grundgelenk sowie zur radialen Abduktion der Hand. Er entspringt an der Facies posterior ulnae sowie der Membrana interossea und setzt an der Basis der Daumengrundphalanx an. Die Innervation erfolgt durch den N. radialis.

Musculus extensor pollicis longus m: engl. *extensor pollicis longus*. Muskel zur Streckung der Daumengrund- und endphalanx sowie Abduktion und Reposition des Daumens. Er entspringt an der Facies posterior ulnae und der Membrana interossea, setzt an der Basis der Daumenendphalanx an und wird vom N. radialis innerviert.

Musculus fibularis brevis m: engl. *fibularis brevis muscle*; syn. Musculus peroneus brevis. Vorderer Unterschenkelmuskel, der von der lateralen Fläche der Fibula* gemeinsam mit der Sehne des M. fibularis longus in einer Vagina synovialis, im Sulcus tendinis m.fibularis (peronei) longi, unter dem Retinaculum mm. fibularium superius zur Tuberositas des Os metatarsale V zieht.

Funktion: Pronation und Plantarflexion des Fußes*.

Innervation: N. fibularis (peroneus) superficialis (L5–S1).

Anatomie: Oberhalb der Trochlea fibularis calcanei wird die Sehne an der lateralen Fläche des Calcaneus* durch das Retinaculum mm. fibularium inferius fixiert. Fibularisloge/Compartimentum laterale:
– M. fibularis (peroneus) brevis
– M. fibularis (peroneus) longus.

Musculus fibularis longus m: engl. *fibularis longus muscle*; syn. Musculus peroneus longus. Vorderer Unterschenkelmuskel, der von Articulatio* tibiofibularis, Caput fibulae* und proximaler Fibula* mit dem M. fibularis brevis in einer Vagina synovialis im Sulcus tendinis m. fibularis longi unter dem Retinaculum mm. fibularium superius zum Os metatarsale I und Os cuneiforme mediale zieht. Siehe Abb.

Funktion:
– Pronation* und Plantarflexion* des Fußes*
– Verspannung des Fußquergewölbes
– Absenkung des medialen Fußrandes.

Innervation: N. fibularis superficialis (L5–S1).

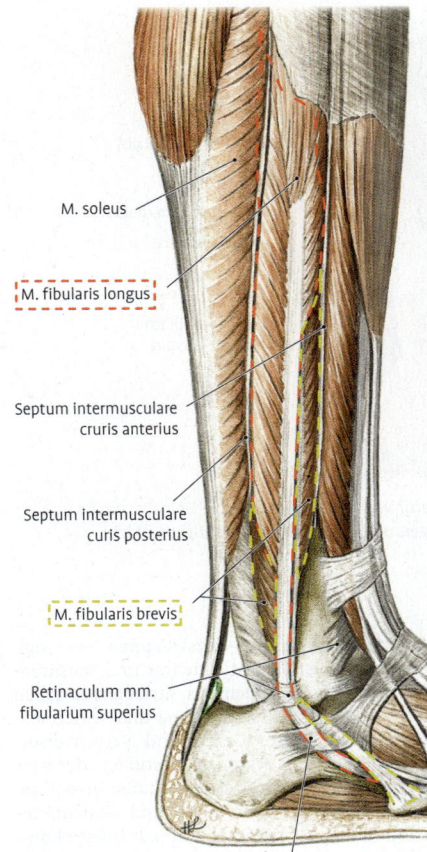

Musculus fibularis longus: Unterschenkelmuskulatur von lateral. Die Peroneusgruppe am lateralen Unterschenkel setzt sich aus dem M. fibularis longus und dem M. fibularis brevis zusammen, welche beide von dem N. fibularis superficialis innerviert werden. [4]

Musculus fibularis tertius m: engl. *fibularis tertius*. M. peroneus tertius, vorderer Unterschenkelmuskel, Abspaltung des M. extensor digitorum longus, zieht von Condylus lateralis tibiae*, Caput fibulae*, Margo anterior fibulae, Fascia cruris und Membrana interossea unter dem Retinaculum m. extensorum superius und Retinaculum m. extensorum inferius zu Os metatarsale V und seltener IV.

Musculus flexor accessorius → Musculus quadratus plantae

Musculus flexor carpi radialis m: engl. *flexor carpi radialis*. Muskel zur Palmarflexion und radialen Abduktion der Hand, sowie schwachen Beugung und Pronation des Unterarms. Er entspringt am Epicondylus medialis humeri und der Fascia antebrachii und setzt an der Basis ossis metacarpalis II (und III) an. Die Innervation erfolgt durch den N. medianus.

Musculus flexor carpi ulnaris m: engl. *flexor carpi ulnaris*. Zweiköpfiger Muskel zur Palmarflexion und ulnaren Abduktion der Hand. Der gemeinsame Ansatz ist am Os pisiforme sowie über Ligamenta am Os metacarpale V und Os hamatum. Die Innervation erfolgt durch den N. ulnaris.

Musculus flexor digitorum brevis m: engl. *flexor digitorum brevis*. Muskel der Fußsohle, der vom Processus medialis tuberis calcanei und der Plantaraponeurose mit gespaltenen Sehnen (sog. M. perforatus) zur Mittelphalanx der 2.–4. (5.) Zehe zieht.

Musculus flexor digitorum longus m: engl. *flexor digitorum longus*. Muskel der Fußsohle, der von der Facies posterior tibiae und dem distalen Drittel der Fibula* (mit Sehnenarkade) unter dem Retinaculum mm. flexorum zu den Endphalangen der 2–5. Zehe (sog. M. perforans) zieht.

Musculus flexor digitorum profundus m: engl. *flexor digitorum profundus*; syn. Musculus perforans. Unterarmmuskel. Er beugt die Endphalanx des 2.–5. Fingers und beugt die Hand. Er entspringt an der Facies anterior ulnae und der Membrana interossea, seine Sehnen durchbohren die des M. flexor digitorum superficialis (M. perforans) und inserieren an den Endphalangen des 2.–5. Fingers.

Musculus flexor digitorum superficialis m: engl. *flexor digitorum superficialis*; syn. Musculus perforatus. Zweiköpfiger Muskel zur Beugung der Mittel- und Grundphalanx des 2.–5. Fingers und Palmarflexion der Hand. Der M. flexor digitorum superficialis setzt über gespaltene Sehnen an den Mittelphalangen des 2.–5. Fingers an (M. perforatus). Die Innervation erfolgt durch den N. medianus.

Musculus flexor hallucis brevis m: engl. *flexor hallucis brevis*. Zweiköpfiger Muskel der Fußsohle. Das Caput mediale zieht von Os* cuneiforme I, Lig. plantare longum, Aponeurosis plantaris, Sehne* des M. tibialis posterior zur Sehne des M. adductor hallucis, medialem Sesambein*, Grundphalanx, das Caput laterale zur Sehne des M. adductor hallucis, lateralem Sesambein, Großzehengrundphalanx.

Musculus flexor hallucis longus m: engl. *flexor hallucis longus*. Hinterer Unterschenkelmuskel, der von den distalen zwei Dritteln der Facies posterior fibulae, Membrana interossea, Septum intermusculare posterius im Sulcus tendinis m. flexoris hallucis longi tali et calcanei unter dem Retinaculum mm. flexorum zur Basis der Endphalanx der Großzehe zieht.

Musculus flexor pollicis brevis m: engl. *flexor pollicis brevis*. Zweiköpfiger Daumenballen(Thenar)-Muskel, beugt die Grundphalanx und bewirkt eine Opposition und Adduktion im Daumensattelgelenk. Caput superficiale und Caput profundum unterscheiden sich in Ursprung und Innervation. Der Ansatz befindet sich am lateralen Sesambein und der Grundphalanx.

Musculus flexor pollicis longus m: engl. *flexor pollicis longus*. Muskel zur Beugung des Daumens und Palmarflexion der Hand. Der M. flexor pollicis longus entspringt an der Facies anterior radii sowie der Membrana interossea und setzt an der Endphalanx-Basis des Daumens an. Die Innervation erfolgt durch den N. medianus.

Musculus gastrocnemius m: engl. *gastrocnemius*; syn. Musculus triceps surae. Zweiköpfiger, hinterer Unterschenkelmuskel. Das Caput mediale zieht von proximal des Condylus medialis, das Caput laterale von proximal des Condylus lateralis femoris und ein Teil von der Kniegelenkskapsel nach distal. Er vereinigt sich mit der Sehne* des M. soleus und setzt am Tuber* calcanei an.

Musculus-gastrocnemius-Lappen → Lappenplastik

Musculus gemellus inferior et superior m: engl. *gemellus inferior*. Ventraler Hüftmuskel. Der M. gemellus superior zieht von der Spina* ischiadica, der M. gemellus inferior vom Tuber* ischiadicum zur Fossa trochanterica femoris. Er bildet zusammen mit dem M. obturatorius internus den Triceps coxae.

Musculus genioglossus m: engl. *genioglossus*. Äußerer Zungenmuskel, der fächerförmig von der Spina mentalis superior der Mandibula* zum Zungenkörper (Aponeurosis linguae von der Zungenspitze bis zum Zungengrund) verläuft. Der M. genioglossus zieht die Zunge* nach unten und vorne und wird vom N. hypoglossus innerviert.

Musculus geniohyoideus m: engl. *geniohyoid*. Suprahyaler Muskel, an der Spina mentalis inferior entspringend und am Zungenbeinkörper inserierend. Bei fixiertem Zungenbein wird die Mandibula abduziert, bei fixierter Mandibula das Zungenbein nach vorn oben bewegt.

Musculus gluteus maximus m: engl. *gluteus maximus*; syn. großer Gesäßmuskel. Dorsaler Hüftmuskel. Der oberflächliche Anteil entspringt an Crista* iliaca, Spina iliaca posterior superior, Fascia* thoracolumbalis, Os* sacrum und Os* coccygis, der tiefe an Ala ossis ilii, Lig. sacrotuberale, Aponeurosis glutea. Proximal strahlt er in Tractus* iliotibialis, distal in Ansatz an der Tuberositas glutea ein. Siehe Abb.

Musculus gluteus medius m: engl. *gluteus medius*; syn. mittlerer Gesäßmuskel. Dorsaler

Musculus gluteus minimus

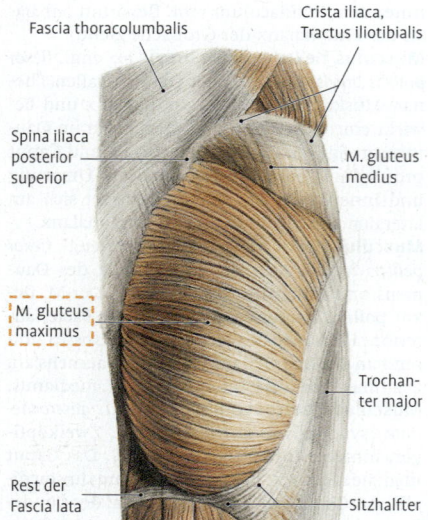

Musculus gluteus maximus: Oberflächliche Schicht der äußeren Hüft- und hinteren Oberschenkelmuskulatur. [4]

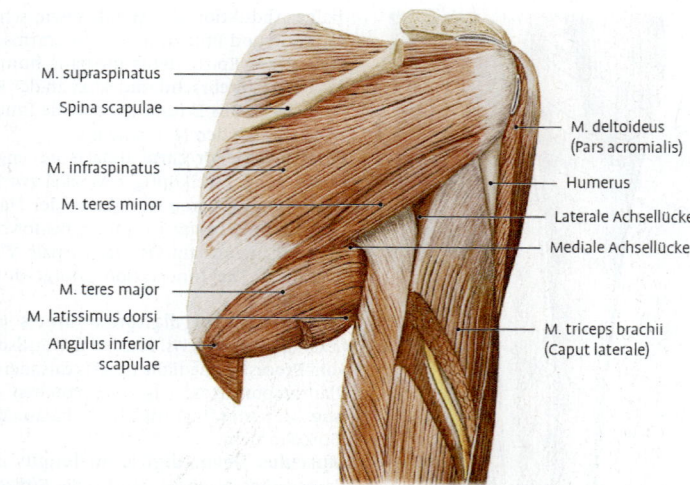

Musculus infraspinatus: Schulter- und Oberarmmuskulatur von dorsal gesehen. Die Spina scapulae wurde teilentfernt, die Pars spinalis des M. deltoideus abgetragen und das Caput des M. triceps brachii gefenstert. [4]

Hüftmuskel, der vom Os* ilium zwischen Linea glutea anterior und Linea glutea posterior sowie der Crista* iliaca zur Außenseite des Trochanter major zieht.

Musculus gluteus minimus m: engl. *gluteus minimus*. Dorsaler Hüftmuskel, der vom Os* ilium zwischen Linea glutea anterior und Linea glutea inferior zur Außenseite des Trochanter major zieht.

Musculus gracilis m: engl. *gracilis*. Zweigelenkiger Adduktorenmuskel des Oberschenkels*, der symphysennah vom Ramus inferior ossis pubis zur medialen Tibiafläche zieht, wo er gemeinsam mit dem M. semitendinosus und dem M. sartorius am Pes anserinus superficialis ansetzt.

Musculus hyoglossus m: engl. *hyoglossus*. Äußerer Zungenmuskel, der vom Os* hyoideum seitlich in die Aponeurosis linguae zieht. Der M. hyoglossus zieht die Zunge* nach hinten unten und bei einseitiger Kontraktion zur Seite. Er wird vom N. hypoglossus innerviert.

Musculus iliacus m: engl. *iliacus*. Dorsaler Hüftmuskel, der von der Fossa* iliaca, Spina iliaca anterior inferior und dem vorderen Bereich der Hüftgelenkkapsel zum Trochanter minor und angrenzenden Teil der Linea* aspera zieht. Er vereinigt sich mit dem M. psoas major* zum M. iliopsoas.

Musculus iliococcygeus → Musculus levator ani

Musculus iliocostalis m: engl. *iliocostalis*. Muskel der autochthonen Rückenmuskulatur und lateraler Anteil des M. erector spinae. Die 3 Anteile des M. iliocostalis überspannen die gesamte Wirbelsäule*. Er richtet die Wirbelsäule auf und neigt sie zur Seite.

Musculus iliopsoas → Musculus iliacus
Musculus iliopsoas → Musculus psoas major

Musculus infraspinatus m: engl. *infraspinatus*. Schultergelenksmuskel der dorsalen Gruppe zur Außenrotation und – je nach Skapulastellung – geringgradigen Adduktion und Abduktion des Oberarms. Der M. infraspinatus entspringt an der Fossa und Fascia infraspinata und setzt an der mittleren Facette des Tuberculum majus humeri an. Die Innervation erfolgt durch den N. suprascapularis. Siehe Abb.

Musculus ischiococcygeus m: engl. *ischiococcygeus*; syn. Musculus coccygeus. Nicht immer ausgebildeter Muskel, der von der Spina* ischiadica zum Os* coccygis und Os* sacrum zieht. Als Teil des Diaphragma* pelvis bildet er gemeinsam mit dem M. levator ani den unteren Beckenabschluss und wird vom Plexus* sacralis innerviert.

Musculus latissimus dorsi m: engl. *latissimus dorsi*. Muskel zur Adduktion, Retroversion und Innenrotation des Arms im Schultergelenk („Schürzengriff"). Ursprung sind Dornfortsätze des 7.–12. Brustwirbels und der Lendenwirbel, Fascia* thoracolumbalis, Crista iliaca, 9.–12. Rippe und inkonstant der untere Schulterblatt-Winkel. Ansatz ist die Crista tuberculi minoris. Er wird durch den N. thoracodorsalis innerviert.

Musculus-latissimus-dorsi-Lappen m: engl. *latissimus dorsi flap*. Muskulärer und muskulokutaner Gewebelappen aus variablen Anteilen des Musculus* latissimus dorsi und seiner anatomisch definierten Gefäß- und Nervenversorgung. Er wird als regionale (gestielte) oder freie Lappenplastik* zur Defektdeckung in der rekonstruktiven Extremitäten- und Gesichtschirurgie oder als Eigenimplantat zur Brustrekonstruktion eingesetzt (siehe auch Mammaplastik*).

Musculus levator anguli oris m: engl. *levator anguli oris*. Mimischer Muskel mit Ursprung an der Fossa canina unterhalb des Foramen infraorbitale. Seine Fasern strahlen in die Haut des Mundwinkels ein und verflechten sich dort mit Fasern des M. orbicularis oris. Er zieht den Mundwinkel nach oben lateral und wird vom N. facialis innerviert.

Musculus levator ani m: engl. *levator ani*. Muskel, der mit dem M. coccygeus das Diaphragma* pelvis bildet. Seine Anteile – M. puborectalis, M. pubococcygeus und M. iliococcygeus – verbinden Os* pubis, Fascia* obturatoria und Spina* ischiadica mit dem Centrum perinei und dem Lig. anococcygeum.

Musculus levator labii superioris m: engl. *levator labii superioris*. Mimischer Muskel mit Ursprung oberhalb des Foramen infraorbitale vom Margo infraorbitalis der Maxilla. Die Fasern ziehen zur Oberlippe und zur Nasolabialfalte. Sie verflechten sich mit Fasern des M. orbicularis oris. Bei Kontraktion des Muskels wird die

Oberlippe gehoben. Die Innervation erfolgt durch den N. facialis.

Musculus levator labii superioris alaeque nasi *m*: engl. *levator labii superioris alaeque nasi*. Mimischer Muskel mit Ursprung am Processus frontalis der Maxilla. Seine Fasern ziehen zur Haut des Nasenflügels und der Oberlippe. Bei Kontraktion des Muskels werden Nasenflügel und Oberlippe gehoben. Der Muskel wird vom N. facialis innerviert.

Musculus levator palpebrae superioris *m*: engl. *levator palpebrae superioris*; syn. oberer Augenlidheber. Muskel, der das Oberlid hebt. Er beginnt in der Augenhöhle (Orbita*) am unteren Teil des kleinen Keilbeinflügels (Ala minor ossis sphenoidalis) und strahlt über eine Aponeurose* in die Lidplatte (Tarsus palpebralis) und andere bindegewebige Teile des Oberlids ein. Innerviert wird er vom Nervus* oculomotorius.

Musculus levator prostatae → Musculus levator ani

Musculus levator scapulae *m*: engl. *levator scapulae*. Rumpf-Schultergürtel-Muskel, hebt das Schulterblatt über den oberen Schulterblatt-Winkel nach kranio-medial. Der M. levator scapulae entspringt an den Tubercula posteriora der Processus transversi des 1.-4. Halswirbels und setzt am oberen medialen Schulterblatt-Winkel an. Die Innervation erfolgt durch den N. dorsalis scapulae.

Musculus levator veli palatini *m*: engl. *levator veli palatini*. Muskel des Gaumens. Der M. levator veli palatini zieht von der Unterfläche der Felsenbeinpyramide zur Aponeurosis* palatina und hebt das Gaumensegel*. Er wird vom N. facialis, dem N. glossopharyngeus und dem N. vagus innerviert und wölbt in der Pars nasalis pharyngis den Levatorwulst auf.

Musculus longissimus *m*: engl. *longissimus*. Teil der autochthonen Rückenmuskulatur*. Seine 3 Anteile spannen sich entlang der Hals- und Lendenwirbelsäule auf: M. longissimus capitis, M. longissimus cervicis, M. longissimus thoracis. Die Muskeln strecken die Wirbelsäule* und neigen sie zur Seite. Die Innervation erfolgt über die Rami posteriores des N. spinalis.

Musculus longitudinalis inferior linguae *m*: engl. *inferior longitudinal muscle of tongue*; syn. Musculus longitudinalis inferior. Innerer Zungenmuskel, dessen dünne Muskelschicht dicht unter der Schleimhaut der Zungenunterfläche von der Zungenwurzel zur Spitze der Zunge zieht. Die Kontraktion bewirkt eine Verkürzung der Zunge. Der Muskel wird durch den N. hypoglossus innerviert.

Musculus longitudinalis superior linguae *m*: engl. *superior longitudinal muscle of tongue*; syn. M. longitudinalis superior. Innerer Zungenmuskel, dessen Muskelfasern von der Epiglottis, der Plica glossoepiglottica mediana sowie den kleinen Zungenbeinhörnern unter der Aponeurosis linguae zur Zungenspitze ziehen. Bei Kontraktion kommt es zur Verkürzung der Zunge. Der Muskel wird vom N. hypoglossus innerviert.

Musculus longus capitis *m*: engl. *longus capitis*. Prävertebraler Muskel des Halses. Der M. longus capitis zieht von den Tubercula anteriora der 3.–6. Halswirbelquerfortsätze zur Unterfläche der Pars basilaris des Os occipitale. Beidseitige Kontraktion des Muskels bewirkt eine Vorneigung, einseitige Kontraktion eine Seitneigung der Halswirbelsäule und des Kopfes.

Musculus longus cervicis *m*: engl. *longus colli*; syn. M. longus colli. Von der Lamina prevertebralis der Fascia colli bedeckter Halsmuskel, der ventrolateral zwischen Atlas und 3.–4. Thorakalwirbel verläuft. Beidseitige Kontraktion bewirkt eine Vorbeugung der Halswirbelsäule, einseitige Kontraktion eine Seitneigung. Der Muskel wird durch Rami ventrales der Nn. cervicales innerviert.

Musculus masseter *m*: engl. *masseter*. Mächtiger, aus Pars superficialis und profunda bestehender mehrfach gefiederter Kaumuskel. Beide Anteile bewirken den Kieferschluss. Zusätzlich ist die Pars superficialis an der Protrusion und in beschränktem Umfang an der Laterotrusion beteiligt. Der Muskel wird vom N. trigeminus (N. mandibularis) innerviert.

Musculus mentalis *m*: engl. *mentalis*. Mimischer Muskel, der an den Juga alveolaria der lateralen unteren Schneidezähne entspringt und zur Kinnhaut zieht. Dort kann durch seinen Ansatz ein Grübchen erzeugt werden. Bei Kontraktion wird die Kinnhaut gehoben. Die Innervation erfolgt durch den N. facialis.

Musculus mylohyoideus *m*: engl. *mylohyoid muscle*; syn. Kieferzungenbeinmuskel. Suprahyaler Muskel, dessen Muskelfasern an der Linea mylohyoidea der Mandibula entspringen und die nach medial hinten zur Raphe mylohyoidea und zum Zungenbeinkörper ziehen. Kontraktion bei fixiertem Zungenbein führt zur Mundöffnung. Bei fixierter Mandibula hebt der Muskel das Zungenbein. Die Innervation erfolgt durch den N. trigeminus.

Musculus nasalis *m*: engl. *nasalis muscle*; syn. Nasenmuskel. Mimischer Muskel, besteht aus einem medialen (Pars alaris) und einem lateralen (Pars transversa) Anteil. Bei Kontraktion der Pars transversa wird die Nase nach unten gezogen, die Nasenlöcher verengen sich. Bei Kontraktion der Pars alaris werden die Nasenflügel nach lateral gezogen, die Nasenlöcher erweitern sich.

Musculus obliquus capitis inferior *m*: engl. *obliquus capitis inferior*. Subokzipitaler Halsmuskel, der vom Dornfortsatz des Axis zum Querfortsatz des Atlas zieht. Beidseitige Kontraktion bewirkt eine Rückneigung, einseitige Kontraktion eine Drehung des Kopfes zur gleichen Seite. Die Innervation erfolgt durch den N. suboccipitalis.

Musculus obliquus capitis superior *m*: engl. *obliquus capitis superior*. Subokzipitaler Halsmuskel, der vom Querfortsatz des Atlas zum lateralen Bereich der Linea nuchalis inferior zieht. Beidseitige Kontraktion bewirkt eine Rückneigung, einseitige Kontraktion eine Drehung des Kopfes zur gleichen Seite. Die Innervation erfolgt durch den N. suboccipitalis.

Musculus obliquus externus abdominis *m*: engl. *external oblique*; syn. äußerer schiefer Bauchmuskel. Äußerster der seitlichen Bauchmuskeln*, der von der Außenfläche der 5.–12. Rippe zum Labium externum cristae iliacae, dem Lig. inguinale, dem Tuberculum pubicum und der Linea* alba zieht. Innerviert durch die Nn. intercostales 5–11, N. subcostalis und den Plexus* lumbalis ist der Muskel unter anderem an der Bewegung des Rumpfes und der Bauchpresse* beteiligt.

Musculus obliquus inferior bulbi *m*: engl. *inferior oblique muscle*. Muskel zur Bewegung des Augapfels. Der Muskel wird vom N. oculomotorius innerviert und dient der Außenrotation* des Auges, Nebenfunktionen sind Elevation* und Abduktion*.

Musculus obliquus internus abdominis *m*: engl. *internal oblique*; syn. innerer schiefer Bauchmuskel. Innerer der seitlichen Bauchmuskeln*, der von der Fascia* thoracolumbalis, der Linea intermedia cristae iliacae und dem Lig. inguinale zum Unterrand der (9.) 10.–12. Rippe und der Linea* alba zieht. Der fächerförmige Muskel wird von den Nn. intercostales und dem Plexus* lumbalis innerviert und ist an der Bewegung des Rumpfes und der Bauchpresse* beteiligt.

Musculus obliquus superior bulbi *m*: engl. *superior oblique muscle*. Muskel zur Bewegung des Augapfels. Der Muskel wird vom N. trochlearis innerviert und dient der Innenrotation* des Auges, Nebenfunktionen sind Depression und Abduktion*.

Musculus obturatorius externus *m*: engl. *external obturator muscle*; syn. Musculus obturator externus. Ventraler Hüftmuskel, der von der Außenfläche der medialen Knochenumrandung des Foramen* obturatum und der Membrana* obturatoria zur Fossa trochanterica und Hüftgelenkkapsel zieht.

Musculus obturatorius internus *m*: engl. *obturator internus*; syn. Musculus obturator internus. Ventraler Hüftmuskel, der von der Innenfläche des Os* coxae und Membrana* obturatoria zur Fossa trochanterica zieht.

Musculus occipitofrontalis

Musculus occipitofrontalis *m*: engl. *occipitofrontal muscle*. Zweibäuchiger, aus Venter frontalis und Venter occipitalis bestehender mimischer Muskel; Teil des M. epicranius. Muskelkontraktion bewirkt eine Verschiebung der Kopfhaut, eine Augenbrauenhebung und Stirnrunzeln. Der Muskel wird durch den N. facialis innerviert.

Musculus omohyoideus *m*: engl. *omohyoid muscle*. Zweibäuchiger infrahyaler Muskel bestehend aus einem Venter superior und einem Venter inferior. Der Muskel spannt die Lamina pretrachealis, hält das Lumen der V. jugularis interna offen, zieht das Zungenbein nach unten und kann es fixieren. Die Innervation erfolgt über die Ansa cervicalis.

Musculus opponens digiti minimi manus *m*: engl. *opponens digiti minimi of hand*. Kleinfingerballen-(Hypothenar)-Muskel zur Opposition des Kleinfingers. Er entspringt am Hamulus ossis hamati sowie am Retinaculum* musculorum flexorum manus und setzt an der Ulnarseite des Os metacarpale V an. Die Innervation erfolgt durch den N. ulnaris.

Musculus opponens digiti minimi pedis *m*: engl. *opponens digiti minimi of foot*. Kurzer, inkonstanter Muskel der Kleinzehe, der vom Lig. plantare longum und der Sehnenscheide* des M. peroneus longus zum Os metatarsi V zieht.

Musculus opponens pollicis *m*: engl. *opponens pollicis muscle*. Daumenballen(Thenar)-Muskel zur Opposition und Adduktion des Daumens. Er entspringt am Os trapezium sowie am Retinaculum* musculorum flexorum manus und setzt an der Radialseite des Os metacarpale I an. Die Innervation erfolgt durch den N. medianus.

Musculus orbicularis *m*: engl. *orbicular muscle*. Ringmuskel. Beispiele sind M. orbicularis oris (Mundringmuskel), welcher zwischen Unterhaut und Schleimhaut der Lippen liegt, und M. orbicularis oculi (Augenringmuskel), welcher kreisförmig das Auge umgibt. Beide Muskeln gehören zur mimischen Muskulatur.

Musculus orbicularis oculi *m*: engl. *orbicularis oculi muscle*; syn. Augenringmuskel. Mimischer Muskel des Auges, bestehend aus Pars orbitalis und Pars palpebralis. Bei Kontraktion des Muskels wird die Lidspalte verengt bzw. geschlossen und die Lider nach medial gezogen. Dabei wird Tränenflüssigkeit über die Vorderfläche des Augapfels verteilt. Die Innervation erfolgt durch den N. facialis. Siehe Abb.

Musculus orbicularis oris *m*: engl. *orbicularis oris muscle*; syn. Mundringmuskel. Mimischer Muskel, der unverschieblich zwischen Modiolus anguli oris und der Umgebung der Mundöffnung in der Lippenhaut verankert ist. Seine oberflächlichen Anteile sind mit Muskelfasern durchflochten, welche zur Mundspalte ziehen. Kontraktion verengt die Mundspalte, die Lippen werden gespitzt. Die Innervation erfolgt durch den N. facialis.

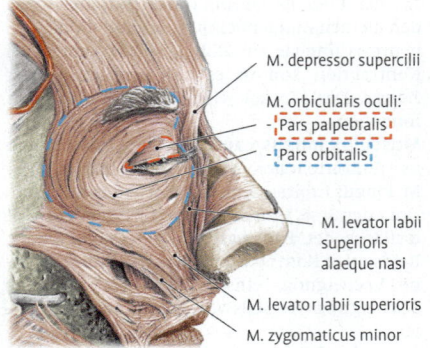

Musculus orbicularis oculi: Der Augenringmuskel von lateral. Der zweiteilige M. orbicularis oculi umgibt die Orbita kreisförmig und ist für das Zukneifen der Augen und den Lidschluss verantwortlich. [4]

Musculus palatoglossus *m*: engl. *palatoglossal muscle*; syn. Gaumen-Zungen-Muskel. Der äußere Zungenmuskel im Arcus palatoglossus, der bei fixiertem Gaumensegel den Zungengrund hebt und bei fixierter Zunge das Gaumensegel absenkt. Zusammen mit dem M. transversus linguae verengt er den Isthmus* faucium (Rachenenge). Die Innervation erfolgt durch den Plexus phryngeus.

Musculus palatopharyngeus *m*: engl. *palatopharyngeal muscle*. Muskel des weichen Gaumens und des Rachens. Der größte Teil des M. palatopharyngeus liegt im Arcus palatopharyngeus. Bei Kontraktion wird das Gaumensegel gesenkt und der Isthmus faucium (Rachenenge) verengt. Die Innervation erfolgt durch den Plexus pharyngeus.

Musculus palmaris brevis *m*: engl. *palmaris brevis muscle*. Kleinfingerballen-Muskel (Hypothenar-Muskel) zur Spannung der Palmaraponeurose*. Er entspringt am ulnaren Rand der Palmaraponeurose sowie am Retinaculum* musculorum flexorum manus und setzt an der Haut des Kleinfingerballens an. Die Innervation erfolgt durch den N. ulnaris.

Musculus palmaris longus *m*: engl. *palmaris longus muscle*. Inkonstanter Muskel zur Spannung der Palmaraponeurose* sowie zur Beugung im Ellenbogen- und Handgelenk. Er entspringt am Epicondylus medialis humeri und setzt an der Palmaraponeurose an. Die Innervation erfolgt durch den N. medianus.

Musculus pectineus *m*: engl. *pectineus*; syn. Kammmuskel. Ventraler Hüftmuskel, Kammmuskel, der vom Pecten* ossis pubis, Tuberculum pubicum und Lig. pubicum superius zur Linea pectinea femoris zieht. siehe Abb.

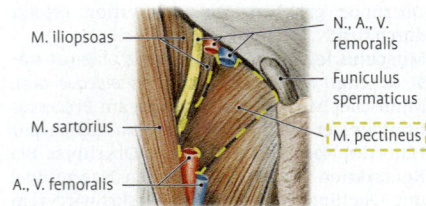

Musculus pectineus: Oberschenkelmuskeln von ventral. Zur Darstellung des M. pectineus, gehörend zur Adduktorengruppe, wurden die A. und die V. femoralis streckenweise entfernt. Der Muskel liegt auf der Medialseite des Oberschenkels und zieht vom Schambein zur Linea pectinea des Femurs.

Musculus-pectoralis-Lappen *m*: engl. *pectoralis major flap*. Muskulokutaner Gewebelappen aus variablen Anteilen des M. pectoralis major und seiner anatomisch definierten Gefäßversorgung (A. und V. thoracoacromialis). Er wird verwendet als Lappenplastik* in der rekonstruktiven Extremitäten- und Gesichtschirurgie.

Musculus pectoralis major *m*: engl. *pectoralis major muscle*; syn. großer Brustmuskel. Ventraler Schultermuskel. Er bewirkt eine kräftige Adduktion und Anteversion des Arms sowie Innenrotation. Bei fixiertem Schultergürtel wirkt er als Atemhilfsmuskel bei der Inspiration. Der

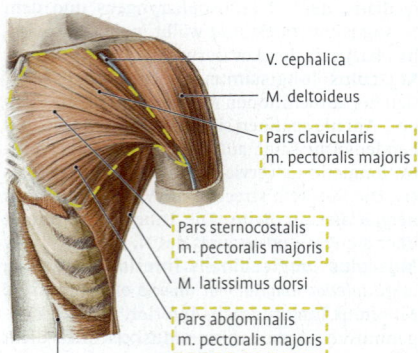

Musculus pectoralis major: Die ventrale Rumpf- und Gliedmaßenmuskulatur beinhaltet den fächerförmigen M. pectoralis major, der am knöchernen Thorax über dem M. pectoralis minor liegt. Man unterteilt den großen Brustmuskel in 3 Abschnitte: den Pars clavicularis, Pars sternocostalis und den Pars abdominalis.

Ansatz befindet sich an der Crista tuberculi majoris humeri. Die Innervation erfolgt durch die Nn. pectorales. Siehe Abb.

Musculus pectoralis minor *m*: engl. *pectoralis minor muscle*; syn. kleiner Brustmuskel. Rumpf-Schultergürtel-Muskel. Er senkt den Schultergürtel und dient bei fixierter Scapula als Atemhilfsmuskel der Inspiration. Er entspringt an der 3.–5. Rippe und setzt am Processus coracoideus scapulae an. Die Innervation erfolgt über die Nn. pectorales mediales et laterales.

Musculus peroneus brevis → Musculus fibularis brevis

Musculus peroneus longus → Musculus fibularis longus

Musculus piriformis *m*: engl. *piriformis muscle*. Dorsaler Hüftmuskel, der von der Facies pelvina ossis sacri, lateral der Foramina sacralia anteriora 2–4, und der Kapsel der Art. sacroiliaca durch das Foramen* ischiadicum majus zur Spitze des Trochanter major zieht.

Musculus-piriformis-Syndrom *n*: Nervenkompressionssyndrom des N. ischiadicus durch den Musculus* piriformis im Foramen suprapiriforme oder Foramen infrapiriforme.

Ursache:
- Trauma in der Hüft- oder Gesäßregion
- Muskelhypertrophie des M. piriformis (Leistungssport, Gewichtheben)
- lange sitzende Tätigkeit (bspw. Taxifahrer, Büroangestellte, Radfahrer)
- anatomische Ursachen (Zweiteiliger Muskel, frühe proximale Teilung des Ischiadicus mit Verlauf der Teilungsäste durch oder unmittelbar neben dem Muskel).

Klinik:
- chronische Hüft- oder Gesäßschmerzen
- Morgenschmerz
- Unfähigkeit länger zu sitzen.

Therapie und Prognose: NSAR, Physiotherapie, lokale Steroidinjektionen. Ultima ratio ist die chirurgische Neurolyse. Triggerpunktinjektionen zusammen mit Physiotherapie zeigt gute Ergebnisse mit wenigen Rezidiven.

Musculus plantaris *m*: engl. *plantaris muscle*; syn. Fußsohlenmuskel. Hinterer, oberflächlicher Unterschenkelmuskel, Sohlenspanner, der vom Condylus lateralis femoris und der Kniegelenkkapsel zum Tuber* calcanei, medial der Achillessehne* zieht.

Musculus popliteus *m*: engl. *popliteal muscle*; syn. Kniekehlenmuskel. Hinterer Oberschenkelmuskel, der vom Epicondylus lateralis femoris und der Kniegelenkkapsel zur Facies posterior tibiae oberhalb der Linea m. solei zieht. Zwischen dem M. popliteus und der Kniegelenkskapsel befindet sich die Bursa musculi popliteus.

Musculus procerus *m*: engl. *procerus*; syn. Musculus pyramidalis nasi. Mimischer Muskel, dessen Fasern vom Nasenrücken zur Haut oberhalb der Nase ziehen. Er wird durch den N. facialis innerviert, seine Kontraktion zieht die Stirnhaut nach unten.

Musculus pronator quadratus *m*: engl. *pronator quadratus muscle*; syn. quadratischer Einwärtsdreher. Unterarmmuskel aus der ventralen Gruppe. Er dient der Pronation, entspringt am distalen Viertel des Margo anterior ulnae und setzt am distalen Viertel des Margo und der Facies anterior radii an. Die Innervation erfolgt durch den N. medianus.

Musculus pronator teres *m*: engl. *pronator teres muscle*; syn. runder Einwärtsdreher. Zweiköpfiger Muskel der oberflächlichen Flexoren (Beuger) des Unterarms. Caput humerale und Caput ulnare unterscheiden sich in ihrem Ursprung. Seinen sehnigen Ansatz hat der Muskel am Radiusschaft. Durch den N. medianus innerviert, ist der Muskel für die Pronation und Flexion des Unterarms zuständig.

Musculus psoas major *m*: engl. *psoas major muscle*; syn. großer Lendenmuskel. Tiefer Bauchmuskel, der von BWK 12, LWK 1–4, den Disci intervertebrales (oberflächlicher Anteil) sowie von den Processus costales des 1.–(4.)5. LWK (tiefer Anteil) gemeinsam mit dem M. iliacus als M. iliopsoas durch die Lacuna musculorum zum Trochanter minor zieht. Siehe Abb.

Funktion:
- Beugung des Oberschenkels*
- Kippen des Beckens gegen den Oberschenkel
- geringe Außenrotation* und Innenrotation*, Adduktion*, Seitneigung der Wirbelsäule*.

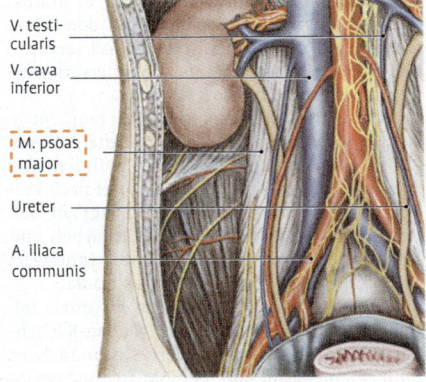

Musculus psoas major: Darstellung des M. psoas major, wie er vom N. genitofemoralis durchbohrt wird. Er stellt den stärksten Hüftbeuger des Menschen dar. [4]

Musculus psoas minor *m*: engl. *psoas minor muscle*; syn. kleiner Lendenmuskel. Dorsaler, inkonstanter Hüftmuskel, Faszienspanner, Abspaltung des M. psoas major, der von BWK 12 und LWK 1 zum Pecten* ossis pubis zieht und in die Fascia iliopsoas übergeht.

Funktion: Faszienspanner.

Musculus pterygoideus lateralis *m*: engl. *lateral pterygoid muscle*; syn. äußerer Flügelmuskel. Kaumuskel, der die Abduktion und die asymmetrischen Bewegungen (Mahlbewegungen) im Kiefergelenk unterstützt. Bei Kontraktion der Fasern wird der Discus nach unten verlagert. Im Kiefergelenk erfolgen Protrusion, Mediotrusion und geringgradige Abduktion (bis 15°). Der Muskel wird vom N. trigeminus (N. mandibularis) innerviert.

Musculus pterygoideus medialis *m*: engl. *medial pterygoid muscle*; syn. innerer Flügelmuskel. Kaumuskel, der bei Kontraktion die Adduktion (Mundschluss), Protrusion und Mediotrusion im Kiefergelenk unterstützt. Die Innervation erfolgt durch den N. trigeminus (N. mandibularis).

Musculus puboanalis → Musculus levator ani

Musculus pubococcygeus → Musculus levator ani

Musculus puboprostaticus → Musculus levator ani

Musculus puborectalis → Musculus levator ani

Musculus pubovaginalis → Musculus levator ani

Musculus pyramidalis *m*: engl. *pyramidal muscle*; syn. Pyramidenmuskel. Kleiner, dreieckiger Muskel, der von der Symphyse* zur Linea* alba zieht und innerhalb der Rektusscheide* liegt. Innerviert vom N. subcostalis dient er der Spannung der Linea alba. Der M. pyramidalis kann selten nicht ausgebildet sein.

Musculus quadratus femoris *m*: engl. *quadratus femoris*. Ventraler Hüftmuskel, der vom Tuber* ischiadicum zur Crista intertrochanterica femoris zieht.

Musculus quadratus lumborum *m*: engl. *quadratus lumborum*; syn. quadratischer Lendenmuskel. Tiefer Bauchmuskel, der vom Labium internum cristae iliacae, Lig. iliolumbale und Proc. costales des 1.–4. Lendenwirbels zur 12. Rippe und Brustwirbelkörper und dem Lig. lumbocostale zieht. Er wird vom N. subcostalis und dem Plexus* lumbalis innerviert. Seine Funktion ist die seitliche Neigung der Wirbelsäule* und die Senkung der 12. Rippe.

Musculus quadratus plantae *m*: engl. *quadratus plantae muscle*; syn. Sohlenviereckmuskel. Kurzer, zweiköpfiger Muskel der Fußsohle, der vom Calcaneus* zum lateralen Rand der Sehne* des M. flexor digitorum longus zieht.

Musculus quadriceps femoris *m*: engl. *quadriceps muscle of thigh*; syn. vierköpfiger Oberschenkelmuskel. Muskelgruppe bestehend aus Musculus* rectus femoris, Musculus* vastus la-

teralis, Musculus* vastus intermedius und Musculus* vastus medialis.
Musculus rectoperinealis → Musculi anorectoperineales
Musculus rectus abdominis *m*: engl. *rectus abdominis muscle*; syn. gerader Bauchmuskel. Oberflächlicher Bauchmuskel, der von der Vorderfläche des 5.–7. Rippenknorpels und dem Proc. xiphoideus zum Os* pubis und zur Symphyse* zieht und in der Rektusscheide* liegt. Seine Zwischensehnen (Intersectiones* tendineae) sind mit dieser verwachsen. Innerviert von den Nn. intercostales und dem Plexus* lumbalis beugt der Muskel den Rumpf und ist an der Bauchpresse* beteiligt.
Musculus rectus capitis anterior *m*: engl. *rectus capitis anterior muscle*. Subokzipitaler Halsmuskel mit Ursprung an der Massa lateralis atlantis und Ansatz an der Pars basilaris des Os occipitale. Beidseitige Kontraktion führt zur Voreneigung des Kopfes, einseitige Kontraktion zur Seitneigung. Er wird von Rr. ventrales der Nn. cervicales (C1–C2) innerviert.
Musculus rectus capitis lateralis *m*: engl. *rectus capitis lateralis muscle*. Subokzipitaler Muskel mit Ursprung am Processus transversus des Atlas. Seine Fasern ziehen nach oben lateral und inserieren am Processus jugularis des Os occipitale. Einseitige Kontraktion bewirkt eine Seitneigung, beidseitige Kontraktion eine Voreneigung des Kopfes. Die Innervation des Muskels erfolgt über Rr. ventrales der Nn. cervicales (C1–C2).
Musculus rectus capitis posterior major *m*: engl. *rectus capitis posterior major muscle*. Paariger subokzipitaler Muskel. Eine einseitige Kontraktion bewirkt eine Rückneigung des Kopfes und Drehung zur gleichnamigen Seite, beidseitige Kontraktion nur der Rückneigung des Kopfes. Der Muskel wird durch den Ramus dorsalis des N. spinalis C1 innerviert.
Musculus rectus capitis posterior minor *m*: engl. *rectus capitis posterior minor muscle*. Subokzipitaler Muskel mit Ursprung am Tuberculum posterius des Atlas und Insertion am medialen Drittel der Linea nuchalis inferior. Seine Hauptfunktion besteht in der Rückneigung des Kopfes. Die Innervation erfolgt durch den Ramus dorsalis des N. spinalis C1.
Musculus rectus femoris *m*: engl. *rectus femoris muscle*. Vorderer Oberschenkelmuskel, der von der Spina iliaca inferior und dem oberen Rand des Acetabulums* in einer gemeinsamen Sehne* aller Muskeln des M. quadriceps femoris zum oberen und seitlichen Rand der Patella* zieht, sich als Lig. patellae fortsetzt und schließlich an der Tuberositas tibiae ansetzt.
Musculus rectus inferior bulbi *m*: engl. *rectus inferior muscle*. Muskel zur Bewegung des Augapfels. Der M. rectus inferior bulbi entspringt am Anulus tendineus communis und setzt an der Unterseite des Augapfels an. Der Muskel wird vom N. oculomotorius innerviert. Seine Hauptfunktion ist die Depression des Augapfels, Nebenfunktionen sind Adduktion* und Außenrotation*.
Musculus rectus lateralis bulbi *m*: engl. *rectus lateralis muscle*. Muskel zur Bewegung des Augapfels. Der M. rectus lateralis bulbi entspringt am Anulus tendineus communis und setzt an der Außenseite des Augapfels an, wo er in die Sklera* einstrahlt. Der Muskel wird vom N. abducens innerviert und dient der Abduktion* des Auges.
Musculus rectus medialis bulbi *m*: engl. *rectus medialis muscle*. Muskel zur Bewegung des Augapfels. Der M. rectus medialis bulbi entspringt am Anulus tendineus communis und setzt an der Innenseite des Augapfels an, wo er in die Sklera* einstrahlt. Der Muskel wird vom N. oculomotorius innerviert und dient der Adduktion* des Auges.
Musculus rectus superior bulbi *m*: engl. *superior rectus muscle*. Muskel zur Bewegung des Augapfels. Der M. rectus superior bulbi entspringt am Anulus tendineus communis und setzt an der Oberseite des Augapfels an. Der Muskel wird vom N. oculomotorius innerviert. Seine Hauptfunktion ist die Elevation* des Augapfels, Nebenfunktionen sind Adduktion* und Innenrotation*.
Musculus rhomboideus major *m*: engl. *rhomboid major muscle*; syn. großer Rautenmuskel. Rumpf-Schultergürtel-Muskel. Er fixiert das Schulterblatt am Rumpf und zieht es kranial und medialwärts. Er entspringt an den Dornfortsätzen des 1.–4. Brustwirbels und setzt am Margo medialis scapulae an. Die Innervation erfolgt über den N. dorsalis scapulae.
Musculus rhomboideus minor *m*: engl. *rhomboid minor muscle*; syn. kleiner Rautenmuskel. Rumpf-Schultergürtel-Muskel. Er fixiert das Schulterblatt am Rumpf und zieht es nach kranial und medianwärts. Er entspringt an den Dornfortsätzen des 6. sowie 7. Halswirbels und setzt am Margo medialis scapulae an. Innerviert wird der Muskel vom N. dorsalis scapulae.
Musculus salpingopharyngeus *m*: engl. *salpingopharyngeus muscle*; syn. Tuben-Rachen-Muskel. Muskel, der zu den Schlundhebern zählt. Gemeinsam mit dem Musculus* stylopharyngeus und dem Musculus* palatopharyngeus erweitert er beim Schluckakt* die Schlundenge. Zusätzlich hilft er, die Luftröhre mit dem Kehldeckel zu verschließen. Er zieht vom Tubenknorpel zur seitlichen Pharynxwand. Innerviert wird er vom Nervus* glossopharyngeus.
Musculus sartorius *m*: engl. *sartorius muscle*. Vorderer Oberschenkelmuskel (neben M. quadriceps femoris), der von der Spina iliaca anterior superior zur Tuberositas tibiae und der Fascia cruris zieht. Seine Funktion besteht in der Beugung, Abduktion und Außenrotation des Oberschenkels sowie der Beugung und Innenrotation des Unterschenkels.
Musculus scalenus anterior *m*: engl. *scalenus anterior muscle*. Die Inspiration unterstützender tiefer Halsmuskel mit Ursprung am Tuberculum anterius des Processus transversus des 3.–6. Halswirbels. Die Fasern ziehen nach vorn unten und inserieren am Tuberculum musculi scaleni anterioris der 1. Rippe. Die Innervation erfolgt über Nn. cervicales (C5–C7).
Musculus scalenus medius *m*: engl. *scalenus medius mucle*. Tiefer Halsmuskel mit Ursprung am Tuberculum anterius des Processus transversus des 2.–7. Halswirbels und Insertion an der ersten Rippe hinter dem Sulcus arteriae subclaviae. Er bewirkt die Erweiterung der Thoraxöffnung (Inspiration) und Seitneigung sowie Drehung des Halses. Die Innervation erfolgt durch Nn. cervicales (C5–C8).
Musculus scalenus posterior *m*: engl. *scalenus posterior muscle*. Tiefer Halsmuskel, der von den Tubercula posteriora der Querfortsätze des 5.–6. (7.) Halswirbels zur Außenfläche der 2. Rippe zieht. Einseitige Kontraktion bewirkt bei fixiertem Thorax die Seitneigung des Halses, bei fixierter Halswirbelsäule die Hebung der 2. Rippe. Die beidseitige Kontraktion unterstützt die Inspiration.
Musculus semimembranosus *m*: engl. *semimembranosus muscle*. Hinterer Oberschenkelmuskel, der vom Tuber* ischiadicum zum Condylus medialis tibiae und der Hinterwand der Kniegelenkkapsel (Lig. popliteum obliquum), sowie der Faszie* des M. popliteus zieht. Zwischen dem M. semimembranosus und der Kniegelenkkapsel befindet sich die Bursa musculi semimembranosi.
Musculus semispinalis *m*: engl. *semispinalis muscle*. Teil der autochthonen Rückenmuskulatur*. Seine 3 Anteile gehen von den Querfortsätzen aus und verlaufen zu den Dornfortsätzen: M. semispinalis capitis, M. semispinalis cervicis und M. semispinalis thoracis. Dabei überspringen sie mehrere Wirbel. Der M. semispinalis streckt und dreht die Wirbelsäule* und den Kopf.
Musculus semitendinosus *m*: engl. *semitendinosus muscle*; syn. Halbsehnenmuskel. Hinterer Oberschenkelmuskel, der vom Tuber* ischiadicum zum Condylus medialis tibiae und der Fascia cruris zieht. Die Sehne des M. semitendinosus kann als sog. STT-Transplantat (STT: Abk. für engl. semitendinosus tendon) zur Rekonstruktion des vorderen Kreuzbandes* bei Kreuzbandruptur* verwendet werden.
Musculus serratus anterior *m*: engl. *serratus anterior muscle*; syn. vorderer Sägemuskel. Teil

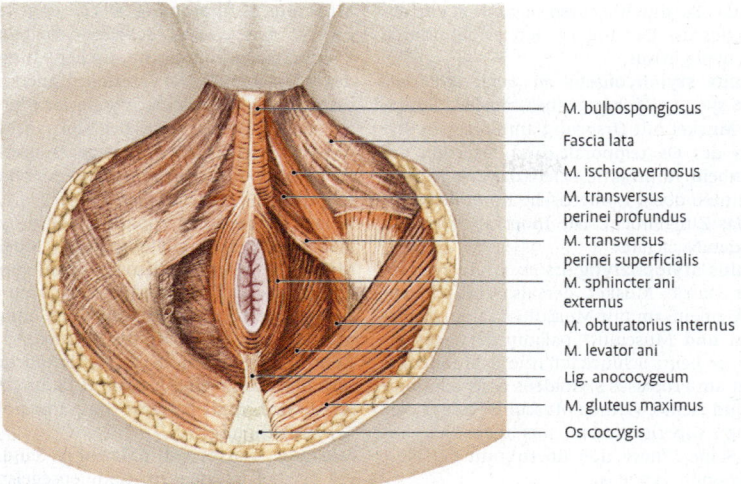

Musculus sphincter ani externus: Der Beckenboden beim Mann. [4]

der Schultergürtelmuskulatur, zieht von der 1. bis 9. Rippe* dreiteilig (Pars superior, intermedia, inferior) zur Scapula und fixiert diese am Rumpf. Innerviert durch den N. thoracicus longus hebt der Muskel den Arm über die Horizontale und trägt zur Atmung* bei.

Musculus soleus m: engl. *soleus muscle*; syn. Schollenmuskel. Hinterer Unterschenkelmuskel, der von Caput fibulae*, Facies fibulae und Margo posterior fibulae, Facies posterior tibiae und Arcus tendineus m. solei gemeinsam mit dem M. gastrocnemius als Tendo calcaneus Achilles zum Tuber* calcanei zieht.

Musculus sphincter ampullae hepatopancreaticae m: engl. *sphincter of hepatopancreatic ampulla.* Ringmuskulatur im Bereich des gemeinsamen Ausführungsganges von Leber* und Pankreas*. Der M. sphincter ampullae hepatopancreaticae durchzieht neben der Wand der Ampulla hepatopancreatica auch die Wand des Duodenums*. Bei Nahrungsaufnahme öffnet sich der Sphinkter*, wodurch Galle* in das Duodenum abgegeben wird.

Musculus sphincter ani externus m: engl. *external anal sphincter*; syn. äußerer Afterschließmuskel. Quergestreifter Muskel, der aus 3 Anteilen besteht: Pars subcutanea, Pars superficialis, Pars profunda. Er gehört zur Sphinkter- und Schwellkörpermuskulatur des Beckenbodens. Vom Centrum tendineum perinei zieht er Richtung Lig. anococcygeum schlingenförmig zum Analkanal* und verschließt diesen. Er wird von den N. perineales innerviert. siehe Abb.

Musculus sphincter ani internus m: engl. *internal anal sphincter*; syn. innerer Afterschließmuskel. Ringförmiger Muskel am Analkanal*. Der glatte M. sphincter ani internus geht aus der Ringmuskulatur des Rektums* hervor und verstärkt diese. Er verschließt den Anus* unwillkürlich (Öffnung nur während der Defäkation*). Seine Innervation erfolgt durch die Nn. anales superiores und das enterische Nervensystem*.

Musculus sphincter ductus choledochi m: engl. *sphincter of bile duct.* Verstärkung der Ringmuskulatur des Ductus* choledochus vor der Mündung des Ductus in das Duodenum*. Bei Nahrungsaufnahme öffnet sich der Sphinkter*, wodurch Galle* in das Duodenum* abgegeben wird.

Musculus sphincter palatopharyngeus → Musculus palatopharyngeus

Musculus sphincter pupillae m: engl. *iris sphincter muscle*; syn. Musculus constrictor pupillae. Zirkulär angeordnete glatte Muskelzellen in der Pupillarzone der Iris*. Der M. sphincter pupillae verengt die Pupille* (Miosis*) und wird dabei parasympathisch vom N. oculomotorius (Ganglion* ciliare) gesteuert.

Musculus sphincter urethrae externus m: engl. *external urethral sphincter.* Muskel, der vom N. pudendus innerviert die Urethra* umfasst und für einen Verschluss dieser sorgt. Sein innerer Anteil aus glatter Muskulatur ist ringförmig, der äußere quergestreift und hufeisenförmig (offenes Ende zeigt nach dorsal).

Musculus sphincter urethrae internus m: engl. *internal urethral sphincter.* Glatte Muskelfasern, welche die Tunica* muscularis der Harnröhre (Urethra*) ringförmig durchziehen. Sie dienen dem unwillkürlichen Harnröhrenverschluss. Beim Mann konzentriert sich der Muskel oberhalb des Colliculus seminalis, bei der Frau sind die Fasern diffus angeordnet. Die Innervation erfolgt durch den N. pudendus.

Musculus sphincter urethrovaginalis m: engl. *urethrovaginal sphincter.* Nur bei der Frau ausgebildeter Muskel, der unterhalb des Hiatus* urogenitalis des Diaphragma* pelvis ringförmig Urethra* und Vagina* umgibt. Innerviert vom N. pudendus verschließt der Muskel Harnröhre und Scheide. Er entspricht beim Mann zusammen mit dem M. compressor urethrae dem M. transversus perinei profundus.

Musculus spinalis m: Teil der autochthonen Rückenmuskulatur*. Die beiden Anteile des M. spinalis verlaufen von Dornfortsatz zu Dornfortsatz: M. spinalis thoracis und M. spinalis cervicis. Dabei überspringen sie mehrere Wirbel. Von den Rami posteriores der Spinalnerven* innerviert, strecken und drehen sie die Wirbelsäule*.

Musculus stapedius m: engl. *stapedius muscle*; syn. Steigbügelmuskel. Mittelohrmuskel in der Paukenhöhle*. Der M. stapedius zieht von den Knochenkanälchen in der Eminentia pyramidalis zum Caput stapedis und justiert die Gehörknöchelchen*. Dabei schwächt er Schwingungen ab, die bei hoher Lautstärke oder beim Sprechen entstehen. Der Muskel wird vom N. facialis innerviert.

Funktion:
- Feineinstellung der Gehörknöchelchenkette
- Anpassung bei hoher Lautstärke, hohen Schallintensitäten oder beim Sprechen.

Innervation: N. facialis.

Klinischer Hinweis: Ist bei einer Fazialisparese* auch der M. stapedius gelähmt, leiden die Betroffenen unter Hyperakusis*.

Musculus sternalis m: Nicht immer ausgebildeter Muskel, der parallel zum Rand des Sternums* auf dem M. pectoralis major verläuft.

Musculus sternocleidomastoideus m: engl. *sternocleidomastoideus muscle*; syn. großer Kopfwender. Kräftiger, oberflächlich verlaufender, zweiköpfiger Halsmuskel. Er nimmt seine Ursprünge von der Außenfläche des Manubrium sterni (medialer Kopf) und vom sternalen Ende der Klavikula* (lateraler Kopf). Der Muskel setzt am Processus* mastoideus an. Die Innervation erfolgt durch den N. accessorius und Fasern aus C2–C4. Siehe Abb.

Beschreibung:
- Einseitige Kontraktion bei fixiertem Thorax führt zur ipsilateralen Seitneigung des Halses. Dabei wird das Gesicht zur kontralateralen Seite gedreht („Kopfwendermuskel"). Bei beidseitiger Kontraktion wird der Kopf nach hinten bewegt. Dabei wird das Gesicht gehoben. Bei fixiertem Kopf werden Manubrium

Musculus sternohyoideus

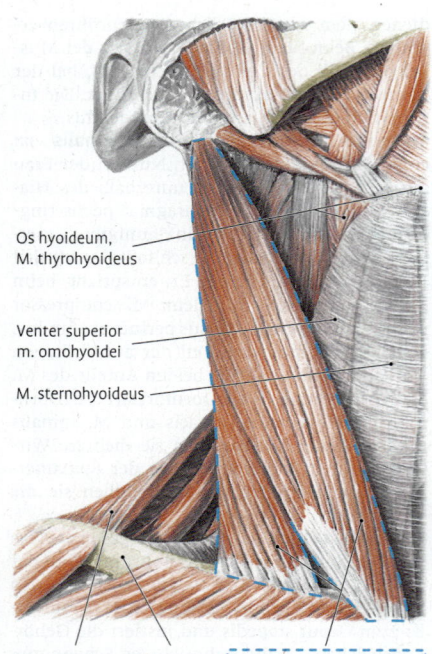

Musculus sternocleidomastoideus: Oberflächliche Muskulatur des rechten Halses von vorne. Die zwei Anteile des M. sternocleidomastoideus sind farbig markiert. [4]

sterni und Klavikula gehoben (Unterstützung der Inspiration).

Musculus sternohyoideus *m*: engl. *sternohyoid muscle*. Infrahyaler Muskel mit Ursprung an der Innenseite des Manubrium sterni. Die Fasern ziehen nach oben und inserieren am Zungenbeinkörper. Bei Kontraktion wird das Zungenbein nach unten gezogen. Bei isometrischer Kontraktion erfolgt die Fixierung des Zungenbeins. Der Muskel wird durch die Ansa cervicalis innerviert.

Musculus sternothyroideus *m*: engl. *sternothyroid muscle*. Infrahyaler Muskel mit Ursprung an den Innenseiten des Manubrium sterni und des Knorpels der 1. Rippe. Die Fasern inserieren an der Linea obliqua des Schildknorpels. Bei Kontraktion wird der Kehlkopf gesenkt. Die Innervation erfolgt durch die Ansa cervicalis.

Musculus styloglossus *m*: engl. *styloglossal muscle*. Äußerer Zungenmuskel mit Ursprung am Processus styloideus des Os temporale und am Lig. stylohyoideum, der die Zunge nach hinten oben zieht. Die Fasern treten in die seitliche Region der Zunge ein und ziehen bis zur Zun-

genspitze. Sie durchflechten sich mit denen des M. hyoglossus. Die Innervation erfolgt durch den N. hypoglossus.

Musculus stylohyoideus *m*: engl. *stylohyoid muscle*; syn. Griffelzungenbeinmuskel. Suprahyaler Muskel mit Ursprung am Processus styloideus des Os temporale und Insertion am Zungenbein. Kontraktion zieht das Zungenbein nach hinten oben; isometrische Kontraktion fixiert das Zungenbein. Die Innervation erfolgt durch den N. facialis.

Musculus stylopharyngeus *m*: engl. *stylopharyngeus muscle*. Muskel, der als Schlundheber dient. Gemeinsam mit Musculus* salpingopharyngeus und Musculus* palatopharyngeus erweitert er beim Schluckakt* die Schlundenge. Er setzt am Processus styloideus ossis temporalis an und zieht zwischen Musculus* constrictor pharyngis superior und medius in die Pharynxwand. Seine Innervation übernimmt der Nervus* glossopharyngeus.

Musculus subclavius *m*: engl. *subclavius muscle*; syn. Unterschlüsselbeinmuskel. Teil der Schultergürtelmuskulatur, zieht vom 1. Rippenknorpel zur Unterfläche des Schlüsselbeins und fixiert dieses im Sternoklavikulargelenk. Der Muskel wird durch den N. subclavius innerviert.

Musculus subscapularis *m*: engl. *subscapular muscle*; syn. Unterschulterblattmuskel. Teil der Rotatorenmanschette*. Der M. subscapularis entspringt an der Fossa subscapularis der Scapula und inseriert am Tuberculum minus des Humerus* sowie an der Crista tuberculi minoris humeri. Er ist der kräftigste Innenrotator des Schultergelenks* und wird durch den N. subscapularis innerviert.

Musculus supinator *m*: engl. *supinator muscle*; syn. Auswärtsdreher. Manschettenförmig um den Radius schlingender, auswärtsdrehender Muskel der tiefen Unterarmmuskulatur. Er besteht aus 2 Schichten, zwischen denen der Ramus profundus des N. radialis hindurchzieht, der den Muskel auch innerviert.

Musculus supraspinatus *m pl*: engl. *supraspinatus muscle*; syn. Obergrätenmuskel. Teil der Rotatorenmanschette*. Der M. supraspinatus entspringt an der Fossa supraspinata der Scapula und inseriert am Tuberculum majus des Humerus*. Durch den N. suprascapularis innerviert, ist der Muskel an der Abduktion und Außenrotation des Armes beteiligt und strafft die Schultergelenkkapsel.

Musculus temporalis *m*: engl. *temporal muscle*; syn. Schläfenmuskel. Fächerförmiger Kaumuskel, der die Fossa temporalis ausfüllt. Die Kontraktion bewirkt die Adduktion und Retrusion im Kiefergelenk. Der Muskel ist von der Fascia temporalis bedeckt. Er wird durch den N. mandibularis (Nn. temporales profundi) innerviert.

Musculus temporoparietalis *m*: engl. *temporoparietal muscle*; syn. Schläfen-Scheitelmuskel. Variabel ausgebildeter mimischer Muskel, Teil des M. epicranius. Die Fasern beginnen als Fortsetzung des M. auricularis superior und ziehen zur Galea aponeurotica. Bei Kontraktion wird die Ohrmuschel nach oben gezogen und die Galea aponeurotica gespannt. Die Innervation erfolgt durch den N. facialis.

Musculus tensor tympani *m*: engl. *tympanic muscle*; syn. Trommelfellspanner. Muskel des Mittelohrs*. Der M. tensor tympani entspringt am Knorpel der Ohrtrompete, wird am Processus cochleariformis rechtwinklig umgelenkt und mündet im Griff des Hammers. Durch Kontraktion spannt er die Gehörknöchelchen* und das Trommelfell*, dämpft dadurch starke Schallreize und bewahrt das Innenohr vor Lärmschädigungen.

Musculus tensor veli palatini *m*: engl. *tensor veli palatini muscle*; syn. Gaumensegelspanner. Muskel des Gaumens. Der M. tensor veli palatini zieht von der Tuba auditiva und dem Processus pterygoideus nach Umbiegen der Sehne* am Hamulus pterygoideus zur Aponeurosis* palatina und spannt das Gaumensegel*. Er wird vom N. musculi tensoris veli palatini innerviert.

Musculus teres major *m*: engl. *teres major muscle*; syn. großer Rundmuskel. Muskel der dorsalen Schultergruppe. Der M. teres major entspringt dem Angulus inferior der Scapula und inseriert an der Crista tuberculi minoris des Humerus*. Er ist beteiligt an Innenrotation, Adduktion und Retroversion des Armes und wird entweder durch den N. subscapularis oder den N. thoracodorsalis innerviert.

Musculus teres minor *m*: engl. *teres minor muscle*; syn. kleiner Rundmuskel. Muskel der Rotatorenmanschette*. Der M. teres minor entspringt an der Margo lateralis der Scapula und inseriert am Tuberculum majus des Humerus*. Innerviert vom N. axillaris, ist er beteiligt an Außenrotation, Retroversion und Adduktion des Armes.

Musculus thyrohyoideus *m*: engl. *thyrohyoid muscle*; syn. Schildknorpel-Zungenbein-Muskel. Infrahyaler Muskel mit Ursprung an der Linea obliqua des Schildknorpels und Insertion am großen Zungenbeinhorn. Er bildet eine Muskelkette mit dem M. sternothyroideus. Bei festgestelltem Zungenbein wird der Kehlkopf gehoben, bei fixiertem Kehlkopf das Zungenbein gesenkt. Die Innervation erfolgt durch die Ansa cervicalis.

Musculus tibialis anterior *m*: engl. *tibialis anterior muscle*; syn. vorderer Schienbeinmuskel. Vorderer Unterschenkelmuskel, der vom Condylus lateralis tibiae* und der Facies lateralis tibiae, der Membrana* interossea cruris und der

Fascia cruris zum Os cuneiforme mediale und der Basis ossis metatarsalis I zieht.

Musculus tibialis posterior *m*: engl. *tibialis posterior muscle*; syn. hinterer Schienbeinmuskel. Hinterer, tiefer Unterschenkelmuskel, der von der Facies posterior tibiae, Membrana interossea und Facies medialis fibulae zur Tuberositas ossis navicularis, Plantarfläche der Ossa cuneiformia und evtl. Basis der Ossa* metatarsalia II, III, IV sowie dem Os cuboideum zieht.

Musculus transversus abdominis *m*: engl. *transversus abdominis muscle*; syn. querer Bauchmuskel. Oberflächlicher Bauchmuskel, der von der Innenfläche der 6 unteren Rippen, dem tiefen Blatt der Fascia* thoracolumbalis, dem Labium internum cristae iliacae und dem Lig. inguinale zur Linea* alba zieht. Er wird von den Nn. intercostales, dem N. iliohypogastricus und dem N. ilioinguinalis innerviert und ist an der Bauchpresse* beteiligt.

Musculus transversus thoracis *m*: engl. *transversus thoracis muscle*. Teil der Brustwandmuskeln, der von der Innenfläche des Sternums* und dem Processus xiphoideus zu den Unterrändern des 2. bis 6. Rippenknorpels zieht. Innerviert durch die Nn. intercostales dient der Muskel der Exspiration*.

Musculus trapezius *m*: engl. *trapezius muscle*; syn. Kapuzenmuskel. Teil der Schultergürtelmuskulatur. Seine 3 Anteile ziehen von den Dornfortsätzen zur Spina scapulae und Klavikula*: Pars descendens, Pars transversa, Pars ascendens. Innerviert vom N. accessorius und Plexus* cervicalis rotiert der Muskel die Scapula und zieht sie nach vorn.

Musculus triceps brachii *m*: engl. *triceps brachii muscle*; syn. Trizeps. Oberarmmuskel, der von der Scapula und dem Corpus humeri zum Olekranon und zur Kapsel des Ellbogengelenks zieht. Der Trizeps besteht aus drei Anteilen: Caput longum, Caput mediale und Caput laterale. Alle werden vom N. radialis innerviert. Funktion: Strecken des Unterarms, Rückheben des Oberarms.

Musculus triceps surae → Musculus gastrocnemius

Musculus triceps surae → Musculus soleus

Musculus uvulae *m*: engl. *uvular muscle*. Muskel des Gaumens. Der M. uvulae zieht von der Aponeurosis* palatina zum Zäpfchen und verkürzt dieses. Er erhält seine Muskelfasern vom M. levator veli palatini und vom M. tensor veli palatini und wird vom N. glossopharyngeus und N. vagus innerviert.

Musculus vastus intermedius *m*: engl. *vastus intermedius muscle*. Vorderer Oberschenkelmuskel, Teil des M. quadriceps femoris, der vom vorderen Umfang des Femurs* zur Basis patellae und dann über das Lig. patellae zur Tuberositas tibiae zieht.

Musculus vastus lateralis *m*: engl. *vastus lateralis muscle*. Vorderer Oberschenkelmuskel, Teil des M. quadriceps femoris, der von der lateralen Fläche des Trochanter major, der Linea* intertrochanterica und dem Labium laterale lineae asperae zur Basis patellae und dann über das Lig. patellae zur Tuberositas tibiae zieht.

Musculus vastus medialis *m*: engl. *vastus medialis muscle*. Vorderer Oberschenkelmuskel, Teil des M. quadriceps femoris, der vom Labium mediale lineae asperae, den Endsehnen des M. adductor magnus und M. adductor longus zur Basis patellae und dann über das Lig. patellae zur Tuberositas tibiae zieht.

Musculus vocalis *m*: engl. *vocal muscle*; syn. Stimmmuskel. In der Stimmfalte des Kehlkopfes liegender Teil des M. thyroarytenoideus. Der M. vocalis zieht von der Innenfläche des Schildknorpels paramedian zum Processus vocalis des Stellknorpels. Innerviert vom N. laryngeus recurrens dient er der Feineinstellung der Stimmfaltenspannung.

Musculus zygomaticus major *m*: engl. *zygomaticus major muscle*; syn. großer Jochbeinuskel. Mimischer Muskel mit Ursprung an der Außenseite des Os zygomaticum. Nach unten medial ziehend strahlen die Muskelfasern in den M. orbicularis oris und in die Mundwinkelhaut ein. Bei Kontraktion wird der Mundwinkel nach oben lateral gezogen. Der Muskel wird vom N. facialis innerviert.

Musculus zygomaticus minor *m*: engl. *zygomaticus minor muscle*; syn. kleiner Jochbeinuskel. An der Vorderseite des Jochbeins entspringender mimischer Muskel, der nach unten medial verläuft, sich mit Fasern des M. orbicularis oris verflechtet und in die Haut der Nasolabialfurche und der Oberlippe einstrahlt. Bei Kontraktion wird der laterale Teil der Oberlippe gehoben.

Musiktherapie *f*: engl. *music therapy*. Form der Psychotherapie*, bei der insbesondere die Selbstwahrnehmung durch Anhören von Musik (sog. rezeptive Musiktherapie) oder Musizieren (sog. aktive Musiktherapie) verbessert werden soll. Es handelt sich um eine Form der Kreativtherapie.

Indikationen:
– Psychose*
– Borderline*-Persönlichkeitsstörung
– Abhängigkeit
– Essstörung*
– Angststörung*
– Somatisierungsstörung*
– Depression*
– Entwicklungsstörung*
– Sozialverhaltensstörung
– ADHS*
– neurologische Erkrankungen.

muskarinerge Rezeptoren → Muskarin-Rezeptoren

Muskarin-Rezeptor-Antagonisten → Parasympatholytika

Muskarin-Rezeptoren *m pl*: syn. m-Cholinozeptoren. G-Protein-gekoppelte Acetylcholin-Rezeptoren*, die selektiv durch Muskarin aktiviert werden können. Sie kommen in peripher- sowie zentralnervösen Strukturen vor und wirken z. B. auf Herz, Blutgefäße, Drüsen, glatte Muskulatur und Schmerz.

Muskatnussleber *f*: engl. *nutmeg liver*; syn. Hepar moschatum. Leber mit chronischer Blutstauung, deren Schnittfläche das Aussehen einer durchschnittenen Muskatnuss hat, da die peripheren Anteile der Lobuli infolge Verfettung gelblich, die zentralen dagegen blaurot aussehen.

Muskelabriss *m*: Abriss von Muskelgewebe durch akutes Trauma oder degenerativ (eher Sehne). Es kommt zu akut einsetzendem Schmerz, Schwellung sowie Funktionseinschränkung des Muskels. Die Diagnose wird mittels Bildgebung gesichert. Behandelt wird in der Regel konservativ.

Klinik:
– Schmerzen, Schwellung
– Hämatom
– Funktionseinschränkung/-verlust des Muskels.

Diagnostik:
– klinische Untersuchung: Schwellung, Hämatom, Delle im Muskel tastbar
– Sonografie oder MRT zur Diagnosesicherung.

Therapie: Erstversorgung nach dem PECH-Schema: **P**ause, **E**is, **C**ompression, **H**ochlagerung. Konservativ:
– Schonung, Sportpause, Belastung minimieren
– falls Beinmuskulatur betroffen, evtl. Thromboseprophylaxe
– Kryotherapie, Tape
– nichtsteroidale Antiphlogistika
– Physiotherapie.

Operativ (bei massiven Hämatomen, komplettem Funktionsverlust):
– Ausräumung des Hämatoms
– Naht der Muskelenden
– postoperativ Physiotherapie.

Muskelaktionspotenzial *n*: engl. *muscle action potential*; Abk. MAP. Aktionspotenzial*, das bei Erregung der Skelettmuskelfaser an motorischen Endplatten* entsteht und sich über Muskelfasern ausbreitet. In der Folge kontrahieren sich die Muskelfasern (vgl. elektromechanische Kopplung*).

Muskelatrophie *f*: engl. *muscular atrophy*. Abnahme der Muskelmasse durch Verkleinerung oder verminderte Anzahl von Muskelfasern. Muskelatrophie tritt auf bei körperlicher Inaktivität (Gipsbehandlung), bei Mangelernährung*,

Muskelatrophie, myogene

als Sarkopenie*, begleitend bei Erkrankungen wie Tumoren* oder AIDS sowie neurogen bedingt bei Polyneuropathie* und amyotrophischer Lateralsklerose*, neuraler Muskelatrophie und spinaler Muskelatrophie.

Muskelatrophie, myogene f: engl. *myopathic atrophy*. Durch Myopathie* verursachte Muskelatrophie*.

Muskelatrophie, neurogene f: engl. *neuropathic muscular atrophy*. Oberbegriff für verschiedene, z.T. erbliche Formen der Muskelatrophie*, die auf einer Schädigung der motorischen Vorderhornzellen des Rückenmarks (Alphamotoneurone*) oder der peripheren Nerven beruhen.

Muskel-Belastungstest m: Bestimmung von Laktat, Pyruvat und Ammoniak aus ungestautem venösem Blut. Die Entnahme erfolgt vor und nach wiederholter muskulärer Kontraktion (Muskelarbeit) zur Differenzialdiagnose muskulärer Erkrankungen.

Muskelbiopsie f: engl. *muscle biopsy*. Biopsie* von Muskelgewebe als Nadelbiopsie oder offen in minimalinvasiver Technik zur histologischen, histochemischen und immunhistochemischen Untersuchung. Muskeln werden biopsiert, wenn mithilfe von Klinik und anderen Untersuchungen keine ausreichende Diagnosesicherheit besteht. Die Muskelbiopsie wird neben der Differenzialdiagnose neuromuskulärer Erkrankungen auch in der Sportmedizin eingesetzt.

Vorgehen:
- zur Differenzialdiagnose neuromuskulärer Erkrankungen: hier erfolgt die Entnahme von Gewebe aus einem Muskel, der mäßig stark betroffen ist und zuvor nicht durch Nadel-EMG oder andere invasive Untersuchungen geschädigt wurde
- in der Sportmedizin: zur Feststellung des Prozentsatzes der Masse an Typ-1- und Typ-2-Muskelfasern (siehe Abb.).

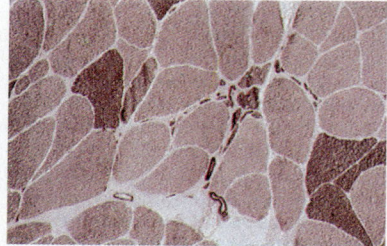

Muskelbiopsie: Histologischer Befund bei neurogener Muskelatrophie; Typ-1-Fasern (hell) und Typ-2-Fasern (dunkel) sind nicht mosaikartig verteilt, sondern zeigen eine pathologische Fasertypengruppierung. [41]

Muskelbruch → Muskelhernie

Muskelbündelriss m: Riss eines Muskelbündels (5 mm Rupturdurchmesser im Querschnitt) durch akutes Trauma. Es kommt zu einschießendem Schmerz, Hämatom sowie tastbarer Delle. Die Diagnose wird klinisch und mittels Sonografie gestellt. Die Therapie ist konservativ.

Klinik:
- Schmerz, Schwellung
- Hämatom
- Funktionseinschränkung.

Therapie: Erstversorgung nach dem PECH-Schema: **P**ause, **E**is, **C**ompression, **H**ochlagerung. Konservativ:
- Entlastung, Sportpause
- Kryotherapie, Tape
- nichtsteroidale Antiphlogistika
- Physiotherapie.

Muskeldehnungsreflex m: syn. myotaktischer Reflex. Durch Dehnung des Muskels ausgelöste Muskelkontraktion* und gleichzeitige Hemmung des Antagonisten. Der Muskeldehnungs-Reflex ist ein monosynaptischer Reflex, der über Ia-Fasern (Afferenzen zum Hinterhorn) und das α-Motoneuron (Kontraktion) gesteuert wird. Er wird in einen tonischen (bei langsamer Dehnung) und phasischen Reflex (bei schneller Dehnung) eingeteilt.

Beispiele: Zu den Muskeldehnungs-Reflexen gehören der Patellarsehnenreflex* (PSR) und Bizepssehnenreflex* (BSR).

Muskeldystrophie f: engl. *muscular dystrophy*. Im engeren Sinn histologische Veränderung von Muskelgewebe*, gekennzeichnet durch degenerierende und in Regeneration befindliche Muskelzellen mit zentralständigen Kernen und erhöhter Kaliberschwankung durch vermehrte Fetteinlagerung und Vermehrung des endo- und perimysialen Bindegewebes. Im weiteren Sinn Erkrankung, die mit einer solchen Veränderung des Muskelgewebes einhergeht.

Muskeldystrophien, kongenitale: engl. *congenital muscular dystrophies*; Abk. CMD. Heterogene autosomal-rezessiv erbliche frühkindliche Erkrankungen mit Muskelschwäche und -dystrophie* der Muskulatur, oft mit starker Proliferation von Fett- oder Bindegewebe, aber ohne erhebliche Nekrose*- oder Regenerationsherde. Klinisch imponiert das floppy infant mit Gelenkkontrakturen und früher Skoliose*-Entwicklung. Kreatinkinase*-Spiegel, Muskelbiopsie* und Molekulargenetik* führen zur Diagnose.

Muskeldystrophien, progressive f pl: engl. *progressive muscular dystrophies*. Genetisch und klinisch sehr variable Muskelerkrankungen mit pathologischem Umbau des Gewebes und erheblicher Funktionsstörung durch Genmutationen für muskuläre Proteine. Histologisch zei-

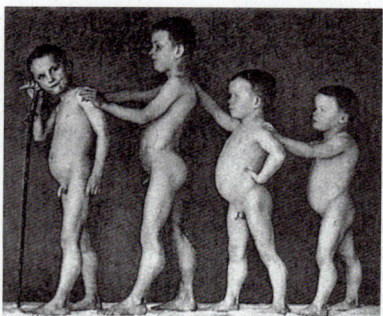

Muskeldystrophien, progressive: Historische Aufnahme von 4 Brüdern mit den typischen klinischen Merkmalen: Kleinwuchs, Hyperlordosierung der Wirbelsäule, Genua recurvata, Pseudohypertrophie der Wadenmuskulatur. [67]

gen sich degenerierende und nekrotische sowie regenerierende Muskelfasern mit großer Unregelmäßigkeit im Faserdurchmesser, zentralständige Kerne, zelluläre Infiltrate und eine Vermehrung des Bindegewebes.

Klinik:
- Muskelschwäche mit Schwierigkeiten beim Laufen, Aufstehen und Heben der Arme
- Kontrakturen*
- teilweise Beteiligung von Herz- und Atemmuskulatur
- Nervensystem nicht betroffen.

Siehe Abb.

Diagnostik:
- Muskelenzyme
- Myosonografie und MRT
- Muskelbiopsie*
- Molekulargenetik*.

Muskeldystrophie Typ Duchenne f: engl. *Duchenne muscular dystrophy*; syn. Duchenne-Muskeldystrophie (Abk. DMD). X-chromosomal-rezessiv erbliche, häufigste progressive Muskeldystrophie* mit nahezu vollständigem Fehlen von Dystrophin und progredientem Muskelfaserverlust. Die im frühen Kindesalter einsetzende, rasch fortschreitende Muskelschwäche führt bis zur Atemlähmung*. Diagnostisch hinweisend ist die starke Kreatinkinaseerhöhung. Therapiert wird symptomatisch. Glukokortikoide* verzögern den Verlauf. Eine neue Therapieoption ist Ataluren*.

Muskelendplatte → Endplatte, motorische

Muskelermüdung f: engl. *muscle fatigue*. Abnahme der Kontraktionsfähigkeit der Skelettmuskulatur bei andauernder Beanspruchung durch Anhäufung von Stoffwechselend- und -zwischenprodukten, insbesondere Laktat*, Verlust an Glykogen und zentrale Ermüdung über das Gehirn.

Muskelfaser *f*: engl. *muscle fiber*. Vielkernige langgestreckte Muskelzelle (Myozyt) und Grundeinheit der quergestreiften Skelettmuskulatur. Im weiteren Sinne wird der Begriff auch für Muskelfasern innerhalb einer Muskelspindel* verwendet. Im klinischen Sprachgebrauch ist mit einer Muskelfaser ein Bündel von anatomischen Muskelfasern gemeint.
Anatomie: Histologie:
– entstehen durch Verschmelzen vieler Zellen (funktionelles Synzytium*)
– wenige Millimeter bis mehrere Zentimeter lang (je nach Art und Länge des Muskels)
– Zellkerne* (ca. 50–100/mm) liegen dicht unter der Zellmembran (Sarkolemma)
– Myofibrillen* sind parallel angeordnet und machen ca. 85–90 % des Faservolumens aus
– das restliche Volumen besteht aus Zellorganellen* und Bindegewebe*.

Einteilung: Der häufigste Fasertyp sind **Zuckungsfasern** (twitch fibres), welche weiter unterteilt werden in
– Typ-1-Muskelfasern (auch ST-Muskelfaser für slow-twitch): **1.** langsam kontrahierende Muskelfaser mit überwiegend aerober Energiegewinnung **2.** hohe Dauerleistungsfähigkeit und große Ermüdungsresistenz
– Typ-2-Muskelfasern (auch FT-Muskelfaser für fast twitch): **1.** schnell kontrahierende Muskelfaser mit hoher Kraftentwicklung und überwiegend anaerober Energiegewinnung.

Seltener sind **Tonusfasern:**
– kommen in Muskelspindeln und zu einem kleinen Anteil (5 %) in den äußeren Augenmuskeln und im M. tensor tympani vor.

Muskelfaserriss *m*: engl. *muscle fiber rupture*. Bei akuter oder chronischer, unphysiologisch ablaufender Überdehnung eines Muskels entstehende Schädigung einer Muskelfaser* oder eines Muskelfaserbündels, z. B. der Waden- oder Oberschenkelmuskulatur. Diagnostiziert wird der Muskelfaserriss klinisch, mit Ultraschall und ggf. MRT. Die Therapie ist konservativ.
Klinik:
– Akuter, plötzlich einschießender Schmerz bei Belastung
– Bewegungs-, Anspannungs-, Druck- und Dehnungsschmerz
– Hämatom.

Komplikationen sind Narbenbildung, sowie Entwicklung einer Myositis* ossificans circumscripta (z. B. Reiterknochen), eines Pseudotumors oder eines Kompartmentsyndroms*.
Therapie:
– Ruhigstellung für 1–2 Tage und Hochlagerung der betroffenen Extremität
– Kompressionsverband
– Physiotherapie und Kyrotherapie

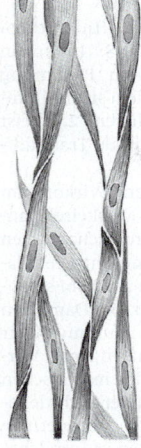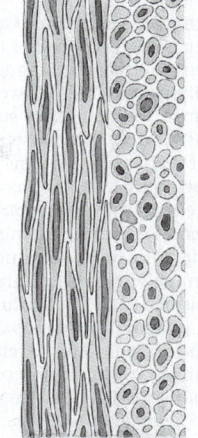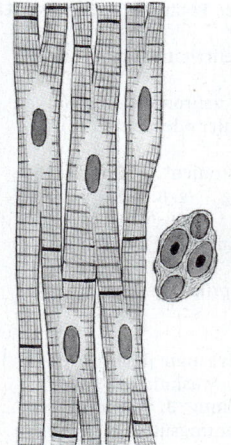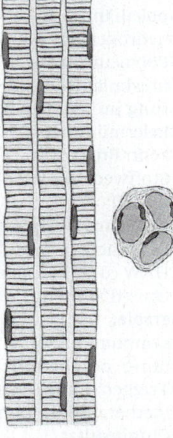

glatte Muskelzellen, netzartig angeordnet | glatte Muskulatur im Darm, links im Längsschnitt, rechts im Querschnitt | Herzmuskulatur im Längs- und Querschnitt (rechts) | quergestreifte Skelettmuskulatur im Längs- und Querschnit (rechts)

Muskelgewebe: Schematische Darstellung der verschiedenen Arten von Muskelgewebe. [4]

– nach Ablauf von 72 h ggf. lokale Wärmeanwendung und leichte aktive Muskelübungen
– Trainingsreduktion.

Heilungsdauer 3–16 Wo. (abhängig von Ort und Ausmaß der Verletzung).

Muskelfibrillieren → Fibrillation

Muskelgewebe *n*: engl. *muscle tissue*. Gewebe, das durch Myofilamente die Fähigkeit zur aktiven Verkürzung (Kontraktilität) besitzt. Muskelgewebe besteht zu einem großen Teil aus Myozyten und entsteht aus dem Mesoderm*. Es wird die quergestreifte Muskulatur (Skelettmuskulatur und Herzmuskulatur) von der glatten* Muskulatur unterschieden (Näheres in den entsprechenden Artikeln). Siehe Abb.

Muskelhartspann *m*: Den ganzen Muskelbauch betreffende, reflektorisch dauerhaft erhöhte Spannung eines quergestreiften Muskels mit druckschmerzhafter Muskelverhärtung parallel des Faserverlaufs.

Muskelhernie *f*: engl. *muscle hernia*. Hervortreten von Muskelgewebe nach Ruptur der umgebenden Muskelfaszie. Neben der unphysiologischen Vorwölbung von Muskelgewebe kommt es zu Schmerzen und Funktionseinschränkung. In der Regel werden Muskelhernien symptomatisch behandelt, ggf. auch operativ.

Muskelhypotonie → Hypotonie, muskuläre

Muskelkater *m sg, pl*: engl. *muscle stiffness*. Muskelschmerz (v. a. Dehnungsschmerz) durch Mikrotraumen der Z-Streifen (Myofibrillen*) infolge Überlastung (nach ca. 24–48 h) mit nachfolgender Entzündungsreaktion, Ödemausbildung und evtl. Anschwellen des Muskels. Die Diagnose wird anamnestisch und klinisch gestellt. Behandelt wird konservativ (Wärme, fortgeführte leichte Belastung).

Muskelkontraktion *f*: engl. *muscle contraction*. Willkürliche oder unwillkürliche Verkürzung eines Muskels durch teleskopartiges Ineinanderschieben von Aktin- und Myosinfilamenten (siehe auch Muskelproteine*).
Formen:
– **auxotonische** Muskelkontraktion: Verkürzung eines Muskels bei gleichzeitiger Spannungszunahme
– **isotonische** Muskelkontraktion: Verkürzung eines Muskels bei gleichbleibender Spannung
– **isometrische** Muskelkontraktion: Sonderform; Spannungszunahme eines Muskels bei gleichbleibender Länge; dabei wird keine Bewegung erzeugt, z. B. Tür zuhalten oder Tasche tragen.

Muskelkrampf *m*: engl. *muscular spasm*; syn. Krampus. Auf einen Muskel oder eine Muskelgruppe beschränkte, unwillkürliche, meist schmerzhafte Muskelanspannung, z. B. der Wadenmuskulatur, die durch passive Dehnung beendet werden kann. Nach Diagnostik mit klinischer Untersuchung, Labordiagnostik zum Nachweis von Elektrolyt- oder Stoffwechselstörungen und EMG wird mit Physiotherapie und ggf. die Grunderkrankung behandelt.
Hintergrund: Ursachen:
– Elektrolytstörungen*: **1.** Magnesiummangel **2.** Hyponatriämie* (insbesondere nach lang-

Muskelkrampf im Sport

andauernder sportlicher Betätigung) 3. Hypokaliämie* 4. Tetanie*
- neurogen (z. B. Wurzelirritationssyndrom*, Polyneuropathie*
- muskulär (Myopathie*, neuromuskuläre Störung im Rahmen zentraler oder lokaler Muskelermüdung)
- zentralnervös (z. B. Dystonien*, Tetanus*)
- Stoffwechselerkrankung (z. B. Hypothyreose*)
- vaskulär (periphere* arterielle Verschlusskrankheit)
- UAW (u. a. bei Neuroleptika*)
- Opioid*-Entzug.

Therapie:
- symptomatisch: 1. aktive und passive Dehnung der betroffenen Muskulatur 2. ggf. Trigger*-Punkt-Behandlung 3. lokale Wärmetherapie 4. Entspannungsübung 5. ggf. Chininsulfat
- ggf. kausale Therapie (z. B. Gabe von Magnesium)
- ggf. Baclofen* bei ausgeprägtem Opioidentzugssyndrom.

Muskelkrampf im Sport m: Unwillkürliche, meist schmerzhaft anhaltende Kontraktionen einzelner Muskeln oder Muskelgruppen in Ruhe oder unter Belastung. Es kommt zu krampfartigen Schmerzen und Muskelzuckungen. Die Diagnose wird anamnestisch und klinisch gestellt, die Therapie ist konservativ.

Therapie:
- Dehnen
- ggf. Ausgleich von Salz- und Flüssigkeitshaushalt
- ggf. Bestimmung von Laktatwerten zur Ermittlung der Fitness und dann Trainingsplanung.

Muskelnaht → Nahtmethoden

Muskelproteine n pl: engl. muscle proteins. Zytoplasmatische Proteine der Muskelzelle. Dazu gehören Strukturproteine wie Aktin*, Myosin*, Troponin* und Tropomyosin*, akzessorische Muskelproteine wie Caldesmon*, Desmin*, Dystrophin und Nebulin* sowie lösliche Muskelproteine wie Myoglobin*.

Muskelpumpe f: engl. muscle pump. Wechselnder Druck, den die Skelettmuskeln bei Kontraktion und Erschlaffung auf das Venensystem und den Blutrückfluss sowie auf den Lymphtransport ausüben. Insbesondere im Bereich der unteren Extremitäten fördert die Wadenmuskulatur den venösen Rückfluss unter der Voraussetzung, dass die Venenklappen* funktionieren.

Muskelrelaxanzien n pl: syn. Myotonolytika. Substanzen, die zu einer reversiblen, schlaffen Lähmung der Skelettmuskulatur führen, indem sie die Impulsübertragung an der motorischen Endplatte des Muskels blockieren.

Einteilung:
- **zentrale** Muskelrelaxanzien (Interneuronen*-Blocker): Wirkort im ZNS: 1. senken den Skelettmuskeltonus durch Hemmung polysynaptischer Reflexe, indem sie inhibitorische Mechanismen stimulieren 2. meist Substanzen, die in erster Linie als Tranquilizer* verwendet werden
- **periphere** Muskelrelaxanzien: Wirkort am Skelettmuskel: 1. myotrope Muskelrelaxanzien: Hemmung der elektromechanischen Kopplung durch Hemmung der intrazellulären Freisetzung von Kalzium aus dem sarkoplasmatischen Retikulum, z. B. Dantrolen 2. prä- und postsynaptisch neuromuskulär blockierende Muskelrelaxanzien mit Wirkung am Nikotin-Rezeptor der motorischen Endplatte: I. stabilisierende oder nichtdepolarisierende Muskelrelaxanzien: kompetitive Nikotin-Rezeptor-Antagonisten (Acetylcholin-Rezeptoren*), die postsynaptisch durch Blockade der Acetylcholin-Rezeptoren der motorischen Endplatte die Depolarisation durch Acetylcholin verhindern. Beispiele sind Alcuroniumchlorid, Pancuroniumbromid*, Atracuriumbesilat*, Cisatracuriumbesilat und Mivacuriumchlorid (abgeleitet von Curare) II. depolarisierende Muskelrelaxanzien: Acetylcholin-ähnliche Nikotin-Rezeptor-Agonisten, die postsynaptisch durch eine länger anhaltende Depolarisation der Endplatte die Erregungsüberleitung verhindern, z. B. Suxamethonium, Rocuronium III. Botulinumtoxin A, das präsynaptisch die Acetylcholinfreisetzung hemmt.

Indikationen:
- zentrale Muskelrelaxanzien: 1. zerebrale oder spinale Spastik* (z. B. Baclofen*) infolge von Bandscheibenschäden, rheumatischen Erkrankungen, Gehirn- oder Rückenmarkschädigungen 2. bei Trigeminusneuralgie 3. lokale schmerzhafte Muskelkrämpfe (z. B. Benzodiazepine*, Tizanidin)
- periphere, myotrope Muskelrelaxanzien: 1. maligne Hyperthermie 2. malignes neuroleptisches Syndrom* 3. zerebrale oder spinale Spastik*
- prä- und postsynaptisch neuromuskulär blockierende Muskelrelaxanzien: 1. bei Bauch- und Brustkorboperationen 2. zur Intubation 3. bei Krampfzuständen infolge von Intoxikationen, Infektionen (z. B. Tetanus*) und Elektroschocktherapie.

Wechselwirkungen: Zentrale Muskelrelaxanzien zeigen Wechselwirkung mit zentral dämpfenden Pharmaka und Alkohol und führen zur gegenseitigen Wirkungsverstärkung.

Nebenwirkungen:
- Müdigkeit
- Schwindel
- selten Übelkeit
- zentralnervöse Störungen.

Muskelrelaxanzienüberhang → Überhang

Muskelrelaxation f: engl. muscle relaxation. Reversible, schlaffe Lähmung der Skelettmuskulatur durch Hemmung der Impulsübertragung an der motorischen Endplatte* des Muskels (neuromuskulärer Block).

Muskelrelaxation, progressive f: engl. progressive muscle relaxation; syn. progressive Relaxation; Abk. PMR. Von E. Jacobson (1929) entwickeltes aktives Entspannungsverfahren, das auf der Wahrnehmung des Unterschieds zwischen willkürlich angespannter und entspannter Muskulatur aufbaut und zur Beeinflussung von psychophysiologischen Anspannungszuständen eingesetzt wird. Vorteilhaft sind die leichte Erlernbarkeit, Nebenwirkungsfreiheit und raschen Erfolgserlebnisse beim Patienten.

Prinzip:
- systematisches, schrittweises An- und Entspannen bestimmter Muskelgruppen der Willkürmotorik und bewusste Wahrnehmung des Entspannungszustands
- Ziele: 1. Beruhigung des Zentralnervensystems durch Abnahme der sympathischen und evtl. Steigerung der parasympathischen Aktivitäten des Nervensystems 2. frühzeitige Wahrnehmung von muskulären Spannungszuständen und deren aktive Reduktion 3. Abbau von Stress und Angst 4. Normalisierung von Atmung, Herzfrequenz, Blutdruck, Hautleitfähigkeit sowie Durchblutung der Hautgefäße in den Extremitäten 5. Schmerzreduktion 6. Stärkung des Immunsystems 7. Ausgeglichenheit, Ruhe, Konzentration und Erholung
- Durchführung: 1. Störungsquellen ausschalten, Übungen in einem ruhigen, angenehm temperierten Raum mit gedämpftem Licht in Rückenlage oder sitzend ausführen 2. meist bei den Händen beginnend in einzelnen Körperpartien isoliert die Muskulatur anspannen und diese Spannung für 5–7 s halten 3. nach Lösung der Kontraktion die nächstgelegene Muskelgruppe an- und entspannen 4. nach und nach in 16 verschiedenen Muskelgruppen den gesamten Körper (einschließlich der Gesichtsmuskulatur mit Augenlidern und Zunge) entspannen 5. 2-mal täglich über einen Zeitraum von 20 min anwenden 6. schnell erlernbar, effektiv, lässt sich verkürzt auch in Alltagssituationen anwenden
- Abwandlungen: 1. PMR mit Hinweisreiz (engl. cue-controlled relaxation) 2. PMR ohne vorherige Anspannung (engl. relaxation only) 3. PMR in Kombination mit Konfrontationstherapie (engl. applied relaxation)

- die Entspannung* wird interindividuell unterschiedlich und nicht gleich intensiv auf allen Reaktionsebenen erlebt
- der überdauernde therapeutische Effekt hängt entscheidend von der regelmäßigen Anwendung im relevanten Alltagskontext ab
- psychologische Effekte, z. B. die positive Erwartung, mit Hilfe der PMR Einfluss auf Ängste und Anspannung gewinnen zu können, spielen neben der spezifischen Wirkung einer verbesserten Tonuskontrolle der Muskulatur eine wichtige Rolle
- eine Kombination mit autogenem* Training ist im fortgeschrittenen Stadium ebenso möglich wie mit entspannungsfördernden bildlichen Vorstellungen und Imagination*.

Indikation:
- v. a. Angststörungen, Schlafstörungen, Migräne*, Spannungskopfschmerz* und arterielle Hypertonie*
- Anwendung im Rahmen der Verhaltenstherapie* und systematischen Desensibilisierung
- Geburtsvorbereitung
- Zahnmedizin
- Gesundheitsförderung im Rahmen von Prävention (Stressbewältigung), Nachsorge und Rehabilitation (Linderung von sekundären Beschwerden und Krankheitsverarbeitung).

Hinweis: Es liegen umfangreiche Wirksamkeitsnachweise (Evidenzgrad 1) vor.

Muskelriss *m*: engl. *muscle rupture*. Zerreißung eines Muskels infolge direkter Gewalteinwirkung oder plötzlicher, überstarker Kontraktion, unter Umständen mit Ausbildung einer Myozele*.

Muskelschwiele *f*: engl. *induration (scar) in a muscle*. Narbe im Muskel nach umschriebenem Untergang von Muskelzellen, z. B. am M. quadriceps oder M. gastrocnemius (selten; häufiger Sehnenruptur*) sowie als sog. Herzschwiele* nach Herzinfarkt.

Muskelschwund → Muskelatrophie

Muskelspindel *f*: engl. *muscle spindle*. Intramuskuläres Sinnesorgan mit mehreren intrafusalen Muskelfasern (parallel zur extrafusalen Arbeitsmuskulatur angeordnet) und anulospiralen Sensoren, die von Ia-Fasern sensibel innerviert werden. Muskelspindeln erfassen die Muskellänge im Rahmen der Propriozeption*.

Physiologie:
- Aktivierung der Muskelspindel durch Längenzunahme des Muskels (passive Dehnung) bewirkt reflektorische Kontraktion desselben Muskels (vgl. Reflexbogen*)
- Empfindlichkeit der Muskelspindel wird durch den Tonus der intrafusalen Muskelfasern bestimmt, die von A-Gammafasern als Gammamotoneurone* efferent innerviert werden (Mitinnervation bei willkürlicher Muskelkontraktion).

Muskelsteifheit → Rigor

Muskelsteifigkeit *f*: engl. *muscle rigidity*. Erhöhung des Muskeltonus* mit gleichzeitiger Aktivierung von Muskeln (Agonisten) und Gegenspielern (Antagonisten) als Leitsymptom beim Parkinson*-Syndrom oder arzneimittelinduziert (Parkinsonoid*), z. B. durch Opioide* und klassische Neuroleptika* wie Butyrophenone*. Behandelt wird beim Parkinson-Syndrom mit Amantadin, Levodopa oder COMT-Hemmer, bei idiopathischer Muskelsteifigkeit mit Anticholinergika* wie Biperiden*.

Muskeltonus *m*: engl. *(muscle) tone*. Der durch Einfluss der Gammamotoneurone* bedingte Spannungszustand der Muskeln. Der Muskeltonus wird auch als Reflextonus bezeichnet.

Muskeltrichine → Trichinella spiralis

Muskelverhärtung → Myogelose

Muskelverknöcherung → Myositis ossificans circumscripta

Muskelzellen, epitheloide *f pl*: engl. *epithelioid muscle cells*. Muskelzellen mit hellem Zytoplasma, die reich sind an sekretorischen Granula und nur wenige Myofilamente enthalten. Epitheloide Muskelzellen regeln den Zufluss in arteriovenösen Anastomosen.

Muskelzerrung *f*: engl. *muscular strain*; syn. Muskeldistension. Unphysiologische Muskeldehnung ohne Gewebeschaden. Es kommt zum akuten Schmerz, evtl. mit Schwellung. Die Diagnose erfolgt durch Anamnese und klinische Untersuchung. Behandelt wird nach dem PECH-Schema (s. u.). Ein Beispiel ist eine Adduktorenverletzung. Die Prognose ist günstig.

Diagnostik:
- Unfallhergang
- klinische Untersuchung: betroffene Muskelstränge druckschmerzhaft und verhärtet, Muskeltonus ggf. erhöht
- ggf. Sonografie zum Ausschluss eines Defekts im Muskel.

Therapie: Nach dem PECH-Schema:
- Pause
- Eis
- Compression
- Hochlagerung.

Im Verlauf dann leichte Belastung.

Muskelzonen → Mackenzie-Zonen

Muskuläre Dysbalance *f*: engl. *muscular imbalance*; syn. Muskeldysbalance. Ungleichgewicht der Skelettmuskelausprägung oder -dehnfähigkeit zwischen Agonist und Antagonist oder zwischen den Körperseiten. Ursachen sind einseitige Belastung (z. B. Sport) oder eine Verletzung des Bewegungsapparats. Klinische Symptome sind u. a. muskuläre Koordinations- und Funktionsstörungen. Behandelt wird durch gezielten Ausgleich mittels Krafttraining* und Dehnung der Muskulatur.

Klinik: U. a.
- Muskelverspannung
- Tendopathie
- muskuläre Koordinations- und Funktionsstörung
- arthromuskuläre Dysbalance (gestörte Muskel-Gelenk-Beziehung).

Mustard-Operation *f*: engl. *Mustard operation*. Fast vollständig durch die arterielle Switch*-Operation ersetztes Verfahren zur funktionellen Korrektur einer Transposition* der großen Arterien (Vorhofumkehr-Operation) mit Entfernung des Vorhofseptums und intraatrialer Umleitung des Hohlvenenbluts durch einen prothetischen Kanal zur Mitralklappe.

Muster, neurogenes *n*: engl. *neurogenic pattern*. Gelichtetes Innervationsmuster meist normaler Amplitude in der Elektromyografie* (EMG) bei maximaler willkürlicher Muskelkontraktion, verursacht durch neurogene Schädigung eines Muskels. Die im Vergleich zu Gesunden geringere Dichte des Innervationsmusters wird hervorgerufen durch die pathologisch verringerte Zahl motorischer Einheiten*, die rekrutiert werden können.

Mutagene *n pl*: engl. *mutagenic substances*. Substanzen oder Faktoren, die Mutationen* auslösen können. Der Nachweis entsprechender mutagener Effekte erfolgt experimentell an Mikroorganismen, Zellkulturen und in Tierversuchen. Somatische Mutationen werden als eine mögliche Ursache der Kanzerogenese* angesehen. Vererbbare Veränderungen infolge exogen induzierter Mutationen wurden beim Menschen bisher nicht beobachtet.

Mutagenität *f*: engl. *mutagenicity*. Potenzial eines Agens, eine Mutation* mit Veränderung des genetischen Materials (DNA oder RNA) auszulösen.

Mutagenitätsprüfung *f*: engl. *mutagenicity test*. Untersuchung auf Mutagenität*, z. B. an Bakterien (siehe Ames-Test), in Zellkultur (z. B. HPRT-Test) oder im Tierversuch.

Mutante *f*: engl. *mutant*. Durch Mutation* entstandener, in bestimmten Merkmalen gegenüber den Ausgangsformen veränderter Organismus, der durch Mutagene* erzeugt wird. Im Genom der Mutante ist mindestens ein Gen durch Mutation verändert.

Mutation [Biologie] *f*: Veränderung des genetischen Materials (DNA oder RNA). Eine Mutation kann spontan (ohne erkennbare äußere Ursachen) entstehen oder durch exogene Einflüsse (Mutagene*) induziert sein.

Einteilung: Nach Ausmaß der Veränderung:
- **Genmutation** (nur ein einzelnes Gen betroffen; z. B. Punkt- oder Blockmutation): **1.** Formen: **Transition** (Austausch einer Purinbase gegen eine andere Purinbase), **Transversion** (Austausch einer Purinbase gegen eine Pyrimi-

dinbase), **Insertion** oder **Deletion*** 2. mögliche Folgen: Verschiebung des Leserahmens (Rastermutation), Stoppcodon (Nonsensemutation), Codierung einer falschen Aminosäure (Missense-Mutation), verkürztes Protein oder (bei Translokation*) neu gebildetes Fusionsprotein, Beeinflussung von Genregulation* oder Spleißen der mRNA (Spleißmutation); Triplettexpansion in codierenden oder nicht-codierenden Genbereichen
- **Chromosomenmutation:** strukturelle Chromosomenaberration*
- **Genommutation:** Veränderung der Chromosomenanzahl (numerische Chromosomenaberration).

Nach Wirkung:
- **aktivierende** Mutation: bewirkt gesteigerte Aktivität des Genproduktes (Gain-of-function-Mutation)
- **inhibierende** Mutation: bewirkt verminderte Aktivität des Genproduktes (Loss-of-function-Mutation).

Klinische Bedeutung:
- **somatische Mutation:** 1. betrifft Körperzellen und lässt somatisches Mosaik entstehen 2. nicht vererbbar 3. entscheidend z. B. für Tumorentstehung und Alterungsprozesse
- **Keimbahnmutation:** 1. Keimzellen betreffend 2. mit erblicher Schädigung des daraus resultierenden Genträgers 3. unterschiedliche Auswirkung möglich, von Synthese eines unveränderten Genprodukts (stille Mutation) über nichtpathogene Veränderung des Phänotyps (z. B. Polymorphismus*) bis zur letalen Mutation (Letalfaktor).

Mutation [Medizin] → Stimmbruch
Mutationsstimmstörung f: Stimmstörung durch nicht oder nicht vollständig erfolgten Stimmwechsel (Stimmbruch). Das Beibehalten einer hohen Kinderstimmlage wird als Mutationsfistelstimme bezeichnet; geringes Abweichen von der Normstimmlage als larvierte Mutationsfistelstimme.
mutilans: Verstümmelnd, z. B. Arthritis* mutilans.
Mutilation f: Radikale Beschädigung des Körpers mit Verlust von Körperteilen oder Gewebe, z. B. durch Abschneiden von Gliedmaßen, schwere Verletzungen oder Erkrankungen. Der Begriff Mutilation wird sowohl für die Verstümmelung als Krankheitsfolge als auch durch (absichtliche) Eigen- (Selbstverletzung*) oder Fremdeingriffe verwendet.
Mutismus m: engl. mutism. Sprechunfähigkeit (Stummheit, Nicht-Sprechen) bei intaktem Sprachvermögen und intakten Sprechorganen.

Formen:
- **selektiver Mutismus:** unfreiwillige Sprechhemmung in bestimmten Situationen oder mit bestimmten Gesprächspartnern
- **totaler Mutismus:** sehr seltene, besonders ausgeprägte Sprachhemmung
- **akinetischer Mutismus:** nach Schädelhirnverletzungen mit eingeschränkten Sprechfunktionen
- **Mutismus im Erwachsenenalter:** meist plötzliches Auftreten bei psychiatrischen Erkrankungen (z. B. Schizophrenie, Depression, hirnoranische Erkrankungen).

Mutismus, selektiver m: engl. elective mutism; syn. elektiver Mutismus. Form des Mutismus* mit deutlicher, meist im Vorschulalter beginnender emotional bedingter Selektivität des Sprechens in Form von Sprechfähigkeit in bestimmten sozialen Situationen bei normalem Sprachausdruck und Sprachverständnis. Nach Exploration der Bezugspersonen (Familie u. a. soziale Bereiche) und Verhaltensbeobachtung wird mit Verhaltenstherapie und Elterngesprächen behandelt.

Hintergrund: Ätiologie:
- Sprachentwicklungsverzögerung (siehe auch Sprachentwicklungsstörung*)
- ängstlich scheue Primärpersönlichkeit*
- familiäre Sprechhemmung
- kulturelle Belastung (Bilingualität und Migration)
- familiäre Belastung
- Beziehungsstörungen*
- selten Traumatisierung.

Mutitas → Stummheit
Mutter-Kind-Beziehung → Eltern-Kind-Beziehung
Mutter-Kind-Beziehung f: engl. mother child attachment. Aufbau einer Bindung zwischen Mutter und Kind beginnend mit der Geburt*. Dies geschieht z. B. durch die Suche nach Blickkontakt mit dem Säugling, Berührung und Ansprache mit dem Namen sowie durch körperliche Nähe beim Rooming*-In.

Klinische Bedeutung: Die Mutter-Kind-Beziehung kann beeinträchtigt werden
- durch Sedierung von Mutter und Kind, z. B. mit Narkotika nach Schnittentbindung
- eine innere Abwehr der Mutter, z. B. bei ungewollter Schwangerschaft sowie Behinderung oder Frühgeburt* des Säuglings.

Mutter-Kind-Interaktion → Eltern-Kind-Interaktion
Mutterkornalkaloide → Ergotalkaloide
Mutterkuchen → Plazenta
Muttermal → Nävus
Muttermilch f: engl. breast milk. Im Rahmen der Laktation* von der weiblichen Brustdrüse abgesondertes Sekret zur natürlichen Säuglingsernährung. Während der Stillzeit verändert sich die Zusammensetzung und Menge der Muttermilch, um sich den Bedürfnissen des Neugeborenen anzupassen. Als einziges Kohlenhydrat enthält die Muttermilch Laktose.

Muttermilch		
Bestandteil	durchschnittliche Konzentration (g/100 ml)	Schwankungsbreite (g/100 ml)
Proteine	1,5	0,7–2,0
Casein	0,4	
Laktalbumin	0,4	
Laktoglobulin (Immunantikörper)	0,7	
Fette	4,5	1,3–8,2
Kohlenhydrate	7,0	4,5–9,5
Asche (Salze)	0,2	
Vitamin A	ca. 0,04	
Ascorbinsäure	ca. 0,005	

Nährwert schwankt zwischen 188 kJ (bzw. 45 kcal) und 502 kJ (bzw. 120 kcal) pro 100 ml.

Formen:
- Kolostrum* (Vormilch)
- transitorische Muttermilch (Übergangsmilch): ca. ab dem 5.–15. Tag postpartal; niedrigerer Proteingehalt, höherer Kohlenhydrat- und Fettgehalt als Kolostrum
- reife Muttermilch (siehe Tab.): ab 2.–3. Woche postpartal; im Vergleich zu Kuhmilch und künstlicher Säuglingsanfangsnahrung findet sich: 1. ein geringerer Gehalt an Proteinen und Mineralstoffen 2. ein höherer Gehalt von Laktose und Oligosacchariden 3. ein höherer Gehalt ungesättigter (Linolsäure, Linolensäure, Ölsäure) und mittelkettiger Triglyceride 4. zusätzlich humanspezifische Faktoren (antimikrobiell: z. B. Lysozym, Laktoferrin, IgA, Neuraminsäure; antientzündlich und immunmodulatorisch: z. B. Zytokine, T-Lymphozyten), die verminderte Anfälligkeit gestillter Kinder gegenüber Infektionen und Allergenen bewirken.

Muttermilchikterus m: engl. breast milk jaundice. Indirekte Hyperbilirubinämie* des Neugeborenen als vermutlich multifaktoriell bedingtes Geschehen bei nur mit Muttermilch ernährten Säuglingen. Sie beginnt zwischen dem 4.–7. Lebenstag, hält bis zu 12 Wochen an und ist selten therapiebedürftig. Eine neonatale Cholestase* ist auszuschließen und die Muttermilchernährung fortzusetzen.

Muttermilch-Untersuchung f: Untersuchung auf Schadstoffe (z. B. polychlorierte Biphenyle, Bisphenol-A Dioxin*) in der Muttermilch*. Die Muttermilch-Labordiagnostik wird von einigen

Muttermund *m*: engl. *external os of uterus*; syn. Ostium uteri. Öffnung zwischen Gebärmutter (Uterus*) und Vagina*. Der Muttermund verläuft durch den Gebärmutterhals (Cervix* uteri) und verbindet mittels Zervikalkanal* das Innere des Uterus mit der Vagina. Es werden eine äußere Öffnung (Ostium externum uteri) und eine innere Öffnung (Ostium internum uteri) unterschieden.

Klinische Bedeutung: Bei Frauen, die keine Kinder geboren haben, ist der äußere Muttermund eine rundliche Vertiefung mit sehr kleiner Öffnung, die nach erfolgten Geburten* größer und länglicher wird. Die Konsistenz und Lage des Muttermundes verändern sich zyklusabhängig. Der Muttermund ist während der Schwangerschaft* hart und geschlossen und hält das ungeborene Kind in der Gebärmutter. Bei einer Zervixinsuffizienz* öffnet sich der Muttermund auch ohne Wehentätigkeit und es droht eine Frühgeburt*. Sobald die Frühwehen einsetzen, beginnt der Muttermund sich zu öffnen, während der Geburt weitet sich der Muttermund auf ungefähr 10 cm auf. Der innere Muttermund kann während der Schwangerschaft* von der Plazenta* bedeckt sein (Placenta* praevia totalis); dies macht eine vaginale Geburt unmöglich.

Muttermundspasmus *m*: engl. *spasm of the uterine cervix*. Kontraktionen des unteren Uterinsegmentes mit Verzögerung des Geburtsverlaufes durch unzureichende Eröffnung des Muttermundes. Die Zervixdystokie* kann auch nach der Geburt des Kindes auftreten und dann die Geburt der bereits gelösten Plazenta verhindern.

Therapie: Als Maßnahmen kommen unter der Geburt Entspannung (warme Badewanne), die Gabe von Schmerzmitteln oder Spasmolytika oder die lokale Anwendung von Prostaglandinen infrage. Postpartal kann eine manuelle Dehnung des Muttermundes erfolgen.

Muttermundverschluss *m*: engl. *occlusion of the uterine cervix*. Operative Maßnahme in der Schwangerschaft zum vollständigen Verschluss des äußeren Muttermundes. Die Operation soll das Aufsteigen von Keimen und damit ein Amnioninfektionssyndrom* (AIS) verhindern und wird oft mit einer Cerclage* kombiniert.

Indikationen: Folgende Gründe kommen für den Eingriff infrage:
- präventiv: sogenannter früher totaler Muttermundverschluss nach Saling, bei anamnestisch mehr als 2 späten Aborten* nach der 12. SSW oder frühen Frühgeburten* (unter der 32. SSW), die infektionsbedingt oder ohne erkennbare spezifische Ursache auftraten
- als akute Intervention oder Notoperation (nach Szendy) bei vorzeitiger Zervixreifung.

Mutterpass *m*: engl. *maternity card*. In einem Heft zusammengefasste strukturierte Dokumentation aller die Schwangerschaft betreffenden Befunde. Der Mutterpass wird bei Feststellung der Schwangerschaft angelegt und sukzessive im Laufe der Gravidität, der Geburt und des Wochenbettes weitergeführt. Er wird der Schwangeren ausgehändigt, sie sollte ihn immer mit sich führen.

Inhalte: Enthalten sind u. a.:
- anamnestische Angaben
- Ergebnisse von Laboruntersuchungen
- Ultraschallbefunde
- körperliche Untersuchungsbefunde
- festgestellte Risikofaktoren.

Mutterrolle: engl. *maternal role*. Übernahme von Verantwortung und Verinnerlichen von Erwartungen von Familienmitgliedern, Freunden und der Gesellschaft in Bezug auf das angemessene oder unangemessene Rollenverhalten von schwangeren Frauen und Müttern. Die Mutterrolle erfährt zeit-, kultur- und gesellschaftsabhängig ständige Veränderung.

Mutterschaft *f*: engl. *maternity*. Bezeichnung, der den Zeitraum der Schwangerschaft, der Geburt und des Wochenbettes umfasst.

mutuell: engl. *mutual*. Wechselseitig.

Muzine *n pl*: engl. *mucins*; syn. Mukoide. Schleimstoffe, die von Haut und Schleimhäuten zum Schutz gegen chemische und mechanische Einwirkung ausgeschieden werden. Muzine gehören zu den Proteoglykanen und bestehen aus Oligosaccharid-Seitenketten und sialinsäure-reichen Glykoproteinen*. Muzine sind phosphorfrei und werden durch Essigsäure ausgefällt.

Vorkommen: Muzine sind Bestandteile vom Magensaft* und schützen als membranständige Glykoproteine der gastralen Nebenzellen* mit der stark glykosylierten extrazellulären Domäne die Magenschleimhaut vor Pepsin und Salzsäure; außerdem sind sie enthalten in Speichel*, Knorpel, Sehnen, Haut, Serum, Glaskörper und Harn (als Nubecula*).

Myalgia capitis *f*: Schmerzen der Kopfmuskulatur.

Myalgie *f*: engl. *myalgia*. Diffuser oder lokalisierter Muskelschmerz, häufig in Kombination mit Myogelose*. Myalgien sind meist durch körperliche Überanstrengung verursacht, kommen aber auch als unspezifisches Begleitsymptom bei einer Vielzahl von Erkrankungen vor. Die Behandlung richtet sich nach der auslösenden Ursache.

Ursachen:
- Überanstrengung (Muskelkater*)
- Überbeanspruchung bei Haltungsschaden

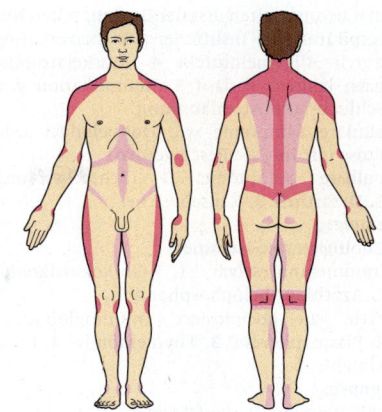

Myalgie: Häufige Lokalisationen.

- selten Infektionskrankheiten (z. B. epidemische Pleurodynie, Trichinellose*)
- Autoimmunkrankheiten (u. a. SLE, Polymyalgia* rheumatica, Polymyositis acuta, Erkrankungen des rheumatischen Formenkreises)
- Stoffwechselkrankheiten (z. B. Addison*-Krankheit)
- arterielle Verschlusskrankheit
- Trauma.

Lokalisation: Siehe Abb.

Myasthenia gravis pseudoparalytica *f*: engl. *Myasthenia gravis*; syn. Erb-Goldflam-Krankheit. Chronisch oder akut verlaufende Autoimmunkrankheit* mit Störung der neuromuskulären Signalvermittlung infolge Blockade von Acetylcholin-Rezeptoren* der motorischen Endplatte* durch Autoantikörper*. Betroffene leiden an belastungsabhängiger Muskelschwäche und gelegentlich an weiteren Autoimmunkrankheiten. Nach Diagnosestellung durch Autoantikörper-Nachweis (vgl. Skelettmuskel*-Antikörper), Tensilon-Test und EMG wird mit Cholinesterase-Hemmern und Immunsuppressiva* therapiert.

Hintergrund: Ätiologie und Pathophysiologie:
- genetische Disposition (assoziiert mit HLA-B8 und HLA-DR3)
- vorausgehender Virusinfekt in 10 % der Fälle
- häufig verbunden mit Thymushyperplasie* (in ca. 70 % der Fälle) oder Thymom* (ca. 10 %)
- bei Patienten mit rheumatoider Arthritis Triggerung durch Penicillamin und Chloroquin.

Klinik:
- **Muskelschwäche:** 1. belastungsabhängig und im Tagesverlauf zunehmend 2. proxi-

mal betont, selten distaler Beginn, selten nur respiratorische Insuffizienz 3. Exazerbation durch Allgemeininfekt 4. Muskelatrophie nach langem Verlauf 5. Komplikation v. a. Schluck- und Atemlähmung
- okuläre Symptome wie Doppelbilder und Ptose (oft initiale Beschwerden)
- bulbäre Symptome: 1. Schluckstörung 2. Dysarthrie 3. Kauschwäche.

Therapie:
- Cholinesterase-Hemmer
- Immunsuppressiva: 1. Glukokortikoide* 2. Azathioprinclophosphamid
- evtl.: 1. hochdosiert Immunglobuline* 2. Plasmapherese* 3. Thymektomie* 4. Rituximab*.

Prognose:
- abhängig von Verlaufsform
- normale Lebenserwartung bei leichteren Formen und rechtzeitiger Diagnose und Therapie
- ungünstige Prognose bei schweren Verläufen und schnell voranschreitender Form im hohen Lebensalter (Symptome oft als kardiale Schwäche fehlgedeutet)
- myasthenische Krisen lebensbedrohlich (Mortalität 5–13 %).

Myasthenie, okulare f: engl. ocular myasthenia. Auf die äußeren Augenmuskeln*, den M. levator palpebrae und den M. orbicularis oculi beschränkte Erscheinungsform einer Myasthenia* gravis pseudoparalytica mit ermüdungsabhängiger Ptosis* und Augenmuskelparesen, oft ohne Nachweis von Acetylcholin-Rezeptor-Antikörpern. Bleiben die Symptome über 2 Jahre auf die Augen begrenzt, ist eine Generalisierung unwahrscheinlich.

Myasthenie, symptomatische f: engl. symptomatic myasthenia. Muskelschwäche, die zu einem Myastheniesyndrom* führen kann und durch bestimmte Erkrankungen, z. B. Kollagenosen* (v. a. systemischer Lupus* erythematodes), Autoimmunkrankheiten* (z. B. Myositis*), Virusinfektionen (z. B. Poliomyelitis*) oder Arzneimittel (z. B. Penicillamin*, Aminoglykosid*-Antibiotika, Chloroquin*) ausgelöst wird.

Myastheniesyndrom n: engl. myasthenic syndrome. Unter Belastung zunehmende, in Ruhe sich zurückbildende abnorme Ermüdbarkeit der Willkürmuskulatur mit typischer myasthenischer Reaktion* in der EMG.

Mycetoma pedis → Eumyzetom

Mycobacterium n: Gattung grampositiver, säurefester, aerober, unbeweglicher, morphologisch variabler Stäbchenbakterien der Familie Mycobacteriaceae. Ein hoher Lipidgehalt (Wachshülle), langsames Wachstum und Cordfaktor sind charakteristisch für Mycobacterien. Sie kommen in Boden und Wasser sowie in homoiothermen und poikilothermen Tieren vor und werden mittels Ziehl*-Neelsen-Färbung differenziert.

Einteilung: Mehr als 25 medizinisch relevante Spezies, darunter:
- Mycobacterium* tuberculosis var. hominis (syn. Mycobacterium tuberculosis): Tuberkelbakterien mit Erregerreservoir Mensch, das ca. 0,5–4 μm lang ist und Erreger der Tuberkulose* ist
- Mycobacterium tuberculosis var. bovis (syn. Mycobacterium* bovis): 1–2 μm langer Erreger der Tuberkulose bei Rindern und Haustieren, zuweilen auch bei Menschen, mit dem Erregerreservoir Rind
- Mycobacterium* leprae: Erreger der Lepra*
- sog. atypische Mycobacteria: z. B. Mycobacterium paratuberculosis, Mycobacterium avium, Mycobacterium kansasii.

Mycobacterium avium n: In Gewässern weit verbreiteter Erreger der Geflügeltuberkulose mit verschiedenen Subspezies und dem Erregerreservoir in Vögeln und Schweinen. Mycobacterium avium verursacht beim Menschen selten (v. a. bei Immundefekten oder bei immunsupprimierten Patienten) chronische Lungeninfektionen ähnlich einer Tuberkulose, lokale Lymphadenitis, Arthritis, Nephritis, Meningitis und Hautaffektionen.

Mycobacterium bovis n: syn. Mycobacterium tuberculosis varietas bovis. Erreger der Tuberkulose* mit Färbeverhalten wie Mycobacterium* tuberculosis, jedoch plumperen und kürzeren Stäbchen. Erregerreservoir ist vorwiegend das Rind (Zoonose*), aber auch Menschen können infiziert werden, da nicht gekochte kontaminierte Milch (Fütterungstuberkulose) als Vektor dient. Mycobacterium bovis verursacht Rindertuberkulose (Perlsucht) sowie bovine Tuberkulose des Menschen.

Mycobacterium leprae n: Nicht kultivierbarer Erreger der Lepra*, der als Einzelstäbchen nicht von Mycobacterium* tuberculosis morphologisch zu unterscheiden ist. Mycobacterium leprae ist ebenfalls säurefest, nimmt aber die Farben leichter an und gibt sie leichter ab.

Mycobacterium tuberculosis n: engl. tubercle bacillus; syn. M. t. varietas hominis. Erreger der Tuberkulose*, der nach Ziehl*-Neelsen-Färbung kleine rote, leicht gekrümmte Stäbchen bildet. Die Übertragung erfolgt überwiegend durch Tröpfchen- und Staubinfektion mit dem Erregerreservoir im Menschen. In Kultur zeigt Mycobacterium tuberculosis ein aerobes, langsames eugonisches Wachstum (Eugonie) auf Spezialnährböden bei 37 °C.

Mycophyta → Fungi

Mycoplasma n: Gattung zellwandloser Bakterien der Familie Mycoplasmataceae mit variabler Form und geringer Affinität zu Farbstoffen. Mycoplasma* pneumoniae (pathogen) sowie Mycoplasma hominis und Ureaplasma urealyticum (Kommensalen im Genitalbereich, fakultativ pathogen) treten als häufigste Mycoplasma auf.

Klinische Bedeutung:
- Mycoplasma hominis: verursacht Entzündungen des kleinen Beckens, Fieber post partum oder post abortum
- Mycoplasma* pneumoniae
- Ureaplasma urealyticum (Gattung Ureaplasma der Mycoplasmataceae): verursacht unspezifische Urethritis und wahrscheinlich Prostatitis.

Mycoplasma pneumoniae n: engl. Eaton agent. Pathogenes Bakterium der Familie Mycoplasmataceae, das in Zellkörper und besonders Spitzenstruktur gegliedert ist. Es bewegt sich gleitend fort und haftet intensiv an Erythrozyten und Epithelien von Trachea, Bronchien und Bronchiolen. Mycoplasma pneumoniae ist empfindlich gegenüber Makrolid-Antibiotika, Tetracyclinen und Chinolonen.

Klinische Bedeutung: Das Bakterium ist Erreger einer primär atypischen Pneumonie* u. a. respiratorischer Infekte, v. a. Tracheobronchitis, Pharyngitis, Myringitis und Otitis media. Häufige Komplikationen und Folgeerkrankungen sind Meningoenzephalitis, Myokarditis, Perikarditis, Arthralgie, reaktive Arthritis, hämolytische Anämie, thrombozytopenische Purpura, Erythema* exsudativum multiforme und Guillain*-Barré-Syndrom.

Mycoplasma pneumoniae-Antikörper m sg, pl: Antikörper* gegen das Bakterium Mycoplasma* pneumoniae. Die Bestimmung ist indiziert zur Diagnosesicherung einer durch Mycoplasma pneumoniae verursachten Tracheobronchitis* oder atypischen Pneumonie*. Der Nachweis erfolgt im Serum mittels ELISA, indirekter Hämagglutination*, KBR oder Immunoblot.

Indikation zur Laborwertbestimmung: Ursachenklärung bei Tracheobronchitis oder atypischer Pneumonie.

Referenzbereiche: Siehe Tab.

Mycoplasma pneumoniae-Antikörper: Mycoplasma pneumoniae-Antikörper im Serum.		
Test	**Ergebnis**	**Bewertung**
IgG (ELISA)	< 20 U/ml	negativ
	20–30 U/ml	schwach positiv
	> 30 U/ml	positiv
IgA (ELISA)	< 10 U/ml	negativ
	10–14 U/ml	schwach positiv
	> 14 U/ml	positiv
IgM (ELISA)	positiv	negativ

Bewertung:
- IgG: **1.** Auftreten ca. 8 Tage nach Erkrankungsbeginn **2.** teilweise lebenslang nachweisbar **3.** ansteigende Titer oder sehr hohe Titer bei einer frischen Infektion
- IgA: **1.** bei Primärinfektionen und Reinfektionen **2.** ansteigende Titer oder sehr hohe Titer bei einer frischen Infektion
- IgM: **1.** Auftreten ca. 8 Tage nach Erkrankungsbeginn **2.** nur bei Primärinfektionen **3.** manchmal mehrere Jahre nachweisbar.

Mycosis fungoides *f*: engl. *granuloma fungoides*. Reifzelliges T-Non-Hodgkin-Lymphom (T-NHL) mit plaqueartiger Infiltration der Epidermis und Dermis. Therapie und Prognose sind stark abhängig vom Ausbreitungsgrad. Siehe Abb.

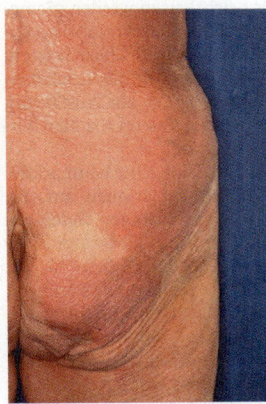

Mycosis fungoides: Rote Plaque an Rücken und Gesäß. [74]

Mydriasis *f*: Pupillenerweiterung. Sie ist eine physiologische Pupillenreaktion bei Überraschung, Angst und Schmerz sowie Aktivierung des Sympathikus. Mydriasis kann durch Vergiftungen (Blei, Kohlenmonoxid, organischer Phosphor), Einnahme von Medikamenten (Scopoderm), Kontakt mit Pflanzen (Tollkirsche, Bilsenkraut, Engelstrompete, Alraune) und diverse Krankheiten verursacht sein.
Ursachen: Krankheitsbedingte Ursachen sind u. a.:
- akuter Winkelblock
- Läsion des dritten Hirnnervs
- zerebrale Raumforderungen durch Hämatom oder Tumor
- Adie*-Syndrom
- Aortendilatation oder Endokarditis serosa
- Abdominalerkrankungen
- Epilepsie, Migräne, Eklampsie.

Mydriasis, springende *f*: engl. *springing mydriasis*; syn. springende Pupillen. Rascher Wechsel der Pupillenweite bei konstantem Lichteinfall, kommt physiologisch vor, aber auch aufgrund neurologischer Störungen.
Formen:
- physiologische Pupillenunruhe meist beider Augen (Hippus)
- periodische Anisokorie* ohne neurologische Ausfälle
- pathologisch alternierende Anisokorie, z. B. bei: **1.** zyklischer Okulomotoriuslähmung* **2.** sympathischer Dysfunktion infolge Läsion des zervikalen Rückenmarks, z. B. durch Trauma, Syringomyelie* oder Multiple Sklerose*.

Mydriatika *n pl*: engl. *mydriatics*. Eine Mydriasis* bewirkende Substanzen, z. B. zur diagnostischen Pupillenerweiterung (Ophthalmoskopie*), Synechie-Prophylaxe oder bei Entzündungen des Auges. Mydriatika führen zur Lähmung des M. sphincter pupillae (Parasympatholytika*, z. B. Atropin*, Tropicamid) oder Reizung des M. dilatator pupillae (Alphasympathomimetika*, z. B. Phenylephrin).

Myektomie *f*: engl. *myectomy*. Operative Entfernung eines Muskels oder Muskelteils, die z. B. im Rahmen einer weiten Resektion eines (muskulär) lokalisierten Weichteilsarkoms* oder myokardial bei hypertropher obstruktiver Kardiomyopathie* durchgeführt wird.

Myelin *n*: Isolierende Substanz, die markhaltige Nervenfasern umgibt. Das weißliche Myelin bildet die Myelinscheide*, welche die elektrische Leitgeschwindigkeit der Nervenfasern deutlich erhöht. Es wird im ZNS von Oligodendrozyten, im peripheren Nervensystem von Schwann*-Zellen gebildet und besteht aus Lipiden* (Phospholipide*, Glykolipide*, Cholesterin*), Proteinen* und Wasser.

Myelinscheide *f*: engl. *myelin sheath*; syn. Markscheide. Aus Myelin bestehende Umhüllung des Axons* einer Nervenzelle* zur elektrischen Isolierung. Die Myelinscheide ist in regelmäßigen Abständen von ca. 1 mm durch Ranvier*-Schnürringe unterbrochen. Im ZNS werden die Myelinscheiden durch Oligodendrozyten (vgl. Neuroglia), im peripheren Nervensystem durch Schwann-Zellen gebildet und als Schwann*-Scheiden bezeichnet.
Klinische Bedeutung: Zerstörung der Myelinscheiden führt zu demyelinisierenden Erkrankungen*
- des ZNS (Multiple Sklerose*, subakute sklerosierende Panenzephalitis*)
- des peripheren Nervensystems (Guillain*-Barré-Syndrom, primär demyelinisierende Polyneuropathien*).

Myelitis *f*: Häufig multifokal auftretende entzündliche Erkrankungen des Rückenmarks unterschiedlicher Genese mit Rückenschmerzen, Paresen*, sensorischen und autonomen Ausfällen. Nach Diagnosestellung mit MRT, Liquordiagnostik* und spezifischen Erregernachweisen wird je nach Ursache antibiotisch oder antiviral sowie entzündungshemmend therapiert.
Hintergrund: Ätiologie:
- parainfektiös: ca. 1–2 Wochen nach einer Infektionskrankheit auftretend, v. a. nach Masern, Röteln, Mumps oder Infektion mit Herpesviren
- infektiös: **1.** per continuitatem fortgeleitet v. a. nach syphilitischer oder tuberkulöser Meningitis* **2.** hämatogen, z. B. bei Infektion mit Viren
- postvakzinal nach Schutzimpfung*, z. B. gegen Tollwut
- Myelitis im Rahmen von Multipler Sklerose, Devic-Krankheit oder akuter disseminierter Enzephalomyelitis*, Kollagenosen, Vaskulitiden, Neurosarkoidose, u. a.
- toxisch bedingt, z. B. durch Blei
- physikalisch bedingt, z. B. durch Bestrahlung.

Therapie:
- bei infektiösen Formen Antibiotika bzw. Virostatika, Antiphlogistika
- bei parainfektiöser, postinfektiöser, postvakzinogener oder idiopathischer Form akut Methylprednisolon, dann ggf. Plasmapherese.

Myelitis transversa *f*: engl. *transverse myelitis*; syn. Querschnittmyelitis. Diffus über den ganzen Querschnitt des Rückenmarks ausgedehnte Myelitis* mit Symptomen einer vollständigen Querschnittläsion*.

Myeloblasten *m pl*: engl. *myeloblasts*. Jüngste morphologisch erkennbare Zellen (Ø 12–20 µm) der Granulozytopoese*, die im normalen Knochenmark nur selten vorkommen. Sie besitzen einen großen, nahezu runden bis leicht ovalen Kern mit feinfädigem Chromatingerüst und 2–5 meist gut sichtbaren Nucleoli sowie einen schmalen basophilen, ungranulierten Zytoplasmasaum.

Myeloblastenkrise → Myeloblastenschub
Myeloblastenschub *m*: engl. *myeloblast crisis*; syn. Myeloblastenkrise. Siehe terminale Blastenkrise.

Myelodelese *f*: engl. *traumatic syringomyelia*. Posttraumatische Höhlenbildung im Rückenmark, die sich klinisch wie Syringomyelie* äußert.

Myelodysplasie *f*: engl. *myelodysplasia*. Dysraphiesyndrom* mit Dysplasie des Rückenmarks als Resultat einer abweichenden pränatalen Neuralrohrentwicklung. Die Klinik hängt ab von Lokalisation und Ausmaß der Dysplasie. Diagnostiziert wird anhand der Klinik und bildgebend, bei schwerer Myelodysplasie ist eine Operation erforderlich.

Myelofibrose *f*: engl. *myelofibrosis*; syn. Osteomyelofibrose. Fibrose des Knochenmarks mit

Myelofibrose, chronische idiopathische

Verlust der Hämatopoese-Fähigkeit. Die Patienten leiden unter den Symptomen der Knochenmarksinsuffizienz, die Diagnose ergibt sich aus der Knochenmarkbiopsie. Therapie und Prognose richten sich nach der Ätiologie.

Formen:
- primär: chronische idiopathische Myelofibrose*
- sekundär: 1. als fibrotisches Endstadium anderer myeloproliferativer Erkrankungen (Polycythaemia* vera), CML 2. selten bei fortgeschrittenem myelodysplastischem Syndrom* 3. als lokale Folgeerscheinung nach Strahlentherapie.

Myelofibrose, chronische idiopathische *f*: engl. *chronic idiopathic myelofibrosis*. Fibrose* des Knochenmarks mit Verlust der Hämatopoese*-Fähigkeit. Initial oft asymptomatisch, zeigen sich bei Progression Symptome der Knochenmarksinsuffizienz. Supportiv werden bei symptomatischen Patienten Erythrozyten- und Thrombozytenkonzentrate substituiert, auch Zytostatika* werden eingesetzt. Die Prognose wird bestimmt durch patienten- und krankheitsspezifische Risikofaktoren.
Therapie: Als einziger kurativer Zielansatz gilt die allogene Stammzelltransplantation* bei jüngeren Patienten. Im Rahmen eines supportiven Therapieansatzes werden je nach Bedarf Erythrozyten- bzw. Thrombozytenkonzentrate verabreicht. Liegt initial eine Thrombozytose* vor, kann abhängig von weiteren Risikofaktoren Acetylsalicylsäure*, Hydroxyharnstoff oder Anagrelid verwendet werden. Bei Symptomen durch die Splenomegalie* stehen alternativ Zytostatika oder eine Bestrahlung der Milz* zur Verfügung. Seit einigen Jahren kann mittels JAK-2-Inhibitoren eine Verbesserung des Blutbildes erreicht werden.
myelogen: engl. *myelogenous*. Aus dem Knochenmark entstanden.
Myelografie *f*: engl. *myelography*. Röntgendiagnostisches Verfahren zur Darstellung des spinalen Subarachnoidalraums*. Die Myelografie wurde inzwischen durch MRT und CT ersetzt. Indikationen sind z. B. Bandscheibenvorfall, Rückenmarktumor, spinale Gefäßfehlbildung oder Funktionsuntersuchung des spinalen Subarachnoidalraums unter Belastung bei degenerativen Wirbelsäulenerkrankungen.
Verfahren:
- positive Myelografie: Durchführung nach Lumbalpunktion* und Injektion eines wasserlöslichen jodhaltigen Röntgenkontrastmittels, z. B. Metrizamid, in den Spinalkanal; Verteilung des Kontrastmittels durch Umlagerung des Patienten
- (früher) negative Myelografie: Verwendung von Luft (Pneumomyelografie)

myeloid: Knochenmarkähnlich, markartig.

myeloische Metaplasie → Hämatopoese
Myelom → Myelom, multiples
Myelomalazie *f*: engl. *myelomalacia*. Nekrose* des Rückenmarks. Eine akute Schädigung entsteht durch eine spinale Ischämie, eine chronische Schädigung entsteht bei einer spinalen duralen AV-Fistel.
Myelomeningitis *f*: engl. *meningomyelitis*. Entzündung des Rückenmarks und seiner Häute.
Myelomeningozele → Meningomyelozele
Myelom, multiples *n*: engl. *multiple myeloma*; syn. Plasmozytom; Abk. MM. Durch monoklonale Plasmazellvermehrung im Knochenmark charakterisiertes B*-Zell-Lymphom mit gesteigerter Produktion kompletter oder inkompletter monoklonaler Immunglobuline. Häufige Symptome sind Fatigue* und Knochenschmerzen. Die Therapie umfasst Chemotherapie*, Radiatio*, Stammzelltransplantation* und neuentwickelte „targeted* therapies". Die Prognose hat sich kontinuierlich verbessert.
Epidemiologie: Die Neuerkrankungsrate liegt bei 4,5/100 000 pro Jahr, das ist 1 % der Krebserkrankungen in Deutschland. Im Median sind die Patienten über 70 Jahre alt.
Formen: Klinische Formen:
- symptomatisches multiples Myelom: mindestens ein CRAB-Kriterium plus: 1. monoklonales Protein im Serum oder Urin 2. Plasmazellen im Knochenmark > 10 %
- asymptomatisches (smoldering) multiples Myelom: kein CRAB-Kriterium positiv, sonst wie symptomatisches multiples Myelom
- nichtsekretorisches multiples Myelom: 1. kein M-Gradient im Serum und/oder negative Immunfixation im Urin 2. klonale Plasmazellinfiltration > 10 % im Knochenmark oder extramedulläres Plasmozytom 3. mindestens 1 CRAB-Kriterium vorliegend
- Plasmazell-Leukämie: 1. > 20 % oder > 2 Giga pro Liter (G/l) Plasmazellen im peripheren Blut 2. monoklonales Protein im Serum oder Urin
- solitäres Plasmozytom des Knochens: 1. gering ausgeprägter M-Gradient im Serum und/oder im Urin 2. solitäre Knochendestruktion in Folge der Plasmazellproliferation 3. Knochenmark nicht befallen, bis auf die solitäre Läsion keine Knochenveränderungen, einschließlich MRT-Diagnostik 4. CRAB negativ
- extraossäres Plasmozytom: 1. keine nachweisbaren Knochenveränderungen 2. CRAB negativ 3. M-Gradient im Serum und/oder Urin bei etwa 20 % der Patienten.

Lokalisation: Sehr häufig zeigt sich ein Befall von Wirbelsäule* (Brust- und Lendenwirbelsäule), Schädel, Rippen* und Beckenknochen. Prinzipiell können alle Knochen befallen sein, auch ein extraossärer Befall kommt vor.

Klinik: Die Patienten weisen primär häufig unspezifische Symptome auf, die oft Monate vor der Diagnosestellung beginnen. 1/4 der Patienten ist bei Diagnosestellung beschwerdefrei. Die häufigsten Symptome sind:
- Fatigue (ca. 40 %), meist mit der Anämie assoziiert
- Knochenschmerzen (ca. 60 %), häufig am Stammskelett, ausgelöst durch die lokalisierte oder generalisierte Knochendestruktion, nicht selten mit Auftreten pathologischer Frakturen und Symptome der Hyperkalzämie (10–20 %)
- Infektneigung (10–20 %), verursacht durch einen sekundären Antikörpermangel
- Gewichtsverlust (ca. 25 %)
- Proteinurie und Verschlechterung der Nierenfunktion. Die im Übermaß produzierten Immunglobulin-Leichtketten werden glomerulär filtriert. Wird die Resorptionskapazität der proximalen Tubuli überschritten, kommt es zur Ausscheidung der Leichtketten über den Urin und/oder zur Ausfällung des Tamm-Horsfall-Proteins im distalen Tubulus (Cast-Nephropathie).

Komplikationen: Durch die Knochenmarkdepression* treten gehäuft Infektionen auf. Im Rahmen der ossären Veränderungen treten pathologische Frakturen auf. Ein Übergang in eine Plasmazell-Leukämie ist möglich.
Therapie: Bei jüngeren Patienten ohne Vorliegen von Komorbiditäten hat sich die Durchführung von 4–6 Zyklen einer Chemotherapie mit nachfolgender autologer Stammzelltransplantation als derzeitiger Goldstandard etabliert. Eine darauffolgende mögliche Erhaltungstherapie mit einem Immunmodulator* ist derzeit noch Gegenstand von Studien. Bei älteren, unfitten Patienten sind Chemotherapie-Schemata, die, wahlweise Alkylanzien, Anthracycline und auch Immunmodulatoren enthalten, die erste Wahl.

Myelomnephropathie *f*: engl. *cast nephropathy*. Fibrilläre Glomerulopathie* mit tubulointerstitieller Nephropathie als Komplikation eines multiplen Myeloms*. Es kommt zur tubulären Obstruktion durch Eiweißzylinder aus Tamm-Horsfall-Mukoprotein und Immunbulin-Leichtketten mit interstitiellen monozytären Infiltraten und anschließender Fibrose. Außerdem besteht eine plasmazelluläre Infiltration des Nierenparenchyms (sog. Myelom-Niere). Behandelt wird mit Plasmapherese oder Dialyse*.

Myelopathie *f*: engl. *myelopathia*. Begriff mit mehreren Bedeutungen. Zum einen bezeichnet er eine Erkrankung des Rückenmarks, zum anderen eine Erkrankung des Knochenmarks.
Formen: Erkrankungen des Rückenmarks:
- traumatische Myelopathie, z. B. bei: 1. Wirbelfraktur* mit dorsalen Fragmenten

- Kompressionsmyelopathie, z. B. bei: **1.** Bandscheibenvorfall*
- vaskuläre Myelopathie durch Erkrankung und embolische Verschlüsse der Gefäße, z. B. bei: **1.** Arteria*-spinalis-anterior-Syndrom
- entzündliche Myelopathie (Myelitis*)
- metabolische Myelopathie, z. B. funikuläre Myelose*
- toxische Myelopathie, z. B. bei: **1.** Trikresylphosphatintoxikation
- degenerative Myelopathie bei Systemerkrankungen* des Rückenmarks
- Strahlenmyelopathie*.

Myelopathie, chronische vaskuläre *f:* Durchblutungsstörung des Rückenmarks über einen längeren Zeitraum, z. B. bei spinaler duraler AV-Fistel. Klinisch zeigen sich meist langsam progrediente, seltener schubförmige aufsteigende Querschnittsymptome.

Myelose, funikuläre *f:* engl. *funicular myelosis;* syn. Dana-Lichtheim-Krankheit. Rückenmarkschädigung bei Mangel an Cobalamin, meist infolge gestörter Resorption oder evtl. ungenügender Zufuhr oder erhöhtem Verbrauch von Cobalamin (Hypovitaminose*), mit Sensibilitätsstörungen*, Parästhesien*, Ataxie* und motorischen Lähmungen*. Nach Diagnosestellung durch den Nachweis der verminderten Cobalaminkonzentration im Blut wird Cobalamin (gemeinsam mit Folsäure) parenteral substituiert.

Myelosklerose → Myelofibrose

Myelosuppression → Knochenmarkdepression

Myelotomie *f:* engl. *myelotomy.* Bezeichnung für 2 unterschiedliche Formen von Eingriffen: **1.** operativer Einschnitt/Durchtrennung von Strukturen am Rückenmark. **2.** operative Eröffnung der Markhöhle von Knochen, z. B. zur Knochenmarkbiopsie*.

Myelozele *f:* Angeborene Fehlbildung als dysraphische Störung. Das Neuralrohr ist dorsal im Rückenmarkbereich unvollständig geschlossen (offene Wirbelsäule) und das fehlgebildete Rückenmark liegt vorgewölbt außerhalb der Wirbelsäule, ggf. ohne Hautüberzug, meist als Meningomyelozele*. Es kommt zu Rückenmarkfunktionsstörungen bis zur Querschnittslähmung. Meist wird wegen Infektionsgefahr rasch operativ verschlossen.

Myelozystozele *f:* engl. *myelocystocele.* Dysraphischer Defekt der Wirbelsäule mit Vorwölbung von Teilen des Rückenmarks und der Rückenmarkhäute durch Wirbelknochen- und Duraspalt bei gleichzeitig bestehender zystischer Erweiterung der Rückenmarkhäute. Eine Myelozystozele befindet sich meist im Bereich der Halswirbelsäule, am zervikothorakalen Übergang. Daneben gibt es terminale, lumbosacrale Myelozystozelen. Spina* bifida (Abb. dort).

Klinik:
- Auftreten oft im Kindesalter
- dabei häufig nur geringe klinisch-neurologische Symptome.

Myelozyten *m pl:* engl. *myelocytes.* Granulopoetische, z. T. noch teilungsfähige Vorstufen der Granulozyten* im Knochenmark. Myelozyten zeigen zytochemisch eine starke Peroxidasereaktion.

Morphologie:
- unreife Myelozyten haben überwiegend basophiles*, reife Myeloblasten haben azidophiles* Zytoplasma* mit spezifischen baso-, eosino- oder neutrophilen* Granulationen
- der Kern ist rund bis oval oder nierenförmig (Verhältnis der Achsen nicht mehr als 1:2; ⌀ 12–18 μm) und ohne Nucleoli.

myentericus: engl. *myenteric.* Zur Muskulatur des Darms gehörend, z. B. Plexus myentericus (Auerbach*-Plexus).

Mykobakterien → Mycobacterium

Mykobakterien-Infektion, atypische *f:* engl. *mycobacteria other than tuberculosis infection;* syn. Infektionen durch atypische Mykobakterien. Infektion mit nichttuberkulösen, fakultativ pathogenen Mykobakterien. Die säurefesten, grampositiven Stäbchen kommen ubiquitär vor und verursachen meist opportunistische Haut- und Atemwegsinfektionen. Betroffene infizieren sich über Schmier- und Kontaktinfektionen aus der Umwelt. Diagnostiziert wird mikroskopisch und kulturell, therapiert aufgrund häufiger Multiresistenz mit einer Kombination von (Reserve-)Antibiotika.

Mykologie *f:* engl. *mycology.* Lehre von den Pilzen und den auf Pilzbefall beruhenden Krankheiten.

mykologische Untersuchungsmethoden → Pilzdiagnostik

Mykoplasmen → Mycoplasma

Mykoplasmeninfektion *f:* syn. Mykoplasmose. Erregerbedingte Erkrankung durch zellwandlose Bakterien aus der Klasse der Mollicutes. Betroffene infizieren sich über Tröpfcheninfektion mit Mycoplasma pneumoniae, sexuell oder intrapartal mit Mycoplasma hominis. Sie leiden u. a. an atypischen Pneumonien (M. pneumoniae) oder urogenitalen Infektionen (M. hominis). Therapiert wird antibiotisch.

Klinik: Infektionen mit Mycoplasma pneumoniae betreffen v. a. Kinder und junge Erwachsene und weisen eine große klinische Bandbreite auf u. a.
- teilweise asymptomatischer Verlauf
- milde Allgemeinsymptome (z. B. leichtes Fieber, Kopfschmerzen)
- interstitielle Pneumonie: **1.** langsam ansteigendes Fieber **2.** starker Reizhusten mit geringer Sputummenge
- Tracheobronchitis*

- Pharyngitis*
- Otitis* media

Komplikationen: 1. hämolytische Anämie durch Bildung von Kälteagglutininen **2.** Enzephalitis **3.** Nierenfunktionsstörungen **4.** schwere Pneumonie **5.** Erythema multiforme.

Infektion mit Mycoplasma hominis
- oft asymptomatische Besiedlung
- urogenitale Infektionen (z. B. Salpingitis*, Urethritis*, Pyelonephritis*)
- postpartale Wundinfektionen
- Infektion des Respirationstraktes bei Neugeborenen mit Gefahr der Sepsis.

Therapie:
- Doxycyclin
- alternativ bei Mycoplasma pneumoniae (Mykoplasma hominis ist resistent gegen Makrolide) z. B. Azithromycin oder Clarithromycin.

Mykose *f:* engl. *mycosis.* Durch Pilze verursachte oberflächliche oder systemische Infektion. Behandelt wird je nach Erreger mit Antimykotika*. Auch ungünstige Milieus wie feuchtwarme Zehenzwischenräume begünstigen (lokale) Mykosen. Therapiert wird hier ebenfalls mit Antimykotika. Schwere Verläufe drohen bei lokaler oder generalisierter Abwehrschwäche.

Einteilung:
- nach Art des Erregers: **D**ermatophyten, **H**efen, **S**chimmelpilze (sog. DHS-System nach Rieth): **1.** Dermatophyten infizieren nur die Haut (siehe Abb.) und ihre Anhangsgebilde **2.** opportunistische Hefen und Schimmelpilze können Haut-, Schleimhaut- und Systemmykosen* verursachen **3.** primärpathogene, dimorphe Pilze infizieren zuerst die Lunge und können anschließend disseminieren.

Therapie: Antimykotika*, bei oberflächlichen Mykosen (bessere) Hautpflege.

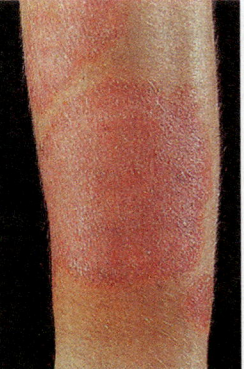

Mykose: Tinea corporis, Befund am Unterarm. [3]

Mykosterole *n pl:* engl. *mycosterols.* Sterole aus Pilzen, die auch im menschlichen Organismus

Mykotoxine

Wirkungen entfalten. Als Beispiel ist Ergosterol (Provitamin D_2; Calciferole) zu nennen.

Mykotoxine n pl: engl. *mycotoxins*. Stoffwechselprodukte aus Pilzen, die auf Menschen und einige homoiotherme Tierarten bereits in geringer Dosis toxisch wirken. Siehe Tab.

Bedeutung: Mit Mykotoxin verseuchte Lebens- und Futtermittel führen in vielen Ländern, in denen eine trockene Lagerhaltung problematisch ist, zu Massenvergiftungen von Menschen und Tieren. Viele Mykotoxine sind außerordentlich hitzeresistent. Um ihre Akkumulation in der Nahrungskette auszuschließen, muss das Wachstum der Produzenten verhindert werden.

Myocardium → Myokard

Myodese f: engl. *myodesis*. Selten durchgeführte Fixierung von Muskelstümpfen am Knochenende zur Stumpfformung im Rahmen einer Amputation*. Bei ungenauer Durchführung ist eine operationsbedingte Kontraktur durch falsche Muskelspannung möglich. Bei arterieller Verschlusskrankheit und Tumoramputation mit konsekutiver Chemotherapie sollte die Indikation vorsichtig gestellt werden (cave: Nekrosen, Infektion).

Myodynie → Myalgie

Myofibrillen f pl: engl. *myofibrils*. Fibrillär differenzierte, kontraktile metaplasmatische Elemente im Zytoplasma der Muskelzellen.

Myofibroblasten m pl: Modifizierte Fibroblasten* mit einigen Eigenschaften glatter Muskelzellen. Sie sind kontraktil aufgrund ihrer Myofilamente und produzieren extrazelluläre Matrix*. Beides setzen sie beispielsweise bei der Wundheilung ein. Außerdem formen sie die Krypten* des Dünndarms* und verleihen u. a. den Blutkapillaren* ihre Spannung.

Myofibrosis f: syn. Myofibrose. Bindegewebige Durchsetzung der Muskulatur, z. B. bei Endomyokardfibrose*.

Myofibrosis cordis → Myokardfibrose

Myofilamente → Myofibrillen

Myogelose f: engl. *myogelosis*. Umschriebene knoten- oder wulstförmige, lokal begrenzte (nur Teile des Muskelbauches oder einzelne Muskelfasern) Verhärtung der Muskulatur mit Palpationsschmerz und oft dumpfem Spontanschmerz (Myalgie*) infolge statischer Überbeanspruchung, funktioneller und entzündlicher Muskelerkrankungen sowie reaktiv bei Gelenkerkrankungen.

Therapie:
- physikalische Therapie (z. B. Massage, Dehnungsübungen, Wärme- und Kälteanwendung, Ultraschall)
- lokal Quaddelung mit Lokalanästhetika* (unter Umständen Glukokortikoide), ggf. Antiphlogistika* oder zentrale Muskelrelaxanzien*.

myogen: engl. *myogenous*. Vom Muskel ausgehend, z. B. myogene Muskelatrophie.

myogene Stuhlinkontinenz → Stuhlinkontinenz

Myoglobin n: syn. Myohämoglobin. Muskelprotein*, das als Sauerstoff*-Speicher in Skelett- und Herzmuskelzellen dient. Werden diese Muskelzellen geschädigt, so steigt die Myoglobin-Konzentration im Blut an, beispielsweise durch Skelettmuskelerkrankungen, akuten Herzinfarkt* und fieberhafte Infekte. In der Frühdiagnostik eines Herzinfarkts schließen normale Myoglobin-Werte einen akuten Herzinfarkt aus.

Biochemie: Myoglobin ist dem Hämoglobin* ähnlich: Es enthält eine prosthetische Häm*-Gruppe und bindet Sauerstoff (O_2) reversibel, wobei es eine ca. 6-fach höhere O_2-Affinität als Hämoglobin besitzt.

Indikationen zur Laborwertbestimmung:
- V. a. akuten Herzinfarkt*
- Kontrolle einer Thrombolysetherapie bei Herzinfarkt
- Diagnose und Verlaufskontrolle von Skelettmuskelerkrankungen
- Bewertung des Trainingszustands
- V. a. prärenale Proteinurie*.

Bewertung: Erhöhte Werte im Blut:
- Herzmuskelschädigung: 1. 2–6 h nach Beginn eines Herzinfarkts* (frühester diagnostischer Parameter; kurze Halbwertszeit*; unspezifisch für Myokard) 2. erfolgreiche Thrombolysetherapie: zunächst schneller, starker Anstieg innerhalb von 1,5 h; dann schnelle Normalisierung
- Skelettmuskelschädigung (Rhabdomyolyse*)
- schwere chronische Niereninsuffizienz; Nierenversagen*.

Normale Werte im Blut: schließen einen akuten Herzinfarkt* aus. **Erhöhte Werte im Urin** (Myoglobinurie*): prärenale Proteinurie*. **Beurteilung des Trainingszustands:** Je besser der Trainingszustand ist, desto langsamer und weniger setzen die Muskelzellen Myoglobin frei.

Myoglobinurie f: engl. *myoglobinuria*. Myoglobinausscheidung im Urin. Myoglobin wird bei Erkrankung oder Verletzung der quergestreiften Muskulatur und Herzmuskulatur freigesetzt und tritt vermehrt im Blut auf (Myoglobinämie). Aufgrund der niedrigen Molekülmasse von Myoglobin wird dieses rasch über die Niere ausgeschieden.

Formen:
- Myoglobinurie ohne Krankheitswert nach starker muskulärer Belastung, z. B.: 1. Marschmyoglobinurie 2. Leistungssport
- pathologische Myoglobinurie bei: 1. Rhabdomyolyse* 2. Crush*-Syndrom 3. Herzinfarkt 4. Monge-Krankheit 5. Glykogenose Typ V.

Komplikation: Bei einer ausgeprägten Myoglobinurie kann es zu einer akuten Nierenschwäche (Crush-Niere) kommen.

Mykotoxine:
Vorkommen und Wirkung (Beispiele).

Toxingruppe Toxin	Vorkommen Pilze	Vorkommen Nahrungsmittel	toxische Wirkung
Aspergillustoxine			
Aflatoxine	Aspergillus flavus, Aspergillus parasiticus	Nüsse, Ölsaaten, Korn	lebertoxisch und leberkarzinogen
Sterigmatocystin	Aspergillus nidulans, Aspergillus versicolor	Getreide	lebertoxisch und leberkarzinogen
Ochratoxin	Aspergillus ochraceus	Getreide, Kaffee (grün)	nephrotoxisch
Penicilliumtoxine			
Luteoskyrin	Penicillium islandicum	Reis	lebertoxisch und wahrscheinlich leberkarzinogen
Patulin	Penicillium urticae, Penicillium claviforme	Äpfel und Apfelprodukte	Blutungen, Magenschleimhautentzündung
Fusariumtoxine			
Zearalenon	Gibberella zeae	Mais	stehen im Verdacht, karzinogen zu sein
Fusarenon	Fusarium-Arten	Getreide	stehen im Verdacht, karzinogen zu sein

Myokard *n*: engl. *myocardium*; syn. Herzmuskelgewebe. Mittlere und stärkste Wandschicht des Herzens. Das Myokard stellt die eigentliche Herzmuskulatur dar. Die dünnere Muskulatur der Vorhöfe ist von der Muskulatur der Herzkammern durch das Herzskelett* getrennt.
Histologie: Das Myokard besteht aus Arbeitsmyokard und Zellen* des Erregungsleitungssystems. Das Arbeitsmyokard wiederum ist aus Herzmuskelzellen (Kardiomyozyten) aufgebaut, die miteinander an den Glanzstreifen verbunden sind.
Anatomie: Entsprechend der Leistung, die der jeweilige Herzanteil erbringen muss, ist das Kammermyokard insgesamt dicker als das Myokard der Vorhöfe, aber auch an der linken Herzkammer stärker ausgeprägt als an der rechten Herzkammer.
Myokardfibrose *f*: engl. *myocardial fibrosis*; syn. Myofibrosis cordis. Vermehrung des interstitiellen Bindegewebes des Herzmuskels, z. B. bei Hypoxämie, akuter interstitieller Myokarditis und Endomyokardfibrose*.
Myokardhypertrophie → Herzhypertrophie
Myokardinfarkt → Herzinfarkt
Myokardinsuffizienz → Herzinsuffizienz
Myokardiopathie → Kardiomyopathie
Myokarditis *f*: engl. *myocarditis*. Umschriebene oder diffuse entzündliche Erkrankung des Herzmuskels (Myokard*) evtl. mit perikardialer Beteiligung (Perimyokarditis). Betroffene leiden an Herzrhythmusstörungen* und Symptomen einer Herzinsuffizienz*. Behandelt wird mit Schonung und entsprechend der Ursache. Sowohl völlige Ausheilung als auch lebensbedrohliche Herzrhythmusstörungen und plötzlicher Herztod sind häufig.
Einteilung:
- **ätiologisch**, häufige Ursachen sind: 1. rheumatische Myokarditis bei akutem rheumatischem Fieber* als Pankarditis unter Mitbeteiligung von Perikard (Perikarditis*) und Endokard (Endokarditis*) 2. para- und postinfektiöse Myokarditis; meist bei Infektion mit kardiotropen Viren (häufig Virusmyokarditis* durch Coxsackie-B-Viren), auch bei Diphtherie* (Schädigung durch Toxine; Myolysis cordis toxica), Scharlach*, Toxoplasmose*, Trichinellose*, Chagas*-Krankheit 3. allergische Myokarditis 4. im Rahmen einer Sarkoidose* 5. idiopathische Myokarditis, Fiedler-Myokarditis; Riesenzellmyokarditis

Klinik: Akute Myokarditis:
- oft nur allgemeine Beschwerden wie Müdigkeit und andere, grippeähnliche Symptome
- „Herzstolpern" infolge Herzrhythmusstörungen
- bei Perikardbeteiligung (Perimyokarditis) Schmerzen bei der Einatmung
- klinische Zeichen der Herzinsuffizienz* mit Kurzatmigkeit, Unruhe, rascher Ermüdbarkeit, bei Verschlimmerung Stauungslunge bis zum kardiogenen Schock*.

Chronische Myokarditis: Uncharakteristische Beschwerden wie Abgeschlagenheit, Leistungsminderung, Appetitstörung und Gewichtsabnahme.
Therapie:
- strikte körperliche Schonung; in der Akutphase strenge Bettruhe
- Analgetika
- symptomatische Therapie von Herzinsuffizienz und Arrhythmie
- spezifisch nach Ätiologie (z. B. Virostatikum, Interferon*, IVIG, Prednisolon, Ciclosporin, Azathioprin, Antitoxin).

Prognose: In der Akutphase sind lebensbedrohliche Herzrhythmusstörungen häufig und z. T. schwer vorhersehbar, sie führen zudem nicht selten zum plötzlichen Herztod. In 50–70 % der Fälle heilt die Myokarditis spontan und folgenlos aus. In den übrigen Fällen kommt es zum chronischen Verlauf mit Übergang in eine dilatative Kardiomyopathie* und/oder in die chronische Herzinsuffizienz*.
Myokardperfusionsszintigrafie → Myokardszintigrafie
Myokardszintigrafie *f*: engl. *myocardial scintigraphy*; syn. Myokardperfusionsszintigrafie. Herzszintigrafie* zur Erfassung verschiedener Funktionen des Myokards wie relative regionale Perfusion mit Koronarreserve durch Untersuchung in Ruhe und unter Belastung (z. B. mit ^{201}Thallium oder ^{99m}Tc-MIBI, außerdem Erfassung von Myokardvitalität und Stoffwechsel (z. B. Glukosestoffwechsel mit ^{18}F-Fluor-Desoxyglukose).
Prinzip: Durchführung als Emissionscomputertomografie*: Single Photon Emission Computed Tomography (SPECT) oder Positronen-Emissions-Tomografie (PET), meist als Gated-SPECT (GSPECT; siehe Abb.).
Myoklonien *f pl*: engl. *clonic muscular contractions*. Kurze, ruckartige Zuckungen (< 100 ms) einzelner Muskeln ohne oder mit geringem Bewegungseffekt.
Vorkommen:
- physiologisch als nächtliche Myoklonien in der Einschlaf- oder Aufwachphase
- als Symptom zerebraler Erkrankungen (Multiple Sklerose*, zerebrale Hypoxie, Encephalitis letargica)
- bei Hyperekplexie und Paramyoklonus* multiplex
- im Rahmen myoklonischer epileptischer Anfälle wie Jackson*-Anfall oder West-Syndrom
- als Serotoninsyndrom* und als UAW bestimmter Arzneimittel, z. B. Clomipramin* oder Etomidat*.

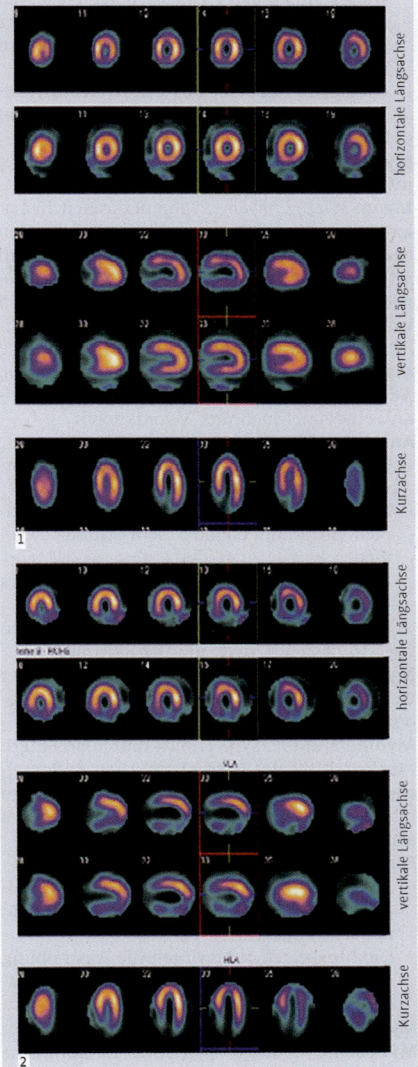

Myokardszintigrafie: 1: Normbefund; 2: Herzinfarkt (Hinterwandinfarkt). [92]

Myokymien *f pl*: Unwillkürliche, wellenartige Muskelaktivität ohne eigentliche Bewegung, die auch im Schlaf und während einer Narkose auftreten kann. Myokymien treten auf z. B. bei Guillain*-Barré-Syndrom, Multipler Sklerose, Plexusläsion sowie bei Gesunden nach starker muskulärer Ermüdung.
Beschreibung: Im EMG sind zwei verschiedene Endladungsmuster möglich:

- kurzes anhaltendes Feuern einer einzelnen motorischen Einheit für Sekunden (Frequenz 2–60 Hz) gefolgt von einigen Sekunden Pause
- seltener in rascherer Folge auftretende Aktionspotenziale (Frequenz 1–5 Hz) über einen längeren Zeitraum ohne Pause.

Myolyse f: engl. *myolysis*. Muskelzelluntergang infolge Degeneration*, Nekrose* oder Trauma*.

Myom n: engl. *myoma*. Benigner mesenchymaler Tumor, der überwiegend aus Muskelzellen besteht. Er tritt im Uterus (Myoma uteri) und im Weichteilgewebe von Hals und Kopf auf sowie als primärer Herztumor*. Unterschieden werden Leiomyom*, Rhabdomyom* und Mischtumoren, z. B. Fibromyom* und Adenomyom*.

Myomenukleation f: engl. *myoma enucleation*. Ausscheidung bzw. Ausschälung (Enukleation*) eines oder mehrerer Myomknoten.

Anwendung:
- laparoskopisch, z. B. bei subserösem oder intramuralem Myom
- laparotomisch bei Kinderwunsch und multiplen intramuralen oder sehr großen Myomen
- hysteroskopisch, z. B. bei submukösem Myom
- über vaginalen Zugang, z. B. bei Myoma in statu nascendi (cave: uterine Blutung).

Myometritis f: syn. Metritis. Entzündung der Gebärmuttermuskulatur im Rahmen einer Endomyometritis*.

Myometrium n: syn. Tunica muscularis uteri. Muskelschicht des Uterus* zwischen Endometrium* und Perimetrium*. Sie besteht aus einem bis zu 2 cm dicken, dichten Gefüge aus glatten Muskelzellen, Bindegewebe und Gefäßen.

Funktion:
- Das Myometrium ermöglicht die außerordentliche Vergrößerung des Uterus* während der Schwangerschaft*.
- Die Muskelzellen bewirken die Austreibung der Frucht (durch Wehen*) und die postnatale Retrahierung (Involutio* uteri).

Myoparalyse → Lähmung, myoplegische

Myopathie f: engl. *myopathy*. Entzündliche (Myositis*) oder degenerative Muskelerkrankung; im engeren Sinn Bezeichnung für systemartige, einzelne Muskelgruppen oder die gesamte Muskulatur erfassende, häufig progredient verlaufende Erkrankungen, die primär vom Muskel selbst ausgehen (z. B. progressive Muskeldystrophien*, Myotonia congenita oder Myasthenia* gravis pseudoparalytica).

Myopathie, endokrine f: engl. *endocrine myopathy*. Meist symmetrische Muskelerkrankung bei hormonaler Störung, z. B. bei Hyperthyreose*, Hypothyreose* oder Cushing*-Syndrom.

Myopathien, distale f pl: engl. *distal myopathies*. Genetisch und klinisch uneinheitliche Gruppe von Muskelerkrankungen mit Symptombeginn an distalen Muskelgruppen. Diagnostiziert wird klinisch, mit MRT oder CT und bei bekanntem Gendefekt mit Molekulargenetik*. Eine Muskelbiopsie ist oft unspezifisch.

Myopathien, kongenitale f pl: engl. *congenital myopathies*. Genetisch heterogene Muskelerkrankungen mit Manifestation im frühkindlichen Alter, charakterisiert durch strukturelle und/oder histochemische Veränderungen. Typisch sind proximal betonte Muskelschwäche mit geringer oder fehlender Progredienz, selten mit Ateminsuffizienz*. Muskelbiopsie* und Molekulargenetik* sichern die Diagnose, eine kausale Therapie existiert nicht.

Myopathien, mitochondriale → Mitochondriopathien

Myopathie, okulare f: engl. *ocular myopathy*. Sonderform der progressiven Muskeldystrophien*.

Myopathie, thyreotoxische f: engl. *thyrotoxic myopathy*. Muskelerkrankung im Rahmen einer Hyperthyreose*.

Myopathie, toxische f: engl. *toxic myopathy*. Toxische Muskelschädigung, z. B. durch Arzneimittel (Amphotericin* B, Amiodaron*, Vinca*-Alkaloide, HMG*-CoA-Reduktase-Hemmer, Fibrate u. a.) oder durch Alkoholmissbrauch.

Myopie f: engl. *myopia*. Häufigste Fehlsichtigkeit mit verminderter Sehschärfe* in der Ferne infolge eines Brechungsfehlers des Auges. Der Brennpunkt der Sehstrahlen liegt hier vor der Netzhaut. Eine Korrektur ist möglich mit Konkavgläsern (– Dioptrien) in Brillen oder Kontaktlinsen, refraktiver Chirurgie und Laserbehandlungen der Linse sowie Clear-Lens-Extraktion.

Erkrankung: Formen: Unterscheidung nach der Ursache für die Refraktionsanomalie*:
- **Achsenmyopie** (zu langer Bulbus)
- **Brechungsmyopie** bei zu starker Brechkraft des Auges, z. B. als Linsenmyopie durch Katarakt*
- **erworbene Myopie** nach Augenoperationen oder durch überhöhte Glukosespiegel
- **Nachtmyopie***.

Unterscheidung nach dem Verlauf:
- **benigne Myopie**, die nach der Pubertät meist nicht mehr fortschreitet
- **maligne progressive Myopie** mit Schäden durch die starke Dehnung der Netzhaut (z. B. Netz- und Aderhautdegeneration mit nachfolgendem Sichtverlust), Fundusveränderungen (posteriore* Staphylome, Netzhautlöcher und Netzhautablösung*, subretinale Blutungen, choroidale Neovaskularisationen, siehe Abb.).

Pathogenese: Säuglinge kommen hyperop auf die Welt. Physiologischerweise wächst der Bulbus im Laufe des ersten Lebensjahres und da-

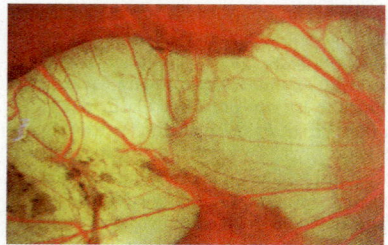

Myopie: Augenhintergrund bei maligner Myopie; ausgeprägte Dehnungsveränderungen der Ader- und Netzhaut. [124]

nach in sehr kleinen Schritten bis ins Erwachsenenalter weiter. Das Wachstum stoppt, wenn das Auge sowohl in der Nähe als auch in der Ferne bei hellem und bei schwachem Licht scharf sieht. Am Wachstumsstopp beteiligt sind blauwelliges Licht, helles Sonnenlicht und Fokussierung in die Ferne. Ist diese Feinabstimmung gestört, kommt es zu einem pathologischen Bulbuswachstum, bei dem bereits eine 1 mm zu lange Achse zu einer Myopie von −3 dpt führt. Folgende Faktoren stören die Rückkopplungsmechanismen, schieben den Wachstumsstopp hinaus und begünstigen damit eine Myopie:
- früh beginnender Schulbesuch
- häufige und langandauernde Fokussierung auf den Nahbereich (Smartphones) mit permanenter Anspannung des Ziliarmuskels
- Lesen bei gelbfarbenem oder ungenügendem Licht
- weniger als 2 Stunden täglicher Aufenthalt im Tageslicht, also im Freien: **1.** fallen ausreichend viele Lichtsignale ins Auge, werden vermehrt Dopamin* und andere Botenstoffe freigesetzt, die das Augenwachstum in Schach halten **2.** UV-Lichtmangel bewirkt dagegen über die verminderte Freisetzung dieser Stoffe ein übermäßiges Längenwachstum des Auges
- nur gelegentliche Fokussierung auf die Ferne
- ungünstige Beleuchtungsverhältnisse in der Schulklasse oder am Arbeitsplatz wie geringer Tageslichtanteil, hoher Gelbanteil und geringe Leuchtstärke der Kunstlichtquellen
- Sehhilfe mit übermäßiger Negativkorrektur (also „zu starke" Gläser).

Klinik:
- unscharfe Sicht in die Ferne bei ungestörter Nahsicht
- Kopfschmerzen
- Zusammenkneifen der Augen bei Kindern.

Komplikationen: Aufgrund von Gewebedehnung im hinteren Augenabschnitt und Pig-

mentabschilferungen von der bei Myopie nach innen gewölbten Iris* v. a. bei höhergradiger Myopie degenerative und andere Folgeerkrankungen:
- Netzhautablösung*
- Makuladegeneration*
- Katarakt*
- Glaukom* (Pigmentglaukom)
- Glaskörpertrübungen*.

Therapie: Korrektur der Fehlsichtigkeit:
- konkave Brillengläser mit Zerstreuungsgläsern (− Dioptrien)
- konkave harte oder weiche Kontaktlinsen* mit negativem Brechwert
- implantierbare (phake) Kontaktlinsen (Risiken sind Endothelzellverluste der Hornhaut, Pupillenentrundung und Entstehung eines Glaukoms*)
- Intraokularlinsen*
- refraktive Chirurgie* (bei Myopie bis −10 Dioptrien) mit LASIK oder Femto-LASIK (LASIK mit dem Femtosekundenlaser), Risiken sind reduziertes Kontrastsehen*, Halos*, monokulare Diplopie*, subepitheliale Hornhautnarben, Keratitis*, korneale Ektasie sowie trockene Augen (Sicca-Symptomatik)

Aufhalten der Progression:
- Atropin 0,01 % einmal täglich abends als Augentropfen über mindestens zwei Jahre; verringert das Fortschreiten der Myopie um ca. 0,5 dpt/Jahr, mögliche Nebenwirkungen der Therapie sind Pupillenerweiterung, Leseprobleme und Lichtempfindlichkeit
- spezielle Multifokallinsen oder Gleitsichtbrillen, die nur das Sehzentrum scharf stellen und in der Peripherie eine Unterkorrektur verursachen; verringert das Fortschreiten der Myopie um 0,21 dpt bzw. 0,14 dpt.

Myoplastik f: engl. *myoplasty*. Begriff mit mehreren Bedeutungen: Vernähen antagonistischer Muskelgruppen vor dem knöchernen Stumpf bei Amputation* (Amputationsmyoplastik; indiziert bei guter Durchblutung und Infektfreiheit) oder freie und gestielte Transplantation von Muskelgewebe zum funktionellen Ersatz, Defektaufbau oder Sanierung von Knocheninfekten (beispielsweise Musculus-gastrocnemius-Lappen bei Infektion der proximalen Tibia; siehe Lappenplastik*).

Myosarkom n: engl. *myosarcoma*. Maligner mesenchymaler Tumor (Sarkom*) des quergestreiften oder glatten Muskelgewebes. Unterschieden werden das äußerst seltene Rhabdomyosarkom* (juvenil oder adult) und das Leiomyosarkom*.

Myosiderin n: Eisen, das nach Zerfall von Myoglobin* freigesetzt und als Pigment abgelagert wird.

Myosin n: Motorprotein* mit ATPase-Aktivität, das ca. 60 % des Gewichts der Myofibrillen* ausmacht. Bei der Muskelkontraktion* bilden Myosin und Aktin* den Aktin-Myosin-Komplex. Außerhalb von Muskeln gibt es viele weitere Myosine, Myosin IIA und IIB sind u. a. an Zytokinese und Wundheilung beteiligt.

Myosin-Klassen: Es gibt eine Vielzahl von Myosinen, die in Klassen und Subklassen unterteilt werden. Das zuerst identifizierte Myosin der Muskelzellen gehört mit einigen weiteren Nicht-Muskel-Myosinen zur Klasse II. Offiziell sind bisher 18 Klassen benannt und weitere bekannt. Nicht-muskuläre Myosine werden auch als unkonventionelle Myosine bezeichnet.

Klinik: Mutationen in Myosinschwerketten-Genen (MYH-Genen) der Klasse II-Myosine können genetisch bedingte Erkrankungen hervorrufen. So verursachen Mutationen im Myosinschwerketten-Gen **MYH7** die hypertrophische Kardiomyopathie. Mutationen im Myosinschwerketten-Gen **MYH11** sind mit der Entstehung des familiären thorakalen Aortenaneurysmas* assoziiert, Mutationen im **MYH9-Gen** mit der MYH9-assoziierten Makrothrombozytopenie. Mutationen betreffen auch die leichten Ketten des Myosins: Veränderungen im **MYLK-Gen** sind z. B. ebenfalls an der Entwicklung eines familiären thorakalen Aortenaneurysmas beteiligt.

Myositis f: engl. *myitis*. Akut oder chronisch verlaufende entzündliche Reaktion von Muskeln oder Muskelgruppen mit Bewegungs- und evtl. Palpationsschmerz, Myogelose* und Schwäche bis Lähmung*, in späteren Stadien auch Atrophie* und evtl. Kontraktur*. Diagnostiziert wird mit verschiedenen serologischen Tests, Muskelbiopsie*, EMG und MRT.

Myositis acuta purulenta f: engl. *myositis purulenta*. Akute eitrige Myositis* bei Infektion von offenen Wunden (z. B. bei komplizierter Fraktur) oder Osteomyelitis*. Sie tritt häufig als Phlegmone oder Abszess auf, seltener als generalisiertes toxisches Syndrom mit akutem Nierenversagen (z. B. bei Infektion mit Streptococcus pyogenes und Gasbildung im Muskel).

Therapie:
- chirurgische lokale Sanierung
- resistenzgerechte Antibiotikatherapie
- intensivmedizinische Überwachung.

Myositis, autoimmune f: Sammelbezeichnung für den Kollagenosen* zugeordnete entzündliche autoimmune Muskelerkrankungen. Diagnostiziert wird durch den Nachweis von Autoantikörper* und Muskelenzyme im Serum, durch Muskelbiopsie*, EMG und MRT. Nach klinischen und serologischen Kriterien werden unterschieden: primäre Polymyositis*, primäre Dermatomyositis, Myositis in Kombination mit Kollagenosen, Tumor-assoziierte Myositis und Einschlusskörperchenmyositis.

Myositis, interstitielle f: engl. *interstitial myositis*. Entzündliche Infiltration der Bindegewebshüllen der Muskulatur (Perimysium* und Endomysium) ohne primären Befall der Myozyten. Eine interstitielle Myositis kommt v. a. bei Kollagenosen*, insbesondere bei Dermatomyositis, vor.

Myositis ossificans circumscripta f: Umschriebene Metaplasie* der Muskulatur mit Ossifikation* infolge pathologischer Kalkeinlagerung aufgrund eines Traumas oder chronischer Läsionen. Die Diagnose wird durch klinische Untersuchung und Röntgen gestellt. Die Therapie ist zunächst konservativ, das Rezidivrisiko bei operativer Therapie ist hoch.

Häufigste Lokalisationen:
- M. brachialis
- Adduktorengruppe
- M. quadriceps femoris.

Grundsätzlich häufiger im Muskelbauch als im Sehnenansatz.

Therapie:
- konservativ durch Kortikoid- und Hyaluronidaseinfiltration sowie Ultraschalltherapie bei beginnendem Umbau
- operativ durch Entfernung der verkalkten Areale.

Myositis tropica → Pyomyositis, tropische
Myositis typhosa → Typhus abdominalis
Myotomie f: engl. *myotomy*. Operative Muskeldurchtrennung, z. B. zur Erweiterung des ventrikulären Ausflusstrakts bei hypertropher obstruktiver Kardiomyopathie*.
Myotonia congenita intermittens → Paramyotonia congenita
Myotonie f: engl. *myotonia*. Tonischer Krampf der Muskulatur.
myotonisches Syndrom → Dystrophie, myotonische
myotonisches Syndrom → Paramyotonia congenita
Myotonolytika → Muskelrelaxanzien
Myotrope Erreger-Labordiagnostik f: Suchtests zur Identifizierung von Viren*, Bakterien* oder Parasiten* als Verursacher von Muskelerkrankungen. Zunächst wird nach den häufigsten Erregern gesucht, beispielsweise Borrelia* burgdorferi und Coxsackie*-Viren. Wird die Ursache nicht gefunden, erfolgen weitere Tests in Abhängigkeit der klinischen Symptomatik* und der Anamnese*.

Stufendiagnostik: 1. Stufe (häufige Erreger):
- Borrelia burgdorferi: Borrelien*-Antikörper
- Coxsackie-Viren: Coxsackie*-Virus-Antikörper
- ECHO-Viren: ECHO*-Viren-Antikörper
- Influenza*-Viren: 1. Influenza*-Viren-Antikörper 2. Influenza-Virus-Direktnachweis
- Leptospira*: Leptospiren*-Antikörper
- Toxoplasma* gondii: Toxoplasmose*-Antikörper
- Trichinen: Trichinen*-Antikörper

2. Stufe (eltene Erreger, Bestimmung je nach klinischer Symptomatik und Anamnese).
Indikation: Erregerdiagnostik bei Myalgien*.
Material und Präanalytik: Je nach Methode Serum*, Abstrich- oder Biopsiematerial, Stuhl.
Praxishinweise: Bei Befall der Herzmuskulatur: Suche nach kardiotropen Erregern.
Myozele *f*: engl. *myocele*. Auswölbung von Muskelgewebe infolge Faszienschwäche oder Muskelriss*.
Myozyten → Muskelgewebe
Myringitis *f*: Entzündung* des Trommelfells*, meist in Zusammenhang mit einer Otitis* media oder Otitis* externa. Häufiger Erreger sind Streptococcus*, Haemophilus* und Mycoplasma*. Eine Myringitis geht mit plötzlich auftretenden, starken Schmerzen und evtl. Fieber und Schallleitungsschwerhörigkeit einher. Therapiert wird antibiotisch und analgetisch.
Myringoplastik → Tympanoplastik
Myroxylon balsamum → Balsambaum
Myrrhenbaum *m*: syn. Commiphora molmol. Baum aus der Familie der Balsambaumgewächse (Burseraceae), der in Nordostafrika, Südarabien, Abessinien und Nubien vorkommt. Zusammen mit Commiphora schimperi und Commiphora abyssinica ist der Myrrhenbaum Stammpflanze der Droge. Myrrhe wirkt adstringierend, antibakteriell und antiinflammatorisch. Sie wird bei Erkrankungen des Mund- und Rachenraumes eingesetzt.
Mythomanie → Fabulieren
My-Typ → Schwerkettenkrankheit
Myxadenom *n*: engl. *myxadenoma*. Adenom* mit myxomatöser Grundsubstanz, das von schleimproduzierenden Epithelzellen einer muköseen Drüse ausgeht.
Myxochondrom *n*: engl. *myxochondroma*. Mit Schleim durchsetztes Chondrom*.
Myxodermia diffusa → Myxödem
Myxödem *n*: engl. *myxedema*. Pathologische Ablagerung von Glykosaminoglykanen in

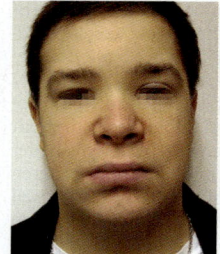
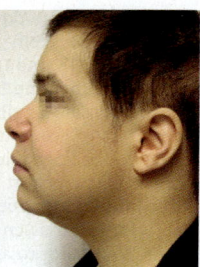

Myxödem [135]

Haut-, Unterhaut- und Muskelgewebe. Man unterscheidet das generalisierte Myxödem (bei Hypothyreose*) vom seltenen prätibialen Myxödem (entzündliche Schwellung am Unterschenkel bei Basedow*-Krankheit). Im Gegensatz zum echten Ödem bleibt beim Myxödem nach dem Eindrücken mit dem Finger keine Delle zurück.
Formen:
– **generalisiertes Myxödem** (syn. Myxodermia diffusa): **1.** ödematös-teigige Infiltration bei Hypothyreose* **2.** v. a. im Gesicht (periorbital) und an den Extremitäten (Handrücken) **3.** führt zu typischem aufgeschwemmten Aussehen (sog. Eskimogesicht, siehe Abb.) **4.** im Gegensatz zu anderen ödematösen Veränderungen der Haut bleiben nach Druck keine Dellen zurück
– **prätibiales Myxödem** (syn. Myxoedema circumscriptum tuberosum, Myxoedema praetibiale symmetricum): **1.** entzündliche Schwellung bei Basedow*-Krankheit (in 2–3 % der Fälle) **2.** an den Streckseiten der Unterschenkel, selten am Fußrücken, nie oberhalb des Knies **3.** meist assoziiert mit endokriner Ophthalmopathie* **4.** in Kombination mit Exophthalmus* und hypertropher Osteoarthropathie* als sog. EMO-Syndrom beschrieben.
Myxödemkoma *n*: engl. *myxedema coma*; syn. hypothyreotes Koma. Seltene, insbesondere bei älteren Patienten auftretende Stoffwechseldekompensation mit hoher Letalität* (bis 50 %) als Endstadium einer jahrelang unzureichend behandelten Hypothyreose*. Auslöser sind zusätzliche Trigger*-Faktoren wie Infektion*, Operation oder Trauma*. Betroffene zeigen zunehmende Somnolenz* bis Koma* und weitere multiple Organfunktionsstörungen. Die Erkrankung erfordert intensivmedizinische Behandlung.
Myxödem, kongenitales *n*: engl. *congenital myxedema*. Myxödem im Rahmen einer Neugeborenenhypothyreose.
Myxofibrom → Fibroma myxomatodes
Myxolipom *n*: engl. *myxolipoma*. Lipom*, das aus Schleim und Fettgewebe besteht.
Myxom *n*: engl. *myxoma*. Benigner gallertiger Weichgewebstumor aus primitiven Bindegewebszellen und schleimig-gallertartiger lockerer mukoider (schleimiger) Grundsubstanz. Das Myxom kann lokal aggressiv wachsen. Es kommt z. B. kardial, oral, um die Gelenke (juxtaartikuläres Myxom) oder in der Muskulatur (intramuskuläres Myxom) vor.
Myxoma peritonei → Pseudomyxoma peritonei
Myxosarkom *n*: engl. *myxosarcoma*. Zellreiches malignes Myxom*.
Myxoviren *n pl*: engl. *myxoviruses*. Medizinisch wichtige Gruppe mittelgroßer RNA-Viren, die in die beiden Virusfamilien Orthomyxoviridae* (z. B. Influenza-Viren) und Paramyxoviridae* unterteilt wird. Die Bezeichnung der Virusgruppe wurde gewählt aufgrund der Fähigkeit einzelner dieser Viren, mit Neuraminidase* Mukoproteine von Zellmembranen anzugreifen.
Myzel *n*: engl. *mycelium*. Geflecht aus septierten oder unseptierten Hyphen* der Pilze.

N

N: Abk. für Stickstoff (Nitrogenium) → Stickstoff

N.: Abk. für → Nervus

Nabel m: engl. navel; syn. Umbilicus. Rundliche Vertiefung, in deren Grund der Rest des Nabelschnuransatzes als eine kleine Papille zu erkennen ist. Er liegt in einer ausgesparten Lücke der Linea* alba, dem Anulus umbilicalis.

Nabelarterie → Zustandsdiagnostik des Neugeborenen

Nabelarterien-pH-Wert m: engl. umbilical artery pH. pH*-Wert in der A. umbilicalis, wichtiger Parameter der Zustandsdiagnostik* des Neugeborenen mit klinischen Hinweisen auf kindliche Hypoxämie sub partu. Zusätzliche schwere Störung der postnatalen Adaptation* erhöht das Risiko für hypoxämische neurologische Spätfolgen. Der Nabelarterien-pH-Wert beträgt bei Azidose ≤ 7,20, bei schwerer Azidose < 7,0.

Nabelbruch → Nabelhernie

Nabeldiphtherie f: engl. umbilical diphtheria. Fibrinöser Belag auf geröteter Nabelwunde infolge Infektion des Neugeborenen mit Corynebacterium* diphtheriae. Eine Nabeldiphtherie führt häufig zum Tod. Aufgrund von Schutzimpfung* und mütterlichen Antikörpern kommt die Erkrankung in Europa nicht mehr vor.

Nabelfistel f: engl. umbilical fistula; syn. Fistula umbilicalis. Übergeordnete Bezeichnung für Fisteln, deren Ausführungsgang im Nabel endet und hier häufig zu nässenden geruchsintensiven, mit Entzündungen einhergehenden Problemen führen kann. Man unterscheidet angeborene von erworbenen Nabelfisteln. Behandelt wird mittels chirurgischer Fistelsanierung durch Exzision und Aufhebung derselben im Falle von kompletten angeborenen Nabelfisteln.

Nabelhernie f: engl. umbilical hernia; syn. Hernia umbilicalis. Angeborene oder erworbene Hernie* im Bereich des Nabels (Anulus* umbilicalis). Bei Säuglingen in den ersten Lebensjahren meist noch Spontanverschluss, bei Jugendlichen und Erwachsenen keine Rückbildungstendenz und Indikation zur operativen Versorgung gegeben. Je nach Größe ist eine Direktnaht bzw. eine Verstärkung mit alloplastischen Netzen indiziert.

Therapie:
- Säugling: 1. Abwarten, da meist spontaner Verschluss 2. bei ausbleibender Remission oder Inkarzeration* operative Versorgung mittels Direktnaht
- Jugendliche/Erwachsene: 1. OP-Indikation (keine Spontanremission, hohe Einklemmungsgefahr) 2. operative Versorgung durch Hernioplastik.

Nabelkompresse f: Sterile, 4-fach gelegte Kompresse* aus Mull*, die als Wundauflage zur Abdeckung des Nabels bei Neugeborenen dient.

Nabelschnur f: engl. umbilical cord; syn. Funiculus umbilicalis. Bindegewebiger Strang, der den Nabel* des Fetus* mit der fetalen Seite der mütterlichen Plazenta* verbindet. Die Nabelschnur enthält zwei Aa. umbilicales sowie die V. umbilicalis und dient dem Abtransport von Stoffwechselprodukten wie Kohlendioxid* bzw. der Versorgung des Fetus mit Sauerstoff* und Nährstoffen*. Siehe Abb.

Nabelschnurbruch → Omphalozele

Nabelschnurgeräusch n: engl. umbilical cord souffle. Physiologisches, pulssynchrones, vom fetalen Foramen ovale oder Ductus arteriosus gebildetes, zischendes Geräusch. Das Geräusch entsteht nicht in der Nabelschnur und ist bei der Auskultation durch die mütterliche Bauchdecke hörbar.

Nabelschnurknoten m: engl. umbilical cord knot. Verknotung der Nabelschnur in sich selbst. Man kann 2 Formen des Nabelschnurknotens unterscheiden, den echten und den falschen Nabelschnurknoten.

Formen:
- echter (wahrer) Nabelschnurknoten: 1. meist nicht sehr fester, durch echte Schlingenbildung entstandener Knoten 2. kommt bei (zu) langer Nabelschnur oder bei Hydramnion vor und kann ggf. Ursache von Nabelschnurkomplikationen sein
- falscher Nabelschnurknoten: entsteht durch Schlingenbildung der Gefäße oder eine umschriebene Verdickung der Wharton-Sulze.

Nabelschnurkomplikation f: engl. umbilical cord complication. Zusammenfassender Begriff für in der Schwangerschaft oder unter der Geburt durch die Nabelschnur ausgelöste Probleme. Bei drohender oder nachgewiesener Hypoxie wird intrauterin reanimiert und die Geburt beendet, ggf. auch operativ.

Formen:
- Nabelschnurvorliegen* (bei geschlossener Fruchtblase)
- Nabelschnurvorfall* (bei geöffneter Fruchtblase)
- Nabelschnurumschlingung* des Fetus
- echter Nabelschnurknoten*
- Einreißen eines Nabelschnurgefäßes, z.B. bei Insertio velamentosa

Nabelschnur: Sicht auf die Nabelschnur von fetaler Seite. Die Abbildung zeigt, wie sich die Aa. umbilicales um die V. umbilicalis schlängeln. [4]

Nabelschnurpunktion

- Aplasie einer Nabelarterie (singuläre Nabelschnurarterie, SUA): häufig bei Fehlbildungen des Kindes; führt oft zu intrauteriner Wachstumsretardierung und Frühgeburt.

Nabelschnurpunktion → Chordozentese

Nabelschnurpunktion → Zustandsdiagnostik des Neugeborenen

Nabelschnurumschlingung f: engl. *loops of the umbilical cord*. Form der Nabelschnurkomplikation* mit Umschlingung um Hals, Körper oder Extremitäten. Eine Nabelschnurumschlingung ist relativ häufig (20–30 %) und geht nur selten mit einer fetalen Hypoxie einher. Mögliche prädisponierende Faktoren sind relativ lange Nabelschnüre oder ein Polyhydramnion mit besserer Beweglichkeit des Feten.

Nabelschnurvorfall m: engl. *umbilical cord prolapse*. Geburtshilfliche Notfallsituation mit Einklemmung der Nabelschnur zwischen Kind (meist Kopf) und mütterlichem Becken. Ein Nabelschnurvorfall tritt erst nach dem Blasensprung* auf. Die Geburt wird per Schnittentbindung (meist als Notsectio) beendet.

Risikofaktoren: Mangelnder Verschluss des Beckeneinganges, z. B. bei:
- Beckendeformitäten
- Frühgeburten*
- Hydramnion*
- Einstellungsanomalien (Beckenendlage, Fußlage)
- Lageanomalien (Querlage, Schräglage).

Siehe Abb.

Therapie:
- zur Verminderung der Kompression: **1.** Beckenhochlagerung **2.** Hochdrängen des vorangehenden Kindsteiles durch die vaginal untersuchende Hand
- notfallmäßige Kaiserschnittentbindung.

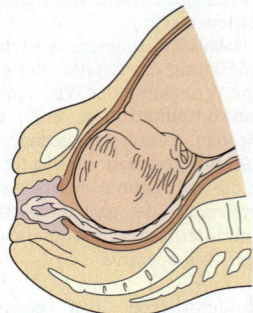

Nabelschnurvorfall [39]

Nabelschnurvorliegen n: engl. *presenting umbilical cord*. Geburtshilfliche Komplikation mit Position der Nabelschnur neben oder vor dem vorangehenden Kindsteil bei noch erhaltener Fruchtblase. Bei Blasensprung entsteht eine akute Notfallsituation (Nabelschnurvorfall*).

Nabelschnurzeichen n sg, pl: engl. *umbilical cord signs*. Zusammenfassender Begriff für klinische Zeichen zur Beurteilung der Plazentalösung mithilfe der Nabelschnur. Die Zeichen im Einzelnen sind Ahlfeld-Zeichen, Küstner-Zeichen und Strassmann-Zeichen.

Nabeltetanus → Tetanus neonatorum

Naboth-Eier → Ovula Nabothi

N-Acetylcystein → Acetylcystein

Nachbild n: engl. *afterimage*. Visueller Sinneseindruck, der nach Ende eines konstanten optischen Reizes ohne das entsprechende Objekt entsteht. Das Nachbild ist Folge der Lokaladaption der Netzhaut (visueller Nacheffekt) und eine physiologische Reaktion. Pathologisch persistierende Nachbilder entstehen bei Uveitis, Choroiditis und Papillenerkrankung.

Formen:
- **negatives** Nachbild als komplementäres Bild (z. B. dunkel bei hellem Objekt oder in der Komplementärfarbe des Objektes, siehe Abb.)
- **positives** Nachbild als periodische Folge heller Bilder nach Wahrnehmung einer Serie von Lichtblitzen.

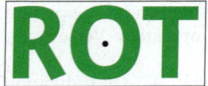 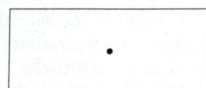

Nachbild: Wird der Mittelpunkt der farbigen Figur für ca. 30 Sekunden und anschließend der Mittelpunkt des weißen Umrisses fixiert, entsteht ein negatives Nachbild in der Komplementärfarbe.

Nachblutung f: engl. *secondary bleeding*. Postoperative lokale oder diffuse Einblutung in eine chirurgisch gesetzte Wunde. Der Begriff wird auch für die peripartale Blutung* und die postmenstruelle Blutung* verwendet.

Ätiologie:
- unversorgte (während der Operation häufig nicht blutende) Gefäße
- abgerutschte Gefäßunterbindung, z. B. Ligatur, Clip
- Gerinnungsstörungen
- postoperativer starker Blutdruckanstieg
- nach 10–20 Tagen: Entzündung, Fremdkörper oder Gefäßarrosion.

Diagnostik:
- Kontrolle der Drainage
- Blutbild
- Gerinnungsstatus
- Sonografie.

Therapie:
- Reintervention
- Blutstillung.

Nachblutung, atonische f: syn. atonische postpartale Blutung. Verstärkte Blutung nach der Geburt aufgrund mangelnder Kontraktion der Gebärmutter. Zu Ursachen und Vorgehen siehe peripartale Blutung*.

Nachdepolarisation → Erregungsleitungsstörung

Nachgeburt → Plazenta

Nachgeburtsblutung f: engl. *postpartum hemorrhage*. Normal starke Blutung in der Nachgeburtsperiode, der Blutverlust beträgt etwa 200–400 ml. Die Blutung kommt durch die Ablösung der Plazenta von der Uteruswand zustande.

Nachgeburtsperiode → Geburt

Nachgeburtswehen f pl: engl. *uterine expulsion*. Kontraktionen der Gebärmutter nach der Geburt* des Kindes. Durch die weitere Verkleinerung des Uterus kommt es zur Lösung und Ausstoßung der Plazenta und der Eihäute.

Nachgreifen → Greifreflex, palmarer

Nachholimpfung f: engl. *catch-up vaccination*. Schutzimpfung* bei unvollständigem oder unbekanntem Impfstatus. Ziel ist das Erreichen des altersentsprechend empfohlenen Impfschutzes nach Impfkalender* des Robert* Koch-Instituts (RKI). Bei unvollständiger Impfung kann auch nach Jahren die begonnene Serie komplettiert werden, bei unbekanntem Impfstatus sind die fehlenden Impfungen als komplette Serie (Grundimmunisierung*) nachzuholen.

Nachkürettage f: engl. *uterine curettage*. Ausschabung (instrumentelle Nachtastung) nach einem Abort oder einer Geburt zur Entfernung von Abort- oder Plazentaresten.

Nachlassende Kindsbewegungen f pl: Verminderung oder völliges Fehlen der von der Mutter ab der 20. SSW (bei Mehrgebärenden auch schon ab der 16. SSW) selbst registrierten intrauterinen Bewegungen des Feten. Die Beurteilung der Kindsbewegungen gehört zum biophysikalischen Profil. Während der Bewegung beschleunigen sich häufig die kindlichen Herztöne (Akzeleration).

Ursachen: Nachlassende oder fehlende Kindsbewegungen können auftreten:
- physiologisch in der Schlafphase des Kindes, meist nicht länger als 40 Minuten anhaltend
- als Zeichen einer beginnenden Hypoxie
- bei Oligohydramnion aufgrund der verminderten Platzverhältnisse
- bei fetalen neuro-muskulären Erkrankungen (z. B. spinale Muskelatrophie, Muskeldystrophie)
- beim intrauterinen Fruchttod.

Diagnostik: Zur Verifizierung stehen folgende Maßnahmen zur Verfügung:
- Beobachtung durch die Mutter
- Fühlen der Kindsbewegungen durch die Bauchdecken

– CTG mit Aufzeichnung der Kindsbewegungen (Kineto-CTG)
– Sonografie.

Nachlast *f*: engl. *afterload*. Endsystolische Ventrikelspannung. Sie entspricht dem Widerstand, den die Herzmuskulatur bei der Entleerung der Kammer überwinden muss (Auswurfwiderstand) und ist direkt von der systolischen myokardialen Wandspannung abhängig sowie indirekt vom peripheren Widerstand* (arterielle Gefäßwandelastizität). Klinisch entspricht sie in vereinfachter Annäherung dem mittleren Aortendruck (MAP).

Physiologie: Eine gesteigerte Nachlast führt
– durch den erhöhten Druck zu einer verspäteten Öffnung der Aortenklappe* mit verkürzter Systole*
– über das nicht ausgeworfene Restvolumen zu einem erhöhten enddiastolischen Füllungsvolumen
– zur Rechtsverschiebung im Arbeitsdiagramm (Frank*-Starling-Mechanismus) und Erhöhung des Schlagvolumens.

Nachpotenzial → Erregungsleitungsstörung

Nachstar *m*: engl. *aftercataract*; syn. Cataracta secundaria. Nach extrakapsulärer Staroperation auftretender Katarakt* mit gelegentlich froschlaichartigem Aussehen. Mögliche Ursachen sind das Wachstum verbliebener Linsenzellen auf der Linsenkapsel (regeneratorischer Nachstar) oder narbige Verdichtung der hinteren Linsenkapsel (fibrotischer Nachstar). Therapiert wird durch chirurgische Absaugung oder Kapseleröffnung mit dem YAG-Laser.

Nachtangst → Pavor nocturnus

Nachtarbeit *f*: engl. *night work*. Nach Arbeitszeitgesetz (Abk. ArbZG; § 2) jede Tätigkeit, die zwischen 23 und 6 Uhr (in Bäckereien 22–5 Uhr) geleistet wird und länger als 2 Stunden dauert.

Rechtliches: Nach § 6 ArbZG hat der Arbeitgeber jedem Arbeitnehmer die Möglichkeit einzuräumen, eine spezielle arbeitsmedizinische Vorsorge in Anspruch zu nehmen, wenn in Nachtschichten gearbeitet wird. Neben dem ArbZG gelten gesonderte Regelungen:
– Mutterschutzgesetz: werdende und stillende Mütter dürfen in der Zeit von 20–6 Uhr nicht beschäftigt werden (Ausnahmen sind möglich)
– Jugendarbeitsschutzgesetz: generelles Verbot von Nachtarbeit (20–6 Uhr; Ausnahmen sind zur Erreichung besonderer Ausbildungsziele möglich).

Arbeitsmedizinische Bedeutung: Gesundheitliche Beeinträchtigungen durch die Nachtarbeit sind möglich, z.B. verminderte Schlafdauer und Schlafqualität, Magen-Darm-Beschwerden, Einschränkung sozialer Kontakte. Der Arbeitgeber sollte sich beim Gestalten von Schichtplänen durch den Betriebsarzt* beraten lassen hinsichtlich arbeitspsychologischer, arbeitsphysiologischer und ergonomischer Fragestellungen.

Nachtblindheit *f*: engl. *nyctalopia*; syn. Nyktalopie. Eingeschränkte Sehfähigkeit in Dämmerung und Dunkelheit durch teilweisen oder völligen Ausfall des Stäbchensehens. Die Nachtblindheit ist angeboren oder erworben, z.B. durch Vitamin-A-Mangel oder eine Netzhauterkrankung. Für die angeborene Nachtblindheit gibt es derzeit keine Therapie, bei erworbenen Formen wird die Ursache behandelt.

Erkrankung: Ätiologie:
– angeborene Nachtblindheit: 1. Oguchi-Syndrom 2. kongenitale stationäre Nachtblindheit 3. Leber-Amaurose* 4. kongenitale hohe Myopie*
– Vitamin-A-Mangel (z.B. bei Malabsorption*, Lebererkrankungen)
– Systemerkrankungen: 1. Lungentuberkulose* 2. Malaria* 3. Hyperthyreose* 4. Onchozerkose* 5. Pityriasis* versicolor
– Augenerkrankungen mit Funktionsverlust oder Degeneration der Stäbchen*.

Klinik:
– eingeschränktes Sehen in der Dämmerung und nachts bei normaler Sicht im Hellen
– Sehbehinderung in der Nacht, besonders stark beim Autofahren.

Therapie:
– bei angeborener Nachtblindheit: keine
– bei erworbener Nachtblindheit: Behandlung der Ursache, z.B.: 1. Vitamin-A-Substitution 2. Behandlung von Infektionskrankheiten 3. Behandlung von Stoffwechselerkrankungen 4. Glaukomtherapie 5. operative Versorgung.

Nachtkerzenöl *n*: engl. *evening primrose oil*; syn. Oenothera oleum. Fettes Öl aus den Samen der Nachtkerze (Oenothera biennis), das Linolensäure sowie andere essenzielle Fettsäuren enthält und bei atopischen Ekzemen angewandt wird.

Nachtklinik, psychiatrische *f*: engl. *psychiatric night clinic*. Einrichtung zur teilstationären Therapie von psychisch kranken Menschen, die tagsüber ihrer Beschäftigung nachgehen, aber nachts den schützenden Rahmen einer Klinik benötigen. Psychiatrische Nachtkliniken sind heute kaum mehr gebräuchlich.

Nachtlarvenfilarie → Wuchereria bancrofti

Nachtmyopie *f*: engl. *night myopia*. Kurzsichtigwerden des Auges beim Übergang zu geringen Leuchtdichten, verursacht durch die reflektorische Naheinstellung auf Entfernungen im Greifbereich (50–100 cm). Die physiologische Nachtmyopie beträgt 1–2 dpt.

Nachtschatten, bittersüßer *m*: syn. Solanum dulcamara. Halbstrauch aus der Familie der Nachtschattengewächse (Solanaceae), der im gemäßigten Europa und Asien verbreitet ist. Die Inhaltsstoffe der Stängel wirken kortisonartig, adstringierend, anticholinerg und antimikrobiell. Medizinisch wird bittersüßer Nachtschatten äußerlich zur unterstützenden lokalen Therapie bei chronischem Ekzem (Kommission E) eingesetzt.

Nachtschicht → Nachtarbeit

Nachtschweiß *m*: engl. *night sweats*. Unphysiologisch starkes Schwitzen, Hyperhidrosis, das nachts während des Schlafs auftritt. Es gehört zu den Allgemeinsymptomen und ist ein Symptom diverser systemischer Erkrankungen. Differenzialdiagnostisch wichtig ist die Kombination aus Nachtschweiß, Fieber und Gewichtsverlust, bei konsumierenden Erkrankungen als B*-Symptomatik bezeichnet. Die Ursache ist zu behandeln.

Differenzialdiagnosen: Schwitzen im Schlaf ist häufig. Eine Steigerung der Schweißabgabe ist die physiologische Antwort auf zu hohe Umgebungstemperatur und Luftfeuchtigkeit, scharf gewürztes Essen und Alkohol am Vorabend, sowie vegetatives Begleitsymptom von Albträumen. Auszuschließen sind außer diesen nichtmedizinischen Ursachen folgende Erkrankungen:
– Akute Infektionen, z.B. Influenza*, Malaria*, Pfeiffersches Drüsenfieber
– chronische Infektionen, z.B. Tuberkulose*, Infektionen bei AIDS, Borreliose*
– Autoimmunerkrankungen, z.B. Kollagenosen*, chronische Polyarthritis, Polymyalgia rheumatica
– maligne Erkrankungen, z.B. Lymphome wie Hodgkin*-Lymphom, Leukämien, Karzinome
– neurologische Erkrankungen, z.B. Epilepsie, Morbus Parkinson*
– hormonelle Störungen und Stoffwechselstörungen, z.B. Hyperthyreose*, Klimakterium* und Menopause*, Diabetes* mellitus
– psychische und psychosomatische Ursachen, v.a. Stress
– Medikamente, z.B. Antidepressiva*, Neuroleptika*
– sonstige, z.B. Schlafapnoesyndrom* oder Drogenentzug.

Nachwehen *f pl*: engl. *afterpains*; syn. Wochenbettwehen. Kontraktionen der Gebärmutter (Wehen) in den ersten Tagen des Wochenbettes zur Blutstillung und Verkleinerung des Uterus (Involutio* uteri). Die Wehentätigkeit verstärkt sich beim Stillen* durch die endogene Ausschüttung von Oxytocin*.

Nacken *m*: engl. *nape*; syn. Nucha. Rückwärtiger (kaudaler) Teil des Halses (Nucha, Regio nuchae). Seine zentralen Strukturen sind die hochbewegliche Halswirbelsäule (HWS) und die Nackenmuskulatur, die für die Beweglichkeit des

Nackenbeugezeichen

Kopfes sorgen, sowie das Genick als Verbindung zum Hinterkopf.

Nackenbeugezeichen → Lhermitte-Zeichen

Nacken-Extremitäten-Reflex, tonischer m: syn. Magnus-Reflex. Frühkindlicher Reflex, bei dem das Kind bei passiver Drehung des Kopfes das kontralaterale Bein anzieht. Der Reflex bildet sich bis zum 6. Lebensmonat zurück.

Nackenfalte → Nackentransparenz

Nackenreflex, asymmetrisch tonischer m: engl. *asymmetric tonic neck reflex*; syn. Tonischer Nacken-Extremitäten-Reflex; Abk. ATNR. Frühkindlicher Reflex, der sich bis zum 6. Lebensmonat zurückbildet. Bei aktiver oder passiver Seitwärtsdrehung des Kopfes erfolgt eine Streckung und Tonuserhöhung des ipsilateralen Arms und gleichzeitige Beugung und Tonusminderung des kontralateralen Arms, sog. Fechterstellung. Häufig bewegen sich die Beine gleichsinnig.

Nackenreflex, symmetrisch tonischer m: engl. *symmetric tonic neck reflex*; Abk. STNR. Frühkindlicher Reflex, der bis zum 3. Lebensmonat physiologisch ist und bei Persistenz auf eine infantile* Zerebralparese hinweist. Bei Kopfneigung nach hinten erfolgt eine Streckung und Tonuserhöhung der Arme mit Beugung und Tonusverminderung der Beine. Der umgekehrte Bewegungskomplex ist durch Kopfneigung nach vorn auslösbar.

Nackenschmerz m: engl. *Neck Pain*; syn. Verspannungs-Schmerzen im Nacken. Durch Verspannungen der Nackenmuskulatur oder (seltener) degenerative Veränderungen der Halswirbelsäule ausgelöste Schmerzen im Nacken, Hinterkopf und im Schulter-Arm-Bereich. Oft bestehen auch Fehlhaltungen und Fehlbelastungen der Wirbelsäule. Nackenschmerzen sind schulmedizinisch nur bedingt behandelbar; häufiger helfen Rückenschule* oder Yoga, NSAR und Wärmeanwendungen.

Hintergrund: Ursachen:
- Fehlhaltung, Fehlbelastung (Computerarbeit, Smartphone-Nacken); ungünstig sind langes tägliches Sitzen, ungeeignete Bürostühle und fehlende körperliche Betätigung sowie auch längeres Fahrradfahren
- psychische Belastungen, chronischer Stress
- Zugluft
- Muskelzerrungen
- Schleudertrauma*, HWS*-Distorsion
- Spondylose (Spondylosis* deformans)
- Spondylitis*, Diszitis*, Spondylodiszitis*
- zervikale Spinalkanalstenose*
- Osteoporose*
- zervikaler Bandscheibenvorfall*
- Tumoren, Metastasen
- Meningismus*.

Oft bleibt die Ursache chronischer Nackenschmerzen unklar.

Klinik:
- Nackenschmerzen bilden sich oft nach wenigen Tagen auch ohne spezielle Therapie zurück
- Nackenschmerzen mit Fieber, Kopfschmerzen und Nackensteife sind Hinweis auf eine Meningitis* und damit ein Notfall
- Nackenschmerzen mit radikulären Symptomen (Parästhesien, Lähmungserscheinungen der Finger und Arme) sind Hinweis auf einen Bandscheibenvorfall und müssen zeitnah orthopädisch-neurologisch abgeklärt werden
- Nackenschmerzen nach Schleudertrauma* können abhängig von Psyche und Persönlichkeit chronisch werden und im Extremfall ein Rentenbegehren* auslösen.

Therapie: Die meisten Anwendungen sollen den Circulus* vitiosus aus Schmerz und Verspannung unterbrechen:
- Physiotherapie*: 1. initial Massagen, Wärmeanwendungen, Elektrotherapie 2. zur Sekundärprophylaxe Rückenschule, Yoga, Entspannungsmethoden wie progressive Muskelrelaxation
- Verbesserung der Ergonomie des Arbeitsplatzes (auch des häuslichen)
- bei Nackenschmerzen durch Fahrradfahren helfen häufige Positionswechsel, intermittierende Wechsel in den Wiegetritt, evtl. Umstieg auf Liegerad
- Psychotherapie
- vorübergehende Anwendung von Halskrawatten
- Akupunktur*
- vorübergehend Medikamente (Analgetika, NSAR)
- periradikuläre Infiltration (periradikuläre Therapie*)
- Neuraltherapie
- manuelle Medizin (Chiropraktik*, Osteopathie*)
- evtl. Operation einer Spinalkanalstenose oder eines Bandscheibenvorfalls.

Nackensteifigkeit f: engl. *neck stiffness*. Tonische* Fixierung der Nackenmuskulatur mit Steilstellung der Halswirbelsäule, leichter Reklination* des Kopfs und Einschränkung der Nackenbeweglichkeit mit Auslösung heftiger Schmerzen und Widerstand (Opisthotonus*) bei passiver Vorbeugen des Kopfs, vorkommend z. B. bei Meningitis*, Tetanus*, Hirntumor*, Einklemmung*, Krämpfen* oder Myalgie* der Halsmuskulatur, Wirbelsäulenaffektionen*.

Nackentransparenz f: engl. *nuchal translucancy*. Vermehrte Flüssigkeitsansammlung im fetalen Nacken, physiologisch zwischen der 11. und 14. SSW. Die Messung der Nackenfalte kann im Rahmen der Pränataldiagnostik (z. B. beim Ersttrimester-Screening in Kombination mit müt-

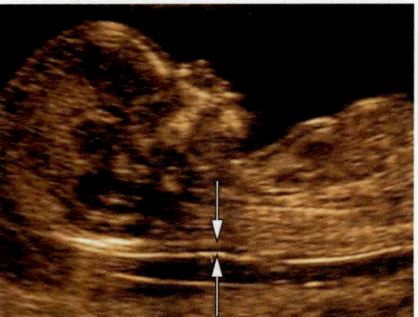

Nackentransparenz: Physiologischer Befund zwischen 11. und 14. SSW (Ultraschalldiagnostik). [168]

terlichen Serumparametern) zur Risikokalkulation für chromosomale Störungen herangezogen werden.

Bestimmung: Die Messung erfolgt nach standardisierten Vorgaben im Ultraschall (siehe Abb.).

Nackenzeichen → Brudzinski-Nackenzeichen

NaCl: Abk. für → Natriumchlorid

Nadel f: engl. *needle*. Chirurgisches Instrument zur Durchführung einer manuellen Naht*. Eine andere Form sind Nadeln für die Akupunktur*.

Formen:
- atraumatische Nadel als Standard-Nadel in der Gefäß- und Viszeralchirurgie: 1. ohne Öhr 2. mit direkt angebrachtem Faden 3. ohne Fadenverdopplung und Vergrößerung des Stichkanals
- runde Nadel für empfindliche Gewebe (Darm)
- gerade Nadel zur Ausführung einer fortlaufenden Naht ohne Nadelhalter
- gebogene Nadel (z. B. nach Sims) für Nähte mit Nadelhalter
- scharfe (dreikantige) Nadel für reißfeste Gewebe (Faszien, Haut).

Nadeldekompression → Thoraxdrainage

Nadelstichverletzung f: engl. *needlestick injury*. Klinische Bezeichnung für akzidentelle Kratz-, Schnitt- oder Stichverletzung* durch scharfes oder spitzes medizinisches Instrument, z. B. Punktionskanüle*, Lanzette*, Skalpell* oder Nadel*. Diagnostisch werden sofort der Impfstatus erhoben und die Serologie* bestimmt. Nach lokalen Erstmaßnahmen wie Spülung und Desinfektion* erfolgen ggf. Schutzimpfung* und Postexpositionsprophylaxe*.

Vorkommen:
- meist bei sog. Recapping (Bezeichnung für obsoletes Wiederaufsetzen einer Schutzkappe auf Injektionsnadel)

- auch bei Entsorgung u. a. Maßnahmen
- insbesondere im Rahmen von Rettungsdienst, Notaufnahme, Intensivstation, OP und Anästhesiologie.

Diagnostik:
- Impfstatus-Erhebung (Tetanus und Hepatitis B)
- Meldung als Arbeitsunfall*
- sofort und ggf. wiederholt Serologie (Hepatitis*-B-Virus, Hepatitis*-C-Virus und HIV) und ggf. PCR sowohl bei Verletztem als auch, nach Zustimmung, bei sog. Indexpatient (Patient, von dem die potenzielle Kontamination ausgeht)
- bei Transmission* Meldung als Berufskrankheit*.

Therapie:
- lokale Erstmaßnahme: **1.** Spülung u. a. Maßnahmen zur Entfernung potenziell infektiösen Materials **2.** Desinfektion **3.** Antisepsis **4.** steriler Verband
- ggf. Schutzimpfung, z. B. Tetanus*-Indikationsimpfung
- ggf. Postexpositionsprophylaxe (siehe aktuelle STIKO-Empfehlungen), z. B. bei Verdacht auf Exposition mit Hepatitis*-B-Virus oder HIV.

NADH → Nicotinamid-Adenin-Dinucleotid

NADH-Methämoglobinreduktase-Mangel → Erythrozyten-Enzymopathien

Nadir *m*: Niedrigster gemessener Wert, z. B. Leukozyten*-Nadir (v. a. neutrophile Granulozyten nach antineoplastischer Therapie) oder PSA-Nadir (nach Strahlentherapie eines Prostatakarzinoms*).

NADPH-Methämoglobinreduktase-Mangel → Erythrozyten-Enzymopathien

NAD-Phosphat → Nicotinamid-Adenin-Dinucleotid-Phosphat

nächtliches Kopfwackeln → Jactatio capitis nocturna

Naegele-Becken *n*: engl. *Naegele's pelvis*. Im schrägen Durchmesser verengtes Becken infolge einseitiger Ankylose* des Iliosakralgelenks. Das Naegele-Becken stellt eine Beckenanomalie* dar und kann entzündlich oder bei Aplasie* eines Kreuzbeinflügels entstehen. Klinisch relevant ist dies in der Geburtshilfe.

Naegele-Obliquität → Asynklitismus

Naegele-Regel *f*: engl. *Naegele's rule*. Berechnungsformel zur Bestimmung des Geburtstermins. Vom ersten Tag der letzten Menstruation ausgehend werden 1 Jahr addiert, 3 Monate abgezogen und 7 Tage addiert. Nach der erweiterten Naegele-Regel wird zusätzlich korrigiert bei Zyklen, die nicht 28 Tage umfassen. Abweichende Tage werden entsprechend addiert oder subtrahiert.

Beispiel: Letzte Periode am 22.4.2019, 32 Tage Zyklus

- 22.4.2019 plus 1 Jahr = 22.4.2020
- minus 3 Monate = 22.1.2020
- plus 7 Tage = 29.1.2020
- plus 4 Tage (Abweichung vom 28 Tage Zyklus) = 2.2.2020.

Naegele-Zange *f*: engl. *Naegele's forceps*. Geburtshilfliches Instrument zur Zangengeburt (Forzepsextraktion). Die Naegele-Zange ist die heute am weitesten verbreitete Zange in Deutschland und zeichnet sich durch eine Kombination von Kopf- und Beckenkrümmung der Löffel aus. Siehe Abb.

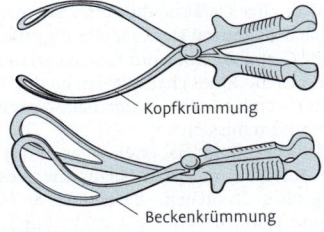

Naegele-Zange [39]

Nägelkauen *n*: engl. *nail biting*; syn. Onychophagie. Vor allem im Kindes- und Jugendalter in Stress-, Konflikt- und Angstsituationen und bei Langeweile auftretende Angewohnheit, an den Nägeln zu knabbern. Meist tritt spontane Remission* ein. Bei andauerndem Nägelkauen wird mit Verhaltenstherapie und Habit Reversal Training behandelt.

Naegleria *f*: Gattung freilebender, fakultativ parasitierender Amöben*, die weltweit verbreitet sind und im Süßwasser leben. Bei Naegleria fowleri handelt es sich um den Erreger der primären Amöben*-Meningoenzephalitis.

Nähe-Distanz-Problematik *f*: engl. *proximity distance problem*. In der interpersonellen Psychologie Überschreitung (z. B. sexuelle Übergriffe, invasive Erziehungsstrategien) oder Unterschreitung (z. B. häufige Abwesenheit von Erziehungspersonen) der sozial akzeptierten Nähe zwischen Individuen. Nähe-Distanz-Problematik ist zentraler Regulationsmechanismus des Autonomie*-Abhängigkeits-Konflikts, bei dem zu große Nähe oder Distanz zu Beziehungspersonen zu existenzieller Angst führt.

Nährboden *m*: engl. *culture medium*. Festes Wachstumsmedium für die mikrobiologische Diagnostik. Auf den meist in einer Petrischale untergebrachten Nährboden aufgetragene Bakterien* oder Pilze bilden oft typische Kolonien, die anhand ihrer Farbe und Morphologie gut identifiziert werden können. Beispiel für einen selektiven Nährboden ist der Önöz*-Agar zur Kultivierung von Enterobacteriaceae*.

Nährstoffaufnahme *f*: engl. *nutritional intake*. Prozess der Aufnahme von Nährstoffen wie Eiweiße, Kohlenhydrate*, Fette*, Mineralien und Vitamine*, die für das Wachstum, die normalen Körperfunktionen und den Erhalt des Lebens notwendig sind.

Nährstoffbedarf *m*: engl. *nutrition requirements*. Benötigte Menge eines Nährstoffs* zur Aufrechterhaltung aller Körperfunktionen, abhängig v. a. von Grundumsatz* und Leistungsumsatz*. Nach WHO entspricht der Nährstoffbedarf der niedrigsten erforderlichen Zufuhr eines Nährstoffs zur Verhütung von Mangelerscheinungen. Die Mangelerscheinungen sind dabei durch klinische Symptome und/oder Messgrößen, biochemische oder physiologische Funktionen überprüfbar.

Nährstoffe *m pl*: Organische und anorganische Nahrungsbestandteile, die während des Verdauungsprozesses z. T. aufgespalten und für den Aufbau, die Erhaltung und den Abbau von Körpersubstanz sowie zur Energiegewinnung verwertet werden. Nährstoffe bestimmen den Nährwert* einzelner Nahrungsmittel, zusammengesetzter Speisen oder Getränke.

Einteilung:
- Energieliefernde Nährstoffe (Hauptnährstoffe) bestimmen den physiologischen Brennwert* der Nahrungsmittel: Proteine, Fette, Kohlenhydrate und (wenn auch begrifflich hierunter nicht zu fassen) Alkohol, der ein nichtessentieller, aber energiereicher Nährstoff ist
- essenzielle Nährstoffe: Vitamine*, essenzielle Aminosäuren und Fettsäuren, Mineralstoffe*, Spurenelemente* und Wasser.

Nährstoffzufuhr, empfohlene *f*: engl. *recommended nutrient intake*. Durchschnittliche tägliche Menge eines Nährstoffs*, die ausreicht, um den Nährstoffbedarf* von 97,5 % der gesunden Bevölkerung zu decken. Die aktuellen Empfehlungen sind den D-A-CH-referenzwerten für die Nährstoffzufuhr zu entnehmen.

Bedeutung:
- Planung bedarfsgerechter Ernährung bzw. Nahrungsmittelversorgung für definierte Bevölkerungsgruppen
- Beurteilung der Nährstoffversorgung von Bevölkerungsgruppen
- Grundlage für Nährwertkennzeichnung von Lebensmitteln, Entwicklung diätetischer Lebensmittel, Ernährungsaufklärung, -erziehung und -beratung.

Nährwert *m*: engl. *nutritive value*. Physiologischer Wert eines Lebensmittels zur Energieerzeugung und für den Baustoffwechsel. Der Nährwert ist abhängig von Menge und Verhältnis der Inhaltsstoffe sowie seiner Verfügbarkeit für den menschlichen Organismus. Unterschieden werden der quantitative Nährwert, also der physiologische Brennwert*, vom qualitativen Nährwert, z. B. der biologischen Wertigkeit*.

Näseln → Rhinophonie

Nävus m: engl. nevus. Sammelbezeichnung für scharf umschriebene Hautveränderungen, die meist farblich von der Umgebung abgehoben sind. Einzelne oder mehrere Bestandteile der Haut sind vermehrt oder (selten) vermindert. Ätiologisch unterscheidet man angeborene Formen (embryonale Fehlbildung) mit kongenitaler oder späterer Manifestation (Naevus tardus) und erworbene Formen, z. B. Lentigo*. **Pigmentnävus:**
– von Melanozyten ausgehend: **1.** epidermal: Café*-au-lait-Fleck, Naevus* spilus **2.** dermal: Naevus* coeruleus, Naevus fuscocaeruleus (Mongolenfleck*)
– melanozytärer Nävus* (epidermal-dermal gemischt): kongenitaler melanozytärer Naevus, neurokutane Melanose, Nävusdysplasie*-Syndrom.

Organoider Nävus (siehe Tab.), ausgehend von:
– Epithel (auch als epidermaler Nävus bezeichnet), den Blaschko-Linien folgender Nävus mit Hyperkeratose und basaler Hyperpigmentierung, z. B. Naevus verrucosus, inflammatorischer linearer verruköser epidermaler Nävus (ILVEN)
– Bindegewebe (Bindegewebenävus)
– Blutgefäßen, z. B. Naevus* flammeus, Naevus* araneus, Angioma* serpiginosum oder Naevus anaemicus
– Fettgewebe, z. B. Naevus lipomatodes superficialis.

Naevus achromicus → Naevus depigmentosus

Naevus araneus m: engl. spider nevus; syn. Spidernävus. Häufigste Teleangiektasien mit zentraler arterieller Gefäßneubildung. Sie manifestieren sich als zentral stecknadelkopfgroße, pulsierende Gefäßknötchen mit feinen radiären Kapillarektasien. Eine Therapie ist in der Regel nicht notwendig. In 50 % der Fälle kommt es zur Spontanremission.

Naevus coeruleus m: engl. blue nevus; syn. blauer Nävus. Rundliches, blauschwarzes, bis linsengroßes Knötchen, besonders an Kopf-, Fuß- und Handrücken. Es entsteht durch Vermehrung von in der Dermis gelegenen Melanozyten. Siehe Abb.

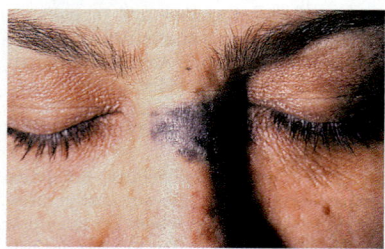

Naevus coeruleus: Typischer blauer Herd am Nasenrücken. [74]

Naevus depigmentosus m: engl. nevus depigmentosus; syn. Naevus achromicus. Angeborene Depigmentierung* der Haut, meist am Stamm, möglicherweise bedingt durch eine Störung des Melanintransports der in normaler Zahl vorhandenen Melanozyten. Abzugrenzen sind Hypomelanosis Ito und Piebaldismus*.

Nävusdysplasie-Syndrom n: engl. hereditary dysplastic nevus syndrome; syn. BK-mole-Syndrom. Autosomal-dominant erbliches Auftreten von multiplen dysplastischen Nävuszellnävi Lentigines (Lentigo*) mit spontaner Entwicklung von malignen Melanomen (Genloci 1p36 sowie 9p21 und 12q24 mit Mutationen in den Genen CDKN2A und CDK4). Behandelt wird ggf. chirurgisch. Wichtig ist die sorgfältige Inspektion und Dokumentation der Nävi. Siehe Abb.

Nävus, epidermaler m: engl. epidermal nevus. Den Blaschko-Linien folgender Nävus mit Hyperkeratose und basaler Hyperpigmentierung*.

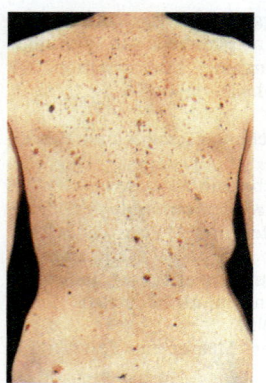

Nävusdysplasie-Syndrom: Unregelmäßig begrenzte, braune bis rote Pigmentnävi am Rücken. [3]

Naevus flammeus m: engl. nevus flammeus; syn. Naevus vinosus. Angeborenes manifestes Erythem infolge vaskulärer Malformation ohne Rückbildungstendenz. Die Therapie erfolgt abhängig von der Lokalisation, ggf. durch Farbstoff-Laser.
Erkrankung: Formen (nach klinischem Aspekt):
– Naevus flammeus lateralis
– Naevus flammeus medialis.
Pathogenese:
– Kapillardilatation in der oberen Dermis bei kapillärer vaskulärer Malformation*
– gelegentlich genetische Mutation des RASA1-Gens auf dem Genlocus 5q13.3.
Klinik:
– von Geburt an bestehendes, scharf begrenztes, hell- bis dunkel-lividrotes, oft asymmetrisch bizarr konfiguriertes, planes Erythem verschiedener Größe
– meist unilateral, auch segmental oder dermatomal begrenzt

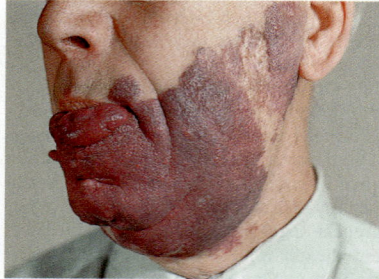

Naevus flammeus: Großflächiger dunkelblauroter Naevus flammeus mit Beteiligung der Unterlippe und knotiger Umwandlung. [74]

Nävus: Einteilung organoider Nävi nach Ursprungsgewebe.	
Ursprungsgewebe	**Formen/Vorkommen**
Epithel	Naevus verrucosus
	inflammatorischer linearer verruköser epidermaler Nävus (ILVEN)
	Keratosis areolae mammae naeviformis
	Child-Naevus
	Naevus sebaceus
	Schweißdrüsennävus
	Kräuselhaarnävus
	Haarnävus
Bindegewebe	lumbosakraler Bindegewebsnävus
	grobknotig-disseminierter Bindegewebsnävus
	Naevus elasticus
Blutgefäße	Naevus flammeus
	Angioma serpiginosum
	Naevus araneus
	Sturge-Weber-Krabbe-Syndrom
	Klippel-Trénaunay-Weber-Syndrom
	Osler-Rendu-Weber-Krankheit
	Naevus anaemicus
Fettgewebe	Naevus lipomatodes superficialis

– keine Wachstumstendenz
– symptomlos
– Naevus flammeus lateralis im Verlauf mit knotiger Verdickung (siehe Abb.) sowie Hyperplasie tieferer Gewebeschichten, höckrigen livid-roten Papeln, Noduli und Plaques
– im Bereich des Dermatoms V1 erhöhtes Glaukomrisiko
– lumbosakral median erhöhtes Risiko okkulter spinaler Dysraphien.

Differenzialdiagnosen:
– Naevus flammeus simplex
– Klippel-Trénaunay Syndrom
– Sturge*-Weber-Krabbe-Syndrom (Abb. dort).

Naevus fuscocoeruleus → Mongolenfleck

Nävus, melanozytärer m: engl. *nevomelanocytic nevus*; syn. Naevus naevocellularis. Angeborene oder erworbene umschriebene benigne melanozytäre Fehlbildung der Haut (Nävus*) von unterschiedlich ausgeprägter bräunlicher Pigmentierung mit genetischer Disposition. Eine Behandlung ist nicht erforderlich, wohl aber Lichtschutzprophylaxe und regelmäßige dermatologische Kontrollen bei erhöhter UV-Exposition mit Sonnenbränden.

Naevus Ota → Mongolenfleck

Naevus pigmentosus et papillomatosus m: Pigmentierter melanozytärer Nävus* mit behaarter, teils auch höckeriger, brombeerartig gefurchter Oberfläche. Siehe Abb.

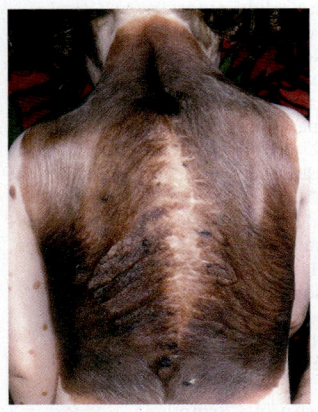

Naevus pigmentosus et papillomatosus: Tyischer pigmentierter, verruköser Herd. [183]

Naevus pigmentosus et pilosus m: engl. *pigmented hairy epidermal nevus*. Melanozytärer Nävus* mit reichlich Haaren, früher bei großer Ausdehnung als Tierfellnävus bezeichnet. Siehe Abb.

Naevus sebaceus m: engl. *nevus sebaceus*; syn. Talgdrüsennävus. Feinhöckeriger gelber Tumor, der sich traubenartig aus kleinen Knöt-

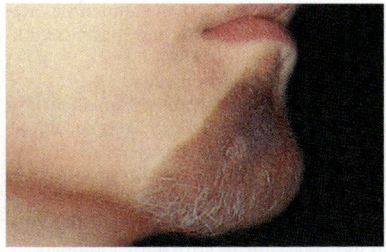

Naevus pigmentosus et pilosus: Brauner, teilweise verruköser Herd mit verstärkter Behaarung am Kinn. [3]

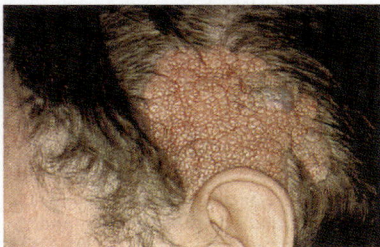

Naevus sebaceus: Verruköser Herd am behaarten Kopf. [3]

chen zusammensetzt. Meist ist der Naevus sebaceus angeboren, selten tritt er im 2.–3. Lebensjahrzehnt auf. In ca. 30 % entwickeln sich ein Basalzellkarzinom* oder seltene andere Tumoren.

Pathologie: Besteht aus Talgdrüsenläppchen und oft weiteren epithelialen Strukturen, besonders an der behaarten Kopfhaut (siehe Abb.).

Naevus spilus m: engl. *nevus spilus*. Kombination aus Café*-au-lait-Fleck und melanozytärem Nävus*. Klinisch imponiert ein meist solitär auftretender hellbrauner Fleck, der mit kleinen dunkelbraunen Flecken übersät ist, die sich oft später gebildet haben. Siehe Abb.

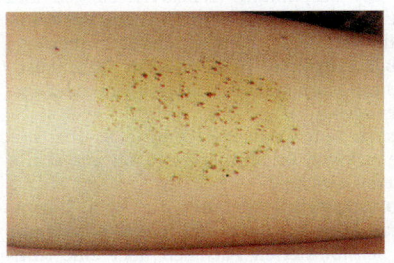

Naevus spilus: Flacher braungelber Herd mit punktförmiger Hyperpigmentierung. [3]

Nävus Sutton → Halonävus

Naevus teleangiectaticus m: Variante des Naevus* flammeus mit flächigen Teleangiektasien*.

Nävus Unna-Politzer m: engl. *nuchal nevus*. Häufig vorkommender medialer Naevus* flammeus im Nacken.

Naevus vinosus → Naevus flammeus

Nävuszellen f pl: engl. *nevus cells*. Große, rundliche, neurogene Zellen in Dermis* und Epidermis* mit hellem, bläschenförmigem Kern. Nävuszellen leiten sich von der Neuralleiste (Melanoblasten) ab und synthetisieren wie Melanozyten* Melanin*. Nävuszellen bilden oft „Nester", z. B. beim Nävuszellnävus.

Nävuszellnävus, atypischer m: engl. *atypical nevus*; syn. Dysplastischer Nävuszellnävus. Melanozytärer Nävus mit erhöhter Tendenz zur malignen Entartung und Entwicklung eines malignen Melanoms*. Der atypische Nävuszellnävus zeigt oft einen unregelmäßigen, unscharfen Rand, variierende Pigmentierung und papulöse Anteile. Der Durchmesser misst meist > 5 mm und histologisch zeigen sich Melanozytenhyperplasie, Kernatypien und Auffälligkeiten im architektonischen Aufbau.

Nävuszellnävus, dysplastischer → Nävuszellnävus, atypischer

Naffziger-Syndrom → Halsrippensyndrom

NAFLD: Abk. für engl. *nonalcoholic fatty liver disease* → Fettleber

Nagel m: engl. *nail*; syn. Unguis. Hornige, gewölbte Platte am distalen Ende der Finger und Zehen. Am Nagel lassen sich Nagelkörper (Corpus unguis), Nagelbett (Matrix unguis), Nagelwurzel, Nagelwall (Vallum unguis) und Nagelfalz unterscheiden. Veränderungen am Nagel haben unterschiedlichste Ursachen und können auf Erkrankungen vieler Organe hinweisen.

Nagelband → Leukonychie

Nagelbettentzündung → Panaritium

Nagel, eingewachsener m: engl. *ingrown nail*; syn. Unguis incarnatus. Einwachsen des Zehennagels in den seitlichen Nagelfalz, v. a. der Großzehe, infolge falscher Nagelpflege, zu engem Schuhwerk oder anlagebedingt zu breitem Nagelbett. Dabei kommt es zu Druckschmerz, überschießender Granulation*, eitriger Sekretion und Zehenphlegmone. Behandelt wird je nach Befund mit Nagelkorrekturspange, Nagelkeilexzision* oder Emmert*-Nagelplastik.

Nagelextraktion f: engl. *extraction of a nail*. Chirurgische Nagelablösung durch Nagelunterfahrung und seitliche Walkbewegungen mit anatomischer Pinzette* nach Leitungsanästhesie*. Eine Nagelextraktion wird bei traumatischer oder infektiöser Läsion der Nagelregion durchgeführt.

Nagelkeilexzision f: engl. *excision into a nail*. Keilförmige Teilresektion des lateralen Drittels eines Nagels bei eingewachsenem Nagel*. Siehe Abb.

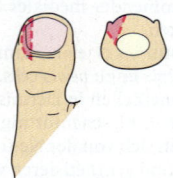

Nagelkeilexzision

Nagelkranzfraktur f: Fraktur des distalen Anteils der knöchernen Endphalanx eines Fingers auf Höhe des Nagelbettes, meist durch Quetschung oder sonstige direkte Gewalteinwirkung.
Diagnostik: Röntgen: siehe Abb.
Therapie:
- meist konservativ möglich
- bei subungualem schmerzhaftem Hämatom Trepanation des Fingernagels zur Entlastung
- bei größerer Teilablösung des Nagels Nagelrefixation.

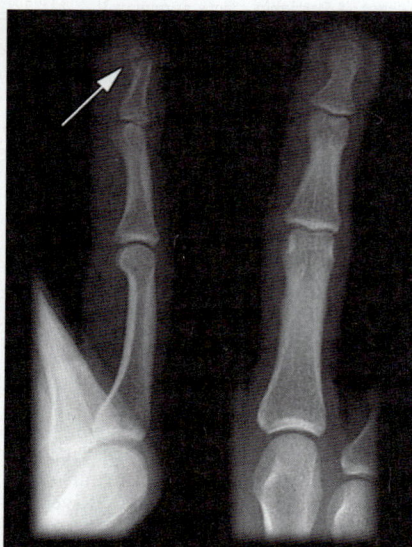

Nagelkranzfraktur: Kleiner Finger links (Röntgenaufnahme). [108]

Nagellinie f: engl. *Feer's line*. Deutlich sichtbare Linie in der Nagelplatte, die bei Scharlach* u. a. akuten Infektionen sowie im Rahmen des Kawasaki-Syndroms 6–8 Wochen nach Krankheitsbeginn auftritt.
Nagelmykose → Onychomykose
Nagelpflege f: engl. *nail care*. Schneiden und Pflegen der Finger- und Fußnägel, sobald sie die Kuppen überragen. **Vorgehen:**
- Fingernägel bis zur Fingerkuppe rund zurückschneiden
- Fußnägel gerade schneiden, damit die Kanten des Nagels nicht einwachsen können
- bei sehr harten Nägeln kann ein Hand- oder Fußbad die Nägel vorher aufweichen, so dass sie sich leichter schneiden lassen
- auf Form- und Strukturveränderungen achten: eingewachsene Nägel, Nagelbettentzündung, dicke und raue Nägel (möglicher Pilzbefall).

Hinweis: Besondere Vorsicht bei Patienten mit Diabetes* mellitus, Antikoagulanzientherapie und schweren peripheren Durchblutungsstörungen.
Nagelpflegemittel n: engl. *nail care aids*. Utensilien (z. B. Nagelschere, Nagelfeile) und Produkte (z. B. Nagelhautentferner, Nagelfalztinktur, Nagellack, Nagelöle) zur Reinigung, Gesunderhaltung und Pflege von Finger- und Zehennägeln.
Nagelpuls → Kapillarpuls
Nagelwallentzündung → Paronychie
Nager-Syndrom → Dysostosis acrofacialis
NAH: Abk. für Notarzthubschrauber → Rettungshubschrauber
Naheinstellungsreaktion → Konvergenzreaktion
Nahpunkt m: engl. *near point*. In der Ophthalmologie verwendeter Begriff mit unterschiedlicher Bedeutung. Man unterscheidet Nahpunkt der Akkommodation, Nahpunkt der Konvergenz und Nahpunkt der Fusion. Dabei geht es jeweils um den dem Auge nächsten Punkt in Abhängigkeit von der betrachteten Qualität.
Nahrung reichen → Essen reichen
Nahrungsbilanzierung f: engl. *nutrition balancing*; syn. Bilanzierung. Berechnung und Zusammenstellung der aufgenommenen und verarbeiteten Nahrung unter Berücksichtigung der Art der Erkrankung (z. B. Verletzungen und Operation im Verdauungstrakt) und des Nährstoffbedarfs des Patienten, der Nahrungsform (z. B. Sondenkost*, passierte Kost, Aufbaukost*) und evtl. vorhandener Kau-, Schluck- oder Essstörungen.
Einsatz: Eine Kontrolle erfolgt z. B. über den Abgleich von Ernährungsprotokoll und ermitteltem Gewicht.
Nahrungsmittel-Allergene n pl: syn. Lebensmittel-Allergene. Lebensmittelbestandteile, die bei sensibilisierten Personen über eine Antigen*-Antikörper-Reaktion eine allergische Reaktion auslösen. Eine Sensibilisierung wird über allergenspezifische* IgE-Antikörper nachgewiesen. Der Nachweis erfolgt mittels einer Stufendiagnostik, indem bei positiven Gruppentests über nachfolgende Einzeltests die Allergene spezifiziert werden.
Nahrungsmittelallergien bei Kindern: Bestimmte Nahrungsmittel lösen v. a. bei Kindern häufig Allergien* aus, z. B.:
- Milch
- Hühnerei
- Nüsse
- Soja
- Weizen
- Fisch.

Nahrungsmittelallergien bei Erwachsenen:
- überwiegend Sensibilisierung gegen Allergene aus Gemüse- oder Obstsorten
- Sensibilisierung erfolgt über Kreuzreaktionen mit Gräser- oder Blütenpollen, die mit den Pollen der entsprechenden Gemüse- oder Obstsorten verwandt sind.

Nahrungsmittelallergie f: engl. *food allergy*. Spezifische, immunologische Überempfindlichkeitsreaktion auf Lebensmittelbestandteile. Es kommt zu gastrointestinalen, kutanen oder respiratorischen Symptomen bis hin zum anaphylaktischen Schock*. Die Ermittlung des auslösenden Agens erfolgt u. a. per Anamnese*, allergiespezifische IgE-Antikörper-Bestimmung im Blut sowie kutanem oder oralem Provokationstest. Allergenkarenz dient der Prophylaxe.
Hintergrund: Vorkommen:
- bei 3–5 % der Bevölkerung
- insbesondere Kleinkinder: 1. meist transienter Verlauf 2. v. a. Kuhmilch, Hühnerei, Fisch, Soja und Nüsse
- Erwachsene: 1. überwiegend persistierende Allergie 2. oft sekundär als Kreuzallergie* bei vorbestehender Inhalationsallergie (wie Pollinosis*) 3. die Kreuzreaktion richtet sich oft gegen Kern- und Steinobst (Äpfel, Pflaumen, Nektarinen u. a.), Kartoffeln, Karotten, Sellerie, Haselnüsse oder Soja.

Pathogenese:
- Allergie vom Typ I (Soforttyp)
- Allergie vom Typ IV (Spättyp)
- Mischtypen.

Klinik:
- gastrointestinale Symptome (Soforttyp): 1. Obstipation* 2. Gastroenteritis mit Vomitus und Diarrhö 3. Kolik* und Blähungen
- kutane Symptome (Sofort- und Spättyp): 1. Urtikaria* oder Quincke-Ödem 2. orales Allergiesyndrom* bei Erwachsenen 3. Ekzeme oder Verschlimmerung bestehender atopischer Ekzeme
- respiratorische Symptome wie Asthma (Soforttyp)
- kardiovaskuläre Symptome bis anaphylaktischer Schock (Soforttyp).

Diagnostik:
- ausführliche Anamnese und Führen eines Tagebuchs
- IgE-Bestimmung im Serum: Enzym-Allergo-Sorbent-Test
- Hauttestung* (Einzelallergene oder Mischlösungen): **1.** Atopie*-Patch-Test **2.** Prick*-Test
- oraler Provokationstest* bei unklaren Ergebnissen
- gezielte Eliminationsdiät bei konkretem Verdacht.

Prophylaxe:
- Allergenvermeidung
- ggf. spezifische Immuntherapie* (bei Kreuzallergie mit Pollen)
- Tragen eines Notfallsets.

Nahrungsmittelüberempfindlichkeit *f*: engl. *food hypersensitivity*; syn. Nahrungsmittelintoleranz. Durch bestimmte Inhaltsstoffe ausgelöste, angeborene oder erworbene, immunologisch (allergische) und nicht immunologisch (Intoleranz-) vermittelte Reaktionen wie Exantheme, Asthmaanfälle, Diarrhö und (bei Kindern) Dystrophie, im schlimmsten Fall bis zum anaphylaktischen Schock* reichend.

Nahrungsmittelvergiftung → Lebensmittelvergiftung

Nahrungspumpe → Ernährungspumpe

Nahrungsverweigerung *f*: engl. *hunger strike*. Ablehnung, sich selbst zu ernähren oder angebotene Nahrung zu sich zu nehmen. Dies kann aufgrund freiwilliger Entscheidung oder krankheitsbedingt geschehen.

Vorkommen:
- Psychische Erkrankungen (z. B. Depression*, Essstörungen, Vergiftungswahn, Demenz*)
- Appetitlosigkeit (z. B. bei Nausea)
- Ekel* vor bestimmten Nahrungsmitteln
- Zahn- oder Kieferschmerzen (z. B. durch schlecht sitzenden Zahnersatz oder Zahndurchbruch bei Säuglingen)
- Schluckbeschwerden (z. B. bei Seitenstrangangina* bzw. nach Tonsillektomie*)
- nonverbales Zeichen von Protest oder der Ablehnung lebenserhaltender Aktivitäten bis zum Todeswunsch
- Hungerstreik.

Nahrungsverweigerung im frühen Kindesalter *f*: engl. *food refusal in infancy or childhood*. Anteilige (bestimmte Nahrung oder bestimmte Nahrungskonsistenz, z. B. feste Nahrung) oder vollkommene Verweigerung der Nahrungsaufnahme mit oder ohne Gewichtsabnahme, z. B. im Rahmen von Fütterstörung* im frühen Kindesalter und Gedeihstörung. Nach Diagnosestellung mit Ernährungsanamnese und Verhaltenstagebuch wird mit Verhaltenstherapie* und Ernährungsberatung* behandelt. **Häufigkeit:**
- Prävalenz der anteiligen Nahrungsverweigerung 3–5 %
- vollkommene Nahrungsverweigerung 1–2 % im Alter von 6 Monaten bis 3 Jahre.

Ätiologie:
- hoher Kalorieneintrag durch gesüßte Getränke
- ungünstige Interaktions- und Lernerfahrungen bei der Einführung von Nahrung fester Konsistenz
- seltener aversive orale Konditionierung* bei Kindern, die Sondenernährung benötigten (z. B. Frühgeborene), oder nach Magen-Darm-Erkrankungen oder Infektionen.

Nahschusszeichen *n sg, pl*: engl. *powder burn*. Klinische Zeichen einer Schusswunde, die durch einen Schuss aus kurzer Distanz verursacht wurde. Unterschieden werden der absolute Nahschuss mit aufgesetzter Waffe sowie der relative Nahschuss.

Klinik:
- Absoluter Nahschuss (siehe Abb. 1): **1.** Stanzmarke **2.** Schmauchhöhle* durch die expandierenden Treibmittelgase **3.** evtl. sternförmig aufgeplatzte Wunde

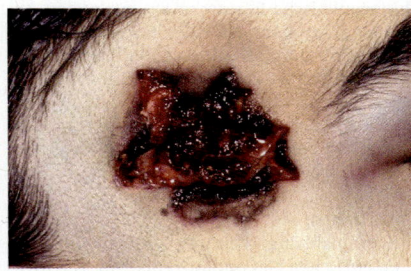

Nahschusszeichen Abb. 1: Absoluter Nahschuss, rechte Schläfe; suizidale Schussbeibringung mit aufgesetzter Waffenmündung; sternförmige Aufplatzung der Haut mit Ausbildung einer Schmauchhöhle. [143]

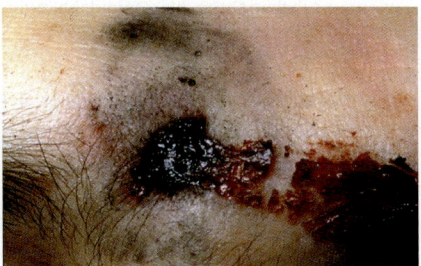

Nahschusszeichen Abb. 2: Relativer Nahschuss, unterer mittlerer Stirnbereich knapp oberhalb der Nasenwurzel; fast kreisrunder Einschussdefekt, mit geronnenem Blut belegt; in der weiteren Umgebung intensive schwärzliche Beschmauchung; Schussentfernung ca. 20 cm. [143]

- relativer Nahschuss (siehe Abb. 2): **1.** Pulverschmauch und un- bzw. teilverbrannte Pulverteilchen durch auftreffende Treibmittelbestandteile um die Einschusswunde **2.** Befunde unterschiedlich je nach Waffe und Munition **3.** Entfernungsbestimmung durch Vergleichsschüsse.

Naht *f*: engl. *suture*; syn. *Sutura*. Verbindung zwischen 2 Gewebe- oder Organteilen, entweder in der Chirurgie als Wundnaht mittels Nadel* und Nahtmaterial oder in der Anatomie als Verwachsungslinie zwischen Knochen (z. B. der Schädeldecke).

Nahtinsuffizienz → Anastomoseninsuffizienz

Nahtmaterial, chirurgisches *n*: engl. *surgical suture material*. Glatte oder geflochtene Fäden aus synthetischen oder natürlichen (pflanzlichen) Materialien zum Anlegen einer chirurgischen Naht*. Man unterscheidet resorbierbares (fermentativer oder hydrolytischer Abbau) und nichtresorbierbares chirurgisches Nahtmaterial.

Nahtmethoden *f pl*: engl. *suture techniques*. Techniken zur Wiedervereinigung von Geweben.

Formen: Manuelle Naht:
- Einzelkopfnaht
- fortlaufende Naht
- geschützte Naht
- Matratzen- oder Zickzacknaht
- Tabakbeutelnaht (siehe Abb. 1).

Maschinelle Naht: Besonders in der Abdominal- und Thoraxchirurgie angewandte, zeitsparende Nahttechniken zur exakten und verlässlichen (gas- und flüssigkeitsdichten) Anastomosierung bzw. Ligatur von Gefäßen, Hohlorganen und Haut mit korrosionsbeständigen Metallklammern unter Verwendung spezieller Klammernahtgeräte*. Gewebespezifische Naht:
- Hautnaht*
- Schleimhautnaht: meist mit feinem, resorbierbarem Nahtmaterial als Einzelknopfnaht
- Muskelnaht (selten indiziert, instabil): **1.** meist mit resorbierbarem Nahtmaterial unter Mitfassen der Faszie **2.** ggf. mit quer durchgesteppten Nähten, um ein Durchschneiden der Längsnähte zu verhindern
- Fasziennaht meist mit resorbierbarem Nahtmaterial
- sog. Darmnaht (auch für andere Hohlorgane gebräuchlich), meist mit resorbierbarem

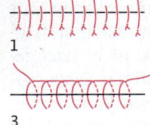
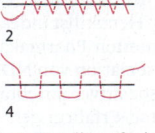
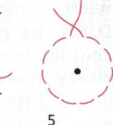

Nahtmethoden Abb. 1: 1: Einzelknopfnaht; 2: einfache fortlaufende Naht; 3: geschützte Naht; 4: Matratzen- oder Zickzacknaht; 5: Tabakbeutelnaht.

Nahtod-Erfahrung

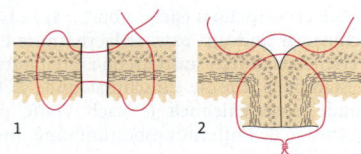

Nahtmethoden Abb. 2: Sog. Darmnaht; 1: nicht einstülpende Naht auf Stoß nach Herzog; 2: zweireihige Naht nach Lembert-Albert.

Nahtmaterial als fortlaufende Naht oder als Einzelknopfnaht in verschiedenen Variationen (siehe Abb. 2): **1.** nicht einstülpende Naht auf Stoß nach Herzog **2.** einstülpende Naht nach Lembert (seromuskulär) mit verschiedenen Modifikationen, vorwiegend als zweireihige Naht nach Lembert-Albert (innere Reihe durch alle Schichten, äußere Reihe seromuskulär)
- Schicht- bzw. Etagennaht (schichtweise Naht von Peritoneum bzw. Pleura, Faszie, subkutanem Fettgewebe, Haut) zum Verschluss von Bauch- oder Thoraxwand
- Entlastungs- bzw. Entspannungsnaht zum Verschluss von unter Spannung stehenden Bauchdecken (sog. Platzbauchnaht): **1.** Legen extraperitoneal und weit von den Wundrändern entfernt ausgestochener und geknüpfter U-Nähte **2.** ggf. nach größeren Defekten unter Verwendung von Kunststoff- oder Metallplatten zur Vermeidung eines Platzbauchs*
- Gefäßnaht*
- Nervennaht*
- Sehnennaht*
- Hornhautnaht*.

Nahtod-Erfahrung f: engl. *near death experience* (Abk. NDE). Sammelbezeichnung für besondere Erfahrungen von Menschen in Todesnähe, die u. a. das Verlassen des Körpers (Out*-of-Body-Erfahrung), Levitation, extreme Angst- oder Glücksmomente, Gefühle von Frieden, Geborgenheit, Auflösung, Entgrenzung, ungewöhnliche sensorische Eindrücke, z. B. Lichtwahrnehmungen, Tunnelphänomen (Erleben des sog. nichtlokalen Hinübergleitens in eine andere Erlebenssphäre) umfasst.
Vorkommen: U. a. 10–18 % der Patienten mit Herzstillstand, die klinisch tot waren und reanimiert werden konnten (Zusammenhang zur Dauer des Herzstillstandes, der Bewusstlosigkeit, bestimmten Pharmaka u. a. nicht nachgewiesen, Assoziation von NDE mit der Disposition zu dissoziativer Erlebnisweise kann bestehen). Nahtod-Erfahrungen treten auch bei der bloßen Überzeugung zu sterben auf. Die Phänomenologie dieser Erlebensweisen ist auch bei anderen Out*-of-Body-Erfahrungen anteilig nachweisbar.

Grundlage: Die pathophysiologische oder psychologische Grundlage ist **unklar**:
- neurobiologische Theorien betonen die Einflüsse ZNS-schädigender Faktoren (z. B. Anoxie, Hyperkapnie, maximale Endorphinausschüttung, Minderperfusion des Augenhintergrunds) als Entstehungsgrundlage für Halluzinationen
- psychologische Theorien betrachten NDE als Dissoziation (dissoziative Abspaltung*)
- spirituelle Theorien vermuten den Beginn eines Lebens nach dem Tod.

Najjar-Crigler-Ikterus → Crigler-Najjar-Syndrom
Na^+/K^+-ATPase → ATPasen
Naloxon n: Morphin-Antagonist mit höherer Affinität zu Opioid*-Rezeptoren als Morphin* und ohne morphin-agonistische Eigenschaften. Kompetitiver Antagonist an µ-, κ- und δ-Rezeptor mit höherer Affinität für den µ-Rezeptor. Indikation (auch Naltrexon) ist u. a. die Antagonisierung Opioid-bedingter Bewusstlosigkeit und Atemdepression z. B. bei Heroinintoxikation.
Naltrexon n: Morphin-Antagonist ohne morphinagonistische Eigenschaften zur oralen Anwendung im Rahmen einer Entwöhnungsbehandlung bei Alkoholabhängigkeit oder Opioidabhängigkeit. Aufgrund der Gefahr einer lebensbedrohlichen Atemlähmung ist die Einnahme von Opioiden, z. B. als Schmerzmittel, Hustensaft oder Drogenersatzmittel, während der Naltrexon-Therapie absolut kontraindiziert.
Indikationen:
- Alkoholabhängigkeit* (im Rahmen eines therapeutischen Gesamtkonzepts, zur Verringerung des Verlangens nach Alkohol v. a. bei nicht zur Einhaltung von Abstinenz motivierten Patienten und als pharmakologische Unterstützung bei Abstinenz zur Minderung des Rückfallrisikos)
- pharmakologische Unterstützung der Entwöhnungsbehandlung bei Opioidabhängigkeit (nach Entzugsbehandlung).

N-Amidinosarkosin → Kreatin
NAMPT: Abk. für → Visfatin
Nancy-Nagelung → Markraumschienung, dynamische
Nanobody: syn. Einzeldomänenantikörper. Antikörperfragment aus einer einzelnen Domäne eines Antikörpers. Aufgrund ihrer geringen Größe haben Nanobodys eine bessere Gewebepermeabilität als komplette Antikörper. Im Wirkstoff Caplacizumab werden Nanobodys bei der thrombotisch-thrombozytopenischen Purpura* eingesetzt, wo sie durch Bindung an den von-Willebrand-Faktor* Thromben verhindern.
Nano-LC: Abk. für engl. *nano liquid chromatography* → HPLC

Napfkuchneniris f: engl. *iris bombé*. Vorwölbung der zirkulär am Pupillarsaum fixierten Regenbogenhaut mit Verlegung des Kammerwasserabflusses und Entwicklung eines akuten Sekundärglaukoms. Ursache ist meist eine intraokulare Entzündung. Zur Beseitigung des Pupillarblocks* erfolgt therapeutisch eine Iridektomie* oder Laseriridotomie.
Naphthylamin n: engl. *naphthylamine*. Verbindung aus der Gruppe der aromatischen Amine. Klinisch verwendet wird das Derivat 1-Naphthylamin zum Nachweis von Nitrat und Nitrit*, z. B. bei Urinuntersuchung mittels Urinteststreifen.
Naproxen n: Analgetikum aus der Gruppe der nichtsteroidalen Antiphlogistika* (NSAR). Es ist besonders wirksam bei rheumatischen Erkrankungen (auch bei Kindern) und Menstruationsbeschwerden. Kontraindikation ist u. a. Asthma* bronchiale. Gastrointestinale Beschwerden sind häufig, besonders in Kombination mit Glukokortikoiden* treten gastroduodenale Ulcera auf.
Narath-Hernie → Schenkelhernie
Naratriptan n: Migränetherapeutikum aus der Gruppe der Triptane* zur oralen Akutbehandlung von Migräne*-Kopfschmerzen mit und ohne Aura*. Naratriptan zeichnet sich durch seine lange Wirksamkeit und gute Verträglichkeit aus und wird bevorzugt bei langdauernden Migräne-Anfällen eingesetzt. Naratriptan ist nicht verschreibungspflichtig. Häufigste Nebenwirkungen sind Schwindel, Schläfrigkeit und Kribbeln.
Narbe f: engl. *scar*; syn. Cicatrix. Faserreiches, zell- und gefäßarmes Bindegewebe* als Ersatz des ortsständigen Gewebes nach tiefreichendem Substanzverlust. Ursächlich ist eine Schädigung der Dermis* mit anschließender Wundheilung*.
Besonderheiten von Narbengewebe: Bei dem von Zytokinen und Wachstumsfaktoren gesteuerten Reparaturvorgang erfolgt keine Neusynthese elastischer Fasern (geringere Reißfestigkeit). Außerdem besteht eine verzögerte oder gestörte Migration von Melanozyten (helles Kolorit, dunkel nur bei intensiver Sonnenexposition oder dunkler Hautfarbe).
Narbenhernie f: engl. *incisional hernia*. Meist im Bereich der voroperierten vorderen Bauchwand in der Operationsnarbe entstehende Hernierung. Mit ca. 10 % ist sie eine der häufigsten postoperativen Komplikationen nach bauchchirurgischen Eingriffen. Aufgrund der hohen Inkarzerationsgefahr besteht die Indikation zur Hernioplastik*.
Klinik: Meist vom Patienten zunächst unbemerkt auftretend, ausgelöst häufig durch Druckerhöhung im Bauchraum, z. B. durch:
- Hustenstoß
- plötzliches Anspannen der Bauchmuskulatur, z. B. bei schnellem Aufstehen oder bei Situps
- Pressen bei der Stuhlentleerung.

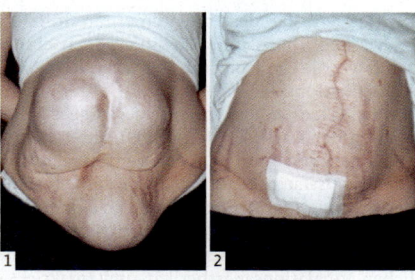

Narbenhernie: Nach multiplen Voroperationen; 1: präoperativ; 2: postoperativ (10. Tag nach offener retromuskulärer Netzplastik). [32]

Außer ggf. einer tastbaren Vorwölbung (siehe Abb.) und einer leeren Bruchlücke im Liegen gibt es keine verlässlichen Frühsymptome. Anamnestisch wird öfter ein Reißen in der Bauchdecke beschrieben. Bei Inkarzeration kommt es häufig zu heftigen Bauchschmerzen sowie bei Inkarzeration von Darm zu den typischen Zeichen eines mechanischen Ileus* mit Übelkeit und Erbrechen.
Therapie:
- operative Versorgung durch Hernioplastik*
- beachte: Bauchbinden oder Bruchbänder sind keine Alternative, da sie weder die Vergrößerung noch die Inkarzeration verhindern können.

Narbenknochen *m*: engl. *scarred bone*. Narbengewebe mit starker Kalzifizierung und Knochenbildung durch Metaplasie*. Es handelt sich um eine seltene Wundheilungsstörung, die vorwiegend bei alten, schlecht durchbluteten Narbenplatten auftritt, insbesondere nach abdominalen Eingriffen im Bereich der ventralen kranialen Bauchwand in der Medianlinie. Bei Beschwerden kann ein Narbenknochen chirurgisch entfernt werden.

Narbenversorgung *f*: engl. *scar care*; syn. Narbengewebe (ICNP). Maßnahmen zur Pflege vorhandener Narben* nach abgeschlossener Wundheilung*. Sie dient der Verbesserung von Elastizität und Belastbarkeit der Haut und der Verhütung von Komplikationen.
Maßnahmen:
- frische Narben (z. B. nach Operationen) können mit klarem Wasser gesäubert und vorsichtig trockengetupft werden
- Schorf nicht abkratzen
- übermäßige Dehnung und Zug sowie Reizungen vermeiden
- das Gewebe geschmeidig halten, z. B. durch Auflage feuchter Umschläge oder Anwendung von Narbenpflegemitteln (mit Wirkstoffen wie Harnstoff, Dexpanthenol, Allantoin und Ringelblumenextrakt) sowie Massagen
- für ca. 6 Monate keine Sonnenbäder und Solariumbesuche
- starke Temperaturreize wie Sauna oder extreme Kälte vermeiden
- kompressionsfördernde Maßnahmen (z. B. Bandagen, Kompressionsmasken und Narbenpflaster) 23 Stunden pro Tag über einen langen Zeitraum (mehrere Monate bis Jahre) durchführen.

Silikon- oder Polyurethanfolien können 24 Stunden lang bis zu 7 Tage getragen werden. Zum Waschen werden sie abgenommen, nach Trocknung wieder aufgelegt.

Narbe, radiäre *f*: engl. *radial scar*. Von einer Narbe* sternförmig in das Brustdrüsenparenchym wachsende, benigne, tubuläre Proliferation. Die radiologische und histopathologische Abgrenzung vom Mammakarzinom* ist oft schwierig.

Narcotic Bowel Syndrome *n*: syn. opioidinduzierte gastrointestinale Hyperalgesie; Abk. NBS. Paradoxe Entwicklung oder Verstärkung gastrointestinaler Schmerzen während einer Opioidtherapie. Die Schmerzen sind unabhängig von einer Grunderkrankung und sprechen auf eine Dosissteigerung nicht an. Schmerzlindernd ist nur der Opioidentzug. Das NBS soll etwa 5 % der Patienten unter chronischer Opioidtherapie betreffen, die Ursache ist unklar.
Pathogenese: Als Ursache wird unter anderem diskutiert, dass Opioide nicht nur inhibitorisch, sondern auch exzitatorisch auf die sensiblen Neuronen des Hinterhorns der grauen Rückenmarksubstanz wirken. Bei chronischem Opioidgebrauch sollen die Nervenzellen eine Toleranz gegen die inhibitorische, schmerzlindernde Wirkung entwickeln, während die exzitatorische, schmerzauslösende Wirkung verstärkt wird und zur Hyperalgesie führt.
Vorkommen: Bei etwa 5 % der Patienten unter chronischer Opioidtherapie, häufiger bei Frauen als bei Männern auftretend, gehäuft bei psychiatrischer Grunderkrankung sowie bei Opiatabhängigkeit.
Therapie: Die Therapie des NBS gestaltet sich schwierig. Zwar führt das Absetzen der Opioide zu einer Schmerzlinderung, die Patienten greifen aber häufig nach wenigen Monaten trotzdem wieder zu Opioiden. Die Therapie muss deshalb innerhalb eines psychotherapeutischen Gesamtkonzepts ansetzen. Als Ersatz für die Opioide bietet sich die vorübergehende Gabe eines trizyklischen Antidepressivums, eines Selektiven Serotonin- und Noradrenalin-Wiederaufnahmehemmers (SSNRI) oder auch von Clonidin* an.

Narkolepsie *f*: engl. *narcolepsy*; syn. Gélineau-Syndrom. Form der primären Hypersomnie* mit den Leitsymptomen anhaltende Tagesschläfrigkeit und imperative Schlafattacken. Sie tritt in 3 Formen auf und ist mit anderen schlafbezogenen Störungen assoziiert. Die Diagnostik erfolgt klinisch und im Schlaflabor. Neben kurzen Schlafepisoden tagsüber wird symptomatisch mit Pharmaka behandelt.
Klinik:
- neben den Leitsymptomen häufig, insbesondere nach längerer Krankheitsdauer: 1. Kataplexie* 2. Schlaflähmung* 3. hypnagoge und hypnopompe Halluzinationen 4. Durchschlafstörungen
- tägliche (Gesamt-)Schlafdauer meist nicht erhöht
- Beginn meist schleichend
- in der Regel lebenslanger Verlauf
- häufig mit anderen schlafbezogenen Störungen assoziiert: 1. zentrales und obstruktives Schlafapnoesyndrom* 2. Restless*-Legs-Syndrom 3. periodische Beinbewegungen* 4. REM-Schlaf-Verhaltensstörung.

Therapie:
- kurze Schlafepisoden tagsüber zur potenziellen Verbesserung der Leistungsfähigkeit für mehrere Stunden
- symptomatische Pharmakotherapie: 1. der Tagesschläfrigkeit mit Stimulanzien, z. B. Modafinil*, Methylphenidat*, oder Natriumoxybat, das auch wirksam gegen Durchschlafstörungen ist 2. der Kataplexien mit Antidepressiva, z. B. Clomipramin*, oder Natriumoxybat.

Prognose: Unterschiedlich: geringe Beeinträchtigung im Alltag bis zur Erwerbsunfähigkeit.

Narkose *f*: engl. *narcosis*; syn. Allgemeinanästhesie. Iatrogen induzierter reversibler Zustand der Bewusstlosigkeit* mit Antinozizeption (Analgesie*) und vegetativer Dämpfung sowie häufig zusätzlicher peripherer Muskelrelaxation*. Ziel einer Narkose ist meist, eine Operation durchführen zu können.
Formen:
- balancierte Anästhesie als intravenöse Narkose* (IVA) oder per inhalationem (Inhalationsnarkose*)
- auch in Kombination (z. B. inhalativ supplementierte IVA)
- Beatmung über Atemmaske (Maskennarkose*), Larynxmaske* oder Endotrachealtubus (Intubationsnarkose), Trachealkanüle* bzw. Doppellumentubus*
- Wahl u. a. nach Art und Dauer der Operation sowie individuellem Narkoserisiko*.

Vorbereitung:
- präoperative Visite und Prämedikation*
- sicherer Venenzugang, Ausnahme z. B. Kinder: hier oft Einleitung per inhalationem mit Legen des Venenzugangs in Narkose
- diskontinuierliche oder kontinuierliche Überwachung (Monitoring*), z. B. EKG, Blutdruck (ggf. invasiv), Pulsoxymetrie, Ka-

pnografie, Körpertemperatur, Blutverlust, ggf. Relaxometrie, TEE und spezielle Versorgung (ggf. mit ZVK, cell saver u. a.)
- Prophylaxe einer Hypothermie*
- Wahl der Wirkstoffe und Applikationsintervalle nach intraoperativem Bedarf, Vorerkrankungen, z. B. allergische Disposition, KHK, Asthma bronchiale, nach Pharmakokinetik (wie HWZ), Wirkungseintritt sowie nach Operationsdauer
- ggf. zusätzlich operationsspezifische Maßnahmen, z. B. kontrollierte Blutdrucksenkung; Monitoring der Narkosetiefe: Awareness*-Prävention.

Technik: Einleitung
- ausreichende Präoxygenierung
- i. v. Einleitung durch Bolusapplikation bzw. per inhalationem über Atemmaske (schnelles Anfluten bei hohem Flow*)
- bei balancierter Anästhesie mit Opioid-Analgetikum und Narkotikum oder alternativ mit Inhalationsanästhetikum und häufig neuromuskulär blockierendem peripherem Muskelrelaxans
- bei entsprechender Narkosetiefe (Bewusstlosigkeit, erloschener Lidreflex, Nachlassen der Spontanatmung): Beatmung*, initial manuell über Atemmaske
- Intubationsnarkose bei erhöhtem Aspirationsrisiko (siehe Aspiration*).

Fortführung
- intravenös beispielsweise mit Propofol, inhalativ z. B. mit Sevofluran oder Desfluran
- häufig supplementiert (z. B. Inhalationsnarkose mit Opioid i. v.)
- Beatmung mit Gemisch aus Luft bzw. Lachgas und Sauerstoff.

Ausleitung
- bei Analgesie* (z. B. Piritramid, Nichtopioid-Analgetikum) und Beatmung mit $FiO_2 = 1$ (schnelles Abfluten bei hohem Flow; cave: Diffusionshypoxie durch Lachgas)
- bei suffizienter Spontanatmung und Schutzreflexen Extubation* oder falls nötig Nachbeatmung, cave: Aspiration*, Überhang*, Exzitation
- Überwachung und Versorgung nach der Narkose: Aufwachraum*, bei Bedarf Intensivstation* oder Intermediate-Care-Station.

Komplikationen:
- respiratorisch: Bronchospasmus, Beatmungsprobleme o. a.
- kardiovaskulär: Tachykardie, Bradykardie, arterielle Hypotonie, Hypertonie o. a.
- postoperative Nausea and Vomiting (PONV)
- Shivering*
- Aspiration*
- maligne Hyperthermie*.

Narkosegerät n: engl. *anesthetic apparatus*; syn. Narkoseapparat. Gerät mit allen zur Durchführung einer Narkose erforderlichen Einrichtungen (Module).

Bestandteile:
- Anschlüsse für zentrale Gasversorgung mit spezieller Farbmarkierung mit Gas*-Codierung für Lachgas (N_2O), Sauerstoff (O_2) und Luft sowie für Vakuum nach alter DIN oder europäischer Norm; siehe Gas*-Codierung Tab. dort: **1.** Grau: N_2O **2.** Blau: O_2 **3.** Gelb: Luft zur Beatmung **4.** Weiß: Vakuum zur Absaugung
- zusätzliche Gasvorratsflaschen einschließlich Druckmesser und Reduzierventile
- Gaszuführung (N_2O, O_2 und Luft) mit Gasdosiersystem, z. B. Rotameter, in der Regel miteinander gekoppelt (FiO_2 immer > 0,25)
- Zuführung volatiler Inhalationsanästhetika* mit Verdampfer*
- Gasabsaugung
- Narkosesystem zur Zuleitung des inspiratorischen Gasgemischs (Frischgas: Inhalationsanästhetika, O_2, Luft; Exspirationsgas) zum Patienten; in der Regel Kreissystem; es beinhaltet: **1.** Handbeatmungsbeutel*, Ventile, Absorber, Volumeter, Beatmungsdruckmesser, Faltenschläuche **2.** Anschlüsse für Atemwegshilfsmittel, meist Atemmaske*, Larynxmaske*, Endotrachealtubus* bzw. Doppellumentubus* **3.** andere Module
- Respirator* (Narkosebeatmungsgerät) zur Beatmung* während der Narkose
- Sicherheitseinrichtungen, z. B.: **1.** Alarm bei Stromausfall oder Diskonnektion **2.** Einrichtungen zum kontinuierlichen Monitoring u. a. von Konzentration inspiratorischer und exspiratorischer Gase sowie von Atemwegsdrücken **3.** Einspeisung der Beatmungs- und Gasdaten in KIS zur Qualitätssicherung.

Narkose, intravenöse f: engl. *intravenous anesthesia* (Abk. IVA). Narkose* mit i. v. Applikation von Wirkstoffen, z. B. bei der Einleitung einer balancierten Anästhesie mit Opioid i. v., Narkotikum sowie Muskelrelaxans. Bei der total intravenösen Anästhesie (TIVA) werden die Narkosemittel ausschließlich i. v. appliziert. Meist wird hierbei Propofol als Narkotikum eingesetzt.

Narkosemobilisation → Brisement forcé

Narkoseprotokoll n: engl. *anaesthetic protocol*; syn. Anästhesieprotokoll. Dokumentation des Vorgehens bei anästhesiologischen Maßnahmen zur Erfüllung der medizinischen Dokumentationspflicht*, juristisch obligat für jede Form der Anästhesie und bei Stand-by. Das Narkoseprotokoll ist auch abrechnungs- und verwaltungstechnisch relevant, dient der Leistungserfassung und ist damit ein wichtiger Bestandteil des Qualitätsmanagements.

Narkoserisiko n: engl. *anesthetic risk*. Risiko der Gefährdung eines Patienten durch eine Narkose. Bei der Prämedikationsvisite wird das individuelle Risiko des Patienten ermittelt. Hierzu werden Scores und Klassifikationen eingesetzt, wie die einfache und weit verbreitete ASA-Klassifikation.

Narkosestadien n pl: engl. *stages of anesthesia*. Stadien der Narkosetiefe nach Guedel-Schema. Die Einteilung erfolgt anhand der Beobachtung von Bewusstsein, Atmung und Pupillenveränderung sowie der Reflexaktivität bei einem Patienten in Mononarkose mit Diethylether (sog. Ethernarkose). Auf eine Narkose* mit gebräuchlichen Inhalationsanästhetika* und Injektionsnarkotika* ist das Guedel-Schema nur sehr begrenzt übertragbar. Siehe Abb.

Alternative: Klinisch wird die Narkosetiefe heutzutage mittels EEG – noch besser mittels digital ausgewertetem EEG (Narcotrend) – eingeschätzt unter zusätzlicher Berücksichtigung kardiovaskulärer (Blutdruck, Herzfrequenz) und vegetativer Parameter (Schweiß-, Tränensekretion).

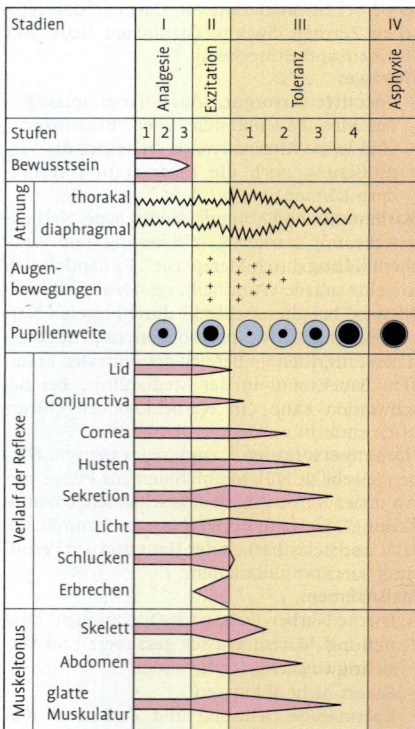

Narkosestadien: Guedel-Schema.

Narkosesystem → Narkosegerät
Narkosetiefe → Awareness
Narkosetiefe → Narkosestadien
Narkoseüberhang → Überhang

Narkotika:
Überblick über hämodynamische Effekte.

Narkotikum	mittlerer Blutdruck	Herzfrequenz	systemischer Widerstand	myokardiale Kontraktilität	Herzminutenvolumen	Venodilatation
Propofol	↓	↓	↓	↓	↓	deutlich
Thiopental	↓	↑	↓	↓	↓	deutlich
Etomidat	—	—	—	—	—	—
Ketamin	↑	↑	↑	—	—	—
volatile Inhalationsanästhetika	↓	↑	↓	↓	↓	

↓: Senkung;
↑: Anstieg;
—: ohne signifikanten Einfluss

Narkotika *n pl*: engl. *narcotics*. Pharmaka mit sedierender bzw. sedativ-hypnotischer (z. T. auch analgetischer) Wirkung zur Erzeugung einer Narkose*. Für Narkotika sind eine gute Steuerbarkeit, große narkotische Breite, rasches An- und Abfluten, geringe Toxizität sowie eine gute Handhabbarkeit erwünscht.
Eigenschaften: Wirkung:
- wirken auf jede Körperzelle, auf die Funktion der Großhirnrinde besonders ausgeprägt (Bewusstseinsverlust)
- beeinflussen in komplexer Weise die Eigenschaften von Zellmembranen, besonders der Nervenzellen
- Wirksamkeitsziel ist schnelle Induktion einer Narkose ohne Stadium der Exzitation (siehe Narkosestadien*, Abb. dort) bei guter Steuerbarkeit während Einleitung, Fortführung und Ausleitung der Narkose.

Narkosetheorien:
- Lipidtheorie (Overton, Meyer 1901): Membranstabilisierung durch Bindung der Narkotika an Lipide der Zellmembranen
- Theorie der Clathrate oder Gashydrat-Theorie (Pauling, Miller 1961, 1962): Blockade der Membranerregung durch Gashydrate (Einschlussverbindungen der Narkotika mit Wasser, bei Xenon* nachgewiesen).

Hämodynamische Narkotika-Effekte: siehe Tab.
Einteilung: Nach Wirkdauer: kurz-, mittel- und langwirksame Narkotika **Nach Applikationsart:**
- **Injektionsnarkotika:** 1. intravenös applizierbare Narkotika, die entweder allein für eine Narkose angewendet werden (kleine, kurzdauernde Eingriffe) oder zur Einleitung der Narkose dienen (größere, länger dauernde Eingriffe) 2. zeichnen sich durch schnellen Wirkungseintritt und eine relativ kurze Wirkungsdauer aus 3. Wirkungsverlust v. a. durch Umverteilung aus Gehirn in Muskeln und Fettgewebe (Kumulationsgefahr bei Nachinjektion) oder durch Metabolismus in der Leber 4. wichtigste Vertreter sind Barbiturate (z. B. Thiopental-Natrium, Methohexital), Propofol, Etomidat und Ketamin
- **Inhalationsnarkotika:** 1. Gase (Lachgas, Xenon) oder Flüssigkeiten mit niedrigem Siedepunkt (halogenierte Ether wie Isofluran, Enfluran, Desfluran, Sevofluran), deren Einatmung eine Narkose bewirkt 2. charakteristische Eigenschaften (narkotische Wirkung, analgetische Wirkung, Steuerbarkeit, therapeutische Breite) werden zu einem großen Teil bestimmt von physikalischen Eigenschaften wie Siedepunkt, Dampfdruck, spezifischer Verdampfungswärme, Fettlöslichkeit (Löslichkeit im Lipoidgewebe des Zentralnervensystems), Wasserlöslichkeit (Löslichkeit im Blut), Verhältnis von Fettlöslichkeit zu Wasserlöslichkeit (Öl-Wasser-Koeffizient) sowie Konzentrationsunterschieden zwischen Blut und Inspirationsluft nach Erreichen eines Verteilungsgleichgewichtes (Löslichkeitskoeffizient) 3. im Allgemeinen werden **Narkosesysteme** verwendet, bei denen das Inhalationsnarkotikum einem Gasgemisch aus Sauerstoff und Lachgas in wählbaren Konzentrationen exakt dosiert zugesetzt und über Atemmaske oder Tubus zugeführt wird.

Nebenwirkungen: Kreislaufbeeinträchtigung
- bei Abfall des Blutdrucks auf < 75–60 mmHg bei Erwachsenen ohne speziellen Risikofaktor bzw. um > 30 % bei erhöhtem Ausgangswert pharmakologische Kreislaufstabilisierung mit Katecholamin i. v. erforderlich
- bei kurzfristigem signifikanten Blutdruckabfall als Bolus von Theodrenalin (in fixer Kombination mit Cafedrin; auch während Schwangerschaft möglich) oder Noradrenalin (cave: stark blutdrucksteigernder Effekt, kurze Wirkungsdauer < 3 min)
- bei erwartet lang andauerndem signifikant erniedrigtem Blutdruck (z. B. ausgeprägte Vasodilatation) ggf. kontinuierliche Katecholamingabe (Noradrenalin-Perfusor).

Narrow Band Imaging: Abk. NBI. Bei der Endoskopie eingesetzte optische Filtertechnik zur kontrastreicheren Darstellung der Feinstruktur von Mukosa und oberflächlichen Blutgefäßen. Narrow Band Imaging wird in der Gastroenterologie z. B. zur Beurteilung des Barrett*-Ösophagus und in der Urologie bei Zystoskopie* und Ureteroskopie angewendet.

Narrow Complex Tachycardia → Tachykardie
Narzissmus *m*: engl. *narcissism*. Persönlichkeitsmerkmal* mit auffälliger Eigen- oder Selbstliebe eines Menschen und damit einhergehender (häufig übertriebener) Selbstbezogenheit. Daneben Begriff der Psychoanalyse* für eine kleinkindliche Entwicklungsphase.
Hintergrund: Zentraler Begriff der Psychoanalyse* (nach S. Freud), der neben seiner gesunden (physiologischen) Ausprägung (z. B. als primärer oder infantiler Narzissmus bei Kleinkindern) in seiner pathologischen Form die Störung der Beziehungsfähigkeit durch übermäßige Selbstliebe, Schwierigkeiten der Selbstwertregulation in kränkenden Situationen sowie einen Mangel an Einfühlungsvermögen bezeichnet. Die pathologische Form wird heute als narzisstische Persönlichkeitsstörung* klassifiziert.
Nasal Prongs *pl*: Die Nasenlöcher luftdicht abschließendes Hilfsmittel zur nasalen nichtinvasiven Beatmung (NIV). Siehe Abb.

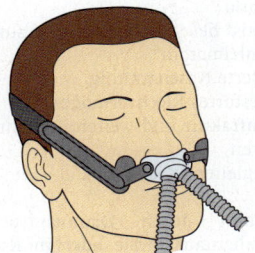

Nasal Prongs

nascens: Entstehend; freiwerdend, z. B. Status nascendi.
NASCIS-Schema *n*: engl. *National Acute Spinal Cord Injury Study*; syn. Bracken-Schema. Schema zur Therapie der akuten traumatischen Rückenmarkschädigung (Querschnittläsion*) mit Methylprednisolon zur Schwellungsreduktion. Nach den 3 NASCIS-Studien (National Acute Spinal Cord Study) wurde diese Therapie zunächst empfohlen trotz nur geringem kurz-

und längerfristigem Nutzen, doch auch dieser wurde in späteren Studien nicht bestätigt.

Nase f: engl. nose; syn. Nasus. Beginn der Atemwege* und zwischen Augen und Mund lokalisiertes Riechorgan*. Die Nase besteht aus der sichtbaren äußeren Nase, dem Nasenvorhof und der Nasenhöhle*. Die äußere Nase öffnet sich über die Nasenlöcher zur Nasenhöhle, in der sich die Nasenschleimhaut und Riechschleimhaut* befinden.

Naseatmung f: engl. nasal breathing. Physiologische Ruheatmung durch die Nase, in der die Luft angewärmt, angefeuchtet und gereinigt wird. Nasenatmung ist in der Regel essenziell für Neugeborene.

Nasenatmung, behinderte f: syn. Nasenatmungsbehinderung. Störung der physiologischen Ruheatmung durch die Nase aufgrund einer Obstruktion. Eine akute Nasenatmungsbehinderung tritt infolge Schwellung der Nasenschleimhaut bei entzündlicher oder allergischer Rhinitis* auf. Eine chronische Nasenobstruktion tritt auf bei Fehlbildungen der Nasenscheidewand (Septumdeviation*) oder Nasenmuscheln, Nasenfremdkörpern sowie nasalen Zubildungen wie Nasenpolypen oder Nasentumoren*.

Nasenbein → Os nasale

Nasenbeinfraktur f: engl. nasal bone fracture. Fraktur* des Os* nasale durch stumpfes Trauma, wie Sturz oder Faustschlag. Sie ist die häufigste knöcherne Gesichtsverletzung.

Klinik:
- Fehlstellung der Nase, sog. Schiefnase bei seitlicher Gewalteinwirkung oder Sattel-Breitnase bei Gewalteinwirkung von vorn
- Schwellung
- Crepitatio
- Epistaxis* bei Schleimhautverletzung
- Septumhämatom*
- behinderte Nasenatmung
- evtl. gestörtes Riechvermögen
- Septumfraktur und weitere Gesichtsschädelfrakturen
- ggf. begleitend Liquorrhö.

Therapie:
- Reposition durch Daumendruck nach Schleimhautanästhesie oder in Kurz- oder Intubationsnarkose mit anschließender Fixation durch Heftpflasterzug, Gips- oder Metallschiene
- bei kosmetisch störendem Schiefstand, Behinderung der Nasenatmung oder zur Entlastung eines Septumhämatoms: möglichst frühzeitige operative Korrektur innerhalb der ersten Woche nach Trauma mit Gefahr eines Septumabszesses und Knorpelnekrose mit nachfolgender Sattelnase* oder Boxernase
- bei Impressionsfraktur Aufrichten mit Elevatorium* vom Naseninneren
- bei frakturiertem Nasenseptum ggf. Begradigung oder Septumplastik*, vordere Nasentamponade* für 2 Tage, Wundnaht bei äußeren Wunden, Nasengips für ca. 1 Woche
- bei Septumhämatom Entlastung durch Punktion oder Inzision und anschließende Nasentamponade
- bei Septumabszess Ausräumung des Knorpelsequesters und Streifeneinlage zwischen die Perichondriumblätter mit offener Nachbehandlung.

Nasenblasversuch m: engl. nasal patency test. Untersuchungsmethode zum Nachweis einer Verbindung zwischen Mund und Kieferhöhle, z. B. nach Entfernung von Molaren im Oberkiefer. Bei zugehaltener Nase wird geschnaubt. Entweicht Luft in die Mundhöhle, liegt eine Mundantrumfistel* vor. Bei Verlegung der Verbindung durch Nasenpolypen kann das Ergebnis falsch* negativ sein.

Nasenbluten → Epistaxis

Nasendusche f: engl. nose flusher; syn. Nasenspülung. Kännchenartiges Gefäß zur Reinigung der Nase. Die Nasendusche dient der Verhütung und Behandlung von Erkältungskrankheiten (z. B. Rhinitis*, Sinusitis*, Entzündungen der oberen Atemwege) oder der Vorbeugung bei häufiger Otitis* media oder Rhinitis* allergica.

Vorgehen: Den Kopf über einem Waschbecken nach vorn und seitlich neigen und lauwarmes Wasser (evtl. mit Kochsalz versetzt) mit dem Kännchen in ein Nasenloch einfüllen und auf der anderen Seite wieder abfließen lassen. Dabei ruhig und gleichmäßig weiteratmen.

Nasenfistel, mediane f: engl. fistula of the nose. Angeborene Fehlbildung in der Nasenmitte als Rudiment der medianen Nasenspalte. Die mediane Nasenfistel ist röhrenförmig, mit Plattenepithel* ausgekleidet, beginnt im Bereich der vorderen Schädelbasis* und endet mit einer kleinen Öffnung auf dem Nasenrücken. Therapiert wird chirurgisch durch vollständige Exstirpation*. Mögliche Komplikationen sind eitrige* Infektionen.

Nasenflügeln n: engl. nasal flaring. Bezeichnung für heftige Bewegung der Nasenflügel im Rhythmus der Atmung als ein Zeichen für Atemnot insbesondere bei Säuglingen und Kleinkindern. Ursächlich sind v. a. Pneumonien* und das Atemnotsyndrom* des Neugeborenen.

Nasenfremdkörper m: engl. nasal foreign body. Besonders im Kindesalter meist in der vorderen Nasenhälfte befindlicher Fremdkörper, z. B. Erbse, Bohne, Kern, Knopf, Kugel, Münze, Spielzeugteil, Knopfzelle. Die schonende Entfernung erfolgt mit Häkchen etc., nicht mit Pinzette, ohne Verletzung der Nasenschleimhaut, ggf. chirurgisch unter Narkose.

Nasenfurunkel n: engl. furuncle of the nose. Furunkel* im Bereich der Nase, meist als Folge einer Follikulitis*. Patienten klagen über Schmerzen und Druckempfindlichkeit, es kommt zu Rötung und Schwellung. Evtl. treten begleitend Fieber und allgemeines Krankheitsgefühl auf. Komplikationen sind Thrombophlebitis* der Vena angularis und Vv. ophthalmicae, Orbitaphlegmone, Kavernosusthrombose und eitrige Meningitis*.

Nasenhöhle f: engl. nasal cavity; syn. Cavitas nasi. Innenraum der Nase*, der durch die Nasenscheidewand (Septum nasi) unterteilt wird. In der lateralen Wand befinden sich 3 Nasenmuscheln (Conchae), die 3 Gänge (Meatus) bilden. Nach außen wird ferner der Nasenvorhof (Vestibulum nasi) mit den Nasenhaaren (Vibrissae) unterschieden.

Funktion:
- Teil des Respirationstrakts (Regio respiratoria)
- ein kleiner Bezirk an der oberen Muschel und dem gegenüberliegenden Teil der Nasenscheidewand ist Teil des Riechorgans (Regio olfactoria der Schleimhaut).

Klinische Bedeutung: Die Nasenhöhlen stenosieren bei Rhinitis*, Polyposis* nasi et sinuum und Septumdeviation*, wodurch die physiologische Nasenatmung gestört wird.

Nasenkatheter → Nasensonde

Nasenmuschel → Concha nasalis

Nasennebenhöhlen f pl: engl. paranasal sinuses; syn. Sinus paranasales. Luftgefüllte, mit Schleimhaut ausgekleidete Räume, die mit der Nasenhöhle* in Verbindung stehen. Hierzu gehören Kieferhöhle (Sinus maxillaris), Stirnhöhle (Sinus frontalis), Keilbeinhöhle (Sinus sphenoidalis) und Siebbeinzellen (Cellulae ethmoidales). Die Pneumatisation vollzieht sich in den ersten 10 Lj. Eine Entzündung der Nasennebenhöhlen wird als Sinusitis* bezeichnet.

Klinische Bedeutung: Bakterielle und virale Entzündungen der Nasennebenhöhlen (Sinusitis) sowie Folgeprobleme durch mangelnden Sekretabfluss sind häufig und erfordern ggf. chirurgische Interventionen (Nasennebenhöhlenoperation).

Nasennebenhöhlenentzündung → Sinusitis

Nasennebenhöhlenoperation f: engl. paranasal sinus surgery. Chirurgischer Eingriff an den Nasennebenhöhlen*, ggf. in Kombination mit Eingriffen an der Nasenscheidewand und den Nasenmuscheln. Indikationen für eine Nasennebenhöhlenoperation sind Sinusitis*, Polyposis* nasi et sinuum und Nasennebenhöhlentumoren*.

Technik: Formen:
- Infundibulotomie (Erweiterung des Infundibulum ethmoidale im mittleren Nasengang)
- anteriore Ethmoidektomie (Ausräumung des vorderen Siebbeins)

- posteriore Ethmoidektomie (Ausräumung des hinteren Siebbeins)
- komplette Ethmoidektomie
- isolierte Kieferhöhlen- und Keilbeinhöhlenoperationen
- Pansinusoperation (OP aller Nasennebenhöhlen einer Seite).

Zugangswege:
- Endonasal unter mikroskopischer oder endoskopischer (engl. functional endoscopic sinus surgery, FESS) Kontrolle, Standard bei entzündlicher Erkrankung
- transmaxillär (Schnitt im Mundvorhof)
- transfazial (Schnitt im Gesicht).

Nasennebenhöhlentumoren m pl: engl. *paranasal tumors*. Geschwulste (Tumoren) der Nasennebenhöhlen*. Diese werden unterteilt in benigne und maligne Nasennebenhöhlentumoren.

Einteilung:
- benigne Nasennebenhöhlentumoren: **1.** v. a. Osteom* (häufig im Sinus frontalis und Sinus ethmoidalis) und Hämangiom **2.** ossifizierendes Fibrom **3.** selten Gliom und invertiertes Papillom, das sich lokal destruierend ausbreiten kann **4. Symptome:** Kopfschmerz, evtl. Behinderung der Nasenatmung, rezidivierende Sinusitis oder Mukozele, lokale Verdrängungserscheinungen
- maligne Nasennebenhöhlentumoren: **1.** am häufigsten Plattenepithelkarzinom* **2.** seltener Adenokarzinom* (bei Holzarbeitern) und Olfaktoriusneuroblastom* **3. Symptome:** rezidivierende Epistaxis, einseitige Eiterung und Nasenatmungsbehinderung, Sensibilitätsstörungen, Raumforderung in Gesicht, Orbita und Mundhöhle, Sehstörungen, Frontalhirnsyndrom.

Nasenpflege f: engl. *nose care*. Sauber- und Feuchthalten der Nasengänge zur Aufrechterhaltung der Funktion des Anwärmens, Anfeuchtens und Reinigens der Atemluft. Die Nasenpflege beinhaltet mechanische Reinigung, Beobachtung der Nasenschleimhaut auf sichtbare Veränderungen wie Rötungen, Entzündungen oder Verkrustungen, Assistenz beim Einlegen von Tamponaden sowie Applikation von Nasentropfen oder -salben.

Nasenplastik → Rhinoplastik
Nasenpolyp → Polyposis nasi et sinuum
Nasenrachen-Angiofibrom n: engl. *nasopharyngeal angiofibroma*; syn. juveniles Nasenrachenfibrom. Benigner, gefäßreicher Tumor mit starker Wachstumstendenz im Bereich des Epipharynx. Er geht aus embryonalen Resten des kartilaginären Primordialkraniums hervor und führt zu behinderter Nasenatmung, Epistaxis* und Tuben-/Mittelohrkatarrh. Eine spontane Rückbildung ist möglich. Behandelt wird durch operative Entfernung nach vorausgegangener Embolisation zuführender Gefäße, selten mit Strahlentherapie.

Vorkommen: Entwickelt sich meist zwischen dem 10. und 20. Lj. und tritt ausschließlich bei Männern auf.

Nasenscheidewand → Septum nasi
Nasensonde f: engl. *nasal cannula*; syn. Sauerstoff-Nasensonde. Durch die Nase eingeführter Kunststoffschlauch zur Sauerstoffgabe (häufigste Verabreichungsform von Sauerstoff) oder transnasale Magensonde.

Formen:
- **Sauerstoff-Nasensonde: 1.** die Sonde* wird ca. 1 cm weit in die Nase geschoben und mit hautfreundlichem Pflaster an Nase oder Wange befestigt (nicht nötig bei Nasensonden mit Schaumgummikissen) **2.** mit einer maximalen Sauerstoffzufuhr von 5 l/min kann die Sauerstoffkonzentration in der Einatemluft auf 30–40 % gesteigert werden **3. Vorteile:** Patient ist relativ ungestört, kann essen, trinken und sprechen **4. Nachteile:** verrutscht schnell, Irritationen der Nasenschleimhaut möglich
- **gastrointestinale Sonde:** Über die Nase in den Magen (Magensonde*) oder das Duodenum (Gastroduodenalsonde) vorgeschobene Sonde zur Verabreichung von Sondenkost* zu therapeutischen (z. B. Gabe von Arzneimitteln, Magenspülung) oder diagnostischen Zwecken (Gewinnung von Magensaft).

Nasenspekulum n: engl. *nasal speculum*. Medizinisches Untersuchungsinstrument zur Inspektion der Nasenhöhle durch Spreizung des Naseneingangs im Rahmen der Rhinoskopie*.

Nasenstein → Rhinolith
Nasentamponade f: engl. *nasal tamponade*. Ausfüllung der Nasenhöhlen zur symptomatischen Therapie bei starker Epistaxis*. Man unterscheidet die vordere Nasentamponade (mit

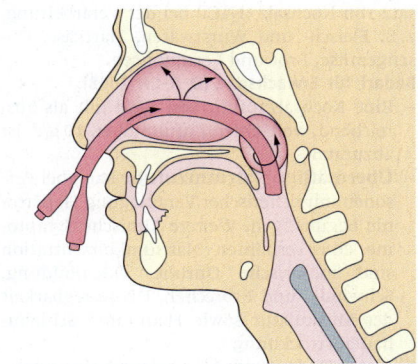

Nasentamponade: Lage des Manschettentubus bei vorderer Nasentamponade. [54]

Gazestreifen, selbstexpandierender Pressschaumstofftamponade, pneumatischer Tamponade oder Manschettentubus) von der hinteren Nasentamponade (Bellocq*-Tamponade). Komplikationen umfassen Aspiration*, Infektion* und Drucknekrose. Siehe Abb.

Nasentropfen pl: engl. *nasal drops*. Wässrige oder ölige Lösung, Emulsion* oder Suspension* zur intranasalen Anwendung. Abschwellend wirkende Nasentropfen werden bei Rhinitis, Sinusitis und Tubenkatarrh eingesetzt. Ölige Nasentropfen finden Anwendung bei Rhinitis* sicca und Rhinitis* atrophicans.

Anwendung: Der Patient neigt den Kopf leicht nach hinten, träufelt die verordnete Tropfenzahl in die Nasenlöcher und atmet sofort durch die Nase ein.

Hinweise:
- Bei längerfristiger Anwendung von abschwellend wirkenden Nasentropfen besteht die Gefahr einer Nasenschleimhautatrophie.
- Die Aspiration öliger oder paraffinhaltiger Nasentropfen kann insbesondere bei Säuglingen zu bronchopulmonalen Komplikationen führen.
- Ephedrinhydrochlorid hat neben der lokalen (abschwellenden) auch eine systemische Wirkung (zentral erregende Effekte, Kreislaufwirkung).

Nasentumoren m pl: engl. *tumors of the nose*. Geschwülste der Nase. Maligne* Tumoren der äußeren Nase sind Basalzellkarzinome*, Plattenepithelkarzinome*, seltener Sarkome* und Lymphome*. Benigne* Tumoren sind Rhinophyme* und Hämangiome. Endonasal* treten Plattenepithelkarzinome, adenoidzystische Karzinome, Adenokarzinome*, Olfaktoriusneuroblastome* und Sarkome als maligne Tumoren und Osteome*, Chondrome*, invertierte Papillome* und Nasenrachen*-Angiofibrome als benigne Formen auf.

Nasenuntersuchung → Rhinoskopie
NASH: Abk. für nichtalkoholische Steatohepatitis → Fettleberhepatitis
Nashold-Operation → Dorsal Route Entry Zone Lesion
Nasmyth-Membran → Schmelzoberhäutchen
Nasobiliäre Sonde f: Endoskopisch platzierte Sonde, die zur temporären Schienung bei malignen und benignen Gallengangsstenosen sowie bei Gallefisteln eingesetzt wird. Bei normalen anatomischen Verhältnissen stellt die nasobiliäre Sonde jedoch nur ein Reserveverfahren dar, da innere Drainagen, wie der bilioduodenale Stent vom Patienten wesentlich besser toleriert werden.

nasopalatinale Zyste → Kieferzyste
Nasopalpebralreflex → Glabellareflex
Nasopharyngealtubus → Pharyngealtubus
Nasopharynx → Pharynx

Nasopharynxtumoren

Nasopharynxtumoren *m pl*: engl. *nasopharyngeal tumors*; syn. Epipharynxtumoren. Tumoren des Nasen-Rachen-Raums. Unterschieden werden benigne Nasopharynxtumoren wie Nasenrachen*-Angiofibrom und Chordom* von malignen Nasopharynxtumoren. Davon sind über 90 % Karzinome (Plattenepithelkarzinome, undifferenzierte Karzinome), die häufig in die regionären Lymphknoten metastasieren, lokal infiltrierend wachsen und Hirnnervenausfälle verursachen (z. B. Jacod*-Syndrom). Abzugrenzen sind adenoide Vegetationen*.

Klinik:
- rezidivierende Epistaxis*
- behinderte Nasenatmung
- einseitiger Tubenkatarrh*
- Kopfschmerz.

Therapie:
- operative Tumorentfernung
- bei malignen Nasopharynxtumoren zusätzlich evtl.: 1. neck dissection 2. Strahlentherapie 3. Radiochemotherapie, evtl. in Kombination mit Interferon beta.

Nasoziliarisneuralgie *f*: engl. *Charlin's syndrome*. Schmerzen im Ausbreitungsgebiet des Nervus* nasociliaris mit meist einseitigem, anfallartigem Schmerz am inneren Augenlid, begleitet von Tränenfluss, Konjunktivitis* und evtl. Rötung des Gesichts und/oder Cluster*-Kopfschmerz. Differenzialdiagnostisch kommen andere Formen von Gesichtsneuralgie* in Betracht.

Nassrasur *f*: engl. *wet shave*. Enthaarung mit einem Rasiermesser oder (Einmal-) Rasierer und zuvor aufgetragener Rasiercreme zur Kürzung der Barthaare oder von Haaren in anderen Körperregionen sowie zur Operationsvorbereitung.

Vorgehen:
- Rasiercreme (mit feuchtem Rasierpinsel) auf die Haut auftragen
- bei gespannter Haut die Haare mit oder vorsichtig entgegen der Wuchsrichtung abscheren
- Schaum gründlich abspülen
- zur Desinfektion nach dem Kürzen von Barthaaren kann anschließend gerne alkoholhaltige Rasierwasser aufgetragen
- um einer Austrocknung der Haut vorzubeugen, sollte diese anschließend mit Hautcreme gepflegt werden.

NAT: Abk. für → N-Acetyl-Transferase

Natalizumab *n*: Rekombinanter humanisierter monoklonaler Antikörper* (Anti-α-4-Integrin-Antikörper) zur intravenösen Anwendung als selektives Immunsuppressivum. Natalizumab wird angewendet in der Monotherapie der hochaktiven schubförmig-remittierenden multiplen Sklerose bei Refraktärität gegenüber der Basistherapie mit Interferon beta-1 oder bei raschem Fortschreiten der Erkrankung.

Natamycin *n*: Makrolid-Polyene aus der Gruppe Antimykotika*, das aus dem Bakterium Streptomyces* natalensis isoliert und zur topischen Anwendung bei Pilzinfektionen von Mund und Augen verwendet wird.

Indikationen:
- Mundsoor
- Mykosen* des Auges.

nativ: engl. *native*. Natürlich, unverändert, angeboren.

Nativaufnahme → Leeraufnahme

NATO-Lagerung → Seitenlagerung, stabile

Natrium *n*: engl. *sodium*. Häufigstes und wichtigstes Kation* des Extrazellulärraums*. Natrium treibt über die Natrium*-Kalium-ATPase viele Stoffwechselvorgänge an und ist beteiligt an der Aufrechterhaltung der Serumosmolalität und des Membranpotenzials*. Veränderungen des Serumnatriums geschehen häufig durch Veränderungen im Wasserhaushalt*. Die Bestimmung erfolgt per Flammenemissionsfotometrie*.

Biochemie:
- mit Sauerstoff und Wasser heftig reagierendes, an der Luft unbeständiges, 1-wertiges Alkalimetall*
- befindet sich vorwiegend im Extrazellulärraum (50 %) und im Knochen* (50 %)
- der Natriumspiegel wird vom Körper streng kontrolliert, die intraindividuelle Schwankbreite von Natrium beträgt ca. 1 mmol/l
- beeinflusst Zellpermeabilität, Muskelerregbarkeit und -kontraktion, Säure*-Basen-Haushalt, Absorption von Monosacchariden und Aminosäuren*, wichtig für den osmotischen Druck
- Bestandteil von Verdauungssäften
- Aktivator einiger Enzyme*
- wird im Dünndarm* resorbiert
- die Ausscheidung über die Niere* wird durch Aldosteron* und ADH reguliert.

Vorkommen in Nahrungsmitteln: Hoher Gehalt in verarbeiteten Lebensmitteln durch den Zusatz von Kochsalz (NaCl) bei der Verarbeitung, z. B. Fleisch- und Wurstwaren, Hartkäse, Dosengemüse, Brot und Fertigsaucen.

Bedarf für Erwachsene (D-A-CH 2008):
- Eine Kochsalzzufuhr von 5 g/d gilt als ausreichend, von einer Zufuhr über 10 g/d ist abzuraten.
- **Übermäßige Natriumzufuhr** kann bei Personen mit genetischer Veranlagung Hypertonie begünstigen. Weitere klinische Symptome einer erhöhten Natriumkonzentration sind motorische Unruhe, Ödembildung, Schwindel und Erbrechen, Übererregbarkeit der Muskulatur sowie Haut- und Schleimhautaustrocknung.

Klinische Bedeutung: Mangelerscheinungen:
- Hypotonie*, Tachykardie*, Apathie* und Muskelkrämpfe z. B. durch starke Diarrhö*, anhaltendes Erbrechen, starkes Schwitzen, Reabsorptionsstörungen der Niere, Polyurie* bzw. massive therapeutische Diurese*
- alimentär nicht bekannt.

Referenzbereiche:
- Serum: 132–146 mmol/l
- 24*-h-Sammelurin: 40-300 mmol/24h.

Indikation zur Laborwertbestimmung: Urin: Bilanzierung einer parenteralen Ernährung*.

Bewertung: Serum:
- < 135 mmol/l: Hyponatriämie*: 1. 135–126 mmol/l: milde Hyponatriämie 2. 125–121 mmol/l: moderate Hyponatriämie 3. < 121 mmol/l: schwere Hyponatriämie
- > 150 mmol/l: Hypernatriämie*
- es können Störungen des Natrium-Haushalts vorliegen, obwohl das Serum-Natrium im Referenzbereich liegt, wenn es zu keiner Flüssigkeitsverschiebung zwischen IZR und EZR kommt; dies sind: 1. Isotone Dehydratation 2. Isotone Hyperhydratation
- Einflussfaktoren: 1. bei Bestimmung per Flammenemissionsfotometrie kann eine Hypertriglyzeridämie* eine Pseudohyponatriämie hervorrufen 2. Konzentration wird durch Alkohol und Lakritz erhöht 3. Furosemid*, Aldosteronantagonisten und Spironolacton* senken die Natriumkonzentration 4. Veränderungen der Konzentration als Nebenwirkung zahlreicher weiterer Medikamente.

Natriumbicarbonat *n*: Natriumsalz des Bicarbonat*-Ions zur intravenösen Anwendung. Natriumbicarbonat wird eingesetzt zur pH-Wert-Anhebung bei metabolischer Azidose* sowie zur Harnalkalisierung bei Intoxikation* mit organischen Säuren (Barbiturate*, Acetylsalicylsäure*), bei Hämolyse und zur Steigerung der Löslichkeit von Medikamenten, die im neutralen und sauren Milieu schwerlöslich sind (Sulfonamide* und Methotrexat*).

Natrium bicarbonicum → Natriumbicarbonat

Natriumchlorid *n*: Natriumsalz der Salzsäure. Der Tagesbedarf an Natriumchlorid beträgt 6–19 g und wird beim Gesunden über Speisesalze* in der Nahrung gedeckt. Medizinisch wird isotone* Natriumchlorid-Lösung beispielsweise eingesetzt als Trägerlösung für Elektrolytkonzentrate und Medikamente. Hypertone Natriumchlorid-Lösungen dienen der Korrektur von Hyponatriämie*, Hypochlorämie und hypotoner Hyperhydratation.

Indikationen: Isotone Natriumchlorid-Lösung:
- bei Schnupfen und Sinusitis als Nasenspülung und Inhalation
- gelegentlich als Brechmittel in Form lauwarmer, konzentrierter wässriger Lösungen
- als Sole für Bäder, Augenwässer, Inhalationen*

- zur Herstellung von Parenteralia als Trägerlösung für Elektrolytkonzentrate und Medikamente
- für die Herstellung von Hämodialyse*-, Hämofiltrations-, Hämodiafiltrations- und Peritonealdialyselösungen
- zum Isotonisieren von wässrigen Augentropfen und Parenteralia.

Hypertone Natriumchlorid-Lösung:
- Hyponatriämie
- Hypochlorämie
- hypotone Hyperhydratation.

Natriumfluorid → Fluoride

Natriumhydrogencarbonat → Natriumbicarbonat

Natrium-Jodid-Symporter m: engl. *sodium-iodide symporter*; syn. Natrium-Iodid-Symporter; Abk. NIS. Integrales Membranprotein (Jodidpumpe) der basolateralen Seite der Schilddrüsenfollikelzelle für den Na+-abhängigen aktiven Transport von Jodid nach intrazellulär, sodass es in der Schilddrüse akkumuliert. TSH stimuliert cAMP-vermittelt die Expression. Natrium-Jodid-Symporter werden durch Natriumperchlorat (siehe Thyreostatika*) gehemmt.

Natrium-Kalium-ATPase f: syn. Natrium-Kalium-Pumpe. In jeder Körperzelle vorhandenes Membranprotein*, das Natrium* aus der Zelle heraus und Kalium* hinein befördert. Die benötigte Energie wird durch die Spaltung von ATP zu ADP gewonnen. Die Natrium-Kalium-ATPase hält einen Konzentrationsgradienten zwischen Intrazellulärraum* und Extrazellulärraum* aufrecht, der die Grundlage des Membranpotenzials* ist.

Natrium-Kalium-Pumpe → ATPasen

Natrium/Kalium-Quotient m: engl. *sodium-potassium ratio*. Verhältnis von im Harn ausgeschiedenem Natrium zu Kalium. Der Natrium/Kalium-Quotient hilft, den Austausch von Na+ und K+ in den distalen Tubuli zu beurteilen. Normal ist ein Wert von 1,0–2,0. Der Natrium/Kalium-Quotient ist abhängig von der Mineralokortikoidwirkung, der ernährungsbedingten Natrium-Kalium-Bilanz und der aktuellen Diurese.

Natriumkanal m: engl. *sodium channel*. Für Natrium-Ionen (Na+) mehr oder weniger selektiv permeabler Ionenkanal*. Mutationen betreffend den Natriumkanal kommen vor bei Brugada*-Syndrom, Paramyotonia* congenita, periodischer hyperkaliämischer Lähmung, Long*-QT-Syndrom und Liddle*-Syndrom. Natriumkanäle werden durch Lokalanästhetika blockiert.

Natrium muriaticum → Natrium

Natriumperchlorat (INN) → Thyreostatika

Natriumphenylbutyrat n: engl. *sodium phenylbutyrate*. Prodrug, dessen wirksamer Metabolit Phenylacetylglutamin als Träger für überschüssigen Stickstoff* wirkt und ausgeschieden wird. Der Einsatz erfolgt als Zusatztherapie bei Langzeitbehandlung von angeborenen Stoffwechselstörungen des Harnstoffzyklus*, z. B. bei Carbamoylphosphatsynthetase-Mangel, Ornithintranscarbamylase-Mangel und Citrullinämie* Typ I. Zu den Nebenwirkungen zählen Zyklusstörungen, Azidose* und Hypoalbuminämie.

Natriumstibogluconat n: Antiprotozoenmittel (5-wertige Antimon-Verbindung) zur Behandlung der Leishmaniose. Antimonverbindungen sind kostengünstig und werden in den Tropen noch häufig verwendet, sind aber wegen gravierender Nebenwirkungen und möglicher Resistenzen umstritten. Natriumstibogluconat ist in Deutschland nicht im Handel und nur über internationale Apotheken zu beziehen.

Natriumthiosulfat n: Stabiles Natriumsalz der Thioschwefelsäure, die selbst im freien Zustand instabil ist. In der Medizin wird Natriumthiosulfat, z. B. als Antidot bei Vergiftungen mit Cyaniden verwendet.

Natriumverlustsyndrom n: engl. *sodium loss syndrome*. Sammelbegriff für Natriummangelzustände renaler oder extrarenaler Ursache. Ein Natriumverlustsyndrom ist meist verbunden mit klinischen Zeichen einer Hypovolämie*. Therapie und Prognose sind abhängig von der Ursache.

Ursachen: Natriumverlustsyndrom mit renalem Natriumverlust (hohe Natrium-Ausscheidung im Urin):
- bei schwerer Niereninsuffizienz*
- nach Beseitigung einer obstruktiven Uropathie*
- in der Erholungsphase nach akutem* Nierenversagen
- bei verschiedenen Formen interstitieller Nephropathien
- bei Nephronophthise
- adrenale Ursache (Addison*-Krankheit)
- zentrale Ursache (Syndrom der inadäquaten ADH-Sekretion, zentrales Salzverlustsyndrom*)
- durch endogene, osmotisch aktive Substanzen (z. B. Glukose).

Natriumverlustsyndrom mit extrarenalem Natriumverlust (niedrige Natrium-Ausscheidung im Urin):
- gastrointestinale Ursachen (z. B. Erbrechen, Diarrhö)
- Natriumverlust durch die Haut (Schwitzen*).

Natriurese f: engl. *Natriuresis*; syn. Na+-ausscheidung. Ausscheidung von Natrium über den Harn. Die Natriurese kann über bestimmte Hormone* (natriuretische Peptide), Medikamente und den Blutdruck (Drucknatriurese) beeinflusst werden. Beispielsweise führt eine Blutdruckerhöhung zu einer gesteigerten Natriurese. Physiologisch liegt die täglich ausgeschiedene Menge bei ca. 1 % der filtrierten Natriummenge des Primärharns*.

natriuretisches Hormon → Peptide, kardiale natriuretische

natürliche Antikörper → Antikörper, reguläre

Natural Orifices Transluminal Endoscopic Surgery: syn. NOTES; Abk. NOTES. Minimalinvasive Chirurgie* mit einem Operationszugang über natürliche Körperöffnungen. Weiterentwicklung der klassisch-konventionellen Laparoskopie* im Sinne einer Minimierung der Invasivität des operativen Zugangs. Aktuell werden meist Hybridverfahren mit einem transvaginalen Zugang und einem weiteren Zugang über den Bauchnabel durchgeführt. Reine NOTES-Eingriffe sind selten.

Natural Orifice Surgery f: Abk. NOS. Weiterentwicklung der minimal-invasiven Operationstechnik mit operativem Zugang durch natürliche Körperöffnungen. Die Körperhöhle bzw. der Operationssitus wird nicht über die Körperoberfläche eröffnet, sondern durch das Lumen von z. B. Magen* oder Scheide (transgastral, transvaginal).

Naturheilkunde f: engl. *naturopathy*. Lehre von der Therapie und Prophylaxe von Krankheiten unter Anwendung von Naturheilmitteln und Naturheilverfahren*, z. B. aus dem Bereich der physikalischen Therapie, Phytotherapie*, Ernährung, Ethnomedizin (z. B. TCM oder Ayurveda) sowie der Beratung in Fragen der Lebensführung.

Beschreibung:
- Die **neuzeitliche Naturheilkunde** hat als biologische Medizin (Komplementärmedizin*) innerhalb der Schulmedizin* breite Anwendung erlangt und zeichnet sich durch folgende Charakteristika aus: 1. versucht möglichst genaue Heilanzeigen zu entwickeln, innerhalb derer die naturgegebenen Reize für den Kranken nützlich sind 2. verfolgt den Ansatz, die unerwünschten Folgen oder Wirkungen der pharmakologischen oder chirurgischen Behandlung zu vermeiden bzw. abzumindern
- eingesetzt werden u. a.: 1. physikalische Reize wie Licht, Luft, Wärme und Kälte, Bewegung und Ruhe (Physikalische Therapie) 2. spezielle Formen der Ernährung 3. pflanzliche u. a. natürliche Arzneistoffe (Phytotherapie; Heilpflanzen*) 4. psychosoziale Einflussfaktoren (Gespräche, Beratung in Fragen der Lebensführung) 5. medizinhistorische Modelle (z. B. Humoralpathologie) und Ethnomedizin (z. B. TCM und Ayurveda) werden in unterschiedlichem Maße berücksichtigt.

Naturheilmittel n pl: engl. *natural remedies*. Substanzen, Stoffgruppen, Gegenstände, Kräfte und Prozesse aus der natürlichen Umwelt,

Naturheilverfahren

die möglichst unverändert zur Therapie im Rahmen der Naturheilkunde* eingesetzt werden.
Formen: z. B.
- pflanzliche u. a. natürliche Arzneistoffe (Phytotherapie*)
- physikalische Reize wie Licht, Luft, Wärme/Kälte, Bewegung/Ruhe: **1.** Lichttherapie* **2.** Klimatherapie **3.** Wärmetherapie **4.** Kryotherapie* **5.** physikalische Therapie
- spezielle Ernährungsformen.

Naturheilverfahren *n sg, pl*: engl. *naturopathy*. Therapie mit Heilverfahren, die Licht, Wasser, Luft und Pflanzenextrakte nutzen, z. B. Hydrotherapie, Balneotherapie, Klimatherapie, Kryotherapie*, Bewegungstherapie und Massage* oder Phytotherapie*.

Nausea → Übelkeit

Navigationschirurgie → Chirurgie, computerassistierte

Navikularfraktur *f*: engl. *navicular fracture*. Fraktur des Os naviculare pedis der Fußwurzel, die häufig in Zusammenhang mit einer Luxation in der Chopart- oder Lisfranc-Gelenklinie (Lisfranc*-Luxationsfraktur, Chopart*-Luxationsfraktur) auftritt, z. B. im Rahmen einer Kettenverletzung (mit Risiko der Sekundärdislokation durch inserierende Sehnen). Symptome sind Schwellung und Schmerzen im Bereich des Mittelfußes.
Therapie:
- nicht dislozierte Fraktur konservativ: Gipsverband und Entlastung
- dislozierte Fraktur operativ: open reduction and internal fixation (ORIF) mit Draht- oder Schraubenosteosynthese.

NBI: Abk. für narrow band imaging → Narrow Band Imaging

nBIPAP: Abk. für engl. nasal biphasic positive airway pressure → Biphasic Positive Airway Pressure

Nearthrose *f*: engl. *nearthrosis*. Neubildung eines Gelenks bei Kontakt zweier primär nicht in Verbindung stehender Knochen, z. B. bei Baastrup*-Syndrom oder bei operativer Bildung einer Sekundärpfanne bei angeborener Hüftgelenkluxation.

Nebel *m*: engl. *aerosol*; syn. Nebelaerosol. Bezeichnung für eine kolloidale Lösung flüssiger Teilchen in Gas. In der Aerosoltherapie* verwendete Darreichungsform von Arzneimitteln mit definierter Nebeldichte (Arzneimittelmenge in ml pro Liter Nebel), Nebelmenge (vom Vernebler geliefertes Volumen in Liter pro Minute) und Nebeldosis (pro Minute inhalierte Nebelmenge einer bestimmten Dichte).

Nebeldichte → Nebel
Nebelsehen → Nephelopsie
Nebenastvarikose → Seitenastvarikose
Nebeneierstock → Parovarium

Nebenhoden *m*: engl. *epididymis*. Teil der männlichen Geschlechtsorgane. Der ca. 5–10 mm große Nebenhoden liegt dem Hoden* hinten oben an und ist über einen serösen Spalt, den Sinus epididymidis, mit ihm verbunden. Er ist gegliedert in Nebenhodenkopf (Caput epididymidis), Nebenhodenkörper (Corpus epididymidis) und Nebenhodenschwanz (Cauda epididymidis). Siehe Abb.
Gänge: In den Nebenhodenkopf münden die Ductuli efferentes testis, die in den stark gewundenen Nebenhodengang (Ductus* epididymidis) führen. Er bildet den Körper und den Schwanz des Nebenhodens. Der Nebenhodengang geht über in den Samenleiter (Ductus* deferens).
Funktion: Der Nebenhoden steuert im Ductus* epididymidis den Reifeprozess der Spermien*, während er sie innerhalb von 12–14 Tagen vom Hoden* in den Nebenhodenschwanz transportiert, wo die Spermien* bis zur Ejakulation* gespeichert werden.

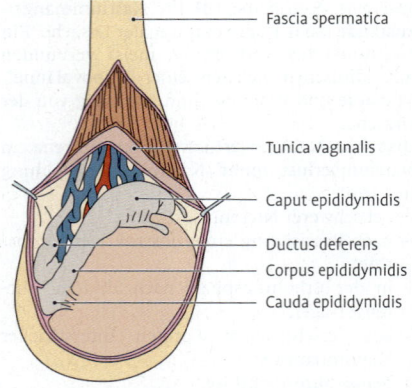

Nebenhoden: Der Nebenhoden (Epididymis) mit Caput, Corpus und Cauda epididymidis. [4]

Nebenhodenentzündung → Epididymitis
Nebenhodentuberkulose → Genitaltuberkulose
Nebenhöhlen → Nasennebenhöhlen
Nebenlunge → Lungenlappen, akzessorischer
Nebenniere *f*: engl. *suprarenal gland*; syn. Glandula suprarenalis. Retroperitoneal* gelegenes, endokrines Organ. Die Nebennieren sind paarig angelegt und liegen dem oberen Nierenpol mit ihrer Facies renalis auf. Man unterscheidet das Nebennierenmark* von der Nebennierenrinde, die beide unterschiedliche Hormone* synthetisieren. Durch die hohe Anzahl an gebildeten Hormonen drohen bei Störungen vielfältige Krankheitsbilder.
Anatomie: Die Nebennieren liegen mit den Nieren in einer gemeinsamen Kapsel (Capsula adi-

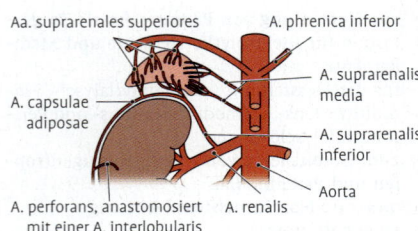

Nebenniere: Blutversorgung der Nebenniere. Aus der Aorta abdominalis entspringt die A. suprarenalis media, aus der A. phrenica inferior die Aa. suprarenales superiores und aus der A. renalis die A. suprarenalis inferior. [4]

posa perirenalis) und sind von diesen nur durch eine dünne Fettschicht getrennt.
Einteilung: Morphologisch und funktionell unterscheidet man:
- die gelbliche Nebennierenrinde (NNR) und
- das im Inneren liegende rotbraune Nebennierenmark* (NNM).

Gefäßversorgung: Die Nebennieren sind stark vaskularisiert und werden arteriell aus folgenden Gefäßen versorgt (siehe Abb.):
- Aa. suprarenales superiores (aus der A. phrenica inferior)
- A. suprarenalis media (aus Aorta abdominalis)
- A. suprarenalis inferior (aus der A. renalis).

Der venöse Abfluss erfolgt jeweils über eine V. suprarenalis. Rechts mündet diese direkt in die V. cava inferior, links in die V. renalis sinistra.
Funktion: Die Nebennierenrinde, als echte endokrine Drüse, synthetisiert Steroidhormone (Mineralkortikoide, Glukokortikoide* und Sexualhormone). Das Nebennierenmark ist funktionell ein modifiziertes peripheres sympathisches Ganglion und produziert die Katecholamine Adrenalin* und Noradrenalin*.

Nebennierenapoplexie → Nebennierenrindeninsuffizienz
Nebennierendiabetes → Cushing-Syndrom
Nebennieren-Funktionsdiagnostik *f*: Labordiagnostische Verfahren zur Einschätzung der Funktionsfähigkeit der Nebennieren*. Sie werden bei Verdacht auf Hyperkortisolismus*, Hyperaldosteronismus*, Nebennierenrinden-Insuffizienz oder Adrenogenitalem Syndrom* (AGS) durchgeführt.
Methoden:
- Hyperkortisolismus (Cushing*-Syndrom): **1.** Dexamethason*-Hemmtest ist beweisend **2.** Kortisol* im Serum **3.** Kortisol*-Tagesprofil **4.** ACTH im Serum
- Hyperaldosteronismus* (u. a. Conn*-Syndrom): **1.** Aldosteron* im Serum **2.** Renin* im

Serum **3.** Aldosteron-Renin*-Quotient **4.** Renin*-Aldosteron-Orthostasetest zur Unterscheidung zwischen idiopathischem primären Hyperaldosteronismus und Morbus Conn **5.** Kochsalz*-Belastungstest **6.** Captopriltest
– Überfunktion der Nebenniere (u. a. Phäochromozytom*): **1.** Dexamethason-Hemmtest **2.** Metanephrin und Normetanephrin im Serum und Urin
– Nebennierenrinden-Insuffizienz (u. a. Morbus Addison*): **1.** ACTH*-Stimulationstest **2.** 17-Hydroxy-Progesteron im Serum **3.** ACTH im Serum **4.** Aldosteron im Serum **5.** Renin im Serum **6.** Nebennieren-Antikörper
– Adrenogenitales Syndrom: **1.** ACTH-Stimulationstest **2.** 17-Hydroxy-Progesteron im Serum **3.** Testosteron* im Serum **4.** Dehydroepiandrosteronsulfat (DHEAS) im Serum.

Nebennierenmark *n*: syn. Medulla glandulae suprarenalis; Abk. NNM. Rotbräunliches Gewebe im Inneren der Nebenniere*. Das Nebennierenmark ist Bildungsort der Katecholamine Adrenalin* und Noradrenalin*, die bei Bedarf direkt ins Blut abgegeben werden. Funktionell wird das Nebennierenmark daher als peripheres sympathisches Ganglion angesehen. Zu einer erhöhten Katecholaminausschüttung kommt es beim Phäochromozytom*.

Nebennierenrindenadenom *n*: engl. *adrenal cortex adenoma*. Primär benigner*, meist unilateraler und solitärer, manchmal endokrin* aktiver Tumor, der vom Drüsengewebe der Nebennierenrinde ausgeht und mit über 50 % aller Tumoren der Nebenniere die häufigste Raumforderung der Nebenniere darstellt. Häufig handelt es sich um einen Zufallsbefund bei Schnittbildverfahren. Adenome > 6 cm werden resiziert.
Klinik: Mit einem Durchmesser von zumeist unter 5 cm sind die Adenome oft symptomlos und stellen häufig einen Zufallsbefund bei CT- oder MRT-Untersuchungen des Abdomens dar (sog. Inzidentalome). Adenome können endokrin aktiv sein:
– 5–47 % aller Adenome sezernieren Kortisol* und führen ggf. zu einem Cushing*-Syndrom (Cushing-Adenom)
– 1,6–3,3 % produzieren Mineralokortikoide* und führen ggf. zu einem Conn*-Syndrom (Conn-Adenom)
– extrem selten sind Adenome, die Androgene* oder Östrogene* sezernieren.
Therapie:
– Adenome < 6 cm: Verlaufskontrolle, bei geringstem Karzinomverdacht Operation
– Adenome > 6 cm oder hormonell aktiv: operative oder laparoskopische Resektion.

Nebennierenrindenhyperplasie *f*: engl. *adrenocortical hyperplasia*; syn. Nebennierenhyperplasie. Meist beidseitige, diffuse oder noduläre Hyperplasie* einer oder aller drei Schichten der Nebennierenrinde. Unterschieden werden kongenitale und erworbene Formen, ferner primäre (idiopathische) Hyperplasien (Conn*-Syndrom) und sekundäre Hyperplasien durch erhöhte hypophysäre (oder ektope) ACTH-Sekretion (z. B. Cushing*-Syndrom, adrenogenitales Syndrom*).

Nebennierenrindeninsuffizienz *f*: engl. *adrenocortical insufficiency*; syn. Nebennierenrindeninsuffizienz. Unterfunktion der Nebennierenrinde (NNR) mit verminderter Produktion der adrenalen Steroidhormone* sowie deren Vorstufen. Man unterscheidet zwischen primärer (ACTH erhöht) und sekundärer (ACTH erniedrigt) NNR-Insuffizienz. Es kommt zum Hypoaldosteronismus* und Hypokortisolismus* mit entsprechender Symptomatik. Die Diagnosestellung erfolgt durch Anamnese, klinischen Befund und labormedizinische Untersuchungen.
Formen: Primäre Nebennierenrindeninsuffizienz (pNNRI): Nebennierenrindeninsuffizienz adrenaler Genese mit Zerstörung der NNR zu ≥ 90 %, multiple Ursachen :
– akute primäre Nebennierenrindeninsuffizienz: **1.** hämorrhagischer NNR-Infarkt* (Nebennierenapoplexie), z. B. bei Geburtstrauma, Sepsis* oder Waterhouse*-Friderichsen-Syndrom **2.** Nebennieren-Venenthrombose **3.** Koagulopathie* **4.** iatrogen* durch antikoagulative Therapie oder als Komplikation einer Venografie
– chronische primäre Nebennierenrindeninsuffizienz: siehe Addison*-Krankheit.
Sekundäre Nebennierenrindeninsuffizienz (sNNRI):
– hypophysär-hypothalamische Genese
– z. B. bei ACTH-Mangel oder Hypophysenvorderlappen-Insuffizienz.
Sonderform: Akute Nebennierenrindeninsuffizienz wegen iatrogener sekundärer NNR-Atrophie bei abruptem Absetzen einer Steroidlangzeittherapie, von einigen Autoren auch als tertiäre NNRI bezeichnet.
Pathophysiologie: Hypoaldosteronismus* und Hypokortisolismus* führen zu Störungen und Entgleisungen von
– Elektrolyt-, Wasser- und Säure-Basen-Haushalt mit: **1.** Hyponatriämie* **2.** Hypochloridämie* **3.** Hyperkaliämie* **4.** Hypermagnesiämie* **5.** Hypovolämie* durch hypotone Dehydratation bei intrazellulärer Hyperhydratation sowie Azidose*
– Kohlenhydrat-Stoffwechsel: **1.** niedrige Blutzuckerkonzentration mit Neigung zu Hypoglykämie* und Hunger **2.** erhöhte Insulinempfindlichkeit **3.** Protein- und Fettmobilisation.
Klinik:
– Adynamie* (Müdigkeit, Schwäche), arterielle Hypotonie*, Gewichtsverlust, gastrointestinale Beschwerden (Übelkeit, Erbrechen, Diarrhö)
– Unterscheidung pNNRI und sNNRI: **1.** pNNRI: **I.** klinisch führend sind die Folgen der mangelnden Aldosteronproduktion mit Elektrolytstörung **II.** Hyperpigmentierung* der Haut und Schleimhäute **2.** sNNRI: **I.** im Vordergrund Symptome des Hypokortisolismus **II.** pigmentlose, blasse Haut.

Nebennierenszintigrafie *f*: engl. *scintigraphy of the adrenal glands*; syn. Nebennierenszintigraphie. Sammelbezeichnung für Verfahren der Szintigrafie* zur Untersuchung der Nebennierenmarks. Das Verfahren wird zur Diagnostik des Phäochromozytoms* (und anderer neuroektodermaler Tumoren, v. a. Neuroblastom*), des Nebennierenmarks bzw. der Grenzstrangganglien eingesetzt (siehe MIBG-Szintigrafie). Nebennierenszintigraphien werden nicht mehr durchgeführt.

Nebennierentuberkulose *f*: engl. *adrenal tuberculosis*. Meist beidseitig auftretende Tuberkulose* der Nebennieren*, v. a. der Nebennierenrinde. Oftmals handelt es sich um die einzige extrapulmonale Manifestation einer Lungentuberkulose* mit hämatogener Streuung. Selten ist eine Nebennierentuberkulose die Ursache einer adrenokortikalen Insuffizienz (Addison*-Krankheit). Therapiert wird antibiotisch, ggf. Substitution mit Glukokortikoiden* und Mineralokortikoiden*.

Nebennierentumoren *m pl*: engl. *adrenal tumors*. In der Nebenniere lokalisierte Tumoren*. Nebennierentumoren gehören zu den häufigsten Tumoren überhaupt. Endokrin aktive Tumoren manifestieren sich klinisch evtl. als Cushing*-Syndrom, Conn*-Syndrom oder Phäochromozytom*.
Formen: Tumoren der Nebennierenrinde:
– benigne* Tumoren: **1.** v. a. Adenome* (z. B. Aldosteronom) **2.** selten Myelolipome und adrenale Zysten*
– maligne* Tumoren: **1.** v. a. Metastasen* (insbesondere Lungen- und Mammakarzinom*) **2.** selten primäres adrenokortikales Karzinom (= Nebennierenkarzinom oder Nebennierenrindenkarzinom).
Tumoren des Nebennierenmarks:
– benigne Tumoren, v. a.: **1.** Ganglioneurom* **2.** Phäochromozytom*
– maligne Tumoren, v. a.: **1.** Neuroblastom* **2.** malignes Phäochromozytom*.

Nebenplazenta → Placenta succenturiata

Nebenschilddrüsen *f pl*: engl. *parathyroid glands*; syn. Epithelkörperchen. 4 linsengroße, lebenswichtige endokrine Drüsen, die paarig an der Dorsalfläche des oberen und unteren Schilddrüsenpols liegen. Die Nebenschilddrüsen bilden das für den Kalziumstoffwechsel wichtige Parathormon*. Eine Überfunktion der Nebenschilddrüsen (z. B. durch einen Tumor) wird als Hyperparathyreoidismus* bezeichnet, eine Unterfunktion als Hypoparathyroidismus.

Nebenschilddrüsenadenom n: engl. *parathyroid adenoma*; syn. Parathyroidea-Adenom. Gutartiger Tumor der Nebenschilddrüsen*. Nebenschilddrüsenadenome sind die häufigste Ursache des primären Hyperparathyreoidismus*. Behandelt wird chirurgisch durch Adenomexstirpation oder subtotale Parathyreoidektomie*.

Nebenschilddrüsenkarzinom n: engl. *parathyroid carcinoma*; syn. Para-Thyroidea-Karzinom. Schwer zu diagnostizierender maligner Tumor der Nebenschilddrüsen* als seltene Verlaufsform eines primären Hyperparathyreoidismus* (pHPT). Die Klinik wird bestimmt durch die exzessive Sekretion von Parathormon* (PTH) mit ausgeprägter Hyperkalzämie*, deren Beherrschung prognosebestimmend ist. Heilung ist nur durch komplette Tumorresektion möglich.

Nebenschilddrüsenszintigrafie f: engl. *scintigraphy of the parathyroid glands*; syn. Nebenschilddrüsenszintigraphie. Verfahren der Szintigrafie* zur Darstellung von Adenomen oder Hyperplasien der Nebenschilddrüsen nach Applikation von ^{201}Thallium- und ^{99m}Technetium als Subtraktionsszintigrafie oder mit ^{99m}Technetium-Methoxyisobutylisonitril (Abk. ^{99m}Tc-MIBI), wobei dessen schnellerer Washout aus der Schilddrüse als aus der Nebenschilddrüse ausgenutzt wird.

Nebentube f: engl. *accessory tube*. Fehlbildung des Eileiters (Tuba uterina) mit zusätzlichen Ästen (häufig bei hypoplastischem Eileiter) oder akzessorischen Fimbrienenden. Meist handelt es sich um einen asymptomatischen Zufallsbefund. Eine Nebentube ist ein möglicher Auslöser einer tubaren Sterilität* mit Motilitätseinschränkung des Eileiters.

Nebenwirkung f: engl. *side effect*. Eine neben der beabsichtigten Hauptwirkung einer medizinischen Maßnahme auftretende Wirkung, in Bezug auf Arzneimittel auch synonym verwendet für unerwünschte Arzneimittelwirkung*.

Mechanismen: Siehe Tab.

Nebenwirt m: engl. *reservoir host*. Spezies (Tiere, Mensch), die von einer bestimmten Parasitenart im gleichen Entwicklungsstadium wie beim Hauptwirt* befallen wird, aber für den Parasiten weniger geeignet ist. Der Nebenwirt ist vom Zwischenwirt* zu unterscheiden, der einem anderen Entwicklungsstadium des Parasiten dient.

Nebenzellen f pl: engl. *mucous neck cells*; syn. Mucocystis cervicalis. In den Magendrüsen (Glandulae gastricae) vorkommende Zellen der Magenschleimhaut, die zum Schutz der Schleimhaut Muzine sezernieren. Sie liegen in der Magendrüse häufig eingekeilt zwischen zwei benachbarten Parietalzellen* und kommen vor allem im Bereich des Magenfundus und des Corpus gastricum vor.

Nebivolol n: Langwirkender, kardioselektiver Beta*-Rezeptoren-Blocker mit zusätzlich vasodilatativer Eigenschaft. Bei einer leichten, stabilen Herzinsuffizienz* kann Nebivolol ebenfalls angewendet werden, bei schwerer Herzinsuffizienz* oder verschiedenen Herzrhythmusstörungen* und Asthma* bronchiale ist es kontraindiziert. Wechselwirkungen sind häufig, u. a. mit Antihypertensiva* (besonders Verapamil/Diltiazem), Antidiabetika* sowie Antiarrhythmika*.

Nebula f: syn. Nubecula. Trübungswölkchen, die nach Entzündung oder Verletzung durch diffuses, wolkiges, weißliches Narbengewebe im Hornhautstroma entstehen.

Nebulin n: Akzessorisches Muskelprotein mit einer relativen Molekülmasse (M_r) von ca. 800 000, das an den Z-Scheiben des Sarkomers verankert ist und entlang der dünnen Filamente den Zusammenbau und die Länge der Aktinfilamente reguliert (siehe auch Aktin*).

Neck Dissection: Ein- oder beidseitige Halsausräumung bei malignen Kopf-Hals-Tumoren. Entfernt werden Lymphknoten, Metastasen, Fettgewebe, Muskeln und z. T. Gefäße. Bei Fehlen von Lymphknotenmetastasen wird eine elektive (prophylaktische) Neck Dissection und bei vorhandenen Lymphknotenmetastasen eine kurative Neck Dissection durchgeführt.

Necking m: Sexualkontakt* mit gegenseitigem Streicheln und Küssen unter Vermeidung der Genitalien.

Necrobiosis lipoidica f: syn. Necrosis lipoidica diabeticorum. Seltene, zur Nekrose* führende granulomatöse Entzündung mit Lipidanreicherung in der mittleren Dermis. Sie tritt meist an den Unterschenkelstreckseiten auf. Behandelt wird die Grunderkrankung, außerdem mit Glukokortikoiden und Fototherapie. Es handelt sich um eine chronische Erkrankung, in 20 % Spontanheilungen. Siehe Abb.

Auftreten: In 2/3 der Fälle liegt gleichzeitig ein Diabetes mellitus vor oder wird bei 10 % innerhalb von 5 Jahren klinisch manifest. Frauen sind häufiger betroffen.

Necrosis → Nekrose

Neer-Test → Impingement-Syndrom, subakromiales

Negativ-Akute-Phase-Proteine → Akute-Phase-Proteine

Negativer prädikativer Wert: Abk. PPN. Wahrscheinlichkeit, dass eine Person, die bei einem Test als gesund getestet wurde, die Krankheit auch tatsächlich nicht hat.

Negativismus m: engl. *negativism*. Sperrung gegen alle von außen gestellten Anforderungen durch Verweigern oder aktives Entgegenhalten basierend auf einem innerem Wider-

Nebenwirkung		
Typ	Erklärung	Beispiel
Typ-A-Reaktionen	augmented: über das erwünschte Maß gehende Verstärkung der Hauptwirkung, dosisabhängig	orthostatische Beschwerden durch zu starke Blutdrucksenkung
Typ-B-Reaktionen	bizarre: dosisunabhängig, nicht vorhersehbar	allergische Reaktionen auf Sulfonamide
Typ-C-Reaktionen	chronic: bei Langzeitgebrauch auftretend	Hyperkaliämie unter ACE-Hemmern
Typ-D-Reaktionen	delayed: lange Zeit nach der Anwendung auftretend	kanzerogene Effekte nach abgeschlossener zytostatischer Chemotherapie
Typ-E-Reaktionen	end-of-use: bei Absetzen auftretend	Entzugserscheinungen beim Absetzen von Benzodiazepinen
Typ-F-Reaktionen	failure: Therapieversagen	Unwirksamkeit von Ciclosporin aufgrund niedriger Blutspiegel verursacht durch CYP-Induktion unter Rifampicin-Komedikation

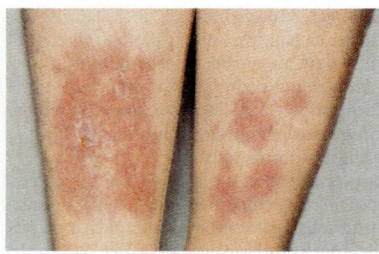

Necrobiosis lipoidica: Befund am Schienbein, rechts mit zentraler Ulzeration, Patient mit Diabetes mellitus. [16]

stand*. Negativismus kommt u. a. beim katatonen Subtyp der Schizophrenie* vor.
Beispiel: Der Patient weigert sich auf Außenreize adäquat zu reagieren, tut oft genau das Gegenteil von dem, was er tun soll (aktiver Negativismus) bzw. macht nicht das, was er tun soll (passiver Negativismus).

Negativsymptomatik *f*: engl. *negative symptoms*; syn. Negativsymptome. Störungsmuster mit Minderung zuvor vorhandener, psychischer Fähigkeiten im kognitiven und affektiven Bereich. Betroffene zeigen Affektverflachung, Interessenverlust*, kognitive Dysfunktionen, Antriebsarmut* und soziales Rückzugsverhalten. Negativsymptome sind Leitbefund eines schizophrenen Residuums*, kommen aber auch bei Schizophrenie*, Demenz* oder als Nebenwirkung von Neuroleptika* vor.

Neglect *m*: syn. Neglekt. Meist halbseitige (**Hemineglect**) Vernachlässigung des Körpers oder der Umgebung bezüglich motorischer, visueller, sensibler, akustischer oder affektiver Reize auf der Gegenseite einer zerebralen (meist rechtshemisphärischen) Schädigung. Oft wird ein Hemineglect durch Hemianopsie*, Blicklähmung* oder Hemiparese* links überlagert. Behandelt wird mit basaler Stimulation* und Ergotherapie*.
Hintergrund: Ätiologie: Hirninfarkt, Hirnblutung, Tumor oder Kontusionsherd.
Klinik:
- Betroffene ignorieren von einer Körperhälfte oder Raumseite ausgehende Reize.
- Hindernisse, Gegenstände oder Menschen auf der betroffenen Seite werden übersehen oder das Waschen der betroffenen Körperseite wird vergessen.
- Eigene Glieder der Neglectseite werden nicht beachtet und nicht eingesetzt.
- Oft treten auch Störung der räumlichen Orientierung und der Durchführung von Handlungen (Apraxie*) auf.
- Oft kommt es zusätzlich zu Anosognosie* für sensorische/motorische Defizite der kontraläsionalen Extremitäten.

Therapie:
- basale Stimulation
- ergotherapeutische und neuropsychologische Therapie: 1. taktiles und visuelles Explorationstraining 2. Wendung der Aufmerksamkeit auf die betroffene Raumhälfte
- rehabilitative Förderung, z. B. nach F. Affolter oder K. Bobath (Bobath-Konzept)
- Stimulation des Vestibularorgans durch Wärme
- Vibration der Nackenmuskulatur der betroffenen Seite.

Prognose:
- Remission meist innerhalb von Wochen bis Monaten

- ggf. Restsymptomatik, insbesondere bei Auftreten gleichzeitiger beidseitiger Reize (Fahrtauglichkeit!).

Negri-Körperchen *n sg, pl*: engl. *Negri bodies*. Bei Tollwut* in Neuronen nachweisbare eosinophile, 1–25 μm große intrazytoplasmatische Einschlusskörperchen mit basophiler Innenstruktur. Sie entstehen durch die Ablagerung viraler Nukleopeside und kommen insbesondere in den Nervenzellen des Ammonshorns und in den Purkinje-Zellen der Kleinhirnrinde vor.

Negro-Zeichen → Rigor
Nehb-Ableitungen → Brustwandableitungen
Neisseria *f*: Gattung gramnegativer unbeweglicher, paarweise angeordneter Bakterien (Diplokokken) der Familie Neisseriaceae. Neisseria sind Oxidase-positiv und zählen zu den Schleimhautparasiten. Humanpathogene Spezies sind Neisseria gonorrhoeae (Gonokokken, semmel- oder kaffeebohnenartige Diplokokken), die Erreger der Gonorrhö*, außerdem Neisseria meningitidis (Meningokokken, kleinere semmelförmige, pleomorphe Diplokokken), Erreger der Meningitis* epidemica.

Neisseria gonorrhoeae *f*: syn. Gonokokken. Gramnegatives, unbewegliches Bakterium der Gattung Neisseria* und unter anderem Erreger der Gonorrhö*. Erregerreservoir ist der Mensch. Neisseria gonorrhoeae wird übertragen durch Kontaktinfektion (Geschlechtsverkehr), auch bei der Geburt.
Morphologie:
- gramnegative Diplokokken (Diplococcus) in Form eines Brötchens oder einer Kaffeebohne
- meist adhärent an Mukosazellen oder intrazellulär im Protoplasma der Leukozyten
- cave: nach Antibiotikabehandlung evtl. gramlabil.

Diagnostik:
- zum Nachweis spezielle Transportmedien erforderlich, da Neisseria gonorrhoeae gegen Kälte (Temperaturoptimum 37 °C) und Luftsauerstoff (mikroaerophil, CO_2-Atmosphäre von 5–10 %) empfindlich ist
- Kultur auf eiweißhaltigen Nährböden (Serum-, Aszites- und Kochblutagar, besser Thayer-Martin-Medium) nach 24–72 h in zarten, runden, durchscheinenden Kolonien (tautropfenähnlich)
- biochemische Differenzierung auf Lingelsheim-Nährböden
- Oxidase-positiv
- Nachweis im Abstrichpräparat auch durch Enzym*-Immunoassay, direkte Immunfluoreszenz oder Koagglutination
- sensitiver Nachweis durch PCR (oft kombiniert mit Chlamydia-trachomatis-PCR)
- bei chronischen Fällen Antikörpernachweis sinnvoll.

Neisseria meningitidis *f*: syn. Meningokokken. Erreger der Meningokokken-Meningitis, der Meningokokken-Sepsis und des Waterhouse*-Friderichsen-Syndroms. Erregerreservoir ist der Nasopharynx des Menschen und die Übertragung erfolgt durch Tröpfcheninfektion. Neisseria meningitidis zeigen besonders bei engem Zusammenleben eine relativ hohe Keimträgerrate und sind sehr wenig widerstandsfähig gegen Umwelteinflüsse (Austrocknung, Abkühlung, Lichteinwirkung).
Infektionsprophylaxe: Aktive Immunisierung durch i. m. Injektion von Konjugat- (in Deutschland v. a. Meningokokken-C-Konjugatimpfstoff und quadrivalenter Meningokokken-A,C,W$_{135}$,Y-Konjugatimpfstoff) oder Polysaccharid-Impfstoff aus gereinigten Kapselpolysacchariden (in Deutschland: Meningokokken-A,C- und quadrivalenter Meningokokken-A,C,W$_{135}$,Y-Polysaccharid-Impfstoff).

NEK: Abk. für → Nekrotisierende Enterokolitis beim Neugeborenen
Nekrobiose *f*: engl. *necrobiosis*. Langsames Absterben einzelner Zellen als Zwischenzustand bei irreversibler Schädigung, aber noch nicht sichtbare Zeichen des Zelltods.
Nekrophanerose *f*: engl. *necrophanerosis*. Veralteter Begriff für das Auftreten lichtmikroskopisch sichtbarer morphologischer Veränderungen in einem Gewebe oder Organ bei Nekrose*.
Nekrophilie *f*: engl. *necrophilia*. Paraphilie*, bei der sexuelle Erregung oder Befriedigung durch den Geschlechtsverkehr mit Toten entsteht (Leichenschändung). Eine Behandlung erfolgt bei subjektivem Leidensdruck oder Gefährdung anderer. Behandelt wird psychotherapeutisch oder medikamentös mit Libido-hemmenden Wirkstoffen.
Vorkommen: Sehr selten, es sind überwiegend Männer betroffen.
Nekrose *f*: engl. *necrosis*. Durch eine Noxe*, beispielsweise Hypoxie* oder ionisierende Strahlung, induzierter pathologischer Zelltod. Die Nekrose ist vom geregelten Zelltod (Apoptose*) zu unterscheiden. Je nach Lokalisation und Ausmaß einer Nekrose kommt es zur Restitutio* ad integrum oder zur Bildung einer Narbe* oder Pseudozyste.
Formen:
- **Koagulationsnekrose** (auch Gerinnungsnekrose): 1. Denaturierung* und Koagulation* von Proteinen* 2. strukturierte Nekrose mit zunächst noch erkennbarer Gewebestruktur 3. Vorkommen in: I. Herz*, Leber*, Milz* und Niere* infolge lokaler Ischämie* (z. B. Infarkt*) II. in Weichteilgewebe (Haut*, Muskel, Gastrointestinaltrakt*) infolge Verätzung* bei Kontakt mit Säuren* 4. Sonderform: **verkäsende (fibrillogranuläre) Nekrose:** I. Ausbildung einer amor-

phen, eosinophilen Masse, die an vertrockneten Frischkäse erinnert **II. Vorkommen** z. B. bei Infektionen*, v. a. Tuberkulose*
- **Kolliquationsnekrose** (auch Erweichungsnekrose): **1.** Verflüssigung der nekrotischen Zellen und strukturloses Gewebe **2. Vorkommen** in Geweben, die einen hohen Anteil an Fett oder Proteasen* aufweisen: **I.** im Gehirn* und Rückenmark* (Schlaganfall*) **II.** im Pankreas* durch Autolyse* bei Pankreatitis* **III.** in Weichteilgeweben (Haut, Muskel, Gastrointestinaltrakt) nach Verätzung* mit Basen*
- **fibrinoide Nekrose: 1.** Fragmentation von Kollagenfasern und elastischen Fasern, eingebettet in Detritus*, Fibrin* und Bestandteilen des Serums* **2. Vorkommen** in Gefäßwand und peptischem Ulkus* **3.** in der HE-Färbung intensiv rot gefärbtes Nekroseareal.

Histologie:
- intrazelluläre Zellkernveränderungen (Karyopyknose*, Karyorrhexis*, Karyolyse*), in HE-Färbung Eosinophilie* des Zytoplasmas*
- im Gewebe Infiltration mit Leukozyten*, Demarkation* des nekrotischen Gewebes mit Randsaumbildung und Bildung von Granulationsgewebe*.

Nekrosektomie *f*: engl. *necrectomy*. Entfernung von Nekrosen*, um eine Infektion benachbarter gesunder Gewebebezirke zu verhindern und die Wundheilung* zu fördern.

Nekrotisierende Enterokolitis beim Neugeborenen: engl. *necrotizing enterocolitis in newborns*; syn. Morbus Crohn; Abk. NEK. Lebensbedrohliche akute Magen-Darm-Erkrankung, vor allem von Frühgeborenen. Typisch sind ein geblähter Bauch und galliges Erbrechen, bei Darmperforation auch Peritonitis* und Sepsis*. Behandelt wird mit Antibiotika, manchmal müssen Darmteile reseziert werden. 5–10 % der Kinder versterben an der Erkrankung. Präventiv wirken Muttermilch und evtl. Probiotika*. siehe Abb.

nekrotisierende lymphozytäre Follikulitis → Acne necroticans

Nekrozoospermie *f*: engl. *necrozoospermia*; syn. Akinospermie. Ejakulat mit geringem Anteil (Prozentsatz) von lebenden und gleichzeitig hohem Anteil (Prozentsatz) von immotilen Spermatozoen, durch Eosintest gesichert.

Nélaton-Katheter → Blasenkatheter
Nélaton-Linie → Roser-Nélaton-Linie
Nelkenöl *n*: engl. *clove oil*; syn. Caryophylli aetheroleum. Ätherisches Öl aus den Blütenknospen von Syzygium aromaticum (Gewürznelkenbaum) mit Eugenol (Phenylpropanderivat) als Hauptinhaltsstoff. Nelkenöl verfügt über eine antiseptische Wirkung und führt bei äußerlicher Anwendung zu lokaler Hautreizung und Anästhesie.

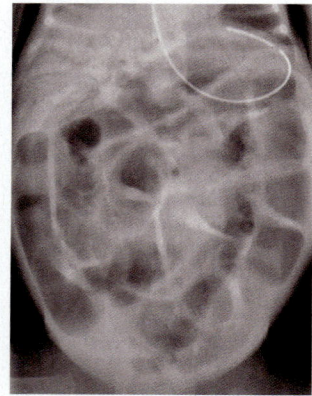

Nekrotisierende Enterokolitis beim Neugeborenen: Nekrotisierende Enterokolitis Stadium III b; Gas in Vena portae hepatis u. Pneumoperitoneum (Perforation maximal dilatierter Darmschlingen); röntg. Abdomenübersicht. [86]

Verwendung:
- Repellent
- in der Zahnmedizin zusammen mit Zinkoxid als provisorische Zahnfüllung
- Antiseptikum, Desinfizienz
- Aromatikum.

Nematocera → Mücken
Nematoden *f pl*: engl. *Nematoda*; syn. Nematodes. Freilebende Formen, Saprozoen, Kommensalen, Pflanzen-, Tier- und Menschenparasiten des Stammes Nemathelminthes. Siehe auch Nematodeninfektion*.

Nematodeninfektion *f*: engl. *nematodiasis*. Infektion durch Fadenwürmer (Nematodes*). Diese kommen je nach Art in allen Klimazonen vor oder sind auf die Tropen beschränkt. Betroffene infizieren sich abhängig von der Art fäkal-oral, über Zwischenwirte, durch Überträger oder perkutan, die Klinik variiert ebenfalls. Therapiert wird mit Antihelminthika.
Erkrankung: Einteilung anhand des Übertragungsweges:
- fäkal-orale Infektion: **1.** weltweit verbreitet (in Ländern mit schlechten hygienischen Zuständen häufiger) **2.** Ascaris* lumbricoides **3.** Trichuris* trichiura **4.** Enterobius* vermicularis **5.** Capillaria philippinensis **6.** Toxocara* **7.** Larva migrans
- perkutane Infektion, z. B. durch: **1.** Ancylostoma duodenale **2.** Necator americanus **3.** Strongyloides* stercoralis
- Infektion aus Zwischenwirten oder Überträgern, z. B.: **1.** Trichinella* spiralis **2.** Angiostrongylus* **3.** Gnathostoma spinigerum **4.** Wuchereria* bancrofti.

NEN: Abk. für engl. *neuroendocrine neoplasia* → Tumoren, neuroendokrine
neoadjuvant: Präoperativ, vor Strahlentherapie oder anderen Verfahren unterstützend, z. B. neoadjuvante Bestrahlung vor einer operativen Tumorbehandlung.
Neoadjuvante Chemotherapie *f*: syn. primäre Chemotherapie. Chemotherapie, die vor geplanter operativer Resektion eines soliden Tumors durchgeführt wird, um ein Downstaging* (etwa durch Verkleinerung der Tumormasse) zu erreichen. Dabei kommen zum Einsatz: Chemotherapie, Radiatio, Embolisation und Hormontherapie. Ziel ist die Verbesserung der operativen Ausgangssituation.
Neoblase → Dünndarmersatzblase
Neocortex *m*: Größter und stammesgeschichtlich jüngster Anteil der Großhirnrinde*. Im Neocortex sind u. a. der primäre somatosensorische Kortex*, die Sehrinde* und primäre Hörrinde lokalisiert. Er verfügt über einen sechsschichtigen Aufbau (vgl. hierzu Isokortex*).
Neoendorphine → Endorphine
NEO-FFI: Abk. für → NEO-Fünf-Faktoren-Inventar
NEO-Fünf-Faktoren-Inventar *n*: syn. Neurotizismus, Extraversion, Offenheit für Erfahrungen-Fünf-Faktoren-Inventar. Weltweit eingesetztes Selbstbeurteilungsverfahren zur multidimensionalen Erfassung von individuellen Unterschieden auf 5 Skalen (Neurotizismus*, Extraversion*, Offenheit für Erfahrungen, Verträglichkeit und Gewissenhaftigkeit*).
Zusammenstellung: Umfasst 60 Merkmale, z. B. „Ich habe gern viele Leute um mich herum" oder „Ich fühle mich oft angespannt und nervös".
Anwendung: Bei Jugendlichen und Erwachsenen im Rahmen der klinischen Psychologie, Schullaufbahn- und Studienberatung, Berufsberatung und Organisationspsychologie.
Testdauer: 10 Minuten.
Neologismus *m*: engl. *neologism*. Neubildung eines Wortes, das entweder im normalen Wortschatz einer Sprache gar nicht vorkommt oder das aufgrund der Verbindung mehrerer formal oder inhaltlich verwandter Wörter oder Silben entsteht (Kontamination*).
Vorkommen:
- physiologisch: **1.** während der Sprachentwicklung* **2.** im Traum
- pathologisch: **1.** Aphasie* **2.** formale Denkstörung bei Schizophrenie*.

Neomycin *n*: Zur Gruppe der Aminoglykosid*-Antibiotika gehörender Antibiotikakomplex aus Streptomyces fradiae mit den Hautkomponenten Neomycin B (syn. Framycetin), Neomycin C und Neomycin A (Neamin) zur lokalen oder oralen Anwendung.

Indikationen:
- infizierte Wunden
- mikrobielle Ekzeme
- superinfizierte Dermatosen
- Impetigo contagiosa und Pyodermien
- präoperative Darmsterilisierung
- hepatische Enzephalopathie.

neonatal: Das Neugeborene* betreffend.

Neonatale Hämochromatose f: Alloimmun bedingte Leberschädigung mit pathologischer Eisenablagerung in der Leber sowie in extrahepatischen Organen wie Pankreas, Herz und Nebennieren. Postnatal sind Leberversagen und Hypoglykämie führende Symptome. Laborchemie, MRT und Speicheldrüsenbiopsie sichern die Diagnose. Immunglobulingabe pränatal und Austauschtransfusion postnatal bessern die Prognose erheblich.

Neonatal Infant Pain Scale: Abk. NIPS. Einfacher Score zur Schmerzerfassung bei Fremdbeurteilung akuter prozeduraler Schmerzen bei Neugeborenen* oder Frühgeborenen*. Siehe Tab.

Neonatal Infant Pain Scale	
Kriterien	Bewertung (Punkte)[1]
Gesichtsausdruck	entspannt
	Grimasse
Weinen	weint nicht
	weinerlich, wimmert
	weint stark
Atmung	entspannt
	verändert
Haltung der Arme	entspannt
	angezogen, verkrampft
Haltung der Beine	entspannt
	angezogen, verkrampft
Gemütszustand	friedlich, schläft
	unruhig, leidend

[1] jedes der insgesamt 6 Kriterien mit jeweils einem Punktwert zwischen 0 und 1 (bzw. 2); Punktsumme = NIPS; Intervention (zur Analgesie) bei NIPS ≥ 4

Neonatalperiode → Neugeborenes

Neonatologie f: engl. *neonatology*. Teilbereich der Kinder- und Jugendmedizin (Pädiatrie), der sich mit dem Neugeborenen* befasst.

Neoplasie f: engl. *neoplasia*; syn. Neoplasma. Autonome Neubildung von Gewebe, die im Gegensatz zu Hyperplasie*, Hypertrophie* und Regeneration auf einer Störung oder dem Verlust der Wachstumsregulation beruht (siehe Tumor*).

Neoplasie, duktale intraepitheliale f: engl. *ductal intraepithelial neoplasia*; Abk. DIN. Intraduktale, proliferative Läsionen der Mamma und Präkanzerose des Mammakarzinoms*. Behandelt wird durch Hormontherapie. Erforderlich sind mammografische und ggf. histologische Kontrollen wegen möglicher Entwicklung eines Mammakarzinoms.

Therapie:
- bei duktaler Hyperplasie Dopamin-Rezeptor-Agonisten (zur Prolaktin-Hemmung), Danazol, Gestagene und Antiöstrogene
- bei flacher epithelialer Atypie und atypischer duktaler Hyperplasie Gestagene bzw. gestagenbetonte Östrogen-Gestagen-Kombinationen
- bei duktalem Carcinoma in situ wie bei Mammakarzinom*.

Neoplasie, intraduktale papilläre muzinöse f: Abk. IPMN. Primär intraduktal wachsender epithelialer Tumor des Pankreas. Die Einteilung erfolgt je nach Wachstumsform und Lokalisation. Das klinische Bild ähnelt dem der chronischen Pankreatitis*, in 20 % der Fälle verläuft die Erkrankung asymptomatisch. Eine operative Behandlung erfolgt abhängig von Typ und klinischer Symptomatik.

Neoplasie, squamöse intraepitheliale f: Abk. SIN. Präkanzerose des Plattenepithelkarzinoms*. Die Einteilung erfolgt anhand des Dysplasiegrades in SIN I (geringgradige Dysplasie), SIN II (mäßiggradige Dysplasie) und SIN III (hochgradige Dysplasie, Carcinoma* in situ).

Neoplasie, testikuläre intraepitheliale f: engl. *testicular intraepithelial neoplasia*; Abk. TIN. Epitheliale Dysplasie* der Keimzellen im Hoden* und Präkanzerose* germinativer Hodentumoren*. Diagnostiziert wird die TIN mit Hilfe einer Hodenbiopsie*. Die Biopsie dient der Früherkennung eines Hodenkarzinoms. Behandelt wird mittels Bestrahlung. Sollte ein Kinderwunsch bestehen, ist auch ein abwartendes Verhalten unter engmaschiger Kontrolle möglich.

Neoplasie, vaginale intraepitheliale f: Abk. VAIN. Epitheliale Dysplasie* der Scheide (Vagina) und Präkanzerose des Vaginalkarzinoms*. Abhängig von Stadium und Ausdehnung wird die Dysplasie exzidiert (ggf. Kolpektomie) oder destruiert. Evtl. behandelt man auch mittels Kontaktbestrahlung.

Neoplasie, vulväre intraepitheliale f: Abk. VIN. Epitheliale Dysplasie* der Vulva, Präkanzerose* des Vulvakarzinoms*. Die Häufigkeit vulvärer intraepithelialer Neoplasie nimmt zu. Je nach Stadium wird der Befund ggf. exzidiert.

Neoplasie, zervikale intraepitheliale f: engl. *cervical intraepithelial neoplasia*; Abk. CIN. Epitheliale Dysplasie* der Cervix* uteri und Präkanzerose* des Zervixkarzinoms*. Siehe Abb.

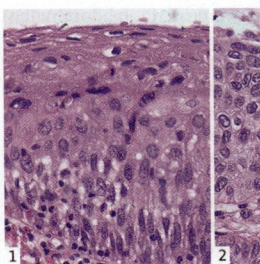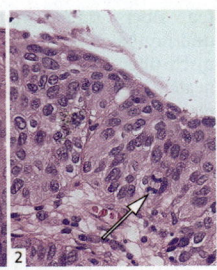

Neoplasie, zervikale intraepitheliale: Plattenepithel der Portio; 1: mittelschwere Dysplasie (CIN II); 2: schwere Dysplasie (CIN III) mit einzelnen Mitosen (Pfeil); HE-Färbung. [33]

Neoplasma → Neoplasie

Neosinus → Yacoub-Operation

Neostigmin n: Reversibler Cholinesterase*-Hemmer zur intravenösen Anwendung. Neostigmin wird u. a. bei atonischer Obstipation*, postoperativer Darmatonie* und Harnretention sowie Myasthenia* gravis eingesetzt. Als Curare-Gegenspieler antagonisiert es nichtdepolarisierende periphere Muskelrelaxanzien*. Nebenwirkungen sind gastrointestinale Symptome, Muskelschwäche, Schwindel, Anaphylaxie* und Arrhythmie*.

Indikationen:
- atonische Obstipation*
- Meteorismus* (z. B. vor Röntgenaufnahmen)
- Glaukomanfall
- postoperative Darmatonie* und Harnretention
- Myasthenia* gravis
- Intoxikationen mit zyklischen Antidepressiva, Neuroleptika*, Antihistaminika*
- Curare-Intoxikation.

Neovagina → Kolpopoese

Neovaskularisation f: engl. *neovascularization*; syn. Neovaskularisierung. Neubildung von Blutgefäßen (Angiogenese*) bei Erwachsenen. Sie kommt beispielsweise vor bei Wundheilung*, der diabetischen Retinopathie oder bei Tumoren*, die durch Ausschüttung von VEGF für die Aussprossung neuer Gefäße sorgen. Angiogenesehemmer werden in der Tumortherapie eingesetzt.

Nephelopsie f: engl. *nephelopia*. Sehstörung mit Wahrnehmung nebliger, unscharfer und verschwommener Bilder durch Trübung von Hornhaut (Narben, Keratitis*, Hornhautdegeneration*), Linse (Katarakt*) oder Glaskörper (Uveitis*, Retinoblastom*). Die Therapie richtet sich nach der Ursache.

Nephrektomie f: engl. *nephrectomy*. Operative Entfernung der Niere*. Der Eingriff erfolgt of-

Nephritis

fen über transperitonealen (abdominalen) und lumbalen (Flankenschnitt) oder laparoskopisch über transperitonealen oder retroperitonealen Zugang. Indikationen sind benigne und maligne Nierenerkrankungen.

Formen:
- einfache Nephrektomie bei benignen Erkrankungen, z. B. symptomatische Schrumpfniere*, funktionslose Hydronephrose*
- radikale Tumornephrektomie (einschließlich perirenalem Fettgewebe und Retroperitonealfaszie, ggf. auch der Nebenniere) bei Nierenzellkarzinom*.

Nephritis → Glomerulopathie
Nephritis → Pyelonephritis
Nephritis, chronische interstitielle f: syn. chronisch interstitielle Nierenentzündung. Entzündliche Erkrankung des Nierenparenchyms. Die Behandlung richtet sich nach der zugrunde liegenden Ursache, welche auch die Prognose bestimmt. **Ursachen:**
- Medikamente (z. B. NSAR)
- Infektionen (z. B. chronische Pyelonephritis)
- Systemerkrankungen, z. B.: 1. systemischer Lupus* erythematodes 2. Sjögren*-Syndrom.

Pathologie:
- tubuläre Atrophie
- glomeruläre Veränderungen.

Klinik: Verlauf variabel
- asymptomatisch
- in fortgeschrittenen Stadien akutes bzw. chronisches Nierenversagen.

Nephritis, tubulointerstitielle f: engl. *interstitial nephritis*; syn. interstitielle Nephritis. Heterogene Gruppe infektiöser und nichtinfektiöser Nierenerkrankungen mit primärer Entzündung des Niereninterstitiums und Tubulussystems. Abhängig vom klinischen Verlauf unterscheidet man die akute und chronische interstitielle Nephritis. Die Therapie richtet sich nach der Ursache.

Formen:
- infektiöse interstitielle Nephritis: akute und chronische Pyelonephritis*
- akute nichtinfektiöse Nephritis: 1. Medikament-allergisch (80 % der Fälle): Induktion einer Hypersensitivitätsreaktion durch Medikamente, z. B. Antibiotika* (Aminoglykoside, Penicillin*, Ampicillin*, Sulfonamide*, Methicillin*), NSAR, Furosemid*, Aciclovir*, Lithium*, Ciclosporin A, Allopurinol*, Protonenpumpeninhibitoren 2. parainfektiöse nichtinfektiöse Nephritis (ca. 15 % der Fälle): v. a. Leptospiren, Legionellen, Streptokokken, Hantaviren, CMV 3. Systemerkrankungen (ca. 15 % der Fälle): systemischer Lupus* erythematodes, Sjögren*-Syndrom 4. idiopathisch*
- chronische nicht infektiöse Nephritis: 1. Medikamente: am häufigsten ist die „Analgetika-Nephropathie" durch NSAR 2. Toxine: chinesische Kräuter, die nephrotoxische Aristolochiasäure enthalten, Blei, Cadmium 3. Stoffwechselerkrankungen: Uratnephropathie, Oxalatnephropathie 4. Elektrolytstörungen: hyperkalziämische Nephropathie 5. Immunologische Erkrankungen: systemischer Lupus erythematodes, Sjögren-Syndrom, Sarkoidose*, Amyloidose* 6. hämatologische Erkrankungen: Myelomniere 7. angeborene Nierenerkrankungen: Balkan*-Nephritis.

Klinik: Akute interstitielle Nephritis:
- Häufig asymptomatischer Verlauf. Auffällig wird sie meistens durch einen Anstieg der Retentionsparameter.
- Bei allergischer Genese finden sich typischerweise: 1. Erytheme 2. Fieber 3. Arthralgien
- Der Übergang in ein akutes Nierenversagen oder eine chronische Niereninsuffizienz ist selten.

Chronische interstitielle Nephritis:
- Im Vordergrund stehen die Symptome der langsam progredienten Niereninsuffizienz.
- Häufig dominieren weitere Symptome des Auslösers das klinische Bild, z. B. Koliken bei Uratnephropathie oder gastrointestinale und zerebrale Symptome bei Hyperkalziämie.

Therapie: Entscheidend ist die Behandlung der Ursache. Bei der akuten interstitiellen Nephritis steht die Vermeidung der auslösenden Noxen im Vordergrund. Bei medikamentös-allergischer Genese werden Glukokortikoide* eingesetzt. Die Nierenfunktionseinschränkung wird symptomatisch behandelt.

Nephroblastom n: engl. *nephroblastoma*; syn. Wilms-Tumor. Maligner, meist einseitig auftretender, zunächst verdrängend wachsender embryonaler Tumor der kindlichen Niere*. Behandelt wird mittels Chemotherapie*, Operation und gelegentlich Bestrahlung. Bei früher Diagnose können 9 von 10 Kindern geheilt werden.

Vorkommen:
- gehäuft zwischen dem 3. und 5. Lebensjahr
- 7,5 % aller Tumoren im Kindesalter
- meist sporadisch
- tritt auch auf als familiäres Krebssyndrom (z. B. Mutationen im WT1-Gen, Genlocus 11p13).

Einteilung: Die Einteilung erfolgt histopathologisch in niedrigen, intermediären und hohen Malignitätsgrad.

Klinik: In der Regel asymptomatisch. Hämaturie*, Schmerzen oder andere unspezifische Symptome sind möglich. Metastasierung insbesondere in Lunge*, Leber*, Gehirn* und lokoregionäre Lymphknoten*.

Therapie:
- neoadjuvante systemische Chemotherapie (meist Kombination aus Vincristin* und Dactinomycin sowie ggf. Doxorubicin*)
- En-bloc-Resektion von Tumor und Niere sowie regionärer Lymphknoten
- Strahlentherapie* selten erforderlich (je nach Histopathologie* und Stadium), evtl. präoperativ bei Riesentumor, postoperativ z. B. bei eingeschränkter operativer Radikalität; ggf. zusätzlich postoperative (adjuvante) Chemotherapie.

Prognose:
- abhängig vom histologischen Subtyp und Stadium
- Heilung bis zu 90 % bei frühzeitiger Diagnose.

nephrogene Anämie → Anämie, renale
Nephrogener Diabetes insipidus m: engl. *nephrogenic diabetes insipidus*; syn. renaler Diabetes insipidus. Siehe Diabetes* insipidus.

Nephrografie f: engl. *nephrography*; syn. Nephrographie. Röntgenkontrastuntersuchung der Niere (Urografie*).

Nephrokalzinose f: engl. *nephrocalcinosis*. Chronische tubulointerstitielle Nephritis* infolge Hyperkalzämie mit Ablagerung von Kalziumsalzen in den Tubulusepithelien, im Tubuluslumen und im Niereninterstitium. Die Nephropathie verläuft häufig asymptomatisch. Klinisch dominieren meistens die Symptome der begleitenden Urolithiasis mit Nierenkoliken. Entscheidend sind die Behandlung des Auslösers und die symptomatische Therapie der Hyperkalzämie.

Nephrolithotomie, perkutane f: engl. *percutaneous nephrolithotomy*; syn. PCN. Perkutane, endoskopische Entfernung von Nierensteinen. Nach ultraschall- und röntgengesteuerter Punktion* des Nierenbeckens wird das Endoskop eingeführt. Harnsteine werden daraufhin zerkleinert und entfernt. Eine Harnleiterschiene oder ein Nephrostomiekatheter* gewährleisten den postoperativen Harnabfluss. Komplikationen wie Blutungen oder Infektionen sind selten.

Indikationen:
- Nierenbeckenausgusssteine
- Nierenbeckensteine* über 2,5 cm Größe
- Nierenkelchsteine
- nach erfolgter extrakorporaler Stoßwellenlithotripsie (ESWL) therapierefraktäre Steine.

Komplikationen:
- intra- und postoperative Blutungen
- Infektionen
- Verletzung des Nierenbeckens mit Austritt von Spülflüssigkeit
- selten Verletzung von Nachbarorganen, z. B. Pneumothorax*, Kolon*, Leber*, Milz*.

Nephrologie f: engl. *nephrology*. Teilgebiet der Medizin, das sich mit Morphologie, Funktion und Krankheiten der Niere befasst.

Nephrom → Nierentumoren
Nephrom → Nierenzellkarzinom

Nephron *n*: Kleinste funktionelle Einheit der Niere* (1 Mio. pro Niere); im engeren Sinn bestehend aus Nierenkörperchen (Bowman-Kapsel und Glomerulus), proximalem Tubulus, Henle-Schleife und distalem Tubulus, im weiteren Sinn einschließlich des Sammelrohrs. Siehe Abb.

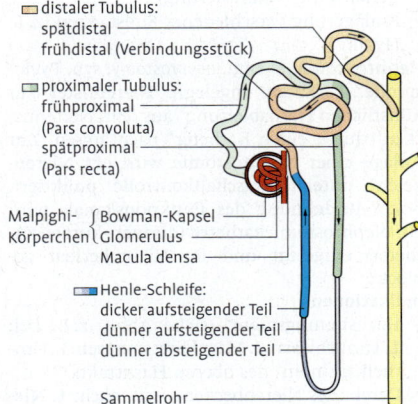

Nephron: Schematische Darstellung eines Nierenkanälchens (Nierentubulus). Das Überleitungsstück entspricht dem dünnen Teil der Henle-Schleife.

Nephropathia gravidarum *f*: engl. *nephritis gravidarum*. Nierenerkrankungen in der Schwangerschaft. Unterschieden wird die glomeruläre Endotheliose mit Ablagerung von Fibrinogen oder Fibrin in den Kapillarschlingen als Ursache einer Präklampsie (hypertensive Schwangerschaftserkrankung*) und die Pyelonephritis* gravidarum. Im Urin findet sich als diagnostischer Hinweis meist eine Proteinurie (Schwangerschaftsproteinurie*).

Nephropathie *f*: Nichtentzündliche, degenerative Nierenerkrankung. Unterschieden werden u. a. eine diabetische Nephropathie*, eine hypertensive Nephropathie*, eine Analgetikanephropathie und eine chronische Transplantatnephropathie. Daneben gibt es noch weitere seltene Nephropathien (z. B. Balkan*-Nephropathie).

Nephropathie, diabetische *f*: engl. *diabetic nephropathy*; syn. Kimmelstiel-Wilson-Syndrom (Abk. Wilson-Syndrom). Manifestation der diabetischen Mikroangiopathie an den renalen Arteriolen und glomerulären Kapillaren* bei langjährigem Diabetes* mellitus. Klassischer Initialbefund ist die asymptomatische Mikro- oder Makroalbuminurie. Es drohen das nephrotische Syndrom* und der Übergang in eine chronische Niereninsuffizienz. Prognoseentscheidend sind regelmäßiges Screening und konsequente antidiabetische Therapie.

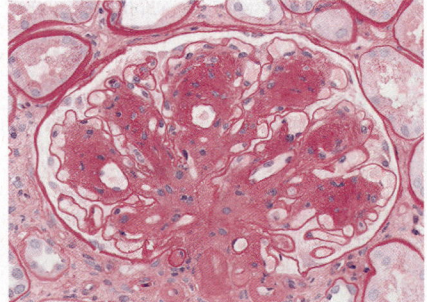

Nephropathie, diabetische: Histopathologie (PAS-Färbung). [210]

Vorkommen: Ca. 30 % aller Diabetiker entwickeln im Verlauf eine diabetische Nephropathie. V. a. beim Typ-I-Diabetiker tritt sie häufig gemeinsam mit einer diabetischen Retinopathie* auf.
Pathologie: Siehe Abb.
– diffuse Form: Verbreiterung der glomerulären Basalmembran und Expansion der mesangialen Matrix
– noduläre Form: wie bei der diffusen Form, zusätzlich: **1.** noduläre mesangiale Läsionen **2.** Mikroaneurysmen der Glomeruluskapillaren **3.** Hyalinose der afferenten und efferenten Arteriolen.

Häufig treten beide Formen gemeinsam auf, wobei die noduläre aus der diffusen Form hervorgehen kann.
Therapie: Therapiemaßnahmen:
– Optimierung der Blutzuckereinstellung mit Ziel-HbA$_{1c}$ von 6,5–7,5 %
– Optimierung der Blutdruckeinstellung mit Ziel-Blutdruck von < 140/90 mmHg. Bei Proteinurie > 1g/d liegt der Ziel-Blutdruck bei < 125/75 mmHg. Medikamente der 1. Wahl sind ACE*-Hemmer oder AT$_1$-Rezeptor-Antagonisten
– Nephroprotektion durch Nikotinkarenz, diätetische Salz- und Proteinrestriktion, Vermeiden nephrotoxischer Substanzen, konsequente Therapie von Harnwegsinfekten
– bei terminaler Niereninsuffizienz: Nierenersatztherapie.
Prophylaxe: Die beste Prophylaxe ist eine optimale Blutzuckereinstellung. Ab einem HbA$_{1c}$ von < 7 % kann das Fortschreiten der diabetischen Nephropathie aufgehalten werden.
Prognose: Die diabetische Nephropathie ist die häufigste Ursache einer Dialysepflichtigkeit.

Nephropathie, hypertensive *f*: syn. hypertensive Nierenkrankheit. Nichtentzündliche Erkrankung der Niere infolge erhöhter Blutdruckwerte, einhergehend mit einer vermehrten Eiweißausscheidung im Urin (Proteinurie*). Unbehandelt und bei der rasch voranschreitenden malignen Form droht die Notwendigkeit einer Dialysebehandlung*.
Formen:
– hypertensive Nephropathie mit Niereninsuffizienz
– hypertensive Nephropathie ohne Niereninsuffizienz
– benigne Nephrosklerose*
– maligne Nephrosklerose* mit Proliferation glatter Muskelzellen in der Intima der Nierenarterien, kann dadurch schnell zum Nierenversagen führen.
Klinik: Die benigne Nephrosklerose* verläuft lange Zeit asymptomatisch und fällt meist erst im Stadium der fortgeschrittenen Niereninsuffizienz* auf. Die maligne Nephrosklerose macht Beschwerden im Sinne von Endorganschäden durch stark erhöhte Blutdruckwerte:
– Kopfschmerzen
– Sehstörungen
– Verwirrtheit
– Übelkeit und Erbrechen
– Herzinsuffizienz
– Koma
– Krampfanfälle.
Therapie:
– Blutdrucksenkung (Ziel < 130/80 mmHg bei Proteinurie, sonst < 140/90 mmHg)
– bei Proteinurie vorzugsweise: **1.** ACE*-Hemmer **2.** AT1*-Rezeptor-Antagonisten
– Therapie der Niereninsuffizienz (z. B. Dialyse*)
– Therapie der Endorganschäden (z. B. Herzinsuffizienztherapie).
Prävention: Erkennen und behandeln von Risikofaktoren für ein Auftreten bzw. Fortschreiten der Erkrankungen:
– Bluthochdruck
– Fettstoffwechselstörungen
– Rauchen
– Proteinurie.
Prognose:
– bei der benignen Nephrosklerose gut
– bei der malignen Nephrosklerose mit rasch notwendiger Dialysebehandlung schlecht.

Nephropathie, hyperurikämische *f*: engl. *familial juvenile hyperuricemic nephropathy*; syn. familiäre juvenile hyperurikämische Nephropathie (Abk. FJHN). Autosomal-dominant erbliche Nephropathie, assoziiert mit Hyperurikämie*. Ursache ist eine Mutation im Uromodulin-Gen (Tamm-Horsfall-Mukoprotein); Genlocus 16p12.3. Betroffene zeigen Gicht* und Wachstumsstörungen durch Urämie im späten Kindes- bzw. jugendlichen Alter sowie eine terminale Niereninsuffizienz im mittleren Lebensalter. Behandelt wird frühzeitig mit Allopurinol.

Nephropathie, hypokaliämische *f*: engl. *hypokalemic nephropathy*; syn. kaliopenische Nephropathie. Chronische tubulointerstitielle Nephritis* infolge länger andauernder Hypokaliämie* mit Vakuolenbildung in den Epithelzellen der distalen, seltener der proximalen Nierentubuli. Klinisch dominieren Polyurie und Polydipsie. Therapeutisch stehen die Kaliumsubstitution sowie der Einsatz kaliumsparender Medikamente wie ACE-Hemmer und Aldosteron-Antagonisten im Vordergrund.

Nephropathie, obstruktive *f*: engl. *obstructive nephropathy*. Störung des Harntransports mit Harnaufstau infolge Verlegung der ableitenden Harnwege, z. B. durch Konkremente*, benigne Prostatahyperplasie*, Strikturen* oder Tumoren*. Leitsymptom der akuten Harnwegsobstruktion ist die Kolik*. Chronische Obstruktionen sind häufig asymptomatisch, führen aber über die dauerhafte Druckbelastung zum Nierenparenchymschaden mit konsekutivem Funktionsverlust.
Klinik: Akute Obstruktion: Infolge der akuten Zunahme von Wandspannung sowie Frequenz und Amplitude der Kontraktionen im Hohlorgansystem kommt es zu den typischen Symptomen der Nierenkolik* mit heftigsten, wellenförmigen Schmerzen, die in Unterbauch, Leiste oder Genitale ausstrahlen. Chronische Obstruktion: Eine chronische Obstruktion bleibt lange Zeit asymptomatisch und wird meistens erst durch die druckbedingte Schädigung des Nierenparenchyms mit Abnahme der glomerulären Filtrationsfraktion sowie Störung der tubulären Flüssigkeits- und Salzresorption (renales Salzverlustsyndrom* und Polyurie*) klinisch symptomatisch. Im Endstadium droht der Übergang in eine Hydronephrose* und terminale Niereninsuffizienz.
Komplikationen:
– rezidivierende Harnwegsinfektionen* mit Gefahr der Abszessbildung und Urosepsis*
– beidseitige Obstruktion bzw. Obstruktion bei funktioneller Einzelniere: postrenales* akutes Nierenversagen.
Therapie: Entscheidend ist die Beseitigung des Abflusshindernisses, z. B. durch Steinentfernung.

Nephropexie *f*: engl. *nephropexy*. Operative Fixierung einer symptomatischen Wanderniere (Nephroptose*) in Höhe der 11.–12. Rippe am M. psoas major, um ein Abknicken der Gefäße* zu verhindern. Eine Sonderform stellt die Pexie von Transplantatnieren im Becken* dar.
Vorgehen: Um unnötige Operationen zu vermeiden, ist eine präoperative Diagnostik* zur korrekten Indikationsstellung wichtig (siehe hierzu auch Nephroptose*). Indikationen* sind z. B. neuralgische Schmerzen oder Harnabflussstörungen mit Harnstauungsniere*. Goldstandard ist die laparoskopische Nephropexie, aber auch roboterassistierte Verfahren werden zunehmend eingesetzt. Selten wird die Operation offen durchgeführt.

Nephroptose *f*: engl. *nephroptosis*; syn. Senkniere. Abnorme Beweglichkeit der Niere bei Änderung der Körperhaltung (im Stehen mindestens um die Distanz eines Wirbelkörpers). Eine Wanderniere tritt v. a. rechtsseitig bei sehr schlanken Frauen auf und macht in der Regel keine Beschwerden. Eine Ausscheidungsurografie* oder ggf. Nierenszintigrafie führt zur Diagnose.
Beschreibung: Seltene Beschwerden sind Flankenschmerzen nach Lagewechsel aufgrund eines passager gestörten Harnabflusses durch Abknicken des Ureters. Bei ausgeprägten Beschwerden besteht die Möglichkeit einer Nephropexie*.

Nephrorrhagie → Nierenblutung
Nephros → Niere
Nephrosklerose *f*: engl. *nephrosclerosis*. Arteriopathie (subendotheliale Plaques oder endotheliale Hypertrophie) der intrarenalen Arterien. In der Folge droht eine therapiebedürftige arterielle Hypertonie*, eine Niereninsuffizienz* ist möglich.
Formen:
– primäre maligne Nephrosklerose: fibrinoide Arteriosklerose; Ursachen: hormonale Kontrazeptiva, Viren, hypertensive Schwangerschaftserkrankungen*
– sekundäre maligne Nephrosklerose: endangiitische Intimaverdickung und fibrinoide Arterienwandnekrose durch primäre arterielle Hypertonie
– benigne Nephrosklerose: Hyalinose der Arterien bei metabolischem Syndrom*, diabetischer Makroangiopathie, Hypercholesterolämie und primärer arterieller Hypertonie.
Therapie: Die Behandlung richtet sich nach den Folgeproblemen:
– antihypertensive Therapie
– Dialyse
– Therapie der Niereninsuffizienz.
Prognose:
– Bei primärer maligner Nephrosklerose droht akutes* Nierenversagen mit Übergang in eine terminale Niereninsuffizienz.
– Bei sekundärer maligner und benigner Nephrosklerose drohen progrediente Niereninsuffizienz und arterielle Hypertonie.

Nephrosklerose, benigne *f*: syn. gutartige Nephrosklerose. Schleichend verlaufende Nierenfunktionsverschlechterung. Zunehmende Albuminurie* und Entwicklung einer Schrumpfniere* charakterisieren den Verlauf. Im Endstadium der Erkrankung besteht meist eine Dialysepflicht. Eine optimale Blutdruckeinstellung beeinflusst die Erkrankung günstig und verzögert den Zeitpunkt einer Dialysebedürftigkeit.
Erkrankung: Die langsame, meist über mehrere Jahre zunehmende Niereninsuffizienz* wird ausgelöst durch Veränderungen im Nierengewebe:
– Fibrosierung
– Vernarbung (Sklerosierung)
– Einlagerung verschiedener Substanzen (z. B. Hyalin*).

Nephrostomie *f*: engl. *nephrostomy*; syn. Pyelostomie. Perkutan angelegte Nierenfistel zur künstlichen Harnableitung* aus dem Nierenbecken* durch einen Katheter* nach außen. Zur Anlage einer Nephrostomie wird ein Nierenkelch* unter Ultraschallkontrolle punktiert. Nach Aufdehnung des Punktionskanals wird ein Nephrostomiekatheter (dünner, kurzer Katheter) eingelegt und im Nierenbecken geblockt.
Indikationen:
– Harnstauungsniere* (siehe Abb.), z. B. bei: **1.** Urolithiasis* **2.** Harnleiterstenosen **3.** Urothelkarzinom* des oberen Harntrakts
– Defekt des Nierenbeckens, z. B. nach: **1.** Nierenteilresektion **2.** Traumata
– zur Eindämmung von Entzündungen, z. B.: **1.** Nierenabszess* **2.** Urosepsis*.

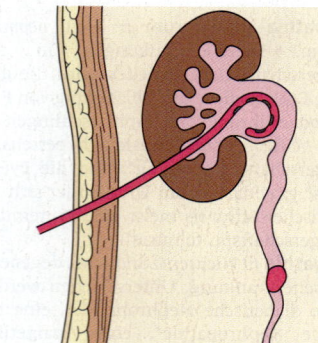

Nephrostomie: Perkutane Nephrostomie bei infizierter Harnstauungsniere infolge eines obstruierenden Harnleitersteins.

Nephrostomiekatheter *m*: engl. *nephrostomy catheter*; syn. Nierenfistelkatheter. Katheter mit einem Durchmesser von 5–24 Charrière (CH) und 25–35 cm Länge aus Polyurethan, Polyvinylchlorid, Silikon oder Latex mit zentralem Loch zur Passage über einen Führungsdraht (z. B. Pigtail-Katheter, Ballonkatheter*). Er wird verwendet zur Nephrostomie, einem Verfahren zur extrakorporalen Harnableitung.

Nephrotische Proteinurie *f*: Proteinurie > 3 g/Tag, siehe nephrotisches Syndrom*.

Nephrotom *n*: engl. *nephrotome*. Gewebe des intermediären Mesoderms zwischen den Ursegmenten des paraxialen Mesoderms und dem Seitenplattenmesoderm. Die Nephrotome verschmelzen zum nephrogenen Strang, welcher für die Bildung der Nierenanlage verantwortlich ist.

Nephrotomie *f*: engl. *nephrotomy*. Einschnitt in das Nierenparenchym zur perkutanen Nephrolithotomie* oder transrenalen Fistelung.

Nephrotoxizität *f*: engl. *nephrotoxicity*. Giftwirkung eines Agens auf die Niere. Nephrotoxizität ist die häufigste Organtoxizität. Die Auswirkungen sind anfänglich häufig inapparent mit nur passagerem Anstieg des Serumkreatinins oder Cystatin C. Selten kommt es zu einem akuten* Nierenversagen. Wichtigste Maßnahme ist die Meidung des betreffenden Agens.

Nephroureterektomie *f*: engl. *nephroureterectomy*; syn. Ureteronephrektomie. Gleichzeitiges operatives Entfernen einer Niere mit dem dazugehörigen Ureter und seinem intramuralen Blasenanteil (Blasenwandmanschette). Der Eingriff ist indiziert bei malignem Nierenbecken- oder Harnleitertumor sowie Nierentuberkulose.

NERD: Abk. für engl. *nonerosive reflux disease* → Refluxkrankheit, gastroösophageale

Nernst-Gleichung *f*: engl. *Nernst equation*. Gleichung zur Berechnung des elektrochemischen Gleichgewichtspotenzials (E, Einheit mV) eines Ions an einer semipermeablen Membran.

nerval: engl. *nervous*. Durch Tätigkeit der Nerven, zu Nerven gehörend.

Nervenaustrittspunkt *m*: engl. *nerve exit point*; Abk. NAP. Austrittpunkt peripherer Nerven aus einer Körperhöhle oder einem Knochen. Bei der neurologischen Untersuchung deutet die Druckschmerzhaftigkeit eines oder mehrerer NAP auf eine zugrunde liegende lokale (z.B. Trigeminusneuralgie*, Okzipitalisneuralgie*) oder systemische (Hirndrucksteigerung*, Meningitis*) Erkrankung.

Nervenbiopsie *f*: engl. *sural biopsy*; syn. Suralisbiopsie. Biopsie* des N. suralis, selten eines anderen Nervs, zur Abklärung einer Polyneuropathie*, falls andere diagnostische Verfahren nicht ausreichen.

Nervenblockade *f*: engl. *nerve blockade*. Unterbrechung der Nervenleitung, sowohl reversibel als auch irreversibel. Eine reversible Nervenblockade mittels Lokalanästhesie wird in der Anästhesie z.B. bei Operationen verwendet. Eine irreversible Nervenblockade kann thermisch, chemisch oder chirurgisch (Rhizotomie) erreicht werden und dient meist der Schmerztherapie.

Formen:
- reversibel: Nervenblockade durch Lokalanästhetika* im Rahmen der Lokalanästhesie* (Leitungsanästhesie*): **1.** früher Lokalanästhetika-Injektion nach Parästhesie-Auslösung (cave: Nadel-Nerv-Kontakt) mit hohem Risiko für iatrogen-akzidentelle Nervenschädigung **2.** heute Risikoreduktion durch technisch unterstützte gezielte Annäherung der Punktionskanüle an Zielnerven zur perineuralen Injektion, verwendet werden Neurosonografie, Nervenstimulator*, *ultrasound for regional anesthesia* (USRA)
- irreversibel: **1.** Nervenwurzelblockade, thermisch (Thermokoagulation*) oder chemisch induziert (Neurolyse*, durch z.B. Ethanol, Phenol, Ammoniumsulfat, Glycerolinjektion*) **2.** chirurgische Denervierung (Rhizotomie) im Rahmen der Schmerztherapie, z.B. zur Denervierung der Facettengelenke (Facettenverödung*) oder bei Trigeminusneuralgie*.

Nerven, cholinerge *m pl*: engl. *cholinergic nerves*. Nervenfasern, an deren Synapsen die Erregungsübertragung durch Acetylcholin* erfolgt. Dazu gehören fast alle Fasern des Parasympathikus*, präganglionäre und einige postganglionäre Fasern des Sympathikus* sowie markhaltige motorische Fasern.

Nervendehnungszeichen *n*: Befund bei klinisch-diagnostischen Untersuchungsverfahren mit Schmerzprovokation durch Dehnung von Nerven oder Nervenwurzeln, wie z.B. Lasègue*-Zeichen, Kernig*-Zeichen, Brudzinski*-Nackenzeichen, Lhermitte*-Zeichen oder Bragard*-Zeichen.

Nervendruckpunkte → Trigger-Punkt
Nervendruckpunkte → Valleix-Punkte

Nervenendigung, freie *f*: engl. *free nerve ending*. Marklose Endigung afferenter Nervenfasern ohne Nervenendorgane*. Die freie Nervenendigung kommt in fast allen Geweben des Körpers vor und dient der Schmerzwahrnehmung (Schmerz*-Sensoren) und der Aufnahme mechanischer, thermischer und chemischer Reize.

Nervenendorgane *n pl*: engl. *encapsulated nerve endings*. Korpuskuläre Sensoren* an den Endigungen afferenter Nervenfasern, z.B Krause-Endkolben, Meissner*-Tastkörperchen, Ruffini*-Körperchen, Vater*-Pacini-Lamellenkörperchen.

Nervenentzündung → Neuritis

Nervenfaser *f*: engl. *nerve fibre*. Aus Axon* und Gliahülle bestehender Fortsatz einer Nervenzelle*. Nervenfasern dienen der Erregungsleitung und werden bis zu 1 m lang. Im peripheren Nervensystem werden mehrere von einer bindegewebigen Hülle umgebene Nervenfasern als Nerv bezeichnet, Nervenfaserbündel im Zentralnervensystem* heißen Tractus oder Fasciculus.

Anatomie: Aufbau
- Periphere Nervenfasern sind in ein bindegewebiges Endoneurium eingelagert, werden im Perineurium zu Faszikeln zusammenge-

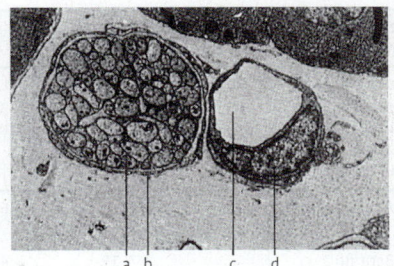

Nervenfaser Abb. 1: Querschnitt eines marklosen Nerven mit mehr als 50 Axonen, die in das Endoneurium (a) eingebettet und von Perineurium (b) umgeben sind; Begleitung von einer Kapillare (c) mit Endothelzelle (d); elektronenmikroskopische Aufnahme.

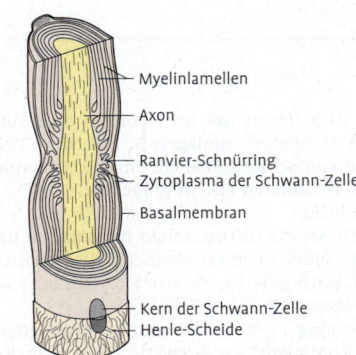

Nervenfaser Abb. 2: Schema einer markhaltigen Nervenfaser bei elektronenmikroskopischer Auflösung.

  fasst und vom Epineurium umhüllt (siehe Abb. 1).
- Je nach Vorhandensein einer Markscheide werden markhaltige (siehe Abb. 2) und marklose Nervenfasern unterschieden.
- Markhaltige Fasern: **1.** sind von einer Myelinscheide umgeben; die regelmäßig eingebauten Ranvier*-Schnürringe ermöglichen eine schnelle Erregungsleitung (saltatorische Erregungsleitung*) **2.** Fasern im ZNS: **I.** sind von Oligodendrozyten eingescheidet **II.** sind nicht von Endoneurium und Basalmembran* umgeben. **3.** Fasern im PNS: **I.** werden von Schwann*-Zellen eingescheidet **II.** sind von Endoneurium und einer nur im Elektronenmikroskop sichtbaren Basalmembran umgeben
- Marklose Fasern: **1.** enthalten dünne Axone* (im PNS < 2 μm, im ZNS < 1 μm) **2.** Fasern

Nervengewebe

Nervenfaser: Einteilung.

Nervenfaser nach Erlanger und Gasser (nach Lloyd und Hunt)	Myelinisierung	Durchmesser ca. (µm)	Leitungsgeschwindigkeit ca. (m/s)	Funktion
A-Alpha (Ia, Ib)	ja	10–20	60–120	primäre Muskelspindel-Afferenz (Ia), Golgi-Sehnenorgan-Afferenz (Ib)
A-Beta (II)	ja	7–15	40–90	epikritische Sensibitität (Afferenz kutaner Mechanosensoren)
A-Gamma	ja	4–8	20–50	sekundäre Muskelspindel-Afferenz
A-Delta (III)	ja	2–5	10–30	protopathische Sensibilität (Temperatur, sog. schneller Schmerz)
B	ja	1–3	5–20	präganglionäre Viszeroefferenz
C (IV)	nein	0,5–1,5	0,5–1,7	protopathische Sensibilität (Temperatur, sog. langsamer Schmerz)

im ZNS liegen frei im Neuropil oder sind von Astrozyten* umlagert 3. Fasern im PNS sind von Schwann-Zellen, einer Basallamina und retikulären Fasern umgeben.

Einteilung
– Nach Art der übermittelten Information unterscheidet man verschiedene Faserqualitäten, beispielsweise visceromotorisch oder somatosensibel.
– Abhängig von Dicke und Nervenleitgeschwindigkeit* unterscheidet man nach Erlanger-Gasser Typ A (dick, schnell), B und C (dünn, langsam; siehe Tab.).

Nervengewebe: engl. *neural tissue*. Aus dem Neuroektoderm hervorgegangenes, hoch differenziertes Gewebe mit der Fähigkeit zur Erregungsbildung, -leitung und -verarbeitung sowie Reizbeantwortung. Das Nervengewebe besteht aus erregungsleitenden Nervenzellen (Neuronen) und Gliazellen (Neuroglia) als Stütz- und Nährzellen.

Nervenkompressionssyndrom *n*: engl. *nerve compression syndrome*; syn. Engpasssyndrom. Chronische, mechanisch bedingte Schädigung eines peripheren Nerven mit Parästhesien*, Schmerzen und Lähmungen*. Nach Diagnosestellung durch klinische Untersuchung, EMG und ENG wird chirurgisch therapiert.
Hintergrund: Ursachen: Druck, Traktion oder Friktion
– im Bereich anatomischer Engstellen, z. B. knöcherner Kanal mit straffem bindegewebigem Dach oder Muskulatur mit Sehnenspiegeln
– infolge Vermehrung des Inhalts von Engstellen durch Veränderung von Begleitstrukturen, z. B. Sehnenscheiden* im Rahmen von Stoffwechselkrankheiten oder Erkrankungen des rheumatischen Formenkreises
– durch muskuläre Hypertrophie*, Ödem*, Knochenfragment oder Tumor*.

Therapie: Operative Dekompression, Neurolyse*, ggf. mit Verlagerung des Nerven.

Nervenkrankheit *f*: engl. *nervous disease*. Sammelbezeichnung für Störungen des zentralen und peripheren Nervensystems einschließlich psychischer Störungen wie Psychose* und Neurose*.

Nervenlähmung → Lähmung

Nervenleitgeschwindigkeit *f*: engl. *nerve conduction velocity*; Abk. NLG. Geschwindigkeit, mit der eine Erregung an einer Nervenfaser* weitergeleitet wird. Die Nervenleitgeschwindigkeit ist abhängig vom Faserdurchmesser sowie dem Vorhandensein einer Myelinscheide* und wird mittels Elektroneurografie* bestimmt.

Klinische Bedeutung:
– normal oder nur leicht verringert bei generalisierter primär axonaler Neuropathie (bei erniedrigter Amplitude des Muskelaktionspotenzials bzw. sensiblen Nervenaktionspotenzials, z. B. bei Polyneuropathie durch Alkohol)
– deutlich verringert bei primär die Myelinscheiden schädigender Neuropathie (z. B. bei tomakulöser Neuropathie, Guillain*-Barré-Syndrom) oder traumatischer peripherer Nervenverletzung*.

Nervenluxation *f*: engl. *peripheral nerve dislocation*. Unphysiologische Verlagerung eines Nervs aus seiner Bahn, z. B. des N. ulnaris aus dem Sulcus nervi ulnaris bei Beugung im Ellenbogengelenk.

Nervennaht *f*: engl. *nerve suture*. Vorzugsweise mikrochirurgische Verbindung durchtrennter Nerven(hüllen) durch spannungsfreie peri- bzw. epineurale oder interfaszikuläre Naht nach Faszikelpräparation. Für die Naht verwendet man feines Nahtmaterial der Stärke 8–0, besser 10–0.

Nervenregeneration *f*: engl. *nerve regeneration*. Morphologische und funktionelle Wiederherstellung eines geschädigten peripheren Nerven durch von Nervenwachstumsfaktoren ausgelöste Einwanderung aussprossender Axone in den Hanken-Büngner-Bändern, die als Leitstruktur dienen. Nervenregeneration ist nachweisbar durch EMG, Messung von Chronaxie* und Rheobase sowie bei Perkussion* auftretendes Hoffmann*-Tinel-Zeichen.
Komplikationen:
– Ausbildung eines Neuroms*
– Fehlinnervation (z. B. Mitbewegung von normalerweise anders innervierten Muskeln oder Krokodilstränenphänomen*).

Nervenscheidentumor, maligner peripherer *m*: engl. *malignant peripheral nerve sheath tumor*. Seltener, maligner, von den intrinsischen Zellen peripherer Nerven ausgehender Tumor, der häufig v. a. in Lunge, Leber und Lymphknoten metastasiert. Er kann primär infolge Bestrahlung oder sekundär durch Entartung eines Neurofibroms entstehen. Nach histologischer Diagnosesicherung wird mit radikaler chirurgischer Exzision* und postoperativer Strahlentherapie* behandelt. **Pathohistologie:**
– spindelzellreiches, faszikuläres, faserreiches Gewebe
– typisches Wachstum entlang von Nervenfaszikeln mit Infiltration des umgebenden Gewebes.

Nervenstimulation, sakrale: Steuerung des Stuhlgangs über einen implantierten Schrittmacher. Dieser gibt über 2 ebenfalls im Bereich des Kreuzbeins implantierte Sonden permanente Impulse an die Sakralnerven und sorgt dadurch für das Zurückhalten des Stuhls. Per Handfernbedienung kann der Patient den Schrittmacher ausschalten und damit einen Stuhlgang einleiten.

Nervenstimulation, transkutane elektrische *f*: Abk. TENS. Reizstromtherapie mittels Applikation elektrischer Impulse. Die Impulse haben unterschiedliche Impulsformen und -frequenzen. Sie werden über Klebeelektroden auf der Hautoberfläche appliziert. Das Verfahren wird angewendet im Rahmen der Schmerztherapie.

Nervenstimulator *m*: engl. *nerve stimulator*. Überwachungsgerät zur gezielten elektrischen Reizung eines peripheren Nervens. Je nach Charakteristik des Stromimpulses werden muskuläre Antworten oder sensible Wahrnehmungen ausgelöst. Nervenstimulatoren werden verwendet bei Relaxometrie, peripherer Leitungsanästhesie sowie Schilddrüsenchirurgie im Rahmen des intraoperativen Neuromonitorings. Die Technik wird zunehmend durch Ultraschallkontrolle ersetzt bzw. ergänzt.

Nervensystem n: engl. *Nervous system*. Steuerungs- und Informationsverarbeitungssystem des Körpers. Das Nervensystem generiert eine Anpassungsreaktion des Individuums auf äußere und körpereigene Einflüsse und ist Grundlage geistiger Leistungen wie des Bewusstseins*. Die Reizaufnahme erfolgt über Rezeptoren* und Sensoren*, die Reizverarbeitung durch Neuronen in Gehirn* und Rückenmark*, die Reizleitung über Nerven. Siehe Abb.

Anatomie: Das Nervensystem besteht aus Nervengewebe*, das sich aus informationsverarbeitenden Neuronen und aus Neuroglia als Stützgewebe zusammensetzt. Makroskopisch lässt sich die graue* Substanz, welche hauptsächlich Neuronen (v.a. Perikaryen) enthält, von der weißen* Substanz, die vorrangig aus Nervenfasern besteht, unterscheiden. Afferente Nervenfasern leiten Informationen zu einem Teil des Nervensystems (z. B. zu Neuronen) hin, während efferente Nervenfasern Informationen wegleiten. Nerven bestehen aus Nervenfasern und stellen eine Verbindung zwischen dem zentralen Nervensystem (ZNS) und dem restlichen Körper her. **Einteilung nach Funktion:** Das *somatische Nervensystem* (auch „zerebrospinales" oder animalisches Nervensystem) setzt den Körper mit der Umwelt in Beziehung. Es empfängt über Rezeptoren Informationen von außen und interagiert über die Steuerung der quergestreiften* Muskulatur mit der Außenwelt. Die Anteile des somatischen Nervensystems werden willkürlich gesteuert und meist bewusst wahrgenommen. Das *autonome Nervensystem* (auch ‚vegetatives' Nervensystem) empfängt Informationen aus dem Inneren des Körpers wie den inneren Organen und übernimmt deren Kontrolle und Koordinierung. Die Anteile des autonomen Nervensystems sind meist unbewusst und nicht willkürlich steuerbar. Es wird weiter unterteilt in den Sympathikus*, den Parasympathikus* und das enterische Nervensystem*. Das *endokrine System* wird durch das Nervensystem kontrolliert und steuert vor allem Stoffwechselvorgänge. **Einteilung nach Lokalisation:** Das *Zentralnervensystem* besteht aus Rückenmark* und Gehirn* und ist das Steuerzentrum des Körpers. Es verarbeitet Informationen der Wahrnehmung, setzt diese zueinander, zum Gedächtnis* und zu den Emotionen* in Beziehung und stellt assoziative Verbindungen her. Damit ermöglicht es höhere kognitive Leistungen wie das Bewusstsein und das Denken* und erlaubt eine Reaktion auf äußere Reize. Das *periphere Nervensystem* verbindet über Nerven das ZNS mit der Peripherie (Organe und Rezeptoren). Es ist das Leitungssystem, über welches das ZNS mit der Außen- und Innenwelt verknüpft ist. Man unterscheidet mit dem Gehirn verbundene Nerven (Hirnnerven*) und mit dem Rückenmark verbundene Nerven (Spinalnerven*). Der Übergang vom ZNS zum PNS ist histologisch definiert. Das ZNS endet an der Stelle, an der die Myelinscheiden* der Nervenfasern nicht mehr durch Oligodendrozyten, sondern von Schwann*-Zellen gebildet werden. **Einteilung der Rezeptoren:** Verschiedene Typen von Rezeptoren versorgen das Nervensystem mit Informationen:

– Viszerale Rezeptoren empfangen Informationen aus den inneren Organen (Interozeption*).
– Exterozeptoren empfangen Informationen aus der Außenwelt (Exterozeption*).
– Propriozeptoren empfangen Informationen aus der Skelettmuskulatur, aus Sehnen und Gelenkkapseln (Propriozeption*).

Nervensystem, enterisches n: engl. *enteric nervous system*. Komplexes Nervengeflecht im Gastrointestinaltrakt* als Teil des vegetativen Nervensystems. Das enterische Nervensystem besteht aus 2 großen Nervengeflechten (Plexus myentericus und Plexus submucosus) sowie vielen kleineren Plexus. Es steuert die Leistungen des Gastrointestinaltrakts und wird dabei durch den Sympathikus* und Parasympathikus* beeinflusst. Siehe Abb.

Anatomie: Das enterische Nervensystem besteht aus Ganglienzellen und ihren Fortsätzen, die miteinander verbundene Nervengeflechte (Plexus) ausbilden. Diese Plexus stehen auch mit dem zentralen Nervensystem und den anderen

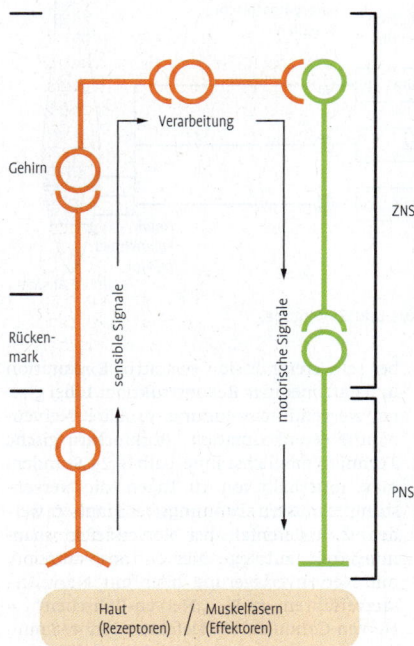

Nervensystem: Vereinfachtes Schema zum peripheren/zentralen und somatischen Nervensystem. [4]

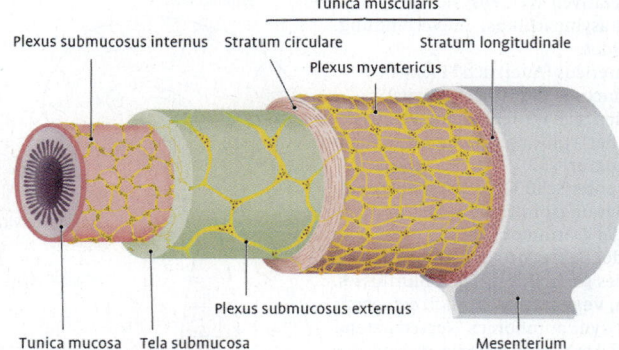

Nervensystem, enterisches: Abbildungen der ganglionären Plexus des enterischen Nervensystems. Der Plexus myentericus, auch Auerbach-Plexus genannt, befindet sich zwischen Stratum longitudinale und Stratum circulare. Er reguliert Peristaltik und die Sekretion von Enzymen. Der Plexus submucosus, auch Meissner-Plexus genannt, befindet sich zwischen Tunica muscularis und Tela submucosa. Er ist für die Feinmotilität zuständig. [4]

Nervensystem, vegetatives

Teilen des vegetativen Nervensystems (Sympathikus und Parasympathikus) in Verbindung. Man unterscheidet:
- Plexus myentericus (Auerbach*-Plexus)
- Plexus submucosus (Meissner*-Plexus).

Außerdem finden sich weitere kleine Plexus direkt unterhalb der Tunica serosa und innerhalb der Ringmuskulatur.

Funktion: Das enterische Nervensystem beeinflusst den Verdauungsprozess durch:
- Regulation der Darmmotilität
- Regulation der Sekretion und Absorption
- Regulation des gastrointestinalen Blutflusses.

Nervensystem, vegetatives n: engl. *autonomic nervous system*; syn. autonomes Nervensystem. Autonomer Teil des Nervensystems, welcher der willkürlichen Kontrolle weitgehend entzogen ist. Man unterscheidet bei der Einteilung des vegetativen Nervensystems den Sympathikus*, den Parasympathikus* und das enterische Nervensystem*. Es dient der Regulation der Vitalfunktionen und steuert das Zusammenwirken einzelner Teile des Körpers. Siehe Abb.

Hintergrund: Das vegetative Nervensystem bildet mit der Gesamtheit der endokrinen Drüsen sowie den Körperflüssigkeiten eine funktionelle Einheit und es steht in enger Beziehung zum zentralen Nervensystem. Die übergeordneten vegetativen Zentren befinden sich vor allem im limbischen System*, im Hypothalamus*, im Hirnstamm*, in der Medulla* oblongata und dem Rückenmark*.

Wirkung: Während der Sympathikus als anregender (ergotroper) Teil des Nervensystems fungiert, koordiniert der Parasympathikus die Ruhe- und Verdauungsphasen des Körpers. Daraus ergibt sich ein antagonistisches Verhalten der beiden Systeme: siehe Tab.

Nerven-Transplantation f: syn. Nerven-Transplantat. Autologe Übertragung eines Nerventransplantates von einem funktionell wenig bedeutenden Nerven zur spannungsfreien Rekonstruktion einer Nervenläsion (durch Nervennaht*). Als Spendernerv dient häufig der N. suralis (hier nur geringe sensible Störungen), seltener der N. auricularis magnus oder N. transversus colli.

Nervenverletzung, periphere f: engl. *traumatic peripheral nerve injury*. Verletzung (Läsion) eines peripheren Nerven (Hirn- oder Spinalnerv). In schweren Fällen muss sie operativ per Nervennaht oder mittels Nerventransplantation behandelt werden.

Erkrankung: Einteilung (nach Sunderland):
- Grad I: Leitungsblock (Neurapraxie* nach Seddon), Axone intakt
- Grad II: Axonläsion (Axonotmesis* nach Seddon, Degeneration des distalen Nervenanteils (= Waller*-Degeneration), Endoneurium intakt

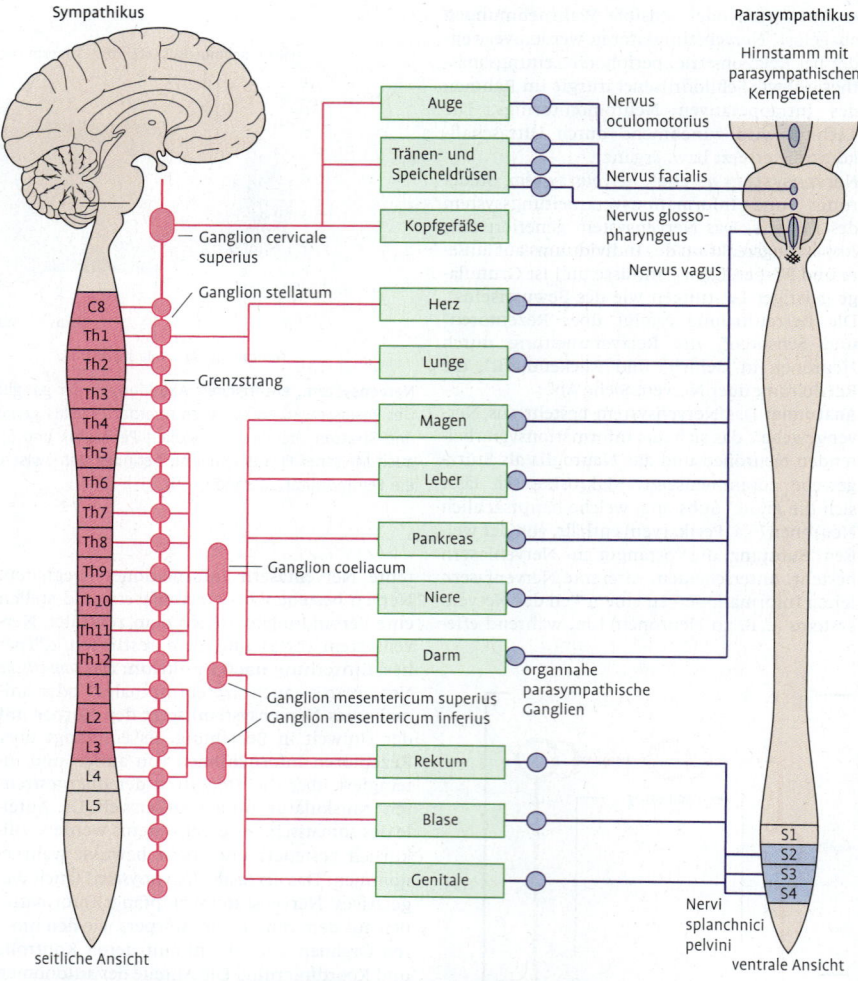

Nervensystem, vegetatives: Sympathikus, Parasympathikus und Zielorgane.

- Grad III: Axonotmesis* mit unterbrochenem Endoneurium (ebenfalls Waller*-Degeneration)
- Grad IV: zusätzlich Perineuriumläsion (Faszikelläsion, Bildung eines Kontinuitätsneuroms)
- Grad V: völlige Kontinuitätsunterbrechung einschließlich Epineurium (Neurotmesis* nach Seddon).

Therapie:
- bei rein axonaler Läsion (Grad I, II) evtl. Elektrotherapie (Wirksamkeit aber nicht belegt)
- bei inkompletter Nervenläsion (Laser-)Fotostimulation, allerdings nur schwache Belege für deren Wirksamkeit vorhanden
- bei schwererer Läsion operative Exploration und ggf. operative Rekonstruktion: 1. bei glatter Nervendurchtrennung primäre Nervennaht*/Nervenkoaptation (mikrochirurgische Technik!) möglichst innerhalb 8–24 Stunden, max. innerhalb von 10 Tagen (die Nervenstümpfe müssen spannungsfrei adaptiert werden) 2. anderenfalls/bei Nervendefekt spannungsfreie autologe Nerventransplantation, mit Nervenverlagerung oder mit Nervenersatzverfahren (z. B. „Nerven-Röhrchen" = Nerven-Conduits, bei Defekten von 4–8 mm, z. B. autologe Venen oder z. B. aus Chitosan-Polygalaktin), so früh wie möglich, innerhalb 3–6 Wochen, maximal 6 Monate bei motorischen Nerven (wegen Muskelatrophie).

Nervensystem, vegetatives: Antagonistisches Verhalten des sympathischen und parasympathischen Systems.		
Organ/Funktion	Sympathikusreiz	Parasympathikusreiz
Herzfrequenz	Erhöhung	Verminderung
Pupillen	Dilatation	Konstriktion
Bronchien	Dilatation	Konstriktion
Ösophagus	Erschlaffung	Kontraktion
Magenperistaltik und -drüsentätigkeit	Hemmung	Anregung
Dünn- und Dickdarmperistaltik	Hemmung	Anregung
Leber	Förderung des Glykogenabbaus	—
Harnblase	Harnretention, Hemmung des Detrusors, Erregung des Sphinkters	Harnentleerung, Anregung des Detrusors, Erschlaffung des Sphinkters
Genitalien	Vasokonstriktion und Ejakulation	Vasodilatation und Erektion
Nebennieren	Anregung der Adrenalinsekretion	Hemmung der Adrenalinsekretion
Stoffwechsel	Steigerung der Dissimilation	Steigerung der Assimilation
Insulinsekretion	Hemmung	Anregung
Schilddrüsensekretion	Anregung	Hemmung

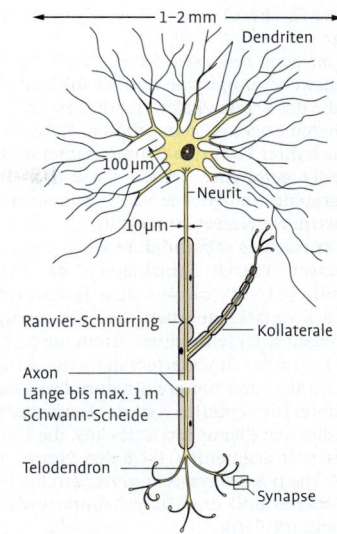

Nervenzelle Abb. 2

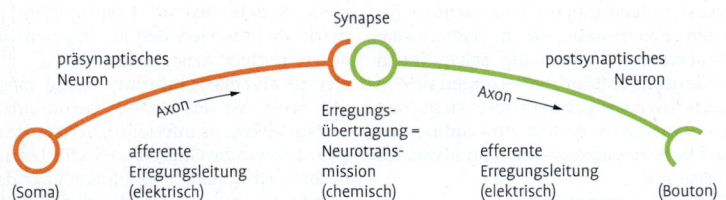

Nervenzelle Abb. 1: Vereinfachtes Schema des In- und Outputs von Nervenzellen, die Teil eines neuronalen Netzwerkes sind. [4]

Nervenwachstumsfaktor m: engl. *nerve growth factor*; Abk. NGF. Zu den Neutrophinen zählendes Protein (120 Aminosäuren), das als Ligand an membranständige Tyrosinkinase-Rezeptoren (NGFR) von Zellen des sympathischen und sensorischen Nervensystems bindet. Es ist an der Auslösung der neuronalen Proliferation bzw. Differenzierung (Synapsenbildung) beteiligt.

Nervenwurzeln f pl: engl. *nerve roots*. Gebündelte Nervenfasern, die in das Rückenmark* ziehen oder es verlassen. Man unterscheidet eine motorische Vorderwurzel (Radix anterior) und eine sensible Hinterwurzel (Radix posterior). Gemeinsam bilden sie einen Spinalnerv*.

Nervenzelle f: engl. *neuron*. Zelle* des Nervengewebes* mit der Fähigkeit zur Erregungsbildung, -leitung und -verarbeitung sowie Reizbeantwortung. Eine Nervenzelle besteht aus einem Zellkörper (Soma bzw. Perikaryon), einem oder mehreren Dendriten* und einem Axon*. Dendriten empfangen Nervenimpulse, Axone leiten diese über Synapsen* an nachgeschaltete Neurone oder ein Erfolgsorgan weiter. Siehe Abb. 1.

Aufbau: Eine Nervenzelle kann mehrere Dendriten* aufweisen, besitzt jedoch immer nur ein Axon*, das in seinem Verlauf Kollateralen ausbilden kann, sich verzweigt (Telodendron) und mit Boutons terminaux an einer Synapse* endet (siehe Abb. 2). Dünnere Axone weisen nur einfache Hüllstrukturen auf (marklose bzw. nicht myelinisierte Nervenfasern), wohingegen Axone mit einem größeren Durchmesser von einer Myelinscheide* umgeben sind (markhaltige bzw. myelinisierte Nervenfasern). Die Myelinscheide markhaltiger Nervenfasern ermöglicht eine (im Vergleich zu marklosen Nervenfasern) deutlich schnellere Weiterleitung der Nervenimpulse. Eine Nervenzelle mit allen ihren Fortsätzen wird auch als **Neuron** bezeichnet. Die Verknüpfung der Nervenzellen untereinander und mit den Erfolgsorganen erfolgt über die Synapsen.

Einteilung:
- Nach der Anzahl der Fortsätze werden uni-, bi-, pseudouni- und multipolare Nervenzellen unterschieden.
- Die meisten Nervenzellen sind multipolar, als Sonderform kommen v. a. in Spinalganglien pseudounipolare Nervenzellen vor, deren ursprünglich bipolarer Fortsatz sich zu einem Stamm vereinigt hat und sich erst im weiteren Verlauf wieder gabelt.
- Unipolare Nervenzellen mit einem Axon, aber ohne Dendriten kommen u. a. als modifizierte Nervenzellen in der Netzhaut des Auges vor.

Nervenzusammenbruch m: engl. *nervous breakdown*. Umgangssprachliche Sammelbezeichnung für akute psychische Störung mit plötzlicher generalisierter psychischer Desorganisiertheit (z. B. Verwirrtheit, Erregung, Weinkrämpfe, Stupor, Tremor u. a. vegetativen Funktionsstörungen).

Vorkommen:
- akute psychische Krise*
- akute Belastungsreaktion
- abnorme Erlebnisreaktion*

Nervi

– akute Psychose*
– u. a.

Nervi *m*: engl. *nerve*; syn. Nervus; Abk. Nn. Von Bindegewebe* umgebene Bündel aus Nervenfasern, die der Erregungsleitung dienen und zum peripheren Nervensystem gehören. Nerven werden nach ihrer Funktion in motorische, sensorische oder gemischte Nerven sowie nach ihrer Topographie in Hirnnerven*, Spinalnerven* und periphere Nerven unterteilt.

Nervi cervicales *m pl*: engl. *cervical nerves*; syn. Halsnerven. Paarige Spinalnerven* der 8 Halssegmente (C1–C8), die aus dem Halsabschnitt des Rückenmarks abgehen. Die Nn. cervicales verzweigen sich gleich hinter ihrem Austritt aus den Foramen intervertebralia in vordere (Rr. ventrales) und hintere (Rr. dorsales) Äste.
Anatomie: Die ventralen Äste der Segmente C1–C4 bilden den Plexus cervicales aus, die ventralen Äste der Segmente C4–C8 den Plexus* brachialis. Die posterioren Äste versorgen die Haut des Nackens und des Hinterhaupts sowie die Nackenmuskulatur.

Nervi ciliares breves *m pl*: engl. *short ciliary nerves*. Nervenfasern, die vom Ganglion* ciliare zum Augapfel verlaufen zur sensiblen Innervation von Iris*, Kornea* und Sklera*. Motorisch versorgen die Nervi ciliares brevi den Musculus* dilatator pupillae über sympathische Fasern und über parasympathische Fasern den Musculus* ciliaris und Musculus* sphincter pupillae.

Nervi ciliares longi *m pl*: engl. *long ciliary nerves*. Äste des Nervus* nasociliaris. Gemeinsam mit den Nervi* ciliares breves innervieren sie sensibel die Kornea*, Konjunktiva, Iris*, Choroidea* und den Corpus ciliare. Den Musculus* dilatator pupillae versorgen sie motorisch über angelagerte sympathische Fasern.
Anatomie: Die Nervi ciliares longi verlassen den Nervus nasociliaris an dessen Kreuzung mit dem Nervus* opticus. Die sympathischen Fasern gelangen aus dem Plexus* caroticus internus über eine Anastomose zum N. ophthalmicus und N. nasociliaris zu den Nn. ciliares longi.

Nervi clunium inferiores *m pl*: engl. *inferior clunial nerves*; syn. untere Gesäßnerven. Äste des Nervus cutaneus femoris posterior, welche die Gesäßhaut sensibel innervieren. Hierfür ziehen sie um den unteren Rand des Musculus* gluteus maximus.

Nervi clunium medii *m pl*: engl. *medial clunial nerves*; syn. mittlere Gesäßnerven. Sensible Hautnerven, die das Gesäß innervieren. Die Nn. clunium medii sind laterale Äste aus den Rami posteriores der Spinalnerven S1–S3. Sie verlaufen durch die Foramina sacralia posteriora und den Hiatus* sacralis, durchtreten den Musculus* gluteus maximus und gelangen so in die Haut.

Nervi clunium superiores *m pl*: engl. *superior clunial nerves*; syn. obere Gesäßnerven. Sensible Hautnerven, die das Gesäß innervieren. Die Nn. clunium superiores sind laterale Äste aus den Rami posteriores der Spinalnerven* L1–L3. Sie verlaufen durch den Musculus iliocostalis lumborum und gelangen über die Crista* iliaca in die Haut.

Nervi hypogastrici *m*: engl. *hypogastric nerve*; syn. Nervus hypogastricus. Fortsetzung des Plexus* hypogastricus superior. Ab seinem kaudalen Ende teilt sich der unpaare Plexus in einem rechten und linken Nervus hypogastricus. Die Nervi hypogastrici verlaufen weiter nach kaudal und bilden dort den Plexus* hypogastricus inferior.

Nervi intercostales *m pl*: engl. *intercostal nerves*. Motorisch-sensible, segmentale Nerven, die aus den Rr. anteriores der Nervi thoracici (Th1–Th12) hervorgehen. Sie verlaufen zusammen mit den Aa. intercostales im Sulcus costae am Unterrand jeder Rippe* und innervieren motorisch die Rippen- und Bauchmuskulatur, sensibel die Brust- und Bauchhaut sowie Peritoneum* und Pleura*.

Nervi palatini minores *m pl*: engl. *lesser palatine nerves*. Sensible Endäste des Nervus* maxillaris, die den weichen Gaumen (Palatum molle) und die Gaumenmandel (Tonsilla* palatina) innervieren.

Nervi perineales *m pl*: engl. *perineal nerves*. Aus dem Nervus* pudendus in der Fossa ischioanalis entspringende Nervenäste. Sie innervieren sensibel das Perineum* sowie die Schamlippen bzw. das Skrotum*. Motorisch versorgen sie den Musculus transversus perinei superficialis, den Musculus transversus perinei profundus, den Musculus* bulbospongiosus und den Musculus ischiocavernosus.

Nervi spinales → Spinalnerven

Nervi splanchnici pelvici *m pl*: engl. *parasympathetic root of pelvic ganglia*. Parasympathische Nerven aus den Rückenmarksegmenten S2–S4. Ihre Fasern ziehen zum Plexus* hypogastricus inferior und innervieren anschließend die Beckenorgane, wie Harnblase* und Rektum*, sowie das äußere Genitale*. Über die Afferenzen aus den Erfolgsorganen der Nervi splanchnici pelvici entstehen Reflexbögen, welche beispielsweise die Miktion* steuern.

Nervi temporales profundi *m pl*: engl. *deep temporal nerves*. Motorische Äste des Nervus* mandibularis, welche den Musculus* temporalis innervieren. Sie erreichen ihn, indem sie zwischen der medialen Wand der Fossa infratemporalis und dem Musculus* pterygoideus lateralis hindurchziehen.

Nervosität *f*: engl. *nervousness*. Alltagssprachliche Bezeichnung für Anspannung und Unruhe, u. U. begleitet von vegetativen Symptomen wie Zittern (Tremor*) oder Gesichtsrötung.

Nervus *m*: engl. *peripheral nerve*; syn. Peripherer Nerv; Abk. N. Gebündelte Nervenfasern von Neuronen, deren Perikarya in der grauen* Substanz des Rückenmarks* (bei efferenten Fasern) oder im Spinalganglion* (bei afferenten Fasern) liegen. Periphere Nerven durchziehen den gesamten Körper und gehören zum peripheren Nervensystem. Sie verbinden Rezeptoren und Muskeln mit dem Zentralnervensystem*.
Anatomie: Periphere Nerven gehen aus den Spinalnerven* hervor. Im Bereich der Extremitäten* vermischen sich die Rami anteriores mehrerer Spinalnerven zu Nervenplexus (z. B. dem Plexus* brachialis). Durch die Durchmischung unterscheidet sich das Innervationsgebiet eines peripheren Nerven (periphere Innervation) von dem Innervationsgebiet eines Spinalnerven (segmentale Innervation).

Nervus abducens *m*: engl. *abducent nerve*; syn. Abduzens. Rein motorischer VI. Hirnnerv*. Der N. abducens innerviert den Musculus* rectus lateralis bulbi und steuert gemeinsam mit dem N. oculomotorius und dem N. trochlearis die Augenbewegungen. Bei einer Schädigung des Nervs droht eine Abduzens-Lähmung. Siehe Abb.

Nervus accessorius *m*: engl. *accessory nerve*; syn. Akzessorius. Rein motorischer XI. Hirnnerv. Der N. accessorius unterteilt sich in einen R. internus mit Ursprung im Hirnstamm sowie einen R. externus mit Ursprung im Rückenmark. Er innerviert den M. trapezius und den M. sternocleidomastoideus.

Nervus alveolaris inferior *m*: engl. *inferior alveolar nerve*. Ast des Nervus* mandibularis. Der Nervus alveolaris inferior innerviert die unteren Zähne sowie die Gingiva*. Hierfür betritt er zunächst den Canalis mandibulae über das Foramen* mandibulae, bildet den Plexus dentalis inferior und verlässt den Kanal durch das Foramen* mentale als Nervus mentale.

Nervus auricularis magnus *m*: engl. *great auricular nerve*. Dem Plexus* cervicalis entspringender, sensibler Hautnerv, der den Kieferwinkel und die Ohrmuschel innerviert. Am Hinterrand des Musculus* sternocleidomastoideus tritt er im Punctum nervosum unter die Haut, überquert den Muskel und verzweigt sich: Ein Ast verläuft zum Ohr, der andere zur Glandula* parotis. Siehe Nervus* occipitalis minor (Abb. dort).

Nervus auricularis posterior *m*: engl. *posterior auricular nerve*. Nerv, der unterhalb des Foramen stylomastoideum dem Nervus* facialis entspringt und sich mit dem Ramus auricularis nervi vagi verbindet. Sensibel versorgt er die Ohrmuschel, motorisch den okzipitalen Bauch des Musculus* occipitofrontalis, den hinteren Bauch des Musculus* digastricus, den Musculus* stylohyoideus sowie die hinteren Ohrmuskeln.

Nervus auriculotemporalis *m*: engl. *auriculotemporal nerve*; syn. Ohr-Schläfen-Nerv. Sensori-

Nervus fibularis superficialis

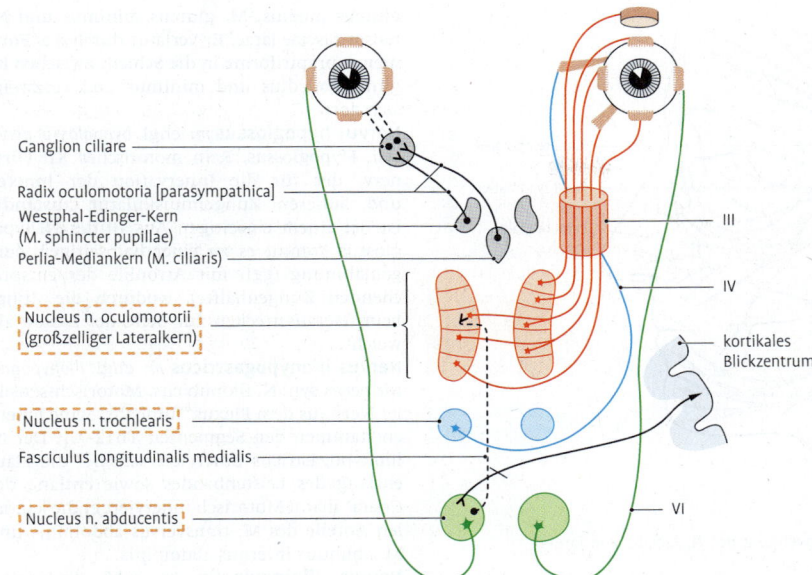

Nervus abducens: Vereinfachtes Schema der Kerne, Verschaltungen und Nervenkreuzungen für die Innervation der Augenmuskulatur. Im Okulomotoriuskern (rot) liegen die Neurone für den M. levator palpebrae superioris, M. rectus superior, M. rectus medialis, M. obliquus inferior und M. rectus inferior. Die Okulomotoriusfasern veraufen nur teilweise, die Trochlearisfasern (blau) dagegen vollständig gekreuzt. Die Axone des Abduzensnervs (grün) verlaufen ungekreuzt. [4]

scher und parasympathischer Ast des Nervus* mandibularis. Mit seinen sensiblen Fasern innerviert er das Kiefergelenk*, das Trommelfell*, den äußeren Gehörgang, die Ohrmuschel* und die Schläfe. Seine parasympathischen Anteile versorgen die Glandula* parotis.

Nervus axillaris m: engl. axillary nerve; syn. N. axillaris. Gemischt motorischer und sensorischer Nerv aus dem Fasciculus posterior des Plexus* brachialis. Der N. axillaris erhält Fasern aus den Rückenmarkssegmenten C5/C6 und verläuft durch die laterale Achsellücke* bis unter den M. deltoideus.
Versorgungsgebiete: Der N. axillaris versorgt den M. deltoideus und M. teres minor motorisch sowie das Schultergelenk und die Haut über dem M. deltoideus sensibel (über N. cutaneus brachii lateralis superior).

Nervus buccalis m: engl. buccal nerve. Sensibler Ast des Nervus* mandibularis zur Innervation der Wangenschleimhaut. Hierzu zieht er zunächst zwischen den Köpfen des Musculus* pterygoideus lateralis hindurch nach vorne und wendet sich anschließend nach kaudal. Er folgt dem Ramus mandibulae des Unterkieferknochens und betritt mit mehreren Ästen den Musculus* buccinator.

Nervus coccygeus m: engl. coccygeal nerve. Spinalnerv* aus dem letzten Wirbelsäulensegment (S5–C1). Er tritt durch den Hiatus* sacralis aus und bildet zusammen mit den Spinalnerven aus S4 und S5 den Plexus coccygeus.

Nervus cochlearis → Nervus vestibulocochlearis

Nervus dorsalis penis m: engl. dorsal nerve of penis; syn. Penisrückennerv. Nerv, der sensibel den Penis*, die Eichel und die Vorhaut innerviert und motorisch den Musculus transversus perinei profundus. Der Nervus dorsalis penis entspringt dem Nervus* pudendus und verläuft zwischen Musculus transversus perinei profundus und Symphyse* zur Dorsalseite des Penis unter die Fascia penis profunda.

Nervus ethmoidalis anterior m: engl. anterior ethmoidal nerve. Sensibler Nerv, der die Schleimhaut* im oberen Teil der Nasenhöhle* und die vorderen Siebbeinzellen (Cellulae ethmoidales anteriores) innerviert sowie die äußere Haut der Nasenspitze. Er entspringt dem Nervus* nasociliaris.

Nervus ethmoidalis posterior m: engl. posterior ethmoidal nerve. Ast des Nervus* nasociliaris. Der Nervus ethmoidalis posterior innerviert die Schleimhaut der hinteren Siebbeinzellen (Cellu-

lae ethmoidales posteriores), der Keilbeinhöhle (Sinus* sphenoidalis) sowie die Dura* mater. Er tritt durch das Foramen ethmoidale posterius in die Nasennebenhöhlen* und entlässt häufig einen Ramus meningeus anterior.

Nervus facialis m: engl. facial nerve; syn. Fazialis. Gemischt sensibler, sensorischer, motorischer und parasympathischer VII. Hirnnerv. Der N. facialis ist der Nerv des 2. Kiemenbogens und innerviert vor allem die mimische Muskulatur, die Mundspeicheldrüsen und Tränendrüsen* sowie die Geschmacksknospen* der vorderen 2/3 der Zunge*. Bei einer Schädigung droht eine Fazialisparese*. Siehe Abb.
Verlauf: Der N. facialis verlässt das Gehirn im Kleinhirnbrückenwinkel und gelangt über den Porus* acusticus internus in den Meatus acusticus internus des Felsenbeins. Dort tritt er in den Canalis nervi facialis ein, wo er sich zum Ganglion* geniculatum verbreitet. Durch das Foramen stylomastoideum verlässt der N. facialis die Schädelbasis* und zieht in die Fossa retromandibularis. Er verläuft weiter in der Ohrspeicheldrüse (Gl. parotidea), in der er ein Nervengeflecht (Plexus parotideus) bildet.

Nervus femoralis m: engl. femoral nerve. Großer Nerv aus dem Plexus* lumbalis. Der N. femoralis gelangt durch die Lacuna musculorum auf die Streckseite des Oberschenkels in das Trigonum* femorale. Er innerviert motorisch die Kniestrecker (M. quadriceps femoris und M. sartorius) sowie sensorisch die medialen Anteile des streckseitigen Ober- und Unterschenkels.
Anatomie: Verlauf:
- die Fasern des N. femoralis stammen aus den Rückenmarksegmenten L1–L4
- der Nerv verläuft im Becken* zwischen M. psoas major und M. iliacus unter der Psoasfaszie, dort entlässt er Rr. musculares für diese Muskeln
- durch die Lacuna musculorum gelangt er in den Oberschenkel. Im Trigonum femorale liegt der N. femoralis lateral der A. femoralis
- unterhalb des Leistenbandes zweigt sich der N. femoralis auf: **1.** Rr. cutanei anteriores zur Innervation der Haut **2.** Rr. musculares zur Innervation der Oberschenkelstrecker **3.** N. saphenus als sensibler Endast.

Nervus fibularis profundus m: engl. deep peroneal nerve; syn. Nervus peroneus profundus. Motorisch-sensibler Nervenast aus dem N. fibularis communis. Dieser teilt sich unter dem M. fibularis longus in den N. fibularis superficialis und den N. fibularis profundus. Der Nervus fibularis profundus innerviert motorisch die Extensoren des Unterschenkels und sensibel das Sprunggelenk und das Periost* der Tibia*.

Nervus fibularis superficialis m: engl. superficial peroneal nerve; syn. Nervus peroneus superficialis. Motorisch-sensibler Nervenast aus dem

Nervus frontalis

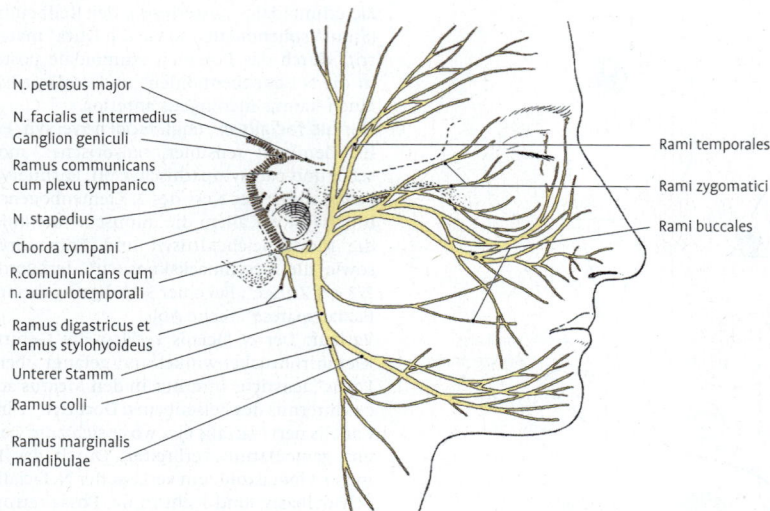

Nervus facialis: Schematische Übersicht über Lage und Verzweigung des N. facialis von lateral. Der gestrichelte Teil symbolisiert den Verlauf im Felsenbein. [4]

N. fibularis communis. Dieser teilt sich unter dem M. fibularis longus in N. fibularis superficialis und N. fibularis profundus. Der Nervus fibularis superficialis innerviert motorisch M. fibularis longus et brevis sowie sensibel die Haut am kaudalen Unterschenkel und Fußrücken.

Nervus frontalis *m*: engl. *frontal nerve*; syn. N. frontalis. Rein sensibler und größter Nervenast des N. ophthalmicus (V_1). Der N. frontalis zieht durch die Fissura orbitalis superior in die Augenhöhle (Orbita*), verläuft zwischen dem M. levator palpebrae und dem Orbitadach und teilt sich dort in 2 Äste (N. supratrochlearis und N. supraorbitalis).

Nervus genitofemoralis *m*: engl. *genitofemoral nerve*. Gemischter Nerv aus dem Plexus* lumbalis. Seine Fasern entstammen den Segmenten L1–L2. Der N. genitofemoralis durchdringt den M. psoas major nach ventral und verläuft dann auf diesem abwärts. Dort teilt er sich in einen rein sensiblen Ramus femoralis und einen Ramus genitalis.
Anatomie: R. femoralis:
- verläuft durch die Lacuna vasorum lateral der A. femoralis
- gelangt im Bereich des Hiatus saphenus an die Oberfläche, wo er die Haut innerviert.

R. genitalis:
- verläuft mit den Vasa iliaca zum Leistenkanal*, den er beim Mann innerhalb des Funiculus* spermaticus, bei der Frau gemeinsam mit dem Lig. teres uteri durchdringt

- entsendet Fasern zu den großen Schamlippen bzw. zum Skrotum*
- beim Mann versorgt er zusätzlich den M. cremaster motorisch.

Nervus glossopharyngeus *m*: engl. *glossopharyngeal nerve*; syn. Glossopharyngeus. IX. Hirnnerv*; Nerv des 3. Kiemenbogens. Er innerviert allgemein sensorisch verschiedene Bereiche von Kopf und Hals sowie speziell sensorisch die Geschmackssensoren des hinteren Zungendrittels. Motorisch ist er am Schluckakt* beteiligt und parasympathisch wirkt er sekretomotorisch auf die Glandula* parotis.
Versorgungsgebiete:
- sensorisch/speziell (Geschmack): hinteres Drittel der Zunge*
- allgemein (Oberflächensensorik): Paukenhöhle*, Tuba auditiva, Cellulae* mastoideae, oberer Teil des Rachens, Gaumenbögen, Tonsillen*
- motorisch: Levatoren und obere Konstriktoren des Pharynx*, M. palatoglossus
- parasympathisch: Ohrspeicheldrüse, Drüsen des Zungengrunds mit Ebner-Spüldrüsen, Sinus caroticus.

Nervus gluteus inferior *m*: engl. *inferior gluteal nerve*. Motorischer Nerv, der dem Plexus* sacralis entspringt. Er verlässt das kleine Becken durch das Foramen infrapiriforme und zieht zum Musculus* gluteus maximus.

Nervus gluteus superior *m*: engl. *superior gluteal nerve*. Aus dem Plexus* sacralis entspringender motorischer Nerv zur Innervation des M.

gluteus medius, M. gluteus minimus und M. tensor fasciae latae. Er verläuft durch das Foramen suprapiriforme in die Schicht zwischen M. gluteus medius und minimus und verzweigt sich dort.

Nervus hypoglossus *m*: engl. *hypoglossal nerve*; syn. Hypoglossus. Rein motorischer XII. Hirnnerv, der für die Innervation der inneren und äußeren Zungenmuskulatur zuständig ist. Bei einem einseitigen Ausfall des N. hypoglossus kommt es zu einer halbseitigen Zungenlähmung (ggf. mit Atrophie der entsprechenden Zungenhälfte), wodurch die Zunge beim Herausstrecken zur Seite der Läsion abweicht.

Nervus iliohypogastricus *m*: engl. *iliohypogastric nerve*; syn. N. iliopubicus. Motorisch-sensibler Nerv aus dem Plexus* lumbalis. Seine Fasern entstammen den Segmenten Th12–L1. Der N. iliohypogastricus innerviert sensibel die Haut entlang des Leistenbandes sowie entlang der Crista* iliaca. Motorisch innerviert er die kaudalen Anteile des M. transversus abdominis und M. obliquus internus abdominis.

Nervus ilioinguinalis *m*: engl. *ilio-inguinal nerve*; syn. N. ilioinguinalis. Gemischt motorischer und sensibler Nerv des Plexus* lumbalis (Th12–L1). Der N. ilioinguinalis innerviert M. transversus abdominis und den M. obliquus abdominis motorisch sowie Leiste, Mons pubis und Skrotum bzw. große Schamlippen sensibel.

Nervus iliopubicus → Nervus iliohypogastricus

Nervus infraorbitalis *m*: engl. *infra-orbital nerve*. Sensibler Endast des Nervus* maxillaris. Er innerviert das Unterlid, den lateralen Teil der Nase*, die Oberlippe sowie die untere vordere Nasenschleimhaut. Der Durchtritt des Nerven durch das Foramen* infraorbitale ist ein diagnostischer Druckpunkt bei der Trigeminusneuralgie*.

Nervus infratrochlearis *m*: engl. *infratrochlear nerve*. Sensibler Ast des Nervus* nasociliaris. Der Nervus infratrochlearis zieht unter der Trochlea* des Musculus* obliquus superior zum medialen Augenwinkel, um diesen ebenso wie die Caruncula lacrimalis und den Tränensack (Saccus lacrimalis) zu innervieren.

Nervus ischiadicus *m*: engl. *sciatic nerve*. Längster und größter peripherer Nerv des Körpers zur motorischen und sensiblen Versorgung des Beines. Der Nervus ischiadicus entspringt aus dem Plexus* sacralis, seine Fasern entstammen den Segmenten L4–S3.
Anatomie: Der N. ischiadicus verlässt das kleine Becken* durch das Foramen* ischiadicum majus unterhalb des M. piriformis. Er verläuft dann unter dem M. gluteus maximus und über dem M. obturatorius internus und M. quadratus femoris nach kaudal. Auf diesem Wege teilt er

sich in den N. tibialis und den N. fibularis communis.

Nervus lacrimalis *m*: *engl. lacrimal nerve*; syn. N. lacrimalis. Rein sensibler und kleinster Nervenast des N. ophthalmicus (V₁). Der N. lacrimalis zieht durch die Fissura orbitalis superior in die Augenhöhle (Orbita*), verläuft zusammen mit der A. lacrimalis am oberen Rand des M. rectus lateralis zur Tränendrüse und zur Haut des Oberlids.

Nervus laryngeus recurrens *m*: *engl. recurrent laryngeal nerve*. Sensorisch, motorisch, parasympathisch; Ursprung: N. vagus; Verlauf: im Mediastinum superius: rechts um A. subclavia, links um Arcus aortae am Lig. arteriosum, in der Rinne zwischen Trachea und Ösophagus, Endast gelangt als N. laryngeus inferior zu Kehlkopf und Schilddrüse; Äste: Rr. tracheales, Rr. oesophagei, Rr. pharyngei.

Nervus laryngeus superior *m*: *engl. superior laryngeal nerve*. Motorisch-sensibler Nervenast des N. vagus am Hals, der sich unterhalb des Ganglion inferius n. vagi vom N. vagus abspaltet. Der R. externus des N. laryngeus superior innerviert den M. cricothyroideus, der R. internus die Schleimhaut des Larynx* kranial der Stimmritze (Rima glottidis).

Nervus lingualis *m*: *engl. lingual nerve*; syn. N. lingualis. Sensibler Nervenast des N. mandibularis (V₃). Der N. lingualis innerviert die vorderen 2/3 der Zunge sensibel und mit den an ihn angelagerten präganglionären, parasympathischen Fasern aus der Chorda* tympani zusätzlich sensorisch. Er ist für die Wahrnehmung von Berührung, Schmerz, Temperatur und Geschmack zuständig.

Nervus mandibularis *m*: *engl. mandibular nerve*. Sensorisch, motorisch; *unterer Ast des Nervus* trigeminus (V₃); vom Ganglion trigeminale abzweigend, durch das Foramen ovale ossis sphenoidalis in die Fossa infratemporalis; → R. meningeus (syn. N. spinosus), N. pterygoideus medialis, Rr. ganglionares ad ganglion oticum, N. m. tensoris veli palatini, N. m. tensoris tympani, N. massetericus, Nn. temporales profundi, N. pterygoideus lateralis, N. buccalis, N. auriculotemporalis, N. lingualis, N. alveolaris inferior.

Versorgungsgebiet: Sensorisch: Dura mater der mittleren Schädelgrube, Cellulae mastoideae, Mundboden- und Wangenschleimhaut, vordere zwei Drittel der Zunge, untere Zähne und Zahnfleisch, Kiefergelenk, Mandibula, Haut an Kinn, Unterlippe, Wange, Schläfe und äußerem Gehörgang; motorisch: Kaumuskeln, M. tensor veli palatini, M. tensor tympani, M. mylohyoideus, M. digastricus (Venter anterior).

Nervus massetericus *m*: *engl. masseteric nerve*. Motorischer Ast des Nervus* mandibularis. Der Nervus massetericus innerviert den Musculus* masseter, zu welchem er über die Incisura mandibulae gelangt.

Nervus maxillaris *m*: *engl. maxillary nerve*; syn. Oberkiefernerv. Mittlerer, rein sensibler Nervenast des Nervus* trigeminus. Das Versorgungsgebiet des Nervus maxillaris umfasst hauptsächlich die Haut zwischen Unterlid und Oberlippe, der Schläfe und des Jochbogens sowie Zähne, Zahnfleisch und Mundschleimhaut des Oberkiefers. Siehe Abb.

Nervus medianus *m*: *engl. median nerve*; syn. N. medianus. Gemischt motorisch-sensibler Nerv aus dem Plexus* brachialis. Motorisch innerviert der Nervus* medianus einen Großteil der Flexoren des Unterarms* sowie der Thenarmuskulatur, sensibel die radiale Seite der palmaren Handfläche sowie die radialen Finger. Bei Trauma* oder Druckläsion kann ein Medianuskompressionssyndrom* oder eine Medianusparese entstehen.

Nervus-medianus-Läsion *f*: *engl. paralysis of the median nerve*; syn. Medianusparese. Proximale oder (häufiger) distale Läsion des N. medianus aufgrund von Verletzungen des Nervs durch Kompression oder Frakturen*. Häufigste Ursache ist eine Druckschädigung im Rahmen des Karpaltunnelsyndroms*. Je nach Ort der Schädigung kommt es zu Muskelausfällen und Sensibilitätsstörungen*. Therapiert wird ursachenabhängig konservativ oder operativ.

Ursachen:
- proximale Läsionen: **1.** Traumata: Frakturen* von Humerus* oder Ellenbogengelenk* **2.** Druckschädigung im Schlaf durch Auflegen des eigenen Kopfes oder den des Partners **3.** Druckschädigung bei Pronator*-teres-Syndrom oder durch einen Processus supracondylaris
- distale Läsionen: **1.** Druckschädigung: Karpaltunnelsyndrom **2.** Traumata: Frakturen im Bereich des Handgelenks* **3.** Schnittverletzungen, z. B. bei Suizidversuch*.

Klinik:
- proximale Läsionen: **1.** typischerweise: Schwurhand* bei Versuch des Faustschlusses durch Ausfall der Flexoren von Daumen*, Zeige- und Mittelfinger **2.** schwache Pronation* der Hand durch Ausfall des M. pronator teres und -quadratus **3.** unzureichende Opponierbarkeit des Daumens durch Ausfall des M. opponens pollicis **4.** positives Flaschenzeichen*: Hand kann eine Flasche nicht mehr umschließen, durch Ausfall des M. abductor pollicis **5.** Atrophie* der Thenarmuskulatur **6.** Sensibilitätsstörungen: radiale Handinnenfläche, Daumen, Zeige- und Mittelfinger, radiale Hälfte des Ringfingers sowie deren dorsale Fingerkuppen
- distale Läsionen: **1.** keine Schwurhand, da die motorischen Nerven für diese Muskeln proximal abgehen **2.** zunächst Sensibilitätsstörungen, vor allem der Fingerkuppen **3.** später Atrophie der Thenarmuskulatur **4.** schwache Abduktion und Opponierbarkeit des Daumens **5.** positives Flaschenzeichen
- Sonderform der distalen Läsion: Interosseus*-anterior-Syndrom.

Siehe Abb.

Therapie:
- Ruhigstellung von Hand und/oder Unterarm
- operative Rekonstruktion (Nervennaht*) bei Durchtrennungen

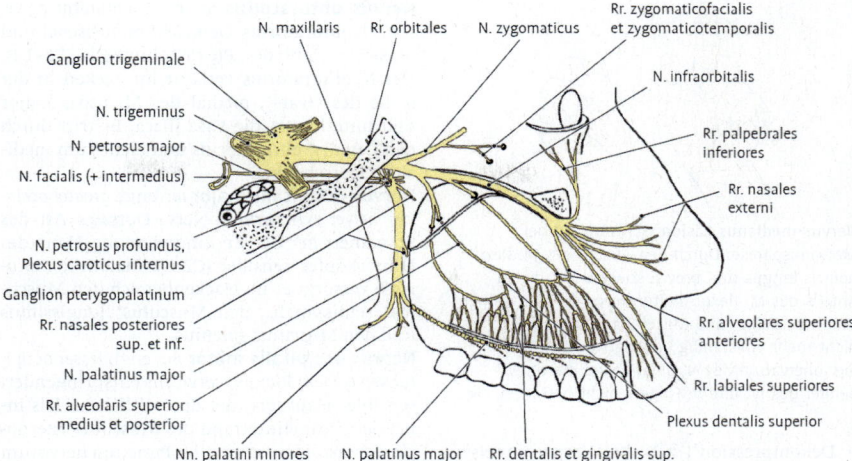

Nervus maxillaris: Lage und Verlauf des N. maxillaris mit seinen Verzweigungen im Schema. [4]

Nervus mentalis

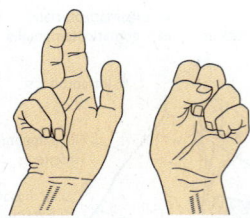

Nervus-medianus-Läsion: Schwurhand bei Medianusparese. Durch den Ausfall des M. flexor pollicis longus und brevis, sowie des radialen Anteils des M. flexor digitorum profundus können Daumen, Zeige- und Mittelfinger bei Faustschluss nicht mehr vollständig gebeugt werden. Durch die Innervation des N. ulnaris sind die tiefen Beuger des IV. und V. Fingers nicht betroffen. [4]

– Dekompression*, z. B. bei Karpaltunnelsyndrom* (Näheres zur Therapie siehe dort).
Nervus mentalis m: engl. mental nerve; syn. N. mentalis. Rein sensibler Nervenast des N. alveolaris inferior. Der N. mentalis tritt aus dem Alveolarkanal des Unterkiefers durch das Foramen* mentale aus, teilt sich in 3 kleinere Äste (Rr. mentales, Rr. labiales und Rr. gingivales) und innerviert die Haut im Bereich des Kinns sowie der Unterlippe.
Nervus musculi tensoris tympani m: engl. nerve to tensor tympani. Motorischer Ast des Nervus* mandibularis, der den Musculus tensor tympani innerviert.
Nervus musculi tensoris veli palatini m: engl. nerve to tensor veli palatini. Motorischer Ast des Nervus* mandibularis, der den Musculus* tensor veli palatini innerviert.
Nervus musculocutaneus m: engl. musculocutaneous nerve. Motorisch-sensibler Nerv aus der Pars infraclavicularis des Plexus* brachialis. Seine Fasern entstammen dem Fasziculus lateralis und den Segmenten C5–C7. Der N. musculocutaneus versorgt die Beugemuskulatur am Oberarm und einen Teil der Haut am Unterarm.
Nervus mylohyoideus m: engl. nerve to mylohyoid. Ast des Nervus* alveolaris inferior. Der Nervus mylohyoideus verlässt den Alveolarnerv bevor dieser den Canalis* mandibulae betritt und zieht im Sulcus mylohyoideus der Mandibula* entlang. Motorisch innerviert er den Musculus* mylohyoideus und den anterioren Bauch des Musculus* digastricus, sensibel die Haut unter dem Kinn.
Nervus nasociliaris m: engl. nasociliary nerve. Ast des Nervus* ophthalmicus. Der N. nasociliaris teilt sich im nasalen Bereich der Orbita* auf. Mit diesen Nervenästen innerviert er die Nasenschleimhaut, die äußere Nasenhaut, die Tränenwege* und Teile des Auges, wie die Kornea* und die Uvea.

Nervus obturatorius m: engl. obturator nerve; syn. N. obturatorius. Gemischt motorischer und sensibler Nerv des Plexus* lumbalis (L2–L4). Der N. obturatorius verläuft im Becken in der Nähe des Ovars*, medial des M. psoas major und unterkreuzt die Vasa iliaca. Er tritt durch den Canalis* obturatorius und zieht zum medialen Oberschenkel.
Nervus occipitalis major m: engl. greater occipital nerve; syn. Arnold-Nerv. Dorsaler Ast des Spinalnerven* C2. Er innerviert die Haut des Hinterkopfes sensibel (C2-Dermatom*); motorisch versorgt er im Nackenbereich den Musculus* semispinalis, den Musculus* longissimus und den Musculus splenius.
Nervus occipitalis minor m: engl. lesser occipital nerve. Dem Plexus* cervicalis entspringender, sensibler Hautnerv, der den seitlichen Hals innerviert. Am Hinterrand des Musculus* sternocleidomastoideus tritt er im Punctum nervosum unter die Haut und verläuft auf dem Muskel in Richtung Kopf. Siehe Abb.

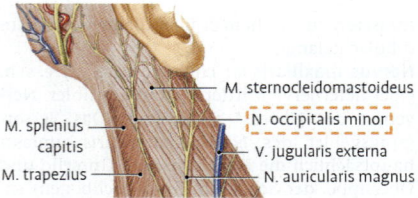

Nervus occipitalis minor: Die Halsregion von lateral. Die oberflächliche Halsfaszie wurde entfernt, um den Verlauf des N. occipitalis minor und des N. auricularis magnus besser darzustellen. [4]

Nervus occipitalis tertius m: engl. third occipital nerve. Dorsaler Ast des Spinalnerven* C3. Er durchtritt den Musculus splenius capitis sowie den Musculus* trapezius und innerviert sensibel die Nackenhaut.
Nervus oculomotorius m: engl. oculomotor nerve; syn. Okulomotorius. III. Hirnnerv, der gemeinsam mit dem N. trochlearis (IV. Hirnnerv) und dem N. abducens (VI. Hirnnerv) für die Augenmotorik zuständig ist sowie für das Anheben des Oberlids, die Verengung der Pupille (Miosis*) und die Akkomodation des Auges.
Nervus olfactorius m: engl. olfactory nerve; syn. Olfaktorius. Rein sensorischer I. Hirnnerv. Als N. olfactorius bezeichnet man die Gesamtheit aller Riechfäden (Fila olfactoria), die von der Riechschleimhaut durch die Lamina* cribrosa ossis ethmoidalis zum Bulbus* olfactorius ziehen und der Geruchswahrnehmung dienen.
Nervus ophthalmicus m: engl. ophthalmic nerve; syn. N. ophthalmicus. Rein sensibler erster Ast des N. trigeminus. Der N. ophthalmicus verläuft in der Lateralwand des Sinus* cavernosus nach vorne, tritt durch die Fissura orbitalis superior und teilt sich in seine 4 Hauptäste (R. tentorius, N. frontalis, N. lacrimalis und N. nasociliaris) auf.
Nervus opticus m: engl. optic nerve; syn. Optikus. II. Hirnnerv*. Der sensorische N. opticus entsteht aus den Axonen* der multipolaren Ganglienzellen der Retina*. Nach Vereinigung mit dem N. opticus der Gegenseite am Chiasma* opticum wird er zum Tractus* opticus. Er ist Teil der Sehbahn* und verbindet Retina und Sehzentren* des Gehirns*.
Nervus palatinus major m: engl. greater palatine nerve. Sensibler Endast des Nervus* maxillaris. Der Nervus palatinus major innerviert ¾ des hinteren Gaumens sowie die Schleimhaut des unteren Nasengangs (Meatus nasi inferior).
Nervus petrosus major m: engl. greater petrosal nerve; syn. Radix parasympathica ganglii pterygopalatini. Parasympathischer Ast des Nervus* facialis. Nachdem die Fasern des Nervus petrosus major im Ganglion* pterygopalatinum umgeschaltet wurden, innervieren sie die Tränen- (Glandula lacrimalis), Nasen- (Glandula nasales) und Gaumendrüsen (Glandulae palatinae).
Nervus petrosus minor m: engl. lesser petrosal nerve; syn. Radix parasympathica ganglii otici. Parasympathischer Ast des Nervus* glossopharyngeus. Nachdem seine Fasern im Ganglion* oticum umgeschaltet wurden, innerviert er die Glandula* parotis, Glanduae labiales und Glandulae buccales.
Nervus petrosus profundus m: engl. deep petrosal nerve; syn. Radix sympathica ganglii pterygopalatini. Sympathischer Nervenast aus dem Plexus* caroticus internus. Der Nervus petrosus profundus innerviert die Tränendrüsen (Glandula lacrimalis), Nasendrüsen (Glandulae nasales) und Gaumendrüsen (Glandulae palatinae), die Blutgefäße des Kopfes sowie den Musculus orbitalis.
Nervus pharyngeus m: engl. pharyngeal nerve; syn. N. pharyngeus. Rein sensibler Nervenast aus dem Ganglion* pterygopalatinum. Der N. pharyngeus verläuft zusammen mit dem R. pharyngealis der A. maxillaris durch den Canalis palatovaginalis und innerviert die Rachenschleimhaut im nasalen Pharynxanteil hinter der Tuba auditiva.
Nervus phrenicus m: engl. phrenic nerve. Vorwiegend motorischer Nerv aus dem Plexus* cervicalis, der das Zwerchfell* innerviert. Er entstammt aus den Segmenten C3–C5.
Klinische Bedeutung: Der N. phrenicus ist der einzige Nerv, der das Zwerchfell motorisch innerviert. Eine Schädigung des Nervs kann daher zu einer Lähmung des Zwerchfells führen (Phrenicusparese*).

Nervus plantaris lateralis m: engl. *lateral plantar nerve*. Motorisch-sensibler Nerv aus dem N. tibialis am Fuß. Der Nervus plantaris lateralis innerviert motorisch zahlreiche Fuß- und Zehenmuskeln sowie sensibel die Haut der lateralen Fußsohle sowie der 4. und 5. Zehe.

Nervus plantaris medialis m: engl. *medial plantar nerve*. Motorisch-sensibler Nerv aus dem N. tibialis am Fuß. Er innerviert motorisch M. abductor hallucis, M. flexor digitorum brevis, Caput mediale des M. flexor hallucis brevis und Mm. lumbricales I–II sowie sensibel die Haut der mittleren und vorderen Fußsohle sowie der Zehen I–III.

Nervus presacralis → Plexus hypogastricus superior

Nervus pterygoideus medialis m: engl. *nerve to medial pterygoid*. Motorischer Ast des Nervus* mandibularis. Er innerviert den Musculus* pterygoideus medialis. Außerdem entlässt er über das Ganglion oticum feine Äste zum Musculus* tensor veli palatini und zum Musculus tensor tympani.

Nervus pudendus m: engl. *pudendal nerve*; syn. N. pudendus. Motorisch-sensorischer Nerv mit Ursprung im Plexus pudendus. Er verläuft im Canalis pudendalis unter dem M. piriformis durch das Foramen ischiadicum majus und das Foramen ischiadicum minus in die Fossa ischioanalis. Seine Äste sind die Nn. anales inferiores und die Nn. perineales.

Nervus radialis m: engl. *radial nerve*; syn. N. radialis. Gemischt motorischer und sensibler Nerv aus dem Fasciculus posterior des Plexus* brachialis (C5–C8). Der N. radialis ist an der Innervation der Muskulatur von Ober- und Unterarm beteiligt, bei einer Schädigung droht eine Radialislähmung. Siehe Abb.

Verlauf: Äste des N. radialis sind:
- N. cutaneus brachii posterior
- N. cutaneus brachii lateralis inferior
- N. cutaneus antebrachii posterior
- Rr. musculares
- R. communicans ulnaris
- Nn. digitales dorsales manus.

Nervus-radialis-Läsion f: engl. *radial nerve paralysis*; syn. Radialisparese. Proximale, mittlere oder distale Läsion des N. radialis durch dauerhafte Kompression* oder Verletzungen, z. B. bei Humerusfrakturen*. Je nach Ort der Schädigung kommt es zu Muskelausfällen mit typischer Fallhand* und Sensibilitätsstörungen*. Therapiert wird ursachenabhängig konservativ oder operativ.

Ursachen:
- proximale Läsionen: **1.** chronischer Druck in der Axilla, z. B. durch bis in die Axilla reichende Gehstütze* **2.** Verletzungen bei Humerusschaftfrakturen **3.** chronischer Druck auf den Sulcus n. radialis, z. B.: **I.** durch Auf-

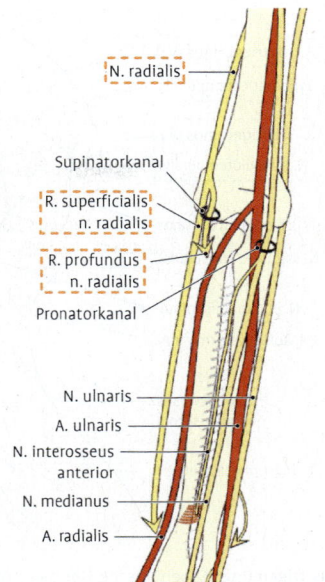

Nervus radialis

legen des Kopfes im Schlaf **II.** durch Auflegen des Armes auf die Lehne einer Parkbank, sog. Parkbanklähmung
- mittlere Läsionen: chronischer Druck im Verlauf durch das Septum intermusculare brachii mediale oder im Radialistunnel*
- distale Läsionen: **1.** Kompression im Supinatorkanal (siehe auch Frohse-Arkade) **2.** Verletzungen im Rahmen von distalen Radiusfrakturen.

Klinik:
- proximale Läsionen: **1.** typischerweise: Fallhand durch Ausfall der Streckmuskulatur **2.** bei Läsion in der Axilla auch Ausfall des M. triceps brachii **3.** Sensibilitätsstörungen am radialen Handrücken zwischen Daumen und Zeigefinger
- mittlere Läsionen: Fallhand und Sensibilitätsstörungen
- distale Läsionen: **1.** Schädigung des motorischen Ramus profundus **2.** keine Sensibilitätsausfälle **3.** Muskelparesen: **I.** Mm. extensores pollicis longus und brevis **II.** M. abductor pollicis longus **III.** M. extensor digitorum **IV.** M. extensor indicis **V.** M. extensor carpi ulnaris.
Siehe Abb.

Therapie:
- Ruhigstellung von Hand und/oder Unterarm
- bei Schmerzen oder Entzündungen NSAR
- Physiotherapie*

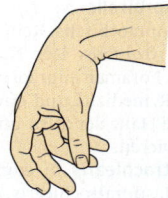

Nervus-radialis-Läsion: Fallhand nach proximaler Läsion des N. radialis. Durch Ausfall des R. profundus n. radialis ist die Dorsalflexion der Hand nicht mehr möglich.

- operative Rekonstruktion (Nervennaht*) bei Durchtrennungen
- operative Dekompression*, z. B. bei Druckschädigung im Supinatorkanal.

Nervus spinosus m: engl. *meningeal branch of mandibular nerve*; syn. N. spinosus. Rein sensibler Nervenast des N. mandibularis (V₃). Der N. spinosus zieht als Teil des N. mandibularis bis in die Fossa infratemporalis, spaltet sich dort ab und verläuft zusammen mit der A. meningea media nach posterolateral durch das Foramen spinosum in die mittlere Schädelgrube.

Versorgungsgebiet: Der N. spinosus versorgt die harte Hirnhaut (Dura* mater) im Bereich der mittleren Schädelgrube (Fossa cranii media) sensibel.

Nervus stapedius m: engl. *nerve to stapedius*. Nerv, der den Musculus* stapedius motorisch innerviert. Der N. stapedius zweigt im Canalis nervi facialis vom Nervus* facialis ab und verläuft durch das Felsenbein* zum Mittelohr*. Er vermittelt den Stapediusreflex*.

Nervus statoacusticus → Nervus vestibulocochlearis

Nervus subclavius m: engl. *subclavian nerve*; syn. N. subclavius. Rein motorischer Nervenast der Pars supraclavicularis des Plexus* brachialis. Der N. subclavius erhält Fasern aus den Rückenmarkssegmenten C5/C6, zieht durch die Skelenuslücke hinter die Klavikula und läuft dann ventral der A. subclavia zum M. subclavius, den er innerviert.

Nervus sublingualis m: engl. *sublingual nerve*; syn. N. sublingualis. Rein sensibler Nervenast des N. lingualis, der die Glandula* sublingualis und die Mundbodenschleimhaut innerviert.

Nervus suboccipitalis m: engl. *suboccipital nerve*; syn. N. suboccipitalis. Hinterer Ast (R. dorsalis) des ersten Spinalnerven*. Der N. suboccipitalis ist ein rein motorischer Nerv und versorgt die autochtone Rückenmuskulatur* im tiefen Nackendreieck (M. rectus capitis posterior minor/major, M. obliquus capitis superior/inferior und M. semispinalis capitis).

Nervus supraorbitalis

Nervus supraorbitalis *m*: engl. *supra-orbital nerve*; syn. N. supraorbitalis. Rein sensibler Nervenast des N. frontalis. Der N. supraorbitalis tritt durch das Foramen supraorbitale und teilt sich in einen R. medialis und einen R. lateralis auf, welche die Haut der Stirn und das Oberlid sensibel innervieren.

Nervus supratrochlearis *m*: engl. *supratrochlear nerve*; syn. N. supratrochlearis. Rein sensibler Nervenast des N. frontalis. Der N. supratrochlearis verläuft oberhalb der Trochlea des M. obliquus superior, verlässt die Orbita durch das Septum orbitale unterhalb des Foramen supraorbitale, zieht zur Stirn und versorgt die Haut der Stirn sowie das Oberlid sensibel.

Nervus tibialis *m*: engl. *tibial nerve*. Gemischter Nerv aus dem N. ischiadicus zur motorischen Innervation der Flexoren des Unterschenkels, der Fußsohle und der Zehen sowie zur sensiblen Innervation der Haut am Unterschenkel und Fuß.

Anatomie: Der N. tibialis zweigt im Oberschenkel auf variabler Höhe vom N. ischiadicus ab und zieht senkrecht nach kaudal. Er verläuft durch die Kniekehle und zieht zwischen die beiden Köpfe des M. gastrocnemius. Dort zieht er unter dem M. soleus in die Tiefe. Er verläuft zwischen M. soleus und M. tibialis posterior gemeinsam mit der V. und A. tibialis posterior in der tiefen Flexorenloge, bis er hinter dem Malleolus* medialis zur Fußsohle zieht. Am Knöchel teilt er sich in die Endäste N. plantaris medialis und N. plantaris lateralis auf.

Nervus transversus colli *m*: engl. *transverse cervical nerve*; syn. N. t. cervicalis. Sensibler Hautnerv aus dem Plexus* cervicalis. Der Nervus transversus colli innerviert die vordere Halsregion zwischen Unterkieferrand und Schlüsselbein. Er tritt am Punctum nervosum hinter dem Musculus* sternocleidomastoideus unter die Haut, überquert den Muskel nach medial und verzweigt sich fächerförmig.

Anatomie: Der N. transversus colli bildet mit dem R. colli des N. facialis eine Anastomose*, über welche motorische Fasern aus dem Fazialis zum unteren Teil des Platysmas* gelangen. Diese Anastomose wurde früher als „Ansa cervicalis superficialis" bezeichnet.

Nervus trigeminus *m*: engl. *trigeminal nerve*; syn. Trigeminus. V. Hirnnerv, der aus 3 Ästen besteht: N. ophthalmicus, N. maxillaris und N. mandibularis. Alle 3 Äste versorgen sensibel die Haut, Schleimhäute und Nebenhöhlen des Gesichts. Nur der N. mandibularis enthält zusätzlich motorische Fasern, die die Kaumuskulatur versorgen. Klinisch bedeutsam ist die Trigeminusneuralgie*. Siehe Abb.

Verlauf: Der N. trigeminus entspringt an der lateralen Seite der Brücke (Pons*) aus seinen Kerngebieten und zieht zur Felsenbeinpyramide (Pars petrosa ossis temporalis). Hier durchbricht er die harte Hirnhaut (Dura* mater) und in einer Duratasche verdickt er sich zum Ganglion* trigeminale (Ganglion Gasseri), wo er sich in seine 3 Endäste teilt:

– Nervus ophthalmicus (V_1): zieht durch die Fissura orbitalis superior in die Orbita; rein sensibel
– Nervus maxillaris (V_2): zieht durch das Foramen rotundum in die Fossa pterygopalatina; rein sensibel
– Nervus mandibularis (V_3): zieht durch das Foramen* ovale an die Unterseite der Schädelbasis; enthält sensible und motorische Fasern.

Siehe Trigeminusneuralgie* (Abb. dort).

Versorgungsgebiete: Die sensible Versorgung umfasst die gesamte Gesichtshaut, die Schleimhaut des Nasen-Rachen-Raums sowie die vorderen 2/3 der Zunge. Die an den N. mandibularis angelagerten motorischen Fasern innervieren die Kaumuskulatur (M. masseter, M. temporalis, M. pterygoideus medialis et lateralis) und den M. mylohyoideus, den M. digastricus (Venter anterior) und den M. tensor tympani.

Nervus trochlearis *m*: engl. *trochlear nerve*; syn. Trochlearis. Rein motorischer IV. Hirnnerv. Der N. trochlearis innerviert den Musculus* obliquus superior bulbi und steuert gemeinsam mit dem N. abducens und dem N. oculomotorius die Augenbewegungen. Bei einer Schädigung des Nervens in seinem langen intrakraniellen Verlauf droht eine Trochlearis-Lähmung.

Nervus ulnaris *m*: engl. *ulnar nerve*; syn. N. ulnaris. Gemischt motorischer und sensibler Nerv aus dem Fasciculus medialis des Plexus* brachialis (C8–Th1). Der N. ulnaris ist beteiligt an der Innervation des Unterarms und der Hand. Bei einer Schädigung droht eine Ulnarislähmung. Siehe Abb.

Verlauf: Der N. ulnaris verläuft an der medialen Seite des Unterarms im Sulcus bicipitalis medialis und durchstößt das Septum intermusculare brachii mediale in der Mitte des Oberarms, um danach im Sulcus nervi ulnaris weiter zu verlaufen. Weitere Äste sind Rr. musculares, R. dorsalis und R. palmaris.

Versorgungsgebiete: Der N. ulnaris versorgt motorisch Teile der Unterarmmuskulatur (M. flexor carpi ulnaris, M. flexor digitorum profundus), Teile der Hand, des Daumenballens und des Kleinfingerballens (Mm. interossei palmares et dorsales, M. lumbricales III + IV, M. abductor digiti minimi, M. flexor digiti minimi brevis, M. opponens digiti minimi, M. adductor pollicis und M. flexor pollicis brevis caput profundum). Sensibel innerviert er die Haut über der ulnaren, distalen Unterarmseite, dem Klein-

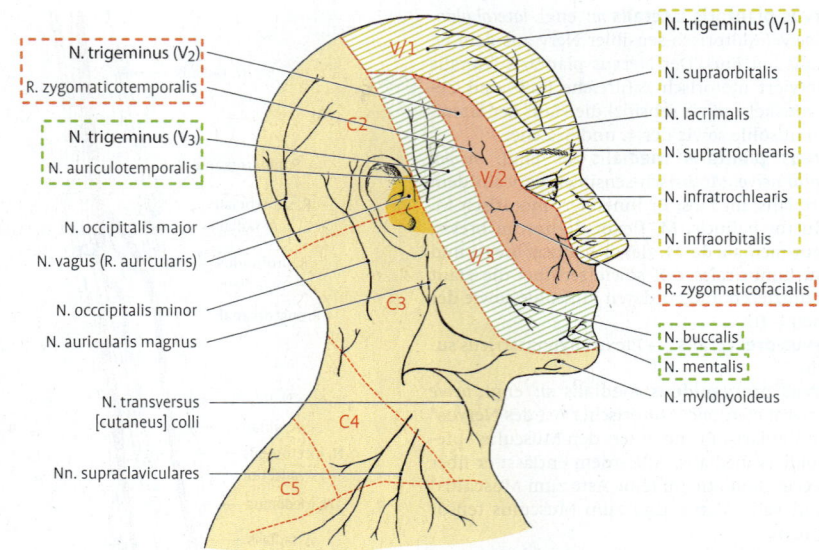

Nervus trigeminus: Schematische Übersicht über die Hautinnervation des Kopfes und Halses von lateral. Die sensiblen Versorgungsgebiete der Trigeminusäste und der Zervikalnerven sind durch verschiedene Farbtöne gekennzeichnet. Die Grenze zwischen zervikaler Segment- und kranialer Trigeminusinnervation wird von der Scheitel-Ohr-Linie gebildet. [4]

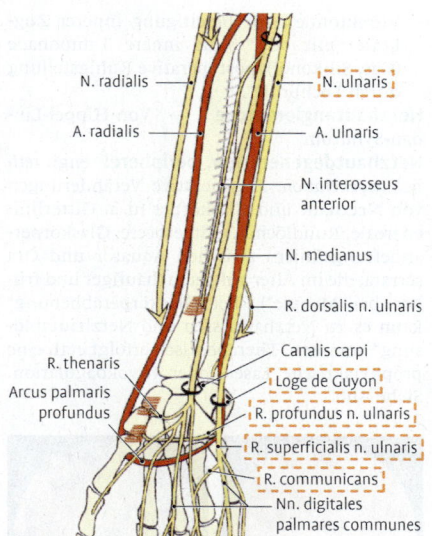

Nervus ulnaris: Schematische Darstellung der nervalen Versorgung des Armes.

fingerballen, des 3./4. Fingers ulnarseitig und des gesamten 5. Fingers.

Nervus-ulnaris-Läsion *f*: engl. *paralysis of the ulnar nerve*; syn. Ulnarislähmung. Proximale, mittlere oder distale Läsion des N. ulnaris durch Kompression* oder Verletzungen, z. B. bei Frakturen* des Ellenbogengelenks*. Je nach Ort der Schädigung kommt es zu Muskelausfällen, z. B. mit typischer Krallenhand* und Sensibilitätsstörungen*. Therapiert wird ursachenabhängig konservativ oder operativ.
Ursachen:
– proximale Läsionen: 1. Traumata: Verletzungen des Ellenbogengelenks 2. Druckschädigung im Sulcus n. ulnaris (Sulcus*-ulnaris-Syndrom) 3. Druckschädigung zwischen den Köpfen des M. flexor carpi ulnaris (Kubitaltunnelsyndrom)
– mittlere Läsionen: 1. Traumata: Schnittverletzungen im Bereich des Handgelenks* 2. Druckschädigung in der Guyon*-Loge (Guyon*-Logen-Syndrom)
– distale Läsionen: Druckschädigung in der Hohlhand, z. B. durch langes Arbeiten mit dem Presslufthammer.
Klinik:
– proximale Läsionen: 1. typischerweise: Krallenhand: **I.** Ausfall der Mm. interossei und Mm. lumbricales III+IV **II.** Finger im Grundgelenk überstreckt, im Mittel- und Endgelenk gebeugt 2. Daumen ist abduziert und gestreckt durch Ausfall des M. adductor pol-

licis 3. Sensibilitätsstörungen: **I.** palmar: ulnarer Handteller, Kleinfinger, ulnare Hälfte des Ringfingers **II.** dorsal: ulnarer Handrücken, Kleinfinger, Ringfinger, ulnare Hälfte des Mittelfingers 4. nach ca. 3 Monaten: Atrophie* der Mm. interossei und Hypothenaratrophie
– mittlere Läsionen: 1. bei Schädigung des Ramus profundus: Muskelausfälle und Krallenhand 2. bei Schädigung des Ramus superficialis: Sensibilitätsstörungen 3. häufig kombinierte Schädigung
– distale Läsionen: 1. keine Sensibilitätsstörungen, da der Ramus superficialis intakt bleibt 2. Muskelausfälle und Krallenhand.
Siehe Krallenhand* (Abb. dort).
Therapie:
– Ruhigstellung und Schonung von Ellenbogen- oder Handgelenk, z. B. mittels Schiene
– Physio- und Ergotherapie*
– operative Rekonstruktion (Nervennaht*) bei Durchtrennungen
– operative Dekompression* oder Verlagerung, z. B. bei Druckschädigung im Sulcus n. ulnaris.

Nervus vagus *m*: engl. *vagus nerve*; syn. N. vagus. Allgemein sowie speziell sensorischer, motorischer und parasympathischer X. Hirnnerv. Der N. vagus ist der Nerv des 4.–6. Kiemenbogens und innerviert sowohl Muskeln im Halsbereich als auch in Thorax und Bauchhöhle. Siehe Abb.
Verlauf: Der N. vagus verlässt das Gehirn lateral der Olive* (Sulcus retroolivaris) in der Medulla* oblongata und tritt durch das Foramen jugulare aus dem Schädel. Danach bildet er das Ganglion superius und Ganglion inferius aus und zieht in der Vagina carotica in die Brusthöhle. Der rechte und linke N. vagus lagern sich im hinteren Mediastinum dem Ösophagus an und bildet den Plexus oesophageus aus, aus welchem sich dann der Truncus* vagalis anterior und Truncus* vagalis posterior bilden. Diese ziehen über den Hiatus* oesophageus des Zwerchfells in die Bauchhöhle. In seinem Verlauf gibt er verschiedene Äste ab:
– R. meningeus und R. auricularis im Kopfbereich
– R. pharyngeus, N. laryngeus superior, N. laryngeus recurrens und Rr. cardiaci im Halsbereich
– Rr. thoracici, Rr. tracheales, Rr. oesophageales und Rr. pericardiaci im Brustbereich.
Versorgungsgebiete: Der N. vagus versorgt
– mit parasympathischen Fasern die Dura* mater, Zungenwurzel-, Gaumen- und Rachendrüsen sowie Hals-, Brust- und Bauchorgane bis zur linken Kolonflexur
– mit sensiblen Fasern die Dura mater der hinteren Schädelgrube*, die Innenseite der Ohr-

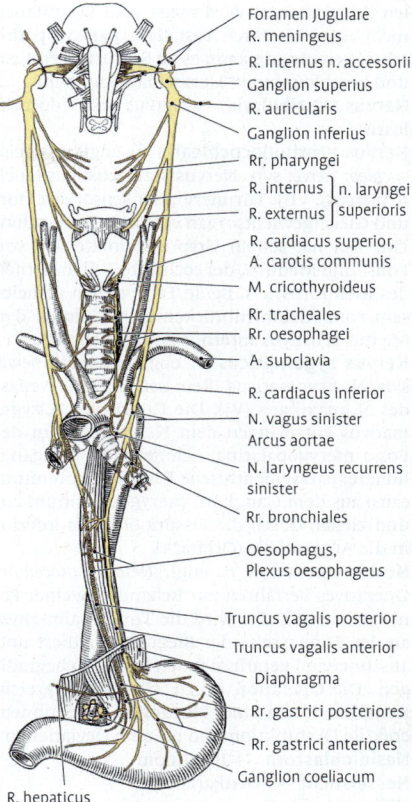

Nervus vagus: Lage und Verzweigung des N. vagus im Schema von ventral. [4]

muschel mit Teilen des äußeren Gehörgangs und des Trommelfells, die Zungenwurzel, den unteren Rachen sowie Kehlkopf, Trachea* sowie Brust- und Baucheingeweide bis zur linken Kolonflexur
– mit motorischen Fasern die Gaumenmuskeln, Rachenmuskeln und Kehlkopfmuskeln.

Nervus-vagus-Läsion *f*: syn. Vagus-Läsion. Schädigung des N. vagus, z. B. durch Dissektion der A. carotis interna, Traumata, Tumoren, die den Nerven lokal verdrängen oder infiltrieren, Neuralgie des N. laryngeus superior, Erkrankungen im Mediastinum sowie iatrogene Läsionen bei Intubation, z. B. nach Schilddrüsen- und Carotis-Operation (Verletzung des N. laryngeus recurrens).
Klinik: Symptome umfassen Heiserkeit, tonlose Stimme sowie ein abgeschwächter Würgereflex. Eine mögliche Schmeckstörung am ipsilatera-

Nervus vestibularis

len Zungengrund wird meist vom Betroffenen nicht bemerkt. Durch Ausfall der parasympathischen Versorgung kann es zu Schluckstörungen und beschleunigtem Herzschlag kommen.

Nervus vestibularis → Nervus vestibulocochlearis

Nervus vestibulocochlearis m: engl. *vestibulocochlear nerve*; syn. Nervus statoacusticus (auch Acusticus). VIII. Hirnnerv*, der sensorisch Hör- und Gleichgewichtsorgan versorgt. Der vestibuläre Teil hat seinen Ursprung in Kernen von Pons* und Medulla, der cochleäre Teil in Kernen des Kleinhirnstiels. Beide Teile ziehen gemeinsam vom Kleinhirnbrückenwinkel* durch den Meatus acusticus internus zum Innenohr*.

Nervus zygomaticus m: engl. *zygomatic nerve*; syn. N. zygomaticus. Rein sensibler Nervenast des N. maxillaris (V_2). Die Fasern des N. zygomaticus entspringen dem N. maxillaris in der Fossa pterygopalatina, nehmen dort postganglionäre, parasympathische Fasern (R. communicans) aus dem Ganglion* pterygopalatinum auf und ziehen durch die Fissura orbitalis inferior in die Augenhöhle (Orbita*).

Nesbit-Operation f; engl. *Nesbit's procedure*. Operatives Verfahren zur Behandlung einer Penisdeviation. Dabei wird die Tunica* albuginea an der Konvexseite der Biegung exzidiert und anschließend gerafft, um den Penis* zu begradigen. Die Operation ist zu > 95 % erfolgreich. Komplikationen sind Blutungen, Infektionen, erektile Dysfunktion und erneute Deviationen.

Nesidioblastom → Insulinom
Nesselsucht → Urtikaria
NET: Abk. für Tumor, neuroendokriner → Tumoren, neuroendokrine
Netz → Omentum
Netzbeutel → Bursa omentalis
Netz-Einklemmung f: Einklemmung von Anteilen des Omentum majus in einer Hernie* mit der Gefahr der Nekrose.
Netzhaut → Retina
Netzhautablösung f; engl. *detached retina*; syn. Ablatio retinae. Trennung der Netzhaut vom Pigmentepithel, beispielsweise durch degenerative Netzhautveränderungen oder Glaskörperabhebung*. Die Netzhautablösung führt unbehandelt zur Erblindung, erste Symptome sind das Sehen von Lichtblitzen und Gesichtsfeldausfälle. Behandelt wird schnellstmöglich u. a. mittels Laserkoagulation oder Vitrektomie*. Die Prognose ist abhängig von Lokalisation und Ausdehnung des Defekts. Siehe Abb.

Erkrankung: Formen und Ursachen:
– rhegmatogene (rissbedingte, idiopathische) Netzhautablösung mit (hufeisenförmigem) Einriss der Netzhaut: Ursachen sind degenerative Netzhaut- bzw. Glaskörperveränderungen im Äquatorbereich bei entsprechender Disposition (v. a. Myopie*, Aphakie*)

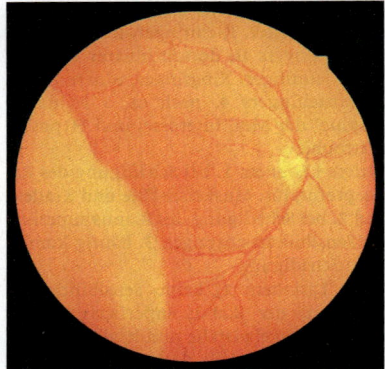

Netzhautablösung [216]

– nichtrhegmatogene bzw. traktive Netzhautablösung ohne Einriss: Ursache ist: **1.** ein Zug von innen (Traktionsablatio) bei Glaskörperschrumpfung oder -verlust (z. B. infolge proliferativer Vitreoretinopathie bei diabetischer Retinopathie*, nach Trauma oder OP) **2.** Druck von hinten infolge pathologischer Prozesse zwischen Retina und Choroidea
– exsudative Netzhautablösung: Ursache ist das Eindringen von Flüssigkeit aus geschädigten Gefäßen, z. B. bei arterieller Hypertonie*, Leukämien*, malignem Melanom* und Aderhautentzündungen.

Risikofaktoren:
– Myopie > 5 dpt
– vorangegangene Glaukom- oder Kataraktoperationen
– familiäre Veranlagung
– Netzhautablösung am anderen Auge.

Klinik:
– Lichtblitze, helles Flimmern, dunkle Punkte, Rußregen (Frühsymptome)
– Schatten, Schleier in dem der abgelösten Netzhautpartie entsprechenden Gesichtsfeld
– bei Makulabeteiligung Visusverlust.

Diagnostik: Ophthalmoskopie*:
– blass-graue Netzhaut mit Fältelungen
– Durchscheinen der roten Aderhaut im Lochbereich.

Therapie:
– Hitze-Laserkoagulation oder Kältebehandlung (Kryokoagulation): prophylaktisches Anheften von gefährdeten Arealen oder Anheften von Netzhautlöchern/rissen von geringem Ausmaß
– eindellende Maßnahmen von außen (Plombe, Cerclage): Annähern von Netz- und Aderhaut mit Induktion einer Verklebung durch Kälteanwendung, evtl. in Kombination mit Vitrektomie

– Vitrektomie*: zur Beseitigung innerer Zugkräfte mit oder ohne innere Tamponade (Gas, Silikonöl); postoperative Ruhigstellung durch Lochbrille*.

Netzhautangiomatose → Von-Hippel-Lindau-Syndrom

Netzhautdegeneration, periphere: engl. *retinal degeneration*. Degenerative Veränderungen von Netzhaut und Glaskörper (u. a. Gitterlinienareale, Rundlöcher, Glitzerbeete, Glaskörperanheftungslinien) zwischen Äquator und Ora serrata, die im Alter auftreten (häufiger und früher bei Myopie*). Bei Glaskörperabhebung* kann es zu Netzhautrissen und Netzhautablösung* kommen. Therapeutisch erfolgt evtl. eine prophylaktische Laser- oder Kryokoagulation. Siehe Abb.

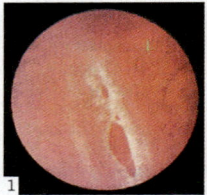 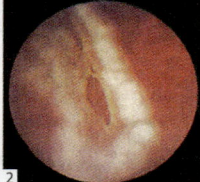

Netzhautdegeneration, periphere: 1: Foramina und beginnende Netzhautablösung; 2: 24 h nach Laserkoagulation. [124]

Netzhaut-Einriss: syn. Netzhaut-Riss. Riss in der Netzhaut, der zur Netzhautablösung führen kann. Ursachen sind Abhebungen des Glaskörpers durch vitreoretinale Degeneration (Degeneration von Glaskörper und Netzhaut), Traumen oder eine starke Myopie. Die Therapie erfolgt mittels Laserkoagulation.

Netzhautentzündung → Retinitis

Netzhautpunkte, korrespondierende m pl: engl. *corresponding retinal points*. Vergleichbar lokalisierte Rezeptorareale der rechten und linken Retina, die von einem Objektpunkt gleichzeitig erregt werden. Die Objektpunkte bei korrespondierenden Netzhautpunkten liegen in einer imaginären Ebene, die durch Fixationspunkt und Knotenpunkte der Augen bestimmt wird (Horopter).

Bedeutung: Von korrespondierenden Netzhautpunkten stammende visuelle Informationen werden zentral bevorzugt gegeneinander abgeglichen und dienen als Orientierungsebene beim stereoskopischen Sehen*.

Netzhose → Fixierhose
Netzplastik → Hernioplastik
Netztorsion f; engl. *omentovolvulus*. Verdrehung eines Anteils des Omentum* majus (meistens nur eines Zipfels) mit den klinischen Zeichen Ischämie, Netzinfarkt und Nekrose. Selten besteht eine freie Torsion, meist aufgrund von

Adhäsionen* des Netzes und Verdrehung um die eigene Achse. Die Behandlung erfolgt durch laparoskopische oder offene Resektion.

Netztransplantat → Meshgraft

Neugeborenengelbsucht → Hyperbilirubinämie des Neugeborenen

Neugeborenenhyperbilirubinämie → Hyperbilirubinämie des Neugeborenen

Neugeborenenhypothyreose → Hypothyreose

Neugeborenenhypothyreose → Kretinismus

Neugeborenenikterus → Hyperbilirubinämie des Neugeborenen

Neugeborenenileus *m*: engl. *neonatal ileus*. Kurz nach der Geburt auftretender Darmverschluss, funktionell (paralytisch*) als hypomotiler Ileus* durch Peristaltikstörung oder mechanisch infolge Obstruktion* oder Strangulation. Abdominelle Auftreibung, galliges Erbrechen und verzögerter Mekoniumabgang sind hinweisend, die Diagnosesicherung erfolgt radiologisch. Die Therapie richtet sich nach der jeweiligen Ursache.

Neugeborenenkonjunktivitis → Ophthalmia neonatorum

Neugeborenenkrämpfe *m pl*: engl. *neonatal seizures*. Epileptische Anfälle des Neugeborenen* mit abnormen, plötzlich auftretenden stereotypen Bewegungen. Ursachen sind neonatale Asphyxie, zerebrovaskuläre Insulte, Infektionen*, Intoxikationen*, metabolische und Elektrolytstörungen, Fehlbildungen und hereditäre Belastungen. EEG (Goldstandard Video-EEG) und ätiologische Abklärung führen zur Diagnose. Behandelt wird kausal und – bisher nicht evidenzbasiert – symptomatisch mit Antiepileptika*.

Klinik: Generalisierte Krampfanfälle selten, häufig oligosymptomatisch und uncharakteristischer sowie inkonstanter Verlauf, z. B. mit
- klonischen Extremitätenbewegungen eher bei Reifgeborenen
- Tonuserhöhung eher bei Frühgeborenen
- Tremor*
- muskulärer Hypotonie
- passagerem Atemstillstand
- Deviation der Augen, Nystagmus*
- oralen Automatismen (Schmatzen).

Ursachen:
- akute zerebrale Funktionsstörung: **1.** meist neonatale Asphyxie mit hypoxämisch-ischämischer Enzephalopathie* oder frühkindlichem Hirnschaden, zerebralem Infarkt, zerebraler Blutung, Thrombose* **2.** auch aufgrund metabolischer Störung (z. B. Hypoglykämie*), Elektrolytstörung (z. B. Hypokalzämie*), Infektion (z. B. Meningitis*, Enzephalitis*), Intoxikation oder Entzug
- selten zerebrale Fehlbildung oder hereditär.

Therapie: Symptomatische Behandlung meist beginnend mit Phenobarbital* oder Phenytoin* unter Kontrolle von Blutdruck und Herzfrequenz.

Prognose:
- abhängig von der Ursache
- nachfolgende Epilepsie in 10–20 %.

Neugeborenenpemphigoid → Impetigo contagiosa

Neugeborenenreflexe → Reflex, frühkindliche

Neugeborenen-Screening *n*: engl. *neonatal screening*. Untersuchungen zur Früherkennung angeborener Stoffwechsel- und endokriner Störungen durch Blutabnahme aus dem Fersenkapillarblut in der 36.–72. Lebensstunde. Der Blutstropfen füllt die Filterpapierfelder der Testkarte. Dieses sog. erweiterte Neugeborenen-Screening erfolgt zusätzlich zur Kinderfrüherkennungsuntersuchung*.

Vorgehen:
- mit konventionellen Labormethoden: **1.** primäre kongenitale Hypothyreose*, Screening auf erhöhte TSH-Konzentration **2.** adrenogenitales Syndrom*, Screening auf erhöhte Konzentration von 17α-Hydroxyprogesteron **3.** Biotinidasedefekt, Screening auf verminderte Biotinidaseaktivität **4.** Galaktosämie*
- mit Tandem-Massenspektrometrie: **1.** Phenylketonurie* und Hyperphenylalaninämie **2.** Ahornsirupkrankheit **3.** Mittelketten-Acyl-CoA-Dehydrogenase-Defekt **4.** Langketten-3-Hydroxy-Acyl-CoA-Dehydrogenase-Defekt **5.** Überlangketten-Acyl-CoA-Dehydrogenase-Defekt **6.** Carnitin-Palmitoyl-Transferase-Mangel (CPT-I- und -II-Mangel), Carnitin-Acylcarnitin-Translokase-Mangel **7.** Glutarazidurie **8.** Isovalerianazidämie.

Neugeborenensepsis *f*: engl. *neonatal sepsis*. Sepsis* des Neugeborenen*, nach Krankheitsbeginn in einer frühen oder späten Form auftretend. Die Klinik ist häufig unspezifisch. Frühzeitige Gabe von Antibiotika i. v. entscheidet über den Verlauf. Präventionsmaßnahmen sind wirksam.

Formen:
- **frühe Form (engl. early-onset sepsis, EOS):** Krankheitsbeginn zwischen 1. und 7. postnatalem Lebenstag, meist in den ersten 48 h, manche Autoren setzen die Grenze zwischen der frühen und späten Form bei 72 Stunden. Ätiologie: v. a. Infektion mit beta-hämolysierenden Streptokokken der Gruppe B (GBS), vgl. Streptococcus* agalactiae, oder gramnegativen Stäbchenbakterien, v. a. E. coli, aus dem mütterlichen Geburtskanal oder postnatal erworben
- **späte Form (engl. late-onset sepsis, LOS):** ab 8. Lebenstag, Ätiologie: Erreger wie bei früher Form aus dem mütterlichen Anogenitaltrakt, erfolgt jedoch zunächst nur eine Besiedlung, durch hämatogene Aussaat kommt es zur Sepsis, in rund der Hälfte der Fälle erreicht der Erreger auch den Liquor und es entwickelt sich eine Meningitis: **1.** selten diaplazentar übertragene Pränatalinfektion mit Listeria monocytogenes, siehe Listeriose, oder anderen Erregern, z. B. Anaerobiern **2.** nosokomial erworbene Infektionen auch mit anderem Erregerspektrum.

Klinik:
- häufig unspezifisch mit Trinkunlust, Gedeihstörung, blassgrauem Hautkolorit, Tachypnoe, Bradypnoe, Apnoe, Dyspnoe, Zyanose, Neugeborenenkrämpfen* oder Hypothermie, selten Fieber
- unter Umständen foudroyanter Verlauf mit septischem Schock.

Neugeborenenstruma → Struma neonatorum

Neugeborenentetanie *f*: engl. *neonatal tetany*. Postpartal beim Kind auftretende neuromuskuläre Übererregbarkeit mit Tremor*, Myoklonien*, Krampfbereitschaft, Neugeborenenkrämpfen*, Magen-Darm-Symptomen und Apnoen*, selten Karpopedalspasmen und laryngealem Stridor*. Ursachen sind vorübergehende Schwankungen der Kalzium- und Phosphatkonzentration (Hypokalzämie*, Hyperphosphatämie*) infolge funktioneller Niereninsuffizienz*, transitorischem* Hypoparathyreoidismus*, mütterlichem Calciferol-Mangel oder Hypomagnesiämie*. Umgehende Elektrolytsubstitution ist erforderlich.

Neugeborenes *n*: engl. *neonate*. Lebendgeborenes Kind in der auch Neonatalperiode genannten Zeit vom ersten Atemzug (Schrei) bis zum Alter von 4 Wochen (vollendeter 28. Tag). Physiologische Besonderheiten und Komplikationen entstehen v. a. im Rahmen der postnatalen Adaptation* und bei Übernahme der Plazentafunktion durch funktionell noch unreife Organe.

Einteilung:
- nach **Gestationsalter** (Schwangerschaftsdauer*, Konzeption bis Geburtstermin): **1.** Frühgeborenes* **2.** am Termin geboren (term, matur, reifgeboren): ≥ 37–42 abgeschlossene Schwangerschaftswochen (SSW; entsprechend 259–293 Tage post menstruationem) **3.** nach dem Termin geboren (postterm, postmatur, übertragen): Übertragung*
- nach **Geburtsgewicht***: **1.** normalgewichtig: Geburtsgewicht 2500–4500 g **2.** übergewichtig: Geburtsgewicht > 4500 g **3.** untergewichtig (LBW für Low Birth Weight): Geburtsgewicht < 2500 g **4.** sehr untergewichtig (VLBW für Very Low Birth Weight): Geburtsgewicht < 1500 g **5.** extrem untergewichtig (ELBW für Extremly Low Birth Weight): Geburtsgewicht < 1000 g

Neugeborenes, hypertrophes

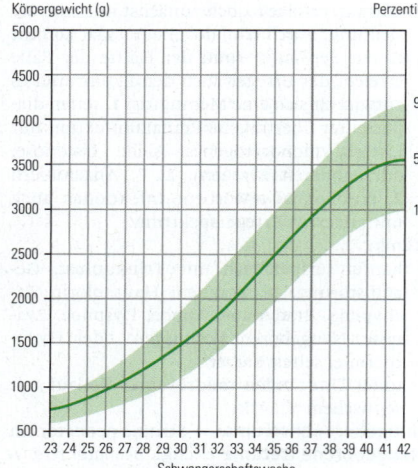

Neugeborenes: Klassifikation nach Gestationsalter und Körpergewicht. [39]

Ursachen für LBW, VLBW, ELBW: Frühgeburt* oder intrauterine Wachstumsretardierung*
– nach **Körpergewicht unter Berücksichtigung von Entwicklungsstand (Gestationsalter) und populationsspezifischen Standardgewichtskurven** (intrauterine Wachstumskurve; siehe Abb.): **1.** eutrophes Neugeborenes (AGA für appropriate for gestational age; intrauterine Normalentwicklung): Geburtsgewicht innerhalb der 10.–90. Perzentile **2.** hypertrophes Neugeborenes* (> 90. Perzentile). **3.** hypotrophes Neugeborenes (< 10. Perzentile).
– nach **Reifezeichen*** des Neugeborenen.

Neugeborenes, hypertrophes *n*: engl. *large for gestational age* (Abk. LGA). Übermäßig kräftig entwickeltes Neugeborenes, mit einem Geburtsgewicht oberhalb der 90. Perzentile der Normgewichtskurve. Unter der Geburt kommt es vermehrt zu einem verzögerten Geburtsverlauf, zur Schulterdystokie* und nachgeburtlich zu Anpassungsstörungen*. Siehe Neugeborenes* (Abb. dort).

Ursachen:
– mangelhaft eingestellter Diabetes* mellitus der Mutter
– konstitutionell, z. B. bei großen Eltern
– häufiger bei Mehrgebärenden
– genetische Syndrome (selten).

Neugedächtnis *n*: engl. *recent memory*. Informationstheoretische Modellvorstellung für Teilbereich des Gedächtnisses, das neue Informationen und Bewusstseinsinhalte durch anterograde Prozesse kurz- und mittelfristig speichert, bis sie langfristig im Langzeitgedächtnis* abgelegt werden. Störungen des Neugedächtnisses resultieren in der Unfähigkeit, neue Gedächtnisinhalte zu speichern (anterograde Amnesie*), während das Altgedächtnis meist unversehrt bleibt.

Neumann-Syndrom II → Epulis congenita

Neunerregel: engl. *rule of nines*. Faustregel zur Berechnung des Ausmaßes geschädigter Körperoberfläche* (KOF) bei Verbrennung*. Dabei entsprechen bei Erwachsenen Kopf (einschließlich Hals), Arm, Unterschenkel, Oberschenkel, Thoraxvorderseite, -rückseite, Unterkörpervorderseite (Abdomen), -rückseite je ca. 9 % der KOF, das Genitale ca. 1 %.

neural: Nerven-, durch Nerven bedingt.

Neuralgie *f*: engl. *neuralgia*. Allgemeine Bezeichnung für Schmerzsyndrome, die auf das Ausbreitungsgebiet eines Nerven beschränkt sind, z. B. Trigeminusneuralgie.

Neuralplatte *f*: engl. *neural plate*; syn. Neuralleiste. Verdickung des Ektoderms* in der dorsalen Mittellinie der dreiblättrigen Keimscheibe. Durch Aufwölbung der Neuralwülste (Medullarwülste) entsteht die Neuralrinne (Medullarrohr), und schließlich das Neuralrohr (Medullarrohr), das sich vom Hautektoderm ablöst und ins Mesoderm* verlagert. Das Zellmaterial an der Nahtstelle des Neuralrohrs differenziert sich zur Neuralleiste.

Abkömmlinge: Aus dem Neuralrohr entwickeln sich Gehirn und Rückenmark, aus der Neuralleiste die zerebrospinalen und Sympathikusganglien, die chromaffinen Zellen des Nebennierenmarks und die Paraganglien, die Schwann-Zellen, Satellitenzellen und Pigmentzellen.

Neuralrohrdefekt → Dysraphiesyndrom

Neuraminidase-Inhibitoren → Antisense-Oligonukleotide

Neuraminidasen *f pl*: engl. *neuraminidases*; syn. Sialidasen. Enzyme (EC 3., Hydrolasen*), besonders in Lysosomen und Zellmembranen, welche endständige N-Acetylneuraminsäure (Sialinsäure) in Oligosacchariden* und Glykoproteinen* hydrolytisch abspalten. In viralen Membranen, u. a. bei Influenza*-Viren, sind sie für Wirtskontakt und Vermehrung von Bedeutung. Neuraminidase-Inhibitoren werden daher zur Therapie von Infektionen mit Influenzaviren eingesetzt.

Neuraminsäure *f*: engl. *neuraminic acid*; syn. 5-Amino-3,5-didesoxy-D-glycero-D-galaktononulosonsäure. Aminozucker mit 9 C-Atomen, der biosynthetisch aus Mannosamin und Phosphoenolpyruvat entsteht. Sialinsäuren sind als die N- und O-Acetylderivate der Neuraminsäure Kalzium-bindende Bestandteile der Glykokalyx und werden auch als Acylneuraminsäuren bezeichnet. Die Spaltung wird durch Neuraminidasen* katalysiert.

Vorkommen: Neuraminsäure kommt in Glykoproteinen* und Glykolipiden* (v. a. Gangliosiden*) vor. Besonders N-Acetylneuraminsäure ist am Aufbau der Zellmembran beteiligt und trägt zur negativen Ladung der Zelloberfläche bei. Außerdem ist Neuraminsäure Bestandteil der Blutgruppenantigene (z. B. der MNSs-Blutgruppen) und der Membranproteine (z. B. Insulin-Rezeptoren, Rezeptor hämagglutinierender Myxoviren).

Neurapraxie *f*: engl. *neurapraxia*. Leichteste Form einer peripheren Nervenverletzung* mit vollständig reversiblem Funktionsausfall eines peripheren Nerven und spontaner Rückbildung innerhalb von Stunden bis Wochen. Histologisch liegen umschriebene Veränderungen an den Myelinscheiden vor, ohne eine anatomische Unterbrechung. Eine Neurapraxie kommt z. B. bei Schlafdrucklähmung vor.

Neurasthenie *f*: engl. *neurasthenia*; syn. psychovegetatives Syndrom. Nach ICD-10 anhaltendes und quälendes Erschöpfungsgefühl nach geistiger Anstrengung oder quälende Müdigkeit und Schwäche nach geringer körperlicher Anstrengung. Außerdem treten Muskel- oder Kopfschmerzen, Reizbarkeit und Schlafstörungen auf. Neurasthenie wird im DSM nicht definiert, sondern als atypische Form von Depression* verstanden.

neurasthenisches Syndrom → Neurasthenie

Neurektomie *f*: engl. *neurectomy*. Partielle Resektion eines peripheren Nerven, z. B. als Spendernerv zur Nerventransplantation (z. B. N. suralis). Früher wurde bei Trigeminusneuralgie eine Neurektomie durchgeführt („Exhairese", heute obsolet) oder bei therapieresistentem Drehschwindel (Neurektomie des N. vestibularis superior) und bei Kontraktur des Ellenbogengelenks (N. musculocutaneus).

Neurilemmom → Neurinom

Neurin *n*: engl. *neurine*. Giftiges Alkaloid, das durch Wasserabspaltung aus Cholin entsteht. Neurin ist ein Bestandteil des Leichengifts.

Neurinom *n*: engl. *neurinoma*; syn. Schwannom. Aus Schwann-Zellen bestehender, benigner, meist gekapselter Nervenscheidentumor, der sich klinisch durch Schmerzen und sensorische Störungen äußert. Er findet sich an peripheren und vegetativen Nerven, Spinalnerven (Sanduhrgeschwulst*) und Hirnnerven (v. a. Vestibularisschwannom*). Unterschieden werden klassisches, zelluläres, plexiformes und melanotisches Neurinom. Therapiert wird mittels vollständiger Exstirpation*.

Neurit → Axon

Neuritis *f*: Entzündung von Hirnnerven* oder peripheren Nerven. Je nach Befallsmuster unterscheidet man zwischen Mononeuritis* als Entzündung einzelner Nerven (z. B. Neuritis* nervi optici) und Polyneuritis* (Sonderform:

Mononeuritis* multiplex) als Entzündung mehrerer Nerven sowie zwischen Radikulitis* und Polyradikulitis*.

Neuritis nervi optici f: engl. *optic neuritis*; syn. Sehnervenentzündung; Abk. NNO. Entzündung des N. opticus mit Visusminderung und Bewegungsschmerz des Auges. Nach Sicherung der Diagnose mit verschiedenen ophthalmologischen Untersuchungsmethoden sowie MRT und Liquorpunktion* zur Diagnostik einer Multiplen Sklerose (NNO häufig Erstmanifestation) wird mit Glukokortikoiden* therapiert. Die Prognose ist gut. Meist heilt die Entzündung komplett ab.

Hintergrund: Vorkommen:
- v. a. bei Multipler Sklerose (Demyelinisierung des N. opticus)
- seltener: 1. bei Devic-Krankheit 2. bei Infektionskrankheiten (z. B. Syphilis, Borreliose, Tuberkulose, Virusinfektionen) oder parainfektiös 3. bei Sarkoidose, Kollagenosen (insbesondere systemischer Lupus* erythematodes), Panarteriitis nodosa 4. nach Impfung.

Formen:
- Neuritis nervi optici retrobulbaris: 1. syn. Retrobulbärneuritis 2. Entzündung des retrobulbären Anteils des Sehnervs 3. häufigste Form

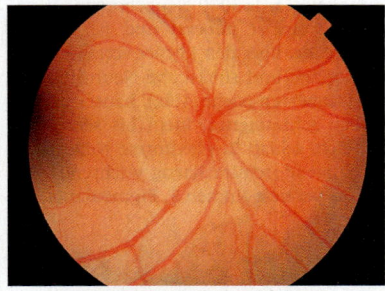

Neuritis nervi optici Abb. 1: Prominente, unscharf begrenzte Papille bei anteriorer Neuritis nervi optici (Ophthalmoskopie). [133]

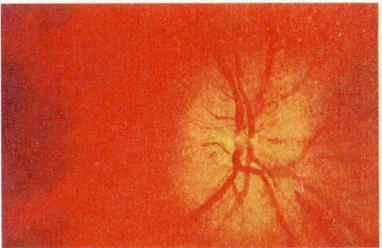

Neuritis nervi optici Abb. 2: Papillitis mit entzündlichem ischämischem Ödem, verwaschenen Papillengrenzen und Prominenz der Papille (Ophthalmoskopie). [124]

- Neuritis nervi optici anterior (siehe Abb. 1 und Abb. 2): 1. syn. Neuropapillitis optica 2. Entzündung des vorderen Anteils des Sehnervs und der Papille
- Sonderform: Neuroretinitis*.

Klinik:
- Visusminderung innerhalb von Stunden bis Tagen
- Bewegungsschmerz des Auges
- bei Kindern häufig beidseitig
- sonst meist einseitig.

Therapie:
- hochdosiert Glukokortikoide
- ggf. Antiinfektiva.

Neuritis vestibularis → Labyrinthausfall, akuter

Neuroadaptation f: Anpassung der Neurorezeptoren an langanhaltende Veränderungen im Haushalt der Neurotransmitter* mit Änderung der Rezeptor-Sensitivität. Neuroadaptation ist insbesondere relevant bei chronischem Substanzgebrauch (Substanzstörung*). Sie führt zu einer verringerten (Desensitisierung) oder überschießenden Rezeptor*-Reaktion (Hypersensierung) auf die Substanz. Die neurophysiologischen Veränderungen bilden sich nach Entzug zurück.

Neuroakanthozytose f: engl. *neuroacanthocytosis*. Sammelbezeichnung für eine Gruppe progressiv verlaufender und mehrere Systeme betreffender, erblicher neurologischer Erkrankungen mit progressiven Dyskinesien*, assoziiert mit dem Auftreten von Akanthozyten* im peripheren Blut. Diagnostiziert wird mittels Blutuntersuchung und MRT bzw. CT. Differenzialdiagnostisch muss Chorea* anderer Genese ausgeschlossen werden.

Neuroanatomie f: engl. *neuroanatomy*. Lehre vom mikroskopischen und makroskopischen Aufbau des ZNS, insbesondere des Gehirns* (Neuronen, Nervenfasern, Neuroglia) und dessen umgebenden Hüllen (Hirnhäute, Knochen, Liquor). Darüber hinaus befasst sich die Entwicklungsneuroanatomie mit pränatalen, postnatalen, frühkindlichen und kindlichen Reifungsprozessen sowie endogenen und exogenen Determinanten der Entwicklung (vgl. Gehirnreifung*).

Neurobiologie f: engl. *neurobiology*. Teilgebiet der Neurowissenschaften, das sich mit den zugrunde liegenden biologischen Mechanismen (Architektonik und funktionelle Neuroanatomie, Neurophysiologie* und Neurochemie), z. B. von Wahrnehmung, Denken und Lernen, Erleben und Verhalten, Emotionalität, Bewusstsein, Intentionalität und energetischem Potenzial, befasst.

Neurobionik f: engl. *neurobionics*. Teilgebiet der Bionik, das sich mit technologischen Ersatzlösungen für biologische Funktionen bei neurologischen Störungen befasst (z. B. Behandlung der Reflexinkontinenz* durch ins Rückenmark implantierte Schrittmacher).

Neuroblastom n: engl. *neuroblastoma*. Hochmaligner, von unreifen Zellen des sympathischen Nervengewebes ausgehender neuroektodermaler embryonaler Tumor; häufigster solider Tumor* im Kindesalter. Symptome sind - je nach Tumorlokalisation - Knochenschmerzen, Fieber*, Diarrhö* und Gewichtsverlust. Nach Diagnosestellung, u. a. mit Labordiagnostik, Knochenmarkpunktion* und MRT, wird chirurgisch und ggf. mit Chemotherapie* und Strahlentherapie* behandelt.

Vorkommen:
- Nebenniere* (häufigste Lokalisation, ca. 50 %)
- zervikaler, thorakaler und abdominaler Truncus* sympathicus
- Paraganglien*
- selten zerebral (v. a. Frontallappen* und Temporallappen*).

Klinik:
- Allgemeinsymptome wie Knochenschmerzen, Anämie, Fieber, Diarrhö und Gewichtsverlust
- abhängig von Lokalisation und Ausdehnung des Tumors Horner*-Syndrom, Exophthalmus*, periorbitale Ekchymosen und livide* subkutane Knoten
- zum Diagnosezeitpunkt bei > 50 % der Fälle bereits Metastasen* (besonders in Lymphknoten, Knochen und Knochenmark).

Therapie:
- abhängig vom Alter des Patienten, Stadium und genetischer Charakterisierung des Tumors
- bei Säuglingen im Stadium 4 S und negativem MYCN Spontanregression möglich
- bei lokalisierter Form chirurgische Entfernung des Primärtumors und ggf. Chemotherapie (Prognose in der Regel günstig)
- bei fortgeschrittenen und metastasierten, in der Regel MYCN-amplifizierten Tumoren: Chemotherapie gefolgt von Hochdosistherapie mit autologer Stammzellrescue und Antikörpertherapie (anti-GD2 Antikörper)
- bei inoperablem Resttumor: Stahlentherapie nach Chemotherapie empfohlen
- bei Nachweis von mIBG-positivem Tumorgewebe: Jod-meta-Jodobenzylguanidine-Therapie in einer [123]Iod-mIBG-Szintigrafie optional.

Neuroblastoma retinae → Retinoblastom

Neurochirurgie f: engl. *neurosurgery*. Chirurgisches Fachgebiet, welches „die Erkennung, operative, perioperative und konservative Behandlung, Nachsorge und Rehabilitation von Erkrankungen, Verletzungen, Verletzungsfolgen und Fehlbildungen des zentralen Nervensystems, seiner Gefäße und seiner Hüllen, des peripheren und vegetativen Nervensystems" umfasst. Die Facharzt-Weiterbildungszeit beträgt 72 Monate mit Mindeststrichzahlen für Untersuchungs- und Behandlungsverfahren.

Neurocranium → Cranium

Neurodegeneration → Erkrankungen, neurodegenerative

Neurodermitis → Ekzem, atopisches

Neurodermitis circumscripta → Lichen simplex chronicus circumscriptus

Neuroektoderm n: engl. *neuroectoderm*. Anteil des Ektoderms*, der sich in der Embryonalzeit zum Zentralnervensystem differenziert.

neuroendokrin: engl. *neuroendocrine*. Die Sekretion von Neuropeptiden betreffend.

Neuroenhancement n: Steigerung der kognitiven Leistungsfähigkeit (z. B. Wachheit, Aufmerksamkeit, Lern- und Gedächtnisleistungen) bei Gesunden über das physiologische Maß hinaus. Dabei wird die Leistungssteigerung durch Neuroenhancement überschätzt. Die Nutzung von Neuroenhancement ist aus ethischer Sicht strittig und aus suchtmedizinischer Sicht kritisch. Neuroenhancement entspricht **Doping** im Sport.

Formen: Anwendung von:
- Arzneimitteln (z. B. Modafinil*, Amphetamin, Methylphenidat*)
- Nahrungs- und Genussmitteln (z. B. Vitamine, Koffein, Kakao)
- Drogen (z. B. Kokain)
- körpereigenen Substanzen (z. B. Testosteron, Insulin)
- bestimmten Neurotechnologien (z. B. Tiefenhirnstimulation*).

Verbreitung: Häufig bei Studenten (USA: bis zu 25 %).

Neuroepithel n: engl. *neuroepithelium*; syn. Neuralepithel. Ektodermales Epithel, das sich unter dem Einfluss von Faktoren aus Mesenchymzellen (z. B. fibroblastischer Wachstumsfaktor, FGF) während der Embryonalperiode über die Zwischenstufen Neuralplatte und Neuralrinne zum Neuralrohr entwickelt. Es ist epitheliale Grundlage aller neuralen Strukturen.

Neuroethik f: engl. *neuroethics*. Teilgebiet der Ethik*, das sich mit der moralischen Bewertung von neurowissenschaftlichen Technologien, z. B. in Bezug auf Behandlung des menschlichen Gehirns und neurotechnologisch induzierte Leistungssteigerung (Neuroenhancement*), beschäftigt.

Neurofeedback n: syn. EEG-Biofeedback. Form des Biofeedbacks*, bei dem elektrische Hirnaktivität mit computergestützten EEG-Geräten kontinuierlich erfasst und in verschiedene Frequenzanteile zerlegt in audio-visueller Form rückgemeldet wird. Wirkprinzip ist die operante Konditionierung. Durch positives Feedback in Form von animierten Bildern, Musik oder Spielen wird die gewünschte EEG-Aktivität verstärkt.

Einsatz: Ziel ist die bewusste Kontrolle von Gehirnwellenaktivität durch Veränderung bestimmter EEG-Frequenzbereiche oder ereigniskorrelierter Potenziale, z. B. Training von SMR-Band (sensorimotor rhythm band, 12–15 Hz), Theta-, Beta-, Alpha-Aktivität, langsamen kortikalen Potenzialen oder Kohärenz. Neurofeedback wird angewendet v. a. bei ADHS* und Epilepsie*, experimentell u. a. auch bei Schlafstörungen*, Depressionen*, Angststörungen*, Migräne* und Kopfschmerz* sowie bei Mentaltraining im Sport.

Wirksamkeit: Belege für eine Wirksamkeit bei Epilepsie und ADHS liegen vor, für die anderen Anwendungsbereiche existieren noch keine ausreichenden empirischen Nachweise.

Neurofibrillen f pl: engl. *Alzheimer's neurofibrillary tangles*; syn. Alzheimer-Fibrillen. Intrazelluläre helixartig umschlungene Protofilamente, die v. a. aus hyperphosphoryliertem Tau*-Protein bestehen. Abhängig von den betroffenen Protein-Isoformen treten Neurofibrillen in verschiedenen Formen auf, die sich in Struktur und Färbeverhalten unterscheiden.

Struktur: Der chemische Aufbau von Neurofibrillen kann mittels verschiedener Färbemethoden im Mikroskop genauer untersucht werden (siehe Abb.).

Klinische Bedeutung: Neurofibrillenveränderungen sind als Kennzeichen für Neurodegeneration bekannt und werden u. a. bei Alzheimer*-Krankheit, Tauopathien*, Down*-Syndrom und seltener im Altersgehirn* gefunden. Die Veränderungen gehen mit einer Erhöhung von Phospho-Tau im Liquor cerebrospinalis einher.

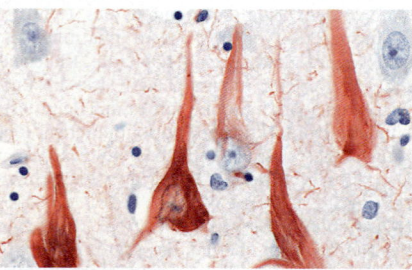

Neurofibrillen: Färbung mit an hyperphosphoryliertes Tau-Protein bindendem Antikörper AT8. [193]

Neurofibrom n: engl. *neurofibroma*. Von Schwann-Zellen ausgehender Nervenscheidentumor mit residualen Nervenfasern, Mastzellen, kollagenem Bindegewebe sowie perineural- und fibroblastenartigen Zellen. Klinische Symptome bei infiltrierendem Wachstum sind Schmerzen und neurologische Ausfälle. Selten ist die Entartung zum malignen peripheren Nervenscheidentumor*. Plexiforme oder multiple Neurofibrome treten auf bei Neurofibromatose*.

Lokalisation:
- v. a. kutan und subkutan (lokalisiert oder diffus)
- seltener intraneural (z. B. Spinalnerven, Gesichtsnerven) oder plexiform an großen Nervenästen (z. B. Plexus ischiadicus, Plexus brachialis).

Neurofibromatose f: engl. *neurofibromatosis*. Erbliche Phakomatose* mit 100 % Penetranz und variabler Expression. Betroffene mit der weitaus häufiger vorkommenden Neurofibromatose Typ I (ca. 90 %) zeigen multiple Neurofibrome und Pigmentanomalien der Haut. Die Diagnostik erfolgt klinisch und molekulargenetisch, behandelt wird in der Regel symptomatisch.

Formen: Typ I (peripherer Typ, syn. Morbus Recklinghausen):
- Ätiologie: autosomal-dominant erbliche Mutation des NF1-Gens (Genlocus 17q11.2; codiert für Neurofibromin, ein Tumorsuppressorprotein), in ca. 50 % der Fälle als Neumutation auftretend
- Häufigkeit: ca. 1 : 3000 Neugeborene
- Klinik: **1.** meist puberal und postpuberal entstehende, über den Körper verteilte, multiple kutane und subkutane Neurofibrome* der Hautnerven (siehe Abb.), hautfarben bis bläulich schimmernd, klein bis sehr groß, oft weich, schlaff **2.** plexiforme Neurofibrome (hängend, schürzenartig wachsend) oder auch derbe, tiefe Knoten **3.** Pigmentanomali-

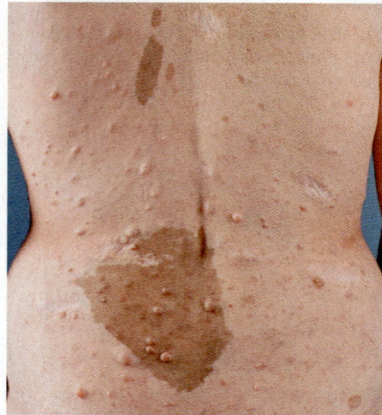

Neurofibromatose: Peripherer Typ mit Neurofibromen und Café-au-lait-Flecke. [74]

Neurofibromatose: Klinische Diagnose (National Institute of Health).
Kriterium
mindestens 6 Café-au-lait-Flecke mit Durchmesser > 5 mm bei präpuberalen und mit Durchmesser > 15 mm bei postpuberalen Patienten
Freckling (konzentriertes Melanin) axillär und inguinal
mindestens 2 Lisch-Knötchen
mindestens 2 kutane oder subkutane Neurofibrome oder 1 plexiformes Neurofibrom
Optikusgliom
charakteristische Skelettdysplasie, z. B. des Keilbeinflügels (flächige, paarige Knochenfortsätze des Os* sphenoidale), Pseudarthrosen und Verbiegung langer Röhrenknochen
ein Verwandter 1. Grades mit NF
Diagnose einer NF bei Zutreffen von mindestens 2 Kriterien

en der Haut (Café*-au-lait-Flecke, axilläre und inguinale Lentigines), im 1. Lj. haben bis zu 80 % aller betroffenen Säuglinge Café-au-lait-Flecke **4.** variierende Symptome: Knochenanomalien, Skoliose, Lisch*-Knötchen (Abb. dort), Epilepsie; Neurofibrome und Neurinome* der zervikalen und lumbalen Wurzeln der Spinalnerven mit Schmerzen, Parästhesien; in 15–25 % Optikusgliome*, vereinzelt Glioblastome*; plexiforme Neurofibrome mit 10 % Entartungsrisiko, Malignomrate 5 % höher als in Normalpopulation; gelegentlich kombiniert mit u. a. Lernschwäche, endokrinen Störungen, Nierenarterienstenose, Minderwuchs, Makrozephalus, Pectus excavatum; Assoziation zu chronischer myelomonozytärer Leukämie* (CMML).

Typ II (zentraler Typ):
– Ätiologie: autosomal-dominant erbliche NF2-Genmutation (Genlocus 22q12.2; codiert für Merlin, ein Tumorsuppressor- und Zellinteraktionsprotein), ca. 50 % Neumutation
– Häufigkeit: 1 : 25 000 (weltweit)
– Klinik: uni- oder (v. a.) bilaterale Vestibularisschwannome*, im weiteren Verlauf Fazialisparese, Gleichgewichtsstörung; (häufig) zerebrale Meningeome sowie (relativ selten) Pigmentanomalien oder Neurofibrome; selten kutane Beteiligung.
Diagnostik: Klinisch (siehe Tab.), molekulargenetischer Nachweis.

Therapie:
– symptomatisch
– evtl. chirurgische Entfernung kosmetisch störender Tumoren oder bei suspekter Dignität (regelmäßige Inspektion)
– ggf. Chemotherapie und/oder Strahlentherapie.
neurogene Hypertonie → Entzügelungshochdruck
neurogener Hochdruck → Entzügelungshochdruck
Neurogenese f: engl. neurogenesis. Neubildung von Nervenzellen* aus Stamm- oder Vorläuferzellen, besonders während Embryonalentwicklung bis Pubertät, aber auch im Erwachsenenalter durch adulte Neurogenese* und nach Schlaganfall. Die Neurogenese nimmt mit dem Alter überproportional ab. Neben neurotrophen Faktoren (z. B. brain-derived neurotrophic factor, BDNF) ist der Neurotransmitter Serotonin* wichtig.
Hintergrund: Verschiedene Umweltfaktoren und Reize beeinflussen die Neurogenese: Positiv wirken etwa Spielverhalten und Berührung bei Kindern, negativ dagegen Deprivation oder z. B. durch chronischen Stress ausgelöster Hyperkortisolismus oder Glukokortikoidapplikation, die zu einer Verminderung der hippocampalen Neurogenese führen (Neurogenesestörung).
Neurogenetik f: engl. neurogenetics. Teilgebiet der Humangenetik*, das sich mit Vererbungsmodus und Genlokalisation neurologischer und muskulärer Erkrankungen befasst.
Neurogliom → Gliom
Neurohormone n pl: engl. neurohormones. Hormone* aus Hypophyse*, Hypothalamus* und disseminiertem neuroendokrinem System* (peripherer endokriner Anteil des Nervensystems) sowie Neurotransmitter*. Siehe Abb.

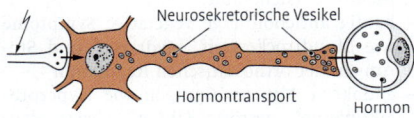

Neurohormone: Darstellung des neuroendokrinen Kommunikationswegs. Ein Aktionspotential bewirkt die Freisetzung von neurosekretorischen Vesikeln im Blut. Die darin enthaltenen Neurohormone induzieren Änderungen der Zielzellen, wie z. B. die Kontraktion einer Muskelzelle. [4]

Neurohypophyse f: engl. neurohypophysis; syn. Hypophysenhinterlappen (Abk. HHL). Teil der Hypophyse*. Die Neurohypophyse ist eine Ausstülpung des Dienzephalons* und zählt zum ZNS. Sie steht neuronal mit dem Hypothalamus* in Verbindung. Die dort produzierten Hormone Antidiuretisches Hormon* und Oxytocin* werden von der Neurohypophyse gespeichert und bei Bedarf durch Exozytose* in die Blutbahn abgegeben.
Anatomie:
– entwicklungsgeschichtlich Ausstülpung des Bodens des Dienzephalons*
– besteht aus marklosen Nervenfasern, einem Kapillarnetz und einer spezifischen Form von Astroglia, sog. Pituizyten
– steht über Nervenfasern mit Nucleus supraopticus und Nucleus paraventricularisdes Hypothalamus* in Verbindung.
Neuroimmunologie → Psychoneuroimmunologie
Neuroinflammation f: Entzündungsreaktion neuronaler Strukturen. Neuroinflammation ist eine akute oder chronische Immunantwort des Gehirns sowie des peripheren Nervensystems auf pathogene körperfremde (ZNS-Infektion mit Bakterien, Viren) oder körpereigene Agenzien (nekrotische Zellen bei Schädelhirntrauma, Neurodegeneration).
Klinische Bedeutung:
– alle neurodegenerativen Erkrankungen* lösen (z. B. über nekrotische Zellen) chronische Neuroinflammation und angeborene (aktivierte Mikroglia*) und/oder erworbene (Antikörperbildung gegen spezifische Amyloidfragmente) Immunantworten aus
– klinische Beispiele: **1.** Antikörperbildung gegen Beta-Amyloid als therapeutischer Ansatz bei Beta-Amyloid-Immuntherapie der Alzheimer*-Krankheit **2.** antiinflammatorische Wirkung nichtsteroidaler Antiphlogistika im Gehirn.
Neurokinin-1-Rezeptor-Antagonisten m pl: Antiemetika*, die im Brechzentrum* kompetitiv antagonistisch an Neurokinin-1-Rezeptoren (Abk. NK1) binden und somit die Bindung des natürlichen Liganden Substanz* P verhindern sowie den durch Substanz P ausgelösten Brechreiz reduzieren. Neurokinin-1-Rezeptor-Antagonisten wie Aprepitant* und Fosaprepitant* werden bei Übelkeit und Erbrechen nach Chemotherapie* oder Operationen eingesetzt.
neurokrin → neuroendokrin
Neurolemma → Schwann-Scheide
Neuroleptanästhesie f: engl. neuroleptanesthesia. Heute ungebräuchliche Form der Narkose* als Erweiterung der Neuroleptanalgesie* durch Einleitung mit kurzwirksamem Hypnotikum und Zufuhr von Lachgas und Sauerstoff sowie Muskelrelaxanzien. Heutzutage wird meist eine balancierte Anästhesie durchgeführt mit gut steuerbaren Substanzen (Toxizität gering, große therapeutische Breite), meist als total intravenous anaesthesia (TIVA).

Neuroleptanalgesie

Komplikationen:
- mangelnde Steuerbarkeit
- nicht zuverlässige Ausschaltung des Bewusstseins (awareness)
- nicht zuverlässige Ausschaltung vegetativer Stressantworten auf Schmerzreize
- mögliche Angstzustände
- protrahierte postoperative Sedierung.

Neuroleptanalgesie f: engl. *neuroleptanalgesia*. Früher bei kleineren Eingriffen herbeigeführter narkoseähnlicher Zustand (Neurolepsie und Analgesie). Ein Neuroleptikum, meist Droperidol, wird in hoher Dosierung intravenös appliziert und kombiniert mit einem starken, kurzwirksamen Opioid, wie Fentanyl, und einem Sauerstoff-Lachgas-Gemisch. Das Verfahren wurde mittlerweile durch Narkoseformen wie total intravenous anesthesia (TIVA) abgelöst.

Neuroleptika n pl: engl. *neuroleptic drugs*. Chemisch heterogene Gruppe von Psychopharmaka*, die primär antipsychotisch, aber auch sedierend und antiemetisch wirken. Die Wirkung beruht auf einer Blockade von Dopamin*-Rezeptoren und in unterschiedlichem Ausmaß auf der Bindung an Serotonin-, Noradrenalin-, Histamin- und Acetylcholin-Rezeptoren.

Einteilung:
- nach neuroleptischer Potenz als Maß für das Potential, Positivsymptome zu beeinflussen; Bezugsgröße ist Chlorpromazin mit der neuroleptischen Potenz von 1: 1. hochpotente Neuroleptika: I. Wirkstoffe: z. B. Benperidol, Haloperidol*, Bromperidol* II. Wirkung: stark antipsychotisch, schwach sedierend, selten vegetative Nebenwirkungen, häufig extrapyramidalmotorische Störung (EPMS) 2. niederpotente Neuroleptika: I. Wirkstoffe: z. B. Chlorprothixen, Chlorpromazin*, Melperon, Pipamperon* II. Wirkung: schwach antipsychotisch, stark sedierend, häufig vegetative Nebenwirkungen, selten EPMS
- nach Wirkungsprofil: 1. typische Neuroleptika (Neuroleptika der 1. Generation): I. Wirkstoffe: z. B. Haloperidol, Zuclopenthixol, Chlorprothixen, Levomepromazin*, Melperon, Pipamperon II. Wirkung: viele Nebenwirkungen, vor allem EMPS, und kaum Wirkung auf Negativsymptome 2. atypische Neuroleptika (Neuroleptika der 2. und 3. Generation): I. Wirkstoffe: z. B. Amisulprid*, Aripiprazol, Clozapin*, Olanzapin*, Quetiapin*, Risperidon* II. Wirkung: weniger Nebenwirkungen und bessere Wirkung bei Negativsymptomatik und therapieresistenter Schizophrenie*, zusätzlich affektstabilisierend und antimanisch
- nach chemischer Struktur: 1. Phenothiazinderivate: Fluphenazin, Chlorpromazin, Levomepromazin 2. Thioxanthenderivate: Chlorprothixen, Zuclopenthixol, Flupentixol 3. Butyrophenone: Haloperidol, Melperon, Pipamperon 4. Diphenylbutylpiperidine: Pimozid, Fluspirilen 5. Benzamide: Sulpirid, Amisulprid 6. andere: Clozapin, Olanzapin, Quetiapin, Risperidon, Aripiprazol
- nach Entwicklung: 1. erste Generation: Haloperidol, Chlorpromazin, Fluphenazin, Thioridazin, Flupentixol* 2. zweite Generation: Clozapin, Olanzapin, Risperidon, Quetiapin, Amisulprid 3. dritte Generation: z. B. Aripiprazol.

Wirkmechanismus: Neuroleptika hemmen die Neuronenaktivität im ZNS v. a. durch Blockade von postsynaptischen Dopamin-Rezeptoren und in unterschiedlichem Maß durch Blockade von Acetylcholin-, Histamin- und Serotonin-Rezeptoren.
- Hochpotente Neuroleptika blockieren vor allem D2-Rezeptoren und wirken darüber antipsychotisch, verursachen aber auch EPMS.
- Niederpotente Neuroleptika blockieren Histamin- und Acetylcholin-Rezeptoren und wirken darüber sedierend und verursachen vegetative Nebenwirkungen.
- Atypische Neuroleptika wirken an verschiedenen Dopamin-Rezeptoren und zusätzlich an Serotonin-Rezeptoren, sind darüber wahrscheinlich affektstabilisierend.

Indikationen:
- Hauptindikationen: 1. Schizophrenie* 2. Manie* 3. bipolare affektive Störungen* 4. schizoaffektiven Störungen*
- weitere Indikationen: 1. Tic*-Störungen 2. Schlafstörungen* 3. Sedierung bei Unruhezuständen oder Anspannungszuständen bei älteren Patienten oder Borderline*-Persönlichkeitsstörung (Off*-Label-Use).

Nebenwirkungen:
- häufig EPMS wie Frühdyskinesien* und Spätdyskinesien*, Parkinson*-Syndrom und Akathisie* (siehe dort)
- häufig anticholinerge vegetative Symptome wie Mundtrockenheit, Mydriasis* und Störungen der orthostatischen Regulation*
- endokrine Nebenwirkungen wie Hyperprolaktinämie*, gestörte Libido*, Gewichtszunahme
- EKG*-Veränderungen: QT-Verlängerungen bis zur Kammertachykardie*
- zerebrale Krampfanfälle
- selten Blutbildveränderungen bis hin zur Agranulozytose*
- selten malignes neuroleptisches Syndrom*
- im Alter erhöhtes Risiko für vaskuläre Ereignisse wie Schlaganfälle.

neuroleptische Wirkungsstärke → Potenz, neuroleptische

Neurologie f: engl. *neurology*. Medizinisches Fachgebiet, das sich mit der Erforschung, Diagnostik und Behandlung der Erkrankungen des Nervensystems und der Muskulatur befasst.

Neurolyse [Chirurgie] f: Chirurgisches Lösen eines Nervens. Bei der extraneuralen (äußeren) Neurolyse löst man Verwachsungen um einen Nerven oder dekomprimiert den Nerv bei einem Nervenkompressionssyndrom*, z. B. mittels Spaltung des Retinaculum flexorum bei Karpaltunnelsyndrom*. Bei der intraneuralen (interfaszikulären) Neurolyse isoliert man intakte Nervenfaserbündel aus narbig verändertem Nervengewebe.

Neurolyse [Schmerzausschaltung]: engl. *neurolysis*. Pharmakologisch irreversible, neurolytische Nervenblockade*. Manchmal werden auch thermische Verfahren zur analgetischen Neurolyse eingesetzt.

Neurom n: engl. *neuroma*. Überschießende, knotenförmige Regeneration (v. a. ungeordnete Aussprossung von Axonen* in eine bindegewebige Narbe) nach Durchtrennung eines peripheren Nerven (sog. Narbenneurom, Amputationsneurom) mit lokaler Hyperästhesie* und Hyperalgesie*.

Neuromodulation f: Wirkung von Neuromodulatoren* auf Neurotransmitter*. Des Weiteren werden mit dem Begriff Neuromodulation bestimmte Elektrostimulationsverfahren beschrieben, z. B. die spinale Stimulation (Platzierung einer Elektrode in den Epiduralraum bei chronischen Schmerzen und Spastizität) oder die Hirnstimulation (Elektrodenimplantation, z. B. in den Nucleus subthalamicus; vgl. Tiefenhirnstimulation*).

Neuromodulatoren m pl: Chemische Substanzen, die Vorgänge an den Synapsen beeinflussen oder modulieren und z. B. die Wirkung von Neurotransmittern verstärken oder abschwächen. Neuromodulatoren werden vom Körper selbst produziert (Neurohormone*) oder von außen zugeführt (Psychopharmaka*, Anästhetika*, Narkotika*, Analgetika*, Ecstasy).

neuromuskuläre Synapse → Endplatte, motorische

Neuromyositis f: Myositis* mit Beteiligung peripherer Nerven.

Neuromyotonie f: engl. *neurogenic myotonia*; syn. Isaacs-Syndrom. Sehr seltene Erkrankung peripherer Nerven und/oder der neuromuskulären Übertragung mit unwillkürlicher Muskelaktivität, z. B. aufsteigenden Myokymien* (Muskelwogen). In der EMG sind als Zeichen kontinuierlicher Muskelaktivität auch bei Entspannung Aktionspotenziale ableitbar. Therapiert wird symptomatisch mit Phenytoin und evtl. immunsuppressiv. Der Erkrankungsverlauf ist individuell sehr verschieden.

Klinik:
- Beginn in der 3.–7. Lebensdekade als **Myalgie-Faszikulations-Krampus-Syndrom**

mit schmerzhaften Muskelkrämpfen und Faszikulationen: **1.** betont an den Extremitäten **2.** Zunahme bei Belastung **3.** evtl. lokale Begrenzung der Faszikulationen
- reizabhängige Übererregbarkeit, vermehrtes Schwitzen, Insomnie, Myoklonien und Dysästhesie bei der Assoziation mit VGKC-Komplex-Ak.

Neuron → Nervenzelle

Neuronavigation *f*: syn. rahmenlose Stereotaxie. Operationsplanung und -kontrolle anhand dreidimensionaler, prä- oder intraoperativ gewonnener Bilddaten (MRT, CT, Sonografie) v. a. von Schädel, Gehirn und Wirbelsäule im Rahmen der minimalinvasiven Neurochirurgie* (auch mit dreidimensionalem C*-Bogen). Die

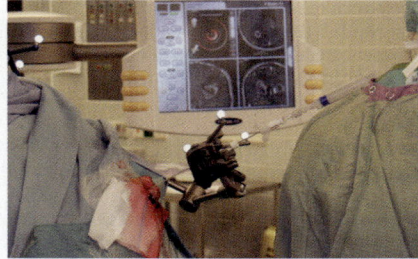

Neuronavigation Abb. 3: Computergestützter Neuronavigation zur Gewebeentnahme bei Gliom (sogenannte rahmenlose Stereotaxie). [53]

Neuronavigation ersetzt z. T. Verfahren der mechanischen stereotaktischen Operation*.
Vorgehen: Die intraoperative Orientierung in der zerebralen und spinalen Neurochirurgie erfolgt computerkontrolliert (computer aided surgery) mit:
- mechanischer Verbindung
- Infrarot-Ortung
- magnetischer Positionsbestimmung.

Nach Orientierung und Referenzierung der Bilddaten an der Lagerung des Patienten wird der Zugang geplant (siehe Abb. 1, Abb. 2, Abb. 3).

Neuronen → Nervenzelle

Neuropathia vestibularis → Labyrinthausfall, akuter

Neuropathie *f*: engl. *neuropathy*. Erkrankung peripherer Nerven, z. B. motorische oder sensible periphere Ausfälle.

Neuropathie, diabetische *f*: engl. *diabetic neuropathy*. Durch Diabetes* mellitus verursachte Neuropathie*. Die Diagnostik umfasst eine ausführliche Anamnese und körperliche Untersuchung mit Prüfung von Sensibilität und Schmerzerfassung. Bei schmerzhafter diabetischer Neuropathie wird symptomatisch behandelt, u. a. mit Antidepressiva*, Antikonvulsiva, Nichtopioid- und Opioid-Analgetika*. Als Hauptrisikofaktor gilt ein lange bestehender Diabetes mellitus.
Klinik:
- subklinisch: asymptomatisch bei pathologischem neurophysiologischem Befund
- klinisch: Quantifizierung durch NSS (Neuropathie-Symptom-Score) und NDS (Neuropathie-Defizit-Score): **1.** schmerzhaft (Allodynie): meist chronisch, selten akut **2.** schmerzlos (Hypalgesie; Analgesie; Parästhesie) **3.** mit Muskelatrophie (diabetische Amyotrophie).
- autonome Neuropathie: **1.** gastrointestinale Beschwerden **2.** Ruhetachykardie **3.** Blasenfunktionsstörungen **4.** gestörte Schweißsekretion **5.** evtl. unklare Verläufe der Glukose-Konzentration oder Hypoglykämien **6.** durch Hypoglykämie bedingte Wahrnehmungsstörungen.

Neuropeptide *n pl*: engl. *neuropeptides*. Neurotransmitter*, Neuromodulatoren oder Hormone mit Peptidstruktur, die im ZNS und auch in Zellen anderer Organsysteme gebildet werden, z. B. Endorphine*, Cholecystokinin, Bradykinin*, TSH, Hypothalamushormone, Somatostatin*, VIP.

Neurophysiologie *f*: engl. *neurophysiology*. Teilgebiet der Physiologie, das sich mit der Funktionsweise des zentralen und peripheren Nervensystems befasst, v. a. mit der Entstehung von Aktionspotenzialen* und der Signalübertragung zwischen Nervenzellen* sowie in neuronalen Netzwerken. Untersuchungsmethoden der neurophysiologischen Funktionsdiagnostik sind elektrophysiologische und bildgebende Verfahren, z. B. EEG und Brainmapping*.

neurophysiologische Funktionsdiagnostik → Neurophysiologie

Neuroporus *m*: engl. *neuropore*. Öffnungen am kranialen und kaudalen Ende des Neuralrohrs. Der Neuroporus anterior schließt sich etwa am 24./25. Tag, der Neuroporus posterior am 26./27. Embryonaltag. Ein fehlerhafter Schluss des Neuralrohres führt u. a. zu Neuralrohrdefekten.

Neuroprotektion *f*: engl. *neuroprotection*. Therapeutische Intervention zum Schutz von Nervenzellen* und Nervenfasern vor Degeneration und Absterben mit pharmakologischen und molekulargenetischen Methoden.

Neuropsychologie *f*: engl. *neuropsychology*. Teilgebiet der Psychologie*, das sich mit den Auswirkungen von biologischen Prozessen auf die Psyche und Wechselwirkungen zwischen Gehirn* und Verhalten* im weiteren Sinn befasst. Es umfasst u. a. Diagnostik und Therapie von Störungen der Hirntätigkeit wie Amnesie*, Aphasie* und Werkzeugstörung*.
Klinische Bedeutung: Die neuropsychologische Diagnostik* ist von zentraler Bedeutung für die Planung und Evaluation rehabilitativer Maßnahmen bei Hirnläsionen.

Neuroretinitis *f*: Sonderform der Neuritis* nervi optici mit Beteiligung der Netzhaut in der Umgebung der Papille aufgrund von Katzenkratzkrankheit*, Borreliose*, Syphilis* oder Virusinfektionen (auch parainfektiös). Klinisches Kennzeichen ist ein akuter einseitiger Visusverlust (Zentralskotom). Nach Behandlung der Grunderkrankung bildet sich die Neuroretinitis meist innerhalb einiger Monate zurück.
Diagnostik: Ophtalmoskopie*:
- Schwellung des N. opticus
- sternförmiges Exsudat um die Macula lutea.

Neurose *f*: engl. *neurosis*. Veralteter Krankheitsbegriff, der in der ICD-10 und DSM-5 nicht

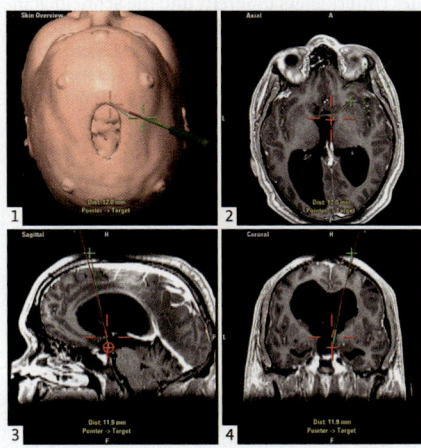

Neuronavigation Abb. 1: Neuronavigationsscreen bei neurochirurgisch-endoskopischer, minimalinvasiver OP im 3. Ventrikel (Infrarot-Ortung); 1: 3D-Rekonstruktion auf Basis des Schädel-MRT in 3 Ebenen (2–4); grün: festgelegter Operationsplan; rot: aktuelle Position. [53]

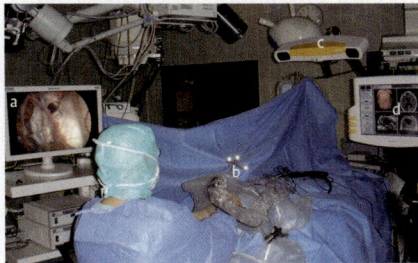

Neuronavigation Abb. 2: Aufbau: a: Bildschirm des Operationsendoskops; b: Reference Frame; c: Infrarot-Empfänger; d: Bildschirm Neuronavigation; Neuroendoskop in der Hand des Operateurs. [53]

mehr aufgeführt wird. Ursprünglich bezeichnete die Neurose funktionelle Krankheiten oder Symptome ohne ersichtliche organische Ursache. Diese heißen heute somatoforme Störungen. Stellenweise besteht die Terminologie noch heute, z. B. bei der Herzneurose*.

Neurosekretion f: engl. neurosecretion. Produktion und Sekretion von Neurohormonen* durch Nervenzellen, im engeren Sinne die Sekretion von Hypothalamushormonen*.

Neurosyphilis f: Manifestationen der Syphilis* im zentralen und peripheren Nervensystem.
Formen:
- asymptomatische Neurosyphilis ohne klinische Symptome
- syphilitische Meningitis: 1. Meningismus*, Kopfschmerz* und Hirnnervenläsionen 2. tritt in den Frühstadien der Syphilis auf
- meningovaskuläre Syphilis: 1. neurologische Herdsymptome bedingt durch Endarteriitis 2. entwickelt sich über 5–7 Jahre nach der Primärinfektion 3. Prodromalzeichen Kopfschmerz und Persönlichkeitsveränderungen 4. eine chronische meningeale Reaktion kann auch zu Hirnnervenausfällen führen
- Tabes* dorsalis (heute selten)
- progressive Paralyse*
- syphilitische Gumma*: umschriebene raumfordernde Granulome* im Nervensystem, je nach Lokalisation klinisch stumm oder Verursacher einer Herdsymptomatik.

Therapie:
- Antibiotikatherapie (Penicillin*, alternativ Cephalosporine*, Tetrazykline* oder Erythromycin*)
- serologische Kontrolle des Therapieerfolgs (VDRL-Test).

Neurotensin n: In Darm*, Blutgefäßen und zentralem Nervensystem wirkender Neurotransmitter*. Neurotensin senkt den Blutdruck*, stimuliert die Darmmotilität* und hat analgetische und antipsychotische Wirkungen („endogenes Neuroleptikum"). Studien legen nahe, dass Neurotensin das Wachstum von Tumoren* in Pankreas*, Kolon* und Rektum* stimuliert.

Neurotizismus m: engl. neuroticism. Faktorenanalytisch ermitteltes Persönlichkeitsmerkmal in der Persönlichkeitspsychologie*, das interindividuelle Unterschiede in der emotionalen Stabilität bzw. Labilität erfasst. Personen mit starkem Neurotizismus sind emotional labil, ängstlich, gehemmt und unsicher mit häufig negativen Gefühlszuständen und Sorgen.
Theorie: In der Faktorentheorie von H. J. Eysenck neben Introversion* versus Extraversion* und Psychotizismus* eine der 3 Grundpersönlichkeitsdimensionen (Eysenck-Persönlichkeitstheorie). Neurotizismus wird ebenso in dem persönlichkeitspsychologischen Fünf*-Faktoren-Modell (Big Five) verwendet.
Klinische Bedeutung: Personen mit starker Ausprägung sind prädisponiert für Depression* und somatoforme Störungen* sowie Angststörungen*.

Neurotmesis f: Nervenschädigung mit kompletter Durchtrennung der Nervenfasern und Nervenhülle mit anhaltender Aufhebung seiner Leitfähigkeit, führt zu vollständigen motorischen und sensiblen Ausfällen sowie vegetativen und trophischen Störungen. Die Zerstörung der Hüllstrukturen macht eine spontane Reinnervation unmöglich. Therapiert wird mit Nervennaht* und evtl. Interposition* eines Nerventransplantats.

Neurotomie f: engl. neurotomy. Operative Durchtrennung/Teildurchtrennung eines Nerven. Die Methode wird heute selten angewendet bzw. ist obsolet.

Neurotoxizität f: engl. neurotoxicity. Giftwirkung eines chemischen oder biologischen Agens, das bei Exposition eine schädliche Veränderung der Struktur oder Funktion des Nervensystems hervorruft, d. h. Nervenzellen abtötet oder funktionslos werden lässt.

Neurotransmission f: Kommunikation zwischen Nervenzellen* über Synapsen*. Neurotransmission erfolgt elektrisch durch Aktionspotenziale oder biochemisch über die Aufnahme von Neurotransmittern in Nervenzellen sowie neuroendokrine Zellen und deren Konzentrierung in sekretorischen Vesikeln. Aktionspotenziale und biochemische Reizleitung bilden die Grundlage für die Informationsverarbeitung im ZNS.

Neurotransmitter m sg, pl: engl. neurotransmitters. Chemische Verbindungen, die an den Synapsen die Reizweiterleitung von Nerv zu Nerv vermitteln. Sie werden in den präsynaptischen Zellen synthetisiert, in Vesikeln nahe der Membran gespeichert und nach Signal-induziertem Kalziumeinstrom durch ein ankommendes Aktionspotenzial in den synaptischen Spalt sezerniert (Exozytose).
Einteilung: Chemisch sind Neurotransmitter
- Biogene Amine wie Acetylcholin*, Adrenalin*, Noradrenalin*, Dopamin*, Serotonin*, Histamin*
- Aminosäuren wie Aspartat, Glutamat (beide in mehr als 50 % der Synapsen im ZNS), Glycin, GABA (beide inhibitorische Neurotransmitter), Peptide (z. B. Opioide) oder Nucleotide.

neurotrop: engl. neurotropic. Auf Nerven einwirkend, z. B. Reize, Farbstoffe, Substanzen oder Viren. Zu den neurotropen Substanzen zählen unter anderem die Vitamine* B_6 und B_{12}. Ein Mangel kann zu sog. Vitaminmangelneuropathien führen.

neurovegetative Dystonie → Funktionsstörung, somatoforme autonome

Neurozytom n: engl. neurocytoma. Seltener, monomorpher, neurozytär differenzierter rundzelliger Hirntumor* mit fibrillären Regionen (WHO-Grad II). Das Neurozytom wurde 1982 zum ersten Mal beschrieben. Das typische Erkrankungsalter liegt zwischen dem 20. und 30. Lj. Nach vollständiger Resektion ist die Prognose günstig.

neutral [pH-Wert]: Bezeichnung für eine Lösung, in der die Konzentration der Hydroniumionen* und Hydroxidionen* gleich groß ist (pH 7).

Neutralbiss m: engl. neutral occlusion; syn. Eugnathie. Physiologische Form der Interkuspidation*, bei der der Zahnbogen des Oberkiefers den des Unterkiefers umgreift und die Schneidekanten der Frontzähne des Oberkiefers die der Frontzähne des Unterkiefers überragen. Dabei liegt der mesiobukkale Höcker des ersten unteren Molaren vor dem entsprechenden Höcker des zweiten oberen Molaren. Siehe Abb.

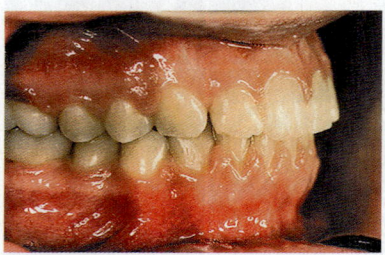

Neutralbiss [141]

neutrale Mukopolysaccharide → Glykoproteine

Neutralfette → Triglyceride

Neutralisationstest m: engl. neutralization test; syn. Schutzversuch. Serologischer Test zum Nachweis neutralisierender Antikörper (v. a. gegen Viren, Rickettsien und Toxine) bzw. zur Beurteilung der Wirksamkeit neutralisierender oder antitoxischer Immunseren und Identifizierung unbekannter Antigene (z. B. Erregerstämme) unter Verwendung von geeigneten Gewebekulturen oder Versuchstieren, die Mischungen von unbekanntem Antigen mit (abgestuften Mengen von) Serum erkrankter Personen oder Versuchstiere bzw. Mischungen bekannter Immunseren mit dem unbekannten Antigen ausgesetzt werden. Beurteilungskriterien für eine erfolgte Neutralisation sind das Ausmaß des zytopathologischen oder antitoxischen Effekts auf die Zellen der Gewebekultur bzw. die Morbiditäts- oder Mortalitätsrate der Versuchstiere. Vgl. Hämagglutination*-Hemmtest.

Neutral-Null-Methode *f*: engl. *neutral position method*. Messmethode zur Gelenkbeweglichkeit, bei der alle Gelenkbewegungen von einer einheitlich definierten Ausgangsstellung aus gemessen werden. Die Neutral-Null-Methode wird angewendet zur Standardisierung der Untersuchung und zur Begutachtung von Erkrankungen des Bewegungsapparats. Siehe Abb.

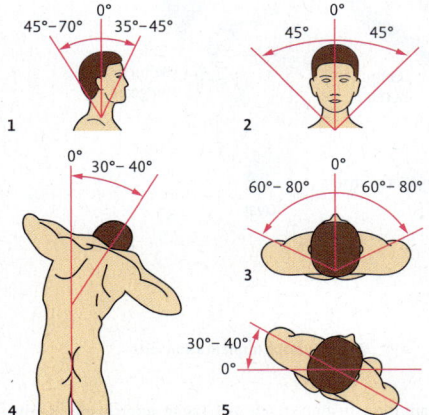

Neutral-Null-Methode: Bewegungsausmaße der Wirbelsäule (Referenzwerte für Erwachsene mit durchschnittlicher Beweglichkeit); 1: Vorneigen – Reklination (HWS); 2: Seitwärtsneigung (HWS); 3: Rotation (HWS); 4: Seitwärtsneigung (BWS, LWS); 5: Rotation (BWS, LWS).

Neutralwirbel *m*: engl. *neutral vertebra*. Wirbel am Wendepunkt der Verkrümmung einer Wirbelsäule bei Skoliose*, somit gibt es einen oberen und einen unteren Neutralwirbel. Der Cobb*-Winkel als Maß einer Skoliose ist definiert als der Winkel zwischen der Tangente an der Deckplatte des oberen und der Grundplatte des unteren Neutralwirbels.

Neutrogenie *f*: engl. *neutral occlusion*. Bezeichnung für die neutrale Lage der Kiefer zueinander, siehe Neutralbiss*.

Neutronen *n pl*: engl. *neutrons*. Bezeichnung für ungeladene, zu den Baryonen zählende, instabile Elementarteilchen*, die Bausteine des Atomkerns sind. Ihr Symbol ist n und die Ruhemasse beträgt $1{,}675 \times 10^{-27}$ kg.

Klinische Bedeutung:
- Erzeugung von Radionukliden zur medizinischen Anwendung (Aktivierung)
- Einsatz von Neutronen-Strahlung in der Strahlentherapie* wegen ihrer dicht ionisierenden Wirkung.

Neutropenie *f*: engl. *neutropenia*. Relative oder absolute Verminderung der neutrophilen Granulozyten* im Blut. Unterschieden werden leichte (< 1500–1000/μl), mittelschwere (< 1000–500/μl) und schwere (< 500/μl) Neutropenien. Eine vorliegende Grunderkrankung wird behandelt, mögliche Auslöser sind zu meiden.

Ursachen:
- oft Folge einer Chemotherapie (Agranulozytose*)
- auch im Rahmen einer Infektionskrankheit (transiente Myelosuppression)
- bei Erkrankungen des blutbildenden Systems
- Hypersplenismus*
- erblicher Immundefekt* (z. B. schwere kongenitale Neutropenie), andere seltene Ursachen pädiatrischer und neonatologischer Neutropenien.

Diagnostik: Vgl. Blutbild* (Tab. dort).

Therapie:
- Therapie der Grunderkrankung
- ggf. Absetzen toxischer Arzneimittel
- Infektionsprophylaxe
- Pharmakotherapie mit hämatopoetischen Wachstumsfaktoren (G-CSF) zur Stimulation der Granulozytopoese (Pegfilgrastim, Filgrastim, Lenograstim)
- bei erblichen Formen ggf. allogene hämatopoetische Stammzelltransplantation*.

Neutropenie, zyklische *f*: engl. *cyclic neutropenia*. Sonderform der schweren kongenitalen Neutropenie* Typ 1 mit im Abstand von 2–6 Wochen auftretender, ca. 4–10 Tage andauernder Neutropenie.

neutrophil: engl. *neutrophilic*. Besonders durch neutrale Farbstoffe anfärbbar; z. B. neutrophile Granulozyten. Die neutralen und alkalischen Anilinfarben besitzen ebenso wie Hämatoxylin größere Affinität zu den Kernen, die sauren zum Protoplasma.

Neutrophilie *f*: engl. *neutrophilia*. Anstieg der Anzahl an neutrophilen Granulozyten* im Blut. Eine Neutrophilie ist die häufigste Form einer Leukozytose*. Sie wird im Differenzialblutbild* nachgewiesen und tritt reaktiv als Akute*-Phase-Reaktion bei Infektionen und Entzündungen oder neoplastisch bei myeloproliferativen Erkrankungen*.

Neutrozytopenie → Neutropenie

NF-κB: engl. *nuclear factor of kappa-light-chain-enhancer of activated B cells*; syn. nukleärer Faktor κB. Spezifischer Transkriptionsfaktor, der ubiquitär exprimiert wird und unter anderem die Transkription stressinduzierbarer Gene reguliert. NF-kB wird von äußeren Signalen (z. B. Zytokine*, Wachstumsfaktoren*) aktiviert, gelangt in den Zellkern und initiiert dort die Transkription verschiedener Gene, die z. B. Proliferation*, Differenzierung, Apoptose* und Immunantwort kontrollieren.

NGF: Abk. für engl. *nerve growth factor* → Nervenwachstumsfaktor

NGU: Abk. für engl. *non gonorrheal urethritis* → Urethritis, nichtgonorrhoische

NHL: Abk. für → Non-Hodgkin-Lymphom

Ni → Nickel

Niaouli-Baum *m*: syn. Melaleuca viridiflora. Baum aus der Familie der Myrtengewächse (Myrtaceae), der in Nordaustralien und Neukaledonien heimisch ist. Das Öl des Niaouli-Baumes wirkt antibakteriell und hyperämisierend.

NIBP: Abk. für engl. *noninvasive blood pressure measurement* → Blutdruckmessung, nichtinvasive

Nichtdepolarisationsblock → Muskelrelaxation

nicht eitrige destruierende Cholangitis → Zirrhose, biliäre

Nichthistone *n pl*: engl. *non-histone proteins*; syn. Nichthiston-Proteine. Meist saure Proteine* des Zellkerns, die nicht die Funktion der Histone* haben. Eine Reihe dieser Proteine ist wahrscheinlich zur spezifischen Komplexbildung mit der DNA des Chromatins* befähigt und dient vermutlich als Regulativ in der Genexpression.

nichtkompetitive Hemmung → Antagonismus

nichtneurogene neurogene Blase → Hinman-Syndrom

Nichtrauchertraining → Raucherentwöhnung

Nicht-ST-Hebungs-Infarkt → Akutes Koronarsyndrom

Nicht-ST-Hebungs-Infarkt → Herzinfarkt

nicht stoffgebundene Abhängigkeit → Sucht

Nicht-Unterlegenheitsstudie *f*: engl. *non-inferiority study*. Studie* zur Klärung, ob ein zu prüfendes Arzneimittel* einer Standardtherapie mindestens gleichwertig ist. Hierbei erfolgt die Hypothesentestung einseitig.

Nickel *n*: Chemisches Element aus der Nickelgruppe und essenzielles Spurenelement, das in vielen Enzymen vorkommt. Nickelsalze führen zu akuten Intoxikationen und chronischen Schäden. Das Metall ist silberweiß, schmiedbar, zäh und wird als Legierungsbestandteil oder Katalysator verwendet. Die tägliche Aufnahme mit der Nahrung beträgt 0,3–0,5 mg.

Nicolas-Durand-Favre-Krankheit → Lymphogranuloma venereum

Nicolau-Syndrom → Embolia cutis medicamentosa

Nicotinamid *n*: Amid der Nicotinsäure und Bestandteil von NAD und NADP, die als Coenzyme* von Oxidoreduktasen der Wasserstoffübertragung dienen und an zahlreichen Stoffwechselprozessen wie Glykolyse*, Lipidsynthese und Energiegewinnung beteiligt sind. Nicotinamid ist insbesondere in eiweißreichen Lebensmitteln enthalten. Medizinisch eingesetzt wird es bei Pellagra* und alkoholbedingtem Nicotinamidmangel.

Nicotinamid-Adenin-Dinucleotid

Indikationen:
- Pellagra bei Mangel- oder Fehlernährung, z.B. durch einseitigen Verzehr tryptophanarmer Maisprodukte
- alkoholbedingter Nikotinamidmangel
- als Bestandteil von Multivitaminpräparaten und -Infusionslösungen bei allgemein erhöhtem Vitaminbedarf oder im Rahmen der parenteralen Ernährung.

Nicotinamid-Adenin-Dinucleotid *n*: Abk. NAD. Oxidierte Form eines Coenzymes* für Enzyme* der Oxidoreduktasen (EC 1). Es nimmt Wasserstoff als Hydridion auf und wird an der Atmungskette* durch Wasserstoffabgabe wieder regeneriert. Die phosphorylierte Form (NADP) stellt den aufgenommenen Wasserstoff für reduktive Biosynthesen (z.B. Fettsäuresynthese, Hydroxylierungen) zur Verfügung.

Nicotinamid-Adenin-Dinucleotid-Phosphat *n*: Abk. NADP. Phosphorylierte Form des NAD, der oxidierten Form des Coenzyms für Oxidoreduktasen (EC 1), welches Wasserstoff als Hydridion aufnimmt und für reduktive Biosynthesen, wie z.B. die Fettsäuresynthese, bereitstellt.

Nidation *f*: Einnistung der Blastozyste* typischerweise im Endometrium* der Uterusrückwand am 5. und 6. Entwicklungstag. Die Nidation ist am 11.–12. Tag durch den Verschluss der Schleimhaut mit einem Koagulum abgeschlossen. Siehe Abb.

Nidationsblutung *f*: syn. Einnistungsblutung. Vaginale Blutung zum Zeitpunkt der Einnistung der befruchteten Eizelle in der Gebärmutterschleimhaut. Eine Nidationsblutung tritt etwa 10–12 Tage nach der Befruchtung auf und kann als Regelblutung missinterpretiert werden.

Nidations-Hemmer *m*: engl. *implantation inhibitor*. Arzneimittel, welche die Nidation* der Blastozyste* ca. 4d nach der Befruchtung verhindern. Hierzu zählen Intrauterinpessare*, die als Kontrazeptiva* eingesetzt werden sowie Medikamente, die als sog. „Pille danach" verabreicht werden zur Interzeption bei vermuteter ungewollter Empfängnis (beispielsweise nach ungeschütztem Geschlechtsverkehr). Nidations-Hemmer sind keine Abortiva*.

Rechtlicher Hinweis: Bis zum vollendeten 20. Lebensjahr besteht gegenüber der gesetzlichen Krankenversicherung Anspruch auf Versorgung mit Verhütungsmitteln einschließlich Notfallkontrazeption, danach müssen Nidations-Hemmer von den Versicherten selbst bezahlt werden (§ 24a SGB V).

Nidus *m*: Ort, an dem etwas seinen Ursprung hat oder von dem aus es sich entwickelt, beispielsweise der Ursprungsort eines Tumors* oder von Konkrement*. In Bezug auf arteriovenöse Malformationen* ist ein Nidus der Ort, an dem arterielle Gefäße der Malformation einmünden und venöse Gefäße drainiert werden.

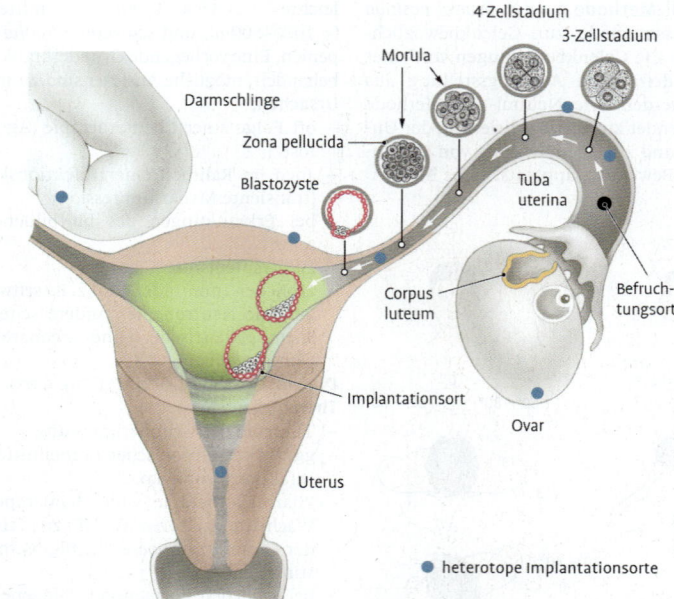

Nidation: Tubenwanderung des Keimlings (Pfeile), Implantationsbeginn. Nach 4–5 Tagen erreicht der Keim das Uteruslumen, wo er als Blastozyste (dunkelrot: Trophoblast) der Zona pellucida entschlüpft und mit dem Kontakt zwischen Trophoblast und Uterusepithel die Implantation beginnt (grün: physiologischer Implantationsbereich, rote Punkte: atypische [heterotope] Implantationsorte; Douglas-Raum als extrauteriner Implantationsort ist nicht dargestellt).

Nieden-Tafeln → Sehprobentafeln

Niederdruckcuff *m*: engl. *low pressure cuff*. Heute als Standard eingesetzter, spezieller großvoluminöser und dünnwandiger Cuff* mit großer trachealer Kontaktfläche und niedrigem Cuffdruck (<30 mmHg, bei Kindern <25 mmHg) zur Prävention ischämiebedingter trachealer Druckulzerationen und Wandnekrosen insbesondere bei Langzeitbeatmung*.

Niederdrucksystem *n*: engl. *low pressure system*. Gesamtheit aller Abschnitte des Blutkreislaufs*, in denen der Blutdruck v.a. vom Blutvolumen abhängt und in der Regel < 30 mmHg beträgt. Das Niederdrucksystem als Volumenreservoir enthält infolge der hohen Volumendehnbarkeit der dünnwandigen Gefäße (sog. Kapazitätsgefäße) ca. 85% des Blutvolumens.

Bestandteile:
- Kapillarbett
- Venen
- rechtes Herz*
- Lungenkreislauf
- linker Vorhof
- linker Ventrikel während der Diastole*.

Niedergeschlagenheit *f*: engl. *dejection*. Häufig als beeinträchtigend, z.T. auch als lähmend empfundene gedämpfte oder traurige Stimmung*, z.B. im Rahmen eines depressiven Syndroms*.

Niedervoltage *f*: engl. *low voltage*. Niedrige Amplituden der QRS*-Komplexe im EKG*. Mögliche Ursachen sind Widerstandserhöhung zwischen Myokard und Körperoberfläche (z.B. bei Perikarderguss*, Emphysem, Adipositas, Myxödem) sowie Potenzialreduktion durch Myokardschädigung.

Formen:
- periphere Niedervoltage: QRS-Komplexamplitude ≤ 0,5 mV in den Extremitätenableitungen*
- totale Niedervoltage: zusätzlich ≤ 0,7 mV in den Brustwandableitungen*.

Niedrig-Dosis-Abhängigkeit → Medikamentenabhängigkeit

Niere *f*: engl. *kidney*; syn. Ren. Paariges, retroperitoneal beidseits der Wirbelsäule (Th11–L3, rechts etwas tiefer) gelegenes Organ. Die Niere bildet den Harn durch Ultrafiltration, Reabsorption und Konzentration, reguliert das Säure-Basen-Gleichgewicht sowie den Wasser- und Elektrolythaushalt. Sie sezerniert die Hormone

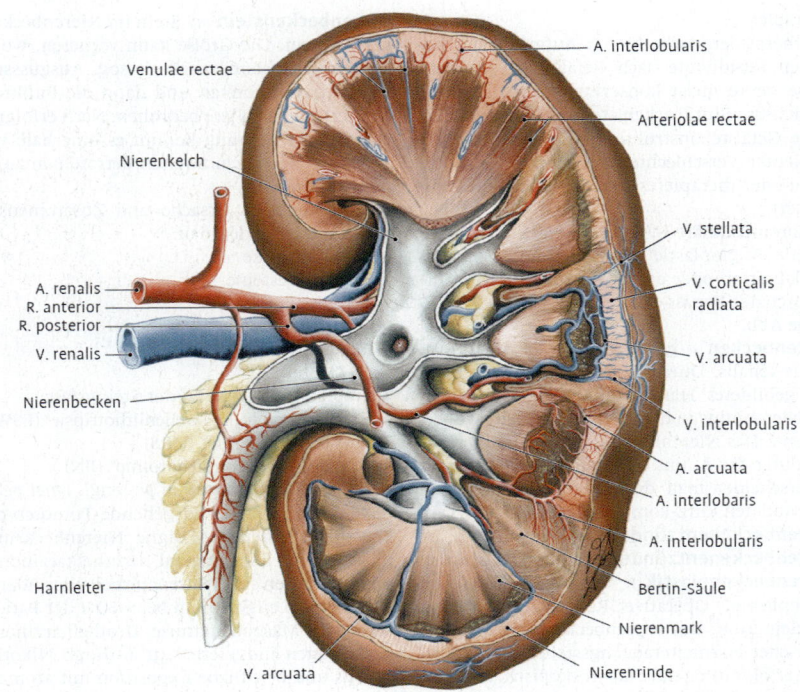

Niere: Rechte Niere von dorsal. Die Niere ist eröffnet. Im oberen Drittel ist die Niere in der Frontalebene aufgeschnitten. Im mittleren und unteren Drittel sind die Markpyramiden in verschiedenen Ebenen plastisch dargestellt. [4]

Renin* (zur Blutdruckregulation) und Erythropoetin* (zur Blutbildung).

Anatomie:
- Nierenhüllen: Capsula fibrosa, Capsula adiposa, Fascia renalis
- Mark: Medulla renalis; 12–20 Pyramiden (Pyramides renales), deren Spitzen (Papillae renales) in die Kelche (Calices) des Nierenbeckens (Pelvis renalis) ragen
- Rinde: Cortex renalis; zwischen der Basis der Pyramiden und der fibrösen Kapsel, setzt sich hilumwärts als Columnae renales zwischen den Pyramiden fort.
  Siehe Abb.

Histologie: Baueinheiten des Nierengewebes sind ca. 1 Mio. Nephronen* (Abb. dort) und die Sammelrohre. Im Rindenlabyrinth liegen die Nierenkörperchen (bestehend aus Glomerulus und Bowman-Kapsel) und die gewundenen Abschnitte der Tubuli renales sowie der juxtaglomeruläre Apparat*. In den Markpyramiden verlaufen die gestreckten Abschnitte der Tubuli renales. Die distalen Tubuli leiten über in die Sammelrohre, die mit dem Ductus papillaris in die Nierenkelche münden.

Funktionen:
- Regulation von Säure-Basen-, Wasser- und Elektrolythaushalt* sowie Elimination harnpflichtiger Substanzen* (auch Pharmaka): 1. glomeruläre Filtration von Wasser (Primärharn*; ca. 180 l täglich) und kleinmolekularen gelösten Substanzen; Proteine und Zellen werden zurückgehalten (Ultrafiltration*); Filtration von Makromolekülen in Abhängigkeit von Molekülgröße (< 2 nm wird frei filtriert) und Ladung (negative Ladung hindert Filtration) 2. Resorption* von gelösten Substanzen (über Diffusion, Konvektion und aktiven Transport; z. B. Resorption von Na^+, Cotransport mit Cl^- und K^+; Na^+-Kanäle im Sammelrohr) und Wasser (178,5 l täglich) in Nierentubuli und Sammelrohr 3. Ausscheidung des vergleichsweise kleinen Anteils, der bis zum Ende des Sammelrohrs nicht resorbiert wird, als Harn* (ca. 1,5 l täglich) 4. tubuläre Sekretion* z. B. von Wasserstoffionen, Ammoniak, Kalium, organischen Säuren, bestimmten Pharmaka
- Synthese von renalen Hormonen* (1,25-Dihydroxy-Colecalciferol, Erythropoetin*) und lokal wirksamen Hormonen und Mediatoren (Renin*, Prostaglandine*, Kinine*, Adenosin*).

Niere, künstliche f: engl. *artificial kidney*. Bezeichnung für ein Gerät zur extrakorporalen Dialysebehandlung*. Es existieren verschiedene Verfahren mit unterschiedlicher Technik.

Formen:
- Dialyse mit Online-Dialysatherstellung über pumpengesteuerte Mischung; Vorteil: einfache Handhabung, Möglichkeit der Dialysatänderung während der Dialyse
- geschlossene Tankdialyse mit Dialysatunterschichtung unter das frische Permeat (Tersteegen-Niere); Vorteil: konstante Dialysatzusammensetzung (Kreislaufstabilität), permanente Desinfektion des Dialysats durch UV-Bestrahlung (geringe inflammatorische Belastung), Möglichkeit zur Bedside-Dialyse auf Krankenstationen; Nachteil: auf das Tankvolumen (75 l) begrenzte Entgiftungskapazität.

Nierenabszess m: engl. *renal abscess*. Abgekapselte Eiteransammlung im Bereich der Niere*. Betroffen sind häufig Patienten unter immunsuppressiver Therapie oder mit chronischer Harnwegsobstruktion. Klinisch imponieren hohes Fieber, Schüttelfrost und Flankenschmerzen. Typisch ist eine schmerzhafte Vorwölbung im Flankenbereich. Der Eiterherd wird drainiert und antibiotisch behandelt.

Nierenagenesie f: engl. *renal agenesis*. Angeborenes Fehlen einer oder beider Nierenanlagen einschließlich Ureterknospe, in > 50 % assoziiert mit weiteren Fehlbildungen oder Teil eines Syndroms, z. B. Potter*-Sequenz, Melnick-Fraser-Syndrom. Die Diagnose ist sonografisch pränatal zu stellen. Eine bilaterale Nierenagenesie ist letal, die Prognose der unilateralen Nierenagenesie ist grundsätzlich gut.

Nierenangiografie → Renovasografie

Nierenaplasie f: engl. *renal aplasia*. Angeborenes Fehlen einer oder beider (selten) Nieren. Reste der Nierenanlage und ein blind endender Ureter sind im Gegensatz zur Nierenagenesie* vorhanden. Meist ist eine Nierenaplasie mit weiteren Fehlbildungen im Urogenitalsystem verbunden. Die Diagnose ist pränatal sonografisch zu stellen.

Nierenarterienembolie f: engl. *renal embolism*; syn. Nierenembolie. Partieller oder vollständiger Verschluss einer oder beider Nierenarterien durch einen Embolus. Die häufigste Emboliequelle sind intrakardiale Thromben. Klinisch imponiert der Niereninfarkt durch Flankenschmerzen und Hämaturie. Bei bilateraler Nierenarterienembolie droht das akute Nierenversagen.

Nierenarterienstenose f: engl. *renal artery stenosis*; Abk. NAST. Verengung einer oder beider

Nierenbecken

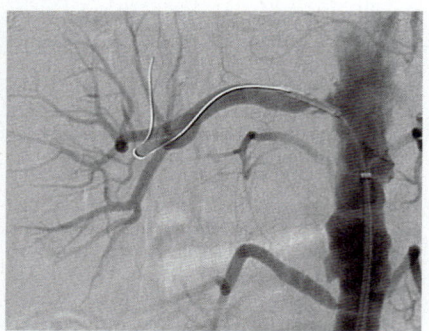

Nierenarterienstenose: Angioplastie mit Stentimplantation (DSA). [62]

Aa. renales, meist infolge atherosklerotischer Plaquebildung. Die renale Minderperfusion führt über eine Aktivierung des Renin-Angiotensin-Aldosteron-Systems zu einer renovaskulären Hypertonie. Bei beidseitiger NAST oder funktioneller Einzelniere droht eine progrediente Niereninsuffizienz*. Therapeutisch erfolgt die medikamentöse Blutdrucksenkung oder ursächlich eine perkutane transluminale Angioplastie*.

Formen:
- atherosklerotische NAST (ca. 80 % der Fälle): Betroffen sind v. a. Männer im 5. und 6. Lebensjahrzehnt. Es handelt sich meistens um eine isolierte Stenose am Abgang der Nierenarterie mit poststenotischer Dilatation.
- fibromuskuläre NAST (ca. 20 % der Fälle): Betroffen sind v. a. Frauen im 3. Lebensjahrzehnt. Typisch sind mehrere Stenosierungen, die in den mittleren und distalen Arterienabschnitten liegen und für das typische „Perlschnurphänomen" im Röntgenbild verantwortlich sind.
- weitere Ursachen (selten): 1. Aneurysma* 2. Arteriitis* 3. kongenitale venöse Angiodysplasie 4. externe Kompression 5. kongenitale Hypoplasie.

Pathophysiologie:
- einseitige NAST: Bei einer hämodynamisch relevanten Lumenstenosierung (ab ca. 60 %) induziert die renale Minderperfusion eine Aktivierung des Renin-Angiotensin-Aldosteron-Systems (Goldblatt*-Mechanismus). Aldosteron* führt über eine periphere Vasokonstriktion und Natrium- sowie Wasserretention zu einer renovaskulären Hypertonie.
- bilaterale NAST oder NAST bei funktioneller Einzelniere: Die chronische Minderperfusion kann nicht durch die Gegenseite kompensiert werden und es droht die Entwicklung einer ischämisch bedingten chronischen Niereninsuffizienz.

Therapie:
- atherosklerotische NAST: Aufgrund der hohen Rezidivrate nach Gefäßeingriffen wird sie heute meist konservativ durch medikamentöse Blutdruckeinstellung behandelt. Eine Gefäßrekonstruktion ist nur bei progredienter Verschlechterung der Nierenfunktion oder therapieresistenter Hypertonie indiziert.
- fibromuskuläre NAST: perkutane transluminale Angioplastie*, eventuell mit Stentimplantation oder operative Gefäßplastik (aortorenaler Bypass).

Siehe Abb.

Nierenbecken n sg, pl: engl. renal pelvis; syn. Pelvis renalis. Durch 12 oder mehr Nierenkelche gebildetes Harnauffangbecken der Niere, am Nierenhilus in den Ureter (Harnleiter) übergehend. Das Nierenbecken liegt im Sinus renalis hinter der A. und V. renalis. Der Form nach unterscheidet man den langen dendritischen Typ und den kurz-kompakten ampullären Typ.

Nierenbeckenentzündung → Pyelitis

Nierenbeckenentzündung → Pyelonephritis

Nierenbeckenplastik f: engl. pyeloplasty; syn. Pyeloplastik. Operative Rekonstruktion und Verkleinerung des Nierenbeckens bei symptomatischer Harnleiterabgangsstenose*. Der Eingriff erfolgt offen oder laparoskopisch. Komplikationen wie Blutungen oder Rezidivstenosen sind selten. Die Erfolgsrate liegt bei über 90 %.

Indikationen:
- szintigrafisch gesicherte Harnleiterabgangsstenose bei erhaltenswerter Nierenfunktion
- Harnleiterabgangsstenose mit Beschwerden, z. B. Schmerzen*, Nephrolithiasis, rezidivierende Infektionen.

Technik: Offen, laparoskopisch oder Roboter-assistiert:
- nach Anderson-Hynes: Exzision* der Stenose*, Absetzung von überschüssigem Nierenbeckengewebe, Reanastomosierung* von Nierenbecken* und Harnleiter
- nach Culp-Deweerd: Lappen aus dem Nierenbecken zur Überbrückung von längeren narbigen Strikturen*.

Siehe Abb.

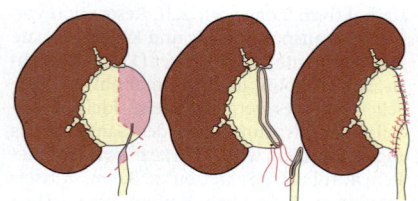

Nierenbeckenplastik: Nierenbecken- und Harnleiterabgangsresektion und Reanastomosierung, sog. Plastik mit Kontinuitätstrennung.

Nierenbeckenstein m: Stein im Nierenbeckenkelchsystem. Die Größe kann variieren, wobei Nierenbeckensteine auch als sog. Ausgusssteine* auftreten können und dann die Funktion der betroffenen Niere bedrohen. Nach erfolgreicher Steinentfernung kommt es innerhalb von 10 Jahren bei jedem zweiten Betroffenen zu einem Steinrezidiv.

Formen: Je nach Ursache und Zusammensetzung unterscheidet man:
- Kalziumsteine
- Harnsäuresteine
- Struvitsteine
- Zystinsteine
- Xanthinsteine
- DHA-Steine.

Therapie: Abhängig von der Steingröße:
- Extrakorporale Stoßwellenlithotripsie* (ESWL)
- Ureterorenoskopie* (URS)
- perkutane Nephrolithotomie* (PNL).

Nierenbeckentumoren m pl: engl. renal pelvic tumors. Vom Urothel ausgehende Tumoren des Nierenhohlsystems. Maligne Nierenbeckentumoren sind überwiegend Urothelkarzinome, seltener finden sich Plattenepithel- oder Adenokarzinome. Leitsymptom bei > 60 % der Patienten ist die Makrohämaturie. Urothelkarzinome sind exogen induzierbar, u. a. durch Nikotinabusus und berufliche Exposition mit aromatischen Aminen.

Klinik:
- Makrohämaturie
- Spätsymptome: 1. Dysurie 2. Flankenschmerzen 3. tastbarer Tumor 4. Appetitlosigkeit, Gewichtsverlust und Leistungsabfall.

Metastasierung:
- lymphogen: paraaortale und parakavale Lymphknoten
- hämatogen: 1. Lunge 2. Leber 3. Skelett 4. selten Pankreas oder Nebenniere.

Therapie:
- nichtinvasiver, gut differenzierter Tumor: ureterorenoskopisch durchgeführte Tumorresektion und Laserkoagulation des Tumors mit möglicher adjuvanter topischer Therapie
- infiltrativer, nicht metastasierter Tumor: Nephroureterektomie unter Mitnahme einer Blasenmanschette um das Harnleiterostium
- metastasierter oder lokal weit fortgeschrittener Tumor: systemische Chemotherapie.

Nierenbiopsie f: engl. renal biopsy. Punktion des Nierenparenchyms zur Entnahme einer Gewebeprobe. Die wichtigste Indikation ist der Verdacht auf eine Glomerulonephritis*. Das gewonnene Gewebe wird lichtmikroskopisch und immunhistochemisch untersucht. Nur so sind sichere Aussagen bezüglich Art, Schweregrad, Therapie und Prognose der Erkrankung möglich.

Nierenblutung f: engl. *renal hemorrhage*; syn. Nephrorrhagie. Blutaustritt im Bereich der Nieren mit Hämaturie*. Häufige Ursachen sind Nierentumor*, Nephrolithiasis, Niereninfarkt*, Zustand nach Nierenbiopsie*, Nierentuberkulose*, Nierentrauma*, zystische Nierenerkrankungen*, Glomerulopathie* oder prärenale Ursachen (z. B. Antikoagulanzien, hämorrhagische Diathese*). Zur Seitenlokalisation wird der Blutaustritt aus den Ureterostien zystoskopisch beobachtet. Behandelt wird entsprechend der Ursache.

Nierendiagnostik f: engl. *renal diagnostics*. Sammelbezeichnung für Verfahren zur Untersuchung der Niere*. Bei der Nierendiagnostik werden laborchemische Verfahren eingesetzt sowie bildgebende und histologische Untersuchungen. Die Nierenfunktion kann qualitativ und quantitativ bestimmt werden.
Formen:
- **Morphologisch-makroskopisch:** Beurteilung des Nierenparenchyms, der Nierengefäße und der ableitenden Harnwege mit: 1. Ultraschall* 2. CT 3. MRT 4. Ausscheidungsurografie* 5. Renovasografie* 6. Radioisotopennephrografie* 7. Angio-MRT 8. Spiral-CT-Angiografie
- **morphologisch-mikroskopisch:** 1. Nierenbiopsie* 2. Lichtmikroskopie 3. Transmissionselektronenmikroskopie 4. Immunfluoreszenzmikroskopie 5. Harnsediment 6. Harnzytologie*
- **qualitative Funktionsprüfung:** Messung der Serumkonzentration von: 1. Kreatinin* (abhängig von der Muskelmasse und bestimmten Erkrankungen) 2. Harnstoff* (beeinflusst von Proteinstoffwechsel und tubulärer Rückdiffusion) 3. Cystatin* C 4. Elektrolyten* (Na^+, K^+, Ca^{2+}, $H_2PO_4^-$) 5. Säure*-Basen-Status
- **quantitative Funktionsprüfung:** Bestimmung: 1. des renalen Plasmaflusses durch ^{123}Iod-Hippursäure-Clearance oder ^{99m}Tc-MAG3-Clearance 2. der glomerulären Filtrationsrate durch die Kreatinin*-Clearance oder ^{99m}Tc-DTPA-Clearance* 3. der Ausscheidung von Na^+, K^+, Ca^{2+}, PO_4^{3-}, Oxalsäure, Harnsäure, Aminosäuren und Glukose im 24-Stunden-Urin 4. der Proteinurie* (Gesamteiweiß, Albumin, Transferrin, IgG, Alpha-1- und Beta-2-Globulin, Leichtketten) 5. des relativen Funktionsanteils einer Niere an der Gesamtnierenfunktion mit der Radioisotopennephrografie* 6. der Funktionsänderungen nach Gabe von Captopril durch Radioisotopennephrografie zur Diagnostik einer Nierenarterienstenose
- **Blutflussmessung:** Farbkodeorte Duplexsonografie (FKDS) zur Darstellung arterieller und venöser Durchblutungsstörungen.

Nierendysplasie f: engl. *renal dysplasia*. Nierenfehlbildung* mit dysfunktionaler Nierenstruktur wie primitive Tubuli, fetale Glomeruli, Knorpelzellen, diffuses oder segmentales Auftreten oder zystische Veränderungen. Beispiele sind multizystische Nierendysplasie* und zystische Nierenerkrankung*.

Nierendysplasie, multizystische f: engl. *multicystic dysplastic kidney*. Fehldifferenzierung des metanephrogenen Gewebes infolge gestörter Ureterknospung, überwiegend einseitig. Häufig kommt es zu einer spontanen Involution. Selten muss die Niere entfernt werden. Bei beidseitiger multizystischer Nierendysplasie ist das Kind nicht lebensfähig.

Nierendystopie → Nierenfehlbildung
Nierenektopie → Nierenfehlbildung
Nierenentzündung → Glomerulopathie
Nierenentzündung → Pyelonephritis
Nierenerkrankung, zystische f: engl. *cystic kidney disease*; syn. Zystenniere. Angeborene oder erworbene Nierenerkrankung mit zystischer Erweiterung der Nierentubuli und Sammelrohre, seltener auch der Glomeruli. Die Diagnose wird sonografisch gestellt, Differenzialdiagnose ist eine multizystische Nierendysplasie*. Behandelt werden muss nur bei symptomatischen Fällen (z. B. Harnstauung, Harnwegsinfektion*, Tumorverdacht, Verdrängungserscheinungen). Bei Niereninsuffizienz* erfolgt eine Nierenersatztherapie*.

Nierenersatztherapie f: engl. *renal replacement therapy*. Sammelbezeichnung für Verfahren, die bei einer Niereninsuffizienz die Nierenfunktion ersetzen.
Formen:
- bei terminaler Niereninsuffizienz*: Dialysebehandlung (Hämodialyse*, Hämofiltration*, Peritonealdialyse*), Nierentransplantation*
- bei komplettem akutem Nierenversagen: Dialysebehandlung (Hämodialyse, kontinuierliche venovenöse Hämofiltration; Peritonealdialyse)

Nierenfehlbildung f: engl. *renal malformation*. Angeborene Anomalien einer oder beider Nieren, oft vergesellschaftet mit Uterusfehlbildungen. Entweder fehlen Nieren oder sie sind bezüglich Größe oder Struktur verändert, liegen abnormal, sind verdreht oder haben eine abweichende Form. Die Diagnostik erfolgt meist sonografisch.

Nierenfistel → Nephrostomie
Nierenfistelkatheter → Nephrostomiekatheter
Nierenfunktionsprüfung → Nierendiagnostik
Nierenfunktionsszintigrafie → Radioisotopennephrografie
Nierengrieß → Urolithiasis
Nierenhormone → Hormone, renale
Nierenhyperplasie → Nierenfehlbildung
Nierenhypoplasie → Nierenfehlbildung

Niereninfarkt m: engl. *renal infarction*. Untergang eines keilförmigen Nierenbezirks, meist Folge eines embolischen Verschlusses kleinerer Nierenarterien. Klinisch bestehen meist heftige, kolikartige Oberbauchschmerzen und eine Makrohämaturie. Mittels Farbdopplerultraschall, Kontrastsonografie, Renovasografie* oder digitaler* Subtraktionsangiografie kann die Diagnose gestellt werden. Therapeutisch werden Antikoagulanzien eingesetzt und nach Möglichkeit Emboliequellen ausgeschaltet.

Niereninsuffizienz f: engl. *renal insufficiency*. Eingeschränkte Fähigkeit der Nieren, harnpflichtige Substanzen* auszuscheiden. Man unterscheidet akute und chronische Formen. Die Behandlung und Prognose richten sich nach der Ursache. Bei terminaler Niereninsuffizienz muss eine Dialysebehandlung oder eine Nierentransplantation erfolgen.

Pathophysiologie:
- Verminderung der endogenen Kreatinin-Clearance und Cystatin-C-Clearance mit Anstieg der sog. harnpflichtigen Substanzen und Harnstoff im Blut
- weiterhin Störung von Elektrolyt-, Wasser- und Säure-Basen-Haushalt möglich

Formen und Ätiologie:
- **akute Niereninsuffizienz** u. a. bei: 1. Minderperfusion durch Kreislaufversagen, Schock 2. Vergiftung 3. Entzündungen 4. Infektionen 5. bei toxischer Arzneimittelwirkung (Nephrotoxine) 6. Nierenerkrankungen 7. Harnstauung infolge Harnabflussbehinderungen
- **chronische Niereninsuffizienz**, meist Folge anderer Grunderkrankungen: 1. diabetische Nephropathie (bis 35 %) 2. hypertensive Nierenschäden (25 %) 3. chronische Glomerulonephritis (10 %) 4. chronische Pyelonephritis (5 %) 5. Analgetikanephropathie (5 %) 6. polyzystische Nieren (5 %) 7. andere Ursachen (15 %), z. B. systemischer Lupus* erythematodes (Kollagenosen*), multiples Myelom*.

Risikofaktoren: Vor allem Diabetes* mellitus und arterielle Hypertonie*. **Stadieneinteilung:** Siehe Tab.
Klinik:
- zunächst: 1. Leistungsschwäche 2. Polyurie* 3. Nykturie*
- später: 1. Schlafstörungen 2. Kopfschmerz 3. typisches schmutzig-gelbes Hautkolorit 4. Pruritus* 5. zunehmende renale Anämie*
- im Spätstadium: 1. Dehydratation* mit Exsikkose und Hypotension durch renalen Salzverlust oder Ödemneigung (peripher und Lungenödem) infolge Natriumretention 2. daneben neurologische Symptome (zerebrale Ausfälle, Polyneuropathie* u. a.), gastro-

Nierenkapsel-Tumor

Niereninsuffizienz:
Stadieneinteilung der chronischen Niereninsuffizienz nach ICD-10-GM 2014.

Stadium	glomeruläre Filtrationsrate[1]
I	≥ 90 ml/min
II	60 bis < 90 ml/min
III	30 bis < 60 ml/min
IV[2]	15 bis < 30 ml/min
V[3]	< 15 ml/min

[1] bei 1,73 m² KOF (Abk. für Körperoberfläche);
[2] präterminale Niereninsuffizienz;
[3] terminale Niereninsuffizienz

- intestinale Störungen (Singultus, Übelkeit, Erbrechen, Appetitlosigkeit u. a.) und renale Osteopathie*
- z. T. auch Manifestation mit v. a.: 1. arterieller Hypertonie 2. kardiovaskulären Symptomen (z. B. Angina* pectoris, Linksherzinsuffizienz*, Herzinfarkt*).

Die Stadien der chronischen Niereninsuffizienz gehen fließend ineinander über und können je nach Art der Nierenerkrankung in Monaten oder Jahren durchlaufen werden mit terminalem Übergang zur Urämie*.

Therapie:
- Behandlung der Grunderkrankung und Risikofaktoren
- Vorsicht beim Gebrauch von Analgetika
- im Stadium der terminalen Niereninsuffizienz: Dialyse*.

Nierenkapsel-Tumor *m*: Kapsulom. Ein Nierenkapsel-Tumor findet sich als Zufallsbefund in 10 % aller Autopsien. Nierenkapseltumoren gehen von Nierenblasten der Nierenkapsel aus. Histologisch finden sich gutartige Befunde wie Leiomyome*, Fibrome* oder Lipome*. Eine spezifische Therapie ist nicht notwendig.

Nierenkarbunkel *m*: engl. *renal carbuncle*. Verschmelzung einzelner Eiteransammlungen in der Niere zu einem großen Nierentumor. Ursache dieser seltenen, aber lebensbedrohlichen Komplikation ist meist eine inadäquat behandelte Pyelonephritis*. Klinisch dominieren intermittierendes Fieber, Schüttelfrost und Flankenschmerzen. Der Infektionsherd muss sofort operativ eröffnet, ausgeräumt und anschließend drainiert werden; wenn nötig, wird nephrektomiert.

Nierenkelche *m pl*: engl. *renal calix*; syn. Calices renales. Trichterförmige Hohlräume zwischen Nierenpyramiden und Ureter am Nierenpol, die das Nierenbecken formen. Die kleinen Nierenkelche (Calices renalis minores) umschließen die Markpyramiden wie Eierbecher und fangen den aus den Nierenpapillen tropfenden Harn auf. Sie vereinigen sich typischerweise zu ca. 2 großen Nierenkelchen (Calices renalis majores).

Nierenkörperchen → Malpighi-Körperchen
Nierenkörperchen → Nephron
Nierenkolik *f*: engl. *renal colic*; syn. Colica renalis. Krampfartiger heftiger Schmerz in der Flanke, oft mit Ausstrahlung in Rücken, Unterbauch, Hoden* bzw. Schamlippen infolge akuter Harnabflussstörung, meist wegen Urolithiasis*, seltener Blutkoagel oder Papillennekrosen. Behandelt wird symptomatisch mit Spasmolytika*, Analgetika*, Wärme und Flüssigkeit. Zu 80 % geht das Konkrement* von selbst ab.
Klinik:
- starker, tief liegender, wellenförmiger Schmerz
- häufig kombiniert mit motorischer Unruhe und vegetativer Begleitsymptomatik wie: 1. Übelkeit 2. Erbrechen 3. Kaltschweißigkeit 4. arterieller Hypotonie* 5. paralytischem Ileus*.

Therapie: In Abhängigkeit von Schweregrad der Beschwerden und Ursache:
- Spasmolytika, z. B. N-Butylscopolamin i. v. oder Metamizol* i. v.
- Analgetika, z. B. Pethidin* (aber nicht bei noch ungesicherter Diagnose)
- bei Fieber oder Verdacht auf Harnwegsinfekt Antibiotikagabe
- viel Bewegung und viel Flüssigkeit (außer bei Gefahr des Harnverhalts) zur Förderung des Konkrementabgangs
- bei Risikopatienten mit einer septischen Nierenobstruktion, Patienten mit nur einer Niere, bei beidseitiger Obstruktion und therapieresistentem Schmerz ggf. Notfall-Operation.

Nierenmark *n*: engl. *renal medulla*; syn. Medulla renalis. Innerer Anteil des Nierenparenchyms zwischen Nierenrinde und Nierenbecken, aus ca. 12 kegelförmigen Markpyramiden bestehend. Schneidet man die Niere auf, sind die Markpyramiden anhand ihrer charakteristischen streifenförmigen Markstrahlen (Radii medullares) leicht erkennbar.

Nierenmarkfibrom *n*: engl. *renal medullary fibroma*. Harmlose Neubildungen im Nierenmark aufgrund fehlerhafter Differenzierung und Versprengung embryonaler Gewebes. Feingeweblich bestehen die erbsengroßen, weißen Herde aus Bindegewebe und Nierenkanälchen. Nierenfibrome sind sehr häufig, werden meist zufällig entdeckt und sind klinisch inapparent.

Nieren-Pankreas-Transplantation *f*: engl. *simultaneous pancreas-kidney transplantation (SPK)*; syn. Pankreas-Nieren-Transplantation. Kombinierte Transplantation von Niere und Pankreas bei Patienten mit Diabetes* mellitus Typ 1 mit krankheitsimmanenter Niereninsuffizienz*.
Nierenplasmafluss → Plasmafluss, renaler
Nierenretentionswerte → Nierenwerte
Nierenrindennekrose *f*: engl. *renal cortical necrosis*; syn. Juhel-Renoy-Syndrom. Seltenes Krankheitsbild mit ausgedehnter Nekrose im Bereich der Nierenrinde und nachfolgendem akutem Nierenversagen, häufig als Komplikation verschiedener Krankheiten. In über 50 % der Fälle entwickelt sich eine Nierenrindennekrose nach Schwangerschaftskomplikationen im dritten Trimenon, in etwa 10 % der Fälle bei Säuglingen und Kleinkindern.
Nierenschale *f*: 3–4 cm hohe, nierenförmige Schale zum Abwurf für gebrauchte Instrumente oder Verbandmaterial und zum Auffangen von Sekret und Erbrochenem. Nierenschalen gibt es sterilisierbar (aus Edelstahl oder Kunststoff) oder als Einwegartikel* (Pappe). Siehe Abb.

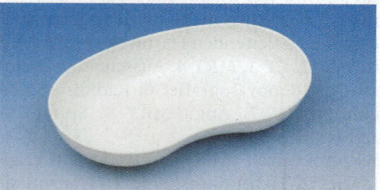

Nierenschale [158]

Nierenschrumpfung → Schrumpfniere
Nierenschwelle *f*: engl. *renal threshold*. Maximale Rückresorptionskapazität der Niere für eine Substanz. Die Nierenschwelle entspricht der Plasmakonzentration, bei der das tubuläre Transportmaximum überschritten und die Substanz im Endharn nachweisbar ist. Sie liegt z. B. für Glukose bei 10 mmol/l (180 mg/dl), für Bicarbonat bei 25 mmol/l.
Nierenstein → Urolithiasis
Nierensteinauflösung → Urolitholyse
Nieren-Subinfarkt *m*: Unvollständiger Verschluss einer Nierenarterie. In der Folge kommt es zur Minderdurchblutung des Nierenparenchyms mit Atrophie der Nierentubuli. Die Therapie erfolgt meist konservativ mittels Heparin, Blutdruckeinstellung und Analgesie.
Nierenszintigrafie *f*: engl. *renal scintigraphy*. Verfahren zur Visualisierung der Nierenfunktion durch Applikation radioaktiv markierter Substanzen. Beurteilt werden Lage der Niere, renale Perfusion, Parenchymfunktion (glomerulär oder tubulär, je nach Radiophamakon) und Abflussverhältnisse. Es werden 2 Methoden eingesetzt: die dynamische (funktionelle) Radioisotopennephrografie* und die statische Nierenszintigrafie. Siehe Abb.
Nierentransplantation *f*: engl. *kidney transplantation*. Allogene heterotope Transplantati-

Nierenzellkarzinom

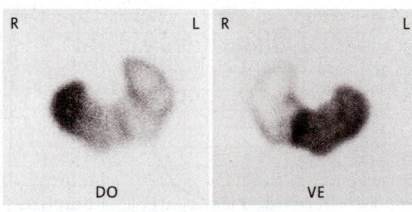

Nierenszintigrafie: Nierenszintigrafie mit ^{99m}Technetium-Dimercaptosuccinat (Abk. ^{99m}Tc-DMSA). [47]

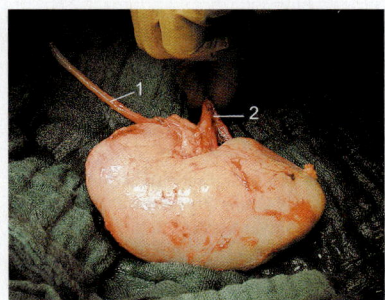

Nierentransplantation Abb. 1: Präparation des Spenderorgans vor Implantation; 1: Ureter; 2: Nierengefäße (Arterie, Vene). [131]

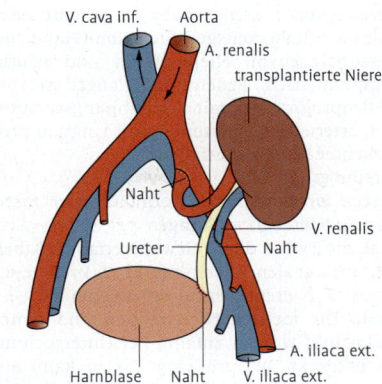

Nierentransplantation Abb. 2

on* einer Niere nach postmortaler Organspende* oder nach Lebendspende* bei Patienten mit terminaler Niereninsuffizienz*. Voraussetzung ist neben der AB0-Blutgruppenkompatibilität eine möglichst hohe Übereinstimmung in den Histokompatibilitätsantigenen des MHC-I- und MHC-II-Systems (siehe HLA*-System) zwischen Spender und Empfänger wegen besserer Langzeitergebnisse und Funktionsraten. Siehe Abb. 1.

Prinzip: Operatives Vorgehen:
- extraperitonealer Eingriff in der Iliakalregion
- Gefäßanastomosen der A. renalis und V. renalis (mit Aorten- und Cava-Patch bei hirntoten Spendern), End-zu-Seit-Anastomose in der Regel mit A. iliaca externa und V. iliaca externa, aber auch mit A. iliaca interna und V. iliaca interna (siehe Abb. 2) oder A. iliaca communis und V. iliaca communis
- Implantation des Ureters mit Antirefluxtechnik in die Harnblase.

Postoperatives Vorgehen:
- therapeutische Immunsuppression (gegen Abstoßungsreaktion*) durch: **1.** pharmakologische Hemmung der T-Lymphozyten-Aktivierung mit Calcineurin*-Inhibitoren, Everolimus*, Proliferationshemmern (Antimetabolite Mycophenolatmofetil, Azathioprin) und unspezifischen Entzündungshemmern (Glukokortikoide) **2.** postoperativ auch Einsatz von spezifischen Interleukin-2-Rezeptor-Antikörpern (Basiliximab, Daclizumab)
- Überwachung: **1.** Kontrolle der Nierenfunktion (Nierendiagnostik*) **2.** Spiegelbestimmung der Immunsuppressiva **3.** ggf. Transplantatbiopsie **4.** Ultraschalldiagnostik* **5.** farbcodierte* Duplexsonografie **6.** Nierenszintigrafie*.

Prognose: Fünf-Jahres-Funktionsraten derzeit ca. 75 % (nach Lebendspende: ca. 87 %, nach postmortaler Spende: ca. 71 %).

Nierentrauma n: engl. *renal trauma*. Nierenverletzung, meist nach stumpfem Abdominaltrauma* in der Lendenregion. Mögliche Komplikationen eines Nierentraumas sind u. a. Commotio* renis, peri- oder pararenales Hämatom*, Gefäßläsion mit massiver retroperitonealer Blutung, Ureterabriss, Nierenruptur, Harninfiltration* und Urosepsis*. Behandelt wird je nach klinischem Zustand des Patienten konservativ oder operativ.

Nierentuberkulose f: engl. *renal tuberculosis*. Manifestation der Tuberkulose in den Nieren durch hämatogene Streuung des Erregers Mycobacterium tuberculosis. Ausgangspunkt ist meist eine Lungentuberkulose (postprimär nach 5–30 Jahren). Die Nierentuberkulose wird eingeteilt in 3 Stadien: parenchymatöses Initialstadium, ulzerokavernöses Stadium und Spätstadium. Die langwierige Behandlung erfolgt mit Antituberkulotika, selten operativ.

Nierentumoren m pl: engl. *renal tumors*. Bezeichnung für maligne und benigne Neoplasmen in der Niere. Häufigster maligner Tumor im Erwachsenenalter ist das Nierenzellkarzinom*, im Kindesalter das Nephroblastom*. Leitsymptom maligner Tumoren ist die schmerzlose Hämaturie. Benigne Tumoren sind selten. Beispiele: Hamartome*, Fibrome, Adenome*, zystisches Nephrom und Reninom.

Nierenvenenthrombose f: engl. *renal vein thrombosis*. Thrombotischer Verschluss der V. renalis, meist als Komplikation eines nephrotischen Syndroms*. Die (seltene) akute Nierenvenenthrombose imponiert durch Flankenschmerz*, eine verschlechterte Nierenfunktion mit Oligurie und möglicherweise eine Hämaturie*. Die chronisch-graduelle Form ist häufig ein asymptomatischer Zufallsbefund. Behandelt wird durch Antikoagulation, in Ausnahmefällen durch Thrombektomie*.

Nierenverletzung → Nierentrauma

Nierenversagen n: engl. *kidney failure*; syn. renales Versagen. Verschlechterung oder Verlust der Nierenfunktion. Je nach zeitlichem Verlauf wird zwischen einem chronischen Nierenversagen und einem akuten* Nierenversagen unterschieden. Je nach Ursache wird zwischen prärenalem (Exsikkose, Volumenmangel), renalem (direkte Nierenschädigung) und postrenalem (Abflussstörung) Nierenversagen unterschieden.

Nierenversagen, prärenales akutes n: syn. prärenales ANV. Niereninsuffizienz mit rascher Verschlechterung der Nierenfunktion. Ursache ist eine Verminderung des zirkulierenden Blutvolumens (Blutung, Verbrennung, Schock). Man unterscheidet eine anurische und eine oligurische Form. Das prärenale Nierenversagen ist reversibel.

Nierenwerte f pl: Laborparameter zur Abschätzung der Nierenfunktion. Gängige Parameter sind neben Kreatinin*, Harnstoff*, Cystatin* C auch die venöse Blutgasanalyse (Nachweis einer Azidose*). Weitere Laborwerte, die häufig bestimmt werden, sind Natrium, Kalium, Bikarbonat und Phosphat.

Nierenzellkarzinom n: engl. *renal cell carcinoma*; syn. hypernephroides Karzinom. Maligner* epithelialer Nierentumor, ausgehend vom Nierentubulussystem oder den Sammelrohren. 90 % aller Nierentumoren sind Nierenzellkarzinome*. Betroffen sind typischerweise Männer vom 50.–69. Lebensjahr. Die Trias* aus Makrohämaturie, Flankenschmerz und tastbarem Nierentumor ist eher selten, häufiger ist die zufällige Entdeckung. Therapie und Prognose sind ausbreitungsabhängig.

Histologie: Nach der Zellmorphologie:
- klarzellige Karzinome (70–85 %): proximaler Tubulus
- papilläre Karzinome: proximaler Tubulus
- chromophobe Karzinome: kortikales Sammelrohr
- Bellini-Tumor: distales Sammelrohr.

Nierenzyste

Klinik: Das Nierenzellkarzinom wird bei mehr als 50 % der Patienten bei einer Routineuntersuchung diagnostiziert. Nur in 10 % der Fälle tritt die **klassische Trias** auf:
- schmerzlose Makrohämaturie (sichtbare Rotfärbung des Urins, vgl. Hämaturie*)
- Flankenschmerz und
- tastbarer Nierentumor.

Häufiger sind **allgemeine Symptome** wie
- Gewichtsabnahme
- Müdigkeit
- Anämie
- unklares Fieber
- paraneoplastische Syndrome*.

Paraneoplastische Syndrome treten bei bis zu 40 % der Patienten mit Nierenzellkarzinom auf und sind meistens Folge einer Hormonproduktion durch den Tumor.

Metastasierung: Das Nierenzellkarzinom metastasiert primär lymphogen in Lymphknoten. Häufig ist ein Tumoreinbruch in die V. renalis. Fernmetastasen finden sich v. a. in
- Lunge (60 %)
- Knochen (40 %)
- Leber (30 %)
- Gehirn (10 %).

Bei 25–30 % der Patienten werden bei Diagnosestellung Metastasen nachgewiesen.

Therapie: Die Therapie des Nierenzellkarzinoms richtet sich nach der Ausdehnung des Tumors:
- lokal begrenztes Stadium: **1.** radikale oder partielle Nephrektomie* (offen oder endoskopisch) **2.** Resektion* der Lymphknoten nur bei Patienten mit Verdacht auf Infiltration zur Sicherung des TNM-Stadiums
- lokal fortgeschrittenes Stadium: primäre (neoadjuvante) Therapie mit anschließender Operation (im Rahmen von Studien)
- metastasiertes Nierenzellkarzinom: fast immer palliativ*, je nach Prognose mit: **1.** Bevacizumab* **2.** Interferon*-alpha **3.** Tyrosinkinase*-Hemmer (z. B. Pazopanib, Sunitinib, Sorafenib, Axitinib, Cabozantinib, Lenvatinib) **4.** m-TOR-Inhibitoren (z. B. Temsirolimus, Everolimus*)
- Knochenmetastasen: **1.** Bestrahlung bei Schmerzen oder Frakturrisiko **2.** systemisch Bisphosphonate* **3.** Anti-RANKL-AK
- solitäre Leber- und Lungenmetastasen: **1.** chirurgische Resektion **2.** lokale ablative Verfahren.

Prognose:
- hängt ab vom Stadium bei Erstdiagnose und vom histologischen Subtyp
- relative 5-Jahres-Überlebensrate: **1.** bei nicht metastasiertem Nierenzellkarzinom 65–75 % **2.** bei metastasiertem Nierenzellkarzinom < 10 % (bei einer mittleren Überlebensdauer von 24–30 Monaten).

Nierenzyste *f*: engl. *renal cyst*. Solitäre oder multiple flüssigkeitsgefüllte Hohlräume im Nierenparenchym. Nierenzysten sind häufig asymptomatisch. Bedeutung erlangen sie bei Größenprogredienz mit Verdrängungssymptomen, arterieller Hypertonie* und langsam progredienter Niereninsuffizienz*.

Einteilung:
- echte Zyste: z. B. bei Dermoid* oder zystischen Nierenerkrankungen
- falsche Zyste*: durch Gewebezerfall, z. B. bei: **1.** intrarenalem Niereninfarkt* **2.** Pyelonephritis* **3.** Nierentuberkulose* **4.** Syphilis*.

Klinik: Die meisten Nierenzysten sind symptomlos und werden zufällig bei Untersuchungen entdeckt. Bei größeren Zysten kann ein Druckschmerz/Flankenschmerz auftreten, bei Verlegung des Nierenbeckens oder des Ureterabgangs ein Harnstau. Bei Kompression benachbarter Nephrone führt der zunehmende Gewebeuntergang zu Hypertonie und langsam progredienter Niereninsuffizienz.

Therapie:
- bei kleinen Zysten nicht notwendig
- bei größeren Zysten können eingesetzt werden: **1.** Punktion **2.** Veröden **3.** Resektion.

Niere, stumme *f*: engl. *non-visualisation of the kidney*. Bezeichnung für eine funktionslose Niere in der Ausscheidungsurografie. Zur weiteren Diagnostik dienen Nierenszintigrafie*, Radioisotopennephrografie*, Sonografie und MRT bzw. CT. Siehe Abb. 1 und Abb. 2.

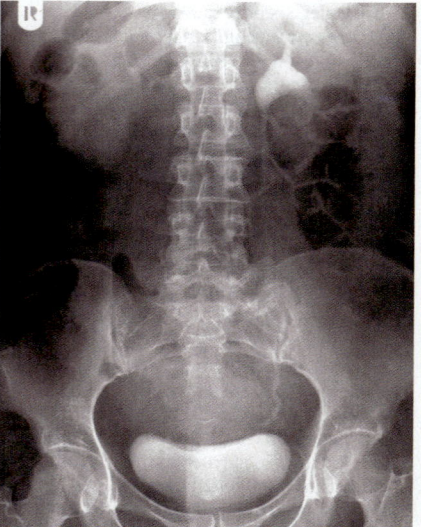

Niere, stumme Abb. 1: Rechte Niere ohne Kontrastmittelaufnahme (Ausscheidungsurografie). [62]

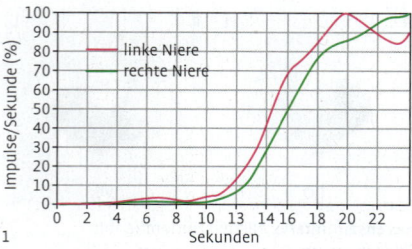

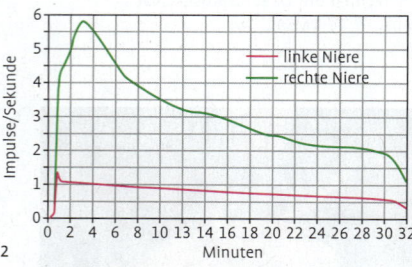

Niere, stumme Abb. 2: Grafische Darstellung der renalen Durchblutung (Perfusionsphase); 1: Blutfluss (normierter Bereich); 2: Niere; Radioisotopennephrografie.

Ursachen:
- lange bestehende Harnabflussbehinderungen*
- Traumata
- entzündlich oder vaskulär bedingte Schrumpfnieren*
- arterielle Nierenembolie
- Tumoren.

Niesen: engl. *sneezing*. Heftiges, explosionsartiges Ausstoßen der Atemluft durch die Nase. Niesen ist ein Schutzreflex bei chemischer, thermischer oder mechanischer Reizung (sog. Niesreiz) der Nasenschleimhaut.

Nieskrampf → Ptarmus

Nifedipin *n*: Kalzium*-Antagonist aus der Gruppe der Dihydropyridine*, der als Koronartherapeutikum bei Angina* pectoris und Hypertonie eingesetzt wird. Häufige Nebenwirkungen sind Kopfschmerzen, Benommenheit, Schwindel und periphere Ödeme*. Nifedipin wird auch in Fixkombination mit Atenolol* oder Metoprolol* verabreicht.

Indikationen:
- intravenöse Anwendung: **1.** Koronarspasmus* **2.** hypertensive Krise*
- orale Anwendung: **1.** chronisch stabile Angina pectoris **2.** Koronarspasmus **3.** essenzielle Hypertonie.

Nifurtimox *n*: Antiprotozoenmittel* (Nitrofuranderivat) zur Behandlung der Chagas*-Krankheit (amerikanische Trypanosomiasis) sowie in Kombination mit Eflornithin zur Behandlung einer fortgeschrittenen Trypanosoma-brucei-gambiense-Infektion. Nifurtimox ist in Deutschland nicht im Handel, kann jedoch über internationale Apotheken bezogen werden.

niger: Schwarz, z. B. Lingua villosa nigra (schwarze Haarzunge).

Nihilismus *m*: engl. *nihilism*. Ausgeprägtes Gefühl von Sinn- und Hoffnungslosigkeit mit extrem negativer Sicht der Welt und der eigenen Person, das sich bis zum nihilistischen Wahn* steigern kann (Cotard*-Syndrom).

Vorkommen:
– schwere Depression*
– Demenz*
– Schizophrenie*.

nihilistischer Wahn → Nihilismus

Nikotin: engl. *nicotine*. Auf das vegetative Nervensystem* sowohl stimulierend als auch hemmend wirkendes Alkaloid* der Tabakpflanze. Nikotin steigert kurzfristig Aufmerksamkeit und Gedächtnisleistung. Gemeinsam mit anderen im Tabakrauch enthaltenen Substanzen hat Nikotin ein sehr hohes Abhängigkeitspotenzial. In Kaugummi, Pflastern oder E*-Zigarette wird es zur Raucherentwöhnung* genutzt.

Wirkung: Über die Aktivierung nikotinerger Acetylcholinrezeptoren wirkt Nikotin in parasympathischen und sympathischen Nervenzellen des vegetativen Nervensystems und im Nebennierenmark*. In niedrigen Dosen ist Nikotin ein Stimulans, in mittleren entspannt es und in hohen Dosen wirkt es toxisch. Nikotin hat physiologisch u. a. folgende Wirkungen:
– Ausschüttung von Dopamin, Adrenalin und Serotonin
– Vasokonstriktion, Herzfrequenzerhöhung, Blutdrucksteigerung
– Schwitzen
– Erhöhung der Atemfrequenz
– Steigerung von psychomotorischer Leistungsfähigkeit, Aufmerksamkeit und Gedächtnisleistung
– Appetitminderung
– Anregung der Darmtätigkeit
– Verminderung von Harnproduktion und Harndrang.

Langfristige zentrale Wirkungen:
– **Gewöhnung** vor allem durch Stimulation des zentralnervösen mesolimbischen Dopaminsystems über Aktivierung nikotinerger Acetylcholin-Rezeptoren vom $\alpha_4\beta_2$-Subtyp. Raucher sind 2- bis 3-mal weniger empfindlich auf Nikotin als Nichtraucher
– **Abhängigkeitsentwicklung** über die Ausschüttung von Dopamin* mit Entzugserscheinungen bei Nikotinkarenz. Das Abhängigkeitspotenzial von Tabakrauch liegt etwa zwischen Alkohol und Kokain*.

Klinische Bedeutung:
– Nikotinkonsum während der Schwangerschaft führt dosisabhängig durch eine verringerte Durchblutung der Plazenta zu **Wachstumsretardierung** beim Kind und resultierend zu einem verminderten Geburtsgewicht.
– Nikotin beschleunigt über verschiedene Mechanismen den zentralen Prozess der Gefäßalterung, die **Atherosklerose***. Nikotin bzw. Zigarettenrauchen gilt als einer der vermeidbaren kardiovaskulären Risikofaktoren.

Nikotin und Krebs: Nikotin selbst ist von der WHO nicht als kanzerogen eingestuft. Krebserregend am Zigarettenrauch sind etwa 90 der über 4800 verschiedenen anderen Substanzen im Tabakrauch, vor allem polyzyklische aromatische Kohlenwasserstoffe* sowie aromatische Amine und N-Nitrosamine. Neueren Foschungen zufolge soll Nikotin aber **krebsbegünstigend** sein, indem es die Bildung neuer Blutgefäße fördert, wodurch Tumoren besser mit Nährstoffen versorgt werden. Außerdem blockiert es über die Proteinkinasen B den Abbau von Zellen und damit auch den Abbau schnell wachsender Krebszellen.

Nikotinvergiftung: Siehe Nikotinintoxikation*.

Nikotindosen: Eine Zigarette enthält etwa 12 mg Nikotin, davon werden ca. 1–2 mg mit dem Rauchen aufgenommen. Starke Raucher oder Tabakschnupfer nehmen so täglich etwa 40–60 mg Nikotin zu sich. Ein Nikotinpflaster gibt 16 oder 24 Stunden ca. 1 mg Nikotin/h ab.

Anwendung in der Raucherentwöhnung: Nikotin findet in der sog. Nikotinersatztherapie Anwendung bei der Raucherentwöhnung, um Entzugssymptome zu lindern. Dabei wird es sowohl als Spray, als Pflaster, als Lutschtablette und als Kaugummi eingesetzt und die Dosis des aufgenommenen Nikotins sukzessive reduziert. Auch nikotinhaltige E-Zigaretten können bei der Raucherentwöhnung hilfreich sein.

Pflanzenschutz: Nikotin ist ein starkes Insektizid und wurde früher im Pflanzenschutz als Pestizid eingesetzt. Wegen seiner Toxizität ist es seit den 1970er Jahren verboten. Neuere, synthetisch hergestellte sog. Neonicotinoide werden weltweit eingesetzt, stehen aber inzwischen ebenfalls in der Kritik. Sie sollen eine wesentliche Ursache des starken Rückgangs der Bienenpopulationen in den Industrieländern sein.

nikotinerge Rezeptoren → Nikotin-Rezeptoren

Nikotinintoxikation *f*: engl. *nicotine poisoning*; syn. Nikotinvergiftung. Intoxikation durch Nikotin*. Eine akute Nikotinintoxikation kommt vor bei oraler Aufnahme (z. B. Verzehr von Zigarettenkippen durch Kinder), eine chronische Nikotinintoxikation durch Rauchen ist ein Risikofaktor für Herz-Kreislauf-Erkrankungen.

Formen:
– akute Nikotinintoxikation: **1.** nach oraler Aufnahme von 30–40 mg Nikotin **2.** Letaldosis ca. 1 mg/kg KG **3.** Klinik: Kreislaufkollaps, Erbrechen, Diarrhö, Krämpfe, Atemlähmung, Bewusstlosigkeit
– chronische Nikotinintoxikation: **1.** durch chronischen Nikotinkonsum (Raucher einschließlich passive Rauchinhalation) **2.** Klinik: koronare Herzkrankheit (KHK), arterielle Verschlusskrankheit (sog. Raucherbein, Claudicatio intermittens u. a.) infolge Arteriosklerose, gastrointestinale Störung.

Nikotin-Rezeptoren *m pl*: syn. n-Cholinozeptoren. Zu den Acetylcholin-Rezeptoren* gehörende Ionenkanäle. Sie sind für Kationen permeabel, ihre Öffnung wird durch Acetylcholin* vermittelt. Ein selektiver Agonist ist Nikotin*, in hoher Konzentration wird der Rezeptor gehemmt. Die Struktur der Nikotin-Rezeptoren ist pentamerisch aus verschiedenen Untereinheiten aufgebaut.

Nilbeule → Leishmaniasen

Ninhydrintest *m*: engl. *ninhydrin test*; syn. Moberg-Test. Verfahren zum Nachweis peripherer Nervenläsionen. Die Schweißsekretion wird durch sympathische Fasern reguliert. Menschlicher Schweiß enthält Peptide und Aminosäuren. Durch deren Reaktion mit Ninhydrin im Heißluftschrank entsteht eine blauviolette Färbung. Der Ninhydrintest dient zur Differenzialdiagnostik neurologischer Läsionen.

N. intermediofacialis → Nervus facialis

N. intermedius → Nervus facialis

NIS: Abk. für = Natrium-Jodid-Symporter

Nischensymptom → Haudek-Nische

Nischenzellen *f pl*: engl. *type II alveolar cells*; syn. Alveolarepithelzellen Typ II. Organellenreiche, kubische Zellen* im Alveolarepithel der Lunge*. Sie befinden sich in Nischen, produzieren Surfactant* und geben dieses durch Exozytose* frei. Die Typ-II-Pneumozyten sind außerdem vermutlich Ersatz für Typ-I-Pneumozyten.

Aufbau:
– Lamellenkörper: Zellorganellen mit lamellarer Struktur und gespeichertem Surfactant*
– Mikrovilli* an der Zelloberfläche
– Zelle ist bedeckt von einem Flüssigkeitsfilm und einer Schicht aus Phospholipiden*.

Nissen *f pl*: engl. *nits*. Läuseeier (mit Chitinghäuse), siehe auch Läuse*.

Nissl-Schollen *f pl*: engl. *Nissl bodies*; syn. Nissl-Körperchen. Charakteristische, basophile Schollen im Zellsoma (Perikaryon) von Nervenzellen*. Nissl-Schollen weisen einen hohen Gehalt an RNA* auf und entsprechen ultrastrukturell dem rauen endoplasmatischen Retikulum*. Siehe Abb.

Nitabuch-Fibrinstreifen *m*: engl. *Nitabuch's layer*. Fibrin(oid)streifen mit Sekret- und Degenerationsstoffen in der Decidua basalis (Basalplatte) der Plazenta* gegen Ende der Schwangerschaft. Er schützt das Myometrium* vor der

Nitrate, organische

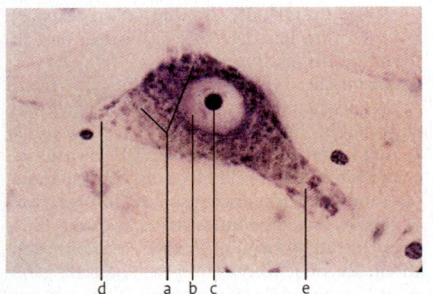

Nissl-Schollen: Histologischer Schnitt durch das motorische Vorderhorn des Rückenmarks (Nissl-Methylenblau-Färbung); a: Nissl-Schollen im Corpus neuroni einer multipolaren Nervenzelle; b: Kern der Nervenzelle; c: Nucleolus; d: Ursprungskegel des Neuriten; e: Dendrit.

Infiltration durch embryonale Zotten der Plazenta.

Nitrate, organische *n pl*: engl. *organic nitrates*. Ester der Salpetersäure zur p. o. oder parenteralen Anwendung als Koronartherapeutika in der Therapie einer akuten Angina* pectoris. Organische Nitrate führen zu einer Relaxation glatter Muskulatur und somit zu einer Vasodilatation.
Wirkung: Durch Freisetzung von Stickstoffmonoxid (NO), das bestimmte Guanylylcyclasen der Zellen stimuliert, kommt es zum Anstieg der intrazellulären cGMP-Konzentration und dadurch zu einem gefäßerweiternden Effekt, besonders der großen postkapillären Kapazitätsgefäße. Zudem bewirken organische Nitrate eine generalisierte Blutdrucksenkung, eine Abnahme der Vorlast* und Nachlast* (Afterload-Reduktion) des Herzens und somit zu einem verminderten Sauerstoffbedarf des Herzens. Man unterscheidet zwischen kurz- bzw. schnellwirksamen Vertretern mit schneller NO-Freisetzung und Wirkstoffen zur Dauertherapie mit langsamer NO-Freisetzung. Abhängig von dem angewendeten Nitrat und dessen Dosierungshöhe kommt es meist innerhalb von 24 Stunden zur Abschwächung der hämodynamischen Wirkung (Nitrattoleranz).
Vertreter:
- Nitroglycerol*
- Isosorbiddinitrat
- Isosorbidmononitrat
- Pentaerythrityltetranitrat
- Nitroprussidnatrium.

Indikationen:
- Anfallkupierung (schnell resorbierbare, kurzwirkende organische Nitrate)
- Prophylaxe (auch transdermale Applikation durch Pflaster) der Angina* pectoris (bzw. des akuten* Koronarsyndroms)
- ggf. bei Herzinsuffizienz* (Lungenstauung).

Nebenwirkungen:
- Kopfschmerz
- Flush
- Erhöhung des intraokulären Drucks
- Erbrechen
- orthostatische Regulationsstörung
- Blutdruckabfall
- reaktive Tachykardie
- cave: Toleranzentwicklung bei Dauerbehandlung (v. a. bei kontinuierlicher Anwendung, daher intermittierende Anwendung empfohlen).

Nitrazepam *n*: Kurz- bis mittellangwirksames Benzodiazepin* zur Anwendung als Schlafmittel* und Antiepileptikum. Nitrazepam steigert die Hemmwirkung von GABA und unterliegt dem Betäubungsmittelgesetz*. Es wird eingesetzt zur symptomatischen Therapie von Durchschlafstörungen* und beim West-Syndrom. Bei Myasthenia* gravis pseudoparalytica darf es nicht angewendet werden.

Nitrite *n pl*: engl. *nitrites*. Ester der Salpetrigen Säure, z. B. Amylnitrit, Natriumnitrit (NaNO$_2$) oder Isoamylnitrit. Nitrit wird alimentär aufgenommen, v. a. aus gepökelten tierischen Lebensmitteln, bzw. entsteht aus Nitrat (wird in Mundhöhle, Magen und Dünndarm bakteriell zu Nitriten reduziert).
Klinische Bedeutung:
- Nitratintoxikation
- endogene Synthese von kanzerogenen N-Nitrosoverbindungen
- Griess*-Ilosvay-Probe.

Nitritnachweis → Griess-Probe

Nitrofurantoin *n*: Antibiotikum zur peroralen Anwendung bei Harnwegsinfektionen. Die Prodrug wird in den Harnwegen zu ihrem aktiven Metaboliten umgewandelt und wirkt bakterizid auf die häufigsten Erreger von Harnwegsinfektionen, u. a. Escherichia coli, Enterokokken und Staphylokokken. Bei längerer oder hochdosierter Anwendung drohen schwere Nebenwirkungen wie Leberschäden, Lungenfibrose oder Neuropathien.

Nitroglycerol *n*: Organisches Nitrat, das bei Angina* pectoris und dem akuten* Koronarsyndrom eingesetzt wird. Es erweitert, sublingual als Spray oder Kapsel angewendet, innerhalb von 1–2 min die Koronararterien. Nitroglycerol darf nicht beim kardiogenen Schock* oder zusammen mit Phosphodiesterase-Hemmern (z. B. Sildenafil*) angewendet werden. Acetylsalicylsäure* verstärkt die Wirkung.

Nitroimidazole *n pl*: Gruppe heterozyklischer Verbindungen mit hoher Wirksamkeit gegen anaerobe Bakterien und einige Protozoen*. Nitroimidazole werden daher als Antibiotika* und Antiprotozoenmittel* eingesetzt. Wirkstoffbeispiele sind Metronidazol* und Ornidazol. Aufgrund potenzieller Karzinogenität sollte die Indikationsstellung sehr streng erfolgen und die Behandlungsdauer auf 10 d beschränkt werden.

Nitroprussid *n*: Starker Vasodilatator*, der intravenös als kurzwirksames Antihypertensivum insbesondere bei hypertensiven Krisen* eingesetzt wird. Nitroprussid wird rasch zu Cyanid abgebaut, sodass es dosisabhängig Symptome einer Blausäureintoxikation hervorrufen kann und nicht zur Dauertherapie geeignet ist. Häufige Nebenwirkungen einer Hypertoniebehandlung sind Schwächegefühl, Schwindel*, Übelkeit, Erbrechen und Tachykardie*.
Indikationen:
- hypertone Krisen
- kontrollierte Hypotension bei Operationen.

Nitrosamine *f pl*: engl. *nitrosamines*. In Nahrungsmitteln (z. B. Käse, Wurst, Bier), Tabak, Kosmetika, Bedarfsgegenständen (exogene Belastung) vorkommende chemische Verbindungen, von denen einige krebserzeugend wirken. Im menschlichen Organismus ist eine endogene Nitrosaminbildung möglich. Bei Säuglingen ist die Gefahr der Methämoglobinämie zu beachten.
Hintergrund: Im sauren Milieu des Magens* können aus Nitrat über Nitrit* mit sekundären Aminen Nitrosamine bilden. Sekundäre Amine sind stickstoffhaltige chemische Verbindungen, welche in vielen Lebensmitteln vorkommen und auch bei der Verdauung* entstehen. Der Rückgang der Häufigkeit von Magenkrebserkrankungen in Deutschland in den letzten 30 Jahren wird unter anderem auch auf die reduzierte Aufnahme von Nitrosaminen (vor allem über gepökeltes Fleisch) zurückgeführt. Ein Zusammenhang zwischen der Nitratbelastung des Trinkwassers und der Häufigkeit von Magenkrebs ist nicht wissenschaftlich belegt. Nitrate sind Ausgangspunkt der Nitrosamine. Die wichtigste prophylaktische Maßnahme zur Verringerung des Nitrateintrages in die Umwelt ist die Einschränkung der Verwendung von Mineraldünger und Gülle. Der Gesetzgeber hat Grenzwerte* für den Nitratgehalt in Lebensmitteln festgelegt. Diese Grenzwerte betreffen vor allem die am stärksten nitratbelasteten Gemüsearten (z. B. Kopfsalat und Spinat) sowie Trinkwasser und Säuglingsnahrung. Durch Blanchieren und Garen von Blattgemüse lassen sich Nitratreduzierungen von 40–80 % erreichen. Auch das Entfernen von Stil, Stängeln, großen Blattrippen und der äußeren Hüllblätter bewirkt eine Nitratminderung.

Nitroverdünnung *f*: engl. *cellulose thinner*. Lösemittel für Nitrozelluloselacke, bestehend aus Gemischen von Aceton*, Methanol, Estern, Alkoholen*, Benzol und Glykolderivaten. Nitroverdünnung enthält keine Nitroverbindungen. Die Gesundheitsgefährdung ist je nach Zusammensetzung unterschiedlich.

Nivalenon → Mykotoxine

Niveaudiagnose → Querschnittdiagnose

Nivolumab *n*: Monoklonaler Antikörper* aus der Gruppe der PD-1-Hemmer (PD-1: Abk. für programmed cell death protein 1) zur i. v. Behandlung verschiedener Tumorerkrankungen. Nivolumab wird infundiert und wirkt stimulierend auf die T-Zell-Aktivierung.

Indikationen:
- nicht resezierbares malignes Melanom*
- Zweitlinientherapie des fortgeschrittenen Nierenzellkarzinoms*
- Nicht-kleinzelliges Lungenkarzinom*
- Hodgkin*-Lymphom
- Urothelkarzinom*
- Plattenepithelkarzinom* des Kopfes und Halses.

NK-Zellen: Abk. für natürliche Killerzellen → Killerzellen, natürliche

NLG: Abk. für → Nervenleitgeschwindigkeit

Nll.: Abk. für Nodi lymphoidei → Lymphknoten

NLPHL: Abk. für noduläres lymphozytenprädominantes Hodgkin-Lymphom → Hodgkin-Lymphom

NMDA-Rezeptor-Antagonisten *m pl*: engl. *NMDA receptor antagonists*; syn. **N-Methyl-D-Aspartat-Rezeptor-Antagonisten**. Wirkstoffe, die antagonistisch an NMDA*-Rezeptoren im Gehirn binden und u. a. eine Übererregung der Nervenzellen durch Glutamat verhindern. Sie werden u. a. eingesetzt bei Parkinson*-Syndrom, Reizhusten oder als Antidementiva*, Analgetika* und Anästhetika*. NMDA-Rezeptor-Antagonisten werden außerdem missbräuchlich als Drogen (Halluzinogene*) konsumiert.

Wirkung: Durch Blockade der NMDA-Rezeptoren verhindern NMDA-Rezeptor-Antagonisten eine Übererregung der Nervenzellen durch Glutamat, wie es u. a. bei der Alzheimer*-Krankheit der Fall ist. Außerdem wird vermutet, dass NMDA-Rezeptor-Antagonisten auch Dopamin-Rezeptoren stimulieren und dadurch für ein Gleichgewicht zwischen Glutamat und Dopamin* im Gehirn sorgen. In Influenza-Viren verändern NMDA-Rezeptor-Antagonisten das Erbgut, wodurch sie das Uncoating der Viren und somit die Virusvermehrung blockieren.

Vertreter:
- Amantadin*
- Ketamin*
- Memantin*
- Methadon*
- Dextrometorphan
- Tramadol*.

NMDA-Rezeptoren *m pl*: syn. **N-Methyl-D-Aspartat-Rezeptoren**. Ionotrope Membranrezeptoren (Rezeptoren*), die hauptsächlich durch Glutamat* aktiviert werden und den Ionenfluss des zugehörigen Ionenkanals* steuern. NMDA steht hierbei für **N-Methyl-D-A**spartat, welches im Organismus nicht vorkommt, aber in wissenschaftlichen Experimenten zur Öffnung des Ionenkanals führt. NMDA-Rezeptoren kommen hauptsächlich im ZNS vor, insbesondere im Hippocampus*.

Physiologie:
- Aktivierung durch Glutamat und Glycin*
- Blockade durch Magnesium*-Ionen und verschiedene Drogen* wie Ketamin* und Phencyclidin
- Lokalisation in der postsynaptischen Membran (siehe Synapse*)
- Steuerung des Ionenflusses für Kationen* (v. a. Kalzium*-Ionen) an der nachgeschalteten Nervenzelle der Synapse: 1. bei ausreichender Vordepolarisation (Depolarisation*) der postsynaptischen Membran erhöhen NMDA-Rezeptoren den Kationen-Einstrom und somit den synaptischen Stromfluss 2. der Stromfluss erhöht sich, wenn die Synapse zwischen 2 Nervenzellen besonders häufig benutzt wird (Bahnung*)
- die Leitfähigkeits- und Stromfluss-Steigerung durch NMDA-Rezeptoren ist wahrscheinlich beteiligt an der Neuroplastizität und somit an Lern- und Gedächtnisprozessen.

Klinische Bedeutung:
- Einsatz von NMDA*-Rezeptor-Antagonisten: 1. zur Analgesie* und Anästhesie* (Ketamin*, Tramadol*) 2. bei Reizhusten (Dextrometorphan) 3. bei Parkinson*-Syndrom (Amantadin*) und Demenz* (Memantin*) 4. zur Rückfallprophylaxe bei Alkoholabhängigkeit* (Acamprosat*)
- fehlerhafte Aktivität der NMDA-Rezeptoren als Erklärungsmodell für Schizophrenie* (siehe Glutamat-Hypothese).

NMR: Abk. für engl. nuclear magnetic resonance → Magnetresonanztomografie

Nn.: Abk. für → Nervi

NNH → Nasennebenhöhlen

NNR: Abk. für Nebennierenrinde → Nebenniere

NNRTI: Abk. für engl. Nichtnukleosidische Reverse-Transkriptase-Inhibitoren → Reverse-Transkriptase-Inhibitoren, nichtnukleosidische

NNT: Abk. für → Number Needed to Treat

NO: Abk. für → Stickstoffmonoxid

NOAK: Abk. für neue orale Antikoagulanzien → Direkte orale Antikoagulanzien

Noble-Zeichen *n*: engl. *Noble's sign*. Klinisches, unsicheres Schwangerschaftszeichen*. Ab der 13. Schwangerschaftswoche ist das seitliche Scheidengewölbe durch den wachsenden Uterus deutlich verkleinert oder sogar komplett ausgefüllt. Das Noble-Zeichen kann auch bei anderen raumfordernden Prozessen im kleinen Becken auftreten, z. B. bei Uterustumoren oder Ovarialtumoren.

Nocardia *f*: Ubiquitär im Erdboden und in Feuchtbiotopen vorkommende Gattung grampositiver, partiell säurefester, unbekapselter, schlanker, teils verzweigter Stäbchenbakterien der Ordnung Actinomycetales (Familie Nocardiaceae). Medizinisch relevante Spezies sind Nocardia asteroides, Nocardia brasiliensis, Nocardia farcinia, Nocardia nova und Nocardia otitidiscaviarum, die alle opportunistische Erreger* der Nokardiosen sind.

Erreger: Übertragung:
- humane Infektionen sind immer exogenen Ursprungs, da es keine Besiedelung des Menschen mit Nocardien gibt
- Eintrittspforte ist die Haut oder die Lunge.

Medizinische Relevanz: Nocardien führen zu einer granulomatös-entzündlichen Reaktion mit zentraler Nekrose. Die Nocardiose tritt v. a. (aber nicht nur) bei immungeschwächten Patienten auf und äußert sich vornehmlich in folgenden unterschiedlichen Krankheitserscheinungen:
- **pulmonale Nokardiose:** Lungenabzesse, Pneumonien*
- **Oberflächennokardiose:** Hautabszesse mit Lymphknotenbeteiligung; tritt auch bei Immungesunden, z. B. nach Verletzungen auf
- **systemische Nokardiose:** Abszessbildung in verschiedenen inneren Organen, Sepsis*, ZNS-Beteiligung.

Nocebo-Effekt *m*: engl. *nocebo effect*. Wahrnehmung oder Erwartung eines gesundheitsschädlichen Effektes, basierend auf der unkritischen Übernahme von Vorurteilen ohne tatsächlichen Kausalzusammenhang. Forschungsaktivitäten konzentrieren sich auf neurophysiologische und hormonale Aspekte bei der Entstehung des Nocebo-Effekts.

Nociceptin-Rezeptor *m*: syn. NOP-Rezeptor; Abk. NOR. Membranständiger G-Protein-gekoppelter Transmembranrezeptor, der nach Bindung des endogenen Liganden Nociceptin die Aktivität von Adenylatcyclasen und Kalzium-Kanälen inhibiert. NOR moduliert die Wahrnehmung von Schmerz.

Nockenwellenimpingement → Cam-Impingement

nocturnus: engl. *nocturnal*. Nächtlich, in der Nacht.

Nodi lymphoidei axillares → Achsellymphknoten

Nodi lymphoidei humerales → Achsellymphknoten

Nodi lymphoidei pectorales → Achsellymphknoten

Nodi lymphoidei subscapulares → Achsellymphknoten

nodosus: engl. *nodose*. Knotig, z. B. Erythema* nodosum.

noduläre Sklerose → Hodgkin-Lymphom

noduläres Melanom → Melanom, malignes

noduläres Paragranulom → Hodgkin-Lymphom

Nodulus *m*: syn. Knötchen. Verkleinerungsform zu Nodus*: kleiner Knoten, Knötchen. Ein Nodulus bezeichnet eine tastbare, harte oder pralle Konsistenzvermehrung innerhalb der Dermis. Er ist kleiner als ein Nodus und damit durchschnittlich ca. 0,1–0,4 cm groß. Darüber hinaus ist der Begriff Nodulus Bestandteil der Nomenklatur (pathologisch-)anatomischer Strukturen.

Nodus *m*: engl. *node*; syn. Knoten. Zu den primären Effloreszenzen* zählende solitär oder multipel auftretende Hauterhabenheit von über 0,5 cm. Knoten treten in jeder Hautschicht oder auch subkutan auf und entstehen meist durch Hyperplasien*, Entzündungen, Neoplasien* oder Fremdstoffablagerungen. Differenzialdiagnostische Hinweise liefern beispielsweise Lokalisation, Farbe, Konsistenz und Verschieblichkeit des Knotens.

Nodus rheumaticus *m*: engl. *rheumatoid nodule*; syn. Rheumaknoten. Knotiger, schmerzloser Entzündungsherd bei rheumatoider Arthritis* (RA) mit schwerem Verlauf (ca. 20 % aller RA-Patienten). Die harten, erhabenen Knoten befinden sich unter der Haut oder in den Weichteilen Symptomatische Rheumaknoten werden mit intranodaler Injektion von Glukokortikoiden* behandelt oder operativ entfernt.

Nötigung, sexuelle *f*: engl. *sexual harassment*. Erzwingen sexueller Handlungen mit Gewalt oder durch Androhung von Gefahr für Leib und Leben. Sexuelle Nötigung nach § 177 Abs. 5 StGB ist auch das Erzwingen sexueller Handlungen in einer Situation, in der das Opfer dem Täter schutzlos ausgeliefert ist.

Hintergrund: Die sexuelle Nötigung ist seit Reform des Sexualstrafrechts 2016 die schwere Form des sexuellen Übergriffs oder der sexuellen Ausnutzung sonstiger Umstände. Das heißt, der Tatbestand sexueller Nötigung liegt vor, wenn ein Täter sexuelle Handlungen an einer anderen Person vornimmt oder von ihr vornehmen lässt oder diese Person zur Vornahme oder Duldung sexueller Handlungen an oder von einem Dritten vornimmt und dies erschwerend unter einer der 3 folgenden Voraussetzungen geschieht:

– **Gewaltanwendung:** Der Täter erzwingt den Sexualkontakt, wobei die Auslegung der Gewalt sehr weit ist und schon ein Niederdrücken des Opfers mit dem Körpergewicht des Täters oder ein Zuhalten des Mundes dazugehören. Als Gewalt gilt auch das Brechen des Willens.

– **Drohung mit gegenwärtiger Gefahr für Leib und Leben,** z. B. mit dem Tod. Dabei reicht es aus, wenn das Opfer die Drohung ernst nimmt.

– **Ausnutzung einer Lage, in der das Opfer schutzlos ist,** z. B. in einem Raum eingeschlossen wurde.

Medizinischer Aspekt: Die medizinische Diagnostik und Dokumentation sowie die psychologische Betreuung des Opfers werden je nach Art des Vorfalls durchgeführt wie bei einer Vergewaltigung*.

Strafe: Im Fall einer Verurteilung wegen sexueller Nötigung droht eine Freiheitsstrafe zwischen 1 und 15 Jahren. Eine Geldstrafe ist bei sexueller Nötigung somit nicht möglich.

Abgrenzung zu sexuellem Übergriff: Der sexuelle Übergriff unterscheidet sich von der sexuellen Nötigung dadurch, dass die sexuelle Handlung gegen den Willen des Opfers, jedoch **ohne Nötigungshandlung** vorgenommen wurde. D. h., der Täter hat keine Gewalt angewendet, nicht mit der Gefahr für Leib und Leben gedroht und das Opfer nicht in einer schutzlosen Lage ausgenutzt.

Abgrenzung zu Vergewaltigung: Die Abgrenzung zur Vergewaltigung* ist die bei der sexuellen Nötigung nicht stattfindende Penetration. Sobald eine Penetration entgegen den Willen des Opfers vorgenommen wird, also mit einem Gegenstand oder einem Körperteil in den Körper eingedrungen wird, liegt eine Vergewaltigung vor. Dabei ist es unerheblich, ob in den Körper des Opfers oder des Täters eingedrungen wird.

Noktambulismus → Schlafwandeln

Nomenklatur *f*: engl. *nomenclature*. Systematische Namensgebung, wissenschaftliches Bezeichnungssystem, in der Medizin z. B. die anatomischen Nomenklaturen Baseler Nomina Anatomica (BNA, 1895), Jenaer Nomina Anatomica (JNA, 1935), Pariser Nomina Anatomica (PNA, 1955), Tokioer Nomina Anatomica (TNA, 1975), Terminologia* Anatomica (TA, 1998).

NOMI: Abk. für nichtokklusive mesenteriale Ischämie → Mesenterialgefäßverschluss

nomotop: engl. *nomotopic*. Autonome und physiologische Erregung der Herztätigkeit durch einen Sinusrhythmus* mit regelrechter Weiterleitung über das Erregungsleitungssystem.

Nonallergic Rhinitis with Eosinophilia Syndrome: Abk. NARES. Ganzjährige nichtallergische eosinophile Rhinitis* mit Nasenatmungsbehinderung, Niesattacken und Rhinorrhö.

Non-Compliance *f*: syn. Nicht-Kompliance. Im Gegensatz zur Compliance* [Psychologie] das Nichtbefolgen medizinischer Empfehlungen oder die mangelhafte Durchführung einer empfohlenen Therapie. Man unterscheidet „intentional" (generelle Ablehnung, verdeckte Weigerung) und „nonintentional" Non-Compliance (unsachgemäße Verwendung oder Einnahme z. B. von Arzneimitteln ohne Indikation).

Non-Disjunction: Fehlverteilung homologer Chromosomen* bei der Meiose* (Non-Disjunction im engeren Sinn) und Mitose* (Non-Separation), bei der 2 homologe Chromosomen, die normalerweise zu entgegengesetzten Polen der Kernspindel wandern, zusammenbleiben. Somit entstehen beispielsweise in der Meiose Keimzellen mit Chromosomenüber- oder -unterzahl. Siehe Abb.

Klinische Bedeutung: Falls eine Befruchtung stattfindet, weist die Zygote eine Genommutation (Monosomie* oder Trisomie*) auf.

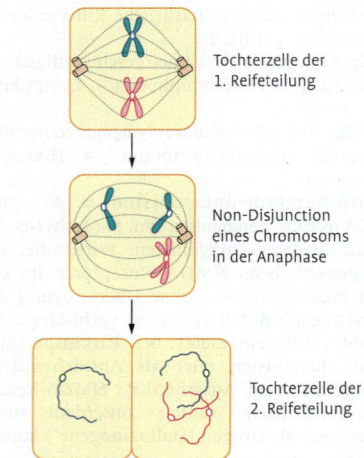

Non-Disjunction: Schematische Darstellung am Beispiel von 2 nichthomologen Chromosomen; normale Meiose findet bei dem blau dargestellten, Non-Disjunction bei dem rot dargestellten Chromosom statt: Eine Tochterzelle der 2. Reifeteilung bleibt diploid in Bezug auf dieses Chromosom, der anderen fehlt es.

Nonfermenter *m*: engl. *nonfermenters*. Metabolisch inaktive Bakterien, die jedoch Nosokomialinfektionen* verursachen. Medizinisch bedeutsame Gattungen sind Pseudomonas*, Stenotrophomonas und Burkholderia.

Non-Hodgkin-Lymphom *n*: engl. *non-Hodgkin lymphoma*; Abk. NHL. Sammelbegriff für maligne Lymphome*, ohne Hodgkin*-Lymphom. Die Subtypen, die darunter zusammengefasst werden, sind heterogen, sowohl in den zugrunde liegenden genetischen Veränderungen, den immunologischen Charakteristika als auch den klinischen Erscheinungsformen. Dementsprechend unterschiedlich gestalten sich Behandlung und Prognose der NHL.

Ätiologie:
- Ein Zusammenhang mit verschiedenen Viren* (Epstein-Barr, HIV, humanes Herpesvirus Typ 8) ist für einzelne Subgruppen nachgewiesen.
- Helicobacter* pylori spielt eine wesentliche Rolle bei der Entstehung des MALT-Lymphoms des Magens*.

Lokalisation: Am häufigsten zeigt sich ein Befall der Lymphknoten*, der Tonsillen* oder der Milz*. Eher selten ist ein primär zerebraler Befall (v. a. diffuse großzellige B-Zell-Lymphome, Lokalisation v. a. supratentoriell frontal, temporal, parietal.

Einteilung:
- histologisch: B- oder T-Zell-Typ
- klinisch: aggressives oder indolentes Wachstumsmuster.

Klinik:
- Das häufigste klinische Symptom ist die Lymphadenopathie* mit den Hauptlokalisationen zervikal, axillär, paraaortal und inguinal.
- Es finden sich jedoch auch häufig extranodale Manifestationen, hierbei können praktisch alle Organe betroffen sein.
- Der Gastrointestinaltrakt*, aber auch kutane Manifestationen zählen zu den häufigeren extranodalen Befallsmustern.
- Auch Allgemeinsymptome (B*-Symptomatik) sind häufig.
- Ein Teil der NHL verläuft leukämisch mit Knochenmarkinfiltration.

Komplikationen: Infolge der im Verlauf zunehmenden Knochenmarkinsuffizienz kommt es häufig zu interkurrenten Infektionen, Anämie* und Blutungen.

Therapie: In Abhängigkeit von Typ und Stadium reichen die Therapieoptionen von watch-and-wait über Polychemotherapie* und evtl. Strahlentherapie* bis zur Stammzelltransplantation*.

Prognose: Abhängig vom histologischen Subtyp sowie dem Stadium der Erkrankung zeigt sich ein großes Spektrum von langsam progredienten, nicht therapiebedürftigen Erkrankungen bis hin zu sehr aggressiven, therapeutisch kaum beeinflussbaren und rasch zum Tode führenden Erkrankungen. Aufgrund zahlreicher neuer Substanzen, die in den letzten Jahren zugelassen wurden, hat sich bei vielen Entitäten die Prognose enorm verbessert.

Non-Hodgkin-Lymphom, gastrointestinales *n*: engl. *gastrointestinal non-Hodgkin lymphoma*. Extranodale Non*-Hodgkin-Lymphome (NHL) mit Ursprung im Gastointestinaltrakt. B-Zell-Lymphome kommen vor allem im Magen, T-Zell-Lymphome im Dünndarm vor. Behandelt wird meist operativ in Kombination mit einer Chemo- oder Radiotherapie, beim MALT-Lymphom kann eine Eradikationstherapie von Helicobacter* pylori ausreichend sein.

Erkrankung: Klassifikation primärer gastrointestinaler Non-Hodgkin-Lymphome:
- B-Zell-Lymphome: 1. gastrales MALT*-Lymphom (Marginalzonen-B-Zell-Lymphom vom MALT-Typ; indolent) 2. follikuläres Lymphom* 3. Mantelzell*-Lymphom (lymphomatöse Polypose) 4. diffuses großzelliges B-Zell-Lymphom mit/ohne MALT-Typ-Komponente (aggressiv) 5. Burkitt*-Lymphom 6. Immundefizienz-assoziiertes Lymphom
- T-Zell-Lymphome: 1. Enteropathie-assoziiertes T*-Zell-Lymphom (EATZL) 2. peripheres T-Zell-Lymphom (Nicht-EATZL).

Klinik: Die Symptomatik ist häufig unspezifisch und variiert je nach befallenem Organ:
- Gastrales NHL: 1. epigastrische Beschwerden 2. Appetitlosigkeit 3. Gewichtsverlust 4. Übelkeit und Erbrechen 5. okkulte gastrointestinale Blutung 6. B*-Symptomatik
- NHL im Dünndarm: 1. Bauchschmerzen 2. chronische Diarrhö 3. Malabsorption* 4. Gewichtsverlust 5. gastrointestinale Blutung 6. Obstruktion und Perforation 7. beim Enteropathie-assoziierten T-Zell-Lymphom häufig Blutung, Obstruktion oder Perforation bei Vorliegen einer Zöliakie*
- NHL im Dickarm: 1. Bauchschmerzen 2. gastrointestinale Blutung 3. Diarrhö 4. Invagination*
- NHL im Ösophagus*: 1. meistens asymptomatisch 2. Dysphagie* oder Odynophagie* möglich.

Therapie: Lokalisation und Histologie bestimmen die Therapie. Sie umfasst Strahlentherapie, Chemotherape und die operative Resektion. Einzelheiten zu den verschiedenen gastrointestinalen Non-Hodgkin-Lymphomen siehe jeweils dort.

Noniussehschärfe *f*: engl. *nonius*. Bezeichnung für die Fähigkeit, zu unterscheiden, ob 2 gleichgerichtete gerade Linien etwas gegeneinander verschoben sind. Die Noniussehschärfe ist normalerweise etwa 3- bis 10-mal besser ausgeprägt als das Minimum* separabile.

Nonne-Froin-Syndrom *n*: engl. *Froin's syndrome*. Albumino-zytologische Dissoziation* des xanthochromen und spontan gerinnenden Liquor* cerebrospinalis bei Liquorstopp (Sperrliquor) infolge intraspinaler Raumforderung.

Nonne-Milroy-Syndrom → Lymphödem, hereditäres

Non-REM-Schlaf *m*: engl. *nonrapid eye movements*; syn. NREM-Schlaf. Überbegriff für alle Schlafstadien ohne rasche Augenbewegungen (REM). Non-REM-Schlaf wird in die Stadien N1–N3 eingeteilt und nimmt ca. 75–80 % der Schlafdauer ein. Wie im REM*-Schlaf findet durchgängig psychische Aktivität statt.

Hintergrund: Neue Non-REM-Traumerlebnisse sind selten erinnerlich, zeigen deutlichen Bezug zu Ereignissen des vergangenen Tages und sind kürzer und weniger bizarr als im REM-Schlaf.

Klinische Bedeutung:
- Charakteristisch sind die Vertiefung des Schlafs und insbesondere die langsamen Delta-Wellen im EEG (Delta-Schlaf) im Stadium N3.
- Im Zusammenhang mit dem non-REM-Schlaf können Erkrankungen auftreten, z. B.: 1. Somnambulismus 2. Pavor* nocturnus 3. Bruxismus*.
- Im Rahmen posttraumatischer* Belastungsstörung können Erinnerungen an das Trauma (Flashbacks*, Albträume) auftreten.

Nonrotation *f*: Ausbleiben von normalen Drehungen im Lauf von Organentwicklungen, z. B. des Darms oder des Magens.

Non-Sekretor → Sekretorsystem

Nonsense-Codon → Stop-Codon

Nonsense-Mutation *f*: engl. *nonsense mutation*. Punktmutation* im codierenden Bereich eines Gens, bei der es durch einen Basenaustausch zu einem Stop*-Codon (Nonsense-Codon) kommt, welches in der Proteinbiosynthese* einen Kettenabbruch bewirkt. Dies führt zu einem verkürzten Genprodukt oder induziert eine selektive Degradation der mRNA, in der sich die Mutation befindet.

Klinische Bedeutung:
- Eine Nonsense-Mutation kann zu Erbkrankheiten führen, z. B. zystische Fibrose und Duchenne-Muskeldystrophie*.
- In der Gentechnologie wird die Nonsense-Suppression angewendet, um Nonsense-Mutationen aufzuheben.

Nonspecific Esophageal Motility Disorder: Abk. NEMD. Unspezifische ösophageale Motilitätsstörung*.

Non-Stress-Test *m*: engl. *non-stress test*; Abk. NST. CTG-Registrierung zur Beurteilung des fetalen Wohlbefindens ohne gleichzeitige Wehentätigkeit. Beobachtet werden die Bandbreite (Oszillationsamplitude) und Veränderungen der kindlichen Herztöne (insbesondere Akzelerationen) im Zusammenhang mit kindlichen Bewegungen.

Beurteilung: Die Beurteilung des NST besteht in 2 Kategorien:
- reaktiver NST (Normalbefund): unauffällige Oszillation (Bandbreite) und sporadisch auftretende Akzelerationen
- non-reaktiver NST (pathologisch): silentes CTG mit eingeschränkter Oszillation ohne Akzelerationen auch bei Kindsbewegungen (siehe Abb.).

Non-Touch-Methode *f*: engl. *non-touch method*; syn. No-Touch-Methode. Vermeidung der Berührung von Material sowie Wunden

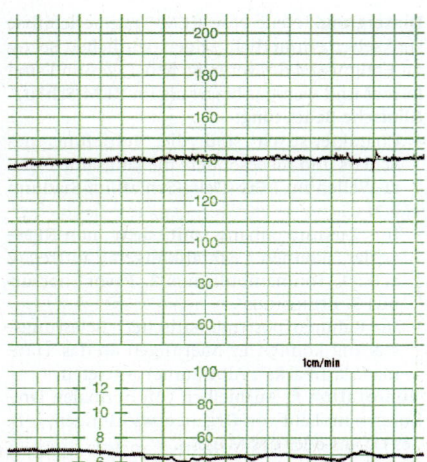

Non-Stress-Test: Non-reaktiver NST mit silenter Oszillationsamplitude des Feten. [39]

oder (Schleim-)Haut des Patienten mit Händen bzw. unsterilen Instrumenten oder Handschuhen* zum Schutz des Patienten vor dem Kontakt mit potenziell infektiösen Gegenständen.
Anwendung: U. a. bei
- transurethralem Katheterisieren
- endotrachealem Absaugen
- Verbandwechsel*
- Handhabung von Sterilprodukten.

Beispiel: Beim Verbandwechsel* werden zum Abnehmen des Verbands unsterile Einmalhandschuhe verwendet, ohne dabei die Wunde selbst mit den Handschuhen zu berühren. Die Versorgung der Wunde und das Auflegen der ersten Verbandslage erfolgt mit sterilen Handschuhen oder sterilen Instrumenten.

Non-Ulcer-Dyspepsie → Dyspepsie, funktionelle

Non-Union → Pseudarthrose

Noonan-Syndrom n: engl. *Noonan syndrome*; syn. Male-Turner-Syndrom. Komplexes, genetisch heterogenes familiäres Fehlbildungssyndrom, das klinisch dem Turner*-Syndrom weitgehend gleicht und beide Geschlechter betrifft. Klinik und molekulargenetischer Nachweis führen zur Diagnose. Pränataldiagnostik ist möglich.

NOPA: Abk. für Nichtopioid-Analgetikum → Analgetika

Noradrenalin n: engl. *noradrenaline*; syn. Norepinephrin (INN). Endogenes Katecholamin*, Neurotransmitter noradrenerger Nerven und Sympathomimetikum. Über adrenerge Rezeptoren erhöht Noradrenalin den peripheren Widerstand* und Blutdruck* sowie die Herzfrequenz*. Die Wirkung auf die glatte* Muskulatur von Darm* und Bronchien sowie den Stoffwechsel ist schwächer als von Adrenalin* infolge geringerer Affinität zu Beta*-2-Rezeptoren.

noradrenerg: engl. *noradrenergic*. Die Wirkung des Noradrenalins* betreffend.

Noramidopyrin → Metamizol

Norfloxacin n: Bakterizides Antibiotikum aus der Gruppe I der Fluorchinolone (Chinolone*) zur oralen Behandlung von Harnwegs-Infektionen, die durch empfindliche grampositive und gramnegative aerobe Bakterien ausgelöst werden.
Indikationen:
- komplizierte und unkomplizierte, akute oder chronische Infektionen der oberen und unteren Harnwege (außer komplizierte Pyelonephritis*)
- Harnwegsinfektionen im Zusammenhang mit chirurgischen urologischen Eingriffen oder Nephrolithiasis.

Normalantikörper → Antikörper, reguläre

Normaldruckglaukom n: engl. *low-pressure glaucoma*. Glaukomartige Excavatio disci nervi optici mit entsprechendem Gesichtsfeldausfall bei scheinbar normalem Augeninnendruck*. Ursache ist evtl. eine verminderte Drucktoleranz der Sehnervenpapille mit lokaler Durchblutungsstörung.

Normaldruckhydrozephalus m: engl. *normal pressure hydrocephalus (Abk. NPH)*. Erweiterung der Hirnventrikel mit meist normalem Liquordruck* und charakteristischer, aber oft inkompletter klinischer Trias* aus Gangstörung, kognitivem Defizit und Harninkontinenz. Nach der Diagnostik mit CT, MRT und Spinal*-Tap-Test wird meist chirurgisch durch das Legen einer Ventrikeldrainage* therapiert.
Hintergrund: Ätiologie:
- idiopathisch v. a. ab 60. Lj. als sog. Altershydrozephalus
- sekundär z. B. nach Subarachnoidalblutung*, Schädelhirntrauma*.

Therapie:
- konservativ durch wiederholte therapeutische Lumbalpunktion* ohne dauerhafte Wirkung
- operativ durch Ventrikeldrainage: 1. v. a. als ventrikuloperitonealer Shunt (siehe Abb.) 2. häufig Komplikationen, z. B. Infektion 3. evtl. zunächst endoskopische Ventrikulostomie auch bei fehlendem Passagehindernis mit geringem Infektionsrisiko und geringer Unterdruckgefahr.

Prognose:
- abhängig von Ursache, Ausprägung und Patientenalter
- in hohem Lebensalter oder bei fortgeschrittenem Verlauf oft nur temporärer Therapieeffekt von Monaten bis zu wenigen Jahren.

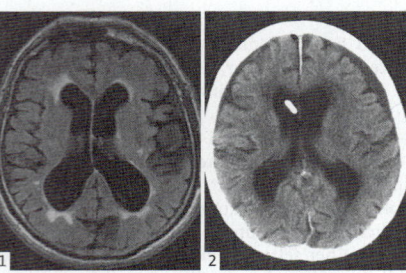

Normaldruckhydrozephalus: 1: Ventrikelerweiterung und periventrikuläre Signalanhebung (MRT, T2-gewichtet); 2: Ventrikelgrößenabnahme nach ventrikuloperitonealer Shuntanlage (CT; Ventrikelkatheter im Vorderhorn sichtbar). [53]

Normalflora f: syn. physiologische Flora. Normale Besiedelung des gesunden Makroorganismus mit Bakterien* verschiedener Arten, siehe Darmflora*, Mundflora* und Hautflora*. Der Begriff Flora ist hier strenggenommen inkorrekt, korrekterweise spricht man vom Mikrobiom.

Normalgewicht n: engl. *normal weight*. Körpergewicht* innerhalb einer als wünschenswert („normal") definierten Spanne. Solche nach präventionsmedizinischen und sozialen Kriterien entwickelte Normbereiche sind abhängig von Alter, Geschlecht und Körpergröße. Abweichungen werden als Untergewicht* oder Übergewicht* bezeichnet.
Referenzbereich: Die WHO verwendet den BMI zur Definition des Normalgewichts (18,5–24,9 kg/m^2), eine weitere, ältere, Berechnungsmethode ist der Broca*-Index (Körpergröße minus 100).
Praxishinweis: Der Begriff „Normalgewicht" ist uneinheitlich definiert, da das „normale" Gewicht auf das wünschenswerte „Idealgewicht", aber auch das statistische normalisierte, also gemittelte Körpergewicht Bezug nimmt.

Normalisierungspsychose → Alternativpsychose

Normallösung f: engl. *normal solution*. Lösung, die eine bestimmte Anzahl der Stoffmenge der Äquivalente enthält.

Normalserum n: engl. *normal serum*; syn. gepooltes Serum. Serum* mit durchschnittlichem Gehalt der physiologischen Serumkomponenten. Normalserum wird durch das Mischen von Blutseren vieler gesunder Blutspender gewonnen und als Referenzserum zur Qualitätskontrolle in der Labormedizin verwendet. Es stehen spezies*-spezifische Normalseren (z. B. Mensch, Maus) zur Verfügung.

Normaltyp m: engl. *normal position*; syn. Mittellagetyp. Häufigster mittlerer Lagetyp* des Herzens bei Erwachsenen und Jugendlichen.

Normalverteilung *f*: engl. *Gauss' distribution*; syn. Gauß-Verteilung. Zweiparametrige stetige Wahrscheinlichkeitsverteilung (siehe Häufigkeitsverteilung*), abgekürzt N (μ, σ²). Sie ergibt sich z. B. durch die Verteilung der zufälligen Messfehler um ein arithmetisches Mittel.
Formel: Die Normalverteilung hängt von 2 Parametern ab: dem Mittelwert μ und der Standardabweichung* oder Grundgesamtheit (siehe Stichprobe*).

$$N(x) = \frac{1}{\sigma\sqrt{2\pi}} \cdot \exp\left(-\frac{(x-\mu)^2}{2\sigma^2}\right)$$

Anwendungen: Die Normalverteilung ist Grundlage vieler statistischer Problemstellungen, z. B. der Korngrößenanalyse. Ihre Eigenschaften werden durch die Gauß-Glockenkurve veranschaulicht. Die Standardabweichung ist der halbe Abstand (siehe Abb. 1) zwischen den Wendepunkten und der Mittelwert das Maximum der Gauß-Kurve (vgl. Fehlerrechnung). Die Fläche unter der Glockenkurve zwischen 2 Werten auf der x-Achse ist ein Maß für die Wahrscheinlichkeit, einen x-Wert innerhalb dieser Grenzen anzutreffen. Die Standardnormalverteilung (standardisierte Normalverteilung) wird erhalten, wenn sich nach entsprechender Normierung nur noch eine einzige Normalverteilung mit dem Mittelwert 0 und der Standardabweichung 1 ergibt. Summiert man die Häufigkeit gleicher Messwerte (Merkmalswerte) schrittweise auf und berechnet deren relative Häufigkeiten, erhält man die S-förmige Summenhäufigkeitskurve (siehe Abb. 2). Solche sigmoiden Summenhäufigkeitskurven lassen sich als Gerade darstellen, wenn die relativen Summenhäufigkeiten (Summenhäufigkeitsprozente) auf Zeichenpapier mit einer be-

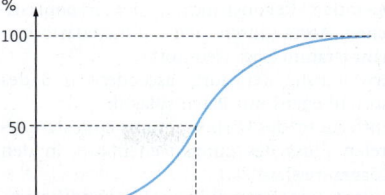

Normalverteilung Abb. 2: Summenhäufigkeitskurve von Messwerten; x̄: 50 %-Wert der Summenhäufigkeit, entspricht dem Mittelwert μ der Glockenkurve.

sonderen Einteilung, dem Wahrscheinlichkeitsnetz, eingetragen werden. Ergibt sich dabei keine Gerade, sind die Werte nicht normalverteilt. Eine Normalverteilung von Daten kann häufig nach einer geeigneten Transformation* der Messwerte erhalten werden. So sind z. B. die Korngrößen in Pulvern nicht selten lognormal verteilt, was mit einem Wahrscheinlichkeitsnetz mit logarithmisch eingeteilter Abszisse geprüft werden kann.

Normazidität *f*: engl. *normal acidity*. Bezeichnung für normale Säurewerte, z. B. des Magensafts.

Normbereich → Referenzbereiche

Normergie *f*: engl. *normergy*. Normale Reaktionsform des Immunsystems auf einen antigenen Reiz.

Normetanephrin → Katecholamine

Normoblasten *m pl*: engl. *normoblasts*. Kernhaltige Vorstufen der Erythrozyten*.

normochrom: engl. *normochromic*. Bezeichnung für normal anfärbbares Gewebe bzw. normal hämoglobinhaltige Erythrozyten.

Normokinozoospermie *f*: engl. *normokinospermia*; syn. Normokinospermie. Vorhandensein von 50 % oder mehr beweglichen Spermien im Ejakulat. Das Ausmaß der Beweglichkeit spielt dabei keine Rolle.

Normomorphozoospermie *f*: engl. *normomorphospermia*; syn. Normomorphospermie. Vorhandensein von ≥ 80 % normal geformter Spermatozoen im Ejakulat.

normoton: engl. *normotensive*; syn. normotensiv. Von normaler Spannung, normalem Druck (z. B. normotoner Blutdruck = Normotonie).

Normovolämie *f*: engl. *normovolemia*. Bezeichnung für physiologisch zirkulierendes Blutvolumen bei Normohydratation (physiologische Menge und Verteilung des Körperwassers).

Normozoospermie *f*: engl. *normozoospermia*. Ejakulatbefund mit normaler Gesamtzahl von Spermatozoen (≥ 20 Mio./ml) sowie einem normalen Prozentanteil von progress-motilen (PR)

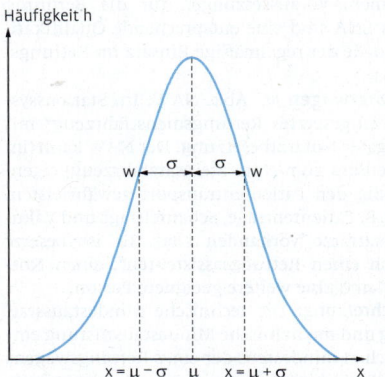

Normalverteilung Abb. 1: Definition der Standardabweichung an der Normalverteilung; μ: Mittelwert; σ: Standardabweichung; w: Wendepunkte der Glockenkurve.

und morphologisch normalen Spermatozoen, also entsprechenden Werten, die mindestens gleich hoch sind wie der jeweilige untere Referenzwert.

Normozyten *m pl*: engl. *normocytes*. Normale Erythrozyten*.

Normwert → Referenzbereiche

Noroviren-Infektion *f*: syn. Norovirus-Infektion. Durch Noroviren verursachte epidemische Gastroenteritis. Betroffene infizieren sich fäkal-oral oder mittels Tröpfcheninfektion während des Erbrechens mit dem RNA-Virus und leiden an Fieber, Erbrechen und massiver wässriger Diarrhö. Diagnostiziert wird durch direkten Erregernachweis mittels PCR oder Antigennachweis mittels ELISA. Therapiert wird symptomatisch (Flüssigkeits- und Elektrolytverlustausgleich).
Erkrankung: Übertragung:
- fäkal-oral
- mittels Tröpfcheninfektion während des Erbrechens
- meist Mensch-zu-Mensch-Übertragung, jedoch auch durch Aufnahme kontaminierter Lebensmittel.

Inkubationszeit: Ca. 6–50 Stunden. **Epidemiologie:** Erkrankungen treten gehäuft auf bei Kindern unter 5 Jahren und älteren Erwachsenen über 70 Jahren (v. a. Krankenhäuser und Gemeinschaftseinrichtungen sind gefährdet) sowie in den Wintermonaten. **Meldepflicht:** Ein vermehrtes Auftreten von Infektionen in Gemeinschaftseinrichtungen sowie der Erregernachweis im Stuhl sind **meldepflichtig**.
Klinik:
- Übelkeit
- Bauchkrämpfe
- massive wässrige Diarrhö
- schwallartiges Erbrechen
- Fieber
- Kopfschmerzen
- Myalgien
- meist selbstlimitierend nach 1–2 Tagen (cave: Erregerausscheidung noch weitere 1–2 Wochen → Hygienemaßnahmen!)
- **Komplikationen** sind meist bedingt durch massive Wasser- und Elektrolytverluste: **1.** Bewusstseinstrübungen **2.** Herzrhythmusstörungen.

Norovirus *n*: Zu den Caliciviridae* gehörendes, nicht-umhülltes Virus mit einzelsträngiger RNA mit positiver Polarität. Noroviren werden in 5 Genotypen unterteilt, von denen die Genotypen I, II und IV humanpathogen sind. Sie kommen weltweit vor und sind nach Rotaviren die zweithäufigsten Erreger einer Gastroenteritis bei Kleinkindern.
Eigenschaften:
- fäkal-orale oder aerogene Übertragung
- Ausscheidung über Stuhl oder Erbrochenes

Norovirus-Gastroenteritis

umweltresistenter Erreger, der bis zu 3 Wochen infektiös ist (im angetrockneten Zustand).

Pathophysiologie: Der Virusbefall führt zu einer strukturellen Veränderung der Zotten, Schleimhautschädigung (reversibel) des Darmtraktes und einer Hyperplasie der Krypten*.

Klinik: Eine Norovirus-Infektion äußert sich nach 12–72 h in einer infektiösen Gastroenteritis* mit Erbrechen, Übelkeit, Durchfall und Bauchkrämpfen (Dauer etwa 1–3 Tage).

Therapie und Prävention: Behandelt wird symptomatisch. Zur Vorbeugung einer Infektion ist das Einhalten von Hygienerichtlinien (z. B. Händedesinfektion) erforderlich.

Norovirus-Gastroenteritis → Noroviren-Infektion

Norovirus-Labordiagnostik
f: Direktnachweis des Norovirus* in der Stuhlprobe*. Die Untersuchung ist indiziert bei Häufungen von Durchfall und Erbrechen* in Gemeinschaftseinrichtungen, Krankenhäusern und Altenheimen. Der Nachweis erfolgt bei hoher Sensitivität* und Spezifität* mittels der Reverse-Transkriptase-Polymerasekettenreaktion (RT-PCR). Alternativ werden auch die Elektronenmikroskopie oder Immunelektronenmikroskopie sowie der Antigen-ELISA verwendet.

North American Nursing Diagnosis Association:
Abk. NANDA. 1982 gegründete Organisation zur Entwicklung, Klassifizierung und Prüfung von Pflegediagnosen* in den USA. Bis 2008 wurden 182 nach NANDA-Kriterien zugelassene Pflegediagnosen entwickelt, die z. T. auch in Deutschland eingesetzt werden. ACENDIO entwickelt Pflegeklassifikationen in Europa.

Hintergrund: Die NANDA-Diagnosen werden wegen der unterschiedlichen Strukturen in den USA und Europa für die ICNP-Klassifikation (ICNP) überprüft und bearbeitet.

Norton-Skala
f: engl. *Norton scale*. Instrument zur Einschätzung des Dekubitusrisikos eines Patienten. Die Kategorien körperlicher und geistiger Zustand, Aktivität, Beweglichkeit, Inkontinenz, Kooperation, Hautzustand, Alter und Zusatzerkrankungen sind auf der von D. Norton (1962) entwickelten Skala jeweils mit 1–4 Punkten zu bewerten. Eine hohe Summe zeigt ein niedriges Risiko an.

Norwood-Operation
f: engl. *Norwood procedure*. Palliativoperation im Rahmen des mehrzeitigen operativen Vorgehens bei hypoplastischem Linksherzsyndrom* und ähnlichen komplexen angeborenen Herzfehlern mit hypoplastischer Aorta. Ziel ist die Reduktion der pulmonalen Mehrperfusion (Senkung des Pulmonalarteriendrucks PAP) sowie Sicherung der systemischen (und koronaren) Perfusion auch ohne offenen Ductus* arteriosus.

Prinzip:
- operative Rekonstruktion der hypoplastischen Aorta durch den Pulmonalarterienhauptstamm (sog. Neo-Aorta)
- Erweiterung der Aorta ascendens und des Aortenbogens mit Patch*-Plastik
- Entfernung des Vorhofseptums zum stenosefreien Fluss des Lungenvenenbluts in den Körperkreislauf
- Anlage eines aortopulmonalen (modifizierte Blalock*-Taussig-Operation) bzw. ventrikulopulmonalen (Sano*-Shunt) Shunts zur Versorgung der an der Bifurkation abgesetzten oder ligierten Pulmonalarterie
- nachfolgend Glenn*-Operation (sog. Norwood-Operation II) und danach Fontan*-Operation (sog. Norwood-Operation III)

Norwood-Sano-Operation → Sano-Shunt

nosokomial:
Mit Bezug zum Krankenhaus, im Krankenhaus erworben, z. B. Nosokomialinfektion*.

nosokomiale Infektion → Nosokomialinfektion

Nosokomialinfektion
f: engl. *nosocomial infection*; syn. Krankenhausinfektion. Im Krankenhaus oder Heim (selten: in einer ambulanten medizinischen Einrichtung) erworbene Infektion. Am häufigsten sind Infektionen durch Katheter (in Harnwegen oder Venen), Pneumonien bei Beatmungspatienten sowie (OP-)Wundinfektionen. Die Therapie ist oft durch Resistenzen erschwert, Todesfälle sind nicht selten. Ein erheblicher Teil der Nosokomialinfektion kann durch Präventionsmaßnahmen in der klinischen Routine verhindert werden. **Formen:**
- exogene Nosokomialinfektion: durch Mikroorganismen aus der Umgebung, insbesondere den Kontaktpersonen, des Patienten
- endogene Nosokomialinfektion: durch patienteneigene Mikroorganismen (Hände, Nasenschleimhaut) des Patienten.

Nosologie
f: engl. *nosology*. Lehre von der systematischen Einordnung, Einteilung und Beschreibung der Krankheiten. Die Einteilung von Krankheiten kann z. B. nach Symptomen* erfolgen. Ein in der Klinik genutztes Klassifikationssystem ist die ICD-10.

Nosopsyllus fasciatus
m: engl. *Ceratophyllus fasciatus*. Nordischer (europäischer) Rattenfloh (siehe auch Flöhe*).

Notalgia paraesthetica
f: engl. *paraesthetic pain in the back*. Neuropathische Missempfindungen des Rückens in Form von Pruritus*, Schmerz o. ä. infolge Schädigung eines meist thorakalen Spinalnerven*, der in seinem Verlauf durch die Muskulatur zieht und im rechten Winkel zu seinem kutanen Versorgungsgebiet abknickt. Therapiert wird mit Capsaicin*-haltigen Salben und Lokalanästhetika*. Kortisonsalbe ist unwirksam.

Notarzt:
syn. NA; Abk. NA. Im Rettungsdienst* tätiger, in der Erkennung (drohender) und Soforttherapie akut vital bedrohlicher Zustände (Erkrankung, Verletzung) sowie Sicherung der Vitalfunktionen besonders qualifizierter Arzt.

Ausbildung: Qualifikation durch Zusatz-Weiterbildung Notfallmedizin* (früher Zusatzbezeichnung Rettungsmedizin) entsprechend Weiterbildungsordnung der Bundesländer. Die Weiterbildungszeit ist nicht bundeseinheitlich geregelt, z. B. in Berlin:
- 6 Monate Intensivstation, 6 Monate Gebiet Anästhesiologie oder Notaufnahme
- 80 h spezieller Kurs zur Erlangung der Zusatz-Weiterbildung Notfallmedizin
- anschließend 50 notfallmedizinische Einsätze, davon ≥ 10 durch Facharzt mit Zusatz-Weiterbildung Notfallmedizin angeleitet.

Bundeseinheitliche Voraussetzung zur Zusatz-Weiterbildung Notfallmedizin: (in Vollzeittätigkeit) sind ≥ 2 Jahre Weiterbildung in einem Gebiet der unmittelbaren (stationären) Patientenversorgung.

Notarztkoffer
m: engl. *emergency medical case*; syn. Notfallkoffer. Festes Behältnis, das Materialien und Arzneimittel zur Diagnostik und Therapie bei medizinischem Notfall* (Notfallpatient) enthält. Gemeint war ursprünglich ein stabiler Koffer, der heute meist durch ein Rucksacksystem ersetzt ist. Die Standardausstattung in einem Notarzteinsatzfahrzeug (NEF) ist festgelegt nach DIN 75079.

Notarzt, leitender
m: Abk. LNA. Notarzt*, nach DIN 13050 von einer für den Rettungsdienst* zuständigen öffentlichen Stelle berufen. Er leitet bei außergewöhnlichen Ereignissen in Abstimmung mit dem Organisatorischen Leiter Rettungsdienst (OrgL) alle medizinischen Maßnahmen. Voraussetzungen für die Berufung zum LNA sind eine entsprechende Qualifikation sowie der regelmäßige Einsatz im Rettungsdienst.

Notarztwagen
m: Abk. NAW. Im Stationssystem eingesetztes Rettungsdienstfahrzeug* mit obligater Notarztbesetzung. Der NAW kann (im Gegensatz zum Notarzteinsatzfahrzeug) eigenständig den Patiententransport gewährleisten, da z. B. Patiententrage, Schaufeltrage und Vakuummatratze vorhanden sind. Er ist besetzt durch einen Rettungsassistenten*, einen Notarzt* und eine weitere geeignete Person.

Beschreibung: Die technische Mindestausstattung und medizinische Mindestausrüstung entsprechen mindestens der eines Rettungswagens (RTW) und sind ergänzt um eine erweiterte Ausrüstung:
- Defibrillator* mit Schrittmacherfunktion
- differenziertes Beatmungsgerät (siehe Respirator*)

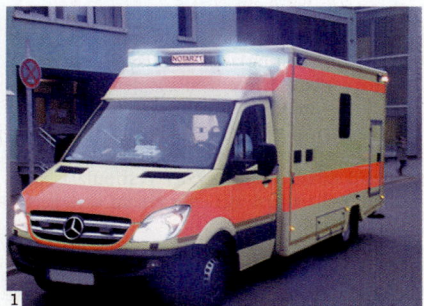
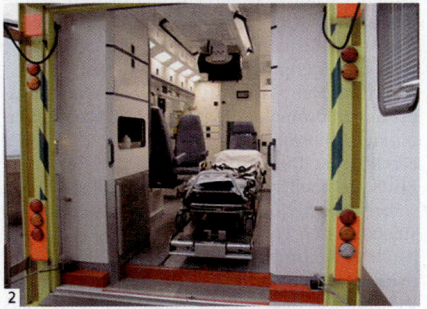
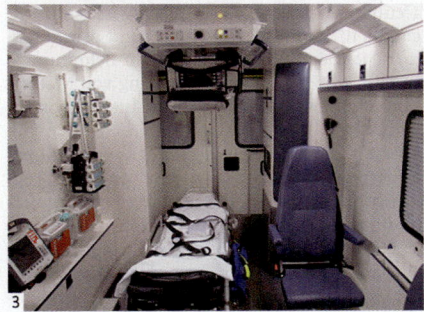

Notarztwagen: NAW auf Basis eines RTW Typ C Krankenkraftwagen nach DIN EN 1789 (mobile intensive care unit), hier als Dual-Use-Einheit auch als Intensivtransportwagen (ITW) genutzt; 1: Außenansicht; 2 und 3: Innenansicht. [125]

- Kapnometrie*
- größere Arzneimittelauswahl
- Thoraxdrainage*
- zentraler* Venenkatheter
- Antidote*.

Siehe Abb.

Notaufnahme, zentrale *f*: engl. *central emergency hospitalization*; Abk. ZNA. Gemeinsamer Notaufnahmebereich für alle medizinischen Fachbereiche in günstiger bzw. zentraler Lage des Krankenhauses als erste Anlaufstelle für ungeplant eintreffende Patienten zur fachspezifischen sowie multidisziplinären Versorgung.

Notfall-Ausrüstung → Notarztkoffer
Notfallausstattung *f*: engl. *emergency equipment*. Medizinische Grundausrüstung einer Station oder eines Rettungswagens zum Umgang mit medizinischen Notfällen, v.a. Hilfsmittel zur Diagnostik und Sicherung der Atem- und Kreislauffunktion. Bestandteile sind z.B. eine Absaugeinheit, eine Beatmungseinheit, ein Defibrillator*, Monitoring* und Arzneimittel in Ampullenform.
Notfallendoskopie → Ösophagusvarizenblutung
Notfallmedizin *f*: engl. *emergency medicine*. Teilgebiet der Medizin, das sich mit dem Erkennen, Behandeln und Beseitigen akut vital bedrohlicher Situationen im Rahmen der prähospitalen und hospitalen Erstbehandlung von Notfallpatienten befasst (siehe auch medizinischer Notfall*). Ziel ist die Aufrechterhaltung bzw. Wiederherstellung der Vitalfunktionen* (präklinische Intensivmedizin*).
Beschreibung:
- ärztlich-fachliche Qualifikation durch Zusatz-Weiterbildung Notfallmedizin (früher Rettungsmedizin)
- im Gegensatz zur Katstrophenmedizin primär auf individualmedizinische Notfallversorgung (einzelner Patienten) fokussiert.

Notfall, medizinischer *m*: engl. *medical emergency*. Akuter, lebensbedrohlicher klinischer Zustand durch Störung der Vitalfunktionen oder Gefahr plötzlich eintretender, irreversibler Organschädigung infolge Trauma, akuter Erkrankung oder Intoxikation.
Hinweis: Hilfe im Notfall (zur Rettung eines in Not geratenen Menschen) ist nach § 323 c Strafgesetzbuch für jeden Menschen gesetzliche Pflicht (siehe unterlassene Hilfeleistung*). Sie umfasst, soweit ohne erhebliche Eigengefährdung nach den Umständen möglich und zumutbar:
- ggf. Rettung aus akuter Gefahrenzone (siehe Rautek*-Rettungsgriff)
- Erste-Hilfe-Maßnahmen, z.B. Lagerung, vorläufige Wundabdeckung
- Notruf zur Hilfe und Abtransport.

Die Versorgung erfolgt überwiegend durch den ärztlichen Notfalldienst und Notfallambulanzen an Krankenhäusern. In einem medizinischen Notfall kann der Patient von jedem Arzt und in jedem Krankenhaus behandelt werden, es besteht Behandlungspflicht*.
Notfalloperation → Operation
Notfallpsychologie *f*: engl. *psychological emergency interventions*. Salutogenetische psychosoziale Interventionsmaßnahmen nach Großschadensereignissen (z.B. Flugzeugabsturz, Industriekatastrophe), die sich zeitnah (24–72 h nach Ereignis) an Betroffene (Primäropfer) und Helferpersonen (Primär- oder Sekundäropfer) richten und individuelle Reaktionsweisen (z.B. Erinnerungsvermeidungswunsch) berücksichtigen, z.B. Beruhigung, Behandlung der akuten Belastungsstörung* und evtl. psychotherapeutische Frühintervention.
Ziel: Vermeidung von psychischer Dekompensation (akute Belastungsstörung) und Prävention sowie Bewältigung von posttraumatischen Belastungsstörungen, traumabedingten Anpassungsstörungen* u.a. nach Erleben einer Extremsituation.
Maßnahmen:
- nicht pathologisierende Beratung der Betroffenen zur Vermeidung einer späteren Fehlverarbeitung des Ereignisses
- Zuweisung eines persönlichen Ansprechpartners (sog. 1-zu-1-Betreuung) sofort nach dem Ereignis
- psychologisches Krisenmanagement mit Erhebung von Lebenssituation und Risikofaktoren (z.B. frühere Traumatisierung) beim Betroffenen sowie mit psychologischem Defusing (Entschärfung der Erstreaktion) und (Psychological) Debriefing (gezieltes Gespräch über die Extremerfahrung)
- ambulantes oder stationäres Trauma-Bewältigungsprogramm (Traumatherapie*)
- Weiterbetreuung (optional).

Notfallpsychologie umfasst im weiteren Sinn auch Maßnahmen zur **Vorbereitung** auf kritische Ereignisse. Maßnahmen sind in diesem Fall:
- Simulation von Krisensituationen
- Vermittlung genauer Verhaltensregeln.

Wirksamkeit: Das Auftreten eines Traumas* erfordert einen Übergang vom salutogenetischen Ansatz zum psychotherapeutischen Verfahren. In diesem Fall stellt das Gespräch über das Trauma eine Gefahr der Retraumatisierung dar. Notfallpsychologie mit dem zentralen Verfahren des Debriefing ist umstritten, da randomisierte Studien an Erwachsenen positive, keine oder negative Effekte durch Sekundärtraumatisierung zeigen.
Notfallrettung → Rettungsdienst
Notfalltransport *m*: Bezeichnung für zeitkritischen Transport von Notfallpatienten in Zielklinik im Rahmen des Rettungsdienstes* einschließlich Intensivtransport*.
Notkompetenz *f*: Juristische Befähigung im Einzelfall zur Durchführung dringlich erforderlicher (bis zum Eintreffen des alarmierten Notarztes) überbrückender (im engeren Sinn ärztlicher) Maßnahmen durch den Rettungsassistenten* zur Lebenserhaltung und unmittelbaren Abwendung schwerer gesundheitlicher Störungen. Der Rettungsassistent handelt hierbei ohne ärztliche Delegation und Weisung in voller eigener Verantwortung.

No-Touch-Isolation-Technik

Hintergrund: Nach der Bundesärztekammer (BÄK) sind bei medizinischem Notfall ohne rechtzeitige ärztliche Versorgung und ohne Alternative (sog. rechtfertigender Notstand) z. B. durchzuführen:
- Intubation
- Venenpunktion
- kristalloider Volumenersatz
- Applikation von Adrenalin, Glukoselösung, Nitroglycerol.

No-Touch-Isolation-Technik *f*: engl. *no-touch isolation technique*. Besondere Operationstechnik zur Vermeidung der intraoperativen Verschleppung von Tumorzellen bei der Entfernung maligner Tumoren*.

Notsectio *f*: syn. Cito-Sectio. Notfallmäßige Kaiserschnittentbindung bei akuter fetaler oder mütterlicher Gefährdung. Mögliche Gründe für eine Notsectio sind vorzeitige Plazentalösung, akute fetale Hypoxie, Uterusruptur, Armvorfall bei Querlage sowie ein eklamptischer Anfall. Aufgrund des Vorgehens ist u. a. das Risiko für postpartale Infektionen, Verletzungen von Nachbarorganen und Wundinfektionen erhöht.

Vorgehen:
- Durchführung meist in Vollnarkose (schnellste Form der Anästhesie) und unter Weglassen der üblichen Vorbereitungen (Rasur, Legen eines Blasenkatheters, ausführliche Desinfektion der Haut)
- E-E-Zeit (Zeitraum zwischen Entscheidung zur Sectio und Entbindung des Kindes) sollte nur wenige Minuten betragen, 20 Minuten aber auf keinen Fall überschreiten.

Nicht jede eilig oder zügig durchgeführte Sectio ist auch eine Notsectio im eigentlichen Sinn.

Novaminsulfon → Metamizol

Noxe *f*: engl. *noxa*. Schadstoffe oder Faktoren, die einen Organismus oder ein Organ schädigen oder Erkrankungen verursachen. Je nach Art werden physikalische Noxen (UV-Strahlung, ionisierende Strahlung, Lärm*), chemische Noxen (Toxine*, Drogen*), mikrobiologische Noxen (Viren*, Pilze) und psychosoziale Noxen (Stress*, Einsamkeit) unterschieden.

Nozizeption *f*: engl. *nociception*; syn. Schmerzwahrnehmung. Gesamtheit der neuronalen Mechanismen, mit denen schädigende thermische (Hitze, Kälte), mechanische (Druck, Scherkräfte) und chemische (Pfeffer-Spray im Auge) Schmerzreize registriert werden und im ZNS motorische, vegetative und verhaltensbiologische Reaktionen auslösen wie Flexorreflexe, Blutdruckanstieg oder Tachypnoe*. Die Bewusstwerdung dieser Schmerzreize ist der Schmerz*.

Klinischer Hinweis: Die oben beschriebene Schmerzform entpricht dem **physiologischen Schmerz**: Die Nozizeption korreliert mit Schmerzreizen in der Körperperipherie, die Reaktionen sind sinnvoll, bei besonderen Gefahren sogar überlebenswichtig. Im Gegensatz dazu können Schmerzen auch auf Schädigungen von Nerven (z. B. Amputationsschmerz) oder des ZNS (z. B. Migräne*) zurückzuführen sein, hier spricht man vom **neuropathischen Schmerz**. Auch sind Schmerzen regelmäßig Symptom funktioneller oder psychischer Störungen, ohne dass dafür ein organisches Korrelat nachweisbar wäre.

Nozizeptoren → Schmerz-Sensoren

NPH: Abk. für engl. *normal pressure hydrocephalus* → Normaldruckhydrozephalus

NRTI: Abk. für engl. Nukleosidische Reverse-Transkriptase-Inhibitoren → Reverse-Transkriptase-Inhibitoren, nukleosidische

NSAID: Abk. für engl. *nonsteroidal antiinflammatory drugs* → Antiphlogistika, nichtsteroidale

NSCLC: Abk. für engl. *non-small-cell lung cancer* → Lungenkarzinom

NSF: Abk. für → Fibrose, nephrogene systemische

NSMRI: Abk. für engl. *non selective monoamine reuptake inhibitors* → Antidepressiva

NST: Abk. für → Non-Stress-Test

NSTE-ACS: Abk. für engl. *non-ST-segment elevation acute coronary syndrome* → Akutes Koronarsyndrom

NSTEMI: Abk. für engl. *non-ST-segment elevation myocardial infarction* → Akutes Koronarsyndrom

NSTEMI: Abk. für engl. *non-ST-segment elevation myocardial infarction* → Herzinfarkt

NT: Abk. für → Nackentransparenz

NT-proBNP: Abk. für engl. *N-terminal pro-brain natriuretic peptide* → Peptide, kardiale natriuretische

Nubecula [Urologie] *f*: Wolkige Trübung, die in einem stehenden Harn zu Boden sinkt. Gewöhnlich ist dieses Phänomen ohne pathologische Bedeutung.

Nuclear Factor of Activated T Cells: Abk. NF-AT. Spezifischer Transkriptionsfaktor* von T-Lymphozyten, der mittels Calcineurin* durch Dephosphorylierung aktiviert wird und der die Transkription von Genen u. a. für die Interleukin*-Synthese reguliert.

Nuclei vestibulares *m pl*: engl. *vestibular nuclei*; syn. Vestibulariskerne. Die 4 Endkerne des Nervus* vestibularis im kaudalen Pons* sowie im Boden der Rautengrube (Fossa rhomboidea). Sie entsenden Efferenzen zum Rückenmark* und Kleinhirn* (Cerebellum) sowie zu den Kernen der Augenmuskeln*. Über dieses System werden die Bewegungen von Augen und Körper mit dem Gleichgewichtssinn koordiniert.

Anatomie: Einteilung:
- Nucleus vestibularis superior (Bechterew-Kern): erhält Afferenzen aus den Cristae ampullares des Bogengangapparats*
- Nucleus vestibularis inferior (Roller-Kern): erhält Afferenzen aus dem Sacculus
- Nucleus vestibularis medialis (Schwalbe-Kern): erhält Afferenzen aus den Cristae ampullares des Bogengangapparats* und aus dem Utriculus
- Nucleus vestibularis lateralis (Deiters-Kern): erhält Kollateralen aus der Vestibularisbahn, entspricht allerdings eher einem verlagerten Kern des Kleinhirns.

Nucleolus *m*: Kugelförmiges Körperchen im Zellkern* eukaryotischer Zellen* ohne Membranabgrenzung, das auch in der Ruhephase (durch Färbung; Heterochromatin*) zu erkennen ist. Der Nucleolus enthält meist hochrepetitive DNA-Sequenzen und RNA (ribosomale RNA bzw. deren Vorstufen, pre-rRNA).

Funktion: Der Nucleolus wird als Entstehungsort der ribosomalen RNA und der Untereinheiten der Ribosomen* angesehen. Die Anzahl der Nucleoli ist für bestimmte Zellarten wie z. B. Blutstammzellen typisch. Während der Mitose* verschwinden die Nucleoli vollständig und entstehen in den Tochterkernen neu.

Nucleus accumbens *m*: Kaudal der Stria diagonalis sowie kaudomedial vom Kopf des Nucleus* caudatus liegendes Kerngebiet. Der Nucleus accumbens dient als Bindeglied zwischen Basalganglien*, limbischem System* und psychomotorischem System. Er gehört zum Belohnungssystem* und ist an der Umsetzung von Motivation und Emotion* in Bewegung und Aktion beteiligt.

Anatomie: Der Nucleus accumbens erhält dopaminerge* Afferenzen aus dem ventralen Tegmentum mesencephali und weist intensive Verbindungen zum limbischen System auf.

Nucleus arcuatus *m*: engl. *arcuate nucleus*; syn. Nucleus infundibularis. Einer der Kerne des Tuber cinereum. Der Nucleus arcuatus liegt im Boden des 3. Hirnventrikels* und umgibt den Hypophysenstiel hufeisenförmig von dorsal und lateral. Die hier liegenden Neurone bilden Steuerhormone für die Adenohypophyse* und sind an der Regulation des Hungers und des Energiehaushalts beteiligt.

Nucleus basalis Meynert *m*: engl. *Meynert's nucleus*; syn. Nucleus basalis. Kerngebiet im Telencephalon* zwischen dem Nucleus* lentiformis und der Amygdala*, ventral der Commissura* anterior. Er enthält zahlreiche Neurone mit dem Neurotransmitter* Acetylcholin*. Bei der Alzheimer*-Krankheit und anderen Demenzen* (z. B. Lewy*-Körperchen-Demenz) können ein cholinerges Defizit im Großhirn und eine Neurodegeneration im Nucleus basalis vorliegen.

Nucleus caudatus *m*: engl. *caudate nucleus*. Dem Telenzephalon* angehörender, langgestreckter Kern, der zu den Basalganglien* zählt (extrapyramidales System*). Der Kopfteil (Caput

nuclei caudati) bildet die Seitenwand des Vorderhorns des Seitenventrikels, der mittlere Abschnitt (Corpus nuclei caudati) liegt dem Thalamus an, der Schweif (Cauda nuclei caudati) biegt nach vorn unten um und begleitet das Unterhorn des Seitenventrikels.
Klinische Bedeutung: Bei Schädigungen des dorsolateralen Nucleus caudatus treten z. T. hemiballistische oder choreatische Bewegungsstörungen* der kontralateralen Seite auf.

Nucleus dentatus m: engl. *dentate nucleus*; syn. Zahnkern. Größter Kleinhirnkern, welcher vom Marklager nach lateral* verlaufend bis in die Kleinhirnhemisphären hineinreicht. Namensgebend ist sein gezacktes Erscheinungsbild. Der Nucleus dentatus ist mit dem Pontocerebellum verbunden und nimmt Einfluss auf die Willkürmotorik und die extrapyramidale* Motorik.
Anatomie: Der Nucleus dentatus erhält Afferenzen aus den lateralen Kleinhirnhemisphären und entlässt Efferenzen* über den Pedunculus cerebellaris superior zum Nucleus* ruber und zum Thalamus*. Weitere Fasern verlaufen als Fibrae cerebelloolivares über den Pedunculus cerebellaris inferior zu den Nuclei olivares inferiores.

Nucleus emboliformis m: engl. *emboliform nucleus*; syn. Nucleus interpositus anterior. Kleinhirnkern lateral des Nucleus* globosus, mit welchem er zum Nucleus interpositus zusammengefasst wird. Der Nucleus emboliformis erhält Afferenzen aus den medialen Kleinhirnhemisphären. Efferenzen* ziehen über den Pedunculus cerebellaris superior als Tractus cerebellorubralis zum Nucleus* ruber. Daneben gelangen einige Efferenzen* als Tractus cerebellothalamicus zum Thalamus*.

Nucleus globosus m: engl. *globose nucleus*; syn. Kugelkern. Kleinhirnkern medial* des Nucleus* dentatus und lateral* des Nucleus fastigii. Der Nucleus globosus erhält sensomotorische Afferenzen aus den zum Spinocerebellum gehörenden Teilen der medialen Kleinhirnhemisphären. Er ist an der Koordination von Stützmotorik und Zielmotorik beteiligt.
Anatomie: Der Nucleus globosus gibt Efferenzen* zum Nucleus* ruber ab. Diese verlaufen als Tractus cerebellorubralis über den Pedunculus cerebellaris superior zum kontralateralen* Nucleus ruber. Gemeinsam mit dem Nucleus* emboliformis wird der Nucleus globosus zum Nucleus interpositus zusammengefasst.

Nucleus lentiformis m: engl. *lentiform nucleus*. Nervenkern, der aus dem lateral gelegenen (telenzephalen) Putamen* und dem medial gelegenen (dienzephalen) Globus* pallidus besteht. Der Nucleus lentiformis gehört zum extrapyramidalen System*.

Nucleus pulposus m: engl. *nucleus pulposus of intervertebral disc*. Innerster, strukturloser Gallertkern einer Bandscheibe*, aus Resten der Chorda dorsalis (Mesenchym*) bestehend. Die hohe Mukopolysaccharid-(MPS)-Konzentration des Nucleus pulposus bedingt ein hohes Wasserbindungsvermögen (Wasserkissenfunktion). Mit zunehmendem Lebensalter sinkt die MPS-Konzentration und damit die Elastizität der Bandscheibe. Degenerative Erscheinungen wie Höhenminderung des Zwischenwirbelraumes sind die Folge.

Nucleus-pulposus-Prolaps → Bandscheibenvorfall

Nucleus ruber m: engl. *red nucleus*. Rötliches Kerngebiet im Tegmentum mesencephali und Teil des extrapyramidalen Systems.
Anatomie: Der Nucleus ruber erhält Afferenzen aus primär- und sekundärmotorischen Rindenfeldern des Großhirns sowie aus dem Kleinhirn*, dort inbesondere vom Ncl. emboliformis und Ncl. dentatus. Die wichtigste Efferenz* ist der Tractus rubrospinalis, der ins Rückenmark* zieht. Der Nucleus ruber ist wichtig für die Aufrechterhaltung von Muskeltonus* und Körperhaltung*.

Nucleus vestibularis medialis → Nuclei vestibulares

NUD: Abk. für nichtulzeröse Dyspepsie → Dyspepsie, funktionelle

Nüchternglukose, abnorme f: Labordiagnostisch definiertes (präklinisches) Stadium zwischen physiologischem Glukosestoffwechsel und Diabetes* mellitus. Die abnorme Nüchternglukose ist eine Form der pathologischen Glukosetoleranz und geht mit einem erhöhten kardiovaskulären Risiko einher.
Diagnostik: Oraler Glukosetoleranztest (siehe Glukosetoleranz*, gestörte, Tab. dort).
Klinische Bedeutung: Bestandteil des metabolischen Syndroms*, assoziiert mit einem deutlich erhöhten kardiovaskulären Risiko.

Nüchternschmerz m: engl. *hunger pain*; syn. Hungerschmerz. Starker Oberbauchschmerz, der 3–4 Stunden nach einer Mahlzeit, häufig auch nachts auftritt. Typischerweise wird der Nüchternschmerz durch Nahrungsaufnahme gestillt. Mögliche Ursachen sind ein Ulcus* duodeni oder eine Gastritis*.

NUG: Abk. für → Gingivitis, nekrotisierende ulzerierende

Nuklearmedizin f: engl. *nuclear medicine*. Medizinisches Fachgebiet, das sich mit der diagnostischen und therapeutischen Anwendung offener, meist kurzlebiger Radionuklide befasst.
Anwendung:
- **diagnostisch: 1.** in vivo: Szintigrafie* mit Gammastrahlern (SPECT oder SPECT-CT) oder Positronenstrahlern (PET oder PET-CT) **2.** in vitro: v. a. Verfahren der Radioimmunologie (z. B. Radio-Immunoassay zur Bestimmung der Schilddrüsenhormonkonzentration in einer Blutprobe)
- **therapeutisch:** Radionuklidtherapie*.

Nukleasen f pl: engl. *nucleases*. Phosphodiesterasen* (EC 3., Esterasen*), die Nukleinsäuren* zwischen Nukleotiden* an der 3'- oder an der 5'-Stellung ihrer 3',5'-Phosphodiesterbindung hydrolysieren. Nukleasen kommen u. a. in Milz und Pankreas vor und bauen die in der Nahrung enthaltenen Nukleinsäuren ab. Sie werden in der Gentechnologie z. B. zur DNA*-Klonierung verwendet.

Nukleinsäuren f: engl. *nucleic acids*. Unverzweigte Polymere aus Nukleotiden* (M_r zwischen 20 000 und mehreren Millionen), die über Phosphodiesterbindungen linear oder in Plasmiden ringförmig miteinander verknüpft sind. Die wichtigsten Vertreter sind DNA* als Speicher und RNA* als Überträger der genetischen Information (genetisches Material).

Nukleoid n: engl. *nucleiod*. Kernäquivalent der Prokaryoten, bei dem das Genom nicht von einer Kernmembran umgeben ist. Analog zum Zellkern* der Eukaryoten enthält das Nukleoid neben der DNA auch RNA und Proteine.

Nukleokapsid n: engl. *nucleocapsid*. Virus-Nukleinsäure, die mit zellulären Histonen (bei Papoviridae) oder viralen Proteinen (bei Para- und Orthomyxoviridae, Herpesviridae, Adenoviridae) Komplexe bildet.

Nukleoplasma → Karyoplasma

Nukleosidanaloga n pl: engl. *nucleoside analogues*. Den Nukleosiden* strukturähnliche Verbindungen. Nukleosidanaloga hemmen kompetitiv die DNA*/RNA*-Synthese, indem sie als „falsche Basen" in die DNA/RNA eingebaut werden und dann zum Kettenabbruch oder zur Bildung von nichtablesbarer Nonsense-DNA/RNA führen. Zu den Nukleosidanaloga zählen die nukleosidischen Reverse*-Transkriptase-Inhibitoren wie Aciclovir* und bestimmte Zytostatika*, beispielsweise Gemcitabin.

Nukleoside n pl: engl. *nucleosides*. Beta-N-glykosidisch mit D-Ribose* oder 2-Desoxy-D-ribose verknüpfte Purinbasen* (Adenin*, Guanin*, Hypoxanthin, Xanthin*) oder Pyrimidinbasen* (Cytosin*, Thymin*, Uracil*). Nukleoside werden aus den Nukleotiden* (phosphorylierte Nukleoside) durch hydrolytische Abspaltung der Phosphatgruppen gebildet.

Nukleosidphosphate → Nukleotide

Nukleotidanaloga n pl: engl. *nucleotide analogues*. Strukturähnliche Verbindungen der Nukleotide*, welche kompetitiv die DNA-Synthese hemmen und dadurch als Virostatika* wirken. Zu den Nukleotidanaloga gehören Antisense*-Oligonukleotide, nukleotidische Reverse-Transkriptase-Inhibitoren, Adefovirdipivoxil und Tenofovirdisoproxil oder Tenofoviralafenamid.

Nukleotide n pl: engl. *nucleotides*; syn. Nukleosidphosphate. Phosphorsäureester der Nukleoside*. Nukleotide enthalten ein Molekül einer

Nukleotomie

Purinbase* (Adenin*, Guanin*) oder einer Pyrimidinbase* (Cytosin*, Thymin*, Uracil*), ein Molekül D-Ribose* (bei Ribonukleotiden*) oder 2*-Desoxyribose (bei Desoxyribonukleotiden*) und einen Phosphorsäurerest. Nukleotide sind Grundbausteine der Nukleinsäuren* und an der genetischen Informationsübertragung beteiligt (Transkription*).

Aufbau: In der doppelsträngigen DNA ist Guanin das komplementäre Nukleotid zu Cytosin und Adenin zu Thymin. In der RNA tritt Uracil an die Stelle von Thymin. Die Purin- oder Pyrimidinbasen sind kovalent durch β-glykosidische Bindung an das Kohlenstoffatom 1 der D-Ribose oder 2-Desoxy-D-ribose gebunden, was zu Ribonukleosiden bzw. Desoxyribonukleosiden führt. Durch Phosphorylierung, meist an der 5'-Hydroxylgruppe der Pentose, entstehen Ribonukleotide bzw. Desoxyribonukleotide, die als Mono-, Di- bzw. Triphosphate vorkommen.

Nukleotomie f: engl. *nucleotomy*. Operative (Teil-)Entfernung des Nucleus* pulposus (Diskektomie) zur Entlastung komprimierten Nervengewebes (Dekompression von Rückenmark, Nervenwurzeln, Cauda equina) ohne Ersatz, mit Implantation einer Bandscheibenprothese bzw. eines Bandscheibenersatzes oder mit anschließender Wirbelkörperfusion durch Knochenspan bzw. Titan- oder Carbonfaserimplantat (Cage*).

Verfahren: Endoskopisch oder mikrochirurgisch:
– Mikrodiskektomie (1. Wahl, Erfolgsrate ca. 90 %), mit vergleichbarer Invasivität auch transflavär endoskopisch: Zugang von dorsal (durch Lig. Flavum, interlaminäre Fensterung*) oder bei extraforaminalem Bandscheibenvorfall* (Prolaps) lateral
– minimalinvasiv endoskopische Nukleotomie von lateral (in Lokalanästhesie) bei intra- und extraforaminalem (sequestriertem) Prolaps und Foraminoplastie bei Foramenstenose; Erfolgsrate niedriger als bei Mikrodiskektomie bzw. transflavärer Nukleotomie
– perkutane Nukleotomie
– ggf. zusätzlich dynamisch transpedikuläre Fixation (selten bei primärer Bandscheiben-Operation).

Indikationen:
– absolut: Bandscheibenvorfall* mit Kaudasyndrom*, Querschnittläsion* oder progredienter sensibler oder motorischer Wurzelparese (drohender Wurzeltod)
– relativ: akuter Bandscheibenvorfall (Sequestration) mit therapieresistenten starken Schmerzen oder chronisch-rezidivierend (bzw. nach 3–4 Wochen konservativer Therapie persistierendem) Wurzelkompressionssyndrom*.

Nukleus [Zellbiologie] m: syn. Karyon. Siehe Zellkern*.

Nulldiät f: engl. *calorie-free diet*. Absolute Nahrungskarenz zur Gewichtsreduktion mit ausschließlicher Zufuhr von Wasser, Spurenelementen und Vitaminen, im engerem Sinne sogar ohne Flüssigkeitszufuhr (indiziert bei schweren akuten Erkrankungen wie Pankreatitis oder nach OP im Magen-Darm-Trakt). Zur Gewichtsreduktion ist sie wegen erhöhter Risiken (Ketoazidose*) und fraglich nachhaltigem Nutzen obsolet.

Nulldurchgang n: engl. *zero crossing*. Eines der Beurteilungskriterien im Kardiotokogramm (CTG) bei der Bestimmung des Fischer*-Score. Zur Beurteilung der Mikrooszillation wird die Anzahl der Überkreuzungen (sog. „Nulldurchgänge") der Herzfrequenzkurve mit der Basalfrequenz pro Minute gezählt. Physiologisch sind mehr als 6 pro Minute.

Nulligravida f: Lateinische Bezeichnung für eine Frau, die noch nie schwanger war.

Nullipara f: Lateinische Bezeichnung für eine Frau, die noch keine Kinder geboren hat.

Nullisomie → Aneuploidie

Number Needed to Harm: Anzahl der Behandlungsvorgänge, die statistisch notwendig sind, um bei einem Patienten einen (Nebenwirkungs-, Komplikations-)Schaden zu verursachen. Es ist das Analogon der Number Needed to Treat (NNT) für schädliche Einflüsse und Komplikationen. Rechnerisch handelt es sich um den Kehrwert der absoluten Risikozunahme (engl: absolute risk increase, ARI)

Number Needed to Treat: Abk. NNT. Anzahl der Personen, die über einen zu bestimmenden Zeitraum behandelt werden müssen, um ein mit der Kontrollbehandlung (meist Placebo*) eintretendes Ereignis zu verhindern; Effektmaß in klinischen Studien, z. B. zur Beurteilung der Wirksamkeit von Arzneimitteln. Rechnerisch ist die NNT der Kehrwert der absoluten Risikoreduktion (engl: absolute risk reduction, ARR).

nummularis: Münzenförmig, rund.

Nussgelenk → Gelenk

Nussknackerösophagus m: engl. *nut cracker esophagus*; syn. hyperkontraktiler Ösophagus. Hyperkontraktile Motilitätsstörung der Muskulatur der unteren Speiseröhre. Durch spastische Speiseröhrenkrämpfe bleiben Nahrungsbrocken beim Schlucken stecken und verursachen ein Bolusgefühl, weitere Symptome sind retrosternale Schmerzen. Die Ösophagomanometrie zeigt erhöhte Druckamplituden und verlängerte Kontraktionen. Die Ursache ist unbekannt, therapiert wird mit Spasmolytika* oder Antidepressiva*.

Nussknackersyndrom: Einklemmung der linken V. renalis zwischen A. mesenterica superior und Aorta abdominalis mit drohender venöser Stauung im Bauchraum. Betroffene können Schmerzen in der linken Flanke oder im Unterbauch haben, bei Männern können Hodenschmerzen auftreten und bei Frauen Dyspareunie. Als Nebenbefund besteht eine orthostatische Proteinurie*.

Nutrition f: Ernährung.

NW: Abk. für → Nebenwirkung

Nyktometrie: Messung mit einem Nyktometer oder Mesoptometer zur Diagnose von Nachtblindheit*, Störungen des Dämmerungssehens und Beurteilung der Blendempfindlichkeit. Der Proband muss durch das Gerät verschieden kontrastreiche Sehzeichen erkennen. Zur Untersuchung der Blendempfindlichkeit wird die Untersuchung mit und ohne Blendungen aus verschiedenen Richtungen durchgeführt.

Nykturie f: engl. *nocturia*. Vermehrte nächtliche Miktion*. Nykturie ist ein häufiges Symptom bei Herzinsuffizienz mit nächtlicher Ödem-Ausschwemmung, benigner Prostatahyperplasie und Restharnbildung sowie bei Niereninsuffizienz mit Istosthenurie und Polyurie. Selten ist ein Diabetes* insipidus die Ursache. Behandelt wird mit Diuretika und Reduzierung der abendlichen Trinkmenge.

Nymphomanie f: engl. *nymphomania*. Veraltete und wegen fehlender objektiver Kriterien umstrittene Bezeichnung für gesteigertes sexuelles Verlangen bei Frauen (Hypersexualität*).

Nystagmus m: Unwillkürliche, rhythmische, okulare Oszillationen unterschiedlicher Ätiolo

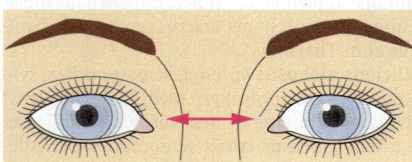

horizontaler Nystagmus

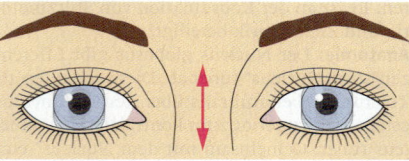

vertikaler Nystagmus

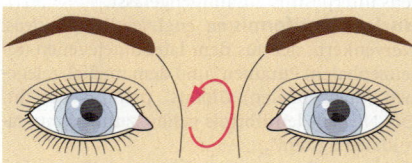

rotatorischer Nystagmus

Nystagmus Abb. 1: Richtungen.

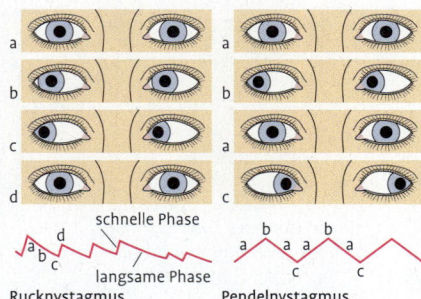

Nystagmus Abb. 2: Ruck- und Pendelnystagmus.

gie, Ausprägung und Richtung. Diagnostiziert wird mit Frenzel*-Brille, Elektronystagmografie* und Gleichgewichtsprüfungen*.

Formen: Unterteilung nach Richtung und Ausprägung:
– Rucknystagmus mit langsamer und die Richtung des Nystagmus bezeichnender schneller Phase (siehe Abb. 1)
– Pendelnystagmus mit gleich schnellen Augenbewegungen in beiden Richtungen (siehe Abb. 2).

Nystagmus-Suppressions-Test *m*: syn. VOR-Suppressionstest. Test der Koordination* und der vestibulospinalen Funktion. Der stehende Patient fixiert mit ausgestreckten Armen die eigenen Daumen und wird anschließend vom Untersucher rasch hin und her gedreht. Bei Gesunden verhindert die Blickfixation das Auftreten eines Nystagmus, bei zerebellären Läsionen oder einer Innenohrerkrankung nicht.

Nystagmus veli palatini → Gaumensegelnystagmus

Nystatin *n*: Antimykotikum aus der Gruppe der Polyene zur oralen und topischen Anwendung. Es wird bei Pilzinfektionen durch Candida* albicans und Aspergillus* fumigatus an Haut und Schleimhäuten, im Verdauungstrakt und zur Harnblasenspülung eingesetzt. Es ist licht- und wärmeempfindlich. Nebenwirkungen sind sehr selten (Kontaktdermatitis, gastrointestinale Beschwerden).

N-Zellen: Abk. für Neurotensin bildende Zellen → Neurotensin

NZN: Abk. für Naevuszellnaevus → Nävus, melanozytärer

O

O → Sauerstoff
OAB: Abk. für engl. overactive bladder → Blase, überaktive
OAE: Abk. für → Emissionen, otoakustische
O-Agglutination *f*: engl. *O agglutination*. Körnige Agglutination* (Verklumpung) des somatischen Antigens gramnegativer Bakterien (O*-Antigen) unter der Einwirkung von spezifischen O-Agglutininen.
O-Antigen *n*: engl. *O antigen*; syn. Körperantigen. In der äußeren Zellmembran gramnegativer Bakterien lokalisiertes Antigen*, das thermostabil (resistent gegen 100 °C für 1–2 h) ist und mit spezifischen Antikörpern körnig agglutiniert. Biochemisch ist das O-Antigen die Polysaccharidkomponente (O-Seitenkette) der Lipopolysaccharide*.
OAT-Syndrom *n*: engl. *OAT syndrome*; syn. **Oli**go-**A**stheno-**T**eratozoospermie-Syndrom. Krankheitsbild mit einer Oligo-Astheno-Teratozoospermie in der Spermauntersuchung*. Gesamtzahl und Prozentanteil von sowohl progress-motilen (PR) als auch morphologisch normalen Spermatozoen liegen unterhalb des jeweiligen unteren Referenzwertes. Bei Kinderwunsch können Methoden der artifiziellen Reproduktion (artificial* reproduction technology) angewendet werden. Es ist die häufigste Fertilitätsstörung beim Mann.
o. B.: engl. *wnl (within normal limits)*. Ohne (pathologischen) Befund.
Obduktion → Sektion
O-Bein → Genu varum
Oberarmfraktur → Humerusfraktur
Oberarmknochen → Humerus
Oberbauch → Epigastrium
Oberbauchquerschnitt → Schnittführung
Oberbauchschmerzen *m pl*: engl. *upper abdominal pain*; syn. Oberbauch-Symptomatik. Akute oder chronische Schmerzen im Epigastrium*, der Region zwischen Rippenbogen und Bauchnabel, ausgelöst durch intraabdominale und seltener extraabdominale (z. B. kardiale) Erkrankungen. Die Diagnose ist oft schwierig und umfangreich (Labor, Röntgen, Sonografie, Endoskopie, CT/MRT, EKG). Therapie und Prognose richten sich nach der Grunderkrankung.

Hintergrund: Ursachen:
- Erkrankungen des distalen Ösophagus: 1. gastroösophageale Refluxkrankheit*
- Erkrankungen des Magens und Duodenums: 1. Gastritis* 2. Magentumoren* 3. gastroduodenales Ulcus*
- Erkrankungen der Gallenwege und der Gallenblase: 1. Cholezystitis* 2. Cholelithiasis* (Gallenkolik) 3. Cholangitis* 4. Gallengangskarzinom 5. Gallenblasentumoren*
- Erkrankungen der Leber: 1. Hepatitis* 2. Lebertumoren*
- Erkrankungen des Pankreas: 1. akute und chronische Pankreatitis* 2. Pankreastumoren*
- Erkrankungen der Milz: 1. Milzruptur* 2. Milzinfarkt*
- Erkrankungen des Darms: 1. Appendizitis* 2. Ileus* 3. Kolitis* 4. kolorektales Karzinom*
- Erkrankungen der Niere: 1. Nephrolithiasis (Nierenkolik) 2. Pyelonephritis*
- funktionelle Oberbauchbeschwerden: 1. Reizdarmsyndrom* 2. funktionelle Dyspepsie*
- thorakale Erkrankungen: 1. Herzinfarkt* 2. Perikarditis* 3. Aortenaneurysma*
- sonstige Erkrankungen: siehe akutes* Abdomen.

Diagnostik:
- Anamnese
- klinische Untersuchung
- Labor (BSG, Blutbild, Differenzialblutbild, Blutzucker, Leberwerte, Bilirubin, CRP, TSH, Elektrolyte, Kreatinin, Lipase, CK, Troponin, Gerinnung, Harnstatus, Porphyrine im Urin, ß-HCG (Schwangerschaftstest), u. a.
- Röntgen-Thorax
- Sonografie/Endosonografie*
- CT/MRT
- Endoskopie (Gastroskopie*, Koloskopie*, Laparoskopie*, ERCP)
- EKG
- Stuhluntersuchungen (z. B. i-FOBT)
- H2-Atemtest.

Oberbauchsyndrom *n*: engl. *epigastric syndrome*. Orientierende Beschreibung für Beschwerden, insbesondere Schmerzen, die auf eine Erkrankung im Oberbauch (Epigastrium*) hinweisen. Nach sorgfältiger Anamnese* folgt die Diagnostik dem Akuten* Abdomen, die Therapie hängt ab von der Grunderkrankung. Näheres siehe Oberbauchschmerzen*.

Oberflächenanästhesie *f*: engl. *surface anesthesia*. Lokalanästhesie* mit Blockade sensibler Nervenfasern der (Schleim-)Haut per diffusionem durch Applikation von Lokalanästhetika (Oberflächenanästhetika*) direkt auf das zu anästhesierende Areal. Die Oberflächenanästhesie wird vielfältig verwendet, z. B. in der Anästhesiologie, Urologie und Dermatologie.

Indikationen:
- Ausschaltung des Würg- und Hustenreflexes im Rahmen der fiberoptischen Wachintubation
- zur transurethralen Blasenkatheterisierung
- auf der Haut, z. B. zur schmerzfreien Punktion*, durch Lokalanästhetika in spezieller Mischung, Tetracain oder Iontophorese
- in der Augenchirurgie als Tropfnarkose.

Oberflächenanästhetika *n pl*: engl. *surface anesthetics*. Lokalanästhetika zur topischen Anwendung, welche örtlich begrenzt die Schmerzweiterleitung unterdrücken. Eingesetzt werden sie beispielsweise vor Punktionen, in der Augenchirurgie oder bei Halsschmerzen. Je nach chemischer Struktur werden Oberflächenanästhetika in Aminoester- und Aminoamidtyp unterteilt. Wirkstoffe sind z. B. Lidocain*, Benzocain, Tetracain, Procain* und Prilocain.

Oberflächendosis

Wirkmechanismus: Oberflächenanästhetika diffundieren zum Wirkort und hemmen dort reversibel neuronale, spannungsabhängige Na^+-Kanäle der (Schleim-)Häute, verhindern so die Bildung eines Aktionspotenzials und blockieren dadurch die Erregungsleitung in den Nervenfasern.

Applikationsformen: Als Salben, Cremes und Sprays erhältlich.

Nebenwirkungen:
- allergische Reaktionen (v. a. bei Aminoestern)
- Methämoglobinämie
- Kopfschmerzen
- Schwindel
- bei starker systemischer Resorption Zeichen der ZNS-Toxizität mit perioraler Taubheit, Tremor, Nystagmus, Somnolenz, epileptischem Anfall, Koma, Atemstillstand
- Störung des kardialen Reizleitungssystems mit QT-Zeitverlängerung, AV-Block, Kammerflimmern, Asystolie sowie negativer Chrono- und Inotropie bis hin zum Herz-Kreislauf-Stillstand
- Verfärbungen der Haut.

Oberflächendosis *f*: engl. *skin dose*. Strahlendosis, die sich aus der Einfalldosis* der Primärstrahlung und der aus der Tiefe des bestrahlten Objekts bzw. Patienten zurückgestrahlten Streustrahlung* zusammensetzt.

Oberflächenkarzinom → Carcinoma in situ
Oberflächenladung → Ladung
Oberflächensensibilität → Exterozeption
Oberflächentherapie *f*: engl. *superficial radiotherapy*. Bestrahlungstechnik der Röntgenreizbestrahlung* bei Lokalisation des Krankheitsherds auf der Haut oder nur wenige mm in bzw. unter der Haut. Durch die Anwendung weicher Strahlung und Verringerung des Fokus-Haut-Abstands auf ≤ 10 cm fällt die Strahlendosis im Gewebe hinter dem Herd rasch ab (siehe Kontaktbestrahlung*).

oberflächlich spreitendes Melanom → Melanom, malignes
Oberhaut → Epidermis
Oberkieferempyem *n*: engl. *maxillary empyema*. Eitrige Kieferhöhlenentzündung.
Oberkieferfraktur → Kieferfraktur
Oberkieferhöhle → Sinus maxillaris
Oberkieferknochen → Maxilla
Oberkieferosteotomie *f*: engl. *maxillary osteotomy*. Korrekturosteotomie* mit Vor- oder Rückverlagerung (auch Seitenverlagerung) des zahntragenden Oberkiefers im Verhältnis zum Unterkiefer. Eine Oberkieferosteotomie wird oft zusammen mit einer Unterkieferosteotomie* durchgeführt (bimaxilläre Osteotomie).
Oberkieferzyste → Kieferzyste
Oberkörperhochlagerung → Herzbettlagerung

Oberschenkel: engl. *thigh*. Oberer Teil der unteren Extremität. Der Oberschenkel ist über das Hüftgelenk* mit dem Rumpf und über das Kniegelenk* mit dem Unterschenkel* verbunden und unterteilt in Regio femoris anterior und posterior.

Oberschenkelfraktur → Femurfraktur
Oberst-Anästhesie *f*: engl. *Oberst's method*. Form der peripheren Leitungsanästhesie* an Finger oder Zehe. Durch Injektion eines Lokalanästhetikums (ohne vasokonstriktorischen Zusatz) in Höhe der Interdigitalfalte der Grundphalanx werden die 2 dorsalen und plantaren bzw. palmaren (volaren) digitalen Nerven blockiert.

Oberster Sanitätsrat → Gesundheitswesen
Obertöne: engl. *overtones*. Töne, deren Frequenzen meist ganzzahlige Vielfache einer Grundschwingung (eines Grundtons) sind; zusammen mit dem Grundton als Klang* bezeichnet. Bei exakt ganzzahligen Vielfachen der Grundschwingung spricht man von harmonischen Obertönen.

OBI: Abk. für okkulte Hepatitis-B-Virus-Infektion → Hepatitis-B-Virus

Objekt *n*: engl. *object*. In der Philosophie etwas, worauf ein Subjekt* seine Aktivität richtet (z. B. Aufmerksamkeit; bei Descartes Subjekt-Objekt-Gegensatz). Entsprechend ist es in der Wahrnehmungspsychologie* ein Gegenstand der Wahrnehmung. In der psychoanalytischen Theorie bezeichnet Objekt die Person oder den Gegenstand als Ziel der Triebbefriedigung.

Objektträgertest *m*: engl. *slide test*. Auf einem Objektträger durchgeführter Schnelltest*. Es stehen Agglutinationstests z. B. für die Blutgruppenbestimmung*, für die Plasmakoagulase-Reaktion, für das Bordetella*-pertussis-Antigen der Proteus-mirabilis-OXK-Antigen zur Verfügung. In der Gynäkologie wird der Kurzrok-Miller-Test (gekreuzter Spermienpenetrationstest) ebenfalls als Objektträgertest bezeichnet.

Obliquität → Asynklitismus
obliterans: engl. *obliterating*. Verschließend, z. B. Thrombangitis obliterans.
Obliteration *f*: Verschluss oder Verödung einer Körperhöhle*, eines Gefäßes oder eines Ausführungsgangs. Es werden physiologische (A. umbilicalis nach der Geburt), pathologische (z. B. Obliteratio pericardii) und therapeutische Obliteration (z. B. Veröden von Varizen*) unterschieden. Ein angeborener Verschluss wird Atresie* genannt.

Obliteratio pericardii → Concretio pericardii
oblongus: Länglich.
Obsessionen → Zwangsgedanken
obsolet: engl. *obsolete*. Überholt, veraltet, ungebräuchlich.
Obstipation *f*: engl. *constipation*; syn. Konstipation. Defäkationsstörung mit zu wenig, zu seltenem und/oder zu hartem Stuhl. Eine chronische Obstipation ist meist funktionell und selten organisch bedingt, häufig entsteht sie auch durch Arzneinebenwirkung. Behandelt wird die Obstipation vor allem mit Lebensstiländerungen und Laxanzien*, bei einer zugrundeliegenden Erkrankung durch deren Therapie.

Einteilung: Akute Obstipation: Die akute Obstipation ist eine kurzzeitige Defäkationsstörung, die **situativ** (Reiseobstipation durch veränderten Alltag, veränderte Ernährung oder Obstipation bei Bettlägerigkeit) oder **organisch** bedingt ist. Bei den organischen Erkrankungen ist die Obstipation meist nur ein Symptom von mehreren. Beispiele sind:
- Darmerkrankungen wie Ileus*
- Schlaganfall*
- Bandscheibenprolaps.

Chronische Obstipation: Primäre funktionelle Obstipation: Häufigste Form. Sie liegt vor, wenn bei ausgeschlossenem Reizdarmsyndrom seit mindestens 3 Monaten Stuhlentleerungsprobleme mit mindestens 2 der folgenden Kriterien bestehen:
- starkes Pressen
- klumpiger oder harter Stuhl
- subjektiv unvollständige Entleerung
- subjektive Obstruktion oder
- manuelle Manöver zur Erleichterung der Defäkation jeweils bei ≥ 25 % der Stuhlentleerungen oder
- < 3 Stühle pro Woche.

Typen der primären Obstipation:
- idiopathische Obstipation mit normaler Kolon-Transit-Zeit
- Obstipation mit verlängerter Kolon-Transit-Zeit (slow-transit-constipation)
- funktionelle Entleerungsstörungen wie Beckenbodendyssynergie.

Pathogenese: Die Ursachen der funktionellen Obstipation sind noch nicht geklärt. Die normale Transitzeit von Zäkum bis Anus beträgt etwa 12 h und wird durch reflektorische Massenbewegungen gesteuert. Wiederholte willkürliche Unterdrückung dieses Reizes führt zu einer anorektalen Hyposensibilität und soll so zu einer funktionellen Obstipation beitragen. Auch ballaststoffarme Ernährung, mangelnde körperliche Betätigung und Stress können die Darmmotorik hemmen und eine funktionelle Obstipation begünstigen. **Sekundäre Obstipationen** entstehen als Folge von Erkrankungen oder Medikamenteneinnahme. Sie können mit Veränderungen der intestinalen Schrittmacherzellen, mit enterischen Neuropathien oder Muskelerkrankungen assoziiert sein oder durch Passagestörungen entstehen. Auslöser für sekundäre Obstipation sind:
- Medikamente, z. B. Opiate, Anticholinergika, trizyklische Antidepressiva, Neurolepti-

ka, Monoaminooxidase-Hemmer, Antiepileptika, Antihistaminika, kalziumhaltige Antazida, Antihypertensiva, Spasmolytika, Sympathomimetika, Diuretika, Colestyramin, Eisenpräparate
- Darmerkrankungen wie Kolonkarzinom, entzündliche Darmerkankungen
- neuronale Störungen wie diabetische Neuropathie*, Morbus Parkinson*, Multiple Sklerose*, Morbus* Hirschsprung, Megakolon*, intestinale Pseudoobstruktion*
- muskuläre Erkrankungen
- hormonelle Störungen wie Hypothyreose*, Hypokalzämie*, Hyperparathyreoidismus*
- Bindegewebserkrankungen wie Sklerodermie
- Störung an Anus oder im Rektum, wie z. B. Rektozele*, Analprolaps*, Analstenosen*.

Klinik:
- starkes Pressen bei der Stuhlentleerung
- klumpiger oder harter Stuhl
- Gefühl der unvollständigen Entleerung
- manuelle Manöver zur Erleichterung der Defäkation
- < 3 Stühle pro Woche
- evtl. anorektale Schmerzen beim Stuhlgang.

Therapie: Stufentherapie der chronischen Obstipation:
- Stufe 1A: Allgemeinmaßnahmen wie z. B. ausreichende Flüssigkeitszufuhr, Meidung von Inaktivität, ballaststoffreiche Ernährung
- Stufe 1B: zusätzliche Ballaststoffe, vor allem Flohsamenschalen oder Weizenkleie.

Bei **Entleerungsstörung:**
- Stufe 2: Suppositorien (CO$_2$-Bildner, Bisacodyl), Klysmen; bei ausbleibendem Therapieerfolg weiterführende Diagnostik
- Stufe 3: bei struktureller Ursache Chirurgie (z. B. bei ventraler Rektozele* mit Stuhlretention, innerem Rektumprolaps*), bei funktioneller Ursache Biofeedbacktraining, unterstützt durch Laxans/Suppositorien oder Klysmen.

Bei **Obstipation ohne Entleerungsstörung:**
- Stufe 2: Laxanzien: 1. 1. Wahl Makrogol, Bisacodyl, Natriumpicosulfat 2. 2. Wahl Lactulose* oder Anthrachinone 3. evtl. Kombination mit Flohsamenschalen oder Weizenkleie 4. evtl. zusätzlich Klysmen oder Suppositorien
- Stufe 3: bei Misserfolg Versuch mit Prucaloprid
- Stufe 4: bei Misserfolg Kombinationstherapie der Stufen 1–3, Klysmen, Lavage, Opiatantagonisten bei Opiat-Obstipation; bei Misserfolg weiterführende Diagnostik
- Stufe 5: sakrale Nervenstimulation*; ggf. Chirurgie, z. B. subtotale Kolektomie* bei Stenose oder Passagehindernis, kongenitalem Megakolon, ausgeprägter therapierefraktärer Slow-Transit-Obstipation.

Prophylaxe:
- Frühmobilisation, ballaststoffreiche Ernährung, Toilettengang bei Stuhldrang, Darmmassage
- Laxanzien* wie z. B. Lactulose* bei erwarteter Obstipation aufgrund einer Medikamentennebenwirkung (z. B. im Rahmen einer Schmerztherapie mit Opioiden*).

Obstipation im Alter *f*: Weniger als 3 Stuhlentleerungen/Woche verbunden mit Beschwerden wie schmerzhafter Defäkation und „hartem Stuhl". Ursachen im Alter sind häufig Flüssigkeitsmangel, Immobilität, sowie regelmäßige Einnahme von Laxanzien*. Therapie sind ballaststoffreiche Kost, ausreichend Flüssigkeit und evtl. Laxanzien.

Klinik:
- zumeist längerfristig vorliegende „habituelle" Obstipation
- Druck- und Völlegefühl
- harter Stuhl
- Schmerzen bei der Defäkation
- Hinweise: gelegentliche Durchfall-Episoden sprechen nicht gegen die Diagnose einer habituellen Obstipation. Eine neu auftretende Obstipation ist tumorverdächtig und muss koloskopisch abgeklärt werden.

Ursachen: Häufig:
- Bewegungsmangel, Immobilität
- regelmäßiger Laxanziengebrauch
- Depression, Sterbewunsch
- zu geringe Trinkmengen
- einseitige Ernährung, mangelhafte Flüssigkeitsaufnahme
- Medikamente mit Nebenwirkung Darmträgheit und Obstipation (Opiate, Sedativa, Parkinsonmedikamente, Anticholinergika, trizyklische Antidepressiva).

Therapie:
- Ernährungsumstellung (ballaststoffreiche Kost)
- viel Trinken
- Bewegung
- Toilettenrituale: Auch im Pflegeheim regelmäßige Toilettengänge, am besten nach dem Essen und immer zur gleichen Zeit, möglichst im Sitzen auf Toilette oder Toilettenstuhl
- Quellmittel wie Flohsamen oder getrocknete Weintrauben oder Pflaumen, die mit viel Flüssigkeit eingenommen werden müssen, auch Macrogol oder Lactulose
- Motilitätsförderer wie Bisacodyl, Sennaprodukte oder Natriumpicosulfat
- Weichmacher, ölige Substrate und Suppositorien
- CO$_2$-bildende Zäpfchen.

Obstipation, subjektive *f*: engl. *subjective constipation*. Persönlicher Eindruck vom Vorliegen einer Verstopfung (Obstipation*) entgegen der objektiven Begebenheit, z. B. bei zwanghafter Fixierung auf anale Vorgänge im Rahmen einer Verhaltensstörung*, bei sexueller Frustration oder einer neurotischen Störung sowie aufgrund von Fehlinformationen über die notwendige Stuhlfrequenz.

Therapie:
- in leichteren Fällen Beratung bezüglich Ernährungs- und Verdauungsprozessen
- bei krankhaften Störungen je nach Ursache Psychotherapie, z. B. Verhaltenstherapie oder tiefenpsychologische Verfahren.

Das Einnehmen oder Verabreichen von Laxanzien (Abführmitteln) ist bei subjektiver Obstipation weit verbreitet, führt aber nicht zur Besserung der Symptomatik.

Obstructio alvi → Obstipation

Obstruktion *f*: engl. *obstruction*; syn. Obstructio. Verschluss, Verstopfung, Verlegung eines Hohlorgans, Gangs oder Gefäßes.

Obstruktionsikterus → Ikterus

Obstruktionsileus → Gallensteinileus

Obstruktionsileus → Ileus

Obturation *f*: engl. *obstruction*; syn. Obturatio. Verlegung, Verstopfung von Hohlräumen, Hohlorganen oder Gefäßen.

Obturator → Trokar

Obturator [Urologie]: Instrument zum blinden Einführen eines Zystoskopschaftes in die Blase. Nach dem Vorschieben des Schaftes wird der Obturator durch Optik und Arbeitseinsatz ausgetauscht.

Obturatoriusneuralgie → Howship-Romberg-Phänomen

Obturatoriuszeichen *n*: engl. *obturator sign*. Klinisches Zeichen für eine entzündliche Reizung im Bereich des Musculus* obturatorius internus, z. B. bei Appendizitis* oder Salpingitis*. Bei passiver Innenrotation im Hüftgelenk der betroffenen Seite gibt der Patient Schmerzen im rechten Unterbauch an.

Occludin *n*: An Bildung der tight* junction beteiligtes, transmembranäres Protein (M_r 62–83 000) in der lateralen Zellmembran von Epithel- und Endothelzellen. Occludine besitzen die gleiche Grundstruktur wie Claudine. Derzeit sind 7 Isoformen bekannt, die aus alternativem Splicing der mRNA (mRNA*-Reifung) hervorgehen.

Funktion: Occludine gehören zu den Zelladhäsionsmolekülen*. Sie sind verantwortlich für die Abdichtung des Interzellularraums gegenüber dem Durchtritt von Soluten und Wasser.

Occlusio dentium *f*: engl. *dental occlusion*. Individuell verschiedene Stellung der unteren Zahnreihe zur oberen bei Interkuspidation*.

Occlusio intestinorum *f*: engl. *occlusive ileus*. Verschluss des Darmes von innen oder außen mit dem klinischen Bild eines mechanischen Ileus*.

Occlusio pupillae *f*: engl. *pupil occlusion*. Verschluss der Pupille durch eine flächenhafte Membran, z. B. bei juveniler idiopathischer Arthritis* mit Uveitis*.

Ochratoxine *n pl*: engl. *ochratoxins*. Von Aspergillus ochraceus u. a. Aspergillus- sowie Penicillium-Spezies produzierte Mykotoxine* (chemisches Cumarinderivat*) wie z. B. das nephrotoxisch wirkende Ochratoxin A, das u. a. in Zerealien, Bohnen und Erdnüssen nachgewiesen wurde.

Ochronose *f*: engl. *ochronosis*. Schwärzliche Pigmentablagerungen (Polymerisationsprodukt von Homogentisinsäure) in der Grundsubstanz des Knorpels, z. B. in Ohrknorpel, Hornhautrand, Augenlider, Nasenflügel, Gelenkknorpel und Bandscheiben. Eine Ochronose kommt auch in Sehnen und Arterienintima vor. Erworben tritt sie auf bei längerer Phenolzufuhr oder erblich bei Alkaptonurie.

Ochropyra → Gelbfieber

OCT-Angiografie *f*: Dreidimensionale Darstellung der Durchblutung retinaler und choroidealer Gefäße. Die Methode ist eine Weiterentwicklung der optischen* Kohärenztomografie und beruht darauf, dass innerhalb kurzer Zeit mehrere Bilder an gleicher Stelle aufgenommen, verglichen und verrechnet werden. Einsatzgebiet sind beispielsweise Zentralvenenverschluss* und diabetische Makulopathie*.

Octreotid *n*: Synthetisches Somatostatin*-Analogon zur subkutanen oder intravenösen Anwendung. Octreotid wird eingesetzt bei endokrin aktiven gastrointestinalen Tumoren wie Karzinoid* und Glukagonom*, bei Akromegalie* und TSH-sezernierendem Hypophysenadenom*, zur Prophylaxe postoperativer Komplikationen nach Pankreas*-Chirurgie sowie zur Blutstillung gastroösophagealer Varizen* bei Zirrhose*-Patienten. Häufigste Nebenwirkungen sind gastrointestinale Störungen wie Diarrhö*.

ocularis: engl. *ocular*; syn. okular. Augen-, die Augen betreffend, von den Augen ausgehend, z. B. Vertigo* ocularis.

Oculus → Auge

OD: Abk. für → Oberflächendosis

OD: Abk. für → Osteochondrosis dissecans

Odontoblasten *m pl*: engl. *odontoblasts*; syn. Dentinoblasten. Zellen des Pulpamesenchyms. Sie entstehen aus dem Ektomesenchym der embryonalen Zahnpapille und synthetisieren Dentinbestandteile. Odontoblasten befinden sich in der Pulpahöhle unmittelbar unter dem Dentin bzw. mit ihren apikalen Fortsätzen (Tomes-Fasern) in den Tubuli dentinales.

Odontodysplasie *f*: engl. *Odontodyplasia*. Gleichzeitige Schmelz- und Dentindysplasie unklarer Genese. Permanente und Milchzähne können betroffen sein. Kennzeichnend ist eine vollumfängliche Missbildung der Zähne mit hypomaturiertem Schmelz und Dentin. Radiologisch lassen sich Schmelz und Dentin kaum differenzieren. Die Zähne sind extrem kariesanfällig. Die Therapie richtet sich nach der Klinik.

odontogen: engl. *odontogenous*. Von den Zähnen ausgehend, zu den Zähnen gehörig.

Odontom *n*: engl. *odontoma*. Einer der häufigsten odontogenen Tumoren. Das aus Zahnhartsubstanzen (Dentin, Zahnschmelz, Zahnzement) bestehende Odontom ist meist gutartig und schmerzlos. Die Diagnose erfolgt vor allem in den ersten zwei Lebensdekaden.

Formen:
- zusammengesetztes Odontom aus zahnähnlichen Keimen in lockerem Bindegewebe
- komplexes Odontom aus ungeordnetem Zahngewebe unterschiedlichen Reifegrads, operative Therapie erforderlich.

Odor *m*: Geruch.

ODS: Abk. für → Defäkationssyndrom, obstruktives

Odynophagie *f*: engl. *odynophagia*. Schmerzhaftes Schlucken, z. B. bei Ösophagitis*.

Ödem *n*: engl. *edema*. Abnorme Flüssigkeitsansammlung mit Schwellung in Subkutis oder Schleimhäuten, aber auch in Lunge, Bauchhöhle oder Gehirn. Leitsymptom oberflächennaher Ödeme ist die nicht gerötete Schwellung. Hauptursachen sind örtliche oder systemische Entzündungen und Störungen in der Flüssigkeitszirkulation, z. B. infolge Herzinsuffizienz* oder Thrombose*. Ödeme werden gemäß ihrer Ursache behandelt.

Pathogenese:
- erhöhter hydrostatischer Druck durch Herzinsuffizienz* oder Thrombose*
- erhöhter intravasaler osmotischer Druck bei Natrium- oder Wasserretention (Schwangerschaftsödem, prämenstruelles Syndrom, Cushing*-Syndrom, Hyperaldosteronismus* u. a.)
- verminderter onkotischer Druck (Hypoproteinämie) bei nephrotischem Syndrom* (siehe Abb.), exsudativer Enteropathie*, Leberparenchymschaden oder Mangelernährung

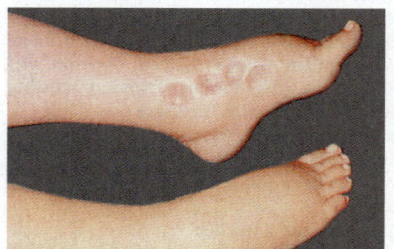

Ödem: Ödembildung an Fußrücken und Unterschenkeln bei nephrotischem Syndrom. [16]

- erhöhte Kapillarwandpermeabilität: entzündlich, allergisch oder ischämisch (siehe auch Schock*)
- Störung des Lymphabflusses (Lymphödem*).

Formen:
- **Stauungsödem** (pathogenetisch erhöhter hydrostatischer Druck): **1.** kardiales Ödem (bei dekompensierter Herzinsuffizienz): bei Rechtsherzinsuffizienz primär in abhängigen Körperpartien, beim mobilen Patienten v. a. im Bereich der unteren Extremität (Knöchelödem, prätibiales Ödem), bei Bettlägerigkeit v. a. sakral; bei Linksherzinsuffizienz* primär pulmonal (Lungenödem*) **2.** lokales Ödem, z. B. einer Extremität infolge Lymph- oder Blutstauung bei Thrombose*, Kompression (Tumor), Stenose
- **renales Ödem**: Hyperhydratation* durch Nierenerkrankung bedingt (mit Albuminurie*), initial im Gesicht (besonders Lidbereich)
- **hepatogenes Ödem**: v. a. bei Leberzirrhose* infolge sinkenden kolloidosmotischen Drucks* und Pfortaderstauung, meist nach Entwicklung von Aszites*
- **entzündliches Ödem**: siehe Entzündung*
- **kachektisches Ödem** (marantisches Ödem): insbesondere bei konsumierender Erkrankung, auch bei Hungerdystrophie
- **allergisches Ödem** bei Allergie* bzw. Angioödem*
- **prämenstruelles Ödem**: meist im Rahmen eines prämenstruellen* Syndroms, lokal insbesondere im Gesicht, an Händen und Brüsten (oft verbunden mit Mastodynie*) oder generalisiert
- sog. endokrines Ödem: siehe Myxödem*.

Oedema glottidis → Glottisödem
Oedema laryngis → Kehlkopfödem
Ödem, traumatisches *n*: engl. *traumatic edema*. Posttraumatisch oder postoperativ auftretende perifokale Weichteilschwellung (Ödem*) infolge proximaler Abflussbehinderung nach Schädigung bzw. Zerstörung des kapillären Blut- oder Lymphgefäßsystems.

ÖGD: Abk. für → Ösophagogastroduodenoskopie

Ökotoxikologie → Umwelttoxikologie

Ölakne *f*: engl. *petroleum acne*. Häufigste Form der berufsbedingten Acne venenata (Kontaktakne). Sie tritt besonders an den Streckseiten der Arme und Oberschenkel auf und wird hervorgerufen durch Kontakt mit Mineralölen und Zusatzstoffen. Die Ölakne wird ggf. anerkannt als Berufskrankheit mit der BK Nr. 5101.

Klinik: Bei chronischem Kontakt kommt es zu
- follikulären schwarzen Pfropfbildungen (Komedonen)
- Follikulitiden
- Furunkeln (siehe Abb.).

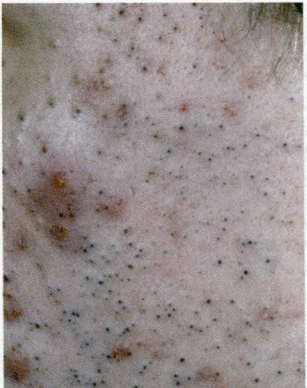
Ölakne [183]

Öle, ätherische *n pl*: engl. *volatile oils*; syn. Aetherolea. Flüssige, selten feste, flüchtige und lipophile Stoffgemische von unterschiedlicher chemischer Zusammensetzung (Monoterpene, Sesquiterpene, Phenylpropanderivate) mit aromatischem Geruch. Ätherische Öle werden aus Pflanzenteilen gewonnen durch Wasserdampfdestillation, Auspressen oder Extraktion mit lipophilen Lösungsmitteln, Fetten oder überkritischen Gasen.
Vorkommen: Von Pflanzen in Blättern, Blüten, Früchten, Wurzeln, Rhizomen und Hölzern, weniger häufig in Stängeln und Rinden gebildet. Ätherische Öle werden in besonderen Drüsenhaaren oder Drüsenschuppen der Epidermis, in endogenen Ölzellen oder endogenen, auf schizogenem, lysigenem oder schizolysigenem Wege entstandenen großen Exkretbehältern abgelagert (Exkretionsgewebe). Besonders reich an Aetherolea sind Pflanzenfamilien wie Pinaceae, Lauraceae, Rutaceae, Lamiaceae, Apiaceae, Myrtaceae, Zingiberaceae, Piperaceae und Brassicaceae.
Wirkung:
- antibakteriell
- hautreizend, expektorierend (auswurffördernd)
- cholagog (galletreibend), diuretisch (harntreibend), magensaftsekretionssteigernd
- spasmolytisch, karminativ (gegen Blähungen).

Gehalt: Bei vielen **Ätherischöl-Drogen** liegt der Gehalt im Bereich von 1–2 %, kann aber auch Werte bis über 20 % (z. B. Gewürznelken) erreichen.
Gewinnung:
- Auspressverfahren oder andere mechanische Verfahren
- Destillation mit Wasser oder Wasserdampf
- Ölextraktionsverfahren (Enfleurage)
- Lösungsmittelextraktion.

Anwendung: Entsprechend der Zusammensetzung sehr verschieden. Innerlich wirken sie z. T. appetitanregend und verdauungsfördernd, spasmolytisch und karminativ, expektorierend, diuretisch und antiseptisch. Es werden meist kleinste Dosen verwendet, bei großen Dosen kann es unter Umständen zu Vergiftungen kommen (Lähmungen, Krämpfe, Atemlähmung, Tod). Äußerlich dienen Aetherolea vielfach der Hautreizung. Hauptanwendungsgebiet ist die Parfümerie. Es werden nur Gemische von Aetherolea verwendet. Ferner finden sie Anwendung als Gewürze und teilweise in der Technik.

Ölfollikulitis → Ölakne
Ölpneumonie → Lipidpneumonie
Ölstuhl → Steatorrhö
Önöz-Agar *m*: Selektiver Nährboden* zur Isolierung und Kultivierung von Salmonellen und anderen Enterobakterien (Enterobacteriaceae*), z. B. bei Verdacht auf Salmonellen-Gastroenteritis. Der Erregernachweis erfolgt aus Stuhl, Erbrochenem oder infizierten Speiseresten. Nach ca. 2 Tagen Wachstum kann eine weiterführende serologische Differenzierung der Bakterien angeschlossen werden.
Bakteriennachweis: Die Kultivierung auf dem Önöz-Agar erfolgt aerob über 16–24 (48) Stunden bei 35–37 °C. Während grampositive Bakterien durch Gallensalze und Metachromgelb nahezu vollständig im Wachstum gehemmt werden, kann man diverse Enterobacteriaceae anhand unterschiedlicher Farben und Formen unterscheiden:
- **Salmonellen:** gelbe Kolonien mit schwarzem Zentrum und gelblichem Hof
- **Shigellen:** zunächst in Nährbodenfarbe, später leicht bläulich
- **Escherichia coli:** kleine blaue Kolonie mit rostfarbenem Präzipitationshof
- **Proteus mirabilis:** rostfarbene Kolonien mit schwarzem Zentrum und bräunlichem Hof
- **Providencia spp.** und **Morganella morganii:** rostfarbenes Wachstum
- **Citrobacter freundii:** rosafarbene Kolonie mit grünem Zentrum
- **Klebsiellen** und **Enterobacter spp:** bläuliche große schleimige Kolonien
- **Pseudomonaden:** schmutzig-gelbes bis grünliches Wachstum.

Oerskovia *f*: Gattung grampositiver, filamentöser Bakterien, die den Corynebakterien nahe stehen. Zu den Spezies gehören Oerskovia xanthineolytica und Oerskovia turbata, die in Zusammenhang mit implantierten Kathetern und anderen Fremdkörpern Endokarditis*, Meningitis*, Pyelonephritis* und Endophthalmitis* verursachen können. Oerskovia sind sensitiv für Antibiotika mit grampositivem Wirkungsspektrum wie Vancomycin*.

Ösophagektomie *f*: engl. *esophagectomy*. Bezeichnung für die Entfernung der Speiseröhre (in der Regel subtotale Entfernung) zur Behandlung eines Ösophaguskarzinoms* oder Kardiakarzinoms*. Standard ist die abdomino-thorakale Ösophagektomie mit Ösophagusersatz durch einen hochgezogenen Schlauchmagen. Diese wird zunehmend minimal-invasiv durchgeführt. Die perioperative Mortalität beträgt in spezialisierten Zentren < 5 %.

Ösophagitis *f*: engl. *esophagitis*. Entzündung der Ösophagusschleimhaut. Die häufigsten Formen sind Refluxösophagitis* und Soorösophagitis*, die Erkrankung kann aber auch durch Allergene (eosinophile Ösophagitis*), Medikamente oder traumatisch ausgelöst werden. Symptome sind Schluckstörungen, Sodbrennen und/oder Schmerzen. Diagnostiziert wird per Ösophagoskopie, behandelt je nach Grunderkrankung.
Ursachen: Eine Ösophagitis kann durch zahlreiche Noxen und im Rahmen verschiedener Erkrankungen auftreten:
- chemisch induziert als Refluxösophagitis* (bei GERD) oder durch Verätzungen
- durch zu heiße Speisen, Alkohol oder Fremdkörper
- durch Medikamente wie Bisphosphonate*, Zytostatika*, Dabigatran*, NSAR
- allergisch bedingt: eosinophile Ösophagitis*
- infektiös bedingt: Soorösophagitis*, Ösophagitis durch CMV oder HSV
- idiopathisch als exfoliative Ösophagitis (siehe Ösophagitis* exfoliativa)
- strahleninduziert als strahlenbedingte Ösophagitis*
- im Rahmen systemischer Erkrankungen wie Morbus* Crohn, Sarkoidose*, Diabetes* mellitus.

Ösophagitis, arzneimittelbedingte *f*: engl. *drug induced esophagitis*. Entzündung der Speiseröhre durch Medikamente. Zur Abheilung der Schleimhautveränderung führen das Absetzen der auslösenden Medikamente, die Optimierung der Medikamenteneinnahme (z. B. reichlich Flüssigkeit, evtl. falls möglich Zerkleinern der Tabletten) und die passagere Gabe eines Protonenpumpen-Hemmers oder eines Prokinetikums zur Beschleunigung der Passagezeit.
Vorkommen: Häufig eine Ösophagitis auslösende Medikamente:
- Antibiotika (Tetrazykline*)
- Antiphlogistika* (Acetylsalicylsäure, NSAR)
- Kaliumchlorid*
- Chinidinpräparate
- Eisenverbindungen
- Bisphosphonate* (Alendronat).

Pathophysiologie: Lange Kontaktzeit der Medikamente, große Tabletten und die horizontale Tab-

Ösophagitis, eosinophile

letteneinnahme können zu einer lokalen Schleimhautschädigung mit Entzündungsreaktion und ggf. Entwicklung von Ulzerationen führen.

Klinik: Beschwerden bei einer Ösophagitis sind:
- Schmerzen beim Schlucken (Odynophagie)
- retrosternales Brennen und/oder Schmerzen
- selten Bluterbrechen.

Therapie:
- Absetzen der Medikamente
- reichlich Flüssigkeit zur Medikamenteneinnahme, ggf. Zerkleinern der Tabletten
- möglichst Aufsetzen bei der Tabletteneinnahme
- passager Protonenpumpen*-Hemmer.

Ösophagitis, eosinophile *f*: engl. *eosinophilic esophagitis*. Chronische Entzündung der Speiseröhre mit Infiltration der Schleimhaut durch eosinophile Granulozyten*. Die Entzündung ist immunvermittelt und oft mit Allergien assoziiert. Symptome sind Schluckstörungen und Schmerzen, bei Kindern auch Gedeihstörungen. Die Diagnose erfolgt endoskopisch und histologisch, therapiert wird mit Glukokortikoiden* als Spray und Eliminationsdiät.

Erkrankung: Epidemiologie:
- Inzidenz: 1:3000, Tendenz zunehmend
- Männer häufiger betroffen als Frauen
- oft mit Allergien* assoziiert, etwa 75% der Erkrankten leiden an einer Atopie*.

Pathogenese: Für die Pathogenese spielen genetische (Mutation auf Chromosom 5q22), immunologische und umweltbedingte Faktoren eine Rolle. Antigene, meistens aus der Nahrung, triggern eine T-Zell-vermittelte Immunantwort mit Freisetzung von Zytokinen*. Dadurch werden eosinophile Granulozyten chemotaktisch angelockt und wandern aus der Blutbahn in die Schleimhaut des Ösophagus ein. Die chronische Entzündung führt langfristig zu einem fibrotischen Umbau mit Speiseröhrestrikturen.

Klinik: Erwachsene: Bei Erwachsenen treten folgende Symptome auf:
- Dysphagie* (häufigstes Symptom)
- Steckenbleiben fester Nahrungsbrocken
- refluxartige Beschwerden
- retrosternaler Schmerz
- Oberbauchbeschwerden.

Kinder: Bei Kindern präsentiert sich die Erkrankung neben den oben genannten Symptomen oft auch anders, z. B. durch:
- Verweigerung fester Nahrung bei Kleinkindern
- Erbrechen
- Gedeihstörung.

Diagnostik:
- Anamnese und typische Klinik
- Ösophagoskopie* zeigt typischerweise Längsfurchen und ringförmige Schleimhautveränderungen
- Histologie endoskopisch gewonnener Biopsien aus mehreren Bereichen der Speiseröhre: 1. > 15 eosinophile Granulozyten*/Gesichtsfeld 2. Infiltration mit Eosinophilen beschränkt auf den Ösophagus 3. keine anders erklärliche sekundäre Infiltration 4. Fibrose* der Lamina* propria mit Inflammation sowie erhöhte Zahl von Mastzellen* und B*-Zellen
- ggf. Ösophagus-Breischluck zum Nachweis von Strikturen oder anatomischen Anomalien
- Labor: IgE-Bestimmung möglich, bei ca. 55 % der Betroffenen findet sich eine Eosinophile* im Blutbild
- Allergiediagnostik, beispielsweise mittels Prick*-Test oder Atopie*-Patch-Test.

Differenzialdiagnose: Entscheidend ist der Ausschluss einer gastroösophageale Refluxkrankheit*. Auch diese geht mit einer Infiltration von eosinophilen Granulozyten in die Ösogussschleimhaut einher. Die Biopsien sollten deshalb 2 Monate nach Beginn einer Therapie mit Protonenpumpenhemmern entnommen werden, da dann eine Refluxösophagitis ausgeheilt wäre und somit ausgeschlossen werden kann.

Therapie:
- bei spezifischer Allergie Umstellung der Ernährung: Verzicht auf allergene Nahrungsmittel; sind Auslöser unbekannt, Verzicht auf die 6 häufigsten Allergene der eosinophilen Ösophagitis: Milch, Ei, Weizen, Soja, Erdnüsse und Fisch sowie Schalentiere
- pharmakologisch: inhalative Glukokortikoide* wie Fluticason* oder Budesonid*
- bei Nichtansprechen auf medikamentöse Therapie: endoskopische Dilatation von Strikturen oder Stenosen
- zur Verlaufskontrolle ggf. Kontrollendoskopien.

Ösophagitis exfoliativa *f*: engl. *exfoliating esophagitis*; syn. Oesophagitis exfoliativa. Seltene Abschilferung des Plattenepithels* der Speiseröhre. Symptome sind Schmerzen und Schluckstörungen. Als Ursache kommen Virusinfektionen, Medikamentennebenwirkungen (Bisphosphonate*, Dabigatran*) und akute Schädigungen der Speiseröhre, beispielsweise durch heiße Getränke, infrage. Therapiert wird analgetisch, meist heilt die Erkrankung ohne Folgen ab.

Ösophagitis, infektbedingte *f*: engl. *infectious esophagitis*. Entzündung der Speiseröhre durch eine Infektion mit Pilzen, Viren (z. B. Zytomegalie*-Virus, Herpes*-simplex-Virus) oder Bakterien. Am häufigsten ist die Soor-Ösophagitis. Die infektbedingte Ösophagitis betrifft vor allem immungeschwächte Patienten. Symptome sind retrosternale Schmerzen, Brennen oder Schluckbeschwerden. Behandelt wird je nach Erreger antibiotisch, antiviral oder antimykotisch.

Ösophagitis, strahlenbedingte *f*: engl. *radiation esophagitis*. Durch ionisierende Strahlung (Strahlentherapie*, Strahlenunfälle) verursachte Entzündung der Speiseröhre. Akut dominieren Odynophagie* und retrosternale Schmerzen, langfristig drohen Dysphagien* durch Strikturen und Verwachsungen. Die Akuttherapie erfolgt mit Analgetika und topischen Anästhetika vor dem Essen, Stenosen oder Fisteln werden endoskopisch bzw. operativ versorgt.

Ösophagogastroduodenoskopie *f*: Abk. ÖGD. Endoskopisches Verfahren zur Untersuchung von Speiseröhre (**Ö**sophagus), Magen (**G**aster) und proximalem **D**uodenum (ÖGD). Anhand eines in die Speiseröhre eingeführten flexiblen Endoskops können Lumen und Schleimhäute begutachtet, Gewebeproben (Biopsien*) entnommen und therapeutische Eingriffe wie Blutstillung oder Polypenabtragung vorgenommen werden.

Prinzip: Das Prinzip der ÖGD besteht darin, dass ein Schlauch mit Lichtleiter, Videokamera und Arbeitskanal für Instrumente durch den Mund über die Speiseröhre und Magen bis zuletzt ins Duodenum vorgeschoben wird, um das Innere des Gastrointestinaltrakts zu inspizieren. Die über die Kamera gewonnen Bilder der Schleimhaut lassen sich auf einem Monitor begutachtet und die Daten speichern. Außerdem können über den Arbeitskanal Biopsiezangen zur Probenentnahme, Diathermieschlingen zur Polypektomie oder Sonden bzw. Injektionsnadeln zur Blutstillung eingeführt und therapeutisch eingesetzt werden. Auflösung und Darstellung der Mukosa werden mit verschiedenen Anfärbemethoden, Filtertechniken oder Linsen kontinuierlich weiterentwickelt und verbessert.

Therapeutische Möglichkeiten:
- endoskopische Hämostase* (siehe obere gastrointestinale Blutung*)
- Polypektomie
- endoskopische Mukosaresektion (EMR, z. B. beim Magenfrühkarzinom*)
- Gummibandligatur* bei Ösophagusvarizen*
- Ballondilatation* bei Ösophagusstenosen*.

Ösophagogastrostomie *f*: engl. *esophagogastrostomy*. Im Rahmen einer Ösophagusresektion* bei distalem Ösophaguskarzinom oder Kardiakarzinom angewandte Rekonstruktion zur Wiederherstellung der Nahrungspassage. Hierbei wird nach der Resektion und radikaler Lymphknotendissektion entweder eine collare oder intrathorakale End-zu-Seit-Anastomose oder (seltener) End-zu-End-Anastomose angelegt.

Ösophagografie *f*: engl. *esophagography*. Röntgenkontrastuntersuchung des Ösophagus in Form einer Röntgendurchleuchtung* (Ösophagus-Breischluck) zur Beurteilung des Ösophagus hinsichtlich Weite, Verlauf, Passage, Faltenrelief und Konturen. Wasserlösliches Kontrastmittel wird bei V. a. Fistel oder Leckage eingesetzt. Bei V. a. Ösophagus-Frühkarzinom oder Ösophagusulkus wird diese Methode als Doppelkontrastmethode* (in Hypotonie) angewandt.

Ösophagojejunostomie f: engl. *esophagojejunostomy*. Chirurgisches Wiederherstellungsverfahren der ösophagointestinalen Passage nach Gastrektomie, in der Regel bei Magenkarzinom. Bei einer Ösophagojejunostomie wird eine Anastomose zwischen einer retrocolisch in den Oberbauch verlagerten und nach Y-Roux ausgeschalteten Jejunumschlinge und der Speiseröhre angelegt, evtl. mit zusätzlicher Bildung eines Ersatzmagens. Siehe Ersatzmagenbildung* (Abb. dort).

Ösophagoskopie f: engl. *esophagoscopy*. Visuelle Begutachtung des Ösophagus mittels eines flexiblen Endoskopes, oft im Rahmen einer Ösophagogastroduodenoskopie* (ÖGD). Die Ösophagoskopie wird diagnostisch und therapeutisch eingesetzt. Während der Untersuchung können Biopsien* entnommen werden. Mehr zu den diagnostischen und therapeutischen Möglichkeiten unter Ösophagogastroduodenoskopie*.

Ösophagospasmus, diffuser m: engl. *diffuse esophageal spasm*. Motilitätsstörung des Ösophagus mit übersteigerter Kontraktilität. Häufig liegt gleichzeitig eine Relaxationsstörung des unteren Ösophagussphinkters vor. Die Ätiologie ist unklar. Klinisch dominieren Globusgefühl*, retrosternale Schmerzen und Regurgitation* unverdauter Nahrung. Zur symptomatischen Therapie gibt es unterschiedliche Ansätze.

Klinik:
- Dysphagie (intermittierend, permanent)
- Globusgefühl
- Regurgitation unverdauter Nahrung
- Thoraxschmerz (retrosternal).

Therapie: Symptomatischer Therapieversuch mit
- Kalzium*-Antagonisten (Diltiazem*)
- Nitrate, Molsidomin*
- trizyklische Antidepressiva
- Pfefferminzöl (5 Tropfen in einem Glas Wasser ca. 15–20 min vor jeder Hauptmahlzeit)
- ggf. Botulinumtoxin* (Off-Label-Use; meist nur kurze Wirkdauer).

Ösophagostomie f: engl. *esophagostomy*. Chirurgische Anlage einer äußeren Fistel* im Rahmen der Behandlung einer Anastomoseninsuffizienz* nach Ösophagusresektion* mit Wiederherstellung der Nahrungspassage durch Ösophagogastrostomie* oder Ösophagojejunostomie*. Der verbleibende proximale Ösophagusanteil wird zur Ausheilung und Sanierung des entzündlichen Bereiches am Hals ausgeleitet.

ösophagotracheale Fistel → Ösophagotrachealfistel

ösophagotrachealer Doppellumentubus → Kombinationstubus, ösophagotrachealer

Ösophagotrachealfistel f: engl. *tracheo-esophageal fistula*. Verbindung zwischen Ösophagus* und Trachea*, angeboren (oft kombiniert mit Ösophagusatresien*) oder erworben (Verätzung*, Trauma*, Tumor*). Betroffene Neugeborene zeigen Dyspnoe* sowie Würgen und Erbrechen beim Stillen; Erwachsene neigen zu Hustenanfällen beim Essen, Erbrechen und rezidivierenden Aspirationspneumonien*. Die Diagnose wird endoskopisch und mittels bildgebender Verfahren gestellt.

Therapie: Die Behandlung richtet sich nach der Ursache und erfolgt entweder operativ oder endoskopisch interventionell transösophageal oder transtracheal durch Implantation eines beschichteten Stents*.

Ösophagus m: engl. *esophagus*; syn. Speiseröhre. Etwa 25 cm langes elastisch-muskulöses Hohlorgan, das den Rachen mit dem Magen verbindet und mittels peristaltischer Wellen den Speisebrei nach dem Schluckakt in den Magen befördert. Der Ösophagus wird sowohl proximal als auch distal durch Schließmuskeln (oberer und unterer Ösophagussphinkter) begrenzt.

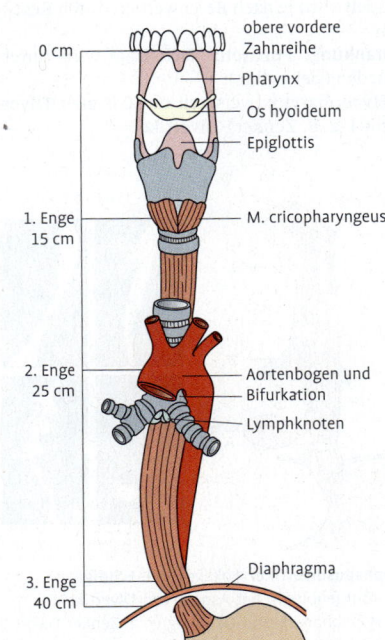

Ösophagus: Topografische Anatomie und physiologische Engen.

Anatomie: Verlauf: Die Speiseröhre beginnt am Unterrand des Ringknorpels des Larynx*, zieht dorsal der Trachea im Mediastinum abwärts und tritt am Hiatus* oesophageus durch das Diaphragma in die Bauchhöhle ein, um schließlich in die Kardia* des Magens zu münden. **Abschnitte:**
- Pars cervicalis: beginnt mit dem oberen Ösophagussphinkter, ist ca. 8 cm lang und endet auf Höhe des Sternums*.
- Pars thoracica: beginnt auf Höhe des 1. bzw. 2. Brustwirbels (= Eintritt in den Thorakalraum) und endet nach ca. 15 cm vor dem Durchtritt des Ösophagus durch das Zwerchfell* (Hiatus oesophageus).
- Pars abdominalis: beginnt nach dem Durchtritt durch das Zwerchfell und mündet nach ca. 2–5 cm in die Kardia des Magens.

Engstellen: Die 3 physiologischen Engstellen des Ösophagus sind von besonderer klinischer Bedeutung, da sowohl Entzündungen und Malignome der Speiseröhre als auch verschluckte Fremdkörper meist in diesen Bereichen lokalisiert sind (siehe Abb.):
- obere Engstelle (Constrictio pharyngooesophagealis): 1. „engste" Engstelle überhaupt 2. Lage am Beginn der Pars cervicalis in Höhe des Ringknorpels
- mittlere Engstelle (Constrictio partis thoracicae): Lage an der Bifurcatio tracheae
- untere Engstelle (Constrictio diaphragmatica): Lage am Zwerchfelldurchtritt.

Ösophagusachalasie f: engl. *esophageal achalasia*. Seltene Motilitätsstörung der Speiseröhre mit Schluckstörungen, Regurgitationen* und retrosternalen Schmerzen. Ursache ist eine mangelhafte Peristaltik im distalen Bereich der Speiseröhre samt fehlender reflektorischer Relaxation des unteren Ösophagussphinkters. Die Erkrankung wird anhand Ösophagomanometrie diagnostiziert. Behandlungsoptionen sind Medikamente (Kalziumantagonisten), Ballondilatation*, Botox-Injektionen und die laparoskopische Myotomie*.

Klinik:
- Dysphagie* für feste und flüssige Nahrung
- Krämpfe im Brustkorbbereich (oft als Angina* pectoris fehlinterpretiert), retrosternale Schmerzen
- Regurgitation unverdauter Nahrung oder Speichel
- Aspiration*, Lungenentzündungen
- Völlegefühl, Schluckauf
- Schwierigkeiten aufzustoßen
- im längeren Verlauf Gewichtsverlust.

Komplikationen:
- Ausleiern der Speiseröhre mit extremer Dilatation und Verlängerung (Megaösophagus*)
- 30-fach erhöhtes Risiko für ein Ösophaguskarzinom*.

Ösophagusatresie

Ösophagusatresie *f*: engl. *esophageal atresia*. Angeborene Fehlbildung mit fehlender Kontinuität der Speiseröhre, meist begleitet von einer Fistelbildung zwischen distalem Ösophagusstumpf und Trachea und oft kombiniert mit weiteren Fehlbildungen. Die Diagnose gelingt häufig pränatal, postnatal imponieren beim Neugeborenen Husten und Speicheln. Entscheidend ist die frühzeitige operative Versorgung (90 % Erfolgsrate).
Einteilung: Nach Vogt:
- Typ I: Aplasie bzw. fehlendes Ösophaguslumen auf gesamter Länge (< 1 %)
- Typ II: Atresie mit 2 blind endenden Stümpfen (häufig weit voneinander entfernt, direkte Anastomisierung nicht möglich) ohne Bildung einer ösophagotrachealen Fistel (ca. 7 %)
- Typ III: **1.** Typ III a: mit unterem (distalem) Blindsack und oberer (proximaler) Ösogotrachealfistel (ca. 1 %) **2.** Typ III b: mit oberem Blindsack und unterer Ösophagotrachealfistel (mit > 90 % häufigste Form; siehe Abb.) **3.** Typ III c: sowohl obere als auch untere Ösophagotrachealfistel (ca. 1 %)
- Typ IV (sog. H-Fistel): isolierte, kurze Fistel zwischen Trachea und Ösophagus (H-förmig) mit komplett durchgängigem Ösophagus (ca. 1 %).

Klinik:
- pränatal: Polyhydramnion durch das Unvermögen des Fetus* Fruchtwasser zu schlucken
- postnatal: Heraufwürgen schaumigen Speichels, Hustenanfälle, rasselnde Atemgeräusche und Dyspnoe (Aspiration von Speichel über die ösophagotracheale Fistel).

Therapie:
- bei kurzstreckiger Atresie möglichst innerhalb der ersten beiden Lebenstage operativer Fistelverschluss der Trachealfistel und End-zu-End-Anastomosierung des Ösophagus
- bei langstreckigen Atresien (long gap) werden je nach Fall eine: **1.** Elongationsbehandlung von oral und nach chirurgischer Anlage einer Gastrostomie auch von aboral mittels Olivensonden oder Bougies und später durchzuführender End-zu-End-Anastomosierung **2.** Ösophagusersatzplastik durch Magenhochzug, freie Dünndarmtransplantation oder Koloninterposition vorgenommen.

Ösophagusblutung *f*: engl. *esophageal hemorrhage*. Blutungen aus Gefäßen der Speiseröhre. Häufigste Ursache sind Ösophagusvarizen*, aber auch Ösophagitis*, das Mallory*-Weiss-Syndrom oder Verletzungen der Speiseröhre durch Fremdkörper können zu Ösophagusblutungen führen. Bei massiver Blutung droht Lebensgefahr. Therapie ist je nach Ausmaß Kreislaufstabilisierung, Transfusionen und endoskopische Blutstillung.

Ösophagus-Breischluck → Ösophagografie

Ösophagusdivertikel *n*: engl. *esophageal diverticulum*. Ausstülpungen der kompletten Speiseröhrenwand (echte Divertikel) oder von Mukosa und Submukosa durch Lücken in der Muskelschicht (Pseudodivertikel). Divertikel sind oft asymptomatisch, können aber auch Dysphagie*, Foetor* und Schmerzen verursachen. Die Diagnose erfolgt radiologisch und endoskopisch, behandelt wird je nach Beschwerden durch Resektion.

Erkrankung: Formen: Nach Lage wird unterschieden (siehe Abb.):
- Hypopharynxdivertikel: ca. 60 % aller Divertikel (z. B. Zenker*-Divertikel)

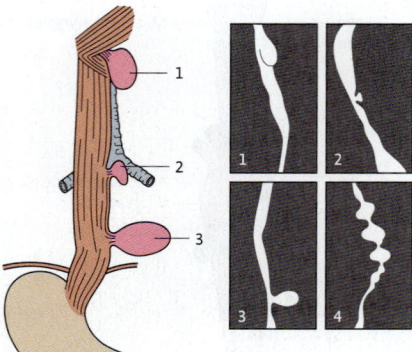

Ösophagusdivertikel: Lokalisation, Häufigkeit und röntgenologischer Aspekt von Divertikeln des Hypopharynx und Ösophagus; 1: Zenker-Divertikel (60 %); 2: epibronchiales Ösophagusdivertikel (20 %); 3: epiphrenisches Ösophagusdivertikel (20 %); 4: (röntgenologisch) funktionelles Divertikel.

- epiphrenales Divertikel (ca. 20 %)
- epibronchiales Divertikel (ca. 20 %).

Ferner unterscheidet man:
- Echte Divertikel (früher auch Traktionsdivertikel genannt): Aussackung aller 3 Wandschichten (Mukosa, Submukosa und Muskularis); hierzu gehört das epibronchiale Divertikel.
- Pseudodivertikel oder falsche Divertikel: Aussackung der Mukosa und Submukosa, die sich durch eine Lücke in der Muskularis drücken. Sie werden auch Pulsionsdivertikel genannt, weil sie durch eine Druckerhöhung im Ösophagus entstehen bzw. begünstigt werden. Beispiele sind Zenker*-Divertikel und epiphrenales Pulsionsdivertikel.

Klinik:
- Dysphagie
- Regurgitation*
- Foetor* ex ore
- epigastrische Schmerzen
- Aspiration* als Komplikation bei großen Zenker-Divertikeln.

Therapie: Bei Beschwerden operative Resektion des Divertikels, beim Zenker-Divertikel ggf. endoskopische Mukomyotomie des M. cricopharyngeus.

Ösophagusdyskinesie *f*: engl. *esophageal dyskinesia*. Überbegriff aus dem ICD-10 für Wandbewegungsstörungen der Speiseröhre. Dazu zählen der diffuse Ösophagusspasmus und die Korkenzieherspeiseröhre.

Ösophagus-EKG *n*: engl. *esophageal electrocardiography*. Weitgehend durch intrakardiales EKG* ersetztes Verfahren zur Ableitung eines EKG mit Aufzeichnung von Nahpotenzialen über intraösophageal platzierte Elektrode (Vorhofnähe). Ein Ösophagus-EKG wird eingesetzt, wenn eine intrakardiale EKG-Ableitung erforderlich, aber nicht möglich ist. Kontraindikation besteht bei akutem Herzinfarkt*.

Ösophagusektasie *f*: engl. *esophagectasia*. Spindel- oder zylinderförmige Erweiterung der Speiseröhre infolge Stauung (oberhalb eines Tumors oder einer Striktur), infolge einer Innervationsstörung oder reflektorisch bei einer Entzündung.

Ösophaguselektrode → Ösophagus-EKG

Ösophagus-Ersatz *m*: Je nach Operationstechnik verwendetes Hohlorgan, das nach einer Ösophagusresektion* zur Wiederherstellung der Nahrungspassage dient. Hierunter fallen der hochgezogene Magen, eine nach Roux-Y ausgeschaltete hochgezogene Jejunumschlinge sowie ein gestieltes Koloninterponat, das retrosternal hochgezogen und mit dem Restösophagus und Magen anastomosiert wird.

Ösophagusfistel *f*: engl. *esophageal fistula*. Angeborene, spontan durch Krankheiten erworbene, traumatisch bedingte oder chirurgisch ange-

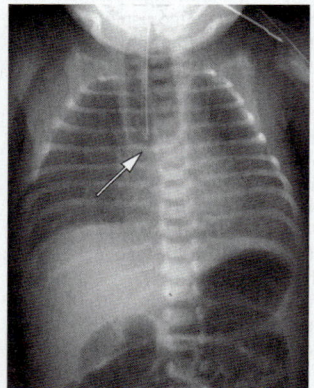

Ösophagusatresie: Typ III b mit Luft und Sonde im proximalen Ösophagusstumpf. [86]

legte Verbindung zwischen der Speiseröhre und einem angrenzenden Organ bzw. der Körperoberfläche.

Formen:
- angeboren: bei Ösophagusatresie*
- spontan erworben: 1. ösophagotracheale Fistel bei penetrierend wachsendem Ösophaguskarzinom oder zentral sitzendem Bronchialkarzinom 2. ösophagomediastinale oder -pleurale Fistel* spontan durch Tumoren 3. Boerhaave*-Syndrom
- traumatisch bedingt: 1. Perforation mit Fistel durch verschluckte Fremdkörper 2. iatrogen bei interventioneller Endoskopie
- chirurgisch angelegt: als Ösophagostoma am Hals, z. B. bei Anastomoseninsuffizienz* als sog. Speichelfistel.

Ösophagusfremdkörper *m*: engl. *esophageal foreign body*; syn. intraösophagealer Fremdkörper. Im Ösophagus* stecken gebliebener, „verschluckter" Gegenstand oder Nahrungsmittel. Auftreten häufig bei Kindern zwischen 6 Monaten und 6 Jahren. Symptome sind u. a. Fremdkörpergefühl, Dysphagie*, bei Kindern auch Appetitlosigkeit. In ca. 20 % de Fälle ist eine Intervention (Ösophagogastroduodenoskopie* = ÖGD) nötig. Ca. 80 % verlaufen asymptomatisch.

Klinik:
- Schmerzen und Druckgefühl retrosternal oder retrolaryngeal
- Fremdkörpergefühl
- Hypersalivation*
- bei Kindern: 1. Appetitlosigkeit 2. Streckhaltung der Halswirbelsäule
- Dysphagie bis zur Unfähigkeit zu Schlucken bei kompletter Verlegung des Lumens
- Erbrechen.

Komplikation Ösophagusperforation* und ggf. Mediastinitis* bei spitzen Fremdkörpern oder als Folge der Behandlung.

Therapie:
- bei durchgelaufenem Fremdkörper keine weiter Therapie
- bei steckengebliebenem Fremdkörper endoskopische Entfernung: ggf. ist eine Laryngoskopie* ausreichend, ansonsten erfolgt eine ÖGD
- Notfall-ÖGD bei: 1. Gefahr von Aspiration*, Perforation* (spitzes Material) oder Drucknekrose 2. Verschlucken von Batterien
- kollare Ösophagostomie* bei Ruptur des Ösophagus*, ggf. auch bei frustraner Endoskopie.

Ösophagushernie *f*: Synonym verwendeter Begriff für eine Hiatushernie*. Die Verwendung ist jedoch irreführend, da es im eigentlichen Sinne nicht zur Hernierung der Speiseröhre kommt. Vielmehr treten Teile des Magens (unter Umständen auch komplette Verlagerung) und ggf. auch andere Organe durch den Hiatus* oesophageus.

Ösophaguskarzinom *n*: engl. *esophageal cancer*. Bösartiger Speiseröhrentumor mit schlechter Prognose (5-Jahres-Überlebenszeit etwa 20 %, bei Fernmetastasen < 3 %). Symptome sind Dysphagie*, retrosternale Schmerzen. Im Verlauf kommt es häufig zu Gewichtsverlust und Hypersalivation. Die Diagnose erfolgt per Ösophagoskopie* inklusive Biopsie*, Ösophagus-Breischluck, CT und MRT. Therapiert wird chirurgisch, chemotherapeutisch und mit Bestrahlung. Siehe Abb. 1.

Erkrankung: Epidemiologie:
- pro Jahr erkranken in Deutschland ca. 5000 Männer und 1500 Frauen an einem Ösophaguskarzinom
- Erkrankungsgipfel zwischen 60 und 70 Jahren

Einteilung nach Histologie:
- Plattenepithelkarzinome, ca. 60 % der Ösophaguskarzinome
- Adenokarzinome, ca. 40 %, vor allem in der unteren Speiseröhre durch Refluxösophagitis, zunehmend in Deutschland
- sehr selten: undifferenzierte kleinzellige Karzinome oder adenoidzystische Adenokarzinome.

Lokalisation:
- vor allem an physiologischen Ösophagusengen
- ca. 60 % im unteren, 30 % im mittleren, 10 % im oberen Drittel der Speiseröhre.

Metastasierung:
- häufig lymphogene Streuung in alle umgebenden Lymphknoten (zervikale, supraklavikuläre, mediastinale Lymphknoten und Lymphknoten der V. jugularis interna)
- Organmetastasen zunächst in Lunge und Leber, danach in weiter entfernte Organe wie Knochen, Gehirn, Niere.

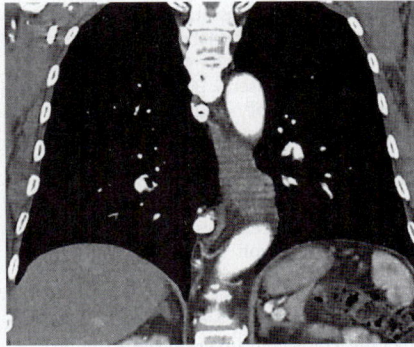

Ösophaguskarzinom Abb. 1: Distales Ösophaguskarzinom mit Infiltration der Aorta; CT. [32]

Ätiologie: Die Ätiologie ist unbekannt. Meist entwickelt sich das Karzinom auf dem Boden einer Präkanzerose wie z. B.
- Barrett*-Ösophagus
- Ösophagusachalasie*
- Verätzungen*
- Plummer*-Vinson-Syndrom.

Risikofaktoren:
- Rauchen
- Alkoholabusus (vor allem Plattenepithelkarzinom)
- vermehrte Aufnahme von Nitrosaminen
- Howel-Evans-Syndrom (50 % der Betroffenen entwickeln ein Ösophaguskarzinom).

Weitere diskutierte begünstigende Faktoren sind gastroösophagealer Reflux, Adipositas (vor allem für Adenokarzinome), fettreiche Nahrung und Verbrennungen durch heiße Getränke (Tee).

Klinik: Im Frühstadium verursacht das Ösophaguskarzinom meist keine Symptome. Später auftretende Beschwerden sind:
- Schluckstörungen, erst bei festen, dann bei flüssigen Nahrungsmitteln: 1. bei immer weiterem Fortschreiten fällt sogar das Schlucken des Speichels schwer (Hypersalivation) 2. Schluckstörungen treten auf, wenn das Lumen der Speiseröhre auf < 13 mm verengt ist
- in den Rücken ausstrahlende Schmerzen
- Gewichtsverlust
- evtl. Horner*-Syndrom
- Erbrechen, Dyspnoe* und Husten
- Hämatemesis*, Teerstuhl*
- Eisenmangelanämie*
- Knochenschmerzen.

Diagnostik: Tumordiagnostik: Ösophagogastroduodenoskopie* (ÖGD) mittels hochauflösender Videoendoskopie mit Biopsie aus allen suspekten Läsionen, beim Barrett-Ösophagus 4-Quadranten-Biopsien. **Staging:**
- Thorax- und Abdomen-CT
- endoskopische Sonografie zur Prüfung der Infiltrationstiefe und zum Nachweis eines regionalen Lymphknotenbefalls, evtl. mit Feinnadelbiopsie (siehe Abb. 2)
- Ultraschall Abdomen/Leber
- Kontrast-CT von Thorax und Abdomen (Siehe Abb. 3)
- ggf. PET/PET-CT (Fernmetastasen)
- Bronchoskopie*, Laparatomie.

Anhand von Tumordiagnostik und Staging werden TNM-Klasse und Stadiengruppierung des Tumors definiert.

Therapie: Die Therapie besteht in der Regel aus der chirurgischen Resektion, häufig in Kombination mit Chemotherapie und Bestrahlung. Sie richtet sich nach den Ergebnissen des Stagings (Tumorstadium, Größe, Fernmetastasen, Stadieneinteilung) und den individuellen Patientenwünschen (siehe Tab.):

Ösophaguskrampf

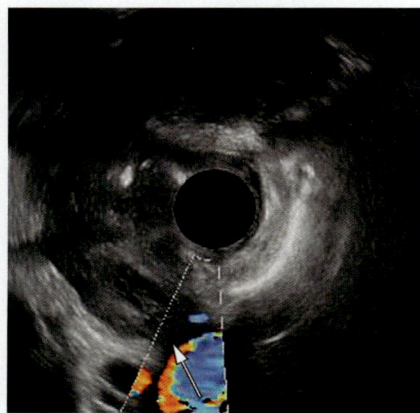

Ösophaguskarzinom Abb. 2: Distales Ösophaguskarzinom mit Infiltration von Aorta und Lymphknoten; endoskopische Ultraschalluntersuchung (EUS). [32]

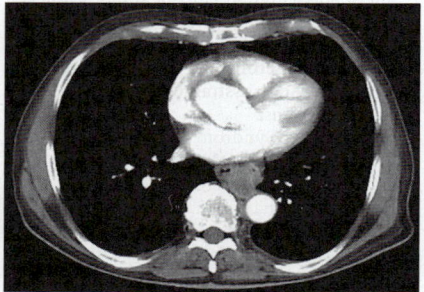

Ösophaguskarzinom Abb. 3: Distales Ösophaguskarzinom mit Infiltration der Aorta; CT. [32]

- Stadium 0, I oder IIa: operative Resektion
- Stadium IIb und III: präoperative Radiochemotherapie, operative Resektion
- Stadium IV: palliative Therapie, keine Operation.

Operative Therapie:
- evtl. endoskopische Mukosaresektion* (EMR) bei oberflächlichen nichtinvasiven Karzinomen
- kurative En-bloc-Resektion, Entfernung aller möglicherweise befallenen Lymphknoten und Teile des proximalen Magens sowie Pyloroplastik; je nach Ausmaß: **1.** Magenhochzug und ösophagogastrale Anastomose **2.** Koloninterposition **3.** Dünndarminterposition. **4. Komplikationen:** Anastomoseninsuffizienz*, Fisteln, Strikturen, Dumping*-Syndrom.

Ösophaguskarzinom: Stadieneinteilung des Ösophaguskarzinoms.

Stadium	Tumor	Regionale Lymphknoten	Fernmetastasen
0	Tis	N0	M0
IA	T1	N0	M0
IB	T2	N1	M0
IIA	T3	N0	M0
IIB	T1,T2	N1	M0
IIIA	T4a	N0	M0
	T3	N1	M0
	T1,T2	N2	M0
IIIB	T3	N2	M0
IIIC	T4a	N1, N2	M0
	T4b	jedes N	M0
	jedes T	N3	M0
IV	jedes T	jedes N	M1

Bestrahlung: Wird meist bei Patienten als Radiochemotherapie eingesetzt, um den Tumor zu verkleinern. **Chemotherapie:** Ösophaguskarzinome sprechen schlecht auf Chemotherapeutika an. Die Chemotherapie wird trotzdem präoperativ allein oder als Radiochemotherapie eingesetzt, um eine Größenabnahme des Tumors und eine bessere Resektabilität zu bewirken. Verwendet werden vor allem Cisplatin* und 5-Fluorouracil*. **Radiochemotherapie:** Chemotherapie mit 5-Fluorouracil und Cisplatin in der 1. und 5. Woche der Strahlentherapie, anschließend Resektion.
Prognose: Aufgrund der frühzeitigen ausgedehnten Lymphknotenmetastasen ist die Prognose des Ösophaguskarzinoms schlecht. Das mediane Überleben beträgt für alle Stadien etwa 12 Monate, für das Stadium IV etwa 6 Monate. Die 5-Jahres-Überlebenszeit beträgt
- nach R0-Resektion 20–40 %
- bei Fernmetastasen < 3 %.

Ösophaguskrampf → Ösophagospasmus, diffuser
Ösophagusmanometrie f: engl. esophageal manometry. Untersuchung zur Erfassung von Druck und Funktionsabläufen der Speiseröhre in Ruhe und während des Schluckens. Sie dient der Diagnostik von Motilitätsstörungen wie Nussknackerösophagus*, Achalasie* oder Sphinkterinsuffizienz. In Kombination mit Impedanzmessungen lassen sich auch Aussagen über die Transitzeit im Ösophagus treffen.
Ösophagusmotilitätsstörung → Motilitätsstörung, ösophageale

Ösophagusperforation f: engl. esophageal perforation. Berstung der Speiseröhre aufgrund massiver intraösophagealer Druckerhöhung, z. B. bei Boerhaave*-Syndrom, explosionsartigem Erbrechen, stumpfem Bauchtrauma, durch Fremdkörper sowie Verletzung bei interventioneller Endoskopie. Behandelt wird in der Regel durch den sofortigen interventionellen oder operativen Verschluss der Perforationsstelle unter antibiotischer Abschirmung.
Therapie:
- i. v. Antibiose
- interventionell: Überbrückung der Perforationsstelle mittels gecovertem (bemanteltem) Stent* oder bei kurzstreckigen Verletzungen durch sog. over the scope clip (OTSC)
- operativ: bei langstreckigen Verletzungen Übernähung der Perforationsstelle und Deckung der Naht durch gestieltes Omentum* majus.

Ösophagusperforation, traumatische f: Ösophagusperforation* aufgrund massiver intraösophagealer Druckerhöhung, z. B. im Rahmen eines stumpfen Bauchtraumas. Auch durch eine iatrogene Verletzung im Rahmen einer interventionellen Endoskopie oder durch verschluckte Fremdkörper kann eine traumatische Ösophagusperforation verursacht werden.

Ösophagus-pH-Metrie f: engl. esophageal pH monitoring. Funktionsuntersuchung zur Messung des pH-Werts, d. h. der Säurebelastung im unteren Teil der Speiseröhre. Die pH*-Metrie dient zum Nachweis eines gastroösophagealen Refluxes, z. B. wenn trotz Beschwerden keine sichtbaren Schleimhautveränderungen vorhanden sind (Non-erosive Reflux Disease = NERD) oder trotz Säuresuppressionsbehandlung weiter Refluxbeschwerden bestehen.

Ösophaguspseudodivertikulose f: engl. esophageal pseudodiverticulosis. Seltene Erkrankung mit multiplen Aussackungen der Ösophaguswand aus dilatierten Ausführungsgängen submuköser Drüsen*. Die Ösophaguspseudodivertikulose ist mit infektiösen Ösophagitiden assoziiert und verursacht Dysphagie* und Odynophagie*. Die Diagnose erfolgt per Ösophagus-Breischluck. Behandelt wird die entzündliche Grunderkrankung, ggf. auftretende Stenosen werden meistens bougiert.

Ösophagusresektion f: Teilentfernung oder auch subtotale Entfernung der Speiseröhre, z. B. bei bösartigen Tumoren der Speiseröhre.

Ösophagusringe m: engl. lower esophageal ring; syn. unterer Ösophagusring. Zirkuläre Verengung der unteren Speiseröhre aus hypertrophierter Muskulatur oder Schleimhaut (Schatzki*-Ring). Ösophagusringe bleiben meist asymptomatisch, bei Stenosen < 13 mm können sie zu Dysphagien* bis hin zur Bolusimpaktion führen. Erkannt werden sie in der Ösophagografie* oder bei einer Ösophagogastroduodenoskopie* (ÖGD). Therapie bei Beschwerden ist die Bougierung.

Ösophagussonde → Ballonsonde

Ösophagussphinkter, hypertensiver unterer *m*: engl. *hypertensive lower esophageal sphincter* (Abk. hypertensive LES). Ösophageale Motilitätsstörung* mit isolierter Tonuserhöhung im unteren Ösophagussphinkter (UÖS). Mögliche Symptome sind epigastrische Schmerzen und/oder Druckgefühl, selten Dysphagie*. Die Diagnose erfolgt per Ösophagomanometrie, therapiert wird mit Kalziumkanalblockern, Nitraten oder Antidepressiva, in sehr seltenen Fällen ist eine pneumatische Ballondilatation* oder Myotomie* des UÖS notwendig.

Ösophagusspontanruptur → Boerhaave-Syndrom

Ösophagusstenose *f*: engl. *esophageal stenosis*. Einengung des Ösophaguslumens, häufig mit Dysphagie* und Regurgitation*. Die Stenose kann angeboren oder erworben sein, z. B. durch ein Ösophaguskarzinom*, Narben nach Verätzung*, als Ösophagusstriktur* nach Refluxösophagitis oder durch Prozesse im umliegenden Mediastinum (Aortenaneurysma*, Struma*). Die Therapie erfolgt mittels Bougierung*, Ballondilatation* oder Stenteinlage.

Ösophagus-Stent *f*: Scherengitterartige, selbstexpandierende Endoprothese zur Überbrückung einer benignen oder malignen Stenose, Striktur oder Fistel in der Speiseröhre. Ösophagus-Stents werden interventionell endoskopisch implantiert und sind ggf. ummantelt, um so Fisteln zu verschließen oder das Einwachsen von Tumor in das Stentlumen zu vermeiden.

Ösophagusstimme *f*: engl. *esophageal voice*; syn. Ruktusstimme. Nutzung des Ösophagus* zur Stimmgebung (Ruktusstimme oder umgangssprachlich: Rülpsstimme) als körpereigene Ersatzstimme", z. B. nach Laryngektomie*. Der Ösophagus fungiert als Pseudoglottis („Ersatzkehlkopf"). Näheres siehe Ersatzstimme*.

Ösophagusstriktur *f*: engl. *esophageal stricture*. Narbige Einengung des Ösophagus*, meist als Folge einer langjährigen gastroösophagealen Refluxkrankheit*. Häufige Beschwerden sind Dysphagie* sowie Regurgitation* von Nahrungsresten. Die Diagnose wird mittels Endoskopie* gestellt. Therapeutisch wird meist eine endoskopische Bougierung* durchgeführt, bei Malignitätsverdacht ist eine Ösophagusresektion* mit anschließender Rekonstruktion der Nahrungspassage notwendig.

Ursachen:
- langjährige gastroösophageale Refluxkrankheit (GERD) mit Ausbildung einer narbigen Stenose aufgrund der chronischen Entzündung
- chronische Entzündung des Ösophagus (eosinophile Ösophagitis*, radiogene Ösophagitis)
- Ösophaguskarzinom*
- Verätzungen* durch Säure- oder Laugeningestion
- Narben aufgrund von iatrogenen Verletzungen
- Anastomosenstenose postoperativ (z. B. nach Ösophagusresektion* und Schlauchmagenhochzug; siehe Sleeve*-Resektion)
- Sklerodermie*.

Klinik:
- Dysphagie (zunächst für feste, späte auch für flüssige Speisen)
- Odynophagie*
- Regurgitation von Nahrungsresten, ggf. Aspiration* und Pneumonie*
- Gewichtsverlust.

Therapie:
- primär endoskopisch: **1.** wiederholte Bougierungen **2.** Ballondilatation* **3.** ggf. Stenteinlage
- operativ (bei Malignität): Ösophagusresektion mit Rekonstruktion der Nahrungspassage durch Schlauchmagenhochzug.

Ösophagusszintigrafie *f*: engl. *esophageal scintigraphy*. Nuklearmedizinische Untersuchung, bei der die Passage einer gering radioaktiv markierten Testmahlzeit durch den Ösophagus* untersucht wird. Hierdurch können insbesondere verzögerte Passagen, die bei verschiedenen Erkrankungen auftreten können, diagnostiziert werden.

Prinzip: Ablauf:
- jeweils 6 Schluckakte für die flüssige und feste Testmahlzeit
- dynamische Kameraufnahme der Passage der Testmahlzeit durch den Ösophagus
- Quantifizierung des Transits bzw. der Passage, meist Angabe der 12-Sekunden-Clearance (prozentualer Anteil der radioaktiv markierten Testmahlzeit, welcher nach 12 s den Ösophagus komplett passiert hat).

Interpretation:
- qualitativ/visuell Transitstörungen mit Angabe des betroffenen Ösophagusabschnittes, ggf. Vergleich mit Voraufnahmen
- quantitativ: Ermittlung der 12-Sekunden-Clearance und Vergleich mit Normwerten (pathologisch ja/nein) und ggf. mit Voraufnahmen (Befundverschlechterung/-konstanz/-verbesserung).

Indikationen:
- Dysphagie*, wenn nach Endoskopie* und manometrischer sowie radiologischer Abklärung keine Ursache erkennbar ist
- Objektivierung einer ösophagealen Beteiligung im Rahmen systemischer Erkrankungen (z. B. progressive systemische Sklerodermie, CREST*-Syndrom), auch zur Verlaufskontrolle bzw. zum Therapiemonitoring geeignet
- unklare Brustschmerzen nach kardiologischer, pneumologischer und orthopädischer Ausschlussdiagnostik.

Ösophagustrauma *n*: engl. *esophageal trauma*. Verletzungen der Speiseröhre durch Fremdeinwirkung, ärztliche Eingriffe (iatrogen) oder erkrankungsbedingte Faktoren.

Ursachen: Verletzungen durch äußere Gewalteinwirkung:
- penetrierende Verletzungen wie Schuss- oder Stichverletzungen
- im Rahmen stumpfer Thoraxtraumen, sehr selten
- Fremdkörperingestion (siehe Ösophagusfremdkörper*).

Iatrogene Verletzungen:
- Ösophagusrupturen bei Ballondilatationen* oder Bougierungen*
- Verletzungen der Ösophaguswand durch Endoskope, Katheter*, Intubation*.

Spontane Verletzungen durch vorgeschädigten Ösophagus:
- spontane Perforation bei massivem Erbrechen
- Perforation durch infiltratives Wachstum maligner Tumoren oder bei schweren fortgeleiteten Entzündungen.

Diagnostik:
- Inspektion (offene Verletzung)
- radiologisch Mediastinalemphysem* und/oder Halsemphysem, linksseitiger Pleuraerguss*
- Ösophagoskopie*.

Komplikationen:
- Perforation*
- massive Blutungen
- Fistelbildung
- Mediastinitis*
- Pneumothorax*.

Ösophagustumor *m*: engl. *esophageal tumor*. Vermehrung von Gewebe in der Speiseröhre. Benigne Tumore sind selten, die meisten Tumore in der Speiseröhre sind Ösophaguskarzinome*.

Formen: Maligne Tumore:
- zu 97 % Ösophaguskarzinome (Plattenepithelkarzinom und Adenokarzinom)
- selten: **1.** gastrointestinaler Stromatumor* (GIST) **2.** Leiomyom* und Leiomyosarkom* **3.** kleinzelliges Karzinom
- Diagnose und Therapie siehe entsprechende Erkrankung.

Benigne Tumore:
- selten, meist asymptomatisch und Zufallsbefund in einer Endoskopie*
- zu den benignen Tumoren gehören: **1.** Schwannome **2.** Lymphangiome **3.** Hä-

Ösophagusulkus

mangiome* 4. fibrovaskuläre Polypen 5. Granularzelltumore* 6. Adenome 7. inflammatorische fibroide Polypen 8. Papillome* 9. heterotope Drüsen 10. Glykogenakanthose*
- Diagnose und Therapie siehe entsprechende Erkrankung.

Ösophagusulkus n: engl. *esophageal ulcer*. Tiefer Schleimhautdefekt im Ösophagus*, welcher die Lamina* muscularis mucosae durchdringt und meistens im distalen Ösophagus lokalisiert ist. Ösophageale Ulzera treten in Folge entzündlicher, physikalischer oder chemischer Ösophagusschädigungen auf und können zu Dysphagien*, Blutungen und Perforation* führen. Sie werden je nach Ursache behandelt.
Ursachen: Ösophagusulzera als lokalisierte Schäden der Schleimhaut können aufgrund verschiedener Faktoren entstehen:
- als peptisches Ulkus* bei Refluxösophagitis*
- aufgrund lokaler Schädigung durch Arzneimittel (z. B. Bisphosphonate*, Doxyzyklin, NSAR, orale Kontrazeptiva) oder Drogen, vor allem in physiologischen Engstellen, siehe medikamenteninduzierte Ösophagitis*
- durch steckengebliebene Fremdkörper
- durch chemische Substanzen, bei Verätzungen*
- durch Pilze und andere Infektionen (siehe Ösophagitis*).

Therapie: Die Therapie erfolgt nach der jeweiligen Grundkrankheit, z. B. Absetzen schädigender Medikamente, Behandlung einer Ösophagitis, Protonenpumpenhemmer.
Prävention: Zur Prävention medikamenteninduzierter Ulzera sollten Tabletten nur im Sitzen und mit viel Flüssigkeit eingenommen werden.

Ösophagusvarizen f pl: engl. *esophageal varices*. Krampfadern der Speiseröhrenvenen infolge portokavaler Anastomosen bei portaler Hypertension*, die die Speiseröhrenvenen pathologisch aufweiten und dünnwandig machen. V. a. die fortgeschrittene Leberzirrhose* ist mit Ösophagusvarizen assoziiert. In 40 % der Fälle kommt es zu vital bedrohlichen Ösophagusvarizenblutungen*, die interventionell behandelt werden müssen (endoskopische Gummibandligatur*).
Erkrankung: Lokalisation:
- unteres und mittleres Speiseröhrendrittel
- oberes Speiseröhrendrittel (Downhill*-Varizen).

Ursachen:
- Ösophagusvarizen im unteren und mittleren Speiseröhrendrittel: portale Hypertension mit Strömungsbehinderungen im Pfortadersystem: 1. 10 % prähepatische Hypertension (z. B. Pfortaderthrombose*) 2. 80 % intrahepatische Hypertension (z. B. Leberzirrhose) 3. 10 % posthepatische Hypertension (z. B. Budd*-Chiari-Syndrom, Rechtsherzversagen).
- Ösophagusvarizen im oberen Speiseröhrendrittel (Downhill-Varizen): Strömungsbehinderung in der V. cava superior oder der V. azygos, z. B. durch: 1. Mediastinaltumor*, vergrößerte mediastinale Lymphknoten 2. Thymom* 3. Lungen- oder Schilddrüsentumor 4. Herzinsuffizienz*.

Klinik:
- bei leichten Blutungen: Teerstuhl*
- bei schweren Blutungen: Bluterbrechen, kardiogener Schock*
- ohne Blutungen meist keine Beschwerden.

Diagnostik:
- Ösophagoskopie* (siehe Abb.,); deutlich sichtbare Ösophagusvarizen, die nach kaudal Richtung Magen ziehen
- Röntgenkontrastuntersuchung* von Ösophagus und Magen.

Therapie:
- **akute Blutung:** 1. siehe Ösophagusvarizenblutung* 2. endoskopische Gummibandligatur* oder Sklerotherapie* der Varizen mit Polydocanol
- **Prävention:** 1. pharmakologische Prävention einer Blutung durch nichtselektive Beta*-Rezeptoren-Blocker (z. B. Propanolol, Carvedilol*) 2. prophylaktische Gummibandligatur bei großen Varizen 3. transjugulärer intrahepatischer portosystemischer Shunt* (TIPS).

Prognose:
- Etwa 40 % der Ösophagusvarizen führen zu einer lebensbedrohlichen Blutung.
- In bis zu 70 % ist innerhalb eines Jahres nach einer Ösophagusvarizenblutung* mit einem Rezidiv zu rechnen.
- Die Letalität der akuten Ösophagusvarizenblutung beträgt mindestens 15 %.

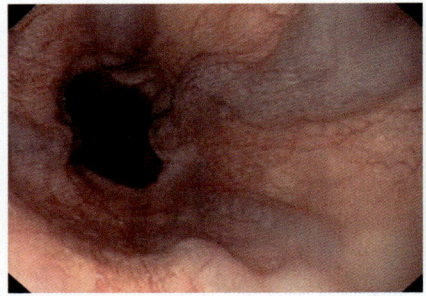

Ösophagusvarizen: Ösophagoskopischer Befund. [132]

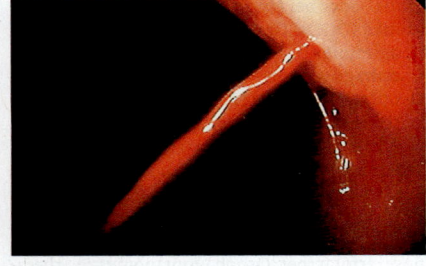

Ösophagusvarizenblutung: Endoskopischer Befund. [32]

Ösophagusvarizenblutung f: engl. *esophageal variceal bleeding*. Akut lebensbedrohliche Blutung aus Ösophagusvarizen* (Erweiterung der Speiseröhrenvenen meist infolge portaler Hypertension* bei Leberzirrhose*) mit Hämatemesis* (Bluterbrechen), Meläna (Teerstuhl*) oder Hämatochezie (Beimengung von hellrotem Stuhl im Blut) und Schock*. Die Letalität der Ösophagusvarizenblutung ist abhängig vom Stadium der Leberzirrhose und beträgt bis zu 50 %.
Diagnostik: Endoskopie* (siehe Abb.), ggf. unter Schockbehandlung.
Therapie:
- im Notfall: 1. intensivmedizinische Betreuung, Kreislaufstabilisierung: Volumengabe, Gabe von Erythrozytenkonzentraten und Optimierung des Blutgerinnungsstatus (u. a. gefrorenes Frischplasma, Thrombozytenkonzentrat) 2. sofortige Endoskopie (ggf. mit endotrachealer Intubation zur Aspirationsprophylaxe) mit Gummibandligatur* der blutenden Varize (Methode der Wahl) oder alternativ Sklerotherapie* bzw. Obliteration durch Gewebekleber 3. medikamentöse Senkung des Drucks im Pfortadersystem: Terlipressin* (Vasokonstriktor mit nachgewiesener Mortalitätssenkung) 4. bei unstillbarer Blutung ggf. temporäre Tamponade durch Ballonsonde* (Sengstaken-Blakmore-Sonde oder Linton-Nachlass-Sonde) 5. ggf. Einlage eines selbstexpandierenden Stents in den distalen Ösophagus zur Kompression der Varizen 6. als Reserveoption bei unstillbarer Blutung Anlage eines transjugulären intrahepatischen portosystemischen Stent-Shunts* (TIPSS), selten Sperroperation 7. Antibiotikagabe zur Prophylaxe von bakterieller Infektion und hepatischer Enzephalopathie* 8. Gabe von Lactulose* zur Darmreinigung (Verhinderung einer hepatischen Enzephalopathie)
- im blutungsfreien Intervall zur Verhinderung eines Blutungsrezidivs (Risiko ca. 70 % innerhalb der ersten 12 Monate, zumeist in den ersten 6 Wochen nach Erstblutung):

1. Varizeneradikation (Ligatur, Sklerosierung) 2. Anlage eines TIPSS 3. nichtselektive Beta*-Rezeptoren-Blocker 4. ggf. portosystemischer Shunt: Reserveverfahren mit hoher Mortalität 5. evtl. Lebertransplantation* (LTx).

Prognose:
- Blutstillungsrate ca. 95 %
- Mortalität ca. 30 %, Letalität bei Erstblutung ca. 15 % (kompensierte Leberzirrhose; 6-Wochen-Letalität 15–20 %) bis 50 % (dekompensierte Leberzirrhose)
- korreliert mit Grad der Leberzirrhose nach Child*-Pugh-Klassifikation sowie Ausdehnung und Lokalisation der Varizen (Child A < 10 %, Child C bis 50 %)
- medianes Risiko für erneute Blutung bei Überleben einer Erstblutung: ca. 70 % im ersten Jahr
- Mortalitätsrisiko erfassbar mit AIMS65-Score.

Prävention:
- Primärprophylaxe bei Ösophagusvarizen* pharmakologisch (nichtselektiver Beta*-Rezeptoren-Blocker) oder endoskopisch (Gummibandligatur*, ggf. Sklerotherapie*) je nach Varizengröße und individuellem Risiko
- TIPSS-Anlage in der Primärprophylaxe nicht indiziert
- 1-Jahres-Rate für erstmalige Blutung bei Ösophagusvarizen 5–15 %.

Ösophagusverätzung *f*: engl. *caustic burn of the esophagus*. Verätzung* der Ösophagusschleimhaut durch orale Ingestion* von Säuren* oder Basen*, die eine nekrotisierende Entzündung auslösen. Häufig ingestierte Substanzen sind Haushalts- und Abflussreiniger. Die Klinik reicht von einem asymptomatischen Verlauf über Schmerzen bis zum Schock. Die Behandlung richtet sich nach dem Schweregrad.

Erkrankung: Epidemiologie
- 80 % bei Kindern (meist Unfall)
- 20 % bei Erwachsenen (meist vorsätzlich, z. B. mit suizidaler Absicht).

Klinik: Die Symptomatik ist variabel und umfasst
- Rötung und Schwellung in der Mundhöhle
- Schluckbeschwerden
- Speichelfluss
- Schmerzen in Mund, Hals, Brust, Abdomen
- Erbrechen, Hämatemesis*
- abdominales und mediastinales Emphysem
- Akutes Abdomen und Schock, diese weisen auf eine Ösophagusperforation* hin
- bei begleitender Schädigung der Atemwege Husten, Stridor* und Tachypnoe*.

Komplikationen:
- Aspiration*
- Ösophagusperforation
- Mediastinitis*
- Schock*
- gastrointestinale Blutung*
- Strikturen*
- Ösophaguskarzinom* (Plattenepithelkarzinom*): das Risiko ist um den Faktor 1.000 erhöht, es entwickelt sich meist 10-40 Jahre nach der Verätzung.

Therapie: Je nach Schwere: Asymptomatische Patienten, die geringe Mengen aufgenommen haben und keine oropharyngeale Läsionen aufweisen, müssen nicht endoskopiert und nicht stationär aufgenommen werden. Stationäre Aufnahme bei symptomatischen Patienten, oropharyngealen Läsionen oder der Ingestion von Hoch-Risiko-Substanzen (starke Basen oder starke Säuren oder Volumen von > 200 ml bei schwächeren Basen oder Säuren).
- allgemeine Therapie: Flüssigkeitssubstitution, Schmerzkontrolle, Flüssignahrung für 24-48 h
- ab Grad 2B: 1. Monitoring für 1 Woche (aufgrund der Perforationsgefahr) 2. Flüssignahrung für 48h, falls nicht toleriert enterale Ernährung 3. endoskopische Kontrolle
- Protonenpumpen-Inhibitoren (PPI) zur Vermeidung eines Stressulkus*
- Antibiotika-Prophylaxe bei Perforations-Verdacht
- Erhaltung von Vitalfunktion, ggf. Bekämpfung des Schocks
- Notall-OP bei Verdacht auf Ösophagusperforation (Mediastinitis, Peritonitis)
- im weiteren Verlauf Therapie der Komplikationen (Striktur) und endoskopische Kontrolle (Karzinom).

Kontraindiziert sind:
- Magenspülung oder -entleerung, um weitere Verätzungen zu vermeiden
- pH-Korrektur (Gefahr schwerer exothermer Reaktionen)
- Aktivkohle* (infiltriert verätztes Gewebe und stört endoskopische Diagnostik).

Ösophagusverschlusstubus *m*: Den Ösophagus abdichtendes, alternatives extraglottisches Atemwegshilfsmittel. Die Kombination aus Ösophagusverschlusstubus und Endotrachealtubus* führte zur Entwicklung des Kombitubus (siehe ösophagotrachealer Kombinationstubus*, Larynxtubus*).

Östradiol *n*: syn. Estradiol. Stärkstes natürliches Östrogen, das vor allem in heranreifenden Follikeln des Ovars* nach Stimulus durch FSH gebildet wird. Die Aromatase* wandelt Testosteron* in Östradiol um. Im Blut wird es an SHBG gebunden transportiert. Die Bestimmung erfolgt per Immunoassay*.

Physiologie:
- Serumkonzentrationen schwanken je nach Zyklusphase mit je einem Maximum präovulatorisch und in der Lutealphase.
- Bildung findet auch in der Nebenniere* statt.
- Bei Männern erfolgt Bildung im Hoden*.

Arzneimittel:
- oraler oder topischer Einsatz bei Östrogenmangel in der Postmenopause
- Bestandteil hormonaler Kontrazeptiva*
- zahlreiche Arzneimittelinteraktionen beschrieben, z. B. mit Johanniskraut und Antidiabetika* (auch Insulin*)
- Risiko für Thromboembolien* wird durch die Einnahme erhöht.

Referenzbereiche: Bei Frauen: Je nach Zyklusphase:
- Follikelphase 184–532 pmol/l
- Ovulation 411–1626 pmol/l
- Lutealphase 184–885 pmol/l
- postmenopausal < 217 pmol/l.

Bei Männern: < 184 pmol/l.

Indikation zur Laborwertbestimmung:
- Testung der gonadotropen* Achse und der ovariellen Funktion
- Verlaufskontrolle bei Sterilitätsbehandlung durch Gonadotropin* oder Clomifen*
- V. a. Hypogonadismus*
- im Rahmen der Pubertas*-praecox-Labordiagnostik
- V. a. Gynäkomastie* durch einen hCG- oder Androgen-bildenden Tumor (Hoden, Nebennieren u. a.): hCG stimuliert die Aktivität der Aromatase.

Bewertung: Erniedrigt bei:
- Hypogonadismus durch Ovarialinsuffizienz* (< 37 pmol/l)
- Corpus*-luteum-Insuffizienz (fehlender Peak in der Lutealphase; präovulatorisch erniedrigt)
- anovulatorischem Zyklus* (erniedrigt in der Follikelphase).

Erhöht bei:
- Granulosazelltumoren*
- massiver Adipositas* (Mann)
- Leberzirrhose* (Mann).

Östrogene *n pl*: engl. *estrogens*; syn. Estrogene. Weibliche Sexualhormone*, die bei Frauen den Fortpflanzungszyklus beispielsweise über die Reifung der Eizellen* steuern. Östrogene werden größtenteils in Ovarialfollikeln gebildet. Sie haben weitere, extragenitale Wirkungen und werden in geringer Konzentration auch von Männern produziert. Labordiagnostisch werden spezifische Östrogene bestimmt, beispielsweise Östradiol*.

Physiologie: Wirkung:
- genital: 1. bei Frauen zusammen mit Gestagenen* Steuerung der Reproduktion 2. bei Männern Wachstumsförderung von Prostata* und Samenleitern
- extragenital (siehe Tab.).

Östrogen-Gestagen-Test

Östrogene:
Physiologische Wirkungen.

Blutgerinnung
Anstieg der Faktoren I und VIII

Endometrium
Proliferation

Knochen
Förderung des Epiphysenschlusses
Hemmung der osteoklastären Knochenresorption

Leber
Bildung von Steroidtransportproteinen
Steigerung der Angiotensinogensynthese

Mammae
Förderung des Wachstums

Myometrium
Erhöhung von Kontraktilität und Ansprechbarkeit auf Oxytocin

Ovarien
Sensibilisierung auf Gonadotropine

Stoffwechsel
Steigerung von Durchblutung und Zellpermeabilität
Natrium- und Wasserretention
Stimulation der Proteinsynthese
Senkung der Körpertemperatur

Fette
Anstieg von Trigyceriden (vermehrter VLDL-Metabolismus), Cholesterol, HDL und LDL

Tuben
Erhöhung von Motilität und Sekretion

Vagina
Vermehrung der Oberflächenzellen
Glykogeneinlagerung

Zentralnervensystem
Wirkung auf Hypothalamus und Hypophyse
Steigerung der LH/FSH-Sekretion
Hemmung der Sekretion von GnRH

Zervix
Weitstellung von Muttermund und Zervikalkanal
Schleim: vermehrt, klar, spinnbar, Farnkrautphänomen

Klinische Bedeutung: Für den medizinischen Einsatz von Östrogenen bestehen zahlreiche Indikationen:
– Hormonersatztherapie* im Klimakterium* (ggf. in Kombination mit Gestagenen*)
– Kolpitis* in der Postmenopause (lokal)
– Sterilität
– hormonale Kontrazeption*.

Östrogen-Gestagen-Test *m*: engl. *estrogen-gestagen test*. Labordiagnostisches Verfahren, mit dem die Funktionsfähigkeit des Endometriums* überprüft wird. Er wird bei der Diagnostik der Amenorrhö* eingesetzt und erfolgt meist im Anschluss an einen negativen Gestagentest*. Die Substitution mit Östrogenen* und Gestagenen* über mehrere Tage soll den Aufbau des Endometriums stimulieren.

Östrogen-Rezeptor *m*: syn. Estrogen-Rezeptor. Steroidhormon-Rezeptor (nukleärer Rezeptor), der die Wirkung der Östrogene* vermittelt. Östrogene binden im Zytoplasma an Östrogen-Rezeptoren, dabei entsteht ein Hormon-Rezeptor-Komplex, der in den Zellkern* wandert und an eine spezifische DNA-Sequenz, das ERE (**e**strogen **r**esponse **e**lement), bindet. Der Östrogen-Rezeptor besteht aus 595 Aminosäuren.

Östrogentest *m*: engl. *estrogen test*. Verfahren zur hormonalen Diagnostik bei Amenorrhö* analog dem (häufiger angewendeten) Östrogen*-Gestagen-Test.

Östron *n*: engl. *estrone*. Eines der wichtigsten Östrogene* und Oxidationsprodukt von Östradiol*. Vor der Menopause* besitzt Östron nur geringe Bedeutung (schwächere Wirkung als Östradiol*), nach der Menopause ist es das Hauptöstrogen. Erhöhte Konzentrationen treten bei Überaktivität der Aromatase* auf. Die labordiagnostische Bestimmung bietet keinen Vorteil gegenüber anderen Östrogenen.

Offenbarungspflicht *f*: engl. *duty of disclosure*. Verpflichtung eines Angehörigen der Heilberufe, der einer Schweigepflicht unterliegt, aufgrund einer gesetzlichen Vorschrift oder in besonderen Fällen auch aufgrund eines besonderen Vertrauensverhältnisses, ein von der Schweigepflicht umfasstes Geheimnis Dritten mitzuteilen. Die Offenbarungspflicht ist abzugrenzen von der Offenbarungsbefugnis, die weniger strengen Anforderungen unterliegt.

Rechtsgrundlagen: Beispiele für gesetzliche bzw. vertragliche Offenbarungspflichten:
– Strafbarkeit der Nichtanzeige bestimmter, geplanter Straftaten gemäß § 139 Abs. 3 Strafgesetzbuch (z. B. Mord, Totschlag, Geiselnahme)
– Auskunfts- und Mitteilungspflichten im Rahmen der Sozialversicherung zur Übermittlung und Aufbereitung von Leistungsdaten (§§ 294, 294a, 295, 298, 301 SGB V; §§ 202, 203 SGB VII; § 100 Sozialgesetzbuch X; § 58 Bundesmantelvertrag – Ärzte)
– besondere gesetzliche Meldepflichten z. B. nach §§ 6,7 Infektionsschutzgesetz, §§ 12, 13 f. Transplantationsgesetz.

offene Abteilung → Abteilung, offene

Offenheitsrate → Patency Rate

offizinell: engl. *officinal*. Bezeichnung für die in den Arzneibüchern beschriebenen Arzneimittel* oder Ausgangsstoffe.

Off-Label-Use: Im engen juristischen Sinn die Anwendung zugelassener Arzneimittel* außerhalb der nach Arzneimittelgesetz zugelassenen Anwendungsgebiete (Indikation), in weiterem klinischen Sprachgebrauch die Anwendung zugelassener Arzneimittel* außerhalb der nach dem Arzneimittelgesetz zugelassenen Kriterien (Indikation, Applikation, Dosierung).

Beispiele:
– Verschiedene Neuroleptika zur Sedierung von Unruhezuständen im Alter
– selektive Serotonin-Wiederaufnahme-Hemmer bei Borderline-Persönlichkeitsstörung.

Ofloxacin *n*: Antibiotikum aus der Gruppe II der Fluorchinolone. Es wird aufgrund der guten Gewebegängigkeit bei zahlreichen Infektionen, z. B. der Harnwege und Atemwege eingesetzt. Ofloxacin soll nicht gemeinsam mit mineralischen Antazida* eingesetzt werden. Kontraindikation ist der Einsatz < 18 Jahren. Nebenwirkungen sind Tendinitis, Hautreaktionen und neurotoxische Erscheinungen.

Ogawa-Variante → Vibrio cholerae

oGTT: Abk. für oraler Glukosetoleranztest → Glukosetoleranztest, oraler

Ohara-Krankheit → Tularämie

Ohm-Gesetz *n*: engl. *Ohm's law*. Stromstärke (I) ist proportional zur Spannung (U) und umgekehrt proportional zum elektrischen Widerstand (R): $I = U/R$.

Physiologie: Analog zum elektrischen Stromkreis ist das Ohm-Gesetz auf den Blutkreislauf übertragbar. Die Stromstärke des Blutes I (Blutfluss, z. B. Herzminutenvolumen*) hängt von der Druckdifferenz Δp zwischen Anfang und Ende eines Gefäßes und vom Strömungswiderstand R (z. B. peripherer Widerstand* in den Gefäßen) ab: $I = \Delta p/R$.

Ohnmacht → Synkope

Ohr *n*: engl. *ear*; syn. Auris. Gehörorgan* und Gleichgewichtsorgan des Körpers. Das Ohr besteht aus äußerem Ohr, Mittelohr und Innenohr*. Alle Anteile des Ohrs sind entweder durch Weiterleitung, Umwandlung oder sensorische Verarbeitung von Schall* am Hören* beteiligt. Das Gleichgewichtsorgan befindet sich ausschließlich im Innenohr.

Anatomie: Äußeres Ohr (Auris externa):
– besteht aus Ohrmuschel* (Auricula) und äußerem Gehörgang (Meatus acusticus exter-

nus), der in einer leicht spiralförmigen Drehung von lateral nach medial verläuft und am Trommelfell* (Membrana tympani) endet
- dient der Weiterleitung des Schalls.

Mittelohr (Auris media):
- System luftgefüllter Räume mit der Paukenhöhle* (Cavitas tympani) als Zentrum
- mit 3 zu einer Kette verbundenen Gehörknöchelchen*: **1.** Hammer (Malleus), am Trommelfell anliegend **2.** Amboss (Incus*) **3.** Steigbügel (Stapes), am ovalen Fenster (Fenestra* vestibuli) verankert
- Gehörknöchelchen modulieren die Schallimpulse aus dem äußeren Ohr und leiten sie zum Innenohr weiter
- Schallübertragung auch von den 2 Muskeln des Mittelohrs beeinflusst: **1.** M. tensor tympani spannt das Trommelfell **2.** M. stapedius kann den Steigbügel leicht kippen und somit die Weiterleitung reduzieren
- Paukenhöhle verbindet sich vorne über die Tuba auditiva mit dem Nasopharynx, hinten geht sie durch den Aditus ad antrum mastoideum über in die Cellulae* mastoideae.

Innenohr (Auris interna):
- beherbergt das Labyrinth mit dem Gehör- und dem Gleichgewichtsorgan
- Gehörschnecke (Cochlea*) dient der Wahrnehmung akustischer Reize*
- Vestibularapparat*: **1.** erfasst und verarbeitet Drehbewegungen des Kopfes und lineare Beschleunigung im Raum **2.** besteht aus dem Bogengangapparat* und den Makulaorganen Sacculus und Utriculus
- innerviert vom Nervus* vestibulocochlearis, der über den inneren Gehörgang (Meatus acusticus internus) zum Innenohr gelangt.

Ohrabszess, subperiostaler *m*: engl. *subperiosteal abscess of the ear*. Retroaurikulärer Abszess. Symptome sind Rötung, fluktuierende Schwellung der Haut über dem Processus mastoideus und abstehende Ohrmuschel als Zeichen einer Mastoiditis*. Näheres siehe dort.

Ohrenfluss → Otorrhö

Ohrenpflege *f*: engl. *ear care*. Maßnahmen zur mechanischen Reinigung des Gehörgangs und der Ohrmuschel mit geeigneten Pflegeutensilien. Dazu gehört z. B. die Reinigung der Ohrmuschel mit einem feuchten Waschlappen.
Hinweise: Bei der Benutzung von Wattestäbchen besteht das Risiko das Ohrenschmalz (Zerumen*) tiefer in den Gehörgang zu schieben oder das Trommelfell zu verletzen. Daher sollte auf Wattestäbchen verzichtet werden. Hat sich zu viel Ohrenschmalz im Gehörgang angesammelt, sollte ein HNO-Arzt aufgesucht werden.

Ohrensausen → Tinnitus

Ohrenschmalz → Zerumen

Ohrenschmalzdrüsen → Zerumen

Ohrenschmerzen → Otalgie

Ohrenspülung *f*: engl. *ear flush*; syn. Ohrspülung. Ausspülen des äußeren Gehörgangs zur Reinigung und Entfernung von Ohrenschmalz (Zerumen*), Ohrpfropf oder Sekret sowie als Akutmaßnahme bei eingedrungenen Fremdkörpern. Eine Ohrenspülung kann durch Reizung des Gleichgewichtsorgans Schwindel* verursachen. Sie ist kontraindiziert bei perforiertem Trommelfell.
Vorgehen:
- Seitenlage mit dem zu spülenden Ohr oben oder sitzende Position mit zur Seite geneigtem Kopf
- Gehörgang durch Zug auf das Ohrläppchen nach hinten weiten
- Ohrenschmalzpfropfen aufweichen durch Einträufeln einiger Tropfen Olivenöl oder von Ölsäure-Polypeptid-Kondensat oder dem Kombinationsmittel aus Docusat-Natrium, Alkohol und Glycerol
- Nierenschale bereithalten zum Auffangen der Flüssigkeit unterhalb des Ohres
- körperwarmes Wasser ohne großen Druck in den Gehörgang eingeben, z. B. aus 100-ml-Blasenspritze*, anschließend durch Neigen des Kopfes ablaufen lassen
- nach der Spülung das Ohr sorgfältig abtrocknen.

Ohrentzündung → Otitis

Ohrfistel *f*: engl. *fistula of the ear*; syn. Fistula auris congenita. Embryonale Fehlbildung im Bereich der Ohrmuschel. Es findet sich eine kleine Fistelöffnung vor dem Tragus oder im Bereich der Ohrmuschelhelix mit einem blind endenden Gang. Eine Fistel wird erst im Rahmen von Entzündungen symptomatisch. Rezidivierende Entzündungen stellen die Indikation zur vollständigen operativen Entfernung dar.
Pathogenese:
- Auskleidung mit Plattenepithel*, selten respiratorisches Epithel
- gestörte Embryonalentwicklung im Bereich von 1. und 2. Kiemenbogen
- familiäre Häufung möglich
- uni- oder bilateral, auch multiple Fisteln möglich.

Ohrfremdkörper *m*: engl. *ear foreign body*. Besonders im Kindesalter in den Gehörgang eingebrachter Fremdkörper, z. B. Erbse, Bohne, Kern, kleines Spielzeugteil, Hydrokultur-Kugel. Die Entfernung erfolgt mit Häkchen etc., nicht mit Pinzette, falls erforderlich in Kurznarkose.

Ohrfurunkel *n*: engl. *ear furuncle*; syn. Otitis externa circumscripta. Abszedierende Entzündung im Bereich des äußeren Gehörganges. Sie beruht auf einer Infektion eines Haarfollikels (Follikulitis*) mit Staphylokokken. Die Betroffenen leiden unter starken pochenden Ohrenschmerzen, sowie Schmerzen beim Sprechen und Kauen. Behandelt wird analgetisch und vorwiegend lokal durch antiseptische Streifeneinlagen.
Klinischer Hinweis: Begünstigende Faktoren:
- Manipulation mit Entstehung von Mikrotraumen (z. B. Wattestäbchen)
- Immunsuppression
- Diabetes* mellitus.

Therapie:
- Analgesie*
- Einlage antiseptischer oder antibiotischer Streifen
- Stichinzision bei ausbleibender Spontaneröffnung
- systemische Antibiotikagabe bei schwerem Verlauf.

Ohrmikroskopie *f*: Inspektion von Gehörgang und Trommelfell durch (binokulare) Auflichtmikroskopie*. Die Ohrmikroskopie dient beispielsweise der Diagnostik von Fremdkörpern und Entzündungen im Gehörgang oder von Verletzungen am Trommelfell.

Ohrmuschel *f*: engl. *auricle*; syn. Auricula auris. Trichterförmiger Teil des äußeren Ohres aus elastischem Knorpel. Die Ohrmuschel umschließt den Porus acusticus externus des äußeren Gehörgangs und trägt zur Weiterleitung des Schalls* sowie dem Richtungshören* bei. Abstehende Ohren sind häufig, haben aber medizinisch gesehen keinen Krankheitswert.
Aufbau: Die Ohrmuschel besteht aus elastischem Knorpel, der außen von Haut* überzogen ist. Optisch stellt sie sich sehr variabel dar, ihr Erscheinungsbild wird in der Regel geprägt durch
- den höckerförmigen, unterhalb des Porus acusticus externus gelegenen Tragus
- Helix und Antihelix als zwei oberhalb des Porus acusticus externus gelegene trichterförmige Wülste
- das Ohrläppchen.

Die (beim Menschen) nur schwach ausgeprägte äußere Ohrmuskulatur ermöglicht eine rudimentäre Beweglichkeit des Ohres.

Ohrmuscheldysplasie *f*: engl. *auricle dysplasia*. Fehlbildung der Ohrmuschel*. Die Einteilung erfolgt in 3 Schweregrade, die von geringgradiger Formveränderung der Ohrmuschel bis zur Anotie* reichen. Nach dem Schweregrad richtet sich auch die operative Korrektur.
Formen: Einteilung:
- 1. Grad: geringgradige Formveränderung der Ohrmuschel bei noch erkennbarer Ausbildung sämtlicher Teile, z. B. abstehende Ohrmuschel, Darwin-Höcker, Tassenohr, Makakus-Ohr, Stahl-Ohr
- 2. Grad: ausgeprägte Formveränderung der Ohrmuschel, z. B. Tassenohr Typ III

- 3. Grad: Anotie* mit Rudimenten von Aurikularanhängen, meist mit Gehörgangsatresie*.

Therapie:
- 1. Grad: bei abstehender Ohrmuschel und Therapiewunsch Anlegeplastik, zahlreiche Techniken beschrieben, z. B. nach Converse, Mustardé, Stentstrom; bei anderen Formen Operation zur Formkorrektur
- 2. Grad: Operation zur Formkorrektur einschließlich Verwendung von allogenem Material, z. B. porösem Polyethylen, oder Anpassung einer Epithese
- 3. Grad: autologe Ohrmuschelrekonstruktion mit Rippenknorpel, alternativ Anpassung einer Epithese.

Ohrneuralgie → Genikulatumneuralgie
Ohrspeicheldrüse → Glandula parotidea
Ohrspiegelung → Otoskopie
Ohrstöpsel *m*: engl. *ear plug*. Meist aus Schaumstoff oder Wachs (z. T. anatomisch) geformter Pfropfen, der zum Schutz vor Lärm* in das Ohr eingeführt wird. Kunststoff oder Gummi bieten einen besseren Klangerhalt. Es gibt spezielle Ohrstöpsel mit integrierten Minilautsprechern und Filtern für Musiker oder zum Druckausgleich beim Fliegen.
Ohrthermometer *n*: engl. *infrared ear thermometer*. Thermometer* zur Bestimmung der Körpertemperatur* durch kontaktlose Messung der Infrarotstrahlung am Trommelfell. Die Messung ist besonders schnell (1–3 s) und deshalb z. B. für Kinder angenehm, allerdings ist sie ungenauer als die rektale Messung und eine exakte Platzierung nahe dem Trommelfell ist erforderlich.
Ohrtrompete *f*: engl. *eustachian tube*; syn. Tuba auditiva (Eustachii). Mit Schleimhaut* ausgekleidete Röhre, die Cavitas tympani und Pharynx* miteinander verbindet. Die Ohrtrompete ist Teil des Mittelohrs* und lässt sich in einen knorpeligen (Cartilago tubae auditivae) und knöchernen Abschnitt (Canalis musculotubarius) unterteilen. Sie sorgt für den Luft- und Druckausgleich zwischen Paukenhöhle und Außenluft.
okklusal: engl. *occlusal*. Kauflächenwärts.
Okklusion [Gebiss] *f*: Jeder Kontakt zwischen Zähnen des Ober- und Unterkiefers. Unterschieden wird z. B., ob die Zahnkontakte ohne Bewegung (statisch) oder mit Bewegung des Unterkiefers (dynamisch) betrachtet werden. Auch die individuelle Verzahnung (Zahn-zu-Zahn bzw. Zahn-zu-zwei-Zahn) findet Beachtung. Hierauf basierend existieren in der prothetischen Zahnheilkunde verschiedene Okklusionskonzepte.
- **statisch**: Zahnkontakte ohne Bewegung des Unterkiefers
- **dynamisch**: Zahnkontakte bei Bewegung des Unterkiefers: 1. Protrusion: gleichmäßige Bewegung beider Kondylen nach ventral 2. Lateralbewegung: der Unterkiefer schwenkt von der Medianebene nach lateral 3. Laterotrusion: Bewegung des Unterkieferkondylus nach außen (Arbeits-, Laterotrusionsseite) 4. Mediotrusion: Bewegung des Unterkieferkondylus zur Mitte (Balance-, Mediotrusionsseite)
- **habituell**: gewohnheitsmäßig eingenommene statische Okklusion
- **zentrisch** (synonym Zentrik): maximale Interkuspidation* bei zentrischer Kondylenposition; Kondylen und Kaumuskulatur in physiologisch entspannter Lage
- **fronteckzahngeschützt**: Okklusionskonzept mit Fronteckzahnführung mit sofortiger Disklusion* der Seitenzähne
- **unilateral balanciert**: mit Gruppenführung der Prämolaren und Molaren auf der Laterotrusionsseite bei Seitwärtsbewegungen des Unterkiefers mit sofortiger Disklusion der nicht führenden Seitenzähne
- **bilateral balanciert**: Okklusionskonzept mit Führung der Zähne auf beiden Seiten bei Seitwärtsbewegungen (Hauptanwendung bei Totalprothesen).

Okklusion [Medizin] *f*: engl. *occlusion*. Verschluss (z. B. des Liquors beim Hydrocephalus occlusus) oder Sperre eines Hohlorgans (z. B. Harnleiter), in der Augenheilkunde Abdecken eines Auges (siehe Okklusionstherapie*).
Okklusionsarteriografie *f*: engl. *occlusion arteriography*. Eine Form der Angiografie*, bei der Ballonkatheter (z. B. Swan-Ganz-Katheter) eingesetzt werden. Sie wird vor chirurgischen Eingriffen durchgeführt. Ziel ist, eine hohe Kontrastdichte und eine Verlängerung der arteriellen Phase oder eine vollständige Gefäßblockade zu erreichen.
Okklusionsileus → Ileus
Okklusionsschiene → Aufbissbehelf
Okklusionsstörung *f*: engl. *malocclusion*; syn. Malokklusion. Störungen des physiologischen Zusammenbisses unterschiedlicher Genese. Die Therapie richtet sich nach dem klinischen Befund.

Formen:
- Nonokklusion: fehlender Zahnkontakt bei vorhandener Gegenbezahnung
- Vorkontakt: vorzeitiger Kontakt eines Zahnes in statischer oder dynamischer Okklusion*
- zentrischer Vorkontakt: vorzeitiger Zahnkontakt in zentrischer Position der Kondylen des Kiefergelenks
- traumatisierende Okklusion: Vorkontakte in statischer oder dynamischer Okklusion, die zur Schädigung eines Zahnes oder seines Zahnhalteapparats (Parodont) führen.

Okklusionstherapie [Augenheilkunde] *f*: engl. *occlusion therapy*. Verfahren zur Behandlung einer Amblyopie*, bei dem durch Verschluss des besser sehenden Auges mit Hautpflaster (faziale Okklusion) oder durch Abdecken des Brillenglases (Brillenokklusion) das sehschwache Auge gefördert wird.
Vorgehen: Um Störungen des binokularen Sehens und okklusionsbedingte Amblyopie des okkludierten Auges zu vermeiden, wird dieses turnusmäßig freigegeben, wobei der Okklusionsrhythmus vom Alter des Kindes und von der Stärke der Amblyopie abhängt. Das Sehvermögen bessert sich bei frühem Therapiebeginn in den ersten Lj., unter Umständen bereits im Säuglingsalter, und bis zum 12. Lj.
Okklusionstherapie [Zahnheilkunde] *f*: Behandlung der dynamischen und statischen Okklusion* durch Einschleifen oder restaurative bzw. kieferorthopädische Maßnahmen. Bei Kieferfehlstellung erfolgt evtl. eine Vorbehandlung durch Aufbissbehelf*.
Okklusivpessar → Portiokappe
Okklusivverband *m*: engl. *occlusive dressing*. Dicht abschließender und abdeckender Verband*.

Anwendung:
- am Auge als Okklusionspflaster
- dermatologisch: 1. luftundurchlässige und flüssigkeitsdichte Kunststofffolien zur Abdeckung bestimmter Areale der Haut bei chronischen Dermatosen*; führt zu verstärkter lokaler Durchblutung, Hydratation und Quellung des Stratum corneum 2. wirkstoffhaltige Folien (selbstklebend) oder Applikation von Dermatika unter wirkstofffreien Folien; führt zu besserer Permeation des Wirkstoffes (z. B. Glukokortikoide*) und damit zu einer Wirkungsverstärkung.

okkult: Geheim, verborgen; z. B. okkulte Blutung*.
okkulte Otitis → Mastoiditis, okkulte
OKR: Abk. für → Reflex, optokinetischer
Oktavusneurinom → Vestibularisschwannom
okulo-aurikulo-vertebrale Dysplasie → Goldenhar-Symptomenkomplex
okulo-aurikulo-vertebrales Syndrom → Goldenhar-Symptomenkomplex
okulogyre Krise → Blickkrampf
Okulomotorik → Augenbewegungen
Okulomotorius: Abk. für → Nervus oculomotorius
Okulomotoriuslähmung *f*: engl. *oculomotor nerve palsy*. Lähmung* der vom N. oculomotorius (III. Hirnnerv*) versorgten äußeren und/oder inneren Augenmuskeln* und des Lidhebers, meist infolge mechanischer Kompression, Durchblutungsstörung* oder entzündlicher Prozesse. Klinisch zeigen sich Ptosis* und je nach Lähmungsform Bulbusabweichung nach unten-außen und/oder weite lichtstarre Pupille* mit Akkommodationslähmung*.

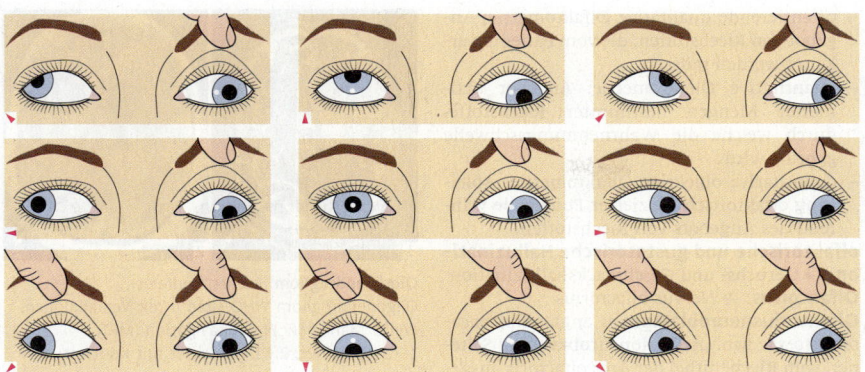

Okulomotoriuslähmung: Untersuchung der 9 Blickrichtungen bei äußerer Okulomotoriuslähmung links.

Formen:
- **äußere** Okulomotoriuslähmung (Ophthalmoplegia externa): **1.** Lähmung aller vom N. oculomotorius innervierten äußeren Augenmuskeln bei gleichzeitiger Unversehrtheit der inneren Augenmuskeln **2.** Abweichung des Bulbus nach unten-außen mit Ptosis (siehe Abb.) **3.** Ursache meist umschriebene Durchblutungsstörung
- **innere** Okulomotoriuslähmung (Ophthalmoplegia interna): **1.** Lähmung nur der von den parasympathischen Fasern innervierten inneren Augenmuskeln **2.** Klinik: Ptosis, Akkommodationslähmung und weite, lichtstarre Pupille **3.** Ursache bei einseitiger Störung meist Läsion des Ganglion ciliare (später in Pupillotonie* übergehend) und bei beidseitigem Auftreten häufig Botulismus*
- **innere** und **äußere** Okulomotoriuslähmung (Ophthalmoplegia externa et interna): **1.** Ausfall aller vom N. oculomotorius innervierten Augenmuskeln **2.** Ursache fast immer periphere Nervenläsion, meist druckbedingt durch Aneurysma oder erhöhten intrakraniellen Druck.

Sonderformen:
- **diabetische** Okulomotoriuslähmung: **1.** einseitiges Auftreten mit Schmerzen meist in Form der äußeren Okulomotoriuslähmung bei älteren Patienten **2.** nicht gebunden an besonders schwere diabetische Stoffwechselstörung **3.** Prognose günstig, Rückbildung meist innerhalb von 3 Monaten, Rezidive möglich.

okulozephaler Reflex → Reflex, vestibulookularer

okzipital: syn. occipitalis. In Richtung Hinterhaupt, zum Hinterhaupt gehörend.

Okzipitalisneuralgie *f*: engl. *occipital neuralgia*. Form der Gesichtsneuralgie* mit meist anfallsweise auftretenden Schmerzen im Gebiet des Nervus* occipitalis major oder Nervus* occipitalis minor infolge Trauma* oder Neuritis*, oft mit Hypästhesie* oder Dysästhesie* im zugehörigen Versorgungsgebiet und Druckschmerzhaftigkeit des Nerven. Therapiert wird mit Antiepileptika* oder palliativ* durch Nervenblockade* mit Lokalanästhetika*.

Okzipitallappen *m*: engl. *occipital lobe*; syn. Lobus occipitalis cerebri. Gehirnlappen, der am weitesten okzipital liegt. Der Okzipitallappen wird durch den Sulcus calcarinus unterteilt. Er enthält den visuellen Kortex (Sehrinde*) mit den Brodmann*-Arealen 17, 18 und 19. Schädigungen in diesem Bereich sind die Ursache für das Okzipitallappensyndrom*, bei dem Hemianopsie* und optische Halluzinationen* auftreten.

Okzipitallappensyndrom *n*: engl. *occipital lobe syndrome*. Symptomenkomplex, der aus einer umschriebenen Schädigung des Okzipitallappens resultiert, z. B. infolge zerebraler Durchblutungsstörung*, intrazerebraler Blutung*, Hirnatrophie*, Hirntumor* oder Hirnabszess*. Klinisch zeigen sich Halbseitenblindheit, z. T. mit optischen Halluzinationen* sowie Farbbenennungsstörung und Dyslexie* bei Läsion der dominanten Hemisphäre und Beteiligung von Corpus-callosum-Fasern.

Klinik:
- kontralaterale homonyme Hemianopsie*, z. T. mit Photopsie* u. a. optischen Halluzinationen* oder Illusionen* (z. B. Palinopsie*)
- bei Läsion der dominanten Hemisphäre und Beteiligung von Corpus-callosum-Fasern Farbbenennungsstörung und Dyslexie* ohne Agrafie (hinteres Balkendiskonnektionssyndrom*)
- selten epileptische Anfälle.

okzipitofrontal: engl. *occipitofrontal*; syn. occipitofrontalis. Richtung Hinterhaupt – Stirn; z. B. M. occipitofrontalis.

Olanzapin *n*: Atypisches Neuroleptikum, das bei Schizophrenie*, Psychosen*, bei Borderline*-Persönlichkeitsstörungen und zur Rezidivprophylaxe bipolarer affektiver Störungen* eingesetzt wird. Nikotinkonsum oder Carbamazepineinnahme schwächen die Wirkung. Häufige Nebenwirkungen sind Gewichtszunahme und Müdigkeit. Bei bestehendem Engwinkelglaukom darf Olanzapin nicht verwendet werden.

Olaparib *n*: Zytotoxischer Wirkstoff aus der Gruppe der PARP 1-Inhibitoren zur Behandlung des Ovarial-, Eileiter oder Peritonealkarzinoms. Olaparib darf nur bei Patientinnen mit nachgewiesener BRCA-Mutation (siehe Breast* Cancer Gene) angewendet werden. Wechselwirkungen mit Substraten von CYP3A und P-Glykoprotein sind möglich.

Olecranon *n*: syn. Hakenfortsatz. Gebogener Fortsatz am proximalen Ende der Ulna* mit Ansatz von M. triceps brachii und des M. anconeus. Die hintere Fläche des Olecranons wird von einem Schleimbeutel (Bursa olecrani) bedeckt. Zusammen mit der Trochlea* humeri bildet das Olecranon die Articulatio humeroulnaris, ein Teilgelenk des Ellenbogengelenks*.

Olekranonfraktur *f*: engl. *elbow fracture*; syn. Ellenbogenfraktur. Proximale intraartikuläre

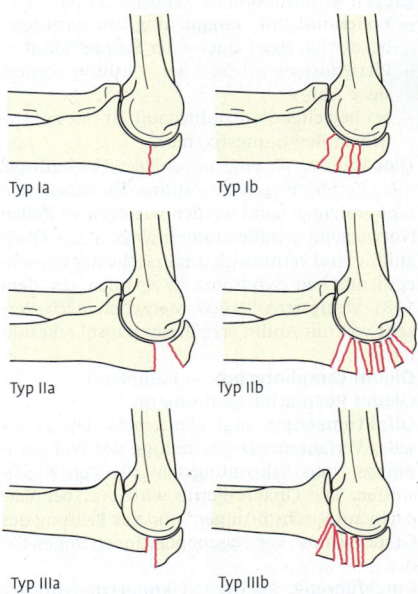

Olekranonfraktur Abb. 1: Mayo-Klassifikation; Typ I: nicht dislozierte Fraktur; Ia: einfach, Ib: mehrfragmentär; Typ II: dislozierte, stabile Fraktur; IIa: einfach, IIb: mehrfragmentär; Typ III: dislozierte, instabile Fraktur; IIIa: einfach, IIIb: mehrfragmentär.

Oleoanilide

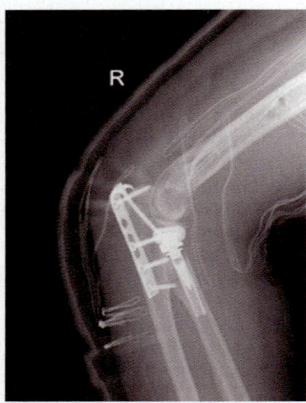

Olekranonfraktur Abb. 2: Luxationsfraktur des Ellenbogengelenks; Ersatz des zerstörten Radiuskopfs durch modulare Prothese und Versorgung des Olekranons mit Hakenplatte. [108]

Ulnafraktur* mit Abbruch oder Abriss des Hakenfortsatzes der Ulna und Gelenkbeteiligung. Siehe Abb. 1.
Therapie: Die Therapie ist fast ausschließlich operativ, da regelhaft eine Kombination von Gelenk- und Distensionsfraktur vorliegt. Vorgegangen wird mit offener Reposition und
- Fixierung mit Zuggurtungsosteosynthese* bei der häufigen Quer- oder Schrägfraktur
- Plattenosteosynthese bei Trümmerbruch: siehe Abb. 2
- bei begleitender Bandinstabilität mit zusätzlichem Bewegungsfixateur.

Oleoanilide n pl: engl. oleoanilides. Hochgiftige, ölige Verbindungen des Anilins. Sie ähneln dem Lipoproteinen* und werden wie diese in Zellen (vorwiegend Gefäßendothel) eingelagert. Oleoanilide sind vermutlich die Ursache des toxisch-epidemischen Syndroms in Spanien, an dem 1981 wenigstens 19 000 Menschen nach Verzehr von mit Anilin vergälltem Rapsöl erkrankten.
Oleum camphoratum → Kampferöl
Oleum Rosmarini → Rosmarin
Olfaktometrie f: engl. olfactometry. Diagnostisches Verfahren zur Beurteilung der Wahrnehmungs- und Erkennungsschwelle von Riechstoffen. Die Olfaktometrie wird v. a. bei Verdacht auf Riechstörungen* und zur Prüfung des Geruchssinns* vor Nasenoperationen angewendet.
Durchführung: Bei der Olfaktometrie wird der N. olfactorius durch reine Riechstoffe (z. B. Rosenöl und Zimt), der N. trigeminus durch reizende Stoffe (z. B. Salmiak und Menthol) überprüft. Es gibt verschiedene Formen der Untersuchung:

- orientierende qualitative Olfaktometrie: Angebot von Riechstoffen, die vom Patienten erkannt werden müssen
- quantitative Olfaktometrie: Angebot definierter Mengen bestimmter Riechstoffe, durch welche die Wahrnehmungsschwelle geprüft wird
- quantitative objektive Olfaktometrie: Ableitung olfaktorisch evozierter Potenziale während des Angebots von Riechstoffen.

olfaktorische und gustatorische Halluzination → Geruchs- und Geschmackshalluzination
Olfaktorius → Nervus olfactorius
Olfaktoriusneuroblastom n: engl. esthesioneuroblastoma; syn. Ästhesioneuroblastom. Seltener, vom Riechepithel der Area olfactoria ausgehender maligner Tumor. Häufig wächst der Tumor durch die Lamina cribrosa und infiltriert dann das Frontalhirn. Er wird endoskopisch entfernt. Die Rezidivrate ist hoch.
Oligakisurie f: engl. oligakisuria. Seltenes miktionieren, nur ein bis drei Mal am Tag. Ursächlich ist vor allem die Oligodipsie*. Seltene Auslöser sind neurologische Erkrankungen, z. B. Tabes* dorsalis oder Querschnittssyndrome, bei denen die Sensibilität* der Harnblase* reduziert oder aufgehoben ist. Das Gegenteil ist die Pollakisurie*.
Oligo-Amenorrhö-Galaktorrhö-Syndrom → Galaktorrhö-Amenorrhö-Syndrom
Oligoarthritis f: Gleichzeitige Arthritis von 2–5 Gelenken, v. a. bei reaktiver Arthritis* und seronegativen Spondylarthritiden, aber auch als Unterform bei der systemischen juvenilen idiopathischen Arthritis*. Vgl. Arthritis* (Tab. dort).
Oligoastrozytom n: engl. oligoastrocytoma. Seltenes Mischgliom mit astroglialen und oligodendroglialen Anteilen. Der Tumor wird möglichst vollständig reseziert. Die Prognose hängt ab von der Tumorgröße und histologischen Beschaffenheit.
Oligodaktylie f: engl. oligodactyly; syn. Hypodaktylie. Rückbildung oder mangelnde Ausbildung einzelner Fingerstrahlen oder Zehen.
Oligodaktyliesyndrom n: engl. oligodactyly syndrome; syn. Weyers-Syndrom II. Autosomal-dominant erbliches Fehlbildungssyndrom* mit Ausbildung nur einzelner Finger des Radialsegments (Daumen und Zeigefinger) bei Aplasie* der ulnaren Randstrahlen, Fehlen der Ulna*, Verkürzung des Radius*, Dislokation des proximalen Radiuskopfes sowie Lippen*-Kiefer-Gaumenspalte, Sternum*- und Nierenanomalien. Abzugrenzen ist das Cornelia-de-Lange-Syndrom. Tierexperimentell wurde eine Parallelmutation durch Röntgenschädigung beschrieben.
Oligodendrogliom n: engl. oligodendroglioma. Diffus infiltrierender, gut differenzierter neuroepithelialer Tumor des ZNS, der v. a. in Großhirnhemisphären und Thalamus lokalisiert ist

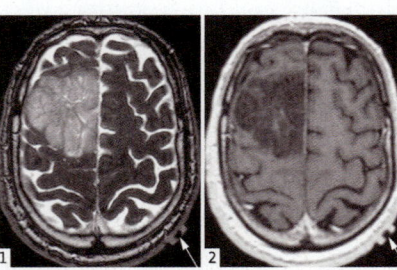

Oligodendrogliom: Rechts frontales Oligodendrogliom WHO-Grad II mit Verkalkungen; Pfeile: Marker für Neuronavigation (MRT; 1: T2-gewichtet, 2: T1-gewichtet mit Kontrastmittel). [53]

und typischerweise im 50.–60. Lj. auftritt. Therapiert wird operativ bzw. mit Strahlentherapie und/oder Chemotherapie.
Formen: Einteilung:
- Oligodendrogliom WHO-Grad II (siehe Abb.): 1. längere Remission*, Rezidive* oder maligne Progression* möglich 2. Anaplasie* wesentlich seltener als bei Astrozytom* oder Oligoastrozytom* WHO-Grad II
- anaplastisches Oligodendrogliom WHO-Grad III: 1. oft Rezidivtumor eines niedergradigeren Oligodendrogliom 2. liquorgene Metastasierung möglich.

Therapie:
- bei klinisch sich nur durch epileptische Anfälle manifestierendem, operativ ungünstigem, diffusem Oligodendrogliom WHO-Grad II, v. a. bei Patienten < 40. Lj., evtl. zunächst Verlaufsbeobachtung
- bei operativ zugänglichem zirkumskriptem Oligodendrogliom möglichst komplette Resektion*
- nach inkompletter Resektion oder bei fortschreitendem inoperablem Tumor Strahlentherapie (bei Tumorgröße < 3 cm ggf. stereotaktische Strahlentherapie*) oder Chemotherapie*: 1. Polychemotherapie mit Procarbacin*, Lomustin und Vincristin* 2. alternativ Temozolomid* (weniger toxisch)
- bei anaplastischem Oligodendrogliom mit 1p-19q-Kodeletion: 1. Strahlentherapie in Kombination mit Chemotherapie nach PCV-Schema: Procarbazin, 1-(2-chlorethyl)-3-cyclohexyl-1-nitrosourea (Abk. CCNU, syn. Lomustin) und Vincristin 2. alternativ evtl. Strahlentherapie in Kombination mit Temozolamid
- bei Rezidiv Chemotherapie mit Temozolamid.

Prognose: Zwei- bzw. Fünf-Jahres-Überlebensrate
- bei WHO-Grad II ca. 80 % bzw. 60 %
- bei anaplastischem Oligodendrogliom WHO-Grad III 60 % bzw. bis 40 %.

Oligodipsie f: engl. *oligodipsia*. Herabgesetztes Durstempfinden bzw. mangelnde Flüssigkeitsaufnahme. Oligodipsie betrifft häufig alte Menschen und führt zu Dehydratation*. Das Gegenteil ist die Polydipsie*.

Oligodontie f: engl. *oligodontia*. Nichtanlage von mehr als 5 der 32 bleibenden Zähne, vorkommend meist hereditär, v. a. bei Ektodermaldysplasie*-Syndrom.

Oligofruktoside → Inulin

Oligohydramnion n: engl. *oligohydramnios*. Verminderte Fruchtwassermenge, z. B. am Ende der Schwangerschaft weniger als 400 ml. Unter der Geburt kann es dadurch häufiger zur Nabelschnurkompression kommen. Die Ursachen sind vielfältig. Die Diagnose wird im Ultraschall gestellt durch Bestimmung des Amniotic* Fluid Index (AFI).
Ursachen:
– fetofetales Transfusionssyndrom
– Infektionen (z. B. Zytomegalie*)
– intrauterine Wachstumsretardierung*, Plazentainsuffizienz*
– Terminüberschreitung*, Übertragung*
– Blasensprung
– kindliche Fehlbildungen (z. B. Potter-Sequenz).

Oligohydramnionsequenz → Potter-Sequenz

Oligomenorrhö f: engl. *oligomenorrhea*. Menstruation* von normaler Dauer mit Verlängerung der Zyklusdauer des Menstruationszyklus* auf > 35 Tage.
Formen:
– primäre Oligomenorrhö nach Menarche*
– sekundäre Oligomenorrhö häufig im Klimakterium* als Zeichen der beginnenden Ovarialinsuffizienz.

Oligonukleotid n: engl. *oligonucleotide*. Kurze, meist einzelsträngige DNA- oder RNA-Moleküle (Nukleinsäuren*) mit einer definierten Kettenlänge, z. B. 20 Nukleotide, die über Phosphodiesterbindungen verknüpft sind. Ein Oligonukleotid als synthetisches DNA-Fragment dient als Gensonde* oder Initiationsmolekül (Primer*) für die Polymerase*-Kettenreaktion (PCR, reverse Transkription), außerdem für Mutagenesen oder Sequenzierungsreaktionen.

Oligosaccharide n pl: engl. *oligosaccharides*. Oligomere Kohlenhydrate*, die aus 3–10 gleich- oder verschiedenartigen, α- oder β-glykosidisch verbundenen Monosacchariden* bestehen. Sie werden durch saure oder enzymatische Hydrolyse in ihre Grundbausteine zerlegt, denen sie auch in ihren chemischen und physikalischen Eigenschaften ähneln. Oligosaccharide sind im Pflanzen- und Tierreich weit verbreitet.

Oligozoospermie f: engl. *oligozoospermia*. Gesamtzahl der Spermatozoen unterhalb des unteren Referenzwertes (< 15 Millionen Spermatozoen/ml).

Oligurie f: engl. *oliguresis*. Verminderte Harnausscheidung < 500 ml/24 h. Hauptursachen sind Flüssigkeitsverlust (übermäßiges Schwitzen, ungenügendes Trinken), verminderte Harnproduktion, z. B. bei Niereninsuffizienz* oder Verlegung der Harnwege, sowie Blasenfunktionsstörungen. Unbehandelt geht die Oligurie oft in das vital bedrohliche anurische Nierenversagen* über. Bei rechtzeitiger Behandlung bleiben keine Folgeschäden.
Ursachen:
– prärenal: 1. Exsikkose mit maximaler Wasserrückresorption: funktionelle Oligurie durch starkes Schwitzen und/oder zu wenig Trinken mit dunklem und konzentriertem Urin 2. Volumenmangel mit renaler Hypoperfusion: hypovolämischer Schock*, kardiogener Schock*, Diuretikatherapie, durch Blutdruckabfall, Verbrennung, fortgeschrittenes hyperosmolares diabetisches Koma* 3. Stauungsniere* 4. beidseitige Nierenarterienembolie
– intrarenal: 1. akutes* Nierenversagen 2. rapid-progressive Glomerulonephritis* 3. Rhabdomyolyse* 4. interstitielle Nephritis 5. Systemerkrankungen (systemischer Lupus* erythematodes, Wegener-Granulomatose*, Sklerodermie*, Goodpasture*-Syndrom) 6. Röntgenkontrastmittel
– postrenal: 1. Harnabflussbehinderung*, z. B. durch Prostatahyperplasie, Tumor, Retroperitonealfibrose 2. dislozierter Harnblasenkatheter 3. Medikamente (Opiate, Psychopharmaka, Parasympatholytika).

Therapie: Die Therapie richtet sich nach der Ursache.

Olisthesis → Spondylolisthesis

Olive f: syn. Oliva. U. a. durch den Nucleus olivaris inferior hervorgerufene olivenförmige Vorwölbung im oberen Bereich der Medulla oblongata lateral der Pyramide.

Oliver-Cardarelli-Zeichen n: engl. *Oliver sign*. Herzschlagsynchrone, tastbare Abwärtsbewegung des Schildknorpels bei Aneurysma* des Aortenbogens oder bei Mediastinaltumoren.

Olmesartan n: Antihypertensivum aus der Gruppe der AT_1-Rezeptor-Antagonisten (Sartane). Kontraindikationen sind Schwangerschaft und Gallenwegsobstruktion. Wechselwirkungen bestehen mit weiteren Antihypertensiva*, NSAR und Antazida*. Zu den Nebenwirkungen zählen u. a. Infektionen der oberen Atemwege und gastrointestinale Beschwerden.

Omalizumab n: Rekombinanter (humanisierter) monoklonaler Antikörper* gegen humanes IgE zur s. c. Anwendung als Antiasthmatikum und Antiallergikum bei allergischem Asthma bronchiale (Mittel 2. Wahl) und chronischer spontaner Urtikaria*. Die Nebenwirkungen umfassen Kopfschmerzen, Fieber und lokale Reaktionen an der Injektionsstelle.
Indikationen:
– IgE-vermitteltes schweres, persistierendes Asthma* bronchiale mit positiver Reaktion auf ganzjährig auftretendes Aeroallergen, reduzierter relativer Sekundenkapazität* (Lebensalter ≥ 12 Jahre), schweren Anfällen trotz hochdosierter Therapie mit inhalativem Glukokortikoid* und langwirkendem Beta-2-Sympathomimetikum
– chronische spontane Urtikaria (Zusatztherapie, wenn Histamin*-H1-Rezeptoren-Blocker nicht ausreichend anschlagen).

Ombitasvir n: NS5A-Inhibitor zur oralen Behandlung einer chronischen Hepatitis C der Genotypen 1 und 4. Ombitasvir ist in Kombination mit Paritaprevir* und Ritonavir* zugelassen.

OME: Abk. für engl. *otitis media with effusion* → Tubenkatarrh

Omega-3-Fettsäuren f pl: engl. *omega-3 fatty acids*. Mehrfach ungesättigte Fettsäuren*, bei denen die erste Doppelbindung am dritten C-Atom liegt. Sie kommen hauptsächlich in Fischölen (fettreicher Kaltwasser-Meeresfische wie Hering, Lachs) und bestimmten Pflanzenölen (Raps-, Leinsamen-, Traubenkernöl) vor und wirken als Lipidsenker. Es existieren Hinweise auf präventive Wirkungen bei Demenz (Alzheimer-Krankheit) und kardiovaskulären Erkrankungen.

Omegafettsäuren f pl: engl. *omega fatty acids*. Mehrfach ungesättigte, essenzielle Fettsäuren*. Omega-3-Fettsäuren (z. B. Eikosapentaensäure und Linolensäure*) sind v. a. in Fischölen* und bestimmten Pflanzenölen (Raps- und Leinsamenöl) enthalten. Omega-3-Säureethylester werden als Lipidsenker* angewendet. Omega-6-Fettsäuren (z. B. Linolsäure*) sind in pflanzlichen Ölen enthalten.

Omega-Rezeptoren → Benzodiazepin-Rezeptoren

Omega-3-Säureethylester → Lipidsenker

Omenn-Syndrom n: engl. *Omenn's syndrome*; syn. schwerer kombinierter Immundefekt mit Hypereosinophilie. Form des schweren kombinierten Immundefekts (siehe SCID) mit typischer Symptomkonstellation aus Erythrodermie* mit Alopezie*, Lymphadenopathie*, chronischer Diarrhö*, Gedeihstörung, Hepatosplenomegalie* und Eosinophilie*. Behandelt wird mit Immunsuppressiva und mittels Stammzelltransplantation. Die Prognose ist unbehandelt infaust durch schwere Infektionen, bei frühzeitiger und adäquater Behandlung jedoch wesentlich günstiger.

Omentektomie f: engl. *omentectomy*. Partielle oder komplette operative Entfernung des großen Netzes (Omentum* majus) im Bauchraum, beispielsweise aufgrund eines Magenkarzinoms*,

Omentopexie

Omentummetastasen oder entzündlich-nekrotischer Prozesse. Die Omentektomie wird laparoskopisch oder laparotomisch durchgeführt.

Indikation:
- onko-chirurgisch radikal: bei Operation eines Magen- oder Darmkarzinoms
- bei Tumorinfiltration und Omentummetastasen, z.B. bei Ovarialkarzinom*
- im Rahmen der zytoreduktiven Chirurgie
- bei Omentumnekrose oder entzündlicher Veränderung bei Inkarzeration* oder abszedierenden Entzündungen des Bauchraumes.

Omentopexie *f*: engl. *omentopexy*. Anheftung des großen Netzes in einer chronischen Wunde oder zur Deckung einer Wundheilungsstörung im Rahmen einer Omentumplastik.

Omentum *n*: syn. Epiploon. Netzartig mit Fettgewebe durchsetzte, doppelt liegende Haut des Bauchfells (Bauchfellduplikatur). Man unterscheidet großes und kleines Netz (Omentum* majus und Omentum* minus).

Anatomie und Funktion: Das große Netz setzt an der großen Kurvatur des Magens an und legt sich über die Eingeweide. Das kleine Netz setzt an der kleinen Magenkurvatur an und zieht zur Leber. Wie das Bauchfell sezernieren auch die Netze eine Flüssigkeit (Peritonealflüssigkeit), welche die Reibung herabsetzt und so die Verschiebbarkeit der inneren Organe erleichtert.

Omentum majus *n*: engl. *greater omentum*. Schürzenförmige Serosaduplikatur, die an der großen Kurvatur des Magens* und am Colon transversum angeheftet und über die Dünndarmschlingen ausgebreitet ist. Das Omentum majus grenzt entzündliche Prozesse im Bauchraum ab und ist ein Resorptionsorgan.

Funktion:
- Abgrenzung entzündlicher Prozesse im Bauchraum
- wahrscheinlich Beteiligung an der embryonalen Hämatopoese* (Traches laiteuses)
- evtl. Abdeckung von drohenden Darmperforationen*
- Sicherstellung der Gefäßversorgung durch Verwachsungen
- Resorption*.

Omentum minus *n*: engl. *lesser omentum*. Peritonealduplikatur, die von der Facies visceralis der Leber* zur kleinen Kurvatur des Magens* und zum vorderen Teil des Duodenums* zieht. Das Omentum minus setzt sich aus dem kranialen Lig. hepatogastricum und dem Lig. hepatoduodenale zusammen und bildet einen Teil der Vorderwand der Bursa* omentalis.

Omentumplastik *f*: engl. *omentoplasty*. Chirurgische Technik, bei der das große Netz (Omentum* majus) gestielt oder als freies Transplantat verwendet wird, z.B. zur Abdeckung von Anastomosen oder zur Auffüllung von Gewebsdefekten im Bauchraum.

Indikationen:
- Zur Abdeckung von Anastomosen* und chirurgischen Nähten
- zur plastischen Füllung von Defekten und Hohlräumen
- zur Deckung und Ausheilung von schweren Infektionen wie z.B. Mediastinitis und Osteomyelitis oder Infektionen von Gefäßprothesen und chronischen Wunden.

Komplikation: Omentumnekrose durch Minderdurchblutung.

Omeprazol *n*: Wirkstoff aus der Gruppe der Protonenpumpen*-Hemmer zur Verminderung der Magensäuresekretion. Omeprazol wirkt über Blockade der H+/K+-ATPase und ist Mittel der ersten Wahl beim gastroduodenalen Ulkus*. Selten kommt es bei Einnahme zu Schwindel, Kopfschmerzen und gastrointestinalen Störungen.

Indikationen:
- gastroduodenale Ulzera
- Refluxösophagitis*
- Gastritis*
- Helicobacter*-pylori-Eradikation
- Prophylaxe bei gastroduodenalen Ulzera durch NSAR-Therapie
- Zollinger*-Ellison-Syndrom.

Ommaya-Reservoir f: → Rickham-Reservoir

Omnipotenz *f*: engl. *omnipotency*. Allmacht, absolute Machtstellung.

Klinische Bedeutung:
- psychoanalytisch infantiles, magisches Allmachtserleben als Relikt der frühen Kindheit (S. Ferenczi, M. Mahler)
- (wahnhafte) Größenideen und Allmachtsfantasien bei Manie* oder Schizophrenie*.

Omphalozele *f*: engl. *omphalocele*; syn. Exomphalos. Fehlbildung der Bauchdecke mit Vorfall von Bauchorganen, meist Dünn- und Dickdarm, großem Netz und Teilen der Leber, durch den Nabelring in den Nabelschnuransatz. Die Diagnostik erfolgt pränatal durch Ultraschall, die Erstversorgung postpartal in Perinatalzentren mit Anbindung an die Kinderchirurgie. Siehe Abb. 1. **Häufigkeit:** Inzidenz 1:4000–

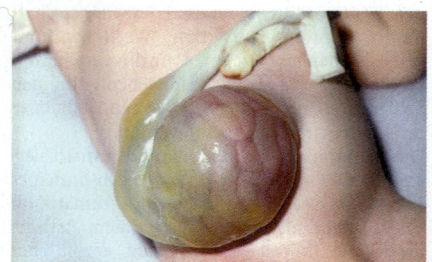

Omphalozele Abb. 1 [15]

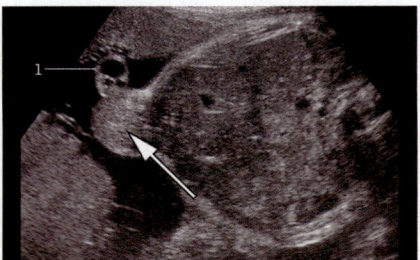

Omphalozele Abb. 2: Pränataler Nachweis (Ultraschalldiagnostik, 1: Nabelschnur mit Blutgefäßen). [167]

5000 Lebendgeburten **Assoziation:** Kombination mit weiteren extraabdominalen Fehlbildungen und Stoffwechselstörungen wie EMG-Syndrom, Glukoseintoleranz, Herzfehlern, Chromosomenanomalien (Trisomie 13, Trisomie 18).

Diagnostik: Pränatale Ultraschalldiagnostik ab Ende des 1. Trimenons (siehe Abb. 2).

Therapie:
- Erstversorgung wie bei Laparoschisis*
- Reposition und in Abhängigkeit von der Größe primärer Bauchwandverschluss oder operativ Bauchdeckenerweiterungsplastik oder schrittweise Reposition der Organe in die Bauchhöhle mittels Kunststoff-Silo und verzögerter Bauchdeckenverschluss. Bei sehr großen Befunden auch konservatives, nicht-operatives Vorgehen möglich.

Onanie → Masturbation

Onchozerkose *f*: engl. *onchocerciasis*; syn. Knotenfilariose. Filariose, die durch Onchocerca volvulus verursacht wird. Kriebelmücken (Simulium damnosum) übertragen die Erreger in Afrika und einigen Gebieten Lateinamerikas. Die Mücken vermehren sich in Fließgewässern, daher wird die Erkrankung auch als Flussblindheit bezeichnet.

Klinik:
- Knoten im Unterhautgewebe durch Befall mit adulten Filarien
- durch Mikrofilarien verursachte Immunreaktionen: 1. Juckreiz 2. papuläre Dermatitis (Sowda) 3. Pigmentveränderungen (Leopardenhaut)
- Sehstörungen und Blindheit, verursacht durch: 1. Keratitis des Auges mit Narbenbildung 2. Chorioretinitis und Atrophie des Nervus opticus.

Oncornaviren → Retroviridae

Ondansetron *n*: Antiemetikum aus der Gruppe der selektiven Serotonin*-5-HT$_3$-Rezeptor-Antagonisten zur p.o. oder i.v. Anwendung bei Zytostatika- und Strahlentherapie-induzierter sowie postoperativer Übelkeit und Erbrechen.

Ondansetron bindet kompetitiv antagonistisch an zentrale und periphere Serotonin-5-HT$_3$-Rezeptoren und entfaltet dadurch seine antiemetische, aber auch sedierende und anxiolytische Wirkung.
Indikationen:
- Zytostatika- und Strahlentherapie-induzierte Übelkeit und Erbrechen
- postoperative Übelkeit und Erbrechen als Komplikation der Anästhesie (PONV).

Oneirismus *m*: engl. *oneirism*. Traumähnliche, im Wachzustand auftretende psychotische Erlebnisweise mit szenischen Halluzinationen* und Bewusstseinsstörungen*.
Vorkommen:
- Alkoholdelir*
- Intoxikationen
- schwere Infektionskrankheiten
- Epilepsie (in der Aura oder postiktal)
- stark affektiv getönte akute Psychose
- dissoziative Zustände (auch nach psychischem Trauma)
- u. a.

Oniomanie *f*: engl. *oniomania*. Form der Impulskontrollstörung* mit zwanghaftem, episodischem Kaufen von Waren oder Dienstleistungen ohne materiellem oder persönlichem Interesse. Meist wird eine ansteigende innere Spannung vor dem Kauf beschrieben und eine Befriedigung im Anschluss daran. Die Behandlung erfolgt vor allem psychotherapeutisch. Chronische Verläufe sind häufig.

onkogen: engl. *oncogenic*. Eigenschaft biologischer, chemischer und physikalischer Faktoren, die über unterschiedliche Mechanismen gesunde Zellen zur malignen Transformation veranlassen.

Onkogene *n pl*: engl. *oncogenes*. An Proliferation, Differenzierung und Zellwachstum beteiligte Gene (z. B. codierend für Wachstumsfaktor, Rezeptor, G-Protein, Transkriptionsfaktor), die durch Mutation* (z. B. Amplifikation) aus Protoonkogenen entstehen (aktivierte Onkogene) und dadurch zu maligner Transformation* führen.
Einteilung: Virale Onkogene (Abk. v-O., v-onc):
- mutierte, ursprünglich zelluläre Gene (aus Wirtsgenom; siehe auch onkogene Viren*)
- bewirken in tierischen Zellen eine maligne Transformation
- bisher mehr als 35 v-O. bekannt.

Zelluläre Onkogene (c-O., c-onc; syn. Protoonkogene):
- unmutierte (Wildtyp-)Form von Onkogenen
- beteiligt an normalen Wachstums- und Differenzierungsprozessen (zelluläres Protoonkogen; siehe Tab.)
- Aktivierung z. B. durch Kanzerogene, ionisierende Strahlung als möglicher pathogenetischer Mechanismus der Transformation normaler Zellen in Tumorzellen
- Einteilung gemäß ihrer Wirkung in: 1. Wachstumsfaktoren*: z. B. PDGF 2. Wachstumsfaktor-Rezeptoren: z. B. EGF*-Rezeptor 3. G*-Proteine: z. B. ras-Protein 4. Nichtrezeptor-Proteinkinasen: z. B. Tyrosinkinase SRC 5. nukleäre Transkriptionsfaktoren*: z. B. MYC, p53 6. Cycline und cyclinabhängige Kinasen (CDK): z. B. Cyclin D1, CDK4.

Onkogene:
Beispiele für zelluläre Onkogene.

Onkogen	Genprodukt (Lokalisation)
c-src	Tyrosinkinase (Zellmembran)
c-abl	Tyrosinkinase (Zytosol)
c-erbA	Glukokortikoid-Rezeptor (Zellkern)
c-erbB	EGF-Rezeptor (Zellmembran)
c-mos	STH-Rezeptor (Zellmembran)
c-sis	Beta-Kette von PGDF (Sekretionsprodukt)
c-ras	GTP-Bindung (Zellmembran)
c-fos, c-myc	DNA-Bindung (Zellkern)

Onkologie *f*: engl. *oncology*. Teilgebiet der Inneren Medizin, das sich mit Prävention, Diagnostik, Therapie und Nachsorge maligner Erkrankungen beschäftigt.

onkologische Pflege → Pflege, onkologische
onkologisches Nachsorgeregister → Krebsregister
onkotischer Druck → Druck, kolloidosmotischer
onkozid: engl. *oncocidal*. Tumorzellen vernichtend.
Onkozyten *m pl*: engl. *oncocytes*. Veränderte Epithelzellen mit eosinophilem*, granulärem Zytoplasma*, die infolge Vermehrung und Vergrößerung der Mitochondrien* geschwollen erscheinen. Onkozyten sind vermehrt bei Erkrankungen wie dem Onkozytom* (z. B. Hürthle*-Tumor) anzutreffen, kommen aber auch physiologisch v. a. in Drüsen* vor, z. B. in der Schilddrüse* oder Speicheldrüse*.

Onkozytom *n*: engl. *oncocytoma*. Tumor mit mitochondrienreichen, granulären Zellveränderungen, z. B. Hürthle*-Tumor.

ONK-Tubus → Endotrachealtubus
Online-Intervention *f*: engl. *online intervention*. Beratende und therapeutische Angebote im Internet, die über Informations- und Kommunikationsangebote hinausgehen. Dabei interagiert der Patient über das Internet mit einem Computerprogramm und/oder einer Person, welche die Therapeuten- oder Beraterrolle einnimmt.

Online-Sexsucht *f*: Suchtmäßiges sexuelles Verlangen nach pornografischen Darstellungen in den Medien. Die Betroffenen konsumieren die pornografischen Bilder meistens allein und kombiniert mit Masturbation.

Online-Spielsucht *f*: Immer häufiger auftretende, neu im ICD-11 aufgeführte psychische Störung* mit einem unkontrollierbaren Verlangen nach Online-Spielen unter Einstellung anderer Aktivität. Betroffene können Ihre Spielsucht trotz negativer psychosozialer Folgen nicht kontrollieren. Die Behandlung erfolgt vor allem psychotherapeutisch.
Erkrankung: Häufigkeit: Zahlen zur Prävalenz von Online-Spielsucht liegen noch nicht vor. Über 50 % aller Teenager nutzen regelmäßig Online-Spiele. Die durchschnittliche Spielzeit liegt bei 4 Stunden täglich, wobei 10 % der Jugendlichen mehr als 7 Stunden täglich mit Spielen verbringen. Die Krankheit betrifft vor allem Jungen. **Ätiologie:** Die Störung kann auf dem Boden anderer psychiatrischer Erkrankungen wie hyperkinetischen Störungen, Depression* und Angststörungen* entstehen. Bei Spielerfolgen wird das Belohnungssystem im Gehirn aktiviert, Dopamin* ausgeschüttet und Glücksgefühle vermittelt. Daraus kann eine Abhängigkeit entstehen. Besonders suchterzeugende Struktur haben „Massively Multiplayer Online Role-Playing Games", Gründe dafür sind
- leichter Einstieg
- zunehmende Entwicklung eines virtuellen Charakters (Avatar)
- Herausforderung der gestellten Aufgaben steigt, erfordert mehr Zeit und meist auch Geld für neue Fähigkeiten
- Aufgaben werden in Gruppen bewältigt und erzeugen ein Gefühl der Zugehörigkeit
- permanente Weiterentwicklung des Spiels ohne definiertes Ende.

Klinik:
- starker innerer Drang zum Online-Spielen
- Kontrollverlust in Bezug auf Häufigkeit und Dauer des Spielens
- Vernachlässigung anderer Aktivitäten
- Verheimlichen der tatsächlichen Spieldauer
- Schlafstörungen*
- Entzugssymptome wie Gereiztheit, Nervosität, Traurigkeit
- Fortführen des Spiels trotz negativer Konsequenzen, vor allem psychosozial: Rückzug von Familie und Freunden, Vernachlässigung von Schule oder Ausbildung
- somatische Beschwerden durch Vernachlässigung körperlicher Grundbedürfnisse mit Folgen wie Gewichtsverlust und Exsikkose.

Therapie: Die Behandlung erfolgt vor allem psychotherapeutisch. Je nach Schwere der Er-

krankung ambulant oder stationär. Komorbide psychische Erkrankungen können medikamentös behandelt werden:
- hyperaktive Störungen mit Stimulanzien* wie Methylphenidat*
- Depressionen und Angsterkrankungen mit Antidepressiva*, vor allem Serotonin-Wiederaufnahme-Hemmer
- Schlafstörungen symptomatisch mit niederpotenten Neuroleptika.

Prognose: In seltenen Fällen hat das anhaltende Online-Spielen zum Tod geführt, am ehesten durch Herz-Kreislauf-Stillstand bei Exsikkose. Ungünstig ist, dass eine vollständige Abstinenz von Computern und Internet heutzutage nicht umsetzbar ist, d. h. kein vollständiges Fernhalten vom Suchtmittel möglich ist.

On-off-Effekt → Berger-Effekt
On-off-Phänomen n: engl. *on-off phenomenon*. Abrupte Fluktuationen der Beweglichkeit bei fortgeschrittenem Parkinson*-Syndrom mit Hyperkinese („on") und Akinese („off") nach meist mehrjähriger Therapie mit Levodopa*.

Onychie f: engl. *onychia*. Entzündung des Nagelbetts durch verschiedene Krankheitserreger, z. B. Staphylokokken oder Hefepilze (Candida* albicans).

Onychodystrophie f: engl. *onychodystrophy*; syn. Nageldystrophie. Angeborene oder erworbene Störung des Nagelwachstums. Ihre Ausprägung reicht von Rillen bis zur fast völligen Zerstörung eines oder mehrerer Nägel. Onychodystrophien treten bei Hauterkrankungen, als Nebenwirkung einer Arzneimitteltherapie, nach Verletzungen oder idiopathisch auf. Neben der Behandlung der Grunderkrankung wird die Nagelregeneration mit Nagelpflastern gefördert.

Onycholysis f: Partielle oder totale Ablösung der Nagelplatte vom Nagelbett. Die Ursachen reichen von einem Trauma (z. B. Schlag mit dem Hammer auf den Fingernagel) über Pilzinfektionen bis zu allgemeinen Hauterkrankungen wie Psoriasis*. Behandelt wird je nach Ursache und mit sorgfältiger Pflege des nachwachsenden Nagels.

Ursache:
- Trauma (Schlag, Quetschung, unsachgemäße Maniküre)
- Durchblutungsstörungen
- Kalziummangel (z. B. in der Schwangerschaft)
- Infektionen, v. a. Onychomykosen*
- pharmakologische oder chemische Einflüsse (z. B. Reinigungsmittel)
- Hautkrankheiten, z. B. Psoriasis*
- idiopathisch.

Onycholysis semilunaris f: syn. Partielle Onycholyse. Halbmondförmige Ablösung des Nagels vom distalen Ende her; die abgelöste Nagelplatte erscheint dabei weiß. Ursachen sind die langanhaltende Einwirkung von Wasser und Seifenlösungen, Verletzungen, Nagelkosmetika, Infektionen und andere Hautkrankheiten. Nach Entfernen der abgelösten Nagelplatte sollten die Nägel kurz geschnitten und möglichst trocken gehalten werden.

Onychomykose f: engl. *onychomycosis*. Pilzinfektion der Nägel (v. a. Fußnägel) mit Anhebung und gelblicher oder weißlicher Verfärbung der Nagelplatte. Zur Diagnose führen das klinische Bild und die mikrobiologische Untersuchung von Nagelspänen. Behandelt wird mit Hygienemaßnahmen, chemischem Ablösen der betroffenen Nagelplatte, antimykotikahaltigem Nagellack und ggf. zusätzlich systemischen Antimykotika*.

Erkrankung: Erreger:
- meist Dermatophyten (Tinea unguium, Entwicklung oft aus einer Tinea* pedis)
- seltener Hefen und Schimmelpilze (z. B. Candida* albicans; meist sekundär im Rahmen einer Paronychie*).

Risikofaktoren:
- Durchblutungsstörungen
- Hyperhidrose*
- periphere Neuropathien*
- Diabetes* mellitus
- Tragen von Gummischuhen, zu engen oder schlecht belüfteten Schuhen
- Pediküreverletzungen, wiederkehrende Traumata (z. B. vom Sport)
- Fußfehlstellungen.

Klinik:
- Anhebung und gelbliche oder weißliche Verfärbung der Nagelplatte (siehe Abb.)
- bröckelnder Zerfall der Nagelplatte.

Komplikationen
- Übergriff der Pilzinfektion auf die Haut (Hautmykose, Tinea* pedis)
- Erysipel*.

Therapie:
- **Basismaßnahmen:** Desinfektion von Schuhen und Strümpfen, Abtrocknen und Trockenföhnen der Füße nach dem Waschen, Tragen von Badeschlappen in Schwimmbädern und Umkleidekabinen, Tragen von gut belüftetem, den Schweiß abtransportierendem Schuhwerk
- **Lokaltherapie:** Nagellacke mit Ciclopirox 8 %, Amorolfin 5 % oder Bifonazol 1 %
- **systemische Therapie zusätzlich** bei Befall der Nagelwurzel oder einem Befall von mehr als 50 % der Nagelfläche, z. B. mit Itraconazol*, Terbinafin und Fluconazol*
- **adjuvante Maßnahmen:** chemische Nagelablösung mit hochprozentigem Harnstoff oder Entfernung mittels Fräse.

Höhere Ansprechraten bei Kombinationstherapie, des Weiteren muss die Anwendung ausreichend lange, je nach Präparat über Wochen bis Monate, konsequent durchgeführt werden.

Onychophagie → Nägelkauen
Onychorrhexis f: engl. *brittle nails*; syn. Nagelbrüchigkeit. Splittern abnorm brüchiger Nägel in der Längsrichtung infolge einer Wachstumsstörung. Ursachen sind z. B. falsche Pflege, Schilddrüsenerkrankungen oder Mangelzustände. Behandelt wird mit Ausgleich bestehender Vitaminmängel oder Mineralstoffmängel, Therapie der Grunderkrankung und rückfettender Nagelpflege.

Onychoschisis f: engl. *onychoschizia*; syn. Schizoonychie. Schichtweise Aufsplitterung der Nägel, die typischerweise parallel zur Oberfläche verläuft. Die Ursache ist unbekannt, vermutet werden mechanische Schädigungen oder auch Fehlernährung. Therapeutische Maßnahmen sind die Beseitigung von Mangelzuständen, optimierte Nagelpflege, Nagelpflaster und evtl. die Gabe von gelatine- oder biotinhaltigen Kapseln.

Ursachen: Die genaue Ursache ist unbekannt, diskutiert werden
- unzweckmäßige Maniküre, Nagellackentferner, Nagelhautentferner
- häufige Einwirkung alkalischer Waschmittel
- Verletzungen
- Eisenmangel, Kalziummangel.

Therapie:
- Beseitigung möglicher Ursachen
- Abkleben der Nägel mit Nagelpflastern
- evtl. Nagelhärter
- evtl. oral Gelatine oder Biotin.

Oolemma → Zona pellucida
Oophoritis f: Entzündung des Ovars*, meist sekundär infolge aszendierender Infektion bei Salpingitis*, seltener aufgrund lymphogener bzw. hämatogener Infektion, z. B. bei Sepsis* oder Peritonitis*. Klinik, Diagnostik und Therapie entsprechen der Salpingitis*.

Oozyste f: engl. *oocyst*. Zygote der Sporozoen (Protozoen*).

Oozyte → Eizelle

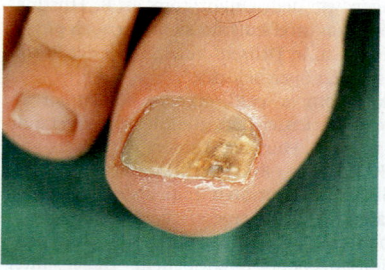

Onychomykose: Distale subunguale Onychomykose mit Verfärbung der Nagelplatte. [74]

OP.: Abk. für → Operation

opak: engl. *opaque*. Wortteil mit der Bedeutung undurchsichtig.

Opakifikation *f*: engl. *opacification*. Eintrübung des Glaskörpers durch zellige Infiltration, z. B. im Rahmen einer Endophthalmitis*.

OPCAB: Abk. für off-pump coronary artery bypass grafting → Bypass, aortokoronarer

Open-Book-Verletzung → Beckenringfraktur

Open-Loop-System *n*: Infusionssystem, das beispielsweise in handelsüblichen Pumpensystemen für die Insulininfusion verwendet wird (siehe Insulininfusionssystem*).

Open Reading Frame: Abk. ORF. Sequenzbereich der DNA* und mRNA zwischen Start- und Stop*-Codon, der potenziell für ein Protein* codiert.

Open Reduction Internal Fixation: Abk. ORIF. Operatives Verfahren zur Behandlung von Frakturen* durch offene Reposition* mit nachfolgender innerer Fixation (Osteosynthese*).

Open-Wedge-Osteotomie *f*: Keilosteotomie* mit Aufklappen des Knochens nach subtotaler Durchtrennung. Die Open-Wedge-Osteotomie wird zur Achskorrektur eingesetzt, z. B. bei Hallux* valgus mit proximaler Osteotomie des Metatarsale I bei langsamem Aufspreizen und Stabilisierung durch Plattenosteosynthese, oder als Korrekturosteotomie im Bereich des Tibiakopfes.

Operabilität *f*: engl. *operability*. Einerseits Eignung eines (pathologischen) Befundes für eine operative Behandlung (u. a. abhängig von Lokalisation, Ausdehnung und Prognose), andererseits Operationsfähigkeit eines Patienten (abhängig vom klinischen Zustand). Die Operationsfähigkeit des Patienten wird präoperative interdisziplinär beurteilt.

Operation *f*: engl. *surgery*; Abk. OP. Zu diagnostischen oder therapeutischen Zwecken durchgeführter chirurgischer Eingriff in den lebenden menschlichen Organismus und damit in die körperliche Integrität. Eine Operation gilt rechtlich als Körperverletzung, ein operierender Arzt bedarf zu seiner Rechtfertigung daher grundsätzlich der Einwilligung des Betroffenen. Eine Ausnahme besteht bei Lebensgefahr.

Operationalisierung *f n*: engl. *operationalisation*. Formulierung einer wissenschaftlichen Untersuchungsaufgabe, um ein theoretisches Konstrukt durch die Festlegung von Herstellungsregeln, Messvorschriften oder Prozeduren zu messen. Sie ist Voraussetzung dafür, dass Befragungen, Beobachtungen und Experimente wiederholt, dabei vergleichbare Ergebnisse erzielt und Hypothesen zuverlässig geprüft werden können.

Operation, brusterhaltende *f*: engl. *breast-preserving operation*. Operation kleiner Mammakarzinome* mit dem Ziel, die Brust zu erhalten oder eine spätere Rekonstruktion (Mammaplastik*) zu erleichtern. Operationsmethoden sind die Tumorexzision (Lumpektomie*), die teilweise Entfernung des Drüsenkörpers (Segmentektomie oder Quadrantenresektion*) oder die Entfernung des gesamten Drüsenkörpers unter Erhalt umliegender Strukturen (subkutane Mastektomie*).

Operationsgebiet *n*: engl. *operative field*. Bezeichnung für den zur Operation vorzubereitenden Anteil der Körperoberfläche bzw. für die Operationsregion innerhalb des Körpers. Die Körperoberfläche wird dazu enthaart (Enthaarung), desinfiziert und steril abgedeckt.

Operations-Indikation *f*: syn. OP-Indikation. Rechtfertigender Grund zur diagnostischen oder therapeutischen chirurgischen Maßnahme (Operation) auch unter Abwägung der Vor- und Nachteile (Komplikationen) und Erfolgsaussichten des Eingriffs, über die der Patient hinreichend aufgeklärt werden muss.

Operationsmikroskop *n*: engl. *surgical microscope*. Mikroskop mit Lupenausstattung zur optischen Vergrößerung des Operationsfelds und zur Bilddatenspeicherung in der Mikrochirurgie*.

Operationstechnik, atraumatische *f*: engl. *atraumatic surgical technique*. Besonders gewebeschonende und subtile Präparations- und Operationsverfahren unter Beachtung der keine oder nur sehr kleine Gefäße enthaltenden Gewebe- oder Verschiebeschichten.

Operation, stereotaktische *f*: engl. *stereotactic surgery*. Bezeichnung für verschiedene Formen minimalinvasiver Operationsverfahren am Schädel. Dabei wurden früher Schädel und OP-Instrumente gewöhnlich mechanisch in einem Stereotaxierahmen* fixiert und geführt, um eine besonders genaue Schnittführung zu erreichen. Heute werden zur präzisen, 3-dimensionalen Instrumentenführung bildgebende Verfahren wie CT, MRT und Ultraschall eingesetzt. Siehe Abb.

Indikationen:
- Gehirnbiopsie* bzw. Tumorbiopsie
- elektrische Stimulation (Tiefenhirnstimulation*, z. B. bei Parkinson-Syndrom)
- Ausschaltung bestimmter Hirnareale mit stereotaktisch implantierten Elektroden (durch Elektro- oder Thermokoagulation; z. B. bei Thalamotomie*)
- Implantation von Radionukliden (Seedimplantation; Seeds*) zur interstitiellen Strahlentherapie* von Hirntumoren (Brachytherapie*)
- stereotaktische Strahlentherapie*, zunehmend auch in anderen Körperregionen (extrazerebrale Stereotaxie*).

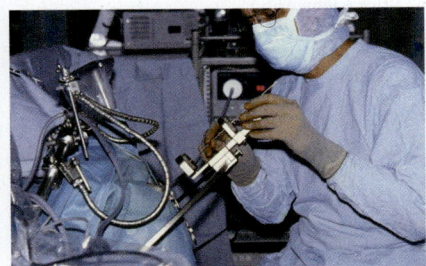

Operation, stereotaktische: Stereotaxierahmen mit mechanischer Führung, Sonde zur präzisen Einführung des Neuroendoskop-Schafts, links das Endoskop an flexiblen Leyla-Armen (wird dann in den stereotaktisch eingeführten Schaft eingesetzt). [53]

Operationsvorbereitung *f*: engl. *surgical preparation*; syn. Pflege, präoperative. Summe aller Maßnahmen, die geeignet und notwendig sind, den Patienten auf eine Operation* so vorzubereiten, dass die Belange seiner Person, seines sozialen Umfeldes, der Stations- und Operationsorganisation sowie die sich aus der Art der Operation ergebenden Notwendigkeiten berücksichtigt und koordiniert sind.

Maßnahmen:
- allgemeine Maßnahmen: 1. Fördern einer positiven Einstellung des Patienten zur Operation 2. Einüben postoperativ notwendig werdender Maßnahmen, z. B. En*-bloc-Aufsetzen 3. Überwachen der Nahrungskarenz 4. ggf. Durchführen von Maßnahmen zur Darmreinigung* 5. Unterstützen der medizinischen Vorbereitung des Patienten, z. B. bei der Eigenblutspende oder der präoperativen Diagnostik 6. Verabreichen der Prämedikation* (Achtung: anschließend Sturzgefahr) 7. Vorbereiten des Operationsgebiets (z. B. durch Enthaarung) 8. Ordnen und Bereitstellen aller notwendigen Patientenunterlagen und Befunde
- am Operationstag: 1. nochmaliges Überprüfen aller Anordnungen und Dokumente (Einwilligung*, Aufklärungsformular, Befunde) auf Richtigkeit und Vollständigkeit 2. Durchführen bzw. Unterstützen bei Körperpflege, Anziehen der Operationskleidung, Sichern von persönlichen Wertsachen des Patienten u. a. 3. Begleiten des Patienten zum Operationsbereich und Übergabe an das Anästhesiepersonal 4. Vorbereiten des Patientenbettes und des Zimmers 5. eindeutige Zuordnung der zu operierenden Seite bzw. des Organs vor der Operation im Operationsraum der Klinik oder der Praxis 6. dokumentierte Übergabe durch die Anästhesiepfleger zum Pflegepersonal mit Vitaldaten, Operati-

onsverlauf und ersten Daten für die postoperative Pflege. Im ambulanten Bereich erfolgt die Übergabe an die Patienten selbst, die diese Protokolle dem ambulanten Pflegedienst zur Verfügung stellen.

operative Kastration → Orchiektomie
operative Kastration → Ovarektomie
operative Nervendurchtrennung → Denervierung
Operator m: Kurze DNA-Sequenz, mit der das Proteinprodukt eines Regulatorgens in Verbindung tritt und damit die Transkription* der Strukturgene reguliert. Repressor- und Corepressor-Proteine hemmen den Operator.
Operculum n: syn. Opercula. Anteile der Großhirnlappen (siehe Telencephalon*), welche die in der Tiefe liegende Inselrinde* überdecken.
Anatomie: Das Operculum besteht aus 3 Anteilen, die zu verschiedenen Hirnlappen gehören:
- Operculum frontale des Frontallappens
- Operculum parietale des Parietallappens
- Operculum temporale des Temporallappens.

OPG: Abk. für → Orthopantomografie
Ophthalmia neonatorum f: engl. *infantile conjunctivitis*; syn. Neugeborenenkonjunktivitis. Konjunktivitis* in den ersten Lebenswochen. Die Ursache ist meist infektiös, z. B. durch Chlamydia trachomatis (siehe Einschlusskonjunktivitis*), Herpes-Virus oder Neisseria gonorrhoeae (siehe Gonoblennorrhö*). Die Diagnose erfolgt durch Bindehautabstrich.
Ophthalmia sympathica f: engl. *sympathetic ophthalmia*. Meist schwere Entzündung der Uvea des ursprünglich gesunden Auges nach schwerer Traumatisierung des anderen Auges. Ursache ist eine Autoimmunität* gegen bestimmte, bei der Verletzung freigewordene Uveabestandteile. Die Therapie besteht aus Enukleation* des traumatisierten Auges sowie Verabreichung von Kortikoiden* und Immunsuppressiva*.
Komplikationen:
- Erblindung durch Cataracta complicata
- Sekundärglaukom
- Ophthalmophthisis*.

Ophthalmika n pl: engl. *ophthalmic agents*; syn. Ophthalmologika. Arzneistoffe und Zubereitungen zur lokalen oder systemischen Behandlung von Augenkrankheiten und -verletzungen sowie als Hilfsmittel (z. B. Kontaktlinsenpflegemittel). Ophthalmika kommen u. a. in Form von Augentropfen*, Augensalben*, Lidsalben oder als Augenwässer, Augeninserte und Augensprays zum Einsatz.
Wirkstoffe:
- Mydriatika (pupillenerweiternde Mittel)
- Antiglaukomatosa
- Antibiotika*
- Adstringenzien
- Kortikoide*
- Lokalanästhetika*.

Anwendung: Indikationen zur Anwendung von Ophthalmika sind z. B.
- Erkrankungen und Verletzungen des äußeren Auges oder der Augenlider wie infektiöse oder allergische Konjunktivitis* (Bindehautentzündung) und infektiöse Entzündungen der Hornhaut des Auges (Kornea*)
- Glaukom* (grüner Star) und Katarakt* (grauer Star)
- Prophylaxe bei chirurgischen Eingriffen
- außerdem: als Hilfsmittel in der Diagnostik und zur Lagerung und Applikation von Kontaktlinsen*.

Durchführung der Anwendung: Die meisten Ophthalmika werden mithilfe eines Behälters mit konischem Ansatz im unteren Bindehautsack appliziert, ohne das Auge zu berühren, oder auf den Lidrand aufgetragen.

Ophthalmoblennorrhö → Blennorrhö
Ophthalmologie f: engl. *ophthalmology*; syn. Augenheilkunde. Medizinisches Fachgebiet, das sich mit der Erforschung, Prävention, Diagnostik und Behandlung der Erkrankungen des Auges und der umgebenden Strukturen befasst.
Ophthalmomyiasis f: Intraokuläre Entzündung durch Maden (Fliegenlarven). Sie können nach dem Absterben leichte Entzündungen, aber auch eine Endophthalmitis* verursachen.
Ophthalmopathie, endokrine f: engl. *endocrinal ophthalmopathy*; syn. endokrine Orbitapathie. Autoimmunkrankheit der Augenmuskeln und des orbitalen Bindegewebes, vorrangig bei Basedow*-Krankheit, evtl. der Hyperthyreose*, vorausgehend und meist beidseitig (teilweise asymmetrisch). Klinisch zeigen sich Lidveränderungen, Exophthalmus* und Glanzauge*. Im Vordergrund der Therapie steht die Behandlung der Hyperthyreose, seltener kommen Glukokortikoide*, Strahlentherapie* oder operative Verfahren zum Einsatz.

Klinik:
- Exophthalmus* mit Glanzauge und starrem Blick (siehe Abb.)
- Dalrymple*-Zeichen, Stellwag*-Zeichen, Graefe*-Zeichen, Möbius*-Zeichen, Gifford-Zeichen, Jellinek*-Zeichen
- häufig assoziiert mit prätibialem Myxödem*, selten mit Akropachie
- selten ohne manifeste Hyperthyreose (euthyreote Ophthalmopathie).

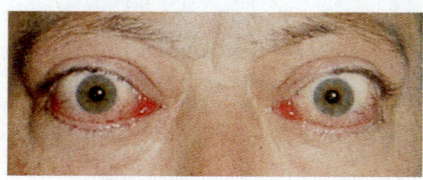
Ophthalmopathie, endokrine [124]

Therapie:
- Behandlung der Hyperthyreose
- künstliche Tränenflüssigkeit
- Therapie mit Selen, Glukokortikoiden (Kahaly-Schema), Strahlentherapie, selten operative Orbitadekompression.

Ophthalmophthisis f: syn. Phthisis bulbi. Schrumpfung des Augapfels. Mögliche Ursachen sind eine Panophthalmie* mit reizlos zurückbleibendem Stumpf, außerdem zahlreiche OPs im Bereich der Netzhaut und niedriger Augeninnendruck nach chronischer Entzündung.
Ophthalmoplegia → Augenmuskellähmung
Ophthalmoplegia chronica progressiva f: engl. *chronic progressive external ophthalmoplegia* (Abk. *CPEO*). Mitochondriopathie* mit chronischer Dystrophie der äußeren Augenmuskeln. Betroffene zeigen Ptosis* und Diplopie*, häufig kombiniert mit weiteren Lähmungen*, z. B. der Gesichts- und Schlundmuskulatur, und evtl. mit Störungen anderer Organsysteme (Kearns*-Sayre-Syndrom). **Ätiologie:** Sporadisch, auch autosomal-dominant erbliche Formen, dabei vielfache Mutationen mitochondrialer DNA (z. B. POLG1, ANT1, Twinkel-Gen). **Pathogenese:** Verminderung der Zytochrom-C-Oxidase-Aktivität mit resultierendem vermindertem Zytochromgehalt der Mitochondrien.
Ophthalmoplegia externa et interna → Okulomotoriuslähmung
Ophthalmoplegia plus → Kearns-Sayre-Syndrom
Ophthalmoplegia totalis f: engl. *total ophthalmoplegia*. Lähmung* sämtlicher Augenmuskeln*. Neben der Unbeweglichkeit des Augapfels sind auch Pupille* und Akkommodation* gelähmt.
Ophthalmoplegie, internukleäre f: engl. *internuclear ophthalmoplegia*. Ein- oder beidseitige Lähmung* des M. rectus medialis mit Adduktionsparese des betroffenen Auges bei Blickwendung, oft verbunden mit dissoziiertem Nystagmus* des abduzierten Auges. Sie kommt vor bei Multipler Sklerose sowie bei Infarkt oder Tumoren des Hirnstamms nahe der Mittellinie. **Pathophysiologie:** Läsion des Fasciculus longitudinalis medialis (Bündel aus internukleären Neuronen, die vom Abduzenskern ausgehend zur Gegenseite kreuzen und zum Subnukleus des M. rectus medialis ziehen).
Ophthalmoskopie f: engl. *ophthalmoscopy*; syn. Augenspiegelung. Untersuchung des Augenhintergrundes*. Die direkte Augenspiegelung erfolgt mit einem Ophthalmoskop (Augenspiegel*), das vor das Patientenauge gehalten wird. Die indirekte Augenspiegelung erfolgt mittels einer Lichtquelle und einer vor das Patientenauge gehaltenen Lupe und kann auch im Zusammenhang mit einer Untersuchung an der Spaltlampe* erfolgen. Siehe Abb. 1 und Abb. 2.

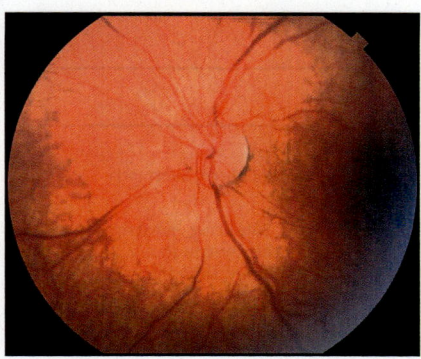

Ophthalmoskopie Abb. 1: Indirekte Ophthalmoskopie, Normalbefund (linkes Auge). [162]

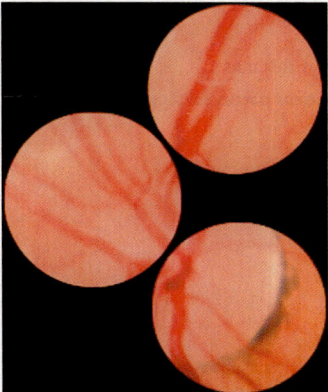

Ophthalmoskopie Abb. 2: Direkte Ophthalmoskopie; im Vergleich zur indirekten Ophthalmoskopie höhere Vergrößerung bei kleinerem Ausschnitt (Montage aus 3 Ausschnitten; Normalbefund). [162]

Ophthalmotrope Erreger-Labordiagnostik *f*: Suchtests zur Identifizierung von Viren*, Bakterien* oder Parasiten* als Verursacher von entzündlichen Erkrankungen des Auges. Zunächst wird nach den häufigsten Erregern gesucht, beispielsweise Adenoviren, Neisserien, Treponemen oder Herpes-simplex-Viren. Wird die Ursache nicht gefunden, erfolgen weitere Tests in Abhängigkeit der klinischen Symptomatik* und der Anamnese*.
Stufendiagnostik: 1. Stufe (häufige Erreger):
– Adenoviren: 1. Adeno-Virus-Antikörper 2. Adeno-Virus-Direktnachweis
– Bakterien*: 1. z. B. Neisseria* gonorrhoeae, Pneumokokken: Bakterienkultur* 2. Treponema* pallidum: Lues-Diagnostik
– Herpes simplex-Virus: Herpes* simplex-Antikörper
– Zytomegalie*-Virus: Zytomegalie*-Virus-Antikörper.

2. Stufe (seltene Erreger, Bestimmung nach klinischer Symptomatik und Anamnese):
– Chlamydia* trachomatis: Chlamydia*-Antikörper
– Coxsackie*-Viren: Coxsackie*-Virus-Antikörper
– ECHO-Viren: ECHO*-Viren-Antikörper
– Masern*-Virus: Masern*-Virus-Antikörper
– Toxocara* canis: Toxocara-Antikörper
– Toxoplasmen: Toxoplasmose*-Antikörper
– Varizella*-Zoster-Virus: Varizella-Zoster-Virus-Antikörper.

Indikationen: Erregerdiagnostik bei Iridozyklitis*, Konjunktivitis*, Keratitis*, Retinitis*.
Material und Präanalytik: Je nach Methode Serum* oder Abstrichmaterial.
Opiate *n pl*: engl. *opiates*. Aus dem Milchsaft des Schlafmohns gewonnene Opioide*. Opiate interagieren mit Opioid*-Rezeptoren und unterbrechen so die Schmerzentstehung und -weiterleitung. Sie eignen sich zur Behandlung starker Operations- und Tumorschmerzen sowie z. T. als potente Antitussiva*. Zu den Opiaten zählen Morphin*, Codein* und Thebain*.
Wirkung: Der Begriff Opiate umfasst alle natürlichen Alkaloide mit morphinartiger Wirkung, die im Opium, dem Milchsaft des Schlafmohns (Papaver somniferum), enthalten sind. Wie alle Opioide binden Opiate reversibel an Opioid-Rezeptoren und blockieren so die neuronale Schmerzerregung und -weiterleitung. Sie wirken euphorisierend, sedativ-hypnotisch, antitussiv, emetisch (Früheffekt), antiemetisch (Späteffekt) und verursachen vegetative Effekte wie z. B. Atemdepression*, Obstipation* und Miktionsstörungen. Eine Ausnahme bildet Thebain, das über keine analgetische Wirkung verfügt. Häufig wird der Begriff Opiat klinisch inkorrekt als Synonym für Opioide verwendet.
Kontraindikation: Siehe Opioide*.
Hinweis: Opiate unterliegen dem Betäubungsmittelgesetz.
Opiate im Urin *n pl*: Nachweis von Opiaten* in Spontanurin. Der Konsum gilt als positiv ab einer Konzentration von 0,3 µg/ml im Urin, wobei der Referenzwert vom Labor abhängt. Erfasst werden Opiate bzw. Opioide* wie Heroin*, Morphin* und Codein*. Der Nachweis ist bis maximal 2 Tage nach Konsum möglich.
Opie-Syndrom: Ödematöse akute Pankreatitis infolge Steinverschluss der Papilla Vateri (Papilla* duodeni major).
Opioid-Agonist-Antagonisten *m pl*: Stoffe, deren Wirkungsspektrum von der Affinität und Wirkungsstärke (intrinsic activity) an den verschiedenen Opioid-Rezeptortypen (Opioid*-Rezeptoren) abhängig ist. Dabei werden morphinähnliche und nalorphinähnliche Opioid-Agonist-Antagonisten unterschieden.
Opioid-Agonisten *m pl*: engl. *opioid agonists*. Synthetische Substanzen, die an Opioid*-Rezeptoren binden und gleichartige Wirkungen wie Opiate* hervorrufen. Sie werden in reine Opioid-Agonisten (z. B. Morphin*, Pethidin*, Fentanyl*), partielle Opioid-Agonisten (z. B. Tramadol*) und gemischte Opioid-Agonisten-Antagonisten (z. B. Buprenorphin*) eingeteilt.
Opioid-Antagonisten *m pl*: engl. *opioid antagonists*. (Synthetische) Substanzen, die als kompetitive Antagonisten an Opioid*-Rezeptoren binden und damit die Wirkungen von Morphin* und morphinartigen Analgetika* (z. B. Atemdepression*) aufheben. Sie werden eingesetzt als Antidot bei Opiat/Opioid-Intoxikationen, während der Narkoseausleitung bei Opioidüberhang, in der Suchttherapie zur Rückfallprophylaxe sowie bei opioidinduzierter Obstipation.
Wirkstoffe:
– reine Antagonisten: 1. wirken als kompetetive Antagonisten 2. hohe Affinität zu Opioid-Rezeptoren ohne eigene intrinsische Aktivität und ohne rezeptorspezifische Wirkungen 3. z. B. Naloxon*, Naltrexon*, Methylnaltrexon (ausschließlich periphere Wirkung)
– partielle Agonisten oder gemischte Agonisten-Antagonisten: z. B. Buprenorphin*, Nalbuphin.

Opioide *n pl*: engl. *opioids*. Körpereigene, natürliche, halbsynthetische sowie synthetische Substanzen, die morphinartige Eigenschaften aufweisen und an Opioid*-Rezeptoren wirksam sind. Sie unterbrechen die Schmerzentstehung und -weiterleitung auf zentraler Ebene und eignen sich somit zur Therapie starker bis sehr starker Schmerzen.
Einteilung: nach dem Wirkmechanismus:
– reine Agonisten: hohe intrinsische Aktivität am µ-Rezeptor und eventuell niedrige am κ-Rezeptor: 1. unterteilt in hochpotente (Alfentanil*, Fentanyl*, Hydromorphon*, Levomethadon*, Morphin*, Piritramid*, Oxycodon*, Remifentanil*, Sufentanil*) und niedrigpotente Agonisten (Codein*, Pethidin*, Tramadol*, Tilidin*, Meptazinol*) 2. Loperamid als Sonderfall: nicht ZNS-gängig, Aktivierung nur intestinaler Opioid-Rezeptoren 3. Spezifizierung der agonistischen Wirksamkeit durch biologische Wirksamkeit (analgetische Potenz in Relation zu Morphin) und Dissoziationskonstante (KD) als quantitativer Parameter
– partielle Agonisten: hohe Affinität am µ-Rezeptor mit geringerer intrinsischer Aktivität als Morphin (z. B. Buprenorphin*)
– gemischte Agonisten-Antagonisten: hohe Affinität und intrinsische Aktivität am κ-Re-

Opioide

Opioide — Tab. 1

WHO-Stufe	Analgetika (Auswahl)
I	Nichtopioid-Analgetika[1]
	Paracetamol
	Metamizol, Acetylsalicylsäure, Diclofenac, Ibuprofen, Ketoprofen, Dexketoprofen, Indomethacin, Naproxen, Tiaprofen
	Meloxicam, Piroxicam
	Celecoxib, Etoricoxib, Parecoxib, Valdecoxib
	Flupirtin
II	schwach potente Opioid-Analgetika[1][2]
	Tramadol
	Tilidin[3]
	Codein
	Dihydrocodein
III	hochpotente Opioid-Analgetika[1][2]
	Fentanyl
	Morphin
	Oxycodon[3]
	Hydromorphon
	Piritramid

WHO-Stufe 1–3 entspricht der Schmerzintensität (3: maximal); Schmerzerfassung.
[1] ggf. in Kombination mit adjuvanter pharmakologischer Schmerztherapie (sog. Co-Analgetika, z. B. Antidepressivum, Gabapentin, Ketamin);
[2] in Kombination mit Analgetikum der WHO-Stufe 1;
[3] z. T. in fixer Kombination mit Naloxon

Opioide: Vermittelte Wirkungen. — Tab. 2

Wirkung	Vermittlung über Opioid-Rezeptor	Ort
Analgesie		
spinal	$\mu > \delta \approx \kappa$	Rückenmark (v. a. Hinterhorn: Substantia gelatinosa)
supraspinal	$\mu > \delta \approx \kappa$	Kortex ($\kappa > \delta > \mu$), Subkortex: Hirnstamm ($\mu > \kappa > \delta$), limbisches System ($\delta > \kappa > \mu$), Thalamus, Hypothalamus, Substantia grisea centralis u. a.
Atemdepression	μ	Nucleus tractus solitarius, Nucleus retroambigualis, Nucleus ambiguus
Sympathikolyse (arterielle Hypotonie, Bradykardie, u. U. Herzstillstand)		Vagus, Locus caeruleus
Nausea, Emesis[1]	μ, δ	Medulla oblongata (Area postrema)
muskuläre Rigidität		Corpus striatum
antitussiv		Nucleus tractus solitarius
Sedierung	$\mu > \kappa$	Thalamus, Nucleus tractus solitarius
Abhängigkeit	$\mu > \kappa$	
Euphorie	μ	limbisches System
psychomimetisch (Dysphorie, Halluzination, Alptraum u. a.)	κ	
Miosis	$\mu > \kappa$	
spasmogen (Obstipation, Kontraktion von Gallengang, Pylorus, Blasenmuskulatur mit Harnverhalt)	$\mu > \delta \approx \kappa$	

[1] Früheffekt; antiemetischer Späteffekt

zeptor, zugleich hohe Affinität, aber geringe intrinsische Aktivität am μ-Rezeptor (Nalbuphin und Pentazocin, nicht mehr im Handel befindlich).
Einteilung nach der Wirkstärke: Unterteilung der Opioide nach dem WHO*-Stufenschema der Schmerztherapie (siehe Tab. 1) in schwach potente (Stufe 2) und hochpotente opioide Analgetika (Stufe 3). **Einteilung nach der Herkunft:**
- körpereigene Opioide (Opioid-Peptide)
- natürliche Opioide (Opiate*): z. B. Morphin, Codein und Thebain
- halbsynthetische Opioide: durch chemisch-strukturelle Veränderung des Morphinmoleküls gewonnene Wirkstoffe, z. B. Heroin (Diacetylmorphin) und Hydromorphon
- vollsynthetische Opioide: z. B. Pethidin, Methadon (Methadonhydrochlorid) und Fentanyl.

Wirkungen: Opioide binden reversibel an Opioid*-Rezeptoren vom Subtyp der δ-, κ-, μ- oder an den definitonsgemäß nicht zu den Opioid-Rezeptoren gehörigen σ-Rezeptoren. Dabei wirken sie aktivierend (Agonisten) oder hemmend (Antagonisten), wodurch ein komplexes Wirkmuster entsteht (siehe Tab. 2).
- **zentrale Wirkungen:** 1. euphorisierend, sedativ-hypnotisch, anxiolytisch 2. analgetisch: Dämpfung der affektiven Schmerzverarbeitung im limbischen System; Aktivierung schmerzhemmender Bahnen im zentralen Höhlengrau des Mesenzephalons; Hemmung der aufsteigenden schmerzleitenden Bahnen im Rückenmark 3. atemdepressiv 4. antitussiv: Hemmung des Hustenreflexes in der Medulla oblongata 5. emetisch (Früheffekt) und antiemetisch (Späteffekt) 6. abhängigkeitserzeugend: mit der Lipophilie steigendes Suchtpotenzial der Opioide, da lipophilere Moleküle besser die Blut-Hirn-Schranke passieren, schneller anfluten und entsprechend stärker euphorisierend wirken 7. Hemmung des Barorezeptorenreflexes (Pressosensoren) mit der Folge einer vagalen Bradykardie
- **periphere Wirkungen:** 1. Miosis 2. Tonuserhöhung der glatten Muskulatur 3. Senkung des Gefäßtonus ggf. bis zum orthostatischen Kollaps 4. Kontraktion des Pylorus, der Blasenmuskulatur sowie des Sphincter Oddi.

Des Weiteren können bestimmte Opioide wie Tramadol und Tapentadol teilweise auch die Freisetzung von Serotonin verstärken oder die neuronale Wiederaufnahme von Serotonin und Noradrenalin hemmen.
Indikationen:
- als Analgetikum (z. B. Morphin, Fentanyl, Oxycodon, Tramadol, Tilidin): 1. bei starken

Schmerzen, z. B. Tumorschmerz, Verbrennung bzw. Trauma **2.** im Rahmen der Narkose **3.** postoperativ (perioperative Schmerztherapie*), LONTS
- als Antidiarrhoikum (Loperamid)
- als Antitussivum (Codein, Dihydrocodein)
- zur Substitutionstherapie bei Heroinabhängigkeit bzw. im Rahmen der Entzugsbehandlung (Levomethadon*, seltener Buprenorphin*)
- als Antidot bei substanzbedingten Intoxikationen mit Opioid-Antagonisten (wie Naloxon und Naltrexon).

Nebenwirkungen:
- Übelkeit und Erbrechen: **1.** besonders in der Frühphase **2.** Emetogenität: Tramadol, Buprenorphin > Piritramid, Oxycodon, Hydromorphon, Morphin > Fentanyl, Remifentanil, Sufentanil
- muskuläre Rigidität des Thorax und Abdomens (Thoraxrigidität*): **1.** von Dosierung und Applikationsgeschwindigkeit abhängig **2.** mit Obstipation und Ileus-Gefahr **3.** Behandlung z. B. durch Priming **4.** Prävention durch langsame i. v. Applikation
- Serotoninsyndrom*: v. a. bei Fentanyl in Kombination mit MAO-Hemmern, Serotoninwiederaufnahme-Hemmern oder anderen serotonerg wirkenden Substanzen
- Pruritus: **1.** bei intrathekaler > epiduraler > parenteraler Anwendung **2.** ggf. Therapieversuch mit Naloxon
- Sedierung, Atemdepression, Blutdrucksenkung, Obstipation ohne Toleranzentwicklung, Miosis, Miktionsstörungen
- Missbrauch und Abhängigkeit.

Hinweis: Die meisten Opioide unterliegen dem Betäubungsmittelgesetz. Sie finden sich entweder in Anlage I für nichtverkehrsfähige Betäubungsmittel oder Anlage III für medizinische Zubereitungen.

Opioidintoxikation f: engl. *acute intoxication due to opioids*. Form der Substanzstörungen* (ICD-10) als akute Intoxikation* durch den Konsum von Opioiden*. Bei Atemdepression wird Naloxon* als Antidot eingesetzt.

Opioidpeptide n pl: Gruppe von endogenen (Endorphine*, Enkephaline*, Dynorphine*) und natürlich vorkommenden (Casomorphine, Dermorphine) Peptiden. Alle Vertreter binden an die gleiche Gruppe G-Protein-gekoppelter Rezeptoren (μ-, δ- und κ-Rezeptoren). Sie hemmen die Schmerzempfindung und haben eine ähnliche Wirkung wie das Morphin des Opiums.

Opioid-Rezeptor-Agonisten → Opioid-Agonisten

Opioid-Rezeptoren m pl: engl. *opioid receptors*; syn. Opiat-Rezeptoren. Vorwiegend im ZNS vorkommende, membranständige Rezeptoren, welche die Wirkung von Opioiden* und Opiaten* vermitteln. Opioid-Rezeptoren sind G-Protein-gekoppelte Rezeptoren, die die Adenylatcyclase sowie die Aktivität von Kalziumkanälen hemmen und die Aktivität von Kaliumkanälen stimulieren. Dadurch hemmen sie präsynaptisch die Neurotransmitterfreisetzung und bewirken eine postsynaptische Hyperpolarisation*.

Opioidüberhang → Überhang

Opisthorchis m: Bis 25 mm lange und 5 mm breite Parasiten (Klasse: Trematodes*) in den Gallen-, seltener in den Pankreasgängen des Menschen und fischfressender Säugetiere. Die für die Endwirte infektiösen Metazerkarien entwickeln sich in karpfenartigen Fischen (2. Zwischenwirte). Der Befall des Menschen wird als Opisthorchiasis bezeichnet.

Opisthorchis felineus m: In Osteuropa, Ukraine und Westsibirien vorkommender Katzenleberegel. Endwirte sind v. a. Katzen, gebietsweise ist jedoch auch der Mensch sehr häufig infiziert (Opisthorchiasis).

Morphologie:
- Größe: 1,5 mm × 8–12 mm
- Testes (gelappt) im Körperhinterende (siehe Abb.).

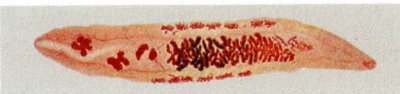

Opisthorchis felineus: Opisthorchis felineus mit gelappten Testes, terminal hintereinander gelegen, etwas diagonal verschoben.

Opisthotonus m: engl. *opisthotonos*. Krampfartige Reklination* des Kopfs und Überstreckung von Rumpf und Extremitäten, v. a. bei eitriger Meningitis*, Tetanus*, Läsion des Mittelhirns oder als Arc* de cercle bei dissoziativem Anfall*.

Opium n: Eingetrockneter Milchsaft der Kapseln des Papaver somniferum (Schlafmohn), der dem Betäubungsmittelgesetz* unterliegt. In 25 % des Opiumgewichts sind 40 Alkaloide enthalten, darunter die Phenanthrenderivate Morphin*, Codein*, Thebain* sowie die Benzylisochinolinderivate Papaverin*, Noscapin, Narcein, die unterschiedliche oder keine Affinität zu Opioid*-Rezeptoren besitzen.

Oppenheim-Reflex m: syn. Oppenheim-Zeichen. Dorsalextension der Großzehe, Plantarflexion und Spreizung der 2.–5. Zehe bei Bestreichen der Tibiakante von proximal nach distal als Ausdruck einer Schädigung der ipsilateralen Pyramidenbahn. Der Oppenheim-Reflex entspricht einer alternativen Auslösung des Babinski-Reflexes.

opponens: Wortteil mit der Bedeutung gegenüberstellend.

Opponensplastik f: engl. *opponensplasty*. Motorische Ersatzoperation* zur Wiederherstellung der Oppositionsfähigkeit des Daumens. Dabei wird eine der beiden Beugesehnen des Ringfingers zum Daumen umgelagert. Indikation ist eine Medianusparese.

Opposition f: Fähigkeit des Daumens, sich den Fingern derselben Hand gegenüberzustellen; wichtigste Werkzeugfunktion der Hand. Der M. opponens pollicis ist der für diese Greifbewegung verantwortliche Muskel. Auch Bewegungen des Kleinfingers in Richtung Hohlhand mithilfe des M. opponens digiti minimi werden so bezeichnet.

Klinischer Hinweis: Bei einer Lähmung des N. medianus ist diese Bewegung nicht mehr möglich.

OPSI-Syndrom: Abk. für overwhelming postsplenectomy infection → Overwhelming Postsplenectomy Infection Syndrome

Opsonierung → Opsonine

Opsonine n pl: engl. *opsonins*. Plasmabestandteile, die durch Anlagerung an körperfremde antigene Substanzen und Mikroorganismen (**Opsonisierung**) deren Elimination durch Phagozytose* begünstigen. Zu den Opsoninen gehören Antikörper (v. a. IgG), Komplementfaktor (C3b), Fibronektin und Akute-Phase-Proteine (CRP).

OPTG: Abk. für → Orthopantomografie

opticus: Das Sehen betreffend, z. B. Nervus* opticus (Sehnerv).

Optikus: Abk. für → Nervus opticus

Optikusatrophie f: engl. *optic nerve atrophy*; syn. Atrophia nervi optici. Schwund des Sehnervs als Folge- oder Endzustand unterschiedlicher primärer oder sekundärer Krankheitsprozesse des Auges. Klinisch zeigt sich ein zentraler Visusverfall sowie die Abblassung und grau- oder porzellanweiße Verfärbung des Discus nervi optici. Siehe Abb.

Ursachen:
- Stauungspapille*
- Glaukom*

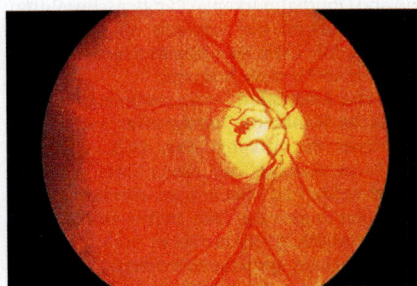

Optikusatrophie: Hier nach vorausgegangener Stauungspapille. [124]

Optikusgliom

- Trauma
- Neuritis* nervi optici
- ischämische, toxische oder nutritive Optikusneuropathie
- Kompression des N. opticus durch raumfordernde Prozesse
- Ophthalmophthisis*
- selten bei Devic-Krankheit oder hereditär (Leber*-Optikusatrophie).

Formen:
- einfache Optikusatrophie mit scharfer Begrenzung, in der Regel nichtentzündlicher Genese; Sonderfall: glaukomatöse Optikusatrophie mit Exkavation
- postneuritische (sekundäre) Optikusatrophie mit unscharfen Grenzen, v. a. nach Entzündung des Sehnervs
- partielle Optikusatrophie mit temporaler Abblassung* (z. B. nach retrobulbärer Neuritis).

Optikusgliom *n*: engl. *optic nerve glioma*. Häufigster (insgesamt seltener) Tumor des Nervus opticus, histologisch pilozytäres Astrozytom vom juvenilen Typ (Manifestation meist vor dem 10. Lj.). Ein Optikusgliom geht einher mit Sehminderung, Schielen, afferenter Pupillenstörung, Sehnervenschwellung und Optikusatrophie und tritt zu 30 % gemeinsam auf mit Neurofibromatose. Behandelt wird operativ.

Optikusneuritis → Neuritis nervi optici
Optikusneuropathie: Erkrankung des Nervus* opticus infolge Entzündung (siehe Neuritis* nervi optici, z. B. infektiös oder immunologisch bedingt) sowie aufgrund nichtentzündlicher, z. B. ischämischer (siehe anteriore ischämische Optikusneuropathie*), toxischer oder traumatischer Ursachen.

Optikusneuropathie, anteriore ischämische: engl. *anterior ischemic optic neuropathy*; syn. Apoplexia papillae. Arteriosklerotisch oder entzündlich (Arteriitis temporalis) bedingte, unilaterale Durchblutungsstörung des Sehnervenkopfs mit leichtem bis schwerem Sehschärfeverlust. Diagnostiziert wird die Erkrankung durch Anamnese, afferente Pupillenstörung, Perimetrie und Ophthalmoskopie (Papillenschwellung). Behandelt wird bei Arteriitis temporalis mit Glukokortikoiden. Bei nicht arteriitischer Genese ist keine Therapie bekannt.

optische Antipoden → Enantiomere
Optische Kohärenz-Tomografie: syn. *optical coherence tomography*; Abk. OCT. Verfahren zur Untersuchung des Augenhintergrundes*. Dabei werden mit einem Laser Aufnahmen der Netzhaut angefertigt und analog zum B*-Scan beim Ultraschall* Schnittbilder berechnet. Einsatzgebiete der optischen Kohärenz-Tomografie ist die Diagnostik und Therapieüberwachung von Makuladegeneration*, Optikusatrophie* und Retinopathia* pigmentosa.

optisches Erinnerungsfeld → Sehrinde
optische Täuschung → Täuschung, visuelle
Optokinetischer Nystagmus *m*: engl. *optokinetic nystagmus*; syn. Eisenbahn-Nystagmus. Vom vestibulären System unabhängige, unwillkürliche und konjugierte Augenbewegung (Nystagmus*). Wird ein Objekt fixiert und bewegt sich anschließend, folgen die Augen dem Objekt, um das Objekt-Bild auf der Netzhaut zu stabilisieren. Dies erfolgt solange, bis das Objekt aus dem Sichtfeld verschwunden ist.

Hintergrund: Verschwindet ein fixiertes Objekt aus dem Sichtfeld kommt es zu einer Rückstellbewegung (entgegen der Objekt-Bewegungsrichtung) der Augen und erneuter Fixierung eines anderen Objektes. Der optokinetische Nystagmus tritt beispielsweise beim aus dem Fenster Schauen während einer Autofahrt auf, da das Auge immer wieder neue vorbeiziehende Objekte in der Landschaft fixiert.

Optotypen *f pl*: engl. *optotypes*; syn. Sehzeichen. Sehzeichen zur Bestimmung der Sehschärfe*, die in unterschiedlichen Größen richtig erkannt werden müssen. Übliche Optotypen sind Landolt*-Ringe, Snellen*-E-Haken sowie Zahlen, (Snellen-)Buchstaben und Bilder (für Kinder). Die Sehzeichen können auf Sehprobentafeln (häufig in beleuchteten Sehprobenapparaten) oder in Sehtestgeräten präsentiert werden.

OPV: Abk. für orale Polio-Vakzine → Poliomyelitis
Ora *f*: Rand oder Saum bei Epithelübergängen, z. B. die Ora serrata des Auges als zirkulär verlaufende, gezackte Übergangszone vom sehenden Teil der Netzhaut zum blinden Teil oder die Z-Linie im Verdauungstrakt als Grenze zwischen dem Plattenepithel der unteren Speiseröhre und dem Zylinderepithel der Kardia.

oral: syn. oralis. Mündlich, zum Mund (zur Mundhöhle) gehörend, durch den Mund, vom Mund her, zum Mund hin.
Oralchirurgie → Chirurgie, zahnärztliche
orale haarförmige Leukoplakie → Haarleukoplakie
Orale Phase [Verdauung] *f*: Erste, willkürlich gesteuerte Phase des Schluckaktes*, bei der die Zunge* einen Speisebolus in Richtung Rachen schiebt, es folgen die pharyngeale und die ösophageale Phase.
oraler Einstellreflex → Suchreflex
Oralphase → Entwicklungsphasen
Oralverkehr *m*: engl. *oral sex*. Orogenitaler Sexualkontakt* mit oraler Stimulation der Vulva (Cunnilingus*) oder des Penis (Fellatio*).
Orangenhaut *f*: engl. *orange-peel skin*; syn. Orangenschalenhaut. Trichterförmige Einziehungen der Hautoberfläche, fälschlich auch als Zellulitis bezeichnet. Überwiegend sind Frauen ab 25 Jahren betroffen. Die Dellen finden sich fast nur an Oberschenkel und Gesäß. Die Definition ist umstritten, die genaue Ursache und eine erfolgversprechende Therapie sind unbekannt. Empfohlen werden sportliche Aktivität und Gewichtsnormalisierung.

orbicularis: engl. *orbicular*. Kreisförmig, z. B. Musculus* orbicularis.
Orbicularisreaktion → Lidschlussreaktion
Orbita *f*: engl. *orbit*; syn. Augenhöhle. Trichtertige Höhlung im Frontalbereich des Schädels zum Schutz der darin enthaltenen Strukturen (Auge*, orbitaler Fettkörper, Blutgefäße und Nerven). Bei Mittelgesichtsfrakturen ist der knöcherne Teil der Orbita häufig mitbetroffen. Siehe Abb.

Anatomie: Die Orbita wird von folgenden Schädelknochen gebildet:
- Stirnbein (Os* frontale)
- Jochbein (Os* zygomaticum)
- Tränenbein (Os* lacrimale)
- Siebbein (Os* ethmoidale)
- Gaumenbein (Os* palatinum)
- Keilbein (Os* sphenoidale)
- Oberkiefer (Maxilla*).

Öffnungen der Orbita: Die Orbita steht über eine Vielzahl von Öffnungen mit angrenzenden Höhlen in Verbindung und enthält viele Leitungsbahnen.
- Canalis* opticus und Fissura orbitalis superior: zur mittleren Schädelgrube (Fossa cranii media)
- Fissura orbitalis inferior: zur Fossa pterygopalatina
- Canalis* infraorbitalis
- Foramen ethmoidale anterius und Foramen ethmoidale posterius: zur vorderen Schädelgrube (Fossa cranii anterior)
- Foramen supraorbitale
- Incisura frontalis
- Foramen* zygomaticoorbitale
- Canalis nasolacrimalis.

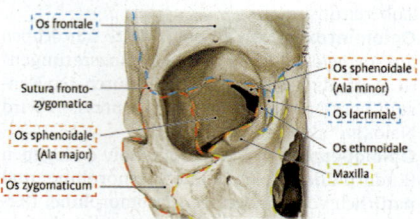

Orbita: Die Orbita von vorne. Die knöcherne Augenhöhle besteht aus Anteilen von insgesamt 7 Schädelknochen, die sich pyramidenförmig anordnen. Die verschiedenen Öffnungen der Orbita ermöglichen u. a. eine Verbindung mit der mittleren Schädelgrube und der Fossa pterygopalatina. [4]

Orbitabodenfraktur → Blow-out-Fraktur
Orbitadekompression *f*: engl. *orbital decompression*. Operative Erweiterung der knöchernen

Augenhöhle zur Druckentlastung durch Entfernung des kleinen Keilbeinflügels, von Teilen der Siebbeinzellen oder des Orbitabodens bei Sehnervenkompression oder massivem Exophthalmus*.

Orbitafraktur *f*: engl. *orbital fracture*. Knochenbruch im Bereich der Augenhöhle (Orbita*). Man unterscheidet die Orbitabodenfraktur, die als Blow*-out-Fraktur oder Blow*-in-Fraktur auftritt, und die Orbitawandfraktur, die medial oder lateral lokalisiert ist.

Orbitalphlegmone *f*: engl. *orbital phlegmon*. Akute fieberhafte Entzündung der Orbita mit Schwellung von Lidern und Bindehaut sowie Rötung und Bewegungseinschränkung des Bulbus. Eine Orbitalphlegmone entsteht oft im Anschluss an eitrige Prozesse der Nasennebenhöhlen, des Gesichts (Lippenfurunkel) und der Lider. Behandelt wird mit hochdosierten Antibiotika und ggf. einer Herdsanierung. Siehe Abb.
Komplikationen:
– Neuritis
– Stauungspapille
– Atrophie der Sehnerven
– Kavernosusthrombose
– Meningitis.

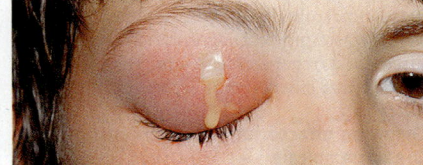

Orbitalphlegmone [133]

Orbitatumor *m*: engl. *orbital tumor*. In der Orbita lokalisierter Tumor, ausgehend vom Orbitagewebe, von Nachbarorganen oder als Metastase eines Primärtumors. Klinisch zeigen sich meist einseitiger Exophthalmus*, Doppelbilder infolge (mechanisch bedingter) Bulbusverlagerung oder Augenmuskellähmung sowie ggf. Ausbildung einer Hypermetropie. Therapiert wird operativ (z. B. Krönlein-Orbitalresektion, Exenteratio* orbitae) oder durch Strahlentherapie.

Orbitazeichen *n*: engl. *orbital sign*; syn. GesericK-Zeichen. Fraktur der knöchernen Augenhöhle (v. a. Orbitadach; auch mediale Wand oder Orbitaboden) im Rahmen eines Schädelhirntraumas* als Teil der Contrecoup*-Verletzung bei Sturz auf den Hinterkopf.

Orbitofrontalkortex *m*: engl. *orbitofrontal cortex*. Der Orbita* aufliegender, basaler Anteil des Präfrontalkortex*. Der Orbitofrontalkortex integriert viszero- und somatosensorische* Sinneswahrnehmungen sowie erlernten und angeborenen Informationen sowie Verhaltensweisen. Er spielt eine große Rolle bei der Auswahl des auf einen Reiz passenden Verhaltens.

Orbitotomie *f*: Operative Eröffnung der Augenhöhle aufgrund augenheilkundlicher, neurochirurgischer oder HNO-ärztlicher Indikationen.
Formen: Häufig wird eine kombinierte Strategie verwendet:
– ophthalmologisch: von anterior durch die Lider (transseptal) oder bei geöffneten Lidern durch die Bindehaut (transkonjunktival)
– neurochirurgisch: von subfrontal durch die Augenbraue oder frontolateral bis temporal mit vorübergehender Knochenresektion der lateralen Orbitawand (und ggf. -dach) als operativer Zugang bei Tumoren der Orbita oder des retroorbitalen N. opticus, besonders lateral und superior; früher Krönlein-Orbitalresektion
– HNO: v. a. zur OP in medialen und inferioren Orbitabereichen.

Orchidometer *n pl*: Medizinisches Instrument, bestehend aus zwölf Kunststoff-Ellipsoiden, zur Bestimmung des Hodenvolumens. Die Ellipsoiden haben aufsteigend ein Volumen von 1 bis 25ml. Durch vergleichende Palpation* von Hoden* und Kunststoffmodell wird das Hodenvolumen des Patienten bestimmt. Siehe Abb.

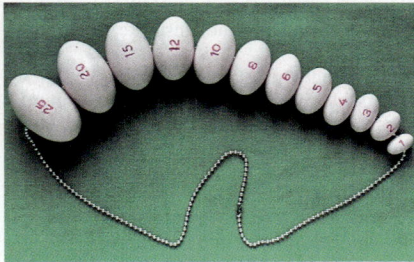

Orchidometer

Orchidopexie *f*: engl. *orchiopexy*. Operative Fixation eines oder beider Hoden nach Funikulolyse im Skrotum. Indikationen sind Behandlung eines Maldescensus* testis oder zur Torsionsprophylaxe bei Hodentorsion*, auch des gesunden Hodens kontralateral.

Orchiektomie *f*: engl. *orchidectomy*; syn. Ablatio testis. Operative Entfernung eines Hodens* als Semikastration* oder beider Hoden als operative Kastration. Durchgeführt wird die Orchiektomie vor allem zur Therapie bösartiger Hodentumore. Die Zeugungsfähigkeit ist nach Semikastration nur selten beeinträchtigt. Abhängig von einer anschließenden Therapie (z. B. Chemotherapie) sinkt jedoch die Fertilität.
Zugang und Indikationen:
– skrotaler Zugang: **1.** bei Hodenabszessen, Traumata oder Nekrose nach Hodentorsion **2.** beidseitige Orchiektomie in Einzelfällen zur antiandrogenen* Therapie bei Prostatakarzinom* (z. B. bei unzureichender Compliance* der chemischen* Kastration)
– inguinaler Zugang bei Verdacht auf maligne Hodentumore: **1.** Hintergrund: Operation in no-touch Technik; Abklemmen der Gefäße, um hämatologene Tumorausbreitung während der OP zu vermeiden.
Komplikationen:
– Blutung, Nachblutung
– Infektionen
– Wundheilungsstörungen
– Beeinträchtigung der Fertilität (je nach zusätzlicher Therapie).

Orchioblastom *n*: engl. *orchioblastoma*. Selten gebräuchliche Bezeichnung für undifferenzierte germinative (von den Keimzellen ausgehende) Hodentumoren*, wie z. B. Seminome* oder Embryonalzellkarzinome.

Orchis → Hoden

Orchitis *f*: Meist bakterielle oder virale Entzündung* eines oder beider Hoden*. Betroffene leiden unter plötzlich einsetzenden Schmerzen mit Ausstrahlung in Leistenregion, Hodenschwellung und hohem Fieber. Differenzialdiagnostisch muss ein akutes Skrotum* ausgeschlossen werden. Therapiert wird je nach Ursache symptomatisch oder antibiotisch. Selten kommt es zur Sterilität*.
Ätiologie:
– **isolierte Orchitis: 1.** meist durch Mumps-Viren **2.** selten durch anderen Viren, wie z. B. Varizellen, Coxsackieviren
– **bakterielle Orchitis:** meist im Rahmen einer Nebenhodenentzündung: **1.** Neisseria* gonorrhoeae **2.** Chlamydia* trachomatis **3.** Escherichia* coli **4.** seltener: Klebsiellen, Pseudomonaden, Brucella*, Staphylokokken, Streptokokken.
Klinik:
– Hodenschwellung
– Schmerzen im Bereich des Skrotums, ggf. Ausstrahlung in Leiste oder Rücken
– Allgemeinsymptome: Fieber, Schüttelfrost, Übelkeit.
Therapie:
– Hoden hochlagern, kühlen
– Schmerzmittel und Antiphlogistika*, z. B. Ibuprofen
– Antibiotika* bei bakterieller Orchitis.

Orchitis, bakterielle *f*: Bakterielle Entzündung* eines oder beider Hoden*, entstehend meist sekundär im Rahmen einer Epididymitis* (Epididymorchitis). Es kommt zu Fieber*, Schmerzen mit Ausstrahlung in die Leiste sowie Schwellung und Rötung des Skrotums*. Nach antibiotischer Behandlung heilt die bakterielle Orchitis meist aus.

Ordination

Klinik:
- Entzündungszeichen: Rötung, Schwellung, Überwärmung, Schmerzen in Skrotum und Hoden
- Fieber
- ggf. Dysurie*
- Komplikationen: 1. hämatogene Streuung der Erreger: Urosepsis* 2. Abszesse 3. Bildung einer Fournier-Gangrän 4. selten Sterilität* durch starke Schädigung des Hodenparenchyms.

Therapie:
- Skrotum hochlagern (Hodenbänkchen) und kühlen
- regelmäßige sonografische Kontrollen, um Abszesse auszuschließen
- Antiphlogistika* und Analgetika*, z. B. Ibuprofen*
- antibiotische Therapie, je nach Erreger und Antibiogramm*
- Ultima* Ratio: Orchiektomie* (bei antibiotika-resistenter, progredienter Entzündung).

Ordination f: engl. prescription. Verordnung, Verschreibung, Sprechstunde.

Ordnungszwang m: engl. compulsive orderliness. Zwanghaftes Ordnen, bei dem viel Zeit und Energie auf den Erhalt eines hohen individuellen Ordnungszustands verwendet wird, was vom Betroffenen in der Regel als sinnlos und übertrieben erlebt wird.

Beschreibung: Häufig werden gegen inneren Widerstand zwanghafte Ordnungsrituale durchgeführt, um innere Anspannung abzumildern und den erwünschten Zustand zu erreichen. Das kann zu relevanter psychosozialer Beeinträchtigung und/oder Leidensdruck führen. Der Ordnungszwang wird als Ich-dyston erlebt im Unterschied zur übertriebenen Ordnungsliebe, die für die zwanghafte Persönlichkeitsstörung* typisch ist und als Ich-synton erlebt wird.

Vorkommen: häufig bei Zwangsstörung* und Zwangssyndrom*.

Orexin n: syn. Hypokretin. In Hypothalamus* und Gonaden* (Ovar*, Hoden*) gebildetes exzitatorisches Neuropeptid*-Hormon*, dessen Sekretion durch Leptin* und Glukose* inhibiert, durch Ghrelin* und Hypoglykämie* wiederum aktiviert wird. Es wirkt orexigen, katabol und aufmerksamkeitssteigernd. Eine Mutation im Orexin-Gen (Transversion; Genlocus 17q21) ist Ursache der autosomal-dominant erblichen Narkolepsie* 1.

ORF → Open Reading Frame
Orf-Virus → Parapoxvirus

Organäquivalentdosis f: engl. organ equivalent dose. Produkt aus dem Mittelwert der Energiedosis*, die über das Volumen eines Gewebes, Organs oder Körperteils gemittelt wird, und dem Strahlungswichtungsfaktor (W_R) für die vorliegende Strahlenqualität.

Organdosis f: engl. organ dose. Strahlendosis für ein (kritisches) Organ. Sie wird meist als mittlere Energiedosis* eines Organs angegeben unter der vereinfachenden Annahme, dass die inkorporierte radioaktive Substanz im Organ gleichmäßig verteilt und das Gewebe einheitlich beschaffen ist. Die Organdosis beinhaltet Partialvolumina der Teilkörperdosis, die auch alle übrigen Körpergewebe umfasst.

Organe, branchiogene n pl: engl. branchiogenous organs. Organe, die sich aus den Kiemenspalten* entwickeln, z. B. Gaumenmandel, Epithelkörperchen, Thymus*.

Organellen → Zellorganellen

organische emotional labile Störung → Syndrom, pseudoneurasthenisches

Organkrisen, tabische f pl: engl. tabetic visceral crises. Heute seltenes Symptom bei Tabes* dorsalis mit anfallartig auftretenden Schmerzen, meist als sog. gastrische Krise mit Schmerzen im Epigastrium.

Organ, kritisches n: engl. critical organ. Organ(system) bzw. Gewebe, das aufgrund seiner besonderen Strahlensensibilität oder seiner für den Gesamtorganismus wichtigen funktionellen Bedeutung die bei Teilkörperbestrahlung applizierbare Strahlendosis limitiert bzw. in dem nach Inkorporation* von Radionukliden die relative Körperdosis* den höchsten Wert erreicht oder die empfindlichste Reaktion zu erwarten ist.

Hintergrund: Die relative Körperdosis* von Radionukliden ist abhängig von deren biokinetischem Verhalten bezüglich Verteilung, Anreicherung und Retention.

Beispiele: Grundsätzlich kann jedes Organ ein kritisches Organ sein. Wichtige kritische Organe sind z. B. Gonaden, hämatopoetisches System, Lungen, Nieren und Schilddrüse.

Organmanifestation f: Auswirkung einer Infektion* oder einer systemischen Erkrankung auf ein Organ. Der Organbefall kann die ersten Symptome auslösen oder erst im Verlauf einer Erkrankung eintreten.

Organneurose → Störung, somatoforme

Organogenese f: engl. organogenesis. Vermehrung, Wachstum und Differenzierung der Zellen der dreiblättrigen Keimscheibe* zu embryonalen Organanlagen als Teil der Embryogenese*.

organotrop: engl. organotropic. Auf ein (bestimmtes) Organ gerichtet bzw. wirkend.

Organspende f: engl. organ donation. Zur-Verfügung-Stellen eines oder mehrerer Körperorgane oder -teile für Explantation* und Transplantation*. Unterschieden werden die postmortale Organspende und die Lebendspende*. Die Voraussetzungen für eine Organspende sind im Transplantationsgesetz* geregelt.

Formen:
- postmortale Organspende
- Lebendspende.

Zu den Zulässigkeitsvoraussetzungen der Organspende siehe auch Transplantationsgesetz* und Organspender*.

Organspendeausweis m: engl. donor card. Zu Lebzeiten schriftlich abgegebene Erklärung zur Transplantatentnahme im Todesfall nach § 2 Transplantationsgesetz*. Der Erklärende kann in eine Organ- oder Gewebeentnahme einwilligen, ihr widersprechen oder die Entscheidung einer namentlich benannten Person seines Vertrauens übertragen. Die Abgabe einer Erklärung zur Organ- und Gewebespende ist freiwillig.

Organspender m: engl. organ donor. Person, der Organe oder Organteile zur Transplantation* entnommen werden (Organspende*). Die Voraussetzungen für die Organentnahme (u. a. Eingriffsdurchführung durch Arzt) sind im Transplantationsgesetz* geregelt.

Organtransplantation → Transplantation

Organ-Tuberkulose f: Extrapulmonale Manifestation der Tuberkulose* (z. B. Urogenitaltrakt, Knochen, Gehirn, Haut). Ursache ist eine hämatogene Disseminierung der Mykobakterien direkt nach pulmonaler Infektion (Primärtuberkulose), nach Reaktivierung alter Herde (Postprimärtuberkulose) oder eine nichtpulmonale Eintrittspforte. Diagnostiziert wird mittels direktem Erregernachweis und Histologie, behandelt mit einer Kombination von Antituberkulotika*.

Organum olfactorium → Riechorgan
Organum spirale → Corti-Organ

Organwechsel m: engl. organ change. Entwicklung eines Lebewesens aus Jugendformen zum geschlechtsreifen Individuum, die in verschiedenen Organen desselben Wirtsorganismus abläuft.

Organ, zirkumventrikuläres: syn. neurohämale Region. Areale in der Wand des III. und IV. Hirnventrikels, an denen keine Blut*-Hirn-Schranke ausgebildet ist. Die zirkumventrikulären Organe (ZVO) stellen eine Verbindung zwischen ZNS, Blut* und hormonellem System dar. Zu den ZVO gehören beispielsweise die Neurohypophyse* und die Area* postrema.

Anatomie: Zu den ZVO zählen:
- Eminentia mediana
- Area* postrema
- Neurohypophyse*
- Subfornikalorgan
- Epiphyse*
- Plexus* choroidei
- Organum subcommissurale
- Organum vasculosum laminae terminalis.

Funktion: Durch die fehlende Blut-Hirn-Schranke in den ZVO kommt es dort zu einem direkten Austausch von Substanzen zwischen Blut und

ZNS. Die Neurone in den ZVO können deshalb verschiedene Substanzen im Blut wahrnehmen (z. B. Pyrogene*), bestimmte Parameter messen (z. B. die Osmolalität*) oder Substanzen in das Blut abgeben (z. B. ADH und Oxytocin*).

Orgasmus *m*: engl. *orgasm*; syn. sexueller Höhepunkt. Höhepunkt und meist Befriedigung sexueller Erregung, in der Regel beim Geschlechtsverkehr* oder bei der Masturbation*. Es handelt sich um eine physiologische Reaktion.

Beschreibung:
- unwillkürliche Muskelkontraktionen insbesondere im Genitalbereich, aber auch im übrigen Körper
- Steigerung der Herzfrequenz
- Blutdruckanstieg
- Zunahme von Atemfrequenz und -tiefe
- verschieden ausgeprägte Bewusstseinsveränderungen
- bei Männern: 1. gefolgt von einer Refraktärperiode mit geringer sexueller Erregungsempfindlichkeit (siehe sexueller Reaktionszyklus*) 2. mit Eintritt der Geschlechtsreife generell von einer Ejakulation* begleitet
- bei Frauen wird teilweise eine Sekretion paraurethraler Drüsen beobachtet (siehe Gräfenberg*-Zone).

Orgasmusphase *f*: engl. *orgasm phase*. Phase im sexuellen Reaktionszyklus* nach W. H. Masters und V. Johnson, in der es zum Erleben des Orgasmus kommt.

Orgasmusstörung *f*: engl. *orgasmic disorders*. Bezeichnung für sexuelle* Funktionsstörung, welche die Orgasmusphase des sexuellen Reaktionszyklus* betrifft. Betroffene erhalten z. B. eine Paartherapie. **Ätiologie:**
- sexuelle Ängste: 1. Sexualangst* 2. sexuelle Leistungsangst
- Störungen der Partnerbeziehung
- Medikamentennebenwirkung (z. B. bei selektiven Serotonin-Wiederaufnahme-Hemmern, Clomipramin*)

Formen:
- nach Zeitpunkt und Kontrolle des Orgasmus*: 1. bei Männern v. a. zu früh (Ejaculatio* praecox) oder zu spät (Ejaculatio* retardata) eintretende Ejakulation 2. bei Frauen v. a. verzögerter oder ausbleibender Orgasmus (Anorgasmie*)
- nach Auftreten: 1. primäre (schon immer bestehende) und sekundäre (später entstandene) Orgasmusstörung 2. vollständige (bei jeder sexuellen Aktivität auftretende) und situative Orgasmusstörung.

Therapie:
- Sexualpsychotherapie* (meist unter Einbeziehung beider Partner)
- Paarpsychotherapie*
- ggf. Arzneimittelumstellung.

Orientbeule → Leishmaniasen
Orientierung: engl. *orientation*. Fähigkeit, sich im Hinblick auf die Dimensionen Zeit und Raum zurechtfinden zu können, sodass die erlebte Realität in einen Bezugsrahmen gesetzt und sinnvolles, adaptiertes Verhalten ermöglicht wird. Voraussetzungen hierfür sind u. a. Intaktheit von Bewusstsein, Wahrnehmung, Aufmerksamkeit, Zeitsinn und Gedächtnis.

Formen:
- autopsychische Orientierung: Fakten zur eigenen Person, u. a. Name, Geburtsdatum und -ort
- zeitliche Orientierung: z. B. Datum, Jahreszeit
- örtliche Orientierung: aktueller Aufenthaltsort, z. B. Land, Provinz, Stadt, Arbeitsplatz, Zuhause
- situative Orientierung: gegebene Situation, z. B. Klinik, Einrichtung.

Orientierung, sexuelle *f*: engl. *sexual orientation*. Bezeichnung für die Ausrichtung des sexuellen Interesses (Fantasien, Wünsche) auf bestimmte Sexualobjekte und deren Bevorzugung bei sexuellen Aktivitäten gemäß sexueller Determiniertheit. Eine Einteilung anhand der geschlechtsidentität* umfasst Homosexualität*, Heterosexualität* und Bisexualität*.

Orientierungsreaktion *f*: engl. *orienting response*. Initiale Reaktion des Organismus, auf äußere Einwirkungen.

Kennzeichen: Veränderungen
- der Skelettmuskulatur (z. B. Kopfwendung hin zum Reiz) und des allgemeinen Muskeltonus
- der zentralnervösen Aktivität (z. B. Desynchronisation des EEG)
- des vegetativen Nervensystems (z. B. Pupillenerweiterung, Verengung der Blutgefäße an den Extremitäten, Erweiterung der kranialen Gefäße, Fluktuationen der elektrodermalen Aktivität).

Orientierungsstörung *f*: engl. *disorder of orientation*. Störung der Orientierung* bis zur Desorientiertheit* hinsichtlich – typischerweise in dieser Reihenfolge auftretend – Zeit, Situation, Ort und eigener Person. Orientierungsstörungen sind Leitsymptom von akuter (Delir) und chronischer Verwirrtheit* (Demenz), treten aber auch bei vielen anderen neurologischen und psychiatrischen Störungen auf.

Origo *f*: Ursprung.
ORL: Abk. für engl. *opioid receptor like* → Nociceptin-Rezeptor
Orlistat *n*: Gastrointestinal wirkender Lipase*-Inhibitor, der als Antiadipositum zur Unterstützung der Gewichtsreduktion zum Einsatz kommt.
Indikation: BMI von $> 30\,kg/m^2$ bei adipösen Patienten bzw. $> 28\,kg/m^2$ bei übergewichtigen Patienten mit begleitenden Risikofaktoren (in Verbindung mit hypokalorischer Kost).

Ormond-Syndrom → Retroperitonealfibrose
Ornithin *n*: engl. *ornithine*; syn. L-Ornithin; Abk. Orn. Basische, nicht proteinogene Aminosäure*. Ornithin entsteht im Harnstoffzyklus* aus Arginin* und ist Bestandteil verschiedener Peptidantibiotika (z. B. Gramicidin). Bei der Eiweißfäulnis wird aus Ornithin durch mikrobielle Decarboxylierung* Putrescin gebildet.
Ornithinzyklus → Harnstoffzyklus
Ornithose *f*: engl. *ornithosis*; syn. Papageienkrankheit. Bakterielle Infektionskrankheit, übertragen insbesondere bei Kontakt mit infizierten Vögeln durch Tröpfcheninfektion*. Der Nachweis des Erregers Chlamydia psittaci ist nur in speziellen Laboren möglich. Behandelt wird antibiotisch. Die Prognose ist bei > 3 Wochen bestehendem Fieber schlecht (Letalität 20–50 %).

Oropharyngealtubus → Pharyngealtubus
Oropharynx → Pharynx
Oropharynxkarzinom *n*: engl. *oropharyngeal carcinoma*. Karzinom des Mund-Rachen-Raums im Bereich der Zunge, der Tonsillen und des Mundbodens. In ca. 90 % es sich um ein verhornendes Plattenepithelkarzinom. Therapie der Wahl ist die operative Entfernung, evtl. mit neck* dissection sowie Nachbestrahlung, eine alternative Möglichkeit ist die simultane Radiochemotherapie.

Orotrachealtubus *m*: engl. *orotracheal tube*. Der Beatmung dienender Plastikschlauch, der über den Mund in die Luftröhre gelegt wird.
Orotubus *m*: engl. *oral tube*. Selten verwendetes Hilfsmittel für die Mund-zu-Mund-Beatmung, das einen flachen Stutzen besitzt für die beatmete Person und einen größeren Stutzen für den Atemspender sowie eine Nasenklemme. Der orale Pharyngealtubus* hingegen hat nur ein kurzes Ansatzstück zum Einführen in den Mund.

Orphan Disease: Meist chronische, genetisch bedingte, mit Invalidität und/oder eingeschränkter Lebenserwartung einhergehende Erkrankung mit seltener, von Land zu Land unterschiedlich festgelegter Prävalenz* (EU < 1 : 2.000). Die durch das französische Gesundheitsministerium 1997 initiierte europäische Datenbank Orphanet umfasst ca. 8000 seltene Erkrankungen.

Orphan Drug → Arzneimittel
Orphanviren → Enteric-Cytopathogenic-Humanorphan-Viren
ORSA: Abk. für Oxacillin-resistenter Staphylococcus aureus → Methicillin-resistenter Staphylococcus aureus

Orthese *f*: engl. *orthosis*. Apparat zur Stabilisierung, Entlastung, Ruhigstellung, Führung oder Korrektur von Extremitäten, Rumpf oder Wir-

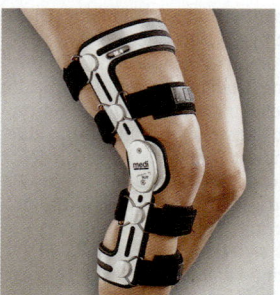

Orthese: Knieorthese. [115]

belsäule. Einsatzmöglichkeit an Extremitäten sind: Schienenschellenapparat (mit Riemen versehene Stahlschienen), Schienenhülsenapparat (die Glieder umfassende Walklederhülse), verschiedene Ortheseformen (HWS-, Hüftgelenk-, Sprunggelenk-, Knie-, Handgelenk- und Fingerorthesen), am Rumpf als Leibbinde, Mieder oder Korsett eingesetzt.

Beispiele:
- Beinorthese: **1.** stabilisierende Orthese bei Parese oder Beinlängendifferenz* **2.** Entlastungsorthese: z. B. Thomas*-Schiene zur Entlastung von Hüft- und Kniegelenk oder Allgöwer-Gehapparat bei Kalkaneusfraktur* **3.** ruhigstellende Orthese für das Hüftgelenk als Beckenkorb mit einer Hüftschiene, die lateral am Oberschenkel befestigt wird, für Knie- und Sprunggelenk als gelenkübergreifende Metallschiene im Hülsen- oder Schellenapparat **4.** führende Orthese: erlaubt ein definiertes Bewegungsausmaß, z. B. als Knieführungsschiene **5.** korrigierende Orthese: aufgebaut nach dem Dreikräfteprinzip, bei dem die korrigierende Kraft am Scheitelpunkt der zu korrigierenden Krümmung ansetzt und distal und proximal die Gegenkräfte wirken, z. B. als Klumpfußschiene
- Armorthese: **1.** ruhigstellende Orthese: z. B. Mittelhand-Unterarmhülse bei Skaphoidpseudarthrose oder Lunatummalazie **2.** führende Orthese: z. B. Oppenheimer-Splint zur Übungsbehandlung bei Radialislähmung oder Serratusbandage bei Lähmung des N. thoracicus longus
- Rumpforthese*
- Zervikalorthese*
- Spreizschiene* zur Therapie der kindlichen Hüftgelenkluxation.

Siehe Abb.

Orthodontie *f*: engl. *orthodontics*. Bezeichnung für Kieferorthopädie* in angloamerikanischen Ländern sowie im engeren Sinn Bezeichnung für Maßnahmen zur Korrektur von Zahnstellungsanomalien (Drehung, Kippung, Engstand, Lücken u. a.).

orthogonal: engl. *perpendicular*. Rechtwinklig.

orthograd: engl. *orthograde*. Voranschreitend, in der physiologischen Richtung voranschreitend, (röntgenologisch) in der Strahlenrichtung liegend.

Orthokeratologie *f*: engl. *orthokeratology*. Beeinflussung der Brechkraft der Hornhaut durch das nächtliche Tragen einer Spezial-Kontaktlinse. So wird tagsüber die volle Sehschärfe erreicht. Diese Möglichkeit besteht nur bei einem Brechungsfehler von bis zu −4,5 Dioptrien und einem Astigmatismus bis zu 1,5 Dioptrien.

Orthomyxoviridae *f pl*: Familie helikaler, linear-segmentierter einzelsträngiger RNA-Viren mit Hüllmembran. Die Viren weisen entweder eine sphärische (∅ 80–120 nm) oder fadenförmige (Länge bis zu einigen Mikrometern) Struktur auf.

Einteilung: Die Einteilung erfolgt nach der Anzahl der Genomsegmente und Oberflächenproteine. Die Influenza-Viren des Typus A, B und C sowie Thogotoviren und Isaviren bilden jeweils eigene Genera.

Orthopädie *f*: engl. *orthopedics*. Fachgebiet der Medizin, das sich mit der Entstehung, Erkennung, Verhütung und Behandlung angeborener oder erworbener Störungen und Anomalien in Form oder Funktion des Stütz- und Bewegungsapparats befasst.

Orthopantomografie *f*: engl. *orthopantomography*; syn. Panoramaschichtaufnahme; Abk. OPG. Spezielles Röntgenschichtaufnahmeverfahren mit orthoradialer Projektion. In einer einzelnen Aufnahme wird eine den Kieferkrümmungen entsprechende zylinderförmige Schicht von > 0,5 cm Dicke abgebildet. Die Orthopantomografie wird angewendet bei kieferchirurgischen Fragestellungen, unklaren Kieferbeschwerden sowie in der Parodontologie und Kieferorthopädie.

Prinzip: Röhre und Film (analoge Technik) bzw. Sensor (digital) rotieren horizontal um fixierten Kopf des Patienten. Dies ermöglicht eine nahezu überlagerungsfreie Panoramaaufnahme des gesamten Kieferbereichs mit den aufsteigenden Kieferästen und Kiefergelenken auf einer Aufnahme (siehe Abb.) bei relativ geringer Strahlenexposition*.

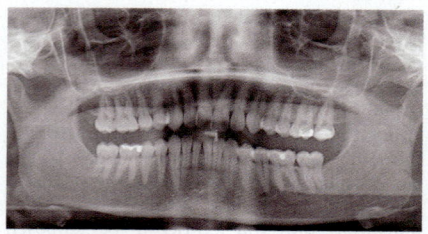

Orthopantomografie: Physiologisches Gebiss. [58]

Orthophorie *f*: engl. *orthophoria*. Idealer Verlauf der Sehachsen* beider Augen. Orthophorie ist dadurch gekennzeichnet, dass sich die Sehachsen bei Fixierung auf ein Objekt nach dem Abdecken eines Auges nicht ändern. Dies ist selten; meist liegt eine mehr oder minder ausgeprägte Heterophorie* vor.

Orthoploidie → Polyploidie

Orthopnoe *f*: engl. *orthopnea*. Schwere, im Liegen auftretende Luftnot, die die aufrechte Haltung und den Einsatz der Atemhilfsmuskeln nötig macht. Diese ermöglichen eine tiefere Atmung. Die Orthopnoe ist ein Symptom der fortgeschrittenen Herzinsuffizienz*(NYHA IV).

Orthopoxvirus *n*: engl. *orthopox virus*. Genus der Poxviridae*, die im Unterschied zu dem Genus Parapoxvirus* aus unregelmäßig angeordneten Filamenten aufgebaut sind und über Hämagglutinin* verfügen. Eine Impfung mit Vacciniavirus* wirkt prophylaktisch. Erworbene Immunität gegenüber Variola schützt auch gegen die Orthopoxviren der Tiere, nicht jedoch gegen Viren des Genus Parapoxvirus.

Vertreter:
- primär humanpathogen: Orthopoxvirus variola (Variolavirus, Erreger von Variola*), Orthopoxvirus alastrim (Erreger von Variola minor), Orthopoxvirus vaccinia (Vacciniavirus*)
- primär für andere Säuger pathogen und auf Menschen übertragbar: u. a. Orthopoxvirus bovis (Erreger der Kuhpocken*), Orthopoxvirus simiae (Erreger der Affenpocken).

Orthoprothese *f*: engl. *orthoprosthesis*. Orthopädisches Hilfsmittel, das Konstruktionselemente von Prothese und Orthese* kombiniert, z. B. angewendet bei Dysmelie* der unteren Extremität oder ausgeprägter Beinlängendifferenz*.

Orthoptik *f*: engl. *orthoptics*. Spezieller Bereich der Augenheilkunde, der sich mit Schielerkrankungen, Sehschwächen, Störungen des ein- und beidäugigen Sehens, Augenzittern und Augenbewegungsstörungen befasst. Der Beruf der Orthoptistin gehört zu den nichtärztlichen Gesundheitsberufen.

Orthorexia nervosa *f*: Gestörtes Essverhalten, bei dem die angenommene Qualität des Essens (Furcht beispielsweise vor Fett, Chemikalien in Lebensmitteln) im Vordergrund steht. Werden die Essregeln gebrochen, treten Schuldgefühle auf und die Betroffenen bestrafen sich mit Abstinenz* oder strikteren Essregeln.

Orthosiphon stamineus → Katzenbart

Orthostase *f*: engl. *orthostasis*. Aufrechte Körperhaltung. Der Übergang vom Liegen in die Orthostase ist durch hydrostatische Volumenverschiebung des Blutes* in untere Körperabschnitte und intrathorakalen Blutvolumenverlust von ca. 600 ml mit einer Kreislaufbelastung verbunden, die eine orthostatische Regulation* erfordert.

Orthostasesyndrom → Hypotonie, arterielle

Orthostaseversuch → Renin-Aldosteron-Orthostasetest

Orthostaseversuch → Schellong-Test

orthostatische Albuminurie → Proteinurie, orthostatische

orthotop: engl. *orthotopic*. Örtlich übereinstimmend, z. B. orthotope Transplantation eines Organs (an seiner physiologischen Lokalisation).

Os *n*: Anatomischer Begriff mit verschieden Bedeutungen: sowohl Mund, Mündung als auch Knochen (z. B. Os temporale).

OSAS: Abk. für obstruktives Schlafapnoesyndrom → Schlafapnoesyndrom

Os breve *n*: engl. *short bone*; syn. kurzer Knochen. Kurzer Knochen ohne Knochenschaft (Diaphyse*) mit unregelmäßig würfelförmiger, zylindrischer oder rundlicher Gestalt. Man findet sie in der Hand- und Fußwurzel sowie als Wirbelkörper. Sie sind zahlreich und ermöglichen so vielseitige Bewegungen.
Aufbau: Ossa brevia bestehen innen aus schwammartiger Knochensubstanz und außen aus einem dünnen Mantel kompakter Knochensubstanz, die – abgesehen von den Gelenkflächen – von Periost umgeben ist.

Os carpale → Ossa carpi

Os coccygis *n*: engl. *coccyx*; syn. Steißbein. Aus meist 4 verkümmerten, miteinander verschmolzenen Wirbeln (Vertebrae coccygeae I–IV) zusammengesetzter tiefster Abschnitt der Wirbelsäule.

Os coxae *n*: engl. *hip bone*; syn. Hüftbein. Bestandteil des knöchernen Beckens, durch Verschmelzung (Synostose) von 3 Knochen entstanden, deren Körper im Acetabulum zusammentreffen: Os* ilium, Os* ischii, Os* pubis. Das Os coxae dient der Stabilisierung des Beckengürtels. Klinisch relevant sind Frakturen und Beckenanomalien. Siehe Abb. 1 und Abb. 2.

Os cuboideum → Ossa tarsi

Os cuneiforme: engl. *cuneiform bone*; syn. Keilbein. 3 kurze Knochen am Innenfuß. Sie bilden das mediale Ende der Fußwurzelknochen und artikulieren mit den ersten 3 Mittelfußknochen. Das Os cuneiforme mediale ist der größte, das Os cuneiforme intermedium der kleinste Knochen. Das Os cuneiforme laterale ist gelenkig mit dem Os cuboideum verbunden.

Oseltamivir *n*: Virostatikum aus der Gruppe der Neuraminidase-Hemmer, das eingesetzt wird als Grippemittel zur Prophylaxe und Therapie einer Influenza A- und Influenza B-Infektion. Die Erkrankungsdauer der Influenza* wird bei Therapie um ca. einen Tag verkürzt, bei Kindern wird die Anzahl der Atemwegskomplikationen und Mittelohrentzündungen gesenkt.

Os ethmoidale *n*: engl. *ethmoid*; syn. Siebbein. Kleiner Schädelknochen, der das Zentrum der vorderen Schädelgrube, Teile der Nasenhöhle (Dach, laterale Wand, Nasenseptum) und der medialen Begrenzung der Augenhöhle bildet.
Anatomie: Zentraler Bestandteil des Siebbeins ist die Lamina cribrosa (mit den Foramina cribrosa), auf welcher mediansagittal die Crista galli nach oben zur vorderen Schädelgrube hin und die Lamina perpendicularis nach unten zur Nasenhöhle hin angeordnet sind. Beidseits unten lateral angebracht sind rechtes und linkes Siebbeinlabyrinth, dessen mediale Seite die Conchae nasales superior und media zur Bildung der lateralen Wand der Nasenhöhle aufweist. Die laterale Seite des Siebbeinlabyrinthes ist zur Orbita hin durch die papierdünne Lamina orbitalis bedeckt. Das Siebbeinlabyrinth enthält die Cellulae ethmoidales.

Os femoris → Femur

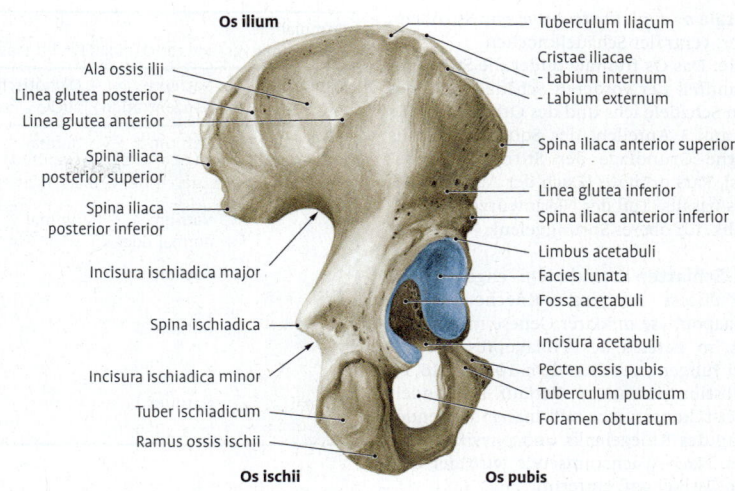

Os coxae Abb. 1: Sicht auf die Außenseite des Hüftbeins (Os coxae). [4]

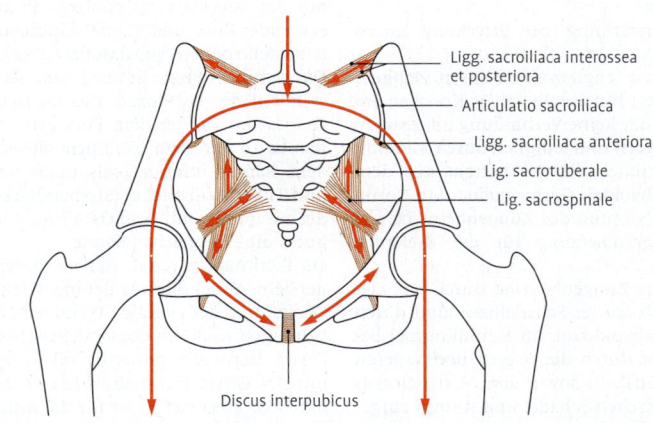

Os coxae Abb. 2: Halbschematische Darstellung der Bogenkonstruktion des Beckens (Os coxae). Der obere dickere Pfeil stellt die auf den Bogen wirkende Last dar. Der Bogen setzt sich nach unten in die Traglinie des Beines fort. Die dünneren Pfeile zeigen die Beanspruchung des Knochens und der Bänder bei verschiedenen Belastungen.

Os frontale *n*: engl. *frontal bone*; syn. Stirnbein. Unpaarer, ventraler Schädelknochen.
Anatomie: Das Os frontale bildet die Stirn und ist Bestandteil der vorderen Schädelbasis*, des vorderen Schädeldachs und des Orbitadachs. Es besteht aus 3 Anteilen, der Squama frontalis (knöcherne Grundlage der Stirn mit Sinus* frontalis), Pars orbitalis (Dach der Augenhöhle) und Pars nasalis (Teil der Nasenwurzel).
OSG: Abk. für oberes Sprunggelenk → Sprunggelenk
Osgood-Schlatter-Krankheit *f*: engl. *Osgood-Schlatter disease*. Aseptische Knochennekrose* der Tibiaapophyse unklarer Genese mit Druckschmerz im Bereich des Tibiakopfes, vorwiegend bei Jungen zwischen dem 10. und 15. Lj. mit selbstlimitierendem Verlauf. Behandelt wird meist konservativ mit intermittierender Schonung des Kniegelenks und physikalischer Therapie. Nach Wachstumsende wird der entstandene Ossikel ggf. entfernt.
Klinik:
- lokaler Belastungsschmerz im Bereich der Tuberositas tibiae
- Schwellung
- Schmerzverstärkung bei Streckung gegen Widerstand.

Os hyoideum *n*: engl. *hyoid bone*; syn. Zungenbein. Unpaarer, hufeisenförmiger Knochen am Mundboden, der keine Verbindung zu anderen Knochen aufweist und lediglich durch Muskeln und Bänder fixiert ist. Es besteht aus dem Corpus ossis hyoidei, Cornu majus und Cornu minus. Die Fixierung des Zungenbeins ist unerlässliche Voraussetzung für die Kieferöffnung.
Anatomie: Das Zungenbein ist durch das Lig. stylohyoideum an der Schädelbasis und durch das Lig. thyrohyoideum am Schildknorpel befestigt und ist durch die oberen und unteren Zungenbeinmuskeln sowie den M. hyoglossus beweglich zwischen Schädel und Rumpf aufgehängt. Das Zungenbein ist Ursprung des mittleren Pharynxkonstriktors.

Osiander-Zeichen *n*: engl. *Osiander's sign*. Klinisches, unsicheres Schwangerschaftszeichen: Im ersten und zweiten Schwangerschaftsmonat ist die Pulsation der A. uterina am Rand der Zervix uteri deutlich zu tasten.

Os ilium *n*: engl. *ilium*; syn. Darmbein. Paariger Bestandteil des Os* coxae. Das Os ilium lässt sich in Corpus (am Acetabulum des Os coxae gelegener Zentralteil) und Ala ossis ilii (Darmbeinschaufel, u. a. mit der Gelenkfläche zum Os* sacrum) unterteilen. Es ist zusammen mit dem Os* ischii und dem Os* pubis Bestandteil der Hüftgelenkspfanne.

Os incisivum *n*: engl. *incisive bone*; syn. Zwischenkieferbein. Ursprünglich selbstständiger Knochen, der aus dem Mesenchym des Oberkieferwulstes entsteht. In der Jugend ist er oft noch durch die Sutura incisiva von der Maxilla getrennt, bei Erwachsenen durch Verknöcherung mit der Maxilla verschmolzen. Er trägt obere Schneidezähne und Canalis incisivus (Durchtrittsstelle des Nervus nasopalatinus).

Os ischii *n*: engl. *ischium*; syn. Sitzbein. Bestandteil des Os* coxae. Das Os ischii besteht aus Corpus (hinter dem Foramen obturatum), Ramus (unter dem Foramen obturatum, mit dem Ramus inferior ossis pubis verwachsen) und Tuber ischiadicum (Sitzbeinhöcker). Es bildet zusammen mit dem Os* ilium und dem Os* pubis die Hüftgelenkspfanne.

Os lacrimale *n*: engl. *lacrimal bone*; syn. Tränenbein. An der Bildung der medialen Wand der Orbita* und der lateralen Wand der Nasenhöhle beteiligter Knochen des Gesichtsschädels. Seine Crista lacrimalis posterior bildet gemeinsam mit der Crista lacrimalis anterior der Maxilla die Fossa sacci lacrimalis für die Aufnahme des Tränensäckchens.

Os longum *n*: engl. *long bone*; syn. Röhrenknochen. Lange Knochen wie z. B. Oberschenkel- (Femur) und Oberarmknochen (Humerus). Sie haben eine längliche Form sowie eine innere, schwammartige Struktur mit Knochenbälkchen (Markhöhle) und eine dünne äußere, solide Struktur (Kortikalis). Mit Ausnahme der Gelenkflächen sind sie von Knochenhaut (Periost) umgeben.
Aufbau:
- die Epiphyse* an beiden Enden des Knochens (Epiphysis proximalis und distalis)
- die Diaphyse* als zentraler Abschnitt, der im Innern mit Knochenmark gefüllt ist
- die Metaphyse* als Übergangsbereich zwischen Epiphyse und Diaphyse.

Osmolalität *f*: engl. *osmolality*. Teilchenzahl aller osmotisch aktiven Substanzen (im Körper insbesondere Natrium*, Glukose*, Harnstoff*, Chlorid* und Bicarbonat*) pro Kilogramm Lösungsmittel (Wasser). Die Osmolalität beeinflusst die Verteilung des Wassers zwischen den unterschiedlichen Flüssigkeitsräumen. Sie ist beispielsweise verändert bei fieberhaften Erkrankungen, Diabetes* insipidus, Ketoazidose* oder Ethanolvergiftung.
Referenzbereiche:
- Plasma oder Serum: 280–300 mosmol/kg
- Urin: 50–1300 mosmol/kg
- osmotische Lücke: < 5: **1.** osmotische Lücke = gemessene Osmolalität − errechnete Osmolalität **2.** errechnete Osmolalität = 2 x Natrium-Ion + Glukose + Harnstoff
- Natrium im Serum: 135–145 mmol/l (135–145 mval/l).

Indikation zur Laborwertbestimmung:
- Plasma: **1.** veränderte Natrium-Konzentration im Blut **2.** Differenzierung einer metabolischen Azidose **3.** Beurteilung des internen Wassergleichgewichts (Wasserbilanz) **4.** V. a. Diabetes* insipidus **5.** V. a. Diabetes* mellitus **6.** V. a. Intoxikation* mit niedermolekularen Substanzen (z. B. Ethanol)
- Urin: **1.** Polyurie* **2.** Beurteilung des renalen Konzentrierungs-Vermögens.

Material und Präanalytik: Plasma, Serum oder Urin.
Bewertung: Bei der Beurteilung der Osmolalität müssen die Natrium-Konzentration und die resultierende osmotische Lücke berücksichtigt werden. Siehe Tab.

Osmolarität *f*: engl. *osmolarity*. Molare Menge der gelösten, osmotisch wirksamen Teilchen pro Liter Lösung mit der Einheit: osmol/L. Die Bestimmung der Osmolalität erfolgt mittels der Osmometrie.

Osmolalität: Beurteilung veränderter Osmolalität im Plasma.

Osmolalität	Natrium-Konzentration	Osmotische Lücke	Ursachen
↑	Natrium ↑	normal	fieberhaften Erkrankungen und Durchfälle bei Kindern, Diabetes* insipidus, Hyperglykämie* mit osmotischer Diurese*, Niereninsuffizienz*
	Natrium normal oder ↓	normal	hyperglykämisches Koma (vgl. diabetisches Koma*), Niereninsuffizienz*
	Natrium ↓	↑	renale Azidose*, Ketoazidose*, Laktatazidose*, Intoxikation: Ethanol oder Methanol; Glukose*
↓	Natrium ↓		hypervolämische und hyponatriämische Zustände, z. B. bei primärer Polydypsie*, Leberzirrhose* oder Herzinsuffizienz*
normal	Natrium ↓		Pseudohyponatriämie, z. B. bei Makroglobulinämie* oder Hyperlipoproteinämie*

Hintergrund: Die Osmolarität entspricht
- bei **nichtdissoziierten Stoffen** (z. B. Glukose) der Stoffmengenkonzentration* (Stoffmenge eines gelösten Stoffes pro Volumen, Einheiten: mol/m³ und mol/l)
- bei **dissoziierten Stoffen** (z. B. Salze wie Natriumchlorid, das gelöst zu dem Kation Na⁺ und dem Anion Cl⁻ dissoziiert) dem Faktor aus Stoffmengenkonzentration und Anzahl der Ionen, in die ein Stoff dissoziiert.

Die Osmolarität des Blutplasmas (290–300 mosmol/l) wird v. a. von Natrium-Ionen (Na⁺), Chlorid-Ionen (Cl⁻) und Bicarbonat-Ionen (HCO₃⁻) bestimmt. Bei Stoffwechselentgleisung (z. B. diabetisches Koma*, Anurie*) wird die Osmolarität durch die hohe Konzentration von Glukose* bzw. Harnstoff* verändert. Reguliert werden Osmolarität und Isotonie* über Osmosensoren im Hypothalamus* durch die Freisetzung von antidiuretischem Hormon* (Abk. ADH) und über das Renin-Angiotensin-Aldosteron-System (RAAS). Lösungen mit gleicher Osmolarität wie das Blutplasma werden als isotone* (z. B. physiologische Kochsalzlösung*), mit höherer Osmolarität als hypertone und mit niedrigerer Osmolarität als hypotone Lösungen bezeichnet.

Osmoregulation *f*: Mechanismen des Organismus, die die Konzentration gelöster Stoffe in Flüssigkeitskompartments konstant halten. Osmoregulation ist Teil eines negativ rückgekoppelten, hochempfindlichen physiologischen Funktionskreises zur Regulation des Salz- und Wasserhaushalts*, z. B. bei der Zufuhr nicht isotoner Lösungen.

Osmorezeptoren → Osmosensoren

Osmose *f*: engl. *osmosis*. Form der Diffusion*, bei der sich das Lösungsmittel durch eine semipermeable Membran* zum Ort der höheren Konzentration eines gelösten Stoffs bewegt, der diese Membran nicht passieren kann.

Osmosensoren *m pl*: engl. *osmosensors*. Sensoren* im Nucleus supraopticus und Nucleus paraventricularis des Hypothalamus* sowie in der Leber, die minimale Abweichungen der Plasmaosmolarität registrieren und durch Beeinflussung der hypothalamischen Freisetzung von antidiuretischem Hormon* ADH und wahrscheinlich auch des Durstgefühls einer Änderung der Plasmaosmolarität entgegenwirken.

osmotischer Druck → Osmose

Os nasale *n*: engl. *nasal bone*; syn. Nasenbein. Kleiner, paariger Knochen des Gesichtsschädels, der die knöcherne Grundlage des Nasenrückens bildet. Es begrenzt die Apertura piriformis von kranial.

Os naviculare → Ossa tarsi

Os naviculare *n*: engl. *navicular*; syn. Kahnbein [Fußwurzel]. Fußwurzelknochen, der distal über eine konvexe Gelenkfläche mit den 3 Ossa cuneiformia kommuniziert. Die proximale, konkave Gelenkfläche beteiligt sich an der Articulatio talocalcaneonavicularis und ist somit Teil des Sprunggelenks*. Über eine laterale Gelenkfläche steht das Kahnbein mit dem Os cuboideum in Verbindung.

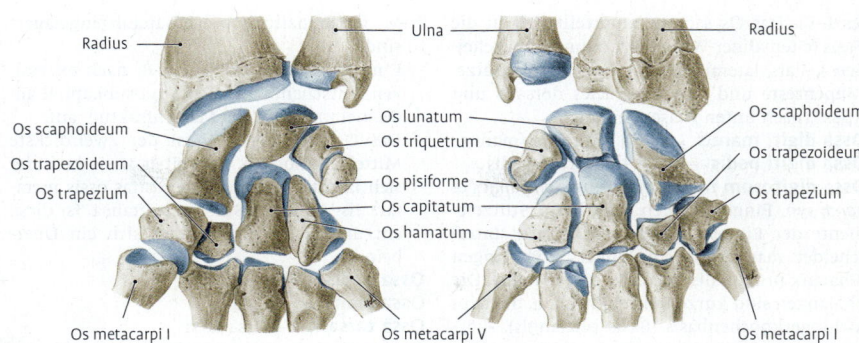

Ossa carpi: Handwurzelknochen der rechten Hand mit angrenzenden Unterarm- und Mittelhandknochen. Dorsal- und Palmaransicht.

Os occipitale *n*: engl. *occipital bone*; syn. Hinterhauptsbein. Unpaarer Schädelknochen des Hirnschädels (Neurocranium), der das Hinterhaupt bildet.

Anatomie: Das Os occipitale bildet einen Teil der hinteren Schädelgrube (Fossa cranii posterior) und besteht aus der Pars basilaris, der Pars lateralis und der Pars squamosa. Das Os occipitale enthält das Foramen* magnum. An der kaudalen Fläche ventrolateral des Foramen magnum befinden sich die Gelenkflächen (Condylus occipitalis) für das Atlantookzipitalgelenk*.

Os palatinum *n*: engl. *palatine bone*; syn. Gaumenbein. Paariger Knochen des Gesichtsschädels, dessen Lamina horizontalis bildet den hinteren Teil des knöchernen Gaumens und des Nasenhöhlenbodens bildet. Seine Lamina perpendicularis ist Bestandteil der lateralen Nasenhöhlenwand und begrenzt medial die Fossa pterygopalatina. Mit dem Processus orbitalis ist das Gaumenbein an der Konstruktion der medialen Orbitawand beteiligt.

Os parietale *n*: engl. *parietal bone*; syn. Scheitelbein. Paariger Schädelknochen des Hirnschädels (Neurocranium). Das Os parietale bildet das Schädeldach und einen Großteil der seitlichen Schädelwand. Es grenzt an das Os* occipitale, Os* sphenoidale, Os* frontale und Os* temporale und wird durch Schädelnähte begrenzt (Sutura* sagittalis, Sutura coronalis, Sutura lambdoidea).

Os planum *n*: engl. *flat bone*; syn. platter Knochen. Platter und flächiger Knochen mit geringer Dicke. Ossa plana stehen im Gegensatz zu den langen Röhrenknochen (siehe Os* longum). Sie bestehen aus äußerer, kompakter sowie innerer, schwammartiger, Knochenmark enthaltender Knochensubstanz. Beispiele sind das Schulterblatt und Brustbein, sowie Schädelknochen, Rippen und Beckenknochen.

Vorkommen: Zu den Ossa plana zählen die platten Schädelknochen wie Os parietale und Os occipitale, Sternum (Brustbein), Scapula (Schulterblatt), Costae (Rippen) und Ossa coxae (Beckenknochen).

Os pneumaticum *n*: engl. *pneumatized bone*; syn. luftgefüllter Knochen. Knochen mit lufthaltigen Kammern: Die schwammartige Knochensubstanz ist zur Gewichtsersparnis deutlich reduziert. Der dadurch entstandene Hohlraum (Sinus) ist mit Schleimhaut ausgekleidet. Beispiele sind Os* sphenoidale (Keilbein), Os* temporale (Schläfenbein), Os* ethmoidale (Siebbein), Os* frontale (Stirnbein) und Maxilla* (Oberkieferknochen).

Os pubis *n*: engl. *pubis*; syn. Schambein. Bestandteil des Os* coxae und Teil des Beckengürtels. Es lässt sich in Corpus und Ramus superior et inferior (Begrenzung des Foramen* obturatum) unterteilen. Beide Ossa pubica sind medioventral durch die Symphysis pubica miteinander verbunden. Das Os pubis bildet einen Teil der Hüftgelenkpfanne.

Ossa brevia → Os breve

Ossa carpalia → Ossa carpi

Ossa carpi *n pl*: engl. *carpal bones*; syn. Handwurzelknochen. Knöcherne Grundlage der Handwurzel* (Carpus) mit 8 Handwurzelknochen, die in eine proximale und distale Reihe aufgeteilt sind. Die Handwurzelknochen werden untereinander durch die Articulationes* intercarpales verbunden. Siehe Abb.

Os sacrum *n*: engl. *sacrum*; syn. Kreuzbein. Die einschließlich Bandscheiben und zugehörigem Bandapparat zu einem Knochen verschmolzenen 5 ehemaligen Kreuzwirbel (Vertebrae sacra-

Ossa digiti manus les I–V). Das Os sacrum unterteilt sich in die Basis (ehemaliger Wirbelkörper und Bandscheiben*), Pars lateralis (ehemalige Querfortsätze, Rippenreste und Bänder), Facies dorsalis und Apex* (nach unten weisende Spitze).

Ossa digiti manus → Ossa digitorum manus
Ossa digiti pedis → Ossa digitorum pedis
Ossa digitorum manus *n pl*: *engl. phalanges of hand*; syn. Fingerknochen. Knöcherne Stützelemente der Finger. Außer am Daumen unterscheidet man an jedem Finger 3 Phalangen (Phalanx proximalis, medialis und distalis). Die Phalangen sind kurze Röhrenknochen, die man in Fingerknochenbasis (Basis phalangis), -körper (Corpus phalangis) und -kopf (Caput phalangis) unterteilt.

Ossa digitorum pedis *n pl*: *engl. phalanges of foot*; syn. Zehenknochen. Kurze Röhrenknochen des Fußskeletts*. Die 2.–5. Zehe besitzt eine Phalanx proximalis, Phalanx media und eine Phalanx distalis mit der Tuberositas phalangis distalis. Die Großzehe hat nur 2 Phalangen. Die Phalangen selbst besitzen eine Basis (proximal), einen Corpus und ein Caput (distal). Siehe Fuß* (Abb. 1 dort) und siehe Fuß* (Abb. 2 dort).

Ossa longa → Os longum
Ossa membri inferioris et superioris *n pl*: *engl. bones of lower limb*. Knochen der unteren und oberen Gliedmaße. Man unterscheidet Gliedmaßengürtel, -säule und -spitze: zum Gliedmaßengürtel zählen Schulter- bzw. Beckengürtel, zur Gliedmaßensäule gehören Oberarm und Unterarm bzw. Oberschenkel und Unterschenkel, zur Gliedmaßenspitze zählen Handwurzel, Mittelhand und Finger bzw. Fußwurzel, Mittelfuß und Zehen.

Ossa metacarpalia → Ossa metacarpi
Ossa metacarpi *n pl*: *engl. metacarpals*; syn. Mittelhandknochen. Röhrenknochen der Mittelhand zwischen Handwurzel (Carpus) und Fingern (Digiti). Ein Mittelhandknochen gliedert sich in Basis (Basis ossis metacarpi), Körper (Corpus ossis metacarpi) und Kopf (Caput ossis metacarpi) und steht proximal mit der distalen Handwurzelknochenreihe (Articulationes carpometacarpales), distal mit den Fingern (Articulationes metacarpophalangeales) in Verbindung.

Ossa metatarsalia → Ossa metatarsi
Ossa metatarsi *n pl*: *engl. metatarsals*; syn. Mittelfußknochen. 5 Mittelfußknochen, die den Metatarsus* bilden. Sie besitzen eine breite Basis (proximal), einen Corpus und ein kugeliges Caput (distal), welches mit der proximalen Phalanx* der jeweiligen Zehe artikuliert.

Klinische Bedeutung:
– Das Os metatarsale I ist am massivsten und kürzesten und besitzt unter seinem Caput 2 Rinnen für Sesambeine*, welche in die Sehnen des M. abductor hallucis medial und des M. flexor hallucis brevis lateral eingelagert sind.
– Eine Ermüdungsfraktur, z. B. nach exzessiven Märschen, tritt bevorzugt subkapital am Os metatarsale II als Marschfraktur* auf.
– Das Os metatarsale V ist der zweitdickste Mittelfußknochen. An seiner Basis befindet sich lateralseitig die Tuberositas ossis metatarsalis V mit der Bursa subcutanea. Ist diese entzündlich verdickt, tastet sich ein Überbein.

Ossa pedis → Fußskelett
Ossa plana → Os planum
Ossa tarsalia → Ossa tarsi
Ossa tarsi *n pl*: *engl. tarsal bones*; syn. Fußwurzelknochen. 7 kurze Fußwurzelknochen, die den Tarsus* bilden. Diese heißen Talus, Kalkaneus (Calcaneus), Os naviculare, Os cuneiforme mediale, Os cuneiforme intermedium, Os cuneiforme laterale Os cuboideum. Siehe Fuß* (Abb. 1 dort) und siehe Fuß* (Abb. 2 dort).

Os scaphoideum *n*: *engl. scaphoid bone*; syn. Kahnbein [Hand]. Knochen* an der Handwurzel*. Das Os scaphoideum ist der am weitesten radial gelegene Handwurzelknochen (Os carpale) in der proximalen Knochenreihe. Es ist Teil des proximalen Handgelenkes* (Articulatio radiocarpalis) und des distalen Handgelenks (Articulatio mediocarpalis). Die Skaphoidfraktur* ist die häufigste Fraktur* der Handwurzel.

Osseointegration *f*: Mikromorphologisch nachweisbare, direkte funktionelle und strukturelle Verbindung zwischen organisiertem, vitalem Knochengewebe und der Oberfläche eines belasteten Implantats.

Os sesamoideum → Sesambein
Ossicula auditus → Gehörknöchelchen
Ossidesmosis hypertrophica *f*: Generalisiert am Knochen und Bandapparat auftretende Verknöcherungen.

Ossifikation *f*: *engl. ossification*; syn. Osteogenese. Bildung von Knochengewebe während der Fetalperiode, im Wachstum, bei Frakturheilung oder pathologischer Verknöcherung. Die reguläre Knochenbildung erfolgt entweder direkt (desmal) aus Mesenchym oder indirekt (enchondral) über den Abbau eines hyalinen Knorpels als Platzhalter. Einige Autoren unterscheiden zwischen Ossifikation und Osteogenese. Letztere beschreibt die Bildung eines individuellen Knochens.

Ossifikation, periartikuläre *f*: *engl. periarticular ossification*. Ektope Ossifikation* des periartikulären Binde- und Muskelgewebes. Behandelt wird mit nichtsteroidalen Antiphlogistika und evtl. Glukokortikoiden sowie mit Röntgenreizbestrahlung*. Nach dem Umbau erfolgt die chirurgische Entfernung der Ossifikation. Siehe Abb.

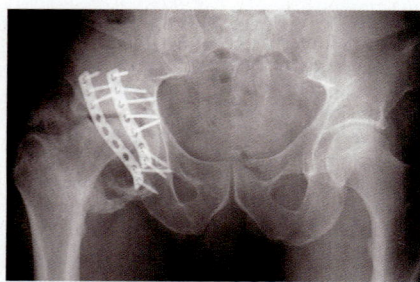

Ossifikation, periartikuläre: Nach Acetabulumfraktur (Röntgenaufnahme). [108]

Ursachen:
– posttraumatisch (ohne ZNS-Beteiligung): 1. nach Fraktur, z. B. Acetabulumfraktur*, Olekranonfraktur*, Femurfraktur 2. nach Weichteilläsion, z. B. im Bereich von Musculus quadriceps femoris, Achillessehne, innerem Kniegelenkseitenband 3. postoperativ, z. B. nach Osteosynthese (v. a. Acetabulum, Schulter, Ellenbogen) oder Endoprothese, z. B. Hüftgelenkendoprothese 4. nach Verbrennung (selten)
– neurogen: 1. nach Schädelhirntrauma 2. nach Rückenmarkverletzung 3. sonstige, z. B. nach Enzephalitis.

Ossifikationskern *m*: *engl. ossification center*. Knochenkern in der Epiphyse der langen Röhrenknochen und im Hand- und Fußskelett, von dem die enchondrale Ossifikation* ausgeht.
Medizinische Bedeutung: Die enchondrale Ossifikation in den Epiphysen beginnt bei den meisten Knochen erst nach der Geburt. Ausnahmen sind die distale Femur-Epiphyse und die proximale Tibia-Epiphyse, in der die Knochenkerne pränatal bzw. perinatal auftreten. Eine radiologische Untersuchung kann Auskunft über das Knochenalter des Kindes bzw. das Reifestadium des Neugeborenen geben.

Ossifikationsstörung *f*: *engl. ossification disorder*. Gestörte Knochenbildung, die angeboren als Folge einer pränatalen Schädigung (genetisch oder durch exogene Faktoren bedingt) oder erworben infolge einer postnatalen Erkrankung auftritt. Eine Ossifikationsstörung führt zu verminderter Belastbarkeit des Knochens, Deformierung, Fraktur und verzögerter oder ausbleibender Frakturheilung.

ossifizierende Fibromyopathie → Myositis ossificans circumscripta
Os sphenoidale *n*: *engl. sphenoid*; syn. Keilbein. Unpaarer Schädelknochen als Bestandteil der Schädelbasis*, der seitlichen Schädelwand und der dorsalen Orbitawand. Das Os sphenoidale besteht aus dem Corpus ossis sphenoidalis mit Sinus* sphenoidalis (Keilbeinhöhle), dem

Ala minor ossis sphenoidalis und Ala major ossis sphenoidalis (Keilbeinflügel) und dem Processus pterygoideus ossis sphenoidalis (Flügelfortsatz).

Osteitis → Ostitis

Os temporale *n*: engl. *temporal bone*; syn. Schläfenbein. Paariger Schädelknochen als Bestandteil des seitlichen Schädeldachs (Calvaria) und der Schädelbasis*. Das Os temporale besteht aus 3 Teilen, der Pars squamosa, Pars tympanica und Pars petrosa, und ist an der Bildung des Kiefergelenks (Art. temporomandibularis) beteiligt.

Ostenzephalitis-Virus → RSSE-Virus

Osteoakusis → Knochenleitung

Osteoarthritis *f*: In der deutschen medizinischen Terminologie eine (bakterielle) Gelenkentzündung mit Knorpel- und Knochenbeteiligung. Osteoarthritis wird als Anglizismus aus dem angloamerikanischen Sprachraum oft fälschlich als Ausdruck für degenerative Gelenkschäden (im Deutschen: Arthrose) benutzt.

Osteoarthropathie *f*: engl. *osteoarthropathy*; syn. Osteoarthrose. Arthropathie* (Gelenkschädigung) mit Knochenbeteiligung.

Osteoarthropathie, diabetische *f*: engl. *diabetic osteoarthropathy*. Osteoarthropathie* bei Diabetes* mellitus aufgrund entzündlicher Destruktion des Fußskeletts* und Deformierung infolge Druckstellen und Infektionen bei peripherer Neuropathie (v. a. sympathische Nervenfasern) und diabetischer Angiopathie.

Osteoarthropathie, hyperostotische *f*: engl. *hyperostotic osteoarthropathy*. Osteoarthropathie* mit Auftreten einer generalisierten periostalen Knochenneubildung, z. T. in Zusammenhang mit thorakalen Erkrankungen wie z. B. Lungentuberkulose oder Lungenkarzinom. Diagnostiziert wird die hyperostotische Osteoarthropathie mit Röntgen. Es zeigen sich Auftreibungen am kortikalen Knochen sowie eine unregelmäßig verbreiterte Struktur der Wirbelkörperspongiosa.

Osteoarthropathie, hypertrophe *f*: engl. *hypertrophic osteoperiostitis*; syn. Osteoperiostitis ossificans toxica. Symptomenkomplex mit schmerzhaften Periostproliferationen im Diaphysenbereich langer Röhrenknochen und Fingerendgliedauftreibungen (Trommelschlägelfinger*) mit Uhrglasnägeln (meist paraneoplastisch bei Lungenkarzinom, seltener Lungenabszess, Fibrose, Endokarditis*, chronisch-entzündlicher Darmerkrankung oder Leberzirrhose). Die Therapie richtet sich nach der Grunderkrankung. Zur Besserung der Schmerzsymptomatik können zusätzlich Analgetika* verabreicht werden. **Hinweis:** Vorkommen auch als autosomal-dominant oder autosomal-rezessiv erbliche primäre (hereditäre) Form (Pachydermoperiostose).

Osteoarthrose → Osteoarthropathie

osteoartikulär: engl. *osteoarticular*. Knochen und Gelenke betreffend.

Osteoblasten *m pl*: engl. *osteoblasts*. Knochenbildende Zellen, die aus Bindegewebezellen hervorgehen und in epithelartiger Anordnung dem Knochen an der Anbauseite anliegen. Sie bilden die unverkalkte Interzellulärsubstanz (Osteoid) des Knochens, in die sie eingeschlossen und damit zu nicht mehr teilungsfähigen Osteozyten* werden.

Osteoblastom *n*: engl. *osteoblastoma*. Benigner, stark vaskularisierter osteolytischer Knochentumor mit knöcherner und bindegewebiger Proliferation, der morphologisch einem großen Osteoidosteom* (Nidus > 2 cm) ähnelt. Mögliche Symptome sind Knochenschmerzen, die nicht auf Gabe von Acetylsalicylsäure ansprechen. Es bestehen kaum nächtliche Schmerzen (Differenzialdiagnose Osteoidosteom). Bei Kompressionssymptomatik wird der Tumor operativ entfernt. **Vorkommen:** Vor allem im 1.–3. Lebensjahrzehnt. **Lokalisation:** Meist solitär im Bereich der Wirbelsäule (Bogenwurzeln, Wirbelbögen, Os sacrum) und der langen Röhrenknochen.

Osteocalcin *n*: engl. *bone gla protein* (Abk. *BGP*); syn. Gamma-Carboxyglutamat-Protein. Protein* der extrazellulären, nicht-kollagenen Knochenmatrix*, das als spezifischer Marker für die Knochenneubildung dient, insbesondere in der Osteoporose*-Diagnostik. Die Osteocalcin-Produktion findet in den Osteoblasten* statt, induziert durch Vitamin D_3. Die Blutkonzentration ist beispielsweise erniedrigt bei Hypoparathyreoidismus* oder Glukokortikoid*-Therapie und erhöht bei Osteomalazie* und Hyperparathyreoidismus*.

Indikation zur Laborwertbestimmung:
– Differenzialdiagnostik bei Stoffwechselstörungen des Knochens: **1.** V. a. Osteoporose*/Knochenumsatz-Beurteilung **2.** renale Osteopathie* **3.** Osteomalazie*
– Hyper- oder Hypoparathyreoidismus*
– Knochenmetastasen
– erhöhte Phosphatase-Konzentrationen im Blut
– Kontrolle einer Therapie mit Calcitriol* oder Glukokortikoiden*.

Bewertung:
– **erhöht:** erhöhte Osteoblastenaktivität: **1.** Hyperparathyreoidismus* (primär und sekundär) **2.** Knochenmetastasen **3.** High-Turnover-Osteoporose* **4.** Osteomalazie* und Rachitis* **5.** Osteodystrophia* deformans **6.** renale Osteopathie* **7.** Hyperthyreose* **8.** Frakturen
– **erniedrigt:** verminderte Osteoblastenaktivität: **1.** Hypoparathyreoidismus* **2.** Low-Turnover-Osteoporose* **3.** rheumatoide Arthritis* **4.** Arzneimittel: Steroide*, Glukokortikoide* **5.** Schwangerschaft.

Osteochondral Autograft Transfer System: Abk. OATS. Autogene Knorpel-Knochen-Transplantation. Es handelt sich um ein Verfahren des Knorpelersatzes* mit einzeitigem, offenchirurgischem oder arthroskopischem Transfer einzelner oder multipler (Mosaikplastik) osteochondraler Zylinder aus nicht belasteten Gelenkflächen in einen umschriebenen Knorpeldefekt in Press-fit-Technik (Verblockung eines minimal größeren gesunden Zylinders im Defekt durch Druck). Siehe Abb.

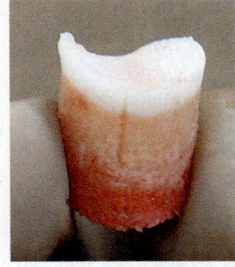

Osteochondral Autograft Transfer System: Osteochondraler Zylinder vor Implantation. [93]

Osteochondritis *f*: Knochen- und Knorpelentzündung, z. T. auch synonym verwendet für Osteochondrose (degenerativer Prozess).

Osteochondrodysplasie *f*: engl. *osteochondrodysplasia*; syn. Skelettdysplasie. Sammelbezeichnung für meist im Rahmen erblicher Fehlbildungssyndrome* vorkommende Knochen- und Knorpelanomalien. Sie ist häufig bereits intrauterin (z. B. Achondrogenesie) oder in der Neugeborenenperiode (z. B. thanatophore Dysplasie) letal.

Osteochondrolyse *f*: engl. *osteochondrolysis*. Form der aseptischen Knochennekrose* mit Bildung eines freien Gelenkkörpers durch Abstoßung eines subchondralen, nekrotischen Knochenstücks mit bedeckendem Gelenkknorpel und möglicher Wachstumstendenz. Ursachen sind u. a. Traumata sowie sekundäre Knochenkerne bei der Verknöcherung der Epiphyse.

Osteochondrom *n*: engl. *osteochondroma*; syn. solitäre Exostose. Häufigster benigner Knochentumor* mit sekundärer Wachstumsstörung des Knochens und Entwicklung einer knöchernen Neoplasie mit chondraler Kappe aus einer epiphysenartigen, ektopen Knorpelzone. Osteochondrome entwickeln sich im Jugendalter und sistieren nach Abschluss des Längenwachstums. Bei klinisch störender Symptomatik besteht die Therapie in der operativen Exstirpation. **Lokalisation:** V. a. an den Metaphysen der Röhrenknochen (meist distaler Femur).

Osteochondromatosis articularis

Osteochondromatosis articularis → Gelenkchondromatose

Osteochondropathia deformans coxae juvenilis → Perthes-Calvé-Legg-Krankheit

Osteochondrose f: engl. *osteochondrosis*. Knochen- und Knorpeldegeneration.

Osteochondrosis deformans juvenilis → Scheuermann-Krankheit

Osteochondrosis dissecans f: Umschriebene subchondrale aseptische Knochennekrose*, evtl. mit Herauslösen sowie Bildung eines freien Gelenkkörpers. Die Ätiologie ist nicht abschließend geklärt, die Diagnose erfolgt klinisch und mittels Bildgebung, ggf. auch mit Arthoskopie. Die Therapie ist operativ. Betroffen ist am häufigsten das Kniegelenk (85 %).

Klinik:
- oft lange asymptomatisch
- Auftreten häufig gegen Ende des Wachstumsalters
- belastungsabhängige, unspezifische Knieschmerzen
- evtl. Einklemmungserscheinungen und schmerzhafte Bewegungsbehinderung des Gelenks.

Therapie: Die Therapie ist abhängig vom Patientenalter, dem Stadium und dem Beschwerdebild. Wird die Osteochondrosis dissecans im frühen Stadium I entdeckt (selten der Fall), kann auch konservativ behandelt werden mittels Entlastung und Schmerzmedikation. In den weiteren Stadien erfolgt die Therapie operativ:
- Im Stadium II/III: Ausräumung und autogene Spongiosaplastik* mit Knorpelrekonstruktion (AMIC*-Verfahren, osteochondrales autologes Transplantationssystem OATS) oder retrograde Anbohrung der Nekrosezone
- im Stadium III/IV: wenn möglich operative Refixation des Dissekats nach Anfrischen des Mausbetts
- bei älteren Knorpeldefekten: Pridie-Bohrung, also anterograde Anbohrung des Defekts, dadurch Einsprossen von Gefäßen möglich.

Osteochondrosis intervertebralis f: Degenerative, überlastungsbedingte Veränderungen der Bandscheibe mit Abnahme der Bandscheibenhöhe durch Flüssigkeitsverlust, fibröser Degeneration und Rissbildungen in the Faserring. Verändert sind zusätzlich die benachbarten hyalinknorpeligen Deck-und Grundplatten der Wirbelkörper mit Ödem, reaktiver Osteosklerose* der angrenzenden Spongiosa, Abstützreaktionen (Spondylophyten) u. a.

Klinik: Häufige, typische Ursache von (lokalen) Rückenschmerzen, mit Bewegungseinschränkung der Wirbelsäule.

Diagnostik: Bestimmte Veränderungen zeigen sich im Röntgenbild. Eine Osteochondrosis intervertebralis ist deutlich zu sehen im CT und besonders MRT (siehe Abb. 1, Abb. 2 und Abb. 3).

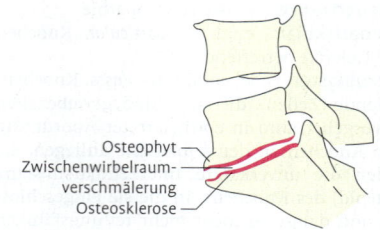

Osteochondrosis intervertebralis Abb. 1: Röntgenzeichen.

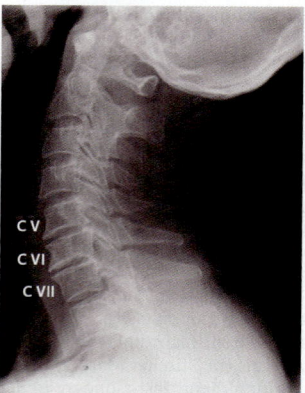

Osteochondrosis intervertebralis Abb. 2: HWS mit Verschmälerung der Zwischenwirbelräume der Wirbelkörper C V bis C VII mit Osteophytenbildung; Röntgenaufnahme. [69]

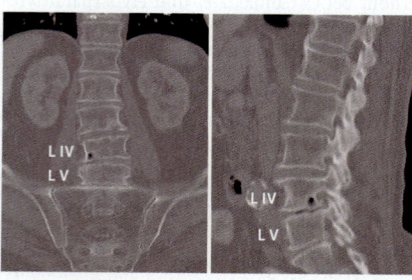

Osteochondrosis intervertebralis Abb. 3: LWS mit ventraler und dorsaler Spondylophytenbildung sowie Vakuumphänomen (Bandscheibe zwischen L IV und L V); Wirbelkörper L IV mit zystischer Knochenveränderung, L IV und L V mäßig deformiert; CT-MPR (multiplanare Rekonstruktion). [69]

Osteodensitometrie f: engl. *osteodensitometry*; syn. Knochendichtemessung. Verfahren zur quantitativen Erfassung der Knochenmasse (Dichte). Die Osteodensitometrie dient der Abschätzung des Frakturrisikos (z. B. bei Osteomalazie* u. a. lokalisierten oder generalisierten kalzipenischen Osteopathien) bzw. des Schweregrads einer Osteoporose* (T*-Score).

Prinzip:
- Absorption von Röntgenstrahlen: **1.** DXA (für Dual Energy X-Ray Absorptiometry) an proximalem Femur und LWS **2.** QCT (für quantitative CT) an LWS, peripher (pQCT) an Radius **3.** HRpQCT (für high resolution peripheral quantitative CT): quantitative HRCT peripher (Radius und Tibia)
- quantitatives Ultraschallverfahren (Osteosonografie) z. B. tarsal.

Osteodystrophia deformans f: engl. *osteitis deformans Paget*; syn. Morbus Paget. Chronisch progrediente Knochendystrophie unklarer Genese mit erhöhten Umbauprozessen eines oder mehrerer Knochen und gestörter Knochenstruktur. Betroffen sind hauptsächlich Männer > 50. Lj. Die Erkrankung verläuft meist klinisch stumm und wird als röntgenologischer Zufallsbefund entdeckt. Behandelt wird mit Bisphosphonat* und symptomatisch, z. B. mit Analgetika*. Siehe Abb.

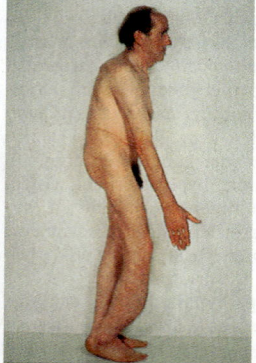

Osteodystrophia deformans: Verdickung und Verkrümmung von Röhrenknochen der unteren Extremität. [83]

Osteodystrophia fibrosa generalisata f: engl. *osteitis fibrosa cystica*; syn. Ostitis fibrosa cystica generalisata. Heute nur noch seltene, durch Hyperparathyreoidismus* bedingte Systemerkrankung mit Störung des Kalzium-Phosphat-Stoffwechsels und Auftreten multipler Knochenzysten*. Besonders an langen Röhrenknochen (selten am Schädel) führt eine gesteigerte Aktivität der Osteoklasten* zu regellosem Knochenum-

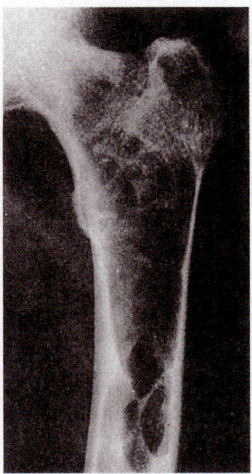

Osteodystrophia fibrosa generalisata: Ausgeprägte gekammerte Zysten im linken Femur. [148]

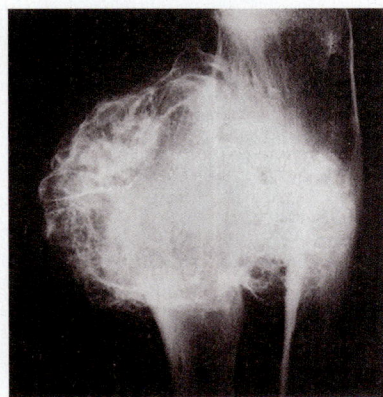

Osteofibrom: Osteofibrom der Fibula. [209]

bau mit Bildung von Granulationsgewebe und Blutungsherden, die sich röntgenologisch zystenartig darstellen.
Klinik:
– chronischer Verlauf mit häufig uncharakteristischen rheumatoiden Beschwerden
– häufig Nierensteine.
Diagnostik:
– Labordiagnostik: **1.** Hyperkalzämie* und Hypophosphatämie* **2.** Parathormon*-Bestimmung
– Röntgen mit Nachweis der Knochenzysten (siehe Abb.).
Differenzialdiagnosen:
– multiples Myelom*
– fibröse Knochendysplasie
– solitäre Knochenzysten
– Osteodystrophia* deformans.
Osteodystrophia fibrosa localisata f: engl. osteitis fibrosa localisata. Umschriebene Knochenveränderung infolge mangelhafter Mineralsalzeinlagerung im Osteoid.
Osteofibrom n: engl. osteofibroma. Seltener, benigner, fibröser Knochentumor*. Bei Kindern sind besonders Tibia und Fibula betroffen, bei Erwachsenen der Unterkiefer. Der Verlauf ist häufig symptomarm, ggf. treten Schmerzen oder eine pathologische Fraktur* auf. Die Therapie besteht aus Kürettage, Spongiosaplastik* oder ggf. Osteosynthese*. Siehe Abb.
Osteogenese → Ossifikation
Osteogenesis imperfecta f: engl. imperfect osteogenesis. Erbliche Bindegewebeerkrankung, die zu vermehrter Knochenbrüchigkeit führt. Therapieversuche werden gemacht mit Calcito-

nin, Calciferolen oder Calciferol-Metaboliten, Fluor sowie Bisphosphonaten. Frakturen werden chirurgisch und orthopädisch versorgt.
Osteoid n: engl. osteoid tissue; syn. osteoides Gewebe. Noch nicht mineralisierte Interzellulärsubstanz im Knochengewebe, die aus Kollagenfasern und glykoproteinhaltiger Grundsubstanz besteht. Kollagen macht dabei ca. 90 % des Osteoids aus. Osteoid wird von Osteoblasten* gebildet.
osteoides Osteom → Osteoidosteom
Osteoidose f: engl. osteoidosis. Bezeichnung für das histologische Erscheinungsbild der Osteomalazie*. Je nach Ausmaß der Bildung unverkalkter, mukoider Knochengrundsubstanz (Osteoid*) unterscheidet man eine leichte (Oberflächenosteoidose) und eine schwere Form (Volumenosteoidose).
Osteoidosteom n: engl. osteoid osteoma; syn. Kortikalisosteoid. Benigner osteoblastischer Knochentumor*, der sich röntgenologisch als eine in der Kortikalis gelegene Aufhellungszone mit Randsaum (Sklerosezone) darstellt (⌀ kaum > 2 cm). Klinische Symptome sind ein unbeschriebener (besonders nächtlicher) Knochenschmerz, der gut durch Acetylsalicylsäure gebessert wird, sowie evtl. Weichteilschwellung. Therapiert wird operativ.
Osteoklasie f: engl. osteoclasia. Vermehrter Abbau der Knochensubstanz durch Aktivierung der Osteoklasten*, z. B. bei Dialyseosteopathie* oder primärem Hyperparathyreoidismus* sowie im weiteren Sinn auch Auflösung von Knochensubstanz durch Tumorwachstum.
Osteoklasten m pl: engl. osteoclasts. Vielkernige Riesenzellen (ca. 100 µm), die Knochensubstanz abbauen. Sie gehen aus vielen miteinander verschmolzenen Monozyten hervor und sind für das Knochenremodelling bedeutsam. Osteoklasten resorbieren Knochengrundsubstanz und erhöhen dadurch den Blutkalziumspiegel.
Osteoklastom n: engl. osteoclastoma. Aggressiver, an den Epi- und Metaphysen der langen Röhrenknochen (besonders am Knie) lokalisierter Knochentumor* unterschiedlicher Dignität aus vaskularisiertem Gewebe mit Riesenzellen (Riesenzelltumor*). Osteoklastome wachsen invasiv, metastasieren jedoch selten. Klinische Zeichen sind uncharakteristische Schmerzen. Therapiert wird durch En*-bloc-Resektion. Die Rezidivrate beträgt 50 %.
Klinik:
– Manifestation gehäuft zwischen dem 30. und 40. Lj. mit uncharakteristischen Schmerzen
– unter Umständen pathologische Fraktur*
– in 10 % der Fälle Metastasierung in die Lunge.
Osteolyse f: engl. osteolysis. Auflösung und Abbau von Knochengewebe, z. B. bei primärem oder sekundärem Knochentumor* oder bei Knochenentzündung.
Osteom n: engl. osteoma. Kompakte oder spongiöse benigne Neubildung des reifen Knochengewebes und des Knochenmarks (meist Zufallsbefund). Das kompakte Osteom ist häufig im Bereich der Schädel- und Gesichtsknochen (reaktive Hyperostose* bei Meningeom*) lokalisiert.
Osteomalazie f: engl. osteomalacia. Sekundäre Ossifikationsstörung* mit erhöhter Weichheit und Verbiegungstendenz der Knochen durch mangelhaften Einbau von Mineralstoffen in die normal oder überschießend gebildete Knochenmatrix (Osteoid*). Ursache ist meist ein schwerer Vitamin-D-Mangel (Rachitis*). Klinische Symptome sind diffuse Skelettbeschwerden bis hin zu schmerzbedingter Immobilisation. Behandelt wird je nach Grunderkrankung. Siehe Abb.
Ursachen:
– Rachitis (am häufigsten)
– Malabsorptionssyndrom*
– Calciferol-Stoffwechselstörung

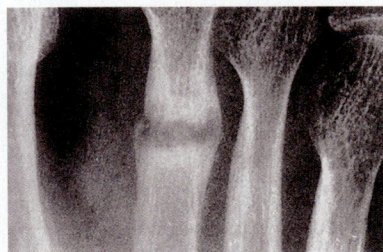

Osteomalazie: Looser-Umbauzone am 2. Metatarsalknochen. [148]

Osteomyelitis

- primäre Phosphatstörung
- renal tubuläre Partialfunktionsstörungen.

Therapie:
- je nach Grunderkrankung orale Kalzium- oder Phosphatzufuhr, Calciferole oder Calciferolmetabolite
- bei Malabsorption Calciferole parenteral.

Osteomyelitis *f:* Knochenmarkentzündung, meist mit Knochenentzündung (Ostitis, Periostitis*).

Formen:
- **Akute hämatogene Osteomyelitis:** Osteomyelitis infolge Streuung von Bakterien (meist Strepto-, Pneumo- oder Staphylokokken) aus lokalem Infektionsherd (Tonsillitis, Otitis, Pyodermie, dentogener Abszess): **1.** Säuglingsosteomyelitis, z. B. bei Nabelschnurinfektion, Impetigo, Pneumonie mit häufig untypischer Symptomatik; Neigung zu Arthritis (z. B. Koxitis*); hochgradige Sepsisgefahr **2.** kindliche Osteomyelitis mit Lokalisation in marknahen Anteilen der Metaphysen **3.** adulte Osteomyelitis; eher selten (Ausnahme Spondylitis*)
- **akute exogene Osteomyelitis:** Osteomyelitis nach offener Fraktur* oder Knochenoperation mit Einbringen von Implantaten
- **primär-chronische Osteomyelitis:** Osteomyelitis nach hämatogener Streuung von Erregern mit geringer Virulenz bei guter Abwehrlage des Patienten: **1.** Brodie*-Knochenabszess: zentral gelegene Abszedierung in Metaphysen und Epiphysen langer Röhrenknochen mit röntgenologisch zentraler Aufhellung und Sklerosierungssaum **2.** sklerosierende Osteomyelitis (Osteomyelitis sicca Garré) in Diaphysen langer Röhrenknochen mit Sklerosierung der Kortikalis, in der Regel ohne Keimnachweis **3.** plasmazelluläre Osteomyelitis mit Kavernenbildung und charakteristischem Vorkommen von Plasmazellen, häufig ohne Keimnachweis; nichtbakterielle Ostitis (Abk. NBO), chronisch rekurrierende multifokale Osteomyelitis (SAPHO-Syndrom)
- **sekundär-chronische Osteomyelitis:** meist Folge einer akuten exogenen Osteomyelitis mit intermittierend auftretenden entzündlichen Schüben, eiternden Fisteln (siehe Abb.) und langwierigem Verlauf
- **spezifische Formen:** hierzu zählen u. a. tuberkulöse (Knochentuberkulose*) und syphilitische Osteomyelitis.

Klinik: Die klinischen Zeichen der akuten Osteomyelitis entsprechen einer schweren Allgemeininfektion (Fieber, Schüttelfrost) mit Schmerzen, Schwellung und Überwärmung des betroffenen Extremitätenabschnitts.

Therapie:
- Antibiotika i. v. gezielt nach Antibiogramm (initial empirisch kalkuliert)

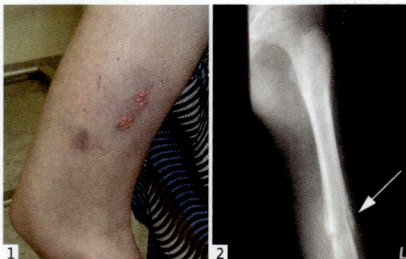

Osteomyelitis: Femurosteomyelitis mit Hautfistel; 1: Lokalbefund; 2: Röntgenaufnahme. [73]

- Antiseptika
- ggf. Ruhigstellung der betroffenen Extremität
- operative Infektsanierung: **1.** Knochen- und Weichteildébridement **2.** Entfernung avitaler oder infizierter Knochenanteile (Sequesterresektion) **3.** bei gleichzeitig vorliegender Fraktur ggf. Verfahrenswechsel von interner zu externer Stabilisierung **4.** regelmäßige Wundspülung ggf. in Verbindung mit Vakuumverbänden (sog. programmierte Lavage, Einlage von Spacern (antibiotikahaltiger Knochenzement*), Saug-Spül-Drainage, temporäre Vakuumversiegelung
- nach Infektsanierung: **1.** Reosteosynthese **2.** evtl. Kallusdistraktion*
- autogene Knochentransplantation*
- Spongiosaplastik*
- Wundverschluss
- ggf. plastische Deckung; Einbringen von Muskelplomben in den Defekt.

Bei chronischer nichtbakterieller Osteomyelitis erfolgt die symptomatische Pharmakotherapie durch nichtsteroidale Antiphlogistika, ggf. Kortikoide, Bisphosphonat, Sulfasalazin oder TNF-Blocker.

Osteomyelitis sicca Garré → Osteomyelitis
Osteomyelofibrose → Myelofibrose
Osteomyelosklerose → Myelofibrose
Osteon *n:* Baueinheit des Knochengewebes, bestehend aus konzentrisch um Havers-Kanäle angeordneten Lamellen (Speziallamellen) mit in Lakunen liegenden Osteozyten. Die Lamellen bestehen aus Kollagenfasern, die schraubenartig in verschiedenen Steigungswinkeln verlaufen. Osteone sind voneinander durch Zementlinien (Kittlinien), die Proteoglykane enthalten, abgegrenzt.

Entstehung: Im unreifen Knochen finden sich primäre Osteone, die mehr oder weniger konzentrisch angeordnet und meist nicht klar abgrenzbare Lamellen aufweisen. Erst im weiteren Wachstum erfolgt die Bildung von (sekundären) Osteonen mit 3–25 Lamellen, die typisch für die Substantia compacta sind.

Osteonekrose → Knochennekrose
Osteopathia haemorrhagica infantum → Möller-Barlow-Krankheit
Osteopathia hypertrophicans toxica → Osteoarthropathie, hypertrophe
Osteopathia ovaripriva *f:* Knochenveränderungen im Sinne einer postmenopausalen Osteoporose* nach vorzeitigem Ausfall der endokrinen Ovarialfunktion.
Osteopathie *f:* engl. *osteopathy*. Mehrdeutiger Begriff, bezeichnet einerseits allgemein eine Knochenerkrankung, andererseits eine komplementärmedizinische Methode, bei der z. B. Blockierungen des Bewegungsapparates untersucht und behandelt werden.

Osteopathie [Manualtherapie]: Mit der Chirotherapie verwandte manualtherapeutische Therapiemethode. Die Osteopathie unterteilt die Gewebe in parietales, viszerales und kraniosakrales System, beachtet aber die Gesamtheit von Bewegungsapparat und inneren Organen. Sie ähnelt der Chirotherapie und ist eine Erweiterung der manuellen Medizin.

Technik:
- Allgemeine Osteopathie (parietales System): **1.** Behandlung von Bändern, Gelenken und Muskeln über das Rückenmarksegment **2.** Anwendung von Korrekturtechniken wie Druck, Hebelwirkung, Traktion, Entspannung und Timing **3.** Behandlung am weichen Bindegewebe und am Skelettsystem (Faszien) mit Artikulation (passive Bewegung im Gelenk zur Entspannung in den Muskeln und Sehnenzügen)
- spezielle osteopathische Techniken, z. B.: **1.** viszerale Mobilisation (viszerales System) **2.** Cranio-Sakral-Therapie (kraniosakrales System) **3.** Atlastherapie
- schmerzhafte Funktionsstörungen des gesamten Bewegungssystems
- in das Bewegungssystem projizierte Affektionen des gesamten Körpers
- sog. osteopathische Läsionen (Veränderungen in der anatomischen Struktur und den physiologischen Verhältnissen eines Gelenks, die lokale und entfernte Störungen verursachen).

Osteopathie, alimentäre *f:* engl. *alimentary osteopathy*; syn. Alimentärpsathyrose. Durch Mangelernährung (insbesondere Protein-, Kalzium-, Calciferolmangel) auftretende Brüchigkeit des Skeletts mit mangelhaftem periostalem und endostalem Knochenanbau bei normalem Längenwachstum. Pathologisch relevant kann auch ein sekundärer Mangel an Sexualhormonen sein (z. B. bei Anorexia* nervosa).

Klinik: Knochenschmerzen und erhöhte Knochenbrüchigkeit im Sinne einer Osteoporose* oder Osteoporomalazie* mit Looser*-Umbauzonen und Muskelschwäche.

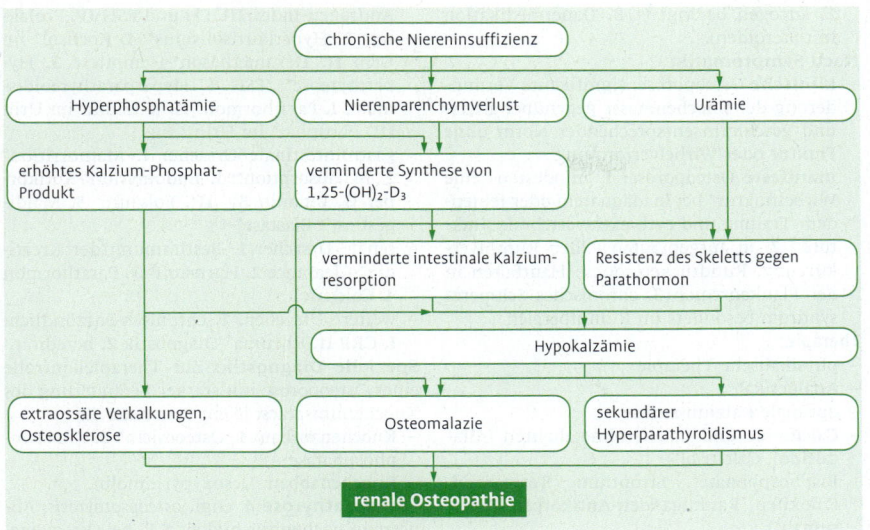

Osteopathie, renale: Pathogenetische Mechanismen der High-Turnover-Osteopathie. [148]

Osteopathie, intestinale *f*: engl. *intestinal osteopathy*. Veränderungen des Skeletts aufgrund von Erkrankungen des Gastrointestinaltrakts mit Malabsorption*, meist als Kombination von Osteoporose* und Osteomalazie*.

Osteopathie, kalzipenische *f*: engl. *calcipenic osteopathy*. Knochenveränderung infolge einer länger andauernden Hypokalzämie* infolge Malabsorption oder verminderter Zufuhr von Kalzium*.

Osteopathie, renale *f*: engl. *renal osteopathy*. Generalisierte Knochenstoffwechselstörung mit Osteomalazie* bzw. Osteodystrophia* fibrosa generalisata bei Niereninsuffizienz* oder Dauerdialyse. Man unterscheidet die High-Turnover-Osteopathie bei sekundärem Hyperthyreodismus infolge Niereninsuffizienz und die Low-Turnover-Osteopathie durch dialysebedingte Aluminiumintoxikation. Klinisch dominieren Knochenschmerzen, Spontanfrakturen und Muskelschwäche. Behandelt wird mit phosphatarmer Diät, Vitamin D3 und Kalzimimetika. **High-Turnover-Osteopathie:** Ursache ist ein sekundärer Hyperparathyreodismus mit gesteigerter ossärer Kalziumfreisetzung und partieller Resistenz des Knochens gegenüber Parathormon (siehe Abb.). Auslöser der gesteigerten PTH-Sekretion sind:
– Hyperphosphatämie infolge verminderter renaler Phosphatelimination
– Hypokalzämie durch: **1.** Abnahme des ionisierten Kalziums infolge Hyperphosphatämie bei unverändertem Phosphat-Kalzium-Löslichkeitsprodukt **2.** verminderte Bildung des aktiven Vitamins 1,25-Dihydroxycholecalciferol in der Niere mit Abnahme der intestinalen Kalziumresorption.

Low-Turnover-Osteopathie: Beeinträchtigung der Osteoblastendifferenzierung durch dialysebedingte (Dialyseosteopathie*) chronische Aluminiumintoxikation (Aluminiumosteopathie*) und erhöhte Synthese von Knochenmatrix durch funktionsgestörte Osteoblasten.

Klinik:
– Gelenk- und Knochenschmerzen
– pathologische Frakturen*
– proximale Myopathie
– Pruritus*
– Exkoriationen
– Pustelbildung
– extraossäre Verkalkungen (Calciphylaxie) in kleinen Blutgefäßen und Unterhautfettgewebe mit Vaskulitis und Pannikulitis
– Arteriosklerose und Arteriolosklerose.

Therapie:
– High-Turnover-Osteopathie: **1.** Calcitriol **2.** Kalziumsalze, Calciumcarbonat, Calciumacetat, ggf. Calcimimetika **3.** evtl. subtotale Parathyreoidektomie
– Low-Turnover-Osteopathie: **1.** Meidung aluminiumhaltiger Phosphatbinder bzw. aluminiumhaltiger Dialysate **2.** Gabe von Deferoxamin.

Osteopathie, toxische *f*: engl. *toxic osteopathy*. Knochenveränderungen, die durch toxische Einwirkung von anorganischen und organischen Substanzen und Arzneimitteln (z. B. Fluor* oder Aluminium) entstehen.

Osteopenie *f*: engl. *osteopenia*. Abnahme an Knochengewebe, kann Vorstadium der Osteoporose* sein. Therapeutische Maßnahmen sind adäquate Ernährung und Gewichtszunahme sowie Zufuhr von Kalzium und Calciferol. Zu beachten gilt, dass eine Östrogen-Gestagen-Substitution ohne Gewichtszunahme bei Anorexia nervosa die Entwicklung weder verhindert noch zu einer Besserung der Osteopenie führt.

Vorkommen:
– physiologisch als senile Skelettatrophie, die im hohen Alter von der Osteoporose* als Krankheit nicht zu trennen ist
– bei körperlichen Erkrankungen, z. B. Niereninsuffizienz
– im Kontext psychischer Störungen: regelmäßige körperliche Folge der Anorexia* nervosa, begünstigt durch niedriges Körpergewicht, Östrogenmangel, niedrige Konzentration von STH, hohe Konzentration von Kortisol*, mangelnde Kalziumzufuhr und allgemeine Mangelernährung.

Bei frühem Erkrankungsalter wird nur eine geringe Knochenmasse erreicht, die mit der Dauer der Erkrankung weiter abnimmt, wodurch das Risiko steigt, eine (manifeste) Osteoporose zu entwickeln.

Osteoperiostitis ossificans toxica → Osteoarthropathie, hypertrophe

Osteophyt *m*: engl. *osteophyte*. Umschriebene, meist reaktive Knochenneubildung, röntgenologisch erkennbar als Randzacke, Sporn oder Spange. Siehe Abb.

Formen: U. a.
– Spondylophyt (von Wirbelkörpern ausgehender spornförmiger Osteophyt) bei Osteochondrosis* intervertebralis (Abb. 1 dort)
– Exophyt (spornförmiger Osteophyt an Gelenkflächenrändern) bei Arthrose*
– breite (ausladende) teilweise den Zwischenwirbelraum überbrückende knöcherne Spange bei Spondylosis* hyperostotica
– **Sonderformen** (Vorkommen v. a. bei seronegativer Spondylarthritis): Syndesmophyt* und Parasyndesmophyt.

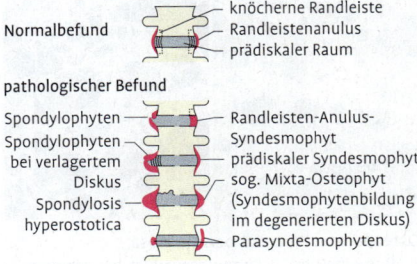

Osteophyt

Osteoplastik *f*: engl. *osteoplasty*. Operativer Eingriff am Knochen zur Verbesserung oder Wiederherstellung seiner Form durch Umformung bzw. Knochentransplantation*.

osteoplastische Metastase → Knochentumor

Osteoporomalazie *f*: engl. *osteoporomalacia*. Mischbild aus Osteoporose* und Osteomalazie* mit verstärkter Knochenresorption und gleichzeitiger Osteoidose*. Eine Osteoporomalazie tritt beispielsweise bei alimentärer, intestinaler oder renaler Osteopathie* sowie bei seniler Osteoporose auf.

Osteoporose *f*: engl. *osteoporosis*. Systemische Skeletterkrankung mit Verminderung der Knochenmasse, Veränderungen der Knochenmikroarchitektur und erhöhter Frakturanfälligkeit. Man unterscheidet zwischen primärer und sekundärer Osteoporose. Behandelt wird mittels Physiotherapie*, durch Optimierung der Kalzium- und Vitamin-D-Versorgung und pharmakologisch, u. a. mit Bisphosphonaten*, Teriparatid, Raloxifen und Denosumab*. Siehe Abb.

Epidemiologie: Die Prävalenz der Osteoporose in Deutschland beträgt insgesamt 4–8 % und ist mit steigendem Lebensalter zunehmend (bei Frauen im 80. Lj. ca. 19 %). In Deutschland wird insgesamt von 5–6 Mio. Erkrankten ausgegangen. Ca. 30 % aller Frauen und 10 % aller Männer über 50 Jahre leiden an Osteoporose.

Einteilung: Nach Ätiologie:
- **primäre** Osteoporose: **1.** Ätiologie weitgehend ungeklärt **2.** Risikofaktoren: **I.** v. a. Östrogenmangel (Frauen: postmenopausale Osteoporose) und hohes Lebensalter (senile Osteoporose) **II.** anamnestisch atraumatische Wirbelkörperfraktur, Fraktur nach Bagatelltrauma, proximale Femurfraktur bei einem Elternteil, multiple Stürze **III.** Rauchen, Immobilisierung, BMI < 20
- **sekundäre** Osteoporose: **1.** infolge Grunderkrankungen wie Stoffwechselstörung, Fehlfunktion endokriner Drüsen, Niereninsuffizienz, Malignom, chronische Infektion

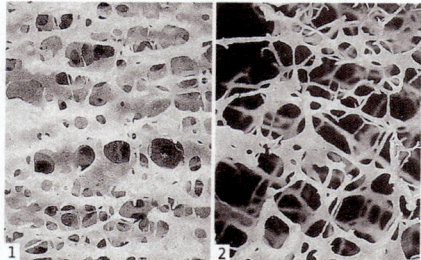

Osteoporose: Wirbelkörperspongiosa; 1: Normalbefund; 2: Spongiosaverlust bei schwerer Osteoporose. [130]

2. iatrogen bedingt (z. B. Dauermedikation mit Steroiden).

Nach Symptomatik:
- **klinische** Osteoporose: signifikante Verminderung der Knochenmasse gegenüber alters- und geschlechtsentsprechender Norm ohne Fraktur oder Wirbelverformung
- **manifeste** Osteoporose: **1.** mindestens eine Wirbelfraktur* bei inadäquatem oder fehlendem Trauma und evtl. extravertebrale Frakturen **2.** in ausgeprägten Fällen Rumpfverkürzung, Rundrücken, quere Hautfalten in der Flankenregion **3.** chronisches Schmerzsyndrom besonders im Rumpfbereich.

Therapie:
- physikalische Therapie
- Analgetika*
- optimale Kalziumzufuhr
- Calciferole und Calciferolmetaboliten (Alfacalcidol, Calcitriol)
- Bisphosphonate*, Strontium, Teriparatid, Raloxifen, Rankliganden-Antikörper (Denosumab)
- Stimulation der Osteoblasten* mit Fluoriden* (umstritten), Hemmung der Osteoklasten* mit Calcitonin*.

Prävention:
- körperliche Aktivität (Gymnastik, Krafttraining)
- Vermeidung von Untergewicht
- kalziumreiche Ernährung
- ausreichende Vitamin-D-Zufuhr
- evtl. Östrogen-Gestagen-Substitution in der Postmenopause.

Osteoporose-Labordiagnostik *f*: Labordiagnostische Untersuchungen bei Osteoporose*. Die Basisdiagnostik dient der Unterscheidung zwischen primärer und sekundärer Osteoporose. Je nach Verdacht schließen sich weitere Untersuchungen an.

Labordiagnostik: Basisdiagnostik:
- Kalzium* im Serum* und Sammelurin
- Phosphat* im Serum und Sammelurin
- Knochenphosphatase (Knochen-AP)
- Desoxypyridinolin (DPD)
- Kreatinin* (Ausschluss Niereninsuffizienz*)
- Blutsenkungsgeschwindigkeit (BSG)
- Differenzial-Blutbild
- Serum-Eiweißelektrophorese, Immunfixationselektrophorese (Ausschluss monoklonale Gammopathie)
- Proteine im Urin (Ausschluss Proteinurie*).

Weiterführende Diagnostik: Bei Verdacht auf sekundäre Osteoporose aufgrund auffälliger Klinik, Basisdiagnostik und/oder Anamnese:
- V. a. Osteomalazie*: **1.** Calcifediol (25-Hydroxy-Vitamin-D) **2.** Calcitriol (1,25-Dihydroxy-Vitamin-D)
- V. a. endokrine Ursache: **1.** Sexualhormonmangel: **I.** Östradiol* **II.** Testosteron*, freier Androgen-Index **III.** LH und FSH **IV.** Prolaktin* **2.** Hyperkortisolismus*: **I.** Kortisol* im Urin **II.** Dexamethason*-Hemmtest **3.** Hyperthyreose*: TSH **4.** Hyperparathyreoidismus*: **I.** Parathormon* **II.** Kalzium* im Urin **III.** Phosphat* im Urin
- gastrointestinale Ursache: **1.** Malnutrition* **2.** Malabsorption*: **I.** Endomysium-Antikörper **II.** Vitamin B_{12} **III.** Folsäure* **3.** Maldigestion*: Elastase*-1
- renale Ursache: **1.** Bestimmung der Kreatinin*-Clearance **2.** Harnstoff* **3.** Parathormon **4.** Calcitriol
- weitere Ursachen: **1.** chronisch-entzündlich: **I.** CRP **II.** Rheuma*-Diagnostik **2.** hereditär.

Spezielle Diagnostik: Zur Therapiekontrolle einer Osteoporose mit starker Veränderung des Knochenumsatzes: je ein Parameter für
- Knochenaufbau: **1.** Osteocalcin* **2.** Knochenphosphatase
- Knochenabbau: Desoxypyridinolin.

Osteopsathyrose *f*: engl. *osteopsathyrosis*. Abnorme Knochenbrüchigkeit z. B. bei Osteogenesis* imperfecta und alimentärer Osteopathie*.

Osteoradionekrose *f*: engl. *osteoradionecrosis*; syn. Radioosteonekrose. Aseptische Knochennekrose* infolge Schädigung der Zellen des Knochengewebes sowie der Bindegewebezellen der versorgenden Blutgefäße durch externe Bestrahlung. Die Wahrscheinlichkeit einer Osteoradionekrose ist abhängig von der absorbierten Strahlendosis. Die Diagnose erfolgt röntgenologisch. Dabei sind Demineralisation und Strukturauflockerungen oft erst viel später erkennbar.

Klinik:
- Schwellung
- evtl. pathologische Fraktur*, da betroffenes Knochengewebe statisch weniger belastbar (z. B. Schenkelhalsfraktur nach Bestrahlung im Beckenbereich bei weiblichem Genitalkarzinom)
- Foetor ex ore und Fistelbildung bei Osteoradionekrose des Kiefers.

Osteosarkom *n*: engl. *osteosarcoma*. Hochmaligner Knochentumor* mit frühzeitiger Bildung von intramedullären Metastasen und Fernmetastasen (Nachweis von Lungenmetastasen in 80 % der Fälle). Symptome sind Schmerzen und derbe, leicht druckschmerzhafte Schwellung im betroffenen Bereich. Die Therapie besteht aus Polychemotherapie und Operation. Die 5-Jahres-Überlebensrate ohne Fernmetastasierung beträgt 60–80 %.

Hintergrund: Lokalisation: Meist metaphysär in langen Röhrenknochen (distales Femur 44 %, proximale Tibia 17 %, Humerus 15 %).

Therapie:
- (prä- und postoperative) Polychemotherapie
- komplette Tumorresektion, meist extremitätenerhaltend (Endoprothese, Umkehrplastik).

Osteosklerose *f*: engl. *osteosclerosis*. Lokalisierte oder generalisierte Verdichtung des spongiösen Knochengewebes evtl. mit Verdickung der Kortikalis (Hyperostose*) im Rahmen verschiedener Skeletterkrankungen. Aufgrund der herabgesetzten Knochenelastizität resultiert eine erhöhte Knochenbrüchigkeit. Im Röntgenbild ist eine vermehrte Schattendichte der Knochenstrukturen zu sehen.

Osteosynthese *f*: engl. *osteosynthesis*. Operatives Verfahren zur Wiederherstellung der Kontinuität und Funktionsfähigkeit (Stabilität) von Knochen, indiziert v. a. bei bestimmten Formen der Fraktur*, z. B. dislozierter Fraktur mit Repositionshindernis, Weichteilverletzung, Redislokation bei konservativer Therapie (z. B. im Gipsverband), Gelenkfraktur sowie offener (komplizierter) Fraktur.

Prinzip:
– offene oder geschlossene Reposition, Stabilisierung (Schienung) durch extra- oder intramedullär platzierten Kraftträger
– ggf. Kompression der Fragmente (Druckosteosynthese) durch Zugschraube, spezielle Kompressionsplatte oder Zuggurtungsosteosynthese*
– je nach Verfahren ist die Fraktur nach der Versorgung belastungsstabil (Teil- oder Vollbelastung des frakturierten Knochens möglich) oder übungsstabil (an die Fraktur angrenzende Gelenke können passiv oder aktiv mobilisiert werden, jedoch ohne die Extremität zu belasten).

Vorteile gegenüber konservativer Frakturbehandlung:
– exakte Reposition
– stabile Retention
– schnellere Mobilisation des Patienten möglich (Reduktion von Immobilisationsschäden, niedrige Thromboembolierate)
– Reduktion der Infektwahrscheinlichkeit durch Weichteilimmobilisation.

Nachteile:
– Infektionsrisiko
– bei jüngeren Patienten ggf. Zweitoperation zur Entfernung des Osteosynthesematerials indiziert.

Sonderform: Sog. biologische Osteosynthese: minimal-invasive Vorgehensweise mit maximaler Weichteilschonung, bei der nach Wiederherstellung von Achse und Rotation auf exaktes anatomisches Alignment verzichtet wird, z. B. Osteosynthese durch sog. eingeschobene Platten, perkutane dorsale Wirbelsäulenstabilisierung.

Formen:
– extramedulläre Schienung, z. B.: **1.** Schraubenosteosynthese* **2.** Plattenosteosynthese **3.** Fixateur* externe **4.** Spickdrahtosteosynthese **5.** Zuggurtungsosteosynthese

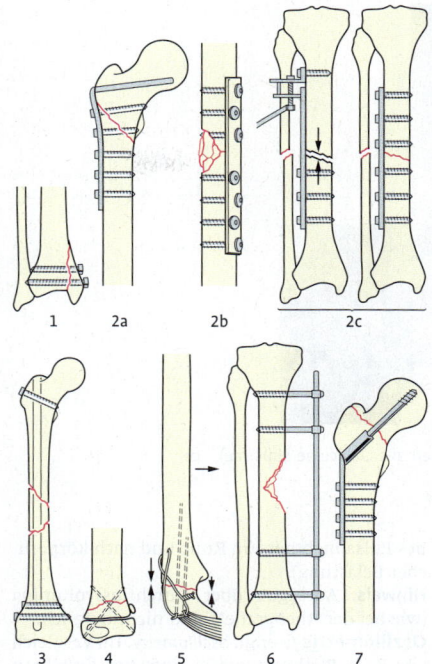

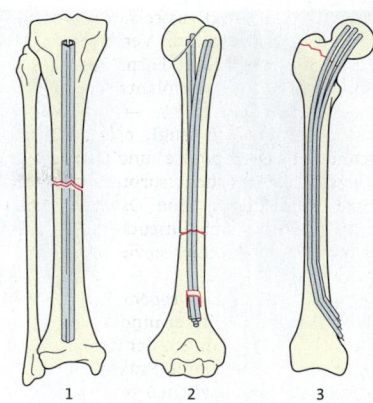

Osteosynthese Abb. 2: Historische Verfahren: 1: Marknagelosteosynthese nach Küntscher; 2: Bündelnagelung nach Hackethal bei Humerusschaft-Querfraktur; 3: Federnägel nach Ender und Simon-Weidner bei per- oder subtrochantärer Fraktur.

Osteosynthese Abb. 1: Verfahren: 1: Schraubenosteosynthese: Verschraubung des Malleolus medialis; 2: Plattenosteosynthese; a: 95°-Kondylenplatte bei subtrochantärer Femurfraktur; b: Kompressionsplatte bei Querfraktur mit Trümmerzone (evtl. kombiniert mit Spongiosaplastik); c: Kompressionsplatte bei Fraktur der Tibia (links Montage des Plattenspanngerätes, das nach Verschraubung der Platte wieder entfernt wird); 3: Marknagelosteosynthese: Verriegelungsnagelung bei Femurschaftfraktur (Stückfraktur); 4: Drahtosteosynthese: gekreuzte Spickdrahtosteosynthese bei kindlicher suprakondylärer Humerusfraktur; 5: Zuggurtungsosteosynthese: Drahtzuggurtung einer Olekranonfraktur; 6: Fixateur externe als eindimensionaler äußerer Festhalter; 7: dynamische Hüftschraube bei pertrochantärer Schenkelhalsfraktur.

– intramedulläre Schienung, z. B.: **1.** Marknagelosteosynthese* **2.** dynamische Markraumschienung* **3.** Verriegelungsnagelung*.
Siehe Abb. 1. Siehe Abb. 2.

Osteotomie *f*: engl. *osteotomy*. Operatives Durchtrennen von Knochen mit Meißel (Osteotom) oder Säge. Osteotomien werden durchgeführt z. B. als Korrekturosteotomie* bei angeborenem oder posttraumatischem Achsenfehler der Extremitäten, bei Endoprothesenimplantationen, bei Fehlbiss sowie in der Mund*-Kiefer-Gesichtschirurgie auch zur chirurgischen Zahnentfernung.

Osteozyten *m pl*: engl. *osteocytes*. Aus Osteoblasten* entstandene, reife Knochenzellen. Sie liegen in Lakunen des Knochengewebes und senden in die Knochenkanälchen verzweigte Zellfortsätze aus, mit denen sie untereinander in Verbindung stehen. Osteozyten kontrollieren vermutlich den Auf- und Abbau der Knochenmatrix.

Ostiofolliculitis → Folliculitis staphylogenes superficialis

Ostitis *f*: engl. *osteitis*. Entzündung von Knochengewebe*, meist kombiniert mit Osteomyelitis* und/oder Periostitis*. Siehe Abb.

Ostitis condensans → Iliitis condensans

Ostitis fibrosa localisata → Knochenzyste

Ostitis necroticans pubis → Grazilsyndrom

Ostitis ossficans → Hyperostose

Ostitis tuberculosa → Knochentuberkulose

Ostium *n*: engl. *orifice*. Mündung, Eingang, z. B. Ostium ureteris (Einmündungsstelle des Harnleiters in die Harnblase).

Ostium appendicis vermiformis *n*: engl. *orifice of vermiform appendix*. Eingangsöffnung vom Zäkum* über die Gerlach*-Klappe in das Lumen der Appendix* vermiformis.

Ostium-primum-Defekt → Atriumseptumdefekt

Ostium-secundum-Defekt → Atriumseptumdefekt

Ostium vaginae *n*: engl. *vaginal orifice*; syn. Introitus vaginae. Äußerer Eingang zur Vagina,

Os trigonum

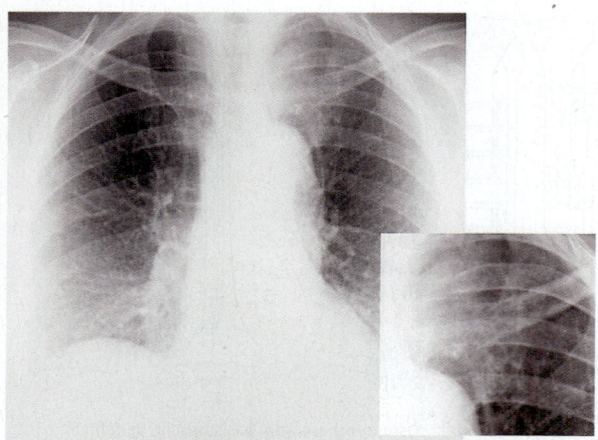

Ostitis: Ostitis nach Trauma mit Osteonekrose (pars sternalis claviculae sinistrae). [99]

der sich im Scheidenvorhof (Vestibulum* vaginae) befindet. Er kann von einem Hymen* umgeben sein und wird durch die Schamlippen (Labia majora et minora) geschützt und verdeckt.

Os trigonum *n*: Häufig vorkommender akzessorischer Knochen bzw. selbstständiges Tuberculum laterale des Processus posterior tali.
Klinische Bedeutung: Sportliche Überanspruchung des M. flexor hallucis longus, Lig. fibulotalare posterius oder Lig. deltoideum führt zu einer Reizung des Os trigonum mit entsprechenden Schmerzen im Bereich des Rückfußes (Os trigonum-Syndrom).

Os turbinale *n*: engl. *turbinal bone*; syn. Concha nasalis inferior. In der Klinik gebräuchliche Bezeichnung für die untere Nasenmuschel. Diese ist ein eigenständiger Knochen, anders als die Conchae nasales superior und media, welche zum Os ethmoidale gehören.

Oszillationen *f pl*: engl. *oscillations*. Kurzfristige Schwankungen der fetalen Herzfrequenz im CTG (siehe Kardiotokografie*). Die Bandbreite der Schwankungen wird auch als Oszillationsamplitude bezeichnet. Die Häufigkeit der Oszillationen wird durch Bestimmung der Nulldurchgänge gezählt.
Einteilung: Siehe Tab.

Oszillationsbeatmung → Beatmung

Oszillografie *f*: engl. *oscillography*. Grafische Darstellung dynamischer Vorgänge in Abhängigkeit von der Zeit. In der Medizin wird sie eingesetzt zum Nachweis und zur Lokalisation peripherer arterieller Durchblutungsstörungen durch grafische Registrierung der pulswellensynchronen Volumenveränderungen der Extremitäten mithilfe einer Druckmanschette und eines Pulsabnehmers (in Ruhe und nach körperlicher Belastung).
Hinweis: Aussagen über Durchflussvolumina (wie bei der Rheografie*) sind nicht möglich.

Oszillometrie *f*: engl. *oscillometry*. Im Vergleich zur Body-Plethysmografie einfaches Verfahren zur Messung des Atemwegswiderstands*. Eine in die Atemwege gesandte oszillierende Strömung setzt sich bis in die Lungenperipherie fort. Dabei ergibt sich ein Verhältnis von Wechseldruck zu Wechselströmung, aus dem sich der Atemwiderstand berechnen lässt.

Oszillopsie *f*: engl. *oscillopsia*. Bewegungsillusion der Umwelt durch zu starke Bildbewegung auf der Retina bei Nystagmus*, Opsoklonus und gesteigertem oder gestörtem vestibulookularem Reflex* im Rahmen von vestibulären Erkrankungen.

Os zygomaticum *n*: engl. *zygomatic bone*; syn. Jochbein. Kleiner, paarig angelegter Knochen des Gesichtsschädels. Das Os zygomaticum ist Bestandteil des Mittelgesichtes, des Bodens und der lateralen Wand der Orbita. Es ist an den knöchernen Begrenzungen der Fossa temporalis beteiligt. Sein Processus temporalis bildet einen Teil des Jochbogens.
Bemerkung: Über das Jochbein wird der Kaudruck aus der Region des 1. Oberkiefermolaren auf den Schädel abgeleitet (Jochbogenpfeiler).

OTA: Abk. für Operationstechnischer Assistent → Assistent, operationstechnischer

Otalgie *f*: engl. *otalgia*; syn. Otodynie. Ohrenschmerz. Er ist das Leitsymptom entzündlicher Erkrankungen von Mittel- und äußerem Ohr sowie der direkten Umgebung. Die primäre Otalgie tritt bei Erkrankungen des Ohres auf, die sekundäre Otalgie kennzeichnet in das Ohr ausstrahlende Schmerzen bei krankhaften Prozessen im Umfeld.

Ota-Nävus → Mongolenfleck

Othämatom *n*: engl. *othematoma*. Subperichondraler Bluterguss am Ohr aufgrund traumatisch bedingter Abscherung des Perichondriums* vom Knorpel mit Einblutung. Das Othämatom kann zu Knorpelnekrose, Perichondritis* und irreversibler Deformierung der Ohrmuschel (Blumenkohl-, Boxer- oder Ringerohr) führen. Behandelt wird mittels Inzision zur Hämatomausräumung, ggf. Abtragen von nekrotischem Knorpel, Matratzennaht und Druckverband. Siehe Abb.

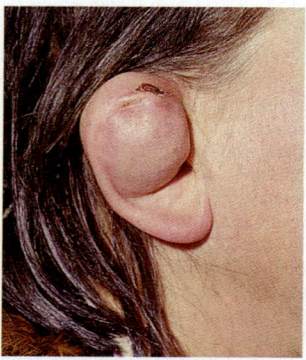

Othämatom [137]

Othello-Syndrom → Eifersuchtswahn

oticus: Zum Ohr gehörend, z. B. Zoster* oticus.

Otitis *f*: Entzündung des Ohrs. Meist liegt eine Otitis* externa (Entzündung des äußeren Gehörgangs und/oder der Ohrmuschel) oder Otitis* media (Mittelohrentzündung) vor. Die Entzündung des Innenohrs* wird als Labyrinthitis* bezeichnet.

Otitis externa *f*: syn. Außenohrentzündung. Entzündung des äußeren Gehörgangs durch Bakterien und Pilze oder im Rahmen einer Allergie*. Symptome sind Ohrenschmerzen, Juckreiz, Ohrausfluss und Schwerhörigkeit*. Bei ursachengemäßer Behandlung (z. B. Antibiotika*, Glukokortikoide*) ist die Prognose gut. Immungeschwächten Patienten droht der Übergang in eine lebensgefährliche Otitis externa necroticans.
Erkrankung: Formen:
- **Otitis externa diffusa:** flächige Entzündung von Ober- und Unterhaut des äußeren Gehörgangs – häufigste Form
- **Badeotitis:** Sonderform der Otitis externa diffusa nach Schwimmen, Baden, Tauchen oder Surfen durch Mazeration der Gehörgangshaut und dadurch erleichtertem Eindringen von v. a. Pseudomonas* aeruginosa

Otitis externa maligna

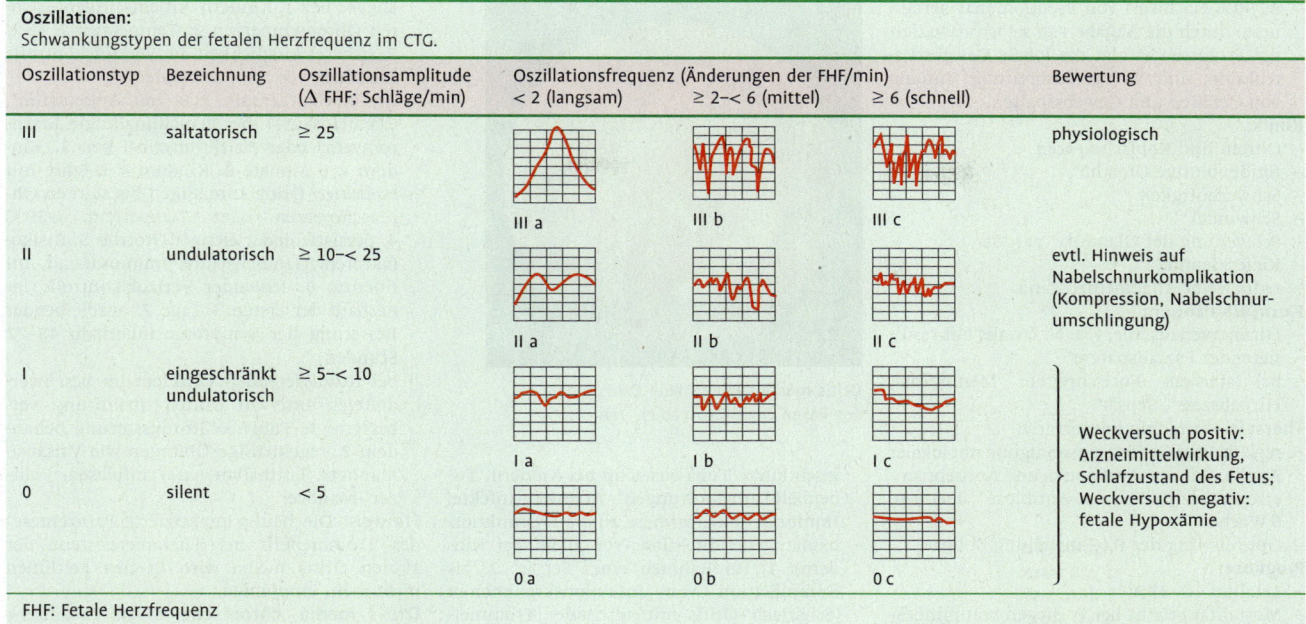

- **Ohrfurunkel** (Otitis externa circumscripta): sehr schmerzhafte Infektion eines Haarbalgs im Ohr
- **Otitis externa necroticans** (syn. progressive nekrotisierende Otitis; Otitis externa maligna): schwere, lebensbedrohliche Verlaufsform bei immungeschwächten Patienten mit Knochen- und Nervenbefall, häufig ausgelöst durch Pseudomonas* aeruginosa.

Ursachen:
- Infektion durch Eindringen von Erregern in verletzte, mazerierte oder ekzematös veränderte Gehörgangshaut: **1.** meist Bakterien (80%), vor allem Pseudomonas aeruginosa und Staphylokokkus aureus **2.** Viren (z. B. Varicella*-zoster-Virus) **3.** Pilze (Candida* albicans)
- allergische Reaktion auf Kosmetika, Haarpflegeprodukte, Ohrhörer oder Hörgeräte.

Klinik: Otitis externa diffusa:
- Ohrenschmerzen
- Juckreiz
- Rötung, Schuppen- und Krustenbildung
- geröteter und geschwollener Gehörgang, manchmal Sekret
- Tragusdruckschmerz*
- Fieber, Lymphknotenschwellung, evtl. retroaurikuläre Schwellung (sog. **Pseudomastoiditis**).

Ohrfurunkel: rötliche Erhebung mit eitrigem Pfropf. **Otitis externa necroticans:**
- starke Ohrenschmerzen, oft über Wochen
- Ohrenausfluss
- Schwerhörigkeit durch Ohrensekret
- häufig Fazialislähmung
- Ausbreitung in umgebendes Weichteilgewebe, Einbruch in das Kiefergelenk, Osteomyelitis* der Schädelbasis mit weiteren Hirnnervenausfällen möglich.

Therapie:
- sorgfältige Reinigung des Gehörgangs mit Sauger, je nach Verlauf nach Bedarf oder täglich wiederholen; keine Ohrspülung wegen drohender Keimverbreitung! Hörgeräte bis zur Ausheilung nicht mehr tragen
- leichte Entzündungszeichen: alkoholhaltige oder antibiotikahaltige Ohrentropfen (z. B. Ciprofloxacin*)
- schwere Entzündung: Einlage von Gazestreifen in den Gehörgang mit Antibiotikum, Glukokortikoid* und Lokalanästhetikum (nur bei intaktem Trommelfell)
- drohende Ausbreitung des Infekts, immunsuppressive Grunderkrankung einschließlich Diabetes* mellitus, hohes Fieber: systemisch Antibiotika (z. B. Cefuroxim*, Anpassung nach Ergebnis des Abstrichs)
- Ohrfurunkel: antibiotikahaltige Salbe, evtl. Inzision (Achtung Gefahr der Perichondritis*!), bei Fieber Antibiotika systemisch
- Allergien: glukokortikoidhaltige Tinkturen oder Salben, Antihistaminikum, Ohrstöpsel oder Hörgeräte desinfizieren, eventuell austauschen
- Pilze: lokal Antimykotika* (z. B. Clotrimazol*-Creme)
- Otitis externa necroticans: zusätzlich zur lokalen Otitis-Behandlung 6 Wochen lang hochdosierte Therapie mit pseudomonaswirksamen Antibiotika wie z. B. Ciprofloxacin, z. B. mindestens 3 Wochen davon intravenös, evtl. operative Sanierung der nekrotischen Bereiche.

Prognose:
- Otitis externa diffusa, circumscripta und Badeotitis: gut bei ursachengemäßer Therapie
- Otitis externa necroticans: 10% Letalität bei Nervenbefall.

Otitis externa maligna *f*: engl. *malignant external otitis*; syn. progressive nekrotisierende Otitis. Lebensbedrohliches Krankheitsbild auf dem Boden einer Gehörgangentzündung meist durch Pseudomonas* aeruginosa, einhergehend mit lokaler Destruktion und einer Osteomyelitis* der lateralen Schädelbasis*. Betroffen sind typischerweise ältere Diabetiker und immungeschwächte Patienten. Behandelt wird vorrangig konservativ mit lokaler und systemischer Antibiotikagabe sowie Optimierung der Blutzuckereinstellung.

Pathogenese:
- Risikopatienten: ältere Diabetiker und Immungeschwächte
- Kinder nur selten betroffen

Otitis media

- in 90 % Nachweis von Pseudomonas aeroginosa: durch die Abgabe von selbstproduzierten Proteasen erfolgt die lokale Gewebsdestruktion und Erregerausbreitung entlang von Gefäßen und Gewebsspalten.

Klinik:
- Ohren- und Kopfschmerzen
- fötide, blutige Otorrhö*
- Schwerhörigkeit
- Schwindel
- Schwellung der Glandula* parotis
- Kieferklemme
- reduzierter Allgemeinzustand.

Komplikationen:
- Hirnnervenausfälle, v. a. N. facialis mit resultierender Fazialisparese*
- bei starkem Fortschreiten: Meningitis*, Hirnabszess*, Sepsis*.

Therapie: Vorrangig konservativ:
- regelmäßige Gehörgangsreinigung mit lokaler Applikation von Antibiotika und Antiseptika
- erregerspezifische i. v.-Antibiose über 4–6 Wochen
- Optimierung der BZ-Einstellung obligat.

Prognose:
- Letalität 10–21 %
- Mortalität erhöht bei Vorliegen von mindestens 2 der nachfolgenden Faktoren: 1. Alter > 70 Jahre 2. Diabetes mellitus 3. Fazialisparese 4. positives CT.

Otitis media f: engl. *middle ear infection;* syn. Mittelohrentzündung. Akute oder chronische Entzündung des Mittelohrs*. Leitsymptom bei der akuten Otitis media ist der fieberhafte Ohrenschmerz, bei der chronischen Otitis* media die Schallleitungsschwerhörigkeit. Näheres zu Ursachen, Diagnostik und Therapie siehe bei der jeweiligen Form.

Otitis media, akute f: syn. akute Mittelohrentzündung. Akute Entzündung des Mittelohrs* mit fieberhaftem Ohrenschmerz, die typischerweise bei Kindern und gehäuft im Winter auftritt. Ursachen sind Infektionen und Tubenbelüftungsstörungen*. Eine Otoskopie* sichert die Diagnose. Therapiert wird mit Analgetika* und evtl. Antibiotika.

Erkrankung: Epidemiologie:
- 75–95 % aller Kinder erkranken in den ersten 3 Lebensjahren mindestens einmal an einer Otitis media, 50 % davon mit mehr als 3 Episoden
- saisonale Häufung im Winter.

Ursachen:
- tubogene Infektion: 1. meist vorausgehende virale Infektion (Respiratory*-Syncytial-Virus, Rhinoviren, Adenoviren, Influenzaviren oder Parainfluenzaviren) 2. bakterielle (Super-)Infektion, z. B. mit Streptokokkus pneumoniae, Hämophilus* influenzae oder Moraxella catarrhalis 3. Prädisposition: physiologisch kurze Tuba eustachii bei Kindern, Tubenbelüftungsstörungen*, Atemwegsinfekte, Immundefizite, primäre ziliäre Dysfunktion
- hämatogene Infektion (vor allem bei Kindern): 1. im Rahmen einer Sepsis* 2. als Komplikation von Infektionskrankheiten (Scharlach*-Otitis mit subtotaler Trommelfellperforation*, Nekrose der Gehörknöchelchen* und evtl. Osteomyelitis*, Masern*-Otitis infolge bakterieller Sekundärinfektion mit purulenter Mastoiditis*).

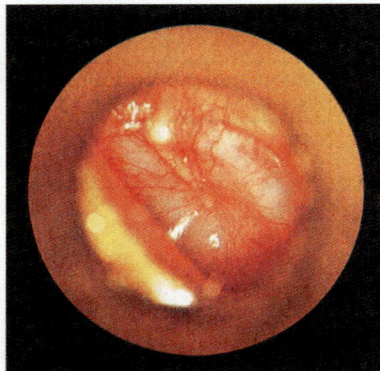

Otitis media, akute: Akute Otitis media des linken Ohrs (Otoskopie). [204]

Klinik:
- plötzliche, meist einseitige Ohrenschmerzen
- evtl. Hörstörungen
- häufig Fieber und reduzierter Allgemeinzustand
- Ohrausfluss (Otorrhö) bei Trommelfellruptur*, danach schlagartige Besserung
- Tragusdruckschmerz*, Druckschmerz Processus mastoideus
- bei kleinen Kindern: Erbrechen, Schreien, Unruhe, Durchfall und andere unspezifische Symptome, außerdem Greifzwang zum Ohr.

Diagnostik:
- typisches klinisches Bild mit akutem Beginn
- in der Otoskopie: 1. anfangs gerötetes, schollig verändertes und nicht mehr glänzendes, vorgewölbtes Trommelfell und später verdicktes Trommelfell (siehe Abb.) 2. Paukenerguss (sichtbar durch Blasen und Spiegelbildung hinter dem Trommelfell)
- orientierende Hörprüfung
- Fazialisprüfung (gezieltes Grimassieren, um die Funktion des N. facialis zu überprüfen)
- evtl. Abstrich und Antibiogramm*
- bei Verdacht auf otogene Komplikationen MRT Schädel/CT Felsenbein.

Therapie:
- symptomatische Behandlung mit Analgetika und Nasentropfen ohne sofortige Antibiotikagabe bei: 1. Kindern mit einseitigen, leichten Ohrenschmerzen 2. Temperatur < 39°C 3. sicherer Möglichkeit der Verlaufskontrolle innerhalb von 48–72 Stunden
- Antibiotikatherapie, z. B. mit Amoxicillin*, Clavulansäure* (bei Penicillinallergie Erythromycin* oder Azithromycin*) bei: 1. Kindern < 6 Monate 2. Kindern < 2 Jahre mit *beidseitiger* Otitis 3. mäßigen bis starken Ohrenschmerzen oder Temperatur > 39°C 4. persistierender eitriger Otorrhö 5. Risikofaktoren (Gaumenspalte, Immundefizit, Influenza) 6. fehlender Verlaufskontrolle innerhalb der ersten 3 Tage 7. ausbleibender Besserung der Symptome innerhalb 48–72 Stunden
- bei rezidivierenden Otitiden: im beschwerdefreien Intervall Mittelohrbelüftung verbessern: 1. Tubenbelüftungsstörung behandeln 2. regelmäßige Übungen wie Valsalva-Manöver, Luftballon nasal aufblasen, Politzer*-Manöver.

Hinweis: Die häufig praktizierte Parazentese* des Trommelfells bei Therapieresistenz der akuten Otitis media wird in den Leitlinien nicht mehr empfohlen.

Otitis media, chronische f: syn. chronische Mittelohrentzündung. Mehr als 6 Wochen andauernde Entzündung des Mittelohrs*. Typische Symptome sind Schallleitungsschwerhörigkeit und Ohrausfluss, Schmerzen treten selten auf. Ursachen sind u. a. Infektionen, Tubenbelüftungsstörungen* und Immundefekte*. Therapiert wird in akuten Phasen mit Analgetika* und evtl. Antibiotika, sowie chirurgisch mit Tympanoplastik*.

Erkrankung: Formen:
- **chronische mesotympanale Otitis media:** Schleimhauteiterung mit Entzündung der Mittelohrschleimhaut und schleimig-eitriger Sekretion (Ohrausfluss)
- **chronische seromuköse Otitis media:** siehe Tubenkatarrh*
- **chronische epitympanale Otitis media;** syn. Cholesteatom* (siehe dort).

Ursachen und Risikofaktoren:
- Infekte des Mittelohrs
- chronische Tubenbelüftungsstörung
- konstitutionell eingeschränkte Schleimhautfunktion
- frühkindliche Schädigung durch Virusinfektion
- gehemmte Pneumatisation des Mastoids
- Immundefekte.

Klinik:
- rezidivierender Ohrenausfluss (Otorrhö), je nach Ursache schleimig oder eitrig
- Hörminderung (Schallleitungsstörung)
- selten Schmerzen.

Therapie:
- chronische mesotympanale Otitis media: in akuten Phasen evtl. systemisch Antibiotika; im Intervall nach Sistieren der Sekretion Tympanoplastik*
- Tubenkatarrh* sowie Cholesteatom*: siehe dort.

otobasale Fraktur → Schädelbasisfraktur
Otodynie → Otalgie
Otologie *f*: engl. *otology*; syn. Ohrenheilkunde. Teilgebiet der Medizin, das sich mit Krankheiten, Verletzungen, Funktionsstörungen und Fehlbildungen der Ohren beschäftigt. Die Ohrenheilkunde wird in der Regel von Fachärzten der Hals*-Nasen-Ohren-Heilkunde betrieben.
Otomykose *f*: engl. *otomycosis*; syn. Otitis externa mycotica. Pilzerkrankung (Mykose*) des äußeren Gehörgangs mit chronisch rezidivierendem Verlauf, oft nach lokaler Antibiotikatherapie sowie im Zusammenhang mit Gehörgangsfremdkörpern oder Feuchtigkeitseinwirkung (Schwimmer). Betroffene leiden unter Juckreiz und Schmerzen. Erreger sind Aspergillus* oder Candida*, die mikroskopisch oder durch Pilzkultur nachgewiesen werden. Behandelt wird lokal mit Antimykotika*.
Otopexie *f*: engl. *otopexy*; syn. Ohranlegeplastik. Operative Korrektur abstehender* Ohren. Eingesetzte Verfahren sind die Anthelixplastik (Rekonstruktion einer hypoplastischen Anthelixfalte) sowie verschiedene Naht-, Schnitt-Naht- und Ritztechniken zur Korrektur hyperplastischer Knorpelanteile.
Otophym *n*: engl. *otophyma*. Seltene, gutartige Bindegewebszunahme im Bereich der Ohrmuschel einhergehend mit Talgdrüsenhypertrophie, Gefäßerweiterung und Hautentzündung analog dem Rhinophym*. Klinisch zeigen sich verdickte Ohrläppchen und vergrößerte Ohrmuscheln bis hin zum Verschluss des äußeren Gehörgangs. Die Ursache ist unbekannt. Die wirksamste Behandlung besteht in der operativen Abtragung.
Otorrhö *f*: engl. *otorrhea*; syn. Ohrausfluss. Seröse, eitrige oder blutige Absonderung aus dem Ohr. Die häufigsten Ursachen stellen die Otitis* externa, die akute Otitis* media und die chronische Otitis* media dar. Je nach Ursache können Schmerzen, Juckreiz, Fieber, Hörminderung, Tinnitus und Schwindel auftreten. Die Behandlung richtet sich nach der Grunderkrankung.

Ursachen:
- **entzündlich: 1.** akute oder chronische Otitis* externa **2.** Otitis* externa maligna **3.** akute Otitis* media mit Spontanperforation des Trommelfells **4.** chronische Otitis* media **5.** Cholesteatom* **6.** Ohrfurunkel
- **traumatisch: 1.** Gehörgangsverletzungen **2.** Trommelfellperforation **3.** Schädelbasisfraktur* (dann Oto-Liquorrhö).
- **andere Ursachen: 1.** Cerumen* obturans **2.** Tumoren (Gehörgang, Mittelohr) **3.** Gehörgangsfremdkörper.

Otosklerose *f*: engl. *otosclerosis*. Fortschreitende überschießende Verknöcherung des Felsenbeins*, v. a. im Bereich des Innenohrs* (Verknöcherungen an der Cochlea*) und Steigbügels (Fixation am ovalen Fenster = Stapesankylose). Die Ursache ist unklar, aber teilweise autosomal-dominant erblich. Symptome sind Tinnitus* sowie Hörminderung* bis zur Taubheit*. Behandelt wird operativ durch Stapesplastik*.

Otoskopie *f*: engl. *otoscopy*. Direkte Untersuchung des äußeren Gehörgangs und des Trommelfells* mit Otoskop oder Ohrtrichter sowie Ohrmikroskop (Ohrmikroskopie*) oder Ohrendoskop (Endoskopie*). Bei der Verwendung eines Ohrtrichters wird zusätzlich ein Griff zum Einführen eines Ohrtrichters, eine Beleuchtungsquelle und eine Lupe genutzt. Siehe Abb. 1 und Abb. 2.

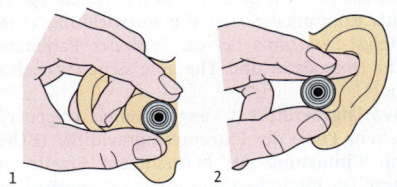

Otoskopie Abb. 1: Einführen des Ohrtrichters 1: in das rechte Ohr, 2: in das linke Ohr.

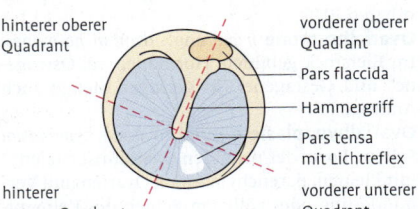

Otoskopie Abb. 2: Blick auf die Membrana tympanica des rechten Ohrs.

Ototoxizität *f*: engl. *ototoxicity*. Toxische Wirkung verschiedener Substanzen, die zu einer (evtl. irreversiblen) Schädigung der Sinneszellen von Gehör und Vestibularapparat führt. Zu den ototoxischen Substanzen gehören z. B. Aminoglykosid-Antibiotika, Chinin, Salicylsäure, Furosemid, Platinderivate, Anilin, Arsen, Benzol, bestimmte Quecksilber- und Bleiverbindungen und auch Bakterientoxine.

Otserom *n*: engl. *otseroma*; syn. Ohr-Serom. Subperichondrale Ansammlung von Blutserum am Ohr aufgrund traumatischer Abscherung des Perichondriums* vom Knorpel. Der Begriff wird oft synonym zu Othämatom* verwendet. Der Unterschied besteht allerdings in einer direkten Einblutung beim Othämatom. Diagnostik und Therapie sind identisch. Näheres siehe dort.

Ott-Zeichen *n*: engl. *Ott's sign*. Dornfortsatz-Entfaltungstest der Brustwirbelsäule (BWS), Maßzahl für die Beweglichkeit der BWS in der Sagittalebene.

Prinzip: Der Abstand zwischen dem Dornfortsatz C VII und einem 30 cm kaudal liegenden Punkt vergrößert sich normalerweise bei maximaler Vorwärtsneigung um 3–4 cm, bei Bewegungseinschränkung der Wirbelsäule um < 3 cm, z. B. bei Spondylitis ankylosans oder degenerativer Veränderung.

Outcome *n*: syn. Behandlungsergebnis. Positives oder negatives Ergebnis einer therapeutischen oder präventiven Intervention, im weiteren Sinne auch die Auswirkungen einer Exposition. Das Outcome ist z. B. die Überlebensrate*, das tumorfreie Intervall oder die Senkung des $HbA1c$*-Spiegels. Im Rahmen klinischer Studien* wird das Outcome als klinischer Endpunkt gesetzt.

Outcome-Studie *f*: Untersuchungen zum Ergebnis oder Effekt von Behandlungsinterventionen in Bezug auf angestrebte Ziele. Dieses Studiendesign wird von vielen Vertretern der Alternativmedizin einer kontrollierten Studie* vorgezogen.

Out-of-Body-Erfahrung *f*: engl. *out of body experience*. Visuelle Illusion*, während der das Gefühl erlebt wird, dass das Bewusstsein nicht im realen, sondern einem davon getrennten illusionären Körper lokalisiert ist, der sich meist oberhalb befindet, so dass der Blick auf den realen Körper und in die Außenwelt erlebt wird.

Vorkommen:
- Nahtod*-Erfahrung
- organische Hirnerkrankung
- niedrigdosierte Ketamin*-Narkose
- extreme sportliche Aktivität.

Out-of-Body-Erfahrungen gelten auch als kulturübergreifender Erfahrungshintergrund für Konzepte der Seele*.

Ursachen:
- multisensorische Desintegration (einschließlich propriozeptive, kinästhetische, vestibuläre Mechanismen)
- Minderperfusion des Gehirns
- Schädigung des temporoparietalen Kortex rechts (z. B. bei Enzephalitis, Migräne, Epilepsie, Hirntrauma oder -tumor).

Ovales Fenster → Fenestra vestibuli
Ovalozytose → Elliptozytose, hereditäre
Ovar *n*: engl. *ovary*; syn. Eierstock. Weibliche Keimdrüse und Teil der weiblichen Ge-

Ovarektomie

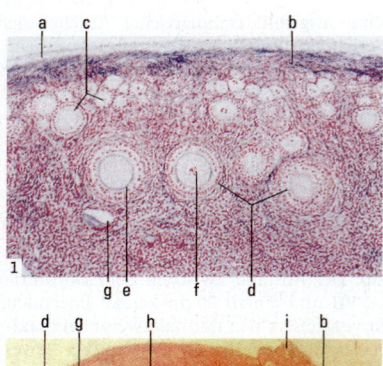
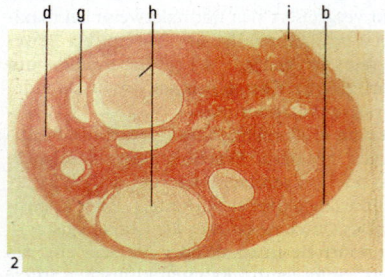

Ovar: Histologische Schnitte; 1: durch das Rindengebiet (starke Vergrößerung, Azanfärbung); 2: durch das ganze Organ (schwache Vergrößerung, Hämatoxylin-Eosin-Färbung); a: Oberflächenepithel; b: Tunica albuginea; c: Primärfollikel in verschiedenen Wachstumsphasen; d: Sekundärfollikel; e: Zona pellucida einer Eizelle; f: Kern einer Eizelle; g: atretische Follikel; h: Tertiärfollikel; i: Mesovarium.

schlechtsorgane. Das Ovar produziert zwischen Menarche* und Menopause* befruchtungsfähige Eizellen* durch die Follikelreifung*. Es löst die Ovulation* aus und sezerniert Östrogene* sowie Gestagene* und in Kleinstmengen auch Androgene*. Siehe Eileiter* (Abb. dort).
Anatomie: Das Ovar ist ein paariges, pflaumengroßes Organ, das unterhalb des Eileiters in einer schmalen Bauchfellduplikatur (Mesovarium*) aufgehängt ist. Es liegt intraperitoneal zwischen Fundus* uteri und seitlicher Beckenwand.
Histologie: Das Ovar besteht aus einer peripheren Rindenschicht (Cortex ovarii) mit den Follikeln und der zentralen Markschicht (Medulla ovarii): siehe Abb.

Ovarektomie *f*: engl. *ovariectomy*. Operative Entfernung eines oder beider Eierstöcke. Indikationen sind z. B. Karzinome, unklare Veränderungen, Abszessbildung, ausgedehnte Endometriose* oder eine prophylaktische Entfernung bei hohem Karzinomrisiko (z. B. BRCA-Mutation). Die Operation erfolgt per Laparoskopie*. Bei prämenopausalem Status wird postoperativ eine Hormonersatztherapie* durchgeführt.

Ovarialabszess *m*: engl. *ovarian abscess*; syn. Pyovar. Abszedierende (eitrige) Entzündung eines Ovars* als Folge einer Oophoritis*, Salpingitis* oder einer übergeleiteten Infektion, z. B. bei Appendizitis*. Symptome sind starke Unterbauchschmerzen und ggf. Fieber. Diagnostisch ist die gynäkologische Untersuchung mit Transvaginalsonografie hinweisend. Therapie ist eine antibiotische Behandlung sowie die operative Sanierung des betroffenen Ovars.
Klinik:
- einseitiger massiver Druckschmerz im Unterbauch
- ausgeprägter Portioschiebeschmerz in der vaginalen Untersuchung
- laborchemisch deutlich erhöhte Infektionsparameter (CRP, Leukozyten*)
- im Verlauf zunehmende Allgemeinsymptome wie Fieber*.

Ovarialfibrom *n*: engl. *ovarian fibroma*. Benigner, vorwiegend einseitig auftretender mesenchymaler Ovarialtumor*, der von den Stromazellen ausgeht und v. a. aus faserreichem Bindegewebe besteht. Er tritt häufig perimenopausal auf. Komplikation ist die Entwicklung eines Meigs*-Syndroms bei ca. 25 % der Patienten. Zur Diagnostik und Therapie siehe Ovarialtumor*.

Ovarialgravidität *f*: engl. *ovarian pregnancy*. Seltene Form der Extrauteringravidität* (EUG) mit Einnistung der befruchteten Eizelle im Ovar. Die klinischen Symptome entsprechen denen der tubaren Gravidität, auch wenn sie meist etwas später und weniger imponierend auftreten. Auch Diagnostik (Ultraschall) und Therapie (normalerweise operativ) sind gleich wie bei der tubaren EUG.

Ovarialhormone *n pl*: engl. *ovarian hormones*. Im Eierstock gebildete Hormone, v. a. Östrogene* und Gestagene*, in geringer Menge auch Androgene*.

Ovarialhypoplasie *f*: engl. *ovarian hypoplasia*. Seltene Form der primären Ovarialinsuffizienz* mit kleinen, parenchymarmen Ovarien und Verminderung oder völligem Fehlen des Keimepithels. Die vorhandenen Primärfollikel sprechen nicht auf Gonadotropine an. Infolge der fehlenden oder ungenügenden Östrogenbildung kommt es zur Unterentwicklung des Genitales und der sekundären Geschlechtsmerkmale, hypergonadotroper Amenorrhö* und Sterilität*.

Ovarialinsuffizienz *f*: engl. *ovarian insufficiency*. Funktionsschwäche der Ovarien, die primär ovariell bedingt sein oder im Rahmen anderer Erkrankungen bei primär funktionstüchtigen Ovarien auftreten kann. Diagnostiziert wird durch die Bestimmung von Prolaktin*, LH, FSH, Androgenen* und Estradiol im Serum.

Ovarialkarzinom *n*: engl. *ovarian carcinoma*. Maligner, vom Ovar* ausgehender Tumor. Das Ovarialkarzinom ist nach dem Mammakarzinom* der zweithäufigste maligne Tumor der Frau. 75 % der Erkrankungen werden in einem fortgeschrittenen Stadium diagnostiziert, da die Symptome unspezifisch sind. Diagnostisch wegweisend ist die transvaginale Sonografie. Die Therapie besteht aus Operation und Chemotherapie*.
Erkrankung: Epidemiologie: 3,3 % aller Krebserkrankungen der Frau. **Ätiologie:** Risikofaktoren für die Entwicklung eines Ovarialkarzinoms:
- Nullipara* (Frauen, die noch kein Kind geboren haben)
- Adipositas*
- hormonelle Therapie in der Perimenopause (nur gering erhöhtes Risiko, dieses sinkt nach Ende der Therapie wieder auf das Normrisiko)
- genetische Faktoren: Mutationen im BRCA1- oder 2-Gen.

Folgende Faktoren senken das Risiko:
- orale Kontrazeptiva (Pille)
- operativ durchgeführte Tubensterilisation*.

Einteilung:
- epitheliale Tumoren **1.** seröse Tumoren **2.** muzinöse Tumoren **3.** klarzellige Tumoren **4.** endometrioide Tumoren **5.** Brennertumoren
- gemischte epithelial-mesenchymale Tumoren (deutlich seltener): **1.** Adenosarkom **2.** Karzinosarkom.

Klinik: Die Symptome sind oft unspezifisch, was die Diagnosestellung häufig deutlich verzögert:
- Völlegefühl
- Blähungen
- Bauchumfangsvermehrung durch Aszites*
- Bauchschmerzen
- erst im fortgeschrittenen Stadium B*-Symptome wie Gewichtsabnahme, Nachtschweiß und unklares Fieber.

Therapie:
- operatives Staging mit: **1.** beidseitiger Adnexektomie* **2.** Hysterektomie* **3.** Omentektomie* **4.** pelviner und paraaortaler Lymphadenektomie* **5.** ggf. Appendektomie*, je nach Tumortyp **6.** Probeentnahme aus auffälligen Stellen **7.** Spülzytologie aus dem Bauchraum
- bei dringend gewünschtem Fertilitätserhalt kann im Stadium IA/G1 nach ausführlicher Risikoaufklärung der Uterus und das kontralaterale Adnex belassen werden. Engmaschige Nachsorgen zur frühzeitigen Rezidivdiagnostik sind unabdingbar
- im Anschluss an die Operation sollte binnen 6 Wochen, in jedem Fall aber nach abgeschlossener Wundheilung, eine platinhaltige

Chemotherapie erfolgen. Ausnahme: Patientinnen im Stadium IA/G1.
Prophylaxe: Patientinnen mit Mutationen im BRCA1- oder -2-Gen wird ab 35–40 Jahren die prophylaktische beidseitige Adnexektomie* empfohlen.

Ovarialkystom → Kystadenom

Ovarialsyndrom, polyzystisches *n*: engl. *polycystic ovary syndrome*; Abk. PCOS. Komplexes Syndrom mit einer Kombination aus Hyperandrogenismus und ovarieller Dysfunktion, meist kombiniert mit Insulinresistenz*, Adipositas*, Neigung zu Depressionen* und primärer Sterilität*. Die Diagnose wird anhand der Rotterdam-Kriterien gestellt. Die Therapie erfolgt endokrinologisch, abhängig von den Ansprüchen der Patientin (Kinderwunsch, Begleitsymptome).
Erkrankung: Kriterien: Für eine **sichere Diagnose** eines PCOS müssen mindestens 2 der folgenden Kriterien (Rotterdam-Kriterien) erfüllt sein:
– Hyperandrogenismus (klinisch oder biochemisch)
– ovarielle Dysfunktion (unregelmäßiger, oft verlängerter Zyklus)
– sonografischer Nachweis polyzystischer Ovarien.

Klinik:
– Hirsutismus*
– Akne
– häufig Adipositas
– oftmals Insulinresistenz oder Diabetes* mellitus Typ 2, hohes Risiko für die Entwicklung eines Gestationsdiabetes* im Falle einer Schwangerschaft
– primäre Steriliät möglich
– erhöhtes Risiko für die Entwicklung von Depressionen und Angststörungen*.

Therapie:
– zur Therapie der Zyklusunregelmäßigkeiten bei aktuell nicht bestehendem Kinderwunsch orale Kombinations-Kontrazeptiva*
– Metformin* zur Therapie der Insulinresistenz (kombiniert oder allein)
– bei unerfülltem Kinderwunsch ist Letrozol die Erstlinien-Therapie: **1.** Clomifen* und Metformin sind mit Letrozol kombinierbar, bei fehlendem Erfolg als Zweitlinientherapie Gonadotropine* erwägen **2.** eine In*-vitro-Fertilisation (IVF) kann bei adäquater hormoneller Therapie meist vermieden werden und ist nur bei medikamentösem Therapieversagen indiziert
– wichtig ist eine Lifestyle-Änderung mit regelmäßigem Sport, Gewichtsreduktion sowie die Schulung in Früherkennung von depressiven Symptomen.

Prognose:
– Die Symptome klingen postmenopausal meist ab oder werden milder.
– Neuauftreten nach der Menopause* ist sehr selten.
– Patientinnen mit PCOS haben ein 6-fach erhöhtes Risiko für die Entwicklung eines Endometriumkarzinoms*; sie sollten entsprechend aufgeklärt und im Rahmen der gesetzlichen Vorsorge gescreent werden (direktes Fragen nach Frühsymptomen wie einer Postmenopausenblutung).

Ovarialtumoren *m pl*: engl. *ovarian tumors*. Echte Tumoren (Blastome) des Eierstocks (Ovar*). Jeder dritte Ovarialtumor ist oder wird ein Karzinom. Charakteristische Frühsymptome fehlen. Ein benigner Ovarialtumor wird laparoskopisch abgesetzt und im Bergesack extrahiert. Ein maligner Ovarialtumor wird meist mittels Laparotomie operiert, ggf. wird zusätzlich chemotherapiert. **Häufigkeit:** Maligner Ovarialtumor: zweithäufigster maligner Genitaltumor in Deutschland (höchste Mortalität aller weiblichen genitalen Tumoren). **Einteilung** nach WHO:
– epitheliale Ovarialtumoren (ca. 65 %): **1.** seröse, muzinöse, endometrioide und hellzellige (mesonephroide) Tumoren **2.** Brenner*-Tumor **3.** gemischte epitheliale Tumoren **4.** Ovarialkarzinom* **5.** unklassifizierte epitheliale Tumoren
– Keimzelltumoren (20–25 %): **1.** aus unreifen Keimzellen (Dysgerminom*) oder **2.** aus embryonalen (embryonales Karzinom, Polyembryom*, Teratom*) bzw. extraembryonalen Zellen (endodermaler Sinustumor*, Chorionkarzinom*) **3.** gemischte Formen
– Keimstrang-Stromatumoren (ca. 6 %): **1.** Granulosazelltumor* **2.** Tumoren der Thekom-Fibrom-Gruppe (z. B. Thekazelltumor*, Ovarialfibrom*) **3.** Sertoli-Leydig-Zelltumor (Androblastom*) **4.** Gynandroblastom* **5.** Steroidzelltumoren **6.** unklassifizierte Stromatumoren
– gemischte Keimzell- und Keimstrang-Stromatumoren: reine und gemischte (mit Dysgerminom und anderen Keimzelltumoren) Gonadoblastome*
– bindegewebige, nicht ovarspezifische Tumoren
– unklassifizierte Tumoren
– sekundär metastatische Tumoren (z. B. Krukenberg*-Tumor).

Klinik: Keine charakteristischen Frühsymptome. Im späteren Verlauf v. a.:
– Zyklusstörungen, Dysmenorrhö* bzw. Blutungen in der Postmenopause (Leitsymptome bei hormonbildenden Ovarialtumoren)
– unklare diffuse Unterleibsbeschwerden
– Zunahme des Bauchumfangs
– Beeinträchtigung des Allgemeinbefindens.

Diagnostik:
– Palpation
– Vaginalsonografie

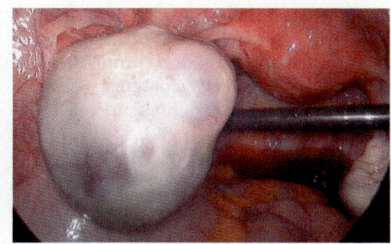

Ovarialtumoren: Linksseitiger, teils zystischer, teils solider Ovarialtumor mit glatter Oberfläche (Dignität unklar); Laparoskopie. [186]

– Tumormarker CA-125 (hohe Werte prognostisch ungünstig)
– Alphafetoprotein und Beta-hCG (bei Keimzell- und Keimstrang-Stromatumoren)
– Laparoskopie (siehe Abb.)
– explorative Laparotomie
– Histopathologie.

Therapie:
– bei benignem Ovarialtumor in der Regel Laparoskopie mit Absetzen des Tumors im Ganzen und Extraktion im Bergesack
– bei malignem Ovarialtumor in der Regel operative Tumorresektion durch Laparotomie erforderlich, ggf. Chemotherapie.

Ovarialvenenthrombose *f*: engl. *ovarian vein thrombosis*. Ein- oder beidseitiger Verschluss der Vena ovarica, insgesamt selten, am ehesten im Wochenbett auftretend. Ursachen sind erhöhte Thromboseneigung und mangelnde Mobilisation im Wochenbett sowie angeborene oder erworbene Thrombophilie. Betroffene zeigen akute Unterbauchschmerzen sowie Abwehrspannung bei Palpation. Behandelt wird mit Antikoagulation, systemischer Antibiose, ggf. chirurgisch.
Komplikationen:
– Infektion
– Fortschreiten der Thrombose bis in die Vena cava
– Lungenembolie.

Ovarialzysten *f pl*: engl. *ovarian cysts*. Im Ovar* lokalisierte funktionelle bzw. Retentionszysten* unterschiedlicher Ursache, insbesondere Follikelzyste*, Corpus*-luteum-Zyste, Luteinzyste* und Schokoladenzyste*. Abzugrenzen sind trotz ähnlicher klinischer Symptomatik zystische Ovarialtumoren*, bei denen es sich um echte Neoplasien handelt.

ovarielles Hyperstimulationssyndrom → Überstimulationssyndrom

Ovarien, polyzystische *n pl*: engl. *polycystic ovaries*; syn. kleinzystische Degeneration der Ovarien. Ältere Bezeichnung für das polyzystische Ovarialsyndrom*, Näheres siehe dort.

Ovariolyse *f*: engl. *ovariolysis*. Adhäsiolyse* bindegewebiger Verwachsungen am Ovar*. Die

Ovariolyse wird durchgeführt im Rahmen der operativen Therapie tubarer Sterilität* (Tubenchirurgie*) oder zur Reduktion chronischer Unterleibsschmerzen bei ausgeprägten Verwachsungen, z. B. nach Infektion im kleinen Becken.

Ovarium → Ovar

Overgeneral Autobiographic Memory: syn. Overgeneral Memory. Gedächtnisauffälligkeit, bei der die Erinnerungen sehr global sind und sich nicht auf bestimmte, in Ort und Zeit festgelegte Situationen beziehen, vorkommend bei Depression*.

Overhead Extension: Verfahren zur Dehnung der Muskulatur zur geschlossenen Reposition einer angeborenen Hüftgelenkluxation bis maximal zum 9. Lebensmonat. Bei zunächst 90° Beugung im Hüftgelenk und schwebendem Becken wird eine senkrecht nach oben gerichtete Extension, später zur Reposition des frühkindlichen Hüftgelenkes eine zunehmende Abduktion durchgeführt.

Overholt-Lagerung f: engl. *Overholt's positioning*. In der Thoraxchirurgie verwendete präoperative Lagerung des Patienten in Bauchlage, mit Neigung des Brustkorbs zur OP-Seite und leichter Kopftieflage bei Anhebung des Beckens, um intraoperativ einen unerwünschten Sekretabfluss in die gesunde Lunge zu verhindern.

Overwhelming Postsplenectomy Infection Syndrome: syn. OPSI-Syndrom; Abk. OPSI. Lebensbedrohliches septisches Krankheitsbild durch Fehlen des Immunorgans Milz (angeborene oder erworbene Asplenie*), vor allem durch Infektion mit bekapselten Erregern wie Pneumokokken oder Meningokokken. Die Letalität des OPSI liegt bei bis zu 69 %. Als Prävention vor und nach Splenektomie dienen strikte Impfprophylaxe und Stand-by-Antibiose.

Ursache: Die Asplenie kann angeboren (selten) oder durch Splenektomie* bedingt sein (häufig; z. B. nach Milzruptur* oder Tumorbefall). Aufgrund der fehlenden Phagozytose- und Opsonierungskapazität der nicht mehr vorhandenen Milzmakrophagen kommt es zu einer erhöhten Infektionsanfälligkeit, v. a. für bekapselte Erreger wie Streptokokkus pneumoniae (Pneumokokken), Neisseria meningitidis (Meningokokken) und Hämophilus* influenzae. Ein hohes Risiko für die Entwicklung eines OPSI-Syndroms besteht v. a. für Kleinkinder vor dem 5. Lebensjahr und bis zu 3 Jahre nach einer Splenektomie, weshalb man in diesem Fall auch synonym von einer Postsplenektomiesepsis spricht. Aufgrund der heute hohen Durchimpfungsrate gegen Meningokokken und Pneumokokken treten beim OPSI inzwischen häufiger Enterobakterien als Erreger in Erscheinung.

Klinik:
– hohe Infektanfälligkeit bei 20–40 % der splenektomierten Patienten
– Fieber*
– bakterielle Sepsis*.

Prävention:
– Impfprophylaxe: Pneumokokken, Haemophilus Influenzae Typ B, Meningokokken, jährliche Grippeschutzimpfung
– frühzeitige Antibiotikatherapie besonders bei Atemwegsinfektionen und anderen fieberhaften Infektionen
– Notfallausweis
– bei geplanter Splenektomie empfiehlt sich die Pneumokokkenimpfung ca. 3 Wochen präoperativ.

ovo-lakto-vegetarisch → Vegetarismus

Ovotestis m: engl. *ovariotestis*; syn. Testovar. Intraabdominal auf der Bahn des Hodendeszensus (unter Umständen nur einseitig) lokalisierte Gonadenanlage mit unreifen weiblichen und männlichen Keimzellen bei ovotestikulärer Störung der Geschlechtsentwicklung (siehe sexuelle Differenzierungsstörung*).

ovo-vegetarisch → Vegetarismus

Ovozyte → Eizelle

Ovula Nabothi n pl: engl. *Naboth's follicles*. Schleimhaltige, gelb-weißliche Retentionszysten* an der Portiooberfläche infolge Überwachsen von Drüsenausführungsgängen ektropionierter Zervixschleimhaut mit Plattenepithel.

Ovulation f: syn. Eisprung. Ausstoßung einer reifen Eizelle* aus dem Graaf-Follikel des Ovariums nach Follikelsprung. Dies wird bei der geschlechtsreifen Frau mit 28-tägigem Menstruationszyklus* normalerweise etwa am 12.–13. Tag nach Einsetzen der Menstruation durch FSH und LH ausgelöst.

Ovulationsblutung f: engl. *midcycle bleeding*; syn. Mittelblutung. Sonderform der zyklischen Zwischenblutung* mit geringer Blutung aus dem Endometrium zum Zeitpunkt der Ovulation*, häufig in Verbindung mit einem Mittelschmerz* als Folge eines relativen Östrogenmangels. Abzugrenzen ist die verstärkte Blutung aus einem rupturierten Follikel.

Ovulations-Hemmer → Kontrazeption, hormonale

Ovulations-Hemmer m pl: Peroral angewendete Arzneimittel mit kontrazeptiver Wirkung.

Ovulationsinduktion f: engl. *ovulation induction*. Verfahren zur pharmakologisch-hormonalen Auslösung einer Ovulation*. Angewendet wird es v. a. bei Sterilität* der Frau infolge Anovulation, unter Umständen auch im Rahmen einer In*-vitro-Fertilisation.

Prinzip:
– hCG-Applikation nach vorheriger Substitution mit FSH oder HMG
– pulsatile GnRH-Applikation, Gabe von Antiöstrogenen (z. B. Clomifen*) oder Eingriff in den Neurotransmitterstoffwechsel durch Gabe von Dopamin-Antagonisten.

Ovulationsmethode → Billings-Ovulationsmethode

Ovulationstest m: engl. *ovulation test*. Verfahren zum Nachweis einer Ovulation*. Dies geschieht entweder anhand der Klinik (lediglich orientierend), z. B. durch Beobachtung von Basaltemperatur*, Zervixschleim* (Cervix*-Score), Muttermundweite und Hormonbestimmungen (LH), oder indirekt mit Ultraschalldiagnostik* oder durch direkte laparoskopische Beobachtung der Ovulation.

Ultraschall: Siehe Abb.

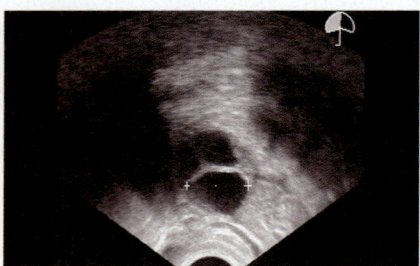

Ovulationstest: Darstellung des rechten Ovars: späte Follikelphase, dominanter präovulatorischer Follikel mit ⌀ 21 mm, daneben 2 kleinere Follikel; Vaginalsonografie. [97]

Ovulum n f: engl. *ovule*. Kleines Ei; z. B. Ovula* Nabothi.

Ovum → Eizelle

Oxacillin-resistenter Staphylococcus aureus → Methicillin-resistenter Staphylococcus aureus

Oxacillin-sensibler Staphylococcus aureus → Methicillin-sensibler Staphylococcus aureus

Oxaliplatin n: Platin*-haltiges Zytostatikum zur intravenösen Behandlung des kolorektalen Karzinoms* in Kombination mit 5-Fluoruracil und Folinsäure nach dem FOLFOX-Schema. Oxaliplatin wirkt ähnlich wie Cisplatin* und Carboplatin*, bewirkt aber eine stärkere Hemmung der DNA*-Synthese. Häufigste Nebenwirkungen sind Magen-Darm-Störungen, Mukositis*, Neutropenie*, Thrombozytopenie* sowie neurologische Störungen, insbesondere peripher-sensorische Neuropathie*.

Indikationen:
– zur adjuvanten* Behandlung eines kolorektalen Karzinoms des Stadiums III (Dukes C) nach vollständiger Entfernung des Primärtumors*
– zur Behandlung des metastasierenden kolorektalen Karzinoms.

Oxalurie f: engl. *oxaluria*; syn. Hyperoxalurie. Ausscheidung von Oxalsäure mit dem Harn, v. a. als Calciumoxalat. Physiologisch ist eine Oxalsäuremenge bis 45 mg/d (0,5 mmol/d). Eine

Hyperoxalurie besteht ab 150–300 mg/d und kann zur Entstehung von Calciumoxalatsteinen führen.

Oxapenam → Clavulansäure

Oxazepam *n*: Beruhigungsmittel aus der Gruppe der Benzodiazepine* mit einer Halbwertzeit von 1–3 h, das als Sedativum und Schlafmittel eingesetzt wird. Es hat eine angstlösende Wirkung und kann bei Kindern angewendet werden. Oxazepam unterliegt dem Betäubungsmittelgesetz, da es zur Abhängigkeit kommen kann. Kontraindikation ist eine Abhängigkeitsanamnese.

Oxazolidinone *n pl*: engl. *oxazolidones*. Gruppe bakteriostatischer Antibiotika* mit Wirksamkeit v. a. gegen aerobe grampositive Bakterien wie Enterokokken*, Staphylokokken (einschließlich MRSA) und die meisten Streptokokken. Oxazolidinone binden an bakterielle Ribosomen*, hemmen die Bildung eines funktionellen 70S-Initiationskomplexes und verhindern somit die Translation*. Wirkstoffbeispiele sind Tedizolid und Linezolid*.

Oxford-non-Kinking-Tubus → Endotrachealtubus

Oxidasen *f pl*: engl. *oxidases*. Enzyme, die zu der EC-Klasse 1 (Oxidoreduktasen) gehören und als Elektronenakzeptoren molekularen Sauerstoff nutzen. Beispiele sind Glukoseoxidase oder Xanthinoxidase, die dabei Hypoxanthin bis zu Harnsäure hydroxylieren kann.

Oxidationsmittel *n*: Stoffe, die zur Verbrennung bzw. Oxidation anderer Stoffe beitragen und bei dieser Reaktion selbst reduziert werden, d. h. Elektronen aufnehmen.

Oxidationswasser *n*: engl. *water of oxidation*. Bei der inneren Atmung* entstehendes Wasser (z. B. 0,6 g bei Oxidation von 1 g Glukose). Die täglich produzierte Menge an Oxidationswasser beträgt ca. 300 ml (Erwachsener). Das Oxidationswasser wird bei Bilanzierung* im Sinne einer Wasserzufuhr berücksichtigt.

Oxycodon *n*: Starkes Analgetikum aus der Gruppe der reinen Opioid*-Agonisten zur parenteralen und oralen Therapie starker bis sehr starker chronischer und akuter Schmerzen. Oxycodon hat die doppelte analgetische Potenz von Morphin*. Häufige Nebenwirkungen sind Obstipation* und Miktionsstörungen.

Oxygenasen *f pl*: engl. *oxygenases*. Enzyme (EC 1., Oxidoreduktasen), die aus Sauerstoffmolekülen ein (Monooxygenase) oder beide (Dioxygenasen) Sauerstoffatome auf ein Substrat übertragen.

Oxygenator *m*: engl. *artificial lung*. Gerät für künstlichen bzw. apparativen Gasaustausch mit Oxygenierung* und Decarboxylierung venösen Bluts, z. B. bei Herz*-Lungen-Maschine und ECMO-Maschine.

Formen:
- (meist) Membranoxygenator: künstlicher Gasaustausch über Kunststoffmembran; aufgrund fehlenden direkten Kontakts zwischen Gas und Blut geringere Traumatisierung der Blutzellen
- (sehr selten) Bubble-Oxygenator: Durchperlen von Blut mit Sauerstoff.

Oxygenierung *f*: engl. *oxygenation*. Anreicherung von chemischen Verbindungen mit atomarem oder molekularem Sauerstoff. In der Medizin ist die Sauerstoffanreicherung des Hämoglobins bei Arterialisation* gemeint. Siehe Sauerstoff*-Dissoziationskurve, Abb. dort.

Oxygenierungsindex *m*: engl. *oxygenation index*. Index zur Beurteilung der pulmonalen Oxygenierung* (in der Regel Horowitz-Index: Quotient aus arteriellem Sauerstoffpartialdruck* und inspiratorischer Sauerstofffraktion: paO_2/FiO_2-Verhältnis; Referenzbereich: 500 mmHg). Bei pulmonaler Schädigung mit konsekutiver O_2-Diffusionsstörung (z. B. acute* respiratory distress syndrome, acute* lung injury, Lungenödem*, interstitielle Lungenerkrankungen, Pneumonie*) ist der Oxygenierungsindex erniedrigt.

Oxygenium → Sauerstoff

Oxyhämin → Hämatin

Oxyhämoglobin *n*: syn. HbO_2. Hämoglobin mit Anlagerung von je einem Molekül O_2 an das Eisenatom des Häms (Oxygenierung des Hb).

Oxymetrie *f*: engl. *oxymetry*. Bestimmung der Sauerstoffsättigung* mittels Spektralfotometrie. Oxymetrie geschieht durch Beleuchtung (Reflexionsoxymetrie) oder Durchleuchtung (Transmissionsoxymetrie) einer Blutprobe (in Küvette) oder Körperstelle (kontinuierlich und nichtinvasiv; vgl. Pulsoxymetrie*). Als Form der Indikatorverdünnungsmethode* ist hierbei u. a. auch die Berechnung des Herzminutenvolumens (HMV) nach der Fick*-Formel möglich.

oxyphil → azidophil

Oxytocin *n*: engl. *oxytocine*; syn. [3-L-Isoleucin,8-L-Leucin]-vasopressin. Zyklisches Hormon', das im Nucleus supraopticus und Nucleus paraventricularis des Hypothalamus* gebildet und im Hypophysenhinterlappen (HVL) gespeichert wird. Es bewirkt die Kontraktion der glatten Muskulatur von Uterus* und Milchdrüse. Abgebaut wird es durch Oxytocinase. Strukturell ähnelt es ADH.

Physiologie: Wirkung:
- Kontraktion der glatten Muskulatur von Uterus* und Milchdrüse (Milchejektion)
- Stresshormon* mit neurotroper Wirkung (sog. Liebeshormon).

Oxyuriasis → Enterobiasis

Oxyuris vermicularis → Enterobius vermicularis

Ozäna *f*: engl. *ozena*; syn. Rhinitis atrophicans cum foetore. Atrophie der Nasenschleimhaut (Rhinitis* atrophicans) mit Auflagerung übelriechender Borken und starkem Foetor ex nasi. Die Nasenschleimhaut atrophiert und es entwickelt sich eine Anosmie*, sodass der Patient selbst den üblen Geruch nicht wahrnimmt. Behandelt wird mittels Nasenspülungen, Nasentropfen und chirurgisch.

Formen:
- primär: 1. unklare Ätiologie, familiäre Häufung, Vorkommen v. a. bei Frauen 2. Hypoplasie des Mittelgesichts und der Nasenmuscheln 3. die Schleimhautveränderungen können sich bis in den Rachen und Kehlkopf erstrecken
- sekundär: 1. postoperativ oder traumatisch 2. durch erheblichen Verlust von Schleimhaut und Innenstrukturen der Nase.

Therapie:
- Nasenspülungen mit hyperosmotischen Salzlösungen
- ölige, Vitamin A und E enthaltende Nasentropfen
- Entfernen der Borken
- operative Verengung des Nasenlumens durch Implantation von autogenem Knorpel unter die Schleimhaut oder Medianverlagerung der seitlichen Nasenwände (Lautenschläger-Operation).

Ozon *n*: engl. *ozone*; Abk. O_3. Aus 3 Sauerstoffatomen bestehendes Molekül. Bei Normalbedingungen liegt es als blaues Gas von intensivem Geruch vor. Die Geruchsschwelle beträgt 0,02 ppm. Konzentrationen von $\geq 0,2$ mg/m³ Luft können zu Reizwirkung auf Augen und den Atemtrakt führen.

Klinische Bedeutung: Konzentrationen von $\geq 0,2$ mg/m³ Luft können bei besonders empfindlichen Personen zu Reizwirkung auf Augen und Atemtrakt (Konjunktivitis, Tracheitis) sowie Kopfschmerz und bei gefährdeten Personen (Säuglinge, Kleinkinder, Patienten mit Asthma bronchiale, chronischer Bronchitis und Herz-Kreislauf-Erkrankungen) zu Atembeschwerden führen. Nach mehrstündiger körperlicher Aktivität in belasteter Außenluft (> 0,16 mg/m³) kann es auch bei gesunden Personen zu Veränderungen von Lungenfunktionsparametern und entzündlichen Reaktionen des Lungengewebes kommen. Asthmaanfälle nehmen bei Konzentrationen von 0,24 mg/m³ zu.

Richtwerte: Ab einer Konzentration von 0,18 mg/m³ sollen empfindliche und gefährdete Personen (ab 0,36 mg/m³ alle anderen) anstrengende Tätigkeiten im Freien vermeiden. Maximale Immissionskonzentration (MIK): 0,12 mg/m³ (Halbstundenwert).

Anwendung: Ozon dient zur Desinfektion (v. a. Wasserentkeimung, Herstellung von entpyrogenisiertem Wasser) sowie zum Bleichen und Entfärben.

P

p300 → CREB-bindendes Protein
P: Abk. für → Prolin
p [Statistik]: engl. *probability*. Abkürzung für Wahrscheinlichkeit (engl. probability) in der Statistik. Der p-Wert findet z. B. Anwendung als diejenige Wahrscheinlichkeit, bei der die Teststatistik mindestens den berechneten Wert in der Stichprobe annimmt (bei Gültigkeit der Nullhypothese H_0).
PAA-Gel: Abk. für Polyacrylamidgel → Elektrophorese
Paarberatung *f*: engl. *relationship counselling*. Beratung von verheirateten und nicht verheirateten (auch homosexuellen) Paaren bei Beziehungs- und individuellen Problemen (soziale, rechtliche, ökonomische, medizinische), die Einfluss auf die Partnerschaft oder deren Auflösung haben. Meist werden die Beratungen über einen Zeitraum von 5–10 Sitzungen den beteiligten Partnern zugleich angeboten.
Paarpsychotherapie *f*: engl. *partner therapy*; syn. Partnerschaftstherapie. Psychotherapie von verheirateten und nicht verheirateten Paaren, bei der beide Partner gemeinsam die Therapie wahrnehmen. Paarpsychotherapie ist zu unterscheiden von co-therapeutischen Vorgehensweisen, bei denen Partner als Moderatoren zur Umsetzung von Therapieplänen eingesetzt werden (z. B. bei der Behandlung von Abhängigkeit und Depression).
Formen:
- analytische Paarpsychotherapie: Verbalisierung und Förderung des Verstehens somatisierter Affekte und unbewusster Konflikte (siehe Psychoanalyse*)
- systemische Paarpsychotherapie: siehe systemische* Psychotherapie
- psychodramatische Paarpsychotherapie
- verhaltenstherapeutische Paartherapie*: Einüben neuer Verhaltensweisen im Rahmen eines von beiden Partnern vereinbarten Therapievertrags zur Behebung von Beziehungsstörungen; Indikationen: Partnerschaftsprobleme, affektive Störungen, Angststörungen
- emotionsfokussierte Paartherapie: Identifizieren und Erleben negativer Paarinteraktionen und zugrundeliegender, häufig unbewusster oder vorbewusster Emotionen (siehe emotionsfokussierte Therapie*).

Paarsexualtherapie *f*: engl. *partnership sex therapy*. Sexualpsychotherapie für Paare nach dem grundsätzlichen Vorgehen von W. H. Masters und V. Johnson. Die Paarsexualtherapie ist verhaltenstherapeutisch orientiert und hat Übungscharakter.
Paartherapie → Paarpsychotherapie
PAB: Abk. für → p-Aminobenzoesäure
Pacemaker → Herzschrittmacher
Pachydermia laryngis *f*: Verdickung im Bereich des Kehlkopfes infolge chronischer Entzündung oder Präkanzerose*. Die Terminologie wurde durch Rudolf Virchow geprägt und wird im klinischen Sprachgebrauch praktisch nicht mehr verwendet.
Erkrankung: Einteilung:
- Pachydermia laryngis circumscripta bzw. Pachydermia laryngis verrucosa: umschriebene, warzenförmige Epithelwucherung auf den Stimmlippen
- Pachydermia laryngis diffusa: ausgebreitete Verdickung des Epithels und des Bindegewebes des Larynx.

Therapie:
- regelmäßige lupenlaryngoskopische Befundkontrolle
- bei suspektem Befund (z. B. einseitig verdickte Stimmlippen, Leukoplakie) Mikrolaryngoskopie mit Biopsie zum Ausschluss einer malignen Erkrankung.

Pachymeningitis *f*: Entzündung der Dura* mater (Pachymeninx).
Pachymeninx → Dura mater
Pachyonychie *f*: engl. *pachyonychia*. Angeborene oder erworbene Verdickung des Nagels. Ursache ist ein verstärktes und gestörtes Nagelwachstum, in ausgeprägten Fällen droht die Deformierung des Nagels bis zur Onychogrypose. Verdickte Nägel können abgeschliffen werden, in seltenen Fällen ist eine Nagelextraktion nötig.
Ursachen:
- angeboren als Pachyonychia congenita. Neben den verdickten Finger- und Fußnägeln finden sich weitere Beschwerden wie Keratosen* an Hand- und Fußflächen, Sebostase*, Hornhauttrübung, Katarakt, Leukoplakien im Mund und multiple Zysten
- erworben durch Druckbelastung, Verletzungen, Durchblutungsstörungen oder Infektionen (Onychomykose*, Syphilis*).

Pachyostose *f*: engl. *pachyostosis*. Sklerosierende Hyperostose* eines Röhrenknochens mit kolbiger Auftreibung der Diaphyse.
Pachytän *n*: engl. *pachytene*. Stadium der 1. meiotischen Teilung, in dem das Crossing*-over stattfindet.
Pacini-Körperchen → Vater-Pacini-Lamellenkörperchen
Packungsjahr *n*: engl. *pack year* (Abk. py). Maß für die Menge der insgesamt von einem Raucher konsumierten Zigaretten. Die durchschnittlich pro Tag gerauchten Zigarettenpackungen à etwa 20 Stück werden mit den Raucherjahren multipliziert. Die Anzahl der Packungsjahre ist entscheidend für die Wahrscheinlichkeit, eine chronisch-obstruktive Lungenerkrankung (COPD) oder ein Lungenkarzinom* zu entwickeln.
Paclitaxel *n*: Zytostatikum (Taxan*), das wie Docetaxel* als Mitosehemmstoff (Spindelgift*) wirkt. Paclitaxel verhindert die mikrotubuläre Depolymerisation und somit die Zellteilung. Anwendungsgebiet ist die Therapie maligner Tumoren wie Eierstockkarzinome, Mammakarzinome oder Lungenkarzinome. Häufige Nebenwirkungen sind Knochenmarksdepression

und gastrointestinale Beschwerden. Herzfunktionsstörungen und z. T. schwere Überempfindlichkeitsstörungen können auftreten.

PACS: Abk. für engl. picture archiving and communication system → Digitale Radiografie

PACS: Abk. für engl. picture archiving and communication system → Krankenhausinformationssystem

PACT: Abk. für → Psychosocial Assessment of Candidates for Transplantation

PACU: Abk. für engl. post-anaesthesia care unit → Aufwachraum

PAD: Abk. für engl. public access defibrillation → Defibrillation

PADAM: Abk. für engl. partial androgen deficiency in the aging male → Altershypogonadismus

Pädaudiologie *f*: engl. *pediatric audiology*. HNO-Teilgebiet, das sich mit Diagnostik und Therapie angeborener und erworbener Hörstörungen im Säuglings- und Kleinkindalter unter Anwendung besonderer diagnostischer Methoden beschäftigt.

Verfahren:
- Reflexaudiometrie: Schreckreaktion, Lidschlag oder Kopfwendung zur Schallquelle bei lautem Geräusch; bis zum 2. Lj.
- Spielaudiometrie: beim Wahrnehmen eines Prüftons soll das Kind eine Spielhandlung ausführen; ab 3. Lj.
- Impedanzaudiometrie*
- Ableitung akustisch evozierter Potenziale
- Ableitung otoakustischer Emissionen*.

Verfahren der konventionellen Audiometrie* sind erst ab dem 4.–6. Lebensjahr anwendbar. Vgl. Schwerhörigkeit*.

Pädophilie *f*: engl. *pedophilia*; syn. Pädosexualität. Paraphilie* mit sexuell dranghaften Bedürfnissen, Fantasien oder Verhaltensweisen, die primär auf präpubertäre Kinder gerichtet sind und als sexueller Kindesmissbrauch nach § 176 StGB strafbar sind. Eine Behandlung erfolgt bei subjektivem Leidensdruck oder Gefährdung anderer. Behandelt wird psychotherapeutisch oder medikamentös mit Libido-hemmenden Wirkstoffen.

Vorkommen: Die geschätzte Häufigkeit liegt bei 0,2 bis über 1 % der Gesamtbevölkerung. Es sind fast ausschließlich Männer betroffen.

Formen: Je nachdem, ob sich das Interesse auf Kinder des eigenen oder des anderen Geschlechts bezieht, unterscheidet man zwischen homosexueller, heterosexueller und gemischtorientierter Pädophilie.

Diagnostik: Folgende Kriterien sind Voraussetzung für eine Diagnose:
- Der Betroffene ist selbst mindestens 16 Jahre alt und mindestens 5 Jahre älter als das betroffene Kind. Die Bedürfnisse, Fantasien oder sexuellen Verhaltensweisen müssen vorwiegend oder ausschließlich Inhalt sexuellen Interesses sein und seit mindestens 6 Monaten vorhanden sein.
- Es besteht ein Leidensdruck bei den Betroffenen, die den Drang als schwer kontrollierbar und unter Umständen persönlichkeitsfremd erleben.
- Das Verhalten führt zu Beeinträchtigungen im sozialen Umfeld mit Einschränkungen im Arbeits- und Lebensalltag.

Therapie: Bei subjektivem Leidensdruck oder Gefährdung bzw. Belästigung anderer Personen:
- Verhaltenstherapie* zur Erlangung ausreichender Selbstkontrolle
- unter Umständen Versuch mit Antidepressiva* zur Libidoreduktion, vor allem mit SSRI
- in besonders schweren Fällen Verordnung von Cyproteron oder Leuprorelin, die den Testosteronspiegel senken.

Prognose: Die Rückfallquote liegt zwischen 25 und 50 %. Dennoch gibt es erste Studien, die belegen, dass eine Kombinationsbehandlung aus Psychotherapie und Medikamenten die Rückfallwahrscheinlichkeit reduziert. Deutlich schlechter ist die Prognose bei Betroffenen mit dissozialer Persönlichkeitsstörung*, Psychopathie* oder Suchterkrankungen. Komorbid können unter der Pädophilie Substanzmissbrauch* oder Depression* auftreten.

Prävention: Das Projekt „Kein Täter werden" wurde von der Berliner Charité ins Leben gerufen und bietet mittlerweile an verschiedenen Standorten in Deutschland Therapie für Betroffene mit pädophiler Neigung zur Prävention von sexuellem Kindesmissbrauch.

Recht: Gemäß §§ 174 und 176 StGB ist sexueller Missbrauch von Schutzbefohlenen und Kindern strafbar und wird mit Haftstrafen bis maximal 5 bzw. 10 Jahren geahndet. In besonders schweren Fällen kann nach der Haft eine Sicherungsverwahrung erfolgen. Dazu ist ein Gutachten mit entsprechender Gefährlichkeitsprognose erforderlich.

Pärchenegel → Schistosoma

Pätau-Syndrom → Trisomie 13

PAG: Abk. für engl. pregnancy associated glycoprotein → Schwangerschaftsprotein 3

Paget-Karzinom: syn. Morbus Paget. Sehr seltene, meist einseitige, langsam progrediente, ekzemähnliche Veränderung von Mamille und Areola mammae. Die Paget-Krankheit ist Folge der intraepidermalen Ausbreitung von Zellen eines intraduktalen Adenokarzinoms* der Milchdrüsenausführungsgänge. Die Veränderung wird chirurgisch über den Ekzemrand hinaus exzidiert (mit Schnittrandkontrolle). Ggf. wird zusätzlich chemotherapiert oder bestrahlt.

Paget-Krankheit → Osteodystrophia deformans

Paget-von-Schroetter-Syndrom *n*: engl. *Paget-von Schroetter syndrome*; syn. Achselvenenthrombose. Spontane Thrombose* der V. subclavia oder V. axillaris mit Prädilektionsstelle im Bereich der Enge zwischen Schlüsselbein und 1. Rippe. Klinisch imponieren ein geschwollener, schmerzender und oft livide* verfärbter Arm, gefüllte oberflächliche Oberarmvenen sowie ein Druckgefühl in der Achsel. Therapiert wird mit Antikoagulation und/oder Thrombektomie*.

Paget-Zellen *f pl*: engl. *Paget cells*. Intraepithelial sich ausbreitende neoplastische Zellen mit drüsiger Differenzierung und unklarer Histogenese. Charakteristisch sind ein breites, schwach eosinophiles Zytoplasma und ein großer, ovaler und hyperchromatischer Zellkern.

Vorkommen: Paget-Zellen kommen beim Paget*-Karzinom von Mamille und Areola* mammae (Morbus Paget der Mamma) sowie beim extramammären Morbus Paget z. B. in der Anogenital- oder Axillärregion vor.

PAGGS-M-Additivlösung *f*: syn. saure **P**hosphate, **A**denin, **G**uanin, **G**lukose, **S**orbit-**M**annitol-Additivlösung. Stabilisator für Blutkonserven, der eine 42- bis 49-tägige Lagerung von Erythrozytenkonzentraten* ermöglicht.

PAH: Abk. für polycyclic aromatic hydrocarbons → Kohlenwasserstoffe, polyzyklische aromatische

PAH-Clearance: Abk. für p-Aminohippursäure-Clearance → Clearance

PAI: Abk. für percutaneous acetic acid injection → Leberzellkarzinom, primäres

PAI: Abk. für → Plasminogenaktivator-Inhibitoren

Painful Arc: Schmerzen in der Schulter bei aktiver Armabduktion insbesondere gegen Widerstand innerhalb ca. 60–120° bei Impingement*-Syndrom. Ursächlich ist eine Irritation der Supraspinatussehne und Bursa subacromialis.

PA-Intervall → EKG, intrakardiales

PAIS: Abk. für partial androgen insensitivity syndrome → Androgenresistenz

PAK: Abk. für polyzyklische aromatische Kohlenwasserstoffe → Kohlenwasserstoffe, polyzyklische aromatische

PAK: Abk. für Pulmonalarterienkatheter → Pulmonaliskatheter

Palade-Granula → Ribosomen

Palaeostriatum → Globus pallidus

palatinal: engl. *palatal*. Gaumenwärts gelegen, zum Gaumen hin, den Gaumen betreffend; z. B. die zum Gaumen hinzeigenden Zahnflächen der Zähne des Oberkiefers (Palatinalflächen).

Palatoplastik *f*: engl. *palatoplasty*. Operativer Verschluss einer Gaumenspalte.

Palatoschisis → Gaumenspalte

Palatum → Gaumen

Palifermin n: Rekombinanter humaner KGF (Keratinocyte Growth Factor) zur Behandlung einer oralen Mukositis* bei Patienten mit malignen hämatologischen Erkrankungen, die eine autologe Stammzelltransplantation benötigen und eine myeloablative Therapie erhalten haben. Palifermin wird auch in der Wundheilung* eingesetzt.

Palinopsie f: engl. palinopsia; syn. visuelle Perseveration. Form der visuellen Illusion* mit Bestehenbleiben oder wiederholtem Auftreten der Wahrnehmung eines visuellen Reizes nach dessen Entfernung, auftretend in amblyopen oder ausgefallenen Gesichtsfeldbereichen nach Okzipitalhirnschädigung (siehe Okzipitallappensyndrom*).

Pallästhesie → Vibrationsempfindung

Pallanästhesie f: engl. pallanesthesia. Fehlen der Vibrationsempfindung* als Form der Sensibilitätsstörungen*.

Pallhypästhesie f: engl. pallhypesthesia. Herabgesetzte Vibrationsempfindung* als Form der Sensibilitätsstörungen*.

palliativ: engl. palliative. Beschwerden einer Krankheit (z. B. Schmerzen) lindernd, Geborgenheit und Wärme vermittelnd.

Palliative Care: Sammelbezeichnung nach WHO (2002) für alle Bereiche der Palliativversorgung* mit dem Ansatz zur Verbesserung der Lebensqualität von Patienten und ihren Angehörigen, die mit Problemen konfrontiert sind, welche mit einer lebensbedrohlichen Krankheit einhergehen. Ziel ist die bestmögliche Lebensqualität für Patienten und Angehörige.

Palliative Care Team → Palliativversorgung, spezialisierte ambulante

Palliativmedizin f: engl. palliative medicine. Teilgebiet der Medizin mit umfassendem Konzept zur multiprofessionellen aktiven, ganzheitlichen Behandlung (Palliative Behandlung*) und Begleitung von Patienten bei inkurabler, weit fortgeschrittener und progredienter schwerer Erkrankung (mit eingeschränkter Lebenserwartung). Oberste Priorität ist, unter Einbeziehung des psychosozialen Umfelds die bestmögliche Lebensqualität zu erreichen und sicherzustellen.

Palliativoperation f: engl. palliative surgery. Operation* zur Erhaltung vitaler Funktionen und zur Beseitigung bestimmter Symptome, ohne die zugrunde liegende Erkrankung beseitigen zu können, z. B. Anlegen eines Enterostomas bei inoperablem Rektumkarzinom.

Palliativpflege f: engl. palliative care. Nach WHO die aktive umfassende Pflege von Patienten, die an einer nicht heilbaren, fortschreitenden und so weit fortgeschrittenen Erkrankung leiden, dass dadurch ihre Lebenserwartung begrenzt ist. Die Kontrolle des Schmerzes und anderer Symptome sowie die Berücksichtigung psychologischer, sozialer und spiritueller Belange haben hohe Priorität.

Palliativstation f: engl. palliative care unit. Einrichtung an Krankenhäusern zur symptomatischen Behandlung von schwerkranken Menschen mit einer fortgeschrittenen unheilbaren Erkrankung und begrenzter Lebenserwartung durch medizinische, pflegerische und andere Maßnahmen, insbesondere zur Symptomlinderung mit dem Ziel, Lebensqualität zu erhalten.

Palliativversorgung f: engl. palliative care. Versorgung von Patienten mit inkurablen, weit fortgeschrittenen und progredienten Krankheiten mit dem Ziel, Lebensqualität und Selbstbestimmung zu erhalten und ein menschenwürdiges Leben bis zum Tod zu ermöglichen. Dies geschieht durch Leistungserbringer der Primärversorgung als allgemeine (APV) oder durch spezielle Einrichtungen als spezialisierte Palliativversorgung (SPV).

Palliativversorgung, spezialisierte ambulante f: engl. specialised out-patient palliative care; Abk. SAPV. Pflegerische, ärztliche und koordinierende Versorgung, auf die Schwerstkranke und Sterbende unabhängig von ihrem Aufenthaltsort (zu Hause oder in stationären Pflegeeinrichtungen) nach § 37 b SGB V einen Anspruch haben, sofern sich die allgemeine palliativmedizinische Versorgung (siehe Palliativmedizin*) nicht mehr als ausreichend erweist.

Pallidum → Globus pallidus

Pallidumatrophie, progressive f: engl. juvenile paralysis agitans of Hunt; syn. Hunt-Syndrom. Juvenile Form der Paralysis agitans (Parkinson*-Syndrom) infolge sporadisch auftretender oder autosomal-dominant erblicher Degeneration des Globus* pallidus. Sie manifestiert sich meist zwischen dem 5. und 15. Lebensjahr und geht einher mit Chorea* und Dystonie*, später mit Rigor*, Tremor* und Bradykinese*.

Formen:
- Die reine progressive Pallidumatrophie bleibt auf das Pallidum beschränkt.
- Die Pallidum-Luys-Atrophie greift im Verlauf auf den Nucleus subthalamicus über.
- Die erweiterte progressive Pallidumatrophie greift im Verlauf auf andere Basalganglien* über.

Klinik:
- zu Beginn häufig choreoathetotische und dystone Bewegungsstörungen (oft einseitig)
- nach Jahren auch Rigor, Tremor und Bradykinese.

Pallor m: engl. paleness. Blässe, Bleichheit.

Palma manus f: engl. palm; syn. Palma. Handfläche.

Palma-Operation f: engl. Palma operation; syn. Crossover-Plastik. Venöse Umgehungsplastik bei einseitigem Beckenvenenverschluss, z. B. infolge einer Beckenvenenthrombose*. Siehe Abb.

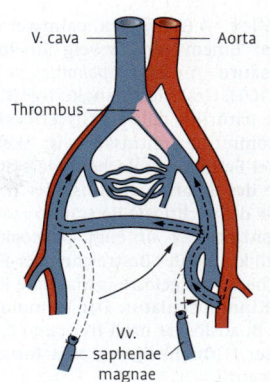

Palma-Operation: Femoro-femoraler In-situ-Venen-Bypass für die Korrektur von Beckenvenenverschlüssen in Kombination mit einer temporären arteriovenösen Fistel (Korbhenkel-Shunt).

Technik:
- Ziehen der V. saphena magna des nicht betroffenen Beins oberhalb der Symphyse durch einen subkutanen Tunnel auf die andere Seite und Implantation in die V. femoralis communis (venöse Drainage der gestauten Extremität zur gesunden Seite)
- zum Offenhalten des Venentransplantats Anlage einer arteriovenösen Fistel (sog. Korbhenkel-Shunt) peripher der Anastomosierung mit der V. femoralis für etwa 3–6 Monate.

Palmaraponeurose f: engl. palmar aponeurosis; syn. Aponeurosis palmaris. Fächerförmige Sehnenplatte unter der Haut der Hohlhand (Palma manus). Die Palmaraponeurose ist die Fortsetzung der Sehne des M. palmaris longus und bedeckt die kurzen Hohlhandmuskeln. Sie spannt die Haut und bietet Schutz für tiefer liegende Blutgefäße und Nerven. Bei Fibromatose der Palmaraponeurose droht die Dupuytren*-Kontraktur.

Palmarerythem n: engl. palmar erythema. Rötung der Handinnenfläche (besonders am Kleinfingerballen), u. a. bei Kollagenosen*, rheumatoider Arthritis*, erhöhtem Stoffwechsel (Sepsis*, Hyperthyreose*, Schwangerschaft*), Nikotinkonsum, Glukokortikoid*-Langzeittherapie sowie als sog. Leberhautzeichen* bei chronischer Hepatitis* und Leberzirrhose*.

Palmarflexion: engl. volar flexion; syn. Volarflexion. Bezeichnung für die Beugung der Hand in Richtung der Handinnenfläche (Palma manus).

Palmarkontraktur f: engl. palmar contracture. Kontraktur im Bereich der Hohlhand mit Extensionsdefizit, v. a. bei Dupuytren*-Krankheit oder durch Narbenbildung nach Verbrennung oder Trauma.

Palmarreflex → Greifreflex, palmarer

palmatus: Einem Palmenzweig ähnlich.

Palmitinsäure *f*: engl. *palmitic acid*; syn. $C_{15}H_{31}COOH$. Gesättigte, langkettige (C_{16}) Fettsäure, die natürlich teils als Glycerinester, teils frei vorkommt. Palmitinsäure ist Bestandteil natürlicher Fette* und Öle, besonders des Palmöls sowie der Stearinpalmitinsäure. Im Surfacant ist sie die wichtigste Fettsäure.

Palmomentalreflex *m*: engl. *palmomental reflex*. Durch kraftvolles Bestreichen der Handfläche am Thenar ausgelöste ipsilaterale Kontraktion der Kinnmuskulatur. Der Palmomentalreflex ist z. B. auslösbar nach frontalen Läsionen, bei diffuser Hirnschädigung oder fortgeschrittener Demenz.

Palmoplantarkeratosen, hereditäre *f pl*: engl. *hereditary palmoplantar keratoses*; syn. Keratoma palmare et plantare hereditarium. Angeborene Verhornungsstörungen (Hyperkeratosen*) an Handflächen und Fußsohlen, die meist im Kindesalter symptomatisch werden. Die hereditären Palmoplantarkeratosen werden unterteilt in diffuse und umschriebene sowie transgrediente und nichttransgrediente Formen, mit oder ohne assoziierte Symptome. Da keine kausale Therapie existiert, wird symptomatisch behandelt, beispielsweise mit Keratolytika*.

Komplikation: Bakterielle und mykotische Infektionen, prädisponiert durch die gestörte Hautbarriere.

Therapie: Keine kausale Therapie, deshalb symptomatische Behandlung:
- topische Anwendung: 1. Keratolytika*: Salicylsäure*, Harnstoff* 2. Milchsäure 3. Polyethylenglykol im Okklusivverband*
- systemische Anwendung: Retinoide* (Ausnahme: keratolytische Formen wie Typ Vörner).

Palm Print Test → Cheiroarthropathie

Palmure *f*: engl. *penis palamatus*. Angeborene Anomalie der Skrotalhaut mit Ansatz an den ventralen Abschnitten des Penisschaftes und nicht an der Peniswurzel. Durch die aufgespannte „Schwimmhaut" (frz.: la palmure) zwischen Hodensack und Penis kommt es je nach Ansatz zu Behinderung der Erektion. Dann wird die Palmure operativ korrigiert.

Palpation *f*: Untersuchung durch Betasten, z. B. Palpation des Abdomens. Die Palpation gehört neben der Inspektion*, Perkussion* und Auskultation* zu den diagnostischen Basismethoden der körperlichen Untersuchung*.

Palpebrae *f pl*: engl. *eyelids*; syn. Augenlider. Die Lidspalte begrenzende, weitgehend lichtundurchlässige Hautfalten, die die empfindliche Hornhaut des Auges vor Umwelteinflüssen schützen. Oberlid und Unterlid werden durch den Tarsus* palpebrae als Stützplatte stabilisiert und verfügen über Drüsen* und Muskeln. An der Lidkante befinden sich die Wimpern.

Palpitation *f*: engl. *(heart) palpitation*; syn. Palpitatio cordis. Empfindung verstärkter, meist beschleunigter und unregelmäßiger Herzaktionen mit meist selbstlimitierendem Verlauf. Dabei wird die Symptomatik als unangenehm, häufig sogar als bedrohlich erlebt. Palpitationen kommen vor bei vegetativen Beschwerden, funktionellen Störungen, Herzrhythmusstörungen* (HRST) oder als unerwünschte Arzneimittelwirkung* (UAW).

Vorkommen:
- bei funktionellen und vegetativen Störungen, z. B. bei hyperkinetischem Herzsyndrom*, als Bestandteil der vegetativen Komponente von Angstreaktionen bei Angststörungen* (meist Panikstörung* oder Phobie*), seltener bei Depressionen* oder akuten Belastungen
- bei Herzrhythmusstörungen und Erkrankungen mit erhöhtem Herzminutenvolumen* (z. B. Aortenklappeninsuffizienz*, Hyperthyreose*, Fieber*)
- pharmakologisch induziert (z. B. Koffein, Xylometazolin*).

p-Aminobenzoesäure *f*: engl. *p-aminobenzoic acid*; syn. 4-Aminobenzoesäure. Organische Säure und einer der wichtigsten Bestandteile der Folsäure*.

PAN: Abk. für → Polyarteriitis nodosa

Panangiitis *f*: engl. *panangitis*. Gefäßentzündung, die sämtliche Wandschichten erfasst (Panarteriitis* oder Panphlebitis*).

Panaritium *n*: engl. *panaris*. Eitrige Entzündung der Finger (selten Zehen) mit Gewebeeinschmelzung infolge infizierter Bagatellverletzung.

Formen:
- Panaritium cutaneum: 1. blasenförmige Abhebung der Epidermis 2. Therapie: Abtragung und genaue Inspektion auf mögliche Fistelgänge
- Panaritium subunguale bzw. Panaritium periunguale: Panaritium des Nagelbetts bzw. des gesamten Nagelwalls bei Fortschreiten einer Paronychie*
- Panaritium subcutaneum: 1. Panaritium des Unterhautgewebes 2. als sog. Kragenknopfpanaritium evtl. mit der Kutis in Verbindung 3. Therapie: seitliche Inzision unter Schonung des Gefäßnervenbündels und der Fingerbeere, unter Umständen Gegeninzision mit Drainage, Ruhigstellung
- Panaritium ossale bzw. Panaritium articulare: 1. Knochen- bzw. Gelenkbeteiligung als Folge eines Panaritium subcutaneum 2. Therapie: infiziertes Knochen- und Weichteilgewebe ausräumen, Drainage, Ruhigstellung
- Panaritium tendinosum: 1. als Komplikation eines Panaritium subcutaneum oder nach sekundär infizierter Verletzung 2. Klinik:

  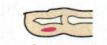
P. cutaneum P. subunguale P. subcutaneum Kragenknopfpanaritium
 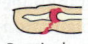 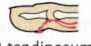
P. ossale P. articulare P. tendinosum

Panaritium: Formen.

Druck- und passiver Bewegungsschmerz durch Drosselung der Beugesehnendurchblutung und daraus folgender ischämischer Nekrose 3. Komplikation: Entwicklung von Hohlhandphlegmone* und V-Phlegmone 4. Therapie: sofortige großzügige operative Eröffnung der Sehnenscheide, ggf. bis zum Handgelenk, Spüldrainage, unter Umständen Entfernung der Sehne, Ruhigstellung. Siehe Abb.

Panarteriitis *f*: engl. *panarteritis*. Entzündung aller Schichten der arteriellen Gefäßwand.

Panarteriitis nodosa → Polyarteriitis nodosa

Panarteriitis nodosa cutanea benigna *f*: Schubweise verlaufende Sonderform der Polyarteriitis* nodosa. Symptome sind entzündlich gerötete Knoten, Infiltrate oder Ulzerationen besonders an den Beinen, die Druckschmerzen an den Füßen auslösen und die Mobilität einschränken. Behandelt wird mit Glukokortikoiden* und nichtsteroidalen Antirheumatika. Meist kommt es zur vollständigen Heilung, Rezidive sind möglich.

Panarthritis *f*: Entzündung aller Teile eines Gelenks, evtl. mit vollständiger Verödung des ganzen Kapselschlauchs, fibröser und ossaler Ankylose* sowie paraartikulärem Infiltrat.

pANCA: Abk. für engl. *perinuclear antineutrophil cytoplasmic antibodies* → Anti-Neutrophilen-Zytoplasma-Antikörper

Panchondritis → Polychondritis, rezidivierende

Pancoast-Tumor *m*: engl. *Pancoast's tumor*; syn. Sulcus-superior-Tumor. Peripher in der Lungenspitze lokalisiertes, rasch wachsendes Lungenkarzinom* mit schlechter Prognose aufgrund frühzeitiger Infiltration von Umgebungsstrukturen (sog. Ausbrecherkrebs). Erstsymptom sind häufig unstillbare Schmerzen in Schulter und Rücken. Behandelt wird präoperativ mit Radio- und Chemotherapie, anschließend mittels En-bloc-Resektion des befallenen Gewebes und schließlich wird nachbestrahlt.

Diagnostik:
- Röntgen-Thorax-Aufnahme
- CT (siehe Abb.)
- MRT
- Bronchoskopie* oder perkutane Punktion zur Diagnosesicherung und Zelltypisierung.

Pancreas → Pankreas

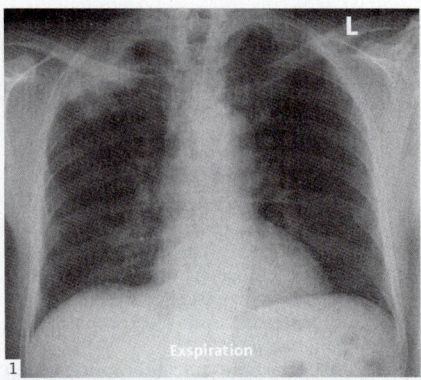
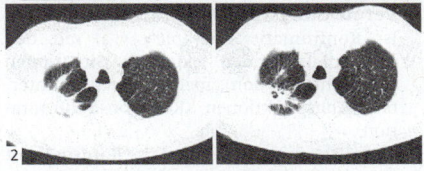

Pancoast-Tumor: Im rechten Lungenoberlappen; 1: Röntgen-Thorax-Aufnahme; 2: thorakale CT: Verdeutlichung der Infiltration der apikalen Thoraxwand. [192]

Pancreas anulare *n*: engl. *annular pancreas*. Angeborene Fehlbildung mit ringförmiger Umfassung des Duodenums durch Pankreasgewebe, gehäuft bei Patienten mit Down*-Syndrom. Sie führt unter Umständen bei Neugeborenen zu einer Duodenalstenose* mit variabler Symptomatik durch Behinderung der Darmpassage bis hin zum Ileus*, jenseits der Neonatalzeit evtl. Pankreatitis*. Die Diagnosestellung erfolgt durch Bildgebung.
Differenzialdiagnosen:
– Duodenalatresie*
– Pylorusstenose*
– Pankreaskarzinom im Bereich des Pankreaskopfs.
Therapie: Operativ, z. B. durch Duodenum-Duodenum-Anastomose oder Duodenojejunostomie (siehe Abb.).

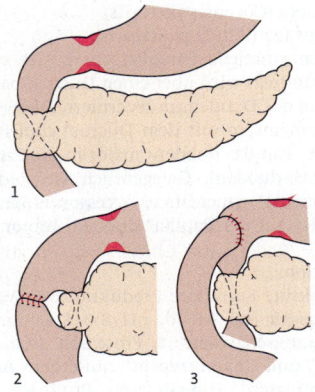

Pancreas anulare: 1: anatomische Verhältnisse; 2 und 3: Operationsverfahren, 2: Duodenum-Duodenum-Anastomose, 3: Duodenojejunostomie.

Pancreas divisum *n*: engl. *Pancreatic divisum*. Angeborene Pankreasanomalie in 2 Formen mit ausgebliebener Fusion des ventralen (Ductus Wirsungianus) und des dorsalen (Ductus Santorini) Pankreasganges, in der Folge getrennte Einmündung des ventralen Anteils in die Papilla major (Vateri) und des Ductus Santorini über die Papilla minor. Symptome treten meist nicht auf.

Pancreozymin → Cholecystokinin

Pancuroniumbromid *m*: Langwirkendes, neuromuskulär blockierendes, nichtdepolarisierendes peripheres Muskelrelaxans. Pancuromiumbromid wird eingesetzt zur Muskelrelaxation* einschließlich Präkurarisierung im Rahmen der Allgemeinanästhesie. Da es zur Lähmung der Atem- und Skelettmuskulatur führt, ohne das Bewusstsein zu beeinträchtigen, darf es erst nach Gabe hypnotisch wirksamer Pharmaka (z. B. Barbiturate*) angewendet werden.

Pandemie *f*: engl. *pandemia*. Epidemie*, die sich über Länder und Kontinente ausbreitet und in der Regel eine große Anzahl von Menschen betrifft, z. B. Influenzapandemie.

Pandysautonomie *f*: engl. *idiopathic panautonomic neuropathy*. Meist akut einsetzende Polyneuritis* mit ausschließlichem oder weitgehendem Befall des autonomen Nervensystems und ungünstiger Prognose. Klinisch zeigen sich u. a. Speichel- und Schweißsekretionsstörung, Lähmung der inneren Augenmuskeln und orthostatische Hypotonie. Die Diagnostik erfolgt anhand albumino-zytologischer Dissoziation*.

Panelstudie → Kohortenstudie

Panendoskopie *f*: engl. *panendoscopy*. Kombinierte Endoskopie* von Pharynx*, Larynx*, Trachea* und Ösophagus* mit starrem oder flexiblem Endoskop unter Intubationsnarkose. Meist wird gleichzeitig eine Biopsie* entnommen. Eine Panendoskopie dient der Tumorsuche bei CUP*-Syndrom oder dem Tumorausschluss sowie der Lokalisierung und Größeneinordnung bei Naso-, Oro-, Hypopharynx- und Larynxkarzinom*.

Panenzephalitis *f*: engl. *panencephalitis*. Subakut verlaufende Enzephalitis* mit Entzündung der grauen und weißen Substanz des Gehirns, z. B. bei epidemischem Fleckfieber*. Es kommt zu einer Schädigung der Endothelzellen der Hirngefäße und evtl. zur Sinusthrombose* und Ausbildung von Gliaknötchen* (v. a. in der Großhirnrinde).

Panenzephalitis, subakute sklerosierende: engl. *subacute sclerosing panencephalitis*; syn. Bogaert-Enzephalitis; Abk. SSPE. Äußerst seltene, chronisch progrediente neurodegenerative Slow-Virus-Infektion des ZNS als Folgeerkrankung wenige Monate bis (durchschnittlich 7) Jahre nach akuter Maserninfektion. Die unheilbare Erkrankung verläuft in Stadien mit zunehmender Einschränkung hirnorganischer Leistungen und motorischer Bewegungsabläufe bis zum Tod nach ca. 1–3 Jahren. Behandelt wird symptomatisch.

Paneth-Körnerzellen *f pl*: engl. *Paneth's cells*. Für die lokale Immunabwehr verantwortliche Drüsenzellen im Epithel der Dünndarmkrypten, im Magen und im Kolon. Sie sezernieren Lysozyme*, Peptidasen, Laktoferrin* und Defensine*. Eine über NOD2-Polymorphismen vermittelte gestörte Produktion der antibakteriell wirksamen Defensine soll ursächlich für Morbus* Crohn sein.

Panhypopituitarismus *m*: engl. *panhypopituitarism*. Mangel oder Ausfall der endokrinen Funktion der Hypophyse*, im engeren Sinn generalisierte Form der Hypophysenvorderlappen-Insuffizienz.

Panikanfall *f*: engl. *panic attack*. Anfallartig auftretender akuter Angstzustand, bei dem die Symptome plötzlich und z. T. unerwartet auftreten, nicht hinreichend durch reale Gefahren erklärt und von den Betroffenen katastrophisierend fehlinterpretiert werden können.

Vorkommen: Kernsymptom bei Panikstörung* und Agoraphobie*, auch bei anderen Angststörungen* und gelegentlichen außerhalb dieser. Zur Abgrenzung ist die zentrale Befürchtung hilfreich:
– bei Panikstörung und Agoraphobie: in der Regel die Furcht vor einer unmittelbar drohenden körperlichen oder geistigen Katastrophe
– bei sozialer Phobie*: Peinlichkeit und Blamage
– bei spezifischer Phobie*: direkt vom phobischen Objekt ausgehende Gefahr
– bei Zwangsstörungen*: v. a. Kontaminationsangst und mangelnde Verantwortlichkeit.

Klinik: Die Betroffenen bringen die einsetzenden Symptome nicht mit externalen Reizen (z. B. Höhe, Kaufhaus) in Verbindung. Die durchschnittliche Dauer beträgt ca. 30 Minuten. Ein Panikanfall kann aber auch erheblich kürzer sein. Die vordergründigen Symptome sind v. a. körperlich, z. B. Palpitationen*, Atemnot, Schwindel*, Benommenheit, Schwitzen*, Brustschmerzen, Druck oder Engegefühl in der Brust. Zusätzlich treten üblicherweise kognitive Symptome auf, welche die mögliche Bedeu-

Panikstörung

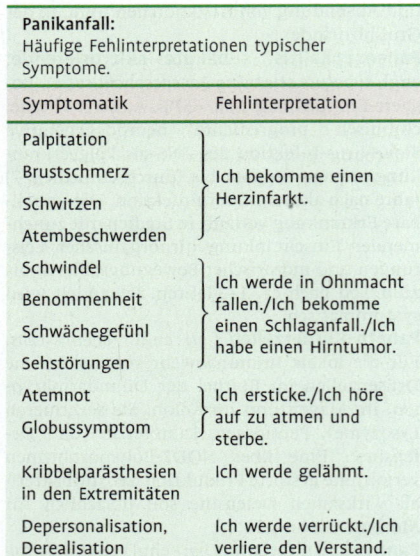

Panikanfall: Häufige Fehlinterpretationen typischer Symptome.

Symptomatik	Fehlinterpretation
Palpitation	Ich bekomme einen Herzinfarkt.
Brustschmerz	
Schwitzen	
Atembeschwerden	
Schwindel	Ich werde in Ohnmacht fallen./Ich bekomme einen Schlaganfall./Ich habe einen Hirntumor.
Benommenheit	
Schwächegefühl	
Sehstörungen	
Atemnot	Ich ersticke./Ich höre auf zu atmen und sterbe.
Globussymptom	
Kribbelparästhesien in den Extremitäten	Ich werde gelähmt.
Depersonalisation, Derealisation	Ich werde verrückt./Ich verliere den Verstand.

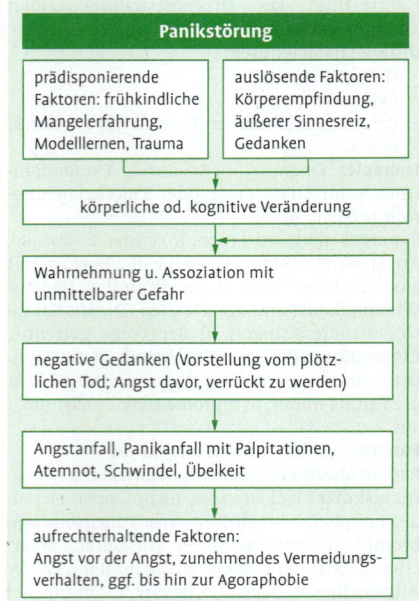

Panikstörung: Störungsmodell.

tung dieser somatischen Empfindungen betreffen (z. B. Angst zu sterben, verrückt zu werden oder die Kontrolle zu verlieren). Es kommt häufig zu Fehlinterpretationen sowie Depersonalisation* und Derealisation*. Während des Panikanfalls tritt oft ausgeprägtes Hilfe suchendes Verhalten auf: Betroffene rufen den Notarzt, bitten Angehörige um Hilfe oder nehmen Beruhigungsmittel ein. Bei Panikanfällen an öffentlichen Orten (z. B. Supermarkt) werden diese möglichst schnell verlassen und Betroffene flüchten an einen sicheren Platz (siehe Tab.).

Panikstörung f: engl. *panic disorder*; syn. episodisch-paroxysmale Angst. Form der Angststörung* mit wiederkehrenden Panikanfällen und anhaltender Sorge vor solchen Anfällen und/oder ihren Konsequenzen. Es besteht eine Komorbidität mit anderen Angststörungen, Depression*, Arzneimittelabhängigkeit (v. a. Frauen) sowie Alkoholabhängigkeit* (v. a. Männer). Diagnostiziert wird mit strukturierten Interviews und Fragebögen, die Behandlung ist psychotherapeutisch.

Erkrankung: Epidemiologie:
- Lebenszeitprävalenz ca. 2 % (Erwachsene), einschließlich Agoraphobie* ca. 5 %
- bei ausgeprägtem Vermeidungsverhalten* größerer Frauenanteil
- einzelne Panikattacken wesentlich häufiger
- Erstauftreten meist im jungen Erwachsenenalter.

Ätiologie: Nicht vollständig geklärt.

- familiäre Häufung
- multifaktorielle Störung der Balance zwischen pathogenen (prädisponierenden, auslösenden, aufrechterhaltenden) und salutogenen (protektiven, gesundheitsfördernden) Faktoren
- Störungsmodell: siehe Abb.

Von zentraler Bedeutung für sog. spontane Panikanfälle ist die positive Rückkopplung zwischen Symptomen und ängstlich katastrophisierender Bewertung (psychophysiologisches Modell der Panikstörung; Teufelskreismodelle). Für das Vermeidungsverhalten ist die operante Verstärkung durch Angstreduktion (negative Verstärkung) belegt.

Klinik:
- rezidivierende Panikanfälle und sog. Angst* vor der Angst bzw. Angst vor den befürchteten katastrophalen Konsequenzen der Angstsymptome, die in der Regel als Zeichen einer unmittelbar drohenden körperlichen oder psychischen Katastrophe (v. a. Tod) gedeutet werden
- nachfolgend häufig anhaltende Furcht vor einem erneuten Anfall (antizipatorische Angst*) und Vermeidungsverhalten* (Agoraphobie*)
- in der Regel starke Umstellung und Einschränkung des Lebensstils: kein Besuch von Orten, wo Panikanfälle befürchtet werden oder wo die Konsequenzen eines Anfalls besonders unangenehm wären, Hilfe suchendes Verhalten, Schonung.

Wenn zumindest ein Teil der Anfälle situativ ausgelöst wird und ausgeprägtes Vermeidungsverhalten besteht, liegt eine Agoraphobie mit Panikstörung (ICD-10) vor.

Therapie:
- **bei vorherrschenden Panikanfällen:** 1. v. a. kognitive Verhaltenstherapie*, langfristig anhaltende Wirksamkeit (über das Therapieende hinaus) belegt 2. daneben auch psychodynamische Psychotherapie* 3. Antidepressiva* und Benzodiazepine* kurzfristig wirksam
- **bei vorherrschendem agoraphobischen Vermeidungsverhalten:** Methode der Wahl ist Konfrontationstherapie*, v. a. mit den Angst auslösenden externen Situationen (Reizkonfrontation), aber auch mit den internen Angstreaktionen (Reaktionskonfrontation).

Pankarditis f: engl. *pancarditis*. Karditis* mit Entzündung aller Herzwandschichten (Endokard*, Myokard*, Perikard*), u. a. im Rahmen des akuten rheumatischen Fiebers oder bei Infektion, z. B. mit Coxsackie*-Viren.

Pankreas n: engl. *pancreas*. 15 bis 20 cm lange Drüse* zwischen Duodenum* und Milz*. Das Pankreas verfügt über einen exokrinen Anteil, der Enzyme* für die Verdauung* ins Duodenum sezerniert, sowie über einen endokrinen Anteil, der Hormone* freisetzt (z. B. Insulin*), die entscheidend an der Regulation des Kohlenhydratstoffwechsels* beteiligt sind. Siehe Abb.

Unterteilung: Das Pankreas entwickelt sich embryologisch aus dem Epithel* des Darmrohrs* (Entoderm*) und lässt sich topografisch unterteilen in
- Kopf (Caput pancreatis)
- Körper (Corpus pancreatis)
- Schwanz (Cauda pancreatis).

Das enzymreiche Pankreassekret* des exokrinen Pankreas wird über einen Ductus* pancreaticus in das Duodenum sezerniert. Dieser mündet gemeinsam mit dem Ductus* choledochus auf der Papilla* duodeni major in die Pars descendens duodeni. Gelegentlich ist zusätzlich ein Ductus* pancreaticus accessorius ausgebildet, der auf der Papilla* duodeni minor mündet.

Funktion:
- exokrine Funktion: Produktion von Verdauungssaft (ca. 1,5 l/d, pH 8,0–8,4) und Verdauungsenzymen*: 1. Proteasen* (v. a. Trypsin* und Chymotrypsin*, außerdem Aminopeptidasen*, Dipeptidasen, Prolinase, Carboxypeptidasen, Protaminase, Elastase*); zum Teil werden diese als Vorstufen in den Darm* abgegeben und dort erst aktiviert

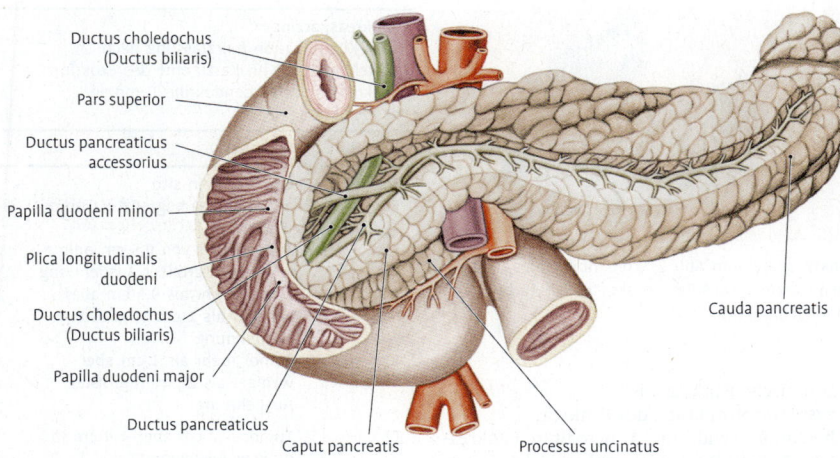

Pankreas: Darstellung des Pankreas mit Caput, Corpus und Cauda. Ein Teil der zentralen Wand des Duodenums und des Pankreas wurden entfernt, um den Weg des Ductus choledochus durch das Pankreas abzubilden. [4]

- **2.** Esterasen* (v. a. Pankreaslipase*, Lipasen*; außerdem Phospholipasen* A und B, Phosphatasen und Cholinesterasen*) **3.** Glykosidasen (z. B. α*-Amylase, Maltase) **4.** Nukleasen*
- endokrine Funktion: Hormonproduktion (Insulin*, Glukagon*, Somatostatin*, pankreatisches Polypeptid*) in den Langerhans*-Inseln; die Hormone des Pankreas sind an der Regulation des Kohlenhydratstoffwechsels beteiligt.

Histologie: Exokrines Pankreas
- Es lässt sich durch Bindegewebssepten in Lobuli unterteilen, die wiederum mehrere Azini enthalten.
- Die Azini produzieren Verdauungsenzyme und speichern diese in Form von Zymogengranula, welche durch Exozytose* freigesetzt werden.
- Das Ausführungssystem des Pankreas besteht aus: **1.** Schaltstücken **2.** intralobulären Ausführungsgängen **3.** interlobulären Ausführungsgängen **4.** Ductus* pancreaticus.
- Die Schaltstücke und intralobulären Ausführungsgänge sezernieren Bikarbonat*, Ionen* und Wasser, interlobuläre Ausführungsgänge und Ductus pancreaticus Muzine*.

Endokrines Pankreas:
- gebildet von der Gesamtheit der Langerhans*-Inseln
- Lage: zwischen den exokrinen Anteilen des Pankreas
- bestehend aus mehreren Tausend großen, epitheloiden, hormonproduzierenden Zellen* unterschiedlichen Typs

- A-Zellen: Glukagon*
- B*-Zellen: Insulin*
- D*-Zellen: Somatostatin*
- Polypeptidzellen: pankreatisches Poypeptid.

Pankreasabszess *m*: engl. *pancreatic abscess*. Abszess* in der Bauchspeicheldrüse (Pankreas), der vor allem nach einer Pankreatitis* aus einer infizierten Nekrose oder einer infizierten Pankreaspseudozyste entsteht. Pankreasabszesse lassen sich mit Hilfe der Computertomografie* oder sonografisch nachweisen. Therapeutisch werden sie meist punktiert und drainiert, bei Rezidiven auch operativ entfernt.

Pankreasadenom *n*: engl. *pancreatic adenoma*. Zystisches oder solides Adenom* im Bereich des Pankreas.
Formen:
- exkretorisch (tubulär; Kystadenom*)
- exokrin (azinös)
- endokrin (trabekular): histologisch benigner neuroendokriner Tumor*, z. B.: **1.** Insulinom* **2.** Zollinger*-Ellison-Syndrom **3.** Glukagonom*.

Pankreasapoplexie → Pankreasnekrose

Pankreasarkade *f*: engl. *pancreatic arcade*. Anteriore und posteriore schlingenförmige Gefäßverbindung zwischen A. pancreaticoduodenalis superior anterior, A. pancreaticoduodenalis superior posterior und A. pancreaticoduodenalis inferior. Die Pankreasarkade versorgt das Pankreas* mit Blut*. Bei operativen Eingriffen in diesem Bereich besteht Blutungsgefahr.

Pankreasdiagnostik *f*: engl. *pancreatic diagnostic tests*. Sammelbezeichnung für Verfahren zur Untersuchung des Pankreas. **Morphologische Diagnostik:**
- körperliche Untersuchung (zusätzlich zur Anamnese) mit Inspektion: **1.** ggf. Vorwölbung der Bauchdecke bei großer Zyste/Pseudozyste **2.** blau-rote bis bräunliche Hautverfärbung periumbilikal (Cullen*-Phänomen) und an der rechten Flanke (Grey*-Turner-Zeichen) und fleck- oder gitterförmige Zyanose* der vorderen Bauchwand bei Pankreatitis* **3.** Palpation: bei großer Zyste/Pseudozyste prallelastischer Tumor tastbar, Druckschmerz bei Pankreasaffektion meist links des Bauchnabels, gummiartige Abwehrspannung bei Pankreatitis
- apparativ: **1.** perkutane und endoskopische Ultraschalldiagnostik* nativ und mit Echokontrastverstärker mit Möglichkeit der Biopsie **2.** dynamische CT bzw. MRT, selektive Angiografie **3.** ERCP, MRCP
- Punktionshistologie bzw. -zytologie (Zytodiagnostik nach perkutaner Feinnadelbiopsie*).

Läsionsdiagnostik: Bestimmung der Lipase in Körperflüssigkeiten (Serum, Aszites, Pleuraerguss, Zytenflüssigkeit). **Funktionsdiagnostik:**
- Bestimmung von Pankreasenzymen in Körperflüssigkeiten, v. a. Lipasen* (Pankreatitisdiagnostik)
- zur Untersuchung der exokrinen Pankreasfunktion, z. B.: **1.** Sekretin-Pancreozymin-Test **2.** NBT-PABA-Test **3.** Pankreolauryltest*
- als Stuhluntersuchung quantitative Bestimmung von Fett, Elastase* und Chymotrypsin*.

Pankreasfibrose *f*: engl. *pancreatic fibrosis*. Pathologisch-anatomische Bezeichnung für einen bindegewebigen Umbau des Pankreas, z. B. bei chronischer Pankreatitis*, zystischer Fibrose oder Pearson*-Syndrom.

Pankreasfibrose, zystische *f*: engl. *cystic pancreatic fibrosis*. Pathologisch-anatomische Bezeichnung für zystische Fibrose.

Pankreasgang → Ductus pancreaticus

Pankreasgangstenose *f*: Verengung eines Ganges der Bauchspeicheldrüse (Pankreas*). Sie entsteht durch narbige Veränderungen nach einer Pankreatitis* oder im Rahmen eines Pankreaskarzinoms*. Beschwerden sind meist Bauchschmerzen und Verdauungsstörungen. Pankreasgangstenosen werden endoskopisch oder operativ erweitert, in manchen Fällen auch durch eine Endoprothese im Pankreasgang drainiert.

Pankreasinsuffizienz *f*: engl. *pancreatic insufficiency*. Verlust der Pankreasfunktion nach Erschöpfung der funktionellen Reserve in Folge eines weit fortgeschrittenen Untergangs des Pankreasparenchyms, z. B. bei chronischer Pankreatitis*. Es wird differenziert zwischen exokriner und endokriner Pankreasinsuffizi-

Pankreaskarzinom

enz. Die Diagnose erfolgt neben Anamnese und klinischer Untersuchung mittels Elastase-1-Test.

Vorkommen: u. a. bei
- chronischer Pankreatitis*
- zystischer Fibrose
- Pankreaskarzinom*
- Shwachman*-Diamond-Syndrom
- Pearson*-Syndrom.

Klinik: Die Erkrankung bleibt meist über lange Zeit asymptomatisch und manifestiert sich erst in weit fortgeschrittenem Stadium.
- Maldigestion
- Manifestation erst bei Verlust von 90% des Pankreasparenchyms u. a. mit: **1.** Steatorrhö* **2.** Diarrhö* **3.** Flatulenz* **4.** unverdauten Nahrungsresten im Stuhl **5.** Gewichtsverlust **6.** Mangelernährung.

Pankreaskarzinom n: engl. pancreatic carcinoma. Karzinom* der Bauchspeicheldrüse unbekannter Ätiologie, das überwiegend im fortgeschrittenen Lebensalter auftritt und eine schlechte Prognose aufweist. Die Erkrankung bleibt meist über lange Zeit asymptomatisch, erst im Verlauf treten neben Allgemeinsymptomen wie Übelkeit, Gewichtsverlust und Appetitlosigkeit in den Rücken ausstrahlende Oberbauchschmerzen und schmerzloser Ikterus* auf. Siehe Abb. 1.

Epidemiologie:
- dritthäufigster Tumor des Verdauungstrakts
- Inzidenz in Deutschland ca. 15/100 000 Einwohner pro Jahr (gering höher als Mortalitätsrate, da häufig bei Diagnosestellung bereits metastasiert)
- meist höheres Lebensalter (im Mittel ca. 70. Lj. bei Männern bzw. 75. Lj. bei Frauen)
- Männer und Frauen gleich häufig betroffen.

Ätiologie: Risikofaktoren:
- Nikotinkonsum
- Alkoholmissbrauch
- Adipositas*
- Diabetes* mellitus Typ 2

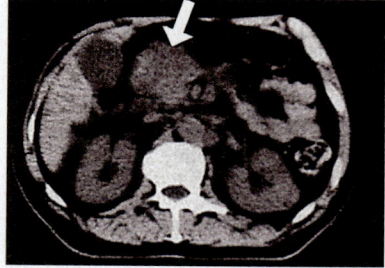

Pankreaskarzinom Abb. 1: Ausgedehntes Pankreaskopfkarzinom (Pfeil) und gestaute Gallenblase; CT. [46]

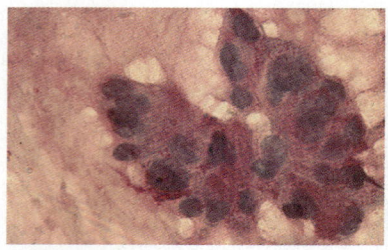

Pankreaskarzinom Abb. 2: Schleimbildendes Adenokarzinom des Pankreaskopfes (HE-Färbung: Feinnadelpunktat).

- chronische Pankreatitis*
- zystische Neoplasien des Pankreas
- hereditäre Syndrome: **1.** hereditäre Pankreatitis **2.** familiäres Pankreaskarzinom (Keimbahnmutationen im p16- oder BRCA2-Gen) **3.** Hereditary Nonpolyposis Colorectal Carcinoma Syndrome (HNPCC) **4.** Peutz*-Jeghers-Syndrom.

Pathologie:
- meist Adenokarzinom* des exokrinen Pankreasgangsystems (siehe Abb. 2): **1.** 80–85% ausgehend vom Gangepithel (duktales Adenokarzinom), seltener des Azinusepithels (azinäres Adenokarzinom) **2.** frühzeitig lymphogene und hämatogene Metastasierung
- periampulläre Karzinome: eigenständige Tumorentität mit besserer Prognose
- selten: Tumoren des endokrinen Pankreas (Inselzellkarzinom*).

Lokalisation:
- in ca. 70% der Fälle Pankreaskopf, periampullär oder im Bereich der Papilla* duodeni major (sog. Papillenkarzinom)
- in ca. 30% im Corpus oder Pankreasschwanz.

Einteilung: Siehe Tab.

Klinik:
- fast keine Frühsymptome außer bei Papillenkarzinom und periampullärem Pankreaskarzinom (Ikterus*)
- später in den Rücken ausstrahlende Oberbauchbeschwerden, Gewichtsverlust und Appetitlosigkeit, Anämie, schmerzloser, progredienter Ikterus, palpable Gallenblase (Courvoisier*-Zeichen), seltener Pankreasinsuffizienz*
- evtl. Thrombophlebitis* migrans und Splenomegalie*
- Gutmann*-Zeichen.

Therapie:
- je nach Lokalisation und Tumorstadium: **1.** partielle Duodenopankreatektomie* (bei Papillen-, periampullärem und Kopfkarzinom); Pylorus-erhaltende Operation heute gegenüber der klassischen Whipple-Operation (Mitresektion von Pylorus und Magenantrum) favorisiert **2.** Pankreaslinksresektion oder Pankreatektomie* mit Splenektomie* (bei Corpus- oder Schwanzbefall)
- Resektabilität insgesamt nur in ca. 15%
- häufig nur Palliativeingriffe wie: **1.** Gastroenterostomie* (bei Magenausgangstenose) **2.** biliodigestive Anastomose* bzw. endoskopische Galleableitung mit Stentprothese (bei Verschlussikterus) **3.** palliative systemische Chemotherapie möglich (z. B. mit Gemcitabin oder Gemcitabin + Paclitaxel)

Prognose: 5-Jahres-Überlebensrate:
- Gesamtüberlebensrate < 5%
- bei Resektabilität bis 40% bei T1-Stadium, deutlich schlechtere Prognose bei Lymphknotenbefall
- bei Papillen- und periampullärem Karzinom ca. 30%.

Pankreaslipase → Lipasen

Pankreaslipase f: syn. Lipasen; Abk. PL. Enzym der Fettverdauung, das vom exokrinen Pankreas* gebildet und ins Darmlumen sezerniert wird. Die Pankreaslipase spaltet Triglyceride* in freie Fettsäuren*, Glycerol* oder Monoglyceride. Sie wird glomerulär filtriert, vollständig tu-

Pankreaskarzinom:
TNM-Klassifikation (Kurzfassung nach Ch. Wittekind 2017) für Karzinome des exokrinen Pankreas und neuroendokrine Tumoren des Pankreas.

Kategorie	Bedeutung
Tis	Carcinoma in situ
T1	auf Pankreas begrenzter Tumor ≤ 2 cm
T1a	Tumorgröße von 0,5 cm oder weniger in größter Ausdehnung
T1b	Tumor mehr als 0,5 cm aber weniger als 1 cm in größter Ausdehnung
T1c	Tumor mehr als 1 cm aber weniger als 2 cm in größter Ausdehnung
T2	Tumor > 2 cm aber < 4 cm in größter Ausdehnung
T3	Tumor > 4 cm in größter Ausdehnung
T4	Tumor infiltriert Truncus coeliacus, A. mesenterica superior und/oder A. hepatica communis
N1	Metastasen in 1 bis 3 regionären Lymphknoten
N2	Metastasen in 4 oder mehr regionären Lymphknoten

T: Primärtumor; N: Metastasen der regionären Lymphknoten; M: Fernmetastasen;

bulär resorbiert und anschließend metabolisiert. Erhöhte Serumspiegel geben Hinweis auf eine Pankreatitis*, Pankreastumoren* oder Niereninsuffizienz*.

Pankreaslipomatose *f*: Zunahme des Fettgewebes in der Bauchspeicheldrüse (Pankreas*), auch Pankreasverfettung genannt. Ihr Auftreten ist mit Übergewicht* sowie seltenen Stoffwechselerkrankungen assoziiert. Sie zeigt sich sonografisch durch vermehrtes echoreiches Gewebe. Auf die Funktionen der Bauchspeicheldrüse hat die Pankreaslipomatose v. a. bei starker Verfettung Auswirkung.

Pankreasnekrose *f*: engl. *pancreatic necrosis*. Untergang von Pankreasgewebe meist im Rahmen einer akuten nekrotisierenden Pankreatitis*. Ursache ist eine enzymatische Selbstverdauung des Pankreas. Eine Pankreasnekrose im Rahmen einer akuten nekrotisierenden Pankreatitis kann zum Multiorganversagen* führen und hat je nach Ausmaß der Nekrose* eine Mortalität* zwischen 15 und > 50 %.

Pankreasödem *n*: engl. *pancreatic edema*; syn. Zöpfel-Ödem. Ödematöse Schwellung des Pankreas* als Initialstadium vieler Pankreaserkrankungen. Das Pankreasödem ist gekennzeichnet durch glasige Schwellung der Drüse mit prall gefüllten Kapillaren, eiweißreichem Exsudat in den perikapillären Räumen und abgehobenen Drüsenepithelien.

Pankreaspseudozyste → Pankreaszyste

Pankreasresektion *f*: engl. *pancreatic resection*. Oberbegriff für die gesamte oder Teilentfernungen der Bauchspeicheldrüse. So wird z. B. auch die Duodenopankreatektomie* häufig nur als Pankreasresektion bezeichnet. Unter dem Oberbegriff subsummieren lassen sich Pankreatektomie*, Duodenopankreatektomie*, Pankreaslinksresektion, Pankreasschwanzresektion*, Pankreaskorpusresektion und Pankreaskopfresektion.

Indikationen:
– meist bösartige Erkrankungen wie Pankreaskarzinom, neuroendokriner Tumor, Zystadenokarzinome, IPMN
– seltener chronisch-rezidivierende Pankreatitis, Pankreaszysten, Verletzungen der Bauchspeicheldrüse.

Pankreassaft → Pankreassekret

Pankreasschwanzresektion *f*: Operative Entfernung von Cauda und meist Teilen des Corpus des Pankreas* (auch als Pankreaslinksresektion bezeichnet). Indikationen sind maligne Tumoren der Cauda pancreatis, chronische Pankreatitis* oder neuroendokrine Tumoren* (Insulinome*). Die Operation wird heutzutage häufig laparoskopisch durchgeführt, bei malignen Tumoren ist die gleichzeitige Splenektomie* obligat.

Pankreassekret *n*: engl. *pancreatic juice*; syn. Pankreassaft. Vom exokrinen Pankreas* sezernierter alkalischer Verdauungssaft aus hydrolytischen Enzymen und Elektrolyten*. Täglich werden etwa 2 Liter abgegeben. Die Abgabe der Enzyme erfolgt vor allem durch Stimulation des N. vagus und durch Cholecystokinin*, die Bicarbonatsekretion durch Sekretin*.

Zusammensetzung: Das Pankreassekret enthält inaktive Proenzyme (Zymogene) und aktive Enzyme:
– proteinspaltende Enzyme (Proteasen): vor allem Trypsin*, Chymotrypsin*; sie werden teilweise als Vorstufen in den Darm abgegeben und dort aktiviert
– Fett- und lipidspaltende Enzyme (Esterasen): vor allem Pankreaslipase (siehe Lipasen*)
– kohlenhydratspaltende Enzyme (Carbohydrasen): Amylase* und Maltase
– nukleinsäurespaltende Enzyme (Nukleasen): Ribonukleasen, Desoxyribonukleasen.

Pankreasstein *m*: engl. *pancreatolith*; syn. Pankreolith. Konkrement im Gangsystem des Pankreas*, aus Calciumcarbonat oder -phosphat bestehend. Pankreassteine entstehen meist im Rahmen einer chronischen Pankreatitis* oder bei Stauung von Pankreassekret (vgl. Pankreolithiasis*).

Pankreasstuhl → Steatorrhö

Pankreastransplantation *f*: engl. *pancreatic transplantation*. Meist heterotope Transplantation* des Pankreas bzw. eines Pankreassegments zur Übertragung von insulinproduzierendem Gewebe bei Diabetes* mellitus (Typ 1), selten auch nach Pankreatektomie zur Behandlung bzw. Vermeidung eines iatrogenen Diabetes mellitus. Jährlich werden in Deutschland etwa 95 Patienten pankreastransplantiert, meist in Form einer kombinierten Pankreas-Nieren-Transplantation. Siehe Abb.

Prognose: 5-Jahres-Funktionsrate ca. 70 %.

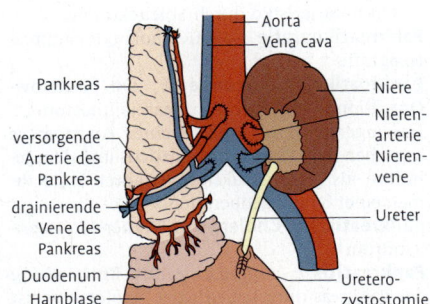

Pankreastransplantation: Pankreastransplantation mit Blasendrainage des Pankreas. [131]

Pankreastumoren *m pl*: engl. *pancreatic tumors*. Sammelbegriff für Raumforderungen des Pankreas*. Es wird zwischen malignen, benignen und Pseudotumoren unterschieden. Die Diagnose wird u. a. mittels Sonografie, CT sowie MRT gestellt. Die Therapie ist abhängig von der Dignität des Tumors und besteht meist aus einer lokalen Exzision, partiellen oder totalen Pankreasresektion.

Formen:
– maligne Tumoren: 1. (duktales) Pankreaskarzinom* 2. periampulläre Karzinome (bessere Prognose im Vergleich zum duktalen Adenokarzinom*) 3. intraduktale papilläre muzinöse Neoplasie* (IPMN) in unterschiedlichen Dysplasie- und Malignitätsgraden 4. Inselzellkarzinome
– benigne Tumoren, z. B.: 1. neuroendokrine Tumoren* des Pankreas (meist Insulinome*, Gastrinome*, Vipome) 2. häufig multiple neuroendokrine Tumoren*; Vorkommen auch im Rahmen einer multiplen endokrinen Neoplasie (MEN) 3. selten Zystadenom, Fibrom*, Fibroadenom*, Lymphangiom*
– zystische Tumoren mit unterschiedlicher Potenz zur malignen Entartung
– Pseudotumoren: meist Pseudozysten als Folge einer akuten oder chronischen Pankreatitis.

Klinik:
– meist unspezifische Oberbauch- bzw. Rückenschmerzen
– bei malignen Tumoren in fortgeschrittenem Stadium Appetitlosigkeit, Gewichtsverlust, Leistungsknick
– bei Lokalisation im Pankreaskopf mit Kompression des Ductus* choledochus schmerzloser Ikterus* mit tastbarer nicht druckschmerzhafter Gallenblase* (Courvoisier*-Zeichen)
– bei neuroendokrinen Tumoren ggf. Zeichen der überschießenden Hormonproduktion: Bewusstseinstrübungen, Gewichtszunahme, Schweißausbrüche, Schwindel, Heißhungerattacken.

Therapie: In Abhängigkeit von Lokalisation, und Dignität der Tumoren:
– maligne Tumoren: siehe Pankreaskarzinom*
– benigne Tumoren: je nach Lokalisation und Größe ggf. Enukleation möglich, sonst Resektion entsprechend maligner Tumoren
– Zysten: Drainage der Zysten mittels Zystojejunostomie oder -gastrostomie.

Pankreastumor, neuroendokriner *m*: syn. NPT. Tumoren, die von neuroendokrinen Zellen in der Bauchspeicheldrüse ausgehen. Etwa 1/5 dieser Tumoren sezernieren Hormone (Insulinom*, Gastrinom*), 4/5 sind hormonell inaktiv. Die Therapie erfolgt medikamentös und/oder operativ. Neuroendokrine Tumoren machen etwa 5% der Pankreastumoren* aus, ihre Langzeitprognose ist meist besser als beim häufigeren Pankreaskarzinom*.

Pankreaszyste

Hintergrund: Epidemiologie:
- 5% aller diagnostizierten Pankreastumoren
- etwa 15–20 % hormonell aktive Pankreastumoren (funktionelle Tumoren der Bauchspeicheldrüse)
- etwa 80 % hormonell inaktive Pankreastumoren (nicht-funktionelle Tumoren der Bauchspeicheldrüse).

Formen:
- hormonell aktive Pankreastumoren wie: **1.** Insulinom* **2.** Gastrinom* **3.** Vipom (VIP-produzierender neuroendokriner Tumor) **4.** Glukagonom* **5.** Karzinoid* **6.** Somatostatinom* **7.** ACTHom (ACTH-produzierender neuroendokriner Tumor) **8.** PTH-like-om (neuroendokriner Tumor, der ein Parathormon-ähnliches Hormon sezerniert)
- hormonell inaktive Pankreastumoren
- hormonell aktive oder inaktive Pankreastumoren im Rahmen einer Multiplen endokrinen Neoplasie (MEN*-Syndrom).

Pankreaszyste *f*: engl. *pancreatic cyst*. Ein- oder mehrkammerige, durch eine Kapsel umgebene, tumoröse Aussackung des Gangsystems der Bauchspeicheldrüse, die häufig eine Zufallsdiagnose ist (da meist asymptomatisch, ggf. B-Symptomatik mit Druckgefühl). In ca. 70–90 % liegen sog. Pseudozysten vor, in den restlichen Fällen zystische Raumforderungen, die auch maligne entarten können.

Einteilung:
- **echte** Pankreaszysten: mit Epithel ausgekleidete Zysten, die Flüssigkeit ohne Pankreasenzyme enthalten; Vorkommen selten: **1.** maligne Tumoren: Zystadenokarzinom, intraduktal papillär-muzinöses Karzinom
- **Pankreaspseudozysten: 1.** ohne epitheliale Auskleidung, enthält häufig Blut und enzymhaltige Flüssigkeit **2.** Ursache: nach akuter oder chronisch rezidivierender Pankreatitis (ca. 75 % alkoholinduziert, ca. 10 % als Folge einer biliären Pankreatitis, 5 % nach Trauma) **3.** Lokalisation: in 2/3 der Fälle Pankreascorpus, 1/3 Pankreasschwanz; selten Kopfbereich.

Klinik:
- typische Schmerzsymptomatik: in Abhängigkeit von Größe und Lage evtl. in den Rücken ausstrahlende Oberbauchschmerzen
- palpable Resistenz im Epigastrium oder Zeichen der Verdrängung (Magenausgangsstenose)
- kleine Zysten häufig asymptomatisch (Zufallsbefund).

Therapie:
- echte Pankreaszyste: alle beschriebenen zystischen Tumoren sollten wegen Risiko einer malignen Entartung operativ therapiert werden
- Pankreaspseudozyste: **1.** Strategie: „wait and see" wegen der Möglichkeit einer spontanen Rückbildung, v. a. innerhalb der ersten 6 Wochen **2.** Neubewertung bei Persistenz und Größenprogredienz und Entscheidung über OP-Indikation, Spontanheilungsrate muss gegen Komplikationsgefahr (ca. 10 %) abgewogen werden **3.** endoskopisch platzierte Entlastungs- und Spüldrainage (häufig gastrozystisch) oder chirurgische Drainageoperation* je nach Befund, Lagebeziehung und Konsistenz der Zystenwand.

Pankreatektomie *f*: engl. *pancreatectomy*; syn. Pankreasexstirpation. Komplette operative Entfernung der Bauchspeicheldrüse, v. a. bei Pankreaskarzinom*. Durch den Eingriff ergeben sich erhebliche Konsequenzen für den Stoffwechsel, weshalb das Verfahren lediglich als Ultima Ratio bei multifokalem oder intraduktalem Tumorwachstum sowie analgetisch nicht beherrschbaren Schmerzen bei chronischer Pankreatitis angewendet wird.

Prinzip:
- Standardverfahren: Duodenopankreatektomie* mit gleichzeitiger Entfernung von 2/3 des Magens, der Milz und der Gallenblase
- Rekonstruktion durch Anastomose* zwischen Ductus hepaticus und Jejunum (End-zu-Seit) und Gastro-Jejunostomie mit Braun*-Fußpunktanastomose
- Varianten: **1.** Schonung des Magens und Pylorus erhaltend **2.** Milz erhaltend.

Nebenwirkungen:
- Sistieren jeglicher Hormonproduktion: **1.** Fehlen von Insulin* und Antagonist Glukagon* **2.** Konsequenz: schlecht einstellbarer Diabetes* mellitus mit großer Gefahr der Hypoglykämie*
- lebenslange Substitution von Vitaminen und Spurenelementen aufgrund der Magenresektion erforderlich
- höhere Infektanfälligkeit und erhöhtes Thromboserisiko durch Splenektomie.

Pankreatikografie → MR-Cholangiopankreatikografie

Pankreatikojejunostomie *f*: syn. Puestow-Operation. Form der Pankreatojejunostomie*. Im engeren Sinne Anlage einer Anastomose zwischen dem Ductus pancreaticus und dem Jejunum als Rekonstruktionsverfahren im Rahmen einer Drainageoperation.

pankreatische Cholera → Verner-Morrison-Syndrom

Pankreatitis *f*: engl. *pancreatitis*. Entzündung des Pankreas unterschiedlicher Ätiologie (meist primär nichtinfektiös). Je nach Schweregrad variiert das pathologische Bild von interstitiell ödematösen Veränderungen bis zu hämorrhagischen Pankreasnekrosen*. Es wird zwischen der akuten Pankreatitis* und der chronischen Pankreatitis* unterschieden.

Ursachen:
- häufige Ursachen: **1.** Alkoholmissbrauch (alkoholische Pankreatitis) **2.** Gallenstein (biliäre Pankreatitis) **3.** idiopathisch **4.** nach ERCP
- Autoimmunpankreatitis
- Abdominaltrauma bzw. abdominale OP
- Arzneimittel (Valproat, Azathioprin, Mesalazin, Diuretika, Glukokortikoide, Antibiotika, Immunsuppressiva u. a.)
- Hyperlipoproteinämie
- Hyperparathyreoidismus
- Ulkusperforation
- Virusinfektion (z. B. Mumps, Hepatitis, AIDS)
- als sog. Transplantationspankreatitis (ischämisch postoperativ und bei Abstoßung des Organs)
- Papillenstenose
- hereditär (hereditäre Pankreatitis*).

Pankreatitis, akute *f*: engl. *acute pancreatitis*. Akute Entzündung der Bauchspeicheldrüse, am häufigsten verursacht durch Alkoholmissbrauch, Gallensteine*, ERCP oder idiopathisch. Leitsymptom ist ein im Epigastrium beginnender Schmerz mit gürtelförmiger Ausstrahlung in den Rücken, welcher im Verlauf häufig in die Flanken oder den Unterbauch wandert. Die Behandlung erfolgt in der Regel konservativ, bei schwerer Pankreatitis intensivmedizinisch.

Klinik:
- akutes* Abdomen
- sog. „Gummibauch"
- Erbrechen
- paralytischer Ileus* (bzw. Subileus*)
- Aszites*
- Fieber.

Verlauf:
- ca. 90 % mild (ödematöse Pankreatitis)
- ca. 10 % lebensbedrohlich (hämorrhagisch-nekrotisierende Pankreatitis): **1.** fulminant verlaufende pankreatische Autodigestion mit Pankreasnekrosen* und -einblutungen **2.** klinische Zeichen eines hypovolämischen Schocks* (prärenales Nierenversagen) **3.** Systemic Inflammatory Response Syndrome (SIRS) mit Multiorganversagen, erst später (> Tag 14) septisch durch bakterielle Translokation.

Therapie:
- konservativ (intensivmedizinisch): **1.** Schmerztherapie*: Metamizol* oder Opioide*, möglichst ohne spastische Wirkung auf den Sphinkter Oddi, ggf. peridural über PDK (Periduralanästhesie*; wegen Sympathikolyse vorteilhaft bei paralytischem Ileus*) **2.** Volumenersatz* **3.** Stressulkus*-Prophylaxe (Protonenpumpen-Hemmer; vgl. Stressläsion) **4.** Thromboseprophylaxe* **5.** frühzeitige enterale Ernährung (auch bei nekrotisieren-

der Pankreatitis) **6.** ggf. Nierenersatztherapie*, Beatmung u. a. Maßnahmen zur Sicherung der Vitalfunktionen
- frühzeitige ERCP zur endoskopischen Sanierung der Gallenwege (Papillotomie, Steinextraktion) bei biliärer Pankreatitis (Steineinklemmung), sofortige ERCP bei Cholangitis* oder cholangitischer Sepsis*
- endoskopische transgastrale Abszessdrainage bzw. Nekrosektomie bei nicht mit der freien Bauchhöhle kommunizierenden Pseudozysten
- interventionelle minimal-invasive Abszessdrainage bzw. Nekrosektomie
- chirurgische Intervention nur bei anderweitig nicht beherrschbaren Komplikationen (Infektion, abdominales Kompartmentsyndrom) unter max. konservativer Therapie (ca. 10–14 Tage): schonende Nekrosektomie mit Retroperitoneallavage.

Pankreatitis, chronische *f*: engl. *chronic pancreatitis*. Häufig mit akuten Schüben verlaufende, progrediente Pankreatitis* mit irreversiblen morphologischen Veränderungen und schließlich daraus resultierenden Funktionsstörungen des Pankreas (exo- und endokrine Pankreasinsuffizienz*). Die Erkrankung ist häufig und zumeist Folge einer Alkoholabhängigkeit*. Die Sterblichkeit ist gegenüber der Allgemeinbevölkerung um das 3,6-fache erhöht.
Klinik: Bei fortbestehender Noxe rezidivierend verlaufend. Bei langen Verläufen auch verselbstständigte dauerhafte Symptomatik nach Karenz der Noxe.
- gürtelförmige Oberbauchschmerzen
- Gewichtsverlust
- Steatorrhö
- Diarrhö
- Mangelernährung
- Fieberanfälle
- pankreopriver Diabetes mellitus Typ 3
- **cave:** beschleunigte Krankheitsprogression und Exazerbation bei Rauchern.

Therapie:
- Alkoholkarenz
- im akuten Schub wie bei akuter Pankreatitis*
- symptomatisch: **1.** Analgesie **2.** Substitution von Pankreasenzymen (exokrine Pankreasinsuffizienz) **3.** Ausgleich der Mangelernährung durch mehrere kleine Mahlzeiten
- ggf. endoskopisch: **1.** Beseitigung von Gangsteinen **2.** Dilatation von Stenosen bzw. Strikturen des Pankreasgangs **3.** Drainage von Pseudozysten (extern oder in den Magen) **4.** Platzierung von Endoprothesen (Stent)
- bei Versagen der konservativen Therapie: operativer Eingriff, z. B. durch partielle oder komplette Organresektion bzw. Drainageoperation.

Prognose: Die Letalität über einen Zeitraum von 6–10 Jahren beträgt 13–20 %.

Pankreatitis, hereditäre *f*: engl. *hereditary pancreatitis*; syn. chronisch kalzifizierende Pankreatitis; Abk. HP. Uneinheitlich gebrauchter Begriff für eine autosomal-dominant oder komplex vererbte Pankreatitis* mit wiederholten akuten Schüben und Entwicklung einer chronischen Verlaufsform. Sie ist die häufigste Ursache der chronischen Pankreatitis im Kindesalter. Fließende Übergänge bestehen zur sog. idiopathischen Pankreatitis, bei der häufig ebenfalls genetische Mutationen vorliegen.

Pankreatoduodenektomie → Duodenopankreatektomie

Pankreatojejunostomie *f*: engl. *pancreaticojejunostomy*. Häufigste Form der pankreato-intestinalen Rekonstruktion durch operative Anlage einer Anastomose zwischen Pankreas und einer nach Y-Roux ausgeschalteten Jejunumschlinge (unter Einschluss des Ductus* pancreaticus). Die Rekonstruktion kann End-zu-End durch eine sog. Teleskop- oder Invaginationsanastomose, End-zu-Seit oder im Falle der Drainageoperation* Seit-zu-Seit erfolgen.
Indikationen:
- nach Duodenopankreatektomie*
- nach Pankreaslinksresektion
- als Drainageoperation* bei chronischer Pankreatitis*.

Pankreolauryltest *m*: engl. *pancreolauryl test*. Bis in die 1990er Jahre gebräuchliche Methode zur Prüfung der exokrinen Pankreasfunktion bei Verdacht auf exokrine Pankreasinsuffizienz* oder zum Ausschluss eines Malabsorptionssyndroms* bzw. einer Maldigestion*. Heute durch einfachere Verfahren wie z. B. die Bestimmung der Pankreas-Elastase im Stuhl mit dem Elastase-1-Test ersetzt.
Prinzip:
- hydrolytische Spaltung von oral aufgenommenem Fluoresceindilaurat durch pankreatische Cholesterolesterhydrolase in Laurinsäure und Fluorescein
- Nachweis von Fluorescein im Harn mit Fluoreszenzfotometrie (Konzentration direkt proportional zur Esteraseaktivität).

Pankreolithiasis *f*: engl. *pancreatolithiasis*. Ablagerung solitär oder multipel vorkommender Pankreassteine* im Gangsystem oder Parenchym bei chronischer Pankreatitis*. Patienten zeigen heftige Dauerschmerzen oder schwerste Koliken im linken Oberbauch und Verdauungsstörungen. Die Therapie kann konservativ oder chirurgisch erfolgen.
Klinik: Dauerschmerz oder schwerste linksseitige Oberbauchkoliken.
Therapie:
- konservativ: endoskopische Steinextraktion mit oder ohne Lithotripsie

- operativ: **1.** Pankreaskopfresektion **2.** Drainage-OP **3.** Duodenopankreatektomie*.

Pankreozymin → Cholecystokinin
Pankreozymin-Sekretin-Test → Secretin-Pancreozymin-Test
Panmyelopathie → Anämie, aplastische
Panmyelophthise → Anämie, aplastische
Panniculitis nodularis non suppurativa febrilis et recidivans *f*: engl. *relapsing febrile nodular nonsuppurative panniculitis*; syn. Pfeifer-Weber-Christian-Syndrom. Seltene gynäkotrope Entzündung des Fettgewebes ohne begleitende Vaskulitis*. Neben Allgemeinsymptomen wie Fieber kommt es zu Hautveränderungen wie rötlichen Knoten und plattenhaften Infiltraten, außerdem können innere Organe betroffen sein. Eine spezifische Therapie existiert nicht. Spontanremissionen sind häufig, ein letaler Verlauf ist selten.

Panniculus *m*: Haut, Gewebe, Lage, Schicht.
Pannikulitis *f*: engl. *panniculitis*. Entzündung des Unterhautfettgewebes, meist als Begleitmanifestation anderer Erkrankungen, beispielsweise Sarkoidose*, Neoplasien*, Kollagenosen* oder Pankreaserkrankungen. Charakteristisch sind schmerzempfindliche subkutane Knoten an den Oberschenkeln, seltener am Gesäß, Rumpf oder Gesicht. Die Diagnose erfordert oft eine Hautbiopsie. Therapeutisch hat die Behandlung der Grunderkrankung Priorität. Spontanremissionen kommen vor.
Einteilung:
- **lobäre** (lobuläre) Pannikulitis: entzündliche Infiltration überwiegend lobulär: **1.** pankreatische Pannikulitis (Fettgewebenekrose bei Pankreatitis oder Pankreaskarzinom), selten, Androtropie* **2.** Pannikulitis* nodularis non suppurativa febrilis et recidivans **3.** Pannikulitis bei systemischer Vaskulitis, v. a. bei systemischem Lupus* erythematodes und Polyarteriitis* nodosa
- **septale** Pannikulitis: entzündliche Infiltration überwiegend septal: **1.** Erythema* nodosum **2.** subakute migratorische (wandernde) Pannikulitis (Erythema nodosum migrans)
- **diffuse entzündliche** Infiltration: **1.** Infektion (v. a. tiefe Mykosen*, Histoplasmose*, atypische Mykobakterien) **2.** Neoplasien (v. a. Leukämien*, Lymphome*, Langerhans*-Zell-Histiozytose)
- **neonatale** Pannikulitis: **1.** Sclerema oedematosum neonatorum **2.** Adiponecrosis* subcutanea neonatorum
- **sonstige: 1.** traumatische Pannikulitis **2.** Kältepannikulitis **3.** Pannikulitis nach Steroidentzug **4.** selbstinduzierte Pannikulitis (sog. Pannikulitis factitia), auch nach Injektion von Suchtmitteln, z. B. Opiaten **5.** Pannikulitis als extrahepatische Manifestation eines Alpha*-1-Antitrypsinmangels **6.** iatrogene

Pannus [Auge]

Pannikulitis als Reaktion auf Injektion von irritierenden Fremdsubstanzen wie öligen Lösungsmitteln, Paraffin- und Silikonpräparaten.

Ursachen:
- bakterielle oder Pilzinfektionen
- physikalische Faktoren (z. B. Kälte, Druck, Verletzung)
- Neoplasien
- Autoimmunerkrankungen (z. B. systemischer Lupus* erythematodes, progressive systemische Sklerose*)
- Erkrankungen des Pankreas
- Sarkoidose
- Alpha-1-Antitrypsinmangel
- Arzneimittel
- unbekannte Ursache: idiopathische Pannikulitis.

Klinik:
- schmerzhafte, oft gerötete und überwärmte, bis mehrere Zentimeter große subkutane Knoten
- meistens an Oberschenkeln, Gesäß und Hüften, aber auch am Rumpf und im Gesicht
- selten Narben (bei nekrotisierender Pannikulitis)
- gelegentlich allgemeine Begleitsymptome wie Arthralgie*, Myalgie*, Fieber.

Therapie:
- Behandlung der Grunderkrankung
- symptomatische Behandlung: 1. NSAR 2. Antimalariamittel 3. Dapson 4. Glukokortikoide*.

Prognose:
- meist vollständige Ausheilung (Restitutio* ad integrum)
- selten narbige Defektheilung.

Pannus [Auge] *m*: Ausbildung eines gefäßhaltigen Granulationsgewebes zwischen Epithel und Bowman-Membran der Cornea (z. B. bei Trachom*).

Pannus [Gelenke] *m*: Von den Gelenkkapselrezessus ausgehende Proliferation* der Synovialis* bei chronischer Synovialitis, v. a. bei rheumatoider Arthritis* mit Überzug, Invasion, Unterminierung und Destruktion des Gelenkknorpels und der kortikalen (knöchernen) Grenzlamelle sowie Einbruch in den subchondralen Markraum. Röntgenologisch zeigen sich eine Unschärfe der Grenzlamelle, Signalzysten und Erosionen.

Panophthalmie *f*: engl. *panophthalmitis*. Eitrige Entzündung des Augeninneren und der Augenhüllen (oft auf die Orbita übergreifend) infolge septischer Metastasierung in die Uvea oder Retina bzw. als Verletzungsfolge.

Panoramaaufnahme → Orthopantomografie

Panostitis *f*: engl. *panosteitis*. Entzündung aller Gewebe eines Knochens mit akuter Periostitis*, Ostitis* und Osteomyelitis diffusa. In der

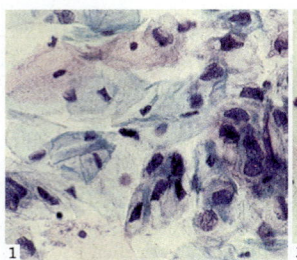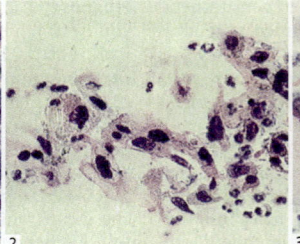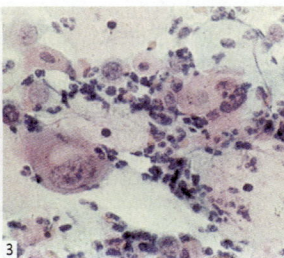

Papanicolaou-Abstrich: Zervixabstrich mit Papanicolaou-Färbung; 1: Pap III D; 2: Pap IV a; 3: Pap V. [172]

Veterinärmedizin bezeichnet der Begriff Panostitis eine Erkrankung der langen Röhrenknochen, die vor allem bei jungen Hunden großer Rassen auftritt und bei der primär das Fettmark* betroffen ist.

Pansinusitis *f*: Entzündung aller Nasennebenhöhlen* einer Seite.

Panstrongylus megistus *m*: Brasilianische Raubwanze, die Überträger von Trypanosoma* cruzi ist (siehe auch Chagas*-Krankheit).

Pantomografie → Orthopantomografie

Pantoprazol *n*: Arzneistoff (Prodrug) aus der Gruppe der Protonenpumpen*-Hemmer. Protonenpumpen-Hemmer sind Mittel 1. Wahl zur Behandlung von gastroduodenalen Ulzera, da sie selektiv die H+/K+-ATPase blockieren und somit die Magensäureproduktion hemmen. Nebenwirkungen betreffen vor allem den Gastrointestinaltrakt.

Indikationen:
- gastroduodenale Ulzera
- Refluxösophagitis*
- Langzeittherapie und Rezidiv-Prophylaxe
- Prophylaxe gastroduodenaler Ulzera bei NSAR-Therapie
- Zollinger*-Ellison-Syndrom
- Helicobacter*-pylori-Eradikation.

Pantothenol → Dexpanthenol
Pantothensäure → Vitamin B_5
pantrop: engl. *pantropic*. Beschreibender Begriff für Krankheitserreger, Pharmaka usw. ohne besondere Affinität zu bestimmten Geweben, z. B. pantrope Viren (im Gegensatz zu neurotropen Viren u. a.).

Panum-Areale *n pl*: engl. *Panum's areae*. Zone vor und hinter dem Horopter, in der Gegenstände als querdisparate Bilder infolge zentraler Fusion noch scharf und nicht als Doppelbilder wahrgenommen werden. Panum-Areale sind maßgeblich am stereoskopischen Sehen* beteiligt.

Panzerherz → Perikarditis
Panzytopenie *f*: engl. *pancytopenia*. Gleichzeitige Verminderung der Erythrozyten*, Leukozyten* und Thrombozyten* im peripheren Blut und somit gleichzeitige Anämie*, Leukopenie* und Thrombozytopenie*. Eine Panzytopenie kann u. a. im Rahmen verschiedener Erkrankungen auftreten, z. B. bei Folsäuremangel*, aplastischer Anämie* oder perniziöser Anämie*.

PAO: Abk. für periartikuläre Ossifikation → Ossifikation, periartikuläre

PAO: Abk. für engl. peak acid output → Pentagastrintest

Pap: Abk. für → Papanicolaou-Abstrich
Pap-Abstrich: Abk. für → Papanicolaou-Abstrich

Papageienkrankheit → Ornithose
Papain *n*: In Milchsaft und unreifen Früchten des mexikanischen Melonenbaums (Carica papaya) vorkommendes Enzym. Papain wird therapeutisch und diagnostisch sowie außerdem in der Kosmetik- und Lebensmittelindustrie verwendet.

Papanicolaou-Abstrich *m*: engl. *Papanicolaou smear*. Gynäkologischer Abstrich mit anschließender Spezialfärbung (Papanicolaou-Färbung) zur Zytodiagnostik*. Er dient vor allem zur Früherkennung des Zervixkarzinoms und dessen Vorstufen.

Indikationen:
- Zervixabstrich (fraktionierter Abstrich mit Watteträger oder Spatel von der Portiooberfläche und mit Watteträger oder Spezialbürstchen aus Zervikalkanal) zur Tumordiagnostik (siehe Abb.)
- Vaginalsmear zur hormonalen Diagnostik (siehe Kolpozytologie*, Abb. dort).

Vorgehen: Befundeinteilung nach Empfehlung der Deutschen Gesellschaft für Zytologie (Münchner Nomenklatur) oder international nach Bethesda-Klassifikation.

Papaverin *n*: engl. *papaverine*. Opiumalkaloid (ohne Wirkung auf Opioid-Rezeptoren), das sich chemisch vom Benzylisochinolin herleitet und als myotropes Spasmolytikum zum Einsatz kommt. Papaverin setzt den Tonus der glatten Muskulatur herab und hat eine schwache hypnotische und analgetische Wirkung.

Indikationen:
- intraluminale Anwendung in der Koronarchirurgie (Koronarrevaskularisation) zur Verhinderung vasaler Spasmen bei Gewinnung und Anastomosierung arterieller Grafts für den aortokoronaren Bypass
- bei zerebralen Vasospasmen
- Schwellkörper*-Autoinjektionstherapie bei Erektionsstörung.

Papaver somniferum → Mohn

Papel *f*: engl. *papule*; syn. Papula. Über dem Hautniveau liegendes, bis erbsengroßes tastbares kugeliges Knötchen in Dermis oder Epidermis. Die Papel zählt zu den Primäreffloreszenzen, die herdförmige Konfluierung wird als Plaque* bezeichnet. Je nach weiteren Merkmalen (hart oder weich, Farbe, Gruppierung, Juckreiz u. a.) ist die Papel ein wichtiges Diagnosekriterium. Siehe Effloreszenzen*, Abb. 2 dort.

Formen:
- epidermale Papel: Vermehrung der Epidermiszellen, z. B. Viruswarze
- kutane Papel: Zellvermehrung in der Dermis, z. B. bei sekundärer Syphilis*
- epidermokutane Papel: z. B. Lichen ruber.

Papierelektrophorese → Elektrophorese

Papilla *f*: Warzenförmige Erhabenheit an Haut oder Schleimhaut. Z. B. sind die Papillae vallatae die Geschmackspapillen der Zungenschleimhaut. Der Begriff ist oft auch Bestandteil eines zusammengesetzten Wortes (Papillar-, Papillo-).

Papilla duodeni major *f*: engl. *major duodenal papilla*; syn. Papilla Vateri. Auf der Plica longitudinalis duodeni liegende, gemeinsame oder getrennte Einmündung von Ductus* choledochus und Ductus* pancreaticus (Wirsungi) in den absteigenden Teil des Duodenums*. Die Papilla duodeni major wird vom ringförmigen M. sphincter ampullae hepatopancreaticae (Sphinkter Oddi) umschlossen.

Klinische Bedeutung: Bei einer ERCP wird in die Papilla duodeni major Kontrastmittel* eingegeben, um den Ductus* choledochus und Ductus* pancreaticus darzustellen. Bei Obstruktionen*, z. B. durch Gallensteine*, kann eine Papillotomie* durchgeführt werden.

Papilla duodeni minor *f*: engl. *minor duodenal papilla*. Einmündungsstelle eines inkonstant vorhandenen Ductus* pancreaticus accessorius in das Duodenum*. Die Papilla duodeni minor befindet sich oberhalb der Papilla* duodeni major auf der Plica longitudinalis duodeni.

Papillae renales → Niere

Papilla nervi optici → Sehnervenpapille

Papillarkörper *m*: engl. *skin papilla*. Die mit Papillen versehene Oberschicht der Dermis* (Stratum papillare). Durch zapfenartige Ausstülpungen verzahnt der Papillarkörper die Dermis* mit der Epidermis*.

Papillarleisten → Hautleisten

Papillarmuskelabriss *m*: engl. *papillary muscle strain*. Abriss eines Musculus papillaris cordis, der meist bei Herzinfarkt auftritt und zu AV-Klappeninsuffizienz führt. Die klinische Ausprägung reicht von leichter Insuffizienz bis zum kardiogenen Schock. Der Papillarmuskelabriss ist meist linkskardial (Mitralklappeninsuffizienz*) lokalisiert, selten rechtskardial (Trikuspidalklappeninsuffizienz*). Die betroffene Herzklappe wird operativ ersetzt. Siehe Abb.

Vorkommen: In der Regel als Komplikation bei Herzinfarkt, selten als Traumafolge.

Diagnostik:
- Hinweis durch Anamnese und Klinik (Herzauskultation)
- Nachweis durch Echokardiografie.

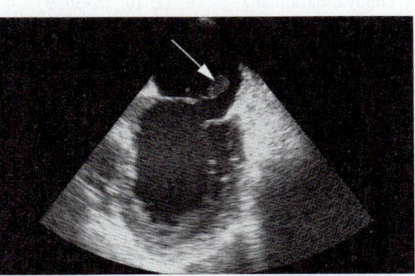

Papillarmuskelabriss: Mitralklappeninsuffizienz bei Papillarmuskelabriss, Papillarmuskel (Pfeil) flottiert in der Systole am posterioren Segel im linken Vorhof; transösophageale Echokardiografie. [98]

Papilla Vateri → Papilla duodeni major

Papillektomie, endoskopische *f*: syn. endoskopische Papillen-Resektion. Endoskopisch häufig mittels Seitblickendoskop durchgeführte Resektion der Papilla Vateri, z. B. bei adenomatösen Papillentumoren, mit anschließendem Stenting des Ductus* hepaticus communis (DHC) und des Ductus wirsungianus.

Papillendilatation *f*: engl. *papillary dilation*. Endoskopisches Alternativverfahren zum Standardverfahren der Papillotomie zur Entfernung von Gallensteinen aus dem Ductus hepatocholedochus im Rahmen einer ERCP durch Weitung der Papilla* duodeni major mit Ballonkatheter. Das postinterventionelle Blutungsrisiko ist deutlich minimiert.

Praktischer Hinweis: Aufgrund des möglichen Papillenödems ist wie bei der Papillotomie eine postinterventionelle Pankreatitis oder aufgrund des Galleaufstaus auch ein Ikterus möglich, deshalb ist eine Steineinlage zu erwägen.

Papillenkarzinom → Pankreaskarzinom

Papillennekrose *f*: engl. *papillary necrosis*; syn. Papillitis necroticans. Interstitielle Nephritis* mit Entzündung und Nekrose* einer oder mehrerer Nierenpapillen. Begünstigt wird ihre Entstehung durch Diabetes* mellitus, Leberzirrhose*, Analgetikaabusus, renal-vaskuläre Erkrankungen und akute sowie chronische Nephritiden. Komplikationen sind die infizierte Harnstauungsniere mit Urosepsis*. Die Behandlung reicht von Antibiose* und Harnleiterschienung bis zur Nephrektomie*.

Klinik: Verlauf meist blande:
- Flankenschmerzen
- Hämaturie*
- bei Abgang von nekrotisierten Papillen Nierenkolik
- cave: mögliche Entwicklung einer infizierten Harnstauungsniere mit Übergang in eine Urosepsis.

Therapie:
- antibiotische Therapie bei nachgewiesener bakterieller Infektion
- Harnleiterschienung bei infizierter Harnstauungsniere
- Nephrektomie bei septischem Verlauf
- Behandlung der Grunderkrankung.

Papillenstein *m*: engl. *papillary stone*. Steinbildung im Bereich der Nierenpapille. Meist handelt es sich um Calciumoxalat- bzw. Uratsteine, die intra- oder extratubulär durch Ablagerung von Calciumoxalat oder Harnsäure (Randall*-Plaque) entstehen. Harnsäuresteine werden medikamentös durch Allopurinol und Calciumoxalatsteine durch extrakorporale Stoßwellenlithotripsie entfernt.

Papillenstenose *f*: engl. *papillary stenosis*. Idiopathische, entzündlich induzierte, iatrogen oder tumorös bedingte Einengung der Papilla vateri (Papilla* duodeni major). Konsekutiv kann es zu einer prästenotischen Gangerweiterung und zum Aufstau von Pankreassekret bzw. Galle kommen. Je nach Ursache treten Ikterus* ggf. mit Courvoisier*-Zeichen oder Symptome der akuten Pankreatitis* auf.

Ätiologie:
- primäre (idiopathische) Papillenstenose: 1. Papillensklerose 2. Adenomyomatose
- sekundäre Papillenstenose: 1. vorwiegend Entzündungen wie Cholangitis, Papillitis, Pankreaskopfpankreatitis, Duodenitis 2. Tumor 3. funktionell bei juxtapapillärem Duodenaldivertikel 4. Fibrose und Striktur durch Abgang kleiner Gallensteine bei Choledocholithiasis 5. nach Manipulationen an der Papille bei ERCP, ggf. mit Papillotomie und Stenteinlage.

Therapie: Je nach Ursache
- endoskopische Papillotomie mit Stenteinlage
- endoskopisch oder transduodenal chirurgisch ausgeführte vollständige Papillenresektion ggf. mit chirurgischer Papilloplastik

- Duodenopankreatektomie* bei Papillenkarzinom.

Papillitis *f*: Entzündung von Papillen unterschiedlicher Lokalisation, z. B. in der Niere oder im Darm.
Formen:
- Papillitis im Bereich der Nierenpapillen: Papillennekrose*
- Proktitis* mit Entzündung von Analpapillen der Linea dentata, häufig in Kombination mit einer Kryptitis* der Morgagni-Krypten; evtl. Ausbildung von Analpolypen bei einer Papillitis hypertrophicans: **1.** Klinik: dumpfer Dauerschmerz im Analbereich **2.** Therapie: antiphlogistische Suppositorien
- Entzündung der Papilla* duodeni major: **1.** primär evtl. mit Ausbildung einer Papillenstenose* (syn. Westphal-Bernhard-Syndrom) **2.** sekundär bei einer Duodenitis, Pankreatitis oder aufsteigenden Cholangitis
- Neuropapillitis optica (Neuritis* nervi optici)
- Entzündung der Papilla ductus parotidei.

Papillom *n*: engl. *papilloma*. Vom Oberflächenepithel ausgehender, histologisch meist benigner Tumor mit papillärem Aufbau, der häufig viel Bindegewebe enthält. Er tritt an Mundschleimhaut, ableitenden Harnwegen (Blasenpapillom*) und Milchgängen (Milchgangpapillom) auf sowie als Basalzellpapillom der Haut (Verrucae seborrhoicae) und als Kehlkopfpapillom*.

Papillomata → Condylomata acuminata
Papillomata → Condylomata lata
Papillomata → Condylomata plana
Papilloma vesicae → Blasenpapillom
Papillomaviridae *f pl*: Neue Familie doppelsträngiger DNA-Viren, die zusammen mit der Familie Polyomaviridae* die obsolete Familie Papovaviridae* ersetzt. Das einzige Genus dieser Familie ist Papillomavirus*.

Papillomavirus *n*: engl. *papilloma virus*; syn. Warzenvirus. Genus der Familie Papillomaviridae*. Papillomaviren gehören zu den DNA-Tumorviren mit ⌀ 55 nm und besitzen ikosaedrische Kapside aus 72 Kapsomeren und 2 Strukturproteinen. Sie werden eingeteilt in ca. 75 Humanpapillomavirus- (HPV) und tierpathogene Typen. Papillomaviren sind streng auf eine Wirtsspezies beschränkt und infizieren nur Epithelzellen.
Übertragung: Kontaktinfektion der Basalzellen der Epidermis nach Mikrotraumen.
Klinische Bedeutung: Humane Papillomaviren verursachen mehrere Monate nach Infektion benigne Tumoren der Haut und Schleimhaut, die häufig spontan wieder verschwinden. Auch bestimmte Präkanzerosen und maligne Tumoren sind mit spezifischen HPV-Typen assoziiert (siehe Tab.).

Papillomavirus	
Erkrankung	auslösende HPV-Typen
Hautviruswarzen	
Verrucae plantares	1, 2, 4
Verrucae vulgares	2, 4, 26, 28, 29, 41, 48, 60, 63, 65
Verrucae planae juveniles	3, 10, 27
Epidermodysplasia verruciformis	3, 5, 8, 9, 12, 14, 15, 17, 19–29, 36–38, 46–50
anogenitale Warzen	
Condylomata acuminata	6, 11, 40, 42–44
Condylomata plana	6, 11, 16, 18, 30, 31, 33–35, 39, 40, 42–45, 51, 52, 56–59, 61, 64, 66–68
bowenoide Papulose	16, 18
Schleimhautwarzen	
Papillome an Larynx und Mundschleimhaut	6, 11
fokale epitheliale Hyperplasie	13, 32
maligne Tumoren	
Bowen-Krankheit	selten 2, 16, 34
Penis- und Vulvakarzinom	6, 16, 18
Zervixkarzinom	v. a. 16, 18; seltener 6, 31, 33, 35, 39, 45, 51, 52, 56, 58, 59, 66, 68, 70, 73, 82
Larynxkarzinom	selten 16, 18, 30
Zungenkarzinom	selten 2, 16

Infektionsprophylaxe:
- aktive Immunisierung (Schutzimpfung*) mit parenteral angewendetem, rekombinantem tetravalentem Impfstoff aus Partikeln des Hauptkapsoidproteins L1 der HPV-Typen 6, 11, 16, 18 zur Prävention des Zervixkarzinoms* (Zulassung für Frauen und Mädchen von 9–26 Jahren)
- Impfung: Standardimpfung entsprechend Impfkalender* (Tab. dort), Grundimmunisierung in 2–3 Teilimpfungen für Mädchen von 9–13 bzw. 9–14 Jahren (je nach Impfstoff); sollte vor erstem Geschlechtsverkehr abgeschlossen sein.

Papillomavirus-Infektion *f*: engl. *papilloma virus infection*; syn. Humanes-Papillomavirus-Infektion (Abk. HPV-Infektion). Durch verschiedene Typen humaner Papillomaviren verursachte Tumoren. Das Spektrum reicht von benignen (Schleim-)Hauttumoren bis hin zu (Schleim-)Hautkarzinomen. Diagnostiziert wird mittels PCR, therapiert u. a. lokal chemisch, virostatisch oder operativ. Es existiert eine aktive Immunisierung gegen die genitalen HPV-Typen 6, 11, 16 und 18.
Erkrankung: Übertragung: Betroffene infizieren sich mit den DNA-Viren über Sexualkontakte sowie über Mikrotraumata der Haut.
Klinik:
- Hautwarzen: **1.** Verrucae plantares **2.** Verrucae vulgares **3.** Verrucae planae juveniles **4.** Epidermodysplasia verruciformis
- anogenitale Warzen: **1.** Condylomata plana **2.** Condylomata acuminata **3.** Condylomata gigantea **4.** bowenoide Papulose
- Schleimhautwarzen, z. B. Larynxpapillome
- maligne Tumoren: **1.** Morbus Bowen **2.** Zervixkarzinom **3.** Vulva- und Peniskarzinom **4.** Zungen- und Larynxkarzinom.

Therapie:
- häufig spontane Ausheilung
- bei Hautwarzen ggf. lokale chemische Therapie, z. B. mit Salizylsäure
- operative Entfernung
- bei anogenitalen Condylomata ggf. virustatische Lokaltherapie (z. B. mit Cidofovir oder Imiquimod)
- bei invasiven malignen Tumoren Therapie je nach Tumorstadium.

Papillom, invertiertes *n*: engl. *inverted papilloma*. Benigner Tumor der Nase und Nasennebenhöhlen mit lokal expansivem und destruierendem Wachstum und Rezidivneigung. Eine maligne Entartung zum Plattenepithelkarzinom kommt häufig vor. Der Tumor wird operativ radikal entfernt. Die Nachsorge folgt dem Schema wie bei einem Malignom.

Papillotomie *f*: engl. *sphincterotomy*. Durchtrennung der Papilla* duodeni major und des Sphinkterapparats an der Einmündung in das Duodenum*. Indikationen sind eine Choledocholithiasis oder Papillenstenose*. Anschließend kann ein impaktierter Gallenstein* mittels eines Dormiakörbchens oder eines Ballonkatheters entfernt werden. Ergänzend wird meist ein Stent* zur Galleableitung eingelegt.
Formen:
- endoskopische Papillotomie (EPT) durch Anwendung von hochfrequentem Wechselstrom über den Draht eines Papillotoms (siehe Abb.) im Rahmen der endoskopischen retrograden Cholangiopankreatikografie (ERCP)
- selten operative transduodenale Sphinkterotomie* (ggf. mit Papillenplastik) notwendig.

PAPP-A *n*: syn. Pregnancy associated plasma protein A. In der Schwangerschaft* vom Synzy-

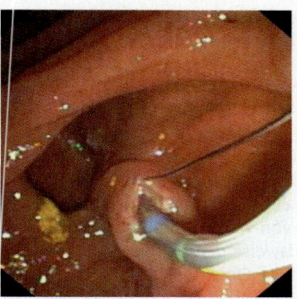

Papillotomie: Mit seinem Schneidedraht in die Papilla duodeni major eingeführtes Papillotom; duodenoskopischer Befund. [81]

tiotrophoblasten* gebildetes Glykoprotein*. Es ist im mütterlichen Serum* ab der 5. SSW nachweisbar und steigt im Laufe der Schwangerschaft an. PAPP-A wird im Rahmen des Ersttrimester*-Screenings zur Risikokalkulation für eine chromosomale Störung (Aneuploidie*) bestimmt. Der Nachweis erfolgt im Elektrochemilumineszenz-Immunoassay.
Referenzbereiche: Median*:
– 11. SSW: 1337 mlU/l
– 12. SSW: 1919 mlU/l
– 13. SSW: 2926 mlU/l
– 14. SSW: 4538 mlU/l.
Indikation zur Laborwertbestimmung: Abschätzung des Trisomie-21-Risikos im 1. Trimenon* (siehe Ersttrimester*-Screening).
Bewertung:
– verminderte Konzentrationen im 1. Trimenon bei Trisomie 13, Trisomie 18 und Trisomie 21
– ab dem 2. Trimenon Angleichung an Normwerte auch bei Trisomie.
p.a.-Projektion: engl. *posteroanterior projection*; syn. posterior-anteriore Projektion; Abk. p.-a. In der Radiologie Bezeichnung für eine Ausrichtung des Strahlengangs von hinten nach vorn.
Papulose, bowenoide *f*: engl. *bowenoid papulosis*; syn. bowenoide Papeln. Multiple flache, schmerzlose, viral verursachte Papeln in der Anogenitalregion, die meist durch eine Infektion mit humanen Papillomaviren Typ 16 oder Typ 18 entstehen und histologisch der Bowen*-Krankheit ähneln, hauptsächlich vorkommend bei Männern im jungen Erwachsenenalter. Diagnostiziert wird meist klinisch, therapiert zumeist mittels chirurgischer Abtragung.
Papulosis maligna atrophicans *f*: engl. *malignant atrophic papulosis*; syn. Degos-Syndrom. Sehr seltene, schubweise voranschreitende Erkrankung mit generalisierten erbsengroßen Papeln, deren Zentrum über Wochen einsinkt und verblasst. Histopathologisch bestehen Endarteriitis und Kapillaritis mit Nekrosen und Mikrothrombosierung. Monate bis Jahre später treten anämische Infarkte im Darm und Gehirn auf. 50% der Betroffenen, meist Frauen, versterben.
papyraceus: Papierartig, pergamentartig.
Paraballismus *m*: engl. *paraballism*. Beidseitiger Ballismus*, also Hyperkinesie, meist der proximalen Extremitätenmuskeln.
Para-Bombay-Blutgruppen *f pl*: engl. *Para-Bombay blood groups*. Seltene Varianten der AB0-Blutgruppen (siehe AB0*-System), bei denen die Blutgruppenantigene A, B und H nur sehr schwach ausgeprägt sind, wahrscheinlich bedingt durch bestimmte erbliche Varianten der H*-Substanz.
Parabulie *f*: engl. *parabulia*. Störung der Willensfunktion (Volition) mit gegenläufigen Willens- und Antriebsimpulsen bis hin zur Handlungsunfähigkeit.
Vorkommen:
– bei Schizophrenie*, v. a. mit katatoner Prägung
– bei schweren Zwangsstörungen*
– u. a.
Paracetamol *n*: Anilid, das häufig als Analgetikum bei leichten bis mittelschweren Schmerzen sowie als Antipyretikum eingesetzt wird. Im Unterschied zu nichtsteroidalen Antiphlogistika* wirkt Paracetamol kaum entzündungshemmend und thrombozytenaggregationshemmend. Der Wirkstoff ist erhältlich als Monopräparat und Kombinationspräparat, beispielsweise mit Coffein, Codein*, Vitamin* C, Acetylsalicylsäure* und Chlorphenamin.
Paracetamolintoxikation *f*: engl. *paracetamol poisoning*. Akute Vergiftung infolge Überdosierung von Paracetamol*, die in der Leber zur übermäßigen Bildung reaktiver Radikale führt und unbehandelt bis hin zu Leberversagen hervorrufen kann. Die Anzahl der Selbstvergiftungen und Suizide* durch überhöhte Paracetamoleinnahme ist in den letzten Jahren angestiegen.
Klinik:
– Übelkeit
– Erbrechen
– Schweißausbrüche
– unbehandelt liegt die letale Dosis bei 10–15 g.
Therapie:
– Verabreichung des Antidots* N-Acetylcystein (siehe Acetylcystein*) oder Methionin* (fördert die Bildung des für die Entgiftung der Metaboliten wichtigen Glutathions*)
– ggf. Lebertransplantation als Ultima Ratio.
Paracoccidioides brasiliensis *m*: syn. Blastomyces brasiliensis. Dimorpher, primärpathogener Pilz aus der Gruppe der Fungi* imperfecti (Erreger der südamerikanischen Blastomykose*). Die Übertragung auf den Menschen erfolgt aerogen (Atemwege bzw. Lunge als Eintrittspforte).
Morphologie: 10–40 µm große, doppelt konturierte, kugelige Zellen mit multiplen Sprosszellen auf Blutagar in der Hefephase bei 37 °C, in der Myzelphase bis 30 °C, langsames Wachstum.
Paracoccidioides-Mykose → Blastomykose
paracolicus: Neben dem Kolon liegend.
paradoxe Intention → Intervention, paradoxe
Parästhesie *f*: engl. *paresthesia*. Subjektive Missempfindung wie Kribbeln, unangenehme Temperaturempfindung, taubes oder schmerzhaft brennendes Gefühl als Form der Sensibilitätsstörungen* bei Erkrankungen des peripheren Nervensystems, z. B. bei Karpaltunnelsyndrom* oder beginnender Polyneuropathie*.
Parafunktion *f*: engl. *oral habit*. Sammelbezeichnung für einen unbewussten, schädigenden, unphysiologischen Gebrauch des stomatognathen Systems, z. B. Bruxismus*, Zähnepressen, Zungenpressen, Morsicatio*.
Paraganglien *n pl*: engl. *paraganglia*. Knötchenförmige Epithelkomplexe an oder in Nerven, die der Neuralleiste entstammen und Katecholamine* produzieren. Man unterscheidet chromaffine und nichtchromaffine Paraganglien.
Paragangliom *n*: engl. *paraganglioma*. Seltener, meist benigner Tumor des autonomen Nervensystems, der sich histogenetisch von Zellen der Neuralleiste herleitet und von extraadrenalen Paraganglien* ausgeht.
Parageusie *f*: engl. *parageusia*. Verfälschte Schmeckempfindung durch Veränderung einer oder mehrerer Geschmacksqualitäten, z. B. nach Virusinfektionen, endokrin oder pharmakologisch bedingt.
Paragnosie *f*: engl. *paragnosis*. Begriff aus dem Bereich der Parapsychologie für eine Wahrnehmung, die außersinnlich, d. h. nicht über die Sinne vermittelt wird (z. B. Hellsehen).
Paragonimus *m*: Lungenegel (Gattung der Trematodes*), der Erreger der Paragonimiasis ist. Der Mensch infiziert sich durch den Verzehr roher Krebse (Metazerkarien in Süßwasserkrebsen, v. a. Krabben; 2. Zwischenwirt). Als Endwirte fungieren karnivore und omnivore Säugetiere.

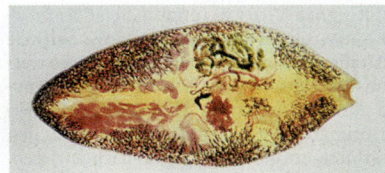

Paragonimus: Paragonimus africanus.

Paragrafie

Vorkommen: Mehrere Arten in Asien, Afrika (Paragonimus africanus; siehe Abb.) und Südamerika.

Klinische Bedeutung:
- auffällig rot gefärbte Parasiten (18 mm lang, 8 mm breit und ca. 3 mm dick)
- 9 Arten beim Menschen bekannt
- Befall des Menschen (Paragonimiasis): meist paarweise in bindegewebigen Kapseln in der Lunge (ektopische Ansiedlung beim Menschen in verschiedenen Bauchorganen und im Gehirn möglich).

Paragrafie *f*: engl. *paragraphia*. Störung der Schreibfähigkeit bei Aphasie*. Buchstaben oder Buchstabengruppen werden ausgelassen, vertauscht oder ersetzt (grafematische Paragrafien bis hin zu grafematischen Neologismen) oder semantisch verwandte Wörter geschrieben (semantische Paragrafien bis hin zu semantischen Neografien).

Paragrammatismus *m*: engl. *paragrammatism*. Störung des Satzbaus in Form von Satzverschränkungen, Satzabbrüchen, Verdoppelung von Satzteilen oder fehlerhaften Flexionsformen und Funktionswörtern, z. B. bei Aphasie*. Paragrammatismus ist Ausdruck einer schweren Form der Paralogik.

Parahämophilie → Hypoproakzelerinämie

Parahidrose *f*: engl. *parahidrosis*. Sekretion eines abnorm zusammengesetzten Schweißes (vgl. Chromhidrose, Urhidrosis).

Paraimmunität *f*: engl. *premunition*; syn. Paramunität. Erworbene, unspezifische Immunität gegen unterschiedliche Erreger oder Antigene, die schnell entsteht und nur kurze Zeit (7–12 Tage) anhält. Paraimmunität entsteht infolge einer nicht antigenspezifischen Stimulation, beispielsweise durch Aktivierung von Phagozyten, Komplement und natürlichen Killerzellen, Proliferation von Lymphozyten und Freisetzung von Mediatoren (Interferonen, Lymphokinen).

Hintergrund: Paraimmunität entwickelt der Organismus z. B. zu Beginn einer Infektion* (Sofortabwehr) oder sie kann durch Reiztherapie oder Immunstimulanzien* (Paraimmunitäts-Induktoren) induziert werden. Zu Letzteren gehören z. B. Impfstoffe, Kombinationspräparate aus Bakterien- und Virusbestandteilen oder pflanzlichen Extrakten, Adjuvanzien und synthetische Polyanionen.

Parainfluenza-Virus *n*: engl. *parainfluenza virus*. RNA-Virus der Subfamilie Paramyxovirinae der Paramyxoviridae*. Parainfluenza-Viren werden aus Rachenspülwasser isoliert und anschließend durch Züchtung auf Affennierenzellen oder primären humanen embryonalen Zellen sowie durch Antikörpernachweis nachgewiesen. Sie verursachen sporadische, meist kindliche respiratorische Infektionen unterschiedlichen Schweregrads sowie kleinere Epidemien (besonders im Winterhalbjahr).

Klinik: Nach einer Inkubationszeit von 3–6 Tagen manifestiert sich eine Virusinfektion durch eine Pharyngitis, Rhinitis, Bronchitis, Bronchiolitis, akute subglottische stenosierende Laryngotracheitis (v. a. durch Serotyp 1) sowie durch eine Pneumonie (v. a. durch Serotyp 3). Betroffen sind hauptsächlich Kleinkinder. Ein schwerer Krankheitsverlauf ist bei Erstinfektion und Erkrankung von Säuglingen zu beobachten. Reinfektionen sind meist asymptomatisch bis milde.

Parainfluenza-Virus-Antikörper *m sg, pl*: Antikörper gegen das Parainfluenza*-Virus. Die Bestimmung ist indiziert zur Abklärung von respiratorischen Infektionen bei Kleinkindern oder Immunsupprimierten. Der Nachweis erfolgt im Serum* mittels ELISA oder Neutralisationstest*. Die Spezifität* ist gering. Als Hinweis für eine akute Infektion gilt ein 4-facher Titeranstieg innerhalb von 10 Tagen.

Parakeratose *f*: engl. *parakeratosis*. Epidermale Verhornungsstörung mit Keratinozyten*-Zellkernresten im Stratum corneum und weitgehend fehlendem Stratum granulosum, z. B. durch beschleunigte Epidermopoese bei Psoriasis*, Ekzem* oder durch fehlerhafte Reifung bei Carcinoma* in situ und Plattenepithelkarzinom*, auch im Bereich der Vagina und Portio sowie bei Infektion mit Herpes*-simplex-Virus Typ 2.

Parakinese *f*: engl. *parakinesia*. Qualitativ von der Norm abweichendes, meist komplexes Bewegungsmuster, das häufig Gestik, Mimik* oder Sprache betrifft, z. B. Automatismen*, Stereotypien* oder Katalepsie*.

Parakolpium *n*: syn. Paracolpium. Gesamtheit des Bindegewebes um die Vagina*. Es geht in das Parametrium über. Das Parakolpium hält die Vagina* in ihrer Position. Eine Degeneration kann zum Scheidenvorfall führen.

parakrin: engl. *paracrine*. In die unmittelbar benachbarte Region absondernd. Die Bedeutung bezieht sich auf den Sekretionsmechanismus von Zellen und Drüsen, bei dem der sezernierte Faktor (Mediator, Hormon) ohne Zwischenschaltung des Blutes auf direkt benachbarte Zellen einwirkt.

Parakusis *f*: engl. *paracusis*. Falsche akustische Wahrnehmung. Unterschieden werden Paracusis duplicata (siehe Diplakusis*), Paracusis loci (räumliche Hörstörung mit falscher Lokalisierung der Schallquelle) und Paracusis Willisii bei Otosklerose* mit scheinbar besserem Sprachverständnis bei gleichzeitigem Lärm (der Patient hört überwiegend tieffrequenten Lärm nicht, der hörgesunde Gesprächspartner spricht dadurch aber lauter).

Paralalie *f*: engl. *paralalia*. Form der Dyslalie*, bei der Phoneme (kleinste bedeutungsunterscheidende Lauteinheiten) durch andere ersetzt werden (z. B. Beffel statt Löffel).

Vorkommen:
- Kleinkinder in der normalen Sprachentwicklung*
- Intelligenzminderung
- u. a.

Paralbumin → Pseudomuzin

Parallaxe *f*: engl. *parallax*. Winkel zwischen 2 Sehstrahlen von verschiedenen Beobachtungsorten, beispielsweise den beiden Augen, ausgehend zum selben Objekt. Die Parallaxe ist die Grundlage des räumlichen Sehens, da durch sie unbewusst Entfernungen abgeschätzt werden können.

Physik: Die Parallaxe wird als scheinbare Verschiebung des Objektes vor einem entfernteren Hintergrund beobachtet (parallaktische Verschiebung*). Betrachtet man vom Auge unterschiedlich weit entfernte, hintereinander liegende Objekte, so ändert sich bei seitlicher Verschiebung des Betrachtungsstandpunkts scheinbar die Lage dieser Objekte zueinander. Wenn man zum Beispiel den Arm ausstreckt und den Daumen mit jeweils einem Auge anschaut, dann verändert sich die scheinbare Lage des Daumens im Verhältnis zum Hintergrund.

Klinischer Hinweis:
- Im Röntgenbild fallen in der Strahlenrichtung liegende, vom Fokus verschieden weit entfernte Objektpunkte zusammen (Winkel 0°). Wenn man diese Punkte getrennt abbilden will, muss der Fokus aus ihrer Verbindungslinie verschoben werden.

Parallelisierung *f*: engl. *parallelisation*. Aufteilung einer Population* auf Gruppen, die sich hinsichtlich wichtiger Merkmale (z. B. Alter) entsprechen. So können 2 oder mehrere Stichproben erstellt werden, die einen ähnlichen Ausprägungsgrad eines Kontrollmerkmals zeigen. Dieses Vorgehen wird – alternativ zur Randomisierung* – insbesondere bei Quasi-Experimenten gewählt, um eine Gruppenvergleichbarkeit herzustellen.

Parallelzange *f*: Überbegriff für Geburtszangen mit parallel verlaufenden, sich nicht überkreuzenden Zangenlöffeln, z. B. Shute-Zange.

Paralogie *f*: engl. *paralogia*; syn. Paralogik. Formale Denkstörung*, bei der entweder heterogene Sachverhalte ohne logischen Zusammenhang miteinander verbunden und bestimmte Begriffe durch andere ersetzt oder falsche Begriffe verwendet werden. Bei leichteren Formen können Satzbau und Gedankengang noch intakt und verständlich sein, schwere Formen führen u. a. zu Paragrammatismus*.

Vorkommen:
- Schizophrenie*
- Demenz*
- u. a.

Paralyse *f*: engl. *paralysis*. Vollständige Lähmung* infolge Ausfall der motorischen und/oder sensiblen Funktion eines Nerven mit Verlust der Bewegungsfähigkeit des Körpers oder eines Körperteils sowie je nach betroffenem Nerven auch Kontrollverlust über Darm- und Harnblasenfunktion. Mögliche Ursachen sind Verletzung bzw. Erkrankung des Zentralnervensystems oder peripherer Nerven sowie Vergiftung.

Paralyse, infantile *f*: engl. *infantile paralysis*. Form der progressiven Paralyse* infolge konnataler Neurosyphilis*. Die Erkrankung manifestiert sich meist um das 6. Lj., gelegentlich zeigen sich die ersten Symptome aber erst um das 20. Lj. (juvenile Paralyse). Klinisch können u. a. Demenz*, Polyneuropathie*, Enzephalitis* oder Meningitis* auftreten.
Andere Bedeutungen: Der Begriff „infantile Paralyse" wird auch gebraucht als Synonym für
– infantile* Zerebralparese (ICD G80.9) mit Lähmungssymptomen
– Paralysis epidemica infantum = akute paralytische Poliomyelitis = Kinderlähmung (ICD A80.3).

Paralyse, progressive *f*: engl. *general paralysis of the insane*. Parenchymatöse Form der Neurosyphilis* im Spätstadium der Syphilis*, die in ca. 8–10 % der Fälle mit einer Latenzzeit von ca. 10 Jahren auftritt. Klinisch können neben Pupillenveränderungen, Wesensänderungen und Demenz* auch neuropsychologische Herdsymptome wie Aphasie* und Apraxie* als sog. Lissauer-Paralyse im Vordergrund stehen.

Paralysie du packetage → Rucksacklähmung
Paralysis agitans → Pallidumatrophie, progressive
Paralysis agitans → Parkinson-Syndrom
Paralysis diaphragmatica *f*: engl. *diaphragmatic paralysis*. Lähmung* des Zwerchfells* infolge einer Schädigung des Nervus* phrenicus.
Paralysis spinalis ascendens acuta → Landry-Paralyse
paralytisch: engl. *paralytic*. Lähmungen auslösend, gelähmt, eine Lähmung betreffend.
Paramedianstellung → Kehlkopflähmung
Parameter *m*: Zu schätzende Konstante in einer Formel oder einem Modell, z. B. μ, σ im Normalverteilungsmodell. In Untersuchungen bzw. Studien von mehreren, voneinander abhängigen Merkmalen diejenige Größe, die zu Messzwecken verwendet und zur Beurteilung des Gesamtgeschehens herangezogen wird.
Parametritis *f*: Entzündung des Parametriums*, meist im Rahmen einer Endometritis* oder nach Verletzung unter der Geburt (Zervixriss, Drucknekrose an Scheidengewölbe). Unter Umständen kommt es zu eitriger Einschmelzung und Abszessbildung bzw. Ausbildung einer Phlegmone*.

Parametrium *n*: Flächige Bindegewebsstruktur im weiblichen Beckenraum, die die Cervix* uteri von allen Seiten umgibt und diese zeltartig zur Harnblase*, dem Kreuzbein und den Darmbeinschaufeln verspannt. Kranial werden die Parametrien von einer Verdickung des Peritoneums überzogen, dem Ligamentum* teres uteri, und kaudal von der Beckenbodenmuskulatur begrenzt.

Parametropathia spastica → Pelvipathia vegetativa
Paramnesie *f*: engl. *paramnesia*; syn. Erinnerungsverfälschung. Sammelbezeichnung für qualitative Gedächtnisstörungen* (Gedächtnistäuschung) mit meist unbewusstem oder unbeabsichtigtem Verfälschen von Gedächtnisinhalten oder dem Erlebnis von Erinnerung an Ereignisse, die in der Realität nicht stattgefunden haben. **Formen:**
– Déjà*-vu-Erlebnis
– Jamais*-vu-Erlebnis
– Pseudomnesie* (positive Paramnesie)
– Kyptomnesie
– u. a.
Vorkommen:
– Schizophrenie* (im Sinne wahnhafter Umdeutung früherer Erlebnisse)
– Persönlichkeitsstörungen* (mit Pseudologia* phantastica)
– False-memory-Syndrom
– z. T. auch bei Gesunden
– u. a.

Paramolar *m*: Zwischen bzw. neben den Molaren* stehender Zahn, meist vestibulär und im Oberkiefer liegend.

Paramyloidose *f*: engl. *paramyloidosis*. Leichtketten-Amyloidose (AL-Amyloidose), Form der systemischen Amyloidose* mit atypischer Lokalisation der Amyloidablagerungen (z. B. in Haut, Lunge, Muskulatur).

Paramyoklonus multiplex *m*: engl. *Friedreich's disease*. Ätiologisch ungeklärte, meist anfallartig auftretende, blitzartige Zuckungen (Myoklonien*) verschiedener, oft symmetrischer Extremitäten- und Rumpfmuskeln, v. a. der Schultermuskulatur.

Paramyotonia congenita *f*: engl. *congenital paramyotonia*; syn. Eulenburg-Syndrom. Autosomal-dominant erbliche Erkrankung mit intermittierender, besonders bei körperlicher Anstrengung oder Kälteexposition auftretender Muskelstarre v. a. der Gesichts- und Handmuskulatur sowie nachfolgender schlaffer Parese*. Ursache ist eine Mutation im SCN4A-Gen für die Alpha-Untereinheit des Natriumkanals (Genlocus 17q23.1–q25.3). Diagnostiziert wird mit EMG, Muskelbiopsie* und Molekulardiagnostik.

Paramyxoviridae *f pl*: Familie pleomorpher oder sphärischer RNA-Viren mit Hüllmembran (∅ 150–300 nm, helikales Kapsid, einzelsträngige RNA), die eine strukturelle Ähnlichkeit und Antigenbeziehung zu Orthomyxoviridae* aufweist. Paramyxoviridae werden durch Tröpfcheninfektion übertragen.
Einteilung: Die Einteilung in zwei Subfamilien ist veraltet. Heute sind es zwei eigenständige Familien:
– **Paramyxoviridae** (früher Subfamilie Paramyxovirinae) mit den Genera Respirovirus (Parainfluenza-Virus Typ 1 und 3), Avulavirus (Newcastle-Disease-Virus), Rubulavirus (Parainfluenza-Virus Typ 2 und 4, Mumps*-Virus) und Morbillivirus (Masern*-Virus, Hundestaupe-Virus, Rinderpest-Virus, Viren der sog. Peste des Petits Ruminants)
– **Pneumoviridae** (früher Subfamilie Pneumovirinae) mit den Genera Orthopneumovirus (Respiratory*-Syncytial-Virus, Mäusepneumonie-Virus) und Metapneumovirus (humanes Metapneumovirus*).

Paraneoplasie → Syndrom, paraneoplastisches
Paranephritis *f*: syn. Epinephritis. Entzündung der Nierenfettkapsel, meist hämatogen bedingt, aber auch übergreifend von der Niere oder umgebenen Organen mit der Gefahr der phlegmonösen Ausbreitung und paranephritischen Abszessbildung. Sonografie oder MRT sichern die Diagnose. Die Behandlung besteht aus Antibiose und Nephrostomie, selten Nephrektomie.

paranoid: Unter Verfolgungswahn leidend, z. B. paranoide Schizophrenie, wahnhafte (paranoide) Störung oder paranoide Persönlichkeitsstörung mit krankhaftem Misstrauen und übertriebener Wahrnehmung feindseliger Absichten gegenüber der eigenen Person. Oft bestehen gleichzeitig übermäßige Empfindlichkeit, Kränkbarkeit und Selbstbezogenheit. Der Therapiebedarf hängt ab von der Komorbidität (z. B. Angststörungen).

Paraosteoarthropathie → Myositis ossificans circumscripta
Paraparalyse → Paraplegie
Paraparese *f*: engl. *paraparesis*. Unvollständige Lähmung* (Parese*) zweier symmetrischer Extremitäten, z. B. bei Multipler Sklerose, Syphilis*, Rückenmarktumor*, Querschnittläsion*, oder angeboren, z. B. bei hereditärer spastischer Spinalparalyse.

Parapertussis *f*: Durch Bordetella parapertussis verursachte Erkrankung, die wie eine milde Pertussis* verläuft.

Paraphasie *f*: engl. *paraphasia*. Fehlerhafte Wortbildung mit Ersetzen, Auslassen, Hinzufügen oder Umstellen einzelner Laute in einem Wort (phonematische oder formale Paraphasie) oder mit Verwechslung von in ihrer Bedeutung ähnlichen Wörtern (semantische oder verbale Paraphasie). Paraphasie kommt beispielsweise bei Aphasie vor.

Paraphilie

Paraphilie f: engl. *paraphilia*; syn. Sexualpräferenzstörung. Von der Norm abweichende sexuelle Fantasien, Bedürfnisse oder Verhaltensweisen, die sich auf unbelebte Objekte, Schmerz der eigenen Person oder anderer sowie auf nicht einwilligungsfähige Personen oder Tiere bezieht. Eine Behandlung erfolgt bei subjektivem Leidensdruck oder Gefährdung anderer durch Psychotherapie oder medikamentös mit Libido-hemmenden Wirkstoffen.

Formen:
- Fetischismus*
- fetischistischer Transvestismus*
- Exhibitionismus*
- Voyeurismus*
- Pädophilie*
- Sadismus
- Masochismus
- Frotteurismus*
- Zoophilie*
- Nekrophilie*.

Zu Diagnostik, Therapie, Prognose und Recht vergleiche die einzelnen Störungsbilder.

Paraphimose f: engl. *paraphimosis*. Urologischer Notfall durch Einklemmung der zu engen phimotischen Vorhaut des Penis hinter dem Eichelkranz mit Ausbildung einer ödematösen Schwellung, Durchblutungsstörung und drohender Nekrose der Glans penis sowie Vorhautgangrän mit deformierender Narbenschrumpfung. Behandelt wird mittels manueller Reposition durch Auspressen des Ödems (Glans penis), evtl. Zirkumzision*. Siehe Abb.

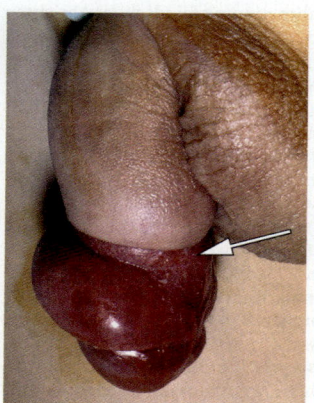

Paraphimose: Glans penis livide verfärbt, Vorhaut massiv ödematös geschwollen, Schnürring erkennbar (Pfeil). [117]

Paraphonie f: engl. *paraphonia*. Veränderung des Stimmklangs durch Wechsel in ein anderes Stimmregister. Ein Beispiel ist die Paraphonia puberum mit einem plötzlichen Höhenwechsel, dem sog. Überschnappen der Stimme, im Stimmbruch*.

Paraphrenitis f: engl. *periphrenitis*. Pleuritis diaphragmatica bzw. Peritonitis circumscripta des Peritonealüberzugs des Zwerchfells.

Paraplasma n: engl. *paraplasm*. Einschlüsse im Protoplasma des Zellleibs, die in den Zellen gebildet oder gespeichert werden, z. B. Sekrete, Lipide, Pigmente, Glykogen und Proteide. Paraplasma wird (im Gegensatz zum Idioplasma) nicht von einer Generation auf die nächste übertragen.

Paraplegie f: engl. *paraplegia*. Vollständige Lähmung zweier symmetrischer Extremitäten, z. B. bei Querschnittläsion*.

Parapoxvirus n: Genus von DNA-Viren der Poxviridae*, die im Gegensatz zu Viren des Genus Orthopoxvirus* aus regelmäßig angeordneten Filamenten aufgebaut sind. Primäre Träger des Virus sind Schaf und Rind.

Parapraxie → Apraxie

Paraproktitis → Periproktitis

Paraproteinämie f: engl. *paraproteinemia*. Auftreten von Paraproteinen* im Blut (monoklonale Gammopathie*), die in ihrem strukturellen Aufbau normalen Immunglobulinen* oder Immunglobulinfragmenten entsprechen, ohne spezifische Antikörperfunktion zu besitzen. Im weiteren Sinn bezeichnet Paraproteinämie auch das Auftreten di-, tri- oder polyklonal synthetisierter Immunglobuline im Blut.

Paraproteine n pl: engl. *paraproteins*. Durch entartete monoklonale B*-Zellen synthetisierte Immunglobuline* oder Fragmente von Immunglobulinen (z. B. freie* Leichtketten), die meist keine Antikörperfunktion mehr aufweisen. Das Auftreten von Paraproteinen wird Paraproteinämie* genannt. Paraproteine sind definiert für bestimmte Erkrankungen wie die monoklonale Gammopathie* und lassen sich in der Serumeiweiß-Elektrophorese nachweisen.

Paraproteinurie f: engl. *paraproteinuria*. Ausscheidung von kompletten Immunglobulinen* oder mono- und dimeren Kappa/Lambda-Immunglobulin-Leichtketten (Bence*-Jones-Proteinurie) im Harn. Ursache ist eine Überlauf-Proteinurie* durch Schädigung der tubulären Bürstensäume und Überforderung der proteolytischen und resorptiven Kapazität bei Paraproteinämie*. Der Nachweis erfolgt mittels Immunelektrophorese* und Immunfixation.

Parapsoriasis en plaques f: Chronisch-rezidivierend verlaufende Hauterkrankung unklarer Ätiologie mit exanthematischen, entzündlichen Herden. Die Diagnose ergibt sich aus Klinik und Histopathologie. Behandelt wird mit Lichttherapie (PUVA, selektive UV-Phototherapie).

Pararektalschnitt m: engl. *pararectal incision*. Bauchschnitt parallel zum Außenrand des M. rectus abdominis in Längsrichtung, um in die Bauchhöhle zu gelangen.

Parasexualität f: engl. *parasexuality*. Übertragung genetischer Information zwischen Bakterien derselben Generation.

Parasit [Fehlbildung] m: Teile einer asymmetrischen Doppelfehlbildung bzw. Mehrfachbildung. Der unvollkommen entwickelte, allein nicht lebensfähige Parasit hängt dem nahezu normal entwickelten Teil (Autosit) insbesondere an Gesicht, Thorax oder Abdomen an.

Parasit [Mikrobiologie] m: engl. *parasite*. Lebewesen, das ganz (obligate Parasiten) oder teilweise (fakultative Parasiten), ständig (stationäre Parasiten) oder zeitweise (temporäre Parasiten) auf Kosten einer anderen Spezies lebt.

Formen:
- Ektoparasit: auf der Oberfläche lebend
- Endoparasit: in tieferen Körperhöhlen, Geweben oder Blut lebend.

Klinische Bedeutung: Für den Menschen relevante Parasiten:
- im engeren Sinne tierische Parasiten (Zooparasiten): 1. Protozoen* (Urtierchen) 2. Helminthes* (Würmer) 3. Arthropoden* (Gliederfüßer)
- im weiteren Sinne auch Bakterien*, Viren*, Pilze (siehe Mikroorganismen*).

Parasitämie f: engl. *parasitemia*. Vorhandensein von Parasiten* im Blut bei Parasitosen*. Dieser Zustand kann asymptomatisch bleiben oder mit Fieber und anderen Allgemeinsymptomen einhergehen. Ein Beispiel sind Plasmodien* im Blut bei Malaria*. Diagnostiziert wird u. a. mittels Blutausstrich*, therapiert mit Antiparasitika.

Parasitenreservoir → Reservewirt

Parasitologie f: engl. *parasitology*. Lehre von den pflanzlichen und tierischen Parasiten*, im engeren Sinn von den Protozoen* (Protozoologie), Würmern (Helminthologie) und Arthropoden* (Entomologie).

Parasitophobie → Dermatozoenwahn

Parasitosen f pl: engl. *parasitoses*. Infektionen durch Parasiten*. Man unterscheidet Endoparasiten* (Protozoen* und Helminthes*), die Gewebe, Darm oder Blut befallen, von Ektoparasiten*, die den Menschen von außen befallen (z. B. Zecken). Betroffene infizieren sich oral, sexuell oder vektoriell, die Klinik ist abhängig vom Erreger. Therapiert wird ggf. mit Antiparasitika.

Parasomnie f: engl. *parasomnia*. Form der Schlafstörung*, die gekennzeichnet ist durch Episoden abnormen Erlebens oder Verhaltens im Zusammenhang mit bestimmten Schlafstadien*. Komplexe, zielgerichtet wirkende Verhaltensweisen sind möglich, unterliegen jedoch keiner willentlichen Steuerung. Außerdem kommt es zu Störungen der Aufwachphase oder des Übergangs zwischen verschiedenen Schlafstadien.

Paraspastik → Spastik

Parasternalhernie → Larrey-Hernie

Parasternalhernie → Morgagni-Hernie

parastomale Hernie → Hernia ventralis

Parasuizid *m*: engl. *parasuicide*. Suizidale Handlung mit absichtlich selbstschädigendem Verhalten bei geringer suizidaler Intention, im Gegensatz zum Suizidversuch*, der durch eine stark ausgeprägte Intention zu sterben geprägt ist. Beide Begriffe werden aufgrund der inhärenten Schwierigkeiten, die Intention zu bestimmen, oftmals synonym verwendet.

Vorkommen: Häufig als Appell an die Umwelt, u. a. auch bei Borderline*-Persönlichkeitsstörung zum Abbau extremer Spannungszustände.

Hinweis: Rate der vollendeten Suizide hier ca. 5–10 %.

parasuizidale Handlung → Verhaltensweisen, parasuizidale

parasuizidale Pause → Verhaltensweisen, parasuizidale

Parasympathikus *m*: engl. *parasympathetic nervous system*. Anatomisch, physiologisch und pharmakologisch vom Sympathikus abgrenzbarer Teil des vegetativen Nervensystems. Nach den Ursprungszentren in Mesenzephalon, Tegmentum pontis, Medulla oblongata und Sakralbereich des Rückenmarks ist der Parasympathikus auch als kraniosakrales System dem thorakolumbalen (Sympathikus) gegenübergestellt. Vgl. Nervensystem*, vegetatives (Abb. dort).

Aufbau: Im Gegensatz zum Sympathikus ist der Parasympathikus keine morphologische Einheit, da sich parasympathische Fasern mit wenigen Ausnahmen stets anderen Nervenstämmen anlagern (parasympathisches System). Die synaptische Umschaltung präganglionärer auf postganglionäre Neuronen erfolgt außerhalb des ZNS in peripheren Ganglien oder Ganglien der intramuralen Geflechte. Der Parasympathikus wird eingeteilt in

- **kranialer Teil: 1.** Ursprung im kleinzelligen Kerngebiet des N. oculomotorius, im Nucleus salivatorius superior und inferior und im Nucleus dorsalis nervi vagi **2.** Verlauf mit dem N. oculomotorius (Umschaltung im Ganglion ciliare), im N. facialis (Umschaltung in Ganglion pterygopalatinum und Ganglion submandibulare), im N. glossopharyngeus (Umschaltung im Ganglion oticum), im N. vagus (Umschaltung größtenteils in den intramuralen Geflechten) **3.** Versorgung: M. sphincter pupillae, M. ciliaris, Tränendrüse, Speicheldrüsen, Schweißdrüsen, Rachen, Kehlkopf, Herz, Lungen, Gastrointestinaltrakt vom Ösophagus bis zum Cannon-Böhm-Punkt des Colon transversum, Leber, Pankreas, Niere **4.** Wirkung: u. a. Verengung der Pupille, Akkommodation, Sekretion dünnflüssigen Speichels und Schweißes, Bradykardie, Bronchokonstriktion, Anregung der Peristaltik und Drüsentätigkeit im Gastrointestinaltrakt

- **sakraler Teil: 1.** Ursprung im 2.–4. Sakralsegment des Rückenmarks **2.** Verlauf: Vorderwurzeln, 2.–4. Sakralnerv, Nn. splanchnici pelvici **3.** Umschaltung in den Ganglien des Plexus pelvicus **4.** Versorgung: Colon descendens, Rektum, Anus, Harnblase, Harnröhre, inneres und äußeres Genitale **5.** Wirkung: u. a. Entleerung der Harnblase und des Rektums, Erektion

- **spinaler Teil: 1.** im Bereich des gesamten Rückenmarks entspringende dünne markhaltige Fasern, die durch hintere und zum Teil auch vordere Wurzeln austreten **2.** Wirkung: gefäßerweiternd, schweißhemmend und pilomotorisch.

Parasympatholytika *n pl*: engl. *parasympatholytics*; syn. Muskarin-(Rezeptor-)Antagonisten (m-Cholinozeptoren-Blocker). Substanzen, welche die Erregungsübertragung an den parasympathischen Nervenendigungen hemmen, indem sie die Wirkung des Acetylcholins an den Muskarin*-Rezeptoren durch kompetitive Hemmung blockieren (Anticholinergika*). Zu den Parasympatholytika gehören die Alkaloide Atropin und Scopolamin sowie ihre synthetischen Abkömmlinge.

Wirkungen:
- Auge: Mydriasis, Akkommodationslähmung, Steigerung des Augeninnendrucks, Lähmung des M. sphincter pupillae und des M. ciliaris
- Herz: Steigerung der Sinusknotenfrequenz und der AV-Überleitung, in höherer Dosierung auch Frequenzsenkung, Auftreten von Vorhofarrhythmien und AV-Dissoziation
- verminderte Sekretion von Speichel-, Bronchial-, Darmwand- und Schweißdrüsen
- glattmuskuläre Dilatation (Spasmolyse, Bronchodilatation, Peristaltikhemmung)
- ZNS: zentrale vagale Erregung (oder Hemmung).

Indikationen:
- Einsatz als Mydriatika* und Bronchospasmolytika
- des Weiteren: **1.** Parkinson*-Syndrom **2.** Reisekrankheit **3.** Prämedikation bei Narkosen **4.** bradykarde Herzrhythmusstörungen **5.** Spasmen des Gastrointestinaltrakts sowie der Gallen- und Harnwege **6.** Antidot* bei Intoxikationen mit Phosphorsäureestern.

Nebenwirkungen:
- Miktionsstörungen
- Akkommodationsstörungen, intraokularer Druckanstieg (v. a. bei engem Kammerwinkel)
- Mundtrockenheit, verminderte Schweißsekretion
- Tachykardie
- zentralnervöse Störungen.

Parasympathomimetika *n pl*: engl. *parasympathomimetics*; syn. Cholinergika. Die Wirkung des Parasympathikus* nachahmende Substanzen. Sie arbeiten als Muskarin-Rezeptor-Agonisten oder Cholinesterase-Hemmer. Parasympathomimetika verringern Herzfrequenz und Blutdruck, steigern die Motilität des Magen-Darm-Trakts und den Muskeltonus der Harnblasenwand, verursachen eine Kontraktion der Bronchialmuskulatur, eine Steigerung der Bronchialsekretion sowie eine Miosis und senken den Augeninnendruck.

Indikation:
- Glaukom: v. a. direkte Parasympathomimetika (Muskarin-Rezeptor-Agonisten)
- Myasthenia gravis pseudoparalytica: indirekte Parasympathomimetika (Cholinesterase-Hemmer)
- paralytischer Ileus
- zentrales anticholinerges Syndrom* (nur Physostigmin ist hirngängig)
- Antagonisierung nichtdepolarisierender Muskelrelaxanzien.

Nebenwirkungen:
- Bradykardie, Blutdruckabfall
- Broncho- und Muskelspasmen
- Diarrhö
- erhöhter Speichelfluss, Sehstörungen.

Bei schweren Intoxikationen wird Atropin* als Antidot verabreicht.

Parataxie *f*: engl. *parataxia*. Beziehungsstörung*, bei der es aufgrund neurotischer Fehleinschätzung zu deformierten, verzerrten wechselseitigen Beziehungen* kommt.

Paratendinitis *f*: syn. Paratenonitis. Entzündung des Sehnengleitgewebes bei Sehnen ohne Sehnenscheide (z. B. Achillessehne).

Parathormon *n*: engl. *parathormone*; syn. Parathyrin; Abk. PTH. Proteohormon der Nebenschilddrüse*, das die Konzentration des freien Kalziums* im Blut konstant hält. Hierzu steigert Parathormon bei sinkendem Kalzium-Spiegel beispielsweise die Kalzium-Freisetzung aus dem Knochen*, die renale Kalzium-Resorption und die Phosphat-Ausscheidung. Bei veränderten Parathormon-Konzentrationen bestimmt der Arzt daher stets die Kalzium- und Phosphat-Konzentration.

Physiologie: Regulation: Sinkender Kalziumspiegel im Blut; Folge: Parathormon steigt an; Folge: Kalzium-Freisetzung aus Knochen und erhöhte Kalziumrückresorption in den Nieren; Folge: steigender Kalzium-Spiegel im Blut; Folge: sinkendes Parathormon (negatives Feedback). **Wirkungen:** Antagonist des Kalzitonins*:

Parathormon-related Protein

Parathormon:
Beurteilung veränderter PTH-Konzentration im Blut in Abhängigkeit von der Kalzium- und Phosphat-Konzentration.

PTH-Konzentration	Kalzium-Konzentration	Phosphat-Konzentration	Beurteilung
PTH ↑↑	↓	↑	sekundärer Hyperparathyreoidismus* durch Niereninsuffizienz*
PTH ↑	↑	↓	primärer Hyperparathyreoidismus
	↓	↓	sekundärer Hyperparathyreoidismus durch Malabsorption
	↓	(↓)	Vitamin-D-Mangel; Rachitis* und Osteomalazie*
	↓	↑	Pseudohypoparathyreoidismus*
PTH ↓	↓		Hypoparathyreoidismus
	↑		tumorbedingte Hyperkalzämie

- Steigerung des Knochenabbaus: 1. vermehrte Rekrutierung und Aktivität der Osteoklasten* 2. Freisetzung von Ca^{2+} aus Hydroxylapatit* des Knochens durch Säuresekretion der Osteoklasten 3. Anstieg der Ca^{2+}-Serumkonzentration in der Folge 4. Aktivitätszunahme der alkalischen Phosphatase*
- Niere*: 1. Hemmung der Phosphatresorption im proximalen Tubulus 2. Steigerung der Phosphatsekretion im distalen Tubulus 3. Phosphaturie* und Absinken der Phosphat-Serumkonzentration in der Folge 4. Erhöhung der Kalziumrückresorption 5. begünstigt Umsetzung von 25-Hydroxycholecalciferol zu Calcitriol* (1-Hydroxylierung).

Referenzbereich: 11–65 ng/l (1,2–6,9 pmol/l).
Indikation zur Laborwertbestimmung:
- Differenzialdiagnostik von Hyperkalzämie* und Hypokalzämie*
- Einteilung von Hypoparathyreoidismus* und Hyperparathyreoidismus*
- Nierenerkrankungen: 1. Niereninsuffizienz* 2. Nephrolithiasis 3. Nephrokalzinose*
- Malabsorption*/Malassimilation*.

Bewertung: Parathormon ist immer in Zusammenhang mit den Kalzium- und Phosphat-Konzentrationen zu beurteilen (siehe Tab.).
Falsch-niedrige Konzentration: Fehlerhafte und langsame Probenbearbeitung.

Parathormon-related Protein n: engl. *parathyroid hormone-related protein*; Abk. PTHrP. Dem Parathormon* (PTH) strukturell ähnliches Proteohormon, das am gleichen Rezeptor* bindet wie PTH. Im Rahmen von Tumoren* verursacht es eine tumorassoziierte (paraneoplastische) Hyperkalzämie (z. B. bei Lungenkarzinom*, Plattenepithelkarzinom*, Nierenzellkarzinom*). Die Bestimmung erfolgt per Radioimmunoassay oder ELISA.

Physiologie:
- endokrine und parakrine Wirkung
- Bildung in verschiedensten Geweben (Epithel*, Mesenchym*, endokrine Drüsen*, ZNS)
- Steigerung der renalen Kalzium-Resorption, schwächer wirksam als PTH.

Referenzbereiche: Referenzbereiche sind abhängig vom verwendeten Assay.
Indikation zur Laborwertbestimmung:
- Differenzialdiagnose der Hyperkalzämie, wenn die Bestimmung von PTH nicht wegweisend ist
- Bestätigung und Verlaufskontrolle einer Tumorhyperkalzämie bei Mammakarzinom*, Nierenzellkarzinom, Prostatakarzinom*, kleinzelligem Bronchialkarzinom
- Prognosefaktor für Knochenmetastasen
- Bestimmung bei Differenz zwischen klinischem Bild eines primären Hyperparathyreoidismus und dazu unpassendem Laborbefund.

Material und Präanalytik: Heparin*-Plasma oder EDTA*-Plasma.
Bewertung:
- vermindertes PTH und erhöhtes PTHrP hinweisend auf eine Tumorhyperkalzämie
- normwertig bei primärem Hyperparathyreoidismus
- Anstieg bei Niereninsuffizienz* Stadium 4 und 5.

Praxishinweis: Probe tiefgefroren transportieren.

Parathymie f: engl. *parathymia*. Affektstörung, bei der Affekte* auftreten, die dem gegenwärtigen Denk- und Erlebensinhalt nicht entsprechen bzw. entgegengesetzt sind. Affekte äußern sich dabei dabei in falscher, unpassender Form (z. B. Lachen bei Berichten über Todesfälle). Sie kommt u. a. bei Schizophrenien vor.

Parathyreoidektomie f: engl. *parathyroidectomy*; syn. Nebenschilddrüsenoperation. Totale Entfernung aller Nebenschilddrüsen, z. B. bei Hyperplasie* aller 4 Epithelkörperchen (Vierdrüsenhyperplasie), bei Vorliegen eines familiären primären Hyperparathyreoidismus (pHPT) oder beim MEN-1-Syndrom, mit gleichzeitiger Autotransplantation gesunden Gewebes. Bei der subtotalen Parathyreoidektomie werden 3½ Epithelkörperchen entfernt, z. B. beim sporadischen pHPT und dem MEN-2a-Syndrom.

parathyreopriv: engl. *parathyroprival*. Durch Fehlen oder Ausfall der Nebenschilddrüsen (oder Biosynthese bzw. Wirkung von Parathormon*) bedingt.

Parathyrin → Parathormon

Parathyroidhormon [Arzneimittel] n: Rekombinant hergestelltes humanes Parathormon*. Parathyroidhormon wird s. c. eingesetzt als Zusatztherapie bei Erwachsenen mit chronischem Hypoparathyreoidismus*, deren Kalzium*-Spiegel sich durch die Standardtherapie allein nicht ausreichend kontrollieren lässt. Häufige Nebenwirkungen sind Hyperkalzämie*, Hypokalzämie* und die damit verbundenen klinischen Symptome wie Kopfschmerzen, Magen-Darm-Störungen, Parästhesie* und Hypoästhesie.

Paratop n: engl. *paratope*; syn. Antigenbindungsstelle. Sterisch komplementär zur antigenen Determinante (Epitop*) geformter Teil des Antikörpers. Das Paratop besteht aus den hypervariablen Teilen der H- und L-Ketten im Fab-Fragment. Zudem meint Paratop auch den antigenbindenden Teil (α/β- oder γ/δ-Ketten) der T-Zell-Rezeptoren.

Paratyphlitis → Perityphlitis

Paratyphus m: engl. *paratyphoid*. Gastroenterologisch oder septikämisch verlaufende Infektionskrankheit, hervorgerufen durch Salmonella Paratyphi A bis C. Die Diagnose erfolgt mittels Blutkultur und, ab der 2. Woche, mit Stuhluntersuchungen. Behandelt wird mit Antibiotika. Schon bei Erkrankungsverdacht besteht Meldepflicht.

Klinik: Die Symptomatik ähnelt dem Typhus* abdominalis, ist jedoch weniger stark ausgeprägt. **Gastrointestinale Symptome** wie Bauchschmerzen, Durchfälle, Übelkeit, Vomitus und Fieber überwiegen. Seltener sind **septikämische Verläufe** mit längerfristig hohem Fieber, Roseolen und Komplikationen wie Darmdurchbrüchen oder Meningitis.

Therapie: Möglichst frühzeitige Gabe von Antibiotika nach Antibiogramm:
- bevorzugt Ciprofloxacin* (nur adulte Patienten; 4 Wochen lang) oder Ceftriaxon* (2 Wochen lang)
- Amoxicillin* oder Cotrimoxazol (schlechtere Resistenzlage).

Prävention: Durch Impfung möglich, meist in Kombination mit Typhus-Impfstoff, z. B. TAB (Typhus, Paratyphus **A**, Paratyphus **B**).
paraureterales Divertikel → Blasendivertikel
Paraurethraldrüsen *f pl*: engl. *Skene's ducts*; syn. Skene-Gänge. Bei vielen, aber nicht allen Frauen vorhandene akzessorische Geschlechtsdrüsen neben der Urethra*, die variabel mit mehreren Ausführungsgängen in den Scheidenvorhof und/oder die Schleimhaut um den Meatus urethrae externus (Harnröhrenausgang) münden. Sie entsprechen der Prostata* beim Mann, die Enzymzusammensetzung der Sekrete beider Drüsen ist ähnlich.
Funktion: Manche Autoren bringen die Paraurethraldrüsen in Zusammenhang mit der weiblichen Ejakulation und der Gräfenberg*-Zone (G-Punkt).
Klinische Hinweise: Eine Entzündung der Paraurethraldrüsen nennt sich Skenitis. Weiterhin können Tumoren entstehen, die dem Prostatakarzinom* ähneln.
Paravacciniavirus → Parapoxvirus
Paravasat *n*: Injektions- oder Infusionsflüssigkeit, die durch fehlerhafte Punktion oder nicht ordnungsgemäße Fixierung des venösen Zugangs nicht in das Gefäßlumen, sondern in paravasales Gewebe gelangt und dort Schmerz, Schwellung, Rötung und ggf. Nekrosen auslöst. Insbesondere Zytostatika* und Vasopressoren sind als Paravasate gefürchtet, weil sie das Gewebe schwer schädigen.
Paravastatin *n*: Lipidsenker* aus der Gruppe der HMG*-CoA-Reduktase-Hemmer (Statine), der bei Hypercholesterolämie zur Primär- und Sekundärprävention von kardiovaskulären Ereignissen angewandt wird. Wechselwirkungen mit anderen Medikamenten sind seltener als bei anderen Statinen. Paravastatin kann Leberfunktionsstörungen, Magen-Darm-Beschwerden und Muskelschmerzen, selten bis hin zur Rhabdomyolyse*, auslösen.
Paravertebralanästhesie *f*: engl. *paravertebral anesthesia*. Periphere Leitungsanästhesie* mit Injektion von Lokalanästhetika* in die Nähe der Austrittsstelle der Spinalnerven ventral der Querfortsätze. Paravertebralanästhesie kann alternativ zur postoperativen thorakalen patient-controlled epidural analgesia (PCEA) im Rahmen thoraxchirurgischer Eingriffe eingesetzt werden.
Vorgehen: Als Paravertebralanästhesie wird auch die thorakale paravertebrale Interkostalblockade* mit Blockade der Nervi thoracici im Bereich der Spinalnervenwurzel bezeichnet. Die Lokalanästhetika werden über einen Katheter als Bolus oder kontinuierlich gegeben, wobei häufig Ropivacain oder Bupivacain verwendet wird.

Komplikationen:
– vegetative Blockade (arterielle Hypotonie) wegen anatomischer Nähe des Truncus sympathikus (siehe Spinalnerven*, Abb. dort)
– intravasale Fehlinjektion.

parazellulär: engl. *paracellular*. Zwischen epithelialen oder endothelialen Zellen hindurch.
Parazentese [Augenheilkunde] *f*: Einschnitt am Auge im Rahmen der refraktiven Chirurgie*, z. B. für operativen Zugang zur vorderen Augenkammer, zur (diagnostischen) Kammerwassergewinnung oder zur (therapeutischen) Druckentlastung bei Augeninnendruckerhöhung durch Inzision am Limbus und annähernd parallele Punktion der vorderen Augenkammer.
Parazentese [HNO] *f*: engl. *paracentesis*; syn. Myringotomie. Inzision des Trommelfells im hinteren oder vorderen unteren Quadranten zur Wiederherstellung der Mittelohrbelüftung und Förderung des Sekretabflusses. Indikationen sind purulente Otitis* media oder akuter Tubenkatarrh*. Der Eingriff wird in Lokalanästhesie oder Narkose (bei Kindern) durchgeführt. Um einem vorzeitigen Verschluss vorzubeugen, wird ein Paukenröhrchen eingesetzt. Siehe Abb.

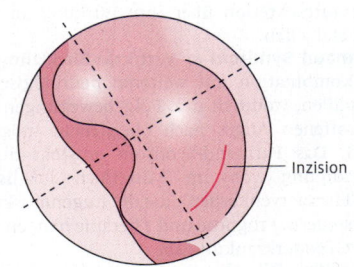

Parazentese [HNO]: Inzision im hinteren unteren Quadranten bei stark vorgewölbtem Trommelfell des linken Ohres.

Parazentese [Viszeralchirurgie] *f*: Abdominale Punktion zur Gewinnung freier Flüssigkeit aus der Bauchhöhle zu diagnostischen oder therapeutischen Zwecken. Eine Parazentese wird unter aseptischen Kautelen in Lokalanästhesie* in der Regel unter sonografischer Kontrolle durchgeführt.

Indikationen:
– diagnostisch bei neu aufgetretenem Aszites* oder vorbestehendem Aszites und neu aufgetretenem Fieber*, Bauchschmerz, hepatischer Enzephalopathie*, Leukozytose* oder Verschlechterung der Nierenfunktion, insbesondere zur Diagnostik einer: **1.** spontan bakteriellen Peritonitis (SBP) bei Leberzirrhose (Granulozyten > 250/µl) **2.** peritonealen Karzinose (zytologischer Tumornachweis, hoher Eiweißgehalt, u. a.) **3.** infektiösen Peritonitis (mikrobiologische Untersuchung)
– therapeutisch bei dekompensierter Leberzirrhose: **1.** großvolumige Parazentese bei therapierefraktärem oder rezidivierendem Aszites, insbesondere bei Spannungsaszites zur intraabdominalen Entlastung (respiratorische Dysfunktion infolge Zwerchfellhochstands) bei hochgradigem Aszites. Zur Prävention einer zirkulatorischen Dysfunktion: intravenöse Albumingabe (8g Albumin pro Liter Aszites), ggf. peritoneovesikale Aszitespumpe **2.** insbesondere bei Spannungsaszites
– therapeutisch bei Peritonealkarzinose: **1.** wiederholt großvolumige Parazentese (i. v. Albumingabe nicht erforderlich) **2.** evtl. Drainageanlage mittels PleurEx-Katheter **3.** zur lokalen intraperitonealen zytostatischen Therapie (hypertherme intraperitoneale Chemotherapie).

Komplikationen:
– Blutung*
– Infektion*
– arterielle Hypotonie*
– Nierenversagen*
– Leckage aus Einstichstelle
– Verletzung von Bauchorganen (z. B. Darm, Leber oder Milz).

Parazervikalblockade *f*: engl. *paracervical block* (Abk. PCB). Heute wegen massiver fetaler Komplikationen geburtshilflich nicht mehr angewandtes Verfahren der Regionalanästhesie durch Injektion eines Lokalanästhetikums in das parazervikale Gewebe.
Parazystitis *f*: engl. *paracystitis*. Entzündung des umgebenden Gewebes einer Zyste*, des Parzystiums. Als Parazystitis wird insbesondere die Entzündung des die Harnblase umgebenden Gewebes bezeichnet. Davon zu unterscheiden ist die Entzündung in einer Zyste oder in der Harnblase (siehe Zystitis*).
Pardee-Q → Q-Zacke
Pareidolie *f*: engl. *pareidolia*. Sinnestäuschung*, bei der vorhandene Gegenstände zu neuen, fantastischen Erscheinungen umgeformt werden (z. B. wird in einem Tapetenmuster eine Tiergestalt gesehen, in einem Geräusch ein Wort gehört). Im Gegensatz zur Illusion* wird sie nicht vom Affekt bestimmt und verschwindet auch bei erhöhter Konzentration nicht.

Vorkommen:
– bei Gesunden durch bewusstes Hervorrufen (z. B. Wolkenbilder)
– organisch bedingte Psychosen
– u. a.

Parenchym *n*: engl. *parenchyma*; syn. Grundgewebe. Organspezifisches Gewebe, das die Funktion eines Organs bestimmt und von Parenchymzellen gebildet wird. Beispiele sind Drüsenepithelzellen, Muskelfaserzellen, Nervenzel-

Parenchymchirurgie, selektive

len und die Gewebe der parenchymatösen Organe (Leber, Milz, Pankreas, Nebenniere, Gonaden, blutbildende Organe). Das Parenchym ist in ein bindegewebiges Gerüst- oder Stützgewebe (Interstitium*) eingebettet.

Parenchymchirurgie, selektive *f*: engl. *selective parenchyme surgery*. Gezielte Präparation und Skelettierung von anatomischen Strukturen und Organteilen sowie von Neoplasien* und pathologischen Gewebeveränderungen unter Erhalt von Stroma und Gefäßen, z. B. der Leber* oder Niere*.
Technik: Dissektion von Zellen und Gewebefragmenten durch Ultraschallsonde mit hoher Schwingungsamplitude oder laminaren Wasserstrahl.

Parenchymembolie *f*: engl. *parenchymal embolism*. Durch körpereigene Zellen verursachte Embolie* (meist Lungenembolie*), z. B. durch Megakaryozyten des Knochenmarks, Leberzellen nach Leberquetschung, Plazentazellen (v. a. Synzytium) nach Geburt oder durch Tumorzellen.

Parenchymia → Plathelminthes

Parenchymikterus *m*: engl. *hepatocellular jaundice*. In Abgrenzung zum obstruktiven Ikterus* durch primäre Störungen der Stoffwechselleistungen des Leberparenchyms (z. B. bei akuter oder chronischer Hepatitis*) verursachter Ikterus.

Parenchymstein *m*: engl. *parenchymal stone*. Relativ seltene Steinbildung im Nierenparenchym. Die Nierensteine sind klein und rundlich und sowohl in der Nierenrinde als auch im -mark nachweisbar, werden meist zufällig bei Röntgenuntersuchungen entdeckt und sind harmlos. Eine Therapie ist nicht erforderlich.

parenteral: Unter Umgehung des Gastrointestinaltrakts, in der Regel durch Injektion* oder Infusion*, z. B. parenterale Ernährung*.

Parese *f*: engl. *paresis*. Unvollständige Lähmung* bzw. unvollständiger Verlust der Fähigkeit, Körperteile wie Mund, Kehle oder Augenlid zu bewegen, z. B. bei Fazialisparese*.

parietal: Bezeichnung für seitlich, wandständig, z. B. Parietalthromben (wandständige Thromben in Herz und Aorta), oder zum Scheitelbein (Os parietale) gehörig.

Parietalhirnsyndrom → Parietallappensyndrom

Parietalkortex *m*: engl. *parietal cortex*. Dem Parietallappen* zugehöriger Teil der Großhirnrinde*. Er enthält den primär somatosensorischen* Kortex im Gyrus* postcentralis, den sekundär somatosensorischen Kortex in einem kleinen Bereich am Sulcus lateralis cerebri posterior des primären Kortex, Assoziationsfelder* wie das Lese*-Schreib-Zentrum und im oberen Bereich den posterioren Parietalkortex.

Parietallappen *m*: engl. *parietal lobe*; syn. Lobus parietalis. Lappen des Großhirns. Der Parietallappen umfasst den Parietalkortex* sowie die Brodmann*-Areale 1, 2, 3, 5, 7, 39, 40 und 43. Er ist u. a. für die Bewegungssteuerung*, die Steuerung der Aufmerksamkeit* und räumliche Wahrnehmung zuständig.

Parietallappensyndrom → Syndrom, hirnlokales

Parietallappensyndrom *n*: engl. *parietal lobe syndrome*. Symptomenkomplex, resultierend aus umschriebener Schädigung des Parietallappens, z. B. infolge zerebraler Durchblutungsstörung*, intrazerebraler Blutung*, Hirnatrophie*, Hirntumor* oder Hirnabszess*. Klinisch zeigen sich kontralaterale sensible und motorische Ausfälle, Apraxie*, Raumorientierungsstörung (bei Lokalisation in der nicht dominanten Hemisphäre), Neglect*, homonyme Hemianopsie* zur Gegenseite sowie epileptische Anfälle (Jackson*-Anfall).

Parietalzellen *f pl*: engl. *parietal cells*; syn. Belegzellen. Dreieckige azidophile Drüsenzellen der Magenschleimhaut im Bereich von Fundus und Corpus ventriculi, die Protonen und Chlorid* (als Vorstufen der Salzsäure) und Intrinsic*-Faktor für die Resorption von Cobalamin sezernieren. Protonenpumpen*-Hemmer und Histamin*-H_2-Rezeptoren-Blocker hemmen die Magensäuresekretion über ihre Wirkung an den Parietalzellen.

Parinaud-Syndrom *n*: Vertikale Blicklähmung in Kombination mit weiteren neurologischen Ausfällen, wodurch u. a. Folgebewegungen des betroffenen Auges nach oben nicht möglich sind. Das Parinaud-Syndrom entsteht durch Schädigung von im Mittelhirn lokalisierten Hirnnervenkernen*, die die Augenmuskulatur steuern. Prognose und Therapie hängen von der Grunderkrankung ab.

Paris-Klassifikation → Magenfrühkarzinom

Paritaprevir *n*: Protease*-Hemmer zur oralen Behandlung einer chronischen Hepatitis*-C-Infektion. Paritaprevir bindet an die NS3/4A-Protease und behindert dadurch die Virusvermehrung. Es wird mit Ombitasvir und Ritonavir kombiniert und soll nur mit Dasabuvir oder Ribavirin* eingesetzt werden, um das Hepatitis-C-Virus in 3 Phasen seines Lebenszyklus anzugreifen.

Parkinsonismus *m*: engl. *parkinsonism*. Parkinson-artige Symptome wie Rigor*, Tremor* und Akinese*, die nicht auf ein primäres Parkinson-Syndrom zurückzuführen sind, sondern sekundär im Rahmen anderer neurodegenerativer Erkrankungen (z. B. Steele-Richardson-Olsewski-Syndrom) oder bei Hirntrauma, Hirntumor, Schlaganfall, Enzephalitis, Intoxikation sowie arzneimittelinduziert (u. a. durch Neuroleptika) auftreten.

Parkinsonoid *n*: Symptomenkomplex aus Rigor*, Tremor* und Akinese* als UAW von (klassischen) Neuroleptika*, hervorgerufen durch antidopaminerge Wirkung auf die motorischen Basalganglien*.

Parkinson-Syndrom *n*: engl. *Parkinson's disease*; syn. Parkinson-Krankheit. Extrapyramidales* Syndrom infolge Degeneration dopaminerger* Neurone in der Substantia* nigra. Klinisch imponieren Bewegungsstörungen wie Akinese*, Rigor* und Tremor* sowie posturale* Instabilität. Die Diagnose erfolgt überwiegend anhand der typischen Klinik. Therapeutisch werden u. a. dopaminerge Arzneimittel sowie begleitend Physiotherapie* und Psychotherapie* eingesetzt.

Erkrankung: Formen:
- **idiopathisches Parkinson-Syndrom** (IPS, Synonym Morbus Parkinson, Paralysis agitans, Shaking Palsy oder Schüttellähmung): **1.** häufigste Form (ca. 75 % der Fälle) **2.** Subklassifikation nach klinischem Verlaufstyp (Äquivalenztyp mit gleichmäßig ausgeprägten Symptomen, akinetisch-rigider Typ, Tremordominanztyp, selten monosymptomatischer Ruhetremor)
- **atypisches Parkinson-Syndrom** (Parkinson-Syndrom im Rahmen anderer neurodegenerativer Erkrankungen)
- **familiäres (genetisches) Parkinson-Syndrom**
- **symptomatisches Parkinson-Syndrom** (sekundäres Parkinson-Syndrom): **1.** pharmakologisch (z. B. durch Neuroleptika*, Antiemetika* und Kalzium*-Antagonisten) **2.** toxisch (z. B. durch Mangan, Kohlenmonoxid und Zyanid) **3.** metabolisch (z. B. bei Hypoparathyreoidismus* und Wilson*-Krankheit) **4.** entzündlich (z. B. nach Encephalitis* lethargica sive epidemica und bei Aids-Enzephalopathie) **5.** vaskulär (z. B. infolge von Basalganglieninfarkt oder -blutung) **6.** paraneoplastisch infolge Hirntumor* **7.** posttraumatisch, z. B. bei Boxerenzephalopathie*.

Pathophysiologie:
- keine einheitliche auslösende Ursache
- Erkrankung der Stammganglien mit fortschreitender Degeneration dopaminerger Neurone
- Zellatrophie in der Substantia nigra des Mittelhirns als Ursache für Dopaminmangel (siehe Abb.).

Klinik:
- **Akinese: 1.** Bradykinese* (Verlangsamung der Bewegungsabläufe) und/oder Hypokinese* (verminderte Bewegungsamplitude) bei Willkürbewegungen **2.** Hypomimie* (verminderte Mimik, Maskengesicht) **3.** Stimmstörung (Dysphonie*, Hypophonie*) und Sprechstörung (Dysarthrie*) **4.** kleinschrittiger Gang mit fehlender physiologischer Mit-

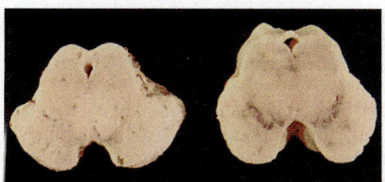

Parkinson-Syndrom: Schnitt durch den Hirnstamm bei Paralysis agitans; links: die Substantia nigra im Mittelhirn ist degeneriert und blass; rechts: Normalbefund mit deutlicher Pigmentierung. [41]

bewegung der Arme **5.** erschwertes Umdrehen und Aufstehen aus dem Bett **6.** Mikrografie* (Kleinerwerden der Handschrift)
- **Rigor: 1.** gesteigerter Muskeltonus mit gleichbleibend wächsernem Widerstand durch gleichzeitige Aktivierung von Agonisten und Antagonisten **2.** verstärkter Rigor der linken Seite durch aktive Bewegung der kontralateralen Seite **3.** bei passiver Bewegung wird Widerstand rhythmisch unterbrochen (Zahnradphänomen) **4.** gebundene Körperhaltung (gerundete Wirbelsäule und angewinkelte Hüften durch Spannung der Bauch- und Gesäßmuskulatur), Ungeschicklichkeit und Muskelschmerzen (insbesondere im Schulter- und Nackenbereich)
- **Tremor: 1.** nicht obligater, initial einseitiger, kleinamplitudiger Ruhetremor mit einer Frequenz von 4–6 Hz mit zunehmender Intensität bei mentaler und emotionaler Belastung **2.** ausgeprägter Fingertremor (Pillendrehertremor) **3.** evtl. zusätzlicher Haltetremor, der auch Kopf (Tremor capitis) und Unterkiefer betrifft (Rabbit-Phänomen) **4.** selten reiner Halte-/Bewegungstremor von 5–8 Hz
- **posturale Instabilität: 1.** mit Fallneigung nach vorn (Propulsion*), zur Seite (Lateropulsion*) oder nach hinten (Retropulsion*)
- vegetative Störungen, z. B.: **1.** seborrhö* mit Salbengesicht* **2.** Hypersalivation* **3.** orthostatische Hypotonie **4.** Obstipation* **5.** Pollakisurie*, imperativer Harndrang **6.** sexuelle Störungen
- Riechstörungen
- Schmerzen (primär diffuse oder umschriebene brennende oder juckende Schmerzen und sekundär infolge Rigor und Fehlhaltung)
- neuropsychiatrische Störungen wie: **1.** Depression* **2.** Bradyphrenie **3.** Angststörungen* **4.** selten psychotische Symptome wie Halluzinationen* und Wahnvorstellungen **5.** leichte kognitive Beeinträchtigung **6.** Demenz*
- Sensibilitätsstörungen (Parästhesie*, Dysästhesie*)
- Schlafstörungen
- ophthalmologische Symptome (Augenbewegungsstörungen, Augentremor, Störung des Farb- und Kontrastsehens).

Komplikationen:
- akinetische Krise*
- Stürze.

Therapie: Idiopathisches Parkinsonsyndrom: Bei Patienten unter 70. Lj.
- Monoaminoxidase-Hemmer, z. B. Selegilin* oder Rasagilin*, oder
- Dopamin-Rezeptor-Agonisten: **1.** Nicht-Ergot-Derivate wie Ropinirol*, Pramipexol*, Rotigotin* oder Apomorphin* **2.** Ergotalkaloide* aufgrund eines Fibroserisikos nicht empfohlen
- bei unzureichender Symptomkontrolle zusätzlich Levodopa* in Kombination mit einem Decarboxylasehemmer
- bei Unverträglichkeit von Dopamin-Agonisten Umstellung auf Levodopa (evtl. in Kombination mit COMT-Hemmer wie Entacapon* oder Tolcapon).

Bei Patienten über 70. Lj.: Levodopa* in Kombination mit einem Decarboxylasehemmer
- als Monotherapie in niedriger Dosierung
- ggf. bei unzureichender Wirkung in Kombination mit Dopamin-Agonist oder COMT-Hemmer (z. B. Entacapon oder Tolcapon).

Spätkomplikationen unter Therapie mit Levodopa:
- Auftreten von Dyskinesien
- Freezing (Bewegungsblockaden), insbesondere beim Gehen (Freezing of Gate)
- nach vorübergehenden Behandlungserfolgen nachlassende Wirkung der Pharmaka
- Wirkungsfluktuationen, u. a. Wearing-Off oder End-of-Dose-Akinese.

Weitere Therapieoptionen:
- dopaminerg wirksame NMDA*-Rezeptor-Antagonisten wie Amantadin* (auch Mittel der Wahl bei akinetischer Krise*) oder Budipin
- Anticholinergika*, z. B. Biperiden* oder Metixen bei starkem Ruhetremor
- Beta*-Rezeptoren-Blocker bei Haltetremor
- ggf. Apomorphin- oder Duodopa-Pumpe bei fortgeschrittenem Krankheitsstadium
- ggf. Tiefenhirnstimulation*
- Cholinesterase*-Hemmer wie Rivastigmin* bei Parkinson-Syndrom mit Demenz
- Thymoleptika bei Depression
- Clozapin* bei psychotischer Episode
- Physiotherapie
- bei Bedarf Ergotherapie*, Logopädie* und psychosoziale Betreuung.

Atypische Parkinsonsyndrome: Therapieversuch mit L-Dopa, meist jedoch nur schlechtes Ansprechen.

Prognose:
- progrediente, fortschreitende Erkrankung
- geringere Progredienz und günstigere Prognose bei Tremordominanztyp
- akinetisch-rigider Typ häufiger mit kognitiven Störungen und schlechterer Prognose
- Lebenserwartung leicht vermindert (v. a. nach 10-jährigem Krankheitsverlauf)
- Pflegebedürftigkeit nach ca. 20 Jahren (v. a. durch Demenz).

Parodontalabszess *m*: engl. *periodontal abscess*. Akute Exazerbation einer bestehenden Parodontitis* mit starken Schmerzen, Eiterbildung und Schwellung.

Pathogenese:
- gestörter Sekretabfluss über Zahnfleischtaschenausgang
- vermehrtes Auftreten von Fusobacterium nucleatum; B. forsythus, P. gingivalis, P. intermedia subgingival nachweisbar
- verstärktes Auftreten bei Immunschwäche und Diabetes* mellitus.

Klinik:
- starke Schmerzen
- evtl. Lymphknotenschwellung
- bei Befall mehrerer Zähne auch Fieber
- Entleerung über eine Fistel oder spontan nach marginal.

Therapie:
- Inzision mit Drainage und Scaling*
- Antibiotika*
- Desinfektion
- ggf. Einlage von Medikamenten oder Jodoform-Streifen.

Parodontalbehandlung, systematische *f*: engl. *systematic periodontal treatment*. Mehrstufiges Vorgehen bei Therapie entzündlicher Erkrankungen des Zahnhalteapparates. Sie umfasst mehrere Behandlungsschritte in mehreren Sitzungen.

Durchführung:
- Befunderhebung: z. B. Sondierung von Zahnfleischtaschen, Röntgenaufnahme, Prüfung auf Zahnlockerung und Furkationsbefall*, Bestimmung der Vitalität
- Phase I: Initialtherapie (Stoppen der bestehenden Erkrankungen, Herstellung sauberer Verhältnisse): **1.** Motivation und Instruktion **2.** Entfernung von Plaque und Zahnstein **3.** konservierende Versorgung kariöser Defekte und überstehender Füllungen **4.** Korrektur von Okklusions- und Artikulationsstörungen **5.** Scaling* und Root Planing **6.** geschlossene Kürettage
- Phase II: korrektive Therapie: **1.** (parodontal-)chirurgische Maßnahmen **2.** ggf. Zahnextraktion **3.** endodontische Versorgung **4.** definitive prothetische Restauration **5.** Kieferorthopädie, Funktionstherapie

Parodontalerkrankung

- Phase III: unterstützende Therapie: **1.** unterstützende Parodontalbehandlung (syn. Recall): zahnärztliche Nachsorge von parodontal vorgeschädigten Zähnen zur Gewährleistung der Langzeitstabilität und zur Erhaltung therapeutisch wiederhergestellter Parodontalgesundheit **2.** umfasst: professionelle Zahnreinigung, Attachmentmessung, Erstellung der Indizes zur Erfassung der Entzündungsgrade sowie Motivation des Patienten zur Verbesserung der Mundhygiene und Fluoridierung.

Parodontalerkrankung *f*: engl. *periodontal disease*. Sammelbezeichnung für Erkrankungen des Zahnhalteapparates (Parodontiums), bei der Gingivitis* und chronische Parodontitis* im Vordergrund stehen. Therapiert wird mittels systematischer Parodontalbehandlung*.

Parodontalerkrankung, nekrotisierende *f*: engl. *necrotizing periodontal disease*. Sammelbezeichnung für nekrotisierende Erkrankungen der Gingiva und des Parodontiums, die in Zusammenhang mit verminderter systemischer Abwehr auf bakterielle Infektion auftreten.

Formen:
- nekrotisierende ulzerierende Gingivitis (NUG)
- nekrotisierende ulzerierende Parodontitis (NUP)

Parodontalkürette *f*: engl. *periodontal curette*. Handinstrument mit einseitig (Gracey-Kürette) bzw. beidseitig (Universalkürette) scharfen Schneiden. Eingesetzt wird die Parodontalkürette zur Entfernung subgingivalen Zahnsteins*, zur Entfernung infizierten Wurzelzements, Granulation- und Epithelgewebes (subgingivalen Kürettage), zum Reinigen und Einebnen rauer Zahnwurzeloberflächen im Rahmen einer systematischen Parodontalbehandlung*.

Parodontal-Scaler *m*: engl. *periodontal scaler*. Handinstrument mit dreieckigem Querschnitt und beidseitig scharfen Schneiden zum supragingivalen (insbesondere interdentalen) Entfernen von Zahnstein*, harten Belägen und Grobdepuration.

Parodontitis *f*: Meist bakteriell bedingte, von vielen Faktoren beeinflusste Entzündung des Zahnhalteapparats (Parodontium). Sie ist mit klinisch und röntgenologisch nachweisbarer Zerstörung des Zahnhalteapparats (Zahnfleischrückgang, Zahnlockerung, Knochenabbau bis hin zum Zahnverlust) verbunden. Zahn- und Mundpflege sowie zahnärztliche Prophylaxe wirken präventiv.

Parodontitis, aggressive *f*: engl. *aggressive periodontitis*. Erkrankung des Zahnhalteapparates (Parodontalerkrankung* Typ III) mit rasch einsetzender und schnell fortschreitender parodontaler Destruktion. Sie tritt lokalisiert oder generalisiert auf. Unbehandelt kann diese Form der Parodontitis* in kurzer Zeit (1–2 Jahre) zum vollständigen Verlust der befallenen Zähne führen.

Ätiologie:
- genetische Determination
- Funktionsdefekte der neutrophilen Granulozyten und Monozyten
- häufigste Leitkeime (in geringen Mengen zur physiologischen Mundflora* gehörend, hier vermehrt in Zahnfleischtaschen auftretend): **1.** Aggregatibacter actinomycetemcomitans **2.** Tannerella forsythensis **3.** Porphyromonas gingivalis **4.** Prevotella intermedia
- unabhängig von Allgemeinerkrankungen und Mundhygiene.

Klinik:
- zu Beginn oft kaum klinische Entzündungszeichen
- zyklisch auftretende akute Schübe mit deutlicher Entzündungssymptomatik und massiver Gewebezerstörung.

Therapie:
- systematische Parodontalbehandlung*
- evtl. Antibiotika*.

Prognose: Bei Früherkennung und Therapie meist gut, sonst rascher Zahnverlust.

Parodontitis apicalis *f*: engl. *apical periodontitis*. Entzündlicher Prozess im Bereich der Wurzelspitze eines Zahns mit Übergreifen auf Desmodont und umgebenden Knochen. Er ist Vorstufe einer Ostitis*.

Ursachen: Infektiös durch Ausbreitung einer bakteriellen Pulpitis oder mechanisch infolge eines Zahntraumas.

Klinik: Akuter (Abszessbildung) oder chronischer Verlauf mit Bildung von Zahngranulom* oder Kieferzyste*.

Therapie:
- endodontische Behandlung*
- Inzision bei Ausbildung eines parodontalen Abszesses oder Schrödersche Lüftung
- ggf. Wurzelspitzenresektion*.

Parodontitis, chronische *f*: engl. *periodontitis*. Erkrankung des Zahnhalteapparates (Parodontalerkrankung* Typ II) mit entzündlicher, durch bakterielle Beläge verursachter Erkrankung aller Anteile des Parodontiums und fortschreitendem Verlust von Stützgewebe. Pathologie: Lokalisiert oder generalisiert auftretend durch Übergreifen einer Gingivitis* auf tiefere Strukturen des Parodontiums, führt zu Desintegration des Kollagens, Knochenabbau (Attachmentverlust*, Abb. dort), Entstehung von Zahnfleischtaschen durch Tiefenproliferation des Saumepithels.

Klinik:
- meist ungenügende Mundhygiene des Patienten mit massiver Plaque, supra- und subgingivalem Zahnstein und einer damit einhergehenden Gingivitis*
- Blutungsneigung bei Sondierung des Taschenfundus
- Zahnfleischtaschen mit Verlust von Stützgewebe
- als Spätsymptome erhöhte Zahnbeweglichkeit, Zahnwanderungen, Fisteln, Abszesse.

Therapie: Systematische Parodontalbehandlung*.

Prognose: Bei guter Compliance i. d. R. günstig (Zahnerhalt). Eine chronische Parodontitis kann aber auch therapieresistent sein und spricht nicht immer auf die beschriebenen Therapiemaßnahmen an.

Parodontitismittel *n sg,pl*: Arzneistoffe zur Behandlung einer Parodontitis*. Angewandt werden v. a. lokal wirksame Antibiotika*, Antiseptika* sowie Antiphlogistika* in Form von Spüllösungen, Salben oder Gelen. Bei aggressiver oder schwerer generalisierter Parodontitis ist zudem der Einsatz einer adjuvanten* systemischen Antibiotikatherapie indiziert.

Wirkstoffe:
- lokal angewandte Wirkstoffe: **1.** Chlorhexidin* (Spüllösung, Gel, Gelatinechip) **2.** Wasserstoffperoxid* (Spüllösung) **3.** Doxycyclin* (Gel) **4.** Metronidazol* (Gel) **5.** Minocyclin (Gel) **6.** Prednisolon* (Salbe)
- systemisch angewandte Wirkstoffe: **1.** Amoxicillin* **2.** Metronidazol **3.** Ciprofloxacin* **4.** Doxycyclin **5.** Tetracyclin **6.** Clindamycin*.

Parodontitis, nekrotisierende ulzerierende *f*: Abk. NUP. Erkrankung des Zahnhalteapparates mit Nekrose von Gingiva, Desmodont und Alveolarknochen. Sie kommt z. B. bei Immunsuppression, HIV-Erkrankung und Mangelernährung vor. Therapiert wird mittels systematischer Parodontalbehandlung*.

Parodontopathie *f*: engl. *periodontal disease*. Sammelbezeichnung für alle Erkrankungen des Zahnhalteapparates (Parodontium), z. B. parodontale Erkrankungen, Gingivitis*, Parodontitis*.

Parodontose *f*: engl. *periodontosis*. Veraltete und landläufige Bezeichnung für Parodontitis*. Der 1921 von O. Weski eingeführte Begriff war ursprünglich Sammelbegriff für sämtliche entzündlichen und nichtentzündlichen Erkrankungen des Zahnbetts.

Paromomycin *n*: Aminoglykosid*-Antibiotikum und Antiprotozoenmittel* aus Streptomyces rimosus mit breiter bakterizider Wirkung. Kreuzresistenzen mit anderen Aminoglykosid-Antibiotika, wie Neomycin oder Streptomycin, sind möglich. Aufgrund starker Oto- und Nephrotoxizität wird Paromomycin nur peroral angewendet, beispielsweise zur selektiven Darmdekontamination oder bei Amöbiasis. Hypersensitivitätsreaktionen und pseudomembranöse Enterokolitis sind seltene Nebenwirkungen.

Paronychie *f*: engl. *paronychia*. Häufigste Entzündung der Hand durch Infektion mit Staphy-

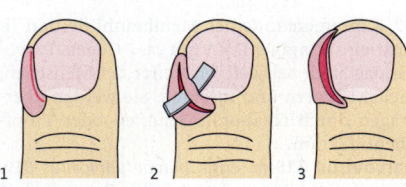

Paronychie: Chirurgische Versorgung, 1: Standardinzision, 2: Inzision und Laschendrainage, 3: laterale Keilexzision.

lococcus*, Streptococcus*, Candida*-Arten oder Herpes*-simplex-Virus. Es kommt zu einer umschriebenen schmerzhaften Rötung und Schwellung des Nagelwalls, evtl. mit Fluktuation und Eiter- bzw. Sekretentleerung auf Druck (Bulla rodens). Ein verzögerter Therapiebeginn kann zur Entwicklung eines Panaritiums* führen.

Therapie:
- je nach Ursache Ruhigstellung, Handbäder, lokale Antiseptika, bei Fluktuation operativ durch Inzision parallel zum Nagelwall unter Schonung der Matrix
- Drainage und Teilentfernung des Nagels (siehe Abb.).

Parorexie f: engl. *parorexia*. Ungewöhnliches Essverhalten der Schwangeren, z. T. mit Heißhunger auf bestimmte Lebensmittel oder ungewöhnlicher Kombination von Nahrungsmitteln.

Parosmie f: engl. *parosmia*. Form der Riechstörung* mit veränderter Wahrnehmung von Gerüchen, häufig mit unangenehmen Geruchsempfindungen (Kakosmie), z. B. bei Hirntumoren*, in der Schwangerschaft* oder als olfaktorische Aura bei Epilepsie*.

Parostosis f: engl. *parosteosis*. Knochenbildung außerhalb der physiologischen Lokalisation (Ektopie*), z. B. im weichen Binde- oder Muskelgewebe.

Parotidektomie f: engl. *parotidectomy*. Teilweise oder totale Entfernung der Ohrspeicheldrüse (Glandula* parotis), v. a. bei Speicheldrüsentumoren* oder chronisch-rezidivierender Parotitis*. Die Operationsmethode richtet sich nach dem Lageverhältnis der Ohrspeicheldrüse zum N. facialis und seinen Ästen. Komplikationen sind Fazialisparese*, Frey-Syndrom* und Speichelfisteln.

Komplikationen:
- temporäre oder permanente Fazialisparese: Fazialismonitoring, um eine Irritation, Verletzung oder ein Durchtrennen des N. facialis zu vermeiden.
- Speichelfistel oder -zyste
- Frey-Syndrom (syn. Aurikulotemporalis-Syndrom, gustatorisches Schwitzen): 1. bei Nahrungsaufnahme oder geschmacklichen Reizen kommt es zu einer Schweißsekretion im Bereich der Gl. parotis 2. Therapie mittels regelmäßiger Botoxinjektionen oder stark wirkenden Antitranspiranzien (z. B. Alluminiumchlorid).

Parotis → Glandula parotidea
Parotistumoren → Speicheldrüsentumoren
Parotitis f: syn. Ohrspeicheldrüsenentzündung. Akute und chronische Entzündung der Ohrspeicheldrüse (Glandula parotidea), die durch Infektionen (bakteriell, viral), Autoimmunerkrankungen oder andere Allgemeinerkrankungen verursacht wird sowie als Folge einer Strahlenbehandlung auftritt. Klinik, Diagnostik und Therapie variieren je nach Ursache.

Erkrankung: Einteilung:
- akute eitrige Parotitis durch bakterielle Infektion (meist Staphylococcus aureus)
- chronisch-rezidivierende Parotitis: 1. wiederholte Schübe einer akuten eitrigen Parotitis 2. häufig im Kindesalter 3. bindegewebiger Umbau und Drüsenatrophie
- Parotitis epidemica (Mumps)
- chronische Sialadenitiden: 1. Sjögren-Syndrom 2. Heerford-Syndrom (M. Boeck, Sarkoidose)
- Strahlensialadenitis nach Bestrahlung von Tumoren im Kopf-Hals-Bereich.

Sonderform: Marantische Parotitis.

Klinik: Eitrige Parotis:
- einseitige Schwellung im Bereich der Drüse
- Rötung
- Schmerz
- Fieber
- Kieferklemme.

Chronisch-rezidivierende Parotitis:
- wiederkehrende akute Speicheldrüsenentzündungen
- im entzündungsfreien Intervall salziger Geschmack im Mund
- im Verlauf derbe Drüsenschwellung

Parotits epidemica (Mumps):
- meist beidseitige Schwellung der Drüse
- 18 Tage Inkubationszeit, Krankheitsdauer 7–10 Tage
- teilweise Lidschwellung und Gehörgangsschwellung
- Gefahr der einseitigen Ertaubung, Sterilität bei Epididymitis oder Orchitis, Pankreatitis und Meningoenzephalitis.

Chronische Sialadenitis:
- Sjögren-Syndrom: 1. Sicca-Symptomatik („dry mouth, dry eyes, dry nose") 2. Müdigkeit
- Heerfordt-Syndrom: 1. schmerzlose bilaterale Schwellung der Gl. parotis 2. subfebrile Temperaturen 3. Erythema nodosum 4. ggf. Facialisparese 5. Iridozyklitis.

Strahlenadenitis:
- Xerostomie
- Geschmacksstörung.

Marantische Parotitis: Einseitige Schwellung, oft Exsikkose.

Therapie: Akute eitrige Parotitis oder akuter Schub einer chronisch-rezidivierenden Parotitis:
- antibiotische Therapie mit Aminopenicillin + Betalaktamase-Inhibitor (alternativ Cephalosporin (1/2) oder Clindamycin)
- reichlich Flüssigkeitszufuhr
- speichelanregende Maßnahmen (Kaugummi kauen, saure Drops lutschen, ggf. Pilocarpin-Tropfen)
- bei Abszedierung Abszessspaltung und Drainage.

Chronisch-rezidivierenden Parotitis: Ggf. endoskopische Gangdilatation mit Stent-Einlage. **Parotitis epidemica:**
- symptomatische Therapie
- Schutzimpfung.

Chronische Sialadenitis bei Sjögren-Syndrom:
- Pilocarpin
- Bromhexin
- Glukokortikoide und Immunsuppressiva meist ohne Effekt
- ggf. Rituximab
- regelmäßige sonographische Kontrollen zum Ausschluss eines Mucosa-Associated-Lymphoid-Tissue-Lymphoms (MALT)
- Zahn- und Mundhygiene.

Chronische Sialadenitis bei Heerfordt-Syndrom: Prednisolon. **Strahlenadenitis:**
- symptomatische Therapie
- häufig kleine Mahlzeiten mit stillem Wasser
- Pilocarpin
- Bromhexin
- künstlicher Speichel
- Zahn- und Mundhygiene.

Parotitis acuta f: engl. *acute parotitis*. Eitrige Entzündung der Glandula parotidea durch Infektion mit Streptococcus der Gruppe A oder Staphylococcus. Begünstigende Faktoren sind postoperative Oligosialie, Sondenernährung (marantische Parotitis) oder schwere Allgemeinerkrankung (z. B. Diabetes* mellitus). Sialolithiasis* oder inadäquate Flüssigkeitsaufnahme führen zu einer aufsteigenden Infektion.

Klinik: Stark druckschmerzhafte Schwellung und Rötung in der Parotisregion mit Entleerung von Eiter aus dem Ausführungsgang der Ohrspeicheldrüse.

Therapie:
- Antibiotika i. v.
- Förderung des Speichelflusses (Zitronensäure, Kaugummi)
- ggf. Rehydrierung
- bei Abszessbildung Inzision, evtl. unter sonografischer Kontrolle.

Parotitis epidemica → Mumps

Parotitisprophylaxe f: engl. *parotitis prevention*. Pflegerische Maßnahmen zur Vorbeugung einer Parotitis acuta (Ohrspeicheldrüsenentzündung), die auch der Entstehung von Mundhöhleninfektionen und Speichelsteinen entgegenwirken. Indiziert ist die Parotitisprophylaxe bei Nahrungskarenz, schweren Allgemeinerkrankungen und vermindertem Speichelfluss, z. B. als Medikamentennebenwirkung, u. a. bei Psychopharmaka oder Diuretika.

Parovarialzysten f pl: engl. *parovarian cysts*. Vom Parovarium* oder heterotopem Ovarialgewebe ausgehende Retentionszysten*. Parovarialzysten fallen häufig als Zufallsbefund in einer Laparoskopie* auf und werden entfernt. Symptome sind aufgrund der meist geringen Größe selten. Wenn Symptome auftreten, gleichen sie denen einer Ovarialzyste.
Erkrankung: Ätiologie: Dysontogenetische Zysten, die vom Parovarium*, unter Umständen auch von heterotopem Ovarialgewebe ausgehen. Sie liegen immer innerhalb des Ligamentum* latum uteri. **Pathologie:** Das Wachstum erfolgt teilweise gestielt (Stieldrehung*). Pathognomonisch sind die sich überkreuzenden Gefäße von Zyste und Mesosalpinx*.

Parovarium n: Rest des kranialen Wolff*-Gangs bei der Frau. Es ist unterhalb des Eileiters zwischen den beiden Blättern der Mesosalpinx* lokalisiert. Sein kranialer Anteil wird auch als Epoophoron, sein kaudaler Anteil als Paroophoron bezeichnet.

Paroxetin n: Antriebssteigerndes Antidepressivum aus der Gruppe der selektiven Serotoninwiederaufnahme*-Hemmer (SSRI), das oral eingesetzt wird bei depressiven* Störungen, Angststörungen*, Zwangsstörungen*, Panikstörungen* und posttraumatischen* Belastungsstörungen. Paroxetin ist gegenüber trizyklischen Antidepressiva bei gleicher antidepressiver Wirksamkeit besser verträglich. Häufige Nebenwirkungen sind beispielsweise gastrointestinale Beschwerden und sexuelle* Funktionsstörungen.
Indikationen:
– Depressionen in der akuten Phase und als Erhaltungstherapie bei Patienten mit Rezidiven (Major* Depression)
– generalisierte Angststörung
– Zwangsstörung
– posttraumatische Belastungsstörung
– Panikstörung mit oder ohne Agoraphobie*
– soziale Angststörung.

paroxysmal: Anfallsartig.
paroxysmale Tränen → Krokodilstränenphänomen
Parrizid m: Tötung eines Elternteils. Parrizid wird häufig in einem schuldmindernden Zustand begangen.
Parrot-Furchen → Syphilis connata
Parrot-Narben → Syphilis connata
Parrot-Syndrom → Achondroplasie
Parrot-Zeichen → Reflex, ziliospinaler
Pars intermedia adenohypophysis → Hypophyse
Parthenogenese f: engl. *parthenogenesis*. Eingeschlechtliche Fortpflanzung mit Entwicklung unbefruchteter Eier bei verschiedenen Gruppen des Tierreichs.
Partialdruck m: engl. *partial pressure*. Teildruck eines Gases als Anteil am Gesamtdruck eines Gasgemisches. Der Partialdruck entspricht dem Volumenanteil des Gases am Gesamtvolumen des Gasgemisches.
Partialmole → Blasenmole
Partialprolaps → Prolapsus uteri et vaginae
Partial Zona Dissection: syn. partielle Zona-Dissektion; Abk. PZD. Mechanische oder lasergestützte Entfernung einer Scheibe der Eihülle (Zona* pellucida) zur Verbesserung der Befruchtung bei konventioneller In*-vitro-Fertilisation.
partieller Riesenwuchs → Makrosomie
Partitionskoeffizient → Verteilungskoeffizient
Partnerschaftstherapie → Paarpsychotherapie
Partnertherapie f: engl. *partner therapy*. Im engeren Sinn Paarpsychotherapie* (s. a. Paarberatung und partnerunterstützte Beratung), im weiteren Sinn Einbeziehung oder gleichzeitige Behandlung des Partners, um eine gemeinsame Problematik oder Ursache psychischer Störungen des Index-Patienten zu behandeln.
Indikationen:
– Behandlung von Abhängigkeiten, z. B. Co*-Abhängigkeit von Partnern von Suchtpatienten
– Sexualtherapie*
– affektive Störungen* (kognitiv-verhaltenstherapeutische, an Modellen der kollektiven Stressbewältigung orientierte oder interpersonelle Behandlung)
Wirksamkeit: Es liegen Meta-Analysen mit mittleren bis hohen Effekten vor (Barbatos et al., 2008; Frühauf, 2013; Powers et al. 2008; Stephenson & Kerth, 2017).
Partogramm n: engl. *partogram*. Übersichtliche, grafische Darstellung des Geburtsverlaufes unter Verwendung des Höhenstandes des vorangehenden Teiles und der Weite des Muttermundes.
Partus praecipitatus → Geburt, überstürzte
Partus praematurus → Frühgeburt
Parulis f: engl. *gumboil*. Veraltete Bezeichnung für eine Schwellung im Bereich des Kiefers, meist infolge akuter Exazerbation* einer chronischen Parodontitis* apicalis.
Parvisemie f: engl. *parvisemia*. Pathologisch vermindertes Ejakulatvolumen (< 2 ml).
Parvoviridae f pl: Familie der kleinsten DNA-Viren mit ⌀ 18–26 nm, kubischer Form, 32 Kapsomeren, keiner Membranhülle und linear-einsträngiger DNA mit ca. 7 Genen. Parvoviridae sind weltweit verbreitet bei Menschen, vielen Säugern und Insekten. Sie werden übertragen durch fäkal-orale Schmier- oder Tröpfcheninfektion.
Parvovirus B19 n: engl. *human parvovirus B19*. Kleines DNA-Virus der Familie Parvoviridae* mit ausgeprägtem Tropismus für Vorläuferzellen der Erythrozyten. Die Durchseuchung der Bevölkerung liegt bei ca. 50 %. Sie werden durch Tröpfcheninfektion oder kontaminierte Blutprodukte übertragen, außerdem diaplazentar bei manifester oder asymptomatischer Infektion der Mutter.
Klinische Bedeutung:
– Erreger von Erythema* infectiosum acutum und Handschuh*-Socken-Syndrom sowie von nichtexanthematischen grippalen Infekten mit Arthritis* bei Erwachsenen
– persistierende Infektion und chronische Knochenmarkdysplasie bei Immunsupprimierten, aplastische Krise* bei Patienten mit chronisch hämolytischer Anämie*, Pure Red Cell Aplasia; selten Entwicklung von systemischer Vaskulitis*, Glomerulonephritis*, Myokarditis*, Enzephalitis*
– bei diaplazentarer Übertragung Gefahr eines Hydrops* fetalis.
Parvovirus B-19-Antikörper m sg, pl: syn. Anti-B19-Antikörper. Antikörper* gegen das Parvovirus* B19. Indikation für die Bestimmung ist der Verdacht auf Ringelröteln bei Schwangeren oder Personen in deren Umfeld. Der Nachweis erfolgt im Serum* mittels ELISA oder Westernblot.
Indikation zur Laborwertbestimmung:
– Ausschluss von Ringelröteln bei Schwangeren oder bei deren Kontaktpersonen
– Feststellung des Immunstatus* gegenüber Ringelröteln bei Schwangeren
Material und Präanalytik: Serum.

Parvovirus B-19-Antikörper: Parvovirus B19-Antikörper im Serum.

Test	Ergebnis	Bewertung
IgM (ELISA)	< 13 U/ml	negativ
	13–17 U/ml	schwach positiv
	> 17 U/ml	positiv
IgG (ELISA)	< 35 U/ml	negativ
	35–45 U/ml	schwach positiv
	> 45 U/ml	positiv
IgM- oder IgG-Westernblot		negativ

Referenzbereiche: Siehe Tab. Die angegebenen Referenzwerte sind Standardquellen der Literatur entnommen und können sich von den Referenzwerten des untersuchenden Labors unterscheiden.

Bewertung:
- IgM-Nachweis diagnostisch beweisend
- IgG-Nachweis nur bei Serokonversion* innerhalb von zwei Blutabnahmen beweisend.

Praxishinweise:
- Sensitivität des IgM-Nachweises nicht ausreichend für sicheren Ausschluss
- bei Schwangeren mit negativem IgM-Befund zusätzlich Direktnachweis des Virus mittels PCR in Serum oder Rachensekret.

parvus: Klein, z. B. Pulsus* parvus.

PASAT: Abk. für engl. paced auditory serial addition test → Multiple Sclerosis Functional Composite

Pasireotid *n*: Somatostatin*-Analogon* (Orphan* Drug), das eingesetzt wird bei Morbus Cushing (siehe Cushing*-Syndrom) bei erfolgloser oder nicht möglicher chirurgischer Therapie sowie als Mittel der 2. Wahl zur Behandlung der Akromegalie*. Pasireotid wird i. m. verabreicht. Häufigste Nebenwirkungen sind Diarrhö*, Cholelithiasis*, Hyperglykämie* und Diabetes* mellitus.

Indikationen:
- Behandlung von erwachsenen Patienten mit Morbus Cushing, für die ein chirurgischer Eingriff keine Option ist oder bei denen ein chirurgischer Eingriff fehlgeschlagen ist
- Behandlung von erwachsenen Patienten mit Akromegalie, für die ein chirurgischer Eingriff keine Option ist oder nicht kurativ war und die unter der Behandlung mit einem anderen Somatostatin-Analogon unzureichend eingestellt sind.

Passage *f*: Durchgehen, Durchgang, z. B. Magen*-Darm-Passage.

Passavant-Ringwulst *m, f*: engl. *palatopharyngeal sphincter*; syn. Passavant-Leiste. Wulstartige Verdickung, die durch die Kontraktion des M. constrictor pharyngis superior beim Schluckakt entsteht. Zusammen mit dem Gaumensegel*, das sich nach hinten bewegt, werden die oberen Atemwege verschlossen und so ein Eindringen von Nahrungsbestandteilen verhindert.

Passivrauch *m*: engl. *environmental tobacco smoke* (Abk. ETS). Vom Raucher ausgeatmeter Hauptstromrauch und durch Verbrennung entstehender Nebenstromrauch beim Rauchen von Tabak*. Passivrauch belastet die Umwelt und enthält kanzerogene (z. B. polyzyklische aromatische Kohlenwasserstoffe*, aromatische Amine, Benzol) und irritativ wirkende Substanzen (z. B. Formaldehyd* und Acrolein), die passiv inhaliert werden.

Klinische Bedeutung: Ursache von Lungenkarzinom u. a. Atemwegserkrankungen sowie von Herzinfarkt, auch bei Nichtrauchern.

Pasteur-Effekt *m*: engl. *Pasteur effect*. Hemmung der alkoholischen Gärung* bei Hefen und der Milchsäuregärung (v. a. bei tierischen Zellen) in Anwesenheit von Sauerstoff. Tumorzellen zeigen keinen Pasteur-Effekt.

Pasteurella *f*: Gattung gramnegativer, unbeweglicher, fakultativ anaerober Stäbchenbakterien der Familie Pasteurellaceae (siehe auch Bakterienklassifikation*). Wichtigster humanpathogener Vertreter ist P. multocida, welcher insbesondere Wundinfektionen nach Bissverletzungen verursacht. Der Nachweis erfolgt über die Kultur.

Erreger: Übertragung: Durch Biss- und Kratzverletzungen.

Klinische Bedeutung: Pasteurellen sind Erreger einer lokal begrenzten Wund- und Organinfektion (u. a. Pneumonie, Otitis), insbesondere nach Bissverletzungen, mit Beteiligung der lokalen Lymphwege. Als Spätkomplikationen können Endokarditiden, Knochen- und ZNS-Infektionen auftreten, insbesondere bei immungeschwächten Patienten.

Erreger-Empfindlichkeit: Antibiotikum der Wahl ist Penicillin*.

Pasteur-Impfung → Tollwut-Schutzimpfung

Pastillen *f pl*: engl. *pastilles*. Zur peroralen Anwendung bestimmte, feste, scheibchen-, kugel- oder kegelförmige Arzneizubereitungen. Sie setzen beim Lutschen oder Kauen die enthaltenen Wirkstoffe in der Mundhöhle langsam frei.

Eigenschaften:
- je nach Herstellungsverfahren mit kleinem Luftkern
- Teil der dispersen Systeme „fest/flüssig" mit sehr hohem Feststoffanteil
- Bearbeitung der Grundmasse unter Verwendung von Zucker (Rohrzucker, meist über 90 %), arabischem Gummi (ca. 7 %), Gelatine, Tragant und gereinigtem Wasser oder wässrigem Ethanol als Anstoßflüssigkeiten
- gleichmäßige Einarbeitung von Arzneistoffen und ggf. weiteren Hilfsstoffen (Aromastoffe, Farbstoffe) in die Grundmasse
- Herstellung durch Ausstechen aus dem ausgerollten Teig oder eine andere geeignete Art der Formgebung und nachfolgendem Trocknen, jedoch nicht durch Pressen eines konstanten Volumens

pastös: engl. *pasty*. Aufgeschwemmt, gedunsen.

Patch-Clamp-Technik *f*: engl. *patch clamp technique*. Verfahren, mit dem durch elektrische Abdichtung von Membranflecken mit speziellen Glaspipetten extrem kleine elektrische Ströme (10^{-12} Ampere) an Zellmembranen nachgewiesen werden können. Das manuelle Patch-Clamping ist eine vergleichsweise schwierige und aufwändige Methode. Automatisiertes Patch-Clamping gewinnt in letzter Zeit an Bedeutung.

Anwendung: In der Grundlagenforschung der (Patho-)Physiologie und Pharmakologie; z. B. zur Darstellung des Stroms durch einzelne Ionenkanäle in der Zellmembran.

Patch-Plastik *f*: engl. *patch plasty*. Operative Abdeckung eines Defekts durch Einnähen eines zusätzlichen Materialstreifens, z. B. eines Venenwandstückchens (Venenpatch) oder Kunststoffstreifens, meist aus Dacron oder Polytetrafluorethylen (PTFE; Patch Graft) in die Wand eines eröffneten Blutgefäßes zur Erweiterung des Gefäßlumens, z. B. zur Vermeidung einer nahtbedingten Stenose bzw. als Erweiterungsplastik.

Einsatz: In Herz- und Aortenchirurgie auch durch Einnähen von autogenem oder xenogenem Perikard (Pferdeperikard) oder allogenem Gewebe (z. B. Perikard, Aorta):
- Verschluss eines Vorhof- oder Ventrikelseptumdefekts
- Rekonstruktion einer Herzklappe
- Behandlung eines mykotischen Aortenaneurysmas.

Patella *f*: syn. Kniescheibe. Sesambein* in der Sehne* des M. quadriceps femoris und Teil des Kniegelenks*. Ihr proximales abgerundetes Ende wird Basis genannt, das distale Ende Apex. Mit 2 überknorpelten Facetten auf ihrer Rückfläche bildet sie mit der Facies patellaris zwischen den beiden Femurkondylen das Femoropatellargelenk.

Funktion: Der Hebelarm des Kniegelenks wird durch die Patella deutlich vergrößert. Bei der Kniegelenksbeugung gleitet die Patella im Patellagleitlager bis zu 6 cm nach kaudal.

Patella alta → Patellahochstand, angeborener

Patellaaplasie *f*: engl. *patellar aplasia*. Fehlen der Patella* trotz vorhandener Anlage. Sie kommt sehr selten vor, meist im Rahmen genetischer Syndrome, wie dem Nagel-Patella-Syndrom. Klinisch kann ein Streckdefizit im Kniegelenk auffällig sein.

Patella baja → Patellatiefstand

Patella bipartita → Patella partita

Patelladysplasie *f*: engl. *patellar dysplasia*. Selten gebrauchter Begriff für Fehlbildungen der Patella* mit asymmetrisch geformten Patellafacetten und Verformung des patellaren Gleitlagers, teilweise in Kombination mit einer Dysplasie* des femoralen Gleitlagers (Trochleadysplasie*) und anderen Anomalien von Patella und Kniegelenk auftretend. Bei ausgeprägter Patellaverformung drohen patellarische Instabilität mit Patellaluxationen* und -subluxationen.

Ätiologie: Untersuchungen zeigen Hinweise auf einen entwicklungsbedingten Zusammenhang

Patellafesselung

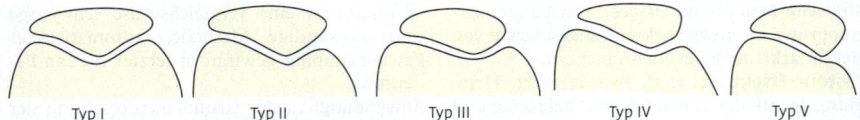

Typ I Typ II Typ III Typ IV Typ V

Patelladysplasie: Röntgenologische Klassifikation der Patellaformen nach Wiberg und Baumgartl (1941); Typ I entspricht der Idealform (nur eine Minderheit aller Personen), Typ II der mäßig verkleinerten medialen Patellafacette (Mehrheit aller Personen), die Typen III bis V bezeichnen seltenere Varianten; Typ V hat gar keine mediale Patellafacette mehr und wird auch als Jägerhut-Patella bezeichnet.

Patelladysplasie: Klassifikation nach Wiberg und Baumgartl.

Typ	radiologischer Befund
I	beide Patellafacetten gleich groß und konkav (Normbefund)
II	mediale Patellafacette kleiner als laterale, beide konkav oder plan
III	mediale Patellafacette kleiner als laterale, mediale konvex
IV	mediale Patellafacette kleiner als laterale, mediale kronenförmig deformiert
V[1]	keine mediale Patellafacette vorhanden

[1] Jägerhut-Patella

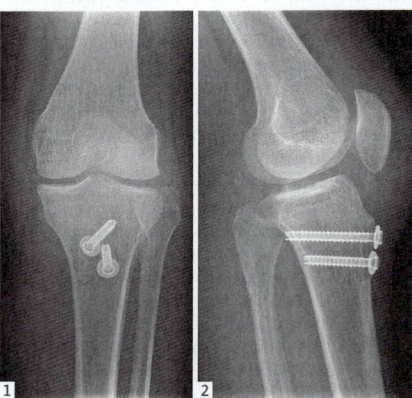

Patellafesselung: Medialverlagerung der Tuberositas tibiae (Röntgenaufnahme). [108]

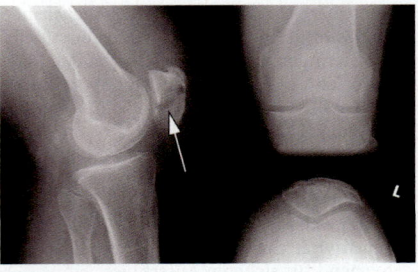

Patellafraktur Abb. 1: Querfraktur der Patella; seitliche Röntgenaufnahme des Knies und axiale Patellaaufnahme. [108]

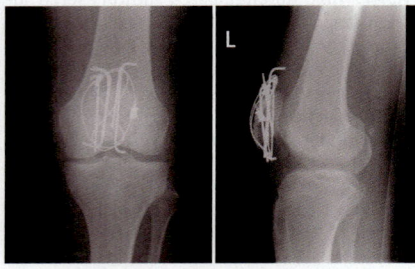

Patellafraktur Abb. 2: Zuggurtungsosteosynthese; Röntgenaufnahme in 2 Ebenen. [108]

eines erhöhten Patella-Tilt durch muskuläre Imbalancen und einer Trochleadysplasie Typ C nach Dejour mit der Entwicklung einer Patelladysplasie. Hierbei soll es durch eine vermehrte Druckbelastung der lateralen Facette und einer verminderten Druckbelastung der medialen Facette zu einer ungleichen oder teilweise auch konvexen Ausbildung der medialen Patellafacette während des Wachstums kommen.
Formen: Die radiologische Einteilung verschiedener Norm- und Fehlformen von Patella und femoralem Gleitlager nach Wiberg und Baumgartl zeigen Abb. und Tab. Nach Wiberg sind symmetrische wie auch asymmetrische Patellaformen noch als physiologisch zu beurteilen. Viele Autoren verwenden deshalb den Begriff „Patelladysplasie" nicht, andere bezeichnen nur die Typen IV und V bzw. nur Formen mit „stärkerer Asymmetrie, Verplumpung oder ausgeprägter medialer Hypoplasie" als Patelladysplasie.
Patellafesselung f: engl. patella confinement. Operatives Verfahren zur Behandlung der rezidivierenden (lateralen) Patellaluxation* durch Medialisierung der Patella.
Formen:
– Medialisierung der Patella mit Kapselstreifen oder Sehne des M. gracilis und mediale Kapselraffung (sog. medialisierende Weichteilfesselung)
– knöcherner Eingriff: Medialverlagerung der Tuberositas tibiae (siehe Abb.) in Kombination mit Spaltung des lateralen Retinakulums (laterales Release*) und ggf. kniegelenknaher Korrekturosteotomie*.

Patellafraktur f: engl. fracture of the patella. Knochenbruch der Kniescheibe, mit oder ohne Diastase der Bruchstelle, durch direkte (Autounfall, „Dashboard-Verletzung") oder indirekte Gewalteinwirkung. Die Diagnose wird im Röntgen gestellt, behandelt wird meist operativ. Die Prognose ist abhängig von möglichen Begleitverletzungen.
Formen: Nach Verlauf der Bruchlinie:
– Querfraktur (bei ca. 80%, siehe Abb. 1)
– Längsfraktur
– Schrägfraktur.
Nach Schweregrad:
– Trümmerfraktur
– knöcherne Ausrisse
– osteochondrale Absprengungen, z. B. bei Patellaluxation*.
Klinik:
– meist Hämarthros* und umgebende Weichteilschwellung

– verminderte Streckung im Kniegelenk durch den sog. Reservestreckapparat: die als Retinacula patellae seitlich entlang der Kniescheibe zu den Tibiakondylen ziehenden distalen Sehnenfasern des M. vastus lateralis und M. vastus medialis, lateral verstärkt durch den Tractus iliotibialis.
Therapie: Meist operativ:
– Osteosynthese*: 1. Zuggurtungsosteosynthese (siehe Abb. 2) 2. Schraubenosteosynthese
– spezielle Nagelsysteme
– Bandnaht
– bei Längsfraktur ohne Dislokation und erhaltener Streckfähigkeit konservative Therapie in Orthese*.

Patellahochstand, angeborener m: engl. congenital patella elevation; syn. Patella alta. Kranial gerichtete Lageanomalie der Patella, meist aufgrund angeborener Dysplasie des lateralen Femurkondylus bei Genu* valgum. Der angeborene Patellahochstand prädisponiert zur Patellaluxation*.
Diagnostik: Insall-Salvati-Index zur beugungsunabhängigen Beurteilung des Hochstands: Quotient aus den Längen von Patella und Ligamentum patellae. Der Referenzwert liegt bei 1, ein Hochstand besteht bei < 0,9 (siehe Abb.).

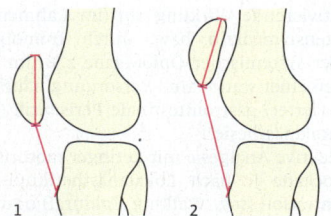

Patellahochstand, angeborener: Insall-Salvati-Index; 1: physiologische Patellaposition; 2: Patellahochstand.

Patellalateralisation *f*: engl. *patellar lateralization*. Nach lateral gerichtete Lageanomalie der Patella*. Sie kann durch eine klinische Untersuchung (Druckschmerz, Zohlen*-Zeichen), röntgenologisch (Defilé*-Aufnahmen) oder mittels MRT festgestellt werden. Die Therapie besteht aus Physiotherapie, eine Operation ist selten erforderlich.

Patellaluxation *f*: engl. *luxation of the patella*. Verschiebung der Kniescheibe aus dem femoralen Gleitbett des Kondylenmassivs durch direktes (3 %) oder indirektes Trauma bei prädisponierenden Faktoren. Die Diagnose erfolgt mittels klinischer Untersuchung und Bildgebung zum Ausschluss möglicher Begleitverletzungen. Die Therapie ist abhängig von Schweregrad und Begleitverletzungen konservativ oder operativ.

Formen:
- traumatische Patellaluxation: 1. meist laterale Dislokation durch adäquates Trauma 2. selten vorkommend
- Luxation ohne adäquates Trauma: 1. bei Vorliegen von prädisponierenden Faktoren, z. B. Achsenfehler (Genu valgum), Patelladysplasie* 2. Ursache: Muskelzug des M. vastus lateralis, also indirekte Krafteinwirkung 3. Klinik: anamnestisch plötzliches Wegknicken oder Sturz bei Rotationsbewegung; Leitsymptom im nichtluxierten Zustand ist ein Kniegelenkserguss
- akute dispositionelle Luxation: 1. erstmalige Luxation bei Vorliegen von prädisponierenden Faktoren 2. bei Wiederholung als rezidivierende Patellaluxation bezeichnet
- habituelle Patellaluxation: 1. willkürlich hervorgerufene Luxation nach lateral bei zunehmender Flexion mit spontaner Reposition bei Streckung
- chronische Patellaluxation: 1. nach rezidivierenden Luxationen in der Kindheit bleibende Luxation der Patella
- kongenital: bereits bei Geburt vorliegende Luxation, z. B. bei Nagel-Patella-Syndrom
- neurogen: rezidivierende oder chronische Luxation durch spastischen Paresen durch Muskeldysbalance.

Klinik:
- schmerzhafte Bewegungseinschränkung
- Kniegelenkserguss
- Druckschmerz.

Therapie:
- akut: 1. manuelle Reposition durch Streckung des Beins und Drücken der Patella nach medial 2. ggf. Punktion des Hämarthros 3. Arthroskopie*: Diagnostik von Begleitverletzungen, Spülung des Kniegelenks, laterales Release* 4. ggf. Versorgung weiterer Verletzungen 5. Mobilisierung ggf. in Kniegelenkorthese
- bei rezidivierender Patellaluxation je nach Ausgangsbefund und Alter: 1. ggf. medialisierende Verfahren, wie Patellafesselung* 2. Tuberositasversetzung nach medial und evtl. distal 3. Korrektur von Valgusfehlstellung oder Rotationsfehler der Beinachse 4. Trochleaplastik bei Gleitlagerdysplasie
- bei konservativer und operativer Therapie: anschließende Übungsbehandlung zur Kräftigung des M. vastus medialis mit zunächst limitierter Beugung.

Patellanekrose *f*: Nekrose* der Patella*, meist aufgrund einer aseptischen Knochennekrose (Sinding-Larsen-Johansson-Krankheit), selten postoperativ nach Kniegelenkoperation (z. B. bei ausgedehnter Denervierung oder Kniegelenkprotheseimplantation mit lateralem Release* und medialem Zugang).

Patellaöffnungswinkel *m*: Winkel zwischen medialer und lateraler Gelenkfläche der Patella in der Horizontalebene. Physiologisch ist ein Winkel zwischen ca. 120–140°.

Patella partita *f*: Geteilte Patella* durch Ausbleiben der knöchernen Verschmelzung der mehrfach angelegten Knochenkerne. Bei einer Zweiteilung (Patella bipartita) liegt meist eine mangelnde Verschmelzung des oberen äußeren Quadranten vor und die separaten Knochenanteile sind durch fibröses oder kartilaginäres Gewebe mit dem Hauptanteil verbunden. Der Verlauf ist asymptomatisch. Eine Therapie ist nicht notwendig.

Patellarklonus *m*: engl. *patellar clonus*. Gesteigerter Quadriceps*-femoris-Reflex*.

Patellarsehnenreflex *m*: Abk. PSR. Durch Schlag auf die Patellarsehne vermittelte Streckung des Beines, ausgelöst durch eine Kontraktion des Musculus* quadriceps femoris. Die Patellarsehne ist die Sehne dieses Muskels und verläuft zwischen Kniescheibe (Patella) und Tibia*. Der monosynaptische Reflex dient der Testung des N. femoralis und der Nervenwurzeln* L3/L4.

Patellarsehnenruptur *f*: engl. *patella tendon ruptur*. Ruptur des Lig. patellae durch adäquates oder inadäquates Trauma bei degenerativer Vorschädigung der Sehne, beispielsweise bei

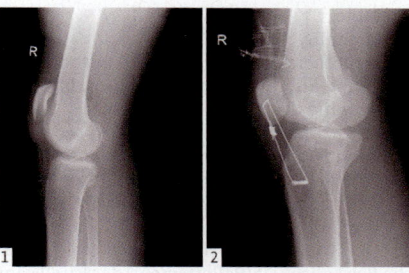

Patellarsehnenruptur: 1: Diagnostischer Befund mit Patellahochstand, 2: Postoperativ nach Sehnennaht und Draht-Cerclage nach McLaughlin (Röntgenaufnahmen). [108]

Überlastung, Diabetes mellitus oder Steroidtherapie. Klinisch zeigen sich plötzlicher Funktionsverlust und Schmerz. Bildgebung sichert die Diagnose. Totalrupturen werden operiert, Teilrupturen konservativ behandelt. Die Prognose ist abhängig von der Therapie.

Klinik:
- lokaler oder ausstrahlender Schmerz
- aktives Streckdefizit, Kraftverlust
- Hämatom, Schwellung
- ggf. tastbare infrapatellare Delle
- abnorme Verschieblichkeit der Patella nach proximal.

Therapie:
- Sehnennaht*
- zusätzliche Drahtcerclage nach McLaughlin (siehe Abb.)
- Patellarsehnenplastik
- bei knöchernem Ausriss Schrauben- oder Zuggurtungsosteosynthese
- bei Teilrupturen konservative Therapie mittels Physiotherapie, Kraft- und Koordinationstraining.

Prognose:
- bei operativer Therapie volle Sportfähigkeit bei adäquatem Training wieder möglich
- bei konservativer Therapie Gefahr des dauerhaften Kraftverlusts sowie der Reruptur höher.

Patellasehne: Abk. für → Ligamentum patellae

Patellaspitzensyndrom *n*: engl. *patellar tendinopathy*. Insertionstendopathie des Lig. patellae an der Patellaspitze bei relativer Überbelastung, z. B. bei Sportarten mit hoher Sprungbelastung. Die Diagnose wird mittels klinischer Untersuchung und ggf. Ultraschall gestellt. Die Therapie erfolgt in der Regel konservativ, ein früher Therapiebeginn bestimmt die Prognose.

Klinik:
- Schmerzen
- Druckdolenz
- Schwellung an der Patellaspitze.

Therapie:
- Schonung
- Physiotherapie unter anderem mit Massage, Wärme- und Kältetherapie und nachfolgend Dehnung des M. quadriceps femoris
- Elektrostimulation
- Kinesio-Tape
- nichtsteroidale Antiphlogistika
- evtl. operativ: keilförmige partielle Bandinzision.

Patella, tanzende f: engl. *patellar tap*. Deutliche Beweglichkeit (Ballottement) der Patella auf dem Flüssigkeitspolster bei Kniegelenkerguss, die durch Ausstreichen des Recessus suprapatellaris von kranial mit der einen Hand und Druck auf die Patella mit den Fingern der anderen tastbar ist. Sie ist ein klinisches Zeichen eines Gelenkergusses.

Patellatiefstand m: syn. Patella baja. Angeborene oder erworbene kaudal gerichtete Lageanomalie der Patella, z. B. bei Femoralislähmung* und Quadricepssehnenruptur*.

Patency-Kapsel f: Abbaubare und ausscheidbare „Probekapsel" in der Größe einer für die Kapselendoskopie* genutzten Video-Kapsel zum Ausschluss von Darmstenosen. Ist die Patency-Kapsel nach 40 Stunden nicht mehr per Scanner im Abdomen nachweisbar, soll dies ein Indikator für eine problemlose Passage der Video-Kapsel sein.

Patency Rate: syn. Offenheitsrate. Verhältnis von gefäßchirurgisch implantierten offenen zu verschlossenen Bypässen, bezogen auf einen definierten Zeitraum nach Implantation.

Paternitätsgutachten: engl. *determination of paternity*; syn. Vaterschaftsgutachten. Feststellung bzw. Ausschluss der biologischen Vaterschaft durch Abstammungsbegutachtung mit Ermittlung der Vaterschaftswahrscheinlichkeit. Bei Nichtanerkennung nichtehelicher Kinder durch den vermuteten Vater können der vermutete Vater, die Mutter und das Kind bzw. sein Vormund nach § 1600 Bürgerliches Gesetzbuch auf Vaterschaftsfeststellung klagen.

pathogen: engl. *pathogenic*. Krankheitserregend bzw. krankmachend.

Pathogen Associated Molecular Patterns pl: Abk. PAMPs. Mit der Pathogenität* von Mikroorganismen assoziierte Antigene, die von Rezeptoren der Phagozyten erkannt werden und bei der unspezifischen Phagozytose von Bedeutung sind. Dazu zählen z. B. Peptidoglykan oder Lipopolysaccharide*.

Pathogenese f: engl. *pathogenesis*. Lehre von der Entstehung und Entwicklung von Krankheiten. Die Pathogenese umfasst den Auslöser einer Erkrankung sowie die daran anschließenden Folgereaktionen und den Verlauf des Erkrankungsprozesses. Begrifflich ist die Ätiologie* als Erkrankungsursache von dem Prozess der Pathogenese abzugrenzen.

Beispiel:
- Erkrankung: Hepatitis*-B
- Ätiologie: Hepatitis*-B-Virus
- Pathogenese: zytotoxische Immunreaktion zur Abwehr des Virus.

Pathogenität f: engl. *pathogenicity*. Fähigkeit von Mikroorganismen*, chemischen Noxen oder Umwelteinflüssen, pathologische Zustände und Erkrankungen herbeizuführen. Die Stärke der Pathogenität wird als Virulenz* bezeichnet. Eine Infektion* ohne Erkrankungsfolge ist das Resultat eines Befalls mit nicht-pathogenen Erregern.

pathognomonisch: engl. *pathognomonic*. Für eine Krankheit oder psychische Störung kennzeichnend, z. B. Antriebsarmut bei Depression.

Pathologie f: engl. *pathology*. Lehre von den abnormen und krankhaften Veränderungen im (menschlichen) Organismus. Sie umfasst insbesondere die Ursachen (Ätiologie*), die Entstehung und Entwicklung (Pathogenese*) von Krankheiten und die durch sie verursachten organischen Veränderungen (pathologische Anatomie, Histopathologie*) sowie die funktionellen Auswirkungen (Pathophysiologie*).

pathologisch: engl. *pathologic*. Krankhaft.

pathologische Brandstiftung → Pyromanie

pathologisches Glücksspielen → Spielen, pathologisches

Pathophysiologie f: engl. *pathophysiology*. Lehre von den krankhaften Lebensvorgängen und gestörten Funktionen im menschlichen Organismus. Zusammen mit der Pathobiochemie beschäftigt sie sich u. a. mit molekularbiologischen Untersuchungen innerhalb der Zellen zur Erklärung pathologischer Abweichungen von physiologischen und biochemischen Vorgängen.

Patient Blood Management: Abk. PBM. Multimodales Konzept in der Anästhesie und Notfallmedizin zur Erhöhung der Patientensicherheit* durch Reduktion des Risikos von Anämie und Blutverlust sowie Minimierung des Fremdblutbedarfs.

Patient Controlled Epidural Analgesia: Abk. PCEA. Form der patientengesteuerten Analgesie (PCA) mit epiduraler Wirkstoffapplikation über liegenden Periduralkatheter (meist thorakal oder lumbal).

Hintergrund:
- relativ sichere Form der Schmerztherapie mit effektiver Analgesie (geringerer Analgetikaverbrauch) auch unter Belastung und Blockade perioperativer Stressreaktion
- hohes Maß an Patientenzufriedenheit bei im Vergleich zur Patient Controlled Intravenous Analgesia (PCIA) geringerer Inzidenz für respiratorische, kardiovaskuläre und gastrointestinale Komplikationen
- aktivierende Wirkung auf (im Rahmen der Intensivmedizin bzw. durch Immobilität oder systemischer Opioidgabe z. B. im Rahmen einer stationären Versorgung häufig reduzierter) gastrointestinale Peristaltik (Periduralanästhesie*)
- selektive Analgesie mit geringer motorischer Blockade je nach Lokalanästhetikum-Konzentration (sog. Walking Epidural) und dermatomgenauer Ausbreitung entsprechend verabreichtem Lokalanästhetikum-Volumen
- je nach Positionierung des Periduralkatheters (thorakal oder lumbal) hochselektive Steuerung möglich (z. B. im Sinne einer thorakalen PCEA bei Rippenserienfraktur oder postoperativ bei thorakalem Eingriff; siehe auch perioperative Schmerztherapie*).

Patientenaufklärung → Aufklärung

Patientenaufrichter m: engl. *trapeze bar*; syn. Aufrichter. Abgeknickte Metallstange mit herabhängendem dreieckigem Haltegriff am Kopfteil des Patientenbettes, mit dessen Hilfe ein Patient sich im Bett aufrichten oder bei Pflegemaßnahmen festhalten kann. Zusätzliche Unterstützung bietet eine am Fußende des Bettes angebrachte Strickleiter. Siehe Abb.

Kontraindikationen:
- Bandscheibenschäden, Wirbelsäulenoperationen
- Schlaganfall* (Apoplex): Entfernung des Bettbügels, da eine Benutzung die Ausbildung einer Spastik fördert und die betroffene Seite vernachlässigt.

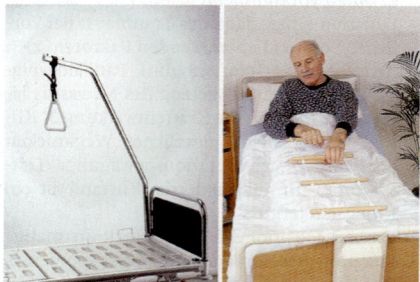

Patientenaufrichter

Patientenbefragung f: engl. *patient survey*. Sozialempirische Erhebungsmethode zur Untersuchung von Merkmalen, Einstellungen, Präferenzen unter Patienten sowie Erhebungsinstrument zur Messung der Patientenzufriedenheit.

Patientendosis f: engl. *patient dose*. Strahlendosis, mit der ein Patient bei radiologischen Untersuchungen (Röntgenaufnahme, -durchleuchtung, nuklearmedizinischen Untersuchungen) belastet wird (Flächendosisprodukt). Als wichtiger Faktor der Strahlenexposition* gilt die Gonadendosis*.

Patienteneigentum n: engl. *patient property*. Im pflege- bzw. heimrechtlichen Kontext sämtliche dem Patienten zuzuordnende Gegenstände, unabhängig davon, ob diese rechtlich als Eigentum anzusehen sind oder sich ggf. auch nur im Besitz des Patienten befinden.

Hintergrund: In der Regel fallen darunter insbesondere
- Gebrauchsgegenstände bzw. Gegenstände des täglichen Bedarfs (Kleidung zum Wechseln, Waschbeutel, Bücher)
- Wertsachen (Uhr, Schmuck)
- sowie Medizinprodukte bzw. im Kontext der gesetzlichen Krankenversicherung Hilfsmittel (Brille, Gebiss, Gehhilfe, Rollstuhl).

Patientengesteuerte Analgesie f: engl. *patient controlled intravenous analgesia (Abk. PCIA)*; syn. patientenkontrollierte Analgesie; Abk. PCA. Vom Patienten selbst kontrollierte Verabreichung vor allem von i. v. Opioiden über periphere oder zentralen Venenkatheter bzw. Portkathetersystem mit Dosierpumpe, aber auch von oral oder transdermal verabreichten Schmerzmitteln.

Prinzip:
- Wirkstoffapplikation: 1. bei opiod-naiven Patienten (Patienten ohne Vorerfahrung mit Opioiden) nur als Bolus und ohne Basalrate wegen sonst stark erhöhtem Atemdepressions-Risiko 2. bei opiod-gewöhnten Patienten (ggf. auch Patienten mit erhöhtem Opiod-Bedarf durch Abhängigkeitsproblematik) kontinuierliche Gabe (Basalrate) sinnvoll und vertretbar
- Wirkstoff: in Deutschland am häufigsten Piritramid (z. B. 3 mg Piritramid-Bolus mit 15 min Sperrzeit), zunehmend auch Hydromorphon, Morphin und Oxycodon
- Reduktion des Opioidbedarfs ggf. durch zusätzliche Applikation (i. v. oder p. o.) von Metamizol o. a. nichtsteroidalem Antiphlogistikum.

Indikation: Schwankender Analgetikabedarf, z. B.
- im Rahmen perioperativer Schmerztherapie* nach intraabdominaler (z. B. Laparotomie), thoraxchirurgischer (z. B. Thorakotomie) oder osteosynthetischer Operation
- bei schwerer Verbrennung
- zur wiederholten Durchführung schmerzhafter medizinisch erforderlicher Maßnahmen (z. B. Verbandswechsel, Vakuumversiegelung)
- zur Schmerztherapie im Rahmen onkologischer, internistischer (z. B. Ischämie) o. a. Erkrankungen.

Patientenlifter m: engl. *patient lift*; syn. Hebehilfe. Fahrbare, motorbetriebene Umsetzhilfe zum Anheben oder Umlagern immobiler Patienten. Der Patient wird in einem Gurtsystem befestigt und durch einen Hebearm angehoben, um z. B. in einen Stuhl oder die Badewanne umgesetzt zu werden. Einige Modelle ermöglichen auch das Aufheben vom Boden.

Hinweis: Patientenlifter sind aktive (elektrisch betriebene) Medizinprodukte* und unterliegen der Medizinprodukte-Betreiberverordnung.

Patientenorientierung f: engl. *patient orientation*. Fokussierung im Entscheiden und Handeln auf die Bedürfnisse und Interessen des Patienten. Brennpunkte sind die partizipative Entscheidungsfindung* mit umfassender Information des Patienten und der Respekt vor dessen Autonomie z. B. bei Therapie- und Pflegemaßnahmen im Rahmen des praktisch, rechtlich und wirtschaftlich Möglichen.

Patientenrechte n pl: engl. *patient rights*. Rechtspositionen eines Patienten gegenüber des/der ihn behandelnden Angehörigen der Heilberufe, im stationären Bereich auch gegenüber der Klinik bzw. deren Träger, sowie gegenüber den Leistungsträgern im Gesundheitswesen.

Rechtsgrundlagen: Die Patientenrechte wurden in der 2003 veröffentlichten, von Vertretern der Patienten, von Ärzten und Krankenhäusern, von Bundesländern und Krankenkassen zusammengestellten Charta „Patientenrechte in Deutschland" zusammengefasst, die von den meisten Organisationen im Gesundheitswesen mitgetragen wird. Die Charta schreibt den Patienten folgende Rechte zu:
- Recht auf medizinische Versorgung (Diskriminierungsverbot)
- Recht auf Qualität (Beachtung der Regeln der ärztlichen Kunst)
- Recht auf Autonomie (Bestimmungsrecht über Art und Umfang der medizinischen Versorgung)
- Recht auf Vorausverfügung (Vorsorgevollmacht)
- Recht auf Aufklärung* und Beratung
- Recht auf Vertraulichkeit (Schweigepflicht*)
- Recht auf freie Arztwahl
- Recht auf Dokumentation (Dokumentationspflicht*)
- Recht auf Einsichtnahme (Einsichtsrecht*)
- Recht auf Schadensersatz.

Patientenrolle f: engl. *patient role*. Kulturspezifische Verhaltenserwartungen seitens des sozialen Umfeldes (z. B. Familie, Arbeitgeber) an einen in Behandlung befindlichen kranken Menschen. Heute sollen Entscheidungen in der Arzt-Patienten-Beziehung partizipativ getroffen werden. Patienten können eine rechtsverbindliche Patientenverfügung verfassen für Situationen, in denen sie ihren Willen nicht bilden und äußern können.

Patientensicherheit f: engl. *patient safety*. Abwesenheit unerwünschter Ereignisse oder Schäden (durch Behandlungsfehler*, Abweichung oder Unfall) im Rahmen der medizinischen Versorgung. Das Erkennen, Erfassen und Vermeiden unerwünschter Ereignisse ist als ethisches Gebot des „primum nil nocere" (erstens nicht schaden) Grundlage jedes ärztlichen Handelns (vgl. auch Hippokratischer* Eid).

Patientenstammdaten → Versichertenstammdaten

Patiententestament → Patientenverfügung

Patiententransport m: Siehe Notfalltransport*, siehe Krankentransport*. Siehe Tab.

Patientenverfügung f: engl. *advance directive*; syn. Patiententestament. Schriftliche Festlegung eines einwilligungsfähigen Volljährigen für den Fall seiner Einwilligungsunfähigkeit, ob er in bestimmte, zum Zeitpunkt der Festlegung noch nicht unmittelbar bevorstehende Untersuchungen seines Gesundheitszustandes, Heilbehandlungen oder ärztliche Eingriffe einwilligt oder sie untersagt.

Rechtsgrundlagen: Gesetzlich geregelt in § 1901a Abs. 1 BGB, der mit dem Dritten Gesetz zur Änderung des Betreuungsrechts, sog. Patientenverfügungsgesetz, am 01.09.2009 in Kraft getreten ist.

Patiententransport:
Einteilung der Patienten hinsichtlich Infektionsprävention.

Kategorie	Kriterium
A	kein Anhalt für Infektionskrankheit
B	in der Regel im Rahmen des Transports nicht übertragbare Infektionskrankheit
C-1	gesichert oder begründeter Verdacht auf kontagiöse Infektionskrankheit einschließlich bekannte Kolonisation mit multiresistentem Erreger (z. B. MRSA, VRE, gramnegative Bakterien mit ESBL, siehe Betalaktamasen)
C-2	gesichert oder begründeter Verdacht auf kontagiöse Infektionskrankheit durch besonders gefährlichen Erreger (z. B. Ebola*-Viruskrankheit)
D	in besonderem Maß infektionsgefährdeter Patient, z. B. bei Verbrennung, Agranulozytose

Patient, geriatrischer

Voraussetzungen: Gilt unabhängig von Art und Stadium der Erkrankung. Vorsorgebevollmächtigter oder Betreuer prüfen im Dialog mit dem behandelnden Arzt, ob Festlegungen in der Patientenverfügung auf die aktuelle Lebens- und Behandlungssituation zutreffen und verschaffen dem Willen des Patienten Geltung. Liegt keine Patientenverfügung vor oder treffen die Festlegungen in der Patientenverfügung nicht auf die aktuelle Lebens- und Behandlungssituation zu, hat der Vorsorgebevollmächtigte/Betreuer die Behandlungswünsche oder den mutmaßlichen Willen des Patienten anhand konkreter Anhaltspunkte festzustellen und auf dieser Grundlage zu entscheiden, ob er in ärztliche Maßnahmen einwilligt. Die Notwendigkeit der Einschaltung des Betreuungsgerichts ist in § 1904 BGB im Einzelnen geregelt. Die Patientenverfügung kann jederzeit formlos widerrufen werden (§ 1901a Abs. 1 S. 3 BGB).

Patient, geriatrischer *m*: Über 65-jähriger Patient mit mindestens 2 von insgesamt 15 geriatrietypischen Merkmalskomplexen wie beispielsweise Sturzneigung*, kognitive Defizite, Inkontinenz oder Dekubitus*. Die Störungen sind so ausgeprägt, dass sie die bisher selbstständig ausgeübte Alltagsaktivität der Betroffenen beeinträchtigen. Patienten > 80 Jahre werden generell als geriatrisch eingestuft.

Geriatrische Merkmalskomplexe: Die 15 geriatrietypischen Merkmalskomplexe sind:
– Mobilitätsstörung
– Sturzneigung/Schwindel
– kognitive Defizite
– Inkontinenz
– Dekubitus/Wunden
– Fehl-/Mangelernährung
– Störung im Flüssigkeits-/Elektrolythaushalt
– Depression/Angst/Verhaltensstörung
– Schmerzen
– Sensibilitätsstörung
– Frailty/herabgesetzte Belastbarkeit
– Seh-/Hörstörung
– Stimm-/Sprech-/Sprachstörung
– Medikationsprobleme
– hohes Komplikationsrisiko.

PATSI: Abk. für Patientensicherheit in der Anästhesiologie → Patientensicherheit

Pattern-Recognition-Rezeptor *m*: engl. *pattern recognition receptor*; Abk. PRR. Rezeptor* des angeborenen Immunsystems, der Pathogene über PAMPs erkennt. PRRs liegen an der Zelloberfläche oder intrazellulär und bewirken nach Antigen-Bindung die Phagozytose* des Pathogens oder leiten über weitere Signalkaskaden eine Immunantwort ein. Zu den PRRs gehören Toll*-Like-Rezeptoren, NOD-Like-Rezeptoren, Scavenger*-Rezeptoren, RIG-I-Like-Rezeptoren, Mannan-bindendes Lektin und C-Typ-Lektin-Rezeptoren.

Patulin → Mykotoxine

PAU: Abk. für penetrierendes Aortenulkus → Aortenulkus, penetrierendes

Paukenbelüftungsröhrchen *n*: engl. *grommet*; syn. Paukenröhrchen. In das Trommelfell eingelegtes Kunststoff- oder Edelmetallröhrchen zur Belüftung des Mittelohrs und damit Rekonstituierung der Paukenhöhlenschleimhaut. Das Paukenbelüftungsröhrchen kommt zur Anwendung beim Mukotympanon, siehe Tubenkatarrh*.

Paukenhöhle *f*: engl. *tympanum*; syn. Cavitas tympani. Dem Mittelohr* zugehöriger, von Schleimhaut ausgekleideter Hohlraum. Die Paukenhöhle liegt zwischen äußerem Ohr und Innenohr* und dient der Übertragung von Schall aus dem äußeren Gehörgang (Meatus acusticus externus) in das Innenohr. Der Schall wird dabei durch eine Impedanzanpassung verstärkt.

Paukensklerose *f*: engl. *tympanosclerosis*; syn. Tympanosklerose. Entzündlich bedingte Veränderung der Mittelohrschleimhaut mit zellarmem kollagenem Bindegewebe, hyalinen Degenerationen und kalkhaltigen weißen Plaques. Betroffen sind auch die Gehörknöchelchen und die mittelohrseitige Membrana tympanica, deren Schwingungsfähigkeit dadurch beeinträchtigt wird. Ursachen der Paukensklerose sind chronische Tubenbelüftungsstörung* und chronische Otitis* media. Betroffene zeigen eine Schallleitungsschwerhörigkeit.

Paul-Bunnell-Reaktion *f*: engl. *Paul-Bunnell reaction*. Agglutination* von Schaferythrozyten durch heterophile Antikörper, die bei Mononucleosis* infectiosa im Serum der Patienten auftreten. Der Test ist bei 50 % der älteren Kinder und bei ca. 90 % der Erwachsenen positiv (ab Titer von 1:64).

Anwendung:
– als Schnelltest gelegentlich noch angewendet
– ansonsten weitgehend ersetzt durch spezifische Antikörpernachweismethoden.

Paul-Ehrlich-Institut *n*: Abk. PEI. Selbstständige Bundesoberbehörde im Geschäftsbereich des Bundesministeriums für Gesundheit. Aufgabe des PEI ist die Zulassung und Chargenfreigabe von Impfstoffen und biomedizinischen Arzneimitteln wie Sera, Blut-, Knochenmark- und Gewebezubereitungen, Allergene, Gentherapeutika, somatische und xenogene Zelltherapeutika und gentechnisch hergestellte Blutbestandteile. Für alle anderen Arzneimittel ist das BfArM zuständig.

Aufgaben:
– zentrale Erfassung und Auswertung der Meldungen über UAW bestimmter Arzneimittelgruppen (z. B. Blutzubereitungen, Impfstoffe) und Koordination der erforderlichen Maßnahmen zur Abwehr von Arzneimittelrisiken sowie Risikoüberwachung
– Beratung von pharmazeutischen Unternehmern in Hinblick auf klinische Prüfungen und Zulassungen
– Beratung von nationalen, europäischen und internationalen Gremien bei der Beurteilung von Risiken und der Entwicklung von Leitfäden
– Inspektionen, z. B. bei pharmazeutischen Unternehmen, Sponsoren und Dienstleistern sowie in Laboratorien und Prüfzentren.

Paullinia cupana → Guaraná-Strauch

Pause, kompensatorische *f*: engl. *compensatory pause*. Zeitspanne zwischen einer Extrasystole* und der nächsten regulären Herzaktion, die länger als der einfache Abstand zwischen 2 aufeinanderfolgenden R*-Zacken bei Sinusrhythmus* ist. Dabei entspricht der Abstand zwischen der Extrasystole vorausgehenden und dem nachfolgenden (regulären) QRS-Komplex einem doppelten RR-Intervall.

Vorkommen: Häufig bei ventrikulärer (nicht interponierter) Extrasystole, selten bei supraventrikulärer Extrasystole. Ursache ist ein Ausfall einer regulären Herzaktion durch Einfallen des Sinusknotenimpulses in die Refraktärphase der vorausgegangenen Extrasystole.

Pause, präautomatische *f*: engl. *preautomatic pause*. Zeitspanne zwischen dem Eintreten einer Herzrhythmusstörung* mit extremer Bradykardie* durch hochgradige Erregungsleitungsstörung* (z. B. totaler AV-Block) oder nomotope Erregungsbildungsstörung* (z. B. Sinusknotenarrest) und dem Einsetzen des Ersatzrhythmus*. Eine lange präautomatische Pause kann zu einem Adams*-Stokes-Anfall führen.

Pauwels-Klassifikation → Schenkelhalsfraktur

PAV: Abk. für engl. proportional assist ventilation → Beatmung

Pavor nocturnus *m*: engl. *night terrors*. Hauptsächlich im Kindesalter auftretende Form der Parasomnie* mit Hochschrecken aus dem Tiefschlaf, panikartigem Schrei, starker vegetativer Erregung und Nichtansprechbarkeit von bis zu 15 Minuten. Anschließend sind die Patienten in der Regel desorientiert und zeigen eine weitgehende Amnesie für das Schreckereignis und den Trauminhalt. **Vorkommen:**
– insbesondere bei Klein- und Schulkindern (1–6,5 % der 4- bis 12-Jährigen), Erwachsene nur selten betroffen (2,3–2,6 % mit gleicher Häufigkeit bei Männern und Frauen)
– Auftreten v. a. in der ersten Nachthälfte als Tiefschlaf assoziierte Störung (Polysomnografie*: Beginn in Schlafstadium N3).

Ätiologie:
– genetische Faktoren beteiligt (familiäre Häufung)
– häufig assoziiert mit Somnambulismus.

Therapie:
- in der Regel nicht erforderlich
- Sicherung der Schlafumgebung
- ggf. Entspannungsmethoden bei häufigem oder sozial stark störendem Auftreten sowie Behandlung von Störungen mit vermehrten Schlafunterbrechungen (z. B. zentrales und obstruktives Schlafapnoesyndrom*, Periodic Limb Movement Disorder)
- bei auto- oder fremdaggressivem Verhalten ggf. pharmakologische Therapie indiziert (Erwachsene): Imipramin*, Amitriptylin*, Benzodiazepine*.

Prävention: Tiefschlaf fördernde Aktivitäten (z. B. Schlafentzug) vermeiden.

Pawlow-Reflex *m*: engl. *Pawlow's reflexe*. Bedingter bzw. erworbener Reflex bei klassischer Konditionierung*, den Pawlow bei Versuchen zum Speichelreflex des Hundes entdeckte. Pawlow bemerkte, dass die Speichelsekretion eines Hundes nicht erst mit dem Fressvorgang selbst beginnt (unbedingter oder unkonditionierter Reflex*), sondern bereits beim Anblick der Nahrung oder des Futtergebers.

Experiment: In Experimenten zeigte Pawlow, dass **ein Klingelton die Sekretion von Speichel** auslösen kann, wenn er regelmäßig der Fütterung vorausgeht. Der vormals neutrale Reiz reicht dann aus, um die Speichelsekretion auszulösen, auch wenn kein Futter gegeben wird. Pawlow bezeichnete dies als bedingten oder konditionierten Reflex.

Payr-Zeichen *n*: engl. *Payr's sign*. Diagnostisches Schmerzzeichen bei Meniskusschaden oder klinisches Zeichen bei tiefer Beinvenenthrombose* bzw. Thrombophlebitis*.

Formen:
- Thrombosezeichen: ausgelöster Schmerz bei Druck auf die Innenseite der Fußsohle
- Kniegelenk: **1.** Das Kniegelenk des zu untersuchenden Beines ist gebeugt, die Hüfte abduziert, alternativ befindet sich der Patient im Schneidersitz. **2.** Der Untersucher übt von oben Druck auf das Kniegelenk aus und drückt es Richtung Boden. **3.** Der ausgelöste Schmerz am medialen Gelenkspalt gilt als Hinweis auf Läsion des Innenmeniskus, v. a. des Hinterhorns (siehe auch Meniskusriss*).

Pb: Abk. für Prämolarenbreite → Distalbiss.
PBC: Abk. für engl. primary biliary cirrhosis → Zirrhose, biliäre
PBEF: Abk. für engl. pre-B cell colony-enhancing factor → Visfatin
P-Blutgruppensystem *n*: engl. *P blood group system*. Blutgruppensystem mit Phänotypen P_1 und P_2 sowie sehr seltenen Phänotypen P_1^k, P_2^k, p. Das Hauptantigen P_1 wird dominant vererbt, ist bei Geburt nur schwach ausgeprägt und kommt (in verschiedenen Stärkegraden) bei ca. 80 % aller Mitteleuropäer vor, P_2 bei ca. 20 % (Vererbungsmodus ungeklärt).

Klinische Bedeutung:
- Anti-P_1-Kältehämagglutinine (IgM) sind relativ häufig bei P_2-Individuen, außerdem bei Infektion mit Echinococcus, Fasciola hepatica sowie bei Taubenzüchtern (selten Ursache von Transfusionszwischenfällen).
- Individuen mit Phänotyp P^k bilden in der Regel Anti-P, Individuen mit Phänotyp p Anti-P^k (Anti-Tj^a; Tj^a), Anti-P und Anti-P_1 (seltene hämolysierende Antikörper; evtl. Auslösung von Transfusionszwischenfällen).
- Durch Immunisierung induzierte (Komplement-bindende) Anti-P-Antikörper (IgG) können bei Schwangeren mit Phänotyp P^k oder p Aborte* verursachen und kommen als biphasische Kältehämolysine (Donath-Landsteiner-Antikörper) bei paroxysmaler Kältehämoglobinurie* vor.
- Bei Phänotyp P_1 treten gehäuft Harnwegsinfektionen auf (spezifische Bindung von bestimmten E.-coli-Stämmen an P_1-Antigen).

P-cardiale → P-Welle
PCEA: Abk. für → Patient Controlled Epidural Analgesia
PCO-Syndrom → Ovarialsyndrom, polyzystisches
PCR: Abk. für → Polymerase-Kettenreaktion
PCT: Abk. für Palliative Care Team → Palliativversorgung, spezialisierte ambulante
PCT: Abk. für → Prokalzitonin
PCV: Abk. für engl. pressure controlled ventilation → Beatmung
PDA: Abk. für Persistierender Ductus arteriosus → Ductus arteriosus, persistierender
PDA: Abk. für → Periduralanästhesie
PDCA-Zyklus: Abk. für plan, do, check, act cyclus → Qualitätsmanagement
PDD: Abk. für → Fotodynamische Diagnostik der Harnblase
PDE-Hemmer: Abk. für → Phosphodiesterase-Hemmer
PDE-4-Hemmer *m sg, pl*: syn. Phosphodiesterase-4-Hemmer. Selektive Phosphodiesterase*-Hemmer der Phosphodiesterase-4 (PDE-4) mit vorrangiger Wirkung auf das Bronchialepithel und neutrophile Granulozyten*. PDE-4-Hemmer blockieren die Freisetzung proinflammatorischer Mediatoren*, verlangsamen eine Fibrose* und wirken relaxierend auf die Bronchialmuskulatur. Sie werden zur Langzeittherapie einer schweren COPD (Roflumilast*) oder einer schweren Psoriasis* (Apremilast) eingesetzt.

PDE-5-Hemmer *m sg, pl*: syn. Phosphodiesterase-5-Hemmer. Selektive Phosphodiesterase*-Hemmer der Phosphodiesterase-5 (PDE-5) mit vorrangig vasodilatativer Wirkung. PDE-5-Hemmer blockieren die Inaktivierung von cGMP* und erhöhen so die Konzentration von NO. Sie werden eingesetzt zur Therapie der erektilen Dysfunktion* (Sildenafil*, Tadalafil*, Vardenafil) und der pulmonalen Hypertonie*. Bei Einnahme von PDE-5-Hemmern sind Nitrate kontraindiziert.

Kontraindikationen:
- gleichzeitige Einnahme organischer Nitrate oder anderer NO-Donatoren
- schwere Herz-Kreislauf-Erkrankung, z. B. instabile Angina* pectoris, schwere Herzinsuffizienz*, kürzlich erlittener Herzinfarkt* oder Schlaganfall*
- schwere Leberinsuffizienz*
- arterielle Hypotonie*
- bekannte erblich bedingte degenerative Retinopathie.

P-dextroatriale → P-Welle
P-dextrocardiale → P-Welle
PDK: Abk. für Periduralkatheter → Periduralanästhesie
P3D-Operation *f*: syn. **P**leura-**P**erikard-**P**ulmo(3)-**D**iaphragma-Operation (Abk. P3D-Operation). Extrapleurale Pneumonektomie mit Perikard- und Diaphragmaresektion sowie Lymphknotendissektion beim malignen Pleuramesotheliom* (MPM).
PE: Abk. für Push-Enteroskopie → Dünndarmendoskopie
PEA: Abk. für pulslose elektrische Aktivität → Herz-Kreislauf-Stillstand
Peak-Flow: engl. *peak flow*; Abk. PF. Maximale Atemstromstärke* bei forcierter Ausatmung in l/s. Der Peak-Flow (PEF) wird durch den Patienten zu Hause mittels Peak-Flow-Meter gemessen oder gemeinsam mit der Sekundenkapazität* im Rahmen der Lungenfunktionsprüfung* bestimmt.

Beschreibung:
- charakteristische zirkadiane Rhythmik, v. a. bei Asthma bronchiale mit Minimum in den frühen Morgenstunden
- typisches PF-Muster (siehe Abb.) der verschiedenen obstruktiven Atemwegserkrankungen unter Therapie.

Indikationen:
- zur Beurteilung von Strömungswiderständen bei obstruktiven Atemwegserkrankungen*, aber auch bei restriktiven Lungenkrankheiten aufgrund reduzierter Vitalkapazität
- zur täglichen Verlaufskontrolle eines Asthma* bronchiale (sog. PF-Protokoll) vor und ggf. nach Inhalation eines bronchodilatierenden Arzneimittels.

Peak-Flow-Meter *n sg, pl*: Handgroßes Messgerät zur (Selbst-)Kontrolle der Lungenfunktion. Es bestimmt die maximale Atemstromstärke bei forcierter Ausatmung (Peak-Flow, PEF) in Litern pro Sekunde, wodurch sich v. a. Strömungswiderstände bei obstruktiven Atemwegserkrankungen* beurteilen lassen. Dies ermög-

Péan-Klemme

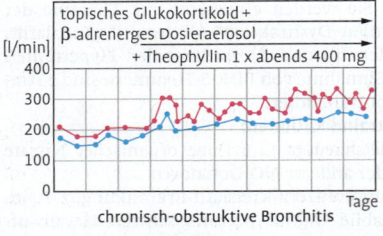
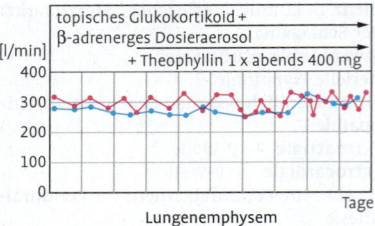
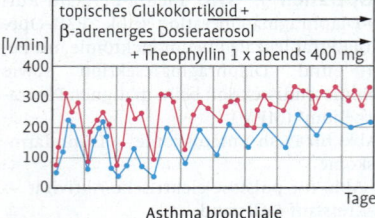

Peak-Flow: Peak-Flow-Muster bei chronisch-obstruktiver Bronchitis, Lungenemphysem und Asthma bronchiale. [95]

licht eine einfache Therapiekontrolle, z. B. bei Asthma* bronchiale.
Vorgehen: Die Messung soll bei aufrechtem Oberkörper erfolgen und 2- bis 3-mal hintereinander durchgeführt werden. Der höchste dabei erzielte Wert wird notiert.

Péan-Klemme f: engl. *Péan's forceps*. Stumpfes und am Blattende gerieftes, gerades oder leicht gebogenes chirurgisches Instrument zum atraumatischen Abklemmen von Blutgefäßen bei Operationen (Gefäßklemme). Péan-Klemmen dienen dem kurzfristigen Fassen und Halten durchtrennter Blutgefäße, zur primären Blutstillung oder Fassen vor einer Ligatur*.

Pearl-Index m: engl. *Pearl's index*. Beurteilungsmaß für die Zuverlässigkeit der Kontrazeption*. Wenden 100 Frauen ein Jahr lang ein Mittel zur Empfängnisverhütung an und werden in dieser Zeit beispielsweise 2 der Frauen schwanger, so ist der Pearl-Index 2, d. h. je niedriger der Pearl-Index ist, desto sicherer ist die Verhütungsmethode. Siehe Tab.
Berechnung:
– Anzahl der ungewollten Schwangerschaften auf 1200 Anwendungsmonate (≙ 100 Frauen-

Pearl-Index: Zuverlässigkeit unterschiedlicher Kontrazeptionsverfahren.

Methode	Pearl-Index
natürliche Kontrazeptionsmethoden	
Coitus interruptus	10–38
Kalendermethode	14–40
Temperaturmethode	0,5–3
symptothermale Methode	0,7–2
Billings-Ovulationsmethode	15,5–32
mechanische Kontrazeptiva	
Präservativ (für Männer oder Frauen)	0,4–2 (–12)
Scheidendiaphragma mit Spermizid	1,3–4
Portiokappe mit Spermizid	2–4
Intrauterinpessar	0,5–2,7
chemische Kontrazeptiva	
Spermizide	5–29
hormonale Kontrazeptiva	
Einphasenpille	0,2–0,5
Mikropille	0,2–0,5
Zweistufenpille	0,2–0,5
Dreistufenpille	0,2–0,5
Minipille	0,8–1,5
Hormonpflaster	0,7–0,88
Vaginalring	ca. 0,65
Gestagendepotinjektion	ca. 0,5
Gestagenimplantat	ca. 0,3
gestagenhaltiges Intrauterinpessar	ca. 0,1
Sterilisation	0,004–0,06

$$mPI = \frac{\text{Zahl der Schwangerschaften} \times 13 \times 100}{\text{Anzahl der Zyklen}}$$

Pearl-Index: Berechnung des modifizierten Pearl-Index (Abk. mPI).

jahre; entspricht der Anwendung einer Methode von 100 Frauen über 1 Jahr)
– modifizierter PI (mPI; siehe Abb.) auf Basis von 13 (statt 12) Menstruationszyklen pro Jahr (genauere Angabe bei Eumenorrhö oder Einnahme hormonaler Kontrazeptiva).

Pearson-Syndrom n: engl. *Pearson's syndrome*. Sehr seltene angeborene Systemerkrankung durch Deletionen mitochondrialer DNA. Klinisch treten v. a. exokrine und endokrine Pankreasinsuffizienz* durch Pankreasfibrose und Knochenmarkinsuffizienz mit Anämie, Neutro-

penie und Thrombozytopenie auf. Die Therapie ist symptomatisch, ggf. erfolgt eine Knochenmarkstransplantation. Die Prognose ist schlecht.

Peau d'orange → Orangenhaut

p-ECLA: Abk. für engl. pumpless extracorporal lung assist → Extrakorporale Membranoxygenierung

Pecten ossis pubis m: engl. *pecten pubis*; syn. Schambeinkamm. Knochenleiste auf dem vorderen Anteil des oberen Schambeinastes, an der der M. pectineus seinen Ursprung hat. Der Pecten ossis pubis stellt die Weiterführung der Linea* arcuata dar und ist Bestandteil der Linea terminalis.

pectoralis: engl. *pectoral*; syn. pektoral. Zur Brust gehörend.

Pectoralis-minor-Syndrom → Hyperabduktionssyndrom

Pectus carinatum n: engl. *carinate chest*. Kielartiges Vorspringen des Brustbeins mit muldenförmiger Eindellung der Thoraxseiten. Siehe Abb. 1 und Abb. 2.

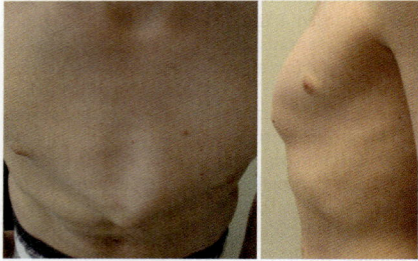

Pectus carinatum Abb. 1 [21]

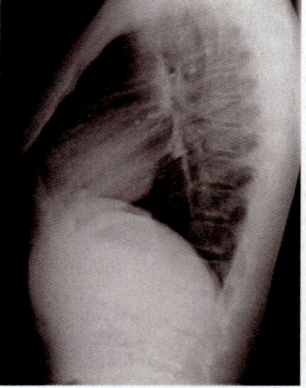

Pectus carinatum Abb. 2: Seitliches Röntgen des Thorax mit Vorstehen des Osstemum. [79]

Pectus excavatum *n*: engl. *funnel chest*; syn. Trichterbrust. Vermutlich erbliche, oft erst im Kindes- oder Jugendalter auffallende Hemmungsfehlbildung des Brustbeins und der angrenzenden Rippenknorpel mit Einziehung der Brustoberfläche. Die Häufigkeit liegt bei 1:1000, wobei Männer dreimal so oft wie Frauen betroffen sind (3:1). Siehe Abb. 1 und Abb. 2.

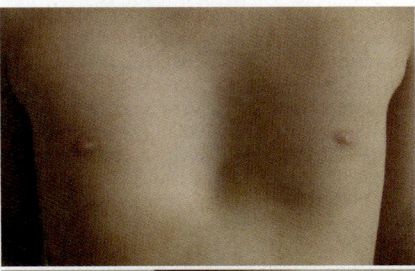

Pectus excavatum Abb. 1 [21]

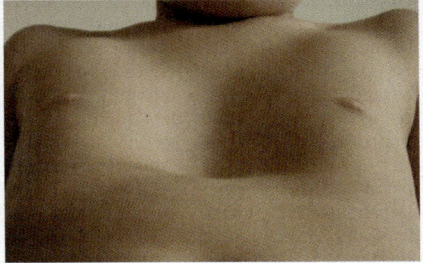

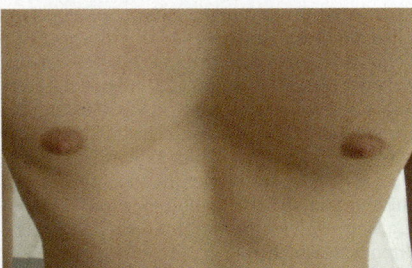

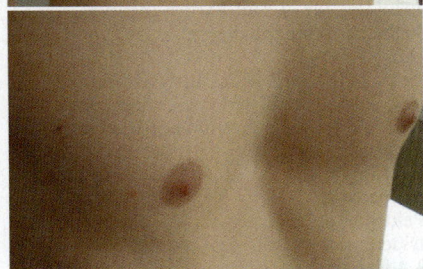

Pectus excavatum Abb. 2 [21]

Pediatric Advanced Life Support: Abk. PALS. International gebräuchliches Ausbildungskonzept der American Heart Association mit der American Academy of Pediatrics zur Reanimation* von Kindern. Die strukturierten Kursinhalte umfassen Simulation, systematischen Untersuchungsansatz, Behandlungsalgorithmen und effektive Teamdynamik.

Pediatric Life Support (PLS): engl. *Pediatric Life Support*. Lebensrettende Maßnahmen bei Kindern und Neugeborenen, häufig synonym zu PALS verwendet.

pediculatus: engl. *pediculated*. Gestielt.

Pediculosis capitis *f*: syn. Kopflausbefall. Weltweit vorkommende Parasitose mit Befall der Kopfhaut durch Läuse*. Die übertragbare und häufig epidemisch vorkommende Erkrankung betrifft vor allem Kinder. Die Diagnosestellung erfolgt klinisch, therapiert wird mittels Kombination aus insektizidhaltigen Lokaltherapeutika und physikalischer Elimination der Läuse und Nissen. Siehe Läuse*, Abb. dort.

Epidemiologie: Häufigste Epizoonose* bei Kindern und Jugendlichen.

Klinik:
- Pruritus*, v. a. nachts
- kleine, stark juckende und gerötete urtikarielle Papeln mit zentraler Hämorrhagie
- Kratzartefakte, Exkoriationen*, Ekzematisierung, Impetiginisierung
- schmerzhafte Begleit-Lymphadenitis* möglich
- Lokalisation an der Kopfhaut – besonders am Hinterkopf – sowie an den Schläfen, im Nacken und hinter den Ohren
- Spontanremission möglich.

Diagnostik: Makroskopischer Nachweis der Nissen* und Läuse*.

Therapie:
- physikalische Elimination durch nasses Auskämmen aller Haare mit feinem Nissenkamm mit einem Zinkenabstand von 0,2 mm in 4 Sitzungen an den Tagen 1, 5, 9 und 13
- topische Anwendung von insektizidhaltigen Präparaten mit Permethrin*, Pyrethrumextrakt, Allethrin oder Dimeticon genau nach Gebrauchsanleitung, da die meisten Rezidive auf Anwendungsfehler zurückzuführen sind
- Wiederholung der topischen Behandlung nach 8–10 Tagen zur Eliminierung evtl. neu geschlüpfter Läuse*
- bei erfolgloser topischer Therapie (selten) systemische Behandlung mit einer gewichtsadaptierten Einmaldosis Ivermectin p. o. möglich (off-label)
- ggf. systemische Gabe von Antihistaminika* als unterstützende Maßnahme gegen Juckreiz

Prophylaxe:
- gründliche Reinigung der verwendeten Kämme und Bürsten
- Waschen von Heimtextilien und Bekleidung bei mindestens 60 °C
- Kontrolle und ggf. Behandlung aller Kontaktpersonen.

Pediculosis corporis *f*: engl. *body louse*; syn. Kleiderlausbefall. Befall mit Kleiderläusen (vgl. Läuse*). Die Diagnose wird durch Nachweis der Nissen und Läuse gestellt. Therapiert wird meist mittels topischer Insektizide und symptomatisch antipruriginös. Des Weiteren sind Hygienemaßnahmen in befallenen Haushalten sehr wichtig.

Übertragung: Kleiderläuse sind ausschließlich auf den Menschen spezialisierte Ektoparasiten* mit einer Größe von 3 mm bis 4 mm, die in der Körperbehaarung und der Bekleidung von Menschen leben und sich vom Blut ihres Wirts ernähren. Die Übertragung erfolgt durch Körperkontakt und durch gemeinsam genutzte Kleidung und Bettwäsche.

Klinik:
- ungewöhnlich heftiger Pruritus* (v. a. nachts)
- kleine, stark juckende und gerötete urtikarielle Papeln mit zentraler Hämorrhagie
- Kratzartefakte, Exkoriationen*, Ekzematisierung, Impetiginisierung
- schmerzhafte Begleit-Lymphadenitis* möglich
- Lokalisation am Körper, nicht an der Kopfhaut, sondern vor allem in der Achselregion, dem Genitalbereich und dem Bereich des Rock- oder Hosenbundes.

Diagnostik: Makroskopischer Nachweis der Nissen* und Läuse*.

Therapie:
- topische Anwendung von insektizidhaltigen Präparaten mit Permethrin*, Pyrethrumextrakt, Allethrin oder Dimeticon genau nach Gebrauchsanleitung, da die meisten Rezidive auf Anwendungsfehler zurückzuführen sind
- Wiederholung der topischen Behandlung nach 8–10 Tagen zur Eliminierung evtl. neu geschlüpfter Läuse
- bei erfolgloser topischer Therapie (selten) systemische Behandlung mit einer gewichtsadaptierten Einmaldosis Ivermectin p. o. möglich (Off-Label-Use)
- ggf. systemische Gabe von Antihistaminika* als unterstützende Maßnahme gegen Juckreiz
- Hygienemaßnahmen, evtl. Rasur bei starker Körperbehaarung
- Mitbehandlung der Familienmitglieder.

Pediculosis pubis *f*: engl. *crab louse*; syn. Phthiriasis. Befall mit Filzläusen (vgl. Läuse*), also auf den Menschen spezialisierte Ektoparasiten*, die sich in behaarten Körperregionen mit apo-

Pediculus

Befundbogen-Fußinspektion

Name, Vorname _____
Adresse _____

In fußpflegerischer Behandlung ☐ nein ☐ ab und zu ☐ regelmäßig

Befund:
- ☐ 1. offene Wunde
- ☐ 2. Krampfadern
- ☐ 3. trockene Haut
- ☐ 4. Hautpilz
- ☐ 5. Druckstellen
- ☐ 6. Warzen
- ☐ 7. Blasen
- ☐ 8. Schwielen
- ☐ 9. Hornhaut
- ☐ 10. Risse
- ☐ 11. Hühneraugen
- ☐ 12. Hühneraugen zwischen den Zehen
- ☐ 13. Nagelpilz
- ☐ 14. eingewachsene Nägel
- ☐ 15. herausgeschnittene Nagelecken
- ☐ 16. falsch geschnittene Nägel
- ☐ 17. Krümmung des Nagels
- ☐ 18. Zehenfalschstellung
- ☐ 19. Schweißfuß
- ☐ 20. Empfindungsstörung
- ☐ 21. Fußfehlstellung
- ☐ 22. zu enge Schuhe
- ☐ 23. einschnürende Schuhe
- ☐ 24. einschnürende Socken
- ☐ 25. welche Schuhe:
- ☐ 26. welche Socken:
- ☐ 27. Wann kauft der Patient seine Schuhe:

Empfehlungen

Besondere Bemerkungen

Pediküre: Befundbogen Fußinspektion. [197]

krinen Schweißdrüsen ansiedeln (Schambehaarung, Genitalbereich, Achseln, behaarte Brust- und Bauchregionen, Augenbrauen, Wimpern) und sich vom Wirtsblut ernähren. Diagnostiziert wird durch Nachweis der Läuse und Nissen, therapiert mit Permethrin-Präparaten.
Pediculus → Läuse
Pediküre f: engl. pedicure; syn. Fußpflege. Maßnahmen zur Gesunderhaltung und Pflege von Füßen und Nägeln. Sie beinhaltet Vorbeugung und Bekämpfung von Fußschweiß, Fuß- oder Nagelpilz sowie Inspektion auf Unversehrtheit der Haut besonders bei Menschen mit erhöhtem Risiko (z.B. erhöhte Blutungsneigung, Diabetes* mellitus, rheumatische Erkrankungen) und ggf. kosmetische Maßnahmen. Siehe Abb.
Vorgehen:
- Fußbad (Reinigung, Erweichen der Nägel vor dem Schneiden; besonders Zehenzwischenräume gut trocknen)
- Schneiden und Glattfeilen der Nägel (Schere mit abgerundeten Spitzen verwenden).

Hinweise:
- Bei besonderen Problemen wie Hühneraugen, eingewachsenen Nägeln, Schwielen, Hornhaut oder Warzen sollte die Fußpflege von einem professionellen Fußpflegeservice durchgeführt werden.
- Bei weitergehenden Fußproblemen wie Deformationen, Verletzungen und Erkrankungen sollte ein Fachfußpfleger (Podologen*) zur Beratung und Behandlung (besonders bei diabetischem Fuß) hinzugezogen werden.

Pedikulose f: engl. pediculosis. Weltweit vorkommende Parasitose mit Befall der Haut durch Läuse*. Die übertragbare und häufig epidemisch vorkommende Erkrankung betrifft vor allem Kinder. Die Diagnose wird durch makroskopischen Nachweis der Nissen und Läuse gestellt. Therapiert wird mittels topischer Insektizide und durch mechanische Entfernung der Nissen.

Klinik:
- starker Juckreiz
- gerötete bis tiefblaue (Taches bleues) Einstichstellen
- oft ekzematisierte und superinfizierte Kratzspuren.

Therapie: Siehe unter Pediculosis* capitis, Pediculosis* pubis und Pediculosis* corporis.
Pedografie → Podografie
PEEP-Ventil n: engl. PEEP valve; syn. Atemventil. Einstellbares Rückschlagventil in Beatmungssystemen, das einen positiven endexspiratorischen Druck (PEEP) aufrechterhält. Der Patient muss gegen den eingestellten Druck ausatmen, wodurch ein kontinuierlicher positiver Druck in der Lunge aufgebaut und auch nach Beendigung der Exspiration aufrechterhalten wird.
Anwendung:
- bei Risiko der Kollabierung von Lungenbläschen (Alveolen)
- Atemtherapie*
- Weaning*.

Peergroup f: Gruppe Gleichrangiger, Gleichaltriger oder Kreis von Bezugspersonen. Der englische Begriff Peergroup wurde als Fachbegriff ins Deutsche übernommen und wird insbesondere in der Entwicklungspsychologie für die Bezeichnung von (Freizeit-)Gruppen, Freundeskreisen und Cliquen Jugendlicher genutzt.
Hintergrund: Eine Peergroup, z.B. die Familie oder die Freizeitgruppe/der Freundeskreis, dient oft (insbesondere im Jugendalter) als Bezugsgruppe für Einstellungen*, Überzeugungen, Verhalten* und Erleben des Einzelnen. Die Peergroup ist eine wichtige Sozialisationsinstanz (Sozialisation*), die dem Individuum u. a. beim Übergang zum Erwachsensein soziale und altersgemäße Orientierungsmuster bietet, soziale Ablösungs- und Neuorientierungsprozesse einleitet und die Entwicklung einer eigenen Identität begünstigt. Von der Peergroup kann dabei eine starke Kontrolle auf die Mitglieder ausgeübt werden. Die Gefahr gesundheitsschädigenden Genussmittelverbrauchs wie Zigaretten- und Alkohol als Kompensation für ein erfahrenes Defizit ist für ein Individuum z.B. unter der Bedingung erhöht, dass durch die Peergroup ein sozialer Druck zu diesem Handeln entsteht. Eine Peergroup kann außerdem indirekten Einfluss auf einen Therapieverlauf (z. B. Verhaltenstherapie) haben. Es liegen auch Studien vor, die belegen, dass peergestützte Psychotherapien mit den professionellen Hilfen zu vergleichbaren Ergebnissen führen.
PEF: Abk. für partizipative Entscheidungsfindung → Entscheidungsfindung, partizipative
PEG: Abk. für perkutane endoskopische Gastrostomie → Gastrostomie
Peginterferon alpha-2a n: PEGyliertes rekombinantes Interferon-alpha-2a, das eingesetzt wird als Immunstimulans und Virostatikum bei chronischer Hepatitis B und chronischer Hepatitis C. Peginterferon alpha-2a wird s. c. appliziert. Es bindet an Interferon-alpha-Rezeptoren auf der Zelloberfläche und bewirkt dadurch u. a. eine Aktivierung von Immunzellen, welche Viren bekämpfen.
PEI: Abk. für → Paul-Ehrlich-Institut
Peitschenschlagphänomen → HWS-Distorsion
Peitschenwurm → Trichuris trichiura
PEJ: Abk. für engl. perkutane endoskopische Jejunostomie → Jejunostomie, perkutane endoskopische
pektanginös: engl. anginose. Adjektiv zu Angina* pectoris.
Pektine n pl: engl. pectins; syn. Pektinstoffe. Polysaccharidgemisch, das hauptsächlich aus α-1,4-glykosidisch verbundenen Glukuronsäureeinheiten besteht, die zu 20–60 % mit Methanol

verestert sind. Sie sind wichtige Kitt- und Stützsubstanzen und bauen v. a. die Mittellamellen und Primärwände der Pflanzenzellen mit auf. Unveresterte Polygalakturonsäuren werden auch Pektinsäuren genannt.

Einteilung:
- **Pektinsäuren** (Polygalacturonsäuren)
- **Pektine**, bei denen die Carboxylgruppen der Galacturonsäureeinheiten teilweise methyliert sind (somit partielle Methylester der Pektinsäuren; im Zellsaft gelöst)
- **Protopektine**, unlösliche Pektinsubstanzen, in denen die Polygalacturonsäureketten miteinander oder mit Cellulose über Kalzium oder Phosphorsäure als Brückenglieder vernetzt sind. Durch Protopektinasen oder durch Kochen unter Druck im schwach sauren Milieu werden sie in wasserlösliche Pektine oder Pektinate (Salze des Pektins) umgewandelt.

Indikationen:
- Behandlung von Diarrhö (Antidiarrhoika*)
- Gastroenteritis
- Ulcus
- Wundbehandlung.

Pektoralfremitus → Fremitus
Pelade → Alopecia areata
Pel-Ebstein-Fieber *n*: engl. *Pel-Ebstein fever*. Wenig gebräuchlicher Begriff für eine ihrerseits sehr selten auftretende wellenförmige Temperaturschwankung bei Patienten mit Hodgkin*-Lymphom. Das Pel-Ebstein-Fieber ist als Teil der B*-Symptomatik zu werten und hat keine eigenständige prognostische Bedeutung.
Pelger-Huët-Kernanomalie *f*: engl. *Pelger-Huët nuclear anomaly*. Autosomal-dominant erbliche Kernanomalie der Leukozyten mit Mindersegmentierung der reifen Granulozyten* ohne klinischen Krankheitswert (Häufigkeit ca. 1:6000). Homozygote Träger (Mutation im Gen für Lamin-B-Rezeptor) mit fast runden Zellkernen werden als Überpelger bezeichnet. Ähnliche Veränderungen zeigen sich bei schweren Infektionen oder myeloproliferativen Erkrankungen* (Pseudopelger-Zellen).
Peliosis hepatis *f*: engl. *peliosis of liver*. Befund von zystisch blutgefüllten Strukturen unterschiedlicher Ätiologie und unbekannter Pathogenese in der Leber.
Pellagra *f*: Früher in Entwicklungsländern häufige Erkrankung durch Mangel an Niacin und anderen B-Vitaminen infolge einseitiger Ernährung mit Mais oder Hirse sowie infolge Malabsorption* (z. B. Hartnup-Krankheit). Behandelt wird durch Gabe von Nikotinamid* und Nikotinsäure. Siehe Abb.

Klinik: Bei zusätzlichem Mangel an Tryptophan* bzw. Tryptophan-Stoffwechselstörung:
- Dermatitis mit Hyperpigmentierung im Bereich sonnenexponierter Haut

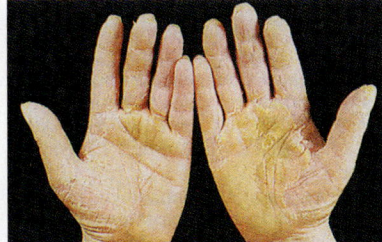

Pellagra: Hyperkeratose mit Rhagaden an den Händen. [57]

- sog. Casal-Halsband (ringförmiges, bräunlich rotes Erythem um Hals)
- Diarrhö
- evtl. Polyneuropathie
- psychische Störungen sowie Entwicklung einer Demenz.

Pellegrini-Schatten → Stieda-Pellegrini-Köhler-Schatten
Pellikel → Schmelzoberhäutchen
pellucidus: engl. *pellucid*. Durchsichtig.
Pelvektomie *f*: engl. *pelvectomy*. Totale Exenteration des Beckens bei malignem Tumor der Beckenorgane.
Pelveoperitonitis *f*: engl. *pelviperitonitis*. Auf das kleine Becken* beschränkte Peritonitis* als mögliche Komplikation einer Endometritis*, Adnexitis* oder einer Gonorrhö*. Klinisch imponieren Schmerzen im Unterbauch, Fieber, lokale oder diffuse Abwehrspannung und rektaler Douglasdruckschmerz (Douglas*-Raum). Diagnostik und Therapie richten sich nach der Ursache. Obligat sind Sonografie, Erregerdiagnostik und geeignete Antibiose*.
Pelvic Inflammatory Disease: syn. pelvic inflammatory disorder; Abk. PID. Akute infektionsbedingte Entzündungen* des oberen weiblichen Genitaltrakts (Zervix*, Uterus*, Tuben und Ovarien). Hierzu zählen Zervizitis*, Endometritis*, Parametritis*, Adnexitis* (Salpingitis* und Oophoritis*), Tuboovarialabszess, Perihepatitis sowie Pelveoperitonitis*. Ursache ist meist eine von Vagina* oder Zervix ausgehende aszendierende Infektion mit Chlamydia* trachomatis oder Neisseria* gonorrhoeae (Gonokokken).

Differenzialdiagnosen:
- Endometriose*
- Appendizitis*
- Harnwegsinfekt
- Extrauteringravidität*
- Zystenruptur
- Divertikulitis*
- Reizdarmsyndrom*.

Pelvipathia vegetativa *f*: engl. *pelvic congestion*. Chronisch fokales Schmerzsyndrom unklarer Ätiologie im kleinen Becken* bei der Frau. Definitive diagnostische Kriterien und sichere Therapieoptionen fehlen. Klinische Symptome sind prämenstruelle und unter verschiedenartigen Belastungen verstärkte Unterbauchschmerzen, Dyspareunie*, Dysmenorrhö*, Rückenschmerzen und imperativer Harndrang. Sonografisch sind möglicherweise erweiterte Beckenvenen nachweisbar.

Differentialdiagnosen:
- Adhäsionen*
- chronische Adnexitis*
- Endometriose*
- Tumoren
- chronisch-entzündliche Darmerkrankungen*.

Therapie:
- therapeutische Embolisation*, Sklerotherapie* oder Ligatur* der erweiterten venösen Gefäße
- Gestagene*, GnRH*-Agonisten, hormonale Kontrazeptiva*
- positiver Einfluss einer Hysterektomie* beschrieben.

pelvirektale Fistel → Analfistel
Pelvis → Becken
Pelvis angusta → Enges Becken
Pelviskopie *f*: engl. *pelviscopy*. Transumbilikale Laparoskopie* in Beckenhochlagerung diagnostisch zur Inspektion des Beckenraums und therapeutisch für operative Eingriffe wie z. B. Fimbriolyse* oder Entfernung von Endometrioseherden.

Vorgehen:
- CO_2-Insufflation blind und Einführen des Laparoskops durch abdominale Einschnitte ins kleine Becken
- schichtweises Eröffnen der Bauchdecke von der unteren Nabelgrube aus und Aufbau des Pneumoperitoneums*.

Indikationen:
- **diagnostisch** v. a. bei Erkrankungen von Beckenorganen (insbesondere des weiblichen inneren Genitales*) mit der Möglichkeit zur Biopsie*
- **therapeutisch** z. B.: 1. Lösung von Verwachsungen 2. Fimbriolyse* 3. Salpingostomatoplastik (Tubenchirurgie) 4. Entfernung und Elektrokoagulation* von Endometrioseherden 5. operative Behandlung bei Extrauteringravidität (insbesondere Tubargravidität*) und von Ovarialzysten* 6. Entfernung von Adnexe oder Ovar.

Pelvis osteomalacica *f*: engl. *osteomalacic pelvis*. Kleeblattform des durch die Schenkelköpfe eingedrückten Beckens bei Osteomalazie*.
Pelvis plana *f*: engl. *flat pelvis*. Plattes Becken mit verschmälertem Beckeneingang. Es weist eine Verformung des Kreuzbeines nach frontal, einen weiten Schambogenwinkel sowie eine

Pelvis rachitica

schmalere Michaelis*-Raute auf. Das Pelvis plana stellt eine Beckenanomalie* dar. Es kann Ursache für einen gestörten Geburtsweg sein.

Pelvis rachitica f: engl. *rachitic pelvis*. Nierenform des Beckens durch Vorwölbung des Promontorium ossis sacri bei einer durch Rachitis* bedingten Lordose*.

Pelvis renalis → Nierenbecken

Pelvis spondylolisthetica f: engl. *Prague pelvis*. Verengung des Beckens infolge Spondylolisthesis* des 5. Lendenwirbels.

Pembrolizumab n: Monoklonaler Antikörper* aus der Gruppe der PD-1-Hemmer zur Stimulierung der körpereigenen Abwehr gegen Krebszellen. Pembrolizumab ist zugelassen zur Therapie des nicht resezierbaren oder metastasierten malignen Melanoms und wird alle 3 Wochen infundiert.

Pemphigoid, bullöses n: engl. *bullous pemphigoid*. Pralle und nicht selten hämorrhagische Blasen auf rotem Grund. Sie treten meist disseminiert ab dem 7. Lebensjahrzehnt auf. Die Blasen liegen subepidermal, sind häufig unregelmäßig gestaltet und können bis zu 10 cm groß sein. Siehe Abb. Neben den typischen Effloreszenzen bestehen initial oftmals Urtikaria-ähnliche Schwellungen mit heftigem Pruritus.

Prädilektionsstellen:
- Intertrigines
- Beugen der Extremitäten
- Mundschleimhaut nur ausnahmsweise beteiligt.

Therapie:
- systemisch: **1.** Glukokortikoide und/oder Azathioprin **2.** Methotrexat **3.** Dapson
- adjuvant: topisch Glukokortikoide
- bei lokalem bullösen Pemphigoid systemischer Versuch mit Tetrazyklinen.

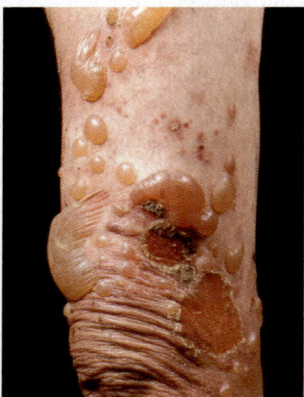

Pemphigoid, bullöses: Große, pralle Blasen, Erosionen und hämorrhagische Krusten (Knie). [183]

Pemphigoid gestationis n: syn. Herpes gestationis. Seltene, autoimmunologische Schwangerschaftsdermatose*, die meist in der 2. Schwangerschaftshälfte, seltener post partum und bei Einnahme hormonaler Kontrazeptiva auftritt. Behandelt wird mit Glukokortikoiden oder die Dermatose wird mittels Farbstoffen ausgetrocknet.

Pathogenese: Autoimmunkrankheit mit Bildung von Antikörpern (Ablagerung von Immunkomplexen*) gegen ein in der Lamina lucida der Basalmembranzone und im Amnionepithel vorhandenes Antigen (bullöses Pemphigoid-Antigen 2; Kurzbezeichnung BP-Antigen 2).

Klinik:
- V. a. periumbilikal, im Bereich von Striae distensae und an Extremitäten lokalisierte, stark juckende, teils erythematöse, teils urtikarielle Läsionen, die generalisieren und in herpesartige Bläschen und Blasen übergehen können
- bei erneuter Schwangerschaft ausgeprägtere perinatale Rezidive.

Pemphigoid, okulares vernarbendes n: Chronisch rezidivierende okulomukokutane Erkrankung der Bindehaut, die bevorzugt ältere Frauen betrifft. Typisch ist die Blasenbildung der Bindehaut mit anschließender Vernarbung. Dies kann zu Symblepharon*, Entropium* sowie Erblindung führen. Die Diagnose erfolgt durch Untersuchung mit der Spaltlampe und Nachweis spezieller Autoantikörper in Blut und Biopsiematerial.

Formen:
- primäres Pemphigoid: autoimmunologischer Prozess gegen Basalmembranantigene
- sekundäres Pemphigoid: nach lokaler (z. B. bei Glaukom*) oder systemischer Arzneimittelapplikation.

Klinik: Siehe Abb.

Therapie:
- lokal Tränenersatzmittel, Lidhygiene
- systemische Immunsuppressiva
- ggf. chirurgische Maßnahmen (Schleimhaut- oder Keratoplastik).

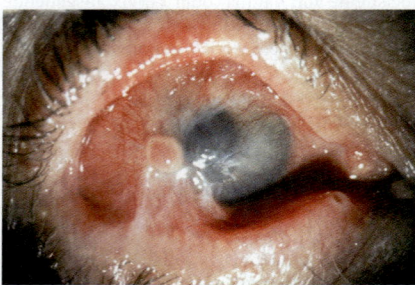

Pemphigoid, okulares vernarbendes [133]

Pemphigus m: Bezeichnung für intraepidermal blasenbildende Hauterkrankungen. Tritt ein Pemphigus im Rahmen einer Tumorerkrankung auf (paraneoplastischer Pemphigus), werden zusätzlich Autoantikörper gebildet gegen desmosomale Proteine wie Plakoglobin, Desmoplakin 1 oder Envoplakin.

Pemphigus conjunctivae → Pemphigoid, okulares vernarbendes

Pemphigus neonatorum → Impetigo contagiosa

Pemphigus syphiliticus → Syphilis

Pemphigus vulgaris m: Schwere Autoimmunerkrankung der Haut und Schleimhaut mit Blasen, die auf meist unveränderter Haut entstehen. Die Blasen sind in der Regel schlaff, akantholytisch und liegen intraepidermal. Sie platzen bald und hinterlassen schmerzhafte Erosionen sowie Krusten mit geringer Heilungstendenz.

Klinik: Die Erkrankung beginnt meist im Bereich der Mundschleimhaut. Es folgt ein Übergang auf andere Schleimhäute, Kopfhaut und gesamtes Integument. Besonders betroffen sind Stellen, die Druck und Reibung ausgesetzt sind. Unter Therapie kommt es zur narbenlosen Abheilung.

Therapie:
- Glukokortikoide (anfangs hoch dosiert), meist kombiniert mit anderen Immunsuppressiva: **1.** Azathioprin **2.** Methotrexat **3.** Cyclophosphamid **4.** Ciclosporin A
- lokal antiseptisch.

Prognose:
- meist chronischer Verlauf
- nach Jahren Spontanremissionen möglich, jedoch selten
- Mortalität < 10 %.

Pendelbestrahlung → Bewegungsbestrahlung

Pendelhoden m sg,pl: engl. *wandering testicle*; syn. Wanderhoden. Infolge des Kremasterreflexes kurzfristig nicht im Skrotalfach befindlicher Hoden, der bei Nachlassen der Muskelanspannung spontan in seine normale Position zurückkehrt oder spannungsfrei ins Skrotum zu luxieren ist und dort bleibt. Der Pendelhoden ist im Gegensatz zum Gleithoden nicht behandlungsbedürftig.

Pendelluft f: engl. *air trapping*. Nicht am Gasaustausch* teilnehmender, pathologischer Atemluftanteil, der infolge unterschiedlicher pulmonaler Elastizität von einem Lungenbereich in einen anderen strömt (intrapulmonale Gasumverteilung).

Ursachen:
- nach außen offener einseitiger Pneumothorax* (Pendelluft von einem Lungenflügel in den anderen)
- einseitige Rippenserienfraktur* mit Thoraxinstabilität; siehe Atmung*, paradoxe (Abb. dort)

– obstruktive Atemwegserkrankung* mit Pendelluft zwischen Lungenkompartimenten mit unterschiedlicher Belüftung.

Pendelnarkosesystem n: engl. *pendular rebreathing anesthesia*. Früher in der Kinderanästhesie gebräuchliches, technisch einfaches, halbgeschlossenes Narkosesystem ohne Trennung von Inspirations- und Exspirationsschenkel (Pendelluft). Über einen patientennahen CO_2-Absorber atmet der Patient ein und aus. Dadurch wird der Atemkalk rasch erschöpft und es entsteht ein großes apparatives Totraumvolumen.

Pendelnystagmus → Nystagmus

Pendelosteotomie f: engl. *pendular osteotomy*; syn. Domosteotomie. Keilartige Osteotomie* der Tibia unterhalb der Tuberositas tibiae in Kombination mit Osteotomie der (sonst sperrenden) Fibula. Eine Pendelosteotomie ist indiziert als Korrekturosteotomie* mit anschließender Osteosynthese bei Genu* varum oder Genu* valgum. Siehe Abb.

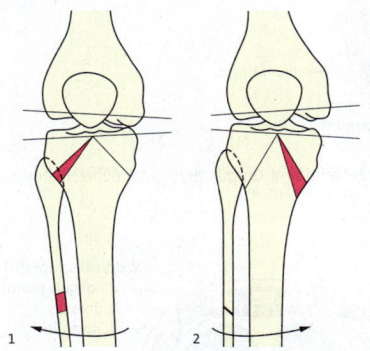

Pendelosteotomie: 1: Valgisierende Pendelosteotomie bei Genu varum; 2: Varisierende Pendelosteotomie bei Genu valgum.

Pendel-Peristaltik f: syn. Schaukel-Bewegung. Form der ungerichteten Peristaltik des Darmes bei mechanischem Ileus*, wobei eine Hyperperistaltik einsetzt, die wellenförmig gegen das Hindernis anläuft. Die Pendel-Peristaltik dient auch als sonografisch-diagnostisches Kriterium bei mechanischem Ileus.

Pendrin n: engl. *member 4 of solute carrier family 26 (Abk. SLC26A4)*. Transmembranglykoprotein (780 Aminosäurereste; M_r 86 000) in der apikalen Schilddrüsenfollikelzelle und im Innenohr, das als Jodid- bzw. Chloridtransporter (Anionentransporter) fungiert.

Penetranz f: engl. *penetrance*. Manifestationshäufigkeit einer -wahrscheinlichkeit eines Allels oder einer Mutation*. Die Penetranz beschreibt also den Anteil der Merkmalsträger bezogen auf die Gesamtanzahl der Genträger, die nach ihrer genetischen Konstitution das betreffende Merkmal zeigen könnten.

Klinische Bedeutung: Eine unvollständige oder fehlende Penetranz, ausgelöst durch Umwelteinflüsse oder Interaktion mit anderen Genen, ist bei genetisch bedingten Krankheiten* mit dominantem Erbgang* sehr häufig.

Penetration f: Eindringen.

Formen:

- pathologisch: Penetration eines Krankheitsprozesses (z. B. Tumor oder Ulkus) in das angrenzende Gewebe oder in Nachbarorgane
- mikrobiologisch: von Mikroorganismen in einen Organismus bzw. dessen Zellen (Infektion*)
- sexualmedizinisch: des Penis beim Koitus* bzw. Analverkehr*
- pharmazeutisch: Eindringen und Anreicherung eines Stoffes in Membranen, Lipoidfilmen oder Organen (Permeation*).

Penetrations-Inhibitoren → Antisense-Oligonukleotide

Penetrationstest m: engl. *penetration test*; syn. Spermieninvasionstest. Diagnostischer Test zur Abklärung einer Sterilität*. Unterschieden werden der Sims*-Huhner-Test (in vivo) und der Sperma-Zervikal-Mukus-Kontakttest (SCMC-Test; in vitro).

penetrierender Venenpuls → Pulsus penetrans

Penfield-Syndrom n: engl. *Penfield's syndrome*. Paroxysmale arterielle Hypertonie bei Hirntumor* (v. a. im Bereich des Thalamus*).

Penicillamin n: Synthetisch hergestelltes Spaltprodukt des Penicillins* zur Anwendung als Chelatbildner* und Antirheumatikum. Penicillamin wird oral eingesetzt bei Schwermetallintoxikation, Zystinurie, Wilson*-Krankheit und rheumatoider Arthritis*. Bei Behandlung mit Penicillamin besteht das Risiko zahlreicher, teilweise schwerwiegender Nebenwirkungen, beispielsweise Knochenmarksschädigung, Schleimhaut-Ulzeration, Magen-Darm-Störungen, Nierenschädigung und starken allergischen Hautreaktionen.

Indikationen:

- Morbus Wilson
- Vergiftungen mit Blei, Quecksilber, Kupfer und Zink
- Zystinurie mit nachgewiesener Cystinsteinbildung; 1. soweit durch andere Maßnahmen (Methionin*-freie Diät, Hyperhydratation, Alkalisierung des Urins) eine Rezidivsteinbildung nicht verhindert werden kann 2. bei fortgeschrittenem Cystinsteinleiden und dadurch bedingten besonderen Risiken (z. B. Zustand nach Nephrektomie*).
- rheumatoide Arthritis (Penicillamin-Einsatz heute nicht mehr empfohlen).

Penicillinallergie f: engl. *penicillin allergy*. IgE-vermittelte Allergie* vom Soforttyp (Typ I) oder T-Zell-vermitteltem Spättyp (Typ IV) auf Penicilline und viele verschiedene antigen wirksame Abbauprodukte (Major-/Minordeterminanten). Möglich sind Kreuzreaktionen zu anderen Betalaktam*-Antibiotika (Cephalosporine, Carbapeneme) sowie eine isolierte Allergie (z. B. auf Aminopenicilline).

Diagnostik:

- Hauttestung*
- In-vitro-Test (Enzym*-Allergo-Sorbent-Test, Lymphozytentransformationstest)
- Provokations- bzw. Ausweichexpositionstest*.

Penicillinasen f pl: engl. *penicillinases*; syn. Penicillinbetalaktamasen. Von penicillinresistenten Staphylokokken, gramnegativen Bakterien u. a. gebildete penicillinspezifische Betalaktamasen.

Penicilline n pl: Antibiotika aus der Gruppe der Betalaktam*-Antibiotika mit 6-Aminopenicillansäure als gemeinsamem Grundgerüst. Penicilline wirken sekundär bakterizid und sind, abgesehen von Penicillin-Allergien, auch für Kleinkinder und während der Schwangerschaft gut verträglich.

Indikationen: Schmalband-Penicilline:

- Penicillin G und Depotpenicillin
- Penicillin G als Mittel der 1. Wahl bei durch sensible Erreger verursachter Osteomyelitis*, Endokarditis* (Staphylokokken oder betahämolysierende Streptokokken), Lobärpneumonie (Pneumokokken), Meningitis* (Pneumokokken, Meningokokken), Syphilis-Infektion
- Depotpenicillin bei Gonorrhö sowie als Rezidivprophylaxe bei akutem rheumatischem Fieber*
- Oralpenicilline z. B. bei Streptokokkenangina, Scharlach*, Phlegmone*, Erysipel*, Otitis* media, Sinusitis* oder beginnender Pneumokokkenpneumonie
- betalaktamasestabile Penicilline bei Infektion durch betalaktamasebildende Staphylokokken wie beispielsweise bei Sepsis, Endokarditis, Meningitis, Pneumonie*, Osteomyelitis, toxischem Schocksyndrom*, Furunkulose* und staphylogener Bronchopneumonie.

Breitband-Penicilline:

- Aminopenicilline bei: 1. Bronchitis*, Otitis media, Sinusitis, Harnwegsinfektion, Listeriose*, Hämophilusmeningitis 2. Amoxicillin bei Typhus* oder Paratyphus* 3. Ampicillin bei Shigellose* 4. in Kombination mit einem Aminoglykosid*-Antibiotikum bei Enterokokkenendokarditis und anderen schweren Infektionen
- Acylaminopenicilline bei: 1. schwerer Infektion durch gramnegative Erreger 2. in Kom-

Penicillin G

bination mit einem Aminoglykosid*-Antibiotikum auch zur Initialtherapie bei unbekanntem Erreger, Piperacillin besonders wenn Pseudomonas aeruginosa als Erreger in Frage kommt 3. Mezlocillin bei Gallenwegsinfektionen und perioperativer Prophylaxe in der Viszeralchirurgie.

Penicillin G → Penicilline

Penicillinsäure *f*: engl. *penicillic acid*. Mykotoxin aus Penicillium verrucosum, puberulum und stoloniferum. Es wirkt auf Säugetiere einschließlich des Menschen ähnlich wie Aflatoxine* und kann Chromosomenaberrationen* auslösen (potenzielles Kanzerogen*). Penicillinsäure kommt vor in Brot und Mehl.

Penicillium *n*: Schimmelpilzgattung der Fungi* imperfecti mit pinselartigen Konidien. Derzeit sind ca. 600 Arten bekannt, von denen einige Penicilline* oder Mykotoxine* bilden. Penicillium spp. leben saprophytisch auf organischen Stoffen, verderben Lebensmittel und führen auf bakteriologischen Nährböden zu Verunreinigungen.

Wichtige Arten:
- Penicillium notatum und Penicillium chrysogenum: bilden Penicillin
- Penicillium glaucum: grüner Pinselschimmel, Lebensmittelverderber
- Penicillium camemberti: bei der Käseherstellung (Camembert) zur Bildung von Geschmacksstoffen
- Penicillium roqueforti: Roquefort-, Gorgonzola- und Stilton-Käseschimmel.

Penile intraepitheliale Neoplasie *f*: syn. PIN. Zellveränderungen oder -läsionen innerhalb des Penisplattenepithels mit Proliferation* atypischer Basalzellen*. Bei der penilen intraepithelialen Neoplasie handelt es sich um eine Präkanzerose* mit erhöhtem Risiko für ein Plattenepithelkarzinom* des Penis*. Klinisch sieht man Hautveränderungen, die Biopsie sichert die Diagnose. Therapiert wird operativ.
Klinik: Haut- oder Schleimhautveränderungen am Penis, z. B. flache Läsionen, umschriebene Rötungen, Papeln oder Leukoplakien.
Diagnostik: Biopsie: Da es schwierig ist, Präkanzerosen gegen andere dermatologische Veränderungen abzugrenzen, wird eine Biopsie zur genauen histologischen Untersuchung entnommen.
Therapie:
- topische Chemotherapie
- Laser-Abtragung
- operative Exzision.

Prognose:
- Bei kompletter operativer Exzision kommt es nicht zur Entwicklung von Karzinomen.
- Bei langem Bestehen ohne Therapie droht der Übergang in ein Peniskarzinom.

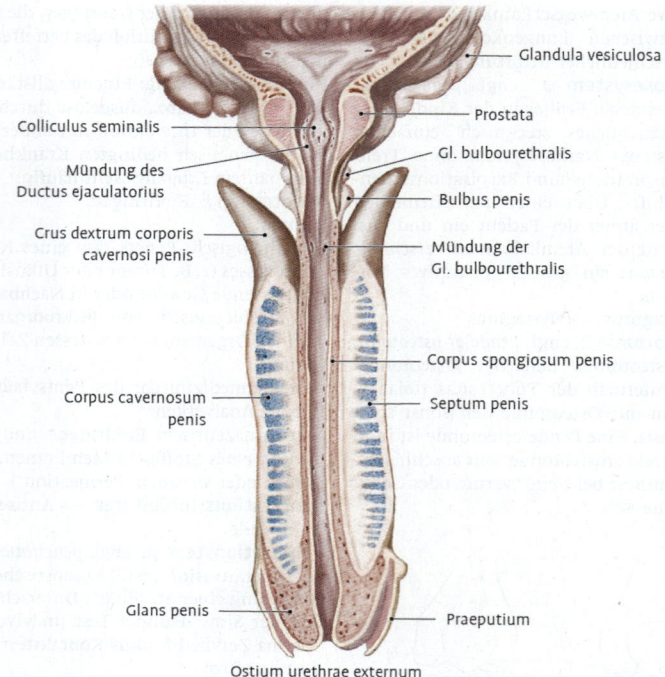

Penis Abb. 1: Penis und Harnblase von ventral eröffnet. Dargestellt sind Corpus penis, die Schwellkörper und die Glans penis. [4]

Penis *m*: syn. Membrum virile. Männliches Glied bestehend aus Peniswurzel (Radix penis), die den Penis an den unteren Schambeinästen befestigt, Peniskörper (Corpus penis) mit Schwellkörpern (Corpus cavernosum und Corpus spongiosum) und Eichel (Glans penis). Durch das Corpus spongiosum verläuft die Harnröhre (Urethra*), die auf der Glans penis mündet. Siehe Abb. 1 und siehe Abb. 2
Funktionen: Bei sexueller Erregung füllen sich die Schwellkörper mit Blut und versteifen so den Penis (Erektion*). Über die Harnröhre wird sowohl der Urin als auch das Ejakulat entleert.

Penisaugmentation *f*: Unterstützende medizinische Maßnahmen, um eine Verlängerung der Penisgröße zu erreichen (siehe Penisverlängerung*).

Peniselephantiasis *f*: engl. *penile elephantiasis*. Pathologisches Anschwellen des Penis* durch Lymphstau im Abflussgebiet der Penislymphbahnen. Mögliche Ursachen sind Trauma, Paraphimose*, Kavernitis*, Balanitis*, Lymphangitis*, Erysipel*, Tuberkulose*, Syphilis*, Exstirpation der inguinalen Lymphknoten, Bestrahlung sowie Herz- und Nierenerkrankungen. Näheres unter Elephantiasis*.

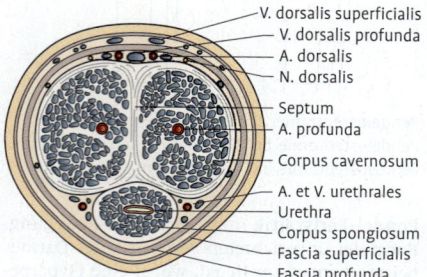

Penis Abb. 2: Querschnitt.

Penisfehlbildungen *f pl*: engl. *penile malformation*. Angeborene Störung der Entwicklung des Penis.
Formen: U. a.
- siehe Penistorsion* (Abb. dort)
- Penisagenesie (extrem selten; Häufigkeit: 1 : 10 000 000)
- Mikropenis (Größendimensionen ca. 2,5 Standardabweichungen unter Durchschnitt)
- Peniskurvatur*

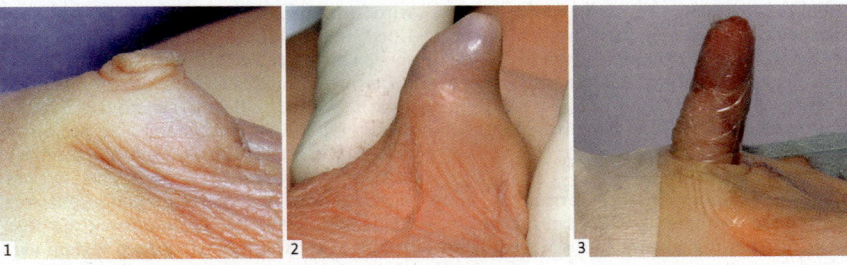

Penisfehlbildungen: Vergrabener Penis vor (1, 2) und nach operativer Korrektur (3). [117]

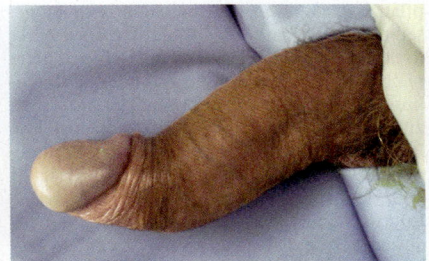

Peniskurvatur: S-förmige Peniskurvatur bei Induratio penis plastica. [103]

- Penis* palmatus
- sog. vergrabener Penis (engl. Buried Penis, Concealed Penis): unter suprapubischem Fett oder anderem Gewebe verborgen (siehe Abb.).

Penisfraktur → Penisruptur

Penisgangrän f, n: engl. *penile gangrene*. Sehr schmerzhafte ischämische Nekrose* des Penis*, z. B. durch Verletzungen, Strangulation, Paraphimose* oder Abszesse. Therapiert wird durch chirurgische Abtragung aller nekrotischen Gewebeanteile. Nach Ausheilung erfolgt eine plastische Korrektur und ggf. eine Hauttransplantation. Die schwerwiegendste Form, die Fournier-Gangrän, kann auf Grund einer Sepsisentwicklung lebensbedrohlich sein.

Penisgröße f: Anatomische Länge des Penis. Eine durchschnittliche Penislänge von 9,3 cm in westlichen Ländern ist ein ungefährer Anhaltspunkt, allerdings sind wissenschaftliche Daten nur unzureichend vorhanden. Die korrekte Messung des flacciden Penis erfolgt in maximaler Streckung vom Penisansatz bis zum Meatus urethrae mit rechtwinklig angelegtem Lineal.

Penisinduration → Induratio penis plastica

Peniskarzinom n: engl. *penile carcinoma*. Meist an der Corona glandis des Penis gelegenes Plattenepithelkarzinom*, mit Häufigkeitsgipfel im 50.–60. Lj. Die Diagnose erfolgt durch Biopsie* und histologische Beurteilung. Behandelt wird abhängig vom Tumorstadium operativ in Kombination mit Chemotherapie* und Strahlentherapie*.

Ursache: In 60 % der Fälle sind onkogene HPV-Typen nachweisbar. Mögliche Risikofaktoren:
- Phimose* mit chronischer Balanitis und Retention von Smegma*
- In-situ-Karzinome: bowenoide Papulose* und Erythroplasie* Queyrat.

Klinik:
- z. T. klare oder purulente Sekretion aus dem Orificium praeputii
- Schwellung und Induration von Glans, Präputium und distalen Schwellkörpern
- evtl. Kontaktblutung

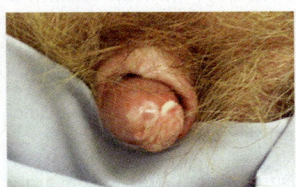

Peniskarzinom Abb. 1: Peniskarzinom, lokalisiert an der Glans penis. [103]

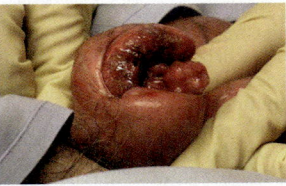

Peniskarzinom Abb. 2: Ulzerierendes Peniskarzinom der Vorhaut und der Glans penis. [103]

- in fortgeschrittenen Stadien unter Umständen Ulzeration des Tumors (siehe Abb. 1 und siehe Abb. 2).

Diagnostik:
- Biopsie
- CT- oder MRT des Beckens zum Lymphknotenstaging.

Therapie: Evtl. lokale Exzision* oder Penisteilamputation, bei fortgeschrittenem Peniskarzinom mit Lymphknotenmetastasen Penisamputation und Lymphadenektomie*, Zytostatika* sowie Strahlentherapie.

Prognose:
- im frühen Stadium durch Operation heilbar
- 5-Jahres-Überlebensrate: **1.** ohne Lymphknotenbefall ca. 75 % **2.** mit Lymphknotenbefall ca. 20 %.

Peniskurvatur f: engl. *penile curvature*; syn. Penisverkrümmung. Kongenitale* oder erworbene Verkrümmung des Penis (am stärksten bei der Erektion). Je nach Ausmaß ist deshalb die Kohabitation erschwert oder unmöglich. Behandelt wird dann mittels operativer Penisbegradigung oder Plaquechirurgie bei Induratio* penis plastica.

Ätiologie:
- angeboren (kongenitale Penisdeviation): **1.** Verkrümmung meist nach kaudal oder ventral (im erigierten Zustand) **2.** auch im Rahmen einer Epispadie* oder Hypospadie*
- erworben: **1.** Induratio penis plastica (siehe Abb.) **2.** posttraumatisch nach Penisruptur*.

Klinik:
- Penisverkrümmung, vor allem bei Erektion*
- bei Induratio penis plastica evtl. harte Plaques tastbar
- Schmerzen bei Erektion und beim Geschlechtsverkehr*
- bei starker Verkrümmung unmögliche Kohabitation.

Diagnostik:
- Blickdiagnose
- Sonografie und Dopplersonografie: ggf. Plaques darstellbar, Beurteilung des Blutflusses.

Therapie:
- operative Penisbegradigung, z. B.: **1.** Nesbit*-Operation **2.** Plikationsverfahren mit Verkürzung der einen Seite durch Raffnähte
- Plaquechirurgie bei IPP: Exzision* oder Inzision* der Plaque* und Deckung des Defekts mit körpereigenem oder allogenem Material, z. B. Vene oder Kollagen-Flies.

Penis palmatus m: engl. *webbed penis*. Penisfehlbildung mit Verwachsung der Haut zwischen skrotaler und peniler Raphe. Der Ansatz der Verwachsung kann bis zur Penisspitze reichen. Aus kosmetischer Indikation oder bei Behinderung der Erektion* wird plastisch korrigiert. Siehe auch Palmure*.

Penisprothese f: engl. *penile prosthesis*. Implantat, das in beide Penisschwellkörper eingepflanzt wird. Eine Penisprothese wird eingesetzt zur Behandlung somatisch bedingter Erektionsstörungen bei Versagen einer Therapie mit vasoaktiven Substanzen oder der Vakuumpumpe sowie zur funktionellen Unterstützung eines künstlichen Penis (Neopenis). Die Penisprothese führt nicht zu einer Verlängerung des Penis.

Penisruptur f: engl. *penis rupture*. Traumatische Ruptur* eines oder beider Corpora cavernosa des erigierten Penis*. Es kommt zu einem lauten Knackgeräusch, sofortiger Detumeszenz*, Schmerzen und Hämatomausbildung. Diagnostiziert wird klinisch und bei Bedarf durch bildgebende Verfahren, z. B. Ultraschall*. Behandelt wird schnellstmöglich operativ.
Ätiologie: Biegetraumata des erigierten Penis beim Geschlechtsverkehr*, bei bestimmten Masturbationstechniken oder anderen Sexualpraktiken.
Diagnostik:
– Anamnese (Knackgeräusch)
– Blickdiagnose: großes Penishämatom
– ggf. bildgebende Verfahren: Ultraschall, Kavernosografie*, selten MRT.

Therapie:
– schnellstmögliche Naht der Ruptur
– Druckverband, sexuelle Abstinenz bis zur Abheilung
– ggf. medikamentöse Hemmung von Erektionen* mit Bicalutamid
– körperliche Schonung, Hochlagerung des Penis, Kühlung.

Penistorsion f: engl. *rotation of shaft of the penis*. Seltene Fehlbildung mit Verdrehung des Penisschaftes meist gegen den Uhrzeigersinn. Eine Penistorsion ist häufig vergesellschaftet mit anderen Genitalfehlbildungen, z. B. Hypospadie* oder Epispadie*. Der Harnstrahl ist unauffällig und die Erektion* unbehindert. Rotationen über 90° werden oft aus kosmetischen Gründen operativ therapiert. Siehe Abb.

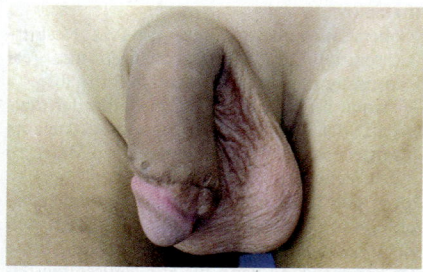

Penistorsion [117]

Penistumeszenzmessung, nächtliche f: engl. *nocturnal penile tumescence monitoring*. Nichtinvasives Verfahren zum Nachweis nächtlicher (Spontan-)Erektionen* mit einer um den Penis angelegten Manschette. Dabei werden Intensität/Rigidität und die Häufigkeit von Erektionen mit einer oder mehrerer Dehnungsmessschlaufen erfasst. Dieses Verfahren hilft, bei Erektionsstörungen organische und psychische Ursachen zu differenzieren.
Indikationen:
– Unterscheidung zwischen organisch und psychisch bedingten Erektionsstörungen
– Quantifizierung einer organisch bedingten Erektionsstörung.

Da der Aufwand für aussagekräftige Ergebnisse sehr hoch ist (es ist z. B. eine Kombination mit Schlaf-EEG erforderlich), wird die nächtliche Penistumeszenzmessung fast ausschließlich bei wissenschaftlichen oder gutachterlichen Fragestellungen angewendet.

Penisverlängerung f: Längenzunahme des Penis (siehe Penisgröße*) durch operative oder konservative medizinische Maßnahmen.
Methoden:
– operativ: **1.** Durchtrennung des Ligamentum suspensorium penis **2.** Fettabsaugung **3.** Transfer eines Hautfettlappens zur Vermehrung des Penisumfanges
– konservativ: Streckung des Penis durch kontinuierlichen Zug oder Gewicht.

Nachteile:
– Es existieren keine kontrollierte Studien.
– Die Eingriffe geschehen in einem stark kommerzialisierten Umfeld.
– Bei Durchtrennung des Ligamentum suspensorium penis kommt es zu Nachblutungen und kosmetisch schlechten Ergebnissen.

Peniswurzelblock m: engl. *penile nerve block*. Form der Leitungsanästhesie mit Blockade des Nervus* dorsalis penis. Der Peniswurzelblock wird alternativ zur Kaudalanästhesie meist als Single-Shot-Verfahren verwendet bei Operationen am distalen Penis, v. a. bei der Zirkumzision* oder bei Eingriffen wegen Hypospadie* bei Kindern.
Vorgehen:
– teilweise in Analgosedierung oder Narkose
– Punktion (para-)median im Bereich der Peniswurzel, dicht unterhalb der Symphyse
– Injektion von Lokalanästhetikum ohne vasokonstriktorischen Zusatz unter die Fascia penis profunda bzw. beidseits lateral der Peniswurzel.

Komplikation:
– akzidentelle Injektion in Corpora cavernosa nach Perforation der Tunica albuginea
– akzidentelle intravasale Injektion.

Penizilline → Penicilline

Pentagastrintest m: engl. *pentagastrin test*. Endokrinologischer Stimulationstest zur Diagnose eines Schilddrüsenkarzinoms, einer Achlorhydrie oder eines Zollinger-Ellinson-Syndroms. Er wird aufgrund seiner Nebenwirkungen wie Übelkeit, Erbrechen, Flush* und Parästhesien sowie schlechter Verfügbarkeit in Deutschland heute meist durch den Kalzium-Stimulations-Test bzw. eine molekulargenetische Untersuchung (Schilddrüsenkarzinom) oder den Sekretin-Test (Zollinger*-Ellison-Syndrom) ersetzt.

Pentosephosphatweg m: engl. *pentose phosphate pathway*; syn. Hexosemonophosphatweg. Oxidativer, zyklischer Reaktionsweg des Kohlenhydratstoffwechsels*. In dessen Verlauf wird Glukose-6-phosphat, das aus Glukose durch Phosphorylierung* entsteht, unter Reduktion von $NADP^+$ zu $NADPH$ und H^+ vollständig zu Kohlenstoffdioxid abgebaut.

Pentoxifyllin n: Peripherer Vasodilatator* (Methylxanthinderivat) mit fluiditätsverbessernder rheologischer Wirkung. Pentoxifyllin wirkt u. a. hemmend auf die Thrombozytenaggregation und kommt bei Durchblutungsstörungen zum Einsatz.
Indikationen: U. a. pAVK Fontaine-Stadium II b bei Refraktärität gegenüber anderen Therapien oder fehlender Therapiealternative und Hörsturz*.

Pepsin [Enzym] n: Eiweißspaltendes Enzym* (Protease*) des Magensekrets, das durch die Magensäure aus Pepsinogen* aktiviert wird. Dieser Vorgang setzt sich autokatalytisch fort. Das Wirkungsoptimum des Pepsins liegt bei einem pH-Wert zwischen 1,8 und 3,5. Im alkalischen Milieu wird Pepsine irreversibel inaktiviert.

Pepsinogen n: Inaktive Vorstufe (Zymogen) des Pepsins* [Enzym] (EC 3., Hydrolase).

pepticus: engl. *peptic*. Die Verdauung fördernd, durch Verdauung entstanden, z. B. Ulcus* pepticum.

Peptide n pl: engl. *peptides*. Organische Verbindungen aus 2 oder mehr Aminosäuren*, die kovalent durch Peptidbindungen (chemisch Säureamidbindung) linear verknüpft sind, sodass ein Ende mit freier α-Aminogruppe (N-Terminus oder aminoterminales Ende) und eines mit freier Carboxylgruppe (C-Terminus oder carboxyterminales Ende) entsteht.
Klinische Bedeutung: Peptide haben unterschiedlichste Funktionen im gesamten Zellbereich. Vertreter sind zahlreiche Hormone* (u. a. Insulin*, Glukagon*, ACTH, Angiotensin*, Bradykinin*), Polypeptid-Antibiotika (z. B. Colistin, Gramicidin), Releasing*-Hormone (z. B. das im Hypothalamus* gebildete Thyreotropin-Releasing-Hormon), Neuropeptide* (z. B. Enkephaline), Peptidtoxine (z. B. Amatoxine und Phallotoxine in Pilzen sowie Melittin*).

Peptide, kardiale natriuretische n pl: engl. *cardiac natriuretic peptides*. Strukturell sehr ähnliche, kleine Polypeptide, die v. a. bei Dehnung der Herzmuskulatur freigesetzt werden. Sie reduzieren das Plasmavolumen* und senken den

Blutdruck*, wirken also als Gegenspieler des Renin-Angiotensin-Aldosteron-Systems. Labormedizinisch bedeutsam ist das BNP, welches bei Herzinsuffizienz* in erhöhter Konzentration im Blut nachweisbar ist.

Einteilung:
- ANP (Atriales natriuretisches Peptid)
- BNP (Brain Natriuretic Peptide)
- CNP (C-type Natriuretic Peptide)
- Urodilatin
- DNP (D-type Natriuretic Peptide).

Funktionen:
- verstärkte Natriurese (Hemmung der tubulären Na^+-Rückresorption durch Hemmung der apikalen Na^+-Kanäle und der basolateralen Na^+/K^+-ATPase*)
- Erhöhung der glomerulären Filtrationsrate* (Dilatation der afferenten und Konstriktion der efferenten Gefäße)
- Hemmung der Aldosteronfreisetzung in der Nebennierenrinde
- Hemmung der Sekretion von Renin*
- allgemeine Vasodilatation (Hemmung der Endothelinfreisetzung)
- antiproliferativ, antihypertroph und antimitogen auf das kardiovaskuläre System.

Peptidhormone → Hormone

Peptid-Radiorezeptor-Therapie f: engl. *peptide receptor radionuclide therapy*; Abk. PRRT. Nuklearmedizinisches Behandlungsverfahren, das insbesondere bei fortgeschrittenen neuroendokrinen Tumoren* (NET) palliativ* eingesetzt wird. Die Tumorzellen neuroendokriner Tumoren weisen eine besonders große Anzahl von Somatostatin-Rezeptoren an ihrer Zelloberfläche auf. Dies wird diagnostisch und therapeutisch genutzt, indem man ein radioaktives Nuklid an ein Somatostatin-Analogon koppelt.

Peptidvermittelte Radiorezeptortherapie: syn. Peptid-Rezeptor vermittelte Radionuklid-Therapie (Abk. PPRT). Nuklearmedizinisches Verfahren zur Behandlung fortgeschrittener neuroendokriner Tumoren*. Dabei bindet intravenös verabreichtes, radioaktives Somatostatin* an die Somatostatin*-Rezeptoren der Tumorzellen und gibt radioaktive Strahlung ab. Dadurch werden die Tumorzellen geschädigt und der Tumor verkleinert oder zumindest in seinem Wachstum aufgehalten.

Peptidyltransferase f: engl. *peptidyl transferase*. Ribosomale, enzymatisch aktive RNA (Ribozym), die die Ausbildung einer Peptidbindung zwischen 2 Aminosäuren* katalysiert. Im Ribosom* werden bei der Translation* Peptidyl-Reste auf die Aminogruppe der jeweils benachbarten Aminoacyl-tRNA transferiert, wodurch die Peptidbindung ausgebildet wird.

Peptid YY n: Abk. PYY. Intestinales Peptidhormon, das v. a. von endokrinen L-Zellen in Kolon* und Ileum* gebildet wird. PYY ist strukturell verwandt mit Neuropeptid Y und bindet an dessen Rezeptoren. Inkomplett verdaute Nährstoffe*, insbesondere Fette*, stimulieren die PYY-Sekretion. Folgen sind eine verbesserte Fettverdauung und Appetitzügelung.

Referenzbereich: < 100 pmol/l *Der Referenzwert ist methodenabhängig und dient lediglich der Orientierung. Laborspezifischer Referenzwert ist zu beachten.*

peptisches Ulkus → Ulcus pepticum

Peptococcus m: Gattung penicillinempfindlicher grampositiver Haufenkokken der Familie Peptococcaceae (Bakterienklassifikation*) mit 10 obligat anaerob wachsende Spezies. Das Bakterium gehört zur Normalflora des Menschen, kommt aber auch vor in Mischinfektionen bei Abszessen, Osteomyelitis* und septischer Arthritis*.

Vorkommen:
- Teil der Normalflora des Menschen
- isoliert meist in Mischinfektionen mit anderen Anaerobiern oder fakultativen Anaerobiern bei : 1. dentogenen Abszessen 2. Lungenabszessen 3. Pleuraempyemen 4. Osteomyelitis 5. Abszessen im Bereich des weiblichen Genitales.
- **Peptococcus anaerobius** (Peptococcus magnus) häufig bei septischer Arthritis v. a. im Bereich künstlicher Gelenke.

Peptone n pl: engl. *peptones*. Durch proteolytische Verdauung mit Pepsin aus Proteinen* entstandene Mischungen von Aminosäuren*, Oligo- und Polypeptiden. Peptone sind nicht aussalz- und koagulierbar und sind u. a. als C- und N-Quelle in Bakteriennährböden enthalten. Peptone lassen sich mit der Biuretreaktion nachweisen.

Peptostreptococcus m: Gattung grampositiver, obligat anaerober Kugelbakterien der Familie Peptococcaceae (Bakterienklassifikation*), gliedert sich in mehrere Spezies und ist penicillinempfindlich. Peptostreptococcus wird isoliert aus der Genitalregion von (auch gesunden) Frauen, bei eitrigen Wundinfektionen, Appendizitis* und Puerperalfieber*.

perakut: engl. *peracute*; syn. hyperakut. Sehr akut, sehr plötzlich auftretend.

Perchlorat → Thyreostatika

Pereira-Naht f: engl. *Pereira's suture*. Spezielle Nahttechnik zur Kompression des Uterus bei postpartaler Atonie. Über die eröffnete Bauchhöhle werden am Uterus 2 längs verlaufende und dann mehrere quer verlaufende Nähte jeweils durchgreifend und mit einem kräftigen Faden gelegt. Siehe Abb.

Perfektionismus m: engl. *perfectionism*. Akribische Durchführung von geplanten Handlungen ausgerichtet auf das Erzielen hoher Leistungen und das Vermeiden von Zufällen oder Fehlern. Ein Krankheitswert entsteht erst bei subjektiver Beeinträchtigung und Leidensdruck, z. B. bei

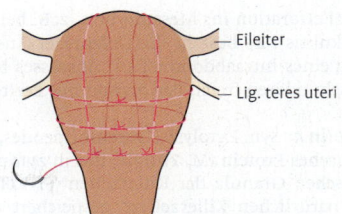

Pereira-Naht: Uteruskompressionsnaht mit mehreren transversalen und 2 longitudinalen Nähten.

Zwangsstörung*, zwanghafter Persönlichkeitsstörung* oder Anorexia* nervosa.

Perforansdissektion, endoskopische subfasziale f: engl. *subfascial endoscopic perforating vein surgery* (Abk. SEPS); Abk. ESDP. Im Rahmen der operativen Varizenbehandlung bei Perforansinsuffizienz angewandtes Verfahren. Über einen Hautschnitt werden mithilfe eines Endoskops insuffiziente Perforansvenen unterhalb der Muskelfaszie aufgesucht, verschlossen und durchtrennt.

Perforansinsuffizienz → Varikose

Perforansvenen f pl: engl. *perforating veins*; syn. transfasziale Venen. Verbindungsvenen zwischen dem oberflächlichen und dem tiefen Venensystem. Meist sind damit die transfaszialen Venen am Bein gemeint, die physiologischerweise das Blut von der Oberfläche in die Tiefe ableiten.

Anatomie: Klinisch relevant sind vor allem drei Gruppen von Perforansvenen:
- Dodd*-Venen: verbinden die V. saphena magna in Höhe des Adduktorenkanals mit der V. femoralis
- Boyd*-Venen: verbinden die V. saphena magna mit den Vv. tibiales posteriores an der Unterschenkelinnenseite in Höhe der Tuberositas tibiae
- Cockett*-Venen: verbinden die V. saphena magna an der Innenseite des distalen Unterschenkels mit den Vv. tibiales posteriores

Perforation f: syn. Durchbohrung. Durchlochung einer geschlossenen Körperhöhle* oder Körperstruktur, meist eines Hohlorgans. Perforationen treten spontan auf infolge von nekrotisch-entzündlicher Gewebeschädigung (z. B. Magenperforation*, Trommelfellperforation*) oder sind traumatisch bedingt (z. B. durch Fremdkörper* oder iatrogen*, beispielsweise als therapeutische Trommelfellperforation oder als Komplikation bei Bülau*-Drainage).

Perforation, gedeckte f: Perforation eines Hohlorgans mit Abdeckung des Befundes zur freien Bauchhöhle durch andere Eingeweide (meistens Dünndarm oder Omentum majus)

bzw. Perforation ins Mesenterium, z. B. bei Divertikulitis*. Es besteht die Gefahr der Ausbildung eines intraabdominellen* Abszesses bzw. der sekundären freien Perforation mit Peritonitis*.

Perforin *n*: syn. Zytolysin. Porenformendes, zytolytisches Protein (M_r 70 000), das in zytoplasmatischen Granula der Killerzellen* (T-Zellen) und natürlichen Killerzellen* gespeichert und durch den Kontakt mit der Zielzelle freigesetzt wird. In einer kalziumabhängigen Reaktion wird deren Membran perforiert, wodurch Wasser in die Zelle einströmen kann.

Funktion: Bildet in der Zellmembran Poren (5–16 nm), die zur Lyse der Zellen führen. Die Ausbildung der lytischen Poren erfolgt wie beim Komplement durch eine Ca^{2+}-abhängige Polymerisation von Perforin in der Membran. Perforin besteht aus einer MACPF-Domäne (Membrane Attacking Complex/Perforin) sowie einer EGF-ähnlichen und einer carboxyterminalen C2-Domäne, die für die Ca^{2+}-abhängige Phospholipidbindung sorgt. Die MACPF-Domäne bildet die lytische Pore und kommt auch bei Komplementproteinen vor.

Perfusion *f*: Abk. Q. Durchströmung, z. B. des Körpers oder einzelner Organe mit Flüssigkeit, im engeren Sinn mit Blut. Der Blutfluss und die Blutversorgung sind regional unterschiedlich, z. B. sind sie bei Ruhedurchblutung in den Nieren relativ zum Gewicht gesehen am höchsten.

Perfusions-CT *f*: Verfahren der Computertomografie*, bei dem mithilfe von Kontrastmitteln die Durchblutung (Perfusion) eines Organs (z. B. Gehirn) gemessen und farblich dargestellt wird. Es wird z. B. in der Schlaganfalldiagnostik und der Tumorerkennung (z. B. Gehirn, Leber) angewendet.

Perfusionsdruck *m*: engl. *perfusion pressure*. Maß für den Durchfluss von Flüssigkeiten durch Organgewebe (Perfusion*). Der Perfusionsdruck entspricht der Druckdifferenz Δp zwischen Anfang und Ende eines perfundierten Areals. Die Reaktion auf einen veränderten Perfusionsdruck erfolgt durch Vasokonstriktion* oder Vasodilatation* abhängig vom durchbluteten Organ. Ein ungenügender Perfusionsdruck führt zum Kreislaufschock.

Physiologie: Im Körperkreislauf entspricht der Perfusionsdruck in etwa dem arteriellen Mitteldruck (MAP) minus dem zentralvenösen Druck (ZVD).

Perfusionsdruck, pulmonaler *m*: engl. *pulmonary perfusion pressure*; syn. PPD. Maß und neben dem lokalen PO_2 wichtigster physiologischer Modulator der arteriellen Lungendurchblutung. Der pulmonale Perfusionsdruck entspricht der Differenz zwischen mittlerem Pulmonalarteriendruck PAP und dem Druck im linken Vorhof (abschätzbar durch den Wedge-Druck). Der Normwert beträgt 10 mmHg.

Regulation:
- Zunahme bei: **1.** druckpassiver Erweiterung der Lungengefäße **2.** Orthostase* in den basalen Lungenabschnitten durch den hydrostatisch höheren Pulmonalarteriendruck
- Abnahme bei Widerstandserhöhung durch hypoxiebedingte Konstriktion der Lungenarteriolen mit Umverteilung der Perfusion in besser belüftete Areale (Euler*-Liljestrand-Reflex).

Perfusionsdruck, systemischer *m*: engl. *systemic perfusion pressure*. Differenz zwischen mittlerem* Blutdruck (MAP) und zentralem Venendruck (ZVD) bzw. rechtsatrialem Druck als Maß für die arterielle Gewebedurchblutung.

Perfusionsdruck, zerebraler *m*: engl. *cerebral perfusion pressure* (Abk. CPP). Rechnerische Differenz zwischen arteriellem Mitteldruck (MAP) und Hirndruck* (ICP) als Maß und Faktor der Hirndurchblutung*. Der zerebrale Perfusionsdruck ist bei intakter zerebrovaskulärer Autoregulation (50–150 mmHg, Reaktionszeit wenige Sekunden) weitgehend unabhängig von der Höhe des mittleren* Blutdrucks (myogene zerebrale Blutflussregulation, siehe Bayliss*-Effekt).

Perfusions-MRT *f*: Bildgebendes Verfahren zur Messung und Darstellung der Durchblutung (Perfusion) von Organen und Geweben (z. B. Gehirn, Leber) mit den Methoden der Magnetresonanztomografie (MRT), mit oder ohne Gabe von Kontrastmittel.

Perfusionsszintigrafie *f*: engl. *perfusion scintigraphy*. Szintigrafische Darstellung der vom Blutfluss abhängigen ersten Passage eines i. v. injizierten Radiopharmakons durch ein Organ. Die Registrierung geschieht in schnellen Sequenzen (z.B. 12 Aufnahmen à 3 Sekunden), meist bei der Dreiphasen-Skelettszintigrafie* zum Nachweis einer floriden entzündlichen Beteiligung oder eines hyperperfundierten Knochentumors.

Perfusor *m*: Elektrische Kolbenpumpe, die eine besonders genaue Dosierung von Infusionen* auch kleinster Volumina ermöglicht. Dabei wird ein exakt dosierbarer kontinuierlicher Druck auf den Kolbenstempel einer großen, im Perfusor befestigten Injektionsspritze ausgeübt.

Periadenitis *f*: Entzündung des eine Drüse* umgebenden Gewebes.

Perianalabszess *m*: engl. *perianal abscess*; syn. Analabszess. Meist von den Proktodealdrüsen* ausgehende abszedierende Entzündung zunächst im Intersphinktärraum, im Verlauf Ausbreitung des Abszesses nach subkutan oder subanodermal. Klinisch äußert sich der Abszess* vor allem durch eine perianale Schwellung und Rötung. Diagnostiziert wird hauptsächlich klinisch, behandelt mittels operativer Abszessspaltung*. Siehe Abb.

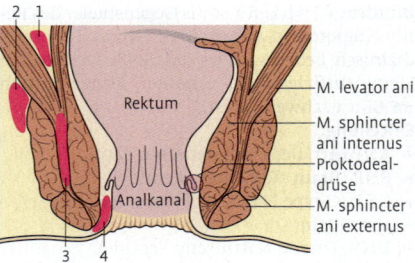

Perianalabszess: Topografische Einteilung des Analabszesses; 1: supralevatorischer Abszess; 2: ischioanaler Abszess; 3: intersphinktärer Abszess; 4: subanodermaler Abszess.

Klinik:
- Schwellung und Rötung im Bereich des Anus bzw. perianal, tastbare Resistenz
- Fieber, erhöhte Infektparameter (Leukozytose, Erhöhung C-reaktives Protein)
- bei ischioanalen und supralevatorischen Abszessen keine sichtbare Rötung oder Schwellung, aber erhöhte Infektparameter und Schmerzen bei der Defäkation oder Stuhlverhalt.

Therapie:
- operative Abszessspaltung durch spindelförmige Hautexzision über dem Abszess
- bei submukösen oder supralevatorischen Abszessen Entlastung nach rektal und Einlage einer Drainage
- postoperativ regelmäßiges Ausduschen der Wunde und sekundäre Wundheilung.

Komplikationen: In ca. 40 % der Fälle ist eine Analfistel die Ursache des Abszesses. Diese wird bei der Primäroperation meist durch Einlage einer Fadendrainage (Seton) offen gehalten und in einer zweiten Operation nach Abklingen der Entzündung versorgt. Mögliche Komplikationen sind Sphinkterschwäche bzw. Inkontinenz und Rezidiv-Abszess.

perianale Thrombose → Perianalthrombose

Perianalthrombose *f*: engl. *anal thrombosis*; syn. Analvenenthrombose. Akute, meist schmerzhafte Thrombose* im Bereich der subkutanen Venen am Anus*. Die Ursachen sind vielfältig, beispielsweise übermäßiges Pressen beim Stuhlgang oder der Entbindung. Meist ist eine konservative Behandlung mit Analgetika* und abschwellenden Salben ausreichend und zielführend, bei starken Schmerzen ist ein operatives Vorgehen gerechtfertigt.

Erkrankung: Lokalisation: Venen des Plexus haemorrhoidalis externus am Analrand oder im Analkanal. **Auslösende Faktoren:**
- Sitzen auf kalten Flächen
- ungewohnte körperliche Anstrengung (z. B. Radfahren, Joggen)

- gesteigerter intraabdomineller Druck (starkes Husten, Heben schwerer Lasten, übermäßiges Pressen bei der Defäkation* oder unter der Geburt).

Klinik:
- akut auftretende Schmerzen
- Brennen, Juckreiz
- Schwellung
- derbe, bläulich-rote Knoten am Analrand oder im Analkanal.

Therapie:
- bei mäßigen oder bereits abklingenden Beschwerden: keine oder rein konservative Behandlung mit: 1. NSAR 2. abschwellenden und/oder betäubenden Salben
- bei starken Schmerzen: operative Behandlung in Lokalanästhesie*: 1. Inzision* der thrombosierten Vene und Ausräumung des Blutgerinnsels 2. alternativ: Exzision* des betroffenen Gefäßsegmentes.

Prognose:
- gut, spontane Rückbildung meist nach 3–4 Tagen
- Rezidivrate ca. 15 %.

periapikal: engl. *periapical*; syn. *periapicalis*. Um der Wurzelspitze des Zahnes herum.

Periarteriitis f: engl. *periarteritis*. Entzündung der Adventitia der Arterien und des umgebenden Bindegewebes.

Periarteriitis nodosa → Polyarteriitis nodosa

Periarthritis f: Entzündung des ein Gelenk umgebenden Gewebes.

Peribronchitis f: In der Umgebung der Bronchien ablaufende Entzündung. Der Übergang zur Bronchopneumonie ist fließend.

Pericarditis calcarea → Perikarditis

Pericarditis constrictiva → Perikarditis

Pericarditis epistenocardica f: engl. *epistenocardiac pericarditis*. Meist fibrinöse, evtl. hämorrhagisch-exsudative Perikarditis* nach Herzinfarkt* mit charakteristischem perikardialem Reibegeräusch* in der frühen postinfarziellen Phase (meist 2.–3. d).

Pericarditis externa → Pleuroperikarditis

Pericardium → Perikard

Pericholangitis f: Entzündung des Lebergewebes, das die interlobulären Gallengänge umgibt.

Pericholezystitis f: engl. *pericholecystitis*. Entzündung der Umgebung der Gallenblase.

Perichondritis f: syn. Knorpelhautentzündung. Entzündung der Knorpelhaut, meist an der Ohrmuschel, seltener an der Nase oder im Kehlkopf. Ursache ist meist eine bakterielle Infektion, z. B. nach Insektenstichen, Piercing oder chirurgischen Eingriffen. Bei bakterieller Entzündung wird mit knorpelgängigen Antibiotika therapiert, Abszesse erfordern oft eine Inzision* und Drainage*.

Therapie: Perichondritis von Ohrmuschel und Nasenknorpel:

- knorpelgängige Antibiotika, z. B. Fluorchinolone wie Levofloxacin* intravenös oder (evtl. anschließend) oral
- bei Abszessen: Inzision, Drainage
- bei drohender avaskulärer Nekrose des Knorpels: Verbindung von Knorpelhaut und Knorpel mit Matratzennähten an der gesamten Ohrmuschel
- evtl. Abtragen der nekrotischen Bereiche.

Perichondritis des Kehlkopfes:
- antibiotische Behandlung nach Antibiogramm
- chirurgische Abszesseröffnung und Entfernung sequestrierter Knorpelanteile.

Perichondrium n: Straffe Hüllschicht aus spezialisiertem Bindegewebe, die die Oberfläche von hyalinen und elastischen Knorpeln umgibt. Sie ist durch Kollagenfasern fest mit diesen verwachsen. Das Perichondrium ist unterteilt in eine innere, zellreiche, knochenbildende Kambiumschicht (Stratum cellulare) und eine äußere, faserreiche, stabilisierende Schicht (Stratum fibrosum).

Hinweis: Strukturen aus Faserknorpel, wie z. B. die Menisken, haben kein Perichondrium.

Periduralanästhesie f: engl. *peridural anaesthesia*; syn. Epiduralanästhesie. Zentrale rückenmarksnahe Leitungsanästhesie* mit Applikation von Lokalanästhetikum in den spinalen Epiduralraum*, häufig in Kombination mit einem Opioid*. Eine Periduralanästhesie wird eingesetzt bei Operationen der unteren Körperhälfte, Thorax- und Abdominaleingriffen in Kombination mit einer Allgemeinanästhesie, zur postoperativen Schmerztherapie, in der Geburtshilfe und zur Sympathikolyse.

Technik: Hintergrund:
- Hauptwirkungsort epidural applizierter Wirkstoffe sind durch den Epiduralraum verlaufende Spinalnerven* im Bereich der Spinalnervenwurzel.
- Nach der Wirkstoff-Diffusion durch die Dura mater spinalis wird die Wirkung auf das spinale Neuroparenchym induziert. Die Ausbreitung erfolgt segmental, abhängig von Punktionshöhe (zervikal, thorakal, lumbal, bei Kindern auch sakral, Kaudalanästhesie) und Wirkstoffmenge.
- Die Blockade-Qualität (Analgesie-Anästhesie) ist steuerbar durch die Lokalanästhetikum-Konzentration: 1. bei niedriger Konzentration Differenzialblockade ohne motorische Blockade, postoperativ erwünscht 2. bei ausreichend hoher Lokalanästhetikum-Konzentration auch motorische Blockade, intraoperativ erwünscht.
- Die Periduralanalgesie erfolgt teilweise in Kombination mit einem Opioid, damit die erforderliche Lokalanästhetika-Dosis für die Differenzialblockade reduziert wird.

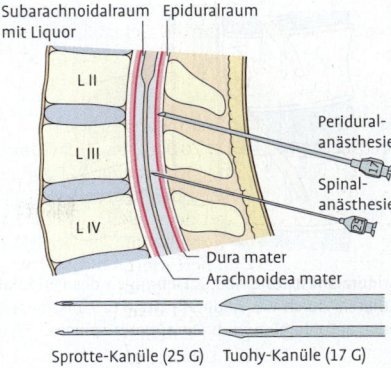

Periduralanästhesie Abb. 1: Darstellung der lumbalen Punktion bei Periduralanästhesie (epidural) und Spinalanästhesie (subarachnoidal) sowie der Punktionskanülen (Periduralnadel: Tuohy-Kanüle, 16–18 G; Spinalnadel: Sprotte-Kanüle, 25–27 G); bei medialer Punktion perforierte Bandstrukturen: Ligamentum supraspinale, Ligamentum interspinale, Ligamentum flavum (Periduralanästhesie), bei Spinalanästhesie zusätzlich Dura mater und Arachnoidea.

- Die Periduralanästhesie erfolgt meist über Katheter (PDK für Periduralkatheter): 1. gute Steuerbarkeit durch repetitive oder kontinuierliche Applikation 2. auch kombiniert mit Spinalanästhesie* (Combined Spinal and Epidural Anaesthesia, CSE; Leitungsanästhesie*) oder Narkose* (Kombinationsanästhesie).
- Selten wird das Single-shot-Verfahren angewendet.

Vorgehen:
- Festlegung von Punktionshöhe und Lokalanästhetikum-Volumen entsprechend zu analgesierendem bzw. anästhesierendem Bereich
- Vorbereitung des Patienten: 1. Aufklärung 2. venöser Zugang 3. Basismonitoring 4. Patientenpositionierung situationsangepasst meist in maximaler Kyphosierung sitzend oder in Seitenlagerung wie bei Spinalanästhesie* 5. großflächige richtlinienkonforme Hautdesinfektion, bei Bedarf nach Rasur, mit adäquater Einwirkzeit und steriler Abdeckung
- Punktion unter aseptischen Kautelen
- nach Oberflächenanästhesie und Infiltrationsanästhesie* Punktion der Haut mit spezieller Punktionskanüle (siehe Abb. 1) und Positionierung der Kanüle im Bereich der Ligamenta interspinalia; Entfernung des Mandrins und sensibles Vorschieben der Kanüle mit aufgesetzter und mit physiologischer Kochsalzlösung gefüllter Spritze unter inter-

Periduralraum

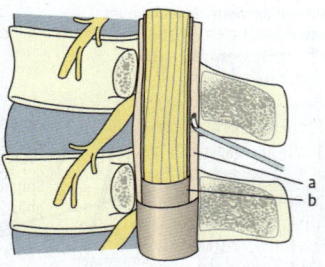

Periduralanästhesie Abb. 2: Einbringen des Periduralkatheters durch die epidural platzierte Punktionsnadel; a: Epiduralraum; b: Dura mater spinalis.

Periduralanästhesie: Vergleich mit Spinalanästhesie.

Kriterium	Periduralanästhesie	Spinalanästhesie
Punktionsstelle	sakral, lumbal, thorakal, zervikal	lumbal
Punktionstechnik	schwierig	einfach
Injektionsort	Epiduralraum	Subarachnoidalraum
Lokalanästhetikamenge	groß	gering
Wirkungseintritt	langsam	rasch
Wirkungsdauer	lang (PDK)	weniger lang
postpunktionelle Kopfschmerzen	nur bei akzidenteller duraler Perforation	bei ca. 0,2–24 % (je nach Kanülengröße)

PDK: Abk. für Periduralkatheter

mittierendem bzw. fortdauerndem Stempeldruck bis zur Identifikation des Epiduralraums (bei Erwachsenen meist nach 6–8 cm erreicht) durch plötzlichen Widerstandsverlust
- zur PDK-Anlage (siehe Abb. 2): **1.** Vorschieben des Periduralkatheters 3–5 cm über das Ende der Periduralnadel hinaus in den Epiduralraum **2.** Entfernung der Punktionskanüle über dem liegenden PDK **3.** Fixierung durch Pflaster (möglichst transparent) auf dem Rücken des Patienten, ggf. auch mit Hautnaht **4.** für längere Katheterverweildauer (> 3 Tage) ggf. mit subkutaner Tunnelung zur Infektionsprophylaxe (PCEA)
- nach negativer Aspiration und somit Ausschluss intravasaler oder intrathekaler Katheterspitzenfehllage Injektion einer Testdosis des Lokalanästhetikums über Filter und PDK (bzw. bei Single-Shot-PDA über Punktionskanüle) zum Ausschluss einer Katheterfehllage
- bei korrekter Katheterspitzenlage: **1.** epidurale Applikation der Hauptdosis (Wirkdosis) des Lokalanästhetikums über PDK **2.** PDK-Konnektion mit Filter und Perfusor bzw. PCEA-Pumpe **3.** bei Single-Shot-PDA über Punktionskanüle
- Prüfung der Blockadequalität und Austestung der Blockadeausbreitung (vgl. Dermatom*, Abb. dort) mit kaltem Tupfer oder alternativ Desinfektionsspray.

Siehe Tab.
Indikationen:
- Operationen an unterer Körperhälfte mit alleiniger PDA möglich, zur Durchführung größerer abdominaler oder thorakaler Operationen PDA im Rahmen von Kombinationsanästhesie (PDA und Narkose): **1.** für Operation im Bereich von Thorax oder Abdomen thorakale PDA **2.** für Operation im Bereich von Becken (nicht aber: offene Prostatektomie) oder unterer Extremität lumbale PDA **3.** PDA im Rahmen einer Kombinationsanästhesie (supplementiert durch Narkose) z. B. bei thoraxchirurgischer oder großer abdominaler Operation
- Schmerztherapie: **1.** postoperativ, z. B. durch Fortführung einer intraoperativen PDA über PDK mit niedrigerer Lokalanästhetikum-Konzentration **2.** auch zur Schmerztherapie nach Trauma oder bei Tumorschmerz (thorakale oder auch zervikale PDA)
- bei der Geburtshilfe, z. B. PDK zur Sectio caesarea
- Sympathikolyse (durch Lokalanästhetikum) zur Optimierung von Wundheilung oder Stimulation der Darmmotilität, z. B. bei postoperativer Darmatonie.

Periduralraum → Epiduralraum
perifokal: engl. *perifocal*. Um den Krankheitsherd herum.
Perifollikulitis *f*: engl. *perifolliculitis*. Entzündung der Umgebung der Haut-Haarfollikel, meist ausgehend von einer Follikulitis*.
Perihepatitis *f*: Entzündung des Bauchfellüberzugs der Leber, z. B. bei Infektion mit Chlamydia* trachomatis (siehe Fitz-Hugh-Curtis-Syndrom) und bei Gonorrhö* (siehe Perihepatitis* acuta gonorrhoica).
Perihepatitis acuta gonorrhoica *f*: Seltene gonorrhoische akute Perihepatitis*, die fast ausschließlich bei Frauen auftritt. Die Perihepatitis acuta gonorrhoica kann (direkt fortgeleitet) bei Adnexitis* durch Neisseria* gonorrhoeae oder metastatisch bei Gonokokkensepsis* entstehen. Das klinische Bild entspricht dem Fitz*-Hugh-Curtis-Syndrom.
Periimplantitis *f*: Entzündliche Erkrankung bei dentalem Implantat* mit Beteiligung des Alveolarknochens und Gefahr der Implantatlockerung. Röntgenologisch ist eine Knochenresorption nachweisbar.

Ursachen:
- bakterielle Infektion infolge mangelnder Hygiene (Plaquebildung)
- biomechanische Überbelastung durch Kronen, Brücken, Prothesen.

Therapie:
- systematische Parodontalbehandlung*
- Beseitigung der Fehlbelastung
- Lappenoperation* in Kombination mit Implantoplastik*.

Perikard *n*: engl. *pericardium*; syn. Herzbeutel. Zweiblättrige bindegewebige Umhüllung des Herzens, bestehend aus 2 Anteilen: dem äußeren Pericardium fibrosum und dem inneren (wiederum zweiblättrigen) Pericardium serosum. Zwischen den beiden Blättern des Pericardium serosum befindet sich die flüssigkeitsgefüllte Cavitas* pericardiaca (Herzbeutelhöhle). Das Perikard schützt das Herz vor Überdehnung und Entzündungen*.

Anatomie:
- äußerer fibröser Anteil (Pericardium fibrosum)
- innerer seröser Anteil (Pericardium serosum) mit einer Lamina parietalis und einer Lamina visceralis (Epikard*): durch das subepikardiale Bindegewebe* und Fettgewebe* mit dem Myokard* verbunden
- Übergang des parietalen in das viszerale Blatt in 2 getrennten Umschlaglinien um die beiden Arterien (Aorta und Truncus pulmonalis) und um die Venen (rechte und linke Lungenvenen, V. cava superior und V. cava inferior)
- Innervation: sensorisch über Äste des N. phrenicus und N. vagus.

Perikardektomie *f*: engl. *pericardectomy*. Operative Entfernung des Perikards*. Die Indikation zur Perikardektomie ist bei Behinderung der Herzaktion gegeben, z. B. infolge einer perikardialen Schwiele oder Verkalkung (konstriktive Perikarditis*).

Perikarderguss m: engl. *pericardial effusion*. Ansammlung von Flüssigkeit zwischen parietalem und viszeralem Blatt des Perikards* mit Gefahr einer Perikardtamponade*. Betroffene leiden je nach hämodynamischer Beeinträchtigung an Dyspnoe und Herzinsuffizienz bis zum kardiogenen Schock. Diagnostiziert wird anhand des EKGs und echokardiografisch. Die Behandlung richtet sich nach der Ursache.

Einteilung:
- ätiologisch: idiopathisch, infektiös, reaktiv (Postkardiotomiesyndrom*, Postmyokardinfarktsyndrom*), rheumatisch, urämisch, maligne, strahleninduziert, im Rahmen einer Perikarditis* oder auch iatrogen nach Herzkatheter-interventionellen Verfahren u. a.
- nach Ergussflüssigkeit: Chyloperikard*, Hydroperikard*, Hämoperikard*, Pyoperikard.

Klinik: In Abhängigkeit von der hämodynamischen Relevanz zeigen sich
- Oppression
- Dyspnoe
- diastolische Herzinsuffizienz* mit Einflussstauung*
- arterielle Hypotonie* mit Pulsus* paradoxus und kleiner Blutdruckamplitude* bis zum kardiogenen Schock* bei hochgradiger hämodynamischer Wirksamkeit.

Therapie:
- nach Ätiologie (Perikarditis)
- ggf. Perikardpunktion* oder operative Drainageanlage
- bei rezidivierendem Perikarderguss Fensterung des Herzbeutels, z. B. zur linken Pleurahöhle.

Perikardiotomie f: engl. *pericardiotomy*. Operative Eröffnung des Herzbeutels (Perikard*) im Rahmen eines herzchirurgischen Eingriffs. Die Perikardiotomie wird bei jedem operativen Eingriff an Myokard, Koronararterien oder Herzklappen durchgeführt, bei Pyoperikard auch therapeutisch zur Eiterableitung mit Einlage einer Drainage.

Perikarditis f: engl. *pericarditis*; syn. Herzbeutelentzündung. Akute oder chronische Entzündung des Herzbeutels unterschiedlicher Ursache. Diagnostiziert wird auskultatorisch, per EKG*, laborchemisch und echokardiografisch. Die Behandlung erfolgt entsprechend der Ursache, sowie mit Analgetika* und bei akuter Perikarditis mit Entzündungshemmern. Gefährliche Komplikation bei akuter Perikarditis ist eine Perikardtamponade* mit schneller Bildung eines Perikardergusses.

Ursachen:
- Infektion: **1.** viral (Coxsackie-Virus, Influenzavirus, Adenovirus), häufig, oft vorheriger

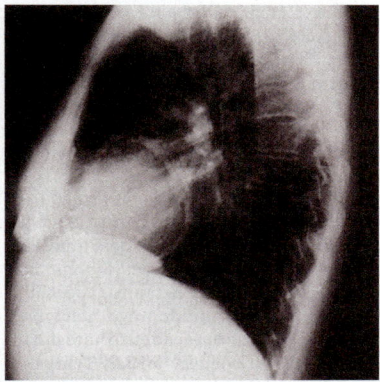

Perikarditis: Panzerherz (Röntgen-Thorax-Aufnahme, seitlicher Strahlengang). [203]

Atemwegsinfekt, in der Regel fibrinöse Perikarditis **2.** bakteriell (Streptokokken, Staphylokokken, Haemophilus*, Tuberkelbakterien), in der Regel seröse Perikarditis **3.** mykotisch (meist Candida-Arten), bei Immunsuppression
- im Rahmen systemischer Erkrankungen wie Kollagenose, Stoffwechselkrankheit (z. B. Diabetes mellitus, Myxödem*, Addison*-Krankheit)
- paraneoplastisch nach Übergreifen des Tumorgeschehens auf den Herzbeutel (Mammakarzinom, Bronchialkarzinom, maligne Lymphome)
- posttraumatisch: **1.** iatrogen nach Herzkatheter-interventionellem Verfahren **2.** Pericarditis epistenocardica nach Myokardinfarkt **3.** nach Bestrahlung
- idiopathisch* (bis 30 % der Fälle).

Formen:
- **trockene Perikarditis** (Pericarditis sicca, ohne Perikarderguss), pathologisch-anatomisch fibrinöse Perikarditis (Pericarditis fibrinosa) mit zottenartigen Fibrinauflagerungen (Cor villosum, sog. Zottenherz). Das Atmen ist schmerzhaft.
- **feuchte Perikarditis** (Pericarditis exsudativa, mit Perikarderguss = Exsudat*). Das Atmen ist wenig oder nicht schmerzhaft
- **konstriktive Perikarditis** (Pericarditis constrictiva) bei narbiger Konstriktion des Perikards mit Behinderung der diastolischen Herzfüllung, Komplikation und Folgezustand der akuten, trockenen oder feuchten, Perikarditis.
- **Panzerherz** (Pericarditis calcarea): konstriktive Perikarditis mit zusätzlichen Kalkeinlagerungen (siehe Abb.)
- mögliche Spätfolgen: Accretio pericardii oder Concretio* pericardii

- oft Mitbeteiligung des Myokards oder ausgehend von einer Myokarditis, eine Abgrenzung ist oft nicht nicht möglich (Perimyokarditis).

Klinik:
- akute, trockene oder feuchte, Perikarditis: Fieber, Tachypnoe*, zunehmende retrosternale Schmerzen bei Inspiration, Husten und im Liegen (v. a. Pericarditis sicca)
- Pericarditis constrictiva mit Beck-Trias oder akute Perikarditis mit hämodynamisch wirksamem Perikarderguss*: **1.** thorakales Druckgefühl **2.** Dyspnoe* **3.** diastolische Herzinsuffizienz* mit Einflussstauung* (Cirrhose* cardiaque) **4.** arterielle Hypotonie* mit kleiner Blutdruckamplitude* und Pulsus* paradoxus **5.** ca. bei 1/3 der Fälle: Kombination mit Pleurawinkelerguss (links > rechts) **6.** Friedreich-Zeichen bei Panzerherz.

Therapie:
- Behandlung der Grunderkrankung, z. B. Antibiotika bei bakteriellem Erregernachweis
- Analgetika
- bei akuter Perikarditis zur Prävention von Perikardschwielen nichtsteroidale Antiphlogistika* oder Glukokortikoide*
- bei drohender Herzbeuteltamponade therapeutische Perikardpunktion* bzw. Perikardiotomie*.

Prognose:
- Die meisten akuten Perikarditiden heilen unter Therapie aus.
- Die Rezidivrate einer akuten Perikarditis beträgt etwa 30 %.
- In eine chronische konstriktive Perikarditis gehen vor allem Perikarditiden über, die durch Bakterien, Parasiten oder Bestrahlung hervorgerufen wurden.

Perikardpunktion f: engl. *pericardiocentesis*; syn. Perikard(io)zentese. Punktion des Herzbeutels unter echokardiografischer Kontrolle zur zytologischen, mikrobiologischen oder chemischen Diagnostik des Perikardergusspunktats bei Perikarditis* oder zur Therapie bei hämodynamisch wirksamem Perikarderguss* zur Entlastung des Herzens, evtl. mit Drainage. Die Punktion erfolgt meist infrasternal, selten auch parasternal links. Siehe Abb.

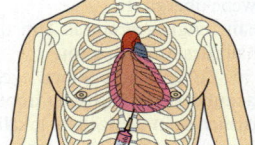

Perikardpunktion: Infrasternal.

Perikardschwiele: engl. *pericardial accretion*; syn. Accretio pericardii. Lokale Verwachsung

Perikardtamponade

(sog. Perikardschwiele) des parietalen Blattes des Perikards* mit der Pleura im Bereich von Mediastinum, Sternum, Zwerchfell oder linker Lunge als Folge einer schweren Perikarditis*, häufig in Kombination mit Concretio* pericardii. Ohne Concretio pericardii bleibt die Accretio pericardii meist asymptomatisch.

Klinik:
- negativer Herzspitzenstoß* mit systolischer Einziehung der Interkostalräume in der Herzspitzenregion (Jaccoud-Zeichen) bei Beteiligung des apikalen Perikards
- oft protodiastolisches Herzgeräusch*
- Pulsus* paradoxus infolge kardialer Restriktion mit inspiratorischer Verlagerung des interventrikulären Septums nach links bei hämodynamisch relevanter Concretio pericardii
- obere Einflussstauung je nach hämodynamischer Relevanz.

Perikardtamponade f: engl. *pericardial tamponade*; syn. Herz(beutel)tamponade. Lebensbedrohliche Komplikation bei Perikarderguss* (selten Pneumoperikard) mit mechanischer Behinderung der Ventrikelfüllung durch den Erguss bzw. die Luft, erhöhtem enddiastolischem Ventrikeldruck (EDP) und konsekutiv vermindertem Schlagvolumen*. Diagnostiziert wird echokardiografisch und radiologisch, behandelt mit Perikardpunktion* oder Perikardiotomie*.

Klinik:
- obere Einflussstauung*
- Beck-Trias
- Dyspnoe*
- Tachykardie*
- Pulsus* paradoxus
- kardiogener Schock*
- Herz*-Kreislauf-Stillstand.

Die Beeinträchtigung der Herzfunktion ist abhängig von der Geschwindigkeit der Entstehung und Menge des Perikardergusses.

Therapie:
- intensivmedizinische Überwachung
- hämodynamische Stabilisierung
- sofortige Perikardpunktion* oder Perikardiotomie* durch mediane Sternotomie* oder seitliche Thorakotomie* links
- ggf. Reanimation*.

Perikolitis f: engl. *pericolitis*. Entzündung des Kolons* oder des Sigmoids, die auf das umgebende Gewebe übergreift.

perikorneal: engl. *pericorneal*. Um der Rand der Hornhaut des Auges herum.

Perilipin n: Zu den Adipokinen* gehörendes Protein, das auf der Oberfläche der tropfenförmigen Lipidspeicher in Fettzellen lokalisiert ist. Durch signalinduzierte Phosphorylierung kommt es zur Ablösung von Perilipin und somit zur Freigabe der Lipidspeicher (zur Lipolyse).

perilunäre Dorsalluxation → Luxation, perilunäre

Perilymphe f: engl. *perilymph*. Klare, eiweißarme Flüssigkeit im Spaltraum (Spatium perilymphaticum) zwischen häutigem Labyrinth und knöchernem Labyrinth des Innenohrs*. Auf die Perilymphe werden über das Mittelohr* die Impulse des Trommelfells* übertragen. Die Perilymphe gibt die Schallenergie wiederum an das Corti*-Organ weiter.

Perilymphfistel f: engl. *Perilymph fistula*. Austritt von Perilymphe* aus dem Innenohr in die Paukenhöhle*über eine Fistel*in der Rundfenstermembran (Fenestra* cochleae). Sie entsteht durch ein Baro- oder Schädeltrauma. Die Symptomatik umfasst Hörminderung, Schwindel und Tinnitus. Ein fluktuierendes Gehör ist häufig. Behandelt wird operativ mittels Tympanotomie mit Fistelabdeckung.

Perimenopause → Klimakterium

Perimenopause f: Zeitraum, der ca. 2 bis max. 4 Jahre vor der Menopause* beginnt und 1–2 Jahre nach der Menopause endet. Der Beginn der Perimenopause wird markiert durch das Einsetzen endokrinologischer, biologischer und klinischer Symptome der nahenden Menopause.

Perimetrie f: engl. *perimetry*. Verfahren zur Untersuchung des zentralen und des peripheren Gesichtsfeldes mittels eines Perimeters, bei dem die Prüfmarken in einer Halbkugel dargestellt werden. Man unterscheidet die kinetische Perimetrie, die vor allem für neurologische Fragestellungen geeignet ist, und die statische Perimetrie.

Perimetrium n: syn. Tunica serosa uteri. Peritonealüberzug (Serosa) und zugleich äußerste bauchseitige Schicht des Uterus.

Perimyokarditis → Myokarditis

Perimysium n: Vom Epimysium ausgehende bindegewebige Septen eines Muskels, die Leitungsbahnen enthalten. Das Perimysium internum bildet Primärbündel mit einem Durchmesser von ca. 1 mm und ca. 200 Muskelfasern. Mehrere Primärbündel werden durch Umhüllung vom Perimysium externum zu Sekundärbündeln. Die Sekundärbündel sind mit bloßem Auge erkennbar und werden gelegentlich als Fleischfasern bezeichnet.

Perinatalinfektion f: engl. *perinatal infection*. Infektion des Kindes vor, unter und innerhalb von 72 h nach Geburt, im engeren Sinn als Allgemeininfektion mit Atemstörungen und schlechtem Allgemeinzustand, im weiteren Sinn auch als Lokalinfektion, z. B. Nabelentzündung, Einschlusskonjunktivitis* oder Gonoblennorrhö*. Unter sorgfältiger Berücksichtigung von Risikofaktoren erfolgt die frühzeitige parenterale Antibiotikagabe.

Erreger:
- Streptococcus*
- Klebsiella*
- Listeria*
- Mycoplasma*
- Erreger des TORCH*-Komplexes.

Klinik:
- respiratorische Adaptationsstörung
- Tachykardie*
- Hyper- (> 37,5 °C) oder Hypothermie* (< 36,5 °C)
- muskuläre Hypotonie*, Trinkschwäche, blasse Hautfarbe
- rasche Verschlechterung des Allgemeinzustandes.

Perinatalmedizin f: engl. *perinatal medicine*. Interdisziplinäre Fachrichtung der Medizin. Die Perinatalmedizin umfasst die auf Mutter und Kind, in zeitlicher Hinsicht v. a. auf die Perinatalperiode* bezogenen Aspekte der Geburtshilfe, der Neonatologie, Humangenetik, Anästhesiologie und der Kinderheilkunde.

Perinatalpathologie f: engl. *perinatal pathology*. Teilgebiet der speziellen Pathologie*, das die Lehre von den Krankheiten des ungeborenen Kindes, der Plazenta*, der Eihäute*, der Nabelschnur* und des Neugeborenen* (Neonatalpathologie) umfasst.

Perinatalperiode f: engl. *perinatal period*. Im engeren Sinn Zeitraum zwischen dem Geburtsbeginn und dem 7. Tag (einschließlich) nach der Geburt, im weiteren Sinn zwischen der 24. SSW (empirisch festgelegter Zeitpunkt wahrscheinlicher extrauteriner Lebensfähigkeit) und dem 7. Lebenstag.

Perineoplastik f: engl. *perineoplasty*; syn. Perineorrhaphie. Operative Rekonstruktion des Perineums (Damm) nach ausgedehntem oder schlecht heilendem Dammriss*.

Perinephritis f: Meist hämatogene, flächenhafte Entzündung der bindegewebigen Nierenkapsel und der Nierenoberfläche, oft im Rahmen einer Paranephritis*. Initialsymptome sind Schüttelfrost, Fieber und druckempfindliches Nierenlager. Als Komplikation droht die Ausbildung eines perinephritischen Abszesses.

Formen:
- Perinephritis granularis mit Granulationsgewebe zwischen Kapsel und Nierenoberfläche
- Perinephritis fibrosa mit Mangeldurchblutung der Niere durch Einbettung in das Schwartengewebe
- Perinephritis serosa mit rezidivierendem Erguss zwischen Kapsel und Niere
- Perinephritis haemorrhagica mit schweren Blutungen in das Nierenlager.

Therapie:
- hochdosierte Antibiose
- bei Abszedierung oder Urosepsis operative Eröffnung und Drainage
- bei starker Schädigung der Niere evtl. Nephrektomie.

Perineum *n*: syn. Damm. Struktur aus Muskelfasern und Bindegewebszügen zwischen Anus und Skrotum (Mann) bzw. Vagina (Frau). Der Damm enthält die Raphe perinei. Er wird beim „Durchschneiden" des Kindes in der Austreibungsphase der Geburt extrem gedehnt, dabei drohen Dammrisse. Der früher sehr häufig prophylaktisch vorgenommene Dammschnitt ist umstritten.

Periode *f*: engl. *period*. Umlauf, Kreislauf, Zeitabschnitt, außerdem umgangssprachliche Bezeichnung für Menstruation*.

Periodenprävalenz → Prävalenz

Periodic Limb Movement Disorder: syn. Syndrom der periodischen Gliedmaßenbewegung. Störung der Schlafkontinuität durch Serien von periodischen Beinbewegungen* im Schlaf, die zu Hypersomnie* und nicht erholsamem Schlaf führt. Nach Diagnosestellung mit Polysomnografie* und Aktografie* wird wie beim Restless-Legs-Syndrom therapiert.

Perioophoritis *f*: Entzündung des Peritoneums* um das Ovar* herum, z. B. bei Adnexitis* mit oberflächennaher Abszessbildung, meist mit ausgedehnten Verwachsungen in der Bauchhöhle durch serofibrinöse oder eitrige Exsudatbildung.

perioperativ: Zeitspanne rund um einen chirurgischen Eingriff. Eingeschlossen ist die Zeit vor der Operation (präoperativ), die Zeit während der Operation (intraoperativ) und die Zeit nach dem Eingriff (postoperativ).

Perioperative Lagerungsschäden *m pl*: Postoperativ in Erscheinung tretende Nervenläsionen außerhalb des direkten Operationsgebietes als Folge nicht sachgemäßer Lagerung und/oder Umlagerungsmaßnahmen vor, während oder nach der Operation. Perioperative Lagerungsschäden sind häufige Ursache von Haftpflichtansprüchen an die stationäre Einrichtung.

Perioperative Letalität *f*: 30-Tages-Sterblichkeit nach einem chirurgischen Eingriff. Es handelt sich um einen standardisierten Parameter zur Betrachtung von postoperativen Komplikationen.

perioperatives Nüchternheitsgebot → Prämedikation

Perioperatives Risiko *n*: Parameter zur Beurteilung der Wahrscheinlichkeit des Auftretens prä-, intra- und postoperativer Komplikationen bei einem chirurgischen Eingriff. Die Einteilung erfolgt nach der ASA-Klassifikation (American Society of Anasthesiologists).

perioral: Bereich um den Mund herum.

periorale Blässe → Erythema infectiosum acutum

periorale Blässe → Scharlach

Periorchitis *f*: Begleitentzündung der Tunica vaginalis testis bei Orchitis* oder Epididymitis*. Informationen zur Therapie siehe dort.

Periorchium *n*: syn. Lamina parietalis tunicae vaginalis testis. Hoden* und Nebenhoden* bedeckendes parietales Blatt des Processus vaginalis peritonei, das zusammen mit dem Epiorchium* die Tunica* vaginalis testis bildet. Vgl. Hoden*, Abb. 1 dort.

Periost *n*: engl. *periosteum*; syn. Knochenhaut. Dünne Gewebsschicht, welche die Außenseite aller Knochen mit Ausnahme der knorpeligen Gelenkflächen überzieht. Es erfüllt zahlreiche Funktionen, so die Ernährung, Regeneration, Verteilung und Aufnahme von mechanischen Kräften bei Bewegung sowie den sensorischen Schutz durch oft zahlreiche Nervenfasern und (Schmerz-)Rezeptoren.

Periostitis *f*: Seröse oder eitrige, im Rahmen einer Osteomyelitis* hämatogen fortgeleitete oder durch direkte äußere Einwirkung (nach sportlicher Überlastung) entstandene Knochenhautentzündung.

Formen:
- Periostitis hyperplastica (hypertrophe Osteoarthropathie*)
- Periostitis ossificans: als Folge unspezifischer Infektionen, mit Bildung mantelartiger Knochenauflagerungen, meist an hautnahen Knochen (Tibia, Klavikula, Schädelknochen)
- Periostitis syphilitica bzw. Periostitis gummosa: bei Syphilis*.

Periostose *f*: engl. *periostosis*. Meist spindelartige Verbreiterung des Periosts* als Zeichen eines reaktiven Vorgangs, z. B. Kallusnarbe nach Fraktur oder subperiostaler Abszessbildung.

Periostplastik *f*: engl. *periosteal plastic surgery*. Eingriff zur Wiederherstellung der Knochenhaut mit Übertragung von körpereigener Knochenhaut als Interponat und zur Abdeckung eines Defektes (z. B. früher bei Chondrozytentransplantation). Vgl. Lungenhernie* (Abb. dort).

Periostschlitzung *f*: engl. *periost incision*. Horizontale Durchtrennung des Periosts* auf der Rückseite eines kombinierten Mukoperiostlappens. Sie dient der spannungsfreien Dehnbarkeit und Verlängerung des Lappens.

peripartal: Um den Geburtstermin herum auftretend.

peripharyngealer Raum → Spatium pharyngeum

peripher: engl. *peripheral*. Außen, am Rande, weg oder fern vom Zentrum.

Periphere arterielle Verschlusskrankheit: engl. *peripheral arterial disease (PAD)*; Abk. pAVK. Stenosierende oder okkludierende, meist durch Arteriosklerose verursachte Erkrankung der Extremitätenarterien und Aorta*. Die Symptomatik der in ca. 90 % der Fälle die unteren Extremitäten betreffenden Erkrankung reicht von belastungsabhängigen Schmerzen bis zu akra-

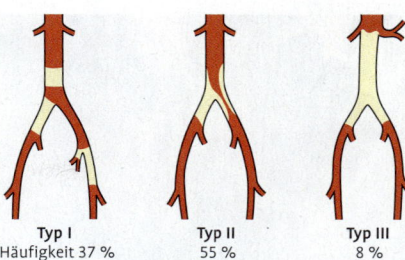

Periphere arterielle Verschlusskrankheit Abb. 1: Morphologische Klassifikation und Häufigkeit aortoiliakaler Arterienverschlüsse (Beckentyp).

len* Nekrosen. Therapeutisch wesentlich sind Gehtraining* und revaskularisierende (operative oder endovaskuläre) Maßnahmen.

Erkrankung: Lokalisation:
- **Beckentyp:** aortoiliakal (Aorta abdominalis, A. iliaca communis, A. iliaca externa und A. iliaca interna; siehe Abb. 1): 1. Aortenbifurkation (Typ I) 2. segmentär aortoiliakal (Typ II, Leriche*-Syndrom) 3. hoch aortal proximal bis zum Abgang der Nierenarterien (Typ III), unter Umständen Weiterentwicklung zum totalen abdominalen Aortenverschluss
- **Oberschenkeltyp:** A. femoralis
- **Popliteatyp:** A. poplitea
- **Unterschenkeltyp:** A. tibialis anterior und A. tibialis posterior, Fuß- und Digitalarterien
- **Schultergürteltyp:** Aortenbogen (Aortenbogensyndrom*) und supraaortale Stammarterien (Subclavian*-steal-Syndrom)
- **Armtyp:** A. axillaris, A. brachialis: 1. peripherer Typ (A. ulnaris, A. radialis) 2. peripher-digitaler (sog. akraler) Typ (Metakarpal- und Interdigitalarterien).

Beeinflussbare Risikofaktoren:
- Nikotinkonsum
- Blutdruck (Hypertonie)
- Dyslipidämie (erhöhtes LDL-Cholesterol, erniedrigtes HDL-Cholesterol, erhöhtes Lipoprotein A, Hypertriglyzeridämie)
- Diabetes mellitus
- Adipositas (abdominal)
- Bewegungsmangel
- Depression
- Hyperfibrinogenämie
- Homocysteinämie
- CRP-Erhöhung auf > 2 mg/dl
- Polyarthritis.

Klinik: Entsprechend dem Schweregrad teilweise asymptomatisch bis hin zu starken Schmerzen und Nekrosen (siehe Fontaine*-Stadien, Tab. dort).

Diagnostik:
- Anamnese und klinische Untersuchung, v. a.: 1. Inspektion (Hautblässe oder -rötung,

peripherer Venenkatheter

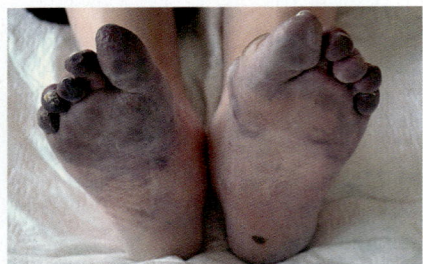

Periphere arterielle Verschlusskrankheit
Abb. 2: Akrale Nekrosen. [71]

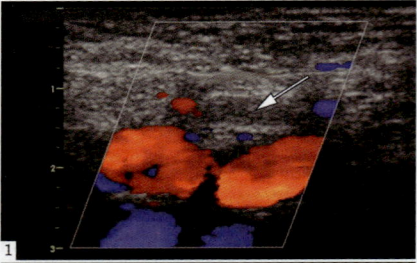

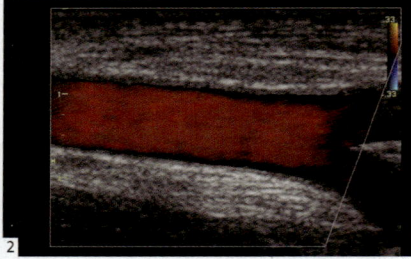

Periphere arterielle Verschlusskrankheit
Abb. 3: Darstellung der A. femoralis (Gabel) durch FKDS; 1: Verschluss der A. femoralis superficialis (Pfeil; klinische Bezeichnung für A. femoralis distal des Abgangs der A. profunda femoris); 2: Normbefund. [13]

Ulzeration, Nekrose; siehe Abb. 2) **2.** Palpation (Pulsstatus, z. B. inguinal abgeschwächt oder Schwirren* über Femoralarterie; kühle Temperatur der betroffenen Extremität) **3.** Auskultation (Gefäßgeräusch*) **4.** einfache klinische Funktionsprüfungen (Gehtest*, Ratschow*-Lagerungsprobe, Allen*-Test, Faustschlussprobe*), nichtinvasive Blutdruckmessung
- apparativ: **1.** Doppler-Verschlussdruckmessung mit Bestimmung des Knöchel*-Arm-Index (Tab. dort): **I.** Messung des Großzehendruckes **II.** Dopplerfrequenzspektrum **III.** Oszillografie* **IV.** Lichtreflexions-Rheografie* **V.** transkutane Sauerstoffdruckmessung* **2.** Laufbandergometrie* **3.** farbkodierte* Duplexsonografie (FKDS; siehe Abb. 3). Wenn nicht eindeutig: **I.** CT*-Angiografie **II.** MR-Angiografie **III.** i. a. digitale* Subtraktionsangiografie (DSA).

Therapie:
- Reduktion beeinflussbarer Risikofaktoren
- Ergotherapie* (Stadium 1 und 2): **1.** strukturiertes Gehtraining* mindestens 3× wöchentlich in Übungseinheiten von 30–60 min über mindestens 3 Monate
- medikamentöse Therapie: **1.** Thrombozytenaggregations*-Hemmer (alle Stadien): **I.** Acetylsalicylsäure* (ASS) 75–100 mg/d **II.** Clopidogrel* 75 mg/d bei Unverträglichkeit von ASS **2.** vasoaktive Substanzen (Stadium 2, wenn Gehstrecke < 200 m und Gehtraining nicht durchgeführt werden kann): **I.** Cilostazol 2× 100 mg/d **II.** Naftidrofuryl 3 × 200 mg/d
- Revaskularisation (Stadium 3 und 4): **1.** endovaskuläre Katheterverfahren: **I.** Stent-Angioplastie* **II.** lokale Thrombolyse* **2.** operative Maßnahmen: **I.** Thrombendarteriektomie* **II.** Bypass*-Operation **III.** Amputation* als Ultima Ratio im Stadium 4 **IV.** Kriterien für Intervention.

Prognose: Ohne Therapie Mortalitätserhöhung bereits ab Fontaine-Stadium I.

peripherer Venenkatheter → Punktionskanüle

periphervenöser Druck → Venendruck, peripherer

Periphlebitis *f:* Entzündung der Adventitia einer Vene und des umgebenden Bindegewebes.

Periporitis *f:* engl. *periporitis staphylogenes*. Akute Staphylokokkeninfektion der Ausführungsgänge apokriner Schweißdrüsen mit Abszessbildung und narbiger Abheilung. Klinisch imponieren oberflächliche Pusteln neben tief sitzenden, fluktuierenden lividroten Knoten an Kopf, Rücken und Gesäß. Die Therapie ist topisch, systemisch oder chirurgisch.

Periproktitis *f:* engl. *periproctitis*. Entzündung der Umgebung von Rektum und After. Ursachen sind Verletzungen (Einläufe), Hämorrhoiden, Fisteln oder eine Proktitis.

Perisalpingitis *f:* Entzündung des Bauchfellüberzugs der Eileiter*, meist als Komplikation einer Salpingitis*, mit drohendem Tuboovarialabszess*, Douglas*-Abszess und Pelveoperitonitis* sowie Gefahr der Ausbildung von ausgedehnten Verwachsungen.

Peristaltik *f:* engl. *peristalsis*. Wellenförmige Kontraktionen von Hohlorganen wie Salpinx und Gastrointestinaltrakt*. Man unterscheidet propulsive, nichtpropulsive und retrograde Peristaltik. Im Magendarmtrakt sorgt die Peristaltik für die Durchmengung (nichtpropulsiv) und Beförderung (propulsiv) des Nahrungsbreis. Die gastrointestinale Peristaltik wird z. B. im Rahmen der Ileus*-Diagnostik auskultatorisch beurteilt.

Peristole *f:* Tonische Aktivität mit allseitiger Kontraktion eines Hohlorgans in Anpassung an die jeweilige Füllung.

Peritendineum *n:* Von der äußeren bindegewebigen Hülle der Sehne (Epitendineum) ins Innere ziehende Septen, die als Gefäß- und Nervenstraßen sowie Verschiebeschichten dienen. Die Nomenklatur ist allerdings nicht eindeutig: Einige Autoren bezeichnen die äußere Bindegewebsschicht als *Peritendineum externum* und die Septen als *Peritendineum internum*.

Peritonealdialyse *f:* engl. *peritoneal dialysis*. Intrakorporale Dialysebehandlung zur Entfernung von Wasser, harnpflichtigen Substanzen und hydrophilen Giftstoffen mit einem Molekulargewicht bis 50 000 Dalton. Zunächst wird steriles, glukosehaltiges Dialysat über einen Peritonealdialysekatheter in die freie Bauchhöhle instilliert. Der Stoffaustausch geschieht anschließend über das gut durchblutete Peritoneum als semipermeable Membran.

Formen:
- kontinuierliche ambulante Peritonealdialyse (CAPD) mit manuellem Wechsel der Beutel mit Dialysierlösung
- maschinell unterstützte (automatische) Peritonealdialyse (APD) mithilfe eines Automaten (Cycler)
- kontinuierlich zyklische Peritonealdialyse (CCPD), normalerweise nachts mithilfe eines Cyclers und Fortsetzung der Dialyse ohne Cycler am Tag
- nächtlich intermittierende Peritonealdialyse (NIPD) mithilfe eines Cyclers ohne Dialyse am Tag
- intermittierende Peritonealdialyse (IPD), in der Regel 3-mal pro Woche mit einem Cycler im Dialysezentrum.

Am häufigsten wird bei Erwachsenen die CAPD und bei Kindern die CCPD angewendet.

Peritonealgravidität → Extrauteringravidität
Peritonealhöhle → Cavitas abdominis
Peritonealkarzinose *f:* engl. *peritoneal carcinosis*. Lokale, häufig jedoch diffuse Ansiedelung von Metastasen auf dem parietalen und viszeralen Peritoneum* (Bauchfell), welche in der Regel von intraabdominellen malignen Tumoren wie Ovarialkarzinom* oder Kolonkarzinom ausgeht. Eine Peritonealkarzinose ist immer Zeichen eines weit fortgeschrittenen Tumorleidens, wobei es bis heute keine kausale Therapie gibt.

Klinik:
- Inappetenz, Übelkeit, Erbrechen
- Aszites*, Meteorismus*

- Schmerzen
- Ileussymptomatik
- selten akutes* Abdomen.

Vorkommen:
- synchron: bei Erstdiagnose des Primärtumors schon vorhandene peritoneale metastatische Aussaat
- metachron: bei Auftreten oder als Zeichen eines Rezidivs*.

Therapie: Die Therapie einer Peritonealkarzinose ist indiziert bei:
- rein auf das Peritoneum beschränkter Metastasierung ohne extraabdominale Metastasen
- begrenztem peritonealem Tumorvolumen (berechnet nach dem Peritoneal Cancer Index)
- vollständiger Resezierbarkeit viszeraler Organmetastasen
- erwarteter Verbesserung von Prognose und Outcome des Patienten unter Berücksichtigung von Lebensalter und Komorbidität (ASA < III bzw. Karnofsky*-Index > 70 %).

Je nach Befund und primärer Tumorentität variiert die Therapie:
- supportiv symptomatisch
- systemische Chemotherapie
- multimodale Kombination von zytoreduktiver Chirurgie (CRS) mit Peritonektomie (Omentektomie ggf. mit Splenektomie, Cholezystektomie mit Resektion des Omentum majus) oder Debulking* und anschließender hyperthermer intraperitonealer Chemotherapie (HIPEC) ggf. in Kombination mit adjuvanter systemischer Chemotherapie mit kurativer Intention oder Pressurized Intraperitoneal Aerosol Chemotherapy (PIPAC).

Prognose: Die Morbiditätsrate beträgt 25–41 %, die postoperative Letalität innerhalb der ersten 30 Tage liegt bei unter 5 %. Die Überlebensrate richtet sich nach der Möglichkeit der Behandlung und der Tumorentität:
- spontaner Verlauf: ca. 6 Monate
- bei Behandlung zwischen 15 und 60 Monaten.

Peritoneallavage *f*: engl. *peritoneal lavage*. Therapeutische oder diagnostische Spülung* der Bauchhöhle, z. B. im Rahmen der Aszitesdiagnostik oder zur Entfernung von Eiter, Darminhalt etc.

Formen:
- therapeutische Lavage: **1.** bei Peritonitis*, u. a. zur Entfernung von Eiter und Fibrinbelägen, Toxinen, Enzymen, Proteinabbauprodukten und zusätzlich von Magen- und Darminhalt bei Hohlorganperforation **2.** als Etappenlavage* (programmierte Lavage) bei ausgeprägtem Befund **3.** bei hyperthermer intraperitonealer Chemoperfusion (HIPEC) **4.** bei Peritonealdialyse*
- diagnostische Lavage: Parazentese* und zytologische Diagnostik der Spülflüssigkeit bei Aszites*.

Peritonealtuberkulose → Tuberkulose

Peritonealtumor *m*: engl. *peritoneal tumor*. Primär (sehr selten) oder sekundär auftretender Tumor im Bereich des Bauchfells.

Einteilung:
- primäre Peritonealtumoren (sehr selten): **1.** v. a. malignes peritoneales Mesotheliom* **2.** Pseudomyxoma* peritonei **3.** benigne Formen: extraperitoneal (z. B. Fibrom, Lipom, Dermoid), intraperitoneal (z. B. Mesenterial-, Urachus- oder Enterozysten)
- sekundäre Peritonealtumoren: **1.** Metastasen* **2.** Peritonealkarzinose* **3.** Pseudomyxoma* peritonei.

Peritonektomie *f*: Subtotale oder komplette Entfernung des Bauchfells (Peritoneum*) sowohl der Bauchwand (parietal) als auch der Eingeweide (viszeral) im Rahmen der operativen Behandlung einer Peritonealkarzinose* durch zytoreduktive Chirurgie (CRS für Cytoreductive Surgery).

Peritoneum *n*: Seröse Haut, die die Peritonealhöhle auskleidet (Peritoneum parietale) und einen Teil der Bauch- und Beckenorgane überzieht (Peritoneum viscerale). Im Gekröse* gehen beide Blätter ineinander über. Das Peritoneum dient der Verschieblichkeit intraabdominaler Organe. Eine Entzündung des Peritoneums wird als Peritonitis* bezeichnet.

Funktion:
- Barriere gegenüber Krankheitserregern und Tumorzellen*
- Verschieblichkeit intraabdominaler Organe
- Regulation des intraabdominalen Flüssigkeitsstroms durch Resorption* und Exsudation (Flussrate und Richtung abhängig von hydrostatischem Druck, onkotischem Druck* und portalvenösem Druck).

Peritonismus *m*: engl. *peritonism*. Symptomatischer Reizzustand des Peritoneums*, der auch ohne systemische Entzündungszeichen bestehen kann und durch Erschütterungsschmerz, z. B. beim Laufen, Husten oder Hüpfen, und bei der klinischen Untersuchung durch lokalen Druckschmerz, Klopfschmerz und ggf. auch durch Abwehrspannung* gekennzeichnet ist.

Peritonitis *f*: Oft lebensbedrohliche Entzündung des Bauchfells, die bakteriell oder chemisch toxisch bedingt ist und von einer Gonorrhö bis zur Darmperforation unterschiedlichste Ursachen hat. Klinisch imponiert die Peritonitis zumeist als akutes Abdomen, evtl. mit foudroyantem septischem Verlauf. Die Letalität beträgt bis zu 30 %.

Ätiologie: Primäre Peritonitis: Sie ist selten und ursächlich nicht vom Bauchraum ausgehend. Meist wird sie verursacht durch eine monobakterielle hämatogen oder lymphogen streuende systemische Inflammation:
- spontan-bakterielle Peritonitis (SBP) bei Risikopatienten mit Leberzirrhose und Aszites*
- aszendierende primäre Peritonitiden bei Gonorrhö* oder Salpingitis*
- Sonderform: kontaminiertes Dialysat bei CAPD-Patienten (Continuous Ambulatory Peritoneal Dialysis = kontinuierliche ambulante Peritonealdialyse).

Sekundäre Peritonitis (> 95 %): Sie wird ursächlich durch Erkrankungen und Traumen des Bauchraumes oder des Retroperitoneums ausgelöst, am häufigsten durch Hohlorganperforation oder durch bakterielle Translokation (Durchwanderungsperitonitis). Hierbei besteht immer eine Mischinfektion unterschiedlicher Bakterien der Darmflora oder zunehmend auch von Pilzen. Andere Ursachen einer Peritonitis sind:
- Anastomosen- oder Nahtinsuffizienz postoperativ
- primär sterile Substanzen oder Noxen wie Galle, Urin, Pankreassekret*, Chylus*, Zysteninhalt, Blut oder Aszites
- vorausgegangene Strahlentherapie mit konsekutiver, meist chronisch steriler Peritonitis.

Differentialdiagnostisch auszuschließen ist eine Pseudoperitonitis diabetica.

Therapie: Die Therapie der Peritonitis richtet sich nach der Grunderkrankung:
- konservativ, intensivmedizinisch (Schock-, Sepsistherapie) und systemisch antimikrobiell: bei primärer Peritonitis, Pankreatitis und anderen retroperitonealen Entzündungen, CAPD-Peritonitis
- interventionell bzw. chirurgisch-operativ: bei jeder sekundären Peritonitis; hierbei geht es bei Abszessen um deren Drainage*.

Die diffuse Peritonitis erfordert neben der chirurgischen Sanierung der auslösenden Krankheitsursache eine ausgiebige intraperitoneale Lavage (3–5 l) sowie Drainage. Bei ausgeprägten infizierten peritonealen Belägen ist auch eine Second*-Look-Operation als On-Demand-Maßnahme oder aber als programmierte wiederkehrende Lavage nach 24–48 h erforderlich. Hierbei wird der Bauchraum nur temporär mittels Folie oder aber durch die abdominelle Vakuumversiegelung verschlossen.

Prognose: Je nach Ätiologie, Pathogenese und Morphologie beträgt die Letalität bis zu 30 %. Zur Abschätzung der Überlebenswahrscheinlichkeit kann der Mannheimer* Peritonitis-Index (MPI) intraoperativ herangezogen werden.

Peritonitis carcinomatosa *f*: Nicht korrekte Bezeichnung für Peritonealkarzinose*.

Peritonitis, gallige *f*: engl. *biliary peritonitis*. Aseptische (chemische) Peritonitis*, durch einen

Peritonitis, generalisierte

Austritt von Galle* in die freie Bauchhöhle. Klinisch zeigt sich eine abdominale Abwehrspannung*, laborchemisch initial eine deutliche CRP-Erhöhung bei normalen Leukozyten* (bei bakterieller Superinfektion* auch Leukozytose*). Ursachen sind eine Gallenblasenperforation*, postoperative Galleleckagen oder eine Durchwanderungsperitonitis* bei Cholezystitis*.

Peritonitis, generalisierte f: syn. generalisierte Bauchfell-Entzündung. Das gesamte Bauchfell (Peritoneum*) betreffende Entzündung. Man unterscheidet die meist bakteriell oder chemisch-toxisch bedingte akute Peritonitis als häufigste Form von der chronischen exsudativen Peritonitis im Rahmen einer Polyserositis. Eine Pseudoperitonitis* diabetica (peritonitis-ähnliche Symptomatik, jedoch ohne Entzündung) kann u. a. bei akuter diabetischer Entgleisung auftreten.

Peritonitis, lokale f: syn. lokalisierte Peritoneum-Entzündung. Umschriebene, im Gebiet des Entzündungsherdes ausgebildete, abgekapselte Bauchfellentzündung (Peritonitis*). Sie tritt sowohl bei hochgradigen Entzündungen eines Organs mit Kontakt zum Bauchfell auf (z. B. Cholezystitis, Appendizitis, Divertikulitis) als auch bei intraperitonealen Abszessen.

Peritonitis Severity Score: Abk. PSS. Prognostischer Score* bei Peritonitis* durch Perforation* des Kolons*.

Peritonitis, spontan-bakterielle f: engl. *spontaneous bacterial peritonitis* (Abk. SBP). Bakterielle Entzündung des Peritonealraumes (neutrophile Granulozyten* im Aszites* > 250/μl) ohne Hinweis auf eine andere intraabdominelle Infektionsquelle (Cholezystitis*, Divertikulitis*, u. a.), Peritonealkarzinose oder Tuberkulose*. Die spontan-bakterielle Aszites ist eine häufige Komplikation der dekompensierten Leberzirrhose*. Die Therapie erfolgt antibiotisch.

Erkrankung: Auftreten
- häufigste bakterielle spontane Infektion bei Leberzirrhose
- im ambulanten Bereich meist durch gramnegative und nosokomial durch grampositive Erreger ausgelöst.

Klinik:
- Aszites
- häufig Fieber (69 %)
- Bauchschmerz (59 %)
- veränderter mentaler Zustand (54 %; Auslöser einer hepatischen Enzephalopathie*)
- Anspannung der Bauchwand (49 %).

Therapie:
- unmittelbar nach Diagnosestellung empirische Antibiotikatherapie: 1. Cephalosporin der Gruppe 3a p. o. (bei ambulanter unkomplizierter Erstmanifestation) 2. Cephalosporin der Gruppe 3a i. v. 3. ggf. Carbapenem (bei allen anderen Fällen)
- diagnostische Kontrollpunktion des Aszites 48 h nach Therapiebeginn.

Peritonitis tuberculosa f: engl. *tuberculous peritonitis*. Extrapulmonale Tuberkulose* durch Befall des Peritoneums* mit Mycobacterium* tuberculosis. Sie tritt bei 3,5 % der pulmonalen Tuberkulosefälle und 30–60 % der abdominalen Tuberkulosefälle auf mit einer Mortalität von 8–50 %. Behandelt wird mit Antituberkulotika*.

Peritonsillarabszess → Tonsillitis

peritrich: engl. *peritrichous*. Form der Begeißelung von Bakterien mit zahlreichen, den Zellleib umgebenden Geißeln*, z. B. bei Proteus und Salmonella.

Perityphlitis f: Seltene Bezeichnung für eine entzündliche Umgebungsreaktion von Zäkum und Appendix vermiformis. Eine Perityphlitis tritt vornehmlich bei Appendizitis* auf.

Periurethralabszess m: engl. *periurethral abscess*. Abszess* als Folge einer Periurethritis oder Harninfiltration* in unmittelbarer Nähe zur Harnröhre.

Ursachen:
- Harnwegsinfektionen*, insbesondere Urethritis
- Zustand nach Trauma der Urethra
- Zustand nach Operationen der Urethra.

Klinik:
- Schmerzen im Genitalbereich
- erschwerte Miktion
- häufig Urethrastrikturen.

Therapie:
- antibiotische Therapie
- chirurgische Drainage der Abszesskammer (evtl. mit suprapubischer Harnableitung).

periurethrale Drüsen → Drüsen, paraprostatische

Periurethritis f: Entzündung des die Harnröhre umgebenden Bindegewebes, z. B. nach Harnröhrenruptur* oder nach langer Anwendung eines Blasenverweilkatheters.

Perivasculitis → Periarteriitis

Perivasculitis → Periphlebitis

perivenöse Enzephalomyelitis → Enzephalomyelitis, akute disseminierte

Perkussion f: engl. *percussion*. Beklopfen der Körperoberfläche, um aus den verschiedenen Schallqualitäten des Klopfschalls auf die Ausdehnung und Beschaffenheit darunter liegender Körperteile zu schließen. Siehe Abb.

Differenzierung: Zu unterscheiden sind die unmittelbare (Fingerperkussion) von der mittelbaren Perkussion (Finger-Finger, Finger-Hammer) und die vergleichende Perkussion korrespondierender Bereiche von der Schwellenwertperkussion*.

Perkussionsschall m: engl. *percussion sound*; syn. Klopfschall. Bei der Perkussion entstehender hörbarer Schall. Zu unterscheiden sind der sonore (Lungenschall), der hypersonore (Schachtelton), der gedämpfte (Schenkelton) und der tympanitische Klopfschall (über luftgefüllten Darmschlingen).

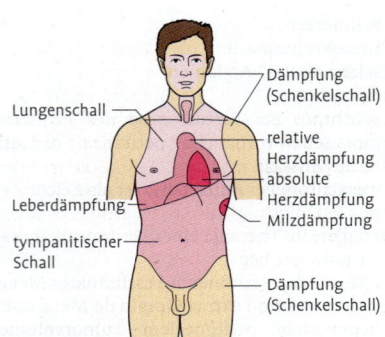

Perkussion: Topografie verschiedener Schallqualitäten.

Formen: Unterscheidung nach Klangqualität:
- Sonorer Klopfschall* ist physiologisch über der Lunge (Lungenschall).
- Hypersonorer Klopfschall* ist lauter, länger und tiefer als der sonore Schall und kommt vor bei vermehrtem Luftgehalt, z. B. bei Emphysem, ggf. Asthma bronchiale, COPD, Pneumothorax (Schachtelton).
- Gedämpfter Klopfschall* ist ein kurzer, hoher Schall, der physiologisch über der Muskulatur der Hüfte sowie im Bereich der Dämpfung über parenchymatösen Organen (siehe Herzdämpfung, Leberdämpfung*, Milzdämpfung*) zu hören ist. Pathologisch findet er sich über der Lunge bei vermindertem Luftgehalt z. B. über pneumonischem Infiltrat, Atelektase*, Pleuraerguss*.
- Tympanitischer Klopfschall ist ein paukentönähnlicher Klopfschall über einem glattwandigen, luftgefüllten Hohlraum. Er ist physiologisch über luftgefüllten Abdominalorganen wie Magen und Darmschlingen.

Perkussionsversuch m: engl. *percussion test*; syn. Schwartz-Test. Venenfunktionsprüfung bei Varikose*. Beim stehenden Patienten werden mit einer Hand Unterschenkelvarizen in Höhe der Wade palpiert, mit der anderen erfolgt die Perkussion* im Einmündungsbereich der V. saphena magna und V. femoralis. Bei Erschütterung der distal gelegenen Unterschenkelvarizen bestätigt sich eine Klappeninsuffizienz der betroffenen Vene.

Prinzip: Bei intakten Venenklappen* überträgt sich die Perkussion nicht, da die Venenklappen die Blutsäule unterbrechen.

perkutane Koronarintervention → Koronarintervention, perkutane

perkutane Nierenfistel (PNF) → Nephrostomie

Perkutane transhepatische Cholangiografie *f*: syn. Perkutane transhepatische Cholangiographie; Abk. PTC. Röntgenologisches Verfahren der direkten Cholangiografie*. Dabei wird das Röntgenkontrastmittel mithilfe einer ultradünnen Hohlnadel (Chiba-Nadel) in Lokalanästhesie perkutan und unter Punktion der Leber in das Gallenwegssystem eingebracht.

perkutorisch: engl. *percussive*. Durch Perkussion* nachweisbar.

Perlèche → Angulus infectiosus oris

Perlgeschwulst → Cholesteatom

perlingual: Durch die Zunge bzw. Zungenschleimhaut hindurch (wirkend).

Perlschnurfinger → Rachitis

Permeabilität *f*: engl. *permeability*. Durchlässigkeit einer Biomembran für bestimmte Stoffe. Kleine, unpolare Substanzen passieren Biomembranen frei. Der Durchtritt polarer Substanzen wie Ionen, Zucker, Aminosäuren erfolgt stets mithilfe spezifischer, membranständiger Proteine, den Kanälen bzw. Carriern.

Permeation *f*: Bewegung eines Stoffs durch eine (Zell*-)Membran, angetrieben durch Diffusion* oder einen Konzentrationsgradienten.

Permethrin *n*: Insektizid* und Akarizid aus der Gruppe der Pyrethroide, das topisch als Läusemittel bei Pedikulose* und als Antiscabiosum bei Scabies* eingesetzt wird. Permethrin verzögert das Schließen der Natriumkanäle und führt dadurch zu Koordinationsstörungen* und sensorischer Übererregung, weshalb es als starkes Muskel- und Nervengift gilt.

Peromelie → Dysmelie

Peronealsehnenluxation *f*: engl. *peroneal tendon luxation*; syn. Fibularissehnenluxation. Luxation* der Sehne des Musculus* peroneus longus oder Musculus* peroneus brevis aus der retromalleolären Rinne durch akutes Trauma oder chronische Überbelastung. Die Verletzung wird oft spät diagnostiziert und als Distorsion* des oberen Sprunggelenks fehlinterpretiert. Behandelt wird abhängig vom Beschwerdebild operativ oder konservativ.

Ursachen:
– traumatisch: akute Peronealsehnenluxation
– chronisch: habituelle Peronealsehnenluxation bei anatomischer Disposition und Überlastung des Retinaculum musculorum peroneorum superius
– posttraumatisch: nach Umknicktrauma.

Klinik:
– retromalleoläre Schmerzen und Schwellung
– Instabilität des Sprunggelenks.

Therapie:
– bei Sportlern und chronischen Beschwerden immer operativ: Ziel der Operation ist die Vertiefung der Rinne und Wiederherstellung des Retinakulums
– konservativ durch passagere Ruhigstellung
– Physiotherapie.

Peroneus-brevis-Tenodese *f*: engl. *tenodesis of the peroneus brevis tendon*. Bandplastik* des Sprunggelenks* durch Tenodese (operative Fixation von Sehnen an Knochen) unter Verwendung der Sehne des Musculus* peroneus brevis, z. B. durch Watson-Jones-Operation.

Nachbehandlung:
– Gips bis Wundheilung
– Orthesenversorgung für einige Wochen.

Peroneuslähmung *f*: engl. *peroneal nerve paralysis*; syn. Fibularislähmung. Lähmung* infolge einer Schädigung des Nervus peroneus communis (4. lumbales bis 2. sakrales spinales Segment). Klinisch zeigen sich Spitzfuß-Stellung und Steppergang*, beeinträchtigte Pronation* und Abduktion* des Fußes sowie Sensibilitätsstörungen* am lateralen Unterschenkel und Fußrücken. Therapiert wird ggf. durch Peroneusschiene* oder -schuh.

Ursachen:
– Drucklähmung im Bereich des Fibulaköpfchens z. B. durch Gipsverband*, hockende Tätigkeiten, Lagerungsschaden oder Fibulafraktur
– Überanstrengung bei sportlicher Betätigung.

Peroneusphänomen *n*: engl. *Lust's phenomenon*; syn. Fibularisphänomen. Dorsalextension und Pronation* des Fußes bei Beklopfen des Nervus* peroneus superficialis über dem Fibulaköpfchen als Zeichen einer latenten Tetanie.

Peroneusschiene *f*: engl. *peroneal orthosis*; syn. Fußheberorthese. Orthese* zum Ausgleich einer Fußheberschwäche, z. B. bei Peroneuslähmung* oder nach Schlaganfall. Ein Beispiel für eine Peroneusschiene ist der sog. Heidelberger Winkel, eine im Schuh tragbare Kunststoffschiene, die durch ihre Spannkraft die Plantarflexion des Fußes verhindert.

peroral: syn. per os. Durch den Mund, z. B. die Einnahme von Arzneimitteln.

Peroxidasen *f pl*: engl. *peroxidases*. Enzyme (EC 1., Oxidoreduktasen), häufig mit Häm* als prosthetischer Gruppe, die Wasserstoffperoxid (H_2O_2) als Oxidationsmittel nutzen. Sie übertragen von einem Substrat (z. B. Glutathion*, aromatische Amine) Wasserstoff* auf H_2O_2, sodass 2 H_2O entstehen, außerdem katalysieren sie die Oxidation von Jodid bei der Schilddrüsenhormon-Synthese.

Peroxisomen *n pl*: engl. *peroxisomes*. Kugelförmige, von einer einschichtigen Membran umgebene Zellorganellen*. Peroxisomen enthalten wie alle Microbodies Peroxidasen und Katalasen, die bei Entgiftungsreaktionen in Leber und Niere eine große Rolle spielen. In den Peroxisomen findet der Abbau langkettiger Fettsäuren durch eine besondere Betaoxidation bis zur C_8-Säure statt.

Peroxisom-Proliferator-aktivierter Rezeptor: engl. *peroxisome proliferator activated receptor*; Abk. PPAR. Nukleärer Transkriptionsfaktor*, der als Heterodimer (mit Retinoid-X-Rezeptor (RXR)) die Expression von Genen reguliert, insbesondere zu Metabolismus und Zelldifferenzierung.

Perseveration *f*: engl. *perseverate thinking*; syn. perseverierendes Denken. Haftenbleiben an Vorstellungen bei bestimmten psychischen Störungen* oder beharrliches Wiederholen von Bewegungen oder Lauten, Silben, Wörtern oder Phrasen, z. B. beim Nachsprechen oder Benennen. Perseveration kommt vor bei katatoner Schizophrenie, hirnorganischen Erkrankungen und Epilepsie*.

persistent: Anhaltend, dauernd.

Persistenz *f*: engl. *persistence*. Erhaltenbleiben eines Zustands, Beständigkeit (z. B. eines Stoffes gegenüber Abbauvorgängen in der Umwelt oder im Organismus); Fortbestehen embryonaler Strukturen (z. B. Ductus* arteriosus).

Persistenz von Erregern → Erregerpersistenz

Persistierende Pupillarmembran *f*: engl. *persistent pupillary membrane*; syn. Persistierende Pupillenmembran. Häufige angeborene Hemmungsfehlbildung mit oder ohne Einschränkung des Sehvermögens. Es handelt sich um Bindegewebereste der Tunica vasculosa lentis, die von der Iriskrause ausgehen und über den Pupillenrand reichen. Sie bilden sich normalerweise in der 32. SSW zurück.

Persönlichkeit *f*: engl. *personality*. Summe psychophysischer Eigenschaften und (konstanter und veränderbarer, umweltabhängiger und umweltunabhängiger) Merkmale einer Person, die ihr individuelles Denken, Verhalten und Erleben bestimmen.

Beschreibung: Der Persönlichkeitsbegriff ist Wandlungen unterworfen, und es besteht keine einheitliche, verbindliche Definition. Umgangssprachlich wird er auch mit Charakter gleichgesetzt. Die wissenschaftliche Untersuchung von Persönlichkeitsentwicklung und -eigenschaften und die Darstellung ihrer zu unterschiedlichen Konzepte ist Aufgabe der Entwicklungs- und Persönlichkeitspsychologie*, Teilgebieten der allgemeinen Psychologie. Die Psychiatrie* beschäftigt sich mit Klassifikation, Diagnose und Therapie von pathologischen Persönlichkeitsmustern, den sog. Persönlichkeitsstörungen*.

Persönlichkeit, autoritäre *f*: engl. *authoritarian personality*. Persönlichkeit, die sich bereitwillig in autoritäre Strukturen einordnet, sich Höhergestellten unterordnet, durch ihr Verhalten Stärke und Aggressivität gegenüber Schwächeren oder Minderheiten demonstriert und zu gesellschaftlich anerkanntem Wohlverhalten neigt. Das Konzept wurde in den 40er-Jahren

u. a. von Adorno zur Erklärung von Faschismus entwickelt.

Persönlichkeit, prämorbide f: engl. *premorbid personality*; syn. Primärpersönlichkeit. Persönlichkeitsmerkmale*, die vor dem erstmaligen Auftreten einer psychischen Störung oder eines anderen persönlichkeitsverändernden Prozesses bestanden. Im engeren Sinn beschreibt dies Vulnerabilitäts- und Risikofaktoren oder Schutzfaktoren, die die Entstehung und den Verlauf bestimmter psychischer Störungen oder Krankheiten beeinflussen, z. B. Typ-A-Persönlichkeit (Typologie), Typus melancholicus.

Persönlichkeitsdiagnostik f: engl. *personality assessment*. Sammelbezeichnung für die diagnostische Erfassung von Persönlichkeitsmerkmalen* durch psychologische Tests*, Selbstbeurteilungsinstrumente, Selbsteinschätzungsfragebögen, Explorations- und Interviewtechniken sowie Verhaltensbeobachtungen.
Beispiel: Bei Tests auf Basis des Fünf*-Faktoren-Modells werden als Persönlichkeitsmerkmale* die „großen fünf" (**Big Five**) Persönlichkeitsdimensionen bestimmt:
1. Neurotizismus*
2. Extraversion*
3. Offenheit für Erfahrungen
4. soziale Verträglichkeit
5. Gewissenhaftigkeit*.

Persönlichkeitsdimensionen → Persönlichkeitsfaktoren
Persönlichkeitseigenschaften → Persönlichkeitsmerkmale
Persönlichkeitsentwicklung f: engl. *personality development*. Entwicklung der Persönlichkeit* über die gesamte Lebensspanne in der Auseinandersetzung mit Umweltbedingungen mit Phasen beschleunigter Veränderung (v. a. in ersten Lebensjahren) und Phasen der Stabilisierung (im späteren Lebensalter). Trotz normativer Entwicklungsübergänge, kritischer Lebensereignisse und persönlicher Krisen zeigt sich eine Kontinuität der Persönlichkeit.

Persönlichkeitsfaktoren m pl: engl. *personality factors*. Psychologisches Konstrukt für statistisch durch Faktorenanalyse ermittelte Persönlichkeitsmerkmale*.

Persönlichkeitsmerkmale n pl: engl. *traits*. Weitgehend stabile Eigenschaften (z. B. Einstellungen*, Verhaltensweisen, Gewohnheiten, Temperament, Anregbarkeit, Reaktionsgeschwindigkeit) einer Person, die ihr individuelles Verhalten und Erleben bestimmen und die Person überdauernd kennzeichnen (Grundeigenschaft). In der empirischen Persönlichkeitsforschung wird der Begriff Persönlichkeitsfaktor* für faktoranalytisch ermittelte Einheiten der Persönlichkeit verwendet.
Unterscheidung: Unterschieden werden sog. **Source Traits** (stabile, konstante Persönlichkeitsmerkmale, anlagebedingt oder nach Erwerb verfestigt) und sog. **Surface Traits** (aus mehreren Persönlichkeitsfaktoren zusammengesetzt).
Abgrenzung: Im Gegensatz zu States geht man bei Persönlichkeitsmerkmalen von relativ stabilen Strukturen aus.

Persönlichkeitsmodell n: engl. *personality pattern*. Konstrukt einer strukturierten Ordnung von Eigenschaften einer Person (Persönlichkeitsmerkmale*), dem eine bestimmte Persönlichkeitstheorie* zugrunde liegt. Es liegt eine Vielzahl an Modellen vor. **Faktorenanalytische Modelle** z. B. beziehen verschiedene voneinander unabhängige Faktoren (Persönlichkeitsfaktoren*) menschlichen Verhaltens zur Beschreibung der Persönlichkeit ein.

Persönlichkeitspsychologie f: engl. *personality psychology*. Teilgebiet der Psychologie*, das überdauernde, nicht pathologische, verhaltensrelevante intrapsychische Persönlichkeitseigenschaften einschließlich Wahrnehmungs-, Verarbeitungs- und Handlungsprozesse sowie Wechselwirkung zwischen intra- und extrapsychischen Prozessen untersucht. Diese Persönlichkeitseigenschaften lassen sich reproduzierbar durch Fragebögen testen und anhand von Mehrfaktoren-Modellen (z. B. des Fünf*-Faktoren-Modells) darstellen.

Persönlichkeitsstörung f: engl. *personality disorder*; syn. Psychopathie (obsolet). Symptomenkomplex aus abgrenzbaren, rigiden Persönlichkeitsmerkmalen, die seit der Adoleszenz bestehen, sich vom Bevölkerungsquerschnitt deutlich unterscheiden und regelhaft zu Leid bei den Betroffen oder seiner Umgebung führt. Die Behandlung erfolgt vor allem psychotherapeutisch, teilweise symptomatisch medikamentös unterstützt. Chronische Verläufe sind häufig.
Erkrankung: Epidemiologie:
- Zwischen 5–10 % der Bevölkerung erfüllen die Kriterien einer umschriebenen Persönlichkeitsstörung.
- Etwa 50 % der psychiatrischen Patienten leiden an einer Persönlichkeitsstörung. Häufige Störungen sind die: 1. emotional-instabile Persönlichkeitsstörung 2. dissoziale Persönlichkeitsstörung 3. ängstliche Persönlichkeitsstörung.
- Die Verteilung ist geschlechtsspezifisch: 1. Frauen leiden eher unter: I. ängstlichen Persönlichkeitsstörungen II. histrionischen Persönlichkeitsstörungen III. emotional-instabilen Persönlichkeitsstörungen vom Borderline-Typ 2. Männer leiden eher unter: I. dissozialen Persönlichkeitsstörungen II. narzisstischen Persönlichkeitsstörungen III. emotional-instabilen Persönlichkeitsstörungen vom impulsiven Typ.
- Schizoide, paranoide und schizotype Persönlichkeitsstörungen sind insgesamt eher selten.

Ätiologie: Multifaktorielle Genese:
- genetische Disposition: Umschriebene Persönlichkeitseigenschaften treten familiär gehäuft auf.
- Dysbalance von Neurotransmittern: Veränderungen von Serotonin* beeinflussen die Impulsivität*, Noradrenalin* und Dopamin* die Frustrationstoleranz*.
- minimale zerebrale Dysfunktion: Es treten diskrete unspezifische EEG-Veränderungen und eine geringere Stoffwechselaktivität in Präfrontalkortex* und Amygdala* auf.
- Einfluss von Erziehung und sozialem Milieu: Es bestehen Gewaltbereitschaft oder Suchterkrankungen der Eltern.
- Entwicklung aus Störungen im Kindesalter: Hyperkinetische Störungen begünstigen die Entwicklung einer schizoiden Persönlichkeitsstörung.

Formen: Nach ICD-10 unterscheidet man
- paranoide Persönlichkeitsstörungen*
- schizoide Persönlichkeitsstörungen*
- dissoziale Persönlichkeitsstörungen*
- emotional-instabile Persönlichkeitsstörungen*
- histrionische Persönlichkeitsstörungen*
- anakastische (zwanghafte) Persönlichkeitsstörungen*
- ängstlich* (vermeidende) Persönlichkeitsstörungen
- abhängige asthenische Persönlichkeitsstörungen*.

Klinik: Allen Persönlichkeitsstörungen ist gemein:
- Symptome müssen seit dem frühen Erwachsenenalter bestehen.
- Es ist keine Diagnose vor dem 16. bzw. 18. Lebensjahr möglich, vorher handelt es sich um eine Verhaltensstörung.
- Die Symptome bestehen dauerhaft ohne episodischen Verlauf.

Die Klinik unterscheidet sich bei den einzelnen spezifischen Störungen. Es bestehen unterschiedliche Abweichungen in den Bereichen
- Kognition* und Wahrnehmung
- Affektivität*
- Antrieb*
- Impulskontrolle*
- zwischenmenschliche Beziehungen.

Therapie: Die Behandlung erfolgt vor allem psychotherapeutisch. Meist ist eine langjährige Begleitung zur Verhaltensmodifikation erforderlich. Bei umschriebenen Symptomen kann ein medikamentöser Behandlungsversuch erfolgen:
- Schlafstörungen* mit niederpotenten Neuroleptika

- Anspannungszustände mit niederpotenten Neuroleptika
- Suizidalität* mit Benzodiazepinen*
- depressive* oder ängstliche Symptomatik mit Antidepressiva*, vor allem Serotoninwiederaufnahme-Hemmer
- psychotische Symptome mit hochpotenten Neuroleptika.

Prognose: Die Störung besteht meist das ganze Leben, allerdings können die Symptome an Intensität verlieren, zum Beispiel bei der emotional-instabilen Persönlichkeitsstörung. Häufig treten komorbid andere psychische Erkrankungen wie Depression*, Angststörungen* oder Psychosen* auf. Oft sind die Persönlichkeitsstörungen von Substanzmissbrauch begleitet. Suizidversuche sind deutlich häufiger als in der Normalbevölkerung.

Persönlichkeitsstörung, abhängige *f*: engl. *dependent personality disorder*; syn. dependente Persönlichkeitsstörung (DSM-IV). Spezifische Persönlichkeitsstörung* mit mangelnder Bereitschaft, Verantwortung für das eigene Leben zu übernehmen. Entscheidungen des Alltags werden anderen überlassen und eigene Bedürfnisse werden denen anderer untergeordnet. Es bestehen große Ängste vor Alleinsein und Verlassenwerden. Die Behandlung erfolgt vor allem psychotherapeutisch. Chronische Verläufe sind häufig.

Erkrankung: Epidemiologie: Die Prävalenz liegt bei etwa 0,5–1 % in der Allgemeinbevölkerung. **Ätiologie:** Multifaktorielle Genese:
- genetische Disposition: Umschriebene Persönlichkeitseigenschaften treten familiär gehäuft auf
- Dysbalance der Neurotransmitter: Veränderungen von Serotonin beeinflussen die Impulsivität, Noradrenalin und Dopamin beeinflussen die Frustrationstoleranz.
- minimale zerebrale Dysfunktion: Es treten diskrete unspezifische EEG Veränderungen und eine geringere Stoffwechselaktivität in Präfrontalkortex und Amygdala* auf.
- Einfluss von Erziehung und sozialem Milieu: Es bestehen Gewaltbereitschaft oder Suchterkrankungen der Eltern.

Klinik: Anhaltende Symptome seit dem frühen Erwachsenenalter:
- Es besteht Angst vor der Verantwortung für das eigene Leben.
- Entscheidungen werden anderen überlassen.
- Eigene Ansprüche können nicht formuliert werden.
- Eigene Bedürfnisse werden denen anderer untergeordnet.
- Betroffene haben große Angst vor dem Verlassenwerden.
- Alleinsein löst großes Unbehagen aus.

Therapie: Die Behandlung erfolgt vor allem psychotherapeutisch. Meist ist eine langjährige Begleitung zur Verhaltensmodifikation erforderlich. Bei umschriebenen Symptomen kann ein medikamentöser Behandlungsversuch erfolgen:
- Schlafstörungen* mit niederpotenten Neuroleptika
- Anspannungszustände mit niederpotenten Neuroleptika
- depressive Symptomatik mit Antidepressiva*, vor allem Serotoninwiederaufnahme-Hemmer.

Prognose: Die Prognose ist in der Regel ungünstig. Komorbid treten häufig Suchterkrankungen und depressive* Störungen auf, die die Prognose weiter verschlechtern.

Persönlichkeitsstörung, anakastische *f*: engl. *obsessive-compulsive personality disorder*; syn. zwanghafte Persönlichkeitsstörung. Form der spezifischen Persönlichkeitsstörung*, mit übermäßiger Vorsicht und Zweifeln sowie Perfektionismus*. Zusätzlich bestehen eine übertriebene Gewissenhaftigkeit bei starker Leistungsorientierung. Die Betroffenen sind wenig flexibel, weshalb sie von anderen fordern, sich ihren Gewohnheiten unterzuordnen. Die Behandlung erfolgt überwiegend psychotherapeutisch. Chronische Verläufe sind häufig.

Erkrankung: Epidemiologie: Die Prävalenz liegt bei etwa 1–2 % in der Allgemeinbevölkerung. **Ätiologie:** Multifaktorielle Genese:
- genetische Disposition: umschriebene Persönlichkeitseigenschaften treten familiär gehäuft auf
- Dysbalance der Neurotransmitter: Veränderungen von Serotonin beeinflussen die Impulsivität, Noradrenalin und Dopamin beeinflussen die Frustrationstoleranz
- minimale zerebrale Dysfunktion: diskrete unspezifische EEG Veränderungen, geringere Stoffwechselaktivität in Präfrontalkortex und Amygdala
- Einfluss von Erziehung und sozialem Milieu: Gewaltbereitschaft oder Suchterkrankungen der Eltern.

Klinik: Anhaltende Symptome seit dem frühen Erwachsenenalter:
- starke Zweifel und übermäßige Vorsicht
- Perfektionismus
- übertriebene Gewissenhaftigkeit
- hohe Leistungsbezogenheit und geringe Genussfähigkeit
- Pedanterie und Rigidität
- Forderung an die Mitmenschen, sich ihren Gewohnheiten unterzuordnen
- intensive Beschäftigung mit Plänen bis ins Detail, daraus resultierend oft Unentschlossenheit.

Therapie: Die Behandlung erfolgt vor allem psychotherapeutisch. Meist ist eine langjährige Begleitung zur Verhaltensmodifikation erforderlich. Der Mangel an Flexibilität erschwert die Behandlung. Bei umschriebenen Symptomen kann ein medikamentöser Behandlungsversuch erfolgen:
- Anspannungszustände mit niederpotenten Neuroleptika*
- depressive Symptomatik oder Zwangssymptome mit Antidepressiva*, vor allem Serotonin-Wiederaufnahmehemmer.

Prognose: Die Prognose ist eher ungünstig. Komorbid können Anorexia* nervosa und depressive* Störungen auftreten, die die Prognose weiter verschlechtern. Die Kombination aus Perfektionismus und hoher Leistungsbereitschaft begünstigt arbeitsbedingte Überlastungs- und Erschöpfungssyndrome.

Persönlichkeitsstörung, dissoziale *f*: engl. *dissocial personality disorder*; syn. antisoziale Persönlichkeitsstörung (DSM-IV). Form einer spezifischen Persönlichkeitsstörung*, die durch einen Mangel an Empathie*, soziale Verantwortung und Gewissen gekennzeichnet ist und häufig zu kriminellen Handlungen führt. Die Diagnose erfolgt anhand von strukturierten klinischen Interviews, die Behandlung überwiegend psychotherapeutisch. Die geringe Empathiefähigkeit erschwert die Therapie. Chronische Verläufe sind häufig.

Erkrankung: Epidemiologie:
- häufiger bei Männern (3 %) als bei Frauen (1 %)
- etwa 70 % aller Gefängnisinsassen zeigen dissoziale Persönlichkeitszüge.

Ätiologie: Multifaktorielle Genese:
- genetische Disposition: Umschriebene Persönlichkeitseigenschaften treten familiär gehäuft auf.
- Dysbalance von Neurotransmittern: Veränderungen von Serotonin* beeinflussen die Impulsivität*, Noradrenalin* und Dopamin* die Frustrationstoleranz*.
- minimale zerebrale Dysfunktion: Es treten diskrete unspezifische EEG-Veränderungen und eine geringere Stoffwechselaktivität in Präfrontalkortex* und Amygdala* auf.
- Einfluss von Erziehung und sozialem Milieu: Es bestehen Gewaltbereitschaft oder Suchterkrankungen der Eltern.
- Entwicklung aus Störungen im Kindesalter: Hyperkinetische Störungen begünstigen die Entwicklung einer dissozialen Persönlichkeitsstörung.

Klinik: Anhaltende Symptome seit dem frühen Erwachsenenalter:
- Mangel an Empathie
- Missachtung sozialer, aber auch gesetzlicher Regeln und Normen
- Unfähigkeit, längerfristige Beziehungen zu führen
- geringe Frustrationstoleranz*

- Unfähigkeit, aus negativen Erfahrungen (z. B. Bestrafungen) zu lernen
- Neigung, die Schuld bei anderen zu suchen.

Therapie: Die Behandlung erfolgt vor allem psychotherapeutisch. Meist ist eine langjährige Begleitung zur Verhaltensmodifikation erforderlich. Ein ausgeprägter Mangel an Empathie und die oft fehlende Krankheitseinsicht erschweren die Behandlung. Bei umschriebenen Symptomen kann ein medikamentöser Behandlungsversuch erfolgen:
- bei Schlafstörungen* mit niederpotenten Neuroleptika
- bei Anspannungszuständen mit niederpotenten Neuroleptika.

Prognose: Die Prognose ist eher ungünstig. Durch Missachtung sozialer Regeln und Normen kommt es häufig zu kriminellem Verhalten. Komorbid treten vor allem Abhängigkeitserkrankungen auf, die die Prognose zusätzlich verschlechtern.

Persönlichkeitsstörung, emotional instabile

f: engl. *emotionally unstable personality disorder*. Spezifische Persönlichkeitsstörung* mit einer Neigung zu impulsivem Verhalten bei stark schwankender Stimmungslage und hohen Anspannungszuständen. Das eigene Selbstbild und zwischenmenschliche Beziehungen sind oft instabil. Man unterscheidet zwischen impulsivem und Borderline-Typ. Die Behandlung erfolgt vor allem psychotherapeutisch. Chronische Verläufe sind häufig.

Erkrankung: Epidemiologie: Die Prävalenz liegt bei etwa 3 % in der Allgemeinbevölkerung und bei etwa 20 % bei psychiatrischen Patienten. **Ätiologie:** Multifaktorielle Genese. **Formen nach ICD-10:**
- Impulsiver Typ: Im Vordergrund stehen impulsives Verhalten ohne die Berücksichtigung von Konsequenzen, unberechenbare Stimmung mit Wutausbrüchen und Tendenz zu Streitigkeiten.
- Borderline-Typ (Borderline*-Persönlichkeitsstörung): Im Vordergrund stehen ein instabiles Selbstbild und ein Beziehungsmuster, das stark zwischen Idealisierung und Entwertung schwankt. Die Impulsivität zeigt sich vor allem in selbstschädigendem Verhalten.

Klinik: Anhaltende Symptome seit dem frühen Erwachsenenalter
- Affektinstabilität
- anhaltendes Gefühl von innerer Leere
- Impulsivität* in Form von Wutausbrüchen oder selbstschädigendem Verhalten
- gering ausgeprägte Fähigkeit zu planvollem, vorausschauendem Handeln
- instabiles Beziehungsmuster und Angst vor Verlassen werden
- Selbstverletzung* und parasuizidale Handlungen (Parasuizid*).

Therapie: Die Behandlung erfolgt vor allem psychotherapeutisch. Meist ist eine langjährige Begleitung zur Verhaltensmodifikation erforderlich. Impulsivität und selbstschädigendes Verhalten erschweren die Therapie. Bei umschriebenen Symptomen kann ein medikamentöser Behandlungsversuch erfolgen:
- Schlafstörungen* mit niederpotenten Neuroleptika
- Anspannungszustände mit niederpotenten Neuroleptika
- Suizidalität* mit Benzodiazepinen*
- depressive Symptomatik mit Antidepressiva*, vor allem Serotoninwiederaufnahme-Hemmer.

Prognose: Die Prognose ist eher ungünstig. Teilweise lässt die Intensität der Symptome im Verlauf des Lebens nach. Selbstschädigendes Verhalten kann zu schweren somatischen Komplikationen führen. Impulsives Verhalten ist ein wichtiger Risikofaktor bei Suizidalität*, die Suizidrate ist höher als in der Normalbevölkerung. Komorbid bestehen häufig Abhängigkeitserkrankungen, Suchtmittel werden zur Spannungsregulation eingesetzt.

Persönlichkeitsstörung, histrionische

f: engl. *histrionic personality disorder*. Spezifische Persönlichkeitsstörung*, die durch dramatische Selbstdarstellung, theatralisches Verhalten sowie situationsabhängige übertriebene Affektivität* gekennzeichnet ist. Zusätzlich besteht ein überdurchschnittliches Bedürfnis nach Anerkennung. Die Diagnose erfolgt anhand von strukturierten klinischen Interviews, die Behandlung überwiegend psychotherapeutisch. Chronische Verläufe sind häufig.

Erkrankung: Epidemiologie:
- 1,5–2 % in der Allgemeinbevölkerung
- etwa 5 % unter psychiatrischen Patienten.

Ätiologie: Multifaktorielle Genese.

Klinik: Anhaltende Symptome seit dem frühen Erwachsenenalter:
- dramatische Selbstdarstellung
- leichte Beeinflussbarkeit durch andere und Sprunghaftigkeit
- Affektlabilität*
- andauerndes Verlangen nach aufregenden Erlebnissen, bei denen die betroffene Person im Mittelpunkt steht
- Suche nach Aufmerksamkeit und Beachtung, die mit Mangel an Authentizität und einem Gefühl der inneren Leere einhergeht
- übermäßige Beschäftigung mit dem eigenen Aussehen
- flirtendes, verführerisches Verhalten
- Schwierigkeiten, tiefergehende und dauerhafte Beziehungen zu gestalten.

Therapie: Psychotherapie (es existieren keine Wirksamkeitsstudien):
- Die kognitive Verhaltenstherapie* fokussiert den globalen, impressionistischen Denkstil und daraus resultierende Problemfelder sowie das Verlangen nach Aufmerksamkeit und kurzfristig wirksamen angenehmen Reizen als Verstärker.
- Das Selbstinstruktionstraining entwickelt die stufenweise Kontrolle emotionsgesteuerter, impulsiver sprunghafter Handlungen.
- Die Psychoanalyse* fokussiert die Angst vor der eigenen Bedeutungslosigkeit bei fehlender Anerkennung durch Andere. Ziel ist es, bedeutsame biografische Erfahrungen und Beziehungskonstellationen zu verarbeiten, welche die Ausbildung einer reifen Selbstidentität verhindert haben.

Bei umschriebenen Symptomen kann ein medikamentöser Behandlungsversuch erfolgen:
- Schlafstörungen* mit niederpotenten Neuroleptika
- depressive Symptomatik mit Antidepressiva*, vor allem Serotoninwiederaufnahme-Hemmer.

Prognose: Die Prognose ist eher ungünstig. Teilweise lässt die Intensität der Symptome im Verlauf des Lebens nach. Komorbid bestehen häufig Abhängigkeitserkrankungen, Suchtmittel werden zur Erzeugung und Intensivierung aufregender Ereignisse eingesetzt.

Persönlichkeitsstörung, narzisstische

f: engl. *narcissistic personality disorder*. Form der spezifischen Persönlichkeitsstörung*, die durch einen überhöht wirkenden, aber eigentlich instabilen Selbstwert mit leichter Kränkbarkeit gekennzeichnet ist. Zusätzlich besteht ein hohes Anspruchsdenken mit ausbeuterischem Beziehungsstil. Die Behandlung erfolgt überwiegend psychotherapeutisch und wird durch die oft fehlende Krankheitseinsicht erschwert. Chronische Verläufe sind häufig.

Erkrankung: Epidemiologie: Die Prävalenz liegt bei etwa 1 % in der Allgemeinbevölkerung. **Ätiologie:** Multifaktorielle Genese:
- genetische Disposition: Umschriebene Persönlichkeitseigenschaften treten familiär gehäuft auf.
- Dysbalance von Neurotransmittern: Veränderungen von Serotonin* beeinflussen die Impulsivität*, Noradrenalin* und Dopamin* die Frustrationstoleranz*.
- minimale zerebrale Dysfunktion: Es treten diskrete unspezifische EEG-Veränderungen und eine geringere Stoffwechselaktivität in Präfrontalkortex* und Amygdala* auf.
- Einfluss von Erziehung und sozialem Milieu: Es bestehen Gewaltbereitschaft oder Suchterkrankungen der Eltern.

Klinik: Anhaltende Symptome seit dem frühen Erwachsenenalter:
- vermeintlich überhöhtes, aber eigentlich brüchiges Selbstwertgefühl
- Abwertung Anderer
- leichte Kränkbarkeit
- hohes Anspruchsdenken
- rücksichtsloses und manipulatives Verhalten in zwischenmenschlichen Beziehungen
- teilweise Mangel an Empathie

Therapie: Die Behandlung erfolgt vor allem psychotherapeutisch. Meist ist eine langjährige Begleitung zur Verhaltensmodifikation erforderlich. Die Therapie wird durch die meist fehlende Krankheitseinsicht erschwert. Bei umschriebenen Symptomen kann ein medikamentöser Behandlungsversuch erfolgen:
- Schlafstörungen* mit niederpotenten Neuroleptika
- Suizidalität* mit Benzodiazepinen*
- depressive Symptomatik mit Antidepressiva*, vor allem Serotoninwiederaufnahme-Hemmer.

Prognose: Die Prognose ist eher ungünstig. Komorbid treten häufig Suchterkrankungen auf, die die Prognose zusätzlich verschlechtern. Die narzisstische Persönlichkeitsstörung kann nach Kränkungssituationen mit schweren depressiven Episoden* und Suizidalität* einhergehen. Mit 14 % haben Narzissten die höchste Suizidrate unter Betroffenen mit Persönlichkeitsstörungen.

Persönlichkeitsstörung, paranoide *f*: engl. *paranoid personality disorder*. Spezifische Persönlichkeitsstörung* mit tiefgreifendem Misstrauen und Argwohn gegenüber anderen Menschen. Zusätzlich bestehen eine leichte Kränkbarkeit und eine Neigung zu Streit und Rechthaberei. Die Störung ist häufig mit narzisstischen Zügen kombiniert. Die Behandlung erfolgt überwiegend psychotherapeutisch. Chronische Verläufe sind häufig.

Erkrankung: Epidemiologie: Die Prävalenz liegt bei etwa 0,5–1 % in der Allgemeinbevölkerung. **Ätiologie:** Multifaktorielle Genese.
Klinik: Anhaltende Symptome seit dem frühen Erwachsenenalter:
- starkes Misstrauen gegenüber anderen Menschen
- Erlebtes wird verdreht, freundliches Verhalten feindselig interpretiert
- Empfindlichkeit auf Zurückweisung
- nachtragend bei Kränkungen
- Streitbarkeit und Rechthaberei
- Neigung zu pathologischer Eifersucht
- starke Selbstbezogenheit bei teilweise überhöhtem Selbstwert
- Gedanken über Verschwörungstheorien.

Therapie: Die Behandlung erfolgt vor allem psychotherapeutisch. Meist ist eine langjährige Begleitung zur Verhaltensmodifikation erforderlich. Das starke Misstrauen erschwert die Behandlung. Bei umschriebenen Symptomen kann ein medikamentöser Behandlungsversuch erfolgen:
- Schlafstörungen* mit niederpotenten Neuroleptika
- Anspannungszustände mit niederpotenten Neuroleptika
- psychotische Symptome mit hochpotenten Neuroleptika.

Prognose: Die Prognose ist eher ungünstig, der Übergang in eine Schizophrenie* möglich.

Persönlichkeitsstörung, passiv-aggressive *f*: engl. *passive-aggressive personality disorder*; syn. negativistische Persönlichkeitsstörung. Selten diagnostizierte Form der spezifischen Persönlichkeitsstörung* mit negativistischer Einstellung und passivem Widerstand gegenüber Anregungen und Leistungsanforderungen durch Andere. Die passiv-aggressive Persönlichkeitsstörung macht sich vor allem im beruflichen Kontext bemerkbar. Die Behandlung erfolgt in der Regel psychotherapeutisch. Chronische Verläufe sind häufig.

Klinik: Anhaltende Symptome seit dem frühen Erwachsenenalter:
- indirekter Widerstand gegen Anforderungen an das eigene Verhalten, meist bezogen auf berufliche Situationen
- kein Anerkennen von Autoritätspersonen
- Verzögerungstaktiken und absichtlich herbeigeführte Ineffizienz und Vergesslichkeit bei (beruflichen) Anforderungen
- trotziges, streitlustiges Verhalten.

Therapie: Die Behandlung erfolgt vor allem psychotherapeutisch. Meist ist eine langjährige Begleitung zur Verhaltensmodifikation erforderlich. Bei umschriebenen Symptomen kann ein medikamentöser Behandlungsversuch erfolgen:
- Anspannungszustände mit niederpotenten Neuroleptika
- depressive Symptomatik mit Antidepressiva*, vor allem Serotoninwiederaufnahme-Hemmer.

Prognose: Die Prognose ist eher ungünstig.

Persönlichkeitsstörung, schizoide *f*: engl. *schizoid personality disorder*. Seltene spezifische Persönlichkeitsstörung*, die durch emotionale Gleichgültigkeit, Anhedonie*, starke Introversion* bei geringem Interesse an tragfähigen Beziehungen und mangelnder Sensibilität gegenüber sozialen Regeln gekennzeichnet ist. Die Behandlung erfolgt überwiegend psychotherapeutisch. Die gestörte Kontaktfähigkeit erschwert die Therapie. Chronische Verläufe sind häufig.

Therapie: Die Behandlung erfolgt vor allem psychotherapeutisch. Meist ist eine langjährige Begleitung zur Verhaltensmodifikation erforderlich. Die gestörte Kontaktfähigkeit erschwert die Behandlung. Bei umschriebenen Symptomen kann ein medikamentöser Behandlungsversuch erfolgen:
- Schlafstörungen* mit niederpotenten Neuroleptika
- Anspannungszustände mit niederpotenten Neuroleptika
- psychotische Symptome mit hochpotenten Neuroleptika.

Prognose: Die Prognose ist eher ungünstig und die Etablierung eines geregelten Alltags durch die großen psychosozialen Defizite stark beeinträchtigt. Komorbid besteht häufig ein Asperger-Syndrom, das die Prognose weiter verschlechtert.

Persönlichkeitstest *m*: engl. *personality test*. Psychometrischer psychologischer Test* zur Erfassung verschiedener Persönlichkeitsmerkmale (Persönlichkeitsdiagnostik*) in der Regel durch Selbstauskunft (Persönlichkeitsfragebogen; z. B. Freiburger Persönlichkeitsinventar, NEO-Fünf-Faktoren-Inventar) oder situationsbezogene Verhaltensbeobachtung.

Formen: Nach Art der Erfassung:
- **subjektiver** Persönlichkeitstest: 1. Erfassung mit Fragebogen, Auskunft der Probanden über ihre alltäglichen Verhaltensweisen, Erfahrungen, psychischen Zustände, Selbsteinschätzungen 2. standardisierter Test 3. Messintention erkennbar 4. Verfälschung aufgrund seiner Durchschaubarkeit möglich 5. spezifische, psychometrisch begründete Korrekturverfahren zur Kontrolle von Effekten sozialer Erwünschtheit
- **objektiver** Persönlichkeitstest: 1. unmittelbare situationsbezogene Erfassung des Verhaltens (keine Selbstauskünfte) 2. vermeintlich verfälschungssicher 3. idealerweise keine Zuordnung von Augenscheinvalidität des Verfahrens in den Augen des Patienten.

Nach erfassten Merkmalen bzw. Items:
- **Einstellungstest:** Erfragung von Zustimmung oder Ablehnung hinsichtlich eines bestimmten Themas
- **Situationsfragebogen:** Erfassung potenziell beobachtbaren Verhaltens, indem der Befragte in eine hypothetische Situation versetzt wird
- **Motivations- und Interessensfragebogen:** Erfragung einer unter Umständen zukunftsbezogenen Selbstauskunft über innere Zustände oder Vorgänge
- **Verhaltensfragebogen:** Erfragung tatsächlichen Verhaltens in der Vergangenheit.

Persönlichkeitstheorie *f*: engl. *personality theory*; syn. Charakterkunde. Beschreibendes und erklärendes Modell über die Individualität des Menschen im Kontext der Persönlichkeitsei-

genschaften. Die Persönlichkeitstheorie ist Basis für die psychologische Diagnostik und fließt ein in die Therapie von psychischen Störungen.
Theorie: Bekannt sind ca. 10 verschiedene Persönlichkeitstheorien, die ihre Hypothesen in Form von Persönlichkeitsmodellen präsentieren. Dabei handelt es sich um z. B. **philosophisch-phänomenologisch** bzw. metaphysisch ausgerichtete Theorien (z. B. Dreigliederung seit Platon und Aristoteles in die vegetative, animalische und Vernunftseele) oder auch das **faktorenanalytische** Konstrukt des Fünf*-Faktoren-Modells.

Personendosimeter → Individualdosimeter
Personen-Sievert → Kollektivdosis
Personensorge f: Teil des Sorgerechts*, der das Recht und die Pflicht umfasst, ein Kind zu pflegen, zu erziehen, zu beaufsichtigen und seinen Aufenthalt zu bestimmen (Aufenthaltsbestimmung). Körperliche Bestrafungen, seelische Verletzungen und andere entwürdigende Erziehungsmaßnahmen sind dabei unzulässig (§ 1631 BGB).
Hintergrund: Der von einem Betreuer wahrgenommene Aufgabenkreis „Personensorge" bezieht sich auf Bereiche, die nicht nur das Vermögen oder den Aufenthalt betreffen. Dazu gehören:
– Sorge für Ernährung, Körperpflege, Gesundheitssorge*
– Reinigung der Wohnung und der Kleidung sowie der Kauf von Kleidung
– Geltendmachung von Unterhalts- und Sozialhilfeansprüchen
– Umgangsrecht, wobei hier zur Klarstellung der Kompetenz des Betreuers eine Anfrage beim Betreuungsgericht zu empfehlen ist.

Allgemein sind die Grenzen dieses Aufgabenkreises unklar und im Einzelfall zu klären. In der Praxis wird dieser Aufgabenkreis kaum festgelegt.

Persorption f: engl. *Herbst effect*; syn. Herbst-Effekt. Parazelluläre Resorption (Durchtritt) fester, unlöslicher Nahrungspartikel oder künstlicher Nanopartikel (Durchmesser 5–150 µm) wie z. B. Stärkekörner oder Cellulosepartikel durch das intakte Darmepithel in die Blutbahn.

Perspiratio insensibilis f: engl. *insensible perspiration*. Unmerkliche, weitestgehend temperaturunabhängige Wasserabgabe über die Haut und Schleimhaut (Atmung) durch Diffusion und Verdunstung ohne sichtbare Schweißbildung. Die Wasserabgabe beträgt ca. 0,5 ml/h pro kg KG (500–1000 ml/d).

Perspiratio sensibilis f: engl. *perspiration*; syn. Diaphorese. Von cholinergen Fasern des Sympathikus* gesteuerte Absonderung von Schweiß* aus merokrinen Drüsen. Die Schweißzentren liegen im Dienzephalon*, in der Medulla* oblongata und in der Columna lateralis des Rückenmarks*.

Perthes-Calvé-Legg-Krankheit f: engl. *Legg-Calvé-Perthes disease*. Ein- oder beidseitige aseptische Knochennekrose* der Femurkopfepiphyse. Die Krankheit verläuft typischerweise über 5 Jahre mit Initial-, Kondensations-, Fragmentations-, Reparations- und Endstadium. Untersucht wird bildgebend, behandelt je nach Befund konservativ oder operativ. Ein Erkrankungsbeginn nach dem 6. Lj. ist aufgrund abnehmender Selbstheilungsmöglichkeit prognostisch ungünstig.
Klinik:
– Beginn mit langsam sich verstärkendem Hinken, Bewegungsschmerz und Einschränkung der Gelenkbeweglichkeit (besonders Rotation)
– Trendelenburg*-Zeichen bei Femurkopfsinterung.

Diagnostik:
– Ultraschalldiagnostik
– MRT (siehe Abb.)
– röntgenologische Gelenkspaltverbreiterung (Knorpelödem), Epiphysenkernsklerose (Nekrose), danach sog. scholliger Zerfall und Regenerationszeichen, z. T. auch zystische Aufhellungen im epiphysennahen Schenkelhals-Metaphysenbereich sowie an der Gelenkpfanne (sog. Pfannen-Perthes).

Therapie:
– konservativ: 1. Schonung 2. bei Bedarf Entlastung an Unterarmgehstützen oder im Rollstuhl 3. Physiotherapie 4. Analgetika, Antiphlogistika
– operativ zur Verbesserung des Containments intertrochantäre varisierende Osteotomie*, Salter*-Operation oder 3-fache Beckenosteotomie

Prognose:
– Ausheilung ohne Deformierung möglich
– bei einem Teil der Fälle Walzen- oder Pilzform des Schenkelkopfs mit Abplattung der Hüftgelenkpfanne, Coxa magna, selten Coxa plana und Arthrosis deformans.

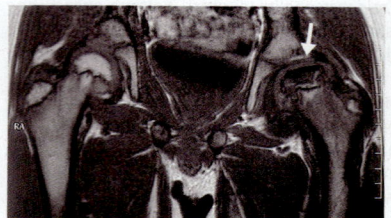

Perthes-Calvé-Legg-Krankheit: Nekrose im linken Femurkopf; MRT. [184]

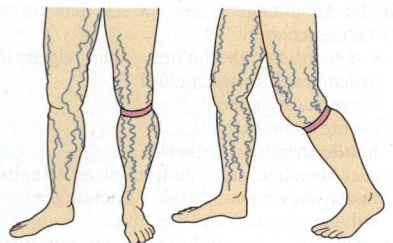

Perthes-Test: Entleerung der Varizen unterhalb der Staubinde.

Perthes-Test m: engl. *Perthes' test*. Prüfung der Durchgängigkeit der tiefen Beinvenen (Venae* profundae) und Perforansvenen* (Venae perforantes). Nach Anlegen einer Staubinde oberhalb von Varizen* führt Umhergehen durch die Aktivierung der Muskelpumpe* bei intakten Perforansvenen und durchgängigen tiefen Venen zur Entleerung der vorher prall gefüllten Varizen (Perthes-Zeichen). Siehe Abb.
Beurteilung:
– Entleerung der Varizen: tiefe Beinvenen und Perforansvenen durchgängig
– unvollkommene Entleerung: geringe Klappeninsuffizienz der Perforansvenen
– keine Entleerung der Varizen: ausgeprägte Klappeninsuffizienz der Perforansvenen und Abflussstörung in den tiefen Beinvenen
– gesteigerte Füllung der Varizen: postthrombotisches Syndrom*.

Pertubation f: Feststellung der Durchgängigkeit der Eileiter. Eine Form ist die Hydropertubation, postoperativ angewendet zur Aufrechterhaltung einer wiederhergestellten Eileiterdurchgängigkeit mittels Durchspülung der Eileiter mit Flüssigkeit. Eine weitere Form ist die Chromopertubation im Rahmen einer Pelviskopie* mit aszendierender Füllung der Eileiter mit Farblösung (z. B. Indigokarmin).

Pertussis f: engl. *whooping cough*. Durch Bordetella* pertussis hervorgerufene Infektionskrankheit, die mit charakteristischen Hustenanfällen einhergeht. Der Erreger wird durch Tröpfcheninfektion übertragen. Eine Antibiotikatherapie greift nur im Anfangsstadium. Die Letalität im jungen Säuglingsalter beträgt bis zu 2 %, mit zunehmendem Alter wird sie geringer. Prophylaktisch wird nach Impfkalender* geimpft.
Klinik:
– **Stadium catarrhale** (Dauer 7–14 Tage): 1. seröse Rhinopharyngitis, auch Konjunktivitis*, subfebrile Temperaturen 2. meist nachts zunächst noch uncharakteristischer Husten, der allmählich in Krampfhusten übergeht
– **Stadium convulsivum** (Dauer 3–6 Wochen): 1. typische Pertussisanfälle (nachts

häufiger als tagsüber), in rascher Aufeinanderfolge mehr oder weniger schwere Hustenstöße (sog. Stakkatohusten) mit vorgestreckter Zunge, anschließend juchzendes, ziehendes Inspirium infolge Verengung der Stimmritze (Laryngospasmus, zäher Schleim) 2. Wiederholung der Hustenanfälle in kurzen Abständen mit zunehmender Dyspnoe und Zyanose sowie prall gefüllten Schädel- und Halsvenen bis zur Gefahr der endexspiratorischen Apnoe, schließlich Entleerung des zähen, glasigen Schleims häufig mit Erbrechen 3. anschließend Periode mit erhöhter Hustenreizschwelle (hustenrefraktäre Phase) 4. Anzahl der Hustenanfälle zwischen 5 und 50 pro 24 h 5. Blutungen in Lider und unter die Bindehaut, seltener in die Netzhaut, aufgrund venöser Stauungen 6. bei Säuglingen anfallsweise auftretende (lebensgefährliche) Dys- bis Apnoe
- **Stadium decrementi** (Dauer 2–6 Wochen): 1. allmählich abnehmende Symptome, noch Bronchitis* 2. Husten manchmal noch über Monate pertussiform.

Abortive Verlaufsformen sind besonders nach Schutzimpfung* und bei Zweiterkrankung häufig. Bei Jugendlichen und Erwachsenen kommt Pertussis auch ausschließlich als mehrwöchiger trockener Husten vor.

Diagnostik:
- typisches klinisches Bild (Facies pertussica)
- bakteriologische Untersuchung (Kultur und/oder PCR) des tiefen Nasenabstrichs im Stadium catarrhale oder in den ersten Tagen des Stadium convulsivum
- labordiagnostisch: Blutbild mit starker Leukozytose (bei jungen Säuglingen in ca. 20% der Fälle, bei älteren Kindern in bis zu 80%), relative Lymphozytose (meist um 80%)
- Röntgen-Thorax-Aufnahme: starke Verbreiterung der Hili mit vermehrter streifiger und fleckförmiger Lungenzeichnung (Infiltration des Interstitiums) in beiden Unterfeldern medial (basales Dreieck)
- meldepflichtige Krankheit bei Krankheitsverdacht, Erkrankung oder Tod.

Therapie:
- ursächlich antibiotisch nur im frühen Stadium catarrhale, z. B. mit Clarithromycin oder Cotrimoxazol
- bei jungen Säuglingen Monitorüberwachung aufgrund des Apnoe-Risikos.

Prophylaxe:
- aktive Immunisierung mit Adsorbatimpfstoff aus inaktivierter Bordetella* pertussis oder azellulären Pertussisimpfstoffen: 1. Standardimpfung entsprechend Impfkalender* 2. Standardimpfung bei Personen ohne Impfung in den letzten 10 Jahren
- postexpositionell bei Personen ohne Impfschutz mit engem Kontakt zu Pertussiskranken: Chemoprophylaxe mit Makrolid*-Antibiotikum, z.B. Clarithromycin.

Nach Impfung und nach überstandener Krankheit besteht eine Immunität, die innerhalb von Jahrzehnten nachlässt. Zweiterkrankungen bei Erwachsenen und Ersterkrankungen bei nicht geimpften Erwachsenen nehmen aktuell deutlich zu.

Pertussis-Antikörper m sg, pl: syn. Keuchhusten-Antikörper. Antikörper* gegen Bordetella* pertussis oder Pertussistoxin*. Indikationen zur Bestimmung sind der Verdacht auf Keuchhusten bei Säuglingen und bei ungeimpften oder älteren Personen mit nachlassendem Impfschutz. Der Nachweis erfolgt im Serum* mittels KBR, ELISA oder Westernblot.

Indikation zur Laborwertbestimmung: Länger dauernder Husten* mit und ohne typische Hustenanfälle.

Material und Präanalytik: Serum.

Referenzbereiche:
- KBR: ≤ 1:10
- ELISA: 1. IgM < 9 U/ml 2. IgG < 20 U/ml 3. IgA < 15 U/ml
- Westernblot: IgG und IgA negativ.
- Die angegebenen Referenzwerte sind Standardquellen der Literatur entnommen und können sich von den Referenzwerten des untersuchenden Labors unterscheiden.

Bewertung:
- Die Konstellation der ELISA-Ergebnisse gibt Rückschlüsse auf das Alter der Infektion.
- Westernblot-Ergebnisse erlauben die Differenzierung zwischen verschiedenen Bordetella*.

Zur Befundinterpretation siehe Tab. Die angegebenen Werte sind Standardquellen der Literatur entnommen und können sich von den Werten des untersuchenden Labors unterscheiden.

Praxishinweise:
- IgA-Antikörper nur bei Infektion, nicht nach Impfung
- bei Säuglingen < 3 Monate oft nur schwache Antikörperbildung, daher Verlaufskontrolle nach 2 Wochen
- Beurteilung der Immunität* bei Gesunden nicht möglich.

Pertussis-Schutzimpfung f: syn. Keuchhusten-Schutzimpfung. Aktive Immunisierung* gegen Bordetella* pertussis, den Erreger des Keuchhustens. Nach Empfehlungen der Ständigen* Impfkommission werden Säuglinge und Kleinkinder mit 4 Teilimpfungen grundimmunisiert. Auffrischimpfungen* sind im Vorschul- und Jugendalter vorgesehen. Erwachsene sollten bei der nächsten Routineimpfung gegen Tetanus* und Diphtherie* zusätzlich gegen Keuchhusten geimpft werden.

Vorgehen:
- Grundimmunisierung*: 1. 4 Teilimpfungen im Alter von 2, 3, 4 und 11–14 Monaten 2. Mindestabstand von 4 Wochen
- Auffrischimpfungen*: 1. je eine Impfdosis im Alter von 5–6 Jahren sowie 9–17 Jahren 2. im Erwachsenenalter einmalige Impfung

Pertussis-Antikörper:
Pertussis-Antikörper im Serum.

Test	Ergebnis	Interpretation
KBR	≤ 1:10	kein Hinweis auf Infektion
	> 1:10	Infektion möglich oder Impftiter
	2-facher Anstieg des Titers	frische Infektion
ELISA IgM	< 9 U/ml	negativ; kein Hinweis für frische Infektion
	9–14 U/ml	schwach positiv; frische Infektion oder Impftiter möglich
	> 14 U/ml	positiv; frische Infektion wahrscheinlich, Impftiter möglich
ELISA IgG	< 20 U/ml	negativ; keine Infektion
	20–30 U/ml	schwach positiv; frische oder frühere Infektion möglich, Impftiter möglich
	> 30 U/ml	positiv; frische oder frühere Infektion, Impftiter möglich
ELISA IgA	< 15 U/ml	negativ; keine frische Infektion
	15–20 U/ml	schwach positiv; frische Infektion möglich
	> 20 U/ml	frische Infektion wahrscheinlich
Westernblot IgG	filamentöses Hämagglutinin positiv	frische oder frühere Infektion mit Bordetella-Spezies (nicht differenzierbar) wahrscheinlich; Impftiter möglich
	Pertussistoxin positiv	Infektion mit Bordetella pertussis wahrscheinlich; Impftiter möglich
Westernblot IgA	filamentöses Hämagglutinin positiv	frische Infektion mit Bordetella-Spezies (nicht differenzierbar) wahrscheinlich
	Pertussistoxin positiv	Infektion mit Bordetella pertussis wahrscheinlich

Pertussistoxin

(in Kombination mit der nächsten Tetanus- und Diphtherie-Impfung)
- Nachholimpfungen*: **1.** 2 Impfdosen im Abstand von 4–8 Wochen **2.** 3. Impfdosis 6–12 Monate nach der 2. Impfdosis
- Indikationsimpfungen*: **1.** eine Impfdosis, wenn ≥10 Jahre keine Impfung **2.** bei Frauen im gebärfähigem Alter, engen Kontaktpersonen von Säuglingen (spätestens 4 Wochen vor Geburt des Kindes) und Müttern (vor Konzeption oder in den ersten Tagen postpartal*)
- berufsbedingte Impfung: **1.** eine Impfdosis, wenn ≥10 Jahre keine Impfung **2.** Personal im Gesundheitsdienst sowie in Gemeinschaftseinrichtungen.

Impfstoffe: Der Pertussis-Impfstoff ist nicht als Einzelimpfstoff erhältlich, sondern ausschließlich in verschiedenen Kombinationsimpfstoffen* enthalten (siehe Pertussis-Impfstoff).

Pertussistoxin n: Abk. PT. Von Bordetella* pertussis gebildetes Exotoxin (siehe Toxine*), das die Schleimhäute zerstört, umliegendes Gewebe schädigt und die Abwehrkräfte schwächt. Mit Formaldehyd inaktiviertes Pertussistoxin ist Bestandteil azellulärer Pertussis-Impfstoffe.

Perücke f: engl. *wig*. Haarersatz aus Menschen-, Tier- oder Kunststoffhaar bei Haarausfall* oder Haarverlust. Bei absehbarem Haarverlust infolge einer pharmakologischen Behandlung (z. B. Chemotherapie) kann eine Perücke vom Arzt per Rezept verordnet werden.

Perversion f: Früher Bezeichnung für die progrediente zwanghaft-süchtige Verlaufsform von Paraphilien* (nach Giese), heute wegen der abwertenden Konnotation klinisch ungebräuchlich und fast nur noch im Zusammenhang mit der psychoanalytischen Perversionslehre benutzt.

per vias naturales: Auf natürlichem Weg, z. B. Abgang von verschluckten Fremdkörpern mit dem Stuhl.

Perzeptionsstörung → Wahrnehmungsstörung

perzeptueller Kontrast → Kontrastwahrnehmung

PES: Abk. für Postembolisationssyndrom → Chemoembolisation, transarterielle

PESA: Abk. für perkutane epididymale Spermienaspiration für ICSI → Intracytoplasmic Sperm Injection

Pes adductus m: engl. *talipes varus*; syn. Metatarsus varus. Angeborene (selten) oder erworbene Fußdeformität mit Adduktionsstellung des Mittel- und Vorfußes ohne supinatorische Komponente bei Valgusstellung des Rückfußes. Sie entwickelt sich häufig bei bevorzugter Bauchlagerung des Säuglings und hat eine starke Rezidivneigung.

Pes anserinus profundus m: Dreiteiliger Muskelansatz des Musculus* semimembranosus im

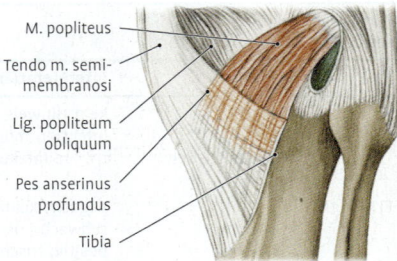

Pes anserinus profundus: Rechtes Kniegelenk von dorsal. Der Pes anserinus profundus ist der Zusammenschluss von 3 Sehnenzügen des Musculus semimembranosus an der Kniekehle.

Bereich der Rückfläche der Kniegelenkskapsel. Seine 3 Zügel ziehen zum Condylus medialis tibiae, zur Faszie* des Musculus* popliteus und zum Lig. popliteum obliquum. Siehe Abb.

Pes anserinus superficialis m: syn. Pes anserinus. Durch die gänsefußartig verbreiterten Endsehnen des M. sartorius, M. gracilis und M. semitendinosus gebildete Sehnenplatte an der medialen Seite der Tuberositas tibiae, dicht unterhalb des Kniegelenks*. Im klinischen Sprachgebrauch wird diese Sehnenplatte auch nur als Pes anserinus bezeichnet. Siehe Abb.

Klinische Bedeutung: Zwischen den Ansatzsehnen von M. sartorius, M. gracilis und M. semitendinosus und der Tibia* befindet sich die Bursa anserina. Durch sportliche Überbelastung, muskuläre Dysbalancen oder direkte Traumata kann es zu einer Bursitis* oder Tendinitis kommen, dem Pes-anserinus-Syndrom.

Pes calcaneus m: Fußdeformität mit dorsalflektierter Steilstellung des Kalkaneus. Die Therapie erfolgt meist konservativ mit Redressement* im Gipsverband. Eine Operation ist selten notwendig, da ein Pes calcaneus in der Regel sehr gut behandelbar ist.

Pes cavus m: Fußfehlbildung mit ausgeprägtem Längsgewölbe, Supination des Rückfußes und Pronation des Vorfußes. Er tritt häufig kombiniert mit Krallenzehen* auf, entwickelt sich meist im 5.–6. Lj. und verläuft oft symptomlos. Ein stampfender Gang, Schwielenbildung und ggf. Arthrose können auf die Fehlbildung hinweisen. Vgl. Fußdeformität* (Abb. dort).

Therapie: Je nach Beschwerdebild und Alter
- redressierende Verbände
- orthopädische Schuheinlage
- orthopädische Schuhe
- unter Umständen operative Korrektur.

PE-Segment: Abk. für pharyngoö(e)sophageales Segment → Ösophagusstimme

Pes equinovarus m: engl. *talipes equinovarus*. Komplexe Fußdeformität mit Spitzfußstellung

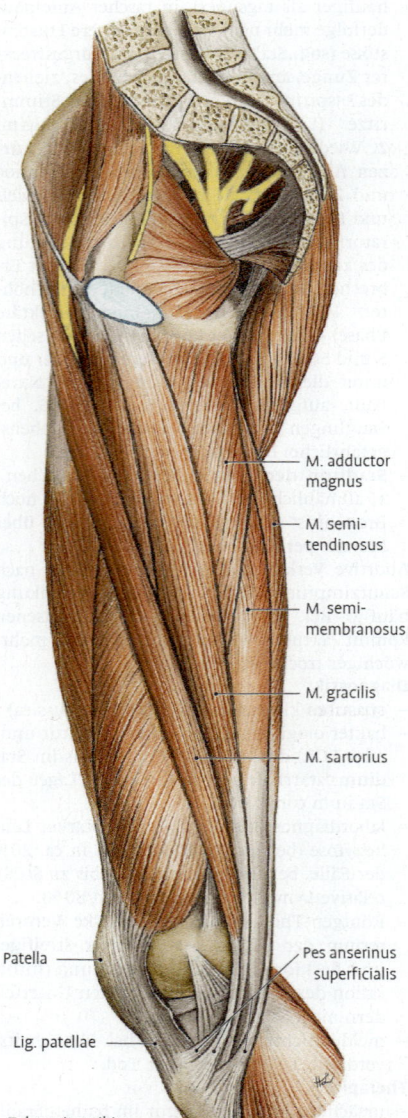

Pes anserinus superficialis: Oberschenkel- und Hüftmuskulatur von medial. Die Sehnen des M. sartorius, des M. semitendinosus und des M. gracilis schließen sich fächerförmig im Pes anserinus superficialis zusammen. [4]

und Vorfußadduktion. Die Diagnose erfolgt pränatal im 2. Trimenon durch Ultraschalldiagnostik. Siehe Fußdeformität* (Abb. dort).

Formen: Angeborene Form (Pes equinovarus congenitus): Spitzfußstellung des Gesamtfußes, Varus-(Supinations-)Stellung des Rückfußes, Supinationsadduktionsstellung des Vorfußes (Pes* adductus) und Hohlfußes (Pes* cavus), da der Vorfuß stärker als der Rückfuß plantarflektiert ist. Der röntgenologische Verlauf der Längsachsen des Talus und Kalkaneus ist sowohl in der anterior-posterior als auch in der seitlichen Ebene annähernd parallel (normal: Winkel von ca. 40°). Sie ist meist genetisch bedingt und tritt gehäuft bei Chromosomenaberration und Fehlbildungssyndromen auf, wie Dysplasia cranio-carpo-tarsalis, Kampomelie und TAR-Syndrom. Auch multifaktorielle Vererbung mit Androtropie (m : w = 2 : 1) oder eine symptomatische Entstehung durch Amnionschäden oder Oligohydramnion* (Raumbeengung; z. B. Potter*-Sequenz) sind mögliche Ursachen. Vermutet wird aufgrund der Ähnlichkeit mit dem embryonalen Fuß in der 5.–12. SSW ein Stehenbleiben auf früher embryonaler Entwicklungsstufe oder eine neurogene Störung mit Entwicklungsstörung der Muskulatur mit Muskelfasertypdysbalance und Typ-I-Prädominanz, sog. Klumpfußwade. **Erworbene Formen:**
- neurogen: Myelodysplasie des Rückenmarks
- paralytisch: Poliomyelitis, periphere Nervenlähmung
- spastisch
- posttraumatisch
- postinfektiös.

Therapie:
- ggf. unmittelbar postnatal beginnend etappenweise Redressement* (Ponseti-Methode) oder Reposition mit Redressionsgips
- häufig perkutane oder offene Achillessehnenverlängerung und Kapsulotomie im oberen und unteren Sprunggelenk zur Talusreposition
- später ggf. Tibialis-anterior-Plastik, Kuboidkeilosteotomie, subtalare oder Tripleosteotomie.

Pes equinus *m*: engl. *talipes equinus*. Fußfehlstellung in fixierter Plantarflexion im oberen Sprunggelenk. Ein Anheben der Fußspitze und passive Redression sind dadurch unmöglich.

Ätiologie:
- angeboren: Skelettfehlbildung infolge intrauteriner Fehllage
- erworben: z. B. bei Peroneuslähmung*, spastisch, posttraumatisch durch Narbenzug oder Kontraktur, bei längerer Bettruhe ohne angemessene Lagerung oder mit Druck von schwerem Bettzeug auf den Fuß.

Klinik:
- Fußspitze zeigt nach unten
- Unvermögen, die Fußsohle auf den Boden zu bringen

- Zehengang, funktionelle Beinverlängerung
- Fußhaltung in einer normalen oder zum Fußrücken gebeugten (dorsalflexierten) Position nicht möglich.

Therapie: Je nach Grunderkrankung:
- konservativ: Redressement, Physiotherapie, Absatzerhöhung, orthopädische Schuhe, Orthesen
- operativ: Achillotenotomie mit Achillessehnenverlängerung und ggf. dorsale Kapsulotomie am oberen und unteren Sprunggelenk, Tenodese, Korrekturosteotomie, Arthrodese.

Pes metatarsovalgus *m*: Fußfehlstellung mit Calcaneus valgus im Rückfuß, medialer Verkippung des Malleolus medialis und Abflachung des Längs- und Quergewölbes. Sie tritt konstitutionell, rachitisch, statisch, paralytisch-spastisch, posttraumatisch oder postinfektiös (Osteomyelitis, Tuberkulose, Trauma) bedingt auf.

Pes metatarsus → Pes transversus
Pes planovalgus → Pes valgus
Pes planus *m*: engl. *pes planovalgus*. Fußdeformität mit komplett abgesunkenem Längsgewölbe, sodass der Fußinnenrand im Stand belastungstragend ist. Ist das Längsgewölbe nur teilweise abgesunken, spricht man von Senkfuß.

Therapie:
- konservativ
- bei flexiblem, erworbenem Pes planus mit Ringorthese (nach Baise)
- bei angeborener Form Redressement* im Gipsverband
- operativ bei flexiblem, erworbenem Pes planus
- subtalare Arthrodese nach Green-Grice
- Schraubenarthrorise
- Kalkaneusverlängerung nach Evans, oft in Kombination mit Achillessehnenverlängerung
- operativ bei angeborener Form
- pantalare Arthrolyse
- Verlängerung der Pronatoren
- Rekonstruktion des Pfannenbandes
- temporäre Arthrodese und Gips
- Nachbehandlung über mindestens 2 Jahre mit korrigierender Orthese
- später ggf. Triplearthrodese.

Pessar *n*: engl. *pessary*. Ring, Schale oder Würfel aus Hart- oder Weichgummi, Porzellan oder Silicon zum Einlegen in die Scheide oder Uterushöhle zur Empfängnisverhütung sowie zur symptomatischen Therapie von Lageanomalien des inneren Genitales (Descensus, Prolaps) oder Harninkontinenz. Die Therapie der Zervixinsuffizienz erfolgt mit Cerclagepessar (Effizienz umstritten).

Formen:
- **intravaginale** Pessare: **1.** Stützpessare, z. B. Arabin- und Urethra-Schalenpessar **2.** Mut-

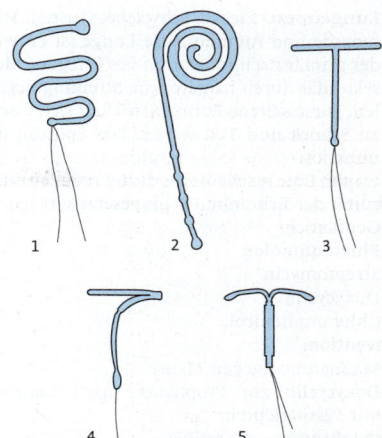

Pessar: Intrauterinpessare; 1: Lippes-Schleife; 2: Margulies-Spirale; 3: Kupfer-T; 4: Kupfer-7; 5: Hormonspirale.

terring **3.** Portiokappe (feste Kunststoffkappe) oder Scheidendiaphragma* (werden bis zu 2 h vor dem Geschlechtsverkehr eingeführt und sollen danach noch mindestens 6–8 h in situ verbleiben (nicht baden))
- **Intrauterinpessar***: Abk. IUP; in Form einer Schleife oder Spirale in 7- oder T-Form (siehe Abb.) aus Kunststoff (Polyethylen, Polypropylen): **1.** mit Kupferbeschichtung **2.** mit Wirkstoffreservoir im vertikalen Schenkel, das in eine die Freisetzungsgeschwindigkeit kontrollierende Membran eingefüllt ist (wirkstoffhaltige IUP; z. B. Levonorgestrel* freisetzende Hormonspirale.

Pes supinatus *m*: Meist postpartale Fußfehlstellung in Supination ohne weitere Fehlstellung, die vollständig redressierbar ist. Bei der Diagnosestellung muss von Pes* equinovarus unterschieden werden.

Pest *f*: engl. *plague*. Schwere fieberhafte Zoonose, verursacht durch das Bakterium Yersinia* pestis. Im Mittelalter waren ihre Epidemien als „schwarzer Tod" gefürchtet. Flöhe (Xenopsylla cheopis, Xenopsylla brasiliensis, Pulex irritans) übertragen die Erreger zwischen Nagetieren und auf den Menschen. Die Krankheit kommt heute noch in Afrika, besonders Madagaskar, Amerika, Zentral- und Südostasien vor.

Klinik:
- **Beulenpest (Bubonenpest):** Fieber mit hämorrhagisch-suppurierender und sehr schmerzhaften Entzündung der regionalen Lymphknoten (Bubo) proximal des Flohbisses, meist in der Leiste. Diese Form kann sich zur Pestsepsis weiterentwickeln.

Pestbakterien

- **Lungenpest:** Fieber, Schwäche, Husten, Hämoptoe und Atemnot. Die Lunge ist entweder primär nach Inhalation des Erregers oder sekundär durch hämatogene Streuung befallen. Diese seltene Form entwickelt sich rasch zu Schock und Tod weiter. Das Sputum ist infektiös.

Therapie: Eine rasche Behandlung reduziert die Letalität der Erkrankung. Eingesetzt werden:
- Gentamicin
- Fluoroquinolon
- Streptomycin
- Doxycyclin
- Chloramphenicol.

Prävention:
- Maßnahmen gegen Mäuse
- Doxycyclin zur Prophylaxe nach Kontakt mit Pestpatienten.

Pestbakterien → Yersinia
Pestfloh n pl: → Flöhe
Pestizide n pl: engl. pesticides. Sammelbegriff für Mittel zur chemischen Schädlingsbekämpfung. Die Einteilung erfolgt nach Substanzen oder Substanzgemischen, die zur Abwehr, Vernichtung oder Bekämpfung von Schädlingen, unerwünschten Pflanzen- oder Tierarten dienen, welche bei der Herstellung, Verarbeitung, Lagerung, dem Transport oder Inverkehrbringen von Lebensmitteln schädlich sind oder beeinträchtigend wirken.

Einteilung:
- Akarizide (gegen Milben)
- Fungizide (gegen Pilze; Antimykotika*)
- Insektizide* (gegen Insekten)
- Molluskizide (gegen Schnecken)
- Nematizide (gegen Fadenwürmer; Anthelminthika*)
- Rodentizide (gegen Nagetiere)
- Herbizide (gegen Unkräuter).

Nach der Art ihrer Aufnahme unterscheidet man Atem-, Fraß- und Kontaktgifte.

Pes transversus m: syn. Pes metatarsus. Fußdeformität mit eingesunkenem Quergewölbe, Verbreiterung des Vorfußes, Absinken der Metatarsalköpfchen II–IV mit Spreizung der Metatarsale I und V (häufig Hallux* valgus und Hammerzehen). Sie tritt meist infolge statischer Überlastung in Kombination mit Plattfuß (Pes transverso-planus) auf.

Therapie:
- konservativ: z. B. orthopädische Schuheinlage
- operativ bei Dekompensation (Metatarsalgie): 1. metatarsale Osteotomie in Kombination mit Schraubenosteosynthese* (Weil-Osteotomie) 2. distale diaphysäre Schrägosteotomie des Metatarsale I zur Debasierung des Metatarsalköpfchens (Helal-Operation).

Pestwurz, gemeine f: syn. Petasites hybridus. Ausdauernde, krautige Pflanze aus der Familie

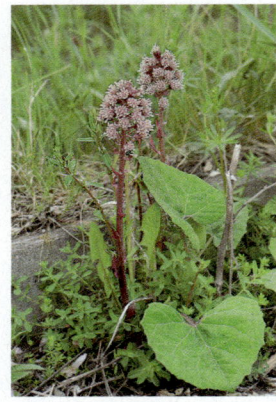

Pestwurz, gemeine: Blätter und Blütenstand. [214]

der Korbblütler (Asteraceae), die in Europa vorkommt. Die gemeine Pestwurz wirkt antiinflammatorisch, spasmolytisch und analgetisch. Sie wird bei Erkrankungen der Harnwege eingesetzt. Siehe Abb.

Verwendung: Extrakte* und deren galenische Zubereitungen zum Einnehmen, medizinisch:
- Wurzelstock: zur unterstützenden Behandlung akuter krampfartiger Schmerzen im Bereich der ableitenden Harnwege, besonders bei Nephrolithiasis (Kommission E)
- Zubereitungen aus Petasitesblättern: in der Schweiz zugelassenes Präparat mit einem Spezialextrakt zur Behandlung der allergischen Rhinitis.

Pes valgus m: engl. talipes valgus. Fußdeformität mit vermehrter Eversion des Rückfußes und Abflachung des Längsgewölbes.

Einteilung: Nach Manifestationsalter
- kindlicher (flexibler) Knick-Senkfuß: meist harmlose, bei Gehbeginn erkennbare verstärkte Valgusstellung der Ferse mit Abflachung des medialen Fußgewölbes, die im Zehenstand verschwindet
- Adoleszenten-Knick-Plattfuß: bei Vorschädigung oder infolge Überbeanspruchung entstehender zuerst muskulär, dann ligamentär bzw. ossär fixierter, mit schmerzhaften Reizzuständen einhergehender Pes valgus
- Knick- bzw. Knick-Plattfuß der Erwachsenen: oft mit geringerer Schmerzsymptomatik infolge arthrotischer Versteifung.

Therapie: Je nach Schweregrad
- konservativ durch Fußgymnastik, orthopädische Schuheinlagen, orthopädische Schuhe (bei Lähmungsknickfuß ggf. Gehapparat)
- bei starken chronischen Beschwerden und Dekompensation (keine Aufrichtung des Längsgewölbes im Zehenstand) unter Umständen operativ: 1. Tibialis-anterior-Plastik nach Niederecker 2. Schraubenarthrorise 3. Kalkaneusverlängerung nach Evans.

Fußdeformitäten: Vgl. Fußdeformität* (Abb. dort).

Pes varus → Pes equinovarus
PET: Abk. für → Positronen-Emissions-Tomografie
Petasites hybridus → Pestwurz, gemeine
Petechien f pl: engl. petechiae. Kleinste punktförmige Kapillarblutungen durch Blutaustritt in Haut oder Schleimhaut. Ursachen sind Verletzungen oder eine thrombozytäre bzw. vaskuläre hämorrhagische Diathese*. Petechien gehören zur Gruppe der Purpura* (Hauteinblutungen).

Vorkommen:
- Infektionskrankheiten wie Scharlach* oder infektiöse Mononukleose (dort am Gaumen)
- angeborene oder erworbene Thrombozytopathien*
- Vasopathien* (z. B. degenerativ im Alter, bei Diabetes mellitus oder chronischer Glukokortikoidzufuhr)
- Verletzungen
- Amyloidose*
- Kontaktdermatitis
- Dermatitis* herpetiformis Duhring.

Peters-Anomalie f: engl. Peters' anomaly. Form der Vorderabschnitts-Dysgenesie des Auges mit angeborener zentraler Hornhauttrübung, Defekt der Descemet*-Membran, evtl. Sekundärglaukom, Mikrocornea* und Mikrophthalmie*. Ursache ist eine Mutation im PAX6- (Genlocus 11p13), PITX2- (Genlocus 4q25-q26), CYP1B1- (Genlocus 2p22-p21) oder FOXC1-Gen (Genlocus 6p25). Sie ist meist autosomal-rezessiv, selten autosomal-dominant erblich.

Petersen-Hernie f: Sonderform einer inneren Hernie nach Magenbypass-Operation in der Adipositaschirurgie*, die häufig nach Fettreduktion und Gewichtsabnahme auftritt. Im Schlitz zwischen Mesocolon transversum und dem Mesenterium der nach Roux-Y ausgeschalteten, meist retrokolisch hochgezogenen alimentären Jejunumschlinge kommt es unterhalb der Jejunojejunostomie zur Herniation und Einklemmung von Dünndarm.

Prophylaxe: Zur Vermeidung einer Petersen-Hernie wird der Verschluss des Mesenterialschlitzes heute nach Magenbypasschirurgie standardmäßig durchgeführt.

Petersilie f: syn. Petroselinum crispum. Zweijährige Pflanze aus der Familie der Doldengewächse (Apiaceae), die als Gemüsepflanze kultiviert wird. Petersilie wirkt kontraktionsfördernd am Uterus, diuretisch und tonussteigernd. Die zerkleinerte Droge für Infuse sowie andere galenische Zubereitungen wird eingesetzt bei Erkrankungen der ableitenden Harnwege und Nierengrieß (Kommission E).

Pethidin *n*: Starkes Opioid-Analgetikum (Phenylpiperidinderivat) mit agonistischer Wirkung am µ-Rezeptor und somit analgetischer Wirkung, die 10-mal schwächer als Morphin* ist. Pethidin wirkt auch anticholinerg und spasmolytisch. Es besteht die Gefahr der Abhängigkeit (Morphintyp). Pethidin unterliegt dem Betäubungsmittelgesetz*.
Indikationen:
– mittelschwere bis starke akute und prolongierte Schmerzen, WHO-Stufe III (vgl. WHO*-Stufenschema, Tab. dort)
– bei ungenügender Wirksamkeit von Nichtopioid-Analgetika und/oder schwachen Opioiden, z. B. bei schweren posttraumatischen oder postoperativen Schmerzzuständen, Shivering*, chronischen Schmerzen, Herzinfarkt und schmerzhaften Spasmen der glatten Muskulatur.
Petiolus *m*: engl. *petiole*. Stiel.
Petit-Dreieck → Trigonum lumbale inferius
Petit-Hernie → Hernia lumbalis
PET-MRT *f*: syn. Positronenemissionstomografie-Magnetresonanztomografie. Kombination aus PET und MRT zur simultanen Ganzkörpermessung. Indikationen sind Diagnostik und Therapiekontrolle bei neurologischen und neurodegenerativen Erkrankungen wie Alzheimer-Krankheit oder Hirntumor. Es kann auch bei Kindern eingesetzt werden, da keine Strahlenbelastung vorliegt und die kurzlebigen PET-Radionuklide in niedriger Dosierung gegeben werden können.
Petrifikation *f*: engl. *petrifaction*. Versteinerung, in der Medizin die steinartige Umwandlung eines Gewebes.
Petri-Schale *f*: engl. *Petri dish*. Runde Schale für Bakterienkulturen*, die heute überwiegend aus Kunststoffen besteht.
Petroselinum crispum → Petersilie
Petrositis *f*: syn. Petroapizitis. Seltene, gefährliche Entzündung der Pyramidenspitzenzellen im Felsenbein* als Folge einer Mastoiditis*. Klinisch liegt neben Ohren- und Kopfschmerzen häufig ein Gradenigo*-Syndrom vor. Mögliche Komplikationen sind Meningitis*, Sinusvenenthrombose, Epiduralabszess* oder ein letaler Ausgang. Behandelt wird operativ mittels Mastoidektomie* mit begleitender Gabe von Breitspektrum-Antibiotika und Glukokortikoiden*.
Petting *n*: Wechselseitige Reizung der Geschlechtsteile ohne Koitus*, die bis zum Orgasmus* führen kann.
Petz-Nähapparat → Klammernahtgerät
Peutz-Jeghers-Syndrom *n*: engl. *Peutz-Jeghers syndrome*. Autosomal-dominant vererbtes Syndrom mit Pigmentierungen an Haut und Schleimhäuten sowie multiplen, meist hamartomatösen Polypen im Gastrointestinaltrakt. Die Polypen können zu Blutungen und Invagination führen. Aufgrund eines erhöhten Karzinomrisikos (Magen-Darm-Trakt, Brust) sind regelmäßige Kontrolluntersuchungen obligat. Therapiert wird nach Befund und Ausprägung chirurgisch (Polypektomie, Teilresektion Darm).
Peyer-Plaques *f pl*: engl. *Peyer's patches*; syn. Peyer'sche Plaques. Ansammlung von sekundären Lymphfollikeln in der Schleimhaut von terminalem Ileum* und Wurmfortsatz. Als Bestandteil des Immunsystems (siehe MALT und GALT) bilden die Peyer-Plaques eine Barriere gegenüber Bakterien* und Viren aus der aufgenommenen Nahrung.
Peyronie-Krankheit → Induratio penis plastica
PFA: Abk. für engl. plated function analyzer → In-vitro-Blutungszeit
Pfählungsverletzung *f*: engl. *impalement trauma*. Penetrierende Verletzung durch Eindringen eines meist stumpfen Gegenstandes in den Körper (meist Genital- und Dammregion), in der Regel einhergehend mit massiver Gewebezerstörung durch Kombination von penetrierendem Trauma und (stumpfer) Gewalteinwirkung. Therapeutisch kommen Resektion zerstörter Strukturen, mehrzeitige Rekonstruktion und ggf. Anlage eines Enterostomas zum Einsatz. **Vorkommen:** z. B. Aufspießung auf einen Pfahl oder Deichsel (Roller) bei
– Verkehrsunfall
– Arbeitsunfall
– Sturz aus großer Höhe
– Sportunfall
– Kriegsverletzung
– Explosion.
Therapie:
– Pfählungsgegenstand in situ belassen, Manipulation nur im Ausnahmefall
– klinisch (nach sorgfältiger Diagnostik durch CT, Röntgen-, Ultraschalldiagnostik, Angiografie, Endoskopie u. a.) operative Behandlung (unter antibiotischer Prophylaxe)
– Resektion zerstörter Strukturen
– ggf. Anlage eines Enterostomas
– mehrzeitige Rekonstruktion.
Pfannendachplastik → Acetabuloplastik
Pfannen-Perthes → Perthes-Calvé-Legg-Krankheit
Pfannenstiel-Querschnitt → Querschnitt, suprapubischer
Pfannenwanderung *f*: engl. *acetabular shift*. Röntgenologisch erkennbare Ausweitung der Hüftgelenkpfanne und Verlagerung des Femurkopfs meist nach oben hinten. Die Pfannenwanderung wird verursacht durch die Zerstörung des Gelenks infolge tuberkulärer Koxitis, Osteomyelitis, angeborener Hüftgelenkluxation und anderer Ursachen.
Pfanne, tiefe *f*: engl. *sunken acetabulum*. Vorwölbung der Linea ilioischiadica über die Linea terminalis als Zeichen der Koxarthrose*. Bei Fortschreiten der Arthrose kommt es unter Umständen zu Weiterentwicklung zur Protrusio* acetabuli.
PFAPA-Syndrom *n*: engl. *PFAPA syndrome*. Akronym für **period**isches **F**ieber, **a**phthöse Stomatitis, **P**haryngitis und zervikale Lymph**a**denitis. Das autoinflammatorische Syndrom tritt im Kindesalter, v. a. bei Jungen vor dem 5. Lebensjahr, mit den oben genannten namensgebenden Symptomen auf die 3–6 Tage andauern. Die Therapie erfolgt mit Kortikosteroiden.
PFC-Syndrom → Hypertonie des Neugeborenen, persistierende pulmonale
Pfefferminze *f*: engl. *peppermint*; syn. Mentha x piperita. Kulturpflanze (Kreuzung aus Wasserminze und Rossminze) aus der Familie der Lippenblütler (Lamiaceae). Ihre Anbaugebiete liegen in Europa, USA, Kanada, Chile, Argentinien, Brasilien, Australien, Japan, Kenia, Tansania, Angola und Marokko. Anwendung finden Pfefferminzblätter (Menthae piperitae folium) und Pfefferminzöl (Menthae piperitae aetheroleum). Siehe Abb.
Pfefferminzblätter: Wirkung: Antimikrobiell, spasmolytisch, choleretisch und karminativ.
Verwendung: Zerkleinerte Droge für Teeaufgüsse und Auszüge
– medizinisch innerlich bei krampfartigen Beschwerden im Magen-Darm-Trakt und in den Gallenwegen, die mit Blähungen einhergehen (European Scientific Cooperative on Phytotherapy, Kommission E)
– traditionell innerlich bei leichten krampfartigen Beschwerden im Magen-Darm-Bereich, die mit Blähungen verbunden sind (Herbal Medicinal Products Committee)

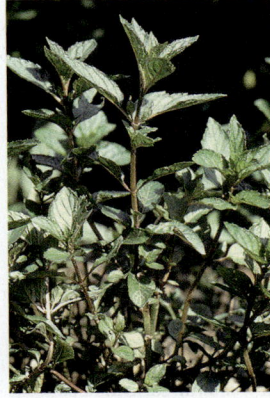

Pfefferminze: Pflanze. [146]

– volkstümlich auch bei Übelkeit, Erbrechen, Meteorismus*.

Pfefferminzöl: Wirkung: Spasmolytisch, karminativ, cholagog, antibakteriell, sekretolytisch, kühlend und lokalanästhetisch. **Verwendung:**
– medizinisch: 1. innerlich wie Pfefferminzblätter, zusätzlich bei Reizdarmsyndrom und Katarrhen der oberen Atemwege (Kommission E) 2. äußerlich als Einreibungen bei Myalgien (Muskelschmerzen) und Neuralgien*, insbesondere bei Spannungskopfschmerz, sowie bei Hautsymptomen wie Juckreiz, Urtikaria (Nesselsucht) und schmerzhaften Hautirritationen (European Scientific Cooperative on Phytotherapy) 3. innerlich bei Reizdarmsyndrom, äußerlich bei Spannungskopfschmerz (Herbal Medicinal Products Committee)
– traditionell bei Husten und Erkältungen sowie lokalen Muskelschmerzen und Juckreiz der intakten Haut (Herbal Medicinal Products Committee).

Pfeffer, schwarzer *m*: engl. *black pepper*; syn. Piperis nigri fructus. Früchte von Piper nigrum, die ätherisches Öl und scharf schmeckende Säureamide enthalten. Schwarzer Pfeffer führt zu einer reflektorischen Anregung der Speichel- und Magensaftsekretion sowie einer Steigerung der Amylaseaktivität in Speichel und Pankreas.

Pfeifen: engl. *wheeze*. Trockenes, kontinuierlich auftretendes, hochfrequentes Nebengeräusch bei der Lungenauskultation*. Es entsteht durch Einengung der Bronchien, z. B. beim Asthma.

Pfeifer-Weber-Christian-Syndrom → Panniculitis nodularis non suppurativa febrilis et recidivans

Pfeiffer-Drüsenfieber → Mononucleosis infectiosa

Pfeilernaht *f*: engl. *Czerny's suture*. Operative Verengung des Canalis inguinalis durch Vernähen zweier kanalparalleler Faszienfalten der Aponeurose des M. obliquus externus abdominis, v. a. zur operativen Behandlung einer angeborenen Leistenhernie im Kindesalter.

Pfeilerzellen → Corti-Organ

Pfeilnaht *f*: engl. *sagittal suture*; syn. Sutura sagittalis. Bindegewebige Nahtstelle zwischen beiden Scheitelbeinen (Ossa parietalia). Die Pfeilnaht ermöglicht die Verschieblichkeit der beiden Scheitelbeine gegeneinander und somit die Verformung des kindlichen Kopfes bei Durchtreten des Geburtskanals. Bei vorzeitiger Verknöcherung kann es zu einer Schädeldeformität, dem Skaphozephalus, kommen.

PFIC: Abk. für Cholestase, progrediente familiäre intrahepatische → Familiäre intrahepatische Cholestase

Pflanzen-Gifte *n pl*: syn. Phytotoxin. Phytotoxine, toxisch wirkende, chemisch unterschiedliche Pflanzeninhaltsstoffe. Medizinisch werden sie als Heilmittel, Aphrodisiaka oder Abortiva eingesetzt. Pflanzen-Gifte sind nicht zu verwechseln mit Herbiziden, also auf Pflanzen giftig wirkende Substanzen.

Pflaster *n sg, pl*: Verbandmittel, das zur Fixierung von Wundverbänden, Sonden oder Kathetern genutzt wird. Pflaster sind in verschiedenen Farben und Breiten als Rollen oder fertig zugeschnitten erhältlich. Spezialformen zur Arznei- oder Wirkstoffapplikation sind transdermale therapeutische Systeme und wirkstoffhaltige Pflaster.

Sonderformen:
– Wundschnellverband
– Sprühpflaster
– transdermale therapeutische Systeme
– wirkstoffhaltige Pflaster
– Emplastra (früher dermatologisch bedeutend, heute jedoch selten eingesetzt).

Praxishinweise:
– Bei atopischem Ekzem, Allergien oder geschädigter Haut sind Pflaster aus hypoallergenem, luftdurchlässigem Vlies, Kunstseide oder mikroperforierter PVC-Folie zu verwenden.
– Einige Pflaster enthalten Latex (Latexallergie*).

Pflastersteindegeneration *f*: engl. *cobblestone degeneration*. Benigne periphere Netzhautveränderung infolge spontaner chororetinaler Vernarbung, die bei ca. 25 % aller gesunden Augen auftritt. Es zeigt sich ein abgegrenztes gelblich weißes Areal, in dem evtl. Choroideagefäße sichtbar werden.

Pflege *f*: engl. *nursing*. Unterstützung von Personen, die aufgrund gesundheitlicher Beeinträchtigungen in ihrer Selbstversorgung eingeschränkt sind oder vorraussehbar sein werden. Ziele der Pflege sind die Erhaltung von Selbstständigkeit, die Vorbeugung von negativen Krankheitsfolgen und die Förderung des Wohlbefindens.

Hintergrund: Pflege bezieht sich auf jedes Lebensalter und jedes Versorgungssetting und wird von Professionellen verschiedener Qualifikationsniveaus erbracht, teilweise auch von Angehörigen im häuslichen Bereich.

Pflege, aktivierende *f*: engl. *activating care*. An den Ressourcen eines Menschen orientierte, seine Fähigkeiten und Selbstständigkeit unterstützende, fordernde und fördernde Pflege – im Gegensatz zur reinen Versorgung des Patienten.

Pflege, ambulante *f*: engl. *ambulant nursing*. Pflege außerhalb des voll- oder teilstationären Versorgungsangebots, also im Wohn- und Lebensumfeld des Pflegebedürftigen; im weiteren Sinn jede Art pflegerischer Leistung zu Hause, die sowohl von Laien (z. B. pflegenden Angehörigen) als auch von beruflich Pflegenden durchgeführt wird.

Pflegeanamnese *f*: engl. *nursing history*. Von der Pflegeperson während des Erstgesprächs erhobene Informationssammlung über den Patienten als Teil der Pflegediagnostik und als Grundlage für die Pflegeplanung*.

Vorgehen: Die Pflegeperson erfragt den sozialen Hintergrund, ermittelt den Pflegebedarf*, erhebt körperliche und psychische Basisdaten und notiert weitere Beobachtungen. Häufig werden Strukturen vorgegeben, z.B. Aktivitäten des täglichen Lebens (ATL), ABEDL, Module des neuen Pflegebegutachtungsinstruments (Strukturierte Informationssammlung, SIS). Erfasst werden also
– Personalien
– medizinische Diagnose und Therapie sowie entsprechende Verordnungen
– körperlicher Zustand
– individuelle Bedürfnisse des Patienten und des sozialen Umfelds
– Ausmaß der Pflegebedürftigkeit*
– Ressourcen: Fähigkeit zur Selbstpflege und Mitarbeit
– Defizite, die durch professionelle Pflege zu ersetzen sind.

Die Pflegeanamnese wird in entsprechenden Formblättern dokumentiert.

Pflegebedarf *m*: engl. *nursing care needs*. Art, Umfang und Dauer der erforderlichen Pflege bzw. Pflegemaßnahmen. Zu unterscheiden sind individueller Pflegebedarf und auf Institutionen bezogener Pflegebedarf. Häufig werden individueller Pflegebedarf und Pflegebedürftigkeit unkorrekterweise synonym verwendet.

Pflegebedürftigkeit *f*: engl. *care dependency*. Im Sinne der sozialen Pflegeversicherung (SGB XI) Zustand von Personen, die gesundheitlich bedingte Beeinträchtigungen der Selbstständigkeit oder der Fähigkeiten aufweisen und deshalb der Hilfe durch andere bedürfen.

Hintergrund: Der Begriff der Pflegebedürftigkeit wurde mit dem sog. zweiten Pflegestärkungsgesetz (PSG II) umfassend reformiert. Die Einstufung als pflegebedürftig erfolgt seither nicht mehr über das System der drei Pflegestufen, sondern über 5 Pflegegrade. Die Einführung des neuen Pflegebedürftigkeitsbegriffs erfolgte zum 01.01.2017.

Voraussetzungen und Feststellungen: Es müssen körperliche, kognitive oder psychische Beeinträchtigungen oder gesundheitlich bedingte Belastungen oder Anforderungen vorliegen, die nicht selbstständig kompensiert werden können. Die Pflegebedürftigkeit muss auf Dauer, voraussichtlich für mindestens 6 Mon., bestehen und mindestens den Pflegegrad 1 erreichen

(geringe Beeinträchtigungen der Selbstständigkeit oder der Fähigkeiten, § 15 SGB XI). Die Pflegekassen beauftragen den MDK oder andere unabhängige Gutachter mit der Prüfung, ob die Voraussetzungen der Pflegebedürftigkeit vorliegen und welcher Pflegegrad besteht. Es besteht eine Einteilung in 5 Pflegegrade. Das Begutachtungsinstrument gliedert sich hierbei in 6 Module:
- Mobilität
- kognitive und kommunikative Fähigkeiten
- Verhaltensweise und psychische Problemlagen
- Selbstversorgung
- Bewältigung von und selbständiger Umgang mit krankheits- oder therapiebedingten Anforderungen und Belastungen
- Gestaltung des Alltagslebens und sozialer Kontakte.

Pflegebegutachtung *f*: syn. Pflegegutachten. Zentraler Bestandteil des Verfahrens zur Feststellung von Pflegebedürftigkeit* nach § 18 SGB XI. Die Pflegebegutachtung beurteilt das unmittelbare Umfeld und prüft die Beeinträchtigungen der Selbstständigkeit und der Fähigkeiten des Versicherten.

Vorgehen: Unterschieden werden Erstbegutachtung, Höherstufungsbegutachtung, Rückstufungsbegutachtung, Widerspruchsbegutachtung (Widerspruchsverfahren) sowie Wiederholungsbegutachtung. Die Begutachtung erfolgt durch Pflegefachkräfte und Ärztinnen und Ärzte, die der Medizinische Dienst der Krankenversicherung (MDK) vorhält oder beauftragt oder durch andere von den Pflegekassen beauftragte unabhängige Gutachter.

Inhalte: Das **Pflegegutachten** beschäftigt sich mit folgenden Sachverhalten:
- Vorliegen der Voraussetzungen für Pflegebedürftigkeit, Beginn und Dauer der Pflegebedürftigkeit
- Pflegegrad*
- Mindestumfang der Pflegetätigkeit der jeweiligen Pflegepersonen
- individueller Pflegeplan (Empfehlungsteil): Aussagen über die im Bereich der pflegerischen Leistungen im Einzelfall erforderlichen Hilfen
- Aussagen über notwendige Hilfsmittel- und Pflegehilfsmittelversorgung sowie Maßnahmen zur Verbesserung der räumlichen Umgebung
- Empfehlungen für Maßnahmen zur Rehabilitation*
- Empfehlungen für Maßnahmen zur Prävention*
- Beratung zu Leistungen der verhaltensbezogenen Primärprävention
- Prognosen über die weitere Entwicklung der Pflegebedürftigkeit
- Aussagen über die Notwendigkeit und die Zeitabstände von Wiederholungsbegutachtungen
- Aussagen dazu, ob die Pflege* in geeigneter Weise sichergestellt ist.

Das Ergebnis der Begutachtung teilt der MDK der Pflegekasse durch Übersendung des Gutachtens und der gesonderten Präventions- und Rehabilitationsempfehlung mit.

Pflegeberuf *m*: engl. *nursing profession*; syn. Pflegeprofession. Medizinberuf, der sich mit der Versorgung und Betreuung kranker, behinderter, neugeborener sowie alter und sterbender Menschen beschäftigt. Zur Pflegeprofession gehören die drei Berufsbilder Gesundheits- und Krankenpfleger*in, Gesundheits- und Kinderkrankenpfleger*in sowie Altenpfleger*in. Ihre Ausbildung ist bundesweit seit 2020 vereinheitlicht, wobei im 3. Ausbildungsjahr ein Schwerpunkt gesetzt wird.

Pflegebeziehung → Beziehung

Pflegediagnosen *f pl*: engl. *nursing diagnosis*; syn. Pflegediagnose. Nach NANDA klinische Beurteilung der Reaktion eines Einzelnen, einer Familie oder einer Gemeinschaft auf aktuelle oder potenzielle Gesundheitsprobleme/Lebensprozesse. Nach ICNP sind Pflegediagnosen eine Bezeichnung für handlungsbezogene, fokussierte Entscheidungen von Pflegenden.

Pflegedokumentation *f*: engl. *nursing documentation*. Aufzeichnung aller erbrachten Pflegeleistungen und der Pflegesituation im Rahmen des Pflegeprozesses zum Informationsaustausch zwischen den beteiligten Personen, zum Nachweis der erbrachten Leistungen sowie zur Abrechnung von Pflegeleistungen.

Prinzip: Die Pflegedokumentation erfolgt entweder als schriftlicher Bericht, teilweise durch Anwendung von Assessmentinstrumenten (Pflegediagnostik), durch Abhaken von Checklisten oder mit Leistungserfassungsinstrumenten (z. B. LEP, interRAI*-Assessmentinstrumente u. a.).

Pflege, forensische *f*: engl. *forensic nursing care*. Pflege innerhalb des Maßregelvollzugs (nach §§ 63, 64 und 81 StGB) in einer forensischen Abteilung für psychisch kranke Straftäter oder auf einer Krankenstation innerhalb des allgemeinen Strafvollzugs. Sie findet in dem Spannungsfeld der Pflegebedürftigkeit der Straftäter und dem Schutzbedürfnis der Bevölkerung statt.

Arbeitsschwerpunkt: Psychotherapeutische Arbeitsschwerpunkte und Sicherungsaufgaben prägen das Beziehungsmodell zwischen Pflegeperson und Patient. Pflegen und Behandeln finden in einem Zwangskontext statt. Nach dem Prinzip der therapeutischen Gemeinschaft wird häufig in interdisziplinären Teams gearbeitet. Berufsgruppenübergreifende Zusammenarbeit und Supervision* sind besonders wichtig, um die Mitarbeiter im Umgang mit Überreaktionen, z. B. die Identifikation mit den Tätern oder umgekehrt, zu schützen. Spezialwissen in Rechtskunde, psychiatrischer Krankheitslehre und Kriminologie sind erforderlich. Die Arbeit in der forensischen Pflege setzt eine stabile Persönlichkeit und hohe Belastbarkeit voraus.

Pflegeforschung *f*: engl. *nursing research*; syn. Forschungsprozess. Systematischer Kenntnisgewinn im Pflegebereich durch den Einsatz von wissenschaftlichen Methoden. Ziel ist die Untermauerung oder Widerlegung von Vorannahmen, die die Pflege in ihrem praktischen und theoretischen Feld betreffen. Pflegeforschung umfasst empirische und/oder statistisch untermauerte Forschungsdesigns sowie auch die Theoriebildung in der Pflege.

Pflegegeld *n*: engl. *nursing allowance*. Geldleistung für selbst beschaffte Pflegehilfen durch anspruchsberechtigte pflegebedürftige Menschen. Hierbei sind Leistungen der Pflegeversicherung, der Unfallversicherung und der Sozialhilfe möglich. **Pflegeversicherung:** Pflegegeld ist eine Leistung für Pflegebedürftige der Pflegegrade 2–5. Mit dem Pflegegeld stellen die Pflegebedürftigen anstelle einer häuslichen Pflegehilfe die erforderlichen körperbezogenen Pflegemaßnahmen und pflegerischen Betreuungsmaßnahmen sowie Hilfen bei der Haushaltsführung in geeigneter Weise sicher. Das Pflegegeld beträgt je Kalendermonat
- 316 Euro für Pflegebedürftige des Pflegegrades 2
- 545 Euro für Pflegebedürftige des Pflegegrades 3
- 728 Euro für Pflegebedürftige des Pflegegrades 4
- 901 Euro für Pflegebedürftige des Pflegegrades 5.

In den Pflegegraden 2 und 3 müssen die Bezieher mindestens einmal halbjährlich, in den Pflegegraden 4 und 5 mindestens einmal vierteljährlich ein Pflegeberatungsgespräch durch eine professionelle Pflegeeinrichtung, mit der die Pflegekasse* einen Vertrag abgeschlossen hat, durchführen lassen.

Pflegegrade *m pl*: Leistungsrechtlich definiertes Maß für die Pflegebedürftigkeit. Aus der Zusammenführung aller gewichteten Punktwerte der Module ergibt sich der Gesamtpunktwert, der das Ausmaß der Pflegebedürftigkeit bestimmt und aus dem sich die 5 Pflegegrade ableiten. Der Pflegegrad wird mit Hilfe eines pflegefachlich begründeten Begutachtungsinstruments ermittelt.

Inhalte: Siehe Tab.

Pflegegutachten → Pflegebegutachtung

Pflegehilfsmittel *n pl*: engl. *nursing appliance*. Sachmittel oder technische Hilfen, die der Er-

Pflegeinteraktion

Pflegegrade	
Pflegegrad 1	geringe Beeinträchtigung der Selbständigkeit oder der Fähigkeiten
	ab 12,5 bis unter 27 Gesamtpunkte
Pflegegrad 2	erhebliche Beeinträchtigung der Selbständigkeit und der Fähigkeiten
	ab 27 bis unter 47,5 Gesamtpunkte
Pflegegrad 3	schwere Beeinträchtigung der Selbständigkeit und der Fähigkeiten
	ab 47,5 bis unter 70 Gesamtpunkte
Pflegegrad 4	schwerste Beeinträchtigung der Selbständigkeit und der Fähigkeiten
	ab 70 bis unter 90 Gesamtpunkte
Pflegegrad 5	schwerste Beeinträchtigung der Selbständigkeit und der Fähigkeiten mit besonderen Anforderungen an die pflegerische Versorgung
	ab 90 bis 100 Gesamtpunkten oder Vorliegen einer besonderen Bedarfskonstellation (Kriterium 4.1.6 Gebrauchsunfähigkeit beider Arme und beider Beine)

leichterung der Pflege* bzw. der Linderung von Beschwerden des pflegebedürftigen Menschen dienen oder ihm eine selbstständige Lebensführung ermöglichen. Anspruch besteht ab Pflegestufe I und orientiert sich am vorliegenden Einzelfall.

Anspruchsvoraussetzungen:
- Der Anspruchsgrund kann sowohl in der Person des pflegebedürftigen Menschen als auch in der des Pflegenden liegen.
- Über einen festgelegten Geldbetrag hinaus gehende Aufwendungen für Verbrauchsartikel sind dem Bereich der Eigenverantwortung zuzuordnen. Dies gilt auch für technische Pflegehilfsmittel.
- Einer ärztlichen Verordnung bedarf es nicht. Für Leihartikel wird keine Eigenbeteiligung erhoben.
- Die Pflegekasse oder der MDK überprüfen die Notwendigkeit des vom Versicherten beantragten Pflegehilfsmittels und die Leistungspflicht auf Grundlage des Pflegehilfsmittelverzeichnisses.
- Pflegehilfsmittel werden von zugelassenen Leistungserbringern bezogen.
- Vollstationäre Pflegeeinrichtungen haben die im Rahmen des üblichen Pflegebetriebs notwendigen Hilfsmittel* und Pflegehilfsmittel aufgrund des Versorgungsvertrages für die Durchführung der Grundpflege* oder der hauswirtschaftlichen Versorgung bereitzustellen (z. B. Pflegebetten, Rollstühle).
- Hilfsmittel zur Durchführung der Behandlungspflege* fallen in die Leistungspflicht der GKV.

Pflegeinteraktion → Beziehung

Pflegekassen *f pl*: engl. *long-term nursing care funds*. Träger der sozialen Pflegeversicherung (§ 1, § 46 SGB XI). Sie sind bei jeder Krankenkasse* angesiedelt. Es handelt sich um rechtsfähige Körperschaften des Öffentlichen Rechts nach dem Selbstverwaltungsprinzip, die wie die Krankenkassen unter der Aufsicht des Landes- bzw. Bundesversicherungsamtes stehen.

Pflegekraft, hygienebeauftragte *f*: engl. *link nurse in infection prevention and control* (Abk. **ICP nurse**). Gesundheits- und Krankenpfleger mit mehrjähriger Berufserfahrung meist in Krankenhäusern mit speziellen Kenntnissen in der Krankenhaushygiene*; im Gegensatz zur Hygienefachkraft* nicht hauptamtlich mit Krankenhaushygiene beschäftigt. Die hygienebeauftragte Pflegekraft wirkt als Mittler und Multiplikator zwischen Station/Bereich und Hygieneteam und trägt zur Umsetzung empfohlener Maßnahmen bei.

Pflege, onkologische *f*: engl. *oncological care*. Beratung, Betreuung und Pflege von Menschen mit Krebserkrankungen oder einem erhöhten Erkrankungsrisiko sowie ihren Angehörigen. Onkologische Pflege setzt ein umfassendes Fachwissen im Bereich der Tumorerkrankungen und deren Behandlungsmöglichkeiten voraus, v. a. in Bezug auf die Konsequenzen für die Pflege. Sie unterliegt einer Fachausbildung.

Pflegepädagogik *f*: engl. *nursing education (theory)*. Vermittlung von Pflegewissen. Pflegepädagogik befasst sich sowohl mit pädagogischen Aspekten der Pflege (z. B. Beratung, Gesundheitsförderung, Anleitung) als auch mit der Qualifizierung von Pflegenden in Aus-, Fort- und Weiterbildung.

Pflegeplanung *f*: engl. *care planning*. Planung der durchzuführenden Pflegemaßnahmen und Pflegeziele, idealerweise unter Beteiligung des Patienten. Die Pflegeplanung ist Teil des Pflegeprozesses, mit dem eine individuelle, zielorientierte und systematische Durchführung der Pflege gesichert werden soll (§ 3 Absatz 2 Nr. 1 a Krankenpflegegesetz).

Pflege, postoperative *f*: engl. *postoperative care*. Pflege eines Patienten im Anschluss an eine Operation*.
Maßnahmen:
- engmaschige Überwachung der Vitalfunktionen* (Herz-Kreislauf, Atmung, Bewusstsein, Temperatur)
- Schmerzbeurteilung und -therapie
- Verabreichung und Überwachung der Medikation (v. a. Infusionen*)
- Kontrolle von venösen Zugängen, Drainagen und Verbänden
- Überwachung der Ausscheidungen
- Durchführung verordneter Lagerungen
- psychische Betreuung (auch der Angehörigen)
- im weiteren Verlauf: 1. Durchführung von Prophylaxen 2. Mobilisation* (siehe auch Frühmobilisation*) 3. Verbandwechsel* 4. Kostaufbau*.

Pflege, präoperative → Operationsvorbereitung

Pflegeprozess *m*: engl. *nursing process*. Pflegepraktisches Instrument, mit dem in 4(–6) Teilschritten professionelle Pflegehandlungen organisiert und als Zyklus dargestellt werden. Er beinhaltet die Schritte Diagnostik (Pflegeassessment), Zielsetzung, Pflegeplanung*, Durchführung und Überprüfung.

Prozessmodelle: Die Anzahl der beschriebenen und zu dokumentierenden Schritte hängt in den Einrichtungen von der gewählten Prozessstruktur (siehe Abb.) ab. Die Handlungsabläufe unterscheiden sich inhaltlich nicht, lediglich die Unterteilung der Dokumentationsunterlagen (Pflegepläne). Ziel des Pflegeprozesses ist eine systematische, nach Grundprinzipien geordnete Herangehensweise an die Gestaltung der Pflegebeziehung.

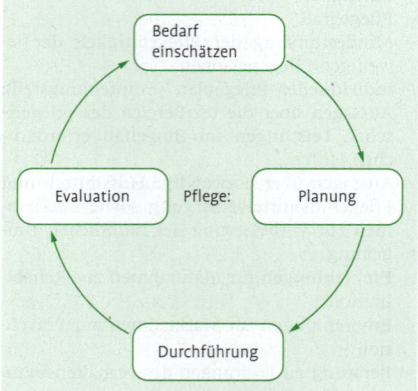

Pflegeprozess: 4-stufiger Pflegeprozess in Anlehnung an die WHO.

Pflegeüberleitung *f*: engl. *care transition*. Im Rahmen des strukturierten Entlassmangements medizinische, pflegefachliche, sozialdienstliche und organisatorische Maßnahmen, die für den pflegebedürftigen Menschen im Anschluss an einen Krankenhausaufenthalt einen reibungslosen Übergang in eine andere Versorgungseinrichtung (beispielsweise in eine stationäre Pflegeeinrichtung, eine medizinische Rehabilitationseinrichtung oder ein Hospiz*) oder in die ambulanter Pflege* und umgekehrt gewährleisten.
Hintergrund: Die Pflegeüberleitung wird z. B. gewährleistet durch Einbeziehung ambulanter Pflegedienste bis zum Erlangen der Selbstversorgung im häuslichen Umfeld oder der Feststellung einer dauerhaften Pflegebedürftigkeit*. Durch eine geeignete Dokumentation wird ein Informationsverlust beim Übergang zwischen den Versorgungseinrichtungen vermieden (z. B. Pflegeüberleitungsbogen).
Pflegewissenschaft *f*: engl. *nursing science*. Wissenschaftliche Fachdisziplin an (Fach-)Hochschulen, die sich mit Gesundheits- und Kranken-, Kinderkranken- und Altenpflege* beschäftigt. Die Berufsgruppe der Hebammen und Entbindungspfleger findet sich in Teilen ebenfalls in diesem Zweig wieder.
Teilbereiche: Aktuelle Hauptzweige der Pflegewissenschaft:
– Pflegeforschung: z. B. Forschung über die Pflegepraxis, Pflege als Beruf, Organisationsforschung
– Versorgungsforschung: z. B. Bedarfe
– Pflegeethik: ethische Fundierung des Aufgabenbereichs der Pflege
– Pflegetheorie: Entwicklung, Überprüfung und Weiterentwicklung von Pflegetheorien
– Pflegepädagogik
– Pflegemanagement.

Pflüger-Gesetz *n*: engl. *Pflüger's law*. Gesetzmäßiges Verhalten der Muskelzuckungen beim Schließen und Öffnen des elektrischen Reizstromkreises in Abhängigkeit von der gewählten Reizelektrode und der Reizqualität (Stromstärke und -richtung).
Pfötchenstellung → Trousseau-Zeichen
Pfortaderentzündung → Pylephlebitis
Pfortadergefäße der Hypophyse *n pl*: engl. *portal vessels of the pituitary gland*; syn. Pfortadersystem der Hypophyse. System aus 2 Kapillarbetten, das Hypothalamus* und Hypophyse* zwischengeschaltet ist. Die über das hypophysäre Pfortadersystem transportierten Releasing*-Hormone geben das Signal für die Hormonproduktion in der Hypophyse. Siehe Abb.
Lokalisation: Das erste Kapillarbett, versorgt über die A. hypophysialis superior, ist in der Eminentia mediana lokalisiert, das zweite im Hypophysenvorderlappen.
Pfortaderhochdruck → Hypertension, portale

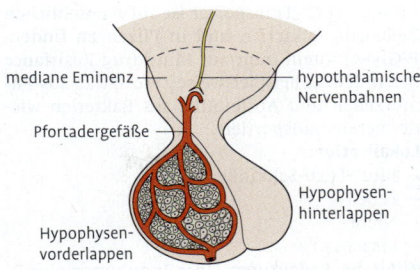

Pfortadergefäße der Hypophyse

Pfortaderkreislauf *m*: syn. portaler Leber-Kreislauf. Besonderer venöser Blutkreislauf, der das nähr- und fremdstoffreiche Blut aus Milz*, Magen* und Darm* sammelt und zunächst über die Pfortader (Vena portae) in die Leber leitet.
Hintergrund: In den Lebersinusoiden wird das Blut von Fremdstoffen gereinigt sowie ein Teil der Nährstoffe* resorbiert, bevor es über die Lebervenen (Venae* hepaticae) und die untere Hohlvene zum Herzen abfließt.
Klinische Bedeutung: Bei Leberzirrhose* kommt es zur Stauung des Blutes in der Pfortader und somit zur portalen Hypertension*, die wiederum portokavale Anastomosen zur Folge hat.

Pfortaderstauung → Hypertension, portale
Pfortaderthrombose *f*: engl. *portal vein thrombosis*; syn. Portalvenenthrombose (Abk. PVT). Vollständiger oder teilweiser Verschluss der Pfortader durch ein intravasal entstandenes Blutgerinnsel (Thrombus*). Die Pfortaderthrombose ist eine seltene Erkrankung, die meist bei Patienten mit einer Leberzirrhose* auftritt. Klinik, Verlauf und Therapie sind vom Ausmaß des Gefäßverschlusses sowie dem Auftreten möglicher (und teils schwerwiegender) Komplikationen abhängig.
Erkrankung: Lokalisation: Die Thrombose kann auf die Pfortader begrenzt sein oder sich in ihre intrahepatischen Äste sowie die V. splenica und/oder die großen Mesenterialvenen (V. mesenterica superior und V. mesenterica superior) fortsetzen. **Pathophysiologie:** Entsprechend der Virchow-Trias (beschreibt die 3 Hauptfaktoren zur Entstehung von Thrombosen):
– Gefäßwandveränderungen (z. B. durch lokale Entzündungsreaktion bei Pankreatitis* oder Cholezystitis*)
– Zirkulationsstörungen (z. B. verlangsamter Blutstrom in der Pfortader bei Leberzirrhose* oder Gefäßkompression durch primäres Leberzellkarzinom*)
– Viskositätsveränderungen des Bluts/Koagulationsstörungen (z. B. Thrombozytose* oder Thrombophilie*).

Anhand dieser pathogenetischen Mechanismen ergibt sich ein breites Spektrum von Risikofaktoren bzw. möglichen Ursachen, die die Entstehung einer Pfortaderthrombose begünstigen. Eine grobe Einteilung lässt sich in lokale und systemische Risikofaktoren vornehmen, welche einzeln oder auch kombiniert vorliegen können.
Klinik: Akute Pfortaderthrombose:
– klinisches Bild äußerst variabel und abhängig von der Ausdehnung der Thrombose
– meist asymptomatischer Verlauf und häufig erst im chronischen Stadium aufgrund der typischen Zeichen der portalen Hypertension diagnostiziert
– mögliche Symptome: 1. Übelkeit, Bauchschmerzen, (blutige) Diarrhoe* 2. Fieber 3. Hämatemesis* 4. Ileus* 5. Aszites 6. akutes* Abdomen bei komplettem Verschluss der Mesenterialvenen mit heftigsten abdominellen Schmerzen und paralytischem Ileus (Gefahr des Mesenterialinfarkts!)
– häufig Besserung der Beschwerden nach 5–7 Tagen.

Chronische Pfortaderthrombose:
– ebenfalls stark variierendes klinisches Bild
– asymptomatische Verläufe über Jahre möglich
– Patienten häufig erst durch Komplikationen der chronischen portalen Hypertension auffällig: 1. obere gastrointestinale Blutung (aus Ösophagusvarizen* und Fundusvarizen*) 2. Hypersplenismus* 3. Aszites 4. billiäre Cholangiopathie mit Ikterus*, Pruritus* und Oberbauchschmerz
– Desorientiertheit, Somnolenz*, Unruhe, Persönlichkeitsveränderung als Zeichen einer hepatischen Enzephalopathie*.

Therapie:
– initiale Antikoagulation mit niedermolekularem Heparin nach Erhebung des Varizenstatus (Blutungsgefahr!)
– ggf. endoskopische Versorgung von Ösophagusvarizen
– bei chronisch-progredientem Verlauf Weiterführung der Antikoagulation mit Vitamin-K-Antagonisten, evtl. DOAK
– Nitrate oder Betablocker zur Senkung des Pfortaderdrucks
– bei symptomatischer Pfortaderthrombose nach Ausschöpfung aller medikamentöser Behandlungsoptionen Anlage eines transjugulären intrahepatischen portosystemischen Shunts* (TIPS) und Fortführung der Antikoagulation
– Behandlung einer vorliegenden Grundkrankheit.

Prognose: Stark abhängig von der Lokalisation und Ausbreitung der Thrombose sowie den möglichen Komplikationen der portalen Hy-

Pfortaderverschluss

pertension (z. B. Ösophagusvarizenblutung) und der Grunderkrankung (z. B. Tumorerkrankung).

Pfortaderverschluss *m*: engl. *occlusion of the portal vein*. Vollständiger Verschluss der Pfortader oder ihrer Äste durch Pfortaderthrombose* oder komprimierende Prozesse wie Tumoren.

Pfropfgestose → Schwangerschaftserkrankung, hypertensive

Pfropfthrombose *f*: engl. *propagating thrombosis*; syn. Appositionsthrombose. Bildung eines Thrombus*, der rasch vom Ausgangsort in größere Abschnitte der venösen Gefäße wächst. Möglich sind aszendierendes Thrombenwachstum in Strömungsrichtung (orthograd) oder deszendierend gegen die Strömungsrichtung (retrograd) unter rückwärtiger Durchdringung der Venenklappen. Ein postthrombotisches Syndrom* im Bereich der unteren Extremitäten droht als Spätfolge. Siehe Abb.

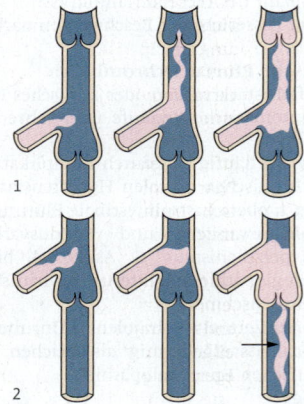

Pfropfthrombose: 1: Aszendierendes, 2: Deszendierendes Thrombenwachstum mit sog. Stalaktitenzeichen (Pfeil).

Pfropfung → Pfropfthrombose
Pfropfung → Vorhofpfropfung
Pfropfung *f*: engl. *grafting*. Chirurgische Technik zur Deckung von Hautdefekten. Technisch unterscheidet man die Braunsche Hautpfropfung und die sog. Reverdin-Transplantation.

PG: Abk. für → Prostaglandine
PGD: Abk. für → Graftdysfunktion, primäre
PGD: Abk. für präimplantive genetische Diagnostik → Präimplantationsdiagnostik
PGF: Abk. für engl. *placental growth factor* → Placental Growth Factor

P-Glycoprotein *n*: engl. *MDR1 Protein*; syn. Multidrug Resistance Protein 1. Transportprotein der Zellmembran zur aktiven Ausschleusung körperfremder Stoffe aus dem Zellinneren. Dieser sog. ABC*-Transporter ist auf menschlichen Zellen, in Bakterien und in Pilzen zu finden. P-Glykoprotein trägt zur Multidrug Resistance bei, indem es beispielsweise Zytostatika aus Tumorzellen und Antibiotika aus Bakterien wieder heraustransportiert.

Lokalisation:
- Blut*-Hirn-Schranke
- Leber
- Niere
- Plazenta.

Klinische Bedeutung: Über Induktoren des P-Glycoproteins lassen sich Medikamente schnell eliminieren, über Inhibitoren hingegen können Bioverfügbarkeit, ZNS-Gängigkeit und Verteilung von Medikamenten verbessert werden.

PGU: Abk. für engl. postgonorrhoische Urethritis → Urethritis, postgonorrhoische
Ph¹: Abk. für → Philadelphia-Chromosom
pH: Abk. für Potenz (p nach anderen pondus hydrogenii) u. Maß für Wasserstoffionenkonzentration (H) → pH-Wert

Phänomenologie *f*: engl. *phenomenology*. In der Medizin die Lehre von den Krankheitszeichen; allgemeiner eine nicht einheitlich verwendete Bezeichnung für die wissenschaftliche Erfassung dessen, was für den Menschen erkennbar ist, also zum Phänomen wird (sog. Erscheinungslehre).

Phänotyp *m*: engl. *phenotype*; syn. Erscheinungsbild. Summe aller an einem Einzelwesen vorhandenen Merkmale (Phäne): sein äußeres Bild, seine äußere Erscheinungsform und seine funktionellen Eigenschaften. Der Phänotyp wird geprägt durch das Zusammenwirken von erblichen Merkmalen (Genotyp*, Genexpression*) und nichterblichen Merkmalen (Innenmilieu und Umwelt). Die Expressivität* beschreibt den Grad der phänotypischen Ausprägung.

Phäochromozytom *n*: engl. *pheochromocytoma*. Seltener, Katecholamin* produzierender Tumor* der chromaffinen Zellen des Nebennierenmarks*. Meist handelt es sich um benigne* Tumoren, die überwiegend Adrenalin* und Noradrenalin* sezernieren. Maligne* Formen (ca. 10 %) produzieren vermehrt Dopamin*. Leitsymptom ist eine schwere arterielle Hypertonie*. Behandelt wird operativ.

Klinik:
- arterielle Hypertonie (anfallsweise oder persistierend)
- Tachykardie*
- Kopfschmerz
- Schweißausbrüche
- Zittern.

Therapie:
- chirurgische Entfernung des Tumors nach präoperativer pharmakologischer Alpha*-Rezeptoren-Blockade (z. B. mit Phenoxybenzamin)
- bei hypertensiver Krise* kontrollierte Blutdrucksenkung.

Phagen → Bakteriophagen

Phagenadsorption *f*: engl. *phage adsorption*. Anheftung eines Bakteriophagen* an Rezeptoren der bakteriellen Zelloberfläche. Die Phagenadsorption ist auch von anorganischen (z. B. Ca^{2+}) oder organischen (z. B. Tryptophan) Cofaktoren, pH-Wert und Temperatur abhängig.

Phagentyp *m*: engl. *phage type*; syn. Lysotyp. Bakterienstämme, die aufgrund der Lyse durch spezifische Bakteriophagen* unterschieden werden können.

Phagosomen *n pl*: Intrazelluläre, membranumhüllte Vesikel, die durch Phagozytose* entstanden sind. Phagosomen enthalten ursprünglich extrazelluläre (Nahrungs-)Partikel (u. a. auch Viren, Bakterien oder entartete Zellen), die nach Verschmelzen eines Phagosoms mit einem Lysosom* von den darin enthaltenen Hydrolasen (siehe Enzyme*) abgebaut werden. Autophagosome entstehen bei der Autophagie.

Phagozyten *m pl*: engl. *phagocytes*. Zur Phagozytose* befähigte Zellen. Sie werden eingeteilt in Makrophagen und Mikrophagen.
- **Makrophagen:** Zellen des Monozyten-Makrophagen-Systems; überwiegend festsitzend, unbeweglich; im Blut als bewegliche Monozyten
- **Mikrophagen:** (neutro- und eosinophile) polymorphkernige Granulozyten und Chondroklasten (knorpelabbauende Zellen); mobil.

Phagozytose *f*: engl. *phagocytosis*. Aufnahme fester Partikel (Gewebetrümmer, Fremdkörper oder Mikroorganismen) in das Zellinnere von Phagozyten* sowie deren intrazellulärer Abbau (enzymatisch, oxidativ). Phagozytose dient außerdem vielen einzelligen Organismen als Ernährungsmechanismus.

Phake Intraokularlinse *f*: engl. *phakic intraocular lens* (Abk. PIOL). Künstliche Linse, die zusätzlich zur natürlichen Linse durch einen kleinen Schnitt in der Hornhaut in die Vorderkammer des Auges eingeführt wird. Die phake Intraokularlinse wird primär zum Ausgleich hoher Myopien und Hypermetropien eingesetzt und kann ausgetauscht oder entfernt werden. Mögliche Komplikationen sind die Entwicklung von Glaukom* oder Katarakt*.

Phakektomie → Kataraktoperation

Phakoemulsifikation *f*: engl. *phaco-emulsification*; syn. Emulsifikation. Zerkleinerung und Absaugung der Augenlinse im Rahmen von Katarakt*-Operationen. Dabei werden nur die zentrale Vorderkapsel, der Kern und die Rinde entfernt. Der Kapselsack mit der Hinterkapsel bleibt erhalten.

phakogene Uveitis → Endophthalmitis

Phakomatosen *f pl*: engl. *phakomatoses*. Sammelbezeichnung für neurokutane Syndrome

mit ektodermalen bzw. mesenchymalen Tumoren sowie kongenitalen Gefäßveränderungen an Haut, Augen und ZNS (Angiophakomatosen).
Formen:
- früher sog. 1.–4. Phakomatosen: **1.** Neurofibromatose* **2.** tuberöse Sklerose* **3.** von*-Hippel-Lindau-Syndrom **4.** Sturge*-Weber-Krabbe-Syndrom
- weitere Formen: **1.** Basalzellnävussyndrom* **2.** multiple Glomustumoren* **3.** Ataxia* teleangiectatica **4.** LEOPARD-Syndrom **5.** neurokutane Melanose **6.** Incontinentia pigmenti **7.** Osler-Rendu-Weber-Krankheit **8.** Pseudoxanthoma elasticum **9.** Peutz*-Jeghers-Syndrom.

Phalangen → Ossa digitorum manus
Phalangenfraktur → Fingerfraktur
Phalangenfraktur → Zehenfraktur
Phalangenluxation *f*: engl. *phalangeal luxation*. Luxation* von Fingern oder selten der Zehen im proximalen oder distalen Interphalangealgelenk (selten im Grundgelenk), die an der Hand mit der Verletzung von Kollateralbändern und der beugeseitigen Fibrocartilago palmaris einhergehen kann.
Klinik:
- Schwellung, Schmerz, Fehlstellung
- auch nach korrekter Reposition oft langfristige Kapselschwellung.

Diagnostik:
- klinische Untersuchung
- Röntgen prä und post repositionem zum Ausschluss von knöchernen Begleitverletzungen oder persistierender Subluxation: siehe Abb.

Therapie:
- manuelle Reposition* und Ruhigstellung
- frühfunktionelle Therapie zur Verhinderung von Kontrakturen*
- ggf. operative Refixation der Fibrocartilago.

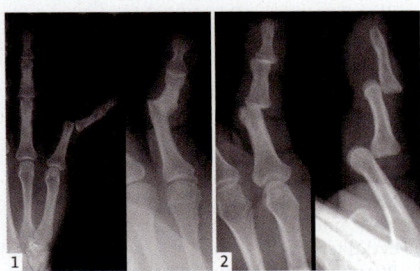

Phalangenluxation: 1: Luxation des Kleinfingers im proximalen Interphalangealgelenk; 2: Luxation des Mittelfingers im proximalen und distalen Interphalangealgelenk. [108]

Phalangenzellen → Corti-Organ
Phalanx *f*: Knöchernes Finger- oder Zehenglied bestehend aus Basis, Körper (Corpus) und Kopf (Caput). Die Phalangen sind Röhrenknochen. Sie sind über Interphalangealgelenke* miteinander sowie über Fingergrundgelenke* mit den Mittelhandknochen (Ossa* metacarpi) verbunden. Sie werden auch als Ossa* digitorum manus bzw. Ossa* digitorum pedis bezeichnet. Siehe Abb.
Anatomie: Bis auf Daumen* und Großzehe besteht jeder Finger und jede Zehe aus 3 Phalangen:
- Phalanx proximalis (Finger- oder Zehengrundglied)
- Phalanx media (Finger- oder Zehenmittelglied)
- Phalanx distalis (Finger- oder Zehenendglied).

An Daumen und Großzehe finden sich nur End- und Grundglied.

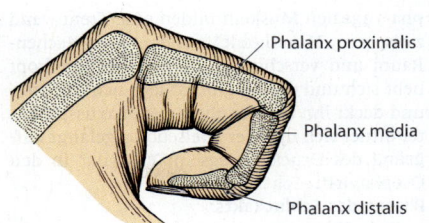

Phalanx: Finger in Beugestellung mit eingezeichneten Knochen. Außerdem ist die Lage der Gelenkspalten in Bezug auf die Knöchel und die Beugefalten dargestellt. [4]

phallische Phase → Entwicklungsphasen
Phallografie *f*: engl. *phallography*. Verfahren zur Aufzeichnung der Häufigkeit von Erektionen und nächtlicher Penistumeszenz, eingesetzt zur Diagnose von Erektionsstörungen. Die Messung erfolgt in der Regel nachts. Ein Messinstrument, das Umfang und Steifheit aufzeichnet, wird am Penis des Patienten befestigt (sog. Dehnungsschreiber oder Plethysmograf).
Phalloidin → Mykotoxine
Phallus *m*: engl. *penis*. Bezeichnung für den erigierten Penis* des Menschen sowie in vielen Kulturen und Epochen Symbol für Zeugungskraft und Fruchtbarkeit. Die Unfähigkeit zur Erektion (erektile Dysfunktion*) ist eine häufige sexuelle Funktionsstörung des Mannes.
Phantomempfinden *n*: engl. *phantom feeling*; syn. Phantomschmerz. Projektion von Empfindungen in ein nach Amputation* nicht mehr vorhandenes oder z. B. durch Plexusschädigung oder Querschnittläsion* denverviertes Körperteil (Extremität, Mamma*, Rektum*, Penis, Zahn u. a.). Therapiert wird symptomatisch mit Analgetika* und verschiedenen zentral wirksamen Arzneimitteln sowie mit Physiotherapie* und Psychotherapie*.
Phantomschmerz *m*: engl. *phantom pain*. Projektion von Schmerz* in ein nach Amputation nicht mehr vorhandenes Körperteil, das so noch als vorhanden wahrgenommen wird. Vor der Amputation aufgetretener starker Schmerz (z. B. Ischämieschmerz) und vorher bestehende chronische Entzündungen, Gefäßerkrankungen oder größere Gewebeschäden erhöhen das Risiko für Phantomschmerz (Schmerzgedächtnis*).
Pathophysiologie:
- Der Schmerzimpuls wird zentralnervös ausgelöst, auf zerebraler und spinaler Ebene umgeschaltet und vom Bewusstsein dem entsprechenden Körperteil zugeordnet.
- Periphere Faktoren (z. B. mechanische Reizung) können Phantomschmerz verstärken oder auslösen.

Prävention: Perioperative Leitungsanästhesie bei geplanter (elektiver) Amputation.
Pharmakodynamik *f*: engl. *pharmacodynamics*. Teilgebiet der speziellen Pharmakologie*, das den Einfluss von Arzneistoffen auf den Organismus einschließlich von Dosis-Wirkungs-Beziehungen, Wirkungsmechanismus (Ligand-Rezeptor-Interaktion), UAW und Toxikologie untersucht. Die Pharmakodynamik wird von Pharmakokinetik* und Pharmakogenetik* beeinflusst.
Pharmakogenetik *f*: engl. *pharmacogenetics*. Teilgebiet der Pharmakologie, das sich mit der Analyse genetisch bedingter Varianten von Pharmakodynamik* und Pharmakokinetik* befasst.
Pharmakognosie *f*: engl. *pharmacognosy*. Lehre von den biogenen (pflanzlichen und tierischen) Arzneimitteln und Giftstoffen. Die Pharmakognosie ist ein Teilgebiet der pharmazeutischen Biologie. Im Gegensatz zur pharmazeutischen Chemie befasst sie sich mit den aus lebendem Material bestehenden oder gewonnenen Arzneimitteln.
Pharmakokinetik *f*: engl. *pharmacokinetics*. Teilgebiet der Pharmakologie*, das den Einfluss

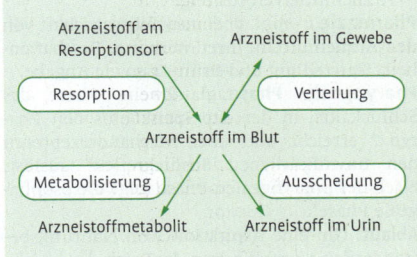

Pharmakokinetik: Pharmakokinetische Grundvorgänge.

Pharmakologie

des Organismus auf Arzneistoffe untersucht. Mithilfe pharmakokinetischer Modelle am intakten Organismus werden Freisetzung, Kinetik der Resorption*, Verteilung, Metabolisierung (Biotransformation*) und Ausscheidung von (Arznei-)Substanzen untersucht mit dem Ziel, Beziehungen zur Pharmakodynamik* herzustellen und ein optimales Dosierungsschema zu entwickeln. Siehe Abb.

Pharmakologie f: engl. *pharmacology*. Lehre von den Wechselwirkungen zwischen Arzneistoffen und dem Organismus. Sie wird gegliedert in allgemeine und spezielle Pharmakologie (u. a. mit Pharmakodynamik, -kinetik und -genetik).

pharmakologische Steinauflösung → Cholelitholyse

pharmakologische Steinauflösung → Urolitholyse

Pharmakoradiografie f: engl. *pharmacoradiography*. Röntgenologische Untersuchungsmethode mit gezielter Anwendung von Arzneimitteln zur Verbesserung der Kontrastmitteldarstellung von Organen durch Ausnutzung funktioneller, röntgenmorphologisch fassbarer Reaktionen. Hierzu werden z. B. peristaltikanregende Substanzen (Metoclopramid u. a.) oder Spasmolytika (Butylscopolaminiumbromid u. a.) verwendet.

Pharmakotherapie f: engl. *pharmacotherapy*. Behandlung mit Arzneimitteln.

Pharmakovigilanz f: Systematische Erfassung, Beurteilung und Prävention von unerwünschten Arzneimittelwirkungen* (UAW) beim Menschen.

Hauptziele:
- möglichst frühe Erfassung unbekannter UAW und Arzneimittelinteraktionen
- Erfassung des Anstiegs der Häufigkeit bekannter UAW
- Identifizierung von Risikofaktoren und Mechanismen von UAW
- quantitative Abschätzung des Risiko-Nutzen-Verhältnisses der Arzneimittel
- Verbreitung von Informationen zur Verbesserung des Arzneimittelgebrauchs und der Arzneimittelverordnung.

Pharmazie f: engl. *pharmacy*. Wissenschaft von den Arzneimitteln, ihrer Wirkung, Beschaffenheit, Herstellung und Prüfung sowie Abgabe.

Pharyngeale Phase f: Zweite Phase des Schluckakts, in der der Speisebolus den Pharynx* erreicht und über Mechanorezeptoren den unwillkürlichen Schluckreflex* auslöst. Nach der pharyngealen Phase folgt die ösophageale Phase*.

Ablauf: Um eine Aspiration* von Nahrungsbestandteilen zu verhindern, legt sich der weiche Gaumen an die Hinterwand des Pharynx. Der weiche Gaumen und die kontrahierten palatopharyngealen Muskeln bilden eine Trennwand zwischen Mundhöhle* und Nasen-Rachen-Raum und verschließen diesen. Der Kehlkopf hebt sich und die Epiglottis* legt sich über ihn und deckt ihn ab. Der obere Ösophagussphinkter öffnet sich und der Speisebolus gelangt aufgrund des Druckanstiegs im Pharynx* in den Ösophagus*.

Phasen des Schluckakts:
- orale Phase
- pharyngeale Phase
- ösophageale Phase*.

Pharyngealtubus m: engl. *pharyngeal tube*. Tubus zum Freihalten pharyngealer Atemwege. Unterschieden werden Oropharyngealtuben und Nasopharyngealtuben.

Typen: Oropharyngealtubus nach Guedel
- anatomisch geformtes Rohr aus nichtflexiblem Kunststoff, verhindert Zurücksinken der Zunge und damit Verlegung der oropharyngealen Atemwege
- orales Einführen (zunächst um 180° gedreht) mit Drehung in korrekte Position beim Einführen in der Mundhöhle
- Schätzmaß zur Auswahl der geeigneten Größe: Distanz zwischen Ohrläppchen und ipsilateralem Mundwinkel
- relativ hart, reflektorisches Husten und Erbrechen

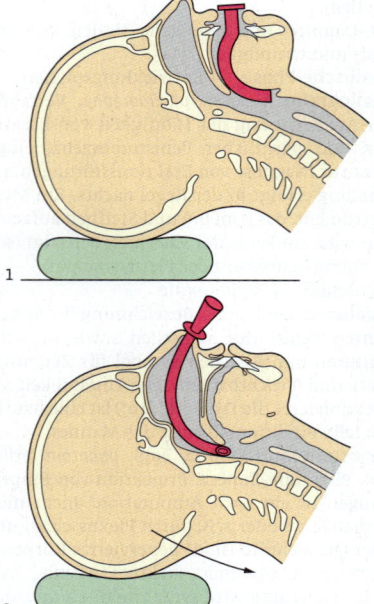

Pharyngealtubus: 1: Oropharyngealtubus nach Guedel; 2: Nasopharyngealtubus nach Wendl.

- cave: evtl. Verletzung beim Einführen
- zur Erleichterung einer Maskenbeatmung* oder als Beißschutz für den Endotrachealtubus* während der Narkose*.

Nasopharyngealtubus nach Wendl
- flexibles Rohr mit abgeschrägter distaler Öffnung
- nasales Einführen unter leichter Drehbewegung (90°) an dem Nasenboden und der Rachenhinterwand entlang in korrekte Position
- Schätzmaß zur Auswahl der geeigneten Größe: Distanz zwischen Ohrläppchen und Nasenspitze
- einsetzbar auch bei geringerer Vigilanzstörung
- cave: Nasenbluten, Atemwegsobstruktion bei nicht korrekter Position oder Größe, Vorsicht bei Verletzung der Schädelbasis.

Siehe Abb.

Pharyngismus → Glossopharyngeuskrampf

Pharyngitis f: engl. *sore throat*. Entzündung im Rachenbereich. Eine akute Pharyngitis wird oft viral verursacht und führt zu Schluckbeschwerden und Fieber. Chronische Pharyngitiden werden oft durch Zigarettenrauch verursacht und führen zu Globusgefühl oder Räusperzwang. Eine akute Pharyngitis wird symptomatisch behandelt, bei chronischer Pharyngitis ist der Auslöser zu meiden. **Pharyngitis acuta (sog. akuter Rachenkatarrh):** Vor allem virale Infektion, oft mit bakterieller Sekundärinfektion, seltener primär bakterielle Infektion oder infolge physikalischer oder chemischer Noxen. **Pharyngitis chronica:** Oberbegriff für chronische Irritation im Rachenbereich infolge exogener Noxen (Tabakrauch, Alkohol, Arbeitsstoffe, z. B. Zement), wegen erniedrigter Luftfeuchtigkeit (z. B. durch Klimaanlage, ständige Mundatmung), bei hormonalen Störungen (Hypothyreose, Klimakterium) und bei Stoffwechselstörungen (Diabetes mellitus), sowie infolge Strahlentherapie im Halsbereich.

- Pharyngitis chronica simplex
- Pharyngitis chronica hyperplastica (granulosa)
- Pharyngitis chronica sicca (atrophicans).

Klinik:
- Pharyngitis acuta: Schluckschmerzen, Kratzen, Brennen und Trockenheitsgefühl im Hals mit Rötung der Rachenschleimhaut, evtl. Fieber
- Pharyngitis chronica: 1. Pharyngitis chronica simplex: Hustenreiz, Globusgefühl und Schluckbeschwerden ohne allgemeines Krankheitsgefühl und Fieber 2. Pharyngitis chronica hyperplastica (granulosa): Hyperplasie der Lymphfollikel der Rachenhinterwand und Fremdkörpergefühl, Räusperzwang 3. Pharyngitis chronica sicca (atrophicans): trockene, atrophische und firnisartig

glänzende Schleimhaut, bedeckt mit zähem Sekret (sog. Tischlerleim), meist kombiniert mit Laryngitis oder Rhinitis.

Therapie:
- Pharyngitis acuta: symptomatische Rachenspülung, warme Halswickel, Lutschtabletten (z. B. Salbei); in Einzelfällen systemische Antibiotika
- Pharyngitis chronica: nach Ausschluss bzw. Elimination exogener Noxen Inhalationen und Erhöhung der Luftfeuchtigkeit.

Pharyngokonjunktivalfieber *n*: engl. *pharyngoconjunctival fever*. Oft epidemisch und v. a. bei Schulkindern und Jugendlichen vorkommende hochkontagiöse fieberhafte Erkrankung mit Pharyngitis*, ein- oder beidseitiger Conjunctivitis* follicularis und typischerweise präaurikulärer Lymphknotenschwellung. Erreger sind verschiedene Serotypen der Adenoviridae*.

Pharyngoskopie *f*: engl. *pharyngoscopy*. Instrumentelle Inspektion des Rachens (Pharynx*). Eine indirekte Pharyngkoskopie erfolgt mittels Spiegel, eine direkte Pharyngoskopie mit einem starren oder flexiblen Endoskop. Je nachdem, welcher Rachenbereich vorrangig untersucht wird, wird unterteilt in Epipharyngoskopie* und Hypopharyngoskopie*. Im klinischen Sprachgebrauch meint die Pharyngoskopie meist einen Untersuchungsschritt bei Panendoskopie.

Technik: Indirekte Pharyngoskopie:
- Der Untersucher zieht die Zunge nach ventral.
- Der angewärmte Kehlkopfspiegel wird zwischen Gaumensegel und Rachenhinterwand eingeführt und der Epipharynx bzw. Hypopharnyx ausgeleuchtet.
- Die Untersuchung wird zugunsten der direkten Untersuchung kaum noch durchgeführt.

Direkte Pharyngoskopie: über den Oropharynx
- Der Untersucher zieht die Zunge nach ventral.
- Das Lupenlaryngoskops (starre 90°-Optik) wird zwischen Gaumensegel und Rachenhinterwand eingeführt und der Epipharynx- bzw. Hypopharynx ausgeleuchtet.
- Alternativ kann eine transnasale flexible Endoskopie erfolgen.

Praxishinweis: Im klinischen Sprachgebrauch meint die Pharyngoskopie meist die Pharynxinspektion im Rahmen einer Panendoskopie in Intubationsnarkose mit Möglichkeit zur Biopsie oder kleineren Eingriffen.

Pharyngospasmus → Glossopharyngeuskrampf

Pharynx *m*: Mit Schleimhaut* ausgekleideter, erweiterter Muskelschlauch, der von Mundhöhle* und Nasenhöhle* bis zum Larynx* sowie zum Ösophagus* führt und sowohl Teil der Atemwege* als auch des Verdauungstraktes* ist.

Er wird in 3 Etagen unterteilt: Nasopharynx, Oropharynx und Laryngopharynx.

Pharynxtamponade *f*: engl. *pharyngeal tamponade*. Tamponade des Rachens mit Mullstreifen als zusätzliche Sicherung gegen Aspiration auch bei dicht sitzendem Endotrachealtubus*, z. B. bei kieferchirurgischen Eingriffen.

Pharynxtumoren *m pl*: engl. *pharyngeal tumors*. Tumoren im Bereich des Rachens (Pharynx*), v. a. von der Schleimhaut ausgehende maligne epitheliale Tumoren (insbesondere Plattenepithelkarzinome* oder lymphoepitheliale Tumoren). Unterschieden werden Nasopharynxtumoren*, Oropharynxtumoren (Oropharynxkarzinom*) und Hypopharynxtumoren (Hypopharynxkarzinom*).

Einteilung: Nasopharynxtumoren:
- maligne: 1. Plattenepithelkarzinom (80 %) 2. malignes Lymphom* (10 %) 3. selten Adenokarzinom*, adenoidzystisches Karzinom, malignes Melanom* und Sarkom* 4. juveniles Nasenrachenfibrom 5. Plasmozytom*, eosinophiles Granulom*, Histiocytosis X in Einzelfällen
- benigne: 1. Adenoide 2. Papillome* 3. pleomorphe Adenome* 4. Bursa pharyngealis.

Oropharynxtumoren:
- maligne: 1. Plattenepithelkarzinom (90 %) 2. maligne Lymphome
- benigne: 1. Zungengrundstruma* 2. Hämangiom* 3. Lymphangiom 4. Papillom 5. Fibrom* 6. Bowen*-Krankheit.

Hypopharynxtumoren: maligne: Plattenepithelkarzinom (Hypopharynxkarzinom*).

Phase, hypertherme *f*: engl. *hyperthermic phase*. Phase der erhöhten Basaltemperatur*. Sie entspricht der Corpus-luteum-Phase des Menstruationszyklus*, deren Länge wichtig ist für die Beurteilung der Fertilität.

Phasen der klinischen Prüfung → Arzneimittelprüfung

Phasenkontrastaufnahme → Magnetresonanztomografie

Phasenprophylaktika *n pl*: syn. Stimmungsstabilisierer. Arzneimittel zur Stabilisierung von affektiven Schwankungen, die das Wiederauftreten von Phasen affektiver Psychosen* verhindern oder Dauer und/oder Ausmaß der psychotischen Symptome reduzieren. Phasenprophylaktika werden bei einer bipolaren affektiven Störung* verabreicht.

Vertreter:
- Lamotrigin* und Lithium*: wirken antidepressiv und antimanisch
- Carbamazepin* und Valproinsäure*: wirken v. a. antimanisch, kaum antidepressiv
- Olanzapin*
- Off-Label-Stimmungsstabilisatoren: Gabapentin*, Oxcarbazepin, Topiramat und Ziprasidon.

Phasenvorverlegung *f*: engl. *phase advance*; syn. Phasenvorverschiebung. Begriff aus der Chronobiologie* für die Vorverschiebung der inneren Uhr bzw. des konsekutiven zirkadianen Rhythmus*, z. B. durch Lichtreize oder Melatonin* entsprechend der Phase Response Curve. Indikationen sind beispielsweise sekundäre Schlafstörungen*, Jetlag*-Syndrom oder Schichtbeit, wenn Störungen des Biorhythmus* auftreten.

Phasenwechsel → Antigenwechsel

Phase, ösophageale *f*: Dritte Phase des Schluckakts, bei der eine peristaltische Welle (primäre Peristaltik) den Speisebolus durch den Ösophagus* nach distal transportiert. Durch den erschlafften unteren Ösophagussphinkter gelangt der Speisebrei in den Magen*. Erreicht die Peristaltik den unteren Ösophagussphinkter, schließt sich dieser wieder.

Phasen des Schluckakts:
- orale Phase
- pharyngeale* Phase
- ösophageale Phase*.

Phase, präovulatorische *f*: engl. *preovulatory phase*. Phase des Menstruationszyklus (3–4 Tage vor Ovulation*) mit charakteristischen Veränderungen des Zervixschleims*, die den Spermien die Durchwanderung des Zervikalkanals ermöglichen.

Phase, vulnerable *f*: engl. *vulnerable period*. Zeitabschnitt des Herzzyklus* mit aufsteigendem Teil der T*-Welle im EKG, in dem ein Erregungsimpuls (z. B. Extrasystole*, nicht-synchronisierte Kardioversion oder Stromimpuls bei Elektrounfall) durch Einfall in die relative Refraktärphase* des Herzmuskels Kammerflattern* oder Kammerflimmern* auslösen kann.

Phe: Abk. für → Phenylalanin

Phenobarbital *n*: Barbiturat mit antikonvulsiver und sedierender Wirkung zur Therapie von Epilepsien. Phenobarbital hat ein primäres Abhängigkeitspotenzial und unterliegt dem deutschen Betäubungsmittelrecht. Arzneimittel, die max. 300 mg Phenobarbital pro Tablette oder Ampulle enthalten, sind allerdings von den Vorschriften ausgenommen.

Phenoxymethylpenicillin *n*: Säurestabiles, orales, nicht Betalaktamase-festes Betalaktam*-Antibiotikum mit bakterizider Wirkung hauptsächlich gegen grampositive Erreger, z. B. Betahämolysierende Streptokokken. Zu den Nebenwirkungen zählen Überempfindlichkeitsreaktionen und gastrointestinale Beschwerden.

Indikationen:
- leichte bis mittelschwere Infektionen durch Phenoxymethylpenicillin-empfindliche Erreger: 1. Infektionen der tiefen Atemwege 2. Infektionen des HNO-Bereichs 3. Infektionen des Zahn-, Kiefer- und Mundbereichs

4. Hautinfektionen 5. Lymphangitis*, Lymphadenitis* 6. Scharlach, Erysipel*
- Rezidivprophylaxe bei rheumatischem Fieber
- Endokarditisprophylaxe bei operativen Eingriffen.

Phenyl-: Bezeichnung für den aromatischen Rest C₆H₅— (Benzolrest). Die Phenylgruppe ist Bestandteil vieler aromatischer Verbindungen.

Phenylalanin *n*: engl. *phenylalanine*; syn. L-Phenylalanin. Proteinogene, aromatische, gluko- und ketoplastische Aminosäure*. Phenylalanin ist essenziell und wird nur von Pflanzen und Mikroorganismen synthetisiert. Die Stoffwechselkrankheit Phenylketonurie* beruht auf einem angeborenen Mangel an L-Phenylalaninhydroxylase, sodass Phenylalanin nicht normal abgebaut werden kann.

Phenylalanin-Embryopathie → Phenylketonurie

Phenylbrenztraubensäure-Oligophrenie → Phenylketonurie

Phenylbutyrat → Natriumphenylbutyrat

Phenylketonurie *f*: engl. *phenylketonuria*; syn. Fölling-Krankheit; Abk. PKU. Autosomal-rezessiv erbliche Stoffwechselstörung (Genlocus 12q24.1 mit mehr als 400 Mutationen) mit einem Mangel an Phenylalanin-4-Monooxygenase. Unbehandelt entwickelt sich eine psychomotorische Retardierung mit Krampfneigung und Mikrozephalie. Wichtige Maßnahmen sind eine phenylalaninarme Diät und Aminosäurensubstitution. **Häufigkeit:** In Deutschland 1 : 10 000.
Pathologie: Mangel an Phenylalanin-4-Monooxygenase (syn. Phenylalaninhydroxylase) führt zu vermehrter Bildung von Phenylbrenztraubensäure u. a. Metaboliten, die im Harn ausgeschieden werden (Geruch nach Mäusekot).
Klinik:
- ohne Behandlung psychomotorische Retardierung mit Krampfneigung und Mikrozephalie
- Pigmentarmut (blonde Haare, blaue Skleren), Neigung zu Ekzemen
- milde Varianten mit Restaktivität des Enzyms möglich.

Diagnostik:
- Neugeborenen*-Screening am 3. Lebenstag mit Tandem-Massenspektrometrie
- Erfassung von Heterozygoten und Pränataldiagnostik* in der Regel möglich.

Therapie:
- phenylalaninarme Diät und Aminosäurensubstitution mit Kontrolle der Phenylalaninkonzentration im Blut (< 243 µmol/l, entspricht < 4 mg/dl) mindestens in den ersten 10 Lj. (danach evtl. Lockerung der Diät)
- Behandlung lebenslang
- strenge Diät für Frauen im fertilen Alter mit einer präkonzeptionellen Einstellung der Phenylalaninkonzentration < 243 µmol/l (< 4 mg/dl), um eine Phenylalanin-Embryopathie (Dystrophie, Fehlbildungen, Mikrozephalie, Retardierung) zu verhindern.

Phenylthiocarbamid-Schmecker *m*: engl. *phenylthiocarbamide taster*. Individuen mit der dominant erblichen Fähigkeit, den bitteren Geschmack von Phenylthiocarbamid noch in einer Verdünnung von 1 : 20 000 wahrzunehmen (ca. 70 % der Europäer).

Phenytoin *n*: Hydantoin*-Derivat, das als Antiepileptikum und bei neurogenem Schmerz* eingesetzt wird. Phenytoin wird oral und i. v. verabreicht. Häufigste Nebenwirkungen sind Abgeschlagenheit, Erregbarkeit, Bewegungsstörungen, Schwindel, Kopfschmerzen, Sehstörungen und Zahnfleischwucherungen. Zahlreiche Wechselwirkungen sind zu beachten. Es besteht das Risiko der Kreuzallergie* mit anderen Antiepileptika.
Indikationen:
- fokal eingeleitete generalisierende und generalisierte tonisch-klonische Anfälle
- einfache (z. B. Jackson-Anfälle) und komplex fokale Anfälle (z. B. Temporallappenepilepsie*)
- Status* epilepticus und Anfallsserien
- Anfallsprophylaxe von Krampfanfällen bei neurochirurgischen Eingriffen
- neurogene Schmerzzustände vom Typ des Tic douloureux (siehe Trigeminusneuralgie*) und andere zentrale oder periphere neurogene Schmerzzustände
- cave: keine Wirksamkeit bei Absence-Status (siehe Formen des Status* epilepticus) und Prophylaxe und Therapie von Fieberkrämpfen.

Pherogramm → Elektrophorese

Pheromone *n pl*: engl. *pheromones*. Moleküle der chemischen Biokommunikation zwischen Individuen einer Spezies, z. B. Sexuallockstoffe. Sie kommen in tierischen Sekreten vor, z. B. Bombykol des Seidenspinnerweibchens (Bombyx mori). Auch Androstendion* im Achselschweiß des Menschen wird eine sexuelle Signalwirkung zugeschrieben.

Phialophora verrucosa *f*: Humanpathogener schwarzer Schimmelpilz (Erreger der Chromomykose*). Phialophora verrucosa bildet runde, 8–18 µm große, bräunliche dickwandige Zellen, die teils in der Mitte septiert sind, keine Sprossung aufweisen und gelegentlich schmale, septierte Hyphen besitzen. In Kultur bildet Phialophora verrucosa Konidien an flaschenförmigen Hyphen (Konidienträger).

Philadelphia-Chromosom *n*: engl. *Philadelphia chromosome*. Kleines akrozentrisches Chromosom der G-Gruppe, das durch reziproke Translokation zwischen Chromosom 9 und Chromosom 22 [t(9; 22) (q34; q11)] entstanden ist. Die dem Fusionsgen* (BCR-ABL-Onkogen) entstammenden BCR-ABL-Onkoproteine sind im Wesentlichen aktive Tyrosinkinasen (vgl. Tyrosinkinase*-Rezeptor), die ihre leukämogene Wirkung durch Autophosphorylierung oder Phosphorylierung einzelner Signaltransduktionspfade entfalten.
Vorkommen:
- chronische myeloische Leukämie* (CML): 1. 90–95 % der Patienten 2. die übrigen haben variante oder komplexe Translokationen, weisen aber auch das BCR-ABL-Fusionsgen auf 3. im Lauf der klonalen Evolution Entwicklung zusätzlicher Philadelphia-Chromosomen oder anderer Chromosomenaberrationen wie Trisomie 8 oder Isochromosom 17 als Zeichen einer ungünstigen Prognose möglich 4. vgl. terminale Blastenkrise*
- akute lymphoblastische Leukämie* (ALL): 1. Häufigkeit: im Kindesalter bei ca. 3 %, im Erwachsenenalter bei ca. 25 % der Patienten, mit zunehmendem Alter häufiger 2. korreliert mit ungünstiger Prognose.

Phillippe-Gombault-Dreieck → Hinterstrang

Philtrum *n*: syn. Philtron. Vertikale Rinne in der Mitte der Oberlippe. Das Philtrum geht embryologisch aus dem mittleren Nasenwulst hervor. Bei der Lippen*-Kiefer-Gaumen-Segelspalte ist das Philtrum häufig mitbetroffen.

Phimose *f*: engl. *phimosis*. Angeborene oder erworbene Vorhautverengung, die ein Zurückstreifen über den Sulcus coronarius verhindert. Sie ist bis zum Abschluss der Pubertät physiologisch und nur bei Beschwerden oder Folgeproblemen therapiebedürftig. Die Behandlung erfolgt zunächst lokal mit steroidhaltigen Externa, wenn noch notwendig anschließend durch Zirkumzision*.
Einteilung:
- primäre und im Kindesalter grundsätzlich physiologische Phimose: entwicklungsbedingtes nicht retrahierbares Präputium penis mit Verklebung zwischen Glans und Präputium penis (siehe Abb. 1), die sich meist im

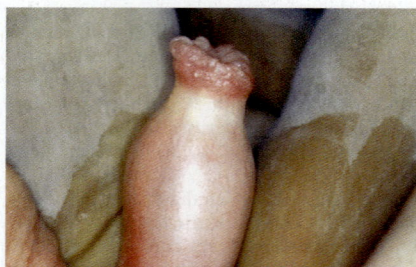

Phimose Abb. 1: Kindliche Phimose. [15]

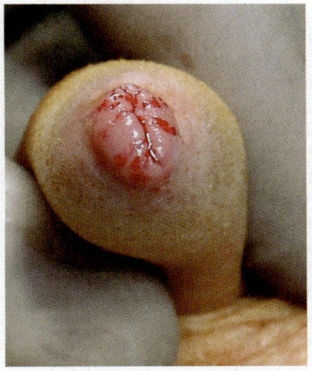

Phimose Abb. 2: Verfrühte Vorhautretraktion bei kindlicher Phimose mit konsekutiven Einrissen. [47]

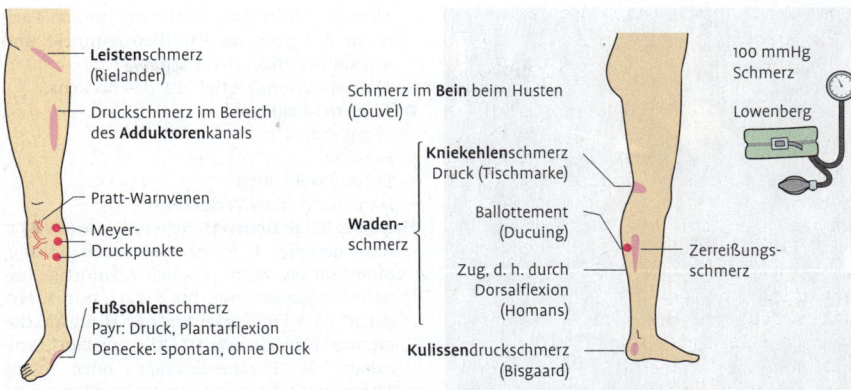

Phlebothrombose Abb. 1: Schmerzpunkte und Früherkennungszeichen bei Phlebothrombose der unteren Extremität.

Laufe der ersten Lj., spätestens bis zum Ende der Pubertät löst; bei 1–3 % der pubertären Jungen besteht die Verklebung noch
- sekundäre (erworbene) Phimose (Phimose im engeren Sinn): atraumatische Präputium-Retraktion über Glans penis infolge Fibrose oder Vernarbung der Präputiumöffnung unmöglich: **1.** häufig Folge lokaler Entzündungen oder traumatischer Retraktionsversuche mit Ausbildung einer narbigen Verengung (siehe Abb. 2) **2.** Lichen* sclerosus et atrophicans mit Balanoposthitis xerotica obliterans, immer therapiebedürftig **3.** sekundäre Narbenphimose bei Rezidiv nach unvollständiger Zirkumzision.

Komplikationen:
- Miktionsstörungen, Vorhautballonierung während der Miktion
- Paraphimose*
- Balanoposthitis
- Peniskarzinom* (erhöhtes Risiko)
- Behinderung beim Geschlechtsverkehr.

Diagnostik: Klinisch.

Therapie:
- konservativ: **1.** Glukokortikoid topisch (Präputiumring), z. B. Betamethason* 0,1%ig, Mometason* 0,1%ig, Clobetason 0,05 %; Dauer: 4–8 Wo., nach 2 Wo., Beginn vorsichtiger Retraktionsversuche unter Prävention präputialer Einrisse **2.** initial sehr hohe Responderrate (ca. 75 %) mit hoher Rezidivrate, langfristig in ca. 30 % Therapieerfolg
- bei ausbleibendem Erfolg operativ: Zirkumzision*.

Phlangen → Ossa digitorum pedis

Phlebectasia laryngea *f*: engl. *phlebectasia laryngis*. Venenerweiterung an den Stimmlippen bei chronischer Laryngitis. Als eigene Krankheitsentität ist dieser Begriff im klinischen Sprachgebrauch nicht mehr üblich.

Phlebektasie *f*: engl. *phlebectasia*. Diffuse Erweiterung bzw. Weitstellung von Venen durch Erschlaffung ohne morphologisch nachweisbare Wandveränderungen (im Gegensatz zu Varizen*).

Phlebektomie *f*: engl. *phlebectomy*. Operative (Teil-)Entfernung einer Vene, z. B. bei Varizen (Varizenstripping*) oder zur autogenen Gefäßtransplantation*.

Phlebitis *f*: Oberflächliche Venenentzündung.

Phlebofibrose *f*: engl. *phlebofibrosis*. Verlust der normalen Venenmuskulatur und Ersatz durch Bindegewebe.

Phlebografie, mediastinale → Kavografie

Phlebolith *m*: engl. *vein stone*. Verkalkter Venenthrombus (ohne Krankheitswert).

Phlebologie *f*: engl. *phlebology*. Medizinisches Fachgebiet von den Venen und deren Erkrankungen.

Phlebosklerose *f*: engl. *phlebosclerosis*. Bindegewebige Umwandlung der Venenwand mit weitgehend gleichmäßiger Gefäßwandverdickung und meist mit Phlebektasie*.

Phlebothrombose *f*: engl. *phlebothrombosis*; syn. Tiefe Venenthrombose (Abk. TVT). Vollständiger oder partieller thrombotischer Verschluss einer Vene in der Tiefe der Muskulatur von Armen oder Beinen. Ursachen des Thrombus* sind Stase, Gefäßwandveränderung und/oder Hyperkoagulabilität*, begünstigt durch Risikofaktoren wie Immobilisierung oder Malignome. Behandelt wird mit Kompressionstherapie*, Antikoagulation und chirurgischer Intervention, wichtigste Komplikation ist die Lungenembolie*.

Erkrankung: Epidemiologie:
- Lebenszeitprävalent 3–4 %
- zu 95 % betroffen Beinvenen oder V. cava inferior

Pathophysiologie: Entsprechend der Virchow-Trias (beschreibt die 3 Hauptfaktoren zur Entstehung von Thrombosen):
- Gefäßwandschaden (durch Entzündung, Trauma)
- herabgesetzte Blutströmungsgeschwindigkeit (Stase und verminderte Zirkulation z. B. bei Varizen*, OP, Herzinsuffizienz*)
- Viskositätsveränderungen des Bluts/Koagulationsstörungen (z. B. Thrombozytose* oder Thrombophilie*).

Risikofaktoren:
- vorangegangene Venenthrombose oder Lungenembolie
- paraneoplastisch bei Neoplasie*
- Frauen > 40. Lj.
- Immobilisierung (z. B. als Economy*-class-Syndrom, bei längerer OP, Polytrauma)
- bestehende Varikose*
- Adipositas* (BMI > 30) und Bewegungsmangel
- hormonale Veränderung (Kontrazeptiva*, Schwangerschaft, Hormonersatztherapie*, Cushing*-Syndrom)
- Thrombophilie* (z. B. APC-Resistenz, Protein*-C-Mangel)
- Diabetes* mellitus
- Vena*-cava-inferior-Syndrom.

Lokalisation der Beinvenenthrombose:
- Oberschenkelvenen ca. 50 %
- Unterschenkelvenen ca. 20–30 %
- Beckenvenen ca. 10–20 %
- V. politea bis zur Trifurkation ca. 10–20 %.

Klinik:
- Allgemeinsymptome: **1.** Fieber **2.** Tachykardie
- lokale Symptome: **1.** Überwärmung **2.** Schwellung (bei Phlebothrombose des Beins: Umfangsdifferenz > 1,5 cm) **3.** Druckschmerz

Phlebotomie

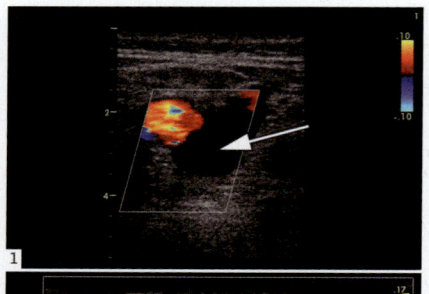

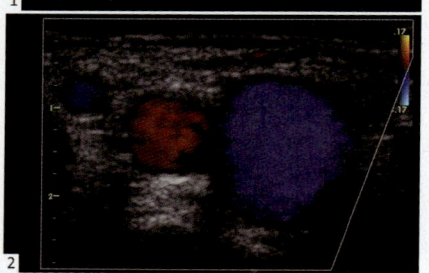

Phlebothrombose Abb. 2: Darstellung der Femoralgefäße durch FKDS; 1: vollständiger thrombotischer Verschluss der V. femoralis communis (Pfeil; klinische Bezeichnung für V. femoralis proximal des Zuflusses der V. profunda femoris); 2: Normbefund; A. femoralis communis (klinische Bezeichnung für A. femoralis proximal des Abgangs der A. profunda femoris) rot, V. femoralis communis blau. [13]

4. livide* Verfärbung der betroffenen Extremität (Zyanose) 5. oberflächliche Kollateralvenen (sog. Warnvenen), 6. Schmerzen im Bereich des Venenverlaufs (bei Husten zunehmend, oft lagerungsabhängig, unter Umständen auch spontan).

Komplikationen:
- Lungenembolie* mit Tachypnoe und Thoraxschmerzen
- Defektheilung (chronisch-venöse Insuffizienz*).

Diagnostik:
- Anamnese und klinische Untersuchung einschließlich der Druckschmerzpunkte (siehe Abb. 1)
- Ermittlung der klinischen Wahrscheinlichkeit für Phlebothrombose (Wells-Score)
- Labor: **1.** Nachweis von D*-Dimeren im Plasma (unspezifisch, Erhöhung auch bei Malignomen, normale Werte schließen Thrombose jedoch zu 99 % aus) **2.** Anstieg BSG, Leukozytose*
- Ultraschalldiagnostik (Kompressionsultraschall, farbcodierte* Duplexsonografie; siehe Abb. 2)
- Phlebografie bei nicht eindeutigem sonografischem Befund
- Thrombophilie-Diagnostik bei jungen Patienten mit positiver Familienanamnese und Ausschluss anderer Ursachen
- Abdominalsonografie*, CT des Beckens.

Differenzialdiagnosen:
- Lymphödem*
- Erysipel*
- Thrombophlebitis*
- Hämatom* nach Verletzung.

Therapie: Tiefe Beinvenenthrombose (TVBT):
- Akuttherapie: **1.** Kompressionsbehandlung, Mobilisation, wenn möglich **2.** sofortige initiale Antikoagulation für 5 Tage mit: **I.** Heparin* oder Fondaparinux* *oder* **II.** unfraktioniertem Heparin *oder* **III.** Rivaroxaban*, Apixaban* **3.** Thrombektomie* oder lokale Thrombolyse* bei ilio-femoraler Thrombose **4.** ggf. Cavafilter* (wenn Antikoagulation kontraindiziert, z. B. bei perinataler Lungenembolie, rezidivierenden Lungenembolien trotz Antikoagulation)
- Sekundärprophylaxe: **1.** Kompressionstherapie **2.** Fortführen der Antikoagulation über 3–6 Monate mit Cumarinderivat* (Ziel-INR 2,0–3,0) oder direkten oralen Antikoagulanzien (DOAK), bei Malignomen Fortführen der Antikoagulation mit Heparin* **3.** Fortsetzen der Sekundärprophylaxe über 6 Monate hinaus bei geringem Blutungsrisiko und einem der folgenden Faktoren: **I.** fortgesetztem Risiko **II.** schwerer Thrombophilie **III.** erhöhten D-Dimeren nach Therapieende **IV.** langstreckigen Thromben **V.** unklarer Genese.

Tiefe Armvenenthrombose: Siehe Paget*-von-Schroetter-Syndrom. **Beckenvenenthrombose:*** Siehe Therapie dort.

Prävention: Thromboseprophylaxe*.

Phlebotomie → Aderlass

Phlebotominae → Mücken

Phlegmasia → Entzündung

Phlegmasia alba dolens *f*: engl. *galactophlebitis*. Becken- und Oberschenkelvenenthrombose, meist nach Parametritis* puerperalis. Klinische Symptome sind Schwellung des Beins mit hochgradiger Druckschmerzhaftigkeit und reflektorischer Blässe (sog. Milchbein) sowie Fieber.

Phlegmasia coerulea dolens *f*: engl. *blue phlebitis*; syn. PCD. Lebensbedrohliche Maximalvariante der Phlebothrombose* mit plötzlicher Thrombosierung mehrerer oder aller Venen einer Extremität und reflektorischer arterieller Minderdurchblutung (sog. pseudoarterielles Emboliesyndrom). Klinisch imponiert eine massive Extremitätenschwellung mit blau-rötlicher Verfärbung der Haut und extremen Schmerzen. Die Notfalltherapie besteht in Thrombektomie* und Fasziotomie. Die Prognose ist schlecht.

Phlegmasia rubra dolens *f*: Plötzliche schmerzhafte Schwellung einer Extremität mit massiver Hautrötung bei ausgedehnter proximaler Venenthrombose (vgl. Thrombose*).

Phlegmone *f*: engl. *phlegmon*. Diffuse Entzündung des interstitiellen Bindegewebes* mit lokalen und allgemeinen Entzündungszeichen, die sich infiltrativ ausbreitet. Siehe Abb. **Erreger:**
- vor allem hämolysierende Streptokokken und Staphylokokken (purulente Phlegmone)
- selten anaerobe Keime (putride Phlegmone).

Lokalisation:
- kutan oder subkutan
- inter- und intramuskulär
- mediastinal
- retroperitoneal.

Therapie:
- Ruhigstellung
- lokal Antiseptika
- systemisch hochdosiert Antibiotika
- bei purulenter Phlegmone unter Umständen: **1.** mehrfache Inzision oder breite Eröffnung **2.** Ausräumung der Nekrosen **3.** Spülung **4.** Drainage.

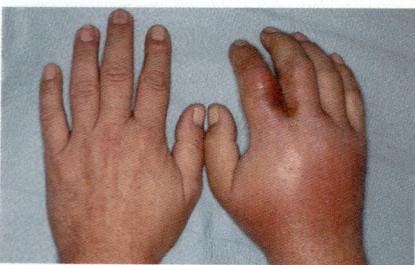

Phlegmone: Handphlegmone rechts. [219]

Phlogistika *n pl*: engl. *phlogistics*. Entzündungsverursachende Mittel, z. B. physikalische Noxen (Trauma, Strahlung, Elektrizität), Bakterientoxine, Viren, anorganische sowie organische Stoffe (Nerven-, Kapillar- bzw. Zellgifte).

Phlogosis → Entzündung

Phlorizin *n*: engl. *phlorhizin*. Glykosid aus Wurzel- und Stammrinde von Apfel-, Kirsch- und Pflaumenbäumen sowie aus Berglorbeer (Kalmia latifolia). Phlorizin ruft in einer Dosierung von 0,2 g eine Glukosurie* hervor, indem es die Rückresorption von D-Glukose im proximalen Nierentubulus hemmt. Es wurde früher bei Wechselfieber als Chininersatz verwendet.

Phlyktaena → Keratoconjunctivitis phlyktaenulosa

Phlyktäne *f*: Kleines Knötchen bei einer mikrobiell-allergischen Keratokonjunktivitis*, das aus Lymphozyten und Plasmazellen besteht. Es ist rosa-weiß und findet sich in der Nähe des Limbus in der Bindehaut und der Hornhaut. Bei allergischer Reaktion auf Tuberkelproteine ist es grauweiß und liegt primär im Stroma der Hornhaut.

pH-Metrie f: engl. *pH-metry*. Elektrochemische Bestimmung des sauren oder basischen Charakters einer Lösung mithilfe eines pH-Meters. In der Medizin wird die pH-Metrie als Ösophagus*-pH-Metrie zur Messung der Säurebelastung in der unteren Speiseröhre bei gastroösophagealer Refluxkrankheit* eingesetzt. Siehe pH*-Wert (Tab. dort).

Phobie f: engl. *phobia*; syn. phobische Störung (ICD-10). Angststörung*, die durch bestimmte Gegenstände oder Situationen (z. B. Orte, Personen) ausgelöst wird und meist mit ausgeprägtem Vermeidungsverhalten* verbunden ist. Betroffene erkennen die Unbegründetheit ihrer Phobie. Behandelt wird mit Verhaltenstherapie*.

Erkrankung: Formen:
- nach ICD-10 (neurotische, Belastungs- und somatoforme Störungen) 3 Hauptgruppen: Agoraphobie*, soziale Phobie*, spezifische Phobie*; in DSM 5 bildet die Agoraphobie ein separates Krankheitsbild
- verschiedene Bezeichnungen für einzelne phobische Ängste, die nicht (mehr) als eigenständige Störungsbilder verstanden, sondern unter die genannten Hauptgruppen subsumiert werden (z. B. Erythrophobie*, AIDS*-Phobie).

Häufigkeit:
- Agoraphobie: Lebenszeitprävalenz von ca. 5 %
- soziale Phobie: zweithäufigste Angststörung mit einer Lebenszeitprävalenz von 8–10 %
- spezifische Phobie: häufigste Angststörung und häufigste psychische Störung mit einer Häufigkeit von 7–12 % und einer Lebenszeitprävalenz von bis 25 %, m : w = 1 : 2 (Ausnahme: Blutphobie).

Klassifizierung:
- Mehrere früher zu den Phobien gerechnete Störungsbilder werden aktuell abweichend eingeordnet, z. B. Dysmorphophobie und Nosophobie als somatoforme Störungen*.
- Umstritten ist u. a. auch die Eigenständigkeit der Blut-, Spritzen- und Verletzungsphobie (Blutphobie) sowie die Einordnung der Hypochondrie* (Gesundheitsangst, Krankheitsphobie oder somatoforme Störung).

Praktischer Hinweis: Die Agoraphobie ist häufig mit einer Panikstörung* vergesellschaftet. Menschen mit einer sozialen Phobie haben zudem ein erhöhtes Risiko eines sekundären Arzneimittelmissbrauchs oder Alkoholmissbrauchs*.

Phobie, soziale f: engl. *social phobia*; syn. Sozialphobie. Phobie* mit dauerhafter und unangemessener Furcht vor und Vermeidung von Kontakt zu anderen Menschen. Zentrale Befürchtung ist die Blamage bzw. die negative Bewertung durch Andere. In ausgeprägter Form führt die soziale Phobie zur totalen Isolation. Behandelt wird psychotherapeutisch und falls nötig mit Antidepressiva*.

Erkrankung: Vorkommen: Hohe Komorbidität mit anderen Angststörungen*, affektiven Störungen*, schädlichem Substanzgebrauch und Abhängigkeitssyndrom* (v. a. Alkohol). **Epidemiologie:**
- zweithäufigste Angststörung*, Lebenszeitprävalenz abhängig vom Schwellenwert für Leiden und Beeinträchtigung stark schwankend, zwischen 8–10 %
- Erstauftreten meist in der Adoleszenz, z. T. in der Kindheit und selten nach dem 25. Lebensjahr
- meist ohne traumatischen Auslöser
- familiäre Häufung insbesondere beim generalisierten Typ sowie beim Persönlichkeitsmerkmal* Schüchternheit, das bei extremer Form mit einer Verhaltenshemmung (sog. behavioral inhibition) und erhöhter Erregbarkeit der Amygdala* einhergeht.

Klinik:
- unangemessene Ängste und typischerweise ausgeprägte körperliche Reaktionen (z. B. Erröten, Zittern, Schwitzen, Palpitation*) in einer oder mehreren sozialen Situationen trotz vorhandener Fähigkeiten, die sozialen Situationen erfolgreich zu bewältigen (meist kein Defizit sozialer Kompetenz)
- Symptomspektrum von der Angst vor öffentlichem Sprechen (Logophobie) bis zur kompletten Aufgabe fast aller zwischenmenschlichen Aktivitäten
- in ostasiatischen Kulturen überwiegende Angst, andere bloßzustellen, zu beleidigen oder zu verletzen (z. B. Taijin Kyofusho)
- sofortiges Auslösen der Angst durch Konfrontation mit einer sozialen Situation
- ausgeprägte Erwartungsängste (antizipatorische Angst*).

Therapie:
- psychotherapeutisch: Verhaltenstherapie*, kognitive Therapie*; bei fehlender sozialer Kompetenz muss diese zuerst aufgebaut werden (Training sozialer Kompetenz) und erst später folgt der Abbau aufrechterhaltender Faktoren, z. B. Sicherheits- und Vermeidungsverhalten
- medikamentös: ggf. Serotoninwiederaufnahme-Hemmer, selektive Serotonin-Noradrenalin-Wiederaufnahme-Hemmer oder reversible Monoaminoxidase-Hemmer.

Phobie, spezifische f: engl. *specific phobia*. Phobie* mit dauerhafter, unangemessener und exzessiver Furcht vor und Vermeidung von spezifischen Objekten oder Situationen. Die zentralen Befürchtungen betreffen typischerweise direkt vom phobischen Objekt oder der Situation ausgehende Gefahren (z. B. Hundebiss, Flugzeugabsturz).

Erkrankung: Formen:
- **Tierphobie** (meist bezüglich Schlangen und Spinnen)
- **soziale Phobie*** (Furcht und Vermeidung von Kontakten zu Menschen)
- **Naturgewaltenphobie** (meist bezüglich Gewitter, Wasser)
- **Blutphobie** (einschließlich Spritzen- und Verletzungsphobie)
- **situative Phobie** in spezifischen Situationen: z. B. Akrophobie*, Erythrophobie*, Klaustrophobie*, Schulphobie*, Flug- oder Fahrstuhlphobie.

Epidemiologie:
- häufigste psychische Störung, häufigste Angststörung*
- stark schwankende Häufigkeitsangaben in Abhängigkeit der Schwellendefinition für Leiden und Beeinträchtigung: Lebenszeitprävalenz 7–12 %, z. T. bis 25 %
- Frauen meist doppelt so häufig betroffen (Ausnahme: Blutphobie)
- Erstauftreten (insbesondere bei Tierphobie) meist in der frühen Kindheit (Angststörung* im Kindesalter)
- Verlauf meist chronisch fluktuierend mit starker Persistenz von der Kindheit zum Erwachsenenalter
- geringere Prävalenz im Alter.

Ätiologie:
- wahrscheinlich multifaktorielle gestörte Balance zwischen pathogenen (prädisponierenden, auslösenden, aufrechterhaltenden) und salutogenen (protektiven, gesundheitsfördernden) Faktoren
- familiäre Häufung, relativer Anteil von genetischen, epigenetischen und Umweltfaktoren noch ungeklärt
- Einflüsse auf den Angsterwerb (Three Pathway Theory): 1. klassische Konditionierung* 2. Informationsvermittlung (v. a. durch Eltern) und Modelllernen auf der Basis genetisch vorbereiteter Reiz-Reaktions-Verbindungen (Preparedness) 3. operante Verstärkung* des Vermeidungsverhaltens durch Angstreduktion (negative Verstärkung) 4. starker Einfluss der Strukturen der Amygdala auf die biologische Vorbereitung der Konditionierung
- alternative nichtassoziative Ansätze: 1. Bewältigung biologisch angelegter Ängste von evolutionärer Bedeutung muss erlernt werden 2. Entstehung der Phobien nicht durch Konfrontation mit Angst auslösenden Reizen, sondern durch einen Mangel an Konfrontation* bzw. Habituation*.

phobische Störung

Klinik:
- antizipatorische Angst*
- Vermeidungsverhalten*, Ausweichen, Rituale
- körperliche Symptome, z. B. Zittern, Schwitzen, Übelkeit, Palpitation*
- sofortiges Auslösen von Angst bei der Konfrontation mit den phobischen Ängsten
- mögliche Beeinträchtigung der kompletten Lebensführung
- z. T. keine vollständige Vermeidung, die phobischen Situationen werden unter extremer Angst ertragen.

Therapie:
- kognitive Verhaltenstherapie* als Methode der Wahl, u. a.: 1. Informationsvermittlung 2. Entspannungsmethoden 3. Konfrontation, kognitive Umstrukturierung, systematische Desensibilisierung 4. Hypnose*
- ggf. pharmakologisch: 1. selektive Serotoninwiederaufnahme*-Hemmer 2. trizyklische Antidepressiva 3. Monoaminoxidase-Hemmer 4. wegen Abhängigkeitspotenzial seltener Benzodiazepine*.

Nicht alle Betroffenen suchen einen Psychiater oder Psychotherapeuten auf, viele leben mit der Symptomatik und/oder vermeiden auslösende Situationen (insbesondere bei Tierphobie, Fahrstuhlphobie).

phobische Störung → Phobie
Phokomelie → Dysmelie
Phon → Lautstärkepegel
Phonation f: syn. Stimmgebung. Entstehung der menschlichen Stimme im Kehlkopf, angetrieben durch den Atemstrom aus der Lunge und erzeugt durch den auf die Stimmlippen wirkenden Druck und Unterdruck, geformt zu Lauten im Ansatzrohr (Mund- und Rachenraum).

Hintergrund:
- Bei der Stimmgebung werden im Kehlkopf die in der Ruheatmung geöffneten Stimmlippen durch nerval gesteuerte Impulse geschlossen.
- Der Anblasedruck aus den Lungen staut sich unterhalb der Stimmlippen, bis er so viel Widerstand bildet, dass er die Stimmlippen öffnet (sprengt). Durch darauf folgenden Abfall des Drucks im Zwischenraum (Glottis) der Stimmlippen verschließen diese sich wieder (Sogwirkung) und der Vorgang wiederholt sich (myoelastisch-aerodynamische Theorie, Bernoulli-Effekt).
- Aerodynamische Energie wird durch die Stimmlippenschwingung in akustische Energie (in Schallwellen) umgewandelt.
- Es entsteht ein Grundton (Primärschall), der in Rachen- und Mundraum verstärkt und zu Lauten geformt wird (siehe Artikulation*).
- Unterschiedliche Spannung der Stimmlippen erzeugt unterschiedliche Tonhöhen (je gespannter die Stimmlippen, desto schneller öffnen und schließen die Stimmlippen und desto höher wird der Ton).
- Unterschiedliche Stärke des Anblasedrucks erzeugt unterschiedliche Lautstärke (je stärker der Anblasedruck, desto lauter die Stimme).

Phonetographie f: engl. voice range profile measurement; syn. Stimmumfangsprofilmessung. Diagnostisches Verfahren zur Beurteilung der Stimme, z. B. um den Erfolg einer logopädischen Behandlung zu überprüfen. Hierbei wird die Stimmlautstärke in Abhängigkeit von der Tonhöhe graphisch dargestellt. Die entstandene Fläche ist das Stimmfeld (Phonetogramm).

Technik:
- Abstand Mund/Mikrophon 30 cm
- gesprochener Satz: „der Nordwind und die Sonne" so leise und so laut wie möglich in unterschiedlichen Tonlagen
- X-Achse: minimale und maximale Lautstärke der Stimme in dB
- Y-Achse: Tonhöhe in Hz oder Octave, maximale Breite ist der Stimmumfang, die maximale Höhe der Dynamikbereich der Stimme.

Indikationen:
- Beurteilung des Therapieerfolges einer logopädischen Behandlung
- Erstellung eines Singstimmprofils (gesungene Töne), Sprechstimmprofils (gesprochene Töne), des Heiserkeits- und Rufstimmfelds.

Phonieren n: engl. phonation. Lauterzeugung durch den Patienten während einer Kehlkopfuntersuchung zur Funktionsprüfung der Stimmlippen*. Während einer Laryngoskopie* oder Stroboskopie* wird der Patient aufgefordert, einen bestimmten Laut zu erzeugen (meist „Hi"). Beim Gesunden wird dadurch die Phonationsstellung der Stimmlippen ausgelöst.

Phonismen m pl: engl. phonism. Akustisches Mitempfinden, also Hörempfindung bei Reizung eines anderen Sinnesorgans (Synästhesie*).

Phono-: Wortteil mit der Bedeutung Ton, Laut, Stimme, Sprechen.

phonologische Störung → Sprechentwicklungsstörung

Phoropter m: Gerät zur subjektiven Bestimmung der Refraktion des Auges. Es enthält sphärische und zylindrische Prüfgläser sowie Filter und Blenden, die abwechselnd vor die Augen des Patienten geschwenkt werden. Der Untersuchte gibt an, mit welchen Gläsern und Medien er die dargebotenen Sehzeichen am besten erkennt.

Phosphagene → Phosphate, energiereiche
Phosphatase, alkalische f: engl. alkaline phosphatase; Abk. AP. Enzymgruppe, die aus 4 Isoenzymen besteht. 3 Isoenzyme sind gewebsspezifisch: Dünndarm-AP, Plazenta-AP und Keimzell-AP. Das 4. Isoenzym ist gewebsunspezifisch und wird hauptsächlich nachgewiesen in Leber, Knochen und Nieren. Klinisch bedeutsam ist die AP als Parameter der Cholestase* und der verstärkten Osteoblastenaktivität.

Phosphat-Clearance f: Abk. CP. Nach einer Formel berechneter Wert, der die renale Phosphatelimination beschreibt. Gemessen wird das Plasmavolumen, das pro Minute von Phosphat* befreit wird. Erhoben werden dazu sowohl das Phosphat im Serum als auch das Phosphat im Urin. Die Referenzwerte liegen bei 5,4–16,2 ml/min.

Phosphate n pl: engl. phosphates. Physiologisch wichtige Salze der Phosphorsäure. Phosphate bilden den Hauptbestandteil von Knochen und Zähnen. Sie sind intrazelluläre Hauptanionen und Bestandteil enzymatischer Prozesse, des Energiehaushaltes und von Zellstrukturen. Phosphate fungieren als Puffersubstanz in Blut und Urin. Phosphatspiegelveränderungen sind immer im Zusammenhang mit Kalzium zu bewerten.

Phosphate, energiereiche n pl: engl. high energy phosphates. Zur Energiegewinnung und für Biosynthesen benötigte organische Verbindungen, die durch Phosphorylierung* entstehen, z. B. ATP, GTP, PEP und Kreatinphosphat, und bei deren Hydrolyse mehr als 30 kJ pro Mol freigesetzt wird.

Phosphatidasen → Phospholipasen
Phosphatidylinositol n: syn. Inosit-phosphatid. In Zell- und Organellenmembran vorkommendes Phospholipid aus Glycerin, 2 Fettsäuren*, Phosphorsäure und Inosit. Phosphatidylinositole liegen intrazellulär in verschiedenen Formen vor und werden in ihrer Gesamtheit als „PIPs" bezeichnet. Sie sind vor allem an der Signaltransduktion*, Transportprozessen und der Produktion von Second Messengern beteiligt.

Phosphatpuffer m: engl. phosphate buffer. Puffersystem aus primärem ($H_2PO_4^-$) und sekundärem Phosphat (HPO_4^{2-}).

Phosphaturie f: engl. phosphaturia. Ausscheidung anorganischer Phosphate* (glomerulär filtriert und tubulär reabsorbiert) im Harn*. Anorganisches Phosphat wird laborchemisch über eine Molybdat-Reaktion und fotometrische Bestimmung nachgewiesen. Eine Ausscheidung von 16–57 mmol Phosphat in 24 h ist physiologisch. Eine vermehrte Phosphaturie fördert die Steinbildung in ableitenden Harnwegen.

Phosphen n: engl. phosphene. Lichterscheinung nach nicht adäquater Reizung des Sehorgans, z. B. Reizung durch Druck, elektrischen Strom oder Licht.

Phosphodiesterase-Hemmer m sg, pl: engl. phosphodiesterase inhibitors; syn. Phosphodiesterase-Inhibitoren. Hemmstoffe der (cAMP*- bzw. cGMP*-spaltenden) Phosphodiesterase* (PDE).

Phosphodiesterase-Hemmer wirken durch Erhöhung der intrazellulären cAMP*- bzw. cGMP*-Konzentration positiv inotrop und führen zu einer Vasodilatation*, Bronchodilatation, verminderten Thrombozytenaggregationsneigung und gesteigerten Lipolyse* sowie Glykolyse*.

Einteilung:
- nichtselektive Phosphodiesterase-Hemmer: z. B. Methylxanthine, Trapidil
- selektive Phosphodiesterase-Hemmer: 1. PDE-3-Hemmer: Enoximon, Milrinon*, Cilostazol 2. PDE*-4-Hemmer: Roflumilast* 3. PDE*-5-Hemmer: Sildenafil*, Vardenafil, Tadalafil*, Avanafil.

Phosphodiesterasen f pl: engl. phosphodiesterases; Abk. PDE. Zu den Esterasen* gehörende Hydrolasen (Enzyme*), welche die hydrolytische Spaltung von Phosphodiestern katalysieren. Phosphodiesterasen finden Anwendung bei der Sequenzaufklärung von Nukleinsäuren*.

Phospholipasen f pl: engl. phospholipases; syn. Phosphatidasen. Sammelbezeichnung für Esterasen*, die Glycerophospholipide (syn. Phosphatide) hydrolytisch in Glycerin, Fettsäuren und die jeweilige organische Verbindung spalten. Vier Gruppen werden unterschieden: Phospholipase A_1, A_2, B, C und D. Sie sind u. a. an der intrazellulären Signaltransduktion beteiligt.

Einteilung: Phospholipasen werden nach ihrer Substratspezifität eingeteilt:
- **Phospholipase A_1** wird als inaktive Vorstufe mit dem Pankreassekret sezerniert und durch Trypsin* aktiviert. Anschließend katalysiert die aktivierte Phospholipase die Freisetzung der Fettsäure am C-1 des Glycerols und führt zur Bildung von Lysophospholipiden, welche die Erythrozyten hämolysieren. Sie kommen v. a. in der Leber und im Pankreas, aber auch in Bienen- und Schlangengift vor
- **Phospholipase A_2**, die wie die Phospholipase A_1 aktiviert wird, entfernt die ungesättigte Fettsäure vom C-2 der Glycerophospholipide. Sie ist in der Darmschleimhaut, der Leber sowie im Pankreas lokalisiert, kommt aber auch in Bienen- und Schlangengift vor.
- **Phospholipase B** wird wie Phospholipase A_1 und A_2 aktiviert und entfernt bei Lysophosphatiden die ungesättigte Fettsäure am C-2.
- **Phospholipase C** wird über einen G*-Protein-gekoppelten Rezeptor nach Ligandenbindung aktiviert. Anschließend wird aus Lecithin die phosphorylierte Base und aus Phosphatidylinositol-4,5-bisphosphat (PIP_2) Inositoltrisphosphat und Diacylglycerol freigesetzt. Sie kommt in Wirbeltieren und Mikroorganismen vor.
- **Phospholipase D** setzt die nicht phosphorylierte Base frei (z. B. Cholin). Sie kommt in Pflanzen vor.

Phospholipide n pl: engl. phosphatides; syn. Phosphatide. Komplexe Lipide* (Lipoide), die Phosphorsäure in Esterform enthalten. Phospholipide machen den größten Teil der Membranlipide aus. Es werden die Glycerophospholipide, zu denen auch die Plasmalogene gehören, und die Sphingophospholipide unterschieden.

Phosphoproteine n pl: engl. phosphoproteins; Proteine*, die phosphorylierte Serin-, Threonin- oder Tyrosinreste enthalten. Beispiele sind Casein* und Pepsin sowie im Hühnerei Vitellin und Ovalbumin.

Phosphopyruvat-Hydratase → Enolase, neuronenspezifische

Phosphor m: engl. phosphorus; Abk. P. Chemisches Element aus der Stickstoffgruppe*. Es ist in Form der Phosphate essenziell und kommt in jeder Zelle vor, besonders aber in Knochen und Zähnen. Zudem ist es Bestandteil der DNA, wirkt als Puffer im Blutplasma und ist von zentraler Bedeutung im Energiestoffwechsel.

Physiologische Bedeutung: Bildet die physiologisch wichtigen Derivate der Ortho- und Pyrophosphorsäure.

Verwendung:
- nuklearmedizinisch: ^{32}P-Dihydrogenphosphat als langlebiger Betastrahler (HWZ 14,3 Tage) zur palliativen Knochenschmerztherapie bei Skelettmetastasen und zur Therapie der Polycythaemia* vera.

Phosphoreszenz → Lumineszenz

Phosphorylierung f: engl. phosphorylation. Veresterung organischer Verbindungen mit Phosphorsäure unter der Wirkung von Enzymen*, meist Kinasen*. Viele Metaboliten und auch Proteine (Enzyme, Transkriptionsfaktoren) werden durch Phosphorylierung aktiviert.

Phosphorylierung, oxidative f: Bildung von ATP durch die ATP*-Synthase in der Mitochondrienmembran in Verbindung mit der Atmungskette*, die durch Aufbau eines Protonengradienten die dafür notwendige Energie liefert (chemiosmotische Theorie nach Peter Mitchell).

Photästhesin n: engl. photesthesin. Farbstoff in den Außengliedern der Stäbchen* der Netzhaut.

Photoablation → Fotoablation

Photochemotherapie → Psoralene plus UV-A

Photodermatose → Lichtdermatose

Photolumineszenz → Fluoreszenz

Photometrie f: engl. photometry. Verfahren zur Messung von Lichtstärken* und Lichtströmen, im engerm Sinn Analysemethode, bei der die Konzentration fein verteilter oder gelöster Stoffe in Proben indirekt über Strahlungsemission (Emissionsfotometrie) oder Strahlungsabsorption (Absorptionsfotometrie) von sichtbarem oder UV-Licht gemessen wird.

Prinzip:
- Messung der Absorption* oder Streuung* (Extinktion) monochromatischen Lichts* beim Durchgang durch eine probenhaltige Küvette. Relevant ist die Wellenlänge, bei der die zu untersuchende Substanz ihr Absorptionsmaximum hat.
- Berechnung der Konzentration der Probe (bei bekanntem molarem Extinktionskoeffizienten) nach dem Lambert*-Beer-Gesetz.

Photonen n pl: engl. photons; syn. Strahlungsquanten. Symbol γ; Energiequanten der elektromagnetischen Strahlung mit der Energie $E = h \cdot \nu$ (h = Planck-Wirkungsquantum, ν = Frequenz); 1 Photon entspricht dem kleinsten Energiebetrag, der in elektromagnetischen Wellen* transportiert wird. Bei Emission bzw. Absorption* der elektromagnetischen Wellen können nur Energiebeträge in Höhe der Photonenenergie ausgetauscht werden; bei Ausbreitung elektromagnetischer Wellen bewegen sich Photonen mit Lichtgeschwindigkeit.

Photoplethysmografie f: syn. venöse Photoplethysmographie. Verfahren zur Beurteilung der Venenpumpfunktion am Bein bei Verdacht auf chronisch-venöse Insuffizienz*. Hierzu wird die Haut mit Infrarotlicht bestrahlt, während der Patient Wippbewegungen mit dem Fuß ausführt. Das reflektierte Licht lässt auf die Blutfülle im Gefäß rückschließen. Eine verkürzte Auffüllzeit spricht für venösen Reflux.

Photopsie f: engl. photopsia. Elementare optische Halluzination*, bei der Licht, Farben, Blitze oder Funken wahrgenommen werden, vorkommen bei Läsion bzw. Stimulation der Sehbahn*, des Okzipitallappens (Okzipitallappensyndrom*) oder Temporallappens, Neuritis* nervi optici, organisch bedingter Psychose oder als visuelle Aura* bei Migräne* und Epilepsie*.

Photosensibilisatoren m pl: syn. Fotosensibilisatoren. Lichtsensibilisierende Stoffe, die eine Überempfindlichkeit gegen UV-Strahlung bzw. Sonnenlicht hervorrufen. Photosensibilisatoren führen über zytotoxische Effekte bei systemischer bzw. topischer Anwendung zu Lichtdermatosen*, Diarrhö, Hämorrhagie und Krampfanfällen. Beispiele sind Furanocumarine* wie Psoralen und Kumarine. Der zytotoxische Effekt wird auch therapeutisch genutzt, etwa bei der PUVA-Therapie.

Wirkweise:
- Absorption von Lichtenergie
- Übertragung auf benachbarte Moleküle
- Auslösen toxischer (Haut)Reaktionen.

Beispiele:
- pflanzliche Stoffe: 1. Furanocumarine*, z. B. das Psoralen (am aktivsten) 2. einige Doldenblütler (Apiaceae), die das Kumarin Osthol enthalten, z. B. Angelika, Bärenklau und Petersilie* 3. Johanniskraut 4. Buchweizen

- Medikamente: **1.** Tetrazykline* **2.** NSAID **3.** Phenotiazine.

Photosensitizer: Wirkstoffe für die photodynamische Therapie mit dem Laser. Der Photosensitizer werden lokal oder intravenös verabreicht. Danach bestrahlt man das erkrankte Gebiet gezielt mit Laserlicht, um Blutgefäße bzw. Tumorzellen zum Absterben zu bringen. Typischer Photosensitizer ist z. B. Padeliporfin zur Behandlung des Prostatakarzinoms*.

phototoxische Stoffe → Photosensibilisatoren

Phototoxizität → Lichtdermatose

Photozelle *f*: engl. *photoelectric cell*; syn. Fotozelle. Detektor, in dem Licht in elektrische Impulse umgewandelt wird. Die beim Auftreffen von Photonen auf die Photokathode freigesetzten Elektronen fließen mit einer Spannung von 20–200 V zur Anode und können mit einem Photomultiplier verstärkt werden.

Phrenes → Zwerchfell

Phrenikus: Abk. für → Nervus phrenicus

Phrenikusblockade *f*: engl. *phrenic nerve block*. Periphere Leitungsanästhesie* mit ein- oder beidseitiger Nervenblockade* des Nervus* phrenicus. Punktiert und injiziert wird im Verlauf auf dem Musculus scalenus anterior 2–3 cm oberhalb der Klavikula ausgehend vom lateralen Rand des Musculus sternocleidomastoideus in 2–3 cm Tiefe, oft unter Nutzung des Nervenstimulators*.

Indikationen:
- lang anhaltender Singultus*
- tumorbedingte Schmerzen im Innervationsgebiet (Lunge, Mediastinum, Zwerchfell) mit Schmerzausstrahlung in den Schulterbereich.

Komplikation: Eine akzidentelle (ipsilaterale) Phrenikusparese kommt bei interskalenärer Plexusblockade (Armplexusanästhesie*) relativ häufig (in 3,3 % der Fälle) vor, aufgrund des anatomischen Verlaufs des Nervus phrenicus und seiner schwierigen sonografischen Darstellbarkeit.

Phrenikusneuralgie *f*: engl. *phreniconeuralgia*. Seltene Neuralgie* des Nervus* phrenicus infolge Reizung der sensiblen Fasern des Nerven, z. B. bei Pleuritis*, Perikarditis* oder Klavikulafraktur*. Klinisch zeigen sich atemabhängige Schmerzen, die vom Thorax* in Hals und Schulter ausstrahlen.

Phrenikusparese *f*: engl. *paralysis of the phrenic nerve*. Zwerchfelllähmung infolge einer Schädigung des N. phrenicus, z. B. iatrogen bedingt im Rahmen eines chirurgischen Eingriffs.

Ursachen:
- Infiltration des Nervs durch Bronchialtumoren
- iatrogene Schädigungen
- idiopathische Neuropathie (eine virale Ätiologie ist klinisch nicht zu belegen, gilt aber als wahrscheinliche Ursache).

Klinik:
- bei einseitiger Phrenikusparese: **1.** ipsilateraler Zwerchfellhochstand **2.** paradoxe Atmung
- bei beidseitiger Phrenikusparese: **1.** Dyspnoe **2.** Zyanose **3.** Auxiliaratmung.

Therapie:
- Bei asymptomatischen Patienten mit einseitiger Phrenikusparese ist keine Therapie erforderlich.
- Bei beidseitiger Phrenikusparese wird ein Zwerchfellschrittmacher implantiert.

Phrygische Mütze *f*: engl. *phrygian cap*. Bezeichnung für Formvariante der Gallenblase* in Form einer von den Phrygern getragenen, kegelförmigen Mütze mit nach vorn hängender Spitze. Die phrygische Mütze kann bei abdominaler Ultraschalldiagnostik zu einer falsch positiven Gallensteindiagnose führen.

Phthalazinylhydrazin → Hydralazin

Phthiriasis → Pedikulose

Phthirus pubis → Läuse

Phthisis bulbi → Ophthalmophthisis

pH-Wert *m*: engl. *pH*. Negativer dekadischer Logarithmus der Wasserstoffionenkonzentration: pH = -lg [H⁺]. Der pH-Wert zeigt die saure (pH < 7), neutrale (pH = 7) oder alkalische (pH > 7) Reaktion einer wässrigen Lösung an. Er wird elektrochemisch mittels einer Elektrode* gemessen. Siehe Tab.

pH-Wert: Physiologische pH-Werte.	
Körperflüssigkeit	pH
Blut, Serum	7,36–7,44
Pankreassekret	7,5–8,8
Galle	6,5–8,2
Harn	4,5–7,9
Magensaft	1–4
Milch	6,5–6,9
Speichel	5,5–7,8

Phycomyzeten *m pl*: engl. *Phycomycetes*. Veraltete Sammelbezeichnung für verschiedene niedere Pilze der Klassen Chytridiomycetes, Hyphochytridiomycetes, Plasmodiophoromycetes, Oomycetes, Zygomycetes und Trichomycetes mit im Allgemeinen unseptierten Hyphen. Phycomyzeten sind z. T. humanpathogene Erreger der Mucor*-Mykosen und Entomophthoro-Mykosen (z. B. Basidiobolus- und Entomophthora-Arten).

Phycophyta → Algen

p-Hydroxyphenylbrenztraubensäure *f*: engl. *p-hydroxyphenylpyruvic acid*. Zwischenprodukt im Abbau von Tyrosin*, das durch Transaminierung in der Leber entsteht und weiter zu Homogentisinsäure abgebaut wird. Bei verschiedenen Formen der Tyrosinose erfolgt eine erhöhte renale Ausscheidung der Säure.

Phyllochinon → Vitamin K

Phylogenese *f*: engl. *phylogeny*. Stammesgeschichtliche Entwicklung der Lebewesen durch Evolution*.

Physiognomie *f*: engl. *physiognomy*. Äußeres Erscheinungsbild, auch Ausdruck von Gefühlen, Gedanken und Absichten durch Mimik, Gestik, Bewegung und Haltung, v.a. im Gesicht. Die physiognomische Betrachtungsweise sucht nach Typen und charakteristischen Gestaltveränderungen und berücksichtigt auch biografische Inhalte und Schicksalhaftes.

Physiologie *f*: engl. *physiology*. Wissenschaft und Lehre von den normalen Funktionsabläufen in Zellen, Geweben und Organen eines Organismus.

Physiotherapeut *m*: engl. *physical therapist*. Staatlich anerkannter Gesundheitsfachberuf*. Aufgabe ist die Anwendung geeigneter Verfahren der Physiotherapie* in Prävention, kurativer Medizin, Rehabilitation und im Kurwesen. Die Berufsbezeichnung wurde 1994 mit dem „Gesetz über die Berufe in der Physiotherapie" (Masseur- und Physiotherapeutengesetz, Abk. MPhG) eingeführt und löste die des Krankengymnasten ab.

Ausbildung: 3-jährig an Berufsfachschulen, geregelt im „Gesetz über die Berufe in der Physiotherapie" vom 26.05.1994 (BGBl. I S. 1084), und in der Ausbildungs- und Prüfungsverordnung für Physiotherapeuten. Seit 2009 ist auch ein Studium mit Hochschulabschluss möglich.

Physiotherapie *f*: engl. *physical therapy*. Sammelbezeichnung für spezifische Techniken passiver oder aktiver Bewegung sowie Maßnahmen der physikalischen Therapie zur Prävention*, Therapie und Rehabilitation*.

Prinzip: Erstellung und Durchführung eines individuellen Therapieplans in Zusammenarbeit mit dem Patienten auf Grundlage eines biopsychosozialen Krankheits- und Gesundheitsmodells.

Formen:
- allgemeine Physiotherapie, Bewegungstherapie, auch im Bewegungsbad, physiotherapeutische Atemtherapie*
- Physiotherapie unter Einsatz medizinischer Trainingsgeräte (Laufband, Kraftgeräte) oder Tiere (z. B. therapeutisches Reiten)
- manuelle Lymphdrainage
- spezielle Verfahren zur Behandlung von zentralen Bewegungsstörungen, z. B. Bo-

bath*-Konzept, Vojta-Methode, propriozeptive neuromuskuläre Fazilitation* (PNF)
– manuelle Therapie*.
physisch: engl. *physical.* Körperlich.
Physostigmin *n*: Wasserlösliches Alkaloid der Kalabar-Bohne und indirekt wirkendes Parasympathomimetikum. Es wird intravenös zur Behandlung des zentral-anticholinergen Syndroms bei Vergiftungen, z. B. durch Antidepressiva*, Atropin*, Tollkirsche* und Bilsenkraut eingesetzt. Bei Überdosierung drohen Bradykardie*, Krämpfe und Bronchokonstriktion.
Indikationen:
– Behandlung des zentral-anticholinergen Syndroms
– Behandlung des Alkoholentzugsdelirs.
Phytobezoar → Bezoar
Phytomenadion *n*: Wirkstoff aus der Vitamin*-K-Gruppe, der p. o. oder parenteral zur Prophylaxe und Therapie von Vitamin*-K-Mangel eingesetzt wird. Phytomenadion wirkt gerinnungsfördernd und kommt daher auch als Antidot* bei Blutungen, die durch Cumarinderivate* verursacht wurden, zum Einsatz. Nebenwirkungen umfassen allergische Reaktionen, Phlebitis* und Hyperbilirubinämie*.
Indikationen:
– Prophylaxe und Therapie von Vitamin-K-Mangel u. a. auch bei Morbus* haemorrhagicus neonatorum
– Antidot bei Überdosierung von Cumarinderivaten (meist bei INR ≥ 5; siehe Thromboplastinzeit*).
Phytoöstrogene *n pl*; engl. *phytoestrogens*; syn. Phytoestrogene. Pflanzeninhaltsstoffe mit östrogenähnlicher Wirkung, die an denselben Rezeptor binden wie Estradiol. Ihre Wirkpotenz ist allerdings deutlich geringer. Zu den Phytoöstrogenen zählen z. B. Flavonoide* (u. a. in Hopfen), Isoflavonoide (u. a. in Soja) und Lignane (u. a. in Leinsamen).
Phytophotodermatitis → Lichtdermatose
Phytosterole *n pl*; engl. *phytosterols.* Pflanzliche Sterole, die aus tetrazyklischen Triterpenen aufgebaut sind. Dazu gehören z. B. Sitosterol, Campesterol und Stigmasterol in Kürbissamen, Sabalfrüchten, Brennnesselwurzeln und Weidenröschenkraut. Phytosterole werden zur symptomatischen Therapie bei benignem Prostatasyndrom* eingesetzt.
Phytotherapie *f*; engl. *phytotherapy.* Behandlung und Vorbeugung von Krankheiten und Befindensstörungen durch Pflanzen, Pflanzenteile und deren Zubereitungen (Phytopharmaka).
PI: Abk. für → Pearl-Index
PI: Abk. für → Plazentainsuffizienz
PI: Abk. für engl. *protease inhibitors* → Protease-Inhibitoren
Pia mater *f*: syn. Pia mater spinalis. Inneres Blatt der weichen Hirn- und Rückenmarkshaut (Leptomeninx). Sie liegt als Pia mater cranialis dem Gehirn* und als Pia mater spinalis dem Rückenmark* fest auf. Die Pia mater begrenzt mit der sich nach außen anschließenden Arachnoidea* den Subarachnoidalraum*, der mit Liquor* cerebrospinalis gefüllt ist.
Pian bois → Leishmaniasen
Pica *n*: Qualitative Essstörung*, bei der ungenießbare Stoffe und Gegenstände verzehrt werden (z. B. Mörtel, Abfall, Kot, Sand, Farbe, Steine).
Vorkommen:
– im Erwachsenenalter als sog. nichtorganische Pica (z. B. bei Schizophrenie*, Demenz*)
– im Kindesalter als Symptom umfassender psychischer Störungen (z. B. Autismus*) oder als relativ isolierte psychopathologische Auffälligkeit, am häufigsten bei intelligenzgeminderten oder extrem verwahrlosten Kindern.
Pick-Krankheit *f*; engl. *Pick's disease.* Form der frontotemporalen Demenz* mit Tauopathie*. Klinisch zeigen sich Wesensänderung, affektive Störungen* und progrediente Demenz. Diagnostiziert wird bildgebend mit CT. Therapiert wird symptomatisch mit Cholinesterase*-Hemmer; bei stärkerer Unruhe werden dämpfende Neuroleptika* verabreicht. Die durchschnittliche Überlebenszeit beträgt ca. 7 Jahre.
Pickwick-Syndrom *n*: engl. *pickwickian syndrome.* Schwere Form des Schlafapnoesyndroms* bei extrem adipösen Patienten mit anfallsweise auftretenden imperativen Schlafzuständen auch am Tag, Hyperkapnie, Polyglobulie, nächtlichen Apnoen, Schnarchen, pulmonal arterieller Hypertonie und respiratorischer Azidose durch alveoläre Hypoventilation. Betroffene Patienten haben neben einem erhöhten Mortalitätsrisiko aufgrund der Tagesschläfrigkeit auch ein erhöhtes Unfallrisiko.
Picornaviridae *f pl*: syn. Picornaviren. Familie der kleinsten RNA-Viren (∅ 20–40 nm, kubische Form ohne Hüllmembran, 32 Kapsomere, einzelsträngige RNA). Sie sind weltweit verbreitet, werden durch Schmier- und Tröpfcheninfektion übertragen und verursachen respiratorische sowie gastrointestinale Infektionskrankheiten.
PID: Abk. für primärer Immundefekt → Immundefekt
PID: Abk. für → Präimplantationsdiagnostik
Piebaldismus *m*: engl. *piebaldism*; syn. Albinismus congenitus circumscriptus partialis. Seltene, autosomal-dominant erbliche oder durch Spontanmutation entstandene Form des okulokutanen Albinismus*, assoziiert mit verschiedenen Syndromen. Von Geburt an variieren wegen unterschiedlicher Mutationen scharf begrenzte, depigmentierte Flecken unterschiedlicher Größe mit pigmentierten Einsprengseln. Typisch, aber nicht obligat ist eine weiße Stirnlocke (siehe Poliose*).
Piecemeal-Nekrosen → Mottenfraßnekrosen
Piedraia hortai *f*: syn. Trichosporon hortai. Haarpilz, der zu den Askomyzeten gehört und Erreger der Piedra nigra ist. Die Übertragung erfolgt wahrscheinlich durch Kontaktinfektion, z. B. beim Baden.
Morphologie: Septiertes und verzweigtes Myzel mit spindelförmigen Asken und 2–8 Askosporen.
Pierre-Marie-Bamberger-Krankheit → Osteoarthropathie, hypertrophe
Pierre-Marie-Strümpell-Bechterew-Krankheit → Spondylitis ankylosans
Pierson-Krankheit → Grazilisyndrom
Pigmentanomalie → Depigmentierung
Pigmentanomalie → Hyperpigmentierung
Pigmentanomalie → Hypomelanosen
Pigmentbildner *m sg, pl*: engl. *pigment bacteria*; syn. Farbstoffbakterien. Mikroorganismen, die Farbstoffe bilden, z. B. Pseudomonas aeruginosa und Serratia marcescens. Bei einzelnen Spezies ist nur ein Teil der Stämme chromogen, wodurch die diagnostische Wertigkeit der Farbstoffbildung begrenzt ist.
Pigmente *n pl*; engl. *pigments.* Biogene farbgebende Substanzen, die entweder endogen entstehen oder exogen dem Körper zugeführt werden.
Pigmentepithels, kongenitale Hypertrophie des retinalen *f*: Abk. CHRPE. Seltener, meistens harmloser Netzhauttumor. 3 Formen des CHRPE (solitär, gruppiert und atypisch) werden unterschieden. Die atypische Form kommt vor bei der familiären* adenomatösen Polypose und dessen Varianten Gardner*-Syndrom und Turcot*-Syndrom.
Pigmentierungsstörungen *f*: syn. Pigment-Veränderung. Angeborene oder erworbene Störungen der Hautpigmentierung. Sie treten lokal oder generalisiert auf und sind in den meisten Fällen harmlos. Typische Beispiele sind Leberflecken, Altersflecken oder Albinismus*. Behandelt wird (neben der Therapie einer evtl. Grunderkrankung) kosmetisch (Camouflage, Laser), bei großflächiger Depigmentierung ist konsequenter Sonnenschutz erforderlich.
Pigmentnävus *m*: engl. *pigmented nevus.* Sammelbezeichnung für angeborene oder erworbene pigmentierte Nävi, die in der Regel primär benigne sind.
Pigmentstein → Gallenstein
pilaris: engl. *pilar.* Zu den Haaren gehörig, die Haare betreffend.
Pille → Kontrazeption, hormonale
Pille danach → Kontrazeption, postkoitale
Pillendrehertremor → Tremor
Piloarrektion *f*: engl. *piloerection*; syn. Pilomotorenreaktion. Aufrichten der Haare durch die

Pilocarpin

Musculi arrectores pilorum. Bei der Piloarrektion handelt es sich um eine sympathikusvermittelte Antwort auf Berührung, Kälte oder emotionale Reize.

Pilocarpin *n*: Direkt wirkendes Parasympathomimetikum, das in Form von Augentropfen zur Behandlung des erhöhten Augeninnendrucks beim Glaukom angewendet wird. Zur Behandlung der Xerostomie* (bei Sjögren*-Syndrom oder Bestrahlung von Tumoren im Kopf-Hals-Bereich) wird Pilocarpin peroral in Tablettenform verabreicht.

Indikationen:
- lokale Anwendung am Auge: **1.** chronisches Offenwinkelglaukom **2.** chronisches Engwinkelglaukom **3.** chronisches Winkelblockglaukom **4.** chronisches Weitwinkelglaukom **5.** akuter Glaukomanfall
- systemische Anwendung: **1.** strahleninduzierte Xerostomie **2.** Xerostomie sowie Trockenheit und/oder Juckreiz der Augen bei Sjögren*-Syndrom.

Pilokarpin-Iontophorese-Schweiß-Test *m*: syn. Schweiß-Test. Klinischer Test zum Nachweis der Stoffwechselerkrankung zystische Fibrose (Mukoviszidose). Dabei wird mittels einer geringen Stromspannung gezielt das Parasympathomimetikum Pilocarpin* in die Haut des Patienten eingebracht und so die Schweißsekretion angeregt. Im Schweiß von Erkrankten ist ein im Vergleich zu gesunden Probanden erhöhter Chloridionen-Gehalt nachweisbar.

Pilomotorenreaktion → Piloarrektion

Pilonidalsinus *m*: engl. *pilonidal sinus*; syn. Sinus pilonidalis. Über dem Steißbein lokalisierter subkutaner Epitheleinschluss, der besonders bei jungen, stark behaarten Männern vorkommt. Beim Neugeborenen kann er auf eine Spina* bifida hinweisen.

Pilonidalzyste → Pilonidalsinus

Pilon-tibiale-Fraktur *f*: engl. *intra-articular fracture of distal tibia*. Form der Tibiafraktur* als intraartikulärer Stauchungsbruch der distalen Tibia mit Spongiosadefekt. Es handelt sich meist um eine Trümmerfraktur mit ausgedehnter Gelenkzerstörung.

Ursachen:
- Sturz aus großer Höhe
- Hochrasanzverletzung
- eher bei jüngeren Patienten
- Männer häufiger betroffen als Frauen.
Siehe Abb. 1 und Abb. 2.

Klinik:
- Frakturzeichen
- hochgradiger Weichteilschaden bei > 50 % der Fälle
- offene Fraktur: ca. 25 %
- evtl. Entwicklung eines Kompartmentsyndroms*.

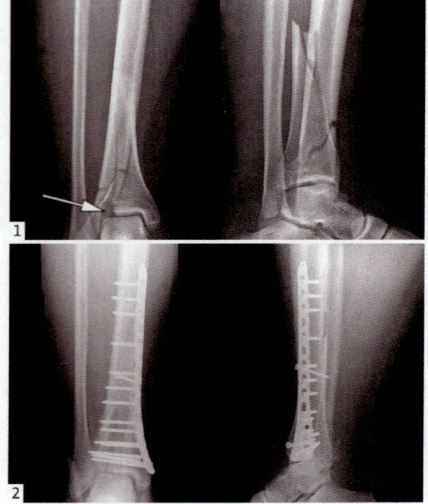

Pilon-tibiale-Fraktur Abb. 1: 1: Trümmerfraktur mit Gelenkzerstörung; 2: ORIF mit winkelstabiler Plattenosteosynthese. [108]

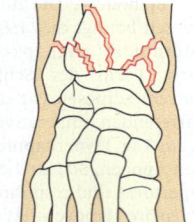

Typ 3 mit Knochentrümmern von Tibia und Fibula

Pilon-tibiale-Fraktur Abb. 2: Pilon-tibiale-Fraktur Typ 3 nach Rüedi-Allgöwer mit Knochentrümmern von Tibia und Fibula.

Therapie: In Abhängigkeit vom Weichteilschaden:
- ORIF mit (winkelstabiler) Platte
- ggf. Hybridfixateur
- initiale Sprunggelenkstransfixation mit Fixateur* externe bis zur Weichteilkonsolidierung.

Pilus *m*: engl. *hair*. Haar*; In der Mikrobiologie Bezeichnung für Anhangsgebilde bei verschiedenen Bakterienarten, die Konjugation* zwischen Bakterienzellen und damit die Übertragung von Plasmiden* vermitteln, z. B. Sexualpilus*.

Pilzasthma *n*: engl. *fungal asthma*. Asthma* bronchiale durch IgE-, z. T. auch IgG-vermittelte Sensibilisierung der Bronchialschleimhaut gegenüber Pilzkonidien (Exosporen). Es tritt gehäuft auf bei Pilzzüchtern und gilt als Berufskrankheit*.

Formen:
- Allergie* vom Soforttyp (Typ I) in Form einer Bronchokonstriktion, oft mit zweigipfliger Reaktion nach 20–30 min und 4–8 h
- selten primäre Monoallergie, meist Sekundärsensibilisierung bei bereits bestehender Pollen- oder Hausstauballergie.

Pilzdiagnostik *f*: engl. *fungus diagnostics*. Verfahren zum Nachweis von Pilzinfektionen und zur Bestimmung der Erreger (Fungi*). Dazu gehören Nativpräparate und Kulturen, Antikörpernachweis und Antigennachweis.

Pilze → Fungi

Pilzerkrankung → Mykose

Pilz-Gifte *n pl*: syn. Pilztoxin. Giftige Bestandteile von Großpilzen, die so hoch konzentriert im Pilz enthalten sind, dass bei ihrem Verzehr Intoxikationserscheinungen bei Warmblütern auftreten (Pilzvergiftung*). Von den etwa 200 Giftpilzen sind ca. 40 Arten gefährlich und ca. 10 Arten tödlich. Von Schimmelpilzen produzierte Gifte werden Mykotoxine* genannt.

Toxikologie: 3 Gruppen von Pilzgiften: **Protoplasmagifte** (Amatoxine, z. B. Knollenblätterpilz)
- Wirkungseintritt nach 6 Stunden bis 2 Tagen
- Symptome: **1.** Leberversagen **2.** Kollaps **3.** Herzstillstand bis Tod
- Therapie: **1.** Silibinin als Antidot **2.** Lebertransplantation.

Nervengifte (Muskarin, Psilocybin*, z. B. Ziegelroter Risspilz)
- Wirkungseintritt nach 15–30 Minuten
- Symptome: **1.** Halluzinationen (Beeinflussung von Transmittersystemen) **2.** Übelkeit und Erbrechen **3.** Tachykardie **4.** Blutdruckanstieg **5.** Mydriasis **6.** Krämpfe **7.** Atemlähmung
- Therapie: **1.** Magenspülen **2.** Carbo activatus **3.** Benzodiazepine.

Lokal wirkende Gifte (z. B. Giftreizker)
- Wirkungseintritt unmittelbar nach oraler Aufnahme
- Symptome: **1.** Kratzen im Hals **2.** brennender Geschmack
- Therapie: **1.** reichlich Wasser trinken **2.** symptomatisch.

Pilzvergiftung *f*: engl. *mushroom poisoning*. Sammelbezeichnung für Vergiftungserscheinungen nach Verzehr roher oder verdorbener Speisepilze infolge toxischer Wirkung der Inhaltsstoffe von Giftpilzen*, Allergie gegen Speisepilze oder Alkoholunverträglichkeit nach Genuss gekochter Tintlinge.

Klinik:
- gastroenterische Beschwerden
- Schock

- Delirium bis Tod durch Giftpilze* (Symptome wie bei Atropinintoxikation)
- akute gelbe Leberatrophie
- hämolytischer Ikterus.

Pimozid n: Klassisches Neuroleptikum aus der Gruppe der Diphenylbutylpiperidine mit langer Wirkungsdauer und kalziumblockierenden Eigenschaften. Pimozid wirkt antriebsfördernd und nicht sedierend. Es wird nur noch selten zur Erhaltungstherapie chronischer Psychosen* eingesetzt. Nebenwirkungen umfassen extrapyramidale Symptome*, Hyperprolaktinämie* und verlängertes QT*-Intervall im EKG.

Pimpinella anisum → Anis
Pimpinella major → Bibernelle, große
Pinard-Zeichen n: engl. Pinard's sign. Klinisches Schwangerschaftszeichen, in der Regel nicht vor der 16. SSW feststellbar. Bei der vaginalen Palpation können nach Anstoßen des Uterus die passiven Bewegungen des Feten getastet werden.
Pincer-Impingement n: syn. Beißzangen-Impingement. Überwiegend bei Frauen auftretendes acetabuläres Impingement*-Syndrom infolge zu tiefer oder fehlgestellter Gelenkpfanne. Siehe Abb.

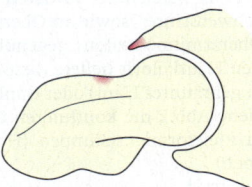

Pincer-Impingement: Impingement-Syndrom durch knöcherne Veränderung des Acetabulums.

Pinea f: engl. pine cone. Zirbel, z. B. Glandula pinealis.
Pinealistumoren m pl: engl. tumors of the pineal region; syn. Epiphysentumoren. (Seltene) Tumoren im Bereich der Epiphyse (Glandula pinealis). Therapie und Prognose hängen ab von der Art des Tumors.
Klinik:
- Doppelbilder
- vertikale Blicklähmung (Parinaud-Syndrom) durch Kompression der Mittelhirns dorsal (Vierhügelplatte)
- Störung des Schlaf-Wach-Rhythmus
- Hydrozephalus durch Kompression des Aquaeductus mesencephali mit Kopfschmerz, Übelkeit, Erbrechen
- Pubertas* praecox
- epileptische Anfälle.

Therapie:
- möglichst vollständige Resektion
- bei Tumoren WHO-Grad I–III < 2,5 cm evtl. alternativ primäre Radiochirurgie*
- bei Tumoren WHO-Grad II und III: **1.** evtl. primär **2.** sonst bei Rezidiv oder liquorgener Metastasierung Strahlen- und/oder Chemotherapie
- Pineoblastom: **1.** oft nicht Prognose verbessernd resezierbar **2.** Therapie mit kombinierter Radiochemotherapie (Temozolomid, Carboplatin; bei subarachnoidaler Metastasierung oder Meningeosis auch intraventrikuläre Chemotherapie, z. B. mit Etoposid) **3.** Therapie des Hydrozephalus, möglichst durch endoskopische Ventrikulostomie (bei Shuntanlage Gefahr der extrakraniellen Metastasierung und erhöhtes Infektionsrisiko durch Chemo- oder Strahlentherapie).

Pineoblastom n: engl. pineoblastoma. Hochmaligner Tumor der Epiphyse (WHO-Grad IV).
Pingranliquose f: Nekrose* des subkutanen Fettgewebes* am Gesäß aufgrund einer arteriosklerotischen Minderdurchblutung bei Frauen jenseits der Menopause*. Klinisch finden sich multiple, runde, bis kastaniengroße, schmerzhafte Tumoren, die beim Sitzen auf Nerven drücken können. Bleibt eine spontane Rückbildung aus, wird bei Beschwerden das Gesäßfett exstirpiert.
Pinguecula f: engl. pinguicula. Harmlose, elastoide Degeneration der kollagenen Fasern des Bindehautstromas mit Verdünnung oder Hypertrophie des Epithels, z. B. bei Gaucher*-Krankheit. Siehe Abb.

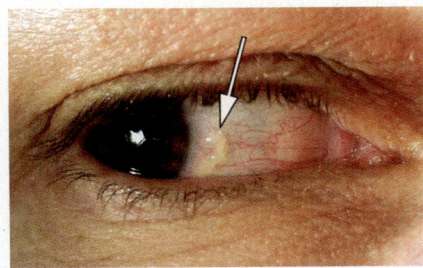

Pinguecula: Pinguecula. [200]

Pini pumilionis aetheroleum → Latschenkiefernöl
Pink Fallot → Fallot-Tetralogie
Pink Puffer m: Klinisches Erscheinungsbild bei Lungenemphysem* im Rahmen einer COPD. Die Betroffenen leiden an pulmonaler Kachexie, schwerer Dyspnoe* und ausgeprägtem trockenen Husten, zeigen aber nur leichte Hypoxämie* und einen normalen Hämatokrit*. In seltenen Fällen ist im Spätstadium ein erhöhter Kohlenstoffdioxidgehalt im Blut messbar (Hyperkapnie*).
Pinozytose f: engl. pinocytosis. Aufnahme gelöster Stoffe ins Zellinnere durch Abschnürung von Einstülpungen der Zellmembran*. Der Prozess der Pinozytose wird sowohl bei einzelligen Organismen als auch bei vielzelligen Pflanzen und Tieren beobachtet.

Ablauf:
- zuerst Anlagerung der gelösten Stoffe an die Zellmembran
- anschließend Kontraktion des angrenzenden Zytoplasmas, wodurch die Zellmembran mit dem Material bläschenförmig in die Zelle eingestülpt wird (Endozytose*)
- daraufhin Auflösung der umgebenden Zellmembran oder Vereinigung mit primären Lysosomen
- schließlich Verarbeitung der Stoffe im Zellstoffwechsel.

Pinselarterien → Milz
Pinus sylvestris → Kiefer
Pinzette f: engl. tweezers. Schmales, zangenartiges Greifinstrument.

Formen:
- **Anatomische** (stumpfe) Pinzette, deren Enden rund zulaufen und an den Innenseiten mit Querrillen versehen sind
- **chirurgische** Pinzette mit ineinandergreifenden Zähnchen oder Haken an der Spitze, um Gewebe sicher fassen zu können (siehe Abb.)
- **atraumatische** Pinzette mit sehr schmal zulaufenden abgerundeten Spitzen, die an der Innenseite mit einem Rautenmuster strukturiert sind, um verletzungsfrei feine Gewebeteile und Blutgefäße halten zu können
- **Pinzetten mit Spezialfunktion**, z. B.: **1.** Ohrpinzette **2.** Splitterpinzette
- **Einmalpinzette**: anatomisch geformt und einzeln steril verpackt.

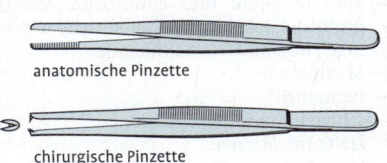

anatomische Pinzette

chirurgische Pinzette

Pinzette

Pinzette, anatomische f: Chirurgisches, schmales, zangenartiges Greif- und Halteinstrument ohne Zähnchen (atraumatisch) an der Spitze. Hiermit können sehr gut weiche, leicht verletzliche Gewebe atraumatisch gefasst und gehalten werden, z. B. Darm- oder Gefäßwände.
Pinzette, chirurgische f: Chirurgisches, schmales, zangenartiges Greif- und Halteinstrument mit Zähnchen an der Spitze. Der Vorteil dieser Zähnchen ist, dass erfasstes Gewebe sehr gut fixiert wird und ein stärkerer Zug ausgeübt werden kann (z. B. an der Haut). Dadurch wird die Gewebequetschung minimiert.

Pioglitazon *n*: Orales Reserve-Antidiabetikum aus der Gruppe der Thiazolidindione*. Es wirkt über die Erhöhung der Insulinsensitivität (Insulinsensitizer*) und wird bei Diabetes mellitus Typ 2 eingesetzt. Der Einsatz ist umstritten und wurde international eingeschränkt wegen Nebenwirkungen wie Gewichtszunahme, Flüssigkeitsretention, Frakturneigung und erhöhtem Blasenkarzinomrisiko.
Indikationen: Diabetes* mellitus Typ 2, wenn eine Therapie mit Metformin* oder Sulfonylharnstoffen* unzureichend ist, kontraindiziert ist oder nicht vertragen wird.
PIP_2: Abk. für Phosphatidylinositol-4,5-bisphosphat → Phospholipasen
Pipamperon *n*: Niedrigpotentes klassisches Neuroleptikum aus der Gruppe der Butyrophenone*, das bei Schlafstörungen und Verwirrtheitszuständen, insbesondere bei geriatrischen Patienten, sowie bei psychomotorischen Erregungszuständen eingesetzt wird. Pipamperon vermindert das Reaktionsvermögen. Wechselwirkungen mit Medikamenten, die die Krampfschwelle senken, müssen beachtet werden.
Piperacillin *n*: Breitwirksames Acylaminopenicillin zur parenteralen Anwendung. Das Penicillinase*-empfindliche Reserveantibiotikum ist häufig wirksam gegen Erreger, die gegen neuere Penicilline*, Cephalosporine* und Aminoglykoside resistent sind, z. B. Pseudomonas*-, Proteus*-, Enterokokken*-, Enterobacter*-, Klebsiella*- und Salmonellenstämme, Haemophilus* influenzae und Bacteroides*. Eine Kombination mit dem Betalaktamase*-Inhibitor Tazobactam* erweitert das Wirkspektrum.
Indikationen: Infektionen mit Piperacillin-empfindlichen Keimen, insbesondere
- schwere akute und chronische, lebensbedrohliche lokale und systemische Infektionen, einschließlich Septikämie
- Meningitis*
- Peritonitis*
- schwere Atemwegsinfektionen
- HNO-Infektionen
- komplizierte Harnwegsinfektionen, einschließlich Pyelonephritis*
- Gallenwegsinfektionen
- Endokarditis.

Piperis nigri fructus → Pfeffer, schwarzer
Piper methysticum → Kava-Kava
Pipkin-Fraktur → Femurkopffraktur
piriformis: engl. *piriform*. Birnenförmig, z. B. Musculus* piriformis.
Piriformis-Syndrom → Musculus-piriformis-Syndrom
Piritramid *n*: Mit Morphin* struktur- und wirkungsverwandtes synthetisches Opioid-Analgetikum. Piritramid ist ein reiner Agonist am μ-Rezeptor (Opioid*-Rezeptor) mit hoher analgetischer Potenz und wird ausschließlich parenteral verabreicht. Die analgetische Wirkung tritt innerhalb weniger Minuten ein.
Indikationen:
- starke und stärkste Schmerzen sowie Schmerztherapie der WHO-Stufe III (siehe WHO*-Stufenschema, Tab. dort)
- klinische Anwendung v.a. im Rahmen der perioperativen Schmerztherapie* insbesondere postoperativ, auch als PCA (PCIA) und notfallmedizinische Anwendung.

Pirogoff-Spitzy-Operation *f*: engl. *Pirogoff's amputation*; syn. Amputatio pedis osteoplastica. Tiefe Amputation* des Unterschenkels knapp proximal der Sprunggelenk*fläche mit kalkaneotibialer Fusion.
Pirquet-Reaktion → Tuberkulinreaktion
PIS: Abk. für Praxisinformationssystem → Praxisverwaltungssystem
pisiformis: engl. *pisiform*. Erbsenförmig, z. B. Os pisiforme.
Piskaček-Ausladung *f*: engl. *Piskaček's sign*. Unsicheres klinisches Schwangerschaftszeichen. Bei der vaginalen Tastuntersuchung ist die Gebärmutter asymmetrisch vergrößert, da im Bereich der Einnistung eine Hyperämisierung auftritt.
Pittsburgh Compound B: Abk. PiB. C-11-markierter Ligand für Amyloidplaques im Rahmen der PET (sog. Amyloid-PET mit Tracer, einer radioaktiven Substanz oder Substanz mit radioaktiver Markierung.) Die Substanz wird verwendet bei der Bestimmung des Amyloid-Load im Rahmen der Alzheimer-Diagnostik.
Klinische Bedeutung: PIB ermöglicht eine sehr gute Differenzierung zwischen Patienten mit Alzheimer-Krankheit (PIB-positiv: 90 %) und Gesunden (PIB-positiv: ca. 20–30 %). Bei älteren Kontrollen ist PIB-Positivität ggf. ein Marker für die Früherkennung einer klinisch noch stummen Alzheimer-Krankheit.
Pituita *f*: Wässriger, fadenziehender Schleim.
Pituitaria: Abk. für Glandula pituitaria → Hypophyse
Pituizytom *n*: engl. *pituicytoma*. Seltener, benigner, glialer Tumor der Neurohypophyse, der v. a. im Erwachsenenalter vorkommt. Pituizytome wurden 2007 in die WHO-Klassifikation der Hirntumoren aufgenommen (WHO Grad I). Die Therapie besteht in der möglichst vollständigen operativen Resektion (mikrochirurgisch oder endoskopisch).
Pityriasis *f*: Hauterkrankungen, die durch feine, kleieförmige Schuppung der Haut* gekennzeichnet sind. Dazu gehören beispielsweise Pityriasis* versicolor und Pityriasis* rosea.
Pityriasis alba *f*: engl. *pityriasis maculata*; syn. Pityriasis simplex. Rundliche hypopigmentierte Hautareale mit Schuppung insbesondere im Wangenbereich bei Kindern durch eine leichte Entzündungsreaktion der Haut mit nachfolgend temporär verminderter Größe und Zahl der Melanosomen. Die Therapie besteht in regelmäßiger lipidhaltiger Basispflege, Vermeidung irritierender Maßnahmen und Lichtschutzprophylaxe. Die Prognose ist gut.
Pityriasis rosea *f*: syn. Röschenflechte. Weltweit häufige, selbstlimitierte, nicht kontagiöse, erythematosquamöse Hauterkrankung unklarer Ursache (möglicherweise Virusinfektion mit HHV-6, HHV-7) mit typischem Verlauf in 2 Phasen. Betroffen sind meist junge Erwachsene im Frühjahr und Herbst. Meist erfolgt die Spontanheilung in 2–12 Wochen. Eine UV-Lichttherapie verkürzt die Krankheitsdauer.
Pityriasis simplex → Pityriasis alba
Pityriasis versicolor *f*: engl. *tinea versicolor*. Harmlose, nicht kontagiöse, endogene oberflächliche Infektion der Haut mit der Myzelform von Malassezia* furfur (normale Hautflora: saprophytäre Sprossform) mit Bildung melanotoxischer Azelainsäure (mangelnde Pigmentbildung). Leitsymptom ist eine fleckige Hypopigmentierung* der Haut. Diagnostiziert wird klinisch und durch Erregernachweis, therapiert meist lokal antimykotisch.
Klinik:
- besonders im Bereich der vorderen und hinteren Schweißrinne* sowie an Oberschenkel- und Oberarminnenseiten gegenüber dem normalen Hautkolorit hellere (besonders betont bei gebräunter Haut) oder dunklere Flecken (siehe Abb.), die konfluieren und nach Kratzen kleieförmig schuppen (Hobelspanphänomen)
- selten Juckreiz
- follikuläre oder erythematöse Formen möglich
- Rezidive häufig.

Nach erfolgter Therapie meist noch lang persistierende Pigmentveränderungen.
Therapie:
- meist antimykotische Lokaltherapie ausreichend, z. B. mittels Econazol-Lösung

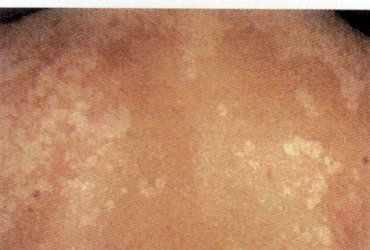

Pityriasis versicolor: Tropfenförmige, zum Teil konfluierende Depigmentierung mit minimaler Schuppung am Rücken. [8]

- antimykotische Mitbehandlung der Kopfhaare, z. B. Ketoconazol*-Shampoo vorbeugend gegen Rezidiven
- bei ausgedehntem Befall, häufigen Rezidiven oder Therapieresistenz systemische antimykotische Therapie, z. B. mit Itraconazol*, Ketoconazol* oder Fluconazol*.

Pityrosporum ovale → Malassezia furfur
Pivot-Shift-Test *m*: engl. *pivot-shift sign*. Klinischer Test zur Prüfung auf vordere Kreuzbandruptur*. Eine langsame Beugung des in Streckstellung sowie Innenrotations- und Valgusstress befindlichen Kniegelenks provoziert eine Subluxation des Tibiakopfs gegenüber den Femurkondylen bei Insuffizienz des vorderen Kreuzbandes, weitere Beugung bis ca. 20–40° bewirkt eine schnappende Reposition nach dorsal.
PKG: Abk. für Phonokardiographie → Fonokardiografie
PKU: Abk. für → Phenylketonurie
pK-Wert *m*: syn. pK. Negativer dekadischer Logarithmus der Gleichgewichtskonstante K im Massenwirkungsgesetz. Die Art der Gleichgewichtsreaktion wird durch Indizes angegeben: pK_S: Säurekonstante, pK_B: Basenkonstante, pK_W: Ionenprodukt und pK_L: Löslichkeitsprodukt.
Placebo *n*: Pharmakologisch unwirksame, indifferente Substanz in Arzneimittelform, eingesetzt, um einem subjektiven Bedürfnis nach Pharmakotherapie zu entsprechen und im Rahmen der klinischen Erprobung neuer Arzneimittel.
Placebo-Effekt *m*: engl. *placebo effect*. Physiologische und/oder psychologische Veränderung des Organismus oder einer Person nach Einnahme eines Placebos* (z. B. im Rahmen einer Arzneimittelprüfung) bzw. nach einer (unspezifischen) Scheinintervention.
Erläuterung: Mechanismen:
- fehlerhafte Bestimmung der Symptome und ihrer Änderung durch den Arzt oder Patienten (Regression zum Mittelwert), insbesondere bei Symptomen mit niedriger Intensität, starken spontanen Schwankungen und Spontanremission
- konditionierte Wirkung medizinischer Heilungsrituale, die in der Kindheit und/oder der Krankengeschichte des Patienten gelernt worden ist
- Suggestion der Ärzte und/oder Erwartungen der Patienten an eine bessere der Symptome im Rahmen der Behandlung.

Placenta → Plazenta
Placenta accreta *f*: Störung der Plazentation mit oberflächlichem Einwachsen der Chorionzotten in die Uteruswand. Die Decidua basalis fehlt. Bei fehlender Plazentalösung oder unvollständiger Plazenta droht eine postpartale Atonie (Uterusatonie*). Die Plazenta wird manuell gelöst, postpartal wird instrumentell nachgetastet und eine Atonieprophylaxe durchgeführt.
Placenta adhaerens *f*: engl. *adherent placenta*. Plazentalösungsstörung* mit anhaftender Plazenta an der Uteruswand. Die Plazentalösung wird durch die Gabe von Kontraktionsmitteln (z. B. Oxytocin) gefördert. Bei mangelndem Erfolg wird die Plazenta manuell gelöst und nachkürettiert. Außerdem erfolgt eine Atonieprophylaxe.
Placenta annularis *f*: Besondere Plazentaform mit ring- oder gürtelförmiger Struktur. Aufgrund der geringeren zur Verfügung stehenden plazentaren Fläche kommt es bei der Placenta anularis häufiger zur fetalen Minderversorgung mit hypotrophen Neugeborenen.
Placenta bipartia *f*: Zweiteilung der Plazenta mit Gefäßbrücken zwischen den beiden Anteilen. Die Plazenta bipartia geht häufig mit einer reduzierten plazentaren Funktion einher, daraus resultieren eine fetale Mangelversorgung, Oligohydramnion und eine Wachstumsretardierung. Beim Blasensprung kann es zum Einreißen der Gefäße mit stärkerer Blutung kommen.
Placenta circumvallata *f*: engl. *circumvallate placenta*. Form der Placenta* marginata mit wallartig aufgeworfenem, meist aus Fibrin bestehendem Plazentarand. Die Inzidenz beträgt < 1 %, vorzeitige Plazentalösungen sollen etwas häufiger vorkommen als bei normalen Plazenten.
Placenta extrachorialis *f*: Entwicklungsanomalie der Plazenta*, bei der die Zotten außerhalb des Bereichs der Chorionplatte um den Plazentarand herumgewachsen sind und die Eihäute* nicht am Rand der Plazenta, sondern weiter nabelschnurwärts ansetzen. Eine Placenta extrachorialis kann die Ursache einer Plazentainsuffizienz* sein.
Placenta incarcerata *f*: engl. *incarcerated placenta*. Intrauterine Einklemmung der gelösten Plazenta vor dem inneren Muttermund. Eine Placenta incarcerata kann nach der Geburt durch zu schnellen Wiederverschluss des Muttermundes auftreten.
Placenta increta *f*: Störung der Plazentation mit Einwachsen der Chorionzotten in die Uterusmuskulatur (Myometrium). Es droht eine postpartale Atonie bei fehlender Plazentalösung. Behandelt wird operativ.
Vorgehen: Eine operative Entfernung der Plazenta ist nötig, je nach Ausdehnung des Befundes mit Ausschneiden eines Teils des Myometriums oder ggf. auch mit einer Hysterektomie. Bei kleineren Befunden kann auch eine medikamentöse Therapie mit Methotrexat erfolgreich sein.
Placental Growth Factor: Abk. PlGF. Wachstumsfaktor aus der VEGF*-Familie (VEGF = Vascular Endothelial Growth Factor), gebildet im Wesentlichen in der Plazenta. Er bewirkt eine stärkere Angiogenese und erhöht die Permeabilität der Gefäße. Der PLGF kann zusammen mit sFlt-1 (Soluble Fms-like Tyrosine Kinase-1) als Marker für eine Präklampsie genutzt werden.
Placental-Site-Tumor → Trophoblasttumoren
Placenta marginata *f*: engl. *marginal placenta*. Placenta* extrachorialis mit ringförmigem, dem Ansatz entsprechendem, weißlichem Fibrinstreifen. Die fetale Fläche ist dabei kleiner als die mütterliche. Eine Sonderform ist die sog. Placenta* circumvallata. Eine Placenta marginata kann die Ursache einer Plazentainsuffizienz* sein.
Placenta membranacea *f*: Membranartige, dünne Plazenta* als Folge einer Plazentationsstörung*. Das fehlende Gewebe des Mutterkuchens führt zu einer Plazentainsuffizienz mit mangelnder fetaler Versorgung und dem Risiko des intrauterinen Fruchttodes und der Frühgeburtlichkeit.
Placenta percreta *f*: Störung der Plazentation mit komplettem Durchwachsen der Chorionzotten durch die Uterusmuskulatur (Myometrium) bis in die Serosa oder auch angrenzende Organe (z. B. Harnblase). Bei Zufallsbefunden unter der Geburt kommt es zu lebensbedrohlichen Blutungen. Bei vorher bekannter Diagnose wird eine Schnittentbindung geplant.
Diagnostik: Die Diagnose ist je nach Ausdehnung des Befundes präpartal durch Ultraschall (Doppler-Sonografie zur Darstellung der Durchblutung) möglich.
Therapie:
- Planung einer primären Sectio mit gleichzeitiger Hysterektomie, ggf. mit Blasenteilresektion und Neuimplantation des Urethers
- bei bestehendem Kinderwunsch je nach Blutungsstärke ggf. auch Erhaltung der Gebärmutter möglich, dann medikamentöse Therapie mit Methotrexat.

Placentapolyp *m*: engl. *placental polyp*. Begriff mit 2 Bedeutungen: in der Gebärmutter zurückgebliebener Plazentarest*, der durch Ummantelung mit geronnenem Blut ein polypöses Aussehen annehmen kann; oder von der Plazenta ausgehende Polypbildung, die in der Schwangerschaft gelegentlich am Muttermund sichtbar ist und zu Blutungen führen kann.
Placenta praevia *f*: engl. *placenta previa*. Haftstelle der Plazenta im unteren Uterinsegment mit teilweiser oder kompletter Verlegung des inneren Muttermundes („im Weg liegende Plazenta"). Die Diagnose wird sonografisch gestellt, Befunde vor der 25. SSW können sich aber evtl. durch das Wachstum des Uterus noch zurückziehen. Die Entbindung erfolgt häufig operativ.

Placenta succenturiata

Einteilung: Je nach Grad der Überdeckung des inneren Muttermundes unterscheidet man:
- Plazenta praevia totalis: der innere Muttermund wird vollständig bedeckt; eine Sonderform ist die Plazenta praevia centralis, wobei die Mitte der Plazenta direkt über dem Muttermund zu finden ist
- Plazenta praevia partialis: teilweises Überdecken des inneren Muttermundes
- Plazenta praevia marginalis: der untere Rand der Plazenta erreicht den inneren Muttermund
- tiefer Sitz der Plazenta: der im unteren Uterinsegment sitzende Teil der Plazenta ist nahe am inneren Muttermund, ohne diesen zu erreichen.

Klinik:
- in der Schwangerschaft: schmerzlose vaginale Blutung im 2. Trimenon (sog. annoncierende Blutung oder Warnblutung)
- unter der Geburt: massive, für Mutter und Kind lebensbedrohliche, hellrote vaginale Blutung von mütterlicher Seite aus eröffneten intervillösen Räumen und von kindlicher Seite Blutung durch Zerreißung von Zottengefäßen im kindlichen Teil der Plazenta.

Differenzialdiagnose: Unter der Geburt: vorzeitige Plazentalösung, Zervixriss, Zervixpolyp.

Therapie:
- bei Plazenta praevia totalis immer primäre Schnittentbindung, eine vaginale Geburt ist unmöglich
- bei Plazenta praevia marginalis meist primäre Schnittentbindung erforderlich
- bei tiefem Sitz der Plazenta in der Regel vaginale Geburt möglich, unter engmaschiger Überwachung des Geburtsverlaufes.

Auch bei primärer Sectio caesarea besteht ein sehr hohes Risiko für eine starke Blutung bei Atonie des unteren Uterinsegmentes.

Placenta succenturiata f: engl. *succenturiate placenta*. Durch Teilung der Plazenta* entstandene Nebenplazenta, die mit der Hauptplazenta durch Gefäßbrücken verbunden ist. Eine Placenta succenturiata kann die Ursache fetaler Blutungen (infolge Vasa aberrantia, insbesondere beim Blasensprung) sein.

Plätschergeräusch n: engl. *high pitched bowel sounds*. Auskultatorisches Plätschern, z. B. im Magen, besonders bei atonischer Erweiterung oder im Colon transversum vermehrt bei Diarrhö* (bei Fehlen Verdacht auf Ileus*). Auch bei Seropneumothorax* und Pneumoperikard kann ein Plätschergeräusch auftreten.

Plättchen → Thrombozyten

Plättchenaggregation → Thrombozytenaggregation

Plättchenaggregationstest m: engl. *platelet aggregation test*. Verfahren zur Prüfung der Aggregationsneigung von Thrombozyten* zur Erkennung von Defiziten im Sinne einer thrombozytär bedingten Blutungsneigung. Plättchenreiches Zitratplasma wird in einem rotierenden Kolben bewegt. Bei gesteigerter Aggregationsneigung lagern sich die Thrombozyten zusammen. Die Aggregationsbildung wird mikroskopisch oder fotometrisch beurteilt und in 5 Stufen eingeteilt.

Plättchenaktivierender Faktor m: engl. *platelet activating factor*; Abk. PAF. Phospholipid*, das als inter- und intrazellulärer Mediator die Zell-Zell-Kommunikation vermittelt. PAF wird in Monozyten, Makrophagen, Neutrophilen, Eosinophilen und Basophilen, Thrombozyten, Mastzellen und Endothelzellen gebildet. Die Wirkung auf Effektorzellen erfolgt über PAF-Rezeptoren. Er spielt bereits in subnanomolarer Konzentration eine wichtige Rolle bei allergischen Reaktionen.

Funktionen:
- Aktivierung und Aggregation von Thrombozyten
- Aktivierung, Adhärenz und Chemotaxis von Leukozyten
- Kontraktion glatter Muskelzellen mit konsekutiver Broncho- und Vasokonstriktion (dosisabhängig z. T. auch Vasodilatation)
- Erhöhung der Gefäßpermeabilität (Ödembildung)
- inotrope und arrhythmogene Wirkung am Herzen
- wichtige Rolle in der Pathogenese entzündlicher und allergischer Reaktionen.

Plättchenaktivierungstest, heparininduzierter m: engl. *Heparin induced platelet activation*; syn. Heparininduzierter Plättchenaktivierungsassay; Abk. HIPA-Test. Verfahren zum Nachweis heparininduzierter Antikörper* (IgG) bei Heparin induzierter Thrombozytopenie Typ II (HIT II). Als Ausgangsmaterial dient Serum*. Die Diagnostik ist zeitnah nach Exposition von Heparin durchzuführen, da die Antikörper nach mehreren Wochen nicht mehr nachweisbar sind. Vor Testung sollte der 4T-Score bestimmt werden.

Prinzip und Beurteilung:
- Inkubation von Thrombozyten gesunder Probanden mit Patientenserum und Heparin in geringer (0,2 IU/ml) sowie exzessiv hoher Konzentration (100 IU/ml) in einer Mikrotiterplatte
- positives Ergebnis bei HIT II (visuelle Beurteilung): Thrombozytenagglutination bei therapeutischer Heparinkonzentration und fehlende Thrombozytenagglutination bei exzessiv hoher Heparinkonzentration.

Plättchenfaktoren m pl: engl. *platelet factors*; syn. Thrombozytenfaktoren. Bei der Thrombozytenaggregation* freigesetzte, gerinnungsaktive Substanzen. Unterschieden werden PF 1 bis PF 9.
- **PF 1:** Plättchenakzelerator-Globulin, ähnelt dem Blutgerinnungsfaktor V
- **PF 2:** fibrinoplastischer Faktor (syn. Thrombinakzelerator), der die Spaltung von Fibrinogen* zu Fibrin* fördert
- **PF 3:** partielles Thromboplastin und gerinnungsaktives Phospholipid, das nach Freisetzung aus Thrombozyten im intrinsischen (endogenen) System die Aktivierung von Blutgerinnungsfaktor X und die von Prothrombin* zu Thrombin* katalysiert
- **PF 4:** Heparin-Inhibitor (syn. Antiheparinfaktor), der Heparin* bindet und dessen Wirkung neutralisiert
- **PF 5:** Thrombozytenfibrinogen, entsprechend plasmatischem Fibrinogen
- **PF 6:** Thrombozyten-Cothromboplastin, das den Blutgerinnungsfaktor X absorbiert
- **PF 7:** Thrombasthenin, das die Retraktion des Thrombozytenpfropfes in Gegenwart von Kalzium-Ionen und ATP bewirkt
- **PF 8:** adsorbierter Blutgerinnungsfaktor VIII
- **PF 9:** identisch mit Blutgerinnungsfaktor XIIIa.

Plakopathie f: engl. *placopathy*. Störung der plazentaren Reifung mit Persistenz der embryonalen Zottenstrukturen. Eine Plakopathie kann bei manifestem Diabetes* mellitus und seltener auch bei Morbus* haemolyticus fetalis oder Lues connata auftreten.

Planktonprobe f: engl. *plankton test*. Nachweis von Plankton in aspirierter Flüssigkeit, besonders in Organen des großen und kleinen Kreislaufs bei Tod durch Ertrinken*.

Plantago afra → Flohsamenkraut

Plantarflexion f: engl. *plantar flexion*. Abwärtsbewegung des Fußes oder der Zehen als Beugung in Richtung der Fußsohle. Diese komplexe Bewegung kommt zum größten Teil aus dem oberen Sprunggelenk unter Mitwirkung zahlreicher Muskeln. Die Gegenbewegung ist die Dorsalextension.

Muskulatur: An der Plantarflexion beteiligte Muskulatur:
- Sprunggelenk: M. gastrocnemius, M. peronaeus longus und brevis, M. plantaris, M. soleus, M. tibialis posterior, M. usculus hallucis longus und M. flexor digitorum longus
- Zehenbeugung: M. flexor digiti minimi brevis und M. lumbricales pedis.

Plantarreflex → Greifreflex, plantarer

Planum [Geburtshilfe] n: Durchtrittsebene des Kopfes bei der Geburt. Das geringste Durchtrittsplanum ergibt sich bei maximaler Flexion (Hinterhauptslage).

Planum [Zahnheilkunde] n: Nach vollständiger Atrophie des Alveolarfortsatzes* des Unterkiefers entstandene Fläche (v. a. im Molarenbereich), die als Prothesenlager dient (sog. Planum alveolare).

Planungszielvolumen *n*: engl. *planning target volume*. Bereich des Körpers (Gewebevolumen), in dem ein bestimmtes radioonkologisches Behandlungsziel erreicht werden soll. Das Planungszielvolumen besteht aus klinischem Zielvolumen und Sicherheitssaum, der u. a. Lagerungsungenauigkeit, Organbeweglichkeit und unterschiedliche Füllungszustände der Organe berücksichtigt.

Plaque [Begriffserklärung] *f*: Mehrdeutiger Begriff. In der klinischen Medizin ist meist eine arteriosklerotische Plaque gemeint (umschriebene Veränderung des Gefäßendothels im Rahmen einer Arteriosklerose; auch als atheromatöse Plaque bezeichnet).

Weitere Bedeutungen:
- Hautveränderung: siehe Plaque* [Dermatologie]
- interstitielle Ablagerungen von Beta-Amyloid im ZNS: siehe senile Plaques*
- Zahnplaque*
- Mikrobiologie: makroskopisch erkennbare runde Aufhellung im Zell- oder Bakterienrasen infolge eines zytopathischen Effekts (virusinduzierte Lyse).

Plaque [Dermatologie] *f*: Flach erhabene, plattenartige Hautveränderung (meist konfluierende Papeln). Siehe Effloreszenzen* (Abb. 2 dort).

Plaques muqueuses *f pl*: engl. *mucuous plaques*. Hochinfektiöse Schleimhautpapeln bei Frühsyphilis (siehe Syphilis*), besonders ausgeprägt an der Zunge.

Plaques opalines *f pl*: engl. *opaline plaques*. Ovale, graugelbe, flache Erhebungen der Schleimhaut bei Frühsyphilis (siehe Syphilis*). Plaques opalines entstehen durch Mazerationswirkung an der Mundschleimhaut aus zunächst typischen roten Flecken und Plaques (Plaques* muqueuses) des Syphilisenanthems. Siehe Abb.

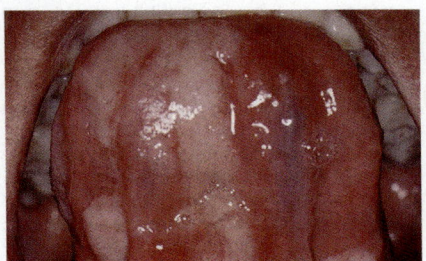

Plaques opalines [183]

Plaques, senile *f pl*: syn. neuritische Plaques. Morphologisch an Actinomycesdrusen erinnernde interstitielle Ablagerungen von neuronalem Amyloid* (Beta-Amyloid) im ZNS, nachweisbar durch PET mit PIB, Florbetaben und Florbetapir.

Plasma [Begriffsklärung] *n*: Mehrdeutiger Begriff. In der klinischen Medizin wird Plasma meist als Kurzform von Blutplasma verwendet (siehe auch Blut*; Plasmaersatzstoffe*).

Weitere Bedeutungen:
- Biologie: Kurzform von Protoplasma* (gesamter Inhalt menschlicher, tierischer und pflanzlicher Zellen)
- Physik: sog. vierter Aggregatzustand, in dem Gase, Flüssigkeiten oder auch Festkörper durch eine hohe Zahl von freien Ladungsträgern (Ionen, ungebundene Elektronen) neue physikalische Eigenschaften erlangen (siehe auch Aggregatzustände* der Stoffe).

Plasmaagglutination *f*: engl. *plasma agglutination*. Schnellreaktion zur Unterscheidung pathogener und apathogener Staphylokokken anhand des Clumping-Faktors (zellgebundene Koagulase) von Staphylococcus* aureus.

Plasma-Akzelerator-Globulin → Proakzelerin

Plasmaaustausch → Plasmapherese

Plasmaersatzstoffe *m pl*: Kolloidale Infusionslösungen aus natürlichem oder synthetischem Kolloid* mit höherem Volumeneffekt (ca. 5-fach) und längerer intravasaler Verweildauer als kristalloide Infusionslösungen (Elektrolytlösungen; Elektrolyttherapie*).

Indikationen:
- Volumenersatztherapie (Volumenersatz*) bei Hypovolämie* (z. B. Blutverlust)
- Hämodilution*.

Plasmaexpander → Plasmaersatzstoffe

Plasmafluss, renaler *m*: engl. *renal plasma flow*. Plasmamenge, die pro Minute die Nieren durchfließt (normal 500–600 ml/min).

Plasmafraktionen *f pl*: engl. *plasma fractions*. Durch Auftrennung und Anreicherung von Plasmaproteinen* aus humanem Blutplasma gewonnene Präparationen, die v. a. therapeutischen Zwecken dienen.

Formen:
- Pasteurisierte Plasmaproteinlösung (PPL)
- Albumin*
- Fibrinogen*
- Gammaglobuline bzw. Immunglobuline* (IgG, IgM, IgA)
- Gerinnungsfaktoren (II, VII, VIII, IX, X, XI, XIII und vWF), siehe Blutgerinnung*.

Plasmafraktionierung *f*: Verfahren zur Reinigung und Konzentrierung von Plasmaproteinen* zur Gewinnung therapeutischer Präparationen, basierend auf der unterschiedlichen Löslichkeit der Proteine bei wechselnden physikalischen und chemischen Konditionen (z. B. Temperatur, pH-Wert).

Prinzip:
- Tiefgefrorenes Plasma wird aufgetaut und zentrifugiert.
- Dabei bilden sich ein trüber Niederschlag (Kryopräzipitat, das u. a. Blutgerinnungsfaktor VIII und Fibrinogen* enthält) und ein Überstand (kryoarmes Plasma).
- Aus kryoarmem Plasma werden durch verschiedene Adsorptionsverfahren die Faktoren des Prothrombinkomplexes* (Blutgerinnungsfaktoren II, VII, IX und X) und der C1*-Inaktivator gewonnen.
- Weitere Proteine können mit der Cohn-Fraktionierung (Auftrennung der Plasmaproteine mit Ethanol) isoliert werden (Blutgerinnungsfaktor XIII, Antithrombin* III, Immunglobuline*, Albumin*).

Plasmamembran → Zellmembran

Plasmapherese *f*: engl. *plasmapheresis*. Form der Hämapherese* zur Gewinnung oder Entfernung von Blutplasma-Bestandteilen. Die Plasmapherese dient therapeutisch der Entfernung von Plasmabestandteilen sowie der Präparation von Spenderplasma.

Vorgehen:
- apparative Trennung von Blut in korpuskuläre Blutbestandteile und Blutplasma (Plasmaseparation*)
- Reinfusion der korpuskulären Blutbestandteile mit Substitution des entfernten Blutplasmavolumens durch Frischplasma oder 5%ige Humanalbumin*-Lösung.

Plasmaproteine *n pl*: engl. *plasma proteins*. Sammelbezeichnung für über 100 meist zusammengesetzte Proteine*, die v. a. in der Leber (Ausnahme: Immunglobuline* und Proteohormone) synthetisiert werden und 6–8 % des Blutplasmas bilden. Es sind über 60 Plasmaproteine bekannt (meist Glykoproteine*), welche Serumproteine, Fibrinogen und Prothrombin beinhalten.

Einteilung: Nach Wanderungsgeschwindigkeit bei Elektrophorese in die Fraktionen Albumin*, Alpha-1-Globuline, Alpha-2-Globuline, Betaglobuline und Gammaglobuline*, die mit Im-

Plasmaproteine: Fraktionen.		
Gruppe	g/dl	Anteil (rel. %)
Albumine	3,5–5,3	55,3–67,0
Alpha-1-Globuline	0,16–0,34	2,9–5,3
Alpha-2-Globuline	0,45–0,85	7,1–11,5
Betaglobuline	0,53–1,00	8,2–13,7
Fibrinogen	0,2–0,4	
Gamma-globuline	0,91–1,70	10,5–19,6

munopräzipitation (30 Fraktionen) und zweidimensionaler Immunelektrophorese weiter auftrennbar sind.

Funktionen:
- Regulation von pH, osmotischem Druck und Blutgerinnung
- Transport von Ionen, Hormonen, Lipiden, Vitaminen und Metaboliten.

Referenzbereich: Siehe Tab.
Klinische Bedeutung: Vgl. Dysproteinämie* (Tab. dort).

Plasmaseparation f: engl. *plasma separation*. Bezeichnung für unterschiedliche Verfahren zur Trennung von Plasma, Plasmabestandteilen und Blutzellen (z. B. Zentrifugation, Membranfiltration, Ringkanal-Zellseparation).

Plasma Skimming: Form der Mikrozirkulationsstörung* (z. B. im Schock*) mit verlangsamter Strömung und damit reduzierter Suspensionsstabilität des Bluts, die zu unterschiedlicher lokaler Verteilung zwischen zellulären und nichtzellulären Bestandteilen des Blutes in der Endstrombahn* führt.

Klinische Bedeutung: An Verzweigungen von Blutkapillaren* kann es zur teilweisen oder vollständigen Trennung von Plasma und zellulären Blutbestandteilen (Skimming) kommen, sodass einzelne Kapillaren nur mit Plasma durchströmt werden. Dies führt zu einer Beeinträchtigung der Sauerstoffversorgung des betroffenen Gewebes.

Plasmasterilisation f: engl. *plasma sterilization*. Sterilisation* mit Bildung hochreaktiver freier Radikale* aus Wasserstoffperoxid*, UV-Strahlung und Ionenstrahlung, welche Mikroorganismen* abtöten. Sterilisiert wird bei einer Temperatur von 45 °C in einer Zeit von 45–80 Minuten.

Anwendung: Es handelt sich um ein schonendes Verfahren zur Sterilisation thermolabiler und feuchtigkeitsempfindlicher Materialien. Trotz der prinzipiell nachgewiesenen Eignung sind plasmabasierte Sterilisationsverfahren wenig verbreitet.

Plasmatauschtest m: engl. *plasma exchange test*; syn. Plasmamischversuch. Qualitative Hemmkörperbestimmung (meist gegen Faktor VIII oder IX der Blutgerinnung; siehe auch Gerinnungsfaktoren*), die bei Verdacht auf Hemmkörperhämophilie* bzw. differenzialdiagnostisch bei unklarer aPTT- oder Thromboplastinzeit*-Verlängerung eingesetzt wird.

Plasmathrombinzeit → Thrombinzeit
Plasma Thromboplastin Antecedent: Abk. PTA. Faktor XI der Blutgerinnung*, der bei einem Mangel zu Hämophilie C (PTA-Mangelsyndrom) führt.
Plasmaviskosität → Viskosität
Plasmavolumen n: engl. *plasma volume*. Gesamtvolumen des Blutplasmas (ca. 42 ml/kg KG). Das Plasmavolumen kann z. B. aus der Verdünnung ^{131}Iod-markierten Humanalbumins im Plasma bei bekanntem Hämatokrit* berechnet werden.

Plasmazellen f pl: engl. *plasma cells*; syn. Plasmozyten. Ovale Zellen ($\varnothing$ 14–20 μm) mit ungranuliertem Zytoplasma (reich an endoplasmatischem Retikulum und Ribosomen). Sie besitzen einen gut entwickelten Golgi-Apparat sowie einen kleinen, exzentrisch gelegenen Kern mit Radspeichenstruktur des Chromatins. Plasmazellen sind die terminale Differenzierungsform stimulierter B*-Lymphozyten.

Funktion:
- Träger der humoralen Immunität
- hauptsächliche Produzenten der Immunglobuline*, wobei zu einem Klon gehörende Plasmazellen nur einen bestimmten Antikörper* produzieren.

Klinische Bedeutung:
- vermehrt z. B. bei chronischen und schweren viralen Infektionen, Leberzirrhose*
- vermindert bei verschiedenen Immundefekten*, z. B. Bruton-Agammaglobulinämie
- maligne Transformation beim multiplen Myelom*
- lokal begrenzte klonische Proliferation bei solitärem Myelom.

Plasmazellenhepatitis → Hepatitis, autoimmune
Plasmazellenleukämie f: engl. *plasma cell leukemia*. Aggressivste Variante der Plasmazellerkrankungen mit Ausschwemmung von > 2 x 10^9/l Plasmazellen im Blut. Man unterscheidet primäre Plasmazell-Leukämie und sekundäre Plasmazell-Leukämie mit Ausschwemmung von Plasmazellen aus dem Knochenmark als Progressionszeichen eines multiplen Myeloms*. Die Prognose ist ungünstig aufgrund einer schlechten Ansprechbarkeit auf konventionelle Chemotherapie.

Plasmide n pl: engl. *plasmids*. Extrachromosomale DNA- oder RNA-Moleküle, die meist in Prokaryoten, aber auch Eukaryoten als unabhängig replizierende, ringförmig angeordnete Elemente vorliegen. Auf ihnen sind bestimmte Eigenschaften codiert, die meist einen Selektionsvorteil bieten. Außerdem tragen sie einen eigenen Origin of Replication und reduplizieren sich unabhängig vom Bakterienchromosom.

Klinische Bedeutung:
- Verwendung in der Gentechnologie als Vektor (Transportvehikel) zur DNA*-Klonierung und als Trägermoleküle zur Einschleusung von Fremd-Genen in Zellen
- Antibiotikaresistenz von Mikroorganismen durch Weitergabe von Resistenzgenen (R*-Faktor).

Plasmin n: syn. Fibrolysin. Aus Plasminogen* entstehende, dem Trypsin ähnliche Endopeptidase (Proteasen*). Plasmin spaltet Arginin-Lysin-Bindungen, besonders von Fibrin* (Fibrinolyse*) u. a. biologisch aktiven Proteinen (Fibrinogen, Faktoren V und VIII der Blutgerinnung) und reguliert den Gefäßtonus durch Aktivierung der Freisetzung von Bradykinin*.

Plasminogen n: engl. *profibrinolysin*. In der Leber synthetisiertes Plasmaprotein (Glykoprotein mit 8–10 % Kohlenhydratanteil, M_r 81 000, Betaglobulin), das durch Hydrolyse einer Arginin-Valin-Bindung zu Plasmin* aktiviert wird (Plasminogenaktivatoren*).

Plasminogenaktivatoren m pl: engl. *plasminogen activators*; Abk. PA. Serinproteasen, die Plasminogen* zu Plasmin* aktivieren und somit die Fibrinolyse* einleiten. Unterschieden werden physiologische Plasminogenaktivatoren und therapeutisch eingesetzte Plasminogenaktivatoren (Fibrinolytika). Gehemmt werden Plasminogenaktivatoren durch Plasminogenaktivator*-Inhibitoren.

Formen:
- physiologische Plasminogenaktivatoren: 1. aktivierter Faktor XII 2. Präkallikrein* 3. Urokinase* 4. Gewebsplasminogenaktivator*
- therapeutisch eingesetzte Plasminogenaktivatoren: 1. Streptokinase* 2. Urokinase* 3. rekombinanter* Gewebsplasminogenaktivator.

Vgl. Fibrinolyse* (Abb. 1 dort).

Plasminogenaktivator-Inhibitoren m pl: engl. *plasminogen activator inhibitors*; Abk. PAI. Proteine aus der Familie der Serpine, die die Fibrinolyse* durch Hemmung von Plasminogenaktivatoren* inhibieren.

Einteilung:
- PAI-1: 1. gebildet in Endothelzellen 2. Speicherung in Thrombozyten* 3. wichtigster Inhibitor des Gewebeplasminogenaktivators 4. hemmt Urokinase* 5. vermindert die fibrinolytische Aktivität
- PAI-2: nur während Schwangerschaft in Plazenta gebildet
- PAI-3: 1. auch Protein-C-Inhibitor (Abk. PCI) 2. hemmt aktiviertes Protein C und den Thrombin-Thrombomodulin-Komplex
- im weiteren Sinn auch endogene (z. B. Alpha-2-Makroglobulin, C1-Esterase-Inhibitor) und synthetische PAI.

Plasmodien [Parasitologie] n pl: engl. *plasmodia*. Überwiegend intraerythrozytäre Parasiten des Menschen und der Wirbeltiere sowie Erreger der verschiedenen Formen der Malaria*. Plasmodien gehören zur Gattung der Sporozoen (Protozoen*). Sie werden durch Gabelmücken (Anopheles*) übertragen; ein direkter oder indirekter Nachweis ist nach § 7 IfSG meldepflichtig.

Plasmodien [Zytologie] n pl: Mehrkernige Zellen, die durch Kernteilung ohne Zellteilung entstehen. Sie kommen vor in Muskel- und Leberzellen sowie als Protoplasmakörper der Myxomyzeten.

Plasmodium falciparum *n*: In Tropen und Subtropen weit verbreiteter Erreger der Malaria* tropica. Plasmodium falciparum ist häufig resistent gegen Chloroquin und andere Malariamittel. Siehe Abb.

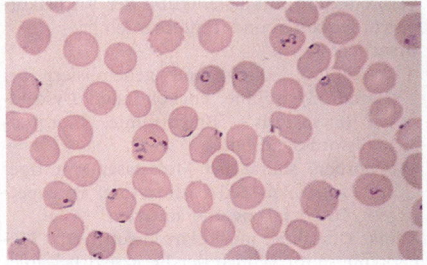

Plasmodium falciparum: Blutausstrich gefärbt nach Romanowsky-Giemsa. [5]

Plasmodium knowlesi *n*: In Südostasien vorkommender Erreger der Malaria* quotidiana (ursprünglich Malariaerreger bei Menschenaffen, insbesondere Langschwanz- und Stumpfschwanz-Makaken). Es wird labordiagnostisch mittels PCR nachgewiesen.

Plasmodium malariae *n*: In tropischen Ländern (früher auch in gemäßigten Klimazonen), jedoch selten in Südamerika vorkommender Erreger der Malaria* quartana.

Plasmodium ovale *n*: Neben Plasmodium* vivax Erreger der Malaria* tertiana, der in Äthiopien und an der Westküste Afrikas vorkommt. Bei einer Infektion mit Malaria* tertiana kommt es zu einer typischen ovalen Verformung von befallenen Erythrozyten (meist < 2 %) mit grober Schüffner-Tüpfelung.

Plasmodium vivax *n*: Sowohl in tropischen Ländern, als auch in gemäßigten Klimazonen verbreiteter Erreger der Malaria* tertiana.

Plasmozyten → Plasmazellen

Plasmozytom → Myelom, multiples

Plasmozytom *n*: engl. *solitary myeloma*; syn. solitäres Myelom. Lokale klonale Proliferation von Plasmazellen mit solitärer Knochendestruktion, gering ausgeprägtem M-Gradienten und ohne Befall des Knochenmarkes. Betroffen ist v. a. die Wirbelsäule, entweder innerhalb (ossäres oder medulläres Plasmozytom) oder außerhalb des (Wirbel-)Knochens (extramedulläres Plasmozytom). Der Nachweis erfolgt radiologisch und histologisch. Behandelt wird meist strahlentherapeutisch.

Therapie: Die Radiation ist die Therapie der Wahl beim Plasmozytom. Nur selten (z. B. bei Querschnitt-Symptomatik) ist eine chirurgische Intervention zu erwägen.

Plasmozytose *f*: engl. *plasmocytosis*. Vermehrung von Plasmazellen* im peripheren Blut* oder Knochenmark. Eine reaktive Plasmozytose tritt u. a. bei chronisch-entzündlichen Erkrankungen und Autoimmunkrankheiten* auf. Bei malignen Plasmazellerkrankungen wie dem multiplen Myelom* kommt es zu einer Plasmazellinfiltration des Knochenmarks.

Plastik *f*: engl. *plastic surgery*. Wiederherstellung oder Verbesserung der Form oder Funktion von Organen oder Organteilen, z. B. mit Resektion*, Transplantation* oder Implantation*.

Formen:
- **Autoplastik:** Gewebeherkunft vom gleichen Individuum
- **Isoplastik:** Gewebeherkunft von genetisch identischem Individuum (eineiiger Zwilling)
- **Homoio-, Homoplastik:** Gewebe- oder Organverpflanzung innerhalb einer Spezies (z. B. von Mensch zu Mensch)
- **Xeno-, Heteroplastik:** Gewebeübertragung zwischen Individuen verschiedener Spezies (z. B. Tier und Mensch)
- **Alloplastik:** Ersatz körpereigenen Gewebes durch Fremdmaterial, z. B. Gefäße und Sehnen aus Kunststoff, Gelenke aus Metall oder Keramik.

Plastizität, neuronale *f*: engl. *neuronal plasticity*. Dynamische Fähigkeit des Gehirns zur Veränderung von Zellarchitektur, -struktur und -funktion. Unterschieden werden kortikale und synaptische neuronale Plastizität.

Formen:
- kortikale neuronale Plastizität: **1.** Fähigkeit zur kortikalen Reorganisation nach Hirnläsion, Vermögen zur Verbesserung der Hirnfunktionen und Kompensation von Defiziten aufgrund Aktivierung und funktioneller Erweiterung nicht betroffener Hirnareale **2.** gezielt förderbar, z. B. durch neuropsychologische Therapie*
- synaptische neuronale Plastizität: **1.** dynamische Vernetzung von Neuronen durch Modulierbarkeit von Prozessen im prä- und postsynaptischen Teil der Synapse* **2.** umfasst Aufbau, Festigung oder Lösung interzellulärer Kontakte **3.** Bedeutung: biologisches Substrat für verschiedene Prozesse des Lernens und Gedächtnisses, Grundlage der zerebralen Informationsverarbeitung.

Plateauphänomen *n*: engl. *plateau phenomenon*. Befund, der auf einen malignen Prozess in der weiblichen Brust hinweist. Durch Infiltration der Retinacula cutis kommt es zu einer Entrundung der Mamma. Im Anfangsstadium eines Mammakarzinoms* kann durch konzentrisches Zusammenschieben der Haut (Jackson-Test) über dem tastbaren Knoten eine plateauartige Einziehung hervorgerufen werden.

Plateauphase [Sexualität] *f*: Phase im sexuellen Reaktionszyklus* nach W. H. Masters und V. Johnson. In der Plateauphase erreicht die sexuelle Erregung mit ihren physiologischen Anzeichen (Muskelanspannung, Hyperventilation, Blutdruckerhöhung, Tachykardie) ein Plateau, von dem aus das Erleben des Orgasmus möglich wird.

Platelet Derived Growth Factor: syn. c-sis; Abk. PDGF. Wichtigster menschlicher Wachstumsfaktor*, der bei der Blutgerinnung aus den α-Granula der Thrombozyten* ins Serum* abgegeben wird. Rekombinantes humanes PDGF-BB wurde lokal zur Förderung der Wundheilung eingesetzt. Das Arzneimittel (Becaplermin) ist in Deutschland nicht mehr im Handel.

Funktion:
- Stimulation des Wachstums von Fibroblasten, Gliazellen, Monozyten, neutrophilen Leukozyten und glatten Muskelzellen
- Induktion verschiedener Onkogene (z. B. c-myc, c-fos): Die Bindung an spezifische Rezeptoren der Zelloberfläche stimuliert deren Protein-Tyrosinkinaseaktivität (vgl. Tyrosinkinase*-Rezeptor), führt zur Phosphorylierung des Rezeptors u. a. Zellproteine und aktiviert Signalkaskaden, die die Genexpression oder den Zellzyklus regulieren (z. B. den Prostaglandinstoffwechsel).

Plathelminthes *f pl*: engl. *platyhelminths*; syn. Platyhelminthes. Plattwürmer (Parenchymia), die dorsoventral abgeplattet sind und deren primäre Leibeshöhle von sog. Füllparenchym ausgefüllt ist. Medizinisch relevante Klassen sind Cestodes und Trematodes*.

Platin *n*: engl. *platinum*. Chemisches Element aus der Nickelgruppe. In seiner zweiwertigen Form kommt es als Zytostatikum zum Einsatz. Als Metall ist es grauweiß, zäh und dehnbar und findet Anwendung in Elektrowaren, als Legierungsbestandteil oder als Katalysator.

Platinektomie → Stapesplastik

Platonychie *f*: engl. *platyonychia*; syn. Plattnagel. Flache Nägel ohne Wölbung. Die Platonychie entsteht durch Nagelkauen, aber auch aufgrund von Mangelerscheinungen oder Erkrankungen wie Diabetes oder Psoriasis*. Aus einer Platonychie können sich Löffelnägel entwickeln (Koilonychie*). Neben Nagelpflege besteht die Behandlung im Ausgleich von Mangelzuständen bzw. der Therapie einer zugrundeliegenden Erkrankung.

Ursachen:
- Nägelkauen
- Eisenmangel*, Vitamin-C-Mangel
- Psoriasis
- Durchblutungsstörungen (Raynaud*-Syndrom)
- Diabetes mellitus, Hypothyreose*, Akromegalie*

Plattenapparatur

- im Rahmen eines Turner*-Syndroms oder eines Morbus Basedow*
- angeboren (selten) als isoliertes autosomal-dominant vererbtes Symptom sowie bei Monilethrix, Trichothiodystrophie, Nagel-Patella-Syndrom, Palmoplantarkeratosen und ektodermalen Dysplasien.

Plattenapparatur *f*: engl. *removable appliance*. Herausnehmbares Gestell aus einem Kunststoffplattenkörper und eingearbeiteten passiven und aktiven Draht-, Feder- und Schraubenelementen zur Korrektur von Zahn- und Kieferfehlstellungen. Siehe Abb.

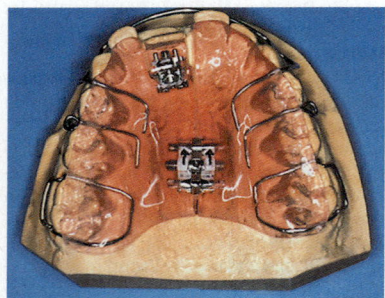

Plattenapparatur [141]

Plattendialysator *m*: Nicht mehr gebräuchlicher Dialysator. Beim Plattendialysator wird das Blutkompartiment aus flächenhaft angeordneten, geschichteten Membranfolien gebildet.

Plattenepithel *n*: engl. *squamous epithelium*; syn. Epithelium squamosum. Aus flachen Zellen bestehendes Epithel der äußeren Haut oder der Schleimhäute. Man unterscheidet einschichtige Plattenepithelien (z. B. Endothel* und Mesothel*) von mehrschichtigen Plattenepithelien, die verhornt (Epidermis*) oder unverhornt (z. B. Mundhöhle*, Ösophagus* und Vagina*) vorkommen.

Plattenepithelkarzinom *n*: engl. *squamous-cell carcinoma*; syn. Spinaliom. Maligner Tumor der Plattenepithelien (Haut, Schleimhaut). Es handelt sich um einen harten, schmerzlosen, flächig, exophytisch-papillomatös oder ulzerierend wachsenden Tumor mit lymphogener Metastasierung. Fernmetastasierung ist selten. Die histologische Einteilung in 4 Grade entspricht dem Anteil undifferenzierter Zellen. Behandelt wird operativ. Siehe Abb.
Hintergrund: Formen:
- verhornendes Plattenepithelkarzinom; Ätiologie: 1. UV-bedingt; Beginn als Keratosis* actinica (Carcinoma in situ), später invasives Wachstum; Lokalisation in chronisch lichtexponierter Haut; gehäuft bei Xeroderma* pigmentosum; ggf. Berufskrankheit Nr. 5103

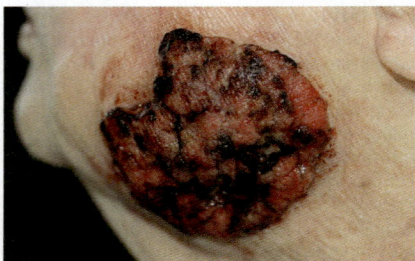

Plattenepithelkarzinom: Verhornendes Plattenepithelkarzinom der Haut. [183]

2. ionisierende Strahlung (sog. Strahlenkrebs; siehe Strahlendermatitis und Strahlenschaden) 3. chemisch induziert, z. B. Arsen; oft an Handtellern und Fußsohlen 4. durch Humanpapillomavirus (HPV) bedingt: z. B. Bowen*-Krankheit, verruköses Karzinom (hochdifferenziertes Karzinom mit HPV-Ätiologie) und bowenoide Papulose 5. chronische Entzündung, z. B. bei chronischer Hauttuberkulose (Lupus-Karzinom)
- häufiger nicht verhornendes Plattenepithelkarzinom: Lokalisation an Schleimhäuten von Harnröhre und Genitale (Vaginalkarzinom*; Peniskarzinom*; Vulvakarzinom*, Zervixkarzinom*), oropharyngeal (Mundhöhlenkarzinom*; Larynxkarzinom*; Pharynxtumoren*; Zungenkarzinom*), After (Analkarzinom*), Ösophagus, Konjunktiven, Bronchien (Lungenkarzinom*); induziert durch chemische Noxen (Arsen, Tabakrauch) oder HPV
- Karzinome der hautnahen Schleimhäute: schnell und aggressiv wachsend.

Plattenosteosynthese *f*: engl. *plating*. Form der Osteosynthese* unter Verwendung eines Kraftträgers (Stahl, Titan, selten andere Materialien), der am Knochen platziert und gewöhnlich mit Schrauben fixiert wird. Eine Plattenosteosynthese wird v. a. bei erwachsenen Patienten angewendet, im Kindesalter nur in Ausnahmefällen.

Plattenthermografie *f*: engl. *plate thermography*; syn. Plattenthermographie. Verfahren der Thermografie*.

platter Knochen → Os planum

Plattfuß → Pes planus

Platthand *f*: engl. *flat hand*. Abflachung des Handgewölbes bei Subluxation des 1. Mittelhandknochens.

Plattwürmer → Plathelminthes

Platybasie → Impression, basale

Platysma *n*: Paariger flacher, zur mimischen Muskulatur gehörender Halsmuskel. Er entspringt oberhalb des Unterkieferrandes in der Gesichtshaut, bedeckt die Lamina superficialis der Fascia cervicalis und zieht über die Klavikula zur Brusthaut in Höhe der 2. Rippe. Seine Funktion ist die Hautstraffung.
Innervation: N. facialis.

Platyspondylie *f*: engl. *platyspondyly*. Sinterung (Einsinken) eines Wirbelkörpers auf 1/3 der physiologischen Höhe bei gleichzeitiger Verbreiterung mit Beteiligung der Wirbelkörpervorderkanten und -hinterkanten.
Ursachen:
- kongenital: solitär und generalisiert bei Chondrodystrophie, enchondralen Dysostosen (Dysostosis*), Brachyolmie, Morquio-Brailsford-Syndrom
- erworben: solitär bei Metastasen, multipel bei Langerhans-Zell-Histiozytose, Osteopetrose, Osteomalazie und anderem.

Klinik: Dorsalgie, muskuläre Insuffizienz, Hyperkyphose im Bereich der Beckenwirbelsäule, Hyperlordose im Bereich der Lendenwirbelsäule.

Platzangst → Agoraphobie

Platzbauch *m*: engl. *burst abdomen*. Nur noch von der Hautnaht gedeckte (inkompletter Platzbauch) oder vollständige Dehiszenz der Wundränder nach Bauchdeckenverschluss mit freiliegenden Eingeweiden, meistens Omentum majus und Dünndarm. Die Wunde muss umgehend revidiert werden. Ein Platzbauch kommt vor bei ca. 1 % aller offen-chirurgischen Eingriffe.
Klinik:
- Auftretend nach dem 4.–6. postoperativen Tag
- meistens symptomarm, Fehlen von Schmerzen
- häufig auffällig durch plötzliche Manifestation einer kräftigen serösen Sekretion aus der Operationswunde, wobei es sich um über den Fasziendefekt entleerenden Aszites* handelt.

Platzthorax *m*: Postoperative Komplikation nach Thorakotomie* mit interkostaler Vorwölbung von Lungengewebe als Folge einer Nahtinsuffizienz beim Verschluss der Brustwand. Der Begriff Platzthorax wird analog zum Platzbauch* nach Baucheingriffen verwendet.

Plaut-Vincent-Spirochäte → Treponema

Plazebo → Placebo

Plazenta *f*: engl. *placenta*. Während der Schwangerschaft innerhalb des Uterus befindliches Austauschorgan zwischen Mutter und Leibesfrucht. Sie entwickelt sich sowohl aus embryonalen (äußere Zellschicht der Blastozyste) als auch mütterlichen Anteilen (Deziduazellen) und wird nach der Geburt abgestoßen. Siehe Abb.

Lokalisation: Physiologisch hoch im Fundus an der Vorder- oder Hinterwand im Uterus.

Plazentainsuffizienz

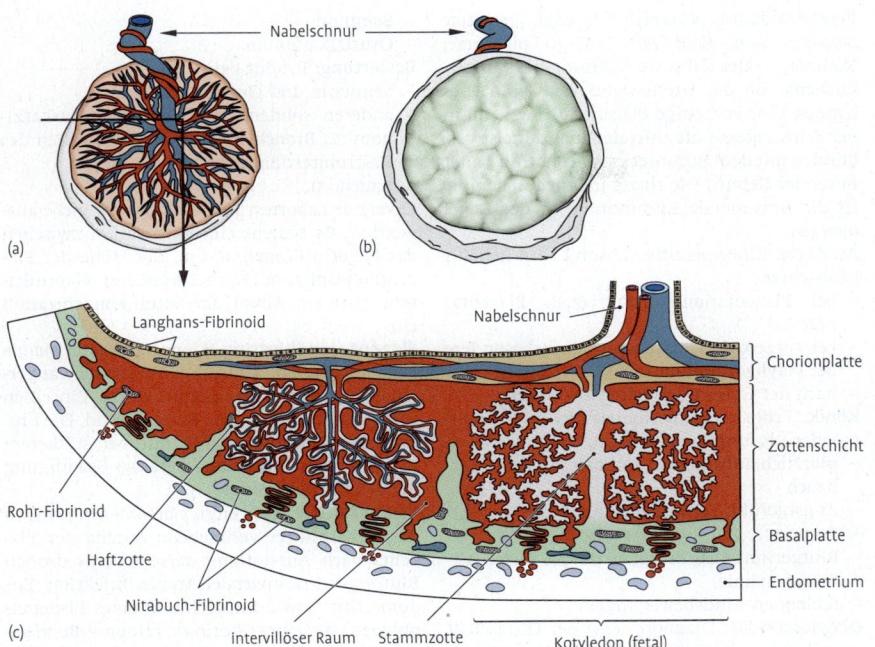

Plazenta: Reife Plazenta von fetaler (a) und mütterlicher Seite (b) gesehen. Das Amnion ist entfernt. In (a) ist mit schwarzem Pfeil die Schnittebene für (c) markiert. In (b) sind mit Furchen die Lage der Plazentasepten angedeutet, die die Ausdehnung mütterlicher Kotyledonen darstellen. In (c) ist der Plazentaaufbau im Querschnitt dargestellt.

Anatomie: Scheibenförmig mit 15–20 cm Durchmesser, 2–4 cm Dicke und ca. 500 g Gewicht; durch Plazentarsepten in 15–20 höckerige Felder (Kotyledonen*) unterteilt. **Schichten:**
- Chorionplatte (Pars fetalis): **1.** aus Synzytiotrophoblast*, Zytotrophoblast* und Chorionmesoderm
- Zottenschicht: **1.** umfasst alle Plazentazotten und intervillöse Räume* (siehe Placenta haemochorialis) **2.** fetale Chorionzotten (mit kindlichen Blutgefäßen) tauchen in mütterliches Blut ein, jedoch keine direkte Kommunikation zwischen mütterlichem und kindlichem Kreislauf (siehe Plazentaschranke*)
- Basalplatte (Pars materna oder Pars uterina): **1.** Abkömmling der Decidua basalis, an Gebärmutterwand haftend **2.** durch Basalplatte hindurch Öffnung mütterlicher Blutgefäße in intervillöse Räume.

Plazentabettknoten *m*: engl. *placental site nodule* (Abk. PSN). Benigne, tumorähnliche Läsion des intermediären Trophoblasten. Es handelt sich um eine Form der gestationsbedingten nichtvillösen Trophoblasttumoren*. Die Klinik ist oft asymptomatisch (Zufallsbefund bei Kürettage oder Hysterektomie), in ca. 50 % kommt es zu dysfunktionellen Blutungen. Therapiert wird durch Kürettage. **Ursache:** Retiniertes Trophoblastepithel im Bereich der Implantationsstelle mit variablem Abstand zur vorausgegangenen Schwangerschaft (auch mehrere Jahre). **Lokalisation:** Etwa 2/3 im unteren Uterinsegment. **Pathologie:** In hyalinisiertes Material eingelagerte polymorphe Zellen des intermediären Trophoblasten ohne Mitosen.

Plazentabetttumor *m*: engl. *placental site trophoblastic tumor* (Abk. PSTT). Sehr seltener nichtvillöser Trophoblasttumor*, der v. a. im Reproduktionsalter auftritt und durch Proliferation des intermediären Trophoblasten entsteht. Die Mortalitätsrate bei malignem Plazentabetttumor beträgt bis 20 %. Symptome sind azyklische Blutungen oder Amenorrhö. Behandelt wird mit Hysterektomie und ggf. Chemotherapie.

Plazentadickenmessung, intrauterine *f*: engl. *intrauterine placental thickness measurement*. Sonografische Bestimmung der plazentaren Dicke. Eine Verdickung der Plazenta lässt sich beispielsweise bei fetaler Anämie (Morbus haemolyticus fetalis), bei Infektionen oder Diabetes mellitus der Mutter feststellen. Eine prognostische Bedeutung kommt der Plazentadicke aber nicht zu.

Plazentahormone *n pl*: engl. *placental hormones*. In der Plazenta* bzw. der fetoplazentaren Einheit* gebildete Hormone*, die sowohl im mütterlichen wie auch im fetalen Kreislauf zirkulieren.
Einteilung: Wichtige Plazentahormone sind u. a.:
- Proteohormone, z. B. hCG, Humanes Plazentalaktogen (HPL), Leptin*, Corticotropin-releasing Hormone (CRH)
- Steroidhormone, z. B. Östrogene*, Progesteron*, Relaxin*
- Peptidhormone, z. B. Alphafetoprotein, Pregnancy-associated plasma protein A (PAPP*-A).

Plazentainfarkt *m*: engl. *placental infarct*. Untergang von einem umschriebenen Areal der Plazenta mit Nekrose und Fibrinablagerung. Plazentainfarkte treten häufig bei eklamptischen Anfällen und Thrombozythämien auf. Oft zeigt sich bei kleinen Infarkten keinerlei Beeinträchtigung. Sind größere Areale betroffen, kann es zur Plazentainsuffizienz mit Wachstumsretardierung kommen.
Formen: Nach der Morphologie werden folgende 2 Formen unterschieden:
- **weißer Infarkt:** Fibrinknoten, die als weißlich-gelbe, flache Bezirke zu erkennen sind
- **roter Infarkt (selten):** durch Thrombosierungen im intervillösen Raum, makroskopisch rötlich-livide

Plazentainsuffizienz *f*: engl. *placental insufficiency*. Mangelnde Funktion der Plazenta mit beeinträchtigtem Stoffaustausch zwischen Mutter und Ungeborenem. Man unterscheidet akute und chronische Formen. Diagnostiziert wird sonografisch. Eine kausale Therapie ist nicht möglich. In Abhängigkeit vom fetalen Zustand erfolgt ggf. eine vorzeitige Entbindung (vor SSW 34+0 mit vorausgehender Lungenreifeinduktion).
Formen:
- **chronische** Plazentainsuffizienz: **1.** gehäuft z. B. bei Diabetes* mellitus, Hypertonie (SIH), Antiphospholipid*-Syndrom **2.** intrauterine Wachstumsretardierung, vorzeitige Plazentalösung* oder Präklampsie möglich
- **akute** Plazentainsuffizienz: **1.** Ursache oft unklar, gehäuftes Vorkommen bei Plazentationsstörung, Blutungen infolge einer Placenta* praevia, einer vorzeitigen Plazentalösung oder eines Plazentainfarktes* **2.** innerhalb von Minuten oder Stunden fetale Hypoxämie* und intrauteriner Fruchttod* möglich.

Diagnostik:
- Früherkennung durch Doppler-Sonografie der uteroplazentaren Gefäße im 2. Trimenon

- fetale Zustandsdiagnostik durch CTG, Doppler-Sonografie, Beurteilung des fetalen Wachstums (Fetometrie*)
- sonografische Beurteilung von Fruchtwassermenge (Amniotic-Fluid-Index) und Plazentamorphologie.

Plazentalaktogen → Human Placental Lactogen

Plazentalösung *f*: engl. *placental separation*. Normale und komplette Ablösung der Plazenta* von der Uteruswand nach der Geburt des Kindes. Man unterscheidet die Ablösungsmodi nach Schultze (ca. 80 %) und Duncan (ca. 20 %). Bei einer unvollständigen Plazentalösung kann es zu erheblichen Blutungen kommen (Atonie*).

Plazentalösung, manuelle *f*: engl. *manual placental separation*. Geburtshilflicher Handgriff zur Lösung der Plazenta. In Narkose wird mit der Hand von vaginal die Grenzschicht zwischen Myometrium und Plazenta ertastet und dann mit der Handkante die Plazenta gelöst. Anschließend wird instrumentell nachgetastet, um noch kleinere Plazentaanteile sicher zu entfernen.

Plazentalösungsblutung *f*: engl. *placental separation bleeding*. Zum Zeitpunkt der Plazentaablösung von der Uteruswand auftretende Blutung. In der Regel beträgt der Blutverlust 250–300 ml. Weltweit sind die meisten mütterlichen Todesfälle unter der Geburt auf verstärkte Blutungen zurückzuführen. Diese können insbesondere bei Plazentationsstörungen* und bei postpartaler Atonie des Uterus auftreten.

Plazentalösungsstörung *f*: engl. *anomaly of placental separation*. Überbegriff zur Kennzeichnung von Regelwidrigkeiten der Plazentarperiode. Man unterscheidet die verzögerte Lösung der Plazenta mit Plazentaretention über 30 min nach Geburt des Kindes oder verstärkter Lösungsblutung, die unvollständige Lösung der Plazenta und die eingeklemmte Plazenta (Plazenta* incarcerata). Behandelt wird je nach Befund und Ursache.

Ursachen:
- mangelnde Kontraktion des Uterus, Atonie z. B. bei Hydramnion, Mehrlingen, Makrosomie
- Plazentationsstörungen mit Einwachsen der Plazenta in die Uteruswand (Plazenta* accreta, Plazenta* increta, Plazenta* percreta).

Therapie:
- Kontraktionsmittel, Eisblase, Entleeren der Harnblase, Credé*-Handgriff
- manuelle Plazentalösung* mit Nachkürettage
- operative Entfernung der Plazenta, ggf. auch mit Hysterektomie*.

Plazentalösungszeichen → Nabelschnurzeichen

Plazentalösungszeichen → Schröder-Zeichen

Plazentalösung, vorzeitige *f*: engl. *premature placental separation*; syn. Ablatio placentae. Komplette oder teilweise Ablösung des Mutterkuchens von der Uteruswand vor Geburt des Kindes. Eine vorzeitige Plazentalösung kann in der Schwangerschaft auftreten, dann meist verbunden mit dem intrauterinen Fruchttod*, oder unter der Geburt. Die einzig mögliche Therapie ist die umgehende Entbindung, in der Regel operativ.

Ätiologie: Eine vorzeitige Lösung wird gehäuft beobachtet
- bei Plazentationsstörung (z. B. Plazenta* praevia)
- bei vorzeitigem Blasensprung, insbesondere bei Polyhydramnion
- nach der Geburt des ersten Zwillings.

Klinik: Frühsymptome fehlen oft, mit zunehmender Blutung kommt es zu
- plötzlich auftretenden Schmerzen im Unterbauch
- Angstgefühl, Schwindel, Atemnot
- Schock
- Blutgerinnungsstörungen (Hypo- bzw. Afibrinogenämie)
- fehlenden Kindsbewegungen.

Diagnostik: Die Diagnose wird per Ultraschall gestellt oder sekundär durch die CTG-Veränderungen bei fetaler Hypoxie.

Differenzialdiagnosen: Ähnliche Symptome können auch bei Plazenta* praevia oder einer Uterusruptur* auftreten.

Prognose:
- Bei der Ablösung etwa eines Viertels der Plazentafläche kommt es zur fetalen Hypoxämie* und infolge auch zum intrauterinen Fruchttod.
- Bei Ablösung der Hälfte und mehr treten für Mutter und Kind lebensbedrohliche Blutverluste auf.

Plazentalokalisation *f*: engl. *placental localization*. Ort der Implantation und damit des Sitzes der Plazenta in utero. Die Lokalisation kann sonografisch, insbesondere zum Ausschluss einer Plazenta praevia erfolgen, außerdem zur Chorionzottenbiopsie und vor einer Amniozentese (zur Planung des Zugangsweges) oder Sectio caesarea (Plazentasitz im Bereich der geplanten Uterotomie).

Plazentaphosphatase, alkalische *f*: syn. Plazentare alkalische Phosphatase. Isoenzym* der alkalischen Phosphatase*, das im Synzytiotrophoblasten* des Fetus* gebildet wird. Pathologisch wird es in Keimzelltumoren* (Seminom*, Ovarialkarzinom*) synthetisiert. Die Bestimmung erfolgt mittels ELISA.

Referenzbereich: < 100 mU/l.

Indikation zur Laborwertbestimmung: Als Tumormarker* (Diagnostik und Verlaufskontrolle) von
- Seminom
- Ovarialkarzinom.

Bewertung: Erhöht bei:
- Seminom und Ovarialkarzinom
- anderen soliden Tumoren: **1.** Uteruskarzinom* **2.** Bronchialkarzinom **3.** Tumoren des Gastrointestinaltrakts*
- Rauchern.

Cave: der Labortest ist bei Rauchern nicht auswertbar. Es besteht eine Korrelation zwischen der Nikotin-Einnahme und der Höhe der Plazentaphosphatase. Nach 2 Monaten Nikotinkarenz tritt ein Abfall der Serumkonzentration ein.

Plazentarandblutung *f*: engl. *placental margin bleeding*. Vaginale Blutung in der Schwangerschaft oder unter der Geburt durch Einreißen von venösen Gefäßen am Plazentarand. Die Blutung ist meistens gering, nur bei stärkerem Blutverlust ist ggf. eine operative Beendigung der Geburt notwendig.

Plazentareste *m pl*: engl. *placental remnants*. In der Gebärmutter verbliebene Anteile der Plazenta nach Ausstoßung derselben. Es drohen Blutung bei postpartaler Atonie, Infektion (Endometritis) sowie Entwicklung eines Plazentapolypen oder eines Chorionkarzinoms. Beim geringsten Verdacht auf Plazentareste sollte immer instrumentell nachgetastet werden.

Diagnostik:
- genaue Inspektion der Plazenta postpartal und der Eihäute (auf abgehende Gefäße die ggf. auf eine Nebenplazenta hinweisen)
- Ultraschall, ggf. mit Doppler-Sonografie.

Plazentaretention *f*: engl. *placental retention*; syn. Retentio placentae. Verzögerte Lösung und Ausstoßung der Plazenta postpartal (über 30 min nach Geburt des Kindes).

Plazentarperiode → Geburt

Plazentaschranke *f*: engl. *placental barrier*. Physiologische Barriere für korpuskuläre Teilchen (Zellen) und große Moleküle zwischen dem mütterlichen und fetalen Kreislauf. Anatomisch wird die Plazentaschranke aus Synzytiotrophoblasten, der Basalmembran und dem Endothel der kindlichen Gefäße gebildet.

Funktion: Die Plazentaschranke dient vor allem dem Schutz des Kindes vor toxischen Substanzen aus dem mütterlichen Körper. Grundlage dafür ist ein selektiver Transport, wobei die Passagemöglichkeit abhängig ist u. a. von der Molekülgröße der Teilchen, ihrer Eiweißbindung, der Lipidlöslichkeit, dem Dissoziationsgrad und der elektrischen Ladung. Folgende Transportmechanismen sind in der Plazenta vorhanden:
- Diffusion: z. B. Sauerstoff, CO_2
- erleichterte Diffusion: z. B. Glukose
- aktiver Transport: z. B. Elektrolyte, Aminosäuren; IgG-Transport über Pinozytose.

Klinische Bedeutung: Durch die Plazentaschranke wird u. a. die Abstoßung des eigentlich genetisch fremden Embryos durch den mütterlichen Körper verhindert. Die Plazentaschranke bietet allerdings keinen vollständigen Schutz des Embryos oder Feten vor Erregern, toxischen Substanzen wie Alkohol, Nikotin, Medikamenten oder Narkosegasen. Außerdem kann die Funktion bei Plazentationsstörungen, chronischer Plazentainsuffizienz oder hypertensiven Erkrankungen in der Schwangerschaft gestört sein.

Plazentation f: engl. *placentation*. Bildung und Ausreifung des Mutterkuchens mit Wachstum und Reifung der Zotten, der intervillösen Räume und der Plazentaschranke zwischen fetalem und mütterlichem Kreislauf.

Einteilung: Die Plazentation wird in 3 Phasen eingeteilt:
- **Nidationsphase** mit Einnistung (Implantation) der Blastozyste in das Endometrium, gefolgt von der ersten Ausbreitung des Trophoblasten (ab dem 6. Tag p. c.) bis zur Formierung der Zotten. Danach kommt es zur Einwanderung der Trophoblastenzellen und Bildung des Zytotrophoblasten* sowie durch Verschmelzung der Zellen zur Bildung des Synzytiotrophoblasten. Der Anschluss an die Uteruskapillaren durch Invasion der Uterusschleimhaut und die Lakunenbildung folgen. Ab dem 9. Tag p. c. beginnt die Bildung des uteroplazentaren Kreislaufs, danach die Differenzierung der Lakunen zum intervillösen Raum zwischen den Trabekeln, die aus Einwanderung des Zytotrophoblasten entstehen und so die Primärzotten bilden.
- **Sekundärzottenstadium:** Weiterentwicklung der Primärzotten zu den Sekundärzotten, 16. Tag p. c.
- **Tertiärzottenstadium:** Zunehmender Ersatz des Mesenchyms durch die Zottenkapillaren, danach erfolgt die Reifung der Tertiärzotten durch Gefäßeinsprossung und Anschluss an das embryonale Blutsystem. Die Zotten reichen von der Chorionplatte in den intervillösen Raum, der von der mütterlichen Seite durch die Basalplatte zur Dezidua hin abgegrenzt wird.

Plazentationsstörung f: engl. *placentation disorder*. Überbegriff für alle pathologischen Entwicklungsmöglichkeiten der Plazenta. Unterschieden werden Reifungsarretierung, Reifungsretardierung, dissoziierte Zottenreifungsstörung sowie kompensatorische Reifungsabweichung. Der teratogene Aspekt ist im Wesentlichen abhängig vom Zeitpunkt der speziellen Fehlbildung.

Formen:
- Reifungsarretierung: im 1. Trimenon auftretende Hemmung der Zottenreifung, z. T. auch mit einer Fehldifferenzierung einhergehend; Sonderform ist die Choriangiosis placentae mit einer Fehldifferenzierung des Mesenchyms und daraus resultierender übermäßiger Gefäßproliferation; Übergang in ein Choriangiom möglich
- Reifungsretardierung: verzögerte Reifung aller Zottenstrukturen im 2. Trimenon
- dissoziierte Zottenreifungsstörung: z. T. verzögerte, z. T. beschleunigte Reifung der Zotten in verschiedenen Verzweigungsabschnitten
- kompensatorische Reifungsabweichung: arealweise beschleunigte (vorzeitige oder überschießende) Zottenreifung.

Klinik:
- harmonische Pränatalerkrankung: gleichzeitiges Auftreten einer Reifungsarretierung der Zotten und einer embryonalen Fehlbildung (z. B. die Persistenz der embryonalen Zottenstrukturen und eine dorsale Dysraphie)
- disharmonische Pränatalerkrankung: primäre Plazentareifungsstörung und nachfolgend fetale Fehlbildung (z. B. Persistenz embryonaler Zottenstrukturen und Fehlbildungen der Extremitäten oder des Gastrointestinaltrakts bei Diabetes mellitus der Mutter)
- primäre Embryopathie: fetal manifestierte (diaplazentare) Entwicklungsstörungen (z. B. Rötelnembryopathie)
- komplexes Fehlbildungssyndrom: z. T. vor-, z. T. nachgeschaltete Plazentationsstörung in Kombination mit einer primären oder sekundären Entwicklungsstörung des Feten (z. B. Dysmelie).

Plazentawachstumsfaktor → Placental Growth Factor

Plazenton n: engl. *placenton*; syn. Kotyledon. Funktioneller Plazentateil, der aus dem fetalen Teil (Lobuli) der zugehörigen maternalen Spiralarterie und der sie umgebenden Dezidua besteht. Die einzelnen Plazentone, je Plazenta etwa 15 bis 20, sind durch Septen voneinander getrennt.

Plegie → Lähmung

Pleionexie f: engl. *pleonexia*. Verlagerung der Sauerstoff*-Dissoziationskurve nach links mit Erhöhung der Sauerstoffaffinität des Hämoglobins und erschwerter Sauerstoffabgabe.

pleomorph: engl. *pleomorphic*. Mehrgestaltig, z. B. pleomorphes Adenom.

pleomorphes Adenom → Speicheldrüsentumoren

Pleoptik f: engl. *pleoptics*. Sehtraining von Kindern mit Amblyopie*. Durch bewegte Hintergrundmuster erfolgt eine Visusstimulation des schielenden Auges, dessen Sehkraft damit trainiert und verbessert wird.

Pleozytose f: engl. *pleocytosis*. Erhöhte Zellzahl (>5 Zellen/μl bei Erwachsenen) im Liquor* cerebrospinalis. Die Zellzahl ist bei bakterieller Meningitis typischerweise stark erhöht (hauptsächlich Granulozyten), bei viraler Meningitis* mäßig erhöht (Lymphozyten), bei Multipler Sklerose gering erhöht (Lymphozyten, Plasmazellen) und beim Guillain*-Barré-Syndrom im Gegensatz zum Liquoreiweiß normal.

Plerozerkoid → Finne

Plesiomonas shigelloides f: Gramnegatives, begeißeltes, fakultativ anaerobes Stäbchenbakterium der Familie Enterobacteriaceae (siehe auch Bakterienklassifikation*), das v. a. in Oberflächenwasser auftritt. Plesiomonas shigelloides ist die einzige Spezies dieses Genus. Infektionsquellen sind kontaminierte Lebensmittel (v. a. in wärmeren Gegenden). Der Nachweis erfolgt über die Kultur.

Erreger: Übertragung: Durch den Verzehr von Fischen und anderen Meeresfrüchten.

Medizinische Relevanz: Die Infektion des Menschen verursacht eine Gastroenteritis mit wässrigen Durchfällen nach Verzehr von Meeresfrüchten in tropischen Gebieten. Selten sind extraintestinale Symptome wie u. a. Bakteriämie*, septische Arthritis*, Pyometra* und Osteomyelitis* (v. a. bei abwehrgeschwächten Patienten) sowie Neugeboreneninfektionen mit Sepsis* und Meningitis*.

Plessimeter n sg, pl: engl. *pleximeter*. Klopfplättchen, auf dem perkutiert wird (siehe auch Perkussion*).

Plethysmografie f: engl. *plethysmography*. Indirekte Bestimmung einer (Volumen-, Fluss-, Druck-)Messgröße durch Aufzeichnung einer Volumenänderung. Beispiele hierfür sind die Ganzkörperplethysmografie*, Fotoplethysmografie* und die Venenverschlussplethysmografie*.

Pleura f: Seröse Haut, die die beiden Pleurahöhlen auskleidet. Ihr parietales Blatt (Pleura* parietalis) bedeckt die Brusthöhle, während ihr viszerales Blatt (Pleura* visceralis) der Lunge* direkt aufliegt. Bei der Atmung* dient sie der Lunge als widerstandsarme Verschiebeschicht.

Funktion: Die Pleura spielt eine wichtige Rolle bei der Atmung, weil sie die Ausdehnung der Lungen innerhalb der Pleurahöhlen ermöglicht. Gründe dafür sind ihre hohe Elastizität und das glatte Mesothel*. Zudem sezerniert sie eine seröse Flüssigkeit, die die Reibung zwischen den beiden Blättern der Pleura reduziert.

Unterteilung:
- Pleura parietalis an den Leibeshöhlenwänden (siehe Abb.)
- Pleura pulmonalis auf der Lungenoberfläche.

Beide Blätter gehen an einer Umschlaglinie am Hilum pulmonis und dem Lig. pulmonale ineinander über.

Pleuraabrasio

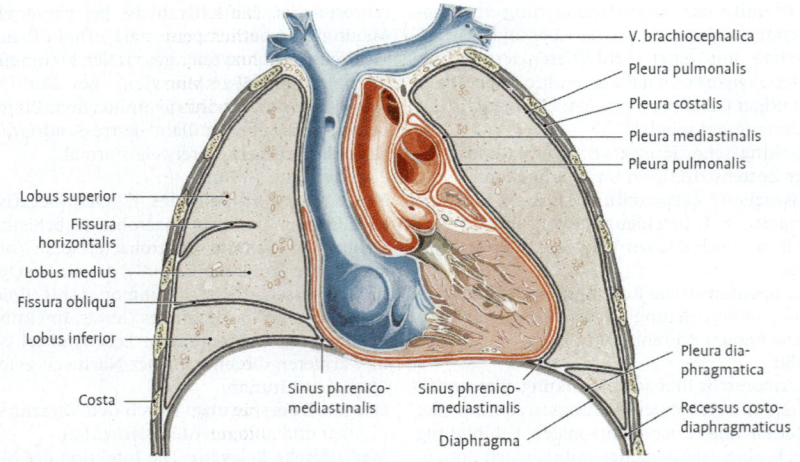

Pleura: Schematisierter Frontalschnitt durch den Brustkorb mit der Pleura (schwarz) und Recessus costodiaphragmaticus. [4]

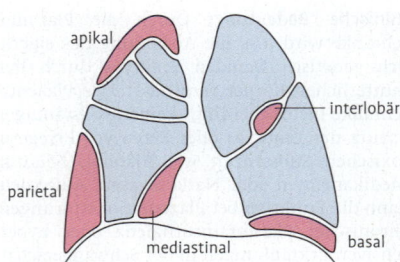

Pleuraempyem: Lokalisationen.

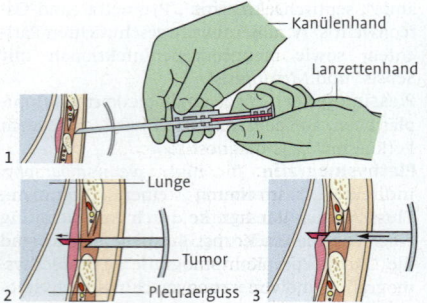

Pleurabiopsie Abb. 1: Stanzbiopsie mit Tru-Cut-Nadel bei pleuralem Tumor mit Pleuraerguss (Pleurastanze); 1: Durchstoßen des Interkostalspalts mit Punktionskanüle (blau); 2: Vorschieben der Lanzette (rot) in den Tumor; 3: Nachschieben der Punktionskanüle bei fixierter Lanzette (Stanzzylinder in Punktionskanüle hinter Lanzettenspitze). [95]

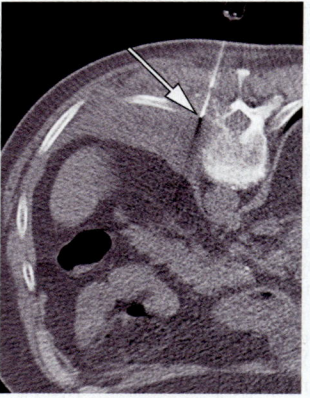

Pleurabiopsie Abb. 2: CT-gesteuerte Nadelbiopsie im linken kostophrenischen Winkel bei Pleurakarzinose (Patient in Bauchlage). [192]

Pleuraabrasio *f*: engl. *pleural abrasion*. Mechanische Induktion einer Verklebung der Pleurablätter, z. B. bei rezidivierendem Pneumothorax* unter Video-assisted Thoracic Surgery (VATS) mit Pleuraabrasio.

Pleurabiopsie *f*: engl. *pleural biopsy*. Biopsie* aus Pleura* parietalis und Pleura visceralis, die insbesondere durchgeführt wird bei V.a. Pleuramesotheliom* oder zur Abklärung eines exsudativen Pleuraergusses bei nicht-diagnostischer Pleurapunktion*. Eine Pleurabiopsie wird als Nadel- oder Stanzbiopsie*, endoskopisch oder offen chirurgisch durchgeführt. Die Treffsicherheit nimmt mit steigender Invasivität zu.

Formen:
- Nadelbiopsie nach Abrams oder Stanzbiopsie mit Tru*-Cut-Nadel, blind (siehe Abb. 1) oder (ultraschall- oder CT-)gesteuert (siehe Abb. 2)
- endoskopisch (Thorakoskopie*)
- offen chirurgisch.

Pleuradrainage → Thoraxdrainage

Pleuradruck → Druck, intrapleuraler

Pleuraempyem *n*: engl. *pleural empyema*. Eitriger Erguss innerhalb des Brustfells. Der Verdacht ergibt sich oft durch auffälligen Röntgen-Thorax-Befund, beweisend ist das Pleurapunktat. Behandelt wird je nach Stadium mit Antibiotika, durch Thoraxdrainage oder operativ.

Klinik: Typisch sind Husten, Fieber und Nachtschweiß, ggf. kaum bemerkt bei gleichzeitiger Antibiotikatherapie (z.B. bei Pneumonie).

Vorkommen:
- v.a. bei Lungenkrankheiten (Pneumonie, Bronchiektasen, Tumoren u.a.) und nach Lungenresektion, insbesondere bei Bronchusstumpfinsuffizienz*
- selten fortgeleitet von einem Abszess aus dem Bauchraum mit Ausbreitung per continuitatem, hämatogen oder lymphogen.

Lokalisation: Frei oder gekammert (siehe Abb.).

Therapie: Je nach Entzündungsstadium
- in frühem, exsudativem Stadium (Erguss ohne viel Eiter) Antibiotika, plus Spüldrainage (Thoraxdrainage)
- in fibrinös-purulentem Stadium Spüldrainage mit Fibrinolytika (rtPA), videoassistierte thorakoskopische (VATS) Empyemausräumung
- im Stadium der Vernarbung mit Pleuraschwarte OP (Dekortikation), unter Umständen offenes Wundmanagement nach Anlage eines Thorakostomas, abschließend Thorakoplastik.

Pleuraerguss *m*: engl. *pleural effusion*. Pathologische Flüssigkeitsansammlung in der Brusthöhle. Die Ursachen sind vielfältig, am häufigsten sind Malignome (Lungenkarzinom*, Mammakarzinom*, maligne Lymphome*), Pneumonien* und Herzinsuffizienz*. Behandelt wird die Grunderkrankung, bei größeren Ergüssen symptomatisch mit Pleurapunktion* bzw. Thoraxdrainage*. Siehe Abb.

Einteilung:
- nach Aussehen in: 1. serös (Serothorax) 2. hämorrhagisch (Hämatothorax) 3. purulent (Pyothorax, Pleuraempyem*) 4. chylös (Chylothorax) 5. gallig (Cholethorax)
- nach Proteingehalt in: 1. Exsudat* (Serothorax, Proteingehalt > 30 g/l) 2. Transsudat* (Hydrothorax, Proteingehalt < 30 g/l)

Pleurapunktion

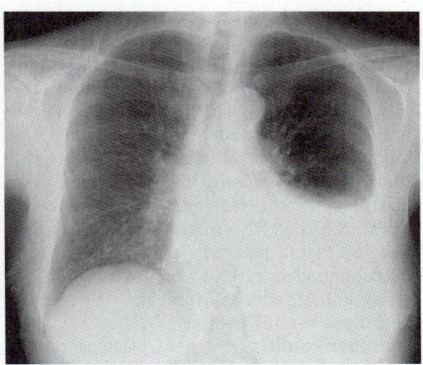

Pleuraerguss: Linksseitiger Pleuraerguss (Röntgen-Thorax-Bild). [189]

Pathogenese:
- erhöhter hydrostatischer oder verminderter kolloidosmotischer Druck des Plasmas (seröses Transsudat, Hydrothorax*), bei: 1. dekompensierter Herzinsuffizienz 2. konstriktiver Perikarditis o. a. Einflussstauung 3. Leberzirrhose* bzw. Hypalbuminämie* 4. nephrotischem Syndrom
- vaskulär bedingt, z. B. bei Lungenembolie/-infarkt (hämorrhagischer oder seröser Pleuraerguss)
- infektiös (Exsudat), z. B. bei Pneumonie, Tuberkulose*
- immunologisch (Exsudat) z. B. bei rheumatoider Arthritis, systemischem Lupus* erythematodes
- neoplastisch (Exsudat), z. B. bei Lungenkarzinom, metastasierendem Mammakarzinom, Ovarialkarzinom, Pleuramesotheliom* (selten), malignen Lymphomen, Lungenmetastasen
- abdominal bedingt, z. B. bei Pankreatitis*, subdiaphragmalem Abszess, Meigs-Syndrom (Ovarialfibrom mit Aszites und Pleuraerguss)
- posttraumatisch.

Therapie:
- Therapie der Grunderkrankung (z. B. Pneumonie, Tuberkulose, Herzinsuffizienz, Pleuramesotheliom)
- Pleurapunktion/Thoraxdrainage
- chemische (Einbringen von Talkum, Tetrazyklin oder Zytostatika in die Pleurahöhle) oder chirurgische Pleurodese* (Verklebung der Pleurablätter).

Pleurafibrom *n*: Gutartige mesenchymale Geschwulst des Brustfells. Das Pleurafibrom wächst im Gegensatz zum Pleuramesotheliom* lokalisiert (Knoten).

Pleurahöhle: engl. *pleural cavity*; syn. Cavitas pleuralis. Kapillärer, mit seröser Flüssigkeit gefüllter Spalt zwischen Pleura* visceralis und Pleura* parietalis. Sie ist wichtig für die problemlose Volumenänderung der Lunge* bei der Atmung*. Die Pleurahöhle bildet mehrere Aussackungen als Reserveräume (Recessus* pleurales).

Pleurakarzinose *f*: engl. *pleural carcinosis*. Metastatischer Befall der Brustfellblätter bei verschiedenen Primärtumoren (z. B. Bronchial-, Mamma-, Prostatakarzinom) mit meist hämorrhagischem Pleuraerguss*. Die Pleurokarzinose ist eine Indikation zur Pleurodese, damit kein Erguss mehr „nachläuft" und aus diesem Grund erforderliche Pleurapunktionen vermieden werden können.

Pleurakuppel *f*: engl. *pleural dome*. Teil der Pleura*, der 2–3 cm über den Oberrand der Klavikula* hinausreicht. Die Pleurakuppel ist vollständig von der Lungenspitze ausgefüllt. Ihr liegt die Membrana suprapleuralis auf.

Pleuramesotheliom *n*: engl. *pleural mesothelioma*. Bösartiger Tumor des Brustfells, der von den Mesothelzellen ausgeht. Die häufigste Ursache ist eine Asbestexposition. Pleuramesotheliome entwickeln sich mit jahrzehntelanger La-

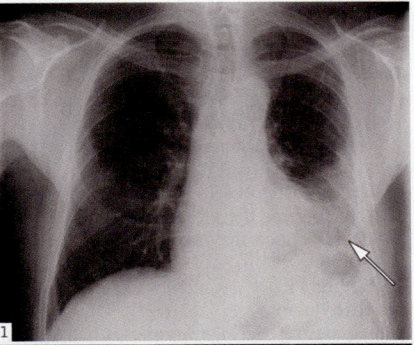

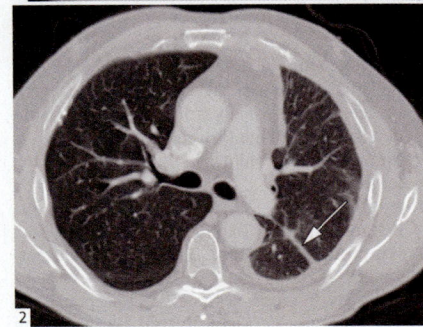

Pleuramesotheliom: Pleuramesotheliom links mit interlobärer Pleuraverdickung, Pleuraerguss und deutlicher Schrumpfung des linken Hemithorax, 1: Röntgen-Thorax-Aufnahme; 2: thorakale CT. [192]

tenz und unspezifischer Klinik. Behandelt wird operativ, chemotherapeutisch und radiologisch. Die Prognose ohne Therapie ist infaust (mittlere Überlebenszeit 5–18 Monate).
Klinik: Uncharakteristische und spät eintretende Symptome:
- Thoraxschmerz
- Dyspnoe
- Pleuraerguss
- Husten
- hypertrophe Osteoarthropathie*
- Gewichtsabnahme
- Fieber.

Diagnostik:
- Röntgen-Thorax-Aufnahme
- CT (siehe Abb.)
- Pleurapunktion
- Thorakoskopie
- Immunhistologie.

Therapie:
- multimodal
- OP je nach Prognose: 1. potenziell kurativ (P3D*-Operation mit adjuvanter Strahlen- und Chemotherapie) 2. palliativ (Pleurektomie* bzw. Dekortikation*, Pleurodese* mit Talkum, Strahlentherapie der Brustwand, Chemo-, Schmerztherapie).

Pleura parietalis → Pleura

Pleurapunktion *f*: engl. *pleurocentesis*; syn. Thorakozentese. Einführen einer Kanüle in die Pleurahöhle aus diagnostischen oder therapeutischen Gründen. Die Pleurapunktion erfolgt grundsätzlich am oberen Rand einer Rippe, um Verletzungen der Interkostalnerven und -gefäße zu vermeiden. Körperlage und Atmung werden überwacht. Komplikationen sind Blutungen und Organverletzungen (z. B. Herz, Leber).
Formen:
- Bei **Pleuraerguss*** als diagnostische Pleurapunktion (Probepunktion*) oder ggf. therapeutisch zur akuten Druckentlastung. In der Regel erfolgt die Punktion im 5.–8. ICR der hinteren Axillarlinie* oder Scapularlinie (Li-

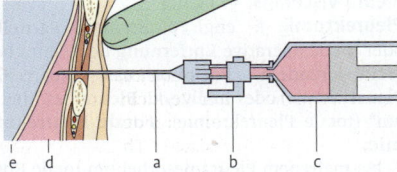

Pleurapunktion: Pleuraerguss: Die Punktionsnadel (a) ist zur Vermeidung eines Pneumothorax bei Spritzenwechsel über einen Luer-Verschluss (b) mit der Spritze (c) verbunden. Punktion an der Oberkante der Rippe mit Vordringen unter ständigem Sog in die Tiefe, bis Flüssigkeit (d) angesaugt wird; die Lunge (e) wird dabei nicht berührt. [95]

nea scapularis) am Rippenoberrand (siehe Abb.) möglichst ultraschallkontrolliert.
- Bei (Spannungs-)**Pneumothorax*** als therapeutische Notfallmaßnahme: siehe Thoraxdrainage* (Abb. 1 dort).

Pleurareiben n: engl. *pleural friction sound*. Charakteristischer Auskultationsbefund (Lederknarren) bei Pleuritis* sicca, der durch das Aneinanderreiben der entzündeten Pleurablätter (Pleura* visceralis und Pleura parietalis) entsteht. D auf bei trockener Pleuritis oder malignen Infiltraten.

Pleuraschwarte f: engl. *pleural fibrosis*; syn. Pleuraschwiele. Fibröse Verdickung des Brustfells, meist mit Verwachsung beider Blätter. Die Pleuraschwarte tritt z. B. beim Pleuraempyem* auf. Es drohen Einschränkungen der Vitalkapazität infolge Behinderung der Lungenentfaltung (restriktive Ventilationsstörung*) und ein Fibrothorax*. Eine Pleuraschwarte kann chirurgisch durch Dekortikation* entfernt werden.

Pleurasinus → Recessus pleurales

Pleuratumor m: engl. *pleural tumor*. Vom Brustfell ausgehende Geschwulst. Man unterscheidet primär pleurale (z.B. Pleurafibrom, Pleuramesotheliom und Pleuralipom) von sekundär pleuralen Tumoren (also Metastasen, z.B. bei der Pleurakarzinose).

Pleuraverletzung f: Traumatisch bedingter Einriss der Pleura durch äußerliches Trauma (z. B. Stich-, Schussverletzung) oder Barotrauma* (z. B. maschinelle Beatmung unter hohem Druck, Tauchunfall).

Klinik:
- penetrierende Thoraxtraumen: stets V. a. Pneumothorax*(Auskultation, Röntgen-Thorax in Exspiration)
- Barotrauma: Pleura-Verletzung durch Lungenüberblähung, neben Pneumothorax Gefahr des Lufteintritts in die Lungenvenen mit nachfolgender Luftembolie (Lunge, Herz, Gehirn).

Therapie:
- Thoraxdrainage
- organbezogene Intensivtherapie.

Pleura visceralis → Pleura

Pleurektomie f: engl. *pleurectomy*. Partielle oder totale operative Entfernung der Pleura bei rezidivierendem Pneumothorax* (partielle Pleurektomie) oder malignem Pleuramesotheliom* (totale Pleurektomie). **Totale Pleurektomie:**
- bei malignem Pleuramesotheliom totale Entfernung der Pleura mit Dekortikation* meist über eine posterolaterale Thorakotomie unter Resektion der 6. Rippe
- danach Ablösung der Pleura visceralis vom Lungenparenchym, Dissektion der Pleura parietalis bis zur Pleurakuppel, zum Zwerchfell (evtl. Zwerchfellresektion mit Patch-Plastik) und zum Hilus sowie Ablösung der mediastinalen Pleura vom Perikard (evtl. Perikardresektion mit Patch).

Partielle Pleurektomie: Bei rezidivierendem Pneumothorax als Video-assisted Thoracic Surgery (VATS).

Pleuritis f: engl. *pleurisy*. Entzündung der Pleura*, die meist sekundär auftritt, z. B. bei Pneumonie*. Die trockene Form (Pleuritis sicca) wird von Reizhusten und starken, atemabhängigen Schmerzen begleitet, die feuchte Form mit Pleuraerguss* (Pleuritis exsudativa) bleibt oft unbemerkt. Auskultation und Ergussuntersuchung helfen bei der Diagnosestellung. Therapiert wird die Grunderkrankung.

Erkrankung: Ätiologie:
- primäre Pleuritis (selten)
- sekundäre Pleuritis z. B. bei: 1. Pneumonie 2. Lungeninfarkt 3. Pleuramesotheliom 4. Tuberkulose.

Formen:
- Pleuritis fibrinosa, Pleuritis sicca: trockene fibrinöse Form, oft Vorläufer der exsudativen Form
- Pleuritis exsudativa: mit Pleuraerguss
- Pleuritis carcinomatosa: hämorrhagischer Erguss mit atypischen Zellen bei Metastasenbildung
- Pleuritis rheumatica: v. a. als Serositis bei Kollagenosen.

Klinik: Trockene Form:
- stechende, atemabhängige und meist einseitige Schmerzen im Thorax
- Beginn mit Rücken- oder Seitenschmerzen
- Reizhusten ohne Auswurf
- oberflächliche, beschleunigte Atmung
- Verkleinerung der erkrankten Brusthälfte
- Nachschleppen der erkrankten Seite bei der Atmung
- oft ohne Fieber.

Feuchte Form:
- Ausprägung der Symptome abhängig von der Größe des Pleuraergusses
- Atemnot
- Druckgefühl auf der Brust
- meistens keine Schmerzen, ggf. Schmerzen in der Schulter der betroffenen Seite, besonders bei Seitenlage (Phrenikusreiz)
- Temperatur: subfebril bis hoch (selten ganz fehlend).

Therapie:
- Behandlung der Grunderkrankung
- symptomatische Behandlung des Pleuraergusses.

Pleurodese f: engl. *pleurodesis*. Therapeutische Maßnahme zur Verklebung und Verwachsung der Pleurablätter und damit zur Verödung des Pleuraspalts. Indikationen sind maligne Pleuraergüsse und rezidivierender Pneumothorax. Man unterscheidet zwischen chemischen und chirurgischen Verfahren. **Chemische Verfahren.** Bei malignen Pleuraergüssen werden Zytostatika (z. B. Cisplatin) über Katheter oder liegende Pleuradrainagen eingebracht. Eine damit induzierte massive Pleuritis* führt zur Verklebung. Andere sklerosierende Substanzen sind Talkum (Talkum-Poudrage) oder Tetracyclin. Eine direkte Verklebung kann auch mit Fibrinkleber als Aerosol erfolgen. **Chirurgische Verfahren.** Chirurgisch – meist als VATS-Eingriff – wird die Pleura parietalis teilweise oder komplett abgetragen, evtl. in Kombination mit Talkum-Poudrage oder Fibrinkleber.

Pleurolyse → Adhäsiolyse

Pleuroperikarditis f: engl. *pleuropericarditis*; syn. Pericarditis externa. Basale Brustfellentzündung mit sekundärer Herzbeutelentzündung und auskultatorischem Reiben außerhalb des Herzbeutels.

Pleuroperitonealhöhle f: engl. *pleuroperitoneal cavity*. Durchgehende Leibeshöhle in einem frühen Entwicklungsstadium des Embryos. Sie unterteilt sich später durch das Einwachsen des Zwerchfells (siehe Diaphragma) in eine Pleura- und Peritonealhöhle.

Pleuropneumektomie f: engl. *pleuropneumonectomy*; syn. Pleuropneumonektomie. Pneumektomie* mit Pleurektomie* (extrapleurale Pneumektomie) und mediastinaler Lymphknotendissektion bei Pleuramesotheliom oder einem in die Pleura parietalis durchgebrochenen Lungenkarzinom (häufig mit zusätzlicher Zwerchfell- und Perikardresektion durchgeführt als sog. P3D*-Operation). Ziel ist die komplette Entfernung eines Lungenflügels inklusive des viszeralen Pleurasacks (unter Erhalt der parietalen Pleura).

Pleuropneumonie f: engl. *pleuropneumonia*. Lungenentzündung mit begleitender Brustfellentzündung.

plexiform: Geflechtartig.

Plexus m sg, pl: Insbesondere die netzartige Verflechtung von Venen (Plexus venosus), Nerven (Plexus nervosus) oder Lymphgefäßen* (Plexus lymphaticus) mit mehrfacher Teilung und Zusammentreten zu neuen Stämmen.

Plexusanästhesie f: engl. *plexus anesthesia*; syn. Plexusblockade. Form der peripheren Leitungsanästhesie* mit Injektion von Lokalanästhetika* in die unmittelbare Nähe eines Nervenplexus. Eine Plexusanästhesie wird kontrolliert mittels Nervenstimulator* oder zunehmend sonografisch.

Formen: Oberflächliche Zervikalblockade
- Blockade der sensiblen Äste des Plexus cervicalis durch fächerförmige Blockade am Hinterrand des Musculus sternocleidomastoideus
- Vermeidung einer tiefen Zervikalblockade wegen Gefahr durch akzidentelle intravaskuläre Lokalanästhetikum-Injektion.

Obere Extremität (Plexus brachialis): Armplexusanästhesie* **Untere Extremität (Plexus lumbosacralis):** Psoasblockade
- durch Kombination mit einer Blockade des Nervus ischiadicus (Ischiadikusblockade)* zur Blockade sämtlicher, die untere Extremität versorgender Nerven, und damit Schmerzausschaltung für Eingriffe im Bereich von Knie (Kreuzbandplastik, Knietotalendoprothese) oder Unterschenkel geeignet; auch zur postoperativen Schmerztherapie (Schmerzkatheter) eingesetzt
- cave: inguinale paravaskuläre Blockade nach Winnie (Nervus-femoralis-Blockade; veraltet 3-in-1-Block), früher zur Plexusanästhesie gezählt, heute wegen der meist unvollständigen Plexusblockade (häufig Blockade von N. femoralis und N. cutaneus femoris lateralis, selten zusätzlich N. obturatorius) den peripheren Nervenblockaden als Nervus-femoralis-Blockade zugeordnet.

Plexus aorticus abdominalis *m*: engl. *abdominal aortic nerve plexus*; syn. Plexus nervosus aorticus abdominalis. Zusammenfassende Bezeichnung für Geflechte vegetativer Nerven (Plexus*) und Ganglien vor und seitlich der Aorta*. Hierzu gehört beispielsweise der Plexus* coeliacus, Plexus* mesentericus superior, Plexus intermesentericus und Plexus* mesentericus inferior. Nach kaudal setzt sich der Plexus aorticus abdominalis fort in den Plexus* hypogastricus superior.

Plexus brachialis *m*: engl. *brachial plexus*. Nervengeflecht zwischen Skalenuslücke* und Achselhöhle, welches die motorischen und sensiblen Fasern für Arme und Schulter führt. Im Plexus brachialis vernetzen die Rami anteriores der Rückenmarksegmente C5 bis Th1 ihre Axone* miteinander, um schließlich die peripheren Nerven der oberen Extremität zu bilden. Siehe Abb. 1.

Anatomie:
- **Trunci:** Die Rami anteriores der Rückenmarksegmente C5 bis Th1 verlaufen zwischen Musculus* scalenus anterior und Musculus* scalenus medius.
- Oberhalb der Klavikula* vereinigen sich ihre Fasern am lateralen Rand des Musculus scalenus anterior zunächst zu folgenden Trunci: **1.** Truncus superior: Fasern aus C5 und C6 **2.** Truncus medius: Fasern aus C7 **3.** Truncus inferior: Fasern aus C8 und Th1.
- Diese Trunci ziehen ein kurzes Stück nach laterokaudal und teilen sich oberhalb und dorsal der Klavikula auf in je einen ventralen und einen dorsalen Ast.

Faszikel:
- Aus den dorsalen und ventralen Ästen der Trunci gehen Faszikel hervor.
- Dorsal des Musculus pectoralis minor umlagern sie in der Achselhöhle die Arteria axillaris und begleiten sie ein Stück: **1.** Die ventralen Äste von Truncus superior und Truncus medius bilden den Fasciculus lateralis, welcher lateral der Arteria axillaris verläuft. **2.** Der ventrale Ast des Truncus inferior bildet den Fasciculus medialis, welcher medial der Arteria axillaris verläuft. **3.** Die dorsalen Äste aller drei Trunci bilden den Fasciculus posterior, welcher an der Hinterseite der Arteria axillaris verläuft.

Periphere Nerven: Aus den Faszikeln gehen schließlich die peripheren Nerven für die obere Extremität hervor (siehe Abb. 2):
- Fasciculus medialis: **1.** Nervus* medianus, Radix medialis **2.** Nervus* ulnaris **3.** Nervus pectoralis medialis **4.** Nervus cutaneus brachii medialis **5.** Nervus cutaneus antebrachii medialis
- Fasciculus lateralis: **1.** Nervus medianus, Radix lateralis **2.** Nervus* musculocutaneus **3.** Nervus pectoralis lateralis
- Fasciculus posterior: **1.** Nervus* axillaris **2.** Nervus* radialis **3.** Nervus subscapularis **4.** Nervus thoracodorsalis.

Zusätzlich entspringen direkt aus den Trunci oder den Rami anteriores die folgenden Nerven:
- Nervus dorsalis scapulae
- Nervus thoracicus longus
- Nervus suprascapularis

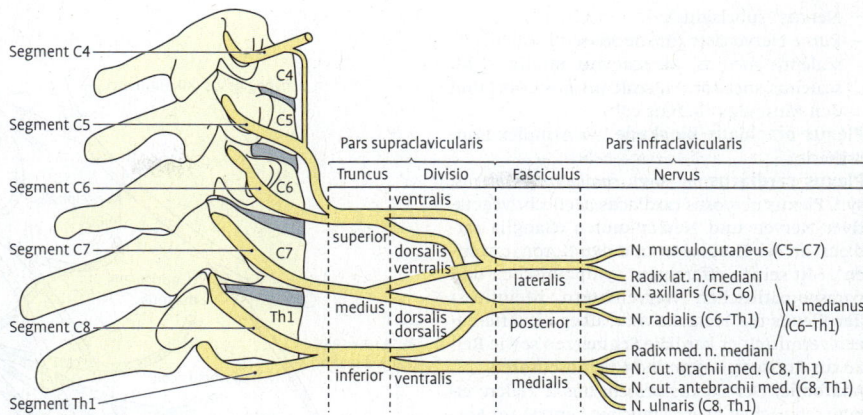

Plexus brachialis Abb. 1: Ursprung und Aufteilung des Plexus brachialis. [4]

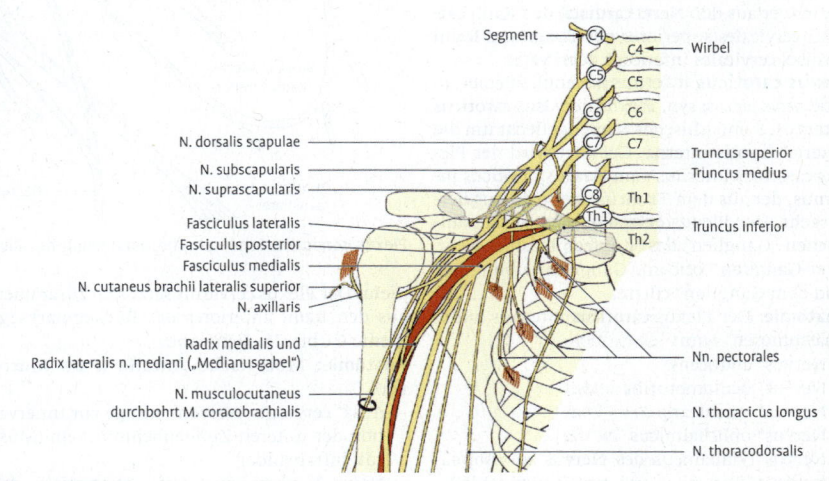

Plexus brachialis Abb. 2: Nervale Versorgung des Arms. [4]

Plexus-brachialis-Blockade

- Nervus* subclavius
- kurze Nervenäste für die Musculi scaleni (M. scalenus medius, M. scalenus minimus, M. scalenus anterior, M. scalenus posterior) und den Musculus* longus colli.

Plexus-brachialis-Blockade → Armplexusanästhesie

Plexus cardiacus *m*: engl. *cardiac nerve plexus*; syn. Plexus nervosus cardiacus. Geflecht vegetativer Nerven und Nervenknoten (Ganglia cardiaca) an der Herzbasis* und den Koronararterien*. Mit seinen efferenten* sympathischen und parasympathischen Nervenfasern beeinflusst der Plexus die Herzaktivität, über die Afferenzen vermittelt er kardiale Schmerzen sowie Reize aus Pressosensoren und Chemosensoren*.

Anatomie: Der Plexus besteht aus 2 Teilen: einem schwachen oberflächlichen ventral am Aortenbogen (Plexus cardiacus superficialis) und einem ausgeprägten tiefen rechts und dorsal davon (Plexus cardiacus profundus). Seine Fasern bezieht er aus den Nervi cardiaci, den Rami cardiaci cervicales superiores nervi vagi und Rami cardiaci cervicales inferiores nervi vagi.

Plexus caroticus internus *m*: engl. *internal carotid nerve plexus*; syn. Plexus nervosus caroticus internus. Sympathisches Nervengeflecht um die Arteria* carotis interna. Gebildet wird der Plexus caroticus internus vom Nervus caroticus internus, der aus dem Truncus* sympathicus hervorgeht. Der Plexus entsendet Fasern zu zahlreichen Ganglien des Kopfes, beispielsweise dem Ganglion* oticum, Ganglion sublinguale und dem Ganglion* ciliare.

Anatomie: Der Plexus caroticus internus bildet Anastomosen* zum:
- Nervus* abducens
- Nervus* oculomotorius
- Nervus* trochlearis
- Nervus* ophthalmicus
- Nervus tympanicus des Nervus* glossopharyngeus (über die Nervi caroticotympanici)
- Ganglion* trigeminale
- Ganglion* oticum
- Ganglion sublinguale
- Ganglion* pterygopalatinum (über den Nervus* petrosus profundus)
- Ganglion ciliare: **1.** über Fasern, die direkt durch die Fissura orbitalis superior ziehen oder mit dem Nervus* nasociliaris ankommen und ohne Umschaltung über die Nervi* ciliares breves und longi den Augapfel erreichen **2.** dort Innervation des Musculus orbitalis, Musculus* dilatator pupillae, der Musculi tarsales superior et inferior und der Aderhaut.

Plexus cervicalis *m*: engl. *cervical nerve plexus*; syn. Halsgeflecht. Nervengeflecht im seitlichen Halsdreieck, das der motorischen und sensiblen Innervation des vorderen und seitlichen Halses

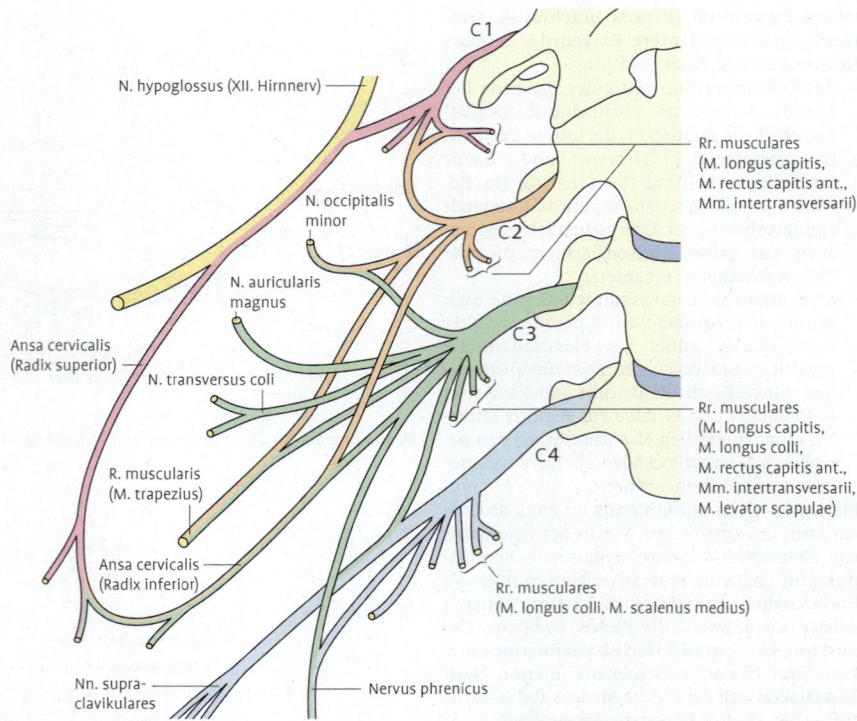

Plexus cervicalis: Schematische Darstellung des Plexus cervicalis mit Radix motoria und Radix sensoria.

dient. Der Plexus cervicalis setzt sich zusammen aus den Rami anteriores der Rückenmarksegmente C1 bis C4. Siehe Abb.

Anatomie: Motorische Anteile (Pars motoria):
- Ansa* cervicalis: Nervenschlinge zur Innervation der unteren Zungenbeinmuskeln (Musculi infrahyoidei)
- Nervus* phrenicus: zur Innervation des Zwerchfells*.

Sensible Anteile (Pars sensoria): Die peripheren Nerven (s. u.) der Pars sensoria treten mittig am Hinterrand des Musculus* sternocleidomastoideus durch die Lamina superficialis der Fascia* cervicalis und ziehen strahlenförmig in alle Richtungen. Diese Stelle wird Punctum nervosum genannt und entspricht dem Erb*-Punkt.
- Nervus* occipitalis minor: verläuft nach kranial und versorgt die Haut am lateralen Hinterhaupt
- Nervus* auricularis magnus: verläuft nach kranial und überkreuzt den Musculus sternocleidomastoideus; innerviert die Haut vor und hinter dem Ohr
- Nervus* transversus coli: überkreuzt den Musculus sternocleidomastoideus nach medial; innerviert die vordere Halsregion
- Nervi supraclaviculares: verlaufen fächerförmig nach kaudal und innervieren die Haut am Schlüsselbein.

Plexus choroideus *m*: engl. *choroid plexuses*; syn. Adergeflecht. Gefäßgeflecht der Pia* mater, welches den Liquor* cerebrospinalis bildet. Der Plexus choroideus befindet sich an Dach und Wänden der Hirnventrikel* und stülpt sich hier zottenartig in die Ventrikel vor. Der Plexus besteht aus spezialisierter Pia mater (Tela choroidea) und spezialisiertem Ependym* (Plexusepithel).

Plexus coeliacus *m*: engl. *coeliac plexus*; syn. Plexus nervosus coeliacus. Vegetatives Nervengeflecht um den Truncus* coeliacus und Teil des Plexus solaris. Parasympathische Fasern durchziehen den Plexus ohne Unterbrechung, während sympathische in den zahlreich enthaltenen Nervenknoten (Ganglia* coeliaca) umgeschaltet werden. Die postganglionären Nervenfasern innervieren die Oberbauchorgane und einen Großteil des Gastrointestinaltraktes*.

Plexus hypogastricus inferior *m*: engl. *inferior hypogastric nerve plexus*; syn. Plexus pelvinus. Vegetatives, ganglionreiches Nervengeflecht beidseits des Rektums*. Der Plexus hypogastricus inferior dient als Koordinations- und Reflexzentrum für die Organe im kleinen Becken*. Sympathische und parasympathische Fasern werden hier umgeschaltet und zu weiteren Plexus* entlassen, die schließlich beispielsweise Rektum, Harnblase* und Geschlechtsorgane innervieren.

Plexus hypogastricus superior *m*: engl. *superior hypogastric nerve plexus*; syn. N. praesacralis. Vegetatives Nervengeflecht des kleinen Beckens und kaudale Fortsetzung des Plexus* aorticus abdominalis. Der Plexus hypogastricus superior befindet sich vor dem 5. Lendenwirbel und dem Promontorium ossis sacri und teilt sich unterhalb des Promontoriums in die beiden Nervi* hypogastrici, die zum Plexus* hypogastricus inferior ziehen.

Anatomie: Der Plexus hypogastricus superior erhält Fasern aus den unteren thorakalen und oberen lumbalen Rückenmarksegmenten sowie aus dem Plexus* hypogastricus inferior. Er entlässt Äste zum Plexus testicularis bzw. Plexus ovaricus und zum Ureter*.

Plexus intraparotideus → Nervus facialis

Plexuskarzinom *n*: engl. *plexus carcinoma*. Seltener, vom Epithel des Plexus choroideus ausgehender maligner Hirntumor* (WHO-Grad III). Das typische Erkrankungsalter liegt zwischen dem 2.–18. Lj., das mittlere Erkrankungsalter unter 3 Jahren. Der Tumor wird möglichst vollständig reseziert, die Prognose ist häufig schlecht.

Plexuslähmung *f*: engl. *plexus paralysis*. Lähmung infolge einer Schädigung mehrerer oder aller peripherer Nerven eines Nervengeflechts, z. B. Armplexusparese* bei Läsion des Plexus* brachialis und Beinplexuslähmung* bei Läsion des Plexus* lumbosacralis.

Plexus lumbalis *m*: engl. *lumbar nerve plexus*; syn. Lendennervengeflecht. Nervengeflecht im Bereich der Lendenwirbelsäule. Die Nerven des Plexus lumbalis innervieren motorisch einen Teil der Bauchmuskulatur, Hüftbeuger, Kniestrecker und die Adduktoren*. Sensibel versorgen sie die Genital- und untere Bauchregion sowie die Vorderseite des Oberschenkels und die Medialseite des Unterschenkels. Siehe Abb.

Anatomie: Der Plexus lumbalis liegt zwischen den Ursprüngen des Musculus* psoas major vor den Processus costales der Lendenwirbel und lateral der Foramina intervertebralia. Er wird durch die R. anteriores der Spinalnerven* Th12 bis L4 gebildet. Gemeinsam mit dem Plexus sacralis bildet er den Plexus* lumbosacralis. Seine peripheren Nerven durchtreten fast alle den Musculus* psoas major nach ventral und ziehen anschließend nach kaudal in Richtung Bauchwand und Oberschenkel. Nur der Nervus* obturatorius bleibt medial des Muskels, zieht lateral durch das kleine Becken und gelangt über den Canalis* obturatorius zur Innenseite des Ober-

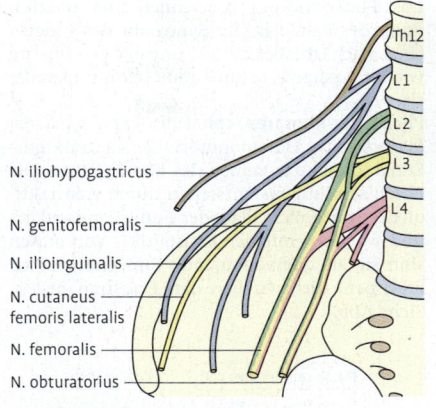

Plexus lumbalis: Schematische Darstellung des Plexus lumbalis und der zu ihm gehörenden peripheren Nerven.

schenkels. Aus dem Plexus lumbalis gehen folgende periphere Nerven hervor:
– Nervus* iliohypogastricus (Th12–L1)
– Nervus* ilioinguinalis (L1)
– Nervus* genitofemoralis (L1–L2)
– Nervus cutaneus femoris lateralis (L2–L3)
– Nervus* femoralis (L2–L4)
– Nervus* obturatorius (L2–L4)
– Rami musculares (Th12–L4) zur Innervation von: 1. Musculus* psoas major 2. Musculus* psoas minor 3. Musculus* quadratus lumborum 4. Musculus* intertransversarii lumborum 5. Musculus* iliacus.

Plexus lumbosacralis *m*: engl. *lumbosacral nerve plexus*. Nervengeflecht im Bereich der Lendenwirbelsäule und des Beckens. Der Plexus lumbosacralis führt sowohl sensible als auch motorische Fasern für die untere Extremität. Er setzt sich aus dem Plexus* lumbalis und Plexus* sacralis zusammen, welche durch den Truncus* lumbosacralis verbunden sind.

Plexus mesentericus superior *m*: engl. *superior mesenteric nerve plexus*; syn. Plexus nervosus mesentericus superior. Vegetatives Nervengeflecht um die Arteria* mesenterica superior, welches sich dem Plexus* coeliacus kaudal direkt anschließt. Die sympathischen Fasern entstammen dem Plexus coeliacus, die parasympathischen Fasern dem Nervus* vagus. Der Plexus mesentericus superior innerviert das Pankreas*, den Dünndarm* und den Dickdarm* bis zum Colon transversum.

Plexus myentericus → Auerbach-Plexus

Plexusneuralgie *f*: engl. *plexus neuralgia*. Schmerzen im Versorgungsgebiet der Nerven eines Nervengeflechts.

Plexus pampiniformis *m*: engl. *pampiniform venous plexus*; syn. Plexus venosus pampiniformis.

Venengeflecht im Samenstrang (Funiculus* spermaticus). Der Plexus pampiniformis ist bedeutend für die Wärmeregulation des Hodens: Über das Gegenstromprinzip findet ein Wärmeaustausch mit der A. testicularis statt, wodurch der Hoden gekühlt wird. Die Spermien* müssen unter der Körpertemperatur gekühlt sein, um befruchtungsfähig zu bleiben.

Plexuspapillom *n*: engl. *plexus papilloma*. Benigner Hirntumor* (WHO Grad I), der vom Epithel des Plexus choroideus ausgeht und papillär aufgebaut ist. Er wird möglichst vollständig reseziert. **Häufigkeit:**
– selten (< 1 % der Hirntumore)
– Auftreten meist in den ersten 10 Lj. (2–4 % der pädiatrischen Hirntumore).

Lokalisation intraventrikulär
– ca. 50 % Seitenventrikel
– ca. 40 % 4. Ventrikel
– ca. 5 % 3. Ventrikel.

Formen:
– Plexuspapillom WHO-Grad I
– atypisches Plexuspapillom WHO-Grad II (erhöhte mitotische Aktivität).

Klinik:
– v. a. Hirndrucksteigerung* durch Hydrozephalus oder seltener Liquorüberproduktion
– epileptische Anfälle.

Therapie:
– möglichst vollständige Resektion
– evtl. minimal-invasiv durch endoskopische Neurochirurgie.

Prognose:
– vollständige Resektion ist meist kurativ
– bei liquorgener Ausbreitung Rezidivrisiko.

Plexus sacralis *m*: engl. *sacral nerve plexus*; syn. Kreuzbeinnervengeflecht. Nervengeflecht am Kreuzbein. Der Plexus sacralis wird gebildet von den Spinalnerven* L4 bis S4 und gehört zum Plexus* lumbosacralis. Motorisch innerviert er die Gesäß- und Ischiokrural-Muskulatur sowie andere rückseitige Ober- und Unterschenkelmuskeln; sensibel versorgt er die Beinrückseite, den lateralen Unterschenkel und größtenteils den Fuß. Siehe Abb.

Anatomie: Lage:
– Der Plexus sacralis liegt in der Nähe der Foramina sacralia des Kreuzbeins (Os* sacrum) vor dem Musculus* piriformis und wird bedeckt von Ästen der Arteria* iliaca interna.
– Vor dem Plexus befinden sich der Ureter*, das Colon sigmoideum und das Rektum*.

Periphere Nerven: Der Plexus sacralis entlässt folgende Nerven:
– Nervus* gluteus superior (L4–1)
– Nervus* gluteus inferior (L5–S2)
– Nervus cutaneus femoris posterior (S1–S3)
– Nervus* ischiadicus (L4 – S3), welcher sich in den Nervus* tibialis (L4–S3) und den Nervus fibularis communis (L4–S2) teilt

Plexus submucosus

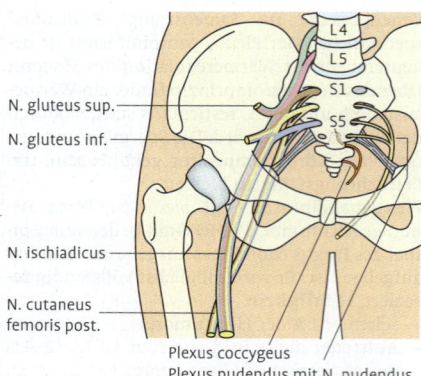

Plexus sacralis: Darstellung des Plexus sacralis und der dazugehörigen Nerven.

- Nervus* pudendus (S1–S4)
- Nervus musculi piriformis (S1–S2)
- Nervus musculi quadrati femoris (L4–S1)
- Nervus musculi obturatorii interni (L5–S2).

Auf dem Weg zu ihrem Innervationsgebiet ziehen sie durch das Foramen* ischiadicum majus, das Foramen suprapiriforme oder das Foramen infrapiriforme.

Plexus submucosus → Meissner-Plexus
Plexus subserosus → Nervensystem, enterisches
Plexus tympanicus *m*: engl. *tympanic nerve plexus*. Sensorisches, parasympathisches und sympathisches Nervengeflecht in der Paukenhöhle. Der Plexus tympanicus wird gebildet aus dem N. tympanicus und den Nn. caroticotympanici aus dem Plexus caroticus internus. Aus dem Plexus tympanicus entspringt der N. petrosus minor.
Plexus venosus basilares → Sinus durae matris
Plexus venosus canalis nervi hypoglossi → Emissarvenen
Plexus venosus caroticus internus → Emissarvenen
Plexus venosus foraminis ovalis → Emissarvenen
Plexus venosus rectalis *m*: engl. *rectal venous plexus*. Venengeflecht um den unteren Teil des Rektums*. Aus dem Plexus venosus rectalis entspringen die Vv. rectales superiores, Vv. rectales mediae und Vv. rectales inferiores. Diese Venen bilden eine portokavale Anastomose, bei portaler Hypertension* können hier deshalb Varizen* entstehen.
Plexus venosus sacralis → Plexus sacralis
Plexus venosus vertebralis → Venae columnae vertebralis
Plica *f*: engl. *fold*; syn. Plicae. Gewebefalte, z. B. Plica gastrica als Falten der Magenschleimhaut.

Das Plica-Syndrom bezeichnet eine Entzündung der Falten in der Synovialis des Kniegelenks nach Überbeanspruchung mit Beteiligung von Plicae supra-, medio- und/oder infrapatellaris.
Plicae semilunares coli *f pl*: engl. *semilunar folds of colon*. Halbmondförmige Kontraktionsfalten, die in das Lumen des Kolons ragen. Die Plicae semilunares entstehen durch Kontraktion des Stratum circulare der Tunica* muscularis und wandern mit der Peristaltik*. Von außen sind sie als querverlaufende Einziehungen zu erkennen, die zwischen den Haustren liegen. Siehe Abb.

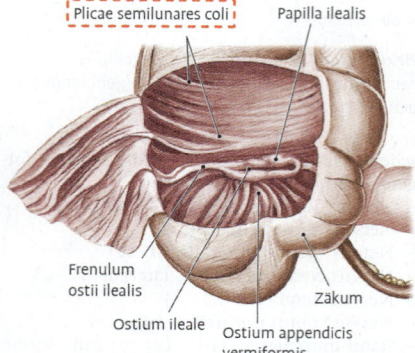

Plicae semilunares coli: Vorderwand des Dickdarmes gefenstert. Die halbmondförmigen Schleimhautfalten, die Plicae semilunares coli, ragen in das Darmlumen hinein. Mit den Taenien bilden sie die von außen sichtbaren Ausbuchten (Haustren) des Dickdarmes. [4]

Plicae transversae recti *f pl*: engl. *semilunar folds of rectum*. 3 quer verlaufende Falten im Rektum*, die prominent in das Darmlumen ragen. Die mittlere Falte (Kohlrausch*-Falte) ist am deutlichsten ausgeprägt und weist nach rechts, die beiden anderen weisen nach links. Ihre Lage entspricht den 3 Krümmungen des Rektums in der Frontalebene.
Plica lata uteri → Ligamentum latum uteri
Plica-Syndrom *n*: Knieschmerzen bei Belastung durch Reizung der Plica, einer Membranfalte im Bereich des Knies, die aus der Embryonalentwicklung geblieben ist. Die Diagnose wird durch klinische Untersuchung (Zohlen*-Zeichen) sowie MRT gestellt. Die Therapie ist zunächst konservativ, bei Sportlern im Verlauf häufig operativ. Siehe Abb.
Klinik:
- Schmerzen bei Belastung, meist an der Innenseite der Kniescheibe
- Streckdefizit durch eine gefühlte „Blockade"

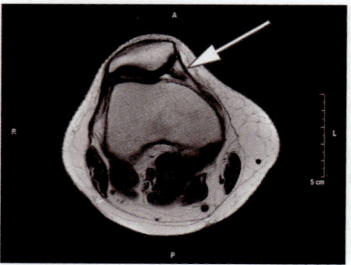

Plica-Syndrom: Mediale hypertrophe Synovialfalte (transversales MRT des Kniegelenks). [180]

- Steifigkeit des Gelenks nach langem Sitzen
- Schwellung des Kniegelenks.

Therapie: Konservativ:
- Ruhigstellung des Gelenks, Schonung, Sportpause
- antiphlogistische Therapie mittels Kryotherapie sowie nichtsteroidalen Antiphlogistika.

Operativ (bei Sportlern häufig indiziert):
- Arthroskopie: Entfernung der Plica
- anschließend Schonung und Physiotherapie.

Plica vestibularis *f*: engl. *vestibular fold*; syn. Taschenfalte. Paarige sagittale Schleimhautfalte des Kehlkopfes, die zwischen Vestibulum laryngis und Ventriculus laryngis liegt und die Rima vestibuli bildet. In der Plica vestibularis verläuft das Lig. vestibulare. Sie stellt den unteren Rand der Membrana quadrangularis dar und trägt viele Drüsen*.
Plica vocalis → Stimmlippen
PLISSIT-Methode *f*: Methode der Sexualtherapie* bzw. Sexualberatung. PLISSIT steht für Permission (**P**), Limited Information (**LI**), Specific Suggestions (**SS**), and Intensive Therapy (**IT**). Vorgehen: Es wird jeweils nur so viel Intervention angeboten wie aktuell nötig:
- anfangs z. B. nur Rückversicherung über die Normalität von bestimmten Bedürfnissen und Vorlieben im Bereich der Sexualität*
- bei zusätzlichem Bedarf weiterführende Informationen
- falls nicht ausreichend: spezifische Behandlungsvorschläge
- falls nicht ausreichend: intensive Psychotherapie.

PLM: Abk. für periodic limb movements → Beinbewegungen, periodische
Plötzlicher Kindstod *m*: engl. *sudden infant death syndrome* (Abk. SIDS); syn. Krippentod. Plötzlicher Tod im frühen Kindes-, meist Säuglingsalter ohne Ursache trotz sorgfältiger Untersuchung (komplette Autopsie, Untersuchung der Todesumstände, Nachbewertung der klinischen Vorgeschichte). Der plötzliche Kindstod ist die häufigste Todesursache des Säuglings.

Dank präventiver Maßnahmen ist in Deutschland ein drastischer Rückgang der Todesfälle zu verzeichnen.
Häufigkeit:
- ca. 0,3 : 1000 Lebendgeborene in Deutschland
- Jungen häufiger betroffen (m : w = 2 : 1).

Vorkommen:
- v. a. nach der 1. Lebenswoche mit Gipfel zwischen 1. und 5. Lebensmonat, jenseits des 1. Lj. sehr selten
- Häufung im Winter
- in ca. 60 % der Fälle während des Nachtschlafs, meist in den frühen Morgenstunden.

Risikofaktoren:
- von Seiten der Mutter: 1. Alter < 20 oder > 40 Jahre 2. urologische oder venerische Infektionen 3. hohe Anzahl von Geburten 4. Nikotin-, Drogenkonsum 5. niedriger Sozial- und Ausbildungsstand
- von Seiten des Kindes: 1. Schlafen in Bauchlage (80 % in Bauchlage aufgefunden) 2. kein Stillen 3. Schlafen im elterlichen Bett 4. Überwärmung 5. prä- und postnatale Tabakrauch-Exposition 6. Frühgeburtlichkeit.

Prävention:
- tabakrauchfreie Schwangerschaft und Umgebung postnatal
- möglichst langes Stillen* im 1. Lebensjahr
- Schlafen des Kindes: 1. im eigenen Bett in Rückenlage auf fester Unterlage im Schlafsack (ohne Kissen, Decke, Fell, sog. Himmel oder Kuscheltier) 2. in dem selben Zimmer wie die Eltern bei einer Umgebungstemperatur von 18 °C 3. Schnuller zum Schlafen anbieten.

Differenzialdiagnosen:
- angeborene Fehlbildung wie Herzfehler*
- Kindesmisshandlung* mit Todesfolge.

plötzlicher unerklärter nächtlicher Tod → Brugada-Syndrom

Ploidiegrad *m*: engl. *ploidy*. Quantitative Charakterisierung von vollständigen Chromosomensätzen (einfach oder ganzzahlig mehrfach) im Zellkern. Man unterscheidet zwischen haploiden (1 n), diploiden (2 n), triploiden (3 n), tetraploiden (4 n) usw. Zellen. Die Zahl der Chromosomensätze ist von besonderer Bedeutung für die Beurteilung der Proliferation von (malignen) Zellen.

Plombe [Auge] *f*: engl. *buckle*. Kleiner, von außen auf das Augapfel aufgenähter Silikonschaumkörper. Plomben dienen der Behandlung von Netzhautablösungen, die durch ein Makulaloch verursacht sind.

PLR: Abk. für engl. *passive leg raising* → Autotransfusion

Plummerung → Schilddrüsenblockade

Plummer-Vinson-Syndrom *n*: engl. *Paterson-Kelly syndrome*; syn. Paterson-Kelly-Syndrom. Sehr seltener Symptomenkomplex aus meist schmerzloser Dysphagie*, Eisenmangelanämie* und Atrophie von Rachen- und Ösophagusschleimhaut. Ursache ist ein wahrscheinlich alimentär bedingter Eisenmangel, betroffen sind vor allem Frauen. Endoskopisch sind Ösophagus-Membranen sichtbar, therapiert wird mit Eisensubstitution und gegebenenfalls Dilatation der Speiseröhre.

Plurigravida *f*: Bezeichnung für eine Frau, die mehr als 2-mal schwanger war, wird heute meist synonym zu Multigravida* verwendet.

Pluripara *f*: Bezeichnung für eine Frau, die 2 oder mehr Kinder geboren hat. Der Begriff wird häufig synonym mit Multipara verwendet, im Gegensatz zur Veterinärmedizin, wo Multipara bedeutet, dass die durchschnittliche Anzahl der Nachkommen pro Schwangerschaft mehr als 1 beträgt.

Plusdystrophie → Dystrophie
Plusgläser → Linse [Optik]
Pluskoagulopathie → Koagulopathien
Plussymptomatik → Positivsymptomatik
PL-VCV: Abk. für engl. *pressure limited volume controlled ventilation* → Beatmung
PM: Abk. für → Polymyositis
P-mitrale → P-Welle
PML: Abk. für → Leukenzephalopathie, progressive multifokale
PMS: Abk. für Syndrom, prämenstruelles → Prämenstruelles Syndrom
PN: Abk. für → Polyarteriitis nodosa
PND: Abk. für → Pränataldiagnostik

Pneumarthrosis *f*: Luftansammlung in einem Gelenk.

Pneumatisation *f*: engl. *pneumatization*. Physiologische Ausbildung lufthaltiger, mit Schleimhaut ausgekleideter Hohlräume in den Schädelknochen, die mit der Nasen- bzw. Paukenhöhle in Verbindung stehen. Diese Nebenhöhlen sind Kieferhöhle (Sinus maxillaris), Stirnhöhle (Sinus frontalis), Keilbeinhöhle (Sinus sphenoidalis) und Siebbeinzellen (Cellulae ethmoidales).

Klinischer Hinweis: Die Beurteilung der Pneumatisation im Schläfenbein ist durch eine sog. Schüller*-Aufnahme möglich. Eine Hemmung der Pneumatisation im Bereich des Schläfenbeins gilt als Faktor in der Pathogenese der chronischen Otitis* media.

Pneumatozele *f*: engl. *pneumatocele*. Luftgefüllter Hohlraum in der Lunge infolge eines herdförmigen Kontusionstraumas des Lungenparenchyms.

Pneumektomie *f*: engl. *pneumonectomy*; syn. Pneumonektomie. Operative Entfernung eines Lungenflügels.

Technik: In der Regel erfolgt eine postero- oder anterolaterale Thorakotomie mit Ligatur und Durchtrennung der A. und V. pulmonalis und Absetzen des Hauptbronchus. Anschließend wird der Lungenflügel en-bloc entfernt und eine systematische Lymphknotendissektion durchgeführt. Bei der Pleuropneumektomie* wird die Pleura mit entfernt.

Indikation:
- lappenübergreifendes zentrales Lungenkarzinom
- Destroyed* Lung.

Pneumobronchogramm *n*: engl. *pneumobronchogram*; syn. positives Pneumobronchogramm. Radiologische Darstellung luftgefüllter Bronchien im peribronchial durch entzündliche Infiltration verdichteten Lungengewebe. Ein Pneumobronchogramm wird gesehen bei Pneumonie*, ARDS und Atemnotsyndrom* des Neugeborenen. Siehe Abb. und siehe Pneumonie* (Abb. 3 dort).

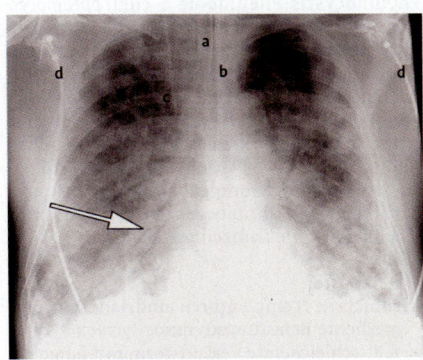

Pneumobronchogramm: Bilaterale pulmonale Infiltrate mit Pneumobronchogramm rechts basal (Pfeil) bei liegendem Tubus (a), Magensonde (b), ZVK (c), EKG-Kabeln (d). [69]

Pneumocystis jirovecii *f*: Den Zygomyzeten (Fungi*) zugeordneter, einzelliger Eukaryot. Pneumocystis jirovecii ist eine beim Menschen vorkommende Pneumocystis-Spezies, die früher irrtümlich als Pneumocystis carinii bezeichnet wurde (nur bei Ratten vorkommend). Siehe Abb.

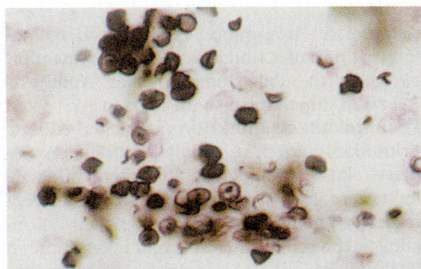

Pneumocystis jirovecii: Isolat von einem Patienten mit AIDS; nur Zystenwände werden dargestellt; Grocott-Färbung.

Pneumocystis-Pneumonie

Vorkommen:
- ubiquitärer Parasit in der Lunge vieler Säugerarten
- opportunistischer Erreger v. a. bei Immundefizienz (z. B. bei HIV*-Erkrankung) mit weitgehender Organspezifität für die Lunge, aber auch in Leber, Haut und Milz beschrieben
- hohe Durchseuchungsrate beim Menschen; > 90 % aller 5-Jährigen weisen spezifische Antikörper auf.

Klinische Bedeutung:
- Bei Zerstörung der Alveolarzellen kann Pneumocystis jirovecii entzündliche Prozesse im Lungeninterstitium verursachen.
- Er verursacht eine interstitielle plasmazelluläre Pneumonie bei Säuglingen (bis zum 5. Monat) und Pneumocystis*-Pneumonie.

Pneumocystis-Pneumonie *f*: engl. *pneumocystis pneumonia*; Abk. PCP. Durch den Schlauchpilz Pneumocystis* jirovecii verursachte, sekundäre, atypische (interstitielle) Pneumonie*. Betroffen sind überwiegend immungeschwächte Personen, z. B. AIDS-Patienten. Es besteht eine typische Diskrepanz zwischen dem klinischen Bild mit Belastungsdyspnoe* und der verzögerten Ausprägung röntgenologischer Befunde. Behandelt wird antibiotisch. Prognostisch entscheidend ist die frühzeitige Diagnose.

Klinik:
- Reizhusten
- subfebrile Temperaturen und langsam progrediente Belastungsdyspnoe
- z. T. schleichende Verlaufsform mit lange bestehenden uncharakteristischen Symptomen
- z. T. (insbesondere bei Immunsuppression) akut-fulminante Verlaufsform mit rascher Ausbildung eines schweren Krankheitsbildes und hoher Letalität.

Therapie:
- Mittel der Wahl: Cotrimoxazol hochdosiert i. v. (90–120 mg/kg KG/d), p. o. nur bei leichten Fällen
- in den ersten Tagen der Therapie immer begleitend Prednison*
- Mittel der Reserve: Pentamidin als Aerosoltherapie
- alternativ Atovaquon-Suspension oder Kombination aus Clindamycin* und Primaquin* (erhältlich über internationale Apotheke) bzw. Trimethoprim* und Dapson*.

Pneumokokken-Infektion *f*: Erregerbedingte Erkrankung durch α-hämolysierende, grampositive, kugelförmige, Diplokokken bildende Bakterien. Betroffene infizieren sich mit Streptococcus pneumoniae über Tröpfchen-, Kontakt- oder Schmierinfektion und leiden u. a. an Pneumonie* oder Meningitis*. Diagnostiziert wird mittels Kultur und mikroskopisch, therapiert mit Antibiotika. Es existiert eine Schutzimpfung*.

Erkrankung: Vorkommen. Pneumokokken kolonisieren bei mehr als 50 % aller gesunden Menschen die Nasen-/Rachenschleimhaut, v. a. bei regelmäßigem Besuch von Gemeinschaftseinrichtungen (z. B. Kinder in Kindergärten). Gefährdet sind v. a. Kleinkinder und Menschen > 60 Jahren, Patienten nach Splenektomie sowie Immunsupprimierte.

Klinik:
- Lobärpneumonie: 1. Fieber 2. Schüttelfrost 3. Husten mit rot-braunem Sputum 4. Dyspnoe 5. ggf. Thoraxschmerzen
- Bronchopneumonie
- eitrige Meningits, meist im Anschluss an eine Otitis media (häufigster Erreger bei Erwachsenen): 1. Fieber 2. Nackensteifigkeit 3. Bewusstseinseintrübungen 4. Lichtempfindlichkeit 5. Kopfschmerzen
- Perikarditis, Endokarditis
- Sepsis
- Sinusitis
- Rhinitis
- Konjunktivitis mit Gefahr des Ulcus serpens corneae
- cave: Nach Splenektomie besteht ein hohes Risiko für schwere Pneumokokkeninfektionen.

Therapie: Möglichst gezielt nach Antibiogramm*, Therapiedauer mindestens 7–10 Tage
- gezielte Therapie u. a. mit: 1. Penicillin G oder Amoxicillin 2. alternativ: Cefuroxim, Ceftriaxon, Moxifloxacin 3. bei Penicillinallergie: Cephalosporine oder Makrolid-Antibiotika
- bei Meningitis und evt. vorliegender Penicillinresistenz u. a. Kombination von Ceftriaxon und Vancomycin sowie Rifampicin.

Pneumokokken-Konjugatimpfstoff *m*: Konjugierter Impfstoff zur aktiven Immunisierung gegen Erkrankungen durch Streptococcus pneumoniae. Der Impfstoff enthält Polysaccharide aus der Hülle von 13 Pneumokokkenarten, die zur Verstärkung der Immunantwort an eine Trägersubstanz konjugiert werden. Im Gegensatz zu nicht-konjugierten Pneumokokkenimpfstoffen ist der Konjugatimpfstoff* schon für Säuglinge ab 6 Wochen anwendbar.

Pneumokokken-Schutzimpfung *f*: syn. Pneumokokken-Vakzinierung. Aktive Immunisierung* gegen Pneumokokken*-Infektion mit einem Totimpfstoff ‚der pathogene Stämme von Streptococcus* pneumoniae enthält. Die Ständige* Impfkommission empfiehlt die Pneumokokken-Schutzimpfung als Standardimpfung* für Säuglinge und Kleinkinder sowie Personen ≥ 60 Jahren. Bei erhöhtem Risiko für schwere Pneumokokken-Infektionen gilt eine Impfempfehlung ohne Altersbeschränkung (Indikationsimpfung*).

Vorgehen: Siehe Standardimpfung*.
Impfstoff:
- Pneumokokken-Polysaccharid-Impfstoff
- Pneumokokken*-Konjugatimpfstoff.

Kostenübernahme: Die von der Ständigen Impfkommission empfohlene Standardimpfung gegen Pneumokokken wird von den gesetzlichen Krankenkassen übernommen.

Pneumokokken-Sepsis *f*: Schwere, lebensbedrohliche, systemische Entzündungsreaktion durch eine Pneumokokken*-Infektion. Als Fokus* dient u. a. die Lunge (Pneumonie) oder HNO-Infektionen. Betroffene leiden bei einer Sepsis* u. a. an Fieber, Schüttelfrost, Hypotonie und Multiorganversagen. Diagnostiziert wird mittels (Blut)-Kultur und mikroskopisch, therapiert mit Antibiotika und intensivmedizinisch.

Pneumokoniosen *f pl*: engl. *pneumoconioses*. Durch anorganische Stäube verursachte interstitielle Lungenkrankheiten*. Unterschieden werden persistierende und progrediente Pneumokoniosen. Bei lang anhaltender Exposition gegenüber dem gleichen Staub kann eine persistierende Pneumokoniose in eine progrediente übergehen. Diagnostiziert wird mittels Röntgen. Röntgenologische Veränderungen werden nach der ILO-Klassifikation beurteilt.

Einteilung: Nach Reaktion auf inhalative Stäube:
- **persistierende Pneumokoniose:** durch anorganische Stäube verursacht, z. B. durch: 1. Kohlenstaub (Anthrakose*) 2. Asbest 3. Schwerspatstaub (Barytose) 4. Eisenstaub (Lungensiderose*)
- **progrediente Pneumokoniose:** mit Lungenfibrose* einhergehend; durch anorganische, mineralische Stäube verursacht, z. B.: 1. Quarz (Silikose*) 2. Asbest (Asbestose*) 3. Talkum (Talkose) 4. Kaolin (Kaolinlunge) 5. Chromate (Chromintoxikation) 6. Metallstäube (z. B. Berylliose, Aluminose*) 7. Hartmetallstäube (Sinter- und Gusskarbide).

Pathologie:
- bei Quarz v. a. hyalin-schwielige Granulome
- bei Silikaten (Asbest, Talkum, Kaolin) und Metallstäuben v. a. alveoloseptale Lungenfibrose
- bei Chromaten, Quarz und Asbest Kanzerogenität.

Hinweis: Die meisten Pneumokoniosen werden als Berufskrankheit* anerkannt.

Pneumolabyrinth *n*: Luftansammlung im Labyrinth (Innenohr*) infolge posttraumatischer Fistelbildung oder Ruptur der Membran der Fenestra* cochleae sowie als Komplikation beim operativen Einsatz eines Cochlea*-Implantats. Betroffene leiden unter Schwindel* und Hörverlust.

Pneumolith → Lungenstein

Pneumologie *f*: engl. *pneumology*; syn. Pneumonologie. Lehre von den Erkrankungen der Lunge und der Bronchien (Lungen- und Bronchialheilkunde) als Teilgebiet der Inneren Medizin.
Pneumomediastinum → Mediastinalemphysem
Pneumomyelografie → Myelografie
Pneumonie *f*: engl. *pneumonia*. Meist bakterielle akute oder chronische Entzündung* der Lunge, die mit Husten, Auswurf und Fieber einhergeht oder auch kaum Symptome verursacht (atypische Pneumonie). Klinik, Blutuntersuchung und Röntgen führen meist zur Diagnose. Behandelt wird mit Antibiotika*. Pneumonien sind weltweit die vierthäufigste Todesursache.
Erkrankung: Begünstigende Faktoren:
- Immundefekt*
- verminderte Aktivität alveolärer Makrophagen (besonders nach vorausgegangener Virusinfektion)
- reduzierte mukoziliäre Clearance* (z. B. durch inhalative Noxen wie Nikotin*)
- Hustenreflex*-Störung
- muköse Hypersekretion
- trockene Luft (lang dauernde Inhalation)
- Aspiration* (Aspirationspneumonie*)
- chronische Lungenkrankheit (Bronchitis, Bronchiektasen)
- extrapulmonale (Diabetes mellitus, Herz-, Niereninsuffizienz) oder systemische Grunderkrankung (z. B. Kollagenose)
- auch im Rahmen von Pertussis, Masern, Influenza, Leptospirosen, Malaria, Typhus u. a. Infektionskrankheiten.

Formen: Die klinische Einteilung der infektiösen Pneumonie erfolgt nach Ort bzw. Zeitpunkt der Infektion sowie nach typischem bzw. atypischem klinischen Bild (siehe unter Klinik sowie atypische Pneumonie*):
- **CAP (Community Acquired Pneumonia):** ambulant erworbene Pneumonie: 1. Erreger meist Streptococcus pneumoniae (84 Typen, Typ III wegen schlechter Prognose von besonderer Bedeutung), auch Staphylococcus aureus (Pneumonie mit Neigung zur Abszedierung), Haemophilus influenzae (besonders im Kindesalter, wenn ungeimpft), weniger häufig Klebsiella pneumoniae (Friedländer-Pneumonie) 2. zunehmend häufig: Erreger der atypischen Pneumonie* (meist als Autoinfektion aerogen aus der normalen mikrobiellen Flora des Nasen-Rachen-Raums oder als Tröpfcheninfektion*), selten hämatogene Infektion der Lunge (z. B. durch septische Embolie)
- **HAC (Hospital Acquired Pneumonia):** nosokomiale Pneumonie*, häufig Pseudomonas aeruginosa, Enterobacteriaceae oder Staphylokokken

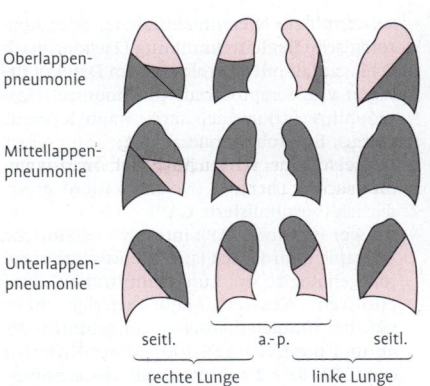

Pneumonie Abb. 1: Pulmonale Infiltration (röntgenologische Verschattung) bei Lobärpneumonie (Oberlappen-, Mittellappen-, Unterlappenpneumonie); schematische Darstellung (Röntgen-Thorax-Aufnahme).

- **IAP (Institution-Acquired Pneumonia):** z. B. in stationären Pflegeeinrichtungen erworben.

Pathogenese:
- in der Regel infektiös
- selten allergisch (z. B. eosinophile Pneumonie*, exogen-allergische Alveolitis*), chemisch oder physikalisch, insbesondere Inhalation von Metalldämpfen (z. B. Berylliumtoxikation), Stäuben, Atemgiften u. a. inhalativen Noxen (z. B. Lipidpneumonie)
- als UAW (Busulfan, Bleomycin, Nitrofurantoin u. a.)
- Einwirkung von Strahlen (Strahlenpneumonitis*).

Pathologie: (infektiöse Pneumonie)
- **Lobärpneumonie:** Pneumonie, bei der ein Lungenlappen betroffen ist; typischerweise infolge einer Infektion mit Streptococcus pneumoniae mit pathologisch-anatomisch stadienhaftem Verlauf: 1. seröse Exsudation in die Alveolen* (Anschoppung) 2. Abscheidung von Fibrinnetzen, Erythrozytenübertritt (rote Hepatisation) 3. Leukozyteneinwanderung (graue Hepatisation) 4. proteolytische Verflüssigung des Exsudats (gelbe Hepatisation) 5. bei Ausbleiben der Lösung (Lyse) und Resorption unter Umständen Organisation des Exsudats durch Granulationsgewebe (Karnifikation*) 6. Lokalisation: siehe Abb. 1 7. segmentale Pneumonie: siehe Abb. 2; Lungensegmente*
- **Bronchopneumonie** (häufiger): lobuläre (bronchopneumonische) Pneumonie: 1. unterschiedliche Erreger 2. pathologisch-anatomisch umschriebene oder multifokale Ent-

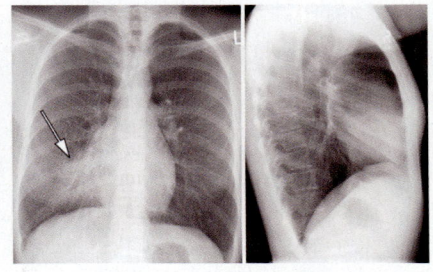

Pneumonie Abb. 2: Segmentpneumonie mit kompletter Verschattung des 5. Lungensegments rechts; Röntgen-Thorax-Aufnahme in 2 Ebenen. [1]

zündung (Herdpneumonie), die von den Bronchiolen* auf die peribronchialen Alveolen übergreift und nicht streng an die anatomische Begrenzung der Lungenlappen gebunden ist
- **atypische Pneumonie*,** z. B. COVID-19.

Klinik: Die Manifestation ist u. a. abhängig von patientenindividuellem unspezifischem (pulmonalem) Abwehrsystem und der Virulenz* der Erreger (infektiöse Pneumonie) und reicht von Fieber mit produktivem Husten bis hin zur Sepsis. Die Pneumonie verläuft meist als akute Pneumonie:
- **Lobärpneumonie:** klinischer Verlauf unbehandelt (heute selten wegen wirksamer Antibiotika) parallel zu pathologisch-anatomischen pulmonalen Veränderungen: 1. meist akuter Beginn mit Schüttelfrost, gefolgt von schnellem Temperaturanstieg (Febris continua um 39–40 °C), Tachykardie (evtl. begleitende Myokarditis), Tachypnoe 2. inspiratorisches Nachschleppen der betroffenen Thoraxseite bei insgesamt oberflächlicher Atmung 3. evtl. Nasenflügeln*, unter Umständen Zyanose 4. anfangs oft pleuritische Reizerscheinungen 5. meist starker Hustenreiz und zunächst uncharakteristischer Auswurf, vom 2. Tag an häufig typisch rostbraun mit kleinen Fibringerinnseln, unter Umständen Hämoptysen 6. Allgemeinbefinden deutlich beeinträchtigt, vermehrtes Schwitzen, häufig Herpes labialis 7. bei unkompliziertem Verlauf am Ende der 1. Krankheitswoche unter Schweißausbruch kritischer Abfall des Fiebers (Krise) mit Auftreten einer Bradykardie, unter Umständen auch lytische Entfieberung
- **Bronchopneumonie:** 1. meist unregelmäßiges, langsam ansteigendes Fieber von unterschiedlicher Dauer und mit Neigung zu Rezidiven 2. Auswurf schleimig-eitrig (selten blutig) 3. Allgemeinbefinden je nach Ausdehnung des pneumonischen Infiltrats un-

Pneumonie, atypische

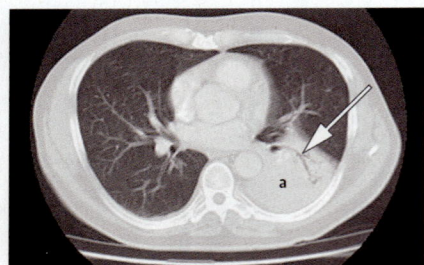

Pneumonie Abb. 3: Konsolidierte Pneumonie mit begleitender Atelektase (a), Pneumobronchogramm (Pfeil); CT. [69]

terschiedlich stark, oft nur relativ gering beeinträchtigt
- bei Kindern auch im Bauch lokalisierte pleurale Schmerzen (DD: akute Appendizitis*).

Komplikationen:
- Pleuritis, Pleuraempyem, Lungenabszess
- septische Metastasen (Hirnabszess, Osteomyelitis u. a.) und extrapulmonale Entzündung (Meningitis, Endokarditis, Perikarditis u. a.)
- respiratorische Insuffizienz (ARDS, Sepsis).

Diagnostik: Die klinischen Befunde einer Pneumonie sind unspezifisch. Das Hauptkriterium zur Diagnose ist der Nachweis von neu aufgetretenen Infiltraten im Röntgenbild. **Methoden:**
- Auskultation
- (röntgenologisch) Nachweis eines pulmonalen Infiltrats (Verschattung); ggf. CT (siehe Abb. 3)
- (labordiagnostisch) Zeichen einer Entzündung im Blut (Leukozytose mit Linksverschiebung, ggf. toxische Granulationen; beschleunigte BSG, CRP-Erhöhung u. a.); bei Verdacht auf nichtbakterielle (atypische) Pneumonie serologische Untersuchungen (KBR)
- (mikrobiologisch) Erregernachweis in Sputum, Blutkultur, Pleurapunktat, Bronchialsekret, Lungenbiopsat
- Beurteilung der Lungenfunktion (Lungenfunktionsprüfung*, BGA).

Therapie: Klinisch-risikostratifizierte Einteilung der CAP nach Schweregrad:
- **leicht:** ggf. ambulante Therapie möglich (CAP); weitere Unterteilung: 1. ohne Risikofaktor: klinisch stabil ohne schwere Begleiterkrankung und ohne Antibiotika-Anwendung innerhalb der letzten 3 Monate; Erreger: v. a. Streptococcus pneumoniae, auch Mycoplasma pneumoniae, Legionella pneumophila, Viren 2. mit Risikofaktor: Antibiotika-Anwendung innerhalb der letzten 3 Monate, Pflegeeinrichtung oder chronische internistische (Herzinsuffizienz, Leberzirrhose, terminale Niereninsuffizienz) oder neurologische Begleiterkrankung (Zustand nach Schlaganfall mit neurologischem Defekt); Erreger: v. a. Streptococcus pneumoniae, Haemophilus influenzae, auch Staphylococcus aureus, Enterobacteriaceae u. a.
- **mittelschwer:** stationäre (nicht intensivmedizinische) Therapie (Normalstation) erforderlich (hospitalisierte CAP)
- **schwer** (schwere CAP): intensivmedizinische Therapie erforderlich (auf Intensivstation bei röntgenologischer Lungeninfiltration und positiven ATS-2001-Major-Kriterien bzw. ggf. bei röntgenologischer Lungeninfiltration und positiven ATS-2001-Minor-Kriterien oder CRB-65 ≥ 2 auf Intermediate-Care-Station); Erreger: v. a. Streptococcus pneumoniae, auch Haemophilus influenzae, Staphylococcus aureus, Legionella pneumophila, Enterobacteriaceae (insbesondere Escherichia coli, Klebsiella; auch Proteus); weitere Unterteilung der schweren CAP: 1. mit Indikation für Pseudomonas aeruginosa einschließende kalkulierte Initialtherapie: schwere chronisch obstruktive Atemwegserkrankung (COPD) mit Antibiotika-Anwendung (oder Hospitalisierung) innerhalb der letzten 3 Monate, bekannte Kolonisation (Pseudomonas aeruginosa), Bronchiektasen oder Mukoviszidose 2. ohne Indikation für Pseudomonas aeruginosa einschließende kalkulierte Initialtherapie.

Antimikrobielle Therapie (empirisch) in Abhängigkeit vom individuellen Risikoprofil (z. B. Patientenalter, Komorbidität):
- ggf. ambulant mit Aminopenicillin (1. Wahl), bei Komplikationen und Risikofaktor in Kombination mit Betalaktamase-Inhibitor (bzw. Makrolid bei Verdacht auf atypische Pneumonie)
- stationär: initiale kalkulierte Antibiotikawahl in Abhängigkeit von der Wahrscheinlichkeit für Pseudomonas aeruginosa als Erreger nach aktueller, der jeweiligen Resistenzlage angepassten Richtlinie über 10 Tage (bei Pseudomonas aeruginosa 15 Tage) mit frühzeitigem Beginn (innerhalb der ersten 8 Stunden) und Umstellung auf gezielte Antibiotikatherapie nach mikrobiologischem Erregernachweis einschließlich Resistenzbestimmung der Bakterien mit Antibiogramm.*

Symptomatische Therapie:
- allgemeine Maßnahmen (körperliche Schonung, Luftbefeuchtung, Flüssigkeitszufuhr, Klopfmassagen u. a.)
- Thromboseprophylaxe
- pharmazeutisch (Antitussiva* bei unproduktivem Husten, Sekretolytika bei produktivem Husten)
- Sauerstoffgabe*, ggf. Beatmung*.

Prognose:
- häufigste Todesursache unter den Infektionskrankheiten in Industrienationen mit einer Letalität der CAP von insgesamt ca. 11 %
- erhöhte Mortalität bei erforderlicher intensivmedizinischer Therapie mit verspäteter Aufnahme auf Intensivstation.

Prävention:
- Impfungen gegen Pneumokokken und evtl. gegen Grippe (bei Risikogruppen, z. B. Personen über 60 Jahren)
- Aspirationsprophylaxe.

Pneumonie, atypische *f*: engl. *atypical pneumonia*. Unscharfe Definition für eine Pneumonie* mit atypischen Erregern (Chlamydien*, Mykoplasmen, Legionellen, Rickettsien sowie diverse Viren) oder für eine Pneumonie mit einem im Vergleich zu einer typischen bakteriellen Pneumonie (Pneumokokkenpneumonie) schwächeren klinischen Symptomen (oft gar keine) und eher unauffälligen Untersuchungsbefunden. Die Behandlung erfolgt erregerabhängig symptomatisch oder antiinfektiv.

Vorkommen:
- häufig bei Kindern oder jungen Erwachsenen
- z. T. endemisches oder epidemisches Auftreten, z. B. COVID*-19-Infektion.

Erreger:
- bakterielle Erreger: 1. Chlamydien* (Chlamydia psittaci und Chlamydia pneumoniae) 2. Mykoplasmen (Mycoplasma* pneumoniae) 3. Rickettsien (Coxiella burnetii) 4. Legionellen (Legionella* pneumophila)
- Viren: 1. Influenza-Virus 2. Parainfluenza-Virus 3. Corona-Virus 4. Paramyxo-Virus 5. Adenoviren 6. humanes Metapneumovirus* 7. humanes Bocavirus
- sonstige Erreger wie Pilze (Candida*, Cryptococcus*, Aspergillus*, Mucor*, außereuropäisch auch dimorphe Pilze), Parasiten (Helminthes), Pneumocystis* jirovecii.

Pathologie:
- (diffus-)interstitielle Pneumonie
- v. a. im Lungeninterstitium ablaufende Entzündung ohne oder mit geringer Beteiligung des Alveolarraums.

Klinik: Im Gegensatz zur typisch bakteriellen Pneumonie verzögerter, schleichender Beginn mit:
- mäßigem Fieber ohne Schüttelfrost
- trockenem Reizhusten mit wenig (mukösem) Auswurf
- allgemein Kopf- und Muskelschmerzen
- relativ geringem Krankheitsgefühl
- wenig auffälligem physikalischen Untersuchungsbefund (auskultatorisch oft nur umschriebene, klingende Atemnebengeräusche).

Insbesondere bei hohem Lebensalter und vorbestehender Lungenschädigung (COPD, Asth-

ma* bronchiale) sowie Diabetes mellitus droht vor allem unbehandelt als Komplikation der Übergang in ein akutes Atemnotsyndrom (ARDS). Dieses erfordert Intensivpflege und ggf. maschinelle Beatmung.
Therapie: Abhängig vom (vermuteten) Erreger und der Schwere des klinschen Bildes.

Pneumonie, chronische eosinophile *f*: syn. eosinophiles Lungeninfiltrat. Chronische Pneumonie* unbekannter Ursache mit charakteristischer diagnostischer Trias aus peripheren Infiltraten im Röntgen, ausgeprägter pulmonaler Eosinophilie* in der bronchoalveolären Lavage* und restriktiver Ventilationsstörung* in der Lungenfunktionsprüfung*. Siehe Abb.

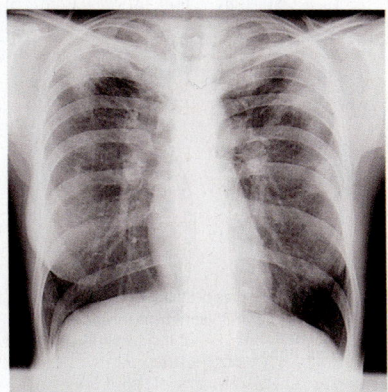

Pneumonie, chronische eosinophile: Typische peripher und apikal betonte Infiltration der Lunge. [95]

Pneumonie, eosinophile: engl. *eosinophilic pneumonia*. Mit eosinophiler Infiltration des Lungengewebes einhergehende (infektiöse oder nichtinfektiöse) Pneumonie*. Die Bluteosinophilie ist fakultativ, ausgenommen ist die isolierte Bluteosinophilie, die ohne pulmonale Eosinophilie auftritt wie beim allergischen Asthma.
Ätiologie:
- infektiöse (parasitäre) eosinophile Pneumonie: 1. Ascaris lumbricoides 2. Ancylostoma 3. Strongyloides stercoralis 4. Paragonimus 5. Nematodes 6. Toxocara
- nichtinfektiöse eosinophile Pneumonie: 1. allergische Sensibilisierung auf Aspergillus (akute oder chronische eosinophile Pneumonie) 2. Churg-Strauss-Syndrom 3. hypereosinophiles Syndrom 4. pulmonale Eosinophilie infolge einer Exposition mit einem Arzneimittel oder Toxin.

Pneumonie, nosokomiale *f*: engl. *hospital acquired pneumonia* (Abk. HAP). Während eines Krankenhausaufenthalts durch Mikroorganismen* erworbene Lungenentzündung. Definitionsgemäß tritt sie frühestens 2–3 Tage nach Einweisung auf und gehört zu den häufigsten stationär erworbenen Infektionen. Die mit hoher Letalität verbundene Sonderform bei intubierten und beatmeten Patienten heißt ventilatorassoziierte Pneumonie (VAP, siehe auch dort.)
Definition: Von „nosokomial" spricht man, wenn eine Infektion in einem Krankenhaus oder einer Pflegeeinrichtung unter folgenden Voraussetzungen auftritt:
- Es gibt keine Hinweise, dass die Infektion bei Aufnahme bereits vorhanden war.
- Der Zeitpunkt der Aufnahme des Patienten liegt nicht in der Inkubationszeit.
- Die klinischen Symptome beginnen frühestens 48–72 Stunden nach Aufnahme.

Erreger:
- Methicillin-sensibler Staphylococcus aureus (MSSA)
- Pseudomonas aeruginosa
- Enterobacteriaceae
- Haemophilus influenzae
- Streptococcus pneumoniae
- Methicillin-resistenter Staphylococcus aureus (MRSA)
- ESBL-Enterobacteriaceae
- Acinetobacter baumannii (late-onset VAP)
- Stenotrophomonas maltophilia (late-onset VAP)
- Anaerobier (Fusobacterium, Bacteroides)
- Pilze (Lungenmykosen*)
- Pneumocystis jirovecii und andere (opportunistische) Erreger je nach patientenindividuellem Risiko.

Klinik:
- Fieber (Körpertemperatur > 38,3 °C), Schwäche, Abgeschlagenheit
- eitriges Trachealsekret
- Husten
- Atemnot.

Therapie:
- möglichst früher Beginn (nach Probenabnahme für mikrobielle Untersuchung) der kalkulierten (antiinfektiven) Initialtherapie innerhalb der ersten Stunde
- Substanzwahl immer auch an aktuelle Resistenzlage angepasst
- kalkulierte Initialtherapie bei Patienten ohne Risikofaktor für multiresistente Erreger insbesondere durch: 1. Cephalosporin der Gruppe 3a (Ceftriaxon, Cefotaxim) 2. Aminopenicillin (in Kombination mit Betalaktamasen*-Inhibitor: Ampicillin plus Sulbactam; Amoxicillin plus Clavulansäure) 3. Carbapenem (Ertapenem*) oder gegen Pneumokokken wirksames Fluorchinolon (Moxifloxacin, Levofloxacin)
- bei erhöhtem Risiko für multiresistenten Erreger: Fluorchinolon oder Aminoglykosid **plus** Piperazillin/Tazobactam oder Cefepim oder Ceftazidim oder Imipenem/Cilastatin oder Meropenem, Doripenem
- bei Verdacht auf Methicillin-resistenten Staphylokokkus aureus (MRSA): Fluorchinolon oder Aminoglykosid **plus** Glykopeptid (Vancomycin) oder Oxazolidinon (Linezolid)
- klinische Reevaluation 48–72 Stunden nach Therapiebeginn ggf. mit Therapieanpassung und Umstellen auf erregerspezifische gezielte Therapie nach Antibiogramm*.

Prognose: Die Angaben zur Mortalität nosokomialer Pneumonien variieren von 25–50%.

Pneumonieprophylaxe *f*: engl. *pneumonia prevention*. Vorbeugung einer Pneumonie* durch Verbesserung der Lungenventilation, Verhinderung von Sekretansammlung in den Bronchien und Keimverschleppung und ausreichende Schmerztherapie. Sie hat einen erheblichen Stellenwert im Klinikalltag aufgrund hoher Kosten und Sterblichkeit von nosokomial* erworbenen Pneumonien.

Pneumonitis *f*: Chemische Schädigung der alveolokapillären Membran* durch Aspiration von saurem Mageninhalt. Im angloamerikanischen Sprachgebrauch bezeichnet „Pneumonitis" eine interstitielle plasmazelluläre Pneumonie.

Pneumonomykose *f*: engl. *pneumonomycosis*; syn. Lungenmykose. Lungeninfektion durch Pilze.

Pneumoperitoneum *n*: Pathologische oder zu medizinischen Zwecken induzierte Luft- oder Gasansammlung im Peritonealraum. Ein Pneumoperitoneum entsteht meist nach Trauma oder spontaner Perforation* eines Hohlorgans sowie iatrogen* nach abdominalen Eingriffen. Die Diagnostik erfolgt durch Röntgen, CT oder per Ultraschall. Therapiert wird, wenn nötig, die auslösende Ursache.

Formen:
- pathologisch durch: 1. penetrierendes Abdominaltrauma, Magen- oder Darmperforation (z. B. bei Ulkus*, Divertikel*, invasiv wachsender Tumor, Mesenterialinfarkt, nekrotisierender Enterokolitis*) 2. Barotrauma im Rahmen einer invasiven Beatmung
- iatrogen, z. B. postoperativ nach intraabdominalem Eingriff.

Diagnostik:
- Röntgen-Thorax-Aufnahme (im Stehen subphrenische Gassichel: siehe Ulkusperforation*, Abb. 2 dort, in Linksseitenlage zwischen Leber und Zwerchfell)
- CT (kleinste Gasmengen ≥ 5 cm³ nachweisbar)
- Ultraschall: freie Luft im Abdomen, erkennbar an hellen Lichtreflexen, die bei Kompression dem Schallkopf ausweichen.

Pneumoretroperitoneum

Pneumoretroperitoneum n: Luft- oder Gasansammlung im Retroperitonealraum*, verursacht entweder traumatisch oder iatrogen, z.B. bei Verletzung des Duodenums im Rahmen einer ERCP, oder durch schwere Entzündungen retroperitoneal liegender Organe, meistens bei schwerer Pankreatitis* und bakterieller Superinfektion mit gasbildenden Bakterien.

Pneumosinus dilatans m: Seltene Erweiterung einer Nasennebenhöhle* infolge eines Ventilmechanismus im Bereich des Ausführungsgangs. Meist ist die Stirnhöhle betroffen, vorwiegend bei Männern zwischen dem 20.–40. Lj. Klinisch zeigen sich knöcherne Deformation* und evtl. Sehstörungen* aufgrund von Druckschädigung des Sehnervs. Nach Diagnosesicherung mittels CT wird chirurgisch behandelt.

Pneumothorax m: Ansammlung von Luft (im weiteren Sinne Gas) in der Pleurahöhle*. Der Spannungspneumothorax ist ein medizinischer Notfall. Ein Pneumothorax kann idiopathisch oder traumatisch entstehen. Häufige Symptome sind Thoraxschmerz, Husten und Atembeschwerden. Behandelt wird durch Thoraxdrainage, evtl. auch durch videoassistierte thorakoskopische Chirurgie (VATS).

Erkrankung: Formen: Spontanpneumothorax:
- idiopathisch (primär); häufigste Form des Pneumothorax
- symptomatisch (sekundär): **1.** Ätiologie: bullöses Emphysem* bei obstruktiver Atemwegserkrankung*, Pleuraschädigung durch Narbe (z.B. nach Tuberkulose), Tumor, Sarkoidose*, Lungenfibrose*, Langerhans*-Zell-Histiozytose, zystische Fibrose, extragenitale Endometriose* **2.** Pathologie: innerer Pneumothorax.

Traumatischer Pneumothorax: Evtl. als Hämatopneumothorax*
- (nach außen) geschlossener Pneumothorax mit Verletzung der Pleura visceralis bei stumpfem Thoraxtrauma* (z.B. Alteration des Tracheobronchialbaums, Lungenlazeration oder im Rahmen einer Rippenfraktur) bzw. pulmonalem Barotrauma*
- (nach außen) offener Pneumothorax infolge penetrierenden Thoraxtraumas (z.B. äußere Stich- oder Pfählungsverletzung)
- iatrogen akzidentell: z.B. bei Punktion für Armplexusanästhesie* oder ZVK, als (nach außen) geschlossener Pneumothorax z.B. bei bronchoskopischer Biopsie, Beatmung, Herzdruckmassage*.

Pathophysiologie:
- Aufhebung der pleuralen Adhäsionskräfte
- in der Folge partieller oder kompletter Kollaps des betroffenen Lungenflügels infolge elastischer Zugspannung der Lunge (siehe Abb. 1).

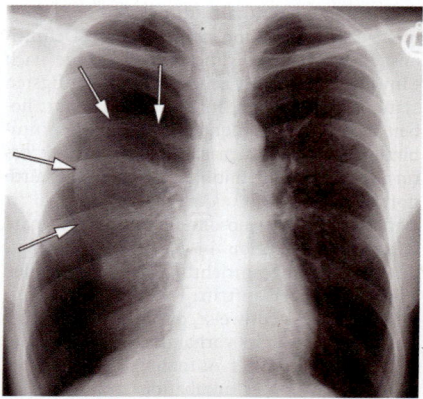

Pneumothorax Abb. 1: Fehlende periphere Gefäßzeichnung (strahlentransparenter lufthaltiger Saum) und von Thoraxwand abgehobene Pleura visceralis bei kollabiertem Lungenflügel rechts (Pfeile) infolge rechtsseitigen Pneumothorax (Röntgen-Thorax-Aufnahme). [192]

Klinik: In Abhängigkeit von intrapleuralem Luftvolumen bzw. Druck sowie Ausmaß des Lungenkollapses:
- plötzlicher Thoraxschmerz
- Reizhusten
- Dyspnoe
- evtl. Zyanose
- evtl. asymptomatisch bis kaum symptomatisch bei Spitzen- (häufig idiopathischer Spontanpneumothorax) und Mantelpneumothorax*
- ggf. kardiopulmonale Insuffizienz mit Mediastinalflattern* und Pendelluft* bei (nach außen) offenem Pneumothorax.

Komplikationen:
- Spannungspneumothorax: vital bedrohlich mit zunehmendem intrapleuralem Überdruck bei nach innen oder außen (siehe Abb. 2) offenem Pneumothorax (Ventilpneumothorax* ohne Ventilverschluss): **1.** auch (iatrogen) im Rahmen kontrollierter Beatmung, mit Mediastinalshift* zur gesunden Seite sowie Zwerchfelltiefstand der betroffenen Seite (siehe Abb. 3) **2.** Klinik: hochgradige, zunehmende kardiopulmonale Insuffizienz mit sichtbarer oberer Einflussstauung* (cave: nicht bei Hypovolämie, schwerster Dyspnoe, Hypoxämie, Zyanose, Abfall des Herzminutenvolumens, arterieller Hypotonie, Tachykardie, Schock* bis Herz*-Kreislauf-Stillstand
- spontaner Hämatopneumothorax (Einriss am Verwachsungsstrang durch Eigengewicht des kollabierten Lungenflügels) mit persistierender thorakaler Blutung

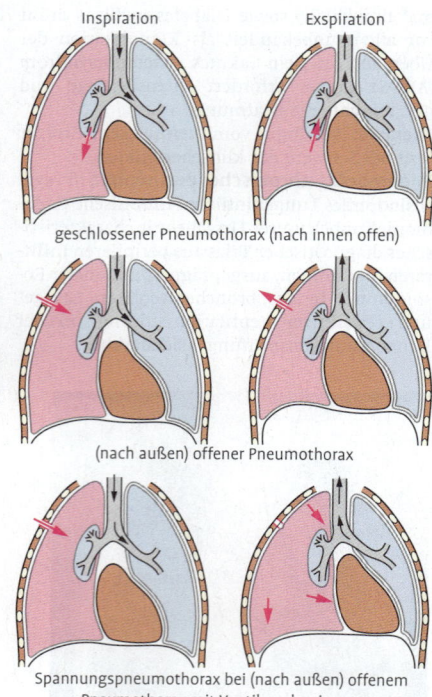

Pneumothorax Abb. 2

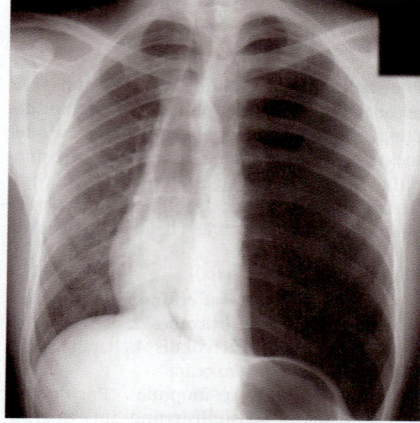

Pneumothorax Abb. 3: Strahlentransparente lufthaltige Pleurahöhle links, Totalkollaps des linken Lungenflügels, Mediastinalverdrängung nach rechts, Verbreiterung der linksseitigen Interkostalräume und Zwerchfelltiefstand links bei linksseitigem Spannungspneumothorax (Röntgen-Thorax-Aufnahme in Exspiration). [192]

- rezidivierender oder chronischer Verlauf durch reaktive Fibrinexsudation (und dadurch Behinderung der pulmonalen Wiederentfaltung)
- sekundäre pleurale Infektion (Pleuraempyem*).

Therapie:
- Thoraxdrainage (Thoraxdrainage* Abb. 1 dort) mit radiologischer Verlaufskontrolle, bei Spannungspneumothorax als sofortige (präklinische) lebensrettende Notfallmaßnahme (Reanimation*) zur Druckentlastung (ggf. initial durch Punktion mit großkalibriger Kanüle: siehe Tiegel*-Ventil, Abb. dort)
- bei sehr kleinem Mantelpneumothorax* ohne hämodynamische und respiratorische Dysfunktion evtl. nur radiologische und klinische Kontrollen (Spontanresorption; cave: Rezidivrate)
- symptomatisch: Sauerstoffgabe, Analgetika
- bei rezidivierendem oder persistierendem Pneumothorax oder Hämatopneumothorax: videoassistierte thorakoskopische Chirurgie (VATS) mit Resektion von Emphysema like Changes und partieller Pleurektomie*, evtl. Pleurodese*.

Pneumotrope-Erreger-Labordiagnostik *f*: Suchtests zur Identifizierung von Viren*, Bakterien* oder Parasiten* als Verursacher von Erkrankungen der Atemwege. Zunächst wird nach häufigen Erregern gesucht, beispielsweise Adenoviren, Influenza-Viren, Mykoplasmen oder Respiratory* Syncytial Virus. Wird die Ursache nicht gefunden, erfolgen weitere Tests in Abhängigkeit der klinischen Symptomatik* und der Anamnese*.

Pneumozephalus *m*: engl. *pneumocephalus*. Intrakranielle* Luftansammlung, besonders im System der Hirnventrikel*, u. a. durch offenes Schädelhirntrauma* (z. B. Schädelfraktur* mit Ruptur* der Dura* mater oder Fraktur* im Bereich der Nasennebenhöhlen*) oder iatrogen*, z. B. bei Trepanation* der hinteren Schädelgrube in sitzender Lagerung.

Pneumozysten → Lungenzysten

Pneumozysten → Pneumocystis jirovecii

Pneumozyten *m pl*: engl. *pneumocytes*. Zellen des Alveolarepithels der Lunge*. Man unterscheidet Typ I-Pneumozyten und Typ-II-Pneumozyten (Nischenzellen*). Erstere bedecken dünn und großflächig ca. 95 % der Alveolenwände und sind an der Bildung der Blut-Luft-Schranke beteiligt. Die kubischen Typ-II-Pneumozyten befinden sich hingegen in Nischen und produzieren Surfactant*.

PNH: Abk. für → Hämoglobinurie, paroxysmale nächtliche

PNL: Abk. für → Nephrolithotomie, perkutane

PNP: Abk. für → Polyneuropathie

pO₂ → Sauerstoffpartialdruck

p. o.: Per os, durch den Mund, peroral, zur oralen Einnahme.

POC: Abk. für engl. point of care → Point-of-Care-Diagnostik

POCD: Abk. für engl. postoperative cognitive deficit → Delir, postoperatives

Pochhammer-Zeichen *n*: engl. *Pochhammer's sign*. Unfähigkeit, bei isolierter Fraktur des Trochanter minor des Femurs das Bein im Liegen bei gestrecktem Knie anzuheben.

Pocken → Variola

Pocken-Viren → Poxviridae

POCT: Abk. für point of care testing → Point-of-Care-Diagnostik

Podagra *f*: Schmerzen im Großzehengrundgelenk bei Gicht*.

Podografie *f*: engl. *podography*; syn. Pedografie. Darstellung der Fußbelastung im Rahmen der orthopädietechnischen Versorgung zur bedarfsgerechten Fertigung von orthopädischen Schuhen* oder orthopädischen Schuheinlagen*, etwa bei diabetischem Fuß, rheumatischen Fußbeschwerden, Pes* adductus oder Pes* cavus.
- **Statische Podografie:** Stempel- oder Schaumstoffabdruck im Stand
- **dynamische Podografie:** Dokumentation des Belastungsverlaufs im Gehen durch elektronische Messplatten mit kapazitiven oder resistiven Sensoren.

Podologe *m*: engl. *podiatrist*; syn. Medizinischer Fußpfleger. Ausbildungsberuf für medizinische Fußpflege. Die Ausbildung in dem gesetzlich geschützten Fachberuf dauert nach der 2011 geänderten Ausbildungs- und Prüfungsverordnung 2 Jahre, in Teilzeit 4 Jahre.

Aufgaben:
- allgemeine und individuelle Beratung
- Nagelbehandlungen: **1.** fachgerechtes Schneiden von Nägeln **2.** Behandlung von eingerollten und eingewachsenen Nägeln, von Pilzerkrankungen oder verdickten Nägeln **3.** Nagelprothetik (künstliche Nägel)
- Behandlung bei verdickter Hornschicht der Haut (Hyperkeratose*): **1.** Abtragen von übermäßiger Hornhaut und Schwielen **2.** Entfernen von Hühneraugen (Clavi) und Warzen (Verrucae*)
- Maßnahmen zur Entlastung schmerzhafter Stellen: **1.** Schutz vor Druck und Reibung durch Anfertigung spezieller Nagelspangen bei eingewachsenen Nägeln (Orthonyxie) **2.** Anfertigen langlebiger Druckentlastungen (Orthosentechnik)
- Fuß- und Unterschenkelmassage
- Prävention und Therapie des diabetischen Fußsyndroms* und anderer Fußerkrankungen. Diabetische Fußkomplikationen, insbesondere die bei Diabetikern noch zu häufig notwendigen Amputationen*, sollen vermindert werden.

Hinweis: Der Podologe darf eine unabhängige Praxis betreiben und kann bei Zulassung seine Tätigkeit gegenüber den Krankenkassen abrechnen. Die Zusammenarbeit mit ambulanten Pflegediensten, Arztpraxen, Fußambulanzen und Altenheimen ist möglich. Abzugrenzen ist die kosmetische Fußpflege (Pediküre*), die frei (d. h. ohne Zulassungsbedingungen durch eine Krankenkasse) ausgeübt wird.

Podozyten *m pl*: engl. *podocytes*. Deckzellen der Kapillaren als inneres Blatt der Bowman*-Kapsel mit langen Primär- (Cytotrabecula) und kurzen Sekundärfortsätzen (Cytopodia), die fußförmig auf der Basalmembran stehen und zwischen sich 25 nm breite Lücken (Schlitzporen, durch ein Diaphragma verschlossen) frei lassen.

Poikilozytose *f*: engl. *poikilocytosis*; syn. Poikilozythämie. Abnormale, nicht rund geformte Erythrozyten*, z. B. in Birnen-, Keulen- oder Tränenform im Blutausstrich*. Eine Poikilozytose ist häufig kombiniert mit einer Anisozytose*. Ursache der Verformung ist eine schwere Störung der Erythrozytopoese*, z. B. bei toxischer Knochenmarkschädigung oder perniziöser Anämie*, oder Defekte der Erythrozytenmembran.

Point-of-Care-Diagnostik *f*: engl. *point of care testing*; syn. Point-of-Care-Test; Abk. POCT. Sammelbezeichnung für labormedizinische Diagnostik*, die außerhalb eines Labors unmittelbar am Patienten mit wenig technischem Aufwand (z. B. mit einfach zu bedienendem Gerät) durchgeführt wird und damit schneller zu einem Ergebnis führt als konventionelle Labordiagnostik.

Formen:
- Meist BGA, ACT, INR, aPTT, PFA (in* vitro Blutungszeit), Rotationsthrombelastografie* oder Schnelltestverfahren, z. B. zur Bestimmung von Glukose*, D*-Dimeren, CRP, kardialem Troponin*, CK-MB (Kreatininkinase), BNP und NT-proBNP (siehe kardiale natriuretische Peptide*) in Blut sowie mikrobiologisch-virologisches POCT (z. B. Rachenabstrich zum Nachweis von Streptococcus* der Gruppe A)
- im Harn Teststreifen v. a. als Screening-Verfahren für Gesamtprotein, Erythrozyten, Leukozyten, pH-Wert, spezifisches Gewicht und Nitrit (Griess*-Ilosvay-Probe) sowie für Rauschmittel (z. B. Cannabinoide, Amphetamin, Opiat) oder Arzneimittel (z. B. Barbiturat, Benzodiazepin).

Klinische Bedeutung: Insbesondere im Rahmen von Akutmedizin (v. a. Notfallmedizin, Intensivmedizin):
- präklinisch, z. B. notfallmedizinische Blutzucker-Bestimmung
- klinisch, z. B. BGA, Troponin-Schnelltest, Rotationsthrombelastografie, sowie in ambulanter Patientenversorgung

- auch zur Patienten-Selbstkontrolle (Blutzucker, INR; Thromboplastinzeit*; Schwangerschaftstest*).

Polak-Syndrom n: engl. *antral gastrin cell hyperplasia*. Veraltete Bezeichnung für eine Hyperplasie der gastrinproduzierenden Zellen mit ähnlichen Symptomen, wie sie beim Zollinger*-Ellison-Syndrom auftreten.

Polarisationsmikroskop n: engl. *polarizing microscope*. Lichtmikroskop mit 2 Polarisationsfiltern. Durch einen Polarisationsfilter vor dem Objekt wird polarisiertes Licht erzeugt, welches durch einen weiteren Polarisationsfilter hinter dem Objekt analysiert wird. Dadurch können Objekte im polarisierten Licht beobachtet werden.
Anwendung: Durch ein Polarisationsmikroskop können streng geordnete Strukturen wie A-Banden der quergestreiften* Muskulatur oder parallel verlaufende Myosinfilamente untersucht werden. Solche geordneten Stukturen verhalten sich im polarisierten Licht doppelt-brechend (anisotrop) und leuchten hell auf. Ungeordnete Strukturen sind dagegen einfach-brechend (isotrop) und bleiben dunkel.

Poleinstellung f: In der Geburtshilfe Bezeichnung für den vorangehenden kindlichen Teil bei Längslagen, entweder Kopf oder Steiß.

Polioencephalitis acuta infantum → Poliomyelitis

Polioencephalopathia haemorrhagica superior → Wernicke-Enzephalopathie

Polioenzephalitis f: engl. *polioencephalitis*. Entzündung der grauen Hirnsubstanz.

Poliomyelitis f: engl. *infantile paralysis*; syn. Poliomyelitis epidemica anterior acuta. Durch Enteroviren verursachte Infektionskrankheit* mit Gefahr von schlaffen Lähmungen* unterschiedlicher Lokalisation, in lebensbedrohlichen Fällen mit Beeinträchtigung von Kreislauf und Atmung. Behandelt wird symptomatisch und ggf. langfristig physiotherapeutisch und orthopädisch. Die aktive Immunisierung gemäß Impfkalender* ist empfohlen.
Erreger: Poliomyelitis-Virus aus der Familie der Picornaviridae (Serotypen I–III).
Übertragung: Fäkal-oral, aufgrund primärer Virusvermehrung in Rachenepithelien kurz nach Infektion auch aerogen*.
Epidemiologie:
- Wildvirus in Deutschland zuletzt 1992 registriert
- endemische Erkrankungen in Pakistan und Afghanistan
- importierte Erkrankungen aus Afrika und vereinzelten osteuropäischen Regionen.

Pathophysiologie: Bei ZNS-Befall:
- Entzündung v. a. der Neurone der grauen Substanz und Infiltration mit Leukozyten, Lymphozyten und Plasmazellen
- Gliazellreaktion mit Abbau der Ganglienzellen und reaktivem Ödem*.

Inkubationszeit: 3–35 Tage.
Klinik:
- 90–95 % aller Infektionen asymptomatisch (**inapparente*** Poliomyelitis)
- klinische Manifestation, teilweise mit phasenhaftem Verlauf als: **1. abortive** Poliomyelitis (Initialstadium): **I.** bei ca. 5 % der Infektionen Symptome eines grippalen Infekts **II.** Gesundung innerhalb weniger Tage **2. nichtparalytische** Poliomyelitis: **I.** nach einigen symptomfreien Tagen (Latenzstadium) folgt meningitisches Stadium **II.** aseptische Meningitis* mit schwerem meningealem Syndrom, häufig mit Harnblasenentleerungsstörung und Obstipation, nach wenigen Tagen vollständig abklingend **III.** von anderen Enterovirus*-Infektionen klinisch nicht zu unterscheiden **3. paralytische** Poliomyelitis bei ca. 0,1 % der Infizierten: **I.** katarrhalische Erscheinungen der oberen Atemwege, Darmatonie, mäßiger Temperaturanstieg, Kopf-, Rücken- und Gliederschmerzen, starkes Schwitzen, allgemeine Hyperästhesie und meningitische Zeichen **II.** akutes Einsetzen des Lähmungsstadiums (in rascher Folge auftretende asymmetrische schlaffe Paresen* unterschiedlicher Ausprägung) **III.** nach Entfieberung kein weiteres Fortschreiten der Lähmungen **IV.** bei Beteiligung der Hirnnervenkerne des IX. und X. Hirnnervs (bulbäre Form) oder rasch aufsteigender Lähmung und Übergreifen auf Atem- und Kreislaufzentrum ungünstige Prognose mit einer Letalität von 20–60 % **4. Polioencephalitis acuta infantum** (sog. zerebrale Kinderlähmung): seltene Form mit anhaltend hohem Fieber, Bewusstseinseintrübung, epileptischen Anfällen, spastischen Lähmungen (siehe Spastik*) und Kontrakturen*.

Prognose:
- Rückbildung der Symptome bei der Mehrzahl der Patienten innerhalb eines Jahres
- als Residualschäden (zurückbleibende Folgeschäden) atrophische Lähmungen, trophische und vasomotorische Störungen, Skelett- und Gelenkveränderungen (Fußdeformierung, Schlottergelenk, Skoliose) und Zurückbleiben des Knochenwachstums einzelner Extremitäten
- bei einem Teil der Betroffenen Postpoliomyelitissyndrom.

Prophylaxe: Aktive Immunisierung:
- parenteral* angewendeter, trivalenter (alle 3 Typen des Poliomyelitis-Virus) Impfstoff nach Salk (Abk. IPV für **i**naktivierte **P**olio-**V**akzine): **1.** Standardimpfung entsprechend Impfkalender* **2.** Indikationsimpfung bei Aufenthalt in Region oder Einrichtung mit Infektionsrisiko, bei potenzieller beruflicher Exposition oder postexpositionell
- Lebendimpfstoff nach Sabin (Abk. OPV für **o**rale **P**olio-**V**akzine) in Deutschland nicht mehr empfohlen wegen des Risikos einer **V**akzine-**a**ssoziierten **p**aralytischen **P**oliomyelitis, Abk. VAPP.

Poliomyelitis-Viren n pl: engl. *polioviruses*. RNA-Viren (⌀ 25–30 nm) des Genus Enterovirus* der Familie Picornaviridae, welche die Poliomyelitis* verursachen. Poliomyelitis-Viren werden fäkal-oral übertragen, wobei der Verdauungskanal die Eintrittspforte ist.
Klinische Bedeutung:
- hämatogene (evtl. auch neurogene) Verbreitung mit Befall v. a. der grauen Substanz der Neurone des Rückenmarks, insbesondere Vorderhornzellen; Infektion in 99 % inapparent bzw. lokal (sog. minor illness)
- Einsatz inaktivierter Viren für die aktive parenterale Immunisierung (Schutzimpfung*).

Poliomyelitis-Virus-Antikörper m sg, pl: syn. Polio-Antikörper. Antikörper* gegen die 3 Serotypen des Poliomyelitis-Virus. Die Bestimmung ist indiziert zur Diagnose einer akuten Infektion (Kinderlähmung) oder zur Beurteilung der Immunität* vor oder nach einer Impfung. Der Nachweis erfolgt im Serum mittels Neutralisationstest*. Weist der Test auf eine akute Infektion hin, besteht Meldepflicht.

Poliose f: engl. *poliosis*. Erworbene, umschriebene Entfärbung der Haare, z. B. bei Vitiligo, Vogt-Koyanagi-Harada-Syndrom, tuberöser Sklerose und Zerstörung der Melanozyten durch Entzündung oder Bestrahlung.

Politano-Leadbetter-Operation f: engl. *Politano's operation*. Verfahren zur Therapie des vesikoureterorenalen Refluxes*. Prinzip ist die Harnleiterreimplantation mit suprahiataler Verlagerung des Ureters und Schaffung eines submukösen Tunnels von 3–5 cm Länge mit intravesikalem Vorgehen.

Politzer-Verfahren n: engl. *Politzer's test*; syn. Politzer-Versuch. Methode zur Öffnung der Ohrtrompete* bzw. zur Prüfung der Ohrtrompetenfunktion durch Druckerhöhung im Nasen-Rachen-Raum. Das Politzer-Verfahren wird eingesetzt bei Tubenkatarrh*, Otitis* media mit gestörter Tubenfunktion und Barotrauma*. Kontraindikationen sind Vernarbungen am Trommelfell (Perforationsgefahr) und eitrige Infektionen, bei der das Verfahren eine Erregerausbreitung begünstigen würde.
Vorgehen: Ein Nasenloch wird manuell verschlossen, auf das andere wird ein Gummiballon aufgesetzt (siehe Abb.). Während der Kompression des Ballons lässt man den Patienten schlucken oder ein Wort sprechen, das den Konsonanten K mehrmals enthält (z. B. Kakadu, Ku-

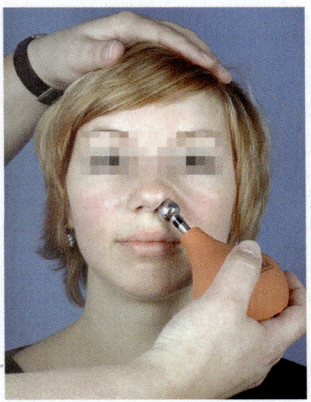
Politzer-Verfahren [204]

ckuck). Damit wird der Nasen-Rachen-Raum durch Anheben des Gaumensegels abgeschlossen und das Tubenostium öffnet sich. Bei normaler Tubendurchlässigkeit kann der Untersucher das Einströmen von Luft in die Paukenhöhle* auskultieren oder otoskopisch feststellen.

Polkörper *m sg, pl*: engl. *polar body*; syn. Richtungskörperchen. Einen haploiden Chromosomensatz und wenig Zytoplasma enthaltende Zellen, die im Rahmen der Meiose* durch asymmetrische Zellteilung zugunsten der Eizelle entstehen. Die Polkörper haften an der Eizelle und degenerieren anschließend.

Polkörperdiagnostik *f*: Verfahren zur Präfertilisationsdiagnostik*. Die Polkörper einer im Rahmen der assistierten Reproduktion* entnommenen Eizelle werden genetisch untersucht.

Pollakisurie *f*: engl. *pollakisuria*. Drang zu häufigem Wasserlassen, meist mit jeweils nur geringen Harnmengen.

Ursachen:
– Blasenhalsobstruktion durch eine Prostatahyperplasie
– Zystitis*
– neurogene Störung der Blaseninnervation
– Schwangerschaft
– postmenopausaler Östrogenmangel
– Blasentumor*
– Blasenstein*
– Schrumpfblase*
– Strahlentherapie* im Becken
– psychische Belastung
– überaktive Blase* (Overactive Bladder).

Pollenallergie → Pollinosis
Pollenallergie → Rhinitis allergica
Pollenallergie-Labordiagnostik *f*: In-vitro-Labortests zur Abklärung eines Verdachts auf Pollenallergie (Pollinosis*). Zu den Verfahren zählen die Bestimmung des Gesamt-IgE im Serum sowie die Bestimmung allergenspezifischer* IgE-Antikörper im Serum. Die Auswahl der getesteten Antigene richtet sich nach der klinischen Symptomatik.

Bewertung:
– Gesamt-IgE: **1.** zusätzlicher Parameter zur Beurteilung der allergiespezifischen IgE-Werte **2.** alleine betrachtet keine Aussage über eine spezifische Sensibilisierung möglich **3.** häufig auch erhöht bei verschiedenen nicht allergischen Erkrankungen, wie Parasitosen*, immunologischen Erkrankungen oder Malignomen
– allergiespezifische IgE: **1.** Nachweis, dass gegen das jeweilige Allergen spezifische IgE-Antikörper in der entsprechend gemessenen RAST-Klasse im Blut vorliegen; deswegen Diagnosestellung nur im Zusammenhang mit der klinischen Symptomatik **2.** Test von Allergenmischungen und Einzelallergenen möglich.

Pollex flexus *m*: syn. Pollex rigidus. Fixierte Beugestellung des Daumenendglieds, die sich unter Umständen passiv überwinden lässt (deutliches Schnappen). Ursache ist eine anlagebedingte Behinderung der Gleitfähigkeit der Daumenbeugesehnen durch Verengung der Pars annularis vaginae fibrosae oder Verdickung der Beugesehnen über dem Grundgelenk beim Säugling oder Kleinkind.

Therapie:
– konservativ, z. B. Infiltration der Sehnenscheide mit Glukokortikoiden
– operativ: Spaltung des Ringbandes, Tenosynovektomie.

Pollinosis *f*: syn. Heuschnupfen. Durch Proteinbestandteile in Pollen (Allergene) verursachte spezifische IgE-vermittelte Überempfindlichkeitsreaktion vom Soforttyp (Typ I der Allergie*). Die Pollinosis tritt auf während der Baum- (Februar bis Mai), Gräser- (Mai bis August) und Kräuterblüte (Juli bis Oktober). Der Prophylaxe dienen Allergenkarenz und spezifische Immuntherapie.

Klinik: Saisonale Rhinitis* allergica (Heuschnupfen)
– Niesattacken
– ödematöse Nasenmuschelhyperplasie
– wässrige Hypersekretion
– meist mit Konjunktivitis
– in ca. 30 % mit exogen-allergischem Asthma* bronchiale
– durch Kreuzallergie* zu pollenassoziierten Nahrungsmitteln häufig mit oralem Allergiesyndrom*
– gelegentlich mit generalisierter Urtikaria und fieberhafter Allgemeinreaktion.

Therapie:
– prophylaktisch mit lokal wirkenden Mastzellstabilisatoren (z. B. Cromoglicinsäure*, Nedocromil-Natrium, Ketotifen)
– im Anfall mit abschwellenden Nasentropfen, systemischen Histamin*-H$_1$-Rezeptoren-Blockern
– evtl. saisonal (Blütezeit) Therapie mit Glukokortikoiden (topisch oder systemisch).

Prophylaxe:
– Allergenkarenz (Meiden des Auslösers)
– Atemschutz
– spezifische Immuntherapie* nach Bestätigung der Spezifität und Aktualität der Pollenallergie durch Hauttestung sowie dem Nachweis spezifischer IgE und nach bronchialem Provokationstest*.

Pollizisation *f*: engl. *pollicization*. Daumenbildung durch Transposition eines Fingers bei angeborener Fehlbildung (z. B. Aplasie) oder traumatischer Amputation des Daumens.

Pollution *f*: syn. nächtlicher Samenerguss. Unwillkürliche Ejakulation*, meist im Schlaf während der REM-Schlaf-Phase (Traumphase), bei Männern und männlichen Jugendlichen ab etwa Mitte der Pubertät auftretend. Sie dient der Beseitigung alternden Spermas mit abnehmendem Befruchtungspotenzial und/oder der Beseitigung angestauten Spermas, das nicht über die Nebenhoden abgebaut werden kann.

Polstar → Katarakt

Polyangiitis, mikroskopische *f*: engl. *microscopic polyangiitis*; syn. mikroskopische Panarteriitis. ANCA-assoziierte systemische Vaskulitis* kleiner Gefäße, meist mit nekrotisierender Glomerulonephritis* oder pulmonaler Kapillaritis. Die Pathogenese ist weitgehend unklar, in einigen Fällen besteht eine Assoziation mit Hepatitis*-B. Die mikroskopische Polyangiitis verläuft mild bis lebensbedrohlich und wird mit Glukokortikoiden* und anderen Immunsuppressiva* behandelt.

Polyarteriitis nodosa *f*: syn. Periarteriitis nodosa; Abk. PAN. Seltene nekrotisierende systemische Vaskulitis* der mittelgroßen Gefäße (mittelgroße und kleine Arterien, häufig Aneurysmenbildung) ohne Glomerulonephritis*. Die Polyarteriitis nodosa wird klinisch häufig in Abgrenzung zur mikroskopischen Polyangiitis* als klassische PAN (cPAN) bezeichnet.

Polyarthritis *f*: Gleichzeitige Arthritis von > 5 Gelenken, v. a. bei rheumatoider Arthritis*, juveniler idiopathischer Arthritis* (polyarthritischer Typ), Psoriasis*-Arthritis und akutem rheumatischen Fieber*. Vgl. Arthritis* (Tab. dort).

Polyarthrose *f*: engl. *polyarthrosis*. Gleichzeitig in mehreren oder vielen Gelenken auftretende Arthrose*, besonders an den Knie- und Hüftgelenken, Fingerend- (Heberden*-Polyarthrose),

Fingermittel- (Bouchard*-Arthrose) und Daumensattelgelenken (Rhizarthrose*).

Polychemotherapie f: engl. *polychemotherapy*. Kombination verschiedenster Zytostatika, die gemeinsam in festgesetzten Abständen und Dosierungen verabreicht werden. Beispiele sind: CHOP-Schema, ABVD-Schema und PEB-Schema.

Polychondritis, rezidivierende f: engl. *relapsing polychondritis*; syn. Von-Meyenburg-Altherr-Uehlinger-Syndrom. Seltene, systemisch-entzündliche Erkrankung des Knorpelgewebes, die sich besonders im 4.–6. Lebensjahrzehnt manifestiert. Lebensbedrohlich ist die Beteiligung der Trachealknorpel. Diagnostiziert wird klinisch und histologisch, behandelt mit Glukokortikoiden* und anderen Immunsuppressiva*. Teilweise bleiben dauerhafte Knorpelschäden. 1/4 der Betroffenen stirbt innerhalb von 5 Jahren.

Polychromasie f: engl. *polychromasia*; syn. polychromatische Zellen. Unterschiedliche Anfärbbarkeit von Zellen. Im engeren Sinn sind polychromatische Erythrozyten* gemeint, die sich im Unterschied zu normalen Erythrozyten auch durch basische Farbstoffe wie Methylenblau anfärben lassen. Diese Erythrozyten weisen eine noch nicht abgeschlossene Hämoglobinisation und damit einen hohen RNA*-Gehalt auf. Siehe Abb.

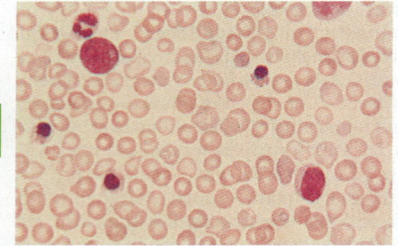

Polychromasie: Bläulich violett angefärbte neben normalen Erythrozyten im Blutausstrich (Pappenheim-Färbung). [84]

Polycythaemia vera f: engl. *primary myelopathic polycythemia*; syn. Vaquez-Osler-Krankheit. Hämatopoetische Stammzellerkrankung mit klonaler Expansion vor allem der Erythropoese. Klinisch finden sich Symptome der erhöhten Blutviskosität und später der Anämie*. Die Diagnose erfolgt aus laborchemischen Veränderungen und/oder einer Knochenmarkpunktion. Therapiemöglichkeiten sind der Aderlass* und Chemotherapeutika*. Die Prognose wird bestimmt durch patienten- und krankheitsspezifische Risikofaktoren.

Klinik: In der initialen Phase mit erhöhter Erythrozytenmasse herrschen die Symptome der erhöhten Blutviskosität vor:

– Kopfschmerzen
– Ohrensausen
– Parästhesien*
– Juckreiz
– vaskuläre Symptome: Claudicatio* intermittens, Raynaud*-Symptomatik
– Plethora
– Erythromelalgie

Bei Zunahme der Zytopenie durch Knochenmarkfibrose und extramedullärer Blutbildung stehen im Vordergrund:

– Müdigkeit, Schwäche, Leistungsabfall (Anämie*)
– B*-Symptomatik (Fieber, Nachtschweiß, Gewichtsverlust)
– Oberbauchschmerzen (Splenomegalie*)
– Hämorrhagien (dysfunktionale Thrombozyten).

Therapie: Als einziger kurativer Zielansatz gilt die allogene Stammzelltransplantation* bei jüngeren Patienten mit schwerem Verlauf. Ziel der supportiven Therapie ist die Vermeidung von Komplikationen der erhöhten Blutviskosität (Blutungen, thromboembolische Ereignisse) sowie die Vermeidung einer Myelofibrose. Hier kommen zum Einsatz:

– intermittierender Aderlass
– Erythrozytapherese
– Chemotherapie*: Hydroxyharnstoff, Alkylanzien (2. Wahl)
– Interferon* alpha
– JAK2-Inhibitoren
– Acetylsalicylsäure* bei Thrombozytose/Erythromelalgie

Prognose: Die mediane Überlebenszeit beträgt 9–12 Jahre, das Risiko eines Überganges in eine akute Leukämie beträgt abhängig von der gewählten Therapieform 1–15 %.

Polydaktylie f: engl. *polydactyly*. Anlage zusätzlicher Finger- oder Zehen(teile), oft in Kombination mit Syndaktylie*, sehr selten mit Hyperlorismus*. Die Veränderungen kommen z.B. vor bei Ellis-van-Creveld-Syndrom, Goltz-Gorlin-Syndrom und Bardet*-Biedl-Syndrom.

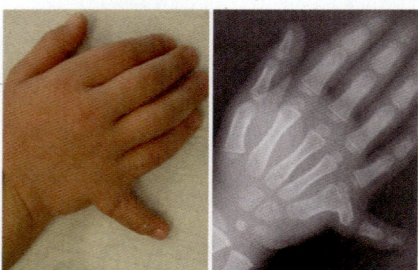

Polydaktylie: Hexadaktylie. [21]

Formen:
– radiale oder tibiale Polydaktylie an Daumen bzw. Großzehe
– zentrale Polydaktylie am Strahl II–IV
– ulnare (siehe Abb.) oder fibulare Polydaktylie am Strahl V.

Polydipsie f: engl. *polydipsia*. Gesteigertes Durstempfinden und vermehrte Flüssigkeitsaufnahme. Die Ursachen sind entweder psychogen ohne vorausgehenden Anstieg der Plasmaosmolarität oder reaktiv als Folge erhöhter Plasmaosmolarität, v. a. bei Diabetes* mellitus, Diabetes* insipidus, hyperosmolarem Koma, Hyperkalzämiesyndrom (Hyperkalzämie*) sowie Burnett*-Syndrom.

Polyembryom n: engl. *polyembryoma*. Sogenannter 'primitiver', hochgradig maligner Keimzelltumor* des Ovars* bei jungen Frauen. Das Polyembryom stammt von pluripotenten malignen Embryonalzellen ab, die sich zu kleinen Embryonen mit Embryonalscheibe, Amnionhöhle und Dottersack* differenzieren. Die Prognose ist sehr schlecht.

Polyether m: Gummielastische Masse auf der Basis einer polymeren, sich vernetzenden Etherverbindung. Der Start der Vernetzungsreaktion erfolgt durch einen Katalysator (Zweikomponenten-System). Polyether wird als Material für die Abformung von Kronenstümpfen und Schleimhaut verwendet.

Polyglobulie f: engl. *erythrocytosis*; syn. Erythrozytose. Erhöhte Anzahl an Erythrozyten* im Blut. Ursache ist eine gesteigerte Erythrozytopoese* mit Anstieg von Erythrozytenmasse und Hämoglobin*. Eine Polyglobulie tritt u. a. bei andauernder Hypoxie*, gestörter Sauerstofftransportfunktion des Hämoglobins, vermehrter Erythropoetin*-Bildung, Polycythaemia* vera und myeloproliferativen Erkrankungen* auf.

Polygonum aviculare → Vogelknöterich

Polyhydramnion → Hydramnion

Polykaryozyten m pl: engl. *polykaryocytes*. Durch mehrmalige Kernteilung ohne nachfolgende Zellteilung entstehende vielkernige Riesenzellen* (z. B. Osteoklasten*, Megakaryozyten).

polyklonal: Von mehreren Zellklonen ausgehend. Der Begriff wird meist in Bezug auf polyklonale Antikörper verwendet. Das Gegenteil von polyklonal ist monoklonal*.

Polykorie f: engl. *polycoria*. Vorhandensein von mehreren Pupillen in einer Iris. Polykorie kann angeboren sein, aber auch bei Verletzungen mit Lochbildung der Iris entstehen.

Polymastie → Mamma, akzessorische

Polymenorrhö f: engl. *polymenorrhea*. Zu häufige Menstruation* von normaler Stärke und Dauer mit Verkürzung der Zyklusdauer des Menstruationszyklus* auf < 24 Tage infolge verkürzter Follikelreifungs*- bzw. Lutealphase oder bei anovulatorischem Zyklus*.

Polymerase-Kettenreaktion f: engl. *polymerase chain reaction*; Abk. PCR. Molekularbiologisches Verfahren, bei dem selektiv DNA-Abschnitte vermehrt werden. Ausgehend von geringen DNA-Mengen (10^{-9}–10^{-15} g) wird ein definierter Bereich durch mehrmalige Wiederholung aller Reaktionsschritte exponentiell amplifiziert (siehe Amplifikation). Die amplifizierten DNA-Abschnitte werden somit nachgewiesen (Gelelektrophorese*, DNA*-Sequenzierung) oder für andere gentechnische Zwecke benutzt.
Prinzip: Der PCR-Prozess umfasst 20–40 Zyklen. Jeder Zyklus besteht aus 3 Reaktionsschritten (siehe Abb.):
– **Denaturierung:** Die doppelsträngige DNA wird durch Erhitzen auf 96 °C denaturiert, d. h. in eine Einzelstrang-DNA überführt.
– **Primer-Bindung:** Durch Temperatursenkung auf 55–65 °C lagern sich zwei strangspezifische Primer* am 5'- und 3'-Ende des zu amplifizierenden DNA-Bereichs an (Annealing).
– **DNA-Synthese:** Von den Primern ausgehend synthetisiert eine thermostabile DNA*-Polymerase (z. B. TAQ-Polymerase) die komplementären Stränge. Die Temperatur wird dabei auf das Syntheseoptimum der Polymerase erhöht (ca. 72 °C).

Anwendung:
– Diagnostik von Sepsis*, viraler oder unklarer Infektion
– Bestimmung der Viruslast (oft mit Multiplex-PCR)
– Klonierung von Genen bzw. DNA-Sequenzen (DNA*-Klonierung)
– Mutationsnachweis bei genetisch bedingten Krankheiten* (Genanalyse*)
– Vaterschaftsbestimmung*, Abstammungsbegutachtung
– im Rahmen der DNA*-Fingerprint-Methode.

Polymere n pl: engl. *polymers*. Bezeichnung für Stoffe, die aus Makromolekülen mit Monomeren als repetitiver Einheit bestehen. Die Makromoleküle können von unterschiedlicher Größe sein. Physiologisch wichtige Polymere sind Polypeptide, Zellulose, Glykogen, Stärke und Nukleinsäuren.
Formen: Homopolymere bestehen aus gleichartigen, Copolymere aus verschiedenen Monomeren. Polymere können Naturstoffe (Biopolymere) oder Kunststoffe sein (Kunstseiden, Kunstharz, Kunststoffpapier).

Polymorbidität → Multimorbidität

polymorph: engl. *polymorphic*; syn. multiform. Vielgestaltig, z. B. als Bezeichnung für Extrasystolen* von unterschiedlicher Gestalt im EKG. Der gegensätzliche Begriff zu polymorph lautet monomorph*.

Polymorphe Fotodermatose → Lichtdermatose, polymorphe

Polymorphismus m: Genetische Variante eines monogen vererbten Merkmals, das in der Bevölkerung gleichzeitig in mindestens 2 Phänotypen und damit in mindestens 2 Genotypen auftritt, die mit einer Häufigkeit von ca. 1 % vorkommen. Im weiteren Sinn gehört dazu auch der Geschlechtsdimorphismus.
Klinische Bedeutung:
– Polymorphismen können in codierenden Bereichen liegen, d. h. in Bereichen, die in Proteine übersetzt werden, wodurch verschiedene Aminosäuresequenzen des Proteins resultieren können.
– Polymorphismen in nicht codierenden Bereichen können die Stärke der Genexpression benachbarter Gene beeinflussen und damit zu Unterschieden in der vorhandenen Proteinmenge beitragen.
– Die Polymorphismen der gesamten DNA-Sequenz beinhalten die gesamte Information für genetisch verursachte monogene Krankheiten und für die genetisch begründeten Einflüsse auf genetisch beeinflusste Krankheiten und Merkmale (siehe Monogenie; siehe Polygenie).

Je höher der Grad des Polymorphismus ist, desto besser kann sich eine Population wechselnden Umweltbedingungen anpassen.

polymorphkernig: engl. *polymorphonuclear*. Beschreibender Begriff für Zellen mit vielgestaltigem Kern, v. a. Leukozyten* (wörtlich: mit vielgestaltigem Kern ausgestattet). Im engeren Sinn sind segmentkernige neutrophile Granulozyten* gemeint.

Polymyalgia rheumatica f: engl. *polymyalgia arteritica*. Ätiologisch unklare entzündliche Multiorganerkrankung mit Verwandtschaft zur Riesenzellarteriitis*. Das Manifestationsalter liegt meist über 65 Jahren. Symptome sind morgendliche Schmerzen bei Bewegung, symmetrisch in Schulter oder Beckengürtel, Morgensteifigkeit* bis zur Gehunfähigkeit sowie Müdigkeit und Depressivität*. Die Erkrankung spricht rasch auf eine Therapie mit Glukokortikoiden an. Siehe Abb.
Diagnostik:
– Diagnosekriterien nach Bird (mindestens 3 Kriterien erfüllt): **1.** beidseitig Schmerz oder Steifigkeit im Bereich von Schulter, Nacken, Oberarm, Gesäß oder Oberschenkel **2.** akuter Krankheitsbeginn (innerhalb von 2 Wochen) **3.** Patientenalter über 65 Jahre **4.** BSG erhöht (Ein-Stunden-Wert > 40 mm) **5.** Dauer der morgendlichen Steifigkeit > 1 Stunde **6.** Depression oder Gewichtsverlust **7.** beidseitig Oberarmdruckschmerz
– laborchemisch (BSG, CRP und andere Akute*-Phase-Proteine stark erhöht)
– Ausschluss einer Neoplasie.

Prognose:
– in der Regel Restitutio ad integrum nach mindestens 1-jähriger konsequenter Therapie
– mehrjährige Krankheitsverläufe bis zu 10 Jahren möglich.

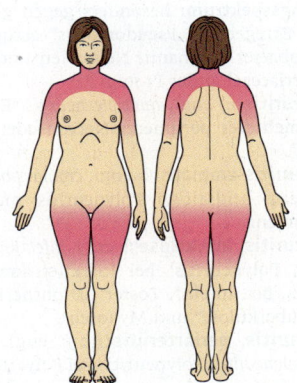

Polymyalgia rheumatica: Schmerzverteilungsmuster.

Polymyositis *f*: Den Kollagenosen* zugeordnete Autoimmunkrankheit, die besonders die Muskulatur, bei Dermatomyositis-Polymyositis-Komplex auch die Haut betrifft (Dermatomyositis). Betroffene zeigen eine Muskelschwäche im Schulter- oder Beckengürtel. Diagnostiziert wird laborchemisch und bioptisch, behandelt mit Glukokortikoiden und Immunsuppressiva. In einigen Fällen Assoziation mit einer Neoplasie/Karzinom.

Polymyositis acuta *f*: engl. *acute polymyositis*. Akute Verlaufsform der Polymyositis* mit rasch progredienter Muskelschwäche und schwerem allgemeinen Krankheitsgefühl, oft durch eine Infektion verursacht. Behandelt wird mit Glukokortikoiden* und anderen Immunsuppressiva*.

Polymyositis und Dermatomyositis *f*: engl. *dermatomyositis/polymyositis complex*; syn. Dermatomyositis-Polymyositis-Komplex. Zu den Kollagenosen* zählende entzündliche Autoimmunkrankheit* der Skelettmuskulatur (Polymyositis) und Haut (Dermatomyositis). Hauptsymptome sind Muskelschwäche und Erytheme. Vor allem bei älteren Patienten besteht eine Assoziation mit malignen Tumoren. Behandelt wird mit Glukokortikoiden* und anderen Immunsuppressiva* sowie mit Immunglobulinen*. Oft ist der Verlauf trotz Therapie progredient.

Polymyxin B *n*: Zur Gruppe der Polymyxine* gehörendes Polypeptid-Antibiotikum (enthalten in Kombinationspräparaten zur topischen Anwendung am Auge).

Polymyxine *n pl*: engl. *polymyxins*. Gruppe von Polypeptid-Antibiotika. Polymyxine (Colistin, Polymyxin*B) wirken bakterizid, indem sie sich in die Zellmembran extrazellulär gelegener gramnegativer Bakterien* einlagern, deren Zellmembran-Permeabilität stören und dadurch zur Apoptose* führen. Bei parenterale Gaben besteht dosisabhängig Neurotoxizität* und Nephrotoxizität*.

Wirkungsspektrum: Besonders gegen gramnegative Erreger wie Pseudomonas* aeruginosa, Acinetobacter baumanii, Neisserien und Enterobacteriaceae* außer Proteus*.

Polyneuritis *f*: engl. *multiple neuritis*. Entzündung mehrerer peripherer Nerven oder Hirnnerven*.

Polyneuritis cranialis *f*: engl. *cranial polyneuritis*. Meist beidseitige Polyneuritis mehrerer Hirnnerven.

Polyneuritis, infektiöse *f*: engl. *infectious polyneuritis*. Polyneuritis* bei Infektionskrankheiten, z.B. bei Röteln*, Zoster*, Diphtherie*, Lepra*, Tuberkulose* und Mykosen*.

Polyneuritis, periarteriitische *f*: engl. *periarteritic polyneuritis*. Polyneuritis bei Polyarteriitis* nodosa, meist als Mononeuritis* multiplex.

Polyneuritis, serogenetische *f*: engl. *serogenetic polyneuritis*. Nach Applikation von körperfremdem Protein, z.B. nach Impfung, Zelltherapie oder Bluttransfusion*, auftretende Polyneuritis* mit asymmetrischer Verteilung der Ausfälle. Betroffen sind meist die oberen Extremitäten (Plexus* brachialis).

Polyneuropathie *f*: engl. *polyneuropathy*. Nichttraumatisch verursachte, generalisierte oder über mehrere Nerven ausgedehnte Erkrankung des peripheren Nervensystems (Neuropathie*) infolge (funktioneller) Schädigungen von Axon* oder Myelinscheide*. Symptome sind Störung von Motorik* und Sensorik, typischerweise symmetrisch verteilt und distal betont (strumpfförmig). Behandelt wird die Grunderkrankung mit zusätzlicher symptomatischer Schmerztherapie und Physiotherapie.

Erkrankung: Vorkommen: Am häufigsten ist die diabetische Neuropathie* (35 %), gefolgt von idiopathischer (25 %) und alkoholischer Polyneuropathie (12 %). **Ätiologie:**
- erblich, u.a. hereditäre motorisch-sensible Neuropathie, hereditäre Neuropathie mit Neigung zu Druckparesen oder Refsum-Syndrom
- metabolisch oder endogen-toxisch, z.B bei: 1. Diabetes* mellitus (häufigste Ursache) 2. Urämie* 3. Malnutrition* bzw. Malassimilationssyndrom* (Beriberi*, Pellagra*, Zöliakie* u.a.) sowie bei Mangel an neurotropen Vitaminen (B_1, B_6, B_{12}, Folsäure)
- exogen-toxisch: 1. v.a. Alkohol-induziert 2. durch Umweltgifte (oft Schwermetalle), z.B. Blei- oder Thalliumintoxikation 3. Medikamenten-induziert (u.a. Metronidazol, Isoniazid, Vinblastin, Nitrofurantoin)
- Infektionskrankheiten: 1. bakteriell, z.B. Borreliose, Syphilis 2. viral, z.B. Varizella-Zoster-Viren, HIV
- endokrinologisch: z.B. Hypothyreose, Akromegalie
- immunologisch (Polyneuritis): systemische Vaskulitis* (Beteiligung der Vasa nervorum), Kollagenose*, Sarkoidose*, rheumatoide Arthritis* u.a.
- paraneoplastisch, u.a. Bronchialkarzinom, Mammakarzinom*
- Paraproteinämie, u.a. bei multiplem Myelom*, M. Waldenström
- immunologisch, u.a. Guillain*-Barré-Syndrom, chronisch inflammatorische demyelinisierende Polyneuropathie (CIDP)
- idiopathisch (ca. 25 % der PNP bleiben ätiologisch unklar)

Klinik: Symptome:
- Sensibilitätsstörungen* (z.B. Parästhesie*, Pallhypästhesie*, Hyperpathie*)
- Gangunsicherheit, „Gefühl wie auf Watte zu gehen", insbesondere bei Dunkelheit
- Störungen der Motorik* (z.B. schlaffe Lähmung, Areflexie, Muskelatrophie)
- autonome Ausfallserscheinungen: **1.** efferent: z.B. Pupillenstörung*, trophische Störung, Verlust der physiologischen Sinusarrhythmie* (Frequenzstarre), orthostatische arterielle Hypotonie*, Magenatonie u.a. gastrointestinale Motilitätsstörungen, Blasenentleerungsstörung, Erektionsstörung **2.** afferent: z.B. Hypalgesie* (cave: stummer Herzinfarkt* und verminderte vegetative Symptomatik bei Hypoglykämie*).

Verteilung und Verlauf: Die Verteilung der Symptomatik ist unterschiedlich (symmetrisch oder asymmetrisch, vorwiegend distal oder proximal). Meist zeigen sich symmetrische, distal betonte (strumpfförmige) sensible Reiz- bzw. Ausfallserscheinungen mit Beginn an der unteren Extremität (Abschwächung des Achillessehnenreflexes*). Eine asymmetrische Verteilung ist typisch bei Mononeuritis* multiplex. Der Verlaufist meist chronisch (> 8 Wochen), aber auch akut (< 4 Wochen; z.B. bei Guillain*-Barré-Syndrom) oder subakut (4–8 Wochen).

Therapie:
- Behandlung der Grunderkrankung, z.B. Optimierung der Diabeteseinstellung bei diabetischer PNP, Antibiotikagabe bei Neuroborreliose oder Ausschaltung von Noxen, z.B. Alkoholkarenz bei äthyltoxischer Genese
- symptomatische Schmerzbehandlung u.a. mit Antiepileptika* (z.B. Gabapentin* oder Pregabalin*) oder Antidepressiva* (z.B. Duloxetin oder Amitriptylin*)
- Physiotherapie.

Polynukleotid *n*: engl. *polynucleotide*. Natürliches oder synthetisches Polymer aus mehr als 12 Nukleotiden*, die über Phosphodiesterbindungen verknüpft sind. Nukleinsäuren* sind unverzweigte Polynukleotide mit bestimmten Funktionen, z.B. DNA* und RNA*.

Polyomaviridae *f pl*: Familie doppelsträngiger DNA-Viren, die zusammen mit der Familie Papillomaviridae* die obsolete Familie Papovaviridae ersetzt. Das einzige Genus dieser Familie ist Polyomavirus*.

Polyomavirus *n*: syn. Miopapovavirus. Zur Familie der Polyomaviridae* gehörendes onkogenes DNA-Virus. Polyomaviren sind kleiner ($\varnothing$ 45 nm) und leichter (M_r $3,6 \times 10^6$) als Papillomaviren und besitzen ein zusätzliches Strukturprotein.

Polyopie *f*: engl. *polyopia*. Sehstörung mit Sehen von Mehrfachbildern, häufig bei der Entwicklung des grauen Stars (Katarakt*). Dabei kommt es zu Zonen unterschiedlicher Brechwerte in der Augenlinse, wodurch mehrere Netzhautbilder entstehen. Eine Kataraktoperation erfolgt, wenn die Lebensqualität des Patienten beeinträchtigt ist. Polyopie ist nicht zu verwechseln mit Diplopie*.

Polyp *m*: Schleimhautvorwölbung in das Lumen eines Hohlorgans unabhängig von histologischem Aufbau und Dignität.
Einteilung: Nach Wuchsform:
- gestielter Polyp
- breitbasiger Polyp
- taillierter Polyp.

Nach Histologie:
- epithelialer Polyp: **1.** Adenom* **2.** Karzinom*
- mesenchymaler Polyp: **1.** Lipom* **2.** Leiomyom* **3.** Fibrom* **4.** Neurinom* **5.** Leiomyosarkom*.

Nach Lokalisation:
- gastrointestinal: **1.** kolorektaler Polyp* **2.** Analpolyp* **3.** Magenpolyp*
- Gallenblasenpolyp*
- HNO: **1.** Choanalpolyp* **2.** Polyposis* nasi et sinuum **3.** Kehlkopfpolyp **4.** Gehörgangpolyp
- urogenital: **1.** Corpuspolyp* **2.** Zervixpolyp* **3.** Plazentapolyp* **4.** Vaginalpolyp* **5.** Harnröhrenpolyp*
- Herzpolyp.

Klinik: Je nach Lokalisation unterschiedlich:
- gelegentlich Blutung bei größeren Polypen (> 1 cm)
- Schleimabgang bei villösen Adenomen.

Diagnostik: Je nach Lokalisation, v. a. Endoskopie, Ultraschalldiagnostik.
Therapie: Endoskopische Abtragung mit histologischer Untersuchung.

Polypapilloma tropicum → Frambösie
Polypektomie, endoskopische *f*: engl. *endoscopic polypectomy*. Abtragung von Polypen während einer endoskopischen Untersuchung (z. B. Koloskopie*, seltener Gastroskopie*) zwecks Diagnostik, Entartungsprophylaxe oder Therapie. Komplikationen der endoskopischen Polypektomie sind Blutung, Nachblutung oder Darmperforation*.
Verfahren: Zur Entfernung von Polypen kommen als Technik zum Einsatz:
- Biopsiezange, vor allem bei gestielten Polypen < 5 mm
- Diathermieschlinge, geeignet für kleinere Polypen bis 2 cm Größe
- endoskopische Mukosaresektion (EMR); hier werden flache und sessile (mit breiter Basis aufsitzende) Polypen mit Kochsalz unterspritzt und dann Stück für Stück entfernt
- endoskopische submuköse Dissektion (ESD), ebenfalls bei sessilen und flachen Polypen eingesetzt; Entfernung erfolgt in der Regel en bloc.

Polypen → Polyposis nasi et sinuum
Polypen, serratierte *f pl*: Gruppe kolorektaler Polypen* mit sägezahnartiger Epithelauffaltung. Zu diesen Sägeblatt-Polypen gehören der hyperplastische Polyp, das sessile serratierte Adenom und das traditionelle serratierte Adenom. Sessile serratierte Adenome finden sich typischerweise beim Serratierten Polyposissyndrom*.

Polypeptide → Peptide
Polypeptidhormone → Hormone
Polypeptid, pankreatisches *n*: engl. *pancreatic polypeptide*; Abk. PP. Pankreashormon, das nach Eintritt des Speisebreis in das Duodenum* die Sekretion der Bauchspeicheldrüse, die Motilität* des Darms und den Gallefluss hemmt. Pankreatisches Polypeptid (PP) wird freigesetzt durch Vagusaktivierung und eine erhöhte Konzentration von Aminosäuren* im Dünndarm*. Pathologisch wird es von neuroendokrinen Tumore*n gebildet.
Indikationen:
- als Tumormarker* zur Diagnose und Verlaufskontrolle neuroendokriner Tumore des Gastrointestinaltraktes (GEP-NETs)
- bei sekretorischer Diarrhö*.

Bewertung: Erhöhte Werte bei
- PPom
- VIPom
- Zollinger*-Ellison-Syndrom, Insulinom*
- MEN-Syndrom Typ 1
- gelegentlich auch bei gesunden, v. a. älteren Patienten
- postprandial (daher Nüchtern-Entnahme).

Der Atropin-Test erlaubt eine Differenzierung zwischen gesunden Patienten und Patienten mit GEP-NET. Bei Gesunden fällt der Test positiv aus, bei Tumorpatienten negativ.

Polypeptid, vasoaktives intestinales *n*: syn. vasoaktives Intestinalpeptid; Abk. VIP. Peptidhormon, das gebildet wird vom disseminierten neuroendokrinen System* in Pankreas*, Gastrointestinaltrakt* und ZNS. Erhöhte VIP-Blutwerte liegen bei VIP-produzierenden neuroendokrinen Tumoren* (VIPomen) vor und können ein Verner-Morrison-Syndrom hervorrufen, das heißt chronische wässrige Durchfälle mit Hypokaliämie*, Hypo- bis Achlorhydrie und Azidose*.
Physiologie: Wirkung:
- Hemmung der gastrointestinalen Motilität*
- Hemmung der HCl-Sekretion im Magen
- Stimulation der HCO_3^--Sekretion in Galle und Pankreas
- Stimulation der intestinalen Wasser- und Elektrolytsekretion
- Vasodilation
- Relaxation der glatten* Muskulatur in Trachea* und Bronchien
- Hemmung der Blutgerinnung*
- Regulation der Schleimproduktion der Atemwege*
- Mitwirkung an der Neurotransmission*.

Indikation zur Laborwertbestimmung:
- Diagnose und Verlaufskontrolle von VIP-produzierenden neuroendokrinen Tumoren* (VIPom)
- Verner*-Morrison-Syndrom.

Bewertung: Erhöhte Werte: VIPom mit Verner-Morrison-Syndrom.

Polyp, gastrointestinaler *m*: engl. *gastrointestinal polyp*. Bezeichnung für eine Schleimhautvorwölbung in das Innere eines Hohlorgans in allen Abschnitten des Gastrointestinaltraktes* und der Gallenblase*, unabhängig von histologischem Aufbau und Dignität. Typische Vertreter sind kolorektale Polypen*.

Polyp, kolorektaler *m*: engl. *colorectal polyp*. Einzeln bis massenhaft (Polyposis* intestinalis) auftretende Schleimhautvorwölbungen in Kolon oder Rektum. Sie werden nach Form, Größe, histologischem Aufbau und Dignität unterschieden. Oft sind kolorektale Polypen asymptomatisch, manchmal verursachen sie auch Blutungen oder Magen-Darm-Störungen. Aufgrund ihres Entartungsrisikos werden kolorektale Polypen bei einer Koloskopie häufig entfernt.
Lokalisation:
- ca. 60 % im Rektosigmoid
- Adenom bei Patienten < 55 Jahre überwiegend linksseitig, > 60 Jahre überwiegend rechtsseitig.

Entstehung:
- sporadisch entstehende kolorektale Polypen mit der Gefahr der malignen Entartung (siehe unter Komplikationen); die Entstehung von Darmpolypen wird begünstigt durch: **1.** familiäre Prädisposition **2.** hohes Lebensalter **3.** erhöhten BMI, Stammfettsucht **4.** ballaststoffarmes Essen **5.** Rauchen, Alkoholmissbrauch **6.** Bewegungsmangel
- genetisch bedingte kolorektale Polypen, z. B. bei der familiären* adenomatösen Polypose (FAP) oder dem juvenilen Polyposissyndrom*.

Komplikationen:
- maligne Entartung (Adenom*-Karzinom-Sequenz): 5 % aller Adenome entwickeln sich innerhalb von 7–10 Jahren zu einem Kolonkarzinom. Das Entartungsrisiko steigt mit: **1.** Größe des Adenoms (< 15 mm: 2 %; > 35 mm: 75 %) **2.** Grad der intestinalen Neoplasie **3.** Wuchsform (villöse Adenome riskanter als tubuläre) **4.** Anzahl der Polypen (≥ 3) **5.** zunehmendem Lebensalter des Patienten
- untere gastrointestinale Blutungen
- Obstruktion und Ileus*.

Polyposis-Syndrome: Verschiedene Syndrome sind mit dem vermehrten Auftreten kolorektaler und anderer Polypen im Gastrointestinaltrakt verbunden. Die Anzahl kann dabei von einigen wenigen bis über 1000 Polypen reichen. Beispiele für die Polyposis* intestinalis sind:
- hereditär: **1.** familiäre adenomatöse Polyposis (FAP) **2.** Gardner*-Syndrom **3.** Turcot-Syndrom **4.** Peutz*-Jeghers-Syndrom **5.** juvenile

Polyploidie

Polyposis intestinalis:
Syndrome nach Aerzt, S, Dtsch Arztebl Int 2010; 107(10): 163–73.

Syndrom (Auswahl)	Häufigkeit	Anzahl Polypen	Verteilung	Lebenszeitrisiko in % für kolorektales Karzinom	Extraintestinale Manifestationen (Auswahl)
vorwiegend adenomatöse Polypen					
klassische familiäre adenomatöse Polyposis (FAP)	1 : 10 000	100 bis > 5000	Kolon, Duodenum, Magen	100	Desmoide, Osteome, Hepatoblastom, Medulloblastom
attenuierte FAP	< 1 : 10 000	10–100	Kolon, Duodenum, Magen	80–100	selten
MUTYH-assoziierte Polyposis (MAP)	< 1 : 10 000	20 bis Hunderte	Kolon, Dünndarm, Magen	80–100	weitere extraintestinale Malignome, Talgdrüsentumoren
vorwiegend hamartomatöse Polypen					
Peutz*-Jeghers-Syndrom	1 : 150 000	< 20	Dünndarm, Kolon, Magen	40	Hyperpigmentierungen, Brustkrebs, Ovarialtumore
familiäre juvenile Polyposis	1 : 16 000 bis 1 : 100 000	5 bis Hunderte	Kolon, Dünndarm, Magen	20–70	Teleangiektasien, Magenpolypen, Magenkarzinome
juvenile Polyposis des Kindesalters	sehr selten	zahlreiche	Kolon, Dünndarm, Magen	unklar	
Cowden-Syndrom	1 : 200 000	zahlreiche	Kolon, Dünndarm, Magen	gering	mukokutane Tumoren, Brustkrebs, Schilddrüsenkrebs

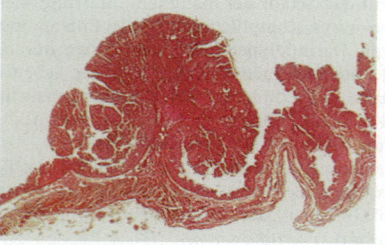

Polyp, kolorektaler: Histologisches Präparat eines Dickdarmschleimhautpolypen (Großflächenschnitt) mit guter Zell- und Strukturdifferenzierung und ausschließlich exophytischem Wachstum. [181]

Polyposissyndrom* (familiäre juvenile Polyposis) 6. Muir-Torre-Syndrom 7. Neurofibromatose* Typ 1
- nichthereditär: Cronkhite*-Canada-Syndrom.

Diagnostik:
- Koloskopie* mit Biopsie und histologischer Untersuchung (siehe Abb.)
- ÖGD, MRT Dünndarm bei Polyposis* intestinalis.

Mehr zur Diagnostik von kolorektalen Polypen bei den jeweiligen Erkrankungen und unter Kolonkarzinom.

Therapie: Entfernung im Gesunden, in der Regel mittels endoskopischer Polypektomie*.

- Polypen < 5 mm: Biopsiezange
- Polypen > 5 mm Diathermieschlinge
- evtl. endoskopische Mukosektomie
- evtl. Resektion polypentragender Kolonabschnitte per Laparotomie
- Therapie der Polyposis-Syndrome und des Kolonkarzinoms siehe dort.

Polyploidie f: engl. *polyploidy*. Numerische Chromosomenaberration* mit einer Vervielfältigung des gesamten Chromosomensatzes einer Zelle über die normale (diploide) Anzahl hinaus (3 n, 4 n usw.). Polyploide Zellen kommen bei Pflanzen häufig vor, bei Tieren hingegen selten (z. B. in Verbindung mit Parthenogenese*).
Formen:
- Orthoploidie (geradzahlige Vervielfältigung des Chromosomensatzes)
- Anorthoploidie (ungeradzahlige Vervielfältigung).

Ursache: Polyploide Zellen entstehen in der Natur durch eine Störung in der Mitose* oder der Meiose*, wobei sich zwar die Chromosomen* teilen, ihre Spalthälften aber nicht auf 2 Tochterkerne und Tochterzellen verteilt werden. Polyploide Zellen werden auch vielfach künstlich durch Mitosehemmstoffe (z. B. Colchicin*) herbeigeführt, z. B. in der Pflanzenzucht.

Polyposis f: Vorkommen zahlreicher Polypen* in einem Organ oder Bereich des Körpers, z. B. Polyposis* intestinalis oder Polyposis* nasi et sinuum.

Polyposis intestinalis f: engl. *intestinal polyposis*. Übergeordnete Bezeichnung für Syndrome mit multiplen Polypen* im Gastrointestinaltrakt*. Viele dieser Erkrankungen sind vererbbar. Sie unterscheiden sich in der Lokalisation der Polypen, deren Häufigkeit und Entartungsrisiko sowie den extraintestinalen Manifestationen.

Formen: Polyposis-Syndrome können in 3 Gruppen eingeteilt werden:
- hereditäre gastrointestinale Polyposis-Syndrome mit überwiegend adenomatösen Polypen (Adenome*), siehe Tab.
- hereditäre gastrointestinale Polyposis-Syndrome mit überwiegend hamartomatösen Polypen (Hamartome*), siehe Tab.
- nicht-hereditäre Polyposis-Syndrome, z. B. Cronkhite*-Canada-Syndrom.

Polyposis juvenilis → Polyposissyndrom, juveniles

Polyposis nasi et sinuum f: syn. hyperplastische Rhinitis. Meist beidseitige Schleimhautproliferation und -protrusion in den Nasennebenhöhlen (v. a. Siebbein) und Ausführungsgängen zur Nase. Sie begünstigt die Entwicklung einer chronisch-rezidivierenden Sinusitis* durch die Abflussbehinderung aus den Nasennebenhöhlen. Behandelt wird operativ und mit Glukokortikoiden.

Erkrankung: Vorkommen: v. a. bei Erwachsenen nach dem 30. Lj. (m : w = 2 : 1); bei Kindern als Woakes-Syndrom. Betroffen sind vorwiegend der mittlere Nasengang, das Siebbein und die Kieferhöhle. **Risikofaktoren:**

- Allergie vom Soforttyp
- chronische Entzündung (Rhinitis*, Sinusitis*)
- Analgetika*-bedingte Atemwegserkrankung (Aspirin-sensitive Atemwegserkrankung, Samter-Trias).

Bei Kindern treten Nasenpolypen v. a. auf bei
- Zystischer Fibrose
- Ziliendyskinesie* (z. B. primäre ziliäre Dyskinesie*).

Aus solitären Polypen aus dem Siebbein oder der Kieferhöhle können Choanalpolypen* entstehen.

Klinik:
- Kopfschmerz
- Behinderung der Nasenatmung
- Rhinolalia clausa (Rhinolalie*)
- Riechstörung*.

Therapie:
- funktionelle endoskopische Nasennebenhöhlenoperation*
- perioperativ und bei kleinen Polypen oder Restzuständen nach OP topisch wirksame Glukokortikoide als Dosieraerosol (z. B. Mometason*, Fluticason*).

Polyposissyndrom, juveniles *n*: engl. *juvenile polyposis*; syn. Polyposis juvenilis; Abk. JPS. Autosomal-dominant erbliches Auftreten zahlreicher (mind. 5) juveniler* Polypen im Gastrointestinaltrakt. Klinisch hinweisend ist blutiger Stuhl schon im Kindesalter. Die Diagnostik erfolgt durch Endoskopie* und Molekulargenetik*. Aufgrund des hohen Entartungsrisikos sind regelmäßige koloskopische Kontrollen obligat, Therapie ist je nach Befund die Polypektomie oder Kolektomie*.

Polyposissyndrom, serratiertes *n*: engl. *serrated polyposis syndrome*; Abk. SPS. Vorliegen mehrerer serratierter Polypen* im Kolorektum. Die Polypen sind meist asymptomatisch, die Diagnose wird in der Koloskopie* gestellt. Da die Polypen ein erhöhtes Entartungsrisiko haben, werden sie in der Regel per endoskopischer Polypektomie* entfernt. In manchen Fällen ist auch eine Kolektomie* indiziert.

Polyradikulitis *f*: engl. *polyradiculitis*; syn. Polyradikuloneuritis. Polyneuritis* der Wurzeln der Spinalnerven*, die z. B. bei Diphtherie*, Syphilis* oder idiopathisch (Guillain*-Barré-Syndrom) auftreten kann.

Polysaccharide *n pl*: engl. *polysaccharides*; syn. Glykane. Hochmolekulare, lineare oder verzweigtkettige Kohlenhydrate* aus 10 oder mehr Monosacchariden*, wobei diese α- oder β-glykosidisch miteinander verbunden sind. Im weiteren Sinne wird auch der Heterooligo- oder -polysaccharidteil von Glykosiden*, Glykoproteinen* und Glykolipiden* dazugezählt.

Einteilung:
- nach Struktur: **1. Homoglykane:** Aufbau aus gleichartigen Monosaccharidmonomeren (z. B. Zellulose, Stärke und Glykogen aus Glukose, Inulin aus Fruktose) **2. Heteroglykane:** Aufbau aus verschiedenartigen Mono- oder Oligosaccharidbausteinen (z. B. Hyaluronsäure*, Heparin unter anderem Glykosaminoglykane, Hemizellulose B)
- nach Funktion: **1.** Strukturpolysaccharide (z. B. Zellulose, Chitin) **2.** wasserbindende Polysaccharide (z. B. Glykosaminoglykane) **3.** Reservepolysaccharide (z. B. Inulin, Stärke, Glykogen).

Polyskleradenitis *f*: engl. *polyscleradenitis*. Harte Schwellung vieler Lymphknoten*, die besonders bei Frühsyphilis (siehe Syphilis*) auftritt.

Polysklerose → Multiple Sklerose

Polysomie *f*: engl. *polysomy*. Auftreten mehrerer homologer Chromosomen anstelle des normalerweise vorhandenen Paares, z. B. Trisomie*.

Polysomnografie *f*: Diagnostisches Verfahren zur kontinuierlichen Messung physiologischer Funktionen während des Schlafes. Die Polysomnografie erfolgt in der Regel über Nacht in einem Schlaflabor. Sie dient der Diagnostik von Schlafstörungen, z. B. Restless*-Legs-Syndrom, periodische Beinbewegungen im Schlaf oder Schlafapnoe-Syndrom.

Polythelie *f*: engl. *polythelia*. Meist linksseitige, kongenitale Anomalie mit Vorhandensein überzähliger Mamillen ohne darunterliegendem Drüsenparenchym im Bereich der (beidseitigen) Milchleiste* oder auch etwas weiter außerhalb. Polythelie betrifft ca. 1 % aller Neugeborenen. Ein Ausschluss von Nierenanomalien mittels Ultraschalldiagnostik ist erforderlich (mammorenales Syndrom).

polytop: engl. *polytopic*. An mehreren Stellen (des Körpers) vorkommend.

Polytoxikomanie *f*: engl. *mental and behavioral disorder due to multiple drug use*. Bezeichnung (DSM-IV) für Störungen durch multiplen Substanzgebrauch und Form der Substanzstörungen* nach ICD-10.

Polytrauma *n*: Verletzung mehrerer Körperregionen oder Organsysteme, wobei mindestens eine Verletzung oder die Kombination mehrerer Verletzungen lebensbedrohlich ist und die Verletzungsschwere nach Injury Severity Score ≥ 16 Punkte beträgt. Lebensbedrohliche Verletzungen müssen schnellstmöglich (Golden Hour of Shock) versorgt werden („treat first what kills first").

Hintergrund: Häufigkeit:
- häufigste Ursache für Tod bei jungen Erwachsenen im Alter von 15–24 Jahren
- jährlich ca. 18 300 Fälle im Rettungsdienst in Deutschland.

Ursache: In Industrieländern v. a. Verkehrsunfall und Sturz aus großer Höhe.

Klinik:
- meist Kombination aus: **1.** Schädelhirntrauma* **2.** Thoraxtrauma* **3.** stumpfem Abdominaltrauma* **4.** Extremitätentrauma
- systemische Funktionsstörungen als **Komplikation**, v. a.: **1.** Infektion* **2.** Systemic Inflammatory Response Syndrome (SIRS) **3.** Sepsis* **4.** Hypovolämie* **5.** Gewebehypoxie **6.** Schock* **7.** Postaggressionssyndrom* **8.** Schädigung und ggf. Ausfall primär nicht traumatisierter Organsysteme (z. B. Crush*-Syndrom, Kompartmentsyndrom* oder Multiorganversagen*).

Therapie: Präklinisch:
- Sofortmaßnahmen zur Sicherung der Vitalfunktionen mit lebensrettenden Erstmaßnahmen je nach Klinik entsprechend Advanced Trauma Life Support unter Monitoring
- Hypothermie*-Prävention
- Stabilisierung des Patienten durch spezielle Lagerung und Hilfsmittel zur Immobilisation je nach Klinik, z. B.: **1.** Halskrause **2.** Vakuummatratze* **3.** Pelvic Sheeting (Beckenschlinge) bei Verletzung des Beckens, langer Röhrenknochen oder der Wirbelsäule
- Intubation* (RSII) und Beatmung*
- Thoraxdrainage*
- Kreislaufstabilisierung (Schock*) zusätzlich zur Blutstillung* (z. B. Hochlagerung, manuelle Kompression, Kompressionsverband, Tourniquet*; klinisch operativ, ggf. auch interventionell*) v. a. durch kristalloide Volumenersatztherapie (Volumenersatz*)
- bei präklinisch nicht stabilisierbarem Zustand unverzüglich Transport in die Klinik (sog. load and go)
- bei massiven Blutverlusten, frühzeitiger Einsatz des Antifibrinolytikums Tranexamsäure* (1 g i.v.) indiziert.

Klinisch:
- Bluttransfusion und Gerinnungsmanagement
- sofortige operative Versorgung lebensbedrohlicher Verletzungen (z. B. Blutung aus großen Gefäßen, Spannungspneumothorax) nach dem Prinzip des damage control
- pharmakologische Prophylaxe (Tetanusimmunisierung; Antibiotika z. B. bei offener Fraktur)
- weitere Maßnahmen (z. B. OP) entsprechend klinischer Dringlichkeit und Zustand des Patienten gleichzeitig oder schrittweise erst nach jeweiliger Stabilisierung der Organ- und Systemfunktionen im Rahmen der Intensivmedizin* (siehe Abb.).

Prognose:
- abhängig von Verletzungsschwere, Vorerkrankung u. a. Faktoren
- letaler Verlauf in ca. 50 % noch am Unfallort und in ca. 30 % der Fälle im Schockraum (sog. golden hour of shock)

Polytrichie

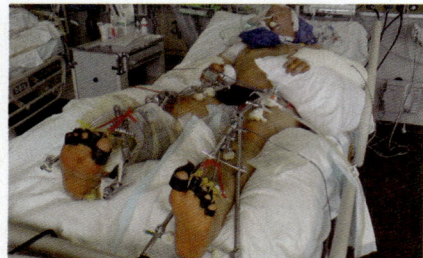

Polytrauma: Mehrfachverletzter Patient nach Versorgung der unteren Extremitäten mit Fixateuren, rechtsseitiger Kompartmentspaltung, ORIF des linken Unterarms und Hirndrucksonde. [73]

- Gesamtletalität ca. 20%
- bei traumatisch bedingter Massivblutung* Trias Hypokoagulabilität* (Verbrauchskoagulopathie*), Azidose* und Hypothermie* prognostisch besonders ungünstig.

Polytrichie → Hypertrichose
Polyurie f: engl. *polyuria*. Übermäßige Urinausscheidung > 2500 ml/24 h. Eine Polyurie tritt unter anderem auf bei Stoffwechselstörungen wie Diabetes* insipidus, Diabetes* mellitus, Hyperkalzämie*, aber auch bei Niereninsuffizienz* und in der polyurischen Phase des akuten Nierenversagens.
Polyurische Erholungsphase f: syn. polyurische Phase. 3. Phase des akuten Nierenversagens. Wichtig während der polyurischen Erholungsphase ist, genügend Flüssigkeit zu substituieren, um den Erholungsprozess zu unterstützen und eine Exsikkose zu vermeiden.
Beschreibung: Das akute Nierenversagen* wird klassisch in 4 Phasen eingeteilt:
- **Induktionsphase**: Nierenschädigung mit Abnahme der Durchblutung
- **Erhaltungsphase**: geprägt durch Oligurie*
- **Erholungsphase**: geprägt durch **Polyurie**
- **Restitutionsphase**: dauert oft Monate, wieder vollständige Erholung der Nierenfunktion.

polyvalentes Serum → Antiserum
Polyvinylchlorid → Vinylchlorid
Polyzystische Nierenerkrankung f: engl. *polycystic kidney disease* (Abk. PKD); syn. polyzystische Nephropathie. Meist erblich bedingte Nierenerkrankung mit Funktionseinschränkung der Niere* durch Bildung einer Vielzahl flüssigkeitsgefüllter Kammern (Zysten*). Rechtzeitig erkannt ist eine Heilung durch Nierentransplantation* möglich. Ansonsten wird bei chronischem Nierenversagen eine Dialysebehandlung* notwendig.

Ätiologie: Erworbene Zystennieren:
- Sporadisches Auftreten als Abweichung von der normalen Nierenentwicklung oder Entstehung im Erwachsenenalter ist möglich.
- Auch bei langjähriger Dialysebehandlung kann es zu polyzystischen Nieren kommen (etwa 40–50 % der Diaylsepatienten), es wird als sekundäre polyzystische Transformation bezeichnet.

Erbliche Zystennieren: genetisch übertragene Defekte sind häufiger als erworbene Zystennieren
- Die autosomal-dominante polyzystische Nierenerkrankung (ADPKD) ist mit knapp 7 % unter Dialysepatienten die häufigste erbliche Ursache für ein chronisches Nierenversagen.
- Neben der ADPKD gibt es noch eine Vielzahl weiterer Gendefekte als Ursache für hereditäre polyzystische Nierenerkrankungen, u. a.: **1.** VHL **2.** PKHD1 **3.** NPHP1-6.

Klinik:
- häufig auch bis in späte Stadien der Niereninsuffizienz* hinein keine Symptome
- erste Anzeichen: **1.** erhöhter Blutdruck* **2.** blutiger Urin (Hämaturie*) **3.** Schmerzen im Bauchraum
- mit zunehmender Nierenfunktionsstörung Zeichen der Urämie*.

Therapie:
- Es erfolgt eine frühzeitige Therapie der Komplikationen (Bluthochdruck, Harnwegsinfekte) und der Niereninsuffizienz.
- In den meisten Fällen führt die polyzystische Nierenerkrankung zur terminalen Niereninsuffizienz mit Notwendigkeit einer Dialysebehandlung oder Nierentransplantation*.

Prognose: Je nach zugrundeliegendem Gendefekt liegt die Lebenserwartung Erkrankter in Studien bei etwa 53–70 Jahren. Patienten mit erworbenen Zystennieren haben eine günstigere Prognose.

Polyzythämie → Polycythaemia vera
Polyzythämie → Polyglobulie
Pomeranzenbaum m: syn. Citrus aurantium ssp. aurantium. Pflanze aus der Familie der Rautengewächse (Rutaceae), die in Ostasien heimisch ist und u. a. im Mittelmeergebiet sowie Florida kultiviert wird. Die Früchte des Pomeranzenbaumes wirken appetitanregend, stimulierend auf die Magensaftsekretion, leicht spasmolytisch und antimikrobiell.
Pomeranzenschale f: engl. *bitter orange peel*; syn. Aurantii amari epicarpium et mesocarpium. Äußere Schicht der Fruchtwand von Citrus aurantium (Bitterorange), die ätherisches Öl mit (+)-Limonen, Cumarin und Bitterstoffe enthält. Die Pomeranzenschale wird bei Appetitlosigkeit und dyspeptischen Beschwerden angewandt und führt selten zu einer Fotosensibilisierung.

Pompholyx → Dyshidrotisches Hand-Fuß-Ekzem
Pomum Adami → Adamsapfel
Pons m: Zum Hirnstamm* gehörender Teil des Gehirns* (Teil des Metenzephalons) oberhalb der Medulla* oblongata.
Anatomie:
- ventraler Teil (Pars basilaris): aufgebaut aus kreuzenden Fasern (Fibrae pontis transversae), den Brückenkernen (Nuclei pontis: Umschaltstationen), der Großhirn-Brücken-Kleinhirn-Bahn und dem Brückenabschnitt der Pyramidenbahn
- dorsaler Teil (Tegmentum pontis, Brückenhaube): vorderer Abschnitt der Rautengrube, enthält neben Hirnnervenkernen verschiedene Bahnen, z. B. Schleifenbahnen, Fasciculus longitudinalis medialis und Fasciculus longitudinalis dorsalis und den Brückenteil der Formatio reticularis.

Ponçage → Dermabrasion
Pooling, venöses n: Durch Dilatation* der Venen verursachte Speicherung von Blut in den Kapazitätsgefäßen (Niederdrucksystem*). In den Kapazitätsgefäßen befindet sich der Großteil der gesamten Blutmenge. Das venöse Pooling vermindert die Vorlast* des Herzens.
Klinische Bedeutung: In Schocksituationen, z. B. bei septischem Schock* oder neurogenem Schock*, kommt es zum Versacken eines hohen Anteils der Blutmenge und somit zu einem verstärkten venösen Pooling.
Poolplasma n: engl. *pooled plasma*. Bezeichnung für Mischplasma von verschiedenen Blutspendern.
Popliteales Entrapment-Syndrom n: engl. *popliteal artery entrapment syndrome* (Abk. PAES); syn. Popliteakompressionssyndrom. Seltene, überwiegend bei jüngeren, sportlich-muskulösen Patienten ein- oder beidseitig auftretende Durchblutungsstörung des Unterschenkels infolge einer Kompression der A. poplitea durch atypischen Gefäßverlauf oder kongenitale muskuloligamentäre Anomalie (Fehlanlage des M. gastrocnemius). Es resultiert eine belastungsabhängige Ischämie (Claudicatio* intermittens). Die Therapie erfolgt chirurgisch.
Poplitealpunkt → Valleix-Punkte
Poplitealzyste f: engl. *popliteal cyst*; syn. Semimembranosuszyste. Prallelastische Vorwölbung in der medialen Kniekehle, die im Gegensatz zur Baker*-Zyste nur selten Verbindung zum Gelenkinnenraum hat. Ursache ist eine Störung der Synovialis im Bereich der Sehneninsertionen von Musculus semimembranosus oder des medialen Anteils des Musculus gastrocnemius.
Diagnostik:
- Palpation
- Ultraschalldiagnostik
- MRT.

Therapie: Meist ist keine Therapie erforderlich, da sich die Poplitealzyste spontan zurückbildet.

Population f: Bezeichnung für die Gesamtheit von Individuen (im weiteren Sinn auch von Tieren oder Mikroorganismen) oder Objekten, die sich hinsichtlich bestimmter Kriterien gleichen.

Formen:
- Zielpopulation (syn. Grundgesamtheit): Gesamtheit der Individuen oder Objekte, über die in einer Studie Aussagen getroffen werden sollen. Zielpopulationen sind meist so groß, dass anstelle einer Vollerhebung eine Stichprobenerhebung durchgeführt wird.
- Studienpopulation: Gesamtheit aller für eine Studie gezogenen Stichproben*.

Pore f: Loch, Öffnung, z. B. in der Haut.

Porenzephalie f: engl. porencephaly. Angeborener oder erworbener Defekt der Hirnsubstanz mit Lückenbildung und kraterförmiger Einziehung der Gehirnoberfläche, die in der Tiefe mit dem Ventrikelraum kommunizieren kann. Ursache sind prä- oder perinatale Sauerstoffmangelzustände. Der Nachweis erfolgt durch Bildgebung. Neurologische Störungen hängen ab von Ausmaß und Lokalisation der Parenchymdefekte.

Poriomanie f: engl. poriomania; syn. Dromomanie. Bezeichnung für impulsives, unvermittelt auftretendes Weglaufen oder Umherirren.

Vorkommen: U. a.
- dissoziative Fugue*
- fortgeschrittene Demenz
- Konfliktsituationen bei Kindern und Jugendlichen
- Schizophrenie*
- postiktaler Dämmerzustand* bei Epilepsie*
- Zwangsstörung*.

Pornografie f: syn. Pornographie. Darstellung von sexuellen Inhalten, die je nach den zugrunde gelegten Normen Tabus brechen oder aus anderen Gründen als sozial nicht akzeptabel erscheinen. Der Konsum einfacher Pornografie wird überwiegend als unproblematische Form sexueller Bedürfnisbefriedigung gesehen.

Porphin n: syn. $C_{20}H_{14}N_4$. Nicht substituierter Grundkörper der Porphyrine*, der aus 4 über Methinbrücken miteinander verbundenen Pyrrolringen besteht. Porphin bildet u. a. Eisen-, Magnesium- und Kupferkomplexe. Aus Pyrrol und Formaldehyd wird Porphin synthetisch hergestellt.

Porphyria cutanea tarda → Porphyrie, hepatische

Porphyrie f: engl. porphyria. Meist angeborene Störung (Enzymdefekt) der Häm-Biosynthese mit Überproduktion, Akkumulation oder vermehrter Exkretion von Porphyrinen* oder deren Vorstufen. Unterschieden werden hepatische (häufig) und erythropoetische (selten), akute und chronische, kutane und nicht-kutane Formen. Das klinische Bild mit abdominellen, neurologisch-psychiatrischen, kardiovaskulären und kutanen Symptomen ist vielfältig.

Formen:
- kongenitale erythropoetische Porphyrie*
- erythropoetische Protoporphyrie*
- hepatische Porphyrie*.

Porphyrie, hepatische f: engl. hepatic porphyria. Störung der Biosynthese von Häm*, v. a. in den Parenchymzellen der Leber. Es existieren verschiedene Formen hepatischer Porphyrien. Klinik und Behandlung sind von der jeweiligen Ursache abhängig.

Formen:
- primäre hepatische Porphyrie (angeboren):
  1. akute intermittierende Porphyrie (engl. acute intermittent porphyria): **I.** schwere (z. T. lebensbedrohliche) Erkrankung infolge eines Defektes der Hydroxymethylbilan-Synthase und dadurch vermehrter Bildung von Deltaaminolävulinsäure* und Porphobilinogen **II.** Symptome: Bauchschmerzen (häufig ohne abdominale Abwehrspannung), Polyneuropathie* mit Lähmungen und Sensibilitätsstörungen, Bewusstseinsstörung mit Beteiligung des ZNS, zerebrale Anfälle, evtl. Psychose* **III.** Auftreten der Symptome in unregelmäßigen Abständen mit unterschiedlicher Frequenz **IV.** ggf. prämenstruelle Schübe **V.** akute Attacken z. B. ausgelöst durch Barbiturate*, orale Kontrazeptiva*, bestimmte Antiepileptika*, Sulfonamide*, Alkohol oder Infektionen; Tage bis Monate andauernd, meist vollständig reversibel **VI.** Therapie: Ausschalten exogener Noxen, Infusion von Glukose* bzw. Hämatin* **2. hereditäre Koproporphyrie** (engl. hereditary coproporphyria): Erkrankung infolge partiellen Defekts der Koproporphyrinogen-Oxidase und dadurch vermehrter Ausscheidung von Koproporphyrin* III in Urin und Stuhl **3. Porphyria variegata** (gemischte Porphyrie): **I.** Erkrankung infolge eines Defektes der Protoporphyrinogen-Oxidase (Vorkommen v. a. bei weißen Südafrikanern) **II.** Symptome: wie bei akuter intermittierender Porphyrie (siehe oben), zusätzlich Hyperpigmentierung* der Haut und Lichtdermatose* **4. Porphyria cutanea tarda** (chronische hepatische Porphyrie): **I.** häufigste Porphyrie **II.** Erkrankung infolge verminderter Aktivität der Uroporphyrinogen-Decarboxylase **III.** Vorkommen häufig in Zusammenhang mit einer Lebererkrankung (z. B. Alkoholabhängigkeit*), bei Östrogentherapie oder bei Hämochromatose* **IV.** Symptome: Lichtdermatose mit Beginn im Erwachsenenalter, erhöhte Vulnerabilität der Haut, Blasenbildung (siehe Abb. 1 und Abb. 2), Hyperpigmentierung von Haut und Haaren **V.** ausgelöst z. B. durch Alkohol, Östrogene* **VI.** Therapie: ggf. Elimination von Noxen, Alkoholabstinenz, Chloroquin*, Aderlass*, Lichtschutzsalbe
- sekundäre hepatische Porphyrie (erworben): heterogene Gruppe von Porphyrien, z. B. durch Blei-Intoxikation.

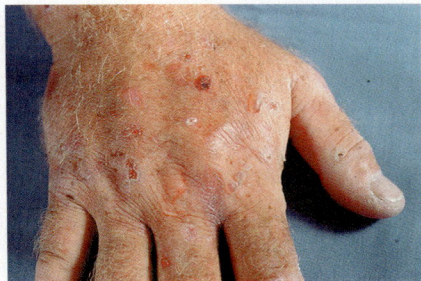

Porphyrie, hepatische Abb. 1: Porphyria cutanea tarda mit Blasen, Erosionen und Narben auf dem Handrücken. [74]

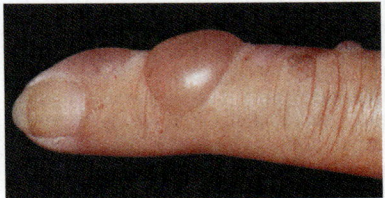

Porphyrie, hepatische Abb. 2: Blasenbildung bei Porphyria cutanea tarda. [3]

Porphyrie, kongenitale erythropoetische f: engl. congenital erythropoietic porphyria; syn. Erythropoetische Porphyrie; Abk. CEP. Extrem seltene autosomal-rezessiv erbliche Form der Porphyrie* mit ungünstiger Prognose. Klinisch besteht eine schwere Fotodermatose. Therapeutisch ist daher absoluter Lichtschutz erforderlich. Kommt es zur hämolytischen Anämie* mit Splenomegalie*, wird eine Splenektomie* durchgeführt.

Porphyrine n pl: engl. porphyrins. Zyklische Tetrapyrrole mit dem Gerüst Porphin* und verschiedenen substituierten Seitenketten. Der Abbau der Porphyrine zu Gallenfarbstoffen* erfolgt v. a. in der Leber, im Knochenmark und in der Milz. Störungen des Porphyrinstoffwechsels führen zur Porphyrie*.

Porphyrinproteine → Hämoproteine

Porphyrinurie f: engl. porphyrinuria. Ausscheidung von Porphyrinen* (und deren Vorstufen)

Porphyrmilz

im Harn, wobei sich dieser rot oder dunkelbraun färbt und beim Stehenlassen nachdunkelt. Unter UV-Licht ist eine Rotfluoreszenz nachweisbar und evtl. sind der Hoesch-Test oder Watson-Schwartz-Test positiv.

Formen:
- primäre Porphyrinurie mit Ausscheidung v. a. von Uroporphyrinen bei hepatischer Porphyrie*
- sekundäre Porphyrinurie bei: 1. chronischen Lebererkrankungen* 2. Bluterkrankungen 3. Eisenstoffwechselstörungen 4. Intoxikationen (v. a. Blei-Intoxikation) 5. Nebenwirkungen von Arzneimitteln, z. B. bei Östrogenen*, Sulfonamiden* und Barbituraten*.

Porphyrmilz f: engl. *porphyry spleen*. Vergrößerte Milz mit typischer Schnittfläche bei Hodgkin*-Lymphom.

Porropsie → Metamorphopsie
Port → Portkathetersystem
Port → Single Port Laparoscopy
Porta hepatis → Leberhilus
portale Hypertonie → Hypertension, portale
Portio f: engl. *portion*. Lateinische Bezeichnung für einen Teil oder Anteil. Im klinischen Sprachgebrauch ist hier meist die Portio vaginalis uteri gemeint.

Portioadapter m: engl. *vacuum cervical adapter*; syn. Uterusmanipulator. Flexibles Instrument zur Abdichtung des Zervikalkanals mittels Vakuum nach Aufbringen auf die Portio, z. B. zur Hysterosalpingografie*, Insemination*, diagnostischen Menstrualblutgewinnung und Pertubation*. Bei der Laparoskopie* kann der Uterus über die vaginale Führung bewegt werden.

Portioerosion f: Echter Epitheldefekt der Portio. Bei regelmäßigem Verlauf der Kapillaren im freiliegenden Bindegewebe gilt eine Portioerosion als unverdächtig (traumatisch oder entzündlich bedingt). Bei Vorliegen von Gefäßatypien oder weiteren Auffälligkeiten im Erosionsrandbereich besteht Verdacht auf ein beginnendes Zervixkarzinom* und Indikation zur Probeexzision.

Portiokappe f: engl. *cervical cap*; syn. Okklusivpessar. Feste Kunststoffkappe, die zur Kontrazeption* bis zu 2 Stunden vor dem Geschlechtsverkehr auf die Portio gesetzt wird und 6–8 Stunden danach liegen bleiben muss (nicht baden). Siehe Abb.

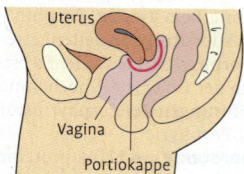

Portiokappe: In korrekter Lage.

Anwendung: Zuverlässigkeit: (siehe Pearl*-Index (Tab. dort)). Die alternative Anwendung zur künstlichen Befruchtung ist heute nur noch selten. Dabei bleibt eine Sperma enthaltende Portiokappe für 8–10 Stunden in situ.

Portiokonisation → Konisation
Portio major et minor → Nervus trigeminus
Portiopolyp → Zervixpolyp
Portkathetersystem n: engl. *port-catheter system*. Dauerhaft implantierbares Kathetersystem aus Port (Metall- oder Kunststoffreservoir) und konnektiertem Katheter. Das Portkathetersystem wird subkutan versenkt und stellt meist einen Zugang zum venösen oder arteriellen System her. Es ist mit einer Silikonmembran versehen, die mit einer Spezialnadel angestochen werden kann.

Einsatz:
- intravasal (siehe Abb.): 1. venös: I. Indikationen: systemische Chemotherapie bei malignen Tumoren, Schmerztherapie, parenterale Ernährung, Blutentnahmen II. Implantation in zentrale Vene (V. jugularis, V. subclavia, V. cephalica unterhalb des Schlüsselbeins) 2. arteriell: zur lokoregionären Chemotherapie, z. B. über die A. hepatica bei Lebermetastasen
- intrathekal (spinal: peridural, selten subarachnoidal) zur Schmerztherapie (Leitungsanästhesie*)
- intraperitoneal zur lokoregionären Chemotherapie (Peritonealkarzinose) oder für Aszitespunktionen.

Komplikationen:
- bei Implantation: 1. Fehlpunktion, Hämatom, Wundinfektionen, Wundheilungsstörung 2. lokalisationsabhängig: z. B. Pneumothorax bei Implantation in die V. subclavia/V. cephalica
- Spätkomplikationen: 1. Infektion oder Sepsis; **cave:** Anstechen nur unter sterilen Be-

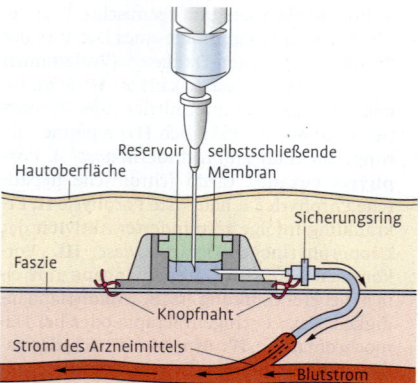

Portkathetersystem: Intravasal.

dingungen mit Spezialkanüle 2. Thrombosierung (z. B. bei Blutentnahme über den Port; Prophylaxe durch Spülung des Kathetersystems mit NaCl und ggf. Heparin nach Gebrauch bzw. bei Nichtgebrauch alle 6–12 Wochen) 3. Portdislokation, -explantation oder -diskonnektion; **cave:** heparininduzierte Thrombozytopenie durch Heparinspülung.

Portografie f: engl. *portography*; syn. Portographie. Röntgenkontrastuntersuchung der Pfortader. Sie wird meist im Rahmen einer Splenoportografie* durchgeführt.

portokavale Enzephalopathie → Enzephalopathie, hepatische

Porus acusticus internus m: engl. *internal acoustic opening*. Öffnung des inneren Gehörgangs (Meatus acusticus internus) in der Felsenbeinpyramide der mittleren Schädelgrube (Fossa cranii media). Durch den Porus acusticus internus verlaufen der Nervus* vestibulocochlearis, der Nervus* facialis sowie die Arteria und Vena labyrinthi.

Porus gustatorius → Geschmacksknospen

Porzellangallenblase f: engl. *porcelain gallbladder*. Verdickte und verhärtete Gallenblasenwand bei chronischer Cholezystitis* durch schollige Verkalkung (Kalziumeinlagerung). Der röntgenologische Nachweis einer Porzellangallenblase ist eine Indikation zur elektiven Cholezystektomie*, denn möglicherweise besteht ein Zusammenhang mit der Entwicklung eines Gallenblasenkarzinoms*.

Positionsunterstützung f: engl. *positioning*; syn. Patientenlagerung. Allgemein der Prozess oder das Ergebnis der passiven oder aktiven Einnahme einer bestimmten Körperhaltung auf einer Unterlage. In der Medizin und Pflege bezeichnet die Positionsunterstützung die gezielte Positionierung eines Patienten oder Pflegebedürftigen in eine therapeutisch oder für das Wohlbefinden günstige Körperhaltung.

Anwendung:
- zur Durchführung diagnostischer oder therapeutischer Verfahren, z. B.: 1. Steinschnittlage* 2. Knie*-Ellenbogen-Lage 3. Jackson-Lagerung
- diagnostisch, z. B.: 1. Ratschow*-Lagerungsprobe 2. Kipptisch*-Untersuchung
- therapeutisch (siehe Abb.), z. B.: 1. Lagerungswechsel bei ARDS (Acute Respiratory Distress Syndrome) 2. Kopftieflagerung und Anheben der Beine (Trendelenburg*-Lagerung) zur Autotransfusion bei Kollaps oder Schock 3. Hochlagerung des Oberkörpers bei Hirndrucksteigerung, Dyspnoe bzw. kardiogenem Schock (Anti*-Trendelenburg-Lagerung) 4. bei Spinalanästhesie* mit hypo- oder hyperbarer Lokalanästhetika*-Lösung zur Beeinflussung der Blockadeausbreitung

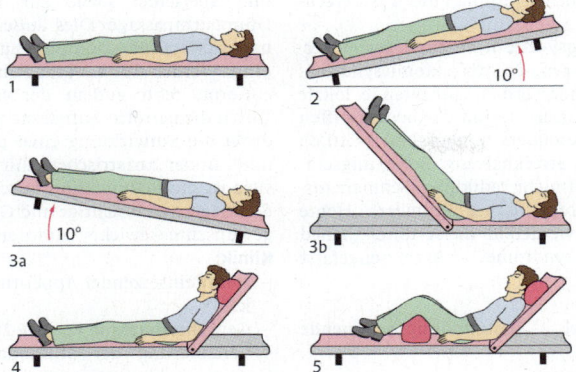

Positionsunterstützung: 1: Flachlagerung, z. B. bei Wirbel- oder Beckenfraktur; 2: Hochlagerung des Kopfs, z. B. bei Hirndrucksteigerung; 3: Flachlagerung in Kopftieflage, z. B. zur ZVK-Anlage oder bei Hypovolämie (a), ggf. mit Anheben der Beine (b); 4: Oberkörperhochlagerung, z. B. bei kardiorespiratorischer Erkrankung; 5: Fowler-Lagerung, z. B. bei Abdominaltrauma oder Peritonitis.

5. in der Geburtshilfe zur Beeinflussung der Kindslage durch entsprechende Lagerung der Gebärenden
- prophylaktisch: **1.** stabile Seitenlagerung* zur Verhinderung einer Aspiration **2.** im Rahmen der Pflege zur Positionsunterstützung und Vorbeugung von Schädigungen, z. B. Dekubitusprophylaxe*, Kontrakturenprophylaxe* bei weitgehender Mobilitätsbeeinträchtigung
- als Bestandteil spezieller therapeutischer Verfahren, z. B. Bobath*-Konzept.

Komplikationen: Bei fehlerhafter Lagerung bettlägeriger oder länger narkotisierter Patienten drohen Lagerungsschäden durch Wundliegen (Dekubitus*) bzw. perioperative* Lagerungsschäden wie Nervenläsionen (Drucklähmung u. a.), in beiden Fällen Hautschäden durch Kontakt mit Desinfektionsmittel, Urin oder Stuhl. Besonders gefährdet für Lagerungsschäden ist der N. ulnaris bei Operationen in regionaler Anästhesie. Risikoreich ist ferner auch die Umlagerung bewusstloser und sedierter oder (regional- oder allgemein-) anästhesierter Patienten durch ungeeignete Lagerungsmanöver.

Positions-Versuch *m*: syn. Beinhalteversuch. Klinisch-neurologische Untersuchungsmethode. Beim Positionsversuch der Beine liegt der Untersuchte mit geschlossenen Augen und rechtwinklig angehobenen Beinen (Beugung in Hüfte und Knie um je 90 Grad) auf dem Rücken und hält diese Position mindestens 30 s. Ein Absinken eines Beines deutet auf eine (latente) Parese.
Hinweis: Mitunter wird der Begriff auch als Überbegriff für den eben beschriebenen Test und einen analogen der Arme (sog. Armvorhalteversuch) verwendet.

Positio uteri *f*: engl. *uterine position*. Stellung der Gebärmutter im Beckenraum. Betrachtet werden die Sagittal-, Horizontal- und Vertikelebene.
Abweichungen:
- in der Sagittalen: **1.** nach vorn (Antepositio); physiologisch bei starker Füllung der Rektumampulle, pathologisch z. B. bei retrouterinem Tumor **2.** nach hinten (Retropositio)
- in der Horizontalen zur Seite (Lateropositio)
- in der Vertikalen nach oben (Elevatio uteri) oder unten (Descensus* uteri et vaginae bei Beckenbodeninsuffizienz).

Positive Endexpiratory Pressure: Abk. PEEP. Am Ende der Ausatmungsphase relativ zum atmosphärischen Druck positiver Beatmungsdruck. Der PEEP wird in der Regel bei 5–10 cm H_2O eingestellt. Bei Verdacht auf acute respiratory distress syndrome (ARDS) und bei akutem Lungenödem wird ein höherer PEEP angewendet.
Wirkungen:
- Erhöhung der funktionellen Residualkapazität (FRC)
- Prävention von endexspiratorischem Alveolarkollaps durch bessere Oxygenierung des Bluts, dadurch kann mit niedrigerer Sauerstofffraktion (FiO2) beatmet werden: **1.** besseres Ventilations/Perfusionsverhältnis und reduzierter intrapulmonaler Rechts-Links-Shunt **2.** weniger Atelektasen, alveoläre Rekrutierung durch ausreichend hohes endexspiratorisches Lungenvolumen (funktionelle Residualkapazität).

Die patientenindividuelle PEEP-Optimierung (Titrierung) wird u. a. am Sauerstoffangebot orientiert, insbesondere für den hohen PEEP-Bereich (siehe Best-PEEP).

Positive Negative Pressure Ventilation: syn. Wechseldruckbeatmung; Abk. PNPV. Wegen ungünstiger Auswirkung auf die Lungenfunktion (air* trapping) nicht mehr gebräuchliche Form der Beatmung* (mit ausschließlich historischer Bedeutung), bei der die Inspiration* durch Druckerhöhung erfolgt. Die im Wesentlichen passive Exspiration* wird durch einen subatmosphärischen negativen Druck unterstützt.

Positive Pressure Ventilation: Abk. PPV. Überdruckbeatmung, z. B. als Continuous* Positive Pressure Ventilation (CPPV), Intermittent* Positive Pressure Ventilation (IPPV) oder Low* Frequency Positive Pressure Ventilation (LFPPV). Siehe auch Beatmung*.

Positivsymptomatik *f*: engl. *positive symptoms*; syn. Produktivsymptomatik. Bezeichnung für Störungsmuster mit qualitativ neuartigen Denk-, Erlebens- und Verhaltensweisen wie Wahn*, Halluzinationen* und Ich*-Störung. Positivsymptomatik tritt primär im Rahmen von akuten Episoden einer Schizophrenie* auf, kann aber auch bei hirnorganischen Veränderungen vorkommen oder drogeninduziert sein.

Positronen-Emissions-Tomografie *f*: Abk. PET. Bildgebendes, diagnostisches Verfahren der Nuklearmedizin* zur funktionalen, räumlichen und quantifizierenden Erfassung von Stoffwechselprozessen mit Positronenstrahlern. Anwendungsbeispiele sind Aktivität von Hirnarealen (molecular imaging), Rezeptoraktivität und regionaler Blutfluss in* vivo.
Prinzip: Mit Positronenstrahlern (Positron) markierte Radiopharmaka* werden meist i. v. verabreicht und die vom Nuklid ausgehende Strahlung (Vernichtungsstrahlung*) mithilfe eines PET-Scanners gemessen. Eine PET wird in Kombination mit einer CT (PET-CT) oder einer MRT (PET*-MRT) durchgeführt. Die spezielle Messanordnung der PET mit der CT ermöglicht es als einziges Verfahren nicht-invasiv die Durchblutung und die Stoffwechselraten von Organen quantitativ zu erfassen.
Indikationen:
- Tumordiagnostik und Entzündungslokalisation mit ^{18}F-FDG-PET ([^{18}F]Fludesoxyglukose-Injektionslösung)
- Diagnostik bei Prostatatumoren mit ^{18}F-PSMA oder ^{68}Ga-PSMA
- Diagnostik des Parkinson-Syndrom mit ^{18}F-DOPA-PET.
- Nachweis von Stoffwechselstörungen im Gehirn
- Diagnostik von Durchblutungsstörungen im Herzmuskel insbesondere bei fortgeschrittener KHK

Postablationssyndrom

- Nachweis noch lebender Herzmuskelzellen nach Infarkten (Winterschläfermyokard, hibernierendes Myokard).

Postablationssyndrom *n*: engl. *postablation syndrome*. (Sero-)Hämatometra* der Tubenecken als spezifische Komplikation 12–36 Wochen nach Endometriumablation* mit zunehmendem, meist einseitigem Spannungsschmerz des Unterbauchs. Diagnostiziert wird das Postablationssyndrom durch Ultraschall der Tubenecken. Therapeutisch erfolgen Hysterektomie und Adhäsiolyse mit Nachkoagulation.

Post-Abortion-Hysteroskopie *f*: engl. *postabortion hysteroscopy*. Hysteroskopie* ca. 8–10 Wochen nach Abortkürettage zur Diagnose intrauteriner Abortursachen, Frühdiagnostik intrauteriner Adhäsionen und ggf. Adhäsiolyse* zur Sekundärprävention weiterer Aborte*.

Postaggressionssyndrom *n*: engl. *postaggression syndrome*. Stressreaktion nach körperlichem Trauma* (z. B. iatrogen durch OP). Ein Postaggressionssyndrom kommt vor als Teil des systemic inflammatory response syndrome (SIRS) u. a. bei Sepsis*, Pankreatitis*, Verbrennung*, größeren invasiven Eingriffen (OP) oder sonstigem körperlichem Trauma*. Behandelt wird intensivmedizinisch.

Postcholezystektomiesyndrom (PCS) *n*: engl. *postcholecystectomy syndrome*. Klinischer Sammelbegriff für die nach Entfernung der Gallenblase (Cholezystektomie*) beobachteten Beschwerden, die ca. 10% der operierten Patienten betreffen. Hierunter fallen operationsbedingte, am häufigsten jedoch funktionell dyspeptische Beschwerden, die möglicherweise bereits vor dem Eingriff bestanden haben.

Ursachen: 1. Operationstechnisch:
- Einengung des Ductus hepatocholedochus (DHC) durch narbige Striktur oder einen zu dicht an der Mündungsstelle des Ductus cysticus (DC) in den DHC gesetzten Clip zum Verschluss des Zystikusstumpfes
- postoperative Choledocholithiasis durch intraoperativen Übertritt von kleinen Gallensteinen aus dem Ductus cysticus in den Ductus hepatocholedochus
- postoperativ auftretende Verwachsungen.

2. Fehlende Reservoirfunktion: Fehlende Ausschüttung von Galle bei fettreicher Kost und üppigen Mahlzeiten aufgrund der fehlenden Reservoirfunktion der Gallenblase (bei symptomatischer Cholezystolithiasis ggf. schon präoperativ gestört) mit den klinischen Zeichen: postprandiales Völlegefühl, Blähungen, Bauchkrämpfe, Diarrhö (Ausscheiden unverdauter Fette bis hin zur Steatorrhö).

post conceptionem: Abk. p. c. Nach der Empfängnis (Konzeption*). Der Zusatz dient als Spezifizierung der Schwangerschaftsdauer*, um auszudrücken, dass die Dauer vom Zeitpunkt der wahrscheinlichen Empfängnis aus berechnet wird.

Postdiskotomiesyndrom *n*: engl. *post-discectomy syndrome*; syn. Postdiskektomiesyndrom. Persistierende oder erneut auftretende lokale Beschwerden nach Bandscheibeneingriffen (Diskotomie), besonders lumbosakral (> 10 %); z. B. Lumbalgie, Streckhaltung, Bewegungseinschränkung und nicht radikuläre Schmerzausstrahlung (neuropathischer Schmerz). Heute wird das Beschwerdebild meist unter „failed back sugery syndrome" zusammengefasst (FBSS).

Therapie:
- Schmerzmittel (entzündungshemmende Analgetika)
- Wärmeapplikation
- ggf. lokale Injektionstherapie oder periradikuläre Therapie* (unter Durchleuchtung oder im CT) mit Lokalanästhetika und Kortikoiden wie Triamcinolon (Wirkung statistisch nicht gesichert)
- transkutane Nervenstimulation, Hinterstrangstimulation*
- Revisionsoperation: zurückhaltend wegen Gefahr der Zunahme (neuropathischer) Beschwerden durch verstärkte Narbenbildung; ggf. daher mit operativer Stabilisierung.

Postdormitium *n*: engl. *postdormitum*. Bezeichnung für den Zustand reduzierten Wachbewusstseins* in der Phase des Aufwachens. In dieser Phase können hypnopompe Halluzinationen auftreten.

posterior: Der hintere, hinterer.

Posteriores Staphylom *n*: Vorwölbung der hinteren Augenwand durch deren Verdünnung bei einem zu langen Augapfel im Rahmen einer pathologischen Myopie*.

Postexpositionsprophylaxe *f*: engl. *post-exposure prophylaxis*; syn. Postexpositionelle Prophylaxe; Abk. PEP. Prophylaxe einer Infektion nach Kontakt mit erregerhaltigem Material bei nichtimmunen Patienten. Die gleichzeitige aktive und passive Immunisierung im Rahmen der PEP wird auch Simultanimpfung* genannt.

Postgastrektomiesyndrom *n*: syn. agastrisches Syndrom. Nach totaler oder subtotaler Entfernung des Magens auftretende Beschwerden wie Gewichtsabnahme, perniziöse Anämie und Dumpingsymptome, bedingt durch das verloren gegangene Magenreservoir mit unphysiologischer Wiederherstellung der Verdauungspassage (im Rahmen bariatrischer Eingriffe gewollt). Die Therapie erfolgt mit Diät und Substitution von Pankreasenzymen, Eisen und Vitamin B12.

Pathophysiologie: Durch die fehlende Reservoirfunktion sowie ggf. ausgeschalteter Duodenalpassage kommt es zum unphysiologischen Zusammentreffen von Verdauungssäften und Speisebrei sowie zur Verkürzung der Dünndarmpassage. Dies äußert sich als Malnutrition, Früh*-Dumping und Spät*-Dumping. Werden Corpus und Fundus des Magens entfernt, fehlt zudem der Intrinsic*-Faktor. Durch die gestörte Aufnahme von Vitamin B12 droht die Entwicklung einer perniziösen Anämie*. In der bariatrischen Chirurgie bei Adipositas ist die Malnutrition durch Verkleinerung des Magens beabsichtigt und Grundlage für die gewünschte Gewichtsreduktion.

Klinik:
- sofort einsetzender Appetitmangel mit Übelkeit
- Gewichtsabnahme von 10–20 %
- Veränderung der Stuhlqualität und -frequenz (gehäuft Diarrhö)
- konsekutiv einsetzende Anämie
- Hypoproteinämie
- selten Dumpingsymptome oder Refluxkrankheit.

Therapie:
- 6–12 kleine Mahlzeiten über den Tag verteilt
- eiweißreiche, kohlenhydratarme Diät
- Meiden von blähenden Lebensmitteln wie Kohlgemüse, Zwiebeln und kohlensäurehaltigen Getränken
- Substitutionstherapie von Pankreasenzymen
- Substitution von Eisen und Cobalamin.

posthepatisch: engl. *posthepatic*. Im Pfortadersystem hinter der Leber gelegen (z. B. posthepatischer Block).

Posthitis *f*: Entzündung des inneren Penisvorhautblatts, meist zusammen mit einer Balanitis*. Informationen zu Diagnostik und Therapie siehe dort.

postiktal: engl. *postictal*. Nach einem epileptischen Anfall auftretend.

Postinfarktsyndrom → Postmyokardinfarktsyndrom

postinfektiöse Enzephalitis → Enzephalitis

Postkardiotomiesyndrom *n*: engl. *postcardiotomy syndrome*. Wahrscheinlich autoimmunologisch (Anti*-SMA-Antikörper) bedingte Spätkomplikation nach herzchirurgischem Eingriff, oft nach monatelangem symptomfreiem Intervall. Mögliche Symptome sind retrosternale Schmerzen, Fieber, Pleuraerguss* bzw. Perikarderguss*, Leukozytose*, erhöhte BSG und unter Umständen ein polyarthritischer Schub. Differenzialdiagnostisch sollten tuberkulöse Pleuritis* und Perikarditis* ausgeschlossen werden.

Postkoitaltest → Sims-Huhner-Test

Postkomissurotomiesyndrom → Postkardiotomiesyndrom

Postlaktealebene *f*: engl. *postlacteal plain*. Distaler Abschluss der 2. Milchmolaren von Ober- und Unterkieferzahnreihen im Milchzahngebiss.

Klinische Bedeutung: Bestimmt die Position des Durchbruchs der 1. bleibenden Molaren (6-Jahr-Molaren):
– mit Stufe: reguläre Neutralverzahnung
– stufenlos: Zahn-Zahn-Position.

Postlaminektomiesyndrom n: engl. *postlaminectomy syndrome*. Erneut auftretende Schmerzen nach Laminektomie* (Wirbelbogenentfernung), z.T. synonym mit Postdiskektomie-Syndrom oder Postdiskotomiesyndrom* nach Bandscheiben-Operation, englisch failed back surgery syndrome (FBSS), meist an der Lendenwirbelsäule.

Ursachen:
– Vernarbung im Bereich der Nervenwurzeln (kein direkter Zusammenhang zwischen erkennbarem Ausmaß der Vernarbung und Beschwerdeintensität)
– Bildung einer stenosierenden Bindegewebsmembran nach Laminektomie (Postlaminektomiemembran)
– Segmentinstabilität.

Therapie:
– Analgetika (NSAR, cave: längere Anwendung von Opiaten!)
– bei Facettensyndrom und Blockaden evtl. lokale Injektionen oder Infiltrationen
– bei nachgewiesener Instabilität ggf. Stabilisierung (Spondylodese*)
– evtl. Rückenmarksstimulation (SCS)
– Schmerzpumpe.

Postmenopausale Zystitis f: Harnwegsinfektionen* in der Zeit nach der Menopause. Sie werden verursacht durch die hormonelle Umstellung der Frau und deren Auswirkung auf die Genitalschleimhäute und die bakterielle Genitalflora. Postmenopausale Zystitiden neigen zu häufigen Rezidiven.

Postmenopause f: Zeitraum nach der letzten Monatsblutung (Menopause) im Leben einer Frau. Es gibt unterschiedliche Angaben, wann sie endet: mit dem Verschwinden der Klimakteriumsbeschwerden (½–2 Jahre nach der Menopause), nach 10 Jahren oder mit dem Eintritt ins Greisenalter – in der Gynäkologie ist meistens letzteres gemeint.

post menstruationem: Abk. p.m. Nach (Eintritt) der Menstruation. Der Zusatz wird als üblicher Bezug bei der Berechnung der Schwangerschaftsdauer* verwendet, da der Zeitpunkt der Zeugung oft nicht bekannt ist. Das Alter des ungeborenen Kindes ist etwa 2 Wochen weniger als die Dauer der Schwangerschaft.

Beispiele: Im Mutterpass wird die Dauer einer Schwangerschaft grundsätzlich in Schwangerschaftswochen post menstruationem angegeben. Diese beträgt 40 Wochen und 2 Tage. Sie besteht aus der Zeitspanne von der Befruchtung bis zur Geburt (267 Tage) plus den ca. 2 Wochen zwischen Beginn der letzten Menstruation und dem Eisprung/der Befruchtung. **Berechnung des Geburtstermins:** War der erste Tag der letzten Menstruation der 1. Januar 2018, ist der errechnete Geburtstermin 40 Wochen und 2 Tage später, also am 8. Oktober 2018. Da Frauen auch längere, kürzere oder unregelmäßige Zyklen haben können, geht man bei der Berechnung der Geburtstermins mit dieser Methode von einer Genauigkeit plus/minus 12 Tage aus. **Alter in SSW:** Befindet sich eine Frau in der 15. SSW p.m., beträgt das Alter ihres ungeborenen Kindes 13 Wochen. Mit der Geburt ist in 25 Wochen zu rechnen. **Berechnung Geburtstermin und Alter p.c.:** Ist der Zeitpunkt der Befruchtung bekannt, kann die Schwangerschaftsdauer p.c. (post conceptionem = nach der Befruchtung) berechnet und angegeben werden. Hierbei entfällt natürlich der Zeitraum der 2 Wochen von letztem Menstruationsbeginn bis zur Befruchtung, die Schwangerschaft dauert daher nur 38 Wochen (267 Tage).

post mortem: syn. postmortal; Abk. p.m. Nach dem Tod.

Postmyokardinfarktsyndrom n: engl. *postmyocardial infarction syndrome*; syn. Dressler-Syndrom. Seltene, ca. 10 d bis mehrere Wo. (meist 1–6 Wo.) nach Herzinfarkt* auftretende, wahrscheinlich autoimmunologisch bedingte Erkrankung (Anti*-SMA-Antikörper) mit Fieber, aseptischer Perikarditis*, evtl. zusätzlich hämorrhagischer Pleuritis*, Pneumonie* mit blutigem Sputum sowie mit Herzinsuffizienz*. Behandelt wird mit Glukokortikoiden*.

postnasal drip → Sinusitis

postnatal: Nach der Geburt.

postnatale Anpassungsstörung → Adaptation, postnatale

postnatale Reifebestimmung des Neugeborenen → Reifezeichen des Neugeborenen

Postnukleotomiesyndrom → Postdiskotomiesyndrom

postoperatives kognitives Defizit → Delir, postoperatives

postpartal: syn. post partum; Abk. p. p. Nach der Geburt.

Postpartale Azidose f: engl. *postpartal acidosis*. Physiologische Azidose* des Neugeborenen nach der Geburt*, die u. a. durch Anfall von sauren Valenzen wie Laktat* aus unter der Geburt minderdurchbluteten Geweben entsteht und in der Regel ab 2 h nach Geburt kompensiert ist.

postpartale Psychose → Wochenbettpsychose

postpartale Thyroiditis → Post-partum-Thyreoiditis

Post-partum-Thyreoiditis f: engl. *postpartal thyroiditis*; syn. postpartale Thyreoiditis. Subakute Form der Thyreoiditis* bei Frauen im ersten Jahr nach einer Entbindung. Vermutlich handelt es sich um eine organspezifische lymphozytäre Autoimmunkrankheit*. Klinisch zeigen sich passagere milde (subklinische) Symptome zunächst einer Hyperthyreose*, im weiteren Verlauf einer Hypothyreose*. Behandelt wird symptomatisch.

Diagnostik: Meist Schilddrüsenantikörper* (TPO-AK) nachweisbar (Differenzialdiagnose Basedow-Krankheit: TR-AK).

Postperikardiotomiesyndrom → Postkardiotomiesyndrom

Postplazentarperiode f: engl. *postplacental stage*. Phase von 2 h nach Geburt der Plazenta*. In dieser Zeit ist eine verstärkte Beobachtung der Mutter (Blutung, Atonie) und des Neugeborenen (Anpassungsstörungen) angebracht.

Post-Polio-Syndrom n: engl. *post-polio syndrome*; syn. Postpoliomyelitissyndrom; Abk. PPS. Spätschäden nach Poliomyelitis* nach jahrzehntelangem symptomfreiem oder stabilem Intervall mit unspezifischen Beschwerden (Muskel- und Gelenkschmerzen, Muskelschwäche und schnelle Ermüdbarkeit) oder/und progressiver Verschlechterung vorhandener neurologischer, muskulärer oder respiratorischer Symptome. Die Therapie erfolgt symptomatisch und umfasst u. a. Physiotherapie* und Orthesenbehandlung.

postprandial: Abk. pp. Nach der (den) Mahlzeit(en), z. B. postprandiale Schmerzen bei Angina* abdominalis.

postpunktionelles Syndrom → Liquorunterdrucksyndrom

Postrenales akutes Nierenversagen n: syn. postrenales ANV. Niereninsuffizienz mit rascher Verschlechterung der Nierenfunktion aufgrund eines Abflusshindernisses des Urins. Unterschieden werden eine anurische und eine oligurische Form. Diagnostisch werden neben einer Sonografie das Serumkreatinin bestimmt und die Harnmenge gemessen. Das postrenale Nierenversagen ist bei rascher Wiederherstellung der Urinpassage meist reversibel.

Postrhinoskopie → Rhinoskopie

Postsplenektomie-Syndrom → Overwhelming Postsplenectomy Infection Syndrome

Poststreptokokken-Glomerulonephritis → Glomerulonephritis, akute postinfektiöse

Posttachykardiesyndrom n: engl. *post-tachycardia syndrome*; syn. Tachykardiomyopathie. Funktionelle, reversible kardiale Veränderung mit Herzdilatation* und gestörter linksventrikulärer Pumpfunktion bei Myokardschaden (reversible sekundäre Kardiomyopathie*) nach lang anhaltender supraventrikulärer Tachykardie*. Klinisch zeigt sich eine Herzinsuffizienz*. Behandelt wird die ursächliche Tachykardie und Herzinsuffizienz. Bei rechtzeitiger Therapie ist die Prognose günstig.

Hintergrund: Ursache ist meist Vorhofflimmern* mit tachykarder Überleitung. Das Aus-

Postthorakotomiesyndrom

maß ist von Dauer und Frequenz der vorangegangenen Tachykardie abhängig.

Diagnostik:
- Echokardiografie: Dilatation, Herzfunktion
- EKG: unspezifische Endstreckenveränderung
- Röntgen-Thorax-Aufnahme: Lungenstauung; verbreitertes Herz, Herzform*.

Prävention: Frühzeitige Therapie supraventrikulärer Tachykardien.

Postthorakotomiesyndrom → Postkardiotomiesyndrom

Posttransferrine n pl: engl. post-transferrins. Plasmaproteine*, die in der Elektrophorese langsamer als Transferrin* wandern.

Posttransfusionshepatitis → Transfusionshepatitis

Posttranskriptionale Modifikation f: syn. Posttranskriptionale Prozessierung. Die mRNA*-Reifung und posttranslationale Modifikationen umfassender Begriff.

posttranskriptionaler Reifungsprozess → mRNA-Reifung

Post-Transplant Lymphoproliferative Disorder: Abk. PTLD. Transplantationsassoziierte lymphoproliferative Erkrankung nach allogener hämatopoetischer Stammzelltransplantation* oder nach solider Organtransplantation. Therapeutische Maßnahmen sind Reduktion der Immunsuppression*, antivirale Therapie, Gabe monoklonaler Antikörper* (CD20-Ak Rituximab*) und Chemotherapie*. **Häufigkeit:**
- 0,5–20 % in Abhängigkeit vom transplantierten Organ
- frühe und späte PTLD mit gleicher Häufigkeit (ca. 50 %)
- Lebenszeitrisiko für PTLD nach Lungen- oder Dünndarmtransplantation: 10–30 %
- Lebenszeitrisiko für PTLD nach Nieren-, Herz- oder Lebertransplantation: 1–5 %.

Einteilung:
- frühe PTLD: innerhalb der ersten 12 Monate nach Transplantation; überwiegend mit Epstein-Barr-Virus-Infektion assoziiert
- späte PTLD: 5–10 Jahre nach Transplantation; meist Epstein-Barr-Virus-negativ.

posttraumatisch: engl. post-traumatic. Nach einer Verletzung (entstanden).

Posttraumatische Belastungsstörung: engl. posttraumatic stress disorder (Abk. PTSD); Abk. PTBS. Bezeichnung für psychische Störung in Form einer verzögerten oder protrahierten Reaktion nach einem extrem belastenden Ereignis (z. B. Folter, Vergewaltigung, Unfall, Katastrophe; Trauma*, Kriegshandlungen, bei Kindern v. a. schwere Vernachlässigungen, körperliche und sexualisierte Gewalt). Behandelt wird mit kombinierten Methoden der Traumatherapie*, Näheres siehe dort.

Erkrankung: Ätiologie:
- psychische Reaktion auf ein belastendes Ereignis von außergewöhnlicher Bedrohung für Leib und Leben des Betroffenen oder anderer
- Auslöser katastrophalen Ausmaßes, der bei fast jedem tiefgreifende Verzweiflung auslösen würde
- wiederholte Ereignisse sind besonders traumatisierend, ebenso bei Kindern Ereignisse mit Auslöser im Familienkreis (z. B. Vater oder Stiefvater)
- höheres Erkrankungsrisiko, wenn protektive Faktoren fehlen wie z. B.: 1. stabiler sozioökonomischer Hintergrund 2. keine präexistierende Traumatisierung 3. stabiles Selbstwertgefühl* 4. stabile soziale Strukturen.

Verlauf:
- Auftreten der Symptome oft Wochen bis Monate nach dem Ereignis
- akute Belastungsreaktion: Symptome bis zu 4 Wochen nach dem Ereignis und/oder Dauer der Symptome unter 4 Wochen
- Entwicklung der Symptome im Anschluss an akute Belastungsreaktionen oder akute Belastungsstörungen* oder unabhängig davon (siehe Trauma*, Abb. dort)
- aufgrund individueller Verarbeitungskapazität für traumatische Ereignisse: individuelle Variation des Traumatisierungspotenzials einzelner Auslöser.

Epidemiologie:
- Prävalenz: 1. nach Vergewaltigung ca. 50–90 % 2. nach anderen Gewaltverbrechen ca. 25 % 3. bei Kriegsopfern und Soldaten ca. 20 % 4. bei Opfern schwerer Verkehrsunfälle ca. 15 %
- erhebliches Komorbiditätsrisiko für affektive Störungen*, Abhängigkeitserkrankungen und Somatisierungsstörungen*.

Klinik:
- Intrusion*, ggf. Flashbacks*
- Alb- und Tagträume
- phobische Ängste
- emotionale Taubheit (besonders Teilnahmslosigkeit und Anhedonie*, Gleichgültigkeit), bei kleineren Kindern oft das einzige (klare) Symptom
- erhöhte Erregung mit erhöhter Erregung (mit Schlafstörung*, Reizbarkeit*, Schreckhaftigkeit, Hypervigilanz*)
- Vermeiden von Erinnerungsreizen (Trigger)
- vollständige oder teilweise Amnesie* für die belastende Situation möglich.

Komplikationen:
- depressives Syndrom*
- Suizidalität*
- Alkohol- oder Drogenmissbrauch.

Diagnostik: Screening-Verfahren:
- SSS (Short Screening Scale for DSM-5 Posttraumatic Stress Disorder)
- PTSS-10 (Posttraumatic Stress Syndrome 10-Questions Inventory)

Therapie: Siehe Traumatherapie*.

posttraumatisches Syndrom → Postaggressionssyndrom

Posturale Instabilität f: Störung der aufrechten Körperhaltung durch mangelhafte Halte- und Stellreflexe, bei der die Betroffenen ihre Haltung im Sitzen und Stehen häufig korrigieren müssen. Sie tritt bei neurologischen Erkrankungen, vor allem beim Parkinson-Syndrom auf. Beim Gesunden laufen die nötigen Reflexbögen weitgehend automatisch ab und werden im Kleinstkindalter erlernt.

Posturale Kontrolle: Weitgehend unbewusst durch Halte- und Stellreflexe erfolgende Sicherstellung der aufrechten Körperhaltung.

Postvagotomiesyndrom n: syn. Denervationssyndrom. Folgeproblematik einer Gastrektomie* mit kompletter Durchtrennung beider Nn. vagi am distalen Ösophagus*. Betroffene klagen v. a. über Durchfälle (sog. Postvagotomiediarrhö), seltener über Völlegefühl und Aufstoßen. Oft bildet sich die Symptomatik innerhalb von Monaten zurück, unterstützend kann Colestyramin* verordnet werden.

postvakzinales Exanthem → Impfschaden

Potentia f: Fähigkeit.

Potentia coeundi f: engl. capacity for coitus. Physische Fähigkeit zum Vollzug des Koitus*.

Potentia concipiendi f: engl. fecundity. Empfängnisfähigkeit.

Potentia generandi f: engl. procreative capacity. Fähigkeit zur Fertilität*, im engeren Sinn zur Produktion befruchtungsfähigen Spermas (Zeugungsfähigkeit) oder von Eizellen (Fruchtbarkeit).

Potentiale, evozierte n pl: engl. evoked potentials; Abk. EP. Potenziale (auch ereigniskorrelierte Potenziale*), die durch äußere Reize, deren kognitive Verarbeitung (kognitive Potenziale*) oder emotionale Vorgänge ausgelöst werden. Im engeren Sinn sind evozierte Potenziale akustisch, visuell oder anderweitig ausgelöste frühe Potenziale im EEG sowie motorische evozierte Potenziale. Sie dienen der Funktionsdiagnostik neurologischer Störungen.

Formen: Visuell evozierte Potenziale (VEP):
- Beurteilung der Sehbahn vom Sehnerven bis zur Sehrinde (okzipitaler Kortex)
- v. a. verwendet in der Diagnostik der Neuritis* nervi optici bzw. Multipler Sklerose; (siehe Abb. 1).

Akustisch evozierte Potenziale (AEP):
- Beurteilung der Hörbahn von der Cochlea bis zur Hörrinde (temporaler Kortex)
- v. a. verwendet in der Diagnostik von Hirnstammläsionen, Akustikusneurinom, Multipler Sklerose und in der Komadiagnostik (Hirntod*)

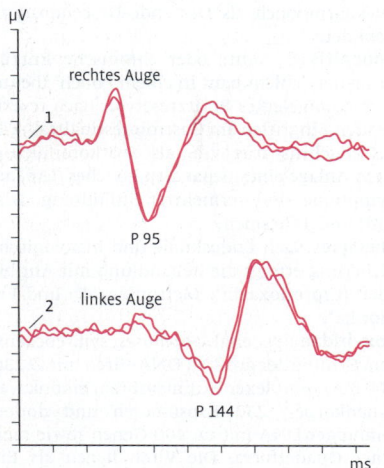

Potentiale, evozierte Abb. 1: Visuell evozierte Potenziale; 1: normale Konfiguration und Latenz des VEP nach Musterumkehrstimulation des rechten Auges; 2: ausgeprägte Latenzverzögerung des linken Auges bei Neuritis nervi optici links (Eichung 25 ms/div; 2,5 V/div).

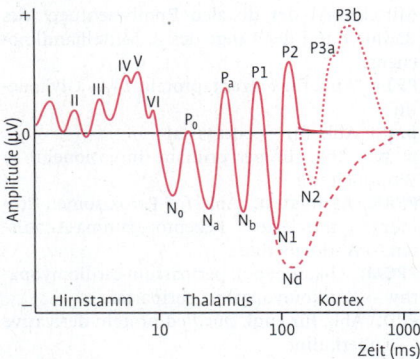

Potentiale, evozierte Abb. 2: Akustisch evozierte Potenziale; I–VI: frühe akustisch evozierte Potenziale; logarithmische Skalierung der Zeitachse.

- Einteilung nach der Latenz: **1.** AEP-Wellen früher Latenz (FAEP, bis 10 ms) entstehen in den ersten Neuronen der Hörbahn und sind stark vom Reiz (Lautstärke, Tonhöhe) abhängig. Bei Schädigung weisen sie eine erniedrigte Amplitude auf oder sind verzögert, z. B. kommt es bei einer primär supratentoriellen, aber nach kaudal fortschreitenden Hirnschädigung (z. B. Einklemmung) zu einem schrittweisen Ausfall der Wellen V bis III, bei Hirntod treten schließlich nur noch die Wellen II und I bzw. gar keine Wellen mehr auf (siehe Abb. 2) **2.** AEP-Wellen mittlerer Latenz (MAEP; 100–150 ms) und **3.** AEP-Wellen später Latenz (SAEP; > 150 ms) wie die (akustisch ausgelöste) P300 reflektieren bei höherer Latenz zunehmend die endogene, psychische Weiterverarbeitung der Reize und werden in der Verlaufsdiagnostik z. B. der Multiplen Sklerose eingesetzt.

Somatosensibel evozierte Potenziale (SEP, SSEP)
- auch somatosensorisch evozierte Potenziale genannt
- Beurteilung der somatosensiblen Bahn von der Peripherie (sensibler Nerv) bis zum parietalen Kortex (Gyrus postzentralis, primär somatosensibler Kortex)
- v. a. verwendet in der Diagnostik von Rückenmarkserkrankungen, nach Schädelhirntraumata und bei Multipler Sklerose
- SEP: objektiver Nachweis und Lokalisation von Sensibilitätsstörungen bei proximalen peripheren Nervenschädigungen und pathologischen Prozessen in Hirnstamm, Thalamus und Großhirn
- ferner wichtig in der Differenzialdiagnose von Erkrankungen des Rückenmarks mit primär axonaler (z. B. infolge Rückenmarktumoren) oder demyelinisierender Schädigung (z. B. bei Multipler Sklerose) und zur Prüfung der Funktion von spinalen Hintersträngen nach Rückenmark- und Wirbeloperationen.

Motorisch evozierte Potenziale (MEP):
- Sie dienen der Beurteilung des Funktionszustands des kortikospinalen Trakts (der bei der Ausführung von Willkürbewegungen benutzten Bahn), der sich vom primär motorischen Kortex (1. Motoneuron) über die Motoneuronen im Vorderhorn des Rückenmarks (2. Motoneuron) bis zu deren an den Muskel reichendes Axon (peripherer motorischer Nerv) erstreckt.
- Im Gegensatz zu den anderen evozierten Potenzialen liegt den MEP Muskelaktivität und nicht Gehirnaktivität zugrunde, eine Mittelwertbildung ist nicht nötig.
- MEP werden eingesetzt z. B. in der Diagnostik der amyotrophischen Lateralsklerose, bei Erkrankungen des Rückenmarks und der Multiplen Sklerose.

Potenz *f*: engl. *potency*. Vermögen, Fähigkeit (z. B. Potentia* coeundi, Potentia* concipiendi, Potentia* generandi); in der Homöopathie* Bezeichnung für Verdünnung und postulierte Wirkungsverstärkung durch spezielle Zubereitung der Substanzen.

Potenzial *n*: engl. *potential*. Begriff aus der Elektrizitätslehre zur Charakterisierung eines elektrischen Feldes. Das Potenzial an einem Punkt des elektrischen Feldes gibt an, welche Energie (= Arbeit) aufgewendet werden muss, um die Ladungseinheit (1 Coulomb*) aus dem Unendlichen bis zu diesem Punkt zu transportieren.

Potenziale, ereigniskorrelierte *n pl*: engl. *event-related potentials*; Abk. EKP. Potenziale im EEG, die ausgelöst werden durch unterschiedliche Ereignisse, wie die Wahrnehmung äußerer akustischer, visueller oder sonstiger Reize, deren kognitive Verarbeitung (kognitive Potenziale*), motorische Reaktionen bzw. Aktionen und deren Vorbereitung, oder auch emotionale Vorgänge. Veränderungen bei ereigniskorrelierten Potenzialen geben Hinweise auf zentralnervöse Erkrankungen.

Potenziale, kognitive *n pl*: Potenziale im EEG mit einer Latenz > 200 ms, die ausgelöst werden durch Prozesse in der Großhirnrinde, z. B. die Verarbeitung akustischer, visueller oder sonstiger Reize, motorische Reaktionen bzw. Aktionen bzw. deren Vorbereitung oder emotionale Vorgänge.
Vorgehen: Da die relevante kognitionsbezogene EEG-Aktivität im Vergleich zum Hintergrundrauschen sehr klein ist, ist sie im EEG unmittelbar nicht erkennbar. Daher wird derselbe kognitive Prozess mehrmals untersucht und an ein messbares äußeres Ereignis gekoppelt (z. B. Tastendruck oder Ton). Die kognitiven Potenziale werden durch Mittelung zahlreicher (30–500) EEG-Abschnitte in einer definierten Zeitspanne um dieses äußere Ereignis errechnet (z. B. 2000 ms vor Tastendruck bis 1000 ms nach Tastendruck). Beispiele sind die P300 und die N400.
Klinische Bedeutung: Die P300 wird in der Verlaufsdiagnostik der Multiplen Sklerose eingesetzt.

Potenzial, exzitatorisches postsynaptisches *n*: Abk. EPSP. Lokale Änderung des neuronalen postsynaptischen Membranpotenzials in einer Nervenzelle, die bei Summation zur Auslösung eines Aktionspotenzials* führt. Ein EPSP beruht auf der Öffnung unspezifischer Ionenkanäle. Diese Ionenkanalöffnung wird durch Neurotransmitter* im synaptischen Spalt ausgelöst.
Hintergrund: Das EPSP ist im Gegensatz zum Aktionspotenzial* spannungsunabhängig und durch die geöffneten Ionenkanäle bedingt. EPSPs nebeneinanderliegender Synapsen oder kurz aufeinanderfolgende EPSPs einer Synapse können sich überlagern, sodass durch Summation ein großes EPSP entsteht, das zur Depolarisation der gesamten postsynaptischen Zelle führt und am Axonhügel oder einer motorischen Endplatte ein Aktionspotenzial auslöst.

Potenzialität

Ein einziges EPSP löst kein Aktionspotenzial aus.
Potenzialität *f*: engl. *potentiality*; syn. Potentialität. Die Fähigkeit, eine weitere Fähigkeit zu erwerben. Z. B. besitzt ein Neugeborenes die Potenzialität, Sprache zu erlernen.
Potenz, neuroleptische *f*: Maß für die neuroleptische Wirkungsstärke, bezogen auf Chlorpromazin* (Chlorpromazin-Index; CPZi: 1). Unterschieden werden niederpotente (z. B. Amisulprid), mittelpotente (z. B. Clozapin) und hochpotente (z. B. Haloperidol) Neuroleptika*. Allerdings kann das individuelle Ansprechen auf eine Dosis stark variieren.
Potenzstörung *f*: engl. *potency disorder*; syn. Impotenz. Umgangsprachliche Sammelbezeichnung für diverse sexuelle* Funktionsstörungen des Mannes, von denen die erektile Dysfunktion* die häufigste ist. „Potenzstörung" und „Impotenz" werden in Fachkreisen als nosologische Entitäten wegen ihrer Ungenauigkeit vermieden.
Differenzierung: Potenzstörung und Impotenz* umfassen
- die **erektile Dysfunktion** = Impotentia coeundi: Funktionsstörung des Penis, durch die eine Penetration beim Geschlechtsakt nicht möglich ist. Mehr dazu siehe unter erektile Dysfunktion*
- das **Ausbleiben der Ejakulation** = Anejakulation = Aspermie* = Impotentia ejaculandi: Trotz Orgasmus kommt es nicht zum Samenerguss. Ursache kann eine Schädigung des Rückenmarks sein
- die **Unfruchtbarkeit** = Infertilität = Impotentia generandi: fehlende Zeugungsfähigkeit durch eine gestörte Spermatogenese oder eine Verlegung der Samenwege.

Pott-Buckel → Kyphose
Potter-Klassifikation *n*: Früher gängige Klassifikation zystischer Nierenerkrankungen. Kriterien für die Unterteilung waren klinische, anatomische, pathologische und histologische Befunde.
Potter-Sequenz *f*: engl. *Potter's sequence*; syn. Oligohydramnionsequenz. Komplexe Fehlbildung mit Fehlanlage der fetalen Nieren, daraus resultierender verminderter oder fehlender Urinproduktion und Oligohydramnion. Die Potter-Sequenz kommt bei etwa 1 auf 10 000 Geburten vor, die Diagnose wird aufgrund der sonografischen Befunde gestellt.
Pott-Trias *f*: engl. *Pott triad*. Gibbus, paravertebraler Senkungsabszess und Querschnittslähmung bei Spondylitis* tuberculosa.
Pouch: Beutelförmig angelegtes Ersatzreservoir am Gastrointestinaltrakt im Rahmen resezierender und bariatrischer Eingriffe oder Ersatzreservoir am harnableitenden System. Siehe Abb.

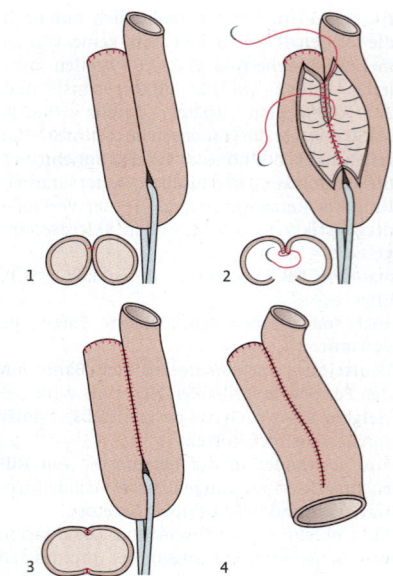

Pouch: J-Pouch: 1: Verschluss des endständigen Ileums und Bildung eines J von ca. 15–20 cm Länge; 2: Eröffnen beider Schenkel und Naht der Hinterwand; 3: fertiggestellter Pouch nach Naht der Vorderwand; 4: kaudal eröffnet zur ileorektalen oder ileoanalen Anastomosierung.

Formen:
- Gastrointestinale Pouches werden angelegt: **1.** nach Gastrektomie: als ösophagojejunaler J-Pouch **2.** beim Magenbypass: als gastrale Restriktion mit jejunalem Anschluss **3.** nach Proktokolektomie: als ileoanaler J-Pouch **4.** nach tiefer anteriorer Rektumresektion: als coloanaler J-Pouch oder als transverse Koloplastik, sogenannter Büchler-Pouch **5.** nach Proktokolektomie: als Kock-Pouch (heute selten angewendete U-förmige Dünndarmfältelung mit Schaffung eines Invaginationsventils zur Erzeugung einer Kontinenz, Entleerung des Reservoirs über ein Darmrohr mehrmals täglich).
- Im ableitenden Harntrakt werden Pouches vornehmlich nach Zystektomie angelegt; Mainz-Pouch: Harn-Reservoir aus Zäkum und distalem Ileum, orthotop, d. h. mit Anschluss an den Harnröhrenstumpf oder als Nabel-Pouch mit Anschluss an den Bauchnabel zur Katheterisierung.

Pouch-Anastomose *f*: Verbindung der Darmanteile, die bei der Pouchbildung in Form eines „J" oder eines „W" geformt werden. Solche Pouches werden am häufigsten in Form einer Jejuno-Jenustomie, einer Ileo-Ileostomie oder beim Dickdarmpouch als Descendo-Descendostomie gebildet.

Pouchitis *f*: Akute oder chronische Entzündung der Schleimhaut in einem Pouch* (beutelförmig angelegtes Ersatzreservoir nach resezierenden Eingriffen am Gastrointestinaltrakt). Eine Pouchitis tritt v. a. als Spätkomplikation nach Anlage eines ileoanalen Pouches (IAP) auf. Symptome sind vermehrter Stuhldrang, Diarrhö* und Tenesmen.
Therapie: Nach Endoskopie und histologischer Sicherung erfolgt die Behandlung mit Antibiotika* (Ciprofloxacin*, Metronidazol*) und Probiotika*.

Poxviridae *f pl*: engl. *poxviruses*; syn. Pockenviren. Familie der größten DNA-Viren mit ⌀ 230–300 nm, komplexer Hüllmembran, bikonkavem Innenkörper, 230 Kapsomeren und doppelsträngiger DNA mit ca. 400 Genen sowie meist einer Quaderform. Die Viren liegen als Einschlusskörperchen im Zytoplasma (Paschen-Körperchen) vor und sind sehr wirtsspezifisch.

Poznanski-Score: Score zur standardisierten qualitativen und quantitativen Beurteilung von radiologischen Gelenkveränderungen bei Erkrankungen des rheumatischen Formenkreises. Beurteilt wird das Verhältnis zwischen der Höhe der Handwurzelknochen (Distanz zwischen Basis des 3. Mittelhandknochens und Mittelpunkt der distalen Epiphysenfuge* des Radius*) und der Länge des 2. Mittelhandknochens.

PP14: Abk. für Plazentaprotein 14 → Glykodelin
p. p.: Abk. für → postpartal
p. p.: Abk. für per primam (intentionem) → Wundheilung
PPAR$_\gamma$-Agonisten: Abk. für Peroxisomen-Proliferator-aktivierter Rezeptor-gamma-Agonisten → Antidiabetika
PPCM: Abk. für engl. *peripartum cardiomyopathy* → Kardiomyopathie, peripartale
PPD: Abk. für engl. *purified protein derivative* → Tuberkuline
PPE: Abk. für Push-and-Pull-Enteroskopie → Dünndarmendoskopie
PPH: Abk. für engl. *peripartal hemorrhage* → Blutung, peripartale
PPL: Abk. für Plasmaproteinlösung → Plasmaersatzstoffe
PPS: Abk. für proportional pressure support → Spontanatmung
P-pulmonale → P-Welle
PPV: Abk. für engl. *proportional pressure ventilation* → Beatmung
PQ-Zeit *f*: engl. *PQ interval*. Zeit vom Beginn der P*-Welle bis zum Beginn des QRS*-Komplexes, die sich aus der Erregung der Vorhöfe und der Erregungsleitung in AV-Knoten und His-Bündel zusammensetzt und der AV*-Überlei-

tungszeit entspricht. Über die PQ-Strecke (Ende P-Welle bis Beginn QRS-Komplexe) wird die isoelektrische Linie im EKG definiert.

Klinische Bedeutung:
– Normbefund (herzfrequenzabhängig): 0,12–0,2 Sekunden (Messung erfolgt in der Ableitung mit der deutlichsten P-Welle und längsten PQ-Zeit)
– Veränderung der PQ-Zeit bei atrioventrikulärer Erregungsleitungsstörung*: **1.** Verlängerung bei AV*-Block **2.** Verkürzung bei Präexzitationssyndromen* oder supraventrikulärem Erregungsbildungszentrum (z. B. supraventrikuläre Extrasystole*).

Präarthrose *f*: engl. *prearthrosis*. Vorgänge, die im makro- oder mikrostrukturellen Bereich die Gewebeanteile des Gelenks beeinträchtigen und damit der eigentlichen Arthrose* vorausgehen. Zu den präarthrotischen Deformitäten zählen beispielsweise Abweichungen von der physiologischen Achse (z. B. Varus- und Valgusstellung) oder Schädigung des Gelenkknorpels.
Ursachen: Auslöser einer Präarthrose sind u. a. Blutungen, (Mikro-)Traumen, Fehlbelastung, Immobilisation, metabolische Störungen, Entzündung und genetische Faktoren.

präarthrotische Deformität → Präarthrose

Präbetalipoproteine *n pl*: engl. *pre-beta-lipoproteins*. Fraktion der Lipoproteine*, die in der Elektrophorese im Bereich der Alpha-2-Globuline wandert und den VLDL bei der Ultrazentrifugation entspricht.

Präbiotika *n*: engl. *prebiotics*. Wasserlösliche Ballaststoffe* wie Inulin* und Oligofruktose. Die orale Zufuhr dient probiotisch wirksamen Darmbakterien als Substrat und führt zur Vermehrung von Lactobacillus* und Bifidusbacterium in der Darmflora*. Natürlicherweise sind Präbiotika in Pflanzen (z. B. Chicoree, Knoblauch, Spargel, Zwiebeln), Milch und Joghurt enthalten.
Wirkung: Nachdem die Präbiotika im Darm zu kurzkettigen Fettsäuren und Laktat* fermentiert wurden, reduzieren sie den intestinalen pH-Wert und hemmen das Wachstum humanpathogener Keime wie Enterokokken*, Streptococcus*, Staphylococcus* oder Clostridium.

Präcalciferole *n pl*: engl. *precalciferols*. Vorstufen der Calciferole, die aus den Provitaminen entstehen.

praecox: Bezeichnung für vorzeitig bzw. zu früh, z. B. Ejaculatio* praecox oder Pubertas* praecox.

Prädelir *n*: engl. *predelirium*. Initialphase eines Delirs* mit v. a. vegetativen Symptomen (Schlafstörungen, Hyperhidrose, Tremor) sowie gereizter Stimmung, innerer Unruhe, Insomnie, Angst, Aufmerksamkeits- und Konzentrationsstörungen. Es kann Stunden bis Tage oder Wochen anhalten (cave: Suizidgefahr). Unbehandelt geht es meist in ein Delir über, leichtere Formen können spontan remittieren.

Prädiabetes *m*: engl. *prediabetes*; syn. prädiabetischer Zustand. Dem manifesten Diabetes* mellitus vorausgehendes Stadium. Prädiabetes ist durch eine gestörte Glukosetoleranz oder eine gestörte Nüchternglukose gekennzeichnet und häufig mit einer Insulinresistenz* assoziiert.

Prädikativer Wert *m*: engl. *positive predictive value* (Abk. PPV); syn. Prädiktivität. Maß für die Entdeckungsleistung eines diagnostischen Verfahrens. Es wird unterschieden zwischen positivem prädikativem Wert (PPV) und negativem prädikativem Wert (PPN).

prädiktiver Wert → Vorhersagewert

Prädilektionsstelle *f*: engl. *preferred spot*. Eine von einer Krankheit bevorzugt betroffene Stelle oder Körperregion. Das Wissen um diese Stellen kann entscheidend sein auf dem Weg zur Diagnose, z. B. liegt die Prädilektionsstelle einer Psoriasis an der Streckseite der Extremitäten und die der atopischen Dermatitis an deren Beugeseite.

Prädisposition *f*: engl. *predisposition*. Zustand oder genetische Anlage, der/die eine Krankheit oder psychische Störung* begünstigt, z. B. genetische Prädisposition.
Klinische Bedeutung: Das Vorhandensein einer Genvariante allein determiniert in der Regel nicht die Ausprägung eines abweichenden Phänotyps. Erst das Auftreten weiterer genetischer Varianten (z. B. Mutation im 2. Allel*) bzw. Wechselwirkung mit bestimmten Umwelteinflüssen führt zur phänotypischen Manifestation.

Prädormitium *n*: engl. *predormitum*. Bezeichnung für den Zustand des reduzierten Wachbewusstseins* in der Phase des Einschlafens. In dieser Phase können hypnopompe Halluzinationen auftreten.

Präejektionszeit *f*: Zeitintervall zwischen Beginn des QRS*-Komplexes und Beginn der Austreibungsphase. Bestimmt wird die Ejektionszeit durch Echokardiografie (z. B. im Rahmen der Asynchroniediagnostik). Vgl. Herzzyklus* (Abb. dort).

Präeklampsie → Schwangerschaftserkrankung, hypertensive

Präexzitationssyndrom *n*: engl. *preexcitation syndrome*; syn. Antesystolie. Erkrankungen mit Herzrhythmusstörungen* und charakteristischen EKG-Veränderungen durch vorzeitige Erregung der Herzkammern über in der Regel kongenital angelegte akzessorische Leitungsbahnen (siehe Erregungsleitungssystem*), die den AV-Knoten umgehen. Beispiele sind WPW*-Syndrom und LGL*-Syndrom. Patienten mit einem Präexzitationssyndrom neigen zu paroxysmalen Tachykardien*.

Präfertilisationsdiagnostik *f*: engl. *prefertility testing*. Genetische Untersuchung einer entnommenen Eizelle vor Abschluss der Befruchtung* mit Bildung einer Zygote*. Im Gegensatz zur Präimplantationsdiagnostik* ist dieses Verfahren nach Embryonenschutzgesetz* in Deutschland zugelassen und findet im Rahmen der assistierten Reproduktion statt.

Prägung *f*: engl. *imprinting*. Lernen* während lernsensibler Phasen, welches das Verhalten anhaltend (häufig irreversibel) bestimmt. Im weiteren Sinn versteht man unter Prägung auch die Auswirkungen psychosozialer Einflüsse durch Bezugspersonen*, z. B. spätere Ängstlichkeit infolge entmutigender und überprotektiver Erziehung oder dissoziale Persönlichkeit durch negative Vorbilder in sog. Broken-home-Verhältnissen.

prähepatisch: engl. *prehepatic*. Im Pfortadersystem vor der Leber gelegen.

Präimplantationsdiagnostik *f*: engl. *preimplantation genetic diagnosis*; syn. präimplantive genetische Diagnostik (Abk. PGD). Entnahme und Untersuchung (Genanalyse*) einer Zelle eines durch In*-vitro-Fertilisation entstandenen Embryos vor Embryotransfer*, um Embryonen ohne ererbte Gendefekte zu transferieren. Die Präimplantationsdiagnostikverordnung (PIDV) regelt Anforderungen und Vorgehen.

Präimplantationsverlust *m*: engl. *preimplantation loss*. Bezeichnung für den Untergang des Keimlings (Zygote*, Morula* oder Blastozyste*) auf dem Weg zum Implantationsort (Uterus). Dadurch bleibt eine Nidation aus (frühembryonaler Fruchttod). Der Implantationsverlust kann mechanische, hormonelle, alimentäre oder immunologische Ursachen haben.

präinvasives Karzinom → Carcinoma in situ

Präkallikrein *n*: engl. *Fletcher's factor*; syn. Fletcher-Faktor. In der Leber ohne Mitwirkung von Vitamin K gebildeter plasmatischer Gerinnungsfaktor und endogener Plasminogenaktivator*, der in enger Beziehung zur Aktivierung von Hagemann-Faktor und Faktor XI der Blutgerinnung steht. Präkallikrein fehlt bei Neugeborenen. Es ist die inaktive Vorstufe (Proenzym) von Kallikrein*.

Präkanzerose *f*: engl. *precancer*; syn. Präneoplasie. Angeborene oder erworbene Gewebeveränderung mit erhöhtem Risiko einer malignen Erkrankung. Je nach Wahrscheinlichkeit der Entartung werden fakultative Präkanzerosen (niedriges Entartungsrisiko < 30 %) und obligate Präkanzerosen (hohes Entartungsrisiko in relativ kurzem Zeitintervall) unterschieden, je nach Gewebe Dysplasie* und Leukoplakie*.

Präklinische Phase *f*: engl. *preclinical*; syn. präklinisch. Krankheitszustand vor Auftreten der typischen Symptome. Zum Beispiel ist ein Diabetes-Patient in der präklinischen Phase vor der

Erstdiagnose seiner Erkrankung häufig sehr müde und neigt zu Hautinfektionen. In der Notfallmedizin bezeichnet die präklinische Phase die Zeit bis zum Eintreffen des Patienten im Krankenhaus.

präkollagene Fasern → Gitterfasern

Präkoma n: engl. precoma. Stoffwechselentgleisung mit Bewusstseinsstörung* und drohendem Übergang zum Koma*, z. B. diabetisches Präkoma mit Ketonkörpern in Atemluft und Harn oder hepatisches Präkoma mit motorischen Störungen und psychischen Veränderungen (siehe hepatische Enzephalopathie*).

Präkordialangst f: engl. precordial pressure. Selten gebrauchte Bezeichnung für ein Angstgefühl, das in der Herzgegend verspürt wird, z. B. bei Angina* pectoris.

präkordiale Ableitung → Brustwandableitungen

Präkordialschmerz → Angina pectoris

Präkordialschmerz → Präkordialsyndrom, chondrokostales

Präkordialsyndrom, chondrokostales n: engl. costochondral precordial syndrome. Extrakardial bedingte, meist linksseitige Thoraxschmerzen infolge Überlastung der Rippenknorpel II–IV in Zusammenhang mit gleichförmigen Bewegungsabläufen. Differenzialdiagnostisch kommen Angina* pectoris und Tietze*-Syndrom in Frage.

Präleukämie → Syndrom, myelodysplastisches

prämature Menarche → Menstruatio praecox

praematurus: engl. premature. Vorzeitig, vor der Reife.

Prämedikation f: engl. premedication. Pharmakologische Vorbereitung des Patienten auf die Anästhesie* (Regionalanästhesie*, Narkose* oder Kombinationsanästhesie). Prämedikation dient der psychischen Dämpfung, Angstminderung und Prophylaxe von Komplikationen wie Aspiration oder allergischen Reaktionen. Dadurch wird der Anästhetikabedarf deutlich gesenkt. Im weiteren Sinne ist auch die präoperative Visite mit präoperativer Evaluation gemeint.

Vorgehen:
- Ermittlung des perioperativen Risikos patientenindividuell in Relation zum Eingriffsbedingten perioperativen Risiko durch: 1. strukturierte **Anamnese** zu Vorerkrankungen, OPs, Narkose bzw. Lokalanästhesie, Allergien, Medikamentenanamnese, Anämie-, Blutungsanamnese 2. körperliche **Untersuchung** kardiovaskulär, zerebrovaskulär, pulmonal-respiratorisch einschließlich Detektion schwieriger Atemwege u. a. anästhesiologisch relevanter Erkrankungen.
- darauf basierend Auswahl von individuell geeignetem **Anästhesieverfahren** einschließlich erforderlichem Monitoring mit Festlegung **präoperativ erforderlicher Maßnahmen** wie Erstellen eines EKGs, je nach Befund weitergehende Diagnostik oder therapeutische Maßnahmen
- schriftlich dokumentierte Aufklärung des Patienten auch über perioperatives **Nüchternheitsgebot** und Einwilligung in das geplante Anästhesieverfahren sowie perioperative Maßnahmen (Zugänge, intravenöse Applikation von Medikamenten und Infusionen gemäß TEE).

Formen: Pharmakologische Prämedikation
- Sedativa*: meist Benzodiazepin*, häufig Midazolam* am Tag der OP als Tranquilizer* zur psychischen Dämpfung und Anxiolyse sowie am Vorabend der OP als Hypnotikum
- zusätzlich weitere Medikation mit jeweiligem Bedarf: 1. Antazidum, Histamin*-H$_2$-Rezeptoren-Blocker oder Protonenpumpen*-Hemmer zur Aspirationsprophylaxe 2. Antiemetika zur Prophylaxe von PONV (Postoperative Nausea and Vomiting) 3. Analgetika oder andere Maßnahmen zur Analgesie 4. Oberflächenanästhesie* der Haut mit Okklusivverband oder Pflaster, z. B. vor Venenpunktion bei Kindern 5. Antihistaminika*, Glukokortikoide* zur Allergieprophylaxe bei nicht vermeidbarer Allergenexposition 6. früher: Parasympatholytika (Atropin i. v. am Tag der OP) bei erwarteter schwieriger Intubation* zur Hemmung der Speichel- und Bronchialsekretion, z. B. vor fiberoptischer Wachintubation; heute Atropin i. v. bei Bedarf (rascher Wirkungseintritt) 7. Fortführung bzw. rechtzeitiges Absetzen bestimmter Pharmakotherapien z. B. bei arterieller Hypertonie.

Prämenarche f: engl. premenarche. Entwicklungsabschnitt der Pubertät* vor der Menarche* beim Mädchen. Sie beginnt mit dem Auftreten sekundärer Geschlechtsmerkmale* (z. B. Brustentwicklung, vgl. Tanner*-Stadien) infolge der Wirkung ovariell ausgeschütteter Östrogene*.

Prämenopause f: engl. premenopause. Abschnitt (ca. 2–7 Jahre) des Klimakteriums* vor der Menopause* mit unregelmäßiger Menstruation* und leichten klimakterischen Beschwerden.

Prämenstruelles Syndrom n: engl. premenstrual syndrome; Abk. PMS. Charakteristisches, zyklisch wiederkehrendes, komplexes Beschwerdebild, das 4–14 Tage vor der Menstruation* beginnt und bis zum Einsetzen der Blutung andauert. Betroffene leiden an psychischen und körperlichen Beschwerden. Veränderungen der Lebensweise und in schweren Fällen Gabe von Hormonpräparaten, Antidepressiva und Schmerzmitteln sind Therapieoptionen.

Erkrankung: Häufigkeit:
- 70 % aller Frauen mit einzelnen Symptomen
- 20–40 % aller Frauen mit den Alltag belastenden stärkeren Symptomen
- 3–8 % aller Frauen mit sehr starken, besonders auch psychischen Beeinträchtigungen.

Ätiologie: Genaue Ursache noch ungeklärt, diskutiert werden
- hormonelle Zyklusschwankungen
- erhöhte Empfindlichkeit auf Abbauprodukte von Progesteron
- Wechselwirkung von Progesteron insbesondere mit Serotonin*
- familiäre Veranlagung und Umweltfaktoren.

Klinik:
- gynäkologisch u. a.: 1. schmerzhafte Spannungen und Schwellungen der Brust 2. Kreuzschmerzen 3. Dyspareunie* 4. Vulvaödem mit Pruritus*
- vegetativ oder allgemein u. a.: 1. Kopfschmerzen 2. Rücken-, Gelenk-, Muskelschmerzen 3. vegetative Labilität 4. Gewichtszunahme durch Flüssigkeitseinlagerung 5. Heißhunger 6. Völlegefühl 7. Hautunreinheiten
- psychisch u. a.: 1. Stimmungslabilität 2. depressive Verstimmung 3. Antriebslosigkeit 4. Angst 5. Schlafstörungen.

Therapie: Symptomatisch und unterstützend (siehe Tab.):
- orale hormonale Kontrazeptiva (insbesondere drospirenonhaltige)

Prämenstruelles Syndrom: Therapie nach dominierender Symptomatik.	
Symptomatik	Therapieoptionen
Depressive Verstimmung, Stimmungslabilität, Vergesslichkeit, Affektlabilität	Vitamin B$_6$, Phytotherapeutika (Johanniskraut, Mönchspfeffer, Nachtkerzenöl, Gingko), Sport
Angst, Irritation, Weinerlichkeit, Kontrollverlust, Aggressivität	Progesteron*, Alprazolam*, Ausdauersport; Reduktion von Alkohol, Kaffee, Salz
Heißhunger (z. B. Kohlenhydrate, Schokolade, Milchprodukte, Alkohol)	Naltrexon*, Ernährung, Reduktion von Alkohol, Kaffee, Salz
sog. Heaviness (Kopfschmerz, Wasserretention, Spannen der Brust)	Drospirenon, Progesteron, Dienogest*

- Diuretika*
- nichtsteroidale Antirheumatika
- Antidepressiva* bei entsprechendem Beschwerdebild, v. a. SSRI
- Pyridoxin
- nichtmedikamentöse Verfahren: **1.** Kognitive Verhaltenstherapie **2.** Sport **3.** Verzicht auf Alkohol und Koffein **4.** diverse Nahrungsergänzungen.

Prämolar *m*: engl. *premolars*; syn. Dens praemolaris. Nur im bleibenden Gebiss vorkommender, zwischen Eckzahn* und vorderstem Molar* liegender Zahn* mit 2 Höckern (Bikuspidat). Vgl. Gebiss* (Abb. dort).

prämortal: engl. *premortal*. Vor dem Tod.

prä-mRNA → Primärtranskript

pränatal: engl. *prenatal*. Vor der Geburt, z. B. Pränataldiagnostik*.

Pränataldiagnostik *f*: engl. *prenatal diagnosis*; Abk. PND. Vorgeburtliche Untersuchung der Schwangeren und/oder des Ungeborenen zur Feststellung kindlicher Erkrankungen oder Fehlbildungen. Das Ergebnis einer eventuell im Rahmen der Pränataldiagnostik durchgeführten Geschlechtsbestimmung darf erst ab der 14. SSW (p. m.) mitgeteilt werden, es sei denn es besteht eine zwingende medizinische Notwendigkeit.

Formen: Zu unterscheiden ist die nichtinvasive von der invasiven Pränataldiagnostik. Zu den nichtinvasiven Verfahren gehören:
- Ultraschalldiagnostik nach Mutterschafts-Richtlinien: 3-mal während jeder Schwangerschaft, etwa um die 10., die 20. und die 30. SSW: **1.** ermöglicht neben dem intrauterinen Schwangerschaftsnachweis ggf. auch den Nachweis von Mehrlingen mit Feststellen der Chorionizität **2.** außerdem können Plazentalokalisation, die Bestimmung der kindlichen Körpermaße (Fetometrie) und die Beurteilung einzelner Organe (z. B. Herz mittels fetaler Echokardiografie) erfolgen
- Doppler-Sonografie der mütterlichen (A. uterina) und kindlichen Gefäße (z. B. A. umbilicalis, A. cerebri media und Ductus venosus)
- Ersttrimester-Screening: Kombination aus sonografischer Messung der Nackentransparenz und Bestimmung von PAPP-A und freiem ß-HCG aus dem mütterlichen Serum: **1.** aus den Ergebnissen der Untersuchungen lässt sich ein spezifisches Risiko für das Vorliegen einer genetischen Störung (z. B. Trisomie 21) berechnen **2.** die Durchführung sollte von der 11+0. bis 13+6. SSW erfolgen
- Serumanalyse der Schwangeren
- Untersuchung fetaler DNA aus dem mütterlichen Blut durch multiplexe DNA-Sequenzierung; möglich ab der 10. SSW
- CTG mit oder ohne Wehentätigkeit.

Zu den invasiven Verfahren der Pränataldiagnostik gehören:
- Amniozentese
- Chorionbiopsie
- Chordozentese
- Fetalblutuntersuchung vor und unter der Geburt.

pränatale Dystrophie → Wachstumsretardierung, intrauterine

pränatale Mortalität → Totgeburt

Pränatalerkrankung *f*: engl. *prenatal diseases*. Überbegriff für Entwicklungsstörungen des Ungeborenen durch äußere Einwirkung von Noxen. Die Schädigung kann zur Wachstumsretardierung, zu Fehlbildungen oder zum Tod führen.

Einteilung: Nach dem Zeitpunkt der Schädigung unterscheidet man:
- Gametopathie: Schädigung der Keimzelle, also vor der Befruchtung
- Blastopathie*: Schädigung der befruchteten Eizelle während der Phase der Zellteilung, 1.–18. Schwangerschaftstag (post conceptionem)
- Embryopathie*: Schädigung in der Phase der Organogenese, 2.–9. SSW
- Fetopathie*: Schädigung in der Fetalperiode, also ab der 9. SSW.

In Bezug auf die Plazenta wird unterschieden zwischen:
- Choriopathie: bis Sekundärzottenstadium
- Plakopathie: ab Tertiärzottenstadium
- Plazentationsstörung: Störungen der Implantation.

pränataler Kreislauf → Blutkreislauf

Pränatalinfektion *f*: engl. *prenatal infection*. Intrauterine Infektion des ungeborenen Kindes. Bakterielle Entzündungen oder Infektionen mit Pilzen sind in der Regel aufsteigende Infektionen (Amnioninfektionssyndrom*), virale Infektionen entwickeln sich meist hämatogen diaplazentar. Das Ausmaß der möglichen Fruchtschädigung hängt hierbei maßgeblich vom Zeitpunkt der Infektion ab.

Pränatalperiode *f*: engl. *prenatal period*. Gesamter Zeitraum der Schwangerschaft, von der Befruchtung bis zur Geburt.

Pränataltherapie *f*: engl. *prenatal therapy*; syn. intrauterine Therapie. Intrauterine Behandlung des ungeborenen Kindes. Mögliche Arten der Fetaltherapie sind Medikamentengabe über die Mutter, eine direkte konservative oder interventionelle Behandlung des Feten, einschließlich chirurgischer Eingriffe am Feten.

Formen:
- medikamentös über die Mutter, z. B. bei: **1.** adrenogenitalem Syndrom* **2.** fetaler Tachyarrhythmie **3.** unzureichender Lungenreife (Lungenreifeinduktion*)
- direkte Therapie des Feten, z. B.: **1.** fetale Bluttransfusion* **2.** Chordozentese* mit direkter Pharmakotherapie **3.** Amnioninfusion **4.** Entlastungspunktion durch Amniozentese* **5.** Drainage intrakavitärer Flüssigkeiten
- Fetalchirurgie*: **1.** Shuntanlage **2.** Laserkoagulation von Gefäßanastomosen beim fetofetalen Transfusionssyndrom **3.** Deckung von Neuralrohrdefekten.

Präneoplasie → Präkanzerose

Präödem *n*: engl. *latent edema*; syn. latentes Ödem. Pathologische Flüssigkeitsansammlung vor Manifestation eines Ödems*. Festzustellen ist lediglich eine Gewichtszunahme, eine leichte Schwellung der Augenlider und oft ein verquollen wirkendes Gesicht. Die Haut wird pastös-teigig. Der Patient bemerkt oft eine unangenehme Anspannung der Haut, vergleichbar einem leichten Sonnenbrand.

Differenzialdiagnose: Im Gegensatz zum sichtbaren Ödem kommt es beim Präödem nicht zur Bildung von Dellen. Jedes Ödem beginnt aber als Präödem, sodass der Befund regelmäßig überprüft werden sollte.

Präoperative Markierung *f*: Kennzeichnung einer Operationsregion.

Vorgehen:
- Anzeichnung der chirurgischen Schnittführung auf der Haut
- präoperativ mit einem unsterilen wasserfesten Stift
- mit einem sterilen wasserfesten Stift nach dem chirurgischen Abwaschen
- Markierung einer Stoma-Ausleitungsstelle mit einem sterilen wasserfesten Stift oder durch Ritzen der Haut mit einer Kanüle
- Markierung eines Lymphknotens (Wächterlymphknoten) mit Farbstoff
- endoskopische Tuschemarkierung eines Befundes im Darm (insbesondere Kolon und Rektum) vor Resektion.

präpartal: engl. *prepartal*; syn. prepartual. Vor der Entbindung.

Präpatenz *f*: engl. *prepatency*. Zeitraum zwischen der Infektion des Endwirts mit Entwicklungsstadien von Helminthes* (Wurmeier oder Wurmlarven) und der Nachweisbarkeit ihrer Vermehrungsprodukte (z. B. Eier, selten Larven in Stuhl, Urin, Sputum; Mikrofilarien* in Blut oder Haut).

Prä-Post-Studie → Studie, unkontrollierte

präprandial: engl. *preprandial*. Vor der (den) Mahlzeit(en).

Präprokalzitonin *n*: engl. *preprocalcitonin*; syn. Präprokalzitonin. Präprohormon (ca. M_r 16 000) von Kalzitonin* und Vorstufe von Prokalzitonin*.

präpuberal: engl. *prepubertal*. Vor der Pubertät*.

Präputium *n*: syn. Preputium penis. Stark sensibel innervierte und verschiebliche Hautduplikatur der Glans penis beim Mann und der Klitoris* bei der Frau. Die äußere Schicht besteht aus

präsenil

Außenhaut, die innere Schicht aus Schleimhaut*. Im klinischen Sprachgebrauch ist mit Präputium die Vorhaut des Mannes gemeint.

Klinische Hinweise:
- Beim Mann lässt sich spätestens ab der Pubertät die Vorhaut, die über das Frenulum* preputii mit der Glans penis verbunden ist, komplett über den Eichelkranz zurückziehen. Zuvor ist sie noch mit der Glans penis verklebt.
- Bei unzureichender Hygiene kann sich Smegma* unter der Vorhaut ansammeln und das Wachstum bakterieller Erreger begünstigen.
- Neben akuten Entzündungen der Eichel (Balanoposthitis) gilt dies als Risikofaktor für ein Peniskarzinom im späteren Leben. In einigen Kulturen wird u. a. deshalb die chirurgische Vorhautresektion (Zirkumzision*) befürwortet. Ihr Nutzen bei präventiver Durchführung ist aber fraglich.

präsenil: engl. *presenile*. Vor dem Senium*.

Präsentationszeit *f*: engl. *presentation time*. Zeit, die ein Reiz mindestens andauern muss, bevor ihm eine Reaktion folgt.

praeternaturalis: Unnatürlich, z. B. Anus praeternaturalis (Enterostoma*).

Prävalenz *f*: engl. *prevalence*. Häufigkeit des Vorliegens eines Ereignisses, z. B. einer Erkrankung, in einer bestimmten Population innerhalb eines bestimmten Zeitraums. Die Prävalenz dient als epidemiologisches Maß zur Charakterisierung des Krankheitsgeschehens in einer bestimmten Population.

Bedeutung:
- Die **Prävalenzrate** beschreibt den Anteil Erkrankter oder Betroffener bzw. die Häufigkeit des Merkmals an der untersuchten Person oder betrachteten Bevölkerung.
- Gleichzeitig ist sie die Wahrscheinlichkeit*, dass eine zufällig aus der Bevölkerung ausgewählte Person erkrankt oder betroffen ist.

Formen: Unterschieden werden:
- **Punktprävalenzrate:** Prävalenz zu einem bestimmten Zeitpunkt. Hierbei bestehen insbesondere bei Krankheiten mit sehr kurzen Verweildauern methodische Probleme.
- **Periodenprävalenzrate:** Prävalenz innerhalb eines Zeitabschnitts. Spezielle Periodenprävalenzraten sind die jährliche Prävalenzrate (Prävalenz pro Jahr) und die Lebenszeitprävalenzrate (Prävalenz innerhalb der Lebensspanne). Ist die durchschnittliche Dauer einer Erkrankung in einer Population bekannt, kann aus der Prävalenz auch die Inzidenz geschätzt werden und umgekehrt.

Prävention *f*: engl. *prevention*; syn. Prophylaxe. In der Medizin die Gesamtheit aller Maßnahmen, die eine gesundheitliche Schädigung verhindern, weniger wahrscheinlich machen oder ihren Eintritt verzögern. Prävention wird nach dem Zeitpunkt einer Präventionsmaßnahme eingeteilt in Primär*-, Sekundär*- oder Tertiärprävention oder sie wird nach Zielsetzungen unterschieden.

Einteilung: Nach Zeitpunkt der Entwicklung einer Gesundheitsstörung:
- **Primärprävention:** Vorbeugung des erstmaligen Auftretens von Krankheiten durch Maßnahmen zur Vermeidung von Teilursachen (Risikofaktoren*) vor Eintritt einer fassbaren biologischen Schädigung, z. B. durch Impfung* oder Maßnahmen der Hygiene*
- **Sekundärprävention:** Früherkennung von symptomlosen Krankheitsfrüh- oder -vorstadien, z. B. durch Vorsorgeuntersuchungen*, Früherkennungsuntersuchungen* oder Screening*
- **Tertiärprävention:** Verhütung der Verschlimmerung von Krankheiten und Behinderungen* durch wirksame Therapie einer symptomatisch gewordenen Krankheit, z. B. Koronarsportgruppen nach Herzinfarkt, therapeutisches Reiten bei Erkrankungen des ZNS oder Atemtherapie* bei zystischer Fibrose.

Nach Handlungs- und Zielebenen:
- **medizinische Prävention:** Einsatz medizinischer Mittel der Diagnostik und vorbeugender Behandlung; Beispiel: Impfung (siehe Präventivmedizin*)
- **Verhaltensprävention:** Strategien zur Beeinflussung von gesundheitsrelevanten Verhaltensweisen Einzelner; Beispiel: durch in Schulen gezeigte abschreckende Aufklärungsfilme wird Schülern vom Rauchen abgeraten
- **Verhältnisprävention:** Strategien, die auf Kontrolle, Reduzierung oder Beseitigung von Krankheits- und Gesundheitsrisiken oder Unfallursachen am Arbeitsplatz abzielen; Beispiel: durch hohe Steuern wird das Zigarettenrauchen teuer, wodurch der Konsum in einkommensschwachen Zielgruppen sinkt.

Hinweis: Für die Gesundheit wirksame Präventionsmaßnahmen sind nicht immer medizinischer Natur. Die Einführung des Kühlschranks etwa hat zum starken Rückgang von Magenkrebs geführt, da frische Lebensmittel dadurch ständig verfügbar wurden und auf krebsgefährdende Konservierungsmethoden wie Pökeln oder Räuchern verzichtet werden konnte.

Präventivmedizin *f*: engl. *preventive medicine*. Teilgebiet der Medizin, das die Gesamtheit aller individuellen und kollektiven Maßnahmen zur Prophylaxe von Krankheit, Unfall, Invalidität und vorzeitigem Tod durch medizinische Maßnahmen der Früherkennung und Frühbehandlung (Prävention*) umfasst. Sie basiert auf epi-

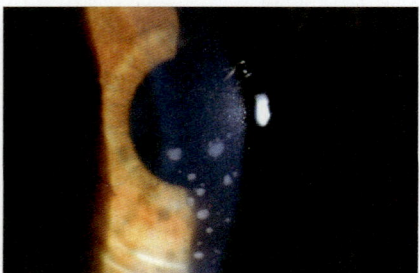

Präzipitat [Auge] [133]

demiologischer Erforschung und Bewertung von medizinischer Prophylaxe. **Klinische Präventivmedizin:** Fachgebiet und Praxis, in dem/der durch entsprechende Beratung, Untersuchung und Behandlung von (Noch-)Gesunden und bereits Erkrankten die Entstehung und Verschlimmerung von Krankheiten und Behinderungen sowie ein vorzeitiger Tod verhütet werden sollen. Wichtigste Methoden:
- Screening von Risikofaktoren*
- Gesundheitsberatung
- Lebensstiländerung
- Impfung*.

Häufigste Zielgruppen:
- Raucher
- Diabetiker
- Patienten mit kardiovaskulären Risikofaktoren oder Erkrankungen
- Eltern von Säuglingen und jüngeren Kinder
- Kinder und Jugendliche (in Direktansprache) in Bildungseinrichtungen.

Nichtklinische Präventivmedizin: Fachgebiet und Praxis der Anwendung epidemiologischer Methoden, Management und Verwaltung von Gesundheitsdiensten, Kontrolle und Prävention arbeits- und umweltbezogener Risiken, Forschung zu sozialen, kulturellen, wirtschaftlichen und verhaltensbezogenen Gesundheitseinflüssen; umfasst auch Gesundheitspolitik, Steuerung von Krankenversorgung, bevölkerungsbezogene Epidemiologie und Gesundheitsberichterstattung. Wichtige Anwendungsfelder:
- medizinischer Arbeitsschutz*
- Gesundheitsschutz
- hoheitliches und fürsorgliches Aufgabenspektrum des Öffentlichen Gesundheitsdienstes
- die Gesundheitswissenschaften*/Public* Health.

praevius: engl. *previous*. Voraus (im Weg) liegend, z. B. Placenta praevia.

Präzipitat [Auge] *n*: engl. *precipitate*. Niederschlag von Stoffen. In der Augenheilkunde sind

Präzipitate entzündliche Eiweißablagerungen an der Rückseite der unteren Hornhaut, z. B. bei einer Keratitis*. Siehe Abb.

Präzipitation [Immunologie] *f*: syn. Präzipitationsreaktion. Bildung unlöslicher Antigen-Antikörper-Komplexe, die in Lösung als Niederschlag (Fällung), in Gelen als Linien erscheinen. Weisen Antigene mehrere gleiche Epitope* und die korrespondierenden Antikörper* mehrere Paratope* auf, kann sich eine Vernetzung ausbilden. Die Methode wird für immunologische Tests verwendet, z. B. Gruber-Widal-Reaktion, Nephelometrie, Immundiffusionstest oder Hämagglutinationstest.

präzipitierende Antikörper → Präzipitation [Immunologie]

Präzipitine *n pl*: engl. *precipitins*. Antikörper*, die im Rahmen einer Präzipitationsreaktion mit Antigenen als unlösliche Immunkomplexe* ausfallen (präzipitieren). Antikörper, die über mehrere Paratope* verfügen, können sich mit Antigenen, die mehrere Epitope* enthalten, vernetzen. IgG-Antikörper besitzen 2 Bindungsstellen, IgM-Antikörper 10. Der Nachweis von Präzipitinen erfolgt mittels Dean-Webb-Titration und Ramon-Titration.

Prag-Klassifikation *f*: Bewertungsschema für die endoskopischen Befunde beim Barrett*-Ösophagus. Dabei wird das Ausmaß der entzündlichen Schleimhautveränderung durch die Kombination der Maße C (= Abstand zwischen proximalem Rand der Kardiafalten und der längsten Barretzunge) und M (= längste Barret-Zunge) angegeben.

Pragmatik *f*: Gebrauchsfunktion von Sprache in sozialen Situationen. Gesprochene Sprache ist eine Einheit aus verbalen, paraverbalen und nonverbalen Aspekten und lässt sich unter einem formal-inhaltlichen und einem Beziehungsaspekt beschreiben. Gesprächsteilnehmer berücksichtigen intuitiv den formal-inhaltlichen Aspekt, um sich und anderen auf der Beziehungsebene keinen Gesichtsverlust zuzufügen.

Pramipexol *n*: Antiparkinsonmittel* aus der Gruppe der Dopamin-Rezeptor-Agonisten, das in Mono- oder Kombinationstherapie mit Levodopa* zur Behandlung des idiopathischen Parkinson-Syndroms eingesetzt werden kann. Es wirkt auch beim Restless*-Legs-Syndrom. Wechselwirkungen u. a. mit Ranitidin*, Verapamil* und Digoxin* führen zur Dopaminüberstimulation. Nebenwirkungen sind Übelkeit, Somnolenz* und Halluzinationen*.

prandial: Essen oder Mahlzeit betreffend.

Prasugrel *n*: Thrombozytenaggregations*-Hemmer zur p.o. Anwendung. Prasugrel bindet irreversibel und selektiv an den (thrombozytären) Adenosin-Diphosphat-Rezeptor P_2Y_{12}-Rezeptor. Hierdurch erfolgt eine Hemmung der ADP-induzierten Thrombozytenaktivierung. Prasugrel wirkt stärker thromozytenaggregationshemmend als Clopidogrel*.

Indikation: In Kombination mit Acetylsalicylsäure* zur Vorbeugung arteriothrombotischer kardiovaskulärer Ereignisse bei Erwachsenen mit akutem* Koronarsyndrom im Rahmen einer perkutanen Koronarintervention* (PCI).

Pratt-Test *m*: engl. *Pratt's test*. Venenfunktionsprüfung zur Höhenlokalisation insuffizienter Perforansvenen*(Venae perforantes) mit zwei elastischen Binden und einem Stauschlauch. Der Test wurde größtenteils durch die Dopplersonografie und venöse Fotoplethysmografie* ersetzt.

Pravastatin *n*: Lipidsenker* aus der Gruppe der HMG-CoA-Reduktase-Hemmer zur Anwendung bei Hyperlipidämie und Hypercholesterolämie. Pravastatin hemmt die Cholesterolsynthese und führt dadurch zu einer Abnahme der LDL-Plasmakonzentration, da vermehrt LDL-Rezeptoren auf der Leberoberfläche exprimiert werden.

Indikationen: Hypercholesterolämie (in Verbindung mit Diät), zur Sekundärprophylaxe der KHK auch bei Normocholesterolämie.

Pravaz → Kanüle

Praxisassistenten *m pl*: syn. Nichtärztlicher Praxisassistent. Nichtärztliche Mitarbeiter in Arztpraxen, in aller Regel medizinische Fachangestellte mit spezieller Fortbildung. Diese machen Hausbesuche sowie Besuche in Pflegeheimen, führen z. B. Verbandswechsel durch und informieren bei verschlechterten Befunden umgehend den Arzt.

Praxisverwaltungssystem *n*: syn. Praxisinformationssystem (Abk. PIS). Computergestütztes Primärsystem für die arbeitsplatzübergreifende Erfassung, Weiterbearbeitung und Archivierung von Informationen zur Optimierung administrativer und klinischer Arbeitsprozesse in der Arztpraxis, teilweise auch praxisübergreifend, z. B. für medizinische Versorgungszentren. Das Praxisverwaltungssystem umfasst in der Regel ein Blankoformularbedruckungsverfahren, eine elektronische Karteikarte und ein Abrechnungsprogramm für den Abrechnungsdatentransfer.

Prazepam *n*: Benzodiazepin* mit langer Halbwertzeit. Prazepam kommt als Tranquilizer* bei akuten und chronischen Spannungs-, Erregungs- und Angstzuständen zum Einsatz. Es verstärkt den inhibitorischen Effekt von GABA im Gehirn und wird als Prodrug langsam in die Wirksubstanz Nordazepam und Oxazepam* umgewandelt. Prazepam unterliegt dem Betäubungsmittelgesetz*.

Praziquantel *n*: syn. Biltricide. Anthelminthikum, das bei Infektionen mit Trematoden* und Cestoden eingesetzt wird. Praziquantel löst eine spastische Lähmung der Wurmmuskulatur aus. Zusätzlich schädigt der Wirkstoff die Wurmaußenhaut, wodurch Oberflächenantigene der Wurmhaut freigesetzt werden und es zu einer Immunreaktion kommt. Häufige Nebenwirkungen sind Übelkeit, Kopfschmerzen und Schwindel.

Prazosin *n*: Selektiver und reversibler Alpha-1-Rezeptoren-Blocker (Alpha*-Blocker) vom Chinazolintyp. Prazosin bewirkt eine starke arterielle und venöse Vasodilatation und wird zur Behandlung der arteriellen Hypertonie eingesetzt.

Prednisolon *n*: Glukokortikoid* mit schwach mineralkortikoider Wirkung. Es wird bei zahlreichen Erkrankungen eingesetzt, nicht jedoch bei Nebennierenrinden-Insuffizienz. Prednisolon wird oral, parenteral oder topisch angewendet. Seine glukokortikoide Aktivität ist 4-fach höher als die des Kortisols*. In Kombination mit NSAR besteht ein erhöhtes Risiko für die Entwicklung gastroduodenaler Ulzera.

Prednison *n*: Glukokortikoid*, das in der Leber zu Prednisolon* metabolisiert wird. Seine glukokortikoide Aktivität ist 4- bis 5-fach höher als die des Kortisols, die mineralkortikoide Wirkung ist jedoch geringer. Die Indikationen sind zahlreich. Es erhöht das Risiko für gastroduodenale Ulzera, besonders in Kombination mit NSAR.

Pregabalin *n*: Antiepileptikum aus der Gruppe der GABA-Analoga zur oralen Anwendung. Es wird bei peripheren und zentralen neuropathischen Schmerzen, bei generalisierten Angststörungen und in der Zusatztherapie der Epilepsie* eingesetzt. Zu den Nebenwirkungen zählen Benommenheit, Schwindel und die Gefahr der Arzneimittelabhängigkeit.

Pregnandiol *n*: 3α,20α-Dihydroxy-5β-pregnan. Durch Reduktion entstandener und weitgehend biologisch inaktiver Metabolit von Progesteron*.

Pregnenolon *n*: engl. *pregnenolone*; syn. 3β-Hydroxy-5-pregnen-20-on. Zwischenprodukt (C21-Steroid) in der Biosynthese von Progesteron* aus Cholesterol und in der Biosynthese der Androgene* in der Nebennierenrinde. Pregnenolon entsteht durch Kürzung der Cholesterolseitenkette um 6 C-Atome und die Abspaltung von Isocapronsäurealdehyd.

Prehn-Zeichen *n*: engl. *Prehn's sign*. Klinisch einfach durchführbarer, aber ungenauer Test zur Differenzialdiagnose von Hodentorsion* und Epididymitis* bei akutem Skrotum. Der Hodensack wird dazu angehoben. Ein nachlassender Schmerz (positives Zeichen) deutet auf eine Epididymitis hin. Bei Hodentorsion ist das Prehn-Zeichen negativ. Falsch negative und falsch positive Befunde sind häufig.

Preiser-Krankheit *f*: engl. *Preiser's disease*; syn. Köhler-Mouchet-Krankheit. Aseptische Knochennekrose* des Os scaphoideum der Handwurzel.

Prellung → Kontusion

Preload → Vorlast

Presbyakusis *f*: engl. *presbycusis*; syn. Altersschwerhörigkeit. Mit dem Alter zunehmende beidseitige Innenohrschwerhörigkeit* zunächst bei hohen, im weiteren Verlauf auch bei mittleren Frequenzen. Beschwerden treten meist erst jenseits des 60. Lebensjahres auf. Je nach Ausprägung verbessern technische Hilfsmittel und Hörgeräte* das Hörvermögen.

Erkrankung: Epidemiologie:
– Beginn der Beschwerden ab dem 60. Lebensjahr, selten schon ab 50 Jahren
– 90 % der Menschen > 90 Jahre betroffen.

Ursachen und Einflussfaktoren:
– Degenerative Prozesse im Corti*-Organ (Haarzellen): diese sind wohl zu einem Gutteil Abnutzungserscheinungen: **1.** Alte Menschen mit wenig Lärmexposition im Leben hören im Vergleich zu Gleichaltrigen oft noch gut, wie diverse völkerkundliche Studien zeigten. **2.** Dafür spricht auch die dominante Rolle chronischer (oft beruflicher) Lärmexposition als Einflussfaktor für die Presbyakusis.
– Äußere schädigende Einflüsse sind: **1.** Lärm (meist chronisch, seltener akut) **2.** arteriosklerotische Mangeldurchblutung, begünstigt durch Rauchen, Stoffwechselerkrankungen wie Diabetes* mellitus **3.** ototoxische Arzneimittel (z. B. Aminoglykoside, Erythromycin*, Chemotherapeutika wie z. B. Cisplatin*, Diuretika*, Chloroquin*).
– Es gibt auch eine genetische Veranlagung.

Klinik:
– Kommunikationsprobleme v. a. bei Umgebungslärm und bei mehreren am Gespräch beteiligten Personen (Gesellschaftstaubheit, sog. Cocktailparty-Effekt)
– verstärkte Lärmempfindlichkeit
– schlechteres Richtungshören
– Tinnitus
– häufig sozialer Rückzug.

Komplikationen: Sozialer Rückzug mit psychischen Problemen wie Depressionen*, Angststörung* und Paranoia.

Diagnostik:
– Anamnese (chronische Lärmexposition, Begleiterkrankungen)
– Otoskopie*
– Impedanzmessung
– Audiometrie*: v. a. im hohen Frequenzbereich Hörverlust
– Sprachverständnisprüfung: eingeschränkte auditive Diskriminationsfähigkeit.

Differenzialdiagnose: Der Ausschluss bzw. alternativ der Nachweis einer lärmbedingten oder durch andere externe Faktoren bedingten Innenohrschwerhörigkeit* ist kaum möglich. In vielen Fällen ist von kombinierten Ursachen auszugehen.

Therapie: Hörgeräte:
– Hörgerät* ab einem Hörschwellenverlust von 30 dB in den Sprachfrequenzen
– Cochlea*-Implantate bei weitgehendem Verlust des Sprachverständnisses.

Hilfsmittel:
– optische Wecker und Alarmsignalgeber
– tieffrequente Türglocke oder Summer
– Telefonverstärker, Kopfhörer
– Induktionsschleifen für Radio- und Fernsehempfang.

Presbykardie → Altersherz

Presbyopie *f*: engl. *presbyopia*. Altersbedingtes Nachlassen der Sehfähigkeit in der Nähe. Presbyopie tritt ab dem 40. Lebensjahr auf und wird verursacht durch die abnehmende Fähigkeit der Augenlinse zur Akkommodation*. Verschiedene Hilfsmittel gleichen den Sehverlust wieder aus, z. B. Lesebrille, Gleitsichtbrille, multifokale Kontaktlinsen* oder die Implantation multifokaler Intraokularlinsen*.

Erkrankung: Ursachen und Verlauf:
– altersbedingter Funktionsverlust durch die sich kontinuierlich verringernde Akkommodationsbreite der Linse
– schon in Jugendjahren beginnende Sklerosierung mit Elastizitätsverlust von Linse, Ziliarmuskel und Zonulafasern*
– Entfernung, bei der Objekte gerade noch scharf gesehen werden können, wird immer größer (maximaler Nahpunkt*).

Therapie: Korrektur durch Hilfsmittel, die die Brechkraft erhöhen, wie
– Lesebrille mit Einstärkengläsern: **1.** in der Regel zwischen 0,75–3 dpt **2.** Korrekturbedarf ändert sich mit dem Lebensalter
– Halbbrille: Brillen mit halben Einstärkengläsern zum Lesen, darüber normale Sicht in die Ferne
– multifokale Brillengläser
– Kontaktlinsen*: **1.** multifokale Kontaktlinsen **2. Monovision**
– **Multifokallinsen*** (multifokale Intraokularlinsen): Ersatz der natürlichen Linse durch multifokale Kunstlinsen, die 3 nutzbare Brennpunkte haben (für Lesen, Computer und Ferne)
– **Laser:** vergleichbar mit der LASIK-Lasertherapie der Myopie*. Erzeugung mehrerer exakt berechneter Brennpunkte (Nahsicht, Intermediärsicht, Fernsicht) durch Abschleifen der Hornhaut.

Pressdruckversuch → Valsalva-Versuch [Kardiologie]

Presslufterkrankung *f*: engl. *vibration trauma induced disease*. Arthrose* des Ellenbogen-, Hand- und Akromioklavikulargelenks, evtl. mit Lunatummalazie* und Pseudarthrose* des Os scaphoideum der Hand infolge niederfrequenter Erschütterungen (8–50 Hz) bei der Arbeit insbesondere mit Druckluftwerkzeugen. Die Anerkennung als Berufskrankheit ist möglich (BK Nr. 2103).

Pressorezeptoren → Barorezeptoren

Pressphase *f*: Letzte Phase bei der vaginalen Geburt des Kindes. Die Wehentätigkeit wird durch aktives oder reflektorisches Mitpressen durch die Mutter unterstützt.

Pressure Wire → Fraktionelle Flussreserve

Presswehen *f pl*: engl. *expulsive pains*. Unterstützung der letzten Phase der Austreibungsperiode durch aktives oder reflektorisches Mitpressen durch die Gebärende.

Prévot-Nagelung → Markraumschienung, dynamische

Priapismus *m*: engl. *priapism*. Länger als 2 Stunden anhaltende, schmerzhafte Dauererektion des Penis*. Meist ist der Priapismus idiopathisch oder durch Medikamente ausgelöst. Unbehandelt kommt es aufgrund der Durchblutungsstörungen und des Sauerstoffmangels zu Fibrosierung der Corpora cavernosa penis. Therapiert wird medikamentös, durch Punktion oder selten operativ.

Price-Jones-Kurve *f*: engl. *Price-Jones curve*. Grafische Darstellung der Verteilung der Erythrozytendurchmesser nach manueller Auszählung im gefärbten Blutausstrich*. Heute wird die Price-Jones-Kurve nur noch selten erstellt, da alternativ der in den Zählautomaten ermittelte RDW*-Wert als Maß für die Erythrozytenverteilungsbreite zur Verfügung steht.

Prick-Test *m*: engl. *prick test*. Internationales Standardverfahren zur Diagnostik der IgE-vermittelten Allergie* vom Soforttyp (Typ I). Nach Aufbringen eines Tropfens allergenhaltiger Lösung wird eine sog. Prick-Nadel in die Haut gestochen. 15–20 Minuten später beurteilt der Arzt die Quaddelbildung im Vergleich zu einer Positiv- und Negativkontrolle.

Prinzip:
– nach Aufbringen eines Tropfens allergenhaltiger Lösung (meist auf der Innenseite des Unterarms oder auf den Rücken) erfolgt möglichst ohne Blutung das Eindrücken einer sog. Prick-Nadel bzw. -lanzette (im Winkel von 45–90°, 1 mm tief) in die Dermis (siehe Abb. 1)
– bei nativen Nahrungsmitteln wird die Prick-Nadel erst in das Nahrungsmittel gestochen und dann in die Haut eingedrückt (sog. Prick-zu-Prick-Test; siehe Abb. 2)
– Beurteilung der Quaddelbildung nach 15–20 min (unter Verwendung einer Skala von 0–4) im Vergleich zu einer Positiv- (0,1%ige Histaminlösung) und Negativkontrolle (Glycerol-Kochsalzlösung).

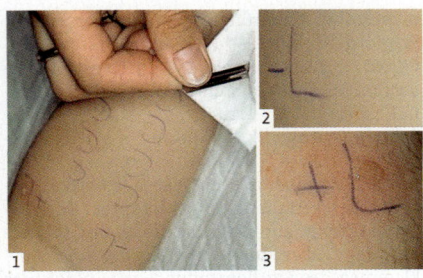

Prick-Test Abb. 1: Volarer Unterarm; 1: Auftropfen der Allergenlösung, danach leichtes Durchstechen des Tropfens; 2 und 3: Kontrolle nach 20 min; 2: Negativkontrolle mit 0,9%iger NaCl-Lösung; 3: Positivkontrolle mit 0,1%iger Histaminlösung. [206]

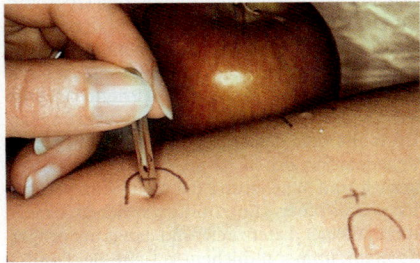

Prick-Test Abb. 2: Prick-zu-Pricktest mit nativem Apfelallergen. [206]

Pridie-Bohrung f: engl. *Pridie's method*. Verfahren zum Knorpelersatz* durch punktförmige subchondrale Anbohrungen in der Defektzone freiliegender Gelenkflächenknochen bei umschriebenem Knorpeldefekt mit Durchmesser von max. 1,5 cm. Durch Eröffnung des subchondralen Markraums wird Ersatzknorpel (Faserknorpel) induziert.

primär: engl. *primary*. Erst, anfangs, ursprünglich.

Primäraffekt m: engl. *primary lesion*. Erste lokale Manifestation einer Infektion an der Eintrittsstelle, im engeren Sinn bei Syphilis*.

primär-atypische Pneumonie → Pneumonie, atypische

Primäreffloreszenz → Effloreszenzen

Primäre Hyperoxalurie f: syn. primäre Oxalose. Erhöhte renale Oxalsäureausscheidung durch Enzymdefekt. Durch die übermäßige Oxalatausscheidung kann es zur Ablagerung von Kalziumoxalat in der Niere (Nephrokalzinose) oder zur Steinbildung in den ableitenden Harnwegen kommen.

Pathologie: Bei zunehmender Nierenfunktionseinschränkung kann es zu einer systemischen Oxalose mit Befall von verschiedenen Organen kommen:
- Augen
- Herz
- Blutgefäße
- Haut
- Knochen
- Nervensystem.

Folgen sind beispielsweise
- Blindheit
- Herzrhythmusstörungen
- schwer behandelbare Blutarmut.

primäre Hypoalpha-Lipoproteinämie → Tangier-Krankheit

Primäreinsatz → Rettungsdienst

primäre Malabsorption → Malabsorption

Primäre Phosphatstörungen f pl: engl. *primary phosphate disorder*. Stoffwechselanomalien, die aufgrund einer angeborenen Störung der Nierenfunktion bei vermehrter Phosphatausscheidung zu einer erniedrigten Phosphatkonzentration im Blut oder bei verminderter Phosphatclearance zu erhöhten Phosphatwerten im Blut führen. Klinisch gehen primäre Phosphatstörungen mit dem Erkrankungsbild einer Rachitis* einher.

Formen:
- **chronischer Phosphatdiabetes** (syn. genuine Vitamin-D-resistente Rachitis, Albright-Butler-Bloomberg-Syndrom): Form der Rachitis* renalis: 1. Klinik: Hypophosphatämie* durch verstärkte renale Phosphatausscheidung, rachitische Skelettveränderungen meist erst nach dem 1. Lj. (v. a. Beindeformitäten, Extremitätenknochen und Rumpf betroffen); Kleinwuchs, Kombination mit Hyperaminoazidurie* und Glukosurie möglich (Debré-Toni-Fanconi-Syndrom)
- **hyperphosphatämische renale Rachitis**: 1. durch glomeruläre bzw. tubuläre Störung der Phosphatausscheidung Erhöhung der Serumphosphatkonzentration, meist zusammen mit einer Azotämie 2. durch Störung im Calciferolstoffwechsel und Hyperphosphatämie* kompensatorische Ausschüttung von Parathormon* (sekundärer Hyperparathyreoidismus*) mit der Folge einer Knochenentkalkung und Erhöhung der alkalischen Phosphatase* unter dem klinischen Bild einer Rachitis.

Primäre Sectio caesarea f: Durchführung eines Kaiserschnittes vor Geburtsbeginn (Wehenbeginn oder Blasensprung).

Indikationen:
- absolute Indikationen: 1. Plazenta praevia totalis 2. Querlage, Schräglage, Gesichtslage 3. höhergradige Mehrlinge (Drillinge, Vierlinge) 4. Beckendeformitäten 5. mütterliche Erkrankungen 6. eklamptischer Anfall, HELLP-Syndrom
- relative Indikationen: 1. Frühgeburtlichkeit 2. fetale Fehlbildungen 3. fetale Makrosomie 4. Verdacht auf Missverhältnis 5. Beckenendlage.

Primäre Vaskulitis f: syn. primäre Vaskulitiden. Gefäßentzündungen ohne bekannte Grunderkrankung. Primäre Vaskulitiden werden klassifiziert nach der revidierten internationalen Chapel-Hill-Konsensuskonferenz (2012). Die Einteilung erfolgt nach Größe der betroffenen Gefäße und dem Vorliegen von Anti*-Neutrophilen-Zytoplasma-Antikörper (ANCA).

Einteilung: Vaskulitiden großer Gefäße (LVV):
- Takayasu*-Arteriitis (TAK)
- Riesenzellarteriitis* (GCA)

Vaskulitiden mittelgroßer Gefäße (MVV):
- Polyarteriitis* nodosa (PAN)
- Kawasaki-Syndrom (KD)

Vaskulitiden kleiner Gefäße (SVV):
- ANCA-assoziierte Vaskulitiden (AAV): 1. mikroskopische Polyangiitis* (MPA) 2. Granulomatose* mit Polyangiitis (GPA) 3. eosinophile* Granulomatose mit Polyangiitis (EGPA)
- nicht-ANCA-assoziierte Vaskulitiden (Immunkomplex-Vaskulitiden): 1. Anti-GBM (Glomeruläre Basalmembran-Antikörper)-Erkrankung (siehe Anti-Basalmembran-Glomerulonephritis) 2. kryoglobulinämische Vaskulitis (CV, siehe Kryoglobulinämie*) 3. IgA-Vaskulitis (IgAV) 4. hypokomplementämische urtikarielle Vaskulitis (HUV).

Vaskulitiden variabler Gefäßgröße: (VVV):
- Behçet*-Krankheit (BD)
- Cogan*-Syndrom I(CS).

Einzel-Organvaskulitis (SOV):
- kutane leukozytoklastische Vaskulitis*
- primäre ZNS-Vaskulitis
- isolierte Aortitis*.

Primärfollikel → Follikelreifung

Primärharn m: engl. *primary urine*; syn. Ultrafiltrat. In den Glomeruli der Nieren* aus dem Blutplasma filtrierter, noch nicht konzentrierter Harn*, der in seiner Zusammensetzung weitgehend eiweißfreiem Blutplasma entspricht. Er enthält Polypeptide und niedermolekulare Proteine (M_r < 20 000), die während der Tubuluspassage durch Bürstensaumenzyme hydrolysiert und als Aminosäuren resorbiert werden.

Primärheilung → Wundheilung

Primärinfektion f: syn. Erstinfektion. Erstkontakt eines Organismus mit einem Krankheitserreger. Der Begriff dient zur Unterscheidung von Super*-, Zweit- oder Reinfektion*.

Primärkomplex m: engl. *primary complex*. Komplex aus hochinfektiösem Primäraffekt* und befallenen regionären Lymphknoten im Rahmen einer Infektion, im engeren Sinn bei Syphilis* und Tuberkulose*.

Primärmedaillon → Pityriasis rosea
Primärnaht → Wundversorgung
Primär-PCI: Abk. für primary percutaneous coronary intervention → Koronarintervention, perkutane
Primärpersönlichkeit f: engl. *premorbid personality*. In der **klinischen Psychiatrie** Persönlichkeitsmerkmale*, die vor dem erstmaligen Auftreten einer psychischen Störung bestanden (syn. prämorbide Persönlichkeit*). In der **Psychoanalyse** bezeichnet Primärpersönlichkeit das sog. wahre, instinktive Selbst mit primitiven und animalischen Bedürfnissen, das seine Lebensenergie frei fließen lässt.
Klinische Bedeutung: Die prämorbide Persönlichkeit* umschließt im engeren Sinne des Begriffs die Vulnerabilitäts- oder Risikofaktoren bzw. Schutzfaktoren, die Entstehung und Verlauf bestimmter psychischer Störungen oder Krankheiten beeinflussen, z. B. Typ-A-Persönlichkeit (Typologie), Typus melancholicus.
Recht: Betrachtung einer akzentuierten oder gestörten Primärpersönlichkeit als Basis für die Beantwortung zentraler Fragestellungen im forensisch-psychiatrischen Bereich (z. B. Schuldfähigkeit*, Prognose*).
Primärreaktion f: engl. *primary (immune) response*. Primäre Immunantwort* und primäre Antigen*-Antikörper-Reaktion nach erster Antigengabe.
Primärstoffwechsel m: engl. *primary metabolism*. Stoffwechselprozesse, die in allen Zellen prinzipiell gleich ablaufen und der Erhaltung und Vermehrung der Zelle dienen. Zum Primärstoffwechsel gehören Wachstumsprozesse (Synthese der Biopolymere und ihrer Bausteine, Synthese der makromolekularen Suprastrukturen der Zelle und der Zellorganellen*), Energiebereitstellung und Energietransformation sowie der ständige Umsatz von Zellbestandteilen.
Primärstrahlung f: engl. *primary radiation*. Die gesamte aus einem Strahler* austretende Strahlung.
Primärstruktur f: engl. *primary structure*. Die Reihenfolge von Aminosäuren in Peptiden* und Proteinen* (Aminosäuresequenz*) sowie von Nukleotiden* in Nukleinsäuren* (Nukleotidsequenz).
Primärsymptome n pl: engl. *primary symptoms*; syn. Kernsymptome. Symptome*, die eine direkte Folge des Erkrankungsprozesses darstellen und bei Manifestation einer bestimmten Störung regelhaft auftreten. Die Art der Primärsymptome richtet sich nach dem Krankheitsbild, z. B. ist Halluzination* ein Primärsymptom der Schizophrenie*. Symptome, die als indirekte Folge der Erkrankung oder Primärsymptome auftreten sind Sekundärsymptome*.
Primärtranskript n: An eukaryotischen Strukturgenen abgeschriebene prä-mRNA (heterogene nukleäre RNA, hnRNA) vor der posttranskriptionalen* Prozessierung. Das Primärtranskript besteht aus Introns* und Exons*.
Primärtuberkulose → Tuberkulose
Primärtumor m: engl. *primary tumor*; syn. Primarius. Ursprungstumor, von dem sich Metastasen* absiedeln, oder Tumor*, der vor einem Sekundärtumor* entstanden ist. Beim CUP*-Syndrom (cancer of unknown primary origin) ist kein zugehöriger Primärtumor auszumachen.
Primaquin n: Antimalariamittel (Chinolinderivat) zur Beseitigung primärer extraerythrozytärer Formen von Plasmodium falciparum (Malaria* tropica), vivax (Malaria* tertiana), ovale und malariae sowie der sekundären Gewebeformen aller Plasmodien außer Plasmodium falciparum. Primaquin ist in Deutschland nicht im Handel und muss über internationale Apotheken bezogen werden.
Primary Nursing → Bezugspflege
Primary Survey → ABCDE-Schema
Primeldermatitis f: engl. *primula dermatitis*; syn. Primelkrankheit. Häufig bei Gärtnern und Floristen auftretendes, allergisches Kontaktekzem durch Hautkontakt mit dem potenten Kontaktallergen Primin aus den kurzen Haaren an der Blattoberfläche von Primeln. Die Sensibilisierung* wird nachgewiesen durch Epikutantest*, ggf. mit Ultraspätablesung nach 4–7 Tagen.
Primer m: Natürliches oder synthetisiertes Oligonukleotid, das zur DNA- oder RNA-Matrize komplementär ist und an dem die Polymerase(n) die Synthese des Polynukleotidstranges starten. Weitere Bedeutung haben Primer als Pheromone*, die eine langanhaltende physiologische Veränderung bewirken (Beladungseffekt).
Primidon n: Antiepileptikum zur p. o. Anwendung bei Epilepsie*. Primidon wird im Organismus z. T. zu Phenobarbital* metabolisiert und hat ähnliche Nebenwirkungen wie dieses.
Primigravida f: Bezeichnung für eine Frau, die zum ersten Mal schwanger ist.
Priming [Neurophysiologie]: Erhöhung der Wirkung von Reizen gleicher Stärke bei wiederholter Darbietung (siehe Bahnung*).
Primipara f: Bezeichnung für eine Frau, die bereits ein Kind geboren hat. Eine Erstgebärende (Frau, die ihr erstes Kind erwartet) wird als Nullipara* bezeichnet.
primitive Reflexe → Reflexe, frühkindliche
Primitivreaktion f: engl. *primitive reaction*. Bezeichnung für übertriebene (entwicklungsgeschichtlich frühe) Affektreaktion ohne adäquate kognitive Kontrolle (nach Kretschmer). Primitivreaktionen können sich u. a. als Explosivreaktion, plötzlicher Wutanfall, Toben, Stupor* oder emotionaler Dämmerzustand* äußern.
primordial: Ursprünglich, von Anfang an.
Primordialfollikel → Follikelreifung
PRIND: Abk. für prolongiertes reversibles ischämisches neurologisches Defizit → Schlaganfall
Pringle-Bourneville-Syndrom → Sklerose, tuberöse
Pringle-Manöver n: engl. *Pringle technique*. Chirurgisches Verfahren bei Leberruptur* oder Leberresektion* zur Unterbrechung der Blutzufuhr der Leber durch Anzügelung und Ausklemmen des Lig. hepatoduodenale, ggf. unter Aussparung des Ductus* choledochus. Neben der arteriellen Blutversorgung durch die A. hepatica propria wird auch die venöse Versorgung über die V. portae unterbrochen.
Prinzmetal-Angina → Koronarspasmus
Prionen n pl: engl. *prions*; syn. Prion-Protein. Infektiöse, fehlgefaltete Formen eines zellulären, hochkonservierten Proteins*. Im Gegensatz zu Viren* und Viroiden* enthalten Prionen nach heutigem Kenntnisstand keine Nukleinsäuren*.
Prionkrankheiten f pl: engl. *prion diseases*; syn. Prionenerkrankungen. Durch Prionen* verursachte sporadische, erbliche oder übertragbare Erkrankungen des ZNS mit spongiformer Hirndegeneration durch ausgedehnten Nervenzellverlust und Wucherung der Neuroglia bei Fehlen klassischer Entzündungszeichen, meist mehrjähriger Latenzzeit und langsam progredientem, immer tödlichem Verlauf. Bei familiärem Vorkommen liegen spezifische Mutationen des PrP-Gens vor.
Vorkommen:
– z. B. bei Schaf und Ziege (Scrapie*), Rind (BSE) u. a. Säugetieren
– beim Menschen als Creutzfeldt*-Jakob-Krankheit, Kuru*, Gerstmann-Sträussler-Scheinker-Krankheit, tödliche familiäre Insomnie* und sporadische tödliche Insomnie.
PRISCUS-Liste f: Zusammenstellung von Arzneistoffen, die für ältere Menschen aufgrund eines erhöhten Risikos unerwünschter Arzneimittelwirkungen* potentiell ungeeignet sind. Zusätzlich enthält die PRISCUS-Liste alternative Therapiemöglichkeiten und Maßnahmen zur Risikominimierung, falls die Medikation nicht vermieden werden kann.
Prisma n: engl. *prism*. Durchsichtiger Körper mit 2 nicht planparallelen, keilförmig zueinander geneigten Flächen zur spektralen Zerlegung des Lichts. Die Zerlegung einfallenden, weißen Lichts* in Spektralfarben wird Dispersion* genannt.
Prismenbrille f: engl. *prism glasses*. Brille* mit mindestens einem Prismenglas zur Korrektur von Stellungsanomalien der Augen, z. B. beim geringgradigen Schielen.
Privatantigene → Antigene, familiäre
Privinismus → Rhinopathia medicamentosa

PRKAG2 → WPW-Syndrom
proaktive Hemmung → Gedächtnishemmung
Proakzelerin *n*: engl. *proaccelerin*; syn. Plasma-Akzelerator-Globulin. Faktor V der Blutgerinnung*. Proakzelerin wird durch Thrombin* zu Faktor Va (Akzelerin*) aktiviert und ist als Bestandteil des Prothrombinaktivators* an der Umwandlung von Prothrombin zu Thrombin beteiligt.
Probatorik *f*: Bezeichnung für die ersten Behandlungsstunden, die der diagnostischen Abklärung und Indikationsstellung für eine Psychotherapie dienen. In der Verhaltenstherapie* und der tiefenpsychologisch* fundierten Psychotherapie umfasst dies bis zu 5, in der analytischen Psychotherapie* bis zu 8 Behandlungsstunden.
probatorisch: engl. *probatory*. Probeweise, z. B. Verfahren mit dem Ziel, eine nicht gesicherte Diagnose zu klären.
probatorische Sitzungen → Probatorik
Probelaparotomie *f*: engl. *exploratory laparotomy*; syn. Explorativlaparotomie. Eröffnung der Bauchhöhle zu diagnostischen Zwecken, unter anderem zur Sicherung einer Diagnose, Klärung eines unklaren Befundes, zur Prüfung der Operabilität eines malignen Prozesses oder im Notfall. Heute wird in der elektiven Chirurgie die Probelaparotomie aufgrund der schonenderen diagnostischen, explorativen Laparoskopie* weniger angewendet.
Probenentnahme → Biopsie
Probennahme *f*: Entnahme von Proben, insbesondere bei Kontrollen im Lebensmittelverkehr, z. B. Planproben, Beschwerdeproben, Rückstellproben, Tupferproben und Abklatschverfahren*. Die Proben werden bezüglich ihrer sensorischen, chemischen, physikalischen und mikrobiologischen Qualität untersucht.
Probepunktion *f*: engl. *exploratory puncture*. Entnahme von Flüssigkeiten aus Körperhöhlen, Hohlorganen oder pathologischen Hohlräumen (Abszesse) für diagnostische Zwecke mithilfe einer Hohlnadel (Feinnadelbiopsie*) oder eines Trokars*. Das Punktat wird anschließend zytologisch oder mikrobiologisch untersucht. Beispiele sind die Lumbalpunktion* im Rahmen der Liquordiagnostik* oder die Pleurapunktion* zur Untersuchung eines Pleuraergusses.
Probiotika *n*: engl. *probiotics*. Bezeichnung für oral aufgenommene lebende Mikroorganismen, z. B. Milchsäurebakterien* und Hefen*. Probiotika sind z. T. stabil gegenüber Gallen- sowie Magensäure und kolonisieren meist nur transient v. a. den Dünndarm und teilweise den Dickdarm (wenige Wochen nach Beendigung der Zufuhr nicht mehr nachweisbar).
Wirkung: Probiotika beeinflussen die Zusammensetzung der Darmflora* mit Hemmung des Wachstums pathogener Bakterien durch Absenken des enteralen pH-Werts (nach Fermentierung von Nährstoffen zu kurzkettigen Fettsäuren und Laktat) sowie Nährstoffentzug.

Problemlösungstraining *n*: engl. *problem solving training*. Didaktisch stark strukturiertes Verfahren der kognitiven Therapie* und Verhaltenstherapie* zur Steigerung der allgemeinen Problemlösungsfähigkeit (Goldfried, D'Zurilla, 1970). Ziel ist ein erfolgreiches Bearbeiten der aktuellen Lebensprobleme mithilfe des Problemlösungsansatzes und gleichzeitig Erwerb einer Metakognition (allgemeine Strategie; Problemlösungsfähigkeit).
Durchführung:
– allgemeine **Orientierung**: Probleme sind üblich und lösbar, persönliche Kontrolle sollte wahrgenommen und die Person aktiv werden
– **Problemdefinition** und **-formulierung**: die vorhandene Situation als Problem wahrnehmen, benennen, analysieren (u. a. Konfliktanalyse) und verstehen (Ablauf und Gründe von Handlungen), Fakten von Annahmen bzw. Interpretationen unterscheiden, Ziele möglichst konkret benennen
– **Erarbeiten von Alternativen**: u. a. mit der Technik the brain storming Schritte oder Maßnahmen zur Erreichung des Ziels mit großer Variabilität finden, ohne diese zu bewerten
– **Entscheiden** für bestimmte Schritte: die verschiedenen Alternativen bewerten, u. a. anhand der wahrscheinlichen Folgen und der Kompetenz, sie auszuführen
– **Ausführen** der Strategie, für die sich der Patient entschieden hat
– **Bewertung** der konkreten Durchführung und der erlebten Ergebnisse (entsprechen sie den Erwartungen?).
Üblicherweise werden einzelne Schritte oder der gesamte Prozess wiederholt durchlaufen, bis ein zufriedenstellendes Ergebnis erreicht wird. Emotionen sind von großer Relevanz beim Problemlösen und werden daher therapeutisch genutzt: Insbesondere negative Emotionen verweisen auf vorhandene Probleme und motivieren den Patienten, aktiv zu werden. Das Erleben negativer bzw. positiver Emotionen ist ein wichtiges Kriterium für die Bewertung der erreichten Therapieziele.
Indikationen: Problemlösungstraining wird angewendet u. a. bei Depression*, Alkoholabhängigkeit*, Agoraphobie*, psychosomatischen Störungen* sowie zur Rückfallprophylaxe bei Schizophrenie* (Rezidivprophylaxe). Sie wird auch im Zusammenhang von Verhaltens- und Familientherapie* eingesetzt.
Wirksamkeit: bei verschiedenen psychischen Störungen gut belegt, u. a. bei Depressionen, Alkoholabhängigkeit, Agoraphobie und Schizophrenie sowie bei Paarproblemen.

Procain *n*: Kurzwirksames Lokalanästhetikum vom Aminoester-Typ. Procain wird eingesetzt zur lokalen/regionalen Nervenblockade* in der Schmerztherapie*, zur Neuraltherapie sowie in Kombination mit Phenazon als Ohrentropfen bei Schmerzen am äußeren Gehörgang. Als Lokalanästhetikum wird Procain heute nur noch selten verwendet, da mittlerweile effektivere Alternativen wie Lidocain* verfügbar sind.
Procarbazin *n*: Zytostatikum (Alkylans), Prodrug, wird nach oraler Aufnahme zum aktiven Metaboliten Azoprocarbazin verstoffwechselt. In einer Kombinationschemotherapie wird Procarbazin bei der Behandlung von Hirntumoren und Hodgkin-Lymphomen eingesetzt. Sehr häufige Nebenwirkungen sind eine Myelosuppression und eine irreversible Sterilität bei Männern und Frauen.
Processus coracoideus *m*: engl. *coracoid process*. Rabenschnabelfortsatz des Schulterblatts (Scapula). Hier inserieren der M. biceps brachii (caput breve), M. coracobrachialis und M. pectoralis minor sowie das Lig. coracoacromiale und das Lig. coracoclaviculare (bestehend aus Lig. trapezoideum und Lig. conoideum).
Processus mastoideus *m*: engl. *mastoid process*. Warzenförmiger, prominenter Knochenfortsatz des Schläfenbeins (Os* temporale). Der Processus mastoideus ist durch Cellulae* mastoideae stark pneumatisiert, diese stehen über das Antrum mastoideum mit der Paukenhöhle* in Verbindung. Er dient dem M. sternocleidomastoideus, M. splenius capitis, M. longissimus capitis und M. digastricus als Ansatzstelle.
Processus uncinatus pancreatis *m*: engl. *uncinate process of pancreas*; syn. Winslowpankreas. Hakenförmiger Fortsatz des Pankreaskopfs, der sich um die Arteria mesenterica legt.
Proctalgia fugax *f*: Starke, anfallartige, häufig nächtlich auftretende, oft fälschlicherweise als psychogen betrachtete Schmerzen im Rektum* oder Analkanal*, die evtl. durch einen Spasmus des Musculus* levator ani verursacht werden und einige Minuten bis zu einer halben Stunde andauern. Therapiert wird mit heißen Sitzbädern, Spasmolytika* und Nitraten.
Prodigiosusbakterien → Serratia
Prodrom *n*: engl. *prodrome*. Vorzeichen, Frühsymptom, Prodromalerscheinung.
Prodromalstadium *n*: engl. *prodromal period*. Vorläuferstadium, z. B. bei Schizophrenie* in Form unspezifischer Symptome, wie z. B. Konzentrationsstörungen oder Schlafstörungen.
Produktiver Husten *m*: Mit Schleimbildung in den Bronchien (Auswurf, Sputum*) einhergehender Husten*, meist im Rahmen einer akuten Atemwegsinfektion*. Husten mit Auswurf ist regelmäßiges Symptom der chronischen Bronchitis*. Spezielle Krankheitsbilder sind Bronchiektasen* (große Sputummengen) und Mukovis-

Produktivsymptomatik

zidose* (zähe Schleimbildung). Behandelt wird mit reichlicher Flüssigkeitszufuhr und Sekretolytika, z. B. Acetylcystein.

Produktivsymptomatik → Positivsymptomatik

Proendothelin → Endotheline

Proenzyme *n pl*: engl. *proenzymes*; syn. Zymogene. Inaktive Vorstufe von Enzymen* (Proteasen*, EC 3., Hydrolasen), die erst am Wirkort (z. B. pankreatische Verdauungsenzyme im Lumen des Darmes) durch limitierte Proteolyse (meist durch Trypsin) enzymatisch aktiv werden. Dadurch wird Autolyse am Ort der Entstehung oder Speicherung vermieden.

Proerythrozyten → Retikulozyten

Profil, biophysikalisches *n*: engl. *biophysical profile*. Nichtinvasives Verfahren in der Schwangerschaft zur Beurteilung des fetalen Wohlergehens. Der angegebene Punktescore (nach Manning) wird nahezu ausschließlich im angloamerikanischen Raum verwendet, in Deutschland wird eher der Doppler*-Sonografie der Vorzug gegeben.

profundus: engl. *deep*; syn. profund. Tief, tiefliegend, gründlich.

profus: Reichlich, sehr stark.

Progerie → Altern

Progesteron [Arzneimittel] *n*: Gestagen, das eingesetzt wird bei Zyklusstörungen*, prämenstrueller Mastodynie* sowie im Rahmen der Hormonersatztherapie* und assistierten Reproduktion*. Progesteron wird meist lokal oder oral, im Rahmen der assistierten Reproduktion selten auch s. c. oder i. m. verabreicht. Häufigste Nebenwirkungen sind Kopfschmerzen und Störungen im Menstruationszyklus*.

Indikationen:
- Zyklusstörungen, die durch Progesteron-Insuffizienz verursacht werden, insbesondere Unregelmäßigkeiten im Menstruationszyklus
- hormonbedingte Brustschmerzen vor der Periode ohne Brustgewebsveränderung (essenzielle prämenstruelle Mastodynie*)
- Endometrium*-Schutz im Rahmen einer Östrogen-Substitution in der Menopause bei Frauen mit intaktem Uterus
- zur Unterstützung der Lutealphase im Rahmen eines Behandlungsprogramms zur assistierten Reproduktion (ART) bei infertilen erwachsenen Frauen

Progesteron [Laborwert] *n*: engl. *progesterone*; syn. Luteohormon. Physiologisches Gestagen, das bei Frauen vom Corpus* luteum und in der Schwangerschaft von der Plazenta* gebildet wird. Progesteron stimuliert das Wachstum des Endometriums* und verhindert bei erfolgreicher Befruchtung* die Entwicklung weiterer Follikel. Die labormedizinische Bestimmung erfolgt u. a. zur Beurteilung des Corpus luteum.

Physiologie:
- Konzentration steigt nach der Ovulation* stark an
- Abfall der Konzentration bewirkt eine Abstoßung des Endometriums (siehe Menstruationszyklus*)
- Bildung bei Männern durch Leydig*-Zwischenzellen im Hoden*.

Indikationen:
- V. a. Corpus* luteum-Insuffizienz
- Nachweis der Ovulation.

Bewertung: Erhöhte Werte:
- Lutealphase und Schwangerschaft
- Ovarialtumoren*
- Blasenmole*.

Erniedrigte Werte:
- Corpus luteum-Insuffizienz
- Hypogonadismus*.

Progesteron-Rezeptor *m*: Spezifischer Rezeptor für Progesteron* im Zytosol* der Zielzelle. Der nach Eindringen des Progesterons in die Zelle gebildete dimere Progesteron-Rezeptor-Komplex wandert in den Zellkern*, bindet an eine spezifische DNA-Sequenz (Response-Element) und vermittelt die Hormonwirkung durch Veränderung der Expression entsprechender Gene.

Progesterontest → Gestagentest

Proglottiden → Cestoda

Prognathie *f*: engl. *prognathism*. In Bezug zur Schädelbasis zu weit anterior liegender Kiefer. Oft wird Prognathie fälschlicherweise nur auf den Oberkiefer bezogen, verbunden mit obligatem Distalbiss*, obwohl Neutral-, Mesial- oder Distalbiss vorliegen können.

Formen:
- maxilläre Prognathie, häufig mit Distalbiss* (Angle-Klasse II; siehe Angle*-Klassifikation), selten mit Neutral- oder Mesialbiss einhergehend
- mandibuläre Prognathie, häufig mit Mesialbiss* (Angle-Klasse III) einhergehend (siehe Abb. 1 und Abb. 2); ausgeprägte hereditäre Komponente (sog. Habsburger Kiefer)

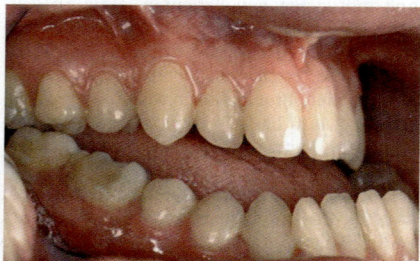

Prognathie Abb. 1: Mandibuläre Prognathie (progener Formenkreis); intraorale Ansicht in Norma lateralis. [136]

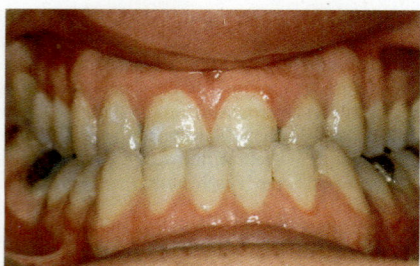

Prognathie Abb. 2: Mandibuläre Prognathie (progener Formenkreis); intraorale Ansicht in Norma frontalis. [136]

- kombinierte maxilläre und mandibuläre Prognathie; bei gleich starker Ausprägung und auf den Kieferbasen korrekt positionierten Dentitionen mit Neutralbiss* einhergehend.

Prognose *f*: engl. *prognosis*. In der Medizin auf empirischen Erkenntnissen beruhende Vorhersage von Verlauf, Dauer und Ausgang einer Krankheit. Sie bezieht sich auf die Überlebenswahrscheinlichkeit (Prognosis quoad vitam) oder Teilbereiche (Arbeitsfähigkeit, Funktion u. a.).

Einteilung: Die Prognose ist gut (bona), schlecht (mala), sehr schlecht (pessima), verzweifelt (infausta), zweifelhaft (dubia) oder ungewiss (incerta).

Prognosegutachten: Von einem Psychiater erstellte, wissenschaftlich fundierte Vorhersage, ob weiterhin eine Gefahr von einem Täter ausgeht (Kriminalprognose). Ein Prognosegutachten dient der Entscheidungsfindung des Gerichts, u. a. bezüglich der Fortdauer der Unterbringung (im Maßregelvollzug).

Fragestellung: Konkret legt ein Prognosegutachten Folgendes dar:
- Wie groß ist die Wahrscheinlichkeit, dass die zu begutachtende Person erneut Straftaten begehen wird? Was sind die dafür entscheidenden Faktoren?
- Welcher Art werden diese Straftaten sein? Welcher Schweregrad und welche Häufigkeit sind zu erwarten?
- Wie kann das Risiko zukünftiger Straftaten verringert werden?
- Unter welchen Umständen kann das Risiko von Straftaten steigen?
- Welche Art des Risikomanagements erscheint angebracht (Unterbringung, Lockerungen, Führungsaufsicht, Weisungen etc.)?

programmierter Zelltod → Apoptose

Programmierung, neurolinguistische *f*: Abk. NLP. Methode zur Beeinflussung der inneren Einstellung und des Verhaltens mit Elementen

der Gestalttherapie*, Familientherapie* und Hypnose*. Die NLP ist als Methode der Selbsterfahrung populär. Für den behaupteten Nutzen bei psychischen Erkrankungen fehlen jegliche Wirksamkeitsnachweise, die Grundannahmen der NLP werden von der wissenschaftlichen Psychotherapie als esoterisch kritisiert.
progredient: Fortschreitend, progressiv.
Progression *f*: Fortschreiten. Phase der zunehmenden Wachstumsautonomie und Malignität bei der Entwicklung eines Tumors (Kanzerogenese*).
progressive Relaxation → Muskelrelaxation, progressive
progressive Rötelnpanenzephalitis → Röteln
Progressive Stroke → Schlaganfall
progressive supranukleäre Blicklähmung → Steele-Richardson-Olszewski-Syndrom
Proguanil *n*: Antimalariamittel (Biguanidderivat), das zur Malariaprophylaxe und -therapie in Kombination mit anderen Antimalariamitteln eingesetzt wird. Sein aktiver Metabolit Cycloguanil hemmt die Dihydrofolatreduktase der Malariaparasiten und unterbricht damit deren Nukleinsäuresynthese. In Deutschland ist Proguanil seit 2015 nur noch als Kombinationspräparat mit Atovaquon erhältlich.
Prohormone *n pl*: engl. *prohormones*. Inaktive Vorstufen der Peptid- und Proteohormone (Hormone), die aus Präprohormonen durch limitierte Proteolyse mit Signalpeptidasen entstehen (z. B. Präproinsulin; Insulin). Durch kovalente Konversion (z. B. limitierte Proteolyse, Phosphorylierung, Disulfidbrücken) und/oder Glykosilierung entstehen biologisch aktive Hormone.
proinflammatorische Zytokine: Entzündungsfördernde Polypeptide, die maßgeblich an Immunreaktionen und Entzündungsreaktionen beteiligt sind. In Anwesenheit von Bakterien, Viren, Pilzen, Parasiten oder Gewebsschäden werden Zytokine* von verschiedenen Zellen gebildet (z. B. Leukozyten*, Endothelzellen, Fibroblasten*) und führen zu lokalen und systemischen Effekten (Fieber*, Vasodilatation*, stärkere Durchblutung, Aktivierung des Immunsystems).
Funktion: Proinflammatorische Zytokine aktivieren das Endothel und Leukozyten, wirken chemotaktisch (siehe Chemotaxis*) auf Leukozyten, stimulieren die Produktion weiterer Zytokine, erhöhen die Produktion von Akute*-Phase-Proteinen, stimulieren die Proliferation von Leukozyten und deren Vorläuferzellen aus dem Knochenmark und leiten Apoptose* ein.
Vertreter:
– Interleukine*: IL-1 IL-2, IL-6, IL-12
– Interferone*: IFN-γ
– Kolonie-stimulierende-Faktoren: GM-CSF, M-CSF
– Tumor*-Nekrose-Faktoren: TNF-α.

Proinsulin → Insulin [Physiologie]
Projektion [Optik]: Projektion je nach Strahlengang (Röntgendiagnostik), z. B. als LAO (siehe Boxerstellung*; Koronarangiografie). Siehe Röntgendiagnostik* (Abb. dort) und siehe Koronarangiografie* (Abb. dort).
Projektion [Psychoanalyse] *f*: Abwehrmechanismus, durch den unangenehme oder verbotene eigene Wünsche und Gefühle in andere Personen verlagert werden. Projektion kommt z. B. vor bei der narzisstischen Persönlichkeitsstörung, der Borderline-Persönlichkeitsstörung, aber auch bei Psychosen.
Projektion [Wahrnehmung] *f*: Lokalisation einer Wahrnehmung.
Projektionsbahnen *f pl*: engl. *projection tracts*; syn. Projektionsfasern. Gesamtheit der auf- und absteigenden Nervenfasern, die die Großhirnrinde* mit subkortikalen Zentren in Hirnstamm* (kurze Projektionsbahnen) und Rückenmark* (lange Projektionsbahnen) verbinden. Im weiteren Sinne werden alle Bahnsysteme als Projektionsbahnen bezeichnet, die ein anatomisch beschriebenes Gebiet (z. B. Kern, Cerebellum) verlassen.
Projektionsfelder *n pl*: engl. *projection center*; syn. Projektionszentren. Rindenfelder*, zu denen die somatosensiblen Informationen aus der Peripherie geleitet werden (Sinneszentren) oder an denen die motorischen Bahnen beginnen, z. B. die Pyramidenbahn*.
Projektionsradiografie *f*: engl. *projection radiography*; syn. Projektionsradiographie. Konventionelle Röntgendiagnostik*.
Prokalzitonin: engl. *procalcitonin*; Abk. PCT. Vorstufe des Kalzitonins*, die von den C*-Zellen der Schilddrüse* produziert wird und bei schweren Infektionen zusätzlich von zahlreichen anderen Zellen. Prokalzitonin steigt insbesondere bei bakterieller Sepsis* innerhalb weniger Stunden an und sinkt schnell bei erfolgreicher Therapie. Es dient daher als frühzeitiger Diagnose- und Verlaufsparameter.
Indikation zur Laborwertbestimmung:
– Systemic Inflammatory Response Syndrome (SIRS): **1.** Differenzialdiagnose nichtinfektiös oder infektös (= Sepsis*) **2.** Verlaufs- und Therapiekontrolle
– Screening bei Risikopatienten.
Bewertung:
– **erhöhte Werte: 1.** Sepsis* oder mykotische Infektionen* **2.** größeres Trauma oder Verbrennung*; postoperativ **3.** Neoplasien*: kleinzelliges Bronchialkarzinom, medulläres Schilddrüsenkarzinom* **4.** Malaria* **5.** kardiogener Schock* **6.** Neugeborene (bis zum 2. Tag physiologisch)
– **normale bis gering erhöhte Werte: 1.** Virusinfektion* **2.** Autoimmunkrankheiten*

3. Allergie* **4.** Tumoren* **5.** chronisch-degenerative Erkrankungen.
Prokaryot *m*: engl. *prokaryote*. Organismus, in dem das genetische Material der Zelle in Form eines Pronukleus organisiert ist, der nicht durch eine Kernmembran* vom Zytoplasma* getrennt wird. Zu den Prokaryoten gehören alle Bakterien, Blaualgen und Mykoplasmen.
Prokaryoten *m pl*: Organismen ohne echten, von einer Kernhülle umgebenen Zellkern* (Kernäquivalent: Nucleoid), ohne Plastiden, endoplasmatisches Retikulum*, Golgi*-Apparat, Mitochondrien* und Zytoskelett*, mit 70 S-Ribosomen*. Ihre ringförmige DNA* ist nicht wie bei Eukaryoten* in Chromosomen*, sondern frei im Zytoplasma lokalisiert. Prokaryoten sind Bakterien und Blaualgen (Cyanobakterien) sowie Archaea.
Prokollagen → Kollagen
Prokollagen-III-Peptid *n*: syn. P-III-P. Von Fibroblasten* gebildete Vorstufe des Kollagen* III. Die Konzentration von Prokollagen-III im Serum* ist bei fibrosierenden Lebererkrankungen erhöht. Die Bestimmung erfolgt mittels Radio-Immunoassay.
Referenzbereiche: Siehe Tab.
Indikation zur Laborwertbestimmung: Verlaufskontrolle von Leberfibrosen* bzw. von fibrosierenden Lebererkrankungen.
Bewertung: Erhöht bei vermehrter Aktivität von Fibroblasten:
– Leberfibrose* im Rahmen einer: **1.** Leberzirrhose* **2.** chronischen Hepatitis* **3.** akuten Hepatitis **4.** toxischen Leberfibrose
– Lungenfibrose*
– Akromegalie*
– Morbus Paget*
– Hyperthyreose*
– rheumatische Erkrankungen
– Myokardinfarkt.
Erhöhte Konzentrationen sind auch beim Wachstumsschub oder bei Säuglingen möglich.

Prokollagen-III-Peptid:	
Referenzbereiche abhängig vom Lebensjahr.	
Lebensjahr	**Konzentration [U/ml]**
< 10.	0,3–6,1
10.–15.	0,6–1,7
15.–20.	0,4–1,8
> 20.	0,3–0,8

Prokonvertin *n*: engl. *proconvertin*; syn. stabiler Faktor. Faktor VII der Blutgerinnung*, der Vitamin-K-abhängig in der Leber gebildet wird. Aktiviertes Prokonvertin (Konvertin, Faktor VIIa) bewirkt im exogenen System die Umwandlung des Faktors X in Xa und damit die Bildung des Prothrombinaktivators*. Prokonvertin initiiert die Blutgerinnung* im Zusammenspiel mit Blutgerinnungsfaktor III (Gewebefaktor*).

Prokrastination *f*: engl. *procrastination*. Pathologisches Aufschiebeverhalten, gekennzeichnet durch Probleme mit Zeitplanung und Arbeitsorganisation, die Leidensdruck und/oder Funktionsbeeinträchtigungen verursachen.

Beschreibung: Kann private Alltagsaktivitäten ebenso betreffen wie schulische, berufliche u. a. Tätigkeiten. Als Prokrastination fördernde Faktoren gelten Probleme mit Prioritätensetzung, Zeitmanagement, Konzentrationsfähigkeit, Handlungsplanung, Abgrenzung gegen alternative Handlungstendenzen, Kritik oder Versagensangst*. **Vorkommen:**
- Leitsymptom bei Arbeitsstörung
- Depression*
- ADHS*
- Angststörung*
- körperliche Erkrankungen
- Lebenskrisen (z. B. infolge von Trennung, Verlustereignissen, Übergängen in neue Lebensphasen)
- u. a.

Maßnahmen: Kognitive Verhaltenstherapie*, Behandlungskomponenten:
- Strukturierung des Arbeitsverhaltens
- Setzen realistischer Ziele
- Training von Arbeitstechniken
- Zeitplanung
- Umgang mit Ablenkungsquellen und negativen Gefühlen
- systematische Veränderung der Arbeitsgewohnheiten
- Üben des alternativen Arbeitsverhaltens
- ggf. Behandlung der Grundstörung.

Proktalgie *f*: engl. *proctalgia*. Plötzlich einsetzende und meist nur Sekunden bis wenige Minuten andauernde Schmerzen im unteren Analkanal mit Ausstrahlung in das Perineum. Gewöhnlich sind Patienten < 45 Jahren betroffen, morphologische Veränderungen finden sich nicht. Therapierbare Ursachen wie z. B. eine chronische Analfissur sind primär zu behandeln.

Proktitis *f*: engl. *proctitis*. Entzündung im Bereich des Anorektums bzw. der Rektumampulle. Symptome der Proktitis umfassen meist perianale Blutungen und Schleimabsonderungen sowie Stuhldrang. Behandelt wird durch lokale Steroidtherapie bzw. Therapie der Grunderkrankung. Die Prognose hängt von der Grunderkrankung ab, eine strahleninduzierte Proktitis ist häufig nur schlecht behandelbar.

Ätiologie: Die möglichen Ursachen einer Proktitis sind vielfältig:
- chronisch entzündliche Darmerkrankungen (Colitis* ulcerosa oder Morbus* Crohn)
- sexuell übertragbare Erkrankungen, z. B. Syphilis, Gonorrhoe, HIV
- weitere bakterielle Erkrankungen, z. B. pseudomembranöse Kolitis (Clostridium difficile)
- Strahlenproktitis (Strahlentherapie z. B. bei Prostatakarzinom oder Analkarzinom)
- ischämische Proktitis
- mechanische-irritative Proktitis (z. B. durch einen Rektumprolaps)
- eosinophile Proktitis
- nahrungsmittelinduziert (vor allem bei Kindern aufgrund einer Reaktion auf Milchproteine).

Klinik:
- anale Blutungen, meist in Kombination mit Schleimabgängen und evtl. Diarrhö
- häufiger Stuhldrang, ggf. mit Dranginkontinenz
- Druck oder Schmerzen im Bereich des Enddarms, häufig Besserung nach dem Stuhlgang.

Therapie:
- Behandlung der Grunderkrankung
- symptomatische lokale Therapie mittels topischer Steroide oder Mesalazin als Rektalschäume, Klysmen oder Suppositorien
- bei Nachweis einer bakteriellen Infektion Therapie mit Antibiotika, z. B. Ciprofloxacin* oder Metronidazol*
- ggf. Therapie der Diarrhö, z. B. Loperamid*
- bei ausgeprägter Blutung lokale Behandlung mittels Infrarot oder Elektrokoagulation.

Prognose: Bakterielle Infektion oder auch eine chronisch entzündliche Darmerkrankung können in der Regel gut behandelt werden. Die Strahlenproktitis ist z. T. sehr hartnäckig und es kann lediglich eine Verbesserung der Symptome erreicht werden.

Proktodealdrüsen *f pl*: engl. *proctodeal glands*. Ektodermale Epithelgänge, die aus der Afterbucht (Proctodeum) hervorgegangen sind und blind zwischen innerem und äußerem Schließmuskel enden. Sie können beim Menschen fehlen oder rudimentär angelegt sein und liegen gehäuft bei 6 und 12 Uhr Steinschnittlage. Bei Infektion entwickeln sich Perianalabszesse oder Analfisteln.

Proktokolektomie *f*: engl. *proctocolectomy*; syn. Koloproktektomie. Totale Entfernung des gesamten Kolonrahmens und des Rektums mit Wiederherstellung der Kontinuität durch ileoanalen Pouch* oder im Sinne einer Diskontinuitätsresektion mit Anlage eines endständigen Ileostomas (Enterostoma*) oder selten mit Schaffung eines kontinenten Ileumreservoirs (Kock-Pouch).

Proktologie *f*: engl. *proctology*. Teilgebiet der Medizin, das sich mit der Diagnostik und Behandlung der Erkrankungen des Enddarms* befasst.

Proktoplastik → Anoplastik

Proktorektosigmoidoskopie *f*: engl. *proctorectosigmoidoscopy*. Endoskopie* des Analkanals, Rektums und des Colon sigmoideum. Meist wird ein flexibles Endoskop verwendet. Die Proktorektosigmoidoskopie dient zur Abklärung einer unklaren gastrointestinalen Blutung aus unteren Dickdarmabschnitten oder eines Verdachts auf Darmpolyp und -tumor sowie zur Beurteilung einer Anastomose.

Proktoskopie *f*: engl. *proctoscopy*. Untersuchung von Analkanal* und distalem Rektum* mit einem bis zu 15 cm langen starren Proktoskop. Dabei lässt sich die Schleimhaut visuell beurteilen und kleinere Veränderungen wie Hämorrhoiden* direkt therapieren. Die Rektosigmoidoskopie mit flexiblem Endoskop ist die erweiterte Form mit Blick bis in das Sigmoid.

Indikationen: Diagnose proktologischer Erkrankungen, beispielsweise Analfisteln, Hämorrhoiden*, Tumore oder Condylomata* acuminata.

Proktospasmus *m*: engl. *proctospasm*. Krampfartige Schmerzen im Analkanal aufgrund eines Spasmus des analen Schließmuskels. Ursache ist meist eine Verletzung des sensiblen Anoderms, z. B. bei Analfissur. Die Behandlung richtet sich nach der Grunderkrankung.

Proktozele → Rektozele

Prolaktin *n*: syn. Prolactin. Hormon* des Hypophysenvorderlappens, das die Milchproduktion stimuliert und den Eisprung hemmt. Die Synthese von Prolaktin wird durch Dopamin* gehemmt. Labordiagnostisch wird Prolaktin bei Frauen mit Zyklusstörungen* oder Galaktorrhö* und Männern mit Hypogonadismus* bestimmt. Pathologisch erhöhte Blutwerte (Hyperprolaktinämie*) finden sich u. a. bei Hypophysenadenomen* und Arzneimittel-Therapien.

Physiologie:
- Hemmung der Synthese durch Dopamin
- verstärkte Bildung ab der 8. SSW und in der Stillzeit durch: mechanische Reizung der Mamillen (Saugreiz), Stress, operative Eingriffe und Hunger
- Sekretion unterliegt einem Tag-Nacht-Rhythmus.

Indikation zur Laborwertbestimmung:
- Frauen: 1. Zyklusstörungen* 2. Galaktorrhö* 3. Hirsutismus*
- Männer: 1. Hypogonadismus* 2. Gynäkomastie* 3. Störungen von Libido* oder Potenz.

Bewertung: Erhöhte Werte (Hyperprolaktinämie*):
- Hypophysenadenome*
- paraneoplastisch
- Amenorrhö*
- primäre Hypothyreose*

- schwere Niereninsuffizienz*
- Arzneimittel: **1.** Östrogene* **2.** Dopamin-Antagonisten (z. B. Metoclopramid*) **3.** Antazida* **4.** Neuroleptika* **5.** Antidepressiva* **6.** Antihypertensiva*
- funktionell: **1.** Stress* (körperlich oder seelisch) **2.** Schwangerschaft* **3.** Stillzeit.

Erniedrigte Werte:
- Hypophyseninsuffizienz*
- Arzneimittel: Prolaktinsenker wie Dopamin-Agonisten.

Prolaktinom *n*: engl. *prolactinoma*. Seltenes Makro- (Ø > 1 cm) oder Mikroadenom (Ø < 1 cm) des Hypophysenvorderlappens mit autonomer Sekretion von Prolaktin*. Es ist das häufigste endokrin aktive Hypophysenadenom*. Behandelt wird mit Dopamin-Rezeptor-Agonisten (Bromocriptin*/Cabergolin*), bei Therapieresistenz OP (transsphenoidal bzw. -frontal) und Strahlentherapie.

Prolaktin-Stimulationstest *m*: Stimulationstest zum Nachweis einer latenten Hyperprolaktinämie* durch Infusion von Metoclopramid* (MCP) oder Thyreotropin-Releasing-Hormon (TRH). TRH ist ein physiologischer Stimulator der Prolaktin*-Freisetzung. Dopamin* hemmt die Freisetzung von Prolaktin. Das dopaminhemmende MCP stimuliert daher die Prolaktin-Freisetzung.

Prolaps *m*: engl. *prolapse*. Hervortreten von Geweben oder Organen.

Prolapsus ani → Analprolaps
Prolapsus iridis → Irisprolaps
Prolapsus recti → Rektumprolaps
Prolapsus uteri et vaginae *m*: engl. *prolapse of uterus and vagina*. Vorfall (von Teilen) des Genitales aus der Vulva. Es handelt sich um einen hochgradigen (über den Hymenalsaum hinausgehenden) Descensus* uteri et vaginae. Die Therapie besteht aus vaginaler Hysterektomie mit hohem Peritonealverschluss und Scheidenstumpffixation sowie Scheidenplastik. Bei Inoperabilität erfolgt eine Pessarbehandlung.

Formen:
- Partialprolaps: nur ein Teil des Uterus (z. B. nur Portio) bzw. der Scheide liegt außerhalb der Vulva (vgl. Scheidenvorfall*).
- Totalprolaps: Scheidenrohr ist umgestülpt und liegt vor der Vulva (siehe Abb.), evtl. mit Dekubitus.

Proliferation *f*: Wucherung, Sprossung.
Proliferationsphase *f*: engl. *proliferative phase*; syn. Follikelphase. Erste Phase des Menstruationszyklus* (Tag 5–14) zwischen Ende der Menstruation* und Ovulation* mit Proliferation* der Uterusschleimhaut und gleichzeitiger Reifung des Follikels im Ovar*.

Prolin *n*: engl. *proline*; syn. L-Prolin; Abk. Pro. Glukoplastische, einzige proteinogene Aminosäure* mit sekundärer Aminogruppe. Als nicht helixbildende Aminosäure ist Prolin wichtig für die Ausbildung der Struktur der Proteine*. Die Biosynthese erfolgt aus Glutaminsäure* oder aus exogen zugeführtem Ornithin*. Prolin kommt zusammen mit Hydroxyprolin besonders in Kollagen* vor und ist für Säugetiere nichtessenziell.

Prolymphozytenleukämie *f*: engl. *prolymphocytic leukemia*. Niedrigmalignes, leukämisch verlaufendes Non-Hodgkin-Lymphom (NHL) mit klonaler Expansion lymphozytärer Zellen der B- (B-PLL) oder T-Zell-Reihe (T-PLL). Im Vordergrund stehen die Symptome der Splenomegalie und Knochenmarkinfiltration. Trotz Einsatz von Kombinationschemotherapien ist die Prognose oft ungünstig (speziell bei T-PLL).

Promegakaryozyten *m pl*: engl. *promegakaryocytes*. Basophile Megakaryozyten.

Promethazin *n*: Histamin*-H_1-Rezeptoren-Blocker der 1. Generation mit ausgeprägter sedativ-hypnotischer Wirkung. Es wird bei allergischen Erkrankungen, Schlafstörungen sowie Angst- und Spannungszuständen eingesetzt. Bei akuten Intoxikationen mit Alkohol, Psychopharmaka* und Analgetika* darf es wegen bestehender Wechselwirkungen nicht verwendet werden. Auch mit Antihypertensiva* und trizyklischen Antidepressiva bestehen Wechselwirkungen.

Prominentia laryngea → Adamsapfel
Promiskuität *f*: engl. *promiscuity*. Durch häufigen Partnerwechsel gekennzeichnetes Sexualverhalten. Promiske Personen werden im Amtssprachgebrauch oftmals als HWG-Personen (Personen mit häufig wechselnden Geschlechtspartnern) bezeichnet. Das Risiko für sexuell übertragbare Erkrankungen (STD), z. B. Syphi-

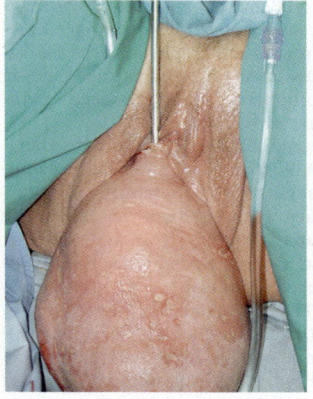

Prolapsus uteri et vaginae: Totalprolaps des Uterus mit Prolaps der Harnblase (Zystoskop in der Urethra). [186]

lis*, Gonorrhö* und HIV-Erkrankung/AIDS kann erhöht sein.

Promotor *m*: engl. *promoter*. Regulatorischer Sequenzbereich eines Gens, der bei Eukaryoten in der Regel dem 1. Exon eines Gens in 5'-Richtung vorgelagert ist (außer bei internen Promotoren) und u. a. als Bindungsstelle für den Transkriptionsinitiationskomplex dient.

Promotorelemente *n pl*: Steuerelemente auf der DNA*, die nach Aktivierung Einfluss (fördernd oder hemmend) auf die RNA*-Polymerase II vermittelte Genexpression* nehmen. Mit einer Länge von 6–10 Nukleotiden* sind diese DNA-Abschnitte relativ kurz. Die Gesamtheit der Steuerelemente eines Gens wird als Promotor* bezeichnet.

Prompting: Verbale oder tätige Hilfestellung bei der Umsetzung eines Verhaltens, z. B. im Rahmen von Rollenspielen*, mit dem Ziel, die Aufmerksamkeit auf gewünschtes Verhalten zu lenken.

Promyelozyten *m pl*: engl. *promyelocytes*. Größte Zellen der Granulozytopoese* (Ø 16–27 µm). Promyelozyten haben einen runden bis ovalen Zellkern*, in dem 1–2 Nucleoli erkennbar sind. Das basophile Zytoplasma* mit azurophiler Granulation ist häufig perinukleär aufgehellt. Promyelozyten gehen aus Myeloblasten* hervor und teilen sich in Myelozyten*.

Promyelozytenleukämie *f*: engl. *acute promyelocytic leukemia* (Abk. APL). Akute Promyelozyten-Leukämie, nach FAB-Klassifikation als AML M3 bezeichnet, mit charakteristischer Blastenmorphologie und spezifischer Chromosomentranslokation t(15; 17), dessen Nachweis diagnostisch beweisend ist. Klinisch imponiert eine progrediente Blutungsneigung durch Gerinnungsstörungen und Thrombozytopenie. Die Therapie mit all-trans-Retinsäure und Anthracyclinen zeigt gute Remissionsraten von 80–90 %.

Pronation *f*: Drehung des Handtellers (bei herabhängendem Arm) nach hinten, wobei der Daumen nach medial und der Handrücken nach vorne gedreht wird; an den Füßen Senkung des inneren Fußrandes (Plattfußstellung). Die gegensätzliche Bewegung ist die Supination.

Pronationsfraktur → Knöchelfraktur
Pronator-teres-Syndrom *n*: Engpasssyndrom des N. medianus beim Durchtritt durch den M. pronator teres u. a. durch wiederholte Pro- und Supination beim Sport (Tennis, Badminton). Symptome sind (Druck-)Schmerz und ggf. Kribbelparästhesien der (radialen 3½) Finger. Die Diagnosestellung erfolgt durch die klinische Untersuchung, behandelt wird zunächst konservativ.

Klinik:
- Parästhesien der radialen 3 ½ Finger
- evtl. Schmerzen der Daumenballenmuskulatur und Schreibkrampf

Propädeutik

- Druckschmerz über M. pronator teres
- Schmerzen bei Pronation* des Unterarms gegen Widerstand.

Differenzialdiagnosen:
- Karpaltunnelsyndrom
- Wurzelkompressionssyndrom zervikal.

Ursachen:
- Kompression durch die Aponeurose des Bizepsmuskels
- Kompression durch Ganglien oder Knochensporne.

Therapie: Konservativ:
- Ruhigstellung des Arms
- Physiotherapie, Tape
- nichtsteroidale Antiphlogistika
- Neuraltherapie mit Lokalanästhetika.

Operativ:
- Entfernung des komprimierenden Gewebes
- Befreiung des N. medianus vom umliegenden Bindegewebe.

Propädeutik *f*: engl. *propaedeutics*. In der Psychologie Bezeichnung für die Einführung eines Patienten in die Grundelemente und -prinzipien der jeweiligen Psychotherapie und ihrer Verfahren. Dazu gehört insbesondere die Erläuterung der Symptomatik und der Ursachen einer psychischen Störung, der Voraussetzungen für eine Psychotherapie und der üblichen oder erwartbaren Vorgehensweise.

Hinweis: In der Propädeutik geht es auch um die Auseinandersetzung mit den naiven ätiologischen oder therapiebezogenen Theorien der Patienten.

Prophagen *m pl*: engl. *prophages*. DNA temperenter Bakteriophagen* nach Integration in das Bakterienchromosom.

Prophase → Mitose

Prophezeiung, selbsterfüllende *f*: engl. *self-fulfilling prophecy*. Auf zukünftige Ereignisse gerichtete Erwartungen, die umso eher eintreten, je mehr sie der persönlichen Einstellung* eines Menschen entsprechen, da dieser unbewusst die Bedingungen dafür schafft. Es kommt zu einer Rückkopplung zwischen Erwartung und Verhalten.

Klinische Bedeutung: Selbsterfüllende Prophezeiung ist klinisch relevant beispielsweise im Kontext
- katastrophisierender Bewertungen
- des Self-reference-Effekts, z. B. bei sozialer Phobie* und Depression*
- im Rahmen des Versuchsleiter-Erwartungseffekts
- des Placebo-Effekts und Nocebo-Effekts
- von Versagensangst
- von Angst vor Stürzen bei Senioren (dadurch erhöhtes Sturzrisiko möglich).

Prophylaktische Indikation *f*: syn. Indikation prophylaktischer Eingriff. Begründung für die Anwendung einer vorbeugenden Maßnahme, die nicht der Behandlung der Grunderkrankung dient, sondern das Risiko etwaiger Komplikationen minimiert. Prophylaktische Indikationen sind beispielsweise eine medikamentöse Thromboseprophylaxe* oder perioperative Antibiotikatherapie.

Propofol *n*: Injektionsnarkotikum mit sedativ-hypnotischer Wirkung und guter Reflexdämpfung bei schnellem Wirkungseintritt und kurzer Wirkdauer. Propofol dient der Einleitung und Aufrechterhaltung der Narkose*. Es führt zu Anxiolyse*, Amnesie* und tiefer Bewusstlosigkeit. Nebenwirkungen sind Injektionsschmerzen, Hypotonie und das Propofolinfusionssyndrom. Kontraindikation ist eine Soja-/Erdnussallergie und das Rett*-Syndrom.

Propranolol *n*: Antiarrhythmikum aus der Gruppe der nichtselektiven Beta*-Rezeptoren-Blocker, das auch zur Therapie von Hypertonie, essenziellem Tremor und zur Migräneprophylaxe eingesetzt wird. Wechselwirkungen bestehen mit MAO-Hemmern, Narkotika*, Nifedipin* und anderen. Nebenwirkungen sind Müdigkeit, Schwindel und Abdominalbeschwerden. Kontraindikationen sind Sinusbradykardien*, AV*-Block, dekompensierte Herzinsuffizienz* und obstruktive Atemwegserkrankungen*.

Propriozeption *f*: syn. Tiefensensibilität. Wahrnehmung der Stellung und Bewegung des Körpers im Raum (Kinästhesie*). Spezifische Sensoren (Propriosensoren) registrieren Informationen über Muskelspannung (Golgi*-Sehnenorgan), Muskellänge (Muskelspindel*) und Gelenkstellung bzw. -bewegung.

Verbreitung: Die Informationen werden z. T. auf Rückenmarkebene (monosynaptisch) verschaltet (propriozeptive Reflexe*), v. a. aber unter Einbeziehung der Afferenzen von Vestibularapparat* und Mechanosensoren* der Haut zentral (in Kleinhirn* oder Gyrus* postcentralis) verarbeitet.

Proptosis bulbi → Exophthalmus

Propulsion *f*: Schnelle, überschießende Vorwärtsbewegung beim Gehen, verbunden mit Fallneigung, v. a. bei Parkinson*-Syndrom.

Prosodie *f*: engl. *prosody*. Gesamtheit aller spezifischer Eigenschaften der gesprochenen Sprache*, die über das wörtlich Gesagte hinausgehen, z. B. Wort- und Satzakzent, Intonation, Sprechrhythmus und -tempo. Dysprosodie* bezeichnet eine Störung der Prosodie.

Prosopagnosie *f*: engl. *prosopagnosia*. Form der visuellen Störung des Erkennens (Agnosie*), bei der ein Gesicht zwar als solches, jedoch nicht als das einer bestimmten Person erkannt werden kann.

Prosopalgie *f*: engl. *prosopalgia*. Gesichtsschmerz.

Prosoplasie *f*: engl. *prosoplasia*. Erhöhte Zelldifferenzierung, besonders bei Tumoren*. Ein Beispiel ist die Leukoplakie* in der Mundhöhle*. Sie steht im Gegensatz zur Entdifferenzierung (Ana- und Kataplasie).

Prosoposchisis → Gesichtsspalten

Prostaglandine: engl. *prostaglandins*; Abk. PG. Sammelbezeichnung für natürliche oder teilsynthetische Hormone*, die den Eikosanoiden* zugeordnet werden. Prostaglandine leiten sich von der Prostansäure ab. Sie kommen ubiquitär vor, ihre Wirkungen sind vielfältig und teilweise gegensätzlich.

Physiologie: Einteilung:
- chemisch in PGA (α,β-ungesättigte Ketone), PGE (β-Hydroxyketone), PGF (1,4-Diole)
- biologisch am aktivsten: PGE_2, $PGF_{2\alpha}$, PGD_2, PGG_2, PGH_2, PGI_2 (Prostazyklin*).

Wirkung: Vielfältige und zum Teil gegensätzliche Wirkungen:
- auf Katecholamin-Sekretion
- auf den Tonus der glatten Muskulatur und Blutdruck (Steigerung, Senkung)
- hemmend auf Thrombozytenaggregation, Lipolyse*, Magensaftsekretion
- aktivierend auf Synthese und Sekretion von Gewebehormonen und Hormonen endokriner Organe (Schilddrüse, Nebenschilddrüse, Nebennierenrinde, Ovar)
- zytoprotektiv
- beteiligt an Entstehung von Fieber, Schmerzen und Entzündung (Antagonisierung durch nichtsteroidale Antiphlogistika* und Glukokortikoide*).

Prostata *f*: engl. *prostate*; syn. Vorsteherdrüse. Exokrine akzessorische Geschlechtsdrüse des Mannes, die den Anfangsteil der männlichen Harnröhre (Urethra) umgibt. Sie ist etwa kastaniengroß, wiegt 20 (+/-6) g und hat eine glatte Oberfläche, die von der Capsula prostatica gebildet wird.

Anatomie: Die Basis prostatae liegt kaudal der Harnblase*, ihre Spitze (Apex prostatae) ruht auf dem Diaphragma* urogenitale. Sie wird

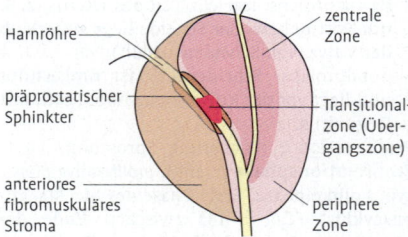

Prostata Abb. 1: Zonale Einteilung nach McNeal; in der peripheren Zone (Abk. P-Zone) entstehen v. a. maligne Veränderungen, in der Transitionalzone (Abk. T-Zone) v. a. die benigne Prostatahyperplasie. [170]

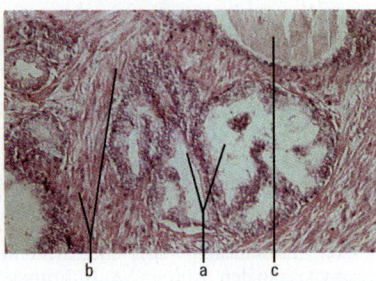

Prostata Abb. 2: Histologischer Schnitt (Hämatoxylin-Eosin-Färbung); a: tubuloalveoläre Einzeldrüse; b: Bindegewebesepten mit glatten Muskelzellen; c: Prostatasteine (eingedicktes Sekret).

vorn von der Symphyse* und hinten vom Rektum* begrenzt. Die Fascia retroprostatica verbindet die Prostata mit dem Rektum*. Die Prostata wird anatomisch in den Lobus prostatae dexter, den Lobus prostatae sinister und den Isthmus prostatae (Lobus medius) unterteilt. Eine funktionelle Unterteilung (nach McNeal) in Zonen ist ebenfalls möglich. Hier werden die periurethrale Zone, die Transitionalzone, die zentrale Prostatazone (Innenzone), die periphere Prostatazone (Außenzone) und die drüsenfreie anteriore Prostatazone unterschieden. Die Außenzone macht hierbei den größten Anteil des Prostatagewebes aus (siehe Abb. 1). Die Prostata schließt die Ductus ejaculatorii ein, die auf den Colliculus seminalis münden. Ihre eigenen Ausführungsgänge, die Ductuli prostatici, münden in den Sinus prostaticus zu beiden Seiten des Colliculus seminalis.
Histologie: Exokrine, tubulo-alveoläre Drüse mit 30–50 von glatter Muskulatur umgebenen Ausführungsgängen, den Ductuli prostatici (siehe Abb. 2).
Funktion: Die Prostata synthetisiert das leicht saure (pH 6,4), zunächst hochviskose Prostatasekret. Unter dem Einfluss des prostataspezifischen Antigens (PSA) verflüssigt und trübt sich das Sekret. Es wird dem Ejakulat beigemischt und macht 15–30 % dessen Gesamtvolumens aus. Es enthält Spermin, saure Phosphatase, Zitronensäure, Cholesterol, Phospholipide*, Fibrinolysin, Glutaminsäure*, Zink* und PSA. Diese Stoffe werden zur Befruchtung benötigt.
Klinischer Hinweis: Erkrankungen der Prostata sind sehr häufig, z. B.:
– benigne Prostahyperplasie, meist von der Transitionalzone und der Innenzone ausgehend
– akute oder chronische Prostatitis*
– Prostatakarzinom*, meist von der Außenzone ausgehend.

Bei der digitalen rektalen Untersuchung* kann der Untersucher die dorsale Fläche der Prostata im Rahmen der Krebsfrüherkennung palpieren. Hierbei wird vor allem auf Konsistenzunterschiede geachtet (physiologisch: derb, prallelastisch). Die Größenabschätzung ist wenig sensitiv, hierzu wird besser die transrektale Prostatasonografie* angewandt. Diese ist auch ein sensitives Verfahren, um Abszesse zu erkennen. Bei verdächtigen Befunden wird sie gemeinsam mit der transrektalen sonografisch gesteuerten Prostatabiopsie* eingesetzt. Das Gesamt-PSA im Serum ist ein Marker zur Verlaufskontrolle des Prostatakarzinoms*. Sein Einsatz bei der Krebsfrüherkennung ist umstritten.

Prostataabszess *m*: engl. *prostatic abscess*. Komplikation einer akuten Prostatitis* mit eitriger Einschmelzung von Prostatagewebe und Infektionserregern. Klinisch zeigen sich vor allem Perinealschmerzen, Dysurie* und Fieber*, palpatorisch tastet sich eine Fluktuation*. Im transrektalen Ultraschall wird die Diagnose gesichert und ggf. eine Drainage* eingelegt. Zusätzlich wird antibiotisch behandelt.
Erreger:
– in 60–80 % E. coli
– Rest: u. a. Klebsiellen, Pseudomonaden, Staphylokokken.
Klinik:
– Fieber, Schüttelfrost*, ggf. Sepsis*
– Pollakisurie*, Dysurie*
– evtl. Harnverhalt*
– perineale Schmerzen
– Spontanperforation in Harnblase*, hintere Harnröhre, Rektum* und Perineum* möglich.
Therapie:
– Antibiotika*, z. B. Fluorchinolone
– Drainage*, z. B. perineal oder Abszesseröffnung durch eine TUR-Prostata
– operative Eröffnung.

Prostataadenom → Prostatahyperplasie, benigne

Prostataadenomektomie *f*: engl. *simple prostatectomy*. Resektion von Prostatagewebe bei stark symptomatischem benignen Prostatasyndrom* (BPS). Indiziert ist eine Prostataadenomektomie, z. B. bei Restharnbildung. Mögliche Komplikationen des Eingriffs sind Inkontinenz, retrograde Ejakulation* und Erektionsstörungen.
Indikationen: Starke Beschwerden im Sinne einer obstruktiven Blasenentleerungsstörung. Dabei kommen vor:
– Restharnbildung
– chronische Harnwegsinfektion*
– Blasensteinbildung
– Makrohämaturie
– rezidivierender Harnverhalt* bzw. Überlaufinkontinenz*.

Formen:
– transurethrale Resektion* (am häufigsten angewendet)
– Laserchirurgie* mit Ho:YAG-Laser oder KTP-Laser (frequenzverdoppelter Nd:YAG-Laser)
– offene Prostataadenomektomie, entweder retropubisch extravesikal oder suprapubisch transvesikal
– perineale extravesikale Prostataadenomektomie
– transurethrale Inzision (TUIP).

Prostatabiopsie *f*: engl. *prostatic biopsy*. Punktion der Prostata mit zylinderförmiger Gewebeentnahme (Biopsie*). Sie dient vor allem der Diagnostik von Prostatakarzinomen.
Vorgehen:
– Durchführung unter Antibiotikaprophylaxe, in Infiltrationsanästhesie (periprostatischer Block) und ggf. Sedoanalgesie oder Vollnarkose
– Entnahme der Gewebezylinder durch eine mechanisch gesteuerte Stanzpistole
– Biopsie erfolgt unter sonografischer Kontrolle (transrektaler Ultraschall, TRUS) auf transrektalem Wege
– Entnahme von 10–12 Biopsiezylindern.
Die Treffsicherheit der Prostatabiopsie kann durch eine Fusion der Bilddaten aus transrektaler Sonografie und Magnetresonanztomografie (MRT) gesteigert werden (Fusionsbiopsie). Das Verfahren bewährt sich zunehmend bei Rebiopsie nach negativer Erstbiopsie. Die Biopsie erfolgt in diesem Fall über einen perinealen Zugang.
Komplikationen:
– Fieber (Sepsis*)
– Blutung
– Hämaturie
– Prostatitis*.

Prostataexprimat *n*: Ausgedrücktes Sekret der Prostata*, das meist auf Bakterien* untersucht wird. Durch eine digital-rektale Prostatamassage wird Prostatasekret sezerniert, das an der Eichel mit einem Röhrchen aufgefangen wird. Indikation zur Entnahme ist eine akute Prostatitis*. Die Untersuchung gilt als schmerzhaft und ist Bestandteil der Viergläserprobe*.

Prostatahyperplasie, benigne *f*: engl. *benign prostatic enlargement* (Abk. *BPE*); syn. pBPH; Abk. BPH. Vermehrung von Zellen der Vorsteherdrüse, v. a. in der Transitionalzone, mit Vergrößerung und knotigem Umbau des Organs. Die benigne Prostatahyperplasie beschreibt dabei die histologische Morphologie*, klinisch wird für das damit verbundene Krankheitsbild heutzutage der Begriff benignes Prostatasyndrom* verwendet.

Prostatakarzinom *n*: engl. *prostate carcinoma*. Sehr bösartige Neubildung der Vorsteherdrüse und häufigster maligner Tumor* des Mannes.

Prostatakarzinom im Alter

Da Symptome erst spät auftreten, wird das Prostatakarzinom meist durch Früherkennungsuntersuchungen*, wie digital-rektale Untersuchung*, PSA-Bestimmung oder transrektale Sonografie diagnostiziert. Behandelt wird operativ, mittels Bestrahlung oder medikamentös. Ohne Metastasierung beträgt das 5-Jahres-Überleben fast 100 %.

Hintergrund: Pathologie:
- Tumorart: **1.** meist Adenokarzinom* (90 %) **2.** selten muzinöse, kleinzellige, duktale Prostatakarzinome, Urothelkarzinome*, Sarkome*
- Aussehen: makroskopisch derbe, unscharf begrenzte, weißlich graue oder gelbe Herde
- Ausbreitung: **1.** durch infiltrierendes Wachstum zunächst innerhalb der Prostata **2.** später in die Bläschendrüsen und das Beckenbindegewebe **3.** relativ selten in Rektum*, Harnblase* und Urethra*.

Klinik:
- im Frühstadium keine Symptome
- später: Harnverhalt*, Harnstau
- Inkontinenz
- Impotenz*
- Hämaturie*
- Knochenschmerzen* (Zeichen der ossären Metastasierung).

Diagnostik: Früherkennung:
- digital-rektale Untersuchung* (DRU): **1.** jährliche Vorsorgeuntersuchung ab 45. Lj. **2.** verdächtig: lokale verhärtete Areale, asymmetrische Prostata
- PSA-Wert: **1.** erhöht bei Karzinomen, Adenomen (BPS), Entzündungen, nach Manipulationen (DRU) **2.** verdächtig: **I.** PSA-Wert > 4 ng/ml **II.** PSA-Anstieg von > 0,35–0,75 ng/ml pro Jahr **III.** Anteil des freien PSA < 20%.

Weiterführende Diagnostik:
- transrektale Prostatasonografie* (TRUS): **1.** unsicher, da Tumorgewebe sich oftmals nicht vom normalen Gewebe unterscheidet **2.** verdächtig: fokale Läsionen, unregelmäßige Prostataoberfläche, durchbrochene Kapsel
- multiparametrisches MRT (mpMRT) der Prostata: Detektion suspekter Areale, ggf. folgende gezielte Biopsie* aus diesen Arealen.

Diagnosesicherung: transrektale, sonografisch gesteuerte Biopsie. **Staging:**
- Knochenszintigrafie: ossäre Metastasen
- Abdomensonografie: Lebermetastasen, Harnstau
- MRT des Beckens: Lymphknotenvergrößerungen.

Therapie: Abwarten:
- symptomfreier Patient
- hohes Lebensalter
- keine Ausbreitung des Tumors

Kurativ:
- radikale Prostatektomie*, häufig kombiniert mit Lymphadenektomie
- externe Bestrahlung, manchmal in Kombination mit Hormontherapie*
- alternativ: Brachytherapie*.

Palliativ:
- indiziert, wenn die tumorunabhängige Lebenserwartung < 10 Jahre
- Hormontherapie : **1.** chemische* Kastration durch GnRH*-Agonisten oder -Blocker **2.** selten operative Kastration*.

Prognose:
- 10-Jahres-Überleben ohne Fernmetastasen: 98 %
- 10-Jahres-Überleben bei Lymphknotenbefall: 81 %
- 5-Jahres-Überleben mit Fernmetastasen: ca. 30 %

Prostatakarzinom im Alter *n*: Bösartige Geschwulst der Vorsteherdrüse. Das Prostatakarzinom ist die häufigste Krebserkrankung des Mannes und im höheren Alter sehr häufig nachweisbar, aber symptomlos. Zur Diagnostik gehören PSA-Wert, digitale rektale Untersuchung* und Sonografie. Behandelt wird bei Bedarf chirurgisch, mit Bestrahlung, Chemotherapie und Androgensuppression.

Prostatamittel → Urologika

Prostataphosphatase, saure *f*: syn. Prostataspezifische saure Phosphatase. Früher genutzter Tumormarker* zur Diagnose eines Prostatakarzinoms*, der inzwischen aufgrund der höheren Sensitivität* durch PSA abgelöst wurde. Die Bestimmung der sauren Phosphatase zur Diagnostik des Prostatakarzinoms wird nicht mehr empfohlen.

Prostatapunktion → Prostatabiopsie

Prostatasekret *n*: Sekret, das aus dem Drüsenepithel der Prostata stammt. Das Prostataepithel sezerniert eine Vielzahl von Stoffen, deren Funktion noch nicht vollständig geklärt ist.

Inhaltsstoffe:
- Ionen*, z. B. Kalzium*, Zink*
- niedermolekulare Verbindungen, z. B. Citrate, Spermin
- Proteine*, z. B. epidermal growth factor (EGF), Fibronektin*
- Enzyme*, z. B. saure Phosphatase, alpha*-Amylase, Calmodulin, Coeruloplasmin, IgA, Transferrin*, Lysozym*
- Proteasen*, z. B. prostataspezifisches Antigen (PSA).

Prostatasonografie, transrektale *f*: engl. *transrectal sonography of the prostate*; syn. transrektale Prostatasonographie. Transrektale Ultraschalluntersuchung der Prostata (TRUS). Sie kann z. B. als ergänzende bildgebende Diagnostik bei Verdacht auf ein Prostatakarzinom* eingesetzt werden.

Prostatastein *m*: engl. *prostatic concrement*. Häufig auftretende, kleine, harmlose Konkremente* in der Vorsteherdrüse (Prostata*). Sie entstehen meist durch Verkalkung von Gewebe nach Prostatitis*. Betroffene zeigen nur selten Symptome. Gelegentlich treten jedoch Beschwerden wie bei einer Prostatitis* und ggf. Hämospermie auf. Eine Therapie ist nicht notwendig.

Formen:
- primärer Prostatastein aus eingedicktem Drüsensekret in den Acini und Ausführungsgängen der Drüsen
- sekundärer Prostatastein durch Verkalkung von nekrotischem Gewebe nach Prostatitis*
- konzentrisch geschichtete Konkremente infolge Verkalkung der Corpora* amylacea
- sehr selten Ablagerung von Steinen in der Pars prostatica der Urethra bei Nephrolithiasis.

Prostatasyndrom, benignes *n*: engl. *benign prostatic syndrome*; Abk. BPS. Sammelbezeichnung für die pathophysiologisch zusammenhängenden Störungen LUTS (Lower* Urinary Tract Symptoms) benigne Prostatahyperplasie und Blasenauslassobstruktion (BOO/BPO). Das BPS ist eine häufige, chronisch progrediente Erkrankung älterer Männer mit irritativen und obstruktiven Miktionsstörungen. Die Therapie erfolgt je nach Beschwerde abwartend, medikamentös oder operativ.

Erkrankung: Epidemiologie:
- Prävalenz zunehmend mit dem Lebensalter
- Prävalenz der BPH: **1.** 8 % bei Männern um das 40. Lebensjahr **2.** 50 % bei Männern um das 50. Lebensjahr **3.** 90 % bei Männern um das 90. Lebensjahr. **Pathophysiologie:**
- Einengung der prostatischen Harnröhre: subvesikale Obstruktion
- Hypertrophie* des M. detrusor vesicae: ermöglicht durch Druckerhöhung die Miktion gegen den erhöhten Widerstand: **1.** Trabekularisierung der Harnblase (Endstadium: Balkenblase*) **2.** teilweise Ausbildung von Pseudodivertikeln (Harnblasendivertikel) **3.** ggf. vesikoureteraler Reflux* mit Harnstauungsniere* bei zu hohem Druck
- Dilatation der Harnblase
- ineffektive Detrusorkontraktion
- Restharnbildung: Dekompensation der Harnblase.

Klinik:
- irritative Symptome: **1.** Dysurie*, Pollakisurie*, Nykturie*, imperativer Harndrang **2.** v. a. durch Restharnbildung und Harnwegsinfektionen
- obstruktive Symptome: **1.** verzögerter Miktionsbeginn, starkes Pressen bei Miktion **2.** abgeschwächter oder abgebrochener Harnstrahl **3.** Nachträufeln.

- Harninkontinenz*: Überlaufinkontinenz* durch chronischen Harnverhalt*
- erektile Dysfunktion*.

Komplikationen:
- Harnverhalt
- vesikoureteraler Reflux, ggf. postrenales Nierenversagen*
- rezidivierende Harnwegsinfekte, Pyelonephritis*, Urosepsis*
- Harnblasendivertikel
- Hämaturie*
- Bildung von Harnblasensteinen*.

Diagnostik:
- Anamnese: Einschätzung der Symptomatik.
- körperliche Untersuchung: 1. Prostatagröße 2. Ausschluss anderer Ursachen wie Phimose* oder Querschnittsyndrom
- Labor: 1. PSA (Prostataspezifisches Antigen*) 2. Nierenretentionswerte 3. Urin-Status, Urikult, Urinsediment*
- Harnstrahlmessung: Harnfluss < 10 ml/s, (vgl. Uroflowmetrie*, Abb. dort)
- Sonografie.

Therapie: Konservativ:
- abwartend.

Medikamentös:
- alpha*-Blocker (z. B. Tamsulosin*): Erschlaffung glatter Muskelzellen in Prostata und Blasenhals, dadurch Erweiterung der Urethra* und Verminderung der BOO
- 5α-Reduktase-Hemmer (z. B. Finasterid*): Hemmung der Umwandlung von Testosteron in Dihydrotestosteron (DHT) in der Prostata, dadurch Volumenabnahme der Zellen
- Phosphodiesterasehemmer (z. B. Tadalafil*): Entspannung glatter Muskelzellen
- Anticholinergika*: Linderung irritativer Symptome, nur bei geringer Restharnmenge
- Phytotherapeutika (z. B. Sägepalmenextrakt).

Indikationen für operative Therapie:
- rezidivierende Harnverhalte, Harnwegsinfektionen oder Makrohämaturien
- Harnblasensteine
- große Harnblasendivertikel
- Harnstau mit Einschränkung der Nierenfunktion.

Operative Therapie:
- transurethrale Resektion* der Prostata (TUR-P): 1. Goldstandard, häufigstes invasives Verfahren (ca. 90 %) 2. für Prostatagrößen bis ca. 75 g
- transurethrale* Inzision der Prostata (TUIP): endoskopisches Einschneiden von Prostata und Blasenhals
- transurethrale Mikrowellentherapie (TUMT): Erhitzung des Gewebes durch Mikrowellen, dadurch Nekrosen* und Verkleinerung der Prostata
- Laserverfahren: Holmium-Laser-Enukleation der Prostata, Kalium-Titanyl-Phosphat-(KTP)-Laser
- transurethrale Nadelablation der Prostata (TUNA): Einführen von Nadelsonden in die Prostata, Erhitzung durch Mikrowellen, Nekrose
- transurethrale Vaporisation der Prostata (TUVP): Verdampfen des Gewebes durch Stromapplikation
- transurethrales Urolift-Verfahren: 1. Verankerung mehrerer kleiner Implantate in der Prostata 2. überschüssiges Gewebe wird zur Seite gedrängt 3. Harnröhre ist danach desobstruiert
- offene Prostataadenomektomie*: 1. für Prostatagrößen ab ca. 75–100 g 2. transvesikal oder retropubisch (extravesikal).

Prognose: Langsam, aber chronisch progrediente Erkrankung. Oftmals ist ein langes konservatives Procedere möglich, bis eine definitive Therapie eingeleitet wird.

Prostatatuberkulose f: engl. *prostatic tuberculosis*. Genitaltuberkulose* der Vorsteherdrüse (Prostata), oft in Verbindung mit Epididymitis tuberculosa, selten auch als Prostataabszess*. Die Klinik ist meist unauffällig, evtl. kommt es zu Pollakisurie*, Dysurie* oder Sekretausfluss. Behandelt wird mit Antituberkulotika*, selten notwendig ist die transurethrale Resektion* der Prostata.

Ätiologie: Meist hämatogen oder kanalikulär fortgeleitete Tuberkulose*.

Diagnostik:
- Bei rektaler Untersuchung harte und höckerige Prostataoberfläche evtl. mit isolierten Knoten
- Nachweis von Tuberkelbakterien in Harn und Ejakulat.

Prostatatumoren m pl: engl. *prostatic tumors*. Maligne* Geschwülste der Prostata*. Am häufigsten handelt es sich dabei um maligne entartete Drüsenzellen (Prostatakarzinom*). Selten treten andere Malignome anderer Zellen auf, z. B. Urothelkarzinome* der prostatischen Harnröhre.

Formen:
- hauptsächlich Prostatakarzinom*
- selten (ca. 2 %) sog. ungewöhnliche Karzinome der Prostata: 1. Urothelkarzinom 2. Plattenepithelkarzinom 3. Prostatakarzinoid 4. kleinzelliges, papilläres, endometrioides oder muzinöses Prostatakarzinom 5. Prostatasarkom 6. Prostata-Lymphome.

Prostatektomie, radikale f: engl. *radical prostatectomy*. Operative Entfernung der Prostata*, Samenblasen* und Endstücken der Samenleiter zur kurativen* Therapie des lokal begrenzten, nicht metastasierten Prostatakarzinoms*. Komplikationen sind Harninkontinenz* in 5–30 % der Fälle, Anastomoseninsuffizienz* oder -striktur sowie Impotentia* coeundi.

Technik:
- vollständiges Entfernen von Prostata, Bläschendrüsen und Prostatakapsel (Prostatovesikulektomie): 1. über retropubischen, perinealen Zugang (Zuckerkandl-Operation) 2. über laparoskopischen (trans- oder extraperitonealen) Zugang
- ab mittlerem Risiko (PSA > 10 ng/ml oder Gleason > 6) pelvine Lymphadenektomie
- bei geringer Tumorausdehnung alternativ auch nervenerhaltende radikale Prostatektomie unter Belassen des Gefäß-Nerven-Bündels.

Prostatic Intraepitelial Neoplasia: Abk. PIN. Vermehrte und atypische Zellproliferation in den vorbestehenden Gängen der Prostata.

Prostatitis f: Akute oder chronische, überwiegend bakterielle Entzündung* der Prostata*, meist durch Keimaszension aus dem Urogenitaltrakt. Klinisch zeigen sich Schmerzen im Dammbereich, Fieber, Miktions- und Erektionsstörungen. Diagnostiziert wird klinisch, laborchemisch und sonografisch. Behandelt wird mittels Analgetika* und Antibiotika*.

Klinik:
- akute Prostatitis: 1. Schmerzen und/oder Missempfindungen im Genital- und Anorektalbereich 2. Fieber, Schüttelfrost 3. Miktionsstörungen wie Dysurie* und Pollakisurie* 4. Schmerzen bei der Defäkation* 5. ggf. Prostataabszess*, Urosepsis*
- chronische Prostatitis: 1. Schmerzen in der Dammregion 2. sexuelle Appetenzstörung 3. Erektions- und Ejakulationsstörung*
- Folgekomplikation: Entwicklung eines Prostataabszesses (daher regelmäßig sonografische Kontrollen, um diesen früh zu erkennen und zu therapieren).

Diagnostik:
- körperliche Untersuchung mit digital-rektaler Untersuchung* (teigige, stark druckschmerzhafte Prostata)
- Urinuntersuchung: Urinstatus, Urinkultur*
- Laboruntersuchungen: Entzündungsparameter, PSA, ggf. Blutkulturen*
- Harnröhrenabstrich und Untersuchung auf sexuell übertragbare Krankheiten*
- bei chronischer Prostatitis: Viergläserprobe*: 1. erste Probe bestehend aus erster Urinportion (10–20 ml): Keime aus der Urethra* 2. zweite Probe Mittelstrahlurin*: Keime aus der Blase 3. dritte Probe Prostataexprimat während einer Prostatamassage: Keime aus der Prostata 4. vierte Probe bestehend aus letzter Urinportion (Exprimaturin nach der Prostatamassage): Keime aus der Prostata
- Sonografie (auch transrektal): Restharnbestimmung, Ausschluss Prostataabszess.

Prostatitissyndrom

Differenzialdiagnose: Ist kein Erreger nachweisbar, liegt wahrscheinlich ein chronisches Beckenschmerz*-Syndrom vor.
Therapie:
- akute Prostatitis: 1. Bettruhe und körperliche Schonung 2. Analgetika* und Antiphlogistika*, z. B. Diclofenac* 3. Antibiotika* 4. bei erhöhter Restharnmenge: suprapubische Harnableitung*
- chronische Prostatitis und CPPS: häufig langwierige Therapie mit wechselnden Ansätzen: 1. Analgetika 2. Langzeitantibiose 3. alpha*-Blocker 4. 5-alpha-Reduktasehemmer 5. Phytotherapeutika, z. B. Pollenextrakt, Quercetin 6. Akupunktur*, Biofeedback*, Entspannungstherapie des Beckenbodens 7. transurethrale Mikrowellentherapie 8. transurethrale Resektion* der Prostata bei Obstruktion 9. ggf. antidepressive Therapie.

Prognose: Bei der chronischen Prostatitis häufig frustrane Verläufe.

Prostatitissyndrom *n*: engl. *prostatitis syndrome*. Symptomkomplex unklarer Ursache im Beckenbereich des Mannes. Beschwerden sind unter anderem Schmerzen* im Genital- und Anorektalbereich, sexuelle Appetenzstörungen*, Erektionsstörungen, Ejakulationsstörungen*, Störungen der Miktion* (obstruktive Symptome) sowie myalgieforme Beschwerden. Ein Prostatitissyndrom kommt vor bei Entzündung der Prostata* (Prostatitis*) und/oder entzündlichen Veränderungen des umgebenden Gewebes.

Prostatodynie *f*: engl. *prostatodynia*. Veraltete Bezeichnung für eine Prostatitis* der Kategorie III b.

Prostatovesikulektomie → Prostatektomie, radikale

Prostazyklin *n*: engl. *prostacyclin*; syn. Prostaglandin I$_2$ (Abk. PGI$_2$). Bizyklisches Prostaglandin*, das hauptsächlich im Endothel* des Lungengefäßsystems synthetisiert wird. Prostazykline wirken vasodilatierend und hemmen die Thrombozytenaggregation* über eine erhöhte cAMP*-Konzentration in Thrombozyten* (funktionell antagonistisch zu Thromboxanen*).

Prostration *f*: Äußerste Erschöpfung der Körperkräfte.

Protaminhydrochlorid *n*: Antidot* zur i. v. Applikation bei Blutungen infolge einer Überdosierung von unfraktioniertem Heparin*. Das Peptid aus der Gruppe der Protamine besteht fast ausschließlich aus Diaminosäuren. Nach intravenöser Infusion komplexiert und neutralisiert es unfraktioniertes Heparin, erzielt jedoch nur eine partielle Wirkung bei niedermolekularem Heparin.

Protanomalie → Farbenfehlsichtigkeit
Protanopie → Farbenfehlsichtigkeit

Protease-Inhibitoren *m pl*: engl. *protease inhibitors* (Abk. PI); syn. Protease-Hemmer. Wirkstoffe, die Proteasen* mit Polypeptid-ähnlicher Struktur hemmen und somit die Spaltung sowie den Abbau von Proteinen* verhindern. In der Medizin kommen Protease-Inhibitoren bei Blutgerinnungsstörungen, zur Schockprophylaxe und in der Therapie viraler Infektionen zum Einsatz.

Hintergrund: Physiologisch schützen Protease-Inhibitoren körpereigene Gewebe vor Schädigung (Alpha*-1-Antitrypsin, Alpha*-1-Antichymotrypsin) und regulieren die Immunantwort* (C1*-Esterase-Inhibitor) sowie die Blutgerinnung* (Antithrombin* III).

Klinische Bedeutung:
- Antithrombin* III als Cofaktor von Heparin* bei Verbrauchskoagulopathie*
- Aprotinin zur Schockprophylaxe bei Pankreatitis*
- HIV*-Protease-Inhibitoren zur Senkung der Virusreplikation im Rahmen der antiviralen Kombinationstherapie* bei HIV*-Erkrankung.

Proteasen *f pl*: engl. *proteases*. Enzyme*, die Proteine* und Peptide* durch Hydrolyse der Peptidbindungen spalten (Proteolyse*). Nach Angriffsort an der Peptidkette werden Endopeptidasen und Exopeptidasen unterschieden. Proteasen wirken intrazellulär (z. B. in Lysosomen) und extrazellulär, z. B. im Rahmen der Verdauung*.

Funktion:
- intrazelluläre Proteolyse: 1. in allen Zellen, v. a. in Lysosomen* 2. Abbau zelleigener oder phagozytierter Proteine
- extrazelluläre Proteolyse: 1. Abbau von Nahrungsprotein (Verdauung) nach Sekretion aus Zellen des Magens, Duodenums und Pankreas 2. Blutgerinnung* und Fibrinolyse.

Proteasom-Hemmer *m sg,pl*: syn. Proteasom-Inhibitoren. Antitumorale Wirkstoffe zur Hemmung des Eiweißabbaus in den Proteasomen (intrazelluläre Komplexe mit alt gewordenen Proteinen, die diese zu Fragmenten abbauen). Dadurch ersticken Tumorzellen an ihrem eigenen Proteinabfall. Medikamente dieses Wirkprinzips sind Bortezimib, Cafrilzomib und Ixazomib, die beide zur Behandlung des multiplen Myeloms zugelassen sind.

Protein-Ausscheidung *f*: engl. *protein elimination*; syn. Eiweiß-Ausscheidung. Die Ausscheidung von 60 bis 150 mg Eiweiß am Tag über den Urin ist bei Erwachsenen physiologisch. Eine Ausscheidung > 150 mg/Tag wird als Proteinurie* bezeichnet. Im Stuhl erscheinen normalerweise nur verschwindend geringe Mengen an Proteinen oder Aminosäuren.

Protein-Bedarf *m*: engl. *protein requirement*; syn. Eiweiß-Bedarf. Für den regulären Stoffwechsel erforderliche Menge an Eiweißen (Proteinen*). Die empfohlene tägliche Eiweißzufuhr sollte etwa 0,8 g/kg Körpernormalgewicht betragen. Mithilfe der Stickstoffbilanz* (= Stickstoffaufnahme minus Stickstoffausscheidung) lässt sich der Proteinbedarf ermitteln. Nahrungseiweiß wird vor allem für die Biosynthese körpereigener Proteine aus Aminosäuren* sowie stickstoffhaltiger Verbindungen benötigt.

Proteinbindung *f*: engl. *protein binding*. Reversible Bindung von körpereigenen oder körperfremden Stoffen, z. B. Arzneimitteln, durch intermolekulare Bindungskräfte an Proteine* des Körpers, z. B. an: Plasmaproteine* (Plasmaproteinbindung*), alle Proteine auf der Oberfläche von Blutkörperchen* (v. a. Erythrozyten*) und Gewebeproteine (Gewebeaffinität).

Proteinbiosynthese *f*: engl. *protein biosynthesis*. An Ribosomen* stattfindender Aufbauprozess spezifischer Proteine* aus proteinogenen Aminosäuren*. Die Reihenfolge der Aminosäuren wird durch die Nukleotidsequenz der mRNA festgelegt. Jeweils drei aufeinanderfolgende Nukleotide* (Codon) codieren für eine Aminosäure (genetischer Code). Jede Aminosäure wird in aktivierter Form über Peptidbindung mit der wachsenden Peptidkette verbunden.

Protein C *n*: syn. PrC. Inaktiver Inhibitor der Blut-Gerinnungsfaktoren* Va und VIIIa. Die Protein-C-Synthese ist Vitamin-K-abhängig. Die Aktivierung zum fibrinolytischen und antikoagulatorischen APC (aktiviertes Protein C) erfolgt durch den Thrombin-Thrombomodulin-Komplex. Ein Protein*-C-Mangel führt zu Thromboseneigung und ist entweder angeboren oder wird beispielsweise verursacht durch Vitamin*-K-Mangel, Verbauchskoagulopathie oder Leberfunktionsstörungen.

Protein-C-Mangel *m*: engl. *protein C deficiency*. Gerinnungsstörung, entweder durch erniedrigte Protein-C-Konzentration infolge Synthesehemmung oder aufgrund von erniedrigter Protein-C-Aktivität wegen eines dysfunktionellen Protein C mit normaler Serumkonzentration. Betroffene neigen zu Thrombosen (Thrombophilie*).

Formen:
- kongenital: erbliche PROC-Mutation (Genlocus 2q14.3); Häufigkeit 1 : 16 000: 1. Typ I: sowohl Aktivität als auch Konzentration vermindert 2. Typ II: verminderte Aktivität bei normaler Konzentration
- erworben: 1. Leberparenchymschaden 2. Verbrauchskoagulopathie 3. ARDS (acute respiratory distress syndrome) 4. Mangel an Vitamin K bzw. Therapie mit Cumarinderivat.

Klinik:
- bei homozygotem kongenitalem Protein-C-Mangel: 1. neonatale Purpura fulminans (unbehandelt im 1. Lj. letal) 2. ausgeprägte

Thromboseneigung mit Verbrauchskoagulopathie* **3.** habituelle Aborte*
- bei heterozygoten Merkmalsträgern: **1.** zwischen 2. und 4. Lebensjahrzehnt auftretende Thromboembolien besonders der tiefen Beinvenen und Mesenterialvenen **2.** habituelle Aborte*.

Protein, C-reaktives n: engl. *C-reactive protein*; Abk. CRP. Akute-Phase-Protein mit zentralem Stellenwert bei Entzündungsreaktionen. Es ist beteiligt an der Elimination von nekrotischen Zellen sowie toxischen Substanzen und bindet darüber hinaus bestimmte Strukturen von Bakterien, Pilzen oder Parasiten. C-reaktives Protein aktiviert nicht nur Makrophagen, sondern auch das Komplementsystem.
Referenzbereiche (oberer Grenzwert): Erwachsene, Kinder (Mitteleuropa): < 5 mg/l. Altersbezogene Werte:
- 20–24 Jahre: < 5,1 mg/l
- 45–63 Jahre: < 3,3 mg/l
- 65–72 Jahre: < 9,3 mg/l.

Bewertung: Zuordnung der Krankheitsaktivität zum CRP-Wert:
- **Low grade inflammation** (> 3–10 mg/l): **1.** kardiovaskuläre Erkrankungen, KHK **2.** Adipositas **3.** Diabetes mellitus Typ 2
- **milde Inflammation** (> 10–40 mg/l): **1.** lokaler Abszess **2.** akuter Myokardinfarkt **3.** tiefe (Bein-)Venenthrombose **4.** Erkrankungen des rheumatischen Formenkreises
- **moderate Inflammation** (> 40–100 mg/l): schwere, therapiebedürftige Entzündungszustände, z. B. Bronchitis und Harnwegsinfektionen
- **high grade inflammation** (> 100 mg/l): **1.** akute generalisierte bakterielle oder mykotische Infektion bis hin zur Sepsis **2.** Polytrauma, große operative Eingriffe.

Protein-Differenzierung im Urin (quantitativ) f: Quantitative Bestimmung der mit dem Urin ausgeschiedenen Proteine*. Bestimmt werden das Gesamteiweiß und die Markerproteine Albumin*, IgG und Alpha*-1-Mikroglobulin. Die Untersuchung ist indiziert zur Diagnostik und Verlaufskontrolle von Nierenerkrankungen mit Proteinurie*.
Methoden und Referenzbereiche: Siehe Tab. 1
Indikationen:
- Verdacht auf Nierenerkrankungen
- Verlaufskontrolle bei bestehenden Nierenerkrankungen
- Verdacht auf Niereninsuffizienz* bei Diabetes* mellitus, arterieller Hypertonie* und metabolischem Syndrom*
- Differenzierung glomerulärer oder tubulärer Funktionsstörungen.

Bewertung: Siehe Tab. 2.

Proteine n pl: engl. *proteins*. Ausschließlich oder vorwiegend durch Peptidbindung verbundene L-α-Aminosäuren*. Proteine sind hochmolekulare, biogene (durch Proteinbiosynthese* entstandene) Naturstoffe mit charakteristischer Aminosäuresequenz (Primärstruktur) und räumlicher Anordnung (Sekundär-, Tertiär- und Quartärstruktur). Sie repräsentieren sowohl die mengenmäßig größte als auch die komplexeste und mannigfaltigste Klasse von Makromolekülen in der Zelle.

Aufbau und Struktur:
- In Proteinmolekülen sind die aufeinander folgenden Aminosäurereste kovalent durch Peptidbindungen miteinander verknüpft; die dadurch entstehenden unverzweigten Ketten werden Polypeptide (Peptide) genannt.
- Einige Proteine enthalten nur ein Polypeptidkette, oligomere Proteine sind aus 2 oder mehr Polypeptidketten aufgebaut.

Primärstruktur:
- genetisch determinierte Reihenfolge der Aminosäuren in den Proteinen (Sequenz)
- erste ermittelte Primärstruktur eines Proteins war die des Insulins*.

Sekundärstruktur:
- Art und Weise der Kettenfaltung, d. h. die spezifische geometrische Anordnung der Polypeptidkette entlang einer Achse, die durch Ausbildung von Wasserstoffbrückenbindungen zwischen dem Sauerstoff der Carbonylgruppe und dem Wasserstoff der Amidgruppe gegenüberliegender Peptidbindungen zustande kommt
- Typen der Sekundärstruktur: **1.** α-Helix (siehe Abb.) **2.** β-Konfiguration bzw. Faltblattstruktur **3.** Tripelhelixstruktur (Dreikettenschraube; Kollagen-Helix; siehe Kollagen*, Abb. dort).

Tertiärstruktur:
- räumliche Anordnung der in der entsprechenden Sekundärstruktur gefalteten Abschnitte einer Polypeptidkette
- liefert Angaben über die Molekülgestalt und über die räumliche Anordnung reaktiver Aminosäurereste, z. B. im aktiven Zentrum von Enzymen oder im Antigenbindungsort von Antikörpern.

Quartärstruktur:
- durch Ausbildung intermolekularer (nichtkovalenter) Wechselwirkungen zwischen 2 oder mehreren identischen oder verschiedenen Polypeptidketten aggregierte oder asso-

Protein-Differenzierung im Urin (quantitativ): Nachweismethoden und Referenzwerte. Tab. 1

Parameter	Nachweismethode	Referenzwert (Erwachsene)
Gesamteiweiß im Urin	Nephelometrie	< 12 mg/dl; < 100 mg/g Kreatinin
Albumin im Urin	Immunoassay	< 20 mg/l
IgG im Urin	Nephelometrie	< 9,6 mg/l
Alpha-1-Mikroglobulin im Urin	Nephelometrie oder Turbidimetrie	< 12,0 mg/l; < 14 mg/g Kreatinin

Protein-Differenzierung im Urin (quantitativ): Bewertung. Tab. 2

Parameter	Typ der Proteinurie	mögliche Erkrankungen
Albumin im Urin erhöht	glomerulär	- minimal*-change-Glomerulonephritis - Frühformen der fokal segmentalen Glomerulosklerose* und perimembranösen Glomerulonephritis
IgG im Urin erhöht	glomerulär oder unselektiv	chronisch proliferative Glomerulonephritis
Alpha-1-Mikroglobulin im Urin erhöht	tubulär	- interstitielle Nephritis* - akutes* Nierenversagen - Transplantatabstoßung
IgG/Albumin-Quotient ≤ 0,3	selektiv glomerulär	- minimal-change-Glomerulonephritis - Frühformen der fokal segmentierenden glomerulosen Sklerose und perimembranösen Glomerulonephritis
IgG/Albumin-Quotient > 0,3	unselektiv glomerulär	chronisch proliferative Glomerulonephritis

Protein-Energie-Mangelsyndrome

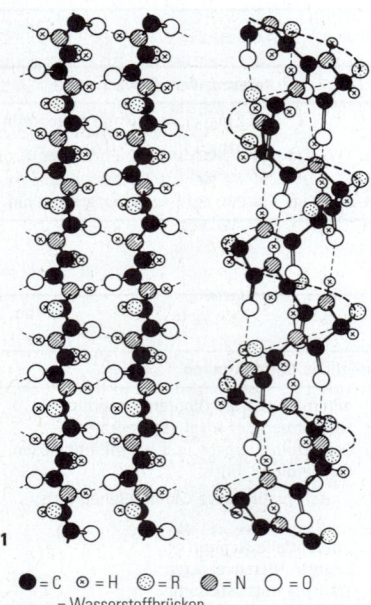

● = C ☉ = H ◉ = R ◍ = N ○ = O
---- = Wasserstoffbrücken

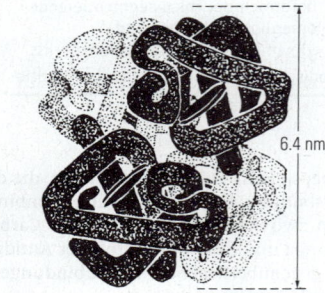

6.4 nm

Proteine: 1: Sekundärstruktur; Faltblattstruktur (links) und α-Helix (rechts); 2: Quartärstruktur. [176]

ziierte stabile oligomere Proteine (geordnete Assoziate)
- Proteine mit Quartärstruktur häufiger vorkommend, da hinsichtlich Flexibilität ihrer Gestalt und Aktivität physiologischen Erfordernissen am besten angepasst (monomere Formen meist inaktiv).

Einteilung:
- nach Komplexität: **1.** einfache Proteine: ausschließlich aus peptidartig verknüpften Aminosäureresten aufgebaut, **2.** zusammengesetzte Proteine*: aus einem Protein- und Nichtproteinanteil aufgebaut, z. B. Glykoproteine* mit einem Kohlenhydratanteil und Lipoproteine* mit einem Lipidanteil

- nach ihrer Form: **1.** globuläre oder sphärische Proteine (meist wasserlösliche), z. B. Globuline*, Albumin*, fast alle Enzyme **2.** langgestreckte fibrilläre Proteine (wasserunlösliche Strukturproteine* mit hoher Beständigkeit gegenüber Säuren, Basen und Proteasen), z. B. Kollagen* und α-Keratin
- nach ihrer Zusammensetzung aus Untereinheiten: **1.** mono-, di-, tri-, tetramere Proteine **2.** homo- und heteromere Proteine.

Funktionen:
- Enzyme*
- Hormone* (Peptid- und Proteohormone)
- Plasmaproteine* (z. B. Albumin*)
- Membranproteine (Rezeptoren*, G*-Proteine, Transporter)
- Stütz- oder Gerüstproteine (Kollagen*, Elastin*, Keratin)
- kontraktile Proteine in Muskeln (Aktin*, Myosin*)
- Transportproteine (Hämoglobin*, Myoglobin*, Zytochrome*, bestimmte Plasmaproteine)
- Faktoren der Blutgerinnung*
- Antikörper*
- Alloantigene (z. B. Blutgruppenantigene).

Protein-Energie-Mangelsyndrome *n pl*: engl. *protein energy deficiency syndromes*. Mangelernährung mit chronischem Energie- und/oder Proteindefizit, meist in Kombination mit Vitaminmangel*. Betroffen sind insbesondere Säuglinge, Kleinkinder und Jugendliche v. a. in Krisenregionen und tropischen Entwicklungsländern. Aufgrund reduzierter Immunität ist die Mortalitätsrate hoch.

Formen:
- Marasmus mit folgenden Symptomen: **1.** extreme Abmagerung* mit Verlust des subkutanen Fettgewebes **2.** Muskeldystrophie **3.** aufgetriebener Bauch **4.** verringertes Wachstum **5.** oft greisenhaft veränderte Gesichtszüge **6.** z. T. Hypothermie*, Hypotonie*, Bradykardie*
- Kwashiorkor: v. a. Proteinmangel mit folgenden Symptomen: **1.** Bildung von Ödemen* **2.** Muskeldystrophie* **3.** Hepatomegalie **4.** verringertes Wachstum **5.** Haarausfall **6.** Appetitlosigkeit **7.** Apathie.

Therapie:
- Stabilisierungsphase (ca. 14 Tage): **1.** Ernährungsaufbau **2.** Behandlung akuter Erkrankungssymptome
- Rehabilitationsphase (3–4 Monate bei Kindern, bei Erwachsenen evtl. deutlich länger): **1.** Ernährungsberatung **2.** psychosoziale Stimulation **3.** ausreichende und ausgewogene Ernährung.

Proteine, zusammengesetzte *n pl*: engl. *conjugated proteins*; syn. Proteide. Proteine* mit Nichtproteinanteil, z. B. einer prosthetischen Gruppe, oder Proteinkomplexe aus mehreren Untereinheiten (homo- oder heteromere Proteine). Beispiele zusammengesetzter Proteine sind Lipoproteine, Glykoproteine, Nukleoproteine, Chromoproteine, Phosphoproteine, Metalloproteine und Hämoproteine.

Protein-Faltung *f*: engl. *Protein Folding*. Molekularer Prozess, in dem Proteine* ihre Sekundär-, Tertiär- und Quartärstruktur erhalten. Die Protein-Faltung erfolgt meist in Anwesenheit von bestimmten Enzymen*, welche den Prozess katalysieren. Kommt es zu Fehlern in der Protein-Faltung, verlieren die Proteine ihre Funktionsfähigkeit und werden über das Proteasom abgebaut.

Klinische Bedeutung: Bei bestimmten Mutationen kommt es zu einem Austausch von Aminosäuren, wodurch das Protein fehlgefaltet wird. Wenn fehlgefaltete Proteine nicht über das Proteasom abgebaut werden, aggregieren sie und wirken toxisch auf Zellen. Die klinischen Auswirkungen zeigen sich beispielsweise bei Erkrankungen wie Alzheimer, Parkinson oder verschiedenen Krebserkrankungen.

Proteinkinase C *f*: Abk. PKC. Familie membranständiger Proteinkinasen (EC 2., Transferasen) mit mindestens 12 verschiedenen Untergruppen. Die PKC wird durch Diacylglycerol aktiviert und überträgt Phosphat auf Threonin- und Serin-OH-Gruppen von konsekutiven Enzymen einer Signalkette, die dadurch aktiviert werden und an der Regulation der Zellproliferation und Entzündungsreaktion beteiligt sind.

Protein-Kontaktdermatitis *f*: engl. *protein contact dermatitis*. Allergisches Kontaktekzem* vom Spättyp (Typ IV) bei gleichzeitig oder zuvor bestehender Kontakturtikaria* vom Soforttyp (Typ I), meist an Händen und Unterarmen mit beruflicher Exposition mit Proteinen aus Fleisch, Fisch, Käse, Gewürzen und Mehlen. Behandelt wird mit lokalen Glukokortikosteroiden.

Hinweis: Bei Vorliegen der Voraussetzungen ist eine Anerkennung als Berufskrankheit* Nr. 5101 möglich (Hautarztverfahren*).

Protein S *n*: Plasmaprotein*, das ein Cofaktor* für aktiviertes Protein* C ist und so fibrinolytisch wirkt. Protein S wird Vitamin*-K-abhängig in der Leber synthetisiert und zirkuliert frei (aktiv) oder gebunden (inaktiv) am Komplement-C4b-Bindungsprotein. Ein Protein*-S-Mangel wird beispielsweise verursacht durch Vitamin*-K-Mangel, Leberfunktionsstörungen oder Verbrauchskoagulopathie* und führt zu Thrombophilie*.

Protein-Sequenzierung *f*: engl. *protein sequencing*. Methode zur Ermittlung der Aminosäuresequenz* (Primärstruktur) von Peptiden* und Proteinen*.

Protein-S-Mangel *m*: engl. *protein S deficiency*. Erniedrigte Protein-S-Aktivität im Serum und resultierende Thromboseneigung (Thrombophilie*). Dabei ist die Serumkonzentration des freien Protein* S vermindert oder normal. Bei angeborenem Protein-S-Mangel entwickeln sich zwischen 20. und 30. Lj. rezidivierende (v. a. venöse) Thromboembolien. Abzugrenzen sind Protein*-C-Mangel und Antiphospholipid*-Syndrom.

Proteinstoffwechsel *m*: engl. *proteometabolism*. Gesamtheit der biochemischen Abläufe des katabolen und anabolen Stoffwechsels der Proteine*. Klinische Bedeutung haben Störungen des Proteinstoffwechsels und genetische Defekte im Aminosäuretransportsystem (z. B. Hartnup-Krankheit, Cystinurie*).

Einteilung:
- Verdauung*: im Magen* durch Pepsin nach Denaturierung durch Salzsäure; im Dünndarm zu Di- und Tripeptiden durch Proteasen* des Pankreassekrets* (Trypsin*, Chymotrypsin*, Carboxypeptidasen, Elastase*); Spaltung von Di- und Tripeptiden zu Aminosäuren* im Darmlumen durch wandständige Peptidasen (bzw. z. T. nach Resorption durch Carriersysteme, meist aktiver Na+-Cotransport in Mukosazellen)
- Proteinbiosynthese* zu funktionellen Proteinen
- Proteolyse im Proteasom
- Aminosäurestoffwechsel*.

Proteinurie *f*: engl. *proteinuria*. Ausscheidung von Proteinen* im Harn*. Eine Proteinurie < 150 mg/d ist physiologisch, eine Proteinmenge ≥ 150 mg/d pathologisch.

Pathophysiologie: Die Ausscheidung niedermolekularer Proteine wird als selektive Proteinurie bezeichnet, während bei der nichtselektiven Proteinurie Proteine mit hohem Molekulargewicht ausgeschieden werden.

Formen:
- **transiente Proteinurie:** 1. orthostatische Proteinurie: milde Proteinurie in aufrechter Körperhaltung 2. Anstrengungsproteinurie: Proteinurie während körperlicher Belastung
- **Überlaufproteinurie** (= prärenale Proteinurie): massiver Anfall kleinmolekularer Proteine mit Überschreiten der tubulären Rückresorptionskapazität. Typische Auslöser sind Plasmozytom* (Leichtketten), hämolytische Krise (Hämoglobin*), Muskeltrauma (Myoglobin*)
- **renale Proteinurie:** 1. glomeruläre Proteinurie infolge glomerulärer Schrankenstörung mit Ausscheidung großmolekularer Proteine. Markerprotein ist Albumin*; abhängig vom Schweregrad der glomerulären Schrankenstörung unterscheidet man die selektive glomeruläre Proteinurie mit überwiegender Ausscheidung von Albumin und Transferrin und die nichtselektive glomeruläre Proteinurie mit zusätzlicher IgG-Ausscheidung 2. tubuläre Proteinurie infolge Störung der Rückresorption glomerulär filtrierter kleinmolekularer Proteine; Markerprotein ist Alpha*-1-Mikroglobulin.

Ursachen:
- benigne Proteinurie, sofort reversibel bei Beseitigung der Ursache, ausgelöst durch funktionelle extrarenale Einflüsse wie: 1. Sport 2. lange Gehstrecken 3. Stress 4. Unterkühlung 5. Fieber
- mäßige benigne Schwangerschafts-Proteinurie (physiologisch bis 300 mg/d)
- Stoffwechselerkrankungen: 1. Diabetes* mellitus (hier ist v. a. die Albuminurie auffällig und ein Frühindikator der diabetischen Nierenschädigung) 2. Hypothyreose*/Hyperthyreose*
- Nierenerkrankungen: 1. nephrotisches Syndrom* (starke Proteinurie > 3 g/d) 2. Glomerulonephritis*
- Infektionen: 1. ausgeprägte Harnwegsinfektion* (hier auch Hämaturie*) 2. chronische Pyelonephritis* 3. Hepatitis* B und C 4. Zytomegalievirus (CMV) 5. Post-Streptokokken-Glomerulonephritis*
- Tumorerkrankungen: 1. Leukämie* 2. Plasmozytom (Bence-Jones-Proteinurie) 3. als paraneoplastisches Syndrom* 4. Paraproteinämie* mit monoklonaler Gammapathie
- Systemerkrankungen: 1. Kryoglobulinämie* 2. systemischer Lupus erythematodes 3. Goodpasture*-Syndrom 4. Amyloidose*
- Medikamente: 1. Rifampicin* 2. Interferon*-alpha
- Rechtsherzinsuffizienz* (sog. Stauungsproteinurie infolge Dilatation der Glomeruli)
- nach Trauma (hier auch Myoglobinurie).

Therapie: Behandelt wird die Grunderkrankung.

Proteinurie, glomeruläre *f*: engl. *glomerular proteinuria*; syn. makromolekulare Proteinurie. Form der Proteinurie*. Ursache ist eine Fehlfunktion der Glomeruli. Es gibt verschiedene Formen von glomerulären Proteinurien. Therapie und Prognose hängen ab von der jeweiligen Ursache. **Selektive Proteinurien:**
- Ausscheidung mittelgroßer Proteine
- Marker im Urin: 1. Albumin 2. Transferrin
- Grunderkrankung: 1. diabetische Nephropathie 2. hypertensive Nephropathie

Unselektive Proteinurien:
- zusätzliche Ausscheidung großer Proteine
- Marker im Urin: IgG
- Grunderkrankung: fortgeschrittene Glomerulonephritis*.

Proteinurie, orthostatische *f*: engl. *orthostatic proteinuria*; syn. orthostatische Albuminurie. Reversible Proteinurie, vor allem bei Jugendlichen und Schwangeren. In aufrechter Position ist die Proteinurie erhöht. Sie kommt auch bei langen Gehstrecken und anderen körperlichen Belastungen vor (Marschalbuminurie). Bei unauffälligem Morgenurin und fehlenden weiteren Beschwerden ist sie harmlos.

Proteinurie, prärenale *f*: engl. *overflow-proteinuria*; syn. Überlaufproteinurie. Form der Proteinurie*. Ursache ist ein Überangebot an Proteinen im Blutplasma. Es kommt zur sog. Überlaufproteinurie. Häufige Ursachen sind ein Plasmozytom*, eine Hämolyse oder eine Rhabdomyolyse. Diagnostisch werden Markerproteine (z. B. Bence-Jones-Proteine, Myoglobin) im Urin bestimmt. Therapie und Prognose richten sich nach der zugrunde liegenden Erkrankung.

Proteinurie, selektive *f*: Durch Schädigung der Glomeruli hervorgerufene erhöhte Proteinausscheidung, vor allem von Albumin, selten auch Transferrin. Ursache ist beispielsweise eine diabetische Nephropathie mit Mikroalbuminurie oder eine hypertone Nierenschädigung. Bei unselektiver Proteinurie werden dagegen beispielsweise IgG ausgeschieden – als Zeichen zunehmender Nierenschädigung. Ursache hierfür ist meist eine Glomerulonephritis.

Proteinurie, tubuläre *f*: syn. mikromolekulare Protein-Urie. Form der Proteinurie*. Zugrunde liegt eine Fehlfunktion des Tubulussystems. Markerproteine sind α1-Mikroglobulin, ß2-Mikroglobulin und retinolbindende Proteine. Ursachen sind medikamentös-toxisch (z. B. Aminoglykoside) oder eine interstitielle Nephritis*. Diagnostisch werden die entsprechenden Markerproteine im Urin bestimmt. Therapie und Prognose richten sich nach der zugrundeliegenden Ursache.

Proteinurie, unselektive *f*: Schwere Glomerulusschädigung, bei der große Proteinmoleküle in den Urin gelangen. Mit zunehmender Schädigung gelangen neben kleinen (siehe selektive Proteinurie*) auch große Proteinmoleküle (z. B. IgG) in den Urin und werden vom Glomerulusfilter nicht mehr zurückgehalten.

Protein-Verdauung *f*: engl. *protein digestion*; syn. Eiweißverdauung. Physiologischer Prozess der enzymatischen Spaltung von Proteinen* zu Aminosäuren*, Di- und Tripeptiden.

Ablauf:
- Magen*: 1. Magensäure denaturiert die Nahrungsproteine 2. Pepsine hydrolysieren etwa 15 % der Proteine
- Dünndarm: Peptidasen (Trypsin*, Chymotrypsin*, Carboxypeptidasen, Elastase*) aus dem Pankreas spalten die Proteine zu Oligopeptiden
- Bürstensaum* der Darmschleimhaut: Wandständige Enzyme (Oligopeptidasen, Aminopeptidasen) zerlegen die Oligopeptide in Aminosäuren, Di- und Tripeptide.

Proteohormone → Hormone

Proteolyse

Proteolyse *f*: engl. *proteolysis*. Abbau von Proteinen* und Peptiden* durch hydrolytische Spaltung der Peptidbindung. Katalysiert wird die Proteolyse durch Proteasen*. Auch starke Säuren* und Basen* rufen eine Protein-Denaturierung* hervor. Intrazellulär findet die Proteolyse im Proteasom statt, extrazellulär im Lysosomen* statt, extrazellulär im Gastrointestinaltrakt* (Verdauung*) und in der extrazellulären Matrix*.

Proteom *n*: engl. *proteome*. Gesamtheit aller exprimierten Proteine* eines Organismus, Organs, Gewebes, einer Zelle oder Zellorganelle unter semiquantitativer Berücksichtigung der Expressionsstärke.

Proterogerie → Altern

Proteus *m*: Gattung gramnegativer, peritrich begeißelter, pleomorpher Stäbchenbakterien der Familie Enterobacteriaceae*. Die medizinisch wichtigsten Spezies sind Proteus mirabilis und Proteus vulgaris, die häufig Erreger von Harnwegsinfektionen sind, seltener von Sepsis oder Infektionen anderer Organe. Proteus-mirabilis-Stämme sind in der Regel empfindlich gegenüber Ampicillin*, Cephalosporinen* und Aminoglykosid*-Antibiotika.

Prothese *f*: engl. *prosthesis*. Künstlicher Ersatz von Körperteilen.
Formen:
– Endoprothese*, z. B.: 1. eines Gelenks (Totalendoprothese*, Hemiendoprothese*) 2. eines Gefäßes (Gefäßtransplantation*)
– Exoprothese, z. B.: 1. bei amputierten Extremitäten (Armprothese, Beinprothese, myoelektrischer Handersatz) 2. im Bereich des Auges (Epithese*) 3. des Gebisses (Teilprothese, Totalprothese) 4. der Brust (Mammaprothese*).

Funktionalität: Hand-, Arm- und Beinprothesen besitzen Gelenkvorrichtungen und sind durch Muskelzug oder pneumatische bzw. myoelektrische Kraftquellen beweglich. Eine Beinprothese stellt die Stand- und Gangsicherheit wieder her. Bei der Armprothese steht der Ersatz der Greif- und Haltefunktion im Vordergrund. Schwieriger ist es, mithilfe von Arm- oder Handprothesen die Feinmotorik, die Bewegungskoordination und die Tastfunktion wiederherzustellen.

Prothesenhaftmittel *n pl*: syn. Haftmittel für Zahnersatz. Substanzen, die in Verbindung mit Speichel eine Klebewirkung entfalten und so den Zahnersatz besser im Kiefer fixieren, z. B. Alginate, Tragant, Carboxymethylcellulose oder andere chemische Polymerbildner. Haftmittel gibt es flüssig, als Haftcreme oder Haftpulver.
Hinweis: Reste von Prothesenhaftmitteln nach dem Herausnehmen des Zahnersatzes mit Wattestäbchen entfernen, da sie Bakteriennährböden sind.

Prothesenrandknoten *m*: engl. *stump node*. Chronischer Entzündungsherd in der Stumpfhaut nach Amputation*, entsteht durch Reibung des Prothesenrands und einmassierte Fremdkörper.

Prothrombin *n*: syn. Faktor II. Faktor II der Blutgerinnung*, der Vitamin-K-abhängig in der Leber gebildet und durch Prothrombinaktivator* zu Thrombin* umgewandelt wird. Siehe Blutgerinnung* (Abb. 1 dort).

Prothrombinaktivator *m*: engl. *prothrombin activator*; syn. Prothrombinase. Lipoproteinkomplex (Faktor Xa, Faktor Va, Ca^{2+} und Phospholipid), der im Rahmen der Blutgerinnung Prothrombin in Thrombin* umwandelt. Je nach Herkunft des Phospholipids wird der exogene Prothrombinaktivator (aus Gewebezellen) unterschieden vom endogenen Prothrombinaktivator (aus Thrombozyten). Siehe Blutgerinnung* (Abb. 1 dort).

Prothrombinase → Prothrombinaktivator

Prothrombin Induced in Vitamine K Absence: Abk. PIVKA. Sammelbezeichnung für in der Leber gebildete, biologisch inaktive Vorstufen des Prothrombinkomplexes*, dessen Glutamatreste kein Ca^{2+} binden, da sie wegen Vitamin-K-Mangels (siehe Vitamin* K) oder Therapie mit Cumarinderivaten* nicht carboxyliert werden.

Prothrombinkomplex *m*: engl. *prothrombin complex*. Gruppe von Gerinnungsfaktoren*, die in der Leber in Abhängigkeit von Vitamin* K synthetisiert werden. Es handelt sich um die Faktoren II (Prothrombin), VII, IX und X der Blutgerinnung. Siehe Blutgerinnung* (siehe Tab. 1).

Prothrombinkomplexmangel *m*: engl. *prothrombin complex deficiency*. Mangel an Gerinnungsfaktoren* des Prothrombinkomplexes bei Synthesestörung durch Leberinsuffizienz, durch Vitamin-K-Mangel oder durch Verwertungsstörung von Vitamin* K. Ein Prothrombinkomplexmangel tritt u. a. bei Antikoagulanzientherapie mit Cumarinderivaten*, längerer parenteraler Ernährung, Resorptionsstörung (Veränderungen der Darmflora) oder Cholestase. Behandelt wird mit Prothrombinkonzentrat (PPSB).

Prothrombinkonsumptionstest *m*: engl. *prothrombin consumption test*. Test zur Bestimmung des Prothrombinverbrauchs bei Spontangerinnung zum Nachweis seltener Thrombozytenfunktionsstörungen mit vermindertem Prothrombinaktivator*.

Prothrombin, Prokonvertin, Stuart-Prower-Faktor, antihämophiles Globulin B: Konzentrat zur perioperativen Prophylaxe von Blutungen sowie zur Behandlung von Gerinnungsstörungen infolge eines Vitamin*-K-Mangels, einer Leberinsuffizienz oder Blutungskomplikationen bei Cumarin-Therapie.

Prothrombinzeit → Thromboplastinzeit

protodiastolischer Galopp → Dritter-Ton-Galopp

Protofibrille *f*: engl. *protofibril*. Veraltete Bezeichnung für Aggregate des Tropokollagens (Kollagen*).

Protokollagen → Kollagen

Protonenpumpe *f*: Transmembranprotein, das Protonen gegen einen elektrochemischen Gradienten über eine Biomembran transportiert und damit eine Form der Ionenpumpe darstellt. Zu den typischen Vertretern gehören z. B. Proteine der Atmungskette* in der inneren Mitochondrienmembran sowie die H^+/K^+-ATPase in den Belegzellen des Magens.

Protonenpumpen-Hemmer *m sg, pl*: Substanzen, die selektiv die H^+/K^+-ATPase in den Belegzellen der Magenschleimhaut blockieren und somit die Abgabe von H^+-Ionen in das Magenvolumen hemmen.
Wirkung: Protonenpumpen-Hemmer sind Prodrugs, die erst in den Canaliculi der Belegzellen in die eigentliche Wirksubstanz, das zyklische Sulfenamid, das mit der α-Einheit der H^+/K^+-ATPase reagiert, umgewandelt werden. Die Zunahme der Säureproduktion nach Absetzen ist auf eine De-novo-Synthese zurückzuführen.
Indikationen:
– Ulcus* duodeni
– Ulcus* ventriculi
– Refluxösophagitis*
– Zollinger*-Ellison-Syndrom
– Anastomosenulkus*
– Ménétrier*-Syndrom
– Eradikationstherapie.

Nebenwirkungen:
– gering erhöhtes Risiko für bakterielle Infektionen der Atemwege und des Verdauungstraktes
– bakterielle Dünndarmfehlbesiedelung
– erhöhtes Risiko für Knochenbrüche
– Vitamin B12-Malabsorption.

Protonenpumpen-Inhibitoren → Protonenpumpen-Hemmer

Protonentherapie *f*: engl. *proton (beam) therapy*. Form der Strahlentherapie* mit hochenergetischen Protonen (> 100 MeV), die in einem Zyklotron* oder Synchroton beschleunigt werden. Angewendet wird die Protonentherapie u. a. bei Chordom, Chondrosarkom und malignem Melanom der Aderhaut.

Protoonkogene → Onkogene

Protoplasma *n*: engl. *protoplasm*. Gesamte Substanz der lebenden menschlichen, tierischen und pflanzlichen Zelle, die von der Zellmembran* umgeben ist. Das Protoplasma wird unterteilt in Zytoplasma* und Karyoplasma*.

Protoporphyrie, erythropoetische *f*: engl. *erythropoietic protoporphyria*; syn. erythrohepatische Porphyrie. Hereditäre Störung der Biosynthese von Häm* v. a. in den erythropoetischen Bereichen des Knochenmarks. Erythropoetische Protoporphyrien verlaufen häufig asymptomatisch und werden mit Betacaroten oder Colestyramin therapiert. Eine (bereits in der Kindheit auftretende) Lichtdermatose ist möglich, selten auch eine Cholelithiasis oder Leberzirrhose.

Protoporphyrin *n*: Bestandteil von Häm*. Häm ist ein Chelatkomplex von Protoporphyrin IX mit Fe(II) als Zentralatom anstelle der beiden Wasserstoff-Atome.

prototroph: engl. *prototrophic*. Beschreibender Begriff für Mikroorganismen, bei denen alle Enzyme, die für die Synthese von Körperbausteinen notwendig sind, in den Zellen vorhanden sind (sog. Wildformen). Das Gegenteil von prototroph lautet auxotroph*.

Protozoen *n pl*: engl. *protozoa*. Gruppe tierischer Einzeller mit Chromosomenkernen (Eukaryoten, im Gegensatz zu Bakterien*). Protozoen werden in 4 Gruppen unterteilt: Mastigophora (Flagellata), Rhizopoda, Sporozoa und Ciliata. Medizinisch relevante Vertreter dieser Subgruppen (Krankheitserreger v. a. in den Subtropen und Tropen) sind u. a. Trypanosoma*, Leishmania*, Toxoplasma, Plasmodium und Trichomonas*.

Protozoen-Infektion *f*: engl. *protozoan infections*; syn. Protozoonosen. Erregerbedingte Erkrankung durch einzellige Eukaryonten (Protozoen). Betroffene infizieren sich mit den Parasiten u. a. (fäkal-)oral, durch Insektenstiche oder durch Geschlechtsverkehr. Man unterscheidet Erkrankungen durch Blut-, Gewebe- und intestinale Protozoen mit entsprechend unterschiedlicher Symptomatik. Die Diagnose erfolgt meist mikroskopisch.

Protrahierter Geburtsverlauf *m*: Über das normale Maß (Erstgebärende 18 h, Mehrgebärende 12 h) hinausgehende Dauer der Geburt. Die Verzögerung kann in der Eröffnungsperiode, der Austreibungsperiode oder der Pressperiode auftreten. Etwa 6 % aller Geburten sind betroffen. Behandelt wird je nach Ursache, häufig wird operativ entbunden.

Ätiologie: Neben fetaler Makrosomie, Wehenschwäche und Zervixdystokie* sind vor allem Lage- und Einstellungsanomalien mögliche Ursachen.

Protrusio acetabuli *f*: engl. *intrapelvic protrusion*. Pathologische Vorwölbung des Bodens des Acetabulums* ins kleine Becken mit Einsinken des Femurkopfs in die vertiefte Gelenkpfanne.

Formen:
- primäre Protrusio acetabuli: **1.** durch endogene Wachstums- und Verknöcherungsstörung **2.** häufig beidseitig
- sekundäre Protrusio acetabuli: **1.** bei lokalen Erkrankungen des Hüftgelenks **2.** Allgemeinerkrankung wie Tuberkulose, Osteomyelitis, infektiöse Arthritis, Arthropathia* neuropathica, zentrale Hüftgelenksluxation* mit Acetabulumfraktur **3.** selten beidseitig.

Klinik:
- Schmerzen
- Einschränkung der Abduktion und Rotation.

Therapie:
- Physiotherapie
- bei starker Schmerzsymptomatik unter Umständen Korrekturosteotomie* oder bei älteren Patienten Totalendoprothese.

Protrusio bulbi → Exophthalmus

Protrusion *f*: „Vorschieben" oder „Fortstoßen", in der Zahnmedizin Bezeichnung für das Vorschieben des Unterkiefers aus der Ruheposition oder als Lutschprotrusion für eine Fehlstellung infolge ausgiebigem Fingerlutschen. Weitere Beispiele aus der Orthopädie* und der Ophthalmologie* sind Bandscheibenprotrusion*, Protrusio* acetabuli und Protrusio bulbi.

Provenienz *f*: engl. *provenance*. Herkunft, z. B. von Drogen.

Providencia *f*: Gattung gramnegativer, peritrich begeißelter, fakultativ anaerober Stäbchenbakterien der Familie Enterobacteriaceae*. Providencia sind wichtige Erreger von Nosokomialinfektionen*, v. a. nach Eingriffen im Urogenitaltrakt, und opportunistische Erreger* (häufig multiresistent gegen Antibiotika). Medizinisch wichtige Spezies sind Providencia alcalifaciens, Providencia stuartii und Providencia rettgeri.

Vorkommen:
- ubiquitär, v. a. Intestinaltrakt
- isoliert bei Infektionen der Harnwege und des Respirationstrakts, Diarrhö, Verbrennung, Wundinfektion und Bakteriämie.

Merkmale:
- Indol-positiv
- Urease-Bildung.

Provirus *n*: In das Genom der Wirtszelle integriertes Virusgenom bzw. dessen DNA-Kopie.

Provitamin *n*: Inaktive Vitaminvorstufe, die im Organismus in die biologisch aktive Form umgewandelt wird, z. B. Provitamin A (Carotinoide*) oder Provitamin D_2 (Ergosterol).

Provitamin D → Vitamin D

Provokation *f*: engl. *provocation*. Das Hervorrufen, z. B. von Erscheinungen durch Reizmethoden oder Tests.

Provokationsnystagmus → Nystagmus

Provokationstest, bronchialer *m*: engl. *bronchial provocative test*; Abk. BPT. Untersuchung zum Nachweis einer bronchialen Hyperreaktivität* durch Inhalation bronchokonstriktorisch wirkender Substanzen (Histamin*, Acetylcholin*, Carbachol*, Methacholin bei unspezifischem BPT) oder – seltener, meist im Rahmen gutachterlicher Fragestellungen – zum Nachweis einer spezifischen Inhalationsallergie durch Inhalation verdünnter Allergenlösungen (spezifischer BPT).

Provokationstest, oraler *m*: engl. *oral provocation test*. Nachweismethode für Überempfindlichkeit gegenüber oral aufgenommen Allergenen wie Arzneimittel oder Nahrungsmittel, wenn bei positiver Anamnese Hauttestungen und in-vitro-Diagnostik negativ oder zweifelhaft geblieben sind. Bei positiver Reaktion entwickeln sich objektivierbare Symptome innerhalb von Minuten bis wenigen Stunden (Sofortreaktion) oder innerhalb von 0,5–3 Tagen (Spätreaktion).

provozierter Anfall → Gelegenheitsanfall

Prowazek-Zelleinschlüsse → Halberstädter-Prowazek-Körperchen

Proximalisation of Arterial Inflow: syn. Proximalisierung des arteriellen Einstroms; Abk. PAI. Operationsverfahren zur Therapie der Überfunktion eines Shunts zur Hämodialyse mit Mangeldurchblutung der Hand (Steal*-Phänomen). Durch Verlegung des arteriellen Zustroms auf den körperstammnahen Abschnitt der Armarterie (Proximalisation) wird eine Drosselung der Shuntdurchblutung und somit eine Besserung der Steal-Symptomatik erreicht.

prozedurales Gedächtnis → Gedächtnis, nichtdeklaratives

Prozerkoid → Finne

Prozessfähigkeit *f*: engl. *capacity to participate in legal proceedings*. Fähigkeit einer Person, Prozesshandlungen selbst oder durch selbstbestellte Vertreter wirksam vorzunehmen oder entgegenzunehmen.

Recht:
- prozessfähig sind: **1.** natürliche geschäftsfähige Personen grundsätzlich **2.** natürliche beschränkt geschäftsfähige Personen, soweit sie rechtlich als geschäftsfähig anerkannt werden
- prozessunfähig ist: **1.** wer nicht das 7. Lebensjahr vollendet hat **2.** wer sich in einem nicht nur vorübergehenden Zustand krankhafter Störung der Geistestätigkeit befindet, der die freie Willensbestimmung ausschließt.

Vertretungsregelungen:
- Für Vereinigungen und Behörden handeln deren gesetzliche Vertreter
- für gemeinsame Entscheidungsgremien von Leistungserbringern und Krankenkassen oder Pflegekassen handelt der Vorsitzende
- wird eine prozessfähige Person im Prozess durch einen Betreuer oder Pfleger vertreten, so steht sie für den Rechtsstreit einer nicht prozessfähigen Person gleich
- Prozessunfähige müssen sich im Prozess vertreten lassen.

Das Gericht hat den prozessualen (rechtlichen) Begriff der Prozessfähigkeit als Prozessvoraussetzung von Amts wegen zu prüfen. Bestehen Zweifel, wird es regelmäßig einen ärztlichen Sachverständigen hinzuziehen, dem indessen nicht die abschließende (allein dem Richter vorbehaltene) Entscheidung obliegt. Im Streit um seine Prozessfähigkeit ist der Beteiligte stets als prozessfähig zu behandeln.

PRP: Abk. für → Refraktärphase, psychologische

PRT: Abk. für → Therapie, periradikuläre

pruriginös: engl. *pruriginous*. Juckend.

Prurigo *f*: Sammelbegriff für häufige Hauterkrankungen mit juckenden, teilweise quaddelförmigen Papeln, Seropapeln oder Knötchen. Ätiologie und Pathogenese sind unklar. Unterschieden werden die im Kindesalter auftretende Prurigo* simplex acuta und die schubweise verlaufende Prurigo* simplex subacuta, in voller Ausprägung Prurigo nodularis genannt.

Prurigo Besnier → Ekzem, atopisches

Prurigo simplex acuta *f*: engl. *papular urticaria*; syn. Strophulus infantum. Auftreten ausgeprägt juckender, urtikarieller Papeln an den Extremitäten im Sommer und Herbst bei Kleinkindern, selten vor dem 2. Lj. Die Ursache ist unklar. Evtl. besteht eine kutane Hypersensitivitätsreaktion auf Insektenstiche oder Arthropoden. Die Erkrankung ist in der Regel selbstlimitierend, ein chronischer Verlauf ist möglich.

Prurigo simplex subacuta *f*: syn. Strophulus adultorum. Stark juckende, ca. 5 mm große, hellrote, urtikarielle Papeln besonders an den Extremitäten-Streckseiten mit schubweisem Auftreten, vor allem bei jungen Frauen. Nach Aufkratzen verschwindet der als punktförmig empfundene Juckreiz und es verbleiben zentral ulzerierte verkrustete Papeln. Internistische Grunderkrankungen sollten ausgeschlossen werden, behandelt wird symptomatisch.

Pruritus *m*: syn. Jucken. Hautjucken mit starkem und zwanghaftem Kratzreiz. Pruritus entsteht durch Hauterkrankungen wie atopische Dermatitis, internistische, neurologische oder psychische Erkrankungen sowie als Medikamentennebenwirkung, oft bleibt die Ursache auch unbekannt. Behandelt wird die Grunderkrankung oder symptomatisch, z. B. mit geeigneten Pflegeprodukten, Antipruriginosa* und UV*-B-Therapie.

Erkrankung: Pathogenese: Der Entstehungsmechanismus ist nicht vollständig geklärt. Auslöser ist die Aktivierung von marklosen Typ C-Nervenfasern und Chemosensoren* sowie die Freisetzung von Mediatoren wie Histamin*, Trypsin*, Kallikrein* und Endorphinen*. Darüber hinaus spielen das vegetative Nervensystem, die Psyche, sowie das Gefäßsystem, z. B. durch eine vermehrte Durchblutung von Haut und inneren Organen, eine Rolle. **Ursachen:**
- Pruritus cum materia (sekundärer Pruritus) als Begleiterscheinung von Hauterkrankungen, z. B.: **1.** atopisches Ekzem* **2.** Urtikaria*
- Pruritus sine materia ohne primäre sichtbare Hautveränderungen, z. B.: **1.** Niereninsuffizienz* **2.** Diabetes* mellitus
- Pruritus als unerwünschte Arzneimittel-Nebenwirkung bei Einnahme von z. B.: **1.** Opiaten* **2.** ACE-Hemmern
- andere Ursachen, z. B.: **1.** Stress **2.** Alkoholmissbrauch
- in ca. der Hälfte der Fälle bleibt die Ursache eines Pruritus unklar, es fehlen nachweisbare auslösende Faktoren.

Klinik: Typisch für Pruritus sind sekundär auftretende Hautveränderungen durch mechanische Manipulationen wie Kratzen, z. B.
- Rötungen und Krusten
- Hyperpigmentierung*
- Lichenifikation*
- Pyodermie*.

Therapie:
- allgemeine Maßnahmen: **1.** rückfettende Waschsyndets, Dusch- oder Badeöle **2.** lauwarmes Baden, Trockentupfen der Haut statt Trockenreiben **3.** weiche, luftige Kleidung **4.** tägliches Eincremen der Haut mit rückfettender Basispflege **5.** Cremes/Lotionen oder Sprays mit Harnstoff*, Kampfer oder Menthol sowie feucht-kühlende Umschläge oder Schwarzteeumschläge zur kurzfristigen Pruritusllinderung **6.** Entspannungstechniken
- Behandlung der Grunderkrankung
- pharmakologische Behandlung: **1.** Antipruriginosa, z. B. Gabapentin*, Pregabalin*, evtl. Capsaicin* **2.** Serotonin-Wiederaufnahme-Hemmer, tri- bzw. tetrazyklische Antidepressiva **3.** Colestyramin*, Rifampicin*, Opiatantagonisten bei cholestatischem Pruritus **4.** in schwersten Fällen systemische Steroide oder Immunsuppressiva*
- UVB-Bestrahlung
- psychosomatische Begleittherapie: v. a. verhaltenstherapeutischer Ansatz zur Vermeidung des Kratzens (engl. habit reversal).

Pruritus ani *m*: engl. *anal pruritus*. Analer Juckreiz, der als Symptom verschiedenster Erkrankungen auftritt. Ursachen sind Hämorrhoiden, Analekzem, Pilzinfektion, Analprolaps, Anitis, Proktitis, Enterobiasis, Nahrungsmittel- und Kontaktallergien (Waschmittel, Toilettenpapier) sowie psychische Faktoren. Neben lokaler Salbenapplikation wird die Grunderkrankung behandelt.

Pruritus gravidarum *m*: In der Schwangerschaft auftretender und durch die Schwangerschaft (mit-)bedingter generalisierter Juckreiz. Pruritus gravidarum tritt oft im dritten Trimenon und in Zusammenhang mit einer Cholestase auf. Nach der Entbindung verschwindet er meist innerhalb weniger Tage.

Pruritus, urämischer → Urämischer Juckreiz

Pruritus vulvae *m*: engl. *vulvar pruritus*. Meist starker Juckreiz im Bereich der Vulva*, insbesondere nachts infolge Kapillarerweiterung durch Bettwärme. Ursachen dieses Symptoms sind Lokalinfektionen, Hygienefehler, Organ- und systemische Pathologien, Allergien, Stoffwechselerkrankungen und psychosomatisch bedingt. Die Therapie richtet sich nach dem Auslöser. Zum Einsatz kommen u. a. auch Östrogene* und Steroide*.

Ursachen:
- mangelnde oder übertriebene Hygiene mit gestörtem mikrobiellem Milieu
- Diabetes* mellitus
- Leber- und Nierenerkrankungen
- Leukämien*, Tumoren*, Systemerkrankungen
- Vulvakarzinom*
- Infektionen: **1.** bakteriell **2.** Pilze: z. B. Vulvovaginalcandidose* **3.** viral: Herpes* genitalis **4.** parasitär: Pediculosis* pubis, Skabies, Enterobiasis*
- Östrogenmangel im Klimakterium*
- Vitaminmangel*
- Lichen sclerosus vulvae
- Allergien und atopische Dermatitis
- psychosomatisch.

Therapie:
- Behandlung der Grunderkrankung und Hygieneunterweisung
- Östrogene lokal und systemisch
- topische Steroide, z. B. 1 % Hydrokortisonacetat*
- Antihistaminika*
- Sitzbäder.

PS: Abk. für engl. progressive stroke → Schlaganfall

p. s.: Abk. für per secundam (intentionem) → Wundheilung

PSARP: Abk. für → Anorektoplastik, posteriore sagittale

Psathyrose → Osteopsathyrose

PSC: Abk. für primär sklerosierende Cholangitis → Cholangitis

Pschyrembel-Zeichen *n*: engl. *Pschyrembel's sign*. Unsicheres klinisches Schwangerschaftszeichen*. Bei der vaginalen Tastuntersuchung kann in der Zervix uteri ab der 10. Schwangerschaftswoche ein fester Kern getastet werden. Siehe Abb.

Pseudarthrose *f*: engl. *pseudarthrosis*. Ausbleibende knöcherne Überbrückung nach Fraktur* über einen Zeitraum von > 6 Monaten (vorher spricht man von delayed union). Klinisch zeigen sich abnorme Beweglichkeit und Belastungs-

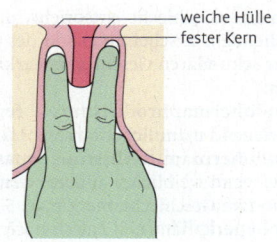

Pschyrembel-Zeichen [39]

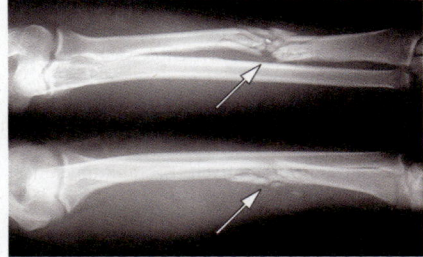

Pseudarthrose Abb. 1: Pseudarthrose des Radius nach Schussverletzung. [108]

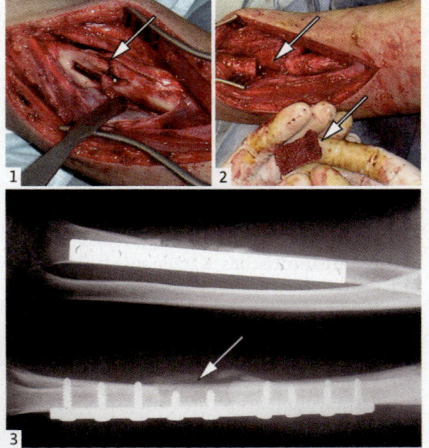

Pseudarthrose Abb. 2: 1: intraoperativer Situs mit sichtbarer Pseudarthrose des Radius; 2: Pseudarthrose reseziert, präparierter Beckenkammspan zur Defektüberbrückung; 3: nach Stabilisierung mit Plattenosteosynthese und additiver Spongiosaplastik.

schmerz, diagnostiziert wird radiologisch, behandelt entsprechend der Ursache. Angeborene Pseudarthrosen sind Folgen eines Knochendefekts bei Knochenmetaplasie (beispielsweise Crus* varum congenitum). Siehe Abb. 1

Ursache:
- mechanische Faktoren (z. B. Interposition von Weichteilen in den Frakturspalt, Dislokation bzw. Distraktion)
- mangelhafte Ruhigstellung
- Instabilität
- verzögerte Kallusbildung
- Gewebeverlust
- Infekt
- mangelnde Perfusion (Risikofaktor Nikotin).

Formen:
- Hypertrophe Pseudarthrose: hypertrophe Knochenneubildung infolge Restinstabilität
- atrophe Pseudarthrose: keine reaktive Knochenneubildung infolge Durchblutungsstörung (z. B. bei pAVK, Diabetes* mellitus, Nikotinmissbrauch), Sonderform: Defektpseudarthrose nach traumabedingtem Verlust der Knochenkontinuität
- infizierte Pseudarthrose: Pseudarthrose nach Osteomyelitis und pathologischer Fraktur* oder sekundär infizierter offener Fraktur.

Therapie:
- bei hypertropher Pseudarthrose Beseitigung der mechanischen Störung, stabile Osteosynthese mit interfragmentärer Kompression (Verfahrenswechsel, additive Osteosynthese)
- bei atropher Pseudarthrose Anfrischen der Knochenenden, Knochentransplantation (Spongiosaplastik, freier kortikospongiöser Span, gefäßgestielter Knochenspan), Anwendung von Wachstumsfaktoren, z. B. bone morphogenetic proteins (BMP), und stabile Osteosynthese (siehe Abb. 2), ggf. Kallusdistraktion
- bei infizierter Pseudarthrose Herdsanierung (Osteomyelitis*) mit Weichteilmanagement, Wiederaufbau des Knochendefektes durch Knochentransplantation oder Kallusdistraktion.

Pseudoacanthosis nigricans *f*: Der Acanthosis* nigricans ähnliche Erkrankung mit leichter Hyperpigmentierung und Papillomatose im Bereich der Axillen und anderer Körperfalten. Sie kommt insbesondere vor bei Insulinresistenz im Rahmen des metabolischen Syndroms*, von Adipositas* oder Diabetes* mellitus Typ 2.

Pseudoachalasie *f*: engl. *pseudoachalasia*; syn. Sekundäre Achalasie. Durch eine andere Erkrankung verursachte, sekundäre Form der Achalasie*. Sie tritt eher bei älteren Patienten auf, im Unterschied zur primären Achalasie nehmen die Schluckbeschwerden oft rasch zu und der Gewichtsverlust ist ausgeprägt. Die Diagnostik erfolgt per Ösophagusmanometrie*, Ösophagogastroduodenoskopie* und Endosonografie*. Therapiert wird die Grunderkrankung.

Erkrankung: Ätiologie: Wie die primäre Achalasie ist die sekundäre Achalasie gekennzeichnet durch eine mangelhafte Peristaltik im distalen Bereich der Speiseröhre mit fehlender reflektorischer Relaxation des unteren Ösophagussphinkters. Während der primären Achalasie die Fehlfunktion des Plexus myentericus zugrunde liegt, wird die sekundäre Achalasie durch eine andere Grunderkrankung verursacht, z. B.

- Chagas*-Krankheit (Aperistaltik durch den Verlust intramuraler Ganglienzellen)
- Malignom, häufig Magenkarzinom (Infiltration der Nerven durch den Tumor oder durch den Tumor freigesetzte humorale Faktoren)
- Amyloidose*, Sarkoidose*, Neurofibromatose*
- eosinophile Ösophagitis*
- multiple endokrine Neoplasien Typ 2B
- juveniles Sjögren*-Syndrom
- chronisch idiopathische intestinale Pseudo-Obstruktion
- Fabry*-Syndrom.

Therapie: Therapie der zugrunde liegenden Erkrankung.

Pseudoaldosteronismus → Liddle-Syndrom

Pseudoallergie *f*: engl. *pseudoallergy*. Überempfindlichkeitsreaktion, die die Sofortreaktion (Typ I) der Allergie* imitiert ohne nachweisbaren immunologischen Mechanismus (insbesondere kein Nachweis spezifischer IgE-Antikörper). Eine Pseudoallergie kommt auch bei Erstkontakt vor (ohne Sensibilisierungsphase). Mögliche Ursachen sind Komplementaktivierung, Störung im Arachidonsäure*-Metabolismus bzw. eine gesteigerte Reaktivität von Mastzellen und basophilen Granulozyten.

Klinik: Meist Urtikaria, Angioödem, Asthma, Rhinitis. Anaphylaxie durch:
- NSAR (insbesondere Acetylsalicylsäure)
- Röntgenkontrastmittel
- Lokalanästhetika*
- Nahrungsmittelzusatzstoffe
- biogene Amine: 1. Histamin in Wein, Hefeextrakte, bestimmte Käsesorten (Emmentaler, Parmesan, Roquefort), Fisch und Sauerkraut 2. Serotonin in Bananen 3. Tyramin in bestimmten Käsesorten (Camembert, Cheddar) und Hefeextrakten.

Diagnostik: Provokationstest.

Pseudoanämie → Anämie
Pseudoappendizitis → Appendizitis
Pseudoappendizitis → Lymphadenitis mesenterialis acuta
Pseudoappendizitis → Yersiniosen, enterale
Pseudo-Bartter-Syndrom *n*: engl. *pseudo-Bartter's syndrome*. Sekundärer Hyperaldosteronismus* durch Missbrauch von Laxanzien* und/oder Diuretika*, meist im Rahmen einer psy-

chogenen Essstörung* (Anorexia* nervosa oder Bulimia* nervosa). Das Pseudo-Bartter-Syndrom äußert sich in stark wechselnden Urinmengen, hypokaliämischer und -chlorämischer Alkalose*, Hyperreninämie (ohne arterielle Hypertonie*) und hypokaliämischer Nephropathie*. Therapeutisch muss der Medikamentenabusus beendet werden.

Pseudobulbärparalyse *f*: engl. *pseudobulbar paralysis*. Neurologische Erkrankung durch umschriebene bilaterale Schädigung der supranukleären Bahnen im Hirnstamm*, welche die Hirnnervenkerne mit Telenzephalon* und Basalganglien* verbinden (Tractus corticonuclearis). Klinisch zeigen sich Lähmungen* der Gesichts-, Zungen-, Mund- und Rachenmuskulatur, evtl. Pyramidenbahnzeichen, Dysarthrie sowie Affektlabilität mit Zwangslachen oder Zwangsweinen.

Ätiologie:
- meist Arteriosklerose der Arteria* basilaris
- auch bei ischämischem Schlaganfall*, Multipler Sklerose oder Syphilis*.

Pseudocholinesterase → Cholinesterasen [Biochemie]

Pseudo-Cushing-Syndrom *n*: engl. *Pseudo-Cushing's syndrome*; syn. Cushingoid. Psychogen* vermehrte Biosynthese* von Kortisol* ohne primäre Störung der Hypothalamus-Hypophysen-Hormonachse wie beim Cushing*-Syndrom. Ursache ist vermutlich eine vermehrte Ausschüttung von Corticotropin*-Releasing-Hormon bei Aktivierung des Hypothalamus* infolge chronischer Stressreaktion, Depression*, Angststörung*, Substanzmissbrauch* (Alkohol), Adipositas* oder – recht häufig – nach Schädelhirntrauma*.

Pseudodemenz *f*: engl. *pseudodementia*. Deutliche subjektive oder neuropsychologisch objektivierbare kognitive Leistungsminderung ohne zugrunde liegende neurodegenerative oder neurovaskuläre Erkrankung. Pseudodemenz tritt häufig im Rahmen einer Depression* auf und bessert sich in der Regel durch die Behandlung mit Antidepressiva*. Auch das sehr seltene Ganser-Syndrom wird zur Pseudodemenz gezählt.

Pseudodiarrhö *f*: engl. *pseudodiarrhea*. Gesteigerte Stuhlfrequenz bei normaler Konsistenz und normalem Gewicht (< 200 g/d).

Pseudodivertikel → Divertikel

Pseudoendokrinopathie *f*: engl. *pseudoendocrinopathy*; syn. Endorganresistenz. Krankheitsbild, bei dem Erfolgsorgane nicht auf eine normale Hormonproduktion und -sekretion ansprechen. Ursache dieser auch als Endorganresistenz bezeichneten Störung sind Präzeptordefekte, Rezeptordefekte oder Postrezeptordefekte, sodass die Signaltransduktion gestört ist.

Beispiele:
- Pseudohypoparathyreoidismus*
- Pseudohypoaldosteronismus
- renaler Diabetes* insipidus
- periphere Schilddrüsenhormonresistenz
- Androgenresistenz*
- Vitamin-D-abhängige Rachitis* Typ II
- Insulinresistenz*.

Pseudogicht → Chondrokalzinose-Arthropathie

Pseudoglioma retinae *n*: engl. *retinal pseudoglioma*. Amaurotisches Katzenauge*, das nicht durch ein Retinoblastom, sondern durch andere Ursachen bedingt ist. Hierzu zählen z. B. Ablatio retinae oder Fehlbildung.

Pseudoglobulie *f*: engl. *pseudopolycythemia*; syn. Pseudopolyglobulie. Durch Verminderung des Plasmavolumens verursachte scheinbare Polyglobulie*. Die Konzentration von Erythrozyten* sowie der Hämatokrit* und das Hämoglobin* im Blut sind relativ erhöht bei normaler absoluter Erythrozytenmasse. Eine Pseudoglobulie tritt auf bei Exsikkose durch z. B. Diarrhö*, Schock* oder Verbrennung*.

Pseudogravidität → Scheinschwangerschaft

Pseudogynäkomastie *f*: engl. *pseudogynecomastia*; syn. Adipomastie. Vergrößerung des Fettgewebedepots der männlichen Brust ohne Beteiligung des Drüsenparenchyms. Die Gynäkomastie ist kein umschriebenes Krankheitsbild, sondern stellt einen vieldeutigen klinischen Befund dar. Nur in reinem Teil der Fälle lässt sich eine endokrine Ursache nachweisen.

Vorkommen:
- meist durch Lipideinlagerung (sog. Lipomastie) bei Adipositas*
- seltener durch Tumorwachstum (Lipom*, bei einseitiger Pseudogynäkomastie meist Fibroadenom*, besonders im 3. und 4. Lebensjahrzehnt)
- selten durch Gewichtszunahme primär unterernährter Männer.

Differentialdiagnostischer Hinweis: Die vorübergehende Ausbildung einer männlichen „Brust", sowohl ein- als auch beidseitig, in der Pubertät (als Pubertäts-Gynäkomastie bezeichnet) ist eine „echte" Gynäkomastie, d. h. sie geht vom Drüsenparenchym aus.

Pseudohalluzination *f*: engl. *pseudohallucination*. Form der Sinnestäuschung* mit Sinneswahrnehmung ohne gegenständliche Reizquelle, bei welcher der Trugcharakter schon während der Wahrnehmung oder kurz danach erkannt wird. Pseudohalluzinationen kommen z. B. vor in der Einschlaf- (hypnagoge Halluzination*) oder Aufwachphase (hypnopompe Halluzination).

Pseudohermaphroditismus *m*: engl. *pseudohermaphroditism*. Veraltete Bezeichnung für das Vorliegen von Gonadengewebe, das dem chromosomalen Geschlecht entspricht, und davon abweichendem Erscheinungsbild des Genitales und der sekundären Geschlechtsmerkmale.

Formen:
- **Pseudohermaphroditismus femininus:** vorwiegend männlicher äußerer Habitus
- **Pseudohermaphroditismus masculinus:** vorwiegend weibliches äußeres Genitale und sekundäre Geschlechtsmerkmale.

Pseudohyperkaliämie *f*: Falsch hoch gemessener Kaliumwert. Verdächtig für eine Pseudohyperkaliämie sind unerklärbar hohe Kaliumwerte (normale Nierenfunktion, keine kaliumsparenden Diuretika*) ohne Hyperkaliämie-typische EKG-Veränderungen. Eine Kontrolle des Kaliumwertes im Plasma liefert normale Kaliumwerte. Die Therapie richtet sich nach der Grunderkrankung.

Ursachen:
- Kaliumfreisetzung aus thrombozytenhaltigen Gerinnseln bei ausgeprägter Thrombozytose*
- bei myeloproliferativen Erkrankungen (essenzielle* Thrombozythämie)
- bei Z.n. Splenektomie*
- bei Leukämiepatienten.

Pseudohypertrophie *f*: engl. *pseudohypertrophy*. Scheinbare makroskopische Hypertrophie* durch Vermehrung des interstitiellen Gewebes oder vermehrte Einlagerung von Fett, z. B. der Wadenmuskulatur bei Duchenne-Muskeldystrophie*.

Pseudohypokaliämie-Syndrom → Long-QT-Syndrom

Pseudohypoparathyreoidismus: engl. *pseudohypoparathyroidism*; syn. Pseudohypoparathyroidismus; Abk. PHP. Gruppe von Erkrankungen mit Parathormonresistenz in Niere und Skelett, renaler Phosphatausscheidungsstörung und charakteristischen Veränderungen des Körperbaus mit Kleinwuchs, häufig begleitet von geistiger Retardierung. Diagnostiziert wird labordiagnostisch und radiologisch, behandelt wird mit Calciferolen oder Calciferolmetaboliten.

Pseudoikterus *m*: syn. falscher Ikterus. Differenzialdiagnostisch vom Ikterus* zu unterscheidende harmlose Farbstoffablagerungen nach intensivem Karottengenuss (ohne Sklerenikterus) oder nach Injektion von Na-Fluorescein bei der Fluoreszenzangiografie*.

Pseudo-Klinefelter-Syndrom *n*: engl. *pseudo-Klinefelter syndrome*. Fehlende oder verminderte endokrine Aktivität der Hoden* mit unbekannter Ursache. Die klinischen Symptome ähneln denen des Klinefelter*-Syndroms.

Klinik:
- Fibrosierung des Keimepithels der Hodenkanälchen
- Verlust von Leydig*-Zwischenzellen
- Testosteronmangel (hypergonadotroper Hypogonadismus*)

- mangelnde Ausbildung der primären und sekundären Geschlechtsmerkmale*
- Libodoverlust
- erektile Dysfunktion*
- Azoospermie* (Infertilität*)
- Manifestation im dritten bis vierten Lebensjahrzehnt
- der Karyotyp ist unauffällig (46,XY).

Pseudokrupp m: engl. *pseudocroup*; syn. Laryngitis subglottica. Meist viral bedingter Krupp, gekennzeichnet durch v. a. im Säuglings- und Kleinkindesalter auftretende entzündliche Schwellung im Bereich der Subglottis mit akuter Einengung der Atemwege. Leitsymptome sind inspiratorische Atemnot, Heiserkeit und bellender Husten. Feuchte, kalte Luft, Beruhigung, systemisch Glukokortikoide und Adrenalin-Inhalationen sind therapeutisch einzusetzen. **Vorkommen:** Erste Episode meist im Alter von 6 Monaten bis 2 Jahren; gehäuft in Herbst- und Frühjahrsmonaten. **Formen:**
- viraler Krupp: häufigste Form, meist durch Parainfluenzaviren ausgelöst
- spasmoider oder rekurrierender Krupp: keine ausgeprägten Infektzeichen, bis zu 50-mal auftretend, ursächlich unterschwellige Infektion, evtl. auch psychogen, allergisch oder hyperreagibel bedingt.

Klinik:
- Heiserkeit, bellender Husten
- inspiratorischer Stridor*, Dyspnoe*, evtl. Zyanose*
- evtl. leichtes Fieber
- Manifestation meist nachts nach Symptomfreiheit am Abend
- häufige Rezidive.

Diagnostik: V. a. anamnestisch und klinisch.
Differenzialdiagnosen:
- Epiglottitis*
- Fremdkörperaspiration
- echter Krupp (-Diphterie).

Therapie:
- feuchte, kalte Luft
- Beruhigung von Patient und Angehörigen
- ggf. Glukokortikoid* systemisch, als Suppositorium oder p. o., z. B. Dexamethason
- bei schwerer Dyspnoe inhalativ Adrenalin-verneblung zur Schleimhautabschwellung unter Kontrolle der Herzfrequenz
- ggf. Sauerstoffgabe.

Pseudokyesis f: → Scheinschwangerschaft
Pseudoleukoderm n: engl. *pseudoleukoderma*. Im Gegensatz zur umgebenden gesunden Haut verminderte Braunfärbung ehemals erkrankter Hautareale („Negativabdruck") nach UV-Bestrahlung oder Therapie mit Dithranol, z. B. bei atopischem Ekzem* oder Psoriasis*.
Pseudologia phantastica f: engl. *pseudologia fantastica*. Erzählen erfundener Erlebnisse als wahre Begebenheiten, wobei der unwahre Gehalt vom Erzählenden in der Regel nicht mehr realisiert wird (im Gegensatz zur beabsichtigten Lüge). Sie wird als Folge einer Abwehr bzw. Kompensation eines Selbstwertmangels angesehen, seltener als Folge übertriebener Fantasie und starken Geltungsbedürfnisses. **Vorkommen:** Bei Persönlichkeits- und Verhaltensstörungen, z. B. artifizielle Störung (Münchhausen*-Syndrom). **Differenzialdiagnose:** Abzugrenzen sind Gedächtnisstörungen im Sinne von Konfabulationen*, bei denen Gedächtnislücken mit spontanen Einfällen aufgefüllt werden.

Pseudologie f: syn. Pseudologia phantastica. Seltene Störung mit über lange Zeit bestehendem Drang zum krankhaften Lügen und Übertreiben ohne äußere Notwendigkeit. Dahinter stehen oft ein Mangel an Selbstwertgefühl, unerträgliche narzisstische Spannungen, schmerzhafter Beschämung und/oder Hypochondrie. Ob es sich bei der Pseudologie wirklich um ein eigenständiges Krankheitsbild handelt, ist umstritten.

Pseudo-Lupus-erythematodes-Syndrom → Arzneimittelinduzierter Lupus erythematodes
Pseudolymphome n pl: engl. *pseudolymphomas*. Bezeichnung für benigne und rückbildungsfähige Proliferationen des lymphoretikulären Gewebes (lymphoretikuläre Hyperplasie) mit klinischer und/oder histologischer Ähnlichkeit eines malignen Lymphoms*.
Pseudomamma f: Angeborenes Vorhandensein einer überzähligen Brustanlage mit Mamille und Areola, jedoch ohne Drüsengewebe.
Pseudo-Meigs-Syndrom n: engl. *pseudo-Meigs' syndrome*. Symptomenkomplex mit Aszites* und (meist rechtsseitigem) Pleuraerguss* bei malignem Ovarialtumor* oder Myoma uteri. Der Name leitet sich vom echten Meigs*-Syndrom bei Ovarialfibrom* ab.
Pseudomembran f: engl. *pseudomembrane*. Membranartige Auflagerung auf Schleimhäuten, die aus fibrin- und detritushaltigem Exsudat* entsteht und im Gegensatz zu einer Membran keine definierte Struktur aufweist. Sie bildet sich bei bestimmten Entzündungen*. Beispiele sind Pseudomembranen bei Diphtherie* oder pseudomembranöser Kolitis*.
Pseudomenstruation f: Menstruationsähnliche Abbruchblutung*, v. a. durch Östrogenabfall bzw. relativen Östrogenmangel in einem anovulatorischen Zyklus*. Gelegentlich wird mit dem Begriff auch die Blutung in der Einnahmepause einer Einphasen-Pille bezeichnet.
Pseudomnesie f: engl. *pseudomnesia*. Form der Paramnesie* (Gedächtnistäuschung), bei der Ereignisse, die nicht stattgefunden haben, vermeintlich erinnert werden (positive Paramnesie).
Pseudomonas f: Gattung gramnegativer, lophotrich begeißelter, aerober Stäbchenbakterien der Familie Pseudonadaceae (siehe Bakterienklassifikation*). Pseudomonas ist Katalase-positiv, Indol-negativ, Nonfermenter* und gliedert sich in mehrere Spezies. Pseudomonas-Spezies sind ubiquitäre Boden- und Oberflächensaprophyten und wichtig bei der Remineralisation organischer Substanzen. Einige Spezies sind Lebensmittelverderber, echte Krankheitserreger sowie opportunistische Erreger*.

Pseudomonas aeruginosa f: engl. *Bacillus pyocyaneus*. Obligat aerobes, gramnegatives, begeißeltes, oft pleomorphes Stäbchenbakterium. Pseudomonas aeruginosa ist ein Nass- und Pfützenkeim sowie bedeutsamer (opportunistischer) Erreger von Nosokomialinfektionen*. Gefürchtet ist er in intravenös applizierten Flüssigkeiten oder Aerosolen*, z. B. Beatmungsgeräten und Absauganlagen. Zusätzlich verfügt er über multiple Antibiotikaresistenzen*. Der Nachweis erfolgt über Kultur.
Medizinische Bedeutung: Näheres zur Pseudomonas*-Infektion siehe dort.
Erreger-Empfindlichkeit:
- Gegen fast jedes Antibiotikum sind Resistenzen bekannt (cave: Multiresistenz), daher ist ein Antibiogramm* zwingend erforderlich.
- Am ehesten wirksam sind Ceftazidim, Carbapeneme*, Piperacillin*, Gentamycin*, Ciprofloxacin*, aber auch hier sind wechselnde Resistenzmuster möglich: (v. a. bei „MRGN" = multiresistente gramnegative Stäbe).
- Nicht wirksam aufgrund von natürlichen Resistenzen sind Penicillin*, Ampicillin*, Amoxicillin*-Clavulansäure*, Tetrazykline* und die meisten Cephalosporine*.

Pseudomonas fluorescens n: Gramnegatives, lophotrich begeißeltes Stäbchenbakterium, dessen Kolonien in Kultur Fluorescein bilden. Es ist Erreger von Nosokomialinfektionen*, kontaminiert Blutprodukte sowie Knochenmarktransplantate und verursacht Pseudobakteriämien durch eine Kontamination von Blutkulturen.

Pseudomonas-Infektion f: Erregerbedingte Erkrankung durch gramnegative Stäbchenbakterien (hauptsächlich Pseudomonas* aeruginosa). Betroffene sind meist abwehrgeschwächt und infizieren sich über kontaminiertes Wasser (auch als Aerosol) und Kontakt. Sie leiden an opportunistischen, meist nosokomialen Infektionen, z. B. Pneumonie und Wundinfektionen. Diagnostiziert wird mittels Kultur, therapiert mit Antibiotika.

Pseudomonas-Infektion, nosokomiale f: Im Krankenhaus erworbene erregerbedingte Erkrankung durch Pseudomonas* (hauptsächlich Pseudomonas* aeruginosa). Betroffene sind meist abwehrgeschwächt und infizieren sich über kontaminiertes Wasser (auch als Aerosol)

Pseudomuzin

und Kontakt. Sie leiden an opportunistischen Infektionen wie Pneumonie, Harnwegs- und Wundinfektionen. Diagnostiziert wird v. a. mittels Kultur, therapiert mit Antibiotika.

Hinweis: Bei Pseudomonas liegt vielfach eine Multiresistenz gegen Antibiotika vor.

Pseudomuzin n: engl. *pseudomucine*; syn. Metalbumin. Glykoprotein, das nicht durch Essigsäure gefällt werden kann. Es bildet einen dünn- bis zähflüssigen, gallertigen Schleim innerhalb hohlraumbildender Tumoren, z. B. in Zystomen oder Kystadenokarzinomen.

Pseudomyasthenie → Lambert-Eaton-Rooke-Syndrom

pseudomyasthenisches Syndrom → Lambert-Eaton-Rooke-Syndrom

Pseudomyxoma peritonei n: engl. *gelatinous ascites*; syn. Gallertkarzinom. Mit einer Inzidenz von rund 1 Erkrankung pro 1 000 000 Einwohner und Jahr extrem seltener langsamwachsender Tumor, bei dem sich Schleimseen und schleimbildende Zellen in der Peritonealflüssigkeit ausbreiten. Therapiert durch kombinierte chirurgische Resektion und Chemotherapie, bei vollständiger Entfernung beträgt die Überlebensrate 16–20 Jahre.

Pseudomyzel n: engl. *pseudomycelium*. Kettenförmig aneinandergelagerte Blastosporen von Sprosspilzen, die einem Myzel* ähneln.

Pseudoneurasthenie → Syndrom, pseudoneurasthenisches

Pseudoneuritis optica f: engl. *optic pseudoneuritis*. Schwellung des Discus nervi optici bei meist intakter Sehfunktion ohne Erhöhung des intrakranialen Drucks. Häufigste Ursache sind Drusen*, daneben kann eine höhere Hypermetropie zur Pseudoneuritis optica führen.

Pseudoobstruktion, akute kolonische f: engl. *acute colonic pseudoobstruction* (Abk. ACPO); syn. Ogilvie-Syndrom. Massive Aufdehnung des Kolons* (v. a. Coecum und Colon ascendens) ohne erkennbare organische Ursache. Typische Symptome sind Abdominalschmerz, Erbrechen und tympanitischer* Klopfschall bei der Untersuchung des Bauches. Primär konservative Therapie, bei Komplikationen wie Darmischämie oder Perforation* operative Versorgung.

Vorkommen:
- Einnahme Darmperistaltik hemmender Arzneimittel (z. B. Opiate*)
- Infektionen
- Operationen (auch extraabdominal)
- nichtoperatives Trauma
- mesenteriale Durchblutungsstörung (auch z. B. durch kardiale Erkrankung)
- internistische und neurologische Erkrankungen (wie z. B. Nierenversagen, Lungenversagen, Malignom, Parkinson*-Syndrom, Multiple Sklerose*)

Klinik:
- Übelkeit, Erbrechen
- Bauchschmerz aufgrund Stuhl- und Gasansammlung
- meteoristisch geblähtes Abdomen mit hohem (tympanitischem) Klopfschall
- Darmgeräusche initial meist vorhanden.

Therapie:
- zunächst meist konservativ (v. a. solange Darmdurchmesser < 12 cm): 1. Nasogastralsonde bei Erbrechen/Übelkeit 2. Flüssigkeits- und Elektrolytausgleich 3. rektale Einläufe 4. Behandlung der evtl. zugrundeliegenden Erkrankung (z. B. Prednisolon* bei Colitis* ulcerosa) 5. Absetzen peristaltikhemmender Medikamente (z. B. Opiate) 6. Antibiotika bei Fieber oder deutlichen Entzündungskonstellation bei der Blutuntersuchung 7. bei Atonie* bzw. abgeschwächten Darmgeräuschen Neostigmin i. v.
- evtl. endoskopische Dekompression des Kolons mittels einer Dekompressionssonde (cave: hohe Perforationsgefahr)
- bei Komplikationen wie Darmischämie oder Perforation chirurgischer Eingriff erforderlich.

Pseudoobstruktion, chronische intestinale f: engl. *chronic intestinal pseudoobstruction*; syn. Pseudoobstruktion. Seltene Motilitätsstörung des Darms mit klinischen Zeichen eines Subileus* oder Ileus* ohne erkennbares mechanisches Hindernis. Ursachen sind neurogene oder muskuläre Schädigungen der Darmwand, auf zellulärer Ebene eine Schädigung der Cajal*-Zellen (Schrittmacherzellen der Peristaltik). Die Erkrankung schreitet langsam fort. Betroffene benötigen langfristig häufig eine parenterale Ernährung.

Ätiologie:
- primär: idiopathisch, genetische Disposition
- sekundär: Diabetes* mellitus, Sklerodermie* und andere Autoimmunerkrankungen, Morbus Parkinson*, Olgivie-Syndrom, Myopathien, paraneoplastisch.

Klinik:
- krampfartige Abdominalschmerzen, Übelkeit, ggf. Erbrechen
- Meteorismus
- (chronische) Obstipation
- bei bakterieller Fehlbesiedlung des Dünndarms: Diarrhö, Malabsorptionssyndrom*.

Therapie: Primär konservativ:
- Abführmaßnahmen wie Einläufe oder Laxanzien
- Ernährungsumstellung mit Bevorzugung kleiner, breiiger Mahlzeiten
- Prokinetika wie z. B. Metoclopramid*, Prucaloprid
- Neostigmin*
- ggf. parenterale Ernährung

- endoskopische Anlage einer Dekompressionssonde

Operativ:
- selten notwendig: Resektion einzelner Darmabschnitte, Enterostoma
- in Einzelfällen Dünndarmtransplantation bei unzureichender oder mit Komplikationen behafteter parenteraler Langzeiternährung.

Pseudoobstruktion, intestinale f: engl. *false colonic obstruction*. Akuter oder chronischer Symptomenkomplex mit den Anzeichen eines Ileus* ohne Nachweis mechanischer Hindernisse. Verschiedene Krankheiten können zu einer intestinalen Pseudoobstruktion führen. Die Therapie richtet sich nach der Ursache.

Formen:
- akut: Ogilvie-Syndrom, selten Chagas*-Krankheit
- chronische intestinale Motilitätsstörung* unterschiedlicher Ursache; Näheres siehe dort.

Pseudoparaplegie f: engl. *pseudoparaplegia*. Lähmungsartige Schwäche der Beine, z. B. bei Rachitis* infolge muskulärer Hypotonie*.

Pseudopelade f: Atrophisierende Alopezie*, der eine bekannte Hauterkrankung zugrunde liegt, z. B. chronischer diskoider Lupus* erythematodes, Lichen ruber follicularis decalvans, Sclerodermia* circumscripta oder Folliculitis sycosiformis atrophicans, physikalische Schädigungen und Infektionen der Haut, angeborene Dermatosen oder maligne Hauttumoren.

pseudoperikardiales Geräusch → Reiben, extraperikardiales

Pseudoperitonitis f: syn. Schein-Peritonitis. Klinischer Befund mit Symptomen einer Peritonitis* (harte Bauchdecke mit Erschütterungsschmerz = Peritonismus), ohne dass eine Peritonitis vorliegt. Ursachen sind metabolisch (Diabetes mellitus = Pseudoperitonitis diabetica, akute intermittierende Porphyrie, Addison-Krise), urologisch (z. B. Niereninfarkt*, Hodentorsion*, Harnverhalt*), Myokardinfarkte, Vergiftungen oder hämatologische Erkrankungen (hämolytische Krise, familiäres Mittelmeerfieber).

Pseudoperitonitis diabetica f: engl. *diabetic pseudoperitonitis*. Peritonitisähnliche Symptomatik mit Schmerzen, Übelkeit, geblähtem Abdomen im Rahmen eines entgleisten Diabetes* mellitus Typ 1 mit Ketoazidose* (nicht selten diabetische Erstmanifestationsform; abklingende Symptomatik bei Senkung des Blutzuckers).

Pseudophäochromozytom n: engl. *pseudopheochromocytoma*. Dem Phäochromozytom* ähnliches (hyperadrenerges) Krankheitsbild ohne Vorliegen eines Nebennierentumors* (Phäochromozytom*).

Ätiologie:
- **mit erhöhten Katecholaminen*:** erhöhte Freisetzung von Katecholaminen aus dem

Nebennierenmark* infolge einer Kompression, z. B. bei raumforderndem Prozess in der Umgebung der Nebenniere wie Magendivertikel* oder Pankreastumor*
- **ohne erhöhte Katecholamine:** labile essenzielle arterielle Hypertonie* mit anfallsweise auftretendem schwerem Bluthochdruck und hyperadrenerger Symptomatik, z. B. bei Stress* oder emotionalen Belastungen.

Therapie:
- bei Kompression der Nebenniere Behandlung der Grunderkrankung
- bei psychogener Genese Psychotherapie sowie medikamentöse Behandlung mit Alpha-Rezeptoren-Blockern und Beta-Rezeptoren-Blockern, ggf. Antidepressiva*, Anxiolytika.

Pseudophakie f: Vorhandensein einer künstlichen Augenlinse. Am häufigsten wird die natürliche Linse aufgrund eines grauen Stars (Katarakt*) ersetzt, um die Sehfähigkeit wiederherzustellen. Manchmal erfordert auch eine extreme Kurzsichtigkeit (Myopie*) oder Weitsichtigkeit (Hyperopie*) eine Linsenoperation.
Formen: Je nach Erkrankung ersetzt die Intraokularlinse* die natürliche Augenlinse komplett oder wird zusätzlich zur Augenlinse implantiert (phake Intraokularlinse).

Pseudoplaque f: Einziehung von subpleuralem Fett in die Interkostalräume. Dadurch wird eine Verdickung der Pleura vorgetäuscht.

Pseudopodien n pl: engl. pseudopodia. Scheinfüßchen, temporäre lappenförmige Protoplasmaausstülpungen bei einigen Arten von Protozoen* (z. B. in der Gruppe der Rhizopoda), freien Bindegewebezellen (Plasmazellen, Makrophagen, eosinophile Granulozyten, Mastzellen) und Leukozyten*. Pseudopodien dienen zur amöboiden Fortbewegung und Nahrungsaufnahme.

Pseudopoliomyelitis-Virus → Coxsackie-Viren

Pseudopolyglobulie → Pseudoglobulie

Pseudopolyposis lymphatica ilei f: Nichtstenosierende Ileitis* mit (röntgenologischen) Aussparungen im Schleimhautbild durch Vergrößerung von Lymphfollikeln (keine Polypen).

Pseudo-Pseudohypoparathyreoidismus → Pseudohypoparathyreoidismus

Pseudopterygium n: Bindehautduplikatur, die sich nach Verbrennung oder Verätzung der Hornhaut über den Defekt schiebt. Siehe Abb.

Pseudopubertas praecox f: engl. precocious puberty. Periphere Form der Pubertas* praecox mit iso- oder heterosexueller Frühentwicklung durch Hormonproduktion in Keimdrüsen oder Nebennierenrinde. Im Gegensatz zur zentralen, sog. echten Pubertas praecox ohne Ovulation* oder Spermatogenese*.

Pseudoretinopathia pigmentosa f: engl. pseudoretinitis pigmentosa. Erworbene Netzhauterkrankung infolge Trauma, Entzündung oder toxischer Schädigung, die der Retinopathia* pigmentosa klinisch ähnelt.

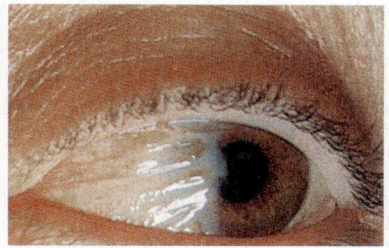

Pseudopterygium: Narbenpterygium mit strangförmigen Narbenzügen; Zustand nach Verätzung. [124]

Pseudorheumatismus m: engl. pseudorheumatism. Rheumatischen Erkrankungen ähnelnde Symptome, die nach abruptem Absetzen oder zu rascher Dosisreduktion einer längerdauernden, höherdosierten systemischen Therapie mit Glukokortikoiden* oder nach Operation wegen Cushing*-Syndrom bei zu niedriger Substitutionsdosis auftreten. Klinisch zeigen sich neben Schmerzen in Muskeln, Knochen und Gelenken psychische Unruhe, Gefühlslabilität sowie Müdigkeit.

Hintergrund: Ursache:
- relativer Mangel an Glukokortikoiden
- Downregulation der Glukokortikoid-Rezeptoren

Komplikationen:
- Verschlimmerung der Grunderkrankung
- Entwicklung einer Vaskulitis*
- Entwicklung Lupus* erythematodes-ähnlicher Erscheinungen.

Pseudosklerose → Wilson-Krankheit

Pseudospondylolisthesis f: Wirbelgleiten des oberen Wirbelkörpers über den unteren, meist nach ventral, selten dorsal, bis 5–6 mm, häufig im Bereich der unteren Lendenwirbelsäule. Im Gegensatz zur Spondylolisthesis* verläuft die Pseudospondylolisthesis ohne Unterbrechung der Interartikularportion des Wirbels. Behandelt wird mittels Funktionstraining zur Muskelstabilisierung, ggf. auch operativ.

Ursachen:
- Instabilität des Bewegungssegmentes der Wirbelsäule, meist infolge degenerativer Gelenkveränderungen (Spondylarthrose); ggf. verbunden mit Bandscheibenschaden* und Osteochondrose
- Gelenk-Fehlanlage oder degenerative Spondylarthrose.

Klinik:
- lokale belastungsabhängige Schmerzen (Lumbalgie)
- Muskelhartspann
- Druckschmerz (über Gelenkfacetten)
- Schanzenphänomen.

Therapie:
- muskuläre Stabilisierung, z. B. durch Funktionstraining der Wirbelsäule
- ggf. wie bei echter Spondylolisthesis* operative Reposition und Stabilisierung (z. B. ventral intervertebraler Cage*, dorsal Fixateur* interne).

Pseudostrabismus m: Scheinbares Schielen, verursacht z. B. durch Epikanthus*, weite Pupillendistanz oder großen Kappawinkel.

Pseudosubstrat n: Molekül für die Regulierung von Stoffwechselprozessen. Es bindet statt des „echten" Substrates* an ein Enzym* und beeinflusst dadurch dessen Wirkung. Als kompetitive Antagonisten werden Pseudosubstrate zu funktionslosen Produkten oder gar nicht umgewandelt oder sie hemmen die Funktion des Enzyms durch irreversible Bindung.

Pseudothrombozytopenie f: engl. pseudothrombocytopenia. Scheinbare Thrombozytopenie* durch falsch-niedrige Thrombozytenzahlen bei der automatisierten Zählung von Thrombozyten z. B. durch EDTA-induzierte Thrombozytenaggregate. Diese können im Blutausstrich mikroskopisch nachgewiesen werden.

Pseudotruncus aortalis → Pulmonalatresie

Pseudotumor m: Raumfordernde Strukturen, denen typische Merkmale von benignen oder malignen Tumoren* fehlen (z. B. reizunabhängiges, autonomes Wachstum oder die Fähigkeit zur Metastasierung). Pseudotumoren umfassen z. B. Retentionszysten* und Warzen, aber auch postinflammatorische Prozesse wie eine Verhärtung nach Injektion* ist umschriebener Entzündung*. Kein Pseudotumor ist der Pseudotumor* cerebri.

Pseudotumor cerebri m: engl. benign intracranial hypertension; syn. benigne intrakranielle Hypertension. Vor allem bei jüngeren, adipösen Frauen vorkommende Erkrankung mit Hirndrucksteigerung* und Hirnödem* unbekannter Ursache. Klinisch zeigen sich Kopfschmerz, Stauungspapille*, evtl. Bewusstseinsstörung* und Doppelbilder*. Differenzialdiagnostisch müssen Hirntumor* und Sinusthrombose* ausgeschlossen werden. Eine benigne intrakranielle Hypertension tritt auch als Nebenwirkung einer Behandlung mit Mecasermin auf.

Pseudo-Turner-Syndrom → Noonan-Syndrom

Pseudozirrhose → Cirrhose cardiaque

Pseudozyste → Zyste

Psilocybin n: engl. psilocybine. Alkaloid aus der Gruppe der Tryptamine mit Serotonin-antagonistischer Wirkung. Als Psychodysleptikum wirkt Psilocybin halluzinogen und auch epileptogen. Neben Psilocin ist Psilocybin Hauptwirkstoff zahlreicher Pilze (Rauschpilze, Zauberpilze, magic mushrooms) aus Mittel- und Südamerika (Psilocybe) und teilweise aus Europa. Psilocybin und Psilocin unterliegen dem Betäubungsmittelgesetz*.

Wirkung: Psilocybin und Psilocin lösen als LSD-ähnliche Naturdroge (Halluzinogene*) beim gesunden Menschen akut einen psychoseähnlichen Zustand aus (Ähnlichkeit mit Symptomen bei Schizophrenie). Etwa 15–30 min nach der Einnahme treten Angstgefühle auf, weiterhin kommt es zu Pupillenerweiterung, Schwindel, Müdigkeit und Parästhesien. Es folgen Wahrnehmungsstörungen (Sehen farbiger Bilder, gestörte Zeit- und Raumwahrnehmung) sowie Veränderungen der Stimmungslage (euphorisch, dysphorisch).

Psilosis *f*: Fehlen der Wimpern.

P-sinistroatriale → P-Welle

P-sinistrocardiale → P-Welle

Psittakose → Ornithose

PSN: Abk. für engl. placental site nodule → Plazentabettknoten

Psoasabszess *m*: engl. *psoas abscess*. Meist sekundär durch penetrierende Entzündungen im Retroperitoneum oder im Bauchraum entstehende Eiteransammlung am oder im Musculus* psoas major, die heute vornehmlich durch intraabdominelle Erkrankungen wie Appendizitis*, Morbus* Crohn, Divertikulitis* oder Kolonkarzinom verursacht wird und früher häufig eine Komplikation bei Tuberkulose* der Wirbelsäule (Pott-Krankheit) darstellte.

Psoashämatom *n*: engl. *psoatic hematoma*. Geschwulstartiges Hämatom im Bereich des M. psoas, v. a. bei Hämophilie, wodurch eine Femoralislähmung* verursacht werden kann.

Psoas major → Musculus psoas major

Psoasrandzeichen *n*: engl. *psoatic margin phenomenon*; syn. Psoasrandphänomen. Bezeichnung für die röntgenologisch darstellbare gradlinige Begrenzung des Nierenbeckens durch mediale Anlagerung an den M. psoas als Zeichen einer hypotonen Nierenbeckenerweiterung bei infektiös-toxischer Parenchymschädigung.

Psoaszeichen *n*: engl. *psoas sign*. Schmerzen bei Kontraktion bzw. Dehnung des Musculus* psoas major. Der Patient nimmt meist eine Schonhaltung ein mit gebeugtem Hüftgelenk und angezogenem Bein zur Schmerzentlastung. Ein positives Psoaszeichen tritt u. a. auf bei retrozökaler Appendizitis, perityphlitischem oder paranephritischem Abszess, Divertikulitis, Adnexitis, Psoasabszess und Iliopsoassyndrom.

Durchführung:
- am liegenden Patienten bei aktiver Beugung im Hüftgelenk durch Anheben des im Kniegelenk gestreckten Beines oder gegen Widerstand bei Psoasmuskelkontraktion ausgelöster Schmerz im Bauchraum bei Mitreaktion des Peritoneums*
- Psoasdehnungsschmerz (sog. Cope-Zeichen) bei Streckung des gebeugten Hüftgelenks (Patient am Bettrand liegend mit heraushängendem Bein)
- Dehnungsschmerz im rechten Unterbauch bei Zug am rechten Funiculus spermaticus (Ten-Horn-Zeichen).

Psoralene *n pl*: engl. *psoralens*. In Doldengewächsen, Rautengewächsen und anderen Pflanzen vorkommende, phototoxische Furanocumarine*. In der Medizin verwendet man z. B. Methoxypsoralen und Methoxsalen bei der PUVA-Therapie.

Psoralene plus UV-A *f*: Abk. PUVA. Phototherapie*, bei der die Haut topisch oder systemisch mit Psoralen lichtsensibilisiert und anschließend mit UVA-Licht bestrahlt wird. Anwendungsgebiete sind Psoriasis*, Vitiligo* und chronisch-kutanes T*-Zell-Lymphom. Bei der systemischen Therapie sind gastrointestinale Beschwerden häufig. Sonnenschutz nach der Therapie ist obligatorisch, da sonst schwere Verbrennungen drohen.

Psoriasis *f*: Schubhafte chronisch-entzündliche, polygen vererbte Hauterkrankung, meist mit symmetrischen, streckseitig betonten, scharf begrenzten, roten Papeln und Plaques mit silbrigweißer Schuppung. Eine Beteiligung von Nägeln, Lymphknoten (dermopathische Lymphadenitis) und Gelenken (Psoriasis*-Arthritis) ist möglich. Behandelt wird topisch, fototherapeutisch, klimatherapeutisch sowie in schweren Fällen systemisch.

Erkrankung: Klinische Formen:
- Psoriasis vulgaris: **1.** Typ 1: häufigste Form (60–70 %), frühe Manifestation (10.–25. Lj.); hohe genetische Disposition (polygen mit Schwellenwerteffekt), Kopplung mit HLA-Cw6, -Cw4, -B13, -B17, -Bw57, -B27; assoziiert mit PERB11-Gen, PSORS1-PSORS9-Gen u. a.; bei Kindern Dispositionsfaktor insbesondere Infektionen (ß-hämolysierende Streptokokken); meist ausgeprägte klinische Symptome **2.** Typ 2: zweithäufigste Form (20–30 %), späte Manifestation (35.–60. Lj.), keine familiäre Häufung; klinisch meist weniger schwer verlaufend
- Psoriasis palmaris et plantaris
- Psoriasis intertriginosa
- Erythrodermia psoriatica (psoriatische Erythrodermie, als Maximalvariante der Psoriasis vulgaris)
- Psoriasis pustulosa generalisata
- Psoriasis pustulosa palmaris et plantaris
- Impetigo herpetiformis
- Erythema-anulare-centrifugum-artige Psoriasis

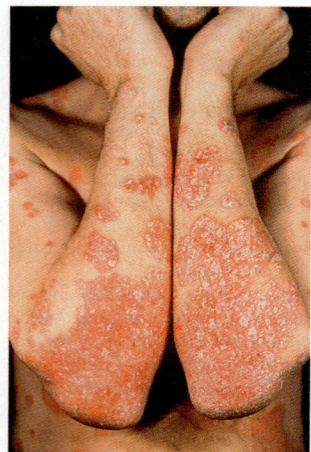

Psoriasis Abb. 1: typische Plaques an den Streckseiten der Arme. [74]

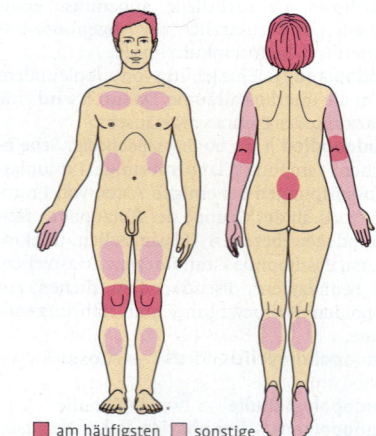

Psoriasis Abb. 2: Prädilektionsstellen.

- Acrodermatitis continua suppurativa (Hallopeau)
- Psoriasis arthropathica: Haut- und Gelenkbefall: **1.** peripherer Typ sowohl symmetrisch kleine Gelenke, aber auch z. B. alle Gelenke eines Fingers (Strahltyp), sehr schmerzhaft **2.** selten axialer Typ: Gelenkbefall von zentralem Typ mit Versteifung von Wirbelsäule und Iliosakralgelenken.

Klinik: Verlauf chronisch schubweise, z. T. fulminant. **Hautmanifestationen:** meist scharf begrenzte, erythemato-squamöse Plaques, mit silbrigweißen dichten Schuppen bedeckt, auf

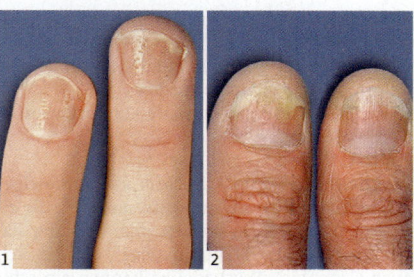

Psoriasis Abb. 3: Nagelveränderungen; 1: Tüpfelnägel; 2: Ölflecken. [74]

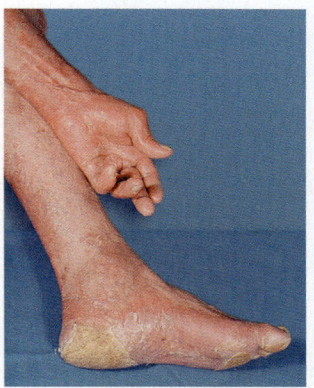

Psoriasis-Arthritis Abb. 1: Ausgeprägter Befall der Haut an Extremitäten sowie Verformung der Finger. [74]

erythematösen Grund; z. T. juckende Herde verschiedener Größe und Gestalt an mechanisch beanspruchten Arealen (siehe Abb. 1 und Abb. 2, v. a. Ellenbogen, Knie, Kreuzbein oder behaarter Kopf retroaurikulär); durch mechanischen Abrieb wachsartige Lösung der feinhäutigen Schuppen (Kerzenfleckphänomen), darunter (sog. letztes Häutchen) entsteht eine punktförmige Blutung (blutiger Tau, Auspitz-Phänomen). Neue Plaquebildung (Köbner*-Phänomen) ist provozierbar durch
- exogene Reizung der Haut: **1.** physikalisch **2.** chemisch **3.** mechanisch **4.** entzündlich
- endogene Noxen: **1.** Infektion **2.** HIV-Erkrankung **3.** Schwangerschaft **4.** bestimmte Arzneimittel **5.** Stress.

Nagelveränderungen
- Stecknadelkopfgroße, kleine Dellen (Tüpfelnägel, sog. pits, siehe Abb. 3)
- umschriebene, subunguale, gelbliche Verfärbungen infolge des Durchschimmerns von hyperkeratotischen Nagelbettveränderungen (psoriatischer Ölfleck)
- am distalen Nagelbett Ablösen des Nagels (Onycholysis semilunaris psoriatica)
- feine, längsgerichtete, bräunliche Streifen innerhalb der Nagelmatrix (Splitterblutungen)
- unter Umständen sog. psoriatischer Krümelnagel bei völlig zerstörter Nagelplatte (Onychodytrophie).

Vorkommen von Nagelveränderungen bei Kindern in ca. 15 % der Fälle. **Gelenkbeteiligung:** Psoriasis*-Arthritis
- Rheumafaktor negative Polyarthritis, meist Befall von Händen und Füßen (distale und proximale Interphalangealgelenke)
- Übergang in destruierende Arthritis möglich
- Auftreten nicht immer simultan mit Hautbefall
- im Kindesaler selten.

Zusammenhänge zwischen Psoriasisschüben und Stresssituationen sind nachgewiesen. Betroffene meiden Kontakt, haben häufigere Absenzen vom Arbeitsplatz, leiden oft unter Angst, Depression und Suizidgedanken (Suizidalität*).

Therapie: Da keine der Therapien bei allen Patienten wirkt, werden in der Regel mehrere Behandlungswege kombiniert. Grundsätzlich adressieren die Therapieansätze die inflammatorischen Zytokine (v. a. anti-TNF-alpha, anti-IL-17, anti-IL12-/-23), die T-Zell-Proliferation, -aktivierung, -migration, Hemmung der Keratinozytenproliferation und Modulation der Immunantwort. **Topische Therapie:**
- Salicylsäure
- Harnstoff
- gereinigte Teerauszüge
- Glukokortikosteroide
- Vitamin D3-Analoga (Calcipotriol, Tacalcitol, Calcitriol)
- Dithranol
- Calcineurin-Inhibitoren (off-label)

Fototherapie* (bei Erwachsenen, ggf. > 12 Lj.):
- UVB
- UVB-Schmalspektrum (UVB 311 nm)
- Balneo-PUVA
- Creme-PUVA
- systemische PUVA (Psoralene plus UV-A).

Hydrotherapie: u. a. Solebad. **Klimatherapie:** meist Kombination aus Balneotherapie und UV-Therapie, z. B. am Toten Meer. **Systemtherapie** bei schwerer und schwerster nicht auf die oben genannte Therapie ansprechender Psoriasis:
- Acitretin (v. a. wirksam bei pustulöser Psoriasis und Erythrodermie)
- Ciclosporin A
- Methotrexat (insbesondere bei begleitender Psoriasis-Arthritis)
- Ustekinumab (Anti-p40-IL-12/IL-23)
- TNF-Inhibitoren: Adalimumab, Infliximab, Etanercept
- Secukinumab (Anti-IL-17A-Antikörper)
- Fumarsäureester
- Apremilast (Phosphodiesterase-4-Inhibitor)
- Glukokortikoide (nicht als Langzeittherapie!).

Psychosoziale Therapie: Mögliche Auswirkungen der Psoriasis auf den sozialen, emotionalen und psychischen Bereich sollten berücksichtigt werden. Selbsthilfegruppen und strukturierte Psoriasis-Schulungsprogramme sind hilfreich. Bei sehr starkem Leidensdruck oder wiederholter Exazerbation durch Stress ggf. psychosomatische oder psychotherapeutische Mitbehandlung. **Diäten** haben keinen nachweisbaren Effekt auf die Psoriasis, können aber z. B. bei metabolischem Syndrom und Adipositas indiziert sein.

Psoriasis-Arthritis *f*: engl. *psoriatic arthritis*; syn. Psoriasis-Arthropathie; Abk. PsA. Chronische, seronegative* entzündlich-rheumatische Erkrankung aus der Gruppe der Spondylarthritiden, die bei ca. 20 % der Psoriasis*-Patienten meist viele Jahre nach Beginn der Hautmanifestationen auftritt. Sie betrifft periphere Gelenke (Oligo- und Polyarthritis*), Wirbelsäule (Spondylitis*) und Sehnenansätze (Enthesiopathie). Behandelt wird v. a. mit krankheitsmodifizierenden Antirheumatika* (DMARD).

Vorkommen:
- Arthritis meist viele Jahre nach Beginn der Hauterkrankung, bei 15 % der Patienten gleichzeitig mit der Hauterkrankung, bei 10 % Arthritis als Erstmanifestation
- Frauen : Männer = 1 : 1
- erhöhtes Risiko bei Adipositas und Nikotinabusus
- Manifestation meist zwischen 30. und 55. Lj. mit schleichendem Beginn und Befall nur weniger Gelenke. 10 % der Erwachsenen mit Psoriasis und 30 % der Erwachsenen mit Psoriasis pustulosa sind betroffen
- im Kindes- und Jugendalter in ca. 50 % Erstmanifestation einer Psoriasis, als Form der juvenilen idiopathischen Arthritis* klassifiziert
- Assoziation mit HLA-B27 (15–25 %) und -Cw6.

Formen:
- **peripherer Typ** (Psoriasis-Arthritis im engeren Sinn): **1.** häufigste Form (bei 95 %) **2.** teilweise destruierende seronegative (Oligo-/Poly-)Arthritis mit Befall der kleinen Gelenke von Fuß und Hand (siehe Abb. 1) **3.** typisch ist (im Gegensatz zur rheumatoiden Arthritis*) die Beteiligung der Finger- und Zehenendgelenke (DIP) **4.** ebenfalls charakteristisch ist der Strahlbefall, bei dem alle Gelenke eines Fingers oder Zehs betroffen sind **5.** Befall auch der großen Gelenke (besonders

Psoriasis-Arthropathie

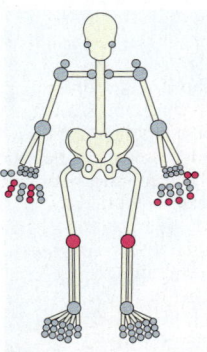

Psoriasis-Arthritis Abb. 2: Verteilungsmuster des Gelenkbefalls.

Kniegelenk; siehe Abb. 2) 6. bei Befall des Großzehengrundgelenks oft akut einsetzende Entzündung wie bei einem akuten Gichtanfall (Pseudogichtattacke oder pseudoguttöse Attacke) 7. Röntgen: charakteristisches Nebeneinander von oft asymmetrischen erosiven und proliferierenden Veränderungen einschließlich Periostreaktionen (Protuberanzen) mit Tendenz zur Mutilation* und Ankylose* ohne die für die rheumatoide Arthritis typische gelenknahe Entkalkung, daneben typische Akroosteolysen*, v. a. im Bereich des Nagelfortsatzes der Großzehe
- **axialer Typ** (Spondylitis psoriatica, bei 20–30%): 1. oft assoziiert mit peripherem Typ 2. vorwiegende Manifestation am Achsenskelett mit Sakroiliitis*, Spondylitis* und Spondylarthritis* 3. HLA*-B27 positiv in 65% der Fälle 4. Röntgen: asymmetrische Sakroiliitis und Parasyndesmophyten in charakteristischer Stierhornform, paradiskale Ossikel
- **Monarthritis** großer Gelenke: 1. besonders Knie, Hüfte, Sprunggelenk 2. kann mit peripherem und zentralem Typ assoziiert sein
- **Arthritis mutilans**: 1. Knochenresorption 2. besonders assoziiert mit Psoriasis pustulosa
- **Weichteilbeteiligung**: 1. Daktylitis*: diffuse Schwellung eines Fingers oder einer Zehe (Wurstfinger, Wurstzehe), charakteristisches Symptom bei bis zu 40% der Patienten 2. Enthesiopathie/Enthesitis: Beteiligung von Sehnen, Bändern und deren Ansätzen, z. B.: I. Achillessehnen*-Entzündung (oft therapieresistent) II. Fersenschmerzen (evtl. mit Fersensporn*) III. Schmerzen im Bereich der Rippenknorpel oder im Übergangsbereich von Rippen und Sternum*.

Therapie:
- Therapieziel (Remission) und -strategie (Treat-to-Target) ähneln der Therapie bei rheumatoider Arthritis*
- je nach prädominanter Beteiligung (peripher, axial, Daktylitis, Enthesitis, Haut, Nägel) unterscheidet sich die Therapie
- für TNF-Alpha-Inhibitoren liegt insgesamt die höchste Evidenz vor
- folgende Medikamente werden abhängig von prädominanter Beteiligung und Krankheitsaktivität eingesetzt: **1.** konventionelle DMARDs: I. Methotrexat* II. Leflunomid* III. Sulfasalazin* **2.** TNF-Alpha-Inhibitoren: I. Adalimumab* II. Certolizumab III. Etanercept* IV. Infliximab* **3.** IL-17A-Inhibitoren: I. Ixekizumab II. Secukinumab **4.** Ustekinumab (IL-12/23 Inhibitor) **5.** Ciclosporin* (Calcineurin-Inhibitor) **6.** Apremilast (Phosphodiesterase-4-Inhibitor)
- weitere Therapieoptionen (z. B. Physiotherapie*) siehe rheumatoide Arthritis.

Prognose:
- ca. 20 % der Patienten mit PsA entwickeln eine destruktive und deformierende Gelenkerkrankung
- im Vergleich zur Allgemeinbevölkerung höhere Mortalitätsrate (erhöhtes kardiovaskuläres Risiko)
- frühzeitige Diagnose und Therapieeinleitung zur Vermeidung irreversibler Gelenkdestruktionen sind entscheidend.

Psoriasis-Arthropathie → Psoriasis-Arthritis
Psoriasis erythrodermica *f*: engl. *erythrodermic psoriasis*. Generalisierte Ausbreitung der Psoriasis* mit Erythrodermie und starker Schuppung. Die Psoriasis erythrodermica ist ein schweres Krankheitsbild, das nach zu stark reizender äußerlicher Behandlung oder bei Fokalinfekten (z. B. Pyelonephritis) auftreten kann. Klinik und Behandlung siehe Erythrodermie*.
Psoriasis intertriginosa *f*: engl. *intertriginous psoriasis*. Variante der Psoriasis* im Bereich der Gelenkbeugen (Psoriasis inversa) sowie perianal, inguinal, submammär, interdigital und im Nabelbereich. Infolge von Durchfeuchtung imponieren erosive, rote Herde mit nur geringer Schuppung. Siehe Abb.

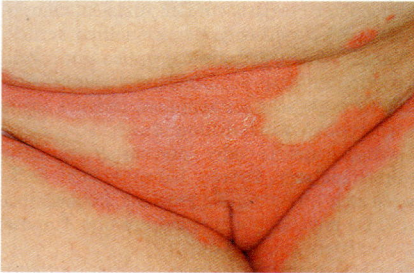

Psoriasis intertriginosa: Scharf begrenzte rote Plaques ohne Schuppung in den großen Körperfalten. [74]

PSS: Abk. für → Sklerose, progressive systemische
PSTT: Abk. für engl. placental site trophoblastic tumor → Plazentabetttumor
PSV: Abk. für engl. pressure support ventilation → Beatmung
Psychasthenie → Neurose
Psychedelika: engl. *psychedelics*. Sammelbezeichnung für psychotrope Substanzen*, die eine sog. Bewusstsein erweiternde Wirkung haben, insbesondere Halluzinogene*, gelegentlich auch Cannabis*. Psychedelika können ein schizophrenieartiges Zustandsbild (sog. Modellpsychose, experimentelle Psychose) auslösen sowie zu akuten Intoxikationen* und chronischen Substanzstörungen* führen.
Geschichte: Historisch wurde mit dem Gebrauch von Psychedelika die Hoffnung verbunden, Zugang zu verdrängten oder vergessenen seelischen Inhalten zu erlangen. Die veraltete Bezeichnung Psycholytika wurde insbesondere im Zusammenhang mit der Nutzung von LSD* bei der katathym-imaginativen Psychotherapie therapeutisch geprägt.
Psychiatrie *f*: engl. *psychiatry*. Fachgebiet der Medizin, das sich mit Prävention, Diagnostik, Therapie und Rehabilitation psychischer Störungen* befasst. Es umfasst auch Zusammenhänge mit körperlichen Erkrankungen (Komorbidität*, Psychosomatik*) und psychotropen Substanzen, soziale Bedingungen und Folgen psychischer Störungen sowie die Untersuchung von Störungsursachen, Krankheitsverbreitung und Therapieentwicklung bzw. -evaluation.
Psychiatrie, biologische: engl. *biological psychiatry*. Teilgebiet der Psychiatrie*, das sich mit somatischen Entstehungsbedingungen psychischer Störungen (z. B. hirnorganische, funktionell-neuroanatomische Veränderungen, genetische, biochemische, neuroendokrinologische, hormonale, vegetative und Stoffwechselstörungen) und den unter Umständen daraus resultierenden diagnostischen und therapeutischen Konsequenzen, z. B. in der Anwendung von bildgebenden Verfahren und Psychopharmaka*, befasst.
Psychiatrie, forensische *f*: engl. *forensic psychiatry*. Spezialgebiet der Psychiatrie*, das sich mit Behandlung und Unterbringung* psychisch kranker Rechtsbrecher sowie mit psychiatrischer Begutachtung auf diversen Sachgebieten befasst.
Psychiatrische Exploration: Exploration* mithilfe spezieller Fragetechniken zur Erhebung eines gezielten psychopathologischen Befundes.
psychische Instanz → Es [Psychoanalyse]
psychische Instanz → Über-Ich
psychisches Geschlecht → Geschlecht
Psychoanalyse *f*: engl. *psychoanalysis*. Von S. Freud (1856–1939) und J. Breuer (1842–1925)

Psychoanalyse: Entwicklungsphasen. Tab. 1

Phase	Lebensalter
orale Phase	ca. 1. Lebensjahr
anale Phase	ca. 2.–3. Lebensjahr
phallisch-ödipale Phase	ca. 4.–5. Lebensjahr
Latenzphase	ca. 5. Lebensjahr bis Pubertät
genitale Phase	ab Pubertät

Psychoanalyse: Psychische Instanzen. Tab. 2

Instanz	Kennzeichen
Es	(primitive) Triebregungen, Lustprinzip
Ich	vermittelt zwischen den Bedürfnissen des Es und den Wertmaßstäben des Über-Ich, bringt die beiden divergenten Pole in Einklang; bei Konflikten stehen Abwehrmechanismen zur Verfügung.
Über-Ich	Instanz des Gewissens und moralischer Werte; Regeln und Normen der erziehenden Umwelt werden verinnerlicht (internalisiert) und als eigene Werte angenommen.

begründete Form der Behandlung psychischer Erkrankungen, die von Freud zu einer umfassenden Theorie seelischer Zustände weiterentwickelt wurde.
Methode: Nach dem topografischen Modell umfasst die Psyche die Bewusstseinsschichten bewusst (Bewusstsein*), unbewusst (dem Bewusstsein unzugänglich, Unbewusstes) und vorbewusst (dem Bewusstsein durch Reflexion zugänglich, Vorbewusstes*). Dabei kommt der Kindheit besondere Bedeutung zu, da die kindliche Entwicklung mit dem Erfahren prägender Ereignisse verbunden ist. Freud betrachtete die Entwicklung als linearen Ablauf von Phasen, der von konstitutionellen und Umweltfaktoren bestimmt wird. Entscheidende und tragende Bedeutung kommt dem Sexualtrieb (Trieb*; Libido*) zu, weshalb auch von psychosexueller Entwicklungstheorie gesprochen wird. Die einzelnen Entwicklungsphasen beschreiben verschiedene Organisationsformen der Libido, die jeweils von einer erogenen Zone bestimmt werden (siehe Tab. 1). In der Entwicklung bilden sich nach dem Instanzenmodell 3 psychische Instanzen heraus (siehe Tab. 2). Typische Konfliktkonstellationen wurzeln in ungelösten Konflikten (Instanzenkonflikt) und unverarbeiteten traumatischen Erfahrungen der Kindheit. Konflikte zwischen den einzelnen Instanzen sind normal und werden alltäglich von allen Menschen erlebt. Um die unbewussten Konflikte zu neutralisieren, werden Abwehrmechanismen eingesetzt (z. B. Projektion*, Identifikation, Regression*). Die Psychoanalyse ist als ein Verfahren zur **Untersuchung und Behandlung psychischer Störungen**, das sich auf unbewusste seelische Vorgänge konzentriert. Die psychoanalytische Behandlung strebt eine Konfliktbearbeitung an. Die Ursachen der behandelten Krankheiten werden unter Würdigung des gesamten Lebenslaufs in der kindlichen Entwicklung sowie den daraus entstandenen Konflikten durch die Beziehung zwischen dem Menschen und ihrer Kultur gesehen. Die klassische psychoanalytische Behandlung erfolgt unter festgelegten äußeren Rahmenbedingungen unter Einhaltung vorgegebener Grundregeln und Hilfen; sie umfasst 200–800 Stunden.
Forschung: Die Wissenschaftlichkeit der von Freud ursprünglich als Naturwissenschaft betrachteten Psychoanalyse ist umstritten, Grundannahmen zur frühkindlichen Entwicklung stehen im Widerspruch zur Säuglingsforschung und zentraler Teile des Theoriengebäudes wie Ödipus-Komplex* oder Symptomverschiebung* sind widerlegt.
Formen:
- **klassische Psychoanalyse:** Die Therapie findet zu Zwecken der Regressionsförderung in der Regel über mehrere Jahre hinweg mehrmals wöchentlich im klassischen Setting statt (Patient liegt auf einer Couch, Analytiker außer Sichtweite). Ziel ist die Veränderung der charakterlich verankerten typischen Konflikte, Veränderungen des Analysanden durch Wiederbeleben und Bewusstmachen des Verdrängten und Bearbeiten der Übertragung*. Voraussetzung ist ein Mindestmaß an Leidensdruck sowie die Fähigkeit zu Introspektion und Verbalisierung. Indikationen sind v. a. Neurosen*, charakterlich verankerte Symptome und Persönlichkeitsstörungen sowie Borderline*-Persönlichkeitsstörungen. Kontraindikationen sind u. a. starke Regressionsneigung und unsichere Realitätsprüfung, Schizophrenie, schwere Depression, Substanzabhängigkeit und generalisierte Angststörung.
- **modifizierte Psychoanalyse:** 1. psychodynamische Fokaltherapie* als auf ein Thema zentrierte Kurzzeittherapie* 2. analytische Gruppenpsychotherapie* 3. tiefenpsychologisch* fundierte Psychotherapie als in Deutschland entwickelte kürzere und niederfrequentere Behandlung 4. psychodynamische Psychotherapie* als neue Sammelbezeichnung für das ganze Spektrum psychoanalytischer Therapien 5. Neo-Psychoanalyse, die ähnlich der Individualpsychologie* die Phasen der psychosexuellen Entwicklung ablehnt oder weniger stark gewichtet, dafür die Rolle der Umwelt in Form interpersonaler Beziehungen und soziokultureller Einflüsse stärker betont.

Wirksamkeit: Vom Wissenschaftlichen Beirat Psychotherapie ist die Wirksamkeit psychodynamischer Behandlungen für fast alle Indikationsbereiche bei Erwachsenen anerkannt. Dabei erfolgt jedoch keine Aussage zu Langzeitanalysen, da Studien v. a. für die kürzeren Therapieformen vorliegen. Die Wirksamkeit der längeren Behandlungsformen ist nach wie vor umstritten, ein zusätzlicher Therapieerfolg gegenüber den kürzeren Formen ist fraglich.
Durchführung: Die Psychotherapie ist neben der tiefenpsychologisch* fundierten Psychotherapie und der Verhaltenstherapie* ein in der Psychotherapie*-Richtlinie aufgeführtes Verfahren (sog. Richtlinienverfahren).

psychoanalytische Fokaltherapie → Kurztherapie, psychodynamische

psychoanalytisches Phasenmodell → Entwicklungsphasen

Psychobiologie *f*: Themengebiet der Psychologie, ursprünglich v. a. zur Kennzeichnung der psychologischen Verhaltensforschung, heute v. a. als interdisziplinäres Fachgebiet, welches das Zusammenspiel von Gehirn und Verhalten untersucht (vgl. auch Leib-Seele-Problem, Leib-Seele-Dualismus, psychobiologisches Phasenmodell). Die Bezeichnung wird häufig auch synonym mit biologischer Psychologie* oder physiologischer Psychologie verwendet.

Psychochirurgie *f*: engl. *psychosurgery*. Teilgebiet der Neurochirurgie*, das heute nur noch reversible, nicht destruktive Eingriffe am Gehirn umfasst, z. B. bei konservativ nicht ausreichend behandelbarem Parkinson*-Syndrom (relativ häufige Indikation bei hier auftretenden Depressionen, zur Beeinflussung des L-Dopa-Langzeitsyndroms), bei chronischen Schmerzen oder Zwangsstörungen.
Methoden: Heute z. B.
- Tiefenhirnstimulation* (DBS, Deep Brain Stimulation), z. B. bei: 1. Parkinson*-Syndrom 2. Dystonie* 3. Chorea Huntington 4. fokaler Epilepsie 5. zerebellärem Tremor
- Vagus(nerv)stimulation*: 1. bei Epilepsie 2. evtl. bei Depressionen
- Medikamentenpumpe, z. B.: 1. L-Dopa, ggf. Apomorphin beim Parkinson*-Syndrom
- Schmerzpumpe in die Wirbelsäule oder intrathekal: 1. bei chronischen Rückenschmerzen (Morphin) 2. bei Spastik (Baclofenpumpe).

Psychodiabetologie *f*: engl. *psychodiabetology*. Disziplin, die sich mit den psychischen, sozialen und biologischen Zusammenhängen und ihren Wechselwirkungen in Entstehung, Verlauf und Therapie bei Diabetes* mellitus beschäftigt (z. B. psychische Belastungen, Lifestyle, Compliance*, Prävention).

Psychodiagnostik → Diagnostik, psychologische

Psychodidae → Mücken

Psychodrama *n*: Aus rollentheoretischen Überlegungen und dem Improvisationstheater entwickelte Form der Selbsterfahrung und Gruppenpsychotherapie*, in der konflikthafte Erlebnisse im Rollenspiel szenisch dargestellt („nachgespielt") und bearbeitet werden. Die Erlebnisaktivierung fördert Einsichten in zuvor nicht bewusste intrapsychische und gruppendynamische Prozesse bis hin zur therapeutischen „Katharsis".

Indikationen:
- Beratung, Coaching und Supervision
- Paartherapie
- Psychopathologien, besonders: **1.** Anpassungsstörungen **2.** (akute) Belastungsstörungen **3.** posttraumatische* Belastungsstörungen (PTBS) **4.** Suchterkrankungen **5.** somatoforme Störungen **6.** Angststörungen **7.** depressive Störungen **8.** Persönlichkeitsstörungen.

Elemente des Psychodramas: Im Psychodrama gibt es 5 konstituierende Elemente („Instrumente"):
- die Bühne
- die Leitung (Therapeut)
- den Protagonisten (Patient = Klient)
- die Hilfs-Iche (Teilnehmer)
- die Gruppe

Die Bühne bietet den Rahmen für die Erlebnisaktivierung auf der Bühne. Der Hauptakteur ist der Klient, bzw. in der therapeutischen Anwendung der Patient selbst. Er wird Protagonist genannt. Er ist auf der Bühne gleichzeitig Regisseur und Darsteller und hat die Kontrolle über das Geschehen. Die Leitung unterstützt den Protagonisten in seiner Handlung auf der Bühne. Die Gruppe, die das Geschehen auf der Bühne beobachtet, bezeugt gleichzeitig die neuen Erfahrungen, Erkenntnisse und neuen Handlungen durch den sozialen Raum der Gruppensituation. In der Einzelarbeit sind i.d.R. keine weiteren Teilnehmer vorhanden – hier übernimmt der Therapeut die Funktion der Gruppe.

Durchführung: Eine Sitzung besteht aus 3 Phasen:
- **Aufwärmphase** mit Aktivierung wichtiger (Gruppen-)Themen, die von der Leitung mit den Teilnehmern erarbeitet werden; ebenso dient diese Phase der Erhöhung der Stehgreiflage: durch die Erwärmung für das Thema steigt die Wahrscheinlichkeit dafür, dass etwas Neues entstehen kann
- **Spielphase: 1.** in Form von Protagonistenspielen, Gruppenspielen oder Vignetten (Standbildern) **2.** mit den Kerntechniken Spiegeln, Doppeln, Rollentausch und Rollenwechsel **3.** das Rollenspiel führt auf der Bühne zur therapeutischen Katharsis*.
- **Integrationsphase** mit Verarbeitung des Erlebten, durch Sharing, Rollenfeedback und Identifikationsfeedback, bei dem die anderen Teilnehmer ihre Gefühle und Gedanken mitteilen und dem Protagonisten direkte Rückmeldung geben. Dadurch erhält der Protagonist mehr Informationen über das auf der Bühne Geschehene, das er aufnehmen und verarbeiten kann.

Hinweis: Obwohl weithin praktiziert und diverse Studien die Wirksamkeit zentraler Elemente des Psychodramas festgestellt haben, ist das Psychodrama in Deutschland bisher nicht wissenschaftlich anerkannt und deshalb auch keine Kassenleistung innerhalb der Gesetzlichen Krankenversorgung (GKV). Österreich und die Schweiz nutzen das Psychodrama als wissenschaftlich fundierte Psychotherapiemethode in der Regelversorgung.

Psychodynamik *f*: engl. *psychodynamic*. Auf die Psychoanalyse (S. Freud) zurückgehender Begriff für intrapersonelle psychische Wechselwirkungen mit der Grundannahme, dass eine psychische Störung Ausdruck eines unbewussten intrapsychischen Konflikts* ist (z. B. aus einander widerstrebenden Motivationen oder Strebungen) und Abwehrmechanismen zur Folge hat.

psychodynamisches Konfliktmodell → Modell, psychodynamisches

Psychodysleptika *n pl*: engl. *psychodysleptics*; syn. Psychomimetika. Psychotrope Substanzen*, die Sinneseindrücke verändern (meist extrem verstärken) oder Sinnestäuschungen* hervorrufen können bei meist unverändertem Bewusstsein und Erinnerungsvermögen. Bei akuter Intoxikation besteht das Risiko von epileptischen Anfällen, psychotischen Zuständen, hochgradigen Erregungszuständen, Selbst- und Fremdgefährdung. Bei chronischem Konsum entwickeln sich Substanzstörungen*.

Formen:
- pflanzliche und halbsynthetische Substanzen: **1.** LSD* **2.** Samen: Ololiuqui **3.** Pilze: Psilocybin* **4.** Kakteen: Meskalin **5.** Nachtschattengewächse: z. B. Scopolamin
- synthetische Substanzen (auch Designerdrogen): **1.** 2,5-Dimethoxy-4-methylamphetamin (DOM) **2.** Ecstasy: 3,4-Methylendioxyamphetamin (MDA) und 3,4-Methylendioxy-N-methylamphetamin (MDMA) **3.** Phencyclidin.

Psychodysleptika unterliegen dem Betäubungsmittelgesetz* (Anlage I, nicht verkehrsfähig).

Psychoedukation *f*: engl. *psychoeducation*. Vorwiegend in der Psychiatrie, Psychologie und Rehabilitation verwendete Bezeichnung für verhaltenstherapeutisch ausgerichtete Schulung von Patienten mit einer im aktiven Umgang mit einer psychischen und/ oder körperlichen Krankheit.

psychogen: engl. *psychogenic*; syn. psychoreaktiv. Zustände, die insbesondere auf psychische Bedingungen (Art und Weise der Erlebnisverarbeitung) zurückzuführen sind, z. B. psychogener Schmerz, bei dem keine somatische Ursache angenommen wird. Die Bezeichnung wird kaum noch verwendet, da die Dichitomisierung zwischen biologisch und psychisch (auch: Körper und Geist) nicht haltbar ist.

psychogene Amnesie → Amnesie, dissoziative

psychogene Blindheit → Blindheit, funktionelle

psychogener Anfall → Anfall, dissoziativer

Psychogener Vaginismus *m*: syn. nicht organischer Vaginismus. Psychisch verursachte reflektorische Kontraktion der Muskulatur des Scheideneingangs, die zu starker Berührungsempfindlichkeit des gesamten Vulvabereiches führen kann. Vaginistische Symptomatik ist sehr selten organisch bedingt, z. B. bei akuter Kolpitis.

Psychohygiene *f*: Die psychische Gesundheit fördernde und erhaltende Lebensgewohnheiten und Verhaltensweisen, z. B. Vermeiden von Reizüberflutung, einseitiger Erziehung und Indoktrination, sowie Schutz vor mentaler Überforderung, emotionaler Ausbeutung und inadäquatem psychosozialem Stress.

Psychoimmunologie → Psychoneuroimmunologie

Psychologie *f*: engl. *psychology*. Wissenschaft vom Erleben und Verhalten des Menschen, seiner Entwicklung über die Lebensspanne und seiner sozialen Interaktionen, sowohl im Hinblick auf allgemein gültige wie auch individuell spezifische Aspekte.

Psychologie, analytische *f*: engl. *analytic psychology*; syn. komplexe Psychologie. Von C. G. Jung entwickelter, psychodynamischer Ansatz, der in Abgrenzung zur Psychoanalyse* (Freud) stärker die Beziehung zwischen Individuum und Gesellschaft (z. B. Unterteilung des Unbewussten in persönliches und kollektives Unbewusstes) und von sog. Verhaltens- (Extraversion*, Introversion*) und Funktionstypen (Denken, Fühlen, Empfinden, Intuieren) betont. **Therapieziel:** Wachstum durch Einsicht, nicht symptombezogene Heilung. **Durchführung** in der Regel in 4 Phasen:
- Konfession: kathartischer Zugang (Katharsis*) zur eigenen Geschichte

- Aufdecken: Zugang zu Affekt* und Intellekt durch Übertragung* und Träume
- Edukation: Ermutigung zum gesunden Alltagsleben
- Transformation: Selbstaktualisierung durch Aufdecken archetypischer Bilder des Selbst (auch in Träumen).

Die Rolle des Therapeuten ist eine verstehende und vorurteilsfreie in einem kollektiv getragenen, stark dialogisch geprägten Prozess. Das Setting ist durch ein Gegenübersitzen bestimmt, bei Kindern auch durch gemeinsames Spiel. In der Übertragung wird zwischen persönlichem und kollektivem Unbewussten unterschieden und so die Bedeutung transpersonaler oder kulturell geprägter Anteile hervorgehoben, wie sie in Märchen etwa in sexuellen Symbolen oder Bindungsverlustgeschichten deutlich werden. Genutzt werden Assoziationstechniken wie die Vorgabe von Wortlisten, Traumarbeit und aktive Imaginationen*. **Wirksamkeit:** Außer Fallberichten gibt es keine evidenzbasierten Wirksamkeitsnachweise.

Psychologie, biologische f: engl. *biological psychology*; syn. Biopsychologie. Teilgebiet der Psychologie*, das den Einfluss von biologischen Strukturen und Vorgängen auf das Verhalten und Erleben des Menschen und die Auswirkungen verschiedener psychischer Zustände und Vorgänge auf biologische Strukturen und/oder Funktionen untersucht.

Psychologie, klinische f: engl. *clinical psychology*. Teilgebiet der Psychologie*, das sich mit außergewöhnlichen psychischen Zuständen, Störungen und Krankheiten unabhängig von deren Ursache beschäftigt. Charakteristisch ist die Betonung des Kontinuums von normalen, ungestörten zu abnormen, pathologischen Prozessen und Erscheinungsformen. Die aktuelle Bezeichnung im deutschsprachigen Raum lautet „klinische Psychologie und Psychotherapie".
Prinzip: Eingesetzte Verfahren sind z. B.
- Verhaltensanalyse
- psychologisches Gespräch
- psychologische Diagnostik*
- psychologische Tests*
- sowie als Methoden der Psychotherapie* v. a. Verhaltenstherapie* und Gesprächspsychotherapie*.

Psychologie, medizinische f: engl. *medical psychology*. Teilgebiet der Psychologie*, das psychologische Methoden und Erkenntnisse umfasst, die sich an medizinischen Aufgaben orientieren. Arbeitsgebiete sind u. a. Leib-Seele-Problem (Psychosomatik*) und Interaktion zwischen Arzt und Patient (Arzt*-Patient-Beziehung).

Psychologie, positive f: engl. *positive psychology*. Umstrittene ressourcenorientierte Richtung der Psychologie (A. Maslow und M. Seligman), die Stärken und lebenswerte Aspekte menschlichen Verhaltens und Erlebens als komplementäre Ergänzung der sog. traditionellen, defizitorientierten Ansätze von Psychologie und Psychotherapie erforscht.
Klinische Bedeutung:
- theoretisch bedeutsam v. a. Broaden-and-Build-Theorie positiver Emotionen
- Anwendung im Bereich von Beratung und Coaching, aber auch in der Gesundheitsförderung und der „Positiven Psychotherapie" mit noch unzulänglichem Wirksamkeitsnachweis.

Kritik: Kritisiert wird, dass Vertreter dieses Ansatzes ein unangemessenes Zerrbild der sog. traditionelle Ansätze postulieren, dass die Begrifflichkeiten der positiven Psychologie häufig unbestimmt bleiben und z. T. klassisch-psychologische Theorien und Forschungen umetikettiert werden.

Psycholyse f: engl. *psycholysis*. In den 60er-Jahren des 20. Jahrhunderts eingesetztes Verfahren, bei dem der Einsatz von Halluzinogenen* mit psychoanalytischen Verfahren kombiniert wurde.

Psycholytika → Psychedelika

Psychometrie f: engl. *psychometry*. Zweig der Psychologie, der sich mit Theorie und Methoden zur Erfassung und Messung psychischer Funktionen mit psychologischen Verfahren befasst mit dem Ziel, individuelle Merkmalsausprägungen zu quantifizieren.

Psychomimetika → Psychodysleptika

Psychomotorik [Bewegungs- und Ausdrucksverhalten] f: engl. *psychomotility*. Gesamtheit des durch psychische Vorgänge beeinflussten, willentlichen und automatisierten körperlichen Bewegungs- und Ausdrucksverhaltens. Hierbei bestimmen psychische Vorgänge wie Wahrnehmung und Reizverarbeitung (Kognition*), Antrieb* und Affekt* die Bewegung (Motorik*).
Beschreibung: Psychomotorische Fertigkeiten machen komplexe Bewegungsabläufe möglich (u. a. Koordination, Bewegungsruhe, Geschwindigkeit, Beschleunigung, Gleichgewicht, Geschicklichkeit, Fingerfertigkeit, Genauigkeit, Mimik, Gestik) sowie den motorischen Ausdruck von Emotionen wie z. B. Angst, Freude oder Schreck. Eine gestörte Psychomotorik tritt z. B. in Erscheinung bei:
- Hirnschädigungen (z. B. als Hypokinese*, Hyperkinese* bzw. Parakinese*, Stereotypie* oder Automatismus*)
- psychischen Störungen: 1. Manie* (u. a. als Beschleunigung, Bewegungsunruhe) 2. Depression* (u. a. als Verlangsamung, Hemmung) 3. Schizophrenie (u. a. als Stereotypie*, Manieriertheit* Katatonie*).

Psychoneuroimmunologie f: engl. *psychoneuro-immunology*. Fachgebiet der Medizin, das die Zusammenhänge zwischen Psyche, Nervensystem* und Immunsystem untersucht. Forschungsgebiete sind z. B. Auswirkungen psychischer Faktoren wie Stress auf das subjektive Wohlbefinden und die Funktionsweise der Immunabwehr (Anfälligkeit für Infektionen und Tumoren, Schweregrad von Allergien).

Psychoonkologie f: engl. *psychooncology*. Teilgebiet der Psychosomatik*, das sich mit den psychischen und sozialen Aspekten von Bedingungen, Folgen und Begleiterscheinungen von Tumorerkrankungen beschäftigt. Im Vordergrund stehen die Belastungen und psychischen Störungen infolge der Tumorerkrankungen und Ansätze zur therapeutischen Intervention.
Praktischer Hinweis: Da psychische Störungen infolge einer Tumorerkrankung einschließlich ihrer oft belastenden Therapiemaßnahmen häufig sind, gelten adäquate Angebote zur psychoonkologischen Betreuung von Krebspatienten heute als regulärer Bestandteil der Tumorbehandlung. Ihre Wirksamkeit im Hinblick auf die Verminderung des Auftretens psychischer Störungen im Behandlungsverlauf ist gesichert.

Psychopathie f: engl. *psychopathy*. Bezeichnung für eine besonders schwere Form der dissozialen Persönlichkeitsstörung*, die durch das weitgehende Fehlen von Empathie*, sozialer Verantwortung und Gewissen gekennzeichnet ist. Auffällig sind dafür manipulatives Geschick, emotionale Kühle, Egozentrik sowie ein antisozialer Lebenswandel. Die mangelnde Empathiefähigkeit erschwert eine psychotherapeutische Behandlung. Die Prognose ist schlecht, häufig werden die Betroffenen kriminell.
Erkrankung: Die Prävalenz für dissoziale Persönlichkeitsstörungen liegt bei etwa 1,5–3 % in der Allgemeinbevölkerung. Etwa 70 % aller Gefängnisinsassen zeigen dissoziale Persönlichkeitszüge, 15 % aller männlichen Gefängnisinsassen werden als schwer psychopathisch eingestuft.
Klinik: Betroffene zeigen die Symptome einer dissozialen Persönlichkeitsstörung in besonders starker Ausprägung
- Mangel an Empathie
- Missachtung sozialer Regeln und Normen
- Unfähigkeit, längerfristige Beziehungen einzugehen
- geringe Frustrationstoleranz
- Unfähigkeit, aus negativen Erfahrungen (wie z. B. Bestrafungen) zu lernen
- Neigung, die Schuld bei anderen zu suchen.

Therapie: Die Behandlung erfolgt vor allem psychotherapeutisch, wobei die Behandlung durch fehlende Krankheitseinsicht und fehlende Empathie deutlich erschwert wird. Bei umschriebenen Symptomen kann ein medikamentöser Behandlungsversuch erfolgen:
- Schlafstörungen* mit niederpotenten Neuroleptika

Psychopathologie

- Anspannungszustände mit niederpotenten Neuroleptika.

Prognose: Die Prognose ist in der Regel ungünstig und kriminelles Verhalten häufig. Die Rückfallwahrscheinlichkeit nach Delinquenz liegt bei etwa 80 %. Komorbid treten häufig Suchterkrankungen und hyperkinetische Störungen auf, die die Prognose weiter verschlechtern.

Psychopathologie *f: engl. psychopathology.* Lehre von krankhaften psychischen Störungen und Veränderungen, im engeren Sinn wissenschaftliche Methodik zur Erfassung, Beschreibung und diagnostischen Einordnung von der Norm abweichender Erlebens-, Denk- und Verhaltensweisen eines als psychisch krank geltenden Menschen.

Psychopharmaka *n pl: engl. psychotropic drugs.* Chemisch uneinheitliche Gruppe von zentral wirksamen Substanzen, die Stimmung*, Antrieb*, Affektivität*, Emotionalität*, Aufmerksamkeit* und die integrative Funktion des ZNS beeinflussen.

Einteilung: Die Einteilung und Abgrenzung erfolgt eher nach therapeutischen Gesichtspunkten. Der Grund hierfür ist, dass die meisten Psychopharmaka nicht eindimensional wirksam sind, sondern ein mehr oder weniger breites Wirkungsspektrum haben, das mit dem Wirkungsspektrum anderer Substanzen überlappt (z. B. antipsychotische und anxiolytische Eigenschaften einiger Antidepressiva).

- Antidepressiva*
- Phasenprophylaktika (Stimmungsstabilisatoren)
- Tranquillanzien (syn. Tranquilizer*)
- Antipsychotika (syn. Neuroleptika*)
- Psychostimulanzien
- Hypnotika (syn. Schlafmittel*)
- Antidementiva*.

Psychopharmakologie *f: engl. psychopharmacology.* Teilbereich der Pharmakologie*. Die Psychopharmakologie beinhaltet die Lehre von der zweckgerichteten Beeinflussung psychischer Funktionen durch psychotrope Substanzen* sowie die Erforschung erwünschter und unerwünschter Wirkungen von Psychopharmaka*.

Psychophysik *f: engl. psychophysics.* Teilgebiet der Psychologie*, das sich mit den quantitativen Beziehungen zwischen physischen Reizen und subjektiven Empfindungen* befasst. Untersucht werden z. B. Reizschwellen* und Unterschiedsschwellen für Sinneswahrnehmungen (Weber*-Fechner-Gesetz, Wahrnehmungsschwelle*), die Transformation von Reizen in physiologische Sinneserregung und subjektive Wahrnehmung sowie deren Einflussfaktoren.

Psychophysiologie *f: engl. physiological psychology.* Interdisziplinäres Fachgebiet, das die Zusammenhänge zwischen psychischen Prozessen und Funktionen (z. B. Verhalten*, Befindlichkeit, Wahrnehmung, Emotionen*, Motivation) und physiologischen Prozessen (z. B. die Auswirkung von Angst auf Blutdruck und Herzfrequenz) untersucht.

Psychose *f: engl. psychosis; syn.* psychotische Störung. Schwere, komplexe psychische Störung* unterschiedlichster Ursache mit gestörtem Selbst- und Realitätsbezug, die Einsicht und Teilhabe am Leben erheblich beeinträchtigen. In der Praxis wird der Begriff häufig synonym zu Schizophrenie* verwendet. Das klinische Bild variiert stark. Therapie und Prognose sind abhängig von der Ursache.

Erkrankung: Einteilung nach Ursachen:
- **organisch bedingte Psychose** (= exogene Psychose): 1. akute organisch bedingte Psychose: plötzlicher Beginn und fluktuierende Störung von Psychomotorik, Affekt und Kognition wie Delir* oder Durchgangssyndrom*, meist reversibel 2. chronische organisch bedingte Psychose*: chronisch progredient mit strukturellen anatomischen Veränderungen wie Demenz*, meist irreversibel
- **substanzinduzierte Psychose***: klinisches Bild unterscheidet sich je nach Substanz, chronische Verläufe sind möglich
- **nichtorganisch bedingte Psychose** (= endogene Psychose): 1. Schizophrenie: Positivsymptome wie Wahn*, Halluzinationen* oder Ich*-Störungen im Vordergrund 2. affektive Psychose: affektive Störung* mit psychotischen Symptomen, die die Kriterien einer Schizophrenie nicht erfüllen
- **schizoaffektive Psychose:** Kombination von Symptomen, die jeweils die Kriterien einer affektiven Störung und einer Schizophrenie erfüllen
- **Mischformen** sind möglich.

Einteilung nach zeitlichem Verlauf:
- Very-early-onset-Psychose: Beginn vor dem 14. Lebensjahr
- Early-onset-Psychose: Beginn zwischen dem 14. und 18. Lebensjahr.

Klinik: Je nach Unterform der Psychose unterscheidet sich die Symptomatik zum Teil erheblich. Vorkommen können:
- Positivsymptome wie Wahn, Halluzinationen oder Ich-Störungen
- Negativsymptome wie Affektverflachung und Antriebsminderung
- affektive Symptome wie depressiv gedrückte oder manisch gehobene Stimmung
- kognitive Beeinträchtigungen wie reduzierte Auffassung, Aufmerksamkeit, Konzentration oder Gedächtnisleistung
- quantitative oder qualitative Bewusstseinsstörung*
- Orientierungsstörung*
- formale Denkstörungen*.

Therapie:
- abhängig von den Ursachen: siehe dazu die einzelnen Störungsbilder
- bei ausgeprägter Symptomatik und akuter Eigengefährdung, wie z. B. durch Realitätsverkennung, ist eine Zwangseinweisung zu erwägen
- symptomatisch: 1. bei Positivsymptomatik hochpotente oder atypische Neuroleptika* 2. bei starker Unruhe Kombination mit Benzodiazepinen* oder niederpotenten Neuroleptika 3. bei affektiver Beteiligung Antidepressiva* oder Stimmungsstabilisierer
- wenn möglich Psychotherapie*, Soziotherapie* und Rehabilitation.

Prognose: Die Prognose richtet sich nach den Ursachen. Akute organisch bedingte Psychosen sind häufig reversibel mit guter Prognose, chronische organisch bedingte Psychosen verlaufen oft chronisch progredient. Bei den nichtorganisch bedingten Psychosen haben die affektiven Erkrankungen eine bessere Prognose als die Schizophrenien.

Psychose, chronische organisch bedingte *f:* Komplexe psychische Störung* mit chronisch-progredienter Beeinträchtigung von Psychomotorik, Affektivität* und Kognition*, die Einsicht und Teilhabe am Leben erheblich einschränken. Behandelt wird symptomatisch mit Neuroleptika* und Benzodiazepinen*. Die Symptome sind meist irreversibel.

Ursachen:
- hirnatrophisch-degenerative Prozesse wie Demenz vom Alzheimer*-Typ oder frontotemporale Demenz*
- vaskuläre Erkrankungen wie Multiinfarktdemenz* oder hypoxisch-ischämische Enzephalopathie*
- Normaldruckhydrozephalus*
- Schädelhirntrauma*
- Epilepsie*
- metabolische Erkrankungen wie Diabetes mellitus, Morbus Wilson*
- Infektionen (Enzephalitis*, Meningitis*, Infektionspsychose*)
- Intoxikation* und substanzinduzierte Psychose*.

Prognose: Chronische organisch bedingte Psychosen treten meist bei langsam und kontinuierlich voranschreitender Hirnschädigung auf. Der Beginn ist schleichend und die Symptome oft irreversibel.

Psychose, substanzinduzierte *f: engl. agent induced psychosis; syn.* Drogeninduzierte Psychose. Komplexe psychische Störung* mit gestörtem Selbst- und Realitätsbezug ausgelöst durch psychoaktive Substanzen*. Die Störung zeigt eine große Varianz im klinischen Bild mit psychotischen und affektiven Symptomen. Therapiert wird symptomatisch mit Neuroleptika*.

Unter Abstinenz bessert sich die Prognose erheblich.
Erkrankung: Häufige Formen:
- Alkoholhalluzinose*: vor allem akustische Halluzinationen
- Amphetamine wie Kokain: Dermatozoenwahn*
- Halluzinogene* wie LSD*: optische und akustische Halluzinationen
- Cannabinoide*: im Sinne des Vulnerabilitäts-Stress-Modells wird vermutet, dass chronischer Cannabiskonsum bei anfälligen Personen als Stressor zu verstehen ist, der eine schizophrene Episode auslösen kann; diese Theorie ist bislang nicht eindeutig bewiesen.

Klinik: Die substanzinduzierte Psychose zeigt ein sehr variables klinisches Bild mit unterschiedlichen Symptomen je nach Substanz. Vorkommen können:
- Positivsymptome wie Wahn*, Halluzinationen* oder Ich*-Störungen
- Negativsymptome wie Affektverflachung, Antriebsminderung und Sprachverarmung
- Auffassungsstörungen
- Bewusstseinsstörungen*
- Orientierungsstörungen*
- Gedächtnisstörungen*
- Denkstörungen*.

Diagnostik:
- Anamnese
- klinisches Bild wie oben beschrieben
- Nachweis einer psychoaktiven Substanz in Blut und/oder Urin
- Ausschluss einer organischen Ursache: 1. Labor (Blutbild, Entzündungszeichen, Leberwerte, Elektrolyte, Harnsäure, Retentionsparameter, Blutzucker, Schilddrüsenwerte, Vitamin B_{12}, Folsäure, Kortisol, TPHA*-Test, HIV, Borrelien, Drogenscreening) 2. zerebrale Bildgebung (kraniales CT oder besser MRT) 3. bei Verdacht auf Infektion oder Demenz*: Liquorpunktion* 4. bei Verdacht auf Epilepsie*: EEG.

Therapie:
- bei ausgeprägter Symptomatik und akuter Eigengefährdung, wie z. B. durch Realitätsverkennung, ist eine Zwangseinweisung zu erwägen
- symptomatisch: 1. hochpotente oder atypische Neuroleptika 2. bei starker Unruhe Kombination mit Benzodiazepinen* oder niederpotenten Neuroleptika
- bei Abhängigkeit Entzug und Entwöhnung.

Prognose: Psychotische Störungen durch Substanzgebrauch werden wie andere Psychosen behandelt und heilen nicht immer durch Abstinenz vollständig aus. Bereits abgeklungene Psychosen können erneut ausbrechen. Hierfür reicht unter Umständen bereits ein einmaliger Konsum.

Psychosexuelle Entwicklungsstörung *f*: engl. *psychosexual development disorders*. Sammelbezeichnung für Störungen der psychosexuellen Entwicklung*, die zu abweichendem Sexualempfinden oder abweichendem Sexualverhalten* führen können.
Ursachen:
- multifaktoriell
- v. a. soziale Einflüsse (Prägung, Lernerfahrung) im Verlauf der Kindheit: 1. sexuelle Kontakte mit Erwachsenen (sexueller Missbrauch) 2. psychisches Trauma (Folge evtl. Angststörung*) 3. Erfahrung physischer Gewalt (Folge evtl. höhere Aggressivität, Aggression*) 4. lang anhaltende Frustration mit evtl. Folgen für psychische Entwicklung (Persönlichkeitsstörung*) 5. repressive Sexualerziehung (mit evtl. erheblichen Folgen für späteren Umgang mit Sexualität).

Psychosocial Assessment of Candidates for Transplantation: Fremdbeurteilungsverfahren im Vorfeld einer Transplantation zur Beurteilung der psychosozialen Situation von Transplantationspatienten. Es erfolgt zur Strukturierung des klinischen Urteilsprozesses nach körperlicher Untersuchung, umfasst z. B. Punkte zum Ausmaß spezieller Unterstützung, zur Psychopathologie sowie zu Lebensgewohnheiten. Die Testdauer beträgt 5–10 Minuten.

Psychosomatik *f*: engl. *psychosomatic medicine*. Bezeichnung für den Wechselwirkung von Körper und Seele (Heinroth, 1818); im klinischen Sprachgebrauch Bezeichnung für eine Krankheitslehre, die psychische Einflüsse auf somatische Vorgänge und die Auswirkungen somatischer Erkrankungen auf psychische Prozesse berücksichtigt.

Psychosomatose → Störung, psychosomatische

Psychosoziales Geschlecht *n*: syn. psychosoziales Zuweisungsgeschlecht. Geschlechtsbezeichnung, die sich vor allem nach psychischen (subjektiv empfundene Eigenwahrnehmung), sozialen (soziokulturelle Attribute, Zuweisungsgeschlecht) und psychosozialen Kriterien (Geburtsgeschlecht) ausrichtet.

Psychostatus → Befund, psychopathologischer

Psychosyndrom, algogenes *n*: engl. *algogenic psychosyndrome*. Obsolete Bezeichnung für Persönlichkeits- und Verhaltensstörungen, die Folge chronischer Schmerzzustände sind wie Inaktivität, sozialer Rückzug, depressive Störung und Aufgabe der Berufstätigkeit; heute meist als Form eines organischen Psychosyndroms (ICD-10 F07.9) kategorisiert.

Psychosyndrom, endokrines *n*: engl. *endocrine psychosyndrome*. Akutes Organisches Psychosyndrom* durch hormonelle Störungen, mit affektiven Symptomen, Unruhe und Nervosität* im

Psychosyndrom, endokrines: Symptome der verschiedenen hormonalen Störungen.

hormonale Störung	Symptome
Unterfunktion von:	
Hypophyse	Antriebsverarmung, Gleichgültigkeit
Schilddrüse	Apathie, Müdigkeit, Depressivität
Nebennierenrinde	Müdigkeit, Schwächegefühl
Ovarien	Unruhe, Stimmungslabilität, Depressivität
Hoden	Libidoverlust, Müdigkeit, Depressivität
Überfunktion von:	
Hypophyse	Stimmungslabilität, Aktivismus
Schilddrüse	Unruhe, Angst, Schlafstörungen
Hoden	Gespanntheit, Aggressivität, Libidosteigerung

Vordergrund. Die Symptomatik ist unterschiedlich je nach beteiligtem Hormon*. Behandelt wird die Grunderkrankung, symptomatisch evtl. auch mit Benzodiazepinen, Neuroleptika oder Antidepressiva.

Hintergrund: Hormone beeinflussen bereits in sehr niedriger Konzentration über das Erfolgsorgan den Stoffwechsel. Wird z. B. der Stoffwechsel durch eine Überproduktion von Schilddrüsenhormonen* zu stark angeregt, können Unruhe, Antriebssteigerung* sowie Angst* und Panik auftreten. Wird der Stoffwechsel stark gedrosselt, z. B. durch einen Mangel an Schilddrüsenhormonen, können begleitend depressive Symptome mit Antriebsarmut* auftreten.

Klinik: Symptomatik bei häufig vorkommenden endokrinen Störungen (siehe Tab.):
- Schilddrüsenhormone: 1. Hyperthyreose* (Überfunktion) mit Angststörungen, Affektlabilität*, Nervosität, Hyperaktivität* 2. Hypothyreose* (Unterfunktion) mit depressiven Syndromen und Antriebsminderung
- Cortison: 1. Cushing*-Syndrom (Überfunktion) mit depressiv-ängstlichen Syndromen, manischen Syndromen und Nervosität 2. Morbus Addison* (Unterfunktion) mit Neurasthenie* und depressiven Syndromen
- Adrenalin/Noradrenalin bei Phäochromozytom* mit Panikattacken.

Psychosyndrom, hirnlokales

Therapie:
- Behandlung der Grunderkrankung: Näheres siehe jeweils dort
- alternativ oder zusätzlich: Hormonsubstitution oder -suppression
- zeitweise symptomatische Behandlung der psychischen Syndrome möglich, dem klinischen Befund folgend: 1. bei depressiver Stimmungslage Antidepressiva 2. bei Angst oder Unruhe Behandlung mit niederpotenten Neuroleptika oder Benzodiazepinen 3. bei Panikstörung Behandlung mit Antidepressiva

Prognose: Unter Normalisierung des Hormonhaushalts kommt es häufig zu einer vollständigen Remission* der psychischen Symptomatik.

Psychosyndrom, hirnlokales n: engl. *organic brain syndrome*. Form der chronischen organisch bedingten Psychose* bei umschriebener Hirnläsion, mit vom Ort der Schädigung unabhängiger Symptomatik aus Leistungs-, Verhaltens- oder Antriebsstörungen, erhaltener Intelligenz und erhaltenem Gedächtnis.

Psychosyndrom, organisches n: engl. *psychoorganic syndrome*; syn. hirnorganisches Psychosyndrom (Abk. HOPS); Abk. OPS. Sammelbezeichnung für psychische Störungen infolge körperlicher Ursachen bzw. Hirnschädigungen (z. B. Enzephalitis*, Demenz*, Alkoholabhängigkeit*, nach Schädelhirntrauma*) mit v. a. kognitiven Leistungseinbußen und Veränderung der Gesamtpersönlichkeit (Wesensänderung bzw. organische Persönlichkeitsstörung). Unterschieden werden ein chronisches und ein akutes bzw. reversibles organisches Psychosyndrom (z. B. Delir*, Durchgangssyndrom*).

Psychotherapeutenkammer f: Trägerin der berufsständischen Selbstverwaltung der Psychologischen Psychotherapeuten sowie Kinder- und Jugendlichenpsychotherapeuten. Die 12 Landespsychotherapeutenkammern unterliegen als Körperschaften des öffentlichen Rechts der staatlichen Rechtsaufsicht. Die Bundespsychotherapeutenkammer, eine Arbeitsgemeinschaft der Landespsychotherapeutenkammern, ist dagegen ein nicht rechtsfähiger Verein.

Psychotherapeutenverfahren n: engl. *psychotherapists procedure*. Im Bereich der GUV (Unfallversicherung*) psychologisch-therapeutische Intervention nach Arbeitsunfall* oder Wegeunfall*, um frühzeitig das Entstehen bzw. die Chronifizierung von psychischen Störungen zu vermeiden. Rechtliche Grundlage: Anforderungen und Handlungsanleitung der GUV zum Psychotherapeutenverfahren.

Psychotherapie f: engl. *psychotherapy*. Oberbegriff für alle Formen der Behandlung von Störungen, Krankheiten und Leidenszuständen mit psychologischen Mitteln. Psychotherapeutische Verfahren werden bei Bedarf mit pharmakologischen Interventionen, therapeutischen Anwendungen wie der achtsamkeitsbasierten Stressreduktion oder soziotherapeutischen Maßnahmen kombiniert.

Einteilung:
- nach Grundorientierung: 1. psychoanalytisch orientierte Psychotherapie: z. B. tiefenpsychologisch* fundierte Psychotherapie, psychodynamische Fokaltherapie*, psychodynamische Psychotherapie*, analytische Psychotherapie (Psychoanalyse* nach Freud, analytische Psychologie* nach Jung, Individualpsychologie* nach Adler), Transaktionsanalyse 2. humanistisch-existentialistische Psychotherapie: z. B. Gesprächspsychotherapie*, Gestalttherapie*, Logotherapie*, Psychodrama* 3. expressive Therapieformen: z. B. Tanztherapie, Musiktherapie* 4. körperorientierte Psychotherapie: z. B. bioenergetische Analyse, Körpertherapie* 5. systemische Psychotherapie: z. B. systemische Familientherapie* 6. Verhaltenstherapie* mit unterschiedlichen Unterformen: z. B. kognitive Verhaltenstherapie*, dialektisch-behaviorale Therapie*, acceptance and commitment therapy, Schematherapie*; auch im Übergang zu integrativen Therapieformen 7. Hypnotherapie* (nicht immer als eigenständiges Therapieverfahren anerkannt)
- nach dem Behandlungssetting: z. B.: 1. Einzel- oder Gruppenpsychotherapie* 2. Kurz- oder Langzeittherapie* 3. nieder- oder hochfrequente Psychotherapie
- andere (oft adjunktive) Verfahren: z. B. Sozialtherapie*.

Wirksamkeit: Die aufgeführten Verfahren sind unterschiedlichen Stufen der Evidenz zuzuordnen, insbesondere bezüglich einzelner Indikationsgebiete. Insgesamt gilt Psychotherapie als wirksam, da sie bessere Erfolge als Spontanremission erbringt und sich von Kontrollbedingungen und Wartebedingungen abhebt. Der Uniformitätsmythos gilt als nicht mehr zeitgemäß, da bei unterschiedlichen Störungsbildern durchaus unterschiedliche Effektivität vorliegt. Die Wirkung von Psychotherapie hängt von einer Reihe extratherapeutischer Wirkfaktoren ab, u. a.
- Therapeutische Beziehung*
- soziales Netzwerk
- Therapeutenvariablen: Alter bzw. Erfahrung, Ausbildungsgrad, Umgangs- bzw. Arbeitsstil.

Psychotherapie, analytische f: engl. *analytic psychotherapy*; syn. psychoanalytische Psychotherapie. Eigenständige Form der Psychotherapie, die auf der analytischen Psychologie* basiert und der klassischen Psychoanalyse* entspricht. Angestrebt wird eine langfristig angelegte Umstrukturierung der Persönlichkeitsstruktur mithilfe von Übertragungs- bzw. regressiven Prozessen und Widerstandsanalysen.

Indikationen: Es liegen neurotische Tiefenstrukturen vor, etwa bei einer Persönlichkeitsstörung, und wenn ein rein konfliktorientiertes Vorgehen nicht ausreicht (tiefenpsychologisch fundierte Psychotherapie).

Vorgehen: Analytische Psychotherapie nutzt das klassische Setting mit Couch und hoher Intensität.

Wirksamkeit: Es liegen zahlreiche Studien zur Effektivität dieses Vorgehens und auch metaanalytische Ergebnisse mit sehr hohen Effektstärken bei der Behandlung von Persönlichkeitsstörungen vor (Leichsenring & Leibing, 2003).

Psychotherapie, aufdeckende f: engl. *exploratory psychotherapy*; syn. konfliktorientierte Psychotherapie. Psychodynamische Psychotherapie*, ähnelt der klassischen Psychoanalyse* in Bezug auf die Neutralität des Therapeuten, die Deutung unbewusster Wünsche und der Übertragung*, unterscheidet sich von ihr durch höhere Deutungsaktivität des Therapeuten, ggf. aktives Setzen von Grenzen unter anderem durch Verträge, geringere Sitzungsfrequenz, Position im Sitzen.

Psychotherapie-Basisdokumentation f: Strukturierte Aufzeichnung von Daten in der Psychotherapie, nämlich Daten zum Therapeuten, zum Patienten sowie zu Diagnostik, Diagnosen und Therapie. Psychotherapeutische Basisdokumentation gilt als Instrument zur Qualitätssicherung in der Psychotherapie* und wird angesichts heterogener Items und kontroverser Diskussion über Realibilität und Validität sehr unterschiedlich eingesetzt.

Psychotherapie, gesprächsorientierte f: engl. *verbal psychotherapy*. Sammelbegriff für Formen der Psychotherapie*, die besonderen Wert auf verbale und nonverbale Kommunikation legen. Beispiele sind Gesprächspsychotherapie*, Gesprächstherapie, psychoanalytische Verfahren, kognitive Verhaltenstherapie* sowie zusätzlich nonverbale Psychotherapien, beispielsweise körperorientierte Psychotherapie. Die kommunikativen Prozesse verfolgen unterschiedliche Schwerpunkte wie Einsicht, Edukation, emotionale Prozesse, Wachstum, Konfliktlösung, kommunikative Kompetenzen.

Psychotherapie, interpersonelle f: engl. *interpersonal psychotherapy*. Form der Psychotherapie* (G. L. Klerman, M. M. Weissman, 1984) zur Kurzzeittherapie (unter 20 Sitzungen) psychischer Störungen und insbesondere unipolarer Depression. Grundprinzip ist die Therapie einer psychischen Störung durch die Behandlung der interpersonellen Konflikte, in deren Kontext die Störung aktuell auftritt.

Psychotherapie, problemorientierte f: engl. *problem-oriented psychotherapy*. Psychotherapie-Form, die weniger an der Ressourcenstärkung und mehr an der Problemlösung interessiert ist. Ziel ist die Entwicklung meta-kognitiver Fertigkeiten (Analysefähigkeit und Kreativität). Viele verhaltenstherapeutische Programme nutzen problemorientierte Psychotherapie als Problemlösungstraining* , beispielsweise bei Depressionen* und im Präventions-Bereich.
Wirksamkeit: Meta-analytische Ergebnisse stärken dieses Interventionskonzept mit hohen Effektstärken (Durlak & Wells, 1997, Cuijpers et al. 2018).
Psychotherapie, psychodynamische f: engl. *psychodynamic psychotherapy*. Sammelbezeichnung für alle psychoanalytisch und tiefenpsychologisch orientierten Psychotherapien* (z. B. tiefenpsychologisch* fundierte Psychotherapie, psychodynamische Fokaltherapie*), die kürzer und mit geringerer Sitzungsfrequenz als die klassische Psychoanalyse* stattfinden. Sie werden in der Regel einander gegenübersitzend (nicht auf der Couch) als Einzel-, Gruppen-, Familien- oder Paartherapie durchgeführt.
Psychotherapie-Richtlinie f: engl. *psychotherapy guideline*. Richtlinie des Gemeinsamen Bundesausschusses der Ärzte und Krankenkassen über die Durchführung der Psychotherapie* in der vertragsärztlichen Versorgung zur Gewährleistung einer ausreichenden, zweckmäßigen und wirtschaftlichen Versorgung der Versicherten und ihrer Angehörigen mit Psychotherapie gemäß § 92 Abs. 6a SGB V.
Leistungsumfang: In der gesetzlichen Krankenversicherung für probatorische Sitzungen vor der ersten Antragstellung 5 Sitzungen (tiefenpsychologisch fundierte Psychotherapie und Verhaltenstherapie) bzw. 8 Sitzungen (analytische Psychotherapie). Die Therapiestunde umfasst im Rahmen der Psychotherapie mindestens 50 Minuten. Der Umfang einer Einzeltherapie beträgt in der Regel bei tiefenpsychologisch fundierter Psychotherapie bis 50 Stunden, bei analytischer Psychotherapie bis 160 Stunden und bei Verhaltenstherapie bis 45 Stunden. Eine Kurzzeittherapie umfasst in der Regel 25 Sitzungen.
Psychotherapie, stationäre f: engl. *inpatient psychotherapy*. Psychotherapie* in stationären Einrichtungen wie Krankenhäusern, teilstationären Einrichtungen wie Tageskliniken oder stationären Einrichtungen der Rehabilitation, bei der die Aktivitäten der Patienten überwiegend durch den Tagesablauf der jeweiligen Einrichtung strukturiert werden.
psychotische Störung → Psychose
Psychotizismus m: engl. *psychoticism*. Bezeichnung (H. J. Eysenck) für eine Merkmalgruppe abgeschwächter Schizophreniesymptome beim Gesunden. In der Eysenck-Persönlichkeitstheorie bildet Psychotizismus neben Introversion* versus Extraversion* und Neurotizismus* die 3. Grundpersönlichkeitsdimension, gekennzeichnet beispielweise durch Irritabilität, Gefühlsverflachung, Egozentrik, Impulsivität, Kreativität und Antisozialität bei starker Ausprägung. Diagnostiziert wird mittels des NEO*-Fünf-Faktoren-Inventars.
psychotrop: engl. *psychotropic*. Auf die Psyche wirkend, psychische Prozesse beeinflussend, z. B. psychotrope Substanzen*.
Psychotropika → Substanzen, psychotrope
psychovegetativ: engl. *psychovegetative*. Psyche und vegetatives Nervensystem* zugleich betreffend bzw. deren Zusammenhang bezeichnend. Psychovegetative Vorgänge treten bei Zuständen auf, bei denen beide Komponenten Teil einer Reaktion sind, z. B. Panikgefühl und Schweißausbruch bei Angstreaktion*. Beide Komponenten können einander gegenseitig verursachen oder auf eine gemeinsame Ursache zurückgehen.
Psychrobakterien f pl: engl. *psychrobacteria*. Bakterien, deren optimale Wachstumstemperatur unter 37 °C liegt und die z. T. noch bei 4–5 °C wachsen, z. B. Pseudomonas* aeruginosa, Proteus*, Serratia*, Salmonella*, Listeria* und Yersinia*. Psychrobakterien sind von medizinischer Bedeutung, da sie sich im Kühlschrank schnell vermehren und Lebensmittel verderben (Lebensmittelvergiftung*).
Psyllii semen → Flohsamen
P-System → P-Blutgruppensystem
PT: Abk. für Pulmonalton → Herztöne
PT: Abk. für → Pertussistoxin
Pt → Platin
PT: Abk. für paroxysmale Tachykardie → Tachykardie
PTA: Abk. für → Amnesie, posttraumatische
PTA: Abk. für perkutane transluminale Angioplastie → Angioplastie
PTA: Abk. für pharmazeutisch-technischer Assistent → Assistent, pharmazeutisch-technischer
Ptarmus m: Anfallartig auftretendes und häufig wiederholtes Niesen*, z. B. bei Rhinitis* allergica.
PTBS: Abk. für posttraumatische Belastungsstörung → Posttraumatische Belastungsstörung
PTCA: Abk. für engl. *percutaneous transluminal coronary angioplasty* → Koronarintervention, perkutane
PTCL → Cholelithotripsie
PTD: Abk. für perkutane transhepatische Drainage → Cholangiodrainage, perkutane transhepatische
Pteroylglutaminsäure → Folsäure
Pterygium n: Bezeichnung für Hautmembranen oder -falten an unterschiedlichen Lokalisationen, meist infolge inkompletter Rückbildung embryonaler Strukturen oder auch bei bestimmten Syndromen.
Formen:
- Hautmembran zwischen einzelnen Fingern, Zehen und im Bereich von Gelenken infolge inkompletter Rückbildung embryonaler Pterygia nach Ausknospung der Finger
- Pterygium* colli (z. B. bei Noonan*-Syndrom oder Turner*-Syndrom): Hautfalte am Hals zwischen Mastoid und Akromion als Folge nicht komplett rückgebildeter nuchaler Blasen
- Nagelpterygium: Wachstum eines Nagelhäutchens über die Nagelplatte bei Raynaud-Syndrom, Lichen ruber planus und Ektodermaldysplasie-Syndromen sowie nach Trauma
- dreieckige, gefäßreiche Bindehautverdickung im (meist nasalen) Lidspaltenbereich, die auf die Hornhaut überwächst: **1.** Ätiologie: entzündlich, evtl. exogene Faktoren (UV-Strahlung) **2.** Komplikationen: entzündliche Veränderungen, Astigmatismus*, Rezidiv **3.** Therapie: operative Entfernung.

Pterygium colli n: Hautfalte am Hals zwischen Mastoid und Akromion*, z. B. bei Noonan*-Syndrom, Turner*-Syndrom, Klippel*-Feil-Syndrom und multiplem Pterygium-Syndrom. Ätiologisch handelt es sich um Residuen nicht komplett rückgebildeter embryologischer nuchaler Blasen. Eine chirurgische Therapie ist möglich. Siehe Abb.

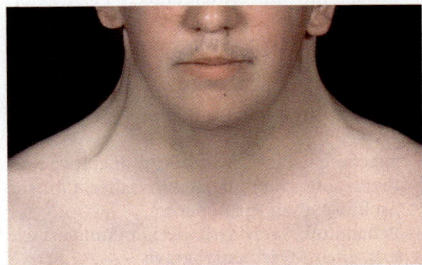

Pterygium colli: Pterygium colli bei Noonan-Syndrom. [183]

Pterygopalatinumsyndrom → Sluder-Neuralgie
PTH: Abk. für Posttransfusionhepatitis → Transfusionshepatitis
PTHrP: Abk. für → Parathormon-related Protein
pTNM-Klassifikation f: engl. *pTNM classification*. Postoperative histopathologische Erweiterung der TNM*-Klassifikation.
Ptomaine n pl: engl. *ptomains*. Basische, stickstoffhaltige organische Verbindungen (Diami-

ne*), die bei Eiweißfäulnis auftreten und wegen fehlender Leberfunktion in Leichen akkumulieren. Ptomaine sind teils außerordentlich giftig, wie Neurin* (Trimethylvinylammoniumhydroxid), teils ungiftig wie Putrescin oder Cadaverin. Für Fleischvergiftungen sind Ptomaine jedoch weniger verantwortlich als vielmehr von den Bakterien gebildete Toxine.

Ptosis [Auge] f: Angeborenes oder erworbenes Herabhängen eines oder beider Oberlider aufgrund neurogener oder muskulärer Störungen. Unterbleibt die Korrektur einer angeborenen Ptosis, droht ein vollständiger Verlust der Sehfähigkeit. Im Falle akuter Lähmungen sind Rückbildungen möglich, ansonsten erfolgt die Behandlung einer Ptosis chirurgisch. Siehe Abb.

Ursachen: Angeborene Ursachen:
- unvollständige Anlage des M. levator palpebrae superioris
- Aplasie im Kerngebiet des N. oculomotorius

Erworbene Ursachen:
- Altersptose durch Desinsertion oder Erschlaffung bzw. Überdehnung der Aponeurose des M. levator palpebrae superioris
- Lähmung des M. levator palpebrae superioris, z. B. durch Okulomotoriuslähmung* (z. B. bei Hirntumor, Aneurysma* der Schädelbasis*)
- Myasthenia* gravis pseudoparalytica oder andere neuromuskuläre Erkrankungen
- im Rahmen einer Ophthalmoplegia* chronica progressiva oder kortikalen Läsion
- Lähmung des sympathisch innervierten M. tarsalis mit nur mittelgradiger Ptosis (Horner*-Syndrom)
- jahrelanges Tragen von Kontaktlinsen, vermutlich durch Ausleiern der Augenlider.

Komplikationen: Bei unbehandelter angeborene Ptosis droht die Erblindung.

Therapie:
- angeborene Ptosis: frühzeitige operative Korrektur, oft schon im Säuglingsalter, um eine Amblyopie* zu verhindern
- Behandlung von Grunderkrankungen wie z. B. einer Myasthenia* gravis
- bei Lähmungen, z. B. durch Schlaganfall*: spontane Zurückbildungen möglich, operative Korrektur frühestens nach 6 Monaten; Überbrückung mit einer Ptosisbrille.

Operative Verfahren:
- Levatorteilresektion und -faltung, z. B. bei Altersptose

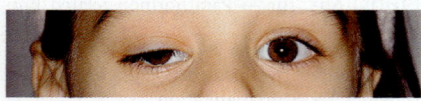

Ptosis [Auge]: Herabhängen des rechten Oberlids. [133]

- Aufhängung am M. frontalis (Frontalissuspension), vor allem bei angeborenen Formen und insuffizienter Levatorfunktion
- Blepharoplastik (Entfernung der Oberlidhaut).

Komplikationen: Lagophthalmus*.

Ptosis [Pathologie] f: Senkung von Organen. Beispiele sind Eingeweidesenkung (Enteroptose), Magensenkung (Gastroptose*), Nierensenkung (Nephroptose*), Descensus* uteri et vaginae (umgangssprachlich meist „Senkung") und Augenoberlid-Senkung (Ptosis* im engeren Sinne).

PTP: Abk. für posttransfusionelle Purpura → Purpura, posttransfusionelle

PTT → Thromboplastinzeit, aktivierte partielle

Ptyalin n: syn. Speichelamylase. Bezeichnung für Alphaamylase im Speichel. Sie wird von den Speicheldrüsen der Mundhöhle gebildet.

Ptyalismus → Hypersalivation

Ptyalismus gravidarum m: engl. ptyalism. Übermäßiger Speichelfluss (Hypersalivation*) in der Frühschwangerschaft, möglicherweise ausgelöst durch eine verstärkte Wirkung des Parasympathikus.

PTZ: Abk. für Plasmathrombinzeit → Thrombinzeit

Pubarche f: Beginn des Wachstums der Schamhaare durch Androgenwirkung im Rahmen der Pubertät*.

Pubertät f: engl. puberty. Phase der Geschlechtsreifung mit Auftreten der sekundären Geschlechtsmerkmale bis zur vollen Fortpflanzungsfähigkeit. Die Pubertät fängt bei Mädchen etwa im 10. Lebensjahr an, bei Jungen etwas später. Neben dem körperlichen Erwachsenwerden kommt es auch zu seelischen und mentalen Reifungsprozessen und beginnender Abnabelung von den Eltern.

Hormonelle Ursachen: Beginn und Verlauf der Pubertät werden durch die Pubertätsgene KiSS1 und KiSS1R gesteuert. Start ist eine erhöhte GnRH-Ausschüttung aus dem Hypothalamus*. Warum diese jedoch zu einem bestimmten Zeitpunkt ansteigt, ist noch unklar. Folge der erhöhten GnRH-Ausschüttung ist die vermehrte Bildung und Sekretion von LH und FSH durch die Hypophyse. Dadurch wird in Ovar und Hoden die Produktion von Testosteron* und Östrogenen* gesteigert, die wiederum die Ausreifung der primären und sekundären Geschlechtsmerkmale (Brust, Bart, Schambehaarung, Körperbau) bewirken.

Beginn der Pubertät: Der Beginn der Pubertät hängt ab von ethnischen, geografischen, individuellen und ernährungsphysiologischen Faktoren und hat sich in Europa in den letzten Jahrhunderten zeitlich nach vorn verlagert. Diese Beschleunigung der sexuellen Reifeentwicklung wird auch **Akzeleration** oder einschränkend **körperliche Akzeleration** genannt, da sich die psychischen Reifungsprozesse nach allgemeiner Ansicht nicht nach vorne verlagert haben. Derzeit liegt die Menarche* (erste Regelblutung) bei Mädchen in Europa bei ca. 13 Jahren, noch vor 100 Jahren setzte sie erst ca. 3 Jahre später ein. Jungen kommen heute mit ca. 13,5 Jahren in den Stimmbruch, Aufzeichnungen des Leipziger Thomanerchores zufolge lag im 16. Jahrhundert das durchschnittliche Alter zu Beginn des Stimmbruchs bei ca. 17 Jahren. Ernährungsphysiologische/soziale Einflüsse auf den Beginn der Pubertät sind:
- Ernährungszustand: **1.** Fettzellen stimulieren die Produktion von Geschlechtshormonen, adipöse Mädchen kommen daher häufig früher in die Pubertät. **2.** Sehr sportliche Mädchen oder Mädchen mit einem geringeren Fettanteil kommen oft erst spät in die Pubertät. **3.** Bei Armut und Unterernährung ist der Eintritt in die Pubertät häufig verzögert.
- soziale Faktoren, emotionaler Stress (in Familien mit vielen Problemen kommen die Kinder häufig früher in die Pubertät).

Einteilung der Reifestadien: Die Entwicklung der Brust, der Schambehaarung und der männlichen Genitalien lassen sich durch die klinische Untersuchung nach den sog. Tanner*-Stadien klassifizieren.

Pubertätsentwicklung bei Mädchen:
- erste Schambehaarung: 8.–13. Lebensjahr
- erster pubertärer Wachstumsschub: 8.–15. Lebensjahr
- Wachstumsbeginn von Scheide und Gebärmutter: 9.–13. Lebensjahr
- Beginn der Brustentwicklung: 9.–16. Lebensjahr
- erste Monatsblutung (Menarche): 10.–16. Lebensjahr
- r.

Pubertätsentwicklung bei Jungen:
- Hodenwachstum: 9.–14. Lebensjahr
- Peniswachstum: 10.–14. Lebensjahr
- erste Schambehaarung: 9,5.–12,9. Lebensjahr
- erster pubertärer Längenwachstumsschub: 11.–14. Lebensjahr
- Oberlippenflaum und Stimmbruch: 12.–15. Lebensjahr.

Psychische Veränderungen: Grundlage der in der Pubertät typischen Stimmungsschwankungen der Jugendlichen sind nicht nur die hormonellen Veränderungen und die (Neu-)Entdeckung der Sexualität, sondern auch neue situative Bedingungen (Schule, Lehre, veränderte Rolle in der Familie), die das Erwachsenwerden mit sich bringt. Jugendliche kommen in der Pubertät vermehrt in problembelastete und auch emotional ungewohnte Situationen.

Durch die erhöhte Hormonausschüttung wird auf diese Situationen häufig mit stärkeren Gefühlen reagiert, was nicht selten zu Problemen in der Familie und sog. Pubertätskrisen führt.

Pubertätsgynäkomastie f: engl. *pubertal gynecomastia*. Ein- oder beidseitig im Rahmen der Pubertät auftretende Gynäkomastie* bei ca. 50–75 % der männlichen Jugendlichen. Meist erfolgt eine spontane Rückbildung.

Pubertätskrise → Adoleszentenkrise

Pubertätsmagersucht f: engl. *pubertal anorexia nervosa*. Alte, ungenaue Bezeichnung für Anorexia* nervosa, denn die Erkrankung beginnt häufig, jedoch nicht immer in der Adoleszenz* und kann weit ins Erwachsenenalter persistieren.

Pubertas praecox f: engl. *sexual precocity*. Erste Pubertätszeichen bei Mädchen vor vollendetem 8. Lj. oder Menarche* vor vollendetem 9. Lj., bei Jungen vor vollendetem 9. Lj. Mittels Labor und Bildgebung sind zentrale und periphere Pubertas praecox sowie Normvarianten zu differenzieren. Die zentrale Pubertas praecox erfordert therapeutisch GnRH*-Agonisten, Normvarianten werden nicht behandelt.

Formen:
- **zentrale Pubertas praecox** (Pubertas praecox vera hypothalamica): isosexuelle Frühentwicklung, in der Regel mit Konzeptions- oder Zeugungsfähigkeit: **1.** am häufigsten idiopathisch* durch hypothalamische Fehlsteuerung **2.** bei Raumforderung im Dienzephalon* (z. B. Pinealistumor* oder hypothalamisches Hamartom*) in der Regel mit Konzeptions- oder Zeugungsfähigkeit **3.** selten genetisch bedingt (Gene KISS1, MKRN3, DLK1)
- **periphere Pubertas praecox:** Pseudopubertas* praecox; iso- oder heterosexuelle Frühentwicklung bei Hormonproduktion in den Keimdrüsen und/oder der Nebennierenrinde ohne Beteiligung der Hypophyse*; keine Ovulation* oder Spermatogenese*: **1.** isosexuelle Pubertas praecox: Ausprägung körperlicher Merkmale, die dem gonadalen und chromosomalen Geschlecht entsprechen; durch vorzeitigen Schluss der Epiphysenfugen* fast immer langfristig mit Kleinwuchs* verbunden **2.** anisosexuelle Pubertas praecox (syn. intersexuelle Pubertas praecox, heterosexuelle Pubertas praecox): bei Mädchen mit Kennzeichen der Virilisierung* wie Sekundärbehaarung und Klitorishypertrophie, bei Jungen mit Kennzeichen der Feminisierung, v. a. Gynäkomastie*
- **isolierte prämature Thelarche*** oder **Pubarche*** als Normvariante.

Diagnostik:
- Basisdiagnostik mit Erfassung der Tanner*-Stadien, der Wachstumskurve, Bestimmung des Knochenalters und bei Jungen des Hodenvolumens
- Labor: **1.** LH, FSH, Östradiol* bei Mädchen bzw. Testosteron* bei Jungen **2.** GnRH*-Test (bei zentraler Pubertas praecox stimulierter LH/FSH-Quotient >1 oder LH-Anstieg ≥ 5 mU/ml)
- Ultraschalldiagnostik: Uterus*, Ovarien, Nebennieren*
- kraniales MRT bei zentraler Pubertas praecox zum Ausschluss oder Nachweis eines Hirntumors*
- molekularbiologische Diagnostik.

Therapie: Zentrale Pubertas praecox:
- in Deutschland gebräuchliche GnRH-Agonisten: **1.** Leuprorelinacetat-Depot monatlich s. c. **2.** Triptorelinacetat-Depot monatlich s. c. oder i. m.
- Therapiemonitoring in 3–6–monatigen Abständen.

Periphere Pubertas praecox: Therapie abhängig von der Grunderkrankung, ggf. chirurgisch (Hirntumor).

Pubertas-praecox-Labordiagnostik f: Erhebung des Hormonstatus bei Verdacht auf Pubertas* praecox oder Pseudopubertas* praecox mit Bestimmung von LH, FSH, Östradiol*, (freiem) Testosteron*, TSH und fT4. Je nach vermuteter Ursache folgen weitere Test. Für die Unterscheidung zwischen Pubertas praecox und Pseudopubertas praecox eignet sich v. a. der GnRH*-Test.

Vorgehen: Basisdiagnostik:
- Blutentnahme möglichst morgens
- Bestimmung von: **1.** LH und FSH basal **2.** Östradiol **3.** Testosteron **4.** fT4 **5.** TSH.

Weitere Diagnostik je nach Verdachtsdiagnose:
- GnRH-Test (Gold-Standard)
- bei V. a. Erkrankung der Nebennieren*: **1.** 17-alpha-Hydroxyprogesteron **2.** Dehydroepiandrosteron* **3.** Androstendion* **4.** ggf. weitere Steroide
- bei V. a. Tumor: **1.** Beta*-hCG **2.** AFP **3.** Sonographie von Nebennieren, Ovarien und Uterus*.

Pubertas tarda f: engl. *delayed puberty*. Verzögertes Eintreten der Pubertät*. Ursachen sind eine idiopathische oder konstitutionelle Entwicklungsverzögerung, Mangelernährung, primärer oder sekundärer Hypogonadismus, sekundär auch bei chronischen Grunderkrankungen. Diagnostisch erfolgen Entwicklungsbeurteilung und die Bestimmung des Knochenalters. Die Therapie richtet sich nach der Ursache.

Ätiologie:
- idiopathische, häufig familiäre Reifungsverzögerung
- Mangelernährung, Anorexia* nervosa
- Allgemeinerkrankung
- Leistungssport
- Hypogonadismus: **1.** primärer Hypogonadismus*, z. B. Gonadendysgenesie, Turner-Syndrom **2.** sekundärer Hypogonadismus mit zentraler Ursache, z. B. Tumor im Hypothalamus, Kallmann-Syndrom.

Klinik:
- fehlende geschlechtstypische Veränderungen nach dem 15. Lj.
- zwischen Tanner*-Stadium B2 und Menarche bzw. erstem Pubertätskennzeichen und Tanner-Stadium P5 > 5 Jahre
- nach erstem Pubertätskennzeichen > 18 Mon. keine weitere Entwicklung.

Pubes f: engl. *pubic hair*. Schamhaare*, Schamgegend.

public access defibrillation → Defibrillation

Public Health: Interdisziplinäres Fachgebiet, das sich mit der Erforschung, Bewertung und dem Management von kollektiven Gesundheitsproblemen befasst. Ziel ist die Erhaltung bzw. Verbesserung der Gesundheit der Bevölkerung. Einbezogen werden u. a. Epidemiologie, Demografie, Gesundheitsökonomie, Gesundheitssystemforschung, Versorgungsforschung, Informatik, Managementwissenschaft, Medizinsoziologie, Qualitätsforschung, Sozialmedizin, Statistik und Umweltmedizin.

pudendus: engl. *pudendal*. Zur Schamgegend oder die Schamgegend betreffend.

Pudendusanästhesie f: engl. *pudendal anesthesia*. Form der Leitungsanästhesie* mit Blockade des N. pudendus (S 2–4). Die Pudendusanästhesie wird eingesetzt bei geburtshilflich-gynäkologischen Eingriffen und während der Entbindung, um den Dehnungsschmerz am Damm in der späten Austreibungsperiode zu mindern sowie den Kopfdurchtritt zu erleichtern.

Vorgehen:
- transvaginale Punktion
- Injektion von Lokalanästhetikum im Bereich der Spina ischiadica.

Komplikationen:
- systemische Wirkung von Lokalanästhetika
- keine vollständige perineale Anästhesie wegen zusätzlicher Innervation durch Plexus* sacralis
- häufig zusätzliche s. c. Infiltration im Bereich der anterioren Vulva (Blockade von N. genitofemoralis und N. ilioinguinalis) erforderlich.

Pudendusneuralgie f: engl. *pudendal neuralgia*. Neuralgiformes Schmerzsyndrom im Versorgungsgebiet des Nervus* pudendus (Genital-, Perineal- und Analbereich), z. B. durch mechanische Kompression (Fahrradsattel) oder lokalen Tumor.

Pudenz-Heyer-Ventil → Ventrikeldrainage

Puder m: engl. *powder*; syn. Pulveres ad usum dermicum. Streupulver zur äußerlichen An-

Puerperaldepression

wendung. Unterschieden werden reine Wirkstoffpulver mit einer Partikelgröße von in der Regel < 750 µm oder Gemische mit Hilfsstoffen wie z. B. Talk, Zinkoxid und Stärke, die die Haft-, Streu- und Absorptionsfähigkeit des Puders beeinflussen.

Wirkung: Puder können je nach Anwendung kühlen, trocknen, absorbieren, gleitfähig machen oder desinfizieren. Erreicht werden diese Wirkungen durch Zusätze von unterschiedlichen Hilfsstoffen, z. B.
- Kühlwirkung durch Stärken (Amylum), Zink*- und Aluminiumstearat
- Saugfähigkeit und Absorptionsvermögen durch hochdisperses Siliciumdioxid, weißen Ton, Stärken und mikrokristalline Cellulose*; ohne Quellung durch Stärkederivate (ANM-Pudergrundlage)
- Gleitfähigkeit durch Talk, Zink-, Magnesium- und Aluminiumstearat
- gutes Haftvermögen durch Talk, hochdisperses Siliciumdioxid, Stärken, Fette, Aluminiumhydroxid
- Streufähigkeit durch hochdisperses Siliciumdioxid und Talk
- Deckkraft durch Titandioxid, Zinkoxid und Calciumcarbonat.

Puerperaldepression → Depression, postpartale

Puerperalfieber n: engl. *childbed fever*; syn. Febris puerperalis. Infektion von Gebärmutterschleimhaut und Muskulatur (Endo-Myometritis) im Wochenbett. Früher wurde das Puerperalfieber auch als Kindsbettfieber bezeichnet und war in der Vor-Antibiotika-Ära eine meist tödlich verlaufende Erkrankung. Es tritt heute nur noch selten auf.

Formen:
- Endometritis: lokal begrenzte Infektion der Gebärmutterschleimhaut
- Endo-Myometritis: Übergreifen auf die Muskulatur
- Puerperalsepsis: lebensbedrohliche Infektion bei hämatogener Ausbreitung.

Erreger: Meist liegt eine Mischinfektion vor, häufige Erreger sind:
- Staphylokokken (Gruppe A und B)
- Streptokokken
- Escherichia coli
- Chlamydien
- Anaerobier.

Klinik:
- druckschmerzhafter, hochstehender Uterus
- fötide Lochien oder Lochialstau
- hohes Fieber, Schüttelfrost
- Tachykardie, Tachypnoe, Abgeschlagenheit.

Therapie:
- systemische Antibiose
- bei Lochialstau Dilatation der Zervix
- bei Plazentaresten Kürettage.

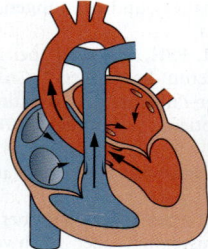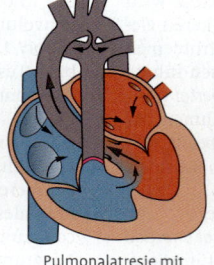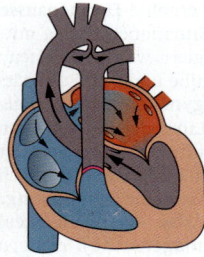

physiologische Systole | Pulmonalatresie mit Ventrikelseptumdefekt | Pulmonalatresie ohne Ventrikelseptumdefekt

Pulmonalatresie: Rechts-Links-Shunt und pulmonale Minderperfusion.

Puerperalpsychose → Wochenbettpsychose
Puerperalsepsis → Puerperalfieber
Puerperium n: syn. Rückbildungsphase. Zeitraum nach der Geburt bis zur Rückbildung der schwangerschaftsbedingten Veränderungen bei der Mutter. Das Puerperium dauert ca. 6–8 Wochen. Die ersten 7 Tage werden auch als Frühwochenbett bezeichnet.

Puffer m sg, pl: syn. Pufferlösung. System aus schwacher Säure* bzw. schwacher Base und ihrer konjugierten starken Base bzw. konjugierten starken Säure. Puffer dienen der Stabilisierung von pH*-Werten in chemischen Reaktionslösungen und pharmazeutischen Präparationen.

Prinzip: Die Wirkung eines Puffers beruht auf dem Abfangen von Wasserstoff- und Hydroxylionen. Entsprechend dem Massenwirkungsgesetz und der Dissoziationskonstante der schwachen Säure (Base) bildet sich dabei die schwache Base (oder Säure) oder das Neutralsalz. Dabei verschiebt sich die Relation zwischen den Konzentrationen beider, ohne eine wesentliche pH-Änderung zu bewirken. Dies wird durch die **Henderson-Hasselbalch-Gleichung** beschrieben: $pH = pK_S + \log[c_{Salz}/c_{Säure}]$
$pH = pK_W - pK_B + \log[c_{Base}/c_{Säure}]$ pK_S, pK_B, pK_W: negativer dekadischer Logarithmus der Dissoziationskonstante der schwachen Säure, Base oder des Wassers; c: Konzentration (mol/L). Die größte Pufferwirkung erreichen demnach Gemische mit einem molaren Konzentrationsverhältnis Säure (Base) : Salz = 1:1 (Pufferkapazität).

Bedeutung: pH-Skala: wird nach DIN 19266 durch Standardpufferlösungen (Herstellungsvorschriften ebenfalls in der DIN angegeben) fixiert. Diese Puffer dienen auch zur Eichung von elektronischen pH-Metern.

Puffersystem des menschlichen Bluts: Der pH-Wert von 7,38 wird durch ein Hydrogencarbonatpuffersystem (HCO_3^-/H_2CO_3) konstant gehalten.

Pufferbasen f pl: engl. *buffer bases*; syn. Gesamtpufferbasen. Summe negativ geladener puffernder Anionen (Basen*) im Vollblut. Pufferbasen dienen als Parameter für nicht respiratorische Störungen des Säure*-Basen-Haushalts: Bei nicht respiratorischer Azidose* sind sie vermindert, bei nicht respiratorischer Alkalose* erhöht. Der Referenzwert liegt bei 48 mmol/l (19 mmol/l Bicarbonat, ansonsten Hämoglobin, Plasmaprotein und Phosphat).

Pufferlösung → Puffer

Pufferung f: engl. *buffering*. Stabilisierung des pH*-Wertes bei chemischen Reaktionen. Im Körper stabilisieren **Puffersysteme** das Säure-Basen-Gleichgewicht. Abweichungen vom normalen pH-Wert von 7,4 im Blut werden gedämpft durch das H_2CO_3/HCO_3^--System (Bicarbonatpuffer*) sowie durch die Nicht-Bicarbonatpuffer (Hämoglobin in Erythrozyten, Proteine im Blutplasma und Phosphat intrazellulär und im Harn).

Pulex irritans → Flöhe
Pulikose → Flöhe
Pull-on → Inkontinenzhilfsmittel
Pulmo → Lunge
Pulmologie → Pneumologie
pulmonal: engl. *pulmonary*. Zur Lunge gehörend, die Lunge betreffend.
Pulmonalarterie → Arteria pulmonalis
Pulmonalarterienkatheter → Pulmonaliskatheter
Pulmonalarteriografie → Angiokardiografie
Pulmonalatresie f: engl. *pulmonary atresia*; Abk. PA. Angeborener Herzfehler* mit vollständigem Verschluss der rechtsventrikulären Ausflussbahn, also einer verschlossenen Pulmonalklappe. Die PA kann mit oder ohne Ventrikelseptumdefekt* (VSD) bestehen, dementsprechend unterschiedlich sind das klinische Bild und die therapeutische Herangehensweise.

Hintergrund:
- **mit VSD: 1.** mit Ductus* arteriosus apertus (PA/VSD/PDA, PDA für Patent Ductus Arteriosus) oder mit MAPCA (PA/VSD/MAPCA, MAPCA für Major Aortic Pulmonary Collaterals) **2.** Vorkommen in 25 % der Fälle bei

Mikrodeletion 22q11.2 (DiGeorge-Syndrom) **3. Klinik:** besonders schwere Zyanose* wegen der nur über persistierenden Ductus* arteriosus oder aortopulmonale Kollateralen erfolgenden pulmonalen Perfusion
- **mit intaktem Ventrikelseptum** (IVS, PA/IVS): **1.** ca. 2,5 % der angeborenen Herzfehler **2.** meist valvuläre (selten infundibuläre) membranöse Pulmonalatresie mit hypoplastischem Pulmonalarterienhauptstamm bzw. rechtem Ventrikel und offenem Foramen ovale, häufig auch Trikuspidalklappenfehler, bei ca. 5 % der Ebstein*-Anomalie ähnlich **3. Pathophysiologie:** atrialer Rechts-Links-Shunt und verminderte pulmonale Perfusion über (meist dünnen) Ductus* arteriosus und Bronchialarterienanastomosen **4. Klinik:** akute Zyanose* und Herzinsuffizienz* bei Verschluss des Ductus arteriosus kurz nach der Geburt.

Siehe Abb.

Pulmonaldehnungston *m*: engl. *pulmonary ejection click*; syn. pulmonaler Ejektionsklick. Über dem Auskultationspunkt der Pulmonalklappe (Herzauskultation*) hörbarer, zusätzlicher Herzton (frühsystolischer Klick) durch verstärkte Anspannung der Pulmonalklappen und vermehrte Auswurfleistung des rechten Ventrikels in die A. pulmonalis. Ein Pulmonaldehnungston kommt vor bei Pulmonalklappenfehler und pulmonaler Dilatation (pulmonale Hypertonie).

pulmonale Hypertension → Hypertonie, pulmonale

pulmonaler Abszess → Lungenabszess

Pulmonalinsuffizienz → Pulmonalklappeninsuffizienz

Pulmonalisangiografie → Angiokardiografie

Pulmonalis-Banding *n*: syn. Muller-Dammann-Operation. Palliativoperation zur Verminderung einer hohen Druck- und Volumenbelastung arterieller Lungengefäße durch partielle Einengung der A. pulmonalis mit einem zirkulär gelegten und fixierten Band. Die Indikation zum Pulmonalis-Banding wird beispielsweise bei Erwachsenen mit angeborenem Herzfehler und pulmonaler Hypertonie* gestellt.

Indikationen:
- Säugling (vor definitiver operativer Versorgung) mit großem Ventrikelseptumdefekt* bzw. komplettem atrioventrikulärem Septumdefekt* (selten durchgeführt wegen meist möglicher primärer Frühkorrektur)
- Erwachsene mit angeborenem Herzfehler bei pulmonaler Hypertonie*.

Pulmonaliskatheter *m*: engl. *pulmonary artery catheter*; syn. Pulmonalarterienkatheter (Abk. PAK). Mehrlumiger Einschwemmkatheter aus Kunststoff (Thermodilutionskatheter, Ballonkatheter), der über eine zentrale Vene (z. B. V. jugularis interna) eingeführt und unter intravasaler Druckmessung durch V. cava superior, rechten Vorhof, rechten Ventrikel und A. pulmonalis bis in einen peripheren Pulmonalarterienast (meist der rechten A. pulmonalis) vorgeschoben wird (Wedge-Position).

Pulmonalklappe *f*: engl. *pulmonary valve*; syn. Valva trunci pulmonalis. Taschenklappe* zwischen Truncus* pulmonalis und rechtem Ventrikel des Herzens. Im Ostium pulmonalis liegend verhindert sie mit ihren 3 taschenähnlichen Ausstülpungen (Valvulae semilunares), dass Blut aus dem Truncus pulmonalis zurück ins Herz fließt.

Pulmonalklappeninsuffizienz *f*: engl. *pulmonary valve insufficiency*; syn. Pulmonalinsuffizienz. Herzklappenfehler* mit Schlussunfähigkeit der Pulmonalklappe. Je nach Schweregrad leiden Betroffene unter rascher Ermüdbarkeit und Belastungsdyspnoe. Nachweis und Quantifizierung des Klappenfehlers erfolgen echokardiografisch. Die Behandlung besteht abhängig vom Schweregrad der Pulmonalklappeninsuffizienz sowie von Klinik und Verlauf im operativen Herzklappenersatz. Wichtig ist außerdem eine Endokarditisprophylaxe (Endokarditis*).

Hintergrund: Pathophysiologie: Infolge diastolischer Regurgitation:
- rechtsventrikuläre Volumenbelastung
- rechtsventrikuläre Dilatation sowie Dilatation des Pulmonalishauptstamms
- rechtsventrikuläre Hypertrophie
- relative Trikuspidalklappeninsuffizienz.

Pulmonalstenose *f*: engl. *pulmonary stenosis*. Einengung des rechtsventrikulären (pulmonalen) Ausflusstrakts (RVOT für Right Ventricular Outflow Tract). Betroffene zeigen in schweren Fällen eine periphere Zyanose und eine Belastungsdyspnoe. Nachweis und Gradeinteilung des Klappenfehlers erfolgen echokardiografisch. Behandelt wird interventionell und operativ. Vorbeugend müssen die Patienten eine Endokarditisprophylaxe erhalten (siehe Endokarditis*).

Klinik: In Abhängigkeit vom Schweregrad (Druckgradient)
- periphere Zyanose* infolge verminderten Herzminutenvolumens
- Belastungsdyspnoe
- rechtsventrikuläre Pulsationen
- evtl. mit Herzbuckel*
- bei Kombination mit Rechts-Links-Shunt zusätzlich zentrale Zyanose (Mischungszyanose).

Therapie:
- valvuläre Pulmonalstenose: Ballonvalvuloplastie*, Valvulotomie*, bei hochgradiger Pulmonalstenose unter Umständen Pulmonalklappenersatz
- subvalvuläre Pulmonalstenose: ggf. Resektion einer Infundibulumstenose*
- supravalvuläre Pulmonalstenose: ggf. operative plastische Erweiterung oder Ballongioplastie* mit oder ohne Stentimplantation
- Endokarditisprophylaxe (siehe Endokarditis*).

Pulmonalvenenisolation *f*: engl. *isolation of the pulmonary veins*. Katheterablation* zur kurativen Therapie des paroxysmalen oder persistierenden Vorhofflimmerns*. Indikationen sind symptomatisches Vorhofflimmern (Palpitationen, Dyspnoe) und Ineffektivität bzw. Rezidiv unter antiarrhythmischer Pharmakotherapie.

Pulmonalvenentransposition → Lungenvenenfehlmündung, partielle

Pulmonalvenentransposition → Lungenvenenfehlmündung, totale

Pulmonologie → Pneumologie

Pulpa dentis *f*: engl. *dental pulp*; syn. Zahnpulpa. Die Zahnhöhle (Cavum dentis) ausfüllendes Weichgewebe aus feinfaserigem Bindegewebe, Nervenfasern und Blutgefäßen. Funktionen der Zahnpulpa sind die Bildung und Ernährung des Dentins* sowie die sensorische Aufnahme von Reizen. An der Außengrenze zum Dentin* liegen die Odontoblasten*, die das Prädentin bilden.

Pulpitis *f*: Entzündung der Zahnhöhle (Pulpa) als Reaktion auf einen irritierenden Reiz. Je nach Art und Dauer dieses Reizes kann es zu verschiedenen Formen der Pulpitis kommen bis zur Nekrose oder einer Folgeschädigung des periapikalen Gewebes. Sie kann reversibel oder irreversibel sein.

Ätiologie:
- infektiös-toxisch: **1.** Zahnkaries* **2.** Parodontopathien* **3.** Verlust von Zahnhartsubstanz (nicht kariös bedingt) **4.** hämatogen
- traumatisch: **1.** Kronenfrakturen **2.** Wurzelfrakturen **3.** Kontusion, Luxation **4.** traumatische Okklusion
- iatrogen: **1.** Präparation (Beschleifen) **2.** Reinigung und Trocknung der Kavität (z. B. bei Füllungstherapie) **3.** kieferorthopädische Behandlung.

Klinik: Entzündungen der Pulpa können (starke) Schmerzen verursachen oder völlig asymptomatisch verlaufen. Die Art der Beschwerden lässt aber durchaus Rückschlüsse zu. Schmerzsymptomatik zeigt sich bei:
- reversibler Pulpitis: **1.** stechend **2.** kurz dauernd (Sekundenschmerz) **3.** reizabhängig auf kalt, heiß, süß, sauer **4.** lokalisiert
- irreversibler Pulpitis: **1.** pulsierend, pochend **2.** anhaltend, reizüberdauernd **3.** verzögerte Schmerzen auf Wärmereiz **4.** Nachtschmerz **5.** ausstrahlend.

Therapie:
- Trepanation* unter Lokalanästhesie
- Vitalexstirpation*.

pulposus: syn. pulpös. Aus weicher Masse bestehend, z. B. Nucleus* pulposus.

Puls *m*: engl. *pulse*; syn. Pulsus. Druck- (Druckpuls) und Volumenschwankung (Strompuls) im arteriellen Gefäßsystem, die durch den Blutauswurf des Herzens während der Systole* entsteht, als Welle weitergeleitet wird (Pulswelle) und an oberflächlich liegenden Arterien* als Pulsstoß tastbar ist. Klinische Bedeutung haben die Pulsqualitäten*, v. a. Pulsfrequenz* und Rhythmus.
Beschreibung: Umwandlung der rhythmischen Ausstöße des Blutes aus dem Herzen durch die Windkesselfunktion* des arteriellen Systems in einen kontinuierlichen Blutfluss in den kleinen Gefäßen:
– aufgrund der Elastizität der Wände von Aorta* und großen Arterien zuerst Dehnung durch das ausgeworfene Blutvolumen* und anschließend Kontraktion
– wegen der geschlossenen Herzklappen kein Rückfluss des Blutes, sondern Druck in Richtung Peripherie
– im folgenden Gefäßabschnitt wieder Dehnung mit nachfolgender Kontraktion
– Abhängigkeit der Pulswellengeschwindigkeit von der Dehnbarkeit des durchströmten Blutgefäßes, sie beträgt in der Aorta 4–6 m/s, in der A. radialis 8–12 m/s
– infolge des Elastizitätsverlusts im Alter Zunahme der Pulswellengeschwindigkeit.

Pulsadern → Arterien
Pulsamplitude → Blutdruckamplitude
pulsans: Pulsierend, dem Puls entsprechend sich hebend und senkend, schwellend und abschwellend.
Pulsation, epigastrische *f*: engl. *epigastric pulsation*. In der Oberbauchregion (Epigastrium*) fühlbare herzschlagsynchrone Erschütterung. Dies ist physiologisch bei asthenischem Körperbau und Zwerchfelltiefstand, pathologisch bei rechtsventrikulärer Herzhypertrophie*, bei einem Bauchaortenaneurysma oder einem der Aorta benachbarten Tumor. Auch der Leberpuls* kann zu einer epigastrischen Pulsation führen.
Pulsdefizit *n*: engl. *pulse deficit*. Differenz zwischen peripherer Pulsfrequenz* und Herzfrequenz* infolge hämodynamisch geringer bzw. nicht wirksamer Herzaktion. Zur Ermittlung eines Pulsdefizits wird die mit dem Stethoskop auskultierte Herzfrequenz mit dem an einer peripheren Arterie gemessenen Puls verglichen.
Pulsdruck → Blutdruckamplitude
Pulsdruckvariation → Vorlast
Pulsed Wave → Doppler-Sonografie
Pulseless Disease → Takayasu-Arteriitis
Pulsfrequenz *f*: engl. *pulse rate*. Anzahl der pro Zeiteinheit (min) ermittelten Pulsschläge. Die Pulsfrequenz ist abhängig von der mechanisch

Pulsfrequenz: Mittelwerte.	
Neugeborene	≈ 140/min
Kinder	
2 Jahre	120/min
4 Jahre	100/min
10 Jahre	90/min
14 Jahre	85/min
Erwachsene	
Männer	62–70/min
Frauen	75/min
Alter	80–85/min

effektiven Kontraktion des Herzmuskels und stimmt in der Regel mit der Herzfrequenz* überein. Physiologische und pathologische Ursachen führen zu Abweichungen der Pulsfrequenz, nach oben als Tachykardie*, nach unten als Bradykardie*. Siehe Tab.

Pulsfrequenzregel *f*: engl. *pulse frequency rule*. Orientierendes Maß für eine optimale Belastungsintensität beim Ausdauertraining* zur Prävention einer Überlastung: 180 minus Lebensalter in Jahren = Pulsfrequenz im Training. Voraussetzung ist ein Ruhepuls von 60–70/min. Gezielte Trainingssteuerung mittels Leistungsdiagnostik ist zu bevorzugen.

Pulshärte *f*: Getastete Pulsqualität*, die sich auf die subjektive Unterdrückbarkeit des Pulses bezieht. Danach kann ein harter, schwer unterdrückbarer Puls (Pulsus* durus) z. B. bei Hypertonie von einem weichen, leicht unterdrückbaren Puls (Pulsus* mollis) z. B. bei Hypotonie* unterschieden werden.

Pulsionsdivertikel → Ösophagusdivertikel
Pulsionszystozele → Zystozele
Pulslosigkeit *f*: engl. *absence of the pulse*; syn. Akrotie. Fehlen eines (fühlbaren) arteriellen Pulses*. Bei Pulslosigkeit in der Peripherie kommen verschiedene Ursachen in Frage, u. a. ein atypischer Gefäßverlauf oder eine periphere Durchblutungsstörung, z. B. durch Gefäßverschluss, Verletzung oder schwere Hypotonie. Die zentrale Pulslosigkeit ist Symptom eines Herz-Kreislauf-Stillstands und erfordert eine sofortige Reanimation*.

Pulsoxymetrie *f*: engl. *pulse oxymetry*. Kombination aus Plethysmografie* und Oxymetrie* zur transkutanen (nichtinvasiven) Messung der arteriellen Sauerstoffsättigung* mittels pulssynchroner Absorptionsänderungen im durchstrahlten Gewebe. Die Pulsoxymetrie geschieht in der Regel über einen Sensor am Finger (oder Ohrläppchen). Sie zählt v. a. in der Intensiv- und Notfallmedizin zur Standardüberwachung.

Cave: Im Falle einer Kohlenmonoxidintoxikation* (siehe auch dort) zeigen sich falsch-hohe Messwerte aufgrund erhöhter Carboxyhämoglobin-Konzentration im Blut (durch konventionelles Pulsoxymeter nicht erfassbar).

Pulspalpation *f*: Ertasten der Pulswelle oberflächlich verlaufender Arterien mit Zeige- und Mittelfinger zur Beurteilung der Pulsqualität*. Das Ertasten ausgewählter Arterienpulse im Rahmen der körperlichen Untersuchung wird Pulsstatus genannt. Besondere Bedeutung bei Diagnostik von Krankheiten hat die Pulspalpation in der traditionellen* chinesischen Medizin.
Hintergrund: Pulsstatus:
– **Hals:** Arteria* carotis communis
– **obere Extremität:** 1. Arteria* axillaris 2. Arteria* brachialis 3. Arteria* radialis 4. Arteria* ulnaris
– **untere Extremität:** 1. Arteria* femoralis 2. Arteria* poplitea 3. Arteria* dorsalis pedis 4. Arteria* tibialis posterior.

Pulsqualitäten *f pl*: engl. *pulse qualities*. Durch Tasten (Palpation*) oberflächlicher Arterien* feststellbare Eigenschaften des Pulses*. Sie liefern Informationen zum Herz-Kreislauf-System. Beurteilt werden Frequenz, Rhythmus, Amplitude, Druckanstieg und Spannung. Obwohl teilweise subjektiv, erfahrungsabhängig und durch apparative Diagnostik ersetzbar, bleibt die Beurteilung der Pulsqualitäten bei der Ersteinschätzung eines Patienten notwendig.
Diagnostische Kriterien:
– **Frequenz:** Pulsfrequenz*
– **Rhythmus:** abhängig vom Herzrhythmus
– **Amplitude** (Größe, Stärke, Höhe): Blutdruckamplitude*
– **Druckanstieg:** Anstiegsgeschwindigkeit des Blutdrucks*, abhängig von Pulsfrequenz und -amplitude
– **Spannung:** abhängig insbesondere von der Höhe des mittleren Blutdrucks.

Pulsus aequalis *m*: engl. *equal pulse*. Puls* von gleichmäßiger Qualität.
Pulsus altus → Pulsus magnus
Pulsus capricans *m*: engl. *goat leap pulse*. Überdikroter Puls* mit Vorschlag vor dem eigentlichen Schlag.
Pulsus celer *m*: engl. *quick pulse*. Puls* mit schnellem (steilem) Druckanstieg. Als Pulsus celer et altus (Pulsus* magnus) tritt er v. a. bei Aortenklappeninsuffizienz* auf.
Pulsus contractus *m*: engl. *contractical pulse*; syn. Pulsus oppressus. Harter Puls* mit kleiner Pulsamplitude (Blutdruckamplitude*) bei starrer stenosierter Arterie.
Pulsus differens *m*: engl. *differential pulse*. Puls* mit unterschiedlichen Pulsqualitäten* an linkem und rechtem Arm, z. B. bei dissezieren-

dem Aortenaneurysma*, Subclavian*-Steal-Syndrom, pAVK der oberen Extremität oder evtl. bei Aortenisthmusstenose*.

Pulsus durus *m*: engl. *hard pulse*. Harter, nur schwer unterdrückbarer Puls*, z. B. bei arterieller Hypertonie.

Pulsus filiformis *m*: engl. *filiform pulse*; syn. Pulsus undulosus. Fadenförmiger, kaum tastbarer Puls* mit kleiner Pulsamplitude (Blutdruckamplitude*) und meist hoher Pulsfrequenz*, insbesondere bei akuter Kreislaufinsuffizienz (Kollaps*, Schock*).

Pulsus fortis → Pulsus magnus

Pulsus frequens *m*: engl. *frequent pulse*. Puls* mit hoher Pulsfrequenz*.

Pulsus magnus *m*: engl. *bounding pulse*; syn. Pulsus altus. Puls* mit großer Pulsamplitude (Blutdruckamplitude*), z. B. bei Fieber, Hyperthyreose* und Aortenklappeninsuffizienz*.

Pulsus mollis *m*: engl. *low-tension pulse*. Weicher, leicht unterdrückbarer Puls*.

Pulsus oppressus → Pulsus contractus

Pulsus paradoxus *m*: engl. *paradoxical pulse*. Inspiratorische Abnahme des systolischen Blutdrucks um > 10 mmHg, im ausgeprägten Fall auch bei der Pulspalpation, erkennbar an einem inspiratorisch abgeschwächten oder aussetzenden Puls. Ein Pulsus paradoxus kommt häufig vor bei hämodynamisch wirksamem Perikarderguss* und bei Perikardtamponade*, seltener bei konstriktiver Perikarditis* bzw. Accretio pericardii.
Pathophysiologie: Gesteigertes physiologisches inspiratorisches Pooling von Blut in Lungengefäßen mit verminderter Füllung besonders des linken Ventrikels durch perikardiale Einengung.

Pulsus parvus *m*: engl. *low-tension pulse*. Puls* mit kleiner Pulsamplitude (Blutdruckamplitude*). Als Pulsus parvus et tardus tritt er bei Aortenstenose auf.

Pulsus penetrans *m*: engl. *penetrating venous pulse*. Fortgepflanzte arterielle Pulswelle (Puls*) durch das Kapillargebiet bis in die Venen infolge Erweiterung der Kapillaren und arteriovenöser Anastomosen.

Pulsus rarus *m*: engl. *infrequent pulse*. Puls* mit niedriger Pulsfrequenz*.

Pulsus regularis *m*: engl. *regular pulse*. Regelmäßiger (rhythmischer und gleichmäßiger) Puls*.

Pulsus tardus *m*: Puls* mit langsamem, flachem Druckanstieg durch ein verzögert entleertes Volumen des linken Ventrikels bei Aortenstenose. Siehe auch Pulsus parvus et tardus.

Pulsus undulosus → Pulsus filiformis

Pulsus vibrans *m*: engl. *vibrating pulse*. Schwirrender Puls* mit palpablen und manchmal auch hörbaren Schwingungen der Gefäßwand infolge ausgeprägter turbulenter Strömung, z. B. bei Aneurysma*, arteriovenöser Fistel* und schwerer Anämie*.

Pulswellenlaufzeit *f*: engl. *pulse wave flow time*. Zeit einer Pulswelle für eine festgelegte Strecke im Gefäßsystem als kardiovaskuläres Maß für Blutdruck* und Gefäßelastizität. Die zentrale Pulswellenzeit ist die Zeit zwischen dem Aortensegment des 2. Herztons und der Inzisur* der Karotispulskurve*. Sie ist im Alter und bei arterieller Hypertonie* verkürzt.

Pulverschmauch *m*: engl. *powder burn*. Grauschwärzliche Verfärbung durch verbrannte Treibmittelbestandteile („Pulverteile") in einer Schusswunde als Nahschusszeichen* oder an der Hand als Indiz zur möglichen Unterscheidung zwischen Schuss von eigener oder fremder Hand. Schmauchbestandteile sind im Zündsatz enthaltenes Blei, Barium und Antimon.

Pulvertaft-Sehnennaht *f*: engl. *pulvertaft tendon suture*. Durchflechtungsnaht zur Fixierung eines Sehnentransplantats. Die dünnere Transplantatsehne wird in den dickeren Stumpf der Restsehne, z. B. der Fingerbeugesehne, mit spezieller Durchflechtungszange jeweils im 90°-Winkel mehrfach eingeflochten und beide Sehnen miteinander vernäht.

Pulvinar *n*: Großes Kerngebiet des Thalamus* dorsal, das posterior und medial des Corpus* geniculatum laterale sowie kaudal der übrigen Nuclei thalami liegt. Das Pulvinar ist mit visuellen Zentren verbunden und an der Verarbeitung von Sprache* beteiligt.
Anatomie: Zum Pulvinar ziehen Afferenzen aus visuell-motorischen Regionen des Mittelhirns (Mesencephalon*), den Nuclei pretectales und dem Colliculus* superior sowie aus den Nuclei intralaminares thalami. Die Efferenzen verlaufen hauptsächlich zu kortikalen Assoziationsfeldern im Parietallappen*, Temporallappen* und Okzipitallappen* zwischen primär somatosensorischem* Kortex, visuellem Kortex und Hörzentrum.

Pulvis: Pulver.

Punch Drunk Encephalopathia → Boxerenzephalopathie

Punchingball-Handgriff → Hamilton-Handgriff

Punctio sicca *f*: engl. *dry puncture*. Unergiebige Punktion*, z. B. bei Knochenmarkpunktion* oder Lumbalpunktion*. In letzterem Fall kann eine Punctio sicca durch verringerten Liquordruck bedingt sein und hat dann diagnostischen Wert.

Punctum *n*: engl. *point*. Punkt.

Punctum maximum *n*: Abk. p. m. Punkt bzw. Stelle der größten auskultatorischen Lautstärke eines Herztons oder Herzgeräuschs*.

Punctum proximum → Nahpunkt

Punctum remotum → Fernpunkt

Punktcodon → Stop-Codon

Punktierung der Portio *f*: engl. *punctation*. Auf der Portiooberfläche liegende, jodnegative Areale mit Bindegewebepapillen, deren Kapillarschlingen bei einer Kolposkopie* als rötliche Punkte zu sehen sind. Eine zarte Punktierung ist dabei als harmlos einzustufen, grobe Punktierungen deuten auf erweiterte Kapillaren hin und legen somit den Verdacht auf ein beginnendes Karzinom nahe.

Punktion *f*: engl. *puncture*. Einstich einer Hohlnadel oder eines Trokars in (Blut-)Gefäße, physiologische oder pathologische Körperhohlräume, parenchymatöse Organe oder Tumore. Ggf. unter Ultraschall-, Röntgen- oder endoskopischer Kontrolle werden Körperflüssigkeiten oder Gewebe zu therapeutischen oder diagnostischen Zwecken entnommen oder eingebracht.

Punktionskanüle *f*: engl. *puncture cannula*. Hohlnadel zur Punktion* mit Spritzenansatz (siehe Injektionsspritze).
Formen: Punktionskanülen mit unterschiedlichen Innen- und Außendurchmessern (siehe Gauge*) sowie Länge und Form der Kanülenspitze, z. B. abgeschrägt (siehe Tab. 1). Zur **Einmalpunktion** u. a.:
- Punktionskanüle aus Metall zur Blutentnahme* bzw. Injektion* (Injektionskanüle, außen und ggf. innen poliert)
- mit Kunststoffflügeln (sog. Butterfly) zur kurzzeitigen Infusion*
- mit Mandrin* für Lumbalpunktion* (besondere Spitzenform und seitliche Öffnung an der Nadelspitze zur atraumatischen Punktion, z. B. Sprotte-Kanüle)
- mit Jamshidi-Nadel mit Hemmvorrichtung für Sternal- oder Beckenkammpunktion oder als Punktionskanüle des Knochenmarkraums in der Notfallmedizin
- als Trokar* für Parazentese* (Bauchpunktion, siehe Veres*-Nadel)
- für Dekompressionsnadelpunktion bei (Spannungs-)Pneumothorax (spezielle Nadeln mit mind. 6,5 cm Länge)

Zur Punktion im Rahmen einer **Katheterisierung**, in der Regel mit längerer Verweildauer, z. B.
- (periphere) Venenverweilkanüle aus Plastik mit Mandrin aus Metall zur Durchführung der Punktion (siehe Abb.; siehe Tab. 2) zur i. v. Infusion (wenige Tage) oder (repetitiven) Injektion

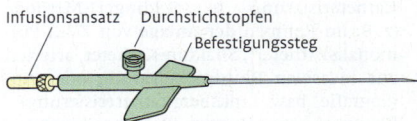

Punktionskanüle: Venenverweilkanüle; Steg erleichtert die Befestigung mit Heftpflaster auf der Haut.

Punkt, isoelektrischer

Punktionskanüle: Normgrößen und Farbcodierung von Einmalkanülen. Tab. 1

Pravaz	Außendurchmesser (G)	Außendurchmesser (mm)	Länge (mm)	Farbe	Anwendung
—	19	1,10	25	blassgelb	Aufziehkanüle
1	20	0,90	40	gelb	i. v.; i. m. für dickflüssige Lösungen
			70		tief i. m.
2	21	0,80	40	grün	i. v., i. m.
			50–60		i. m. bei Übergewicht
12	22	0,70	30	schwarz	s. c.; i. m. Oberschenkel
14	23	0,65	30–32	violett	s. c.; i. m. Oberschenkel
16	24	0,55	25	blaulila	s. c.
18	25	0,45	25	braun	s. c.
			12		Insulin
20	27	0,42	20	hellgrau	s. c.
			12–16		Insulin

G: Gauge*

Punktionskanüle: Normgrößen und Farbcodierung von Venenverweilkanülen. Tab. 2

Farbe	Außendurchmesser (G)	Außendurchmesser (mm)	Durchflussrate[1] (ml/min)
lila	26	0,6	9
gelb	24	0,75	13
blau	22	0,9	36
rosa	20	1,1	61
grün	18	1,3	97
weiß	17	1,5	128
grau	16	1,7	196
orangebraun	14	2,2	345

G: Gauge
[1] für NaCl 0,9%ig

– Punktionskanüle aus Metall zur vaskulären Katheterisierung in Seldinger*-Methode (z. B. im Rahmen der Anlage von ZVK, Pulmonaliskatheter*, Shaldon-Katheter, arteriell zur invasiven Blutdruckmessung oder Angiografie* bzw. Linksherzkatheterisierung)
– für intraossären Zugang (Bohrmaschine) v. a. in einer Notfallsituation (spätestens nach insgesamt 3 bzw. > 90–120 Sekunden andauernden frustranen venösen Punktionsversuchen bei Herz-Kreislauf-Stillstand, ausgeprägtem hypovolämischem Schock oder zur Wiederherstellung der Vitalfunktionen bei kritisch Kranken oder Trauma) zur raschen Zufuhr von Volumen oder Arzneimitteln: **1.** ≤ 6. Lj.: v. a. proximale Tibiainnenseite, distale Tibiainnenseite, distaler Femur **2.** > 6 Lj.: v. a. distale Tibiainnenseite, proximale Tibiainnenseite, distaler Femur **3.** Erwachsene: v. a. distale Tibia, proximale Tibia, proximaler Humerus
– Punktionskanüle zur nicht-vaskulären Punktion, z. B. zur Lokalanästhesie* (Leitungsanästhesie) mit spezieller Punktionskanüle: **1.** z. B. Tuohy-Kanüle zur epiduralen Kanülierung und Einführung eines Kunststoffkatheters **2.** Punktionskanüle mit Elektrode zur elektrischen Nervenstimulation (Identifizierung der nervennahen Kanülenlage und anschließend Katheter-Platzierung, siehe Nervenstimulator*) **3.** Punktionskanüle mit spezieller Oberflächenstruktur zur verbesserten sonografischen Darstellbarkeit (siehe Neurosonografie*)

Punkt, isoelektrischer: engl. *isoelectric point*. Punkt im EKG auf der PQ-Strecke (PQ*-Zeit) 40 ms vor Beginn des QRS-Komplexes, der die isoelektrische Linie im EKG definiert. Der isoelektrische Punkt ist u. a. bei Analyse der ST*-Strecke von Bedeutung.

Punktmutation *f*: engl. *point mutation*. Mutation*, bei der ein einzelnes oder wenige Nukleotide in der DNA-Sequenz verändert sind.

Punktprävalenz → Prävalenz

Pupillarblock *m*: engl. *pupillary block*; syn. Irisblock. Verlegung des Spalts zwischen Iris und Linse durch die Irisbasis und Behinderung der normalen Kammerwasserzirkulation. Folge ist ein Druckanstieg in der Augenhinterkammer und Vorwölbung der peripheren Iris mit Anlagerung an das Trabekelwerk, was eine vollständige Blockade des Kammerwasserabflusses verursacht und eine akute starke Augeninnendruckerhöhung.

Pupillarreflex → Pupillenreaktionen

Pupille *f*: engl. *pupil*; syn. Pupilla. Kreisrundes Sehloch im Zentrum der Iris*. Die Weite der Pupille reguliert den Lichteinfall ins Auge* und damit die Tiefenschärfe beim Sehen. Abhängig von der Lichtintensität stellen der M. sphincter pupillae bzw. M. dilatator pupillae die Pupille autonom über den Pupillarreflex eng (Miosis*) oder weit (Mydriasis*).

Pupillendifferenz → Anisokorie

Pupillenentrundung *f*: engl. *irregular shape of the pupil*. Abweichung von der normalen Kreisform der Pupille. Mögliche Ursachen sind angeborene Kolobome*, Verwachsungen nach Iritis*, Tumoren, z. B. Melanoblastom, sowie Verletzungen.

Pupillenerweiterung → Mydriasis

Pupillenprüfung *f*: engl. *pupillary examination*. Feststellung von Weite (z. B. Miosis*, Mydriasis*), Form (z. B. Pupillenentrundung*) und Seitengleichheit (Isokorie*) bzw. -ungleichheit (Anisokorie*) der Pupillen, z. B. beim neurologischen Status. Bei ophthalmologischen Untersuchungen erfolgt zusätzlich eine pharmakologische Pupillenprüfung mithilfe kurzwirksamer Miotika/Mydriatika. In der Neurologie ist die Pupillenprüfung Bestandteil der Koma- und Hirntoddiagnostik.

Pupillenreaktionen *f pl*: engl. *pupillary reflexes*; syn. Pupillarreflexe. Physiologische Veränderungen der Pupillenweite (Pupillomotorik). Unterschieden werden Lichtreaktion, synergische Pupillenreaktionen, Lidschlussreaktion, psychisch bedingte Pupillenreaktionen sowie ideomotorische Pupillenreaktionen.

Pupillenreaktion, hemianopische *f*: engl. *hemianopic pupillary reflex*. Bei Hemianopsie* auftretende Pupillenstarre* bei seitlicher Belichtung der „blinden" Netzhauthälfte mit normaler Lichtreaktion* bei Belichtung der intakten Netzhauthälfte.

Pathophysiologie:
– Unterbrechung der zentralen Sehbahn* und Pupillenbahn im Tractus opticus oder Chiasma* opticum
– geringere Beeinträchtigung der Lichtreaktionen bei Schädigung im Bereich der Sehbahn zentralwärts der Abzweigung der Lichtreflexbahn (z. B. im Okzipitallappen*).

Pupillenstarre *f*: engl. *pupillary rigidity*. Pathologischer Ausfall von Pupillenreaktionen*. Die möglichen Ursachen sind vielfältig, z. B. neurologische Folgen einer Syphilis, ZNS-Läsionen oder Augenerkrankungen.

Pupillenstörung *f*: engl. *pupillary dysfunction*. Störung der ständigen Anpassung der Pupillenweite an die jeweiligen Lichtverhältnisse. Die möglichen Ursachen sind vielfältig und können die Netzhaut, den Sehnerven, die Sehbahn sowie die Innervation oder die Muskulatur der Pupille betreffen.

Pupillenträgheit → Pupillotonie
Pupillenverengung → Miosis
Pupillenweite → Pupillenprüfung

Pupillotonie *f*: engl. *pupillotonia*. Störung der Pupillenmotorik mit träger oder fehlender Licht- und langsam tonisch ablaufender Konvergenzreaktion. Eine Pupillotonie ist meist einseitig (mit Anisokorie*), z. B. bei Adie*-Syndrom, Polyneuropathie* oder Ganglionitis* ciliaris acuta.

Puppenaugenphänomen → Reflex, vestibulookulärer

Purging *n*: Im Zusammenhang mit Essstörungen* wie Anorexia* nervosa (bulimischer Typ) und Bulimia* nervosa (Purging-Typ) verwendete Bezeichnung für aktive Maßnahmen, die einer Gewichtszunahme entgegenwirken und/oder eine Gewichtsabnahme herbeiführen, z. B. Missbrauch von Arzneimitteln (Laxanzien*, Schilddrüsenhormone*, Diuretika*, Appetitzügler*, Klistiere), selbst induziertes Erbrechen* und Ausspucken des Essens.

Purin *n*: engl. *purine*; syn. 7H-Imidazo-[4,5-d]-pyrimidin. N-heterozyklische Verbindung aus einem 6-gliedrigen Pyrimidin- und einem 5-gliedrigen Imidazolring. Purin ist das Grundgerüst von Harnsäure* und Xanthin*, Purinalkaloiden und aller Purinbasen*. Purinnukleotide (Nukleotide*) werden zu Harnsäure abgebaut.
Bedeutung: Purin ist der Ausgangsstoff aller Purinderivate, die eine große biologische Rolle spielen. Zu den Purinderivaten gehören u. a. das Purinoxidationsprodukt Harnsäure (2,6,8-Trihydroxypurin), Purinalkaloide (pflanzliche Methylxanthine wie Koffein, Theobromin, Theophyllin*), Zytokinine (Zeatin, Kinetin), Nukleosid-Analoga, bestimmte Vitamine* wie Vitamin B_{12} und die Purinbasen.
Anwendung: Purinanaloga oder Purinantagonisten finden Anwendung als Antimetaboliten zur Chemotherapie von Tumoren, da sie spezifisch die Purinbiosynthese hemmen (z. B. Mercaptopurin, Tioguanin*).

Purinanaloga → Basenanaloga

Purinarme Ernährung *f*: Ernährung mit purinarmen Lebensmitteln. Dazu zählen Milch und Milchprodukte, Obst und Gemüse (außer Spinat, Erbsen, Spargel, Linsen und Erdnüsse, wobei diese zwar purinreich, aber trotzdem unbedenklich sind). Die purinarme Ernährung wird empfohlen bei Patienten mit Hyperurikämie zur Normalisierung des Harnsäurespiegels.

Purinbasen *f pl*: engl. *purine bases*. In Nukleinsäuren* enthaltene Purinderivate. Die häufigsten Purinbasen sind Adenin* und Guanin*, die die Nukleoside* Adenosin* und Guanosin* bilden. Guanin unterliegt dabei der Tautomerie*. Mit Methylgruppen substituierte seltene Nukleinsäurebestandteile (z. B. Hypoxanthin und Xanthin) kommen gehäuft in tRNA vor.

Purinstoffwechselstörung *f*: engl. *purine metabolism disorder*. Erkrankungen infolge gestörter Biosynthese oder gestörten Abbaus von Purinen*. Gegenwärtig sind mindestens 10 verschiedene, meist genetisch bedingte Enzymdefekte bekannt. Diese führen zu Immundefekten und zur Verminderung oder Akkumulation von Harnsäure*.

Purkinje-Erscheinung *f*: engl. *Purkinje's phenomenon*. Veränderung des Helligkeitsverhältnisses farbiger Dinge in der Dämmerung gegenüber dem Tageslicht, wobei Blau in der Dämmerung am besten erkennbar ist.

Purpura *f*: syn. Hauteinblutungen. Blutaustritt aus Gefäßen in Haut oder Schleimhaut. Die häufigsten Ursachen sind Thrombozytenstörungen, Trauma oder hämorrhagische Diathese*. Im Gegensatz zu Erythemen verblassen Purpura unter Glasspateldruck (Glasspatelprobe*). Im weiteren Sinn werden auch verschiedene Erkrankungen mit Hautblutungen als Purpura bezeichnet (z. B. Purpura Schönlein-Henoch). Siehe Abb.
Hintergrund: Form der Hautblutung
– punktförmig (bis kleinfleckig): 1. Petechien* 2. Vibices
– flächig (bis voluminös): 1. Sugillation* 2. Suffusion 3. Hämatom*.

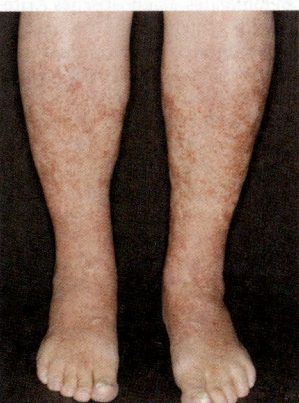

Purpura [183]

Sonderformen als eigenständige Erkrankungen
– Purpura* Schönlein-Henoch
– idiopathische thrombozytopenische Purpura (Morbus Werlhof)
– thrombotisch-thrombozytopenische Purpura (Moschkowitz-Syndrom).

Ursachen:
– Thrombozytenstörungen, z. B. durch Medikamente, Knochenmarkserkrankungen oder Autoantikörper
– vaskuläre hämorrhagische Diathese
– Störungen der Gefäßwände, z. B. durch Trauma, Skorbut*, Bestrahlung oder bei Ehlers*-Danlos-Syndrom
– idiopathisch, z. B. bei Erhöhung des Drucks in den Gefäßen durch Stase oder Anstrengung.

Purpura anaphylactoides *f*: engl. *anaphylactoid purpura*. Hautblutung bei kutaner leukozytoklastischer Vaskulitis*.
Formen:
– hämorrhagischer Typ (Purpura* Schoenlein-Henoch)
– polymorph-nodulärer Typ (Trisymptom Gougerot) mit papulösen, urtikariellen, bullösen Effloreszenzen und Blutungen
– papulo-nekrotischer Typ mit Lokalisation v. a. an den Beinen
– Purpura fulminans: schwerste Form der Purpura anaphylactoides: 1. v. a. in der Kindheit 2. meist nach Infektionen (Streptokokken, Varizellen*, Scharlach*, Masern*) auftretende Hämorrhagien in Haut, Schleimhaut und inneren Organen mit nachfolgender Verbrauchskoagulopathie* 3. ohne Therapie oft tödlicher Verlauf.

Purpura cerebri *f*: engl. *brain purpura*. Punktförmige, verstreut lokalisierte Gehirnblutungen, die vor allem in der weißen* Substanz in der Nähe kleiner Gefäße auftreten. Zu den Ursachen zählen zerebrale Fett- und Luftembolie*, Sepsis*, Intoxikationen und Gerinnungsstörungen. Mögliche Folgen sind Hirnödem* und gesteigerter Hirndruck*.

Purpura-Fieber *n*: engl. *Brazilian purpuric fever*. Fieberhafte Infektionskrankheit, die in Brasilien und v. a. bei Kindern vorkommt. Erreger ist Haemophilus* aegyptius. Behandelt wird systemisch mit Rifampicin oder Cephalosporinen mindestens der 2. Generation. Die Behandlung muss möglichst früh beginnen, da sonst viele Patienten sterben.

Purpura fulminans → Purpura anaphylactoides

Purpura hyperglobulinaemica *f*: engl. *Waldenström's macroglobulinemia*; syn. Waldenström-Krankheit. Schubweises Auftreten von Petechien besonders an den Beinen infolge Gefäßschädigung oder Gerinnungsstörung bei Paraproteinämie* (IgM-Gammopathie). Häufig bestehen zusätzlich Splenomegalie und stark erhöhte BSG.

Purpura jaune d'ocre f: syn. Purpura orthostatica. Ockergelbe bis dunkelbraune Pigmentierung, die flächenhaft und unscharf begrenzt an den distalen Unterschenkeln und hinter den Knöcheln auftritt. Durch erhöhten intravasalen Druck treten Erythrozyten aus den Gefäßen und Hämosiderin lagert sich in der oberen Dermis ab, z. B. bei chronisch-venöser Insuffizienz*.

Purpura kryoglobulinaemica → Kryoglobulinämie

Purpura pigmentosa progressiva f: engl. *progressive pigmentary dermatosis*; syn. Purpura chronica progressiva. Variante der lymphozytären Vaskulitis* mit chronisch verlaufender lymphozytärer Kapillaritis. Als Ursache vermutet werden eine Typ-IV-Reaktion auf Anti-Endothel-Antikörper oder Arzneimittel, Lebensmittel bzw. Lebensmittelzusatzstoffe. Klinisch zeigen sich petechiale Hautblutungen, Erytheme und Juckreiz. Therapiert wird mit Kortikosteroiden. Meist heilt die Erkrankung spontan aus.

Klinik:
- feinste petechiale Hautblutungen und Pigmentierungen (siehe Abb.)
- Erytheme
- staubförmige Schuppung
- lichenoide bzw. ekzematoide Veränderungen
- oft Juckreiz
- klinische Sonderformen: **1.** lichenoide Purpura (Gourgerot-Blum-Krankheit) **2.** Lichen aureus (segmental lokalisierte, blau-rötliche, lichenoide Papeln oder Plaques*) **3.** Purpura anularis teleangiectodes (Majocchi-Syndrom): purpurfarbene Plaques, bestehend aus Teleangiektasien und Hämosiderinablagerungen.

Therapie:
- mögliche Auslöser vermeiden: potenziell auslösende Medikamente absetzen, Kompressionstherapie bei chronisch venöser Insuffizienz
- Kortikoide*: zunächst lokal, bei ausbleibender Besserung auch systemisch
- Bioflavonoide: z. B. Rutosid
- PUVA-Behandlung.

Prognose: Meist Spontanheilung nach jahrelangem Verlauf.

Purpura, posttransfusionelle f: engl. *posttransfusion purpura*. Akute thrombozytopenische Purpura häufig mit Blutungssymptomatik, die ca. 1 Woche nach Bluttransfusion* (v. a. von HPA-1-positiven zellulären Blutprodukten) auftritt. Verantwortlich sind Thrombozytenantikörper* (Alloantikörper), meist Anti-HPA-1a, selten Anti-HPA-1b oder Anti-HPA-3, die z. B. durch eine Immunisierung im Rahmen einer Schwangerschaft gebildet wurden.

Therapie: Hochdosierte intravenöse Immunglobuline* (IVIG). Thrombozytentransfusionen können das Krankheitsbild verschlechtern.

Purpura Schoenlein-Henoch f: engl. *Schoenlein-Henoch purpura*; syn. IgA-Vaskulitis; Abk. PSH. Systemische Vaskulitis* kleiner Gefäße von Haut, Gastrointestinaltrakt und Nieren. Sie ist die häufigste Vaskulitis im Kindesalter. Typisch sind Purpura* und Petechien*, v. a. an den Streckseiten der Unterschenkel und Füße. Die Diagnostik erfolgt anamnestisch, klinisch, laborchemisch und ggf. mittels Biopsie. Die Therapie ist symptomatisch.

Pathogenese: Ätiologisch unklare Immunkomplexvaskulitis, welche häufig nach Infektionen, Impfungen oder Allergenexposition auftritt.

Klinik: Erkrankungsbeginn < 20. Lj.:
- Leitsymptom (obligates diagnostisches Kriterium): palpable hämorrhagische Hautveränderung in lageabhängiger Extremität mit Purpura und Petechien, v. a. an den Streckseiten der Unterschenkel und Füße (siehe Abb.), ohne dass eine Thrombozytopenie* besteht
- zusätzlich mind. 1 der folgenden 4 Kriterien: **1.** typischer Bauchschmerz (kolikartig, diffus-abdominal), evtl. blutige Diarrhö* (Hämatochezie), unter Umständen Ileus* (Purpura abdominalis; vgl. Invagination*) **2.** histopathologisch typische leukozytoklastische Vaskulitis (granulozytäre Infiltration und IgA-haltige Immundepots in Gefäßwand von Arteriolen und Venolen) oder Glomerulonephritis* (entzündlich-proliferative Glomerulopathie* mit IgA-Ablagerungen) **3.** akute Arthritis* oder akute Arthralgie* an verschiedenen Gelenken (Purpura rheumatica) **4.** typische renale Beteiligung: Proteinurie > 300 mg/24 h (oder Albuminurie), Hämaturie* (> 5 Erythrozytenzylinder/Gesichtsfeld oder Erythrozyten ≥ 2-fach positiv im Teststreifen) als Schoenlein-Henoch-Nephritis.

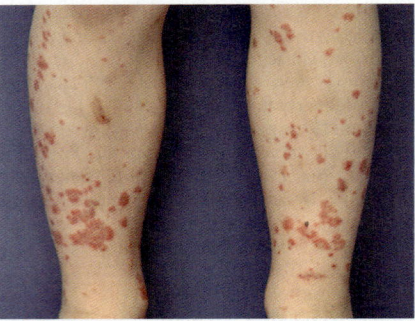

Purpura Schoenlein-Henoch: Hämorrhagische Hautveränderungen an den Unterschenkelstreckseiten. [79]

Therapie:
- symptomatisch (nichtsteroidale Antiphlogistika*)
- bei Glomerulonephritis* auch Glukokortikoide* und andere Immunsuppressiva.

Purpura senilis f: Bis münzengroße Hautblutungen und später bräunliche Flecken besonders an Handrücken, Unterarmen und Unterschenkelstreckseiten älterer Menschen, meist infolge herabgesetzter Kapillarresistenz oder Bindegewebeatrophie.

Purpura thrombasthenica Glanzmann → Thrombasthenie

Purpura, thrombotisch-thrombozytopenische f: engl. *thrombotic thrombocytopenic purpura*; syn. Moschcowitz-Syndrom; Abk. TTP. Form der thrombotischen Mikroangiopathie mit generalisiertem Auftreten hyaliner Thromben in der Mikrozirkulation*.

Hintergrund: Vorkommen:
- meist sporadisch durch Bildung inhibierender Antikörper*, betrifft v. a. Frauen im 30.–40. Lj.
- selten familiär.

Klinik:
- deutliche, häufig fluktuierende, neurologische Symptome
- Fieber
- hämorrhagische Diathese* (Thrombozytopenie*)
- hämolytische Anämie*
- akutes* Nierenversagen (cave: Verbrauchskoagulopathie*, Schock*).

Therapie:
- bei erworbener TTP: Plasmapherese* zur Antikörperelimination, evtl. zusätzlich Immun-

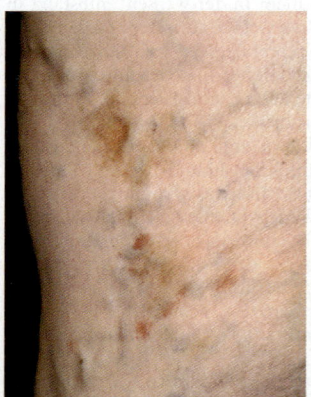

Purpura pigmentosa progressiva: Petechien und Hyperpigmentierungen an der Oberschenkelinnenseite. [206]

suppression (Glukokortikoide*, Azathioprin*, Zytostatika*)
– bei erblicher TTP: Substitution der von-Willebrand-Faktor-spaltenden Protease ADAMTS13 durch Infusionen von gefrorenem Frischplasma*.

Purpura, thrombozytopenische *f*: engl. *thrombocytopenic purpura*. Purpura* bei Thrombozytopenie*. Sie tritt v. a. bei isolierter Thrombozytopenie auf, kann aber auch im Rahmen einer thrombotisch-thrombozytopenischen Purpura* vorkommen.

Purtilo-Syndrom → Lymphoproliferatives X-chromosomales Typ 1 Syndrom

purulent: syn. purulentus. Eitrig, z. B. Ostitis purulenta.

purus: Bezeichnung für rein.

Pus → Eiter

Push-and-Pull-Enteroskopie → Dünndarmendoskopie

Push-Enteroskopie → Dünndarmendoskopie

Pusher-Symptomatik *f*: engl. *pusher syndrome*. Neuropsychologische Störung der posturalen (die Körperposition betreffenden) Orientierung bei Patienten mit ischämischem Schlaganfall*. Bei Hemiplegie* wird das Körpergewicht in jeder Körperhaltung auf die gelähmte Seite (auch nach passiver Korrektur) verlagert.

Pustel *f*: engl. *pustule*; syn. Pustula. Zu den primären Effloreszenzen zählender, mit Eiter gefüllter intra- oder epidermal liegender Hohlraum. Pusteln sind etwa 0,1 bis 0,5 cm groß und meist von einem ringförmigen Erythem umgeben. Der Inhalt der Pusteln ist entweder steril oder mit Bakterien oder Pilzen infiziert. Siehe Effloreszenzen* (Abb. 2 dort).

Pustula → Pustel

Pustula maligna → Milzbrand

Pustulose, transitorische neonatale *f*: engl. *transient neonatal pustular melanosis* (Abk. TNPM); syn. transitorische neonatale Melanose. Nicht behandlungsbedürftige Pusteln und kleine pigmentierte Makulae* beim ansonsten gesunden Neugeborenen*. Die Pusteln rupturieren leicht und bilden sich innerhalb weniger Tage zurück, die braunen Makulae persistieren bis zu einigen Monaten. Differenzialdiagnostisch sind insbesondere konnatale Infektionen (siehe TORCH*-Komplex) und die neonatale zephale Pustulose auszuschließen.

Pustulosis palmaris et plantaris *f*: engl. *palmoplantar pustulosis*; syn. Andrews-Bakterid; Abk. Ppp. Chronisch-persistierende oder schubweise auftretende sterile Pustulose mit Schuppung auf geröteter Haut an Handflächen und Fußsohlen, oft nach Streptokokken-Infekt. Sie ist assoziiert mit Hyperostosis sternoclavicularis (SAPHO-Syndrom), abzugrenzen sind Mykose*, Mykid und Psoriasis pustulosa. Behandelt wird durch Fokussanierung, topische Glukokortiko-

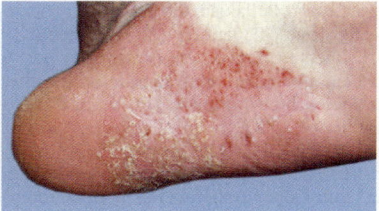

Pustulosis palmaris et plantaris [202]

steroide, ggf. Acitretin, Methotrexat, Ciclosporin oder PUVA. Siehe Abb.

Putamen *n*: Schale, Fruchtschale, Hülse in der eigentlichen Wortbedeutung, medizinisch Kern des Telenzephalons*, der als äußere Schicht des Nucleus lentiformis zusammen mit dem Nucleus* caudatus das Corpus* striatum bildet. Das Putamen ist Teil des extrapyramidalen Systems und spielt eine Rolle bei der Kontrolle der Willkürmotorik.

Klinische Bedeutung: Putamenatrophie geht mit motorischen Störungen einher, z. B. bei Chorea Huntington, degenerativer Demenz wie Alzheimer-Krankheit oder Parkinson-Syndrom.

Putti-Trias *f*: engl. *Putti's triad*. Röntgenologische Frühsymptome bei angeborener Hüftgelenkluxation. Hierzu zählen flache Gelenkpfanne, hypoplastischer Femurkopfkern und/oder eine laterokraniale Verschiebung des proximalen Femurendes.

Puumalavirus *n*: engl. *Puumala virus*. Virus des Genus Hantavirus*, das eine milde Form des hämorrhagischen Fiebers mit renalem Syndrom verursacht. Puumalaviren kommen in Skandinavien, Mitteleuropa und Russland vor. Virusreservoir ist die Rötelmaus (Clethrionomys glareolus). In Deutschland gemeldete Hantavirus-Infektionen sind fast ausschließlich Puumalavirus-Infektionen und nur sehr selten Dobrava-Virus-Infektionen.

PV: Abk. für → Plasmavolumen

PVC: Abk. für Polyvinylchlorid → Vinylchlorid

PVC-Krankheit: Abk. für Polyvinylchlorid-Krankheit → Vinylchlorid

PVI: Abk. für → Pulmonalvenenisolation

PVNS: Abk. für pigmentierte villonoduläre Synovialitis → Synovialitis, pigmentierte villonoduläre

PVP: Abk. für photoselektive Vaporisation der Prostata → Prostatasyndrom, benignes

PVS: Abk. für → Praxisverwaltungssystem

PVT: Abk. für pulslose ventrikuläre Tachykardie → Herz-Kreislauf-Stillstand

PW: Abk. für engl. *pulsed wave* → Doppler-Sonografie

P-Welle *f*: engl. *P wave*. Erste Welle im EKG*-Herzzyklus, entspricht der Erregungsausbreitung im rechten und linken Herzvorhof.

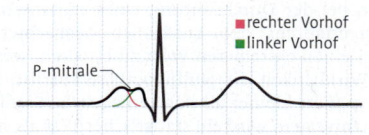

P-Welle Abb. 1: P-mitrale in Ableitung II mit zeitlich verschobener Vorhoferregung.

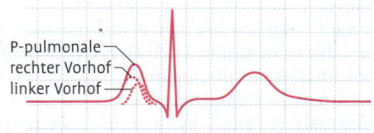

P-Welle Abb. 2: P-pulmonale in Ableitung II mit zeitlich verschobener Vorhoferregung.

Formen:
– Normbefund: Breite 0,05–0,1 s, Amplitude 0,1–0,25 mV in der Extremitätenableitung* (Brustwandableitung*: ≤ 0,12 mV); positiv, evtl. negativ in V_1 und konkordant negativ in einer Extremitätenableitung; erster Teil der (verschmolzenen) P-Welle entsteht durch den rechten, zweiter durch den linken Vorhof; Richtung des Vorhofhauptvektors (P-Achse): von rechts oben nach links unten (Einthoven-Ableitung II)
– P-mitrale (syn. P-sinistroatriale, P-sinistrocardiale): doppelgipflige (Extremitätenableitung; siehe Abb. 1) oder biphasische (Ableitung V_{1-2}), verbreiterte P-Welle ohne Amplitudenerhöhung als Zeichen einer Druck- oder Volumenbelastung des linken Vorhofs (Mitral- und Aortenklappenfehler, arterielle Hypertonie, Pericarditis constrictiva u. a.)
– P-pulmonale (syn. P-dextroatriale, P-dextrocardiale; siehe Abb. 2): erhöhte und spitz-positive P-Welle ohne Verbreiterung als sehr spezifisches und wenig sensitives Zeichen einer Druck- oder Volumenbelastung des rechten Vorhofs (z. B. Cor* pulmonale, Trikuspidalinsuffizienz, angeborene Herzfehler)
– P-biatriale (syn. P-cardiale): verbreiterte, überhöhte, doppelgipflige und in V_{1-2} biphasische P-Welle mit spitz-positivem initialem Anteil bei biatrialer Druck- oder Volumenbelastung
– Deformierung bzw. Verbreiterung bei intraatrialer Erregungsleitungsstörung* oder atrialer oder junktionaler Ektopie (Erregungsbildungsstörung*)
– Drehung der P-Wellenachse bei retrograder Vorhoferregung (Ektopie, akzessorische Leitungsbahn).

p-Wert *m*: engl. *p-value*; syn. statistisches Signifikanzniveau. Angabe über die Wahrscheinlichkeit, bei der Durchführung eines statistischen Testverfahrens den tatsächlich beobachteten oder einen extremeren Wert zu erhalten, wenn in Wirklichkeit die Nullhypothese zutrifft. Ist der p-Wert kleiner als das vorgegebene Signifikanzniveau α, wird ein statistischer Test als signifikant bezeichnet.

Hinweis: Der p-Wert ist ein Maß für die statistische Sicherheit einer Aussage, nicht jedoch für die Effektstärke, da er vom Stichprobenumfang abhängt.

Pyämie f: engl. *pyemia*; syn. Pyohämie. Bakteriämie*, die zu metastatischen Herden bzw. multiplen Abszessen führen kann.

Pyarthrose → Gelenkempyem

Pyelektasie f: engl. *pyelectasia*. Erweiterung des Nierenbeckens ohne Einbeziehung des Kelchsystems. Eine Erweiterung des Nierenbeckenkelchsystems infolge einer Harnabflussbehinderung* wird dagegen als Pyelokaliektasie* bezeichnet.

Pyelitis f: Akut oder chronisch verlaufende Nierenbeckenentzündung, meist aufgrund einer aszendierenden, bakteriellen Harnwegsinfektion. Bei einer Beteiligung des Nierenparenchyms (häufig) spricht man von einer Pyelonephritis bzw. interstitiellen Nephritis. Mittels Urinkultur können oft die Erreger isoliert werden. Antibiogrammgerecht erfolgt die antibiotische Behandlung.

Hinweis: Abflusshindernisse der Harnwege sollten bei häufig wiederkehrenden Pyelitiden ausgeschlossen werden.

Pyelokaliektasie f: engl. *pyelocaliectasis*. Erweiterung des Nierenbeckenkelchsystems infolge einer Harnabflussbehinderung*. Eine Erweiterung des Nierenbeckens **ohne** Einbeziehung des Kelchsystems wird als Pyelektasie* bezeichnet.

Pyelolithotomie f: engl. *pyelolithotomy*. Sehr selten durchgeführte operative Eröffnung des Nierenbeckens zur Entfernung von Nierensteinen. Eine Indikation* für den Eingriff ist z. B. das Versagen von endoskopischen Verfahren. Die Pyelolithotomie kann offen, laparoskopisch oder roboterassistiert erfolgen.

Pyelonephritis f: syn. Nierenbeckenentzündung. Akute bakterielle Infektion der oberen Harnwege mit Entzündung von Niereninterstitium und Nierenbeckenkelchsystem. Leitsymptome sind akut einsetzendes Fieber > 38°, Dysurie* und klopfschmerzhafte Nierenlager. Ursache ist meist die Aszension von Darmkeimen. Häufigster Erreger ist E. coli. Behandelt wird mit Bettruhe, Antibiotika* und reichlich Flüssigkeitszufuhr.

Klinik:
- Fieber* (evtl. Schüttelfrost)
- Flankenschmerz, klopfschmerzhaftes Nierenlager
- Dysurie und Pollakisurie*
- häufig Abgeschlagenheit und Durstgefühl
- evtl. Übelkeit, Erbrechen, Diarrhö
- im Neugeborenen- und Säuglingsalter eher unspezifische Symptome: **1.** Lethargie* **2.** Irritabilität **3.** Tachypnoe* **4.** Zyanose* **5.** nur in 30 % der Fälle mit Fieber.

Aber: Bei 7–15 % der Neugeborenen und Säuglingen mit Fieber besteht eine Pyelonephritis (davon 40 % mit Harnabflussbehinderung). Bei älteren Patienten ist häufig Fieber das einzige Symptom.

Komplikationen:
- Nierenabszess*
- paranephritischer Abszess*
- Urosepsis*
- Chronifizierung mit Übergang in chronische Pyelonephritis*.

Therapie:
- reichliche Flüssigkeitszufuhr zum Erzeugen einer Polyurie
- unverzügliche antibiotische Therapie, Mittel der ersten Wahl sind: **1.** Fluorchinolone der Gruppe 2 oder 3, z. B. Ciprofloxacin*, Levofloxacin* **2.** Alternative: Cephalosporin* der 3. Generation, z. B. Cefpodoxim*
- nach Antibiogramm gezielte antibiotische Therapie, unter Umständen anschließende Dauerprophylaxe
- bei Harnabflussbehinderung ggf. künstliche Harnableitung oder operative Beseitigung anatomischer Ursachen.

Prognose:
- gut bei rechtzeitiger Diagnose und Therapie
- vor allem im Säuglingsalter Gefahr der Urosepsis und Gefahr der Bildung von Parenchymnarben (besonders im 1. Lebensjahr und bei verzögerter antibiotischer Therapie).

Pyelonephritis, chronische f: syn. chronische Nierenbeckenentzündung. Eine durch Bakterien ausgelöste chronische Entzündung des Nierenparenchyms, meist verursacht durch eine Harnabflussbehinderung*.

Therapie:
- konsequente antibiotische Therapie von Harnwegsinfektionen
- Therapie oder Beseitigung von Risikofaktoren wie vesikourethraler Reflux, neurogene Blasenfunktionsstörung
- evtl. niedrig dosierte Langzeitantibiose oder Standby-Antibiose durch den Patienten mit Nitrofurantoin, Trimethoprim oder einem oralen Cephalosporin
- ggf. Nephrektomie bei einseitigem Befall und fehlender Nierenfunktion.

Pyelonephritis gravidarum f: engl. *pyelonephritis of pregnancy*. Schwangerschaftspyelonephritis, häufige Komplikation in der 2. Hälfte der Schwangerschaft. Meist kommt es zunächst zu einer asymptomatischen Bakteriurie, welche dann progredient verläuft. Therapie der Wahl ist eine frühzeitige Antibiotikagabe (Penicilline, Cephalosporin) – bereits bei asymptomatischen Infekten.

Ursachen: Die Progredienz der Infektion wird begünstigt:
- entweder mechanisch durch: **1.** Kompression der ableitenden Harnwege (großer Uterus) **2.** progesteronbedingte Ureteratonie mit verminderter Ureterperistaltik **3.** Kompression des Ureters durch den Plexus der V. ovarica
- oder durch eine rasche Bakterienvermehrung im Schwangerenurin aufgrund einer pH-Wert-Verschiebung.

Pyeloplastik → Nierenbeckenplastik

Pyelostomie → Nephrostomie

Pyelotomie f: engl. *pyelotomy*. Operative Eröffnung des Nierenbeckens, z. B. im Rahmen von Steinextraktionen (Pyelolithotomie*) oder Nierenbeckenplastiken*.

Pyemotes tritici → Milben

Pygmalion-Effekt → Versuchsleiter-Erwartungseffekt

Pyknose → Karyopyknose

Pylephlebitis f: Entzündung der Vena portae hepatis, meist als septische Pylephlebitis bei bakterieller Infektion im Bereich des Zuflussgebiets mit Fieber, Bauchschmerz und Hepatosplenomegalie (z. B. bei Appendizitis*, Divertikulitis*). Häufige Komplikation ist eine sekundäre Pfortaderthrombose*. Behandelt wird mit Antibiotika und ggf. Antikoagulanzien.

Pylethrombose → Pfortaderthrombose

Pyloromyotomie f: engl. *pyloromyotomy*; syn. Weber-Ramstedt-Operation. Chirurgische Therapie der hypertrophen Pylorusstenose*. Es erfolgt die Längsspaltung von Serosa und verdickter Pylorusmuskulatur bis auf die Mukosa (sog. extramuköse Pyloromyotomie), unter Umständen mit querer Entlastungsinzision.

Pyloroplastik f: engl. *pyloroplasty*. Operation zur Erweiterung des Pylorus* bei Magenausgangsstenose zur Gewährleistung der Magenentleerung, entweder als Pyloroplastik nach Heinecke-Mikulicz mit Längsinzision des Pylorus und querer Vernähung desselben im Sinne einer Erweiterungsplastik oder als Anastomosierungspyloroplastik nach Finney oder Jaboulay (Gastroduodenostomie*).

Formen:
- Pyloroplastik nach Heinecke-Mikulicz (siehe Abb.)
- Anastomosierungspyloroplastik nach Finney oder Jaboulay: **1.** Pyloroplastik nach Finney: Mobilisierung des Duodenums nach Kocher und hufeisenförmige Inzision des Pylorus und der Vorderwand des proximalen Duodenums; anschließend Seit-zu-Seit-Anastomose **2.** Pyloroplastik nach Jaboulay: Mobilisierung des Duodenums nach Kocher und Seit-

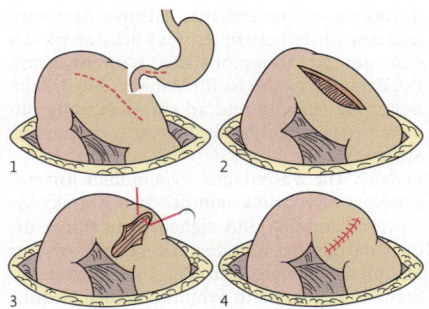

Pyloroplastik: Verfahren nach Heinecke-Mikulicz; 1: Längsschnitt; 2: Durchtrennung der Vorderwand; 3 und 4: quere Vernähung zur Herstellung einer breiten Passage.

zu-Seit-Anastomose zwischen proximalem Duodenum und dem großkurvaturseitigen präpylorischen Antrum (krankhaft veränderter Pylorus bleibt erhalten).
Indikationen:
– Pylorusstenose*
– Ulcus duodeni
– auch vor Magenhochzug* bei Ösophagusresektion*.

Pylorospasmus m: engl. *pylorospasm*; syn. Pylorusspasmus. Krampfartige Muskelkontraktur des Magenpförtners (Pylorus*), die zu einer vorübergehenden funktionellen Pylorusstenose* führt. Typische Folge ist schwallartiges Erbrechen kurz nach der Nahrungsaufnahme. Ein anhaltender Pylorospasmus kann zu einer Pylorushypertrophie* führen.

Pylorus m: Am Übergang zum Duodenum*(Ostium pyloricum) gelegener Teil der Pars pylorica des Magens*. Der Pylorus ist charakterisiert durch einen starken Ringmuskel (M. sphincter pylori), der als Magenpförtner den Übertritt des Chymus* in den Dünndarm kontrolliert. Vgl. Magen* (Abb. dort).

Pylorushypertrophie f: engl. *pyloric hypertrophy*. Muskuläre Hypertrophie* des Ringmuskels am Magenausgang. Im Säuglingsalter tritt Pylorushypertrophie auf als hypertrophe Pylorusstenose*, beim Erwachsenen ist sie funktionell bedingt oder aus dem Kindesalter verschleppt mit milderer Symptomatik als beim Säugling. Betroffene erleiden sauren Ruktus*, Völlegefühl und Erbrechen. Behandelt wird durch Pyloromyotomie* oder konservativ.

Pylorusreflex m: engl. *pyloric reflex*. Viszero-viszeraler Reflex zur Tonusregulierung des Pylorus*, zum Weitertransport des Chymus* (Speisebrei) vom Magen in das Duodenum. Vermittelt durch den N. vagus erschlafft bei Eintreffen peristaltischer Wellen im Antrum die Pylorusmuskulatur. Der Reflex ist abhängig von der Osmolalität* sowie der H+- und Fettsäurekonzentration des Chymus*.

Pylorusstenose f: engl. *pyloric stenosis*. Verengung des Magenausgangs meist durch Spasmus/Hypertrophie* des Pylorus oder Vernarbungen. In der Regel handelt es sich um eine angeborene, seltener eine erworbene Erkrankung. Typisch ist das schwallartige Erbrechen von Nahrungsresten. In der Folge kann es zu Flüssigkeits- und Elektrolytverlusten mit hypochlorämischer Alkalose* kommen.
Ätiologie:
– angeboren: hypertrophe Pylorusstenose*
– erworben: **1.** entzündliche oder narbige Stenose* des Magenausganges bei Ulcus ventriculi oder Ulcus* duodeni **2.** Pylorospasmus* durch Schädigung der Fasern des N. vagus (direkte Infiltration durch Tumoren*, nach Vagotomie, Durchtrennung im Rahmen von Ösophagusresektionen* oder Magenteilresektionen* **3.** Tumoren des Oberbauches **4.** idiopathisch.
Klinik:
– bei angeborener Pylorusstenose: **1.** schwallartiges, nicht-galliges Erbrechen kurz nach der Nahrungsaufnahme **2.** saurer Geruch des Erbrochenen **3.** typischer Beginn in der 3.–6. Lebenswoche **4.** reduzierter Allgemeinzustand: Exsikkose, Gedeihstörungen
– bei erworbener Pylorusstenose (in Abhängigkeit vom Ausmaß der Stenose): Erbrechen, frühzeitiges Völlegefühl, Gewichtsverlust, Mangelernährung.
Therapie: Angeborene Pylorusstenose:
– konservative Therapie mit Magensonde*, parenteraler Ernährung nur bei Gewichtsverlust durch Dehydratation* oder gestörtem Elektrolythaushalt* zur Vorbereitung auf die Operation
– in der Regel operative Therapie: extramuköse Längsspaltung der Pylorusmuskulatur unter Schonung der Schleimhaut; entweder offen (Pyloromyotomie* nach Weber-Ramstedt) oder laparoskopisch.
Erworbene Pylorusstenose (in Abhängigkeit von Ursache und Ausmaß der Stenose):
– parenterale Ernährung oder enterale Ernährung über Sonde
– endoskopische Dilatation*
– Pyloroplastik* (verschiedene Verfahren, z. B. Heineke-Mikulicz, Finney, Jaboulay)
– Magenteilresektion* und Rekonstruktion nach Billroth I (Billroth*-I-Resektion), Billroth II (Billroth*-II-Resektion) oder Y-Roux (Roux*-Operation).

Pylorusstenose, hypertrophe f: engl. *infantile hypertrophic pyloric stenosis*. Funktionelle Pylorusstenose* des Säuglings infolge Pylorushypertrophie*. Meist tritt in der 2.–4. Lebenswoche

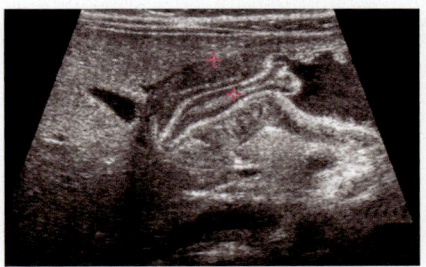

Pylorusstenose, hypertrophe: Verdickter und verlängerter Pylorus im Längsschnitt (Ultraschalldiagnostik). [15]

das charakteristische schwallartige Erbrechen postprandial bei gleichzeitigem Heißhunger auf. Der Nachweis gelingt durch Ultraschalldiagnostik. Die Therapie erfolgt operativ mittels Pyloromyotomie*. **Vorkommen:**
– Inzidenz 1–3 : 1000, in 80 % der Fälle bei Jungen
– familiär gehäuft
– molekulare Basis unbekannt, bislang 5 chromosomale Bereiche identifiziert.
Pathologie: Stenosierende Hypertrophie der Pylorusmuskulatur sowie prästenotische Hypertrophie der Magenmuskulatur.
Klinik:
– charakteristisches schwallartiges Erbrechen postprandial bei gleichzeitigem Heißhunger meist in der 2.–4. Lebenswoche
– Dehydratation, hypochlorämische Alkalose, Gewichtsverlust, Dystrophie*
– Pseudoobstipation mit Hungerstuhl
– Ikterus in 2 % der Fälle.
Diagnostik:
– sichtbare peristaltische Wellen im Epigastrium und schwallartiges Erbrechen nach Probefütterung (sog. Teeprobe)
– evtl. palpabler olivengroßer Tumor
– Nachweis durch Ultraschalldiagnostik, Messung von Pyloruslänge und -dicke; siehe Abb.
Therapie:
– Ausgleich von Wasser- und Elektrolytverlusten
– Pyloromyotomie*.

Pyoderma gangraenosum n: syn. Dermatitis ulcerosa. Schubartig verlaufende Vaskulitis* mit einzeln stehenden, ovalären oder serpiginösen Ulzerationen, die von 2–5 mm breiten, blauroten, druckschmerzhaften, unterminierten Rändern umgeben sind. Eine klinische Variante der Erkrankung erfasst auch das tiefe subkutane Fettgewebe. Behandelt wird die Grunderkrankung, außerdem mit Azathioprin, Dapson, Salizylazosulfapyridin und Glukokortikoiden.

Pyodermia chancriformis

Grunderkrankungen: Vorkommen besonders an den unteren Extremitäten im Rahmen von:
- Colitis* ulcerosa
- Enteritis regionalis Crohn
- Reiter-Krankheit
- rheumatoider Arthritis*
- Behçet*-Krankheit
- Paraproteinämie* (fakultativ paraneoplastisches Syndrom bei multiplem Myelom, Kollagenosen).

Pyodermia chancriformis f: engl. *chancriform pyodermia*; syn. Schankriforme Pyodermie. Chronische Pyodermie*, besonders an Lippen, Gesicht, Genitalien und Gesäß vorkommend, die klinisch einem syphilitischen Primäraffekt ähnelt. Ursache ist eine Infektion mit Staphylokokken. Diagnostiziert wird klinisch sowie evtl. durch Erregernachweis im Wundabstrich, therapiert wird lokal antiseptisch und systemisch antibiotisch.

Pyodermie f: engl. *pyoderma*. Sammelbezeichnung für meist schmerzhafte eitrige Infektionen der oberflächlichen oder tieferen Hautschichten und der Hautanhangsgebilde (Haare, Nägel, Schweißdrüsen), meist verursacht durch Staphylokokken oder Streptokokken.

Therapie:
- antiseptische und evtl. antibiotische Lokaltherapie
- systemische Antibiose* laut Antibiogramm.

pyogen: Eiterungen erregend. Pyogene Erreger sind z. B. Strepto-, Staphylo-, Gono-, Pneumo-, Meningokokken, Pseudomonas aeruginosa, E. coli, Salmonellen, Klebsiellen und Serratia marcescens.

Pyokokken → Erreger, pyogene

Pyometra f: Eiteransammlung in der Cavitas uteri infolge einer Zervixstenose. Die Pyometra kommt besonders im höheren Lebensalter vor, beispielsweise bei Endometritis*, Colpitis senilis, bei Endometriumkarzinom* und Zervixkarzinom*, nach intrakavitärer Strahlentherapie oder nach B-Lynch-Naht. Bei Pyometra wird der Zervikalkanal dilatiert, eine Drainage* eingelegt ggf. antibiotisch behandelt.

Diagnostik:
- Ultraschalldiagnostik, MRT oder CT
- ggf. Hysteroskopie, fraktionierte Kürettage.

Pyomyositis, tropische f: engl. *tropical pyomyositis*; syn. Myositis tropica. Fieberhafte Erkrankung in tropischen Ländern mit Entwicklung eines oder mehrerer Abszesse in der Skelettmuskulatur, häufig nach Verletzung oder Virusinfektion. Schlechte Ernährungslage und schlechter Allgemeinzustand begünstigen die Entwicklung. Erreger ist meist Staphylococcus* aureus. Therapiert wird mit penicillinasefesten Penicillinen*, Cephalosporinen* und Chinolonen* sowie durch Inzision*.

Komplikation:
- Sepsis*
- sekundäre Krankheitsherde in Knochen, Lunge, Gehirn und Niere.

Pyonephrose f: engl. *pyonephrosis*. Eiteransammlung im Nierenbecken, eventuell begleitet von Parenchymverlust. Die Pyonephrose ist entweder Folge einer eitrig einschmelzenden Pyelonephritis* mit kavernöser Vergrößerung des Nierenbeckens oder Sekundärinfektion einer Hydronephrose*. Eine Nierentuberkulose kann ein ähnliches Bild wie eine Pyonephrose zeigen.

Pyopneumothorax m: engl. *pneumoempyema*. Eiter- und Luftansammlung im Pleuraraum, z. B. bei einem intrapleuralen Einbruch eines Lungenabszesses oder einer tuberkulösen Kaverne*. Auch eine sekundäre pleurale Infektion über eine persistierende Fistel bei (chronischem) Pneumothorax kann zu einem Pyopneumothorax führen.

Pyosalpinx → Salpingitis

Pyospermie f: engl. *pyospermia*. Eitriges Ejakulat mit mehr als 10^6 Leukozyten*/ml. Eine Pyospermie kommt vor bei Harnwegsinfekten, z. B. Gonorrhö*, Prostatitis* oder Vesikulitis*. Behandelt wird antibiotisch.

Pyovar → Ovarialabszess

Pyozele f: engl. *pyocele*. Eiteransammlung in einem vorgebildeten Hohlraum, z. B. in einer Nasennebenhöhle aufgrund von Schleimretention und Superinfektion, im Douglas-Raum bei eitriger Pelveoperitonitis* (Douglas*-Abszess) oder skrotal bei eitriger Orchitis*. Behandelt wird mittels Drainage* bzw. chirurgischer Entlastung oder Eröffnung, Antibiotika* und ggf. Ablatio*.

Pyozephalus m: engl. *pyocephalus*. Eiteransammlung (Empyem*) in den Hirnventrikeln.

Pyozyaneusbakterien → Pseudomonas aeruginosa

Pyozystitis f: Schwere Form einer Blasenentzündung, die mit Eiterbildung in der Harnblase einhergeht. Die Pyozystitis tritt oft bei Diabetikern, Patienten mit schweren Miktionsstörungen oder Fremdkörpern im Harntrakt (z. B. bei Dauerkatheterträgern) auf. Die Therapie erfolgt mit Antibiotika, vesikaler Harnableitung (meistens Blasendauerkatheter) und soweit möglich einer Ursachenbekämpfung.

Pyramide f: engl. *pyramid*. Begriff mit mehreren Bedeutungen: einmal pyramidenförmige Vorwölbung der Medulla* oblongata an der ventralen Seite, die durch die Nervenfasern der Pyramidenbahn* zustande kommt, zum anderen Felsenbeinpyramide des Schläfenbeins (Pars petrosa ossis temporalis).

Pyramidenbahn f: engl. *pyramidal tract*; syn. Tractus pyramidalis. Gesamtheit der absteigenden Leitungsbahnen des primär motorischen Kortex zu den motorischen Hirnnervenkernen und den Vorderhornzellen des Rückenmarks als Teil des somatomotorischen Nervensystems. Die Pyramidenbahn ist für Willkür- sowie Feinmotorik zuständig und arbeitet dabei eng mit dem extrapyramidalen System* zusammen. Siehe Abb.

Verlauf: Die Fasern der Pyramidenbahn entspringen dem primär motorischen Kortex (Gyrus praecentralis) und ziehen dann durch die Capsula* interna und den Hirnstamm* bis zur Medulla* oblongata. In der Pyramidenbahnkreuzung (Decussatio pyramidum) der Medulla oblongata kreuzen ca. 80–90 % aller Fasern auf die kontralaterale Seite und bilden hier die Pyramidenseitenstrangbahn (Tractus corticospinalis lateralis). Die ungekreuzten Fasern laufen als Pyramidenvorderstrangbahn (Tractus corticospinalis anterior) weiter und kreuzen erst auf Segmenthöhe in das Vorderhorn der kontralateralen Seite. Alle Fasern enden auf verschiedenen Höhen des Rückenmarks an den Vorderhornzellen.

Funktion:
- wichtig für zielgerichtete Willkürmotorik (in Zusammenarbeit mit extrapyramidalem System) und Feinmotorik
- wirkt hemmend auf den Muskeltonus und Muskeleigenreflexe ein.

Pyramidenbahnzeichen n sg, pl: engl. *pyramidal signs*. Symptome bzw. Reflexe, die bei Läsion des 1. motorischen Neurons (Pyramidenbahn*) auftreten und oft hohe pathognomische Bedeutung haben.

Babinski-Reflex: Siehe Abb.

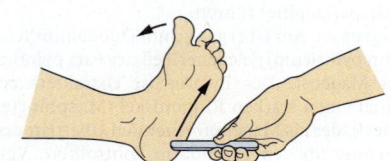

Pyramidenbahnzeichen: Babinski-Zeichen I.

Pyramidenfraktur → Schädelbasisfraktur
Pyramidenspitzeneiterung → Gradenigo-Syndrom
Pyramides renales → Niere
Pyrantel n: Breitband-Anthelminthikum aus der Gruppe der Imidazolderivate* mit Wirkung gegen gastrointestinale Parasiten* wie beispielsweise Oxyuren, Ascariden und Hakenwürmer. Pyrantel führt nach oraler Einnahme zur Ausscheidung der Würmer mit dem Stuhl. Zu den Nebenwirkungen zählen Kopfschmerzen, Schwindel und gastrointestinale Störungen, Kontraindikation ist eine vorbestehende Leberschädigung.

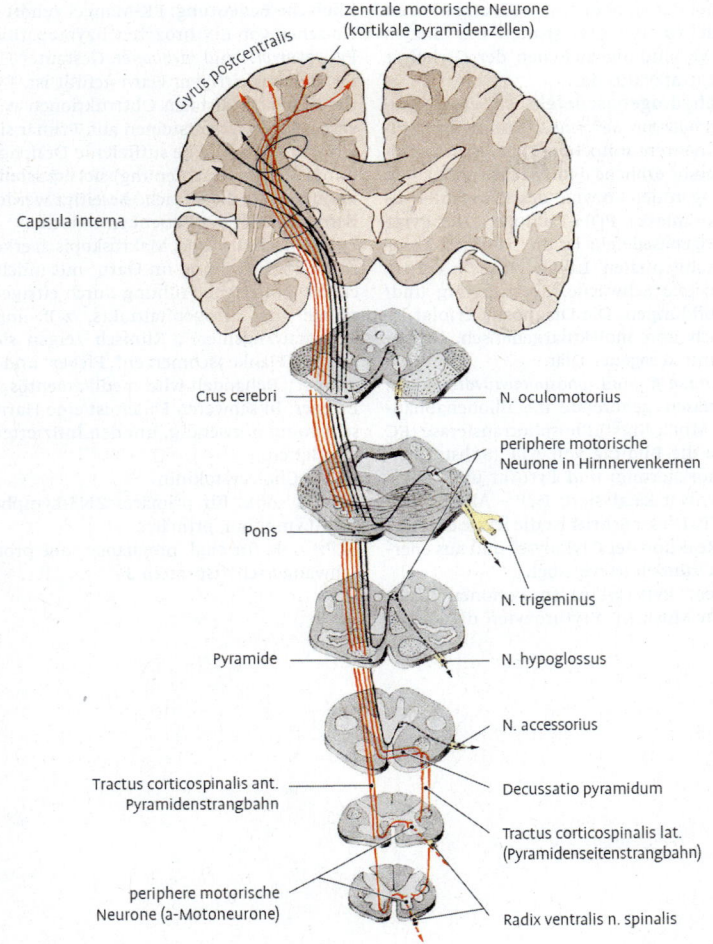

Pyramidenbahn: Schema des Verlaufs der Pyramidenbahn. Der Tractus corticospinalis ist rot, der Tractus corticonuclearis ist schwarz dargestellt. Die Pyramidenbahn stellt die Efferenz des Motokortex dar, ist die größte absteigende Bahn und innerviert die Alpha-Motoneurone. [4]

Indikationen: Behandlung von Infektionen mit folgenden Parasiten:
– Madenwurm (Enterobius vermicularis, Oxyuren)
– Spulwurm (Ascaris lumbricoides)
– Hakenwurm (Ancylostoma duodenale)
– amerikanischer Hakenwurm (Necator americanus)
– Fadenwurm (Trichostrongylus colubriformis und orientalis).

Pyrazinamid *n*: Antituberkulotikum der 1. Wahl, das in Kombination mit anderen Tuberkulosemitteln oral zur Initialtherapie von Tuberkulose* eingesetzt wird. Pyrazinamid zeigt im sauren pH-Bereich bakterizide Wirksamkeit gegen Mycobacterium* tuberculosis, ist jedoch unwirksam gegen Mycobacterium* bovis und atypische Mykobakterien. Häufige Nebenwirkungen sind gastrointestinale Störungen, Hyperurikämie* und Leberfunktionsstörungen.

Pyrexie → Fieber

Pyridinolin *n*: engl. *pyridinoline*; Abk. PYD. Hydroxypyridinium-Derivat, das als Quervernetzung (sogenannten Crosslinks) zwischen Kollagenfibrillen sitzt und diese stabilisiert. Beim Knochenabbau werden Pyridinolin (PYD) und Desoxypyridinolin (DPD) frei und über die Niere ausgeschieden. PYD und DPD im Urin dienen als Marker für verschiedene Knochenerkrankungen.

Pyridoxal → Vitamin B_6
Pyridoxalphosphat → Vitamin B_6
Pyridoxamin → Vitamin B_6
Pyridoxin → Vitamin B_6
pyridoxinabhängige Stoffwechselstörung → Neugeborenenkrämpfe
Pyridoxinhydrochlorid → Vitamin B_6
Pyridoxini hydrochloridum → Vitamin B_6
Pyridoxol → Vitamin B_6

Pyrimidin *n*: engl. *pyrimidine*; syn. 1,3-Diazin. Aromatische N-heterozyklische Verbindung mit 2 N-Atomen in *meta*-Stellung. Pyrimidinderivate und vom Pyrimidinring abgeleitete Naturstoffe sind z. B. Pyrimidinbasen*, Purinbasen*, Nukleosid-Analoga, Barbitursäure (Barbiturate*), Pterine, Purine*, Vitamine*, Ureide und Sulfonamide (z. B. Trimethoprim, Sulfamerazin).

Pyrimidinanaloga → Basenanaloga

Pyrimidinbasen *f pl*: engl. *pyrimidine bases*. In Nukleinsäuren* enthaltene Pyrimidinderivate. Die häufigsten Pyrimidinbasen sind Uracil*, Thymin* und Cytosin*, die die Nukleoside Uridin, Thymidin* und Cytidin bilden. Alle 3 Basen unterliegen dabei der Tautomerie*. Mit Methylgruppen substituierte seltene Nukleinsäurebestandteile (z. B. 5-Hydroxymethylcytosin) kommen gehäuft in tRNA vor.

Klinische Bedeutung:
– Pyrimidinbasen werden als Zytostatika, z. B. Fluorouracil eingesetzt.
– Seltene Pyrimidinstoffwechselstörungen sind z. B. hereditäre Orotazidurie.
– Pyrimidinbasenanaloga (Antipyrimidine) wirken als Antimetaboliten und hemmen selektiv die Pyrimidinbiosynthese.

Pyrogene *n pl*: engl. *pyrogens*; syn. pyrogene Substanzen. Hitzebeständige, dialysierbare Substanzen (Lipopolysaccharid-Protein-Lipid-Komplexe) aus apathogenen und pathogenen Bakterien, Pilzen und Viren. Sie werden erst über 200 °C bei längeren Einwirkungszeiten zerstört, wobei Virus-Pyrogene leichter durch Hitze inaktivierbar sind. Pyrogene regen die zur Phagozytose befähigten Zellen zur Synthese von Interleukinen und TNF-α an.

Charakteristika: Pyrogene bewirken im Temperaturzentrum eine erhöhte Wärmeproduktion und eine verminderte Wärmeabgabe. Die am stärksten wirksamen Pyrogene stammen von gramnegativen Bakterien und werden überwiegend den Endotoxinen (Toxine*) zugeordnet. Chemisch sind sie Lipopolysaccharide*, die neben Zuckern auch Glukosamin enthalten.

Pyromanie *f*: engl. *pyromania*; syn. pathologische Brandstiftung. Impulskontrollstörung* mit dem zwanghaften Drang, Feuer zu legen und einer permanenten Beschäftigung mit dem Thema Feuer. Die Brandstiftung erfolgt ohne

Pyrophosphatanaloga

Motiv. Meist wird eine steigende Spannung vor der Tat beschrieben und eine Befriedigung im Anschluss. Die Behandlung erfolgt vor allem psychotherapeutisch. Chronische Verläufe sind häufig.

Vorkommen: Epidemiologie:
– extrem seltene Form der Impulskontrollstörung
– die Pyromanie kommt häufiger bei Männern vor, meist in Kombination mit anderen psychischen Erkrankungen wie dissozialer Persönlichkeitsstörung* oder Minderbegabung.

Pyrophosphatanaloga → Antisense-Oligonukleotide

Pyrosis → Sodbrennen

Pyruvatcarboxylasedefekt m: engl. *pyruvate carboxylase deficiency*. Autosomal-rezessiv erbliche Stoffwechselstörung (Genlocus 11q13.4–q13.5) des Pyruvatabbaus durch einen Enzymdefekt der Pyruvatcarboxylase (neonatale und infantile Form). Folgen sind postnatale epileptische Anfälle, muskuläre Hyper- und Hypotonie sowie ausgeprägte nichtrespiratorische Azidose und Hepatomegalie. Behandelt wird mit Kohlenhydrat- und eiweißreicher Diät, Bicarbonat, Thiamin*, Liponsäure sowie Dichloroacetat.

Pyruvatdecarboxylase f: engl. *pyruvate decarboxylase*. Enzym, das in Prokaryoten, Hefen und Pflanzen bei der alkoholischen Gärung Pyruvat in Acetaldehyd und CO_2 spaltet. Das Enzym stellt die Verbindung zwischen der Glykolyse und dem Citratzyklus dar.

Pyruvatdehydrogenasedefekt m: engl. *pyruvate dehydrogenase deficiency*. Sammelbezeichnung für mehrere mitochondriale, meist autosomal-rezessiv erbliche Stoffwechselanomalien mit Störungen der Enzyme des Pyruvatdehydrogenasekomplexes (PDH-Komplex). Der Pyruvatdehydrogenasedefekt ist die häufigste Ursache der kongenitalen Laktatazidose*. Folgen sind postnatale Schwäche, Retardierung und/oder Fehlbildungen. Die Diagnostik erfolgt laborchemisch und molekulargenetisch, behandelt wird mit ketogener Diät.

Pyruvatkinase f: engl. *phosphopyruvate kinase*. Zu den Kinasen* gehörende, metallionenabhängige (z. B. Mn^{2+}, Mg^{2+}) Phosphotransferase (EC 2.), welche die Bildung von ATP (Substratkettenphosphorylierung) und Pyruvat über Phosphoenolpyruvat katalysiert: PEP + ADP ⇌ Pyruvat + ATP. Dieser Schritt ist die letzte energieliefernde Reaktion der Glykolyse* und aus energetischen Gründen irreversibel.

Vorkommen: Pyruvatkinasen kommen unter anderem in Muskeln, Erythrozyten und Leber vor.

Klinische Bedeutung: PK-Mangel gehört zu den Ursachen von Erythrozytenenzymopathien.

Pyureter m: engl. *pyoureter*. Gestauter Harnleiter, der mit eitrigem Harn gefüllt ist. Pyureter treten oft bei distalen Obstruktionen wie etwa verbackenen Ureteresteinen auf. Primär sind der Urinabfluss und eine suffiziente Drainage (z. B. durch Harnleiterschienung) sicherzustellen, sekundär muss die Ursache beseitigt werden. Außerdem erhält der Patient Antibiotika.

Pyurie f: engl. *pyuria*. Makroskopisch erkennbare Eiterbeimischung im Harn* mit milchig-flockiger schlieriger Trübung durch eitrige Infektionen* des Urogenitaltrakts, z. B. infizierte Harnstauungsniere*. Klinisch zeigen sich zusätzlich Flankenschmerzen*, Fieber* und Schüttelfrost*. Behandelt wird medikamentös je nach Erreger. In schweren Fällen ist eine Harnleiterschienung notwendig, um den infizierten Urin abzuleiten.

PZ → Cholecystokinin

PZNSL: Abk. für primäres ZNS-Lymphom → ZNS-Lymphom, primäres

PZP: Abk. für engl. *pregnancy zone protein* → Schwangerschaftsprotein 3

Q

Q: Abk. für → Glutamin
Q: Abk. für elektrische Ladung → Ladung
Q: Abk. für elektrische Ladung, Lichtmenge, Wärme → Lichtmenge
Qinghaosu → Artemisinin
QM: Abk. für → Qualitätsmanagement
QRS-Komplex *m*: engl. *QRS complex*. Der ventrikulären Erregungsausbreitung eines Herzzyklus* entsprechender Teil des EKG*, bestehend aus Q*-Zacke, R*-Zacke und S*-Zacke.
QTc-Zeit: Abk. für corrected QT → QT-Zeit
QT-Syndrom → Long-QT-Syndrom
QT-Syndrom → Short-QT-Syndrom
QT-Zeit *f*: engl. *QT interval*; syn. QT-Dauer. Gesamtdauer des Kammerteils im EKG*, d. h. die Zeit vom Beginn des QRS*-Komplexes bis zum Ende der T*-Welle (sog. elektrische Systole). Sie liegt beim Herzgesunden zwischen 0,25 und 0,45 s (u. a. abhängig von Herzfrequenz, frequenzkorrigierter Wert wird ausgegeben als QTc-Zeit).
Quaddel → Urtika
Quadrantenausfall: syn. Quadrantenanopsie. Ausfall eines Viertels des Gesichtsfeldes* auf jeweils beiden Augen. Ursächlich für einen Quadranten-Ausfall können u. a. Hirntumoren*, Augenverletzungen, Retinopatien, Kopfverletzungen, Makuladegeneration* oder Schlaganfall* sein. Diagnostiziert wird ein Quadranten-Ausfall mittels Perimetrie*.
Quadrantenresektion *f*: engl. *quadrant resection*. Form der brusterhaltenden Operation* bei kleinem Mammakarzinom*. Der betroffene Quadrant wird exstirpiert, das zugehörige Mamillensegment entfernt, die axillären Lymphknoten ausgeräumt und anschließend der Restdrüsenkörper bestrahlt. Nachteilig hierbei sind kosmetisch ungünstige Resultate mit Narbeneinziehungen und Mamillenverziehung.
Quadrantensyndrome *n pl*: engl. *quadrant syndromes*. Vegetativ* bedingte Schmerzsyndrome mit Sensibilitätsstörungen* in einem Viertel der Körperoberfläche.

quadriceps: engl. *four headed*. Vierköpfig, z. B. Musculus* quadriceps femoris.
quadrigeminus: engl. *quadrigeminal*. Vierfach.
Quadrizepssehnenruptur *f*: engl. *quadriceps tendon rupture*. Ruptur* der gemeinsamen Sehne des Musculus* quadriceps femoris proximal der Patella.
Ursachen:
– direktes Trauma (selten), indirekte äußere Krafteinwirkung oder komplexe Verletzung
– bei degenerativer Vorschädigung der Sehne (z. B. bei Diabetes mellitus, Einnahme von Glukokortikoiden oder Chinolon) auch durch inadäquates Trauma.
Klinik:
– Unfähigkeit der aktiven Extension im Kniegelenk (cave: nicht bei Partialruptur)
– Schwellung, Hämatom, Schmerzen
– abnorme Verschieblichkeit der Patella nach distal
– ggf. tastbare suprapatellare Delle.
Diagnostik:
– klinischer Befund
– Röntgen: Patellatiefstand, ggf. knöcherner Ausriss
– Ultraschalldiagnostik, MRT (siehe Abb.).
Therapie: Die Therapie erfolgt in der Regel operativ mittels Sehnennaht* oder transossärer Refixation.

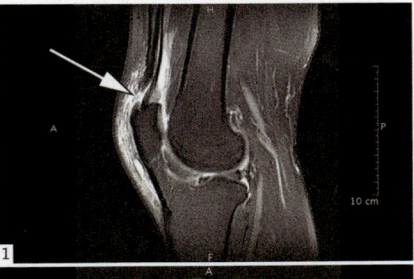
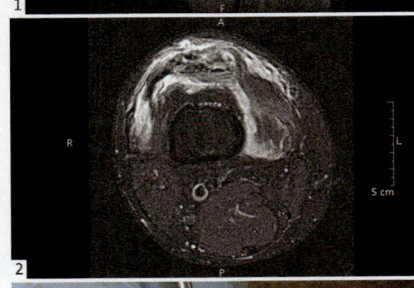
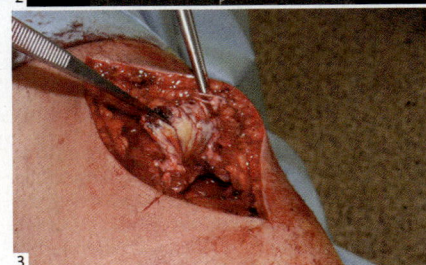

Quadrizepssehnenruptur: 1 und 2: MRT Befund, 3: operative Versorgung (Operationssitus). [73]

Qualität *f*: engl. *quality*. Bezeichnung für die ein Symptom näher beschreibende Eigenschaft als (subjektive) Empfindung oder (objektiver) Befund (z. B. brennender oder stechender Schmerz, fadenziehendes Sekret). Qualität beschreibt auch die Beschaffenheit eines Arzneimittels, die nach Identität, Gehalt, Reinheit, sonstigen chemischen, physikalischen, biologischen Eigenschaften oder durch das Herstellungsverfahren bestimmt wird.
Qualitätskontrolle *f*: engl. *quality control*. Im Qualitätsmanagement* Überwachung und Verifizierung des Zustandes eines Produkts oder Systems, einer Leistung oder Person sowie Analyse von Aufzeichnungen, um die Erfüllung festgelegter Anforderungen an die Qualität* sicherzustellen, in der pharmazeutischen Industrie Teil der good manufacturing practice (GMP).

Qualitätsmanagement n: engl. *quality management*. Zielgerichtete Verbesserung der Struktur-, Prozess- und Ergebnisqualität (Qualität*) eines Produkts bzw. einer Dienstleistung (immaterielles Produkt) durch definierte und geplante Maßnahmen wie Einhaltung fachlicher Standards. Im Gesundheitswesen ist das Ziel des Qualitätsmanagements die Verbesserung der Patientenversorgung.
Formen: Maßnahmen zur Verbesserung
- der **Strukturqualität: 1.** personelle, räumliche und apparative Ausstattung **2.** Fachkunde
- der **Prozessqualität: 1.** Organisation und Beschaffenheit der diagnostischen und therapeutischen Abläufe **2.** Übereinstimmung mit Leitlinie
- der **Ergebnisqualität: 1.** Prüfung medizinischer Ergebnisse besonders durch Vergleich mit definierten Maßstäben **2.** Beispiele: Heilungserfolg, Komplikationsrate, Lebensqualität des Patienten.

Quallen f pl: engl. *jellyfishes*. Zu den Nesseltieren (Cnidaria) gehörende marine Tiergattung. In den Nesselzellen ihrer Tentakel sind chemische Substanzen enthalten, z. B. Histamine, Leukotriene (LTB_4 und LTC_4) u. a. Mastzelldegranulatoren und Allergene.
Klinische Bedeutung: Reaktionen nach Quallenkontakt:
- ggf. lokale Schwellung mit Pruritus (europäische Arten) bis hin zu kardiogenem Schock mit Todesfolge (Seewespe Chironex fleckeri in Australien)
- sekundär IgE-vermittelte allergische Reaktionen.

Therapie nach Quallenkontakt:
- Inaktivieren der nicht entladenen Nesselzellen durch Essig
- Antihistaminika, Kortikoide, Antiserum gegen Chironex fleckeri.

Quarantäne f: engl. *quarantine*. Laut § 30 Infektionsschutzgesetz* unverzügliche und befristete strikte Isolierung bei bestimmten Erkrankungen, nämlich Lungenpest oder hämorrhagischem Fieber*, die von Mensch zu Mensch übertragbar sind. Erkrankte werden in einem Krankenhaus* oder einer für diese Krankheiten geeigneten Einrichtung isoliert, auch bei bloßem Krankheitsverdacht.
Hintergrund: Die Dauer der Quarantäne hängt von der Infektiosität der Erkrankten oder Keimträger bzw. der längsten Inkubationszeit* bei Kontaktpersonen ab. Die Quarantäne gilt nur für diese hochkontagiösen und gemeingefährlichen Infektionskrankheiten. Bei anderen wegen einer bestehenden oder potenziellen Infektionsgefahr* zu isolierenden Personen spricht man von Isolierung oder Absonderung. In den Bundesländern stehen Kliniken mit speziellen Infektionsstationen (Isolierstationen*) für quarantänepflichtige Erkrankungen bereit.

Quartärstruktur → Peptide
Quartana → Malaria quartana
Quarzstaublunge → Silikose
Queckenstedt-Versuch m: engl. *Queckenstedt's test*. Methode zur Prüfung der Durchgängigkeit der Liquorräume im Rahmen einer Lumbalpunktion*. Die Vv. jugulares werden komprimiert. Bei unbehinderter Liquor-Passage steigt dadurch der Liquordruck* und der Liquor fließt rascher aus der Punktionskanüle. Fehlender Druckanstieg deutet z. B. auf intraspinale Raumforderungen wie Rückenmarktumoren.

Quecksilber n: engl. *mercury*. Chemisches Element aus der Zinkgruppe. Als Metall ist es silberweiß und als einziges bei Raumtemperatur flüssig. In der Zahnmedizin wird es für Amalgame* verwendet. In der technischen Anwendungen kommt es auf Grund seiner Toxizität praktisch nicht mehr zum Einsatz. Quecksilber-Dämpfe und alle löslichen Quecksilber-Verbindungen gehören zu den stärksten Giften.
Anwendung:
- medizinisch: **1.** in der Zahnmedizin für Amalgame* **2.** früher für galenische Präparate (Unguentum Hydrargyri cinereum, Emplastrum Hydrargyri) sowie gegen Syphilis* (obsolet)
- technisch: **1.** Anwendung unterliegt starken Restriktionen, daher kaum noch eingesetzt **2.** früher Verwendung in Quecksilberdampflampen, Thermometern und Batterien.

Toxikologie: Verschlucken des Metalls führt nicht zu Vergiftungserscheinungen. Quecksilber-Dämpfe (Resorption über die Lunge) und alle löslichen Quecksilber-Verbindungen sowie Quecksilberorganyle (Resorption über Haut und Schleimhaut) gehören dagegen zu den stärksten (anorganischen) Giften (siehe Quecksilberintoxikation, Hydrargyrosis). Einatmen von tgl. 0,1 – 1 g Quecksilberdampf führt zu chronischer Vergiftung. Quecksilber-Ionen sind starke Enzyminhibitoren (Reaktion mit freien SH-Gruppen). **Ökologische Bedeutung:** Quecksilberhaltige Produkte (z. B. Industrieabfälle, Batterien, Pflanzenschutzmittel) gelangen direkt oder durch Auswaschen aus dem Boden ins Meer und erreichen über die Meerestiere auch den Menschen.

Vergiftungssymptome:
- bei akuter Intoxikation mit anorganischer Quecksilberverbindung: **1.** Verätzung der Schleimhäute und heftige Reaktionen des Gastrointestinaltrakts mit Übelkeit, Erbrechen und Koliken **2.** Nierenschädigung mit Oligurie* (evtl. Anurie*)
- bei akuter Intoxikation mit organischer Quecksilberverbindung: **1.** Reizerscheinungen des ZNS, die schließlich in Lähmungen übergehen können **2.** kaum gastrointestinale Störungen und Nierenschädigungen
- bei chronischer Intoxikation (**Merkurialismus**): **1.** v. a. zentralnervöse Störungen wie Reizbarkeit, Konzentrationsschwäche, Insomnie, Sprachstörungen und Tremor **2.** entzündliche Veränderungen der Mundschleimhaut, z. T. mit Geschwürbildung und dunklem Saum am Zahnfleischrand.

Therapie einer Intoxikation:
- akute Intoxikation: **1.** Carbo activatus **2.** Dimercaptopropansulfonsäure (DMPS) **3.** D-Penicillamin
- chronische Intoxikation: **1.** Dimercaptopropansulfonsäure **2.** Vitamin B_1 **3.** Alkohol- und Nikotinabstinenz
- Vorsicht bei zerbrochenen Thermometern: Aufnahme und Binden von verstreuten Quecksilbertröpfchen mit aufgestreuter Jodkohle (Mittel 1. Wahl, bindet auch Quecksilberdämpfe), Zink- oder Kupferstaub oder sublimiertem Schwefel.

Quendel → Feldthymian
Quengeln n: engl. *redressing*. Passives Lösen einer Gelenkkontraktur durch redressierende Verbände, Spanner, Schrauben, Schienen u. a. Siehe Abb.

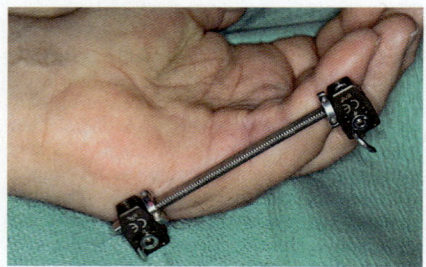

Quengeln: Schrittweise mit Gewindestange verlängerbarer Quengel-Fixateur am Kleinfinger bei Dupuytren-Krankheit. [73]

Querdisparität → Disparität [Physiologie]
Quergestreifte Muskulatur f: engl. *striated muscle*; syn. quergestreifter Muskel. Muskelgewebe* der Skelettmuskulatur und Herzmuskulatur, das im Lichtmikroskop und Polarisationsmikroskop* ein Streifenmuster aufweist. Dieses wird durch die Anordnung der Myofilamente (Aktin* und Myosin*) in den Sarkomeren* erzeugt. Abb. dort
Histologie: Zu den Einzelheiten des Aufbaus der Skelettmuskulatur und Herzmuskulatur siehe die entsprechenden Artikel. Folgend werden die gemeinsamen Aspekte der beiden Muskelarten beschrieben, insbesondere der kontraktile Apparat. **Kontraktiler Apparat:**

- Bauelement des quergestreiften Muskels sind die Sarkomere.
- Ketten von Sarkomeren bilden eine Muskelfaser*.
- Jede Muskelfaser ist von einer Basalmembran* umgeben.
- Sarkomere bestehen aus Myofibrillen*, die wiederum aus den Myofilamenten Aktin und Myosin II aufgebaut sind.
- Sarkomere sind vom Sarkoplasmatischen Retikulum* eingescheidet, welches als Kalzium-Speicher dient.
- Transversale Einstülpungen des Sarkolemm*, die T-Tubuli (siehe auch Transversaltubulus), verlaufen zwischen zwei Sarkomeren und umrunden die Muskelfasern. Sie dienen einer schnellen Weiterleitung des Aktionspotenzials*.
- Die Übersetzung eines Aktionspotenzials in eine Muskelkontraktion geschieht über elektromechanische Kopplung*.

Aufbau eines Sarkomers: Sarkomere werden zu beiden Seiten von je einer Z-Scheibe begrenzt, tragen im Zentrum die M-Linie und werden in verschiedene Zonen bzw. Banden gegliedert, die im Mikroskop die typische Querstreifung der Muskulatur ergeben:
- A-Bande: **1.** dunkle Bande im Lichtmikroskop **2.** heller Streifen im Polarisationsmikroskop **3.** umfasst M-Linie, Aktin- und Myosinfilamente
- I-Bande: **1.** helle Bande im Lichtmikroskop mit zentralem dunkel Streifen (Z-Scheibe) **2.** dunkler Streifen im Polarisationsmikroskop **3.** umfasst Z-Scheibe und Aktinfilamente
- H-Bande: umfasst die M-Linie und Myosinfilamente (nur im gedehnten und ruhenden Zustand des Muskels sichtbar)

Muskelkontraktion:
- Bei Kontraktion gleiten die Aktinfilamente unter Verbrauch von ATP weiter zwischen die Myosinfilamente.
- Die Sarkomere verkürzen sich synchron, wodurch sich das lichtmikroskopische Erscheinungsbild des Muskels verändert.
- Die Interaktion von Aktin und Myosin ist Kalzium-abhängig, da Kalzium* über eine Interaktion mit Troponin C die Bindungsstellen für die Myosinköpfe freilegt.
- Die Verkürzung einer Muskelfaser wird über Zellkontakte seitlich auf das Sarkolemm* und über dieses auf das Perimysium* sowie endständig an Sehnen übertragen. Wichtig ist hierbei u. a. die Verbindung über Dystrophin.

Querlage *f*: engl. *transverse lie*. Lageanomalie, bei der die Längsachse des Kindes im 90°-Winkel zur Längsachse der Mutter steht. Betroffen sind ca. 0,8 % der Geburten, vor allem bei Mehr-

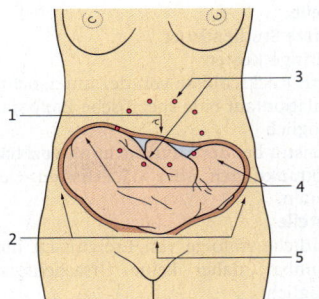

Querlage Abb. 1: Kennzeichen bei äußerer Untersuchung: 1: Herztöne am deutlichsten in Nähe des Nabels; 2: Abdomen stärker quer als längs gedehnt; 3: Fundusstand auffallend tief; 4: große Kindsteile (Kopf, Steiß) auf den Seiten; 5: vorangehender Kindsteil fehlt. [39]

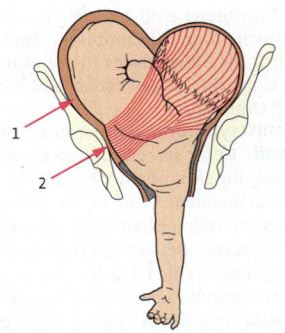

Querlage Abb. 2: Verschleppte Querlage: Die Schulter hat sich in das kleine Becken gesenkt (hier mit Armvorfall); maximale Kontraktion des Corpus uteri (1) und Überdehnung des unteren Uterinsegments (2). [39]

lingsschwangerschaften, Multipara mit überdehntem Uterus, Uterusfehlbildungen, Beckendeformitäten und Plazenta* praevia. Es droht eine Uterusruptur*.

Klinik: Bei der klinischen Untersuchung (siehe Abb. 1) zeigen sich folgende Zeichen:
- Herztöne des Kindes am Nabel der Mutter hörbar
- Uterus eher quer ausgedehnt als längs
- Fundusstand tiefer als der SSW entsprechend
- große Kindsteile seitlich tastbar (Kopf, Steiß)
- bei der vaginalen Untersuchung ist das kleine Becken leer.

Komplikation: Da Selbstentwicklungen extrem selten sind, besteht die Gefahr der Uterusruptur, insbesondere bei einem Armvorfall (siehe Abb. 2).

Therapie:
- Versuch der äußeren Wendung*
- Kaiserschnittentbindung.

Querschnittdiagnose *f*: engl. *niveau diagnosis*. Segmentlokalisation (sog. Höhendiagnostik) eines pathologischen Prozesses im Rückenmark (z. B. Rückenmarktumor). Die Diagnose erfolgt anhand des Musters motorischer Ausfälle (Kennmuskeln), sensibler Ausfälle (Head*-Zonen), Dysregulation autonomer Funktionen (Blase, Mastdarm) zusammen mit pathologischen Fremdreflexen (z. B. Babinski, Trömner, Knips).

Querschnittlähmung → Querschnittläsion

Querschnittläsion *f*: engl. *transverse lesion*. Traumatisch oder nichttraumatisch bedingte vollständige oder anteilige (inkomplette) Schädigung von Rückenmark* oder Cauda* equina, in der Folge Querschnittlähmung (TVS für Transversalsyndrom) mit akuten oder chronisch-progredienten, isolierten oder kombinierten Ausfällen motorischer, sensibler oder autonomer Funktionen. Nach radiologischer Diagnosestellung wird intensivmedizinisch und ggf. neurochirurgisch therapiert.

Hintergrund: Ursache: u. a.
- Wirbelfraktur* oder -luxation
- medialer Bandscheibenvorfall*
- Contusio* spinalis
- Syringomyelie*
- spinale Blutung*
- spinale Ischämie*
- Myelitis u. a. Myelopathien*
- Multiple Sklerose*
- Rückenmarktumor*.

Klinik: Symptome: abhängig vom Ausmaß der Schädigung.
- unmittelbar nach akuter Querschnittläsion spinaler Schock* mit schlaffer Lähmung* und Areflexie*
- im weiteren Verlauf bzw. bei allmählicher Entwicklung der Querschnittläsion: **1.** meist Spastik* mit positiven Pyramidenbahnzeichen*, Hyperreflexie und evtl. pathologische Reflexe* **2.** bei Querschnittläsion unterhalb von Th 1 Paraparese* oder -plegie, oberhalb von Th 1 Tetraparese* oder -plegie **3.** Aufhebung der Sensibilität oder Phantomempfinden* **4.** vegetative Störung u. a. der Blutdruckregulierung und der Hauttrophik **5.** Störung von Miktion* und Defäkation* bzw. Blasenlähmung* **6.** Atemlähmung* bei hoher zervikaler Querschnittläsion (ab einschließlich C 4) **7.** neurogener Schock* bei Querschnittläsion kranial von einschließlich Th 5.

Therapie:
- je nach Ursache und Klinik unter neurologischem und (initial) intensivmedizinischem Monitoring: **1.** cave: respiratorische Insuffi-

Querschnittmyelitis

zienz* bei zervikaler oder hoch-thorakaler Querschnittläsion 2. cave: Bradykardie* bei Vagotonie* 3. cave: neurogenes Lungenödem* und neurogener Schock
- ggf. intensivmedizinische Therapie mit: 1. Blasenkatheter* zur kontinuierlichen Harnableitung 2. zentralem* Venenkatheter (ZVK) und Volumenersatz zur hämodynamischen Stabilisierung 3. pharmakologischer Thromboembolie- und Ulkusprophylaxe 4. regelmäßigen Umlagerungen 5. ggf. antiinfektiver und analgetischer Therapie
- bei Myelonkompression schnelle neurochirurgische Dekompression des Rückenmarks: 1. besonders bei inkompletter oder progredienter Querschnittläsion (erfolglos bei primär kompletter Querschnittläsion durch Rückenmarklazeration) 2. ggf. mit osteosynthetischer Stabilisierung der Wirbelsäule (z. B. mit Platte oder Fixateur* interne) zur frühzeitigen Mobilisationsfähigkeit (auch bei kompletter Querschnittläsion)
- kein NASCIS*-Schema bei Polytrauma*
- bei nicht-traumatisch bedingter Querschnittläsion mit Ödembildung ggf. Dexamethason*
- bei funikulärer Myelose Folsäure- und Cobalamin-Supplementation
- frühzeitige Einleitung der neurologischen Frührehabilitation*
- konsequente Dekubitusprophylaxe*.

Prognose:
- ungünstig bei: 1. primär kompletter Querschnittläsion 2. traumatischer Querschnittläsion mit Rückenmarklazeration 3. über Stunden bestehender kompletter Querschnittläsion mit nicht rechtzeitiger operativer Dekompression
- Lebenserwartung bei Para- und Tetraplegie* um etwa 5 Jahre verkürzt.

Querschnittmyelitis → Myelitis
Querschnittstudie f: engl. cross-sectional study. Epidemiologische Studie* mit Erhebung interessierender Fakten wie Krankheiten, Symptome oder Risikofaktoren in einer Bevölkerung oder Bevölkerungsgruppe zu einem einzigen Zeitpunkt. Die untersuchten Individuen weisen verschiedene Eigenschaften auf, z. B. unterschiedliches Alter, verschiedene Risikofaktoren, Exposition oder Kontrollgruppe.

Ziel:
- Häufigkeitserhebung bestimmter Merkmale (z. B. Prävalenzen*, sog. Prävalenzstudie)
- Analyse von Zusammenhängen (z. B. Korrelation zwischen Alter und Lebensqualität)
- Gruppenvergleiche (z. B. Lernexperiment bei depressiven Patienten im Vergleich mit gesunder Kontrollgruppe)
- retrospektiv Untersuchung von Störungen (Gefahr des Retrieval-Bias).

Vorteile:
- kurze Studiendauer
- geringe Kosten
- evtl. Rückschlüsse von der untersuchten Population auf eine spezifische Zielpopulation möglich
- günstig bei der Untersuchung von häufigen Erkrankungen oder dauerhaften Gewohnheiten.

Nachteile:
- zeitliche Abfolge von Ereignissen nicht erkennbar, daher keine Ursachenforschung möglich
- bei seltenen oder kurzen Erkrankungen/Ereignissen ungünstig (sehr große Studienpopulation nötig).

Querschnitt, suprapubischer m: engl. Pfannenstiel incision; syn. Pfannenstiel-Querschnitt. Bauchschnitt mit querer Durchtrennung von Haut, Unterhautgewebe und Faszie etwa 2–3 Querfinger oberhalb der Symphyse. Die kosmetischen Ergebnisse sind bei dieser Schnittführung günstig. Der suprapubische Querschnitt wird häufig als Bergeschnitt in der minimal-invasiven Chirurgie angewendet. Siehe Schnittführung* (Abb. dort).

Querschnittsyndrom → Querschnittläsion
Querstand, tiefer m: engl. deep transverse arrest. Einstellungsanomalie* unter der Geburt mit quer stehendem Kopf im längsovalen Beckenausgang. In komplizierten Fällen droht ein Geburtsstillstand. Bei verzögertem Geburtsverlauf wird zunächst die Lage der Mutter gewechselt, bei Wehenschwäche Oxytocin gegeben. Bei Geburtsstillstand ist die Geburt vaginal operativ zu beenden (Saugglocke oder Zange).

Ätiologie:
- Beckenanomalien
- Frühgeburtlichkeit
- Wehenschwäche.

Klinik: Durch die mangelnde Rotation des Kopfes kommt es zum verzögerten Geburtsverlauf oder Geburtsstillstand in der Austreibungsperiode. Bei der vaginalen Untersuchung ist die kindliche Pfeilnaht quer am Beckenboden zu tasten.

Querstreifung → Muskelgewebe
Quetelet-Index → Body-Mass-Index
Quetiapin n: Atypisches Neuroleptikum, das bei Schizophrenie* und zur Therapie manischer und depressiver Episoden bei bipolarer affektiver Störung* eingesetzt wird. Es wirkt sedierend und kann eine Senkung des Schilddrüsenhormonspiegels und eine Leukopenie* bewirken. Kontraindikation sind epileptische Anfälle. Wechselwirkungen bestehen mit Statinen, Lithium* und Carbamazepin*.

Quetschung → Kompression
Quetschwunde f: Durch stumpfe Gewalteinwirkung entstehende Wunde*, bei der Haut und umliegendes Weichteilgewebe stark gequetscht werden. Es kommt häufig zu ausgedehnten Hämatomen*. Die Wundränder sind durch die Druckeinwirkung geschürft.

Quick-Test → Thromboplastinzeit
Quick-Wert m: Laborparameter zur Beurteilung und zum Screening auf Störungen im extrinsischen System* der Blutgerinnung*. Der Quick-Wert leitet sich von der Thromboplastinzeit* ab und wird beeinflusst von der Menge an funktionellen Gerinnungsfaktoren im untersuchten Blut. Erniedrigt ist er beispielsweise bei Verbrauchskoagulopathie*, Faktorenmangel oder Therapie mit Vitamin-K-Antagonisten.
Referenzbereich: 70%, unter Antikoagulation 15–25%.

Indikation zur Laborwertbestimmung:
- V. a. Faktorenmangel im extrinsischen System*
- V. a. Vitamin* K-Mangel
- Überwachung bei Therapie mit Antikoagulanzien
- präoperatives Screening
- Kontrolle der Synthesefähigkeit der Leber.

Material und Präanalytik: Citrat-Plasma.

Bewertung: Erniedrigte Werte:
- Verbrauchskoagulopathie*, Hyperfibrinolyse*
- Funktionsstörung der Gerinnungsfaktoren II, V, VII oder X beispielsweise durch angeborenen Mangel oder (sehr selten) durch erworbene Hemmkörper
- Hypofibrinogenämie* oder Dysfibrinogenämie*
- Vitamin K-Mangel: 1. alimentär* 2. Malassimilation* 3. Synthesestörung durch schwere Hepatopathie*
- parenterale oder orale Therapie mit Antikoagulanzien (Zielbereich 15–25%).

Quick-Wert-Messgerät n: Vollautomatischer Gerinnungsmonitor zur Bestimmung des Quick-Wertes oder des INR (Thromboplastinzeit*) mithilfe von Gewebefaktor*, meist aus Kapillarblut.

Quinapril → ACE-Hemmer
Quincke-Kapillarpuls → Kapillarpuls
Quincke-Lagerung f: engl. Quincke's position. Tieflagerung des Oberkörpers in Bauchlage zur gezielten Erleichterung des Abhustens von Bronchialsekret, z. B. bei Bronchiektasen*, zystischer Fibrose oder COPD.

Durchführung:
- Vorbereitung durch Anwendung sekretlösender Maßnahmen (Abklopfen*, Abklatschung, Inhalation, Wickel*)
- Patient liegt ca. 15 min in Bauchlage quer über dem Bett, wobei der Oberkörper über das Bett hinausragt und die Arme auf einem Hocker abgestützt werden (siehe Abb.)
- gelöstes Sekret wird in einem Gefäß aufgefangen

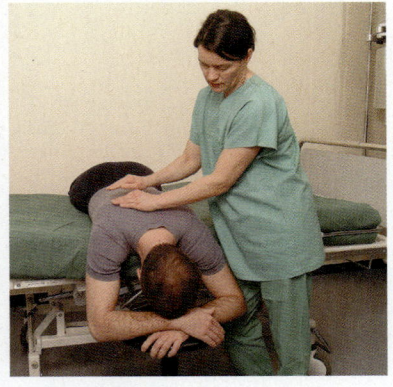

Quincke-Lagerung [149]

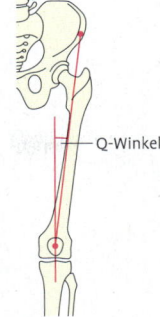

Q-Winkel

– Lagerungsform für den Patienten sehr anstrengend.

Quincke-Ödem → Angioödem

Quinidin → Chinidin
Quinone → Chinone
Quotidiana → Malaria quotidiana
Quotient, respiratorischer *m*: engl. *respiratory quotient*; Abk. RQ. Verhältnis von pro Zeiteinheit ausgeatmeter Kohlendioxidmenge zur aufgenommenen Sauerstoffmenge. Der respiratorische Quotient wird spirometrisch ermittelt und dient der Bestimmung des Grundumsatzes*, bzw. des Energieumsatzes*.
Q-Winkel *m*: Winkel aus den sich überkreuzenden Linien von der Mitte der Patella zur Spina iliaca anterior superior einerseits und zur Tuberositas tibiae andererseits. Er repräsentiert die durch den M. quadriceps femoris und die Patellarsehne wirkende Zugkraft. Eine Vergrößerung des Winkels ist prädisponierend für habituelle Patellaluxation*. Siehe Abb.
Q-Zacke *f*: engl. *Q wave*. Erste negative Zacke vor der ersten positiven Zacke (R*-Zacke) des QRS*-Komplexes im EKG*, entspricht der Erregungsausbreitung im Kammerseptum.

R

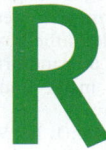

R: Abk. für → Arginin
R: Abk. für → Ribose
RA: Abk. für Rheumatoide Arthritis → Arthritis, rheumatoide
Ra: Abk. für → Radium
Raab-Variante *f*: engl. *Raab's variation*. Röntgenologische Formvariante der Sella* turcica mit verdicktem hohem Dorsum sellae.
RAA-System: Abk. für → Renin-Angiotensin-Aldosteron-System
Rabbit-Syndrom *n*: engl. *rabbit syndrome*. Akut-dystone Reaktion in Form von Mümmelbewegungen bzw. Tremor* der Lippen und Kaumuskulatur als UAW unter der Einnahme von (klassischen) Neuroleptika*.
Rabenschnabel *m*: Schnabel- bzw. zangenähnliches, stumpfes Instrument zum Aufbiegen bzw. Entfernen von Gipsverbänden, auch als Gipsabreißzange bezeichnet. Im Mittelalter wurde der Rabenschnabel vorzugsweise zur Extraktion von Zahnwurzeln verwendet.
Rabenschnabelfortsatz → Processus coracoideus
Rabies → Tollwut
Rabula inflans → Mumps-Virus
rac.: Abk. für → Racemat
Race-Coombs-Test → Antiglobulintest, direkter
Racemat *n*: engl. *racemate*; Abk. rac. Optisch inaktives, äquimolares Gemisch aus optisch aktiven Enantiomeren. Zu unterscheiden sind 3 Formen: racemische Verbindungen, racemische Mischkristalle und racemische Konglomerate.
Rachen → Pharynx
Rachenabstrich *m*: syn. Halsabstrich. Entnahme von Untersuchungsmaterial aus dem Rachen zur mikrobiologischen Diagnostik bei V. a. eine Racheninfektion. Standardmäßig wird auf Bakterien (ggf. mit Antibiogramm*) und Pilze getestet. Häufige Erreger sind Staphylokokkus aureus oder Candida* albicans. Der Abstrich erfolgt mittels sterilem Stieltupfer. Eine Berührung anderer Strukturen außer der Rachenschleimhaut muss vermieden werden.
Rachendachhypophyse *f*: engl. *pharyngeal hypophysis*. Reste von Hypophysenvorderlappengewebe an der Stelle des Abgangs der embryonalen Hypophysentasche (siehe Rathke*-Tasche) in der Rachendachschleimhaut an der Unterseite oder im Keilbeinkörper.
Rachenentzündung → Pharyngitis
Rachenmandel *f*: engl. *pharyngeal tonsil*; syn. Tonsilla pharyngealis. Ansammlung von Drüsen und Lymphknötchen am Rachendach zwischen den Tubenmündungen. Sie ist Teil des lymphatischen Rachenrings*.
Rachenmandelhyperplasie → Vegetationen, adenoide
Rachenreflex *m*: engl. *pharyngeal reflex*; syn. Würgreflex. Durch Berühren der Rachenhinterwand (z. B. mit Holzspatel) ausgelöster Würgreflex mit Hochziehen des Gaumens und Kontraktion der Pharynxmuskulatur. Der Rachenreflex fällt aus im tiefen Koma*, bei schweren Hirnläsionen und Erkrankungen der Hirnnerven IX und X. Cave: Bei vermindertem Würgreflex (beispielsweise nach Schlaganfall) besteht Aspirationsgefahr.
Interpretation:
– sensible Versorgung des Gaumensegels durch N. glossopharyngeus (IX): Bei einem Ausfall lassen sich ipsilateral der Würgereiz und assoziierte Bewegungen nicht auslösen.
– motorische Versorgung des Gaumensegels durch N. vagus (X): Bei einer Parese weichen Gaumensegel und Uvula zur gesunden Seite ab (Kulissenphänomen*).
Rachenring, lymphatischer *m*: engl. *Waldeyer's tonsillar ring*; syn. Waldeyer-Rachenring. Lymphatisches Gewebe im Bereich des Pharynx: Gaumenmandel (Tonsilla palatina), Rachenmandel* (Tonsilla pharyngealis), Zungenmandel* (Tonsilla lingualis), lymphatisches Gewebe in der Umgebung der pharyngealen Öffnung der Tuba auditiva (Tonsilla tubaria), Seitenstränge und das um den Kehldeckel liegende lymphatische Gewebe.
Rachentubus → Pharyngealtubus
Rachitis *f*: engl. *rickets*. Gestörte Mineralisation der Grundsubstanz (Matrix) des wachsenden Knochens infolge unzureichenden Kalzium- oder Phosphatangebots. Zu unterscheiden sind die Vitamin-D-Mangel-Rachitis und Vitamin-D-abhängige und -resistente Formen sowie die Rachitis antikonvulsiva. Klinische Zeichen, Knochenveränderungen, Laborchemie und Röntgenuntersuchungen führen zur Diagnose. Prophylaxe und Therapie der Vitamin-D-Mangel-Rachitis erfolgen mit Colecalciferol.
Klinik:
– Manifestation meist im 2.–3. Lebensmonat mit Unruhe, Schreckhaftigkeit, Schwitzen (besonders am Kopf), Hinterkopfglatze
– im 3.–4. Monat Muskelhypotonie, schlaffe Bauchdecke, Obstipation, Berührungsempfindlichkeit, evtl. Zeichen einer Tetanie* und epileptische Anfälle
– im Vordergrund stehende Skelettveränderungen: **1.** abnorme Weichheit des Schädelknochens, sog. Kraniotabes als häufigste Erstmanifestation **2.** später sog. Caput quadratum durch Abflachung des Hinterhaupts und Epiphytenbildung im Bereich der Stirn- und Scheitelbeine **3.** Auftreibungen der metaphysären Wachstumszonen und becherförmige Erweiterungen der distalen Enden der Röhrenknochen durch Störungen des Knorpelabbaus und Anlagerung von nicht verkalktem Osteoid **4.** an den Rippen als tast- und später sichtbarer sog. rachitischer Rosenkranz infolge von Auftreibungen an der Knorpel-Knochen-Grenze **5.** Veränderung der inneren Fußknöchel als sog. Doppelknöchel (Marfan-Zeichen) und der Finger (sog. Perlschnurfinger) **6.** am übrigen Skelett Knochenverformungen, u. a. Beckendeformie-

rachitischer Rosenkranz

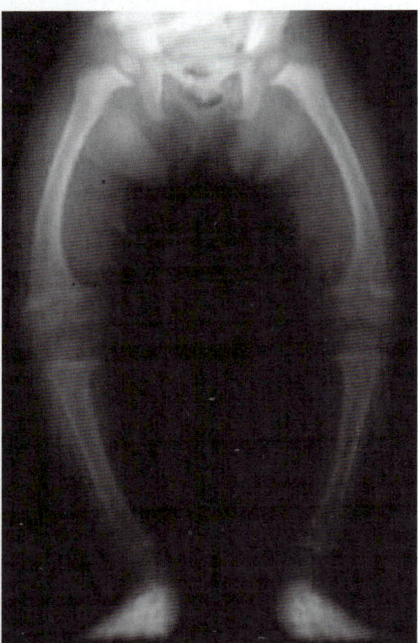

Rachitis Abb. 1: Knochendeformitäten (Genu vara) und Epiphysenauftreibungen (Röntgenaufnahme). [17]

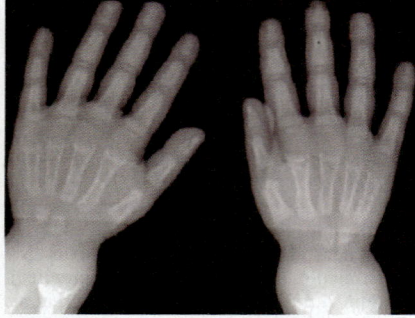

Rachitis Abb. 2: Epiphysenauftreibungen an den Handgelenken und aufgelockerte Knochenstruktur (Röntgenaufnahme). [17]

rung, Kyphose, sog. Glockenthorax mit Harrison-Furche durch Einziehungen des Zwerchfellansatzes, Pectus* carinatum, Beinverkrümmungen 7. verzögerter Milchzahndurchbruch mit Schmelzdefekten.
Komplikationen:
- rachitogene Tetanie; syn. Spasmophilie
- pathologische Frakturen, z. B. Grünholzfraktur.

Diagnostik:
- röntgenologisch (siehe Abb. 1 und Abb. 2): 1. Osteopenie 2. verspätete Ausreifung und Verkalkung der Knochenkerne 3. verbreiterte und unregelmäßige Epiphysenlinien 4. becherförmige Metaphysenendzonen 5. subperiostale Aufhellungen mit doppelter Konturierung 6. bandförmige Looser*-Umbauzonen im meta- und epiphysären Bereich.
- labordiagnostisch: 1. bei Vitamin-D-Mangel-Rachitis Konzentration der alkalischen Phosphatase im Serum erhöht, Kalzium im unteren Referenzbereich, im Spätstadium erniedrigt, Phosphat initial normal oder erhöht, später erniedrigt, sekundärer Hyperparathyreoidismus* 2. im Spätstadium Hyperaminoazidurie* und vermehrte Ausscheidung von freiem Ammoniak mit dem Urin.

Therapie:
- bei Vitamin-D-Mangel-Rachitis orale, bei Resorptionsstörung parenterale Zufuhr von Colecalciferol (Vitamin D_3) unter Kontrolle der Röntgen- und Laborbefunde
- bei renaler Rachitis oder Vitamin-D-abhängiger Rachitis Therapie mit aktivem Vitamin D_3 (Calcitriol).

Prävention: Bei Vitamin-D-Mangel-Rachitis durch Substitution von Colecalciferol, siehe Vitamin* D.

rachitischer Rosenkranz → Rachitis

Rachitis renalis f: engl. renal rickets. Bezeichnung für alle mit einer chronischen Niereninsuffizienz einhergehenden Störungen des Skelett- bzw. Mineralstoffwechsels. Therapeutisch ist neben Behandlung der Grunderkrankung eine Vitamin-D-Supplementierung notwendig, häufig mit aktivem Vitamin D oder Vitamin-D-Metaboliten.

Ätiologie:
- durch Störung der Reabsorption von Phosphat* und Kalzium* im proximalen Tubulus
- durch renale tubuläre Azidose* unterschiedlicher Ätiologie (z. B. bei Debré-Toni-Fanconi-Syndrom oder proximal-tubulärer Schädigung durch Immunglobulin-Leichtketten)
- bei chronischer Niereninsuffizienz*.

Racloprid n: engl. raclopride. Dopamin-Antagonist und vorwiegend als radioaktiv markiertes Raclopid verwendetes Radiopharmakon zur Darstellung von Dopamin*-Rezeptoren im Rahmen der PET.

Radermecker-Komplexe m pl: engl. Radermecker complexes. Pathologische EEG-Veränderungen mit periodischen hochvoltigen Sharp-Slow-Wave-Komplexen bei subakuter sklerosierender Panenzephalitis* und Creutzfeldt*-Jakob-Krankheit.

Radfahrerlähmung → Guyon-Logensyndrom

Radgelenk → Gelenk

radiär: engl. radial. Richtungs- und Lagebezeichnung für anatomische Strukturen am Unterarm* und der Hand*. Radiale Strukturen liegen auf der Seite oder in Richtung des Radius*. Die gegenüberliegende Seite wird als ulnar bezeichnet.

radiäre Keratotomie → Chirurgie, refraktive

Radiärschnitt m: engl. radial incision. Längsförmiger Schnitt, z. B. bei Reduktionsplastik der Mamma, der vom Zentrum (Mamille) zur Peripherie gezogen wird.

Radialiskompressionssyndrom n: engl. radial nerve compression. Schädigung des Nervus* radialis durch Kompression in verschiedenen Formen und Ausprägungen. Je nach Höhe der Läsion zeigen sich motorische Ausfallerscheinungen (Fallhand*) oder Parästhesien*. Therapie ist die (chirurgische) Entlastung der komprimierten Region. Bei rascher Druckentlastung erholt sich der Nervus radialis in der Regel vollständig. Siehe Abb.

Erkrankung: Formen:
- **proximales Radialiskompressionssyndrom:** 1. im Hiatus nervi radialis durch abrupte Kontraktion des Musculus* triceps brachii, chronische Überbeanspruchung, Einengung durch entzündlichen oder tumorösen Prozess oder im Rahmen einer Frakturheilung* 2. vollständige Radialislähmung
- **Supinatorsyndrom** (auch Frohse-Syndrom): 1. Kompression des R. profundus des N. radialis im proximalen Unterarm z. B. durch fibröse Bänder, Tumor*, Frohse-Arkade 2. algetische Form als Radialistunnelsyndrom mit Schmerzen in der Unterarmstreckmuskulatur 3. paretische Form als Interosseus-posterior-Syndrom mit Schwäche oder Lähmung* der vom Ramus profundus versorgten Muskeln (Finger- und Daumenstrecker, ulnare und kurze radiale Handgelenkstrecker, Musculus* supinator)

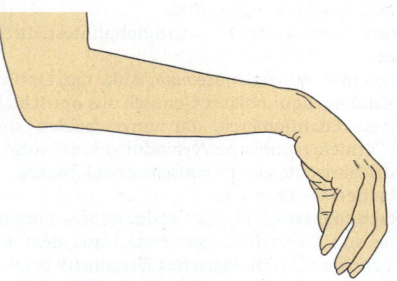

Radialiskompressionssyndrom: Fallhand nach proximaler Läsion des N. radialis. Durch Ausfall des R. profundus n. radialis ist die Dorsalflexion der Hand nicht mehr möglich. [4]

- **Wartenberg-Syndrom: 1.** Parästhesien im Ausbreitungsgebiet des Ramus superficialis nervi radialis an der Streckseite der radialen Handhälfte (Cheiralgia paraesthetica) **2.** durch Druck von außen (z. B. durch Handschellen oder enges Armband), Shunt*-Operation, Diabetes* mellitus oder Sehnenanomalie.

Therapie:
- bei leichten Symptomen: Lagerungsschiene (Radialisschiene)
- bei stärkerer Symptomatik: operative Entlastung des Nervs (Neurolyse*).

Radialispuls *m*: engl. *radial pulse*. Über der A. radialis im Bereich des Handgelenks zu palpierender, peripherer Puls*. Man tastet mit dem 2. und 3. Finger die Blutdruckwelle*, indem man die Arterie ca. 2–3 cm proximal des Handgelenks an der Daumenseite gegen die Speiche drückt.

Radialistunnel *m*: engl. *radial tunnel*; syn. Canalis nervi radialis. Spalt zwischen dem M. brachialis und dem M. brachioradialis, in dem der N. radialis nach seinem Durchtritt durch das Septum intermusculare brachii laterale zur Ellenbeuge zieht. Eine Verengung des Radialistunnels führt zum Radialiskompressionssyndrom*.

Radiatio *f*: engl. *irradiation*. Bestrahlung, im engeren Sinn therapeutische Bestrahlung (Strahlentherapie*), z. B. Elektronen- oder Röntgenstrahlung.

Radiatio acustica → Hörbahn

Radiatio optica *f*: engl. *Gratiolet's radiating fibres*; syn. Gratiolet-Sehstrahlung. Nervenfasern der Sehbahn*, die fächerförmig vom Corpus* geniculatum laterale zur primären Sehrinde* (Area* striata) ziehen. Ein Teil der Radiatio optica verläuft durch die Capsula* interna, ein anderer Teil zieht bogenförmig um das Hinter- und das Unterhorn des Seitenventrikels (siehe Hirnventrikel*).

Radiatio thalami *f*: syn. Thalamusstrahlung. Vom Thalamus* zum Kortex* verlaufende Faserbahnen, über die nahezu sämtliche sensorischen und sensiblen Informationen zur Großhirnrinde* gelangen. Die Radiatio thalami verläuft durch die Capsula* interna und fächert sich anschließend auf.

Einteilung:
- Radiatio thalami anterior: verbindet den Thalamus mit dem Kortex
- Radiatio thalami centralis: verbindet den Thalamus mit dem den Rindengebieten angrenzend an den Sulcus centralis
- Radiatio thalami posterior: verbindet den Thalamus mit dem Okzipitallappen* und den posterioren Teil des Parietallappens*
- Radiatio thalami inferior: verbindet den Thalamus mit dem Temporallappen* und der Insel.

Radikale *n pl*: engl. *radicals*. Bezeichnung für sehr reaktionsfähige Atome*, Moleküle oder Ionen* mit einem ungepaarten Elektron. Radikalfänger fangen Radikale (oft intermediäre Reaktionsprodukte) ab und überführen sie in eine stabilere, unschädlichere Verbindung.

Radikale Resektion *f*: Chirurgische Tumorentfernung, bei der meist das ganze Organ und oft auch große Abschnitte des umliegenden Gewebes im Gesunden (in sano) mit dem Ziel reseziert werden, auch kleinste Tumorzellverbände und -absiedlungen zu erfassen und Rezidive zu vermeiden.

Radikaloperation des Mittelohrs → Mastoidektomie

Radikotomie → Förster-Operation

radikulär: engl. *radicular*; syn. radicularis. Zur Wurzel gehörend, die Wurzel betreffend.

Radikulitis *f*: engl. *radiculitis*. Entzündung der Wurzeln der Spinalnerven*. Mögliche Symptome sind Parästhesie*, Sensibilitätsstörungen, Schmerzen, Lähmungen sowie vegetativ-trophische Störungen im entsprechenden Dermatom.

Radikulografie *f*: engl. *radiculography*; syn. Radikulographie. Röntgenologische Darstellung der Nervenwurzeln bei einer Myelografie*.

Radikulopathie *f*: engl. *radiculopathy*; syn. Radikuläres Syndrom. Reizung (Wurzelirritationssyndrom*) oder kompressive Schädigung (Wurzelkompressionssyndrom*) der Wurzel eines Spinalnerven*, infolge lumbosakralem oder zervikalem Bandscheibenschaden*, seltener durch Abszess*, Tumor oder Fehlbildung. Klinisch imponieren Schmerzen und Sensibilitätsstörungen* innerhalb des betroffenen Dermatoms. Nach Diagnosestellung mit bildgebenden Verfahren wird entsprechend der Ursache therapiert.

Klinik:
- morgendliche Steifigkeit der Nacken- oder Rückenmuskulatur
- Zerviko-Brachialgie (Nackenschmerz) oder Lumbo-Ischialgie (Kreuzschmerzen) **1.** neuropathischer Schmerz **2.** in die Extremitäten ausstrahlend **3.** durch Husten oder Pressen verstärkt **4.** auf bestimmte Dermatome beschränkt **5.** Schonhaltung und eingeschränkte Beweglichkeit **6.** oft gibt es Auslöser wie abrupte Drehbewegungen, Bücken, Heben oder Sportverletzung **7.** häufig zeitlicher Zusammenhang mit psychischem Konflikt
- Sensibilitätsstörungen innerhalb bestimmter Dermatome
- seltener Reflexausfall, Parese und Sphinkterstörung.

Therapie: Je nach Ursache, z. B.
- bei Bandscheibenschaden konservativ mit Schmerzmitteln, Muskelrelaxanzien, periradikulärer Therapie und Physiotherapie; evtl. auch chirurgisch

- bei Abszess durch chirurgische Exzision und Wundspülung
- bei Tumor operativ und evtl. mit Strahlentherapie und/oder Chemotherapie je nach Tumorart.

Radio-: Wortteil mit der Bedeutung Strahl, Stab, Speiche.

radioaktive Aktivität → Aktivität [Radioaktivität]

radioaktiver Indikator → Tracer

Radio-Allergo-Sorbent-Test *m*: engl. *radioallergosorbent test*; Abk. RAST. Radio-Immunoassay zur quantitativen Bestimmung von allergenspezifischen IgE-Antikörpern. Wegen der Strahlenexposition* und der Entsorgungsproblematik des radioaktiven Abfalls wurde der Test ersetzt durch nicht radioaktive Verfahren (z. B. Enzym*-Immunoassay). Die Befunde des IgE-Antikörper-Nachweises werden trotz der geänderten Methodik in RAST-Klassen kategorisiert.

Radiochemotherapie *f*: Kombination von Strahlen*- und Chemotherapie*. Die simultane oder zeitlich versetzte Anwendung erfolgt nach einem festgelegten Schema als definitive (ausschließliche) Radiochemotherapie oder in Kombination mit operativer Therapie (adjuvant oder neoadjuvant).

Radiochirurgie *f*: engl. *radiosurgery*; syn. stereotaktische Einmalbestrahlung. Form der stereotaktischen Strahlentherapie*, bei der ein kleines Zielvolumen durch einzeitig, hoch dosierte Bestrahlung unmittelbar zerstört wird.

Radiodermatitis *n*: engl. *chronic radiation dermatitis*; syn. Röntgenoderm. Irreversibler Strahlenschaden der Haut nach Einwirkung ionisierender Strahlung (kritische Dosis 6–8 Gy), früher nach medizinischer Anwendung von Röntgenstrahlung. Besonders gefährdet sind Radiologen, Zahnärzte, Unfallchirurgen, radiologisch-technische Assistenten und Arbeiter in Röntgenröhrenfabriken. Es bestehen additive Effekte von Röntgen- und UV-Strahlen. Behandelt wird symptomatisch.

Radiodermatitis chronica → Radiodermatitis

Radiofrequenzablation → Katheterablation

Radiofrequenzobliteration → Sklerotherapie

Radiogold → Gold Seeds

Radioimmuntherapie *f*: engl. *radioimmunotherapy*. Kombiniertes Verfahren aus Immuntherapie* und Strahlentherapie*. Die weitgehend selektive Bestrahlung von Zielzellen durch i. v. Injektion radioaktiv (insbesondere mit Betastrahlern, z. B. ^{131}Iod, ^{90}Yttrium) markierter, meist monoklonaler Antikörper oder -fragmente sowie Peptidrezeptorliganden gegen tumorassoziierte Antigene und Rezeptoren ermöglicht eine hohe Wirksamkeit bei geringer Toxizität.

Indikation: Insbesondere bei Non*-Hodgkin-Lymphom, z. B. Anti-CD20-Antikörper Yttrium-90-markiertes Ibritumomab-Tiuxetan, oder bei neuroendokrinen Tumoren Lutetium-177-markierte Somatostatinrezeptorliganden.

Radioisotopennephrografie f: engl. *radioisotope renography*; syn. Nierensequenzszintigrafie. Nuklearmedizinisches Verfahren zur funktionellen Nierendiagnostik*. Es wird eingesetzt bei allen Nierenerkrankungen zur Bestimmung von Gesamtfunktion und relativem Funktionsanteil der einzelnen Niere an der Gesamtfunktion, zur diagnostischen Abklärung einer arteriellen Hypertonie, zur Differenzierung von Abflussstörungen und zur Verlaufskontrolle während und nach Pharmako- oder chirurgischer Therapie.
Prinzip: Messung und grafische Darstellung des zeitlichen Radioaktivitätsverlaufs jeder einzelnen Niere in 3 Phasen (siehe Abb.) nach i. v. Injektion radioaktiv markierter, nierenpflichtiger Substanzen.

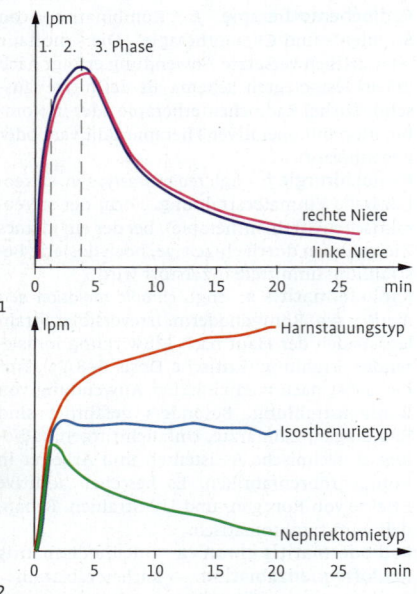

Radioisotopennephrografie: 1: Normaltyp; 2: pathologische Ausscheidungstypen. [201]

Radiojodtest m: engl. *radioiodine uptake test*; syn. Radiojodtest. Nuklearmedizinisches Verfahren zur Bestimmung der thyroidalen Jodkinetik als Ausdruck des Jodumsatzes. Es dient der Vorbereitung einer Radiojodtherapie* (Berechnung der individuell erforderlichen therapeutischen Aktivität entsprechend der Strahlenschutzverordnung). Zu diagnostischen Zwecken wird das Verfahren nicht mehr eingesetzt.
Prinzip: 6, 24, 48 (72, 96) Stunden nach oraler Verabreichung einer geringen Aktivität von 2–5 Megabecquerel (MBq) erfolgt die ^{131}Jod-Messung der Radioaktivität über der Schilddrüse und damit der Nachweis der Kinetik des Anstiegs (Jodination*), des darauffolgenden Plateaus und Abfalls durch den Jodeinbau in die Schilddrüsenhormone (Jodisation*) sowie Messung der Jodspeicherung und -ausschüttung (Jodumsatz). Aus den Messwerten werden die max. Aufnahme und effektive HWZ von ^{131}Jod in der Schilddrüse ermittelt, die Parameter der Formel zur Berechnung der Radiojodtherapie-Aktivität für benigne Schilddrüsenerkrankungen sind.

Radiojodtherapie f: engl. *radioiodine therapy*. In der Regel orale (selten i. v.) Zufuhr von radioaktivem ^{131}Jod zur Strahlentherapie von Schilddrüsengewebe. Kontraindikationen sind v. a. Schwangerschaft, psychiatrische oder andere Erkrankungen, die eine Isolierung (aus strahlenschutzrechtlichen Gründen erforderlich) nicht erlauben.
Indikationen:
- differenziertes Schilddrüsenkarzinom* nach primärer totaler Thyroidektomie als ablative Radiojodtherapie; bei Rezidiven und/oder Jod speichernden Metastasen
- Hyperthyreose*: Basedow*-Krankheit bei erfolgloser Therapie mit Thyreostatika* bzw. Rezidiv; autonomes Schilddrüsenadenom*
- große Struma mit und ohne Autonomie bei Kontraindikation zur OP.

Radiokardiografie → Radionuklidventrikulografie

Radiokarpalgelenk → Handgelenk

Radiokohlenstoff m: engl. *radiocarbon*. Radioaktive Isotope des Kohlenstoffs*. In der Medizin verwendet werden beispielsweise ^{13}C im Kohlenstoff*-13-Atemtest und ^{11}C als Positronenstrahler in der Positronenemissionstomografie zur Tumor-, Myokard- und Hirndiagnostik. Bei der Radiocarbonmethode zur Altersbestimmung fossiler organischer Substanzen wird Kohlenstoff-14 (^{14}C) als langlebiger Betastrahler (HWZ 5730 Jahre) eingesetzt.

Radiologie f: engl. *radiology*. Wissenschaft und Lehre der medizinischen Nutzbarmachung bestimmter Strahlungsarten in Diagnostik und Therapie. Es gibt verschiedene Teilgebiete wie Röntgendiagnostik*, Strahlentherapie*, Nuklearmedizin*, Strahlenbiologie und -physik sowie Interventionsradiologie. Im weiteren Sinne gehören auch Anwendung anderer bildgebender Verfahren wie Ultraschalldiagnostik und MRT dazu.

Radiologie, interventionelle f: engl. *interventional radiology*; syn. Interventionsradiologie. Bezeichnung für minimalinvasive diagnostische und therapeutische Maßnahmen der Radiologie unter Steuerung durch bildgebende Verfahren wie Röntgen, Ultraschall, CT und MRT an Gefäßen und Organen sowie angiografische Verfahren. Zu den Indikationen gehören therapeutische Embolisation, Gefäßdilatation, Stent- und Endoprotheseneinlage, Biopsie, Anlage eines Gastrostomas und laserinduzierte Thermotherapie.

Radiolumineszenz → Lumineszenz

Radionephrografie → Radioisotopennephrografie

Radionuklidgenerator m: engl. *radionuclide generator*. Apparat zur Gewinnung von in der Regel gammastrahlenden oder positronenemittierenden Radionukliden, insbesondere für die Anwendung in der Nuklearmedizin* zur Herstellung von Radiopharmaka*.

Radionuklidtherapie f: engl. *radionuclide therapy*. Therapeutische Anwendung der Nuklearmedizin* durch Gabe (intravenös, oral, intrakavitär) radioaktiver Isotope (meist Betastrahler, selten Alphastrahler) als Bestandteil von Radiopharmaka*. Ein Substrat, das sich in bestimmten Geweben oder Tumoren anreichert, wird radioaktiv markiert. Nach Anreicherung im Zielgewebe werden umliegende Zellen durch radioaktive Strahlung zerstört.

Radionuklidventrikulografie f: engl. *radionuclide ventriculography*; syn. Herzbinnenraumszintigrafie. Form der Herzszintigrafie*. Es handelt sich dabei um ein diagnostisches Verfahren, das zunehmend durch Echokardiografie* ersetzt wird, da hierbei keine Strahlenbelastung vorliegt.

Radionuklidzystografie f: engl. *radionuclide cystography*. Nuklearmedizinische Untersuchung der Harnblase zum Nachweis eines vesikoureterorenalen Refluxes* (VUR) durch retrograde Instillation von ^{99m}Technetium-DTPA oder ^{99m}Technetium-Pertechnetat oder ^{99m}Technetium-markiertem Kolloid in die Harnblase mit einem Katheter. Die Strahlenexposition ist geringer als bei konventioneller Miktionszystourethrografie*. Bei akuter Harnwegsinfektion ist eine Katheterisierung kontraindiziert.

Radioosteonekrose → Osteoradionekrose

Radiopeptidtherapie f: engl. *radiopeptide therapy*; syn. Peptid-Rezeptor-Radionuklid-Therapie (Abk. PRRT). Behandlung von Krebserkrankungen durch selektive Bestrahlung, nach in der Regel intravenöser (selten intraarterieller) Applikation von kleinen Molekülen mit hoher Spezifität für einen Rezeptor des Tumors.
Prinzip: Radiopeptide bestehen aus einer pharmakophoren Gruppe, die an den spezifischen Rezeptor des Tumors bindet. Hieran ist ein Komplexbildner (Chelator) für die Radiomarkierung mit einem Alpha- oder Betastrahler, z. B. Yttrium-90, Lutetium-177 oder Actinium-225 gekoppelt. Bei einer Radiopeptidtherapie ist ein mehrtägiger stationärer Aufenthalt not-

wendig. Im Verlauf der Therapie werden wiederholt Ganzkörperszintigrafien zur Dosimetrie durchgeführt, um abzuschätzen, wie hoch die im Tumorgewebe erzielte Strahlendosis ist.
Vorteil: Geringe Exposition für andere Organe durch zielgerichtete interne Bestrahlung. Am Ort der Bindung, d. h. im Tumor, wird eine hohe Strahlendosis erreicht, wohingegen Gewebe, welche das Radiopharmakon nicht binden, geschont werden.
Nachteil: Da die Substanzen meist über die Nieren ausgeschieden werden, können diese durch die Strahlung in Mitleidenschaft gezogen werden. Daher erfolgt vor der Therapie eine Kontrolle der Nierenfunktion und während der Therapie ein Nierenschutz, z. B. durch die Gabe einer Aminosäurelösung.
Radiopharmaka *n pl*: Arzneimittel, die Radionuklide enthalten und deren Strahlungsaktivität diagnostisch oder therapeutisch genutzt wird. Aufgrund pharmakologischer Eigenschaften des Radionuklids oder der gewählten Trägersubstanz zeigen Radiopharmaka eine besondere Affinität zu bestimmten Zielgeweben. Zu den häufigsten Nebenwirkungen zählen allergische Reaktionen, Hitzewallungen und Übelkeit.
Indikationen:
- diagnostisch in der Nuklearmedizin*, v. a. Radionuklide mit kurzer Halbwertszeit*, die gut extrakorporal messbare Gammastrahlung oder Positronen emittieren (Tracer*), z. B. in PET und SPECT
- therapeutisch in der Radionuklidtherapie* und intrakavitären Strahlentherapie*, v. a. Betastrahler mit lokal begrenzter Strahlungswirkung (Gewebe*-Eindringtiefe).

Radiosynoviorthese *f*: engl. *radiation synovectomy*. Wiederherstellung der Gelenkinnenhaut durch lokale Strahlenanwendung mittels Radiopharmaka bei chronischer Synovialitis mit rezidivierenden Gelenkergüssen, z. B. bei rheumatoider Arthritis* sowie seronegativer Spondylarthritis*.
Radiotherapie → Strahlentherapie
Radiotherapie, intensitätsmodulierte *f*: Abk. IMRT. Sammelbezeichnung für Verfahren der Strahlentherapie*, bei denen die Strahlendosis innerhalb der verwendeten Felder variiert (moduliert) wird. Daraus resultiert eine komplexe Intensitätsverteilung mit Höhen und Tiefen im Dosisrelief. IMRT wird v. a. angewendet bei komplex geformtem (z. B. konkavem) Zielvolumen durch Kombination mehrerer, intensitätsmodulierter Bestrahlungsfelder.
Radiotoxizität *f*: engl. *radiotoxicity*. Bezeichnung für schädliche Wirkung der ionisierenden Strahlung, die von inkorporierten Radionukliden ausgeht. Radiotoxizität ist zu unterscheiden von der chemischen Toxizität* des betreffenden Elements oder Moleküls. Für einzelne Radionuklide sind in der Strahlenschutzverordnung Grenzwerte festgelegt, oberhalb derer mit Radiotoxizität zu rechnen ist.

Radioulnargelenk *n*: engl. *radioulnar joint*; syn. Ellen-Speichen-Gelenk. Aus 2 Gelenken* gebildete Verbindung zwischen Radius* (Speiche) und Ulna* (Elle). Man unterscheidet das proximale Radioulnargelenk (Art. radioulnaris proximalis) und das distale Radioulnargelenk (Art. radioulnaris distalis). Beide Gelenke bilden eine funktionelle Einheit und sind wichtig für Supination* (Auswärtsdrehung der Hand) und Pronation* (Einwärtsdrehung der Hand).
Einteilung: Art. radioulnaris proximalis (proximales Radioulnargelenk): Radgelenk, als Teilgelenk des Ellenbogengelenks* (Art. cubiti), zwischen Circumferentia articularis radii, Incisura radialis ulnae und dem innenseitig überknorpeltem Ligamentum* anulare radii. Art. radioulnaris distalis (distales Radioulnargelenk): Radgelenk zwischen Incisura ulnaris radii und Circumferentia articularis des Caput ulnae.
klinische Bedeutung:
- federnde Elle*
- Galeazzi*-Luxationsfraktur.

Radium *n*: Abk. Ra. Chemisches Element aus der Gruppe der Erdalkalimetalle*. Es ist ein radioaktives Zerfallsprodukt des Urans und kommt natürlich in der Pechblende vor.
Medizinische Anwendung:
- Natürlich radonhaltige Mineralwässer, Moor und Schlamm werden zu Bädern, Inhalations- und Trinkkuren, besonders bei Gicht, Erkrankungen des rheumatischen Formenkreises, Hautkrankheiten u. a. benutzt
- ^{223}Radium zur Therapie von Knochenmetastasen
- früher hauptsächlich in Form von Radiumbromid, $RaBr_2 \times 2\, H_2O$, zu Bestrahlungen bei Krebserkrankungen.

Radium-223-dichlorid *n*: Radioaktives Isotop zur i. v. Behandlung des kastrationsresistenten Prostatakarzinoms* und symptomatischer Knochenmetastasen. Radium-223-Dichlorid baut sich in neu gebildete Knochenmetastasen ein, zerfällt dort und emittiert Alphastrahlung, die zelltötend auf die Knochenmetastasen wirkt.
Radiumtherapie *f*: engl. *radium therapy*. Form der nuklearmedizinischen Therapie mit den Alphastrahler ^{223}Radium zur Behandlung von Knochenmetastasen beim ossär metastasierten kastrationsresistenten Prostatakarzinom oder ^{224}Radium zur Behandlung der Spondylitis ankylosans.
Radius *m*: Daumenseitig gelegener Röhrenknochen des Unterarms. Der Radius bildet proximal mit dem Humerus* ein Teilgelenk (Art. humeroradialis) des Ellenbogengelenks (Art. cubiti), distal zum einen mit den Handwurzelknochen die Art. radiocarpalis (proximales Handgelenk), zum anderen mit der Ulna* (Elle) 2 Gelenke (Art. radioulnaris proximalis und distalis). Siehe Abb.
Aufbau: Der Radius besteht aus:
- Caput radii, artikuliert mit Capitulum humeri
- Collum radii
- Corpus radii mit Tuberositas radii (Ansatz M. biceps brachii) und Tuberositas pronatoria (Ansatz M. pronator teres)

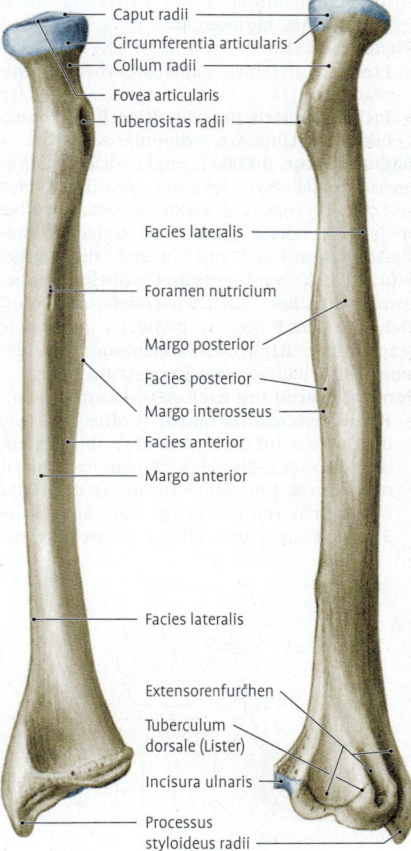

Radius: Rechter Radius von ventral (links abgebildet) und dorsal (rechts). Proximal befindet sich die Tuberositas radii, eine knöcherne Aufrauhung. Sie ist der Ansatz der Hauptsehne des Musculus biceps brachii. Am distalen Ende der Speiche befindet sich der Processus styloideus radii, ein tastbarer Knochenpunkt und Ansatz des Musculus brachioradialis. Bei der Pronations-/Supinationsbewegung im distalen Radioulnargelenk rotiert die Ulna um den Radius herum.

Radiusfraktur, distale

– distalem Radiusende mit Facies articularis carpalis (Art. radiocarpalis).
Weitere Strukturen:
– Processus styloideus radii (Ansatz M. brachioradialis)
– Incisura ulnaris (medialseitige Einkerbung, bildet mit Ulna Art. radioulnaris distalis).

Radiusfraktur, distale *f*: engl. *radial fracture at typical location*; syn. Fractura radii loco typico sive classico. Distale, gelenknahe oder gelenkbeteiligende Fraktur des Radius. Sie ist die häufigste Fraktur des Menschen und tritt v. a. bei Stürzen im hohen Lebensalter (insbesondere bei osteoporotischer Knochenveränderung) auf. Der Abriss des Processus styloideus ulnae sowie scapholunäre Bandverletzungen und Nervenläsionen sind häufige Begleitverletzungen.
Formen: Einteilung nach AO-Klassifikation:
– **Radiusextensionsfraktur (Colles-Fraktur)** durch Sturz auf die überstreckte dorsalextendierte Hand: **1.** distales Fragment nach dorsal disloziert **2.** sog. Bajonettstellung der Hand bei Ansicht von der Beuge- und Streckseite **3.** sog. Fourchette-Stellung (Fourchette für franz. Gabel) bei seitlicher Ansicht durch dorsale Achsenverschiebung **4.** Weichteilschwellung
– **Radiusflexionsfraktur (Smith-Fraktur)** durch Sturz auf den gebeugten Handrücken: Verschiebung des distalen Fragments nach palmar
– **Barton*-Fraktur:** dorsale oder volare Kantenfraktur des Radius, siehe Abb. 1
– **Chauffeur-Verletzung:** Abbruch des Processus styloideus radii.
– **Die-Punch-Fraktur:** zentrale Impressionsfraktur (=Kompressionsfraktur) des distalen Radius, bei der die Gelenkfläche vor allem in der dem distalen Radioulnargelenk anliegenden Fossa lunata betroffen ist.

Therapie:
– konservativ: **1.** falls erforderlich Reposition **2.** Ruhigstellung durch anmodellierten Gips- oder Kunststoffhartverband **3.** nach Abschwellung Übergang auf zirkulären Gipsverband **4.** Komplikation: sekundärer Stellungsverlust
– operativ: bei offener, instabiler oder irreponibler Fraktur, Gelenkstufe, sekundärer Dislokation, Flexionsfraktur und bei Fraktur mit neurovaskulärer Komplikation: **1.** geschlossene Reposition und perkutane Spickdrahtosteosynthese (siehe Abb. 2) oder Fixateur externe **2.** offene Reposition und Osteosynthese von palmar oder dorsal unter Verwendung (meist winkelstabiler) Platten, Spickdrähte oder Schrauben.

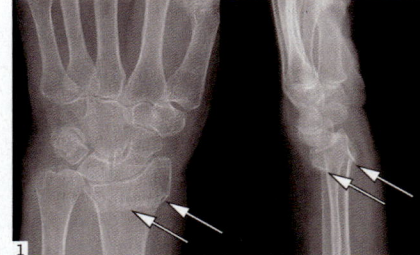
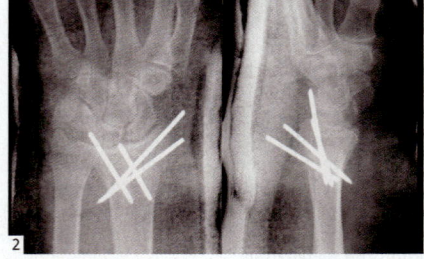

Radiusfraktur, distale Abb. 2: 1: Radiusfraktur ohne Gelenkbeteiligung, 2: nach geschlossener Reposition und Spickdrahtosteosynthese. [108]

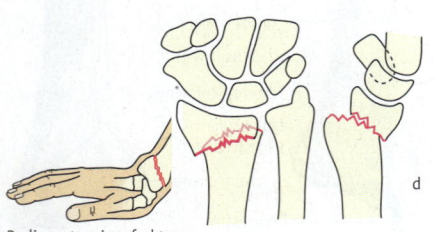
Radiusextensionsfraktur

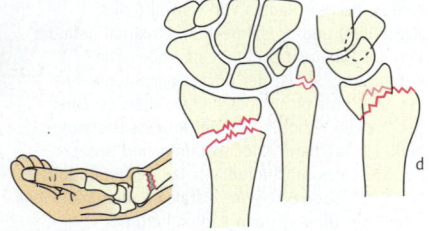
Radiusflexionsfraktur

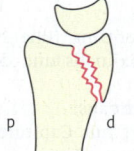
Barton-I-Fraktur
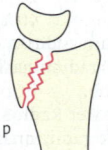
Barton-II-Fraktur

Radiusfraktur, distale Abb. 1: Radiusextensions-, Radiusflexions- und Barton-Fraktur; p: palmar; d: dorsal. [24]

Radiuskopffraktur *f*: engl. *radial head fracture*. Radiusfraktur im Bereich von Caput oder Collum radii. Siehe Tab.

Radiuskopffraktur: Modifizierte Mason-Klassifikation.	
Typ	Fraktur
I	Radiuskopf- oder -halsfraktur mit Dislokation ≤ 2 mm
II	Radiuskopf- oder -halsfraktur mit Dislokation > 2 mm, > 30 % der Gelenkfläche betroffen
III	komplette Trümmerfraktur von Radiuskopf- oder -hals
IV	Radiuskopf- oder -halsfraktur mit zusätzlicher Ellenbogengelenkluxation

Radiuskopfluxation → Monteggia-Luxationsfraktur
Radiusschaftfraktur → Galeazzi-Luxationsfraktur
Radiusschaftfraktur → Unterarmfraktur
Radix anterior → Spinalnerven
Radix mesenterii *f*: engl. *root of mesentery*. Ca. 15–18 cm lange Ursprungsstelle des Mesenteriums* (Gekröse) an der hinteren Bauchwand*. Die Gekrösewurzel zieht vom 2. Lendenwirbel zur Fossa iliaca dextra und enthält Leitungsstrukturen für Gekröse* und Organe.
Radix posterior → Spinalnerven
Radix pulmonis *f*: engl. *root of lung*; syn. Lungenwurzel. Gesamtheit der Strukturen, die extraperitoneal am Lungenhilus* in die beiden Lungen* eintreten. Die Lungenwurzel besteht aus den Hauptbronchien*, der A. pulmonalis, den Vv. pulmonales, den versorgenden Rami bronchiales, den Vv. bronchiales sowie Lymphgefäßen*, Lymphknoten* und Nerven. Eine Umschlagfalte der Pleura* umgibt die Lungenwurzel.
Radon *n*: Abk. Rn. Chemisches Element aus der Gruppe der Edelgase*. Das radioaktive Gas macht einen Teil der natürlichen Strahlenexposition* aus und stellt die wichtigste natürliche Ursache von Lungenkrebs dar. Das häufigste Isotop, $^{222}_{86}Rn$, zerfällt mit einer Halbwertzeit von 3825 Tagen unter Emission von Alphateilchen.
Toxikologie: Radon ist die wichtigste natürliche Ursache von Lungenkarzinomen* (Inkorporation* durch Inhalation*).
RAE-Tubus: Abk. für Tubus nach Ring, Adair und Elwyn → Endotrachealtubus
Räudemilbe → Milben
Räume, intervillöse *m pl*: engl. *intervillous spaces*. Mit mütterlichem Blut gefüllte Räume zwischen den Chorionzotten der Plazenta*.

Räumliches Sehen n: engl. *spatial vision*; syn. plastisches Sehen. Fähigkeit, gesehene Objekte in ihrer Anordnung im Raum zueinander und zum Betrachter einzuschätzen. Räumliches Sehen ist in der Nähe abhängig vom beidäugigen Sehen, in der Ferne von der Wahrnehmung einer parallaktischen Verschiebung* und von gegenseitigen Objektverdeckungen.

Ragged-red-fibres-Myopathie → Mitochondriopathien

Rai-Klassifikation f: engl. *Rai classification*. Klinische Stadieneinteilung der chronisch lymphatischen Leukämie (CLL). Anhand klinischer Befunde und Blutbildveränderungen wird die prognostische Überlebenszeit eingeschätzt.

Ramipril n: Antihypertensivum aus der Gruppe der ACE*-Hemmer. Es wird bei arterieller Hypertonie*, Herzinsuffizienz*, zur Sekundärprophylaxe nach Herzinfarkt* und bei diabetischer Nephropathie* eingesetzt. Ramipril wird oft gemeinsam mit Hydrochlorothiazid* verwendet. Nebenwirkungen sind u. a. Schwindel, Kopfschmerzen und für ACE-Hemmer typischer Reizhusten. ACE*-Hemmer können ein Angioödem* auslösen.

Rampentest m: Vor allem im Rahmen der Spiroergometrie angewendetes Verfahren zur sportmedizinischen Leistungsdiagnostik mit kontinuierlicher, gleichmäßiger Steigerung der Belastung. Im Vergleich zum Stufentest* zeichnet sich der Rampentest durch besser ermittelbare ventilatorische Schwellen (VT1 und VT2) sowie durch eine höhere maximale Sauerstoffaufnahme* aus.

Ramsay-Hunt-Syndrom n: engl. *Ramsay Hunt syndrome*; syn. Ramsy-Hunt-Syndrom. Begriff mit mehrfacher Bedeutung: Zum einen beschreibt das Ramsay-Hunt-Syndrom eine im Rahmen eines Zoster* oticus auftretende Neuralgie mit oder ohne Taubheit, Tinnitus, Schwindel oder Fazialisparese (Ramsay-Hunt-Neuralgie). Zum anderen wird der Begriff synonym verwendet zu Dyssynergia cerebellaris myoclonica (Ramsey-Hunt-Ataxie).

Ramstedt-Operation → Pyloromyotomie

Ramucirumab n: Monoklonaler Antikörper aus der Gruppe der Angiogenese*-Hemmer zur Mono- oder Kombinationstherapie eines Adenokarzinoms* des Magens und bestimmter Typen des Lungen- und kolorektalen Karzinoms*. Ramucirumab bindet an VEGF-Rezeptoren vom Typ 2 und hemmt dadurch das Tumorwachstum und die Metastasierung.

Ramus anterior → Spinalnerven

Ramus articularis m: engl. *articular branch*. Ast einer Arteria articularis, Vena articularis oder eines Nervus articularis.
Beispiele: Aus der A. femoralis entspringt im Knie die A. genus descendens, die sich in 2 Äste aufteilt: R. saphenus und R. articularis. Letzterer zieht nach hinten (kaudal) zur medialen Seite des Knies und verbindet sich dort mit der A. genus superior und der A. recurrens tibialis anterior.

Ramus communicans albus m: engl. *white ramus communicans*. Myelinisierte Nervenfasern, über welche sympathische, präganglionäre Nervenbahnen aus der Vorderwurzel des Rückenmarks* in ein Ganglion* des Truncus* sympathicus ziehen.

Ramus communicans griseus m: engl. *grey ramus communicans*. Unmyelinisierte, sympathische Nervenfasern, die von einem Ganglion* des Truncus* sympathicus zu einem Spinalnerven* ziehen. Hauptsächlich enthält der Ramus communicans griseus postganglionäre Fasern für die Peripherie.

Ramus interventricularis anterior m: engl. *left anterior descending coronary artery (Abk. LAD)*; syn. Ramus interventricularis anterior arteriae coronariae sinistrae. Ast der A. coronaria sinistra, der nach dem Austritt aus dem Sinus* aortae abzweigt und im Sulcus interventricularis zur Herzspitze* und zur Facies diaphragmatica cordis zieht. Er versorgt Teile des linken Ventrikels und des Septum interventriculare. Ein Verschluss führt zu einem Vorderwandinfarkt*.

Ramus posterior → Spinalnerven

Ramus sinus carotici nervi glossopharyngei → Karotissinus-Nerv

Randall-Plaque f: engl. *Randall's plaque*. Intratubuläre Kalzifikationen, die an geschädigten Epithelzellen der Nierenpapille verankert sind. Randall-Plaques bilden den Kristallisationskern für Harnsteine und sind somit Ursache einer Nephrolithiasis.

Randkeratitis f: engl. *marginal keratitis*; syn. Keratitis marginalis. Am Hornhautrand lokalisierte Keratitis* aufgrund immunologischer oder infektallergischer Reaktionen. Sie entsteht im Rahmen von bakteriellen Keratokonjunktivitiden, Erkrankungen des rheumatischen Formenkreises oder Autoimmunkrankheiten. Siehe Abb.

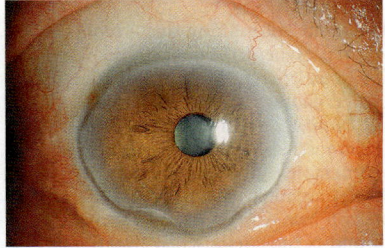

Randkeratitis [133]

Randomisierung f: engl. *randomisation*. Zufällige Verteilung von Patienten oder Versuchspersonen auf unterschiedliche Gruppen, um in Bezug auf personengebundene Störgrößen möglichst ähnliche Versuchs- und Kontrollgruppen zu erhalten. Die Randomisierung ist neben der Verblindung eine wesentliche Voraussetzung für verallgemeinernde Schlussfolgerungen aus medizinischen Studien.

Randzone → Lissauer-Zone

Randzone f: engl. *marginal zone*. Ca. 10 μm breiter, plasmatischer Bereich des Blutstroms nahe der Wand größerer Gefäße. In der Randzone enthält das fließende Blut v. a. Leukozyten, während sich die Erythrozyten hauptsächlich in der Mitte des Lumens befinden.
Beschreibung: In prä- und postkapillären Gefäßen befinden sich die Leukozyten im Achsenstrom, peripher davon die Erythrozyten und nahe der Gefäßwand die Thrombozyten. Bei langsamerer Blutströmung kommt es zur Geldrollenbildung* der Erythrozyten im Achsenstrom mit Verdrängung der Leukozyten in die Randzone.

Ranitidin n: Histamin*-H_2-Rezeptoren*-Blocker aus der Gruppe der Ulkustherapeutika. Da Ranitidin die histamininduzierte Magensäureproduktion hemmt, kommt es in der Therapie und Prophylaxe von gastroduodenalen Ulzera zum Einsatz. Nebenwirkungen betreffen v. a. den Gastrointestinaltrakt. Eine Kombination mit Sucralfat und Alkohol ist zu vermeiden.
Indikationen:
– gastroduodenale Ulzera
– Refluxösophagitis*
– Stressulkus*-Prophylaxe
– Gastritis*
– Zollinger*-Ellison-Syndrom
– Sodbrennen.*

Rankenaneurysma → Aneurysma
Rankenneurom → Neurofibrom
Ranson-Score m: Assessment*-Score zur Abschätzung von Risiko und Prognose einer akuten Pankreatitis*. Er erhebt unterschiedliche klinische Parameter und Laborwerte bei Patientenaufnahme und nach 48 Stunden Klinikaufenthalt und bewertet diese mittels Punktesystem. Die Punktsumme ermöglicht eine Aussage zur prognostischen prozentualen Mortalität*.
Bewertung:
– 0–2 Punkte: 1 %–2 % Mortalität*
– 3–5 Punkte: 10 %–20 % Mortalität*
– 5–6 Punkte: 40 %–50 % Mortalität*
– > 6 Punkte: 100 % Mortalität*.

Ranula f: engl. *sublingual cyst*. Retentionszyste* eines der Ausführungsgänge (Ductus sublinguales minores) der Glandula* sublingualis. Eine Ranula enthält mukösen schleimigen Speichel. Ursachen sind Atresie (selten) oder durch rezidivierende Entzündung entstandene Obliteration eines Ausführungsgangs der Unterzungendrüse (Gl. sublingualis). Behandelt wird chirurgisch mittels Marsupialisation*.

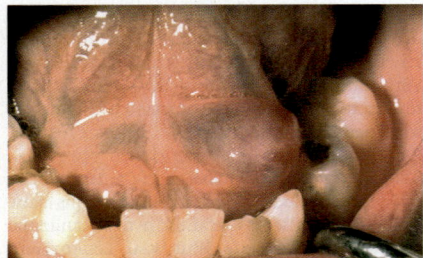

Ranula: Linksseitige Auftreibung des Mundbodens. [204]

Klinik: Auftreibung des Mundbodens (siehe Abb.).

Ranvier-Schnürringe f pl: engl. *Ranvier's nodes*; syn. Nodi ranvieri. Ringförmige marklose Abschnitte an myelinisierten Nervenfasern. Ranvier-Schnürringe treten in regelmäßigen Abständen auf und ermöglichen die schnelle und energiesparende saltatorische Erregungsleitung*. Dabei überspringt die Erregung die isolierten Anteile des Axons* und wird von einem markfreien Ranvier-Schnürring zum nächsten weitergeleitet. Siehe Nervenzelle* (Abb. dort).

Ranzigwerden n: Verderben pflanzlicher und tierischer Fette* durch chemische Veränderungen unter Einwirkung von Luftsauerstoff (Autoxidation). Es entwickelt sich ein auffälliger Geruch sowie eine Geschmacksminderung (Ranzigkeit) bis zur Ungenießbarkeit. Durch Zusatz natürlicher Antioxidanzien und Kühlung wird der Prozess erheblich verlangsamt (siehe auch Lebensmittelverderb).

Raphe f: Verwachsungsnaht; diese verläuft meist in der Medianen zwischen 2 symmetrischen Körperhälften, z. B. als Raphe scroti oder Raphe palati.

Raphe penis f: engl. *raphe of penis*; syn. Raphe scroti penis. Entwicklungsgeschichtlich bedingte Verwachsungslinie der Haut und des Bindegewebes an der Penisunterseite, die sich am Skrotum* als Raphe scroti fortsetzt.

Rapid-Arc-Technik f: Verfahren der Strahlentherapie*, bei dem durch eine Rotation oder Pendelung des Bestrahlungsfelds die Bestrahlungsdauer gegenüber intensitätsmodulierter Radiotherapie (IMRT) um 50–70 % verkürzt wird.

Prinzip: Die Methode ermöglicht das Ausnutzen von 360° Einstrahlwinkeln durch kontinuierliche punktgenaue Drehung des Strahlenkopfs um den Patienten unter ständiger Veränderung der Ein- und Ausblendungen der Strahlenfelder, sodass die Tumorregion exakt erfasst wird. Zu einer erhöhten Präzision trägt auch die verkürzte Bestrahlungsdauer bei, da sich das Zielvolumen im kürzeren Zeitraum weniger bewegt.

Rapid Cycling n: Besondere Verlaufsform bei 5 bis 15 Prozent der Patienten mit bipolarer affektiver Störung*, bei der mindestens vier depressive Episoden* und/oder manische Episoden* pro Jahr auftreten. Zu 70–80 % sind Frauen betroffen. Bei Ultra-rapid-Cycling können die Phasen innerhalb von 24 bis 48 Stunden wechseln.

Rapid Eye Movement → REM-Schlaf

Rapport m: Im weiteren Sinn jeder affektive und/oder verbale Kontakt, den ein Patient mit seinem Therapeuten herzustellen imstande ist. In der Hypnotherapie* Bezeichnung für den affektiven und/oder verbalen Kontakt zwischen Hypnotherapeut und Hypnotisiertem, der auch in den tiefsten Hypnosestadien erhalten bleibt.

Raptus m: Plötzlich einsetzender Erregungszustand mit psychomotorischen Symptomen („Bewegungssturm" mit z. B. Aufspringen, Schreien, Selbst- oder Fremdaggression) bei zugrunde liegender psychischer Störung (z. B. schwere Depression* oder katatone Schizophrenie).

Rarefizierung f: engl. *rarefaction*; syn. Rarefactio. Gewebeschwund, besonders des Knochens.

RARRES2: Abk. für engl. retinoic acid receptor responder 2 (Chemerin) codierendes Gen (Genlocus 7q36.1) → Chemerin

Rasagilin n: Starker, irreversibler Monoaminoxidase-Hemmer (selektiv MAO-B), der nicht einschleichend dosiert werden muss. Indikation für Rasagalin ist das idiopathische Parkinson*-Syndrom, bei End-of-Dose-Fluktuation (sog. Off-Phasen) als Zusatztherapie mit Levodopa*.

Rasburicase f: Rekombinante Uratoxidase zur i. v. Anwendung als Urikolytikum bei Hyperurikämie*. Rasburicase wird zu Beginn einer Chemotherapie* von hämatologischen Malignomen mit hoher Tumorlast verabreicht, um die durch den Tumorzellzerfall bedingte Hyperurikämie und ein drohendes Tumorlyse*-Syndrom zu verhindern. Häufige Nebenwirkungen sind gastrointestinale Beschwerden, Kopfschmerzen und Fieber.

Indikationen: Behandlung und Prophylaxe einer akuten Hyperurikämie zur Verhinderung eines akuten Nierenversagens bei hämatologischen Malignomen mit hoher Tumorlast (Leukämie*, Non*-Hodgkin-Lymphom) und dem Risiko einer raschen Tumorlyse nach Beginn einer Chemotherapie.

Rash m: Hautausschlag. Im engeren Sinn wird unter Rash jede Art von Exanthem* bei allergischen und pseudoallergischen Reaktionen verstanden, z. B. auf Arzneimittel. Im weiteren Sinn bezeichnet man damit auch die einem Exanthem flüchtig vorangehenden Vorexantheme z. B. bei Masern*, Varizellen*, Pocken oder Typhus* abdominalis.

Raspatorium n: engl. *raspatory*. Chirurgisches Schabinstrument zum Abschieben der Knochenhaut.

RAS-Protein n: syn. Rat sarcoma-Protein. An die Zellmembran verankertes, kleines G*-Protein, das eine wichtige Kontrollfunktion bei der zellulären Signaltransduktion* ausübt. Beim RAS-Gen handelt es sich um ein Protoonkogen (siehe Onkogen*). RAS-aktivierende Mutationen führen zu unkontrolliertem Zellwachstum und spielen eine wichtige Rolle bei der Tumorentstehung.

Rasse f: engl. *race*. Population innerhalb einer Spezies, die gegenüber einer anderen Gruppe von Individuen geografisch getrennt ist und mindestens einen gemeinsamen reinerbigen Unterschied besitzt. Die Begriffsverwendung zur Untergliederung der Menschheit, basierend auf gemeinsamen körperlichen Merkmalen wie Pigmentierung oder Morphologie von Körper und Gesicht, ist obsolet.

Rasselgeräusch n: engl. *crackles*; syn. Rhonchus; Abk. RG. Bei Auskultation* der Lunge hörbares pathologisches Geräusch, das durch Bewegung von Flüssigkeiten oder Sekreten im Bereich der Bronchien während der Ein- und Ausatmung entsteht. Unterschieden werden trockene und feuchte Rasselgeräusche. Der Begriff „Rasselgeräusch" gilt als veraltet, wird aber im klinischen Alltag noch oft verwendet.

Formen:
- **trockenes Rasselgeräusch = kontinuierliches Atemnebengeräusch:** durch Verengung der Atemwege infolge eines Schleimhautödems bzw. Bronchospasmus und Ansammlung eines zähflüssigen Sekrets (besonders bei Asthma bronchiale).
- **feuchtes Rasselgeräusch = diskontinuierliches Atemnebengeräusch:** v. a. inspiratorisch infolge Ansammlung dünnflüssiger Sekrete, beispielsweise bei Lungenödem, Bronchitis oder Pneumonie:.

RAST: Abk. für → Radio-Allergo-Sorbent-Test

Rastelli-Operation f: engl. *Rastelli operation*. OP-Verfahren bei Truncus* arteriosus communis, Double-outlet-Ventrikel oder Transposition* der großen Arterien mit Pulmonalstenose*. Der Ventrikelseptumdefekt* wird verschlossen und ein intraventrikulärer Tunnel gebildet, um linksventrikuläres Blut in die Aorta abzuleiten. Zusätzlich wird eine klappentragende Gefäßprothese (Homo- oder Xenograft) zwischen rechtem Ventrikel und A. pulmonalis implantiert.

Rastermutation → Frameshift-Mutation

Ratanhiawurzel f: engl. *rhatany root*; syn. Ratanhiae radix. Wurzel von Krameria triandra, die adstringierend wirkende Catechingerbstoffe sowie Neolignane und Norneolignane enthält. Die Ratanhiawurzel wird lokal bei Entzündung der Mund- und Rachenschleimhaut angewandt.

Rate Modulation → Rate-Response-Schrittmacher

Rate-Response-Schrittmacher *m*: engl. *rate response pacemaker*. Künstlicher Herzschrittmacher mit Frequenzadaptation an körperliche Aktivität durch Steuerung der Impulsrate in Abhängigkeit von Belastungsparametern wie z. B. Muskelbewegung, Atemfrequenz* oder Sauerstoffsättigung*.

Rathke-Tasche *f*: engl. *Rathke's pouch*. Ektodermale Ausstülpung des Rachendaches. Aus ihr entwickelt sich die Anlage für den Hypophysenvorderlappen. Sie wandert auf die Ausstülpung des Dienzephalons* (spätere Neurohypophyse*) zu und verbindet sich mit ihr zur eigentlichen Hypophyse*.

Rathke-Zyste *f*: engl. *Rathke's cleft cyst*. Fehlbildung aus Resten der Rathke-Tasche (ektodermale Ausstülpung des Mundhöhlendachs mit normalerweise vollständiger Rückbildung während der Embryonalentwicklung) im Gehirn (meist supra-, seltener intraselläre Lokalisation).
Klinik: Durch Raumforderung ähnliche Symptomatik wie bei Hypophsentumoren
– Sehstörungen
– Liquorzirkulationsstörung, Verschlusshydrozephalus
– Kopfschmerzen
– Galaktorrhö*
– Amenorrhö*
– Hypopituitarismus.
Therapie: Bei Größenzunahme oder Symptomatik besteht die Therapie in der mikrochirurgischen oder endoskopischen Resektion, nach erfolgreicher OP kommt es nur selten zu Rezidiven.

Ratingskala, numerische *f*: engl. *numeric rating scale*; Abk. NRS. Skala zur subjektiven Selbsteinschätzung der Schmerzintensität durch Patienten zwischen kein Schmerz (NRS = 0) und Schmerz maximal vorstellbarer Ausprägung (NRS = 10). Numerische Ratingskalen erzielen bessere Ergebnisse als die übrigen Scores zur Schmerzerfassung, besitzen eine hohe Akzeptanz, geringe Fehlerquote, einfache Handhabung und hohe Sensitivität.

Rational *n*: Alltagsnahes Erklärungsmodell für ein Problem oder eine Störung, das dazu dient, die Entstehung und therapeutische Veränderung psychischer Störungen verständlich zu machen (kognitive Vorbereitung). Wenn aus dem Erklärungsmodell Interventionsmaßnahmen abgeleitet werden können, wird die Bezeichnung Therapierational verwendet.

Rationalisierung [Handlung] *f*: engl. *rationalisation*. Psychischer Abwehrmechanismus* (auf die Psychoanalyse nach S. Freud zurückgehend), durch den die nichtrationale, affektive und tatsächliche Motivation einer Handlung durch eine rationale, logische Begründung ersetzt wird.

Ratschow-Lagerungsprobe *f*: engl. *Ratschow's test*. Funktionstest zur Erkennung einer peripheren arteriellen Verschlusskrankheit (pAVK) der unteren Extremität. Dazu hebt der liegende Patient die Beine senkrecht an und kreist 10 Minuten mit den Füßen. Abblassen und Schmerzen sowie das Ausbleiben der reaktiven Hyperämie* bei gesenkten Beinen sprechen für eine insuffiziente Durchblutung.
Bewertung: Für eine Durchblutungsstörung sprechen
– bei angehobenen Beinen: 1. Abblassen der Hautfarbe 2. Schmerzen
– nach Absenken der Beine: 1. keine reaktive Hyperämie innerhalb der ersten 5 Sekunden 2. keine vollständige Füllung der Venen innerhalb der ersten 10 Sekunden.
Praxishinweis: Heute wird die Ratschow-Lagerungsprobe hauptsächlich eingesetzt, um Durchblutungsstörungen unterhalb des Sprunggelenks* zu diagnostizieren.

Rattenbandwurm → Hymenolepis diminuta
Rattenbissnekrose *f*: engl. *rat-bite necrosis*; syn. Fingerkuppennekrose. Infolge schwerer Durchblutungsstörung auftretende, einem Rattenbiss ähnliche Nekrose* an den Fingerkuppen. Ursachen sind Durchblutungsstörungen, z. B. bei Sklerodermie* oder Endangiitis obliterans.

Rattenfleckfieber → Fleckfieber, endemisches
Rattenfloh → Flöhe
Rattenlungenwurm → Angiostrongylus
Raubwanzen → Wanzen
Raucherbein *n*: engl. *smoker's leg*. Umgangssprachliche Bezeichnung für eine schwere periphere* arterielle Verschlusskrankheit (Ursache zumeist langjähriger Nikotinkonsum oder Diabetes* mellitus), seltener auch für eine Thrombangiitis* obliterans (meist ebenfalls mit Nikotinkonsum assoziiert) an den Beinarterien.

Raucherentwöhnung *f*: engl. *smoking cessation training*. Unterstützung für Raucher (siehe Nikotinabhängigkeit) mit dem Ziel der Nikotinkarenz (Entwöhnungsbehandlung). Die wichtigsten Methoden sind Pharmakotherapie (Nikotinersatztherapie) und Verhaltenstherapie* (**Nichtrauchertrainings**), verbunden mit einem Angebot von Information zu Risiken des Nikotinkonsums, Stabilisierung der Motivation zur Raucherentwöhnung und alternativer Methoden der Bedürfnisbefriedigung (siehe Chaining).

Raucitas → Dysphonie
raues endoplasmatisches Retikulum → Retikulum, endoplasmatisches
Raumdesinfektion *f*: engl. *room disinfection*. Desinfektion* von Räumen, einschließlich Raumluft, beim Auftreten bestimmter Infektionskrankheiten* (hämorrhagischem Fieber*, offener Lungentuberkulose*) mit Formaldehyd* mittels Formalinverdampfungsapparat als spezielle Form der Schlussdesinfektion. Peressigsäure wird insbesondere in der Lebensmittelindustrie zur Raumdesinfektion als Aerosol* angewandt.
Abgrenzung: Zuweilen gebraucht man den Begriff Raumdesinfektion auch für die Desinfektion von Fußböden, Wänden und Flächen von Einrichtungs- und Gebrauchsgegenständen durch Sprüh- und Scheuerdesinfektion*.

Raum, perivitelliner *m*: engl. *perivitelline space*; syn. Perivitellin-Raum. Spaltförmiger flüssigkeitserfüllter Raum zwischen der gesprungenen Eizelle* und der sie umgebenden Zona* pellucida. Das befruchtende Spermium muss diesen Raum durchschwimmen.

Raumwahrnehmung *f*: engl. *raspatial perception*. Integrativer, über verschiedene Sinnesmodalitäten vermittelter Wahrnehmungsprozess, aufgrund dessen die dreidimensionale Natur der Umwelt und die darin enthaltenen Objekte hinsichtlich ihrer Stellung, Richtung, Entfernung, Größe und Ausdehnung erkannt werden sowie die räumliche Relation des eigenen Körpers innerhalb dieser Umwelt und zu den Objekten erkannt wird.

Raupendermatitis *f*: engl. *caterpillar dermatitis*. Im Sommer vorkommende toxische* Kontaktdermatitis bzw. Kontakturtikaria* mit meist strichförmigen stark juckenden Erythemen, Quaddeln oder Bläschen durch Hautkontakt mit nesselhaartragenden Raupen (beispielsweise Eichenprozessionsspinner). Durch Luftübertragung der Raupenhaare sind aerogenes Kontaktekzem oder Konjunktivitis möglich. Behandelt wird antiphlogistisch und antipruriginös mit Abheilung nach etwa einer Woche.

Rausch *m*: engl. *drunkenness*. Im weiteren Sinn Zustand mit Veränderung von Erleben und Gefühlen (z. B. Ekstase*, Euphorie*) nach Konsum von psychotropen* Substanzen o. a. Reizen (z. B. Musik); im engeren Sinn Form der Substanzstörung* als Intoxikation durch Alkohol oder andere psychotrope Substanzen (akuter Rausch, Sonderform pathologischer Rausch*).

Rauschmittel: engl. *narcotics*. Rausch* und/oder verändertes Bewusstsein (z. B. Enthemmung, Euphorie) erzeugende Substanzen, insbesondere Bezeichnung für illegale Drogen.
Recht: Nach § 323a StGB macht sich strafbar, wer
– sich vorsätzlich oder fahrlässig durch Rauschmittel in einen Rausch versetzt
– und in diesem Zustand eine rechtswidrige Tat begeht, deretwegen er nicht bestraft werden kann, weil er infolge des Rausches schuldunfähig war oder weil dies nicht auszuschließen ist (sog. Vollrausch).

Rauschmittelintoxikation

Unerheblich soll es nach vorherrschender Rechtsansicht sein, ob mit dem Rauschmittel subjektiv die Herbeiführung eines Rausches oder einer anderen lustbetonten Empfindung oder Vorstellung bezweckt wird.

Rauschmittelintoxikation *f*: engl. *poisoning by narcotics*. Intoxikation mit psychotropen Substanzen*. Das klinische Bild variiert abhängig von den verwendeten Substanzen. Behandelt wird symptomatisch und zur Sicherung lebenswichtiger Funktionen, ggf. zusätzlich mit Antidoten.

Klinik: Je nach Substanzklasse, z. B.
- Alkohol, Benzodiazepin, Barbiturat, Opiat, Cannabis (indischer Hanf*): 1. Sedierung 2. Bradykardie
- Kokain, Ecstasy: 1. Blutdruckanstieg 2. Tachykardie 3. Unruhe 4. cave: bei Kokain unter Umständen bedrohliche Herzrhythmusstörungen; bei Amphetaminderivaten (v. a. Ecstasy) evtl. Hypovolämie infolge exzessiver körperlicher Aktivität
- LSD*: 1. Schwäche 2. Schwindel 3. Parästhesie 4. Schweißausbruch 5. Tachykardie 6. psychotische Zustände.

Therapie: Symptomatisch und je nach Klinik (ABCDE):
- Atemwegssicherung
- Kreislaufunterstützung
- pharmakologische Antagonisierung (Opiat, Benzodiazepin)
- milde Sedierung bei Unruhe (z. B. mit Benzodiazepinen)
- Neuroleptika bei psychotischen Zuständen
- i. v. Volumenersatz (kristalloid) bei Hypovolämie
- evtl. Beta-Rezeptoren-Blocker bei Tachykardie.

Rausch, pathologischer: engl. *pathologic intoxication*. Form der Substanzstörung* im Sinne einer organisch bedingten Psychose (akute Intoxikation) nach Zufuhr einer relativ geringen Menge Alkohol. Ein pathologischer Rausch tritt bevorzugt auf bei Zustand nach Schädelhirntrauma* (SHT), Epilepsie*, zerebrovaskulärer Insuffizienz und Mangel an Aldehyddehydrogenase*. Aufgrund der kurzen Dauer wird meistens nicht behandelt.

Klinik: Kurze Zeitspanne (wenige Minuten) zwischen Konsum und Auftreten der Symptome; Dauer zwischen wenigen Minuten und einer Viertelstunde, z. B.:
- Dämmerzustand*, Angst*, Unruhe
- Verhaltensstörungen (v. a. aggressive Ausbrüche, die für die Person in nüchternem Zustand untypisch sind)
- Orientierungsstörungen*, Bewusstseinsstörungen*, Gedächtnisstörungen*
- Illusionen*, Halluzinationen*
- endet häufig mit Terminalschlaf.

Therapie: In Ausnahmefällen Haloperidol* oder Diazepam*.

Rausch-Pilz *m*: engl. *shrooms*; syn. Rauschpilze. Psychoaktive Pilze, die narkotisch wirkende und halluzinogene Wirkstoffe (Halluzinogene*) enthalten, z. B. Psilocybin*, Psilocin und Muskarin. Rausch-Pilze werden auch als Zauberpilze, magic mushrooms oder halluzinogene Pilze bezeichnet. Die Rauschwirkung ähnelt der Droge LSD*, hält jedoch kürzer an.

Rautek-Rettungsgriff *m*: engl. *Rautek's maneuver*. Handgriff zur Rettung einer hilflosen Person aus einem Gefahrenbereich.

Prinzip: Der Helfer greift von hinten unter beiden Achseln des Patienten hindurch und umgreift mit beiden Händen einen Unterarm des Patienten. Nach Verlagerung des Patienten auf die Oberschenkel des Helfers zieht der Helfer den Patienten rückwärts laufend nach hinten aus dem Gefahrenbereich.

Anwendung: Die Anwendung kann sowohl bei sitzenden als auch bei liegenden, bewegungsunfähigen bzw. bewusstlosen Verletzten erfolgen (siehe Abb.). Allerdings darf der Rautek-Rettungsgriff aufgrund möglicher Komplikationen (z. B. Armfraktur, Rippenfraktur, Wirbelsäulenverletzung und fehlende Immobilisation) ausschließlich in Ausnahmefällen (bei akuter bzw. drohender Lebensgefahr) angewendet werden. Ist keine akute Gefahrensituation gegeben, sollte eine den Patienten schonende Rettung unter Wirbelsäulen-Immobilisation (z. B. mit Spineboard oder Rettungskorsett) erfolgen.

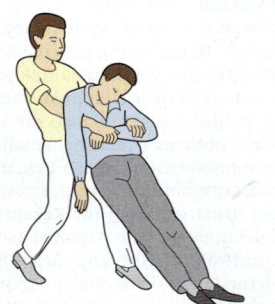

Rautek-Rettungsgriff

Raynaud-Syndrom *n*: engl. *Raynaud's syndrome*; syn. Raynaud-Symptomatik. Durch arterielle Vasokonstriktion (Gefäßkrämpfe) bedingte, anfallsweise Ischämie der Finger, ausgelöst z. B. durch Kälte oder emotionalen Stress (sog. Weißfingerkrankheit*). Klinisch zeigen sich Ischämie*, Zyanosen* und reaktive Hyperämie* (sog. Trikolore-Phänomen). Im weiteren Verlauf drohen Nekrose* und Gangrän*. Behandelt wird mit physikalischer Therapie und Vasodilatatoren*.

Formen:
- **primäres Raynaud-Syndrom** (syn. Raynaud-Krankheit) (ca. 80 %): 1. häufig, ca. 3–5 (–10) % der Bevölkerung 2. Manifestationsalter meist 20.–40. Lebensjahr 3. Auftreten der Symptome ohne erkennbare Grunderkrankung 4. Frauen häufiger betroffen als Männer (4 : 1) 5. Auslösung durch endo- und exogene Noxen sowie psychische Belastung möglich
- **sekundäres Raynaud-Syndrom** (syn. Raynaud-Phänomen) (ca. 20 %)

Manifestationsalter meist nach dem 40. Lebensjahr, z. B. bei
- Thrombangiitis* obliterans
- progressiver systemischer Sklerose*
- Arteriosklerose
- Halsrippen- und Scalenus*-anterior-Syndrom
- Kryoglobulinämie* oder Kälteagglutininkrankheit*
- nach verschiedenen Traumata, insbesondere Vibrationstraumen
- Einnahme von Medikamenten (z. B. Ergotamin*, Zytostatika*, Beta*-Blocker
- Intoxikationen (z. B. durch Schwermetalle* oder Vinylchlorid*)
- ohne Begleiterkrankungen (idiopathisch).

Klinik:
- Ischämie* mit Blässe der Finger (selten Daumen), gefolgt von Zyanose* und schmerzhafter reaktiver Hyperämie* (Trikolore-Phänomen)
- symmetrisch bei primärem Raynaud-Syndrom, asymmetrisch bei sekundärem Raynaud-Syndrom
- gelegentliches Auftreten an anderen Akren* (Zehen, Nase, Zunge, Brustwarze)
- bei längerem Bestehen sekundäre Schädigung der Gefäßwände (Intimaverdickung und Kapillaraneurysmen) mit nachfolgender Nekrose* und Gangrän* (nur bei sekundärem Raynaud-Syndrom).

Therapie:
- provozierende und aggravierende Faktoren (Kälte, Nikotin) meiden
- physikalische Therapie
- systemisch vasodilatierend wirkende Arzneimittel: 1. Kalzium*-Antagonisten, z. B. Nifedipin* 2. PDE-5-Hemmer, z. B. Sildenafil* 3. Prostaglandin* E1 (Alprostadil) 4. Prostazyklin*-Analoga, z. B. Iloprost 5. Endothelin-Rezeptor-Antagonisten, z. B. Bosentan.

RBBB: Abk. für engl. right bundle branch block → Rechtsschenkelblock

RCM: Abk. für engl. restrictive cardiomyopathy → Kardiomyopathie

RCT: Abk. für → Radiochemotherapie

RDE: Abk. für engl. receptor destroying enzymes → Neuraminidasen

RDS: Abk. für respiratory distress syndrome → Acute Respiratory Distress Syndrome

RDS: Abk. für engl. Respiratory Distress Syndrome → Atemnotsyndrom des Neugeborenen

RDS: Abk. für → Reizdarmsyndrom

RDW f: engl. red cell distribution width Erythrozyten-Verteilungsbreite; syn. Erythrozytenverteilungsbreite. Mittlere Abweichung des mittleren Erythrozytenvolumens (MCV). Diese wird mittels Durchflusszytometrie* automatisch von Zählgeräten ermittelt und ist ein Maß für die Variation der Erythrozytengröße (siehe auch Anisozytose*). Die Bestimmung erfolgt zusammen mit anderen Erythrozytenindizes* zur Differenzialdiagnose von Anämien*.

$$RDW(\%) = \frac{\text{Standardabweichung des MCV}}{MCV} \cdot 100$$

Bewertung: erhöht bei:
- hämolytischen Anämien*
- Eisenmangelanämie*
- Vitamin-B12-Mangelanämie
- Folsäuremangelanämie
- Osteomyelofibrose.

Reabsorption → Rückresorption

Reactive Airways Dysfunction Syndrome: Abk. RADS. Akute Schädigung der Atemwege mit reaktiver Obstruktion durch kurzzeitige intensive Exposition gegenüber hohen Dosen irritativer Stoffe. Das RADS kann im Verlauf in schweres, progredientes Asthma bronchiale übergehen. Bei beruflichen Noxen gilt RADS als eine der chemisch-irritativ oder toxisch verursachten obstruktiven Atemwegserkrankungen* (Berufskrankheit Nr. 4302).

Read Back → Double Check

Read-Verfahren n: engl. Read's method. Verfahren zur Minderung der Ängste und der Anspannung unter der Geburt und damit erzielten schmerzärmeren Geburt. Erreicht wird dies durch Aufklärung über den Geburtsvorgang, gezielte Entspannungsübung und Schwangerschaftsgymnastik.

Reagibilität f: engl. responsiveness. Reaktionsfähigkeit*.

Reagibilität, visuelle f: engl. visual responsiveness. Veränderung des vorherrschenden EEG-Musters in Abhängigkeit von visueller Reizung, z. B. beim Augenöffnen oder -schließen (Berger*-Effekt) oder bei Fotostimulation*.

Reaktion [Physiologie] f: Antwort eines Erfolgsorgans (z. B. Muskelzellen oder Drüsen; vgl. Effektor*) auf einen überschwelligen Reiz*.

Reaktion [Zentralnervensystem] f: Antwort eines Organismus auf einen Reiz, erkennbar als Verhaltensäußerung. Dies kann ein physiologisch vorbestimmter Reflex sein oder eine durch Vorerfahrungen und kognitive Prozesse beeinflusste komplexe Verhaltensweise bzw. zielgerichtete Handlung.

Reaktion, fototoxische → Lichtdermatose

Reaktion, myasthenische f: engl. myasthenic reaction. Kontinuierliche Amplitudenabnahme (Dekrement) des Muskelsummenpotenzials in der EMG im Rahmen der supramaximalen repetitiven Reizung* bei Myasthenia* gravis pseudoparalytica und symptomatischer Myasthenie*.

Reaktion, myospastische f: engl. myospastic reaction. Minutenlang persistierende und meist schmerzhafte Kontraktion der Muskulatur bei elektrischer Stimulation (Faradaysation).

Reaktion, myotonische f: engl. myotonic reaction. Verzögerte Muskelentspannung bei Beklopfen des Muskels, nach willkürlichen Bewegungen (z. B. Faustschluss) oder nach direkter oder indirekter elektrischer Reizung. Eine myotonische Reaktion wird mit dem EMG nachgewiesen, z. B. bei Myotonia congenita, myotonischer Dystrophie*, Paramyotonia* congenita oder kongenitalen Myopathien*.

Hinweis: Bei Kälte kommt es oft zur Steigerung der myotonischen Reaktion, bei wiederholter Prüfung meist zu einer Abnahme.

Reaktionsaudiometrie, elektrische f: syn. Evozierte Reaktionsaudiometrie. Verfahren der Audiometrie* zur objektiven Hörprüfung mittels Ableitung der akustisch evozierten Potenziale. Es werden Potenzialschwankungen dargestellt, die in der Hörbahn* bei periodischer akustischer Reizeinwirkung entstehen. Dazu verwendet man eine computergestützte Mittelungstechnik (sog. Averaging) aus dem überlagernden reizunabhängigen EEG.

Formen:
- **BERA** (Brainstem Evoked Response Audiometry; syn. Hirnstammaudiometrie) mit Ableitung früher AEP zur Diagnostik retrocochleärer Hörstörungen
- **CERA** (Cortical Evoked Response Audiometry; syn. Hirnrindenaudiometrie): 1. Ableitung später AEP zur Diagnostik zentraler Hörstörungen 2. Differenzialdiagnostik von psychogener Hörstörung und Simulation.

Reaktionsbildung f: engl. reaction formation. Psychischer Abwehrmechanismus (nach Anna Freud), der zur Ausbildung von dauerhaften Verhaltensweisen führt, die einem verdrängten Wunsch entgegengesetzt sind.

Beschreibung: Nach der psychoanalytischen Theorie sind Wünsche hierbei Triebimpulse des Es, die durch das Gewissen (Über-Ich) so stark abgelehnt werden, dass der Impuls zum Schutz des Ich vor den angstbesetzten Trieben in sein (sozial erwünschtes) Gegenteil umgekehrt wird (z. B. werden negative Gefühle gegenüber einem Elternteil durch Mitleid oder übermäßige Liebe ersetzt).

Reaktionsfähigkeit f: engl. responsiveness; syn. Reagibilität. Ausmaß, in dem eine Person in der Lage ist, auf Reize* angemessen zu antworten, wobei sensorische Reaktionsfähigkeit, zentrale Verarbeitung und effektorisches Verhalten unterschieden werden. **Emotionale Reaktionsfähigkeit** meint die Kapazität des Individuums für angemessene emotionale Reaktionen auf Interaktionen oder andere Umweltreize (sog. emotionale Schwingungsfähigkeit).

Erfassung: Wichtiges Untersuchungsmittel ist die Erfassung der Reaktionszeit*.

Klinische Bedeutung: Bezogen auf das Ausmaß der Reaktion auf manche externen Reize, z. B. bei Stressreaktion, ist eine **verstärkte Reaktionsfähigkeit** negativ konnotiert.

Reaktionsverhinderung f: engl. response prevention. Methode der Verhaltenstherapie*, bei der während und nach der Konfrontation* mit dem auslösenden Reiz die entsprechende Reaktion (**Vermeidungsverhalten** oder Zwangshandlung*) verhindert wird, indem die Konfrontationssituation so lange aufrechterhalten wird, bis bei dem Betroffenen die zugehörige Angst und psychovegetative Erregung nachgelassen hat.

Indikation: Bei Angststörung* und Zwangsstörung*.

Reaktionszeit f: engl. reaction time. Zeit, die zwischen dem Beginn einer Reizpräsentation und dem Beginn einer Reaktion verstreicht. Die Reaktionszeit setzt sich aus den Zeiten für die einzelnen Teilprozesse wie Wahrnehmung, Handlungsauswahl (wenn es mehrere Möglichkeiten gibt, auf einen Reiz zu reagieren) und motorische Ausführung zusammen.

Reaktionszyklus, sexueller m: engl. sexual response cycle. Physiologische Veränderungen bei Geschlechtsverkehr* und Masturbation* als Abfolge von Phasen eines Zyklus (Erregungs-, Plateau-, Orgasmus- und Rückbildungsphase). Der sexuelle Reaktionszyklus wurde von William Howell Masters und Virginia Johnson untersucht und beschrieben. Siehe Abb.

Beschreibung: Trotz relativer Konstanz des physiologischen Prozesses unterscheiden sich die Erlebnisqualität und die erreichte Befriedigung bei sexuellen Aktivitäten intra- und interindividuell, abhängig von psychischen, körperlichen und situativen Faktoren (z. B. Alter). Frauen und Männer durchlaufen den sexuellen Reaktionszyklus im Geschlechtsverkehr nicht notwendig synchron, trotz der grundsätzlichen Gleichartigkeit des phasenhaften Ablaufs. **Erregungsphase:**
- bei der Frau: 1. Anschwellen der Glans clitoridis 2. vaginale Lubrikation* 3. Erweiterung der Vagina 4. partielle Elevation des Uterus 5. Auseinanderweichen der Labia majora 6. Vergrößerung der Labia minora 7. extra-

Reaktion, vitale

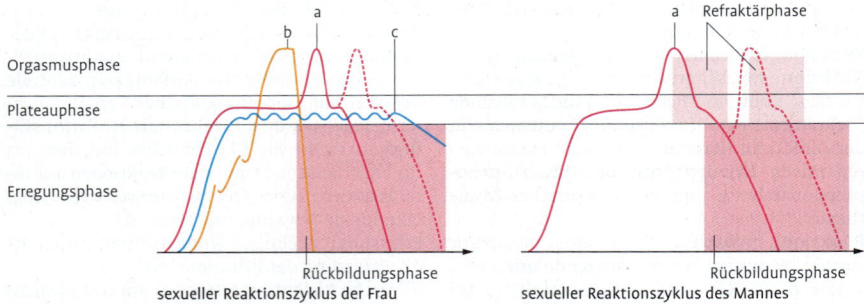

Reaktionszyklus, sexueller: a: Ablauf mit Erreichen des Orgasmus bzw. multipler Orgasmen; b: mehrere kurze Abfälle während der Erregungsphase und sehr rasche Rückbildung; c: Erregung erreicht (nur) die Plateauphase, sehr langsame Rückbildung.

Reaktionszyklus, sexueller:
Störungen in Abhängigkeit von der Phase des sexuellen Reaktionszyklus.

Phase	Störungen beim Mann	bei der Frau
Erregungsphase	Erektionsstörung	sexuelle* Erregungsstörungen
Plateauphase	Dyspareunie*	Dyspareunie*, Vaginismus*
Orgasmusphase	Ejaculatio* praecox, Ejaculatio* deficiens, Anorgasmie*, Aspermie*	Orgasmusstörungen*, Anorgasmie*
Rückbildungsphase	unvollständige oder ausbleibende sexuelle Befriedigung, nachorgastische Verstimmung: u. a. Gereiztheit, innere Unruhe, Schlafstörungen, Depressionen, Missempfindungen im Genitalbereich	

genital: Mamillenerektion, Vergrößerung der Brust, Zeichen willkürlicher und unwillkürlicher Muskelspannung, Zunahme der Herzfrequenz, Blutdruckanstieg
– beim Mann: 1. Erektion 2. Elevation des Skrotums 3. Verdickung der Skrotalhaut 4. partielle Elevation beider Hoden 5. extragenital: evtl. Mamillenerektion, willkürliche und unwillkürliche Muskelspannung, Zunahme der Herzfrequenz, Blutdruckanstieg.

Plateauphase:
– bei der Frau: 1. Klitoris wird in Richtung Symphyse gezogen 2. Ausbildung der orgastischen Manschette (Vaginalmuskelanspannung) im äußeren Drittel der Vagina 3. volle Elevation des Uterus 4. Auseinanderweichen und Abflachen der Labia majora 5. leichte Sekretion der Bartholin-Drüsen 6. extragenital: prall gefüllte Mamillen, sog. sex flush (Hautrötung) an der Brust, der sich über den Gesamtkörper ausbreiten kann, Muskelspannung, beginnende Hyperventilation, Herzfrequenz: 100–175/min, Blutdruckanstieg systolisch (20–60 mmHg) und diastolisch (10–20 mmHg)
– beim Mann: 1. Erektion 2. volle Elevation und Vergrößerung der Hoden 3. extragenital: evtl. Mamillenerektion, beginnender sex flush (v. a. an Brust, Hals, Gesicht), Muskelspannung, beginnende Hyperventilation, Herzfrequenz: 100–175/min, Blutdruckanstieg systolisch (20–80 mmHg) und diastolisch (10–40 mmHg).

Orgasmusphase:
– bei der Frau: 1. Kontraktionen der orgastischen Manschette und des Uterus 2. extragenital: sex flush bei ca. 75 % der Frauen, Muskelkontraktionen am ganzen Körper möglich, Hyperventilation, Tachykardie (110 bis > 180/min), Blutdruckanstieg systolisch (30–80 mmHg) und diastolisch (20–40 mmHg)
– beim Mann: 1. austreibende Kontraktionen des Penis 2. extragenital: gut ausgebildeter sex flush bei ca. 25 % der Männer, Muskelkontraktionen am ganzen Körper möglich, Hyperventilation, Tachykardie (110–180/min), Blutdruckanstieg systolisch (40–100 mmHg) und diastolisch (20–50 mmHg).

Rückbildungsphase:
– bei der Frau: 1. Rückkehr der Klitoris zur Normallage 2. Abschwellen der orgastischen Manschette der Vagina 3. Öffnung des äußeren Muttermundes 4. Rückkehr des Uterus zur Ausgangslage 5. Rückbildung der Veränderungen an den Labia majora und minora 6. extragenital: Rückbildung der Mamillenerektion, der Brustvergrößerung sowie des sex flushs, Nachlassen der Muskelspannung am Körper, Rückbildung der Hyperventilation, der Tachykardie und des erhöhten Blutdrucks, Transpiration unabhängig von der körperlichen Aktivität
– beim Mann: 1. Rückgang der Erektion 2. Rückgang der Elevation von Hoden und Skrotum sowie der Größenzunahme der Hoden 3. extragenital: Rückbildung des sex flushs, Nachlassen der Muskelspannung am Körper, Rückbildung der Hyperventilation, der Tachykardie und des erhöhten Blutdrucks, evtl. Auftreten einer Transpiration (meist auf Fußsohlen und Handflächen beschränkt).

Diesen Phasen vorgeschaltet ist die von Masters und Johnson noch nicht beschriebene **Appetenzphase**, in der sexuelle Appetenzstörungen* auftreten können.
Klinische Bedeutung: Mögliche Störungen in Abhängigkeit von der Phase des sexuellen Reaktionszyklus: siehe Tab.

Reaktion, vitale f: engl. *vital reaction*. Hinweis darauf, dass eine Verletzung im Leben (und nicht erst nach dem Tod) entstanden ist. Mögliche Reaktionen sind z. B. Blutunterlaufung, Raucheinatmung, Zellreaktion* und Fettembolie*.

Reaktivbewegung f: engl. *reactive movement*. Willkürliche Bewegung, die im Gegensatz zu willkürlichen Spontanbewegungen* nicht aus bewusstem innerem Antrieb, sondern als Reaktion auf einen Reiz erfolgt. Beim Parkinson*-Syndrom sind Reaktivbewegungen weitgehend erhalten, während willkürliche Spontanbewegungen* schon früh eingeschränkt sind.
Zusätzliche Bedeutung: Willkürliche Bewegung, die im Gegensatz zu **unwillkürlichen** Spontanbewegungen als Reaktion auf einen Reiz oder auch aus bewusstem innerem Antrieb erfolgt.

reaktive Depression → Anpassungsstörung
Reaktivierung f: Wiederaufflammen einer früheren Infektion*, z. B. bei Schwächung des Immunsystems. Die Infektion kann auch unbemerkt verlaufen sein und sich erst bei beginnender Immunschwäche (Immundefekt*) manifestieren.

Realangst → Angst
Real-Time-Verfahren n: engl. *real-time method*; syn. Echt-Zeit-Verfahren. Spezielles bildgebendes Ultraschallverfahren, bei dem Bewegungsvorgänge, z. B. Kindsbewegungen und Atembewegungen, direkt auf einem Monitor beobachtet und erfasst werden können.

Reanastomosierung f: engl. *reanastomosis*. Wiederherstellung der Kontinuität eines Hohlorgans (nach vorheriger operativer Durchtrennung) durch Anastomose*, z. B. Rückverlegung eines Enterostomas*.

Reanimation f: engl. *(cardiopulmonary) resuscitation (Abk. CPR)*; syn. kardiopulmonale Reanimation. Lebensrettende Sofortmaßnahmen bei Herz*-Kreislauf-Stillstand oder Atemstillstand* (bzw. Schnappatmung*). Ziel ist die Wiederherstellung bzw. Aufrechterhaltung von Atmung und Kreislauf und damit die Gewährleistung der Durchblutung und Sauerstoffversorgung lebenswichtiger Organe wie Gehirn und Herz.

Basismaßnahmen:
- Die Basismaßnahmen der Reanimation (**Basic Life Support**, Abk. **BLS**) sind leicht erlernbare und unverzüglich von jeder Person (auch Laien) einfach durchzuführende lebensrettende Sofortmaßnahmen.
- Vor Beginn dieser Maßnahmen muss der Notruf abgesetzt werden.
- Der Ablauf und die zeitliche Abfolge bei Erwachsenen orientieren sich in der Regel nach dem CAB-Schema (bei Reanimation durch ein Team parallel).
- Dies beinhaltet die Herzdruckmassage*, das Freimachen der Atemwege durch Überstrecken des Kopfes, Anheben des Kinns und Vorschieben des Unterkiefers. Dies führt in vielen Fällen bereits zum Wiedereinsetzen der Spontanatmung beim Bewusstlosen mit vorhandenem Kreislauf.
- Des Weiteren erfolgt die Beatmung durch Atemspende* (siehe auch Sauerstoffgabe*). Ungeübte sollten bei der Reanimation auf die Atemspende verzichten und lediglich die Herzdruckmassage korrekt durchführen.
- Ist ein automatisierter* externer Defibrillator (AED) verfügbar, kommt er schnellstmöglich für eine mögliche Defibrillation zum Einsatz.

Erweiterte Maßnahmen: Erweiterte Reanimationsmaßnahmen durch medizinisch geschultes Personal (Advanced Life Support; Abk. **ALS**):
- Dabei werden die BLS-Maßnahmen kontinuierlich weiter durchgeführt (mind. 2 Helfer, Durchführung parallel).
- Frühestmöglich kommt ein EKG* zur Rhythmusanalyse und ggf. eine Defibrillation zum Einsatz.
- Zudem wird ein i. v. oder i. o. Zugang gelegt zur Applikation von Arzneimitteln (siehe unter Vorgehen: pharmakologische Reanimation) und Volumensubstitution.
- Die Beatmung wird idealerweise sichergestellt durch eine endotracheale Intubation* (oder alternativ Larynxmaske* oder Larynxtubus* als Atemwegshilfsmittel).
- Dabei wird die Beatmung und die Qualität der Herzdruckmassage* mit kontinuierlicher (grafischer) Aufzeichnung der CO_2-Konzentration im Atemgasgemisch überwacht (vgl. Kapnografie*, Abb. dort).

Durchführung:
- basierend auf Leitlinien des European Resuscitation Council (ERC), der American Heart Association (AHA) und Empfehlungen der Bundesärztekammer
- schnelle **Überprüfung der Vitalfunktionen** Bewusstsein und Atmung (innerhalb < 10 s): **1.** Prüfen von Bewusstsein (lautes Ansprechen, leichtes Schütteln an Schultern), bei Bewusstlosigkeit sofort Hilfe rufen **2.** Prüfen der Atmung (ggf. mit Freimachen der Atemwege; siehe Basismaßnahmen) **3.** bei schwerer Störung der Atmung (Atemstillstand*, Schnappatmung) sofort Rettungsdienst* alarmieren (lassen) und unverzüglich mit BLS beginnen und ggf. ALS bei Eintreffen des Rettungsdienstes* **4.** Pulskontrolle ausschließlich durch geübte professionelle Helfer (z. B. Karotis, bei Säuglingen z. B. A. brachialis; Dauer max. 10 s)
- **BLS** und **ALS** bis zur Wiederherstellung einer autonomen Herz-Kreislauf-Funktion (ROSC) oder Eintritt des irreversiblen Herzstillstands (Abbruch der Reanimation; cave: verlängerte Ischämietoleranz* bei Hypothermie*): **1.** initial 30 **Thoraxkompressionen** gefolgt von 2 **Beatmungen 2.** kontinuierliches Fortführen der Kompressionen sowie Beatmungen im Verhältnis 30:2 mit frühestmöglicher Herzrhythmusanalyse (EKG) **3.** bei Kindern und Säuglingen Maßnahmen nach European Resuscitation Council ERC (siehe auch ABC*-Schema): initial 5 Beatmungen gefolgt von 30 (15 bei zwei Helfern) Thoraxkompressionen und Fortführung der Kompressionen und Beatmungen im Verhältnis 30:2 (bzw. bei zwei Helfern 15:2) **4.** bei Kindern und Säuglingen nach American Heart Association (AHA) dagegen: Verzicht auf Initialbeatmungen und sofortiger Beginn mit Herzdruckmassage (CAB-Schema) **5.** bei Neugeborenen nach ERC und AHA initiale Beatmungen mit 2–3 s pro Beatmung, Verhältnis von Thoraxkompression zu Beatmung 3:1 (gleichzeitig Wärmeverlust vermeiden; siehe primäre Reanimation* des Neugeborenen) **6.** bei Kammerflimmern* (bzw. VF für ventrikuläres Flimmern) oder pulsloser ventrikulärer Tachykardie* (PVT) sofort eine einzelne Defibrillation* mit unverzüglicher Fortführung des BLS; jeweils nach 2 min Rhythmusanalyse und ggf. erneute Defibrillation
- **pharmakologische Reanimation:** möglichst i. v., alternativ intraossär: **1.** Adrenalin* zur Anregung der Herztätigkeit **2.** Amiodaron* (alternativ Lidocain*) bei persistierendem Kammerflimmern* oder pulsloser ventrikulärer Tachykardie* (pVT) **3.** Magnesiumsulfat bei Torsade* de pointes **4.** Natriumbicarbonat* bei Herz*-Kreislauf-Stillstand durch Hyperkaliämie* oder Überdosierung von tricyclischen Antidepressiva
- **parallel zur Reanimation** reversible Ursache für Herz*-Kreislauf-Stillstand (sog. 4Hs und 4Ts, siehe Tab.; HITS) diagnostizieren (z. B. Perikarderguss* durch Echokardiografie*; siehe FEEL) und ggf. durch spezifische Maßnahmen (z. B. Thoraxdrainage* bei Spannungspneumothorax) beheben.

Prognose:
- abhängig von: **1.** Grunderkrankung **2.** Zeitintervall bis zum Einsetzen der Reanimation (muss unbedingt innerhalb der Wiederbelebungszeit* begonnen werden; siehe Abb.) **3.** Effizienz der Reanimation (kontinuierliche Herzdruckmassage möglichst ohne Unterbrechungen)

Reanimation: Merkhilfe für reversible Ursachen von Herz-Kreislauf-Stillstand bzw. Atemstillstand.

4 Hs

Hypovolämie

Hypoxie

Hypo-, Hyperkaliämie, Hydrogencarbonat (Bicarbonat i. S. Azidose*)

Hypothermie

4 Ts

Tension pneumothorax (engl. für Spannungspneumothorax; Pneumothorax*)

Tamponade (kardial) i. S. Perikardtamponade*

Toxin i. S. Intoxikation*

Thrombose: (pulmonal) i. S. Lungenembolie*, (koronar) i. S. Akutes* Koronarsyndrom

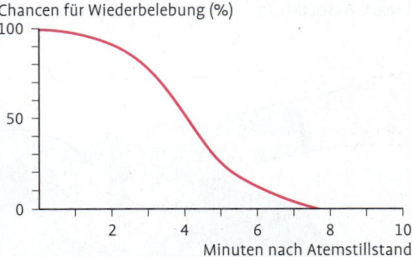

Reanimation: Erfolgschancen einer Reanimation nach Atemstillstand in Abhängigkeit von der Dauer des Atemstillstands.

– neurologische Ausfälle bis hin zum vegetativen Status* infolge ischämischer Hirnschädigung möglich.

Reanimation des Neugeborenen, primäre *f*: engl. *primary neonatal resuscitation*. Sofortmaßnahmen zur Beseitigung eines Depressionszustands* des Neugeborenen unmittelbar nach der Geburt.

Maßnahmen:
– Beginn mit taktiler Stimulation v. a. von Fußsohlen und Rücken zur Stimulation der Atmung
– Wärmezufuhr und Verhinderung von Wärmeverlust durch Abtrocknen und Zudecken
– ggf. Freimachen der Atemwege und unter Umständen Absaugen von Mund, Rachen, Nase
– Sauerstoffgabe, Maskenbeatmung
– ggf. bei persistierender Bradykardie < 60/min Herzdruckmassage* und evtl. Adrenalin (siehe Abb.)
– ggf. Intubation.

Algorithmus nach Empfehlung der American Heart Association.

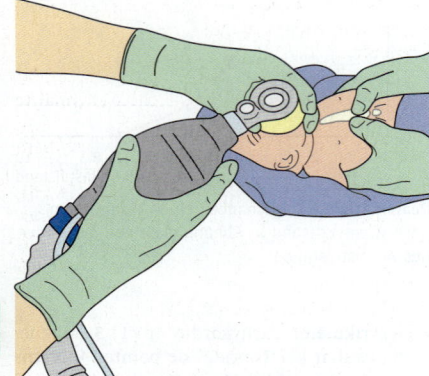

Reanimation des Neugeborenen, primäre: Neonatale kardiopulmonale Reanimation mit Maskenbeatmung und Herzdruckmassage durch Zwei-Daumen-Methode.

Reanimation, intrauterine *f*: engl. *intrauterine resuscitation*. Kombination von Maßnahmen zur Behandlung einer fetalen Hypoxie unter der Geburt. Möglich sind Lageänderung der Mutter (linke Seitenlage, Beckenhochlagerung), medikamentöse Wehenhemmung sowie Gabe von Sauerstoff. Sind diese Maßnahmen nicht ausreichend, muss die Geburt umgehend, in der Regel dann operativ, beendet werden.

Reanimationsbrett *n*: syn. Reanimationsplatte. Hartes Brett, das bei Reanimation* als feste Unterlage unter den Patienten geschoben wird, um eine ausreichende Herzdruckmassage* zu gewährleisten.

Reanimationsteam *n*: engl. *crash team*. Im Krankenhaus meist aus einem Anästhesisten und einer Pflegefachperson für Intensivpflege* bestehendes Team, das bei einem kardiopulmonalen Notfall über eine festgeschriebene Telefonnummer oder einen zentralen Herzalarm zu erreichen ist, in wenigen Minuten vor Ort sein kann und die entsprechenden Notfallmaßnahmen durchführt.

Reanimationswagen *m*: engl. *resuscitation trolley*. Rollschrank mit Notfallausstattung* für Sofortmaßnahmen nach Eintritt von Herz*-Kreislauf-Stillstand oder Atemstillstand* mit Bewusstlosigkeit*. Der Reanimationswagen ist für die Normalstationen je nach Klinik im Intensivpflegebereich oder in der Rettungsstelle zentral abrufbar. Nach Gebrauch ist er sofort wieder entsprechend dem Standard aufzufüllen.

Reboundalkalose → Alkalose

Rebound-Insomnie *f*: engl. *sediment insomnia*; syn. Absetz-Insomnie. Reaktive Insomnie* nach abruptem Absetzen von sedierend wirkenden Arzneimitteln oder Substanzen mit Abhängigkeitspotenzial*. In der Regel klingt eine Rebound-Insomnie auch ohne spezielle pharmakologische Intervention ab, sofern keine schwere Symptomatik vorliegt.

Rebound-Phänomen [Neurologie] *n*: engl. *rebound phenomenon*. Fähigkeit zum prompten Abbremsen einer Bewegung durch reflektorische Innervation der Muskel-Antagonisten, wenn der gegen den Widerstand des Untersuchers im Ellenbogengelenk rechtwinklig gebeugte Arm des Patienten plötzlich losgelassen wird. Bei zerebellären Erkrankungen kommt es zu einer ungebremsten Bewegung des „losgelassenen" Arms des Patienten.

Rebound-Phänomen [Pharmakologie] *n*: syn. Absetzphänomen. Überschießende, der Wirkung entgegengesetzte Reaktion bei plötzlichem Absetzen von Arzneimitteln nach länger dauernder Therapie. Beispiele sind Angstzustände, Schlafstörungen und Schmerzen nach Absetzen von Sedativa*, Schlafmitteln und Analgetika*, Tachykardie und Blutdruckanstieg nach abruptem Absetzen von Beta-Rezeptoren-Blockern, Myomwachstum nach Beendigung einer Therapie mit GnRH-Analoga.

Reboxetin *n*: Antidepressivum aus der Gruppe der selektiven Noradrenalin-Wiederaufnahme-Hemmer (NARI). Reboxetin wird bei schweren Depressionen* eingesetzt, die klinische Wirksamkeit ist allerdings umstritten. Häufige Nebenwirkungen sind Mundtrockenheit, Obstipation*, Insomnie*, Hyperhidrosis und Störungen der Miktion*. Die gleichzeitige Einnahme von MAO-Hemmern ist kontraindiziert.

Indikationen:
– schwere depressive Episoden
– Off-Label: Aufmerksamkeitsstörungen*.

Receptor Activator of NF-κB Ligand: syn. osteoprotegerin ligand (Abk. OPGL); Abk. RANKL. U. a. von Osteoblasten* (und deren Vorläuferzellen) sowie T-Lymphozyten exprimiertes Glykoprotein der TNF-Familie, das spezifisch an RANK (receptor activator of NF-κB) bindet. Der Genlocus von RANKL liegt auf 13q14.

Wirkungen:
– Stimulation der osteoklastären Knochenresorption durch Bindung an RANK auf der Oberfläche von Osteoklasten*
– außerdem beteiligt an: 1. Entwicklung von Lymphknoten 2. Entwicklung der weiblichen Mamma während der Schwangerschaft 3. Maturation dendritischer Zellen des Immunsystems 4. zentraler Regulation der Körpertemperatur (Fieber).

Klinische Bedeutung:
– pathologisch: bei Mutation milde autosomal-rezessiv erbliche Form der Osteopetrose
– pharmakologisch: monoklonaler Antikörper gegen RANKL: Denosumab*.

Recessus *m*: engl. *recess*; syn. Rezessus. Ausbuchtung, Rücksprung, Höhle oder Vertiefung im Körper, z. B. Recessus splenicus oder Recessus piriformis.

Recessus inferior bursae omentalis → Bursa omentalis

Recessus lateralis ventriculi quarti *m*: engl. *lateral recess of fourth ventricle*. Paarige laterale* und nach ventral gekrümmte Ausbuchtung des 4. Hirnventrikels*. Der Recessus liegt etwa in der Mitte des Ventrikels und erstreckt sich bis unter den Pedunculus cerebelli inferior. Über die Apertura lateralis ventriculi quarti ist der Recessus mit dem Subarachnoidalraum* des äußeren Liquorraumes verbunden.

Anatomie: Der Plexus* choroideus zieht durch den Recessus lateralis ventriculi quarti hindurch und ragt als Bochdalek-Blumenkörbchen in die Cisterna pontocerebellaris hinein.

Recessus pleurales *m pl*: engl. *pleural recesses*. Aussackungen der Pleurahöhle*, die als Reserve- oder Komplementärräume dienen. Bei maximaler Inspiration* kann sich die Lunge in diese ausbreiten. Man unterscheidet nach den begrenzenden Teilen der Pleura parietalis Recessus costodiaphragmaticus, Recessus costomediastinalis, Recessus phrenicomediastinalis und Recessus vertebromediastinalis.

Lokalisation:
– Recessus costodiaphragmaticus: paarig zwischen Rippen* und Zwerchfell*
– Recessus costomediastinalis: v. a. links vor dem Herzen*
– Recessus phrenicomediastinalis: zwischen Zwerchfell und Mediastinum*

- Recessus vertebromediastinalis: hinter dem Ösophagus*.

Recessus splenicus → Bursa omentalis

Recessus superior bursae omentalis → Bursa omentalis

Rechenstörung → Akalkulie

Rechenstörung → Dyskalkulie

Rechenstörung *f*: engl. *dyscalculia*. Beeinträchtigung grundlegender Rechenfertigkeiten (Umgang mit Zahlen) bei normaler Gesamtintelligenz, die z. T. synonym als Dyskalkulie* bezeichnet wird. Nach Diagnosestellung mit einem standardisierten Rechentest ist Lerntherapie und Elternberatung angezeigt. Die Ursachen sind unklar; psychologische und biologische Ansätze werden diskutiert.

Klinik:
- Defizite bei Addition, Subtraktion, Multiplikation und Division
- Schwierigkeiten bei der Erfassung von Größen und Mengen
- Verwechseln von Ziffern und der Ziffernreihenfolge
- Nichtwiedererkennen numerischer Symbole.

Recherche *f*: engl. *search*. Suche nach Informationen, im medizinischen Kontext v. a. in Bibliografien und in elektronischen Such- und Metasuchmaschinen mit thematischen Stich- oder Schlagworten (z. B. MEDLINE oder EMBASE). Eine systematische Literaturrecherche beinhaltet eine genaue Dokumentation und dient dazu, möglichst alle zum Thema veröffentlichten Studien zu finden.

Rechtschreibstörung, isolierte *f*: engl. *disorder of written expression*. Umschriebene Entwicklungsstörung der Rechtschreibfertigkeit, ohne dass eine umschriebene Lesestörung* in der Vorgeschichte nachzuweisen ist. Nach Diagnosestellung mit standardisierten Rechtschreib-Tests und Ausschluss von neurologischen Störungen oder externen Ursachen wird wie bei Lese*-Rechtschreib-Störung behandelt.

Klinik:
- Rechtschreibfehler (abhängig vom schulischen Entwicklungsstand des Kindes)
- Probleme beim Buchstabieren und korrekten Schreiben von Wörtern (phonetisch meist akkurat)
- ggf. Handschriftprobleme
- keine diagnosespezifische Fehlertypologie, aber häufig folgende Fehler: 1. Reversionen (b–d, p–q, u–n), Reihenfolge oder Sukzessionsfehler 2. Auslassen von Buchstaben (auch → ach) 3. Einfügungen falscher Buchstaben 4. Regelfehler (Dehnung, Groß- und Kleinschreibung) 5. Wahrnehmungsfehler (Verwechslung d–t, g–k) 6. Fehlerinkonstanz.

Rechtsfähigkeit *f*: engl. *legal capacity*. Fähigkeit, Träger von Rechten und Pflichten zu sein. Diese beginnt bei Menschen mit Vollendung der Geburt (§ 1 Bürgerliches Gesetzbuch, Abk. BGB), dem vollständigen Austritt aus dem Mutterleib. Rechtsfähig sind natürliche und juristische Personen sowie einige Personengesellschaften, sie werden als Rechtssubjekte bezeichnet.

Schutzgut: Die Leibesfrucht (natürlich oder künstlich gezeugter, aber noch nicht geborener Mensch) ist nicht rechtsfähig, steht aber unter dem Schutz der Verfassung. Für den Fall der Lebendgeburt wird die Leibesfrucht daher vielfach so behandelt, als ob die Geburt schon vollendet worden wäre (z. B. § 1923 Absatz 2 BGB; § 844 Absatz 2 Satz 2 BGB).

Ende der Rechtsfähigkeit:
- mit dem Todeseintritt des Menschen
- bei dauerhaftem nicht behebbarem Ausfall der Hirnfunktion.

Rechtsherzhypertrophie → Herzhypertrophie

Rechtsherzinsuffizienz *f*: engl. *right-sided heart failure*. Akute oder chronische unzureichende Herzleistung aufgrund nicht ausreichender Pumpleistung der rechten Herzkammer mit Rückstau des Blutes im großen Kreislauf. Ursachen sind Lungenerkrankungen mit pulmonaler Hypertonie* (Cor* pulmonale), Pulmonalstenose* oder auch eine fortgeschrittene Linksherzinsuffizienz*. Die Behandlung erfolgt je nach Ursache mit Medikamenten oder chirurgisch.

Erkrankung: Verlauf: Eine Rechtsherzinsuffizienz kann sich akut lebensbedrohlich z. B. bei einer Lungenembolie* entwickeln (siehe akute Herzinsuffizienz*). Der häufigste Verlauf ist chronisch, z. B. aufgrund einer sich verschlechternden Linksherzinsuffizienz oder einer Lungenerkrankung mit pulmonaler Hypertonie.

Ursachen: Ursächlich für die Rechtsherzinsuffizienz ist eine Druckerhöhung im rechten Herzen z. B. durch:
- Pulmonalstenose*
- Linksherzinsuffizienz*
- Lungenembolie*
- Lungenerkrankungen (COPD, interstitielle Lungenerkrankungen)
- pulmonalarterielle Hypertonie (PAH).

Klinik: Die typischen Zeichen des Rechtsherzversagens beruhen auf einer Rückstauung in Lungen- und Körperkreislauf mit all ihren Folgen:
- sichtbare Venenstauung (Zungengrund, Halsvenen) und Halsvenenpulsation mit Friedreich-Zeichen durch obere Einflussstauung* mit erhöhtem ZVD und peripherem Venendruck
- Gewichtszunahme
- prätibiale, evtl. präsakrale Ödeme*
- Pleuraerguss*
- Stauungsleber* mit Hepatomegalie*, Aszites* und erhöhten Transaminasen*
- Stauungsgastritis* mit gastrointestinaler Störung
- Stauungsniere mit Proteinurie*
- Zyanose*.

Weitere, allgemeine Zeichen der Herzinsuffizienz (bei Linksherz- und Rechtsherzinsuffizienz):
- Nykturie* (durch nächtliche Rückresorption von Ödemen)
- Tachykardie*, evtl. Herzrhythmusstörungen*, feuchtkalte Haut durch Aktivierung des Sympathikus
- ungewollter Gewichtsverlust, kardiale Kachexie.

Therapie: Siehe Herzinsuffizienz*.

Rechtsherzkatheter → Herzkatheterisierung

Rechtsherzkatheter → Pulmonaliskatheter

Rechts-Links-Shunt → Herzfehler, angeborene

Rechts-Links-Shunt → Shunt

Rechts-Links-Störung *f*: engl. *right-left disorientation*. Form der Störung des Erkennens (Agnosie*) mit der Unfähigkeit, rechts und links räumlich unterscheiden zu können, z. B. bei Gerstmann-Syndrom. Häufig tritt die Rechts-Links-Störung auf in Kombination mit ADHS* oder Lese*-Rechtschreib-Störung mit Symmetrieverwechslungen (z. B. E–3, S–? p–q, b–d).

Ätiologie:
- Läsion des Gyrus angularis mit gestörter Koordination von linker und rechter Hirnhälfte (Fasern des Corpus* callosum)
- beidseitige Fehlfunktion des Parietallappens.

Rechtsmedizin *f*: engl. *forensic medicine*. Medizinisches Fachgebiet mit der Aufgabe, in Forschung, Lehre und Praxis medizinisch-naturwissenschaftliche Erkenntnisse für die Klärung rechtserheblicher Tatbestände zu erschließen und für die ärztliche Berufsausübung Rechts- und Standeskunde zu lehren.

Rechtsschenkelblock: engl. *right bundle branch block* (Abk. RBBB); Abk. RSB. Form der intraventrikulären Erregungsleitungsstörung* mit Blockierung der Erregungsleitung im rechten Tawara-Schenkel (siehe Erregungsleitungssystem*) und typischen EKG-Veränderungen (u. a. verspäteter oberer Umschlagpunkt* in V_1) infolge Änderung der Erregungsausbreitungsrichtung in den Kammern (zeitlich nacheinander; erst links, dann rechts).

Einteilung: Nach Schweregrad im Oberflächen-EKG
- kompletter Rechtsschenkelblock (siehe Abb.):
  1. QRS*-Komplex in V_{1-2} verbreitert ($\geq 0{,}12$ s) und deformiert (meist rSR′-Konfiguration, sog. M-Form; siehe R*-Zacke) mit sekundärer Erregungsrückbildungsstörung (deszendierende Senkung der ST*-Strecke und präterminal negative T*-Welle) sowie verspätetem

Rechtstyp

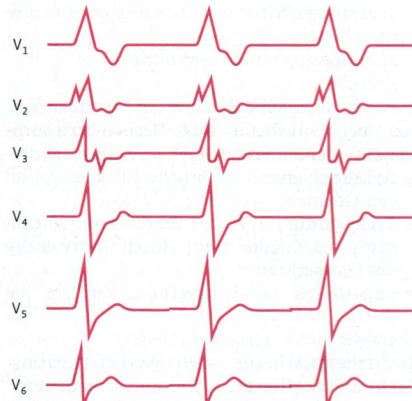

Rechtsschenkelblock: Kompletter Rechtsschenkelblock (Wilson-Ableitungen); rSR'-konfigurierter QRS-Komplex und sekundäre Erregungsrückbildungsstörung in V_2 sowie S-Persistenz bis V_6.

oberem Umschlagpunkt* (OUP) in V_1 (> 0,03 s) **2.** Drehung der elektrischen Herzachse* nach rechts (bei Kombination mit linksposteriorem Hemiblock Rechtstyp oder überdrehter Rechtstyp bzw. bei Kombination mit linksanteriorem Hemiblock überdrehter Linkstyp; siehe Lagetypen* des Herzens), S-Persistenz bis V_6 **3.** auskultatorisch verlängerte Spaltung des 2. Herztons
- inkompletter Rechtsschenkelblock: wie kompletter Rechtsschenkelblock, aber geringere Verbreiterung des QRS-Komplexes (0,11 s); in der Regel ohne Krankheitswert
- sog. Rechtsverspätung (kein Rechtsschenkelblock im engeren Sinn): wie inkompletter Rechtsschenkelblock, aber ohne Verbreiterung des QRS-Komplexes; physiologisch bei Kindern und Jugendlichen sowie bei Sportlerherz und Vagotonie.

Rechtstyp → Lagetyp des Herzens
Rechtsverschiebung *f*: engl. *right shift*. Vermehrtes Auftreten reifer, übersegmentierter neutrophiler Granulozyten* mit mehr als 5 Kernsegmenten. Eine Rechtsverschiebung tritt auf bei Reifungsstörungen der Erythrozyten*, z. B. bei perniziöser Anämie* oder Folsäuremangelanämie, bei erhöhten Glukokortikoid-Spiegeln oder als erblich konstitutionelle Form. Die diagnostische Relevanz ist gering.
Rechtsversorgungstyp: engl. *right-dominant coronary circulation*; syn. koronarer Rechtsversorgungstyp. Hämodynamische Dominanz der rechten Koronararterie* (A. coronaria dextra), die bei ca. 15 % der Menschen den Großteil der Hinterwand des linken Ventrikels und einen Großteil des Septum interventriculare mit arteriellem Blut versorgt.
Rechtsverspätung → Rechtsschenkelblock
Recklinghausen-Krankheit → Neurofibromatose
Recklinghausen-Krankheit → Osteodystrophia fibrosa generalisata
Reclus-Phlegmone *f*: engl. *Reclus' disease*. Holzphlegmone* am Hals.
Recruitment [HNO] *n*: Schneller Anstieg der Lautheitsempfindung als charakteristisches Zeichen einer Innenohrschwerhörigkeit*, nachweisbar z. B. im Fowler-Test. Leise Töne werden wegen mangelnder Verstärkung im Innenohr* schlecht wahrgenommen, lautere Töne wegen mangelnder Dämpfung dagegen früh als laut empfunden. Recruitment beschreibt einen gegenüber Ohrgesunden rascheren Anstieg der empfundenen Lautheit*.
Recruitment [Physiologie] *n*: Verstärkte Durchblutung von vorher gering durchbluteten Kapillaren* in einem Organ oder Gewebe.
Recruitment [Zellzyklus] *n*: Wiedereintritt von ruhenden Zellen in den Zellzyklus*. Das Recruitment ist Voraussetzung für die erfolgreiche Behandlung mit Chemotherapeutika*, da diese nur die sich teilenden Zellen angreifen.
rectus: engl. *straight*. Gerade.
Recurring utterances *pl*: Fortlaufende Sprachautomatismen (siehe Automatismus*), die aus einer Aneinanderreihung von Silben, Wörtern oder Satzfragmenten bestehen und bei globaler Aphasie* vorkommen.
recurvatus: Rückwärts gekrümmt, z. B. Genu* recurvatum.
Redeflussstörung *f*: engl. *disorder of speech fluency*. Form der Sprechstörung*, die durch Wiederholungen, Pausen, Einschübe sowie Unterbrechungen und Auslassungen gekennzeichnet ist und meist von Atemunregelmäßigkeiten, primären und sekundären Mitbewegungen und vegetativen* Symptomen begleitet wird.
Einteilung:
- Stottern*
- Poltern
- z. T. werden auch elektiver Mutismus* und Logophobie zu den Redeflussstörungen gezählt, wobei hier nicht der Sprechvorgang gestört ist, sondern die Sprechsituation beeinträchtigend wirkt.

Redon-Saugdrainage *f*: engl. *Redon's suction drainage*. Absaugvorrichtung mit einem an eine Unterdruckflasche angeschlossenen, nicht komprimierbaren Kunststoffschlauch, der zahlreiche Öffnungen am in der Wunde verbleibenden Endteil aufweist. Er wird zur postoperativen Drainage* in die Wunde eingelegt und in der Regel für 2–3 Tage dort belassen.
Redressement *n*: Verfahren zur konservativen Therapie von Fehlstellungen durch langsame Rückführung des betroffenen Körperabschnitts in die normale Achsstellung durch manuelle oder apparative Korrektur und Überkorrektur mit anschließender Fixation durch Verbände (Streifen-, Gipsverband, Orthese etc.), etwa bei Genu valgum, Hackenfuß, Hohlfuß, Pes* equinovarus (Ponseti-Methode), Plattfuß oder Spitzfuß.
Reduktasen *f pl*: engl. *reductases*. Enzyme (EC 1., Oxidoreduktasen), die als prosthetische Gruppe ein Flavinnucleotid enthalten und Reaktionen katalysieren, bei denen, meist unter Beteiligung von Cytochromen*, Wasserstoffatome übertragen werden.
Reduktionsdiät *f*: engl. *weight reduction diet*. Therapeutische Diät* mit negativer Energiebilanz zur Senkung des Körpergewichts durch Reduktion der Energieaufnahme. Im Bereich von 800 kcal/d gelingt die Abdeckung mit essentiellen Nährstoffen in der Regel nur mittels einer Formuladiät. Unter rascher Gewichtsabnahme ist auf Gallensteinbildung und deutliche Besserung des Blutdrucks zu achten.
Anforderungen:
- Deckung des Bedarfs an essenziellen Nährstoffen
- reduzierter Energiegehalt im Bereich des Grundumsatzes (mindestens 5040 kJ bzw. 1200 kcal pro Tag)
- Nährwertrelation: 15–20 % Eiweiß, 25–30 % Fett, 50–60 % Kohlenhydrate
- reich an komplexen Kohlenhydraten und Ballaststoffen
- langfristige Umstellung des Ernährungsverhaltens
- langsame Gewichtsreduktion
- ausreichender Sättigungseffekt
- gute Praktikabilität
- ausreichende Flüssigkeitszufuhr.

Reduktionsmastektomie → Mammaplastik
Reduktionsplastik *f*: engl. *reduction plasty*. Methode zur Verkleinerung eines Organs, z. B. zur Verkleinerung der Brüste (Mammareduktionsplastik).
Reduktionsteilung → Meiose
Reduplikation → Replikation
Reduviidae → Wanzen
Reentry → Aneurysma
Reentry-Mechanismus *m*: engl. *reentry phenomenon*. Modell zur Erklärung der Entstehung kreisender Erregungen (siehe Erregungsleitungsstörung*), die vermutlich die Ursache der meisten tachykarden Herzrhythmusstörungen* sind.
Beschreibung: Normalerweise findet im Myokard eine homogene, multidirektionale Erregungsausbreitung statt. Im geschädigten Myokard, bei akzessorischen Leitungsbahnen (siehe Erregungsleitungssystem*, siehe Präexzitationssyndrom*) sowie bei sehr langsamem Rhyth-

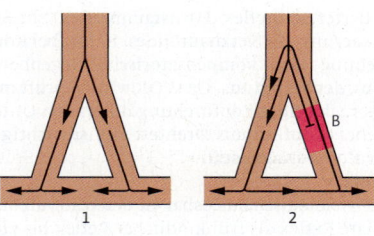

Reentry-Mechanismus: 1: normale Erregungsleitung; 2: unidirektionaler Block (B) mit Leitungsverzögerung und Wiedereintritt der Erregung.

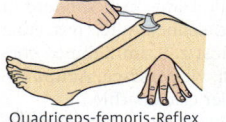
Quadriceps-femoris-Reflex

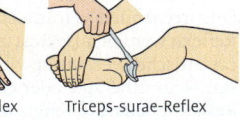
Triceps-surae-Reflex

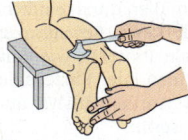
Triceps-surae-Reflex nach der Methode von Babinski

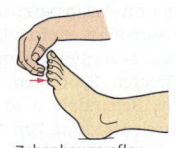
Zehenbeugereflex nach Rossolimo

Reflex: Auslösung von Muskeleigenreflexen an der unteren Extremität.

mus (siehe Umkehrextrasystole*) kommt es infolge inhomogener Erregbarkeit (z. B. durch unterschiedlich lange Refraktärzeiten) zu einem unidirektionalen anterograden Block in einem Abschnitt und zu unidirektionaler Leitung entlang des anderen Abschnitts einer Kreisbahn (siehe Abb.). Zu einem Wiedereintritt und damit einer kreisenden Erregung kann es kommen, wenn die Erregungswelle beim retrograden Eintritt in den blockierten Abschnitt so verzögert wird, dass sie nach Durchtritt wieder auf erregbares Gewebe trifft.

Vorkommen:
- AV-Reentry-Tachykardie (WPW*-Syndrom)
- AV-Knoten-Reentry-Tachykardie (AV*-Knotentachykardie)
- atriale Reentry-Tachykardie (Vorhoftachykardie*)
- Vorhofflattern*
- Vorhofflimmern*
- Kammertachykardie*.

Referenzbereiche *m pl*: engl. *normal values*; syn. Laborwerte. Messwertbereiche für labormedizinische Parameter, die an einer gesunden Referenzpopulation ermittelt werden (in der Regel Mittelwert ± 2 Standardabweichungen oder Bereich zwischen 2,5. und 97,5. Perzentil). Wiederholtes Über- oder Unterschreiten der Grenzwerte deutet in der Regel auf einen pathologischen Befund hin.

Refertilisierung → Sterilitätsoperation

Reflekt- *m*: Wortteil mit der Bedeutung zurückbiegen.

Reflektor *m*: engl. *reflector*. Konkaver Beleuchtungsspiegel zur Untersuchung im reflektierten Licht, z. B. Ohrenspiegel, Ophthalmoskop.

reflektorisch: engl. *by reflex action*. Als Reflex ablaufend, durch einen Reflex bedingt.

Reflex *m*: engl. *reflexe*. Unwillkürlich und regelhaft („automatisch") ablaufender Vorgang als physiologische Reaktion eines Erfolgsorgans auf einen adäquaten Reiz.

Einteilung:
- **monosynaptischer Reflex** oder **Muskeleigenreflex (MER): 1.** Reizort und Erfolgsorgan sind identisch. **2.** Der adäquate Reiz* ist die Dehnung der Muskelspindel* bzw. des Golgi*-Sehnenorgans, deren Aktivierung über direkte Erregung von Alphamotoneuronen im monosynaptischen Reflexbogen* die Kontraktion desselben Muskels bewirkt (Dehnungs- oder Sehnenreflex). **3. Übersicht** über die klinisch wichtigsten MER siehe Abb. **4.** Eine Abschwächung oder Aufhebung von MER kommt v. a. bei peripherer Lähmung, Schädigung der Wurzeln der Spinalnerven oder Polyneuropathie, seltener als familiäre (angeborene) Areflexie* oder bei Adie*-Syndrom. **5.** Die Reflexantwort kann z. B. bei Hypothyreose verlangsamt sein. **6.** Die einseitige Steigerung (Hyperreflexie), meist mit Verbreiterung der Reflexzonen, ist u. a. Zeichen einer Pyramidenbahnläsion bzw. zentralen Lähmung. **7.** Hyperreflexie* kann bei plötzlicher Dehnung eines Muskels zu rhythmischen Kontraktionen führen und als erschöpflicher oder unerschöpflicher (kontinuierlicher) Klonus in Erscheinung treten, wobei letzterer als Pyramidenbahnzeichen* gilt.
- **polysynaptischer Reflex** oder **Fremdreflex: 1.** Reizort und Erfolgsorgan sind verschieden. **2.** Der Reiz wird über einen polysynaptischen Reflexbogen vermittelt. **3.** Man unterscheidet (z. T. altersabhängig) physiologische und pathologische Fremdreflexe. **4.** Die seitendifferente Auslösbarkeit physiologischer Fremdreflexe spricht für Schädigungen des zentralen oder peripheren Neurons, z. B. im Sinne von Sensibilitätsstörungen. **5.** Pathologie: Fremdreflexe sind v. a. bei Schädigungen der Pyramidenbahn oder des Gehirns auslösbar (siehe frühkindliche Reflexe*)
- **bedingter (konditionierter) Reflex:** Der Reflex wird nicht durch einen präformierten Reflexbogen vermittelt, sondern beruht auf Konditionierung*.

Reflex, anorektaler *m*: engl. *anal reflex*. Reflektorische Kontraktion der Sphinkteren (M. sphincter ani externus et internus) infolge einer Dehnung des Rektums (Darm*), auch bei Erektion aktiv. Der anorektale Reflex ist die Grundlage der Kontinenz.

Reflexaudiometrie → Pädaudiologie

Reflexbahnung *f*: engl. *reflex facilitation*. Verkürzung der Gesamtleitungszeit in einem Reflexbogen* durch kurz aufeinander folgende Auslösung von 2 Reflexen. Dadurch erreicht der 2. Reiz vor Abklingen des 1. Erregungsimpulses die Synapse. Klinisch wird die Reflexbahnung eingesetzt zur Bahnung von Eigenreflexen durch aktive Vorinnervation oder beim Jendrassik*-Handgriff.

Reflexblase *f*: engl. *neurogenic bladder*. Bezeichnung für Miktionsstörung infolge neurogener Detrusorhyperaktivität* nach Rückenmarkschädigung. Bei noch erhaltenem Reflexbogen kommt es zu unwillkürlicher Miktion (Blasenautomatie), ggf. mit Restharnbildung. Je nach Höhe der Läsion besteht eine Koordination von M. detrusor vesicae und Sphinkter oder es kommt zu Detrusor-Sphinkter-Dyssynergie.

Reflexbogen *m*: engl. *reflex arc*. Neuronale Verschaltung des reflektorischen Erregungsablaufs. Ausgehend von reizaufnehmenden Sensoren (Muskelspindeln, Haut-Rezeptoren) im Endorgan, erreicht er über den afferenten Schenkel das (spinale) Reflexzentrum im ZNS und verläuft unter Zwischenschaltung eines oder mehrerer zentraler Neurone über den efferenten Schenkel zum Erfolgsorgan (z. B. Muskel). Siehe Abb.

Formen:
- **monosynaptischer** Reflexbogen (Eigenreflex): schnell ablaufender, unwillkürlicher Rückenmarksreflex (nach Muskeldehnung erfolgt Kontraktion), Zwischenschaltung einer Synapse zwischen Afferenz und Efferenz; Rezeptor und Effektor liegen im selben Organ, z. B. Patellarsehnenreflex
- **polysynaptischer** Reflexbogen (Fremdreflex): langsamer ablaufender Reflex, Zwischenschaltung mehrerer zentraler Neurone zwischen Afferenz und Efferenz; Rezeptor und Effektor liegen in verschiedenen Organen (z. B. Hustenreflex, Kornealreflex).

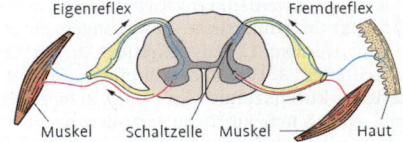

Reflexbogen [4]

Reflexe, frühkindliche

Reflexe, frühkindliche *m pl*: engl. *neonatal reflexes*; syn. primitive Reflexe. In den ersten Lebensmonaten physiologische Reflexe* und Bewegungsautomatismen mit dem Ziel von Nahrungsaufnahme und Selbstschutz, die mit zunehmender Ausreifung stammesgeschichtlich jüngerer ZNS-Strukturen (Neostriatum, Großhirnrinde* und Pyramidenbahn*) und der Willkürmotorik allmählich verschwinden (Ausnahme: Schaltenbrand-Reflex). Fehlen, Seitenasymmetrie oder verlängertes Bestehenbleiben weisen auf eine zerebrale Störung hin.

Charakteristika:
- weite reflexogene Zonen und undifferenzierte Reizbeantwortung durch Bewegungskomplexe (siehe Globus* pallidus)
- Reflexbogen* hauptsächlich von Sensoren* der Haut und vom Labyrinth (Innenohr*) ausgehend über Thalamus* und Globus* pallidus ohne Beteiligung des Großhirns (Telenzephalon*).

Einteilung: Frühkindliche Reflexe der Nahrungsaufnahme:
- Suchreflex*
- Saugreflex*
- Hand*-Mund-Reflex
- Fressreflex.

Frühkindliche Reflexe des Lage- und Bewegungssinns sowie Haltungsreflexe* und Stellreflexe*:
- palmarer Greifreflex*
- plantarer Greifreflex*
- Schreitphänomen*
- Moro*-Reflex
- Bauerphänomen
- Aufrichtungsreflex*
- Galant*-Reflex
- asymmetrisch tonischer Nackenreflex*
- symmetrisch tonischer Nackenreflex*
- tonischer Nacken*-Extremitäten-Reflex
- vestibulookularer Reflex*
- den Pyramidenbahnzeichen* entsprechende frühkindliche Reflexe bei Neugeborenen und Säuglingen, selten Kleinkindern, durch Bestreichen der Fußsohle vor Ausreifung des Pyramidenbahnsystems: v. a. Zurückziehen des Beins als Fluchtreflex mit Monakow-Zeichen und Dorsalextension einer oder mehrerer Zehen wie Babinski*-Zeichen
- Schaltenbrand-Reflex
- im 2. Lebenshalbjahr besonders aktive Stellreflexe, die zum Ende des 1. Lebensjahres schwächer werden, verschwinden oder abgeändert in willkürliche Bewegungen eingebaut werden: **1.** Halsstellreflex* **2.** Körperstellreflex* **3.** Labyrinthstellreflex*.

Reflexe, kutiviszerale *m pl*: engl. *cutaneo-visceral reflexes*. Reflektorische Veränderungen von z. B. Motilität, Sekretion oder Perfusion innerer Organe durch mechanische, thermische oder chemische Reize auf die Haut (insbesondere in entsprechenden Head*-Zonen). Kutiviszerale Reflexe werden ausgelöst z. B. im Rahmen therapeutischer Verfahren wie Massage, Akupunktur, Neuraltherapie oder Osteopathie.

Reflexepilepsie *f*: engl. *reflex epilepsy*. Epilepsie* mit Auslösung von Anfällen durch einfache sensorische, meist visuelle Reize, Bewegungen oder komplizierte mentale Prozesse wie Entscheiden, Schreiben, Rechnen oder Kartenspielen. Behandelt wird mit Antikonvulsiva und durch Meidung von Auslösern.

Reflexe, viszerokutane *m pl*: engl. *viscero-cutaneous reflexes*. Bei Reizung, Erkrankung oder Schädigung innerer Organe auftretende reflektorische Veränderungen in entsprechenden Head*-Zonen, z. B. Vasokonstriktion* oder Vasodilatation*, auch Hyperästhesie*, Hyperalgesie* oder Hyperpathie*.

Physiologie: Die von den inneren Organen ausgehende Nervenerregung wird über sympathische und parasympathische Fasern zum Rückenmark und von dort über Nerven der Haut in die entsprechende Head-Zone geleitet.

Reflexinkontinenz *f*: engl. *reflex incontinence*. Harninkontinenz bei Reflexblase*.

Reflexion [Physik] *f*: Zurückwerfen von Wellen, z. B. von Licht oder Schall.

Reflex, optokinetischer *m*: engl. *optokinetic reflex*. Kompensatorische Augenbewegungen* zur Stabilisierung des Netzhautbildes bei bewegter Umwelt. Der optokinetische Reflex wird ausgelöst, wenn sich große Anteile des Gesichtsfeldes* mit identischer Geschwindigkeit in die gleiche Richtung bewegen.

Reflex, psychogalvanischer *m*: engl. *psychogalvanic reflex*. Änderung des elektrischen Hautwiderstands als Reaktion auf Schmerzreize und in Abhängigkeit von Affekten.

Reflex, renorenaler *m*: engl. *renorenal reflex*. Reflektorische Reaktion einer gesunden Niere auf Schmerzen oder Funktionsstörungen der gegenseitigen Niere, wahrscheinlich ausgelöst durch den N. splanchnicus minor oder durch Überlastung der gesunden Niere. Beispiele sind die Poly- oder Oligurie bei Nephrolithiasis oder die reflektorische Anurie bei einseitiger Nierenverletzung.

Reflexumkehr *f*: engl. *assisting of reflex*. Umwandlung und Umkehr eines polysynaptischen Reflexes* in einen gegensätzlichen Endeffekt (gegensätzliche Reaktion des Effektors). Zu einer Reflexumkehr kommt es häufig bei Hemiparese* nach Schlaganfall* in der paretischen bzw. spastischen Extremität. Ursache ist vermutlich eine gleichzeitige zentrale Erregung und Hemmung.

Reflex, vestibulookularer *m*: engl. *vestibulo-ocular reflex* (Abk. VOR); syn. okulozephaler Reflex. Von den Bogengängen des Innenohrs gesteuerter Stellreflex (Hirnstammreflex) zur Stabilisierung des Netzhautbildes. Er löst bei Kopfdrehung eine kompensatorische Gegenbewegung der Augen aus. Der VOR wird geprüft mittels ruckartiger Kopfdrehung durch den Untersucher (Kopf-Impuls-Drehtest). Er ist wichtig in der Koma-Diagnostik.

Klinik:
- Physiologisch auslösbar ist der vestibulookulare Reflex als frühkindlicher Reflex bis zum 10. Lebenstag, danach erfolgt die Suppression durch zunehmende Fixation.
- Eine einseitig fehlende Auslösbarkeit weist auf eine akute periphere Vestibularisschädigung* hin.
- Bei zerebellären Affektionen, akutem Mittelhirnsyndrom, tiefen Komastadien und Hirntod* gelingt die Auslösung nicht.

Der Reflex ist am besten prüfbar, wenn die Fixation z. B. durch das Tragen einer Frenzel-Brille supprimiert ist. Der pathologische vestibulookulare Reflex wird als Puppenkopfphänomen bezeichnet, die Augen des Untersuchten bewegen sich dann passiv mit dem Kopf mit.

Prognostische Bedeutung: Im Koma* ist der VOR einer der letzten Reflexe, die ausfallen, daher hat er hohe Bedeutung in der Koma-Diagnostik (vgl. Hirntod*).

Reflex, vestibulospinaler *m*: Abk. VSR. Vom Vestibularapparat gesteuerter Stellreflex*. Beim Absinken des Körpers oder einer Körperseite, z. B. bei einem Sturz, bewirkt der VSR an den Extremitäten* eine Kontraktion der Extensoren und Hemmung der Flexoren. Klinisch bedeutsam ist der Reflex beim Tumarkin*-Anfall und bei der Dezerebrationsstarre*.

Reflex, ziliospinaler *m*: engl. *ciliospinal reflex*; syn. Parrot-Reflex. Als Reaktion auf einen Schmerzreiz erfolgende Mydriasis*, im Rahmen der Koma-Diagnostik meist durch Kneifen der Haut am Nacken ausgelöst. Der ziliospinale Reflex ist nach Schädigung des Dienzephalons besonders lebhaft, im tiefen Koma fällt er aus.

Reflux *m*: Rückfluss, z. B. gastroösophagealer Reflux, bei dem Magenflüssigkeit in die Speiseröhre zurückfließt.

Reflux, duodenogastrischer *m*: engl. *duodenogastric reflux*. Rückfluss von Galle (Gallensäure) und Lysolecithin aus dem Duodenum in den Magen, wo es zu einer Schädigung der Magenschleimhaut im Sinne einer Gastritis* Typ C kommt. Ein duodenogastrischer Reflux kommt sowohl bei Gesunden als auch bei Patienten mit Ulkuskrankheit und nach Magenoperation vor.

Refluxgastritis → Reflux, duodenogastrischer

Reflux, gastroösophagealer *m*: engl. *gastroesophageal reflux* (Abk. GER). Rückfluss von Magenflüssigkeit in die Speiseröhre (Ösophagus). Mögliche Folgen sind die gastroösophageale Refluxkrankheit* (GERD), langfristig kann sich ein Barrett*-Ösophagus entwickeln.

Reflux, hepatojugulärer *m*: engl. *hepato-jugular reflux*. Sichtbar zunehmende Füllung der Halsvenen (Jugularvenen) bei manuellem Druck auf die wegen Herzinsuffizienz* oder Pericarditis constrictiva gestaute Leber* (siehe Stauungsleber*, Cirrhose* cardiaca), feststellbar bei der körperlichen Untersuchung des mit dem Oberkörper um 30–45° hochgelagerten Patienten. Der Befund fehlt bei Hepatomegalie* infolge Budd*-Chiari-Syndrom.
Ursache: Grund ist das vermehrte Blutangebot vor dem rechten Herzen mit Einflussstauung*.

Reflux, intrarenaler *m*: engl. *intrarenal reflux*. Rückfluss von Harn in das Nierenparenchym mit meist hochgradigem vesikoureteronalem Reflux*. Ursache kann eine Fornixruptur* sein oder (selten) eine abnorme Papillenstruktur (sog. Refluxpapillen) mit fehlendem Verschluss bei erhöhtem Nierenbeckenkelchdruck. Unterschieden wird der pyelotubuläre, pyelointerstitielle und pyelosubkapsuläre intrarenale Reflux. Diagnostisch wegweisend ist die Miktionszystourethrografie*.

Refluxkrankheit, gastroösophageale *f*: engl. *gastro-esophageal reflux disease*; Abk. GERD. Reflux von Magensäure in die Speiseröhre mit Beschwerden und/oder Komplikationen. Häufigstes Symptom ist retrosternales Brennen bzw. Sodbrennen. Die Diagnose erfolgt klinisch oder endoskopisch, behandelt wird mit Protonenpumpeninhibitoren (PPI) und Allgemeinmaßnahmen.
Erkrankung: Ätiologie: Unterer Ösophagussphinkter, Zwerchfellschenkel und His*-Winkel verhindern physiologischerweise den Reflux von Mageninhalt in die Speiseröhre. Durch verschiedene Mechanismen kann diese Antirefluxbarriere* beeinträchtigt werden:
– transiente Relaxationen des unteren Ösophagussphinkters
– hypotensiver unterer Ösophagussphinkter (< 10 mmHg)
– Infektion mit Helicobacter* pylori
– zusätzliche Schwächung des unteren Ösophagussphinkters durch erhöhten intragastralen Druck (Adipositas), Rauchen und bestimmte Nahrungsmittel sowie: 1. Fette, Schokolade, Pfefferminze 2. Koffein, Alkohol 3. Anticholinergika* 4. Nitrate, Kalziumkanal-Blocker 5. trizyklische Antidepressiva 6. Opioide* 7. Theophyllin* 8. Diazepam*, Barbiturate*
– anatomische Veränderungen: Laxe Verankerung des unteren Ösophagussphinkters am Zwerchfell* oder Zwerchfellhernien*.

Klinik:
– Sodbrennen* bzw. retrosternales Brennen, häufig postprandial, in der Nacht oder im Liegen
– Regurgitationsgefühl von Magensäure in den Hypopharynx* oder in den Mund
– Dysphagie*
– Thoraxschmerz bzw. Druckgefühl im Thorax
– Luftaufstoßen, Keuchen
– chronischer Husten, Heiserkeit, Halsschmerzen
– selten Globusgefühl und Odynophagie*
– Anämie*.

Die Beschwerden sind bei Bauchpresse* und in Rückenlage häufig vermehrt.

Therapie: Allgemeine Maßnahmen:
– Gewichtsabnahme bei Übergewichtigen
– Erhöhung des Kopfendes des Bettes beim Schlafen, v. a. bei nächtlichem Reflux.
– Verzicht auf auslösende Nahrungsmittel, diese können individuell unterschiedlich sein; solche Nahrungsmittel sind beispielsweise: 1. fettige oder würzige Speisen 2. Koffein 3. Alkohol, insbesondere Wein
– nicht sofort nach dem Essen hinlegen, 2–3 Stunden vor dem Schlafengehen nichts mehr essen
– Vermeiden eng anliegender Kleidung.

Medikamentöse Therapie: ERD-Patienten:
– leichte ERD: Therapie mit PPI in Standarddosierung (Esomeprazol 40 mg, Lansoprazol 30 mg, Omeprazol 20 mg, Pantoprazol 40 mg, Rabeprazol 20 mg) über 4 Wochen. Bei Ansprechen Umsteigen auf Bedarfstherapie in halber Standarddosis; bei Nicht-Ansprechen endoskopische Diagnostik, evtl. Dauertherapie mit PPI
– schwere ERD: Therapie mit PPI in Standarddosierung über 8 Wochen. Bei Ansprechen kontinuierlich PPI auf Dauer; bei Nicht-Ansprechen differenzierte Diagnostik (ÖGD mit Biopsie, Funktionsdiagnostik), in ausgewählten Einzelfällen Operation.

NERD-Patienten:
– Therapie mit PPI zunächst in halber Standarddosis über 4 Wochen. Bei Ansprechen Bedarfstherapie; bei Nicht-Ansprechen Therapiedauer auf 8 Wochen verlängern, auf anderes PPI umsetzen oder Dosis erhöhen; bei weiterem Nicht-Ansprechen differenzierte Diagnostik (ÖGD mit Biopsie, Funktionsdiagnostik).
– Therapieversuch mit Antazida* oder H_2-Blockern zur Symptomlinderung bei leichten Refluxbeschwerden ohne Ösophagitis.

Hypertensiver Ösophagus: Trizyklische Antidepressiva oder SSRI, evtl. in Kombination mit PPI. **Hinweis:** Bei langfristiger Beschwerdefreiheit unter PPI kann nach etwa 1 Jahr ein Auslassversuch unternommen werden. Zur Vermeidung eines Säurereboundes durch abruptes Absetzen wird die graduelle Dosisreduktion empfohlen. Operative Maßnahmen wie die Fundoplicatio* nach Nissen sind nur in schweren Ausnahmefällen oder bei Komplikationen indiziert.

Refluxnephropathie *f*: engl. *reflux nephropathy*. Progressive Zerstörung des Nierenparenchyms mit Narbenbildung und segmentbetonter Schrumpfung bei vesikoureteronalem Reflux*, der zur chronischen Pyelonephritis führt. In der Regel wird antibiotisch behandelt, bei kompliziertem Verlauf kann operativ eingegriffen werden.
Diagnostik: Nachweis des vesikoureteralen Refluxes mittels
– Ultraschall
– Ausscheidungsurografie*
– Radioisotopen-Nephrografie.

Therapie:
– in unkomplizierten Fällen: 1. zunächst Therapie der Harnwegsinfektion mit Antibiotika 2. anschließend Langzeitprophylaxe der Harnwegsinfektion mit Antibiotika
– in therapierefraktären Fällen: antirefluxive Ureterimplantation erwägen
– bei massiver Funktionsstörung und persistierender Entzündung: evtl. Nephrektomie.

Refluxösophagitis *f*: engl. *reflux esophagitis*; syn. Erosive Refluxkrankheit. Erosive Entzündung des Ösophagus, oft bei gastroösophagealer Refluxkrankheit*. Der Auslöser ist Magensaft*, der in die Speiseröhre gelangt. Betroffene leiden unter Sodbrennen* und epigastrischen Schmerzen, das Risiko für ein Karzinom* ist erhöht. Therapiert wird symptomatisch, etwa mit Protonenpumpenhemmern, bei Stenosen und anhaltenden Schluckbeschwerden auch chirurgisch.
Erkrankung: Epidemiologie:
– 7–15 % der Bevölkerung in den westlichen Ländern
– bei 30–40 % aller Patienten mit GERD.

Ätiologie:
– häufig chronisch überhöhter Alkoholkonsum (siehe Alkoholabhängigkeit*)
– Übergewicht
– Insuffizienz der Kardia und Reflux von Magensäure
– häufig gleichzeitig bestehende Hiatushernie*.

Klinik:
– Sodbrennen, retrosternale Schmerzen
– Aerophagie*
– Aufstoßen
– Dysphagie*
– manchmal auch asymptomatisch.

Differenzialdiagnosen:
– Dysphagie*/Ösophagitis* anderer Ursache
– Ulkuskrankheit
– Pankreatitis*
– koronare Herzkrankheit (KHK).

Therapie: Je nach Ausprägung der Schleimhautläsionen.
- **Basismaßnahmen:** 1. kleine, eiweißreiche und kohlenhydrat- und fettarme Mahlzeiten 2. 2 h vor dem Schlafen nichts mehr essen 3. Schlafen mit erhöhtem Oberkörper 4. Meiden von Nikotin, Alkohol, (Kaffee umstritten)
- Protonenpumpeninhibitoren (PP) siehe unter gastroösophageale Refluxkrankheit*
- selten operativ (z. B. Fundoplicatio nach Nissen oder Hiatoplastik*).

Reflux, vesikorenaler *m*: engl. *vesicoureteral reflux*; syn. vesikoureterorenaler Reflux. Ein- oder beidseitiges Zurückfließen von Harn aus der Harnblase in den Ureter und/oder das Nierenbeckenkelchsystem, was sich bei hohem Binnendruck als intrarenaler Reflux bis ins Nierenparenchym fortsetzt. Es drohen rezidivierende Harnwegsinfektionen*, insbesondere Pyelonephritis* mit Refluxnephropathie* und Niereninsuffizienz*. Bei Harnwegsinfektionen ist eine Behandlung erforderlich.

Ursachen:
- primär angeboren: Fehlbildung der Uretermündung in die Harnblase mit mangelhafter Ventilfunktion des endständigen, intramuralen Harnleitersegments (sog. Ostieninsuffizienz); bei niedrigem Refluxgrad durch Wachstums- und Reifungsprozesse in den ersten Lj. spontane Ausheilung möglich (Spontanmaturation)
- sekundär: 1. bei sog. Hochdruckblase infolge neurogener Blasenentleerungsstörung 2. iatrogen bei Ostienresektion oder -verletzung, z. B. bei Ureterorenoskopie*, Ureterozelenschlitzung oder Einlage eines Doppel-J-Katheters (Ureterschiene*).

Einteilung:
- Grad I: Reflux erreicht nur Ureter
- Grad II: Reflux erreicht Nierenbecken und -kelche
- Grad III: zusätzlich mäßige Dilatation von Ureter, Nierenbecken und -kelchen
- Grad IV: erhebliche Dilatation und beginnende Schlängelung des Ureters, erhebliche Dilatation des Nierenbeckens, Kelche erweitert und verplumpt
- Grad V: grobe Dilatation und Schlängelung des Ureters, Kelchstruktur aufgehoben, Impression der Papillen nicht mehr sichtbar (Hydronephrose).

Siehe Abb.

Klinik:
- pränatal sonografische Diagnostik einer Hydronephrose
- postnatal rezidivierende Harnwegsinfektionen.

Therapie: Abhängig von Form und Grad des Refluxes:

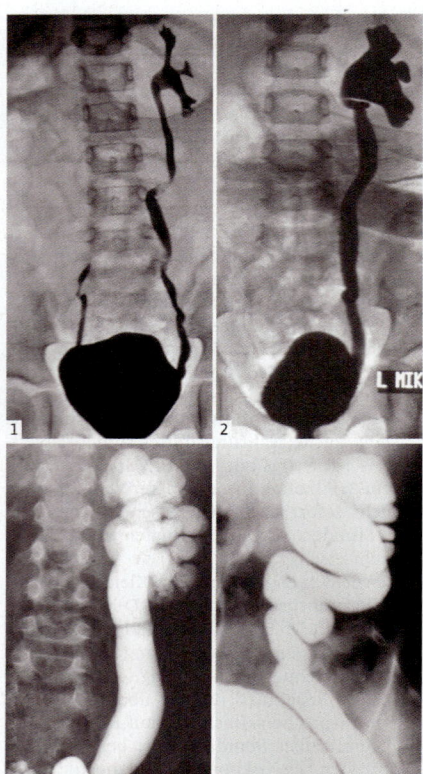

Reflux, vesikorenaler: 1: Grad I (im Bild links): Reflux erreicht nur Ureter; Grad II (rechts): Reflux erreicht Nierenbecken und -kelche; 2: Grad III: zusätzlich mäßige Dilatation von Ureter, Nierenbecken und -kelchen; 3: Grad IV: erhebliche Dilatation und beginnende Schlängelung des Ureters, erhebliche Dilatation des Nierenbeckens, Kelche erweitert und verplumpt; 4: Grad V: grobe Dilatation und Schlängelung des Ureters, Kelchstruktur aufgehoben, Impression der Papillen nicht mehr sichtbar (Hydronephrose); Röntgenaufnahmen mit Kontrastmittel. [50]

- beim Kleinkind: 1. nach Möglichkeit Überbrückung mit antibiotischer Langzeitprophylaxe bis zur evtl. Spontanmaturation 2. ggf. antirefluxive Ureterimplantation oder ureterale Ostiumunterspritzung
- bei sekundärem vesikorenalem Reflux Beseitigung auslösender Faktoren.

Refraktärphase *f*: engl. *refractory period*. Mit der Repolarisation des Membranpotenzials nach einem Aktionspotenzial* einhergehende Zeit, in der am betroffenen Membranabschnitt trotz maximaler Reizintensität erst kein (absolute Refraktärphase), dann ein in seiner Amplitude vermindertes, evtl. verlängertes Aktionspotenzial (relative Refraktärphase) auslösbar ist.

Refraktärphase, psychologische *f*: engl. *psychological refractory period*. Bezeichnung für die Zeitspanne, während der nach einer Reaktion auf einen Reiz ein neuer Reiz* nur mit Verzögerung beantwortet wird, d. h. das Zeitintervall, in der nur ein Reiz verarbeitet werden kann. Sie ist u. a. abhängig von der Art und Intensität des Reizes und dauert 100–500 ms.

Refraktion *f*: engl. *refraction*. Die Beziehung des Gesamtbrechungszustands aller optischen Medien des Auges zu seiner Achsenlänge. Die Refraktion wird als Differenz zwischen Brechwert*, den das Auge zur Einstellung des Fernpunkts im Unendlichen benötigt, und Brechwert im nicht akkommodierten Zustand berechnet.

Werte:
- bei Normalsichtigen = 0 (Emmetropie*)
- bei Kurzsichtigen < 0 (Myopie*)
- bei Weitsichtigen > 0 (Hypermetropie).

Refraktionsanomalie *f*: engl. *refractive anomaly*. Durch Brechungsfehler des Auges (Hyperopie*, Myopie* oder Astigmatismus*) verursachte Fehlsichtigkeiten.

Refraktionsbestimmung *f*: engl. *refractometry*. Bestimmung der Beziehung der Brechkraft des Auges zu seiner Länge. Sie erfolgt subjektiv durch vorgeschaltete Brillengläser am Phoropter* oder objektiv durch eine Messung am Refraktometer*. In Ausnahmen, z. B. bei Kindern, kann sie mittels einer Skiaskopie erfolgen.

Refraktometer [Augenheilkunde] *n*: engl. *refractometer*. Optisches Messgerät zur Bestimmung des Brechungsindex unterschiedlicher Materialien. In der Augenoptik wird der Begriff verwendet für Geräte zur Bestimmung der objektiven Refraktion* des Auges.

Refraktometer [Pharmakologie] *n*: Messgerät zur Bestimmung des Brechungsindex* von transparenten Flüssigkeiten oder Feststoffen. Ein Refraktometer muss nach Europäischem Arzneibuch* das Ablesen von 3 Dezimalstellen erlauben. Das Ablesen der Temperatur muss auf ± 0,5 °C genau möglich sein. Zur Kalibrierung dient meist destilliertes Wasser (n^{20}_D 1,333).

Regelanomalie → Zyklusstörungen

Regelblutung → Menstruation

Regelkreis *m*: engl. *feedback mechanism*. Vorgang, bei dem ein tatsächlicher (gemessener) Wert (Ist-Wert) mit dem vorgegebenen Wert (Soll-Wert) einer konstant zu haltenden Größe (Regelgröße) verglichen und an ein regulierendes Zentrum (Regler) gemeldet wird.

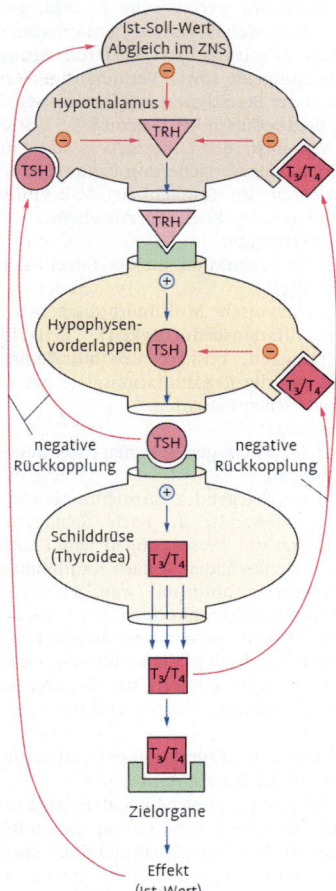

Regelkreis: Regulation der Schilddrüsenhormone durch positive und negative Rückkopplungsvorgänge zwischen Zentralnervensystem (Abk. ZNS), Hypothalamus, Hypophysenvorderlappen, Schilddrüse, Blutkonzentration der Schilddrüsenhormone und den Effekten an den Zielorganen; TRH: Thyreotropin-Releasing-Hormon; TSH: thyroideastimulierendes Hormon; T3/T4: Schilddrüsenhormone: T3: Trijodthyronin, T4: Tetrajodthyronin.

Funktion: Im Körper bestehen Regelkreise für die Homöostase* von mittlerem Blutdruck, Blutzuckerspiegel und Körperkerntemperatur sowie für die Regelung von Atmung und endokrinen Funktionen, z. B. der Schilddrüsenhormone (siehe Abb.).

Regelprüfung [Pflegeversicherung] *f:* engl. *(nursing) care quality audit.* Form einer Qualitätsprüfung in Pflegeeinrichtungen durch den Medizinischen Dienst (MDK), den Prüfdienst des Verbandes der privaten Krankenversicherung, oder durch einen von den Landesverbänden der Pflegekassen bestellten Sachverständigen. Seit 2011 ist die Regelprüfung regelmäßig, im Abstand von höchstens 1 Jahr, durchzuführen.

Regelverzahnung *f:* engl. *normal occlusion;* syn. Neutralokklusion. Reguläre Verzahnung im natürlichen Gebiss bei Neutral-Biss-Lage. Im Frontzahngebiet übergreifen hierbei die Oberkieferzähne die Unterkieferzähne in sagittaler* und transversaler Richtung und sind symmetrisch zur Mittellinie angeordnet. Im Seitenzahngebiet übergreifen die bukkalen* Höcker der Oberkieferzähne die bukkalen Höcker der Unterkieferzähne in transversaler Richtung.

Regenbogenfarbensehen *n:* engl. *iridopsia.* Wahrnehmung von farbigen Ringen (Halos) um Lichtquellen. Regenbogenfarbensehen ist typisches Symptom eines Glaukomanfalls und wird durch das begleitende Hornhautödem ausgelöst. Bei inkomplettem, sich selbst wieder normalisierendem Anfallsgeschehen kann es unbemerkt bleiben. Weitere mögliche Ursachen sind Hornhautnarben, Trübungen von Linse* oder Glaskörper und Medikamente.

Regenbogenhaut → Iris

Regeneration *f:* Heilung*, Wiederherstellung, Ersatz oder Erneuerung z. B. von Zellgewebe, entweder als physiologische zyklische Erneuerung proliferierender Gewebe (Schleimhäute, Haut) oder nach vorangegangener Gewebebeschädigung (Reparation). Das Gegenteil der Regeneration ist die Degeneration*.

Regio axillaris *f:* engl. *axillary region;* syn. Achselregion. In der anatomischen Nomenklatur der mit Bindegewebe*, Blutgefäßen, Lymphknoten* und Nerven gefüllte Raum unter der Achselhöhle (Fossa axillaris), die streng genommen nur den Hautbereich zwischen den beiden Achselfalten bezeichnet. Im allgemeinen Sprachgebrauch werden die Begriffe Axilla, Regio axillaris und Fossa axillaris synonym verwendet.

Region *f:* Gegend, besonders auch Gegend der Körperoberfläche, z. B. Bauchregion.

regionär: engl. *regional.* Eine bestimmte Körpergegend betreffend, z. B. regionäre Lymphknoten.

Regionalanästhesie *f:* engl. *regional anesthesia.* Form der örtlichen Betäubung (Lokalanästhesie*) mit Applikation des Lokalanästhetikums perineural (Leitungsanästhesie*) oder i. v. als intravenöse Regionalanästhesie oder Bier-Block.

Regionale Hyperthermie *f:* Gezielte lokale Wärmezufuhr in der Region eines Tumors, um Tumorzellen zu zerstören und/oder die Wirksamkeit einer anschließenden Strahlen- oder Chemotherapie zu erhöhen.

Region of Interest *f:* syn. Region-of-Interest-Ansatz; Abk. ROI. In der Bildgebung die meist Cursor-unterstützte Auswahl eines Bildbereichs, um darin eine statistische Auswertung durchzuführen. In der Nuklearmedizin handelt es sich meist um Zählraten, Konzentrationen eines radioaktiven Stoffes oder Verhältnisse zu einer anderen ROI oder in der CT um Hounsfield-Einheiten.

Regression → Regressionsanalyse

Regression [Psychologie] *f:* Abwehrmechanismus* mit Zurückgreifen auf frühkindliche oder entwicklungsgeschichtlich ältere Stufen zur Entlastung von einer als unerträglich empfundenen Situation. Durch das Zurückziehen auf ein niedrigeres Anspruchsniveau schützt sich die Person (Coping). In gemäßigter Form sichert sie sich zweckmäßig Aufmerksamkeit und Unterstützung durch Dritte.

Vorkommen:
- bei Kindern: Ausdruck von Angst und unerfülltem Wunsch nach mehr Fürsorge sowie Angst im ungewohnten Umfeld, dabei oft verknüpft mit Schwierigkeiten, Gefühle bezüglich des Krankseins auszudrücken, und der Trennung von den Schutzpersonen (Eltern).
- bei Erwachsenen: Ausdruck des Fehlens adäquater Strategien zur Bewältigung einer Krisensituation
- bei dementen Patienten (z. B. Alzheimer, chronische Verwirrtheit): Symptom einer hirnorganischen Erkrankung, Rückzug auf die Grundfähigkeiten und Grundbedürfnisse als Symptom
- in Institutionen: Hervorrufen und Unterstützung regressiven Verhaltens durch die Bedingungen in Krankenhäusern oder Heimen (institutionelle Regression).

Kennzeichen: Regressive Muster können sich beziehen auf:
- Personen, wobei die Betroffenen sich selbst als Kind erleben (z. B. Daumenlutschen, Sprechunfähigkeit, Einnässen)
- Objekte (z. B. Kuscheltiere)
- Libido (oral: alles in den Mund nehmen, lutschen; anal: einkoten, Kotschmieren).

Maßnahmen:
- psychologische Hilfe
- verlässliche und möglichst konstante Pflegebeziehung
- bei Kindern: Unterbringung der Eltern im Zimmer.

Regressionsanalyse *f:* engl. *regression analysis.* Statistisches Verfahren zur Modellierung der Beziehungen zwischen einer abhängigen (Kriteriums- oder Responsevariable, Regressand, y) und einer unabhängigen Variable (Prädiktorvariable, Regressor, x). Insbesondere sollen dabei Zusammenhänge quantitativ erfasst oder für Prognosen verwendet werden.

Regressionsgrading

Regressionsgrading n: engl. *tumor regression grading*. Histologische Beurteilung des Gewebes, um das Therapieansprechen eines malignen Tumors* zu überprüfen. Meist gibt das Regressionsgrading den Anteil des restlichen Tumorgewebes zum ursprünglichen Gesamttumor an. Außerdem werden therapieinduzierte morphologische Veränderungen berücksichtigt.

Regulation, orthostatische f: engl. *orthostatic regulation*. Anpassungsmechanismen des Blutdrucks* beim Wechsel von liegender oder sitzender zur aufrechten Körperhaltung (Orthostase*). Die hydrostatische Umverteilung des Blutvolumens führt zur Erhöhung von Herzfrequenz* und peripherem Widerstand* sowie zur Aktivierung der Katecholaminausschüttung und des Renin-Angiotensin-Aldosteron-Systems. Eine Störung der orthostatischen Regulation führt zu orthostatischer arterieller Hypotonie*.

Regulationsstörung im frühen Kindesalter f: engl. *regulatory disorder in infancy*. Eine für das Alter oder den Entwicklungsstand des Säuglings bzw. Kleinkindes außergewöhnliche Schwierigkeit, sein Verhalten in mehreren Kontexten (Selbstberuhigung, Schreien, Schlafen, Füttern und Aufmerksamkeit) angemessen zu regulieren, die häufig mit Belastungen oder Störungen der frühen Eltern*-Kind-Beziehung einhergeht. Nach umfangreicher Anamnese* wird mit Verhaltenstherapie* behandelt. **Ätiologie:**
- u. a. kindliches Temperament (leichte Erregbarkeit, Schwierigkeiten sich zu beruhigen) und unangepasstes elterliches Verhalten (schlechte Passung von Temperament und Erziehungspraktiken)
- pränatale Belastung (Rauchen, Alkohol, mütterlicher Stress)
- postnatale Psychopathologie der Eltern (z. B. Depression).

Klinik:
- Eine Regulationsstörung äußert sich im ersten Lebensjahr in erster Linie durch exzessives Schreien (> 3 h am Tag an 3 oder mehr Tagen/Woche), Schlaf- (Einschlafstörung im frühen Kindesalter) und/oder Fütterstörungen (Fütterstörung* im frühen Kindesalter, Nahrungsverweigerung* im frühen Kindesalter), wobei mindestens 2 der genannten Symptome bei Kindern (> 3 Monate alt) für die Diagnose einer multiplen Regulationsstörung bestehen müssen
- exzessives Schreien über > 3 Monate meist als Kernsymptom.

Regurgitation f: Bezeichnung für das Zurückfließen von Inhalten in Hohlorgane entgegen der physiologischen Richtung, also z. B. Rückfluss von Speisebrei aus der Speiseröhre in die Mundhöhle oder Zurückströmen von Blut aus der Aorta zurück in die linke Herzkammer.

Vorkommen:
- Gastroenterologie: z. B. bei Ösophagusstenose*, Ösophagusdivertikel* und Zenker*-Divertikel
- Kardiologie: 1. bei Taschenklappeninsuffizienz mit Regurgitation aus Aorta oder Truncus pulmonalis in linke bzw. rechte Herzkammer (siehe Aortenklappeninsuffizienz* bzw. Pulmonalklappeninsuffizienz*) 2. bei Segelklappeninsuffizienz aus den Herzkammern in die Vorhöfe (siehe Mitralklappeninsuffizienz* bzw. Trikuspidalklappeninsuffizienz*).

Regurgitationsfraktion f: engl. *regurgitant fraction*. Quotient aus Regurgitationsvolumen und Auswurfvolumen zur Quantifizierung einer Herzklappeninsuffizienz (Herzklappenfehler*), abhängig von der Effective Regurgitant Orifice Area (EROA).

Regurgitationsjet m: engl. *regurgitation jet*; syn. Insuffizienzjet. Bezeichnung für (z. B. bei Echokardiografie oder Kardio-MRT) sichtbare Blutflussturbulenz (Regurgitation*) bei Herzklappeninsuffizienz.

Regurgitationswelle f: engl. *regurgitation wave*. Positiver Venenpuls* vor einer insuffizienten Herzklappe (Herzklappenfehler*) infolge Regurgitation*.

Rehabilitation f: engl. *restoration*. Nach dem Verständnis der Vereinten Nationen ein Prozess, der darauf abzielt, dass Menschen mit Behinderungen* ihr optimales physisches, sensorisches, intellektuelles, psychisches und/oder soziales Funktionsniveau erreichen und aufrecht erhalten, indem ihnen Hilfestellungen zur Änderung ihres Lebens bezüglich eines höheren Niveaus der Unabhängigkeit gegeben werden.

Ziel: Selbstbestimmung des Individuums und gleichberechtigte Teilhabe am Leben in der Gesellschaft.

Recht: In Deutschland ist die Rehabilitation traditionell integrativer Bestandteil des Gesundheitsversorgungssystems. Im gegliederten System der sozialen Sicherung orientieren sich die Kriterien für die Erforderlichkeit einer Rehabilitation an den gesetzlichen Aufgaben des zuständigen Rehabilitationsträgers, formuliert im SGB IX.

Leistungen: Rehabilitative Maßnahmen im Sinne der ICF (Internationale Klassifikation der Funktionsfähigkeit, Behinderung und Gesundheit) umfassen Leistungen zum Ausgleich von Schädigungen der Körperfunktion und Körperstrukturen sowie von Beeinträchtigungen der Aktivitäten* und Teilhabe am Leben in der Gesellschaft und umfassen:
- Leistungen zur medizinischen Rehabilitation und ergänzende Leistungen
- Leistungen zur Teilhabe am Arbeitsleben
- Leistungen zur Teilhabe am Leben in der Gemeinschaft.

Rehabilitation, geriatrische f: engl. *geriatric rehabilitation*. Rehabilitation* geriatrischer Patienten zur Erhaltung bzw. Wiedererlangung der Selbstständigkeit sowie Vermeidung, Verminderung oder Beseitigung von (bereits bestehender) Pflegebedürftigkeit*, gemäß § 31 SGB XI. Laut Vorschrift des Gesetzgebers seit Einführung der Pflegeversicherung beginnt Rehabilitation bereits im Krankenhaus (SGB V) und ist der andauernden Pflege vorzuziehen.

Voraussetzungen:
- höheres Lebensalter (in der Regel 70 Jahre oder älter)
- geriatrietypische Multimorbidität
- Rehabilitationsbedürftigkeit*, Rehabilitationsfähigkeit, positive Rehabilitationsprognose für die Rehabilitationsziele bei einem geriatrischen Patienten.

Anwendung:
- baut auf einem geriatrischen Assessmentverfahren auf
- wird überwiegend als Anschlussrehabilitation* angewandt: 1. nach Schlaganfällen 2. operativen Versorgungen von Frakturen und Gelenkschäden 3. nach Krankenhausbehandlungen aufgrund von Exazerbation chronischer Erkrankungen
- erreicht nicht ausreichend mobile Rehabilitanden und bezieht die konkrete persönliche und sachliche Umwelt der Rehabilitanden mit ihren Förderfaktoren und Barrieren ein.

Formen:
- teilstationäre (Tageskliniken) und stationäre geriatrische Rehabilitation
- ambulante geriatrische Rehabilitation (mobile geriatrische Rehabilitation), die im häuslichen Umfeld der Rehabilitanden durchgeführt wird.

Inhalt:
- ärztliche Behandlung
- aktivierende Pflege*
- Behandlungspflege*
- Unterstützung bei der Krankheitsbewältigung
- Bewegungstherapie
- physikalische Therapie
- Ergotherapie*
- Logopädie*
- Schlucktraining
- kognitive und übende Trainingsprogramme
- psychosoziale Betreuung
- Beratung
- Ernährungsberatung*
- Selbsthilfe und Versorgung mit technischen Hilfsmitteln.

Rehabilitationsbedürftigkeit f: engl. *rehabilitation need*. Anspruchsbegründende Voraussetzung einer rehabilitativen Leistung. Rehabilitationsbedürftigkeit liegt vor bei einer gesundheitlich bedingten drohenden oder bereits ma-

nifesten Beeinträchtigung der Selbstbestimmung und gleichberechtigten Teilhabe am Leben in der Gesellschaft.
Recht: In der **GKV** besteht Rehabilitationsbedürftigkeit bei
– alltagsrelevanten Beeinträchtigungen der Aktivität (wie z. B. Zustand der Pflegebedürftigkeit): 1. aufgrund einer körperlichen, geistigen oder seelischen Schädigung 2. die voraussichtlich nicht nur vorübergehend vorliegen 3. durch die in absehbarer Zeit eine Beeinträchtigung der Teilhabe droht 4. durch die Beeinträchtigungen der Teilhabe bereits bestehen
– Bedarf für den über die kurative Versorgung hinausgehenden mehrdimensionalen und interdisziplinären Ansatz der medizinischen Rehabilitation.

Rehabilitationsmedizin *f*: engl. *rehabilitation medicine*. Teilgebiet der Medizin, das sich mit den Auswirkungen von Krankheit und Behinderung und deren Beeinträchtigung von Aktivitäten* und Teilhabe befasst. Aufgaben der Rehabilitationsmedizin sind Verbesserung von Funktionseinschränkungen, Kompensation von Beeinträchtigungen sowie bedarfsgerechte Förderung der Integration behinderter Menschen in verschiedenen Bereichen des sozialen Lebens.

Rehabilitationssport *m*: engl. *rehabilitation sports*. Bewegungstherapeutische Übungen und Funktionstraining als ergänzende Leistung zur medizinischen Rehabilitation* behinderter und von Behinderung bedrohter Menschen. Rehabilitationssport kann als ergänzende Leistung zum Erreichen oder zur Sicherung des Rehabilitationsziels von den Rehabilitationsträgern erbracht werden (§ 44 SGB IX).

Rehrmann-Plastik *f*: engl. *Rehrmann's flap*. Chirurgischer Verschluss einer Mundantrumfistel* durch einen bukkal gestielten trapezförmigen Mukoperiostlappen. Der Lappen wird durch horizontale Periostschlitzung* verlängert. Nach Abdeckung des Defekts werden die Wundränder adaptiert und palatinal vernäht.

Reibegeräusch *n*: engl. *attrition murmur*. Auskultierbares schabendes Reibegeräusch bei Atmung* oder Herzaktion, hörbar über serösen Häuten, die z. B. durch entzündliche Auflagerungen rau geworden sind. Zugrundeliegende thorakale Erkrankungen sind häufig Perikarditis* (nicht atemabhängiges **perikardiales Reiben**) und Pleuritis* sicca (atemabhängiges **Pleurareiben**), die Differenzierung gelingt durch Luftanhalten.

Reiben, extraperikardiales *n*: engl. *extrapericardial rub*; syn. pleuroperikardiales Reiben. Thorakales Reibegeräusch* bei Mediastinitis*. Es entsteht bei der Verschiebung der fibrös belegten Pleura* pulmonalis und mediastinalis gegen die entzündlich veränderte Außenfläche des Perikards* (sog. Perikarditis externa). Es ist mehr von den Atembewegungen* als von der Herzaktion abhängig.

Reiber-Diagramm *n*: Auswertungsschema zur differenzialdiagnostischen Einordnung der Serum-Liquor*-Paare von Albumin*, IgG, IgA und IgM. Dazu werden die Liquor-Serum-Quotienten berechnet und in das Schema übertragen. Die Positionierung zeigt, ob die Immunglobuline im Liquorraum synthetisiert wurden (intrathekale Synthese) oder aufgrund einer gestörten Blut*-Hirn-Schranke erhöht sind.

Reibtest *m*: engl. *rubbing test*. Testverfahren, bei dem eine Allergenlösung an der Unterarminnenseite oder am Rücken aufgetragen und reibend einmassiert wird. Der Reibtest wird vor allem bei sensibleren Patienten durchgeführt und führt bei einer Allergie zur Quaddelbildung und Hautrötung. Für genauere Diagnosen sind der Prick*-Test und Scratch*-Test dem Reibtest vorzuziehen.

Reichel-Syndrom → Gelenkchondromatose
Reichert-Knorpel *m*: engl. *Reichert's cartilage*. Knorpel des 2. Kiemenbogens. Er bildet mit dem dorsalen Ende den Steigbügel, den Griffelfortsatz des Schläfenbeins (siehe Processus styloideus) sowie das Lig. stylohyoideum und mit seinem ventralen Ende die obere Hälfte des Zungenbeinkörpers sowie das kleine Zungenbeinhorn.

Reife *f*: engl. *maturity*; syn. Maturitas. Zustand der Vollendung und Festigung der körperlichen und psychischen Differenzierung und Integrierung der Lebensanforderungen und Abschluss der Reifung.
Einteilung:
– Die **körperliche** Reife als Abschluss der körperlichen Entwicklung (Pubertät*) wird in Mitteleuropa von Frauen im Durchschnitt mit dem 17. Lebensjahr, von Männern mit dem 21. Lebensjahr erreicht.
– Das Erreichen der **psychischen** (Abschluss der seelisch-geistigen Entwicklung) und **sozialen** Reife (Vermögen zu Integration in die Gesellschaft nach Internalisierung der sozialen Normen) ist demgegenüber ein zeitlich nicht eingrenzbarer, in der Regel wesentlich länger andauernder, individueller Entwicklungsprozess.

Reifebestimmung, intrauterine *f*: engl. *intrauterine maturity test*. Bestimmung der Reife (Gestationsalter) des Ungeborenen durch Ultraschall (Fetometrie). Insbesondere die Größe des Kleinhirns ist gut mit der SSW zu korrelieren.

Reifebeurteilung *f*: Beurteilung des inneren Entwicklungsstandes von Jugendlichen (14–17 Jahre) und Heranwachsenden (18–20 Jahre) zum Zeitpunkt eines Delikts. Die Reifebeurteilung wird in der Regel durch den Richter vorgenommen. Bei Zweifelsfällen oder besonders schwerwiegenden Taten wird ein Psychiater mit der Beurteilung der Reife beauftragt.

Reifenstein-Syndrom → Androgenresistenz
Reife-Score → Reifezeichen des Neugeborenen
Reifeteilung → Meiose

Reifezeichen *n sg, pl*: engl. *signs of maturity*. Früher verwendete klinische Zeichen zur Bestimmung des Gestationsalters eines Neugeborenen*. Die Reifezeichen werden heute aufgrund präpartaler Ultraschallmessungen kaum noch verwendet.
Kriterien: Am bekanntesten ist der Petrussa-Index. Je Kriterium werden zwischen 0 und 2 Punkten vergeben, die Summe der Punkte plus 30 ergibt das Gestationsalter in Wochen (siehe Tab.).

Reifezeichen des Neugeborenen *n sg, pl*: engl. *neonatal maturity signs*. Typische klinische Befunde der Geburtsreife eines Neugeborenen*. Die Reifezeichen des Neugeborenen dienen der postnatalen Reifebestimmung im Rahmen der Neugeborenenuntersuchung.

Reifezeichen: Petrussa-Index.

Kriterium	0 Punkte	1 Punkt	2 Punkte
Ohrform	ungeformt	weich	fest
Haut	durchsichtig	dünn	rosig, fest
Brustwarzen	nur als roter Punkt erkennbar	Areola < 5 mm	Areola > 5 mm
Hoden	nicht tastbar	hoch im Skrotum	deszendiert
Labien	labia majora < labia minora	labia majora = labia minora	labia majora > labia minora
Lanugo	überall	Gesicht frei	fehlt
Fußsohlen	keine Falten	distal Falten	überall Falten

Reifgeborenes

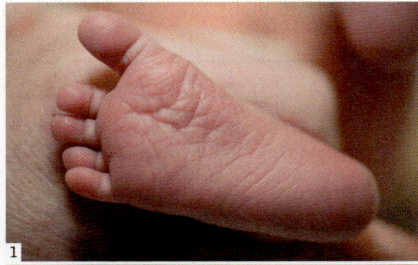
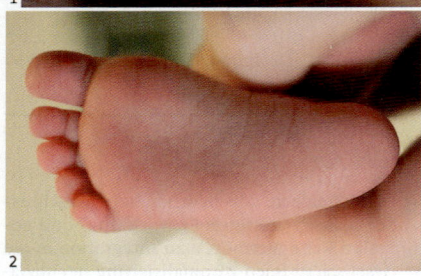

Reifezeichen des Neugeborenen: 1: Fußsohlenfältelung eines reifgeborenen, 2: eines unreif geborenen Neugeborenen.

Einteilung:
– **somatisch:** 1. Körperlänge mindestens 48 cm 2. Körpergewicht mindestens 2500 g 3. Schulterumfang größer als Kopfumfang (Frank-Zeichen), relative Kopfhöhe 25 cm (Stratz), relativer Brustumfang 33–35 cm (von Jaschke) 4. subkutane Fettpolster prall 5. guter Hautturgor, Farbe rosig (nicht rot) mit vereinzelt sichtbaren Venen 6. Mamillen leicht erhaben, Glandula mammaria ⌀ > 1 cm 7. Fältelung über gesamte Handinnenflächen und Fußsohlen (siehe Abb.) 8. Lanugobehaarung nur noch an Schultern, Oberarmen und oberem Rücken 9. Nägel bedecken oder überragen die Fingerkuppen 10. große Labien bedecken die kleinen Labien, Hoden im Skrotum 11. Nasen- und Ohrenknorpel fest
– **neurologisch:** 1. Körperhaltung (physiologische Beugehaltung der Extremitäten) 2. frühkindliche Reflexe*.

Klinische Bedeutung: Reife-Scores zur Schätzung des Gestationsalters (Schwangerschaftsdauer*), v. a. nach Finnström (bewertet Hautdurchsichtigkeit, Ohrmuschelknorpel, Fußsohlenfältelung, Glandula mammaria, Mamille, Daumennagel und Kopfhaar), aber auch Petrussa-Index, Dubowitz-Farr-Index und Ballard-Score. Die Reife-Scores werden mit abnehmendem Gestationsalter zunehmend ungenau und sind < 28 abgeschlossenen SSW nicht anwendbar. Das Gestationsalter wird genauer durch frühe pränatale Ultraschalldiagnostik ermittelt (sonografische Reifebestimmung).

Reifgeborenes → Neugeborenes
Reifung, neuronale *f:* engl. *neuronal maturation.* Adaptive Veränderung neuronaler Netzwerke mit sukzessiver Zunahme, Umbau und Reorganisation neuronaler Verbindungen. Zur neuronalen Reifung gehören eine Veränderung der Anzahl synaptischer Kontakte sowie Verstärkung, Verringerung oder völlige Beseitigung (Pruning) synaptischer Verknüpfungen und der prä- und postsynaptischen Rezeptor-Dichte.
Reifungsdissoziation *f:* engl. *maturation dissociation.* Missverhältnis im Reifegrad von Kern und Zytoplasma einer Zelle, z. B. Reifungsdissoziation von Zellen der Granulo- und Erythrozytopoese* bei toxischer Knochenmarkschädigung oder Eisenmangelanämie*.
Reihenverdünnungstest → Antibiogramm
Reil-Furche → Beau-Reil-Querfurchen
Reil-Insel → Inselrinde
Reimplantation → Replantation
Reinfarkt *m:* engl. *reinfarction*; syn. Rezidivinfarkt. Erneutes Auftreten eines Herzinfarkts*. Der Reinfarkt hat eine deutlich schlechtere Prognose als der Erstinfarkt.
Reinfektion *f:* engl. *reinfection.* Erneute Infektion (Wiederinfektion) mit den gleichen Erregern nach bereits erfolgter Ausheilung.
Reinigungseinlauf *m:* engl. *cleansing enema.* Darmspülung zur vollständigen Reinigung des Dickdarms (Darmreinigung*).
Indikationen:
– bei hartnäckiger Obstipation*
– vor Untersuchungen und kleineren Operationen am Magen-Darm-Trakt oder gynäkologischen Operationen
– vor Kontrastmitteleinläufen
– ggf. zur Geburtsvorbereitung.

Reinke-Ödem *n:* engl. *Reinke's edema.* Beidseitige Stimmlippenschwellung durch gallertartige Flüssigkeitseinlagerung im Reinke-Raum zwischen Epithel und Lig. vocale. Betroffen sind meist rauchende Frauen. Klinisch zeigt sich eine tiefe Stimme. Lupenlaryngoskopisch findet sich eine kissenartige Stimmlippenschwellung. Therapeutisch erfolgt neben Nikotinkarenz eine mikrolaryngoskopische Abtragung (zweizeitig). Siehe Abb.

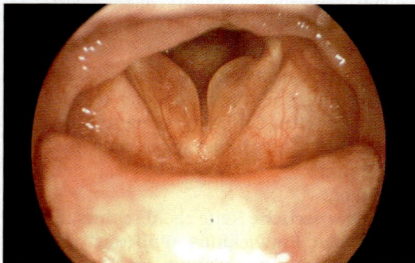

Reinke-Ödem: Lappige Auftreibung beider Stimmlippen durch Flüssigkeitseinlagerung.

Reinkultur *f:* engl. *pure culture.* Kulturverfahren zur Isolierung eines Bakterienstamms aus einer gemischten Erregerpopulation.
Reisediarrhö *f:* engl. *traveller's diarrhea*; syn. Reisedurchfall. Infektionskrankheit des Darms, meist verursacht durch Bakterientoxine. Die vorwiegend als selbstlimitierende Durchfallepisode verlaufende Erkrankung tritt wenige Tage nach Reise in die Tropen bzw. Subtropen auf. Leitsymptome sind wässrige Diarrhö*, evtl. auch Bauchkrämpfe oder Fieber. Risikofaktoren sind ungewohntes Essen und ein geschwächtes Immunsystem.
Ursachen:
– meist (> 75 %) **Bakterien:** 1. enterotoxinbildende bzw. enteroaggregative E. coli (ETEC bzw. EAEC) 2. Campylobacter jejuni (häufig in Asien) 3. Shigellen 4. Salmonellen
– **Viren** (ca. 20 %, v. a. Noroviren, Rotaviren)
– **Parasiten** (ca. 5 %, z. B. Entamoeba histolytica, Cryptosporidium parvum, Giardia lamblia).

Therapie:
– meist symptomatisch: Flüssigkeitsersatz (oral oder parenteral), Loperamid*, Perenterol, Schonkost (Salzgebäck, geriebene Äpfel, Suppen)
– bei blutigen Durchfällen oder Fieber: Antibiotikum (Fluorchinolon, Metronidazol*, ggf. Azithromycin*).

Prophylaxe: Gekochte Speisen, unkritisches Gemüse (Karotten) und geschälte Früchte (Bananen) sowie abgekochtes Wasser sind zu bevorzugen. Allgemein gilt: „peel it, boil it, cook it or forget it!".

Reisefähigkeit *f:* engl. *ability to travel.* Vom Arzt festgestellte ausreichende körperliche und psychische Belastbarkeit eines Menschen, eine Reise durchführen zu können, z. B. die Anreise zur medizinischen Rehabilitationseinrichtung mit öffentlichen Verkehrsmitteln.
Reiseimpfung *f:* engl. *travel vaccination.* Schutzimpfung* für Reisende in Infektionsgebiete. Reiseimpfungen werden bei Einreise in bestimmte Länder verlangt oder vom Robert*-Koch-Institut empfohlen. Vor Antritt einer internationalen Reise ist eine reisemedizinische Beratung hilfreich. Dabei werden der Gesundheitszustand und die Impfgeschichte des Reisenden berücksichtigt sowie die aktuelle Situation im Zielland.
Reisekostenbeihilfe → Mobilitätshilfen
Reisekrankheit → Kinetose

Reisevenenthrombose → Economy-Class-Syndrom
Reiskörperchen → Corpora oryzoidea
Reissner-Kanal → Ductus cochlearis
Reissner-Membran *f*: engl. *Reissner's membrane*; syn. Membrana vestibularis. Paries vestibularis des Ductus* cochlearis des häutigen Labyrinths im Innenohr*. Die Reissner-Membran grenzt den Ductus cochlearis von der Scala vestibuli ab und bildet somit eine Barriere zwischen Endolymphe und Perilymphe.
Reiswasserstuhl *m*: engl. *rice-water stool*. Der reiswasser- oder mehlsuppenähnliche Stuhl bei Cholera*.
Reiterknochen → Myositis ossificans circumscripta
Reiter-Krankheit → Arthritis, reaktive
Reiter-Spirochäte *f*: engl. *Reiter's spirochete*. Als Treponema phagedenis klassifizierte, mit Treponema* pallidum antigenetisch eng verwandte (aber im Gegensatz zu dieser einfach kultivierbare) Treponemen-Spezies. Die Reiter-Spirochäte dient zur Herstellung von Absorptionsantigenen für die Syphilis- und Borrelioseserologie.
Reithosenanästhesie *f*: engl. *saddle block anesthesia*. Sensibilitätsstörungen* (v. a. Anästhesie* und Hypalgesie*) im Bereich des 1.–5. sakralen spinalen Segments bei Schädigung von Conus medullaris oder Cauda* equina, die v. a. beim Konussyndrom* oder iatrogen* bei Kaudalanästhesie und Sattelblock auftreten können.
Reiz *m*: engl. *stimulus*. Jede Bedingung oder Änderung in der physikalischen oder chemischen Umgebung oder im Innern eines Organismus, die bei Überschreiten der Reizschwelle* eine Antwort im Sinne einer Empfindung oder Reaktion (z. B. Muskelbewegung, Drüsensekretion) hervorruft.
Reiz, adäquater *m*: engl. *adequate stimulus*. Reiz, für den ein Rezeptor die größte Empfindlichkeit besitzt, z. B. Licht für Foto-Rezeptoren des Auges.
Reizbarkeit *f*: engl. *fractiousness*. Zustand der gesteigerten Ansprechbarkeit auf externe oder interne Reize mit erhöhter Reaktionsbereitschaft zu aggressiv-dysphorischen Affektantworten (z. B. Ärger, Wut).
Vorkommen:
- im Erwachsenenalter: unspezifisches Symptom fast aller psychiatrischen Störungen, z. B.: **1.** Manifestation einer Psychose* **2.** Entzugssyndrom* **3.** Delir* **4.** Angststörung* **5.** posttraumatische* Belastungsstörung
- Klimakterium*
- psychophysischer Belastungszustand ohne Krankheitswert
- im Kindes- und Jugendalter: Teil des normalen Verhaltensrepertoires der Entwicklung, auch als psychopathologisches Symptom, z. B.: **1.** im Zusammenhang mit ADHS* (chronische Reizbarkeit) **2.** bei manischem oder phobischem Syndrom (episodische Reizbarkeit).

Reizbildungsstörung → Erregungsbildungsstörung
Reizblase → Blase, überaktive
Reizdarmsyndrom *n*: engl. *irritable bowel syndrome* (Abk. IBS). Häufige, die Lebensqualität beeinträchtigende gastrointestinale Funktionsstörung mit Bauchschmerzen, Blähungen und Stuhlveränderungen. Per Definition müssen die Beschwerden > 3 Monate vorliegen und andere organische Erkrankungen ausgeschlossen sein. Behandelt wird diätetisch und je nach vorherrschender Symptomatik mit Laxanzien*, Spasmolytika oder Antidiarrhoika, Erlernen von Entspannungstechniken oder Psychotherapie.
Erkrankung: Epidemiologie:
- häufigste gastrointestinale Diagnose, ca. 30 % der Beratungsanlässe beim Gastroenterologen
- geschätzte Prävalenz weltweit 11 %, mit einer höheren Prävalenz bei Frauen und bei jüngeren Patienten.

Formen: Es gibt 3 Varianten der Erkrankung:
- Reizdarmsyndrom, vorwiegend mit Obstipation
- Reizdarmsyndrom, vorwiegend mit Diarrhöen
- Reizdarmsyndrom mit gemischen Beschwerden.

Pathologie: Unbekannt. Es wird ein Zusammenspiel vieler ursächlicher Faktoren vermutet. Dazu gehören Motilitätsstörungen des Darms, eine viszerale Hypersensitivität, Aktivierung des Immunsystems in der Mukosa, postinfektiöse Prozesse, Änderungen der Darmflora* und psychosoziale Faktoren.
Klinik: Die Beschwerden sind variabel und vielfältig und können über die Zeit stark variieren:
- Bauchschmerzen, häufig krampfartig
- Verstärkung oder Abschwächung der Bauchschmerzen nach Defäkation
- Stuhlveränderungen (Änderungen der Frequenz, Konsistenz oder Absetzen von Schleim)
- Blähungen
- Diarrhö, Obstipation
- Diarrhö und Obstipation im Wechsel, auch im Wechsel mit normalem Stuhlgang.

Diagnostik: Bei Vorliegen von chronischen Bauchschmerzen und veränderten Stuhlgewohnheiten wird nach Ausschluss organischer Erkrankungen die Diagnose anhand der Rom-IV-Kriterien und anhand der Reizdarm-S3-Leitlinie gestellt. **Kriterien des Reizdarm-S3-Leitlinie:**
- Darmbeschwerden wie Bauchschmerzen und Blähungen, die länger als 3 Monate andauern, mit Stuhlveränderungen einhergehen und von Arzt und Patient auf den Darm bezogen werden
- Beeinträchtigung der Lebensqualität
- keine für andere Krankheitsbilder charakteristischen Symptome.

Untersuchungen zum Ausschluss organischer bzw. maligner Erkrankungen:
- Anamnese und klinische Untersuchung
- digital-rektale Untersuchung*
- Blutbild*, BSG
- fäkaler okkulter Bluttest
- abdominaler Ultraschall
- bei Durchfall als vorrangigem Symptom: C-reaktives Protein* oder fäkales Calprotectin* sowie serologische Testung auf Zöliakie*
- ggf. Koloskopie* zum Ausschluss eines kolorektalen Karzinoms* und einer chronisch-entzündlichen Darmerkrankung*.

Therapie: Für die Erkrankung existiert keine Standardtherapie. Wichtig ist eine gute Arzt-Patienten-Beziehung mit Erklärung der Benignität und Chronifizität der Erkrankung. Folgende Maßnahmen können je nach Fall versucht werden:
- Entspannungstechniken wie autogenes Training, progressive Muskelrelaxation nach Jacobsen, bauchbezogene Hypnotherapie
- Stressreduktion
- Symptomtagebuch zur Identifizierung und Meidung bestimmter Trigger
- diätetische Maßnahmen: lowFODMAP-Diät, Reduktion gasbildender Speisen (z. B. Zwiebeln, Bananen, Bohnen), wenig fermentierte Produkte, ballaststoffreiche Kost
- physische Aktivität, vor allem moderater Sport wie Yoga, Pilates, Fahrradfahren, Schwimmen
- Wärmeanwendung bei leichten Bauchbeschwerden
- Spasmolytika* (z. B. Butylscopolamin) bei Schmerzen
- Loperamid* temporär und Probiotika* bei Diarrhöen
- Colestyramin* bei Gallensäureverlustsyndrom
- wasserlösliche Ballaststoffe, Probiotika, osmotische Laxanzien* (z. B. Macrogol) oder Iberogast (pflanzliche Extrakte aus 9 Heilkräutern) bei Obstipation
- Probiotika oder Entschäumer (Dimeticon) bei Blähungen
- ggf. Psychotherapie bei psychischer Belastung.

Reizformen → Lymphoidzellen
Reizgasintoxikation *f*: engl. *intoxication with irritant gases*; syn. Reizgasvergiftung. Intoxikation durch Reizgas (Gas mit reizender Wirkung insbesondere auf Haut und Schleimhaut). Häufig sind Reizungen der Augen und der Lunge, systemische Wirkungen können ebenfalls vor-

kommen. Behandelt wird je nach Ursache z. B. mit Sauerstoffgabe.

Reizgelenk n: engl. *irritable joint*. Akute bzw. reaktivierte Gelenkbeschwerden, die häufig mit einem Gelenkerguss* einhergehen, v. a. bei Kindern als sog. Reizknie bei Gonarthritis* bzw. Reizhüfte bei Koxitis*. Weitere mögliche Ursachen eines Reizgelenks sind Trauma, degenerative Veränderungen und neurogene Genese.

Reizkolon → Reizdarmsyndrom

Reizkontrolle → Stimuluskontrolle

Reizleitungsstörungen → Erregungsleitungsstörung

Reizleitungssystem → Erregungsleitungssystem

Reizlimen → Reizschwelle

Reizmagen → Dyspepsie, funktionelle

Reizpleozytose f: engl. *irritation pleocytosis*. Durch unspezifische meningeale Reizung (z. B. intrakranielle Blutung) verursachte Pleozytose* im Liquor* cerebrospinalis.

Reiz-Reaktions-Muster n: engl. *stimulus reaction pattern*. Erkennbare Regelhaftigkeit in einem System von Reizen und Reaktionen, z. B. durch angeborenen Auslösemechanismus. Bei operanter Konditionierung (beim Lernen und bei der Entwicklung psychischer Störungen) löst ein bestimmter Reiz immer in gleicher Weise eine Reaktion aus.

Beispiel: Das Sehen einer Spinne löst bei Spinnenphobie* immer eine Angstreaktion aus.

Reizschwelle f: engl. *stimulus threshold*. Reizintensität des kleinsten Reizes, der gerade noch eine Empfindung oder Reaktion auslöst. Reize unterhalb der Reizschwelle werden als unterschwellig bezeichnet, überschwellige Reize lösen entweder eine Reaktion nach dem Alles*-oder-Nichts-Gesetz aus oder rufen (insbesondere im Bereich der Sinnesorgane) in bestimmten Teilbeträgen steigende Reizwahrnehmungen hervor.

Reizserum n: engl. *irritant serum*. Meist klares Exsudat*, das nach kräftigem Reiben eines Lues-Primäraffekts* austritt. Früher wurde das Reizserum zum mikroskopischen Nachweis (Dunkelfelduntersuchung) von Treponema* pallidum verwendet, heute erfolgt die Diagnose aus dem Blut (vgl. Lues*-Labordiagnostik).

Reizstrom m: engl. *stimulation current*. Bezeichnung für die v. a. in der Elektrodiagnostik* und Elektrotherapie angewandten Impulsströme.

Reiz-Summation f: Beschreibt die räumliche oder zeitliche Summation von durch Reizen ausgelösten Aktionspotenzialen*. Da ein einzelnes, ankommendes Aktionspotenzial nicht ausreicht, um an der postsynaptischen Membran ein EPSP oder IPSP auszulösen und somit die Information über den Reiz weiterzuleiten, werden mehrere ankommende Aktionspotenziale aufsummiert.

Formen:
- **Zeitliche Summation:** Folgt ein Aktionspotenzial mit zeitlich kurzem Abstand auf das vorherige Aktionspotenzial, kommt es zur Addition des resultierenden IPSP bzw. EPSP und am Axonhügel des nachgeschalteten Neurons wird ein neues Aktionspotenzial ausgelöst.
- **Räumliche Summation:** Treffen mehrere Aktionspotenziale gleichzeitig an unterschiedlichen Synapsen des nachgeschalteten Neurons ein, werden die resultierenden IPSPs bzw. EPSPs addiert und am Axonhügel des nachgeschalteten Neurons wird ein neues Aktionspotenzial ausgelöst.

Reizung, repetitive f: syn. Stimulations-EMG. Elektrische Stimulation eines motorischen Nervs in rascher Folge und gleichzeitige Aufzeichnung der ausgelösten Muskelaktivität mittels EMG zum Nachweis neuromuskulärer Übertragungsstörungen.

Vorgehen: Bei der langsamen repetitiven Reizung (2–5/s) lassen sich Erschöpfungsvorgänge an der motorischen Endplatte prüfen. Bei Myasthenie ist hier der Ausgangsamplitude der Muskelaktionspotenziale* normal, es kommt jedoch zu einem deutlichen Abfall (Dekrement). Im Gegensatz dazu erfasst die hochfrequente repetitive Reizung (20–50/s) Fazilitierungsvorgänge an der Synapse. Bei Lambert*-Eaton-Syndrom zeigt sich hier eine Zunahme der Amplitude (Inkrement).

Reizverarbeitung f: syn. Verarbeitung. Prozess, der die Aufnahme, Umwandlung (Transduktion*), Weiterleitung, Interpretation und Speicherung eines Reizes* sowie die Reaktion auf diesen umfasst. Die Reizverarbeitung erfolgt bewusst und unbewusst.

Ablauf: Wird ein adäquater Reiz* über einen Rezeptor* registriert und die Reizschwelle* entsprechend überschritten, kommt es zur Transduktion (Umwandlung in Aktionspotenzial* oder chemisches Signal) des Reizes. Im Anschluss daran erfolgt die Weiterleitung des Signals entlang der Nervenfasern zu den entsprechenden Arealen im ZNS, die für die Interpretation/Prozessierung der jeweiligen Reizqualität zuständig sind. Während der Prozessierung wird der Reiz auch mit gespeicherten Erfahrungswerten verglichen und ebenfalls als Erfahrung abgespeichert. Nach erfolgter Verarbeitung der übermittelten Informationen, wird dann eine Reaktion auf den Reiz ausgelöst, beispielsweise führt blendendes Licht zur Lidschlussreaktion*.

Rejektion f: engl. *rejection*. Abstoßung, besonders von transplantierten Organen.

Rekalzifizierungstetanie f: engl. *postoperative tetany*. Tetanie* nach operativer Entfernung eines Nebenschilddrüsenadenoms* bei Hyperparathyreoidismus*. Ursache ist eine Verminderung des Serumkalziums aufgrund einer gesteigerten Kalziumaufnahme in die Knochen. Prophylaktisch wird postoperativ mit Kalziumsalzen oder Vitamin* D behandelt.

Rekanalisierung f: engl. *recanalization*; syn. Rekanalisation. Wiedereröffnung eines verengten oder verschlossenen Gefäßes oder Hohlorgans, beispielsweise durch operative Rekanalisierung von Blutgefäßen durch Desobliteration*, Angioplastie*, Thrombolyse* oder Thrombektomie*. Die Wiedereröffnung eines (thrombosierten) Gefäßlumens kann auch pathophysiologisch durch Reorganisation von nekrotischem Gewebe erfolgen. Außerdem beschreibt die Rekanalisierung die Refertilisierung im Rahmen einer Sterilitätsoperation*.

Rekapillarisierungszeit f: engl. *capillary refill time*; syn. Nagelbettprobe. Zeitdauer bis zur sichtbaren kapillären Wiederfüllung (Rötung) nach Druck auf den Nagelfalz als orientierender Parameter der Kreislauffunktion. Unter physiologischen Bedingungen beträgt die Rekapillarisierungszeit bei Normothermie < 2 s, verlängert ist sie beispielsweise bei Schock* (Störungen der Mikrozirkulation*), Kreislaufzentralisation* und Sepsis*.

Reklination f: engl. *reclination*; syn. Reclinatio. Rückwärtsbiegen, Zurückbiegen.

Rekombinanter Gewebsplasminogenaktivator m: Rekombinanter menschlicher Gewebsplasminogenaktivator*, der intravenös eingesetzt wird als Fibrinolytikum bei akutem Herzinfarkt*, akuter Lungenembolie* und akutem ischämischem Schlaganfall*. Weiterhin dient der Wirkstoff der Wiedereröffnung thrombotisch verschlossener zentraler* Venenkatheter einschließlich Hämodialyse*-Katheter. Häufige Nebenwirkungen sind Blutungen*, Hypotonie*, Angina* pectoris-Anfälle und Herzinsuffizienz* mit Lungenödem*.

Rekombination f: engl. *recombination*. Bildung neuer Genkombinationen aus genetisch verschiedenen Genomen beispielsweise Neukombination mütterlicher und väterlicher Gene bzw. Allele. Rekombination führt zu neuen Eigenschaften des Organismus. Durch Replikation* oder Reduplikation wird das neue genetische Material im Genom der Empfängerzelle fixiert, es kann zu Änderungen im Phänotyp kommen.

Formen:
- Bei der allgemeinen Rekombination lagern sich homologe DNA-Abschnitte der Genome nebeneinander, die DNA-Stränge werden enzymatisch aufgeschnitten, die betroffenen Abschnitte ausgetauscht und die DNA-Stränge wieder zusammengefügt.
- Bei höheren Zellen findet Rekombination beim Crossing*-over statt.

- Rekombination ist auch möglich zwischen Wirts-DNA und der DNA* bestimmter Viren (Reassortment) oder Plasmide*, wobei die fremde DNA in das Wirtsgenom integriert wird. Die Integration erfolgt in manchen Fällen an spezifischen Stellen, in anderen zufällig.
- Von Bakterien sind spezifische rec-Gene bekannt, die den Rekombinationsprozess steuern.

Rekonvaleszenz f: engl. convalescence; syn. Konvaleszenz. Letzte Phase einer Erkrankung mit abklingenden Krankheitserscheinungen bis zur Wiederherstellung der Gesundheit (Restitutio* ad integrum).

Rekordspritze → Spritze

rektal: engl. rectal. Das Rektum betreffend, zum Rektum (Mastdarm) gehörend, durch den Mastdarm erfolgend (z. B. eine Infusion*), im Mastdarm erfolgend (z. B. eine Körpertemperaturmessung*).

Rektalfistel → Analfistel

Rektaltemperatur f: engl. rectal temperature; syn. Rektaltemperaturmessung. Die im Rektum gemessene Körpertemperatur* (normal = Normothermie = 36,5–37,4 °C). Dabei wird das Thermometer in angefeuchteter Schutzhülle unter leichter Drehung in den After eingeführt. Die Rektaltemperatur entspricht annähernd genau der Körperkerntemperatur.

Rektopexie f: engl. rectopexy. Meist laparoskopisch ausgeführte ventrale oder posteriore Suspensionsfixierung des Rektums bei Rektumprolaps*. Eine Verbesserung der Lebensqualität wird bei ca. 70 % der Patienten erreicht. Die Rezidivrate liegt zwischen 5 % und 15 %.

Rektosigmoidoskopie → Sigmoidoskopie

Rektoskopie f: engl. rectoscopy. Endoskopie* des Rektums mit starrem oder flexiblem Spezialendoskop (Rektosigmoidoskop). Die Rektoskopie ist die wichtigste Untersuchungsmethode zur Früherkennung eines Karzinoms* des Kolons oder Rektums.

Vorgehen:
- Lagerung des Patienten in Steinschnitt-, Knie-Ellenbogen- oder Seitenlage erforderlich
- ggf. Erweiterung zur Proktorektosigmoidoskopie*.

Indikationen:
- Früherkennung eines kolorektalen Karzinoms* (nach vorheriger rektaler Untersuchung)
- Diagnostik anderer kolorektaler Erkrankungen, bei weiblichen Genitalkarzinomen zum Ausschluss einer Tumorinfiltration (z. B. bei Zervix- oder Vaginalkarzinom).

Rektovaginalfistel f: engl. rectovaginal fistula; syn. Mastdarm-Scheidenfistel. Fistelverbindung zwischen Mastdarm und Scheide. Rekto-

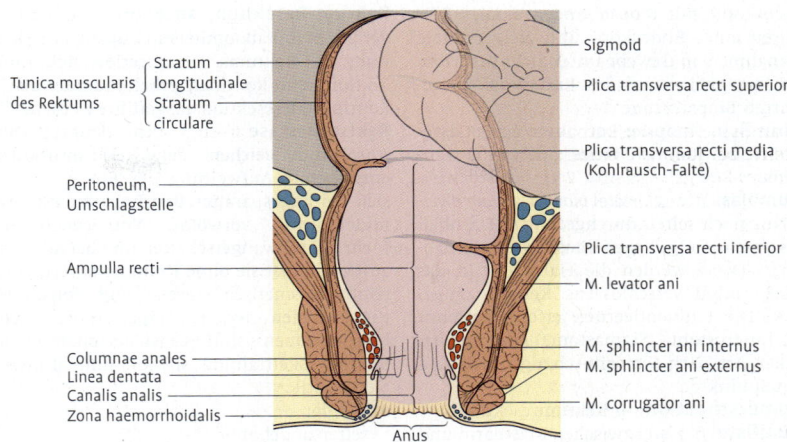

Rektum: Topografische Anatomie des Rektums, dessen oberer Anteil retroperitoneal und dessen unterer Anteil mit dem Analkanal extraperitoneal liegt.

vaginalfisteln sind selten, weniger als 5 % aller Anorektalfisteln sind Rektovaginalfisteln. Symptome sind vaginaler Schleim- und Stuhlabgang, vaginaler Luftabgang, Harnwegsinfekte, Schmerzen bei Defäkation sowie Fieber. Die Therapie besteht in einem operativen Fistelverschluss, meist mit Rekonstruktion des Analsphinkters.

Ätiologie:
- v. a. traumatisch: **1.** postpartal (mit oder ohne Dammriss, ca. 0,1 % aller vaginalen Entbindungen) **2.** postoperativ (Anastomoseninsuffizienz bei tiefer Rektumresektion, nach transanalen Eingriffen bei Hämorrhoiden, nach Entlastung eines Perianalabszesses) **3.** Gewaltanwendung (Vergewaltigung, sexuelles Trauma)
- chronisch-entzündliche Darmerkrankung, v. a. Morbus Crohn, seltener Colitis ulcerosa (bis zu 2 %)
- gynäkologische Malignome (Zervix-, Ovarialkarzinome), Anal- oder Rektumkarzinome
- Z. n. Strahlentherapie von Tumoren des kleinen Beckens.

Klinik:
- Abgang von Luft und/oder Schleim über die Vagina
- bei breiten Fisteln auch Verunreinigungen der Vagina mit Stuhlgang oder Stuhlabgang über die Vagina
- rezidivierende Harnwegsinfekte bzw. Entzündungen der Vagina.

Rektozele f: engl. rectocele; syn. Proktozele. Aussackung des Rektums und der hinteren Scheidenwand nach ventral bei Descensus* uteri et vaginae wegen Schwäche des rektovaginalen Bindegewebes, häufig kombiniert mit Aussackung des Douglas-Raums (sog. Douglaszele) und Herniation von Darmschlingen (Enterozele). Ursachen sind insbesondere starke Geburtsbelastung und Geburtstrauma. Behandelt wird durch posteriore Kolporrhaphie.

Rektum n: engl. rectum; syn. Intestinum rectum. Im Mittel 16 cm langer Abschnitt des Dickdarms zwischen Colon sigmoideum und den Columnae anales des Analkanals* im kleinen Becken liegend. In der weiten Ampulla* recti wird der Stuhl für Stunden bis maximal 3 Tage bis zur Defäkation* gespeichert. Siehe Abb.

Anatomie: Gefäßversorgung:
- oberes Rektum: A. rectalis superior
- mittleres Rektum: A. rectalis media
- unteres Rektum: A. rectalis inferior.

Innervation:
- sympathisch über Nn. splanchnici lumbales und sacrales
- parasympathisch über Nn. splanchnici pelvici.

Rektumamputation → Rektumresektion

Rektumatresie → Fehlbildung, anorektale

Rektumbiopsie f: engl. rectum biopsy. Entnahme einer Gewebeprobe zur feingeweblichen Untersuchung aus dem Mastdarm (Rektum*). Sie wird v. a. vorgenommen bei Verdacht auf maligne Tumoren, entzündliche Dickdarmerkrankungen und zum Nachweis von Amyloidose* oder Morbus* Hirschsprung.

Formen:
- Rektumsaugbiopsie (nach Willital): rektales Einführen einer Saugbiopsievorrichtung, Biopsieentnahme durch Saugen unter Druckkontrolle

Rektumblase

- Endoskopie mit Biopsiezange: rektales Einführen eines Endoskops und zielgerichtete Entnahme von Gewebe unter Sicht mit Hilfe der im Arbeitskanal des Endoskops eingeführten Biopsiezange
- chirurgische Biopsie: Entnahme eines Gewebeteils im Rahmen eines operativen Eingriffs.

Rektumblase f: engl. *rectal bladder urinary diversion*. Nur noch selten durchgeführter Harnblasenersatz zur endgültigen künstlichen Harnableitung*. Dabei werden die Harnleiter in das proximal blind verschlossene Rektum eingepflanzt. Die Stuhlentleerung erfolgt getrennt durch Enterostoma (Sigmastoma) oder auf natürlicher Art nach Sigmadurchzug durch den analen Sphinkter.

Rektumexstirpation → Rektumresektion

Rektumfistel f: Fistel zwischen Mastdarm und umliegendem Gewebe oder Nachbarorganen, meist ausgehend von einer Entzündung der Proktodäaldrüsen. Sie kommt seltener vor bei entzündlichen Erkrankungen (beispielsweise Morbus Crohn, Sigmadivertikulitis), postoperativ (Anastomoseninsuffizienz), infolge einer Strahlentherapie des kleinen Beckens oder bei malignen Erkrankungen (wie infiltrierend wachsende gynäkologische Tumoren, Blasenkarzinom).

Rektumkarzinom → Karzinom, kolorektales

Rektumpolyp → Polyp, kolorektaler

Rektumprolaps m: engl. *rectal prolapse*; syn. Prolapsus recti.

- Meist erworbener Prolaps aller Schichten des Rektums (Invagination), Symptome umfassen Druckgefühl, Nässen und Pruritus im Analbereich, Darmvorfall und Inkontinenz. Behandelt wird im Akutfall durch manuelle Reposition und Stuhlregulierung, bei ausbleibendem Erfolg wird chirurgisch eingegriffen.

Siehe Analprolaps*, Abb. dort.

Ätiologie: Multifaktoriell:
- Beckenbodensenkung
- tiefer Douglas-Raum
- Insuffizienz des M. levator ani
- Insuffizienz des analen Sphinkterapparates
- Deszensus genitalis
- Verlust der Fixierung des Rektums am Sakrum
- übermäßiges Pressen beim Stuhlgang.

Rektumresektion f: engl. *rectal resection*. Operative (Teil-)Resektion des Mastdarmes, vorwiegend beim Rektumkarzinom. Hierbei liegt das besondere Augenmerk auf dem unteren Drittel aufgrund der unterschiedlichen Operationsmethoden zur Kontinenzerhaltung, der Komplikationsrate und unterschiedlicher prognostischer Faktoren.

Rektum-Resektion, anteriore f: Operationsverfahren mit abdominalem Zugang zur Entfernung des Rektums. Die anteriore Rektum-Resektion kann kontinenzerhaltend oder als Diskontinuitätsresektion ausgeführt werden.

Rektusdiastase f: engl. *rectus diastasis*. Durch Auseinanderweichen der Rektusmuskulatur entstehende Aufweitung der Linea* alba, die sich bei angespannter Bauchmuskulatur pyramidenförmig vorwölbt. Vorwiegend nach Mehrfachschwangerschaften und bei Adipositas auftretend, ist sie ohne Krankheitswert, jedoch häufig kosmetisch störend, ggf. folgen Haltungsschäden wegen Hyperlordose. Behandlungsoptionen sind Gewichtsabnahme und Bauchmuskeltraining sowie minimal-invasive Netzplastik.

Ätiologie:
- selten angeboren
- meist erworben: mehrere Schwangerschaften und/oder Adipositas
- physiologisch: ab dem 5./6. Schwangerschaftsmonat und bis wenige Monate nach der Geburt.

Diagnostik: Klinisch nachweisbar am liegenden Patienten mit tastbarer Lücke vorwiegend oberhalb des Nabels. Beim Anheben von Kopf und Nacken deutlich sichtbare pyramidenförmige Vorwölbung. Ggf. ist eine weitere Diagnostik indiziert zum Ausschluss einer zusätzlichen Bauchwandhernie durch Sonografie, selten CT oder MRT.

Therapie:
- Training der Bauchmuskulatur (nachgeburtlich: Rückbildungsgymnastik) am besten unter physiotherapeutischer Anleitung, Gewichtsabnahme
- plastisch-chirurgische Operation bei kosmetisch störendem Befund, insbesondere bei Kombination mit einer ventralen Hernie durch eine minimal-invasiv durchgeführte retromuskuläre Netzplastik.

Rektusrandschnitt → Kulissenschnitt

Rektusrandschnitt → Pararektalschnitt

Rektusscheide f: engl. *rectus sheath*; syn. Vagina musculi recti abdominis. Von den Aponeurosen der seitlichen Bauchmuskeln* gebildete Scheide mit Lamina anterior und posterior, in der die M. rectus abdominis liegt. Der fibröse Schlauch verhindert, dass der gerade Bauchmuskel seitlich ausweichen kann.

Rekurrensfieber → Rückfallfieber

Rekurrensparese → Kehlkopflähmung

Rekurrensspirochäten → Borrelia

Relapse Prevention → Rückfallprophylaxe

Relative Atommasse f: engl. *atomic weight*; syn. Atomgewicht. Bezeichnung für die dimensionslose Zahl, die die durchschnittliche Masse von einem Mol des Atoms als Vielfaches der Masse von $1/12$ mol ^{12}C angibt. Die relative Atommasse (Symbol A_r) bezieht sich im Gegensatz zur absoluten Atommasse auf den Mittelwert der möglichen Isotope.

Relative Indikation f: syn. relative OP-Indikation. Begründung für die Anwendung einer therapeutischen Maßnahme, wenn die Notwendigkeit dieser Behandlung nicht als unumgänglich anzusehen ist. Die therapeutische Maßnahme ist bei einem entsprechenden Krankheitsbild für einen Patienten vorteilhaft, es existieren jedoch Behandlungsalternativen, deren Ergebnis nicht als wesentlich schlechter einzuschätzen ist.

relative Molekülmasse → Masse, relative molare

relative Molekularmasse → Masse, relative molare

relative Molmasse → Masse, relative molare

Relaxanzien n pl: engl. *relaxants*; syn. Relaxantien. Sammelbezeichnung für alle Mittel zur muskulären Entspannung, z. B. zentrale Muskelrelaxanzien und periphere Muskelrelaxanzien.

Relaxanzienüberhang → Überhang

Relaxationsduodenografie f: engl. *hypotonic duodenography*; syn. Relaxationsduodenographie. Doppelkontrastverfahren zur Darstellung des Duodenums in pharmakologisch induzierter Hypotonie. Die Hypotonie wird durch die Gabe von Spasmolytika erreicht. Dadurch wird eine verbesserte Darstellung von Innenrelief oder Raumforderungen bei Duodenal- oder Pankreaserkrankungen ermöglicht.

Indikationen:
- bei Verdacht auf Pankreaskopfprozesse wie chronische Pankreatitis, Papillentumor oder Pankreastumor
- Erkrankungen des hepatobiliären Systems mit Manifestation am Duodenum
- Komplikationen eines Ulcus duodeni
- bei suspekten endoskopischen oder röntgenologischen Vorbefunden.

Relaxin n: Weibliches Sexualhormon* (heterodimeres zyklisches Peptid*), das während der Schwangerschaft unter Progesteroneinfluss in Corpus* luteum, Plazenta*, Uterus* und Eihäuten* gebildet wird. Es wirkt lockernd auf das Bindegewebe* unter anderem des Beckens und der Cervix* uteri, wodurch der Geburtskanal erweitert wird. Ferner fördert es die Laktogenese.

Release-Inhibiting-Hormone → Releasing-Hormone

Release, laterales: engl. *laterale release*. Operative, offen oder arthroskopisch durchgeführte Spaltung des Retinaculum patellae laterale zur Zentrierung der Patella im Gleitlager, z. B. nach Patellaluxation*.

Releasing-Faktoren → Releasing-Hormone

Releasing-Hormone n pl: engl. *releasing hormones*. Im Hypothalamus* gebildete, C-terminal amidierte Peptidhormone, die auf Produkti-

Releasing-Hormone		
Releasing-Hormon/ Release-Inhibiting-Hormon	Hormon des Hypophysenvorderlappens	Wirkung (Auswahl)
somatotrope Hormone		
SRH/SIH	STH	Knochenwachstum; Mobilisierung der Fett- und Glykogenreserven
MRH/MIH	MSH	Ausbreitung der Melanozyten, Bildung von Melanin
PRH/PIH	Prolaktin	Milchbildung
glandotrope Hormone		
LHRH, FSHRH	LH/ICSH	Bildung der Sexualhormone in Eierstock und Hoden
	FSH	Entwicklung und Reifung der Geschlechtszellen
TRH/TRIH	TSH	Bildung von Schilddrüsenhormonen
CRH	ACTH	Bildung von Hormonen der Nebennierenrinde

on und Sekretion von Hypophysenvorderlappen-Hormonen stimulierend (Releasing-Faktoren, Liberine) oder hemmend (Release-Inhibiting-Hormone oder -Faktoren, Statine) wirken. **Physiologie:** Nach Biosynthese in verschiedenen hypothalamischen Kernen (Nucleus ventromedialis, Nucleus premamillaris, Nucleus supraopticus, Area preoptica) Weiterleitung über neurovaskuläre Kette* zur Hypophyse* (höchste Konzentration im Hypophysenstiel). Die Wirkung wird vermittelt über Hormon*-Rezeptoren.
Wirkung: Siehe Tab.
Releasing-Hormon-Test *m*: Labordiagnostisches Prinzip zur Funktionsdiagnostik von Hormonachsen. Releasing-Hormone wie TRH sind Steuerhormone, welche die Bildung und Freisetzung von Effektorhormonen (beispielsweise Schilddrüsenhormonen*) auslösen. Die meisten Releasing-Hormon-Tests prüfen das Hypothalamus*-Hypophysen-System.
Reliabilität [Statistik] *f*: engl. *reliability*. Testgütekriterium für das Ausmaß der Messgenauigkeit eines Tests. Reliabilität ist ein Maß für die Wiederholbarkeit eines Tests mit identischen Ergebnissen (Retest-Stabilität), die Wiederholbarkeit mit anderen Instrumenten (Paralleltest-Reliabilität), bzw. für die Konsistenz einer randomisiert in 2 Hälften geteilten Studiengruppe bei Vergleich beider Hälften (innere Konsistenz).
REM: Abk. für rapid eye movement → REM-Schlaf
Remak-Plexus → Meissner-Plexus
Remifentanil *n*: Synthetisches Opioid* mit hoher analgetischer Potenz, schnellem Wirkungseintritt und ultrakurzer Wirkungsdauer (3–10 min) zur i.v. Anwendung. Remifentanil ist ein selektiver, reiner Agonist am μ-Rezeptor mit 100- bis 200-fach höherer analgetischer Potenz als Morphin und unterliegt dem Betäubungsmittelgesetz*.
Indikationen:
– im Rahmen der Narkose (Einleitung, Fortführung)
– zur TIVA (TCI), insbesondere bei hepatischer oder renaler Insuffizienz, bei kurzdauerndem Eingriff (insbesondere bei postoperativ zu erwarteter geringer Schmerzintensität) oder zur postoperativ raschen neurologischen Beurteilbarkeit des Patienten
– im Rahmen der intensivmedizinischen Beatmung (Anwendungsdauer ≤ 3 Tage).
Remineralisation → Initialkaries
Remission *f*: (vorübergehendes) Zurückgehen von Krankheitserscheinungen, z. B. Nachlassen des Fiebers oder Rückbildung eines Tumors. Remission kann spontan (Selbstheilung*) oder unter Therapie erfolgen.
Formen:
– **komplette** Remission (syn. Vollremission, CR für engl. complete remission): Zustand nach Therapie, der Krankheitsfeststellung mit den üblichen Mitteln nicht mehr ermöglicht, der Patient fühlt sich vollkommen gesund (scheinbare Heilung): **1.** z. B. bei Leukämie Restitution der normalen Hämatopoese unter Elimination des leukämischen Zellklons **2.** bei CML Unterscheidung zwischen hämatologischer, zytogenetischer und molekularbiologischer kompletter Remission
– **partielle** Remission (syn. Teilremission, PR für engl. partial remission): deutliche Besserung (jedoch nicht vollständige Normalisierung) von Befunden und Allgemeinzustand: **1.** in der Regel planimetrisch oder volumetrisch 50 % Rückbildung gefordert **2.** bei Rückbildung > 75 % als sehr gute PR, bei 25–50 % als minor PR bezeichnet.
Remitting Seronegative Symmetrical Synovitis with Pitting Edema *n*: Abk. RS3PE-Syndrom. Syndrom mit plötzlich einsetzender symmetrischer Synovialitis und eindrückbaren Ödemen auf Hand- und Fußrücken. Die Ursache ist ungeklärt, damit assoziiert sind rheumatoide Arthritis*, Spondylarthritis* und maligne Erkrankungen. Die Entzündungsparameter sind erhöht ohne Nachweis von Rheumafaktoren* (= seronegativ*). Therapiert wird mit Glukokortikoiden*. Die Remissionsrate ist hoch.
Remodeling *n*: Organische strukturelle Umbauprozesse, z. B. kardial (Herzinsuffizienz*), vaskulär (pulmonale Hypertonie*) oder ossär (Knochengeweberemodellierung). Des Weiteren bezeichnet Remodeling die chirurgische Umgestaltung, z. B. bei Yacoub*-Operation.
Remotio: Abtragung, Entfernung, Exstirpation.
REM-Schlaf *m*: engl. *REM sleep*. Letzter Abschnitt des Schlafzyklus mit raschen phasischen Augenbewegungen (rapid eye movements) bei geschlossenen Augen, unregelmäßiger Herz- und Atemfrequenz, verminderter Muskelaktivität und erniedrigter Aufwachschwelle, Erregung der Genitalien sowie intensiven Traumphasen mit visuellen, motorischen und emotional geprägten Erlebensprozessen, die auch bizarren Charakter annehmen können.
Klinische Bedeutung: Die psychische Aktivität im REM-Schlaf ist die intensivste während des Schlafzyklus. Die aus dem Wachbewusstsein bekannten Fähigkeiten zu logischem Denken, Urteilen und Handeln fehlen. Bei der Erinnerung der Träume* finden sich große interindividuelle Unterschiede, wobei die Traumerinnerung bei direkter Weckung aus dem REM-Schlaf am höchsten ist. Da der REM-Schlaf meist mit einer Arousal-Reaktion endet, kommt es häufig zu einem Kurzerwachen, das morgens nicht erinnert wird, wenn es unter ca. 3 Minuten Dauer bleibt. Dem REM-Schlaf wird eine wichtige Rolle für die Gedächtnisbildung zugeschrieben: Nach intensivem Lernen nimmt der REM-Schlaf zu. Dabei stehen insbesondere das prozedurale und das emotionale Gedächtnissystem mit dem REM-Schlaf in Verbindung. REM-Schlaf-Entzug verschlechtert den Abruf zuvor gelernter Informationen. Im Rahmen einer Depression kann der REM-Schlaf im Sinne einer REM-Schlaf-Disinhibition verändert sein.
REM-Syndrom *n*: engl. *reticular erythematous mucinosis*; syn. **Retikuläre-Erythematöse-Muzinose-Syndrom**. Netzartige, unscharf begrenzte, leicht erhabene Hautrötungen am Thorax mit

Juckreiz, verursacht durch Ablagerung mukoider Substanzen in der Dermis, möglicherweise ausgelöst durch UV-Licht. Behandelt wird mit Chloroquin. Nach Monaten kommt es zu spontaner Regression. Besonders Frauen im mittleren Lebensalter sind betroffen.

Ren → Niere

Ren-: syn. Nieren-. Wortteil mit der Bedeutung Niere.

Renale Ammoniogenese f: engl. *ammoniagenesis*. Bildung von Ammoniumionen (NH_4^+) aus Ammoniak (NH_3) in der Niere, um Protonen und Stickstoff* auszuscheiden. Durch enzymatische Hydrolyse von Glutamin* entsteht Glutaminsäure* und Ammoniak. NH_3 bindet Protonen und wird in Form von NH_4^+ ausgeschieden. Die Protonenausscheidung trägt zur Regulierung des Säure*-Basen-Haushalts bei.
Referenzwert: Ca. 40–50 mmol/24 h; Zunahme im Fastenzustand und bei nicht respiratorischer Azidose.

Renale Autoregulation f: syn. Autoregulation der Niere. Mechanismus zur Konstanthaltung der glomerulären Filtrationsrate* und des renalen Plasmaflusses gegenüber Blutdruckschwankungen. Dabei kommt es je nach Blutdruckveränderung zu einer Vasokonstriktion* oder Vasodilatation* des Vas* afferens bzw. Vas efferens. Bestandteile der renalen Autoregulation sind der Bayliss*-Effekt, das tubuloglomeruläre* Feedback und die Renin*-Freisetzung.

renale Hypertonie → Hypertonie, arterielle
renale Osteodystrophie → Dialyseosteopathie
renale Osteodystrophie → Osteopathie, renale
renale Osteodystrophie → Rachitis renalis

Renaler Blutfluss m: engl. *renal blood flow*; syn. RBF. Pro Minute durch die Nieren fließende Blutmenge. Errechnet wird der renale Blutfluss entweder über den renalen Plasmafluss* und Hämatokrit* (RBF = RPF/(1-Hämatokrit)) oder aus dem Quotienten der arteriovenösen Blutdruckdifferenz (A. renalis und V. renalis) und dem intrarenalen Gefäßwiderstand (RBF = ΔP/R).

Renales akutes Nierenversagen n: syn. intrarenales akutes Nieren-Versagen. Niereninsuffizienz mit rascher Verschlechterung der Nierenfunktion aufgrund einer Nierenerkrankung. Unterschieden werden eine anurische und eine oligurische Form. Diagnostisch werden neben einer Sonografie das Serumkreatinin bestimmt und die Harnmenge gemessen. Gelegentlich ist eine Nierenbiopsie notwendig. Die Therapie richtet sich nach der zugrundeliegenden Ursache.

Renales Ödem n: syn. renal bedingtes Ödem. Bei Nierenerkrankungen auftretendes Ödem. Die Ödeme zeigen sich typischerweise zuerst im Gesicht und sind v.a. morgens nach dem Aufstehen an den Augenlidern zu beobachten. Unbehandelt kommt es später zu einem generalisierten Ödem (Anasarka). Die Therapie richtet sich nach der jeweiligen Grunderkrankung.
Ursachen: Die Wassereinlagerungen sind Folge des verminderten onkotischen Drucks oder einer vermehrten Wasser- und Kochsalzretention bei
- Proteinurie, z. B. bei: **1.** nephrotischem Syndrom **2.** Glomerulonephritis
- vermehrter Kapillardurchlässigkeit.

Renal-tubuläre Azidose f: syn. RTA. Gestörte Säureausscheidung der Niere mit Störung des Säure-Basen-Haushalts und Absinken des Blut-pH-Wertes unter 7,35. Ursache ist meist eine angeborene Funktionsstörung des Nierentubulus. Die Therapie richtet sich nach dem Typ der renal*-tubulären Azidose. Behandlungsmöglichkeiten und Prognose sind gut.

Ren arcuatus → Hufeisenniere

Rendezvous-System n: Bezeichnung für Organisationsform im Rettungsdienst* mit getrennter Anfahrt des Einsatzortes durch Notarzt* (im NEF; Notarzteinsatzfahrzeug) und nichtärztliches Rettungsfachpersonal (im RTW; Rettungswagen) und Zusammentreffen erst am Einsatzort.
Funktion: Das Rendezvous-System ermöglicht eine größere Flexibilität als das alternative Stationssystem. Als Vorteil gilt die schnellere Wiederverfügbarkeit des Notarztes bei Fehlalarmierung oder bei Patiententransport, wenn dieser ohne Arztbegleitung möglich ist. Des Weiteren ist die Versorgung mehrerer RTW-Einsatzgebiete durch einen Notarzt möglich. Allerdings bringt das Rendezvous-System einen hohen Material- und Personalaufwand (Einsatz von 2 Rettungsmitteln zeitgleich) mit sich.

Ren elongatus → Doppelniere

Renin n: Endopeptidase, die in Zellen des juxtaglomerulären Apparates* der Nieren* gebildet wird und zentral an der Einstellung des Blutdrucks* beteiligt ist. Renin spaltet Angiotensinogen* am N-terminalen Ende in Angiotensin* I und ist der Aktivator des Renin*-Angiotensin-Aldosteron-System. Labordiagnostisch wird es zur Differenzialdiagnose der arteriellen Hypertonie* bestimmt.
Indikationen zur Laborwertbestimmung: Hypertoniker mit
- V. a. Nierenarterienstenose
- V. a. primären Hyperaldosteronismus*.

Bewertung: Erhöht bei
- sekundärem Hyperaldosteronismus* (Nierenarterienstenose, Renin-bildende Tumoren)
- primärem Hypoaldosteronismus* (Morbus Addison)
- 21-Hydroxylasemangel
- Renin-bildenden Tumoren
- renovaskulärer Hypertonie
- maligner Hypertonie*.

Erniedrigt bei
- primärem Hyperaldosteronismus (Morbus Conn)
- Mineralokortikoid-Exzess
- Lakritzgenuss
- Beta*-Blocker.

Renin-Aldosteron-Orthostasetest m: engl. *renin-aldosterone orthostatic test*. Bestimmung von Renin* und Aldosteron* im Serum* vor und nach Bewegung in aufrechter Körperhaltung (Orthostase*). Der Renin-Aldosteron-Orthostasetest dient der Differenzialdiagnostik eines primären Hyperaldosteronismus (Conn-Syndrom). Physiologisch ist ein Anstieg der Aldosteron-Ausschüttung bei Orthostase, vermittelt durch das Angiotensin II des Renin-Angiotensin-Aldosteron-Systems.

Renin-Angiotensin-Aldosteron-System n: engl. *renin-angiotensin-aldosterone system*; syn. RAA-System; Abk. RAAS. Mehrfach, besonders mit Renin* rückgekoppeltes komplexes Regulationssystem zur Aufrechterhaltung von Plasmavolumen, -osmolarität und Blutdruck mit den biologisch aktiven Substanzen Angiotensin* II und Aldosteron*. Siehe Abb.
Klinische Bedeutung: Pharmakologisch
- ACE*-Hemmer: Benazepril, Captopril, Cilazapril, Enalapril, Fosinopril, Lisinopril, Pe-

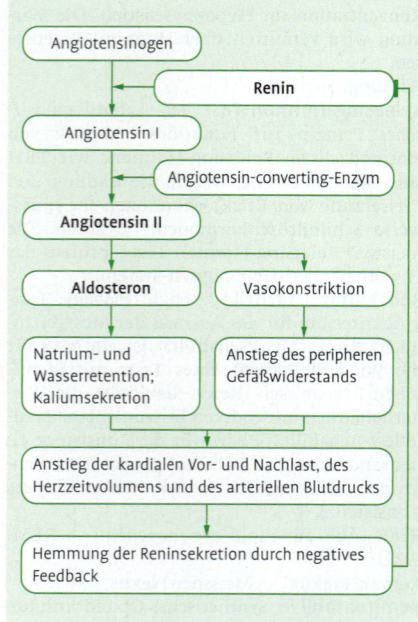

Renin-Angiotensin-Aldosteron-System

rindopril, Quinapril, Ramipril, Trandolapril, Zofenopril
- AT$_1$-Rezeptor-Antagonisten (Sartane): Losartan, Valsartan, Irbesartan, Candesartan, Eprosartan, Olmesartan, Telmisartan
- Renin*-Inhibitoren: Aliskiren.

Renin-Inhibitoren *m pl*: Antihypertensiva*, die das Renin*-Angiotensin-Aldosteron-System (RAAS) am Beginn der Kaskade durch die Inhibition von Renin* hemmen. Durch Hemmung der Umwandlung von Angiotensinogen* in Angiotensin* I wird eine nahezu vollständige Hemmung des RAAS erreicht (im Gegensatz zu den ACE-Hemmern). Zu den Renin-Inhibitoren zählt beispielsweise Aliskiren*.

Ren mobilis → Nephroptose

Renovasografie *f*: engl. *renoangiography*; syn. Renovasographie. Angiografisches Verfahren, bei dem die Nierenarterien (arterielle Phase, Nierenangiografie), das Nierenparenchym (Parenchymphase) und der venöse Abfluss (venöse Phase, Nierenphlebografie) dargestellt werden. Die Renovasografie wird meist im Rahmen einer Aortografie (Übersichtsbild) durchgeführt, dann als selektive Angiografie* der interessierenden Seite. Siehe Abb.

Indikationen:
- Nierenarterienstenose* (Goldstandard)
- bei Interventionen wie: 1. Angioplastie* durch Ballondilatation und Stenteinlage 2. präoperativer Tumorembolisation 3. Embolisation einer Nierenblutung.

Ansonsten wurde die Renovasografie weitgehend durch nichtinvasive Verfahren abgelöst, z. B. MR-Angiografie.

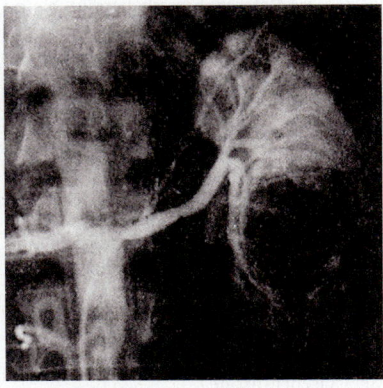

Renovasografie: Gefäßdarstellung bei Nierentumor. [7]

Renshaw-Hemmung: syn. rekurrente Hemmung. Regelkreis auf Rückenmarksebene durch Renshaw-Zellen mit Rückwärtshemmung (rekurrenter Hemmung) der Alpha-Motoneurone.

Beim Tetanus* ist die Renshaw-Hemmung durch das Tetanustoxin vermindert, die Folge sind lebensbedrohliche Hyperreflexie und Muskelspasmen.

Renshaw-Zellen *f pl*: engl. *Renshaw cells*. Interneurone des Rückenmarks, die nach Aktivierung durch Axonkollateralen von motorischen Vorderhornzellen diese oder andere Neurone rückläufig (rekurrent) hemmen (Renshaw*-Hemmung). Renshaw-Zellen limitieren v. a. die zeitliche Dauer von polysynaptischen Reflexen und sind ein Beispiel für Regelkreise auf Ebene des Rückenmarks.

Rentenbegehren *n*: engl. *desire of early retirement*. Im engeren Sinn Antrag auf Rente wegen verminderter Erwerbsfähigkeit oder Antragsabsicht. Rentenbegehren wird gemeinhin verstanden als (intensive) Begehrenshaltung, die über den Wunsch nach Versorgung oder Entschädigung hinausreicht und das Ziel verfolgt, vor Erreichen der Altersgrenze in Rente oder Ruhestand zu gehen.

Beschreibung:
- häufig verbunden mit: 1. subjektiv wahrgenommener Beeinträchtigung der Leistungsfähigkeit 2. spezifischen biografischen Konstellationen (z. B. Veränderungen am Arbeitsplatz, Krankheit, Unfallereignis)
- akzentuiertes Vortragen oder Ausgestalten psychophysischer Beeinträchtigungen (z. B. Depression, Gedächtnis- und Antriebsstörungen, Insomnie)
- Wunsch nach einer Entschädigung (Rente) als Bestandteil der Traumaverarbeitung
- Aufrechterhaltung der Symptomatik durch Erwartung einer Rente (im Sinne einer operanten Konditionierung)
- Erfolge rehabilitativer Bemühungen (Prinzip „Reha vor Rente") trotz Mitwirkungspflicht* häufig begrenzt.

Rentenneurose *f*: engl. *compensation neurosis*. Veraltete Bezeichnung für den Konflikt zwischen Versicherten mit nicht objektivierbaren Krankheitssymptomen, die daraus einen Rentenanspruch ableiten, und Vertretern der Sozialleistungsträger, welche den Rentenanspruch nicht anerkennen. Der Begriff wird vielfach unzulässig und unscharf für die psychische Überlagerung von Symptomen verwendet und implizit mit Simulation* gleichgesetzt.

Rentenversicherung *f*: engl. *pension insurance*; Abk. RV. Versicherung zur Altersvorsorge, zur Absicherung gegen Erwerbsminderung* und für die Hinterbliebenen bei Tod des Versicherten. Die Rentenversicherung leistet bei Erfüllung von persönlichen Voraussetzungen und versicherungsrechtlichen Voraussetzungen von einem bestimmten Zeitpunkt oder Ereignis an regelmäßige Rentenzahlungen, in der Regel bis zum Tod des Empfängers.

Reoviridae *pl*: engl. *respiratory enteric orphan virus*. Weltweit verbreitete Familie von ca. 100 kubischen RNA-Viren ohne Hüllmembran (∅ 60–80 nm, Genom aus 10–12 Segmenten lineardoppelsträngiger RNA mit ca. 40 Genen). Humanpathogene Vertreter sind in den Genera Orthoreovirus (Reovirus, 3 Serotypen), Orbivirus, Rotavirus* (3 Serotypen) und Coltivirus* eingeordnet.

Übertragung: Reoviridae werden fäkal-oral übertragen, z. T. an Vektoren gebunden (Coltivirus).

Klinische Bedeutung: Infektionen verlaufen häufig inapparent. Sie werden eher bei Kindern und Jugendlichen als bei Erwachsenen beobachtet und verlaufen mit enteraler (Diarrhö, Erbrechen) oder respiratorischer Symptomatik (Pharyngitis, Rhinitis).

Reperfusionsarrythmie → Rhythmus, idioventrikulärer

Reperfusionssyndrom → Tourniquet-Syndrom

Repetition-Priming-Effekt *m*: engl. *repetition priming effect*. Experimentelle Methode, bei der einem dargebotenen Zielreiz ein nicht wahrnehmbarer Kontextreiz vorausgeht, der entweder der gleiche wie der Zielreiz oder ein anderer Reiz ist. Bei Übereinstimmung des Kontext- und des Zielreizes zeigt sich eine erhöhte kognitive Verarbeitungsgeschwindigkeit anhand der kürzeren Reaktionszeit auf den Zielreiz.

Klinische Bedeutung: Der Repetition-Priming-Effekt ist bei einigen psychischen Störungen beeinträchtigt. Z. B ist er bei Schizophrenie* vermindert, was sich in einer Verringerung der N400-Amplitude im EEG äußert.

Repetitive Strain Injury: syn. cumulative trauma disorder (Abk. CTD). Überlastungsbedingte schmerzhafte Bewegungseinschränkung der oberen Extremität infolge Tätigkeit z. B. an der Tastatur bzw. Bildschirmarbeit.

Replantation *f*: engl. *reimplantation*. Wiedereinpflanzen (Reimplantation) eines zuvor verlagerten Organs oder, in der Unfallchirurgie, Refixation sowie anatomische und funktionelle Wiederherstellung eines traumatisch abgetrennten Körperteils. Im letzteren Fall werden alle anatomischen Strukturen (insbesondere die vaskuläre Versorgung, auch bei subtotaler Amputation) mikrochirurgisch per Gefäßnaht*, Nervennaht* und Sehnennaht* wiederhergestellt.

Formen: Replantation eines Körperteils
- Mikro-Replantation: bei Amputation distal einer Grenze knapp proximal des Hand- bzw. Sprunggelenks
- Makro-Replantation: bei Amputation proximal einer Grenze knapp proximal des Hand- bzw. Sprunggelenks; schlechtere Prognose

aufgrund ausgedehnterer Reperfusionsischämieschäden.
Indikation: Unfallchirurgisch: traumatische Amputation*, z. B. Finger, Hand, Arm, Bein; auch Penis- und Zahnreplantation.
Replikation f: Identische Verdopplung des genetischen Materials (DNA* oder RNA*), die vor einer Zellteilung (S-Phase des Zellzyklus*) eintritt und der vollständigen Weitergabe der Erbinformation von Generation zu Generation dient. Die Replikation erfordert energiereiche Substrate (dATP, dGTP, dCTP, dTTP) sowie ein komplexes System aus Replikationsenzymen.
Formen:
- semikonservative Replikation der doppelsträngigen DNA pro- und eukaryotischer Zellen (siehe Eukaryoten*) durch Neusynthese jeweils eines Tochterstrangs mit den beiden Parentalsträngen als Matrize (Entstehung von 2 identischen Doppelsträngen); in der Regel läuft die Replikation vor der Zellteilung (Zellzyklus*) ab
- Replikation einzelsträngiger DNA bzw. RNA (Bakteriophagen*) über eine replikative Zwischenform (Negativkopie), an der dann wiederum Positivstränge synthetisiert werden können
- Replikation der RNA von Tumorviren, bei der mithilfe der reversen Transkriptase die komplementäre DNA (cDNA) synthetisiert wird (sog. Retrotranskription), die dann der normalen Vermehrung unterliegt
- Selbstreplikation mitochondrialer DNA (unabhängig von der des Zellkerns).

Ablauf der semikonservativen Replikation: Sowohl bei Eukaryoten* als auch bei Prokaryoten* verläuft die Replikation in 3 wichtigen Schritten, die sich aufgrund der unterschiedlichen Komplexität der Genome* in einigen Aspekten unterscheiden:
- **Initiation:** 1. Eukaryoten: Start der Replikation gleichzeitig an mehreren sog. Origin Recognition Complexes (ORC), Entwindung der DNA durch Helikasen*, Spaltung des Doppelstranges in 2 Einzelstränge durch Topoisomerasen* und Stabilisierung der entstehenden Replikationsgabel durch Proteinkomplexe 2. Prokaryoten: Start der Replikation an einem einzelnen Origin of Replication (ORI) durch Bindung des Proteins DnaA, Entwindung durch die Helikase DnaB, die durch das Protein DnaC zum ORI geführt wird und Spaltung des DNA-Doppelstrangs in 2 Einzelstränge durch Gyrase*
- **Elongation:** 1. Eukaryoten: Synthese von RNA-Primern und Verlängerung dieser um 20–30 DNA-Nukleotide* (Initiator-DNA) durch Primasen (DNA-Polymerase α). Anschließend Bindung der DNA-Polymerase δ an den Folgestrang (3' → 5' Richtung) und der DNA-Polymerase ε an den Leitstrang (5' → 3' Richtung). Da die DNA-Polymerasen nur an freien 3'OH-Gruppen Nukleotide verknüpfen können, verläuft die Synthese am Leitstrang kontinuierlich und am Folgestrang diskontinuierlich. Dadurch entstehen am Folgestrang unverbundene Fragmente (Okazaki-Fragmente), die anschließend durch DNA*-Ligasen miteinander verbunden werden 2. Prokaryoten: Synthese von RNA-Primern durch Primasen und Synthese des neuen DNA-Stranges durch die DNA-Polymerase III. Die Elongation bei Prokaryoten erfolgt analog zu der von Eukaryoten
- **Termination:** 1. Eukaryoten: Treffen 2 Replikationsgabeln aufeinander, lösen sich die DNA-Polymerasen von der DNA und die überstehenden RNA-Primer werden von Endonukleasen entfernt. 2. Prokaryoten: Da prokaryotische DNA zirkulär ist, treffen die beiden Replikationsgabeln an der sog. Terminationssequenz aufeinander. Dies führt zum Ablösen der DNA-Polymerasen von der DNA und Entfernen der RNA-Primer durch die DNA-Polymerase I.

Repolarisation → Aktionspotenzial
reponibel: engl. *reducible*. Zurückbringbar, einrichtbar.
Reposition f: engl. *reduction*. Wiedereinbringung, Wiedereinrichtung im Sinne einer Wiederherstellung der (nahezu) normalen Lage oder Stellung einer anatomischen Struktur bzw. eines Organs. Knochenbrüche, Luxationen, Organvorfälle und Hernien lassen sich reponieren.
Formen:
- Reposition einer Fraktur* unter Zug und Gegenzug nach vorheriger Schmerzausschaltung: 1. geschlossene Reposition mit anschließender konservativer Therapie (Gips, Schiene u. a.) bzw. konsekutiver Osteosynthese (z. B. intramedulläre Schienung) 2. operativ als offene Reposition ggf. mit anschließender Osteosynthese; ORIF
- Reposition einer Luxation*, z. B. Hippokrates*-Reposition
- Reposition als Erstmaßnahme bei Organprolaps, z. B. Prolapsus* uteri et vaginae, Analprolaps*, Rektumprolaps*, Prolaps von Enterostoma* oder Hämorrhoiden*
- Reposition als Erstmaßnahme bei inkarzerierter Hernie*.

Repositionsbandage → Spreizschiene
Repositionsorthese → Spreizschiene
Repräsentation, neuronale f: engl. *neuronal representation*. Theoretisches Konzept zur Beschreibung zentralnervöser neuronaler Vorgänge. Laut neuronaler Repräsentation werden bestimmte Bewusstseinsinhalte durch Aktionspotenziale von Nervenzellen oder Gruppen miteinander verknüpfter Nervenzellen codiert.

Repression f: Hemmung der Übertragung der genetischen Information von der DNA auf die mRNA durch einen Repressor.
Repressor → Genregulation
Reproduktion, assistierte f: engl. *assisted reproduction*; syn. künstliche Befruchtung. Ärztliche Methode zur Erfüllung des Kinderwunsches eines Paares. In der Regel wird dabei eine hormonale Stimulationstherapie zur Ovulationsinduktion* durchgeführt. Unterschieden werden extrakorporale und intrakorporale Befruchtungsmethoden.
Formen:
- extrakorporale Befruchtung: 1. In*-vitro-Fertilisation mit Embryotransfer* (IVF-ET) 2. intrazytoplasmatische Spermieninjektion (ICSI) 3. intratubarer Zygotentransfer (ZIFT)
- intrakorporale Befruchtung: 1. Insemination* 2. intratubarer Gametentransfer (GIFT) 3. direkter Oozyten-Spermientransfer (direct oocyte and sperm transfer, DOST): Transfer von Eizellen und Spermien in den Uterus; heute weitgehend verlassen.

Reproduktionsmedizin f: engl. *reproductive medicine*. Interdisziplinäre Fachrichtung, die menschliche Infertilität* unter Berücksichtigung gynäkologischer, andrologischer, urologischer, genetischer, biologischer, juristischer und ethischer Aspekte behandelt.
Reptilasezeit f: engl. *reptilase time*. Parameter zur Differenzialdiagnose von Störungen der Thrombin-Fibrinogen-Interaktion und der Fibrinaggregation. Die Reptilasezeit wird bestimmt durch Zeitmessung bis zum Eintritt der Gerinnung in frischem Citratplasma nach Zusatz von Reptilase (Batroxobin) und Inkubation bei 37 °C. Der Referenzbereich beträgt bis zu 20 Sekunden.
RES: Abk. für retikuloendotheliales System → Monozyten-Makrophagen-System
Resectio f: engl. *resection*. Wiederholte Schnittentbindung, die durch eine Vernarbung nach vorherigem Kaiserschnitt oft komplizierter ist.
Resektion f: engl. *resection*. Operative Entfernung eines (kranken) Organteils.
Resektion, atypische f: engl. *atypical resection*. Nicht den anatomischen Grenzen folgende Resektion*, auch als Keilresektion bezeichnet, z. B. in der Chirurgie der Leber*, der Niere*, des Magens* und der Lunge*. Bei der atypischen Resektion erfolgt die sehr sparsame Resektion unter Erhalt umliegenden gesunden Gewebes, z. B. in der Metastasenchirurgie.
Resektionsrektopexie → Rektopexie
Resektion, totale mesometriale f: Abk. TMMR. Operatives Verfahren bei Zervixkarzinom, orientiert an morphogenetischen Gemeinsamkeiten der Organe. Gegenüber der konventionellen erweiterten Hysterektomie* (z. B. Wertheim-Meigs-Operation) hat die TMMR ei-

ne niedrigere Rate postoperativer Komplikationen wie z. B. Nervenläsionen oder Harninkontinenz.
Vorgehen:
- En-bloc-Resektion von Uterus, oberem Vaginaanteil und Mesometrium (entwicklungsbiologische Einheit, entlang derer sich der Tumor lokal ausbreitet)
- Entfernung des subperitonealen rektouterinen Bindegewebes
- ausgedehnte pelvine paraaortale Lymphadenektomie
- Schonung des Plexus hypogastricus superior.

Resektion, transurethrale f: engl. *transurethral resection*; Abk. TUR. Diagnostische und therapeutische Elektroresektion* von Prostata*- (TUR-P) bzw. Harnblasengewebe (TUR-B) mit einer durch die Harnröhre eingeführten elektrischen Schlinge unter endoskopischer Sicht. Indikationen sind benignes Prostatasyndrom*, Blasentumor* oder Blasenhalsstenose*. Mögliche Komplikationen umfassen Blutungen, TUR*-Syndrom, neurogene Erektionsstörung, retrograde Ejakulation (bei TURP), Perforation, Harnwegsinfektion*, Urethrastriktur sowie Harninkontinenz*.
Indikationen:
- TUR-P: 1. benignes Prostatasyndrom 2. chronische Prostatitis* 3. Prostataabszess*
- TUR-B: 1. histologische Untersuchung von Raumforderungen der Blasenwand 2. Therapie oberflächlicher Blasentumore* 3. Behandlung der interstitiellen Zystitis*.

Kontraindikationen:
- sehr hohes Prostatavolumen (> 75ml), da hier die Operationszeit stark ansteigt (Gefahr eines TUR-Syndroms) und häufiger Komplikationen auftreten
- erhöhtes Blutungsrisiko
- nicht behandelte Harnwegsinfektion*.

Reservestreckapparat → Patellafraktur
Reservevolumen n: engl. *reserve volume*. Zusätzlich zum Ruhe-Atemzugvolumen rekrutierbare Atemvolumina. Reservevolumina sind inspiratorisches Reservevolumen (IRV) und exspiratorisches Reservevolumen (ERV).
Reservewirt m: engl. *reservoir host*. Organismus (Zwischen- oder Endwirt), in welchem Parasiten* lange persistieren können, was bedeutsam ist für die Erhaltung und Ausbreitung der Parasiten.
Reservezellhyperplasie f: engl. *reserve-cell hyperplasia*. Erste Phase der Plattenepithelmetaplasie. Dabei kommt es zur benignen doppelreihigen bis mehrschichtige Hyperplasie* der Reservezellen von zylindrischem Drüsen- und Oberflächenepithel. Ursache sind chronische mechanische oder chemische Reize sowie rezidivierende Entzündungen*.

Reservoirstörung [Enddarm] f: Störung oder Verlust der normalen Speicherfunktion des Mastdarms und daraus folgender Stuhlinkontinenz. Eine Reservoirstörung kann entweder organisch bedingt sein (mangelnde Elastizität der Rektumwand, chronische Entzündungen, postoperativ nach anteriorer Rektumresektion) oder funktionell (Überlaufinkontinenz bei Obstipation, Demenz, neurologische Erkrankungen).
residual: Zurückbleibend.
Residualfraktion f: engl. *residual fraction*; Abk. RF. Anteil des Restvolumens (RV) an der Blutmenge, die sich am Ende der Diastole* in der Herzkammer* befindet (enddiastolisches Volumen, EDV). Die Residualfraktion ergibt sich rechnerisch aus dem Quotient RV/EDV. Komplementär zur Auswurffraktion ist sie u. a. bei Herzinsuffizienz* erhöht.
Residualharn → Restharn
Residualluft f: engl. *residual volume*. Restluft, die auch nach stärkster Ausatmung in den Lungen zurückbleibt. Die Menge der Residualluft ist das Residualvolumen* (RV).
Residualvolumen n: engl. *residual volume*; Abk. RV. Menge der Restluft, die auch bei stärkster Ausatmung noch in der Lunge bleibt (normalerweise 800–1700 ml). Wichtiger als die absolute Größe des Residualvolumens ist das Verhältnis zur Totalkapazität* (Residualvolumen/Totalkapazität, Abk. RV/TK).
Klinische Bedeutung: Der Quotient RV/TK beträgt beim Gesunden ca. 0,3 und ist bei obstruktiven Atemwegserkrankungen wie Asthma bronchiale reversibel und bei Lungenemphysem irreversibel erhöht.
Residuum n: engl. *residue*. Restzustand; bestehen bleibende Restsymptome nach Abklingen der akuten Phase einer Erkrankung.
Residuum, schizophrenes n: engl. *schizophrenic residual state*; syn. schizophrener Residualzustand. Chronisches Stadium einer Schizophrenie* mit ausgeprägter Negativsymptomatik* wie Antriebsminderung, Affektverflachung und kognitiven Beeinträchtigung nach Rückgang der Positivsymptome einer schizophrenen Episode. Behandlungsversuche mit Neuroleptika* oder Antidepressiva* zeigen meist wenig Erfolg. Die Prognose ist schlecht.
Erkrankung: Häufigkeit: Etwa 1/3 aller Patienten mit einer Schizophrenie chronifizieren im Verlauf zu einem charakteristischen Residuum mit ausgeprägter Negativsymptomatik und Persönlichkeitsveränderungen. **Einteilung:**
- einfaches Residuum: ausschließlich Negativsymptome
- gemischtes Residuum: zusätzlich vereinzelt Positivsymptome, die an Intensität und Häufigkeit die diagnostischen Kriterien einer Schizophrenie nicht mehr erfüllen; wie z. B. isolierte Halluzinationen*, die über einen Zeitraum von Wochen oder Monaten nur stundenweise auftreten.

Klinik: Das schizophrene Residuum zeigt ein breites Spektrum aus Negativsymptomen und vegetativen Begleiterscheinungen wie
- Konzentrations- und Gedächtnisstörungen
- rasche Erschöpfbarkeit und verminderte Leistungsfähigkeit
- Antriebsminderung und Impulsverarmung
- Vernachlässigung der Körperpflege
- flacher Affekt oder depressive Stimmung, Perspektivlosigkeit in Bezug auf das eigene Leben
- Sprachverarmung, Hypomimie*
- Geräuschempfindlichkeit
- vegetative Begleiterscheinungen wie Schlafstörungen*, reduzierte Libido* oder Inappetenz*.

Therapie: In Abhängigkeit von der Ausgangssituation:
- bei bestehender neuroleptischer Medikation Reduktion oder Wechsel des Medikaments, am besten auf ein atypisches Neuroleptikum
- sonst Beginn mit einer neuroleptischen Medikation, v.a. atypische Neuroleptika, zur Langzeitbehandlung als Depotmedikation
- bei Nichtansprechen Kombination mit Antidepressiva*
- zur Verbesserung der kognitiven Defizite neuropsychologische Therapie
- bei leichter Beeinträchtigung Rehabilitation
- bei schwerer Beeinträchtigung Soziotherapie* wie z. B. betreutes* Wohnen.

Prognose: Die Prognose ist schlecht, da die Symptomatik oft nur unzureichend auf medikamentöse Therapieversuche anspricht. Das Ausgangsniveau vor der akuten schizophrenen Episode wird in der Regel nicht mehr erreicht. Deshalb sollte auf eine dauerhafte neuroleptische Rezidivprophylaxe geachtet werden, denn jede weitere akute schizophrene Episode droht das Funktionsniveau weiter zu reduzieren.

Resilienz [Gewebe] f: engl. *resilience*. Eindrückbarkeit natürlicher Gewebe bei Belastung. Von klinischer Bedeutung ist z. B. die deutlich höhere Resilienz der Schleimhaut auf dem Kieferkamm als von natürlichen Zähnen, was wichtig bei der Konstruktion von festsitzend-herausnehmbarem Zahnersatz ist.
Resilienz [Psychologie] f: Ausmaß der (psychischen) Widerstandsfähigkeit einer Person. Hohe Resilienz ermöglicht z. B. negativen Einflussfaktoren standzuhalten, ohne eine psychische Störung zu entwickeln. Resilienz basiert auf der Beobachtung, dass auch bei starker Belastung meist nur eine Minderheit der Betroffenen eine Störung entwickelt (vgl. Hardiness, Vulnerabilität*).
Resilienzfaktoren: syn. Schutzfaktoren. Persönliche Faktoren oder Umweltfaktoren, die die

negative psychische Auswirkung von belastenden Ereignissen oder Faktoren abmildern. Schutzfaktoren mindern das Risiko, an einer psychischen Erkrankung zu leiden, und erhöhen die Resilienz*.

Resistance → Atemwegswiderstand

Resistenz *f*: engl. *resistance*. Unspezifischer Schutz von Organismus gegenüber Infektionen und Giften (Immunität*) oder Widerstandsfähigkeit von Mikroorganismen in der Regel gegen Antibiotika oder Chemotherapeutika*.

Resistin *n*: Zu den Adipokinen* gehörendes proinflammatorisches Zytokin*.

Resonanztheorie → Helmholtz-Resonanztheorie

Resorption [Arzneimittel] *f*: engl. *absorption*. Übertritt eines Stoffes aus einem peripheren in ein zentrales Kompartiment, im engeren Sinn die Aufnahme von Stoffen (Ionen, Wasser, andere Moleküle, Nährstoffe) über Haut oder Schleimhaut (Atmungsorgane, GIT) oder aus Geweben (Exsudate, Arzneimittel) in die systemische Zirkulation (Blut- oder Lymphbahn).

Resorption [Physiologie]: engl. *absorption*. Zelluläre Aufnahme von Substanzen (Ionen, Wasser, andere Moleküle) durch transepithelialen Transport* u. a. in die Blut- oder Lymphbahn. Beispiele sind die Nährstoffaufnahme aus dem Lumen des Gastrointestinaltrakts im Rahmen der Verdauung*, die renal-tubuläre Rückresorption*, die Resorption über Schleimhaut (z. B. pulmonal, Aerosoltherapie*) oder Haut.

Resorption, paraportale *f*: engl. *paraportal resorption*. Aufnahme von Nährstoffen aus dem Darm* in die Blutbahn unter Umgehung der Leber*, z.B. über Anastomosen* an den Wurzeln der Pfortader mit anderen Venengebieten oder bei analer Einmündung von Darmvenen in die V. cava inferior statt in die Pfortader.

Resorptionsfieber *n*: engl. *aseptic fever*. Durch pyrogene Eiweißzerfallsprodukte verursachtes Fieber* im Rahmen des Postaggressionssyndroms* nach aseptischer Operation oder Trauma sowie bei Resorption von Ergüssen, Blutungen oder nekrotischem Gewebe. Die Therapie besteht in der symptomatischen Gabe von Antipyretika, ggf. mit zusätzlichen Maßnahmen wie Nekrosektomie, Hämatomentlastung oder Antibiose.

Klinik:
- 2–5 Tage anhaltendes Fieber ohne Schüttelfrost
- steiler Anstieg, Kontinuum unter 38,5 °C und langsamer gleichmäßiger Abfall.

Resorptionsgeschwindigkeit → Resorption [Arzneimittel]

Resorptionsikterus *m*: engl. *resorption jaundice*. Posthepatischer Ikterus*, der durch Rückresorption von bereits über die Leber ausgeschiedenen Gallenfarbstoffen entsteht.

Respiration *f*: Atmung*, im engeren Sinn äußere Atmung. Dabei kommt es zum Gasaustausch von Sauerstoff (O_2) und Kohlendioxid (CO_2) zwischen Organismus und Umwelt durch Lungenatmung. Die Atmung wird reguliert durch das Atemzentrum und Sensoren in den großen Gefäßen.

Prinzip:
- Ventilation: Als Teil der Einatmungsluft gelangt Sauerstoff mit dem Luftstrom über die Atemwege* in die Lungen
- Perfusion: Die Durchblutung der Lunge garantiert eine optimale Sauerstoffbeladung (Sauerstoffaufsättigung) des Blutes
- Diffusion*: Der Gasaustausch erfolgt durch die Blut-Luft-Schranke (miteinander verschmolzene Wände von Lungenbläschen und umgebenden Kapillaren) infolge des Konzentrationsgefälles.
- Konvektion (Strömungsbewegung): Sauerstoff wird im Blutstrom des arteriellen Kreislaufsystems zu jeder Körperzelle transportiert und dort zur Energiegewinnung genutzt (innere Atmung).

Das bei der Atmung anfallende Kohlendioxid (CO_2) muss aus dem Körper entfernt werden. Es nimmt den umgekehrten Weg wie der Sauerstoff.

Respirationstrakt *m*: engl. *respiratory tract*; syn. Atemtrakt. Gesamtheit der Organe und Strukturen, die an der Atmung* beteiligt sind. Der Respirationstrakt besteht aus den luftleitenden Atemwegen* und den gasaustauschenden Anteilen der Lunge*.

Respirator *m*: syn. Beatmungsgerät. Gerät zur maschinellen Beatmung*. Respiratoren werden z. B. eingesetzt in der Notfall- und Intensivmedizin, bei Narkosen oder bei der Heimbeatmung.

Beschreibung:
- Anwendung als: 1. Notfallrespirator (transportabel) 2. Intensivrespirator (z. B. zur intensivmedizinischen Beatmung oder Langzeitbeatmung*) 3. Narkoserespirator des Narkoseapparates (Beatmung während Narkose*) 4. Heimbeatmungsgerät (Homecare-Respirator zur Beatmung im Rahmen der häuslichen Pflege) 5. (im weiteren Sinn) Respirator zur nächtlichen nCPAP-Beatmung v. a. bei Schlafapnoesyndrom*
- mit Respiratoren assoziierte zusätzliche Geräte bzw. Hilfsmittel: 1. Verdampfer* für volatile Inhalationsanästhetika* 2. Vernebler* zur Aerosoltherapie* 3. Atemluftbefeuchter* (HME-Filter) zur Erwärmung und Befeuchtung der Atemluft.

respiratorische Partialinsuffizienz → Insuffizienz, respiratorische

Respiratorisches Epithel *n*: engl. *Respiratory Mucosa*; syn. respiratorische Mukosa. Mehrreihiges hochprismatisches Flimmerepithel* mit Becherzellen* auf der Schleimhaut* der Atemwege*. Die Produktion von Muzinen* und die Bewegung der Kinozilien* (mukoziliäre Clearance*) dienen der Säuberung der Atemwege. Blutgefäße in der Lamina* propria erwärmen die Atemluft*, Lymphfollikel dienen der Immunabwehr*.

Respiratory Distress Syndrome → Acute Respiratory Distress Syndrome

Respiratory-Syncytial-Virus: Abk. RSV. Zum Genus Orthopneumovirus der Familie Pneumoviridae gehörendes großes RNA-Virus mit Glykoproteinhülle ohne feste Form, d. h. rundlich, fädig oder unregelmäßig; ⌀ 90–130 nm, mit 2 Subtypen A und B; Erreger von Infektionen des kindlichen Respirationstrakts. Für Risikogruppen ist die Prävention mit monoklonalen Antikörpern möglich. **Epidemiologie:**
- Erregerreservoir: Mensch
- Übertragung: Tröpfcheninfektion, auch Schmierinfektion oder Infektion über einen nicht erkrankten Zwischenträger
- Vorkommen: weltweit; zyklisches Auftreten, in Mitteleuropa v. a. von November bis April, meistens dominiert Subtyp A; Subtyp-B-Epidemien in größeren Abständen
- Inkubationszeit: 3–6 Tage; diaplazentar übertragene Antikörper der Mutter schützen in den ersten 4–6 Lebenswochen vor schweren Erkrankungen, Ende des 1. Lj. haben 50 % der Kinder Antikörper, Ende des 2. Lj. nahezu alle Kinder; schwere Verläufe mit Hospitalisierung bei ca. 4 %; Reinfektionen häufig; Virusausscheidung bei immunkompetenten Personen 3–8 Tage, bei Frühgeborenen bis zu 4 Wochen, bei immunsupprimierten Personen > 4 Wochen.

Pathogenese: Funktionelle Schädigung der infizierten Zellen durch Synzytienbildung. Die lokale und systemische zelluläre Immunreaktion zur Viruselimination führt zu den maßgeblichen entzündlichen Veränderungen an den respiratorischen Epithelzellen.

Klinik: Infektionen durch RSV:
- banaler Infekt der oberen Atemwege: vor allem bei Reinfektion im Kleinkind- und Erwachsenenalter mit meist harmlosem Verlauf, bei Asthmatikern können Asthma-Exazerbationen ausgelöst werden, auch Auslöser für viralen Krupp und teilweise Otitis media
- akute virale Bronchiolitis: häufigste respiratorische Erkrankung im 1. Lebensjahr, v. a. zwischen 4. und 6. Monat, fließender Übergang zu obstruktiver Bronchitis ab 2. Lj. oder im Anschluss häufig auftretend im Zusammenhang mit erneuten viralen Atemwegsinfekten
- obstruktive Bronchitis: jenseits des 1. Lj. im Kleinkindalter mit Hauptsymptom exspiratorisches Giemen und Pfeifen

- RSV-Pneumonie: 1. Lebenshalbjahr, häufig gemeinsam mit Bronchiolitis und schwieriger Abgrenzbarkeit, aber auch im Vorschulalter und bei Kindern mit besonderem Risiko wie Frühgeborenen, Säuglingen mit bronchopulmonaler Dysplasie, angeborenen Herzvitien, Immundefizienz, Transplantationen, Lungenerkrankungen wie Mukoviszidose.

Diagnostik:
- klinisches Bild
- Antigen-Nachweis im immunologischen Schnelltest aus Nasopharyngealsekret.

Prävention:
- Hygienemaßnahmen
- humanisierter monoklonaler Antikörper, z. B. Palivizumab, etwa bei Frühgeborenen < 35+6 SSW bis zu einem Alter von 6 Monaten, für Frühgeborene <35+6 SSW mit bronchopulmonaler Dysplasie bis zu einem Alter von 24 Monaten, bei Kinder mit einem hämodynamischen Herzfehler bis zu einem Alter von 24 Monaten.

Respiratory-Syncytial-Virus-Antikörper *m sg, pl*: syn. RS-Virus-Antikörper. Antikörper* gegen das Respiratory*-Syncytial-Virus. Der Nachweis erfolgt im Serum* mittels Komplementbindungsreaktion* oder Immunfluoreszenztest*. Die Bestimmung ist indiziert zur Abklärung einer schweren Bronchitis*, Pseudokrupp* oder Pneumonie* des Säuglings. Zur Aufklärung von Infektketten* wird der Nachweis des Antigens oder der Virus-RNA im Nasenrachensekret bevorzugt.

Restenose [Kardiologie] *f*: Rezidiv einer Koronarstenose* nach PCI (z. B. In-Stent-Restenose), im weiteren Sinne auch nach PCI eines Bypassgrafts (nach aortokoronarem Bypass*). Ursächlich sind v. a. gefäßeigene Reparaturprozesse mit überschießender Neubildung von Intima (Neointima). Zur Vorbeugung einer Restenose werden (neben medikamentöser Thromboseprophylaxe) Drug* Eluting Stents implantiert.

Restharn *m*: engl. *residual urine*. Nach Miktion in der Harnblase verbleibender Urin (pathologisch > 50 ml). Eine Restharnbildung kann z. B. zu Harnwegsinfektion oder Überlaufinkontinenz führen. Behandelt wird entsprechend der Ursache.

Ursachen:
- bei Männern: 1. benignes Prostatasyndrom* (BPS), Prostatahyperplasie 2. Prostatakarzinom* 3. Harnröhrenstriktur 4. neurogene Blasenentleerungsstörung (Läsion des unteren Motoneurons)
- bei Frauen: 1. Zustand nach operativer Korrektur einer Harninkontinenz* 2. Radikaleingriffe im Bereich des Genitales (z. B. Wertheim-Meigs-Operation) 3. Beckenbodendescensus mit Obstruktion der Urethra 4. Meatusstenose*.

Diagnostik:
- Sonografie, insbesondere Restharnbestimmung
- klinische Untersuchung
- Urinuntersuchung
- Ausscheidungsurografie*
- Urethro-Zystoskopie*
- urodynamische Untersuchung.

Therapie:
- medikamentös (vgl. BPS, LUTS)
- operativ (z. B. Meatotomie*, transurethrale Resektion der Prostata, Descensuschirurgie)
- Katheterableitung.

Komplikationen:
- Harnwegsinfektion*
- Überlaufinkontinenz
- Harnverhalt*
- Blasenstein*
- Stauung der oberen Harnwege.

Resting-State-fMRT *f*: FMRT zur Darstellung der unstimulierten (d. h. aufgabenfreien) Aktivität des Gehirns. Es bildet das Default-Mode-Network ab.

Restitutio ad integrum *f*: engl. *full healing*. Heilung* im Sinne der vollständigen Wiederherstellung der Gesundheit (oder des Ausgangszustands) nach einer Erkrankung oder Verletzung.

Restless-Legs-Syndrom *n*: engl. *restless legs syndrome*; syn. Syndrom der unruhigen Beine; Abk. RLS. Bewegungsstörung mit Bewegungsdrang und Missempfindungen der Beine, seltener der Arme. Beschwerden treten vorwiegend abends und nachts auf, beginnen in Ruhe und bessern sich oder sistieren durch Bewegung. Nach Diagnosestellung mit spezifischen Diagnosekriterien, ggf. Polysomnografie* und L*-Dopa-Test, wird in erster Linie mit dopaminergen* Substanzen therapiert.

Formen:
- primär: 1. idiopathisch 2. autosomal-dominant erblich
- sekundär: 1. Eisenmangel 2. Anämie 3. Urämie (bei Dialysepatienten: Prävalenz > 50 %) 4. Schwangerschaft 5. Polyneuropathie* 6. pharmakologisch induziert.

Klinik:
- ausschließlich in Ruhe und v. a. abends und nachts auftretender Bewegungsdrang
- schwer charakterisierbare Missempfindungen in der Tiefe der Waden und selten auch in Oberschenkeln oder oberen Extremitäten, z. B.: 1. Kribbeln 2. Brennen
- mit Willkürbewegungen in der Folge
- Schlafstörungen*
- nach dem Einschlafen häufig mit periodischen Beinbewegungen*
- schleichender Beginn, anfangs oft über Jahre fluktuierend.

Therapie:
- bei idiopathischer Form oder nicht ausreichend behandelbarer Grunderkrankung symptomatische Therapie mit dopaminergen Substanzen z. B.: 1. Levodopa 2. Pramipexol* 3. Ropinirol* 4. Rotigotin*
- bei Therapieresistenz alternativ oder zusätzlich Oxycodon* + Naloxon* (Retardpräparat)
- ggf. Off-Label-Use von: 1. anderen Dopamin-Rezeptor-Agonisten 2. Opioiden* 3. GABA-Agonisten wie Gabapentin* oder Pregabalin* cave Augmentation*.

Restriktion [Mikrobiologie] *f*: Abwehrsystem der meisten Mikroorganismen gegen Hybridisierung*, basierend auf dem Mechanismus zur Eliminierung einer von der Zelle als fremd erkannten DNA.

Ablauf: Die infolge von Transduktion*, Konjugation* oder Transformation* in eine Bakterienzelle eingedrungene DNA wird aufgrund besonderer symmetrischer Tetra- oder Hexanukleotid-Sequenzen von (art-)spezifischen Endonukleasen (Restriktionsenzyme) erkannt. Anschließend wird diese DNA in einzelne Stücke geschnitten, die dann von unspezifischen, in jeder Zelle vorhandenen Nukleasen* weiter abgebaut werden.

Restriktion [Physiologie] *f*: engl. *restriction*. Einschränkung, z. B. der Ausdehnung der Lunge bei Inspiration durch Erhöhung der Elastance* oder Verdrängung von Lungengewebe durch Pleuraerguss*.

Restvolumen *n*: syn. endsystolisches (ventrikuläres) Volumen (Abk. ESV); Abk. RV. Am Ende der Systole* in der Herzkammer* verbleibendes Blutvolumen. Es beträgt bei einem Füllungsvolumen von 130 ml und einem Schlagvolumen* von 70 ml etwa 60 ml. Vergrößert ist es z. B. bei Herzinsuffizienz*.

Resynchronisationstherapie, kardiale *f*: engl. *cardiac resynchronization therapy* (Abk. CRT). Therapeutisches Verfahren mit Implantation eines Herzschrittmachers zur Koordinierung bzw. Synchronisation eines gestörten ventrikulären Kontraktionsablaufs. Meist ist zusätzlich ein Defibrillator integriert. Ziel ist eine verbesserte ventrikuläre Auswurffraktion bei Herzinsuffizienz*.

Prinzip: Linkes und rechtes Kammermyokard werden synchronisiert elektrisch stimuliert (biventrikuläre Stimulation). Hierzu wird neben den Elektroden für den rechten Ventrikel und rechten Vorhof eine zusätzliche Elektrode in den Sinus* coronarius (im linken posterolateralen Wandbereich) für den linken Ventrikel eingebracht (Dreikammerschrittmacher).

Formen:
- CRT-D (CRT with Defibrillator Function; syn. CRT-ICD-System; ICD*): zur Prävention

eines plötzlichen Herztods z. B. nach Kammertachykardie*
- CRT-P (CRT with Pacemaker Function).

Retainer, kieferorthopädischer m: Kieferorthopädische Apparatur zur Zahnretention* nach kieferorthopädischer Behandlung.
Formen:
- herausnehmbarer Retainer mit begrenzter Tragedauer nach geringfügiger Zahnstellungskorrektur
- festsitzender Retainer (syn. Kleberetainer) meist mit unbefristeter Tragedauer nach umfangreicher Zahnstellungskorrektur: Es handelt sich um einen oral an die Zähne (meist Frontzähne) geklebten Draht, der sie in Position hält.

Retardierung → Intelligenzminderung
Retardierung [Entwicklung] f: engl. retardation. Umfassende Verzögerung der körperlichen, intellektuellen oder psychomotorischen Entwicklung (sog. psychomotorische Retardation, Reifungsverzögerung oder Entwicklungsverzögerung) im Vergleich zum jeweiligen Lebensalter, die häufig auch von emotionaler und sozialer Reifungsverzögerung begleitet wird und durch genetische, intrauterine, peri- und postnatale sowie die kindliche Entwicklung betreffende Faktoren verursacht wird.

Retardpräparate → Depotpräparat
Rete articulare cubiti n: engl. cubital anastomosis. Arteriengeflecht an der Hinterseite des Ellenbogengelenks*. Das Rete articulare cubiti wird von der A. collateralis ulnaris superior gespeist sowie von der A. collateralis ulnaris inferior, A. collateralis media, A. collateralis radialis, A. recurrens radialis und der A. recurrens ulnaris. Siehe Abb.
Klinische Bedeutung: Wird die A. brachialis nach Abgang der A. profunda brachii abgebunden, ist dennoch eine ausreichende Blutversorgung des Ellbogens gesichert.

Rete articulare genus n: engl. genicular anastomosis. Arteriengeflecht an der Vorderseite des Kniegelenks*. Gespeist wird es durch die A. descendens genus, die A. recurrens tibialis anterior und einige Äste der A. poplitea.
Anatomie: Versorgende Äste der A. poplitea:
- A. superior medialis genus
- A. superior lateralis genus
- A. inferior medialis genus
- A. inferior lateralis genus.

Rete carpale dorsale n: engl. dorsal carpal arch. Arteriengeflecht am Rücken der Handwurzel*. Das Rete carpale dorsale wird vom R. carpalis dorsalis [A. radialis] und R. carpalis dorsalis [A. ulnaris] gespeist. Es entlässt die Aa. metacarpales dorsales.

Rete malleolare laterale n: engl. lateral malleolar network. Arteriennetz um den Außenknöchel (Malleolus* lateralis). Es ist durch einen Arteri-

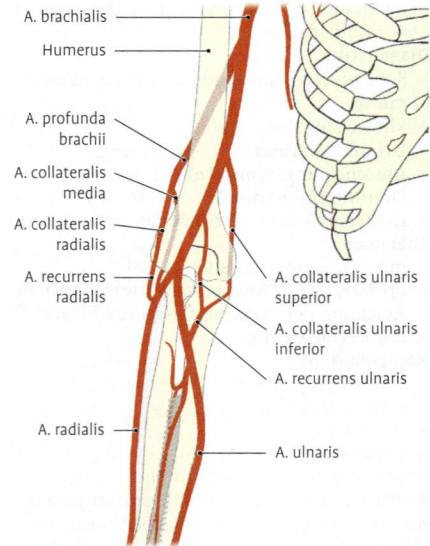

Rete articulare cubiti: Schematische Darstellung der Arterienversorgung des Armes. Der Oberarm wird von einem großen Arterienstamm versorgt. Er entspringt aus der A. subclavia, welche sich erst als A. axillaris, dann als A. brachialis fortsetzt. Die Bifurkation der A. brachialis an der Ellenbeuge lässt die A. radialis und die A. ulnaris entstehen. Die beiden Arterien bilden abschließend in der Hohlhand 2 Anastomosen, den oberflächlichen und tiefen Hohlhandbogen.

enkranz vorne und hinten am Fuß mit dem Rete malleolare mediale des Innenknöchels (Malleolus* medialis) verbunden.

Rete mirabile n: Verzweigung eines Gefäßes in ein Geflecht aus feinsten Gefäßen, die sich anschließend wieder zu einem größeren Gefäß vereinigen. Auf diese Weise können nach dem Gegenstromprinzip in der Niere und der Leber sehr effektiv Gase, Wärme und kleine Ionen ausgetauscht werden.
Beispiele:
- Niere: Arteriola glomerularis afferens → Glomerulus → Arteriola glomerularis efferens
- Leber (Pfortadersystem): V. interlobularis → Sinusoide → V. centralis.

Retentio f: syn. Retention. Zurückhaltung.
Retentio alvi → Obstipation
Retention f: Zurückhalten von Substanzen oder Organen im Körper, z. B. bei Harnverhalt (Retentio urinae), Retentionszyste (durch Sekretverhaltung in Drüsen entstandene Zyste), Hodenretention (Ausbleiben der regelrechten Wanderung des Hodens in den Hodensack mit Verbleiben im Bauchraum oder im Leistenkanal bei männlichen Feten).

Retentionsazidose → Azidose
Retentionsbehandlung f: engl. retention treatment. Konservatives Therapieverfahren zur Retention des Femurkopfes in der Gelenkpfanne bei ausgeprägter Hüftdysplasie* oder nach Reposition einer angeborenen Hüftgelenkluxation. Mögliche Komplikationen sind Femurkopfnekrose* sowie Hautläsionen und Druckstellen. Aufgrund des Wachstums müssen regelmäßige Kontrollen der Passform erfolgen.
Prinzip: Abspreizbehandlung der Hüftgelenke bis zum Nachreifen der Ossifikationsstörung durch
- Bandage oder Orthese (z. B. Pavlik-Bandage, Tübinger Hüft-Beugeschiene; Spreizschiene*)
- oder Gipsverband (Fettweis*-Gips).

Retentionszysten f pl: engl. retention cysts. Durch Sekretverhaltung von Drüsen oder Drüsenteilen entstandene (unechte) Zysten*, z. B. Atherom*, Mukozele*, Ranula*, Schleimzysten, Milchgangzysten oder Ovarialzysten*.

Retentio placentae → Plazentaretention
Retentio testis abdominalis → Maldescensus testis
Retentio testis inguinalis → Maldescensus testis
Retentio urinae → Harnverhalt
Rete testis n: Netzwerk feiner Kanälchen im Hoden zwischen den Tubuli* seminiferi und den Ductuli efferentes im Mediastinum testis. Es durchsetzt die Tunica* albuginea labyrinthartig. Im Rete testis werden die Spermien* gesammelt und konzentriert.
Klinischer Hinweis: Bei Funktionsstörungen des Rete testis droht Infertilität*.

Rete venosum n: engl. venous plexus. Venennetz.
retikuläre erythematöse Muzinose → REM-Syndrom
Retikulinfasern f pl: engl. reticular fibres; syn. retikuläre Fasern. Dem Zellnetz des retikulären Bindegewebes eng anliegende Fasern. Retikulinfasern sind mit Silbersalzen imprägnierbar (argyrophil; siehe auch Gitterfasern*), quellen nicht in Säuren und werden von Basen nicht angegriffen.
retikuloendotheliales System → Monozyten-Makrophagen-System
retikulohistiozytäres System → Monozyten-Makrophagen-System
Retikuloid, aktinisches n: engl. actinic reticuloid. Chronisch-aktinische Dermatitis mit persistierender Lichtreaktion mit stark erniedrigter Erythemschwelle auf UV-Licht, ggf. auch Fotoallergie, besonders bei älteren Männern. Histologisch imponieren eine aktinische Elastose sowie Infiltrate aus atypischen CD8+-T-Lympho-

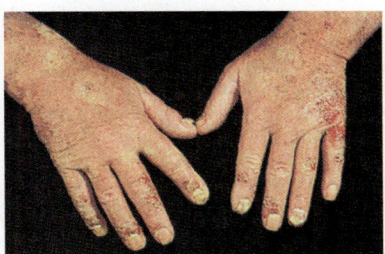
Retikuloid, aktinisches [3]

zyten. Bei maximaler klinischer Ausbildung entwickelt sich eine Facies leonina. Behandelt wird durch Lichtschutz und topische Glukokortikosteroide.
Klinik:
- schwere chronische Dermatitis mit meist ausgeprägter Lichenifikation an lichtexponierter Haut (siehe Abb.)
- später Ausbildung generalisierter Ekzeme, selten auch Erythrodermie.

Therapie:
- konsequenter Lichtschutz
- topische Glukokortikosteroide
- ggf. Light-Hardening
- ggf. systemische Glukokortikosteroide
- ggf. zusätzlich Chloroquin, Azathioprin oder Ciclosporin.

Retikulosarkom n: engl. reticulosarcoma. Veraltete Bezeichnung für eine heterogene Gruppe von Neoplasien mit diffuser Proliferation großer B-Zellen. Nach der WHO-Klassifikation werden Retikulosarkome als diffus großzellige B-Zell-Non-Hodgkin-Lymphome bezeichnet.

Retikulozyten m pl: engl. reticulocytes; syn. Proerythrozyten. Junge Erythrozyten*, die in der Entwicklung zwischen den Normoblasten (Erythroblasten*) und den reifen Erythrozyten stehen. Eine erhöhte Retikulozytenzahl zeigt sich bei gesteigerter Erythrozytopoese* (beispielsweise durch Blutverlust oder bei hämolytischer Anämie*), ein verminderter Blutwert bei insuffizienter Erythrozytopoese infolge gestörter Knochenmarkfunktion oder mangelndem Erythropoetinstimulus (Erythropoetin*).

Retikulozytenkrise f: engl. reticulocytic crisis. Vorübergehender deutlicher Anstieg der Retikulozytenzahlen im peripheren Blut, z. B. mit Beginn der wirksamen Therapie einer Vitamin-B_{12}-, Folsäure-, Vitamin-B_6- oder Eisenmangelanämie. Sie kommt auch vor in der Phase des Wirksamwerdens einer Therapie bei hämolytischen Anämien, bei denen aber meist bereits vor der Therapie eine Retikulozytose vorliegt.

Retikulozyten-Produktionsindex: syn. Retikulozyten-Bildungsindex; Abk. RPI. Maß für die tatsächliche erythropoetische Regenerationskapazität bei Anämie.*Der Index wird aus dem Hämatokrit* und der Retikulozyten-Zahl berechnet und gibt die auf die individuelle Reifungszeit und einen idealen Hämatokrit* von 45 % standardisierte Retikulozyten*-Zahl an.

Indikation zur Laborwertbestimmung:
- Prüfung der Erythropoese bei Anämie
- Beurteilung der Erythropoese nach Knochenmarktransplantation
- Ermittlung der Knochenmarkaktivität bei normozytärer Anämie
- Therapiekontrolle bei Mangelanämien.

Bewertung:
- > 2: Anämie mit adäquater Erythropoese
- ≤ 2: Anämie mit inadäquater Erythropoese.

Retikulozyten-Zählung f: engl. Reticulocyte Count; syn. Retikulozyten-Zahl. Bestimmung der Anzahl junger Erythrozyten* (sog. Retikulozyten*) im peripheren Blut. Erhöhte Retikulozytenzahlen zeigen sich bei verstärkter Erythrozytopoese*, z. B. aufgrund von Blutverlust, Hämolyse* oder Hypoxie*. Erniedrigte Retikulozytenzahlen liegen bei einer Erythropoesestörung vor, verursacht durch eine gestörte Knochenmarkfunktion oder Mangel an Erythropoetin*.

Referenzbereich: 0,5–2 %.

Indikationen:
- Therapieüberwachung bei Mangelanämien*
- Untersuchung der Erythrozytopoese* bei hämolytischer Anämie* und aplastischer Anämie*.

Material und Präanalytik: EDTA-Blut.

Bewertung:
- **erniedrigte Werte** durch verminderte Erythrozytopoese* bei: **1.** aplastischer Anämie* (Panmyelopathie), sideroachrestischer Anämie* oder megaloblastärer Anämie*) **2.** Zytostatika*-Therapie, Strahlentherapie* **3.** Erythropoetinmangel
- **erhöhte Werte** durch verstärkte Erythrozytopoese* bei: **1.** hämolytischer Anämie* **2.** chronischer Hypoxie* **3.** Blutung* **4.** Substitutionstherapie einer Mangelanämie* (Eisen*, Folsäure*, Vitamin B_{12}) als sogenannte Retikulozytenkrisen*
- **falsch hohe Werte** bei: **1.** automatisierter Retikulozytenzählung bei gleichzeitig bestehender Lymphozytose* **2.** schwer differenzierbaren intrazellulären Einschlüssen, z. B. Plasmodium, Heinz*-Innenkörperchen, Howell*-Jolly-Körperchen.

Praxishinweis: Eine physiologische Retikulozytose ist bei mindestens 6-wöchigem Aufenthalt im Hochgebirge möglich.

Retikulozytose f: engl. reticulocytosis. Erhöhte Anzahl von unreifen Erythrozytenvorstufen (Retikulozyten*) im Blut mit Konzentrationen > 21 Gpt/l bzw. 24 ‰ bei Erwachsenen. Ursache ist eine gesteigerte Erythrozytopoese*, z. B. bei hämolytischer Anämie*, bei Infektionen*, bei Hypoxie, bei Eisen*-, Folsäure*- und Vitamin*-B12-Gabe im Rahmen von Anämien* oder bei Erythropoetin*-Gabe.

Retikulum, endoplasmatisches n: engl. endoplasmic reticulum; Abk. ER. Elektronenmikroskopisch sichtbares, im Grundplasma der Zelle gelegenes dreidimensionales Hohlraumsystem aus Bläschen, Kanälchen und Zisternen, deren Membranen kontinuierlich mit der äußeren Kernmembran und z. T. auch mit der Zellmembran* zusammenhängen.

Einteilung:
- mit Ribosomen* besetztes **raues (granuläres) endoplasmatisches Retikulum** (siehe Zelle*, Abb. dort): besonders reichlich vorhanden in Zellen, die stark Proteinbiosynthese* betreiben; entspricht überwiegend dem lichtmikroskopisch sichtbaren Ergastoplasma*.
- ribosomenfreies **glattes (agranuläres) endoplasmatisches Retikulum:** seltener, kommt vor in quergestreiften Muskelfasern, im Pigmentepithel der Netzhaut, in Steroidhormonen produzierenden Zellen, in bestimmten Funktionsstadien der Leberzellen.

Retikulum, sarkoplasmatisches n: engl. sarcoplasmic reticulum. Glattes endoplasmatisches Retikulum* der Muskelfaser mit regelmäßigem, nach Sarkomeren* gegliedertem Aufbau. Transversaltubuli (T-System) ziehen als röhrenförmige Ausstülpungen des Sarkolemms* in die Muskelfaser und stellen eine Verbindung zum Extrazellularraum her. Sie leiten vermutlich die an der Zellmembran* ablaufenden elektrischen Vorgänge zu den kontraktilen Elementen.

Retikulumzellen f pl: engl. reticular cells. Sternförmig verzweigte Zellen im retikulären Bindegewebe von Milz, Lymphknoten, Tonsillen, Lamina propria des Darms und rotem Knochenmark.

Formen:
- fibroblastische Retikulumzellen: unbewegliche, faserbildende Zellen, die mit langen Ausläufern ein dreidimensionales Netzwerk bilden
- histiozytäre Retikulumzellen: amöboid bewegliche, phagozytierende Makrophagen monozytärer Herkunft (vgl. Monozyten*-Makrophagen-System)
- dendritische Retikulumzellen: antigenpräsentierende Zellen, die T- und B-Lymphozyten aktivieren können.

Retikulumzellsarkom → Retikulosarkom

Retina f: syn. Netzhaut. Mehrschichtiges, das Auge* innen auskleidendes Gewebe* zwischen Aderhaut und Glaskörper. Die Retina nimmt über die als Fotorezeptoren* dienenden Stäbchen* und Zapfen* Lichtimpulse auf, wandelt sie in kleinste elektrische Ströme um und gibt

Retinacula uteri

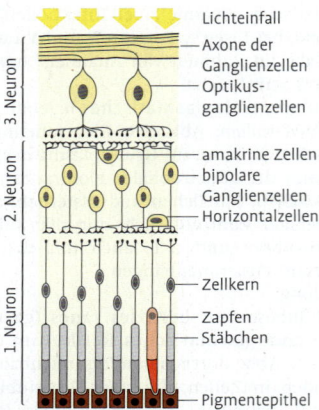

Retina: Anatomischer Aufbau.

diese an die Sehzentren* des Gehirns* weiter. Siehe Abb.

Anteile: An der Retina lässt sich unterscheiden:
- ein lichtempfindlicher Anteil (Pars optica retinae)
- ein lichtunempfindlicher Anteil (Pars caeca retinae) an: 1. der Hinterfläche des Ziliarkörpers (Pars ciliaris retinae) 2. der Hinterfläche der Iris* (Pars iridica retinae).

Die beiden Teile gehen an der Ora serrata ineinander über. Die Pars optica enthält die Sinneszellen, Nervenzellen* und Stützzellen der Retina und ist als vorgelagerter Hirnteil anzusehen. Sie gehört mit dem N. opticus zum Dienzephalon*.

Schichten: Die Retina besteht aus zwei Blättern: dem äußeren Pigmentepithel und dem inneren Stratum nervosum. Dieses lässt sich weiter unterteilen in ein
- Neuroepithel (Stratum neuroepitheliale) mit einer Schicht der Fotorezeptorfortsätze (Stratum segmentorum externorum et internorum), äußeren Grenzmembran (Stratum limitans externum) und äußeren Körnerschicht (Stratum nucleare externum): 1. Hier sind die Fotorezeptoren, also Stäbchen und Zapfen, lokalisiert. 2. Ihre Zellkerne* bilden die äußere Körnerschicht. 3. Die Fotorezeptoren gelten als 1. Neuron der Sehbahn*.
- Stratum ganglionare retinae mit einer äußeren plexiformen Schicht (Stratum plexiforme externum), inneren Körnerschicht (Stratum nucleare internum) und inneren plexiformen Schicht (Stratum plexiforme internum): 1. Hier sind die bipolaren Ganglienzellen lokalisiert. 2. Ihre Zellkerne bilden die innere Körnerschicht. 3. Die Fortsätze der bipolaren Ganglienzellen ziehen einerseits zu den Fotorezeptoren, andererseits zu den Neuronen des N. opticus. 4. Sie sind das 2. Neuron der Sehbahn.
- Stratum ganglionare nervi optici mit einer retinalen Ganglienzellschicht (Stratum ganglionicum), Nervenfaserschicht (Stratum neurofibrarum) und inneren Grenzmembran (Stratum limitans internum): 1. Hier sind multipolare Nervenzellen lokalisiert, deren marklose Fasern den N. opticus bilden. 2. Sie stellen das 3. Neuron der Retina dar.

Pigmentepithel und Stratum nervosum liegen einander locker auf und werden nur durch den Augeninnendruck* in Position gehalten. Zwischen den beiden Blättern sind keine weiteren Haltestrukturen ausgebildet.

Retinacula uteri n pl: engl. parametrium. Haltebänder des Uterus*, die die Gebärmutter verankern und während der Wehen* beim Geburtsvorgang ein Nachgeben des Uterus nach oben verhindern. Sie setzen am Gebärmutterhals (Cervix* uteri) an, verlaufen im subperitonealen Beckenbindegewebe (Parametrium*) und enthalten glatte Muskulatur und straffe Bindegewebezüge.

Retinaculum n: Halteband von Organen und Gewebestrukturen aus straffem Bindegewebe. Das Retinaculum verbindet als Retinaculum cutis die Dermis (Lederhaut) mit den Faszien bzw. die Dermis mit dem Periost. Es dient der Stabilisierung und Fixierung der betreffenden Struktur.

Beispiele: Als Retinaculum extensorum werden Haltebänder der Sehnen von Streckmuskeln und als Retinaculum flexorum die der Beugesehnen bezeichnet.

Retinaculum musculorum extensorum manus n: engl. extensor retinaculum of hand. Quere Verstärkungszüge der dorsalen Unterarmfaszie, welche die Sehnenscheiden fixieren und verstärken. Vom Retinaculum ziehen Bindegewebszüge zu den Knochen, welche 6 Sehnenscheidenfächer für die Strecksehnen bilden.

Anatomie: In den Sehnenfächern verlaufen, von radial nach distal gesehen, folgende Sehnen:
- 1. Sehnenfach: **1.** M. abductor pollicis longus **2.** M. extensor pollicis brevis
- 2. Sehnenfach: **1.** M. extensor carpi radialis longus **2.** M. extensor carpi radialis brevis
- 3. Sehnenfach: M. extensor pollicis longus
- 4. Sehnenfach: **1.** M. extensor digitorum **2.** M. extensor indicis
- 5. Sehnenfach: M. extensor digiti minimi
- 6. Sehnenfach: M. extensor carpi ulnaris

Retinaculum musculorum flexorum manus n: engl. flexor retinaculum of hand; syn. Ligamentum carpi transversum. Den Karpalkanal (Canalis carpi) und die in ihm verlaufenden Sehnen der Fingerbeuger sowie den N. medianus überbrückendes derbes Band. Es verläuft von der Eminentia carpi ulnaris (Hamulus ossis hamati und Os pisiforme) zur Eminentia carpi radialis (Tuberkula des Os trapezium und des Os* scaphoideum).

Retinal → Vitamin A

Retinales Pigmentepithel n: engl. pigmented layer of retina; syn. Stratum pigmentosum retinae. Einschichtiges, kubisches Epithel* der Retina*, das auf der Bruch*-Membran liegt und zahlreiche Melanosomen enthält. Mit diesen verhindert es Lichtreflexion und Streulicht und beeinflusst dadurch die Sehschärfe.

Anatomie: Das retinale Pigmentepithel ist auf der Bruch*-Membran verankert. Die Epithelzellen sind miteinander durch Haftkomplexe und Tight* Junctions verbunden. Am apikalen Pol umfassen sie mit ihren Mikrovilli die Fortsätze der Stäbchen und Zapfen (Fotorezeptoren* des Auges). Sie phagozytieren deren abgeschnürte Membranstückchen, um sie intrazellulär abzubauen, und ermöglichen ihnen den Stoffaustausch mit der Choriokapillaris. Des Weiteren beteiligen sie sich an der Regeneration des Rhodopsins*.

Retinanekrose, akute: engl. acute retinal necrosis; syn. akute Netzhautnekrose. Entzündung von Retina und retinalem Pigmentepithel mit erheblicher Sehminderung bei immunkompetenten Patienten. Die Entzündung breitet sich rasch aus und führt unbehandelt zur Erblindung. Ursachen sind Infektionen mit Varicella-Zoster-, Herpes*-simplex- oder Zytomegalie*-Virus. Behandelt wird mit Aciclovir*, Ganciclovir* sowie bei Ablatio retinae durch Vitrektomie* und Silikontamponade. Siehe Abb.

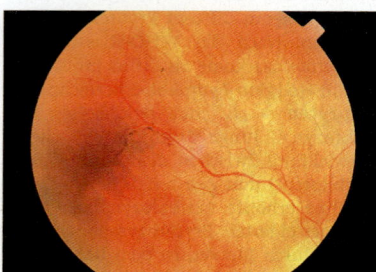

Retinanekrose, akute: Segmentale, peripher gelegene Zerstörung des retinalen Pigmentepithels. [133]

Retinaödem → Berlin-Ödem
Retinaödem → Makulaödem
Retinitis f: Netzhautentzündung, meist aufgrund von Infektionen mit Viren (Zytomegalie*-Retinitis, akute Retinanekrose*) oder Toxoplasma* gondii, seltener bakteriell metastatisch bedingt.

Retinitis centralis serosa → Chororetinopathia centralis serosa
Retinitis pigmentosa → Retinopathia pigmentosa

Retinoblastom n: engl. *retinoblastoma*; syn. Glioma retinae. Im Kindes- und seltener Jugendalter auftretender maligner Netzhauttumor, der von embryonalen Retinazellen ausgeht. Er fällt v. a. im Brückner*-Test durch einen weißen Reflex (Leukokorie*) auf. Die Diagnose erfolgt durch Ophthalmoskopie, Ultraschalldiagnostik und MRT. Laserkoagulation, Chemotherapie und Enukleation* sind je nach Befund indiziert.
Therapie:
– Laserkoagulation, ggf. mit Chemotherapie, Enukleation bei einseitigem und fortgeschrittenem Befund
– bei einseitigem Befall regelmäßige ophthalmoskopische Kontrolle des 2. Auges (siehe Abb.)

Prognose: Unbehandelt tödlich, bei früher Erkennung und Therapie exzellente Prognose mit Heilung in über 95 % der Fälle.

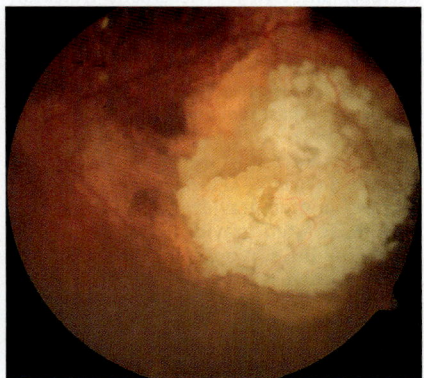

Retinoblastom: Ophthalmoskopie. [133]

Retinochoroiditis f: Entzündung der Netz- und Aderhaut.
Retinoide n pl: engl. *retinoids*. Synthetische, stark teratogene Derivate der Vitamin-A-Säure wie Alitretinoin, Acitretin, Isotretinoin*, Tretinoin* und Adapalen. Retinoide aktivieren Retinsäure-Rezeptoren (RARα, RARβ, RARγ) und modulieren dadurch die Expression entzündungs- und zelldifferenzierungsrelevanter Gene. Sie werden zur topischen und oralen Behandlung von Hauterkrankungen wie Akne, Warzen oder Psoriasis eingesetzt.
Indikationen: Akne* und Warzen, Hyper- und Dyskeratosen sowie Psoriasis*
– oral: v. a. Isotretinoin* und Acitretin
– lokal bei Psoriasis und Akne: Tazaroten und Adapalen, Tretinoin*
– systemisch bei **a**kuter **p**romyeloischer **L**eukämie (APL): Tretinoin*.

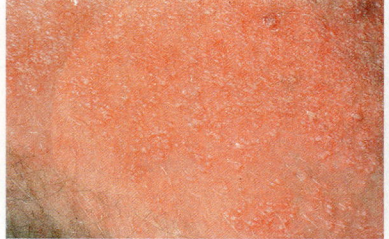

Retinoide: Typische trockene, gerötete und schuppende Haut bei hochdosierter Retinoidgabe. [74]

Nebenwirkungen: Die Nebenwirkungen entsprechen einer Vitamin-A-Überdosierung:
– starke Teratogenität
– Juckreiz
– Hautreaktion: **1.** Hautschuppung und -abschälung (siehe Abb.) **2.** cave: z. T. schwere Hautreaktionen (Isotretinoin p. o.), z. B. Erythema* exsudativum multiforme, Stevens*-Johnson-Syndrom oder Lyell*-Syndrom
– Haarausfall, Konjunktivitis*, Trockenheit von Mund- und Nasenschleimhaut
– Kopfschmerzen
– Leberfunktionsstörung (cave: engmaschige Kontrolle von Leberwerten), Fettstoffwechselstörung, Hyperglykämie* bei Diabetes* mellitus, erhöhte Kreatinkinase-Serumkonzentration, intestinale Nebenwirkungen
– muskuläre Nebenwirkungen, Rhabdomyolyse* (Isotretinoin p. o.).

Hinweis: Wegen starker Teratogenität wird die Indikation restriktiv gestellt. Eine systemische Anwendung ist bei gebärfähigen Frauen nur nach Ausschluss einer Schwangerschaft und unter Kontrazeptionsschutz mit monatlichem Schwangerschaftstest (Isotretinoin*; Tretinoin*; Acitretin) erlaubt. Die teratogene Wirkung kann nach Absetzen der Therapie noch 2 Jahre lang bestehen (abhängig von der HWZ der Substanz). Die männliche Fertilität wird durch Anwendung von Retinoiden nicht eingeschränkt (nicht toxisch für Keimzellen). Zudem soll bei der Therapie mit Retinoiden eine intensive Lichteinwirkung vermieden werden.

Retinolbindungsprotein-4 n: Abk. RBP-4. Von Hepatozyten und Adipozyten sezerniertes, zu den Adipokinen* gehörendes Plasmaprotein. RBP-4 bindet an Retinol und Transthyretin*.
Retinopathia f: engl. *retinopathy*; syn. Retinopathie. Nicht entzündlich bedingte Netzhauterkrankung.
Retinopathia actinica f: engl. *actinic retinitis*. Netzhautschädigung mit zentralem Ödem und evtl. Makulaforamen oder -zyste infolge starker Blendung, z. B. nach direktem Blick in die Sonne (Retinopathia solaris).

Retinopathia angiospastica → Retinopathie, hypertensive
Retinopathia centralis serosa → Chororetinopathia centralis serosa
Retinopathia hypertensiva → Retinopathie, hypertensive
Retinopathia hypertonica → Fundus hypertonicus
Retinopathia pigmentosa f: engl. *pigmentary retinopathy*. Degenerative, meist vererbte Netzhauterkrankung mit schubweisem Untergang von Photorezeptoren*. Da zunächst die Stäbchen* betroffen sind, zeigt sich als erstes Symptom die Nachtblindheit*. Später folgen Gesichtsfeldausfälle bis hin zur Erblindung. Eine kausale Behandlung ist nicht bekannt, erforscht werden Gen- und Stammzelltherapien.
Retinopathia praematurorum f: engl. *retinopathy of prematurity*. Vorwiegend bei Frühgeborenen* mit einem Geburtsgewicht < 1500 g vorkommende Netzhauterkrankung. Sie ist wahrscheinlich Folge der toxischen Wirkung einer erhöhten arteriellen Sauerstoffkonzentration auf unreife Netzhautgefäße, z. B. bei therapeutischer Sauerstoffgabe (siehe Sauerstofftoxikose). Diagnose und Stadieneinteilung erfolgen durch Ophthalmoskopie, die Therapie durch Laserkoagulation und Netzhautchirurgie.
Retinopathia sclopetaria f: engl. *retinitis sclopetaria*. Netzhautschädigung durch schwerste tangentiale Bulbusprellung oder -verletzung (z. B. Orbitadurchschuss). Ophthalmoskopisch zeigen sich zunächst unregelmäßige Pigmentierung, multiple Blutungen und Netzhautablösung, später dann Optikusatrophie* und präretinale Membranen.
Retinopathia solaris → Retinopathia actinica
Retinopathie, diabetische f: engl. *diabetic retinopathy*; syn. Retinopathia diabetica. Erkrankung des Augenhintergrunds* als Spätfolge eines Diabetes* mellitus. Dabei verursacht die Schädigung kleiner Blutgefäße (Mikroangiopathie*) Defekte an der Netzhaut. Wegen mangelnder Frühsymptome und drohender Erblindung sind jährliche Augenhintergrundkontrollen bei Diabetikern indiziert. Behandelt wird mit Laserkoagulation, intravitrealen Injektionen oder Vitrektomie*.
Erkrankung: Formen: Nichtproliferative diabetische Retinopathie (syn. Hintergrundretinopathie): meist bei Diabetes mellitus Typ 2, verstärkt durch Hypertonie
– mit Netzhautblutungen, Mikroaneurysmen, harten Exsudaten* (Lipidablagerungen), Netzhautödem mit Sehschärfenverlust, Cotton*-Wool-Herden
– Schweregrade: **1.** mild: Mikroaneurysmen **2.** mittel: zusätzlich vereinzelte Blutungen in der Netzhaut und Kaliberschwankungen der Netzhautvenen **3.** schwer: > 20 Mikro-

Retinopathie, hypertensive

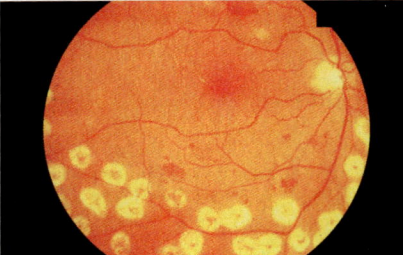

Retinopathie, diabetische Abb. 1: Proliferative diabetische Retinopathie mit Gefäßaussprossungen (Pfeile). [16]

Retinopathie, diabetische Abb. 2: Zustand nach panretinaler Laserkoagulation. [216]

aneurysmen und/oder: **I.** retinale Einblutungen in allen 4 Quadranten **II.** Kaliberschwankungen der Netzhautvenen in 2 Quadranten **III.** mikrovaskuläre Anomalien in mind. 1 Quadranten.

Proliferative diabetische Retinopathie:
– meist bei Diabetes mellitus Typ 1 (nach ca. 15 Jahren)
– zusätzlich Gefäßneubildungen auf und vor der Netzhaut (siehe Abb. 1) mit rezidivierenden Glaskörperblutungen infolge Netzhautischämie durch Gefäßverschlüsse.

Diabetische Makulopathie:
– Makulaödem, Netzhautödem
– Lipidablagerungen und Kapillarverschlüsse im Bereich der Makula.

Klinik:
– lange symptomlos
– Frühsymptom: schwankende Sehschärfe im Tagesverlauf
– Rußregen (Sehen kleiner, dunkler Punkte)
– Visusminderung
– Erblindung.

Therapie:
– Diabetes mellitus: strenge Blutzuckerkontrolle, um ein Fortschreiten der diabetischen Retinopathie zu verhindern
– schwere nicht-proliferative sowie proliferative Retinopathie: **1.** Lasertherapie (panretinale Laserkoagulation*; siehe Abb. 2) **2.** Vitrektomie* bei Traktionsamotio
– bei Makulaödem* zusätzlich: **1.** intravitreale Injektion von VEGF-Inhibitoren, evtl. Dexamethason* (off label) **2.** fokale* Laserkoagulation.

Prävention:
– strikte Einstellung der Blutzuckerwerte: bei HbA1c < 7,2 % unter intensivierter Insulintherapie oder Insulinpumpe Senkung der Inzidenz der diabetischen Retinopathie um 76 %)
– jährliche Kontrolluntersuchungen beim Augenarzt, bei Anzeichen einer Retinopathie kürzere Kontrollintervalle (3–6 Monate)
– bei Frühsymptomen sofortige augenärztliche Untersuchung
– intensive Blutzuckerkontrollen bei Diabetikerinnen mit Kinderwunsch sowie regelmäßige Augenhintergrundkontrollen in der Schwangerschaft (alle drei Monate, bei vorhandenen Netzhautveränderungen monatlich).

Retinopathie, hypertensive: engl. *hypertensive retinopathy*; syn. Retinopathia hypertensiva. Netzhautveränderung bei arterieller Hypertonie* (häufig mit renaler Beteiligung) mit Engstellung aller Gefäße, strichförmigen Netzhautblutungen, harten Exsudaten (Sternfigur der Makula), Cotton*-Wool-Herden sowie ischämischem Netzhaut- und Papillenödem. Folge ist eine Sehverschlechterung, die bei erfolgreicher Therapie der Hypertonie weitgehend reversibel ist.

Retinoschisis *f*: Spaltung innerhalb der Retina*, die isoliert (primär) oder sekundär im Rahmen anderer Augenerkrankungen auftreten

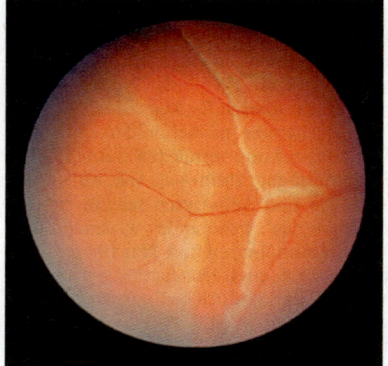

Retinoschisis: Demarkation zwischen Schisis (links im Bild, periphere Netzhaut) und normaler Netzhaut (rechts im Bild); Ophthalmoskopie. [133]

kann. Mögliche Symptome sind herabgesetzter Visus und Gesichtsfeldausfälle. Die Diagnose erfolgt ophthalmoskopisch und durch optische* Kohärenztomografie. Komplikationen werden symptomatisch behandelt, bei Übergang in eine progrediente Netzhautablösung* ist eine OP erforderlich. Siehe Abb.

Retortenbaby *n*: engl. *test-tube baby*. Umgangssprachliche Bezeichnung für extrakorporal gezeugtes Kind (siehe In*-vitro-Fertilisation und assistierte Reproduktion*).

Retothelsarkom → Retikulosarkom

Retraktion *f*: engl. *retraction*. Zurück- oder Zusammenziehen eines Organs (z. B. Atelektase bei Pneumothorax) oder Gewebes (z. B. Narbengewebe), auch Blutgerinnselretraktion.

Retransfusion *f*: engl. *autotransfusion*. Übertragung von präoperativ gewonnenem Eigenblut oder intraoperativ gewonnenem Wundblut (maschinelle Autotransfusion) durch intravenöse Gabe.

Retransplantation *f*: Wiederholte Durchführung einer (Organ-)Transplantation*.

retroaktive Hemmung → Gedächtnishemmung

retrobulbäre Neuritis → Neuritis nervi optici

Retrocollis spasmodicus *m*: engl. *retrocollis*. Beidseitiger Torticollis* spasmodicus mit Reklination* des Kopfes.

Retroflexio uteri → Flexio uteri

Retroflexio uteri gravidi → Flexio uteri

Retroflexio uteri gravidi incarcerata *f*: Einklemmung des schwangeren, nach hinten gerichteten Uterus in der Kreuzbeinhöhle. Bei fehlender Aufrichtung des retrovertierten Uterus in der Schwangerschaft verbleibt dieser im kleinen Becken und klemmt sich, meist etwa in der 16. SSW, unter dem Os sacrum ein.

Vorgehen: Die Aufrichtung kann in der Regel während einer vaginalen Tastuntersuchung erfolgen. Nur selten ist dazu eine kurze Narkose notwendig.

retrograd: engl. *retrograde*. Rückläufig, zeitlich (z. B. retrograde Amnesie*) oder örtlich zurückliegend, von hinten her (z. B. retrograde Koloskopie).

Retrograde Ureterpyelografie *f*: Abk. RUP. Retrograde Injektion von wasserlöslichem Kontrastmittel in den Harnleiter, nach Einführen eines Ureterkatheters unter Sicht in das Harnleiter-Ostium (z. B. Chevass-Katheter). Das retrograde Ureteropyelogramm dient der morphologischen Beurteilung von Harnleiter und Nierenbecken (Striktur, Konkrement, Tumor, Harnstauung).

Retrokardialraum *m*: engl. *retrocardiac space*; syn. Holzknecht-Raum. Bezeichnung für den Raum zwischen Herzschatten (linker Vorhof und Ventrikel randbildend) und Wirbelsäule* im seitlichen Röntgenbild der Lunge*. Dieser verkleinert sich z. B. bei einer Vergrößerung des linken Herzens.

Retrolisthesis *f*: Bewegungsunabhängig fixierte Verschiebung oder Verkippung eines (meist lumbalen) Wirbelkörpers nach dorsal wegen Instabilität bei degenerativer Wirbelsäulenerkrankung (Diskopathie), nach Nukleotomie oder als Folge einer Wirbelbogendegeneration.

Retroperistaltik *f*: engl. *retroperistalsis*. Retrograde, also von anal nach oral gerichtete Bewegung des Verdauungstrakts, v. a. bei mechanischem Ileus (Darmverschluss), Erbrechen* und Miserere* (Koterbrechen).

retroperitoneal: Hinter dem Bauchfell gelegen. Man unterscheidet primär retroperitoneal liegende Organe (hinter dem Peritoneum parietale entstanden) von sekundär retroperitonealen Organen (innerhalb des Peritoneums angelegt, aber durch sekundäre Verwachsung mit der dorsalen Leibeswand an einer Seite ohne peritonealen Überzug, z. B. Duodenum* und Pankreas*).

Retroperitoneale Blutung *f*: Blutung in den hinter dem Bauchfell gelegenen Raum infolge von Trauma (z. B. Beckenringfraktur, Gefäßanomalien wie Aortenaneurysma), Operationen (z. B. an der Wirbelsäule) oder durch gerinnungshemmende Medikamente.

Retroperitonealfibrose *f*: engl. *retroperitoneal fibrosis*. Langsam zunehmende Fibrosierung im Retroperitonealraum* zwischen Beckenwand und Nierenhilum. In der Folge kommt es zu Komprimierung und Stenosierung der Ureteren, benachbarter Nerven und Gefäße. Mögliche Symptome sind chronische Rückenschmerzen, Harnstauungsniere* und Niereninsuffizienz* sowie Durchblutungsstörungen. Behandelt wird medikamentös und operativ.

Retroperitonealraum *m*: engl. *retroperitoneal space*; syn. Spatium retroperitoneale. Bindegewebsraum außerhalb der Peritonealhöhle zwischen Peritoneum parietale und Rückenmuskulatur. Im Retroperitonealraum befinden sich Organe und Leitungsstrukturen. Hierbei unterscheidet man primär retroperitoneale Organe (in der embryologischen Entwicklung hier auch entstanden, beispielsweise die Niere*) und sekundär retroperitoneale Organe (ursprünglich intraperitoneal angelegt wie das Pankreas*).

Anatomie:
– nach kranial vom Zwerchfell* begrenzt
– geht kaudal in den Subperitonealraum des Beckens über
– primär retroperitoneale Organe: **1.** Nieren **2.** Nebennieren* **3.** Harnleiter
– sekundär retroperitoneale Organe (mit dorsaler Leibeswand verwachsen und ohne Mesenterium*): **1.** Duodenum* Pars II–IV und Pankreas im Oberbauch **2.** Colon ascendens, Colon descendens, Zäkum* und Rektum* bis zur Flexura sacralis im Unterbauch
– Leitungsstrukturen: **1.** V. cava inferior und Aorta abdominalis mit ihren Ästen **2.** Lymphstämme und Lymphknoten* **3.** Bauchteil des Sympathikus*, Ganglien und Nerven.

Retropharyngealabszess *m*: engl. *retropharyngeal abscess*. Abszess im Rachenbereich v. a. bei Kleinkindern bis zum 4. Lj. infolge abszedierender Lymphadenitis nach Pharyngitis* mit Schluckbeschwerden, Schmerzen und Fieber. Bei der Racheninspektion erscheint eine kissenförmige Vorwölbung in der Mittellinie der Rachenhinterwand. Antibiotika und operative Abszessdrainage sind indiziert.

Retropositio uteri → Positio uteri

Retropulsion *f*: Zurückfallen bei dem Versuch, eine plötzliche Bewegung nach hinten zu unterbrechen, v. a. beim Parkinson*-Syndrom.

Retrosternaler Schmerz *m*: engl. *Retrosternal chest pain*; syn. retrosternaler Brenn-Schmerz. Schmerz hinter dem Brustbein mit variabler Intensität, der von leichtem Brennen bis zum Vernichtungsschmerz* mit Todesangst reicht. Ursachen sind kardiovaskulär (typisch etwa bei Myokardinfarkt), pulmonal (z. B. Lungenembolie*), abdominal (z. B. Pankreatitis*), orthopädisch (z. B. BWS*-Syndrom) oder auch somatoforme Störungen*.

Hintergrund: Ursachen:
– **kardiovaskuläre Erkrankungen: 1.** Perikarditis* **2.** akutes* Koronarsyndrom **3.** Aneurysma dissecans **4.** hypertrophische Kardiomyopathie u. a.
– **pulmonale und mediastinale Erkrankungen: 1.** Lungenembolie* **2.** Pleuritis* **3.** Pneumothorax* **4.** Mediastinitis* u. a.
– **Erkrankungen des Ösophagus: 1.** Boerhaave*-Syndrom **2.** Ösophaguskarzinom* **3.** Ösophagitis* **4.** ösophageale Motilitätsstörung* u. a.
– **abdominale Erkrankungen: 1.** Pankreatitis* **2.** Refluxkrankheit* u. a.
– **orthopädische Erkrankungen: 1.** Interkostalneuralgie* **2.** BWS-Syndrom (Brustwirbelsäulen-Syndrom) **3.** Tietze*-Syndrom
– **sonstige Erkrankungen: 1.** Zoster* **2.** somatoforme Störung* u. a.

Retrosternalraum *m*: engl. *retrosternal space*. Raum zwischen Brustbein und vorderer Herzkontur in der seitlichen Röntgen-Thorax-Aufnahme. Veränderungen korrespondieren mit klinischen Erscheinungen. Er verkleinert sich bei Vorliegen einer Trichterbrust, vergrößert sich bei einem Lungenemphysem* und erscheint ausgefüllt bei verlängerter rechtsventrikulärer Ausflussbahn.

Retroversion *f*: Drehbewegung einer Gliedmaße um eine Achse in der Frontalebene* nach hinten oder Beschreibung für die Rückwärtsneigung eines Organs wie der Gebärmutter. Konkret wird etwa das Anheben des Arms im Schultergelenk* oder des Beins im Hüftgelenk* nach hinten als Retroversion bezeichnet.

Retroversio uteri → Versio uteri

Retroviridae *f pl*: Familie kugelförmiger RNA-Viren mit Hüllmembran, erstmals 1910 von Rous beschrieben (Rous-Sarkom). Retroviridae sind die einzigen RNA-Viren mit onkogenem Potenzial. Sie kommen in Bandwürmern, Insekten, Fischen, Reptilien, Vögeln und Säugern vor.

Klinische Bedeutung: Retroviridae verursachen Leukämien, Lymphome, Sarkome und andere Tumoren mesodermaler Herkunft (Mamma, Leber, Niere). Des Weiteren rufen Retroviridae Autoimmunkrankheiten und Immundepression hervor (z. B. HIV*-Erkrankung und AIDS).

Retrusion *f*: Rückläufige Bewegung des Unterkiefers aus max. Interkuspidation* heraus in die retrale Kontaktposition.

Rett-Syndrom *n*: engl. *Rett syndrome*. Seltene, X-chromosomal-dominant erbliche tiefgreifende Entwicklungsstörung* nach unauffälliger Säuglingszeit mit autistischen Zügen, Epilepsie* und körperlichen Behinderungen, die fast ausschließlich Mädchen betrifft. Klinik und Molekulargenetik* führen zur Diagnose. Behandelt wird symptomatisch.

Rettungsdienst *m*: engl. *emergency medical service* (Abk. EMS). Landesrechtlich in der Regel durch Rettungsdienstgesetze festgelegte Organisationsstruktur zur medizinischen Versorgung der Bevölkerung einschließlich Notfallrettung. Diese umfasst die präklinische medizinische Versorgung zur Sicherung der Vitalfunktionen mit Herstellung bzw. Aufrechterhaltung der Transportfähigkeit sowie den Transport von Notfallpatienten in ein geeignetes Zielkrankenhaus unter Vermeidung weiterer Schädigung.

Einteilung:
– Primäreinsatz: Bezeichnung (nach DIN 13050) für Einsatz zur Patientenversorgung am Notfallort
– Sekundäreinsatz: Bezeichnung (nach DIN 13050) für Patientenbeförderung (Transport; siehe Abb.) von einer medizinischen Einrichtung (Gesundheitseinrichtung bzw. Krankenhaus) unter sachgerechter Betreuung mit Erhaltung und Überwachung lebenswichtiger Körperfunktionen zu einer weiterführenden medizinischen Versorgungseinrichtung oder zurück, mit oder ohne Arztbegleitung.

Prinzip: Koordination des Rettungsdiensteinsatzes durch Leitstelle* mit Notruf-Annahme und Entsendung geeigneter Rettungsmittel (Sammelbezeichnung für Transportmittel zusammen mit Transportgerät und Rettungsmaterial, siehe unten)

Rettungsdienstfahrzeug

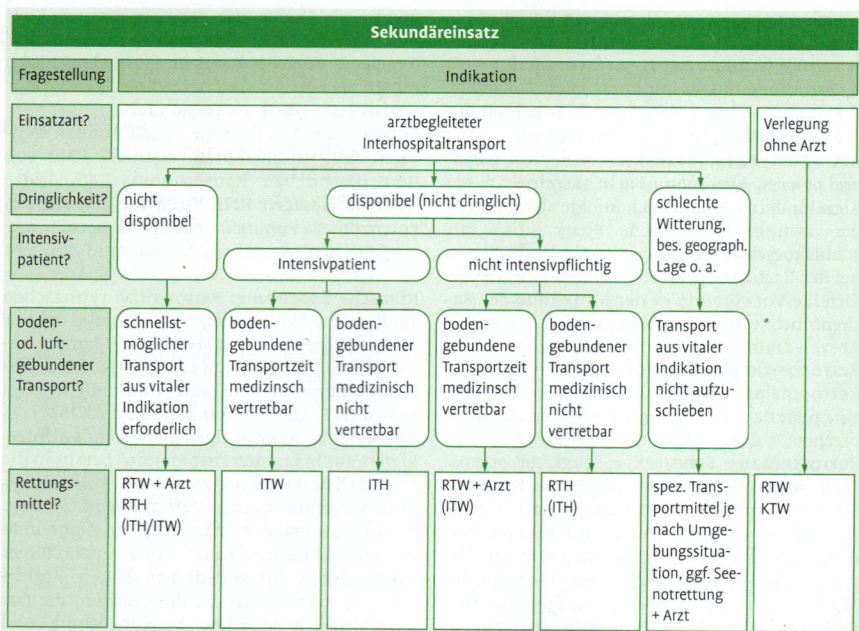

Rettungsdienst: Sekundäreinsatz; mögliches Schema zur Disposition.

- Personal: nichtärztliches Rettungs(fach)personal
- Rettungsmittel: Transportmittel mit DIN-entsprechender Ausrüstung durch Transportgerät: **1.** für bodengebundenen Rettungseinsätze: Rettungstransportwagen (RTW) als Krankenkraftwagen ohne obligate Arztbesetzung, Notarztwagen* (NAW) mit obligater Notarztbesetzung (Stationssystem), Notarzteinsatzfahrzeug (NEF) als Notarztzubringer bei Rendezvous*-System, Krankenkraftwagen **2.** Luftfahrzeug (Hubschrauber, Flächenflugzeug) für Luftrettung **3.** speziell für Verlegungstransport (Intensivtransport*) zu Boden Intensivtransportwagen* (ITW), zu Luft Intensivtransporthubschrauber (ITH) **4.** sog. Dual-Use-Spezialtransportmittel (mit flexibler Ausrüstung für Intensivtransport* oder Primäreinsatz): sog. Dual-Use NAW (siehe NAW, Abb. dort) zum Einsatz als ITW oder NAW; sog. Dual-Use-RTW zum Einsatz als ITW oder RTW, sog. Dual-Use-Hubschrauber zum Einsatz als ITH oder als Rettungshubschrauber (RTH).

Rettungsdienstfahrzeug *n*: Bezeichnung nach DIN 13050 für ein mit mindestens 2 Personen des Rettungsdienstes* zu besetzendes Fahrzeug für mindestens 1 Patienten zur rettungsdienstlichen Versorgung und zum Transport von Patienten auf einer Krankentrage.

Rettungshubschrauber *m*: syn. Rettungstransporthubschrauber (DIN 13053); Abk. RTH. Arztbesetztes luftgebundenes Transportmittel des Rettungsdienstes* (Luftrettungsmittel) mit spezifischer Ausstattung analog einem Notarzteinsatzfahrzeug (NEF). Personell ist ein RTH besetzt mit einem Piloten, einem Rettungsassistenten mit spezieller Zusatzausbildung (HEMS-Crew-Member; HEMS für engl. Helicopter Emergency Medical Service) sowie einem Notarzt.

Rettungsleitstelle → Leitstelle
Rettungsmittel → Rettungsdienst
Rettungswagen *m*: engl. *MICU*; Abk. RTW. Krankenkraftwagen Typ C nach DIN EN 1789 zur erweiterten Versorgung, Überwachung und Beförderung von Notfallpatienten ohne obligate Arztbesetzung im Rahmen des Rettungdienstes.
Retzius-Raum → Spatium retropubicum
Revaskularisation [Durchblutung] *f*: Verbesserung der Durchblutung minderversorgter Gewebe durch interventionelle oder operative Verfahren. Ein Beispiel ist die koronare Reperfusion: die Verbesserung der infolge einer Koronarstenose* verminderten Koronarperfusion kann durch pharmakologische (systemische Thrombolyse*), interventionelle (percutaneous coronary intervention, PCI) oder operative (aortokoronarer Bypass*) Maßnahmen erfolgen.

Reverdin-Nadel *f*: engl. *Reverdin's needle*. Atraumatische chirurgische Nadel* mit spitzennahem Schlitz oder Loch zur Fadenführung und einer Längskehlung. Die Reverdin-Nadel wird zum Durchstoßen von Haut oder festem Gewebe und überwiegend in der minimal-invasiven Chirurgie verwendet.
Reverdin-Transplantation → Hauttransplantat
Reversed-Kleinert-Schiene → Kleinert-Schiene
Reverse-Transkriptase-Inhibitoren → Antisense-Oligonukleotide
Reverse-Transkriptase-Inhibitoren, nicht-nukleosidische *m pl*: engl. *non nucleoside-analogue reverse transcriptase inhibitors*; Abk. NNRTI. Substanzen, welche die HIV-spezifische Reverse Transkriptase nicht am aktiven Zentrum, sondern an einer anderen Position des Proteins hemmen und bei HIV-Infektionen als Teil einer antiviralen Kombinationstherapie* eingesetzt werden. Wirkstoffbeispiele sind Efavirenz*, Etravirin, Nevirapin* und Rilpivirin. Nebenwirkungen umfassen Hautreaktionen, gastrointestinale und psychische Störungen.
Reverse-Transkriptase-Inhibitoren, nukleosidische *m pl*: engl. *nucleoside-analogue reverse transkriptase inhibitors*; Abk. NRTI. Nukleosidanaloga*, welche kompetitiv* die für die Replikation* von Retroviren erforderliche Reverse Transkriptase hemmen und bei Infektion mit HIV als Teil einer antiviralen Kombinationstherapie* eingesetzt werden. Wirkstoffbeispiele sind Abacavir*, Didanosin, Emtricitabin*, Entecavir*, Lamivudin*, Stavudin, Telbivudin* und Zidovudin. Nebenwirkungen umfassen Neutropenie*, Anämie*, Polyneuropathie*, Pankreatitis* und Stomatitis*.
Reverse-Transkriptase-Inhibitoren, nukleotidische *m pl*: Nukleotidanaloga*, welche kompetitiv* die für die Virusreplikation erforderliche Reverse Transkriptase, v. a. von Retroviren, aber auch DNA-Viren*, hemmen. Sie werden bei Infektion mit HIV und Hepatitis*-B-Virus in antiviraler Kombinationstherapie* eingesetzt. Wirkstoffbeispiel ist Tenofovir* (Prodrug: Tenofovirdisoproxil oder Tenofoviralafenamid). Nebenwirkungen umfassen Nephrotoxizität*, gastrointestinale Symptome und Hautausschlag.
reversibel: engl. *reversible*. Umkehrbar, heilbar.
Reversible Hemmung *f*: syn. reversible Enzym-Hemmung. Minderung der Aktivität von Enzymproteinen oder Transportproteinen in Gegenwart eines Inhibitors, wobei bei Abwesenheit des Inhibitors die ursprüngliche Aktivität wieder erreicht wird.
Revised Trauma Score → Trauma and Injury Severity Score

Reye-Syndrom *n*: engl. *Reye's syndrome*. Akute Enzephalopathie* in Kombination mit akutem Leberversagen* bei fettiger Leberdegeneration. Maßgeblich für die Prognose des Reye-Syndroms, das zumeist Kinder betrifft, ist eine frühzeitige Diagnosestellung sowie der unverzügliche Beginn einer symptomatischen Therapie unter intensivmedizinischer Überwachung, da das Vollbild der Erkrankung mit einer hohen Letalität einhergeht.
Ätiologie:
– unklar
– Auftreten nach viralen Infektionen, insbesondere Varizellen*, Herpes*- und Influenza-Viren
– nach Salicylateinnahme, z. B. Acetylsalicylsäure* (ASS), daher strenge Indikationsstellung für Behandlung viraler/fieberhafter Infekte mit ASS im Kindesalter.
Vorkommen:
– betrifft v. a. Kinder
– Erkrankungsgipfel zwischen 4. und 9. Lj.
Klinik:
– wenige Tage nach Virusinfektion Beginn mit Fieber, Übelkeit, Erbrechen, Kopfschmerz, Irritabilität, Delir*
– im weiteren Verlauf Schläfrigkeit und Koma* durch akutes Leberversagen*
– in ca. 60 % der Fälle progredienter Verlauf mit Entwicklung von: **1.** Hirnödem* **2.** Hyperventilation* **3.** epileptischen Anfällen **4.** Bewusstseinsstörungen* **5.** Apnoe*.
Therapie:
– symptomatisch
– intensivmedizinische Überwachung (einschließlich Kontrolle des intrakraniellen Drucks)
– evtl. künstliche Beatmung*
– bei progredientem Verlauf Lebertransplantation* (LTX)
Prognose:
– im Frühstadium Heilung möglich
– Letalität* bei Vollbild 20–60 %.

Reynolds-Pentade *f*: engl. *Reynolds pentad*. Kombiniertes Auftreten von rechtsseitigem Oberbauchschmerz, Fieber mit Schüttelfrost, passagerem Ikterus*, arterieller Hypotonie und zentralnervösen Ausfällen bei septischem Verlauf einer akuten Cholangitis*.

Rezept *n*: engl. *prescription*. Schriftliche ärztliche, zahnärztliche oder tierärztliche Anweisung zur Arzneianfertigung oder -ausgabe durch eine Apotheke bzw. Verordnung von Verband-, Heil- und Hilfsmitteln. Im Bereich der GKV wird ein Rezept auf entsprechendem Vordruck ausgestellt.

Rezeptoraffinität *f*: Maß für die Neigung einer Substanz, an einen bestimmten Rezeptor oder eine Rezeptorengruppe zu binden.

Rezeptoren *m pl*: engl. *receptors*. Membranständige und intrazelluläre Moleküle, die Signalkaskaden (Signaltransduktion*) auslösen nach Bindung eines spezifischen Liganden (z. B. Neurotransmitter*, Hormone*, Mediatoren*, Medikamente) oder nach Stimulation durch einen Reiz*. Membranständige Rezeptoren werden je nach Wirkungsweise in ionotrope, metabotrope und Enzym-gekoppelte Rezeptoren eingeteilt.
Funktionen:
– interzelluläre Koordination zur Aufrechterhaltung oder/und Anpassung der Homöostase* an wechselnde Bedingungen
– Induktion und Regulation der spezifischen Immunantwort*
– Zelldifferenzierung.
Formen:
– **Membranrezeptoren: 1.** ionotrope Rezeptoren: Ionenkanäle, die sich nach Ligandenbindung öffnen und somit Einfluss auf die Leitfähigkeit der Membran nehmen **2.** metabotrope Rezeptoren: z.B G-Protein gekoppelte Rezeptoren (G-Protein-Rezeptoren), die nach Ligandenbindung intrazelluläre Signalkaskaden auslösen
– **intrazelluläre Rezeptoren:** im Zyto- oder Karyoplasma* vorkommende Rezeptoren, die nach Ligandenbindung Einfluss auf die Genexpression* nehmen
– **Enzym-gekoppelte Rezeptoren:** besitzen an der zytosolischen Domäne ein Enzym, welches nach Ligandenbindung aktiviert wird und intrazelluläre Signalkaskaden auslöst, z. B. Tyrosinkinase*-Rezeptoren.

Rezeptoren, cholinerge *m pl*: engl. *cholinergic receptors*; syn. Acetylcholin-Rezeptoren. Mit Acetylcholin* (Ligand) interagierende transmembranäre Rezeptoren*. Nach dem jeweiligen selektiven Agonisten werden die beiden cholinergen Rezeptortypen als nikotinerge und muskarinerge Rezeptoren bezeichnet.

Rezeptoren, muskarinerge → Muskarin-Rezeptoren

Rezeptor-Tyrosinkinasen → Tyrosinkinase-Rezeptoren

Rezession, parodontale *f*: engl. *periodontal recession*. Auf die orale bzw. faziale Wurzeloberfläche eines Zahnes begrenzte, klinisch entzündungsfreie Rückbildung des Parodontiums.
Klinik:
– singulär oder generalisiert auftretend
– marginale Gingiva evtl. wulstig aufgeworfen (McCall-Girlande, siehe Abb.) oder mit feinen Spaltbildungen (Stillman-Spalten).
Ätiologie:
– zu kräftige horizontale Zahnputztechnik
– autoaggressives Verhalten bei übersteigertem Zähneputzen
– forcierte kieferorthopädische Behandlung

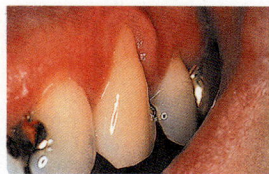

Rezession, parodontale: Freiliegender Zahnhals bei entzündungsfreiem Parodontium und McCall-Girlande. [90]

– Überbelastung durch Funktionsstörungen
– Bruxismus*
– Gingivaentzündung.
Therapie:
– korrekte Zahnputztechnik (z. B. mithilfe einer elektrischen Zahnbürste mit Andruckkontrolle)
– ggf. Beseitigung von Parafunktionen, parodontalchirurgische Defektdeckung.

rezessiv → Erbgang, rezessiver

Rezidiv *n*: engl. *relapse*; syn. Relaps. Wiederauftreten einer Krankheit nach klinisch vermuteter Heilung, z. B. Rezidiv einer Infektion oder Tumorrezidiv (Wiederauftreten eines histologisch gleichartigen Tumors am gleichen Ort oder im gleichen Organ nach vorausgegangener radikaler Behandlung).

rezidivierende Depression → Störung, rezidivierende depressive

Rezidivprophylaxe → Rückfallprophylaxe

reziproke Innervation → Sherrington-Gesetz

Reziprozität *f*: Gegen- oder Wechselseitigkeit bzw. Wechselbezüglichkeit.

RF: Abk. für → Residualfraktion

R-Faktor *m*: engl. *R factor*; syn. **R**esistenz**f**aktor. Bakterieller Konjugationsfaktor* mit Genen, die für Antibiotikaresistenz* codieren. Der R-Faktor kann mehrere Gene enthalten, die Resistenz* gegen jeweils unterschiedliche Antibiotika, auch Desinfektionsmittel oder UV-Strahlung vermitteln. Die Übertragung innerhalb einer Bakterienspezies oder zwischen Bakterien unterschiedlicher Spezies erfolgt z. T. innerhalb weniger Stunden.

RFO: Abk. für Radiofrequenzobliteration → Sklerotherapie

Rh-: syn. Rhesus-. Abkürzung für Rhesus-, wie in Rh-positiv oder Rh-negativ bei der Blutgruppenbestimmung.

Rhabarber, handlappiger *m sg, pl*: syn. Rheum palmatum. Staude aus der Familie der Knöterichgewächse (Polygonaceae), die zusammen mit Chinesischem Rhabarber (Rheum officinale) Stammpflanze der Droge ist. Handlappiger Rhabarber wirkt adstringierend, antidiarrhoisch, laxierend und hydragog. Er wird bei Obstipation eingesetzt. Siehe Abb.

Rhabdomyolyse

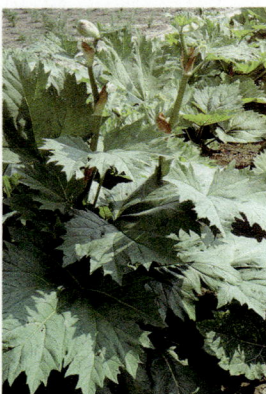

Rhabarber, handlappiger: Pflanze. [166]

Verwendung:
- medizinisch: 1. innerlich bei Obstipation (Kommission E) bzw. zur kurzfristigen Behandlung bei gelegentlich auftretender Obstipation (Herbal Medicinal Products Committee, European Scientific Cooperative on Phytotherapy) 2. äußerlich alkoholische Auszüge zu Pinselungen bei Entzündungen des Zahnfleischs und der Mundschleimhaut
- volkstümlich in kleinen Mengen (Einzeldosis 0,1–0,2 g Droge) als Adstringens und Stomachikum.

Rhabdomyolyse f: engl. rhabdomyolysis; syn. Muskelzerfall. Akuter Zerfall der quergestreiften Skelett- und Herzmuskulatur. Durch die Myolyse werden u. a. Kalium, Myoglobin und andere Metaboliten des Muskelstoffwechsels freigesetzt. Drohende gravierende Komplikationen sind akutes Nierenversagen aufgrund der Tubulusschädigung durch das Myoglobin und Herzrhythmusstörungen.

Klinik:
- Muskelschwäche
- Muskelschmerzen
- abgeschwächte Muskeleigenreflexe
- Myoglobinurie*.

Komplikationen:
- Akutes* Nierenversagen (Crush*-Syndrom)
- Herzrhythmusstörungen.

Therapie: Kausale und symptomatische Maßnahmen:
- Kreislaufstabilisierung
- frühzeitig hochdosierte Volumenzufuhr
- Diuretika wie hochdosiertes Furosemid (Nutzen umstritten), ggf. frühzeitig Nierenersatztherapie* (Hämofiltration*)
- Absetzen und/oder Elimination der verursachenden Medikamente/Toxine
- rasche Erkennung und Behandlung eines evtl. drohenden Kompartment-Syndroms
- Elektrolytsubstitution, Gerinnungsfaktoren, Heparin.

Prognose: Die Prognose hängt von vielen Faktoren ab. Wird das akute Nierenversagen abgewendet (es droht in 50 % der Fälle in den ersten 1-2 Tagen), ist die Prognose gut, wenn nicht, beträgt die Letalität 10-20 %. Bei den Überlebenden erholt sich die Nierenfunktion zumeist wieder vollständig.

Rhabdomyom n: engl. rhabdomyoma. Seltenes, aus reifer (adulter Typ) oder unreifer (fetaler Typ) quergestreifter Muskulatur bestehendes Myom*.

Rhabdomyosarkom n: engl. rhabdomyosarcoma. Weichteilsarkom*, ausgehend von undifferenziertem mesenchymalem Gewebe mit variabler Ausbildung einer skelettmuskelzelligen Differenzierung. Klinische Symptome sind abhängig von der Lokalisation des Primärtumors und dem Metastasierungsstatus, evtl. treten Schmerzen und Funktionseinschränkungen auf.

- **embryonales Rhabdomyosarkom:** aus unreifen, embryonalen Muskelzellen (spindelzellig oder anaplastisch); Vorkommen überwiegend im Kindesalter, z. B. als Sarcoma* botryoides
- **alveoläres Rhabdomyosarkom:** aus Rhabdomyoblasten, die in unregelmäßigen, durch Bindegewebssepten unterteilten Tumorzellnestern wachsen, häufig lokalisiert im Bereich der Extremitäten; Vorkommen in Adoleszenz und jungem Erwachsenenalter
- **polymorphes Rhabdomyosarkom:** aus bizarr geformten, polygonalen, runden oder spindeligen Tumorzellen; Vorkommen meist in der 6. Lebensdekade.

Rhabdoviridae f pl: syn. Rhabdoviren. Familie stabförmiger RNA-Viren mit Hüllmembran (130–230 nm lang, ⌀ 50–95 nm, helikales Kapsid, einzelsträngige RNA, Matrix-Protein). Rhabdoviridae besitzen ein sehr weites Wirtsspektrum. Aufgrund ihrer Ökologie gehören einige Rhabdoviridae zu den Arboviren*. Ein wichtiger Vertreter ist das Tollwut*-Virus.

Einteilung:
- für den Menschen wichtige Genera: 1. Lyssavirus (u. a. mit Tollwut*-Virus, Duvenhage-Virus, Mokola-Virus) 2. Vesiculovirus
- pflanzenspezifische Genera: 1. Nucleorhabdovirus 2. Cytorhabdovirus.

Rhachischisis → Spina bifida

Rhagade f: Riss- oder spaltförmiger Einriss der Haut bis in die Dermis, meist infolge von Verhornungsstörungen, Kälte, Immunschwäche oder Infektionen. Rhagaden zählen zu den Sekundäreffloreszenzen und heilen meist narbenlos ab. Sie finden sich an Händen (Finger und palmar), Füßen (Zehen und Ferse), Mund- und Lidwinkel sowie Gelenkbeugen.

Ursachen:
- Hyperkeratose*
- andere Verhornungsstörungen (z. B. Neurodermitis oder Psoriasis*)
- Infektionen, z. B. Mykose*
- Mangelernährung* und Stoffwechselstörungen
- trockene Haut z. B. durch Kälte und Wind.

Rhagozyten m pl: engl. ragocytes. (Hyper-)segmentierte Granulozyten*, Monozyten* und Makrophagen* mit mikroskopisch nachweisbaren Zytoplasmaeinschlüssen. Rhagozyten finden sich bei Erkrankungen des rheumatischen Formenkreises im entzündlich veränderten Gewebe und lassen sich z. B. in Kniegelenk-Punktaten nachweisen.

Morphologie: Die peripher angeordneten, überwiegend hellen (PAS-positiven) Granula enthalten phagozytierte Immunkomplexe und Rheumafaktoren*. Sie ähneln im durchfallenden Licht Weinbeeren.

Vorkommen:
- systemischer Lupus* erythematodes
- seropositive chronische Polyarthritis
- septische Arthritis*
- Rheumatoide Arthritis*
- Spondylarthritis*.

Rhamnus frangula → Faulbaum

Rheo-: Wortteil mit der Bedeutung Fluss, Strömung.

Rheobase → Chronaxie

Rheografie f: engl. rheography. Verfahren zur Diagnostik peripherer Gefäßprozesse mit Registrierung von pulsatorischen Schwankungen des Durchflussvolumens im erfassten Gefäßgebiet (im Gegensatz zur Oszillografie*, die Druckschwankungen der größeren Arterien erfasst).

Rheologie f: engl. rheology. Wissenschaft von den Fließeigenschaften flüssiger Substanzen sowie der Deformierung plastisch formbarer Stoffe.

Rheologika n pl: Arzneimittel, welche die Fließeigenschaften des Blutes und somit die Hämodynamik* beeinflussen. Rheologika kommen zum Einsatz bei rheologischen Störungen* sowie in der HNO bei Tinnitus* und Hörsturz*.

Rhesus-Bestimmung f: syn. Rhesus-Blutgruppen-Bestimmung. Tests zum Ausschluss oder Nachweis der Rhesus-Antigene D, C, c, E und e auf der Erythrozyten*-Zellmembran* (siehe Rhesusfaktoren*). Die Bestimmung wird durchgeführt, um bei Schwangerschaften oder Bluttransfusionen* lebensbedrohliche Antigen*-Antikörper-Reaktionen zu verhindern. Der Nachweis erfolgt indirekt als Antikörper*-Test gegen Rhesus-Antigene oder direkt mittels molekulargenetischer Untersuchungen.

Referenzbereich: Negativ.
Indikationen: Bestimmung des Rhesusfaktor D (RhD):

- Standard im Rahmen der Blutgruppenbestimmung
- präoperativ
- vor Bluttransfusionen*
- vor Organtransplantation
- vor Knochenmarktransplantation
- Mutterschaftsvorsorge
- Morbus* hämolyticus neonatorum.

Zusätzliche Bestimmung der Rhesusuntergruppen C, c, E und e bei Patientengruppen mit höherer Wahrscheinlichkeit von Unverträglichkeiten:
- vor Bluttransfusionen von Mädchen und Frauen im gebärfähigen Alter
- vor Bluttransfusionen von Patienten mit häufigem Transfusionsbedarf
- vor Bluttransfusionen von Patienten, die bereits irreguläre Antikörper gebildet haben
- vor Bluttransfusionen von Patienten, bei denen die serologische Verträglichkeitsprobe nicht sicher beurteilt werden kann.

Material und Präanalytik: 10 ml EDTA-Blut.
Bewertung: Rhesus-D-Antigen:
- stärkstes und wichtigstes Antigen
- Rhesus-positiv bedeutet D-positiv (RhD-positiv): das RhD-Protein ist in der Erythrozyten-Zellmembran vorhanden
- Rhesus-negativ bedeutet D-negativ (RhD-negativ): das RhD-Protein ist in der Erythrozyten-Zellmembran nicht vorhanden
- RhD tritt in unterschiedlichen Ausprägungsformen auf: **1.** voll ausgeprägt = RhD-positiv **2.** abgeschwächt ausgeprägt = weak D, Typ 1, 2 und 3; gilt als Empfänger und als Spender als D-positiv **3.** qualitativ deutlich verändert = partial D; gilt als Empfänger als D-negativ und als Spender als D-positiv **4.** qualitativ deutlich verändert und schwach ausgeprägt, z. B. DIV **5.** qualitativ deutlich verändert/DEL-Phänotyp.

Praxishinweise:
- Störfaktoren sind Hämolyse*, Plasmaexpander, Kälteagglutinine*, Vortransfusionen
- Die Blutgruppenbestimmung unterliegt der Dokumentationspflicht* und erfordert besondere Sorgfalt bei der Beschriftung des Probenröhrchens und in der Identitätsfeststellung des Patienten. Verantwortlich ist immer der Arzt, der die Blutprobe anfordert, auch wenn die Blutprobe nicht selbst entnommen wurde.

Rhesus-Desensibilisierung → Anti-D-Prophylaxe

Rhesus-Erythroblastose → Morbus haemolyticus fetalis

Rhesusfaktoren *m pl*: engl. *Rhesus factors*; syn. Rh-Faktoren. Eiweiße auf der Erythrozyten*-Zellmembran*, gegen die bei Bluttransfusionen* und im Rahmen von Schwangerschaften Antikörper* gebildet werden können. Das Rhesus-Blutgruppensystem wurde von Landsteiner und Wiener 1940 bei Versuchen mit Rhesusaffen entdeckt und umfasst die sog. Rhesus-Blutgruppenantigene* D, C, c, E und e.

Physiologie: Das Antigen D ist immunologisch am stärksten wirksam, weshalb D-Träger als Rhesus-positiv (Rh+) bezeichnet werden. Die Bildung von Anti-D-Antikörpern findet erst nach einem vorhergehenden Erstkontakt mit dem Antigen statt (sog. irreguläre erythrozytäre* Antikörper).
- Rhesus-positiv (Rh+): **1.** Bezeichnung für die D-Träger **2.** betrifft größten Anteil der weißen Bevölkerung in Europa (ca. 85 %) **3.** Rh-positive Blutkonserven sind mit D+ bezeichnet
- Rhesus-negativ (Rh–): **1.** Antigen D fehlt völlig **2.** Rh-negative Blutkonserven sind mit d– bezeichnet.

Neben D existieren die Antigene C, c, E und e, die nur eine schwache immunologische Reaktion hervorrufen. Als **Rhesusformel** wird die Zugehörigkeit eines Menschen zu den 5 Rhesusfaktoren D, C, c, E, und e bezeichnet. Die Formel ccddee steht beispielsweise für das Vorhandensein von c und e und das Fehlen von C, E und D (das doppelte kleine d bedeutet in der Formel das Nichtvorhandensein von D, also Rh–).

Klinische Bedeutung:
- Bluttransfusion: **1.** Wenn Rh-negative Menschen eine Bluttransfusion* mit Rh-positivem Blut erhalten, bilden sie Anti-D-Antikörper gegen das Eiweiß D auf den fremden Erythrozyten. **2.** Bei erneutem Kontakt mit Rh-positivem Blut kann es zu schweren, lebensbedrohlichen Transfusionszwischenfällen kommen.
- Schwangerschaft: **1.** Rh-negative Frauen können bei der Geburt* oder Fehlgeburt eines Rh-positiven Kindes Kontakt zum Blut des Kindes haben und folglich Antikörper entwickeln (siehe Anti*-D-Prophylaxe). **2.** Bei einer weiteren Schwangerschaft mit Rh-positivem Kind können die Antikörper der Mutter zu schweren Schäden beim Ungeborenen führen (siehe Morbus* haemolyticus neonatorum und Rhesus*-Inkompatibilität).

Rhesus-Inkompatibilität *f*: engl. *rhesus incompatibility*. Blutgruppenserologische Unverträglichkeit im Rhesus-Blutgruppensystem mit geburtshilflicher Bedeutung bei Rh-negativer Mutter und Rh-positivem Vater wegen Gefahr der Rhesus-Erythroblastose bei Rh-positivem Fetus und vorausgegangener Sensibilisierung der Rh-negativen Mutter (in 90 % der Fälle durch mütterliche Anti-D-Antikörper gegen fetales Antigen D).

Rheumafaktor *m*: engl. *rheumatoid factor*; Abk. RF. Autoantikörper* gegen die Fc-Region körpereigener Immunglobuline* der Klasse G. Rheumafaktoren sind verstärkt nachweisbar bei rheumatoider Arthritis*, Kollagenosen* und chronisch-entzündlichen Erkrankungen. Meist bestimmt der Arzt die Rheumafaktoren der Klasse IgM, seltener IgG oder IgA.
Indikation zur Laborwertbestimmung: V. a. rheumatoide Arthritis* und Verlaufsbeurteilung.
Bewertung: Erhöhte Werte:
- rheumatoide Arthritis*: **1.** 70–80 % der Betroffenen haben erhöhte Werte. **2.** Bei Patienten mit hohen Titern verläuft die Erkrankung meist schnell und schwer. **3.** Gesunde mit erhöhten Werten haben ein erhöhtes Erkrankungsrisiko.
- Kollagenosen* (besonders beim Sjögren*-Syndrom)
- Sarkoidose*
- interstitielle Lungenkrankheiten*
- chronische Lebererkrankungen*
- Infektionen
- physiologisch: **1.** in fortgeschrittenem Alter (besonders bei Frauen) **2.** nach Impfungen* **3.** nach Bluttransfusionen*.

Rheumaknoten *m sg, pl*: engl. *rheumatoid nodule*; syn. Noduli rheumatici. Bis hühnereigroße, derbe, verschiebliche subkutane Knoten bei 30 % der Patienten mit rheumatoider Arthritis*, insbesondere an den Streckseiten der Extremitäten. Ihre Größe verändert sich analog zur Grunderkrankung und der Wirksamkeit ihrer Therapie. Bei pulmonaler Lokalisation sind Rheumaknoten eine wichtige Differenzialdiagnose von Rundherden* der Lunge.

Rheuma-Labordiagnostik *f*: engl. *rheumatoid arthritis tests*; syn. Rheumatests. Laboruntersuchungen zum Nachweis von Erkrankungen des rheumatischen Formenkreises. Hierzu zählen die Bestimmung von Entzündungsparametern und des Rheumafaktors* sowie der Nachweis von Autoantikörpern (ANA, ANCA, zyklische* Citrullin Peptid-Antikörper), genetischen Faktoren (HLA*-B27, HLA-DR4) oder einer ursächlichen Infektion mit z. B. Streptokokken, Borrelien, Chlamydien*, Yersinien und Salmonellen.

rheumatischer Formenkreis → Formenkreis, rheumatischer

Rheumatismus *m*: engl. *rheumatism*. Veralteter Oberbegriff für fließende, reißende und ziehende Schmerzen des Bewegungsapparats (sog. Rheuma), unter Umständen abhängig von klimatischen Bedingungen.

Rheumatismus, palindromischer *m*: engl. *palindromic rheumatism*; syn. palindromer Rheumatismus. Ätiologisch unklares, seltenes klinisches Syndrom mit wiederkehrenden, wenige Tage anhaltenden und symptomlos wieder abklingenden Arthritis-Attacken mit Schmerzen und Schwellungen der Gelenke, vor allem der Handgelenke. Gelenkdestruktionen bestehen nicht. Etwa ein Drittel der Patienten entwickelt nach Jahren eine seropositive* rheumatoide Arthitis. Die Behandlung erfolgt symptomatisch.

Rheumatoide Vaskulitis *f*: Seltene, unter schweren Allgemeinsymptomen wie Abgeschlagenheit, Fieber und Gewichtsverlust schubweise verlaufende systemische Vaskulitis* als extraartikuläre Komplikation einer meist langjährig bestehenden rheumatoiden Arthritis*. Betroffen sind meist mittelgroße Arterien, seltener venöse Gefäße. Behandelt wird mit Glukokortikoiden* und Immunsuppressiva*. Die Prognose ist sehr ungünstig.

Rheumatologie *f*: engl. *rheumatology*. Lehre von der Entstehung, Behandlung und Verhütung von Erkrankungen des rheumatischen Formenkreises.

Rheum palmatum → Rhabarber, handlappiger

Rhexis *f*: Zerreißung; z. B. Rhexisblutung (Haemorrhagia per rhexin) infolge einer Gefäßzerreißung.

Rhinencephalon *n*: engl. *olfactory brain*. Teil des Gehirns*, der der Geruchswahrnehmung* dient. Das Rhinencephalon ist Teil des Allocortex und liegt größtenteils im frontobasalen Großhirn (Telencephalon*). Es ist eng mit dem limbischen System* verbunden und enthält den olfaktorischen Kortex sowie die Riechbahn*.

Anatomie: Das Rhinencephalon besteht auf folgenden Teilen:
- Bulbus* olfactorius
- Tractus olfactorius
- Tuberculum olfactorium
- Area septalis
- Stria diagonalis
- präpiriformer Kortex (primärer olfaktorischer Kortex)
- kortikale Anteile der Amygdala*.

Rhinitis *f*: syn. Coryza. Akute oder chronische Entzündung der Nasenschleimhaut. Die akute Form (Schnupfen) wird vor allem durch Viren verursacht. Für die chronische Rhinitis gibt es neben allergischen Reaktionen eine Vielzahl von Ursachen. Behandelt wird u. a. mit abschwellenden Nasentropfen, Inhalationen, Nasendusche, Glukokortikoiden*, Antihistaminika* oder auch operativ.

Erkrankung: Formen:
- Rhinitis acuta
- chronische Rhinitiden: 1. Rhinitis hypertrophica 2. Rhinitis* atrophicans 3. Rhinits sicca 4. Rhinitis vasomotorica 5. Rhinits allergica 6. Rhinitis pseudomembranacea 7. Rhinitis medicamentosa (Privinismus).

Ursachen Rhinitis acuta:
- vor allem Viren, z. B. Rhinoviren, Adenoviren, Echoviren, aber auch humanes Bocavirus*
- bakterielle Sekundärinfektionen möglich (Pneumokokken, Streptokokken, Staphylokokken)
- häufig auch Initial- oder Begleitsymptom anderer Infektionskrankheiten (u. a. Masern*, Virusgrippe, Pertussis*).

Ursachen Rhinitis hypertrophica: Länger andauernde Irritations- bzw. Entzündungszustände aufgrund einer Volumenzunahme der Schleimhaut mit Behinderung der Nasenatmung durch:
- chemische oder physikalische Noxen (z. B. Passivrauch*)
- Nasenfremdkörper*
- Rhinolith*
- Nasentumoren*
- endokrinologische Erkrankungen.

Klinik: Rhinitis acuta:
- Niesen, Juckreiz
- seröses oder muköses Sekret
- behinderte Nasenatmung.

Rhinitis hypertrophica:
- behinderte Nasenatmung
- Riechstörung*
- nasale Stimme
- Schnarchen.

Therapie: Rhinitis acuta:
- physiologische Kochsalzlösung als Nasentropfen oder Spray
- abschwellende Nasentropfen oder -sprays (Alpha-Sympathomimetika z. B. Xylometazolin*) über bis zu 10 Tage (bei dauerhafter Therapie Gefahr der Rhinitis medicamentosa)
- Inhalation heißer Dämpfe (38–42°).

Rhinitis hypertrophica:
- Schadstoffkarenz
- lokale Verabreichung von Glukokortikoiden* (Nasenspray, z. B. Mometason* oder Fluticason*)
- Konchotomie*
- Fremdkörperentfernung
- Tumorresektion.

Rhinitis allergica *f*: engl. *allergic rhinitis*; syn. Rhinopathia allergica. Niesen, Juckreiz, Naselaufen und behinderte Nasenatmung infolge einer IgE-vermittelten Sofortreaktion (Allergie vom Typ I). Häufig entwickelt sich zusätzlich eine Konjunktivitis*. Auslöser sind Pollen (Heuschnupfen), Hausstaubmilben, aber auch Mehle oder Chemikalien. Behandelt wird mit Antihistaminika*, Glukokortikoiden* oder einer spezifischen Immuntherapie*.

Erkrankung: Ursachen:
- Pollen (sog. Heuschnupfen = Pollinosis*)
- Sporen extramuraler Pilze (z. B. Alternaria alternata, Cladosporium herbarum)
- häusliche Allergene: 1. Hausstaubmilben 2. Bettfedern 3. Pilze (z. B. Schimmelpilze) 4. Haustierepithelien (sog. „Tierhaarallergie")
- berufsbedingte Allergene wie z. B. Mehl-, Holz- und Pflanzenstaub, Chemikalien.

Pathogenese: Allergie vom Typ 1. Hierbei führt der Erstkontakt mit dem Antigen zur Produktion von speziellen gegen das Allergen gerichteten, auf Mastzellen* sitzenden Antikörpern. Beim Zweitkontakt binden die Allergene dann an die Antikörper auf der Mastzellenoberfläche. Daraufhin sezernieren die Mastzellen Mediatoren wie Histamin* und Leukotriene*, die zu einer verstärkten Durchblutung, Jucken, Niesen und Schleimbildung führen, um das Allergen aus dem Körper zu entfernen.

Klinik:
- Niesattacken
- Juckreiz
- wässrige Sekretion
- ödematöse Schwellung der Nasenschleimhaut
- eingeschränkte Nasenatmung
- häufig assoziiert mit allergischer Konjunktivitis (Rhinokonjunctivitis allergica)
- Schlafstörungen, Tagesmüdigkeit.

Therapie: Karenzmaßnahmen:
- Kein Halten von Haustiere
- Meiden von Aufenthalten im Freien, Spaziergänge nach Regenschauern (bei saisonaler allergischer Rhinitis, z. B. nach Pollenflugkalender)
- milben- und allergendichte Bezüge für Matratzen und Kissen (sog. Encasings)
- Nasenfilter oder Atemschutzmasken (Stufe FFP1) für Allergiker bei unvermeidbaren Allergenkontakten (z. B. Sport im Freien, Renovierungsarbeiten).

Pharmakotherapie:
- Antihistaminika* der 2. Generation als Nasenspray, z. B. Azelastin, oder oral, z. B. Cetirizin*
- Glukokortikoide* als Nasenspray, z. B. Mometason* oder Fluticason*
- Antihistaminikum und Glukokortikoid kombiniert in einem Nasenspray wie z. B. Dymista®
- Leukotrien*-Rezeptorantagonist, schwächer wirksam als Antihistaminika und Glukokortikoide
- Cromoglicinsäure*, Nedocromil, verzögerter Wirkeintritt, müssen etwa eine Woche vor Beginn der zu erwartenden Allergenbelastung bis zu 4-mal täglich in die Nase gesprüht werden, schwächer wirksam als Antihistaminika und Glukokortikoide
- abschwellende Nasentropfen oder -spray, nicht länger als 7 Tage wegen Gefahr der Gewöhnung (Rhinitis medicamentosa)

Spezifische Immuntherapie:
- SLIT, sublingual applizierte spezifische Immuntherapie*

– SCIT, subkutan applizierte spezifische Immuntherapie.

Rhinitis atrophicans *f*: engl. *atropic rhinitis*; syn. Rhinopathia atrophicans. Atrophie der Nasenschleimhaut. Es handelt sich dabei um eine gynäkotrope Erkrankung unklarer Ätiologie, die sich meist während der Pubertät manifestiert. Eine Sonderform ist die Rhinitis atrophicans cum foetore: Ozäna*. Behandelt wird topisch und evtl. operativ.
Diagnostik: In der Rhinoskopie* werden gelblich grünliche bis bräunliche Borken gefunden. Des Weiteren beeindruckt eine weite Nasenhaupthöhle mit Hypoplasie der Nasenmuschelschleimhaut.
Therapie:
– Nasenspülungen
– ölhaltige Nasentropfen
– evtl. operative Verkleinerung der Nasenhöhlen (Lautenschläger-Operation).

Rhinitis hypertrophicans → Rhinitis
Rhinitis pseudomembranacea → Diphtherie
Rhinitis sicca *f*: Nasenschleimhautentzündung mit sekundärer Schleimhautatrophie, beispielsweise infolge chronischer Exposition von Staub, abschwellenden Nasentropfen oder Kokain. Klinisch zeigen sich Schleimhauttrockenheit mit Krustenbildung und Ulzerationen. Mögliche Komplikationen sind rezidivierende Epistaxis* und Septumperforation*. Behandelt wird mittels Schadstoffkarenz, Spülungen mit NaCl-haltiger Lösung sowie Schleimhautpflege mit Nasensalben und öligen Nasentropfen.
Ätiologie: Auslöser sind:
– chronische Exposition von Staub, heißem Dampf oder Chemikalien (z. B. bei Chromatarbeitern)
– Missbrauch von abschwellenden Nasentropfen oder Kokain
– mechanische Schädigung
– Sjögren*-Syndrom.

Rhinitis vasomotorica → Hyperreaktivität, nasale
Rhinoblennorrhö *f*: engl. *rhinoblennorrhea*. Absonderung von Eiter* aus der Nase, z. B. im Rahmen einer Rhinitis*.
Rhinocladium schenckii → Sporothrix schenckii
Rhinolalie *f*: Nasalitätsstörung („Näseln"), meist kombinierte Sprech- und Stimmstörung (Dysphonie) mit Störung der Artikulation oraler Konsonanten durch unphysiologische Luftstromführung, häufig kombiniert mit Rhinophonie*, einer Störung des Stimmklangs bei Vokalen und Diphtongen.
Rhinoliquorrhö *f*: engl. *rhinoliquorrhea*. Abfließen von Liquor* cerebrospinalis durch die Nase bei Liquorfistel*.
Rhinolith *m*: engl. *nasal calculus*. Mit Kalksalzen inkrustierter Nasenfremdkörper*, der mit einseitig behinderter Nasenatmung, übelriechender Sekretion oder Epistaxis* einhergeht. Der Rhinolith ist als Berufskrankheit bei Schleifern (z. B. Diamantschleifer) bekannt. Nach Diagnosestellung mittels Rhinoskopie*, Röntgen oder CT erfolgt die rhinoskopische oder bei größerer Ausprägung chirurgische Entfernung.

Rhinologika *n pl*: engl. *rhinologics*. Arzneimittel* zur symptomatischen Therapie von Erkrankungen der Nase und der Nasennebenhöhlen. Meist werden sie lokal in Form von Sprays, Tropfen, Gelen oder Salben angewendet. Zu unterscheiden sind Alpha-Sympathomimetika (z. B. Xylometazolin), Antiallergika (z. B. Azelastin) und sonstige Mittel wie ätherische Öle.

Rhinomanometrie *f*: engl. *rhinomanometry*. Verfahren zur quantitativen Beurteilung des nasalen Atemwegswiderstands und Bestimmung der Durchgängigkeit der endonasalen Atemwege. Untersucht werden die nasale Druckänderung und der Volumenfluss. Die Rhinomanometrie wird durchgeführt im Rahmen eines nasalen Provokationstests bei Rhinitis* allergica oder zur Therapiekontrolle nach Beseitigung eines endonasalen Hindernisses.

Rhinometrie *f*: engl. *rhinometry*. Nicht-invasives Verfahren zur Objektivierung einer behinderten Nasenatmung* durch Bestimmung der Querschnittsfläche der Nasenhaupthöhle. Bei der akustischen Rhinometrie wird ein Schallsignal ausgesendet und seine Reflexion an der gegenüberliegenden Wand gemessen. Klinisch weniger gebräuchlich ist die optische Rhinometrie, bei der ein Lasersignal verwendet wird.

Rhinomykose *f*: engl. *rhinomycosis*; syn. Rhinomykosis. Infektion der Nasenschleimhaut durch Pilze, z. B. mit Paracoccidioides* brasiliensis.

Rhinopathia allergica → Rhinitis allergica
Rhinopathia atrophicans → Rhinitis atrophicans
Rhinopathia gravidarum *f*: engl. *pregnancy rhinitis*; syn. Schwangerschaftsrhinopathie. Zunehmende Behinderung der Nasenatmung während der Schwangerschaft (v. a. in der 2. Hälfte). Grund ist eine Schleimhautschwellung der Conchae nasales. Verkomplizierend hinzukommen kann eine Sinusitis* durch Verlegung der Ausführungsgänge. Die Symptome klingen in der Regel nach der Entbindung ab.

Rhinopathia medicamentosa *f*: engl. *rhinitis medicamentosa*. Schädigung der Nasenschleimhaut (besonders des Flimmerepithels) mit Schwellung und Austrocknung. Ursachen sind übermäßiger Gebrauch von Alphasympathomimetika* (z. B. als Rebound-Phänomen bei habituellem Gebrauch von abschwellenden Nasensprays, sog. Privinismus) oder Nebenwirkungen verschiedener Arzneimittel, insbesondere von Psychopharmaka*, Antihypertensiva*, Rauwolfia-Alkaloiden (z. B. Reserpinschnupfen).

Rhinopathia vasomotorica non allergica → Hyperreaktivität, nasale
Rhinopharyngitis mutilans → Frambösie
Rhinophonie *f*: Stimmstörung (Dysphonie*) mit nasalem Stimmklang bei Vokalen und Diphtongen.
Rhinophym *n*: engl. *rhinophyma*. Knollige Verdickung der Nase infolge entzündlicher Hyperplasie der Talgdrüsen der äußeren Nasenhaut. Die Erkrankung tritt meist bei Männern auf und steht häufig im Zusammenhang mit Alkoholmissbrauch. Therapeutisch kommt die chirurgische Abtragung mittels Elektrochirurgie oder Laser in Frage. Siehe Abb.

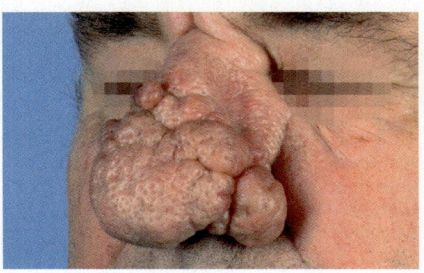

Rhinophym

Rhinoplastik *f*: engl. *rhinoplasty*; syn. Nasenkorrektur. Korrektive operative Umformung der äußeren Nase unter funktionellen und/oder ästhetischen Gesichtspunkten. Man unterscheidet Nasenreduktionsplastik mit Entfernung überschüssigen Knochen- oder Knorpelgewebes und Nasenaufbauplastik mit Rekonstruktion und Ersatz zerstörten oder fehlenden Gewebes. Abzugrenzen ist die Septorhinoplastik, bei der inneres Nasengerüst und äußere Nase korrigiert werden.

Rhinosinusitis *f*: Sammelbezeichnung für Entzündungen der Nase (Rhinitis*) und der Nasennebenhöhlen (Sinusitis*).

Rhinosklerom *n*: engl. *rhinoscleroma*. Seltene, durch Klebsiella rhinoscleromatis verursachte granulomatöse Entzündung in den Schleimhäuten der oberen Atemwege. Symptome sind chronische, knotige Verdickung von Nase, Mund und Larynx mit fortschreitender bläulich-roter, wulstiger Verdickung der Schleimhaut, evtl. absteigend bis zur Trachea. Komplikation ist eine Pneumonie*.
Vorkommen: V. a. in asiatischen Ländern.

Rhinoskopie *f*: engl. *rhinoscopy*; syn. Nasenspiegelung. Instrumentelle Untersuchung der Nasenhöhle, u. a. zur Beurteilung entzündlicher, hyperplastischer und tumoröser Veränderungen (z. B. Polypen*) sowie zur Darstellung

Rhinosporidium seeberi

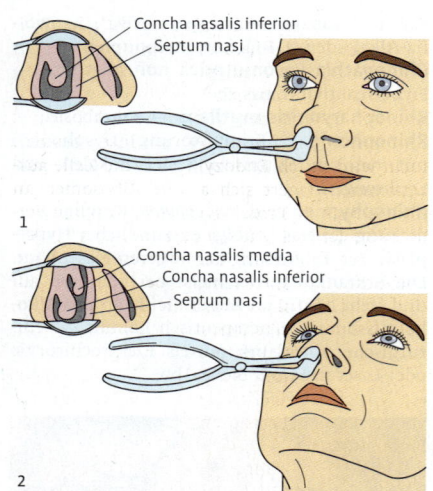

Rhinoskopie: Rhinoscopia anterior; 1: Position 1 mit leicht nach vorn gebeugtem Kopf; bei Blick parallel zum Nasenboden zeigt sich der Kopf der unteren Nasenmuschel; 2: Position 2 mit zurückgeneigtem Kopf; Nasenscheidewand, untere und mittlere Nasenmuschel können begutachtet werden.

einer Septumdeviation*. Auch kleinere Eingriffe wie die Entfernung von Fremdkörpern bzw. Rhinolithen* sowie die chemische Ätzung* bei Nasenbluten (Epistaxis*) sind rhinoskopisch möglich.
Formen:
- **vordere** Rhinoskopie (Rhinoscopia anterior, siehe Abb.) mit Nasenspekulum und Lichtquelle zur Inspektion von: 1. Vestibulum nasi 2. Locus* Kiesselbachi 3. unterer Nasenmuschel 4. unteren Septumanteilen
- **mittlere** Rhinoskopie (Rhinoscopia media) mit verlängertem Nasenspekulum oder als Nasenendoskopie zur Inspektion des mittleren Nasengangs
- **hintere** Rhinoskopie (Rhinoscopia posterior, sog. Postrhinoskopie) mit Mundspatel und Spiegel oder Endoskop zur Inspektion von: 1. Choanen 2. hinterer Nasenmuschel- und Septumanteilen 3. Nasen-Rachen-Raum und Tubenostien.

Rhinosporidium seeberi *n*: Zur Klasse der Zygomyzeten gehörender, tierpathogener und fakultativ humanpathogener Pilz (Erreger der Rhinosporidium-Mykose). Rhinosporidium seeberi bildet bis zu 300 µm große Sporangien mit zahlreichen Endosporen und ist nicht kultivierbar.

Rhinovirus *n*: Genus kleiner (⌀ 20–30 nm), säurelabiler RNA-Viren aus der Familie der Picornaviridae*. Rhinoviren sind die häufigste Ursache von Schnupfen (Rhinitis*), häufiger bei Erwachsenen als bei Kindern. Bisher sind mindestens 117 Serotypen bekannt. Rhinoviren kommen hauptsächlich im Nasen-Rachen-Raum vor, ihr Temperaturoptimum liegt bei 33 °C.

Rhizarthrose *f*: engl. *rhizarthritis*; syn. Daumensattelgelenksarthrose. Arthrose des Karpometakarpalgelenks D I der Hand (Articulatio* carpometacarpalis pollicis).
Klinik:
- Druckschmerz über dem Gelenk, gelegentlich in den Unterarm ausstrahlend
- Schmerz und Kraftlosigkeit bei Oppositionsbewegungen des Daumens (Fassen und Halten von Gegenständen)
- im späteren Verlauf kommt es häufig zur Ausbildung einer Adduktionskontraktur.

Diagnostik: Röntgen: Sklerose der trapezoiden Gelenkfläche und der Osteophyten.
Therapie:
- anfangs konservativ-symptomatisch, ggf. mit intraartikulären Injektionen und evtl. später Röntgenreizbestrahlung oder Radiosynoviorthese
- operatives Vorgehen bei fortgeschrittener Rhizarthrose: 1. Trapezektomie* 2. Arhrodese
- Endoprothese.

Rhizomucor pusillus *m*: Zygomyzet* der Ordnung Mucorales. Rhizomucor pusillus ist bei entsprechender Disposition (z. B. Diabetes* mellitus) ein fakultativ pathogener Erreger von kutanen, rhinozerebralen, pulmonalen und gastrointestinalen Mykosen*.

Rhizopoda → Protozoen

Rhizopus *m*: Weltweit verbreitete Pilzgattung der Ordnung Mucorales mit kugelförmigen Sporangien am Ende der Sporangienträger. Verschiedene Rhizopus-Spezies, wie z. B. Rhizopus arrhizus, Rhizopus rhizopodiformis und Rhizopus oryzae, sind fakultativ pathogene Erreger von Mucor*-Mykosen.

Rhizotomie → Förster-Operation
Rhizotomie → Nervenblockade
Rhizotomie → Thermorhizolyse, perkutane

Rhodopsin *n*: syn. Erythropsin. Fotosensorprotein in den Stäbchen der Netzhaut, das das Sehen bei niedrigen Lichtintensitäten (Dämmerung) ermöglicht. Rhodopsin ist ein lichtempfindliches integrales Membranprotein mit 7 Transmembranhelices, das aus dem Protein Opsin und der prostetischen Gruppe 11-cis-Retinal (Vorstufe all-trans-Retinol; Vitamin* A) besteht. Das Absorptionsmaximum liegt bei 500 nm.

Rhombenzephalitis *f*: engl. *rhombencephalitis*. Enzephalitis* im Bereich des Rhombenzephalon.

rhomboideus: engl. *rhomboid*. Rautenförmig, z. B. M. rhomboideus major.

RHS: Abk. für retikulohistiozytäres System → Monozyten-Makrophagen-System

Rhythmogenese [Atmung] *f*: Autonome Erzeugung einer rhythmischen Atemfrequenz. Für die Rhythmogenese sind Neuronen des Atemzentrums* zuständig, welche die Atemmuskeln* innervieren und zur Kontraktion stimulieren, z. B. bei Einatmung oder forcierter Ausatmung.
Klinische Bedeutung: Störungen der Rhythmogenese äußern sich beispielsweise in Kussmaul*-Atmung, Schnappatmung*, Cheyne*-Stokes-Atmung, Apnoe*, abgeflachter und unregelmäßiger Atmung und treten bei Lungenödemen, Herzinsuffizienz*, psychischen Erkrankungen und Läsionen des Hirnstamms* auf.

Rhythmus, idioventrikulärer *m*: engl. *idioventricular rhythm*. Vom ventrikulären (tertiären) Automatiezentrum (siehe Herzautomatie*) gesteuerter Ersatzrhythmus* (Frequenz 20–40/min), z. B. bei totalem AV*-Block mit völliger Dissoziation zwischen Vorhof- und Kammertätigkeit.
Hinweis:
- bei gesteigerter ventrikulärer Automatie als akzelerierter idioventrikulärer Rhythmus (Frequenz 60–140/min; Vorkommen: z. B. als Reperfusionsarrhythmie bei erfolgreicher Revaskularisation* bei Herzinfarkt*)
- EKG: schenkelblockartige Deformierung und Verbreiterung der QRS*-Komplexe
- große Blutdruckamplitude* bei niedriger Herzfrequenz*.

Rhythmusmethode *f*: engl. *rhythm method*. Methode der natürlichen Kontrazeption* durch Beschränkung des Geschlechtsverkehrs auf die unfruchtbaren Tage der Frau, z. B. Kalendermethode* oder Temperaturmethode*.

Rhythmus, zirkadianer *m*: engl. *circadian rhythm*. Tagesrhythmische Veränderungen biologischer Funktionen (Vigilanz, Schlaf, endokrinologische Funktionen, Nierenfunktion) und Parameter (Pulsfrequenz, Blutdruck, Kortisol-Ausschüttung). Siehe Abb.
Regulation: Der zirkadiane Rhythmus wird durch Hell-Dunkel-Wechsel sowie durch soziale Faktoren (exogener Zeitgeber) reguliert und wird auch bei Isolierung von der Außenwelt beibehalten (endogener Zeitgeber). Exogene Faktoren wirken auf das zirkadiane System (circadian timing system, CTS) über nichtvisuelle Fotosensoren (sog. zentrale Uhr im Nucleus suprachiasmaticus), außerdem spielen die Epiphyse und Melatonin* eine Rolle.

RI: Abk. für Rosner-Index → Kaolin Clotting Time

Ribavirin *n*: Virostatikum (Nukleosidanalogon), das p. o. zur Behandlung von Lassa-Fieber und inhalativ zur Behandlung von Hantavirus-

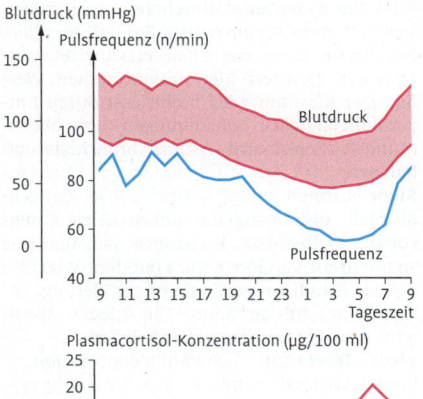

Rhythmus, zirkadianer: Pulsfrequenz und Blutdruck sowie tageszeitabhängige Kortisol-Sekretion.

und Respiratory*-Syncytial-Virus-Infektionen eingesetzt wird. Ribavirin hemmt die Replikation verschiedener DNA- und RNA-Viren, der genaue Wirkmechanismus ist jedoch noch unbekannt.

Indikationen:
- als Aerosol bei schweren Infektionen durch Respiratory*-Syncytial-Virus oder Hantavirus*
- systemisch bei Lassa*-Fieber in Kombination mit Interferon alpha-2b (Interferone*) oder Peginterferon alpha-2b.

Ribes nigrum → Johannisbeere, schwarze
Ribonukleasen → Nukleasen
Ribonukleinsäure → RNA
Ribonukleoside n pl: engl. ribonucleosides. B-N-glykosidisch mit der Pentose D-Ribose* verknüpfte Purinbasen* (Adenin*, Guanin*) oder Pyrimidinbasen* (Cytosin*, Uracil*). Phosphorylierte Ribonukleoside sind Ribonukleotide* und bilden die RNA*.
Ribonukleotide n pl: engl. ribonucleotides. Mit Phosphorsäure veresterte Ribonukleoside*. Ribonukleotide sind Bausteine der RNA*.
Ribose f: syn. D-Ribose; Abk. R. Zu den Pentosen gehörendes Monosaccharid, das in freier Form als Pyranose vorliegt. Pentosen sind Bausteine der RNA*, einiger Coenzyme*, von Vitamin B_{12}, Ribosephosphaten und vielen Glykosiden.
Ribosomen n pl: engl. ribosomes; syn. Palade-Granula. Elektronenmikroskopisch darstellbare zelluläre Partikel (Ø 10–20 nm), an denen die Proteinbiosynthese* durch Translation* der genetischen Information erfolgt. Ribosomen liegen frei im Zytoplasma oder sind gebunden an die Membranen des rauen (granulierten) endoplasmatischen Retikulums*. Mitochondrien* und Chloroplasten enthalten (prokaryotenähnliche) Ribosomen.
Ribot-Gesetz n: Im späten 19. Jahrhundert aufgestellte Regel, dass lebensgeschichtlich früh gelernte Gedächtnisinhalte länger erhalten bleiben als später erworbene.
Theorie: Mögliche erklärende Mechanismen:
- Ein jüngeres Gehirn kann wegen besserer Integrität und Vernetzung der Nervenzellen Informationen und assoziierte Inhalte nachhaltiger speichern (Encodierung*; Konsolidierung*).
- Früher abgespeicherte Informationen wurden bereits häufiger wieder abgerufen (erinnert), wobei über Recodierung und Rekonsolidierung Engramme verstärkt wurden.

Klinische Bedeutung: Grundlage der Erinnerungstherapie, die auf länger zurückliegende Lebensabschnitte fokussiert.
Ricard-Haken m: engl. Ricard's hook. Halbbogenförmiger arretierbarer Bauchdeckenhalter* und -sperrer mit 2 bzw. 3 einsetzbaren, breiten stumpfen Valven. Der Ricard-Haken wird häufig bei Unterbauchquerschnitten zum Offenhalten des Situs (Pfannenstiel-Querschnitt*) eingesetzt. Er ist dem Collin-Sperrer ähnlich.
RICH: Abk. für engl. rapid involuting congenital hemangioendothelioma → Hämangioendotheliom
richtig negativ: Beschreibender Begriff für Testergebnisse, bei denen der Test negativ ausfällt und dies den wahren Sachverhalt abbildet, also z. B. der Patient auch tatsächlich krankheitsfrei ist. Das dient der Beurteilung eines Klassifikators, z. B. im Rahmen eines medizinischen oder statistischen Tests.
richtig positiv: Beschreibender Begriff für Testergebnisse, bei denen der Test positiv ausfällt und dies den wahren Sachverhalt abbildet, also z. B. der Patient auch tatsächlich krank ist. Das dient der Beurteilung eines Klassifikators, z. B. im Rahmen eines medizinischen oder statistischen Tests.
Richtungshören n: engl. directional hearing. Fähigkeit zur Lokalisation einer Schallquelle beim Hören mit beiden Ohren (binaural). Aus der Laufzeitdifferenz des Schalls zu den Ohren wird die Richtung der Schallquelle abgeleitet. Störungen des Richtungshörens treten auf bei auditiver Wahrnehmungs- oder Verarbeitungsstörung, bei Schädigung von Ohr, Hörnerv oder zentralnervösen akustischen Zentren.
Richtungskörperchen → Polkörper
Richtwert m: engl. reference value. Orientierender Wert für die Schadstoffkonzentration in Boden, Luft, Wasser und Nahrungsmitteln, abgeleitet aus Vergleichsmessungen in belasteten und unbelasteten Medien.
Ricin n: Außerordentlich giftiges Phytotoxin aus den Samen des Wunderbaums (Ricinus communis), das aus 493 Aminosäuren besteht. Ricin wird durch Endozytose* in die Zelle aufgenommen, lagert sich an die Ribosomen an und hemmt die Proteinsynthese. Die parenterale LD beträgt bei Mäusen ca. 1 µg/kg.
Rickettsia f: Gattung aerober, unbeweglicher, kokkoider Kurzstäbchen der Familie Rickettsiaceae (Bakterienklassifikation*). Als obligate Zellparasiten vermehren sie sich intrazellulär in Arthropoden*. Rickettsia kommen bei Vertebraten im Zytoplasma (seltener im Nukleus) vor, v. a. in Endothelzellen der kleinen Gefäße. Sie verursachen Rickettsiosen*.

Einteilung:
- Fleckfieber-Gruppe (Typhus Group) mit 3 Spezies: **1.** Rickettsia prowazeki: Erreger des klassischen epidemischen Fleckfiebers mit dem Menschen als natürlicher Wirt, der durch die Kleiderlaus übertragen wird **2.** Rickettsia typhi: Erreger des endemischen Fleckfiebers **3.** Rickettsia mooseri: Erreger des murinen Fleckfiebers mit Nagetieren, v. a. Ratten, als natürlichen Wirten, der durch den Rattenfloh übertragen wird
- Zeckenbissfieber-Gruppe (Spotted Fever Group) mit 8 Spezies: **1.** u. a. Rickettsia rickettsii (Rocky-Mountain-Fleckfieber) und Rickettsia conorii (Boutonneuse-Fieber) **2.** Übertrager: Schildzecken oder Milben
- natürliche Wirte: Nagetiere oder Beuteltiere.

Rickettsia burneti f: engl. Rickettsia diaporica. Jetzt in der Gattung Coxiella* (burnetii) klassifizierter Erreger des Q-Fiebers.
Rickettsien-Antikörper: Antikörper* gegen Rickettsien. Die Bestimmung ist indiziert bei Exanthemen, Fieber* und Enzephalitis* nach Zeckenbiss*, Floh-, Laus- oder Milbenbefall. Der Nachweis erfolgt im Serum* mittels Immunfluoreszenztest*. Die Spezifität* ist gering, da eine hohe Kreuzreaktivität* zwischen den Rickettsiengruppen besteht.
Rickettsiosen f pl: engl. rickettsioses. Gruppe von Infektionskrankheiten*, die durch Bakterien der Familie Rickettsiaceae verursacht und durch Arthropoden* übertragen wird. Einzelne Rickettsiosen sind weltweit verbreitet, andere an bestimmte geografische Regionen gebunden. Die Rickettsien befallen die Endothelien der Blutgefäße, was zu charakteristischen petechialen Exanthemen führt. Behandelt wird mit Antibiotika.

Formen:
- Rocky-Mountain-Fleckfieber
- Zeckenbissfieber*
- Q-Fieber (Klassifizierung umstritten)

- Rickettsienpocken
- Tsutsugamushi-Fieber
- epidemisches Fleckfieber*
- endemisches Fleckfieber*.

Therapie: Antibiotika (z. B. Tetracycline, Chloramphenicol).
Prävention: Schutz vor Überträgern.

Rickham-Reservoir n: engl. *Rickham reservoir*. In ein Schädelbohrloch implantierbares Reservoir, das einen Metallboden mit punktierbarer Kunststoffkapsel besitzt. Das Rickham-Reservoir wird mit einem Ventrikelkatheter meist frontal im Vorderhorn verbunden. Es ermöglicht den wiederholten Zugang zum Ventrikelliquor durch Punktion.
Indikationen:
- zur wiederholten Liquorentnahme für diagnostische Untersuchungen
- zur Hirndrucksenkung
- zur intrathekalen Chemotherapie bzw. Antibiotikatherapie.

Ricochet-Schuss → Schusswunde
Riechbahn f: engl. *olfactory pathway*. Gesamtheit der Strukturen, die an der Geruchsempfindung beteiligt sind.
Verlauf: Die Neuriten der Riechzellen (1. Neuron) verlaufen als Nervus* olfactorius zu den Mitralzellen des Bulbus* olfactorius (primäres Areal). Über den Tractus olfactorius (2. Neuron) erreichen deren Neuriten den olfaktorischen Kortex (sekundäres Areal) mit Area subcallosa und medialen Teil des Corpus amygdaloideum. Ab hier finden sich Projektionen zum basolateralen Teil des Corpus amygdaloideum und zum Gyrus parahippocampalis (tertiäres Areal) sowie zu weiteren Anteilen des limbischen Kortex.

Riechen n: engl. *smelling*. Fähigkeit, Geruch mit dem Riechorgan der Nase* wahrzunehmen und zu verarbeiten. Die Reize werden über Nervenzellen (Riechbahn*) zum limbischen System* weitergeleitet. Dort werden sie mit einer Empfindung verknüpft, wodurch bestimmte Gerüche zu Wohlbefinden und andere zu Ablehnung oder sogar Ekel führen.

Riechhirn → Rhinencephalon
Riechorgan n: engl. *olfactory organ*; syn. Organum olfactorium. Der Geruchswahrnehmung dienende Strukturen. Das Riechorgan besteht aus der Pars olfactoria der Nasenschleimhaut (olfaktorisches Epithel im oberen Nasengang) und den darunter gelegenen Glandulae olfactoriae. Einige Autoren zählen auch den Bulbus* olfactorius als Teil der Riechbahn* zum Riechorgan.

Riechschlauch m: Kunststoffschlauch mit Mundstück und Verbindungsmöglichkeit mit einem Tracheostoma* (Halsmaske oder Sprechkanülenadapter) bei laryngektomierten Patienten. Durch die Wiederherstellung der Luftströmung durch Nase und Pharynx* wird das Riechen ermöglicht. Limitiert ist die Anwendung durch die z. T. aufwendige Handhabung.

Riechschleimhaut f: engl. *olfactory mucosa*; syn. Regio olfactoria. Schleimhaut der Nasenhöhle* im Bereich der oberen Nasenmuschel und des gegenüberliegenden Teils des Nasenseptums.

Anatomie: Das hohe, mehrreihige Riechepithel setzt sich zusammen aus Stützzellen, Sinneszellen und Basalzellen. Die Riechzellen (primäre Sinneszellen) besitzen einen peripheren Sinnesfortsatz (Dendrit) mit Riechhärchen (Sensoren für die Geruchsreize) und einen zentralen Fortsatz (Axon). Die Axone aller Riechzellen ziehen als Nn. olfactorii durch die Lamina cribrosa des Siebbeins und enden an den Mitralzellen des Bulbus* olfactorius.

Riechstörung f: engl. *olfactory dysfunction*. Störung des Riechfindens. Eine Riechstörung geht häufig einher mit einer Schmeckstörung*. Man unterscheidet Anosmie*, Hyposmie* und die seltene Hyperosmie* sowie Parosmie*. Eine Riechstörung wird diagnostiziert durch seitengetrennte Olfaktometrie* mit typischen Gerüchen.

Einteilung:
- **quantitative** Riechstörungen: 1. Anosmie* 2. Hyposmie* 3. selten Hyperosmie*
- **qualitative** Riechstörungen: 1. Parosmie* wie Kakosmie* (Gerüche werden fälschlich als unangenehm empfunden) und Euosmie (unangenehme Gerüche werden als angenehm empfunden) 2. Phantosmie: Wahrnehmung von Riechempfindungen in Abwesenheit eines Reizes 3. Heterosmie: Unvermögen, Gerüche zu unterscheiden 4. Pseudosmie (syn. Geruchsillusion): affektiv beeinflusste Umdeutung eines Reizes, klinische Bedeutung in Zusammenhang mit psychischen Störungen 5. olfaktorische Intoleranz: gesteigerte subjektive Empfindlichkeit gegenüber Riechempfindungen bei normaler olfaktorischer Sensitivität.

Ursachen:
- sinunasale Ursachen: 1. entzündlich (infektiös bzw. nichtinfektiös bedingt) 2. nichtentzündlich (z. B. Septumdeviation*, nasale Hyperreaktivität* und als UAW)
- nichtsinunasale Ursachen: 1. angeboren 2. bei oder nach Virusinfektion (z. B. COVID*-19-Infektion) 3. posttraumatisch 4. toxisch 5. auch z. B. bei Depression*, Schizophrenie*, Alzheimer*-Krankheit, hohes Lebensalter.

Riechtest m: engl. *olfactorial test*. Test zur Erkennung und Differenzierung verschiedener Gerüche (z. B. Apfel, Leder, Rosen) mit Graduierung der Geruchsintensität. Die Untersuchten riechen nacheinander an etwa 10 Riechproben und sollen nach jeder Probe den richtigen Geruch aus einigen Alternativen auswählen.

Klinische Bedeutung: Einschränkungen finden sich z. B. nach Traumata des Frontalhirns (mechanischer Abriss der Filiae olfactoriae), weshalb der Riechtest hier prognostischen Wert hat. Der Riechtest wird beeinflusst durch Entzündungen oder Schädigungen des oberen Mund-Rachen-Raums, Asthma bronchiale und Polypen.

Riedel-Lappen m: engl. *Riedel's lobe*. Zungenförmige Ausziehung des linken Leberlappens vor der Gallenblase. Es handelt sich um eine anatomische Variante ohne Krankheitswert, die ggf. zu Fehldiagnosen (Lebervergrößerung, Lebertumor*) führen kann. Ein Riedel-Lappen wird häufiger bei Frauen beschrieben.

Riedel-Operation → Stirnhöhlenoperation
Riedel-Struma f: engl. *Riedel's thyroiditis*; syn. IgG4-assoziierte Thyreoiditis. Seltene Organmanifestation der IgG4-assoziierten Krankheit mit destruierender Fibrosierung der Schilddrüse* und des benachbarten Gewebes. Palpatorisch ist eine derbe Schilddrüse („eisenharte Struma") fühlbar. Die anfängliche Euthyreose* geht progredient in eine Hypothyreose* über. Behandelt wird mit Glukokortikoiden*, ggf. Rituximab*, bei Therapieresistenz chirurgisch mit Thyreoidektomie* und Schilddrüsenhormonsubstitution.

Rieder-Magenform → Angelhakenform
Riegelungsimpfung f: engl. *locking vaccination*; syn. Riegelimpfung. Lokal begrenzte Schutzimpfung* meist größerer Personengruppen (beispielsweise in Gemeinschaftseinrichtungen) zur Begrenzung einer Epidemie*. Die Riegelungsimpfung wird ungeschützten Personen als Postexpositionsprophylaxe* innerhalb weniger Tage nach Auftreten der Erkrankung im Umfeld angeboten, um die Ausbreitung einzudämmen. Riegelungsimpfungen sind beispielsweise möglich bei Masern*-, Mumps*-, Meningokokken-Meningitis- und Windpocken-Ausbrüchen.

Rielander-Zeichen → Thrombose
Riesenfalten-Gastropathie → Ménétrier-Syndrom
Riesenkondylome → Condylomata gigantea
Riesenwuchs → Gigantismus
Riesenwuchs → Makrosomie
Riesenzellarteriitis f: engl. *giant cell arteritis*. Granulomatöse systemische Vaskulitis* der Aorta* und ihrer großen Äste, meist der extrakraniellen Äste der A. carotis, besonders der A. temporalis superficialis. Bereits der Verdacht begründet einen Notfall, da die Erblindung droht. Symptome sind pochende Kopfschmerzen, Sehstörungen und Kauschmerz.

Erkrankung: Epidemiologie:
- häufigste systemische Vaskulitis nach dem 50. Lebensjahr, zu 75 % sind Frauen betroffen
- häufig assoziiert mit Polymyalgia* rheumatica.

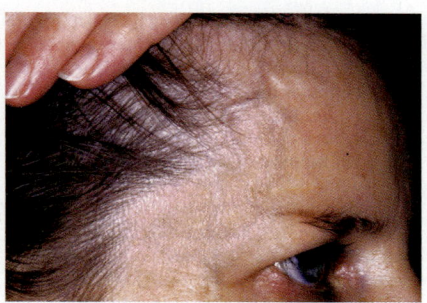

Riesenzellarteriitis: Geschwollene und indurierte Temporalarterie. [133]

Pathogenese: T-lymphozytäre autoimmunologische Reaktion unklarer Ätiologie gegen elastisches (Arterien-)Gewebe bei genetischer Prädisposition, assoziiert mit viraler Infektion. Betroffen sind v. a. Gefäße im Kopf-Hals-Bereich (auch am Aortenbogen möglich). **Histologie:** Typisch ist der Nachweis von Riesenzellen*.
Klinik:
- akute Manifestation mit Kopfschmerz (75 %) insbesondere temporal (häufig einseitig)
- Visusstörung (Schleiersehen, ein- oder beidseitiger Gesichtsfeldausfall*)
- Kauschmerz (Claudicatio masticatoria; sog. Kauclaudicatio; Vaskulitis der den Musculus* masseter versorgenden Gefäße)
- schmerzhaft geschwollene und indurierte Temporalarterie (siehe Abb.) bei reduzierter oder fehlender Pulsation
- Schulter-, Oberarm- oder Beckengürtelmyalgie
- Fieber, Schwäche, Gewichtsverlust (B*-Symptomatik)

Komplikationen:
- in 20 % der unbehandelten Fälle plötzliche Erblindung (Amaurosis* fugax), Erblindung tritt aber (selten) auch nach Therapie auf
- Schlaganfall*
- Herzinfarkt* (Vaskulitis der Koronararterien*)
- Aortendissektion*.

Therapie:
- initial Glukokortikoide (Prednison*, Prednisolon*)
- Remissionsinduktion mit Immunsuppressiva, z. B. Methotrexat*
- Azathioprin* oder Interleukin-6-Rezeptorantagonist Tocilizumab* bei Therapieresistenz.

Prognose: Die Prognose ist bei rechtzeitiger Therapie gut, mit in der Regel gutem Ansprechen auf Glukokortikoide und kompletter Remission innerhalb von 6–24 Monaten. Rezidive sind selten.

Riesenzellen: engl. *giant cells*. Oberbegriff für physiologische oder pathologische große Zellen, die mehrere Kerne aufweisen.
Arten:
- physiologisch vorkommende Riesenzellen wie Megakaryozyten und Osteoklasten*.
- durch Zellfusion entstandene Riesenzellen wie Fremdkörperriesenzellen oder z. B. bei Tuberkulose* vorkommende Langhans*-Zellen.
- durch Störung der Zellteilung entstandene Riesenzellen, z. B. Sternberg-Reed-Riesenzellen, Zwillingszellen (doppelkernige Riesenleukozyten bei Anämien, Leukämie*), mehrkernige Tumorzellen, Leberzellen bei Riesenzellhepatitis.

Riesenzellgranulom → Epulis
Riesenzellgranulom → Riesenzellgranulom, zentrales
Riesenzellgranulom → Xanthogranulom, juveniles
Riesenzellgranulom, zentrales *n*: engl. *central giant-cell granuloma*; syn. Enulis. Enossal im Kiefer wachsende, gutartige, gelegentlich auch aggressive osteolytische Läsion mit mehrkernigen, den Osteoklasten* ähnelnden Riesenzellen. Die meisten Fälle sind asymptomatisch und werden zufällig entdeckt. Die Therapie besteht in sorgfältiger Enukleation.

Riesenzelltumor *m*: engl. *giant-cell tumor*. Heterogene Gruppe von Tumoren unterschiedlicher Dignität mit histopathologisch nachweisbaren vielkernigen Riesenzellen*. Riesenzelltumoren kommen vor in der Haut (mit Cholesterolspeicherung als Xanthom*), am Knochen als Osteoklastom*, am Alveolarfortsatz als Epulis* gigantocellularis (Riesenzellgranulom), im Gelenk als pigmentierte villonoduläre Synovialitis sowie an den Sehnenscheiden (meist der Hände).

Rietti-Greppi-Micheli-Syndrom → Thalassämie

Rifabutin *n*: Antibiotikum aus der Gruppe der Rifamycine* mit Wirksamkeit gegen grampositive und gramnegative Erreger, insbesondere gegen Rifampicin*-resistente Mykobakterien. Rifabutin wird oral in Kombination mit anderen Antituberkulotika* eingesetzt zur Behandlung und Prophylaxe von Infektionen mit Mycobacterium* tuberculosis bei AIDS-Patienten. Häufige Nebenwirkungen sind Übelkeit, Fieber und Blutbildveränderungen.

Rifampicin [Tuberkulostatika] *n*: Antituberkulotikum (Rifamycin) der ersten Wahl zur oralen und parenteralen Anwendung.
Wirkungsmechanismus: siehe Rifamycine*.
Wirkungsspektrum: Sehr gute Wirkung gegen Mycobacterium tuberculosis (und Mycobacterium bovis) sowie gegen Meningokokken und Staphylokokken, ferner gegen Mycobacterium leprae und atypische Mykobakterien; nur selten primäre Resistenz von Mycobacterium tuberculosis gegen Rifampicin, keine Kreuzresistenz mit anderen Antituberkulotika.
Kontraindikation: Schwere Leberschäden, Schwangerschaft (1. Trimenon).
Nebenwirkungen: Gastrointestinale Störungen, häufig Anstieg der Transaminasen, selten Überempfindlichkeitsreaktionen (sog. Flu-Syndrom mit grippeähnlichen Symptomen, Exanthem, Asthma, Schock und Nierenversagen).

Rifamycine *n pl*: engl. *rifamycins*; syn. Ansamycine. Gruppe bakterizider Antibiotika*, die aus Streptomyces* mediterranei (heute Amycolatopsis rifamycinia) isoliert werden. Rifamycine binden an die Beta-Untereinheit der DNA*-abhängigen RNA*-Polymerase und hemmen dadurch die Transkription* und Proteinbiosynthese*. Wirkstoffbeispiele sind Rifampicin*, Rifabutin*, Rifamycin* und Rifaximin.
Wirkungsspektrum: Grampositive Bakterien, insbesondere Mycobacterium* tuberculosis, Mycobacterium* leprae sowie nichttuberkulöse Mykobakterien.

Right Bundle Branch Block → Rechtsschenkelblock
Righting-Reflex → Aufrichtungsreflex
rigide: engl. *rigid*. Steif, starr.
Rigiditas dorsalis myopathica *f*: Muskuläre Rückenversteifung bei primärer Myositis*.
Rigor *m*: engl. *rigidity*. Steifigkeit der Muskulatur infolge einer Erhöhung des Muskeltonus*, die bei passiver Bewegung im Gegensatz zur Spastik* während des gesamten Bewegungsablaufs bestehen bleibt und bei Erkrankungen des extrapyramidalen Systems vorkommt, v. a. beim Parkinson*-Syndrom.
Klinik:
- oft ruckartiges Nachlassen des Widerstands (sog. Zahnradphänomen oder Negro-Zeichen) infolge einer Störung der reziproken Innervation
- Verstärkung des Rigors der einen Seite durch aktive Mitbewegung der anderen Seite.

Rigor mortis → Totenstarre
Riley-Day-Syndrom → Dysautonomie, familiäre
Rima ani *f*: engl. *rima clunium*; syn. Gesäßspalte. Furche, die das Gesäß* in die 2 Gesäßhälften teilt.
Rima glottidis *f*: Spalt zwischen den Plicae vocales (Pars intermembranacea rimae glottidis) sowie zwischen den Aryknorpeln (Pars intercartilaginea rimae glottidis) des Larynx*. Unabhängig voneinander nehmen die 2 Teile je nach Atemtiefe und Sprechlautstärke unterschiedliche Stellungen ein.
Stellungen der Stimmritze:
- ruhige Atmung* oder Flüstern: nur die Pars intercartilaginea ist geöffnet

- mittlere Atmung: auch die Pars intermembranacea ist geöffnet
- tiefe Atmung: beide Anteile sind maximal geöffnet
- Eindringen von Fremdkörpern: die Stimmritze verschließt sich reflexartig komplett und öffnet sich dann schnell durch den Hustenreflex*.

Rimmed Vacuoles → Einschlusskörpermyositis, sporadische

RIND: Abk. für reversibles ischämisches neurologisches Defizit → Schlaganfall

Rindenarchitektonik → Rindenfelder

Rindenblindheit f: engl. cortical blindness. Totale Erblindung (Amaurose*) durch beidseitige Zerstörung der Sehzentren* in den Hinterhauptlappen des Gehirns, v. a. infolge Durchblutungsstörung* im Versorgungsgebiet der Arteria* cerebri posterior, Hirntumor*, Contusio* cerebri oder entzündlicher zerebraler Prozesse. Die Pupillenreaktion* ist meist erhalten.

Rindenfelder n pl: engl. cortical areas. Bereiche der Großhirnrinde* mit jeweils spezifischer physiologischer Funktion. Siehe Abb.

Aufbau:
- **motorische** Rindenfelder: 1. Dazu zählt v. a. der primär-motorische Kortex im Gyrus* precentralis 2. Sekundäre und supplementäre motorische Felder liegen in den angrenzenden Teilen der oberen Gyri frontales und im Lobulus paracentralis. 3. Das motorische Sprachzentrum (Broca*-Areal) liegt bei Rechtshändern im hinteren Teil des linken Gyrus frontalis inferior.
- **sensible** Rindenfelder: 1. Die Vertretung der gesamten (Oberflächen-) Sensibilität* und Propriozeption* liegt im Gyrus* postcentralis (primärer somatosensorischer Kortex). 2. Als sensibles Nebenfeld kann der Lobulus parietalis superior angesehen werden.
- **optische** Rindenfelder: in der Sehrinde* im Okzipitallappen*
- **akustische** Rindenfelder: als Hörzentrum in den Heschl-Querwindungen im Temporallappen*
- **gustatorische** Rindenfelder: im Lobus insularis, der von den umgebenden Anteilen des Frontal-, Parietal- und Temporallappens verdeckt wird.

Rindenprellungsherde m pl: engl. cortical lesions. Umschriebene Läsionen der Großhirnrinde als Folge einer Contusio* cerebri.

Rinderbandwurm → Taenia saginata

Rindertuberkelbakterien → Mycobacterium bovis

Rinderwahnsinn → Bovine spongiforme Enzephalopathie

Ringblutung f: engl. ring bleeding. Veraltete Bezeichnung für kreisförmige, von einer Nekrose* umgebene perivaskuläre Blutung. Eine Ringblutung kommt kortikal* vor bei hämorrhagischer Enzephalitis*, Fett- oder Luftembolie*, Intoxikation*, arterieller Hypertonie* sowie bei Koagulopathie*.

Ringelröteln → Erythema infectiosum acutum

Ringer-Lösung f: Vollelektrolytlösung* (isotonische Salzlösung: Natrium-, Kalium- und Calciumchlorid) zum Volumenersatz*. Ringer-Lösung ist auch verfügbar als nicht-isotonische Ringer-Laktat-Lösung (mit zusätzlichem Natriumlaktat und evtl. Magnesiumchlorid), Ringer-Acetat-Lösung und Ringer-Maleat-Lösung (beide mit leberunabhängiger Metabolisierung und geringerem Sauerstoffverbrauch als Ringer-Laktat-Lösung).

Ringerohr → Othämatom

Ringform → Plasmodien [Parasitologie]

Ringknorpel → Cartilago cricoidea

Ringmesser → Adenotomie

Ringmuskel m: Muskel mit zirkulär verlaufenden Muskelfasern, der eine Öffnung umschließt. Ringmuskeln bestehen aus glatter* Muskulatur oder seltener aus quergestreifter* Muskulatur. Meist dienen sie als Schließmuskeln, wie der Musculus* sphincter ani internus.

Anatomie:
- **Ringmuskeln aus glatter Muskulatur:** 1. M. sphincter pyloricus 2. M. sphincter urethrovaginalis 3. M. sphincter ani internus 4. M. sphincter pupillae 5. Stratum circulare des Magen-Darm-Traktes als besonderer, langer Ringmuskel
- **Ringmuskeln aus quergestreifter Muskulatur:** 1. M. sphincter ani externus 2. M. orbicularis oris 3. M. orbicularis oculi.

Ringschatten m: engl. ring shadow. Ringförmiger Schatten mit hellem Zentrum im Röntgenbild bei der Lungenuntersuchung. Ursache sind tuberkulöse Kavernen, bronchiektatische und Infarkt-Kavernen (eingeschmolzener Lungeninfarkt), Emphysemblasen oder lufthaltige Lungenzysten in den Lungenspitzen. Bei Lungenabszess oder Lungengangrän zeigen sich häufig Ringschatten mit Flüssigkeitsspiegel, bei Wabenlunge multiple kleinere Ringschatten.

Ringstripper m: engl. ring stripper. Zur Desobliteration* von Blutgefäßen verwendetes Spezialinstrument.

Ringwallkarzinom n: engl. ring-wall cancer. Besondere Form des Magenkarzinoms*. Das Ringwallkarzinom ist ein schüsselförmiges ulzerierendes Karzinom*, das mit oder ohne Wall vorkommt.

Rinne-Versuch → Hörprüfungen

Riolan-Anastomose f: engl. Riolan's anastomosis. Inkonstante Gefäßverbindung variabler Ausprägung, die A. colica media und A. colica sinistra verbindet und bei Stenosen, z. B. arteriellem Mesenterialgefäßverschluss*, einen Kollateralkreislauf* zwischen oberer und unterer Mesenterialarterie bildet. Bei Sigmaresektion oder Rektumresektion* wird bei fehlender Riolan-Anastomose das Colon descendens nicht mehr ausreichend durchblutet.

Rippe f: engl. rib; syn. Costa. Aus einem Os costale und Cartilago costalis bestehender Anteil des Brustkorbs. Die 12 Rippenpaare verbinden sich dorsal gelenkig mit den Wirbeln und finden ventral Anschluss an Sternum*, Arcus costalis oder enden frei. Durch ihre Beweglichkeit ermöglichen sie eine Volumenänderung im Thorax bei der Atmung*. Siehe Abb.

Einteilung:
- Costae verae (wahre Rippen): die ersten 7 Rippen, die über den Rippenknorpel direkt mit dem Sternum verbunden sind
- Costae spuriae (falsche Rippen): die 8. bis 10. Rippe, die nur indirekt über den Arcus costalis mit dem Sternum* verbunden ist
- Costae fluctuantes (Fleischrippen): 11. und 12. Rippe, die isoliert in der Bauchwand endet.

Normvarianten:
- zusätzliche Rippenpaare: 1. Halsrippe: Rippenanlage des 7. Halswirbels vollständig er-

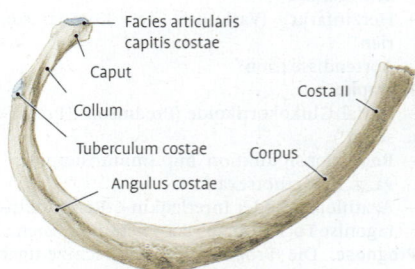

Rippe: Die 2. Rippe von kranial. Die Gelenkflächen der Rippe sind blau hervorgehoben (Facies articularis capitis costae und Tuberculum costae). [4]

Rindenfelder: Schematische Darstellung einer linken Großhirnhemisphäre von lateral. Die funktionell unterschiedlichen Rindenfelder sind farblich markiert. [4]

halten **2. Lendenrippe:** nicht verschmolzener Processus costalis am 1. oder 2. Lendenwirbel
- **Fehlentwicklungen:** Spaltung der Rippe am vorderen Ende (sogenannte Gabelrippen).

Rippenbogenrandschnitt → Schnittführung

Rippenbuckel *m*: engl. *rib hump*. Einseitige dorsale Vorwölbung des Thorax bei Skoliose* im Bereich der konvexseitigen Seitauslenkung der Brustwirbelsäule durch Rotation und Torsion der Wirbelkörper. Klinisch bei Vorbeugen des Patienten besonders gut sichtbar.

Rippenfell: engl. *parietal pleura*. Pars costalis der Pleura* parietalis. Als Teil des parietalen Blatts der Pleura* bedeckt es die Innenseite der Brustwand. Bei Vorliegen einer Pleuritis* in diesem Bereich spricht man auch von einer Rippenfellentzündung.

Rippenfellentzündung → Pleuritis

Rippenfraktur *f*: engl. *rib fracture*. Offene oder geschlossene Fraktur* einer Rippe, meist im mittleren Bereich des Thorax (6.– 9. Rippe), selten der letzten Rippe. Sind 3 oder mehrere Rippen einer Thoraxseite betroffen, spricht man von einer Rippenserienfraktur*.

Erkrankung: Komplikationen:
- Pneumothorax (siehe Abb.), Hämatothorax
- Lungenkontusion
- Leber-, Lungen- und Milzverletzung (Durchspießung).

Klinik:
- Schmerzen beim Atmen und Husten
- Thoraxkompressionsschmerz
- lokaler Druckschmerz.

Therapie: Konservativ-symptomatisch mit Analgetika, Atemtherapie und ggf. interkostaler Leitungsanästhesie (Interkostalblockade*).

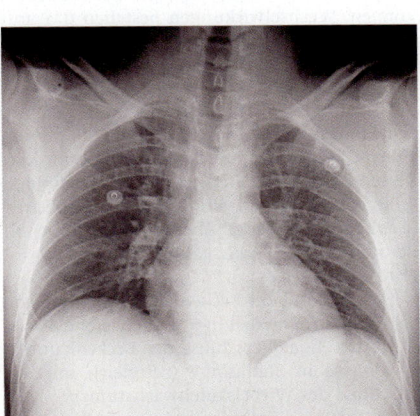

Rippenfraktur: Fraktur der 3. und 4. Rippe links (dorsal) mit Skapulafraktur (links) und schmalem Pneumothorax (parakardial). [99]

Rippenprellung *f*: syn. Rippenkontusion. Stumpfes Thoraxtrauma durch direkt einwirkende Kräfte wie Sturz oder Schlag. Symptome sind lokalisierte Schmerzen, verstärkt bei Husten oder bei tiefen Atemzügen. Eine Rippenfraktur* sollte mittels Röntgen ausgeschlossen werden. Die Therapie erfolgt konservativ* mittels Kühlung, Schonung und NSAR. Der Heilungsverlauf beträgt bis zu 1 Monat.

Rippenresektion *f*: engl. *rib resection*. (Teil-)Entfernung einer Rippe, z. B. bei Thorakotomie oder Thoracic*-Outlet-Syndrom (Resektion der 1. Rippe). In der Regel erfolgt die Entfernung nach Periostablösung (subperiostal) unter Schonung der Interkostalgefäße und -nerven.

Rippenserienfraktur *f*: engl. *multiple rib fractures*. Rippenfraktur von ≥ 3 Rippen derselben Thoraxseite, meist verursacht durch ein stumpfes Thoraxtrauma*. Siehe Abb.

Komplikationen:
- Thoraxinstabilität, ggf. mit konsekutiver paradoxer Atmung* (Abb. dort) und respiratorischer Insuffizienz*
- Hämato- bzw. Pneumothorax
- Lungen- bzw. Herzkontusion
- Verletzung von Milz, Leber und Zwerchfell
- Blutung aus Interkostalarterien.

Therapie:
- symptomatisch: Analgesie, Atem- und Physiotherapie
- bei thorakaler Instabilität evtl. Intubation zur Beatmung mit PEEP (innerpneumatischer Schienung) bis zur bindegewebigen Organisation
- bei Polytrauma mit instabiler Rippenserienfraktur ggf. operative Versorgung zur schnelleren Ermöglichung des Weaning

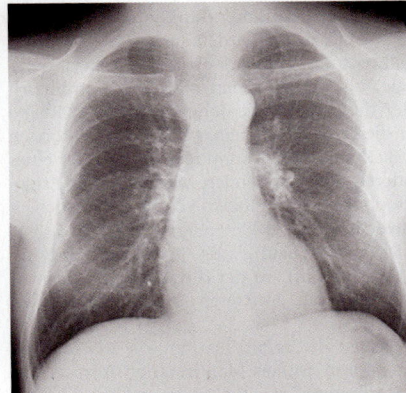

Rippenserienfraktur: Rippenserienfraktur rechts lateral. [99]

- ggf. Bülau-Drainage und andere Maßnahmen je nach Komplikation.

Rippenusur *f*: engl. *rib erosion*. Oberflächlicher Konturdefekt von Rippen, z. B. durch Arrosion bei Tumoren (Pancoast-Tumor) oder druckbedingt am Rippenunterrand bei Aortenisthmusstenose. Siehe Abb.

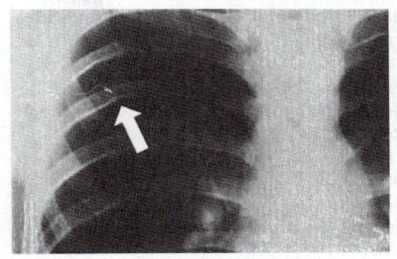

Rippenusur: Aortenisthmusstenose. [36]

Rippstein-Aufnahme *f*: engl. *Rippstein method*. Röntgenologische Spezialaufnahme des Hüftgelenks zur Bestimmung des Antetorsionswinkels* und CCD*-Winkels (Centrum-Collum-Diaphysen-Winkels).

RIS: Abk. für Radiologieinformationssystem → Krankenhausinformationssystem

Risiko *n*: engl. *risk*. Mögliche zukünftige Folge einer Handlungsoption. Ein Risiko ist dabei grundsätzlich beeinflussbar. Spezifische Risikobegriffe im Gesundheitswesen sind u. a. relatives Risiko*, absolutes Risiko, attributables Risiko sowie populationsattributables Risiko.

Risikofaktor *m*: engl. *risk factor*. In der Medizin jede Exposition, die mit einem erhöhten Erkrankungsrisiko einhergeht. Risikofaktoren für koronare Herzkrankheit sind beispielsweise Hypercholesterinämie, Bluthochdruck, Diabetes mellitus, Nikotinmissbrauch, Übergewicht sowie mangelnde Bewegung. Da Risikofaktoren miteinander zusammenhängen können, ist die Frage nach ihrem jeweiligen Einzelbeitrag zur Entstehung chronischer Erkrankungen umstritten.

- **medizinische (anamnestische, befundbezogene u. a.) Risikofaktoren:** z. B. chronische Herz-Kreislauf-Erkrankungen (siehe Herzkrankheit*, koronare, Tab. dort), Hypertonie, Hypercholesterolämie (LDL-Fraktion), Diabetes mellitus, Adipositas
- **psychosoziale Risikofaktoren:** z. B. Nikotinkonsum, Bewegungsmangel, bestimmte Berufe oder berufliche Tätigkeiten
- **variable Risikofaktoren:** Risikofaktoren, die sich verändern (z. B. Alter) bzw. beeinflussbar sind (z. B. Gewicht, Drogengebrauch)
- **nicht variable Risikofaktoren** (sog. feste Marker, Fixed Marker): nicht veränderliche

Risikofaktoren (z. B. Geschlecht, Geburtsjahr)
- **kausale Risikofaktoren**: 1. variable Risikofaktoren, die veränderbar sind und für welche nachweisbar ist, dass die Veränderung die Wahrscheinlichkeit für das nachfolgende Outcome verändert 2. z. B. Stress als kausaler Risikofaktor für Depression, da Stress veränderbar ist (variabler Risikofaktor) und Intervention gegen Stress das Depressionsrisiko senkt
- **verhaltensbezogene Risikofaktoren**: von den Betroffenen durch Verhaltensänderungen anteilig reduzierbar (siehe Prävention*; Hochrisikostrategie).

Risikogeburt f: engl. *high-risk birth*. Überbegriff für eine mit Risikofaktoren behaftete Geburt, meist nach einer bekannten Risikoschwangerschaft.

Risikoneugeborenes n: engl. *high-risk neonate*. Neugeborenes* mit Symptomen und Komplikationen unter der Geburt oder Schwangerschaftsrisiken, die auf eine erhöhte Gefährdung hinweisen. Sie erfordern die Präsenz eines Neonatologen bei der Geburt oder die rechtzeitige Verlegung der Mutter in ein Perinatalzentrum.

Risikofaktoren:
- Fetal* Distress
- Depressionszustand* des Neugeborenen
- intrauterine Wachstumsretardierung* (hypotrophes Neugeborenes)
- hypertrophes Neugeborenes*
- Frühgeborenes*
- übertragenes Neugeborenes
- Schnittentbindung, vaginale operative Entbindung* oder Entwicklung aus Beckenendlage*
- Placenta* praevia, vorzeitige Plazentalösung*
- Mehrlinge*
- Morbus* haemolyticus fetalis
- mittelgradige oder schwere hypertensive Schwangerschaftserkrankungen* oder Übertragung* (Clifford-Syndrom)
- Allgemeinerkrankung der Mutter, z. B. Diabetes* mellitus, Thrombozytopenie oder Myasthenia gravis
- intrauterine Infektion, Amnioninfektionssyndrom*
- konnatale Infektion (z. B. Syphilis* connata, konnatale Toxoplasmose*)
- sonografisch festgestellte fetale Fehlbildung.

Risiko, relatives n: engl. *relative risk*; syn. Risk-Ratio. Maß der deskriptiven Statistik zum Vergleich des Risikos zweier Gruppen mit unterschiedlichen Bedingungen, ein bestimmtes Merkmal aufzuweisen, z. B. eine Erkrankung zu erleiden.

Risikoschwangerschaft f: engl. *high-risk pregnancy*. Bezeichnung für eine Schwangerschaft mit bestehender Gefährdung für Mutter und/oder Fetus. In Deutschland werden etwa 30 % der Schwangerschaften als Risikoschwangerschaften klassifiziert. Die Risiken können anamnestischer Natur sein oder durch vorbestehende oder in der Schwangerschaft erworbene Erkrankungen bestehen.

Risikofaktoren:
- ältere Erst- (≥ 35 Jahre) oder Mehrgebärende (≥ 40 Jahre)
- junge Erstgebärende (< 18 Jahre)
- Schwangerschaft nach Anwendung von Verfahren der assistierten Reproduktion*
- Früh- oder Totgeburt*, habituelle Aborte* in der Anamnese
- Zustand nach Schnittentbindung oder schwieriger vaginaler Entbindung
- bestehende Allgemeinerkrankung der Mutter, z. B. Diabetes* mellitus, Infektionskrankheiten, organische Erkrankungen
- hypertensive Schwangerschaftserkrankungen*
- Adipositas
- schwere Schwangerschaftsanämie*
- Schwangerschaft mit Mehrlingen*
- drohende oder in Gang befindliche Frühgeburt*
- Zervixinsuffizienz
- Placenta* praevia
- Beckenendlage*, Querlage*
- fetomaternales Missverhältnis*, z. B. bei Beckenanomalie
- Übertragung
- Morbus* haemolyticus fetalis
- fetale Fehlbildung.

Risikostratifikation f: engl. *risk stratification*. Aufteilung (Schichtung) einer Studienpopulation in mehrere Untergruppen (Strata) in Abhängigkeit vom Risikostatus der Probanden. Dadurch wird eine Verzerrung von Studienergebnissen durch unterschiedliche Risikoexposition der Studienteilnehmer (z. B. unterschiedliche Prognosen bei Tumorerkrankungen in verschiedenen Stadien) vermieden.

Risikostudie f: engl. *risk study*. Forschungsstrategie, bei der Personen mit einem empirisch oder theoretisch begründeten erhöhten Risiko für die Entwicklung einer bestimmten Störung (z. B. Kinder von erkrankten Eltern) oder eines anderen interessierenden Merkmals mit Personen ohne ein erhöhtes Risiko verglichen werden.

Anwendung:
- Sie wird häufig als Längsschnittstudie* durchgeführt, in der die Risikofaktoren vor dem ersten Auftreten untersucht werden können
- Ziel ist die Identifikation von Risikofaktoren* und frühen Manifestationsformen von Störungen.

Risikoverhalten n: engl. *risk behaviour*. Bezeichnung für (nicht unbedingt riskantes) Entscheidungsverhalten in Ungewissheitssituationen, d. h. in Situationen, in denen fraglich ist, ob das angestrebte Ziel erreicht wird oder evtl. eine gegenüber der Ausgangslage ungünstigere Situation entsteht.

Ursachen: Es gibt persönliche, gruppenbezogene und situative Einflüsse auf das Risikoverhalten. Typische Risikopersönlichkeiten sind nach bisherigen Untersuchungen nicht erkennbar. Das Verhalten wird ebenfalls durch unterschiedliche Risikobewertungen bzw. die Risikowahrnehmung (Verbreitung z. B. in Medien, Schule) bestimmt. Insgesamt zeigt sich eine höhere Bereitschaft zu riskantem Verhalten bei Adoleszenten (Adoleszenz*) aus sozial benachteiligten Bevölkerungsgruppen. Eine Beziehung zwischen depressiver Stimmung und riskantem Verhalten scheint vorzuliegen.

Klinische Bedeutung: Bei sexuellem Risikoverhalten erweisen sich Interventionen (Information, Einüben risikomindernden Verhaltens, Beratungsangebote) prinzipiell als wirksam, wenn altersentsprechende Angebote gewählt werden, die das tatsächliche Verhalten der Zielgruppen berücksichtigen und risikominderndes Verhalten ausdrücklich verstärken. Eine erhöhte Risikobereitschaft ist auch bei maniformen Zuständen sowie bei Dissozialität und Affektinstabilität zu verzeichnen. Therapiebedürftigkeit liegt vor, wenn der betroffene Mensch selbst oder die Gesellschaft darunter leidet.

Risperidon n: Hochpotentes Neuroleptikum und potenter 5-HT$_2$-Antagonist. Es wird u. a. bei schizophrenen Psychosen*, Zwangserkrankungen und manischen Episoden im Rahmen einer bipolaren affektiven Störung* angewendet. Kontraindikationen sind Epilepsie* und Parkinson*-Syndrom, da selten als Nebenwirkung extrapyramidale Symptome* auftreten können. Wechselwirkungen bestehen u. a. mit Clozapin* und Antihypertensiva*.

Rissblutung [Geburtshilfe] f: engl. *postnatal bleeding due to laceration*. Blutung aus einer geburtsbedingten Weichteilverletzung (Damm, Scheide, Labien, Klitoris, Zervix), die in der Regel eine zügige operative Versorgung erfordert.

Risser-Zeichen n: engl. *Risser sign*. Radiologisches Verfahren zur Bestimmung der Skelettreife anhand einer Beckenübersichtsaufnahme mit Beurteilung der Beckenkammapophyse.

Prinzip:
- Entwicklung der Beckenkammapophyse von lateral nach medial in 5 Stadien (siehe Abb.)
- vollständiger Verschluss der Beckenkammapophyse in Stadium V (zeitgleich mit Abschluss des Wirbelsäulenwachstums).

Rissfraktur → Fraktur

Risswunde f: Durch stumpfe Gewalteinwirkung (starke Scherkräfte) entstehende Wunde*, bei der die Haut und das darunter liegende

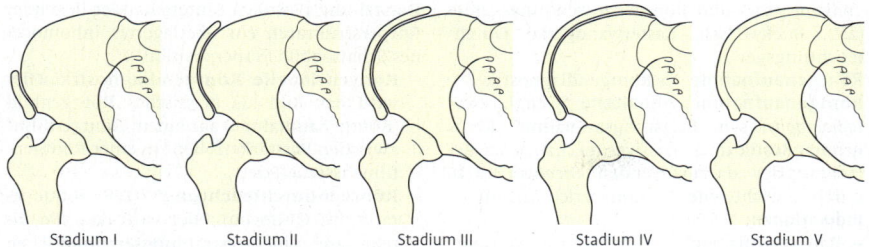

Stadium I — Stadium II — Stadium III — Stadium IV — Stadium V

Risser-Zeichen: Stadien I–IV: zunehmende Verknöcherung der Beckenkammapophyse um jeweils ca. 25 % der Strecke; Stadium V: vollständiger Verschluss.

Weichteilgewebe aufgrund der mechanischen Belastung aufreißt.

Ristocetin n: Glykoprotein*, ein Antibiotikum aus dem Aktionmyzeten Nocardia* lurida. Es wird verwendet zum labordiagnostischen Nachweis des von*-Willebrand-Jürgens-Syndroms oder von makrothrombozytären Thrombozytopathien*. Ristocetin bildet einen Komplex mit dem von*-Willebrand-Faktor und bewirkt damit eine Thrombozytenaggregation*. Die durch Thrombozytenaggregation bedingte Trübung wird turbidimetrisch erfasst und dadurch die von-Willebrand-Faktor-Aktivität quantifiziert.

Risus sardonicus m: engl. rictus grin. Maskenhafter Gesichtsausdruck eines hämischen Lachens infolge einer Kontraktur der mimischen Muskulatur bei Tetanus*, verbunden mit Trismus* und Opisthotonus*.

Ritgen-Handgriff → Hinterdammgriff

Ritter-Krankheit → Staphylococcal Scalded Skin Syndrome

Rituximab n: Monoklonaler Antikörper*, der gegen das CD20-Antigen* auf B*-Lymphozyten gerichtet ist. Rituximab wird eingesetzt bei Non*-Hodgkin-Lymphom, chronisch-lymphatischer Leukämie*, rheumatoider Arthritis*, Wegener-Granulomatose*, mikroskopischer Polyangiitis* und Pemphigus* vulgaris. Der Wirkstoff wird i. v. oder s. c. verabreicht. Häufigste Nebenwirkungen sind infusionsassoziierte Reaktionen und erhöhte Anfälligkeit für Infektionen.

Indikationen:
- **Non-Hodgkin-Lymphom: 1.** in Kombination mit Chemotherapie* zur Erstbehandlung bei follikulärem Lymphom im Stadium III–IV **2.** zur Erhaltungstherapie nach erfolgreicher Induktionstherapie eines follikulären Lymphoms **3.** als Monotherapie bei follikulärem Lymphom im Stadium III–IV mit Resistenz gegen Chemotherapie oder Rückfall nach chemotherapeutischer Behandlung **4.** in Kombination mit einer CHOP (Cyclophosphamid*, Doxorubicin*, Vincristin*, Prednisolon*)-Chemotherapie bei CD20-positivem, diffusem großzelligen B-Zell-Non-Hodgkin-Lymphom
- **chronische lymphatische Leukämie** (CLL) in Kombination mit einer Chemotherapie: **1.** zur Erstbehandlung **2.** bei rezidivierender/refraktärer chronischer lymphatischer Leukämie
- **rheumatoide Arthritis** in Kombination mit Methotrexat* bei unzureichendem Therapieerfolg oder Unverträglichkeit anderer Disease* Modifying Antirheumatic Drugs, einschließlich mindestens einer Therapie mit TNF-Blockern
- **Wegener-Granulomatose** und **mikroskopische Polyangiitis** in Kombination mit Glukokortikoiden*
- mäßiger bis schwerer **Pemphigus vulgaris**.

Riva-Rocci: Abk. RR. Vorsatz zur Kennzeichnung gemessener Blutdruckwerte. Die Bezeichnung RR geht auf den italienischen Kinderarzt Riva Rocci zurück, der 1896 einen Apparat zur Blutdruckmessung* (sog. Riva*-Rocci-Apparat) entwickelte.

Riva-Rocci-Blutdruckmessgerät n: engl. Riva-Rocci sphygmomanometer; syn. Riva-Rocci-Apparat. Gerät zur nichtinvasiven Messung des arteriellen Blutdrucks, bestehend aus einer größenverstellbaren, durch einen Handblasebalg aufblasbaren Gummimanschette, die mit einem Manometer verbunden ist.

Hinweis: Obwohl heute elektronische Geräte der Standard sind, wird der arterielle Blutdruck weltweit in Millimeter Quecksilbersäule (mmHg) angegeben. Die internationale Einheit Pascal hat sich nicht durchgesetzt.

Rivaroxaban n: Oral angewendetes Antikoagulans, das direkt und selektiv den Faktor* Xa der Blutgerinnung* hemmt, ohne Einfluss auf den Thrombin-induzierten Wundverschluss zu haben. Es wird zur Prophylaxe und Therapie thromboembolischer Ereignisse eingesetzt, auch in Kombination mit Acetylsalicylsäure*. Ein spezifisches Antidot ist nicht bekannt.

Rivastigmin n: Reversibler Cholinesterase*-Hemmer vom Carbamat-Typ, der auch Butyrylcholinesterase hemmt. Rivastigmin wird p. o. und parenteral als Antidementivum eingesetzt. Indikationen sind leichte bis mittelschwere Alzheimer*-Krankheit sowie leichte bis mittelschwere Demenz* beim idiopathischem Parkinson*-Syndrom. Bei Leberinsuffizienz* darf es nicht angewendet werden.

Rivinus-Drüse → Glandula sublingualis
Rivinus-Membran → Trommelfell
Rizatriptan n: Migränetherapeutikum aus der Gruppe der Triptane* mit besonders schnellem Wirkeintritt (ca. 30 min). Rizatriptan wird bei Erwachsenen eingesetzt zur oralen Akutbehandlung der Kopfschmerzphase von Migräne*-Anfällen mit oder ohne Aura*. Häufigste Nebenwirkungen sind Schwindel*, Schläfrigkeit, Schwäche und Müdigkeit.

Rizolipase f: Verdauungsenzym aus Rhizopus arrhizus var. Delemar (Phycomyzeten*). Rizolipase wird zur Hydrolyse von Glyceriden* sowohl im sauren als auch im alkalischen Bereich zur Enzymsubstitution bei mit Maldigestion einhergehenden Störungen der exokrinen Pankreasfunktion eingesetzt.

RKI: Abk. für → Robert Koch-Institut
RL: Abk. für Reizlimen → Reizschwelle
RLTS: Abk. für Rettungsleitstelle → Leitstelle
RNA f: engl. ribonucleic acid; syn. RNS. Biopolymer aus Ribonukleotiden (Nukleotide*) mit den Basen Adenin*, Cytosin*, Guanin* und Uracil*. Die im Gegensatz zur DNA meist einzelsträngigen Polynukleotide dienen in allen Organismen der Übertragung genetischer Information in der Zelle, als Strukturkomponente, Enzym oder Regulator, in einigen Viren auch als Träger der Erbinformation.

RNA-Editierung → mRNA-Reifung
RNA-Polymerase f: engl. RNA polymerase. In allen Lebewesen vorkommendes Enzym, das Ribonukleotide polymerisiert. RNA-Polymerasen werden in DNA-abhängige-RNA-Polymerasen und RNA-abhängige-RNA-Polymerasen unterteilt.

RNA-Sequenzierung f: Ermittlung der Primärstruktur (Basensequenz) von RNA*. RNA wird zunächst durch Reverse Transkriptase-Polymerase-Kettenreaktion (RT-PCR) in cDNA umgeschrieben und nachfolgend analog zur DNA*-Sequenzierung analysiert.

RNA-Viren → Viren
RNA-Viren → Virusklassifikation
RNS: Abk. für Ribonukleinsäure → RNA
RNVG: Abk. für → Radionuklidventrikulografie
Ro 2-0683 → Cholinesterasen [Biochemie]
Robbins-Test → Carter-Robbins-Test
Robert Koch-Institut n: engl. Robert Koch Institute; syn. Bundesinstitut für Infektionskrank-

heiten u. nicht übertragbare Krankheiten; Abk. RKI. Selbstständige Bundesoberbehörde im Geschäftsbereich des Bundesgesundheitsministeriums mit Sitz in Berlin. Als Teil des Öffentlichen Gesundheitswesens betreibt das RKI Krankheitskontrolle und -prävention sowie anwendungs- und maßnahmenorientierte Forschung. Zum RKI gehören diverse wissenschaftliche Kommissionen (z. B. STIKO, KRINKO), Nationale Referenzzentren, Konsiliarlaboratorien und internationale Kollaborationszentren.

Aufgaben:
– Erkennung, Verhütung und Bekämpfung von Krankheiten
– Verbesserung von Diagnostik, Therapie und Prävention* von Krankheiten
– epidemiologische Untersuchungen
– inhaltliche Durchführung und Koordination der Gesundheitsberichterstattung des Bundes
– Information der Fachöffentlichkeit
– Bewertung von Forschungsergebnissen
– Vollzug von Spezialgesetzen, insbesondere im Bereich des Infektionsschutzes, der Gentechnik und der Stammzelltransplantation
– Information und Beratung der politischen Entscheidungsträger und der Fachöffentlichkeit in Bezug auf Bioterrorismus.

Robertshaw-Tubus → Doppellumentubus
Robertson-Kihara-Syndrom → Hyperreninismus, primärer
roborants → Tonika
Roboranzien → Tonika
Roboterchirurgie → Chirurgie, computerassistierte
rodens: Nagend, fressend, z. B. Ulcus rodens.
Rö.: Abk. für Röntgen → Röntgendiagnostik
Roederer-Kopfeinstellung *f*: engl. *Roederer obliquity*. Maximale Beugung des kindlichen Kopfes gegenüber dem Rumpf bereits im Beckeneingang zur Verkleinerung des Durchtrittsplanums. Die Roederer-Kopfeinstellung tritt vor allem beim allgemein verengten Becken auf.
Roederer-Selbstentwicklung → Conduplicato-corpore-Geburt
Röhrenknochen → Os longum
Roemheld-Syndrom *n*: engl. *Roemheld's syndrome*; syn. gastrokardialer Symptomenkomplex. Durch übermäßige Gasansammlung im Gastrointestinaltrakt (Meteorismus*) mit evtl. Zwerchfellhochstand* verursachte funktionelle Herzbeschwerden* wie Herzklopfen, Herzstolpern, Engegefühl (Angina* pectoris), Dyspnoe*, Hitzewallungen und Angstzustände. Behandelt wird der Meteorismus mit Diät (Meiden blähungsfördernder Nahrungsmittel) und evtl. Karminativa.
Römischer Quendel → Gartenthymian
Rönne-Sprung → Sprung, nasaler
Röntgenanlage *f*: engl. *x-ray apparatus*. Sammelbezeichnung für Röntgenstrahler*, Röntgengenerator* und Röntgenanwendungsgeräte (z. B. Bucky-Tisch, Rasterwandgerät, Durchleuchtungsgerät).
Röntgenaufnahme → Röntgendiagnostik
Röntgenaufnahme, gehaltene *f*: engl. *stress radiography*; syn. Belastungsaufnahme. Röntgendiagnostik unter passiver mechanischer Belastung der darzustellenden Struktur (z. B. durch Gewichte oder Klemmvorrichtungen).

Indikationen:
– Bandinsuffizienz*
– Bandruptur*: **1.** z. B. bei Akromioklavikulargelenkluxation* **2.** Außenbandruptur* **3.** Daumengrundgelenkluxation* **4.** Kniegelenkbandruptur*.

Röntgenbild → Röntgendiagnostik
Röntgenbildverstärker *m*: engl. *x-ray image amplifier*. Einrichtung zur elektronenoptischen Verstärkung des Bildes bei Röntgendurchleuchtung* bei gleichzeitiger Senkung der Strahlenexposition* des Patienten im Vergleich zur konventionellen Durchleuchtung mit Leuchtschirm.
Röntgen-CT → Computertomografie
Röntgendermatitis → Strahlenschäden
Röntgendiagnostik *f*: engl. *x-ray diagnostics*. Diagnostisches bildgebendes Verfahren* mit Darstellung von Organen bzw. Organteilen unter Anwendung von Röntgenstrahlung. Anwendungsgebiete sind der Nachweis morphologischer Veränderungen sowie Verlaufskontrolle und bestimmte Fragestellungen (wie Angiografie zur Suche von Blutungsquelle oder Gefäßfehlbildung). Für differenziertere diagnostische Aussagen zur Weichteilbeurteilung wird eher CT oder MRT eingesetzt.
Technik: Bei Durchstrahlung eines Körpers mit Röntgenstrahlung (siehe Abb.) entsteht aufgrund unterschiedlicher Absorption der durchstrahlten Gewebe infolge zweidimensionaler Darstellung räumlich hintereinander liegender Körperstrukturen ein überlagertes inhomogenes Schattenbild (Superposition*).

– **Konventionelle Röntgendiagnostik:** Hier wird das Bild als klassisches Röntgenbild (Röntgenaufnahme) auf einem Röntgenfilm* zwischen Verstärkerfolien* in einer Röntgenfilmkassette fixiert.
– **Röntgendurchleuchtung*:** (z. B. intraoperativ mit C*-Bogen). Hier wird das Bild direkt auf einem strahlungsempfindlichen Schirm sichtbar.
– **Digitale* Radiografie:** (z. B. digitale Subtraktionsmethode*). Es werden die Absorptionsunterschiede gemessen, in einer Rechenanlage digital aufbereitet und auf einem Bildschirm als Dichteverteilungsbild dargestellt. Dabei können noch Dichteunterschiede von Geweben dargestellt werden, die in der konventionellen fotooptischen Technik homogen erscheinen.
– **Tomografie*** (in der Regel ersetzt durch CT): Die Darstellung erfolgt durch sich überlagernde Strukturen (Tomogramm) in isolierten Schichten (Simultanschichtaufnahmen).
– **Röntgenkontrastdiagnostik:** Hier kann eine höhere Aussagekraft des Bildes erreicht werden, indem durch das gezielte Einbringen von Röntgenkontrastmitteln in den Körper die Bildkontraste in diagnostisch relevanten Teilen (z. B. gastrointestinal bei Magen*-Darm-Passage oder vaskulär bei Angiografie*) gezielt verstärkt werden.

Röntgendurchleuchtung *f*: engl. *fluoroscopy*. Röntgendiagnostische Methode zur kontinuierlichen Beobachtung von funktionellen Abläufen im Körper. Sie wird z. B. verwendet bei chirurgischen Eingriffen (Reposition, Osteosynthese, Schrittmacherimplantation), in der Diagnostik von Gastrointestinaltrakt und intrathorakalen Organen, zur Positionierung eines Katheters bei einer angiografischen Untersuchung und bei der Interventionsradiologie (Ballondilatation, Stent-Implantation).
Technik: Umwandlung der aus dem durchstrahlten Körper austretenden (nicht absorbierten) Röntgenstrahlung in ein lichtstärkeres Bild mit höherer Detailauflösung mittels eines Röntgenbildverstärkers (oder Flachbilddetektor im digitalen Röntgen).
Röntgenerythemdosis → Strahlenschäden
Röntgenfilme *m pl*: engl. *x-ray films*. In der Röntgenaufnahmetechnik verwendete Filme unterschiedlicher Empfindlichkeit, die in einer Filmkassette zwischen 2 Verstärkerfolien* belichtet werden. Die Schwärzung der Röntgenfilme erfolgt zu 95 % durch das Fluoreszenzlicht der Verstärkerfolien, nur 5 % der Schwärzung entstehen durch Röntgenstrahlung.

Röntgendiagnostik: Strahlengänge.

Röntgenfunktionsaufnahme *f*: Radiologische Darstellung von Bewegungsabläufen anhand von Röntgenaufnahmen in festgelegten Positionen unter aktiver Belastung. Röntgenfunktionsaufnahmen werden v. a. angewendet an Wirbelsäule und Patellofemoralgelenk.

Röntgengenerator *m*: engl. *x-ray generator*. Gerät zur Umformung der Netzspannung in die zur Erzeugung von Röntgenstrahlung notwendige, konstante Hochspannung (25–250 kV). Er besteht aus dem Transformator, dem Hochspannungsgleichrichter sowie dem Schalttisch mit den dazugehörigen Schalt-, Mess- und Regelvorrichtungen.
Technik: Für medizinische Zwecke 5–150 kV, zur Materialprüfung 100 kV, in Sonderfällen bis zu 10^6 kV.

Röntgenkater → Strahlenkater

Röntgenkaustik *f*: engl. *x-ray cautery*. Obsolete Methode der Strahlentherapie* mit Anwendung von Röntgenstrahlung zur Ätzung*. Die Röntgenkaustik wurde zur einmaligen Bestrahlung von insbesondere Hauttumoren eingesetzt. Heutzutage wird fraktioniert bestrahlt, um etwaige Strahlenschäden* zu minimieren.

Röntgenkontrastmittel *n sg, pl*: engl. *x-ray contrast media*. Mittel zur Verbesserung der röntgenologischen Darstellung von Körperräumen, Hohlorganen, Gefäßen und in der CT zur Verbesserung des Gewebekontrasts.
Hintergrund: Die Verbesserung des Gewebekontrasts erfolgt durch Erhöhung der Dichte des durchstrahlten Mediums mit chemischen Elementen von hoher Ordnungszahl wie Jod* und Barium* (positive Röntgenkontrastmittel, absorbieren Röntgenstrahlen besonders stark) oder durch Erniedrigung der Dichte mit Luft, N_2O und CO_2 (negative Röntgenkontrastmittel). Körperstrukturen hoher Dichte (z. B. Knochen) oder luftgefüllte Hohlräume zeichnen sich wegen ihrer im Vergleich zur Umgebung größeren bzw. geringeren Röntgenstrahlabschwächung ab, Weichteile und flüssigkeitsgefüllte Hohlräume (hoher Wassergehalt, geringe Dichteunterschiede) kommen auf dem Röntgenbild nicht oder nur ungenügend zur Darstellung. Durch Einbringen von Röntgenkontrastmittel in das Gefäßsystem oder in Hohlräume (z. B. Blut- und Lymphgefäße, Nierenhohlraumsystem, Gallenwege, Gebärmutter, Hirnventrikel, Gastrointestinaltrakt) lassen sich diese nur gering Kontrast gebenden Strukturen abbilden. Die Brauchbarkeit eines Elementes hängt von der Größe seines Massenabsorptionskoeffizienten im diagnostischen Strahlenbereich ab.
Anwendung:
– Bariumsulfat p. o. zur Darstellung des Magen-Darm-Trakts
– iodhaltige Röntgenkontrastmittel: **1.** zur Darstellung des Gastrointestinaltrakts **2.** zur Angiografie* **3.** zur CT **4.** zur Cholezystografie* **5.** zur Cholangiografie* (Röntgenkontrastmittel mit primär biliärer Elimination: z. B. Iotroxinsäure) **6.** zur Lymphografie* **7.** zur Myelografie* (blutisotone Röntgenkontrastmittel, z. B. Iotrolan, Iopamidol) **8.** zur Ausscheidungsurografie* (Röntgenkontrastmittel mit primär renaler Elimination, z. B. Iohexol, Iopamidol, Iopromid, Ioxaglinsäure, Ioxitalaminsäure).

Nebenwirkungen:
– Hautrötung
– Quaddelbildung
– Übelkeit, Erbrechen
– Hitzegefühl
– Hustenreiz
– mögliche Todesfolge bei schweren Reaktionen wie Bronchospasmus, Asthmaanfall, Kreislaufkollaps oder tonisch-klonische Krämpfen
– cave: Anwendung von Röntgenkontrastmittel setzt Notfallbereitschaft voraus.

Einteilung:
– Nach Kontrasteffekt: **1. positive** Röntgenkontrastmittel: **I.** Ordnungszahl-Röntgenkontrastmittel **II.** absorbieren Röntgenstrahlung besonders stark **III.** erhöhen die Dichte des durchstrahlten Mediums mit chemischen Elementen mit hoher Ordnungszahl **2. negative** Röntgenkontrastmittel: **I.** verringern die Dichte mit Gasen wie CO_2, N_2O, Luft, N_2, seltener He, Kr, Xe, die eine geringere Röntgenstrahlabsorption aufweisen als die Körperstrukturen **II.** ermöglichen die Darstellung von beispielsweise der Lage und Größe von Hohlräumen wie die Hirnventrikel (Pneumenzephalografie, wobei der Liquor durch Luft ersetzt wird)
– nach chemischer Struktur (gilt für iodhaltige wasserlösliche Röntgenkontrastmittel): **1. ionische** Röntgenkontrastmittel: meist hohe Osmolarität, z. B. Amidotrizoesäure, Ioxitalaminsäure, Ioxaglinsäure **2. nichtionische** Röntgenkontrastmittel: gegenüber ionischen Röntgenkontrastmitteln meist niedrigere Osmolarität, z. B. Iopromid, Jodixanol.

Röntgenkontrastuntersuchung *f*: engl. *contrast x-ray*. Röntgenologische Darstellung von Organen mithilfe von Röntgenkontrastmitteln.

Röntgennativaufnahme → Leeraufnahme

Röntgenpass *m*: engl. *x-ray registration card*. In der Röntgenverordnung vorgesehenes Dokument zum Verbleib beim Patienten. Der Röntgenpass dient der Dokumentation der durchgeführten Untersuchungen.

Röntgenreizbestrahlung *f*: engl. *x-ray therapy*. Form der Strahlentherapie* mit Anwendung von Röntgenstrahlung, v. a. bei degenerativen Gelenkerkrankungen (z. B. Arthrose), entzündlichen Erkrankungen und hypertrophen Prozessen (z. B. Keloid) sowie zur prophylaktischen Vermeidung periartikulärer Ossifikation bei Hüftgelenkprothese.

Röntgenröhre → Röntgenstrahler

Röntgenröhre *f*: engl. *x-ray tube*. Hochvakuum-Diode zur Erzeugung von Röntgenstrahlung.
Technik: Besteht aus einer hoch evakuierten Glasröhre, in die 2 Elektroden aus hoch schmelzendem Metall (z. B. Wolfram) eingelassen sind. Die Glühkathode, die mit einer Gleichspannung von ca. 12–16 V geheizt wird, sendet Elektronen aus. Diese werden durch die Außenspannung (Anodenspannung oder Röhrenspannung, bis 250 kV Gleichstrom) beschleunigt und treffen mit sehr hoher Geschwindigkeit (bis 100 kV, ca. 160 000 km/h) auf die Anode (Antikathode). Dort werden die Elektronen abgebremst, wobei der größte Teil ihrer Energie in Wärme umgewandelt wird (ca. 99,97 %). Der Rest tritt in Form von Röntgenstrahlung, deren Wellenlänge und Energiemaximum von der Anodenspannung und vom Anodenmaterial abhängig ist, aus der Röhre aus. Die Anode kann fixiert als Festanode oder als rotierende Scheibe (Drehanode) ausgeführt sein. In letzterem Falle sind durch bessere Wärmeabfuhr höhere Röhrenleistungen möglich. Die Anodenkühlung wird auch mit flüssigen oder gasförmigen Kühlmitteln erreicht.

Röntgenstatus, parodontaler *m*: engl. *periodontal radiographic status*. Röntgenologische Darstellung des gesamten Gebisses mit Darstellung der Wurzeln und des Alveolarknochens anhand von Einzelzahnfilmen. Erhoben wird der Röntgenstatus zur Diagnose von Parodontopathien* und vor systematischer Parodontalbehandlung*.
Prinzip: Beurteilung von Schmelz-Zement-Grenze, Lamina dura, Parodontalspalt (Breite und Eingang) und Ausmaß des vertikalen und horizontalen Knochenabbaus (genaue Wiedergabe durch streng rechtwinklige Aufnahmen mit Filmhaltern, siehe Abb.).

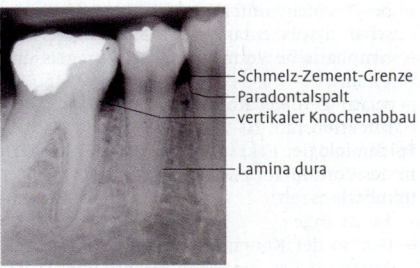

Röntgenstatus, parodontaler [42]

Röntgenstrahler

Röntgenstrahler *m*: engl. *x-ray unit*. Technische Vorrichtung zur Erzeugung von Röntgenstrahlung für medizinische (diagnostische oder therapeutische) oder nichtmedizinische Zwecke (z. B. Strukturanalysen in der Materialprüfung). **Technik:** Der Röntgenstrahler besteht aus der Röntgenröhre und einem Schutzgehäuse (siehe Abb.). In der Röntgenröhre werden von einer Glühkathode ausgehende Elektronen beschleunigt, die beim Aufprall auf die Anode (meist eine Drehanode mit bis zu 10 000 Umdrehungen/Minute) Röntgenstrahlung erzeugen. Das Schutzgehäuse dient dem Hochspannungs- und Strahlenschutz sowie der Kühlung der Röntgenröhre. An dem Schutzgehäuse sind weiterhin befestigt die Tiefenblende, die meist aus Blei-Lamellen besteht und der Strahlenbegrenzung dient, sowie das Lichtvisier, welches das über die Blenden* eingeblendete Röntgenstrahlenfeld auf den Patienten optimal abgrenzt. Nach dem Medizinproduktegesetz erfordert die Inbetriebnahme seit dem 14.6.1998 eine CE-Zertifizierung des Strahlers.

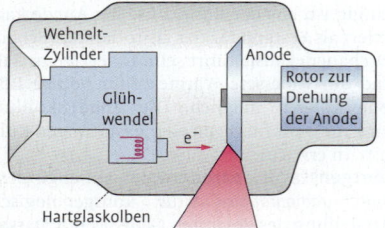

Röntgenstrahler

Röteln *f pl*: engl. *German measles*; syn. Rubella. In der Regel harmlose Erkrankung mit Exanthem*-Bildung durch das Röteln*-Virus mit Ausnahme der hohen Gefährdung von Embryo* und Fetus* insbesondere während der ersten 3 Schwangerschaftsmonate bei mütterlicher Erkrankung (Rötelnembryofetopathie*). Diagnostiziert wird klinisch und durch Laboruntersuchungen. Eine aktive Immunisierung gemäß Impfkalender* ist empfohlen.
Übertragung:
– per Tröpfcheninfektion*, in der Schwangerschaft diaplazentar*
– lymphatische Vermehrung des Erregers und Virämie*
– relativ geringer Kontagionsindex*
– Infektionsrate 20–70 %.
Epidemiologie: Erkrankungsgipfel bei Kindern in der Vorimpfära zwischen 3. und 10. Lj.
Inkubationszeit:
– 14–21 Tage
– Beginn der Kontagiosität bereits 7 Tage vor Ausbruch des typischen Exanthems, Dauer bis 7 Tage nach Ausbruch des Exanthems.

Klinik:
– asymptomatischer Verlauf in ca. 50 % der Fälle
– bei symptomatischem Verlauf nach kurzem (inkonstantem) fieberhaftem Prodromalstadium* (ca. 2 Tage): **1.** häufig schmerzlose Lymphknotenschwellungen (erbsen- bis bohnengroß, zunächst typischerweise okzipital*, nuchal und retroaurikulär, später generalisiert) **2.** leichte grippeähnliche Symptome im Bereich der oberen Atemwege **3.** gleichzeitig oder kurz darauf Auftreten eines makulopapulösen Exanthems (erst im Gesicht, dann auf Rumpf übergehend) in Form etwa linsengroßer, wenig erhabener und nicht konfluierender rosaroter Flecken, unter Umständen mit hellem anämischem Hof, das nach 2–3 Tagen abblasst, im Rachen mittelfleckiges Exanthem **4.** subfebrile* Temperaturen meist nur um 38 °C über wenige Tage **5.** in 50 % der Fälle Splenomegalie*
– keine besondere Beeinträchtigung des Allgemeinbefindens, Verlauf bei Kindern fast immer komplikationslos.
Komplikationen:
– bei Infektion im Jugend- und jungen Erwachsenenalter: v. a. bei Frauen Arthralgien* mehrerer Gelenke, meist der Hand-, Finger- und Kniegelenke
– bei älteren Patienten: Thrombozytopenie*, Myokarditis*, Enzephalitis*
– bei postnataler Infektion eines Neugeborenen: **1.** selten thrombozytopenische Purpura*, Enzephalitis* **2.** progressive Rötelnpanenzephalitis (in Einzelfällen mit Latenz von Jahrzehnten) mit Myoklonien*, epileptischen Anfällen, zerebellarer Ataxie* und schlechter Prognose; vermutlich Form der Slow*-Virus-Infektionen
– bei pränataler Infektion im 1. Trimenon*: **1.** Abort* oder Embryopathie* (klassische Trias*: Herzfehler*, Innenohrschwerhörigkeit* und Katarakt*) **2.** später Embryofetopathie* und Frühgeburt*, zusätzlich mit Blutbildungsstörungen, Immundefekt und Entzündungen innerer Organe (Rötelnembryofetopathie*) **3.** oft auch zunächst unauffällige Entwicklung des Neugeborenen, teilweise mit unspezifischen Verhaltensauffälligkeiten oder Gedeihstörung mit späterer Entwicklung der Komplikationen **4.** cave: infizierte Neugeborene sind bis in das 2. Lebensjahr hochinfektiös.
Prophylaxe: Aktive Immunisierung mit parenteral angewendetem Lebendimpfstoff* aus vermehrungsfähigen, virulenzabgeschwächten Röteln-Viren, Stamm Wistar, auf Human-Diploidzellen gezüchtet (HDC-Impfstoff):
– Standardimpfung entsprechend Impfkalender*

– Indikationsimpfung* u. a. bei ungeimpften Frauen oder Frauen mit unklarem Impfstatus im gebärfähigen Alter und bei einmal geimpften Frauen im gebärfähigen Alter oder bei potenzieller beruflicher Exposition und unzureichendem Impfschutz.

Rötelnembryofetopathie *f*: engl. *rubella embryofetopathy*; syn. Konnatale Rötelnembryofetopathie (CRS). Angeborene Erkrankung infolge intrauteriner Rötelninfektion bei Infektion der Mutter mit Röteln*. Je nach Zeitpunkt der mütterlichen Infektion entstehen Fehlbildungen besonders an Auge, Herz, ZNS und Ohr, aber auch generalisierte Störungen. Eine kausale Therapie ist nicht möglich, jedoch eine wirksame Prophylaxe durch aktive Immunisierung (siehe Impfkalender*).
Häufigkeit: Deutschland (2012, danach nicht mehr separat erfasst): 1 gemeldete Infektion.
Mögliche Organmanifestationen: Abhängig vom Zeitpunkt der mütterlichen Rötelninfektion:
– 1. Schwangerschaftsmonat (Infektionsrate 80 %): v. a. Augenanomalien
– 2. Schwangerschaftsmonat (Infektionsrate 25 %): v. a. Herzfehler und ZNS-Anomalien
– 3. Schwangerschaftsmonat (Infektionsrate 35 %): v. a. Innenohrschädigung
– nach 3. Schwangerschaftsmonat (Fetopathie*, Infektionsrate bis zu 100 % nach der 36. SSW) v. a. Entwicklungsverzögerung, hämolytische Anämie*, thrombozytopenische Purpura*

Rötelnprimärinfektion im 1.–4. Schwangerschaftsmonat führt möglicherweise auch zu Spontanabort mit einer Gesamtletalität von 15–20 %.
Klinik:
– Augen: v. a. Cataracta congenita, fakultativ mit Glaukom*, Mikrophthalmie*, Augenhintergrundveränderungen (Pseudoretinitis pigmentosa)
– Herz: v. a. Septumdefekte*, persistierender Ductus* arteriosus, Pulmonalstenose*
– ZNS: Mikrozephalie*, psychomotorische Retardierung u. a. Symptome einer ZNS-Schädigung (Bewegungsstörungen, epileptische Anfälle)
– Ohren: v. a. Innenohrschwerhörigkeit*
– als Zeichen einer noch floriden Infektion bei Geburt Hepatosplenomegalie*, thrombozytopenische Purpura, Anämie u. a.; persistierende Infektiosität des Säuglings noch nach Monaten post partum möglich.
Diagnostik:
– mütterliche Infektion: siehe Diagnostik der Röteln*
– Nachweis der fetalen Rötelninfektion durch: **1.** Röteln-PCR in Chorionzotten und Fruchtwasser in Speziallaboren. **2.** Sonografie.
– Befunde wie z. B. intrauterine Wachstumsretardierung sind nicht spezifisch.

Röteln-Schutzimpfung *f*: syn. Röteln-Impfung. Aktive Immunisierung* gegen Röteln* mit einem Lebendimpfstoff*. Die ständige* Impfkommission empfiehlt allen Menschen eine Grundimmunisierung* gegen Röteln innerhalb des 2. Lebensjahres. Meist wird ein Kombinationsimpfstoff* verabreicht zusammen mit Mumps*-, Masern*- und teilweise auch Varizellen*-Impfstoff. Bei versäumten Impfungen droht Frauen im gebärfähigen Alter eine Rötelnembryofetopathie*.
Vorgehen:
- Grundimmunisierung: **1.** erste Teilimpfung zwischen 11. und 14. Lebensmonat **2.** zweite Impfung frühestens 4 Wochen nach der ersten Impfung, spätestens mit 23 Monaten **3.** für die 1. Impfung Empfehlung zur Gabe des Dreifachimpfstoffs Mumps-Masern-Röteln (MMR) bei gleichzeitiger Varizellen-Impfung an einer anderen Körperstelle, da sich bei der Erstimpfung mit Verwendung des Vierfachimpfstoffes ein erhöhtes Auftreten von Fieberkrämpfen gezeigt hat **4.** für die 2. Impfung Verwendung des Vierfachimpfstoff Mumps-Masern-Röteln-Varizellen (MMRV) möglich
- Nachholimpfung*: **1.** Personen < 18 Jahre: 2 Impfdosen mit MMRV-Impfstoff im Abstand von 4–6 Wochen **2.** bei Personen ≥ 18 Jahre nur bei bestimmten gesundheitlichen oder berufsbedingten Risikofaktoren.

Impfstoffe:
- Masern-Mumps-Röteln-Impfstoff
- Masern-Mumps-Röteln-Varizellen-Impfstoff
- Einzelimpfstoffe stehen in Deutschland derzeit nicht zur Verfügung.

Kostenübernahme: Die Kosten der Röteln-Impfung werden als empfohlene Standardimpfung von den gesetzlichen Krankenkassen übernommen.

Röteln-Virus *n*: engl. *rubella virus*; syn. Rubellavirus. Rubivirus aus der Familie der Togaviridae* (Ø ca. 60 nm), welches Röteln* verursacht. Es wird u. a. durch Tröpfcheninfektion übertragen, außerdem diaplazentar (Rötelnembryofetopathie*). Eine Rötelnerkrankung hinterlässt eine lebenslange Immunität. Schutz vor einer Virusinfektion bietet die Impfung.

Infektiosität: Infizierte sind 1 Woche vor bis 1 Woche nach Ausbruch des symptomatischen Stadiums (Exanthem) infektiös. Im Vergleich zum Masern*-Virus sind Röteln-Viren jedoch weniger kontagiös.

Röteln-Virus-Antikörper *m sg, pl*: syn. Röteln-Antikörper. Antikörper* gegen das Röteln*-Virus. Die Bestimmung ist indiziert zur Bestätigung der akuten Infektion* oder zur Überprüfung des Impfstatus. Der Nachweis erfolgt im Serum* mittels ELISA oder Hämagglutinations*-Hemmtest (HAHT).

Röteln-Virus-Antikörper	
Ergebnis im HAHT	**Beurteilung**
1: < 8	kein Impfschutz Grundimmunisierung empfohlen
1: 8–16	fraglicher Impfschutz Bestätigung durch IgG-ELISA notwendig Auffrischung empfohlen
1: ≥ 32	ausreichender Impfschutz
Ergebnis im IgG-ELISA	
< 10 IE/ml	kein Impfschutz Grundimmunisierung empfohlen
10–20 IE/ml	fraglicher Impfschutz Kontrolle nach 6 Monaten oder Auffrischung empfohlen
> 20 IE/ml	ausreichender Impfschutz

Indikation zur Laborwertbestimmung:
- Verdacht auf Röteln-Infektion
- Überprüfung des Impfstatus bei Kinderwunsch oder in der Schwangerschaft.

Bewertung:
- frische Infektion: **1.** 4-facher Titeranstieg im HAHT nach Intervall von 10 Tagen **2.** IgM positiv
- häufig falsch-positiver IgM-Nachweis, infolge: **1.** persistierender IgM nach früherer Infektion **2.** polyklonaler IgM-Stimulierung **3.** Kreuzreaktionen* mit anderen Viren z. B. Parvovirus* B19 oder Epstein*-Barr-Virus
- Bewertung des Impfschutzes siehe Tab.

Roflumilast *n*: Selektiver Phosphodiesterase*-Hemmer zur p. o. Anwendung als Broncholytikum. Kombiniert mit Bronchodilatatoren wird Roflumilast bei schwerer COPD und chronischer Bronchitis* eingesetzt. Zu den Nebenwirkungen zählen kardiale, zentrale, muskuläre und gastrointestinale Beschwerden. Die Anwendung bei Patienten mit Leberfunktionsstörungen ist kontraindiziert.

Indikationen: Langzeittherapie bei Erwachsenen mit schwerer COPD, chronischer Bronchitis* oder häufigen Exazerbationen*.

Rohrzucker *n*: Saccharose
Rohvisus → Sehleistung
Rokitansky-Divertikel *n*: engl. *Rokitansky's diverticulum*. Früher gebräuchliche Bezeichnung für das echte Divertikel des Ösophagus*. Es entsteht meist im Rahmen einer chronischen Entzündung, z. B. bei Bronchiallymphknotentuberkulose*, und ist an der Ösophagus-Vorderwand im mittleren Abschnitt im Bereich der Tracheabifurkation lokalisiert.

Rolando-Fraktur *f*: engl. *Rolando's fracture*. Form der Mittelhandfraktur* mit Y-förmiger Fraktur der Basis des Metakarpale I und Einstrahlen des Frakturspalts in die Gelenkfläche des Daumensattelgelenks.

Rollator → Gehwagen
Rollbrett *n*: Hilfsmittel zur Mobilisation*, das die Verlagerung des Patienten Richtung Kopfende im Bett erleichtert.
Rollenbelastung: engl. *role strain*. Konflikthafte und Stress* auslösende Aspekte von zugeschriebenen Rollen, die Personen übernehmen müssen, z. B. Belastung in der Rolle pflegender Angehöriger. Die Rollenbelastung entsteht durch die Orientierung an Rollenstereotypen, deren Zuweisung von den Rollenträgern nicht automatisch akzeptiert, aber gesellschaftlich mit hohem Druck eingefordert wird.
Rollenkonflikt *m*: engl. *role conflict*. Konflikt beim Ausüben oder Annehmen einer oder mehrerer sozialer Rollen. Rollenkonflikte können zu Nichterfüllung oder Verletzung der Rollenerwartung führen, die in der Regel Sanktionen durch andere Sozialpartner unterliegt oder selbst als Spannung bzw. unangenehm erlebt wird.
- **Intra-Rollenkonflikt:** Konflikt, in dem sich ein Rollenträger befindet, wenn widersprüchliche oder unvereinbare Erwartungen in verschiedenen Sektoren einer bestimmten Rolle durch verschiedene Interaktionspartner bestehen; z. B.: **1.** der Betriebsarzt, der gleichzeitig Arzt für die Beschäftigten und Angestellter des Unternehmens ist und damit die Interessen beider Seiten vertreten muss **2.** der forensische Psychiater, der einen gesetzlich untergebrachten Patienten sowohl behandeln als auch sichern muss
- **Inter-Rollenkonflikt:** Konflikt, in dem sich ein Rollenträger befindet, wenn zwischen 2 oder mehreren wahrzunehmenden Rollen Inkompatibilität besteht (widersprüchliche Rollenerwartungen); z. B. der Arzt, der durch eine dringende Behandlung eines Patienten seinen Sohn nicht rechtzeitig aus dem Sportverein abholen kann und damit in seiner Vaterrolle beeinträchtigt ist; Inter-Rollen-Konflikte können Hinweise auf Überlastungen geben.

Rollenspiel *n*: engl. *role playing*. Szenische Darstellung verschiedener Rollen mit Identifikation des Darstellenden mit den zur Rolle gehörenden Erlebens- und Verhaltensweisen.

Roller-Ball-Koagulation *f*: Form der Endometriumablation*, bei der mit einer Kugelelektrode das Endometrium elektrokoaguliert wird.
Roller-Kern → Nuclei vestibulares
Rollgehhilfe → Gehwagen
Rollklemme *f*: engl. *roller clip*. Kunststoffklemme am Infusionsgerät mit beweglicher Rolle zur Regulierung der Infusionsgeschwindigkeit* durch Erweiterung oder Verengung der Weite (Lumen) des Infusionsschlauchs.

Rolllappen

Rolllappen → Hautlappen

Rollstuhl m: engl. wheelchair. Hilfsmittel zur Fortbewegung im Sitzen. Das Grundgestell besteht aus Sitzfläche, Rückenlehne mit 2 Handgriffen, 2 großen und 2 kleinen Rädern sowie 2 Beinstützen mit Fußplatte. Die Ausführungen variieren je nach Bedarf vom handbetriebenen, zusammenklappbaren Gummireifenrollstuhl bis zum Elektrorollstuhl (z. B. mit Mundsteuerung und Schalensitz).

Hinweise:
- Der Rollstuhl wird allgemein als Zeichen einer Behinderung gedeutet, d. h., er weist darauf hin, dass der Rollstuhlfahrer sich nicht ohne dieses Hilfsmittel fortbewegen kann (Rollstuhlangewiesenheit, Stigmatisierung).
- Je selbstständiger der Rollstuhlfahrer ist, umso einfacher sollte der Rollstuhl ausgestattet sein.

Rollstuhlmobilität f: engl. wheelchair mobilisation; syn. Rollstuhlmobilisation. Aktive Mobilisation* und Fortbewegung mit dem Rollstuhl als Hilfsmittel zur Wiedererlangung von Selbstständigkeit und Selbstvertrauen bei Patienten mit Lähmungen oder Bewegungseinschränkungen.

Maßnahmen: Die Fortbewegung mit dem Hilfsmittel Rollstuhl muss vom Patienten erlernt werden und erfordert physische und psychische Konzentration. Ruhephasen sind einzuhalten. Alle druckgefährdeten Areale sollten kontrolliert und deren Entlastung trainiert werden.

Rollstuhlwaage f: engl. wheelchair scales. Festmontierte oder transportable, elektronische Plattformwaage, die mit einem Rollstuhl* befahrbar ist. Bei Nutzung mit Rollstuhl lässt sich das Rollstuhlgewicht über eine Tara-Funktion abziehen. Die Tragkraft von bis zu 300 kg ermöglicht eine Anwendung auch zur Bestimmung des Körpergewichts stark adipöser Patienten. Siehe Abb.

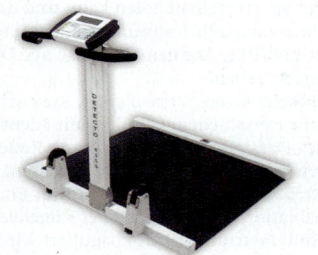

Rollstuhlwaage [138]

Romberg-Phänomen → Howship-Romberg-Phänomen

Romberg-Versuch m: engl. Romberg test. Verfahren zur Prüfung der Standsicherheit, der Koordination* und des Gleichgewichts. Dabei soll der Patient 1 min lang mit parallel dicht nebeneinander stehenden Füßen ruhig auf der Stelle stehen, erst mit offenen und dann mit geschlossenen Augen.

Beurteilung:
- Eine reproduzierbare Fallneigung nach links oder rechts ist sicher pathologisch und deutet auf eine Erkrankung des ipsilateralen Innenohrs oder Kleinhirns (Ataxie*).
- Eine Fallneigung nach vorne tritt z. B. beim Parkinson*-Syndrom auf.
- Bei einer Polyneuropathie* der Beine schwanken die Betroffenen ohne bevorzugte Richtung.

ROO: Abk. für engl. rapid-onset opioid → Opioide

Rooming-in: Gemeinsame Unterbringung von Mutter und Neugeborenen in einem Zimmer auf der Wochenbettstation. Rooming-in dient der Förderung der Mutter-Kind-Beziehung (Bonding). In den meisten Kliniken wurden mit Einführung des Rooming-in die Kinderzimmer abgeschafft.

Rooting-Reflex → Suchreflex

Ropinirol n: Selektiver Dopamin-D_2-Agonist (siehe Dopamin*-Rezeptoren) zur p. o. Anwendung als Antiparkinsonmittel*. Beim Parkinson*-Syndrom wird Ropinirol als Monotherapie eingesetzt, um den Levodopa-Einsatz hinauszuzögern, oder in Kombination mit Levodopa* angewendet, falls dessen Wirkung unzureichend ist. Eine weitere Indikation ist das Restless*-Legs-Syndrom.

Rorschach-Test m: engl. Rorschach test; Abk. RT. Projektiver Test, bei dem die Deutung von Tintenklecksfiguren über Persönlichkeitsstruktur und -dynamik geben soll. Die Auswertung beinhaltet die Interpretationen selbst, ihre (Außer-)Gewöhnlichkeit, ihre Determinanten (Farbe, Schattierung, Lokalisierung) und besondere Phänomene (Zögern, Stupor, Reaktionszeit). Der Rorschach-Test ist umstritten hinsichtlich seiner Objektivität, Reliabilität und Validität.

Rosa canina → Hundsrose

Rosazea f: engl. rosacea. Sehr häufige, chronische, nach schubweisem Verlauf persistierende, entzündliche Hauterkrankung unklarer Ätiologie zentrofazial im Gesicht mit Teleangiektasien, flushartigen Erythemen, follikulären und parafollikulären Papeln und Plaques sowie Pusteln. In schweren Fällen entwickeln sich Bindegewebs- und Talgdrüsenhyperplasie (Phymbildung). Behandelt wird durch Meiden der Auslöser, topisch und systemisch.

Auslöser: Triggerfaktoren sind
- UV-Licht
- Demodexmilben
- Hitze

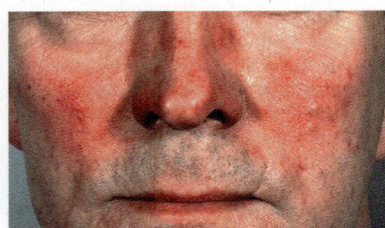

Rosazea Abb. 1: Typische Rötung im zentralen Gesichtsbereich.

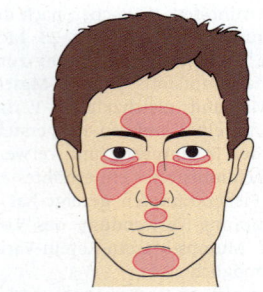

Rosazea Abb. 2: Lokalisationen.

- Temperaturschwankungen
- Erregung
- Kaffee, Tee
- Alkohol
- scharfe Gewürze

Klinik:
- Beginn meist im 4.–5. Lebensjahrzehnt mit: **1.** initial flüchtigen (Flush*; z. B. nach Koffein- oder Alkoholkonsum) **2.** später auch persistierenden, fleckförmigen Erythemen besonders an Wangen und Nase (siehe Abb. 1 und Abb. 2) **3.** sowie Teleangiektasien und kleinlamellöser Schuppung (Rosacea erythematosa-teleangiectatica)
- später Schübe mit Papeln, Pusteln und evtl. Lymphödem (Rosacea papulopustulosa)
- bei glandulär-hyperplastischer Rosazea polsterartige Infiltrate durch Bindegewebe- und Talgdrüsenhyperplasie (z. B. nasal: Rhinophym*), aber ohne Komedonen
- bei 30–50 % zusätzlich (selten auch isoliert) Augenbeteiligung mit Blepharitis, Konjunktivitis oder Keratitis (Ophthalmorosacea, okuläre Rosazea)

Folgende Sonderformen werden unterschieden:
- **granulomatöse** (lupoide) Rosazea (mit bräunlich-rötlichen Papeln und Knötchen, v. a. an Lidern, Jochbeinregion und perioral)
- **Rosacea conglobata** (mit großen entzündlichen Knoten, Infiltration und Induration)

- **Rosacea fulminans** (fulminanter Verlauf mit akutem Beginn und Seborrhö, früher als Pyoderma faciale bezeichnet)
- **Steroidrosazea** (nach langfristiger Steroidanwendung mit Atrophie, Teleangiektasien, follikulären Papulopusteln, düsterroten flächigen Erythemen, häufig Demodex-Infestation)
- **Rosacea oedematosa** (Morbus Morbihan; mit derben, kaum eindrückbaren Ödemen an Wangen, Nase und Stirn).

Therapie: Da keine der Therapien bei allen Patienten wirkt, werden oft unterschiedliche Behandlungswege kombiniert.
- Meiden von Erythem-induzierenden Faktoren und Irritantien, milde Hautpflege
- konsequenter Lichtschutz (bevorzugt physikalisch).

Topische Therapie:
- Brimodinin
- Ivermectin
- Metronidazol
- Azelainsäure
- keine topischen Glukokortikosteroide!

Systemtherapie:
- Tetrazykline (Doxycyclin, Minocyclin, Tetracyclin), alternativ Makrolid
- ggf. Isotretinoin
- ggf. systemische Glukokortikosteroide (z. B. bei Rosacea fulminans).

Chirurgische Therapie (bei Phymen): gute Erfolge mit Dermabrasion oder Dermashaving.

Rosazea-artige Dermatitis → Dermatitis, periorale

Rose → Hundsrose

Rosenthal-Effekt → Versuchsleiter-Erwartungseffekt

Rosenthal-Syndrom → Melkersson-Rosenthal-Syndrom

Roseola *f*: Kleinfleckige rosafarbene Hautrötung, die ein unspezifisches Symptom insbesondere von Infektionskrankheiten ist. Typischerweise tritt die Hauterscheinung bei Kindern im Rahmen des Dreitagefiebers auf.

Roseola infantum → Exanthema subitum

Roseola syphilitica *f*: engl. *syphilitic roseola*; syn. Kieler Masern. Roseola-ähnliches Exanthem in der Frühsyphilis (siehe Syphilis*). Klinisch zeigt sich ein zart rosa erscheinender, makulöser, nicht juckender und stammbetonter Ausschlag. Siehe Syphilis*. Abb. 1 dort.

Roser-Nélaton-Linie *f*: engl. *Nélaton's line*. Verbindungslinie zwischen Spina iliaca anterior superior und Tuber ossis ischii; physiologisch bei 90° gebeugtem Hüftgelenk durch den Trochanter major laufend, unterbrochen bei Hüftgelenkluxation.

Rosmarin *m*: Halbstrauch aus der Familie der Lippenblütler (Lamiaceae), dessen Inhaltsstoffe spasmolytisch, galle- und harntreibend, desinfi-

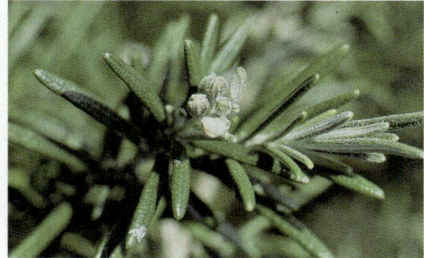

Rosmarin: Nadeln und Blütenknospe. [166]

zierend, durchblutungsfördernd, antiphlogistisch, antioxidativ und steigernd auf den Koronardurchfluss wirken. Rosmarin wird oral beispielsweise bei Verdauungsbeschwerden angewendet. Topisch* kommt Rosmarin insbesondere bei Kreislaufbeschwerden, Durchblutungsstörungen und rheumatischen Erkrankungen zum Einsatz. Siehe Abb.

Indikationen:
- laut Kommission E: **1.** systemisch bei Dyspepsie* **2.** topisch unterstützend bei Kreislaufbeschwerden und rheumatischen Beschwerden
- laut ESCOP (European Scientific Cooperative on Phytotherapy): **1.** systemisch zur Verbesserung der Funktion von Leber und Gallenblase **2.** topisch zur Förderung der Wundheilung
- in der anthroposophischen Medizin: **1.** äußerlich zur Anregung der Wärmeorganisation bei Stoffwechselschwäche, bei Störungen der Durchblutung und Ernährung von Gewebe, rheumatischen Erkrankungen; bei Neigung zu allgemeinem Kältegefühl **2.** in der Krankenpflege äußerlich als Waschung und Bäder.

Rosmarinblätter → Rosmarin
Rosmarinblüten → Rosmarin
Rosmarini aetheroleum → Rosmarin
Rosmarini folium → Rosmarin
Rosmarinöl → Rosmarin
Rosner-Index → Kaolin Clotting Time

Rosskastanie *f*: syn. Aesculus hippocastanum. Baum aus der Familie der Rosskastaniengewächse (Hippocastanaceae), der in Persien, Nordindien sowie am Gebirge Nordgriechenlands heimisch ist und in Europa als Zierbaum kultiviert wird. Die Rosskastanie wirkt antiexsudativ, venentonisierend, ödemprotektiv und gefäßabdichtend. Der Wirksamkeitsnachweis der Rosskastanie wurde in mehreren klinischen Studien erbracht. Siehe Abb.

Verwendung: Auf Aescin standardisierte Fertigarzneimittel zur innerlichen Anwendung oder lokal (1- bis 2%ige Salben oder Gele), medizinisch:

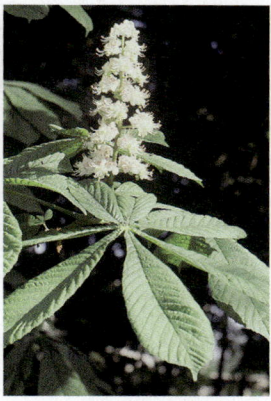

Rosskastanie: Blüte. [166]

- bei chronisch venöser Insuffizienz, z. B. bei Schmerzen, Schweregefühl in den Beinen, Wadenkrämpfen, Juckreiz, Ödemen (Herbal Medicinal Products Committee, European Scientific Cooperative on Phytotherapy, Kommission E)
- weitere, auf klinischen Studien basierende Indikationen: Varikose, postthrombotisches Syndrom, trophische Veränderungen (Ulcus cruris), posttraumatische und postoperative Weichteilschwellungen, Präventivmaßnahme bei langen Flugreisen, Hämatomresorption.

Ross-Operation *f*: engl. *Ross procedure*. Operativer Aortenklappenersatz durch eigene Pulmonalklappe (Autograft), die wiederum durch Homograft (z. B. eines Multiorganspenders) oder Xenograft (z. B. von Rind oder Schwein) ersetzt wird. Die Indikation zur Ross-Operation ist bei valvulärer Aortenstenose gegeben.

Ross-Syndrom → Adie-Syndrom

Rost → Eisen

rostral: syn. rostralis. Zum vorderen Körperende hin gelegen.

Rostrum *n*: syn. Rostra. Schnabel.

Rostrum corporis callosi → Corpus callosum [Neuroanatomie]

Rotameter → Flowmeter

Rotandaspritze *f*: Spritze mit im Konus integriertem Drei-Wege-System zur Punktion von Körperflüssigkeiten (z. B. Pleurapunktion*) und direkten Ableitung des Exsudats in einen Auffangbeutel.

Rotation *f*: Torsion, Rollen, Drehen; z. B. Drehbewegung eines Gelenks oder Drehung des Körpers um die eigene Achse.

Rotationsbestrahlung → Bewegungsbestrahlung

Rotationsforzeps *m*, *f*: syn. Rotationszange. Besondere Form der Zangengeburt, bei der mit-

Rotationsfraktur

hilfe der Geburtszange die mangelnde Drehung des kindlichen Kopfes forciert wird. Hierbei muss die Zange oft mehrfach neu angesetzt werden. Aufgrund der erheblichen Verletzungsrisiken für Mutter und Kind wird dieses Verfahren heute nicht mehr angewendet.

Rotationsfraktur → Fraktur
Rotationsthrombektomie → Thrombektomie
Rotationsthrombelastografie f: engl. *rotation thrombo-elastography*; syn. Rotationsthrombelastographie. Form der Thrombelastografie*, die zur raschen Ursachenabklärung akuter Blutungen eingesetzt wird (beispielsweise bei V. a. Verbrauchskoagulopathie oder Thrombozytenfunktionsstörung). Aufgrund der unzureichenden (bzw. fehlenden) Erfassung der Arzneimittelwirkung von Acetylsalicylsäure, Clopidogrel, Cumarinderivaten sowie von von*-Willebrand-Faktor ist das Verfahren jedoch limitiert.

Rotatorenmanschette f: engl. *rotator cuff*. Klinisch übliche Bezeichnung für die 4 von der Scapula zum Tuberculum majus bzw. Tuberculum minus des Humerus* ziehenden Muskeln sowie deren Sehnen: M. supraspinatus, M. infraspinatus, M. subscapularis und M. teres minor. Von klinischer Bedeutung ist die Rotatorenmanschettenruptur*.

Rotatorenmanschettenruptur f: engl. *rotator cuff rupture*. Sehneneinrisse bis Totalruptur der Rotatorenmanschette mit konsekutiver Gelenkveränderung im Sinne einer Cuff-Arthropathie als Ursache von Schulterschmerzen und -steife.
Ätiologie: Die Erkrankung betrifft meist den dominanten Arm und beruht v. a. auf degenerativen Veränderungen oder vermehrtem Verschleiß bei subakromialer Enge (siehe Abb.). Gelegentlich ist sie traumatisch bedingt (z. B. bei Schultergelenkluxation im höheren Lebensalter).
Epidemiologie:
- in Deutschland ca. 25 % der 50-Jährigen und 50 % der über 70-Jährigen betroffen
- Männer häufiger betroffen.

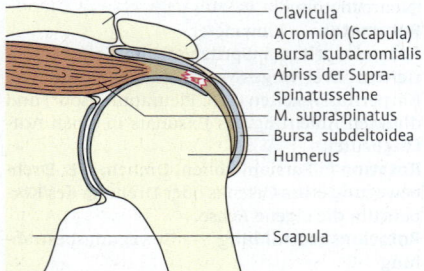

Rotatorenmanschettenruptur

Klinik:
- je nach Ursache und Ausprägung der Läsion langsam zunehmender oder (sub-)akut einsetzender Schulter- und umschriebener Druckschmerz vorwiegend im Bereich der Supraspinatussehne (sog. Supraspinatussyndrom*), unter Umständen mit tastbarer Muskellücke
- der passiv abduzierte Arm kann nicht aktiv gehalten werden (drop arm sign)
- schmerzhafte Bewegungsbehinderung bei Teilruptur
- gelegentlich Muskelatrophie.

Therapie:
- in Abhängigkeit von der Defektgröße bei frischer traumatischer Rotatorenmanschettenruptur operativ, sonst in der Regel zunächst konservativ mit Physiotherapie und subakromialen Infiltrationen
- bei chronischen Schmerzen (z. B. bei subakromialer Enge) operativ mit Akromioplastik.

Rotaviren-Infektion f: syn. Rota-Virus-Enteritis. Durch Rotaviren verursachte, v. a. Kinder unter 5 Jahren betreffende, schwere Gastroenteritis. Betroffene infizieren sich meist fäkal-oral mit dem RNA-Virus und leiden an Fieber, Erbrechen und massiver wässriger Diarrhö. Diagnostiziert wird durch Virus-Antigen-Nachweis mittels Enzym*-Immun-Test aus dem Stuhl. Therapiert wird symptomatisch (Flüssigkeits- und Elektrolytverlustausgleich).
Klinik:
- asymptomatische oder mild verlaufende Infektionen möglich
- Übelkeit
- Bauchkrämpfe
- massive wässrige Diarrhö
- schwallartiges Erbrechen
- Fieber
- unspezifische respiratorische Symptomatik
- meist selbstlimitierend nach 2–6 Tagen
- **Komplikationen:** 1. massive Wasser- und Elektrolytverluste mit Bewusstseinseintrübungen oder Herzrhythmusstörungen 2. Darminvaginationen 3. ggf. Nephritis oder Hepatitis.

Diagnostik: Direkter Erregernachweis meist aus dem Stuhl
- Antigennachweis mittels Enzym*-Immun-Test
- Elektronenmikroskopie
- mittels Real-time-PCR.

Prophylaxe: Es existiert ein Rotavirus-Lebendimpfstoff für Säuglinge unter 6 Monaten, welcher seit 2013 von der STIKO empfohlen wird.

Rotavirus n: Zu den Reoviridae* gehörender, nicht umhüllter RNA-Virus, der weltweit vorkommt, fäkal-oral übertragen wird und das Dünndarmepithel schädigt. Nach Infektion kommt es zunächst zu Erbrechen, dann zu osmotischer Diarrhö (4–5 Tage) gefolgt von Dehydratation* und Fieber. Diagnostiziert wird anhand einer Stuhluntersuchung. Prophylaktisch wirkt eine Impfung.
Beschreibung: Rotaviren haben einen Durchmesser von ca. 75 nm und verfügen über eine doppelsträngige RNA aus 11 Segmenten von bis zu 3,3 kb Länge. Das Kapsid besteht aus einer Doppelschicht in Form eines Ikosaeders. Durchschnittlich dauert eine Infektion etwa 9 Tage, bei Neugeborenen und Immunsupprimierten auch länger. Das Virus wird mit dem Stuhl ausgeschieden.
Inkubation: 24–72 h.
Klinische Bedeutung: Von den humanpathogenen Serotypen A, B und C verursacht v. a. der Serotyp A bei Kleinkindern und Säuglingen eine gefährliche infektiöse Gastroenteritis*. Zudem sind Rotaviren häufige Verursacher von Nosokomialinfektionen. Generell ist die Letalität bei Rotavirus-Infektionen sehr gering, außer in Entwicklungsländern (Dehydratation als Todesursache). Zur Vorbeugung von Infektionen wird gemäß Impfkalender* mit attenuierten (humanen) oder lebenden (human-bovinen) Rotaviren immunisiert.
Diagnostik: Rotaviren lassen sich entweder mittels PCR (Virus-Genom) oder Enzymimmuntests (Virus-Antigene) nachweisen.
Therapie: In schweren Fällen von Wasser- und Elektrolytverlust muss rehydriert und die Elektrolyte substituiert werden. Eine zusätzliche Gabe von Immunglobulinen ist bei immunsupprimierten Patienten und Neugeborenen erforderlich.

Rotavirus-Schutzimpfung f: syn. Rotavirus-Impfung. Aktive Immunisierung* gegen Rotaviren. Die Rotavirus-Schutzimpfung wird mit einem Lebendimpfstoff* durchgeführt, der oral als Schluckimpfung verabreicht wird. Die Ständige* Impfkommission empfiehlt die Impfung bei Säuglingen ab der 6. Lebenswoche. Je nach Impfstoff sind 2 oder 3 Impfstoffdosen im Abstand von mindestens 4 Wochen erforderlich.
Vorgehen: Die Grundimmunisierung* im Säuglingsalter ist nach Empfehlung der Ständigen Impfkommission (STIKO) möglichst frühzeitig durchzuführen (siehe Impfkalender*), da das Risiko einer Darminvagination nach der ersten Impfung mit dem Alter zunimmt:
- Beginn spätestens im Alter von 12 Wochen
- Ende der Serie je nach Impfstoff vorzugsweise bis zum Alter von 16 oder 20–22 Wochen
- spätestmöglicher Abschluss der Impfserie je nach Impfstoff bis 24 oder 32 Wochen.

Indikationen: Alle Kinder sollen nach Empfehlung der STIKO routinemäßig ab der 6. Lebenswoche geimpft werden. Bei Immundefizienz oder immunsuppressiver Behandlung ist ein Immunologe in die Entscheidungsfindung einzubeziehen. Bei stattgefundener Rotavirusinfektion soll nach Genesung dennoch geimpft bzw. die Impfserie abgeschlossen werden, da aus der Infektion kein vollständiger Infektionsschutz resultiert.

Impfstoff: Rotavirus-Impfstoff.
Klinischer Hinweis: Eltern sind aufzuklären
- über rasch notwendige Vorstellung beim Arzt bei Symptomen einer Darminvagination (starke Bauchschmerzen, anhaltendes Erbrechen, blutiger Stuhl, angezogene Beine und schrilles Schreien)
- über unvollständigen Infektionsschutz durch ggf. stattgefundene Rotavirusinfektion vor oder während Impfserie und daher weiterbestehende Impfnotwendigkeit.

Kostenübernahme: Die Rotavirus-Impfung ist eine Pflichtleistung der gesetzlichen Krankenkassen.

Rotblindheit → Farbenfehlsichtigkeit

Rote Liste: Deutsches Arzneispezialitätenverzeichnis; Verzeichnis von Fertigarzneimitteln.

ROTEM: Abk. für Rotationsthrombelastometrie → Rotationsthrombelastografie

Rotes Auge *n*: syn. gerötete Augen. Ein- oder beidseitige Rötung des Auges durch verstärkte Durchblutung, z. B. infolge Konjunktivitis*, Keratoconjunctivitis sicca oder Glaukom*.

Ursachen:
- Glaukomanfall: erheblich gerötetes und extrem schmerzhaftes Auge mit einem harten Bulbus
- Bindehautentzündung (Konjunktivitis*) durch Zugluft, Fremdkörper, Allergie oder Infektion (viral → Konjunktivitis epidemica): normales Sehvermögen
- Syndrom des trockenen Auges (Keratoconjunctivitis sicca) durch Büroluft oder als Nebenwirkung von Medikamenten
- Keratitis photoelectrica („Verblitzung"): meist stark herabgesetztes Sehvermögen
- Entzündung der Iris (Iritis*): enge und reaktionsträge Pupille
- Entzündung von Iris und Ziliarkörper (Iridozykliits)
- Hyposphagma*: subkonjunktivale Blutung.

Rotfinnen → Rosazea

Rotgrünblindheit → Farbenfehlsichtigkeit

Roth-Flecke *m pl*: engl. *Roth spots*. Blutungen in der Netzhaut mit einem weißen Zentrum. Die weiße Färbung wird durch Leukozyten und Fibrinablagerungen verursacht. Roth-Flecke kommen z. B. bei diabetischer Retinopathie* und Candidosen* vor, sowie bei Endokarditis* als Zeichen einer systemischen Immunreaktion.

Rothia *f*: Gattung grampositiver Stäbchenbakterien der Familie Actinomycetaceae (siehe Bakterienklassifikation*). Rothia dentocariosa (obligat anaerobe Spezies) ist als Bestandteil der Zahnplaque* beteiligt an der Ätiologie der Parodontitis*, selten auch bei Abszessen, Endokarditis* oder abdominalen Infektionen.

Rotigotin *n*: Dopamin-Agonist mit Aktivität an den zentralen D_1-, D_2- und D_3-Dopamin*-Rezeptoren zur transdermalen Anwendung als Antiparkinsonmittel*. Indikationen umfassen das idiopathische Parkinson*-Syndrom im Frühstadium als Monotherapie oder in späteren Stadien in Kombination mit Levodopa*, wenn die Wirksamkeit von Levodopa nicht ausreichend ist, sowie das idiopathische Restless*-Legs-Syndrom.

Rotlauf → Erysipeloid

Rotor-Syndrom *n*: engl. *Rotor's syndrome*. Autosomal-rezessiv erblicher Defekt im Bilirubinstoffwechsel mit Störung der hepatozellulären Bilirubinwiederaufnahme mit chronischem oder intermittierendem Ikterus. Die Diagnostik erfolgt laborchemisch und szintigrafisch. Eine Therapie ist nicht erforderlich. Die Prognose ist sehr gut.

Rotsehen → Erythropsie

Rotter-Halsted-Operation → Halsted-Operation

rotundus: Rund, z. B. Foramen rotundum.

Rouleaubildung → Geldrollenbildung

Roux-Bauchdeckenhaken *m*: engl. *Roux abdominal retractor*. Chirurgisches Instrument in Form eines an beiden Enden gebogenen stumpfen Hakens zum Aufhalten einer Operationswunde.

Roux-Haken *m*: Beidendig gebogener, stumpfer, breitflächig-runder, atraumatischer Wundhaken* in verschiedenen Größen. Der Roux-Haken kommt hauptsächlich im Subkutan- und Hautniveau zum Einsatz.

Roux-Operation *f*: engl. *Roux-en-Y reconstitution*. Operatives Verfahren zur Wiederherstellung der Verdauungspassage nach resezierenden Eingriffen im Oberbauch durch ösophagojejunale, gastrojejunale oder biliojejunale Anastomisierung mit einer Jejunumschlinge.; in der Adipositaschirurgie auch wesentlich tiefer als jejuno-ileale Verbindung angelegt. Bei der Roux-Operation treten weniger Gallereflux und Anastomosenulzera sowie -karzinome auf.

Roux-Y-Magen-Bypass → Magen-Bypass

Roux-Y-Ösophagojejunostomie *f*: syn. Y-Roux-Ösophagojejunostomie. Rekonstruktionsverfahren der Nahrungspassage nach Gastrektomie* oder proximaler Magenteilresektion*, bei dem eine Anastomose* zwischen Ösophagus* und der nach Roux-Y ausgeschalteten abführenden Jejunum*schlinge angelegt wird.

Rovsing-Zeichen *n*: engl. *Rovsing's sign*. Schmerzzunahme im rechten Unterbauch bei retrogradem Ausstreichen des Kolonrahmens in Richtung Zäkum*. Hierdurch kommt es zu einer Druckerhöhung im Zäkum bzw. Appen-

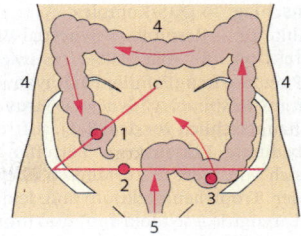

Rovsing-Zeichen: Typische Palpationsbefunde: 1: Schmerzen am McBurney-Punkt; 2: Schmerzen am Lanz-Punkt; 3: Loslassschmerz (Blumberg-Zeichen); 4: Rovsing-Zeichen; 5: Schmerzen bei rektaler Untersuchung.

dix*. Das Rovsing-Zeichen kann bei einer akuten Appendizitis positiv sein, hat jedoch nur eine geringe Sensitivität und Spezifität für die akute Appendizitis. Siehe Abb.

Roxithromycin *n*: Oral anwendbares Makrolid*-Antibiotikum mit besserer Verträglichkeit als Erythromycin*. Es wird bei Atemwegsinfektionen, speziell bei atypischen Pneumonien* und bei Urogenitalinfektionen eingesetzt. Häufige Nebenwirkungen sind Magen-Darm-Beschwerden. Eine Anwendung in der Schwangerschaft ist potenziell möglich. Schwerwiegende Wechselwirkungen bestehen mit Statinen und Phenprocoumon sowie mit weiteren Arzneimitteln.

RPF: Abk. für → Plasmafluss, renaler

RPGN: Abk. für → Glomerulonephritis, rapid-progressive

R-Progression → QRS-Komplex

RPS: Abk. für Repolarisationsstörung → Endstrecke

R0-Resektion *f*: Vollständige operative Entfernung einer Geschwulst im Gesunden (in sano) ohne verbleibenden Resttumor.

RR-Intervall *n*: engl. *RR interval*. Zeitdifferenz (in s) zwischen 2 aufeinanderfolgenden R*-Zacken im EKG*, rechnerischer Kehrwert der Herzfrequenz*.

RSB: Abk. für → Rechtsschenkelblock

RSG: Abk. für Reichssanitätsgesetz → Gesundheitswesen

RSI: Abk. für engl. repetitive strain injury → Repetitive Strain Injury

RSSE-Virus *n*: engl. *Russian spring-summer encephalitis virus*; syn. Russian-Spring-Summer-Enzephalitis-Virus. Flavivirus* der Familie Flaviviridae, welches die **R**ussian-**S**pring-**S**ummer-**E**nzephalitis (RSSE) verursacht. Das RSSE-Virus ist der fernöstliche Subtyp des FSME*-Virus und kommt im asiatischen Teil Russlands, in Nordchina und Nordjapan vor. Die Erreger werden durch Ixodes persulcatus (Taigazecke) übertragen.

R/S-Umschlag → QRS-Komplex
RSV: Abk. für → Respiratory-Syncytial-Virus
RSV-Infektion f: syn. RS-Virus-Infektion. Durch Pneumoviren (Familie Paramyxoviridae) der Gattung Respiratory* Syncytial Virus verursachte, hauptsächlich vor dem 2. Lj. auftretende erregerbedingte Erkrankung. Betroffene infizieren sich von Mensch zu Mensch über Kontakt- oder Tröpfcheninfektion und leiden an Fieber, Laryngitis, Pseudokrupp* und Bronchiolitis*. Diagnostiziert wird mittels Antigennachweis (PCR), therapiert symptomatisch.
Ursache: Epidemiologie: Der Erreger ist weltweit verbreitet. Er ist die häufigste Ursache schwerer Atemwegsinfektionen vor dem 2. Lj. Infektionen treten jedoch auch in anderen Altersgruppen auf, wobei ältere Menschen und Immunsupprimierte besonders gefährdet sind. Der Mensch ist das einzige Erregerreservoir humaner RS-Viren. **Inkubationszeit:** 2–8 Tage.
Klinik: Asymptomatischer oder milder Verlauf möglich (v. a. ältere Kinder und immunkompetente Erwachsene oder bei Reinfektion). Die Erkrankungsdauer beträgt ca. 3–12 Tage. Die Infektion beginnt meist mit
– Fieber
– Husten
– Pharyngitis
– Rhinitis
– Konjunktivitis.
Im weiteren Verlauf ggf. Entwicklung von
– obstruktiver Bronchitis
– Bronchiolitis*: **1.** Zyanose **2.** Dyspnoe **3.** Fieber **4.** keuchender Husten **5.** Tachypnoe **6.** Trinkverweigerung beim Säugling **7.** Apnoe (v. a. bei Frühgeborenen)
– Pseudokrupp*.
Therapie:
– symptomatische Therapie, je nach Verlauf: **1.** inhalative Beta-2-Sympathomimetika **2.** Sauerstoffgabe **3.** inhalative Adrenalingabe **4.** ausreichende Flüssigkeitszufuhr
– inhalative Ribaviringabe nicht mehr empfohlen
– passive Immunisierung verfügbar bei Kindern mit schweren Grunderkrankungen (Frühgeborene, schwere Herzfehler, pulmonale Dysplasien).
RS-Virus: Abk. für → Respiratory-Syncytial-Virus
RT: Abk. für → Rorschach-Test
RTA: Abk. für renal tubular acidosis → Azidose, renale tubuläre
RTS: Abk. für engl. Revised Trauma Score → Trauma and Injury Severity Score
Rubella → Röteln
Ruben-Beutel → Handbeatmungsbeutel
Rubeola → Röteln
Rubeosis faciei f: Dauerhafte Gesichtsrötung, teilweise nur der Stirn oder Wangen. Die möglichen Ursachen sind vielfältig, z. B. Polyglobulie*, Hypertonie, akute Pankreatitis*, Diabetes* mellitus (Rubeosis diabetica), seltener langfristiger Gebrauch steroidhaltiger Externa und eine konstitutionelle Anlage (Erythema perstans faciei). Behandelt wird die Hautrötung mit deckender Gesichtspflege.
Rubeosis iridis f: engl. rubeosis of the iridis. Neovaskularisation* auf der Regenbogenhaut, die oft zu irreversibler Erblindung führt. Sie tritt bei ischämischen Prozessen auf, v. a. bei diabetischer Retinopathie* und Zentralvenenverschluss*. Eine Lokalisation im Kammerwinkel führt zu sekundärem Winkelblockglaukom. Diagnostiziert wird aufgrund des klinischen Bildes und durch Gonioskopie*. Behandelt wird mit Laserkoagulation. Siehe Abb.
Klinik:
– im Irisstroma symptomfrei
– im Kammerwinkel: sekundäres Winkelblockglaukom mit starken Schmerzen, Sehverschlechterung und palpatorisch hartem Bulbus.
Therapie:
– Laserkoagulation
– Zyklokryotherapie: Gefrierbehandlung des Ziliarkörpers bei sekundärem Winkelblockglaukom.

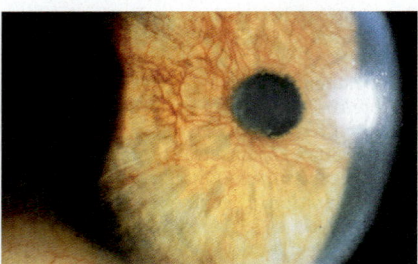

Rubeosis iridis: Gonioskopie. [133]

ruber: engl. red. Rot.
Rubinikterus m: engl. ruby-colored jaundice. Historische Bezeichnung für intensiv gelbrote Hautverfärbung; v. a. bei akutem hepatozellulärem Ikterus* im Rahmen einer akuten Hepatitis*.
Rubin-Manöver n: engl. Rubin's maneuver. Geburtshilflicher Handgriff zur Behebung einer Schulterdystokie* durch innere Drehung der kindlichen Schultern. Der Geburtshelfer geht mit der Hand von vaginal ein und rotiert die vordere Schulter (unter der Symphyse) durch Druck auf das kindliche Schulterblatt. Siehe Abb.
Rubivirus → Togaviridae
Rubor m: engl. redness. Hautrötung durch vermehrte Durchblutung aufgrund Weitstellung

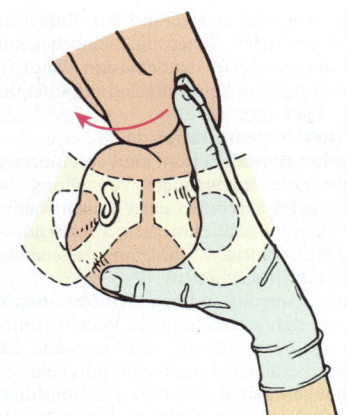

Rubin-Manöver: Innere Rotation der Schulter bei Schulterdystokie. [39]

der Gefäße (Hyperämie). Rubor ist einer der fünf Kardinalsymptome der Entzündung*.
Rubus idaeus → Himbeere
Rucknystagmus → Nystagmus
Rucksacklähmung f: engl. rucksack paralysis. Reversible obere Armplexusparese* infolge Druckeinwirkung durch Rucksack-Schultergurte (bei Prädisposition* durch Halsrippe).
Rucksackverband m: engl. figure-of-8 bandage. Watte-Trikotschlauch- oder Klettverband zur konservativen Behandlung von Klavikulafrakturen* des mittleren und medialen Drittels durch Dehnung und Extension des Schultergürtels. Mögliche Nerven- und Gefäßkompressionen in der Axilla sollten ebenso beachtet werden (Pulskontrolle, Parästhesien) wie die Lockerung des Verbandes durch Dehnung des Materials (Nachspannen erforderlich). Siehe Abb.

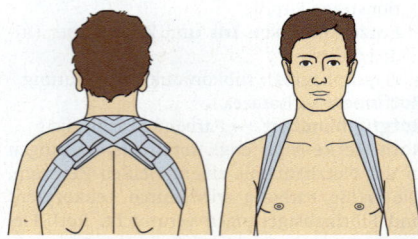

Rucksackverband

Ructatio → Ruktus
Ruderschwanzlarve → Zerkarien
rudimentär: engl. rudimentary. Verkümmert, unentwickelt, verstümmelt.
Rübenzucker → Saccharose

Rückbildung → Involution
Rückbildungsgymnastik *f*: engl. *postnatal gymnastics*. Von Hebammen angeleitete Gruppenübungen und Beratung, beginnend 6–8 Wochen nach der Geburt, zur Rückbildung schwangerschaftsbedingter Veränderungen. Im Mittelpunkt stehen Stärkung von Beckenbodenmuskulatur, Bewegungsapparat und Halteapparat, Ergonomie, Körperarbeit, Entspannungsübungen, Förderung gruppendynamischer Prozesse sowie die Prophylaxe von Rückenschmerzen und späterer Harninkontinenz infolge der Senkung der Genitalorgane.
Rückbildungsphase → Reaktionszyklus, sexueller
Rücken *m*: engl. *back*; syn. Dorsum. Rückseite des Rumpfes. Der Rücken besteht hauptsächlich aus Muskulatur und einem Gerüst aus Knochen*. Er wird kranial vom Nacken* und kaudal von der Spitze des Steißbeines begrenzt, lateral vom Rand des M. trapezius. Der seitliche Übergang in die Brustwand und Bauchwand* ist unscharf. Siehe Abb.
Anatomie: Skelett: Der knöcherne Anteil des Rückens besteht aus Abschnitten der Wirbelsäule* (Brustwirbelsäule, Lendenwirbelsäule, Os* sacrum), dem dorsalen Anteil der Rippen* und dem Schulterblatt. **Rückenmuskulatur (Musculi dorsi):** Die Rückenmuskulatur besteht aus mehreren Muskelgruppen, welche die Wirbelsäule stabilisieren und die Bewegung des Rumpfes ermöglichen. Sie lässt sich entwicklungsgeschichtlich in die autochthonen Rückenmuskeln und die nicht-autochthonen Rückenmuskeln unterteilen. Beide Muskelgruppen sind durch die die Fascia* thoracolumbalis voneinander getrennt. **Schichten des Rückens:**
– Haut*
– nicht-autochthone Rückenmuskulatur: **1.** oberflächliche Schicht: M. trapezius und M. latissimus dorsi **2.** darunter Schulterblatt-Wirbelsäulen-Muskulatur: M. rhomboideus major, M. rhomboideus minor und M. levator scapulae **3.** tiefe Schicht Rippen-Wirbelsäulen-Muskulatur: M. serratus posterior superior und M. serratus posterior inferior
– oberflächliches Blatt der Fascia thoracolumbalis, am Nacken in das tiefe Blatt der Fascia* nuchae
– autochthone Rückenmuskulatur*
– mit dem mittleren Blatt der Fascia thoracolumbalis und der Wirbelsäule Ende des Rückens, nach ventral Anschluss von: **1.** M. quadratus lumborum und M. psoas major **2.** innere Blatt der Fascia thoracolumbalis **3.** Retroperitonealraum*.

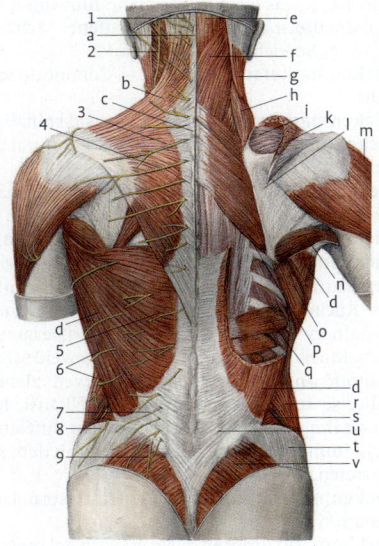

Rücken: a: Ligamentum nuchae; b: M. trapezius; c: Vertebra prominens; d: M. latissimus dorsi; e: M. semispinalis capitis; f: M. splenius capitis; g: M. sternocleidomastoideus; h: M. levator scapulae; i: M. supraspinatus; k: M. trapezius (abgeschnitten); l: Fascia musculi infraspinati; m: M. deltoideus; n: M. teres major; o: M. serratus anterior; p: M. rhomboideus major; q: M. serratus posterior inferior; r: M. obliquus externus abdominis; s: Trigonum lumbale inferius; t: M. gluteus medius; u: Fascia thoracolumbalis; v: M. gluteus maximus; 1: N. occipitalis major (R. cutaneus dorsalis C II); 2: N. occipitalis minor (Plexus cervicalis); 3: C VIII; 4: Th I; 5: Th VII; 6: Rr. cutanei thoracales laterales (abgeschnitten); 7: R. dorsalis Th XII; 8: N. iliohypogastricus; 9: Nn. clunium superiores. [4]

Rückenlagerung *f*: engl. *supine positioning*. Flache Lagerung des Patienten auf dem Rücken mit einem Nackenkissen und evtl. einer kleinen Knierolle und einer Fußstütze. Die Rückenlagerung wird bei Schädelverletzungen, Rücken- und Bauchoperationen sowie Wirbelsäulen- oder Beckenfrakturen angewandt. Siehe Abb.
Hinweise:
– Dekubitus- und Kontrakturenprophylaxe beachten
– zur Entlastung der Bauchdecke bei Bauchschmerzen oder Bauchverletzungen größere Knierolle verwenden (nur kurzzeitig aufgrund Kontrakturgefahr).

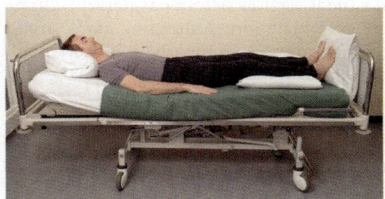

Rückenlagerung [149]

Rückenmark *n das*: engl. *spinal cord*; syn. Medulla spinalis; Abk. RM. Im Spinalkanal* der Wirbelsäule* eingeschlossener Teil des zentralen Nervensystems. Das Rückenmark gliedert sich in eine graue* Substanz und eine weiße* Substanz, entlässt die Spinalnerven* und dient der Verarbeitung spinaler Reflexe* oder der Weiterleitung von Impulsen. Erkrankungen des Rückenmarks werden als Myelopathie* bezeichnet. Siehe Abb. 1.
Lokalisation: Das Rückenmark reicht vom Abgang des 1. Halsnervs bis zum Conus medullaris und erstreckt sich somit von der Medulla*

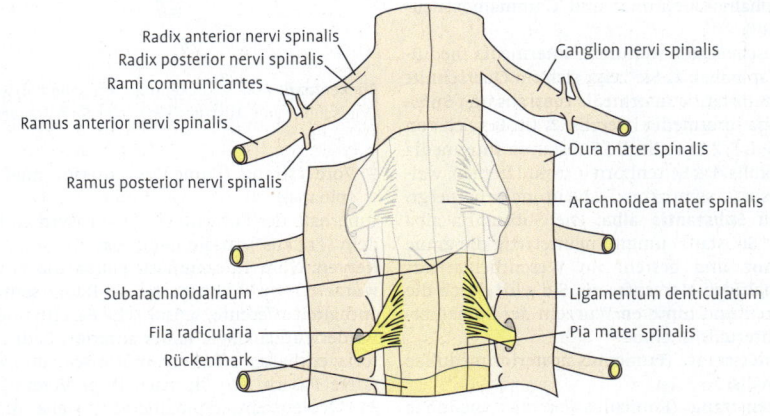

Rückenmark Abb. 1: Rückenmarkshäute.

Rückenmarkblutung

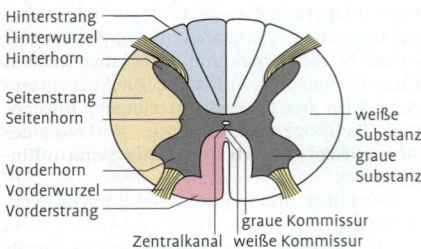

Rückenmark Abb. 2: Querschnitt.

oblongata bis zum 1. oder 2. Lendenwirbel. Nach kaudal setzt es sich in das nervenzellfreie Filum* terminale fort (Anheftung am 1. Steißwirbel, liegt mit 16 cm innerhalb, mit 8 cm außerhalb des Duralsacks). Das Rückenmark gliedert sich in 31 Segmente:
- Halsmark (C I–C VIII)
- Brustmark (Th I–Th XII)
- Lumbalmark (L I–L V)
- Sakralmark (S I–S V)
- Kokzygealmark (Co I).

(Querschnitt: siehe Abb. 2).

Aufbau Substantia grisea: Die zentrale, im Querschnitt schmetterlingsförmige Substantia grisea (graue Substanz) des Rückenmarks enthält die Nervenzellen* mit ihren Verzweigungen. Sie gliedert sich in eine
- Hintersäule (Columna grisea posterior medullae spinalis): **1.** Sie zeigt sich im Querschnitt als Hinterhorn (Cornu posterius medullae spinalis). **2.** Sie enthält sensible Neurone. **3.** Hier enden viele zentrale Fortsätze der Spinalganglien.
- Vordersäule (Columna grisea anterior medullae spinalis): **1.** Sie zeigt sich im Querschnitt als Vorderhorn (Cornu anterius medullae spinalis). **2.** Sie enthält u. a. Motoneurone (Alphamotoneurone* und Gammamotoneurone*).
- Zwischensäule (Columna intermedia medullae spinalis): **1.** Sie zeigt sich im Querschnitt als Substantia intermedia centralis und Substantia intermedia lateralis. **2.** Im Bereich von C 8–L 1/2 enthält die Substantia intermedia lateralis das Seitenhorn (Cornu laterale), welches u. a. sympathische Neurone beherbergt.

Aufbau Substantia alba: Die Substantia alba (weiße Substanz) umgibt mantelartig die graue Substanz und besteht im Wesentlichen aus markhaltigen Nervenfasern. Sie wird durch die vorderen und hinteren Wurzeln der Spinalnerven unterteilt in einen
- Hinterstrang* (Funiculus posterior medullae spinalis)
- Seitenstrang (Funiculus lateralis medullae spinalis)

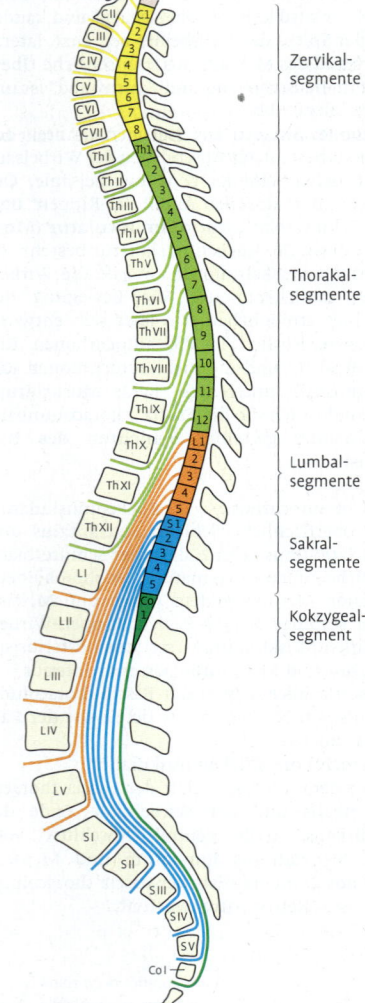

Rückenmark Abb. 3: Rückenmark im schematischen Querschnitt mit Austrittshöhen der Spinalnerven.

- Vorderstrang (Funiculus anterior medullae spinalis).

Innerhalb der Funiculi sind die Fasern zu Bündeln (Tractus*) zusammengefasst.

Nerven: Vom Rückenmark gehen die Hinterwurzeln (syn. Radix posterior, Radix sensoria; enthalten afferente, sensorische Fasern) und die Vorderwurzeln (syn. Radix anterior, Radix motoria; enthalten efferente, motorische und vegetative Fasern) ab, die nach ihrer Vereinigung 31 Nervenpaare (Spinalnerven, siehe Abb. 3) bilden, die den Spinalkanal durch das Foramen* intervertebrale verlassen. Das Rückenmark weist im Bereich des Abgangs der Extremitätennerven 2 Anschwellungen auf: die Intumescentia cervicalis und die Intumescentia lumbosacralis. Nach dem kaudalen Ende des Rückenmarks bilden die Nervenwurzeln die Cauda* equina.

Funktion:
- als selbstständiger nervöser Zentralapparat: Verarbeitung spinaler Reflexe (Eigenreflexe und Fremdreflexe), Teil des Reflexbogens
- als Leitungsapparat: Verbindung höher gelegener Teile des zentralen Nervensystems (Medulla oblongata und Gehirn*) mit peripherem Nervensystem.

Rückenmarkblutung → Hämatomyelie

Rückenmarkerkrankung, vaskulär bedingte *f*: syn. Rückenmark-Durchblutungsstörung. Durch akute oder chronische Durchblutungsstörung, intra- oder extraspinale Blutung oder Gefäßmalformation hervorgerufene Schädigung im Bereich des Rückenmarks.

Rückenmarkerschütterung → Commotio spinalis

Rückenmarkkontusion → Contusio spinalis

rückenmarknahe Anästhesie → Periduralanästhesie

rückenmarknahe Anästhesie → Spinalanästhesie

Rückenmarkschädigungen → Myelopathie

Rückenmarkssegment *n*: engl. *spinal segment*; syn. neurales Segment. Funktioneller Abschnitt des Rückenmarks*, der mit einem einzelnen Spinalnerv* definierte Hautareale (Dermatome*), Muskeln (Myotome) und Eingeweide (Enterotom) innerviert. Die Spinalnerven ziehen teilweise zunächst durch den Wirbelkanal, bevor sie ihn verlassen. Daher entspricht ihr Name nicht immer dem des Wirbelkörpers, an dem sie austreten.

Rückenmarksstimulation → Hinterstrangstimulation

Rückenmarktumoren *m pl*: engl. *spinal cord tumors*. Im engeren Sinne intramedulläre Tumoren des Rückenmarks. Der Begriff wird auch synonym für spinale Tumoren allgemein gebraucht.

Lokalisation:
- intramedullär: Tumoren des Rückenmarks: **1.** v. a. Gliome (Astrozytom*, Ependymom*, sehr selten Oligodendrogliom*, Glioblastom*) **2.** Angiom*
- extramedullär intradural: **1.** v. a. Meningeom*, Neurinom* (beide evtl. als intra- und extramedulläre Tumoren durch die Dura/Zwischenwirbelloch als sog. Sanduhrgeschwulst) **2.** spinales Paragangliom* **3.** Abtropfmetastasen
- extramedullär extradural: **1.** v. a. Metastasen anderer Primärtumoren (insbesondere Lun-

genkarzinom, Mammakarzinom, Prostatakarzinom, von Wirbelknochen ausgehend, Schilddrüsenkarzinom) **2.** Lymphome.
Klinik:
- Beginn oft mit Rückenschmerzen
- dann evtl. Wurzelkompressionssyndrom
- dissoziierte Sensibilitätsstörungen
- Brown*-Séquard-Syndrom
- Querschnittläsion
- Kaudasyndrom*.

Therapie:
- operativ
- evtl. Strahlentherapie/Chemotherapie je nach Tumorart.

Rückenmuskulatur, autochthone *f*: engl. *autochthonous dorsal musculature*; syn. autochthone Rückenmuskeln. Tiefe Muskulatur des Rückens. Sie dient der Stabilisierung und Aufrichtung der Wirbelsäule* sowie der Bewegung des Rumpfes. Sämtliche autochthonen Rückenmuskeln haben ihren Ursprung oder Ansatz an der Wirbelsäule*. Sie werden größtenteils von den Rami dorsales der Spinalnerven* innerviert.
Anatomie: Topographie: Die autochthonen Rückenmuskeln werden vom oberflächlichen und mittleren Blatt der Fascia* thoracolumbalis (am Nacken vom tiefen Blatt der Fascia* nuchae) sowie von den Wirbelbögen, Dornfortsätzen und Rippenfortsätzen der Wirbel umfasst.
Funktion: Durch die Schwerkraft wird die Wirbelsäule im Stehen nach vorne gedrückt. Zum Ausgleich muss die Rückenmuskulatur an der Wirbelsäule ziehen, um diese aufzurichten. Gleichzeitig sind die Antagonisten für die Statik wichtig. Um einer Hyperlordosierung der Lendenwirbelsäule durch die kräftige Rückenmuskulatur entgegenzuwirken, muss die Bauchmuskulatur angemessen ausgeprägt sein.
Funktionale Einteilung: Unter funktionalen Gesichtspunkten werden ein lateraler und ein medialer Trakt unterschieden. Der **laterale Trakt** liegt über dem medialen Trakt. Die Muskeln des lateralen Traktes überspannen große Teile der Wirbelsäule. Insgesamt erstrecken sie sich vom Kopf bis zum Becken* und reichen lateral bis auf die Rippen*. Der Querschnitt der Muskulatur nimmt von kaudal nach kranial zu. Die Muskeln des lateralen Traktes ermöglichen aufgrund ihrer Länge größere Bewegungen der Wirbelsäule und des Rumpfes. Sie sorgen für eine Aufrichtung der Wirbelsäule, für eine aufrechte Körperhaltung und die Lateralflexion der Wirbelsäule. Der laterale Trakt wird von den lateralen Ästen (Rr. laterales) der Rr. dorsales eines Spinalnerven innerviert und umfasst:
- M. iliocostalis
- M. longissimus
- M. splenius.

Der **mediale Trakt** umfasst die am tiefsten liegenden Muskeln, die sich in eine Rinne zwischen Querfortsätzen und Dornfortsätzen (Sulcus dorsalis) fügen. Sie setzen an direkt benachbarten Wirbeln an. Wegen ihrer geringen Länge spielen die Muskeln eine untergeordnete Rolle bei Bewegungen. Sie haben vorwiegend Halte- und Stützfunktion und sind bedeutsam für die Propriozeption*. Der mediale Trakt besteht aus:
- einem geraden System, das gleichartige Knochenteile miteinander verbindet (z. B. Dornfortsätze mit Dornfortsätzen): **1.** Mm. interspinales **2.** M. spinalis
- einem schrägen System, das Dornfortsätze mit tiefergelegenen Querfortsätzen verbindet: **1.** Mm. rotatores breves verbinden benachbarte Wirbel **2.** Mm. rotatores longi überspringen einen Wirbel **3.** Mm. multifidi überspringen 2–4 Wirbel **4.** M. semispinalis überspringt 6 Wirbel.

Die Rotation der Wirbelsäule wird durch die schräg verlaufenden Muskeln des medialen Traktes ermöglicht.

Rückenschmerz → Ischialgie
Rückenschmerz → Lumbago
Rückenschmerz *m*: engl. *back pain*. Symptomkomplex mit akuten oder chronischen, regional begrenzten unterschiedlich starken Schmerzen zwischen dem 7. Halswirbel und den Glutealfalten, meist auf die Lendenwirbelsäule bezogen, verbunden mit unterschiedlicher Funktionsstörung. **Formen:**
- akuter Rückenschmerz: in wenigen Stunden entstehend und bis max. 3 Monate anhaltend
- zeitweiliger Rückenschmerz: höchstens 3-monatige Dauer, innerhalb eines Jahres nicht wiederkehrend
- wiederkehrender Rückenschmerz: mehr als eine Schmerzepisode an weniger als der Hälfte der Tage eines Jahres
- chronischer Rückenschmerz: mehr als eine Schmerzepisode an mehr als der Hälfte der Tage eines Jahres.

Ätiologie:
- bei nichtspezifischem Rückenschmerz (Schmerz ohne pathophysiologische oder strukturelle Defekte): in ca. 85 % der Fälle ungeklärt, hierzu zählen auch verspannungsbedingte Rückenschmerzen
- organische Ursachen bei spezifischem Rückenschmerz wie Schmerz aufgrund von Wirbelbrüchen, Wirbelgleiten, Bandscheibenvorfall, Spinalstenose, Instabilität, Tumoren oder Entzündungen bei ca. 15 % der Fälle.

Risikofaktoren für eine Chronifizierung: Physikalische Belastungen, psychosoziale Faktoren wie z. B. Arbeitsunzufriedenheit, Rentenwunsch, Angst-Vermeidungsverhalten, Depressivität.

rückenschonende Bücktechnik → Bücktechnik, rückenschonende

Rückenschule *f*: Anleitung zum Erlernen rückenschonender Verhaltensweisen, besonders beim Heben von Lasten, Sitzen, Stehen und Bücken (rückenschonende Bücktechnik*) einschließlich physiotherapeutischer Übungen zur Kräftigung der Rückenmuskulatur, Erhalt der Beweglichkeit (Wirbelsäulengymnastik), Einübung günstiger Bewegungsabläufe und Schulung im Umgang mit Rückenschmerz.
Anwendung: Präventiv oder therapeutisch, z. B. im Rahmen der konservativen Therapie eines Bandscheibenvorfalls*.
Praxishinweis: Kurse werden z. B. von Krankenkassen, Volkshochschulen oder Sportvereinen angeboten.

Rückfall → Rezidiv
Rückfallfieber *n*: engl. *relapsing fever*; syn. Febris recurrens. Akute fieberhafte Infektionskrankheit, die durch Borrelien verursacht wird und eine Inkubationszeit von 5–15 Tagen hat. Es handelt sich um ein schweres Krankheitsbild mit Kopf-, Glieder- und Rückenschmerzen sowie Übelkeit und hohem Fieber (41 °C), Spleno- und Hepatomegalie, leichtem Ikterus oder Subikterus.
Rückfallprävention → Rückfallprophylaxe
Rückfallprognose *f*: In der forensischen Psychiatrie* Vorhersage des Risikos einer erneuten kriminellen Handlung. Als delinquenter Rückfall wird in der Regel ein neuer Eintrag im Bundeszentralregister gewertet.
Rückfallprophylaxe *f*: engl. *relapse prevention*; syn. Rückfallprävention. Verringerung des Rückfallrisikos (Häufigkeit, Schweregrad bzw. Dauer von zukünftigen Phasen oder Rezidiven) durch pharmakologische und andere Therapieformen (z. B. kognitive Verhaltenstherapie) im Anschluss an eine Erhaltungstherapie nach Abklingen der Akutsymptomatik. Die Rückfallprophylaxe wird angewendet bei affektiver Störung, Schizophrenie und Abhängigkeitssyndrom.
Rückfalltherapie *f*: engl. *treatment of relapse*. In der Psychotherapie im engeren Sinn die Therapie der Abstinenzbeendigung im Rahmen von Substanzstörungen* sowie nicht stoffgebundenen Abhängigkeiten. Im weiteren Sinn bezeichnet Rückfalltherapie auch die Behandlung erneut aufgetretener Symptome psychischer Störungen nach vorheriger Remission*.
Rückgratreflex → Galant-Reflex
Rückkopplung *f*: engl. *feedback*. Aus der Regelungstechnik übernommener Begriff zur Beschreibung eines metabolischen Regulationsmechanismus. Unterschieden werden negative und positive Rückkopplung.
Formen:
- **negative Rückkopplung:** Das Endprodukt wirkt hemmend auf Aktivität oder Synthese, z. B.: **1.** hemmen Hormone die Ausschüttung

Rückmeldung

von Releasing-Hormonen **2.** hemmen Endprodukte einer Biosynthesekette Schlüsselenzyme meist am Anfang dieser Kette (Endprodukthemmung).
- **positive Rückkopplung** (Feedback-Aktivierung): Das Endprodukt aktiviert das zu seiner Synthese wichtige Enzym, z. B.: **1.** aktiviert Thrombin bei der Blutgerinnung die Faktoren VIII und V **2.** induzieren Östrogene und Gestagene die Ausschüttung von luteinisierendem Hormon (LH) und lösen die Ovulation mit aus (sog. Hohlweg-Effekt, der therapeutisch zur Ovulationsinduktion nutzbar ist).

Rückmeldung → Feedback
Rückresorption f: engl. *reabsorption*. Wiederaufnahme von Soluten und Wasser in ein bereits durchlaufenes Kompartiment, z. B. Rückresorption von Gallensäuren über den enterohepatischen Kreislauf* oder von glomerulär filtrierten Substanzen aus dem Primärharn ins Blut.
Rückstichnaht → Hautnaht
Rückstoßphänomen → Rebound-Phänomen [Neurologie]
Rückstrom, venöser m: Rückfluss des Blutes zum rechten Herzvorhof*, damit dieses wieder zur Lunge gepumpt und mit Sauerstoff angereichert werden kann. Der venöse Rückstrom wird über die arteriovenöse Kopplung*, den Ventilebenen-Mechanismus, die abdomo*-thorakale Atempumpe und die Muskelpumpe* reguliert.
Klinische Bedeutung: Bei Störungen des venösen Rückflusses kommt es zur Stauung des Blutes in den Venen, was wiederum zu einer Erweiterung der Venen und einer Funktionsstörung der Venenklappen* führt. Dies resultiert in einer weiteren Stauung des Blutes, da die Venenklappen den gerichteten Blutfluss nicht mehr aufrechterhalten können. Der erhöhte Druck und die Venenklappeninsuffizienz sind erste Anzeichen einer chronisch-venösen Insuffizienz* und führen anfangs zur Bildung von Ödemen* und Krampfadern und bei längerer Dauer auch zu Ulzerationen an den Beinen.
Ruffini-Körperchen n sg,pl: engl. *Ruffini's corpuscles*. Mechanosensoren* im Stratum reticulare der Lederhaut (Dermis*) und im Stratum fibrosum der Gelenkkapsel*. Ruffini-Körperchen dienen der Wahrnehmung von Druck und Dehnung. Sie bestehen aus einer Perineuralkapsel und einem verzweigten Axonende, welches an Kollagenfibrillen inseriert. Bewegungen der Fibrillen werden so vom Axon* wahrgenommen.
Rufinamid n: Antiepileptikum (Carboxamidderivat) zur p. o. Anwendung. Rufinamid moduliert die Aktivität von Natriumkanälen durch Verlängerung des inaktiven Zustands, wodurch abnorme Entladungen der Neuronen vermindert werden. Es wird eingesetzt als Zusatztherapie bei Patienten mit Lennox-Gastaut-Syndrom ab dem 4. Lebensjahr.

Rugektomie f: Begriff mit mehreren Bedeutungen: zum einen Makropartikelbiopsie, z. B. in Magen und Kolon, zum anderen kosmetisch-plastische OP, bei der Haut- und Weichteilfalten abgetragen werden.
Ruhedyspnoe f: engl. *rest dyspnea*. Kurzatmigkeit (Atemnot) in Ruhe, also ohne körperliche Belastung. Sie tritt beispielsweise auf bei schwerer Herzinsuffizienz*, akuten Asthmaanfällen, Lungenfibrose*, Anämie* oder Mukoviszidose*.
Ruhefrequenz → Herzfrequenz
Ruhemembranpotenzial n: engl. *resting (membrane) potential*. Membranpotenzial* nicht erregter Muskel- und Nervenzellen. Das Zellinnere ist negativ geladen im Vergleich zur Außenflüssigkeit (bei Nervenzellen −60 bis −80 mV). Hierfür sind Kaliumionen ausschlaggebend, die die Zellmembran im Ruhezustand relativ leicht passieren und im Zellinneren 40- bis 50-fach konzentriert sind gegenüber dem Extrazellulärraum.
Ruhephase → Zellzyklus
Ruheschwebe f: engl. *interarch distance*. Physiologischer Abstand der beiden Kiefer zueinander bei entspannter Muskulatur. Die Ruheschwebe ist in der Zahnmedizin wichtig für die Herstellung einer Totalprothese*.
Ruhestrom → Ruhemembranpotenzial
Ruhetremor → Tremor
Ruheumsatz → Grundumsatz
Ruhr → Amöbiasis
Ruhr → Shigellose
Ruhramöbe → Entamoeba histolytica
Ruhrbakterien → Shigella
Ruktus m: engl. *ructus*; syn. Ruktation. Entweichen von in den Magen gelangter, wieder nach oben aufsteigender Luft (Gärungsgase, Rülpsen) durch den Mund, z. B. nach Luftschlucken (Aerophagie*) oder nach Einnahme kohlensäurehaltiger Getränke. Der Ruktus wird bei der Ösophagusstimme* (Speiseröhren-Ersatzstimme*) willentlich kontrolliert zur körpereigenen Stimmgebung eingesetzt.
Ruktusstimme → Ösophagusstimme
Rumination [Psychiatrie] f: Klinische Bezeichnung für repetitives Grübeln, z. B. bei Depression* oder generalisierter Angststörung*.
Rumor m: Geräusch.
Rumpel-Leede-Test m: engl. *Rumpel-Leede sign*. Test zur Bestimmung der von Gefäßfunktion und Thrombozytenzahl und -funktion abhängigen Kapillarfragilität bzw. -resistenz. Zur Prüfung wird mittels Blutdruckmanschette über 5 Minuten ein subsystolischer Druck am Oberarm aufgebaut. Petechien weisen auf Kapillarstörungen und evtl. Thrombozytopenie* hin. Es wird durchgeführt bei Infektionen (z. B. Scharlach).

Rumpfataxie f: engl. *truncal ataxia*. Form der Ataxie* mit Störungen der Stabilisierung des Rumpfes (auch im Sitzen) bei Erkrankungen des Kleinhirns* oder bei Vestibularisschädigung*.
Rumpfhautbasaliom → Basalzellkarzinom
Rumpforthese f: engl. *lumbar orthosis*. Orthese* zur Anwendung im Bereich des Rumpfes.
- **Leibbinde:** oft maßgeschneiderte Rumpforthese aus festem Stoff mit ventralem Verschluss, ggf. mit eingearbeiteten starren Streben zur Wirbelsäulenstabilisierung ohne wesentliche Bewegungseinschränkung; Indikationen: **1.** Instabilität (z. B. Osteoporose*) **2.** postoperativ nach Nukleotomie*
- **Mieder:** halbstarre, maßgeschneiderte Rumpforthese aus festem oder flexiblem Textilgewebe mit Verstärkung durch Stäbe, Rahmenkonstruktionen und Pelotten; Indikationen: muskuläre Schwäche, leichte Instabilität, z. B. Hohmann-Überbrückungsmieder
- **Korsett:** meist aus festem Kunststoff gefertigte, starre teil- oder vollfixierende bzw. korrigierende Rumpforthese mit Führungsschienen oder Pelotten, ggf. mit Kopf- und Armstützen; Indikationen: **1.** Entlastung (z. B. als Dreipunktkorsett* oder Stagnara*-Korsett bei Wirbelkörperfraktur) **2.** Stabilisierung und Korrektur (z. B. Boston-Korsett, Cheneau-Korsett bei Skoliose*).

Rundatelektase f: engl. *round atelectasis*. Besondere Form einer Atelektase, also eines kolla-

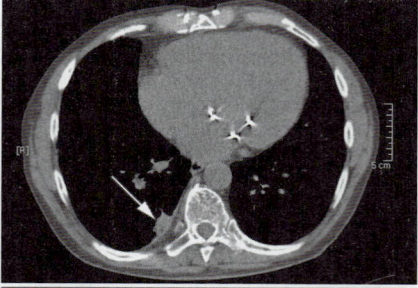
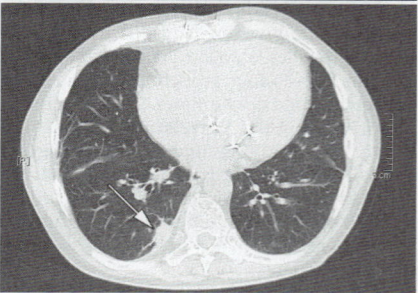

Rundatelektase: Rundatelektase im rechten Lungenunterlappen paravertebral (CT). [192]

bierten Lungenabschnitts. Bei einer Rundatelektase kommt es zur schneckenförmig narbigen Einziehung der Pleura visceralis und Einrollen des Lungengewebes, unter Umständen mit Größenprogredienz durch zunehmende Einrollung. Meist sind die basalen Unterlappensegmente betroffen.
Diagnostik: Radiologisch:
- rundliche Verschattung (siehe Abb.) mit Kontakt zur (lokal verdickten) Pleura und (besonders im CT) typischem Kometenschweif (kometenschweifartiger Verlauf der in die Rundatelektase bogenförmig konvergierend bzw. spiralig ziehenden Bronchien und pulmonalen Gefäße)
- angrenzendes Lungenparenchym vermehrt strahlentransparent.

Rundes Fenster → Fenestra cochleae
Rundherd *m*: engl. *nodular shadow*; syn. Rundschatten. Umschriebene, runde Verdichtungszone unterschiedlicher Größe innerhalb des Lungenparenchyms.
Differenzialdiagnose: Siehe Tab.

Rundherd: Mögliche Ursachen.
extrapulmonaler Herd
Artefakte (Kontrastmittelflecke, Haarspange, Halskette, EKG-Elektrode u. a.), Hautveränderungen (Fibrom, Papillom, Lipom, Mamille, Mammatumor oder -verkalkung, Rippenosteom oder -knorpelkalk, Pleuralplaques oder -tumoren, Interlobärerguss
pulmonaler Herd
neoplastisch
Metastase, Lungenkarzinom, Hamartom, Adenom, Hodgkin-Lymphom, multiples Myelom, Sarkom
entzündlich
Tuberkulom, Herdpneumonie, Abszess, Aspergillom, Mukoid Impaction, Silikom, Granulomatose* mit Polyangiitis
vaskulär
Infarkt, Hämatom
kongenital
bronchogene Zyste, Sequester
Sonstiges
orthograder Gefäßschatten, Rundatelektase

Rundrücken → Haltungsstörung
Rundrücken → Kyphose
Rundstiellappen → Hautlappen
Rundwürmer → Nematoden
Rundzellensarkom → Sarkom
Runge-Zeichen *n pl*: engl. *postmaturity signs*. Sammlung von klinischen Zeichen, die die Übertragung* des Neugeborenen beweisen sollen. Diese sind u. a. Gelbverfärbung der Körperhaut, der Eihäute oder der Nabelschnur, Waschfrauenhaut, Abschälung oder Abschilferung der Epidermis, Rötung der Labien bzw. des Skrotums, fehlende Käseschmiere (Vernix caseosa) sowie Dystrophie*.
Runt Disease: Durch immunologische Reaktion (Graft*-versus-Host-Reaktion) bedingte Erkrankung mit Kleinwuchs, Hepato-Splenomegalie und erhöhter Infektanfälligkeit sowie deutlich verringerter Lebenserwartung. Die Erkrankung ist extrem selten und wird beim Menschen wahrscheinlich durch plazentaren Übertritt von mütterlichen Lymphozyten hervorgerufen.
Ruptur *f*: engl. *rupture*; syn. Ruptura. Zerreißung, Durchbruch; z. B. Bandruptur, Aortenruptur.
Ruptur, gedeckte *f*: Spontane, traumatische oder entzündliche Gewebs- oder Organzerreißung (z. B. Aorta*, Ösophagus*, Leber*, Milz* oder Uterus* betreffend), die durch die Organkapsel oder Nachbargewebe (Wirbelsäule*, Retroperitoneum, Pleura*, Omentum* etc.) abgedeckt wird.
Russell Viper Venom Time → Dilute Russel Viper Venom Time
Ruß *m*: engl. *soot*. Bei unvollständiger Verbrennung organischer Substanzen wie Holz, Kohle oder Dieselkraftstoff entstehender Rauchniederschlag mit feinstem Kohlenstaub (Feinstaub*), organischen, z. T. kanzerogenen Substanzen wie polyzyklischen aromatischen Kohlenwasserstoffen* oder Dioxinen* sowie toxischen Rückständen wie etwa Vanadium. Bei chronischer inhalativer Exposition drohen als Spätfolge Anthrakose* und Lungenkarzinom*.
Rutschbrett *n*: Leichtes Holz- oder Kunststoffbrett zur Erleichterung des selbstständigen Umsteigens vom Bett in den Rollstuhl oder Toilettenstuhl für Patienten mit ausreichend Kraft und Koordinationsvermögen. Das Brett ist seitlich abgeschrägt und hat 2 Griffaussparungen. Siehe Abb.

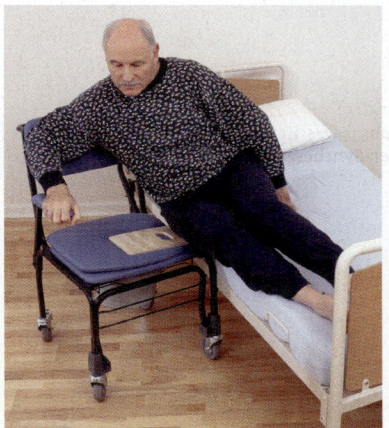

Rutschbrett [158]

RV: Abk. für Residualvolumen → Lungenvolumina
RVA: Abk. für rechtsventrikulär-apikal → Untersuchung, elektrophysiologische
RVAD: Abk. für engl. *right ventricular assist device* → Assistenzsystem, ventrikuläres
RVOTO: Abk. für engl. *right ventricular outflow tract obstruction* → Pulmonalstenose
RZA: Abk. für → Riesenzellarteriitis
R-Zacke *f*: engl. *R wave*. Erste positive Zacke des QRS*-Komplexes im EKG. Eine evtl. vorhandene zweite positive Zacke im QRS-Komplex wird als R′-Zacke bezeichnet und ist pathologisch (z. B. rSR′ bei Schenkelblock*, wobei der kleine Buchstabe r für die kleinere Amplitude der ersten R-Zacke im Vergleich zur zweiten steht).

S

S: Abk. für → Serin

SAB: Abk. für → Subarachnoidalblutung

Sabalfrüchte *f pl*: engl. *saw palmetto fruit*; syn. Sabalis serrulatae fructus. Frucht von Serenoa repens (Sägepalme), die in den Südstaaten Nordamerikas verbreitet ist. Sabalfrüchte enthalten fettes Öl mit Phytosterolen* sowie Polysacchariden und werden beim benignen Prostatasyndrom* angewandt zur Beschwerdereduktion (Evidenz für therapeutische Wirksamkeit fehlend oder gering).

Sabin-Impfung → Poliomyelitis

SA-Block *m*: engl. *sinoatrial block*; syn. **sinuatrialer** (früher auch **sinuaurikulärer**) Block. Bradykarde Herzrhythmusstörung* durch intraatriale Erregungsleitungsstörung* mit Verzögerung oder Unterbrechung der Erregungsleitung vom Sinusknoten zum atrialen Myokard. Die Symptomatik variiert je nach Schweregrad und kann bis zum Herz*-Kreislauf-Stillstand reichen. Behandelt wird im Akutstadium pharmakologisch oder durch temporäre Elektrostimulation. Evtl. ist ein Herzschrittmacher* zur Prophylaxe erforderlich.

Ursachen:
- Koronarinsuffizienz*
- Myokarditis*
- Elektrolytstörungen, z. B. Hypokaliämie
- UAW (Antiarrhythmika*, Herzglykoside*).

Einteilung: Siehe Abb.
- SA-Block I. Grades: verzögerte Erregungsleitung; im Oberflächen-EKG nicht erkennbar
- SA-Block II. Grades: intermittierende Leitungsunterbrechung; Oberflächen-EKG:
  1. Typ 1 (Wenckebach): zunehmende Verkürzung des P-P-Abstandes, bis eine komplette Herzaktion (also inkl. P-Welle) ausbleibt
  2. Typ 2 (Mobitz): konstante P-P-Abstände mit intermittierendem Ausfall einer kompletten Herzaktion (Pausendauer entspricht Vielfachem des normalen P-P-Abstands)
- SA-Block III. Grades (syn. totaler SA-Block): komplette Leitungsunterbrechung im Sinusknoten; Oberflächen-EKG: Asystolie* bis ein Ersatzrhythmus einsetzt.

Klinik: Bradykardiebedingte Symptome wie Palpitationen, Schwindel, Bewusstseinsstörung* und evtl. Synkope (Adams*-Stokes-Anfall).

Therapie: Bei symptomatischem SA-Block
- akut: Atropin i. v.
- evtl. temporäre Elektrostimulation, ggf. Reanimation*
- bei rezidivierendem SA-Block mit Synkopen evtl. Implantation eines künstlichen Herzschrittmachers.

Saccharase *f*: syn. β-Fruktofuranosidase. Zu den Disaccharidasen* gehörende Glykosidase aus Hefe, Pilzen und höheren Pflanzen, die Saccharose* in Glukose und Fruktose spaltet (Invertzucker*). Die Saccharosespaltung invertiert die Drehrichtung polarisierten Lichtes. Hefe-Invertase ist ein dimeres Glykoprotein*. Drei Isoenzyme der Maltase besitzen ebenfalls Saccharaseaktivität.

Saccharase-Isomaltase-Mangel → Kohlenhydratmalabsorption

Saccharide → Kohlenhydrate

Saccharomyces *m*: Gattungsbegriff für askosporenbildende Sprosspilze.

Saccharose *f*: engl. *sucrose*; syn. Rohrzucker. Disaccharid aus α-D-Glukose und β-D-Fruktose, die α,β-1,2-glycosidisch verknüpft sind. Saccharose wird entweder durch saure Hydrolyse oder durch Disaccharidasen* (z. B. Maltase oder Saccharase*) gespalten. In Industrieländern bildet Saccharose einen erheblichen Kohlenhydratanteil der Nahrung. Sie dient als Süßmittel, in höheren Konzentrationen auch als Konservierungsmittel (Wachstumshemmung von Mikroorganismen).

Saccharose-Isomaltose-Intoleranz → Kohlenhydratmalabsorption

Saccharum → Zucker

Saccharum amylaceum → Glukose [Arzneimittel]

sacciformis: Sackförmig.

Saccotomie *f*: engl. *sacculotomy*. Chirurgische Eröffnung und Drainage des Saccus endolymphaticus. Die Saccotomie ist indiziert bei der Menière*-Krankheit, wenn die konservative Therapie erfolglos bleibt.

Sacculus alveolaris *m*: engl. *alveolar saccule*; syn. Alveolarsäckchen. Blinde Enden der Alveolargänge der Lunge*, in denen wiederum mehrere Alveolen* lokalisiert sind. Die Alveolarsäckchen gehören zum respiratorischen Anteil des Bronchialbaums*.

Saccus *m*: engl. *sac*. Sack, z. B. Saccus conjunctivalis (Bindehautsack).

Saccus lacrimalis → Tränenwege

SAD: Abk. für engl. saisonal abhängige Depression → Saisonal-depressive Störung

Sadismus, sexueller *m*: engl. *sadism*. Paraphilie*, bei der sexuelle Erregung und Befriedigung durch psychische oder physische Demütigung, Unterwerfung, Misshandlung und Züchtigung von Anderen entsteht. Strafbar wird Sadismus, wenn der Partner nicht einwilligt. Eine Behandlung erfolgt bei subjektivem Leidensdruck oder Gefährdung Anderer. Behandelt wird psychotherapeutisch oder medikamentös mit Libido-hemmenden Wirkstoffen.

Vorkommen: Es sind überwiegend Männer betroffen. Sadismus tritt häufig in Kombination mit Masochismus auf.

(EKG-Streifen)	normales EKG
(EKG-Streifen)	SA-Block II. Grades Typ 1 (Wenckebach)
(EKG-Streifen)	SA-Block II. Grades Typ 2 (Mobitz)
(EKG-Streifen)	SA-Block III. Grades (totaler SA-Block)

SA-Block

Sadomasochismus

Diagnostik: Folgende Kriterien sind Voraussetzung für eine Diagnose:
- Die Bedürfnisse, Fantasien oder sexuellen Verhaltensweisen müssen vorwiegend oder ausschließlich Inhalt sexuellen Interesses und seit mindestens 6 Monaten vorhanden sein.
- Es besteht Leidensdruck bei den Betroffenen, die den Drang als schwer kontrollierbar und unter Umständen persönlichkeitsfremd erleben.
- Das Verhalten führt zu Beeinträchtigungen im sozialen Umfeld mit Einschränkungen im Arbeits- und Lebensalltag.

Therapie: Bei subjektivem Leidensdruck oder Gefährdung bzw. Belästigung anderer Personen:
- mit Verhaltenstherapie* zur Erlangung ausreichender Selbstkontrolle
- unter Umständen Versuch mit Antidepressiva* zur Libidoreduktion, vor allem mit SSRI
- in besonders schweren Fällen Verordnung von Cyproteron oder Leuprorelin, die den Testosteronspiegel senken.

Prognose: Die Prognose ist eher ungünstig. Die Störung ist schwer therapierbar, vor allem wenn komorbid eine dissoziale Persönlichkeitsstörung* besteht.

Recht: Freiwillige sadistische Praktiken zwischen Erwachsenen sind in der Regel nicht strafbar. Willigt der Partner nicht ein, können verschiedene Straftatbestände relevant sein, zum Beispiel Nötigung (§ 249 StGB) und sexuelle Nötigung (§ 177 StGB) oder Körperverletzung (§§ 223–227 StGB).

Sadomasochismus *m*: engl. *sadomasochism*. Form der Paraphilie*, bei der sexuelle Erregung und Befriedigung durch die Kombination von sexuellem Sadismus* und sexuellen Masochismus* erreicht werden. Die Bezeichnung verdeutlicht, dass beide Verhaltensweisen sich nicht gegenseitig ausschließen, sondern komplementär und abwechselnd eingesetzt werden. Einvernehmliche Sadomasochisten wechseln daher auch zwischen beiden Rollen.

SAE: Abk. für → Enzephalopathie, subkortikale arteriosklerotische

Säbelscheidentibia *f*: engl. *sabre tibia*. Deformierung der Tibia* mit Konvexität nach vorn im Rahmen verschiedener Erkrankungen, z. B. Rachitis*, Syphilis* connata und Ostitis deformans Paget.

Säbelscheidentrachea → Trachealstenose

Saegesser-Zeichen *n*: engl. *Saegesser's sign*. Bei intrakapsulärer Milzruptur* auslösbarer Druckschmerz am Phrenikusdruckpunkt (sog. Milzpunkt) zwischen M. sternocleidomastoideus und M. scalenus oberhalb der linken Klavikula. Ursächlich hierfür ist der Kontakt der sich vergrößernden Milz mit der linken Zwerchfellkuppel.

Sängerknötchen → Stimmlippenknötchen

Sättigungsanalyse *f*: engl. *saturation analysis*. In-vitro-Verfahren zur quantitativen Bestimmung biologischer Substanzen (z. B. Hormone, Antigene, Antikörper), deren Bindung an ein Trägerprotein oder einen Antikörper durch eine identische (radioaktiv) markierte Substanz kompetitiv gehemmt wird.

Sättigungszentrum *n*: engl. *satiety centre*. Komplexes neuronales Netzwerk, das die Nahrungsaufnahme (Hunger und Sättigung) reguliert. Im Mittelpunkt des Sättigungszentrums stehen der Nucleus ventromedialis hypothalami und der laterale Hypothalamus, die eng verknüpft sind mit dem Nucleus arcuatus, Nucleus dorsomedialis und Nucleus paraventricularis hypothalami.

Säuglingsakne → Acne infantum

Säuglingsbett *n*: engl. *infant bed*. Fahrbares Spezialbett für Neugeborene* und Säuglinge. Säuglingsbetten sind in unterschiedlicher Größe, mit erhöhter und verstellbarer Liegefläche, umlaufendem Gitter- oder Plexiglasschutz und feststellbaren Rollen erhältlich. Im klinischen Bereich muss das Material desinfizierbar sowie ein Etikettenhalter vorhanden sein.

Hinweis: Nach DIN ISO 7175-2 muss der Abstand von Gitterstäben geringer als 7,5 cm sein, um das Durchrutschen kindlicher Körperteile zu vermeiden.

Säuglingsekzem, seborrhoisches *n*: engl. *Infantile seborrheic dermatitis*; syn. Dermatitis seborrhoides infantum. Seborrhoisches Ekzem* Typ I des Säuglings mit Manifestation in den ersten 3 Lebensmonaten. Ätiopathogenetisch werden Seborrhö, Lipidmetabolismus und mikrobielle Einflüsse (Hefen, Staphylokokken) diskutiert. Behandelt wird vor allem topisch und symptomatisch. Das seborrhoische Säuglingsekzem verschwindet meist nach dem 1. Lj.

Klinik: Im mittleren Gesicht (Augenbrauen, Nasolabialfalten, Wangen), Scheitelbereich (Milchschorf, Gneis), retroaurikulär, in Hals-/Brustfalten, intertriginösem und Windelbereich treten auf: kaum juckende Ekzeme mit teilweise gelblichgrauer, fettiger oder feuchter Schuppung und Schuppenkrusten auf geröteter Haut. Eine Generalisation (Erythrodermie*) mit Allgemeinsymptomen und Lebensgefahr wird bezeichnet als Erythrodermia desquamativa.

Therapie: Ausreichende Flüssigkeitszufuhr, abtrocknende und entzündungshemmende Behandlung der Haut.
- Kopfhaut: schonende Schuppenentfernung mit Shampoos/Gelen/Ölen; bei starker Schuppung Salicylsäure-Öl 0,5–2 % (cave: Resorption bei Säuglingen!)
- nässende Beugen/Falten: austrocknende Pasten
- Körper: synthetische Gerbstoffe (als Lotion oder Creme)
- ggf. antimykotische Externa (Clotrimazol, Nystatin)
- ggf. antimikrobielle Externa (Fusidinsäure).

Prognose:
- meist Verschwinden nach dem 1. Lj.
- kein erhöhtes Risiko für ein seborrhoisches Ekzem in Adoleszens oder Erwachsenenalter (Typ II)
- Assoziation zu späterem atopischen Ekzem* oder Psoriasis* kontrovers diskutiert.

Säuglingshämangiom → Hämangiom, infantiles

Säuglingsotitis → Otitis media

Säuglingspflege *f*: engl. *infant care*; syn. Neugeborenenpflege. Pflege und Betreuung von gesunden Neugeborenen* und Säuglingen im ersten Lebensjahr sowie Beratung der Eltern und anderer Bezugspersonen.

Aufgaben:
- Beobachtung: 1. des Allgemeinzustands* 2. des Schlaf- und Trinkverhaltens 3. der Hautfarbe (besonders hinsichtlich Neugeborenengelbsucht) 4. von Hautveränderungen (z. B. Windeldermatitis*) 5. der Gewichtsentwicklung 6. der Ausscheidung (Mekonium, Milchstuhl, Harnmenge, Spucken und Erbrechen)
- Körperpflege: 1. Nabelpflege 2. Waschen und Baden 3. An- und Ausziehen 4. Wickeln und Lagern des Säuglings
- Sorge für angemessenen Wärmehaushalt
- Verabreichen von Nahrung oder Unterstützung der Mutter beim Stillen*
- Beruhigen und Unterstützen bei Angst oder beim Einschlafen
- Anregung zum Spielen
- säuglingsgerechtes Halten, Tragen und Betten
- Beratung und Unterstützung bei auftretenden Problemen.

Bedeutsam sind das Anleiten und Einbeziehen der Mutter (evtl. auch des Vaters) in die Pflege sowie die Berücksichtigung eines entwicklungsfördernden Umgangs mit dem Säugling. Zentrale Bedürfnisse des Säuglings sind emotionale Sicherheit, Berührung*, Blick- und Körperkontakt.

Hinweis: Beim Aufnehmen und Tragen des Säuglings soll dieser in einer eher gekrümmten Körperhaltung bleiben, abrupte Bewegungen und Überstreckung des Körpers führen beim Kind zu Angst und Sicherheitsverlust.

Säuglingsskoliose *f*: engl. *infant scoliosis*. Form der Skoliose* im 1. Lj. durch ständige Einnahme der Rückenschräglage während der ersten Lebensmonate. Sie wird mit Physiotherapie behandelt und bildet sich meist spontan zurück.

Klinik: Überwiegend langstreckige und großbogige Wirbelsäulenfehlkrümmung in der Frontalebene (ohne Gegenkrümmung), die häufig mit einseitiger Verformung von Kopf, Brustkorb und Becken, sowie Kontrakturen der Hals-, Hüft- und Fußmuskeln (Siebenersyndrom*) einhergeht.

Säuglingssterblichkeit *f*; engl. *infant mortality*. Anzahl der im 1. Lj. gestorbenen Kinder bezogen auf die Lebendgeborenen innerhalb eines Jahres. In Deutschland hat die Säuglingssterblichkeit eine sinkende Tendenz in den letzten Jahrzehnten. Es bestehen regionale Differenzen, in Großstädten ist sie höher als auf dem Land.

Ursachen: Die häufigsten Ursachen der Frühsterblichkeit sind Folgen von Komplikationen in der Schwangerschaft und bei der Geburt sowie verkürzte Schwangerschaftsdauer oder Untergewicht (Frühmangel- oder Mangelgeborene, hypotrophe Neugeborene) und Fehlbildungen. Spätsterblichkeit ist zudem auf angeborene Fehlbildungen, infektiöse Erkrankungen, plötzlichen Kindstod und Unfälle zurückzuführen. Soziale Faktoren wie Einkommen, Partnerschaft, Bildungsstand, Beruf und Lebensstil haben Einfluss auf den Verlauf der Schwangerschaft und die Versorgung des Säuglings.

Säuglingswaage *f*; engl. *infant scale*. Geeichte Spezialwaage mit 20-g-Skala für Säuglinge zur Ermittlung des Körpergewichts, entweder als Liegeschale oder als transportable Federwaage mit Liegemulde aus Stoff. In Klinik oder Praxis eingesetzte Säuglingswaagen müssen mindestens alle 4 Jahre geeicht werden. Siehe Abb.

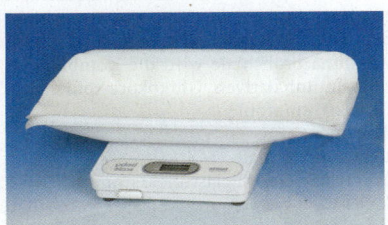

Säuglingswaage

Säulenagglutinationstest → Gelzentrifugationstest

Säure-Basen-Haushalt *m*; engl. *acid-base balance*. Regelvorgänge zur Aufrechterhaltung eines für den Stoffwechsel optimalen Gleichgewichts von Säuren und Basen im Extrazellulärraum* mit einem pH-Wert von 7,4 ($\pm$ 0,04) im arteriellen Blut. Störungen des angestrebten Gleichgewichts im Blut und Gesamtorganismus führen zu Azidose* oder Alkalose* und können lebensbedrohlich sein.

Säure-Basen-Status *m*; engl. *acid-base status*. Sammelbezeichnung für physiologische Messgrößen im Rahmen einer Blutgasanalyse* (BGA) zur Beurteilung des Säure*-Basen-Haushalts

und zur Erfassung möglicher (respiratorischer oder nicht respiratorischer) Störungen. Es werden der pH*-Wert, der CO_2-Partialdruck*, die Basenabweichung*, das Standardbikarbonat* und die Anionenlücke* im Blut* bestimmt.

Säuren *f pl*; engl. *acids*. Anorganische oder organische Verbindungen, die in wässriger Lösung Protonen abspalten können (Brønsted-Säuren). Die Protonen werden an die konjugierte Base abgegeben. Im Fall von Wasser entstehen dabei Hydroniumionen. Je nach Dissoziationsgrad unterscheidet man schwache und starke Säuren.

Säurerest *m*; engl. *acid residue*. Bezeichnung für das Anion einer Säure. Der Säurerest kann anorganischer oder organischer Natur sein.

Beispiele: Anorganische Säurereste: SO_4^{2-} ist der Säurerest der Schwefelsäure H_2SO_4, PO_4^{3-} der Säurerest der Phosphorsäure H_3PO_4. Organische Säurereste werden durch Anhängen der Silbe -oyl an den Stamm des Namens der Säure bezeichnet, bei Trivialnamen oft auch der Silbe -yl; z. B. Propionyl ($CH_3-CH_2-COO^-$): Rest der Propionsäure (CH_3-CH_2-COOH).

sagittal: syn. sagittalis. In Pfeilrichtung, von vorne nach hinten.

Sagittal Balance *f*: Sagittale Stellung (Mittellinie Kopf – Becken) der Wirbelsäule. Normalerweise projiziert sich die Mitte des 7. Halswirbelköpers etwas hinter dem Promontorium (Übergang 5. Lendenwirbelkörper zum Kreuzbein) im hinteren Bereich des 5. Lendenwirbels. Die Senkrechte der Vorderkante des 1. Halswirbels nach unten liegt etwa am Promontorium.

Klinik: Eine normale Sagittal Balance ist Voraussetzung für einen normalen aufrechten, zweibeinigen Gang. Eine Störung, meist eine Ventralverlagerung, verläuft oft progredient und führt zu
- statischen Beschwerden
- Muskelverspannung
- verstärkter Arthrose
- Bandscheibendegeneration
- chronischen Rückenschmerzen
- Einschränkung der Lebensqualität.

Therapie:
- Bei Störungen der Sagittal Balance erfolgt eine konservative Therapie durch Rückentraining und Funktionstraining der Wirbelsäule.
- Bei operativen Eingriffen an der Wirbelsäule ist auf Erhalt oder Wiederherstellung der Sagittal Balance zu achten (mit weitergehenden Faktoren, wie z. B. der Beckenparameter).

Sagittalebene *f*; engl. *sagittal plane*. Senkrecht zur Frontalebene* und Transversalebene* verlaufende Ebene. Beliebig viele Sagittalebenen können nebeneinander und parallel zueinander verlaufen. Die mediane Sagittalebene (Median-

ebene*) verläuft genau in der Körpermitte und gliedert so den Körper in 2 seitengleiche Hälften.

Sagittaltyp → Lagetyp des Herzens

SAGM-Additivlösung *f*; engl. *SAGM solution*; syn. **S**odium-**A**denin-**G**lucose-**M**annitol-Additivlösung. Stabilisator für Blutkonserven aus Natrium (engl. Sodium), Adenin (Verlängerung der Erythrozytenüberlebenszeit durch Förderung der ATP- und 2,3-Diphosphoglycerat-Synthese), Glukose und Mannitol (Verbesserung der Erythrozytenverformbarkeit). Ihr Einsatz ermöglicht eine ca. 35-tägige Lagerung von Erythrozytenkonzentraten*.

Saisonal-depressive Störung *f*; engl. *seasonal affective disorder*; syn. saisonal-affektive Störung. Depression*, die immer zu einer bestimmten Zeit auftritt (ca. $\pm$ 2 Monate), typischerweise im Winter. Symptome wie gedrückte Stimmung, Müdigkeit und Lustlosigkeit bestehen länger als zwei Wochen. Die Behandlung erfolgt mit Johanniskraut oder Antidepressiva* und Lichttherapie*. Häufig kommt es im Sommer zu einer Vollremission.

Klinik: Winterdepression
- Symptome länger als zwei Wochen bestehend
- gedrückte Stimmung, Gereiztheit
- Müdigkeit und übermäßiges Schlafbedürfnis (Hypersomnie*)
- Lustlosigkeit
- Lethargie
- Heißhunger nach Süßigkeiten (Carbohydrate Craving) und Gewichtszunahme
- körperliches Unwohlsein.

Sakkade → Blickbewegungen

Sakkade *f*; engl. *saccade*. Ruckartige Augenbewegung. Sakkaden kommen vor z. B. beim Blickwechsel von einem Objekt auf ein anderes (Blickzielbewegung) und bei Nystagmus*.

Sakraldermoid *n*; engl. *sacral dermoid*. Uneinheitlich verwendeter Begriff, der sowohl mit dem Sinus pilonidalis als auch mit dem Steißbeinteratom gleichgesetzt wird.

Sakralisation *f*; engl. *sacralization*. Angeborene knöcherne Verschmelzung des 5. Lendenwirbels mit dem Kreuzbein als mögliche Ursache von Neuralgien in der Kreuzbeingegend.

Sakroiliakalgelenk → Iliosakralgelenk

Sakroiliakalsyndrom → Iliosakralsyndrom

Sakroiliitis *f*; engl. *sacroiliitis*. Entzündung der Iliosakralgelenke, bei einseitigem Befall oft ausgelöst durch bakterielle Infektion, beidseitig meist durch eine entzündlich-rheumatische Erkrankung, z. B. bei Spondylitis* ankylosans.

Diagnostik:
- röntgenologisch: zyklisch oder polyzyklisch begrenzte Verdichtungszonen an beiden Teilen der Iliosakralgelenke mit Erosionen und kleinen Dissektionen in fortgeschrittenen Stadien

- MRT mit Kontrastmittel zum Nachweis eines Knochenmarködems in Frühstadien.

Therapie:
- nichtsteroidale Antiphlogistika
- physikalische Therapie
- bei gesicherter Spondylitis* ankylosans Basistherapie mit TNF*-Blocker
- Radiumtherapie*
- selten Röntgenreizbestrahlung oder Operation (Arthrodese*).

Sakrum → Os sacrum

Saktosalpinx → Salpingitis

Salazosulfapyridin → Sulfasalazin

Salbe f: engl. ointment. Halbfeste, streichfähige Arzneizubereitung zur lokalen Anwendung. Salben sind als einphasige Zubereitung verschiedener Fette, Öle oder Wachse, mit denen die Wirkstoffe gemischt werden, oder als Emulsion* vom Typ Wasser-in-Öl verfügbar.

Salbei m: syn. Salvia officinalis. Halbstrauch aus der Familie der Lippenblütler (Lamiaceae), dessen Laubblätter antibakteriell, fungistatisch, virostatisch, adstringierend, sekretionsfördernd und schweißhemmend wirken. Siehe Abb.

Verwendung: Geschnittene Droge für Teeaufgüsse, alkoholische Auszüge und Destillate zum Gurgeln, Spülen und zu Pinselungen sowie Fertigarzneimittel:
- medizinisch: **1.** äußerlich bei Entzündungen der Mund- und Rachenschleimhaut, innerlich bei vermehrter Schweißsekretion (European Scientific Cooperative on Phytotherapy, Kommission E) **2.** innerlich bei dyspeptischen Beschwerden (Kommission E)
- traditionell (Herbal Medicinal Products Committee): **1.** innerlich bei leichten dyspeptischen Beschwerden mit Sodbrennen und Blähungen sowie gegen übermäßiges Schwitzen **2.** äußerlich zur symptomatischen Behandlung von Entzündungen im Mund- und Rachenbereich und zur Behandlung von leichten Hautentzündungen.

Salbenauflage f: engl. salve pad; syn. Salbenverband. Mit weitmaschiger Kompresse auf die betreffende Körperstelle aufgetragene Heilsalbe zur Intensivierung der Lokaltherapie oder Vermeidung des Verklebens der Wunde mit Verbandmaterial.

Anwendung:
- Hauterkrankungen
- oberflächliche Wunden
- Ulcus* cruris
- Dekubitus*.

Hinweis: Zur Vermeidung von Keimverschleppung Tube oder Tiegel nur für einen Patienten verwenden und Hautkontakt damit vermeiden.

Salbengesicht n: engl. seborrheic facies. Glänzen der Gesichtshaut als Folge einer vermehrten Talgabsonderung, z. B. bei Parkinson*-Syndrom oder Seborrhö*.

Salbenstuhl → Steatorrhö

Salbenverband → Wundauflage

Salbutamol n: Kurzwirksames Beta-Sympathomimetikum, das zur Gruppe der Broncholytika und Antiasthmatika* gehört. Salbutamol wirkt durch Bindung an β2-Adrenorezeptoren bronchodilatatorisch und vasodilatatorisch. Es kommt zum Einsatz in der Behandlung von akutem Asthma* bronchiale, COPD und Bronchitis*.

Indikationen:
- akutes Asthma bronchiale
- COPD
- Prophylaxe von Atemnotzuständen bei Asthma bronchiale
- chronisch obstruktive und spastische Bronchitis.

Salicylsäure f: Nicht-steroidaler Entzündungshemmer mit antipyretischer, analgetischer, antiphlogistischer und keratolytischer Wirkung. Salicylsäure wird äußerlich eingesetzt als Keratolytikum bei Hauterkrankungen sowie als Augentropfen bei unspezifischer Blepharitis* und Konjunktivitis*. Homöopathisch wird Acidum salicylicum beispielsweise verordnet bei Erkrankungen des rheumatischen Formenkreises, Magen-Darm-Erkrankungen, Blutungen und Tinnitus* (Positivmonografie der Kommission D).

Indikationen:
- äußerlich als Keratolytikum bei verschiedenen Hauterkrankungen: **1.** leichte beginnender Akne* **2.** Kopfhauterkrankungen wie Psoriasis* des Kopfes, Dermatitis seborrhoides capitis, Pityriasis* sicca **3.** Warzen, Hühneraugen (Clavus*) und Hornhautschwielen (Kallus*)
- topisch am Auge zur symptomatischen Behandlung von Blepharitiden und unspezifischen Konjunktivitiden, beispielsweise durch Rauch, Staub, Sonne
- innerlich homöopathisch bei Erkrankungen des rheumatischen Formenkreises, Magen-Darm-Erkrankungen, Blutungen und Tinnitus* (Positivmonografie der Kommission D).

Salidiurese → Salurese

Saling-Technik → Fetalblutuntersuchung

Saliva → Speichel

Salivation f: syn. Speichelfluss. Produktion und Sekretion von Speichel*, Näheres siehe dort.

Regulation: Speichelsekretion erfolgt reflektorisch und kann durch bedingte Reflexe gesteigert werden, z. B. durch den Anblick von Nahrung (Speichelreflex). Bei Erregung des Parasympathikus* dominiert die Sekretion der Glandula* parotidea (seröser Speichel). Bei Erregung des Sympathikus* überwiegt die Sekretion der Glandula* submandibularis (muköser Speichel).

Klinische Bedeutung: Störungen der Speichelsekretion:
- Asialie: Versiegen der Speichelproduktion
- Oligosialie: verminderte Speichelsekretion, z. B. bei Einnahme bestimmter Antidepressiva oder beim Sjögren*-Syndrom
- Hypersalivation*: gesteigerte Speichelsekretion, z. B. bei Entzündungen wie Stomatitis*, beim Parkinson*-Syndrom und in der Schwangerschaft.

Salix → Weide

Salk-Impfung → Poliomyelitis

Salmeterol n: Langwirksames Betasympathomimetikum (β2-Sympathomimetikum) aus der Gruppe der Antiasthmatika und Broncholytika. Salmeterol kommt bei der Langzeittherapie von Asthma* bronchiale, COPD und Bronchitis* zum Einsatz. Bei mittelschwerem und schwerem Asthma bronchiale wird die Kombination mit einem inhalativen Glukokortikoid*, z. B. Fluticason*, empfohlen.

Indikationen:
- Asthma bronchiale
- Prophylaxe eines Belastungsasthmas
- COPD
- Bronchitis
- Lungenemphysem*.

Salmonella f: syn. Salmonellen. Zu den Enterobacteriaceae* gehörende, bewegliche, gramnegative Stäbchenbakterien. Die Unterteilung von Salmonella erfolgt in 6 Subspezies, die über 2500 Serovarianten aufweisen (Kauffmann-White-Schema). Die wichtigsten humanpathogenen Serovare gehören zur Subgruppe der Salmonella enterica ssp. enterica. Hierzu zählen beispielsweise Erreger des Typhus* abdominalis, Parathyphus* und der Salmonellose*.

Erreger: Übertragung:
- S. typhi/S. paratyphi: **1.** Infektionsquelle ist immer der (infizierte) Mensch bzw. Dauerausscheider. **2.** Die Infektion erfolgt über kontaminiertes Trinkwasser oder Nahrungsmittel.

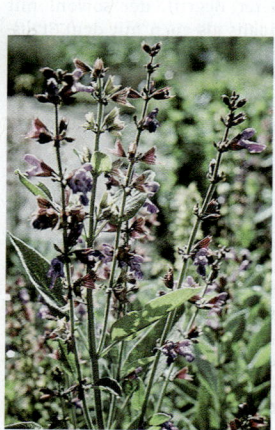

Salbei [166]

- **S. enteritidis: 1.** Infektionsquelle sind Tiere oder tierische Lebensmittel, insbesondere Geflügel (Huhn, Ente). **2.** Infektion erfolgt über kontaminierte Lebensmittel (Eier, Hühnerfleisch): Lebensmittelvergiftung*. **3.** Die Infektion über kontaminiertes Trinkwasser ist selten.

Medizinische Relevanz: Der Erreger löst Salmonellose* bzw. Typhus* aus, Näheres zu diesen Erkrankungen siehe jeweils dort.

Erreger-Empfindlichkeit:
- Typhus: Chinolone*, Cephalosporine* der 3. Generation.
- Enteritis: Ciprofloxacin*, Cephalosporin der 3. Generation.

Salmonellen-Antikörper *m sg, pl*: Antikörper* gegen das O*-Antigen und das H*-Antigen der Salmonella-Spezies. Die Bestimmung ist u. a. indiziert zur Diagnose der reaktiven Arthritis* nach Salmonellose*. Der Nachweis erfolgt im Serum* mittels der Gruber-Widal-Reaktion. Aufgrund von polyklonaler* Immunstimulation* und Kreuzreaktionen* zwischen den Spezies ist keine sichere Erregerdifferenzierung möglich.

Indikation zur Laborwertbestimmung: Verdacht auf:
- reaktive Arthritis nach akuter Gastroenteritis
- Typhus* abdominalis, Paratyphus*.

Bewertung:
- O-Antigene: **1.** weisen auf akute Infektion hin **2.** steigen ab der 2. Krankheitswoche **3.** fallen nach klinischer Ausheilung innerhalb von Wochen wieder ab **4.** falsch-positive Ergebnisse durch Kreuzreaktionen mit anderen Enterobacteriaceae* möglich
- H-Antigene: **1.** steigen ab dem 10. Krankheitstag an **2.** maximaler Titer von 1: ≥ 1600 nach 3 Wochen **3.** bleiben nach Infektion oder Impfung über Jahre erhöht **4.** spezifischer als O-Antigene, da keine Kreuzreaktionen
- Titer gegenüber Salmonella typhi oder paratyphi: **1.** nur verwertbar außerhalb von Endemiegebieten **2.** niedrige Sensitivität* und Spezifität* **3.** 4-facher Titeranstieg oder Titer ab 1:2000 weisen auf akute Infektion hin.

Salmonellose *f*: engl. *salmonellosis*. Bezeichnung für Infektionskrankheiten* und Lebensmittelvergiftungen*, die durch Salmonellen (Salmonella*) der Enteritidis-Gruppe verursacht werden. Salmonellosen treten etwa 20–24 h nach Verzehr kontaminierter Lebensmittel auf. Klinisch zeigen sich Durchfall, Fieber, Übelkeit, Erbrechen und Bauchkrämpfe. Behandelt wird mittels oraler Flüssigkeitszufuhr, in schweren Fällen zusätzlich mit Antibiotika*.

Klinik:
- Dauer: 1–2 Tage
- Ausprägung der Erkrankung abhängig vom Patientenalter und Erregertyp
- Komplikationen: Bakteriämie* mit teilweise anschließender fokaler Infektion (beispielsweise Osteomyelitis* oder Meningitis*.

Therapie:
- symptomatische Behandlung, beispielsweise über Rehydratation
- nur in schweren Fällen Antibiotikatherapie (Chinolone*, Cephalosporine*)
- chirurgischer Eingriff bei Bakterien-Besiedlung der Herzklappen oder eines Aneurysmas*.

Prognose: Nur geringe Letalität (Ausnahme immunsupprimierte und ältere Patienten).

Prophylaxe:
- sichere Abtötung von Salmonellen bei Temperaturen über 70 °C und mindestens 10 Minuten Garzeit
- Lagerung von Fleisch- und Wurstwaren, Eiern und Milchprodukten im Kühlschrank verhindert Vermehrung der Erreger.

Salpingektomie *f*: engl. *salpingectomy*. Operative Entfernung eines oder beider Eileiter*. Indikationen sind z. B. eine tubare Sterilisation* (beidseitige Entfernung), eine Tubargravidität* oder ein Tuboovarialabszess*. Die Entfernung erfolgt per Laparoskopie*. Die beidseitige Entfernung senkt möglicherweise das Risiko, an einem Ovarialkarzinom* zu erkranken, da einige Ovarialkarzinome vom Tubenepithel auszugehen scheinen.

Salpingitis *f*: Entzündung der Eileiter*, meist infolge aszendierender Infektion aus tiefer gelegenen Abschnitten des Genitales*, aber auch durch Fortleitung aus der Umgebung (z. B. bei Appendizitis*). Die Klinik der akuten Salpingitis gleicht dem Akuten* Abdomen. Therapiert wird zunächst konservativ. Häufig verbleibt eine Sterilität* aufgrund von Verwachsungen.

Klinik:
- starke ein- oder beidseitige Unterleibsschmerzen, bei gleichzeitiger Endometritis auch mittig lokalisiert
- selten Allgemeinsymptome wie Fieber, Übelkeit, Erbrechen
- in der vaginalen Untersuchung ausgeprägter Portioschiebeschmerz
- ggf. rötlich-bräunlicher Ausfluss bei Endometritis.

Therapie:
- antibiotisch, je nach Ausprägung der Symptome oral oder intravenös
- operativ bei V. a. Abszedierung oder nach Abheilung zur Adhäsiolyse* und Überprüfung der Tubendurchgängigkeit bei bestehendem Kinderwunsch.

Prophylaxe:
- mechanische Kontrazeption (Kondome) zur Vermeidung sexuell übertragbarer Keime
- Antibiotikaprophylaxe perioperativ bei Eingriffen am Uterus*.

Salpingografie → Hysterosalpingografie

Salpingolyse *f*: engl. *salpingolysis*. Operative, meist laparoskopische Lösung von regionalen Verklebungen und Verwachsungen des Eileiters. Sie wird als Therapieversuch bei postinfektiös bedingter Sterilität* eingesetzt, um die Fruchtbarkeit wiederherzustellen.

Salpingoophorektomie → Adnexektomie

Salpingoskopie *f*: engl. *salpingoscopy*. Laparoskopische Inspektion des ampullären Eileiteranteils durch Einführen eines dünnlumigen Endoskops in den Fimbrintrichter zur Beurteilung des Einfangmechanismus.

Salpingostomatoplastik → Tubenchirurgie

Salpingotomie *f*: engl. *salpingotomy*. Meist laparoskopische Eröffnung des Eileiters, z. B. bei Tubargravidität*. Nach Salpingotomie besteht ein hohes Risiko einer späteren Vernarbung mit anschließender erneuter Tubargravidität*.

Salter-Operation *f*: engl. *Salter operation*. Modifikation der Chiari*-Operation mit operativer Auswärtskippung einer steilgestellten Flachpfanne des Hüftgelenks sowie von Scham- und Sitzbein nach vorn-unten durch horizontale Beckenosteotomie oberhalb des Acetabulums und Abstützung mit Beckenkammspan. Indiziert ist die Salter-Operation zur Spätkorrektur einer Hüftdysplasie* und Hüftgelenkluxation sowie Perthes*-Calvé-Legg-Krankheit im 2.–6. Lebensjahr.

Salt-Losing-Nephritis *f*: engl. *salt-losing nephropathy*. Veraltete Bezeichnung für das renale Salzverlustsyndrom*. Es kommt zu erheblichen Elektrolytverlusten über die distalen Nierentubuli aufgrund mineralokortikoidresistenter Einschränkung des Natrium-Kalium-Austausches. Klinisch stehen eine Hypovolämie, arterielle Hypotonie*, nächtliche Wadenkrämpfe, Hyperkaliämie oder Azidose* im Vordergrund. Die Behandlung richtet sich nach der zugrunde liegenden Ursache.

Salurese *f*: engl. *saluresis*; syn. Salidiurese. Vermehrte Ausscheidung von Natrium-, Kalium-, Chlorid- und Bikarbonat-Ionen im Harn.

Salutogenese *f*: engl. *salutogenesis*. Entstehung und Bewahrung der Gesundheit. Das von Aaron Antonovsky 1979 geprägte Gesundheitskonzept ist dem Konzept zur Pathogenese komplementär. Es beschreibt vielfältige Ressourcen zur Erhaltung der Gesundheit. Zentrale salutogenetische Faktoren sind das Kohärenzgefühl und generalisierte Widerstandsressourcen.

Salve → Extrasystole

Salvia officinalis → Salbei

Salze *n pl*: engl. *salts*. Bezeichnung für anorganische oder organische Verbindungen, die aus Anion und Kation bestehen, zwischen denen ionische Bindungen vorliegen. Im festen Zustand bilden Salze oft Kristallgitter.

Salzflecke → Ekzem, seborrhoisches

Salzmangelsyndrom → Salzverlustsyndrom, renales

Salzverlustsyndrom, renales *n*: engl. *renal salt wasting syndrome*; syn. Diabetes salinus renalis. Nephropathie mit teils erheblichem Elektrolyt- bzw. Salzverlust über distale Nierentubuli infolge mineralokortikoidresistenter Einschränkung des Natrium-Kalium-Austauschs. Eine mögliche Ursache ist ein Analgetika-Missbrauch. Der Elektrolyt- und Wassermangel wird ausgeglichen und die Grunderkrankung behandelt.

Ursachen:
- Analgetika-Missbrauch (Analgetika*-Nephropathie)
- Gichtnephropathie*
- chronische Pyelonephritis*
- adrenogenitales Syndrom* mit Salzverlust (21-Hydroxylasemangel)
- hyper- oder hyporeninämischer Hypoaldosteronismus.*

Klinik:
- Hypovolämie
- arterielle Hypotonie*
- nächtliche Wadenkrämpfe
- Hyperkaliämie
- Azidose*.

Salzverlustsyndrom, zentrales *n*: engl. *cerebral salt wasting syndrome*; syn. zerebrales Salzverlustsyndrom. Hypotone Dehydratation* infolge Störung der zentralen Regulation des Natriumhaushalts und der Osmoregulation* mit paradox hoher renaler Natriumausscheidung und Hyponatriämie*, kommt vor bei Subarachnoidalblutung*, seltener bei Schädelhirntrauma*, Hirntumor oder basaler Meningitis*. Therapiert wird durch Substitution von Natrium* und Flüssigkeit sowie evtl. mit Fludrocortison*.

Samen → Sperma
Samenausfluss → Spermatorrhö
Samenbläschen → Samenblase
Samenblase *f*: engl. *seminal gland*; syn. Bläschendrüse. Beim Mann zwischen Blasengrund und Rektum* sowie lateral der Ampulle des Samenleiters gelegene paarige akzessorische Geschlechtsdrüse. Die rund 5 cm große, knäuelige, blindsackförmige Ausstülpung mündet mit ihrem Ductus excretorius zusammen mit dem Samenleiter (Ductus* deferens) als Ductus* ejaculatorius in die Pars prostatica der Harnröhre.

Funktion: Die Samenblase produziert ein alkalisches, fruktosereiches Sekret, das dem Sperma* beigemischt wird und 60–70 % seines Gesamtvolumens ausmacht. Die Spermien nutzen die Fruktose zur Energiegewinnung, ihre Beweglichkeit wird im alkalischen Milieu verbessert.

Samenblasentumor *m*: engl. *tumor of the seminal vesicle*; syn. Samenblasenkarzinom. Neubildung im Bereich der Bläschendrüse, meist durch Infiltration* eines Blasen-, Rektum- oder Prostatakarzinoms*. Nur sehr selten handelt es sich um ein Adenokarzinom* der Samenblase*. Klinisch bestehen perineale Schmerzen und Hämatospermie*. Diagnostiziert wird durch Biopsie*, CT und MRT. Samenblasenkarzinome werden operativ entfernt.

Samenepithel → Keimepithel
Samenfäden → Spermien
Samenflüssigkeit → Sperma
Samenleiter → Ductus deferens
Samenspender → Insemination
Samenstrang → Funiculus spermaticus
Samenstrangtorsion → Hodentorsion
Samenstrangtumoren *m pl*: engl. *spermatic cord tumors*. Benigne* oder maligne raumfordernde Tumoren im Bereich des Funiculus* spermaticus. Betroffene zeigen ziehende Schmerzen und skrotale Schwellung. Diagnostiziert wird klinisch sowie mittels Ultraschalldiagnostik* und MRT. Benigne Samenstrangtumoren werden reseziert, bei malignem Tumor erfolgt eine Resektion des Funiculus spermaticus mit Ablatio testis.

Formen:
- 70–80 % benigne: z. B. Lipom*, Fibrom*, Fibromyom*, Myxom*, Neurom* oder Lymphangiom*
- maligne: z. B. Sarkom* oder Metastasen* von Hodentumoren*.

Samenwegsverschluss *m*: engl. *occlusion of the seminal duct*. Verschluss der Samenwege mit Azoospermie* bei beidseitigem Verschluss und evtl. mit eingeschränkter Fertilität bei einseitigem Verschluss.

Ursachen:
- Nebenhoden*: 1. akute oder chronisch-rezidivierende Epididymitis* 2. Young-Syndrom 3. operative Eingriffe (z. B. Exzision einer Spermatozele*)
- Ductus* deferens: 1. Aplasie bzw. Hypoplasie des Ductus deferens 2. Vasektomie* 3. Herniotomie* 4. Vesikulovasografie
- Ductus* ejaculatorius: 1. Prostatazyste, Utrikuluszyste, Samenblasenzyste 2. Prostatitis*, Vesikulitis* 3. Trauma 4. operativer Eingriff.

Sammellinse → Linse [Optik]
Sammellymphknoten → Lymphknoten
Sammelurin → 24-Stunden-Sammelurin
Sandalenlücke *f*: engl. *sandals' gap*. Verbreiterung der Zwischenzehenlücke zwischen 1. und 2. Strahl. Sie kommt z. B. vor beim Down*-Syndrom, Börjeson-Forssman-Lehmann-Syndrom und bei Gesunden. Im Rahmen der Pränataldiagnostik* (Ultraschalldiagnostik*) ist sie als sog. Softmarker nachweisbar.

Sanders-Klassifikation → Charcot-Gelenk
Sanders-Klassifikation → Kalkaneusfraktur
Sandfloh → Flöhe
Sandkornzystitis → Schistosomiasis
Sanduhrgeschwulst *f*: engl. *hourglass tumor*; syn. Zwerchsacktumor. Tumor, der durch eine Engstelle wächst. Die zirkuläre Einengung bewirkt ein Wachstum beidseits des „Flaschenhalses", daher entwickelt sich eine Sanduhrform. Im Schädel sind dies z. B. Tumoren des Sehnerven (Opticustumor, z. B. Spongioblastom), an der Wirbelsäule bei Wachstum durch das Zwischenwirbelloch, z. B. spinale Meningeome* oder Neurinome*.

Sanduhrmagen *m*: engl. *hourglass stomach*. Magen mit typischer Einengung im Bereich der Angulusfalte im Übergang von Magenkorpus zum Antrum. Durch spastische Kontraktion bei akutem Ulcus* ventriculi sowie aufgrund narbiger Schrumpfung bei chronischem Ulkus oder eines Karzinoms entsteht eine konisch zulaufende Verengung mit prä- und poststenotischer Dilatation.

Sandwich-Bett *n*: engl. *sandwich bed*. Spezialdrehbett mit 2 Liegeflächen und Drehvorrichtung zur Intensivpflege* von Patienten, die nur achsengerecht gedreht und gelagert werden dürfen (z. B. nach Wirbelsäulenverletzungen) oder große Schmerzen erleiden (z. B. nach Verbrennungen). Es ermöglicht eine freie Lagerung von Rücken, Bauch, Gesäß oder Brustkorb.

Sanguis: Blut.
Sanitätsrat → Gesundheitswesen
Sanitätswesen → Gesundheitswesen
Sano-Shunt *m*: engl. *Sano shunt*. Gefäßprothese* zur palliativen operativen Verbindung des rechten Ventrikels mit der A. pulmonalis (ventrikulopulmonaler Shunt*) zur Erhöhung bzw. Regulation der pulmonalen Perfusion bei angeborenem Herzfehler*. Die Indikation zur Anlage eines Sano-Shunts wird bei hypoplastischem Linksherzsyndrom* (im Rahmen der Norwood*-Operation; auch Norwood-Sano-Operation genannt) und Pulmonalatresie* gestellt.

Santorini-Gang → Ductus pancreaticus accessorius
Santorini-Muskeln *m pl*: engl. *Santorini muscles*; syn. Musculus procerus. Veraltete Bezeichnung für den mimischen Musculus procerus, dessen Fasern vom Nasenrücken zur Haut oberhalb der Nase ziehen. Er wird durch den N. facialis innerviert, seine Kontraktion zieht die Stirnhaut nach unten.

Santorini-Papille → Papilla duodeni minor
SAP: Abk. für → Summenaktionspotenzial
SAP-Mangel: Abk. für SLAM associated protein-Mangel → Lymphoproliferatives X-chromosomales Typ 1 Syndrom
Saponifikation → Adipocire
Saponine *n pl*: engl. *saponins*. In zahlreichen Pflanzen vorkommende oberflächenaktive Phytosterole*. Bei parenteraler Zufuhr sind Saponine stark toxisch. Sie wirken u. a. expektorierend, entzündungshemmend sowie antibiotisch und werden z. B. in der Pharmazie und Kosmetik genutzt.

Sapovirus *n*: Zu der Familie der Caliciviridae* gehörendes, nicht-umhülltes RNA-Virus, dessen Erregerreservoir Schweine und Menschen sind. Sapoviren haben einen Durchmesser von 30–40 nm, eine ikosaedrische Struktur und lineare einzelsträngige RNA mit einer Länge von 8,3 kb. Eine Sapoviren-Infektion führt zu einer infektiösen Gastroenteritis*.

Saprophyten *m pl*: engl. *saprophytes*. Mikroorganismen, die ausschließlich von totem organischem Material leben und ihrem Wirt nicht schaden (obligate Saprophyten). Bestimmte Mikroorganismen wie Candida* albicans bilden sowohl saprophytäre als auch parasitäre Formen aus (fakultative Saprophyten).

Sapropterin *n*: syn. Tetrahydrobiopterin. Synthetisch hergestelltes Tetrahydrobiopterin zur Behandlung der Hyperphenylalaninämie bei Patienten mit Phenylketonurie* und bei Tetrahydrobiopterin-Mangel. Sapropterin wirkt als Redox-Cofaktor bei der Hydroxylierung* aromatischer Aminosäuren*. Tetrahydrobiopterin ist das spezifische Coenzym* der Phenylalanin-Hydroxylase (PAH), die Phenylalanin* in Tyrosin* umwandelt und damit den Phenylalaninspiegel im Blut senkt.

SAPV: Abk. für → Palliativversorgung, spezialisierte ambulante

SARA: Abk. für sexually acquired reactive arthritis → Arthritis, reaktive

Sarcocystis *f*: Protozoengattung der Gruppe der Kokzidien* mit obligatem Wirtswechsel zwischen Endwirt (Hund, Katze, Mensch) und Zwischenwirt (Rind, Schwein). Sarcocystis bovihominis und Sarcocystis suihominis sind humane Darmparasiten und Erreger der Sarkosporidiose des Menschen (Infektion durch zystenhaltiges, unzureichend gekochtes Rind- oder Schweinefleisch).

Sarcoid Like Lesions *pl*: syn. Epitheloidzellreaktion. Der Sarkoidose* ähnelnde, aus aktivierten Epitheloidzellen bestehende Granulome* in Lymphknoten*, die im Abflussgebiet von Karzinomen* liegen. Die kleinherdigen Epitheloidzellreaktionen lassen sich auch bei der Toxoplasmose* und bei Non*-Hodgkin-Lymphomen nachweisen.

Sarcolemma → Sarkolemm

Sarcoma botryoides *n*: engl. *botryoid sarcoma*. Embryonales Rhabdomyosarkom*. Es handelt sich um einen seltenen, extrem malignen Tumor mit traubenförmigem Wachstum, meist vaginal lokalisiert. Betroffen sind Säuglinge und Kinder. Behandelt wird lokal operativ und zusätzlich mit präoperativer oder postoperativer Chemotherapie sowie Bestrahlung.

Sarcoma idiopathicum multiplex haemorrhagicum → Kaposi-Sarkom

Sarcophaga → Fliegen

Sarcoptes scabiei → Milben

Sargdeckelkristalle *m pl*: engl. *coffin lid crystals*. Kristalle im Harnsediment, benannt nach ihrem typischen Aussehen. Sargdeckelkristalle setzen sich aus Magnesiumammoniumphosphat* (Tripelphosphat) zusammen und entstehen durch Ammoniakgärung bei Bakteriurie oder bakterieller Verunreinigung bei langem Stehenlassen des Urins.

Sarkoidose *f*: engl. *sarcoidosis*; syn. Boeck-Krankheit. Systemische Erkrankung mit verstärkter zellulärer Immunaktivität in betroffenen Organen, die zur Bildung von Granulomen* besonders im Brust- und Lungenraum führt. Typische Symptome sind chronische Atembeschwerden. Behandelt wird symptomatisch und immunsuppressiv. Die Prognose ist auch unbehandelt gut bei > 80 % Spontanheilung im Stadium I.

Hintergrund: Epidemiologie:
- Prävalenz ca. 50 : 100 000, Gynäkotropie
- Vorkommen im Kindes- und Jugendalter selten, als juvenile Sarkoidose (Verlauf analog adulter Sarkoidose) oder frühkindliche Form (infantile Sarkoidose).

Pathogenese:
- ätiologisch unklar
- vermutlich infektiös oder chemisch (organisch oder anorganisch) initiierte autoimmune Pathogenese
- durch antigenpräsentierende Zellen vermittelte Zytokinsekretion insbesondere von TNF-α, Interleukin*-12, -15 und -18, GM-CSF, MIP und MCP-1; CSF, Chemokine*
- durch die Zytokinsekretion, Aktivierung von TH1- und TH2-Zellen (T*-Helferzellen) und Granulombildung
- Vorkommen auch familiär (Blau-Syndrom; Ätiologie: Mutation im NOD2/CARD15-Gen, Genlocus 16q12.1).

Pathologie: nichtverkäsende Granulome aus Epitheloidzellen, Makrophagen*, Langerhans*-Zellen und T*-Lymphozyten.

Klinik: Lokalisation:
- Manifestation immer in intrathorakalen Lymphknoten
- in > 90 % auch pulmonal: 1. chronisch interstitielle Lungenkrankheit* mit Reizhusten, Belastungsdyspnoe 2. cave: Lungenfibrose* mit restriktiver Ventilationsstörung* und Cor* pulmonale
- extrathorakal v. a. in: 1. Leber, Milz, periphere Lymphknoten 2. Augen (Iridozyklitis, Konjunktivitis, Retinitis) 3. Herz (Herzrhythmusstörung*, Myokarditis*) 4. Haut (siehe Abb. 1; knotige, braunrote Infiltrate, auch als Angiolupoid oder Erythema* nodosum) 5. Nervensystem (z. B. Enzephalitis*) 6. Knochen (z. B. Ostitis multiplex cystoides Jüngling) 7. Speichel- und Tränendrüsen 8. Tonsillen, Darm und Nieren.

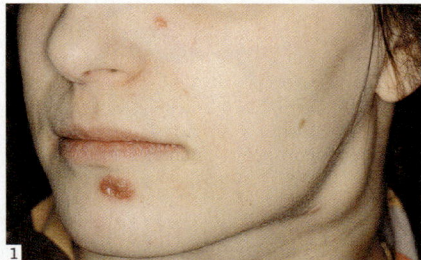
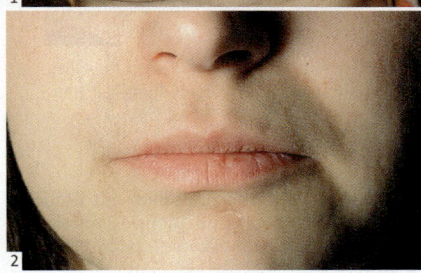

Sarkoidose Abb. 1: 1: Multiple Effloreszenzen im Gesicht; 2: narbige Abheilung unter Glukokortikoidtherapie. [95]

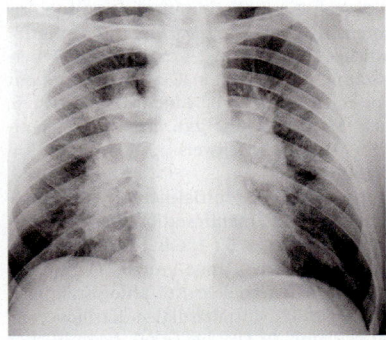

Sarkoidose Abb. 2: Beidseitige hiläre und mediastinale Lymphknotenvergrößerung; Röntgen-Thorax-Aufnahme. [95]

Verlauf:
- meist chronisch (häufig nur gering ausgeprägte Symptome, Heerfordt-Syndrom)
- auch akut (Löfgren-Syndrom)

Diagnostik: Interdisziplinär und in Abhängigkeit von der klinischen Manifestation u. a.:
- Röntgen-Thorax-Aufnahme (oder CT-Thorax) mit Stadieneinteilung: **1. Stadium I:** bihiläre Lymphknotenvergrößerung ohne sichtbare Lungenherde **2. Stadium II** (siehe Abb. 2 und Abb. 3): hiläre Lymphome* und Lungenherde **3. Stadium III:** Lungenherde ohne hiläre Lymphknotenvergrößerung

Sarkolemm

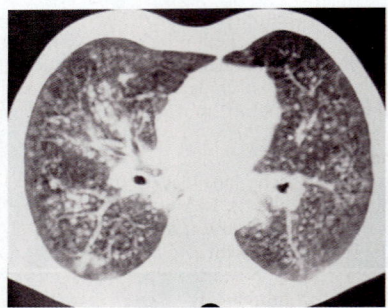

Sarkoidose Abb. 3: Multiple Knötchen in beiden Lungen und beidseitige Vergrößerung der Hiluslymphknoten; thorakale CT. [95]

- endoskopisch (Bronchoskopie* mit bronchoalveolärer Lavage* und Biopsie), unter Umständen Mediastinoskopie* oder Thorakoskopie*
- Lungenfunktionsprüfung* mit Spiroergometrie*, Messung der pulmonalen Diffusionskapazität* und BGA
- labordiagnostisch: 1. erhöhte Entzündungsparameter 2. erhöhte Konzentration von Angiotensin*-Converting-Enzym, Neopterin, löslicher Interleukin-2-Rezeptor 3. Hyperkalzämie* 4. erhöhter CD4/CD8*-Quotient u. a. 5. Befund (z. B. Liquordiagnostik) je nach Manifestation, ggf. molekulargenetischer Mutationsnachweis.

Therapie:
- symptomatische Initialtherapie entsprechend der Organmanifestation und der klinischen Aktivität, z. B.: 1. Glukokortikoid* bei Beteiligung von Lunge, Auge, Herz oder ZNS 2. nichtsteroidale Antiphlogistika* bei Arthralgie* 3. intrakardialer Kardioverter-Defibrillator (ICD*) bei vital bedrohlicher kardialer Arrhythmie*
- langfristige Immunsuppression* mit Methotrexat*, Azathioprin*, Cyclophosphamid oder TNF*-Blocker, z. B. bei deformierender chronischer Hautläsion erforderlich
- unter Umständen operativ (3 % der Lungentransplantationen* und < 1 % der Herztransplantationen* sind sarkoidosebedingt).

Sarkolemm *n*: engl. *sarcolemma*; syn. Sarkolemma. Bezeichnung für die Zellmembran* von Muskelzellen, allerdings verstehen einige Autoren unter dem Begriff Sarkolemm lediglich die Zellmembran der quergestreiften Muskelfaser.

Sarkom *n*: engl. *sarcoma*. Von mesenchymalem Gewebe ausgehender maligner Tumor, der meist frühzeitig hämatogen metastasiert. Behandelt wird durch möglichst vollständige chirurgische Primärentfernung, alternativ mit Chemo- und Strahlentherapie, manchmal in Kombination mit Hyperthermie*.
Hintergrund: Einteilung:
- differenziertes Sarkom (ca. 90 %) mit immunhistologischer Zuordnung, z. B. Myxo-, Osteo-, Lipo*-, Hämangio- oder Myosarkom*
- undifferenziertes oder unklassifizierbares Sarkom (ca. 10 %): nach vorherrschendem Zelltyp, z. B. spindelzelliges, rundzelliges, polymorphzelliges Sarkom ohne eindeutige Histogenese.

Sarkomatose *f*: engl. *sarcomatosis*. Lokal flächenhaft ausgebreitete oder generalisierte Sarkombildung oder Metastasierung eines Sarkoms*, z. B. bei Kaposi*-Sarkom oder als Meningeosis* sarcomatosa.

Sarkomere *n pl*: engl. *sarcomeres*. Funktionelle und kontraktile Einheiten einer Myofibrille*. Ein Sarkomer wird durch 2 Z-Streifen begrenzt.

Sarkopenie *f*: engl. *sarcopenia*. Pathologische Abnahme von Muskelmasse und Muskelkraft im Alter über das physiologische Maß durch degenerative Prozesse, Immobilität* und Mangelernährung. Folgen sind Sturzrisiko, funktionelle Beeinträchtigungen und allgemeine Gebrechlichkeit. Krafttraining und eine optimierte Ernährung wirken einer Sarkopenie entgegen.

Sarkoplasma *n*: engl. *sarcoplasm*. Zytoplasma der Muskelzelle, in das die Myofibrillen eingelagert sind.

Sarkotubuli → Mikrotubuli

Sarkozele *f*: engl. *sarcocele*. Entzündlich oder neoplastisch bedingte Schwellung von Hoden oder Nebenhoden.

SARS: engl. *severe acute respiratory syndrome*. Schweres akutes respiratorisches Syndrom. Es handelt sich um eine akute Virusinfektion mit dem klinischen Bild einer atypischen Pneumonie*.
Erkrankung: Erreger ist ein Coronavirus aus der Familie der Coronaviridae* (SARS-associated coronavirus; Abk. SARS-CoV). Die Übertragung erfolgt durch Tröpfcheninfektion, die Inkubationszeit liegt bei 2–5 Tagen. **Epidemiologie.** Pandemie 2002/3 mit Ursprung im November 2002 in Guangdong, China. Von dort breitete sich die Pandemie auf über 8000 Erkrankte in China, Taiwan, Vietnam, Singapur, Kanada, USA, Australien und Europa aus.
Klinik:
- zu Beginn: 1. rasch ansteigendes Fieber über 38 °C 2. Muskelschmerzen 3. Kopfschmerzen
- nach 2–3 Tagen: 1. trockener Husten 2. Atemnot 3. Beatmungspflicht bei 10–20 % der Patienten.

Die Letalität beträgt 3 %.
Diagnostik:
- Virusnachweis (Reverse Transkriptase-Polymerase-Kettenreaktion, Abk. RT-PCR)
- Antikörpernachweis im Serum.

Therapie: Die Therapie erfolgt symptomatisch. Antivirale Substanzen oder Steroide führen zu keiner Besserung.
Prävention: Isolation dient zur Vorbeugung der Übertragung auf Gesundheitspersonal oder Patienten.

Sartan → AT1-Rezeptor-Antagonisten
Sartorius → Musculus sartorius
SAS: Abk. für Subaortenstenose → Kardiomyopathie
SAS: Abk. für → Schlafapnoesyndrom
SAS: Abk. für → Smiley-Analog-Skala
SAT: Abk. für engl. spontanous awakening trial → Sedierung
Satinsky-Klemme → Gefäßklemme
Sattelgelenk → Gelenk
Sattelhaken *m*: engl. *saddle retractor*. Stumpfer, d. h. atraumatischer, sattelförmiger Wundhaken* in verschiedenen Größen. Von der Form ähnelt er dem Lidhaken*. Der Sattelhaken wird u. a. im Bauchraum zum Weghalten von Gefäßen verwendet (z. B. Pfortader).

Sattelnase *f*: engl. *saddle nose*. Sattelförmig eingesunkene Nase. Diese entsteht meist aufgrund von Traumata (mit Septumhämatom*), Infektion (Syphilis* connata), bei Granulomatose mit Polyangiitis oder postoperativ und geht je nach Ausprägung mit behinderter Nasenatmung* und psychischer Beeinträchtigung einher. Behandelt wird operativ durch Rhinoplastik*.

Sauerstoff *m*: Chemisches Element mit dem Symbol O (Oxygenium). Sauerstoff ist ein farb-, geruch- und geschmackloses Gas, das zu 20,93 Vol.-% in der atmosphärischen Luft enthalten ist. Medizinische Sauerstoffgabe* erfolgt beispielsweise im Rahmen der Narkose* sowie zur Behandlung einer Hypoxie* bei respiratorischer Insuffizienz*, Herzkrankheiten und Intoxikationen*.
Indikationen:
- Behandlung und Prophylaxe von Hypoxie* und Hypoxämie*, z. B.: 1. bei respiratorischer Insuffizienz 2. bei Herzerkrankungen 3. im Rahmen der Narkose 4. im Rahmen der Reanimation* 5. bei Intoxikationen wie Kohlenmonoxidintoxikation* und Blausäureintoxikation
- Behandlung von Clusterkopfschmerzen.

Sauerstoffaffinität *f*: engl. *oxygen affinity*. Sauerstoffaufnahmebereitschaft des Hämoglobins* bei einem gegebenen Sauerstoffpartialdruck. Als Messgröße gilt der Halbsättigungsdruck (T_{50} oder P_{50}), d. h. der Sauerstoffpartialdruck, bei dem 50%ige Sättigung des Hämoglobins vorliegt. Für adultes Hämoglobin (bei pH 7,4 und 37 °C) liegt der Normalwert bei 26,6 mmHg (3,46 kPa). Vgl. Sauerstoff*-Dissoziationskurve (Abb. dort).

Sauerstoffangebot *n*: engl. *oxygen supply*. Dem Gesamtorganismus oder einem Organgewebe zur Verfügung stehende Sauerstoffmenge pro Zeiteinheit. Das Sauerstoffangebot ergibt sich rechnerisch aus dem Produkt von Herzminutenvolumen* (bzw. organspezifischer Perfusion in l/min) und arteriellem Sauerstoffgehalt*. Dem Gesamtorganismus stehen ca. 1 l/min Sauerstoff zur Verfügung bzw. als Index ca. 600 ml/min/m² Körperoberfläche*.

Sauerstoffaufnahme f: engl. *oxygen uptake*. Vom Organismus aufgenommene Sauerstoffmenge pro Zeiteinheit. Die Sauerstoffaufnahme kann durch indirekte Kalorimetrie bestimmt werden. Sie entspricht dem Produkt von Atemminutenvolumen* und Differenz zwischen inspiratorischer und endexspiratorischer Sauerstofffraktion (Atemgasfraktionen*) oder dem Produkt von arteriovenöser Sauerstoffdifferenz* und Herzminutenvolumen* (Sauerstoffutilisation*).

Referenzbereich:
- 0,25–0,3 l/min bei Erwachsenen in Ruhe
- Anstieg z. B. bei körperlicher Arbeit oder Fieber.

Sauerstoffaufnahme, maximale f: engl. *maximum oxygen uptake*. Sauerstoffaufnahme* bei maximal möglicher dynamischer Arbeit großer Muskelgruppen (Ausbelastung, z. B. beim Laufen oder Radfahren). Die maximale Sauerstoffaufnahme wird als respiratorischer Parameter bestimmt im Rahmen der Spiroergometrie*.

Referenzbereich:
- untrainierte Männer im Alter von 30–40 Jahren ca. 3 l/min, Frauen ca. 2 l/min
- bei Ausdauersportarten ≤ 7 l/min.

Die Angabe erfolgt häufig auch als relative $\dot{V}O_2$ max (bezogen auf Körpergewicht, in ml/min/kg KG).

Sauerstoffausnutzung f: engl. *oxygen utilisation*. O_2-Entnahme des Körpers aus 1 l Atemluft. Die Sauerstoffausnutzung beträgt physiologisch in Ruhe 35–45 ml.

Sauerstoffbindungskurve → Sauerstoff-Dissoziationskurve

Sauerstoffbrille f: Hilfsmittel zur Gabe von Sauerstoff*.
Vorgehen: 2 passend gekürzte Stutzen werden ca. 1 cm tief in die Nasenlöcher eingeschoben und die sauerstoffzuführenden Schlauchschlaufen (ähnlich wie bei einer Brille) über die Ohrmuscheln gelegt. Die Sauerstoffbrille wird mit dem Verbindungsschlauch des O_2-Spenders verbunden. Ohrmuscheln und Nase sind regelmäßig auf Druckstellen zu überprüfen.
Vorteile:
- Sauerstoffzufuhr bis zu 8 l/min, O_2-Konzentration erreicht 30–50 %
- Essen, Trinken und Sprechen möglich.

Hinweise:
- Bei Verabreichung ab 6 l/min muss der Sauerstoff erwärmt und angefeuchtet werden.

- **Sonderform:** Ein in die optische Brille integrierter Sauerstoffschlauch ermöglicht ein kosmetisch unauffälliges Erscheinungsbild.

Sauerstoffdefizit n: engl. *oxygen deficit*. Differenz zwischen dem aktuellen belastungsbezogenen Sauerstoffbedarf und tatsächlich aufgenommener Sauerstoffmenge. Ein Sauerstoffdefizit tritt typischerweise am Anfang einer körperlichen Belastung auf, da die O_2-Aufnahme langsamer ansteigt als die Leistung. In dieser Phase wird Energie aus körpereigenen O_2-Reserven (Hämoglobin, Myoglobin, Alveolarluft), Kreatinphosphat oder anaerober Glykolyse gewonnen.

Sauerstoffdifferenz, arteriovenöse f: engl. *arteriovenous oxygen difference*; Abk. avDO$_2$. Differenz zwischen arteriellem und venösem Sauerstoffgehalt*, wobei der Wert in den Organen unterschiedlich hoch ist: Myokard maximal (ca. 120 ml O_2/l Blut), Niere minimal (ca. 15 ml O_2/l Blut), Durchschnittswert (Gesamtorganismus) ca. 50 ml O_2/l Blut. Bei körperlicher Anstrengung (sog. Entsättigung) steigt der Wert.

Sauerstoff-Dissoziationskurve f: engl. *oxygen dissociation curve*; syn. Sauerstoffbindungskurve. Funktion der Sauerstoffsättigung (SO$_2$) des Hämoglobins* in Abhängigkeit vom Sauerstoffpartialdruck (pO$_2$). Bei Erhöhung von Körpertemperatur, CO$_2$-Partialdruck, Konzentration von 2,3-Diphosphoglycerat sowie bei sinkendem pH kommt es zu einer Rechtsverschiebung. Gegenteilige Veränderungen bewirken eine entsprechende Linksverschiebung. Siehe Abb.

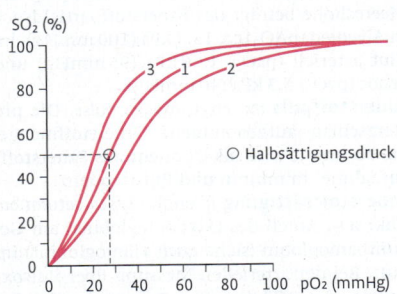

Sauerstoff-Dissoziationskurve: Adultes Hämoglobin; 1: normaler Verlauf; 2: Rechtsverschiebung; 3: Linksverschiebung.

Sauerstoffdruckmessung, transkutane f: engl. *transcutaneous oxygen monitoring*; syn. tcpO$_2$. Messung des transkutanen Sauerstoffpartialdrucks* (tcPO$_2$) mittels Sensor-Elektroden. Der Wert entspricht weitgehend dem kapillären Sauerstoffpartialdruck. Die Messung wird durchgeführt, um die Durchblutung der kleineren Beinarterien zu prüfen bei (drohen-

der) kritischer Extremitätenischämie*, zur Einschätzung von Wundheilungschancen und zur Ermittlung der optimalen Amputationshöhe.

Sauerstoffflasche f: engl. *oxygen tank*. Vorratsbehälter für Sauerstoff* mit 100 % konzentriertem O_2.
Formen:
- **Gasdruckflasche** aus Stahl (transportabel oder fest installiert): 1. Bevorratung von Sauerstoff als komprimiertes Gas mit 0,8–2 l (kleine Flasche, reicht je nach eingestelltem Sauerstofffluss 2–6 Stunden) bis 50 l (große Flasche) Rauminhalt und einem Druck von 180–200 bar 2. Nachteil: hohes Gewicht, daher nur eingeschränkte Mobilität 3. bundesweit gültige Flaschenkennzeichnung: mindestens auf der Flaschenschulter weiße Farbe 4. Großbuchstabe N (Neu) auf Flaschenschulter (nicht zwingend)
- **Trageeinheit (sog. Satellit)** aus Leichtmetall: 1. in Kombination mit einem stationären Reservoir Bestandteil eines **Flüssigsauerstoffsystems** 2. tiefkalte Bevorratung von Sauerstoff (–183 °C) in einem thermoisolierten „Muttertank", zur Nutzung durch den Patienten in einen kleineren Behälter 3. Vorteil: Verbesserung der Mobilität des Patienten durch günstige Gewicht-Mengen-Relation (eine 1-Liter-Flasche mit 800–1200 l O_2 reicht bei einer Flussrate von 2 l Sauerstoff/Minute für 6,6–10 Stunden bei einem Gewicht von 3,3–3,6 kg) 4. Nachteil: hohe Kosten.

Hinweise:
- Aus Sicherheitsgründen spezielle Regeln zur Lagerung und Bedienung von Sauerstoffflaschen beachten.
- Flüssiger oder kalter gasförmiger Sauerstoff kann auf der Haut zu Erfrierungen führen.
- Durch Sparsysteme (sog. Demandsysteme), die Sauerstoff nur in der physiologisch wirksamen Einatmungsphase freigeben, kann die Nutzungsdauer verdoppelt werden.
- Als Transporthilfen sind Caddy oder Rucksack geeignet.

Sauerstoffgabe f: engl. *oxygen administration*. Anreicherung der Inspirationsluft mit Sauerstoff* (O_2) zur Verbesserung der Oxygenierung* z. B. bei respiratorischer Insuffizienz*. Die inspiratorische Sauerstofffraktion (FiO$_2$) kann dabei auf 100 % gesteigert werden (Beatmung mit reinem Sauerstoff). Ziel ist eine Sauerstoffsättigung* > 94 %.
Anwendung: Sauerstoff kann inhaliert oder insuffliert werden. Außerdem ist eine Überdrucktherapie mit Sauerstoff möglich.
Indikationen:
- bei Einleitung der Narkose (prophylaktische Präoxygenierung) über Maske zur Verlängerung der Apnoezeit bei Atem- oder Beatmungskomplikationen

Sauerstoffgefälle

- während der Narkose*
- therapeutisch (Beatmung*) bei Hypoxämie*: **1.** respiratorische Insuffizienz **2.** bei Neugeborenen mit Atemstörung kurzfristig über Nasopharyngealkatheter
- akut, z. B. im Rahmen der Reanimation* (bei Neugeborenen initial Raumluft, bei unzureichender Wirkung ggf. Sauerstoff), bei Kohlenmonoxidintoxikation*, Blausäureintoxikation
- bei Herzinfarkt oder akutem Koronarsyndrom bei Sauerstoffsättigung < 90 %.

Formen:
- Inhalation: Spontanatmung über Atemmaske* (max. FiO_2 ca. 80 % bei High-flow-System; HFNC), Nasensonde (max. FiO_2 ca. 40 %) oder Trachealkanüle*
- Insufflation: Atemspende* bzw. Beatmung* mit Handbeatmungsbeutel* bzw. Respirator*, Narkoseapparat (max. FiO_2 100 %)
- Sauerstoff*-Überdrucktherapie

Sauerstoffgefälle n: engl. *oxygen gradient*. Abnahme des Sauerstoffpartialdrucks* im Blut während des Blutkreislaufs, v. a. durch Sauerstoffabgabe im Bereich der Kapillaren*.

Sauerstoffgehalt m: engl. *oxygen content*; Abk. cO_2. Der Sauerstoffgehalt im Blut umfasst den physikalisch gelösten Sauerstoff (Produkt aus Bunsen-Löslichkeitskoeffizient und Sauerstoffpartialdruck*) sowie den an Hämoglobin gebundenen Sauerstoff (Produkt aus Sauerstoffsättigung*, Konzentration von Hämoglobin* und Hüfner*-Zahl). Physikalisch gelöster Sauerstoff ist meist vernachlässigbar gering. Der arterielle Sauerstoffgehalt C_aO_2 beträgt beim Mann 204 ml O_2/l Blut und bei der Frau 184 ml O_2/l Blut.

Sauerstoffkapazität f: engl. *oxygen capacity*. Sauerstoffmenge, die im Blut an Hämoglobin gebunden ist. Sie hängt ab von der Sauerstoffbindungsfähigkeit des Hämoglobins und dem Hb-Gehalt des Bluts. Der Referenzwert beträgt 1,34 ml O_2/g Hb, beim erwachsenen Mann 200 ml O_2/l Blut. Die Sauerstoffkapazität ist erniedrigt bei Hämoglobinopathien oder Eisenmangelanämie.

Sauerstoffkonzentration → Sauerstoffgehalt

Sauerstoffkonzentrator m: engl. *oxygen concentrator*. Sauerstoffquelle für die Langzeitsauerstofftherapie. Ein strombetriebener Kompressor und Molekularfilter saugen die Raumluft an, verdichten sie und entziehen ihr Kohlendioxid. Der gewonnene Sauerstoff wird dem Patienten über ein Druckminderventil in verordneter Konzentration (bis zu 95 %) über Schlauch mit Sauerstoffmaske* oder Sauerstoffbrille* zugeführt.

Sonderform: Transportabler Reise-Sauerstoffkonzentrator in kofferartigem Design mit integriertem 12-V-Netzteil (für den Anschluss im Auto) und einem Gewicht von 4–12 kg.

Sauerstoff-Langzeittherapie f: engl. *long-term oxygen therapy* (Abk. *LOT, LTOT*); Abk. LOT. Sauerstoffgabe* durch eine Nasensonde oder Trachealkanüle* über einen Zeitraum von mindestens 16 h pro Tag. Die Sauerstoff-Langzeittherapie ist vor allem indiziert bei chronischer hypoxämischer respiratorischer Insuffizienz (z. B. COPD Schweregrad IV) und bei pulmonaler Hypertonie mit Hypoxämie*. Ziel ist ein PaO_2-Wert ≥ 65 mmHg.

Sauerstoffmangel → Hypoxie

Sauerstoffmaske f: engl. *oxygen mask*; syn. Beatmungsmaske. Konfektionierte oder maßgefertigte Gesichtsmaske zur Verabreichung von Sauerstoff über den Mund und/oder die Nase. Sauerstoffmasken müssen über einen Normanschluss für Schlauchsysteme verfügen und sind aus biokompatiblen Material gefertigt. Die Kopfbänderung oder -haube ist leicht einstellbar und waschbar. Es werden Mund-Nasenmasken oder Nasenmasken angeboten.

Klinische Hinweise: Es handelt um ein Medizinprodukt der Klasse I. Eine Kostenerstattung durch die gesetzliche Krankenversicherung ist möglich, gemäß Hilfsmittelverzeichnis der Gesetzlichen Krankenversicherung in der Produktgruppe 14 „Inhalations- und Atemtherapiegeräte" gelistet. Indikationen sind zum Beispiel fortgeschrittene chronisch obstruktive Atemwegserkrankungen zur dauernden oder intermittierenden Sauerstoffvorgabe.

Sauerstoff-Nasensonde → Nasensonde

Sauerstoffpartialdruck m: engl. *oxygen partial pressure*. Teildruck (Partialdruck*) von Sauerstoff* im Organismus mit dem Symbol pO_2. Auf Meereshöhe beträgt der Sauerstoffpartialdruck in Alveolen (pAO_2) ca. 13,3 kPa (100 mmHg), im Blut arteriell (paO_2) 12,6 kPa (95 mmHg) und venös (pvO_2) 5,3 kPa (40 mmHg).

Sauerstoffpuls m: engl. *oxygen pulse*. Die pro Herzschlag aufgenommene Sauerstoffmenge, die bestimmt wird als Quotient aus Sauerstoffaufnahme* in ml/min und Pulsfrequenz.

Sauerstoffsättigung f: engl. *oxygen saturation*; Abk. sO_2. Anteil des Oxyhämoglobins* am Gesamthämoglobin (siehe auch Hämoglobin*) im Blut. Bei der arteriellen Messung über Pulsoxymetrie oder BGA liegt der Referenzbereich bei 95–99 %, bei der venösen Messung über BGA bei ca. 73 %. Die intrauterine arterielle fetale Sauerstoffsättigung beträgt 70–80 % (Sauerstoff*-Dissoziationskurve des fetalen Hämoglobins*).

Sauerstoffschuld f: engl. *oxygen debt*. Diejenige Sauerstoffmenge, die nach körperlicher Arbeit vermehrt aufgenommen wird im Vergleich zum Ruheausgangswert. Bei leichter dynamischer Arbeit im Ausdauerbereich entspricht die Sauerstoffschuld dem zu Arbeitsbeginn eingegangenen Sauerstoffdefizit*, bei schwerer Arbeit übersteigt sie dieses meist.

Einteilung:
- **Alaktazide Sauerstoffschuld: 1.** entsteht bei leichter Arbeit zum Ausgleich der initialen Phase des Sauerstoffdefizits sowie zur Wiederauffüllung der energiereichen Phosphatspeicher **2.** während leichter Arbeit wird nach wenigen Minuten ein Gleichgewichtszustand (sog. Steady State; Steady*-State-Arbeit) von Sauerstoffaufnahme und -verbrauch erreicht
- **laktazide Sauerstoffschuld: 1.** entsteht bei erschöpfender Arbeit ohne Erreichen eines Steady State, da der Sauerstoffverbrauch die maximale Sauerstoffaufnahme übersteigt **2.** es kommt zu einer kontinuierlichen Zunahme des Sauerstoffdefizits mit vermehrter Laktatproduktion bis zum Arbeitsabbruch.

Sauerstoffstatus m: engl. *oxygen status*. Sammelbezeichnung für Sauerstoffpartialdruck*, Sauerstoffsättigung*, Sauerstoffgehalt* und Konzentration von Hämoglobin* im Blut.

Sauerstofftoxikose f: engl. *oxygen toxicity*. Bezeichnung für Schädigung der Lunge (chronische Beatmungslunge, bronchopulmonale Dysplasie*, nachfolgend Lungenfibrose*), des ZNS (Sauerstoffkrämpfe) und v. a. bei Frühgeborenen* Schädigung des Auges (Retinopathia* praematurorum) durch länger dauernde Atmung von Luft mit hohem Sauerstoffpartialdruck*.

Pathophysiologie: Freisetzung von Sauerstoffradikalen im Gewebe, die bei längerer Einwirkung zur Erschöpfung der (bei Frühgeborenen unreifen) Antioxidationssysteme führen. **Cave:** bei sehr unreifen Neugeborenen kann es bereits bei einer Sauerstoffgabe* mit 21 % FiO_2 zur Sauerstofftoxikose kommen.

Sauerstofftransport: syn. Blut-Sauerstoff-Transport. Durch Bindung an Hämoglobin* ablaufende Beförderung von Sauerstoff*. In der Lunge erfolgt die Aufnahme von Sauerstoff, welcher dann über den Blutkreislauf im Körper verteilt wird und die Organe versorgt. Insgesamt 4 Sauerstoffmoleküle können an ein Hämoglobin-Molekül gebunden werden.

Störungen: Durch Störungen des Sauerstoff-Transports kommt es zu einer Unterversorgung der Organe und Gewebe mit Sauerstoff (Hypoxie*), was schlimmstenfalls in einer Nekrose* endet. Ursächlich für derartige Störungen können beispielsweise Defekte im Hämoglobin (Sichelzellanämie, Heinz*-Körper-Anämie, Thalassämien*), vermindertes Hämoglobin (Eisenmangelanämie*, verminderter Abbau von Methämoglobin) oder eine Kohlenmonoxidvergiftung sein.

Sauerstoff-Überdrucktherapie f: engl. *hyperbaric oxygen therapy* (Abk. *HOT*); syn. hyperbare

...eutisches Verfahren mit ...uerstoff* bei Umgebungs-...atmosphärischen Druck in ...ckkammer (Kurzbezeichnung ...). Ziel ist die Steigerung der Sau-...sportkapazität des Bluts (durch er-... Vermehrung des im Blut physikalisch ...en Sauerstoffs) und damit der Sauerstoff-...zentration in den Geweben.
Indikationen: U. a.
- Narkotisierende Weichteilinfektion (Diabetischer Fuß, Gasbrand*)
- Kohlenmonoxidintoxikation*
- Rauchgasintoxikation
- Blausäureintoxikation
- Caisson*-Krankheit
- Luftembolie*
- Strahlentherapie* (Erhöhung der Strahlenempfindlichkeit maligner Tumoren ohne Mehrbelastung gesunden Gewebes).

Komplikation: Sauerstofftoxikose* (bei längerer Anwendung).

Sauerstoffutilisation *f*: engl. *oxygen utilization*; syn. Sauerstoffausschöpfung. Verhältnis zwischen Sauerstoffverbrauch und Sauerstoffangebot*. Die Werte sind organspezifisch unterschiedlich mit maximaler Sauerstoffutilisation im Myokard. Dort liegen die Werte um 0,6. Minimale Werte werden in der Niere gemessen (ca. 0,08). Der Wert für den Gesamtorganismus liegt bei ca. 0,25.

Sauerstoffverbrauch → Sauerstoffaufnahme

Saugbiopsie *f*: engl. *aspiration biopsy*. Aspirationsbiopsie* zur Gewinnung von Zellmaterial aus Hohlorganen (insbesondere von Schleimhautpartikeln aus dem Gastrointestinaltrakt) oder der Mamma*. Die Entnahme erfolgt unter röntgenologischer Kontrolle oder endoskopischer Sicht und dient zur histologischen bzw. zytologischen Untersuchung.

Saugdrainage *f*: engl. *suction drainage*. Absaugen von Flüssigkeit (Blut*, Lymphe*, Serom*, Erguss, etc.) durch Erzeugung eines an einen Drainageschlauch angelegten Unterdrucks mit der Möglichkeit der kontinuierlichen Sekret-Ableitung. Saugdrainagen werden z. B. als Redon*-Saugdrainage oder Thoraxdrainage* (Heberdrainage* oder Bülaudrainage) durchgeführt.

Saugen, nichtnutritives *n*: Abk. NNS. Ergänzendes schmerzlinderndes Verfahren zur Minderung der Schmerzwahrnehmung bei Neugeborenen* durch einen Schnuller (Beginn > 1 min vor Schmerzauslöser). Das NNS wird eingesetzt vor schmerzhaften Prozeduren, v. a. bei venösen oder kapillären Blutentnahmen.
Wirkung:
- Einteilung des Saugens je nach Intention in: **1.** nutritiv: an mütterlicher Brust beim Stillen bzw. an Milchflasche **2.** nichtnutritiv: z. B. an Finger oder Schnuller als traditionelles Verfahren zur Beruhigung von Neugeborenen und Säuglingen
- zusätzliche nachweisbare schmerzlindernde Wirksamkeit führte zur Entwicklung von NNS als schmerztherapeutisches Verfahren inbesondere in der Neonatologie
- weitere Wirkung des Beruhigungsschnullers bei regelmäßiger Anwendung: Prävention von plötzlichem* Kindstod
- Wirkungsverstärkung durch Kombination mit 20–30%iger Glukoselösung p. o.

Saugglocke → Vakuumextraktion

Saugglocke *f*: engl. *ventouse*; syn. Vakuumextraktor (Abk. VE). Geburtshilfliches Gerät zur Durchführung einer vaginal-operativen Entbindung (Vakuumextraktion). Indikationen für den Einsatz einer Saugglocke sind Geburtsstillstand in der Austreibungsperiode sowie drohende oder bestehende fetale Hypoxie.
Prinzip:
- Platzierung einer runden Metall- oder Kunststoffkappe im Durchmesser zwischen 4 und 6 cm von vaginal her auf dem kindlichen Kopf im Geburtskanal
- anschließende Anheftung der Pumpe am Kopf durch Unterdruck von 0,7–0,8 bar, erzeugt durch eine elektrisch betriebene Pumpe oder eine Handpumpe
- danach Entwicklung des kindlichen Kopfes durch wehensynchronen Zug an der Glocke.

Der Unterdruck führt zu einer sichtbaren Geburtsgeschwulst der Kopfhaut, die sich nach wenigen Stunden deutlich und nach 24 Stunden komplett zurückbildet.
Komplikationen:
- Sehr selten kommt es zu intrakraniellen Blutungen beim Kind.
- Beim versehentlichen Mitfassen von mütterlichem Gewebe (Scheidenwand, Zervix) kann es zu Geburtsverletzungen kommen.

Saugglockentest *m*: engl. *suction cup test*. Historisches Verfahren zur Erfassung einer Angiolopathie, die von Gefäßfunktion bzw. Anzahl und Funktion der Thrombozyten* abhängt. Mit einer Saugglocke (⌀ 2 cm) wird am Oberarm ein Unterdruck von 20 mmHg erzeugt und 5 min aufrechterhalten. Entstehende Petechien* sind ein Hinweis auf Kapillarstörungen bzw. Thrombozytopenie*.

Saugkürettage *f*: engl. *suction curettage*; syn. Vakuumkürettage. Operatives Verfahren zur Entleerung der Gebärmutterhöhle mittels Unterdruck (Absaugung). Das Vorgehen ist meist schonender als bei einer Kürettage und kann bis zum Ende der 12. SSW bei Schwangerschaftsabbrüchen, spontanen Aborten oder Missed Abortion eingesetzt werden.

Saugreflex *m*: Durch Berührung der Lippen ausgelöste Saugbewegungen des Mundes, manchmal begleitet von Schlucken. Der Saugreflex ist ein physiologischer frühkindlicher Reflex der nach etwa 3–4 Monaten verschwindet und durch das aktive Saugen ersetzt wird.

Saugwürmer → Trematodes

Saum-Epithel *n*: Bestandteil des Zahnfleisches (Gingiva*). Das Saum-Epithel dient der Anheftung der Gingiva an die Oberfläche des Zahnes und erfüllt damit Funktionen des Parodontiums (Zahnhalteapparat). Es liegt um den Zahn herum und reicht von der Schmelz-Zement-Grenze bis zum Grund des Gingivalsulcus.

SAV: Abk. für Schwerstverletzungsartenverfahren → Heilverfahren

Savary-Gilliard-Bougies *pl*: Konisch zulaufende PVC-Bougies mit einer Länge von 70 cm und einem Durchmesser von 5–20 mm (15–60 French). Savary-Gilliard-Bougies (spezielle Katheter) werden zur Dilatation gastrointestinaler benigner und maligner Stenosen und Strikturen eingesetzt.

Sayk-Verfahren *n*: engl. *Sayk's method*. Zytologische Analyse von Zellen im Liquor* cerebrospinalis nach Sedimentation in einer speziellen Kammer. Das Sayk-Verfahren wird verwendet u. a. zur Differenzierung bakterieller, viraler und autoimmunologischer Erkrankungen des Gehirns und der Meningen.

SBP: Abk. für engl. *spontaneous bacterial peritonitis* → Peritonitis, spontan-bakterielle

SBT: Abk. für engl. *spontanous breathing trial* → Sedierung

SBT: Abk. für engl. *spontanous breathing trial* → Weaning

Sc: Abk. für → Scianna-Blutgruppensystem

Scabies *f*: engl. *seven-year itch*. Durch Krätzmilben (Sarcoptes scabiei var. hominis) verursachte Epizoonose mit typischer Hautveränderung und starkem Pruritus. **Epidemiologie:**
- weltweites Vorkommen
- alle Altersstufen betroffen
- häufig
- gelegentlich epidemische Ausbreitung.

Übertragung: Kontaktinfektion, z. B. durch engen längeren Körperkontakt, Bettwäsche. **Inkubationszeit:** in der Regel 4 bis max. 8 Wo. (abhängig vom Milbenbefall). **Pathogenese:**
- Befruchtete weibliche Milben graben tunnelartige Gänge (0,05–0,5 mm/Tag) in die Haut (Eindringtiefe nur bis ins Stratum corneum, da Sauerstoffaufnahme der Milben an der Körperoberfläche erfolgt) und legen an deren Ende bis zu 3 Eier pro Tag ab
- Die Milben schlüpfen nach wenigen Tagen.
- Die Lebensfähigkeit der Milben beträgt 30–60 Tage.

Symptome:
- ausgeprägter nächtlicher Pruritus, insbesondere in Hautarealen mit geringem Stratum-corneum-Anteil, z. B.: **1.** periumbilical **2.** in-

scalenus

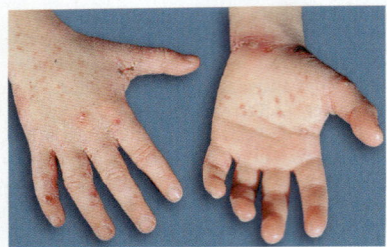

Scabies Abb. 1: Exkoriierte Knötchen und Ekzematisierung an den Händen.

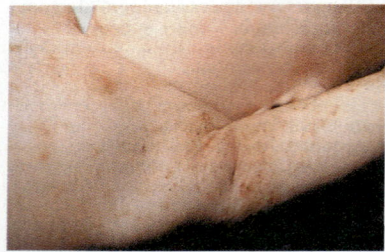

Scabies Abb. 2: Bakteriell sekundärinfizierte Läsionen axillär. [84]

terdigital 3. axillär 4. Mammillen- und Genitalregion
- entzündliches Erythem mit Pusteln, krustiger Auflagerung und Kratzeffloreszenzen (siehe Abb. 1)
- bis ca. 1 cm lange Milbengänge, an deren erhabenen Ende die Milbe als schwarzer Punkt zu erkennen ist
- sekundär (Immunreaktion) z. T. Erytheme und Papulovesikel
- bakterielle Superinfektion möglich (siehe Abb. 2).

Therapie:
- Piperonylbutoxid in Kombination mit Allethrin
- Permethrin*
- lokal Glukokortikoide* bei ekzemartiger Hautveränderung
- Wäschewechsel
- Untersuchung und Therapie von Kontaktpersonen.

scalenus: Ungleichseitig-dreieckig, z. B. Mm. scaleni.

Scalenus-Anterior-Syndrom *n*: engl. *scalenus anterior syndrome*. Form des Thoracic*-Outlet-Syndroms mit Kompression der Arteria* subclavia und des Plexus* brachialis in der Skalenuslücke* infolge Hypertrophie* von Musculus* scalenus anterior und Musculus* scalenus medius.

Klinisch zeigen sich Schmerzen und Sensibilitätsstörungen* im Bereich von Halswirbelsäule, Schulter, Arm und Hand.

Scaling *n*: Instrumentelle Bearbeitung von Kronen- und Wurzeloberflächen der Zähne zur Schaffung einer glatten, von Biofilm freien Oberfläche. Dies umfasst die Entfernung von Plaque, Zahnstein, Konkrementen. Heute werden neben Handinstrumenten auch Geräte verwendet, die auf Schall- oder Luftantrieben basieren.

Scanzoni-Manöver *n*: engl. *Scanzoni's manœuvre*. Form der Zangengeburt bei hinterer Hinterhauptslage*. Hierbei wird die Zange zweimal angesetzt.

Scapula alata *f*: engl. *winged scapula*. Flügelförmig abstehendes Schulterblatt, z. B. bei leptosomem Körperbau, Serratuslähmung* (ggf. einseitig), progressiver Muskeldystrophie und anderen Myatrophien des Schultergürtels. Siehe Abb.

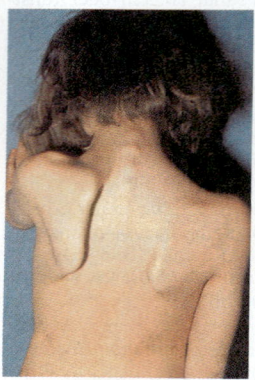

Scapula alata: Erscheinungsbild bei Myopathie. [84]

Scarf-Osteotomie *f*: Z-förmige diaphysäre Korrekturosteotomie des Metatarsale I bei Hallux* valgus.

Scarpa-Dreieck → Trigonum femorale

Scarpa-Faszie *f*: engl. *Scarpa's fascia*; syn. Fascia abdominis superficialis. Auch als Stratum membranosum abdominis bezeichnetes tiefes Blatt der im Bereich der vorderen Bauchwand zweigeteilten Fascia abdominalis superficialis.

Scarpa-Ganglion → Ganglion vestibulare

Scavenger-Rezeptoren *m pl*: engl. *scavenger receptors*. Integrale Membranproteine, die eine Vielzahl von Substanzen binden, endozytotisch aufnehmen (meist durch Phagozytose*) und auf diese Weise aus dem Blut entfernen (z. B. Bestandteile von Mikroorganismen und oxidiertes LDL). Scavenger-Rezeptoren sind in der Plasmamembran von Makrophagen*, Granulozyten*, dendritischen Zellen* und Endothelzellen lokalisiert.

SCF: Abk. für engl. stem cell factor → Stammzellfaktor

Schachtelhalm *m*: syn. Equisetum arvense. Pflanze aus der Familie der Schachtelhalmgewächse (Equisetaceae), die in Europa heimisch ist. Die Sprossen des Schachtelhalms wirken schwach diuretisch und werden eingesetzt bei Erkrankungen des Harntrakts. Siehe Abb.

Verwendung: Zerkleinerte Droge als Teeaufguss und andere galenische Zubereitungen zum Einnehmen, Dekokt und andere galenische Zubereitungen für äußerliche Anwendung:
- medizinisch: 1. innerlich bei posttraumatischem und statischem Ödem, zur Durchspülungstherapie bei bakteriellen und entzündlichen Erkrankungen der ableitenden Harnwege, Nierengrieß 2. äußerlich zur unterstützenden Behandlung schlecht heilender Wunden (Kommission E)
- traditionell bei leichten Harnwegsbeschwerden zur Erhöhung der Harnmenge zwecks Durchspülung der ableitenden Harnwege (Herbal Medicinal Products Committee)
- volkstümlich bei leichten Katarrhen der oberen Atemwege, zur Wundbehandlung, bei Blähungen und Diarrhö.

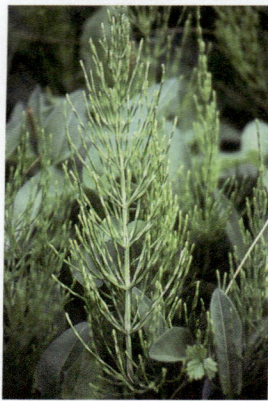

Schachtelhalm: Steriler Laubtrieb. [214]

Schachtelton *m*: engl. *bandbox resonance*. Sehr lauter, hypersonorer, hohl klingender Klopfschall bei der Perkussion. Er ist typisch für das Lungenemphysem* und den Pneumothorax*.

Schadensersatz *m*: engl. *compensation for damages*. Ausgleich des einer Person entstandenen Schadens durch den Schädiger. Ob ein Schaden vorliegt, ist durch einen Vergleich des derzeitigen Rechtsgüterstandes des Geschädigten mit dem hypothetischen Stand, wie er ohne das schädigende Ereignis gegeben wäre, zu ermitteln (Differenzhypothese).

Schadstoff *m*: engl. *contaminant*. V. a. in der Umwelttoxikologie* verwendeter Ausdruck für

Oxygenierung. Therapeutisches Verfahren mit Atmen von 100% Sauerstoff* bei Umgebungsdruck über dem atmosphärischen Druck in einer Überdruckkammer (Kurzbezeichnung HBO-Kammer). Ziel ist die Steigerung der Sauerstoff-Transportkapazität des Bluts (durch erhebliche Vermehrung des im Blut physikalisch gelösten Sauerstoffs) und damit der Sauerstoffkonzentration in den Geweben.

Indikationen: U. a.
- Narkotisierende Weichteilinfektion (Diabetischer Fuß, Gasbrand*)
- Kohlenmonoxidintoxikation*
- Rauchgasintoxikation
- Blausäureintoxikation
- Caisson*-Krankheit
- Luftembolie*
- Strahlentherapie* (Erhöhung der Strahlenempfindlichkeit maligner Tumoren ohne Mehrbelastung gesunden Gewebes).

Komplikation: Sauerstofftoxikose* (bei längerer Anwendung).

Sauerstoffutilisation *f:* engl. *oxygen utilization;* syn. Sauerstoffausschöpfung. Verhältnis zwischen Sauerstoffverbrauch und Sauerstoffangebot*. Die Werte sind organspezifisch unterschiedlich mit maximaler Sauerstoffutilisation im Myokard. Dort liegen die Werte um 0,6. Minimale Werte werden in der Niere gemessen (ca. 0,08). Der Wert für den Gesamtorganismus liegt bei ca. 0,25.

Sauerstoffverbrauch → Sauerstoffaufnahme

Saugbiopsie *f:* engl. *aspiration biopsy.* Aspirationsbiopsie* zur Gewinnung von Zellmaterial aus Hohlorganen (insbesondere von Schleimhautpartikeln aus dem Gastrointestinaltrakt) oder der Mamma*. Die Entnahme erfolgt unter röntgenologischer Kontrolle oder endoskopischer Sicht und dient zur histologischen bzw. zytologischen Untersuchung.

Saugdrainage *f:* engl. *suction drainage.* Absaugen von Flüssigkeit (Blut*, Lymphe*, Serom*, Erguss, etc.) durch Erzeugung eines an einen Drainageschlauch angelegten Unterdrucks mit der Möglichkeit der kontinuierlichen Sekret-Ableitung. Saugdrainagen werden z. B. als Redon*-Saugdrainage oder Thoraxdrainage* (Heberdrainage* oder Bülaudrainage) durchgeführt.

Saugen, nichtnutritives *n:* Abk. NNS. Ergänzendes schmerzlinderndes Verfahren zur Minderung der Schmerzwahrnehmung bei Neugeborenen* durch einen Schnuller (Beginn > 1 min vor Schmerzauslöser). Das NNS wird eingesetzt vor schmerzhaften Prozeduren, v. a. bei venösen oder kapillären Blutentnahmen.

Wirkung:
- Einteilung des Saugens je nach Intention in: **1.** nutritiv: an mütterlicher Brust beim Stillen bzw. an Milchflasche **2.** nichtnutritiv: z. B. an Finger oder Schnuller als traditionelles Verfahren zur Beruhigung von Neugeborenen und Säuglingen
- zusätzliche nachweisbare schmerzlindernde Wirksamkeit führte zur Entwicklung von NNS als schmerztherapeutisches Verfahren inbesondere in der Neonatologie
- weitere Wirkung des Beruhigungsschnullers bei regelmäßiger Anwendung: Prävention von plötzlichem* Kindstod
- Wirkungsverstärkung durch Kombination mit 20–30%iger Glukoselösung p. o.

Saugglocke → Vakuumextraktion

Saugglocke *f:* engl. *ventouse;* syn. Vakuumextraktor (Abk. VE). Geburtshilfliches Gerät zur Durchführung einer vaginal-operativen Entbindung (Vakuumextraktion). Indikationen für den Einsatz einer Saugglocke sind Geburtsstillstand in der Austreibungsperiode sowie drohende oder bestehende fetale Hypoxie.

Prinzip:
- Platzierung einer runden Metall- oder Kunststoffkappe im Durchmesser zwischen 4 und 6 cm von vaginal her auf dem kindlichen Kopf im Geburtskanal
- anschließende Anheftung der Pumpe am Kopf durch Unterdruck von 0,7–0,8 bar, erzeugt durch eine elektrisch betriebene Pumpe oder eine Handpumpe
- danach Entwicklung des kindlichen Kopfes durch wehensynchronen Zug an der Glocke. Der Unterdruck führt zu einer sichtbaren Geburtsgeschwulst der Kopfhaut, die sich nach wenigen Stunden deutlich und nach 24 Stunden komplett zurückbildet.

Komplikationen:
- Sehr selten kommt es zu intrakraniellen Blutungen beim Kind.
- Beim versehentlichen Mitfassen von mütterlichem Gewebe (Scheidenwand, Zervix) kann es zu Geburtsverletzungen kommen.

Saugglockentest *m:* engl. *suction cup test.* Historisches Verfahren zur Erfassung einer Angiolopathie, die von Gefäßfunktion bzw. Anzahl und Funktion der Thrombozyten* abhängt. Mit einer Saugglocke (⌀ 2 cm) wird am Oberarm ein Unterdruck von 20 mmHg erzeugt und 5 min aufrechterhalten. Entstehende Petechien* sind ein Hinweis auf Kapillarstörungen bzw. Thrombozytopenie*.

Saugkürettage *f:* engl. *suction curettage;* syn. Vakuumkürettage. Operatives Verfahren zur Entleerung der Gebärmutterhöhle mittels Unterdruck (Absaugung). Das Vorgehen ist meist schonender als bei einer Kürettage und kann bis zum Ende der 12. SSW bei Schwangerschaftsabbrüchen, spontanen Aborten oder Missed* Abortion eingesetzt werden.

Saugreflex *m:* Durch Berührung der Lippen ausgelöste Saugbewegungen des Mundes, manchmal begleitet von Schlucken. Der Saugreflex ist ein physiologischer frühkindlicher Reflex der nach etwa 3–4 Monaten verschwindet und durch das aktive Saugen ersetzt wird.

Saugwürmer → Trematodes

Saum-Epithel *n:* Bestandteil des Zahnfleisches (Gingiva*). Das Saum-Epithel dient der Anheftung der Gingiva an die Oberfläche des Zahnes und erfüllt damit Funktionen des Parodontiums (Zahnhalteapparat). Es liegt um den Zahn herum und reicht von der Schmelz-Zement-Grenze bis zum Grund des Gingivalsulcus.

SAV: Abk. für Schwerstverletzungsartenverfahren → Heilverfahren

Savary-Gilliard-Bougies *pl:* Konisch zulaufende PVC-Bougies mit einer Länge von 70 cm und einem Durchmesser von 5–20 mm (15–60 French). Savary-Gilliard-Bougies (spezielle Katheter) werden zur Dilatation gastrointestinaler benigner und maligner Stenosen und Strikturen eingesetzt.

Sayk-Verfahren *n:* engl. *Sayk's method.* Zytologische Analyse von Zellen im Liquor* cerebrospinalis nach Sedimentation in einer speziellen Kammer. Das Sayk-Verfahren wird verwendet u. a. zur Differenzierung bakterieller, viraler und autoimmunologischer Erkrankungen des Gehirns und der Meningen.

SBP: Abk. für engl. spontaneous bacterial peritonitis → Peritonitis, spontan-bakterielle

SBT: Abk. für engl. spontaneous breathing trial → Sedierung

SBT: Abk. für engl. spontanous breathing trial → Weaning

Sc: Abk. für → Scianna-Blutgruppensystem

Scabies *f:* engl. *seven-year itch.* Durch Krätzmilben (Sarcoptes scabiei var. hominis) verursachte Epizoonose mit typischer Hautveränderung und starkem Pruritus. **Epidemiologie:**
- weltweites Vorkommen
- alle Altersstufen betroffen
- häufig
- gelegentlich epidemische Ausbreitung.

Übertragung: Kontaktinfektion, z. B. durch engen längeren Körperkontakt, Bettwäsche. **Inkubationszeit:** in der Regel 4 bis max. 8 Wo. (abhängig vom Milbenbefall). **Pathogenese:**
- Befruchtete weibliche Milben graben tunnelartige Gänge (0,05–0,5 mm/Tag) in die Haut (Eindringen nur bis ins Stratum corneum, da Sauerstoffaufnahme der Milben an der Körperoberfläche erfolgt) und legen an deren Ende bis zu 3 Eier pro Tag ab
- Die Milben schlüpfen nach wenigen Tagen.
- Die Lebensfähigkeit der Milben beträgt 30–60 Tage.

Symptome:
- ausgeprägter nächtlicher Pruritus, insbesondere in Hautarealen mit geringem Stratumcorneum-Anteil, z. B.: **1.** periumbilical **2.** in-

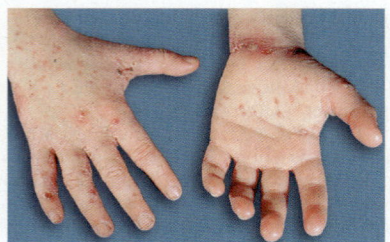

Scabies Abb. 1: Exkoriierte Knötchen und Ekzematisierung an den Händen.

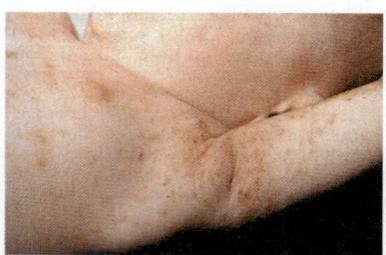

Scabies Abb. 2: Bakteriell sekundärinfizierte Läsionen axillär. [84]

terdigital 3. axillär 4. Mammillen- und Genitalregion
- entzündliches Erythem mit Pusteln, krustiger Auflagerung und Kratzeffloreszenzen (siehe Abb. 1)
- bis ca. 1 cm lange Milbengänge, an deren erhabenen Ende die Milbe als schwarzer Punkt zu erkennen ist
- sekundär (Immunreaktion) z. T. Erytheme und Papulovesikel
- bakterielle Superinfektion möglich (siehe Abb. 2).

Therapie:
- Piperonylbutoxid in Kombination mit Allethrin
- Permethrin*
- lokal Glukokortikoide* bei ekzematiger Hautveränderung
- Wäschewechsel
- Untersuchung und Therapie von Kontaktpersonen.

scalenus: Ungleichseitig-dreieckig, z. B. Mm. scaleni.

Scalenus-Anterior-Syndrom n: engl. *scalenus anterior syndrome*. Form des Thoracic*-Outlet-Syndroms mit Kompression der Arteria* subclavia und des Plexus* brachialis in der Skalenuslücke* infolge Hypertrophie* von Musculus* scalenus anterior und Musculus* scalenus medius.

Klinisch zeigen sich Schmerzen und Sensibilitätsstörungen* im Bereich von Halswirbelsäule, Schulter, Arm und Hand.

Scaling n: Instrumentelle Bearbeitung von Kronen- und Wurzeloberflächen der Zähne zur Schaffung einer glatten, von Biofilm freien Oberfläche. Dies umfasst die Entfernung von Plaque, Zahnstein, Konkrementen. Heute werden neben Handinstrumenten auch Geräte verwendet, die auf Schall- oder Luftantrieben basieren.

Scanzoni-Manöver n: engl. *Scanzoni's manœuvre*. Form der Zangengeburt bei hinterer Hinterhauptslage*. Hierbei wird die Zange zweimal angesetzt.

Scapula alata f: engl. *winged scapula*. Flügelförmig abstehendes Schulterblatt, z. B. bei leptosomem Körperbau, Serratuslähmung* (ggf. einseitig), progressiver Muskeldystrophie und anderen Myatrophien des Schultergürtels. Siehe Abb.

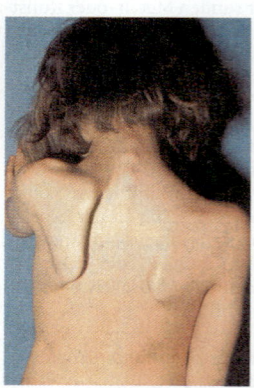

Scapula alata: Erscheinungsbild bei Myopathie. [84]

Scarf-Osteotomie f: Z-förmige diaphysäre Korrekturosteotomie des Metatarsale I bei Hallux* valgus.

Scarpa-Dreieck → Trigonum femorale

Scarpa-Faszie f: engl. *Scarpa's fascia*; syn. Fascia abdominis superficialis. Auch als Stratum membranosum abdominis bezeichnetes tiefes Blatt der im Bereich der vorderen Bauchwand zweigeteilten Fascia abdominis superficialis.

Scarpa-Ganglion → Ganglion vestibulare

Scavenger-Rezeptoren m pl: engl. *scavenger receptors*. Integrale Membranproteine, die eine Vielzahl von Substanzen binden, endozytotisch aufnehmen (meist durch Phagozytose*) und auf diese Weise aus dem Blut entfernen (z. B. Bestandteile von Mikroorganismen und oxidiertes LDL). Scavenger-Rezeptoren sind in der Plasmamembran von Makrophagen*, Granulozyten*, dendritischen Zellen* und Endothelzellen lokalisiert.

SCF: Abk. für engl. *stem cell factor* → Stammzellfaktor

Schachtelhalm m: syn. Equisetum arvense. Pflanze aus der Familie der Schachtelhalmgewächse (Equisetaceae), die in Europa heimisch ist. Die Sprossen des Schachtelhalms wirken schwach diuretisch und werden eingesetzt bei Erkrankungen des Harntrakts. Siehe Abb.

Verwendung: Zerkleinerte Droge als Teeaufguss und andere galenische Zubereitungen zum Einnehmen, Dekokt und andere galenische Zubereitungen für äußerliche Anwendung:
- medizinisch: **1.** innerlich bei posttraumatischem und statischem Ödem, zur Durchspülungstherapie bei bakteriellen und entzündlichen Erkrankungen der ableitenden Harnwege, Nierengrieß **2.** äußerlich zur unterstützenden Behandlung schlecht heilender Wunden (Kommission E)
- traditionell bei leichten Harnwegsbeschwerden zur Erhöhung der Harnmenge zwecks Durchspülung der ableitenden Harnwege (Herbal Medicinal Products Committee)
- volkstümlich bei leichten Katarrhen der oberen Atemwege, zur Wundbehandlung, bei Blähungen und Diarrhö.

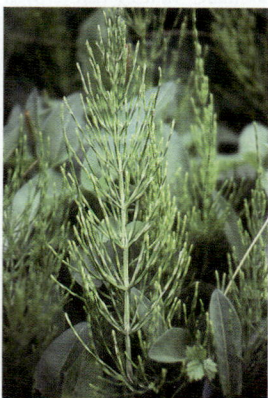

Schachtelhalm: Steriler Laubtrieb. [214]

Schachtelton m: engl. *bandbox resonance*. Sehr lauter, hypersonorer, hohl klingender Klopfschall bei der Perkussion. Er ist typisch für das Lungenemphysem* und den Pneumothorax*.

Schadensersatz m: engl. *compensation for damages*. Ausgleich des einer Person entstandenen Schadens durch den Schädiger. Ob ein Schaden vorliegt, ist durch einen Vergleich des derzeitigen Rechtsgüterstandes des Geschädigten mit dem hypothetischen Stand, wie er ohne das schädigende Ereignis gegeben wäre, zu ermitteln (Differenzhypothese).

Schadstoff m: engl. *contaminant*. V. a. in der Umwelttoxikologie* verwendeter Ausdruck für potenziell schädliche Substanzen in Luft, Nahrungsmitteln, Trinkwasser, Gewässern und Boden.

Schädel → Cranium

Schädelbasis f: engl. skull base; syn. Basis cranii. Kaudaler Teil des Neurocraniums, auf dem das Gehirn aufliegt. Man unterscheidet eine zum Gehirn weisende innere Schädelbasis (Basis cranii interna) von einer zur Wirbelsäule weisenden äußeren Schädelbasis (Basis cranii externa). Im Bereich der Schädelbasis gibt es viele Öffnungen zum Durchtritt von Hirnnerven und Blutgefäßen.

Schädelbasisfraktur f: engl. skull base fracture. Schädelfraktur* (Schädelbruch) im Bereich der Schädelbasis*. Schädelbasisfrakturen haben besondere Bedeutung im Vergleich zu Brüchen des Schädeldachs aufgrund möglicher Läsionen der hier liegenden Gefäße und Nerven sowie der Hirnhäute mit Ausbildung einer Liquorfistel*.
– **fronto-rhinobasale Fraktur**: im Bereich der Nasennebenhöhlen nach frontaler Gewalteinwirkung: 1. Klinik: nasale und pharyngeale Liquorrhö*, Brillenhämatom* oder Monokelhämatom*, Hämatom am Rachendach (bei Keilbeinhöhlenfraktur), Blutung aus Nase oder Rachen, Hirnnervenlähmungen (v. a. Augenmuskellähmungen*) 2. Komplikationen: Osteomyelitis, Stirnbeinabszess, Meningitis, Hirnabszess
– **otobasale Fraktur**: meist als Felsenbeinfraktur (Pyramidenfraktur, laterobasale Schädelbasisfraktur) nach seitlicher stumpfer Gewalteinwirkung: 1. **Felsenbeinlängsfraktur** bei Querbruch der Schädelbasis, vom Vorderrand der Felsenbeinpyramide durch Paukenhöhlendach, Antrum und Os temporale verlaufend; Innenohr meist nicht geschädigt, Klinik: Blutung aus dem Ohr, bei Duraverletzung Liquorrhö, Blutung in den Nasen-Rachen-Raum durch die Ohrtrompete, Mittelohrschwerhörigkeit, Trommelfellruptur, Hämatotympanon*, Fazialisparese* 2. **Felsenbeinquerfraktur** durch inneren Gehörgang und Labyrinth verlaufend, Klinik: meist totaler Labyrinthausfall mit Taubheit*, Schwindel* und Spontannystagmus zur Gegenseite, Fazialisparese, Hämatotympanon.

Komplikationen: Bei offenem Schädelhirntrauma* (SHT) v. a.
– Infektionen
– Nervenverletzung
– Gefäßverletzungen (evtl. Dissektion*).

Diagnostik:
– radiologisch: hochauflösende Dünnschicht-CCT mit Knochenfenster, evtl. mit Gefäßdarstellung (Angio-CT, siehe Abb. 1)
– ggf. MRT (Liquorfistel*, Hirnverletzung, Gefäße)
– Otoskopie bei Felsenbeinquerfraktur.

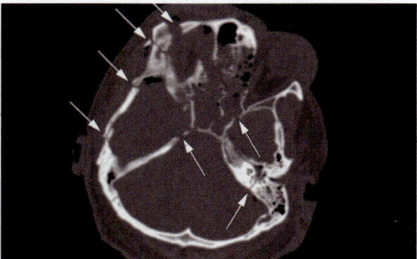

Schädelbasisfraktur Abb. 1: Multiple Frakturen rechts fronto-rhinobasal, im Orbitadach, links temporal und rechts temporo-mesial in die Keilbeinhöhle (Dünnschicht-CCT). [1]

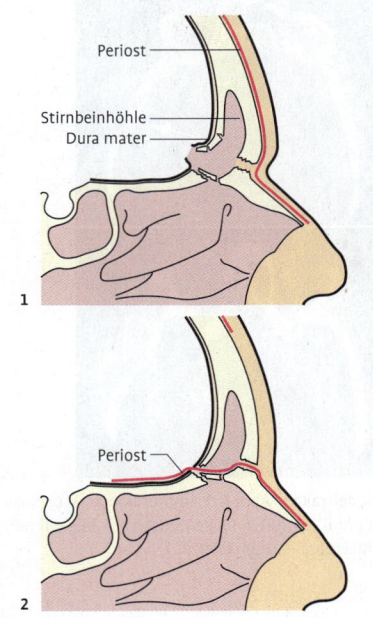

Schädelbasisfraktur Abb. 2: 1: Offene frontobasale Verletzung mit Eröffnung der Stirnbeinhöhle; 2: Trepanation, Ausräumung der Stirnbeinhöhle und plastische Deckung mit gestielter epikranialer Faszie/Periost, nach intrakranial-subfrontal eingeschlagen und mit externer Dura vernäht.

Therapie:
– Antibiotika (prophylaktisch) bei offenem SHT
– evtl. temporär Lumbaldrainage bei Liquorfistel, Ausnahme: frontobasale Liquorfistel (Indikation für primäre OP)
– OP bei Persistenz der lumbaldrainierten Liquorfistel bzw. primär bei frontobasaler (siehe Abb. 2), oder ausgeprägter otobasaler Liquorfistel: Duraplastik* und (z. B. bei fragmentierter frontorhinobasaler Fraktur) evtl. knöcherne Rekonstruktion bzw. Deckung.

Schädeldachfraktur f: engl. cranial vault fracture. Bruch im Bereich des Schädeldachs (Kalotte, Calvaria; siehe Cranium*); tritt auf als lineare Fraktur, Sternfraktur, Impressionsfraktur, Ringfraktur oder Trümmerfraktur, jeweils mit lokaler Schwellung. Bei begleitender Kopfschwartenverletzung handelt es sich um eine offene Fraktur*, die operativ zu versorgen ist. Bei linearen Frakturen reicht zunächst Abwarten. Siehe Schädelfraktur*, Abb. 3 dort.

Therapie:
– Bei linearen Frakturen klinische Beobachtung (> 24 Stunden; wegen Blutungsrisikos)
– bei Impressionsfraktur, offener Fraktur, wachsender Fraktur operative Versorgung.

Schädeldeformation f: engl. cranial deformation; syn. Schädelverformung. Von der Norm ab-

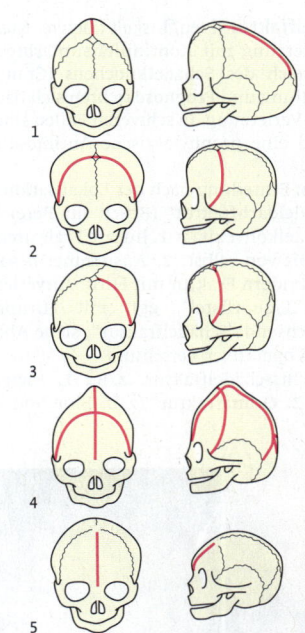

Schädeldeformation: Lage der Synostose bestimmt die Schädelverformung: 1: Skaphozephalus (Langschädel) bei Synostose der Sagittalnaht; 2: Brachyzephalus (Breitschädel) bei symmetrischen Synostosen der Koronarnähte; 3: Plagiozephalus (Schiefschädel) bei einseitiger Synostose der Koronarnähte; 4: Oxyzephalus (Spitzschädel) bei Synostosen der Koronar- und Sagittalnähte sowie der Lambdanaht; 5: Sphenozephalus (Kiel- oder Kahnschädel) bei Synostose der Frontalnaht. [209]

Schädelfraktur

weichende Schädelformen. Schädeldeformitäten entstehen aufgrund von Erkrankungen, Traumata oder bei vorzeitigem Verschluss der Suturen. Pathologische Varianten werden als Dyszephalie bezeichnet.
Anatomie: Bei durch vorzeitigen Suturenverschluss bedingten Deformitäten ist das Gehirn* meist normal entwickelt, siehe auch Stenozephalie. Bei anderen Erkrankungen gehen Schädeldeformitäten mit Störungen der Gehirnentwicklung einher, beispielsweise beim Hydrozephalus* oder der Mikrozephalie*. **Einteilung:**
- Veränderung v. a. der Schädelform durch Synostosen*: siehe Abb.
- Veränderungen v. a. des Schädelumfangs: Makrozephalie*, Mikrozephalie*, Stenozephalie.

Praxishinweise: Beabsichtigte Veränderungen der Schädelform werden von manchen Naturvölkern vorgenommen. Dabei wird beispielsweise der Schädel von Säuglingen bandagiert, um den Hinterkopf abzuflachen und zu verlängern.

Schädelfraktur f: engl. skull fracture. Knöcherne Verletzung mit Kontinuitätsunterbrechung im Bereich des Schädelknochens (Cranium*). Behandlung und Prognose richten sich nach der Art der Verletzung, in schweren Fällen sind eine OP und eine prophylaktische Antibiose erforderlich.
Formen: Einteilung nach der Lokalisation:
- Schädeldachfraktur* (Bruch im Bereich der Schädelkonvexität): 1. lineare Frakturen (heilen oft von selbst) 2. Ausnahme: besonders bei Kindern Fraktur mit Hirnhautverletzung und Liquorfistel*, ggf. mit Hirnprolaps („wachsende Schädelfraktur", siehe Abb. 1) – dann operativer Verschluss
- Gesichtsschädelfraktur, z. B.: 1. Kieferfraktur* 2. Orbitafraktur* (z. B. Blow*-out-Fraktur, Orbitaboden) 3. kombiniert, z. B. sog. Tripod-Fraktur: Fraktur von Sinus maxillaris, Orbitaboden oder -wand und Jochbogenfraktur*, siehe Abb. 2
- Schädelbasisfraktur* (Abb. 1 dort).

Einteilung nach der Verletzungsart:
- Impressionsfraktur (besonders im Schädeldach, siehe Abb. 3) mit Verlagerung eines Kalottenbruchstücks um mindestens eine halbe Kalottenbreite nach intrakraniell
- Schädelfraktur mit offener Hirnverletzung: 1. mit direkter Verbindung zum Liquorraum penetrierend bei Verletzung auch der Kopfschwarte (Galea) 2. mit indirekter Verbindung zum Liquorraum bei eröffnetem fronto- bzw. otorhinobasalem Nebenhöhlensystem, siehe Schädelbasisfraktur*.

Therapie:
- bei raumfordernder Impressionsfraktur operative Anhebung der Knochenfragmente
- bei (offener) Schädelfraktur mit Duraverletzung: 1. Duraplastik* (und evtl. Schädelplastik) 2. zusätzlich prophylaktische Gabe von Antibiotika bei offener Verbindung zum Liquorraum wegen Infektionsgefahr (Schädelbasisfraktur*)
- bei nicht dislozierter geschlossener Schädelfraktur ohne Verletzung intrazerebraler Strukturen klinische Überwachung.

Schädelgruben f: engl. anterior cranial fossa; syn. Fossa cranii anterior, media, posterior. Hintereinanderliegende Gruben in der inneren Schädelbasis (Basis cranii interna). Man unterscheidet eine vordere (Fossa cranii anterior), eine mittlere (Fossa cranii media) und eine hintere Schädelgrube (Fossa cranii posterior), deren Tiefe von frontal nach okzipital zunimmt. Siehe Abb.
Anatomie: Vordere Schädelgrube (Fossa cranii anterior):
- gebildet aus Stirnbein (Os* frontale), Siebbein (Os* ethmoidale) und Keilbein (Os* sphenoidale)
- enthält Frontallappen* (Lobus frontalis) des Gehirns
- wichtige Durchtrittsöffnungen: Foramen ethmoidale anterius et posterius und Lamina cribrosa.

Mittlere Schädelgrube (Fossa cranii media):
- gebildet aus Keilbein (Os* sphenoidale) und Schläfenbein (Os* temporale)
- enthält Temporallappen* (Lobus temporalis) des Gehirns, Hypophyse* und Chiasma* opticum
- wichtige Durchtrittsöffnungen: 1. Foramen rotundum 2. Foramen ovale 3. Foramen lacerum 4. Foramen spinosum 5. Canalis caroticus 6. Fissura sphenopetrosa.

Hintere Schädelgrube (Fossa cranii posterior):
- gebildet aus Schläfenbein (Os temporale) und Hinterhauptbein (Os occipitale)
- enthält Kleinhirn* (Cerebellum), Pons* und Medulla* oblongata
- wichtige Durchtrittsöffnungen: 1. Foramen jugulare 2. Foramen* magnum 3. Foramen mastoideum 4. Canalis nervi hypoglossi 5. Canalis condylaris 6. Porus und Meatus acusticus internus.

Schädelhirntrauma n: engl. craniocerebral injury; Abk. SHT. Schädelverletzung (mit oder ohne Schädelfraktur) mit Verletzung des Gehirns* als Folge einer Krafteinwirkung. Klinisch bestehen abhängig vom Schweregrad Kopfschmerzen, Übelkeit, Amnesie*, fokal-neurologische Defizite* bis hin zum Bewusstseinsverlust. Die Diagnose erfolgt anhand Anamnese, Klinik und CT. Grundsätzlich ist eine stationäre Therapie notwendig.

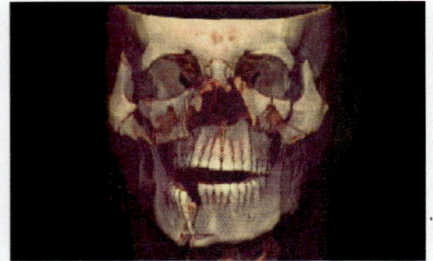
Schädelfraktur Abb. 2: Komplexe Mittelgesichtsfraktur (CT-Rekonstruktion). [108]

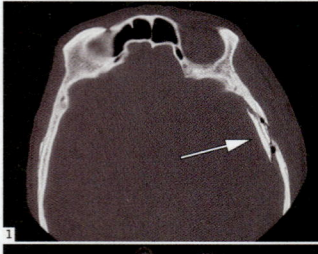
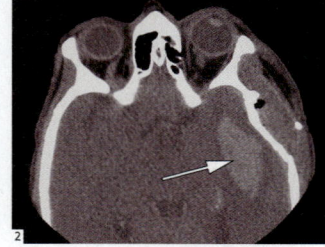
Schädelfraktur Abb. 3: 1: Impressionsfraktur links temporal (CT mit Knochenfenster); 2: begleitendes intrazerebrales Hämatom (CT). [53]

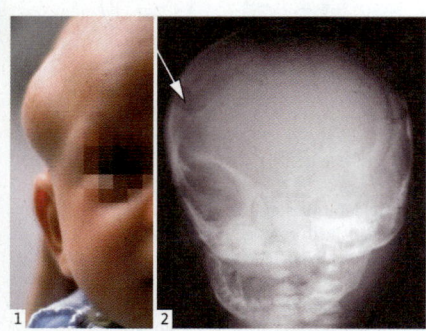
Schädelfraktur Abb. 1: Wachsende Schädelfraktur beim Säugling nach Sturz vom Tisch; 1: subgaleale Schwellung durch Liquorkissen; 2: darunter klaffende Fraktur (Pfeil). [53]

Schädellage

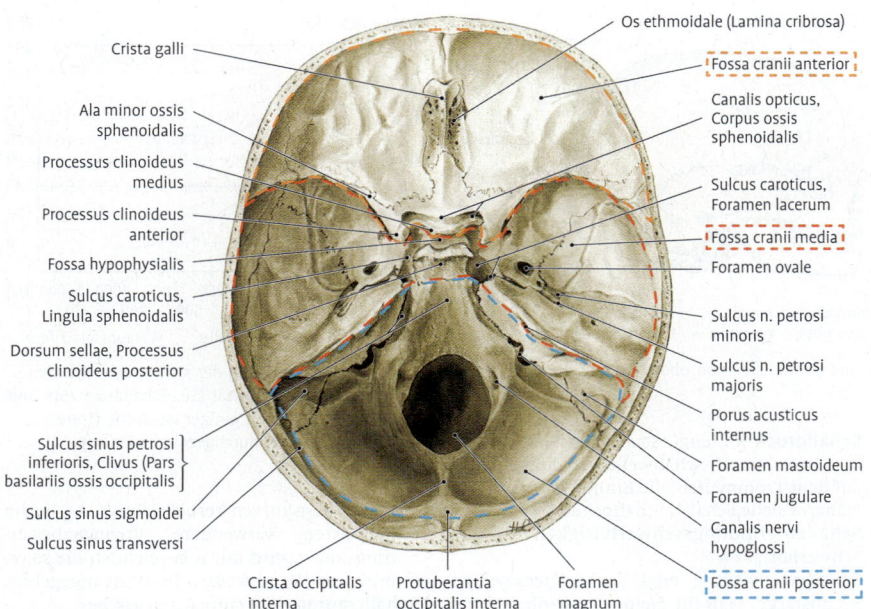

Schädelgruben: Innenfläche der Schädelbasis. Die Schädelbasis ist als Anpassung an die Hirnbasis in drei nacheinander absteigenden Stufen angeordnet: vordere Schädelgrube (Fossa cranii anterior, orange), mittlere Schädelgrube (Fossa cranii media, rot) und hintere Schädelgrube (Fossa cranii posterior, blau). [4]

Erkrankung: Einteilung:
- geschlossenes (gedecktes) Schädelhirntrauma (SHT), ggf. mit Fraktur am Schädel, aber ohne Eröffnung des Liquorraums
- offenes Schädelhirntrauma bei direkter Schädelhirnverletzung mit durchgehend offener Verletzung bis zum Liquorraum innerhalb der Hirnhäute*.

Klinik: Je nach Schweregrad
- Kopfschmerzen
- Schwindel
- Übelkeit, Erbrechen
- fokal-neurologisches Defizit*, z. B. Paresen*, Hirnnervenausfälle
- Amnesie*
- Bewusstseinsstörung*, von Bewusstseintrübung* bis zum Koma* reichend
- bei Kindern (Lebensalter < 2 Jahre) teilweise schwer fassbar (Verhaltensänderung mit Spielunlust, Inappetenz*, Minderung von Spontanmotorik und Reaktion).

Komplikationen:
- allgemein: **1.** zerebrales Hyperperfusionssyndrom* **2.** Hirnödem **3.** Hirndrucksteigerung* **4.** Störung der Atmung und Temperaturregulation **5.** Einklemmung **6.** Dezerebration* **7.** Compressio* cerebri **8.** cave: Mitverletzung der Halswirbelsäule

- intrakranielle* Blutung
- offenes SHT: **1.** insbesondere Infektion (v. a. Meningoenzephalitis* oder Hirnabszess*) **2.** Liquorfistel* **3.** Pneumozephalus*.

Diagnostik:
- Anamnese (u. a. zum Unfallhergang)
- klinische Untersuchung mit wiederholter neurologischer Prüfung von Bewusstseinszustand, Pupillenfunktion und Motorik sowie Erfassung des Glasgow Coma Score (GCS), zusätzlich auch Suche nach Begleitverletzungen
- kraniale Bildgebung mittels CCT u. a. zum Nachweis einer intrakraniellen Blutung oder Schädelfraktur, bei V. a. Polytrauma* (z. B. Pneumothorax*, Milzruptur*) durch Trauma-Spiral-CT (Schädel, Thorax, Abdomen*)
- evtl. im Verlauf ergänzendes kraniales MRT bei neurologischen Symptomen und unauffälligem CCT
- bei Kindern zusätzlich auch Ultraschalldiagnostik (Lebensalter ≤ 16 Jahre transkraniell, Lebensalter ≤ 18 Monate transfontanellär); auf Zeichen einer Kindsmisshandlung* achten.

Therapie: Präklinische Ersttherapie bei SHT:
- Erstuntersuchung nach der ABC*-Regel (Airway, Breathing, Circulation)
- Sicherung der Vitalfunktionen*
- Prävention und Therapie einer arteriellen Hypotonie* u. a. mit Volumenersatz* oder ggf. Katecholaminen*
- Prävention und Therapie einer Hypoxie*, bewusstlose Patienten (Anhaltsgröße GCS ≤ 8) intubieren und beatmen
- bei SHT mit Perforation den perforierenden Gegenstand präklinisch belassen
- Versorgung mit Stiffneck und Verwendung einer Vakuummatratze* bei V. a. Verletzung der HWS
- bei Hirndrucksteigerung bzw. zerebraler Herniation präklinisch evtl. Hyperventilation*, Mannitol* oder hypertone Kochsalzlösung
- aufgrund erhöhter Letalität keine Gabe von Kortison* (Dexamethason*) empfohlen.

Stationäre Akuttherapie bei SHT: Abhängig vom Schweregrad:
- bei leichtem SHT stationäre Beobachtung über mindestens 24 h
- Fortsetzung der bereits präklinisch begonnenen Maßnahmen zur Vermeidung einer arteriellen Hypotonie oder Hypoxie
- ggf. intrakranielle Druckmessung, bei Hirndrucksteigerung Hirndrucktherapie (z. B. dekompressive Kraniotomie)
- neurochirurgische Versorgung von intrakraniellen Verletzungen; Verletzungen mit raumforderndem Effekt sollten dabei mit absoluter Dringlichkeit operiert werden.

Prognose: Die Prognose ist u. a. abhängig von:
- initialem GCS
- Komadauer
- Alter des Patienten
- Pupillenreaktion.

Schädel-Hirn-Trauma, offenes *n*: syn. offenes SHT. Verletzung der Kopfschwarte, darunter offene Fraktur des Schädelknochens und Verletzung der harten Hirnhaut. Im Gegensatz zum gedeckten Schädelhirntrauma* besteht eine offene Verbindung zum Gehirn und in den Liquorraum. Schädelhirntraumata werden nach Schweregraden und in offene und geschlossene Traumata eingeteilt.

Schädelkalotte *f*: engl. *calvaria*; syn. Schädeldach. Aus platten Knochen* bestehendes Schädeldach. Die Schädelkalotte bildet mit der Schädelbasis das Neurocranium (Cranium*). Bei Neugeborenen ist sie aufgrund der noch fehlenden Verknöcherung verformbar.

Schädellage *f*: engl. *skull presentation*; syn. Kopflage. Bezeichnung für die Kindslage*, bei der der Kopf voran geht. Dies betrifft etwa 90 % aller Geburten am Termin. Je nach Haltung des Kopfes und damit führendem Kindsteil kann zwischen Hinterhauptslage*, Vorderhauptslage*, Stirnlage* und Gesichtslage* unterschieden werden.

Schädelnaht

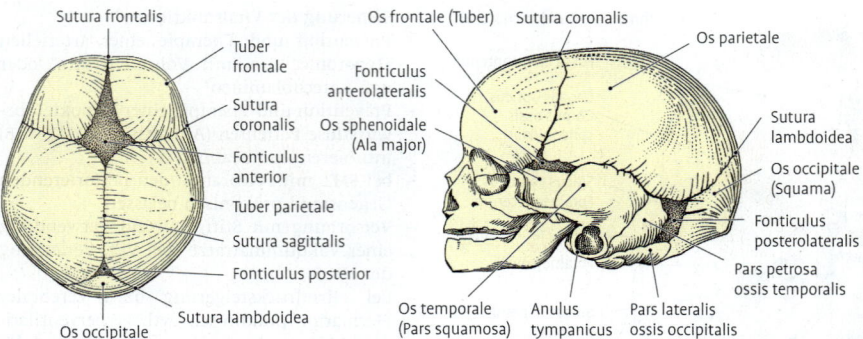
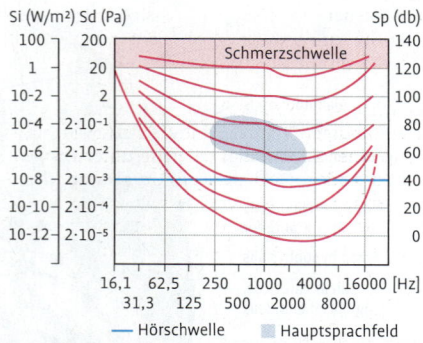

Schädelnaht: Schädel eines Neugeborenen mit Suturen und Fontanellen von oben (links) und von der Seite (rechts). [4]

Schallpegel: Darstellung der sich entsprechenden Werte von Schallintensität (Si), Schalldruck (Sd) und Schallpegel (Sp) sowie einiger Isophone (Töne gleicher Lautstärke, durchgezogene Linien).

Schädelnaht f: engl. *cranial suture*; syn. Sutura. Unechtes Gelenk (Synarthrose*) als bindegewebige Nahtstelle zwischen Schädelknochen. Nach Art und Weise der Verbindung zwischen den Knochenplatten unterscheidet man: Sutura plana (glatte Naht), Sutura serrata (gezackte Naht), Sutura squamosa (Schuppennaht) oder Schindylesis (Nutennaht). Diese Nähte verknöchern mit zunehmendem Alter zu Synostosen*. Siehe Abb.
Klinik: Eine vorzeitige Verknöcherung der Schädelnähte führt zu hochgradigen Veränderungen der Kopfform (z. B. Mikrozephalus).

Schafgarbe f: engl. *Achillea millefolium*. Pflanze aus der Familie der Asteraceae (Compositae), die in fast ganz Europa verbreitet ist. Schafgarbe wirkt keim- und entzündungshemmend, blutstillend, krampflösend und fördert den Gallefluss. Sie wird v. a. innerlich bei Beschwerden im Magen-Darm-Trakt und äußerlich bei Blutungen angewendet.

Schafgarbenblüten f pl: engl. *flowers of yarrow*; syn. Millefolii flos. Blüten von Achillea millefolium, die z. B. bei diffusen Blutungen oder Krampfadern auf der Haut angewandt werden.

Schafhaut → Amnion

Schafpocken → Poxviridae

Schall m: engl. *sound*. Mechanische Schwingungen im akustisch wahrnehmbaren Bereich von 16 Hz bis 20 000 Hz, die sich wellenförmig ausbreiten. Die Schallqualität wird durch die Welleneigenschaften bestimmt; periodische Schwingungen verursachen einen Ton oder Klang*, regellose Schwingungen ein Geräusch* oder Lärm*.
Details: Der Lautstärkepegel* von Schall ist abhängig von der Amplitude, die Tonhöhe von der Frequenz der Schallwellen. Schall unterhalb des Hörfrequenzbereichs von 16 Hz wird als Infraschall, oberhalb von 20 kHz als Ultraschall* und über 1 GHz als Hyperschall bezeichnet.
Klinische Bedeutung: Siehe Hörvermögen*; Hörschwelle*; Perkussionsschall*.

Schalldruck m: engl. *sound pressure*. Objektiv messbarer, durch Schallwellen erzeugter Druck auf dem Trommelfell; die Einheit ist Pascal (Pa). Näheres siehe Schall*, Schallpegel*.

Schallempfindungsschwerhörigkeit → Schwerhörigkeit

Schallintensität f: engl. *sound intensity*; syn. Schallstärke. Maß für die pro Zeiteinheit durch eine durchschallte Flächeneinheit einfallende Schallenergie; Formelzeichen I, SI-Einheit: W/m². In Abhängigkeit von der Tonfrequenz wird die Schallintensität vom Ohr als Lautstärkepegel empfunden.

Schallleitung f: engl. *sound conduction*. Übertragung von hörbaren Schwingungen durch äußeren Gehörgang, Trommelfell*, Gehörknöchelchen* und Fenestra* vestibuli (Luftleitung*) und über die Schädelknochen (Knochenleitung*) zum Innenohr*.

Schallleitungsschwerhörigkeit → Schwerhörigkeit

Schallpegel m: engl. *sound level*. Logarithmisierte Angabe der Schallintensität* oder des Schalldrucks* im Verhältnis zu einem Bezugswert. Der Schallpegel wird in Dezibel (dB) angegeben.
Formen:
- **Schallintensitätspegel** = $10 \times \lg I/I_0$ [dB]; I ist die gemessene Schallintensität [W/m²], I_0 (= 10^{-12} W/m²) die Bezugsschallintensität bei der Hörschwelle* von 1 kHz
- **Schalldruckpegel** = $20 \times \lg p/p_0$ [dB]; p ist der gemessene Schalldruck [Pa], p_0 (= 2×10^{-5} Pa) der Bezugsschalldruck bei der Hörschwelle von 1 kHz: **1.** Eine Erhöhung des Schallpegels um 3 dB entspricht einer Verdopplung, eine Erhöhung um 10 dB einer Verzehnfachung der Schallintensität. **2.** Die Schmerzgrenze liegt bei ca. 120 dB (siehe Abb.). **3.** Die Frequenzabhängigkeit der akustischen Empfindlichkeit des menschlichen Gehörs wird bei Lärmmessung mit sog. Bewertungskurven berücksichtigt. **4.** Die am häufigsten verwendete Frequenzbewertungskurve wird mit A bezeichnet, die so ermittelten Werte werden in dB(A) angegeben.

Schalltrauma → Trauma, akustisches

Schallweiterleitung: syn. Schallwellen-Weiterleitung. Hauptaufgabe des Mittelohrs*. Erreicht der Schall nach dem Außenohr das Mittelohr, wird über die Gehörknöchelchen* der Schall an das ovale Fenster weitergeleitet. Auf diesem Weg erfolgt bei der Schallweiterleitung einerseits Verstärkung des Schalls und andererseits eine Anpassung der Impedanz.
Hintergrund: An der Grenze zwischen Mittelohr und Innenohr würde aufgrund der unterschiedlichen Impedanz von Luft und Wasser der Schall zu ca. 99 % reflektiert werden. Um dies zu verhindern muss das Mittelohr dafür sorgen, dass der Druck am ovalen Fenster im Vergleich zum Trommelfell deutlich erhöht wird. Durch die Hebelwirkung der Gehörknöchelchen sowie der deutlich kleineren Fläche des ovalen Fensters, erzeugt das Mittelohr einen 22-mal höheren Druck am ovalen Fenster.

Scham f: engl. *shame*. Ausdruck von Unwohlsein oder Fremdheit eines Menschen in einer bestimmten sozialen Situation. Kennzeichen sind Erröten, Erblassen, das Bedürfnis oder der Versuch sich wegzudrehen, zu verstecken oder zu bedecken.
Formen: Schamverhalten kann sich beziehen auf:
- sexuelle Aspekte (z. B. sich Schämen bei Anzüglichkeit oder Obszönität)
- Missachtung der Privat- und Intimsphäre (z. B. Entblößung der Genitalien in medizinischer Situation)
- soziale Anforderungen (z. B. „fremdeln" bei Kleinkindern oder Angst, vor Gruppen zu

sprechen, in Diskussionen eine eigene Meinung zu vertreten, sich falsch zu verhalten oder verhalten zu haben).

Schamane *m*: engl. *shaman*. In vielen Kulturen zentrale Autoritätsperson als traditioneller Heilkundiger, Wahrsager und Priester, die während einer Zeremonie, teilweise unter Drogeneinfluss oder erschöpfenden Ritualen, in Ekstase gerät, um durch Verbindung zu Vorfahren oder jenseitigen Mächten Heilungsprozesse zu befördern. Behandelt werden hauptsächlich schwere, chronische und geistige Erkrankungen.

Schambein → Os pubis
Schambeinast → Os pubis
Schamberg → Mons pubis
Schamberg-Krankheit → Purpura pigmentosa progressiva
Schambogenweite *f*: engl. *width of pubic arch*. Weite des Arcus* pubicus. Sie beträgt physiologisch ca. 90°. Klinisch relevant ist die Schambogenweite in der Geburtshilfe bei Beckenendlage* und fetaler Makrosomie*. Die Winkelgröße ist abhängig von der mütterlichen Beckenform* und der Position der Gebärenden.
Schamfuge → Symphyse
Schamhaare *n pl*: engl. *pubic hair*; syn. Pubes. Behaarung der Schamregion (Regio pubica). Der Wachstumsbeginn der Schamhaare im Rahmen der Pubertät* wird als Pubarche* bezeichnet. Die Schambehaarung ist ein sekundäres Geschlechtsmerkmal*.
Schamlippen → Labia pudendi
Schanker *m*: engl. *chancre*. Geschwür bei Geschlechtskrankheiten. Unterschieden werden weicher Schanker (Ulcus* molle) und harter Schanker (Ulcus* durum) bei Syphilis*.
Scharbock → Skorbut
Scharfer Haken *m*: Scharfer, spitzer, ein- oder mehrzinkiger Wundhaken*, der hauptsächlich im Hautniveau und bei festem Gewebe eingesetzt wird. Beispiele sind der scharfe Wundhaken nach Volkmann und der scharfe Wundhaken nach Kocher.
Scharlach *m*: engl. *scarlet fever*. Akute Infektionskrankheit mit Tonsillitis* und charakteristischem Exanthem durch Streptokokken. Betahämolysierende Streptokokken der Gruppe A (siehe Streptococcus*) bilden ein oder mehrere Exotoxine und verursachen eine klinische Sonderform der Infektion. Behandelt wird mit Penicillin und manchmal mit anderen Antibiotika.
Erkrankung: Vorkommen: Vor allem zwischen dem 3. und 10. Lj. **Häufigkeit:** Experten gehen von einer Inzidenz von ca. 60 : 100 000 Einwohnern/Jahr aus. **Übertragung:**
- v. a. Tröpfcheninfektion
- selten Schmierinfektion (Wundscharlach)
- Kontagionsindex 0,1–0,3.

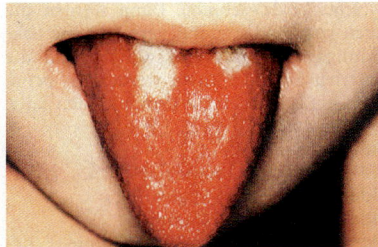

Scharlach Abb. 1: Himbeerzunge. [188]

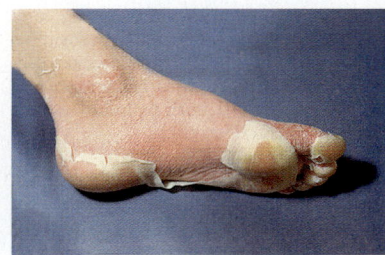

Scharlach Abb. 2: Schuppung der Fußsohle. [188]

Inkubationszeit: 2–4 (max. 8) Tage. **Pathogenese:**
- Erythrogene Toxine wirken als Superantigene* und aktivieren unspezifisch eine große Anzahl von T-Lymphozyten.
- Deren freigesetzte Zytokine führen zur Steigerung der Gefäßpermeabilität und zur Entzündung kleiner Hautgefäße.
- Daraus resultiert das sog. Scharlachexanthem, eine Hyperämie mit aus Blutkapillaren ausgetretenen, z. T. abgebauten Erythrozyten.
- Die Pathogenese der nicht-eitrigen Komplikationen (akutes rheumatisches Fieber*, akute postinfektiöse Glomerulonephritis*) ist ungeklärt, vermutlich liegt eine Fehlsteuerung der Immunantwort auf Streptokokken-Antigene oder eine Kreuzreaktivität zu humanen Gewebeantigenen zugrunde.

Nach der Infektion entsteht eine typenspezifische antibakterielle und relativ antitoxische Immunität. Eine Zweiterkrankung mit anderen Streptokokken ist aber möglich.
Klinik:
- gelegentlich 1–2 Tage vor Fieberbeginn Entstehung eines flüchtigen Exanthems an der Oberschenkelinnenseite oder Leiste
- meist beginnt die Erkrankung plötzlich ohne Prodromalerscheinungen mit: **1.** Kopfschmerz **2.** hohem Fieber (evtl. Schüttelfrost) **3.** Erbrechen **4.** starkem Krankheitsgefühl **5.** lokalen Symptomen wie Schluckschmerz infolge akuter Tonsillitis mit feuerrotem Rachen und gerötetem weichen Gaumen (Enanthem)
- regionale Lymphknotenschwellung
- Beginn des Exanthems mit feinstfleckiger follikulärer bis diffuser Rötung am 2. Krankheitstag (selten am 1. oder 3. Tag) in Achseln und Leisten (oder Oberschenkelinnenseite) und Ausbreitung über den Rumpf
- Exanthem verschwindet unter Glasspateldruck, Haut erscheint gelblich (Subikterus)
- Facies scarlatinosa mit perioraler Blässe
- anfangs belegte Zunge, dann Hervortreten der roten entzündeten Papillen (sog. Himbeerzunge, siehe Abb. 1)
- infolge Vasopathie positiver Rumpel*-Leede-Test
- Abblassen des Exanthems nach 2–4 Tagen
- bei unbehandelten Patienten nach ca. 8 Tagen lytische Entfieberung
- in unregelmäßigem Abstand nach Ablauf der Krankheit (6 Tage bis 6 Wochen) tritt eine groblamellöse Schuppung an Rumpf und besonders an Handtellern und Fußsohlen auf (siehe Abb. 2)
- 6–8 Wochen nach Krankheitsbeginn bildet sich eine sog. Nagellinie*, besonders am Daumennagel, die in 5 Monaten bis zum Nagelende wächst.

Besondere Verlaufsformen:
- septische Verlaufsform (ca. 1 % der Fälle) mit massiver Vereiterung des Rachens (Angina necroticans mit Phlegmone), entspricht klinischer Streptokokkensepsis
- selten toxische Verlaufsform (Scarlatina fulminans) mit plötzlichem Beginn, die foudroyant zu schweren, eitrigen Rachenbelägen und toxischem Schock (häufig letal) führt, entspricht toxischem Schocksyndrom*.

Diagnostik:
- Nachweis betahämolysierender Streptokokken der Gruppe A im Rachenabstrich
- Gruppenantigen-A-Nachweis durch Agglutination mit antikörperbeschichteten Partikeln
- im Blutbild charakteristisch Eosinophilie und Leukozytose (ca. 20 000–30 000/mm³).

Therapie:
- Penicillin G oder V (hochdosiert)
- alternativ Cephalosporin oder Makrolid-Antibiotikum
- bei schwerem Verlauf auch in Kombination mit Clindamycin.

Hinweis: Ggf. (nach landesrechtlichen Regelungen) meldepflichtige Krankheit.
Scharlachstreptokokken → Streptococcus
Scharniergelenk → Gelenk
Schatzki-Ring *m*: engl. *Schatzki ring*. Schleimhautring im distalen Ösophagus*. Er kann asymptomatisch sein oder durch Verlegung des

Speiseröhrenlumens zu Schluckstörung und Bolusgefühl führen, in seltenen Fällen sogar bis zum Steckenbleiben von Nahrungsbrocken (Bolusimpaktion). Behandelt wird bei Symptomen durch Bougierung*, evtl. auch Ballondilatation* oder endoskopische Abtragung.

Schaudinn-Krankheit → Syphilis

Schaufeltrage f: engl. *scoop stretcher*. Rettungsdienstliches, der Länge nach teilbares Hilfsmittel zur Rettung von Personen bei Verdacht auf Wirbelsäulenverletzung.
Prinzip: Durch Längsteilung beider Seiten wird die Schaufeltrage ohne größere Mobilisationsmaßnahmen unterhalb des Patienten platziert (siehe Abb.). Nach Verbindung beider Teile ist eine schonende Aufnahme und Rettung bzw. Umlagerung des Patienten möglich. Anschließend erfolgt in der Regel die Lagerung des Patienten auf eine Vakuummatratze*.

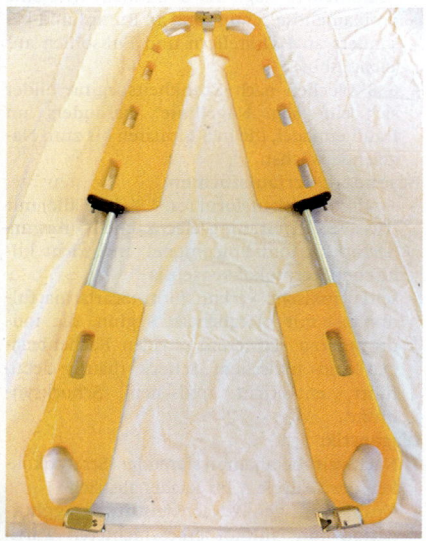

Schaufeltrage [80]

Schaufensterkrankheit → Claudicatio intermittens
Schaumann-Krankheit → Sarkoidose
Schaumovulum n: engl. *contraceptive foam*. Schaumbildende, Spermizide* enthaltende Arzneiform zum Einführen in die Vagina.
Schaumsklerosierung → Sklerotherapie
Schaumzellen → Xanthomzellen
Schauta-Stoeckel-Operation f: engl. *Schauta operation*. Erweiterte (radikale) Hysterektomie* über einen vaginalen Operationszugang bei Zervixkarzinom*. Eine Scheidenmanschette wird gebildet und meist wird paravaginal inzidiert (Schuchardt*-Schnitt). Dann werden die Ureteren vollständig mobilisiert und die Sakrouterinligamente, das Parakolpium und die Parametrien entfernt. Zuvor werden die pelvinen und ggf. paraaortalen Lymphknoten laparoskopisch entfernt.

Scheide → Vagina
Scheidenabstrich → Vaginalabstrich
Scheidenbakterien → Vaginalflora
Scheidendammriss → Dammriss
Scheidendammschnitt → Episiotomie
Scheidendiaphragma n: engl. *vaginal diaphragm*; syn. Mensinga-Pessar. Wiederverwendbares Gummidiaphragma mit federndem Außenring zur Kontrazeption*, welches wie die Portiokappe* jeweils bis zu 2 Stunden vor dem Geschlechtsverkehr eingeführt wird und danach noch mindestens 6–8 Stunden in situ verbleiben soll (nicht baden). Zusätzlich wird ein spermizides Gel (siehe Spermizide*) aufgetragen. Siehe Abb.
Zuverlässigkeit: Siehe Pearl*-Index (Tab. dort).

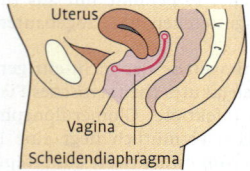

Scheidendiaphragma: Scheidendiaphragma in korrekter Lage.

Scheideneingang → Ostium vaginae
Scheidenentzündung → Kolpitis
Scheidengewölbe → Fornix vaginae
Scheidenkarzinom → Vaginalkarzinom
Scheidenkrampf → Vaginismus
Scheidenpessar → Scheidendiaphragma
Scheidenplastik f: engl. *vaginoplasty*; syn. Kolporrhaphie. Plastische OP mit Raffung des Blasenbodens zur Hebung des Blasenhalses (vordere Scheidenplastik) und Raffung der Beckenbodenmuskulatur zur Verstärkung des Damms (hintere Scheidenplastik). Zur Anwendung kommt das Verfahren bei Descensus* uteri et vaginae, Prolapsus* uteri et vaginae oder Belastungsinkontinenz*.
Scheidenriss m: engl. *vaginal rupture*. Zerreißen der Vaginalhaut, tritt als Geburtsverletzung, sehr selten auch als Kohabitationsverletzung auf. Die schwerste Form ist der komplette Scheidenabriss (Kolporrhexis), die Versorgung erfolgt stets operativ.
Scheidenschnitt → Kolpotomie
Scheidensenkung f: engl. *colpoptosis*. Tiefertreten der Scheide, meist in Kombination mit Gebärmuttersenkung.
Scheidenspekulum → Spekulum
Scheidenspülung f: engl. *vaginal douche*. Spülung der Vagina vor Durchführung aszendierender Verfahren, z.B. Chromopertubation (Pertubation*) oder zur (sehr unzuverlässigen) Kontrazeption unmittelbar nach dem Geschlechtsverkehr (Pearl*-Index: ca. 30).
Scheidenvorfall m: engl. *vaginal prolapse*; syn. Prolapsus vaginae. Austritt der Scheide vor die Vulva, meist verbunden mit Aussackung der Harnblase (Traktions- oder Pulsionszystozele) oder des Rektums (Rektozele*).
Scheidenvorhof → Vestibulum vaginae
Scheinschwangerschaft f: engl. *pseudocyesis*; syn. Graviditas nervosa. Kognitive Überzeugung, schwanger zu sein mit typischen körperlichen (unsicheren) Schwangerschaftszeichen* wie Amenorrhö* (durch psychogene hypothalamische Dysfunktion), zunehmendem Bauchumfang, Striae gravidarum, Linea fusca, Pigmentierung der Mamillen, Brustvergrößerung, Galaktogenese (durch vermehrte Prolaktinausschüttung), vermeintlichen Kindsbewegungen (Fehlinterpretation von Darmbewegungen) und Wehen.
Erkrankung: Vorkommen selten, u. a. bei:
– Depression
– somatoformer Störung* bei Schwangerschafts- bzw. Mutterschaftskonflikt
– intensivem Schwangerschaftswunsch
– Angst vor Schwangerschaft
– pathologischen Trauer nach Frühabort oder Kindstod.
Diagnostik:
– Labor (erhöhte Androgen- und Prolaktinkonzentration im Blut)
– Ultraschalldiagnostik
– psychiatrischer und psychodynamischer Status.
Therapie: Störungsorientierte Psycho- und ggf. Pharmakotherapie.

Scheintod m: engl. *apparent death*; syn. Vita reducta. Zustand tiefer Bewusstlosigkeit mit klinisch nicht oder kaum nachweisbaren Lebenszeichen (z. B. Atmung, palpatorisch Puls, auskultatorisch Herztöne und Atemgeräusche, Pupillenreaktionen), jedoch ohne sichere Todeszeichen*.
Hintergrund:
– im EKG und EEG elektrische Aktivität
– minimale Ventilation und Durchblutung erhalten den Mindeststrukturumsatz der Ganglienzellen aufrecht
– bei Einsetzen der Atmung (spontan oder induziert) ist in vielen Fällen (in Abhängigkeit von der Wiederbelebungszeit) vollständige Restitution möglich.
Vorkommen:
– Schlafmittel- oder Kohlenmonoxidintoxikation

- Unterkühlung
- Anoxie in großer Höhe
- Blitzschlag und Starkstromunfall.

Scheitelbein → Os parietale

Scheitelbeineinstellung → Asynklitismus

Scheitelbeineinstellung, vordere *f*: syn. vorderer Asynklitismus. Nicht achsengerechte (asynklitische) Einstellung des Kopfes unter der Geburt mit Abweichen der Pfeilnaht nach hinten, sodass das vordere Scheitelbein in Führung gelangt. Bei leichten Formen kommt es ggf. zum verlängerten Geburtsverlauf, bei schweren Formen zum Geburtsstillstand mit Indikation zur Kaiserschnittentbindung.

Scheitellage *f*: engl. *vertex presentation*. Form der Haltungsanomalie* beim Kind unter der Geburt, wobei der Kopf indifferent bleibt, also weder flektiert noch deflektiert ist. Die Scheitellage tritt häufig auf bei lang ausgezogenem Kopf (Turmschädel, Akrozephalus).

Scheitellappen → Parietallappen

Scheitel-Steiß-Länge → Fetometrie

Schellenhülsenapparat → Orthese

Schellong-Test *m*: engl. *Schellong test*. Am Krankenbett durchführbare Kreislauffunktionsprüfung zur Beurteilung funktioneller Kreislaufstörungen*. Bestimmt werden in regelmäßigen Abständen (meist 30 Sekunden oder 1 Minute) Pulsfrequenz*, Blutdruck* sowie in manchen Fällen die QRS-Dauer (QRS*-Komplex) im EKG.

Vorgehen: Die Werte werden erhoben
- liegend in Ruhe (5–10 min)
- in Orthostase* (7–10 min), evtl. unter körperlicher Belastung (Kniebeugen)
- wieder liegend in Ruhe für 3 Minuten nach Orthostase bzw. Belastung.

Auswertung: Physiologisch sind ein systolischer Blutdruckabfall um ≤ 10 mmHg (pathologisch > 10–15 mmHg), evtl. mit leichtem diastolischen Blutdruckanstieg (pathologisch > 10–15 mmHg bzw. Abfall, z. B. bei der asympathikotonen Form der orthostatischen arteriellen Hypotonie*) und ein Herzfrequenzanstieg um ≥ 10–20/min.

schemafokussierte Therapie → Schematherapie

Schematherapie *f*: engl. *schema therapy*. Aus der kognitiven Verhaltenstherapie* entwickeltes Verfahren der Psychotherapie*, das u. a. Elemente der Gestalttherapie* (insbesondere Methoden der Erlebnisaktivierung) und der Objektbeziehungstheorie (introjizierte Beziehungsformen aus der Sozialisation) integriert (nach J. Young, 1990, 1999).

Schenkelblock *m*: engl. *bundle branch block*. Form der intraventrikulären Erregungsleitungsstörung* in den Tawara-Schenkeln bzw. Faszikeln des Erregungsleitungssystems mit typischen Veränderungen im EKG*. Ggf. ist die Implantation eines Herzschrittmachers erforderlich.

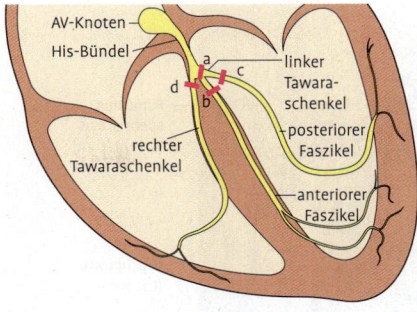

Schenkelblock: a: Linksschenkelblock; b: linksanteriorer und c: linksposteriorer Hemiblock; d: Rechtsschenkelblock.

Einteilung: Nach Lokalisation (siehe Abb.):
- Block im Tawara-Schenkel: 1. Rechtsschenkelblock* (RSB) 2. Linksschenkelblock* (LSB)
- Block im linken Faszikel: 1. linksanteriorer Hemiblock* (LAH) 2. linksposteriorer Hemiblock* (LPH)
- kombinierter Block (im Gegensatz zum sog. unifaszikulären Block): 1. bifaszikulärer Block: z. B. RSB mit LAH (meist) oder LAH mit LPH (entspricht funktionell einem LSB) 2. trifaszikulärer Block: RSB mit LAH und LPH; im Oberflächen-EKG nicht von einem totalen AV-Block zu unterscheiden; Differenzierung nur mithilfe des dokumentierten Verlaufs und einem His-Bündel-EKG (intrakardiales EKG*).

Nach Schweregrad (Verspätung, inkompletter und kompletter Schenkelblock): siehe Rechtsschenkelblock* und Linksschenkelblock*.

Schenkelbruch → Schenkelhernie

Schenkelhals: engl. *femur neck*; syn. Collum femoris. Knöchernes Verbindungsstück zwischen Caput femoris und Corpus femoris. Der größte Teil des Schenkelhalses liegt in der Hüftgelenkskapsel und ist dort vollständig von Synovialmembran überzogen. An der Basis des Schenkelhalses bilden die A. circumflexa femoris medialis und die A. circumflexa lateralis einen Arterienkranz.

Schenkelhalsfraktur *f*: engl. *fracture of the femur neck*. Form der Femurfraktur* mit Fraktur des Femurhalses.

Vorkommen:
- traumatisch
- infolge von Osteoporose*
- häufig im Alter, v. a. bei Frauen.

Siehe Abb.

Klinik:
- Spontan-, Zug- und Druckschmerz
- bei nicht stabiler Fraktur Beinverkürzung
- Außenrotationsstellung.

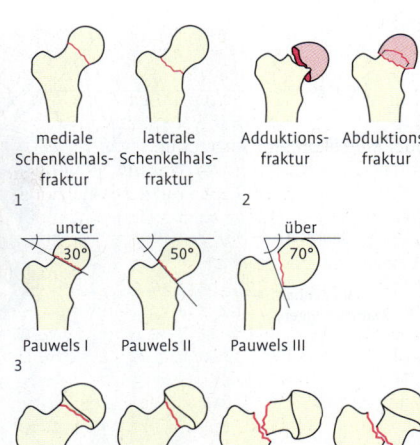

Schenkelhalsfraktur: 1: Formen; 2–4: Einteilung nach 2: Frakturmechanismus, 3: Pauwels, 4: Garden.

Therapie:
- bei nichtdislozierter, stabiler eingestauchter Schenkelhalsfraktur: 1. konservative Therapie oder perkutane Verschraubung mit anschließender frühfunktioneller Therapie.
- bei dislozierter Fraktur: 1. jüngere Patienten: Kapsulotomie mit Hämatomentlastung (Notfalleingriff) und femurkopferhaltende Therapie durch Osteosynthese*, wie Schraubenostesynthese* oder dynamischer Hüftschraube* 2. ältere Patienten: Implantation einer Endoprothese* als Totalendoprothese* oder Hemiendoprothese*.

Schenkelhernie *f*: engl. *femoral hernia*; syn. Femoralhernie. Erworbene, seltenere Bruchform (4 % aller Hernien) mit Bruchpforte unterhalb des Leistenbandes. Vor allem ältere Frauen sind betroffen. Aufgrund der hohen Inkarzerationsgefahr werden Schenkelhernien immer vorbeugend operativ versorgt durch laparoskopische Hernioplastik*. Siehe Abb.

Formen: Typischerweise tritt die Schenkelhernie unterhalb des Lig. inguinale durch die Lacuna vasorum. Der Bruchkanal wird medial durch das Lig. lacunare Gimbernati, lateral durch die V. femoralis und kaudal durch die Fascia pectinea begrenzt. Daneben gibt es einige Varianten mit atypischer Bruchform, atypischer Lagebeziehung zu den Femoralgefäßen und/oder atypischer Bruchpforte.

Klinik:
- unspezifisch, oftmals nur Schmerzen in der Leistengegend (deshalb häufig übersehen)

Schenkelschall

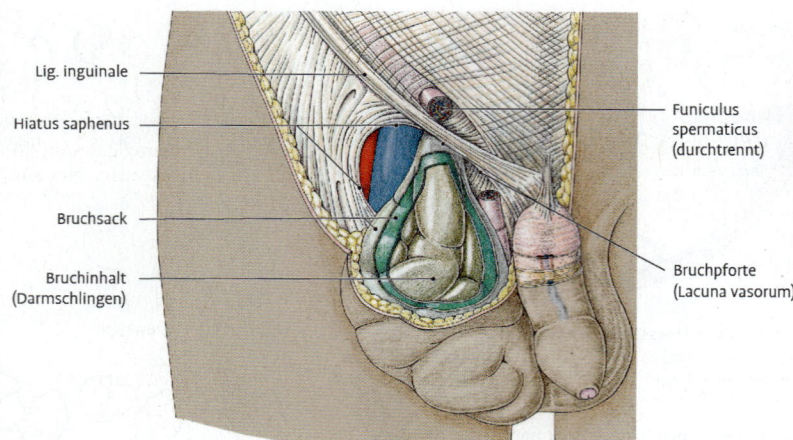

Schenkelhernie: Schenkelhernie mit zweischichtigem Bruchsack. Die Bruchpforte liegt in der Lacuna vasorum unterhalb des Leistenbandes. [4]

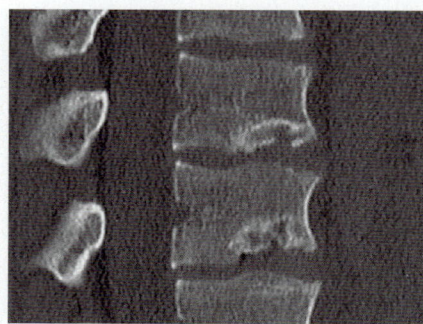

Scheuermann-Krankheit Abb. 2: Wirbelkörper mit unregelmäßigen und blättrigen Deckplattenveränderungen (sagittales CT der Wirbelsäule). [108]

– unter Umständen Schwellung im Bereich des proximalen Oberschenkels.
Therapie: Die laparoskopische Hernioplastik* ist aufgrund der besseren Ergebnisse der offenen Operation vorzuziehen.
Schenkelschall → Perkussionsschall
Scherenbiss → Bissanomalie
Scherengang *m*: engl. *scissor gait*. Kleinschrittige Gangstörung* mit Adduktion* und Überkreuzen der Beine infolge Adduktorenspastik* und mit Drehung des Körpers um das Standbein. Der Scherengang kommt vor bei Diplegie* und Paraplegie*.
Schetismus *m*: Form der Dyslalie*, bei der Sch-Laute oder Lautverbindungen fehlgebildet werden.
Scheuerdesinfektion *f*: Wischen und Desinfizieren in einem Arbeitsgang. Die Reinigungstextilien werden auf ein Wischgerät aufgezogen und mit Desinfektionslösung benetzt (Wischdesinfektion) als Maßnahme der laufenden Desinfektion und der Schlussdesinfektion. Nach der Bearbeitung von ca. 20 m² (ein Zimmer) wird ein neuer Bezug verwendet.
Prinzip: Spezialwischgeräte bestehen aus einem Halter mit Stiel, in welchem ein mit Desinfektions*lösung gefüllter Tank integriert oder befestigt ist. Über ein manuell zu bedienendes Ventil wird der Fluss der Desinfektionsmittel*lösung gesteuert. Bei stark verschmutzten Fußböden ist vorher der Grobschmutz feucht zu entfernen.
Scheuermann-Krankheit *f*: engl. *Scheuermann's disease*; syn. Adoleszentenkyphose. Verknöcherungsstörung der knorpeligen Randleistenapophysen im Bereich der mittleren und un-

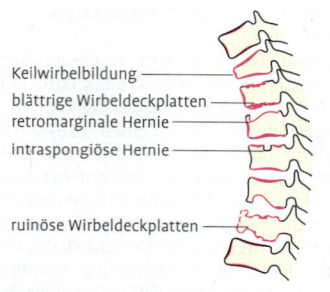

Scheuermann-Krankheit Abb. 1: Typische Röntgenzeichen.

teren BWS, seltener der oberen LWS. Die Scheuermann-Krankheit ist die häufigste Wirbelsäulenerkrankung im Jugendalter (9.–13.Lj.); m : w = 2 : 1. Behandelt wird je nach Kyphosewinkel konservativ oder operativ.
Klinik:
– Von symptomloser Wachstumsstörung im puberalen Wachstumsschub
– über vermehrte BWS-Kyphose oder verminderte LWS-Lordose mit zunehmender Bewegungseinschränkung und Rückenschmerzen
– bis zu fixierter langbogiger Hyperkyphose (sog. Rundrücken) nach Wachstumsabschluss.
Diagnostik: Röntgenologisch:
– Im 1. Stadium Normalbefund oder geringfügige keilförmige Verformung von 2 oder 3 Wirbelkörpern
– im 2. Stadium Kyphose*, unregelmäßige und blättrige Deckplatten, Schmorl*-Knorpelknötchen, intraspongiöse und retromarginale Hernien bis ruinöse Deckplatten (siehe Abb. 1 und Abb. 2)
– im 3. Stadium v. a. keilförmige Verformung der Wirbelkörper.
Der klinische Verlauf korreliert nicht immer mit dem röntgenologischen Befund.
Therapie:
– Bei 40–50° konservativ (Physiotherapie, Haltungstraining)
– bei 50–70° Orthese und Physiotherapie
– bei > 70° operativ.
Scheuer-Wisch-Desinfektion *f*: engl. *scrub disinfection*. Scheuerdesinfektion* von Oberflächen mit verschiedenen Reinigungsverfahren. Hierbei werden das Zwei-Eimer-Verfahren, Breitwischgeräte, Nasswischmopps oder Scheuersaugmaschinen eingesetzt. Die Scheuer-Wisch-Desinfektion erfolgt sowohl als laufende Desinfektion als auch bei der Schlussdesinfektion.
Scheuklappenblindheit → Hemianopsie
Schichtarbeitersyndrom → Schlafrhythmusstörung, zirkadiane
Schichtaufnahmeverfahren → Tomografie
Schichtstar → Katarakt
Schieber → Steckbecken
Schiebergang → Gangstörung
Schiefhals → Torticollis
Schiefwuchs → Kyphose
Schiefwuchs → Skoliose
Schielhaken *m*: engl. *strabismus hook*; syn. Schielhäkchen. Stumpfer, einzinkiger Haken zum Fassen der Augenmuskeln bei Schieloperationen, auch Muskelhaken genannt.
Schielwinkel: Abweichung der Sehachse vom Fixationspunkt bei Fernblick. Er wird je nach Messmethode in Grad oder Prismen angegeben. Beim Lähmungsschielen ändert sich der Schielwinkel je nach Blickrichtung. Hier wird zwischen primärem (Abweichung des paretischen

Auges) und sekundärem (Abweichung des gesunden Auges) Schielwinkel unterschieden.
- **Hirschberg-Test:** Schielwinkelschätzung nach Hornhautreflexen, vor allem bei kleinen Kindern und hochgradiger Amblyopie*
- **Maddox-Kreuz:** Schielwinkelmessung nach dem Konfusionsprinzip
- **Prismenabdecktest:** unterschiedliche Prismen werden vor das schielende Auge gehalten, bis keine Einstellbewegung mehr erfolgt
- **Synoptophor:** Gerät zur Schielwinkelmessung, hierbei wird zwischen subjektivem und objektivem Schielwinkel unterschieden.

Schienbein → Tibia
Schiene *f*: engl. *brace*. Lagerungsmittel zur Ruhigstellung, stellungskorrigierenden Fixierung oder Entlastung von Körperteilen präklinisch (Erstversorgung) nach Fraktur, Operation oder bei Knochen- und Gelenkerkrankung, Entzündung, Thrombose* oder zur Wundheilung (abzugrenzen von Schienenkatheter, Kunststoffrohr oder weichem Katheter* zur Harnabflusssicherung nach bestimmten Operationen).
Schienenhülsenapparat → Orthese
Schießscheiben-Makulopathie → Makulopathie
Schießscheibenzellen → Targetzellen [Immunologie]
Schiffchenlage → V-Lagerung
Schifferknoten → Knotentechnik
Schilddrüse *f*: Schmetterlingsförmige endokrine Drüse am Hals unterhalb des Schildknorpels ventral der Luftröhre. Die Schilddrüse wird durch die Arteria thyreoidea superior und inferior versorgt und ist stark vaskularisiert. Sie hat über die Synthese und Sekretion von Schilddrüsenhormonen* und Calcitonin* Einfluss auf Energiestoffwechsel, Kalzium- und Phosphathaushalt.
Schilddrüsenadenom → Schilddrüsentumor
Schilddrüsenadenom, autonomes *n*: engl. *toxic thyroid adenoma*. Hormonbildendes, häufig solitäres, seltener multifokales Adenom* innerhalb des normalen Schilddrüsenparenchyms. Autonome Schilddrüsenadenome sind knotige benigne Geschwülste, die autonom Jod speichern und Schilddrüsenhormone synthetisieren und sezernieren, da sie nicht der hypophysären TSH-Kontrolle unterliegen. Man unterscheidet kompensierte und dekompensierte (mit Suppression des benachbarten Schilddrüsengewebes) autonome Schilddrüsenadenome.
Ursache: U. a. Jodmangel, der über Stimulation von Wachstumsfaktoren zur Proliferation der Zellen führt, in denen Schilddrüsenhormonsynthese aktivierende TSH-Rezeptor-Mutationen eine Hyperthyreose* verursachen.
Formen:
- kompensiertes (funktionell wenig wirksames) autonomes Adenom mit normaler Stoff-

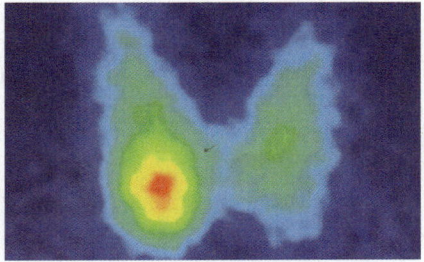

Schilddrüsenadenom, autonomes Abb. 1: kompensiertes autonomes Adenom im rechten Schilddrüsenlappen (Szintigramm). [135]

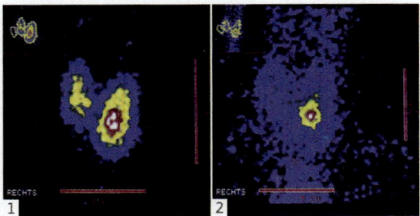

Schilddrüsenadenom, autonomes Abb. 2: 1: Szintigramm mit autonomem Bezirk im linken Schilddrüsenlappen; 2: deutlicher erkennbar im Suppressionsszintigramm. [147]

wechsellage (Euthyreose*): szintigrafische Speicherung im intakten Parenchym, gering vermehrt im autonomen Bezirk (siehe Abb. 1 und Abb. 2)
- dekompensiertes (funktionell wirksames) autonomes Adenom mit szintigrafischer Speicherung nur im Bereich des Adenoms und labordiagnostisch latenter (supprimiertes TSH bei normalen peripheren Schilddrüsenhormonen) oder manifester Hyperthyreose.

Klinik: Klinische Symptomatik je nach funktioneller Ausprägung (siehe Hyperthyreose).
Diagnostik:
- Ultraschalldiagnostik*
- Schilddrüsenszintigrafie*
- Suppressionsszintigrafie*.

Therapie:
- bei kompensierter Form (symptomfrei und euthyreot) keine Therapie erforderlich, aber regelmäßige Kontrolluntersuchungen
- bei dekompensierter Form: 1. medikamentös (Thyreostatika*) 2. operativ (Strumektomie) 3. Radiojodtherapie*.

Schilddrüsenadenom, toxisches *n*: engl. *toxic thyroid adenoma*; syn. Toxisches Adenom. Seltener gebrauchte klinische Bezeichnung für dekompensiertes autonomes Schilddrüsenadenom*.

Schilddrüsenantikörper *m sg, pl*: engl. *thyroid antibodies*; syn. Antithyreoglobulin. Gruppe von Autoantikörpern gegen schilddrüsenspezifische Proteine*. Die 3 wichtigsten Schilddrüsenantikörper sind: TSH-Rezeptor-Antikörper (TR-AK), Thyreoglobulin-Antikörper (TG-AK oder TAK) und Schilddrüsenperoxidase-Antikörper (TPO-AK). TR-AK sind assoziiert mit Morbus Basedow*, TG-AK und TPO-AK v. a. mit Hashimoto*-Thyreoiditis.
Indikation zur Laborwertbestimmung:
- TR-AK: 1. V. a. Morbus Basedow* 2. endokrine Ophthalmopathie* 3. Myxödem*
- TPO-AK: 1. V. a. Thyreoiditis* 2. V. a. Morbus Basedow 3. primäres Myxödem* 4. V. a. polyglanduläres Autonomiesyndrom
- TG-AK: V. a. Hashimoto*-Thyreoiditis.

Bewertung: Erhöhte Werte:
- TR-AK: 1. Morbus Basedow* 2. post*-partum-Thyreoiditis (selten) 3. Hashimoto*-Thyreoiditis (selten) 4. primäres Myxödem* und Schilddrüsenautonomie* (sehr selten)
- TPO-AK: 1. Hashimoto*-Thyreoiditis 2. Morbus Basedow* 3. post*-partum-Thyreoiditis 4. primäres Myxödem* 5. Zytokin*-induzierte Thyreoiditis 6. subakute Thyreoiditis* de Quervain (sehr selten) 7. Schilddrüsenautonomie* (sehr selten) 8. euthyreote Struma* (sehr selten) 9. Gesunde
- TG-AK (TAK): 1. Hashimoto*-Thyreoiditis 2. primäres Myxödem* 3. post*-partum-Thyreoiditis 4. Zytokin*-induzierte Thyreoiditis 5. Morbus Basedow* 6. subakute Thyreoiditis* de Quervain 7. Schilddrüsenautonomie* 8. polyglanduläres Autoimmunsyndrom 9. Gesunde.

Schilddrüsenautonomie *f*: syn. funktionelle Autonomie. Autonome, TSH-unabhängige Produktion von Schilddrüsenhormonen in einem (unifokal) oder mehreren (multifokal) Schilddrüsenarealen, entweder kompensiert und somit ohne Suppression des benachbarten Schilddrüsengewebes (= euthyreote Stoffwechsellage) oder infolge ungehemmter Hormonproduktion mit Suppression des benachbarten Schilddrüsengewebes. Ursächlich sind zumeist Schilddrüsenadenome, also gutartige Tumoren des Schilddrüsenparenchyms.
Diagnostik:
- Schilddrüsensonografie: Diagnostik von Schilddrüsenadenomen
- Schilddrüsenszintigrafie*: Lokalisationsbestimmung autonomer Schilddrüsenareale
- Labor: unter Umständen latente oder manifeste Hyperthyreose* mit supprimiertem TSH und ggf. erhöhten freien Schilddrüsenhormonen*.

Therapie:
- medikamentös: Thyreostatika* (da keine Rückbildungstendenz, nicht als Langzeitthe-

Schilddrüsenautonomie, disseminierte

rapie geeignet; reine OP-vorbereitende Maßnahme)
- operative (Teil-)Entfernung der Schilddrüse (Strumaresektion*)
- Radiojodtherapie*.

Prognose: Nach definitiver Versorgung (operativ oder mittels Radiojodtherapie) gut.

Schilddrüsenautonomie, disseminierte f: engl. *disseminated thyroid autonomy*. TSH-unabhängige Bildung von Schilddrüsenhormonen im gesamten Schilddrüsenparenchym mit fehlender hypophysärer TSH-Kontrolle, meist im Rahmen einer vorbestehenden diffusen Struma*. Die disseminierte Schilddrüsenautonomie führt zur Hyperthyreose*. In der Schilddrüsenszintigraphie* zeigt sich eine erhöhte, nicht supprimierbare Jodspeicherung in der gesamten Schilddrüse.

Ursache: Meist unklar, z. T. konstitutionell aktivierende Mutationen im TSH-Rezeptor-Gen.

Differenzialdiagnose: Basedow*-Krankheit bei klinischer Symptomatik einer Hyperthyreose* mit diffuser Speicherung.

Schilddrüsenautonomie, multifokale f: engl. *multifocal thyroid autonomy*. Krankheitsbild, bei dem mehrere umschriebene Bezirke der Schilddrüse* der hypophysären TSH-Kontrolle entzogen sind und autonom Schilddrüsenhormone* bilden. Ursache ist z. T. eine konstitutionell aktivierende Mutation im TSH-Rezeptor-Gen oder G-Protein-stimulierenden Gen. Die multifokale Schilddrüsenautonomie führt abhängig von Ausprägung und Anzahl der autonomen Bezirke zur Hyperthyreose*.

Schilddrüsenblockade f: engl. *medical suppression of thyroid function*; syn. Blockade der Jodidaufnahme. Verfahren zur Verminderung der Jodspeicherfunktion der Schilddrüse. Der Nachweis ist szintigrafisch möglich.

Prinzip:
- Hemmung von Schilddrüsendurchblutung, Schilddrüsenhormon*-Biosynthese und -Freisetzung mit Hemmung der thyroidalen Jodidaufnahme und raschem Abfall v. a. des T_3-Spiegels (Wolff-Chaikoff-Effekt) durch Aufnahme hoher Jodiddosen (z. B. Arzneimittel, auch als UAW jodhaltiger Röntgenkontrastmittel) oder von Natriumperchlorat
- nach 7–14 Tagen: Wiederaufnahme der Schilddrüsenhormon-Synthese trotz erhöhten Jodangebots, sog. Escape*-Phänomen.

Indikationen:
- zur kurzfristigen Operationsvorbereitung bei Hyperthyreose* und Kontraindikation zur längerfristigen Vorbereitung mit Thioharnstoffderivaten
- vor unvermeidbarer radiologischer Untersuchung mit jodhaltigem Kontrastmittel bei bekanntem autonomen Schilddrüsenadenom*
- zur Verhinderung der Einlagerung von radioaktiven Jodisotopen in die Schilddrüse.

Schilddrüsendiagnostik f: engl. *thyroid diagnostics*. Morphologische und funktionelle Untersuchung der Schilddrüse*.

Einteilung: morphologisch: Beurteilung von Struktur, Lokalisation und Größe
- körperliche Untersuchung (zusätzlich zur Anamnese) mit: **1.** Inspektion **2.** Palpation (Struma* nodosa, Struma* mollis, Schwirren bei Struma* vasculosa, Lymphknotenvergrößerung u. a.) **3.** Auskultation (Kropfgeräusch*)
- apparativ: **1.** in der Regel Ultraschalldiagnostik* (B-Mode, farbkodierte* Duplexsonografie) **2.** selten MRT oder CT
- ggf. Punktionszytologie (Zytodiagnostik nach sonografisch gesteuerter gezielter Feinnadelbiopsie): z. B. bei sonografisch malignomverdächtigem Schilddrüsenareal oder szintigrafisch kaltem Knoten (siehe Schilddrüsenknoten* (Abb. 2 dort)).

funktionell:
- **in vitro** v. a. immunologische Bestimmungsmethoden (Radio-, Enzym-, Fluoreszenz-, Lumineszenz-Immunoassay; Abk. RIA, EIA, FIA, LIA): **1.** Hormone: basales TSH, Schilddrüsenhormone*, selten TRH*-Test **2.** immunologische Parameter: Schilddrüsenantikörper* und Thyreoglobulin* **3.** molekulargenetische Untersuchung bei medullärem Schilddrüsenkarzinom* (familiär gehäuftes Vorkommen bei MEN*-Syndrom Typ IIA und IIB)
- **in vivo**: **1.** Schilddrüsenszintigrafie* **2.** Suppressionsszintigrafie*.

Schilddrüsendystopie f: engl. *thyroid distopia*. Vorkommen von ektopem Schilddrüsengewebe als Lageanomalie der Schilddrüse* oder als akzessorische Drüse infolge Versprengung von Schilddrüsengewebe auf dem Weg der vorgeburtlichen Wanderung (Ductus* thyroglossalis) vom Entstehungsort bis zu ihrer definitiven Position. Des Weiteren steht der Begriff Schilddrüsendystopie für einen isolierten Lobus* pyramidalis glandulae thyroideae.

Formen: Z. B Zungengrundstruma* und intrathorakale Struma (häufig als Struma* retrosternalis, auch als Struma intratrachealis).

Diagnostik: Schilddrüsenszintigrafie* bzw. Ganzkörperszintigrafie*.

Schilddrüsen-Funktionsdiagnostik f: Labordiagnostische Untersuchungen zur Beurteilung der Schilddrüse*. Die Basisdiagnostik, beispielsweise bei Verdacht auf Hyperthyreose* und Hypothyreose*, umfasst die Bestimmung von TSH sowie ggf. fT_3 und fT_4. Bei verändertem TSH schließen sich weitere Untersuchungen an. Die Laboruntersuchungen werden ergänzt durch die Schilddrüsen-Sonographie und ggf. Schilddrüsen-Szintigraphie.

Labordiagnostik: Basisdiagnostik: TSH, bei Veränderungen zusätzlich fT_4 und fT_3. **Weitere Diagnostik:**
- bei Hyperthyreose: Verdacht auf Thyreoiditis*: **1.** TSH*-Rezeptor-Antikörper (Morbus Basedow*) **2.** Schilddrüsen*-Peroxidase-Antikörper (Hashimoto*-Thyreoiditis) **3.** Sonographie und Szintigraphie (autonomes Schilddrüsenadenom*)
- bei Hypothyreose: **1.** Schilddrüsen-Peroxidase-Antikörper (Hashimoto-Thyreoiditis) **2.** bei negativen Peroxidase-Antikörpern: Thyreoglobulin*-Antikörper
- bei V. a. latente Hypo- bzw. Hyperthyreose: TRH*-Test
- bei V. a. papilläres oder follikuläres Karzinom (siehe Schilddrüsenkarzinom*): **1.** Thyreoglobulin* **2.** TPA (tissue polypeptide antigen) **3.** CEA (carcinoembryonales Antigen*)
- bei V. a. C-Zell-Karzinom: Calcitonin*.

Typische Laborkonstellationen siehe Tab.

Praxishinweis: Die Bestimmung der freien Formen der Schilddrüsenhormone* fT_4 und fT_3 ist

---

Schilddrüsen-Funktionsdiagnostik:
Schilddrüsenhormone in Abhängigkeit von der zugrunde liegenden Erkrankung.

Erkrankung	Hormone				
	TSH	fT_4	fT_3	T_4	T_3
primäre Hyperthyreose	−	+	+	+	+
sekundäre Hyperthyreose	+	+	+	+	+
latente Hyperthyreose	−	o	o	o	o
primäre Hypothyreose	+	−	−	−	−
sekundäre Hypothyreose	−	−	−	−	−
latente Hypothyreose	+	o	o	o	o
low-T3-Syndrom	−	o	−	o	−
jodinduzierte Hyperthyreose	−	++	+/o	++	+/o
Schilddrüsenhormonresistenz	+/o	+	+	+	+

+ erhöhte Werte − erniedrigte Werte o Normbereich

der Bestimmung der Gesamthormone T_4 und T_3 vorzuziehen. T_4 und T_3 werden durch die Konzentration von Thyroxin*-bindendem Globulin (TBG) beeinflusst, während die freien Formen von der TBG-Konzentration unabhängig sind.

Schilddrüsenhormone n pl: engl. *thyroid hormones*. Sammelbezeichnung für Thyroxin (T_4) und Trijodthyronin (T_3). Biologisch aktiv (T_3 3- bis 8-fach stärker als T_4) ist die proteinungebundene (freie) Form (fT_3, fT_4) im Blut. Transportiert werden jedoch fast ausschließlich proteingebundene Schilddrüsenhormone. Die Konzentration an Schilddrüsenhormonen ist erhöht bei Hyperthyreose* und erniedrigt bei Hypothyreose*.

Wirkung:
- kalorigen: Steigerung von Sauerstoffverbrauch und Grundumsatz v. a. durch gesteigerte Expression der Gene für Na^+/K^+-ATPase und Thermogenin
- Verminderung der Glukosetoleranz
- proteinanabol, in hohen Dosen proteinkatabol
- lipolytisch: Erniedrigung der Blutlipid- und Cholesterolkonzentration im Blut
- Wachstum und Differenzierung (Transkription verschiedener lysosomaler Enzyme, z. B. Hyaluronidase*, T_3-abhängig)
- Regulation der adrenergen Rezeptoren im Sinne einer erhöhten Adrenalinempfindlichkeit (permissiver Effekt).

Referenzbereich:
- T_4: **1.** Gesamt-T_4 (TT_4): 5–12 μg/dl **2.** fT_4 (0,04 % des TT_4): 0,8–2,0 ng/dl
- T_3: **1.** TT_3: 1,1–2,0 nmol/l (70–132 ng/dl) **2.** fT_3 (0,4 % des TT_3): 3–8 pmol/l (0,2–0,52 ng/dl)
- cave: im Alter nimmt physiologisch die (periphere) Konversion von T_4 zu T_3 ab.

Schilddrüsenhyperplasie → Struma

Schilddrüsenkarzinom n: engl. *thyroid carcinoma*. Häufigste Form der malignen Schilddrüsentumoren*. Mit einem Anteil von ca. 1 % an allen Malignomen ist das Schilddrüsenkarzinom insgesamt jedoch eine seltene bösartige Tumorerkrankung. Klinische Symptome umfassen fehlende Schluckverschieblichkeit der Schilddrüse, Heiserkeit, Dysphagie* und Atemnot. Die Prognose hängt vom Differenzierungsgrad ab.

Klinik:
- meist Struma* maligna oder solitärer kalter Schilddrüsenknoten* mit schnellem Wachstum, derber Konsistenz, fehlender Schluckverschieblichkeit und Heiserkeit (Rekurrensparese; siehe Kehlkopflähmung*)
- weitere Symptome: u. a. Atemnot, Dysphagie*, Horner*-Syndrom und Stridor*.

Therapie:
- totale Thyreoidektomie* unter intraoperativem Neuromonitoring (bei nicht-organüberschreitendem, nodal-negativem, nicht-fernmetastasiertem, papillärem Mikrokarzinom ≤ 10 mm wegen günstiger Prognose in der Regel keine totale Thyreoidektomie erforderlich)
- unter Umständen Hemithyreoidektomie mit subtotaler Resektion der Gegenseite
- Lymphadenektomie, Kompartmentresektion bzw. neck* dissection
- ggf. palliative Tumorresektion
- adjuvant postoperativ TSH-suppressive Schilddrüsenhormonsubstitution durch Levothyroxin-Natrium (Dauer und Stärke der TSH-Suppression ist stadienabhängig)
- bei speicherndem Tumorrestgewebe oder Metastase postoperative Radiojodtherapie*, bei fehlender Jodspeicherung Therapie mit Tyrosinkinaseinhibitoren, bei undifferenziertem Tumor perkutane Strahlentherapie (Co-60), ggf. Chemotherapie, ggf. Checkpointinhibitortherapie.

Prognose: Fünf-Jahres-Überlebensrate:
- differenziertes Schilddrüsenkarzinom > 90 %
- medulläres Schilddrüsenkarzinom* ca. 80 %
- undifferenziertes Schilddrüsenkarzinom ca. 10 %.

Schilddrüsenkarzinom, medulläres n: engl. *c-cell carcinoma*; syn. C-Zell-Karzinom. Nicht jodspeicherndes Karzinom der C*-Zellen der Schilddrüse, das Calcitonin* überproduziert. Medulläre Schilddrüsenkarzinome können sowohl sporadisch als auch familiär auftreten, häufig auch im Rahmen eines MEN*-Syndroms. Die Diagnostik beinhaltet bildgebende und nuklearmedizinische Verfahren, behandelt wird durch frühestmögliche operative Schilddrüsenentfernung.

Vorkommen:
- spontan oder hereditär: **1.** bei ca. 25 % Mutation im RET-Protoonkogen **2.** auch Mutation im neurotrophischen Tyrosinkinase-Rezeptor Typ 1 mit Genlocus 1q21–q22)
- isoliert oder in Kombination mit anderen endokrinen Tumoren (MEN*-Syndrom).

Diagnostik:
- Ultraschalldiagnostik* (siehe Abb.)
- Bestimmung von Calcitonin und CEA im Blut
- CT und MRT
- FDG-PET/CT und F-DOPA-PET/CT (PET oder CT mit ^{18}F-Fluor-Desoxyglucose bzw. ^{18}F-Dopa).

Prophylaxe: Molekulargenetische Untersuchung von Familienmitgliedern Betroffener; Thyroidektomie bei asymptomatischen Genträgern.

Schilddrüsenknoten m: engl. *thyroid nodule*. Abgrenzbare, atypisch strukturierte Bezirke in der Schilddrüse, die sonografisch nachweisbar und in Abhängigkeit von der Größe palpabel sind. Man unterscheidet szintigraphisch kalte, warme und heiße Schilddrüsenknoten. Siehe Abb. 1, Abb. 2 und Abb. 3.

Formen:
- **kalter Knoten: 1.** Bereich im Schilddrüsenszintigramm, der die radioaktive Substanz

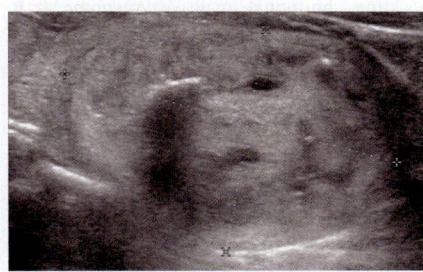

Schilddrüsenknoten Abb. 1: Echoreicher Schilddrüsenknoten (Ultraschalluntersuchung). [135]

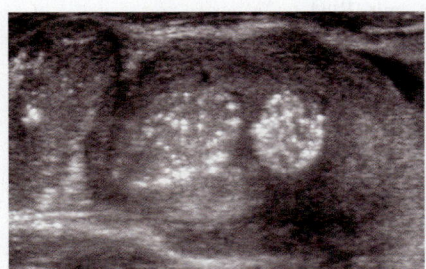

Schilddrüsenkarzinom, medulläres: Typische sonografische Darstellung mit unscharf begrenztem echoarmem Schilddrüsenknoten mit kleinscholligen Verkalkungen. [135]

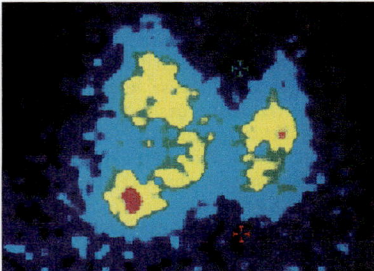

Schilddrüsenknoten Abb. 2: Schilddrüsenszintigrafie einer mehrknotiger Struma mit einem kühlen (im Zentrum) und warmen Areal (kaudal) im rechten Schilddrüsenlappen. [147]

Schilddrüsenperoxidase

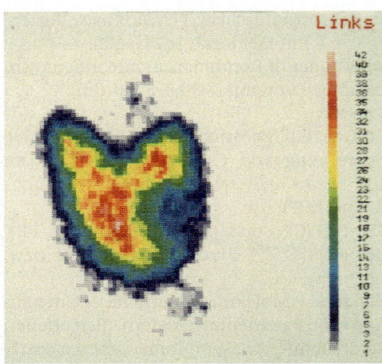

Schilddrüsenknoten Abb. 3: kalter Knoten im linken Lappen der Schilddrüse. [45]

nicht oder (verglichen mit dem umgebenden Gewebe) vermindert speichert (auch sog. kühler Knoten) 2. Technetium*-Thyroid-Uptake (Abk. TcTU) qualitativ lokal vermindert 3. Ursachen: Zysten, Entzündung, Fibrosierung, Schilddrüsenkarzinom* u. a. Tumoren und Metastasen, Blutung, Verkalkung, hormonal inaktive Adenome (z. B. nach Radiojodtherapie*)
– **warmer Knoten: 1.** funktionell nicht relevantes autonomes Adenom mit Euthyreose, das szintigraphisch keinen oder nur einen geringen Unterschied der Aktivitätsspeicherung zum Gewebeumfeld zeigt **2.** TcTU im Normbereich (0–2 %) **3.** darstellbar durch eine Suppressionsszintigraphie*, dann TcTU qualitativ lokal erhöht
– **heißer Knoten: 1.** Bezirk im Schilddrüsenszintigramm, der die radioaktive Substanz vollständig oder vermehrt (verglichen mit dem umgebenden Gewebe) speichert **2.** TcTU erhöht (> 2 %) **3.** Ursache: dekompensiertes bzw. funktionell relevantes autonomes Schilddrüsenadenom*.

Schilddrüsenperoxidase f: engl. thyroid peroxidase (Abk. TPO); syn. Thyreoperoxidase. Enzym (Oxidoreduktase, EC 1), das in der Membran der Follikelzellen der Schilddrüse verankert ist. Es katalysiert die Oxidation des Jodids sowie den Einbau des Reaktionsproduktes in Tyrosinreste des Thyreoglobulins. Die TPO-Synthese wird durch Thyroidea-stimulierendes Hormon (TSH) kontrolliert.

Schilddrüsen-Peroxidase-Antikörper m sg,pl: syn. Antikörper gegen Thyreoperoxidase (Abk. TPO-Ak). Gegen die Thyreoperoxidase gerichtete Autoantikörper*, die im Rahmen verschiedener Autoimmunerkrankungen der Schilddrüse nachgewiesen werden. Der Nachweis erfolgt über verschiedene Immunoassay-Verfahren, z. B. einen ELISA oder den Elektrochemilumineszenz-Immunoassay (ECLIA).

Indikation zur Laborwertbestimmung:
– Hypothyreose* oder Hyperthyreose* unklarer Ursache
– primäres Myxödem*
– V. a. Hashimoto*-Thyreoiditis oder Post*-partum-Thyreoiditis
– V. a. Morbus Basedow*
– V. a. polyglanduläres Autoimmunsydrom.

Bewertung: Erhöhte Titer nachweisbar bei:
– Hashimoto-Thyreoiditis (in 60–90 %)
– Morbus Basedow und primärem Myxödem (in 40–70 %)
– postpartaler Thyreoiditis (in 50–70 %)
– zytokininduzierter Thyreoiditis (in 30–40 %).

Leicht erhöhte Titer möglich bei:
– Gesunden (in 5 %)
– Struma (in 5 %)
– funktioneller Schilddrüsenautonomie* (in 5 %).

Die Bewertung eines erhöhten Titers ist nur aussagekräftig zusammen mit Schilddrüsen-Hormonwerten und den Ergebnissen der Schilddrüsensonografie und ggf. einer Schilddrüsenszintigrafie.

Schilddrüsenszintigrafie f: engl. thyroid scintigraphy; syn. Schilddrüsenszintigraphie. Darstellung von Schilddrüsengewebe nach i. v. Injektion eines schilddrüsenaffinen Radiopharmakons.

Indikationen:
– Nachweis einer Schilddrüsenfunktionsstörung: Darstellung des regionalen Schilddrüsenstoffwechsels (in der Regel mit ^{99m}Tc-Pertechnetat) und Analyse der relativen Aktivitätsaufnahme (TcTU (TU = Thyreoidaler Uptake); siehe Abb.); auch als Suppressionsszintigrafie*
– Nachweis einer Schilddrüsendystopie* (ektopes Schilddrüsengewebe) mit ^{123}I-Natriumiodid
– Nachweis von Rezidiven und Metastasen eines differenzierten Schilddrüsenkarzinoms* mit ^{131}Jod.

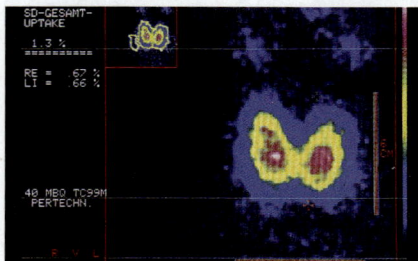

Schilddrüsenszintigrafie: Normales Szintigramm mit physiologischem TcTU von 1,3%. [147]

Schilddrüsentuberkulose f: engl. tuberculosis of the thyroid. Seltene Form der Thyreoiditis* im Rahmen einer Tuberkulose*, v. a. bei Miliartuberkulose*. Zu Beginn der Erkrankung kann eine passagere Hyperthyreose* auftreten.

Schilddrüsentumor m: engl. thyroid tumor. Benigner* oder maligner* Tumor der Schilddrüse*. Schilddrüsenadenome sind gutartig, können aber endokrin aktiv sein (autonomes Schilddrüsenadenom*). Häufigster bösartiger Schilddrüsentumor ist das Schilddrüsenkarzinom*.

Schilddrüsenüberfunktion → Hyperthyreose
Schilddrüsenunterfunktion → Hypothyreose
Schildzecken → Zecken

Schiller-Iodprobe f: engl. Schiller's iodine test. Methode zum Nachweis und zur Lokalisation verdächtiger Epithelbezirke im Bereich der Portio vaginalis durch Betupfen mit drei- bis fünfprozentiger Lugol*-Lösung. Die Schiller-Iodprobe ermöglicht, normales glykogenhaltiges Plattenepithel (tiefbraune Färbung, iodpositiv) von glykogenarmem bzw. -freiem, nicht ausgereiftem Epithel (hellbraun bis ockerfarben, iodnegativ) zu unterscheiden.

Indikationen:
– in Ergänzung zur Kolposkopie*
– zur Vorbereitung einer gezielten Probeexzision
– bei Konisation*.

Schimke-Syndrom → Chondrodysplasia metaphysaria

Schimmelbusch-Krankheit → Adenose, sklerosierende

Schimmelpilze m pl: engl. moulds. Saprophytäre Pilze, die zu verschiedenen systematischen Gruppen gehören (siehe Fungi*). Schimmelpilze überziehen organische Substrate mit einem watte- bis mehlartigen, weißen oder farbigen sporulierenden Myzel.

Vertreter: Zu den Schimmelpilzen gehört innerhalb der Zygomycota Mucor* (Köpfchenschimmel, Ordnung Mucorales). Mit den Ascomycota verwandt sind die Fungi imperfecti Aspergillus* (Gießkannenschimmel), Penicillium* (Pinselschimmel) und Neurospora (Brotschimmel).

Bedeutung:
– Arten der Gattungen Aspergillus und Penicillium sind potente Bildner von Aflatoxinen* u. a. Mykotoxinen*
– Schimmelpilze sind relevant als Nahrungs- und Futtermittelverderber und in der Biotechnologie zur Erzeugung verschiedener Produkte, z. B. Zitronensäure, Antibiotika, Enzyme und Käse.

Schimmelpilz-Mykosen f pl: engl. mould mycoses. Überbegriff für Infektionen durch fakultativ pathogene Schimmelpilze (Aspergillus*, Mucor*, seltener Penicillium* oder Neurospora). Vor allem bei immunsupprimierten Patienten (z. B. AIDS-Kranken, Organtransplantierten) sind opportunistische Infektionen durch Schimmelpilze gefürchtet.

Schipperkrankheit f: engl. *clay-shoveller's fracture*; syn. Schipperfraktur. Abriss meist des 7. Halswirbel- oder 1. Brustwirbeldornfortsatzes als Form einer Ermüdungsfraktur* mit Dislokation des peripheren Knochenfragments durch Muskelzug nach distal bei Erhalt des hinteren Bänderkomplexes. Verursacht wird die Schipperkrankheit durch chronische unphysiologische Beanspruchung der Rückenmuskulatur dieser Wirbelsäulenabschnitte.

Schirmbildaufnahme f: engl. *photofluorography*. Verfahren zur Röntgenreihenuntersuchung des Thorax. Dabei wird mit einer extrem lichtstarken Spezialkamera das Leuchtbild eines (konventionellen) Fluoreszenzschirms ohne Zwischenschaltung eines Röntgenbildverstärkers abfotografiert (Format 100 × 100 mm). Dieses wirtschaftliche Verfahren liefert meist ausreichende Bildqualität zur Suche nach Lungentuberkulose-Erkrankungen. Alternativen sind Großbildverstärker oder Thorax-Röntgenaufnahme.

Schirmer-Test m: engl. *Schirmer test*. Test zur Prüfung der Tränensekretion durch Einlage eines 0,5 cm breiten Lackmusstreifens an der Unterlidkante. Die normale Befeuchtungsstrecke nach 5 Minuten beträgt mindestens 15 mm. Sie ist bei einem trockenen Auge* vermindert.
Auswertung: Der Schirmer-Test wird als pathologisch bewertet bei Werten < 5 mm oder einer Seitendifferenz von mehr als 30 %, z. B. bei (peripherer) Fazialisparese*, Xerophthalmie* bzw. Sicca*-Syndrom im Rahmen des Sjögren*-Syndroms.

Schistosoma n: engl. *blood flukes*; syn. Pärchenegel. Gattung getrenntgeschlechtlicher Trematodes* und Erreger der Schistosomiasis* in Tropen und Subtropen. Die Erreger werden durch Kontakt mit zerkarienhaltigem Wasser auf den Menschen übertragen (z. B. beim Baden oder Trinken), weshalb häufig Reisbauern von einer Infektion betroffen sind.
Einteilung: Wichtigste humanpathogene Arten:
- Schistosoma haematobium: Erreger der Urogenitalschistosomiasis (Afrika, Madagaskar, Vorderasien bis Irak)
- Schistosoma mansoni (Afrika, Madagaskar, Arabien, Brasilien, einige Karibische Inseln)
- Schistosoma intercalatum (Kamerun, Gabun, Kongo)
- Schistosoma japonicum (China, Philippinen, Indonesien)
- Schistosoma mekongi: Erreger der Darm- und hepatolienalen Schistosomiasis (Laos, Kambodscha, Vietnam).

Schistosomen-Antikörper m sg, pl: syn. Schistosoma-Antikörper. Antikörper* gegen Schistosoma-Spezies. Die Antikörper sind indiziert bei Dermatitis*, Fieber* und Granulombildungen im Intestinal- oder Urogenitaltrakt mit Verdacht auf Bilharziose nach Aufenthalt in Endemiegebieten. Der Nachweis erfolgt im Serum* mittels ELISA, indirekter Immunfluoreszenz*, indirektem Hämagglutinationstest oder beim Nachweis von IgE im Allergietest über RAST.

Schistosomiasis f: engl. *bilharzia*; syn. Bilharziose. Tropische Wurmerkrankung, verursacht durch Pärchenegel-Larven, die in Süßwasserschnecken (Zwischenwirt*) heranwachsen, bei Wasser-Haut-Kontakt in den Menschen (Endwirt*) eindringen und über den venösen Blutkreislauf in Blase oder Darm gelangen. Folge ist eine granulombildende Entzündung mit organspezifischen Symptomen. Schistosomiasis ist mit Praziquantel* gut behandelbar.
Klinik:
- akute Infektion: **1.** häufig asymptomatisch **2.** gelegentlich als Katayama-Syndrom: **I.** Fieber **II.** Glieder- und Kopfschmerzen **III.** meist spontanes Abklingen
- Zerkariendermatitis (Badedermatitis): **1.** lokales Exanthem an Eintrittsstellen der Zerkarien **2.** Juckreiz
- Urogenitalbilharziose: **1.** chronische Infektion mit Hämaturie* durch Bildung ulzerierender Granulome **2.** obstruktive Nephropathie durch Narbenbildung **3.** Blasenkarzinom* und Unfruchtbarkeit der Frau als Spätkomplikation
- Darmbilharziose: **1.** Bauchschmerzen **2.** Diarrhö* und Blut im Stuhl **3.** Aszites* **4.** Hepatomegalie* und Splenomegalie* **5.** bei starkem Befall Leberfibrose*; diese führt zu Hämatemesis* infolge Ösophagusvarizen*
- Befall anderer Organe mit Eiern: Granulome mit organspezifischen Symptomen.

Therapie:
- Praziquantel*
- Oxamniquin wirksam gegen Schistosoma mansoni
- symptomatische Therapie bei Katayama-Syndrom.

Prognose:
- mit Praziquantel gut behandelbar
- Reinfektionen in Endemiegebieten häufig
- hohe Mortalität* bei Ösophagusvarizenblutungen* und Blasenkarzinomen*.

Prävention:
- Vermeiden von Kontakt mit Süßwasser (stehender oder langsam fließender Gewässer) in endemischen Gebieten
- Massenbehandlung mit Praziquantel auf Bevölkerungsniveau.

Schistozyten → Fragmentozyten
Schizodepression → Störung, schizoaffektive
schizodepressive Psychose → Störung, schizodepressive
Schizogonie f: engl. *schizogony*; syn. Merogonie. Vegetative Vermehrung bei den Sporozoa (z. B. Toxoplasma, Plasmodium; siehe auch Protozoen*), bei dem die gebildeten Schizonten* in viele Merozoiten* zerfallen.

schizoid → Persönlichkeitsstörung, schizoide
Schizomanie → Störung, schizoaffektive
schizomanische Psychose → Störung, schizoaffektive
Schizont m: syn. Meront. Vegetatives Teilungsstadium der Sporozoa (Protozoen*), z. B. bei den Plasmodien-Arten. Schizonten zerfallen meist in viele Merozoiten*.
Schizoonychie → Onychoschisis
schizophren: engl. *schizophrenic*. An einer Schizophrenie* leidend.
schizophrene Störung → Schizophrenie
Schizophrenie f: engl. *schizophrenia*; syn. schizophrene Störung. Gruppe schwerer psychischer Störungen* mit im Vordergrund stehender Positivsymptomatik* wie Wahn*, Halluzinationen* oder Ich*-Störungen, teilweise auch Störungen der Affektivität*, Psychomotorik, des Antriebs und sozialen Verhaltens aber ohne Beeinträchtigung von Vigilanz* und Orientierung. Behandelt wird mit Neuroleptika*. Die Prognose hängt von der einzelnen Form ab.
Erkrankung: Epidemiologie:
- Lebenszeitprävalenz* 0,5–1 %
- Erkrankungsrisiko: **1.** Kinder von Erkrankten: 13 % **2.** Kinder zweier erkrankter Eltern: 20–45 % (Geschwister 17 %) **3.** monozygote Zwillinge: ca. 50 %
- Manifestation v. a. zwischen Pubertät und 30. Lebensjahr
- keine Geschlechtspräferenz, bei Frauen Erkrankungsbeginn aber 5 Jahre später als bei Männern; zweiter Erkrankungsgipfel postmenopausal

Einteilung nach ICD*-10:
- **paranoide Schizophrenie** (etwa 80 % aller Schizophrenien): Verfolgungswahn* und akustische Halluzinationen im Vordergrund
- **hebephrene Schizophrenie:** Beginn im Jugendalter mit Antriebsstörungen, Denkstörungen* und inadäquatem Affekt, kaum Positivsymptome
- **katatone Schizophrenie:** psychomotorische Symptome im Vordergrund
- **undifferenzierte Schizophrenie:** Wechsel zwischen paranoid-halluzinatorischer, hebephrener und katatoner Störung
- **Schizophrenia simplex:** früh einsetzende, chronisch progrediente Form mit ausgeprägter Negativsymptomatik*, Positivsymptome fehlen vollständig
- **sonstige Schizophrenie** wie zönästhetische Schizophrenie: leibliches Beeinflussungserleben im Vordergrund
- **akute polymorphe psychotische Störung** oder akute schizophreniforme Störung: Symptomatik besteht nicht länger als 4 Wochen.

Schizotype Störung

Ursachen: Eine akute schizophrene Psychose wird ausgelöst, wenn die Person chronischem Stress ausgesetzt ist, der die Vulnerabilitätsgrenze überschreitet und nicht mehr bewältigt werden kann. Auf der anderen Seite sind bei schizophren Kranken hirnorganische Veränderungen nachweisbar wie eine verminderte neuronale Aktivität im frontalen Cortex (Hypofrontalitäts-Hypothese), eine Überaktivität dopaminerger Neurone im mesolimbischen System (Dopamin-Hypothese) und eine Veränderung der Faserbahnen zwischen den Systemen (Diskonnektivitäts-Hypothese). Ob diese Veränderungen Ursache oder Folge der schizophrenen Erkrankungen sind, ist noch nicht endgültig geklärt. Am wahrscheinlichsten ist eine multifaktorielle Genese (siehe Abb.).

Klinik:
- anhaltender, kulturell unangemessener und völlig unrealistischer Wahn
- anhaltende Halluzinationen jeder Sinnesmodalität
- Ich-Störungen wie Gedankenlautwerden*, -eingebung, -entzug
- katatone Symptome wie Haltungsstereotypien oder Stupor*
- Negativsymptomatik wie Apathie*, Affektverflachung und Sprachverarmung.

Therapie: Die Behandlung unterscheidet sich bei den einzelnen Formen (siehe dort). Insgesamt gilt: Positivsymptome sprechen in der Regel deutlich besser auf Neuroleptika an als Negativsymptome.
- bei ausgeprägter Symptomatik und akuter Eigengefährdung wie z. B. durch Realitätsverkennung Zwangseinweisung erwägen
- initial hochpotente oder atypische Neuroleptika
- Behandlungsdauer mind. 6 Monate oder länger als Rückfallprophylaxe
- bei Nicht-Ansprechen Versuch mit Clozapin*
- bei starker Unruhe Kombination mit Benzodiazepinen* oder niederpotenten Neuroleptika
- bei starker affektiver Beteiligung Antidepressiva* oder Stimmungsstabilisierer
- nach Abklingen der akuten Symptomatik Psychotherapie* mit Schwerpunkt auf Psychoedukation*
- Soziotherapie*.

Verlauf:
- häufig Prodromalstadium mit unspezifischen psychopathologischen Symptomen (Konzentrationsstörung, depressive Verstimmung, Schlafstörungen, Angst, sozialer Rückzug)
- Auftreten der Positivsymptomatik meist in Schüben, teilweise auch zeitlebens andauernd
- evtl. zusätzlich Negativsymptomatik, meist chronisch-progredient
- Entwicklung einer postschizophrenen Depression* oder eines schizophrenen Residuums* nach akutem Schub möglich.

Prognose: Die Prognose ist abhängig von Krankheitsbeginn und Symptomen.
- Eine günstigere Prognose haben Schizophrenien, die plötzlich beginnen und ausgeprägte Positivsymptomatik mit hoher affektiver Beteiligung zeigen im Vergleich zu einem schleichenden Beginn mit Negativsymptomen im Vordergrund.
- Es gilt die Drittelregel: etwa 1/3 der Ersterkrankungen heilt vollständig aus, 1/3 der Ersterkrankten entwickelt mittelschwere, unspezifische Residuen und 1/3 zeigt schwere chronische Verläufe.
- Die Mortalität durch Suizid* ist bei den Betroffenen 20- bis 50-fach höher als in der Normalbevölkerung. Suizid ist die häufigste Todesursache.

Schizotype Störung f: engl. *schizotypic personality disorder*; syn. schizotypische Persönlichkeitsstörung. Seltene psychische Störung mit exzentrischem Verhalten, flachem Affekt*, Anhedonie*, Tendenz zu sozialem Rückzug und teilweise anklingenden psychotischen Symptomen wie Wahn* oder Ich*-Störungen. Die Behandlung erfolgt überwiegend psychotherapeutisch, teilweise medikamentös mit Neuroleptika*. Der Verlauf ist meist chronisch und entspricht dem einer spezifischen Persönlichkeitsstörung*.

schizotypische Störung → Schizotype Störung

Schläfenbein → Os temporale

Schläfenbeinaufnahme → Schüller-Aufnahme

Schläfenlappen → Temporallappen

Schläfenlappenabszess m: engl. *temporal lobe abscess*. Fortgeleiteter Hirnabszess* im Lobus temporalis als Komplikation v. a. bei Otitis, Osteomyelitis oder Schädelhirntrauma.

Schlaf m: engl. *sleep*. V. a. nachts regelmäßig wiederkehrender physiologischer Erholungszustand mit Veränderung von Bewusstseinslage sowie veränderten Körperfunktionen und Überwiegen des Parasympathikus*. Die Spontanaktivität ist stark vermindert, die Reaktion auf äußere Reize herabgesetzt, jedoch ist die Weckbarkeit im Gegensatz zur Narkose jederzeit möglich.

Verlauf: Der Wachzustand leitet über eine SEM-Phase (slow eye movements, langsame Augenbe-

Schizophrenie: Störungsmodell und Verlauf.

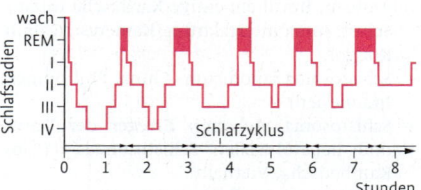

Schlaf: Schlafperiodik mit regelmäßig wiederkehrenden REM- und Non-REM-Phasen (Schlafzyklus) beim gesunden, erwachsenen Menschen.

wegungen beim Einschlafen) in den Non*-REM-Schlaf über. Die Schlafstadien siehe Abb. vom Wachsein bis zum Tiefschlaf werden in durchschnittlich 35–40 min durchlaufen. Der Delta*-Schlaf variiert von 30–60 min (im ersten Schlafzyklus) bis zu wenigen min (im letzten Schlafzyklus). Der REM*-Schlaf zeigt vom ersten zum letzten Schlafzyklus eine Verlängerung der Traumdauer von 10–50 min. **Ablauf** des ersten Non-REM/REM-Zyklus:
- Schlafstadium N1: instabil, Verlangsamung im EEG
- Schlafstadium N2: Dominieren der EEG-Aktivität im Theta-Frequenzbereich
- Schlafstadium N3: stabil; Auftreten von Tiefschlaf mit hohem Anteil von Delta-Wellen im EEG (sog. Delta-Schlaf)
- in der Regel nach 60–100 min abruptes Ende des Tiefschlafs, danach einige Minuten Schlafstadium N1 oder N2, gefolgt von der ersten REM-Schlafperiode. Nach dem REM-Schlaf ist ein Schlafzyklus abgeschlossen.

Während der Nacht wiederholt sich beim jungen, gesunden Menschen der Schlafzyklus ca. 4–5 Mal, wobei die REM-Schlafphasen nahezu 25 % des Gesamtschlafs ausmachen. Beim Wecken aus REM-Schlaf wird häufig über Traum-Erinnerungen berichtet. Auch in den Non-REM-Schlafphasen ist kontinuierlich psychische Aktivität vorhanden. Einige Schlafforscher (z. B. Horne, 1988) postulieren eine Zweiteilung des Schlafes in Kernschlaf und Optionalschlaf. Die individuelle **Schlafdauer** kann sehr unterschiedlich sein, ohne dass eine Schlafstörung* vorliegt. **Einschlaflatenz** beschreibt das Intervall von „Licht-aus" bis zum ersten N1- oder N2-Schlafstadium, REM-Schlaflatenz vom Beginn des Schlafs bis zur REM-Phase.
Funktion: Restorative Vorgänge v. a. im Kernschlaf, Neurogenese, immunologische sowie Lern- und Gedächtnisaspekte werden diskutiert. Das Zwei-Prozess-Modell des Schlafs (Borbély, 1982) erklärt das Schlaf-Wach-Verhalten als Interaktion zwischen dem Prozess S, welcher mit zunehmender Wachheit ansteigt, und zirkadianen Prozessen (C). Schlaf ist kein passiver Zustand, sondern wird aktiv durch verschiedene Hirnregionen (Hirnstamm, Hypothalamus) induziert, z. B. konnte mit PET gezeigt werden, dass im REM-Schlaf die Aktivität des Gehirns gegenüber dem Wachzustand erhöht ist.

Schlafanamnese *f*: engl. *sleep anamnesis*. Exploration* der Schlafgewohnheiten und -besonderheiten sowie damit in Verbindung stehender Faktoren (z. B. abendliche Einschlafgewohnheiten, Aktivitäten im Bett) einschließlich fremdanamnestisch zu erfassender periodischer Beinbewegungen*, Atempausen oder Schnarchen.

Schlafanfall → Schlafattacke, imperative

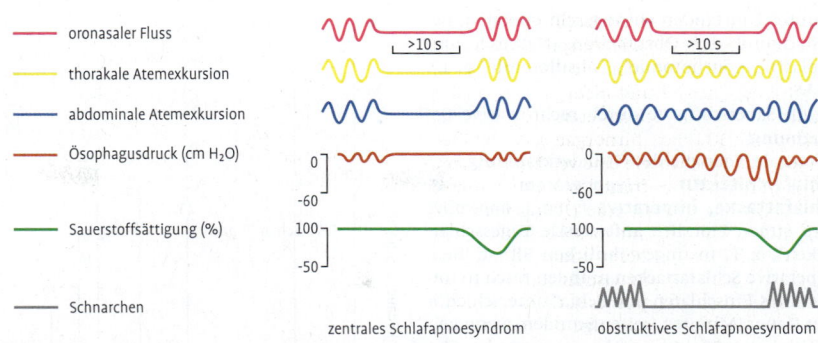

Schlafapnoesyndrom Abb. 1: Schematische Darstellung des zentralen und obstruktiven SAS. [95]

Schlafapnoesyndrom *n*: engl. *sleep apnea syndrome*; Abk. SAS. Schlafbezogene Atemstörung mit intermittierendem Sistieren des Atemgasflusses an Nase und Mund. Sie stellt einen Risikofaktor dar u. a. für arterielle Hypertonie*, Vorhofflimmern* und bradykarde Arrhythmie* (intermittierender Sinusknotenstillstand*, AV*-Block). Nach standardisierter Anamnese, körperlicher Untersuchung und ggf. Polysomnografie wird meist mit nächtlicher Überdruckbeatmung behandelt.

Einteilung: Obstruktives Schlafapnoesyndrom (Abk. OSAS):
- inspiratorisch funktionelle Obstruktion der oberen Atemwege mit gehäuftem Vorkommen bei Übergewicht* und Männern. Weitere aggravierende Faktoren: 1. Alkohol, Sedativa, Rauchen, Rückenlage, metabolisches Syndrom, Diabetes mellitus, Herzinsuffizienz 2. häufig auch arterielle Hypertonie als Komorbidität
- Pathologie: Muskeltonusverminderung der oberen Atemwege im Schlaf und Atemwegsobstruktion infolge inspiratorisch entstehenden Unterdrucks. Dadurch konsekutiv Hypopnoe, Hypoventilation, Apnoen mit Hypoxämie und kardiozirkulatorischen, zentralnervösen Folgeerscheinungen.

Zentrales Schlafapnoesyndrom (Abk. ZSAS; siehe Abb. 1): Störung des Atemantriebs, z. B. infolge von Schädigung des Atemzentrums oder bei Cheyne*-Stokes-Atmung (z. B. bei Herzinsuffizienz); siehe auch Undine*-Syndrom.

Einteilung in Schweregrade:
- **latente Form:** 1. sporadische Symptomatik 2. besonders nach abendlicher Einnahme von Alkohol oder Hypnotika sowie bei behinderter Nasenatmung (z. B. bei Rhinitis)
- **leichte Form:** Einschlafneigung bei geringer psychophysischer Beanspruchung, z. B. Fernsehen oder Lesen (Monotonie-Intoleranz)

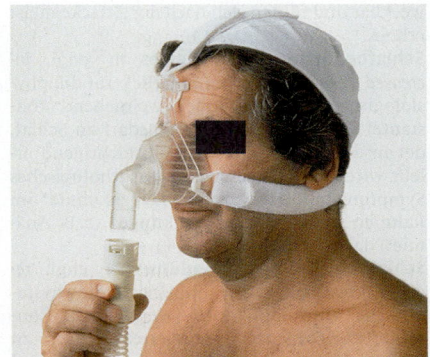

Schlafapnoesyndrom Abb. 2: nCPAP-Maske. [95]

- **mittelschwere Form:** 1. regelmäßig abnorme Einschlafneigung tagsüber 2. Abnahme der intellektuellen Leistungsfähigkeit
- **schwere Form:** 1. chronische respiratorische Globalinsuffizienz, Polyglobulie 2. chronisches Cor* pulmonale und arterielle Hypertonie 3. in Kombination mit Adipositas als Obesitas-Hypoventilationssyndrom (OHS) bzw. Pickwick*-Syndrom bezeichnet.

Diagnostik:
- Anamnese
- körperliche Diagnostik mit Blick auf die oben genannten Risikofaktoren
- Blutgasanalyse, EKG
- Schlaflabor mit Polysomnografie.

Therapie: OSAS
- Reduktion aggravierender Faktoren (siehe Einteilung)
- apparativ: 1. nächtliche kontinuierliche Überdruckbeatmung über Nasenmaske (nasal Continuous Positive Airway Pressure, Abk. nCPAP; siehe Abb. 2) 2. ggf. Unterkieferprotrusionsschiene als orales Hilfsmittel

Schlafarchitektur

- unter Umständen chirurgisch: operative Beseitigung der Obstruktion (Nasenseptumplastik, Konchotomie*, Tonsillotomie* o. a.).

ZSAS:
- ggf. Sauerstoffgabe durch nichtinvasive Beatmung
- kausale Therapie der Grunderkrankung.

Schlafarchitektur → Hypnogramm

Schlafattacke, imperative *f*: engl. *imperative sleep attack*. Plötzlich auftretende Tagesschläfrigkeit*, z. T. in ungewöhnlichen Situationen. Imperative Schlafattacken münden rasch in ungewolltes Einschlafen und Schlaf unterschiedlicher Dauer (Minuten, selten Stunden, wenn keine Weckung erfolgt) und kommen vor bei Hypersomnie* (v. a. Narkolepsie*) sowie als UAW bei Antiparkinsonmitteln. Betroffene sind weckbar und fühlen sich nach der Attacke meist erholt.

Schlafbedürfnis, gesteigertes *n*: engl. *increased sleep demands*. Im Hinblick auf die physiologische (intraindividuell weitgehend konstante) Schlafdauer* erhöhter Bedarf an Schlaf, der in der Regel als nicht beeinträchtigend erlebt wird, allerdings ein psychopathologisches Symptom mit Übergang zu Hypersomnie* im Rahmen somatischer Erkrankungen (z. B. Anämie*) darstellen kann.

Schlafbedürfnis, vermindertes *n*: engl. *reduced sleep demands*. Im Hinblick auf die physiologische (intraindividuell weitgehend konstante) Schlafdauer* reduzierter Bedarf an Schlaf*. Ein vermindertes Schlafbedürfnis wird in der Regel als nicht beeinträchtigend erlebt, ist jedoch ein psychopathologisches Symptom bei (hypo-)maniformen Zuständen (vgl. Manie*).

Schlafdauer *f*: engl. *sleep duration*. Zeit vom Beginn des Schlafstadiums II bis zum Erwachen, auch die Summe der einzelnen Schlafzyklen in einer Nacht bis zum letzten Erwachen am Morgen. Die Schlafdauer ist interindividuell sehr variabel, intraindividuell meist konstant und variiert altersabhängig und abhängig von den Lebensumständen.

Erläuterung: Durchschnittswerte (siehe Abb.):
- Säuglinge ca. 16 Stunden
- Kleinkinder 11–13 Stunden
- Schulkinder ca. 8–10 Stunden
- Erwachsene 7–9 Stunden (auch extreme Schlafdauer zwischen 4 und 12 Stunden möglich)
- im Alter erhaltene Schlafdauer, der Schlaf wird jedoch teilweise umverteilt (verkürzter Nachtschlaf, ergänzt durch Mittagsschlaf, Einnicken und Dösen).

Klinische Bedeutung: Ein andauerndes Schlafdefizit führt zu verringerter Leistungsfähigkeit und reduziertem Wohlbefinden. Jugendliche haben aufgrund der physiologischen Veränderung des Schlafrhythmus (spätes Einschlafen) bei frühem Schulbeginn oftmals ein erhebliches Schlafdefizit. Auf belastende Lebenssituationen, Krankheit, Schmerzen, Stress oder Aufregung reagieren Menschen individuell mit gesteigertem Schlafbedürfnis* oder vermindertem Schlafbedürfnis* und verändertem Schlafverhalten. Die Angst vor Insomnie und die Sorge um die Nichteinhaltung einer durchschnittlichen, ausreichenden Schlafdauer können zu Schlafstörungen* führen. Anhaltende Veränderung der Schlafdauer kann Ausdruck einer Insomnie* oder Hypersomnie* sein.

Schlafdefizit *n*: engl. *sleep deficit*. Bezeichnung für den ungedeckten Bedarf an Schlaf* in individuell benötigtem Maße. Tagesmüdigkeit und -schläfrigkeit führen zu einer verkürzten Einschlafzeit am Tag. Eine Kompensation des Nachtschlafs wird durch Tagesschlaf allerdings lediglich für den Tiefschlaf erreicht. Die REM-Phase kann nur zu ca. 50 % ausgeglichen werden.

Schlafdrucklähmung *f*: engl. *pressure paralysis in sleep*. Drucklähmung* von Nerven während des Schlafs*, u. a. begünstigt durch Intoxikation, z. B. mit Schlafmittel* oder Alkohol.

Schlafeffizienz *f*: engl. *sleep efficiency*. Maß der Schlafqualität, gebildet durch den Quotienten aus der geschlafenen Zeit und der im Bett verbrachten Zeit. Als normal gilt eine Schlafeffizienz von 85–95 %, Patienten mit Insomnie* zeigen eine Schlafeffizienz unter 85 % (vgl. Schlafdauer*).

Schlafentzug, therapeutischer *m*: engl. *deprivation of sleep effects*; syn. Wachtherapie. Verhinderung des Schlafs zur Behandlung der Depression* in Kombination mit anderen Therapiemaßnahmen (u. a. Antidepressiva*). Der Schlafentzug kann dabei für die komplette Nacht oder nur partiell erfolgen. Mögliche Wirkung ist eine kurzfristige Stimmungsaufhellung und Antriebsteigerung am darauffolgenden (selten auch am 2.) Tag.

Formen: 1. Therapeutische Maßnahme
- **partieller Schlafentzug:** Verhinderung des Schlafs für die Dauer der zweiten Nachthälfte (sog. partieller Schlafentzug*) oder gestufter Schlafentzug. Der partielle Schlafentzug kann 2-mal pro Woche durchgeführt werden.
- **totaler Schlafentzug:** Verhinderung des Schlafs für die Dauer der ganzen Nacht, der Patient wird um 7:00 geweckt und muss bis um 19:00 am Folgetag wachbleiben. Der totale Schlafentzug wird 1-mal pro Woche durchgeführt.
- **Schlafphasenvorverlagerung:** Sukzessive Vorverlagerung der Einschlafzeiten im Anschluss an einen therapeutischen Schlafentzug*. Der stimmungsaufhellende Effekt des

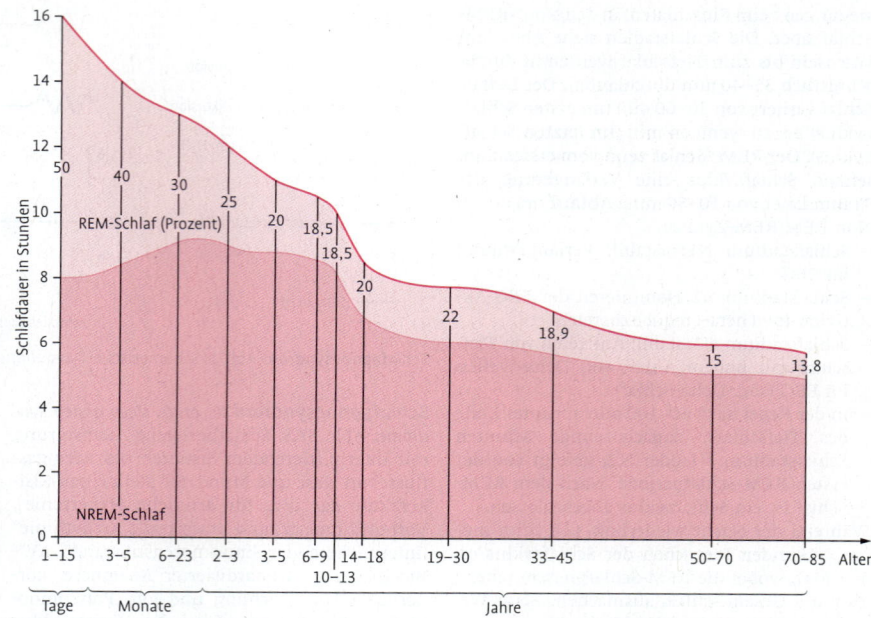

Schlafdauer: Schlafdauer und Anteil des REM-Schlafes in verschiedenen Lebensphasen.

Schlafentzugs kann dadurch länger erhalten werden.
Praktischer Hinweis: Schlafentzug nur in Kombination mit weiteren therapeutischen Maßnahmen einsetzen.
Schlafförderung f; engl. *sleep enhancement*. Maßnahmen zur Unterstützung von gesundem Schlaf*.
Formen: Allgemeine Selbstpflegemaßnahmen:
- Einschlafrituale
- Spaziergänge
- sportliche Betätigung am Tag
- leichte Abendkost sowie
- Vermeidung des Missbrauchs von Genussmitteln.

Zusätzlich können sich folgende Maßnahmen positiv auf das Schlaf- oder Einschlafverhalten auswirken:
- atemstimulierende Einreibung*
- physikalische Maßnahmen (warmes Vollbad, kaltes Armbad, Wechselfußbad, feuchtwarme Bauchkompresse)
- schlaffördernde Teezubereitungen (Hopfen, Lavendel, Melisse, Baldrian) oder warme Honigmilch
- angenehmes Raumklima (Frischluft, ca. 18 °C Raumtemperatur)
- geeignete Bettwäsche, bequeme Schlafkleidung, geeignete Matratze und Kopfkissen
- Beseitigung störender Reize (Licht, Lärm)
- bewusste Entspannung (z. B. durch Autogenes* Training, Meditation*, Yoga oder progressive Muskelrelaxation*), Lesen oder Musikhören.

Schlaffragmentierung f; engl. *sleep fragmentation*. Wiederholte Unterbrechung des Schlafs* durch exogene oder endogene Weckreize und damit Änderung der Schlaftiefe (bzw. Erwachen).
Schlafhämoglobinurie → Hämoglobinurie, paroxysmale nächtliche
Schlafhygiene f; engl. *sleep hygiene*. Schlaffördernd wirkende Lebensgewohnheiten und Verhaltensweisen, die Regeln zur Stimuluskontrolle, zum Schlaf-Wach-Zyklus, zu Schlafumgebung und -dauer umfassen. Inadäquate Schlafhygiene kann zu Schlafstörungen* führen. Eine konsequente Schlafhygiene ist Voraussetzung für die Wirksamkeit jeder Therapie zur Verbesserung des Schlafs*. Siehe Tab.
Schlafkontinuitätsstörung → Durchschlafstörung
Schlafkrankheit f; engl. *African sleeping sickness*; syn. afrikanische Trypanosomiasis. Parasitäre Erkrankung durch Trypanosoma* brucei in Afrika, die zu einer tödlichen Enzephalopathie* führt. Sie wird durch Tsetsefliegen übertragen. Behandelt wird die afrikanische Trypanosomiasis vorzugsweise stationär in einer tropenmedizinischen Einrichtung. **Erreger:**

Schlafhygiene:
12 Regeln der guten Schlafgewohnheit.

Regeln zur Schlafenszeit
1. Jeden Morgen zur gleichen Zeit aufstehen, unabhängig von der Dauer und Güte des Nachtschlafes, auch im Urlaub und am Wochenende (wichtigste Regel!).
2. Den Tag ruhig ausklingen lassen und vor dem Schlafengehen keine anstrengenden körperlichen oder geistigen Tätigkeiten ausführen.
3. Das Licht beim Zubettgehen mit der Absicht ausschalten, nun einzuschlafen. Nicht nachts wach liegen bleiben, sondern aufstehen und in einem anderen Raum mit leichter Beschäftigung (kein Fernsehen) Ablenkung suchen, bis Schläfrigkeit eintritt. Dann zum Schlafen ins Bett zurückkehren und – falls nötig – den Vorgang wiederholen.
4. Tagsüber (v. a. nach 15 Uhr) kein Nickerchen machen. Sollte die Schläfrigkeit zu groß werden, im Bett höchstens 1 Stunde schlafen.

Regeln zur Schlafumgebung
5. Die Schlafumgebung so gestalten, dass sie den Schlaf fördert (angenehm kühles Raumklima, wenig Licht und Lärm). Schnarcht der Partner, getrennte Schlafzimmer bevorzugen.
6. Das Zubettgehen mit einem Ritual verbinden (z. B. Abendspaziergang, Musikhören, Entspannungstraining).
7. Schlafzimmer und Bett nur zum Schlafen nutzen (Ausnahme: sexuelle Aktivität). Keinesfalls im Bett lesen oder arbeiten.
8. Nur im eigenen Bett schlafen.
9. Nachts nicht auf die Uhr sehen (Wecker z. B. unter dem Bett verstecken).

Regeln zu Essen, Trinken und Rauchen
10. Weder mit vollem Magen, noch hungrig ins Bett gehen. Nie nachts essen.
11. Spätestens 4 Stunden vor dem Schlafengehen keine alkohol- oder coffeinhaltigen Getränke trinken (Kaffee, Tee, Cola).
12. Einige Stunden vor dem Schlafengehen nicht mehr rauchen.

- Trypanosoma brucei gambiense in West- und Zentralafrika: langsamer Verlauf über Monate, große Mehrzahl der Fälle
- Trypanosoma brucei rhodesiense in Ostafrika: rascher Verlauf (einige Wochen).

Übertragung:
- durch Stich der Tsetsefliegen (Glossina) von erkrankten Menschen oder Tieren
- durch befallene Mütter auf den Fetus während der Schwangerschaft
- auch Berichte über sexuelle Übertragung.

Klinik:
- hämato-lymphatisches Stadium: **1.** Fieber **2.** Kopf- und Gliederschmerzen **3.** Lymphadenopathie*
- meningo-enzephalitisches Stadium: **1.** Verhaltensstörungen **2.** Dyspraxie **3.** Schlafstörungen **4.** Fortschreiten zum Koma.

Therapie:
- hämato-lymphatisches Stadium: **1.** Trypanosoma brucei gambiense: Pentamidin oder Fexinidazol **2.** Trypanosoma brucei rhodesiense: Suramin*
- meningo-enzephalitisches Stadium: **1.** Melarsoprol* **2.** Eflornithin* mit Nifurtimox* für Trypanosoma brucei gambiense.

Prävention: Screening- und Behandlungsprogramme in Endemiegebieten.

Schlaflabor n; engl. *sleep laboratory*. Klinische Einrichtung zur Diagnostik und Therapie von Ein- und Durchschlafstörungen und anderen schlafbezogenen Erkrankungen (Schlafstörung*). Während des Schlafs* werden über Nacht Biosignale des Patienten wie Herzschlag (EKG*), Hirnströme (EEG), Körpertemperatur, Atmung, Sauerstoffsättigung des Blutes sowie Körperbewegungen (Aktografie*) und Augenbewegungen (Elektromyografie*, Elektrookulografie) erfasst und aufgezeichnet.
Schlaflähmung f; engl. *sleep paralysis*; syn. Schlafparalyse. Unfähigkeit zur Ausführung von Willkürbewegungen beim Einschlafen (hypnagoge Schlaflähmung) oder Aufwachen (hypnopompe Schlaflähmung, Aufwachkataplexie) ohne Bewusstseinseinschränkung, häufig mit halluzinatorischem Erleben (hypnagoge Halluzinationen* und hypnopompe Halluzinationen). Die Sekunden bis Minuten anhaltende Muskelatonie wird als unangenehme, meist beängstigende Lähmung erlebt, die sich durch Berührung oder Geräusche beenden lässt.
Vorkommen: Bei Narkolepsie*, auch isoliert als Parasomnie* (rezidivierende isolierte Schlaflähmung) und sporadisch ohne Krankheitswert.
Schlaflosigkeit → Insomnie

Schlafmangel *m*: Unzureichender Schlaf*, häufig bei Schichtarbeit, akuten und chronischen Erkrankungen, Beziehungskonflikten, aber auch bei Fernreisen (Zeitverschiebung) und häufiges Wecken durch Säuglinge und Kleinkinder. Insomnien* sind eher selten als Ursache. Bei längerem Andauern des Schlafmangels drohen psychische Störungen bzw. die Verschlimmerung bestehender psychischer oder körperlicher Erkrankungen.
Beschreibung: Akut fehlender Schlaf führt zur Dämpfung der Grundstimmung, emotionalen Schwankungen, Gereiztheit, Konzentrationsstörungen und Leistungsabfall bis hin zu depressiven* Störungen. Bei längerem Fortbestehen drohen Wahrnehmungsstörungen mit Halluzinationen* und Psychosen*. Die Symptome verschwinden vollständig, sobald wieder geschlafen wird.

Schlafmangelsyndrom *n*: engl. *behaviorally induced insufficient sleep syndrome*; syn. Syndrom des unzureichenden Schlafs. Bezeichnung für nicht selbst wahrgenommenes Schlafdefizit mit übermäßiger Tagesschläfrigkeit*, Leistungsstörungen und Reizbarkeit*. Das Schlafmangelsyndrom wird meist durch eine lebensstilbedingte reduzierte Nachtschlafdauer ausgelöst und ist bei ausreichendem Schlaf rückläufig.

Schlafmedizin *f*: syn. Somnologie. Medizinisches Fachgebiet der Schlaf- und Schlaf-Wachstörungen. Es widmet sich der Erforschung von Insomnien, Hypersomnien* und Parasomnien* (Schlafstörung), einschließlich ihrer Ursachen und Behandlungsmöglichkeiten, sowie der klinischen Diagnostik (Schlaflabor*) und Therapie, einschließlich der Beratung von Patienten und Weiterbildung von Ärzten.

Schlafmittel *n sg, pl*: engl. *somnifacients*; syn. Hypnotika. ZNS-wirksame Arzneimittel mit schlaferzeugender oder schlafanstoßender Wirkung. Eine scharfe Abgrenzung von Sedativa* und Narkotika ist nicht möglich. Für den praktischen Gebrauch werden Einschlaf- und Durchschlafmittel unterschieden. Wirkstoffe sind u. a. Benzodiazepine sowie sedierende Neuroleptika und Antidepressiva. Es besteht Suchtgefahr.
Wirkstoffe:
– Benzodiazepine*
– GABA$_A$/Benzodiazepin-Rezeptor-Agonisten (z. B. Zolpidem* und Zopiclon*)
– sedierende Antidepressiva* (z. B. Doxepin*)
– sedierende Neuroleptika*
– sedierende Histamin*-H$_1$-Rezeptoren-Blocker (z. B. Diphenhydramin, Doxylamin, Promethazin): Schlafmittel ohne Abhängigkeitspotenzial; UAW: Verwirrtheit und paradoxe Reaktionen bei alten Menschen
– Chloralhydrat*: nur noch gelegentlich als Kurzzeittherapeutikum
– Cyclopyrrolone*
– Phytopharmaka (u. a. Baldrian*, Hopfen, Zitronenmelisse*, Passionsblume): Wirksamkeitsnachweis steht weitgehend aus
– Clomethiazol: kein etabliertes Schlafmittel; Reservetherapeutikum zur stationären Behandlung schwerer Unruhezustände bei Delir
– Melatonin* und Melatonin-Agonisten
– Tryptophan* (Anwendung weitgehend eingeschränkt oder verboten).

Indikationen:
– kurzzeitiger Einsatz bei nicht kausal behandelbarer Schlafstörung*
– unterstützend in der Behandlung der Insomnie*
– längerfristige Anwendung nur nach eingehender diagnostischer Abklärung im Schlaflabor und im Rahmen eines Gesamtbehandlungsplans in Kombination mit nichtpharmakologischen Therapiemethoden.

Schlafmittelentzugssyndrom *n*: engl. *hypnotics withdrawal syndrome*. Symptomgruppe von physischen und psychischen Störungen, die nach Beendigung oder Reduzierung eines schweren und anhaltenden Konsums von Schlafmitteln (insbesondere Benzodiazepinen*) auftritt. Das Schlafmittelentzugssyndrom zählt zu den Substanzstörungen* (ICD-10). Therapiert wird durch langsames Abdosieren der regelmäßig eingenommenen Substanz.
Klinik: Insbesondere: Schlafstörungen* (Alpträume, lange Wachphasen, unerholsamer Schlaf), Angst*, Stimmungsschwankungen, Muskelschmerzen/-zuckungen, Zittern, Kopfschmerz*, Übelkeit, Schwitzen*. Cave: Bei schweren Entzugserscheinungen drohen ggf. Grand-mal-Anfälle und Delir*.
Therapie: Langsames Abdosieren der regelmäßig eingenommenen Substanz, evtl. Umstellung auf einfach dosierbare sedierende Wirkstoffe mit vergleichsweise langer Halbwertszeit (z. B. Diazepam*).

Schlafmuster *n*: engl. *sleep patterns*. Individuelles Schlafprofil, das mit EEG, EOG und EMG im Schlaflabor erstellt wird (vgl. Polysomnografie*). Wechsel und individuelle Dauer der einzelnen Schlafstadien* werden miteinbezogen. Veränderte Schlafmuster werden sowohl bei Insomnien* als auch Hypersomnien* beobachtet.
Formen: Variiert v. a. altersbedingt:
– **polyphasisch:** beim Neugeborenen mehrere Perioden über Tag und Nacht verteilt
– **monophasisch:** Konsolidierung bis zum 2. Lebensjahr meist auf eine Periode während der Nacht
– **biphasisch:** in südlichen Kulturen mit kürzerem Nachtschlaf und Siesta am Tag
– bei zunehmendem Alter vermehrt **Kurzschlaf*** am Tag sowie mögliche Verkürzung des Nachtschlafs auf 6–7 Stunden mit kürzer andauernden Tiefschlafphasen und Unterbrechung durch kurze Wachphasen; dies wird oft als Schlafstörung* erlebt.

Schlafphase *f*: engl. *sleep phase*. Bezeichnung des Schlafverhaltens in einem bestimmten zeitlichen Abschnitt. Die Schlafphase bezieht sich ausschließlich auf die Periode(n) der Schlafepisoden. Zirkadiane Rhythmusstörungen sind z. B. vorverlagerte oder verzögerte Schlafphase. Bei Schichtarbeit und bei Jetlag-Syndrom kann es zu einer Dissoziation zwischen individueller und sozial vermittelter Schlafphase kommen.

Schlafphasenvorverlagerung *f*: engl. *sleep phase advance*. Sukzessive Vorverlagerung der Einschlafzeiten im Anschluss an einen therapeutischen Schlafentzug*. Der stimmungsaufhellende Effekt des Schlafentzugs kann dadurch länger erhalten werden.

Schlafprotokoll *n*: Selbstdokumentation von Bettgehzeit, Aufwachzeit, Schlafdauer*, Wachdauer, subjektiver Einschätzung der Schlafqualität, Müdigkeit*, Stimmung*, Leistungsfähigkeit, Schlaf-Ritualen und ggf. den Schlaf beeinflussenden Faktoren (z. B. Genuss-, Arzneimittel, Sport, Medienkonsum) zur Ermittlung von Schlafqualität, Art und Ausmaß einer Schlafstörung* und bedingenden Faktoren oder der Überprüfung der Wirksamkeit schlaffördernder Maßnahmen.

Schlafrestriktion *f*: engl. *sleep restriction therapy*. Aus der kognitiven Verhaltenstherapie* abgeleitete Therapieform bei Schlafstörungen*, bei der durch gezielt verkürzte Bettliegezeit (z. B. eine halbe bis eine Stunde weniger als die sonst für das Ausschlafen benötigte Zeit) ein erhöhter Schlafdruck über den Tag aufgebaut wird.
Ziele: Erleichtert nach einer Gewöhnungszeit das Einschlafen, begünstigt einen effizienten Schlaf (Schlafeffizienz*) und korrigiert ungünstige Schlafgewohnheiten.

Schlafrhythmusstörung, zirkadiane *f*: engl. *sleep-wake rhythm disorder*; syn. Schlaf-Wach-Rhythmus-Störung. Form der Schlafstörungen* mit Abweichung des Schlafzeitraums von der chronobiologisch vorgegebenen Phase (zirkadianer Rhythmus). Durch diese gestörte zeitliche Verteilung innerhalb des 24-Stunden-Tages kommt es zu Schlafstörungen und Tagesbeeinträchtigungen.

Schlafstadien *n pl*: engl. *sleep stages*. Voneinander abgrenzbare Abschnitte des Schlafes*, die in einem durch elektrografische Kriterien (siehe auch EEG) festgelegten Schlafmuster* regulär auftreten. Siehe Schlaf*, Abb. dort
Einteilung: Erfolgt in verschiedenen Systemen entweder mithilfe der Buchstaben A–E plus W (für ruhiges Wachsein) oder nach Zahlen (I–V bzw. VI); die Stadien I–IV werden auch als Non*-

Schlafstadien

Schlafstadium		klinische Kennzeichen	EEG-Befund
I	Einschlafstadium	langsam rollende Augen, leichte Abnahme des Muskeltonus, gelegentlich zufällige, zuckende Bewegungen (Bewegungsartefakte) und häufig kurze Aufwachepisoden	Verlangsamung, Theta-Wellen (4–7 Hz)
II	Leichtschlafstadium	keine Augenbewegungen, keine Bewegungsartefakte	Theta-Wellen, K-Komplexe (biphasische, initial negative Wellen im Delta-Frequenz-Bereich), Schlafspindeln (paroxysmal auftretende, regelmässige Aktivität um 11,5–14 Hz mit einer Dauer von mindestens 0,5 s)
III	Tiefschlafstadium	beginnender Tiefschlaf (Delta-Schlaf), keine Augenbewegungen, Muskeltonus individuell verschieden	20–50 % Delta-Wellen (< 3,5 Hz)
IV	Tiefschlafstadium	Tiefschlaf von ca. 30–60 min Dauer (im ersten Schlafzyklus) bis zu wenigen Minuten (im letzten Schlafzyklus), Rücklauf in Stadium III und II	> 50 % Delta-Wellen
V	REM-Schlaf	konjugierte, rasche Augenbewegungen, erhöhter Herz- und Atemfrequenz, stark verminderter bis nicht vorhandener Muskeltonus, schwere Weckbarkeit, Traumphasen	Sägezahn-Wellen (Form erinnert an die Zacken eines Sägeblatts), meist im Theta-Frequenzbereich

REM-Schlaf (für engl. rapid eye movements), SEM-Schlaf (für engl. slow eye movements) oder orthodoxer Schlaf bezeichnet. Nach internationalen Kriterien (Rechtschaffen und Kales): siehe Tab.

Verlauf:
– im fetalen Schlaf vorwiegend REM-Schlaf mit informationsverarbeitender Funktion

Klinische Bedeutung:
– im Rahmen von Schlafstörungen* Vorkommen spezifischer Schlafstadien-assoziierter Störungen (bei Parasomnien*)
– bei spezifischen Erkrankungen charakteristische Veränderungen der Schlafstadien, z. B.: **1.** Depression: Abnahme des Delta-Schlafes; REM-Schlaf-Disinhibition **2.** Narkolepsie*: Beginn des Nachtschlafes mit einer REM-Phase, sog. Sleep-onset-REM.

Schlafstörungen f pl: engl. *sleep disorders*. Bezeichnungen für subjektiv empfundene bzw. objektiv beobachtbare Abweichungen vom normalen Schlaf* in quantitativer oder qualitativer Hinsicht mit eingeschränkter Tagesbefindlichkeit. Schlafstörungen sind häufig Symptom einer anderen psychischen oder physischen Störung (sekundäre Schlafstörung).

Einteilung: Nach ICSD-3:
– Insomnie*
– schlafbezogene Atmungsstörungen (zentrales und obstruktives Schlafapnoesyndrom*)
– Hypersomnie* mit Ursprung im ZNS
– zirkadiane Schlafrhythmusstörungen*
– Parasomnie*
– schlafbezogene Bewegungsstörungen*.

Schlaftagebuch n: engl. *sleep diary*. Instrument zur Erfassung von Schlafgewohnheiten und Störungsmustern als Ergänzung zur Schlafanamnese* in der Diagnostik chronischer Schlafstörungen* und im Rahmen der Schlafforschung.

Verfahren:
– In der Regel Dokumentation von: **1.** Schlafqualität **2.** generellem Schlafverhalten **3.** spezifischen Schlafparametern, z. B. Einschlafzeit, Anzahl nächtlicher Wachphasen, Schlafdauer*, schlafstörende Faktoren (z. B. Schmerzen) **4.** Erholungswert der Nacht über 1–2 Wochen

– bei Menschen mit Schlafstörung häufig nur geringe Übereinstimmung zwischen subjektiven (im Schlaftagebuch erfassten) und polysomnografisch erfassten Schlafparametern.

Schlaftyp m: engl. *sleep type*. Bezeichnung für individuelle Schlafgepflogenheiten (Schlafbedürfnis und Schlaf-Wach-Zeiten), die ein Mensch unbeeinflusst von äußeren Bedingungen, beispielsweise der Arbeitszeit, entwickelt. Ein unerkannter Schlaftyp mit nicht angepasstem Schlafverhalten kann als Schlafstörung erlebt werden.

Schlaf-Wach-Rhythmus m: engl. *sleep/wake rhythm*; syn. Schlaf-Wach-Zyklus. Zeitliche Verteilung von Schlaf* und Wachzustand innerhalb des 24-Stunden-Tages. Der Schlaf-Wach-Rhythmus wird durch visuelle und soziale Zeitgeber mit dem Wechsel von Tag und Nacht synchronisiert. Er variiert in Abhängigkeit vom Lebensalter (siehe Abb.) und ist abhängig von endogenen, exogenen, sozialen und individuellen Faktoren.

Klinische Bedeutung: Störungen des Schlaf-Wach-Rhythmus können zu Schlafstörungen führen; siehe auch zirkadiane Schlafrhythmusstörung*.

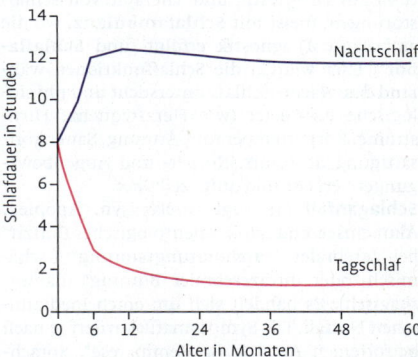

Schlaf-Wach-Rhythmus: Entwicklung des Schlaf-Wach-Rhythmus mit durchschnittlicher Dauer des Nacht- und Tagschlafs während der ersten 5 Lebensjahre.

Schlaf-Wach-Rhythmus-Störung → Schlafrhythmusstörung, zirkadiane

Schlaf-Wach-Umkehr f: engl. *inversion of sleep/wake cycle*; syn. Schlafinversion. Bezeichnung für einen zum Tag-Nacht-Wechsel umgekehrten Schlaf-Wach-Rhythmus bei Demenz oder gewohnheitsbedingten Veränderungen. Alters- und nicht krankheitsbedingte Änderungen des Schlaf-Wach-Rhythmus sind als gegeben anzusehen und weder pflegerisch noch medizinisch korrekturbedürftig.

Schlaf-Wach-Zyklus → Schlaf-Wach-Rhythmus

Schlafwandeln

Schlafwandeln n: engl. *sleepwalking*; syn. Nachtwandeln. Form der Parasomnie* mit stereotypen oder komplexen Handlungen aus dem Non-REM-Schlaf (meist Schlafstadium N3) heraus, mit retrograder Amnesie beim Erwachen. Die Betroffenen (meist Kinder und Jugendliche) handeln ähnlich wie im Wachzustand und verlassen das Bett, um herumzulaufen. Folgen sind Verletzungsgefahr, Müdigkeit, Stress und Angst.

Ursachen:
- ungeklärt
- diskutiert werden Stress, Fieber, genetische Faktoren (familiäre Häufung).

Therapie:
- primär Sicherung gegen Verletzungen
- besonders bei Erwachsenen Entspannungsmethoden, ggf. pharmakologisch (Clonazepam, Antidepressiva).

Schlafzentren n pl: engl. *sleep centers*. Regionen im ZNS, die an der Regulation des Schlafes beteiligt sind. Hierzu gehören neben kortikalen Arealen v. a. die Formatio* reticularis sowie Anteile von Mesenzephalon*, Thalamus* und Hypothalamus*.

Schlafzentrum n: engl. *sleep center*. Einrichtung zur Diagnostik und Therapie von Schlafstörungen, meist mit **Schlafambulanz**, wo die ambulante Diagnostik erfolgt, und **Schlaflabor***. Hier werden die Schlaffunktionen während des (Nacht-)Schlafs untersucht und physiologische Parameter (wie Herzfrequenz, Hirnströme, Körpertemperatur, Atmung, Sauerstoffsättigung des Bluts, Körper- und Augenbewegungen) erfasst und aufgezeichnet.

Schlaganfall m: engl. *stroke*; syn. Apoplex. Akut einsetzendes fokal-neurologisches Defizit bei zerebraler Durchblutungsstörung (ischämisch) oder intrazerebraler Blutung* (hämorrhagisch). Es handelt sich um einen medizinischen Notfall. Die Symptomatik variiert je nach betroffenem Areal (z. B. Hemiparese*, Sprachstörungen*). Die Akuttherapie sichert die Vitalfunktionen, stationär erfolgt ursachenabhängig eine thrombolytische oder eine mechanische Rekanalisation.

Erkrankung: Formen:
- **ischämischer Schlaganfall** (ca. 85 %): Schlaganfall infolge fokaler zerebraler Ischämie* (arterielle Verschlusskrankheit* des Gehirns) aufgrund zerebraler Durchblutungsstörung* als: **1.** Territorialinfarkt, umfasst gesamtes Versorgungsgebiet einer Arterie; in der Regel thromboembolisch **2.** Grenzzoneninfarkt, in der Regel hämodynamisch **3.** lakunärer Infarkt, in der Regel mikroangiopathisch (siehe Abb.)
- **hämorrhagischer Schlaganfall** (ca. 15 %): Schlaganfall infolge einer intrazerebralen Blutung*.

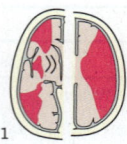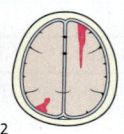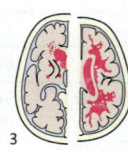

Schlaganfall: Schematische Darstellung ischämischer Hirninfarkte im CCT; 1: Territorialinfarkt (keilförmige Infarkte) im Versorgungsgebiet der A. cerebri media bei Embolie; 2: Grenzzoneninfarkt zwischen 2 Gefäßgebieten bei hämodynamisch wirksamer Stenose; 3: lakunärer Infarkt bei zerebraler Mikroangiopathie (Lakunen, subkortikale arteriosklerotische Enzephalopathie).

Ätiologie ischämischer Schlaganfall:
- Embolie*: **1.** meist ausgehend von arteriosklerotischen Veränderungen der extra- und intrakraniellen Gefäße (arterio-arterielle Embolie) **2.** ausgehend vom Herzen (kardiale Embolie) u. a. bei Vorhofflimmern*, kardialem Thrombus oder Endokarditis* **3.** paradoxe Embolie bei persistierendem Foramen ovale **4.** selten im Rahmen einer Dissektion* oder Vaskulitis*
- zerebrale Mikroangiopathie*, v. a. bei Patienten mit arterieller Hypertonie* und Diabetes
- Gerinnungsstörungen*
- selten hämatologische Erkrankungen
- bei ungefähr 25 % der ischämischen Schlaganfälle keine Ätiologie auffindbar (kryptogener Schlaganfall).

Ätiologie hämorrhagischer Schlaganfall:
- meist hypertensive zerebrale Mikroangiopathie* bei arterieller Hypertonie*
- zerebrale Amyloidangiopathie*
- Aneurysmaruptur
- Gefäßmalformation
- orale Antikoagulation
- Einblutung in einen Tumor.

Risikofaktoren:
- Bluthochdruck
- Rauchen
- erhöhter Alkoholkonsum
- erhöhte Waist-Hip-Ratio
- Fettstoffwechselstörung
- Diabetes mellitus
- psychosozialer Stress
- Herzerkrankungen.

Klinik: Akut einsetzendes fokal-neurologisches Defizit in Abhängigkeit von der Lokalisation der zerebralen (ischämischen bzw. hämorrhagischen) Störung, z. B. im Versorgungsgebiet
- der A. cerebri media (häufigste Lokalisation bei ischämischem Schlaganfall): u. a. kontralaterale armbetonte Hemiparese*, Hemihypästhesie und (bei betroffener sprachdominanter Hemisphäre) Aphasie*
- der A. cerebri anterior: u. a. kontralaterale beinbetonte Hemiparese*
- der A. cerebri posterior: u. a. kontralaterale Hemianopsie*
- von Kleinhirnarterien (Kleinhirninfarkte): u. a. Schwindel*, Ataxie*, Dysmetrie* oder Dysarthrie*
- von Hirnstammarterien (Hirnstamminfarkte, z. B. Wallenbergsyndrom): u. a. Dysarthrie*, Dysphagie*, Augenbewegungsstörungen, gekreuzte Hirnstammsyndrome.

Bei **hämorrhagischem** Schlaganfall: mit Symptomatik der Hirndrucksteigerung* (u. a. Kopfschmerzen, Erbrechen, Vigilanzminderung) innerhalb der ersten Stunden.

Diagnostik:
- Grundsatz bei Schlaganfall: „time is brain", die Diagnostik und Einleitung einer Therapie müssen ohne Verzögerung erfolgen
- Anamnese: u. a. aktuelle Symptomatik inklusive Zeitpunkt des Auftretens, Risikofaktoren für Schlaganfall, Kontraindikationen* für Thrombolyse*)
- Pyramidenbahnzeichen* und Beurteilung der neurologischen Defizite nach dem NIHSS Score
- Basislabor (Blutbild*, Gerinnung, Blutzucker, Elektrolyte*, Nierenwerte*) zur Erhebung des aktuellen Status
- 12-Kanal-EKG* zum Nachweis von Vorhofflimmern* oder Zeichen eines Myokardinfarkts
- kraniale Bildgebung (CCT oder kraniales MRT) zur Differenzierung von hämorrhagischem Schlaganfall (Nachweis einer intrazerebralen Blutung*) und ischämischem* Schlaganfall
- ggf. MR- oder CT*-Angiografie, z. B. bei V. a. auf proximalen intrakraniellen Gefäßverschluss
- ggf. Perfusions*-CT oder Perfusions*-MRT zur Identifikation von minderperfundierten Hirnanteilen.

Therapie: Präklinische Ersttherapie:
- Freihalten der Atemwege (ggf. Guedel-Tubus)
- geeignete Lagerung (30° Oberkörperhochlagerung bzw. stabile Seitenlagerung)
- Sauerstoffgabe (Nasensonde, 2–4 l/min; ggf. Intubation und Beatmung)
- Venenzugang (peripher auf nicht betroffener Körperseite und ggf. kristalloider isotonischer Volumenersatz)
- Blutdrucküberwachung: bei systolisch > 220 mmHg bzw. diastolisch > 120 mmHg z. B. Captopril p. o. oder Urapidil i. v.
- Blutzuckerüberwachung: u. a. Gabe von Glukoselösung bei Hypoglykämie, keine präklinische Insulingabe

- cave: keine die therapeutische Thrombolyse ausschließende Maßnahmen wie Gabe von antithrombotischen Medikamenten (z. B. ASS oder Heparin), i. m. Injektionen, Steroiden oder Hämodilution.

Stationäre Akuttherapie:
- Behandlungsbeginn innerhalb von 60 Minuten nach Eintreffen des Patienten („Door-to-Needle"-Zeit)
- bei ischämischem Schlaganfall nach Ausschluss von Kontraindikationen therapeutische Revaskularisation* durch systemische Thrombolyse*: intravenös mit recombinant tissue plasminogen activator (Rt-PA) innerhalb von 4,5 Stunden, ggf. auch bis 6 h nach Symptombeginn
- ggf. interventionell mittels operativer Thrombektomie* bei klinisch relevantem neurologischen Defizit und großem arteriellen Gefäßverschluss innerhalb eines 6-h-Zeitfensters (Zeitpunkt der Leistenpunktion), bei Basilarisverschluss ohne festes Zeitfenster; bei fehlenden Kontraindikationen zusätzlich systemische Thrombolyse
- intensivmedizinische Überwachung und Sicherung der Vitalfunktionen* sowie engmaschige Überwachung des neurologischen Status (möglichst auf Stroke* Unit), um mögliche Komplikationen (z. B. Hirndrucksteigerung*) frühzeitig zu erkennen
- bei ischämischem Schlaganfall initial leicht hypertensive Blutdruckeinstellung
- bei Bedarf Blutzuckernormalisierung, Fiebersenkung und Ausgleich einer Elektrolytstörung*.

Prophylaxe:
- zur Sekundärprophylaxe erhalten Patienten mit TIA oder ischämischem Schlaganfall, bei denen keine Indikation zur oralen Antikoagulation besteht: 1. dauerhaft einen Thrombozytenfunktionshemmer, z. B. ASS oder Clopidogrel* 2. in manchen Situationen passagere doppelte Thrombozytenaggregationshemmung mit ASS und Clopidogrel* indiziert
- alternativ orale Antikoagulation bei Nachweis einer kardialen Emboliequelle (u. a. mit Marcumar oder NOAK)
- zusätzlich erfolgt sekundärprophylaktische Gabe eines Statins (Ziel-LDH < 100 mg/dl).
- außerdem Beseitigung beeinflussbarer kardiovaskulärer Risikofaktoren.

Rehabilitation:
- Frühmobilisation* zur Vermeidung von Komplikationen wie Aspirationspneumonie* und tiefe Beinvenenthrombose sowie Kontrakturen*
- Physiotherapie, Ergotherapie, Logopädie, physikalische Therapie
- ggf. Versorgung mit Hilfsmitteln, z. B. Orthesen, Rollstuhl
- bei weiterhin bestehendem neurologischem Defizit Anschlussrehabilitation.

Prognose:
- häufigste Ursache einer dauerhaften Behinderung; mindestens ein Drittel aller Schlaganfallpatienten ist anschließend pflegebedürftig
- bei einem zweiten Drittel Zurückbleiben kleinerer körperlicher oder zerebraler Defizite wie Teillähmungen sowie Sprach- und Sprechstörungen
- ischämischer Schlaganfall prognostisch günstiger (Letalität ca. 20 %) als hämorrhagischer Schlaganfall.

Schlagvolumen *n*: engl. *stroke volume*; syn. Auswurfvolumen; Abk. SV. In der Systole* vom linken Ventrikel ausgeworfenes Blutvolumen. Das Schlagvolumen beträgt ca. 70–100 ml, abhängig von Geschlecht und Belastung. Es ist erniedrigt bei Herzinsuffizienz*, Herzmuskel- und Herzklappenerkrankungen oder nach Herzinfarkt*, erhöht im Rahmen des Frank*-Starling-Mechanismus und durch Sympathikuseinfluss (beispielsweise durch Stress oder Angst).

Schlagvolumenindex *m*: engl. *stroke volume index*; Abk. SVI. Auf die Körperoberfläche* bezogenes Schlagvolumen*. Es beträgt physiologischerweise 30–65 ml/m². Als Faktor des Herzindex* ist der Schlagvolumenindex ein Parameter für die Herzleistung*.

Schlagvolumenvariation → Vorlast

Schlangenbiss *m*: engl. *snake bite*. Verletzung durch die Zähne von Schlangen mit oder ohne Abgabe von Schlangengift. Lokal kommt es zu Schwellung und Nekrosen. Systemische Effekte sind abhängig von Schlangenart und Giftmenge und umfassen Schock, innere und äußere Blutung, Lähmung, Myalgie und akutes Nierenversagen. Die Letalität beträgt je nach Schlangengift und -menge 1–15 %.

Arten und Toxine: Ubiquitär verbreitete Giftschlangen:
- Elapidae (Giftnattern: z. B. Kobra, Mamba, Giftnatter, Korallenschlange)
- Hydrophiidae (Seeschlangen)
- Viperidae (verschiedene Arten Vipern, Klapperschlangen und Ottern).

Das Gift enthält speziesabhängig verschiedene Neurotoxine (Elapidae), Kardiotoxine (Elapidae, Viperidae), Myotoxine (Hydrophiidae), Nephrotoxine (alle 3 Gruppen) und Hämorrhagine (Viperidae).

Therapie:
- Beruhigung des Opfers
- Immobilisierung der gebissenen Extremität
- intensive Überwachung und symptomatische Therapie über Tage
- bei Bissen australischer Elapiden Druck-Immobilisationsmethode nach Sutherland
- bei systemischer Vergiftung i. v.-Infusion von spezifischem Schlangengift-Antiserum
- ggf. Tetanusprophylaxe
- Inzision und Aussaugen der Bisswunde nicht sinnvoll.

Schlangengifttherapie *f*: engl. *treatment with snake poison*. Enzymatische Defibrinogenierung durch Batroxobin oder Ancrod bei peripherer arterieller Verschlusskrankheit (pAVK).

Schlangenkopfphänomen *n*: Bezeichnung für die typische Form einer orthotopen Ureterozele* in der Ausscheidungsurografie*. Durch die Füllung der Ureterozele mit Kontrastmittel während der Untersuchung, ähnelt diese einem Schlangenkopf. Siehe Ureterozele* (Abb. dort).

Schlatter-Osgood-Krankheit → Osgood-Schlatter-Krankheit

Schlauchmagen → Sleeve-Resektion

Schlauchverband *m*: engl. *stockinette bandage*. Rundgestrickter, elastischer Trikotschlauch zur Befestigung von Wundauflagen, der auf die benötigte Länge zu- und zur Fixierung eingeschnitten wird. Schlauchverbände werden v. a. an schwer zu verbindenden Körperpartien verwendet, z. B. als Finger-, Fuß- oder Kopfverband. Der Schlauchverband ist hautfreundlich, saugfähig, wasch- und sterilisierbar.

Schleifendiuretika → Diuretika

Schleim *m*: engl. *mucus*. Sekret der Schleimdrüsen, das v. a. aus Muzinen* besteht.

Schleimbeutel → Bursa synovialis

Schleimbeutelentzündung → Bursitis

Schleimgranulom *n*: engl. *mucous granuloma*. Bis kirschgroßer, meist bläulich-glasiger Tumor im Bereich der Unterlippenschleimhaut (v. a. dort, wo Glandulae labiales Traumen oder mechanischen Einflüssen ausgesetzt sind). Ursächlich ist ein lokaler Fremdkörperreiz (Fremdkörpergranulom*) durch Sekret, das nach Ruptur eines Schleimdrüsenausführungsgangs in das umliegende Bindegewebe austritt (epithelialer Schleim).

Schleimhaut *f*: engl. *mucosa*; syn. Tunica mucosa. Die das Innere von Hohlorganen auskleidende Epithelschicht. Die Schleimhaut wird meist durch muköse Drüsensekrete feucht gehalten.

Histologischer Aufbau: Die Schleimhaut besteht aus einer Epithelzellschicht (Lamina epithelialis), die einer Basallamina aufliegt, sowie einer darunterliegenden Lamina propria aus lockerem Bindegewebe. Im Gastrointestinaltrakt findet sich zwischen Lamina propria und Tela submucosa noch eine Lamina muscularis musosae.

Schleimhautanästhesie → Oberflächenanästhesie

Schleimhautleishmaniase → Leishmaniasen

Schleimhautnaht → Nahtmethoden

Schleimhautpemphigoid, vernarbendes *n*: engl. *cicatricial pemphigoid*. Autoimmunerkran-

kung mit subepidermaler Blasenbildung besonders der Schleimhaut und narbiger Abheilung. Die Ursache der Narbenbildung ist unklar. In 75 % der Fälle sind die Konjunktiven (Pemphigus conjunctivae) befallen mit Gefahr einer Erblindung (siehe okulares vernarbendes Pemphigoid*). Behandelt wird medikamentös (Glukokortikoide*), bei Strikturen auch chirurgisch.
Klinik:
- immer betroffen: Mundschleimhaut mit lokalisierter Rötung, Schwellung, schmerzhaften Erosionen, selten Blasen
- in 75 % betroffen: Konjunktiven
- seltener betroffen: Schleimhaut von Genitalien, Ösophagus und Larynx sowie die Haut.

Therapie:
- Glukokortikoide*, evtl. in Kombination mit Dapson, Azathioprin, Cyclophosphamid
- chirurgische Korrektur: bei Strikturen oder unbefriedigendem Ergebnis.

Schleimhauttumor *m*: engl. *mucosal tumor*; syn. Mukosatumor. Sammelbegriff für die von der Schleimhaut (Mukosa) ausgehenden benignen (Adenome*, Papillome*) und malignen Tumoren (Adenokarzinome*). Diagnostik und Therapie erfolgen teils endoskopisch.
Einteilung:
- benigne Schleimhauttumoren: 1. Adenome (von schleimbildenden Drüsen* und Gangepithel der Drüsen ausgehend) oder Papillome (vom Plattenepithel* ausgehend, z. B. Polypen*) 2. Diagnose mittels Endoskopie* und Schleimhautbiopsie 3. Abgrenzung zu Karzinomen und Refluxpolypen 4. Therapie ggf. mittels endoskopischer Resektion
- maligne Schleimhauttumoren: 1. Adenokarzinom (Karzinom von exo- oder endokrinem Drüsenepithel) 2. Formen: hochdifferenziert (azinäres Karzinom, tubuläres Karzinom), mittelhochdifferenziert (kribriformes Karzinom, papilläres Karzinom) und schleimbildende Formen.

Schleimkolik → Reizdarmsyndrom
Schleimlösung *f*: engl. *mucus clearance*. Vorgang des Lösens von Bronchialsekret durch Arzneimittel (Expektoranzien*) und/oder Maßnahmen, die das bei bestimmten Atemwegserkrankungen (Bronchitis*, Mukoviszidose*) vermehrt gebildete Bronchialsekret verflüssigen, um damit dessen Abtransport erleichtern.
Maßnahmen:
- Inhalationstherapie*
- Einreibungen mit ätherischen Ölen
- Vibrationsmassage, Abklopfen*
- Abhusten*
- Brustwickel*.

Hinweis: Expektoranzien können nur dann wirken, wenn ausreichend Flüssigkeit aufgenommen wird (2–3 l/Tag).

Schleimpfropf *m*: engl. *mucous plug*. Aus Zervixschleim* bestehender Verschluss des Zervikalkanals. Die Ausstoßung des Schleimpfropfs ist ein Kriterium für den Beginn der Geburt*.
Schleimzyste → Mukozele
Schleimzyste → Ranula
Schleudertrauma → HWS-Distorsion
Schleudertrauma *n*: engl. *whiplash-injury*; syn. Halswirbelsäulendistorsion. Verletzung der Halswirbelsäule durch plötzliche, unkontrollierte Vorwärts- und Rückwärtsbewegung des Kopfes über dem Rumpf. Psychische Begleiterkrankungen sowie indizierte Diagnostik begünstigen eine Chronifizierung der Beschwerden. Schwere Verletzungen sind selten. Meist reicht eine aktivierende konservative Behandlung, evtl. zusätzlich mit Analgetika und physikalischer Therapie.
Epidemiologie: Pro Jahr ca. 400 000 HWS-Schleudertraumen in Deutschland.
Vorkommen:
- meist durch Verkehrsunfall, besonders Auffahrunfall
- beim (Kampf-)Sport.

Pathogenese: Auslöser ist eine positive und anschließend negative Beschleunigung, über das physiologische Maß hinaus (Akzeleration und Dezeleration, sog. Peitschenschlag-Verletzung). Dadurch werden Bänder und Gelenke der Halswirbelsäule und am Übergang zum Schädel geschädigt. Selten kommt es zu Frakturen und Luxationen.
Klinik: Leichte Symptome treten oft mit Latenz auf:
- Nacken- und Hinterhauptschmerzen
- Kopfschmerzen
- selten Frakturen oder Lähmungen.

Einteilung: Nach Quebec Task Force (siehe Tab.) und Erdmann (Keidel, 1998); 90-95 % der Verletzungen sind in die Schweregrade I und II einzustufen. Die Beschwerdedauer steht in Korrelation zum Schweregrad der Verletzung.

In 5-10 % der Fälle kommt es zur Entwicklung chronischer Schmerzen und anhaltender Funktionsstörungen.

Schleusenklappe *f*: Wichtige Venenklappe der V. saphena magna vor deren Mündung in die V. femoralis in der Krosse. Die Schleusenklappe verhindert den Rückstrom venösen Bluts der V. femoralis in die V. saphena magna. Bei Schleusenklappeninsuffizienz droht eine Varikose der V. saphena magna und V. saphena parva.

Schlingenextraktion *f*: engl. *sling extraction*. Entfernung eines Konkrementes aus einem Gang (Ureter*, Ductus* choledochus, Urethra*) mithilfe einer Schlinge (z. B. Zeiss*-Schlinge, Dormia*-Körbchen). Die Schlingenextraktion wird heutzutage nur noch selten angewandt. Es wird die endoskopische Extraktion des Konkrementes unter Sicht und ggf. nach Zertrümmerung angestrebt.
Vorgehen: Die Schlinge wird unter radiologischer und endoskopischer Kontrolle um das Konkrement gelegt. Das Konkrement kann direkt gezogen werden oder soll durch das Gewicht der Schlinge tiefer treten.

Schlingenoperation *f*: engl. *sling procedure*. Operation zur Beseitigung der Belastungsinkontinenz* der Frau durch Rückverlagerung der Blasenhalsregion in eine intraabdominale Position mit Faszienstreifen oder Stabilisierung der mittleren Urethra durch suburethrale Kunststoffschlingen.
Formen:
- alloplastische, suburethrale Schlingenoperationen: spannungsfreie Einlage von Polypropylen-Bändern um die mittlere Urethra (siehe Abb.), offen oder laparoskopisch
- autogene abdomino-vaginale Schlingen (blasenhalsnahe Schlingen) unter Verwendung von Rektusfaszie oder Fascia lata.

Komplikationen:
- obstruktive Miktionsbeschwerden und Dranginkontinenz* infolge Überkorrektur

---

Schleudertrauma:
Klinische Klassifikation der Quebec Task force (QTF), whiplash-associated disorders (WAD) nach Spitzer et al. (1995).

Grad	Symptome
0	keine HWS-Beschwerden, keine objektivierbaren Ausfälle
I	nur HWS-Beschwerden in Form von Schmerzen, Steifigkeitsgefühl oder Überempfindlichkeit, keine objektivierbaren Ausfälle
II	Beschwerden wie unter I und muskuloskeletale Befunde (Bewegungseinschränkung, palpatorische Überempfindlichkeit)
III	HWS-Beschwerden wie unter I und neurologische Befunde (abgeschwächte oder aufgehobene Muskeleigenreflexe, Paresen, sensible Defizite)
IV	HWS-Beschwerden wie unter I und HWS-Fraktur oder HWS-Dislokation
HWS: Halswirbelsäule	

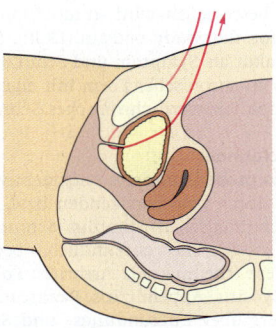

Schlingenoperation: Zugrichtung bei spannungsfreier Einlage eines Polypropylen-Bandes um die mittlere Harnröhre (selbsthaltende Schlingenenden durch raue Oberflächenstruktur und Vernarbung).

- Verletzung von Harnblase, Darm oder großen Becken- und Beingefäßen
- Banderosionen und chronische Unterbauchschmerzen
- Einschränkungen bei Geschlechtsverkehr und Orgasmusfähigkeit
- endogene Narbenbildung.

Schlingen-Syndrom *n*: Komplikation nach einer Billroth*-II-Resektion ohne Braun*-Fußpunktanastomose. Es existieren 2 Formen: Syndrom der zuführenden Schlinge bei Stase und Entleerungsstörung in diesem Bereich und Syndrom der abführenden Schlinge bei Stenose* im Bereich der Gastro-Jejunostomie.

Schloffer-Tumor *m*: engl. *Schloffer's tumor*. Im Bereich der Bauchdecken lokalisierter, chronisch-entzündlich bedingter granulomatöser Tumor. Der Schloffer-Tumor ist eine seltene, am ehesten als bindegewebige Fremdkörperreaktion anzusehende Erkrankung, z. B. als Fadengranulom, und kommt vor bei Einsatz nichtresorbierbaren Nahtmaterials.

Schlottergelenk: engl. *flail joint*. Abnorm bewegliches Gelenk, z. B. Kniegelenk (sog. Wackelknie, das infolge mangelnder Kongruenz nur Wackelbewegungen zulässt). Bei schwerer Instabilität ist eine operative Versorgung indiziert (Endoprothese, Arthrodese).

Ursachen:
- Kapsel- und Banüberdehnung, z. B. bei chronischem Gelenkerguss*
- knöcherne Veränderungen, z. B. durch Trauma, Entzündung
- Lähmung der Muskulatur
- neurogene Arthropathie, z. B. bei Tabes dorsalis.

Schluckakt *m*: engl. *swallowing*. Beförderungsprozess von Nahrung und Flüssigkeit in Richtung des Magens. Zum Prozess des Schluckens gehört das Verschließen des Nasenrachenraumes und Kehlkopfes, sowie die Kontraktion der Mundbodenmuskulatur (drückt Zunge gegen den Gaumen), die Kontraktion der Zungenmuskulatur (zieht Zunge nach dorsal) und die Peristaltik* des Ösophagus.

Störungen: Kommt es zur Beeinträchtigung einer der am Schluckakt beteiligten Strukturen, tritt klinisch das Bild der Dysphagie* auf. Ursachen für Schluckstörungen können verschluckte Fremdkörper, Ösophagus-Erkrankungen (Achalasie*, Divertikel*), Entzündungen das Mund- und/oder Rachenraumes, Hiatushernie* und neurologische Erkrankungen (Morbus Parkinson*) sein.

Schluckauf → Singultus

Schlucklähmung *f*: engl. *impaired swallowing*. Lähmung* der von Nervus* glossopharyngeus, Nervus* vagus und Nervus* hypoglossus versorgten Muskulatur von Zunge, Larynx* und Pharynx* bei Bulbärparalyse*, Pseudobulbärparalyse*, Hirnstamm*-Infarkt, Syringobulbie, Mendelson-Syndrom oder Hirnstammsyndromen*. Klinisch zeigt sich Dysphagie* mit Gefahr der Aspiration*.

Schluckreflex *m*: engl. *swallowing reflex*. Durch Reizung von Mechanosensoren* an der Hinterwand des Pharynx*, am Zungengrund oder an den Gaumenbögen ausgelöste reflektorische Kontraktion der Pharynxmuskulatur mit gleichzeitigem Verschluss des Nasen-Rachen-Raums und Kehlkopfs. Der Schluckreflex ist ein Fremdreflex, der den Schluckakt einleitet und die Aspiration* von Nahrung verhindert.

Steuerung:
- afferente Bahnen: Nn. IX und X
- Schluckzentrum in der Medulla oblongata und kaudalen Brückenregion
- efferente Bahnen: N. V, VII, IX, X, XII, spinale Segmente C_1–C_3.

Schluckstörung → Dysphagie

Schlucktraining *n*: engl. *swallowing training*. Gezielte Stimulation des Schluckreflexes* sowie des Schluckens und Förderung der selbstständigen Nahrungsaufnahme bei Patienten mit Schluckstörung durch mechanische oder thermische Reizung des vorderen Gaumens.

Vorgehen:
- Patienten in aufrechte Sitzposition bringen mit leicht nach vorn geneigtem Kopf, evtl. herausnehmbaren Zahnersatz einsetzen
- Patienten auffordern, den Mund zu öffnen oder Kieferkontrollgriff anwenden
- Zahnspiegel oder kleinen Löffel in Eiswasser tauchen und 5–10-mal mit der Rückseite des Spiegels an den seitlichen vorderen Teil des Gaumenbogens tippen. Spiegel dabei immer wieder in Eiswasser tauchen. Diese Stimulation an der gegenüberliegenden Gaumenseite wiederholen, täglich mehrmals für ca. 5 Minuten wiederholen
- bei ausbleibendem Schluckreflex mehrmals sanft vom Kiefer zum Kehlkopf streichen
- bei sicherem Schluckreflex mit einem Löffel dickflüssiger Nahrung (z. B. passiertes Gemüse, Kartoffelbrei, Quark, Pudding) beginnen und dem Patienten genügend Zeit zum Schlucken lassen. Bei Erfolg dickflüssige Getränke (Milchshake, Buttermilch, cremige Suppen) mit Strohhalm oder Pipette aufsaugen lassen.

Schlüsselbein → Klavikula

Schlüsselenzym → Enzyme

Schlüsselreiz *m*: engl. *key stimulus*; syn. Signalreiz. Spezifischer Reiz* oder Kombination bestimmter Merkmale (Reizmuster), auf den bzw. die eine instinktive Reaktion erfolgt. Der Reizfilter, der das Erkennen des Schlüsselreizes ermöglicht und die Instinktbewegung in Gang setzt, wird als angeborener Auslösemechanismus bezeichnet.

Schlund → Pharynx

Schlundkrampf → Glossopharyngeuskrampf

Schlundlähmung → Schlucklähmung

Schlundtaschen → Kiemenspalten

Schlupfwarze *f*: engl. *inverted nipple*; syn. Hohlwarze. Im Ruhezustand eingestülpte Brustwarze, die nur bei Stimulation (Druck oder Saugreiz auf den Warzenhof) sichtbar wird und sich aufrichtet.

Formen:
- **Schlupfwarze 1. Grades:** die Mamille ist im Ruhezustand eingezogen, tritt aber bei leichter Stimulation wie einer Berührung oder thermischen Reizen nach außen
- **Schlupfwarze 2. Grades:** im Ruhezustand ist die Brustwarze nach innen gerichtet, wölbt sich jedoch durch Druck vorübergehend nach außen
- **Hohlwarze = Schlupfwarze 3 Grades:** Anlage der Brustwarze fehlt.

Klinische Bedeutung:
- ästhetische Probleme
- Stillprobleme, weil die Brustwarze für den Säugling schwer oder gar nicht zu fassen ist
- verlegte Milchkanäle und dadurch verminderte Milchbildung
- später im Leben auftretende Einziehung einer Brustwarze möglicherweise Hinweis auf Präkanzerose oder zentral lokalisiertes Mammakarzinom
- Schlupfwarzen bei Neugeborenen, Kindern und Jugendlichen: häufig und ohne jede Bedeutung – sehr häufig vergrößert sich die Brustwarze in der Schwangerschaft und normalisiert ihre Form
- Wechseljahre: Brustwarze kann sich wieder verkürzen und unter das Niveau des Vorhofs einziehen.

Therapie: Bei ästhetischen Problemen:
- Niplette
- Brustwarzenmassage

- spezielles Brustwarzenpiercing, auch als Fixierung nach operativem Eingriff
- operativer Eingriff.

Bei Stillproblemen:
- Stillhütchen sowie Stillen unter intensiver Anleitung
- Milchpumpe
- bei höhergradiger Schlupfwarze ist das Stillen zum Teil nicht möglich.

Schlussleiste → Tight Junction

Schlussleistenkomplex *m*: engl. *junctional complex*. Lichtmikroskopisch sichtbare, bandförmige Haftleisten zwischen benachbarten Zellen von Epi- und Endothelien, die den Interzellulärspalt zur apikalen Seite hin abschließen. Elektronenmikroskopisch unterscheidet man im oberflächlichen Abschnitt die **Zonula occludens** (tight* junction) und darunter die **Zonula adhaerens** (adherens* junction); anschließend können noch **Desmosomen*** ausgebildet sein.

Schmarotzer → Parasit [Mikrobiologie]

Schmauchhöhle *f*: engl. *smoke cavity*. Durch Schussverletzung entstehende Wundhöhle unter der Haut, die neben zerstörtem Weichteilgewebe unverbrannte und verbrannte Treibmittelreste (Schmauch) beinhaltet. Eine Schmauchhöhle ist ein Hinweis auf einen absoluten Nahschuss, also einen aufgesetzten oder teilaufgesetzten Schuss.

Schmecken *n*: engl. *taste*. Wahrnehmung von Reizen durch die Geschmacksorgane. Durch die Geschmacksknospen und die Geschmacksnerven der Zunge* erfolgt die Erkennung der 5 grundlegenden Geschmacksqualitäten sauer, süß, salzig, bitter und umami (fleischig-herzhaft).

Schmeckprüfung *f*: engl. *gustometry*; syn. Geschmacksprüfung. Prüfung der Schmeckqualitäten auf der Zunge*. Standardmäßig geprüft werden die 4 Qualitäten sauer, süß, salzig und bitter. Die 5. Schmeckqualität umami wird nicht routinemäßig geprüft.

Vorgehen:
- sauer mit verdünntem Essig oder Zitronensäure
- süß mit Zuckerlösung
- salzig mit Kochsalzlösung
- bitter (zuletzt) mit Chininlösung
- umami wird nicht routinemäßig geprüft (vergleichend müsste ein Fleischgericht mit und ohne Glutamatzusatz angeboten werden).

Schmeckstörung *f*: engl. *taste disorder*. Störung der Schmeckempfindung durch periphere Läsion des N. facialis, N. glossopharyngeus oder (selten) N. vagus oder aufgrund zentraler Läsion. Von der Schmeckstörung ist medizinisch die Riechstörung* zu unterscheiden; die Betroffenen setzen die beiden jedoch häufig gleich. Getestet wird mittels Schmeckprüfung* und Elektrogustometrie*.

Schmeißfliegen → Fliegen
Schmelz → Zahnschmelz
Schmelzbildner → Enameloblasten
Schmelzhypoplasie *f*: engl. *enamel hypoplasia*. Fehlbildung bei der Entwicklung und Mineralisation der Zahnhartsubstanzen; kann genetische, erworbene oder iatrogene Ursachen haben.

Ursachen:
- genetisch: multiple syndromale Erkrankungen
- erworben: in entsprechender Entwicklungsphase des Zahns (vor Dentition) überstandene Allgemeinerkrankung (z. B. Rachitis*), Trauma
- iatrogen: Mineralisationsstörung durch Arzneimittel (z. B. Tetracyclin).

Schmelzoberhäutchen *n*: engl. *pellicle*; syn. Cuticula dentis. Der Schmelzoberfläche des Zahns aufliegende, membran- oder filmartige Struktur unterschiedlicher (exogener) Herkunft. Das Schmelzoberhäutchen bedeckt z. T. auch in die Mundhöhle hineinragende Bereiche der Wurzel (daher auch als Zahnoberhäutchen bezeichnet).

Einteilung:
- primäres Schmelzoberhäutchen (Synonym Nasmyth-Membran): entsteht präeruptiv als kutikuläre Ausscheidung der Enameloblasten* in der letzten Phase der Schmelzbildung
- sekundäres Schmelzoberhäutchen: entsteht während des Zahndurchbruchs als kutikuläre Ausscheidung der Epithelzellen
- tertiäres Schmelzoberhäutchen (Synonym Pellikel): wird posteruptiv durch Adsorption von Bakterien, Epithelzellen u. a. gebildet.

Schmelzorgan *n*: engl. *enamel organ*. Aus der Zahnleiste* bzw. Zahnknospe entwickelte becherförmige Epithelwucherung ektodermaler Herkunft. Sie umfasst die mesenchymale Zahnpapille (spätere Pulpa* dentis) glockenförmig. Das Mesenchym* der äußeren Umgebung verdichtet sich zum Zahnsäckchen (späteres Parodontium). Das an die Papille grenzende innere Schmelzepithel differenziert sich zu den Odontoblasten*.

Schmelzpulpa: syn. Schmelzretikulum. Im Schmelzorgan liegende Schicht ektodermaler Zellen. Sie sind beteiligt an der Odontogenese, die im Schmelzorgan stattfindet.

Schmelzpunkt *m*: syn. Fusionspunkt; Abk. Fp. Temperatur, ab der ein Stoff als Flüssigkeit vorliegt, d. h. in den flüssigen Aggregatzustand übergeht.

Schmerz *m*: engl. *pain*; syn. Dolor. Unangenehmes Sinnes- und Gefühlserlebnis, das mit aktuellen oder potenziellen Gewebeschädigungen verknüpft ist oder mit Begriffen solcher Schädigungen beschrieben wird (International Association for the Study of Pain, IASP). Schmerz kommt akut als Symptom und Schutzfunktion vor oder in chronischer Form mit eigenständigem Krankheitswert (chronisches Schmerzsyndrom*).

Schmerzformen:
- **Nozizeptorenschmerz:** nozizeptive Erregung durch gewebereizenden bzw. -schädigenden (noxischen) Stimulus (Schmerz*-Sensoren): 1. bei entzündlich bedingtem Schmerz (rheumatoide Arthritis, Polyarthritis, Myositis, Appendizitis, Pankreatitis) perpetuiert über Entzündungs- und Schmerzmediatoren 2. bei spastischem Schmerz (bzw. spastischer Schmerzkomponente) durch Kontraktion glatter Muskulatur innerer Organe, z. B. Gallenkolik, ischämische Kolitis, Nahrungsmittelallergie, infektiöse Gastroenteritis, Reizdarmsyndrom 3. als reflektorischer Schmerz durch Fehlregulation oder Fehlhaltung ausgelöst, z. B. Muskelhartspann, Migräne, Rückenschmerzen bei Skoliose
- **viszeraler (Tiefen-)Schmerz:** 1. von inneren Organen bzw. seröser Haut (Pleura, Perikard, Peritoneum) ausgehend, z. B. bei Distension im Rahmen einer Kolik 2. schwer lokalisierbar, meist auf Head*-Zonen präsentiert 3. Schmerzqualität: dumpf, bohrend, nagend, intermittierend, kolikartig, unbestimmt, diffus 4. häufig mit (motorischer) Unruhe einhergehend
- **somatischer Schmerz:** 1. als Oberflächenschmerz ausgehend von Haut bzw. Schleimhaut, z. B. bei Stichverletzung, oder als Tiefenschmerz ausgehend von Knochen, Muskeln, Gelenken 2. gut lokalisierbar 3. Schmerzqualität hell: scharf, brennend, kontinuierlich 4. häufig Schonhaltung
- **neuropathischer Schmerz** (Neuralgie, Nervenschmerz): 1. direkte Folge einer Schädigung (oder Erkrankung) im somatosensorischen System (peripherer Nerv, Nervenwurzel, ZNS) 2. Beispiele: nach Zoster*, Amputation* (Phantomempfinden*), Rückenmarkverletzung
- **somatoformer Schmerz** (früher Psychalgie): 1. Schmerzerleben, für dessen Intensität und Ausgestaltung psychische bzw. psychosoziale Faktoren die Hauptursache darstellen, z. B. Migräne nach psychischer Belastung
- **Schmerz infolge funktioneller Störungen:** Fehlregulationsschmerz; beruht auf unangemessener Funktion eines physiologischen bzw. biochemischen Regulationssystems, z. B. unangepasste motorische Steuerung der Skelettmuskulatur (Hartspann, Schmerzen bei Fehlhaltung)

Schmerz, akuter m: engl. *acute pain*. Meist eindeutig lokalisierbarer Schmerz*, bei starker Intensität oftmals einhergehend mit vegetativen Symptomen wie Veränderung von Blutdruck*, Herz- und Atemfrequenz, Schwindel*, Übelkeit, Blässe und Kaltschweißigkeit. Akuter Schmerz hat eine lebenserhaltende Warn- und Schutzfunktion, indem er krankhafte Veränderungen anzeigt.
Ursachen: Auslöser sind z. B. akute Verletzungen, Entzündungen, mangelnde Durchblutung (Ischämie*) oder Operationen.
Therapie: Akuter Schmerz ist meist gut zu behandeln. Bei stärkerer Intensität steht die pharmakologische Schmerztherapie* im Vordergrund. Nichtpharmakologische Therapien können ergänzend angewendet werden, hierzu zählen u. a.
- Ruhigstellung
- Physiotherapie* und physikalische Therapie, z. B.: 1. Thermotherapie wie Kühlung (Kryotherapie*) oder Wärmetherapie 2. manuelle Therapie 3. Massage*
- Ergotherapie*
- komplementäre Verfahren.

Schmerzambulanz f: engl. *pain clinic*. Einrichtung zur interdisziplinären ambulanten und (teil-)stationären Versorgung von Menschen mit chronischen Schmerzen und Tumorschmerzen durch oft multimodale Therapie oder palliativmedizinische Begleitung nach Abklärung und Behandlung der Grunderkrankung durch die zuständige Fachdisziplin.

Schmerzanamnese f: engl. *pain history*. Spezielle Anamnese* zur Schmerzerfassung bei Schmerzpatienten in Erweiterung der üblichen Anamnese, mit dem Schwerpunkt auf Eigenschaften und Auswirkungen des Schmerzes.
Beschreibung: Die Schmerzanamnese beinhaltet immer:
- Lokalisation, ggf. Ausstrahlung
- Intensität
- zeitlicher Verlauf (Häufigkeit, Dauer)
- Qualität, z. B. dumpf, pochend, stechend
- Trigger*-Faktoren, z. B. Ruhe, Belastung, bestimmte Tageszeit
- Faktoren, die den Schmerz verstärken oder lindern
- Begleitsymptome, z. B. Verspannung, Übelkeit
- bisherige Schmerztherapie*: Medikation, deren Wirksamkeit, Nebenwirkungen, sonstige Therapien wie Transkutane elektrische Nervenstimulation (TENS).

Schmerz-Assessment n: Systematische Einschätzung und Beurteilung von Schmerzen mithilfe von Schmerzanamnese, Schmerztagebuch und geeigneter Schmerzskalen. Das Schmerz-Assessment dient dem Erkennen von Schmerzen, der Therapiewahl und der Überprüfung des Behandlungserfolgs. Bei Kindern wird häufig die sog. Smiley*-Analog-Skala genutzt, bei dementen Patienten die Beobachtungskala BESD.
Beispiel für Schmerzskalen:
- Numerische Ratingskala (NRS)
- Visuelle Analogskala (VAS) oder Wong-Baker-Gesichtsskala (Smiley*-Analog-Skala)
- Verbale Ratingskala (VRS)
- Fremd-Beobachtungsskala von Schmerz bei Demenz (BESD).

Schmerzausstrahlung f: syn. Schmerz-Projektion. Phänomen der Schmerzwahrnehmung entfernt vom Ort der Schmerzentstehung. Beispiele sind Myokardinfarkt (Schmerzausstrahlung in linken Arm, linke Schulter, Kiefer, Hals, Oberbauch), Erkrankungen der Gallenblase (Schmerzausstrahlung in die rechte Schulter), tiefsitzender Harnleiterstein (Schmerzausstrahlung in Hoden bzw. Schamlippen), Bandscheibenvorfall* (radikuläre Schmerzausstrahlung in die Extremitäten). Siehe Head*-Zonen.

Schmerzen, gürtelförmige m pl: Oberbauchschmerzen, die gürtelförmig um den Körper bis in den Rücken ziehen. Sie sind typisch für eine Bauchspeicheldrüsenentzündung (Pankreatitis*).

Schmerzen, lanzinierende m pl: engl. *lancinating pains*. Blitzartig einsetzende Schmerzen, z. B. bei Tabes* dorsalis.

Schmerzfaser f: Afferente sensorische Nervenfaser, die durch unterschiedliche Noxen aktiviert und im Rückenmark auf den Tractus* spinothalamicus umgeschaltet wird. Die Weiterleitung der elektrischen Signale an das ZNS führt zur Bewusstwerdung des Schmerzes (Nozizeption*). Unterteilt werden Schmerzfasern in schnell leitende Aδ-Fasern (myelinisiert) und langsam leitende C-Fasern (unmyelinisiert).

Schmerzgedächtnis n: engl. *pain memory*. Physiologische Veränderungen der an der Schmerzwahrnehmung und -weiterleitung beteiligten neuronalen Strukturen im ZNS durch frühere intensive, wiederholte oder andauernde Schmerzen. Diese verändern u. a. die Aktivität von Genen und können über Umbauvorgänge zu chronischem Schmerz führen.
Physiologie: Schmerzwahrnehmung erfolgt über sensible Nervenzellen (siehe Schmerz*-Sensoren), durch den Schmerz verursachende Reize aus der Umwelt oder dem Körperinneren aktiviert werden. Die Erregungsleitung verläuft über sensible Nerven und das Rückenmark zum Gehirn, wo die subjektive Schmerzempfindung ausgelöst wird. Lang anhaltende oder besonders starke Schmerzreize können die Empfindlichkeit und Struktur der Schmerz-Sensoren verändern. Es kommt zur vermehrten Ausbildung von Ionenkanälen und Rezeptoren, die schon bei schwachen Reizen, z. B. Berührung, Schmerzsignale detektieren. Den so entstehenden chronischen Schmerzen fehlt der eigentliche Auslöser, die betroffenen Nervenzellen werden hypersensitiv. In schweren Fällen werden Schmerzsignale auch aus benachbarten Regionen der ursprünglich betroffenen Körperstelle im Gehirn repräsentiert, was eine umso intensivere und breitere Schmerzempfindung auslöst. Arzneimittel, z. B. Opioide*, können die Weiterleitung von Schmerzen hemmen und der Ausbildung eines Schmerzgedächtnisses entgegenwirken. In der Schmerztherapie wird häufig ein multimodaler Ansatz gewählt. Es werden neben der Gabe von Analgetika auch Bewegungs- und Verhaltenstherapie sowie Entspannungsmethoden eingesetzt.

Schmerzkatheter m: engl. *pain catheter*. Katheter der Leitungsanästhesie* zur repetitiven oder kontinuierlichen Arzneimittel-Applikation, meist zur Lokalanästhetikum-Applikation. Ein Schmerzkatheter wird eingesetzt z. B. im Rahmen der perioperativen Schmerztherapie sowie bei der PCRA (Patient-Controlled Regional Analgesia) oder PCIA (Patient-Controlled Intravenous Analgesia).

Schmerzleitung f: engl. *pain conduction*. Erregungsleitung von Schmerzimpulsen nach Aktivierung von Schmerz*-Sensoren durch adäquate Reize einer Mindestintensität (Schmerzschwelle). Nozizeptive Afferenzen aus der Peripherie gelangen über schnellleitende A-Delta-Nervenfasern (helle Schmerzqualität) und langsamleitende C-Fasern (dumpfer Schmerz) zum Rückenmark und über thalamische Umschaltung in limbisches System (unangenehme Empfindung) und Kortex (anatomische Schmerzinterpretation).

Schmerzmanagement im Alter n: Medikamentöse und nicht-medikamentöse Schmerztherapie betagter Patienten unter Berücksichtigung altersbedingter Einschränkungen. Dazu gehören die im Alter veränderte Pharmakokinetik*, Mobilitätseinschränkungen, kognitive Einbuße sowie die Polypharmazie* aufgrund der oft vorliegenden Multimorbidität*. Zur Einschätzung der Schmerzen und ihrer Linderung wurden spezielle Schmerz*-Assessments entwickelt.
Hintergrund: 25–60 % der zu Hause lebenden über 65-Jährigen und 45–80 % der Pflegeheimbewohner leiden unter behandlungsbedürftigen Schmerzen.
Klinik der Schmerzen bei Älteren:
- Schmerzen durch Erkrankungen des Bewegungsapparates (Arthrose*, Wirbelsäulenerkrankungen)
- neuropathische Schmerzen bei Diabetes* mellitus, Trauma, Amputation, Schlaganfall*
- Post-Zoster-Neuralgien
- Tumorschmerzen

- Durchblutungsstörungen (nächtliche Schmerzen in den Beinen).

Schmerztherapie im Alter: Medikamente: Bei der medikamentösen Schmerztherapie kommen auch im Alter Nicht-Opioid-Analgetika, Opioide* und Ko-Analgetika in Frage. Besonderheiten für den Einsatz beim älteren Menschen:
- Beim Einsatz vieler NSAR bestehen beim alten Menschen oft Kontraindikationen wie Neigung zu gastrointestinalen Ulzera und/oder Schlaganfall, koronare Herzkrankheit, schwere Leber-, Nieren oder Herzinsuffizienz.
- Bei starken Opioiden ist immer ein osmotisches **Laxans** als Begleitmedikation erforderlich, da die ohnehin bei alten Menschen erhöhte Obstipationsneigung unter Opioiden zunimmt.
- Gegen die **opioidbedingte Mundtrockenheit** helfen ausreichende Trinkmenge, Lutschbonbons, Eiswürfel und konsequente Mundpflege.
- Bei **Niereninsuffizienz** empfehlen sich das wenig atemdepressive Buprenorphin* und Tilidin*.
- Die häusliche Schmerztherapie mit starken Opioiden wird heute durch Applikationsformen wie **Lutscher, Bukkaltabletten oder Nasenspray** deutlich vereinfacht.
- Das als **Ko-Analgetikum** gern verwendete **Butylscopolamin** verschlechtert aufgrund seiner ausgeprägten anticholinergen Wirkungen bei älteren Patienten häufig die Kognition oder löst delirante Zustände aus. Ähnliches gilt für das Antidepressivum **Amitriptilin**.
- Auch **Kortikosteroide** können delirante Zustände auslösen, zudem führen sie häufig zu Osteoporosen.

Nicht-medikamentöse Schmerztherapie im Alter:
- Bewegung und physikalische Maßnahmen: 1. aktivierende Pflege (siehe auch Immobilität* im Alter), Lagerungsmaßnahmen 2. Mobilisierung und körperliches Training mehrmals wöchentlich auf Dauer 3. Wärme, Kälte, Massagen, TENS, Lymphdrainagen 4. Entspannungsmethoden, Musiktherapie, progressive Muskelrelaxation
- psychologische Unterstützung und Schulung: 1. Schulung zu Ursachen 2. Selbsthilfestrategien 3. Verhaltensänderung durch Erlernen von Schmerzbewältigungsstrategien 4. Seelsorge
- Beeinflussung äußerer Faktoren: 1. Rhythmisierung des Tagesablaufs 2. Schulung des Personals (Zuwendung auch ohne Schmerzäußerung des Betroffenen) 3. Integration in soziale Strukturen.

Schmerzmediator *m*: Körpereigene oder exogen zugeführte, schmerzinduzierende Moleküle, die u. a. bei Verletzung, Entzündung und Infektionen aktiv sind. Zu den wichtigsten Schmerzmediatoren zählen Zytokine*, Prostaglandine*, Bradykinin*, Neuropeptide*, Histamin*, ATP und Protonen. Schmerzmediatoren binden an spezifische Rezeptoren der Nozizeptoren und aktiveren diese.

Schmerzmittel → Analgetika

Schmerzreiz *m*: Chemischer, mechanischer oder thermischer Reiz*, der zur Stimulation von Nozizeptoren führt und somit zur Schmerzwahrnehmung. In der Klinik werden Schmerzreize, z. B. Zwicken in die Haut, verwendet, um zu überprüfen, ob der Patient bei Bewusstsein ist.

Schmerz-Rezeptoren → Schmerz-Sensoren

Schmerzschwelle *f*: engl. *pain threshold*. Punkt, ab dem ein Mensch einen Reiz als Schmerz* empfindet. Die Schmerzschwelle ist grundsätzlich individuell verschieden. Sie wird durch emotionale und kognitive Faktoren herabgesetzt (durch Angst, Stress, Kontrollverlust) oder heraufgesetzt (durch Ablenkung, Kontrollierbarkeit von Schmerz).

Schmerz-Sensoren *m pl*: engl. *nociceptors*; syn. Nozizeptoren. Freie Nervenendigungen* (primäre nozizeptive Afferenzen), deren Reizung zur Schmerzempfindung führt. Schmerz-Sensoren exprimieren u. a. TRPV1- und TRPA1-Rezeptoren (TRP-Kanal), sind meist polymodal (syn. multimodal) und reagieren sowohl auf mechanische als auch auf thermische oder chemisch-irritative Schmerzreize.

Physiologie: Im Vergleich zu z. B. Mechanosensoren* liegt die Reizschwelle* der Schmerz-Sensoren deutlich höher und es kommt zu keiner (oder einer nur langsamen) Adaptation an den anhaltenden Reiz. Sensibilisierung (Reizschwellen-Senkung) erfolgt durch Entzündungsmediatoren, u. a. Prostaglandine*, Bradykinin*, Serotonin*, Histamin, die bei Erregung von Schmerz-Sensoren freigesetzt werden, sowie durch lokale Hypoxie, Absinken des pH-Werts oder Änderungen der Elektrolytkonzentrationen.

Lokalisation: Ubiquitär in Haut, Knochen, Muskulatur, Bändern, Sehnen, Hohlorganen, Organkapsel u. a.; nicht in parenchymatösem Organgewebe.

Einteilung: Nach Erregungsleitungsgeschwindigkeit der Nervenfasern:
- C-Faser: marklos, verantwortlich für Wahrnehmung des sekundär unscharf, brennenden Schmerzes (Nachschmerz)
- A-Delta-(I/II)-Faser: dünn myelinisiert, verantwortlich für Wahrnehmung des ersten Schmerzes (Sofortschmerz) nach Verletzung (schnell und scharf); Reaktion auf thermische und mechanische Reize
- A-Alpha- und A-Beta-Faser: dick myelinisiert: 1. A-Alpha-Faser: verantwortlich für Wahrnehmung ausschließlich mechanischer Stimuli; nicht beteiligt an Schmerz-Wahrnehmung 2. A-Beta-Faser: (als schlafende Nozizeptoren) relevant im Rahmen der Chronifizierung von Schmerzen.

Schmerzskala *f*: engl. *pain scale*. Verfahren zur qualitativen und quantitativen Messung von Schmerz* durch Übertragung von Schmerzcharakteristika und relevanten Faktoren in Zahlenwerte. Die Zahlenwerte dienen der systematischen Verlaufskontrolle und der vereinfachten Dokumentation und werden in der Forschung für statistische Zwecke eingesetzt.
- **Eindimensionale** Skalen werden v. a. zur Messung der Schmerzintensität eingesetzt: 1. verbale Ratingkala (VRS) 2. visuelle Analogskala*, Abb. dort 3. numerische Rangskala (NRS)
- **mehrdimensionale** Skalen erfassen in standardisierter Form neben der Schmerzintensität weitere Dimensionen wie Schmerzqualität, Schmerzlokalisation, Schmerzdauer, Schmerzlinderung und schmerzbedingte Beeinträchtigung von Alltagsfunktionen (z. B. Brief Pain Inventory)
- **bei nicht kommunikationsfähigen**, beatmeten Patienten sind verhaltensbezogene Schmerzskalen wie z. B. die Behavioral Pain Scale (BPS) von Vorteil, bei ansprechbaren, aber dementen oder sonst nicht kooperativen Patienten die BESD (Skala zur Beurteilung von Schmerzen bei Demenz).

Schmerz, sozialer *m*: engl. *social pain*. Bezeichnung für dem Schmerz* analoge subjektive Empfindung beim Erleben des Ausgeschlossenseins aus Gruppen. Die neurowissenschaftliche Grundlage ist die Aktivierung der Schmerzmatrix (v. a. anteriores Cingulum*) durch sozialen Ausschluss, die durch fMRT nachgewiesen wurde.

Schmerzstörung, anhaltende somatoforme *f*: engl. *persistent somatoform pain disorder*. Nach ICD-10 somatoforme Störung* mit nicht vorgetäuschten chronischen Schmerzen, deren physiologische oder körperliche Ursachen nicht vollständig erklärbar sind. Meist handelt es sich um Kopf- oder Rückenschmerzen. Zur Diagnose dienen strukturierte Interviews. Behandelt wird mit interdisziplinärer Schmerztherapie* (u. a. somatisch, pharmakologisch, psychotherapeutisch, körpertherapeutisch sowie Entspannungsmethoden).

Schmerzsyndrom, chronisches *n*: engl. *chronic pain syndrome*. Zustand mit anhaltenden oder rezidivierenden Schmerzen*, der seit mindestens 6 Monaten besteht. In der Folge kann der Schmerz zum Mittelpunkt des Denkens und

Handelns werden, seine ursprüngliche Warnfunktion für körperliche Störungen verlieren und sich verselbstständigen.

Erkrankung: Epidemiologie. Nach Schätzungen sind in Deutschland etwa 5–8 Millionen Patienten (6–10 % der Bevölkerung) an behandlungsbedürftigen chronischen Schmerzen erkrankt. Viele Betroffene sind arbeitsunfähig oder vorzeitig berentet wegen Erwerbsunfähigkeit. **Ätiologie.** Analog dem biopsychosozialen Modell* bestimmen psychosoziale Wechselwirkungen zwischen dem Betroffenen, seiner Familie und der Umwelt ganz entscheidend die Entstehung, den Verlauf und die Prognose eines chronischen Schmerzsyndroms. Psychische Risikofaktoren, die eine Chronifizierung unterstützen können, sind u. a.:
- anhaltende psychovegetative Spannung
- primärer und sekundärer Krankheitsgewinn
- unzureichende analgetische Anfangsbehandlung
- Angststörung und Depression in der Vorgeschichte
- Gewalt- und Schmerzerfahrung in der Kindheit.

Als protektive Faktoren, die einer Chronifizierung entgegenwirken können, gelten u. a.:
- tragfähige Arzt-Patient-Beziehung
- Unterstützung durch den Partner
- positive Akzeptanz der Erkrankung mit Lösungsorientierung
- vorherige konstruktive Krisenbewältigung.

Klinik:
- lokalisiert oder generalisiert auftretende Schmerzen
- ggf. wechselnde Intensität
- ggf. psychopathologische Veränderungen beim Betroffenen, welche die Schmerzwahrnehmung wiederum beeinflussen können
- nicht monokausal erklärbarer Schmerz im Vordergrund der Symptomatik
- über den zu erwartenden Heilverlauf hinaus bestehender Schmerz unter Verlust der schmerzspezifischen Warnfunktion
- in der Folge Zunahme sowohl von Schmerzempfindlichkeit als auch psychischer Beeinträchtigung.

Therapie:
- Patientenaufklärung zusätzlich zur Ausschöpfung kurativ intendierter therapeutischer Optionen
- patientenindividuelle interdisziplinäre multimodale Schmerztherapie* einschließlich aktiver Bewältigungsstrategien je nach Schmerzform und Ätiologie.

Schmerzsyndrome, genitale *n pl*: engl. *genital pain syndromes*. Sammelbezeichnung für verschiedene fokale Schmerzsyndrome des kleinen Beckens und des Genitale*, bei denen typischerweise keine körperlichen Ursachen gefunden werden. Daher wird eine Vulvodynie oder psychosomatische Störung* angenommen.

Schmerzsyndrom, femoropatellares *n*: engl. *anterior knee pain*. Schmerzkomplex um den Patellahalteapparat. Meist aufgrund einer Dysbalance oder Überlastung. Schmerzen werden im vorderen Knie um die Patella angegeben, häufig an der Kniescheibenspitze (Patellaspitzensyndrom*, Jumpers-Knee). Behandelt wird konservativ mit exzentrischem Krafttraining und Flossing.

Ursachen:
- Muskuläre Dysbalance
- Überlastung
- Insuffizienz des M. vastus medialis
- Genu* valgum
- pathologische Tibiatorsion
- Rückfußvalgus.

Schmerzsyndrom, myofasziales *n*: engl. *myofascial pain syndrome*. Muskelschmerzen, die spontan oder bei Druck auf einen Trigger*-Punkt innerhalb eines Muskelhartspanns* auftreten, sich z. T. pseudoradikulär nach distal projizieren und evtl. mit Muskeltonuserhöhung einhergehen, nicht aber mit sensiblen Ausfällen oder Reflexanomalien. Behandelt wird mit physikalischer Therapie und Injektion von Lokalanästhetika. **Vorkommen:**
- Nackenmuskulatur
- Schulter- und Beckengürtel
- Kaumuskeln.

Ursachen:
- akute oder chronische Muskelüberbeanspruchung
- Gelenkreizzustände (Arthrose, Arthritis)
- Trauma
- Kälte
- degenerative oder entzündlich-rheumatische Erkrankungen
- Krankheiten innerer Organe
- psychische Belastung.

Schmerzsyndrom, patellofemorales *n*: Komplexes Schmerzsyndrom variabler Ätiologie mit Schmerzen im patellofemoralen Gelenk bei und nach Belastung. Die Diagnose wird durch Anamnese, klinische Untersuchung sowie als Ausschlussdiagnose gestellt und mittels Bildgebung ätiologisch abgeklärt. Behandelt wird meist konservativ.

Risikofaktoren:
- Fehlstellung der Beinachse
- Ungleichgewicht der Muskulatur im Oberschenkel
- Knorpelschaden
- Zustand nach Patellaluxation
- Folgeschäden nach Unfällen.

Klinik:
- diffuse Schmerzen um die Patella
- Schmerzen in Ruhe, während und nach Belastung
- ggf. Schwellung bei weiterer Belastung.

Therapie: Konservativ:
- Therapie der Grunderkrankung
- Korrektur der Beinachsen durch Training, Physiotherapie
- Ausgleich der Oberschenkelmuskulatur durch gezieltes Training
- Übungen zur Zentrierung der Patella
- Einsatz von Schmerzmedikation.

Operativ (bei Versagen der konservativen Therapie, Indikation zurückhaltend):
- Knorpelglättung, evtl. Knorpeltransplantation
- laterale Retinaculumspaltung zum Zentrieren der Patella
- postoperativ Physiotherapie und Krafttraining.

Schmerztagebuch *n*: engl. *pain diary*. Selbstbeurteilungsverfahren zur täglichen Erfassung und Einschätzung der Schmerzintensität zu mehreren (meist 4) festgelegten Messzeitpunkten auf einer numerischen Skala von 0 (kein Schmerz) bis 10 (maximale Schmerzintensität) über einen Zeitraum von einer bis zu mehreren Wochen.

Anwendung: Überprüfung der Wirksamkeit therapeutischer Maßnahmen und Diagnose schmerzrelevanter Einflüsse (z. B. durch Belastungsfaktoren, Änderungen der Schmerzen im Tages- oder Wochenverlauf).

Schmerztherapie *f*: Sammelbezeichnung für therapeutische Verfahren zur Beeinflussung akuter oder chronischer Schmerzen* mit dem Ziel der Schmerzaufhebung bzw. -reduktion (siehe Analgesie*). Fachärzte können eine Zusatz-Weiterbildung spezielle Schmerztherapie absolvieren.

Vorgehen: Eine Schmerztherapie erfordert eine (obligate) Schmerzerfassung und die Dokumentation der subjektiven Therapiewirksamkeit sowie wiederholte Reevaluationen. Zur Dokumentation der Wirksamkeit einer Schmerztherapie soll der Patient ein Schmerztagebuch führen und die Schmerzstärke auf einer visuellen Analogskala* (VAS) beurteilen. Außerdem sollte der Therapeut regelmäßig den Schmerzmittelkonsum begutachten. Vorgesehen ist ein interdisziplinäres Behandlungskonzept, angewendet werden u. a. folgende Methoden:
- pharmakologisch u. a.: **1.** Analgetika* (enteral oder parenteral; siehe WHO*-Stufenschema) **2.** Spasmolytika* **3.** zentrale Muskelrelaxanzien* **4.** Antikonvulsiva **5.** Psychopharmaka* (besonders Antidepressiva*)
- anästhesiologisch u. a.: **1.** therapeutische Lokalanästhesie* **2.** periphere oder zentrale Leitungsanästhesie*
- Elektrostimulationsanalgesie oder (neuro-)chirurgische Verfahren, u. a.: **1.** Hinterstrangstimulation* **2.** TENS (transkutane elektrische Nervenstimulation) **3.** Thermo-

Schmerztherapie, perioperative

koagulation* 4. offen-chirurgische Denervierung* (z. B. zur Facettenverödung) 5. s. c. Implantation einer Infusionspumpe zur intrathekalen Wirkstoffapplikation (z. B. Opioid) 6. neurochirurgische Schmerzoperationen (z. B. Chordotomie*)
- psychologische bzw. psychotherapeutische Verfahren, u. a.: 1. Biofeedback* 2. Verhaltenstherapie* 3. autogenes* Training 4. progressive Muskelrelaxation*
- physikalische Therapie, u. a.: 1. Massage* 2. Ultraschalltherapie 3. Magnetfeldtherapie
- Physiotherapie*
- weitere komplementäre Verfahren.

Schmerztherapie, perioperative *f*: engl. *perioperative analgesic therapy*. Schmerztherapie* bei einer OP zur Senkung des Risikos perioperativer Komplikationen u. a. durch Reduktion der perioperativen Stressreaktion. Die perioperative Schmerztherapie geschieht multimodal, interdisziplinär chirurgisch-anästhesiologisch und umfasst die prä-, intra- und postoperative Phase. Sie wird an individuelle Faktoren angepasst.
Formen:
- präoperativ: 1. Erfassung und bei Bedarf Optimierung der bestehenden individuellen Schmerzsituation 2. umfassende Aufklärung über Möglichkeiten der postoperativen Schmerztherapie und Festlegen eines gemeinsamen Prozedere 3. Anxiolyse und Sedierung, insbesondere bei Eingriffen im Stand*-by oder ausschließlich in Lokalanästhesie (Prämedikation*, z. B. durch Midazolam)
- intraoperativ: 1. suffiziente Analgesie je nach anästhesiologischem Verfahren: Lokalanästhesie bzw. Regionalanästhesie, ggf. mit Katheter und Narkoseoptimierung durch sog. Co-Analgetika (z. B. Clonidin, Ketamin) 2. adäquate Lagerung 3. chirurgisch gewebeschonendes Vorgehen 4. Einleitung der postoperativen Schmerztherapie bereits intraoperativ (rechtzeitig) vor Operations- bzw. Prozedurende
- postoperativ: Schmerzkatheter, systemische Analgesie möglichst als Patient-Controlled Analgesia (PCA) unter regelmäßiger Kontrolle oder alternativ.

Schmerztherapie, psychologische *f*: engl. *psychological analgesic therapy*. Anwendung psychologischer Verfahren zur Bewältigung von Schmerz, v. a. im Rahmen chronischer Schmerzsyndrome. Die Therapie gilt als eines der wirkungsvollsten konservativen, wissenschaftlich evaluierten Verfahren zur Behandlung chronischer Schmerzen (hohe Evidenz aus verschiedenen Metaanalysen).
Vorgehen:
- Psychoedukation* zur Entwicklung eines biopsychosozialen Krankheitsmodells chronischer Schmerzen

- Entspannungsmethoden
- ggf. Biofeedback*
- Abbau der angstbedingten Vermeidung und Aktivitätsaufbau
- Reduktion von katastrophisierenden Bewertungen von Schmerzen und Schmerzfolgen
- Umgang mit Demoralisierung und affektiven Problemen
- Verbesserung der Kommunikationsfähigkeiten.

Schmerz-Typ *m*: syn. Schmerz-Art. Unterteilung von Schmerzen nach deren Ursache. Man unterscheidet neurogene, nozizeptive, psychogene und gemischte Schmerzen. Aus klinischer Sicht wird weiter zwischen akutem und chronischem Schmerz unterschieden: so lassen sich akute Schmerzen praktisch immer erfolgreich bekämpfen – chronische Schmerzen jedoch nicht.
Formen:
- neurogener Schmerz: 1. kontinuierliche Weiterleitung von Schmerzimpulsen aufgrund einer Verletzung peripherer Nerven (z. B. Amputation) oder zentraler Nerven (z. B. bei Multipler Sklerose) 2. zu gestörter Schmerzverarbeitung führend und häufig in chronische Schmerzformen übergehend 3. Empfinden eines brennenden Schmerzes 4. Behandlung mittels Opioiden*, Lokalanästhetika*, Antidepressiva*, Antikonvulsiva und Nervenblockade* (ultima ratio)
- nozizeptiver Schmerz: 1. durch Stimulation von Nozizeptoren ausgelöster Schmerz, z. B. durch Verletzung oder Entzündung 2. somatisches Auftreten möglich, d. h. Schmerzen in Muskeln, Gelenken, Knochen und Haut, oder viszeral (innere Organe) 3. bei starken Schmerzen Verabreichung von Schmerzmitteln (Analgetika*)
- psychogener Schmerz: 1. durch Stress, Depression, seelische Belastung und Angst ausgelöste Schmerzempfindung 2. Möglichkeit des Übergangs zu einer chronischen Schmerzwahrnehmung 3. Behandlung im Rahmen einer psychotherapeutischen Betreuung, da Schmerzmittel zu keiner Linderung der Schmerzen führen
- gemischter Schmerz: aus nozizeptivem und neurogenem Schmerz bestehend.

Schmerzwahrnehmung → Nozizeption

Schmetterlingsdermatitis *f*: engl. *moth dermatitis*. Irritativ-toxische* Kontaktdermatitis bzw. Kontakturtikaria* durch Hautkontakt mit nesselhaartragenden Motten oder Schmetterlingen (Hylesia-Spezies, z. B. Nachtschmetterlinge an der Amazonas- und Orinocomündung).

Schmetterlingserythem *n*: engl. *butterfly rash*. Hautrötung, die vom Nasenrücken ausgeht und sich symmetrisch im Bereich des Jochbeins und der Wangen ausdehnt. Ein Schmetterlingserythem kommt vor bei kutanem Lupus* erythematodes. Differenzialdiagnostisch muss insbesondere an ein Erysipel*, eine Rosazea* und an die periorale Dermatitis* gedacht werden. Siehe Systemischer Lupus* erythematodes (Abb. 1 dort).

Schmetterlingsgliom *n*: engl. *butterfly glioma*. Glioblastom* mit symmetrischer Ausbreitung in beiden Hirnhemisphären unter Einbeziehung des Corpus* callosum.

Schmidt-Quotient → Glutamatdehydrogenase

Schmierblutung *f*: engl. *vaginal spotting*. Schwache, unterperiodenstarke vaginale Blutung außerhalb der eigentlichen Menstruationsblutung. Schmierblutungen sind sehr häufig. Die Ursachen sind vielfältig, die Therapie richtet sich nach der Ursache. Oft ist keine Behandlung notwendig.
Erkrankung: Ätiologie:
- bei wiederholtem Auftreten häufig organische Veränderungen am Genital* (Myoma uteri, Uteruspolyp u. a.) oder Störungen der Blutgerinnung, z. B. durch Einnahme von gerinnungshemmenden Medikamenten
- prä- und postmenstruelle Schmierblutung („Spotting") und Ovulationsblutung* meist endokrin bedingt (z. B. Corpus*-luteum-Insuffizienz)
- Schmierblutung in der Frühschwangerschaft: 1. möglicherweise durch ein bei der Plazentation* entstandenes retroplazentares Hämatom* bedingt und Zeichen eines drohenden Abortes* 2. typisches Frühsymptom einer Extrauteringravidität*
- postmenopausale Schmierblutung häufig als Erstsymptom eines Endometriumkarzinoms*
- Schmierblutung zu Beginn der Hormonzufuhr bei hormonaler Kontrazeption*
- mechanische Ursachen, u. a. Intrauterinpessar* und Kohabitationstraumen (Kontaktblutung*, z. B. bei Portioektopie).

Schmierinfektion *f*: engl. *smear infection*. Indirekte Übertragung* von Erregern infektiöser Erkrankungen von Mensch zu Mensch durch Kontamination* der Hand mit erregerhaltigem Material (vor allem Fäzes*, aber auch Sputum*, Eiter*, Blut*) einer Infektionsquelle* oder eines Übertragungsfaktors mit nachfolgendem Eintragen in eine Eintrittspforte (z. B. Mund oder Hautwunde).
Hintergrund: Bei Verschleppung von Erregern aus Fäzes* in den Mund einer Kontaktperson spricht man auch von fäkal-oraler Infektion (z. B. bei Hepatitis A oder Shigellose). Wichtige prophylaktische Maßnahmen sind Händehygiene* und Händedesinfektion. Der Begriff wird auch synonym mit Kontaktinfektion verwen-

det, die Schmierinfektion wird jedoch immer indirekt übertragen.

Schmincke-Tumor → Nasopharynxtumoren

Schmorl-Knorpelknötchen *n pl*: engl. *Schmorl's nodes*; syn. Schmorl-Knötchen. Knorpelig umgewandelte Bandscheibeneinbrüche in die Wirbelkörperdeckplatte, die bei der Scheuermann*-Krankheit vorkommen. Ursachen sind verminderte Resistenz und Überlastung der Ringapophysen der Grund- und Deckplatten der Wirbelkörper.

Schnabeltasse *f*: engl. *feeding cup*; syn. Schnabelbecher. Tasse mit zweiseitigem Henkel oder Becher aus Kunststoff (oder Porzellan) mit einem wie bei einer Kanne zulaufenden Ausguss (Schnabel).

Schnappatmung *f*: engl. *gasping*. Pathologische, verlangsamte, von größeren Pausen unterbrochene, insuffiziente Atmung mit schnappenden Atembewegungen infolge schwerer Schädigung des Atemzentrums* im Gehirn, v. a. präfinal als sog. terminale Atmung.

schnappende Hüfte → Coxa saltans

schnappender Daumen → Pollex flexus

Schnarchen *n*: engl. *snoring*; syn. Rhonchopathie. Atemabhängiges, knatterndes Geräusch während des Schlafs*. Es wird durch Flatterbewegungen des erschlafften Gaumensegels oder Zurücksinken der Zunge meist bei der Einatmung hervorgerufen. Mit zunehmendem Alter schnarchen etwa 60 % der Männer und 40 % der Frauen.

Ursachen:
– behinderte Nasenatmung durch z. B.: 1. adenoide Vegetationen* 2. Tonsillenhyperplasie 3. Septumdeviation* 4. Nasenmuschelhyperplasie
– Adipositas*
– häufig nach Alkoholgenuss.

Beschreibung: Schnarchen kann mit Atemaussetzern assoziiert sein (Schlafatemstörung) und gilt als Vorstufe eines Schlafapnoesyndroms*. Auch Schnarchen ohne manifeste Atemaussetzer (Apnoen) oder Hypopnoen* kann durch die erhöhte Atemanstrengung zu nicht erholsamem Schlaf, Tagesschläfrigkeit und Konzentrationsstörungen, im Kindesalter auch zu Gedeihstörung führen (Syndrom des erhöhten Atemwegswiderstands, Upper Airway Resistance Syndrome).

Therapie:
– allgemein: Gewichtsreduktion
– im Kindesalter Adenotomie*, ggf. Tonsillotomie* oder Tonsillektomie
– im Erwachsenenalter: 1. zahnärztliche Schienen zur Vorverlagerung des Unterkiefers (siehe Abb.) 2. operative Straffung des Gaumensegels 3. ggf. Septumplastik mit Konchotomie bei behinderter Nasenatmung.

Schnauzreflex *m*: engl. *oral feeding reflex*; syn. Fressreflex. Durch Berührung der Mundwinkel ausgelöstes Vorstülpen der Lippen. Der Schnauzreflex ist Rudiment des Saugreflexes* und bei gesunden Erwachsenen gehemmt. Er tritt wieder auf bei frontalen Läsionen, Erkrankungen der Basalganglien* und diffuser Schädigung des Gehirns.

Schnecke → Innenohr

Schneeballknirschen *n*: engl. *silken crepitus*. Reibegeräusch und fühlbares Reiben ähnlich dem Schneeknirschen als Tastbefund. Es ist zu fühlen bei fibrösem oder blutigem Gelenkerguss, Abszessbildung um Prostatasteine, Hygrom*, Haut- und Mediastinalemphysem und Tendovaginitis* crepitans.

Schneeblindheit → Keratoconjunctivitis photoelectrica

Schneidezahn *m*: engl. *incisor*; syn. Dens incisivus. Medial zwischen den Eckzähnen liegender einwurzeliger Zahn. Es gibt insgesamt 8 Schneidezähne, sowohl im Milchgebiss als auch im bleibenden Gebiss. Die Schneidezähne haben keine Kaufläche, sondern eine schaufelförmige Form mit spitz zulaufender Schneidekante (Inzisalkante). Ihre Funktion ist das Abbeißen von Stücken aus der Nahrung.

schnellender Finger → Tendovaginitis stenosans

Schnellinfusion *f*: engl. *rapid infusion*. Durch Überdruck (Kompression) beschleunigte Durchflussrate einer Infusion*, z. B. i. v.-Volumenersatz bei hypovolämischem Schock. Zum Prinzip einer Schnellinfusion siehe Schnelltransfusion*.

Schnellinjektion → Bolusinjektion

Schnellschnittdiagnostik *f*: engl. *rapid section diagnostics*. Histologische Untersuchung von Gewebeproben unmittelbar nach deren Entnahme während einer Operation. Von der Begutachtung ist das weitere operative Vorgehen abhängig. Die Schnellschnittdiagnostik wird beispielsweise zur Beurteilung von Resektionsrändern, der Tumordignität, der Lymphknoten (Sentinel*-Lymphknoten) sowie zur Identifizierung unklarer Gewebsstrukturen oder Untersuchung auf repräsentatives Gewebe angewandt.

Schnelltest *m*: engl. *rapid test*. Schnell und einfach durchführbares und auszuwertendes, meist standardisiertes (optimiertes) chemisches oder enzymatisches Analyseverfahren zur Untersuchung flüssiger biologischer Proben (z. B. Harn, Serum oder Blut) mithilfe von Testreagenzien, die auf spezifischen Trägern (Teststreifen) aufgebracht sind oder in Pulverform, als Tabletten oder Lösungen angewendet werden.

Schnelltransfusion *f*: engl. *rapid transfusion*. Durch Überdruck beschleunigte Bluttransfusion* bei hämorrhagischem Schock. Der Überdruck wird erzeugt durch Kompression des Blutbeutels, entweder manuell, halb- oder vollautomatisch.

Technik:
– manuelle Kompression des Transfusionsbeutels während der Transfusion (bzw. Infusion)
– halbautomatisch: manuell aufpumpbare Druckinfusionsmanschette (pneumatischer Druck)
– vollautomatisch: Druckinfusionsgerät bestehend aus elektrischem Kompressor, Rollerpumpe (Flow* 500–1000 ml/min), in der Regel Luftdetektor (Detektion von Mikrobläschen) und Luftabscheider (zur Verhinderung möglicher Luftembolie), Erwärmungssystem (Wärmetauscher; körperwarme Transfusion bzw. Infusion), insbesondere bei Massivtransfusion.

Schnittbildverfahren *n*: engl. *sectional-imaging technique*. Verfahren zur schichtweisen Abbildung des Körpers in verschiedenen Ebenen.

Schnittführung *f*: engl. *incision*. Verlauf von chirurgischen Schnitten zur Durchtrennung von Haut und Weichteilen bei operativen Eingriffen. Die Schnittführung soll das Operationsgebiet übersichtlich darstellen und eine intraoperative Erweiterungsmöglichkeit bieten. Durch Hautschnitte entlang der Hautspaltlinien (Langer*-Linien) soll Narbenspannung und -kontrakturen vorgebeugt und ein kosmetisch günstiges Ergebnis erzielt werden. Siehe Abb.

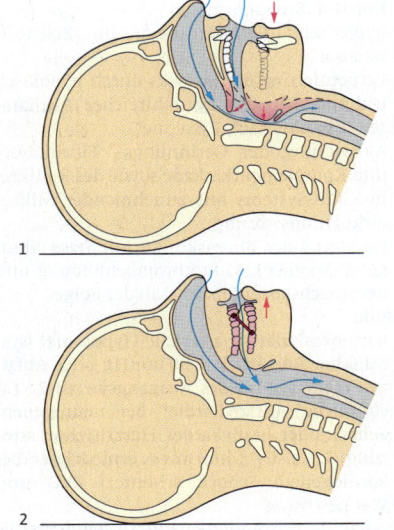

Schnarchen: 1: Die im Schlaf erschlaffte Zunge und das Gaumensegel rutschen nach hinten und verlegen die Atemwege. 2: Eine zahnärztliche Schiene hebt den Unterkiefer und die in ihm verankerte Zunge; der freie Luftstrom ist wiederhergestellt.

Schnittwunde

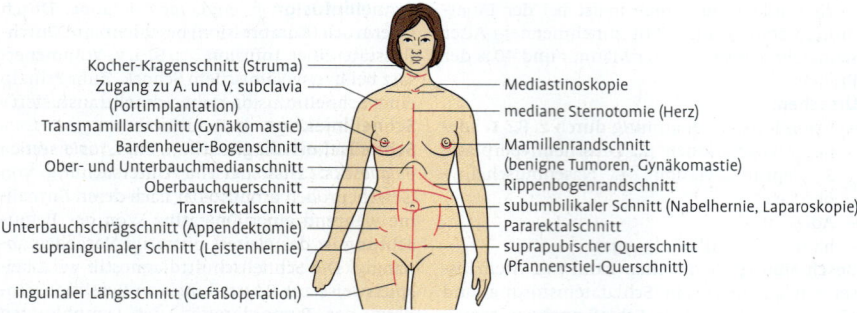

Kocher-Kragenschnitt (Struma)
Zugang zu A. und V. subclavia (Portimplantation)
Transmamillarschnitt (Gynäkomastie)
Bardenheuer-Bogenschnitt
Ober- und Unterbauchmedianschnitt
Oberbauchquerschnitt
Transrektalschnitt
Unterbauchschrägschnitt (Appendektomie)
suprainguinaler Schnitt (Leistenhernie)
inguinaler Längsschnitt (Gefäßoperation)
Mediastinoskopie
mediane Sternotomie (Herz)
Mamillenrandschnitt (benigne Tumoren, Gynäkomastie)
Rippenbogenrandschnitt
subumbilikaler Schnitt (Nabelhernie, Laparoskopie)
Pararektalschnitt
suprapubischer Querschnitt (Pfannenstiel-Querschnitt)

Schnittführung: Bezeichnung verschiedener Hautschnitte und Anwendungsbeispiele.

Schnittwunde: engl. *cut*. Mechanische Wunde* aufgrund der Einwirkung scharfer Gegenstände auf die Haut, z. B. Messer, Blätter (Gebüsch, Papier) oder Metallteile (z. B. an Auto, Fahrrad).
Kennzeichen: Wundränder glatt begrenzt, meist mit starker Blutung und später einsetzendem Wundschmerz; die Verletzung wird oft bei Eintritt nicht bemerkt. Bei tiefen Schnittverletzungen besteht immer die Gefahr schwerwiegender Verletzungen von Nerven, Blutgefäßen oder Sehnen und damit verbundener Bewegungseinschränkungen, Lähmungserscheinungen oder Empfindungsstörungen.
Maßnahme:
- sofortige Hochlagerung des verletzten Körperteils zur Verringerung des Blutverlustes
- wenn nötig, ärztliche Versorgung mit Wundverschluss durch Naht oder Kleben der Wundränder
- Wundverband, ggf. Druckverband (Kompressionsverband*); Wundmanagement*.

Schnüffelsucht *f*: engl. *sniffing*; syn. Substanzstörungen durch flüchtige Lösungsmittel. Substanzstörungen* durch gewohnheitsmäßige Inhalation* leicht flüchtiger organischer Substanzen mit hohem Abhängigkeitspotenzial* zur Erzeugung eines Rausches*. Schnüffelsucht kommt meist vor bei Kindern und Jugendlichen. Mögliche Komplikationen bei Dauergebrauch sind toxisch bedingte Enzephalopathie*, Polyneuropathie* sowie schwere Leber-, Nieren- und Knochenmarkschädigung.
Substanzen: Z. B. Aceton, Benzin, Lösungsmittel von Klebstoffen, Haushaltsreinigern bzw. Farben, Halogenkohlenwasserstoffe.

Schnullerekzem *n*: engl. *pacifier dermatitis*. Irritativ-toxisch ausgelöstes Kontaktekzem* um den Mund im Bereich der Schnullerabdeckung bei Säuglingen und Kleinkindern mit dauerhaftem Schnullereinsatz. In der Regel bessert sich das Ekzem rasch bei Weglassen des Schnullers. Details zur Ursache und Therapie siehe Lippenleckekzem*.

Schnupfen → Rhinitis
Schnupfen-Virus → Rhinovirus
Schober-Zeichen *n*: engl. *Schober's sign*. Dornfortsatzentfaltungstest der Lendenwirbelsäule (LWS), Maßzahl für die Beweglichkeit der LWS in der Sagittalebene. Das Schober-Zeichen ist positiv z. B. bei Spondylitis ankylosans oder degenerativer Veränderung.
Prinzip: Abstand zwischen Dornfortsatz S I und einem 10 cm kranial liegenden Punkt vergrößert sich durch maximale Vorwärtsneigung normalerweise um 4–6 cm, bei Bewegungseinschränkung der Wirbelsäule um < 4 cm.

Schock [Kreislauf] *m*: engl. *shock*. Akutes bis subakutes, fortschreitendes, generalisiertes Kreislaufversagen mit intrazellulärem Sauerstoffmangel der Organe und lebensbedrohlicher Gefährdung der Vitalfunktionen*. Nur eine frühzeitige Therapie kann die Schockkaskade durchbrechen. Behandelt wird meist intensivmedizinisch und entsprechend Form und Ursache des Schocks. Die Prognose ist abhängig von Ursache, Dauer und Organschäden.
Hintergrund: Formen: Nach Pathophysiologie, vor allem:
- hypovolämischer Schock*
- kardiogener Schock*
- obstruktiver Schock (siehe unter Pathogenese)
- distributiver Schock (siehe unter Pathogenese): 1. septischer Schock* 2. anaphylaktischer Schock* 3. neurogener Schock*.

Ein Schock kommt auch vor bei:
- endokrinologischer Grunderkrankung (z. B. hypovolämischer Schock durch hyperglykämisch bedingte Polyurie bei diabetischem Koma*)
- metabolischer Störung (hypoglykämischer Schock*)
- Intoxikation (toxisches Schocksyndrom*, z. B. Schwermetallintoxikation, Urämie, dekompensierte Leberzirrhose).

Pathogenese: Generalisierte Gewebehypoxie infolge
- unzureichenden Sauerstoffangebots: 1. Hypoxämie* durch inadäquate Oxygenierung* bei verminderter pulmonaler Sauerstoffaufnahme* oder reduzierter Sauerstoffkapazität* 2. Störung der Zirkulation (Gewebeperfusion) durch unzureichendes Herzminutenvolumen (z. B. bei Herzinsuffizienz*, als **obstruktiver Schock** durch mechanische Behinderung der kardialen Füllung, z. B. bei Spannungspneumothorax oder Perikardtamponade*) oder intravasales Volumen (Hypovolämie*), sowie auch durch Volumenverteilungsstörung mit relativem Volumenmangel infolge generalisierter Vasodilatation* (**distributiver Schock**, z. B. septisch, allergisch oder neurogen bedingt) 3. Störung der Mikrozirkulation: insuffiziente kapilläre Perfusion in der Endstrombahn, z. B. bei SIRS oder Sepsis*, auch bei Störung der Makrozirkulation
- Störung der zellulären Sauerstoffutilisation* (bei normalem Sauerstoffangebot), z. B. bei: 1. Intoxikation* 2. auch bei Störung der Mikrozirkulation.

Pathophysiologie:
- initiale Kreislaufkompensation (cave: nicht bei neurogenem Schock wegen zentral verminderten Sympathikotonus) durch sympathoadrenerge Gegenregulation mit Aktivierung des Renin-Angiotensin-Aldosteron-Systems und Freisetzung von ADH, ACTH und Kortisol (Stresshormone)
- hypoxische Veränderungen im Zellstoffwechsel
- Perpetuierung des Schocks durch hypoxisch bedingte Freisetzung zahlreicher Mediatoren (Eikosanoide*, Zytokine*)
- Aktivierung der Gerinnungs-, Fibrinolyse- und Komplementkaskade sowie des Kallikrein-Kinin-Systems mit zunehmender Mikrozirkulationsstörung
- Erhöhung der Blutviskosität mit Stase (Sludge*-Phänomen), Mikrothrombenbildung und Verbrauchskoagulopathie* in der Folge.

Klinik:
- kardiovaskulär: 1. arterielle Hypotonie* (systolischer Blutdruck < 90 mmHg oder Abfall um mehr als 1/3 des Ausgangswerts) 2. Tachykardie* (Bradykardie* bei neurogenem Schock oder bradykarder Herzrhythmusstörung) 3. Pulsus* filiformis 4. erniedrigter (bei kardiogenem Schock erhöhter) ZVD und Wedge-Druck
- renal: 1. verminderte Diurese (Oligurie bis Anurie) 2. evtl. Polyurie bei neurogenem Schock mit Diabetes* insipidus centralis
- Haut: 1. blasse, kaltschweißige Haut (evtl. mit Zyanose*) im Rahmen der Kreislaufzentralisation* bei nichtdistributiver Störung der Makrozirkulation (hypovolämischer oder

Schock [Kreislauf]

klinische Parameter	hypovolämischer Schock	kardiogener Schock	septischer Schock
Hauttemperatur	kalt	kalt	warm
peripherer Kreislauf	Vasokonstriktion	Vasokonstriktion	Vasodilatation
periphere Zyanose	häufig	häufig	meist nicht
Puls	schwach, fadenförmig	schwach, fadenförmig	gespannt
ZVD	erniedrigt	erhöht	nicht erhöht
Auskultation des Herzens	unauffällig	Galopp, Geräusch, Reiben	unauffällig

kardiogener Schock) sowie im Stadium der Dekompensation (hypozirkulatorisch-hypodynam; Herzminutenvolumen erniedrigt) eines septischen Schocks 2. gerötete, heiße Haut (evtl. mit Ödem durch capillary leakage) bei (hyperzirkulatorisch-hyperdynamem) septischem Schock (Herzminutenvolumen erhöht; hyperdyname Kreislaufstörungen*) 3. blasse, warme und trockene Haut bei neurogenem Schock 4. allergische Hautsymptome (Rötung, Überwärmung, Pruritus, evtl. mit Ödem) bei anaphylaktischem Schock
- metabolisch: hypoxisch bedingte, nicht respiratorische Azidose* (Laktatazidose*)
- respiratorisch: 1. Tachypnoe*, Dyspnoe* 2. respiratorische Insuffizienz* (acute* respiratory distress syndrome, acute* lung injury)
- zerebral: Bewusstseinsstörung*
- gastrointestinal: evtl. Stressläsion.

siehe Tab .
Diagnostik:
- Bewusstseinsprüfung
- Blutdruckmessung
- Diurese (Blasenverweilkatheter)
- Körpertemperatur*
- Sauerstoffsättigung (Pulsoxymetrie*)
- zentraler Venendruck (zentraler* Venenkatheter)
- Herzminutenvolumen (Thermodilution)
- EKG*
- Blutgasanalyse* und zusätzliche Labordiagnostik (wie Gerinnung, Blutbild*, Laktat*, Elektrolyte*, Glukose*, Nieren- und Leberfunktion)
- je nach Schockform Röntgendiagnostik* (z. B. Thorax) u. a. spezielle Diagnostik (z. B. neurologisch oder kardial).

Therapie: Sicherung der Vitalfunktionen* im Rahmen des intensivmedizinischen Monitorings und spezifische Therapie je nach Form und Ursache des Schocks:
- spezielle Lagerung (z. B. Trendelenburg*-Lagerung, bei kardiogenem Schock Oberkörperhochlagerung)
- Sauerstoffgabe*, ggf. Intubation* und kontrollierte Beatmung*
- Volumenersatztherapie; Ziel: mittlerer* Blutdruck 70 mmHg, systolischer Blutdruck > 90 mmHg bzw. ggf. > 120 mmHg zur Sicherstellung eines suffizienten zerebralen Perfusionsdrucks*, z. B. bei Schädelhirntrauma
- permissive Hypotonie bei unkontrollierbarer Blutung (Polytrauma*; Herzfrequenz < 100/min)
- ggf. zusätzlich Bluttransfusion*
- bei nicht ausreichender Kreislaufstabilisierung zusätzlich Katecholamin
- Maßnahmen zur Normothermie
- zusätzliche Therapie je nach Ätiologie
- beim neurogenen Schock ggf. Maßnahmen zur Hirndrucksenkung bei Hirndrucksteigerung*, Desmopressin* bei Polyurie.

Schock [psychisch] *m*: Schock aufgrund starker seelischer Erschütterung durch plötzlich hereinbrechendes, bedrohliches Ereignis (z. B. Unfall, Naturkatastrophe). Häufig zeigen sich vegetative (Hyperhidrose, Palpitation, vasovagale Synkope*) und psychische (Bewusstseinseinengung, Depersonalisation, Derealisation) Symptome.

Schock, anaphylaktischer *m*: engl. *anaphylactic shock*. Lebensbedrohlicher distributiver Schock* (Volumenverteilungsstörung durch generalisierte Vasodilatation) infolge (maximaler) Allergie* vom Typ I (IgE-vermittelt). Der anaphylaktische Schock stellt einen Notfall dar, welcher rasches Eingreifen verlangt. Klinisch ist der anaphylaktische Schock nicht vom anaphylaktoiden Schock zu unterscheiden – dieser wird auch gleich behandelt.
Pathogenese: Durch allergenspezifische IgE-Antikörper werden vasoaktive Mediatoren* freigesetzt aus basophilen Granulozyten und Mastzellen. Dadurch kommt es zu
- arterieller Vasodilatation
- Venenspasmus und arterieller Hypotonie
- Abnahme des Herzminutenvolumens
- Bronchospasmus
- Angioödem
- Larynxödem
- unter Umständen Herz-Kreislauf- und Atemstillstand.

Therapie:
- sofortige Beendigung der Allergenzufuhr (bei Insektenstich durch Abbinden der Extremität, evtl. Umspritzung mit Adrenalin)
- Schocklagerung (Kopftieflagerung)
- Adrenalin i.m. mittels Autoinjektor
- Sauerstoffgabe (mindestens 5 l/min)
- ggf. Intubation* und kontrollierte Beatmung
- venöser Zugang (evtl. zentraler* Venenkatheter)
- Volumenersatz*
- repetitiv Adrenalin i.v. (ggf. zusätzlich inhalativ)
- Glukokortikoid* (z. B. Prednisolon*)
- Antihistaminika* (Histamin*-H_1- und Histamin*-H_2-Rezeptoren-Blocker, z. B. meist Dimenitidin)
- evtl. Terbutalin, Salbutamol inhalativ
- evtl. Reproterol i.v.
- Überwachung und Sicherung der Vitalfunktionen*.

Schock, anaphylaktoider *m*: engl. *anaphylactoid shock*. Sonderform der Intoleranz* bzw. Pseudoallergie* mit einer der Anaphylaxie* ähnlichen klinischen Symptomatik ohne Nachweis eines definierten immunologischen Mechanismus, die schon bei Erstkontakt ohne Sensibilisierungsphase auftreten kann.
Ursache: Mögliche auslösende Faktoren:
- Nichtsteroidale Antiphlogistika (Analgetika*-Intoleranz)
- Antibiotika
- Röntgenkontrastmittel
- dextranhaltige Plasmaersatzstoffe
- (Lokal-)Anästhetika
- histaminfreisetzende Wirkstoffe (z. B. Codein)
- selten Nahrungsmittelzusatzstoffe, mechanische Faktoren (z. B. Kälte bei Kälteurtikaria*).

Schockblase *f*: engl. *shock bladder*. Schlaffe Blasenlähmung* mit Harnverhalt und Überlaufinkontinenz* nach Unterbrechung der nervalen Verbindungen zum sakralen Reflexzentrum im Rückenmark.

Schock, hypoglykämischer *m*: engl. *hypoglycemic shock*. Klinisches Vollbild der Hypoglykämie* (Blutglukosekonzentration meist < 2,2 mmol/l) mit Bewusstlosigkeit*. Beim hypoglykämischen Schock handelt es sich um einen unmittelbar lebensbedrohlichen Zustand, da ausgeprägte Neuroglykopenie ähnlich schnell wie Hypoxie zu irreversiblen neurologischen Schäden führt. Therapeutisch wird u. a. sofort i. v. Glukose appliziert.

Schock, hypovolämischer *m*: engl. *hypovolemic shock*; syn. Volumenmangelschock. Schock*

Schock, kardiogener

durch kritische Verminderung des intravasalen Volumens. Ursachen können äußere oder innere Blutungen sein sowie mangelnde Flüssigkeitsaufnahme oder Flüssigkeitsverlust, z. B. durch Erbrechen oder Verbrennungen. Behandelt wird je nach Ursache und Höhe des Blutverlustes mit Volumenersatz oder Bluttransfusion.
Einteilung: Hämorrhagischer Schock durch Blutverlust (äußere oder innere Blutung)
- Ursachen: u. a.: **1.** traumatisch (z. B. Polytrauma*) **2.** Ösophagusvarizen **3.** gastroduodenales Ulkus **4.** Aneurysma **5.** postpartal
- dynamische Pathophysiologie (Phasen des Schocks*): **1.** initiale Kreislaufkompensation über Pressosensoren: abhängig von Blutverlust anfangs klinisch stabile Phase **2.** darauf folgend Phase des akut drohenden Schocks (Hämokonzentration, Tachykardie, Zentralisation, Verminderung von Diurese und Blutdruck) **3.** bei größerem Blutverlust sympathoinhibitorische Dekompensation mit Sistieren der Urinproduktion, bradykarden Phasen und Vasodilatation (hypozirkulatorisch-hypodyname Dekompensation) **4.** bei noch größerem Blutverlust Schock mit Hypoxie (u. a. Desorientiertheit, Bewusstlosigkeit, Angina* pectoris), ausgeprägter arterieller Hypotonie*, Tachykardie*, Organminderperfusion (Schockorgane, Anurie*), Herz*-Kreislauf-Stillstand.

Hypovolämischer Schock (im eigentlichen Sinne) ohne Blutung, meist mit klinischen Zeichen der Dehydratation* und Elektrolytstörung* durch
- relativen Volumenmangel bei inadäquater Flüssigkeitszufuhr
- äußeren Flüssigkeitsverlust, u. a.: **1.** Polyurie **2.** Diarrhö **3.** Erbrechen **4.** Schwitzen **5.** traumatisch-hypovolämisch durch Verbrennung
- inneren Flüssigkeitsverlust, u. a.: **1.** Pankreatitis **2.** Peritonitis **3.** Ileus.

Siehe Schock* (Tab. dort).
Diagnostik:
- wie bei Schock* (siehe dort)
- kardiovaskuläres und respiratorisches Monitoring sowie Detektion der Ursache (Blutungsquelle bei hämorrhagischem Schock) notfallmedizinisch, u. a. mit Focused Assessment with Sonography for Trauma (FAST) und Mehrzeilen-CT im Rahmen des Schockraum*-Managements
- labordiagnostisch mit Blutbild*, Blutgruppenbestimmung* und Gerinnungsstatus (Thromboplastinzeit*, aPTT, Konzentration von Fibrinogen* und Thrombozyten im Blut, Thrombelastografie* bzw. Rotationsthrombelastografie*; siehe auch Point*-of-care-Diagnostik)
- **cave:** Trauma-induzierte Koagulopathie (infolge schockbedingten Sauerstoffmangels sowie durch Gewebeschädigung) mit Hyperfibrinolyse* (vgl. Verbrauchskoagulopathie*)
- **cave:** (unter Umständen akzidentell iatrogene) Perpetuierung durch Azidose, Hypothermie, Hämodilution.

Therapie: Wie bei Schock* (siehe dort).

Schock, kardiogener *m*: engl. *cardiogenic shock*. Plötzliches und unbehandelt tödliches Kreislaufversagen durch akute Herzinsuffizienz* mit Vorwärtsversagen (mittlerer Blutdruck < 70 mmHg, systolischer arterieller Blutdruck < 90 mmHg), in der Folge meist zusätzliches Rückwärtsversagen (Wedge-Druck > 18 mmHg). Behandelt wird intensivmedizinisch-stabilisierend, entsprechend der Ursache, bei Herzinfarkt häufig interventionell.
Ätiologie: Der kardiogene Schock wird durch eine massive Reduktion des Herzminutenvolumens (HMV) ausgelöst. Als Ursache für den plötzlichen Abfall des HMV kommen sowohl kardiale als auch extrakardiale Störungen infrage:
- Herzinfarkt*
- akut dekompensierte Herzinsuffizienz*
- Kardiomyopathie*
- Myokarditis*, Endokarditis*, Perikarditis*
- hämodynamisch relevante (tachy- oder bradykarde) Herzrhythmusstörungen*
- akute Herzklappenerkrankung (z. B. akute Mitral- oder Aortenklappeninsuffizienz).

Klinik: Wie bei Schock (siehe dort).
Diagnostik:
- (Fremd-)Anamnese*
- Pulsoxymetrie*
- invasive Blutdruckmessung*
- Auskultation*: **1.** Lunge: feuchte Rasselgeräusche als Ausdruck der Lungenstauung **2.** Herz: je nach zugrunde liegender Ursache Herzgeräusch* und/oder 3.* Herzton (Dritter*-Ton-Galopp)
- EKG*
- Röntgen-Thorax: **1.** Veränderung der Herzform **2.** Stauungslunge **3.** Lungenödem mit Kerley-B-Linien (siehe Abb.) **4.** Pleuraerguss
- Labor: **1.** Troponin*, Kreatinkinase*, Myoglobin*, LDH **2.** BNP/NT-proBNP (siehe auch kardiale natriuretische Peptide*) **3.** Elektrolyte **4.** Blutgasanalyse* (BGA)
- Blutbild*
- Echokardiografie* einschließlich Beurteilung der Herzklappen
- Bestimmung von: **1.** ZVD mittels Pulmonaliskatheter* oder PiCCO-System: normal bis erhöht (Abgrenzung zu anderen Schockformen) **2.** HMV (nach Möglichkeit mittels Thermodilution*) und Cardiac* Power Index **3.** Herzindex*: bei kardiogenem Schock* (typischerweise ≤ 2,2 l/min/m²) **4.** Diurese*: Flüssigkeitsbilanzierung mittels transurethralem Blasenkatheter.

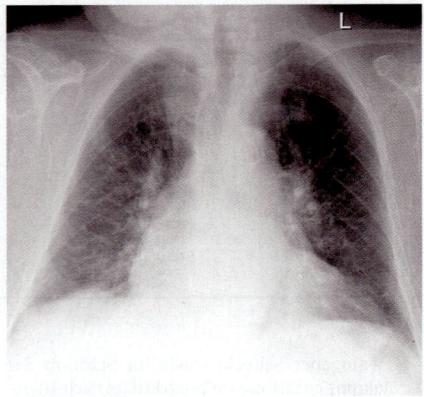

Schock, kardiogener: Globale Herzinsuffizienz mit beidseits verbreitertem Herz, chronischer Stauung der Lunge mit ausgeprägten Kerley-B-Linien; Röntgen-Thorax-Aufnahme posterior-anterior. [1]

Therapie: Therapie des Schocks* und der Herzinsuffizienz* (siehe dort). Zusätzlich zur klinischen Stabilisierung kausale Therapie, z. B. bei Herzinfarkt-bedingtem kardiogenem Schock umgehend Revaskularisation, in der Regel durch Percutaneous Coronary Intervention (PCI), unter klinischer Stabilisierung
Schocklagerung → Trendelenburg-Lagerung
Schockleber → Hepatitis, ischämische
Schocklunge *f*: engl. *shock lung*. Bezeichnung für pathologische Veränderungen der Lunge (eingeschränkte pulmonale Mikrozirkulation mit respiratorischer Insuffizienz) durch Schock*. Siehe auch Acute* Respiratory Distress Syndrome (ARDS).
Schock, neurogener *m*: engl. *neurogenic shock*. Form des distributiven Schocks. In Folge einer akuten neurogenen Dysregulation der Vasomotoren* mit generalisierter Vasodilatation (verminderter Sympathikotonus) kommt es zu einer relativen Hypovolämie (Blutvolumen normal, venöse Kapazität erhöht). Ein neurogener Schock tritt auf bei z. B. Hirndrucksteigerung oder Rückenmarkverletzung.
Vorkommen:
- Schädigung im Bereich des Hirnstamms (Vasomotoren*-Zentren): **1.** ischämisch (z. B. Arteria-basilaris-Thrombose, Vasospasmus* nach Subarachnoidalblutung) **2.** hämorrhagisch, entzündlich oder traumatisch (z. B. Schädelhirntrauma mit infratentorieller Hirndrucksteigerung)
- Schädigung im Bereich des Rückenmarks (Vasomotoren-Efferenzen): **1.** traumatisch (Querschnittläsion* oberhalb Th 5, meist Stunden bis Tage, selten Wochen andauernd)

2. entzündlich (z. B. Guillain*-Barré-Syndrom) 3. ischämisch, hämorrhagisch oder iatrogen (totale Spinal- oder Periduralanästhesie)
- Intoxikation (Barbiturate, Narkotika, Tranquilizer).

Schockraum m: engl. *emergency room*. Zentraler Raum der Notfallaufnahme eines Krankenhauses mit spezieller Ausstattung und räumlicher Anordnung zur bestmöglichen primären, interdisziplinären, intensiven Diagnostik und Therapie lebensbedrohlich Erkrankter oder Verletzter (v. a. bei Polytrauma*).

Schock, septischer m: engl. *septic shock*. Distributiver Schock* bei Sepsis* mit erhöhter Mortalität*. Auslöser sind pathogene Mikroorganismen (Bakterien, Pilze, Viren, Parasiten) und deren Bestandteile und Toxine*. Zusätzlich zu den klinischen Zeichen der Sepsis zeigen Patienten eine Hypotonie* und ein erhöhtes Laktat* im Serum*. Diagnostik und Therapie entsprechen der Sepsis.
Definition: Ein septischer Schock liegt vor bei Patienten mit Sepsis, die
- Vasopressoren benötigen, um den mittleren arteriellen Blutdruck MAP ≥ 65 mmHg zu halten, obwohl der Flüssigkeitshaushalt ausgeglichen ist
- und bei denen Laktat* auf > 2 mmol/l (> 18 mg/dl) erhöht ist.

Schock, spinaler m: engl. *spinal shock*; syn. Diaschisis. Unmittelbar nach traumatischer Querschnittläsion* auftretender totaler Verlust der Sensibilität mit schlaffer Paraplegie*, Reflexminderung, Fehlen von Pyramidenbahnzeichen* und Lähmung* von Harnblase (Schockblase*) und Mastdarm. Behandelt wird chirurgisch und durch Blasenkatheter*, Pharmakotherapie* der Darmatonie*, Dekubitusprophylaxe* sowie frühzeitige Physiotherapie* und Rehabilitation*.

Schocksyndrom, toxisches n: engl. *toxic shock syndrome*; Abk. TSS. Erstmals 1978 in den USA bei jungen Frauen in Zusammenhang mit der Anwendung von Tampons aus synthetischem Material (sog. Tamponkrankheit) beobachtetes Syndrom mit hohem Fieber*, Exanthem* und hypovolämischem Schock*, z. T. mit schwerer (letaler) Verlaufsform.
Ursachen:
- vermutlich bakterielle Toxine v. a. von Staphylococcus* aureus (Enterotoxin F, Exotoxin C)
- seltener von Streptococcus* pyogenes (auch als Streptokokken-TSS oder Toxic-Shock-Like-Syndrom, TSLS bezeichnet).

Klinik:
- Fieber*
- Haut- und Schleimhautsymptome (Konjunktivitis*, scarlatiniformes Exanthem*, später palmoplantare Desquamation*)
- hypovolämischer Schock*
- unter Umständen Diarrhö* und Erbrechen*, Bewusstseinstrübung*, Leberinsuffizienz*, Niereninsuffizienz*.

Therapie:
- Schockbehandlung (Schock*)
- penicillinaseresistente Antibiotika.

Schocktherapie f: engl. *shock treatment*. Umgangssprachliche Bezeichnung für die Verabreichung eines massiven Reizes* zu heilsamen Zwecken.

Schoenlein-Henoch-Syndrom → Purpura Schoenlein-Henoch

Schoettle-Punkt m: engl. *Schoettle Point*. Anatomische Region zwischen Epikondylus medialis femoris und Tuberculum adductorium, in der die isometrische, femorale Verankerung einer MPFL-Rekonstruktion liegen sollte, um einer Bewegungseinschränkung oder einem vorzeitigen Transplantatversagen vorzubeugen. Der Punkt ist nach dem deutschen Orthopäden Prof. Philip Schoettle (München) benannt, der hierzu Studien durchgeführt hat.
Lokalisation: Mittig zwischen dem dorsalen Ende der Blumensaat-Linie und der dorsalen Begrenzung der Femurkondylen einerseits und in der Verlängerung der dorsalen Femurkortikalis im streng seitlichen Strahlengang des Knies andererseits.

Schokoladenzyste f: engl. *chocolate cyst*; syn. Teerzyste. Endometriosezyste* im Ovar*, die häufig mit der Umgebung verwachsen ist und teerartig eingedickte Blutabbauprodukte enthält. Abzugrenzen ist eine eingeblutete Corpus*-luteum-Zyste. Zur Therapie siehe Endometriose*.

Scholander-Apparat m: engl. *Scholander's apparatus*. Gerät zur volumetrischen Bestimmung der Sauerstoff- und Kohlendioxidfraktion in Gasgemischen.

Schonhaltung f: engl. *relieving posture*. Unnatürliche Körperhaltung zur Schmerzvermeidung, z. B. nach einer Fraktur.

Schonstimme f: engl. *muffled voice*. Schonstellung von Stimmlippen* (und ggf. Gaumensegel*). Die Stimme wird mit wenig Lautstärke und wenig Druck eingesetzt, um die Stimme zu schonen bzw. Stimmanstrengung zu vermeiden (z. B. nach Laryngitis*, Stimmüberanstrengung, postoperativ oder psychogen).
Klinischer Hinweis: Wird zur Stimmschonung die Flüsterstimme als Schonstimme (ohne Ton) eingesetzt, z.B. bei Laryngitis, traumatisch bzw. psychogen bedingt, so ist dies für die Stimme anstrengend und auf Dauer schädigend. Die Stimmlippen schließen nicht vollständig (Flüsterdreieck bleibt offen) und der nötige Anblasedruck zur physiologischen Stimmlippenschwingung fehlt. Die Stimmlippen trocknen auf Dauer aus und die Stimme kann kratzig, rau und heiser klingen.

Schonungszeit f: engl. *convalescence period*. Früher verordnete Zeit der Arbeitsruhe von max. 7, in Ausnahmefällen auch 14 Tagen nach Beendigung einer stationären medizinischen Rehabilitation. Ziel war, den Behandlungserfolg nicht zu gefährden. Arbeitsunfähigkeit war keine Voraussetzung für die Schonungszeit.
Recht:
- in der GRV 1994 entfallen
- im Sozialen Entschädigungsrecht (Hauptgesetz Bundesversorgungsgesetz, Abk. BVG) im Zusammenhang mit der Gewährung von Versorgungskrankengeld im Anschluss an eine stationäre Maßnahme der Heil- und Krankenbehandlung oder eine Badekur noch Bestandteil des § 16 BVG, hat jedoch keine praktische Bedeutung mehr.

Schornsteinfegerkrebs m: engl. *chimney sweeps' cancer*. Plattenepithelkarzinom* der Skrotalhaut durch Kontakt mit im Ruß* enthaltenen Kanzerogenen*. Der Schornsteinfegerkrebs ist das älteste bekannte beruflich bedingte Karzinom und ist gelistet unter Berufskrankheit* Nr. 5102.

Schoßfugenrandebene → Beckenebenen

Schräglage → Querlage

Schraubenosteosynthese f: engl. *screw fixation*. Form der Osteosynthese* mit Fixation der Frakturstücke durch Schrauben.

Schreckreflex m: engl. *startle response*. Primitive Reaktion auf abrupte intensive akustische, visuelle oder taktile Reize. Kennzeichnend sind ein rasches Zusammenzucken mit Beugung von Rumpf und Extremitäten, Lidschluss (reflexive startle eye blink; Orbicularis-oculi-Reflex) sowie autonome Reaktionen wie Pupillenerweiterung, Erhöhung von Herzfrequenz und Hautleitfähigkeit.

Schreibhandstellung f: engl. *tetanic position*. Pfötchenstellung der Hand bei Tetanie*.

Schreibkrampf m: engl. *writer's cramp*; syn. Graphospasmus. Bewegungsstörung* im Sinne einer fokalen Dystonie* mit aktionsinduzierter beschäftigungsspezifischer Innervationsstörung der Muskulatur und Verkrampfung einzelner Muskelgruppen. Unterschieden werden dystoner Schreibkrampf vom Flexor- oder Extensor-Typ und dystoner Schreibtremor als Tremor* mit einer Frequenz von 5–7/s.

Schreib-Lese-Störung → Lese-Rechtschreib-Störung

Schreibzentrum → Lese-Schreib-Zentrum

Schreiknötchen → Stimmlippenknötchen

Schreitphänomen n: engl. *stepping reflex*. Frühkindlicher Reflex, der sich nach dem 1. Lebensmonat zurückbildet. Berührt das aufrecht gehaltene Kind mit der Fußsohle die Unterlage, kommt es zu Schreitbewegungen. Siehe Abb.

Schriftsprachstörung

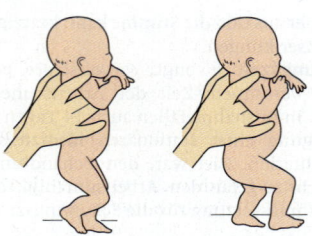

Schreitphänomen: Schreitbewegungen des Säuglings bei Berühren der Unterlage mit den Fußsohlen.

Klinik: Frühkindliche Reflexe werden gleich nach der Geburt und im Rahmen der weiteren Vorsorgeuntersuchungen zur Beurteilung der kindlichen Entwicklung geprüft. Das Fehlen des Reflexes kann ein Hinweis auf eine neurologische Störung sein.

Schriftsprachstörung *f*: engl. *literary language disorder*. Oberbegriff für Störungen der grafischen Umsetzung von Sprache*, z. B. zentrale Dyslexie* und Dysgrafie* sowie Entwicklungsdyslexie und -dysgrafie (Lese*-Rechtschreib-Störung).

Schrittmacher → Erregungsleitungssystem
Schrittmacher → Hinterstrangstimulation
Schrittmacher → Tiefenhirnstimulation
Schrittmacher-EKG → Resynchronisationstherapie, kardiale
Schrittmacher, sequentieller *m*: engl. *bifocal pacemaker*. Bezeichnung für künstlichen Herzschrittmacher mit Sensing im Vorhof, der über physiologische av-sequentielle Elektrostimulation (mit programmiertem AV-Intervall Vorhof und dann Ventrikel) zur synchronisierten atrialen und ventrikulären Kontraktion führt. Beispiele sind DDD* und VDD, die bei detektierter atrialer Eigenaktion und stimulierter Kammeraktion im VAT-Modus aktiv sind.
Schrittmacherstimulation *f*: engl. *pacing*. Myokardiale Elektrostimulation.
Schrittmachersyndrom *n*: engl. *pacemaker syndrome*. Symptome nach Implantation eines Herzschrittmachers (VVI*, DDD*) infolge atrialer Kontraktion gegen geschlossene AV-Klappen bei der ventrikulären Stimulation. Mögliche Symptome sind u. a. Palpitationen, arterielle Hypotonie und Synkope. Im EKG sind retrograde P*-Wellen zu sehen. Die Therapie erfolgt durch Umrüstung bzw. Umprogrammierung des Schrittmachers.
Therapie: Herzschrittmacher umrüsten auf AV-sequentielle Stimulation bzw. umprogrammieren, bei DDD AV-Intervall anpassen.
Schrittmacher, wandernder *m*: engl. *shifting pacemaker*. Heterotope Erregungsbildungsstörung* ohne Krankheitswert, bei der das Automatiezentrum zwischen Sinusknoten, atrialem Myokard und AV-Knoten wechselt. Ursache ist vermutlich eine Vaguswirkung, meist sind Jugendliche mit Vagotonie* betroffen. Die Diagnostik erfolgt bei klinischem Verdacht mittels EKG.
Diagnostik: EKG:
- Wechsel zwischen Sinusrhythmus*, Vorhofrhythmus und AV*-Rhythmus
- mit zunehmender Nähe des Automatiezentrums zum AV-Knoten kürzere PQ*-Zeit, niedrigere Herzfrequenz* und negative P*-Welle (Drehung der P-Wellenachse).

Schröder-Lüftung *f*: engl. *apical osteotomy*; syn. apikale Osteotomie. Trepanation* des Kieferknochens über einer Zahnwurzelspitze bei akuter Parodontitis* apicalis. Eine Drainage sorgt für den Abfluss von Eiter. Gleichzeitig soll die Sauerstoffzufuhr in den jeweiligen Bereich ermöglicht werden, um somit die anaeroben pathogenen Keime abzutöten.

Schröder-Zeichen *n*: engl. *Schröder's sign*. Klinisches Zeichen zur Einschätzung der Plazentalösung*. Der Fundus uteri ist kantig zu tasten und steigt über den Bauchnabel nach kranial hoch, meist leicht nach rechts verlagert.

Schrotkugelbrust *f*: engl. *shotty breast*. Meist beidseitige Mastopathie* mit ausgeprägten zystisch-knotigen Verhärtungen.

Schrumpfblase *f*: engl. *contracted urinary bladder*. Verkleinerte Harnblase mit Fassungsvermögen < 100 ml. Symptome sind Pollakisurie*, imperativer Harndrang und Dranginkontinenz*. Die Diagnosestellung erfolgt mittels Miktionstagebuch, Zystomanometrie, Zystoskopie und Zystografie. Mögliche Therapieverfahren sind Blasenerweiterungsplastik, orthotoper Blasenersatz sowie suprapubische oder -vesikale Harnableitung.
Ursachen:
- chronische (evtl. tuberkulöse) Zystitis* mit fibröser Umwandlung der Muskelschichten der Blasenwand
- chronische Entzündung infolge: 1. Anwendung von Blasenverweilkathetern 2. Strahlenfibrose nach Strahlentherapie im kleinen Becken
- Spätfolge bei interstitieller Zystitis*.

Schrumpfgallenblase *f*: engl. *contracted gallbladder*. Verkleinerung der Gallenblase durch chronisch entzündliche Prozesse (meist Cholelithiasis*).

Schrumpfleber → Leberzirrhose
Schrumpfmagen → Linitis plastica
Schrumpfniere *f*: engl. *contracted kidney*. Narbige Schrumpfung der Niere* infolge rezidivierender Entzündungen oder chronischer Minderdurchblutung der Niere auf weniger als die Hälfte des Gewichts (< 80 g statt normal ca. 160 g). Schrumpfnieren sind zumeist funktionslos. Eine Nierenersatztherapie* ist vermeidbar, solange die andere Niere den Funktionsverlust kompensiert.
Pathogenese:
- primäre Schrumpfniere: Chronische Minderdurchblutung der Nieren führt zum Abbau des Nierenparenchyms, das vernarbt, z. B. bei: 1. Nierenarterienstenose* 2. Niereninfarkt* (Infarktschrumpfniere*) 3. artiosklerotischen Prozessen
- sekundäre Schrumpfniere: Der narbige Umbau der Niere ist hier Folge rezidivierender Entzündungen, z. B.: 1. chronische Pyelonephritis* 2. Glomerulonephritis*.

Keine Schrumpfnieren entstehen in der Regel bei
- diabetischer Nephropathie*
- paraproteinämischer Nephropathie
- Nierenamyloidose.

Ein doppelseitiger Befund führt zumeist über die präterminale zur terminalen Niereninsuffizienz*.

Schubladenphänomen *n*: engl. *drawer sign*. Abnorm weite ventrale oder dorsale Verschieblichkeit des Unterschenkels gegen den Oberschenkel bei Kreuzbandruptur*. Durch die Ruptur der Ligg. cruciata und der hinteren Kniegelenkkapsel, die der vorderen und hinteren Stabilisierung des Kniegelenks dienen, kann sich die Tibia auf dem Femur nach vorn bzw. hinten verschieben. Siehe Abb.

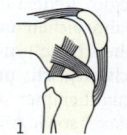 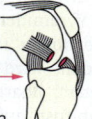 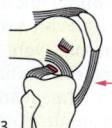

Schubladenphänomen: 1: physiologischer Zustand; 2: vordere Schublade: abnorm weite Beweglichkeit des Unterschenkels bei Zug nach vorn; 3: hintere Schublade: abnorme weite Beweglichkeit des Unterschenkels bei Druck nach hinten.

Schubladentest → Schultergelenkuntersuchung, funktionelle
Schuchardt-Schnitt *m*: engl. *Schuchardt's incision*; syn. Dührssen-Schuchardt-Schnitt. Scheiden-Damm-Beckenbodenschnitt als Hilfsschnitt bei erweiterter vaginaler Hysterektomie* (Schauta*-Stoeckel-Operation).
Schüller-Aufnahme *f*: engl. *Schüller's view*. Seitliche Röntgenaufnahme des Schädels zur Darstellung v. a. von Processus mastoideus, Sinus sigmoideus und Kiefergelenk. Sie dient der Beurteilung der Pneumatisation* des Schläfenbeins sowie der Diagnostik und Therapiekontrolle bei Erkrankungen des Mittelohrs (Mastoi-

ditis*, Cholesteatom*). Früher wurde sie auch zur Diagnose der Felsenbeinlängsfraktur (Schädelbasisfraktur*) eingesetzt.
Vorgehen: Das zu untersuchende Ohr liegt plattennah, der Zentralstrahl wird mit einem Neigungswinkel von 25–35° nach oben ausgelenkt.
Schüller-Christian-Hand-Krankheit → Hand-Schüller-Christian-Krankheit
Schüttelfrost m: engl. *shaking chills*. Kältegefühl und unwillkürliches Muskelzittern. Es tritt auf, wenn die Körpertemperatur unter dem Sollwert liegt, z. B. bei starker Kälteeinwirkung oder – klassisch – im Initialstadium fieberhafter Erkrankungen mit entsprechender Sollwerterhöhung. Schüttelfrost ist durch die vermehrte Herzleistung und die beschleunigte Atmung kreislaufbelastend. Wärmezufuhr ist notwendig.
Ursache: Sowohl die Sollwerterhöhung der Temperatur bei Fieber als auch Kälteeinwirkung führen zum Anstieg des Wärmebedarfs. Das Kältegefühl veranlasst den Organismus, Wärme beispielsweise durch Kleidung und Decken zuzuführen. Die Muskelkontraktionen führen zu vermehrter Wärmeproduktion. Schüttelfrost tritt v. a. bei hochfieberhaften Infektionen wie Grippe, Pneumonie* und Scharlach*, aber auch bei Tumorerkrankungen auf. Nach Operationen bzw. Anästhesien wird Schüttelfrost durch perioperativen Wärmeverlust sowie durch Inhalationsnarkotika- und Medikamentennebenwirkungen verursacht.
Maßnahmen: Das Zuführen von Wärme mithilfe von Decken, Wärmflaschen und heißen Getränken entlastet den Kreislauf. Übersteigt das Fieber 39 °C, ist die Gabe von Antipyretika zu erwägen, bei Risikofaktoren auch schon vorher. Ist die Ursache des Fieberanstiegs unklar, ist die sorgfältige Krankenuntersuchung inklusive Blutentnahme für das Labor unverzüglich durchzuführen, auch um vital bedrohliche Ursachen wie eine Nosokomialinfektion auszuschließen.
Schuheinlage, orthopädische f: engl. *orthopedic support*. Orthopädisches Hilfsmittel zur Korrektur, Stützung oder Entlastung von Fußdeformitäten (Fußfehlstellungen) wie Pes* adductus, Pes* equinovarus und Pes* valgus (cave: bei Kindern Inaktivierung der fußgewölbestützenden Muskulatur).
Technik: Anfertigung aus Kork, Leder, Kunststoff oder Metall/Leder nach Abdruck des Fußes (Gips, Trittschaum) oder Ausmessung (Pedobarografie).
Schuh, orthopädischer m: engl. *orthopedic shoe*. Maßgefertigtes orthopädisches Hilfsmittel zur Therapie von funktionellen Beeinträchtigungen der Füße.
Einsatz:
– zur Bettung (z. B. bei Kalkaneusfraktur* mit Arthrose im unteren Sprunggelenk)
– Stützung (z. B. bei ausgeprägtem Pes planus)
– Feststellung (z. B. bei Peroneuslähmung)
– Polsterung von Knochenvorsprüngen (z. B. bei Hallux valgus)
– Korrektur von Defekten (z. B. nach Amputation im Fußbereich)
– als Abrollhilfe (z. B. bei Arthrodese des oberen Sprunggelenks)

Schuhzurichtung f: engl. *orthopedic shoe modification*. Am Konfektionsschuh oder orthopädischen Schuh vorgenommene Änderung zur Minderung von Fußbeschwerden oder zur Beeinflussung des Gangbildes, gestaltet z. B. in Form einer Abrollhilfe* oder Sohlenerhöhung*.
Schulabsentismus m: Unrechtmäßiges Versäumen von Unterricht als komplexes Phänomen mit vielfältigen Einflussfaktoren auf sozialer, familiärer, schulischer und individueller Ebene.
Schulangst f: engl. *school anxiety*. Angst* vor Belastungen oder Versagen in der Schule, ggf. mit somatischen Symptomen wie Bauchschmerz, Kopfschmerz oder Unwohlsein und Verweigerung des Schulbesuchs. Behandelt wird mit Psychoedukation* und Verhaltenstherapie*.
Vorkommen:
– Beziehungsstörungen zu Mitschülern (sog. Bullying) oder Lehrern
– Lernstörungen*
– Schulversagen*
– überhöhte Ansprüche von Schülern oder Eltern u. a.

Klinik:
– körperliche Symptome, wie z. B. Bauchschmerz, Kopfschmerz oder Unwohlsein
– je jünger das Kind, desto ausgeprägter die körperliche Symptomatik
– ggf. Schulphobie*.

Differenzialdiagnosen:
– Trennungsangststörung*
– soziale Phobie*
– Schulverweigerung im Rahmen der Sozialverhaltensstörung
– umschriebene Entwicklungsstörung schulischer Fertigkeiten.

Therapie:
– Klärung der Situation
– Psychoedukation
– Verhaltenstherapie (insbesondere Konfrontation* und operante Methoden).

Schulbereitschaft f: engl. *school readiness*. Körperlicher, intellektueller, motivationaler und psychosozialer Entwicklungszustand des Kindes im Hinblick auf einen bestimmten Schultyp. Für die Grundschule wird die Schulbereitschaft z. B. mit durchschnittlich 5–6 Jahren erreicht.
Schuldfähigkeit f: engl. *criminal responsibility*. Fähigkeit eines Täters, das Unrecht einer Tat einzusehen und nach dieser Einsicht zu handeln. Da es im Gesetz keine definierte Bezeichnung dafür gibt, wird sie unterstellt, wenn keine gesetzlichen Bestimmungen die Schuldfähigkeit ausschließen.
Schuldunfähigkeit: Schuldunfähig sind Personen, die
– zur Tatzeit noch nicht 14 Jahre alt waren, nach § 19 Strafgesetzbuch (StGB)
– bei Begehung der Tat nicht in der Lage sind, das Unrecht der Tat einzusehen oder nach dieser Einsicht zu handeln. Gemäß § 20 StGB wird die Schuldfähigkeit ausgeschlossen, wegen: **1.** einer krankhaften seelischen Störung, z. B. psychotische Störungen, Folgeerscheinungen von Alkohol- und Drogenabhängigkeit, alkohol- und drogenbedingte Rauschzustände **2.** einer tief greifenden Bewusstseinsstörung*, z. B. Schlaftrunkenheit, schwere Übermüdung, Halluzinationen, hochgradigem Affekt **3.** Schwachsinns, z. B. Idiotie, Imbezillität, Debilität.

Verminderte Schuldfähigkeit: Eine verminderte Schuldfähigkeit liegt vor, wenn die Fähigkeit des Täters, das Unrecht der Tat einzusehen oder nach dieser Einsicht zu handeln, erheblich vermindert ist, gemäß § 21 StGB. Dabei muss die Steuerungsfähigkeit erheblich vermindert sein, z. B. durch herabgesetztes Hemmungsvermögen des Täters.
Schuldphobie f: engl. *guilt phobia*. Selten verwendete Bezeichnung für eine dauerhafte und unangemessene Furcht vor schuldhaftem Verhalten. Es handelt sich hierbei nicht um eine Phobie* im engeren Sinn, sondern um ein Symptom bei u. a. Zwangsstörung* oder Depression*.
Schuldwahn m: engl. *delusion of guilt*. Form des Wahns*, bei dem die Betroffenen der Überzeugung sind, in meist religiösem oder moralischem Sinn Schuld auf sich geladen oder sich versündigt zu haben (Versündigungswahn) und wegen der eigenen Verhaltensweise bestraft werden zu müssen. **Vorkommen:** Der Schuldwahn kommt b. als sog. synthymer Wahn, d. h. stimmungskongruent, bei psychotischer Depression vor.
Schulfähigkeit → Schulbereitschaft
Schulmedizin f: engl. *academic medicine*. Die allgemein anerkannte und an medizinischen Hochschulen gelehrte Medizin im Sinne einer angewandten Naturwissenschaft.
Schulphobie f: engl. *school phobia*. Intensive, anhaltende Angst* vor spezifischen mit der Schule verbundenen Dingen, Situationen (bestimmte Unterrichtsstunden) oder Personen (Lehrer, Mitschüler) mit körperlicher Symptomatik (Bauchschmerz, Kopfschmerz, Unwohlsein; meist bei jüngeren Kindern) bis hin zum Panikanfall* und starker Tendenz zur Vermei-

Schulreife

dung des Schulbesuchs. Behandelt wird mit Psychoedukation* und Verhaltenstherapie*.

Vorkommen:
- als spezifische Phobie* oder phobische Störung (Phobie*)
- keine eigenständige ICD-Störung
- ätiologisch häufig im Zusammenhang mit Trennungsangst.

Schulreife → Schulbereitschaft

Schulschwänzen *n*: Form des Schulabsentismus*, bei der Kinder und Jugendliche zeitweilig oder anhaltend und in der Regel ohne Wissen der Eltern die Schule nicht besuchen und während der Unterrichtszeit einer für sie angenehmeren Beschäftigung meist im außerhäuslichen Bereich nachgehen.

Schulteramyotrophie, neuralgische *f*: engl. *neuralgic shoulder amyotrophy*. Vermutlich immunologisch bedingte (nach Impfungen, Infektionskrankheiten, bei Heroinabhängigkeit), meist einseitig auftretende Entzündung von Nerven, die aus dem Plexus* brachialis entspringen. Symptome sind v. a. nächtlich auftretende Schmerzen im Schulter- und Oberarmbereich, Lähmungen und konsekutive Muskelatrophie*. Die Prognose ist trotz teilweise langwieriger Verläufe günstig.

Schulter-Arm-Syndrom → Zervikobrachialsyndrom

Schulterblatt → Skapula

Schulterdystokie *f*; engl. *shoulder dystocia*; syn. hoher Schultergradstand. Geburtshilfliche Notfallsituation mit Geburtsstillstand in der Austreibungsperiode nach Geburt des Kopfes durch Hängenbleiben der vorderen Schulter unter der mütterlichen Symphyse. Es drohen kindliche Armverletzungen oder eine fetale Hypoxie mit frühkindlichem Hirnschaden. Häufig kann mechanisch, beispielsweise durch eine Positionsänderung der Mutter, rasch Abhilfe geschaffen werden.

Häufigkeit: Zwischen 0,5–2 % der vaginalen Geburten.

Risikofaktoren: Gehäuft treten Schulterdystokien auf bei:
- hypertrophen Neugeborenen* (Übertragung, Diabetes mellitus der Mutter)
- Adipositas*, exzessiver mütterlicher Gewichtszunahme in der Schwangerschaft
- protrahierter Geburt
- vaginal operativen Entbindungen*.

Diagnostik:
- Geburtsstillstand nach Geburt des Kopfes, der kindliche Kopf zieht sich immer wieder in der Vulva zurück (sog. Turtle-Neck-Phänomen)
- zunehmende livide Verfärbung des Kopfes bei kindlicher Hypoxie.

Komplikationen:
- Hypoxie mit Schädigung des Gehirns oder letalem Ausgang
- Klavikulafrakturen, Armplexus-Schäden.

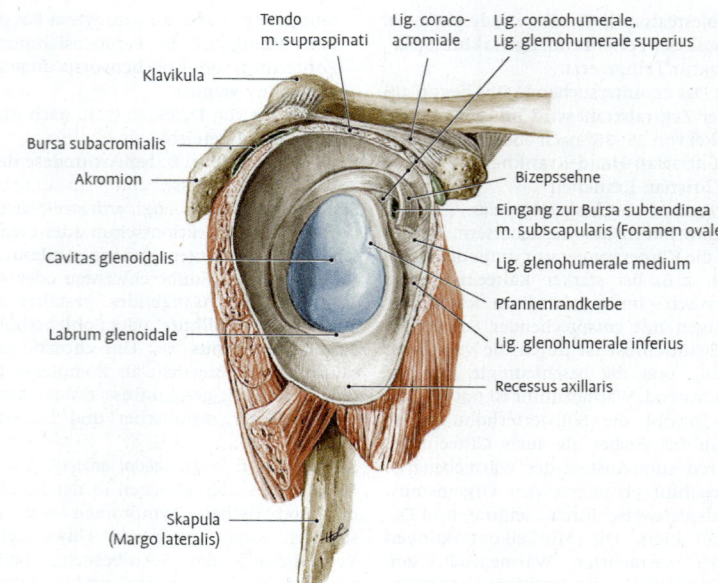

Schultergelenk: Rechte Schultergelenkpfanne von lateral nach Entfernen des Humerus. Umgeben wird das Gelenk von einem Sehnenmuskelmantel, welcher das Gelenk stabilisiert und eine große Bewegungsfreiheit in allen Graden ermöglicht. [4]

Therapie: Sofortmaßnahmen (bei über 70 % der Fälle erfolgreich):
- keine Gabe von Kontraktionsmitteln, kein Druck auf den Fundus (Kristeller-Handgriff)
- Beckenhochlagerung
- Positionsänderung der Mutter (McRoberts*-Manöver, Gaskin*-Manöver).

Weitere Maßnahmen:
- Tokolyse
- Druck direkt hinter der Symphyse
- Episiotomie
- Wood-Manöver, Rubin-Manöver
- Frakturieren der Klavikula
- Intubationsnarkose zur maximalen Entspannung des Beckenbodens
- Ultima Ratio: Symphysiotomie.

Schultereckgelenk → Akromioklavikulargelenk

Schultergelenk *n*: engl. *shoulder joint*; syn. Articulatio humeri. Gelenk* zwischen Humeruskopf und Facies glenoidalis scapulae. Es ist das beweglichste Kugelgelenk des Körpers und ermöglicht komplexe Bewegungen des Armes in allen 3 Achsen. Das Gelenk wird durch Bänder und Muskeln stabilisiert, ist durch hohe Belastung aber gefährdet für Luxationen* und andere Verletzungen.

Aufbau: Am knöchernen Aufbau des Schultergelenkes sind der Humeruskopf und die Cavitas glenoidalis beteiligt. Da der Humeruskopf im Vergleich zu der überknorpelten Gelenkfläche des Schulterblattes etwa viermal so groß ist, wird die Gelenkpfanne durch eine Gelenklippe (Labrum glenoidale) aus Faserknorpel* vergrößert (siehe Abb.). Hilfsstrukturen:
- Gelenkkapsel
- Bandapparat: Lig. coracohumerale, Lig. coracoglenoidale und Ligg. glenohumeralia
- Muskelführung: Rotatorenmanschette*
- Schleimbeutel: Bursa* subacromialis und Bursa* subdeltoidea.

Funktion: Das Schultergelenk hat 3 Freiheitsgrade:
- Anteversion* (bzw. Elevation* bei Hebung über die Horizontale) und Retroversion*
- Ab- und Adduktion* sowie
- Innen- und Außenrotation*.

Die Nebengelenke des Schultergürtels (Art. acromioclavicularis, Art. sternoclavicularis) unterstützen die Bewegungen des Schultergelenkes. Bewegungsausmaß siehe Neutral-Null-Methode.

Schultergelenkluxation *f*; engl. *shoulder dislocation*. Verrenkung des Schultergelenks, meist nach vorn (Luxatio anterior) durch Sturz auf den nach hinten ausgestreckten Arm. Eine Verrenkung nach dorsal (Luxatio posterior) ist seltener. Die Diagnose erfolgt klinisch bildgebend

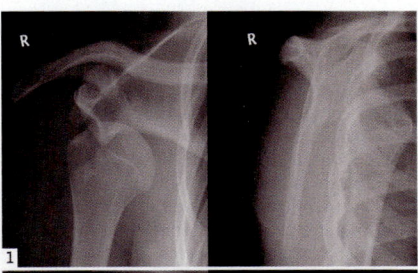
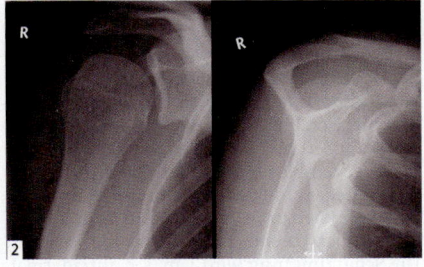

Schultergelenkluxation: 1: Luxation des rechten Arms nach vorn unten; 2: nach Reposition (Röntgenaufnahmen). [108]

(Röntgen, MRT). Ohne Begleitverletzungen wird konservativ behandelt, ansonsten operativ. Rezidivluxationen sind an der Schulter häufig.

Klinik:
- Zwangshaltung des Arms mit federnder Bewegungseinschränkung
- leere Gelenkpfanne, tastbarer Oberarmkopf außerhalb der Pfanne
- dezente Konkavität („Delle") unter dem seitlichen Akromion, wo das Gewebe von weicher Konsistenz in Höhe der leeren Gelenkpfanne palpabel ist

Typische Begleitverletzungen:
- Bankart*-Läsion
- Bankart*-Fragment als Schädigung an der Gelenkpfanne bzw. dem Pfannenrand
- Hill*-Sachs-Läsion als Impression bzw. Impressionsfraktur des Humeruskopfes durch den Pfannenrand
- Nerven- bzw. Gefäßverletzungen, insbesondere bei Luxatio erecta (Arm nach kranial fixiert)

Diagnostik:
- Röntgen in 2 Ebenen (siehe Abb.)
- MRT.

Therapie:
- Reposition, z. B. Kocher-, Hippokrates- oder Arlt*-Reposition, mit anschließender Röntgenkontrolle in 2 Ebenen und ggf. MRT, danach intermittierende Ruhigstellung mit Gilchrist*-Verband oder Desault*-Verband und Bewegungslimitierung zur Prophylaxe einer erneuten Luxation
- bei irreponibler Luxation: offene Reposition
- nach Erstluxation und Reposition: Ausschluss bzw. Beurteilung von Binnenschäden durch MRT und befundabhängig arthroskopische Operation, z. B. zur Entlastung eines Hämarthros* oder zur Refixation des abgerissenen Labrum glenoidale bei ansonsten absehbar verbleibender Instabilität
- arthroskopische oder offene Weichteilrekonstruktion oder Osteosynthese bei posttraumatischer rezidivierender Schulterluxation und Vorliegen von Begleitverletzungen (z. B. Bankart*-Läsion, Bankart*-Fragment).

Schultergelenkuntersuchung, funktionelle *f*: engl. *functional shoulder examination*. Klinische Tests zum Nachweis von Veränderungen im Schultergelenk. Dies umfasst u. a. Impingement-Test, Horizontaladduktionstest, isometrische Funktionstests sowie eine Stabilitätsprüfung.

Formen:
- **Impingement-Test** nach Neer und Hawkins: siehe Impingement*-Syndrom, subakromiales (Abb. dort).
- **Horizontaladduktionstest:** Schmerzen im Akromioklavikulargelenk durch passive Flexion der Schulter zur Gegenseite bei Bandläsion (Rotatorenmanschettenruptur*)
- **isometrische Funktionstests: 1.** Drop Arm Sign (Halten in 90° Abduktion unmöglich), Null-Grad-Abduktionstest (fehlende oder schmerzhafte Abduktion gegen Widerstand) und Supraspinatustest (Schmerzauslösung durch abwärtsgerichteten Druck auf gestreckten, 90° abduzierten und 30° nach vorn gerichteten Arm mit Innenrotation); positiv bei Supraspinatussehnensyndrom* und Rotatorenmanschettenruptur* **2.** Yergason-Test: Schmerzprovokation bei Läsion der langen Bizepssehne durch Supination gegen Widerstand bei rechtwinklig gebeugtem Ellenbogen **3.** Nachweis von Muskelläsionen der Rotatorenmanschette durch Abduktion gegen Widerstand (M. supraspinatus), Außenrotation gegen Widerstand bei hängendem Arm und gebeugtem Ellenbogen (M. teres minor, M. infraspinatus), Innenrotation gegen Widerstand bei hängendem Arm und gebeugtem Ellenbogen (M. subscapularis).
- **Stabilitätsprüfung** bei Schultergelenkluxation* oder -subluxation zur Beurteilung der translatorischen Relativbewegungen zwischen Humeruskopf und Glenoid zur Quantifizierung einer Schulterinstabilität (Schubladentests): **1.** Apprehensionstest: schmerzhafte Subluxation des Humeruskopfs bei passiver Abduktion und Außenrotation des Arms mit Druck auf Glenoidalrand **2.** hinterer Schubladentest nach Gerber: palpable dorsale Schublade bei passiver Adduktion mit axialem Druck (aus 100° Abduktion mit 30° Anteflexion bei gebeugtem Ellenbogen) **3.** unterer Schubladentest, Sulkuszeichen: distal des Akromions palpable Delle bei axialem Zug am hängenden Arm.

Schultergürtelsyndrom → Schulteramyotrophie, neuralgische
Schultersteife → Frozen Shoulder
Schultz-Angina → Angina agranulocytica
Schultze-Modus *m*: engl. *Schultze's mechanism*. Form der Plazentalösung*, bei der sich die Plazenta zentral von der Uteruswand löst. In der Regel ist eine wesentliche Lösungsblutung dabei nicht zu sehen. Vergleiche die Plazentalösung nach Duncan (Duncan*-Modus). Siehe Abb.

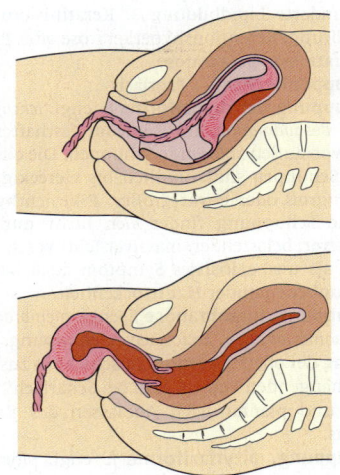

Schultze-Modus: Zentrale Plazentalösung. [39]

Schulversagen *n*: engl. *academic failure*. Minderung der schulischen Leistung eines Kindes, z. B. infolge zu früher Einschulung, Intelligenzstörung*, Lese*-Rechtschreib-Störung, Rechenstörung*, Apraxie*, Konzentrationsstörung*, geringer physischer Belastbarkeit, Schulangst*, Neurose*, ADHS* oder Angststörung* im Kindesalter. Behandelt wird mit einer Kombination von pädagogischen und verhaltenstherapeutischen Maßnahmen.

Schuppen *f pl*: engl. *scales*; syn. Squamae. Abgestoßene Hautzellen der Hornschicht, die sich sichtbar von der Hautoberfläche ablösen. Schuppen zählen zu den sekundären Effloreszenzen* und sind nur bei vermehrtem Auftreten als pathologisch einzustufen, dann meist in Verbindung mit der Bildung von Papeln und Plaques*.

Einteilung:
- **nach Form: 1.** kleieförmig (pityriasiform) **2.** plättchenförmig (psoriasiform) **3.** blätter-

Schuppenflechte

förmig (membranös oder lamellös) 4. schildchenförmig (ichthyosiform)
- **nach Größe: 1.** feinlamellär, z. B. bei Ekzemen 2. mittellamellär, z. B. bei Pityriasis lichenoides 3. groblamellär, z. B. bei Psoriasis*
- **nach Histopathologie: 1.** orthokeratotisch, also ohne Kerne in den Hornzellen 2. parakeratotisch, also mit Kern in der Hornzelle (meist Zeichen einer zu schnellen Verhornung).

Ätiologie:
- physiologisch: Absterben und Abstoßen der oberen Hautschichten im Rahmen des Regenerationszyklus
- pathologisch: **1.** Exsikkation: vermehrte Austrocknung der Haut **2.** Sebostase: verminderte Lipidbildung **3.** Keratinisierungsstörung: Retentionshyperkeratose oder Proliferationshyperkeratose.

Schuppenflechte → Psoriasis
Schuppung, ichthyosiforme *f*; engl. *ichthyosiform desquamation*. Im Zentrum festhaftende, sich von außen ablösende Schuppen. Die einzelnen Schuppen sind rundlich bis viereckig, ca. linsengroß oder etwas größer. Eine ichthyosiforme Schuppung findet sich nicht nur bei schwerer, belastender, massiver Ichthyosis, sondern als unspezifisches Symptom auch bei an sich unbedeutender Hauttrockenheit.

Schuppung, membranöse *f*; engl. *membranous desquamation*; syn. Exfoliative Schuppung. Ablösung der obersten Hornhautschicht in zusammenhängenden Fetzen, z. B. bei Scharlach* palmar und plantar nach Abblassen des Exanthems.

Schuppung, pityriasiforme *f*; engl. *pityriasiform desquamation*. Ausbildung feiner, kleieförmiger Schuppen (von pityra altgr. „Kleie"). Typischerweise erscheinen pityriasiforme Schuppen bei einer Pityriasis* rosea, einer Pityriasis* versicolor oder im Rekonvaleszenzstadium der Masern*.

Schusswunde *f*; engl. *gunshot wound*; syn. Vulnus sclopetare. Durch Projektil verursachte

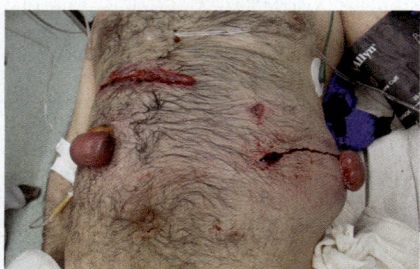

Schusswunde: Eventeration von Darmschlingen (Vorfall von Baucheingeweiden) aus Einschüssen im Abdomen. [93]

Wunde*. Die Wirkung im Gewebe ist u. a. abhängig von Geschosstyp und -design sowie von Schussentfernung und kinetischer Energie des Projektils (sog. Low-Velocity-Verletzung bei niedriger und High-Velocity-Verletzung bei hoher kinetischer Energie). Siehe Abb.

Pathologie:
- Wundkavitation (temporär oder permanent) durch Bewegung und Energieabgabe des Projektils im Gewebe
- weichteilzerstörende Wirkung durch Konversion von Splittern verletzter Knochen zu Sekundärgeschossen.

Formen:
- Prellschuss: subkutanes Hämatom durch ein von der Haut abprallendes, nicht eindringendes Projektil
- Tangentialschuss mit oberflächlicher (Streifschuss) bzw. hohlrinnenartiger Hautverletzung (Rinnenschuss) oder eine Strecke unter der Haut verlaufendem Schusskanal
- Durchschuss
- Steckschuss (mit besonderer Infektionsgefahr)
- Ringel- oder Konturschuss: an einer anatomischen Struktur (z. B. Rippe) entlanggeführtes Projektil
- Winkelschuss: durch Auftreffen auf Knochen im Körper abgelenktes Projektil
- Ricochet-Schuss (sog. Abpraller): durch ein auf seiner Flugbahn (z. B. durch einen Ast) abgelenktes und dadurch in seiner Ballistik beeinträchtigtes Projektil.

Diagnostik:
- forensische Beurteilung der Einschusswunde mit Substanzdefekt, Schmutzsaum, Schürfsaum und Kontusionsring (bei aufgesetztem Kopfschuss mehrstrahlig; siehe Nahschusszeichen*, Abb. 1 dort)
- und ggf. der Ausschusswunde (meist unregelmäßig abgesetzt).

Therapie:
- Wundversorgung* im Rahmen des Wundmanagements* mit ausreichendem Débridement*
- cave: kein primärer Wundverschluss (immer als kontaminierte Wunde zu behandeln).

Schusterbrust → Pectus excavatum
Schutzfrist *f*; engl. *maternity leave*. Im Mutterschutzgesetz festgelegte Frist für Beschäftigungsverbote berufstätiger Frauen vor und nach der Entbindung. Die Frist beträgt 6 Wochen vor der Entbindung und 8 Wochen nach der Entbindung (bei Früh- und Mehrlingsgeburten 12 Wochen).

Einzelregelungen:
- Schwangere können in den letzten 6 Wochen vor der Entbindung beschäftigt werden, wenn sie sich zur Arbeitsleistung ausdrücklich bereit erklärt haben. Diese Erklärung kann jederzeit widerrufen werden.
- Das nachgeburtliche Beschäftigungsverbot gilt ohne Ausnahme, außer bei Tod des Kindes, frühestens ab 2 Wochen nach der Entbindung (ärztliches Zeugnis).
- Bei vorzeitiger Entbindung (entsprechend errechnetem Geburtstermin) verlängert sich die Schutzfrist nach der Entbindung um den Zeitraum, der vor der Entbindung nicht in Anspruch genommen werden konnte.
- Wird bei einem Kind innerhalb der 8 Wochen Schutzfrist nach der Entbindung eine Behinderung festgestellt (ärztlich bescheinigt) verlängert sich die Schutzfrist von 8 auf 12 Wochen..

Schutzhandschuhe → Händehygiene
Schutzimpfung *f*; engl. *Vaccination*; syn. Vakzinierung. Verabreichung eines Impfstoffes* oder eines Antiserums* zur Erzeugung einer Immunität* gegen bestimmte Infektionserreger zum individuellen und kollektiven Schutz vor Infektionskrankheiten*. Der Impfschutz wird durch aktive oder passive Immunisierung* erreicht. Die Schutzimpfung wird i. m, s. c. intradermal, oral, nasal oder kutan appliziert.

Prinzip: Applikationswege:
- parenterale Gabe durch i. m, s. c. oder intradermale Injektion
- orale Gabe (Schluckimpfung)
- lokale Gabe, z. B. nasal, kutan

Formen:
- aktive Impfung (aktive Immunisierung*): **1.** durch Gabe von Lebendimpfstoffen* oder Totimpfstoffen **2.** Anregung des Immunsystem zur Bildung spezifischer Antikörper* **3.** Erzeugung einer belastbaren und langdauernden Immunität
- passive Impfung (passive Immunisierung): **1.** durch Gabe von Antiserum* (Serumprophylaxe*) **2.** spezifische Antikörper werden direkt verabreicht **3.** kurzdauernder, aber sofortiger Schutz, da der Organismus nicht erst selbst Antikörper erzeugen muss **4.** z. B. im Rahmen der Postexpositionsprophylaxe*
- Simultanimpfung*.

Indikationen: Schutzimpfungen gegen Infektionskrankheiten nach Empfehlungen der Ständigen* Impfkommission (STIKO):
- Standardimpfung* entsprechend Impfkalender*, für Säuglinge, Kinder, Jugendliche und Erwachsene
- Indikationsimpfung*, z. B. bei individueller Disposition* oder Exposition
- Impfung aufgrund eines erhöhten beruflichen Risikos
- Reiseimpfung*.

Nebenwirkungen:
- Impfkrankheit*
- Impfkomplikation*
- Impfschaden*.

Schutzimpfungsrichtlinie f: Abk. SI-RL. „Richtlinie des gemeinsamen Bundesausschusses nach §20 Absatz 1 SGB V. Sie regelt den Anspruch der Versicherten auf Leistungen bei Schutzimpfungen*. Grundlage sind die jeweils gültigen Empfehlungen der STIKO (Ständige Impfkommission beim Robert-Koch-Institut).
Rechtliches: Gesetzlicher Rahmen für die primäre Prävention von Schutzimpfungen ist der § 20 d SGB V. Die Umsetzung dieser Vorgaben ist Aufgabe des Gemeinsamen Bundesausschusses der Ärzte und Krankenkassen (G-BA), der nach Vorschlag der STIKO (Ständige Impfkommission am Robert Koch-Institut Berlin) die Pflichtleistung der gesetzlichen Krankenversicherung festlegt.
Schutzreflex m: engl. *protective reflex*. Unwillkürliche, sehr schnelle Reaktion des Körpers (Muskelkontraktion) mit Schutzfunktion für Körperteile oder -regionen bei entsprechendem Reiz wie Schmerz oder Erschrecken. Beispiele sind Orbicularis-oculi-Reflex, Hustenreflex, Würgereflex, Schluckreflex, Abwehrbewegungen oder Beugereaktionen.
Schwabach-Versuch → Hörprüfungen
Schwachsichtigkeit → Amblyopie
Schwächungskoeffizient m: engl. *linear attenuation coefficient*. Symbol μ; Wert zur Angabe der Abnahme der Quantenanzahl im Strahlenbündel durch Schwächung. Abhängig von Energie (E) der Strahlung sowie von Dichte und Ordnungszahl der schwächenden Substanz; setzt sich aus Photoeffekt, Compton-Effekt, Paarbildung und kohärenter Streuung* zusammen; vgl. Massenschwächungskoeffizient*.
Schwächungskorrektur f: engl. *attenuation correction* (Abk. AC). In der Nuklearmedizin* die Korrektur des Effektes, dass Gamma-Quanten auf dem Weg von ihrer Emission bis zum Auftreffen im Detektor abgeschwächt werden, durch entsprechende Korrekturalgorithmen. Die Photonenschwächung führt ansonsten zu Ungenauigkeiten in der Bildgebung, indem die reale Verteilung des Radiopharmakons verfälscht wird.
Schwammniere → Markschwammniere
Schwanenhalsdeformität f: engl. *swan-neck deformity*. Dank der besseren Therapiemöglichkeiten heute seltene Fehlstellung der Langfinger mit Überstreckung der Fingermittelgelenke und gleichzeitiger Beugefehlstellung der Fingerendgelenke. Sie ist typisch bei rheumatoider Arthritis* und führt im fortgeschrittenen Krankheitsstadium neben der kosmetischen Beeinträchtigung zu einer deutlichen, eine operative Korrektur erfordernden Funktionseinschränkung der Hand.
Krankheitsstadien:
- Stadium 1: Fehlstellung mit aktiver Korrekturmöglichkeit
- Stadium 2: Fehlstellung mit passiver Korrekturmöglichkeit
- Stadium 3: fixierte Fehlstellung.

Therapie:
- konservative Therapie: **1.** Fingerschiene bzw. Fingerring (Orthese*) **2.** Krankengymnastik, Ergotherapie
- operative Therapie (Stadium 2 und 3): **1.** Synovektomie* **2.** Sehnenrekonstruktion **3.** Gelenkersatz (Endoprothese) **4.** Arthrodese*.

Schwangerschaft f: engl. *pregnancy*; syn. Graviditas. Zustand der Frau von der Konzeption* bis zum Eintritt der Geburt*. Die Einteilung erfolgt in 3 Trimester (Trimenon): 1.–13. SSW, 14.–26. SSW, 27.–39./40. SSW. Außerdem wird in der Schwangerschaft die Embryonalphase (bis zur 9. SSW) von der Fetalphase unterschieden.

Physiologie: Nidation* der Blastozyste in der Cavitas uteri (Veränderungen von Endometrium und Ovar in der Frühschwangerschaft, siehe Abb.) und Entwicklung eines, ggf. auch mehrerer Embryonen bzw. Feten (siehe Mehrlinge*; siehe Hellin*-Regel). Schwangerschaftsbedingte physiologische Veränderungen bei der werdenden Mutter siehe Tab.

Klinische Bedeutung:
- Nidation außerhalb der Gebärmutter (Extrauteringravidität*)

Schwangerschaft: Adaptation des mütterlichen Organismus.	
Bereich	schwangerschaftsbedingte Veränderungen
Genitale	Größenzunahme des Uterus (von ca. 60 g auf 1000 g); Größenzunahme der Brüste mit Spannen und Schwellung, Bildung von Vormilch (Kolostrum)
Harntrakt	Zunahme der glomerulären Filtrationsrate, Abnahme der Harnblasenkapazität, progesteronbedingte Erweiterung von Nierenbecken und Ureteren (und damit erhöhtes Risiko für Harnwegsinfekte)
Wasser- und Elektrolythaushalt	Natrium- und Wasserretention, Zunahme des Körperwassers um 6–7 l, evtl. Ausbildung von Ödemen
Blut	Anstieg des Blut- und Erythrozytenvolumens, Leukozytose, Hyperkoagulabilität (erhöhte Thromboseneigung)
Herz-Kreislauf-System	Zunahme des Herzminutenvolumens; evtl. venöse Rückflussbehinderung (siehe Vena*-cava-inferior-Syndrom)
Lunge	Zunahme des Atemminutenvolumens, Schwangerschaftsdyspnoe
Gastrointestinaltrakt	vermehrte Speichelbildung, progesteronbedingter Tonusverlust (evtl. atonische Obstipation, Sodbrennen)
Hormone	Grundumsatzsteigerung (reversible Schilddrüsenhyperplasie), Steigerung der Cortisol- und Aldosteronbildung
Haut	Striae gravidarum, Schwangerschaftspigmentierung
Skelett	Beckenringlockerung, veränderte Statik (Lordose)
Psyche	Stimmungsschwankungen

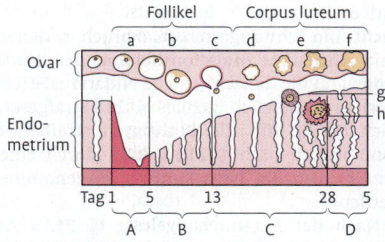

Schwangerschaft: Veränderungen von Endometrium und Ovar bei Eintritt einer Schwangerschaft:
a: wachsend; b: sprungreif; c: gesprungen; d: Bildung; e: Blütestadium; f: Corpus luteum graviditatis; g: Nidation der Blastozyste; h: Keimling.
A: Desquamation; B: Proliferation; C: Sekretion; D: Schwangerschaft. [4]

- Gefährdung von Fetus oder Mutter durch besondere Risikofaktoren: Risikoschwangerschaft*
- Schwangerschafts-assoziierte Erkrankungen, z. B. Schwangerschaftsdermatose*, hypertensive Schwangerschaftserkrankung*, Gestationsdiabetes*
- zu kurze oder zu lange Schwangerschaftsdauer: Abort*, Frühgeburt*, Terminüberschreitung*, Übertragung*.

Schwangerschaftsabbruch

Schwangerschaftsabbruch m: engl. *termination of pregnancy*; syn. Abruptio graviditatis. Gezielte Beendigung einer Schwangerschaft* vor Erreichen der extrauterinen Lebensfähigkeit von Embryo* oder Fetus*, instrumentell und/oder pharmakologisch. Schwangerschaftsabbrüche sind in Deutschland bis zum 63. Tag nach dem Beginn der letzten Menstruation möglich, bei medizinischer Indikation auch später.
Prinzip:
- instrumentell: 1. Dilatation des Gebärmutterhalskanals 2. anschließend Saugkürettage*, Kürettage* oder Kombination der Verfahren
- pharmakologisch: 1. Wehenmittel zur Spontanausstoßung von Embryo oder Fetus 2. Anwendung v. a. von Prostaglandinen* in Kombination mit Mifepriston* bis zum 63. Tag der Amenorrhoe* und bei medizinischer Indikation nach der 14. Schwangerschaftswoche möglich.

Häufigkeit: Die Zahl der (gemeldeten) Abtreibungen in Deutschland liegt mit geringen Schwankungen bei rund 100.000 p.a.
Komplikationen:
- Verletzungen mit Blutungen
- Infektionen
- spätere Sterilität oder Abort.

Begleitende Therapie: Rhesusprophylaxe mit Gabe von Anti-D-Immunglobulin bei rhesusnegativen Frauen.
Recht: Ein Schwangerschaftsabbruch ist danach (mit Ausnahme nidationshemmender Handlungen („Pille danach"); siehe Nidations*-Hemmer) grundsätzlich gemäß § 218 Strafgesetzbuch (StGB) für alle Beteiligten strafbar; er kann jedoch nach § 218a StGB durch einen Arzt rechtmäßig bzw. straffrei vorgenommen werden.
- Nach der Beratungsregelung (§ 218a Absatz 1 StGB) ist der Schwangerschaftsabbruch zwar rechtswidrig, aber straffrei, wenn die Schwangere, die den Eingriff verlangt, durch eine Bescheinigung nachweist, dass mind. 3 Tage vor dem Eingriff in einer staatlich anerkannten Schwangerschaftskonfliktberatungsstelle ein **Beratungsgespräch** stattgefunden hat. Der Abbruch muss innerhalb von 12 Wochen nach Konzeption* von einem Arzt vorgenommen werden, der selbst nicht an der Beratung teilgenommen hat.
- Er ist innerhalb von 12 Wochen nach Konzeption erlaubt bei **kriminologischer Indikation** (§ 218a Absatz 3 StGB), wenn nach ärztlicher Erkenntnis die Schwangerschaft auf einem Sexualdelikt (§§ 176–177 StGB) beruht, also auf Vergewaltigung zurückzuführen ist, oder die Schwangere zu Beginn der Schwangerschaft noch nicht 14 Jahre alt war.
- Ohne zeitliche Befristung ist ein Schwangerschaftsabbruch rechtmäßig, wenn er unter Berücksichtigung der gegenwärtigen und zukünftigen Lebensverhältnisse der Schwangeren nach ärztlicher Erkenntnis angezeigt ist, um eine Gefahr für das Leben oder die Gefahr einer schwerwiegenden Beeinträchtigung des körperlichen oder seelischen Gesundheitszustandes der Schwangeren abzuwenden, und die Gefahr nicht auf eine andere für sie zumutbare Weise abgewendet werden kann (**medizinische Indikation** nach § 218a Absatz 2 StGB). Eine schriftliche Indikationsstellung muss durch einen anderen Arzt als den abbrechenden Arzt vorliegen.
- Die frühere embryopathische Indikation (schwere Fehlbildung oder ähnliche Erkrankung des Embryos) ist Teil der medizinischen Indikation.
- Nach § 218a Absatz 4 StGB bleibt die Schwangere auch dann straflos, wenn der Abbruch nach Beratung in einer anerkannten Beratungsstelle von einem Arzt durchgeführt wird und wenn seit dem Beginn der Schwangerschaft nicht mehr als 22 Wochen vergangen sind. Alle anderen Beteiligten können sich dabei jedoch strafbar machen.

Die Teilnahme am Schwangerschaftsabbruch ist dem Arzt freigestellt (außer im medizinischen Notfall). Vor der Durchführung des Schwangerschaftsabbruchs treffen den Arzt nach § 218c StGB bestimmte strafbewehrte Pflichten (u. a. zur medizinischen Beratung und Untersuchung der Schwangeren).

Schwangerschaftsalter n: syn. Gestationsalter. Bezeichnung für den in der Schwangerschaft verstrichenen Zeitraum, klinisch berechnet ausgehend von der letzten Menstruation (post menstruationem, p. m.). Der Gesetzgeber rechnet nach der Konzeption (post conceptionem, p. c.).
Klassifikation: Die Angaben erfolgen in abgeschlossenen Schwangerschaftswochen (SSW) plus der zusätzlich verstrichenen Tage (z. B. 27+5 SSW wäre der 5. Tag der 28. SSW). Eine grobe Einteilung kann auch in Schwangerschaftsdrittel (Trimester, Trimenon) erfolgen.

Schwangerschaftsanämie f: engl. *anemia of pregnancy*. In der Schwangerschaft auftretende Blutarmut (Anämie*), meist ab dem 2. Trimenon. Als Ursache kommen neben dem Verdünnungseffekt durch Zunahme des Blutvolumens vor allem Eisenmangel, Folsäuremangel oder angeborene Stoffwechselstörungen wie Thalassämie* in Frage.

Schwangerschaftscholestase, intrahepatische f: engl. *intrahepatic cholestasis of pregnancy* (Abk. ICP). Schwangerschaftsbedingte reversible intrahepatische Cholestase* mit Pruritus und Ikterus. Die Diagnosestellung erfolgt aufgrund einer Erhöhung von Serumgallensäuren (> 10 μmol/l) und ALT. Die GGT liegt meist im Normbereich. Abzugrenzen sind Schwangerschaftsfettleber und HELLP*-Syndrom.
Erkrankung: Vorkommen:
- meist im letzten, seltener im 2. Trimenon (persistierend bis zur Entbindung)
- familiäre Häufung, je nach ethnischer Gruppe (höchste Inzidenz bei Araukanos-Indios in Chile)
- z. T. Assoziation mit progredienter familiärer* intrahepatischer Cholestase Typ 3
- genetische Faktoren: Überlastung/Repression der hepatobiliären Transporter ABCB4 und ABCB11 durch Östrogene oder Progesteronmetabolite.

Therapie:
- Ursodesoxycholsäure*
- nach sorgfältiger Prüfung im Einzelfall: Hydroxyzin, Colestyramin*.

Prognose:
- meist komplette Rückbildung nach Entbindung
- bei erneuter Schwangerschaft Rezidiv in 60–70 %
- evtl. Frühgeburt des Kindes, Fetal* Distress, intrauteriner Fruchttod.

Schwangerschaftsdauer f: engl. *gestation*. Tatsächliche Dauer der Gravidität von der Konzeption bis zur Geburt, die normale Schwangerschaftsdauer beträgt 263–273 Tage, im Mittel 266 Tage.
Hinweis: Zu beachten ist, dass im klinischen Gebrauch, im Gegensatz zum Gesetzgeber, die Schwangerschaftswochen post menstruationem (p. m.), also nach dem ersten Tag der letzten Regelblutung berechnet werden, das bedeutet mit einer Plus-Differenz von 2 Wochen (bei einem 28-Tage-Zyklus) zur tatsächlichen Schwangerschaftsdauer post conceptionem (p. c.).

Schwangerschaftsdepression f: engl. *depression of pregnancy*. Meist als Anpassungsstörung* während der Schwangerschaft* auftretende unipolare Depression* (in Deutschland 10–30 % der Schwangeren betroffen), häufig mit anamnestisch bekannten depressiven Episoden*. Behandelt wird v. a. mit Psychotherapie*, bei schwerer Symptomatik unter Umständen in Kombination mit Antidepressiva*.
Therapie:
- v. a. Psychotherapie, z. B. interpersonelle Psychotherapie
- bei schwerer Symptomatik ggf. Antidepressiva* unter Nutzen-Risiko-Abwägung für Mutter und Kind (cave: Beachtung von Kontraindikationen, Plazentagängigkeit, teratogenem Risiko v. a. bei trizyklischen Antidepressiva, selektiven Serotoninwiederaufnahme-Hemmern und Lithium).

Schwangerschaftsdermatose f: engl. *dermatosis of pregnancy*. Sammelbezeichnung für verschiedene, meist stark juckende Hauterkrankungen, die durch die endokrinologischen, immunologischen, metabolischen und vaskulären Veränderungen während einer Schwangerschaft auftreten und danach meist reversibel sind. Im weiteren Sinn meint Schwangerschaftsdermatose auch sich durch die Schwangerschaft verschlechternde vorbestehende Hauterkrankungen.

Schwangerschaftsdiabetes → Gestationsdiabetes

Schwangerschaftserbrechen → Emesis gravidarum

Schwangerschaftserbrechen → Hyperemesis gravidarum

Schwangerschaftserkrankung, hypertensive *f*: engl. *hypertensive disorder of pregnancy*. Alle im Rahmen einer Schwangerschaft auftretenden Formen des arteriellen Hypertonus. Mit einem Auftreten bei 6–9 % aller Schwangeren handelt es sich um eine häufige Komplikation.

Formen: Folgende Formen werden unterschieden:
- **schwangerschaftsinduzierte Hypertonie** (Abk. SIH; syn. Gestationshypertonie): vorübergehende, in der Schwangerschaft auftretende arterielle Hypertonie* (Blutdruck ≥ 140/90 mmHg) ohne Proteinurie, beginnt nach der 20. SSW bei einer zuvor normotensiven Schwangeren
- **Präeklampsie:** Kombination aus arterieller Hypertonie und Proteinurie (≥ 300 mg/24 h) mit oder ohne Ödeme* nach der 20. SSW
- **schwere Präeklampsie:** arterielle Hypertonie ≥ 170/110 mmHg und/oder Proteinurie ≥ 500 mg/24 h oder klinische Komplikationen (z. B. fetale Wachstumsretardierung, Thrombozytopenie, Hämolyse, Leberenzymerhöhung, Oligourie, Kopfschmerzen, Sehstörung)
- **Eklampsie***
- **HELLP*-Syndrom**
- **chronische Hypertonie:** präkonzeptionell oder in der ersten Schwangerschaftshälfte diagnostizierte arterielle Hypertonie mit Werten ≥ 140/90 mmHg
- **Pfropfgestose:** chronische Hypertonie mit zusätzlicher Präeklampsie.

Pathogenese: Die Entstehung der Erkrankung verläuft in 2 Phasen. Zunächst kommt es zu einer Störung der Plazentation im 1. Trimenon und daraus resultierend dann zur generalisierten Dysfunktion des Gefäßendothels mit Vasokonstriktion, Hämokonzentration und Ausbildung einer Koagulopathie. Die Endothelläsionen können dann mit einer Schädigung von Leber (HELLP-Syndrom), Niere (Proteinurie), Gehirn (Eklampsie) und Plazenta (Plazentainsuffizienz) einhergehen. Folgende Faktoren prädisponieren für die Entwicklung einer hypertensiven Schwangerschaftserkrankung:
- Erstgebärende
- höheres Lebensalter
- familiäre Belastung
- Präeklampsie in einer früheren Schwangerschaft
- Mehrlingsschwangerschaft
- chronische Hypertonie
- Nierenerkrankung, Diabetes* mellitus
- Lupus* erythematodes.

Klinik: Ab Blutdruckwerten von > 170/110 mmHg besteht die Gefahr vaskulärer Komplikationen, bei der Präeklampsie das Risiko eines eklamptischen Krampfanfalles mit zerebraler Blutung. Außerdem können Nierenversagen, ein HELLP*-Syndrom (ggf. mit Leberruptur) oder eine schwere Gerinnungsstörung auftreten. Das Risiko einer vorzeitigen Plazentalösung* ist deutlich erhöht. Beim Feten kommt es zur Wachstumsretardierung, die Rate intrauterinen Fruchttods und perinataler Mortalität steigt ebenfalls.

Therapie:
- einzige kausale Therapie ist die Beendigung der Schwangerschaft, hier muss zwischen der Schwere der Erkrankung und der Schwangerschaftswoche abgewogen werden
- bei drohender Eklampsie Magnesiumsulfat, bei Lungenödem oder Herzinsuffizienz Furosemid
- engmaschige Überwachung des Feten (CTG, Sonografie)
- Therapie des Hypertonus erfolgt medikamentös.

Schwangerschaftsfettleber, akute *f*: syn. Schwangerschaftsbedingte Fettleber. Vorwiegend im dritten Trimenon auftretende, seltene schwangerschaftsbedingte Leberfunktionsstörung. Die Inzidenz beträgt ca. 1 : 12 000 Schwangerschaften, es kommt zu einer zunehmenden Verfettung der Leberzellen und dann zur massiven Ausschwemmung von Fettsäuren in den mütterlichen Körper. Einzig mögliche Behandlung ist die Beendigung der Schwangerschaft.

Klinik: Folgende Beschwerden stehen in Vordergrund:
- Übelkeit/Erbrechen
- Oberbauchschmerzen
- Kopfschmerzen
- Abgeschlagenheit
- Ikterus
- bei Fortschreiten der Erkrankung: hepatisches Koma, Nierenversagen.

Diagnostik: Im Ultraschall ist die Verfettung der Leber durch erhöhte Echogenität sichtbar. Im Labor findet sich nur ein geringer Anstieg der Transaminasen, eine Leukozytose und eine Thrombopenie sowie eine Hyperbilirubinämie.

Schwangerschaftsgymnastik *f*: engl. *pregnancy exercise*. Physiotherapeutische Übungen während der Schwangerschaft, mit dem Ziel die körperliche Umstellung zu erleichtern sowie Entspannungs- und Atemtechniken im Rahmen der Geburtsvorbereitung* zu vermitteln. Die Maßnahme ist ohne Zuzahlung verordnungsfähig nach der Heilmittel-Richtlinie.

Schwangerschaftsikterus → Icterus gravidarum

Schwangerschaftsnachweis → Schwangerschaftszeichen

Schwangerschaftsprotein 1 *n*: Abk. SP-1. Plasmaprotein (Glykoprotein, M_r ca. 90 000), das elektrophoretisch mit der Beta-1-Globulinfraktion wandert und in Synzytiotrophoblasten der Plazenta gebildet wird. Bestimmt wird SP-1 mittels Immunoassay*. Das Protein dient (diagnostisch) als Tumormarker* bei Tumoren mit trophoblastischen Zellanteilen (z. B. Hodentumoren*, Mammakarzinom*, Blasenmole* und Chorionkarzinom*).

Referenzbereich: Im Serum (nicht schwanger): < 1 µg/l.

Schwangerschaftsprotein 3 *n*: syn. PAG; Abk. SP-3. Plasmaprotein (Glykoprotein) der Alpha-2-Globulinfraktion mit möglicher immunsuppressiver Wirkung. SP-3 ist bei Schwangerschaft, Östrogenzufuhr und chronischen Erkrankungen im Blut nachweisbar.

Schwangerschaftsproteine *n pl*: engl. *gestational proteins*. Ausschließlich oder vorwiegend während der Schwangerschaft* gebildete Proteine*. Die Einteilung erfolgt nach Ort der Biosynthese: Mutter (z. B. SP-3, Glykodelin*, EPF), Plazenta (z. B. SP-1, SHBG (SP-2), PAPP*-A, PLGF) und Embryo bzw. Fetus (Alphafetoprotein, CEA).

Schwangerschaftsproteinurie *f*: engl. *proteinuria in pregnancy*; syn. Gestationsproteinurie. Deutliche vermehrte Eiweißausscheidung im Urin (Proteinurie*) von > 300 mg/24 h in der Schwangerschaft. Eine isolierte Proteinurie ist unbedenklich, in Kombination mit einem Hypertonus kann sich aber eine Präeklampsie oder ein HELLP*-Syndrom entwickeln. Deswegen sind engmaschige Kontrollen der Schwangeren anzuraten.

Physiologie: Eine Proteinurie < 300 mg/24 h ist in der Schwangerschaft sehr häufig und physiologisch, aufgrund der schwangerschaftsbedingten erhöhten glomerulären Filtration und der in der Schwangerschaft gesteigerten Permeabilität der glomerulären Basalmembran.

Schwangerschaftspsychose *f*: engl. *gestational psychosis*; syn. Gestationspsychose. Während der Schwangerschaft* auftretende, seltene Form der Psychose* mit Angst, Unruhe und psychotischen Symptomen (v. a. Wahn* und Halluzinationen*). Behandelt wird psychotherapeutisch

Schwangerschaftspyelonephritis

und je nach Krankheitsbild mit Neuroleptika* bzw. Antidepressiva* unter Beachtung der Kontraindikationen (cave: Plazentagängigkeit).
Prognose:
- unter Umständen langwieriger Verlauf (über das Ende der Schwangerschaft hinaus)
- z. T. Übergang in affektive Störung*.

Schwangerschaftspyelonephritis → Pyelonephritis gravidarum

Schwangerschaftsrhinopathie → Rhinopathia gravidarum

schwangerschaftsspezifische Dermatose → Schwangerschaftsdermatose

Schwangerschaftsstreifen → Striae cutis atrophicae

Schwangerschaftstest m: Testverfahren zum Nachweis einer bestehenden Schwangerschaft. In der Regel wird damit der qualitative (Schnelltest, positiv ab dem 12. Tag p. c.) oder quantitative Nachweis (positiv ab dem 10. Tag p. c.) des ß-HCG aus Urin oder Serum der Schwangeren bezeichnet.
Vorgehen: Auch die Sonografie kann eine Schwangerschaft nachweisen, die intrauterine Fruchtblase ist ab der 4+5. SSW, der Embryo ab der 6+0. SSW sichtbar.

Schwangerschaftsunterbrechung → Schwangerschaftsabbruch

Schwangerschaftsvarizen f pl: engl. *varicose veins during pregnancy*. Während der Schwangerschaft auftretende Varizen* (meist in Form einer Varikose*). Es handelt sich um die häufigste Gefäßerkrankung in der Schwangerschaft. Behandelt wird symptomatisch mit angepassten elastischen Kompressionsstrümpfen. Eine Antikoagulation mit niedermolekularem Heparin ist selten erforderlich.
Ursachen:
- hormonale Einflüsse (Östrogeneffekt)
- Kompression der Beckenvenen durch den an Größe zunehmenden Uterus
- Zunahme des Blutvolumens und Drucksteigerung im Niederdrucksystem der unteren Körperhälfte.

Schwangerschaftsverhütung → Kontrazeption

Schwangerschaftsverhütung → Kontrazeption, postkoitale

Schwangerschaftswehen f pl: engl. *painless contractions*. Nicht geburts- oder muttermundswirksame Kontraktionen des Myometriums in der Schwangerschaft. Schwangerschaftswehen treten während der gesamten Schwangerschaft auf, etwa ab der 20. SSW sind sie im CTG ableitbar.
Formen: Im CTG unterscheidbar:
- Alvarez-Wellen: lokale Kontraktionen des Uterus mit niedriger Amplitude und hoher Frequenz, ohne Wirkung auf den Muttermund
- Braxton-Hicks-Kontraktionen: unkoordinierte, leichte Kontraktionen; bis zu maximal 3 pro Stunde.

Schwangerschaftszeichen n sg, pl: engl. *pregnancy signs*. Bezeichnung für Symptome, klinische Zeichen und Untersuchungsbefunde, die eine eingetretene Schwangerschaft anzeigen können. Mit Einführung der Ultraschalldiagnostik haben die früher sehr wichtigen klinischen Zeichen heute nahezu vollständig an Bedeutung verloren.
Einteilung: Zu unterscheiden sind:
- **sichere** Schwangerschaftszeichen: 1. Nachweis von HCG im Urin oder Blut (sog. Schwangerschaftstest*) 2. Ultraschalldiagnostik*: Nachweis des Embryos (ab der 4.–5. SSW) und kindlicher Herzaktionen (ab 5.–7. SSW) 3. Fühlen der Kindsbewegungen und Kindsteile durch Dritte (ab dem 2. Trimenon)
- **unsichere** Schwangerschaftszeichen: 1. Ausbleiben der Menstruation 2. morgendliche Übelkeit, gelegentliches Erbrechen (Emesis* gravidarum) 3. Spannen oder Schwellung der Brüste, Pigmentierung der Areola und der Brustwarze, Bildung von Kolostrum 4. Vergrößerung und Auflockerung des Corpus uteri (Fundusstand*), Schwangerschaftswehen* 5. Pollakisurie 6. weitere klinische Schwangerschaftszeichen: z. B. Labhardt*-Zeichen, Piskaček-Zeichen, Ahlfeld-Zeichen, Hegar-Zeichen, Gauss*-Zeichen, Pschyrembel*-Zeichen, Osiander*-Zeichen.

Schwankschwindel → Schwindel

Schwannom → Neurinom

Schwann-Scheide f: engl. *Schwann's sheath*. Schmale Zytoplasmaschicht einer Schwann*-Zelle, welche ein peripheres Axon* außen umhüllt. Die Schwann-Scheide liegt dem Teil der Schwann-Zelle, der durch Wicklungen der Membran das Myelin* bildet, außen an. Sie ist von einer Basallamina umgeben und enthält den Zellkern*.

Schwartz-Bartter-Syndrom → Syndrom der inadäquaten ADH-Sekretion

Schwartze-Zeichen n: engl. *Schwartze's sign*. Pathognomonischer* klinischer Befund bei Otosklerose*. Durch Hyperämie infolge eines bestehenden Entzündungsprozesses ist das Promontorium tympani rot gefärbt und scheint durch das Trommelfell hindurch.

Schwarze Johannisbeere → Johannisbeere, schwarze

schwarzer Star → Cataracta brunescens

schwarzes Dreieck → Arzneimittelzulassung

schwarzes Dreieck → Pharmakovigilanz

Schwarzwasserfieber → Malaria tropica

schwefelsaures Aluminium → Aluminiumsulfat

Schweifkern → Nucleus caudatus

Schweigepflicht f: engl. *professional confidentiality*. Strafrechtlich festgelegte Verpflichtung von Berufsgruppen, über alle bekannten oder anvertrauten Auskünfte von Patienten und Klienten Stillschweigen zu bewahren, z. B. Berufsgeheimnis §§ 203, 204 Strafgesetzbuch, § 9 Muster-Berufsordnung Ärzte. Die Verletzung dieser Pflicht wird mit Freiheitsstrafe bis zu 1 Jahr oder mit Geldstrafe bestraft.

Schweinebandwurm → Taenia solium

Schweinegrippe → Influenza, porcine

Schweinerotlauf → Erysipeloid

Schweiß m: engl. *sweat*. Hypotonisches (ca. 110 mmol/l) Sekret der Schweißdrüsen* der Haut. Schweiß setzt sich zusammen aus Wasser, Ionen (Na$^+$, K$^+$, Cl$^-$), Harnstoff, Immunglobulinen, flüchtigen Fettsäuren, Cholesterol und bei schwerer Arbeit auch Milchsäure. Einige Fremdstoffe (z. B. Ivermectin, manche Zytostatika) werden über den Schweiß ausgeschieden.

Schweißdrüsen f pl: engl. *sweat glands*; syn. Glandulae sudoriferae. Kleine Knäueldrüsen mit merokriner Sekretion* als Anhangsgebilde der Haut*. Während die ekkrinen kleinen Schweißdrüsen über den gesamten Körper verteilt sind, Schweiß* produzieren und der Thermoregulation* dienen, beschränken sich die apokrinen großen Schweißdrüsen auf wenige Körperstellen und bestimmen den individuellen Körpergeruch.

Schweißdrüsenabszess m: engl. *sudoripareous abscess*; syn. Hidradenitis suppurativa. Akut oder (meist) chronisch-rezidivierend verlaufende, durch Staphylokokken ausgelöste Entzündung* der Ausführungsgänge apokriner Schweißdrüsen*. Klinisch zeigen sich furunkuloide Knoten mit Fistelneigung, häufig axillär. Therapiert wird chirurgisch und antibiotisch.
Vorkommen:
- v. a. bei Männern mit Acne* vulgaris
- insbesondere im Bereich der Achselhöhlen (Achseldrüsenabszess), Genital- und Analregion
- sehr selten und (sub-)akut verlaufend bei abwehrgeschwächten Neugeborenen (v. a. an Hinterkopf, Rücken und Gesäß)
- auch bei Acne conglobata.

Klinik:
- druckschmerzhafte, furunkuloide Knoten in geröteter, infiltrierter Umgebung mit Neigung zu Fistelbildung und narbiger Abheilung
- ggf. schmerzhafte Bewegungseinschränkung und systemische Entzündungszeichen.

Therapie:
- Exzision und ggf. plastische Deckung bei ausgedehnten Prozessen
- evtl. systemische Antibiotika* und TNF-Blocker.

Schweißdrüsenadenom → Hidradenom

Schweißdrüsenentzündung → Schweißdrüsenabszess

Schweißdrüsenfriesel → Miliaria

Schweißproduktion: engl. *Nuclei of perizonal fields*; syn. Forels-Feld. Reaktion auf eine gesteigerte Körpertemperatur*, die der Thermoregulation* über Verdunstung dient. Die tägliche Schweißproduktion liegt zwischen 200 ml und 700 ml, kann jedoch bei körperlicher Anstrengung auf bis zu 2 l/h ansteigen. Die Regulation der Schweißproduktion erfolgt durch die Wärmezentren*.

Hintergrund: Ekkrine Schweißdrüsen produzieren Schweiß nach sympathischer Stimulation. Dabei variiert die Osmolarität* des Schweißes je nach Stärke der Stimulation von stark hypoton (schwache Stimulation, langsamer Schweißfluss) zu schwach hypoton (starke Stimulation, schneller Schweißfluss).

Klinische Bedeutung: Übermäßige Schweißproduktion entzieht dem Körper neben Wasser auch wichtige Elektrolyte*, wodurch es zur Dehydratation* und neuromuskulären Beschwerden (z. B. Krämpfe, Zittern) kommt. Eine krankhaft verminderte Schweißproduktion bezeichnet man als Hypohidrose*, eine krankhaft gesteigerte als Hyperhidrose*.

Schweißretentionszyste → Hidrozystom

Schweißretentionszyste → Retentionszysten

Schweißrinne f: engl. *sweat groove*. Vertiefte Stelle an der Körperoberfläche, in der sich Schweiß* sammelt. Die Dichte der Schweißdrüsen* ist hier erhöht. Vor dem Brustbein, zwischen den beiden Musculi pectorales majores, liegt die vordere Schweißrinne, zwischen den Schulterblättern (Skapula*) die hintere.

Schweißsekretion → Perspiratio insensibilis

Schweißsekretion → Perspiratio sensibilis

Schweißsekretion f: engl. *perspiration*; syn. Perspiration (ICNP). Sympathikusvermittelte Ausscheidung von Schweiß* aus Schweißdrüsen*. Die Schweißsekretion* ist ohne körperliche Anstrengung in neutraler oder kühler Umgebung vernachlässigbar. Mit zunehmender körperlicher Aktivität und zunehmender Körperkerntemperatur steigt sie an und erreicht bei schwerster körperlicher Arbeit Werte von über 1 l/h.

Schwelle, aerobe f: engl. *aerobic threshold*. Beginn des Übergangs vollständig aerober Energiegewinnung auf z. T. anaerobe Energiegewinnung mit vermehrter Ansammlung von Laktat im Blut. Dabei entspricht die Belastung ca. 50–60 % der max. Leistungsfähigkeit. Die aerobe Schwelle wird bestimmt durch Laktatdiagnostik* oder Spiroergometrie*.

Schwelle, anaerobe f: engl. *anaerobic threshold*. Obere Grenze des aerob-anaeroben Übergangsbereichs* mit Gleichgewicht zwischen Bildung und Abbau von Laktat*. Energie wird dabei v. a. aus Glykolyse* gewonnen. Die Belastung entspricht ca. 70–90 % der max. Leistungsfähigkeit. Empirisch liegt die anaerobe Schwelle bei 4 mmol/l.

Schwellendosis f: engl. *threshold dose*. Angenommene oder empirisch festgestellte Dosis oder Dosisbereiche.

Referenzbereiche: Unterhalb dieser Grenze ist die definierte pharmakologische oder toxikologische Wirkung beim Individuum oder in der Population nicht mehr nachweisbar, und oberhalb von ihr wird eine Wirkung gerade erst nachweisbar (zwischen NOEL [No Observed Effect Level] und LOEL [Lowest Observed Effect Level]).

Schwellenwertperkussion f: engl. *threshold percussion*. Sehr leise Perkussion* mit einem Plessimeter*. Sie ermöglicht die Feststellung der Lungenspitzen (Goldscheider-Perkussion), die inspiratorische Verschiebung der Lungenränder und die Ausmaße der relativen und absoluten Herzdämpfung.

Schwelle, ventilatorische anaerobe f: engl. *ventilatory anaerobic threshold (Abk. VAT)*. Ventilatorisch mit Spiroergometrie* bestimmte Schwelle des ersten Laktatanstiegs, der dem Beginn des aerob-anaeroben Übergangsbereichs entspricht. Im Bereich der ventilatorischen anaeroben Schwelle ist der Wirkungsgrad der Atmung optimal.

Schwellkörper m: engl. *spongy body*. Sammelbezeichnung für ein sich mit Blut füllendes, arterielles oder venöses Gefäßgeflecht; im engeren Sinn Penis*- oder Klitorisschwellkörper.

Schwellkörper-Autoinjektionstherapie f: engl. *intracavernous auto-injection therapy*. Injektion vasoaktiver Substanzen in den Schwellkörper durch den Patienten selbst, ausschließlich indiziert bei Erektionsstörungen, wenn Phosphodiesterase-Hemmer (z. B. Sildenafil) kontraindiziert sind (z. B. kardiologisch) oder nicht ausreichend wirken. Auch eine kombinierte Behandlung ist möglich (SKAT plus z. B. Sildenafil). Siehe Abb.

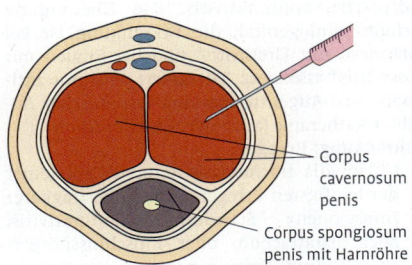

Schwellkörper-Autoinjektionstherapie: Injektion in den Schwellkörper.

Substanzen:
- PGE1 (Alprostadil*)
- Papaverin*, Phentolamin oder Kombination aus beiden Substanzen, wird aber wegen der vermehrten UAW nur noch selten angewandt.

Komplikationen:
- Hämatom
- Schwellkörperfibrose*
- Priapismus*.

Schwellkörperfibrose f: engl. *cavernous fibrosis*. Pathologische Veränderung des Schwellkörpergewebes mit vermehrten Bindegewebszellen (Fibrosierung) und resultierender erektiler Impotenz.

Vorkommen:
- Schwellkörper*-Autoinjektionstherapie
- Trauma*; Penisruptur*
- Priapismus*
- Induratio* penis plastica (IPP).

Schwellung, trübe f: engl. *cloudy swelling*. Mikroskopische Schwellung und vakuolige Degeneration* des endoplasmatischen Retikulums* und der Mitochondrien* durch Wassereinstrom in die Zellen infolge Membranschäden. Dadurch erscheint makroskopisch die Schnittfläche des Organs getrübt. Trübe Schwellung kommt vor bei funktioneller Beanspruchung oder Zellschädigung, z. B. durch Intoxikation, Hypoxie* und Strahlenschaden.

Schwenkeinlauf → Darmreinigung

Schwenkeinlauf m: engl. *high enema*; syn. Hebe-Senk-Einlauf. Rektaler Darmeinlauf, bei dem die Spülflüssigkeit durch Tiefhalten des Irrigators* unter das Patientenniveau zurück und durch Anheben des Irrigators wieder in den Darm fließt. Dieser Vorgang wird mehrmals wiederholt. Da der Schwenkeinlauf sehr kreislaufbelastend ist, muss der Patient gut überwacht werden.

Indikationen:
- bei hartnäckiger Obstipation*
- bei schweren Blähungen (Flatulenz*)
- zur Reinigung des Mastdarms (Rektum) und Teilen des Grimmdarms (Sigma und Colon descendens), z. B. vor Darmspiegelung oder Röntgendiagnostik.

Schwerbehinderung → Behinderung

Schwerbehinderung f: engl. *severe disablement*. Nach § 2 SGB IX behördlich festgestellte Behinderung* mit einem Grad der Behinderung* ≥ 50 (siehe Versorgungsmedizinische Grundsätze). Alle 2 Jahre ist nach § 131 SGB IX eine Bundesstatistik zu erstellen. Im Jahr 2013 wies diese 8,5 Mio. Schwerbehinderte aus (siehe auch Schwerbehindertenausweis).

schwere Ketten → Immunglobuline

schwere Ketten → Schwerkettenkrankheit

Schwergewichtigenbett n: Spezialbett für schwergewichtige Patienten mit einem Körper-

Schwerhörigkeit

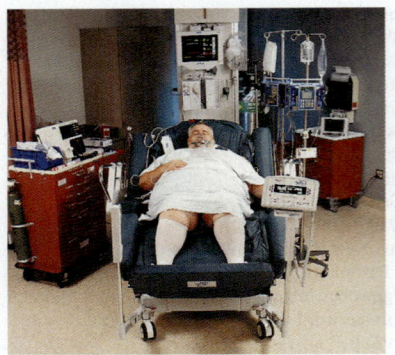

Schwergewichtigenbett [82]

gewicht bis zu 350 kg. Die Matratze verfügt über ein Pulsationssystem, das wechselnde Druckverhältnisse zur Dekubitusprophylaxe* und -therapie erzeugt, sowie eine in Brusthöhe eingebaute Vibrationseinheit. Eine seitliche Rotation bis zu 20° ist möglich. Siehe Abb.

Schwerhörigkeit *f*: engl. *hearing impairment*. Hörminderung, die angeboren oder erworben sein kann. Unterschieden werden Schallleitungsschwerhörigkeit (Störung der Schallübertragung im Mittelohr* oder äußerem Gehörgang) und Schallempfindungsschwerhörigkeit (Störung der akustischen Wahrnehmung im Innenohr* oder ZNS). Nach Diagnosestellung mit Hörprüfungen* wird abhängig von Ursache und Form, z. B. mit Hörgerät* oder operativ behandelt.

Ätiologie: Angeboren:
– Jervell-Lange-Nielsen-Syndrom
– Alport-Syndrom
– Waardenburg-Syndrom.

Erworben:
– Schallleitungsschwerhörigkeit im: **1.** Gehörgang (z. B. durch Zerumen*) **2.** Mittelohr (z. B. bei Otitis* media) **3.** ovalen Fenster (z. B. durch Otosklerose*)
– Schallempfindungsschwerhörigkeit im: **1.** Innenohr (z. B. Hörsturz*, Menière*-Krankheit, Ototoxikose, akustisches Trauma*) **2.** Hörnerv (z. B. Vestibularisschwannom*) **3.** Zentralnervensystem (z. B. Schädigung der zentralen Hörbahn* oder Hörrinde durch Infarkt*, Blutung*, Tumor* oder Entzündung*).

Therapie:
– Hörgerät*
– hörverbessernde OP, z. B.: **1.** Stapesplastik* oder Tympanoplastik* bei Schallleitungsstörung **2.** Cochlea*-Implantat bei Ausfall des Haarzellorgans in der Schnecke und intaktem Hörnerv (erhaltene, stimulierbare Neu-

rone im Ganglion cochleare) **3.** aktives implantierbares Hörsystem*.

Schwerkettenkrankheit *f*: engl. *heavy chain disease*; syn. H-Ketten-Krankheit. Seltene, monoklonale lymphozytär-plasmazellulär-proliferative Störungen unbekannter Ursache. Involviert sind die B-Zellen mit der Produktion verkürzter Schwerketten (heavy chains) ohne assoziierte Leichtketten (light chains). Die Erkrankung manifestiert sich mit unterschiedlichen unspezifischen Beschwerden. Die Prognose ist unterschiedlich, eine standardisierte wirksame Therapie existiert bisher nicht.

Schwermetalle *n pl*: engl. *heavy metals*. Bezeichnung für Metalle, deren Dichte über 5 g/cm^3 liegt (z. B. Eisen*, Kupfer*, Nickel*, Blei, Gold*, Platin*, Uran). Die 15 Metalle, deren Dichte kleiner als 5 g/cm^3 ist, heißen Leichtmetalle. Viele Schwermetalle sind toxisch und kumulieren im Organismus (z. B. Blei, Quecksilber*, Cadmium, Thallium).
Hintergrund: Die Dichte der Metalle variiert zwischen 0,534 g/cm^3 (Lithium*) und 22,59 g/cm^3 (Osmium).

Schwerstverletzungsartenverfahren → Verletzungsartenverfahren
Schwiele → Herzschwiele
Schwiele → Perikardschwiele
Schwiele → Sehnenflecke
Schwielenabszess *m*: engl. *callous abscess*. Subkutane Eiterung unter einer Hohlhandschwiele, seltener auch am Fuß im Bereich des Großzehenballens.

Schwimmbadgranulom *n*: engl. *swimming pool granuloma*; syn. Aquariumgranulom. Infektion der Haut mit atypischem Mycobakterien (Mycobacterium marinum oder kansasii), die etwa 3 Wochen nach Inokulation im Rahmen von Bagatellverletzungen beim Baden oder Hantieren in Aquarien auftritt. Diagnostiziert wird anamnestisch, klinisch und evtl. histologisch. Therapiert wird mit Antituberkulotika oder Antibiotika nach Resistenztestung.

Schwimmbadkonjunktivitis *f*: engl. *swimming pool conjunctivitis*; syn. Paratrachom. Durch Chlamydia* trachomatis bedingte Einschlusskörperchen-Konjunktivitis. Die Übertragung erfolgt okulogenital, die Erkrankung ist bei Männern mit Urethritis* und bei Frauen mit Cervicitis* assoziiert. Therapiert wird mit antibiotischen Augentropfen und systemischer Antibiotikatherapie (auch der Sexualpartner).

Erkrankung: Erreger:
– Chlamydia trachomatis Serotyp D–K (einer der häufigsten Erreger sexuell übertragbarer Infektionen): Schwimmbadkonjunktivitis, auch Paratrachom oder Einschlusskörperchen-Konjunktivitis genannt
– Chlamydia trachomatis Serotyp A–C: Trachom* (siehe dort).

Übertragung:
– okulogenitale Schmierinfektion (die früher angenommene Übertragung in Schwimmbädern ist *nicht* wahrscheinlich): **1.** horizontale Infektion bei Erwachsenen **2.** vertikale Infektion unter der Geburt bei Neugeborenen **3.** bei betroffenen Kindern Verdacht auf sexuellen Missbrauch
– Inkubationszeit ca. 5–14 Tage.

Klinik:
– schleimiges Sekret im Auge, erst einseitig, später beidseitig
– Rötung der Augen
– Lymphknotenschwellung.

Therapie:
– antibiotisch, Kombination von Erythromycin*-Augentropfen plus Azithromycin* systemisch
– gleichzeitige Therapie des Sexualpartners
– Hygienemaßnahmen: **1.** Händehygiene, separate Handtücher **2.** Vermeidung von Hand-Augen-Kontakt **3.** Verwendung von Kondomen.

Prognose: Im Gegensatz zum Trachom heilt das Paratrachom meist ohne Narbenbildung oder Spätfolgen ab.

Schwimmbadwarze → Molluscum contagiosum
Schwimmkapseln → Depotpräparat
Schwindel *m*: engl. *vertigo*. Sammelbezeichnung für subjektive Störungen der Orientierung des Körpers im Raum (Scheinbewegung von Körper und Umwelt), die evtl. mit Übelkeit, Erbrechen und Ataxie* einhergehen. Diagnostiziert wird anamnestisch-klinisch, mit Gleichgewichtsprüfung* und evtl. CT oder MRT. Therapiert wird symptomatisch und durch Behandlung der Grunderkrankung.

Einteilung: Nach subjektiver Wahrnehmung (siehe Tab. 1):
– systematischer Schwindel (Schwindel mit Richtungskomponente): **1.** Drehschwindel

Schwindel: Symptomatik bei systematischem und unsystematischem Schwindel.	Tab. 1
Schwindelwahrnehmung	**Schwindelarten**
Drehschwindel	systematischer Schwindel (Vestibularisschwindel)
Schwankschwindel	
Liftschwindel	
Pulsion	
Taumelgefühl	unsystematischer Schwindel (diffuser Hirnschwindel)
Unsicherheitsgefühl	
Schwarzwerden vor den Augen	

Schwindel: Einteilung nach der Dauer. Tab. 2

Dauer	Hörstörung	peripher/zentral	Provokation	neurologische Symptome	Syndrom
Sekunden	nein	peripher	Lagerung	keine	benigner Lagerungsschwindel
Minuten bis Stunden	ja	peripher	evtl. Lagerung	keine	Menière-Krankheit
Dauerschwindel (Tage bis Wochen)	nein	peripher	evtl. Lagerung	keine	Neuritis vestibularis
Dauerschwindel (Tage bis Wochen)	ja	peripher	lageabhängig	möglich	Vestibularisschwannom
Dauerschwindel (Tage bis Wochen)	nein	zentral	nein	ja	Hirnstammprozesse, z. B. Hirnstamminfarkt

mit scheinbarer Bewegung der Umwelt oder des eigenen Körpers, häufig bei Ängstlichkeit, Depressivität* und bei Vestibularisschädigung 2. Schwankschwindel mit dem Gefühl, als ob der Boden schwanke 3. Liftschwindel mit dem Gefühl zu sinken oder gehoben zu werden
– unsystematischer Schwindel (Schwindel ohne Richtungskomponente): 1. Benommenheitsschwindel ohne Bewegungsillusion 2. häufig psychogen* oder orthostatisch bedingt.

Nach Dauer der Symptomatik (siehe Tab. 2):
– Attackenschwindel z. B.: 1. benigner paroxysmaler Lagerungsschwindel 2. orthostatischer Schwindel 3. Schwindel im Rahmen der Menière*-Krankheit
– Dauerschwindel bei: 1. Labyrinthausfall 2. Polyneuropathie* 3. psychogen.

Ursachen:
– physiologisch nach Stimulation der Gleichgewichtsorgane (Vestibularsystem), z. B. bei schnellen Rotationsbewegungen und plötzlichem Innehalten (Autostimulationsverhalten bei Kindern)
– peripher-vestibulär (auch Labyrinthschwindel) bei Vestibularisschädigung (einschließlich Menière-Krankheit), im Allgemeinen als Drehschwindel wahrgenommen mit Übelkeit und Fallneigung
– zentral-vestibulär bei Läsion in Hirnstamm* oder Kleinhirn*, z. B. bei Schlaganfall*
– okular je nach Erkrankungen des visuellen Systems, z. B. Amblyopie*, Augenmuskellähmung*
– Erkrankungen somatosensibler Nervenbahnen z. B. Polyneuropathie*, Rückenmarkserkrankung
– epileptischer Schwindel in einer epileptischen Aura* oder bei Vorliegen eines epileptogenen Herds (Fokus) im Temporallappen* des Gehirns

– orthostatisch bei raschem Aufrichten, oft als Benommenheitsschwindel mit Schwarzwerden vor den Augen wahrgenommen
– psychogen, z. B. Benommenheitsschwindel, phobischer Schwankschwindel in bestimmten Auslösesituationen (z. B. im Fahrstuhl oder bei psychischem Stress)
– Reizschwindel durch physikalische Reize, z. B. Höhenschwindel, im Rahmen von Kinetosen*.

Therapie:
– Behandlung der Grunderkrankung
– symptomatische Therapie: 1. Ausgleich von Flüssigkeits- und Elektrolytverlust bei wiederkehrendem (rezidivierendem) Erbrechen 2. evtl. pharmakologische Therapie mit Antiemetika*, Antivertiginosa* und bei zusätzlichen Erregungszuständen Sedativa* (möglichst kurzfristig und nur in der Akutphase)
– bei benignem paroxysmalem Lagerungsschwindel: 1. Lagerungsmanöver nach J. M. Epley oder Ch. S. Hallpike (durch dafür ausgebildeten Arzt) im Sinne eines Kannalithen-Repositionsmanövers, d. h. zum Rückbefördern der kleinen Kristalle, die sich von der Cupula (im Gleichgewichtsorgan) gelöst haben 2. anschließend dosiertes Lagerungstraining (z. B. 30°-Lagerung mit 60°-Lagerung im Wechsel) und Eigentraining des Patienten im Sinne eines vestibulären Schwindeltrainings
– evtl. je nach vermuteter Schwindelursache (z. B. vaskuläre Vestibulopathie) durchblutungsfördernde Infusionen
– Sturzprävention.

Schwindel im Alter m: Im Alter häufige Empfindung von Dreh- oder Schwankschwindel oft assoziiert mit Gangunsicherheit, Benommenheit und Sturzneigung*. Ursachen sind Innenohrerkrankungen, Medikamentennebenwirkungen, zentrale Läsionen oder orthostatische Dysregulationen, oft findet sich nicht Konkretes. Therapiert wird je nach Ursache, der Erfolg ist oft nur mäßig.

Epidemiologie: Schwindel ist eines der Hauptsymptome von Patienten im höheren Alter. Fast die Hälfte aller > 80-Jährigen leidet an Schwindel.

Ursachen im Alter: Typische Schwindelursachen im Alter sind:
– Vestibulopathie (unilateral oder bilateral)
– zentraler Schwindel wie etwa die zerebelläre Ataxie
– benigner paroxysmaler Lagerungsschwindel
– orthostatischer Schwindel.

Formen: Benigner paroxysmaler Lagerungsschwindel im Alter:
– mit fortschreitendem Alter zunehmend aufgrund sich ablösender Otolithen im Gleichgewichtsorgan
– typischer Auslöser: Wechsel der Kopflage, wie z. B. das Umdrehen im Bett, um auf den Wecker zu blicken oder das Kopfneigen beim Zähneputzen
– bei Verdacht Nachweis mit dem Dix-Hallpike-Test.

Bilaterale Vestibulopathie:
– Symptom ist der bewegungsabhängige Schwankschwindel, besonders beim Gehen und verstärkt im Dunklen und auf unebenem Grund
– wird bei alten Patienten mit Schwindel und Gangunsicherheit häufig übersehen
– Auslöser sind z. B. ototoxische Medikamente oder Innenohrerkrankungen wie ein Morbus Meniere*, bei der Hälfte der Patienten findet man keine Ursache
– therapiert wird mit aktiver Gang- und Standschulung zur Verbesserung der Haltereflexe.

Zentraler Schwindel:
– entsteht durch Läsionen der vestibulären Verbindungen, der okulomotorischen Kerne (Mittelhirn, Kleinhirn, Thalamus) oder des vestibulären Kortex
– typische Ursachen sind die im Alter häufig vorkommenden Durchblutungsstörungen, Schlaganfälle oder Tumoren; meist führen dann regionbezogene Defizite zur Diagnose, die anhand bildgebender Verfahren (MRT) bestätigt werden kann.

Orthostatischer Schwindel:
– häufig im Alter durch Volumenmangel und Hypotonie*
– typischerweise nach dem zügigen Aufstehen aus dem Liegen oder Sitzen.

Medikamente mit Schwindel als Nebenwirkung:
– Blutdrucksenker wie Sartane, Betablocker, Angiotensinhemmer, Diuretika* wie Hydrochlorothiazide und Furosemid

Schwindelsyndrom

- sedierende Antidepressiva und Antipsychotika wie Amitriptylin, Melperon und Mirtazapin
- Antikonvulsiva wie Carbamazepin*, Gabapentin* und Phenytoin*
- andere sedierende Substanzen, insbesondere Benzodiazepine* zur Behandlung von Schlafstörungen, Angst oder Schwindel (!).

Therapie: Die Therapie folgt der zugrundeliegenden Erkrankung und reicht von Befreiungsmanövern über Gang- und Balancetraining bis hin zum Absetzen auslösender Medikamente. Um Stürze durch Schwindel und Gangunsicherheit zu vermeiden, ist eine Sturzprophylaxe* empfehlenswert. Mehr zu Schwindel und dessen Therapie unter Schwindel*.

Schwindelsyndrom n: engl. *dizziness*. Anfallartig wiederholt auftretende oder andauernde subjektive Empfindung mangelnder Übereinstimmung zwischen Körperorientierung im Raum und (visuellen) Sinneseindrücken, häufig verbunden mit der Wahrnehmung von Scheinbewegungen des Körpers bzw. der Umgebung, Störungen der Augenmotilität (Nystagmus*), Gleichgewichtsstörungen*, Übelkeit und Erbrechen.

Hintergrund: Einteilung:
- organisch bedingte Schwindelsyndrome (peripher vestibuläre, zentral vestibuläre oder gemischte Formen)
- psychogene (somatoforme) Schwindelsyndrome (somatoforme Störung*).

Ätiologie: Die Einzelursachen organisch bedingter Schwindelsyndrome sind vielfältig. Die sog. Reisekrankheit, Innenohraffektionen sowie Funktionsstörungen zentraler vestibulärer Strukturen gehen mit Schwindelsensationen und Begleitsymptomatik unterschiedlichen Charakters einher. Auch Blutdruckschwankungen können vorübergehende Schwindel- bzw. Ohnmachtsempfindungen verursachen. Der somatoforme Schwindel tritt am häufigsten in Verbindung mit Angst und phobischen Störungen, depressiven und dissoziativen Störungen, nicht selten aber auch im Gefolge eines organischen Schwindels auf.

Schwirren n: Palpatorisch (fühlbare) niederfrequente Gewebeschwingung, die durch Schallwellen (Fremitus*) verursacht wird oder durch die Strömungsturbulenz des Bluts, z. B. bei lautem Herzgeräusch*, Karotisschwirren*, Pulsus* vibrans, Struma* vasculosa.

Schwitzen n: engl. *perspiration*; syn. Transpiration. Durch cholinerge Fasern des Sympathikus* vermittelte Absonderung von Schweiß* aus exokrinen Drüsen. Unterschieden wird thermisches Schwitzen zur Wärmeregulation, emotionales Schwitzen bei psychischer Anspannung, z. B. bei Angstzuständen, Panikanfall oder Entzugssyndrom. Auch Medikamente wie Antidepressiva lösen als UAW Schwitzen aus.

Schwitznäschen → Granulosis rubra nasi

Schwurhand f: engl. *benediction hand*. Als Folge einer proximalen Medianusparese auftretende charakteristische Handstellung bei Faustschlussversuch durch eingeschränkten Faustschluss der 3 radialen Finger. Siehe Abb.

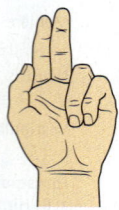

Schwurhand: Eingeschränkter Faustschluss von Daumen, Zeige- und Mittelfinger.

Scianna-Blutgruppensystem n: engl. *Scianna blood group system*. Ein seit 1963 bekanntes Blutgruppensystem (Symbol Sc). Die Vererbung der Allele Sc 1 (früher Sm) und Sc 2 (früher Bu^a) erfolgt autosomal-kodominant. Die Bildung von Sc-Antikörpern (v. a. gegen Sc-2-Ag) kann durch Bluttransfusionen und bei Schwangerschaften induziert werden.

Vorkommen: Häufigkeit bei Weißen:
- Sc-1-Antigen: 99 %
- Sc-2-Antigen (mittelstarkes Ag): 0,6–0,8 %.

scintillans: Funkelnd, flimmernd.
Scl70 → Anti-Scl70-Antikörper
SCLE: Abk. für → Subakut kutaner Lupus erythematodes
Sclerodermia → Sklerodermie
Sclerodermia circumscripta f: engl. *morphea*; syn. Morphaea. Umschriebene, kutane und subkutane Form der Sklerodermie* ohne Beteiligung innerer Organe und ohne Raynaud-Phänomen. Je nach Art und Lokalisation der Hautveränderungen werden verschiedene Typen unterschieden. Die Prognose ist günstig, wenn systemische Entzündungszeichen und ANA fehlen. Ein Übergang in die progressive systemische Sklerose* ist selten.
Sclerodermia diffusa et progressiva → Sklerose, progressive systemische
Scleronychia acquisita → Skleronychie
Sclerosis multiplex → Multiple Sklerose
SCN: Abk. für engl. sodium channel codierendes Gen → Herzblock, familiärer
SCN: Abk. für engl. sodium channel codierendes Gen → Long-QT-Syndrom
Scoliosis → Skoliose
Scoliosis capitis et faciei f: Asymmetrische Gesichts- bzw. Kopfform, die zum Teil intrauterin (meist in Zusammenhang mit der Beckenlage) erworben wird und dann spontan reversibel ist oder bei Torticollis* auftritt.

Scopolamin n: Im Nachtschattengewächs vorkommendes Parasympatholytikum, das besonders in Form von Augentropfen als Mydriatikum zur therapeutischen Pupillenerweiterung angewendet wird. Bei Reisekrankheit werden scopolaminhaltige transdermale Pflaster eingesetzt. Überdosierungen können zu Halluzinationen und Vergiftungserscheinungen führen.

Indikationen:
- Mydriatikum: 1. diagnostische Pupillenerweiterung 2. Ruhigstellung von Iris und Ziliarkörper bei intraokulären Entzündungen
- Antiemetikum: 1. Übelkeit und Erbrechen 2. Reisekrankheit
- Spasmolytikum: 1. Spasmen glatter Muskulatur des Gastrointestinaltrakts 2. Nierensteinkoliken 3. Gallensteinkoliken.

Scopulariopsis brevicaulis m: Schimmelpilz*, der nicht keratolytisch ist und daher ausschließlich trophisch gestörte oder traumatisierte Hand- und Fußnägel befällt.
Scorbut → Skorbut
Score: Punktwert, Bewertungszahl oder klinisches Punktebewertungssystem zur Einschätzung von Gesundheitsstörungen hinsichtlich Behandlungsbedarf, Dringlichkeit oder Maßnahmen, Organrestfunktionen, Outcome, Prognose oder Risiken. Scores erlauben auch ohne Kenntnis des Patienten eine grobe Einschätzung von dessen Zustand und verbessern die Vergleichbarkeit von Patientenkollektiven bei Studien oder betriebswirtschaftlichen Fragestellungen.
Scotoma → Skotom
S-CPPV: Abk. für engl. synchronized continuous positive pressure ventilation → Beatmung
Scrapie f: Bei Schafen und Ziegen seit Jahrhunderten bekannte Prionkrankheit*, die nicht direkt auf den Menschen übertragbar ist. Die Erkrankung wurde jedoch vermutlich durch Verfütterung unzureichend sterilisierten Tiermehls, das aus Kadavern erkrankter Schafe hergestellt wurde, auf Rinder übertragen (BSE).
Scratch-Test m: engl. *scratch test*; syn. epidermaler Skarifikationstest. Hauttestung* mit nativem Rohmaterial (z. B. Tierhaare, Arzneimittel) bei Verdacht auf eine allergische Sensibilisierung* vom Soforttyp. Im Vergleich zu anderen Hauttests sind die Ergebnisse häufiger falsch positiv.
Vorgehen: An der Innenseite des Unterarms werden mit einer Testlanzette ca. 1 cm lange Kratzstriche in die Epidermis gesetzt, auf die das angefeuchtete Testmaterial für 20 Minuten gegeben wird (siehe Abb.). Für Arzneimittel wird eine Variante angewendet, der sog. **Scratch-Patch-Test** (syn. Scratch-Chamber-Test). Dabei werden die Allergene nach 20 Minuten mit hypoallergenen Testpflastern überklebt und verbleiben für weitere 24 Stunden auf der Haut.

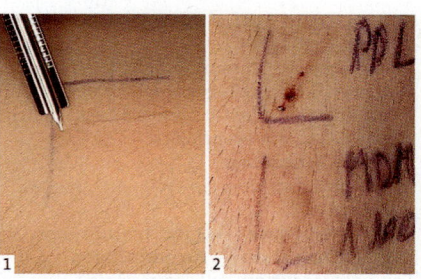

Scratch-Test: 1: Oberflächliches Ritzen der Epidermis; 2: positiver Scratch-Test mit Penicillin-Minordeterminantenmix (MDM). [206]

Screening *n*: Testverfahren zur Eingrenzung bestimmter Risikoindikatoren oder zur Identifizierung von Krankheiten, die bei einer definierten Population eingesetzt werden. Screening identifiziert Personen, die von weiteren Untersuchungen profitieren oder bei denen eine Krankheit oder deren Komplikationen verringert werden können, beispielsweise durch Erfassung eines klinisch symptomlosen Krankheitsstadiums.
Hintergrund: Beispiele sind Reihenuntersuchungen auf Mammakarzinom oder Diabetes mellitus. Für Screenings eingesetzte diagnostische Tests sollten zuerst von hoher Sensitivität* sein (wichtiger als hohe Spezifität*). Bei in der ersten Runde positiv getesteten Personen kommen in einer zweiten diagnostischen Runde dann Tests mit hoher Spezifität zum Einsatz.
Scrotum → Skrotum
SCS: Abk. für engl. spinal cord stimulation → Hinterstrangstimulation
SCT: Abk. für → Spiral-CT
Scutulum → Favus
Scybala → Skybala
SDD: Abk. für → Darmdekontamination, selektive
Se → Sekretorsystem
Sealer *m*; engl. *root filling paste*; syn. Wurzelkanalfüllpaste. Sammelbegriff für zementartige Pasten zum permanenten, bakteriendichten Verschluss des Zahnwurzelkanalsystems. Der Verschluss erfolgt in der Regel in Kombination mit Guttapercha-Stiften. Gebräuchlich sind derzeit Pasten u. a. auf Basis von Expoxidharzen, Polyketonen und Calciumsalicylaten.
sebaceus: engl. *sebaceous*. Talgig, fettig, z. B. Glandulae sebaceae (Talgdrüsen).
Seborrhö *f*; engl. *seborrhea*. Erhöhte Produktion von Talg (Sebum) durch die Talgdrüsen. Als Folge kommt es zu öliger, fettiger Haut und fettigen Haaren. Ursache sind Veranlagung, Hormone, Erkrankungen und Medikamente. Behandelt wird mit alkoholischen Abreibungen der Haut, bei Frauen auch mit östrogenbetonten oralen Kontrazeptiva, bei Männern evtl. Isotretinoin*.
Hintergrund: Lokalisation
– Gesicht (Stirn, Nasolabialfalten), behaarter Kopf
– vordere und hintere Schweißrinne*
Auslöser/Ursachen
– genetische Anlage
– Testosteron* (stimuliert Talgdrüsen)
– Arzneimittel(-missbrauch): **1.** Anabolika* **2.** ACTH **3.** Kortikosteroide.
– als Symptom anderer Erkrankungen, z. B. bei: **1.** Parkinson*-Syndrom **2.** Akromegalie* **3.** Hyperthyreose*
– Phenylketonurie.*
Klinik:
– glänzende fettige Haut, fettiges Kopfhaar
– grobe Poren
– begleitend oft leichte Akne*.
Prognose: Oft Besserung im späteren Erwachsenenalter.
seborrhoische Dermatitis → Ekzem, seborrhoisches
seborrhoische Keratose → Alterswarzen
Sebostase *f*; engl. *sebostasis*. Verminderte Talgproduktion, die zu trockener Haut, glanzlosen Haaren und vermehrter Schuppenbildung führt. Die Ursachen reichen von höherem Alter über Hauterkrankungen bis hin zu Nebenwirkungen von Medikamenten. Behandelt wird ursächlich sowie mit fettenden Wasch- oder Badezusätzen und dem Einfetten der Haut. Näheres unter Hauttrockenheit.
Vorkommen:
– fortgeschrittenes Alter
– Medikamentenwirkung (Lithium*, Retinoide*)
– atopisches Ekzem*, Ichthyosis* vulgaris sowie diverse Ektodermaldysplasie*-Syndrome
– Hypothyreose*
– Zinkmangel.
Secalealkaloide → Ergotalkaloide
Sechsjahrmolar → Molar
Sechste Krankheit → Exanthema subitum
Seclusio pupillae *f*: Abschluss der vorderen von der hinteren Augenkammer durch entzündliche Verwachsung der Iris mit der Linsenkapsel (360° umfassende Synechie*). Folge ist eine sog. Napfkucheniris*.
Secondary Survey → ABCDE-Schema
Secondary Survey → Polytrauma
Secondary Survey → Schockraum
Second-Line-Therapie *f*; engl. *second-line therapy*; syn. Zweitlinientherapie. Bei unzureichendem Ansprechen auf oder kontraindizierter First*-Line-Therapie indizierte Behandlung.
Second-Look-Laparoskopie *f*: Laparoskopischer Zweiteingriff zur Kontrolle des Therapieerfolgs und ggf. Therapie von Restbefunden oder frühzeitige Adhäsiolyse*, v. a. nach Endometriose*-Therapie, Tubenchirurgie*, Tubargravidität* und Adnexitis*. Er ist nicht indiziert in der Nach- und Folgebehandlung maligner Tumoren, insbesondere des Ovarialkarzinoms.
Second-Look-Operation *f*; engl. *second-look operation*. Operativer Zweiteingriff in der Revisionschirurgie und im Rahmen von damage control. Meist als geplante Zweitoperation nach 24–48 Stunden, z. B. zum Nachdébridement von Nekrosen*, Entfernung von Bauchtüchern oder zur Befundkontrolle (z. B. einer Ischämie*).
Second Messenger *m*: Substanz, die als Glied in der Signalübertragung (Signaltransduktion*) zwischen membranständigen Rezeptoren* und intrazellulären Effektorproteinen eine Signalverstärkung bewirkt; z. B. cAMP*, cGMP*, Diacylglycerole, Inositoltrisphosphat, Ca^{2+} (oft im Komplex mit Calmodulin), Arachidonsäure* und Stickstoffmonoxid*.
Second Opinion → Zweitmeinung
Second-Set-Reaktion → Abstoßungsreaktion
Secretin-Pancreozymin-Test *m*; engl. *secretin pancreozymin test*; syn. Pankreozymin-Sekretin-Test. Verfahren zur Untersuchung der exokrinen Pankreasfunktion zum Nachweis einer beginnenden Pankreasinsuffizienz* (Verminderung von mindestens 2 Parametern) oder globalen Pankreasinsuffizienz (Verminderung aller Parameter).
Prinzip:
– Pankreasstimulation durch i. v. Zufuhr von Pancreozymin (Cholecystokinin*) und Sekretin*
– möglichst vollständiges Absaugen des Pankreassekrets* über Duodenalsonde*
– Bestimmung von Volumen und Bicarbonatgehalt des Sekrets sowie der Aktivität der Pankreasenzyme.
Secretum → Sekret
Sectio *f*; engl. *section*. Schnitt; auch Kurzform für Sectio caesarea (Kaiserschnitt).
Sectio alta *f*; engl. *high cystotomy*. Extraperitoneale Eröffnung der Harnblase (Zystotomie) über Unterbauchschnitt. Die Sectio alta wird angewandt z. B. zur Entfernung intravesikaler Fremdkörper (Blasensteine, Blutkoagel u. a.), sofern dies endoskopisch nicht möglich ist, sowie zum Einlegen eines Blasenfistelkatheters (Zystostomie) oder zur Blasenteilresektion*.
Sectio caesarea → Kaiserschnitt
Sectio legalis → Sektion
Sectio parva abdominalis *f*: Sehr selten durchgeführte operative Maßnahme zum Schwangerschaftsabbruch durch eine abdominale Eröffnung der Gebärmutter, z. B. bei akuter mütterlicher Erkrankung, die eine vaginale Entbindung unmöglich macht.
Sedativa *n pl*; engl. *sedatives*. Substanzen mit relativ unspezifisch dämpfender Wirkung auf

Sedierung

das ZNS wie Tranquilizer* und Schlafmittel*, die in niedriger Dosierung sedierend wirken. Sie werden bei diagnostischen und therapeutischen Eingriffen eingesetzt sowie zur Behandlung von Unruhezuständen bei psychischen Störungen. Bei chronischem Gebrauch besteht Gefahr einer Abhängigkeitsentwicklung.
Wirkmechanismus: Interaktion v. a. mit inhibitorischen GABA*-Rezeptoren, auch mit Zwei-Porendomänen-Kaliumkanälen (siehe Kaliumkanal*), NMDA*-Rezeptoren und adrenergen Alpha-2-Rezeptoren.
Sedierung f: engl. sedation. Psychische Dämpfung (Beruhigung) durch Sedativa*, z. B. im Rahmen der Prämedikation* oder Analgosedierung*. Die Sedierungsstadien nach ASA (American Society of Anesthesiologists) und AAP (American Academy of Pediatrics) reichen von minimaler Sedierung über moderate und tiefe Sedierung* bis zur Narkose*.
Formen:
- Kurzzeit-Sedierung (< 24 Stunden): häufig durch Propofol
- Langzeit-Sedierung (> 72 Stunden): häufig durch Midazolam, ggf. mit Clonidin, Dexmedetomidin (mit niedrigerer Delirprävalenz assoziiert als Midazolam) oder Ketamin als Adjuvans.

Sedierung, moderate f: engl. moderate sedation. Dämpfung des Bewusstseins bei Erhalt von Spontanatmung* und Atemschutzreflexen. Der Patient ist schläfrig, somnolent, durch akustische Reizung oder geringe taktile Stimulation erweckbar und es besteht meist keine kardiopulmonale Instabilität. Ein Monitoring der Sedierungstiefe wird empfohlen, z. B. mit der Richmond Agitation Sedation Scale (RASS).
Sedierung, tiefe f: engl. deep sedation. Vigilanzminderung (Patient tief schlafend, soporös, reagiert zielgerichtet auf wiederholte oder schmerzhafte taktile Reizung) häufig ohne (sicheren) Erhalt von Spontanatmung oder Atemschutzreflexen. Tief sedierte Patienten zeigen meist keine kardiopulmonale Instabilität. Die Sedierungstiefe kann z. B. mithilfe der Richmond Agitation Sedation Scale überprüft werden.
Sediment n: Bodensatz, z. B. Harnsediment.
Seeds pl: Kleine, radioisotopenhaltige Nadeln oder Körner (z. B. Gold* Seeds) zur interstitiellen Strahlentherapie*.
Seekrankheit f: engl. motion sickness. Durch Schiffsbewegungen verursachte Übelkeit und Erbrechen (Vomitus marinus) infolge der Reizung des Nervus* vestibularis. Ein Histamin*-Überschuss als prädisponierender Faktor wird diskutiert. Bei fehlender Gewöhnung kann die Seekrankheit wochenlang andauern. Zur medikamentösen Symptomlinderung werden Antiemetika*, wie Scopolamin* und Histamin*-H$_1$-Rezeptoren*-Blocker eingesetzt. Siehe hierzu auch: Kinetose*.
Klinik:
- Müdigkeit
- Kopfschmerzen
- verstärkter Speichelfluss
- Schwitzen
- Schwindelgefühl
- Übelkeit und Erbrechen
- bis hin zur Apathie* und Synkope*.

Prävention:
- Fixieren des Horizonts mit den Augen
- Anwendung von Entspannungstechniken
- ausreichend Schlaf
- Verzicht von Alkohol und histaminhaltiger Nahrung.

Medikamentöse Therapie: Antiemetika, wie
- Scopolamin*
- Histamin*-H$_1$-Rezeptoren*-Blocker, z. B. Dimenhydrinat.

Seele f: engl. soul. Aus der Philosophie, Religion und Psychologie stammende Bezeichnung mit unterschiedlicher Bedeutung je nach theoretischem Bezugsrahmen, aber oft als innerster Kern eines Menschen, als Lebenskraft oder als Einheit geistiger und emotionaler Vorgänge verstanden.
Hintergrund: Seele wird sowohl als Kontrast zum Körper gesehen (cartesianischer Dualismus) als auch als Institution bzw. Ebene, die geistige und körperliche Vorgänge verbindet oder über diese hinaus die geistige Verbindung zum gesamten Universum darstellt.
Seelenblindheit → Agnosie
Seelenheilkunde → Psychiatrie
Seelentaubheit → Agnosie
seelische Behinderung → Behinderung, psychische
seelische Erschütterung → Trauma [psychisch]
Segelklappen → Mitralklappe
Segelklappen → Trikuspidalklappe
Segment n: Abschnitt, z. B. Lungensegment.
Segmentation f: Segmentbildung, z. B. bei Leukozytenkernen.
Segment-Bronchien f pl: engl. Segmental bronchus; syn. Bronchus segmentalis. Abschnitt des luftleitenden Systems des Bronchialbaums*, der aus den Lappenbronchien hervorgeht und sich weiter in die Bronchioli verzweigt. Sie versorgen die Lunge* mit Frischluft, sind selbst aber nicht am Gasaustausch* beteiligt.
Funktion:
- Transport der Atemluft
- Anwärmen und Befeuchten der Atemluft
- Reinigung der Atemluft durch Kinozilien und Drüsen.

Feinbau: Von außen nach innen:
- Knorpel*: Knorpelplättchen
- Muskulatur: Tunica* muscularis, kontinuierlich ausgebildet
- Bindegewebe: Tunica fibrocartilaginea
- Epithel*: mehrreihiges respiratorisches Epithel mit Kinoziliensaum sowie Becherzellen* und Glandulae bronchiales.

Klinische Bedeutung:
- Bronchialkarzinom
- Bronchitis*.

Segmentdiagnose → Querschnittdiagnose
Segmentresektion → Kolonresektion
Segmentresektion → Leberresektion
Segmentresektion → Lungenresektion
Segond-Fraktur → Kreuzbandruptur
Segregation f: Aufspaltung bzw. Trennung der homologen Chromosomen in der Meiose* und Verteilung auf die Gameten*. Dies führt zur Aufspaltung von Genotypen in aufeinanderfolgenden Generationen. Als sog. somatische Segregation bezeichnet man eine irreguläre Chromosomenverteilung auf die Tochterzellen bei gestörter Mitose*.
Sehachse f: engl. optic axis; syn. Axis opticus. Linie, die durch die Krümmungsmittelpunkte von Hornhaut (Kornea*), Linse* und Glaskörper (Corpus vitreum) führt und am Punkt des schärfsten Sehens (Fovea* centralis) auf die Netzhaut (Retina*) trifft.
Sehbahn f: engl. optic tract. Gesamtheit der neuronalen Strukturen, die an der Wahrnehmung und Verarbeitung visueller Reize* beteiligt sind. Der optische Anteil der Sehbahn übermittelt Erregungen von der Netzhaut des Auges bis in die Sehzentren* des Gehirns*. Außerdem beeinflussen Lichtreize über das Zwischenhirn-Hypophysen-System autonome Funktionen, z. B. den Hormonhaushalt.
Anatomie: Visuelle Erregungen werden
- zunächst in der Netzhaut von Stäbchen* und Zapfen* (1. Neuron) aufgenommen
- danach über bipolare Ganglienzellen verschaltet (2. Neuron)
- anschließend an Optikusganglienzellen (3. Neuron) weitergeleitet.

Die Fortsätze der Ganglienzellen bilden den Nervus* opticus. Die Impulse werden weiter an das Chiasma* opticum und über den Tractus* opticus zu den subkortikalen Sehzentren* übertragen:
- Corpus* geniculatum laterale (Verschaltung auf das 4. Neuron)
- Colliculus superior des Tectum mesencephali
- Pulvinar* des Thalamus*.

Vom Corpus geniculatum laterale zieht die Gratiolet-Sehstrahlung (Radiatio* optica) zur Sehrinde* im Gebiet des Sulcus calcarinus im Hinterhauptlappen. Im Bereich des Chiasma opticum zweigen Nervenfasern ab und vermitteln Lichtreize an das Zwischenhirn-Hypophysen-System. Diese entfalten über das autonome Nervensystem* nachweisbare Wirkungen auf Stoffwechsel, Hormonhaushalt, Hämatopoese* usw. (z. B. Tag-Nacht-Rhythmus).

Sehbehinderung f: engl. *vision impairment*. Nicht korrigierbare Einschränkung des Sehvermögens. Die Sehschärfe* des besseren Auges ist dabei geringer als 0,3 oder es liegen Ausfälle des Gesichtsfeldes bzw. Störungen des Lichtsinns, des Farbensinns und der Augenbewegungen mit entsprechendem Schweregrad vor.

Sehen, binokulares n: engl. *binocular vision*; syn. Binokularsehen. Wahrnehmung eines Objekts als Einheit bei simultaner Fixierung mit beiden Augen und Fusion* der entstehenden geringgradig differierenden Netzhautbilder im ZNS. Das binokulare Sehen ist Voraussetzung für stereoskopisches Sehen* und ist gestört bei Erkrankungen des optischen Apparats oder der Sehbahn sowie bei Strabismus*.

Sehen, stereoskopisches n: engl. *stereoscopic vision*; syn. Stereopsis. Visuelle Wahrnehmung der verschiedenen Entfernungen von Objekten eines Bildes, ermöglicht durch zentrale Bewertung der Disparität* beim binokularen Sehen*.

Sehfehler → Sehbehinderung

Sehhilfe f: engl. *seeing aid*. Hilfsmittel bei Beeinträchtigung der Sehfähigkeit, z. B. Brille, Kontaktlinsen oder Lupe. Zur Erhaltung der Selbständigkeit der Bewohner im Pflegebereich sollen Sehhilfen regelmäßig überprüft werden.

Sehhügel → Thalamus

Sehleistung f: engl. *uncorrected visual acuity*; syn. Visus sine correction (Abk. V. s. c.). Unterschiedlich verwendeter Begriff, der teils auf das Sehvermögen ohne Korrektur teils auf die Sehschärfe* bezogen wird.

Sehminderung → Sehbehinderung

Sehne f: engl. *tendon*; syn. Tendo. Aus parallelfaserigem kollagenem Bindegewebe aufgebaute Verbindung zwischen Muskel und Knochen* zur Übertragung der Zugwirkung eines Muskels. Flächige und flache Sehnen wie in der Bauchwandmuskulatur werden Aponeurosen genannt. Einige Muskeln wie der M. digastricus besitzen zwischen ihren Muskelbäuchen Zwischensehnen (Intersectiones* tendineae).

Anatomie: Aufbau: Sehnen bestehen aus straffem Bindegewebe. Die Kollagenfasern liegen extrazellulär und werden von Tendinozyten gebildet. Bündel von Sehnenfasern werden von lockerem Bindegewebe umfasst. Sie strahlen am Knochenansatz entweder in die Kollagenfasern des Periosts* oder direkt in den Knochen ein, wo sie sich in den äußeren Lamellen verzweigen. Makroskopisch sind Sehnen im frischen Zustand weißlich glänzend. Um die Reibung zwischen Sehne und umliegendem Gewebe zu verringern, sind manche Sehnen durch einen umliegenden Schleimbeutel geschützt oder werden von einer Sehnenscheide* umhüllt. **Formen: Zugsehnen** sind aus parallelfaserigem Bindegewebe aufgebaut. Sie inserieren gerade am Knochen und werden bei Muskelkontraktion auf Zug beansprucht. Ein Beispiel für eine Zugsehne ist die Achillessehne*. **Drucksehnen** verlaufen um einen Knochen herum, der als Widerlager dient. Die Sehne ist an der dem Knochen aufliegenden Stelle mit Faserknorpel* ausgestattet und wird dort auf Druck beansprucht. Die Ansätze an Knochen und Muskeln werden auf Zug beansprucht. Ein Beispiel für eine Drucksehne ist die Sehne des M. tibialis posterior. Sehr stark beanspruchte Drucksehnen bilden an der Druckstelle Sesambeine* aus. Beispiele hierfür sind die Patella* als größtes Sesambein des Körpers oder das Os pisiforme.

Sehnenansatzentzündung f: Durch Über- oder Fehlbelastung, aber auch durch rheumatische Erkrankungen auftretende Entzündung des Sehnenansatzes, besonders häufig im Ellenbogengelenk (Epikondylitis*) oder Kniegelenk (Pes* anserinus). Die Diagnose erfolgt klinisch, die Therapie ist konservativ.

Klinik:
- Schmerzen
- Schwellung
- Bewegungseinschränkung.

Diagnostik:
- klinische Untersuchung: Abtasten des Sehnenansatzes, Bewegung der Muskelfunktion prüfen, Druckschmerz mit Ausstrahlung feststellbar
- ggf. Ultraschall bei begleitender Bursitis*.

Therapie:
- Schienen-/Orthesenversorgung
- Kältetherapie
- Quarkumschläge
- Physiotherapie und Tape-Verbände
- Akupunktur.

Sehnenfadenabriss m: engl. *rupture of tendinous cord*. Ruptur einer oder mehrerer Chordae tendineae cordis. (Sehnenfäden der Segelklappen des Herzens). Der Sehnenfadenabriss verläuft je nach Ausmaß asymptomatisch oder mit akuter Papillarmuskeldysfunktion und Herzklappeninsuffizienz (z. B. akute Mitralklappeninsuffizienz* mit akutem Lungenödem*). Mögliche Ursachen sind akute Ischämie (Herzinfarkt), Entzündung oder Trauma.

Diagnostik:
- Herzgeräusch*: als sog. Möwenschrei bezeichnet wegen der typisch melodischen Klangqualität; DD: Mitralklappeninsuffizienz
- Nachweis durch Echokardiografie*.

Differenzialdiagnose:
- Papillarmuskelabriss (Herzinfarkt*)
- Mitralklappenprolapssyndrom*.

Sehnenflecke m pl: engl. *white patches*; syn. Maculae tendineae. Entzündlich bedingte Schwielen der inneren, dem Herzen anliegenden Schicht des Herzbeutels (Epikard).

Sehnennaht f: engl. *tendon suture*. Chirurgische Verbindung spontan gerissener oder traumatisch durchtrennter Sehnen unter Verwendung chirurgischen Nahtmaterials* oder Drahtes um eine ausreichende mechanische Belastbarkeit zu erreichen. Zur Wiedererlangung einer guten Gleitfähigkeit der Sehne muss absolut atraumatisch vorgegangen werden, sonst wird später eine Tenolyse erforderlich. Die Nachbehandlung erfolgt zum Schutz der Sehnennaht zunächst passiv (z. B. Kleinertschiene).

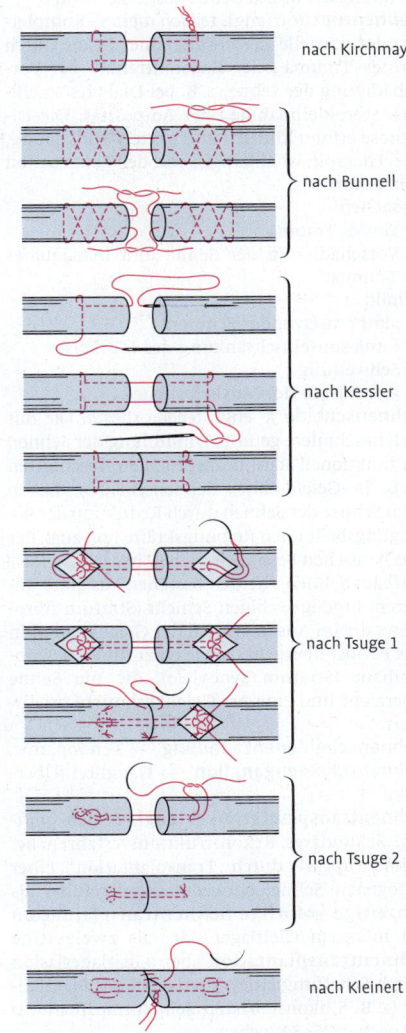

Sehnennaht: Formen (Auswahl).

Sehnenreflex

Formen: Siehe Abb.
Indikation: Sehnenruptur*
- bei glatt durchtrennter Sehne und offener Sehnenverletzung in der Regel primäre Naht (bei kritischen Weichteilverhältnissen sekundär)
- bei degenerativer Sehnenruptur und bei Defekt spezielles operatives Verfahren (z. B. Sehnentransplantation*, ggf. nach Schaffung eines neuen Sehnenlagers durch Silikonstäbe).

Sehnenreflex *m*: engl. *tendon reflex*. Klinisch übliche, nicht korrekte Bezeichnung für einen Muskeleigenreflex, der in den meisten Fällen durch Dehnung der Muskelsehne ausgelöst wird.

Sehnenruptur *f*: engl. *tendon rupture*. Komplette oder partielle Zerreißung einer Sehne durch akutes Trauma oder Bagatelltrauma bei Vorschädigung der Sehne, z. B. bei Diabetes* mellitus, Steroideinnahme oder Adipositas. Die Diagnose erfolgt klinisch und mittels Bildgebung, die Therapie ist abhängig von der Lokalisation der Verletzung.
Ursachen:
- akutes Trauma
- Vorschädigung der Sehne und inadäquates Trauma.

Klinik:
- akut einsetzender Schmerz
- Funktionseinschränkung des Muskels
- Schwellung
- ggf. Tasten des Muskelbauches.

Sehnenscheide *f*: engl. *tendon sheath*. Die mit Gelenkschmiere gefüllte Umhüllung der Sehnen an funktionell stark beanspruchten Abschnitten (z. B. in Gelenknähe). Sehnenscheiden dienen dem Schutz der Sehnen durch Reduktion der bewegungsbedingten Reibungskräfte und auch der mechanischen Festigkeit. siehe Abb.
Aufbau: Sehnenscheiden bestehen aus einer äußeren, bindegewebigen Schicht (Stratum fibrosum), die im Ansatzbereich der Gelenkkapsel in das Periost übergeht, sowie einer inneren Synovialhaut (Stratum synoviale), die die Sehne überzieht und eine Art Gelenkschmiere produziert.

Sehnenscheidenentzündung → Tendopathie
Sehnenscheidenganglion → Ganglion [Überbein]

Sehnentransplantation *f*: engl. *tendon grafting*. Sekundäres Rekonstruktionsverfahren bei Sehnenruptur* durch Transplantation* einer autogenen Sehne, entweder durchgeführt als **einzeitige sofortige Sehnentransplantation** bei intaktem Gleitlager oder als **zweizeitige Sehnentransplantation** bei Gleitlagerläsion durch Schaffung eines Gleitlagers mit Platzhalter (z. B. Silikonstab) und Sehnentransplantation nach ca. 6–8 Wochen.

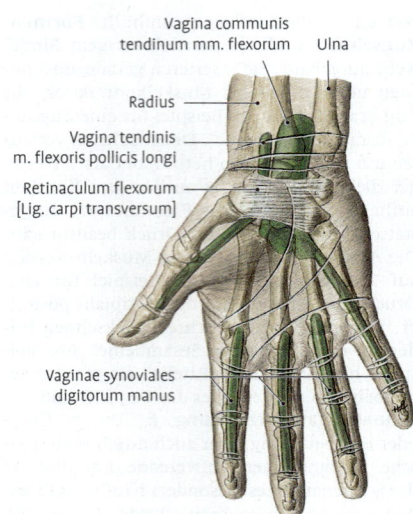

Sehnenscheide: Die rechte Hand von palmar. Die Sehnenscheiden in der Beugefläche der Hand sind grün hervorgehoben.

Indikationen:
- Fingerbeugesehnenruptur*
- Achilles-, Patellar- oder Quadrizepssehnenruptur, z. B. durch STT-Transplantat (STT für semitendinosus tendon; Transplantation der Sehne des Musculus semitendinosus).

Sehnenverknöcherung *f*: engl. *tenostosis*. Ossifikation in einer Sehne.
Sehnerv → Nervus opticus
Sehnervenatrophie → Optikusatrophie
Sehnervenentzündung → Neuritis nervi optici
Sehnervenkreuzung → Chiasma opticum
Sehnervenpapille *f*: engl. *optic disc*; syn. Discus nervi optici. Austrittspunkt des Nervus* opticus aus der Retina*, der bei der Augenspiegelung nasal der Macula* lutea sichtbar ist. Hier bündeln sich die Axone* der retinalen Ganglienzellen zum Nervus opticus. Da die Sehnervenpapille keine Fotorezeptoren* enthält, können an dieser Stelle keine Sehinformationen verarbeitet werden (blinder Fleck*).
Sehprobentafeln *f pl*: engl. *eye chart*; syn. Sehtesttafel. Tafeln und Leseproben (z. B. Nahleseproben nach Birkhäuser und Nieden) zur Prüfung der Sehschärfe*. Einzelne Sehzeichen oder Texte in unterschiedlichen Größen müssen richtig erkannt werden. Teilweise werden auch Farbtafeln (z. B. Ishihara*-Tafeln) sowie Tafeln mit Stereotests (z. B. Stereotest Hausfliege) so bezeichnet.
Sehpurpur → Rhodopsin

Sehrinde: engl. *visual cortex*. Zusammenfassende Bezeichnung für die Rindenfelder* des optischen Kortex* in der Nähe des Sulcus calcarinus im Hinterhauptlappen (Lobus occipitalis) des Gehirns*, wo optische Wahrnehmungen zu bewussten Empfindungen werden.
Sehschärfe *f*: engl. *visual acuity*; syn. Visus cum correctione (Abk. V. c. c.). Auflösungsvermögen des Auges bei Tageslicht. Es wird definiert über den Mindestabstand, den 2 Punkte haben müssen, damit diese noch als getrennt erkannt werden. Die Sehschärfe wird für unterschiedliche Entfernungen (Nähe, Ferne, Bildschirmabstand, Intermediärbereich) mittels Sehtestgerät oder Sehprobentafeln* geprüft.
Beurteilung: Ein Visus von 1,0 ist ein gängiger Grenzwert und wird häufig als normal bezeichnet, obwohl von Augengesunden teilweise Werte weit über 1,0 erreicht werden.
Sehschule *f*: engl. *eye school*. Durchführung pleoptischer und orthoptischer Übungen schielender oder sehschwacher Kinder unter augenärztlicher Leitung.
Sehschwäche → Asthenopie
Sehschwäche → Sehbehinderung
Sehschwindel *m*: engl. *visual vertigo*. Durch Diplopie*, dem Sehen von Doppelbildern, hervorgerufenes Schwindelgefühl.
Sehstörung *f*: engl. *disturbance of vision*. Funktionsbeeinträchtigung des Sehens. Unterschieden werden Verschwommensehen* oder Unscharfsehen, unspezifische Lichtwahrnehmung (Blitze), Lichtscheu* oder Blendempfindlichkeit, Doppelbilder (Diplopie*), Farbsinnstörung (Chromopsie*, Farbenasthenopie*, Farbenfehlsichtigkeit*), Gesichtsfeldausfälle, Flimmern, Scheinbewegungen, verändertes oder verzerrtes Sehen (Metamorphopsie*), Sehminderung (Visusminderung*) und Sehverlust (Visusverlust*). Die Ursachen sind vielfältig. Die Therapie richtet sich nach der Ursache.
Sehstrahlung → Radiatio optica
Sehzentren *n pl*: engl. *visual centers*. Hirnregionen am funktionellen Ende der Sehbahn*. Hier münden die Fasern des Tractus* opticus und der Gratiolet-Sehstrahlung. Als subkortikale Sehzentren werden Corpus* geniculatum laterale, Colliculus* superior im Tectum mesencephali und Pulvinar thalami bezeichnet. Zum kortikalen Sehzentrum gehört das Areal in den optischen Rindenfeldern im Okzipitallappen* (Sehrinde*).
SEID: Abk. für systemische Belastungsintoleranz-Erkrankung → Chronic Fatigue-Syndrom
Seitenastvarikose *f*: syn. Nebenastvarikose. Meist deutlich sichtbare Krampfadern (Varikose*) der Nebenäste der V. saphena magna und V. saphena parva. Die Seitenastvarikose tritt oft gemeinsam mit einer Stammvarikose (Varikose der Vv. saphena magna und saphena parva) auf

oder geht von dieser aus. Näheres zu Diagnose und Therapie unter Varikose.

Seitenbandruptur → Kniegelenkbandruptur

Seitenbandruptur → Skidaumen

Seitenhalterung *f*: engl. *bed side rail*. An der Längsseite des Bettes angebrachter Schutz des Patienten vor Herausfallen. Die Seitenhalterung kann für Pflegemaßnahmen herabgesenkt oder ganz entfernt werden. Sie ist ganzseitig (durchgehend oder unterbrochen) oder halbseitig (vom Kopfende bis zur Mitte) verfügbar. Maße und Sicherheitsbestimmungen sind in der Medizinprodukte-Verordnung geregelt. Siehe Abb.

Recht: Das Verwenden von Seitenhalterungen über die ganze Bettlänge ohne ausdrückliche Einwilligung des Patienten stellt juristisch eine freiheitsentziehende Maßnahme dar. Der Tatbestand der Freiheitsberaubung ist gegeben, wenn nicht vor jeder Anwendung ohne Patientenauftrag eine ärztliche Anordnung bzw. richterliche Genehmigung vorliegt. Die Erlaubnis durch betreuende Angehörige ohne gleichzeitigen Antrag beim Gericht ist nicht ausreichend.

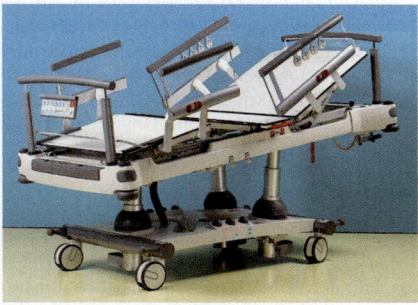

Seitenhalterung: Beispiel für ganzseitige durchbrochene Seitenhalterung.

Seitenlagerung *f*: engl. *lateral positioning*. Lagerung des Patienten auf eine Körperseite mit unterschiedlicher Schräglage (15°, 30°, 90°) als atemunterstützende Maßnahme, zur Dekubitusprophylaxe*, als Bobath*-Lagerung, intraoperative Lagerung bei Thorax-, Hüft- oder Wirbelsäulenoperationen und als stabile Seitenlagerung* bei Bewusstlosigkeit z. B. nach einem Unfall oder epileptischen Anfall.

Seitenlagerung, stabile *f*: engl. *lateral recumbent position*; syn. NATO-Lagerung. Empfohlene Lagerung eines spontan atmenden Bewusstlosen, um freie Atemwege zu sichern und eine Aspiration zu verhindern. Die stabile Seitenlage wird v. a. in Akutsituationen und ggf. auch therapiebegleitend bei lageabhängiger Schlafapnoe angewendet.

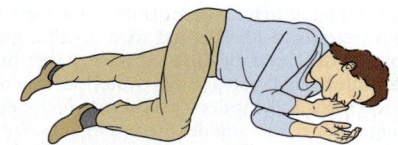

Seitenlagerung, stabile Abb. 1: Der Kopf wird in leichter Reklination tief gelagert, sodass Erbrochenes, Blut oder Schleim nach außen abfließen können. Durch die spezielle Lagerung von Armen und Beinen wird die Körperposition stabilisiert.

Ziel:
- Vermeidung des Zurückfallens der Zunge (mit nachfolgender Atemwegsverlegung) durch leichtes Überstrecken des Kopfes
- Vermeidung einer Aspiration von Blut, Mageninhalt oder eines anderen Sekrets durch seitliche Lagerung des Körpers
- Kopf in leichter Reklination tief gelagert mit dem Mund als tiefstem Punkt zur Abflussmöglichkeit von z. B. Blut oder Erbrochenem (siehe Abb. 1).

Durchführung:
- Einen Arm des Bewusstlosen angewinkelt nach oben legen (Handinnenfläche nach oben).
- Anderen Arm vor der Brust kreuzen, Handoberfläche an die Wange legen, Hand nicht loslassen.
- An den gleichseitigen Oberschenkel greifen und Bein beugen, den Betroffenen zu sich herüberziehen, der Oberschenkel des oben liegenden Beines soll im rechten Winkel zur Hüfte liegen.
- Hals überstrecken, Mund leicht öffnen:
  1. Die an der Wange liegende Hand so ausrichten, dass der Hals überstreckt bleibt.
  2. Dabei wird der Kopf zum tiefsten Punkt, sodass Erbrochenes, Schleim oder Blut nach außen abfließen können.

Siehe Abb. 2

Seitenstechen *n*: engl. *stitch*. Bei körperlicher Belastung unvermutet auftretende stechende Schmerzen unterhalb des Rippenbogens (ein- oder beidseitig), die ggf. zur Einstellung der Tätigkeit zwingen können.

Ursachen: Diskutiert werden:
- evtl. ungenügende Sauerstoffversorgung des Zwerchfells
- mechanische Reizung des Zwerchfells durch Magen und Leber
- Reizung von Schmerzsensoren in Milz- oder Leberkapsel durch blutumverteilungsbedingte Veränderung der Organe nach Belastungsbeginn.

Selbsthilfe: In vorwärtsgebeugter Haltung langsam weiterlaufen oder kurzfristig anhalten, bis der Schmerz verschwunden ist.

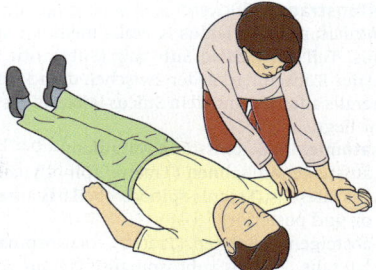

zum Ersthelfer gelegenen Arm des Patienten rechtwinklig gebeugt nach oben legen

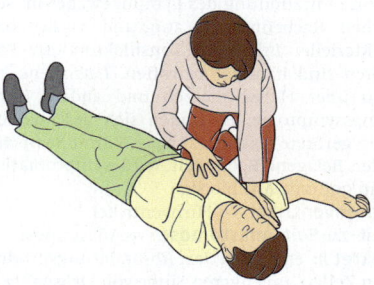

kontralateralen Arm des Patienten über den Thorax legen (Handrücken an Wange)

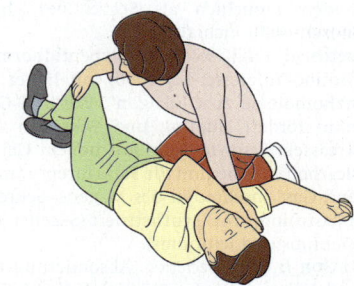

Positionierung des Patienten vor der Drehung in die stabile Seitenlage

Seitenlagerung, stabile Abb. 2: **Durchführung.**

Prävention:
- geringe Nahrungsaufnahme 2–3 Stunden vor der Belastung
- Atemtraining
- Rumpfmuskeltraining.

Seitenstränge [Pharynx] *m pl*: engl. *lateral adenoids*. Teil des immunologisch wichtigen Waldeyer-Rachenrings*. Die Seitenstränge bestehen aus lymphatischem Gewebe in der Plica salpingopharyngea. Diese zieht im Pharynx* als Falte vom Tubenwulst aus abwärts. Klinische Bedeutung: siehe Seitenstrangangina*.

Seitenstränge [Rückenmark]

Seitenstränge [Rückenmark] *m pl*: engl. *lateral funiculus*; syn. Funiculus lateralis medullae spinalis. Teil der weißen Substanz (Substantia alba) des Rückenmarks, der zwischen dem Sulcus lateralis anterior und dem Sulcus lateralis posterior liegt.
Anatomie: Im Seitenstrang verlaufen:
- aufsteigende Bahnen (Tractus spinothalamicus lateralis, Tractus spinocerebellaris anterior und posterior)
- absteigende Bahnen (Tractus corticospinalis lateralis, Tractus rubrospinalis, Tractus reticulospinalis und Tractus olivospinalis).

Seitenstrangangina *f*: syn. Angina lateralis. Akute Entzündung des Lymphgewebes im seitlichen Rachenbereich aufgrund viraler oder bakterieller Infektion. Tonsillektomierte Patienten sind häufiger betroffen. Betroffene klagen über Halsschmerzen und andere Erkältungssymptome. Es finden sich geschwollene und gerötete Seitenstränge, z. T. mit Stippchen oder Belägen. Behandelt wird symptomatisch und ggf. mit Antibiotika.

Seitenventrikel → Hirnventrikel

Seit-zu-Seit-Anastomose → Anastomose

Sekret *n*: engl. *secretion*. Absonderungsprodukt von Zellen, im engeren Sinne von Drüsen* (z. B. Speichel oder Schweiß). Im weiteren Sinne werden z. B. auch Absonderungen aus Wunden oder den Bronchien als Sekret bezeichnet (Wundsekret, Bronchialsekret).

Sekretin *n*: engl. *secretin*. Polypeptidhormon (27 Aminosäurereste; M_r 3050) mit hoher Sequenzhomologie zu Glukagon*, VIP und GIP. Sekretin fördert Bildung und Sekretion von Pankreassekret sowie Galle mit hohem Gehalt an Bicarbonat; es hemmt die Salzsäureproduktion und Gastrinsekretion des Magens. Sekretin wird gastrointestinal synthetisiert (S-Zellen des Duodenums und Jejunums).

Sekretion *f*: engl. *secretion*. Absonderung von Biomolekülen und/oder Flüssigkeit aus Zellen in ein Organ, in das Blut oder an die Hautoberfläche.

Sekretkomponente *f*: engl. *secretory component*. Von Epithelzellen synthetisierter Bestandteil (M_r etwa 70 000) des sekretorischen IgA, das von dessen beiden Untereinheiten (über eine J*-Kette verbundene IgA-Monomere) im extrazellulären Raum aktiv gebunden wird, wenn IgA epitheliale Zellschichten durchdringt. Die Sekretkomponente erleichtert den Transport in seromuköse Sekrete und schützt vor Proteolyse.

Sekretolytika → Expektoranzien

Sekretorsystem *n*: engl. *secretor classification*. Einteilung der Menschen nach ihrer (erblichen) Eigenschaft, lösliche ABH-Substanzen (Blutgruppenantigene*) in Körperflüssigkeiten (z. B. Speichel, Tränenflüssigkeit, Sperma, Fruchtwasser) zu sezernieren oder nicht. Die Steuerung erfolgt durch das dominante Se-Gen sowie sein (rezessives) Allel se und wird unabhängig von den Genen für die ABH-Substanzen vererbt.

Sektion *f*: engl. *autopsy*; syn. Autopsie. Innere Leichenschau, dient der Todesursachenfeststellung und der Klärung des Sterbevorgangs. Unterschieden werden die klinische, die anatomische und die gerichtliche Sektion.
Formen:
- **klinische Sektion**, gesetzlich geregelt u. a. in Berlin und Hamburg: 1. zur Feststellung von Todesursachen und Krankheitszusammenhängen 2. zur Qualitätssicherung von medizinischen Behandlungspfaden 3. zur Überprüfung der ärztlichen Behandlung 4. im Rahmen der Unfallversicherung zur Klärung des Zusammenhangs zwischen Tod und Unfallereignis 5. zu Forschungszwecken
- **anatomische Sektion:** 1. zu Lehr- und Ausbildungszwecken 2. umfasst auch die Entnahme von Organen und Gewebeteilen sowie deren Aufbewahrung 3. darf grundsätzlich nur mit zu Lebzeiten gegebener Einwilligung* des Verstorbenen bzw. bei fehlender Willensäußerung mit Zustimmung der nächsten Angehörigen durchgeführt werden
- **gerichtliche Sektion:** 1. gesetzlich vorgesehen zur Feststellung der Todesursache bei Verdacht auf eine Straftat nach richterlicher Anordnung im Beisein der Staatsanwaltschaft, ggf. auch des Richters (Durchführung durch 2 Ärzte, von denen einer Rechtsmediziner sein muss) 2. zur Feststellung infektiöser Krankheiten aus hygienischen Gründen (Infektionsschutzgesetz) 3. zur Erteilung der Genehmigung zur Feuerbestattung (§ 3 Absatz 2 FeuerbestG).

Sektion, forensische *f*: engl. *forensic autopsy*. Gerichtliche Sektion* nach § 87 StPO mit Eröffnung aller 3 Körperhöhlen. Die forensische Sektion ist vorgesehen zur Feststellung der Todesursache und der Todesumstände bei Verdacht auf eine Straftat nach richterlicher Anordnung im Beisein der Staatsanwaltschaft, ggf. auch des Richters.
Prozedere:
- Durchführung durch 2 Ärzte, von denen einer Rechtsmediziner sein muss
- vorläufiges Gutachten mit: 1. Zusammenfassung der wesentlichen pathologisch-anatomischen Diagnosen 2. Stellungnahme zu Todesursache und Todesart*
- ggf. zusätzlich feingewebliche, toxikologische, molekularbiologische und bakteriologische Analysen.

sekundär: engl. *secondary*. An zweiter Stelle, nachfolgend, abhängig.

Sekundäreffloreszenz → Effloreszenzen

Sekundäre Glomerulonephritis: Glomerulonephritis* als Folge einer Grunderkrankung oder durch einen identifizierbaren Auslöser. Typische Grunderkrankungen sind Autoimmunerkrankungen, Malignome und Infektionen mit Hepatitis-B-Virus, Hepatitis-C-Virus oder HIV. Häufige Auslöser sind Medikamente, Schwermetalle und Drogen.

Sekundäreinsatz → Rettungsdienst

sekundäre Malabsorption → Malabsorption

Sekundärerkrankung: engl. *secondary disease*; syn. Komorbidität. Zur Primärerkrankung hinzutretende zweite Erkrankung. Ein ursächlicher Zusammenhang besteht nicht zwingend.

Sekundäre Sectio caesarea *f*: syn. sekundärer Kaiserschnitt. Durchführung eines Kaiserschnittes nach Geburtsbeginn (Wehenbeginn oder Blasensprung).
Indikationen: Wichtige mögliche Indikationen für eine sekundäre Sectio sind:
- vorzeitige Plazentalösung
- Uterusruptur
- Nabelschnurvorfall
- fetale Hypoxie
- Geburtsstillstand.

Sekundäre Wehenschwäche *f*: Nachlassen der ursprünglich normalen Wehenhäufigkeit oder -kontraktionskraft unter der Geburt. Eine sekundäre Wehenschwäche tritt gehäuft auf bei langen Geburtsverläufen, bei Mehrlingsschwangerschaften, bei Polyhydramnion oder nach Operationen am Uterus. Eine Unterstützung der Kontraktionen kann durch die intravenöse Gabe des Hormons Oxytocin erreicht werden.

Sekundärglaukom → Glaukom

Sekundärheilung → Wundheilung

Sekundärinfektion *f*: engl. *secondary infection*. Infektion eines bereits von einem Erreger befallenen Organismus mit einem anderen Erreger als der Primärinfektion. Dabei begünstigt der erste Erreger die Ansiedlung des zweiten.

Sekundärnaht → Wundversorgung

Sekundärstoffwechsel *m*: engl. *secondary metabolism*. Bezeichnung für Stoffwechselprozesse, die in einigen Organismen, Geweben, Organen oder Zellen ablaufen, im Gegensatz zum Primärstoffwechsel* aber nicht zum Überleben notwendig sind. Sekundäre Stoffwechselprodukte sind z. B. Pigmente* und Antibiotika*.

Sekundärstruktur → Peptide

Sekundärsymptome *n pl*: engl. *secondary symptoms*. Symptome, die nicht zu den Leitsymptomen* einer Störung gehören und als (indirekte) Folge- oder Begleiterscheinung des Erkrankungsprozesses bei Manifestation einer bestimmten Störung fakultativ auftreten können, z. B. Automatismen und Autismus bei Schizophrenie oder depressive Symptome in Folge einer Abhängigkeit oder Affektstörung.

Sekundär-Tuberkulose *f*: syn. Postprimäre Tuberkulose. Durch eine Streuung von Mykobak-

terien aus einem frischen Primärkomplex oder aus einem reaktivierten alten Herd (häufig Simon-Herd) erneut auftretende Tuberkulose*. Diagnostiziert wird u. a. mittels direktem Erregernachweis und Histologie, behandelt mit einer Kombination von Antituberkulotika*.
Formen: Frühformen sind u. a. Miliartuberkulose*, tuberkulöse Meningitis* und tuberkulöse Peritonitis, Spätformen u. a. Knochentuberkulose* und Genitaltuberkulose*.

Sekundärtumor *m*: engl. *secondary tumor*; syn. Zweittumor. An einem anderen Ort und/oder zu einem späteren Zeitpunkt als der Primärtumor* auftretender Tumor*. Auch ein Tumor als Spätfolge einer Strahlentherapie* wird als Sekundärtumor bezeichnet. Im Englischen werden z. T. auch eine Metastase* oder allgemein ein Rezidiv* als „secondary tumor" bezeichnet.
Hintergrund: Sekundärtumor als Spätfolge nach Strahlentherapie
– Risikoorgane sind Schilddrüse*, Mamma*, Gonaden*, Knochenmark
– Latenzzeit* ist invers dosisabhängig und umfasst bis zu Jahren und Jahrzehnten
– Inzidenz häufig schwer abschätzbar.

Sekundenkapazität *f*: engl. *forced expiratory volume*; syn. forciertes exspiratorisches Volumen; Abk. SK. In der Lungenfunktionsprüfung* das exspiratorische Gasvolumen (in Liter), das nach max. Einatmung durch forcierte Exspiration in einer definierten Zeit (in Sekunden) max. ausgeatmet werden kann (Atemstoßtest nach Tiffeneau). In der Regel wird die Sekundenkapazität als Einsekundenkapazität (FEV_1) bestimmt.
Klinik: Die Sekundenkapazität wird häufig nicht als absolute, sondern als **relative Sekundenkapazität** im Verhältnis zur Vitalkapazität (VC) bzw. forcierten Vitalkapazität (FVC) angegeben (Tiffeneau-Index, $FEV_1/(F)VC$; ca. 80 % bei gesunden Erwachsenen; abnehmend mit fortschreitendem Lebensalter). Pathologisch erniedrigt ist die Sekundenkapazität bei obstruktiver Ventilationsstörung* (siehe Lungenfunktionsprüfung*, Tab. dort).

Selbst [psychologisch] *n*: engl. *self*. Einheit aller Eigenschaften und Funktionen, die als dem Ich zugehörig empfunden werden. Zugleich kann das Selbst als reflexive psychische Struktur des Ichs verstanden werden, das von sich selbst ein Verständnis entwirft (Selbstbild*), welches sich von den innerseelischen Repräsentanzen anderer Personen unterscheidet.

selbstabwertende Kognition → Kognition, depressionstypische

Selbstattribution *f*: engl. *self-attribution*. Rückführung von Ereignissen oder Sachverhalten auf die eigene Person.
Beschreibung: Selbstattribution basiert auf der Selbstwahrnehmungstheorie (Kelley), nach der Ereignisse entweder ursächlich auf externe situations-, personen- oder zufallsbezogene Faktoren oder aber auf interne selbstbezogene Ursachen zurückgeführt werden. **Vorkommen:** Beim psychisch Gesunden z. B. im Bereich der Leistungsmotivation. Im Rahmen bestimmter psychischer Störungen treten kognitive Verzerrungen der Attribution auf, z. B. wird bei Depressionen* Erfolg vornehmlich an variable, nicht kontrollierbare externe Faktoren attribuiert (z. B. Glück, netter Vorgesetzter), nicht aber an stabile interne Faktoren (eigene Fähigkeiten, Stärken). Misserfolg hingegen wird an Persönlichkeitsmängel, Schwächen oder andere Aspekte des Selbst attribuiert (Misserfolgserwartung). Bei manischen Episoden* ist das Gegenteil der Fall (bis hin zum Größenwahn*). Attributionsverzerrungen können wichtige Hindernisse für Veränderungsprozesse bei verhaltenstherapeutischer Behandlung darstellen. Sie werden durch kognitive Methoden bearbeitet.

Selbstbehauptung *f*: engl. *self-assertion*. Fähigkeit, sich in sozialen Situationen adäquat zu verhalten und in unangenehmen bzw. unerwünschten Situationen zu wehren und damit Übergriffe auf die Autonomie der eigenen Person nicht zuzulassen. Selbstbehauptung kann in gezielten Selbstbehauptungstrainings (z. B. in Sportvereinen, Kampfsportvereinen, Frauensportgruppen) erlernt werden.

Selbstbeherrschung → Selbstkontrolle

Selbstbestimmung *f*: engl. *self determination*. Recht und Möglichkeit des Einzelnen, über alle Belange persönlicher Lebensbereiche (u. a. Aufenthalt, Beruf, Partnerschaft, Religion) sowie körperliche und seelische Bedürfnisse eigenständig zu entscheiden.

Selbstbestimmungsfähigkeit *f*: engl. *ability of self-determination*. Fähigkeit zur Selbstbestimmung des freien Willens, die sich im Denken und Handeln ausdrückt und Voraussetzung für die Ausübung des Selbstbestimmungsrechts und eine autonome (Patienten-)Entscheidung ist.

Selbstbewusstsein *n*: engl. *self-awareness*. Kontextabhängig einerseits die Selbstsicherheit in Erwartung der Anerkennung durch die Umwelt (umgangssprachliches Verständnis), andererseits das Erleben der eigenen inneren Einheit und Geschlossenheit (des Ichs oder Selbst) in Abgrenzung zu Objekten der äußeren Welt oder aber das Bewusstsein* seiner selbst, der eigenen Person (Selbstkonzept).
Kennzeichen: Im Sinne eines positiven Selbstbildes drückt sich ein stabiles Selbstbewusstsein u. a. in der Körpersprache (Haltung und Bewegungsmuster) aus, z. B. einem sicheren Gang, einer entspannten Haltung und einem offenen Blick. Ein selbstbewusster Mensch ist stärker in der Lage, seine Handlungen zu überdenken und konstruktive Kritik anzunehmen.

Selbstbild *n*: engl. *self-perception*; syn. Ich-Konzept. Gesamtheit der Auffassungen, Emotionen und Überzeugungen bezüglich der eigenen Person und deskriptive Komponente des Selbst. Das Selbstbild speist sich aus Selbstbeobachtung, sozialen Vergleichen und Rückmeldung, wobei Menschen generell nach Konsistenz streben. Veränderungen des Selbstbilds stehen in Wechselwirkung mit individuellen Entwicklungsprozessen, Umweltfaktoren und sozialen Interaktionen.
Funktion: Das Selbstbild dient dem Bewusstsein der eigenen Identität in der Interaktion mit äußeren Bedingungen. Im Selbstbild werden die persönlich erlebten Ereignisse auf die eigene Lebensgeschichte bezogen und verdichtet, wobei im Rahmen des Ich-Netzwerkes Ereignisse und Prozesse des Lebens- und Erfahrungskontextes interdependenten Entitäten (z. B. andere Subjekte, Objekte oder Konstrukte) zugeordnet werden. Es beeinflusst zudem das Erleben und Verhalten, wobei nur ein Teil der gegenseitig in Wechselwirkung stehenden Determinanten des Handelns und Empfindens bewusstseinsfähig und individuell steuerbar ist.
Aufbau: Das Selbstbild ist in Schemata (Selbstschema) organisiert, die übergreifend oder bereichsspezifisch (intellektuelles, emotionales, soziales und physisches Selbstbild oder nach Rollen, u. a. Beruf, Familie) sein können. Wie andere Schemata ist sich der Mensch diesem Aufbau nicht zwangsläufig bewusst, aber grundsätzlich bewusstseinsfähig.
Diagnostik: Die Erfassung ist durch Fragebögen möglich (cave: Validität problematisch). Die Dimensionen Wertigkeit (positiv, negativ, ambivalent), Stabilität (statisch, dynamisch) und Kongruenz (mit Fremdbild und Idealbild) können zur Operationalisierung des Selbstbildes herangezogen werden.
Klinische Bedeutung: Die Wirkung des Selbstbilds auf Wahrnehmung und Verhalten kommt in verschiedenen, auch therapeutisch relevanten Phänomenen zum Ausdruck: z. B. Scheinwerfereffekt, Self-reference-Effekt. Störungen äußern sich u. a. in unrealistisch positiven oder negativen Selbstwertgefühlen und in inadäquater Einschätzung der eigenen Wirkung auf Andere.

Selbstdisziplin → Selbstkontrolle

Selbstentwertung *f*: engl. *self-devaluation*. Pathologischer Prozess, bei dem das eigene Selbst abgewertet wird, z. B. im Rahmen depressiver Episoden*. Selbstentwertung wird lerngeschichtlich als Versuch angesehen, Kontrollierbarkeit in hilflosen Situationen wiederherzustellen.
Beispiel: Für ein Kind ist es weniger bedrohlich, wenn Strafreize als Folge eigenen sog. Böse-Seins auftreten als wenn es sich sagt, dass die

Eltern, deren Verhalten es ja nicht kontrollieren kann, böse sind.

Selbsterfahrung *f*: engl. *self-experience*. Selbständige oder unter professioneller Anleitung stattfindende Wahrnehmung (eigener) psychischer Vorgänge durch Selbstbeobachtung. Ziel ist das Erkennen der eigenen Antriebe, Motivationen, Emotionen und Handlungen, das Verstehen der Beziehungen im sozialen Umfeld, persönliche Weiterentwicklung im Sinne einer größeren persönlichen Reife und Kenntnis der eigenen psychischen Grenzen.

Anwendung: Selbsterfahrung findet durch das Sich-Selbst-Erleben im Alltag und in Ausnahmesituationen wie z. B. Krankheit und Lebenskrisen statt. In Medizin und Psychotherapie finden Methoden der therapeutischen Selbsterfahrung Anwendung:
- professionelle Selbsterfahrung in Gruppen (Selbsterfahrungsgruppe*); sie verläuft in Phasen und methodisch unterschiedlich
- Behandlung seelischer Störungen oder Bewältigung von Krisen mithilfe einer Einzel-, Paar- oder Familien-Psychotherapie*, im weitere Sinn auch Psychodrama*
- Erkennen und evtl. Ändern von Erlebens- und Verhaltensweisen mithilfe einer beruflche Erfahrungen reflektierenden Selbsterfahrungsgruppe, häufig verpflichtend für Angehörige therapeutischer Berufe oder für die psychotherapeutische Ausbildung, z. B. Balint*-Gruppe.

Hinweis: Trotz sehr häufigem Einsatz fehlen empirische Nachweise der Wirksamkeit von Selbsterfahrung weitgehend.

Selbsterfahrungsgruppe *f*: engl. *encounter group*. Auf K. Lewin zurückgehende Form der Gruppenpsychotherapie*, bei der unter Anleitung durch Konfrontation des einzelnen Teilnehmers mit den Reaktionen der Gruppe selbstreflexive Prozesse initiiert werden sollen, um personelle, interaktionelle oder psychotherapeutische Fähigkeiten zu stärken.

Formen:
- Gruppe von freiwillig teilnehmenden Personen, die oftmals Charakteristiken teilen, aber nicht notwendigerweise unter psychischem Leidensdruck stehen (z. B. Encounter-Gruppe).
- Gruppe von psychotherapeutisch oder medizinisch tätigen Personen, die durch Erfahrungsaustausch Verständnis für Motivation und evtl. unbewusste Mechanismen ihres eigenen Handelns (z. B. im Rahmen einer Psychotherapie) gewinnen wollen (z. B. Balint*-Gruppe, IFA-Gruppe). Selbsterfahrung ist Pflichtbestandteil jeder psychotherapeutischen Aus- bzw. Weiterbildung bei Ärzten und Psychologen.

Selbstexploration *f*: engl. *self-exploration*. Erforschung der eigenen Persönlichkeit und emotionaler Erlebnisinhalte mithilfe von psychotherapeutischen Techniken.

Selbstgefährdung *f*: engl. *self-endangerment*. Gefährdung des eigenen Lebens oder der Gesundheit durch Suizidalität* oder Verwirrtheit* (z. B. mit erhöhter Gefährdung im Straßenverkehr, Nahrungsverweigerung oder Uneinsichtigkeit in Erforderlichkeit einer medizinischen Behandlung). Sie kann (wie Fremdgefährdung*) Anlass für Freiheitsentziehung und Unterbringung* in einer psychiatrischen Klinik sein.

Selbstheilung *f*: Aktivierung von Kräften in der Person selbst. Selbstheilungskräfte werden nach Veränderungstheorien verschiedener Therapierichtungen durch eine Behandlung angeregt. Sie stehen im Gegensatz zu rein durch äußere therapeutische Maßnahmen verursachten Behandlungseffekten.

Selbsthilfe *f*: engl. *self-help*. Gesamtheit aller Aktivitäten, die Menschen zur Wiederherstellung ihrer Gesundheit oder Bewältigung von Krankheit und Krankheitsfolgen (Krankheitsverarbeitung*) mobilisieren. Die gesetzlichen Krankenkassen und ihre Verbände fördern die gesundheitsbezogene Selbsthilfe im Rahmen der Pauschal- und der Projektförderung nach § 20 c SGB V.

Selbsthilfegruppe *f*: engl. *self-help group*. Freiwilliger Zusammenschluss von und für Menschen mit gleichen gesundheitlichen, psychischen oder sozialen Problemen ohne oder nur mit geringer Beteiligung professioneller Therapeuten.

Ziele:
- gegenseitige (psychosoziale) Unterstützung, Zulassen von Gefühlen, Entlastung durch die Erfahrung, mit der Problematik nicht allein zu sein
- Meinungsaustausch, Informationsaustausch, gegenseitige Beratung
- juristischer Beistand
- soziale Kontrolle (z. B. zur Unterstützung von Drogenabstinenz)
- Thematisierung von Tabuthemen
- Stabilisierung und Bewältigung der Lebenssituation (Coping*)
- Planung gemeinsamer Aktivitäten, Durchführung von Projekten (Lobby- und Öffentlichkeitsarbeit)

Selbsthilfeorganisation *f*: engl. *self-help organisation*. Zusammenschluss mehrerer regionaler Selbsthilfegruppen* zu landesweiten oder bundesweiten Strukturen, die zu einem spezifischen medizinischem oder (psycho-)sozialem Thema arbeiten. Ziel ist es, die Mitglieder zu unterstützen, sich zu vernetzen, Wissen zu bündeln und Forschung zu fördern. Zudem wird politische Einflussnahme angestrebt, um Versorgungsstrukturen zu verbessern.

Hintergrund: Darunter fallen Anbieter verschiedener Formen der Selbsthilfe, z. B. freiwillige Selbsthilfegruppen, Selbsthilfeverbände (z. B. Selbsthilfeverband Schlaganfallbetroffener, Deutsche Alzheimer Gesellschaft), Sozialdienste (z. B. Verbände der freien Wohlfahrtspflege) oder Anbieter allgemeiner Beratungsmöglichkeiten. Einige Selbsthilfeorganisationen sind nach § 140f SGB V am Gemeinsamen Bundesausschuss der Ärzte und Krankenkassen sowie auf der Landesebene in Zulassungs-, Berufungs- und Landesausschüssen der Kassenärztlichen und Kassenzahnärztlichen Vereinigungen beratend beteiligt.

Selbsthypnose *f*: engl. *self-hypnosis*; syn. Autohypnose. Autosuggestiv (d. h. ohne physische Präsenz des Therapeuten), z. B. gedanklich oder apparativ (mit Audio-, Videoaufnahme) herbeigeführter hypnotischer Zustand (Hypnose*). Hinreichende Wirksamkeitsnachweise als Heilbehandlung stehen noch aus.

Selbstkatheterisierung *f*: engl. *self-catheterisation*. Eigenständige Katheterisierung (Blasenkatheter*) von Patienten mit Querschnittläsion* bei verbliebener Handfunktion (Querschnitt unterhalb des 6. oder 7. Brustwirbels). Die Technik wird vom Patienten in der Rehabilitation* erlernt. Für die häusliche Selbstkatheterisierung gibt es spezielle Kathetersets mit aufgedampften Gleitmitteln, es besteht kein erhöhtes Infektionsrisiko.

Vorgehen:
- Material vorbereiten
- aufrechte Sitzposition einnehmen
- für Frauen Oberschenkelspiegel zur besseren Einsicht des Genitalbereichs bereitstellen
- Einführen des Katheters unter sterilen Bedingungen
- Harn in Auffangbehältnis ablaufen lassen

Durch Pflegepersonal erfolgen Patientenanleitung und Beratung bei Problemen.

Selbstkompetenzeinschätzung → Selbstwirksamkeitstheorie

Selbstkongruenz *f*: engl. *self-congruence*. In der humanistischen* Psychologie die Übereinstimmung der ausgedrückten Emotionen und Meinungen (entsprechend den Erfahrungen) mit dem inneren Erleben und der Körpersprache (dem Selbst) im Sinne von Selbstaufrichtigkeit. Kongruenz setzt eine reife Persönlichkeit und Kenntnis eigener Stärken und Schwächen voraus. Mangelnde Selbstkongruenz erzeugt kognitive Dissonanz*.

Selbstkontrolle *f*: engl. *self control*; syn. Selbstbeherrschung. Fähigkeit, das eigene Handeln zu hinterfragen und entsprechend zu modifizieren.

Klinische Bedeutung: Selbstkontrolle ist eine notwendige Voraussetzung für Belohnungsaufschub* und ist auch ein Ziel therapeutischer In-

tervention: Der Patient wird befähigt, sein Verhalten mit verschiedenen Techniken selbst zu steuern, z. B. bei der Entwöhnungsbehandlung in der Suchttherapie. Die dabei eingesetzten Techniken zur Verhaltenssteuerung sind:
- Selbstbeobachtung
- Selbstbewertung (Bildung von Standards)
- Kontingenzkontrolle (Selbstverstärkung/Selbstbestrafung)
- Stimuluskontrolle*
- Contract-Management.

Voraussetzung ist ein Gefühl der Ich-Identität und ein stabiles Selbstkonzept. Bei verschiedenen psychischen Störungen (z. B. dissoziative Amnesie*, Persönlichkeitsstörung*, Drogen- oder Alkoholmissbrauch*) kann diese Fähigkeit aufgehoben sein. Interindividuelle Unterschiede in der Selbstkontrolle können als einer der 5 Globalfaktoren der Persönlichkeit (Persönlichkeitsfaktoren*) testdiagnostisch erfasst werden.

Selbstkontrollverfahren n: engl. *self-control methods.* Therapiemethoden zur Erhöhung der Fähigkeit, das eigene Handeln zu hinterfragen und entsprechend modifizieren zu können (Selbstkontrolle*). Die Selbstkontrolltherapie hat sich aus der operanten Konditionierung entwickelt, die auf Prinzipien des instrumentellen oder operanten Lernens basiert.
Prinzip: In jeder verhaltenstherapeutisch ausgerichteten Intervention sollte möglichst rasch von einer therapeutischen Fremdkontrolle zu einer Selbstkontrolle* übergegangen werden. Zentral sind dabei Selbstbeobachtung sowie Stimuluskontrolle* und Kontingenzkontrolle, die der Therapeut durch Verhaltensverträge mit dem Patienten beeinflussen kann. Weitere Methoden sind Selbstverstärkung* und Selbstbestrafung.

Selbstkonzept → Selbstbild
Selbstmanagement n: engl. *self management*; syn. Selbstmanagement [Fähigkeit]. Fähigkeit, eigene Belange zu überschauen, zu planen und zu organisieren. Die dafür erforderlichen Kompetenzen sind Selbstbeobachtung, -instruktion, -verstärkung und -kontrolle. Die Selbstmanagement-Therapie (F.H. Kanfer) zielt auf einen Erwerb dieser Kompetenzen, wobei der Therapeut eine primär motivierende Rolle einnimmt und der Patient selbstbestimmt Veränderungen durchführt.
Selbstmord → Suizid
Selbstmutilation → Automutilation
Selbstpflege: Anziehen/Ausziehen: engl. *self care: dressing.* Sich selbstständig, unter Berücksichtigung von Konventionen und gesellschaftlichen Kleidungsgepflogenheiten, um das An- oder Ausziehen von Kleidung und Fußbekleidung kümmern, die für die Situation und das Klima angemessen sind.

Mögliche Beeinträchtigungen:
- primär körperliche Hindernisse aufgrund von Verletzung oder Erkrankung z. B.: 1. rheumatische Erkrankungen 2. Arthrose* 3. Multiple Sklerose*
- akute oder chronische Verwirrtheit* bei primär psychischen und dementiellen Erkrankungen: 1. akute Psychose 2. Drogen- oder Alkoholdelir 3. senile Demenz.

Selbstpflege: Ausscheiden: engl. *toilletting.* Durchführung von Toilettenaktivitäten.
Maßnahmen:
- Ausführen einer angemessenen Intimhygiene
- sich Abwischen nach dem Urinieren oder dem Stuhlgang
- ggf. Verwendung von Inkontinenzhilfsmitteln
- zweckmäßiges Betätigen der Wasserspülung, um die Umgebung sauber zu halten und Infektionen vorzubeugen.

Mögliche Beeinträchtigung:
- mangelndes Hygienebewusstsein
- Diarrhö*
- Verwirrtheitszustände, Orientierungsprobleme
- körperliche Behinderung
- unzureichende sanitäre Ausstattung mit daraus folgender Infektionsgefahr*.

Selbstpflege: Baden: engl. *self care: bathing.* Selbstständiges Durchführen eines Bades (Vollbad oder Teilbad) in einer Badewanne zur Reinigung oder Entspannung.
Vorgehen:
- Aus- und Einsteigen in die Badewanne
- zweckmäßiges Zusammenstellen von Badeutensilien
- Besorgen oder Aufdrehen von Wasser
- Waschen und Abtrocknen des Körpers.

Selbstpflege: Erholungsaktivität: engl. *self care: diversional activity.* Für körperliche und geistige Erholung und Abwechslung sorgen durch Aktivitäten zur Unterhaltung, Stimulation und Entspannung.
Maßnahmen:
- Bewusstmachen und ggf. Verändern der Lebensgewohnheiten
- Organisation und Durchführung von Aktivitäten (z. B. Feste, Ausflüge, Urlaubsreisen).

Mögliche Beeinträchtigungen:
- Arbeitsüberlastung mit Gefahr des Burnout*-Syndroms: 1. Stress* 2. hohe Arbeitsdichte am Arbeitsplatz 3. Kinderbetreuung 4. Pflege Angehöriger
- Mangel an Aktivität, z. B. durch: 1. soziale Isolation 2. Heimaufenthalt 3. chronische Erkrankung.

Selbstpflege: gepflegtes Äußeres: engl. *self care: grooming.* Sich selbstständig um sein äußeres Erscheinungsbild kümmern. Dazu gehören Körperpflege, Haar- und Bartpflege, Nagelpflege*, Kosmetik, Make-up und Kleidung.
Hinweis: Da unterschiedliche soziale, kulturelle und individuelle Einstellungen zum Äußeren möglich sind, bei der Pflegeplanung (Pflegeprozess*) die Wünsche und Gewohnheiten der Patienten beachten.

Selbstpflege: Hygiene: engl. *self care: hygiene.* Sich um den Erhalt eines kontinuierlichen Standards an Hygiene* kümmern. Dazu zählen: den eigenen Körper sauber und gut gepflegt halten, Körpergeruch vorbeugen, regelmäßiges Waschen der Hände, Reinigen der Ohren, der Nase und des Schambereiches sowie geeignete Hautpflege*.
Mögliche Beeinträchtigung:
- mangelndes Hygienebewusstsein (abhängig vom Bildungs- und Lebensstandard)
- mit mangelnden sanitären Möglichkeiten einhergehende Obdachlosigkeit oder Armut
- primär körperliche Erkrankung mit kompensatorischer Pflegebedürftigkeit*
- primär psychische Erkrankung mit Beratungs- und Trainingsbedarf.

Selbstpflege: Nahrung aufnehmen: engl. *self care: feeding.* Organisation der eigenen Ernährung* in Form von gesunden Mahlzeiten, Schneiden und Brechen der Nahrung in handhabbare Größe, Bewegen der Nahrung zum Mund und Einführen in den Mund durch die Verwendung von Lippen, Muskeln und Zunge sowie Aufnehmen von Nahrung bis zur Zufriedenheit.
Komplikationen:
- Armut
- Bildungsmangel bezüglich Ernährung
- kulturelle Einflüsse (Schlankheitskult, Fastfood)
- primär psychische Erkrankungen, z. B.: 1. Anorexia* nervosa 2. Heißhunger 3. Depression* (v. a. Altersdepression) 4. Psychosen 5. demenzielle Erkrankungen wie chronische Verwirrtheit*
- primär körperliche Erkrankungen, z. B.: 1. Multiple Sklerose* u. a. Erkrankungen mit Lähmungen im Arm-, Hand- oder Kopfbereich 2. körperliche Schwäche, Altersschwäche.

Maßnahmen: Bei nicht gewährleisteter selbstständiger Organisation
- Beschaffung (z. B. Essen auf Rädern, gemeinsames oder veranlasstes Einkaufen) und Zubereitung der Nahrung, ggf. Essen* reichen
- Diätberatung, Ernährungsplan, Nahrungsbilanzierung*
- Durchführung von Kochgruppen (siehe Milieutherapie*).

Selbstpflege: physische Aktivität: engl. *physical activity.* Selbstständiges Organisieren und Durchführen körperlicher Aktivitäten. Dazu

zählt auch die Schaffung von Raum, Zeit und Möglichkeiten zur Bewegung im täglichen Leben.
Mögliche Beeinträchtigungen:
- Bewegungsmangel, z. B. aufgrund: 1. sitzender beruflicher oder schulischer Tätigkeit 2. Bettruhe durch Erkrankung 3. Erkrankungen (z. B. Parkinson*-Krankheit, Depression*, affektive Psychosen), die zu Bewegungsmangel, Bewegungsarmut und Fehlhaltung sowie mangelnder Selbstwahrnehmung führen
- fehlende Unterstützung bei körperlichen Gebrechen im Alter
- Hyperaktivität (zerebrale Dysfunktion) bei Kindern.

Pflegemaßnahmen:
- teilkompensatorisch: 1. Beraten und Unterstützen beim Bewegen (z. B. nach Operation), Aufstehen und Gehen 2. Durchführung von Gymnastik (auch Stuhlgymnastik)
- kompensatorisch: 1. Positionsunterstützung* 2. Physiotherapie* 3. Einsatz von Hilfsmitteln wie Gehhilfe* oder Rollstuhl*.

Selbstpflege: Schlaf/Ruhe-Verhalten: engl. *sleep-rest behaviour*. Organisation von Platz, Möglichkeit und Zeit für Schlaf und Ruhe für sich.
Mögliche Beeinträchtigungen:
- Schlafstörungen* oder gesteigerter Schlafbedarf
- Stress*
- berufliche oder häusliche Störfaktoren z. B.: 1. Nachtdienst 2. Berufskraftfahren 3. nächtliche Kinderversorgung
- Mangel an Schlafgelegenheiten: 1. Obdachlosigkeit 2. Flucht.

Pflegemaßnahmen:
- Beratung und ggf. Unterstützung bei der Organisation von Schlafmöglichkeiten (auch im klinischen Umfeld)
- regelmäßige Gesundheitsuntersuchung bei Schichtdienst
- Einhalten der gesetzlichen Vorschriften des Arbeitsschutzes.

Hinweis: Schlaftabletten nur in Akutsituationen oder zur Prämedikation nach ärztlicher Verordnung (wegen Suchtgefahr) verwenden.
Selbstpflege: Trinken: engl. *self care: drinking*. Regelmäßige Einnahme von Flüssigkeit während des Tages oder bei Durstgefühl.
Mögliche Beeinträchtigungen:
- mangelhaftes oder gesteigertes Durstgefühl
- körperliche Hindernisse durch Verletzung oder Erkrankung (z. B. Schluckstörung)
- hirnorganische Veränderungen.

Pflegemaßnahmen: Bei nicht gewährleisteter selbstständiger Organisation
- teilkompensatorisch: Bereitstellen von Getränken und Ermunterung zum Trinken

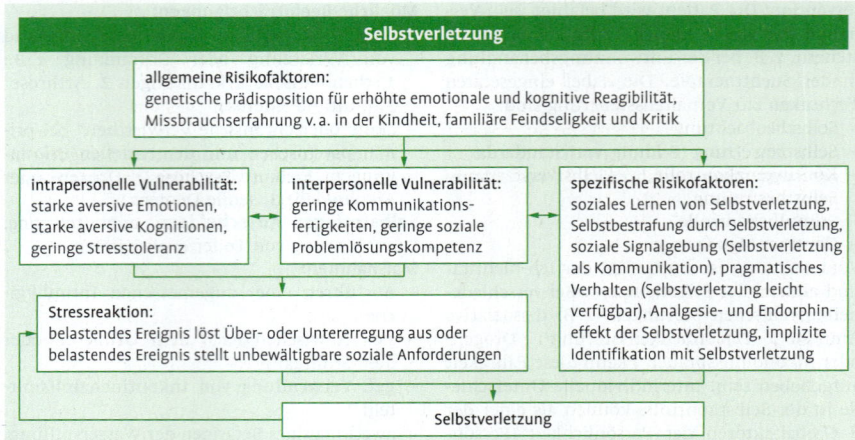

Selbstverletzung: Beteiligte Prozesse; die Selbstverletzung kann auch ohne nachfolgende Stressreaktion Endpunkt des Prozesses sein.

- kompensatorisch: Zuführen von Flüssigkeit durch Unterstützung (Hand führen) oder Übernahme der Trinktätigkeit (Becher zum Mund führen oder für Schluckakt sorgen).

Hinweise: Ein Mangel an Selbstpflegefähigkeit kann zur Dehydratation* mit schwerwiegenden Folgeerkrankungen wie z. B. Nieren- und Harnblaseninfektionen oder Verwirrtheit* mit Verletzungsgefahr führen.
Selbstpflege: Waschen: engl. *self care: washing*. Selbstständige Reinigung des ganzen Körpers mit Wasser und geeigneten Pflegemitteln.
Mögliche Beeinträchtigungen:
- Bewusstseinsstörungen*
- Verwirrtheit
- körperliche Hindernisse: 1. Operation 2. Verletzung 3. Erkrankung
- Verhaltensstörung*.

Selbstschädigung f; engl. *self-harm*. Form der Autoaggression* mit direkten oder indirekten Körperschädigungen, umfasst u. a. Selbstverletzung* und Suizidalität*.
Selbsttoleranz → Immuntoleranz
Selbstverbalisation → Monolog, innerer
Selbstverdauung → Autolyse
Selbstvergiftung → Autointoxikation
Selbstverletzung f; engl. *self-injury*. Spezifische Form der Selbstschädigung* ohne suizidale Absicht (nichtsuizidales selbstverletzendes Verhalten, NSSV) mit wiederholt selbst zugefügter direkter körperlicher Verletzung. Häufigste Motivation ist der Abbau quälender innerer Spannung, aber auch Selbststimulation, Selbstbestrafung oder interpersonell der Wunsch nach Zuwendung und Aufmerksamkeit. **Vorkommen** meist im Zusammenhang mit psychischen Störungen:

- Borderline*-Persönlichkeitsstörung
- dissoziative* Störung
- histrionische Persönlichkeitsstörung*
- dissoziale Persönlichkeitsstörung*
- artifizielle Störung* (Münchhausen*-Syndrom)
- u. a.

Ursachen: Meist werden Selbstverletzungen im Rahmen anderer psychischer Störungen vorgenommen. Daneben sind **biologische und psychosoziale Faktoren** (serotonerge Dysregulation, ungenügende soziale Netze, erhöhte Stressreagibilität und mangelhafte Emotionsregulation bei gleichzeitigem Fehlen eines angemessenen Bewältigungsrepertoires) in der individuellen Entwicklung von Bedeutung (s. Abb.).
Selbstverstärkung f; engl. *reinforcement*. Bezeichnung in der Psychotherapie für positive oder negative Verstärkung* durch die Person selbst, deren Verhalten verstärkt werden soll, v. a. im Rahmen von Selbstkontrollverfahren*.
Selbstwahrnehmung f; engl. *self-awareness*. Fähigkeit eines Menschen, sich zu fühlen und zu erkennen. Die Selbstwahrnehmung entsteht durch Aufmerksamkeitslenkung auf die eigene Person in ihrer Gesamtheit auf verschiedenen Ebenen, z. B. durch die gezielte Wahrnehmung von Körperempfindungen, Gedanken, Emotionen oder Verhaltensweisen.
Einteilung: Selbstwahrnehmung findet teils bewusst, teils unbewusst statt und beeinflusst das Selbstkonzept des Einzelnen. Sie ist die Summe der Eindrücke, die eine Person von sich selbst erlebt, wahrnimmt und beinhaltet.
- **Fähigkeit zur Selbstaufmerksamkeit,** d. h. die Aufmerksamkeit von der Umwelt weg auf das eigene Selbst zu lenken und somit z. B.

innere körperliche Prozesse wie Spannungen, Schmerzen oder Druck wahrnehmen zu können sowie
- **Fähigkeit zur Selbstbeobachtung.**

Sozialmedizinische Bedeutung:
- Das Üben und Verfeinern der Selbstwahrnehmung ist ein grundlegender Bestandteil autosuggestiver Verfahren, z. B. bei autogenem* Training oder Meditation*.
- Die Selbstwahrnehmung wird in verschiedenen Therapien als Datenquelle für die funktionale Problemanalyse eingesetzt. Die Fähigkeit zur Introspektion* gilt als geeignete Methode zur Erforschung von eigenen Erlebens- und Verhaltensmustern (introspektive Methode).
- Besondere Beachtung findet die Selbstwahrnehmung in der Mindfulness*-Therapie oder bei verschiedenen Interventionen der Verhaltenstherapie, z. B. bei Konfrontationstherapie*.
- Selbstwahrnehmungsstörungen mit Störungen der Selbstreflexion, der Differenzierung von Affekten* und der Identität treten gehäuft bei dissoziativen* Störungen auf.

Selbstwertgefühl *n*: engl. *self-esteem*. Gefühlsmäßige Einschätzung des Werts der eigenen Person. Ein stabiles, adäquates, positives Selbstwertgefühl gilt als wesentlicher Bestandteil und Grundlage psychischer Gesundheit. Stabilität des Selbstwertgefühls ist dabei wichtiger als hohe Ausprägung. Stabilität wird auch durch Selbstachtung und weniger durch kontingente, positive Rückmeldungen auf bestimmte Verhaltensweisen erreicht.

Selbstwirksamkeitstheorie *f*: engl. *self-efficacy theory*; syn. Selbstkompetenzeinschätzung. Kognitiv-psychologische Theorie der Gesundheitspsychologie (nach M. Bandura, 1977), nach der die Erwartung bezüglich der Fähigkeit, das eigene Verhalten zu ändern, viel mehr zur tatsächlichen Durchführung einer Verhaltensänderung beiträgt (z. B. Rauchen abgewöhnen) als eine Konditionierung z. B. durch Lob oder andere Bekräftigung von außen.

Klinische Bedeutung: Studien belegen, dass die Wirksamkeit der Verhaltensänderung höher ist, wenn die Versuchspersonen sich diese auch selbst zutrauen. Daher wird in diesem Modell die Selbstkompetenzerwartung durch die Therapeuten bzw. Berater gestärkt. Beeinflusst wird die Selbstwirksamkeitserfahrung durch
- direkte Erfahrung der erfolgreichen Bewältigung einer Aufgabe, z. B. heute nicht geraucht
- indirekte Erfahrung durch das Beobachten eines erfolgreichen Menschen (, der z. B. nicht mehr raucht) mit der möglichen Schlussfolgerung „das kann ich auch" (mit schwächerem Einfluss)
- symbolische Erfahrung, die über die Mitteilung anderer („du schaffst es aufzuhören") dazu führt, den Versuch zu wagen (noch schwächere Wirkung)
- Gefühlsregung: Menschen mit der Befürchtung „ich schaffe das nicht" neigen zu einer höheren körperlich ängstlichen Erregungslage als Menschen, die Zuversicht in ihre eigene Kompetenz verspüren.

Selbstzweifel *m*: engl. *self doubt*. Unsicherheit bezüglich des eigenen Genügens bzw. der ausreichenden Fähigkeit zur Bewältigung von Anforderungen, häufig verbunden mit Minderwertigkeitsgefühl*. In stärkerer Ausprägung Teil des depressiven Syndroms.

Seldinger-Methode *f*: engl. *Seldinger technique*. Ursprünglich für die Angiografie* der Aorta und ihrer Äste entwickeltes Verfahren zur retrograden Gefäßkatheterisierung.

Vorgehen:
- perkutane Punktion* eines größeren peripheren Gefäßes (siehe Zentraler* Venenkatheter, Abb. dort)
- Einführen einer elastischen Führungssonde durch die liegen gebliebene Punktionskanüle
- Entfernen der Kanüle
- Dilatation der Punktionsstelle
- Vorschieben des röntgenpositiven Katheters im Rahmen der Angiografie unter Röntgenkontrolle über die liegen gebliebene Führungssonde
- anschließende Entfernung der Führungssonde

Indikationen:
- Herzkatheterisierung*
- ZVK
- Pulmonaliskatheter*
- Sheldon-Katheter.

Selection Bias: syn. Screening-Bias. Stichprobenverzerrung, z. B. durch unterschiedliche Verteilung der Teilnahmebereitschaften von Patienten.

Beispiel: Ein Selection Bias tritt z. B. auf, wenn die Zuteilung von Patienten für eine Studie nicht randomisiert erfolgt. Stattdessen entscheidet z. B. ein Arzt nach eigenem Belieben darüber, welche Patienten in die Kontroll- und welche in die Experimentalgruppe kommen. Die Entscheidungen erfolgen bewusst oder unbewusst, z. B. danach, wie viel Arbeitsaufwand bestimmte Patienten in Zukunft erzeugen. Der Arzt als Entscheider hätte somit die Auswahl der Stichprobe zu seinen Gunsten subjektiv verzerrt.

Selegilin *n*: Selektiver Monoaminoxidase-Hemmer zur p. o. Anwendung als Antiparkinsonmittel*. Selegilin wird beim Parkinson*-Syndrom sowohl als Monotherapie, als auch in Kombination mit Levodopa* eingesetzt. Im fortgeschrittenen therapieresistenten Stadium der Erkrankung sollte es nicht mehr angewendet werden.

Selektine *n pl*: engl. *selectins*. Zu den Zelladhäsionsmolekülen* gehörende Glykoproteine, die bei Säugern in der Zellmembran von Leukozyten, Thrombozyten und Endothelzellen vorkommen.

Einteilung:
- **Leukozytenselektin** (L-Selektin; CD62L, LAM-1 für leukocyte adhesion molecule): steuert u. a. die Einwanderung von T-Lymphozyten in periphere Lymphknoten
- **endotheliales Selektin** (E-Selektin; ELAM-1 für endothelial leukocyte adhesion molecule): verantwortlich für die Diapedese* von Leukozyten durch die Kapillarwand
- **P-Selektin** der aktivierten Thrombozyten (platelets) und Endothelzellen.

Selektion *f*: engl. *selection*. Bevorzugtes Überleben und dadurch bevorzugte Vermehrung von Individuen einer Population, die in einer bestimmten Umwelt wegen ihrer genetisch bedingten Eigenschaften besser angepasst sind. Dadurch werden bestimmte Genotypen oder Mutanten aus einer Population ausgelesen (evolutionärer Ausleseprozess). Selektion wurde von Charles Darwin postuliert.

selektiv: engl. *selective*. Auswählend, abtrennend, getrennt dargestellt; z. B. selektive Angiografie.

Selektive Östrogen-Rezeptor-Modulatoren *m pl*: Arzneimittel mit modulierender Wirkung auf Östrogen*-Rezeptoren. Die Wirkung ist gewebeabhängig, beispielsweise wirken SERM in Uterus und Brust östrogenantagonistisch, im Knochen östrogenagonistisch. SERM werden oral eingesetzt bei Osteoporose* bei Frauen, hormonabhängigem Mammakarzinom* in der Postmenopause* sowie zur Ovulationsauslösung. Wirkstoffbeispiele sind Raloxifen, Tamoxifen* und Clomifen*.

Seligmann-Krankheit → Schwerkettenkrankheit

Sellabrücke *f*: engl. *sella bridge*. Bezeichnung für eine röntgenologisch nachweisbare knöcherne Verbindung zwischen einzelnen Abschnitten der Sella turcica. Es handelt sich um eine Normvariante.

Sella turcica *f*: Knöcherne Vertiefung des Keilbeins (Os* sphenoidale) in der Schädelbasis*. Die Sella turcica teilt die mittlere Schädelgrube (Fossa cranii media) in eine linke und rechte Hälfte und beinhaltet die Fossa hypophysialis, in der die Hypophyse* liegt.

Sellink-Untersuchung *f*: syn. Enteroklysma. Doppelkontrastmethode* zur Diagnostik von entzündlichen Veränderungen oder Stenosen* im Dünndarm. Hierzu wird eine nasopharyngeale Dünndarmsonde gelegt und über diese

Kontrastmittel appliziert. Anschließend erfolgt eine Durchleuchtung mittels Röntgen oder CT. Bei der Untersuchung mit einer MRT ist keine Sonde nötig, da das Kontrastmittel getrunken wird.

Selye-Syndrom → Anpassungssyndrom, allgemeines

Semikastration *f*: engl. *semicastration*. Medizinisch nicht korrekt bezeichnete einseitige operative Entfernung der Gonaden*, beim Mann die Entfernung eines Hodens, bei der Frau eines Eierstocks, z. B. nach irreversibler Torsion oder bei maligner Erkrankung eines Organs. Sexuelle Funktion und Fortpflanzungsfähigkeit bleiben erhalten.

Semimalignität → Tumorsystematik

semimembranosus *m*: engl. *semimembranous*; syn. semimembranös. Halbhäutig, halbsehnig, z. B. M. semimembranosus.

Semimembranosuszyste → Poplitealzyste

Seminom *n*: engl. *seminoma*. Von den Keimzellen ausgehender und häufigster Hodentumor* (weitere Informationen siehe dort). Das Dysgerminom* der Frau wird auch Seminom des Ovars genannt.

Semiologie → Symptomatologie

Semiotik → Symptomatologie

semipermeabel: engl. *semipermeable*. Halbdurchlässig, z. B. semipermeable Membran*.

semitendinosus: engl. *semitendinous*. Halbsehnig, z. B. Musculus semitendinosus (Halbsehnenmuskel).

Semmelweis-Verfahren *n*: engl. *Semmelweis procedures*. Händedesinfektion vor Untersuchung der Gebärenden zur Verhinderung des Puerperalfiebers. Die ursprüngliche Methode erfolgte mit Chlorkalk.

Sendungswahn *m*: engl. *mission delusions*. Form des Wahns* mit der Überzeugung, die Welt oder die Menschheit erlösen zu müssen.

Senfmehl *n*: engl. *mustard flour*. Gemahlene, entölte schwarze Senfsamen (Sinapis nigrae semen) von Brassica nigra. Aufgrund der hyperämisierenden Wirkung durch das enthaltene Senföl wirkt Senfmehl als starkes Hautreizmittel, z. B. in Form von Senfwickel oder Senfbad.

Senf, weißer *m*: syn. Sinapis alba. Pflanze aus der Familie der Kreuzblütler (Brassicaceae), die im südlichen Europa und südwestlichen Asien heimisch ist sowie in Mitteleuropa kultiviert wird. Weißer Senf wirkt hautreizend und bakteriostatisch. Er wird bei Atemwegs- und Skeletterkrankungen eingesetzt.

Sengstaken-Blakemore-Sonde → Ballonsonde

senil: engl. *senile*. Alt, gealtert.

Senioren *f pl*: engl. *seniors*. Ältere Menschen, die nicht mehr in einem Vollzeitarbeitsverhältnis stehen und typischerweise regelmäßige Zahlungen aus einer Altersversorgung (wie Renten oder Pensionen) beziehen.

Zuständigkeit: Für Angelegenheiten der Senioren ist auf Bundesebene das Bundesministerium für Familie, Senioren, Frauen und Jugend allgemein zuständig, das in jeder Legislaturperiode einen so genannten Altenbericht der Bundesregierung vorlegt.

Senium *n*: Fachbegriff für das Greisenalter mit Rückgang der körperlichen Leistungsfähigkeit, Organatrophien und abnehmender Gewebeelastizität. Häufige Erkrankungen des Seniums sind senile Demenz*, Herzinfarkt* und Schlaganfall* sowie maligne Tumore. Erkrankungen des Seniums und ihre Behandlung sind Gegenstand der Geriatrie.

Hintergrund: Beginn des Seniums: Es gibt keinen fassbaren Beginn des Seniums, da sich Abnahme der Leistungsfähigkeit und physiologische Degeneration bei jedem Menschen unterschiedlich ausgeprägt entwickeln. Je nach Autor soll das Senium bei Frauen z. B. 15 Jahre nach der Menopause, also zwischen dem 63. und 69. Lebensjahr, oder auch erst jenseits des 70.–80. Lebensjahr beginnen. Bei Männern liegt der Beginn zwischen dem 60. und dem 80. Lebensjahr. In der Medizin wird für Studien und statistische Zwecke oft das 75. Lebensjahr als Beginn des Seniums gewählt.

Senkfuß *m*: engl. *flat foot*. Plattfuß leichten Grades.

Senkniere → Nephroptose

Senkung *f*: engl. *descent*. Ptosis, Descensus.

Senkungsabszess *m*: engl. *hypostatic abscess*; syn. Kongestionsabszess. Vom Entstehungsort entfernt auftretender Abszess*, der zunächst im Rahmen eines lokalen Entzündungsprozesses entstanden ist. In der Folge fließt der Eiter* entlang präformierter Bahnen, zwischen Muskeln, Sehnen, Faszien, Gefäß- und Nervensträngen ab und der Abszess bricht unter Umständen an die Körperoberfläche durch.

Vorkommen:
- Mastoiditis*, sog. Bezold*-Mastoiditis
- Knochentuberkulose* der Wirbelsäule: **1.** im Bereich der Halswirbelsäule als Retropharyngealabszess* **2.** im Bereich der Lendenwirbelsäule als Psoasabszess*.

Senkungsreaktion → Blutkörperchensenkungsgeschwindigkeit

Senkwehen *f pl*: engl. *false labour*. Physiologisch etwa ab der 36. SSW auftretende Wehentätigkeit, die das Kind weiter in den Beckeneingang drückt. Dadurch kommt es zum Tiefertreten (Senkung) des Fundusstandes.

Senning-Operation *f*: engl. *Senning operation*. Fast vollständig durch die arterielle Switch*-Operation ersetztes Verfahren zur funktionellen Korrektur einer Transposition* der großen Arterien (Vorhofumkehr-Operation) unter Verwendung des eigenen (autogenen) Vorhofseptums.

Senologie *f*: engl. *senology*. Lehre von den Erkrankungen der weiblichen Brust.

Sensate-Focus-Übungen *f pl*: engl. *sensate focus*. Methode zur Behandlung sexueller Funktionsstörungen im Rahmen der Sexualpsychotherapie mit einem Paar. Dabei haben Streichelübungen eine große therapeutische Bedeutung. Unter psychotherapeutischer Anleitung ermöglichen diese Streichelübungen über den körperlichen zwischenmenschlichen Kontakt vom erkundenden, massage-ähnlichen Streicheln schrittweise eine Weiterentwicklung zum Petting und zu Sexualkontakt.

Sensation *f*: Sinneswahrnehmung ohne adäquaten Reiz (im Gegensatz zum Sinnesreiz*).

sensibel: engl. *sensory*; syn. sensorisch. Empfindlich; Empfindungen betreffend, aufnehmend, weiterleitend.

Sensibilisierung *f*: engl. *sensitisation*. Immunantwort* oder Überempfindlichkeitsreaktion (Allergie*) eines Organismus, induziert durch Kontakt mit einem Antigen (primäre Sensibilisierung) und verstärkt bei erneutem Antigenkontakt (sekundäre Sensibilisierung).

Sensibilität *f*: engl. *sensitivity*. Wahrnehmung verschiedener Reize, die durch Sensoren*, über afferente Nerven und Rückenmarkbahnen zum Gehirn (zu Sinneszentren der sensiblen Hirnrinde u. a. Hirnarealen, z. B. Insel) geleitet und auf dieser Strecke moduliert werden.

Einteilung:
- **propriozeptive Sensibilität**: Propriozeption*; Afferenz: Hinterstrang*
- **exterozeptive Sensibilität**: Exterozeption*, beinhaltet: **1.** epikritische Sensibilität (Druck-, Tast- und Berührungswahrnehmung; Sensoren: Vater*-Pacini-Lamellenkörperchen, Meissner*-Tastkörperchen, Merkel*-Tastscheibe), Zweipunktdiskrimination, Vibration, Stereognosie; Afferenz: Hinterstrang* **2.** protopathische Sensibilität (Schmerz und Temperatur; Afferenz: Vorderseitenstrangbahn)
- **interozeptive Sensibilität**: Interozeption*.

Sensibilität, multiple chemische *f*: engl. *multiple chemical sensitivity*; syn. idiopathische umweltbezogene Unverträglichkeiten; Abk. MCS. Bez. für rezidiv. Sympt. mehrerer Organsysteme, bei denen ein Zusammenhang zu Umweltnoxen angenommen wird, deren tatsächl. Ursache und/od. Pathogenese aber unklar ist.

Klinik: In Zusammenhang mit Exposition (reproduzierbar): Patienten reagieren auf unterschiedliche, alltägliche und geringgradige Fremdstoffeinflüsse (z. B. Chemikalien aus Holz, Fußböden, Lacken, Farben, Papier, Reinigungsmitteln, Lösungsmitteln, Kosmetika, Duftstoffen, Metallen oder Treibstoffen) mit

unspezif. Sympt. oft im Bereich mehrerer Organsysteme (u. a. Übelkeit, Kreislaufstörungen, vorzeitige Ermüdung, allerg. Sympt. wie Asthma, Pollinosis und Hautausschläge); unter Umständen emotionale Begleiterscheinungen (innere Unruhe, Reizbarkeit, Angst- und Panikanfälle), häufig Störungen der Konzentration und Merkfähigkeit sowie Verlust der Rechts-Links-Unterscheidung; Arbeits- und Leistungsfähigkeit beeinträchtigt (evtl. bis zur Berufsunfähigkeit); klin. Untersuchungen und allergolog. Tests bleiben meist ohne Befund.
Diagnostik: Zeitl. und örtl. Zusammenhang zwischen Auslösern und Sympt. herstellen; gezielte Laboruntersuchungen (evtl. verminderte Glutathion-S-Transferase, erhöhte Konz. an Histamin, Porphyrin, Laktat und Interferon im Blut), Allergietests.
Therapie: Expositionskarenz, Sympt. dadurch oft voll reversibel.

Sensibilitätsstörung, dissoziative *f*: engl. *dissociative sensory loss*. Form der dissoziativen* Störung, die ohne definierte neurologische Läsion entweder einen Verlust von Hautempfindungen an einzelnen Körperarealen oder Seh-, Hör- und Riechverlust auslöst. Die Ursachen für die Sensibilitätsstörung sind meist eine posttraumatische* Belastungsstörung oder eine Borderline*-Persönlichkeitsstörung.
Beispiele:
- Parästhesie*: Missempfindungen, z. B. Kribbeln oder Taubheit
- Verlust von Schmerzempfindungen (Anästhesie*)
- (selten) funktionelle Blindheit*
- psychogene Schwerhörigkeit.

Sensibilitätsstörungen *f pl*: engl. *sensory disturbances*. Veränderte Wahrnehmung von Sinnesreizen. Unterschieden werden quantitative, qualitative, dissoziierte und dissoziative Sensibilitätsstörungen.
Pathophysiologie: Ausdehnung entspricht im Bereich des peripheren Nervensystems bei Schädigung der Wurzeln des Spinalnerven dem betroffenen Dermatom*, bei Schädigung eines peripheren Nerven dessen Innervationsgebiet auf der Haut.
Formen:
- **quantitative** Störungen der Sensibilität*: **1.** völliges Fehlen (Anästhesie*, Analgesie*) **2.** Herabsetzung (Hypästhesie*, Hypalgesie*, Hypopathie) **3.** Steigerung (Hyperästhesie*, Hyperalgesie*, Hyperpathie*)
- **qualitative** Sensibilitätsstörungen mit andersartiger Wahrnehmung, z. B.: **1.** ungenaue Reizlokalisation (Allästhesie*) **2.** dumpf brennende Schmerzwahrnehmung (komplexes regionales Schmerzsyndrom) **3.** Kribbeln (Parästhesie*) **4.** abnorme, unangenehme Sinneswahrnehmung (Dysästhesie*)
- **dissoziierte** Sensibilitätsstörungen: **1.** Störung der Schmerz- und Temperaturempfindung bei erhaltener Tiefensensibilität und Berührungsempfindung **2.** durch Schädigung des Tractus spinothalamicus, z. B. beim Brown*-Séquard-Syndrom
- **dissoziative** Sensibilitätsstörungen, synonym **psychogene** Sensibilitätsstörungen: **1.** nicht somatisch objektivierbare Missempfindungen, die keiner definierten neurologischen Läsion zuzuordnen sind.

sensitiv: engl. *sensitive*; syn. sensibel. Empfindlich, selbstunsicher, leicht kränkbar.

Sensitivität *f*: engl. *sensitivity*. Fähigkeit eines diagnostischen Tests, eine Erkrankung bei betroffenen Patienten zu erkennen, formal ist sie definiert als Quotient aus der Personenzahl mit positivem Testergebnis unter den Kranken und der Gesamtzahl der Kranken.
Bedeutung: Sensitivität und Spezifität* von Tests sind meist gegenläufig, d. h., je spezifischer ein Test ist, desto weniger sensitiv ist er, desto schlechter kann er die tatsächlich Kranken erkennen und umgekehrt. Die ROC-Analyse ist eine Parameter freie Methode zum Vergleich der Effektivität verschiedener Tests und wird aus Sensitivität und Spezifität hergeleitet.

Sensomotorik *f*: engl. *sensorimotor function*. Zusammenspiel motorischer und sensorischer Leistungen bzw. alle motorischen Prozesse, die von sensorischem Input abhängig sind, z. B. Auge-Hand-Koordination. Untersucht wird die Sensomotorik mittels sensomotorischer Tests, z. B. Bewegungswahrnehmungstest, Tappingtest, Laufstegtest, Einbeinstand mit geschlossenen Augen sowie lumbaler Repositionstest.

Sensoren *m pl*: engl. *sensors*. Komplexe zelluläre oder vielzellige Strukturen des Organismus mit Fühlereigenschaften zur Aufnahme äußerer und innerer Reize. Sensoren dienen der Orientierung, Kommunikation zwischen Organismus und Umwelt und sind an der Regulation des inneren Milieus beteiligt.

Sensoren, juxtakapilläre *m pl*: engl. *juxtacapillary sensors*. Im Interstitium* der Lunge* neben den Kapillaren* liegende Nervenendigungen als Dehnungssensoren. Werden sie durch Entzündungsmediatoren wie Bradykinin* oder Prostaglandin* oder mechanisch durch Flüssigkeit gereizt, kommt es zur Hemmung der Inspiration* bis hin zum Atemstillstand und folgend zum Blutdruckabfall durch Aktivierung vagaler Nervenfasern.

sensorische Inkontinenz → Stuhlinkontinenz

Sensorium *n*: Gesamtheit aller Sinne*. Medizinisch betrachtet schließt das Sensorium Sinnesorgane sowie Sinneszentren ein und dient der Wahrnehmung. Im weiteren Sinne umfasst das Sensorium auch das Bewusstsein*.

Sentinel-Lymphknoten *m*: engl. *sentinel lymph node*; syn. Wächter-Lymphknoten. Erster Lymphknoten im Lymphabflussgebiet eines malignen Tumors. Der Sentinel-Lymphknoten wird bei der lymphogenen Metastasierung als erstes befallen. Er wird bei der Sentinel-Lymphknoten-Biopsie entfernt und eine Schnellschnittdiagnostik* durchgeführt. Ist er tumorfrei, ist eine lymphogene Metastasierung unwahrscheinlich und die nachfolgenden Lymphknoten werden in situ* belassen.

Sentinel-Lymphknoten-Entfernung *f*: engl. *sentinel lymph node resection*. Operative Entfernung des Sentinel-Lymphknotens zur histopathologischen Diagnostik. Bei Sentinel-Lymphknoten-Entfernung kann auf die systematische Lymphadenektomie verzichtet werden, die mit erhöhter Operationsmorbidität und Komplikationsrate einhergeht.
Vorgehen:
- Visuelle oder sondengesteuerte Ermittlung des Sentinel-Lymphknotens mit direkt präoperativer peritumoraler oder subdermaler Injektion von Farbstoff (z. B. Isosulfan-Blau) oder ^{99m}Technetium-markiertem Kolloid
- gezielte operative Entnahme und histologische Begutachtung
- bei histologisch negativem Sentinel-Lymphknoten besteht in 95 % der Fälle keine Lymphknotenmetastasierung.

Indikation: Z. B. Mammakarzinom* und malignes Melanom*.

Seoul-Virus *n*: engl. *Seoul virus*. Virus der Gattung Hantavirus*, welches das hämorrhagische Fieber mit renalem Syndrom verursacht. Seoul-Viren kommen auf der ganzen Welt vor, u. a. in Häfen und Speichern. Virusreservoir ist die Wanderratte (Rattus norvegicus).

Sepsis *f*: Lebensbedrohliche Organdysfunktion, die durch eine deregulierte, systemische Entzündungsreaktion aufgrund einer Infektion* verursacht wird. Sepsisverdacht besteht bei einem QSOFA-Score ≥ 2. Eine Sepsis ist ein medizinischer Notfall, der eine unverzügliche und adäquate antiinfektive Therapie unter intensivmedizinischer Überwachung erfordert. Es drohen Multiorganversagen*, septischer Schock* und Tod.
Erkrankung: Sepsis-3 Definition
- In der neuen Sepsis-3 Definition wird nicht mehr zwischen Sepsis und schwerer Sepsis unterschieden.
- Auch fallen die SIRS-Kriterien zur Diagnosestellung weg, da sie häufig auch bei nichtinfektiösen Erkrankungen erfüllt sind und somit nicht zur Diagnose einer Sepsis beitragen (niedrige Spezifität*).
- Besondere Bedeutung bekommt die Organdysfunktion als zentrales und die Letalität bestimmendes Merkmal einer Sepsis.

Sepsis

Definition Septischer Schock Sepsis mit metabolischen oder zellulären Einschränkungen oder Wirkungen auf den Kreislauf, die mit einer erhöhten Mortalität assoziiert sind. Ein septischer Schock liegt vor bei Patienten mit Sepsis, die
- Vasopressoren benötigen, um den mittleren arteriellen Blutdruck MAP ≥ 65 mmHg zu halten, obwohl der Flüssigkeitshaushalt ausgeglichen ist
- und bei denen Laktat* auf > 2 mmol/l (> 18 mg/dl) erhöht ist.

Epidemiologie Häufigkeit:
- Letalität in Deutschland: ca. 60 000 pro Jahr
- außerhalb der Klinik erworbene (sog. community acquired) Sepsis v. a. bei Säuglingen und Kleinkindern sowie Personen > 65. Lj.

Vorkommen: Überwiegend nosokomial und Patienten mit geschwächter Immunabwehr
- pharmakologisch induziert, z. B. Therapie mit Immunsuppressiva* bzw. Zytostatika*
- postoperativ
- durch Fremdkörper verursacht (z. B. Implantate oder Verweilkatheter, z. B. in Harnblase oder Blutgefäß, als sog. Kathetersepsis)
- bei bestimmten Grunderkrankungen wie Diabetes* mellitus, Malignom, Leberzirrhose*
- post- bzw. perinatal bei Amnioninfektionssyndrom* der Mutter, danach als Komplikation bei Frühgeborenen (Katheter, nekrotisierende* Enterokolitis, immunologische Unreife*)

Erreger
- je nach Eintrittspforte (bzw. Fokus) und Lebensalter (Neugeborene meist Streptokokken Gruppe B, Säuglinge gehäuft Streptococcus pneumoniae, Neisseria* meningitidis, Haemophilus* influenzae Typ b, im Kindesalter Streptococcus pneumoniae und Neisseria meningitidis)
- meist gramnegative Bakerien: 1. Enterobacteriaceae*: Escherichia* coli, Klebsiella*, Proteus*, Enterobacter* 2. Pseudomonas* aeruginosa u. a. Nonfermenter* (metabolisch inaktive Bakterien) 3. Neisseria meningitides 4. Bacteroides*
- weniger häufig grampositive Bakterien: 1. Staphylococcus* aureus 2. Enterococcus 3. Streptococcus pneumoniae u. a. Streptokokken
- fakultativ pathogene Erreger bei Nosokomialinfektion*, z. B.: 1. Enterokokken 2. Koagulase-negative Staphylokokken und Candida* albicans (Candidose* häufig bei Immunsuppression) 3. cave: unter Umständen therapieresistente Sepsis; multiresistente Erreger (häufig MRSA, Acinetobacter* baumannii, ESBL-Klebsiella pneumoniae, ESBL-E. coli oder Pseudomonas aeruginosa).

Pathophysiologie: Bei der Sepsis generalisiert sich die Entzündungsreaktion des Körpers gegen einen Erreger über den gesamten Körper und erfasst nicht-infizierte Organe. Die Generalisierung wird durch eine Freisetzung und dem intravasalen Zirkulieren proinflammatorischer Zytokine* ausgelöst. Es entsteht eine unkontrollierte, unregulierte und sich-selbst-erhaltende Entzündung. Vermutlich wird auch das Komplementsystem* zu stark aktiviert. Folge sind zuerst eine zelluläre Dysfunktion, der sich eine Organdysfunktion anschließt.
- zelluläre Dysfunktion beinhaltet vermutlich: 1. Gewebehypoxie: zu wenig intrazellulär verfügbarer Sauerstoff, möglicherweise durch Dysfunktion der Mitochondrien* 2. Zellschaden durch proinflammatorische Zytokine 3. Veränderte Apoptose-Rate (Verminderung bei Makrophagen*, Erhöhung bei Lymphozyten*) 4. endotheliale und mikrozirkulatorische Läsionen durch Dysregulation der Koagulation* und des fibrinolytischen Systems; sie tragen zum Sauerstoffmangel bei
- es schließen sich Organdysfunktionen an, meistens in: 1. Niere (akutes Nierenversagen*): u. a. durch akute tubuläre Nekrose aufgrund Hypoxämie* und Hypoperfusion 2. Lunge (interstitielles und alveoläres Lungenödem*): durch endotheliale Dysfunktion, Folge ist eine Hypoxämie* 3. Gastrointestinaltrakt: Störung der Darmbarriere, wodurch sich der Durchtritt für Bakterien und Endotoxine erleichtert 4. Nervensystem: am häufigsten Enzephalopathie* mit verändertem Sensorium* 5. Kreislaufsystem: **Hypotension** durch Vasodilatation* und Umverteilung intravasaler Flüssigkeit aufgrund endothelialer Dysfunktion sowie Störung der **Mikrozirkulation*** mit Verminderung der am Sauerstofftransport teilnehmenden **Kapillaren**.

Klinik:
- typisches hohes, intermittierendes Fieber* mit Schüttelfrost, auch Hypothermie*
- deutlich beeinträchtigtes Allgemeinbefinden bis Verwirrtheit
- Kreislaufhypotonie
- eingeschränkte Perfusion und Mikroperfusion mit verlängerter Rekapillarisierungszeit und (bei Kindern) grau-blassem Hautkolorit
- ggf. petechiale Blutungen oder Exantheme, im weiteren Verlauf (weiche) Milz- und Lebervergrößerung sowie infektiös-toxische Schädigungen innerer Organe (Niere, Lunge, Herz) mit konsekutivem (Multi-)Organversagen
- v. a. bei Säuglingen, bei reduziertem Allgemeinzustand und in höherem Lebensalter auch symptomarme Verläufe (evtl. ohne Fieber) möglich
- typische allgemeine Entzündungszeichen im Blut: v. a.: 1. Blutbild: anfangs deutliche Linksverschiebung* bei Leukopenie* (Neutropenie) oder später Leukozytose*; Thrombozytopenie; unter Umständen Anämie* 2. beschleunigte BSG, erhöhte CRP-Konzentration im Serum 3. erhöhte Serumkonzentration von proinflammatorischen Zytokinen (z. B. TNF-α, IL-6) 4. erhöhte Serumkonzentration von Prokalzitonin* (≥ 2 µg/l als hochwahrscheinlicher Hinweis auf schwere Sepsis oder septischen Schock; bei < 0,5 µg/l schwere Sepsis oder septischer Schock unwahrscheinlich; vgl. Prokalzitonin*) 5. metabolische (Laktat-)Azidose* 6. cave: Verbrauchskoagulopathie*.

Komplikationen: U. a.
- septische Metastasen: z. B. Meningitis* oder Hirnabszess*, Lungenabszess*, Arthritis* oder Osteomyelitis*
- Stressläsion
- septische Kardiomyopathie*.

Therapie: Maßnahmen
- **kausal:** 1. Fokussanierung: u. a. Entfernung von Kathetern, Implantaten, Abszessen 2. unverzüglich Antiinfektiva (meist Antibiotika) i. v., auch bei klinischem Verdacht und negativen Blutkulturen (schließt Sepsis nicht aus) 3. Therapiebeginn bereits vor Befundeingang der mikrobiologischen Erreger- und Resistenzbestimmung als kalkulierte Initialtherapie (Substanzwahl empirisch nach zu erwartendem Erregerspektrum und lokaler Resistenzlage)
- **symptomatisch** (Sicherung der Vitalfunktionen): 1. Kreislaufstabilisierung: primär Volumenersatz* mit kristalliner Lösung ggf. mit Erythrozytenkonzentrat sowie ggf. Katecholamine* 2. Sicherung der Oxygenierung: ggf. Intubation* und Beatmung 3. ggf. Nierenersatztherapie* bei akutem* Nierenversagen
- **zusätzlich:** u. a.: 1. Heparin* (Thromboembolieprophylaxe) 2. Prophylaxe einer Stressläsion bei schwerer Sepsis bzw. septischem Schock 3. zusätzlich Glutamin bei parenteraler Ernährung 4. evtl. Selen 5. evtl. Kortisol* niedrigdosiert i. v. als Ultima Ratio bei therapierefraktärem septischem Schock (keine hämodynamische Stabilität trotz Volumenersatz und Katecholamin) 6. evtl. IgM-Immunglobuline i. v. bei Erwachsenen mit schwerer Sepsis bzw. septischem Schock.

Prognose:
- trotz intensivmedizinischer Maßnahmen ernst (Letalität ca. 50 %)
- besonders ungünstige Prognose bei: 1. spätem Therapiebeginn 2. nicht lokalisierbarem Infektionsherd 3. sog. konsumierender Grunderkrankung 4. Auftreten eines Multiorganversagens im Verlauf der Behandlung.

Prävention:
- u.a. allgemeine hygienische Maßnahmen zur Infektionsprophylaxe (Nosokomialinfektion*)
- Mundpflege mit oralen Antiseptika (z.B. Chlorhexidin*)
- selektive Darmdekontamination* (z.B. bei erwarteter Langzeitbeatmung*)

Septikämie → Sepsis

septische Granulomatose → Granulomatose, chronische

Septische Wunde *f*: Mit pathogenen Keimen verunreinigte/infizierte Wunde*. Sie zeigt die typischen Entzündungszeichen. Häufig handelt es sich um Wunden mit tiefem Keimeintrag (z.B. Stichverletzungen*) und hoher Keimbelastung (z.B. Bisswunden). Der Heilungsverlauf ist verzögert und häufig problematisch, da die Sanierung der Wunde schwierig ist.

Therapie:
- Chirurgisches Débridement*
- Antibiotikatherapie
- ggf. intensivmedizinische Behandlung.

Septum *n*: syn. Septen. Trenn- oder Scheidewand innerhalb einer Struktur, meist als Begrenzung zweier Hohlräume; z.B. Septum* nasi (Nasenscheidewand) und Septum cordis (Herzscheidewand).

Septumbewegung, paradoxe *f*: engl. *paradoxic septal movement*; syn. inverse Septumbewegung. Diastolische Bewegung des Septum interventriculare nach linksventrikulär infolge rechtsventrikulärer Druck- oder Volumenbelastung (z.B. bei Cor* pulmonale, Vorhofseptumdefekt) oder ventrikulärer Desynchronisation (z.B. bei Linksschenkelblock*). Nachgewiesen wird eine paradoxe Septumbewegung gewöhnlich durch Echokardiografie*.

Septumdefekt *m*: engl. *heart septal defect*. Defekt im Bereich des Herzseptums*. Je nach Lokalisation wird unterschieden zwischen Vorhofseptumdefekt, Ventrikelseptumdefekt* und atrioventrikulärem Septumdefekt*.

Septumdefekt, atrioventrikulärer *m*: engl. *atrioventricular septal defect*; syn. AV-Kanal; Abk. AVSD. Angeborener Herzfehler* mit Defekt des atrioventrikulären Septums (Septum atrioventriculare) und häufig fehlgebildeten AV-Klappen. Es besteht eine offene Verbindung zwischen Vorhöfen und Kammern. Klinisch entwickelt sich eine pulmonale Hypertonie* und Herzinsuffizienz*. Behandelt wird durch operative Korrektur. **Häufigkeit:** ca. 5 % der angeborenen Herzfehler. **Vorkommen:** u.a. Down*-Syndrom (v.a. kompletter AVSD). **Pathogenese:**
- Entwicklungsdefekt des atrioventrikulären Septums und des Endokardkissens
- bei tief sitzendem Vorhofseptumdefekt (Ostium-primum-Defekt, **ASD I**; ASD für Atriumseptumdefekt) Hemmungsfehlbildung des ventrikulären Einflusstraktseptums (Ventrikelseptumdefekt* vom **AVSD-Typ**)

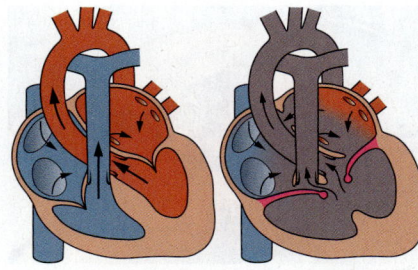

Septumdefekt, atrioventrikulärer: Kompletter AVSD; eine gemeinsame AV-Klappe, ASD I und großer VSD; pulmonale Hyperperfusion.

physiologische Systole — kompletter atrioventrikulärer Septumdefekt

Formen:
- **Kompletter AVSD:** meist eine gemeinsame AV-Klappe, ASD I und großer Ventrikelseptumdefekt (VSD, siehe Abb.)
- **inkompletter AVSD:** meist 2 (fehlgebildete) AV-Klappen und funktionell intaktes Ventrikelseptum (daher geringere hämodynamische Auswirkungen als beim kompletten AVSD).

Klinik:
- großer Links-Rechts-Shunt
- pulmonale Hypertonie*
- frühzeitig Herzinsuffizienz* und Eisenmenger*-Reaktion.

Diagnostik:
- typische EKG-Veränderungen durch konsekutive Veränderung (Lokalisierung) im Erregungsleitungssystem*: bifaszikulärer Block (linksanteriorer Hemiblock* und Rechtsschenkelblock*), AV*-Block
- Nachweis durch Echokardiografie* (u.a. mit Beurteilung der AV-Klappenfunktion) und ggf. Herzkatheterisierung* mit Angiokardiografie

Therapie: Korrekturoperation, palliativ ggf. Pulmonalis*-Banding.

Septumdeviation *f*: engl. *deviated septum*. Traumatisch oder wachstumsbedingte seitliche Abweichung bzw. Verbiegung der Nasenscheidewand von der Mittellinie. Eine geringe Verbiegung ist oft symptomlos, bei stärkerer Abweichung liegt eine meist einseitige Behinderung der Nasenatmung vor. Es besteht eine Neigung zu Epistaxis*, Sinusitis*, Tubenkatarrh* oder Pharyngitis*. Bei ausgeprägten Beschwerden wird operiert.

Septumdissektion, transzervikale *f*: engl. *transcervical septal dissection*. Spaltung eines Uterusseptums bei Sterilität oder Infertilität (z.B. habitueller Abort) mit Dissektionsnadel im Rahmen der operativen Hysteroskopie*. Bei ausgeprägtem Septum erfolgt die postoperative Nachbehandlung mit Intrauterinpessar und Östrogenen für 3 Monate.

Septumhämatom *n*: engl. *hematoma of the nasal septum*; syn. Nasenseptumhämatom. Einblutung unter dem Perichondrium* des Nasenscheidewandknorpels, das infolge eines stumpfen Nasentraumas abgeschert ist. Die Nasenatmung* wird stark behindert. Komplikationen sind Abszedierung, Nekrose* des Septums mit Ausbildung einer knorpeligen Sattelnase* sowie aufsteigende Infektion (z.B. Meningitis*). Nach Diagnosestellung mittels Rhinoskopie* wird chirurgisch und antibiotisch behandelt.

Ursachen:
- Nasenbeinfraktur*
- selten als Komplikation einer Septumplastik*.

Septum nasi *n*: engl. *nasal septum*. Nasenscheidewand, bestehend aus knöchernem, knorpeligem und häutigem Anteil.

Septum pellucidum *n*: engl. *pellucid septum*. Scheidewand zwischen den Vorderhörnern der Seitenventrikel des Gehirns. Das Septum pellucidum dient gemeinsam mit Amygdala* und Hypothalamus* der Steuerung des viszeralen Nervensystems. Weitere Funktion ist die inhibitorische Kontrolle des limbischen Systems über GABAerge Projektion zu Hippocampus* und Area* entorhinalis.

Septum-pellucidum-Zyste *f*: engl. *pellucid septum cyst*. Abnorme, zystische Ausdehnung des Cavum septi pellucidi, das im 3. Embryonalmonat auftritt und sich normalerweise ab dem 6. Monat langsam verschließt. Durch Obstruktion der interventrikulären Foramina treten Verschluss-Hydrozephalus* und Druck auf Gefäße oder auf optische Strukturen auf. Behandelt wird meist mit neuroendoskopischer Fensterung.

Vorkommen:
- Physiologisch bei Frühgeborenen
- noch bei ca. 80% der Säuglinge im 1. Monat
- danach asymptomatische (nicht raumfordernde) Zyste („5. Ventrikel") bei ca. 10 %, als Zufallsbefund im CT oder MRT
- selten raumfordernde, therapiebedürftige Zysten.

Therapie:
- Bei symptomatischen und progredienten Zysten Fenestration in die Ventrikel, bevorzugt neuroendoskopisch (Neuroendoskopische Zystostomie)
- Shuntableitung des Hydrozephalus heute selten nötig.

Septumperforation [HNO] *f*: engl. *perforated septum*. Perforation der Nasenscheidewand infolge Verletzung, Ätzung* bei Epistaxis*, Koka-

Septumplastik

inmissbrauch, seltener als Komplikation bei submuköser Septumresektion, Septumplastik*, Granulomatose* mit Polyangiitis oder Rhinitis* sicca. Klinisch zeigen sich Krustenbildung, Epistaxis* und pfeifendes Atemgeräusch. Behandelt wird durch Nasenpflege, bei größerem Defekt wird operativ verschlossen, ggf. mit einem Obturator.

Septumplastik *f*: engl. *septoplasty*; syn. Nasenseptumplastik. Operative Verlagerung der Nasenscheidewand in die Mittelebene. Die Septumplastik wird v. a. als Therapie bei Septumdeviation*, aber auch bei Nasenbeinfraktur* oder Schiefnase im Rahmen einer (Septo-)Rhinoplastik* sowie bei chronischer Sinusitis* mit Abflussbehinderung durchgeführt. Mögliche Komplikationen sind die Septumperforation* und die Ausbildung einer Sattelnase*.

Septum rectovaginale *n*: engl. *rectovaginal septum*; syn. Fascia rectovaginalis. Bindegewebsplatte, die bei der Frau Rektum* und hintere Scheidenwand voneinander trennt.

Septum-Shift → Hypertonie, pulmonale

Sequentialmethode *f*: engl. *sequential contraceptive*. Einsatz von Kontrazeptiva mit unterschiedlich zusammengesetztem Hormongehalt in zeitlicher Abfolge (siehe hormonale Kontrazeption*).

Sequenz *f*: Bei Krankheitsbildern Bezeichnung für ein Syndrom* mit bekannter Pathogenese und definiertem Phänotyp, z. B. Potter*-Sequenz.

Sequenzdiurese *f*: engl. *sequence diuresis*. Therapeutische sequentielle Nephronblockade mittels Diuretika. Diese sequentielle Nephronblockade vermindert die reaktive Zellhypertrophie des distalen Tubulus, die bei höherer tubulärer Natriumkonzentration zu vermehrter Natriumreabsorption führt. Angewendet wird die Sequenzdiurese u. a. bei kardial bedingten Ödemen oder beim nephrotischen Syndrom*.

Sequester *n*: engl. *sequestrum*. Abgestorbener Gewebsteil, der vom gesunden umgebenden Gewebe abgetrennt (demarkiert) ist, z. B. Knochenstück (Kortikalissequester), das in einem Knochendefekt (Totenlade) liegt. Der Begriff wird auch verwendet für Bandscheibensequester. Dabei handelt es sich um einen abgetrennten Teil der Bandscheibe, der durch das Längsband perforiert ist.

Ursachen:
– Knochen: 1. posttraumatisch 2. hämatogene Ostitis* und Osteomyelitis* 3. auch iatrogen (thermisch bedingt) bei Knochenbohrung (sog. Ringsequester)
– Bandscheibe: Bandscheibendegeneration.

Diagnostik:
– Knochen: 1. Röntgen 2. CT 3. Fisteldarstellung 4. MRT
– Bandscheiben: MRT.

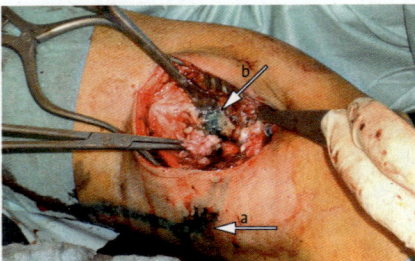

Sequester: Präoperative Injektion von Methylenblau in den Fistelgang (a) markiert den Sequester (b) für die Operation. [73]

Therapie:
– Bei Knochensequester: 1. Sequestrektomie (siehe Abb.) 2. Débridement 3. Stabilisierung des gesunden Knochens 4. lokale und systemische Antibiotikagabe
– Bandscheibensequester siehe Bandscheibenvorfall*.

Sequestration *f*: Dissektion, Demarkation, Ablösung toten Gewebes vom lebenden, z. B. Lungensequestration*.

Ser: Abk. für → Serin

Serienfraktur *f*: engl. *serial fracture*. Fraktur* mehrerer Knochen einer funktionellen Einheit, z. B. Rippen, Mittelfuß, Mittelhand.

Serin *n*: engl. *serine*; syn. L-Serin; Abk. Ser. Proteinogene und glukoplastische Aminosäure*. Serin wird u. a. zu Biosynthese von Sphingosin, Colamin, Cholin und der Kephaline benötigt. Es wird zu Pyruvat abgebaut oder Glycin* umgebaut. Der Rezeptor ist an Vorgängen zur Regulation der Hirnentwicklung, der neuronalen Plastizität* und des Lernens beteiligt.

Serodiagnostik *f*: engl. *serodiagnostics*; syn. Serologie. Labordiagnostische Methoden zum Nachweis von physiologischen oder pathologischen Antigenen oder Antikörpern im Serum* oder anderen Körperflüssigkeiten (beispielsweise im Liquor* cerebrospinalis), die auf dem Prinzip der Antigen*-Antikörper-Reaktion basieren. Die Serodiagnostik wird insbesondere zur Bestimmung des Titers* von Serum-Antikörpern bei Infektionskrankheiten* eingesetzt.

serös: engl. *serous*; syn. serosus. Auf Serum bezogen, vorwiegend (oder ganz) aus Serum bestehend, z. B. Ergüsse, Punktate, Wundsekret.

Seröse Höhle *f*: syn. Cavitas serosa. Raum des Körpers, der mit Serosa* ausgekleidet ist. Die zwei Blätter der Serosa (Serosa visceralis und Serosa parietalis) fungieren als reibungsarme Verschiebeschicht zwischen Organen oder Organen und Leibeswand. Zu den serösen Höhlen zählen die Cavitas* peritonealis, die Cavitas* pericardiaca und die Cavitas pleuralis.

Aufbau: Die Serosa besteht aus zwei Blättern:
– Serosa visceralis: liegt den Organen direkt auf
– Serosa parietalis: liegt der Wand der serösen Höhle auf.

Dazwischen befindet sich als eigentliche seröse Höhle ein kleiner Spalt, in der sich seröse Flüssigkeit befindet. Dieses passive Transsudat* aus den Blutgefäßen sorgt für ein reibungsarmes Gleiten der Oberflächen, hält diese aber auch zusammen.

Feinbau: Die Tunica serosa setzt sich zusammen aus:
– Lamina epithelialis: einschichtiges Mesothel* (sorgt für die glatte Oberfläche)
– Lamina* propria: enthält Blutgefäße und Lymphgefäße*.

Serosaverhältnisse: Organe sind nie vollständig von Serosa umhüllt, da sie Leitungsstrukturen besitzen oder mit anderen Organen sowie der Rumpfwand verbunden sind. Die dann von einer Serosaduplikatur bedeckten Bindegewebszüge und Leitungsbahnen bilden das Gekröse*.

Klinische Bedeutung:
– Verwachsungen der beiden Serosablätter mit Einschränkungen der Organbeweglichkeit bei Verletzungen
– Flüssigkeitsansammlungen in serösen Höhlen (Aszites*, Pleuraerguss, Perikarderguss*).

Serokonversion *f*: engl. *seroconversion*. Erstmaliges Auftreten von erregerspezifischen Antikörpern im Serum nach Infektion oder Schutzimpfung* (Umwandlung einer negativen in eine positive Seroreaktion). Dabei erfolgt der Übergang von einer frühen (IgM) in eine späte (IgG) Immunantwort* im Verlauf einer Infektionskrankheit oder anders ausgelösten Immunreaktion.

Serologie *f*: engl. *serology*. Teilgebiet der Immunologie*, das sich mit den physiologischen Eigenschaften und pathologischen Veränderungen von Bestandteilen des Blutserums (im weiteren Sinn auch anderer Körperflüssigkeiten wie Liquor cerebrospinalis) befasst, die mithilfe von Antigen*-Antikörper-Reaktionen in vitro nachweisbar sind.

serologische Verträglichkeitsprobe → Kreuzprobe

Serom *n*: engl. *seroma*. Ansammlung von Lymphe* oder Blutflüssigkeit in nicht präformierten Gewebehohlräumen. Ein Serom entsteht, nachdem das Hämoglobin* weitgehend resorbiert wurde. Serome kommen meist postoperativ vor in Form eines Verhalts von Wundsekret im Bereich von oberflächlich verschlossenen Wunden*.

Serometra *f*: Ansammlung serösen Sekrets in der Cavitas uteri infolge Verödung oder Verklebung des Zervikalkanals, z. B. nach Zervizitis

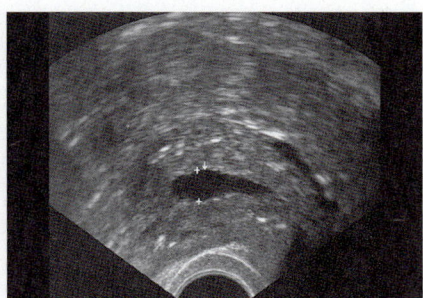

Serometra: Durch seröse Flüssigkeit auf 6,9 mm dilatierte Cavitas uteri, nur schemenhafte Andeutung des Endometriums, zahlreiche Kalkinseln im Myometrium; Uterus-Längsschnitt (postmenopausal); Vaginalsonografie. [96]

oder intrakavitärer Strahlenbehandlung. Siehe Abb.

seronegativ: engl. *seronegative*. Negatives Ergebnis einer Seroreaktion, z. B. rheumatologisch für den fehlenden Nachweis des Rheumafaktors*.

Seropapel *f*: engl. *seropapule*. Kleines, quaddelartiges Knötchen mit einem zentralen, derben Bläschen, das häufig starken Juckreiz verursacht. Die Seropapel zählt zu den Quaddeln und ist charakteristisch für die Prurigo* simplex subacuta.

Seropneumothorax *m*: Luftansammlung in Kombination mit serösem Erguss im Spalt zwischen Rippen- und Lungenfell. In der Röntgen-Thorax-Aufnahme ist ein horizontaler bzw. entsprechend der Körperlage veränderlicher Flüssigkeitsspiegel darstellbar (im Gegensatz zur reinen Pleuritis exsudativa mit parabelförmiger Ellis-Damoiseau-Linie). Ein Seropneumothorax kann nach einer diagnostischen Pleurapunktion auftreten.

seropositiv: engl. *seropositive*. Positives Ergebnis einer Seroreaktion, z. B. Nachweis des Rheumafaktors*.

Serosa *f*: engl. *serous membrane*; syn. seröse Haut. Strukturen aus bindegewebiger Lamina propria und einschichtigem Plattenepithel (Mesothel*), z. B. Peritoneum*, Pleura* und Perikard*. Seröse Häute sind glatt, glänzend und durchsichtig; sie dienen der Verschieblichkeit innerer Organe. Bei einer Entzündung droht eine Serositis*.

Serositis *f*: Entzündung seröser Häute, z. B. Pleuritis*, Perikarditis* oder Peritonitis*. Sind die Häute mehrerer Körperhöhlen gleichzeitig betroffen, spricht man von einer Polyserositis.

Serotherapie → Serumtherapie

Serothorax *m*: Eiweiß- und fibrinreicher Pleuraerguss (Exsudat). Der Serothorax ist meist die Folge einer entzündlichen oder tumorösen Erkrankung der Pleura.

serotonerges Syndrom → Serotoninsyndrom

Serotonin *n*: syn. 5-Hydroxytryptamin (Abk. 5-HT). Neurotransmitter* des ZNS, der auch peripher und teilweise hormonell wirkt. Serotonerge Neurone sind an der Steuerung u. a. von Lernvorgängen, Schlaf-Wach-Rhythmus und Emotionen* sowie Blutdruck*, Darmperistaltik und Körpertemperatur* beteiligt. Labordiagnostisch wird es bei Verdacht auf neuroendokrinem Tumor* bestimmt.

Physiologie: Biosynthese: Die Synthese erfolgt vorwiegend in den enterochromaffinen Zellen* des Gastrointestinaltraktes* und zu etwa 10 % im ZNS. **Wirkung:** Serotonin-Rezeptoren werden in 7 Klassen ($5-HT_{1-7}$-Rezeptoren) mit weiteren Unterklassen eingeteilt. $5-HT_3$ ist ein ligandengesteuerter Ionenkanal* für Natrium- und Kalium-Ionen, alle anderen Rezeptoren sind an trimere G*-Proteine gekoppelt, die den zellulären cAMP*- und Kalzium-Gehalt modulieren. Da Serotoninmangel Depressionen* verstärkt, wirken selektive Serotonin-Wiederaufnahme-Hemmer (SSRI) antidepressiv. $5-HT_1$-Rezeptoragonisten wirken vasokonstriktorisch und werden bei Migräne* eingesetzt, die durch Vasodilatation* kranieller Gefäße mitverursacht wird.

Indikationen:
- V. a. Karzinoidsyndrom*
- V. a. gastro-entero-pankreatische neuroendokrine Tumoren.

Bewertung:
- bei Karzinoid erhöht
- falsch-hohe (z. B. Paracetamol*, Cumarin) und falsch-niedrige (z. B. ASS) Konzentrationen durch eine Reihe von Medikamenten.

Serotonin-Agonisten *m pl*: engl. *serotonin receptor agonists*; syn. Serotonin-Rezeptor-Agonisten. Substanzen, welche die Wirkung von Serotonin* erhöhen. Nach Wirkungsmechanismus unterscheidet man Hemmer der Wiederaufnahme (bzw. des Abbaus) von Serotonin (Serotoninwiederaufnahme-Hemmer, Monoaminoxidase-Hemmer) und Substanzen, welche die Synthese oder die Wirkung von Serotonin* über eine Alpha-Rezeptor-Blockade erhöhen, etwa Triptane*, Prokinetika, Buspiron.

Serotonin-Antagonisten *m pl*: engl. *serotonin antagonists*. Substanzen, welche die Synthese, Ausschüttung und Wirkung von Serotonin* blockieren. Serotonin-Antagonisten finden v. a. als Antiemetika* Einsatz (bei Übelkeit und Erbrechen im Rahmen einer Strahlentherapie oder zytostatikabedingter Übelkeit). Weitere Indikationen sind Angststörungen* und depressive Episoden.

Vertreter:
- Tropisetron
- Granisetron
- Dolasetron
- Ondansetron*
- Palonosetron
- Agomelatin
- Cyproheptadin
- Ketotifen
- Lisurid
- Mianserin.

Nebenwirkungen:
- Gewichtszunahme
- Müdigkeit
- Cave: dosisabhängig QT*-Zeit-Verlängerung möglich (Long*-QT-Syndrom).

Serotoninfreisetzungstest *m*: engl. *serotonin release assay*. Verfahren zum Nachweis Heparin*-induzierter Antikörper* (IgG) bei heparininduzierter Thrombopenie Typ II (HIT II).

Serotoningranula *n pl*: engl. *serotonin granules*. Serotoninhaltige Organellen in Thrombozyten*. Ihre Freisetzung erfolgt aus gealterten Thrombozyten bzw. Thrombozyten bei heparininduzierter Thrombopenie.

Serotonin-Noradrenalin-Wiederaufnahme-Hemmer: engl. *(selective) serotonin norepinephrine reuptake inhibitors* (Abk. SNRI); Abk. SSNRI. Gruppe von antidepressiv wirkenden Substanzen (Antidepressiva*) mit aktivitätssteigernder Wirkung, die beispielsweise bei Depression*, Angststörung*, Panikstörung* und sozialer Phobie* eingesetzt werden. Zu den Serotonin-Noradrenalin-Wiederaufnahme-Hemmern gehören beispielsweise Venlafaxin*, Milnacipran und Duloxetin.

Wirkung: SSNRI hemmen die Wiederaufnahme der Neurotransmitter Serotonin* und Noradrenalin* aus dem synaptischen Spalt der Nervenzellen im Gehirn, indem sie v. a. die präsynaptischen Transporter hemmen. Ziel ist die Erhöhung dieser Neurotransmitter im synaptischen Spalt, um mögliche Dysbalancen oder erniedrigte Spiegel auszugleichen.

Nebenwirkungen:
- Müdigkeit, Schlaflosigkeit, Albträume
- vermehrtes Schwitzen
- verminderter Appetit, Anorexie und Gewichtsabnahme
- Mundtrockenheit
- gastrointestinale Beschwerden wie Übelkeit, Erbrechen, Diarrhö, Obstipation, Bauchschmerzen
- Erregungszustände, Verwirrung, Unruhe, Tremor*
- verminderte Libido, Ejakulationsstörungen
- orthostatische Hypotonie*
- Herzrhythmusstörungen, Tachykardie*, verlängerte QT*-Zeit.

Serotonin-Rezeptor-Antagonisten → Serotonin-Antagonisten

Serotoninsyndrom *n*: engl. *serotonin syndrome*; syn. serotonerges Syndrom. Selten auftretende, evtl. lebensgefährliche UAW serotonerg wirksamer Substanzen wie z. B. Serotonin*-Agonisten, selektiven Serotoninwiederaufnahme-Hemmern, Serotonin-Noradrenalin-Wiederaufnahme-Hemmern, Tryptophan, Kokain, Amphetamin, Venlafaxin besonders bei Kombination von Monoaminoxidase-Hemmern und tricyclischen Antidepressiva*.

Serotoninwiederaufnahme-Hemmer, selektive m sg,pl: engl. selective serotonin reuptake inhibitors; Abk. SSRI. Antidepressiva*, welche selektiv die Wiederaufnahme von Serotonin* aus dem synaptischen* Spalt in die Nervenzellen hemmen und bei Depressionen eingesetzt werden. Selektive Serotoninwiederaufnahme-Hemmer erhöhen die Serotoninkonzentration, indem sie die präsynaptischen Serotonin-Transporter blockieren. Vertreter sind Citalopram*, Escitalopram*, Fluoxetin*, Fluvoxamin, Paroxetin*, Sertralin* und Dapoxetin.

Indikationen:
- Depression (Citalopram, Escitalopram, Fluoxetin, Fluvoxamin, Paroxetin, Sertralin)
- Angst- und Panikstörung*, soziale Phobie* (Escitalopram, Paroxetin)
- Zwangsstörung* (Fluoxetin, Fluvoxamin, Paroxetin)
- Bulimia* nervosa (Fluoxetin)
- posttraumatische* Belastungsstörung (Paroxetin).

Nebenwirkungen:
- Müdigkeit, Schlaflosigkeit
- verminderter Appetit, Gewichtsverlust, Anorexie (Fluoxetin, Sertralin)
- gastrointestinale Beschwerden wie Übelkeit, Diarrhö, Obstipation
- Erregungszustände
- verminderte Libido und Ejakulationsstörungen; reversible Störung der Spermienqualität
- erhöhtes Frakturrisiko (> 50. Lj.)
- cave: dosisabhängig Verlängerung der QTc-Zeit (Citalopram, Escitalopram)
- cave: teratogene Wirkung.

Serotypen m pl: engl. serotypes; syn. Serovare. Entitäten innerhalb einer Spezies* von Mikroorganismen* mit unterschiedlicher Antigen*-Ausstattung. Jeder Serotyp eines Mikroorganismus wird durch bestimmte Oberflächenantigene determiniert. Diese können serologisch u. a. mittels ELISA nachgewiesen werden. Die Serovare von Salmonellen werden z. B. nach dem Kauffmann-White-Schema angegeben.

Serovare → Serotypen

Serozele f: engl. serocele. Abgekapselter oder abgesackter Erguss, der seröse Flüssigkeit enthält. Serozelen finden sich meist im Bauchraum, z. B. als Folge eines Aszites*.

serpens: engl. serpent. Kriechend, bogenförmig fortschreitend, serpiginös*, z. B. Ulcus serpens corneae.

serpiginös: engl. serpiginous; syn. serpiginosus. Girlanden-, schlangenförmig.

Serratia f: Gattung gramnegativer, peritrich begeißelter, fakultativ anaerober Stäbchenbakterien der Familie Enterobacteriaceae*. Medizinisch relevante Spezies sind Serratia marcescens, Serratia liquefaciens und Serratia rubidaea; sie sind wichtige Erreger von Nosokomialinfektionen* und opportunistische Erreger* bei Harnwegs-, Atemwegs- und Wundinfektionen sowie bei Sepsis* (durch kontaminierte Infusionslösungen, Dauerkatheter oder Trachealkatheter).

Serratia-Infektion f: Erregerbedingte Erkrankung durch gramnegative Stäbchenbakterien (meist Serratia marcescens oder liquefaciens). Betroffene sind meist immungeschwächt und leiden u. a. an (nosokomialen) Wundinfektionen, Endokarditis, Harnwegsinfekten und Sepsis. Diagnostiziert wird mittels Kultur und mikroskopisch, therapiert mit Antibiotika.

Erreger: Serratia sind Enterobakterien und kommen in der Umwelt sowie teilweise im Darm oder Respirationstrakt (v. a. von Krankenhausbeschäftigten) vor.

Serratuslähmung f: engl. paralysis of the serrate muscle. Durch Schädigung des Nervus thoracicus longus (5.–7. zervikales spinales Segment) bedingte Lähmung* des Musculus* serratus anterior infolge Drucklähmung (z. B. Rucksacklähmung*), Trauma* oder Neuritis*. Klinisch zeigen sich Scapula* alata und eingeschränkte Elevation* des Arms.

Sertoli-Leydig-Zelltumor → Androblastom

Sertoli-Zellen f pl: engl. Sertoli's cells. Breitbasig der Basalmembran der Hodenkanälchen (Tubuli seminiferi contorti) aufsitzende Stützzellen des Samenepithels. Dazwischen liegen die Keimzellen in verschiedenen Stadien. Sertoli-Zellen steuern die Spermiogenese und ernähren die reifenden Samenzellen. In der von den Sertoli-Zellen sezernierten Flüssigkeit werden die Samenzellen transportiert.

Sertoli-Zelltumor → Androblastom

Sertralin n: Antriebssteigerndes Antidepressivum aus der Gruppe der selektiven Serotonin-Wiederaufnahme-Hemmer (SSRI), das oral eingesetzt wird bei depressiven* Störungen, Angststörungen*, Zwangsstörungen*, Panikstörungen* und posttraumatischen* Belastungsstörungen. Sertralin ist gegenüber trizyklischen Antidepressiva bei gleicher antidepressiver Wirksamkeit besser verträglich. Häufige Nebenwirkung sind gastrointestinale Beschwerden und sexuelle* Funktionsstörungen.

Indikationen:
- Episode einer Major* Depression, auch zur Rezidivprophylaxe
- Zwangsstörung*
- Panikstörung* mit oder ohne Agoraphobie*
- soziale Angststörung
- posttraumatische* Belastungsstörung.

Serum n: Der durch Blutgerinnung von Fibrin* und korpuskulären Bestandteilen (Blutkörperchen und Thrombozyten) befreite Bestandteil des Bluts* (Blutserum). Serum ist ungerinnbar, wässrig und v. a. durch Bilirubin und vereinzelt hämolysierte Erythrozyten leicht gelb gefärbt. Im weiteren Sinn meint Serum auch einen Bestandteil des Liquor* cerebrospinalis.

Serumakzelerator → Akzelerin

Serumalbumin, bovines n: engl. bovine serum albumine. Hitzelabiles Molkeprotein, das als Referenzprotein für Proteinbestimmungen verwendet wird. Zudem weist bovines Serumalbumin eine Schutzkolloidwirkung in Lösungen auf.

Serum-Aszites-Albumin-Gradient m: Abk. SAAG. Differenz zwischen Albumin* im Serum* und Albumin im Aszitespunktat. Beide Messungen müssen am gleichen Tag erfolgen. Mit dem Serum-Aszites-Albumin-Gradienten (SAAG) lässt sich bestimmen, ob eine portale Hypertension* die wahrscheinliche Ursache eines Aszites* ist.

Bewertung:
- SAAG > 1,1 g/dl: **1.** Ursache des Aszites ist sehr wahrscheinlich eine portale Hypertension **2.** Aszites ist ein Transsudat*
- SAAG < 1,1 g/dl: **1.** Ursache des Aszites ist sehr wahrscheinlich **keine** portale Hypertension **2.** Aszites ist ein Exsudat*.

Serumeisen → Ferritin

Serumelektrophorese → Elektrophorese

Serum-Glutamat-Oxalacetat-Transaminase → Aspartataminotransferase

Serumharnstoff → Harnstoff [Physiologie]

Serumjod n: engl. serum iodine. Im Blut zirkulierendes Iodid, organisch gebundenes (z. B. in Trijodthyronin und Thyroxin) und proteingebundenes Jod (PBI). Serumjod spielt v. a. im Rahmen von Umweltmedizin bzw. Intoxikation eine essenzielle Rolle.

Serumkonserve f: engl. banked serum. Frisches oder gefriergetrocknetes (besonders lange haltbares) Blutserum.

Serumkrankheit f: engl. serum sickness. Akute Immunkomplexkrankheit*, die durch eine Überempfindlichkeitsreaktion vom Arthus-Typ (Typ III der Allergie*) gegenüber artfremden (Serum-)Proteinen, Arzneimitteln (z. B. Penicilline, Sulfonamide) u. a. antigenen Substanzen verursacht wird und überwiegend zwischen 6. und 12. Tag nach erstmaliger und nach wiederholter parenteraler Zufuhr meist hoher Antigendosen auftritt.

Klinik:
- Fieber, Lymphknotenschwellung, unter Umständen lokal (an der Injektionsstelle) Rötung, Ödem, Juckreiz und evtl. Arthus*-Reaktion

- Vaskulitis*, Arthritis*, Glomerulonephritis*, Polyserositis
- generalisierte Urtikaria* durch Histaminfreisetzung aus Mastzellen
- evtl. anaphylaktische Reaktionen, z. T. mit Verbrauchskoagulopathie
- entzündliche Gewebeschäden durch Ablagerung zirkulierender Immunkomplexe* mit Aktivierung von Komplement
- Rückbildung der klinischen Symptomatik (meist innerhalb 1 Woche) mit Beseitigung der Antigene v. a. durch Phagozytose der Immunkomplexe.

Therapie: Symptomatisch mit Antihistaminika und Glukokortikoiden.
Prophylaxe:
- sorgfältige Anamnese
- möglichst Anwendung von homologem (humanem) Antiserum* bei Serumtherapie*.

Serumnarbe: Serologischer Nachweis von Antikörpern gegen den verursachenden Erreger nach Ausheilen der akuten Infektion*. Viele Infektionen führen zu einer Serumnarbe, z. B. Virushepatitis* oder Syphilis*. Eine Serumnarbe ist auch nach Impfung möglich.
Serumosmolalität → Osmolalität
Serumprophylaxe f: engl. *passive immunization*. Passive Immunisierung* besonders infektionsgefährdeter Menschen zur Vorbeugung bestimmter Infektionskrankheiten*, beispielsweise Varizellen*, Zytomegalie* und Hepatitis* B. Dabei wird ein Antiserum* eingesetzt, das Antikörper* gegen Krankheitserreger enthält. Die Antiseren werden von Tieren oder Menschen gewonnen. Tierische Immunseren können bei wiederholtem Gebrauch zu allergischen Reaktionen führen.
Beispiele: Die Serumprophylaxe wird beispielsweise eingesetzt zur Vorbeugung gegen
- Zytomegalie (Zytomegalievirus-Immunglobulin vom Menschen)
- Hepatitis B (Hepatitis-B-Immunglobulin vom Menschen)
- Varizellen (Varizellen-Immunglobulin vom Menschen)
- Röteln* (Röteln-Immunglobulin)
- Diphtherie* (Diphtherie-Antiserum).

Serumproteine → Plasmaproteine
Serumtherapie f: engl. *serum treatment*. Behandlung infizierter Patienten mit spezifischem (homologem oder heterologem) Antiserum* bzw. Hyperimmunglobulinen. Dadurch wird eine passive Immunisierung im Sinne einer notfallmäßigen Postexpositionsprophylaxe* bewirkt. Im Vergleich zur aktiven Immunisierung (Schutzimpfung*) besteht eine sofortige Schutzwirkung von 2–4 Wochen Dauer.
Anwendung:
- bei (Verdacht auf) Tetanus*, Tollwut*, Botulismus*

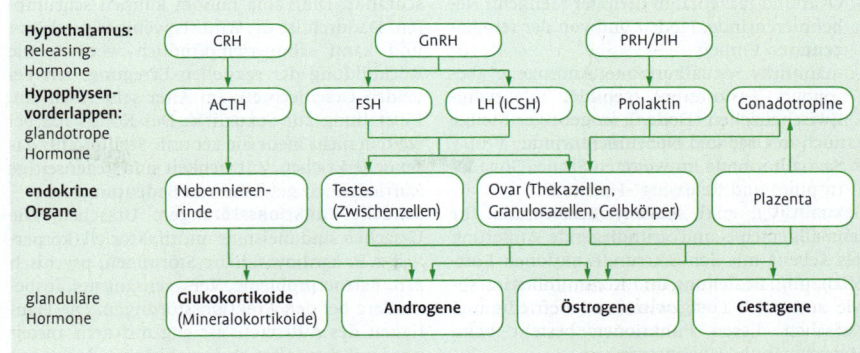

Sexualhormone: Hormonale Steuerung ihrer Synthese. [25]

- in besonderen Risikosituationen (Immundefekt, Schwangerschaft) bei Masern*, Röteln*, Varizellen*
- bei anderen Infektionskrankheiten, z. B. akute Hepatitis*, FSME, Zytomegalie*.

Sesambein n: engl. *sesamoid bone*; syn. Os sesamoideum. In eine Sehne eingebetteter oder eingewachsener, kleiner Knochen im Bereich eines Gelenks. Sesambeine dienen als Abstandshalter zwischen Sehne und umliegenden Knochen zur Optimierung der mechanischen Hebelwirkung und zur Verhinderung von Druckschädigungen der Sehne. Eine häufige Krankheitserscheinung der Sesambeine sind Ermüdungsbrüche als Folge andauernder Überbelastung.
sessil: engl. *sessile*. Festsitzend, unbeweglich, z. B. sessile Makrophagen*.
SET: Abk. für Single-Embryo-Transfer → Embryotransfer
Seufzeratmung f: engl. *sigh respiration*. 1- bis 2-mal pro Minute auftretender tiefer Atemzug, der durch verbesserte Füllung schlecht belüfteter Lungenbezirke die Entstehung von Atelektasen*, d. h. das Kollabieren von Alveolen* verhindert und die alveoläre Produktion von Surfactant* anregt.
Sevelamer n: Phosphatbinder zur Behandlung der Hyperphosphatämie* bei Dialysepatienten oder Patienten mit schwerer Niereninsuffizienz. Das nichtresorbierbare Allylaminpolymer wird oral eingenommen. Es bindet Phosphationen im Gastrointestinaltrakt* und begünstigt deren Ausscheidung mit dem Stuhl. Kontraindiziert ist der Einsatz bei Hypophosphatämie* und Ileus*.
Indikationen: Hyperphosphatämie bei
- Erwachsenen unter Hämodialyse* und Peritonealdialyse*
- chronischer Niereninsuffizienz mit Serumphosphatspiegeln > 1,78 mmol/l.

Sever-Krankheit → Apophysitis calcanei
Seveso-Gift → Dioxine
Sexchromatin → Geschlechtschromatin
Sexduktion f: engl. *sexduction*. Austausch genetischen Materials.
Sexfaktor → F-Faktor
Sexfaktor → Konjugationsfaktor
Sexfaktor → Sexualpilus
Sexsucht → Sucht, sexuelle
Sextantenbiopsie → Prostatabiopsie
Sexual-Beratung f: engl. *Sex Counseling*. Form der Beratung, die eine wesentliche Rolle spielt bei der Therapie sexueller Störungen. Ein wesentlicher Inhalt ist die Vermittlung von Informationen über Sexualität und sexuelle Störungen. Sexualberatung steht mit fließenden Übergängen zwischen der Diagnostik und Therapie sexueller Probleme.
Vorgehen:
- Vermittlung von Informationen über: 1. die große Vielfalt üblichen Sexualverhaltens 2. das Zusammenspiel körperlicher und psychischer Faktoren bei sexuellen Störungen
- Beseitigung von Fehlvorstellungen und ggf. Veränderung von sexuellen Normenansichten
- Betonung der Wechselseitigkeit des Verhaltens und Erlebens der Partner in der sexuellen partnerschaftlichen Kommunikation
- Bearbeitung kleinerer Partnerkonflikte.

Sexualhormone n pl: engl. *sex hormones*; syn. Geschlechtshormone. Steroidhormone*, welche die Fortpflanzung regulieren und die Ausbildung männlicher und weiblicher Geschlechtsmerkmale* bewirken. Die Biosynthese und Ausschüttung wird über Rückkopplung* im Hypothalamus*-Hypophysen-System gesteuert. Siehe Abb.
Einteilung:
- weibliche Sexualhormone: Östrogene* und Progesteron (Gestagene*), gebildet v. a. in

Sexualität

Ovar und Plazenta, in geringer Menge in Nebennierenrinde, Hoden und von der fetoplazentaren Einheit
- männliche Sexualhormone: Androgene* (besonders Testosteron), gebildet in Leydig-Zwischenzellen (Hoden), in geringer Menge auch in Ovar und Nebennierenrinde
- Sexualhormone im weiteren Sinne: Gonadotropine* und Releasing*-Hormone.

Sexualität f: engl. *sexuality*. Bezeichnung für sehr allgemeine und grundlegende Äußerung des Lebens mit den 3 Grundfunktionen Fortpflanzung, Beziehung und Kommunikation sowie zusätzlich Lustgewinn und Befriedigung. Zwischen diesen Funktionen besteht beim Menschen hohe Unabhängigkeit.

Beschreibung: Grundfunktionen der Sexualität:
- Fortpflanzung (reproduktiv): bei allen Lebewesen mit geschlechtlicher Vermehrung
- Beziehung und Kommunikation (sozialisierend): bei Menschen, allen Primaten und der Mehrzahl der höheren Tierarten
- Lustgewinn und Befriedigung (rekreativ): bei Menschen, Menschenaffen und anderen Primaten, bei den übrigen Tieren fraglich.

Ausdrucksformen menschlichen Sexualverhaltens: Zärtlichkeit und Erotik gehören ebenso dazu wie sich selbst oder andere verletzende und gewalttätige Handlungen. **Sexuelles Interesse** kann auf das eigene (Homosexualität*) oder das andere Geschlecht (Heterosexualität* oder Bisexualität*) gerichtet sein. Sexuelles Interesse ist nicht auf bestimmte Lebensabschnitte begrenzt (siehe Sexualität* im Alter). **Sexuelle Handlungen** können an der eigenen (Selbstbefriedigung) oder mit einer anderen Person vollzogen werden. **Störungen** der Sexualität können alle Funktionen betreffen:
- Fertilitätsstörung*
- Paraphilie*
- sexuelle* Funktionsstörungen.

Sexualität im Alter f: Sexualverhalten im fortgeschrittenen Lebensalter. Für die Sexualität existiert keine Altersgrenze: Ältere Menschen sind sexuell aktiv, wenn sie die Möglichkeit dazu haben. Sexuelles Erleben dient u. a. dem Wunsch nach Zärtlichkeit und Nähe. Dieser Wunsch wird im Alter häufig stärker.

Physiologische Veränderungen: Die sexuelle Aktivität lässt bei beiden Geschlechtern nach. Bei Frauen ist das sexuelle Aktivitätsniveau sehr abhängig von der sexuellen Aktivität ihrer Partner. Beim älteren Mann (> 50 Jahren) entwickelt sich die Erektionen verlangsamt und klingen viel rascher ab, der Ejakulationsprozess ist besser kontrollierbar. Die Refraktärzeit ist wesentlich verlängert. Bei älteren Frauen (> 50 Jahren) tritt die Lubrikation wesentlich später ein und die Dehnbarkeit der Vagina ist eingeschränkt. Die Labia minora können schrumpfen. Dadurch ist die Klitoris weniger geschützt und kann schmerzempfindlich werden. Die Rückbildung der sexuellen Erregung tritt bei beiden Geschlechtern im Alter sehr rasch ein. Einstellung zur Sexualität: Der Koitus hat bei weitem nicht mehr die zentrale Stellung für das sexuelle Erleben. Zärtlichkeit und gegenseitige Zufriedenheit gewinnen an Bedeutung.

Sexuelle Funktionsstörungen: Ursachen: Die Ursachen sind meistens multifaktoriell (körperlich z. B. kardiovaskuläre Störungen, psychisch z. B. Partnerprobleme, Versagensängste), insbesondere bei den Erektionsstörungen. Die Häufigkeit des Auftretens ist eng mit dem ansteigenden Lebensalter und unabhängig davon mit dem Auftreten körperlicher Erkrankungen korreliert, insbesondere mit kardiovaskulären Störungen. Bei Frauen wird eine vorwiegend organische Ursache vor allem bei einer Dyspareunie* (Schmerzen beim Verkehr) angenommen und zwar bei der Hälfte der Betroffenen. Weitere vorwiegend körperliche Ursachen können sein: unerwünschte Arzneimittelwirkungen, insbesondere Sedativa oder Antihypertensiva oder die Grundkrankheit, die zur Verordnung dieser Medikationen führt. Psychische Ursachen sind u. a. die durch körperliche Erkrankungen ausgelösten psychischen Belastungen, z. B. bei einem Herzinfarkt*, fehlendes bzw. verändertes Partnerinteresse, Depressionen* auf Grund belastender Lebenssituationen, eine Mastektomie* mit Beeinträchtigung des weiblichen Selbstwertgefühls. **Klinik:** Alle Formen sexueller* Funktionsstörungen können auch im Alter auftreten.

Sexualkontakt m: engl. *sexual contact*. Sexuelle Handlungen zwischen zwei oder mehr Menschen unterschiedlichen oder gleichen Geschlechts. Medizinisch relevant sind Sexualkontakte als Grundlage für sexuell übertragene Erkrankungen wie Gonorrhö, Syphilis oder Chlamydien-Infektion. Gesellschaftlich sind Sexualkontakte je nach Sitten und Normen erlaubt oder unter Strafe gestellt.

Formen:
- Necking*
- Petting*
- vaginale*, anale* oder orale* Penetration*
- Orogenitalkontakt: orale Stimulation der Genitalien, z. B. Cunnilingus*, Fellatio*
- Oroanalkontakt: orale Stimulation von Anus und Analregion.

Medizinischer Aspekt: Folgende Erkrankungen werden über Sexualkontakte, vor allem über Penetration, Oroanalkontakte oder Orogenitalkontakte übertragen:
- Chlamydiosen*
- Gonorrhö*
- Hepatitis* B
- Herpes* genitalis
- HIV/AIDS
- HPV/Papillomavirus*
- Syphilis*
- Trichomonaden-Infektion.

Rechtliches: Sexualkontakte unterliegen unterschiedlichsten gesellschaftlichen Normen. So sind Sexualkontakte in arabischen Ländern zwischen unverheirateten Paaren und in über 70 Ländern weltweit zwischen Homosexuellen verboten. In Deutschland stehen bestimmte Sexualkontakte unter Strafe:
- erzwungene Sexualkontakte (Vergewaltigung*, sexuelle Nötigung*, sexueller Übergriff und sexuelle Ausnutzung sonstiger Umstände)
- Sexualkontakte mit Kindern unter 14 Jahren, von Schutzbefohlenen sowie unter Ausnutzung eines Abhängigkeitsverhältnisses (z. B. zwischen Psychotherapeut und Patientin).

Sexualorgane → Genitale

Sexualpilus m: engl. *sex pilus*. Durch Konjugationsfaktoren gramnegativer Stäbchenbakterien gebildeter, aus Proteinen bestehender Fortsatz (Protoplasmaschlauch). Der Sexualpilus leitet eine Konjugation* durch Einfangen eines kompetenten Partnerbakteriums unter Bildung einer Protoplasmabrücke ein. Über diese wird genetisches Material von der Spender- zur Empfängerzelle transferiert (Sexduktion).
Bedeutung: Verschiedene Konjugationsfaktoren bilden unterschiedliche Sexualpili. Bakterien, die Konjugationsfaktoren mit einem die Ausbildung der Sexualpili hemmenden Repressor enthalten, besitzen eine verminderte Konjugationshäufigkeit.

Sexualpräferenzstörung → Paraphilie

Sexualpsychologie f: engl. *sexual psychology*. Teilgebiet der Psychologie*, das sich mit dem Sexualverhalten, dem sexuellen Erleben sowie dem Einfluss der Sexualerziehung auf Verhalten und Erleben befasst.

Sexualpsychotherapie f: engl. *sexual psychotherapy*. Oberbegriff für unterschiedliche Therapieformen. Es handelt sich um symptomzentrierte und erfahrungsorientierte psychotherapeutische Verfahren zur Behandlung sexueller* Funktionsstörungen bei Paaren und Einzelpersonen. Sexualpsychotherapie kann sich auf William Howell Masters und Virginia Johnson gründen, es existieren darüber hinaus noch weitere Verfahren. **Klassische Sexualpsychotherapie nach Masters und Johnson:**
- Diskussion der Ergebnisse der vorausgegangenen diagnostischen Gespräche und Herausarbeitung der wesentlichen aufrechterhaltenden Störfaktoren
- therapeutischer Einstieg mit Sensate*-focus-Übungen

- psychotherapeutische Bearbeitung der Konfliktbereiche.

Das grundsätzliche Vorgehen kann lerntheoretisch als eine Desensibilisierung* konzipiert werden. **Methoden:**
- Sensate-focus-Übungen: **1.** Übungen zur Förderung der Körperwahrnehmung und systematischen Desensibilisierung **2.** Training konstruktiver sexueller Kommunikation
- Teasing*-Methode, z. B. bei Erektionsstörung
- zusätzlich psychotherapeutische Bearbeitung zugrunde liegender Konflikte und Beziehungsstörungen, häufig im Rahmen einer Paarpsychotherapie*
- Bearbeitung des Körperselbstbilds
- körperliche Selbstexploration
- selbsterkundende Masturbation
- systematische Desensibilisierung
- zeitweiliges Koitusverbot
- Trennungshilfen.

Therapieziele:
- Abbau von sexuellem Leistungsdruck sowie von Angst- und Schamgefühlen
- Verbesserung der Wahrnehmung des eigenen Körpers und der eigenen sexuellen Bedürfnisse
- Verbesserung der Partnerkommunikation im Bereich der Sexualität.

Voraussetzung: Bereitschaft (beider Partner) zur Behandlung. Als negativ für die Prognose gelten psychiatrische Erkrankungen in der Vorgeschichte.

Indikationen: Nach den Kriterien der American Psychological Association ist die Sexualpsychotherapie wirksam bei
- primärer und sekundärer Anorgasmie*
- primären Erektionsstörungen
- Vaginismus*
- Ejaculatio* praecox.

Sexualstörung → Appetenzstörung, sexuelle
Sexualstörung → Sexualverhalten, abweichendes
Sexualstörung → Sexuelle Funktionsstörung
Sexualstraftat *f*: engl. *sexual offence*. In Deutschland alle Verstöße gegen die sexuelle Selbstbestimmung nach Abschnitt 13 StGB. Dazu gehören beispielsweise Vergewaltigung*, sexuelle Nötigung* (Straftaten gegen Erwachsene) sowie sexueller Missbrauch von Kindern (< 14 Jahre, Kindesmissbrauch*), von Jugendlichen und von Schutzbefohlenen.

Sexualtherapie *f*: engl. *sexual therapy*. Allgemeine Bezeichnung für die Behandlung sexueller Funktionsstörungen. Die Sexualtherapie umfasst pharmakologische und (paar-)psychotherapeutische Behandlungsmethoden. Meist ist mit dem Begriff die Sexualpsychotherapie* gemeint. Aber auch eine Sexual*-Beratung bei sexuellen* Funktionsstörungen und bei Paraphilie* wird als Sexualtherapie bezeichnet.

Sexualtrieb *m*: engl. *sex drive*; syn. Libido sexualis. Trieb*, der auf die sexuelle Befriedigung und Fortpflanzung* gerichtet ist. Wegen der Unschärfe wird dieser Terminus zunehmend ersetzt durch sexuelle Motivation und sexuelle Appetenz.

Sexualverhalten, abweichendes *n*: engl. *sexually deviant behavior*. Sammelbezeichnung für alle Formen des Sexualverhaltens, die von (wandelbaren, mehr oder weniger klar definierten) Normen einer Gesellschaft abweichen hinsichtlich Art der Handlung, Partnerwahl und Durchführung. Im engeren Sinne (Paraphilien*) handelt es sich um spezialisierte Formen sexuellen Handelns bei prinzipiell ungestörter Sexualfunktion.

Hintergrund: Die Ursachen sind unklar. Mögliche Folgen sind:
- sozial: **1.** Diskriminierung **2.** soziale Isolation **3.** Partnerschaftskonflikte
- individuell: **1.** Schuldgefühle **2.** Depression.

Therapie:
- ggf. Psychotherapie, v. a. kognitiv-verhaltenstherapeutisch orientierte Behandlung (siehe Verhaltenstherapie*) mit dem Ziel ausreichender Selbstkontrolle
- ggf. additiv Antiandrogene*.

Sexualwissenschaft *f*: engl. *sexology*. Fachgebiet, das sich beschäftigt mit medizinischen, physiologischen, psychischen, anthropologischen, politischen, soziokulturellen und sonstigen Aspekten der Sexualität* sowie mit empirischer Forschung und der Entwicklung therapeutischer und pädagogischer Angebote in diesem Bereich.

sexuelle Devianz → Paraphilie
sexuelle Devianz → Sexualverhalten, abweichendes

Sexuelle Devianz *f*: syn. sexuelle Deviation. Sammelbezeichnung für alle Formen des Sexualverhaltens, die von den in einer Gesellschaft geltenden Normen abweichen. Diese Normen betreffen Handlungsart, Partnerwahl und Ausübung und sind sehr wandelbar.

sexuelle Deviation → Paraphilie
sexuelle Dysfunktion → Sexuelle Funktionsstörung

Sexuelle Erregungsstörung *f*: engl. *sexual arousal disorder*. Sexuelle* Funktionsstörung, welche die Erregungsphase des sexuellen Reaktionszyklus* betrifft. Um die Diagnose zu stellen, muss sie seit mindestens 6 Monaten ständig oder sehr häufig bestehen. Es gibt verschiedene Ursachen für sexuelle Erregungsstörungen. Die Behandlung richtet sich nach der Ursache. Siehe Abb. **Häufigkeit:**
- bei Männern: Prävalenz > 5 %
- bei Frauen unklar, da schwer von sexuellen Appetenzstörungen* und Orgasmusstörungen* zu trennen.

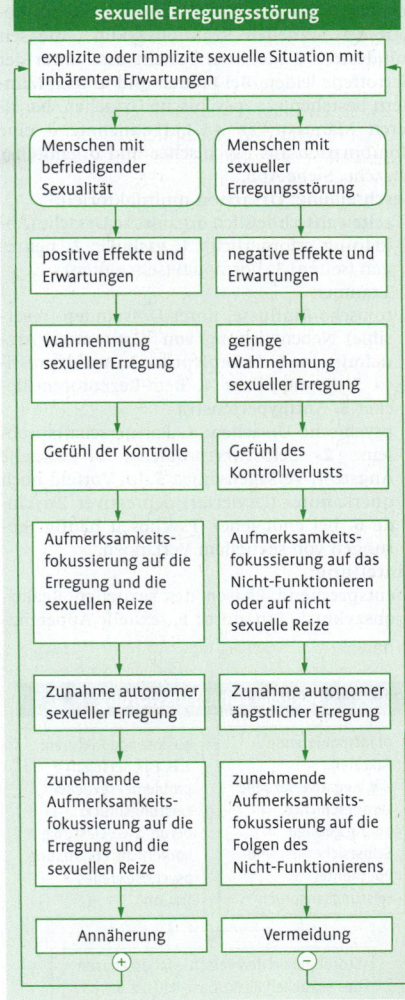

Sexuelle Erregungsstörung: Funktionale und dysfunktionale Selbstwahrnehmung bei sexueller Aktivität.

Klinik:
- bei Männern: Erektionsstörung
- bei Frauen: **1.** Lubrikationsstörung* **2.** fehlendes Anschwellen der Schamlippen und des umgebenden vaginalen Gewebes.

Therapie:
- bei Männern: Therapie der Erektionsstörung
- bei Frauen: **1.** Sexualpsychotherapie* **2.** Paarpsychotherapie* **3.** ggf. additiv Lubrikanzien* **4.** Hormonsubstitution bei Hormonmangel.

Sexuelle Funktionsstörung

Sexuelle Funktionsstörung f: engl. *sexual dysfunction*. Häufige oder ständige Störung im Ablauf des sexuellen Reaktionszyklus*, die seit mindestens 6 Monaten besteht und unter der Betroffene leiden. Bei Frauen und jungen Männern bestehen v. a. psychische Ursachen, bei älteren Männern (ab 45. Lj.) zunehmend eine Kombination aus psychischer und organischer Ursache. Siehe Abb.

Beschreibung: Ursachen multifaktoriell:
- selten ausschließlich organische Ursache (Abklärung erforderlich): 1. vaskulär 2. neurogen (selten) 3. hormonal (sehr selten)
- Traumen
- toxische Einflüsse, unter Umständen (reversible) Nebenwirkung von bestimmten Arzneimitteln: 1. Neuroleptika 2. Antidepressiva 3. Tranquilizer 4. Beta-Rezeptoren-Blocker 5. Antihypertensiva
- psychische Ursachen: 1. Partnerschaftsprobleme 2. Selbstwertprobleme 3. sexuelle Ängste 4. Versagensangst 5. im Vorfeld noch unerkannter (larvierter) depressiver Zustand 6. bei endogenen Psychosen häufig Störungen von sexuellem Verlangen.

Einteilung:
- entsprechend Phasen des sexuellen Reaktionszyklus* (Tab. dort): 1. sexuelle Appetenzstörungen* 2. sexuelle* Erregungsstörungen 3. Dyspareunie* 4. Vaginismus* 5. Ejakulationsstörungen* 6. Orgasmusstörungen*
- nach Ätiologie: 1. **sexuelle Dysfunktion**: Störung mit vorwiegender oder ausschließlich organischer Ursache 2. **funktionelle Sexualstörung** (Synonym: psychosexuelle Dysfunktion): Störung mit vorwiegender oder ausschließlich psychischer Ursache 3. Mischformen.

Therapie:
- Sexualberatung
- bei ausschließlicher oder vorwiegender Psychogenese: 1. Paarpsychotherapie* 2. Sexualpsychotherapie*
- bei körperlicher (Mit-)Verursachung Behandlung der Grunderkrankung
- Sexualpsychotherapie in Kombination mit Pharmakotherapie (z. B. Phosphodiesterase-Hemmer bei Erektionsstörung des älteren Mannes).

sexuelle Partnerorientierung → Orientierung, sexuelle

sexuell übertragbare Krankheiten → Krankheiten, sexuell übertragbare

sezernieren: engl. *to secrete*. Absondern.

Sezieren n: engl. *to dissect*. Kunstgerechtes Öffnen einer Leiche.

sFlt-1/PlGF-Quotient m: Laborparameter zur Vorhersage einer Präeklampsie. Aus dem mütterlichen Serum werden sFlt-1 (Soluble Fms-like Tyrosine Kinase-1; hemmt das Gefäßwachstum der Plazenta) und PlGF (Placental Growth Factor; fördert das Wachstum) bestimmt. Aus beiden Werten wird ein Quotient gebildet (sFlt-1 zu PlGF).

S-Form → Isomerie

SGOT: Abk. für Serum-Glutamat-Oxalacetat-Transaminase → Aspartataminotransferase

SGPT: Abk. für Serum-Glutamat-Pyruvat-Transaminase → Alaninaminotransferase

SGTKA: Abk. für Status generalisierter tonisch-klonischer Anfälle → Status epilepticus

Shaldon-Katheter m: engl. *Shaldon's catheter*. Großlumiger Doppellumenkatheter, der nach Seldinger*-Methode in zentrale Venen, z. B. die V. subclavia, V. jugularis interna oder V. femoralis eingeführt und bis in die V. cava vorgeschoben wird. Indikationen sind eine akut erforderliche Hämodialyse*/Hämofiltration*, z. B. bei akutem Nierenversagen oder bei Ausfall eines Dialyse-Shunts.

Funktion: Der bis zu 24 cm lange Shaldon-Katheter besteht zumeist aus Teflon und verfügt über 2 unterschiedlich lange Schenkel:
- arterieller Schenkel: hierüber wird das Blut aus der Vene ins Dialysegerät geführt
- venöser Schenkel: hierüber wird das Blut wieder zurück in die Vene geführt.

Sharp-Score: Radiologischer Score zur Beurteilung der knöchernen Veränderungen bei Erkrankungen des rheumatischen Formenkreises. Beurteilt werden Erosionen (Grad 0–5) und Gelenkspaltveränderungen (Grad 0–4), die zu einem Gesamtscore zusammengefasst werden.

Prinzip: Berücksichtigt wurden ursprünglich 29 Gelenke bei der Erosions- und 27 bei der Gelenkspaltbeurteilung (alle im Bereich der oberen Extremität), später wurde reduziert auf 17 (Erosion) und 18 (Gelenksspalt).

Sharp-Syndrom → Mischkollagenose

Sharp-van-der-Heijde-Score: Modifizierter Sharp*-Score mit Erweiterung auf die Fußgelenke.

Sheehan-Syndrom n: engl. *Sheehan's syndrome*. Postpartale Hypophysenvorderlappen-Insuffizienz infolge starken Blutverlusts mit hypovolämischem Schock* und konsekutiver anämischer Hypoxie* im Rahmen geburtshilflicher Komplikationen wie z. B. Uterusatonie*. Klinische Symptome eines Sheehan-Syndroms sind u. a. Agalaktie* und postpartale Amenorrhö*.

SH-Enzyme n pl: engl. *thiol enzymes*. Enzyme*, in denen die SH-Gruppe eines Cysteins (Sulfhydrylgruppe) im aktiven Zentrum essenziell an der katalytischen Aktivität beteiligt ist. Sie können durch Reagenzien, die mit SH-Gruppen reagieren (Jodacetat, Disulfide, Ellmans Reagenz, Arsen- u. Quecksilberverbindungen) inaktiviert werden. Ein Beispiel ist Glukose-6-phosphat-Dehydrogenase im Hexosemonophosphatweg des Kohlenhydratstoffwechsels.

Sherren-Dreieck n: engl. *Sherren's triangle*. Von Nabel, Symphyse und rechter Spina iliaca anterior superior gebildetes Dreieck, in dem diagnostisch wichtige Druckschmerzpunkte bei Appendizitis* lokalisiert sind.

Sherrington-Gesetz n: engl. *Sherrington's law*. Begriff mit zweifacher Bedeutung. Das Gesetz der reziproken Innervation besagt, dass die Aktivierung der Motoneurone der Agonisten einhergeht mit gleichzeitiger Hemmung der Motoneurone der Antagonisten. Außerdem wird jedes Dermatom aus 2–3 benachbarten spinalen Segmenten innerviert, wobei sich Innervationsbezirke der sensiblen Spinalnervenwurzeln teilweise überlagern.

SHFJV: Abk. für engl. *superimposed high frequency jet ventilation* → Beatmung

Shigatoxin → Shigella

Shigella f: Zu den Enterobacteriaceae* gehörende, gramnegative Stäbchenbakterien, die mit Escherichia* verwandt sind. Shigella sind unbewegliche Aerobier, die in 4 Gruppen eingeteilt werden und eine Shigellose* (Ruhr) verursachen. Die Verbreitung von Shigella erfolgt über Fliegen, die Übertragung fäkal-oral sowie über kontaminierte Lebensmittel. Der Nachweis wird kulturell geführt.

---

sexuelle Funktionsstörung

- prädisponierende Faktoren: z. B. negative sexuelle Lerngeschichte, häufig geringe Selbstsicherheit und überhöhter Leistungsanspruch
- auslösende Faktoren: z. B. Partnerschaftsprobleme, sexueller Leistungsdruck, berufliche Belastung, körperliche Erkrankung, psychosexuelles Trauma

↓

Störungen in den verschiedenen Phasen des sexuellen Reaktionszyklus: z. B. fehlendes sexuelles Verlangen, fehlende sexuelle Erregung, schmerzhafter Koitus, fehlender oder unzureichend (zeitlich) kontrollierbarer Orgasmus

↓

negative Konsequenzen: Anspannung, Aufmerksamkeitsfokussierung auf das Nicht-Funktionieren, Enttäuschung des Partners

↓

aufrechterhaltende Faktoren: z. B. Versagensangst, sexuelle Leistungsangst, Verunsicherung des Partners

Sexuelle Funktionsstörung: Störungsmodell.

Erreger: Übertragung:
- Mensch als Erregerreservoir, die Infektion erfolgt hauptsächlich fäkal-oral über kontaminiertes Trinkwasser und Nahrungsmittel
- Übertragung von Mensch zu Mensch durch Kontakt- und Schmierinfektionen
- Kontagionsindex von 0,15, geringe Infektionsdosis von 100 Keimen ausreichend.

Medizinische Relevanz: Der Erreger verursacht Shigellose*. Näheres zur Erkrankung siehe dort.

Erreger-Empfindlichkeit:
- Antibiose mit Chinolonen oder Azithromyzin
- Ergebnisse des Resistenztests unbedingt beachten.

Shigellen-Antikörper *m sg, pl*: Antikörper* gegen O-Antigene von Bakterien* der Gattung Shigella*. Die Bestimmung wird hauptsächlich eingesetzt zur retrospektiven Aufklärung von Shigellen-Ausbrüchen oder für epidemiologische Studien, selten bei Verdacht auf reaktive Arthritis* nach Shigellose*. Der Nachweis erfolgt im Serum* mittels Widal-Reaktion* oder Hämagglutinations*-Hemmtest.

Indikation zur Laborwertbestimmung:
- Verdacht auf reaktive Arthritis oder Morbus Reiter nach Shigellose
- Aufklärung von Shigellose-Ausbrüchen
- epidemiologische Studien.

Shigellen-Dysenterie → Shigellose

Shigellose *f*: engl. *shigellosis*; syn. Shigellen-Dysenterie. Infektiöse Durchfallerkrankung, mitunter auch als Bakterienruhr bezeichnet, die durch Shigella-Bakterien verursacht wird. Sie wird fäkal-oral von Mensch zu Mensch oder über kontaminiertes Trinkwasser bzw. Lebensmittel übertragen. Die Behandlung erfolgt mit Antibiotika (Chinolone oder Trimethoprim-Sulfamethoxazol) und ggf. Flüssigkeitsersatz.

Inkubationszeit: 1–4 Tage, bei Shigella* dysenteriae auch bis zu 10 Tage.

Epidemiologie:
- bekannt sind 4 humanpathogene Spezies (Shigellen der Gruppe A–D)
- Nachweis v. a. von Shigellen der Gruppe D (Shigella sonnei), selten Shigella dysenteria oder anderen Shigellen-Spezies
- in Deutschland jährlich etwa 1000 Erkrankungsfälle, die meisten davon importiert
- vermehrtes Auftreten bei schlechten hygienischen Verhältnissen.

Pathogenese: Shigellen gelangen in das Kolon und verursachen dort eine ulzeröse, invasive Kolitis* mit teils tiefer Geschwürbildung, Bildung von Pseudomembranen und Schleimhautnekrosen. Durch Toxinbildung (Shiga-Toxin 1) können Shigellen der Gruppe A (Shigella dysenteriae) schwere Krankheitsbilder mit Schock und zentralnervösen Störungen hervorrufen. Die in Deutschland vorherrschenden Shigellen der Gruppen B–D bilden dieses Toxin nicht, sodass diese Erkrankungen deutlich milder verlaufen.

Klinik: Die klassische Shigellen-Ruhr verläuft in 4 Phasen:
1. Inkubation
2. Fieber, Bauchschmerzen, wässrige Diarrhö („weiße Ruhr")
3. Dysenterie: krampfartige Bauchschmerzen, blutig-schleimige Diarrhö („rote Ruhr")
4. postinfektiöse reaktive Arthritis* („Reiter-Syndrom", HLA-B27 positiv), gehäuftes Auftreten eines hämolytisch-urämischen Syndroms* möglich.

Leichtere Verlaufsformen:
- initial Fieber, Erbrechen, krampfartige Bauchschmerzen (Tenesmen) und wässrige Diarrhö
- selten Kreislaufinsuffizienz oder zentralnervöse Störungen.

Schwere Verlaufsformen: Bei Kleinkindern, alten oder immunsupprimierten Menschen sind schwere Verläufe mit Exsikkose und lebensbedrohlichen intestinalen und metabolischen Komplikationen und toxischer Enzephalopathie möglich.

Komplikationen:
- Darmperforation
- selten: toxisches Megakolon
- postinfektiös: Reiter-Syndrom, selten (1–3 % der Fälle) hämolytisch-urämisches Syndrom* (HUS).

Therapie:
- antibiotische Therapie (initial Chinolone*, ggf. Anpassung nach Antibiogramm)
- Elektrolyt- und Flüssigkeitssubstitution.

Prognose:
- spontane Remission nach 4–7 Tagen, Cave: Erregerausscheidung evtl. länger (selten > 3 Monate
- bei schwerer Verlaufsform mit Schock oder zentralnervöser Symptomatik oder hämolytisch-urämischem Syndrom Letalität bis 10 %.

Shin Splints *pl*: Krampfartige Schmerzen in den Muskelansätzen der Vorderseite des Schienbeins. Die Schmerzen treten vor allem im Laufsport auf, die Diagnose wird klinisch gestellt. Die Therapie ist konservativ, bei frühem Beginn der Behandlung ist die Prognose günstig.

Shirodkar-Operation → Cerclage

Shivering *n*: Früh postoperativ auftretendes unwillkürliches Muskelzittern nach Narkose* oder seltener nach Regionalanästhesie*. Shivering kann lokal oder generalisiert auftreten. Behandelt wird spezifisch durch Beseitigung möglicher Ursachen sowie unspezifisch mittels Wärmezufuhr oder Pharmaka wie Clonidin* oder Pethidin*.

Ursachen:
- häufigste Ursache: akzidentelle Hypothermie* (Kältezittern)
- Fieber
- Schmerz
- bestimmte Anästhetika (z. B. Isofluran).

Häufigkeit:
- nach Narkose bei ca. 14 % aller Patienten
- bei 40 % der hypothermen Patienten
- Inzidenz nach Inhalationsnarkose* deutlich höher als nach intravenöser Narkose*
- bei Männern häufiger als bei Frauen
- bei Kindern erst bei Lebensalter ≥ 4–6 a.

Klinik:
- Anstieg des Sauerstoffverbrauchs um 30–40 %, bis auf das 4- bis 6-Fache
- cave: erhöhter myokardialer Sauerstoffverbrauch
- Gefahr der myokardialen Ischämie
- erhöhte Inzidenz für kardiale Arrhythmie und Dekompensation
- Anstieg des Atemminutenvolumens und möglicher Abfall der Sauerstoffsättigung*
- cave: Einfluss auf Blutgerinnung im Sinne einer hämorrhagischen Diathese
- erhöhter operativer Blutverlust möglich.

Shoemaker-Linie *f*: engl. *Shoemaker's line*. Verbindung zwischen Spina iliaca anterior superior und oberem Rand des Trochanter major, in der Verlängerung normalerweise zum Nabel oder darüber zielend, bei Trochanterhochstand darunter. Siehe Abb.

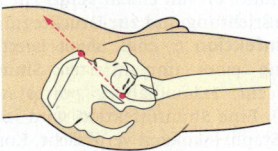

Shoemaker-Linie: Verbindung zwischen Spina iliaca anterior superior und oberem Rand des Trochanter major.

Short-QT-Syndrom *n*: engl. *short QT syndrome*; Abk. SQTS. Mit erhöhter Inzidenz für plötzlichen Herztod einhergehende erbliche Verkürzung der QT*-Zeit im EKG.

Shouldice-Operation *f*: engl. *Shouldice repair*. Form der konventionellen Hernioplastik* bei Leistenhernie* vorwiegend bei adoleszenten Patienten unter Doppelung der zuvor gespaltenen Aponeurose des M. transversus abdominis zur Verhinderung von Rezidiven.

SHT: Abk. für → Schädelhirntrauma

Shunt *m*: Angeborene, physiologisch oder pathologisch erworbene bzw. operativ angelegte Kurzschlussverbindung zwischen arteriellen und venösen Blutgefäßen oder Gefäßsystemen

Shunt [Hydrozephalus]

(z. B. aus dem großen in den kleinen Blutkreislauf* als Links-Rechts- und umgekehrt als Rechts-Links-Shunt). Zum operativ angelegten Liquorshunt: siehe Ventrikeldrainage*.
Einteilung:
- **physiologisch** (ca. 2–5 % des HZV): **1.** anatomischer extraalveolärer Shunt (v. a. über Bronchialvenen, pulmonale arteriovenöse Anastomosen und Vv. cardiacae minimae): führt zu einer venösen Beimischung von nicht arterialisiertem Blut, das in den großen Kreislauf gelangt **2.** intrapulmonaler alveolärer Shunt (aus wenig belüfteten Lungenbezirken): führt zum Übergang von gering arterialisiertem Blut in den großen Kreislauf
- **pathologisch** z. B.: **1.** angeborener Herzfehler*, in Abhängigkeit von den kardiovaskulären Druckverhältnissen als: **I.** Links-Rechts-Shunt **II.** Rechts-Links-Shunt **III.** oder (vorübergehend) gekreuzt als Pendel-Shunt = bidirektionaler Shunt **2.** arteriovenöses Aneurysma*, arteriovenöse Fistel*
- **operativ** angelegt: **1.** gefäßchirurgisch: z. B. Shunt zur Hämodialyse, portosystemischer Shunt* **2.** herzchirurgisch bei angeborenem Herzfehler, z. B. aortopulmonal durch modifizierte Blalock*-Taussig-Operation oder ventrikulopulmonal durch Sano*-Shunt.

Shunt [Hydrozephalus] *m*: Behandlung des Hydrozephalus* bei Liquorabflußstörung (Verschlußhydrozephalus) oder Liquorresorptionsstörung (Hydrozephalus aresorptivus) durch ein überbrückendes oder ableitendes Schlauchsystem (Shunt), oft mit einem Ventil zur Kontrolle der Flußrichtung und zur Druckregulierung.

Shuntinfektion *f*: engl. *shunt infection*. Entzündung eines implantierten Shunts (z. B. Shunt zur Hämodialyse, portosystemischer Shunt*). Eine Shuntinfektion wird in ca. 80 % durch Staphylokokken verursacht. Komplikationen sind thrombotischer Shuntverschluss, Sepsis und Gefäßruptur. Behandelt wird lokal antiseptisch und systemisch mit Antibiotika. Möglicherweise muss der Kunststoffshunt entfernt werden.

Shuntnephritis → Herdnephritis

Shunt, peritoneovenöser *m*: engl. *peritoneovenous shunt*. Operativ hergestellte Verbindung zwischen Bauchraum und V. cava superior, z. B. mittels Denver-Shunt oder LeVeen*-Shunt bei Patienten mit therapierefraktärem Aszites* bei Leberzirrhose* oder seltener auch bei Peritonealkarzinose*. Weitere Therapieoptionen bei Leberzirrhose und Aszites sind der transjuguläre intrahepatische portosystemische Stent-Shunt* (TIPSS) oder eine Lebertransplantation*.

Shunt, portosystemischer *m*: engl. *portosystemic shunt*. Kurzschlussverbindung zwischen V. portae hepatis, ihren Ästen und der V. cava. Ein portosystemischer Shunt wird im Rahmen

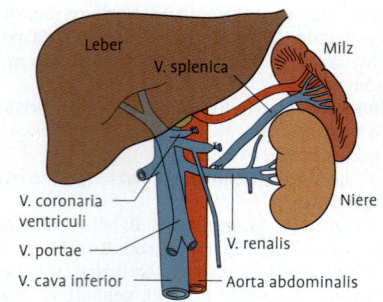

Shunt, portosystemischer: Chirurgisch angelegte distale splenorenale Anastomose nach Warren.

der interventionellen Radiologie (transjugulärer intrahepatischer portosystemischer Shunt*, Abk. TIPS) oder selten gefäßchirurgisch angelegt. Indikation ist beispielsweise eine portale Hypertension. Siehe Abb.
Indikationen:
- Druckentlastung bei portaler Hypertension*
- Blutung aus Ösophagus- oder Fundusvarizen (Ösophagusvarizenblutung*)
- therapierefraktärer Aszites
- Budd*-Chiari-Syndrom (selten).

Komplikationen:
- hepatische Enzephalopathie
- Shuntinsuffizienz
- Shuntstenose
- Rezidivblutung.

Shunt, transjugulärer intrahepatischer portosystemischer *m*: engl. *transjugular intrahepatic portosystemic shunt*; syn. transjugulärer intrahepatischer portosystemischer Stent-Shunt (Abk. TIPSS). Im Rahmen der interventionellen Radiologie bzw. Hepatologie angelegte Verbindung zwischen portalem und systemischem Kreislauf zur Drucksenkung bei portaler Hypertension*. Über die V. jugularis interna wird unter röntgenologischer und sonografischer Kontrolle ein Stent* zwischen dem gestauten portalvenösen Ast und der ableitenden Lebervene eingelegt.

Shuntumkehr *f*: engl. *shunt reversal*. Umkehrung der Strömungsrichtung innerhalb eines Shunts* durch Änderung der Druckverhältnisse, z. B. bei der Eisenmenger*-Reaktion.

Shuntvolumen *n*: engl. *shunt volume*. Blutvolumen, das pro Zeiteinheit durch einen Shunt* fließt. Bestimmt wird das Shuntvolumen durch Echokardiografie* und Herzkatheterisierung*.

Shute-Zange *f*: engl. *Shute's forceps*. Geburtshilfliches Instrument zur Zangengeburt (Forzepsextraktion). Die Shute-Zange zeichnet sich durch gute Anpassungsmöglichkeiten an den kindlichen Kopf aus und war ursprünglich ins-

besondere für Frühgeburten gedacht. Sie wird heute nicht mehr verwendet.

Shwachman-Diamond-Syndrom *n*: engl. *Shwachman-Diamond syndrome*; syn. Shwachman-Bodian-Diamond-Syndrom; Abk. SBDS. Autosomal-rezessiv erbliche Erkrankung mit exokriner Pankreasinsuffizienz* und Knochenmarkinsuffizienz. Leitbefunde sind Steatorrhö, Gedeihstörung und Panzytopenie. Die Diagnose gelingt v. a. durch Laboruntersuchungen und SBDS-Genotypisierung. Die Therapie ist symptomatisch.

SIADH: Abk. für → Syndrom der inadäquaten ADH-Sekretion

Sialadenitis *f*: Formenkreis entzündlicher Speicheldrüsenerkrankungen. Als Leitsymptom gilt Hyposalivation und die daraus resultierende Xerostomie*. Die Diagnostik erfolgt abgestuft nach dem Ausschlussprinzip. Die Therapie richtet sich nach der Ursache.
Einteilung:
- **chronische Sialadenitiden: 1.** Sialolithiasis* **2.** Sialadenose* **3.** Strahlen-Sialadenitis **4.** Sjögren-Syndrom **5.** chronisch rezidivierende Parotitis **6.** chronisch sklerosierende Sialadenitis **7.** Sarkoidose*
- **akute Sialadenitiden: 1.** bakterielle Sialadenitis (u. a. Streptokokken, Staphylokokken, Aktinomykose*) **2.** virale Sialadenitis (u. a. Mumps*, Zytomegalievirus, Epstein*-Barr-Virus, Coxsackie*-Viren A/B)

Sialadenose *f*: engl. *sialosis*. Nichtentzündliche chronische Erkrankung der Speicheldrüsen mit schmerzloser, meist beidseitiger Schwellung der betroffenen Drüsen (meist Glandula parotidea; sog. Hamsterbäckchen) und Sekretionsstörung. Die Diagnose erfolgt durch Sonografie. Die Therapie besteht aus Behandlung der jeweiligen Grunderkrankung und ggf. operativer Drüsenverkleinerung oder -entfernung. **Ursache:**
- endokrin (Diabetes mellitus, Klimakterium, Nebennierenrindendysfunktion)
- dystrophisch-metabolisch (z. B. Fehl- oder Mangelernährung, häufiges Erbrechen bei Bulimia* nervosa oder bei Anorexia* nervosa vom bulimischen Typ, Leberzirrhose)
- neurogen (Dysfunktion des vegetativen Nervensystems).

Histologie: Prall mit Sekretgranula gefüllte Drüsenzellen.

Sialagoga *n pl*: Klasse von Speichelfluss anregenden Mitteln die bei Mundtrockenheit eingesetzt werden. Zu Sialagoga gehören z. B. Bitterklee und Parasympathomimetika* wie Pilocarpin*.

Sialendoskopie *f*: engl. *sialoendoscopy*. Endoskopie* der Ausführungsgänge von Glandula* parotidea und Glandula* submandibularis mit Spezialendoskop (Sialendoskop) bei Sialolithiasis* sowie Gangstenose des Ductus parotideus oder Ductus submandibularis.

Prinzip:
- Einführen des Mikroendoskops nach Bougierung* des Ausführungsgangs
- Entfernung der Sialolithen aus den Speichelgängen mit Zange oder Schlinge, ggf. nach intrakorporaler Zertrümmerung des Konkrements durch Holmium:YAG-Laser (Abk. Ho:YAG-Laser).

Sialidasen → Neuraminidasen

Sialinsäuren → Neuraminsäure

sialogen: Den Speichelfluss anregend.

Sialographie *f: engl. sialography.* Selten angewendetes Verfahren der Röntgenkontrastuntersuchung des Gangsystems einer Speicheldrüse (z. B. Glandula parotidea, Glandula submandibularis) durch retrograde Füllung. Weitgehend durch Sonografie und MRT ersetzt

Indikation: Diagnose und Verlaufskontrolle bei chronischer Entzündung mit Steinbildung, Fremdkörper, Tumor (Ausdehnung hinsichtlich N. facialis).

Sialolith → Sialolithiasis

Sialolithiasis *m pl:* Sekretionsstörung der Speicheldrüsen wahrscheinlich infolge Dyschylie* mit Entstehung von Mikrolithen und Sialolithen aus Calciumphosphat oder -carbonat mit partieller oder vollständiger Verlegung der Ausführungsgänge. Typisch sind Schmerzen und Schwellung beim Essen. Diagnostiziert wird durch Palpation, Sondierung des Ausführungsgänge und Bildgebung. Die Therapie ist operativ.

Lokalisation:
- 80 % im Gangsystem der Glandula submandibularis
- 20 % im Gangsystem der Glandula parotidea.

Klinik: Intermittierend, v. a. beim Essen auftretende Schmerzen und Schwellung der Drüse bei vermehrter Speichelsekretion, evtl. mit sekundär obstruktiver Sialadenitis.

Therapie:
- Glandula submandibularis: 1. bei Lokalisation im vorderen Teil der Ausführungsgänge operative Schlitzinzision des Gangs; evtl. Lithotripsie*, Erfolgsrate 60–70 % 2. bei tieferliegenden Sialolithen Sialendoskopie* 3. in ≤ 5 % der Fälle Exstirpation der Speicheldrüse
- Glandula parotidea: 1. Lithotripsie 2. Sialendoskopie 3. in Einzelfällen Parotidektomie.

Sialome → Speicheldrüsentumoren

Sialorrhö → Hypersalivation

siamesische Zwillinge → Doppelfehlbildung

Sicca-Syndrom *n:* Trockenheit der Mundhöhle und Augen. Sie kommt vor bei Sjögren*-Syndrom, endogener Depression*, Hypertriglyceridämie*, Diabetes* mellitus, Sarkoidose*, nach Strahlentherapie*, Virusinfektionen (HCV, HBV, HIV), Operation an Speichel- oder Tränendrüsen sowie als UAW (z. B. bei Antidepressiva* oder Antihypertensiva*).

siccus: Trocken.

S-ICD: Abk. für subkutaner implantable cardioverter-defibrillator → Kardioverter-Defibrillator, implantierbarer

Sichelband → Ligamentum falciforme hepatis

Sichelfuß → Pes adductus

Sichelzellenanämie *f: engl. sickle cell anemia;* syn. Drepanozytose. Autosomal-rezessiv erbliche Hämoglobinopathie*. Betroffen sind fast ausschließlich Afrikaner und Afroamerikaner. Die Erkrankung manifestiert sich bei Homozygotie oder doppelter Heterozygotie, wie bei Hämoglobin*-S-C-Krankheit und Hämoglobin*-S-Betathalassämie. Ursache ist eine Punktmutation, die zum Austausch einer Aminosäure in Position 6 (Glu → Val) der Betakette von Hämoglobin führt.

Pathophysiologie: Die Erythrozyten nehmen bei niedriger Sauerstoffspannung eine sichelförmige Form an (sog. Sichelzellen), was durch Erhöhung der Blutviskosität zu Stase des Bluts in den kleinen Gefäßen, Infarzierung (u. a. von Niere, Lunge, Knochen, Milz) u. a. Organschäden führt. Der Anteil an Sichelzellhämoglobin (HbS) beträgt bei Homozygotie ca. 70–99 %. Heterozygote* sind meist symptomfrei (HbS < 50 %, Sichelzellenbildung in vitro), nur gelegentlich tritt Hämaturie* auf.

Klinik:
- chronisch hämolytische Anämie*
- fieberhafte Schmerzkrisen nach Anstrengung und Infektionen
- schwere abdominale kolikartige Schmerzen
- Knochen- und Gelenkschmerzen
- Ulcus* cruris
- Niereninfarkte*
- Fibrosierung und Verkalkung der Milz*
- neurologische Ausfälle.

Therapie:
- symptomatisch: 1. Folsäure* p. o. (verhindert megaloblastäre Reifungsstörung der Hämatopoese) 2. intensive Schmerztherapie 3. Vermeidung von Sauerstoffmangel 4. Hydroxyurea p. o. (induziert HbF-Synthese und reduziert quantitativ HbS) 5. Transfusion von Erythrozytenkonzentraten* 6. Splenektomie* nach großen oder mehreren Milzsequestrationen 7. Cholezystektomie* bei Gallensteinen*
- kurativ: nur allogene HLA-identische Knochenmarktransplantation (selten angewendet).

Prognose: Homozygote und doppelt Heterozygote sterben unbehandelt im Kindesalter. Heterozygote haben eine fast normale Lebenserwartung und den in Endemiegebieten relevanten Selektionsvorteil, dass sie relativ resistent gegen Malaria* tropica (leichter Krankheitsverlauf) sind.

Sichelzellen-Betathalassämie → Hämoglobin-S-Betathalassämie

Sichelzellenhämoglobin → Sichelzellenanämie

Sichelzell-Hämoglobin → Hämoglobin-S

Sicherstellungsauftrag *m: engl. responsibility for guaranteeing provision of services.* In der gesetzlichen Krankenversicherung (GKV) auf § 75 SGB V basierende Verpflichtung der Kassenärztlichen Vereinigungen (KVen) und Kassenärztlichen Bundesvereinigung, die vertragsärztliche Versorgung der Versicherten sicherzustellen und gegenüber den Krankenkassen die Gewähr zu übernehmen, dass Versorgung und Behandlung den gesetzlichen und vertraglichen Erfordernissen entsprechen.

Sicilian Gambit → Antiarrhythmika

Sick-Building-Syndrom *n: engl. sick building syndrome.* Unspezifische, diffuse Symptome unterschiedlicher Ausprägung (z. B. Reizungen von Augen, Atemwegen sowie Haut, außerdem Müdigkeit, Kopfschmerzen), die einer schadstoffbelasteten Innenraumluft (z. B. Klimaanlagen, Ausgasungen von Baustoffen oder Einrichtungsgegenständen) zugeschrieben werden.

Ätiologie: Additive oder kumulative Wirkung durch Langzeitexposition gegenüber niedrigen Dosen potenzieller Schadstoffe werden vermutet, psychovegetative Komponenten (Unzufriedenheit mit der Arbeitsumgebung, Arbeitsmotivation) diskutiert.

Sick-Sinus-Syndrom *n: engl. sick sinus syndrome;* syn. Sinusknotensyndrom. Chronisch progrediente Sinusknotendysfunktion mit Erregungsbildungsstörung* und Erregungsleitungsstörung* im Sinusknoten und atrialen Myokard* aufgrund sinuatrialer Fibrosierung mit Verlust von Schrittmacherzellen.

Ursachen: Meist degenerativ (Koronarsklerose*) oder entzündlich (Myokarditis*).

Klinik:
- gelegentlich asymptomatisch
- mangelnde Zunahme der in Ruhe normalen Sinusfrequenz nach (physischer, psychischer, pharmakologischer) Belastung auf max. 80–90/min (chronotrope Sinusknoteninkompetenz)
- häufig Schwindel, Synkope* (Adams*-Stokes-Anfall) durch Bradykardie* (persistierende, schwere Sinusbradykardie; intermittierende SA-Blockierungen oder Sinusknotenstillstand, evtl. mit Ersatzrhythmus; Bradyrhythmie infolge Vorhofflimmerns oder nach Kardioversion von Vorhofflimmern bzw. -flattern) und symptomatische Tachykardie* (supraventrikuläre Tachykardie*, Vorhofflattern*, -flimmern) mit regellosem Wechsel zwischen bradykarden und tachy-

karden Phasen, evtl. mit Auslösung arterieller Embolien* bei Rhythmuswechsel.
Therapie:
- ggf. akut: pharmakologisch; evtl. temporäre Elektrostimulation bei symptomatischer Herzrhythmusstörung*
- Langzeittherapie: Implantation eines künstlichen Herzschrittmachers bei rezidivierenden symptomatischen Herzrhythmusstörungen (bei chronotroper Inkompetenz mit Frequenzadaptation).

Sideroblasten m pl: engl. *sideroblasts*. Erythroblasten* mit einigen (1–4) eisenhaltigen Granula (Siderosomen) im Zytoplasma. Die Darstellung erfolgt mit der Berliner*-Blau-Reaktion. Im normalen Knochenmarkausstrich enthalten 20–60 % der Erythroblasten Eisengranula. Erhöht ist die Anzahl von Sideroblasten bei hämolytischer Anämie*, vermindert bei Eisenmangelanämie* und Anämie bei chronischer Erkrankung.

sideroblastische Anämie → Anämie, sideroachrestische

sideropenische Dysphagie → Plummer-Vinson-Syndrom

Siderophagen m pl: engl. *siderophages*. Eisenspeichernde Makrophagen*, die mit Berliner*-Blau-Reaktion intrazellulär nachweisbar sind, z. B. Herzfehlerzellen* im Lungenparenchym.

Siderophilie → Hämochromatose

Siderose f: engl. *siderosis*. Ablagerung von Eisen- oder Eisenoxidpartikeln im Gewebe.

Siderosis bulbi f: Durch eisenhaltige Fremdkörper verursachte Eisenablagerungen im Auge. In der Folge kommt es zu rostfarbenen Bindehautverfärbungen, bräunlichen Irisverfärbungen oder einer braungelb gefleckten Linse. Die Siderosis bulbi kann außerdem zur Steigerung des Augeninnendrucks und zur Netzhautdegeneration führen. Siehe Abb.

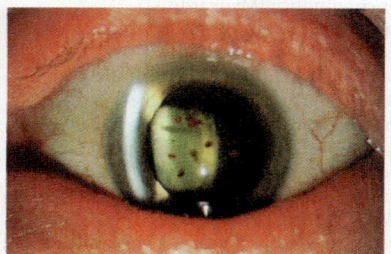

Siderosis bulbi: Rotbraune Niederschläge von Eisenderivaten auf Iris und Linse. [124]

Siderosis pulmonum → Lungensiderose
SIDS: Abk. für engl. *sudden infant death syndrome* → Plötzlicher Kindstod
Siebbein → Os ethmoidale

Siebbeinzellen f pl: engl. *ethmoidal cells*; syn. Cellulae ethmoidales. Luftgefüllte, mit Schleimhaut ausgekleidete Hohlräume im Siebbein (Os* ethmoidale), die zu den Nasennebenhöhlen* gezählt werden. Man unterscheidet Cellulae ethmoidales anteriores und mediales, welche im mittleren Nasengang (Meatus nasi medialis) münden sowie Cellulae ethmoidales posteriores, deren Ende im oberen Nasengang (Meatus nasi superior) liegt.

Siebenersyndrom n: Bezeichnung für 7 fakultative, nacheinander auftretende und meist spontan wieder zurückgehende leichte Krankheitszeichen des Bewegungsapparats im jungen Säuglingsalter. Das Siebenersyndrom kann Hinweis auf eine mögliche Entwicklung von Haltungsschäden oder Körperdeformitäten des späteren Lebensalters sein, weshalb möglichst früh eine orthopädische Beratung und Betreuung erfolgen sollte.
Verlauf: In seltenen Fällen Entwicklung von Haltungsschäden bzw. Körperdeformitäten, z. B.
- Hackenfüße
- ovaläre Verformung des Kopfes mit Abflachung einer Hinterhauptseite (Plagiozephalie)
- gleichseitige Rückenabflachung mit Fixation der Wirbelsäule, wobei die Konvexität zur kontralateralen Seite gerichtet ist
- gleichseitige Abflachung des Beckens, dabei erscheint die eine Hälfte weniger sagittal und etwas höher gestellt
- Schiefhaltung des Kopfs wie beim angeborenen Torticollis
- Abspreizbehinderung der Beine infolge Kontraktur der Hüftadduktoren mit leichter Hüftdysplasie
- fixierte lumbodorsale Kyphose* der Wirbelsäule.

Siebentagefieber → Dengue-Fieber
Siebentagefieber n: engl. *swineherds disease*. Erkrankung mit meist gutartigem Verlauf, verursacht durch Bakterien der Gattung Leptospira* und klinisch der Schweinehüterkrankheit stark ähnelnd (australische Schweinehüterkrankheit). Betroffene infizieren sich über Hautverletzungen oder Schleimhäute durch Aufnahme leptospirenhaltigen Urins infizierter Tiere. Sie leiden an einer serösen, nichteitrigen Meningitis*. Behandelt wird mit Antibiotika.

Siegelringzellen f pl: engl. *signet-ring cells*. Große Zellen mit ausgedehnter Schleimansammlung im Zytoplasma und an den Rand gedrängtem, sichelförmigem Kern. Siegelringzellen kommen charakteristischerweise in Siegelringzellkarzinomen* vor, die eine spezielle Form schleimbildender (muzinöser) Adenokarzinome* darstellen.

Siegelringzellkarzinom n: engl. *signet ring cell carcinoma*; syn. Siegelring-Karzinom. Adenokarzinom*, das durch schleimgefüllte (muzinöse) Siegelringzellen* gekennzeichnet ist. Es entsteht vorrangig an Drüsenausführungsgängen. Das Siegelringkarzinom des Magens ist mit Abtropfmetastasen* (Krukenberg*-Tumor) assoziiert. Diagnose anhand der Histologie, die Darstellung im PET und CT ist aufgrund des zähflüssigen Schleims schwierig. Therapie per Resektion oder Chemotherapie*.
Prognose: Magenkarzinome mit Siegelringzellen zeigen eine schlechtere Prognose als andere Magenkarzinome.

Sigma-Conduit n: engl. *sigma conduit*; syn. Sigmablase. Methode der endgültigen künstlichen Harnableitung* in ein aus dem Darmverlauf ausgeschaltetes Stück des Sigmoids. Sie wird aktuell weitgehend durch das Ileum-Conduit abgelöst, ist allerdings bei älteren Patienten bei lokal fortgeschrittenen oder inoperablen Urothelkarzinomen weiterhin indiziert.
Prinzip: Implantation beider Ureteren in einen ca. 15 cm langen Abschnitt des Colon sigmoideum, das aus der Darmkontinuität ausgeschaltet, oral blind verschlossen und aboral durch die Bauchdecke nach außen geführt wird. Aufgefangen wird der Harn in einem Plastikbeutel.

Sigma-Divertikulitis f: Divertikelkrankheit des Krummdarms, auf dem Boden einer Sigmadivertikulose entstandene Divertikulitis*.

Sigmaresektion → Kolonresektion
Sigmatismus m: engl. *sigmatism*; syn. Lispeln. Form der Aussprachestörung mit Fehlbildung der s-Laute. In Abhängigkeit von der Position der Zunge bei der Lautbildung werden verschiedene Formen unterschieden.
Formen:
- Sigmatismus addentalis (engl. dental lisp): Zunge drückt gegen die Zähne
- Sigmatismus interdentalis (engl. frontal lisp): Zunge liegt zwischen den Frontzähnen
- Sigmatismus lateralis (engl. lateral lisp): Austritt von Luft zwischen den Molaren.

sigmoideus: engl. *sigmoid*. Sigmaförmig, -ähnlich, σ-förmig, S-ähnlich.
Sigmoiditis f: Entzündung des Colon sigmoideum, evtl. mit umschriebener Peritonitis* (Perisigmoiditis).
Sigmoidoskopie f: engl. *sigmoidoscopy*. Endoskopie* des Colon sigmoideum.
Signal-Rausch-Verhältnis f: engl. *signal-to-noise ratio*. Abstand eines Signals von den überlagerten Grundrauschens eines Systems. Je höher das Signal-Rausch-Verhältnis ist, desto besser sind Signale vom Grundrauschen abzutrennen. Dieses Verhältnis ist wichtig bei der Messung physiologischer Signale.
Signalreiz → Schlüsselreiz
Signaltransduktion f: engl. *signal transduction*; syn. Signalübermittlung. Umwandlung eines extrazellulären Signals in eine intrazelluläre

Antwort. Extrazelluläre Stimuli werden von Zellen, meist über Rezeptoren*, aufgenommen und intrazellulär über Second* Messenger an Enzyme* oder Transkriptionsfaktoren* weitergegeben. Dadurch werden biochemische und physiologische Adaptationsreaktionen ausgelöst, die meist eine Änderung der Genexpression* bewirken.

Klinische Bedeutung:
- Komponenten der Signaltransduktion als pharmakologische Zielstrukturen (z. B. Calcineurin*-Inhibitoren, Tyrosinkinase*-Inhibitoren)
- mutierte Komponenten der Signaltransduktion als pathologische Faktoren der malignen Transformation (Onkogene*).

Signa mortis → Todeszeichen
Signifikanz *f*: engl. *statistical significance*; syn. statistische Signifikanz. Statistische Zuverlässigkeit bzw. Richtigkeit eines Versuchsergebnisses. Ein Ergebnis ist signifikant, wenn es sich nur mit einer geringen Irrtumswahrscheinlichkeit* von meist weniger als 5 % (p < 0,05) durch zufällige Ereignisse erklären lässt.
Signifikanztest *m*: engl. *significance test*. Statistischer Test, der die Gültigkeit der Nullhypothese überprüft, z. B. ANOVA (**an**alysis **of** **va**riance).
Signum: Zeichen.
SIH: Abk. für schwangerschaftsinduzierte Hypertension → Schwangerschaftserkrankung, hypertensive
SIH: Abk. für engl. somatotropin release inhibiting hormone → Somatostatin [Arzneimittel]
Silber *n sg, pl*: Zur Kupfergruppe gehörendes, 1- und selten 2- oder 3-wertiges, weißglänzendes Edelmetall mit bakterizider Wirkung. Bei Aufnahme von Silber in Bakterien* inaktiviert es Enzyme, wodurch der bakterielle Stoffwechsel gestört und die Erreger abgetötet werden. Medizinisch wird Silber in Form von kolloidalem Silber oder Nanosilber eingesetzt.

Indikationen:
- Wundbehandlung (auf Wundauflagen aufgebracht), z. B. bei Verbrennungen, diabetischem Ulkus*, Dekubitus*
- akute und subakute Gastritis, akute und chronische Enteritis, Sommerdiarrhö, Reizmagen
- bakterielle, mykotische und virale Infektionen (z. B. Herpesinfektionen) der Haut
- Entzündungen des Mund- und Rachenraumes sowie der Atemwege
- Entzündungen des Urogenitaltraktes
- Neurodermitis, Ekzeme, Hautausschläge
- Konjunktivitis
- in der Zahnmedizin als Bestandteil von Edelmetall-Dentallegierungen* auf Gold- oder Palladiumbasis
- in Textilien verwoben, um bakterienverursachte Körpergerüche zu reduzieren.

Silberkörnchen-Erkrankung *f*: engl. *argyrophilic grain disease*. Histopathologisch durch Nachweis von körnchenartigen Tau-Ablagerungen (Tauopathien*) definierte neurodegenerative Erkrankung*, die sich klinisch durch Demenz äußert.
Sildenafil *n*: Phosphodiesterase*-Hemmer (PDE 5), der bei pulmonaler Hypertonie* und Erektionsstörungen eingesetzt wird. Sildenafil darf nicht mit organischen Nitraten* kombiniert und bei schweren Herz-Kreislauf-Erkrankungen und Hypotonie* eingesetzt werden. Zu den Nebenwirkungen zählen Kopfschmerz, Schwindel, verstopfte Nase und Muskelschmerzen. Die Wirkungsdauer ist kürzer als bei Tadalafil*.
Silent Period: In der EMG nachweisbare, kurz dauernde sog. Innervationsstille im Muskel nach reflektorisch oder elektrisch induzierter Muskelkontraktion. Die Silent Period fehlt z. B. bei Tetanus*.
Silikose *f*: engl. *silicosis*; syn. Quarzstaublunge. Form der progredienten, kollagenösen Pneumokoniosen* durch Inhalation von alveolengängigem, kieselsäureanhydridhaltigem Staub, z. B. kristallines SiO_2, Quarz-, Cristobalit- oder Tridymit-Partikel < 5 μm (auch in silikatischem Material wie Talkum enthalten). Die Latenzzeit post expositionem bis zur Erkrankung liegt bei ca. 10–15 Jahren (2 Jahre für seltene akute Silikosen). siehe Abb.

Vorkommen: V. a. bei Bergleuten, Steinmetzen, Porzellan- und Glasarbeitern, Sandstrahlern, Gießereiarbeitern und Industrieofenmaurern (Berufskrankheit Nr. 4101, 4112; Silikoarthritis).
Klinik: Reizhusten mit Auswurf, später zunehmende Atemnot mit Thoraxschmerz und Symptome einer Rechtsherzinsuffizienz*.
Prognose: Meist chronischer Verlauf in Abhängigkeit von fibrogener Potenz des inhalierten Staubs, Expositionsdauer und -intensität mit Entwicklung bindegewebiger Knötchen (Siliko-

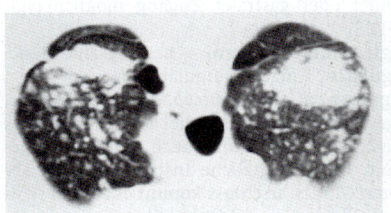

Silikose: Silikotische Schwielen in beiden Oberlappen und multiple knötchenförmige Einlagerungen; thorakale CT. [95]

segranulome) und anderer fibrotischer Veränderungen der Lunge, die terminal zum Cor* pulmonale führen. Silikose ist prädisponierend für die Entstehung von Tuberkulose. Die Entwicklung eines Bronchialkarzinoms ist möglich.
SILS: Abk. für Single Incision Laparoscopic Surgery → Single Port Laparoscopy
Simian-Virus → Polyomavirus
Simkaniaceae *f pl*: Zur Ordnung der Chlamydiales* gehörende Familie intrazellulärer Bakterien mit der Gattung Simkania und zunehmender Anzahl an Spezies. Simkania negevensis ist weltweit verbreitet und Erreger respiratorischer Infektionen.
Simmonds-Krankheit → Hypophysenvorderlappeninsuffizienz
Simonart-Bänder → Stränge, amniotische
simplex: Bezeichnung für einfach.
Sims-Huhner-Test *m*: engl. *Sims-Huhner test*; syn. Postkoitaltest. Form der Penetrationstests* zur orientierenden Beurteilung der männlichen Zeugungsfähigkeit. Nach Kohabitation in der präovulatorischen Phase erfolgt die Untersuchung von Zervixschleim hinsichtlich Quantität und Qualität der Spermien. Eine weitere Klärung erfolgt mithilfe des gekreuzten Sperma-Zervikal-Mukus-Kontakttests (SCMC-Tests).

Auswertung:
- Bei reichlich vorhandenen normalen, beweglichen Spermien ist das Sperma des Mannes als wahrscheinlich fertil anzusehen (Test positiv).
- Bei mehrfach negativem Ausfall kann eine sog. Unverträglichkeit der Sekrete (bei unauffälligem Spermiogramm und normaler Ovarialfunktion) vorliegen.

Sims-Spekulum *n*: engl. *Sims' speculum*. Doppelspekulum für die vaginale und rektale Untersuchung.
Sims-Uterussonde *f*: engl. *Sims' uterine probe*. Biegsame, leicht gebogene Sonde* mit Graduierung zur Messung der Länge des Uterus*.
Simulation *f*: Bewusste, zweckgerichtete und durch externe Anreize motivierte Vortäuschung einer Symptomatik, krankhaften Störung oder Funktionseinschränkung. Der Unterschied zu einer psychischen, somatoformen bzw. psychosomatischen Störung* liegt im Bewusstsein der Person (Simulation: Beschwerden werden präsentiert, aber nicht erlebt; psychische Störung: Beschwerden werden präsentiert und erlebt).
Simulation, medizinische *f*: engl. *medical simulation*. Ausbildung und Training von medizinischem Fachpersonal mithilfe von Simulationstechnologie (siehe auch CRM, Crisis Resource Management). Trainiert wird beispielsweise mit hochspezialisierten Puppen, die nicht nur Atmung, Bewegung und Ausscheidung simulieren, sondern auch auf Injektionen, Intubation

Simulator

oder Testen der Pupillenreaktion etc. adäquat reagieren.

Simulator *m*: In der Strahlentherapie* verwendetes Durchleuchtungsgerät zur genauen Lokalisation der Bestrahlungsfelder am Patienten unter Berücksichtigung aller geometrisch-physikalischen Daten der Bestrahlungsplanung*.

Simuliidae → Mücken

simultan: engl. *simultaneous*. Gleichzeitig.

Simultanimpfung *f*: engl. *simultaneous immunisation*. Form der Schutzimpfung* mit gleichzeitiger aktiver und passiver Immunisierung*. An verschiedenen Körperstellen wird ein Totimpfstoff (Antigen*) und Antiserum* (Antikörper*) verabreicht. Ziel ist die Überbrückung des schutzlosen Intervalls zwischen Infektion und Antikörperproduktion. Das Verfahren wird angewendet zur Postexpositionsprophylaxe*, beispielsweise gegen Tetanus*, Tollwut* und Hepatitis* B.

Simultaninfektion *f*: engl. *polyinfection*. Gleichzeitiges Vorliegen zweier Infektionskrankheiten; z. B. Virushepatitis und Syphilis, HIV-Infektion und Infektion mit opportunistischen Erregern.

SIMV: Abk. für engl. synchronized intermittent mandatory ventilation → Beatmung

Simvastatin *n*: Lipidsenker* aus der Gruppe der HMG*-CoA-Reduktase-Hemmer (Statine), der bei Hypercholesterolämie das Risiko eines kardiovaskulären Ereignisses senken kann. Simvastatin senkt die Konzentration an Gesamtcholesterol sowie LDL und erhöht die Konzentration von HDL im Blutplasma. Es kann Leberfunktionsstörungen und Myalgien*, selten bis hin zur Rhabdomyolyse*, auslösen.

Sinapis alba → Senf, weißer

Singh-Index *m*: engl. *Singh index*. Siebenstufiges Einteilungsschema, das auf der röntgenologischen Beurteilung der Trabekelstruktur des Schenkelhalses beruht und verschieden starke Ausprägungen einer Osteoporose* widerspiegelt.

Single-Needle-Dialyse *f*: engl. *single-needle method*; syn. Single-Needle-Methode. Hämodialyse* über eine einzige Punktionsnadel: Blutentnahme und Blutrückführung laufen über eine Kanüle mit einem Y-förmigen Ansatzstück mit elektromagnetischen Abklemmvorrichtungen. Dialysiert wird im taktweisen Wechsel zwischen 2 Phasen: einer arteriellen zur Blutentnahme und einer venösen zur Blutrückführung. Gegenüber der Doppelnadel-Dialyse halbiert sich der Blutfluss.

Indikationen:
- Patienten mit schwierigen Gefäßverhältnissen
- bei liegendem einlumigen zentralen Venenkatheter (ZVK)
- in der Heimdialyse.

Single Nucleotide Polymorphism: Abk. SNP. Genetische Variation einzelner Nukleotide* oder Basenpaare in einem DNA*-Strang, die ca. alle 1000 Nukleotide vorkommt und meist phänotypisch neutral ist. In codierenden DNA-Abschnitten bewirkt ein SNP unter Umständen einen Aminosäureaustausch (nichtsynonyme SNP) mit möglicher Auswirkung auf die Proteinfunktion, in nichtcodierenden Abschnitten auf die Genregulation*.

Single-Photon-Emissions-Computer-Tomografie *f*: syn. Single-Photon-Emissions-Computer-Tomographie; Abk. SPECT. Form der Emissionscomputertomografie (ECT). Heute dient SPECT als eigenständige Untersuchung zur Darstellung der Perfusion des Myokards (Myokardszintigrafie) oder des Gehirns (Hirnszintigrafie). Früher wurde das Verfahren ergänzend zu einer planaren Szintigrafie eingesetzt; diese wurde durch PET-CT (PET) ersetzt.

Prinzip: Dem Patienten verabreichte Tracer oder Radiopharmaka, markiert meist mit Technetium-99m, senden Gammaquanten (single Photonen) aus, die mit rotierenden Detektorköpfen aus verschiedenen Winkeln registriert und zu dreidimensionalen Bildern rekonstruiert werden. Dargestellt wird die von den Eigenschaften des verwendeten Radiopharmakons abhängige Anreicherung in Organen oder Körperabschnitten. Sie gilt bei der Myokardszintigrafie als Standardverfahren. Die Kombination mit der CT ermöglicht eine direkte Korrelation der nuklearmedizinischen Befunde mit der morphologisch-anatomischen Information (z.B. bei der Skelett- und Hirnszintigrafie).

Single Port Laparoscopy: engl. *Single Incision Laparoscopic Surgery* (Abk. SILS); syn. SSL (Abk. für engl. Single Side Laparoscopy); Abk. SPL. Variante der laparoskopischen Operationstechnik, wobei im Gegensatz zur konventionellen Laparoskopie* alle intraabdominellen Arbeiten mit konvex geformten Instrumenten über einen einzelnen, häufig im Bereich des Bauchnabels lokalisierten speziellen Arbeitstrokar erfolgen. Bei Entfernung eines erkrankten Organs aus der Bauchhöhle erfolgt der Zugang transvaginal, rektaler oder gastraler Zugang möglich (vgl. NOTES).

Single-Shot-Verfahren → Leitungsanästhesie

singularis: Einzeln, singulär.

Singultus *m*: engl. *hiccup*. Intermittierende, ungewollte und spastische Kontraktion des Zwerchfells*, landläufig auch Schluckauf genannt. Durch plötzliche Inspiration* und abrupten Glottisverschluss kommt es zu den typischen Geräuschen. Schluckauf tritt meistens vorübergehend und ohne Krankheitswert auf. Persistiert er, muss nach der Ursache gesucht und diese therapiert werden.

Erkrankung: **Ätiologie**: Für Schluckauf gibt es vielfältige Ursachen:
- Dehnung des Magens, zum Beispiel durch übermäßiges Essen, Verschlucken von Luft oder durch Trinken kohlensäurehaltiger Getränke
- Reizung des N. vagus oder N. phrenicus durch Erkrankungen (Struma*, Hiatushernie*)
- Reflux (Gastroösophageale Refluxkrankheit; Abk. GERD)
- postoperativ nach Intubation
- ZNS-Störungen: Meningitis, Multiple Sklerose, Hirntumor
- Medikamenten-induziert (Diazepam*, Dexamethason*, Chemotherapeutika*)
- psychogen, bei Stress oder Angst.

Pathologie: Schluckauf ist ein komplex organisierter Reflex*. Die Afferenzen sind der N. phrenicus, der N. vagus und der sympathische Grenzstrang. Die zentrale Verarbeitung ist unbekannt. Die Efferenzen* umfassen den N. phrenicus sowie Nerven zur Glottis und zu inspiratorischen Interkostalmuskeln.

Therapie: Eine gesicherte symptomatische Behandlung existiert nicht, normalerweise verschwindet ein Schluckauf auch von selbst. Zahlreiche physikalische Manöver sollen helfen, einen Schluckauf abzustellen:
- Unterbrechen der Atmung durch Luft anhalten (Valsalva-Manöver)
- Vagusstimulation* über Uvula oder Nasopharynx: Schlürfen von kaltem Wasser, Wassergurgeln oder Schlucken eines Teelöffels Zucker
- Ausübung von Druck auf die Augäpfel
- Heranziehen der Knie zur Brust, dann Kompression des Thorax durch Lehnen nach vorne.

Behandlungsmöglichkeiten bei persistierendem Schluckauf:
- Behandlung der Grunderkrankung, z. B. Refluxtherapie
- Medikamente: Chlorpromazin*, evtl. auch Metoclopramid* oder Baclofen*
- alternative Heilmethoden wie Akupunktur* oder Hypnose*
- Blockade des N. phrenicus mit einem Lokalanästhetikum.

sinister: Links.

Sinistroversio → Versio uteri

Sinne *m pl*: engl. *senses*. Fähigkeit zur Aufnahme von Reizen mithilfe der Sinnesorgane. Neben den 5 klassischen Sinnen Hören* (auditiver Sinn), Sehen (optischer Sinn), Riechen* (olfaktorischer Sinn), Schmecken* (gustatorischer Sinn), Fühlen*/Tasten (kinästhetischer Sinn) gibt es noch weitere Sinnesmodalitäten, z. B. den Temperatursinn und Gleichgewichtssinn.

Sinnesreiz *m*: engl. *sensory stimulus*. Adäquater Reiz* für ein Sinnesorgan. Durch Aktivierung von Sensoren* wird ein Sinnesreiz in Erregung umgewandelt. Die Integration von Sinnesreizen in Sinneszentren ermöglicht deren Wahrnehmung.

Sinnestäuschung f: engl. *misperception*. Sinneswahrnehmung (z. B. optisch, akustisch) ohne gegenständliche Reizquelle oder Fehldeutung bzw. Umdeutung eines realen Sinnesreizes.

Formen:
- Halluzination*
- Pseudohalluzination*
- Illusion*
- Pareidolie*
- optische Täuschung*.

Sin-Nombre-Virus n: engl. *Sin Nombre virus*. Virus der Gattung Hantavirus*, welches das Hantavirus-Lungensyndrom verursacht. Sin-Nombre-Viren kommen in der sog. Four-Corner-Region im Südwesten der USA vor. Virusreservoir ist die Hirschmaus (Peomyscus maniculatus).

Sinoskopie → Sinuskopie

sinuatrialer Block → SA-Block

sinuaurikulärer Block → SA-Block

Sinubronchitis f: engl. *sinobronchitis*; syn. sinubronchiales Syndrom. Gleichzeitig oder in enger zeitlicher Folge auftretende Sinusitis* und Bronchitis*.

Sinus m sg, pl: syn. Ss. Gewölbte oder gehöhlte Struktur; beschreibt lufthaltige Skelettknochenhöhlen (z. B. Stirnhöhle) oder Erweiterungen von Blut- und Lymphgefäßen (in Milz und Leber).

Klinischer Hinweis: Als Pilonidalsinus* werden entzündlich bedingte Fisteltaschen oberhalb der Gesäßfalte (Rima ani) bezeichnet. Sinusitis* ist in der medizinischen Umgangssprache ein Synonym für die Entzündung der Nasennebenhöhlen.

Begriffsabgrenzung: In der Mathematik beschreibt Sinus die Beziehung zwischen Winkeln und Seitenlängen in vorwiegend rechtwinkligen Dreiecken.

Sinus anales m pl: engl. *anal sinuses*; syn. Morgagni-Taschen. Vertiefungen zwischen den Columnae anales im Analkanal*. Die Krypten von unterschiedlicher Tiefe liegen hinter den Valvulae* anales, die die Columnae anales quer miteinander verbinden. In den Krypten liegen die Proctodealdrüsen, die Ausgangspunkt für Analabszesse und Analfisteln sein können.

Sinus aortae m pl: engl. *aortic sinus*; syn. Aortensinus. Ausbuchtungen der Aortenwand im Bereich des Bulbus aortae* oberhalb der Aortenklappen*, aus denen die Koronararterien entspringen.

Sinus-aortae-Remodeling → Yacoub-Operation

Sinusarrest → Sinusknotenstillstand

Sinusarrhythmie f: engl. *sinus arrhythmia*. Unregelmäßiger Sinusrhythmus* mit wechselnder Herzzyklusdauer infolge wechselnder Erregungsbildungszyklen im Sinusknoten. Eine Sinusarrhythmie bleibt nahezu immer asymptomatisch.

Formen:
- **respiratorische Sinusarrhythmie**: Herzfrequenzvariabilität: 1. physiologisch: inspiratorische Zunahme der Herzfrequenz (Bainbridge-Reflex) bei exspiratorischer Abnahme (vagusbedingt) mit Pulsus irregularis respiratorius und atmungssynchron wechselnden P-P-Abständen im EKG 2. pathologisch: verminderte Herzfrequenz (sog. Herzfrequenzstarre) bei autonomer kardiovaskulärer Neuropathie, hochgradiger Herzinsuffizienz oder nach Herzinfarkt (prognostisch ungünstig)
- **regellose Sinusarrhythmie** (pathologisch): bei organischen Herzerkrankungen (z. B. Sick*-Sinus-Syndrom).

Sinusbradykardie f: engl. *sinus brachykardia*. Vom Sinusknoten ausgehende Bradykardie* (bradykarder Sinusrhythmus*). Mögliche Symptome sind Palpitationen* (erhöhtes Schlagvolumen*) oder Schwindel*. Bis auf die Therapie der Grunderkrankung ist selten eine weitere Behandlung erforderlich. Bei chronischem Verlauf ist evtl. ein Herzschrittmacher* indiziert. Abzugrenzen ist ein SA*-Block (z. B. II. Grades Typ 2).

Vorkommen:
- physiologisch: Sportlerherz*, Vagotonie*, im Schlaf
- pathologisch: Hypothyreose*, Herzinfarkt* (Frühstadium), Sick*-Sinus-Syndrom, Hypothermie*, Hirndrucksteigerung*, Intoxikation*
- pharmakologisch durch negativ chronotrope Substanzen (z. B. Beta*-Rezeptoren-Blocker, Antiarrhythmika*, Herzglykoside*) u. a.

Therapie:
- kausal (Grunderkrankung), symptomatisch selten erforderlich
- akut: pharmakologisch (Atropin*, Orciprenalin), evtl. temporäre Elektrostimulation
- chronisch: evtl. künstlicher Herzschrittmacher*.

Sinus caroticus m: engl. *carotid sinus*; syn. Karotissinus. Erweiterung an der Teilungsstelle der A. carotis communis (Bifurcatio* carotidis) auf Höhe des 4. Halswirbels (kann sich auch bis zur A. carotis interna fortsetzen). Hier sind Rezeptoren* lokalisiert, die auf Blutdruckschwankungen reagieren. Durch Druck auf diese Stelle kann ein Blutdruckabfall provoziert werden (Karotissinusreflex, Karotissinusdruckversuch).

Sinus cavernosus → Sinus durae matris

Sinus-cavernosus-Syndrom n: engl. *cavernous syndrome*; syn. Kavernosussyndrom. Drucklähmung* der durch den Sinus cavernosus verlaufenden Hirnnerven mit Exophthalmus. Betroffen sind N. oculomotorius (III), N. trochlearis (IV), erster und ggf. zweiter Ast des N. trigeminus (V) sowie N. abducens (VI). Mögliche Ursachen sind z. B. Thrombose, Tumor, AV-Fistel* oder Arteria-carotis-interna-Aneurysma.

Sinus-cavernosus-Thrombose f: engl. *cavernous thrombosis*; syn. Kavernosusthrombose. Meist septisch bedingte Thrombose* des Sinus cavernosus mit Ausfällen des N. oculomotorius (III), N. trochlearis (IV), ersten und ggf. zweiten Astes des N. trigeminus (V) und des N. abducens (VI) sowie mit Exophthalmus, bei septischer Ursache begleitend Fieber. Ursache sind oft Infektionen im Mittelgesichtsbereich.

Sinus coronarius m: engl. *coronary sinus*; syn. Koronarvenensinus. Sammelvene des Herzens, welche die oberflächlichen Herzvenen aufnimmt. Der Sinus coronarius drainiert ca. 2/3 des Blutvolumens aus den Herzkranzgefäßen. Er verläuft an der Rückwand des linken Vorhofs im Sulcus coronarius und mündet in den rechten Vorhof.

Anatomie: Der Sinus coronarius nimmt folgende Venen auf:
- V. cardiaca magna
- V. cardiaca media
- V. cardiaca parva
- V. obliqua atrii sinistri.

Sinus dermalis m: engl. *dermal sinus*; syn. Dermalsinus. Mit Epithel ausgekleidete Fistel am Rücken zur Wirbelsäule (Dysrhaphiesyndrom*). Bei Verbindung zum Spinalkanal kann es durch eine aufsteigende Infektion zu einer Meningitis kommen.

Beschreibung:
- mit Haut ausgekleideter Gang von einem Grübchen an der Oberfläche des Rückens bis in den Spinalkanal

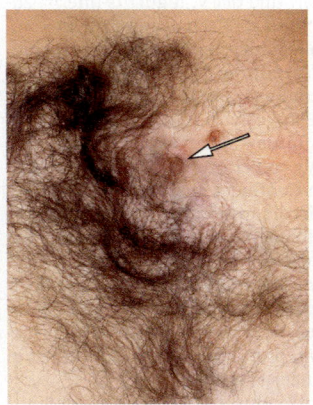

Sinus dermalis Abb. 1: Nässende Öffnung (Pfeil) am unteren Rücken in der Mittellinie mit typischer abnormer Behaarung (sog. Fellchen). [53]

Sinus durae matris

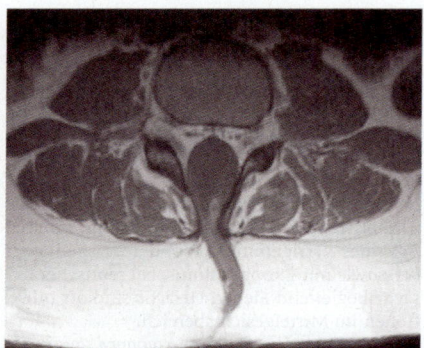

Sinus dermalis Abb. 2: Offener Wirbelbogen mit schmalem Ausläufer einer Myelomeningozele und Verbindung zu dysplastischem Rückenmark über Bindegewebestrang (MRT). [53]

- oft am Conus des Rückenmarks angeheftet
- nicht unbedingt Liquorfistel
- Lokalisation v. a. im Sakral- oder Lumbalbereich (okkulte Form der Spina* bifida).

Klinik:
- oft nur auffallend durch abnorme Pigmentierung und Behaarung (sog. Fellchen)
- evtl. nässend (siehe Abb. 1)
- Gefahr lokaler Infektion, Abszess oder Erysipel
- bei Verbindung zum Liquorraum (siehe Abb. 2) evtl. auch rezidivierende Meningitiden.

Sinus durae matris *m pl*: engl. *cranial sinus*. Hohlräume zwischen 2 Blättern der Dura* mater im Schädel, welche als venöse Blutleiter dienen. Über die Sinus durae matris wird das Blut des Gehirns*, der Hirnhäute* und der Augenhöhle drainiert und der V. jugularis interna zugeleitet. Die Sinus sind starrwandig, nicht komprimierbar und enthalten keine Venenklappen*.

Anatomie: Einteilung:
- Sinus sagittalis superior: 1. verläuft am Oberrand der Falx* cerebri 2. enthält Lacunae laterales 3. nimmt oberflächliche Venen des Gehirns (Vv. superiores cerebri) auf 4. mündet in den Confluens sinuum
- Sinus sagittalis inferior: 1. verläuft um den Unterrand der Falx cerebri 2. mündet in den Sinus rectus
- Sinus rectus: 1. verläuft in der Verschmelzungslinie zwischen Falx cerebri und Tentorium* cerebelli 2. nimmt Venen des Marklagers auf (Vv. profundae cerebri) 3. mündet in den Confluens sinuum
- Confluens sinuum: 1. Vereinigung von Sinus sagittalis superior, Sinus rectus und Sinus occipitalis in Höhe der Protuberantia occipitalis externa 2. setzt sich beidseits in den Sinus transversus fort 3. häufig nicht angelegt. In diesem Fall münden der Sinus sagittalis superior in den rechten Sinus transversus und der Sinus sagittalis inferior in den linken Sinus transversus.
- Sinus transversus: 1. beginnt am Confluens sinuum 2. verläuft an der Hinterkante des Tentorium cerebelli 3. nimmt oberflächliche Venen des Großhirns (Vv. inferiores cerebri) und des Kleinhirns (Vv. cerebelli) auf 4. die beiden Sinus transversi sind häufig unterschiedlich stark ausgebildet 5. mündet in den Sinus sigmoideus
- Sinus sigmoideus: 1. verläuft s-förmig vom Sinus transversus zum Foramen jugulare 2. mündet in die V. jugularis interna 3. knöcherne Wand zwischen dem Sinus sigmoideus und den Cellulae* mastoideae kann sehr dünn sein oder fehlen. Mittelohrentzündungen können sich dadurch auf die Sinus ausbreiten und eine Meningitis* oder Sinusthrombose* verursachen.
- Sinus cavernosus: 1. beidseits der Sella* turcica, durch Sinus intercavernosus anterior und posterior verbunden 2. nimmt die V. ophthalmica superior auf 3. über die V. ophthalmica superior und die V. angularis mit Gesichtsvenen verbunden, über diesen Weg können sich Infektionen ausbreiten 4. nimmt die Venen der mittleren und hinteren Schädelgrube* auf 5. durch zahlreiche Bindegewebebalken durchzogen 6. der N. abducens und die A. carotis interna (als Karotissiphon*) verlaufen durch den Sinus cavernosus hindurch 7. der N. oculomotorius, N. trochlearis, N. ophthalmicus und N. maxillaris verlaufen in der lateralen Wand des Sinus 8. mündet in den Sinus petrosus superior, Sinus* petrosus inferior und in den Plexus basilaris

Sinus frontalis *m*: engl. *frontal sinus*. Nasennebenhöhle* im Stirnbein, die unter der mittleren Nasenmuschel in die Nasenhöhle mündet.

Sinus intercavernosi → Sinus durae matris

Sinusitis *f*: Akute oder chronische Entzündung der Nasennebenhöhlen* mit Eiterung oder Empyembildung. Die Sinusitis tritt in der Regel zusammen mit einer Rhinitis* (Rhinosinusitis) auf. Behandelt wird topisch und ggf. antibiotisch oder operativ.

Erkrankung: Pathogenese: Es handelt sich dabei um eine aus der Nasenhöhle fortgeleitete Infektion (häufig Mischinfektion). Diese wird ausgelöst durch:
- vor allem Viren
- Streptococcus pneumoniae
- Haemophilus influenzae
- Strepto- und Staphylokokken u. a.

Durch eine dentogene Infektion kann eine Sinusitis maxillaris entstehen. Bei einer chronischen Sinusitis kommt es v. a. zu einer ostiomeatalen Obstruktion und konsekutiv zu einer Störung von Drainage und Ventilation der Nasennebenhöhlen, wie bei akuter Sinusitis.

Klinik:
- allgemeine Abgeschlagenheit
- Gesichts- und Kopfschmerz mit Druck- oder Klopfschmerz im Gesichtsbereich über entzündlich veränderter Nasennebenhöhle
- (einseitige) Behinderung der Nasenatmung
- chronische Sinusitis oft symptomarm verlaufend

Therapie:
- topisch (nasal) zur Abschwellung indirekt wirkendes Sympathomimetikum (z. B. Pseudoephedrin)
- zusätzlich topische (nasale) Gabe von Glukokortikoiden
- ggf. Analgetikum
- ggf. Antibiotikum (Amoxicillin)
- Nasenspülung oder -spray mit hypertoner gepufferter Lösung bei chronischer Sinusitis
- ggf. operative Sanierung (funktionelle endoskopische Nasennebenhöhlenoperation).

Sinusitis ethmoidalis *f*: engl. *ethmoiditis*; syn. Siebbeinzellenentzündung. Entzündung der Siebbeinzellen in den Nasennebenhöhlen*, meist im Rahmen einer Sinusitis*. Komplikationen umfassen Meningitis* und orbitale Mitbeteiligung einhergehend mit Konjunktivitis*, Lidschwellung, Exophthalmus* bis hin zur Orbitalphlegmone*.

Sinusknoten-Reentry-Tachykardie *f*: engl. *sinus node reentry tachycardia*. Supraventrikuläre Tachykardie* mit kreisender Erregung (Reentry*-Mechanismus) unter Einbeziehung des Sinusknotens, typischerweise mit (im Gegensatz zur Sinustachykardie*) abruptem Beginn und plötzlicher Terminierung (paroxysmale Tachykardie*) sowie verlängerter PQ*-Zeit. Oftmals lässt sich eine Sinusknoten-Reentry-Tachykardie (akut) durch vagale Manöver (z. B. Vasalva-Versuch) durchbrechen, ggf. wird Adenosin verabreicht.

Sinusknotenstillstand *m*: engl. *sinus arrest*; syn. Sinusknotenausfall. Bradykarde Herzrhythmusstörung* infolge Erregungsbildungsstörung* (selten Erregungsleitungsstörung*) mit Ausfall der elektrischen Aktivität im Sinusknoten (Erregungsleitungssystem*). Klinisch zeigen sich evtl. Symptome wie Schwindel, Übelkeit oder Synkope. Die Diagnose wird mittels Langzeit-EKG gestellt. Behandelt wird bei symptomatischem Sinusknotenstillstand entsprechend der Therapie des SA*-Blocks (siehe dort).

Vorkommen: U. a.
- Herzgesunde (nächtlicher kurzzeitiger Sinusknotenstillstand)
- Sick*-Sinus-Syndrom

- Herzglykoside*
- Vagotonie*
- Schlafapnoesyndrom*.

Klinik: Evtl. bradykardiebedingte Symptome (z. B. Schwindel, Übelkeit, Synkope), selten Herz-Kreislauf-Stillstand (Asystolie* bei fehlendem Ersatzrhythmus*).
Differenzialdiagnose: Totaler SA-Block.
Sinusknotensyndrom → Sick-Sinus-Syndrom
Sinuskopie *f*: engl. *sinuscopy*. Endoskopische Untersuchung der Nasennebenhöhlen*. Meist wird eine Antroskopie* zur Betrachtung der Kieferhöhle durchgeführt. Die Sinuskopie der Stirnhöhle erfolgt nach einer Beck-Bohrung. Siehe Abb.

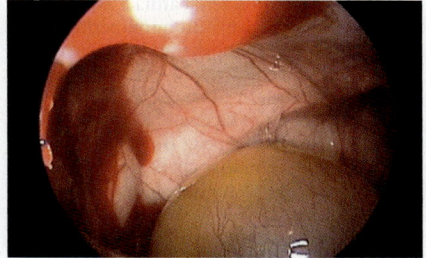

Sinuskopie: Kiefernhöhlenzyste. [136]

Sinus-Lift-Operation *f*: engl. *sinus lift operation*; syn. Sinusbodenaugmentation. Operatives Verfahren im Bereich von Maxilla und Kieferhöhle. Zur Verstärkung der knöchernen Anteile des Alveolarfortsatzes wird autologer Knochen oder Knochenersatzmaterial unter die intakte Kieferhöhlenschleimhaut eingelagert und somit der Kieferhöhlenboden angehoben (Sinus-Lift). Hierdurch soll ein stabiles Lager für ein dentales Implantat* geschaffen werden.
Sinus marginalis → Sinus durae matris
Sinus maxillaris *m*: engl. *maxillary sinus*; syn. Sinus Highmori. Nasennebenhöhle* im Oberkiefer, die unter der mittleren Nasenmuschel in die Nasenhöhle mündet. Sie ist pneumatisiert und mit einem respiratorischen Epithel, der Schneiderschen Membran, ausgekleidet.
Sinusnerv → Karotissinus-Nerv
Sinus occipitalis → Sinus durae matris
sinusoidaler Druck → Lebervenen-Verschlussdruck
Sinusoide *n pl*: engl. *sinusoids*. Kapillarähnliche Blutgefäße, aber im Gegensatz zu diesen deutlich weiter (Durchmesser 10–30 μm statt rund 7 μm bei Kapillaren) und mit fenestrierten („gefensterten") Endothelzellen und Basallamina. Die dadurch erhöhte Durchlässigkeit ermöglicht einen intensiven Stoffaustausch von kleinen und mittleren Proteinen sowie von Blutzellen.

Beispiele: Sinusoide der Leber, Milz, Lymphknoten und endokrinen Organe.
Sinus paranasales → Nasennebenhöhlen
Sinus petrosquamosus → Sinus durae matris
Sinus pilonidalis → Pilonidalsinus
Sinus rectus → Sinus durae matris
Sinusreflex → Karotissinus-Druckversuch
Sinusrhythmus *m*: engl. *sinus rhythm*. Physiologischer Herzrhythmus, vom Sinusknoten des Erregungsleitungssystems als primärem Erregungsbildungszentrum (Herzautomatie*) ausgelöst. Der Normbefund im EKG* entspricht einer regelmäßigen Frequenz bei Erwachsenen in Ruhe von 60–80/min, bei Kindern und Jugendlichen ist eine respiratorische Sinusarrhythmie* häufig.
Sinus sigmoideus → Sinus durae matris
Sinus sphenoidalis *m*: engl. *sphenoidal sinus*. Nasennebenhöhle* im Keilbeinkörper, die im Recessus sphenoethmoidalis in die Nasenhöhle mündet.
Sinus sphenoparietalis → Sinus durae matris
Sinus splenicus → Milz
Sinustachykardie *f*: engl. *sinus tachycardia*. Vom Sinusknoten ausgehende Tachykardie* (tachykarder Sinusrhythmus*) mit meist allmählichem Beginn und Ende. Klinisch äußert sich eine Sinustachykardie evtl. durch Palpitationen*. Die Diagnose erfolgt mittels EKG*. Wichtigste therapeutische Maßnahme ist die Behandlung der Grunderkrankung, selten sind Beta*-Rezeptoren-Blocker (z. B. Metoprolol*) erforderlich.
Vorkommen:
- physiologisch: 1. Kindes- und Jugendalter 2. Schwangerschaft 3. erhöhter Sympathikotonus (körperliche Anstrengung, emotionale Erregung, Blutdruckabfall)
- pathologisch: u. a.: 1. Dehydratation* 2. Elektrolytstörung (z. B. Hypokaliämie*) 3. Hyperthyreose* 4. Fieber 5. Anämie 6. Lungenembolie* 7. kardiale Erkrankungen 8. als sog. Bedarfstachykardie (kompensatorische, bedarfsadaptierte Sinustachykardie) bei Verminderung des Schlagvolumens (z. B. Herzinsuffizienz*) 9. Schock* 10. Intoxikation* 11. pharmakologisch induziert (UAW).

Sinus tarsi *m*: engl. *tarsal sinus*. Vom Sulcus calcanei und Sulcus tali gebildete Grube des lateralen Fußes*. In ihm liegt das Lig. talocalcaneum interosseum, das mit kurzen, massiven Zügeln Kalkaneus* und Talus verbindet und die zwei Gelenkhöhlen des unteren Sprunggelenks*, die Articulatio* subtalaris und die Articulatio talocalcaneonavicularis, voneinander trennt.
Sinusthrombose *f*: engl. *sinus thrombosis*; syn. Hirnvenenthrombose. Thrombose* eines zerebralen Sinus* durae matris mit venöser Abflussstörung. Folgen sind Hirndrucksteigerung*, Stauungsblutungen und Stauungsinfarkte mit entsprechenden klinischen Ausfällen. Die Diagnosestellung gelingt durch kontrastmittelgestützte MRT oder CT. Die Therapie besteht aus Antikoagulation, bei septischer Thrombose ist eine Fokussuche mit Sanierung und Antibiotikatherapie indiziert.

Erkrankung: Ursachen:
- aseptische Sinusthrombose: 1. hormonelle Einflüsse wie z. B. unter Kontrazeption* oder Hormonersatztherapie* bzw. während einer Schwangerschaft (etwa 50 % der Sinusthrombosen) 2. Gerinnungsstörung* (etwa 30 %) 3. idiopathisch* (etwa 25 %) 4. prothrombotische Erkrankungen wie Malignome oder hämatologische Erkrankungen 5. Kollagenose*/Vaskulitis* 6. medikamentös-toxisch (z. B. Kortison*, Androgene*) 7. mechanisch durch Abflussbehinderung (z. B. durch Tumor, Schädelhirntrauma*, kardiale Stauung) 8. metabolisch (z. B. Diabetes* mellitus, Thyreotoxikose, Urämie*)
- septische Sinusthrombose: 1. fortgeleitete Infektion: z. B. bei Meningitis* 2. generalisierte Infektion: z. B. bei Sepsis*.

Klinik: Je nach Lokalisation und Ausdehnung der Thrombose können Symptome isoliert oder in Kombination auftreten. Die häufigsten klinischen Auswirkungen sind
- Kopfschmerzen mit variabler Lokalisation und Stärke (bei 95 % der Betroffenen; in 70 % Erstsymptom)
- Übelkeit, Erbrechen, Sehstörungen
- Stauungspapillen* (40 %)
- epileptische Anfälle (30 %) häufig mit Todd-Lähmungen
- fokal-neurologische Ausfälle
- Bewusstseinsstörungen* und Delir
- Fieber*, Meningismus*
- Hirnnervenausfälle (III, IV, V und VI) bestehen bei der oft septisch bedingten Thrombose des Sinus cavernosus.

Therapie:
- Akutphase: 1. gewichtsadaptiertes, niedermolekulares Heparin* in therapeutischer Dosierung 2. zusätzlich Antibiotika* und chirurgische Sanierung des Eintrittsfokus bei septischen Thrombosen 3. Antiepileptika*: Anfallsprophylaxe mit rascher intravenöser Aufsättigung bei stattgefundenem epileptischem Anfall, ggf. bei Parenchymläsionen auch primärprophylaktische Therapie, da das Anfallsrisiko erhöht ist 4. Analgesie* 5. Therapie der Komplikationen wie z. B. Hirndrucksteigerung*
- Folgetherapie: 1. nach 10–14 Tagen überlappende Einstellung auf Vitamin-K-Antagonisten, Dauer der Therapie zwischen 3 und 12 Monaten, langfristige Antikoagulation nur bei schwerwiegender Gerinnungsstörung*.

Sinus transversus → Sinus durae matris

Sinus trunci pulmonalis *m pl*: engl. *sinus of pulmonary trunk*. Ausbuchtungen in der Wand des Truncus* pulmonalis hinter den Pulmonalklappen*.

Sinustumor, endodermaler *m*: engl. *endodermal sinus tumor*; syn. Dottersacktumor. Sehr maligner Keimzelltumor*, der v. a. im Kindes- und Jugendalter auftritt. Behandelt wird durch chirurgische Entfernung, meist in Kombination mit Zytostatika. Die Prognose ist meist relativ gut. In 20 % der Fälle verläuft die Erkrankung jedoch rasch letal.

Sinus urogenitalis *m*: engl. *urogenital sinus*. Ventraler Abschnitt der embryonalen Kloake (durch das Septum urorectale unterteilt), aus dem sich während der Embryogenese Teile der Harnwege und Geschlechtsorgane entwickeln.

Sinus Valsalvae → Sinus aortae

Sinus-Valsalvae-Aneurysma *n*: engl. *aortic sinusal aneurysm*. Erweiterung der Aortenwand im Bereich der Sinus* Valsalvae, die sich nach langjährigem asymptomatischen Verlauf durch Ruptur in angrenzende Herzhöhlen oder Kompression benachbarter Strukturen manifestiert. Meist handelt es sich um eine angeborene Fehlbildung, oft in Kombination mit einem Ventrikelseptumdefekt*, seltener um einen Zustand nach Endokarditis*.

Sinusvenenthrombose → Sinusthrombose

Sinus-venosus-Defekt → Atriumseptumdefekt

SIP: Abk. für *spontaneous intestinal perforation* → Darmperforation

Siphonaptera → Flöhe

S-IPPV: Abk. für engl. *synchronized intermittent positive pressure ventilation* → Beatmung

Sirolimus *n*: Immunsuppressivum zur Prophylaxe einer Abstoßungsreaktion* nach Nierentransplantation* und zur Behandlung sporadischer Lymphangioleiomyomatose* mit mittelschwerer Lungenerkrankung oder abnehmender Lungenfunktion. Sirolimus wird oral eingenommen und bei nierentransplantierten Patienten mit Kortokosteroiden und Ciclosporin* kombiniert. Zu den häufigsten Nebenwirkungen zählen Fieber, Hypertonie, Blutbildveränderungen, Elektrolytstörungen*, Harnwegsinfektionen, Ödeme* und Magen-Darm-Störungen.

SIRT: Abk. für selektive interne Radiotherapie → Leberzellkarzinom, primäres

Sirup *m*: engl. *syrup*. Dickflüssige Arzneiform zum Einnehmen. Sirup besteht aus einer konzentrierten Lösung süß schmeckender Mono- oder Disaccharide, die u. a. Arzneistoffe, Pflanzenauszüge oder Fruchtsäfte enthalten kann. Sirupe werden direkt als Arzneimittel* gebraucht oder als Geschmacksverbesserer verwendet.

SISI-Test: Abk. für *short increment sensitivity index* → Audiometrie

sistieren: engl. *to cease*. Aufhören.

Sitagliptin *n*: Orales Antidiabetikum (DPP*-4-Inhibitor) aus der Gruppe der Gliptine zur Behandlung des Diabetes* mellitus Typ 2 als Monotherapie (bei Kontraindikation für Metformin) oder Kombinationstherapie. Sitagliptin hemmt die Glukagon*-Synthese und das Enzym Di-Peptidyl-Peptidase-4, wodurch es zu erhöhten GLP-1 und GIP-Spiegeln und somit erhöhter Insulin-Sekretion kommt.

Indikationen: Diabetes mellitus Typ 2: Mono- oder Kombinationstherapie mit Metformin*, Thiazolidindion*, Sulfonylharnstoff* oder Insulin (bei unzureichendem Therapieerfolg durch Diät und körperliche Aktivität).

Sitkowski-Zeichen: engl. *Sitkowski's sign*. Klinischer Befund mit zunehmendem Dehnungsschmerz im rechten Unterbauch in Linksseitenlage, dient zur genaueren Lokalisation der Appendix bei Appendizitis*. Das Sitkowski-Zeichen ist durch die heute vorhandene Bildgebung und laparoskopische Operationstechnik von geringer Bedeutung.

Situs *m sg, pl*: engl. *position*. Lageverhältnisse der Organe zueinander in einem Organismus.

Begriffsabgrenzung:
– Anatomie: Bezeichnung für die normale Lage der inneren Organe; man unterscheidet Halssitus, Brustsitus (Situs thoracis), Bauchsitus (Situs abdominis) und Herzsitus (Situs cordis)
– Chirurgie: Bezeichnung für die Lage von Organen und Strukturen im freigelegten Operationsgebiet (Operationssitus)
– Gynäkologie: Beschreibung der Lage des geburtsreifen Fetus in der Gebärmutter (Schädel-, Becken-, Quer- oder Schräglage).

Situs inversus viscerum *m*: syn. Inversio viscerum. Anlageanomalie, bei der die inneren Organe teilweise oder komplett seitenverkehrt liegen. Die betroffenen Organe sind zusätzlich spiegelbildlich aufgebaut. Etwa 20 % der Patienten mit einem kompletten Situs inversus viscerum leiden an einem Kartagener*-Syndrom.

Anatomie: Beim Situs inversus viscerum totalis liegen sämtliche Thoraxorgane und Bauchorgane seitenverkehrt, beim Situs inversus viscerum partialis sind nur einzelne Organe oder Organgruppen betroffen. Die Verlagerung des Herzens auf die rechte Seite wird Dextrokardie* genannt.

Sitzbein → Os ischii

Sitzhöhe *f*: engl. *sitting height*. Größe gemessen am aufrecht sitzenden Patienten vom Scheitel bis zur Sitzfläche.

Sitzkyphose *f*: engl. *humpback*. V. a. beim Sitzen auffallende lumbodorsale Kyphose* des Kleinkindes in Höhe der unteren BWS sowie LWS bei Rachitis oder Dysostosis*.

Sitzwanne *f*: Spezielle Wanne zur Durchführung von Sitzbädern. Siehe Abb.

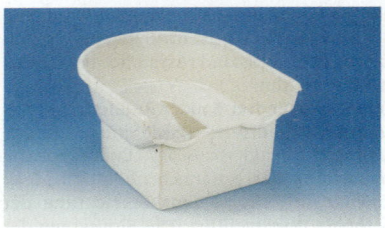

Sitzwanne [158]

Sjögren-Syndrom *n*: engl. *Sjögren's syndrome*; syn. Dakryo-Sialo-Adenopathia atrophicans. Chronisch-progressive Autoimmunerkrankung exokriner Drüsen unbekannter Ursache, die zum Versiegen der Sekretion von Speichel-, Tränen- und Talgdrüsen führt. Leitsymptome sind Keratokonjunktivitis sicca und Xerostomie*. Behandelt wird durch Ersatz dieser Sekrete und teilweise durch immunsuppressive Medikation. Die Prognose ist abhängig von der Beteiligung innerer Organe.

Hintergrund: Formen:
– primäres Sjögren-Syndrom
– sekundäres Sjögren-Syndrom bei anderen Autoimmunkrankheiten* (z. B. rheumatoide Arthritis*, systemischer Lupus* erythematodes, Kollagenosen*, progressive systemische Sklerose*, primäre biliäre Cholangitis*, Hepatitis*, Multiple Sklerose*, Thyroiditis*).

Pathologie:
– fokale lymphozytäre (v. a. $CD4^+$-T-Lymphozyten) und plasmazelluläre Infiltration
– azinärer und periduktaler Verlust sekretorischen Epithels
– azinäre Atrophie* und periduktale Fibrose.

Klinik:
– Keratoconjunctivitis sicca und Xerostomie* (Sicca-Syndrom)
– Arthritis*
– Lungenbeteiligung (interstitielle Lungenerkrankung)
– Nierenbeteiligung (Glomerulonephritis*, tubulointerstitielle Nephritis)
– Hypoazidität des Magens
– exokrine Pankreasinsuffizienz* (Pankreatitis*)
– Parotitis*, Karies
– Raynaud*-Syndrom
– Dyspareunie*
– **Komplikation**: ca. 40-fach erhöhtes Risiko für Entwicklung eines extranodalen Non*-Hodgkin-Lymphoms.

Therapie:
– viel trinken, Luftbefeuchtung, gute Mundhygiene und Zahnpflege
– Ersatz von Tränen- und Speichelflüssigkeit

- Stimulation exokriner Aktivität mit Pilocarpin* und Cevimelin
- in Einzelfällen: **1.** Glukokortikoide* **2.** Hydroxychloroquin **3.** Immunsuppressiva* (Methotrexat*, Azathioprin*, Cyclophosphamid) **4.** nichtsteroidale Antiphlogistika* **5.** Rituximab* (Anti-CD20-Antikörper) **6.** Anti-CD40-Antikörper (in Studien) **7.** bei Lungenbeteiligung Pirfenidon und Nintedanib **8.** Plasmapherese*.

Prognose:
- Prognose des primären Sjögren-Syndroms meist günstig
- erhöhte Mortalität durch Beteiligung innerer Organe und Entwicklung eines malignen Lymphoms*.

SK: Abk. für → Streptokinase
Skabies → Scabies
Skalenuslücke *f*: engl. *scalenus gap*; syn. Hiatus scalenus. Anatomische Passage in der seitlichen Halsregion zwischen M. scalenus anterior und M. scalenus medius (hintere Skalenuslücke) sowie zwischen M. scalenus anterior und M. sternocleidomastoideus (vordere Skalenuslücke).

Anatomie:
- hintere Skalenuslücke: A. subclavia und der Plexus* brachialis ziehen in die Achsel (Axilla)
- vordere Skalenuslücke: Durchtritt der V. subclavia.

Klinische Bedeutung:
- Thoracic*-Outlet-Syndrom
- Scalenus*-Anterior-Syndrom.

Skalenussyndrom → Scalenus-Anterior-Syndrom
Skalpell *n*: engl. *scalpel*. Chirurgisches Messer mit unterschiedlichen Klingenformen (spitz, gewölbt, dreieckig oder bogenförmig) zum scharfen Durchtrennen von Gewebestrukturen (z. B. Haut und Unterhaut). Eine Sonderform ist das sichelförmige Fadenmesser zum Durchtrennen von Nahtmaterial.

skaphoideus: engl. *scaphoid*. Kahnförmig, z. B. Os scaphoideum (Kahnbein der Handwurzel).
Skaphoidfraktur *f*: engl. *scaphoid fracture*. Fraktur des Os scaphoideum der Handwurzel. Sie ist die häufigste Handwurzelfraktur und kann kombiniert mit einer perilunären Luxation* als sog. De Quervain-Luxationsfraktur auftreten. Siehe Abb. 1.

Einteilung: Nach der Herbert-Klassifikation: siehe Abb. 2.

Klinik:
- Schwellung am Handgelenk
- Druck- und Stauchungsschmerz (insbesondere bei Längsstauchung des Daumens) in der Tabatière.

Therapie:
- konservativ bei nicht dislozierter Skaphoidfraktur: Immobilisierung für 6–10 Wochen

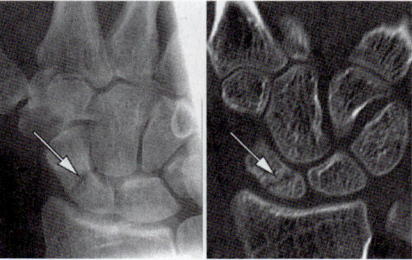

Skaphoidfraktur Abb. 1: Typ B3 nach Herbert-Klassifikation; Röntgenaufnahme und CT. [108]

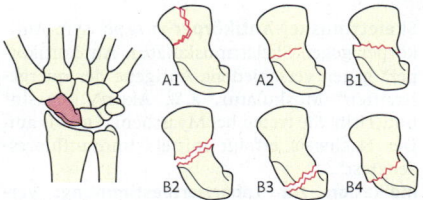

Skaphoidfraktur Abb. 2: Herbert-Klassifikation; Typ A1: Fraktur des Tuberkulums; Typ A2: nichtdislozierte Fraktur der Skaphoidmitte; Typ B1: Schrägfraktur; Typ B2: instabile, dislozierte Querfraktur der Skaphoidmitte; Typ B3: Fraktur des proximalen Pols; Typ B4: transskaphoidale perilunäre Luxationsfraktur.

(je nach Frakturtyp) in einem sog. Kahnbein(unterarm-)gips, der neben dem Unterarm und Handgelenk auch das Daumengrundgelenk in Oppositionsstellung mit einschließt
- operativ bei dislozierter Skaphoidfraktur oder dem Wunsch nach frühfunktioneller Behandlung einer nichtdislozierten Skaphoidfraktur: **1.** geschlossene Reposition mit perkutaner ante- oder retrograder Verschraubung (siehe Abb. 3) **2.** offene Reposition von palmar oder dorsal mit anschließender Osteosynthese.

Skapula *f*: engl. *scapula*. Dorsaler Teil des knöchernen Schultergürtels. Das nahezu dreieckige, platte Schulterblatt stellt die Verbindung zwischen Oberarm und Schlüsselbein her und dient als Ursprung und Ansatz für Muskeln. Bei Nervenschädigungen oder Muskelausfällen steht die Skapula flügelartig ab (Scapula* alata).

Strukturen:
- Ränder und dazugehörige Winkel: Margo medialis, Margo lateralis, Margo superior; Angulus superior, Angulus lateralis, Angulus inferior

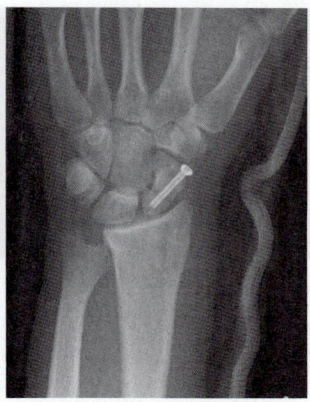

Skaphoidfraktur Abb. 3: Versorgung mit kanülierter Schraube (Röntgenaufnahme). [108]

- Flächen: Facies costalis (anterior), Facies dorsalis mit Spina scapulae, die im Akromion endet
- Schultergelenkpfanne (Cavitas glenoidalis) und Processus coracoideus (Rabenschnabelfortsatz).

Skapulafraktur *f*: engl. *fracture of the scapula*. Fraktur* des Schulterblatts, auch Abrissfraktur des Processus coracoideus, des Akromions oder des Glenoids. Skapulafrakturen treten meist als

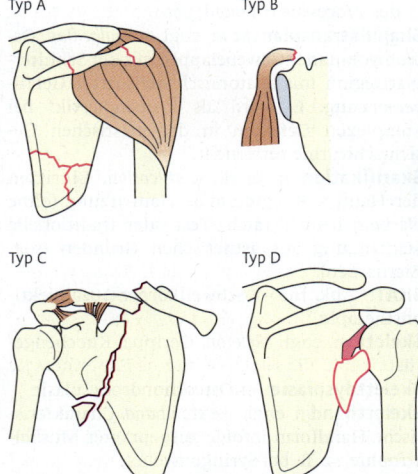

Skapulafraktur Abb. 1: Euler-Klassifikation; Typ A: Korpusfrakturen; Typ B: Fortsatzfrakturen, z. B. des Processus coracoideus; Typ C: Collumfrakturen; Typ D: Glenoidfrakturen.

Skapulatransplantat

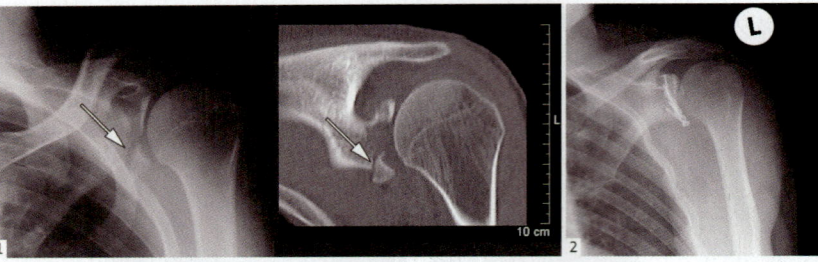

Skapulafraktur Abb. 2: Fraktur des Glenoids an der linken Skapula; 1: präoperative Röntgenaufnahme und koronare CT-Rekonstruktion; 2: postoperative Röntgenaufnahme nach ORIF (Open Reduction Internal Fixation) mit Titanminiplatte. [108]

Teil einer Kombinationsverletzung durch direkte Gewalteinwirkung bei einem Sturz auf die Schulter (Hochenergietrauma) auf.
Einteilung: Euler-Klassifikation: (siehe Abb. 1). Bei Beteiligung des Glenoids Ideberg-Klassifikation: (siehe Glenoidfraktur*, Abb. 1 dort).
Klinik:
– Schwellung
– Hämatom
– lokaler Druckschmerz
– schmerzhafte Bewegungseinschränkung.
Diagnostik: Röntgen und/oder CT.
Therapie:
– Ruhigstellung (Gilchrist*-Verband) bei geeigneter Fraktur und Stellung
– offene Reposition und Osteosynthese bei: 1. Glenoidfraktur* (siehe Abb. 2) 2. floating* shoulder 3. Dislokation oder Abrissfraktur des Processus coracoideus.

Skapulatransplantat *n*: engl. *scapular flap*. Osteomyokutaner Gewebelappen aus der Schulterblattregion mit anatomisch definierter Gefäßversorgung. Es wird als Lappenplastik* bei komplexen Defekten in der plastischen Gesichtschirurgie verwendet.

Skarifikation *f*: engl. *scarification*. Einritzen der Haut, z.B. epidermale Hautritzung (ohne Narben) beim Scratch*-Test oder traditionelle Hautritzung aus ästhetischen Gründen (sog. Ziernarben).

SKAT: Abk. für → Schwellkörper-Autoinjektionstherapie

Skelett *n*: engl. *skeleton*. Gerippe, Knochengerüst.

Skelettdysplasie → Osteochondrodysplasie

Skeletthand *f*: engl. *skeleton hand*. Charakteristische Handform infolge ausgeprägter Muskelatrophie*, z.B. bei Syringomyelie*.

Skelettierung *f*: engl. *skeletisation*. Chirurgische Durchtrennung von Verbindungen eines Organs zu seinen Nachbarstrukturen, z.B. des Ligamentum gastrocolicum bei Magenresektionen*.

Skelettmuskel-Antikörper *m sg,pl*: syn. Antikörper gegen Skelettmuskulatur. Autoantikörper* gegen verschiedene Antigene der quergestreiften* Muskulatur, z.B. Aktin*, Myosin* und Titin. Sie treten bei Myasthenia* gravis auf. Der Nachweis erfolgt mittels Immunfluoreszenztest*.
Indikation zur Laborwertbestimmung: Verdacht auf Myasthenia gravis.
Bewertung: Erhöhte Werte bei:
– **Myasthenia gravis: 1.** bei 95% der Patienten mit Thymom* **2.** bei 30% der Patienten ohne Thymom
– okulärer Myasthenie (nur niedrige Titer)
– Hepatitis*, Polymyositis*, Herzinfarkt, allogener Knochenmarktransplantation (selten).

Skelettsystem *n*: engl. *skeletal system*. Bezeichnung für den passiven Bewegungsapparat, einschließlich Gelenken und den funktionell zugehörigen Geweben wie Knorpel, Sehnen und Bänder.

Skelettszintigrafie *f*: engl. *bone scintigraphy*. Szintigrafie* zur Untersuchung der Knochen bzw. des Skeletts nach Verabreichen eines osteotropen Radiopharmakons (^{99m}Tc-Bisphosphonatverbindungen), meist durchgeführt als Ganzkörperskelettszintigrafie, oft in Kombination mit SPECT oder SPECT-CT Aufnahmen einer Zielregion. Dadurch lassen sich röntgenologisch unter Umständen noch nicht nachweisbare Zonen vermehrter Knochenstoffwechselaktivität darstellen und zuordnen.

Skew Deviation *f*: syn. Hertwig-Magendie-Syndrom. Fehlstellung der Augen mit vertikaler Bulbusdivergenz, oft verbunden mit Schrägstellung des Kopfs und gerichteter Fallneigung. Ursachen sind Schädigungen graviszeptiver (Wahrnehmung der Schwerkraft) Bahnen zur Blickstabilisierung zwischen Pons und Dienzephalon durch Infarkt im Hirnstamm (Wallenberg-Syndrom) u.a. Hirnstammläsionen (Blutung, Entzündung, Tumor) oder einseitiger akuter Labyrinthausfall.

Skidaumen *m*: engl. *skier's thumb*. Bandruptur* des ulnaren Kollateralbands am Daumengrundgelenk bei extremer Abspreizung des Daumens. Die Namensgebung folgt einem typischen Verletzungsmechanismus beim Skisport. Die Diagnose erfolgt durch die klinische Untersuchung, bei v.a. knöcherner Absprengung mittels Röntgen. Die Therapie ist konservativ oder operativ. Siehe Abb.
Klinik:
– Druckschmerz, Weichteilschwellung
– Gelenkinstabilität
– vermehrte Aufklappbarkeit.
Therapie:
– Funktionell: Schienung durch Pflasterverband mit dem benachbarten Finger
– konservativ durch temporäre gelenkübergreifende Ruhigstellung mit Gips oder Orthese
– operativ durch offene Bandnaht oder transossäre Refixation des ulnaren Kollateralbands (Bandplastik*).

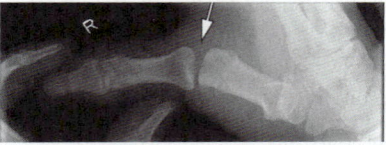

Skidaumen: Bandruptur mit erhöhter Aufklappbarkeit; gehaltene Röntgenaufnahme. [108]

Skills *pl*: Bezeichnung für Fähigkeiten und Fertigkeiten. Der Begriff wird v.a. in der Pädagogik und Verhaltenstherapie* verwendet und bezeichnet die sogenannten Social Skills (syn. Soft Skills) im Sinne der sozialen Kompetenz, die in Lehr-Lern-Situationen geschult oder in therapeutischen Verfahren trainiert wird.

Skimming → Plasma Skimming

Skin Associated Lymphoid Tissue: Abk. SALT. In der Haut lokalisierte Zellen des Immunsystems, insbesondere hautspezifische dendritische Zellen (Langerhans*-Zellen) und durch die Haut wandernde T-Lymphozyten (memory cells).
Klinische Bedeutung: Bei allergischem Kontaktekzem* beteiligt an:
– **Induktionsphase:** Bindung des durch die Haut penetrierten Allergens an Proteine, Aufnahme durch Langerhans-Zellen und Aktivierung der T-Lymphozyten
– **Expressionsphase:** nach Zweitkontakt mit dem Allergen Aktivierung zytotoxischer T-Lymphozyten, Ausbildung der lokalen Entzündung durch Freisetzung von Mediatoren aus den aktivierten Langerhans-Zellen und T-Lymphozyten.

Skin Expander → Brustimplantat

Skinner-Box f: engl. *Skinner box*. Standardisierte Käfig-Apparatur für Tierversuche, in der automatisiert neues Verhalten erlernt werden kann. Sie wurde von Skinner auf Basis des Versuchskäfigs von E. L. Thorndike entwickelt.

Skinning-Vulvektomie → Vulvektomie

Skip-Metastase f: engl. *skip metastasis*; syn. okkulte Lymphknotenmetastase. Absiedelung eines malignen Tumors* (Metastase*) in einem Lymphknoten* mit Überspringen des Sentinel-Lymphknotens. Skip-Metastasen treten je nach Tumorart unterschiedlich häufig und irregulär auf, weshalb die klinische Entdeckung erschwert ist. Sie sind mit einem verkürzten postoperativen Überleben assoziiert.

Sklera f: engl. *sclera*; syn. Lederhaut. Schicht aus kollagenem Bindegewebe*, die den Augapfel umgibt. Die Sklera liegt der Uvea außen auf und gehört zum lichtundurchlässigen Teil der Tunica fibrosa bulbi. Sie sorgt dafür, dass die Form des Augapfels erhalten bleibt. Am Limbus* geht sie nach vorne in die Hornhaut über.

Skleradenitis f: engl. *scleradenitis*. Meist einseitige, derbe, indolente Lymphknotenverhärtung ohne Verbackung (feste Verschmelzung) mit der darüber liegenden Haut.

Skleraruptur f: engl. *scleral rupture*. Meist traumatisch bedingte offene oder subkonjunktivale Zerreißung der Lederhaut des Auges (Sklera*).

Sklerektasie f: engl. *sclerectasia*. Umschriebene Ausbuchtung der verdünnten und narbigen Lederhaut des Auges (Sklera*) bei angeborener Myopie und Mikrophthalmus oder bei fortgeschrittenem Glaukom*.

Sklerektomie f: engl. *sclerectomy*. Herausschneiden eines Streifens aus der Lederhaut des Auges (Sklera*) bei Glaukom* zur Verbindung von Vorderkammer und subkonjunktivalem Raum.

Skleren, blaue f pl: engl. *blue sclerae*. Bläuliche Färbung der Skleren. Sie kommt physiologisch vor bei 20 % aller Neugeborenen* bis zum 5. Lj. und persistiert z. B. bei Osteogenesis* imperfecta.

Sklerenikterus m: engl. *scleral jaundice*. Gelbfärbung der Skleren, z. B. bei akuter Hepatitis*.

Skleritis f: engl. *scleritis*. Tiefe Entzündung der Lederhaut des Auges (Sklera*), die zu schweren schmerzhaften Destruktionen mit Verlust des Auges führen kann. Häufige Ursache sind systemische Erkrankungen. Komplikationen sind Skleraausdünnung und -perforation, Glaukom* und Keratomalazie. Behandelt wird die Grunderkrankung und immunmodulatorisch. Die Prognose ist je nach Verlaufsform ernst. Siehe Abb.

Sklerodaktylie f: engl. *sclerodactyly*. Dünne, blasse, haarlose Finger mit straff gespannter verhärteter Haut bei progressiver systemischer Sklerose* und CREST*-Syndrom.

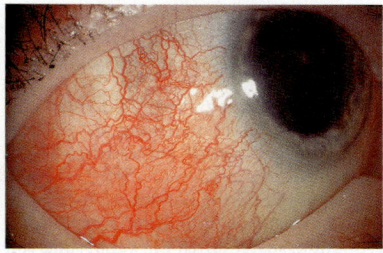

Skleritis [133]

Sklerodermie f: engl. *scleroderma*. Sammelbezeichnung für Autoimmunkrankheiten, die mit Bindegewebsverhärtung einhergehen. Die auf Haut und Unterhautfettgewebe (gelegentlich auch angrenzende Muskulatur und Knochen) beschränkte Form wird als zirkumskripte Sklerodermie oder Morphaea bezeichnet. Bei zusätzlicher Beteiligung innerer Organe spricht man von progressiver systemischer Sklerodermie oder systemischer Sklerose.

Sklerokornea f: engl. *sclerocornea*. Angeborene, nicht entzündliche Vaskularisation und Vernarbung der Hornhaut des Auges, meist im Bereich der Hornhautperipherie, selten auch der gesamten Hornhaut.

Sklerom → Rhinosklerom

Skleromalazie f: engl. *scleromalacia*. Schwere Form einer schmerzlosen nekrotisierenden Skleritis* ohne Entzündungszeichen, mit umschriebener Skleraverdünnung bzw. -einschmelzung und blau durchscheinender Uvea. Betroffen sind ältere Patienten mit rheumatoider Arthritis*. Siehe Abb.

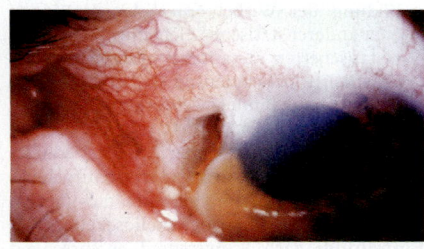

Skleromalazie [133]

Skleronychie f: engl. *scleronychia*. Erworbene (Scleronychia acquisita) oder angeborene Nagelveränderung mit erheblicher Verdickung, Verhärtung und Gelbfärbung der Nagelplatte sowie Onycholyse und verstärkter konvexer Verkrümmung. Skleronychie tritt auch beim Yellow-Nail-Syndrom auf.

Sklerose f: engl. *sclerosis*. Gewebeverhärtung infolge vermehrten Kollagengehalts. Eine Sklerose kommt regenerativ (Narbe*), degenerativ-vaskulär (Arteriosklerose, Koronarsklerose*) oder als Autoimmunkrankheit vor. Bei letzterem sind Sklerosen entweder begrenzt auf die Haut (Sclerodermia* circumscripta) oder sie treten bei Kollagenosen* systemisch auf (progressive systemische Sklerose* oder CREST*-Syndrom).

Sklerose, progressive systemische f: engl. *progressive systemic sclerosis*; syn. Sclerodermia diffusa et progressiva; Abk. PSS. Kollagenose* mit chronisch-entzündlichen Veränderungen des Bindegewebes von Haut, inneren Organen und Gefäßen (schwerste Form der Sklerodermie*). Die sehr variabel verlaufende Erkrankung betrifft zu 75 % Frauen, meist im 3.–5. Lebensjahrzehnt. Behandelt wird symptombezogen. Trotz vieler Behandlungsoptionen beträgt die 10-Jahresüberlebensrate nur ca. 70 %.

Hintergrund: Einteilung:
- **limitierte systemische Sklerose** (lSSc), CREST*-Syndrom
- **diffuse systemische Sklerose** (dSSc)
- **systemische Sklerose sine scleroderma** (ssSSc).

Klinik: Die Verdachtsdiagnose ergibt sich aus Symptomatik und Sichtbefund:
- initial: 1. Hand- und Fingerödeme 2. Raynaud*-Syndrom 3. Hyperpigmentierung* 4. Teleangiektasien 5. mikroskopische Veränderungen am Nagelfalz (Teleangiektasien, Riesenkapillaren, Mikroblutungen, avaskuläre Areale)
- im weiteren Verlauf: 1. wachsartige harte Haut 2. dünne Finger (sog. Madonnenfinger), unbeweglich und in Beugestellung fixiert (Sklerodaktylie-Krallenhand) 3. Fingerkuppen: rattenbissartige Nekrosen gefolgt von trophischen Alterationen (Paronychien*, Verlust des Nagels oder der Fingerglieder)
- nach langsamer zentripetaler Ausdehnung dieser Veränderungen entwickelt sich das charakteristische sog. Maskengesicht mit: 1. Teleangiektasien 2. Mikrostomie 3. perioraler Fältelung (sog. Tabaksbeutelmund) 4. schmalen Lippen 5. glatter Zungenoberfläche 6. verkürztem Zungenbändchen
- gelegentlich subkutane Ablagerung von Kalziumsalzen (Calcinosis* cutis, Thibièrge-Weissenbach-Syndrom), besonders über Ellenbogen und Kniegelenken
- häufig assoziiert mit: 1. Sjögren*-Syndrom 2. biliärer Zirrhose* (15 %) 3. Dermatomyositis 4. Polymyositis* 5. Hashimoto*-Thyroiditis 6. Gifford-Zeichen im Verlauf der Erkrankung positiv.

Therapie:
- physikalische Therapie (z. B. Reiztherapie und Reflextherapie, Ergotherapie*)
- Akupunktur* und TENS zur Schmerzbehandlung

Sklerose, tuberöse

- Anpassung des Lebensstils (Rauchverzicht, warme Kleidung und Umgebungstemperatur, mäßiges Duschen, sorgfältige Mundhygiene, Eigentraining besonders bei Mikrostomie, Ausdauersport)
- Pharmakotherapie entsprechend der Symptomatik: 1. Kalzium*-Antagonisten, z. B. Nifedipin* 2. ACE*-Hemmer 3. AT$_1$-Rezeptor-Antagonisten 4. Prostaglandin E1 (Alprostadil*) 5. Prostazyklin*-Analoga, z. B. Iloprost (verbesserte Mikrozirkulation) 6. Endothelin-Rezeptor-Antagonisten, z. B. Bosentan 7. sGC-Stimulatoren, z. B. Riociguat 8. Phosphodiesterase-5-Hemmer, z. B. Sildenafil*, bei pulmonaler Hypertonie und zur Prävention digitaler Ulzeration 9. nichtsteroidale Antiphlogistika*, Glukokortikoide* 10. Immunsuppressiva* (z. B. bei aktiver Alveolitis*) wie Methotrexat*, Cyclophosphamid u. a. 11. in Studien: Rituximab*, Tocilizumab* 12. im Zulassungsverfahren: Nintedanib bei systemischer Sklerose mit interstitieller Lungenerkrankung (SSc-ILD).

Prognose:
- abhängig vom Ausmaß der Organschäden sehr variabel
- typisch ist ein protrahierter Verlauf
- 5-Jahres-Überlebensrate ca. 85 %
- 10-Jahres-Überlebensrate ca. 70 %
- Todesursachen insbesondere pulmonale Hypertonie, Nierenversagen sowie Lungenfibrose.

Sklerose, tuberöse f; engl. tuberous sclerosis; syn. Bourneville-Pringle-Syndrom. Zu den Phakomatosen* gehörendes autosomal-dominant erbliches Fehlbildungssyndrom* mit der charakteristischen Trias* faziale Adenofibrome*, Epilepsie* und progressive Intelligenzminderung*. Klinik, Sonografie, Röntgen, MRT, CT und Molekulargenetik* führen zur Diagnose. Rhabdomyome* sind teilweise pränatal sonografierbar. Behandelt wird symptomatisch mit Antiepileptika*, Antiarrhythmika* sowie Dermabrasion* oder Laserabtragung der Angiofibrome.

Sklerosierung → Sklerose
Sklerosierung → Sklerotherapie
Sklerosierung, endoskopische f; syn. endoskopische Obliteration. Endoskopische Behandlungsmethode bei Ösophagus- und Fundusvarizen* des Magens, wobei letztere mit Polidocanol (venenverödendes Lokalanästhetikum) unterspritzt werden.
Sklerotherapie f; engl. sclerotherapy. Minimalinvasives, sicheres und nebenwirkungsarmes Verfahren zur Therapie (Sklerosierung) von Varizen* oder Hämorrhoiden* durch intravasale* oder paravasale Injektion eines Verödungsmittels (meist Polidocanol).

Hintergrund: Prinzip: Beinvarikose:
- intravenöse Injektion eines Verödungsmittels (in Deutschland nur Polidocanol zugelassen)
- bei größeren Varizen wird Polidocanol mit Raumluft oder einer Mischung aus Kohlendioxid* und Sauerstoff* aufgeschäumt (sog. Schaumsklerosierung)
- durch die Behandlung kommt es zu einer lokalen Venenwandentzündung mit Thrombusbildung, später durch Einwanderung von Fibroblasten zu einem permanenten Gefäßverschluss.

Hämorrhoiden:
- Injektion von (meist) Polidocanol submukös direkt in die Hämorrhoiden oder von Phenol*-Mandelöl paravasal im Bereich der die Hämorrhoiden versorgenden Arterien.

Sklerotomie f; engl. sclerotomy. Eröffnung der Sklera über die Pars plana corporis ciliaris bei Vitrektomie*.
Skolex → Cestoda
Skoliose f; engl. scoliosis. Strukturelle Wachstumsdeformität der Wirbelsäule mit fixierter seitlicher Verbiegung, Drehung der einzelnen Wirbel und Rotation der Wirbelsäule im Krümmungsbereich. Sie ist häufig asymptomatisch. Die Diagnostik erfolgt klinisch und radiologisch, bei schwerer Form auch mit Lungenfunktionsprüfung. Die Therapie ist konservativ oder operativ.

Hintergrund: Ätiologie:
- idiopathisch: ca. 80 %; infantile (Sonderform: Säuglingsskoliose*), juvenile und adoleszente Formen, teilweise stark progrediente Form mit Manifestation vor der Pubertät, v. a. bei Mädchen (weiblich : männlich = 3 : 1)
- symptomatisch: 1. angeboren infolge Fehlbildung der Wirbelkörperanlagen, Rippen oder anderer statischer Elemente 2. nach metastatischer, traumatischer oder entzündlicher Wirbeldeformierung 3. bei Lähmung, Muskel- und Bindegewebeerkrankung, z. B. Ehlers-Danlos-Syndrom 4. statisch bedingt durch Beinlängendifferenz* oder Veränderungen im Bereich des Beckens (Hüftgelenkluxation u. a.) 5. infolge eines rachitischen Erweichungsherdes, sog. Skoliosekeim.

Einteilung: nach Schweregrad entsprechend dem röntgenologisch ermittelten Skoliosewinkel nach Cobb, siehe Abb. 1
- < 40°: **Skoliose 1. Grades** (leichte Skoliose)
- 40–60°: **Skoliose 2. Grades** (mittelschwere Skoliose)
- 60–80°: **Skoliose 3. Grades** (schwere Skoliose)
- > 80°: **Skoliose 4. Grades** (sehr schwere Skoliose).

Lokalisation:
- siehe Abb. 2.

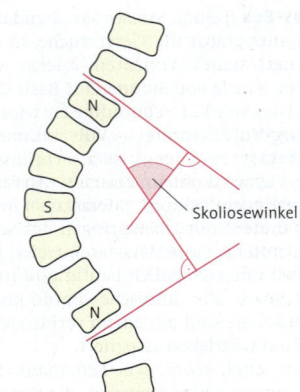

Skoliose Abb. 1: Skoliosewinkel nach Cobb; N: Neutralwirbel; S: Scheitelwirbel.

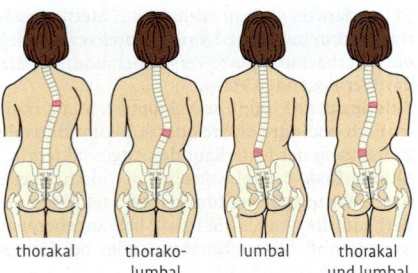

Skoliose Abb. 2: Lokalisationen.

Klinik:
- häufig asymptomatisch
- mit zunehmendem Alter Schmerzen
- bei starker Deformierung, v. a. bei symptomatischer Skoliose ggf. Einschränkung der kardiopulmonalen Leistungsfähigkeit.

Therapie:
- konservativ: 1. Haltungsverbesserung 2. Muskelkräftigung 3. Entlordosierung mit verschiedenen Trainingsprogrammen 4. transkutane Elektrostimulation 5. Psychotherapie 6. manuelle Therapie 7. Orthese*, z. B. Boston-Korsett, Cheneau-Korsett u. a.
- operativ, verschiedene Verfahren, ggf. mit präoperativer vertikaler Haloextension*: 1. mobilisierende Wirbelsäulenosteotomie 2. ventrale oder dorsale Spondylodese* 3. Rippenbuckelresektion.

Postoperativ ggf. stabilisierende Orthese, z. B. Cheneau-Korsett oder Boston-Korsett für 6 Mon. mit klinischen und radiologischen Kontrollen.

Prognose: Ungünstig bei
- infantiler Skoliose
- hoch gelegener Krümmung
- starker Achsenkrümmung
- nicht abgeschlossenem Wachstum.

Erfolgsquote der operativen Korrekturen 50–60 %.

Skorbut *m*: engl. *scurvy*. Durch schweren Mangel an Ascorbinsäure (Hypovitaminose*) verursachte Erkrankung. Mögliche Frühsymptome sind verminderte Leistungsfähigkeit, muskuloskelettale Symptome, Infektionsanfälligkeit sowie Anämie*. Später zeigen sich Blutungen*, Zahnausfall und Zahnfleischentzündungen sowie Wundheilungsstörungen. Therapiert wird durch orale Substitution von Vitamin* C.

Hintergrund: Pathogenese: Biosynthese von fehlerhaftem Kollagen* infolge verminderter Hydroxylierung* von Prolin* und Lysin* zu Hydroxyprolin und Hydroxylysin. **Pathologie:**
- Abhebungen des Periosts* durch subperiostale Blutungen* (meist an Metaphysen*)
- bei Kindern und Jugendlichen verbreiterte und unregelmäßige Epiphysenfugen*.

Klinik:
- Frühsymptome: 1. verminderte Leistungsfähigkeit 2. Müdigkeit 3. Reizbarkeit 4. Gelenk- und Gliederschmerzen 5. Infektionsanfälligkeit 6. hypochrome mikrozytäre Anämie* 7. erhöhte Konzentration von Tyrosin* in Blut und Urin
- Langzeitfolgen: 1. Brüchigkeit der Blutgefäße mit Blutungen* 2. Zahnausfall und Gingivitis* 3. verzögerte Wundheilung* 4. bei Säuglingen und Kleinkindern Störung des Knochenwachstums (Möller*-Barlow-Krankheit).

Skorpione *m pl*: engl. *scorpions*. In warmen Ländern vorkommende, z. T. giftige Spinnentiere (Arthropoden*). Es existieren 650 Arten von 2–25 cm Größe mit einem Giftstachel an der Spitze des mehrgliedrigen Schwanzes.

Klinische Bedeutung: Klinik bei Skorpionstich:
- ggf. Schmerzen und Parästhesien, die nach wenigen Stunden abklingen
- selten (besonders bei Kindern und alten Menschen) Erregungszustände und Koma mit letalem Ausgang.

Therapie:
- lokale und systemische Analgetika
- Antiserum (in Deutschland nicht verfügbar).

Skotom *n*: engl. *scotoma*. Umschriebener Gesichtsfeldausfall, bei dem die Empfindlichkeit an einer Stelle innerhalb des Gesichtsfeldes* herabgesetzt ist, die Außengrenzen aber enthalten sind. Unterschieden werden z. B. zentrales (bei Papillenveränderungen), peripheres (bei Glaukom) oder halbmondförmiges Skotom. Die Diagnose erfolgt über Perimetrie, therapiert wird je nach Ursache. Siehe Abb.

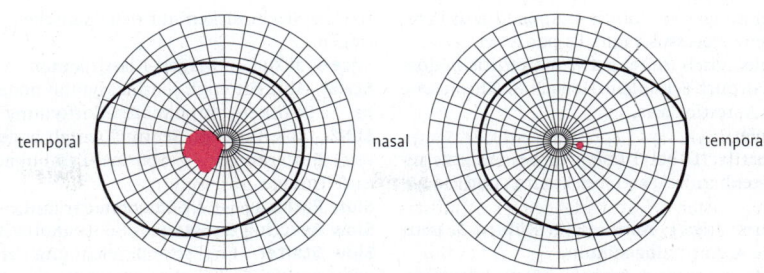

Skotom: Einseitiges parazentrales Skotom des linken Auges bei Chororetinopathia centralis serosa.

Erkrankung: Ätiologie:
- vaskuläre Ursachen: 1. Verschlüsse der Netzhautgefäße 2. intrakranielle Aneurysmen 3. Aneurysma* der A. carotis interna
- Läsionen: 1. Sehbahnläsion 2. Chiasmaläsion 3. Hypophysenläsion 4. okzipitale* Läsion (z. B. nach einer Thrombose)
- Tumore: 1. Sehbahntumor 2. Chiasmatumor 3. Kraniopharyngeom* 4. Keilbeinmeningeom* 5. Hypophysentumor
- Migräne*
- Diabetes* mellitus
- Vitamin B1-Mangel
- Vitamin* B12-Mangel
- Trauma*.

Skrofuloderm → Tuberculosis cutis

Skrofulose → Tuberculosis cutis

Skrotalelephantiasis *f*: engl. *scrotal elephantiasis*. Pathologisches, extremes Anschwellen des Skrotums* durch Stauung der Lymphflüssigkeit. Mögliche Ursachen sind rezidivierende Entzündungen*, Filariosen*, Bestrahlung oder Operationen an inguinalen Lymphknoten. Diagnostiziert wird klinisch und sonografisch, therapiert durch chirurgische Exzision der Chylozele* und Rekonstruktion des Skrotums. Weitere Informtionen auch unter Elephantiasis*.

Skrotalhernie → Leistenhernie

Skrotalreflex *m*: engl. *scrotal reflex*. Zusammenziehung der Tunica dartos mit Runzelung der Haut des Skrotums* beim Berühren oder Bestreichen des Skrotums oder der Umgebung. Der Skrotalreflex ist nicht identisch mit dem Kremasterreflex*.

Skrotalschwellung: syn. Hoden-Schwellung. Je nach Ursache schmerzlose oder schmerzhafte Größenzunahme des Hodensackes. Ursachen sind u. a. Hydrozelen*, Varikozelen, Entzündungen*, Skrotalhernien, die Skrotalelephantiasis*, Herzinsuffizienz* oder Hodentumoren*. Diagnostiziert wird überwiegend klinisch, laborchemisch und sonografisch. Die Therapie richtet sich nach der Ursache.

Ätiologie:
- Hydrozele*
- Varikozele
- Skrotalhernie
- Entzündungen*: Orchitis*, Epididymitis*, Epididymorchitis
- Abszesse: z. B. Skrotalabszess
- Skrotalelephantiasis*
- Herzinsuffizienz*: Ödembildung
- Hodentorsion*
- Hämatozele*, z. B. nach Hodenprellung durch Fußball
- Spermatozele*
- Hodentumore*.

Skrotum *n*: engl. *scrotum*; syn. Hodensack. Mehrschichtiger Hautsack, der den Hoden*, den Nebenhoden* und den Funiculus* spermaticus enthält. Er wird durch das Septum scroti in 2 Hälften geteilt. Das Skrotum ist meist dunkler pigmentiert als die übrige Haut.

Skrotum, akutes *n*: engl. *acute scrotum*. Klinische Bezeichnung für plötzliche, meist einseitige starke Schmerzen im Skrotum* mit Ausstrahlung in Leiste und Unterbauch. Die Skrotalhaut zeigt eine rasche Schwellung, Rötung und Überwärmung. Es handelt sich um einen medizinischen Notfall.

Ursachen:
- Entzündlich: 1. Epididymitis* 2. Orchitis 3. Entzündung des Samenstrangs (Funikulitis*) und des Samenleiters (Deferentitis) 4. Thrombophlebitis einer Varikozele testis 5. infizierte Hydrozele 6. Hodenabszess
- mechanisch: 1. Hodentorsion* 2. Hydatidentorsion*
- traumatisch: 1. Genitaltrauma 2. Hämatom
- tumorös (selten): Hodentumor*
- extragenital: 1. inkarzerierte Leistenhernie* 2. offen gebliebener Processus peritonei, selten mit pathologischem Peritonealinhalt (z. B. Chyloperitoneum) über skrotale Veränderungen, z. B. Mekoniumperiorchitis bei Mekoniumperitonitis 3. Pyozele bei eitriger

oder kotiger Peritonitis 4. Appendizitis in offenem Processus vaginalis peritonei
- angiologisch (selten): 1. Panarteriitis nodosa 2. Purpura Schönlein-Henoch 3. Thrombose der A. testicularis.

Therapie:
- Operativ: 1. bei Torsion 2. bei inkarzierter Leistenhernie 3. evtl. bei Trauma und Hämatom
- konservativ: 1. Antibiose 2. Kühlen 3. Bettruhe 4. Antiphlogistikum.

Skybala *n pl*: engl. *scybala*. Harte Kotballen, eingedickter (wasserarmer) Stuhl, z. B. bei Obstipation; oft durch die Bauchdecke tastbar, kann einen Tumor vortäuschen.

SLAP-Läsion *f*: syn. Superior-Labrum-Anterior-Posterior-Läsion. Verletzung des Labrum glenoidale (Gelenkklippe) des Schultergelenks durch Trauma oder Verschleiß, sodass der Oberarmkopf nicht mehr hinreichend fixiert werden kann. Es entwickelt sich Schmerz und Instabilitätsgefühl. Die Diagnose wird klinisch gestellt, die Therapie ist vor allem operativ.

Klinik:
- Schmerzen, Schwellung Schultergelenk; Schmerzen nehmen bei Belastung zu
- Instabilität des Gelenks
- Bewegungseinschränkung.

Therapie: Konservativ (selten erfolgreich):
- nichtsteroidale Antiphlogistika
- Injektionstherapie mit Kortison und Lokalanästhetikum
- Physiotherapie.

Operativ:
- Defekt abtragen oder refixieren, gleichzeitig ggf. Behandlung der Bizepssehne
- anschließend Physiotherapie zur Vermeidung einer frozen* shoulder.

SLE: Abk. für systemischer Lupus erythematodes → Lupus erythematodes, systemischer

Sleeve → Sleeve-Resektion

Sleeve-Resektion *f*: engl. *(gastric) sleeve resection*. Operatives Standardverfahren in der Adipositaschirurgie* mit longitudinaler Magenteilresektion*. Nach Entfernung von ca. 90 % des großkurvaturseitigen Magenanteils wird mittels Klammernahtgerät ein schlauchförmiger Restmagen mit einem Fassungsvolumen von 50–200 ml entlang der Curvatura minor vom Pylorus* bis zum His*-Winkel gebildet.

Komplikationen:
- postoperative Komplikationen seltener als beim Magenbypass (ca. 3 %)
- bei Intrinsic*-Faktor-Mangel Substitution von Vitamin B_{12} erforderlich.

SLE-Virus *n*: syn. St.-Louis-Enzephalitis-Virus. Flavivirus* der Familie Flaviviridae, welches die St.*-Louis-Enzephalitis verursacht. Das Virusreservoir sind Vögel. SLE-Viren werden durch infizierte Stechmücken auf den Menschen übertragen.

Slice-Fraktur → Magerl-Klassifikation

SLNB: Abk. für engl. sentinel lymph node biopsy → Sentinel-Lymphknoten-Entfernung

SLNE: Abk. für engl. Sentinel lymph node biopsy (Entfernung) → Sentinel-Lymphknoten-Entfernung

Slow Pathway → AV-Knotentachykardie

Slow Reacting Substances → Leukotriene

Slow Starter: Englische Bezeichnung für eine primäre Wehenschwäche, oft mit Phasen von regelmäßigen Wehen im Wechsel mit Wehenpausen. Dies betrifft etwa 2 % aller Geburten.

Slow-Virus-Infektionen *f pl*: engl. *slow virus infections*. Viruserkrankungen mit monate- bis jahrelanger Inkubationszeit und einem langsam progredienten Krankheitsverlauf mit ungünstiger Prognose. Meist ist das ZNS betroffen. Beispiele sind die subakute sklerosierende Panenzephalitis* (Masern*-Virus) und die progressive multifokale Leukenzephalopathie* (JC-Virus). Teilweise werden auch die Prionenkrankheiten noch zu den Slow-Virus-Infektionen gezählt.

Ursachen:
- besondere Wirt-Virus-Wechselwirkung
- verringerte Immunabwehr.

SLTx: Abk. für single lung transplantation → Lungentransplantation

Sluder-Neuralgie *f*: engl. *Sluder's neuralgia*; syn. Sphenopalatinumsyndrom. Gesichtsneuralgie* bei Affektion* des Ganglion* pterygopalatinum mit brennendem Schmerz in Nase und innerem Augenwinkel sowie evtl. Tränensekretion. Die Sluder-Neuralgie wird auch als Sonderform des Cluster*-Kopfschmerzes angesehen.

Sludge *n*: syn. Gallenblasenschlick. Klinische Bezeichnung für eingedickte, sedimentierte Galle*, bestehend aus Cholesterin*- und Calciumbilirubinatkristallen. Als Indikator für die hohe Lithogenität der Galle bildet sich Sludge* bereits nach wenigen Tagen Nahrungskarenz und kann zu biliärer Obstruktion führen. Behandelt wird mit Nahrungszufuhr und Ursodesoxycholsäure*, ggf. ist die Cholezystektomie* notwendig.

Sludge-Phänomen *n*: engl. *sludge phenomenon*. Form der Mikrozirkulationsstörung* mit reversibler, d. h. nicht durch Fibrin stabilisierter Agglomeration von Erythrozyten infolge Strömungsverlangsamung, z. B. im Schock*. Das Sludge-Phänomen führt zur Stase des Bluts und damit zu erheblicher Beeinträchtigung der Sauerstoffversorgung in den Geweben. Es kommt besonders beim Hyperviskositätssyndrom* vor.

SMA: Abk. für supplementär-motorisches Areal → Areal, supplementär-motorisches

Small-Lung-Syndrom *n*: Durch Schrumpfung verkleinertes Lungenvolumen (infolge einer Atelektase oder Lungenfibrose). Das Small-Lung-Syndrom tritt z. B. bei Erkrankungen des rheumatischen Formenkreises und Kollagenosen auf.

Smallpox → Variola

Small Vessel Disease: Zu Koronarinsuffizienz* führende Mikroangiopathie* der kleinen intramuralen Koronararterienäste ohne Koronarstenose* in großen epikardialen Koronararterien*. Ursache ist häufig eine diabetische Mikroangiopathie, evtl auch genetisch determiniert.

Small-Vessel-Vaskulitis *f*: engl. *small vessel vasculitis*; syn. Kleingefäßvaskulitis; Abk. SVV. Systemische Vaskulitis kleiner Gefäße. Übersicht siehe systemische Vaskulitis*.

Smear → Vaginalabstrich

Smegma *n*: Weißlich-gelber, talgiger Schutzfilm aus Talgdrüsensekret, abgeschilferten Zellen und Bakterien. Beim Mann sammelt es sich zwischen innerem Vorhautblatt und Eichel (Smegma praeputii), bei der Frau zwischen Schamlippen und Klitoris* (Smegma clitoridis). Bei mangelnder Intimhygiene werden Infektionen durch bakterielle Besiedlung begünstigt.

klinische Bedeutung: Das Smegma bildet sich im Tagesverlauf durch Abschilferung von Epithelzellen und Sekretion aus Talgdrüsen. Beim Duschen oder Baden wird der dünne Film üblicherweise abgewaschen. Bei mangelnder Intimhygiene kommt es durch die Besiedlung von Bakterien und deren Zersetzungsprozessen häufig zu einem intensiven, üblen Geruch. In der Folge werden akute Infektionen, z. B. eine Balanitis begünstigt. Außerdem fördern die Bakterien chronische Entzündungsprozesse, die zu Phimose* führen und wahrscheinlich zur Entstehung eines Peniskarzinoms* beitragen. Das Smegma selbst ist jedoch nicht kanzerogen*.

Smiley-Analog-Skala *f*: engl. *faces pain scale*. Mit der visuellen Analogskala* (VAS) vergleichbare Form der kindgerechten (Gesichter-)Skala zur Schmerzerfassung. Sie wird verwendet zur Selbsteinschätzung der Schmerzintensität bei (Vorschul-)Kindern. Siehe Analogskala*, visuelle (Abb. dort). und Siehe Abb.

Smiley-Analog-Skala

Smith-Fraktur → Radiusfraktur, distale

SMI-Trainer → Atemtrainer

Smog *m*: V. a. bei Inversionswetterlagen (bodennahe kalte Luft mit darüber liegender, den Luftaustausch verhindernder Warmluft) auftretender Nebel, der schädliche Stoffe aus Rauch und Auspuffgasen enthält (Staub-, Ruß- und

Ascheteilchen, Schwefeldioxid aus schwefelhaltigen Brennstoffen, Kohlenwasserstoffe, Kohlenmonoxid und Nitrosegase aus Auspuffgasen, Chlorwasserstoffe aus Müllverbrennungsanlagen u. a.).

Klinische Bedeutung: Bei Smog können die Werte für die maximale Immissionskonzentration (MIK) um ein Mehrfaches überschritten werden mit der Folge von gesundheitlichen Schädigungen, bei extremen Werten unter Umständen sogar Todesfällen. Statt des früher verbreiteten sauren sog. London- oder Winter-Smogs kommt es heute häufiger zu einem oxidierenden ozonreichen sog. Los Angeles- oder Sommer-Smog.

SNAC-wrist: Abk. für scaphoid nonunion advanced collaps wrist → Skaphoidfraktur

Snellen-Sehzeichen n: engl. *Snellen's charts*; syn. Snellen-Sehproben. Sehzeichen in Buchstabenform zur Prüfung der Sehschärfe*. Bei manchen Tests wird nur das E (Snellen-E-Haken) in 4 verschiedenen Ausrichtungen verwendet. Der Untersuchte benennt dann, in welche Richtung das E offen ist (oben, unten, rechts, links). Siehe Abb.

Snellen-Sehzeichen

S-Niere f: engl. *S-shaped kidney*. Formanomalie der Niere mit Verschmelzung beider Nierenanlagen zu einer einzigen S-förmigen Niere. Die Nierenfunktion ist normalerweise nicht beeinträchtigt. Eine operative Korrektur ist nur erforderlich, falls Komplikationen wie Harnstau oder Harnwegsinfektionen auftreten.

Snoezelen: Positive (visuelle, auditive, taktile, olfaktorische oder gustatorische) Stimulation der Sinne in einem mit unterschiedlichen Lichtquellen, Spiegelkugeln, Duft-Vorrichtungen, Vibrationsquellen sowie mit Möbeln ausgestatteten multisensorischen Stimulationsraum. Das Konzept wurde Ende der 70er-Jahre des 20. Jahrhunderts durch J. Hulsegge und A. Verheul begründet.

Prinzip:
- Steigerung des persönlichen Wohlbefindens durch balancierte Förderung von Aktivierung und Entspannung
- freie und interessengeleitete Auseinandersetzung mit den verschiedenen Stimulationsquellen mit Unterstützung einer Begleitperson
- Vermeidung der äußeren Reizüberflutung ermöglicht eine sinnliche Tiefenerfahrung.

Indikationen:
- Autismus*
- tief greifende Entwicklungsstörungen
- Demenz*
- Hirnschaden.

Wirksamkeit:
- positive Effekte in einzelnen Studien
- Gesamtbefundlage uneinheitlich bei vielfach schwacher Studiengüte (Lotan und Gold, 2009).

Recht: Der Begriff Snoezelen ist ein eingetragenes Warenzeichen. Das Kunstwort stammt aus einer Verknüpfung von niederländisch „snuffelen" (schnüffeln) und „doezelen" (dösen).

snoRNA: Abk. für engl. *small nucleolar ribonucleic acid* → snRNA

Snow-Littler-Operation → Spalthand

SNRI: Abk. für engl. *selective norepinephrin reuptake inhibitors* → Antidepressiva

snRNA f: engl. *small nuclear ribonucleic acid*. Im Zellkern lokalisierte RNA mit einer Länge von 100–300 Nukleotiden. snRNAs prozessieren als Teil des Spleißosoms prä-mRNA und sind an der Regulation der RNA-Polymerase II beteiligt. Die Synthese der snRNA erfolgt durch RNA-Polymerase II und III.

SNT: Abk. für Syntrophin codierendes Gen → Long-QT-Syndrom

sO₂: Abk. für *oxygen saturation* → Sauerstoffsättigung

Social-Drift-Hypothese f: engl. *social drift hypothesis*. Annahme, dass die mit einer psychischen Störung einhergehenden Verhaltens- und Persönlichkeitsveränderungen zu sozioökonomischem Abstieg (sozialer Abwärtsdrift) und einer Verschlechterung der Lebensbedingungen führen. Die empirische Befundlage ist uneinheitlich.

SOD: Abk. für selektive orale Darmdekontamination → Darmdekontamination, selektive

SOD: Abk. für → Sphinkter-Oddi-Dysfunktion

Sodbrennen n: engl. *heart burn*; syn. Pyrosis. Schmerzhafte bis brennende Empfindung in der Magengegend, oft auch hinter dem Brustbein (retrosternal) lokalisiert und bis in Hals oder Rachen ausstrahlend. Auslöser ist der Rückfluss von saurer Magenflüssigkeit in die Speiseröhre. Sodbrennen ist das Leitsymptom von Refluxkrankheit* und Refluxösophagitis*.

Sodomie f: engl. *sodomy*. Begriff für abweichendes Sexualverhalten* mit historisch wechselnden Bedeutungen, heute im Sinn von Zoophilie* verwendet.

Sölder-Linien f pl: engl. *Sölder's lines*. Zwiebelschalenförmig im Gesicht verlaufende Begrenzungslinien der Versorgungsbereiche des somatotopisch organisierten Nuclei spinalis n. trigemini. Die periorale Region entspricht dem kranialen Kernbereich, die okzipitale dem kaudalen. Sensibilitätsstörungen einzelner Hautareale weisen auf den Ort der Läsion im Kern hin.

Soemmering-Substanz → Substantia nigra

Sofortabnabelung → Abnabeln

Sofortreaktion → Allergie

Sofort-Toxizität f: syn. Akut-Toxizität. Schlagartiges Eintreten der Giftwirkung eines toxischen Stoffes. Die Sofort-Toxizität führt zum unmittelbaren Auftreten von lebensbedrohlichen Vergiftungssymptomen (apoplektiforme Vergiftung). Sie kommt z. B. vor bei Blausäure (Cyanid-Vergiftung) und Kohlenmonoxid (CO).

SOH: Abk. für → Schmelzoberhäutchen

Sohlenerhöhung f: Schuhzurichtung*, bei der die Schuhsohle teilweise oder komplett erhöht wird.

Formen:
- Absatzerhöhung (syn. Fersenerhöhung), z. B. zur Entlastung der Achillessehne bei Apophysitis* calcanei oder bei Pes* equinus
- komplette Sohlenerhöhung bei Beinlängendifferenz* (ggf. in Kombination mit Absatzerhöhung)
- seitlich bei Achsenfehler* der Extremitäten, z. B. Außenranderhöhung bei Genu* varum, Innenranderhöhung bei Genu* valgum.

Sohlenrolle → Abrollhilfe

Sol n: Bezeichnung für eine kolloidale Suspension. Hierbei sind sehr kleine feste Partikel im flüssigen Dispersionsmittel verteilt.

Formen:
- lyophobes und hydrophobes Sol (Dispersionsmittel Wasser): Die Affinität der Teilchen zum Dispersionsmittel ist gering, elektrische Kräfte halten sie in Lösung
- lyophiles und hydrophiles Sol: infolge starker Affinität zwischen disperser Phase und Dispersionsmittel (Hydratation*) erhöhte Viskosität und verminderte Oberflächenspannung (z. B. wässrige Lösung von Gelatine, Stärke, Eiweiß oder Seife).

Solanum n: Gattung aus der Familie der Solanaceae (Nachtschattengewächse) mit zahlreichen Arten, z. B. Kartoffel. Ihr chemisches Merkmal sind C_{27}-Steroidalkaloide (Solanum-Alkaloide).

Solanum dulcamara → Nachtschatten, bittersüßer

solaris: engl. *solar*; syn. Solar-. Sonnen-, sonnenförmig, z. B. Plexus solaris.

Solarplexusschock m: engl. *solar plexus shock*. Bezeichnung für eine reflektorisch ausgelöste vasovagale Synkope* durch Druck auf den Solarplexus (= Plexus* coeliacus und Plexus* mesentericus superior), z. B. aufgrund eines stumpfen Abdominaltraumas (z. B. Knockout im Boxsport).

Soleus → Musculus soleus

Solidago → Goldrute

solidus: engl. *solid*; syn. solide. Fest.

Solifenacin n: Anticholinergikum und Spasmolytikum, das zur symptomatischen Therapie bei Dranginkontinenz* und imperativem Harndrang angewendet wird. Es darf nicht bei einem

Harnverhalt*, Engwinkelglaukom oder bei Myasthenia* gravis angewendet werden. Zahlreiche Wechselwirkungen sind beschrieben. Zu den Nebenwirkungen zählen Mundtrockenheit und Obstipation.

solitär: engl. *solitary*. Vereinzelt, einzeln.

solitäre Exostose → Osteochondrom

Sollgewicht *n*: engl. *desired weight*. Körpergewicht*, das bei Kindern dem 50. Perzentil (Median) eines gegebenen Alters entspricht. Es ist bei Über- oder Untergewicht das bei normaler Größe therapeutisch angestrebte Gewicht.

Solluxlampe *f*: engl. *sollux lamp*. Wärmelampe* mit einer Leistung von 300–1000 Watt zur lokalen Wärmeanwendung. Sie bildet als sog. Sonnenlampe das natürliche Sonnenlicht nach und wird in der Augenheilkunde, bei schlecht heilenden Wunden, lokalen Infektionen (Nasennebenhöhlen-, Mittelohrentzündungen) sowie zur Muskelentspannung vor Massagen* eingesetzt.

Vorgehen: Dauer der Anwendung, Abstand der Lampe (Mindestabstand 20 cm) und Intensität der Bestrahlung richten sich nach dem Krankheitsbild (entsprechend ärztlicher Verordnung). Bei der Anwendung müssen Metallgegenstände aus dem Bestrahlungsgebiet entfernt und eine Schutzbrille (wegen UV-Strahlung) getragen werden.

solubilis: Löslich.

Solum *n*: Boden, Grund.

Soma *n*: engl. *body*. Körper.

somatisch: engl. *somatic*. Körperlich, auf körperlichen Vorgängen beruhend.

Somatischer Schmerz *m*: Schmerz, der als Tiefenschmerz aus Knochen, Muskeln, Gelenken und Bindegewebe oder als Oberflächenschmerz aus Haut oder Schleimhaut stammt. Er ist eher scharf, brennend und oft gut zu lokalisieren. Schmerzen aus inneren Hohlorganen werden dagegen als viszerale Schmerzen bezeichnet.

somatisches Geschlecht → Geschlecht

Somatisierung *f*: engl. *somatisation*. Erleben eines psychischen Konflikts oder Ereignisses als körperliches (somatisches) Unwohlsein und somatische Erkrankung. Der mit der körperlichen Erregung verbundene Affekt* (z. B. Angst) wird nicht als Emotion*, sondern als (bedrohliche) Organfunktionsstörung (z. B. Anstieg der Herzfrequenz) wahrgenommen.

Diagnostik und Therapie: Betroffene glauben fest an eine organische Erkrankung. Verschiedene Fachärzte werden konsultiert (Ärztehopping, „Syndrom der dicken Akte"), die Überweisung zum Psychotherapeuten erfolgt in der Regel spät. Therapieoptionen umfassen Psychotherapie*, kognitive Verhaltenstherapie*, ggf. Antidepressiva*, näheres siehe Somatoforme Störung*.

Somatisierungsstörung *f*: engl. *somatisation disorder*. Nach ICD-10 somatoforme Störung* mit multiplen, wiederholt auftretenden und häufig wechselnden körperlichen Symptomen von mindestens 2-jähriger Dauer. Die Erkrankung beginnt meist vor dem 30. Lebensjahr. Alle Organsysteme und Körperregionen können betroffen sein, am häufigsten sind Kopf- und Rückenschmerzen. Behandelt wird psychotherapeutisch.

Erkrankung: Epidemiologie:
- Prävalenz < 0,5 %, m : w = 1 : 2
- in 60–80 % Komorbidität mit depressiver* Störung, in 20–30 % mit Angststörung*.

Ätiologie: Multifaktoriell mit pathogenen (prädisponierenden, auslösenden, aufrechterhaltenden) und salutogenen (protektiven) Faktoren. Zu den **prädisponierenden Risikofaktoren** zählen:
- weibliches Geschlecht
- niedriger sozialer Status
- lateinamerikanischer oder nahöstlicher Kulturkreis
- familiäre Belastung mit Alkoholabhängigkeit
- dissoziale Persönlichkeitsstörung*
- affektive und somatoforme Störungen.

Als **auslösende Faktoren** sind bekannt:
- kritische Lebensereignisse
- organische Erkrankungen
- psychische Dauerbelastung (z. B. alkoholabhängiger Ehepartner)
- tägliche Belastungen (Daily Hassles).

Zu den **protektiven Faktoren** zählt v. a. soziale Unterstützung.

Klinik: Der Verlauf ist chronisch fluktuierend mit häufig schwerwiegenden gesundheitlichen Beeinträchtigungen, z. B. durch Fehlindikationen für nicht notwendige Operationen oder diagnostische Eingriffe. Nach ICD-10 umschließt die Somatisierungsstörung auch die Weigerung, den Befund des Fehlens einer körperlichen Erklärung zu akzeptieren.

Therapie:
- Psychotherapie*, kognitive Verhaltenstherapie*
- ggf. Antidepressiva*, Johanniskraut.

Somatisierungssyndrom *n*: engl. *somatization syndrome*; syn. multiples somatoformes Syndrom. Klinische Bezeichnung für häufige, vielseitige und fluktuierende körperliche Symptome, die nicht oder nicht vollständig durch bekannten organischen Krankheitsfaktor erklärt werden können, z. B. vegetative (gastrointestinale oder kardiovaskuläre) Symptome, Schmerzen (Differenzialdiagnose: anhaltende somatoforme Schmerzstörung*), neurologische Symptome wie Kopfschmerzen, sensorische Störungen bis zu Lähmungen (Differenzialdiagnose: Konversionsstörung*).

Vorkommen: Häufiger bei Mädchen, z. B. bei Somatisierungsstörung*, undifferenzierter somatoformer Störung, somatoformer autonomer Funktionsstörung*.

somatogen: engl. *somatogenic*. Körperlich bedingt.

Somatoparaphrenie *f*: engl. *somatoparaphrenia*. Illusorische Wahrnehmung, bei der der Betroffene davon überzeugt ist, dass Gliedmaßen einer Körperseite einer anderen Person angehören. Somatoparaphrenie kommt typischerweise vorübergehend bei Schlaganfall mit rechtshemisphärischer Störung bei linkshemisphärischem Sprachzentrum vor, selten bei Schizophrenie; beide Ursachen sind „Plusvarianten" der häufiger zu beobachtenden Anosognosie*.

somatosensorisch: syn. somatosensibel. Die Körperwahrnehmung betreffend. Gemeint sind beispielsweise die taktilen Empfindungen der Haut und die propriozeptiven Informationen (Propriozeption*) aus den Muskeln und Gelenken.

Somatosensorischer Kortex *m*: engl. *somatosensory area*; syn. somatosensorischer Cortex. Rindenfeld* der Großhirnrinde*, das sämtliche taktilen und propriozeptiven Impulse des Körpers verarbeitet und zur Wahrnehmung bringt. Es wird der primäre somatosensible Kortex im Gyrus* postcentralis vom sekundär somatosensiblen Kortex unterschieden, der sich posterior anschließt.

Anatomie: Im somatosensiblen Kortex enden die aufsteigenden, sensiblen Nervenbahnen, die Impulse aus Sinnesrezeptoren der Haut* und aus Propriozeptoren des Bewegungsapparats (Golgi*-Sehnenorgane, Muskelspindeln) übertragen. Die verarbeiteten Sinnesmodalitäten umfassen Druck, Berührung, Vibration und Temperatur sowie Muskelspannung, Gelenkstellung und -dehnung.

Somatostatin [Arzneimittel] *n*: Hypothalamus*-Hormon* zum Einsatz als Hämostatikum bei schweren akuten Blutungen sowie zur Hemmung der Sekretion von Pankreasenzymen nach Pankreaschirurgie und bei postoperativen Pankreas*- und Dünndarm*-Fisteln. Somatostatin wird i. v. verabreicht. Zu den Nebenwirkungen zählen Hitzegefühl, Schwindel, Magen-Darm-Störungen, Hypertonie und Juckreiz.

Indikationen:
- schwere akute gastroduodenale Ulkus-Blutung
- schwere akute Blutung bei akuter erosiver oder hämorrhagischer Gastritis*
- Prophylaxe von postoperativen pankreatischen Komplikationen nach Pankreaschirurgie
- adjuvante Therapie zur Hemmung der Sekretion stark sezernierender postoperativer Pankreas- und oberer Dünndarm-Fisteln.

Somatostatin-Analoga *n pl*: Wirkstoffe, welche die Sekretion von TSH, STH, ACTH, Gastrin*, Insulin*, Glukagon* und Cholecystokinin* hemmen. Zu den Somatostatin-Analoga gehören beispielsweise Lanreotid, Pasireotid* und Octreotid*, die bei neuroendokrinen Tumoren*, Akromegalie* und Cushing*-Syndrom eingesetzt werden.

Somatostatinom *n*: engl. *somatostatinoma*. Sehr seltener neuroendokriner Tumor* des Pankreas oder des Duodenums. Er produziert Somatostatin* und ggf. weitere Hormone. Häufig entwickeln sich Lebermetastasen*.

Somatostatin-Rezeptoren *m pl*: engl. *somatostatin receptors*. Zellmembranäre G-Protein-gekoppelte Rezeptoren einer Familie, bei denen die Signaltransduktion durch Somatostatin* ausgelöst wird. Somatostatin-Rezeptoren sind eine Zielstruktur für die Diagnose und Therapie neuroendokriner Tumoren* (z. B. bei gastroentero-pankreatischen Tumoren: bevorzugt SSTR2, weniger stark SSTR1 und SSTR5 exprimiert).

Somatostatin-Rezeptor-Szintigrafie *f*: engl. *somatostatin receptor szintigraphy*; syn. Octreotid-Szintigrafie. Bildgebendes Verfahren mithilfe einer Gammakamera, das erstmals in den späten 1980er Jahren zur Diagnostik von neuroendokrinen Tumoren* eingesetzt wurde.
Anwendung: Die Somatostatin-Rezeptor-Szintigrafie dient ebenfalls zur Differenzialdiagnostik bei Meningiomen versus Neurinomen*, bei C-Zell-Karzinomen der Schilddrüse und Merkel-Zellkarzinomen der Haut.
Vorteil: Im Vergleich zur Somatostatin-Rezeptor-SPECT/CT zeichnet sich die Somatostatin-Rezeptor-Bildgebung mit der PET/CT oder PET/MRT durch eine höhere Sensitivität und Spezifität aus.

Somatotherapie *f*: engl. *somatotherapy*. Körperliche Maßnahmen zur Behandlung psychischer Störungen wie Gabe von Psychopharmaka*, Elektrokrampftherapie*, Psychochirurgie*, somatische Schmerztherapie und Bewegungstherapie.

Somatotropes Hormon → Hormon, somatotropes

Somatotropinmangel → Wachstumshormonmangel

Somatotropin-Sekretionsprofil *n*: syn. GH-Sekretionsprofil. Kontinuierliche Messung der nächtlichen Sekretion von Somatotropin (Wachstumshormon) bei Kindern. Somatotropin unterliegt einem starken zirkadianen Rhythmus und wird pulsatil ausgeschüttet. Bei Kindern wird es vor allem nachts freigesetzt. Der Test wird bei Verdacht auf einen hypothalamisch bedingten Wachstumshormonmangel (neurosekretorische Dysfunktion) angewandt.

Sommergrippe *f*: engl. *summer minor illness*. Durch Enteroviren verursachte, unspezifische fieberhafte Erkrankung der oberen Atemwege mit Kopf- und Gliederschmerzen, Pharyngitis, Tonsillitis, Laryngitis, Lymphadenopathie, Bronchitis. Die Übertragung geschieht fäkal-oral mit einer Inkubationszeit von 3–6, selten 2–35 Tagen. Die Therapie ist symptomatisch. Die Erkrankung hinterlässt eine solide, typenspezifische, lebenslange Immunität.

Somnambulismus → Schlafwandeln
Somnifera → Schlafmittel
Somniloquie *f*: engl. *somniloquism*. Sprechen im Schlaf.

Somnolenz *f*: engl. *somnolence*. Form der quantitativen Bewusstseinsstörung* als schläfriger Zustand, aus dem der Betroffene aber durch äußere Reize noch zu wecken ist, vorkommend bei akuten hirnorganischen Störungen.

Somnophilie *f*: engl. *somnophilia*. Form der Paraphilie* mit sexuell dranghaften Bedürfnissen, erregenden Fantasien und sexuellen Verhaltensweisen nach sexuellem Kontakt mit Schlafenden. Sie ist interpretierbar als verschleierte Form der Nekrophilie*.
Vorkommen: Sehr selten; wahrscheinlich nur Männer.
Diagnostik: Die sexuellen Fantasien, dranghaften Bedürfnisse oder Verhaltensweisen müssen der überwiegende oder ausschließliche Inhalt sexuellen Interesses sein und seit mindestens 6 Monaten bestehen.
Therapie: Nur bei Leidensdruck oder Beeinträchtigung anderer, wobei vor allem eine kognitiv-verhaltenstherapeutisch orientierte Behandlung (siehe Verhaltenstherapie*) mit dem Ziel ausreichender Selbstkontrolle angewandt wird.

Sonde *f*: engl. *sound*. Stab- oder röhrenförmiges, starres oder elastisches Instrument aus Metall oder Kunststoff (Polyurethan, Kautschuk) zum Einführen in Körperhöhlen bzw. Hohlorgane, v. a. des Gastrointestinal- und Urogenitaltrakts. Sonden werden sowohl zu diagnostischen als auch zu therapeutischen Zwecken eingesetzt und können daher eine unterschiedliche Verweildauer aufweisen.

Sondenernährung *f*: engl. *tube feeding*. Form der künstlichen Ernährung* mit Einführung von dünnbreiiger oder flüssiger Nahrung durch eine Magensonde* (v. a. bei kürzerer Verweildauer) oder Duodenalsonde* bzw. Jejunalsonde (v. a. bei längerer Verweildauer). In der Regel handelt es sich um vollbilanzierte, stoffwechseladaptierte Formeldiäten unterschiedlicher Zusammensetzung. Siehe Abb.
Indikationen:
– unzureichende Nahrungsaufnahme, z. B. bei Frühgeborenen und Säuglingen
– Schlucklähmung* oder Erkrankungen des Ösophagus*
– Nahrungsverweigerung (sog. Zwangsernährung*).

Sondenkost *f*: engl. *tube suitable food*; syn. umgangssprachlich Astronautenkost. Nährstoffzubereitungen zur Sondenernährung*. Es existieren verschiedene Formen von Sondenkostzubereitungen. In den meisten Fällen muss zusätzlich Flüssigkeit (Wasser oder ungesüßter Tee) verabreicht werden. Sondenkost ist zu Lasten der gesetzlichen Krankenkasse verordnungsfähig, wenn eine Modifizierung der normalen Ernährung oder andere Maßnahmen zur Verbesserung der Ernährungssituation nicht ausreichen.
Grundprinzip: Die Sondenkost wird dem Patienten über eine Sonde im Rahmen der enteralen Ernährung in den Magen oder Dünndarm verabreicht. Alle Arten der Sondenernährung set-

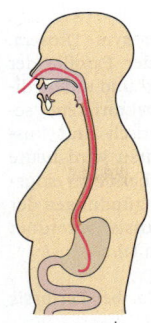
nasogastrale Sonde

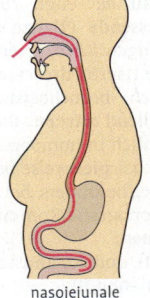
nasojejunale Sonde

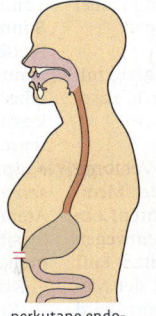
perkutane endoskop. Gastrostomie (Abk. PEG)

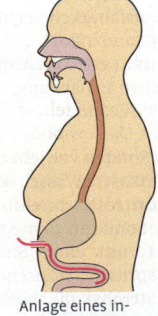
Anlage eines intestinalen Schenkels in das Jejunum über eine liegende PEG (Abk. JET-PEG)

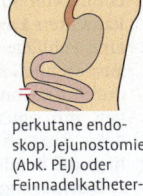
perkutane endoskop. Jejunostomie (Abk. PEJ) oder Feinnadelkatheterjejunostomie (Abk. FNKJ)

Sondenernährung

Sondennahrung

zen voraus, dass der Magen-Darm-Trakt über eine gewisse Funktionsfähigkeit verfügt.

Sondennahrung → Sondenkost

Sondenpflege f: engl. *tube care*. Umgang mit Sonden zur künstlichen Ernährung, z. B. nasogastrale Sonde oder PEG-Sonde.

Vorgehen:
- Bei nasogastralen Sonden vor jeder Verabreichung von Sondenkost*, Wasser oder Medikamenten **Lagekontrolle** durchführen, um eine Fehllage der Sonde in den Atemwegen auszuschließen: **1.** mit einer Spritze Luft durch die Sonde spritzen, während der Magen mit einem Stethoskop abgehört wird **2.** ist das Luftgeräusch im Magen zu hören, liegt die Sonde richtig
- Durchspülung der Sonde mit Wasser oder ungesüßtem Tee nach jeder Verabreichung von Sondenkost, um eine Verklebung der Sonde zu verhindern
- Kontrolle nasogastraler Sonden auf korrekten Sitz, um Reizungen der Nase und des Rachens sowie Druckstellen zu vermeiden
- bei PEG-Sonden Kontrolle des Wundgebietes auf Reizungen oder Wundinfektionen während des regelmäßigen aseptischen Verbandwechsels mit Schlitzkompressen und Pflaster oder vorgefertigten Verbandsets (anfangs jeden 2. Tag, später einmal wöchentlich)

Sondierung f: engl. *probing*. Einführen einer Sonde* zur Untersuchung und Darstellung z. B. eines Fistelgangs mit Methylenblaulösung, Kontrastmittel etc., zu diagnostischen Zwecken (Verlaufsdarstellung) oder als therapeutische Sondierung (z. B. vor chirurgischer Exzision*).

Sonnenallergie → Lichtdermatose, polymorphe

Sonnenblumenstar → Chalkose

Sonnenbrand → Lichtdermatose

Sonnenbrand m: syn. Dermatitis solaris. Akute Lichtdermatose* mit Verbrennung durch UV-Licht (meist UVB) bei normaler Lichtempfindlichkeit, nachfolgend Prostaglandinbildung mit fototraumatischer zytotoxischer Reaktion. Mit einem Höhepunkt nach 12–24 h entwickeln sich eine ausgeprägte Rötung der Haut mit Hitzegefühl und Juckreiz, evtl. Blasenbildung, Fieber und später Schuppung der lichtexponierten Hautstellen.

Sonnenhut, blasser m: syn. Echinacea pallida. Pflanze aus der Familie der Korbblütler (Asteraceae), die phagozytosestimulierend, immunmodulierend und antiviral wirkt. Medizinisch wird sie eingesetzt zur unterstützenden Prophylaxe und Therapie grippeartiger Infekte (European Scientific Cooperative on Phytotherapy, Kommission E) sowie traditionell zur unterstützenden Therapie von Erkältungskrankheiten (Herbal Medicinal Products Committee).

Sonnenstich → Hitzeschaden

Sonnentau m: engl. *sundew*; syn. Drosera. Fleischfressende Pflanze aus der Familie der Sonnentaugewächse, deren ober- und unterirdische Teile (Herba droserae) expektorierend, sekretolytisch, bronchospasmolytisch und hustenreizstillend wirken. Sonnentau wird heute hauptsächlich in homöopathischer Form eingesetzt und beispielsweise bei Entzündungen der Atemwege, besonders bei Pertussis* verordnet (Positivmonografie Kommission D).

Indikationen:
- Krampf- und Reizhusten, v. a. bei Pertussis (Kommission E)
- volkstümlich früher: **1.** innerlich bei Bronchitis, Asthma bronchiale, Arteriosklerose, Tuberkulose und Leberleiden **2.** äußerlich bei schlecht heilenden oberflächlichen Wunden.

Sonnenuntergangsphänomen n: engl. *sunset phenomenon*. Abweichung der Augenbulbi nach unten, sodass die unteren Irisanteile hinter den Unterlidern verschwinden und die weißen Skleren darüber sichtbar werden. Sie weist nach dem Neugeborenenalter auf eine vertikale Blickparese (Parinaud-Syndrom) durch Hirnschädigung hin oder ist ein Frühzeichen einer Hirndrucksteigerung* bei Hydrozephalus*. Siehe Abb.

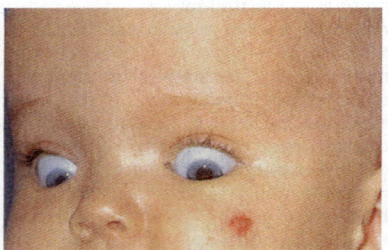

Sonnenuntergangsphänomen: Befund bei Hydrozephalus (auf der linken Wange ein Hämangiom). [84]

Sonnenurtikaria → Lichturtikaria

Sonografie → Ultraschalldiagnostik

sonor: engl. *sonorous*. Volltönend, z. B. sonorer Perkussionsschall*.

Soor m: Besiedlung der Haut bzw. der Schleimhäute mit Candida-Pilzen, meist bei eingeschränkter Immunabwehr auftretend. Die Schleimhäute zeigen sich gerötet und schmerzhaft mit weißlichen, abwischbaren Belägen, die Haut zeigt ekzematöse Effloreszenzen. Die Diagnose ergibt sich durch klinisches Bild und Erregernachweis (Mikroskopie, Kultur), therapiert wird mit lokalen Antimykotika*.

Soorgranulom → Candida-Granulom

Soorkolpitis → Vulvovaginalcandidose

Soormykose → Candidose

Soorösophagitis f: engl. *candida esophagitis*. Durch den Pilz Candica albicans ausgelöste Entzündung der Speiseröhre. Tritt vor allem bei Immunschwäche auf, d. h. bei AIDS-Kranken, Patienten mit malignen hämatologischen Erkrankungen oder unter immunsupressiver Therapie. Hauptsymptom sind Schluckschmerzen. Behandelt wird antimykotisch, je nach Ausmaß lokal mit Lutschtabletten/Gel oder systemisch.

Erkrankung: Erreger: Der polymorphe Pilz Candida albicans gehört zu den fakultativ pathogenen Erregern und lässt sich bei 75 % aller gesunden Menschen auf Schleimhäuten oder zwischen Fingern und Zehen nachweisen. Bei verminderter Immunität kann die Besiedlung mit Candida so stark zunehmen, dass sich eine Mykose manifestiert. **Risikofaktoren:** Das Risiko, eine Soorösophagitis zu entwickeln, ist bei Schwächung des Immunsystems erhöht:
- Diabetes mellitus
- Krebs, vor allem Leukämien* und maligne Lymphome*
- HIV*-Infektion
- Zytostatika, Breitspektrum-Antibiotika
- Immunsupression, z. B. nach Organtransplantation.

Neugeborene mit physiologisch noch nicht ausgeprägtem Immunsystem entwickeln häufig Mundsoor, der sich in schweren Fällen ebenfalls bis in die Speiseröhre ausdehnen kann.

Klinik: Odynophagie*: retrosternale Schmerzen beim Schlucken.

Diagnostik:
- Endoskopie*: plaqueartige, weißliche Beläge auf der Ösophagus-Schleimhaut, die bei Entfernung bluten (siehe Abb.)
- Sicherung der Diagnose durch Biopsie* und mikroskopische Untersuchung: Nachweis von Hyphen* (in der PAS-Färbung) ist beweisend für eine Infektion.

Differenzialdiagnosen:
- infektiöse Ösophagitis durch andere Erreger (CMV, HSV)

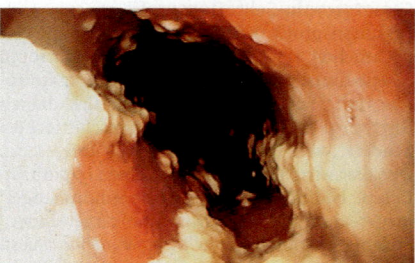

Soorösophagitis: Ösophagoskopie. [32]

– eosinophile Ösophagitis*
– medikamenten-induzierte Ösophagitis.

Therapie:
– bei milder Ausprägung: Lokaltherapie mit Nystatin-Suspension oder Amphotericin-B-Lutschtabletten über 1–2 Wochen
– bei mittlerer Ausprägung: Fluconazol* (Dosierung 400 mg/d initial, dann 200 mg/d), Ketoconazol* oder Itraconazol* per os
– bei schwerer Ausprägung: Fluconazol, Voriconazol*, Amphotericin* B oder Caspofungin* i. v.

Prävention: Bei HIV-Patienten mit rezidivierenden Verläufen evtl. Prophylaxe mit Fluconazol.

Soorprophylaxe → Parotitisprophylaxe

Soorvulvitis → Vulvovaginalcandidose

Sopor *m*: Form der quantitativen Bewusstseinsstörung* als schlafähnlicher Zustand, aus dem der Patient durch äußere Reize nicht mehr voll erweckbar ist. Nur stärkste Stimuli (z. B. Schmerzreize) können Reaktionen (z. B. Abwehrbewegungen) auslösen. Spontane, gezielte Handlungen treten nicht mehr auf.

Sorafenib *n*: Multikinasen-Inhibitor (Serin/Threoninkinasen-, Tyrosinkinase*-Inhibitor) mit antiproliferativer und antiangiogenetischer Wirkung. Sorafenib wird verabreicht zur oralen Behandlung eines nicht resezierbaren primären Leberzellkarzinoms*, Schilddrüsenkarzinoms* und eines fortgeschrittenen Nierenzellkarzinoms* bei Versagen von oder Nichteignung für Interferon*-alfa- oder Interleukin*-2-Therapie.

Sorbitol *n*: Sechswertiger Zuckeralkohol*, der industriell als Zuckeraustauschstoff genutzt wird. In der Klinik wird Sorbitol aufgrund seiner starken Bindung von Wasser als osmotisches Diuretikum und Abführmittel eingesetzt wird. In der Laboratoriumsmedizin wird Sorbitol bakteriologischen Nährmedien zugesetzt.

Indikationen:
– Obstipation*
– Entleerung des Darmes zu diagnostischen Zwecken, z. B. Darmspiegelung
– Neurodermitis, Psoriasis*
– Hirnödem*/erhöhter Hirndruck.

Sorgerecht *n*: engl. *right of custody*; syn. Kindschaftsreformgesetz (Abk. KindRG). Den Eltern eines minderjährigen Kindes obliegende Pflicht und gegenüber Dritten wirkendes Recht, für das Wohl des Kindes zu sorgen, gemäß §§ 1626 ff. Bürgerliches Gesetzbuch (BGB).

Sorgfaltspflicht → Behandlungsfehler

Sotalol *n*: Nichtselektiver Beta*-Blocker mit repolarisationsverlängernder Wirkung aus der Gruppe der Antiarrhythmika* (Klasse II und III) zur p. o. oder i. v. Anwendung bei tachykarden Herzrhythmusstörungen*.

Sozialer Rückzug *m*: engl. *retreat*. Verhaltensmuster eines Menschen, der Kontakte zur Außenwelt verringert und sich verstärkt auf sein eigenes inneres Erleben konzentriert. Häufig differieren subjektive Begründungen für das Rückzugsverhalten und Wahrnehmung von Bezugspersonen.

Formen:
– **Plötzlicher** Rückzug: Verhaltensmuster setzt akut ein: 1. als bewusstes, intendiertes Verhalten, z. B. zur Neubesinnung und Orientierung (sog. innere Einkehr) 2. als Reaktion auf ein tief gehendes Erlebnis (z. B. tödliche Krankheit oder Verlust eines Angehörigen) mit dem Versuch, die Situation zu bewältigen, z. B. bei posttraumatischer Belastungsstörung 3. als psychopathologisches Symptom bei Störungen, die mit der Reduktion von Antrieb und Vitalgefühl einhergehen (z. B. Depression, Burnout-Syndrom, präsuizidales Syndrom), auch bei Wahnstörung und Abhängigkeitserkrankung mit excessivem Konsummuster 4. als verstärkte Abkehr von der Außenwelt, um als aversiv erlebte Stimulation (Reizüberflutung) zu vermeiden (z. B. bei akuter Schizophrenie)
– **schleichender** Rückzug: 1. als Reaktion bei anhaltenden, tief greifenden kognitiven Defiziten auf das „Nicht-Verstanden-Werden" oder „Nicht-Verstehen-Können" der Außenwelt (z. B. bei Alzheimer-Krankheit) 2. als direkte Krankheitsfolge, z. B. bei neurodegenerativer oder vaskulärer Demenz, Schizophrenie.

Klinische Bedeutung: Entsprechend der Ursache bewusste, das Sozialverhalten fördernde Gestaltung des Kontakts (ermutigen, Kontakte fördern), Unterstützung bei der Artikulation der Gefühle (aktives Zuhören, Bibliotherapie), ggf. Klärung der Ursache, Suizidprävention, Burnout-Prophylaxe, Validation.

Sozialer Status *m*: syn. Status. Position einer Person im gesellschaftlichen Gefüge. Im Gegensatz zum zugeschriebenen Status (z. B. Adel in ständischen Gesellschaften) ist in modernen Industriegesellschaften der (z. B. durch Aus- und Weiterbildung) erworbene Status vorherrschend (siehe auch Statuswechsel*). Der Begriff sozioökonomischer Status fasst soziale und wirtschaftliche Aspekte zusammen.

Sozialmedizinische Bedeutung:
– Häufig und (sozial-)medizinisch relevant ist das Phänomen der **Statusinkonsistenz**, die Zugehörigkeit einer Person hinsichtlich verschiedener Statusmerkmale (z. B. Einkommen, Berufsprestige, Bildung) zu verschiedenen Ebenen (z. B. höhere Schulbildung, niedriges Einkommen), die ursächlich für psychische Konflikte sein kann. Liegen die Statusmerkmale auf einer Ebene, spricht man von Statuskristallisation oder Statuskonsistenz.
– Entstehung, Verlauf und Folgen einer Krankheit werden vom Sozialstatus beeinflusst (sozialer Gradient), z. B. durch: 1. Wohn- und Arbeitsverhältnisse 2. finanzielle und persönliche Ressourcen (z. B. familiäre Unterstützung) 3. schichtspezifisches Gesundheitsverhalten und Krankheitsverhalten 4. medizinische Kenntnisse 5. Kommunikation zwischen Ärzten und Patienten.

soziales Geschlecht → Geschlecht

Sozialisation *f*: engl. *socialization*. Prozess der Eingliederung eines Individuums in die bestehende gesellschaftliche Ordnung.

Einteilung:
– **primäre** Sozialisation: Vermittlung der normativen Regelungen des umgebenden sozialen Milieus an Säugling und Kleinkind
– **sekundäre** Sozialisation: Sozialisationsprozesse in Schule und durch Gleichaltrige (sog. Peergroup*) und Familie
– **tertiäre** Sozialisation: Sozialisationsprozesse im Erwachsenenalter, z. B. durch Beruf.

Sozialkompetenz: engl. *social competence*. Ausmaß der Fähigkeiten eines Menschen, sich in sozialen Situationen sowohl anzupassen (soziale Rollen einzunehmen und sozialen Normen zu entsprechen) als auch sich zu behaupten, d. h. selbstständig und eigenverantwortlich zu handeln. Sozialkompetenz gilt in vielen Berufen als Schlüsselqualifikation.

Einflussfaktoren: Maßgeblich für den Grad der Sozialkompetenz sind z. B.
– Begabung
– Erziehung
– Ausbildung
– Persönlichkeitsmerkmale
– lebensgeschichtliche Erfahrungen und geistige Reife.

Formen: Z. B.
– Sozialkompetenz jüngerer gegenüber älteren Menschen mit ihren Bedürfnissen
– pädagogische Kompetenz für die Arbeit mit Kindern
– Gesprächsführungskompetenz in Beratungssituationen.

Sozialmedizin *f*: engl. *social medicine*. Teilgebiet der Medizin, das die Wechselwirkungen zwischen Krankheit*, Gesundheit*, Individuum und Gesellschaft sowie Organisationsstrukturen des Gesundheitswesens und des medizinischen Versorgungssystems analysiert und beschreibt sowie Strategien zur Prävention* und Bekämpfung von Krankheiten entwickelt.

Sozialmedizinischer Dienst *m*: engl. *sociomedical service*. Bezeichnung für ärztliche Abteilungen bzw. den ärztlichen Dienst einiger Sozialleistungsträger, z. B. den Trägern der Gesetzlichen Rentenversicherung, daneben auch für kommunale Einrichtungen, die häufig dem Gesundheitsamt angegliedert sind.

Sozialpädiatrie *f*: engl. *social pediatrics*. Wissenschaft von den äußeren Einflüssen auf Gesundheit und Entwicklung von Kindern und Jugendlichen. Zu den Aufgaben der Sozialpädiatrie gehört auch die praktische Umsetzung des Wissens in Prävention, Kuration und Rehabilitation mit besonderer Berücksichtigung von Lebensbewältigung und gesellschaftlicher Teilhabe. Sie ist somit ein Querschnittsfach in der Kinderheilkunde und Jugendmedizin.

Sozialphobie → Phobie, soziale

Sozialpsychiatrie f: engl. *social psychiatry*. Arbeitsrichtung der Psychiatrie*, die in Zusammenarbeit mit der Soziologie, Ökologie und Sozialpsychologie den Einfluss von Sozialfaktoren auf die psychische Gesundheit sowie auf die Entstehung und den Verlauf psychiatrischer Erkrankungen untersucht.

Sozialpsychologie f: engl. *social psychology*. Teilgebiet der Psychologie*, das die sozialen Determinanten (z. B. kulturelle und gesellschaftliche Normen, Interaktion*) psychischer Prozesse untersucht.

Sozialtherapie f: engl. *social therapy*. Therapie im Sinne von Beratung, Unterstützung und Interventionen mit Fokus auf das psychosoziale Umfeld aus Angehörigen, Arbeitsplatz und Wohnung mit dem Ziel, den Wiedereinstieg in den gesellschaftlichen Alltag zu erleichtern, die Autonomie (weitestgehend) zu fördern und Lebensqualität* zu gewährleisten. Sozialtherapie wird oft in Gruppen durchgeführt.
Abgrenzung: Die Übergänge zur Soziotherapie und Psychotherapie sind fließend.

Soziogramm → Soziometrie

Soziologie, medizinische f: engl. *medical sociology*; syn. Medizinsoziologie. Interdisziplinäres Forschungsgebiet von Soziologie, Sozialpsychologie* und Medizin. Medizinische Soziologie untersucht die Beziehungen zwischen dem Individuum und der Gesellschaft sowie die Bedeutung dieser Interaktion für Krankheitsentstehung, -verlauf und -häufigkeit. Sie begreift Krankheit* als sozial mitbeeinflusstes Geschehen.

Soziometrie f: engl. *sociometry*. In der Sozialpsychologie* Bezeichnung für ein von J. L. Moreno entwickeltes Verfahren der Messung der sozialen Distanz zwischen den Mitgliedern einer Gruppe. Ursprünglich für Gruppentherapien entwickelt, wurde das Verfahren auf andere Situationen, z. B. Arbeitsgruppen, übertragen.
Prinzip:
– Die Teilnehmer werden befragt, welche der anderen Gruppenmitglieder sie mögen bzw. nicht mögen oder mit welchen sie bestimmte Aktivitäten durchführen möchten oder nicht.
– Die Ergebnisse werden in einem Soziogramm dargestellt. Die Verbindungslinien zwischen den Personen spiegeln die positiven und negativen Wahlen und damit die Stellung des Einzelnen in der Gruppe (siehe Abb. 1).

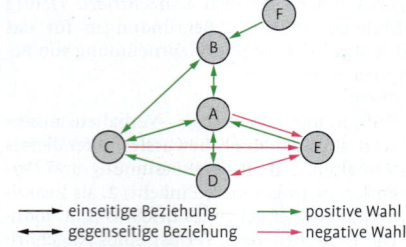

Soziometrie Abb. 1: Soziogramm; A–F: Gruppenmitglieder, davon A: Gruppenführer, E: abgelehntes Mitglied, F: Randperson.

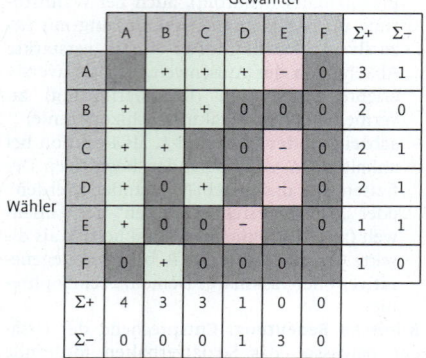

Σ+ = Summe positiver Wahlen (Zeilen-/Spaltensumme)
Σ– = Summe negativer Wahlen (Zeilen-/Spaltensumme)

Soziometrie Abb. 2: Soziomatrix.

– Neuere Verfahren sind Matrixanalyse (Auswertung der Soziomatrix als tabellarische Darstellung der Antworten aller Befragten, z. B. mithilfe von Zeilen- oder Spaltensummen, siehe Abb. 2) und Indexkonstruktion (Zusammenfassung mehrerer Einzelindikatoren zu einem Index mithilfe additiver, multiplikativer oder gewichteter Algorithmen).

Soziotherapie f: engl. *sociotherapy*. Koordinierende, begleitende und handlungsanleitende ambulante Maßnahmen zur Unterstützung und Motivation psychisch schwer kranker Menschen bei der selbstständigen Inanspruchnahme ärztlicher bzw. ärztlich verordneter Leistungen (z. B. ambulante sozialpsychiatrische Behandlung, Ergotherapie*).

Sp.: Abk. für Species (Art) → Spezies

Spacer → Swanson-Prothese

Spacer m: Englischer Begriff mit der Bedeutung „Abstandshalter". Medizinisch werden Spacer vielfältig verwendet, beispielsweise als Hilfsmittel für Inhalatoren*, als Platzhalter in der Knochen- und Gelenkchirurgie und als Bestandteil von Handprothesen. Molekularbiologisch bezeichnet der Begriff einen DNA-Abschnitt zwischen identischen Genregionen oder einen Molekülbestandteil zwischen funktionellen Gruppen.

Spätabnabelung → Abnabeln

Spätabort → Abort

Spätabszess, traumatischer m: engl. *delayed traumatic abscess*. Hirnabszess* nach offener Hirnverletzung, z. B. nach Schädelbasisbruch mit Verletzung von Nasennebenhöhlen und Innenohr, oder bei verbliebenen intrazerebralen infizierten Fremdkörpern. Symptome treten oft erst nach Jahren auf (neurologische Symptome, Zeichen der Infektion; Krampfanfall). Behandelt wird neurochirurgisch.
Therapie:
– Entleerung des Abszesses
– Entfernung des Fremdkörpers
– Verschluss des offenen Schädelhirntrauma
– Drainage
– antibiotische Behandlung.

Spätdepression → Depression, senile

Spätdezeleration → Dezeleration

Spät-Dumping n: syn. Spät-Dumping-Syndrom. Vorwiegend nach Billroth*-II-Magenresektion (siehe auch Magenteilresektion*) und Magenbypassoperation auftretendes Dumpingsyndrom. Durch die unverdaute Speise mit hohem Kohlenhydratanteil im Jejunum kommt es reaktiv zur überschießenden Insulinausschüttung. Dies führt (meist erst Stunden nach der Nahrungsaufnahme) zu einer spontanen Hypoglykämie, die ggf. in einen hypoglykämischen Schock* mündet.

Spätdyskinesie f: engl. *tardive dyskinesia*; syn. tardive Dyskinesie. Extrapyramidales* Syndrom infolge Langzeitmedikation mit Neuroleptika*. Klinisch zeigen sich choreatische, ballistische und athetoide Hyperkinesen* v. a. im Gesichtsbereich (z. B. als Schmatz- und Kaubewegungen) und an Händen und Füßen sowie anhaltend fixierte abnorme Körperhaltungen, betreffend Mund, Hals und Rücken (Dystonie*). Therapiert wird durch Medikamentenumstellung.

Spätgestose → Gestose

Spätreaktion → Allergie

Spätrezidiv n: engl. *late recurrence*. Wiederauftreten einer Erkrankung nach längerem zeitlichem Intervall. In der Onkologie meint Spätrezidiv einen frühestens nach 5 Jahren wiederauftretenden Tumor mit identischer Histologie, nachdem es zur klinischen Remission* gekommen war.

Spätschmerz m: engl. *late postprandial pain*. Epigastrische Schmerzen, die 2–4 Stunden und noch später nach der letzten Mahlzeit auftreten.

Das Symptom ist relativ unspezifisch und kommt z. B. bei Ulcus* duodeni vor.
Spätsynovektomie → Synovektomie
Spättief → Dezeleration
Spaltbildung → Gaumenspalte
Spaltbildung → Gesichtsspalten
Spaltfraktur → Fraktur, inkomplette
Spaltfuß *m*: engl. *cleft-foot*. Hypoplasie* oder Fehlen von einem oder mehreren zentralen Strahlen* am Fuß. Die erbliche Form erscheint häufig bilateral* und in Kombination mit Spalthand*, selten auch Lippen*-Kiefer-Gaumenspalte und Syndaktylien und Polydaktylien, die unilaterale Form ist nicht erblich. Orthopädische Schuhversorgung, korrigierende Arthrodese* und Amputation sind therapeutische Optionen.
Spalthand *f*: engl. *cleft hand*. Dominant erbliche longitudinale Fehlbildung der Hand und/oder des Fußes, die fast immer beidseitig auftritt.
Spalthauttransplantat → Hauttransplantat
Spaltlampe *f*: engl. *slit lamp*. Binokulares Untersuchungsmikroskop mit einer spaltförmigen bewegbaren Lichtquelle. Der Lichtstrahl wird zur Untersuchung des Vorderabschnittes des Auges (Hornhaut, Iris, Linse, Vorderkammer und vorderer Glaskörper) über das Auge hinweg bewegt. Wird zusätzlich ein Gonioskop (Kontaktglas mit Spiegel) aufs Auge gesetzt, kann auch der Kammerwinkel beurteilt werden.
Spaltprodukte *n pl*: engl. *fission products*. Radionuklide, die bei der Kernspaltung von Atomen mit sehr hoher Ordnungszahl (z. B. $^{235}_{92}U$) entstehen. Es handelt sich dabei um eine Fülle verschiedener radioaktiver Elemente und Isotope mit sehr unterschiedlichen Halbwertszeiten*.
Spaltung *f*: Abspaltung nebeneinanderstehender und die Einheit der Persönlichkeit bedrohender gegensätzlicher Inhalte, Bedürfnisse und Erlebnisse, im Alltag oft als „Privatlogik" oder „verminderter Realitätsbezug" erlebt. Spaltung ist einer der Abwehrmechanismen zur Bewältigung unerträglicher Vorstellungen. Sie kommt außerhalb der Kindheit besonders bei Borderline*-Persönlichkeitsstörungen und bei Schizophrenie* vor.
Psychologie: Bei der Spaltung werden die eigene oder andere Personen oder Objekte einseitig als gut oder böse wahrgenommen. Diese Zuordnung von Gut und Böse kann von Person zu Person oder auch bei der gleichen Person zeitlich rasch wechseln, entsprechend werden auch die damit verknüpften Ich-Zustände mit entgegengesetzter Gefühlsqualität streng voneinander getrennt gehalten. Bei desintegriertem Ich-Strukturniveau* kommt es in Form der psychotischen Spaltung infolge des ausgeprägten Realitätsverlusts zur Abspaltung ganzer Lebensbereiche, denen jegliche affektive Besetzung entzogen wird oder bei welcher Wahninhalte scheinbar beziehungslos neben realistischen Ich-Anteilen stehen.
Spaltzunge *f*: engl. *bifid tongue*; syn. Glossoschisis. Angeborene Längsspaltung der Zunge als Hemmungsfehlbildung infolge fehlender Vereinigung der beiden seitlichen Zungenwülste.
Spanischer Kragen → Paraphimose
Spannungskopfschmerz *m*: engl. *tension headache*; syn. Kopfschmerz vom Spannungstyp. Häufigster primärer Kopfschmerz*, der episodisch oder chronisch auftritt und sich mit meist beidseitigen, dumpf drückenden Schmerzen äußert. Therapiert wird multimodal mit Analgetika*, Entspannungsmethoden und Verhaltenstherapie* sowie ggf. prophylaktisch mit Antidepressiva*. Die episodische Verlaufsform geht häufig innerhalb von 10 Jahren in die chronische Form über.
Klinik:
- meist beidseitiger, leichter bis mäßig intensiver, vom Hinterkopf zur Stirn oder in die Schultern ausstrahlender, dumpf drückender, beengender, nicht pulsierender Schmerz („wie in einem Schraubstock") von 30 Minuten bis 7 Tage Dauer
- zusätzlich Photo- oder Phonophobie (aber nicht beides gleichzeitig)
- ggf. Appetitlosigkeit, aber keine Übelkeit oder Erbrechen
- körperliche Aktivität wirkt eher lindernd als verstärkend

ggf. vermehrte Anspannung der Kopf- und Nackenmuskulatur.
Therapie:
- Kopfschmerztagebuch führen (Erkennen auslösender Faktoren)
- pharmakologische Akuttherapie: **1.** z. B. mit Acetylsalicylsäure, Paracetamol, Ibuprofen, Naproxen, Metamizol oder einer Kombination aus Acetylsalicylsäure, Paracetamol und Koffein **2.** maximal 3 Tage in Folge und maximal 10 Tage pro Monat **3.** topische Behandlung mit Pfefferminzöl
- multimodal mit Entspannungsmethoden, Verhaltenstherapie, Stressbewältigungstraining* und regelmäßigem Ausdauersport.
- ggf. Physiotherapie (kraniozervikales Training)
- ggf. Psychotherapie
- pharmakologische Prophylaxe bei chronischer Form: **1.** tricyclische Antidepressiva (Amitriptylin, evtl. zusätzlich Tizanidin) **2.** duale Antidepressiva (Venlafaxin* oder Mirtazapin*).

Prognose:
- Übergang von episodischer in chronische Verlaufsform innerhalb von 10 Jahren
- Rückkehr in episodische Verlaufsform spontan möglich.

Spannungspneumothorax → Pneumothorax
Sparganose *f*: engl. *sparganosis*. Infektion mit Larven (Plerozerkoid) einiger, dem Fischbandwurm (Diphyllobothrium* latum) ähnlicher Bandwürmer der Gattung Spirometra (beispielsweise Sparganum proliferum). Die Erreger parasitieren im Menschen als Fehlwirt an verschiedenen Orten (Niere, Pleurahöhle, Subkutis, Auge) in Form von 1–30 cm langen Spargana. Behandelt wird durch chirurgische Exzision.
Übertragung: Trinken von verseuchtem Wasser und Verzehr roher Fische, Frösche und Schlangen.
Klinik:
- Schwellung von Haut und Bindehaut
- Bildung von Granulomen
- evtl. Elephantiasis und Befall innerer Organe.

Sparganum proliferum *n*: Plerozerkoid einer Spirometra-Art (Cestodes) in Südostasien, die die Sparganose* des Menschen verursacht.
Spas-: Wortteil mit der Bedeutung Krampf oder Zuckung.
Spasmodische Dysphonie *f*: engl. *spasmodic dysphonia*; syn. laryngeale Dystonie. Neurologisch bedingte Stimmstörung, die zu den fokalen Muskeldystonien zählt. Früher wurde sie oft nicht korrekt als psychogene Dysphonie eingestuft. Bei der spasmodischen Dysphonie kann es bei der Stimmgebung zu Verkrampfungen der stimmgebenden Muskulatur mit sehr auffälligem Stimmklang kommen.
Formen:
- **Adduktorentyp** mit zeitweiser oder andauernder starker Muskelanspannung oder -verkrampfung (häufigere Form)
- **Abduktorentyp** mit extremer Unterspannung der Muskulatur (seltenere Form).

Klinik:
- Sehr starke Stimmbeeinträchtigung
- Stimme wird wechselnd laut und leise
- knarrend, skandierend und extrem stark gepresst bis zum Verstummen (voice break).

Therapie:
- Ärztlich meist z. B. durch Injektion von Botulinumtoxin
- ggf. logopädische Therapie.

spasmogen: engl. *spasmogenic*. Krampferzeugend.
Spasmolytika *n pl*: engl. *spasmolytics*. Arzneimittel, die den Tonus der glatten Muskulatur in Magen-Darm-Trakt, Gefäßen und Bronchien herabsetzen. Spasmolytika werden eingesetzt bei Krämpfen des Magen-Darm-Kanals, der Gallen- und Harnwege und der weiblichen Genitalorgane.

Spasmus

Einteilung:
- **neurotrope** Spasmolytika: wirken durch Rezeptorblockade des Parasympathikus (Parasympatholytikum) oder durch Rezeptoraktivierung des Sympathikus (Sympathomimetikum, Betasympathomimetika*): 1. Parasympatholytika: blockieren als kompetitive Antagonisten von Acetylcholin die muscarinischen Rezeptoren (N-Butylscopolaminiumbromid, Trospiumchlorid) 2. Sympathomimetika: aktivieren Adrenorezeptoren (Salbutamol, Fenoterol, Terbutalin, Vilanterol)
- **muskulotrope** Spasmolytika: bewirken eine Erschlaffung der Muskulatur durch direkte Einwirkung auf die glatte Muskelzelle (Papaverin*, Moxaverin, Nitroglycerol*)
- **neurotrop-muskulotrope** Spasmolytika: besitzen sowohl neurotrope als auch muskulotrope spasmolytische Eigenschaften (z.B. Camylofin).

Spasmus → Muskelkrampf

Spasmus, epileptischer *m*: engl. *epileptic spasm*; syn. infantiler Spasmus. In Serien auftretender epileptischer Anfall mit nickender Kopfbeugung, blitzartiger Flexion und Extension der Rumpf- oder proximalen Extremitätenmuskulatur. Der Einzelanfall dauert ca. 1 s. Er tritt bei verschiedenen epileptischen Syndromen im Säuglings- und Kleinkindalter, insbesondere beim West-Syndrom auf und entspricht dem sog. Blitz-Nick-Salaam-Anfall.

Spasmus facialis *m*: engl. *facial spasm*; syn. Fazialisspasmus. Einschießende tonische* synchrone Verkrampfung der vom Nervus* facialis versorgten Muskeln (meist) einer Gesichtshälfte. Nach Diagnosestellung mit ENG, EMG und MRT wird mit Botulinumtoxin*, Carbamazepin* oder vaskulärer Fazialisdekompression* therapiert.
Ursachen:
- Häufig Kompression des Nerven in unmittelbarer Nähe des Hirnstamms durch eine Arterie, Vene, Gefäßfehlbildung oder einen Tumor
- selten bei Multipler Sklerose.

Spasmus glottidis → Laryngospasmus
Spasmus nutans → Nystagmus
Spastik *f*: engl. *spasticity*; syn. Spastizität. Krampfartig erhöhter Muskeltonus*, der sich bei passiver Muskeldehnung durch einen geschwindigkeitsabhängigen, federnden Widerstand äußert (im Gegensatz zum Rigor*), aber bei fortgesetzter Dehnung plötzlich nachlassen kann. Abzugrenzen ist der Spasmus (Muskelkrampf*). Therapiert wird v. a. mit Muskelrelaxanzien* und Physiotherapie*. Meist wird nur Symptomlinderung erreicht.
Hintergrund: Ätiologie: Schädigung des 1. motorischen Neurons, z.B. durch
- frühkindlichen Hirnschaden
- Trauma* (Schädelhirntrauma* oder Querschnittläsion*)
- Entzündung (z.B. Meningitis*)
- Schlaganfall*
- intrazerebrale Blutung*
- Degeneration* (z.B. Multisystematrophie* und Leukodystrophie*).

Therapie:
- pharmakologisch: 1. z.B. Baclofen*, Tetrazepam, Diazepam*, Tizanidin, Dantrolen oder Memantin* 2. in schweren Fällen Injektion von Botulinumtoxin in die betroffene Muskulatur 3. bei schwerster Spastik Baclofen als intrathekale* Dauerapplikation 4. Cannabinoide* in Sprayform als Zusatzbehandlung
- invasive neurochirurgische Verfahren (Hirnwurzeldurchtrennung oder chemische Rhizotomie) nur in Ausnahmefällen
- evtl. Phenolinjektion in Nervus* tibialis posterior (bei Spitzfuß) bzw. Nervus* obturatorius (bei Adduktorenspastik*)
- Physiotherapie, Ergotherapie* und apparative Hilfsmittel.

Prognose:
- abhängig von Art der zugrundeliegenden Ursache und Grad der Schädigung
- in der Regel keine Heilung, nur Minderung der Symptome zu erreichen.

spastischer Schiefhals → Torticollis spasmodicus
spastisches Kolon → Reizdarmsyndrom
spastische Tonusvermehrung → Spastik
Spateisenstein → Eisen
Spatium *n*: engl. *space*; syn. Spatia. Abgegrenzter anatomischer Raum, z.B. der Raum zwischen Ulna und Radius (Spatium interosseum antebrachii). Verwandte anatomische Raumbezeichnungen sind Loge (ein von Faszien begrenzter Raum) und Kompartiment, deren begriffliche Abgrenzung zum „Spatium" nicht eindeutig ist.
Spatium epidurale → Epiduralraum
Spatium intercostale → Interkostalraum
Spatium lateropharyngeum → Spatium peripharyngeum
Spatium peripharyngeum *n*: engl. *peripharyngeal space*. Bindegewebsraum, der sich zwischen der Schädelbasis* und dem Mediastinum* befindet. Er dehnt sich dorsal und lateral des Rachens aus bis hin zur prävertebralen Muskulatur und wird entsprechend unterteilt in ein Spatium retropharyngeum und ein Spatium lateropharyngeum. Durch beide ziehen Blutgefäße und Nerven.
Spatium retroperitoneale → Retroperitonealraum
Spatium retropubicum *n*: engl. *retropubic space*; syn. Cavum Retzii. Mit lockerem Bindegewebe* angefüllter extraperitonealer Verschiebespalt zwischen Harnblase* und vorderer Bauchwand*. Das Spatium retropubicum wird durch das Lig. puboprostaticum (Mann) bzw. das Lig. pubovesicale (Frau) in 2 Etagen unterteilt. Bei der klassischen Sectio* alta wird im Spatium retropubicum die Harnblase extraperitoneal eröffnet.

Spatium subarachnoideum → Subarachnoidalraum
SPCA: Abk. für engl. serum prothrombin conversion accelerator → Prokonvertin
Speckhautgerinnsel → Blutgerinnsel
Speckleber *f*: engl. *amyloid liver*. Aus der Pathologie stammende Bezeichnung für eine von Amyloidose* betroffene Leber*, deren anämische Querschnittsfläche an Speck erinnert. Siehe auch Speckmilz*.
Speckmilz *f*: engl. *bacon spleen*. Aus der Pathologie stammende Bezeichnung für das homogen glasige, speckähnliche Aussehen der Milzschnittfläche bei Ablagerung von Amyloid* in der roten Milzpulpa bei generalisierter Amyloidose* und gleichzeitig bestehender Anämie. Bei zusätzlich bestehendem Blutreichtum wird die Milz auch als Schinkenmilz bezeichnet.
Speckniere *f*: engl. *amyloid kidney*. Speckähnliches Aussehen der Nierenquerschnittsflächen bei einer Nierenamyloidose, die sich in der Niere als grauweiße, leicht glänzende Masse manifestiert.
Spectinomycin *n*: Schwaches Breitband-Aminoglykosid*-Antibiotikum, das die Proteinbiosynthese der Bakterien hemmt, Reserveantibiotikum zur parenteralen Einmalbehandlung der Gonorrhö in Kombination mit Azithromycin. Spectinomycin wird nur bei Patienten mit Penicillin- oder Cephalosporin-Überempfindlichkeit sowie bei Betalaktamase-bildenden oder Chinolon-resistenten Stämmen empfohlen. Seit 2006 ist in Deutschland kein zugelassenes Präparat mehr erhältlich.
Speculum → Spekulum
Spee-Kurve *f*: engl. *Spee's curve*. Bogenförmige gedachte Linie im eugnathen Gebiss, welche die Schneidekanten und bukkalen Höckerspitzen der Oberkieferzähne verbindet und in ihrer Verlängerung das Caput mandibulae des Kiefergelenks* anterior tangiert. Sie bietet ein Maß für die Zahnstellung bei einer Totalprothese* und für die Herstellung einer harmonischen Okklusion (Neutralbiss*).
Speiche → Radius
Speichel *m*: engl. *saliva*. Exokrines alkalisches Sekret, das von den Speicheldrüsen* gebildet wird. Es werden täglich 0,6–1,5 Liter Speichel sezerniert. Speichel unterstützt die Immunabwehr*, befeuchtet und reinigt die Mundhöhle*, trägt zur Vorverdauung der Kohlenhydrate* bei, ermöglicht das Schmecken* und macht die Nahrung schluckfähig.
Zusammensetzung: Die Zusammensetzung des Speichels wird durch das vegetative Nervensys-

tem variiert. Er besteht zu 99 % aus Wasser, außerdem enthält er:
- Elektrolyte: K⁺, Na⁺, Cl⁻, HCO₃⁻
- Enzyme: Lysozym*, α-Amylase (Amylasen*), Aprotinin, Lactoferrin
- Glykoproteine*, Muzine*
- Haptocorrine
- Immunglobuline* (v. a. IgA)
- Blutgruppen-Antigene.

Regulation: Die Speichelsekretion erfolgt reflektorisch durch aufgenommene Speisen, Geschmacksempfindungen, Anblick und Geruch der Speisen. Auch ohne Nahrungsaufnahme findet eine geringe Basalsekretion von Speichel statt.

Störung der Speichelsekretion:
- verminderte Sekretion: Oligosialie oder Asialie*
- gesteigerte Sekretion: Hypersalivation*.

Speicheldrüsen f pl: engl. *salivary glands*; syn. Glandulae salivariae. Speichel* produzierende, exokrine Drüsen* des Kopfes. Die Speicheldrüsen sezernieren den Speichel in die Mundhöhle*, um den Verdauungsprozess einzuleiten und die Gleitfähigkeit der Nahrung beim Schlucken zu ermöglichen. Man unterscheidet zwischen großen und kleinen Speicheldrüsen.

Einteilung: Große Speicheldrüsen (Glandulae salivariae majores):
- Glandula* parotidea, Parotis (Ohrspeicheldrüse)
- Glandula* submandibularis, Submandibularis (Unterkieferspeicheldrüse)
- Glandula* sublingualis, Sublingualis (Unterzungenspeicheldrüse).

Kleine Speicheldrüsen (Glandulae salivariae minores) in Lippen-, Wangen-, Zungen- und Gaumenschleimhaut .

Speicheldrüsentumoren m pl: engl. *salivary gland tumors*. Tumoren* der Speicheldrüsen* mit häufigster Lokalisation in der Glandula* parotis. Benigne* Speicheldrüsentumoren zeigen langsames, schmerzloses Wachstum, Induration* und meist keine Funktionseinschränkung des Nervus* facialis. Maligne* Formen gehen mit schnellem, infiltrativem Wachstum, Schmerzen und Fazialisparese* einher. Therapiert wird chirurgisch und evtl. mit Strahlentherapie*.

Speichelersatzlösungen f pl: Lösung zur Behandlung von Mundtrockenheit infolge einer verminderten Speichelproduktion, beispielsweise bei Einnahme von Anticholinergika*. Speichelersatzlösungen sind als Sprays oder Spüllösung erhältlich.

Speichelfistel f: engl. *salivary fistula*. Äußere (Haut-) oder innere (intraoral mündende) Fistel, die von einer Speicheldrüse oder deren Ausführungsgängen ausgehen kann. Sie kann angeboren, traumatisch oder entzündlich entstanden sein. Speicheldrüsenfisteln verschließen sich häufig von selbst. Bei Speichelgangfisteln ist evtl. eine operative Exstirpation erforderlich.

Speichelfluss → Salivation

Speichel-Reflex f: syn. Speichelsekretionsreflex. Reflektorische Speichelsekretion durch den Kontakt von aufgenommenen Speisen mit der Mundschleimhaut sowie Geschmacksempfindungen. Auch der Anblick oder die Vorstellung von Speisen können zu einer gesteigerten Speichelsekretion führen (bedingter Reflex).

Pawlowscher Reflex: Über die Beobachtung, dass bei Zwinghunden schon die Schritte des Besitzers reflektorisch Speichelfluss auslösten, entwickelte der russische Forscher Iwan Pawlow sein erstes empirisches Experiment zum Nachweis der klassischen Konditionierung.

Speichelstein → Sialolithiasis
Speichenbruch → Galeazzi-Luxationsfraktur
Speichenbruch → Radiusfraktur, distale
Speicherkrankheiten f pl: engl. *storage diseases*; syn. Thesaurismosen. Durch Stoffwechselanomalien und Anhäufung von Stoffwechselprodukten bedingte angeborene oder hereditäre lysosomale Erkrankungen, die zu Veränderungen von Haut, Skelettsystem, ZNS, viszeralen Organen und/oder Endokard führen, z. B. Hämosiderose*, Amyloidose*, Mukopolysaccharid*-Speicherkrankheiten, Lipidosen*, Glykogenosen, Leukodystrophie*, Wilson*-Krankheit und Cystinose.

Speicherung von Gedächtnisinhalten → Encodierung
Speiseröhre → Ösophagus
Speiseröhrenentzündung → Ösophagitis
Speiseröhrenerweiterung → Megaösophagus
Speiseröhrenkrampf → Ösophagospasmus, diffuser

Speisesalz: engl. *salt*; syn. Kochsalz. Geläufige Bezeichnung für Natriumchlorid* (NaCl). Speisesalz in Deutschland ist erhältlich mit Jodidzusatz zum Ausgleich eines Jodmangels in der Nahrung. Ziel ist die Prävention einer Struma. Fluoridzusatz dient der Kariesprophylaxe.

Klinische Bedeutung: Ein erhöhter Speisesalzkonsum spielt eine Rolle bei der Entstehung von Hypertonie und eventuell weiterer Herz-Kreislauf-Erkrankungen. Der Erfolg nationaler Kampagnen gegen zu hohen Salzkonsum ist uneinheitlich.

Spektralanalyse f: Verfahren zur quantitativen EEG-Analyse. Zunächst wird eine EEG-Sequenz mithilfe der sog. Fast-Fourier-Transformation in ihre Frequenzkomponenten zerlegt (sog. Leistungs- oder Powerspektrum). Anschließend wird der Anteil der einzelnen Frequenzkomponenten am Gesamtspektrum berechnet und dargestellt.

Spektralfilter n: engl. *spectrum filter*. Filter, der durch Absorption best. Wellenlängen (z. B. mithilfe farbiger Gläser oder Folien) oder Interferenz (siehe Interferenzfilter) annähernd monochromat. Licht erzeugt.

Spektroskopie f: Verschiedene Methoden zur Untersuchung von Wechselwirkungen zwischen elektromagnetischer Strahlung und Materie. Dabei wird die Energieaufnahme oder -abgabe der Materiebausteine (Atome*, Moleküle*, Ionen*) in Abhängigkeit von der Wellenlänge der Strahlung beobachtet und in Form von Spektren dokumentiert.

Spektrum n: Erregerspektrum als Gesamtheit der Mikroorganismen, die als Erreger einer Infektion infrage kommen.

Spektrum [Physik] n: engl. *spectrum*. Intensitätsverteilung von Wellen- und Korpuskularstrahlung (z. B. elektromagnetischen Wellen*) in Abhängigkeit von ihrer Frequenz, Wellenlänge, Masse und Energie.

spekulativ: engl. *speculative*. Auf Vermutungen beruhend.

Spekulum n: engl. *speculum*. Medizinisches Untersuchungsinstrument zur Einführung in natürliche Körperöffnungen und deren Entfaltung. Es gibt Spekula für Scheide, Rektum, Ohr, Mund und Nase. Sie ermöglichen die Inspektion des Körperinneren nach Spreizung des Eingangs und die Entnahme von Abstrichen zur zytologischen oder mikrobiologischen Untersuchung.

Ausführungen: Spekula sind unterschiedlich geformt. Es gibt trichter-, rinnen-, spatel- oder röhrenförmige sowie getrennte Spekula. Des Weiteren werden solche mit hinterem rinnenförmigem und vorderem flachen Blatt sowie selbsthaltende Entenschnabelspekula verwendet. Spekula stehen für die verschiedenen Anwendungen in unterschiedlichen Größen zur Verfügung. Im Normalfall bestehen sie aus Edelstahl. Glasspekula und Einweginstrumente aus transparentem Kunststoff sind ebenso verfügbar.

Sperma n: engl. *sperm*. Ejakulat des Mannes. Ejakulat des Mannes, bestehend aus 20–150 Mio. Spermien* und Sekreten der Bläschendrüse, Prostata und Nebenhoden. Die weißlich opaleszierende Flüssigkeit (2–6 ml) besitzt eine klebrige Konsistenz und einen charakteristischen Geruch.

Physikochemische Eigenschaften: Dichte: 1.027–1.045 g/cm³; pH-Wert: 7–7.8.
Zusammensetzung: Siehe Tab.

spermaticus: engl. *spermatic*. Zum Sperma oder Funiculus* spermaticus gehörig.

Spermatiden f pl: engl. *spermatids*; syn. Spermiden. Stufe in der Entwicklung der Spermatogenese*. Diese verläuft vom Spermatozyten 2. Ordnung (diploider Chromosomensatz) zum Präspermatiden zum Spermatiden (haploider Chromosomensatz) zum Spermatozoon.

Spermatogenese

Sperma: Zusammensetzung.

Bestandteil	Charakteristika
Spermien	etwa 3–5 % des Gesamtvolumens; durchschnittlich 40 Mio. pro Ejakulat oder 20 Mio./ml Ejakulat mit über 50 % Beweglichkeit, im Akrosom Hyaluronidase und Akrosin; einzelne Spermatogonien, Spermatozyten
Sekret von	
Bläschendrüse	60–70 % des Gesamtvolumens; enthält Fruktose (1,2–6,5 mg/ml), Phosphorylcholin, Ergothionin, Ascorbinsäure, Prostaglandine, Proteine (z. B. Semenogelin I)
Prostata	15–30 % des Gesamtvolumens; enthält Spermin, saure Phosphatase, Zitronensäure, Cholesterol, Phospholipide, Fibrinolysin, Glutaminsäure, Zink, PSA
Nebenhoden	Carnitin, Lecithin

Spermatogenese *f*: engl. *spermatogenesis*. Entwicklung der männlichen Keimzellen von der Urkeimzelle über Spermatogonien, Spermatozyten, Spermatiden zu reifen Spermien*. Folge einer gestörten Spermatogenese ist Sterilität*. Die Spermienentwicklung wird unterdrückt durch Zytostatika*, Nitrofurane, Schwermetalle, Hitze sowie ionisierende Strahlung.

Spermatogenesehemmung *f*: engl. *spermatogenesis inhibition*. Unterbrechung der Spermatogenese* mit Auftreten von Sperma-Rundzellen. Die Spermatogenese wird mit Hormonen unterdrückt (sog. Pille für den Mann), z. B. durch Langzeitanwendung von Östrogenen* und Gestagenen*. Eine mögliche UAW ist die Beeinträchtigung von Potenz und Libido durch Steroidhormone.

Spermatogonien *f pl*: engl. *spermatogonia*. Ausgangsstufe in der Entwicklung von der Spermatogonie (Keim-Stammzelle) zum Spermatozyten 1. Ordnung (diploider Chromosomensatz) zum Spermatozyten 2. Ordnung (diploider Chromosomensatz) zum Spermatiden (haploider Chromosomensatz) zum Spermatozoon.

Spermatorrhö *f*: engl. *spermatorrhea*. Samenausfluss aus der Harnröhre ohne sexuelle Erregung, kann während Miktion* oder Defäkation* auftreten. Therapeutisch steht die Behandlung der Ursachen im Vordergrund. Ursachen sind Insuffizienz des Ductus* ejaculatorius bei chronischen Genitalentzündungen (insbesondere Gonorrhö*), psychosomatische Faktoren sowie neurogene Veränderungen bei Erkrankungen des Rückenmarks*.

Spermatozele *f*: engl. *spermatocele*. Gutartige, glatt begrenzte Zyste des Nebenhodens. Die Spermatozele ist in der Regel mit Spermien* gefüllt und häufig asymptomatisch. Ursächlich kommen Traumata oder Entzündungen* in Frage. Diagnostiziert wird sonografisch. Differenzialdiagnostisch abzugrenzen sind Neben-

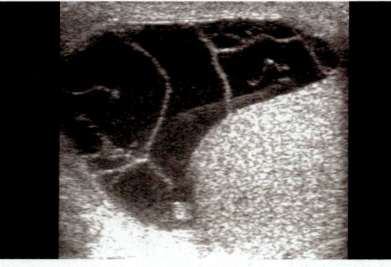

Spermatozele: Mehrfach gekammerte Zyste (Hodensonografie). [103]

hodentumoren. Therapiert wird bei Symptomen operativ. Siehe Abb.
Hintergrund: Epidemiologie: Prävalenz bis zu 10 %, im Alter zunehmend (bis zu 30 %). **Ätiologie:**
– idiopathisch
– postentzündlich, z. B. nach Epididymitis*
– posttraumatisch.
Klinik:
– häufig asymptomatisch und klinisch inapparent*
– schmerzlose Skrotalschwellung, nur selten schmerzhaft
– tastbare knotige Struktur im Bereich des Nebenhodens.
Therapie:
– asymptomatische Spermatozelen: keine Behandlung notwendig
– operative Resektion* der Spermatozele bei Schmerzen oder großer Zyste*.

Spermatozoon → Spermien
Spermatozoon-Vitalitätstest *m*: Bestimmung der Lebensfähigkeit von Spermien durch Beurteilung der Unversehrtheit der Zellmembran. Die Spermien werden hierzu mit Eosin bzw. Eosin-Nigrosin eingefärbt. 58 % vitale Spermien gelten als unterer Referenzwert.

Spermatozystitis → Vesikulitis
Spermatozyten *m pl*: engl. *spermatocytes*; syn. Spermiozyten. Entwicklungsstufe in der Spermatogenese* von der Spermatogonie (Keim-Stammzelle) zum Spermatozyten 1. Ordnung (diploider Chromosomensatz) zum Spermatozyten 2. Ordnung (diploider Chromosomensatz) zum Spermatiden (haploider Chromosomensatz) zum Spermatozoon.

Spermaturie *f*: engl. *spermaturia*. Vorhandensein von Spermien im Harn infolge retrograder Ejakulation* („trockener Erguss").

Spermauntersuchung *f*: engl. *sperm analysis*. Untersuchung des nach 3- bis 5-tägiger sexueller Karenz durch Masturbation gewonnenen Ejakulats. Die Spermauntersuchung ist wesentlicher Teil der andrologischen Diagnostik.
Vorgehen: Bestimmung von:
– Farbe (gelblich-grau)
– Transparenz (gräulich-weißlich)
– Geruch (kastanienblütenartig)
– pH-Wert (7,2–7,8)
– Spermaverflüssigungszeit (15–30 min)
– Ejakulatvolumen
– Spermiendichte (Anzahl Spermatozoen/ml)
– Spermienbeweglichkeit (Spermienmotilität*)
– Fehlformenrate der Spermien.

Spermien *n pl*: engl. *spermia*; syn. Spermatozoen. Im keimbildenden Epithel der Hodenkanälchen entstehende männliche Samenzellen, die sich aus Vorstufen entwickeln (Spermatogonie*, Spermatozyt*) und die ausgereiften und befruchtungsfähigen Endstufen dieser Entwicklung darstellen (Spermatogenese*).
Histologie: Schematischer Aufbau eines Spermatozoons (siehe Abb. 1 und Abb. 2):
– Länge ca. 60 μm
– Kopf des Spermatozoons mit Akrosom
– Hals- und Mittelstück
– Schwanz (Geißel).

Spermienaspiration, mikrochirurgische epididymale *f*: engl. *microsurgical epididymal sperm aspiration*. Spermiengewinnung durch Nebenhodenbiopsie im Rahmen der assistierten Reproduktion*, z. B. bei Intracytoplasmic Sperm Injection (ICSI).

Spermienextraktion, testikuläre *f*: Spermiengewinnung durch Hodenbiopsie* im Rahmen eines Verfahrens der assistierten Reproduktion*, z. B. bei Intracytoplasmatic Sperm Injection (ICSI).

Spermienfärbung *f*: engl. *sperm stain*; syn. Eosin-Nigrosin-Färbung. Färbetechniken zur Darstellung von Spermienstrukturen zur Prüfung von Vitalität oder Fehlbildungen von Spermien.
Anwendung: Gebräuchlich sind Färbungen nach:
– May-Grünwald-Giemsa
– Papanicolaou

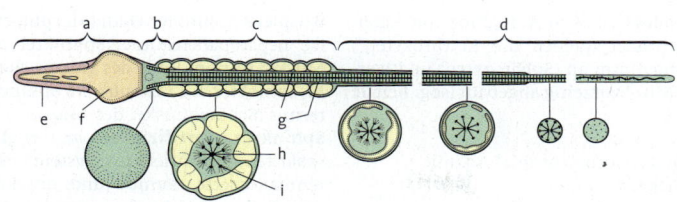

Spermien Abb. 1: Morphologie des menschlichen Samenfadens: a: Kopf; b: Hals; c: Mittelstück mit Mitochondrien; d: Schwanz; e: Akrosom; f: Zellkern; g: Achsenfaden: vom Hals bis zum Schwanzende längs verlaufendes Fibrillensystem, das aus 2 Zentralfibrillen (h) besteht, die von einem Mantel aus 9 Doppelfibrillen (i) umgeben sind. [4]

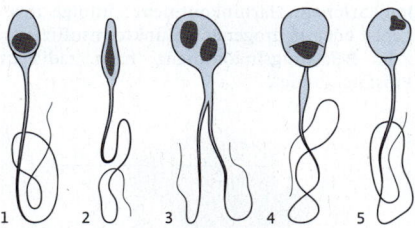

Spermien Abb. 2: 1: Normales ovales Spermatozoon; 2–5: abnorme Spermatozoen; 2: spitz zulaufende Form; 3: Doppelform; 4: Riesenform; 5: amorphe Form.

- Shorr
- Eosin zur Differenzierung toter Spermatozoen (Spermatozoon*-Vitalitätstest)
- Benzidin zur Differenzierung leukozytärer Elemente
- Triple-Stain-Färbung (Trypan-Blau, Bismarck-Braun, Bengalrosa) zur Darstellung des Akrosoms
- vorgefertigte Schnellfärbungen, z. B. Diff-Quick®-Färbung.

Spermieninvasionstest → Penetrationstest
Spermienmotilität *f*: engl. *sperm motility*. Bewegungsfähigkeit der Spermien*, die sich einteilen lässt in progressive Motilität (PR) und nicht progressive Motilität (NP).
Einteilung:
- Progressive Motilität (PR) mit einer aktiven, meist linearen, vorwärts-gerichteten Beweglichkeit
- nichtprogressive Motilität (NP): 1. keine Progression (Vorwärts-Beweglichkeit) des Spermiums 2. Schwimmen in kleinen Kreisen 3. Schwanzbewegungen ohne Vorwärts-Beweglichkeit des Kopfes 4. alleinige Beweglichkeit des Spermienschwanzes 5. Immotilität (keine Beweglichkeit).

Auswertung:
- Gesamtmotilität PR + NP > 40 %
- Progressivmotilität PR > 32 %
- nichtprogressive Motilität (%).

Spermiogenese → Spermatogenese
Spermiogramm *n*: engl. *spermiogram*. Auflistung der Befunde bei der Spermauntersuchung*. Hauptsächlich enthalten sind Befunde wie Volumen, Farbe und Geruch des Spermas, weiterhin Anzahl, Beweglichkeit (Spermienmotilität*) und Morphologie der Spermien (ggf. Spermienfärbung*). Fakultativ sind biochemische Untersuchung des Seminalplasmas, immunologische Untersuchungen (SCMC-Test) sowie Differenzierung von Rundzellen (wie Leukozyten, Spermatogenese*-Vorstufen). Siehe Tab.
Spermiozyten → Spermatozyten
Spermium → Spermien
Spermizide *n pl*: engl. *spermicides*. Spermien* abtötende oder deren Beweglichkeit einschränkende Substanzen zur Kontrazeption*. Ein häufig eingesetzter Wirkstoff ist Nonoxinol 9. Spermizide sind allein als Schaumovulum* oder in Kombination mit mechanischen Mitteln (Scheidendiaphragma*) anwendbar.
Zuverlässigkeit: Siehe Pearl*-Index (Tab. dort).
Sperrarterien *f pl*: engl. *contractile arteries*. Arterien* mit unregelmäßig angeordneten subendothelialen und die Intima nach innen vorwölbenden Längsmuskelzügen, bei deren Kontraktion das Gefäßlumen verengt wird. Sperrarterien regulieren die Organdurchblutung bei wechselndem Blutbedarf, z. B. in Schilddrüse, Lunge, Uterus, Nabelstrang oder Schwellkörpern.
Sperrbereich → Strahlenschutzbereich
Sperrliquor *m*: engl. *below-block cerebrospinal fluid*. Liquor* cerebrospinalis mit deutlich erhöhtem Gesamtproteingehalt bei Liquorstopp.
Sperrung [Denkstörung] *f*: engl. *blocking*. Formale Denkstörung mit Abreißen eines Gedankens und Entstehung von Denkpausen ohne äußeren Anlass mitten im Satz oder Wort. Die Sperrung kommt v. a. bei Schizophrenie* vor und wird hier als „von außen gemacht" erlebt (Gedankenentzug).
Sperrung [Psychomotorik] *f*: Form der Katatonie* (im Gegensatz zur katatonen Erregung) mit Störung der Psychomotorik und Erstarren von Bewegungsabläufen im Sinne von Stupor*, Negativismus*, Katalepsie*, Flexibiltas cerea und Mutismus*.
Sperrvenen *f pl*: engl. *contractile veins*. Venen, in deren Wand zusätzliche Muskelzellen eingebaut sind. Durch Kontraktion dieser Längsmuskelbündel verengt sich die Vene und der Blutfluss wird ventilartig gedrosselt. Im Penis

Spermiogramm:	
Einige typische Befunde aus einem Spermiogramm (mehr Befunde unter Spermauntersuchung*).	
Terminologie	Befund
Normozoospermie	– ≥ 15 Mio. Spermatozoen/ml – > 39 Mio. Spermatozoen gesamt – > 32 % progressiv bewegliche Spermien – > 50 % lebende Spermien – 4 % morphologisch normale Spermien
Oligozoospermie	< 15 Mio. Spermatozoen/ml
Asthenozoospermie	< 32 % progressiv bewegliche Spermatozoen
Teratozoospermie	verminderter Anteil morphologisch normaler Spermatozoen
Azoospermie	keine Spermatozoen im Ejakulat
Polyzoospermie	> 200 Mio. Spermatozoen/ml
Oligoasthenoteratozoospermie-Syndrom, OAT-Syndrom	zu wenige, zu gering bewegliche und zu viele fehlgeformte Spermatozoen im Ejakulat
Nekrozoospermie	keine beweglichen Spermien
Aspermie	kein Ejakulat
Polysemie	> 6 ml Ejakulatvolumen
Hypospermie	< 2 ml Ejakulatvolumen

kommt es so zur Erektion und im Darm verlängert sich so die Resorptionszeit für Nährstoffe.
Beispiele: Sperrvenen finden sich in Darmschleimhaut, Penisschwellkörper, Uterus, Samenstrang, Nebennierenmark und Schilddrüse.
Begriffsabgrenzung: „Drosselvene" wird häufig synonym verwendet, der Begriff ist aber nicht eindeutig, da umgangssprachlich auch die 3 Halsvenen Vena jugularis anterior, Vena jugularis externa und Vena* jugularis interna so bezeichnet werden.

S-Persistenz → QRS-Komplex

Spezies f: engl. *species*; syn. Art. Art, taxonomische Grundeinheit, die in der biologischen Systematik unter der Gattung (Genus*) steht. Der wissenschaftliche Name einer Spezies setzt sich aus dem allgemeineren Gattungsnamen (Genus*) als Substantivum und dem Speziesnamen als Attribut zusammen (binäre Nomenklatur).
Grundlagen: In der Biologie existieren verschiedene Artkonzepte, wobei 2 Ansätze eine wichtige Rolle spielen:
- bisexuelle Fortpflanzung: Art als Gruppe von Individuen, die sich untereinander fortpflanzen (biologischer Artbegriff)
- unisexuelle Fortpflanzung: Art als Gesamtheit der Individuen, die in ihren wesentlichen Merkmalen übereinstimmen (Bakterienklassifikation*).

spezifisch: engl. *specific*. Artgemäß.

Spezifität f: engl. *specificity*. Fähigkeit eines diagnostischen Tests, ein negatives Ergebnis auch als solches zu identifizieren, also Personen ohne fragliche Erkrankung als Nichtkranke zu erkennen. Die Spezifität lässt sich quantitativ als Qualitätsparameter ausdrücken als Quotient aus der Personenzahl mit negativem Testergebnis unter den Nichtkranken und der Gesamtzahl der Nichtkranken.

sphaericus: (kugel-)rund.

Sphäroidgelenk → Gelenk

Sphärophakie f: engl. *spherophakia*. Angeborene kugelförmige Linsenform, verursacht durch unterentwickelte Zonulafasern (Fibrae zonulares). Sphärophakie kommt vor bei einigen Syndromen, z. B. Marchesani*-Syndrom, Marfan*-Syndrom und Alport-Syndrom. Teilweise ist die Entfernung der Augenlinse erforderlich.

Sphärozyten → Kugelzellen

Sphärozytose, hereditäre f: engl. *hereditary spherocytosis*. Meist autosomal-dominant vererbte hämolytische Anämie* infolge eines Defekts der Erythrozytenmembran. Klinisch zeigen die Patienten eine Anämie* sowie Splenomegalie*, evtl. besteht zusätzlich ein Ikterus*. Bei schwerem Verlauf kann es zur Entwicklung einer akuten aplastischen Krise* kommen. Die Therapie erfolgt symptomatisch, bei schweren Komplikationen durch Splenektomie*.

Pathophysiologie: Durch Aufnahme von Natrium* und Wasser quellen die Erythrozyten*, nehmen Kugelform an (Sphärozyten) und werden in der Milz* vorzeitig abgebaut (sog. lienale Hämolyse*).
Klinik:
- mikrozytäre, normochrome* Anämie
- Splenomegalie
- ggf. Ikterus
- bei schweren Krankheitsverläufen aplastische Krisen*, Gallensteine*, Ulcera cruris
- Skelettveränderungen möglich durch vermehrte Osteoblastenaktivität, z. B. Turmschädel, breite Nasenwurzel oder spitzer Gaumen.

Therapie:
- symptomatisch
- Vermeidung auslösender Faktoren
- Splenektomie* bei Komplikationen, häufigen hämolytischen Schüben und schwerer Anämie (evtl. schon im Kindesalter zwischen 5. und 12. Lj.); dadurch weitgehende klinische Normalisierung; meist kombiniert mit prophylaktischer Cholezystektomie bei Cholelothiasis.

S-Phase f: engl. *S phase*; syn. Synthesephase. Siehe Zellzyklus*.

Sphenopalatinumsyndrom → Sluder-Neuralgie

Sphingolipide n pl: engl. *sphingolipids*. Hydrolysierbare, komplexe Membranlipide, deren Grundkörper Ceramide* (Sphingosin plus langkettige Fettsäure) sind. Sphingolipide sind wichtige Membranbestandteile. Außerdem sind sie als second* messenger an der Signaltransduktion* beteiligt. Sphingolipide werden eingeteilt in Sphingomyelin* und Glykosphingolipide, welche weiter unterschieden werden in Cerebroside* und Ganglioside*.

Sphingomyeline n: engl. *sphingomyelins*. Phospholipide, die sich vom Sphingosin ableiten. Das wichtigste Sphingophospholipid ist an der NH-Gruppe mit einer langkettigen Fettsäure (oft Lignocerin- oder Nervonsäure) und an der OH-Gruppe mit Phosphatidylcholin verestert. Sphingomyeline kommen in großen Mengen im Gehirn und im Nervengewebe vor.

Sphinkter m: engl. *sphincter muscle*. Oberbegriff für alle ringförmigen Muskeln, die einen – meist völligen – Verschluss eines Hohlorgans bewirken. Dadurch wird der Rück- oder Vorwärtsfluss verhindert.
Gliederung:
- Sphinkter aus glatter Muskulatur (Lissosphincter, z. B. Harnblasensphinkter); kann nicht willkürlich gesteuert werden
- Sphinkter aus quergestreifter Muskulatur (Rhabdosphincter, z. B. M. urethrae externus); kann willkürlich gesteuert werden.

Beispiele: Sphinkter Oddi (M. sphincter ampullae hepatopancreaticae, Sphinkter aus glatter Muskulatur am Ende des Ductus choledochus); M. sphincter ani internus, M. sphincter ani externus (Schließmuskel des Anus).

Sphinkter, artifizieller m: engl. *artificial sphincter*. Implantierbares System aus Harnröhrenmanschette, Pumpe und druckregulierendem Ballon. Die Implantation der Manschette erfolgt beim Mann im Bereich der bulbären oder membranösen Urethra oder am Blasenhals (abhängig von der Art der Sphinkterläsion), bei der Frau ausschließlich am Blasenhals. Siehe Abb.
Indikationen: Harninkontinenz* infolge myogener oder neurogener Sphinkterinsuffizienz, z. B. Belastungsinkontinenz nach radikaler Prostatektomie*.

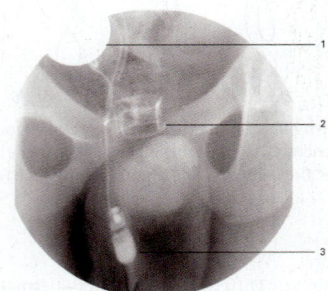

Sphinkter, artifizieller: 1: Druckregulierender Ballon; 2: Manschette; 3: Pumpe. [170]

Sphinkterektomie f: engl. *sphincterectomy*. Durchtrennung des M. sphincter pupillae zur Erweiterung der Pupille. Die Sphinkterektomie wird zur Erleichterung von Kataraktoperationen bei Vorliegen enger Pupillen durchgeführt.

Sphinkterfibrose → Papillenstenose

Sphinkter Oddi → Musculus sphincter ampullae hepatopancreaticae

Sphinkter-Oddi-Dysfunktion f: Papillenstenose und Dyskinesie des Sphinkter Oddi (Musculus* sphincter ampullae hepatopancreaticae) mit krampfartigen Oberbauchschmerzen, evtl. Übelkeit und Erbrechen sowie Pankreatitis. Die Einteilung erfolgt nach der Geenen-Hogan-Klassifikation (Milwaukee-Kriterien) in Typ I–III. Die Therapie erfolgt medikamentös (Anticholinergika, organische Nitrate, Kalziumantagonisten) und/oder ggf. durch endoskopische Sphinkterotomie.

Sphinkterotomie f: engl. *sphincterotomy*. Operative Durchtrennung des Schließmuskels von Anus (M. sphincter ani internus), Harnblase (Sphincter internus oder externus vesicae) oder Gallenblase (Sphincter Oddi).

Indikationen:
- **proktologisch:** bei chronischer Analfissur*: sparsame (meist laterale) Sphinkterotomie des M. sphincter ani internus
- **gastroenterologisch:** bei extrahepatischer Cholestase*: Sphinkterotomie des Sphinkter Oddi im Rahmen der endoskopischen Papillotomie*
- **urologisch:** 1. bei Sphinktersklerose: Sphinkterotomie des Sphincter internus vesicae durch transurethrale Resektion* des Blasenhalses 2. bei Detrusor*-Sphinkter-Dyssynergie mit Restharnbildung: Sphinkterotomie des Sphincter externus vesicae (nur noch selten angewendetes Verfahren zur Ermöglichung der Blasenentleerung bei spastischer Blase mit erhöhtem intravesikalem Druck, hohe Rezidivraten durch Vernarbung im Sphinkterbereich).

Sphinkterplastik, anale *f*: engl. *anal sphincteroplasty*. Unterschiedliche operative Verfahren zur Wiederherstellung der Schließmuskelfunktion bei motorisch bedingter Stuhlinkontinenz*.
Prinzip: Je nach Inkontinenzgrad und Ursache werden verschiedene plastische Rekonstruktionsverfahren durchgeführt, unter anderem:
- Sphinkterrekonstruktion durch direkte Naht bei Verletzung
- anteriore oder posteriore Sphinkterraffung (M. puborectalis, M. sphincter ani externus)
- Muskeltransposition von z. B. M. gracilis
- anteriore Levatorplastik mit Spinkterplastik
- Puborektalplastik
- Implantation eines Magnetringes.

Sphinktersklerose [Gastroenterologie] *f*: engl. *sphincter sclerosis*. Sphinktersklerose des Ductus* choledochus.
Sphinktersklerose [Urologie] *f*: Fibrosierung des inneren Schließmuskels der Harnblase* mit Verengung des Blasenhalses und folgender obstruktiver Blasenentleerungsstörung. Ursächlich sind meist Infektionen im Urogenitaltrakt. Klinisch zeigen sich Dysurie*, Pollakisurie* sowie erhöhte Restharnmenge. Diagnostiziert wird zystoskopisch, gleichzeitig kann durch eine transurethrale Resektion behandelt werden.
Ursachen:
- rezidivierende Entzündungen von Prostata*, Bläschendrüsen oder Nebenhoden*
- Hypertrophie des M. detrusor vesicae, z. B. bei benignem Prostatasyndrom* (BPS)
- selten angeboren
- im Verlauf kommt es zu einer allmählichen Umwandlung in fibrös-sklerotisches Gewebe.

Klinik:
- Restharnbildung mit irritativen Symptomen, z. B. Pollakisurie, Dysurie
- rezidivierende Harnwegsinfekte.

Diagnostik:
- Urethroskopie* oder Zystoskopie*: sichtbare Obstruktion
- digitale rektale Untersuchung* (DRU): Prostata* nicht vergrößert.

Differenzialdiagnosen:
- benignes Prostatasyndrom
- Blasenhalsstenose*.

Therapie:
- transurethrale Elektro- oder Laserresektion
- Laserinzision des Blasenhalses.

Sphinktertonus *m*: engl. *sphincter tone*. Grad der Aktivität (Anspannung) von Schließmuskeln, z. B. in Harnblase und Rektum.

Spica *f*: engl. *spica bandage*. Kreuzförmiger, an den Aufbau einer Ähre erinnernder Rollbindenverband für Gelenke. Er wird in Achtertouren auf- und absteigend angelegt und findet v. a. am Schultergelenk (Spica humeri), am Handgelenk (Spica manus) und in der Darmbein-Kreuzbein-Gegend (Spica perinei) Anwendung. Siehe Abb.

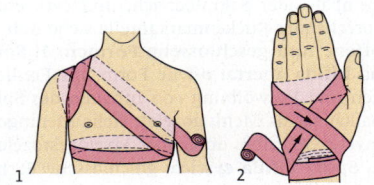

Spica: 1: Spica humeri; 2: Spica manus.

Spickdrahtosteosynthese *f*: syn. Bohrdrahtosteosynthese. Osteosyntheseverfahren mit Kirschner-Drähten, häufig angewendet bei kindlichen Frakturen oder Frakturen mit kleinen peripheren Fragmenten, die gut reponierbar, aber schlecht retinierbar sind, z. B. Frakturen im Bereich der Hand. Vorteile sind der kleine Zugang und bei perkutanen Drähten die einfache Entfernung der Drähte nach Frakturheilung.

Spiculae *f pl*: engl. *spicules*. Feine Knochenzacken bei malignen Knochentumoren* oder bei Meningeom* als reaktive Hyperostose am Schädel; auch strahlenförmige Ausläufer um andere maligne Tumoren (häufig bei Mamma- und Lungenkarzinomen zu beobachten). Als Spiculae werden ausserdem feinzipfelige Ausziehungen der Darmschleimhaut im fortgeschrittenen Stadium der Colitis* ulcerosa bezeichnet.

Spider Nevus → Naevus araneus
Spiegelbildisomere → Enantiomere
Spiegelbildung *f*: engl. *air-fluid level*. Waagerechte kontrastierende Linie an einer Flüssigkeits-Luft-Grenze. Die Spiegelbildung tritt z. B. bei Seropneumothorax*, Lungenabszess* und Ileus* auf.

Spiegelneurone *n pl*: engl. *mirror neurons*. Nervenzellen*, die bei eigenen aktiven, aber auch bei passiv beobachteten Bewegungen und Emotionen* reagieren. Spiegelneurone befinden sich in mehreren anatomisch voneinander getrennten Gehirnarealen. Es wird angenommen, dass sie wichtig für Empathie* und die Interpretation von beobachtetem Verhalten* sind.

Spieghel-Hernie → Hernia ventralis
Spiegler-Tumor → Zylindrom
Spiel → Spieltherapie
Spielabhängigkeit → Spielen, pathologisches
Spielen, pathologisches *n*: engl. *pathological gambling*; syn. Spielabhängigkeit. Impulskontrollstörung* mit intensivem Drang zu Glücksspiel und Wetten, obwohl schwerwiegende negative psychosoziale Konsequenzen drohen oder bereits eingetreten sind. Meist wird eine steigende Spannung vor der Durchführung beschrieben und eine Befriedigung im Anschluss. Die Behandlung erfolgt vor allem psychotherapeutisch. Chronische Verläufe sind häufig.
Erkrankung: Häufigkeit: Die Prävalenzrate liegt bei etwa 1,5–3 % in der Allgemeinbevölkerung mit hoher Dunkelziffer. **Vorkommen:** Pathologisches Spielen ist oft mit anderen psychischen Erkrankungen assoziiert wie der bipolaren affektiven Störung*, hyperkinetischen Störung oder dem Abhängigkeitssyndrom*.
Klinik:
- nicht unterdrückbarer Drang zu Glücksspielen und Wetten
- Zunahme des Drangs in Stresssituationen
- Reizbarkeit, wenn dem Drang nicht nachgegeben werden kann
- Verschuldung und Belastung des Familiensystems
- kriminelle Handlung wegen Geldnot.

Therapie:
- Verhaltenstherapie*
- Soziotherapie*
- Anschluss an eine Selbsthilfegruppe.

Prognose: Die Prognose ist ungünstig und eine dauerhafte Abstinenz für die Betroffenen nur schwer einzuhalten. Meist kommt es zu massiver Verschuldung und einem beruflichen, sozialen und familiären Niedergang.

Spielfeinfühligkeit, väterliche *f*: engl. *paternal play sensitivity*. Sensible, angepasste und unterstützende Haltung des Vaters auf emotionale Reaktionen des Kindes im Spiel, bei gemeinsamen Erkundungen und Lernsituationen als Ausdruck für die Qualität der Vater-Kind-Beziehung (Eltern-Kind-Beziehung) im Sinne der Bindungstheorie.
Funktion: Die Spielfeinfühligkeit des Vaters hat Einfluss auf die soziale und emotionale Entwicklung des Kindes und trägt bei zur Herausbildung sicherer Explorationsstrategien bei Herausforderungen und zur Bildung von Selbst-

vertrauen in die eigenen Fähigkeiten. Sie steht im Zusammenhang mit dem Gesamtengagement des Vaters im Umgang mit dem Säugling (z. B. väterliche Anwesenheit bei der Geburt, Responsivität des Vaters in der Interaktion mit dem Säugling, Engagement und Spielqualität im Spiel) und weist eine hohe Stabilität im Alter des Kindes von 2–6 Jahren auf.

Spieltherapie f: engl. play therapy. Verfahren der Kinderpsychotherapie, die mithilfe des Mediums Spiel heilende Prozesse anregt. Im Spiel sollen Ausdruck (Katharsis*) gestärkt, Wünsche und Konflikte inszeniert, der Erwerb sozialer Rollen ermöglicht und das innere Wachstum (Selbstaktualisierung) des Kindes gefördert werden. Unterschieden werden direktive, nondirektive, patientenzentrierte sowie psychoanalytische Spieltherapie.

Spike → Herzschrittmacher

Spike: Immer pathologische, bi- oder triphasische, meist oberflächennegative Potenzialspitzen mit einer Dauer bis 80 ms und langsamer Nachschwankung. Spikes können als Polyspikes in Gruppen auftreten.

Spikes and Waves pl: Spitzen-Wellen-Komplex im EEG, ein immer pathologisches Zeichen erhöhter zerebraler Erregungsbereitschaft.

Spin m: Eigendrehimpuls von Elementarteilchen* und Atomkernen, der für jede Teilchenart charakteristisch ist (siehe Spinquantenzahl). Je nach Ladungsverteilung ist mit dem Spin ein magnetisches Moment verknüpft. Elementarteilchen bzw. Atomkerne verhalten sich wie kleine Magnete, die um ihre Achse rotieren. Dies ist für die Magnetresonanz von Bedeutung.
Abgrenzung: Der Isospin ist dagegen keine reale physikalische Größe, sondern ein Hilfsmittel zur Beschreibung der Symmetrie zwischen Proton und Neutron*. Je nach Richtung des Isospins erscheint ein Nukleon als Proton oder Neutron.

Spina f: engl. spine. Lateinisch für Dorn, Stachel; in etlichen medizinischen Begriffen verwendet.
Beispiele für medizinische Begriffe:
– Spina iliaca anterior/posterior inferior et superior: vorderer/hinterer unterer bzw. oberer Darmbeinstachel
– Spina ischiadica: Sitzbeinstachel, am hinteren Rand des Sitzbeins nach innen gerichteter Knochendorn, geburtshilflich von großer Bedeutung
– Spina scapulae: Schulterblattgräte, Knochenkamm, schräg über der Hinterfläche der Scapula verlaufend, läuft lateral in das Akromion aus
– Spina bifida: gespaltenes Rückgrat
– Interspinallinie*: Verbindungslinie zwischen zwei Spinae (am vorderen Becken oder an den Schulterblättern)

Spina bifida f: engl. hydrocele spinalis. Dysraphiesyndrom* mit unvollständigem Schluss der knöchernen Wirbelsäule. Die Einteilung erfolgt nach Lokalisation und Ausdehnung sowie in offene und geschlossene Formen. Je nach Form ist die Spaltbildung sichtbar und verursacht neurologische Symptome. Bildgebende Verfahren sichern die Diagnose. Die Therapie erfolgt je nach Form interdisziplinär.
Erkrankung: Häufigkeit: Inzidenz ca. 1 : 1000.
Ätiologie: vermutlich multifaktoriell durch genetische Disposition und mechanische, infektiöse, alimentäre oder toxische intrauterine Schädigung. **Pathogenese:** unvollständiger Verschluss der Medullarrinne oder des Neuroporus caudalis zwischen dem 21. und 28. Tag der Schwangerschaft. **Einteilung:**
– **nach Ausdehnung:** 1. Spina bifida totalis: vollständige Spaltung der Wirbelsäule (Rhachischisis) einschließlich des Rückenmarks (Myeloschisis) 2. Spina bifida partialis: Teilspaltung bestimmter Abschnitte der knöchernen Wirbelsäule, meist dorsal im Lumbal- oder Sakralbereich, und evtl. entsprechender Rückenmarkanteile siehe Abb.
– **offene und geschlossene Formen:** 1. Spina bifida aperta: offene Form mit Freiliegen und Vorwölbung von Inhalten des Spinalkanals als Meningozele*, siehe Meningomyelozele* (Abb. dort) oder Myelozystozele* 2. Spina bifida cystica: geschlossene Form mit intakter Haut über dem Defekt und sicht- oder tastbarer Vorwölbung 3. Spina bifida occulta: geschlossene Form mit äußerlich nicht sichtbarer Spaltung der Neuralbögen der Wirbel, oft mit weitgehend normaler Anlage und Funktion des Rückenmarks und der Weichteile über dem Knochendefekt, z. B. als Zufallsbefund bei Röntgenaufnahme der Wirbelsäule; gelegentlich mit abnormer Behaarung, Pigmentierung oder Grübchenbildung im betroffenen Bereich, Sinus* dermalis oder okkulter Meningo(myelo)zele einhergehend.

Klinik:
– bei Spina bifida occulta oft keine Symptome
– bei Spina bifida aperta meist neurologische Symptome, z. B.: 1. Sensibilitätsstörung 2. neurogene Blasenentleerungsstörung 3. Lähmung und trophische Störung der unteren Extremitäten.

Diagnostik:
– Inspektion
– bildgebende Verfahren der Wirbelsäule, v. a. Röntgen, MRT, CT.

Therapie:
– bei asymptomatischer Spina bifida occulta ohne weitere Fehlbildungen nicht erforderlich
– bei offener Form neurochirurgische Primärversorgung mit Verschluss des Defekts
– orthopädische Therapie zur Korrektur bei Fußdeformität, Kontraktur und Fehlstellung
– regelmäßige kinderurologische Begleitung, meist bei neurogener Blase intermittierendes Einmalkathetern erforderlich, häufig Fäkalinkontinenz bei fehlendem Sphinktertonus.

Prävention:
– **primär:** perikonzeptionelle Folsäuresubstitution, mind. 4 Wochen präkonzeptionell und mind. in den ersten 12 SSW.

Spina ischiadica f: engl. ischiadic spine; syn. Sitzbein-Dorn. Knochenvorsprung am dorsalen Bereich des Os* ischium. Hier setzt das Lig. sacrospinale an und entspringt der M. gemellus superior. Die Spina ischiadica grenzt das Foramen* ischiadicum majus vom Foramen* ischiadicum minus ab.

spinal: Zur Wirbelsäule, zum Rückenmark* gehörend.

Spinalanästhesie f: engl. spinal anesthesia. Häufige Form der zentralen Leitungsanästhesie*, bei der nach Lumbalpunktion ein Lokalanästhetikum in den spinalen Subarachnoidalraum* injiziert wird. Erreicht wird damit eine temporäre segmentale Blockade an den Spinalnervenwurzeln. Eine Spinalanästhesie wird eingesetzt bei Operationen unterhalb des Nabels, z. B. abdominal oder an der unteren Extremität.
Nebenwirkungen: Wie Periduralanästhesie*.

Spinalblutung → Blutung, spinale

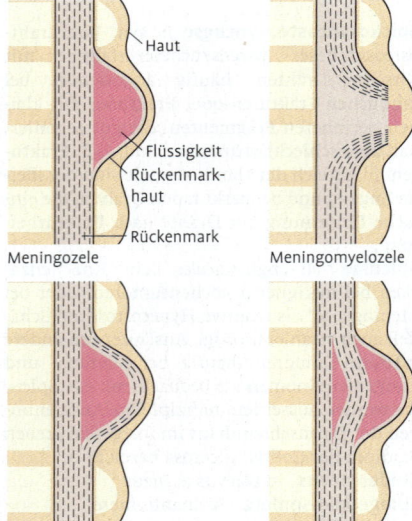

Spina bifida: Spina bifida partialis mit unterschiedlichen Formen von Meningozele und Meningomyelozele.

Spinal Cord Injury Without Radiographic Abnormality: Abk. SCIWORA. Verletzung des Rückenmarks mit neurologischen Symptomen bis zum sensomotorischen Querschnitt, meist im Halswirbelsäulen-Bereich v. a. bei Kindern bis 16 Jahre. Bei Röntgendiagnostik und CT findet sich kein pathologischer Befund, dagegen zeigen sich heute im MRT überwiegend Verletzungsfolgen. Spontane Rückbildung ist möglich.

Spinale AV-Fistel *f*: Erworbener arteriovenöser Shunt* (Kurzschluss) zwischen die Dura* mater des Spinalkanals* versorgenden Blutgefäßen und oberflächlichen Rückenmarksvenen. Durch venöse Stauung kommt es zu einer meist progredienten* Querschnittsymptomatik mit Blasen- und Mastdarmstörungen, seltener sind akute oder schubförmige Verläufe. Nach bildgebender Diagnostik erfolgt eine endovaskuläre Embolisation* oder Operation.

Spinale Ischämie *f sg.*: engl. *spinal apoplexy*; syn. Apoplexia spinalis. Akut einsetzendes fokal-neurologisches Defizit bei Durchblutungsstörung des Rückenmarks. Die Diagnostik umfasst ein spinales MRT, Labordiagnostik, ggf. Liquordiagnostik, je nach Befund eine Bildgebung der Aorta und Angiografie. Die Therapie besteht in Ursachenbeseitigung/-behandlung und intensivmedizinischer Überwachung.
Ursache:
– häufige Ursachen: 1. Prozesse der Aorta abdominalis (z. B. durch Dissektion) 2. systemische Ursachen wie z. B. kardiopulmonale Reanimation
– seltenere Ursachen: 1. Radikulararterienverschluss 2. kardioembolisch 3. mikroangiopathisch 4. mechanische Kompression rückenmarksversorgender Gefäße (z. B. durch Bandscheibenvorfall) 5. Dissektion der A. vertebralis.

Klinik: Initialsymptom sind oft Schmerzen. Die weiteren klinischen Beschwerden sind abhängig von der Höhe des Infarktes auf der Rückenmarksebene und der Lokalisation der Blutung innerhalb des Rückenmarks bzw. dem von der Ischämie betroffenen Gefäßgebiet. Am häufigsten ist die A. spinalis anterior von einer Ischämie betroffen.

Therapie: Ursachenbeseitigung/Behandlung:
– Dekompresssion bei mechanischen Ursachen
– Beseitigung einer systemischen Ursache wie z. B. Anämie
– Operation/Embolisation einer Malformation
– Behandlung einer zugrunde liegenden Erkrankung, z. B. Vaskulitis
– Thrombozytenaggregationshemmer (ohne Evidenzbasis) bei V. a. arteriosklerotisch bedingter Ischämie.
Weitere Maßnahmen:
– Intensivmedizinische Überwachung wegen der Gefahr der Komplikationen je nach Läsionshöhe (Ateminsuffizienz, Bradykardie usw.)
– Blutdrucküberwachung zum Erhalten eines ausreichenden Perfusionsdrucks
– Thromboseprophylaxe
– Dauerkatheter bei Blasenstörungen
– Überwachung eines regelmäßigen Stuhlgangs zur Vermeidung eines Ileus
– ausreichende und frühe Schmerztherapie
– regelmäßige Umlagerung zur Vermeidung von Lagerungsschäden bei Paresen.

spinale Kinderlähmung → Poliomyelitis
spinaler Tumor → Rückenmarktumoren
spinale Varikose → Foix-Alajouanine-Syndrom

Spinalganglion *n*: engl. *spinal ganglion*; syn. Dorsalganglion. In den Zwischenwirbellöchern (Foramina intervertebralia) gelegene Ansammlung von Nervenzellkörpern an der dorsalen Wurzel (Radix posterior) jedes Spinalnerven. Auf beiden Seiten eines Rückenmarksegments ist je ein Spinalganglion ausgebildet, das afferente*, sensible Impulse aus der Körperperipherie in die hintere Wurzel des Rückenmarks leitet.

Spinaliom → Plattenepithelkarzinom
Spinalis-anterior-Syndrom → Arteria-spinalis-anterior-Syndrom

Spinalkanal *m*: engl. *vertebral canal*; syn. Wirbelkanal. Durch Wirbelbögen und dorsale Anteile der Wirbelkörper und Bandscheiben gebildeter Kanal der Wirbelsäule, der das Rückenmark* bzw. in den unteren Abschnitten die Cauda* equina enthält.

Spinalkanalstenose *f*: engl. *spinal canal stenosis*. Einengung des Spinalkanals, besonders der Lendenwirbelsäule (Lumbalstenose), aber auch der Halswirbelsäule (Zervikalstenose). Eine in bildgebenden Verfahren festgestellte Spinalkanalstenose tritt klinisch häufig nicht in Erscheinung. Behandelt wird bei Beschwerden konservativ mit Antiphlogistika und Physiotherapie, bei Nichtansprechen ggf. operativ. Siehe Abb.

Häufigkeit: Eine Lumbalstenose findet sich bilddiagnostisch bei ca. 45 %, symptomatisch bei > 20% Männern im Alter über 65 Jahren; > 60 von 100 000 Einwohnern dieser Altersgruppe werden pro Jahr daran operiert; auch bei Frauen zunehmend.

Einteilung: Nach der Ursache:
– angeboren, z. B.: 1. Wirbelkörperfehlbildung 2. Achondroplasie 3. kongenital enger Spinalkanal
– erworben: 1. von hinten durch Verbreiterung der Wirbelgelenke durch Spondylarthrose (mit Osteophyten) und des Lig. flavum 2. von vorne bei Osteochondrose* mit Vorwölbung osteochondrotischer Kanten (sog. hard disc, oft mit Bandscheibenprotrusion einhergehend) 3. meist kombiniert als spon-

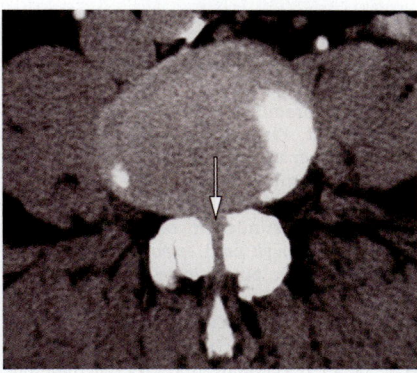

Spinalkanalstenose: Lumbalstenose L 4/5 mit kaum erkennbarem Rest-Spinalkanal (Pfeil) durch massive Spondylarthrose und Flavumhypertrophie (CT). [53]

dylotische, degenerative Spinalkanalstenose (häufigste Form) 4. auch bei Spondylolisthesis*; posttraumatisch oder postoperativ (oft mit Arachnoiditis*).
Nach der Lokalisation:
– v. a. lumbal, in absteigender Häufigkeit auf Höhe L IV/V, L III/IV, L II/III, L V/S I, oft assoziiert mit Bandscheibenprotrusion und osteo-ligamentärer Stenose
– zervikal in absteigender Häufigkeit C V/VI, C VI/VII, C IV/V, C VII/Th I.

Klinik:
– lumbale Spinalkanalstenose: 1. Claudicatio* intermittens spinalis 2. Besserung durch Entlordosierung (z. B. typischerweise geringe Beschwerden beim Fahrradfahren) 3. (Lumbo-)Ischialgie* 4. radikuläre Ausfälle mit Reflexverlust 5. Differenzialdiagnose: v. a. pAVK, Polyneuropathie*, Normaldruckhydrozephalus*
– zervikale Spinalkanalstenose: 1. Myelopathie mit (paraspastischer) Gangstörung und Reflexsteigerung an den Beinen 2. ggf. kombiniert mit zervikaler Radikulopathie (Zerviko-brachialsyndrom* mit radikulären Schmerzen und ggf. Defiziten).

Therapie:
– konservativ: 1. Physiotherapie 2. nichtsteroidale Antiphlogistika 3. Injektion mit Glukokortikoiden und Lokalanästhetika
– operativ: 1. bei zervikaler Spinalkanalstenose Dekompression meist von ventral durch den Zwischenwirbelraum mit Ausräumen der Bandscheibe, Resektion der Osteochondrosen, Foraminotomie; anschließend distrahierendes Zwischenwirbelinterponat (Cage*) und ggf. ventrale Plattenspondylodese; bei überwiegend dorsaler Einengung Laminoplastie*; ggf. kombiniert ventrales und dor-

Spinalnerven

sales Vorgehen 2. bei lumbaler Spinalkanalstenose Dekompression von dorsal durch stabilitätserhaltende mikrochirurgische oder endoskopische interlaminäre Dekompression und Foraminotomie sowie ggf. Stabilisierung mit Fixateur und Zwischenwirbelraum-Cage; alternativ evtl. interspinöse Distraktionsimplantate dorsal (Interspinöse Spreizer; weniger belastende, gering invasive OP, aber meist nur temporäre Wirkung).

Spinalnerven *m pl*: engl. *spinal nerves*; syn. Nervi spinales (Abk. Nn. spinales). 31 segmentale Nervenpaare, die aus dem Rückenmark entspringen und jeweils ein spinales Segment mit ihren gemischten Fasern versorgen. Man unterteilt sie in 8 zervikale (C1–C8), 12 thorakale (Th1–Th12), 5 lumbale (L1–L5) und 5 sakrale Spinalnerven (S1–S5) sowie 1 coccygealen Spinalnerv, den N. coccygeus.
Anatomie: Die Spinalnerven entstehen durch den Zusammenschluss der Radix anterior (motorische Wurzeln) und der Radix posterior (sensible Wurzel) zu einem gemeinsamen Nerv, der durch die Foramina intervertebralia austritt und sich danach weiter in einen stärkeren vorderen (R. anterior) und eine schwächeren hinteren (R. posterior) Ast teilt. Siehe Abb.

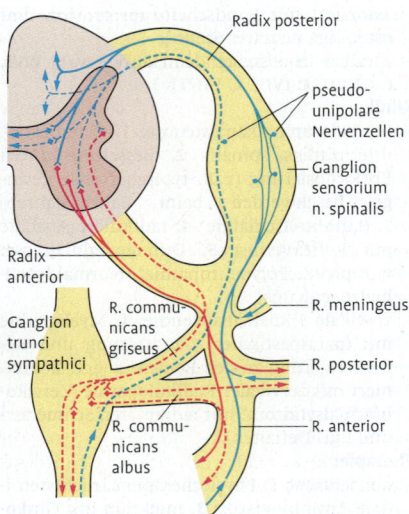

Spinalnerven: Schematischer Verlauf sympathischer Nervenfasern nach Austritt bzw. vor Eintritt in das Rückenmark. [4]

Spinal-Tap-Test *m*: engl. *spinal tap test*. Liquorablass-Versuch. Der Test dient zur (differenzial-)diagnostischen Abklärung und operativen Indikationsstellung bei Normaldruckhydrozephalus* (Normal-Pressure-Hydrocephalus, NPH). Dabei werden 30–50 ml Liquor einmalig oder wiederholt über Lumbalpunktion entnommen. Eine klinische Besserung, also ein positives Testergebnis, spricht für eine Operationsindikation (ventrikulo-peritoneale oder ventrikuloatriale Shuntableitung).

Spindelapparat *m*: engl. *spindle*; syn. Kernspindel. Proteinstruktur (Mikrotubuli* bzw. Spindeltubuli) im Zytoplasma der Zelle* während der Mitose* und Meiose*.

Spindelfasern *f pl*: Gruppe von Mikrotubuli*, die sich von den Zentromeren der Chromosomen* zu den Polen der Spindel oder von Pol zu Pol einer sich teilenden Zelle* erstrecken.

Spindelgifte *n pl*: engl. *mitotic poisons*. Mitosehemmstoffe, welche die Zellteilung in der Metaphase durch Blockade des Spindelapparats (Mikrotubuli*) hemmen, z. B. Colchicinum, Vinca-Alkaloide und Paclitaxel*. Spindelgifte werden als Zytostatika* eingesetzt.

Spindelzellsarkom → Sarkom
Spine Sign → Kniekussphänomen
Spinnbarkeitstest → Zervixschleim
Spinnenbiss *m*: engl. *spider bite*. Verletzung der Haut durch die Beißwerkzeuge von (giftigen) Spinnen. Gegengifte sind in Deutschland nicht verfügbar.
Spinnenfingrigkeit → Arachnodaktylie
Spinnennävus → Naevus araneus
spinozelluläres Karzinom → Plattenepithelkarzinom
spinozerebellare Atrophie → Ataxie, spinozerebellar
Spintherismus → Photopsie
Spiralarterien *f pl*: engl. *spiral arteries*. Geschlängelte Arterien* des Endometriums*. In der Sekretionsphase des Menstruationszyklus* sind die Spiralarterien stark erweitert und gefüllt.
Spiral-CT *f*: engl. *spiral computertomography*; syn. Helical-CT. CT mit kontinuierlicher Datenakquisition unter spiralförmiger kontinuierlicher Röhrenrotation um den kontinuierlich vorwärts bewegten Patiententisch (Tischvorschub). Vorteile gegenüber Einzelschicht-CT sind kürzere Untersuchungsdauer, sekundäre Rekonstruktion beliebig überlappender Schichten und bessere 3D-Rekonstruktion.
Spiralfraktur → Fraktur
Spirillum minus *n*: syn. Spirochaeta muris. Gramnegatives, schraubenförmiges, nicht sporenbildendes, polar begeißeltes Bakterium der Familie Spirillaceae (Bakterienklassifikation*). Spirillum minus ist Erreger der Rattenbisskrankheit (neben Streptobacillus moniliformis), auf künstlichen Nährböden nicht züchtbar und kommt v. a. in Japan und im Fernen Osten vor.
Spirochaetaceae *f pl*: Familie flexibler Schraubenbakterien (keine starre, konstante Gestalt) mit ungewöhnlicher Länge (5–250 μm), die sich mithilfe von Fibrillen oder Fibrillenbündeln fortbewegen. Spirochaetaceae kommen in stagnierenden Gewässern und im Intestinaltrakt von Mensch und Tier vor.
Einteilung: 4 Gattungen:
- Cristispira
- Spirochaeta
- Borrelia*
- Treponema*.

Spiroergometrie *f*: engl. *ergospirometry*. Messung von Herz-Kreislauf-Parametern (EKG, Herzfrequenz, Blutdruck) sowie von Atemvolumina (Spirometrie*), Gasaustausch (Sauerstoffaufnahme, Kohlendioxidabgabe) und häufig arteriellen Blutgasen während dosierter körperlicher Belastung (Ergometrie*).
Indikationen:
- kardiopulmonale Funktionsdiagnostik zur Differenzialdiagnostik bei (belastungsabhängiger) respiratorischer oder kardialer Insuffizienz
- Verlaufsdiagnostik und Therapiekontrolle bei interstitieller Lungenkrankheit
- im Rahmen von prä- und postoperativer Diagnostik, z. B. vor und nach (Herz-)Lungen-Transplantation
- im Rahmen eines sozialmedizinischen Gutachtens
- sportmedizinisch zur Leistungsbeurteilung, Trainingssteuerung und Analyse von Bewegungsabläufen
- arbeitsmedizinische Analyse von Arbeitsplatz und Arbeitsabläufen
- höhenmedizinisch mittels mobiler Spiroergometrie.

Spirografie *f*: engl. *spirography*. Grafische Aufzeichnung der Lungenvolumina* und Ventilationsgrößen, die bei der Spirometrie* gemessen werden. Siehe Lungenvolumina* (Abb. dort).
Spirometrie *f*: engl. *spirometry*. Diagnostisches Verfahren der Pneumologie* zur Beurteilung der Lungenfunktion, bei dem Lungen- bzw. Atemvolumina und Luftflussgeschwindigkeiten gemessen und aufgezeichnet werden.
Wichtige Messparameter:
- **Flussparameter: 1.** Einsekundenkapazität (FEV1) **2.** Peak Expiratory Flow (PEF)
- **Volumenparameter: 1.** Atemzugvolumen **2.** inspiratorisches Reservevolumen **3.** exspiratorisches Reservevolumen **4.** Vitalkapazität (VC) **5.** forcierte Vitalkapazität (FVC).

Spironolacton *n*: Diuretikum aus der Gruppe der Aldosteron*-Antagonisten, das zur Ausschwemmung hepataler, kardialer und renaler Ödeme* sowie bei Hyperaldosteronismus* eingesetzt wird. Spironolacton blockiert Aldosteron-Rezeptoren im distalen Tubulus sowie Sammelrohr und erhöht dadurch die Natrium- und Wasser-Sekretion sowie die Kalium-Rück-

resorption, wodurch Gewebe entwässert und der Blutdruck verringert wird.
Indikationen:
- Ausschwemmung hepataler, kardialer und renaler Ödeme
- Herzinsuffizienz
- primärer Hyperaldosteronismus
- Hypertonie
- Aszites* bei Leberzirrhose.

Spitzenstoß → Herzspitzenstoß
Spitzfuß → Pes equinus
Spitzfußprophylaxe f: engl. *prevention of footdrop*. Maßnahmen zur Vermeidung einer Kontraktur* des oberen Sprunggelenks mit Überstreckung in Richtung Fußsohle (Plantarflexion*) und zur Erhaltung der natürlichen Beweglichkeit des Gelenks.
Spitz-Holter-Drainage → Ventrikeldrainage
Spitzwegerichkraut n: engl. *buckhorn*; syn. Plantaginis lanceolatae herba. Kraut der Pflanze Plantago lanceolata, das Iridoidglykoside, polyphenolische Esterglykoside, Schleimstoffe, Gerbstoffe, Flavonoide und Kieselsäure enthält. Spitzwegerichkraut wirkt antiinflammatorisch, antitussiv, hepatoprotektiv, adstringierend, epithelisierend, immunstimulierend, zytoprotektiv und antibakteriell.
Spitzy-Operation f: engl. *Spitzy's operation*. Operatives Verfahren zur Versorgung einer Nabelhernie*. Nach halbkreisförmiger Umschneidung des Nabels wird der Bruchsack vom Hautnabel abgelöst und abgetragen, der Bruchinhalt (häufig Anteil des Omentum* majus) reponiert oder reseziert. Die Bruchpforte wird mit Einzelknopfnähten quer verschlossen und der Hautnabel anschließend auf der Muskelfaszie fixiert.
Splanchnikusblockade f: engl. *splanchnic nerve block*. Form der Sympathikusblockade* im Rahmen der Schmerztherapie* bei Schmerzen im Bereich des oberen Abdomens. Der N. splanchnicus wird im Bereich des Plexus coeliacus blockiert. Dafür injiziert man transkutan von dorsolateral unter CT-Kontrolle oder intraoperativ von ventral ein Lokalanästhetikum.
Hinweis: Bei tumorbedingten Schmerzen (z. B. bei Pankreaskarzinom) kann alternativ eine irreversible Blockade mit 50%igem Alkohol zur langfristigen Schmerztherapie durchgeführt werden. Als mögliche Komplikationen dieser Methode können u. a. Hypotonie (häufig) und Paraplegie (selten) auftreten.
Splanchnikusparese f: engl. *splanchnic nerve paralysis*. Funktionsausfall der Nn. splanchnici, beispielsweise nach Abdominaltrauma*. Der N. splanchnicus major ist ein sympathischer Nerv aus dem 5.–9. thorakalen Grenzstrang-Ganglion und reguliert die Durchblutung der Oberbauchorgane. Bei einem Ausfall des Nervs kann es durch die einsetzende Vasodilatation* zu einem distributiven Schock* kommen.

Spleißen → mRNA-Reifung
Spleißen n: syn. Splicing. Posttranskriptionelle Modifikation, bei der aus der transkribierten prä-mRNA die reife mRNA entsteht. Prä-mRNA enthält die mittranskribierten Intron*-Sequenzen, beim Spleißen werden diese durch einen Enzymkomplex (Spleißosomen) herausgeschnitten und die benachbarten Exon*-Sequenzen direkt miteinander verbunden (verspleißt).
Bedeutung: Eine (pharmakogenetische) Beeinflussung des Spleißens durch genetische Variabilität in den Übergängen von Exon* und Intron* ist möglich. So kann beispielsweise im Rahmen des alternativen Spleißens auch ein Exon mit herausgeschnitten werden, sodass Spleißvarianten, z. B. Enzyme mit veränderter Aktivität, entstehen.
Splen → Milz
Splenektomie f: engl. *splenectomy*. Laparoskopische oder offen-chirurgische Entfernung der Milz*, z. B. bei traumatischer Milzruptur* nach Abdominaltrauma*, Milzabszess oder im Rahmen onkochirurgischer Eingriffe.
Risiken: Asplenie* birgt viele Erkrankungsrisiken und sollte besonders im Kindesalter vermieden werden. U. a. droht die Gefahr der Entwicklung einer Postsplenektomiesepsis (PSS) bzw. eines OPSI-Syndroms. Postoperativ muss der splenektomierte Patient gegen Streptococcus pneumoniae, Haemophilus* influenzae und Neisseria* meningitidis geimpft werden. Im Kindesalter sollte immer der Milzerhalt bzw. die Teilresektion angestrebt werden. Falls möglich sollte eine Splenektomie nicht vor dem 5. Lebensjahr erfolgen. Postoperativ ist eine langjährige Infektionsprophylaxe (in der Regel mit Penicillin) notwendig.
Splenisation f: engl. *splenization*. Milzartige Verdichtung von Lungengewebe, z. B. bei Lungenödem* und Atelektase*.
Splenitis f: Entzündung der Milz*, einhergehend mit Splenomegalie* und unter Umständen Abszess*-Bildung.
Splenium corporis callosi → Corpus callosum [Neuroanatomie]
Splenografie f: engl. *splenography*. Röntgenkontrastdarstellung der Milz. Sie erfolgt meist im Rahmen einer Splenoportografie*.
Splenohepatomegalie → Hepatosplenomegalie
Splenom n: engl. *splenoma*; syn. Hamartom der Milz. Seltener, benigner Gefäßtumor der Milz*. Meist sind Splenome asymptomatisch und werden zufällig diagnostiziert; selten verursachen sie eine Zytopenie*. Die operative Entfernung wird erwogen bei großen (Komplikation einer spontan verlaufenden, vital bedrohlichen Milzruptur*) und symptomatischen Tumoren*.
Splenomegalie f: engl. *splenomegaly*; syn. Milzvergrößerung. Vergrößerung der Milz unterschiedlicher Genese, z. B. durch Stauung, Entzündung, Infektionskrankheit oder tumoröse Veränderung. Diagnostiziert wird durch Palpation* und Ultraschalldiagnostik*, und bei weiter bestehendem Klärungsbedarf mit CT oder MRT. Differenzialdiagnostisch sind Tumoren benachbarter Organe und Strukturen auszuschließen. Komplikationen sind Milzruptur* und Hypersplenismus*.
Symptome: Die vergrößerte Milz selbst kann sich durch Druckgefühl im linken Oberbauch bemerkbar machen oder auch Schmerzen verursachen, wenn sie durch ihre Größe auf Nerven drückt bzw. andere Organe im Bauchraum verdrängt. Hat die Erkrankung zu einem Hypersplenismus* geführt, sind häufig Schwäche, Infektanfälligkeit und diffuse Blutungen die Folge.
Therapie: Bei der Splenomegalie gilt es vor allem, die zugrunde liegende Erkrankung zu behandeln. Ist es zu einer Milzruptur gekommen oder droht aufgrund einer massiven Splenomegalie eine spontane Ruptur, wird die Milz komplett entfernt (Splenektomie*).
Splenopexie f: engl. *splenopexy*. Fixierung der Milz subphrenisch links in anatomisch korrekter Position. Indikation ist eine Wandermilz mit Gefahr des Milzinfarktes bei Milzstieltorsion im Kindesalter. Die Milz wird meist laparoskopisch in ein resorbierbares Kunststoffnetz eingeschlagen und dieses dann durch Naht oder Klammern an der Bauchwand befestigt.
Splenoportografie f: engl. *splenoportography*. Röntgenkontrastuntersuchung der Milzvene und Pfortader mit ihren intrahepatischen Verzweigungen. Die Splenoportografie wird zur Diagnostik von Gefäßverschlüssen oder Stenosen und zum präoperativen Ausschluss einer Tumorinfiltration in die Gefäße eingesetzt. Das Verfahren wird zunehmend durch CT und MRT ersetzt.
splenorenale Anastomose → Shunt, portosystemischer
Split-Brain-Effekt m: engl. *split brain effect*. Zentrale Wahrnehmungsdefizite wie Agnosie* infolge Unterbrechung des gegenseitigen Informationsaustauschs nach Durchtrennung der Verbindung zwischen den beiden Gehirnhälften, z. B. durch Split*-Brain-Operation.
Split-Brain-Operation f: engl. *split brain operation*. Neurochirurgische Durchtrennung des Balkens (Callosotomie) zur Unterbrechung der Erregungsausbreitung von einer auf die andere Großhirnhemisphäre bei therapierefraktärer Epilepsie*, besonders bei schweren Sturzanfällen. Meist werden nur die vorderen 2/3 durchtrennt. Das Verfahren wird wegen der Nebenwirkungen heute selten angewandt.
Indikation: Schwere, therapieresistente Epilepsie (≥ 10 Anfälle/d), besonders Sturzanfälle.

Nebenwirkung: Split-Brain-Syndrom: Die beiden Hemipshären kommunizieren nicht mehr, z. B. Gegenstände im linken Gesichtsfeld (Abbildung in der rechten Hemisphäre) können nicht mehr benannt weden (Sprachzentrum links), Greifen danach ist links aber möglich; allerdings z. T. unkontrolliert-selbstständig (Alien-Hand-Syndrom, AHS).
Geschichte: Für Forschungen am Split-Brain erhielt der US-amerikanische Wissenschaftler Roger W. Sperry 1981 den Nobelpreis.
Split-Leber-Transplantation → Lebertransplantation
Splitterfraktur → Fraktur
Splitting Ratio → Verdampfer
SpO₂: Abk. für pulsoxmetrische Sauerstoff-(O₂)-Sättigung → Sauerstoffsättigung
Spondylarthritis f: Arthritis* der Wirbelgelenke. Die meisten Spondylarthritiden sind seronegativ* und präsentieren sich als entzündlich-rheumatische, vorwiegend axiale Arthritis mit zusätzlicher Manifestation an großen Körpergelenken, meist an der unteren Extremität, außerdem extraartikulär an Haut oder Auge, insbesondere als Iridozyklitis*. Die familiär gehäuft auftretende Erkrankung ist oft HLA*-B27-positiv.
Formen:
- Spondylitis* ankylosans
- Psoriasis*-Arthritis
- reaktive Arthritis*
- enteropathische Arthritis bei Enteritis regionalis Crohn und Colitis* ulcerosa
- undifferenzierte Spondylarthritis.

Spondylarthritis ankylopoetica → Spondylitis ankylosans
Spondylarthropathie → Spondylarthritis
Spondylarthrosis deformans f: Degenerative Gelenkerkrankung der kleinen Wirbelgelenke, die oft in Kombination mit Spondylosis* deformans auftreten. Mögliche Komplikationen sind die Einengung der A. vertebralis und Nerven infolge einer Verengung des Canalis vertebralis der Halswirbelsäule oder eine sekundäre Spinalkanalstenose.
Spondylitis f: Entzündung der Wirbelkörper. Eine Spondylitis hat meist infektiöse Ursachen, kann aber als Spondylitis* ankylosans auch entzündlich-rheumatisch bedingt sein. Diagnostiziert wird mit Blutkultur und bildgebend, behandelt mit Ruhigstellung der gesamten Wirbelsäule (Gipsliegeschale), evtl. operativ durch Spondylodese* sowie bei infektiöser Genese mit Antibiotika.
Formen:
- lokale Sonderform der akuten unspezifischen Osteomyelitis* mit hämatogener, selten exogener, durch Eingriffe an der Wirbelsäule ausgelöste Absiedelung von Eitererregern (meist Staphylococcus aureus), vorwiegend zwischen 20. und 30. Lj. Vorkommen mit Lokalisation im Bereich der unteren BWS und LWS
- spezifische Spondylitis: 1. Spondylitis tuberculosa als häufigste Form der Knochentuberkulose*, die in allen Abschnitten der Wirbelsäule auftreten kann 2. Spondylitis brucellosa im Rahmen von Brucellosen*
- Spondylitis bei entzündlich-rheumatischer Erkrankung (z. B. Spondylitis* ankylosans), Psoriasis, Malignom, Leukämie bei Kindern.

Spondylitis ankylosans f: engl. *ankylosing spondylitis*; syn. Morbus Bechterew. Chronische entzündlich-rheumatische Erkrankung des Achsenskeletts (Wirbelsäule, Iliosakralgelenke, Schambeinfugen, kleine Wirbelgelenke), der Extremitätengelenke und Sehnenansätze. In der Folge verliert die Wirbelsäule ihre Beweglichkeit bis zur völligen Versteifung. Behandelt wird durch Schmerzmittel, Entzündungshemmer und Physiotherapie. Der Verlauf ist sehr variabel von Spontanremission bis zu akuter Exazerbation*.
Hintergrund: Ätiologie: Unklar, genetische Prädisposition (> 90 % HLA-B27 positiv), evtl. sind urogenitale oder enterale Infektionen Auslösungsfaktoren.
Epidemiologie:
- Auftreten bei ca. 1 % der Bevölkerung
- häufiger bei Männern, bei Frauen meist mildere Verlaufsform.

Formen:
- idiopathisch
- kombiniert mit chronisch-entzündlicher Darmerkrankung, Reiter-Krankheit, Psoriasis
- selten als Spätfolge nach reaktiver Arthritis.

Pathologie:
- an Knochenansätzen von Bändern und Kapseln beginnende Entzündung
- chronisch-proliferierende Synovialitis mit Kapselfibrose und Ankylose, am Bandapparat der Wirbelsäule Schrumpfungen und Ossifikationen
- extraartikuläre Manifestationen: Iritis, Mesaortitis, apikale Lungenfibrose, Erregungsleitungsstörung des Herzens, Amyloidose, Cauda-equina-Syndrom.

Klinik:
- Beginn meist als Sakroiliitis* mit morgendlicher Steifigkeit und nächtlichen Schmerzen im Bereich der LWS, oft auch Arthritis der Gelenke der unteren Extremitäten
- bei Beteiligung des Achillessehnenansatzes quälender Fersenschmerz, häufig Kalkaneussporn
- ca. 20–30 % Iridozyklitis*
- zunehmende Einschränkung der Beweglichkeit der Wirbelsäule (Schober*-Zeichen, Ott*-Zeichen) und Thorax
- Wirbelfrakturen, Spondylodiszitis, Osteoporose

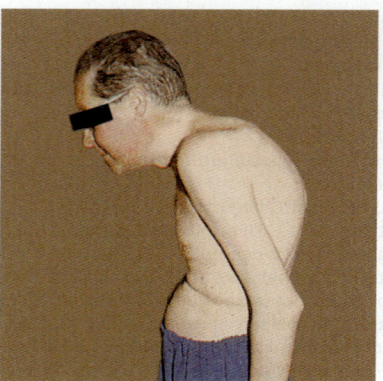

Spondylitis ankylosans [126]

- im Endstadium völlig versteifte Wirbelsäule in thorakolumbaler Kyphose (siehe Abb.).

Therapie:
- symptomatisch mit Analgetika und Antiphlogistika
- therapieresistente Fälle: TNF*-Blocker (z. B. Etanercept, Adalimumab, Infliximab), ggf. Radiumtherapie
- lebenslang regelmäßige physiotherapeutische Übungen.

Spondylodese f: engl. *spondylodesis*. Operative Versteifung der Wirbelsäule bzw. von Wirbelsäulensegmenten. Eine Spondylodese dient z. B. der Behandlung einer instabilen Wirbelsäulenverletzung, eines Wurzelkompressionssyndroms oder einer Spondylolisthesis*.
Vorgehen: Anfrischen der kleinen Wirbelgelenke und Fixation durch ventrale Implantate* mit
- autologem Knochendübel, z. B. aus dem Beckenkamm
- oder mit Knochen gefüllter Cage* aus Titan oder Kunststoff (z. B. Polyetheretherketon, Abk. PEEK)
- und/oder als sog. instrumentierte Spondylodese mit (ventraler) Metallplatte, v. a. HWS (siehe Abb. 1; auch BWS-transthorakal) bzw. (dorsalen) Metallstäben (Harrington*-Operation langstreckig bei Skoliose, Fixateur* interne kurzstreckig bis ca. 6 Segmente)
- oder durch autoplastische Spongiosa-Anlagerung (sog. Onlay-Plastik; heute selten).

Formen
- kurzstreckig (2–4 Wirbelkörper): bei interkorporaler Instabilität (z. B. bei Spondylolisthesis oder nach Nukleotomie)
- langstreckig (> 4 Wirbelkörper): bei Skoliose.

Indikationen:
- instabile Wirbelsäulenverletzung* (siehe Abb. 2)
- Instabilität nach (spinaler) Tumorexstirpation

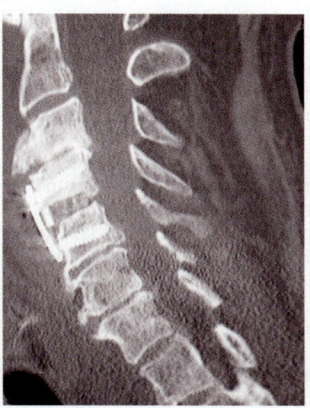

Spondylodese Abb. 1: Zervikale ventrale Verplattung (C IV/V) nach Bandscheibenausräumung und Knochenspaninterponat. [53]

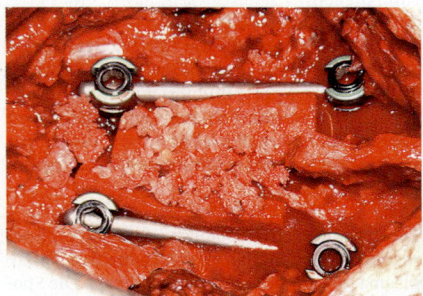

Spondylodese Abb. 2: Dorsale Instrumentierung bei Wirbelsäulenfrakur, offene Technik mit Spongiosaplastik; Operationssitus. [93]

- Wurzelkompressionssyndrom*
- Spondylolisthesis* und Pseudospondylolisthesis*
- progrediente Skoliose*.

Spondylodiszitis f: engl. *spondylodiscitis*. Entzündung des Bandscheibenraumes und der angrenzenden Wirbelkörper (Osteomyelitis). Die Spondylodiszitis hat einen Anteil von 3–5 % an den Osteomyelitiden insgesamt, Erreger ist meist Staphylococcus aureus.
Ursache:
- endogene Spondylodiszitis: meist durch Keimstreuung (hämatogen) von einer wirbelkörperfernen Infektion, neben Staphylococcus aureus auch spezifische Infektionen durch Brucellose oder Tuberkulose, z. B. bei HIV-Patienten
- exogene Spondylodiszitis: z. B. durch operative oder diagnostische Eingriffe, z. B. Bandscheibenoperation, Diskografie oder Injektionen an die Wirbelsäule.

Klinik:
- Schonhaltung
- Bewegung schmerzhaft
- Klopfschmerz
- Fieber.

Therapie:
- Ruhigstellung
- Antibiotika (meist i. v.) mindestens 2–4 Wochen
- ggf. operative Ausräumung und Dekompression; operative Stabilisierung (ggf. zweizeitig – Ausräumung und segmentale Spondylodese, ggf. instrumentiert, zur knöchernen Fusion z. B. Spaninterposition).

Spondylolisthesis f: Abgleiten eines Wirbels, meist nach ventral (Ventrolisthesis), ggf. mit Verkippung, selten nach dorsal (Retrolisthesis*), vor allem an der Lendenwirbelsäule und am Übergang zum Kreuzbein. Betroffene haben meist unspezifische Beschwerden, behandelt wird konservativ. Eine OP ist nur selten nötig, z. B. bei neurologischen Symptomen. Siehe Abb. 1.
Lokalisation: Am häufigsten L 4/L 5 (siehe Abb. 2) und L 5/S 1.
Klinik: Meist unspezifisch ähnlich einer Bandscheibenstörung:

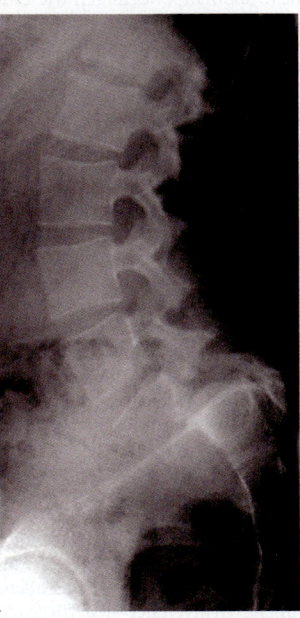

Spondylolisthesis Abb. 1: Hochgradiges Abgleiten bei L V/S I (Röntgenaufnahme). [108]

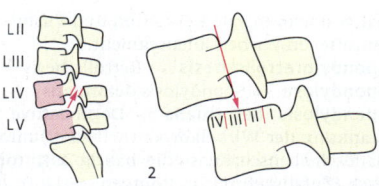

Spondylolisthesis Abb. 2: 1: Lokalisation; 2: Schweregrade I–IV nach Meyerding.

- Rückenschmerzen untere Lendenwirbelsäule (Lumbago*), Muskelverspannung, Druckschmerz
- tastbare und sichtbare Stufe, Hohlkreuz (Hyperlordose*)
- radikuläre Schmerzen (Ischialgie*)
- Symptome der Spinalkanalstenose*, neurologische Ausfälle.

Therapie:
- konservativ durch: 1. entlordosierende Wirbelsäulengymnastik 2. Aufbau der Rückenmuskulatur zur Stabilisierung 3. ggf. Korsett oder Überbrückungsmieder (Rumpforthese*; keine anhaltende Wirkung, eher Muskelabbau)
- bei persistierenden Schmerzen oder hochgradigem Abgleiten mit neurologischen Symptomen operative Stabilisierung mittels: 1. Spondylodese* der ventralen Säule (Ausräumung Zwischenwirbelraum, intervertebrale Spondylodese* mit Knochenspan, z. B. Beckenkamm, oder mit Cage*) 2. dorsaler Instrumentierung (z. B. Fixateur* interne).

Spondylolyse f: engl. *spondylolysis*. Unterbrechung (Spaltbildung) in der Interartikularportion (zwischen oberem und unterem Gelenkfortsatz) des Wirbelbogens. Ursachen sind Fehlbildungen (dysontogenetisch), Tumoren, Verletzungen oder iatrogen (nach operativem Eingriff), selten entzündlich. Eine Spondylolyse kann zur Wirbelsäuleninstabilität (Spondylolisthesis*) führen. Behandelt wird konservativ durch physiotherapeutische muskuläre Stabilisierung/Funktionstraining oder operativ durch Spondylodese*.

Spondylophyt m: engl. *spondylophyte*. Osteophyt* im Bereich der Wirbelsäule. Es handelt sich um eine umschriebene knöcherne Ausziehung auf Höhe der Wirbelkörperabschlussplatten als reaktive Knochenapposition bei degenerativen Prozessen.

Spondyloptose f: engl. *spondyloptosis*. Schwerste Form der Spondylolisthesis* mit komplettem ventralem Abgleiten des 5. Lendenwirbelkörpers gegenüber dem Os sacrum. Die Diagnose erfolgt röntgenologisch mittels umgekehrtem Napoleonshut im anterior-posterior-Bild der Lendenwirbelsäule. Die Therapie beinhaltet dorsoventrale Reposition und Fusion am betroffenen Wirbelsäulensegment.

Spondyloretrolisthesis → Retrolisthesis

Spondylose → Spondylosis deformans

Spondylosis deformans *f*: Degenerative Erkrankung der Wirbelkörper (Arthrose*) infolge Bandscheibenschadens, die häufig asymptomatisch (Zufallsbefund im Röntgen) verläuft, teilweise treten ausstrahlende Schmerzen oder Bewegungseinschränkung der Wirbelsäule auf. Die Diagnose erfolgt röntgenologisch und zeigt Erhebungen, Zacken (Osteophyten*) und Osteosklerose* an den Wirbelkörpern.

Spondylosis hyperostotica *f*: engl. *Forrestier's disease*. Ausgeprägte Form degenerativer Wirbelsäulenaffektionen* mit breiten, zuckergussartigen Knochenanlagerungen an den Vorderflächen der Wirbelkörper und groben intervertebralen Knochenspangen mit Wirbelankylose, die z. B. bei Scheuermann*-Krankheit, Diabetes* mellitus oder Gicht* auftreten kann. Differenzialdiagnose ist die Spondylitis* ankylosans.

Spondylosis uncovertebralis *f*: syn. Unkovertebralarthrose. Degenerative Veränderungen der Halswirbelsäule an den Berührungspunkten zwischen Processus uncinatus der Deckplatte und der Abschlussplatte des benachbarten Wirbelkörpers mit Einengung der Foramina intervertebralia durch Osteophyten*. Mögliche Symptome sind Nackenschmerzen oder evtl. Wurzelirritationssyndrom.

spongiforme Enzephalopathie → Prionkrankheiten

Spongioblasten *m pl*: engl. *spongioblasts*. Embryonale Gliazellen, die sich mit 2 langen Fortsätzen zwischen dem Neuralrohrlumen und der äußeren Oberfläche ausspannen. Die Spongioblasten dienen als Leitschiene für die Neuroblastenmigration.

Spongioblastom → Astrozytom

Spongiosa: Abk. für Substantia spongiosa des Knochengewebes → Knochengewebe

Spongiosaplastik *f*: engl. *spongiosaplasty*. Form der Knochentransplantation* mit Übertragung von meist autogener Spongiosa in einen knöchernen Defekt. Häufigster Entnahmeort ist der Beckenkamm (Beckenkammspan*; größtes Reservoir und größte osteogenetische Potenz). Spongiosa wird im Vergleich zur Kortikalis schneller revaskularisiert und hat eine 3-mal höhere Umbaurate. Meist wird zusätzlich durch Osteosynthese* stabilisiert.

Spongiosierung *f*: engl. *spongifying*. Form der Knochenatrophie, bei der die Kompakta der Spongiosa ähnlich wird. Eine Spongiosierung ist ein typisches Phänomen an den Röhrenknochen bei Osteoporose*. Außerdem kann sie nach chirurgischen Eingriffen an Knochen und Gelenken auftreten, z. B. nach Einsetzen einer Kniegelenkprothese*.

spongiosus: engl. *spongy*; syn. spongiös. Schwammig.

spontan: engl. *spontaneous*. Freiwillig, von selbst entstanden, z. B. Spontanpneumothorax.

Spontanabort *m*: engl. *spontaneous abortion*; syn. Abortus spontaneus. Fehlgeburt (Abort), ohne dass eine Einwirkung von außen stattgefunden hat. Mögliche Ursachen sind z. B. genetische Störungen bei Kind oder Eltern, Infektionen oder Vorerkrankungen der Mutter. Eine spezifische Therapie ist nur beim gehäuften Auftreten (habituelle Aborte*) notwendig.

Ursachen: Die wichtigsten Ursachen für Spontanaborte sind:
- genetische Anomalien der Frucht (häufig Tri- oder Monosomie)
- Chromosomenanomalien der Eltern (z. B. balancierte Translokationen)
- psychosoziale Faktoren (z. B. Krieg, Flucht, Trennung).

Spontanatmung *f*: engl. *spontaneous breathing*. Durch rhythmische Spontanaktivität des Atemzentrums* gesteuerte Ventilation. Die Spontanatmung wird moduliert durch rückgekoppelte und nichtrückgekoppelte Atemantriebe. Spontanatmung kann teilweise unterstützt werden mit von einem Beatmungsgerät (Respirator) ausgehendem Druck (CPAP*-Beatmung).

Spontanbewegungen *f pl*: engl. *spontaneous movements*. Spontane Bewegungen, meist sind unwillkürliche Bewegungen der Extremitäten gemeint. Manche Spontanbewegungen wie Einschlaf-Myoklonien haben keinen Krankheitswert. Pathologische Spontanbewegungen finden sich z. B. bei Tics und Erkrankungen des extrapyramidalen Systems (Chorea*, Ballismus*).

Spontanfraktur → Fraktur, pathologische

Spontanmiktion *f*: engl. *spontaneous micturition*. Harnausscheidung ohne Hilfsmittel. Eine reguläre Spontanmiktion ohne Beschwerden deutet auf eine normale Nierenfunktion und ableitende Harnwege hin.

Spontannystagmus → Nystagmus

Spontanous Breathing Trial → Sedierung

Spontanpneumothorax → Pneumothorax

Spontansprache *f*: engl. *spontaneous speech*. Jener Teil der Sprachproduktion, der in der Aphasie*-Testung spontan, d. h. ohne Aufforderung durch den Untersucher, erbracht werden kann. Die Spontansprache ist bei motorischer Aphasie, globaler Aphasie und schwerer Demenz vermindert, bei sensorischer Aphasie (im Gegensatz zum Sprachverständnis) nicht beeinträchtigt.

Spontanurin: syn. Strahl-Urin. Abnahme einer Urinprobe für Laboruntersuchungen ohne Beachtung von zeitlichen Vorgaben. Dies ist die einfachste Art der Gewinnung von Urinproben. Der so gewonnene Urin eignet sich für viele quantitative Messgrößen wie Proteine*, Enzyme*, Metaboliten*, aber nicht für mikrobiologische Untersuchungen und Analysen des Harnsediments.

Spora → Sporen

sporadisch: engl. *sporadic*. Vereinzelt auftretend, gelegentlich, selten vorkommend (Krankheiten).

Sporangien *n pl*: engl. *sporangia*. Aus der Botanik übernommene allgemeine Bezeichnung für spezialisierte Zellen bei Pilzen (Fungi*), in denen durch mitotische Teilungen oder Meiose Sporen gebildet werden. Sporangien weisen häufig eine charakteristische Form sowie Öffnungs- und Entleerungseinrichtung auf und werden zur Taxonomie der Pilze herangezogen.

Sporen *f pl*: engl. *spores*. Dauer- und Ausbreitungsformen von Mikroorganismen. Sporen sind außerdem die Sammelbezeichnung für verschiedene ein- oder wenigzellige Fortpflanzungs- und Vermehrungseinheiten bei Algen, Moosen und Gefäßsporenpflanzen (farnartige Pflanzen), wobei sie der ungeschlechtlichen Vermehrung, der Ausbreitung und der Überdauerung dienen.

Sporenbildner *m sg, pl*: engl. *spore-forming organisms*. Bezeichnung für die Bakteriengattungen Bacillus* (aerobe Sporenbildner) und Clostridium* (anaerobe Sporenbildner) aufgrund der genetisch verankerten Fähigkeit zur Bildung von Sporen*. Der Vorgang selbst wird endogen gesteuert und v. a. von bestimmten Umweltbedingungen ausgelöst.

Sporentierchen → Protozoen

Sporogonie *f*: engl. *sporogony*. Bildung der Sporozoiten* bei den Sporozoa (Plasmodien, Toxoplasma gondii; siehe auch Protozoen*). Die Sporogonie schließt an die Gamogonie* und die Befruchtung (Zygotenbildung) an.

Sporothrix schenckii *f*: syn. Rhinocladium schenckii. Ubiquitärer, dimorpher Pilz, der das imperfekte Stadium des Askomyzeten Ceratocystis stenoceras darstellt. Sporothrix schenckii ist Erreger von Verletzungsmykosen (Sporothrix-Mykose) infolge von Hautverletzungen durch Dornen, Holzsplitter usw.

Sporozoa → Protozoen

Sporozoit *m*: engl. *sporozoite*. Infektionsstadium der Sporozoa (Protozoen*). Der Sporozoit entsteht bei der Sporogonie* aus der Oozyste, entweder im Überträger oder im Darmtrakt des spezifischen Wirts oder nach Ausscheidung mit dem Stuhl (z. B. Isospora, Toxoplasma).

Sporozyste *f*: engl. *sporocyst*. Begriff mit 2 Bedeutungen: Zum einen Entwicklungsstadium bestimmter Sporozoa-Arten (Protozoen*), zum anderen Larvenstadium der Trematodes* (Saugwürmer).

Beschreibung:
- bei Sporozoen: Entwicklungsstadium, in dem Sporozoiten* gebildet werden (z. B. Plasmodium, Toxoplasma, Isospora)

– bei Trematodes*: aus dem Mirazidium entstehendes Larvenstadium, das parthenogenetisch Redien, Zerkarien* oder weitere Sporozysten hervorbringt.

Sportentziehungssyndrom → Entlastungssyndrom

Sportlerhernie f: Meist durch Überlastung der Becken- und Beinmuskulatur entstehende Instabilität der Bauchmuskulatur mit Defekt der Fascia transversalis im Leistenbereich ohne Ausbildung eines Bruchsackes (Hernie*). Die Diagnose wird mittels Anamnese, klinischer Untersuchung und Ultraschall gestellt. Behandelt wird operativ.

Risikofaktoren: Die häufigsten Sportarten, bei denen eine Sportlerhernie auftritt, sind:
– Fußball
– Eishockey
– Leichtathletik
– Tennis
– Golf.

Klinik:
– Schmerzen in Leistenregion
– Ausstrahlung des Schmerzes durch Kompression der Nn. Iliohypogastricus, ilioinguinale, R. genitalis des N. genitofemoralis.

Therapie:
– offen minimal-invasiver Verschluss des Defektes
– bei großen Defekten Netzversorgung
– postoperativer Wiedereinstieg in den Sport ist individuell zu entscheiden.

Sportlerherz n: engl. *athlete's heart*; syn. Sportherz. Reversible adaptive asymptomatische Herzvergrößerung ohne Krankheitswert mit harmonischer exzentrischer Herzhypertrophie* und Herzdilatation* aller Herzhöhlen infolge regelmäßigen, meist leistungssportlichen Ausdauertrainings mit entsprechender Intensität und hohem Umfang. Die Veränderungen sind physiologisch, im Gegensatz zur kompensatorischen Herzvergrößerung bei kardiovaskulären Erkrankungen.

Sportmedizin f: engl. *sports medicine*. Interdisziplinärer Bereich der Medizin, der sich mit dem Einfluss von Bewegung, Bewegungsmangel, Training und Sport auf den gesunden und kranken Menschen sowie mit Vorbeugung, Erkennung, Therapie und Rehabilitation von Sportschäden und Sportverletzungen befasst.

Sportorthese f: Bei körperlicher Belastung getragene Orthese*, die bei geringer Bewegungseinschränkung gezielt Körperteile stabilisiert, entlastet oder zur Aktivierung der Propriorezeption dient. Zum Einsatz kommen Sportorthesen etwa bei Insertionstendopathie oder zur Verletzungsprävention, postoperativ oder nach Trauma, wie etwa die Kniegelenkorthese nach Kreuzbandruptur.

Sportschaden m: engl. *sports injury*. Langsam und zunächst unbemerkt eintretender Schaden des Stütz- und Bewegungsapparats durch ständig wiederkehrende Beanspruchung im Grenzbereich der Gewebetoleranz. Sportschäden führen zu Degenerationen nach sich ständig wiederholenden Mikrotraumen. Sie treten u. a. auf als Epikondylitis, Überanstrengungsperiostose oder Arthrose.

Sporttherapie f: engl. *sports therapy*. Behandlungsmethode der Bewegungstherapie unter sportmedizinischem Aspekt (z. B. Terraintraining oder Medikomechanik).

Sporulation f: Bildung von Sporen*.

Spotting → Schmierblutung

Sprachaudiometrie → Audiometrie

Sprachauffälligkeiten, umgebungsbedingte f pl: engl. *language problems in children*. Phänomenologisch ähnliche Auffälligkeiten wie bei Sprachentwicklungsstörungen, die sich nur differentialdiagnostisch feststellen lassen. Unterschieden werden Auffälligkeiten im Sprachgebrauch durch Anregungsarmut bzw. unzureichende Sprachvorbilder und Auffälligkeiten im Rahmen des Zweit-/Mehrspracherwerbs bedingt durch Interferenzen auf allen linguistischen Ebenen. Behandelt wird allgemein durch Sprachförderung bei Besuch einer Kindertagesstätte.

Diagnostik:
– Elternfragebögen (SBE-2-KT, SBE-3-KT)
– Spontansprachanalyse
– Wortschatztest/-überprüfung.

Sprachautomatismus m: engl. *automatism of speech*. Form des Automatismus* mit mehrfach wiederkehrenden, formstarren sprachlichen Äußerungen (Worte, Phrasen oder auch Neologismen), die nicht kontextadäquat sind. **Formen:**
– Echolalie*
– Perseveration*
– u. a.

Vorkommen:
– Schizophrenie*
– hirnorganische Störungen
– u. a.

Sprachblockade f: engl. *speech blockage*. Plötzlich im Gespräch auftretender Artikulationsverlust.

Sprachdominanz f: Spezialisierung einer Hemisphäre des Gehirns für die Sprachverarbeitung. Normalerweise ist die linke Hirnhälfte dominant für Sprache, nur bei ca. 1–2 % der Menschen ist die rechte Hirnhälfte sprachdominant und bei 1–2 % sind beide Hirnhälften für Sprache gleich stark spezialisiert.

Hintergrund:
– Linksseitige Sprachdominanz wird zu mehr als 90 % von Rechtshändigkeit begleitet.
– Linkshändigkeit bedeutet für die Hirnorganisation nicht das Spiegelbild von Rechtshändigkeit: **1.** Ca. 76 % der Linkshänder haben das Sprachzentrum ebenfalls in der linken Hemisphäre. **2.** Bei ca. 14 % liegt eine doppelte Sprachrepräsentation vor. **3.** Bei den restlichen ca. 10 % liegt eine rechtsdominante Repräsentation vor.
– Von einer gekreuzten Aphasie* spricht man, wenn nach rechtshirniger Läsion bei Rechtshändern eine Aphasie auftritt (Alexander und Annett 1996).
– Händigkeit* und Sprachdominanz bedingen sich nicht wechselseitig, es liegt lediglich eine Häufigkeitsbeziehung vor.

Sprache f: engl. *speech*. Allgemeine Bezeichnung für verbale und nonverbale Formen der Kommunikation (z. B. Gebärdensprache*). Im engeren Sinn versteht man unter Sprache ein System von Wörtern, das bestimmten Strukturregeln unterliegt und auf einer Konvention von akustischen Bedeutungs- und Ausdruckszeichen beruht. **Ebenen:**
– Die Phonologie betrifft das Lautinventar einer Sprache, d. h. sie untersucht die Funktion und Eigenschaften von Sprachlauten (z. B. ihre bedeutungsunterscheidende Funktion).
– Das Lexikon betrifft den Wortbestand.
– Die Semantik betrifft die Wortbedeutung.
– Die Morphologie bzw. Syntax (Grammatik) betrifft die formale Struktur (Regeln der Wort- und Satzbildung) einer Sprache.
– Die Pragmatik betrifft ihren kommunikativen Aspekt, d. h. die Situationsabhängigkeit sowie die soziale und interaktive Funktion von Äußerungen.

Störungen:
– Sprachstörung*
– Sprachentwicklungsstörung*.

Sprachentwicklung f: engl. *speech development*; syn. Spracherwerb. Nach bestimmten Gesetzmäßigkeiten ablaufender Erwerb von Sprachstrukturen unterschiedlicher Komplexität im Kindesalter als Teil der kognitiven Entwicklung, die im engen Zusammenhang mit psychischer, motorischer und sensorischer Entwicklung steht. Erlernen von Sprache* erfolgt u. a. durch Imitation des von Bezugspersonen als sprachliches Vorbild angebotenen Sprachmodells.

Hintergrund:
– in allen Sprachen vergleichbarer universeller Ablauf
– mit hoher Variabilität hinsichtlich der Lernmöglichkeiten (genetische Disposition), der Art und Weise sowie der Geschwindigkeit des Erwerbs
– Erlernen von Sprache erfolgt in der Interaktion, geprägt durch den Einsatz von sprachfördernden Verhaltensweisen (z. B. korrektives Feedback), intuitiv eingesetzt von Eltern oder gezielt von pädagogischen Fachkräften

Sprachentwicklungsstörung

- Eltern u. a. Bezugspersonen unterstützen als sprachliches Vorbild den Spracherwerbsprozess
- Störungen der Sprachentwicklung: siehe Sprachentwicklungsstörung*.

Einteilung: Phasen:
- Neugeborene und Säuglinge erzeugen verschiedene Arten des Schreiens und unterschiedliche Laute, z. B. Gurrlaute, Unmutslaute, Kontaktlaute, im Alter von 3–5 Mon. auch Vokale, Blas- und Reiblaute (spielerisches Ausprobieren der artikulatorischen Motorik)
- im 1. Lj. beginnendes Sprachverständnis und präverbale Phase, Lallen und Imitation gehörter Sprachlaute in der Lallphase: 1. Lallphase bis ca. 6. Mon., Vorsilbenalter, Bildung von Lauten aller Sprachen wie ga-ga-ga und bah-bah-bah 2. Lallphase 7.–12. Mon., Silbenalter, Ausdifferenzierung der muttersprachlichen Laute mit Reduplikationen von Lauten und Silben, verstärkte Verwendung von Konsonanten, erste Wörter 3. bei Kindern mit angeborener Taubheit* Verstummen im Silbenalter
- ab 2. Lj. Verständnis kurzer Aufträge, Sprechen von Zwei-Wort-Sätzen und Wortschatzerweiterung (lexikalische Wortarten: Nomen, Adverbien, Verben)
- ab 3. Lj. Verständnis komplexerer Fragen und Zusammenhänge, Sprechen von Drei- bis Sechs-Wort-Sätzen und Einhalten des Sprecherwechsels
- ab 4. Lj. schnelle Zunahme des Wortschatzes (Funktionswörter, z. B. Artikel und lokale Präpositionen) und weitere Differenzierung der grammatischen Kompetenz (z. B. Subjekt-Verb-Kongruenz und Nebensätze).

Sprachentwicklungsstörung f: engl. *developmental language disorder*; syn. verzögerte Sprachentwicklung. Störung der Sprachverarbeitung (nicht altersentsprechende Entwicklung der sprachlichen Fähigkeit), die sich auf allen linguistischen Ebenen zeigen kann und zu einer Verzögerung oder zum (teilweisen) Ausbleiben der normalen Sprachentwicklung* führt. **Häufigkeit:** Prävalenz rund 6 % aller Kinder. **Ätiologie:** Oft multifaktoriell
- isolierte Erkrankung (keine erkennbare Ursache oder die Sprachentwicklungsstörung begründbare Komorbidität) = Primäre Sprachentwicklungsstörung (SES), umschriebene SES (Abk. USES) = spezifische Sprachentwicklungsstörung (Abk. SEES, engl. Specific Language Impairment)
- sekundäre Sprachentwicklungsstörung: 1. Folge einer Hörstörung 2. begleitend zu einer oder Folge einer (sonstigen) Hirnschädigung, neurologischen und neurodegenerativen Erkrankung, genetischen oder chromosomaler Störung wie Trisomie 21 3. begleitend zu einer Autismus-Spektrum-Störung, allgemeinen Entwicklungsverzögerung, z. B. Intelligenz-/Mehrfachbehinderung oder anderen (geistigen) Behinderungen 4. psychische und psychosoziale Ursachen.

Abgrenzung:
- Sprachentwicklungsrückstände von mehr als 6 Monaten werden nach der Leitlinie (2011) bis zum 36. Monat als Sprachentwicklungsverzögerung (SEV) und frühestens ab dem 36. Monat als Sprachentwicklungsstörung (SES) bezeichnet.
- Late Talker bilden eine große Untergruppe der SEV-Kinder, Näheres siehe dort.

Klinik: Sprachentwicklungsstörungen zeigen sich entweder expressiv (das Sprechen betreffend) und/oder rezeptiv (das Sprachverständnis betreffend):
- phonologische Störung (gestörter Lauterwerb)
- morpho-syntaktische Störung (Störung des Satzbaus, der Flexionsendung)
- semantisch-lexikalische Störungen (Wortschatzdefizit, Wortabruf- und Wortspeicherstörung.

Therapie:
- Elternberatung
- Elternarbeit
- ebenenübergreifende Therapieansätze: patholinguistische Therapie, handlungsorientierte Therapie
- spezifert linguistische Therapieansätze, z. B. Metaphon (Phonologie), Wortschatzsammler (Semantik/Lexikon), Kontextoptimierung (Grammatik), Schritte in den Dialog (Pragmatik).

Praktischer Hinweis:
- Der Spracherwerb variiert in hohem Maße hinsichtlich Erwerbszeitpunkt, Erwerbstempo und Erwerbsstil. Die Diagnose SES erfordert deshalb immer eine differenzierte Diagnostik.
- Die Unterteilung in isolierte SES (= primäre SES) und begleitende SES (= sekundäre SES) wird von vielen Experten kritisiert, da sie wenig praxisgerecht ist und sich das therapeutische Instrumentarium nicht unterscheidet. Eine internationale Übereinkunft über eine bessere Unterteilung ist ausgearbeitet, aber nicht verabschiedet. Eine Aktualisierung der deutschen Leitlinie steht ebenfalls aus (Stand Frühjahr 2020).

Sprachentwicklung, verzögerte f: engl. *delayed speech development*; syn. Sprachentwicklungsverzögerung (Abk. SEV). Sprachentwicklungsrückstände (abweichend von der Altersnorm) von mindestens 6 Lebensmonaten bis zum 36. Lebensmonat, z. B. bei Late Talkern. Eine Sprachentwicklungsverzögerung kann sich nachfolgend als Sprachentwicklungsstörung* manifestieren. Therapiert wird je nach Ausprägungsgrad mit Frühtherapie (z. B. Ausbleiben der Lallphasen oder Wortproduktion) und/oder Elterntraining*.

Diagnostik:
- Elternfragebögen (SBE-2-KT, SBE-3-KT)
- Spontansprachanalyse
- Wortschatztest/ -überprüfung.

Therapie:
- Elterntraining
- Frühtherapie.

Spracherwerb → Sprachentwicklung

Sprache, skandierende f: engl. *scanning speech*. Erschwerte Sprechweise, bei der die Silben oder Wörter einzeln und voneinander abgesetzt ausgesprochen werden, z. B. in Zusammenhang mit zerebellaren Symptomen*, Dysarthrie* oder Aphasie*.

Sprachförderung f: engl. *language promotion*. Begriff mit mehrfacher Bedeutung: Im Spracherwerb bezeichnet Sprachförderung die elterliche Fähigkeit, sich intuitiv sprachfördernd gegenüber ihrem Kind zu verhalten. Sprachförderung als frühe Bildungsmaßnahme bezieht sich auf sprachfördernde Maßnahmen von Fachkräften bei Kindern bildungsferner Schichten, mehrsprachig aufwachsenden Kindern, Kindern mit umgebungsbedingten Sprachauffälligkeiten und Late Talkern.

Hintergrund:
- Zielgruppe sind Kinder mit umgebungsbedingten Sprachauffälligkeiten*
- ca. 25–30 % aller Kinder sind zum Zeitpunkt der Schuleingangsuntersuchung sprachlich auffällig, davon haben ca. die Hälfte eine Sprachentwicklungsstörung*
- zu den Maßnahmen der Sprachförderung gehören: 1. Elternberatung und Elterntrainings zur Unterstützung der sprachfördernden Kompetenzen der Eltern (Wirksamkeitsnachweis für das Heidelberger Elterntraining) 2. alltagsintegrierte Sprachförderung durch frühpädagogische Fachkräfte (wirksam) 3. Sprachförderprogramme (nachweislich unwirksam).

Praktischer Hinweis: Im Gegensatz zur Sprachförderung richtet sich die Sprachtherapie an Kinder mit Sprachentwicklungsstörungen. Die Unterscheidung zwischen Sprachförderung und Sprachtherapie ist nur auf Grundlage einer Sprachentwicklungsdiagnostik möglich.

Sprachregion f: engl. *speech area*. In der dominanten, zumeist linken Hemisphäre des Gehirns* lokalisierte Areale, die an der Sprachverarbeitung beteiligt sind. Inwieweit homologe Areale der nicht dominanten Hemisphäre unterstützend oder hemmend auf die Sprachverarbeitung wirken, ist noch nicht abschließend ge-

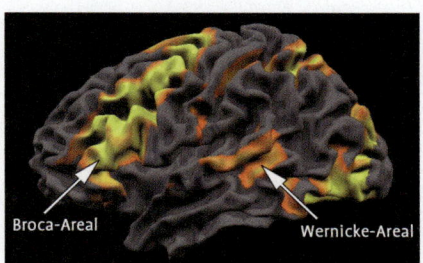

Sprachregion: 3-D-Rekonstruktion der Kortexoberfläche (dunkelgrau), auf der die aktivierten Sprachregionen (gelb) überlagert sind; Rekonstruktion aus MRT-Daten. [164]

klärt. Eine Schädigung in der Sprachregion führt zur zentralen Sprachstörung*.

Hintergrund:
- Neben den kortikalen perisylvischen Verarbeitungszentren in inferior frontalen, inferior parietalen und superior temporalen Regionen (insbesondere Broca*-Areal und Wernicke*-Areal; siehe Abb.) werden heute subkortikale Regionen (z. B. Thalamus*) und die prämotorische Region für die Verarbeitung des Verstehens und der Produktion gesprochener Sprache angenommen
- bezüglich der Schriftsprache (Lesen und Schreiben) werden wichtige Verarbeitungsschritte auch dem inferioren Temporallappen in der dominanten Hemisphäre zugeschrieben.

Sprachstörung f: engl. *language disorder.* Störung der kognitiven Vorgänge, die zu Sprache führen, im engeren Sinn Störung der Sprachbildung und/oder des Sprachverständnisses. Betroffen sind Kinder und Erwachsene.

Einteilung:
- **klinisch:** 1. Sprachentwicklungsstörungen 2. Störungen des Erwerbs und des Umgangs mit der Schriftsprache in Form von Dyslexie* und Dysgrafie* 3. Sprachverlust- und Sprachabbausyndrome manifestieren sich nach erfolgreichem Spracherwerb, im Kindesalter z. B. als Landau-Kleffner-Syndrom und Heller-Syndrom und im Erwachsenenalter häufig als Aphasie*
- **deskriptiv** entsprechend der linguistischen Ebenen in phonologische, lexikalische, morpho-syntaktische und semantische Sprachstörung.

Sprachstörung, zentrale f: engl. *central language disorder* (Abk. CLD). Durch eine zerebrale Schädigung verursachte Sprachstörung*. Man unterscheidet die zentrale Sprachstörung vor und nach Abschluss der Sprachentwicklung. Behandelt wird mit Logopädie*.

Einteilung:
- vor Abschluss der Sprachentwicklung* als **Audimutitas** (sog. motorische Hörstummheit): 1. Sprachentwicklungsstörung trotz ungestörten Hörvermögens, intakter peripherer Sprechwerkzeuge, altersentsprechendem Sprachverständnis und normaler Intelligenz 2. häufig in Kombination mit anderen Entwicklungsstörungen (z. B. der Motorik oder Sensibilität) 3. Ursache meist frühkindlicher Hirnschaden 4. klinische Manifestation mit Dysgrammatismus*, Wortschatzdefizit*, Artikulationsstörung*, oft reduzierte, fehlerhafte sprachliche Äußerungen und Verständigung über Gestik 5. Therapie mit frühzeitiger logopädischer Behandlung u. a. Förderungsmaßnahmen (z. B. Elternberatung und entsprechender Betreuung im Kindergarten) 6. Differenzialdiagnose Hörstörung (insbesondere Taubstummheit)
- nach Abschluss der Sprachentwicklung v. a. als Aphasie*.

Sprachtherapie f: engl. *language therapy.* Begriff mit mehrfacher Bedeutung. Allgemein bezeichnet Sprachtherapie Maßnahmen zur Behandlung von Kindern und Erwachsenen mit Sprachstörungen* und Sprechstörungen* unterschiedlicher Genese. Im engeren Sinn versteht man darunter ein Heilmittel nach SGB V § 92 (verordnet nach Heilmittel-Richtlinie).

Hintergrund:
- Therapieziele: 1. Heilung sprachlicher Defizite im Bereich lexikalischer, semantischer, morphologischer, syntaktischer, phonologischer und pragmatischer Strukturen 2. Anbahnung sprachlicher Äußerungen, Aufbau und Wiederherstellung des Sprachverständnisses, des Wortschatzes, der Wortfindung, der Grammatik und der Aussprache 3. Schaffung bzw. Wiederherstellung der Kommunikationsfähigkeit 4. Verbesserung und Erhalt des Schluckvorgangs
- Sprachtherapie wird bei Sprachentwicklungsstörungen oder bei Verlust bereits erworbener Sprache verordnet
- die Behandlung von Sprachstörungen erfolgt bei entsprechender Indikation über eine Heilmittelverordnung
- nach Heilmittelrichtlinie werden Störungen der Sprache hierbei unterschieden nach Störungen: 1. vor Abschluss der Sprachentwicklung (z. B. Stottern*) 2. der auditiven Wahrnehmung 3. bei hochgradiger Schwerhörigkeit* und Taubheit 4. nach Abschluss der Sprachentwicklung (z. B. Aphasie* nach Schlaganfall) 5. der Artikulation* (Dyslalie*) 6. der Sprechmotorik (z. B. Dysarthrie* bei Parkinson*-Syndrom)
- Durchführung der Therapie durch Logopäden, Atem-, Sprech- und Stimmlehrer und andere nach § 124 SGB V zugelassene Behandler wie Sprachheilpädagogen, Patholinguisten, klinische Linguisten und klinische Sprechwissenschaftler.

Einsatz:
- verhaltenstherapeutische Techniken (Belohnung, Feedback, auch Biofeedback*, Desensibilisierung*, Kommunikationstraining*, innerer Monolog*, Imitation*, Problemlösungstraining*, defizitspezifische Übungen) zum Aufbau neuer Sprachstile mithilfe von Atem- und Stimmbildungstechniken oder neuer Bewältigungsformen im Umgang mit der Sprachstörung sowie Entspannung, Hypnose* und paradoxe Intervention*
- Behandlung von Aphasien: 1. Reaktivierungsstrategien 2. defizitspezifische und kompensative Strategien 3. Methoden zur Generalisierung des Erlernten im Alltag 4. sprachliche Rollenspiele* 5. Dialogtraining mit Angehörigen
- Behandlung von Dysarthrie: 1. Training der taktilen oder auditiven Wahrnehmung für die Bewegungsvorgänge beim Sprechen 2. Erlernen der Kontrolle über normalerweise automatisiert ablaufende Vorgänge (z. B. durch Temporeduktion oder Aufmerksamkeitslenkung) 3. Hemmung unerwünschter Haltungs- oder Bewegungsformen 4. Förderung motorischer Sprachfertigkeiten durch tonusregulierende Maßnahmen (Tonussteigerung oder -reduktion) 5. Stabilisierung physiologischer Bewegungsmuster durch wiederholtes Üben 6. adjunktiv Einbezug und Beratung von Angehörigen 7. Stabilisierung der Betroffenen in Selbsthilfegruppen.

Sprachzentrum → Sprachregion

Sprechapraxie f: engl. *speech apraxia.* Erworbene zentrale Sprechstörung* als Sonderform der Apraxie* mit Beeinträchtigung der sprechmotorischen Programme oder des Zugriffs auf diese Programme ohne Beeinträchtigung von Sprachverständnis, Lesen und Schreiben oder der sprechrelevanten Nerven und Muskeln. Klinisch zeigen sich Störungen der Lautbildung, des Redeflusses und des Sprechverhaltens.

Sprechen n: engl. *speaking.* Artikulation von Sprache*, die durch koordinierte Leistung von motorischer und sensorischer Sprachregion*, Sprechapparat und Stimme ermöglicht wird. Ohne Sprachstörung* beträgt die normale Sprechgeschwindigkeit 90 Wörter pro Minute, bei normaler „Sprechflüssigkeit" werden Sätze mit einer durchschnittlichen Länge von > 5 Wörtern bei wenigen Unterbrechungen gebildet.

Sprechentwicklungsstörung f: engl. *speech retardation disorder;* syn. phonologische Störung. Störung des Lauterwerbs, bei der die Entwicklung der Lautbildung und des Redeflusses gestört, die Aussprache nicht korrekt sowie die Wahrnehmung der eigenen Aussprache und der Aussprache anderer gestört ist. Behandelt wird mit Logopädie*.

Klinik:
- Auslassen unbetonter Silben (z. B. -mate statt Tomate, -putt statt kaputt)
- Assimilation bzw. Lautangleichung innerhalb einer Lautreihe (z. B. Babel statt Gabel, Gock statt Stock)
- Reduktion bzw. Vereinfachung von Mehrfachkonsonanten (Gocke statt Glocke, Bille statt Brille)
- Alveolarisierung (Vorverlagerung) hinterer Konsonanten (Dabel statt Gabel, Dind statt Kind)
- Velarisierung (Rückverlagerung) vorderer Konsonanten (Bekk statt Bett, Gakker statt Wasser)
- häufig auch Ersetzen der Wortanfänge durch einen Laut (h, d) bzw. Ersetzen von Lauten, die nicht ausgesprochen werden können, durch andere.

Sprechhilfe f: engl. speaking aid. Technisches Gerät, das bei Stimm- und Sprachstörung mit Aphonie*, z. B. nach Laryngektomie* eingesetzt wird, wenn keine körpereigene Ersatzstimme (Ösophagusstimme*) gebildet werden kann, z. B. als Halsgerät mit elektronischer Tonerzeugung (sog. Elektrolarynx) oder an der Kleidung angebrachtes Verstärkersystem mit Mikrofon.

Sprechkrampf → Spasmodische Dysphonie
Sprechstörung f: engl. speech disorder. Störung des Sprechens, die zu einer Beeinträchtigung der verbalen Verständigung führen kann. Im Gegensatz zur Sprachstörung* ist die motorische Erzeugung von Lauten beeinträchtigt. **Formen:**
- Sprechstörung im engeren Sinn: 1. Artikulationsstörung* 2. Redeflussstörung, z. B. Stottern* 3. Sprechapraxie*
- zerebrale Sprechstörung als hirnorganisch bedingte Sprechstörung, bei der durch eine erworbene Schädigung des zentralen Nervensystems Störungen der sprechmotorischen Funktionen auftreten
- kombinierte Sprach-Sprech-Störung: 1. Dyslalie* 2. Poltern
- kombinierte Sprech-Stimm-Störung: 1. Rhinolalie* 2. Dysarthrie*.

Ätiologie:
- meist unbekannt
- zentralnervöse und periphere somatische Dysfunktionen, z. B.: 1. Hörstörungen 2. neurologische Erkrankungen
- Alkohol-, Drogen- oder Arzneimittelmissbrauch.

Sprechtherapie f: engl. speech therapy. Begriff mit mehrfacher Bedeutung: Allgemein bezeichnet Sprechtherapie Maßnahmen zur Behandlung von Kindern und Erwachsenen mit Artikulations-, Redefluss- und Sprechstörungen. Im engeren Sinn versteht man darunter ein Heilmittel nach SGB V § 92 (verordnet nach Heilmittel-Richtlinie).

Hintergrund:
- Die Therapie wird durchgeführt von Logopäden, Atem-, Sprech- und Stimmlehrern und anderen nach § 124 SGB V zugelassenen Behandlern wie Sprachheilpädagogen, Patholinguisten, klinischen Linguisten und klinischen Sprechwissenschaftlern.
- Die Behandlung von Sprechstörungen erfolgt bei medizinischer Indikation über eine Heilmittelverordnung.

Spreizfuß → Pes transversus
Spreizhose f: engl. abduction pant. Abspreizorthese als über einer Windelhose anlegbares Trägerhöschen mit eingearbeiteten, gepolsterten, querverlaufenden Streben, die beide Oberschenkel in Abspreizstellung (Lorenz-Stellung) halten. Spreizhosen werden angewendet bei angeborener Hüftdysplasie*.

Spreizschiene f: engl. spreading splint; syn. Spreizapparat. Orthopädischer Apparat zur Abspreizbehandlung der Beine, der im Gegensatz zur Spreizhose* ständig getragen wird. Die Spreizschiene dient zur spontanen Reposition (Repositionsbandage oder -orthese) bei Hüftgelenk(sub)luxation und zur Retentionsbehandlung bei Hüftdysplasie*.

Formen: Forrester-Brown-Schiene, Hoffmann-Daimler-Schiene, Pavlik-Bandage, Tübinger Hüft-Beugeschiene (siehe Abb.).

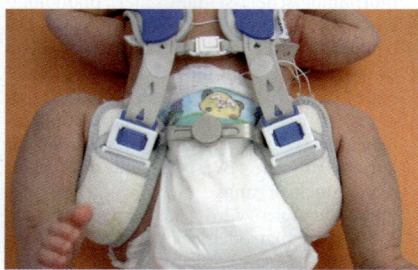

Spreizschiene: Tübinger Hüft-Beugeschiene. [79]

Sprengel → Bärentraube
Sprengel-Deformität f: engl. Sprengel's deformity. Erbliches Fehlbildungssyndrom vorwiegend im Bereich des Schultergürtels mit Hemmung der Deszension der Schulterblattanlage. Diagnostisch ist die Sprengel-Deformität von Skoliose, bei der kein seitendifferenter Größenunterschied des Schulterblatts auftritt, zu differenzieren.

Klinik:
- fixierter Schulterblatthochstand
- ein- oder beidseitige Kyphoskoliose der Brustwirbelsäule mit starker Bewegungseinschränkung im Schulterbereich
- fakultativ weitere Fehlbildungen am Skelettsystem: Wirbelsäule, Rippen.

Sprengel-Schnitt → Wechselschnitt
Springerknie → Patellaspitzensyndrom
Springseuche f: engl. louping ill; syn. Louping-Ill-Enzephalitis. Akute Infektion des ZNS mit dem Louping-ill-Virus (Flavivirus*). Menschen sind selten betroffen und haben eine günstige Prognose, die Ansteckung erfolgt meist über Kontakt- oder Tröpfcheninfektion bei engem Kontakt mit infizierten Tieren oder Milch. Symptome sind grippeähnlich bis hin zur Meningoenzephalitis*. Behandelt wird symptomatisch.

Sprinz-Nelson-Syndrom → Dubin-Johnson-Syndrom
Spritze f: engl. syringe. Zylindrisches Instrument mit Kanülenansatz und beweglichem, innenliegenden Kolben zur Injektion* von Flüssigkeiten (2–50 ml) in Körpergewebe (Infusion*, Injektion*), Punktion*, Durchführung von Spülungen oder zur Aspiration* (z. B. zur Blutentnahme).

Formen:
- graduierter Kunststoff- oder Glaszylinder
- Kanülenansatz zentrisch (Rekordspritze) oder exzentrisch (Loeb-Spritze)
- Kolben aus Metall (Rekordspritze), Glas (Luer-Spritze) oder Kunststoff
- in der Regel als Einmalspritze aus Kunststoff zum Aufsetzen auf eine Einmalkanüle (Kanüle*) oder als sterilisierbare, vollständig zerlegbare, wiederverwendbare Standardspritze aus Glas und Metall (auch teilzerlegbare Rekordspritze, obsolet)
- je nach Verwendungszweck unterschiedliche Größen (z. B. 2 ml, 5 ml, 10 ml, 20 ml; mit ml-Skala) und Ausführungen (z. B. sehr schmale Tuberkulinspritzen* oder Insulinspritzen mit 1–2 ml, 1 ml entspricht 40 IE; mit IE-Skala)

Spritzenpumpe → Perfusor
Sprosspilze → Hefen
S100-Protein n: Kleines (9–13 kDa), saures, kalziumbindendes Protein*, das Anwendung findet in der diagnostischer Tumormarker* bei Verdacht auf malignes Melanom*. Es existieren mindestens 21 verschiedene Formen (zellspezifische Expression) des S100-Proteins. Zur Bestimmung sind verschiedene Methoden möglich, z. B. RIA oder ELISA.

Sprue f: Überbegriff für Malabsorptionsstörungen, die typischerweise mit chronischer Diarrhö* einhergehen. Man unterscheidet eine tropische Sprue* und eine einheimische Sprue (= Zöliakie*). Näheres siehe dort.

Sprühdesinfektion f: engl. spray disinfection. Flächendesinfektion* durch Aufsprühen von Desinfektionsmitteln aus Drucksprühgeräten oder Sprayflaschen. Da bei einer Sprühdesinfektion kein Schmutz abgetragen wird, ist deren Einsatz nur auf einer gereinigten, optisch sauberen Fläche sinnvoll oder wenn die eingesprühte Fläche unterstützend mit Reinigungstextilien bzw. -geräten mechanisch bearbeitet wird (Scheuer*-Wisch-Desinfektion).

Sprue, tropische f: engl. *tropical sprue*. In der Karibik, Südostasien und Zentralamerika auftretendes Malabsorptionssyndrom. Möglicherweise spielen vorausgehende intestinale Infektionen eine Rolle. Betroffene leiden an Diarrhö, Gewichtsverlust, Nährstoff- und Vitaminmangel. Die Histologie zeigt eine Atrophie der Zotten in der Dünndarmbiopsie. Therapiert wird mit Folsäure, Cobalamin und Tetracyclinen.

Sprungbein → Ossa tarsi

Sprunggelenk n: engl. *ankle joint*. Gelenkige Verbindung zwischen Unterschenkel* (Tibia*, Fibula*) und Fuß*. Unterschieden werden ein oberes (OSG; Articulatio talocruralis) und ein unteres Sprunggelenk (USG), welches wiederum aus 2 Teilgelenken besteht. Das OSG ermöglicht die Plantarflexion* und Dorsalextension des Fußes, das USG die Eversion* und Inversion*.

Einteilung: Oberes Sprunggelenk (OSG; Articulatio talocruralis):
- zwischen Malleolengabel (Tibia*, Fibula*) und Trochlea tali
- **Bandstrukturen: 1.** Lig. deltoideum (Deltaband; Lig. collaterale mediale) **2.** laterale Kollateralbänder: **I.** Lig. talofibulare anterius **II.** Lig. talofibulare posterius **III.** Lig. calcaneofibulare.

Unteres Sprunggelenk (USG): Wird durch das Lig. talocalcaneum interosseum in 2 Teilgelenke unterteilt.
- Articulatio* subtalaris (syn. Articulatio talocalcanea) **1.** hinterer Teil zwischen Talus und Kalkaneus*, meist bestehend aus 3 Facetten **2.** Bandstrukturen: Lig. talocalcaneum laterale und Lig. talocalcaneum mediale
- Articulatio talocalcaneonavicularis: vorderer Teil zwischen Taluskopf und Kalkaneus, Os* naviculare und Ligamentum calcaneonaviculare plantare (Pfannenband).

Funktion:
- OSG: Dorsalextension und Plantarflexion*
- USG: Pronation* und Supination*.

Klinische Bedeutung: Knöchelfraktur*.

Sprunggelenk-Distorsion f: Verdrehung des oberen und/oder unteren Sprunggelenkes* über das physiologische Ausmaß hinweg mit konsekutiver Zerrung und/oder Zerreißung des Kapsel-Bandapparates. Mögliche knöcherne Begleitverletzungen sind MFK-5 Basisfrakturen oder Frakturen des Processus anterior calcanei. Meist erfolgt eine konservative Therapie mit kurzfristiger Orthesenbehandlung und Physiotherapie.

Klinik:
- Schmerz
- Schwellung
- Bewegungseinschränkung
- Unfähigkeit, den Fuß zu belasten.

Therapie: Operative Therapie zeigt in mehreren randomisierten kontrollierten Studien* keinen Vorteil gegenüber der konservativen Therapie:
- PECH-Schema (Pause-Eis-Kompression-Hochlegen)
- ggf. kurzzeitige Ruhigstellung im Cast oder Walker
- Orthesenbehandlung über 6-10 Wochen
- NSAR und Thrombembolieprophylaxe bei Stockentlastung
- bei physiologischem Gangbild Physiotherapie* als Propriozeptionstraining.

Sprunggelenkfraktur → Knöchelfraktur

Sprung, nasaler m: engl. *nasal step*; syn. Rönne-Sprung. Typischer, umschriebener nasaler Gesichtsfeldausfall, bei dem sich die Wahrnehmung visueller Reize im Bereich des horizontalen Meridians sprunghaft ändert. Ein nasaler Sprung ist typisch für ein beginnendes Glaukom*. Siehe Abb.

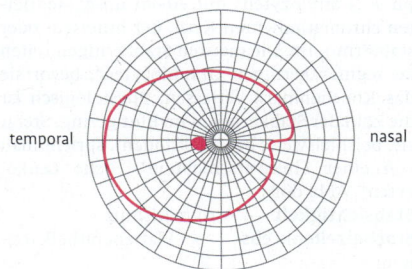

Sprung, nasaler: Darstellung in der Perimetrie. [216]

Sprungschanzenphänomen n: Äußerlich sichtbare und tastbare Stufenbildung („Sprungschanze") der Dornfortsätze mit Rumpfverschiebung besonders im Bereich der unteren LWS bei Spondylolisthesis*.

Spülung f: engl. *irrigation*; syn. Lavage. Durch- oder Ausspülen einer Körperhöhle oder eines Hohlorgans mit einer Spülflüssigkeit, z. B. mit physiologischer Kochsalzlösung. Indikationen sind diagnostische oder therapeutische Zwecke oder Vorbereitung eines Eingriffs.

Anwendung:
- diagnostisch: **1.** Die gastrointestinale Lavage, die Broncho-Alveolär-Lavage und die Peritoneallavage* zielen auf das histopathologische oder zytologische Untersuchen der Spülflüssigkeit (Nachweis von Blut bei stumpfem Abdominaltrauma obsolet). **2.** Bei der thermischen Prüfung des Labyrinths wird der äußere Gehörgang mit kaltem oder warmem Wasser gespült.
- therapeutisch: **1.** Die Lavage entfernt Fremd- und Giftstoffe (z. B. Magenspülung*), beseitigt Sekrete, schwemmt Blut- oder Blutgerinnsel aus und unterstützt die Infektionstherapie (z. B. Peritoneallavage). **2.** Bei Bedarf werden dabei z. B. Kamillenextrakt, Antiseptika oder Chemotherapeutika verwendet. **3.** In der Chirurgie wird in der Regel parallel eine Drainage* gelegt.
- Vorbereitung operativer Eingriffe am Darm oder von Endoskopien: **1.** Die Kolonlavage bspw. reinigt den Darm orthograd. **2.** Intraoperativ dient sie der Entlastung und Reinigung des Dickdarms im Rahmen von Notfalleingriffen, z. B. bei Ileus.

Spulwurm → Ascaris lumbricoides

Spurenelemente n pl: engl. *trace elements*. Mineralstoffe, die nur in geringer Konzentration im Organismus benötigt werden und relevant sind als Cofaktor oder Bestandteil von Enzymen, Hämoglobin, Vitaminen und Hormonen. Die Aufnahme erfolgt aus Trinkwasser, Lebensmitteln und Atemluft. Mangelerscheinungen, aber auch Akkumulationssyndrome sind häufig, so bei Eisen und Kupfer.

Klinische Bedeutung:
- Mangelerscheinungen bei ungenügender Zufuhr oder Malassimilation* je nach fehlendem essenziellem Spurenelement, z. B. Eisenmangelanämie* oder Zinkmangeldermatitis
- Akkumulation* z. B. bei Wilson*-Krankheit, Hämosiderose* oder Intoxikation* (z. B. Blei-Intoxikation).

spurius: Falsch, unecht, z. B. Hernia* spuria.

Sputum n: syn. Expektoration. Abgehustetes Sekret der Atemwegsschleimhäute, das als physiologische Bestandteile Leukozyten, Epithelzellen, Staub- und evtl. Rauchpartikel, Proteine und Bakterien der Mundflora enthält. Als induziertes Sputum wird das Sekret bezeichnet, das nach Inhalation mit hypertoner Kochsalzlösung gewonnen wird. Sputum wird makroskopisch, mikroskopisch (Sputumzytologie*) und mikrobiologisch untersucht.

Klinische Bedeutung: Vermehrt und makroskopisch verändert bei Lungenkrankheiten:
- weißlich schleimiges Sputum, z. B. bei Pertussis*
- rotbraunes Sputum, u. a. bei Pneumonie*, Lungenkarzinom*, Lungeninfarkt* und Tuberkulose*
- gelblich-grünliches (eitriges) Sputum, z. B. bei akuter Bronchitis*, Bronchopneumonie, Lungenabszess*, Bronchiektasen*

Sputumbecher
– bei Asthma* bronchiale häufig mit sog. Ausgussanteilen (z. B. Charcot-Leyden-Kristalle, Curshmann-Spiralen).

Sputumbecher *m*: engl. *sputum cup*. Behälter mit Deckel zum Auffangen von Bronchialsekret (Auswurf) aus den Atemwegen (Sputum*). Er ist entweder als Metallhalterung mit auswechselbarem Einsatz oder als Einwegprodukt verfügbar.

Sputumzytologie *f*: engl. *sputum cytology*. Nichtinvasive zytologische Diagnostik des vom Patienten (evtl. nach Provokation mit einer hypertonen Kochsalzlösung durch den Arzt) abgehusteten Tracheobronchialsekrets. Klassische Indikation ist der Verdacht auf Lungenkarzinom*. Die Untersuchung wird auch ohne einen solchen Verdacht als Individuelle Gesundheitsleistung (IGeL) für spezielle Risikogruppen (insbesondere Raucher) angeboten.

SPV: Abk. für spezialisierte Palliativversorgung → Palliativversorgung

Squama [Anatomie] *f*: syn. Squamae. Schuppenförmiger, flacher Knochenteil, z. B. Squama frontalis (Stirnbeinschuppe – als das Knochengerüst der Stirn), Squama temporalis (Schläfenbeinschuppe – der flache, schalenförmige Teil des Os temporale), Squama occipitalis (Hinterhauptschuppe – der schüsselförmige Teil des Os occipitale hinter dem Foramen magnus).

squamös: engl. *squamous*; syn. squamosus. Geschuppt, schuppenreich, z. B. Epithelium squamosum (Plattenepithel*).

Squamous-Cell-Carcinoma-Antigen: Abk. SCC. Protein, das als Tumormarker* dient für Plattenepithelkarzinome* von Gebärmutterhals (Cervix* uteri), Lunge*, Hals-Nasen-Rachen-Raum und Speiseröhre (Ösophagus*). Der SCC-Wert hilft bei der Diagnosestellung sowie bei der Verlaufsbeurteilung der Tumortherapie. Sinkende Werte im Verlauf der Behandlung sprechen für einen Therapieerfolg.

Square-Root-Phänomen → Dip, frühdiastolischer

squarrosus: Borkig.

Squeeze-Technik *f*: engl. *squeeze method*. Methode zur Unterdrückung des Ejakulationsreflexes durch manuellen Druck auf den Penis am Übergang vom Schaft zur Glans penis. Indiziert ist die Squeeze-Technik als Teil der Sexualpsychotherapie* bei Ejaculatio* praecox, ihre Anwendung ist aber umstritten, da unter Umständen ejakulationsauslösend oder schmerzhaft.

SR: Abk. für → Sinusrhythmus

Srb-Anomalie *f*: engl. *Srb anomaly*. Hypoplasie* und Verschmelzung (Synostose*) der 1. und 2. Rippe*. Die Anomalie tritt meistens unilateral* auf.

SRS: Abk. für engl. slow reacting substances → Leukotriene

SSL: Abk. für Scheitel-Steiß-Länge → Fetometrie

SSL: Abk. für Single Side Laparoscopy → Single Port Laparoscopy

SSM: Abk. für engl. superficial spreading melanoma → Melanom, malignes

SSM: Abk. für engl. Schwangerschaftsmonat → Schwangerschaftsdauer

SSNRI: Abk. für engl. selective serotonin norepinephrin reuptake inhibitors → Antidepressiva

SSNRI: Abk. für engl. selective serotonin norepinephrin reuptake inhibitors → Serotonin-Noradrenalin-Wiederaufnahme-Hemmer

SSPE: Abk. für → Panenzephalitis, subakute sklerosierende

SSPV: Abk. für spezialisierte stationäre Palliativversorgung → Palliativversorgung

SSRI: Abk. für engl. selective serotonin reuptake inhibitors → Serotoninwiederaufnahme-Hemmer, selektiv

SSS: Abk. für → Sick-Sinus-Syndrom

Ss-System → MNSs-Blutgruppensystem

SSW: Abk. für Schwangerschaftswoche → Schwangerschaftsdauer

Stabkernige Granulozyten *m pl*: engl. *band neutrophils*; syn. Stabkernige. Unreife neutrophile Granulozyten* mit einem unsegmentierten chromatindichten Kern, der hufeisen- oder stabförmig ist. Die meisten Stabkernigen reifen zu segmentkernigen Granulozyten*, bevor sie das Knochenmark verlassen. Physiologisch ist die Zahl der Stabkernigen im Blut gering. Steigt sie, beispielsweise bei Infektionen*, spricht man von einer Linksverschiebung*. Siehe Leukozyten*. Abb. dort.

Stabsichtigkeit → Astigmatismus

Stachelzellenkrebs → Plattenepithelkarzinom

Stack-Schiene *f*: engl. *Stack's splint*. Hyperextensionsschiene zur Behandlung bei Fingerstrecksehnenabriss* an der Endphalanx. Siehe Abb.

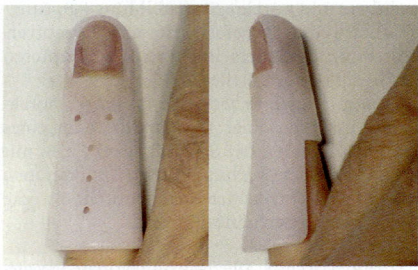

Stack-Schiene: Am kleinen Finger. [73]

Stadieneinteilung → Regressionsgrading
Stadieneinteilung → TNM-Klassifikation

Stadt-Gelbfieber *n*: Gelbfieber* in städtischer Umwelt. Mücken übertragen hier das Gelbfieber*-Virus direkt von Mensch zu Mensch. In ländlichen Gebieten spielen Affen als Reservoir eine wichtige epidemiologische Rolle.

Stäbchen [Netzhaut] *n sg, pl*: engl. *rods*. Fotorezeptorzellen in der Retina* des Auges, die das Nachtsehen (Hell- und Dunkelsehen) ermöglichen. Die schlanken Stäbchen tragen an ihrem äußeren Segment das Rhodopsin* als Lichtsensor. Dieses zerfällt durch die Absorption von Licht*, was zu einer Umwandlung des Lichtreizes in elektrochemische Signale führt.

Stäbchenbakterien, multiresistente gramnegative: syn. MRGN; Abk. MRGN. Gramnegative Bakterien mit Resistenzen* gegen mehrere Antibiotika*klassen (bis Vierfachresistenz: 4MRGN). In der Regel handelt es sich hierbei um Stäbchenbakterien, z. B. Enterobacteriaceae*, Pseudomonas* aeruginosa und Acinetobacter baumannii. Mehrfachresistenzen sind ein großes Problem der Krankenhaushygiene.
Vorgehen: Maßnahmen sind eine gute Durchsetzung der Standard-Präventionsmaßnahmen (Basishygiene) für alle Patienten, Screening* von Patienten mit Risikofaktoren* insbesondere auf 4MRGN sowie abhängig von Erreger und Resistenz* weitere Maßnahmen der Isolierung.

Stäbchensaum → Bürstensaum

Ständige Impfkommission *f*: Abk. STIKO. Expertengremium am Robert* Koch-Institut, das gemäß Infektionsschutzgesetz* Empfehlungen herausgibt betreffend Schutzimpfungen* (einschließlich Impfkalender*) und anderer Maßnahmen zur Prophylaxe übertragbarer Krankheiten. Die STIKO entwickelt außerdem Kriterien zur Abgrenzung einer üblichen Impfreaktion von einer über das übliche Ausmaß einer Impfreaktion hinausgehenden gesundheitlichen Schädigung (Impfschaden*).

Stärke *f*: engl. *starch*; syn. Amylum. Hochpolymeres Polysaccharid* aus α-glykosidisch verknüpften D-Glukose-Bausteinen (Homoglykan). Stärke besteht zu 20 % aus wasserlöslicher Amylose und zu 80 % aus wasserunlöslichem Amylopektin. Pflanzliche stärkehaltige Nahrung dient zur Deckung des Hauptteils des Kohlenhydratbedarfs. Im Rahmen der Verdauung wird Stärke durch Amylasen abgebaut.

Stärkeintoleranz → Kohlenhydratmalabsorption

Staging *n*: Bestimmung der Ausdehnung eines malignen Tumors durch operative Exploration oder Biopsie und Zuordnung des Tumors zu Stadien der TNM*-Klassifikation, die für diesen Zweck als pTNM-Stadien (pathologische bzw. postoperative Stadien) notiert werden.

Staging-Laparotomie *f*: Eröffnung der Bauchhöhle zur Exploration des Befalls einzelner Organe und Lymphknotenstationen bei unter-

schiedlichen Tumorleiden. Heute ist die Staging-Laparotomie jedoch nur noch selten notwendig, da verbesserte bildgebende Verfahren und die weniger invasive Staging-Laparoskopie vergleichbare Untersuchungsergebnisse liefern.
Stagnara-Korsett *n*: engl. *Stagnara brace*. Rumpforthese* mit Beckenfassung zur Immobilisation nach Korrektur- oder Stabilisierungsoperation der Wirbelsäule. Ein Stagnara-Korsett wird nach Gipsabdruck angefertigt aus mehreren Kunststoffschalen, die mit Metallschienen verbunden werden. Die Beckenfassung reicht kaudal bis zum Trochanter major und kranial bis zum Oberrand der Schulterblätter.
Stagnara-Kyphosewinkel *m*: Röntgenologisch ermittelter Winkel zwischen Deckplatte des vierten Brustwirbelkörpers und Abschlussplatte des am stärksten gekippten Brustwirbels bei Kyphose*.
Stagnation *f*: Stauung, Stockung, Stillstand.
Stagnationshypoxie *f*: engl. *stagnant hypoxia*. Lokale oder generalisierte Hypoxie* als Folge von Durchblutungsstörungen bei mechanischen oder funktionellen Blutgefäßverschlüssen.
Stagnationsthrombus *m*: engl. *stagnant thrombus*. Bei vollständigem Stillstand der Blutströmung durch dann besonders rasch ablaufende Blutgerinnung* entstehender roter Gerinnungsthrombus.
Stahl → Eisen
Stakkatohusten → Pertussis
Stalking *n*: Beharrliches Verfolgen und Belästigen einer Person, die dadurch verängstigt wird. Nicht selten geht Stalking mit Drohungen und tätlichen Übergriffen einher. Beim Opfer kann es u. a. zur Depression*, Angststörung* und posttraumatischen* Belastungsstörung führen.
Vorkommen: In erster Linie sind Ex-Partnerinnen betroffen. Dem Stalking kann, muss aber nicht ein psychiatrisches Störungsbild zugrunde liegen. Zu den Motiven zählen:
– Rache- oder Aussöhnungswünsche
– Suche nach Zuneigung
– Wunsch nach Macht oder sexueller Befriedigung.

Stamm *m*: engl. *trunk*. Begriff mit mehreren Bedeutungen. Einmal bezeichnet Stamm eine Kategorie in der biologischen Systematik, zum anderen ist es ein Synonym für Rumpf, schließlich ein Bestandteil von Pflanzen (z. B. Baumstamm).
Stammeln *n*: engl. *to babble*. Veraltete Bezeichnung für Dyslalie*.
Stammganglien → Basalganglien
Stammganglien-Hämatom *n*: syn. Stammganglien-Blutung. Blutung in den Basalganglien*, überwiegend als hämorrhagischer Schlaganfall* bei Hypertonie (bis 70%), selten durch Gefäßaneurysma oder Angiom*. Patienten zeigen meist Kopfschmerzen, Bewusstseinstrübung, Halbseiten-Lähmung oder -Gefühlsstörung (auf der Gegenseite, denn die Blutung dehnt sich in der Capsula* interna aus). Behandelt wird auf der Stroke*-Unit.
Diagnostik:
– CT
– bei atypischer Blutung (Frage nach der Blutungsquelle), ggf. Angiografie.
Therapie:
– Stroke*-Unit oder Intensivstation
– bei raumfordernder Blutung ggf. neurochirurgische Hämatomentfernung.

Stammzellen *f pl*: engl. *stem cells*. Undifferenzierte und unbegrenzt teilungsfähige Zellen, aus denen durch Teilung jeweils wiederum eine Stammzelle und eine zur Differenzierung fähige Zelle entstehen. Stammzellen sind gewebespezifisch determiniert und sind das Ausgangsmaterial der embryonalen Organentwicklung und aller regenerationsfähigen Gewebe des Erwachsenen (beispielsweise Haut und blutbildende Zellen des Knochenmarks).
Einteilung:
– nach dem Differenzierungspotenzial: 1. totipotente (omnipotente) Stammzellen: können sich in allen Zelltypen eines Organismus ausdifferenzieren und sich zu einem kompletten Organismus entwickeln (z. B. befruchtete Eizelle) 2. pluripotente Stammzellen: können sich in nahezu jede Zelle eines Organismus ausdifferenzieren (z. B. embryonale Stammzellen) 3. multipotente Stammzellen: können verschieden ausdifferenzierte Zellen eines Gewebes bilden 4. oligopotente Stammzellen: bilden nur einige wenige Zellarten 5. unipotente Stammzellen differenzieren nur zu einer Zellart
– nach der Herkunft: 1. embryonale Stammzellen (Kurzbezeichnung [h]ES-Zellen]: alle aus Embryonen gewonnenen pluripotenten humanen Stammzellen, die extrakorporal gezeugt und nicht zur Herbeiführung einer Schwangerschaft verwendet bzw. einer Frau vor Abschluss der Einnistung in die Gebärmutter entnommen wurden 2. adulte Stammzellen (Kurzbezeichnung [h]AS-Zellen): im adulten Organismus vorkommende Stammzellen, die in allen regenerationsfähigen Geweben (u. a. Haut, Schleimhäute, Blut) vorzufinden sind und sich in verschiedene Zellarten des Gewebes differenzieren können (z. B. hämatopoetische Stammzellen* in die verschiedenen Blutzellen).

Stammzellenforschung *f*: engl. *stem cell research*. Forschung zur Vermehrung und genetischen Manipulation an pluripotent entwicklungsfähigen menschlichen Zellen, die aus frühen Teilungsstadien des menschlichen Keimlings, aus überzähligen Embryonen der In-vitro-Fertilisation, aus abgetriebenen Feten, aus dem Knochenmark, aus Nabelschnurblut oder aus peripherem Blut gewonnen werden können.
Ethik: Zumindest frühe Entwicklungsstadien von einigen dieser Zellen können sich potenziell bis zu einem vollständigen Menschen entwickeln (Potenzialität*). In der Diskussion stehen zukünftige Vorteile in der Behandlung von Krankheiten und Bedenken gegen eine „verbrauchende" Embryonenforschung.

Stammzellen, hämatopoetische *f pl*: engl. *bone marrow hematopoetic stem cells*; syn. Blutstammzellen. Stammzellen, aus denen sich alle Blutkörperchen entwickeln (Hämatopoese*). Sie sind nur in der sog. Stammzellnische funktionsfähig, in der eine Versorgung mit entsprechenden Wachstumsfaktoren* stattfindet. Klinisch sind sie bei der Stammzelltransplantation* von Bedeutung.
Formen:
– undeterminierte pluripotente Stammzellen mit der Fähigkeit, in alle Blutzelllinien auszureifen, und mit geringer Teilungsaktivität
– determinierte unipotente Stammzellen, die nur in Richtung einer bestimmten Blutzelllinie entwicklungsfähig sind und nachgeordnete Proliferationsspeicher auffüllen.

Stammzellenspeicher → Hämatopoese
Stammzellfaktor *m*: engl. *stem cell factor* (Abk. SCF); syn. Mastzellwachstumsfaktor. Zu den Zytokinen gehörendes membranständiges oder lösliches Glykoprotein (M_r 28 000–30 000), zudem Ligand des Tyrosinkinase*-Rezeptors c-kit. Durch Aktivierung von Stammzellen und frühen Progenitorzellen nimmt der Stammzellfaktor Einfluss auf die Hämatopoese, die Melanogenese und Gametogenese. Er wirkt synergistisch mit Interleukinen, CSF und Erythropoetin.
Stammzell-Mini-Transplantation *f*: syn. nichtmyeloablative Transplantation. Übertragung hämatopoetischer Stammzellen eines Fremdspenders aus dem peripheren Blut oder Knochenmark nach vorbereiteter Konditionierungstherapie des Empfängers. Im Gegensatz zur myeloablativen Konditionierung ist die eingesetzte Therapie weniger intensiv und toxisch, sodass auch ältere Patienten transplantiert werden können.
Stammzelltherapie, kardiale *f*: engl. *cardiac stem cell therapy*. Therapeutische Anwendung von Stammzellen* am Herzen bei meist experimenteller Indikation. Als individueller Heilversuch* auch außerhalb klinischer Studien wird das Verfahren insbesondere (frühzeitig) nach großem Herzinfarkt* eingesetzt, z. B. bei verzögerter Revaskularisation* oder bei dilatativer Kardiomyopathie* mit unzureichendem Ansprechen auf etablierte Therapieformen.

Stammzelltransplantation *f*: engl. *stem cell transplantation*. Übertragung hämatopoetischer Stammzellen* aus dem peripheren Blut* oder Knochenmark nach vorbereitender Konditionierungstherapie des Empfängers. Man unterscheidet autologe Stammzelltransplantation (patienteneigene Stammzellen) und allogene Stammzelltransplantation (patientenfremde Stammzellen) mit Geschwisterspender, HLA-identem Fremdspender oder haploidentem Spender (Eltern, Kinder).
Durchführung: Vor der Übertragung der Stammzellen müssen bei den meisten Patienten die eigenen blutbildenden Zellen eradiziert werden. Dazu erhält der Empfänger eine myeloablative Therapie, bestehend aus einer intensiven Chemotherapie*, oft kombiniert mit einer Radiatio*. Darauffolgend erhält der Patient die hämatopoetischen Stammzellen durch eine Infusion. Je nach Indikation können dies die zuvor gewonnenen eigenen Stammzellen oder jene eines Spenders sein. Die neue Hämatopoese bildet sich nun im besten Fall innerhalb von 2 Wochen im Knochenmark des Patienten aus.

Stammzelltransplantation, allogene *f*: syn. allogene SCT. Übertragung hämatopoetischer Stammzellen eines Fremdspenders aus dem peripheren Blut oder Knochenmark nach vorbereitender Konditionierungstherapie des Empfängers. Man unterscheidet Geschwisterspender, HLA-idente Fremdspender und haploidente Spender (Eltern, Kinder).
Indikation: Die allogene Stammzelltransplantation wird in einem ausgewählten Patientengut angewandt bei:
– akuten Leukämien
– myeloproliferativen Erkrankungen
– myelodysplastischen Syndromen
– malignen Lymphomen
– aplastischer Anämie.
Durchführung: Vor der Übertragung der Stammzellen müssen bei den meisten Patienten die eigenen blutbildenden Zellen vernichtet werden. Dazu erhält der Empfänger eine myeloablative Therapie, bestehend aus einer intensiven Chemotherapie, oft kombiniert mit einer Radiatio. Darauffolgend erhält der Patient die hämatopoetischen Stammzellen durch eine Infusion. Nur mehr in seltenen Fällen wird tatsächlich Knochenmark übertragen. Die neue Hämatopoese bildet sich nun im besten Fall innerhalb von 2 Wochen im Knochenmark des Patienten aus.

Standardableitungen *f pl*: engl. *standard leads*. Routinemäßig bei einem Standard-Oberflächen-EKG* (12-Kanal-EKG) aufgezeichnete Aktionspotenziale. Sie umfassen die bipolaren Extremitätenableitungen* nach Einthoven (I, II, III), die unipolaren Extremitätenableitungen nach Goldberger (aVR, aVL, aVF) sowie die unipolaren Brustwandableitungen* nach Wilson (V_1–V_6).

Standardabweichung *f*: engl. *standard deviation*. Streuungsmaß für die Abweichung der Werte einer Zufallsvariable von ihrem Erwartungswert, definiert als der positive Wert der Wurzel aus der Varianz*.

Standardbicarbonat *n*: engl. *standard bicarbonate*. Bicarbonatkonzentration des arteriellen Bluts unter Standardbedingungen (vollständige Sauerstoffsättigung, 37 °C, pCO_2 40 mmHg bzw. 5,3 kPa). Das Standardbicarbonat wird aus dem CO_2-Partialdruck* (Blutgasanalyse*; Henderson-Hasselbach-Gleichung) abgeleitet. Der Referenzbereich liegt bei ca. 24 mmol/l.
Klinische Bedeutung: Standardbicarbonat dient als Messgröße zur Beurteilung nicht respiratorischer Einflüsse auf den Säure*-Basen-Haushalt. Bei nicht respiratorischer Alkalose ist Standardbicarbonat erhöht, bei nicht respiratorischer Azidose erniedrigt.

Standardimpfung *f*: engl. *standard vaccination*. Regelimpfung, die von der Ständigen* Impfkommission (STIKO) für alle Personen einer Altersgruppe empfohlen wird. Die Grundimmunisierung* wird in der Regel bereits im Kindesalter durchgeführt. Später werden bei Bedarf Auffrischimpfungen* verabreicht. Standardimpfungen für Säuglinge, Kinder, Jugendliche und Erwachsene sind im Impfkalender* verzeichnet.

Standardized Uptake Value: Abk. SUV. Fachbegriff aus der Positronen*-Emissions-Tomografie (PET). Der SUV ist definiert als Quotient aus Aktivitätskonzentration in einer region of interest (Abk. ROI) [Bq/g] x Körpergewicht [g] und applizierter Aktivität des Radiopharmakons [Bq].

Standardspritze → Spritze

Stand-by: Klinische Überwachung und unmittelbare therapeutische Versorgung eines Patienten durch einen Anästhesiologen während diagnostischer oder therapeutischer Maßnahmen, ohne dass der Anästhesist ein Verfahren zur Anästhesie* durchführt. Stand-by wird z. B. bei der Implantation eines Herzschrittmachers eingesetzt.

Standortvarietät → Variation

Stanford-Klassifikation → Aortendissektion

Stanzbiopsie *f*: engl. *core needle biopsy*. Biopsie* mit Entnahme eines Gewebezylinders durch eine Hohlnadel. Stanzbiopsien werden durchgeführt als Mammabiopsie*, Prostatabiopsie*, Leberbiopsie*, Hautbiopsie oder Knochenmarkbiopsie* sowie zur Untersuchung von Lymphknoten*.

Stapedektomie → Stapesplastik

Stapediusmuskel → Musculus stapedius

Stapediusreflex: syn. akustikofazialer Reflex. Kontraktion des Musculus* stapedius als reflektorische Reaktion auf einen akustischen Reiz. Der Musculus stapedius schwächt Schwingungen bei hoher Lautstärke und beim Sprechen ab. Der HNO-Arzt misst den Stapedius-Reflex zur Funktionsprüfung des Mittelohrs* im Rahmen der Impedanzaudiometrie* sowie zum Nachweis einer Schädigung des Nervus* facialis.

Stapediusreflexmessung *f*: engl. *stapedius reflex measurement*. Untersuchungsmethode der Impedanzaudiometrie*. Schallreize, die mehr als 70 Dezibel über der Hörschwelle liegen, führen zu einer Kontraktion des Musculus* stapedius und zu einer messbaren Änderung der akustischen Impedanz. Pathologische Befunde werden erhoben, z. B. bei Otosklerose*, akutem Tubenkatarrh* und Schallempfindungsschwerhörigkeit (siehe Schwerhörigkeit*).

Stapes *m*: syn. Steigbügel. Innerstes der 3 Gehörknöchelchen*. Der Steigbügel liegt in der Paukenhöhle* des Mittelohrs* und grenzt an Incus* (Amboss) und Fenestra* vestibuli (ovales Fenster) des Innenohrs*. Gemeinsam mit den anderen Gehörknöchelchen dient er als reizleitendes Bindeglied zwischen Trommelfell* und Innenohr.

Stapesankylose *f*: engl. *stapes ankylosis*. Versteifung und pathologische Fixierung der Steigbügelplatte (Stapes*) am ovalen Fenster (Fenestra* vestibuli) bei Otosklerose* oder bei Paukensklerose*. Folge ist eine Schallleitungsschwerhörigkeit vor allem bei tieferen Frequenzen. Behandelt wird operativ mittels Stapesplastik*.

Stapesplastik *f*: engl. *stapedioplasty*. Hörverbessernde OP bei Otosklerose*. Bei der Stapedotomie wird nach inkompletter Entfernung des Steigbügels die Stapesfußplatte perforiert und eine am Amboss befestigte Stift-Prothese aus Platin oder Titan (sog. Piston) eingesetzt. Bei der Stapedektomie wird der Steigbügel vollständig extrahiert und durch eine Draht- oder Kunststoffprothese ersetzt.

Staphylococcal Scalded Skin Syndrome: syn. Staphylogenes Lyell-Syndrom; Abk. SSSS. Durch das Staphylokokken-Toxin* Exfoliatin verursachtes Lyell*-Syndrom mit generalisierter Ablösung der Hornschicht (Stratum corneum) der Epidermis* und Scharlach*-artigem Exanthem*. Diagnostiziert wird klinisch und durch Staphylokokkennachweis, beweisend ist die Histopathologie*. Bei schneller Behandlung mit Penicillinase*-festen Penicillinen* beträgt die Letalität < 5 %.
Erreger: Staphylokokken der Phagengruppe II (besonders Typ 71) aus dem Nasen-Rachen-Raum.
Vorkommen:
– Neugeborene (Dermatitis exfoliativa neonatorum Ritter von Rittershain) und Kleinkinder

- Patienten unter Immunsuppression* oder mit hochgradiger Niereninsuffizienz*.

Klinik:
- Prodromalstadium* mit scarlatiniformem (scharlachähnlichem) Exanthem, Abgeschlagenheit
- Stunden bis Tage später exfoliatives* Stadium mit ausgedehnten Erosionen* und großen, schlaffen, sterilen Blasen auf geröteter und auch nicht befallener Haut mit positivem Nikolski-Phänomen sowie Fieber
- narbenfreie Rückbildung.

Therapie:
- hochdosiert Penicillinase-feste Penicilline
- Flüssigkeitssubstitution
- Lokaltherapie der Blasen wie bei Verbrennung*.

Staphylococcus *m*: Gattung grampositiver, unbeweglicher, trauben- oder haufenförmig gelagerter Kugelbakterien der Familie Staphylococcaceae (Bakterienklassifikation*). Staphylokokken bilden Katalase und gliedern sich in mehr als 30 Spezies und Subspezies. Medizinisch wichtig sind Staphylococcus* aureus, Staphylococcus* epidermidis, Staphylococcus* saprophyticus und Staphylococcus haemolyticus.

Staphylococcus aureus *m*: Grampositives, unbewegliches, kokkoides Bakterium mit den Virulenzfaktoren Oberflächenprotein A, Clumping-Faktor, Hämolysin*, Plasmakoagulase und Leukozidin. Staphylococcus aureus besitzt z. T. als Superantigene* wirkende Toxine (Staphylotoxine*) und manchmal eine Polysaccharidkapsel. Entsprechend dem vorhandenen oder fehlenden Ansprechen auf Methicillin und Oxacillin (Antibiotika) wird eingeteilt in MSSA und MRSA.

Klinische Bedeutung:
- im menschlichen oberen Nasen-Rachen-Raum kurz nach der Geburt und ohne Krankheitszeichen nachweisbar (Keimträgerrate bei Erwachsenen 10–40 %, im Krankenhausbereich bis zu 80 %)
- häufigster Erreger von Nosokomialinfektionen* (in Deutschland etwa 80 % durch Methicillin-sensiblen Staphylococcus aureus = MSSA, etwa 20 % durch Methicillin-resistenten Staphylococcus aureus = MRSA)
- außerdem Erreger von Abszess* (oft beginnend als Panaritium, Impetigo*, Follikulitis, Furunkel oder Karbunkel), Mastitis* puerperalis, Osteomyelitis*, postoperativen Wundinfektionen, Endokarditis* (foudroyant, Klappenzerstörung), Pneumonie* (als Superinfektion bei pulmonalen Virusinfektionen) und Sepsis*
- Erkrankung durch Enterotoxine: Lebensmittelvergiftung, toxisches Schocksyndrom* und durch epidermolytische Toxine (Exfoliatin A und B): Staphylococcal Scalded Skin Syndrome (SSSS).

Staphylococcus epidermidis *m*: Plasmakoagulase-negativer Saprophyt der Haut und Schleimhaut, der Polymeroberflächen unter Bildung einer Schleimsubstanz besiedelt. Er gilt als opportunistischer Erreger von Endokarditis* (nach Herzklappenersatz) und Wundinfektionen (nach Endoprothesenoperation) sowie als Ursache septischer Krankheitssymptome (Plastizitis) bei dauernd oder vorübergehend in den Körper eingebrachten Kunststoffen (Venenkatheter, Ventrikeldrainage).

Klinische Bedeutung: Hospitalkeim mit multipler Antibiotikaresistenz.

Staphylococcus saprophyticus *m*: Plasmakoagulase-negativer Saprophyt der Haut und Schleimhäute. Er gilt als opportunistischer Erreger und verursacht bei jungen Frauen 10–20 % der akuten Harnwegsinfektionen. Zudem ist Staphylococcus saprophyticus ein Erreger von unspezifischer Urethritis* bei sexuell aktiven Männern.

Staphylodermia Bockhart → Folliculitis staphylogenes superficialis

Staphylodermien *f pl*: engl. *staphylodermias*. Durch Staphylokokken verursachte Pyodermien*, z. B. Furunkel*, Karbunkel*, Impetigo* contagiosa oder Staphylococcal* Scalded Skin Syndrome (SSSS).

Staphylokokken → Staphylococcus

Staphylokokken-Antikörper *m sg, pl*: syn. Antistaphylolysin ((ASTA) (Abk. AStaL). Antikörper* gegen Staphylolysin. Die Bestimmung ist indiziert bei Verdacht auf eine überstandene oder persistierende Infektion mit Staphylococcus* aureus, v. a. bei Osteomyelitis und Arthritis. Der Nachweis erfolgt im Serum* mittels Agglutinationsreaktion*. Die Sensitivität* bei Knochen- oder Gelenkinfektion liegt bei 80 %.

Referenzbereich: Normalwert: < 2 IE/ml. Der angegebene Referenzwert ist Standardquellen der Literatur entnommen und kann sich von den Referenzwerten des untersuchenden Labors unterscheiden.

Indikation zur Laborwertbestimmung: Verdacht auf eine überstandene oder persistierende Infektion mit Staphylococcus aureus bei gleichzeitig negativem Erregernachweis in der Kultur trotz klinisch symptomatischer Osteomyelitis* oder Arthritis*.

Material und Präanalytik: Serum.

Praxishinweise:
- nicht für Akutdiagnostik geeignet
- ersetzt nicht den kulturellen Erregernachweis.

Staphylokokken-Infektion *f*: engl. *Staphylococcal Infections*. Infektion mit grampositiven, kugelförmigen Bakterien. Betroffene leiden u. a. an Wundinfektionen, Endokarditis und Sepsis. Staphylokokken finden sich ubiquitär auf Haut und Schleimhaut, Staphylococcus* aureus v. a. bei Krankenhausbeschäftigten. Diagnostiziert wird mittels Kultur und mikroskopisch, therapiert mit Antibiotika. Gefürchtet sind (nosokomiale) Infektionen mit Methicillin-resistenten Staphylococcus-aureus-Stämmen (MRSA).

Erkrankung: Übertragung. Staphylokokken werden meist über eine Schmierinfektion (v. a. durch mangelnde Handhygiene) übertragen.

Klinik:
- **koagulasepositiv:** Staphylococcus aureus: 1. oberflächliche (z. B. Abszesse, Furunkel, Karbunkel, Wundinfektionen) oder tiefe pyogene Lokalinfektionen (z. B. Osteomyelitis, Sinusitis, Meningitis, Pneumonie, Empyeme, Parotitis) 2. toxinbedingte Erkrankungen: **I.** Lebensmittelintoxikationen (z. B. Übelkeit, Erbrechen, Diarrhö) **II.** Toxic shock syndrome (TSS, Fieber, Hypotonie, Exanthem, Multiorganversagen) **III.** Staphylococcal* Scalded Skin Syndrome (SSSS, z. B. Pemphigus neonatorum, exfoliative Dermatitis*) **3.** Sepsis* **4.** Endokarditis*
- **koagulasenegativ:** z. B. Staphylococcus epidermidis: 1. Endoplastitis bei Kathetern oder Endoprothesen (z. B. Shunt-Meningitis, Osteomyelitis je nach Lokalisation mit Rötung, Fieber, Schmerzen und Schwellung) 2. Sepsis
- Staphylococcus saprophyticus: Harnwegsinfektion (v. a. junge Frauen).

Diagnostik: Als Untersuchungsmaterial dienen u. a. Blut, Abstriche, Eiter, Sputum oder entnommene Endoprothesen.
- Mikroskopie
- Anzucht des Erregers (Blutagar)
- Erregerdifferenzierung (Nachweis der Koagulase- und DNAse-Bildung)
- PCR

Resistenzbestimmung (z. B. mittels PCR).

Therapie: Therapie möglichst gezielt nach Antibiogramm*, Therapiedauer mindestens 7–10 Tage
- schwere Staphylococcus aureus-Infektionen oder MRSA-Infektion: **1.** Glykopeptid-Antibioticum (z. B. Vancomycin) in Kombination mit z. B. Clindamycin oder Rifampicin **2.** Monotherapie mit Linezolid **3. cave:** Vancomycin-intermediär sensibler Staphylococcus aureus (VISA) und Vancomycin-resistenter Staphylococcus aureus (siehe VRSA)
- bei Methicillin-empfindlichen Stämmen: **1.** Penicillinase-feste Penicilline (z. B. Flucloxacillin), Cephalosporine der Gruppe 1, Clindamycin oder Erythromycin **2.** bei schweren Infektionen auch Cefazolin oder Cephalosporin der Gruppe 2, ggf. Kombination mit Aminoglykosid-Antibiotikum oder Rifampicin.

Staphylolysine → Staphylotoxine

Staphyloma *n*: Vorwölbung am Augapfel infolge verdünnter Sklera oder Hornhaut. Unter-

Staphylotoxine

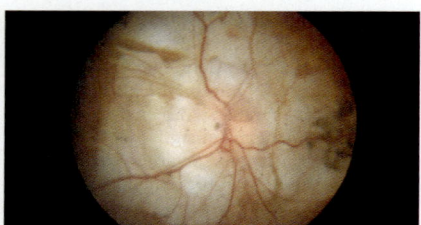

Staphyloma Abb. 1: Staphyloma posticum. [133]

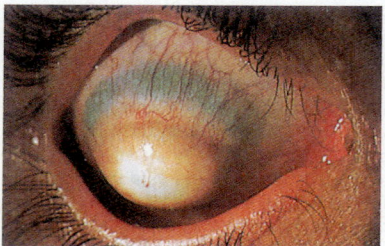

Staphyloma Abb. 2: Zustand nach Keratoskleritis mit fettiger Degeneration der Hornhaut und „blauer Sklera" im Ziliarkörperbereich. [124]

schieden werden das Staphyloma posticum und das interkalare Staphyloma.

Formen:
- Staphyloma posticum: Ausbuchtung des hinteren Pols bei exzessiver Myopie* (siehe Abb. 1)
- interkalares Staphyloma: Vorwölbung zwischen Iris und Ziliarkörper nach Entzündung (Skleritis*, Hornhautnarbe), bei degenerativen Veränderungen oder bei Hydrophthalmus (siehe Abb. 2).

Staphylotoxine *n pl*: engl. *staphylotoxins*. Sammelbezeichnung für Toxine, die von Staphylococcus* aureus gebildet werden. Unterschieden werden Hämolysine*, Enterotoxine*, Epidermolysin und Leukozidin.

Einteilung:
- Hämolysine: **1.** Unterteilung in Alpha-, Beta-, Gamma- und Deltahämolysin **2.** Alphahämolysin wird auch als Staphylolysin bezeichnet **3.** schädigen Erythrozyten* und andere Zellen
- Enterotoxine: **1.** Unterteilung in A–E, wovon der Subtyp B als Superantigen fungiert und sehr hitzeresistent ist **2.** verursachen das toxische Schocksyndrom* und Staphylokokken-Lebensmittelvergiftung
- Leukozidin: **1.** auch als Panton-Valentin-Leukozidin bezeichnet **2.** schädigt Leukozyten* und Makrophagen*

- Epidermolysin: verursacht das Staphylococcal* Scalded Skin Syndrome, bei dem es zu subkornealer Blasenbildung kommt.

Stapler → Klammernahtgerät

Stapler-Hämorrhoidektomie *f*: engl. *stapler hemorrhoidectomy*. Operationsmethode zur Entfernung von zirkulären Hämorrhoiden 3. Grades. Mit einem rektal eingeführten Stapler wird eine Rektummukosamanschette oberhalb der Hämorrhoidalpolster reseziert. Hierdurch wird der arterielle Zufluss reduziert und die vorgefallenen Hämorrhoidalpolster in das Rektum gezogen. Siehe Abb.

Vorteile: Vorteile des schmerzarmen Verfahrens bestehen darin, dass die Operationswunde oberhalb der Linea dentata liegt und damit das Anoderm komplett erhalten bleibt.

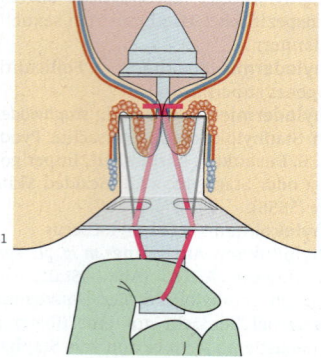

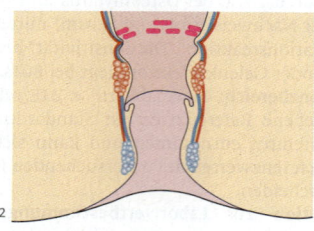

Stapler-Hämorrhoidektomie: Verfahren nach Longo; 1: Auslösen des Stapler-Kopfs und Resektion der Hämorrhoiden bzw. der Mukosa; 2: Unterbrechung der arteriellen Blutzufuhr durch die Klammernahtreihe 1–2 cm oberhalb der Linea dentata.

Stapler-Hämorrhoidopexie nach Longo → Longo-Hämorrhoidopexie

Stargardt-Krankheit *f*: engl. *Stargardt's disease*; syn. juvenile Makuladegeneration. Vom retinalen Pigmentepithel ausgehende Makuladystrophie* mit früh einsetzender, meist ausgeprägter Sehschärfeminderung. Die Diagnose erfolgt durch multifokale Elektroretinografie,

bildgebende Verfahren sowie molekulargenetisch. Eine kurative Therapie existiert nicht.

Starkstromverletzung → Stromunfall

Starling-Gesetz → Frank-Starling-Mechanismus

Starling-Kräfte *f pl*: engl. *Starling's forces*. Faktoren, die den effektiven Filtrationsdruck* bestimmen (hydrostatischer und onkotischer Druck).

STAR-Mangel → Syndrom, adrenogenitales

Starrkrampf → Tetanus

STARR-Operation *f*: engl. *stapled transanal rectal resection*. Abkürzung für „Staplerunterstützte Trans-Anale Rektum-Resektion". Es handelt sich um ein operatives transanales Verfahren zur Behandlung des obstruktiven Defäkationssyndroms*, der Intussuzeption und der Rektozele*. Die überschüssige Rektumwand wird mit zirkulärem Klammernahtgerät* nach Longo reseziert und gleichzeitig die Kontinuität der anschließend gestrafften Rektumwand wiederhergestellt.

Start-Codon *n*: Folge von 3 Nucleotiden in der mRNA, die vom Anticodon* der Formylmethionyl-tRNA (Prokaryoten) bzw. der Methionyl-tRNA (Eukaryoten) erkannt wird und damit das Startzeichen zur Polypeptidbildung während der Proteinbiosynthese* gibt. Das Start-Codon hat die Sequenz 5'-AUG (Adenin-Uracil-Guanin).

Startle-Response → Schreckreflex

Stasis *f*: syn. Stase. Stockung, Stauung, Stillstand; z. B. des Bluts bei hämodynamischen Störungen.

Statine → HMG-CoA-Reduktase-Hemmer

Statine → Lipidsenker

stationär: engl. *stationary*. Bleibend, feststehend; eine Station einer Klinik betreffend.

statisch: engl. *static*. Auf das Stehen (oder Gleichgewicht) bezogen.

statistisches Signifikanzniveau → p-Wert

Status *m*: Zustand, Befund.

Status asthmaticus *m*: Akuter, lebensbedrohlicher und trotz Therapie über 24 Stunden anhaltender Asthma*-bronchiale-Anfall. Der Status asthmaticus geht einher mit Dyspnoe*, Tachykardie* und Zyanose*. Therapiert wird u. a. mit Sauerstoffgabe, Glukokortikoiden*, Bronchospasmolytika wie Beta-2-Sympathomimetika. Näheres unter Asthma* bronchiale.

Status dysrhaphicus → Dysraphiesyndrom

Status epilepticus *m*: engl. *epileptic state*. Andauernder epileptischer Anfall (> 5 min bei generalisiertem tonisch-klonischem Anfall bzw. > 20–30 min bei Absence oder fokalem Anfall) oder Wiederholungen epileptischer Anfälle über diesen Zeitraum ohne zwischenzeitliche vollständige Restitution. Ein Status epilepticus bedarf als Notfallsituation umfangreicher Therapiemaßnahmen, u. a. durch verschiedene Antiepileptika*.

Hintergrund: Vorkommen:
- epileptischer Anfall
- Epilepsie*
- SGTKA meist bei unzureichender Wirkstoffkonzentration (Antiepileptika) im Blut.

Therapie: Initial akut:
- **allgemein:** 1. Lagerung zum Schutz vor Selbstgefährdung 2. Sicherung der Vitalfunktionen (z. B. Freihalten der Atemwege, Sauerstoffgabe) bei kardiorespiratorischem Monitoring in Intubationsbereitschaft
- Etablierung mindestens eines (gesicherten) Venenzugangs
- **pharmakologisch präklinisch:** Statusdurchbrechung mit Benzodiazepin* (v. a. Lorazepam* i. v.) als Initialtherapie
- präklinisch ggf. durch Laien (Applikation bukkal, intranasal oder rektal, ggf. repetitiv), insbesondere bei Patienten im Kindes- oder Jugendlichenalter v. a. Midazolam* (oder alternativ Lorazepam) bukkal oder intranasal, ggf. auch rektal, auch Diazepam* rektal möglich
- **pharmakologisch klinisch:** pharmakologische Statusdurchbrechung unter intensivmedizinischem Monitoring in Intubationsbereitschaft: 1. bei initialem SGTKA durch Lorazepam (i. v. Infusion) oder alternativ Diazepam i. v. oder Clonazepam i. v. bzw. bei initial noch nicht etabliertem Venenzugang Midazolam (intranasal oder bukkal) bzw. bei Patienten im Kindes- oder Jugendlichenalter ggf. auch Lorazepam (intranasal oder bukkal) 2. zusätzlich Sekundärtherapie ggf. mit Phenytoin*(i. v. Infusion; separater Zugang) oder alternativ i. v. Infusion von Valproinsäure*, Levetiracetam* (Off-Label-Use) oder Phenobarbital*, evtl. Lacosamid (Off-Label-Use; cave: kardiologische Kontraindikation) 3. bei weiter bestehender Therapieresistenz (refraktärer SGTKA) endotracheale Intubation und Beatmung sowie EEG-gesteuerte (Ziel: Burst-Suppression) i. v. Infusion von Thiopental*, Midazolam oder Propofol* 4. ggf. weniger evidente therapeutische Optionen (z. B. Magnesiumsulfat i. v.) erforderlich.

Langfristig:
- Optimierung der antiepileptischen Therapie
- z. B. Wechsel des Antiepileptikums oder Dosisanpassung.

Status idem *m*: Unveränderter, gleicher Befund.

Status lacunaris *m*: engl. *status lacunosus*. Multiple lakunäre Infarkte im Gehirn, die zur vaskulären Demenz* führen können.

Status marmoratus *m*: engl. *état marbré*; syn. Vogt-Syndrom. Extrapyramidales Syndrom als Folgeerscheinung eines frühkindlichen Hirnschadens, v. a. nach Hypoxie oder Entzündung, geht einher mit multiplen konfluierenden Narben in Form fibrillärer Gliose, neuronaler Verkalkung und Vermehrung myelinisierter Fasern in Putamen*, Nucleus* caudatus und seltener im Thalamus* und führt zu Choreoathetose* oder Athétose* double.

Status praesens *m*: Der gegenwärtige Zustand, klinischer (Untersuchungs-)Befund.

Status typhosus *m*: Bewusstseinstrübung bei Typhus* abdominalis. Ein Status typhosus entwickelt sich mit dem ansteigenden hohen Fieber im Verlauf der ersten Erkrankungswoche und klingt mit fallender Körpertemperatur am Ende des Stadiums der Organmanifestation langsam ab.

Status, vegetativer *m*: engl. *vegetative state*. Neurologischer Zustand (zwischen Koma* und Wachheit) mit Funktionsausfall der Großhirnrinde* und Störung des aufsteigenden retikulären aktivierenden Systems bei erhaltener Hirnstammfunktion. Klinisch zeigen sich neben pathologischen Reflexen* reflexartige und spontane Regungen bei geöffneten Augen, jedoch keine Spontan- oder Reaktivbewegungen oder Kontaktaufnahme zur Umwelt.

Hintergrund: Ätiologie: Schwere Hirnschädigung, meist infolge zerebraler Anoxie, z. B. nach Schädelhirntrauma*, Intoxikation, Schock* oder Reanimation*.

Klinik:
- Augen geöffnet (ohne Erkennen, Blickfolgen, Reaktivität o. a. Wachheitsfunktion)
- reflexartige und spontane Regungen
- keine Spontan- und Reaktivbewegungen
- keine Blickfixierung oder Spontanäußerungen und keine andere Kontaktaufnahme zur Umwelt
- vegetative Funktionen (z. B. Spontanatmung, Kreislaufregulation) intakt.

Therapie:
- intensivmedizinische und intensivpflegerische Überwachung, ggf. mit Beatmung* (evtl. auch ambulante Beatmung*)
- basale Stimulation* zur Regulierung des Körperschemas* und der Orientierung*.

Prognose:
- bei Erholung sog. Minimally Conscious State (MCS) mit reproduzierbaren bewussten Reaktionen auf Umgebung möglich
- Remission (unter therapeutischer Hypothermie*) nach nach > 1 Jahr möglich.

Statuswechsel: Übergang oder Eintritt in eine neue Lebensphase in der Biografie einer Person, z. B. von der Grundschule zum Gymnasium, von der Schule in den Beruf oder von der Jugend in das Erwachsenenalter. Statuswechsel sind häufig mit Unsicherheit verbunden (siehe auch Sozialisation*).

Staub *m*: engl. *dust*. Disperse Verteilung kleiner fester Teilchen in Gas (Luft). Man unterscheidet organische und anorganische Stäube, daneben werden Stäube entsprechend der Partikelgröße der Teilchen unterschieden.

Einteilung:
- nach Herkunft: 1. anorganischer Staub (z. B. Sand-, Lehm-, Ruß-, Asbest- und Aschepartikel) 2. organischer Staub (z. B. Pflanzenteile, Pollen, Pilzsporen, Mikroorganismen, Insektenpartikel, Säugetierepithelien)
- nach Größe: 1. Grobstaub (Partikel > 10 μm) 2. Feinstaub (Partikel < 10 μm) 3. Feinststaub (Partikel < 2,5 μm) 4. Ultrafeinstaub (auch ultrafeine Partikel, Abk. UP oder UFP; Nanopartikel; Partikel < 0,1 μm)
- laut Richtlinie 2008/50/EG Partikel, die einen größenselektierenden Lufteinlass passieren, der für einen aerodynamischen Durchmesser von 10 μm eine Abscheidewirksamkeit von 50 % aufweist (PM_{10}, Abk. PM für particulate matter; $PM_{2,5}$ für einen Durchmesser von 2,5 μm; analog PM_4 für einen Durchmesser ≤ 4 μm).

Klinische Bedeutung: Partikel mit einer Größe < 5 μm sind besonders gesundheitsgefährdend und verursachen bei Inhalation toxische, allergische, fibrosierende und bösartige Erkrankungen v. a. der Lunge, der Atemwege und des Herz-Kreislauf-Systems (siehe Pneumokoniosen*, Silikose*, exogen-allergische Alveolitis*).

Staublungenerkrankungen → Pneumokoniosen

Stauffer-Syndrom *n*: engl. *Stauffer syndrome*; syn. hepatische paraneoplastische Dysfunktion. Bei einem Nierenzellkarzinom* auftretende Leberfunktionsstörungen. Klinisch findet sich eine Hepatomegalie*, im Blut sind die alkalische Phosphatase* und die GGT erhöht. Evtl. bestehen Hypalbuminämie, Vermehrung der alpha-2-Globulinfraktion und eine Verlängerung der Thromboplastinzeit* aufgrund einer hohen Konzentration von Fibrinspaltprodukten. Nach Tumorentfernung sind diese Veränderungen meist rückläufig.

Stauungsbronchitis → Stauungslunge

Stauungs-Dermatitis *f*: syn. Stauungs-Ekzem. Ekzem der Unterschenkel bei chronisch-venöser Insuffizienz*. Häufige Komplikationen sind die Ausbildung eines Ulcus* cruris sowie die allergische Sensibilisierung mit Kontaktekzem*. Die Therapie ist grundsätzlich konservativ: Kompressionsverbände, lokal antientzündliche, antiinfektiöse Externa, kurzfristig schwach potente Glukokortikoide.

Stauungserguss *m*: engl. *pleural effusion*. Flüssigkeitsansammlung zwischen den Blättern des Brustfells (Transsudat*) infolge einer venösen Stauung (meist bei Linksherzinsuffizienz*). Der Serothorax tritt meistens auf der rechten Seite auf, bei schwerer globaler Herzinsuffizienz* auch beidseitig. Näheres siehe Pleuraerguss.

Stauungsgallenblase → Gallenblasenhydrops
Stauungsgastritis *f*: engl. *congestive gastritis*. Gastrale Veränderung infolge gestauter Magenvenen, z. B. bei Rechtsherzinsuffizienz* oder portaler Hypertension*. Klinisch zeigen sich Symptome einer Gastritis* und evtl. intestinale Beteiligung.
Stauungshydrops → Ödem
Stauungsikterus → Cholestase
Stauungsleber *f*: engl. *congestive hepatopathy*. Veränderung der Leber infolge Abflussbehinderung des Bluts (venöse Hyperämie*), v. a. bei Rechtsherzinsuffizienz*, lokaler Thrombose* oder Kompression ableitender Lebervenen wie beim Budd*-Chiari-Syndrom. Klinisch zeigen sich Schmerzen im rechten Oberbauch, (Sub-)Ikterus* und Zyanose*.
Stauungslunge *f*: engl. *congested lung*. Lungenschädigung infolge chronischer venöser Hyperämie und postkapillärer pulmonaler Hypertonie*. Die Stauungslunge tritt v. a. bei dekompensierter Linksherzinsuffizienz* und Mitralklappenfehlern auf. Betroffene zeigen Symptome ähnlich einer Bronchitis.
Pathogenese:
– pralle Füllung der Blutkapillaren
– bei längerem Bestehen Vermehrung des Bindegewebes, Blutaustritt und Hämosiderinablagerung (braune Stauungsinduration, Herzfehlerlunge)
– konsekutiv erschwerte Sauerstoffdiffusion
– dadurch Hypoxämie.
Klinik: Stauungsbronchitis (stauungsbedingte bronchiale Veränderung mit Symptomen wie bei Bronchitis*) mit
– Dyspnoe
– Husten
– Herzfehlerzellen* im Sputum
– zentrale Zyanose*
– evtl. Asthma* cardiale.
Stauungsmilz *f*: engl. *congested spleen*. Durch Blutstau angeschwollene, vergrößerte Milz* (Splenomegalie*). Ursache der Blutstauung ist eine venöse Abflussstörung, z. B. bei rechtsventrikulärer Herzinsuffizienz* oder portaler Hypertension*. Eine langfristige Stauung kann zu einem bindegewebigen Umbau der Milz mit zunehmend festerer Konsistenz führen.
Stauungsniere *f*: engl. *congested kidney*; syn. Hydronephrose. Unscharf definierter Begriff, bezeichnet entweder die durch Harnwegs-Obstruktion pathologisch veränderte Niere (Harnstauungsniere*, Hydronephrose) oder die pathologisch veränderte Niere infolge venöser Stauung durch rechtsventrikuläre Herzinsuffizienz oder Nierenvenenthrombose (Blutstauungsniere). Unbehandelt droht in beiden Fällen die terminale Niereninsuffizienz mit Dialysepflicht.

Stauungspapille *f*: engl. *choked disk*. Veränderung des Augenhintergrunds* mit Schwellung, knopfförmiger Vorwölbung (Bestimmung der Prominenz in Dioptrien) und glasiger Trübung der Sehnervenpapille mit Verlust ihrer scharfen Begrenzung, Erweiterung und Schlängelung der Venen und Verengung der Arterien*. Klinisch zeigen sich geringe Sehstörung* bis peripherer und später auch zentraler Sehfeldverlust.
Hintergrund: Vorkommen:
– Hirntumoren* (in ca. 60 % der Fälle)
– epi-, subdurale sowie subarachnoidale Blutungen
– Hydrozephalus*
– Pseudotumor* cerebri
– hochgradige Hypertonie.
Klinik:
– bei frischer Stauungspapille keine oder nur geringe Sehstörung mit Vergrößerung des blinden Flecks*
– nach monatelangem Bestehen allmähliche Optikusatrophie* mit zunächst nur peripheren, später auch zentralen Gesichtsfeldausfällen.
Therapie: Rasche Druckentlastung durch Behandlung der Grunderkrankung.
STC: Abk. für engl. *slow transit constipation* → Motilitätsstörung, intestinale
STE-ACS: Abk. für engl. *ST-segment elevation acute coronary syndrome* → Akutes Koronarsyndrom
Steady State → Fließgleichgewicht
Steady-State-Arbeit *f*: engl. *steady-state exercise*. Dynamische körperliche Arbeit über einen längeren Zeitraum (> 5 min), bei der sich unabhängig von der Belastungsdauer ein Fließgleichgewicht einstellt, in dem die Sauerstoffaufnahme dem Sauerstoffverbrauch entspricht.
Steal-Phänomen *n*: engl. *steal phenomenon*; syn. Steal-Effekt. Störung der Hämodynamik mit Umverteilung des Bluts, das einem Versorgungsgebiet zugunsten eines anderen Gefäßsystems entzogen wird.
Vorkommen:
– als kollaterales Steal-Phänomen in einem Kollateralkreislauf* bei arterieller Stenose
– iatrogen induziert durch intraarterielle Infusion vasoaktiver Substanzen
– nach Anlage eines Shunts* zur Hämodialyse*.
Klinik: Steal-Syndrom (Anzapfsyndrom; siehe Tab.), z. B. Subclavian*-Steal-Syndrom, diastolisches Aortenanzapfsyndrom, ilio-femoraler Steal.
Steapsin → Lipasen
Stearin *n*: engl. *tristearin*. Gemisch hauptsächlich aus Stearinsäure und Palmitinsäure*, das bei der Spaltung der Fette* entsteht. Stearin spielt eine zentrale Rolle als pharmazeutisches

Steal-Phänomen:
Beispiele für Steal-Syndrome.
aortoiliakales Entzugssyndrom
Arteria-carotis-interna-Anzapfsyndrom
Arteria-coeliaca-Entzugssyndrom
Arteria-mesenterica-Entzugssyndrom
diastolisches Aortenanzapfsyndrom
Fistelanzapfsyndrom
Hepatica-Anzapfsyndrom
Interhemisphären-Anzapfsyndrom
Koronararterien-Entzugssyndrom
Mesenterialarterien-Anzapfsyndrom
Pulmonalarterien-Subclavia-Entzugssyndrom (kongenital)
Radialis-Anzapfsyndrom
Renalis-Anzapfsyndrom
Spinalarterien-Entzugssyndrom
splanchnorenales Entzugssyndrom
Subclavia-Anzapfsyndrom
thyreozervikales Entzugssyndrom
Vertebralis-Anzapfsyndrom
viszerales Anzapfsyndrom

Hilfsmittel, dennoch ist zu beachten, dass es in festen Arzneiformen die Zersetzung mancher Wirkstoffe beschleunigt.
Stearrhö → Steatorrhö
Steatom → Lipom
Steatonekrose → Fettgewebsnekrose
Steatorrhö *f*: engl. *steatorrhea*; syn. Stearrhö. Gesamtfettausscheidung über den Stuhl von > 7 g/Tag mit Entleerung voluminöser, ungeformter und glänzend lehmfarbener Stühle. Ursache ist ein Lipasemangel im Dünndarm durch verminderte Synthese oder Sekretion im Pankreas-Gallengangsystem. Behandelt wird mit fettarmer Diät und, wenn erforderlich, Substitution von Pankreasenzymen (Pankreatin).
Ursachen: Mögliche Ursachen für Maldigestion* und Malabsorption* bei Steatorrhö:
– Zöliakie*
– Mukoviszidose*
– Morbus* Whipple
– exokrine Pankreasinsuffizienz* infolge Tumor oder chronischer Pankreatitis
– Morbus* Crohn
– gestörter Gallefluss infolge Obstruktion des Gallengangs
– Kurzdarmsyndrom*
– medikamentöse Lipase-Hemmer wie z. B. Orlistat*.

Therapie: Die Behandlung richtet sich nach der Ursache, z. B. Pankreatin-Substitution bei exokriner Pankreasinsuffizienz, glutenfreie Diät bei Zöliakie oder antientzündliche Therapie bei Morbus Crohn. Grundsätzlich ist eine fettarme Kost mit einem Fettanteil von 15–25 % der Energiezufuhr bei einer Bevorzugung mittelkettiger Fettsäuren einzuhalten. Mittelkettige Fettsäuren werden im Dünndarm schneller resorbiert als langkettige Fettsäuren. Behandlungsziel ist eine Stuhlfettausscheidung von unter 15–20 g/d.

Steatosis *f*: Verfettung, z. B. Steatosis hepatis (Fettleber*).

STEC: Abk. für Shigatoxin bildende enterohämorrhagische Escherichia coli → Escherichia coli

Stechapfelform *f*: engl. *crenocyte*. Morgensternartige Form der Erythrozyten (Echinozyten) mit, im Unterschied zu Akanthozyten*, gleichmäßig verteilten Ausziehungen der Zellmembran infolge osmotisch bedingten zellulären Wasserverlusts. Des Weiteren bezeichnet der Begriff Stechapfelform die Kristallform von harnsaurem Ammoniak im Harnsediment.

Steckbecken *n*: engl. *bedpan*; syn. Bettpfanne. Metall- und Kunststoffschüssel zur Harn- und Stuhlausscheidung bettlägeriger Patienten. Sie ist typischerweise mit seitlichem Griff und abnehmbarem Deckel versehen, aber auch andere Formen sind möglich. Siehe Abb.

Indikationen:
– bei Patienten, die kurzzeitig Bettruhe einhalten müssen oder bettlägerig sind
– während der Nacht zur Sturzprävention bei Gangunsicherheit.

Steele-Richardson-Olszewski-Syndrom *n*: engl. *Steele-Richardson-Olszewski syndrome*; syn. progressive supranukleäre Parese. Zu den Tauopathien* zählende Multisystemdegeneration* des ZNS, die sich zwischen dem 40. und 70. Lj. mit Symptomen des Parkinson*-Syndroms, typischer Blicklähmung* und Demenz* manifestiert.

Steel-Geräusch *n*: engl. *Steel murmur*; syn. Graham-Steel-Geräusch. Funktionelles Herzgeräusch* bei relativer (funktioneller) Pulmonalklappeninsuffizienz*. Man hört ein leises, hochfrequentes, frühdiastolisches, gießendes Decrescendo mit Punctum maximum im 2. ICR links parasternal, das sich dem Pulmonalton P_2 (vgl. Herztöne*) unmittelbar anschließt. Das Steel-Geräusch tritt auf bei Mitralklappenstenose*, pulmonaler Hypertonie*, Cor* pulmonale sowie beim Eisenmenger-Komplex.

Stegomyia aegypti *f*: Aus Afrika stammende Stechmücke (siehe auch Mücken*) mit gestreiften Beinen, die weltweit in tropischen und subtropischen Regionen verbreitet ist und Überträger des Dengue*-Virus, Gelbfieber*-Virus und von Filarien* wie z. B. Wuchereria* bancrofti oder Brugia malayi ist.

Stegomyia albopicta *f*: Ursprünglich aus Südostasien stammende Stechmücke, die auch in den USA, Brasilien und Europa (v. a. Mittelmeerraum, Schweiz, Belgien) vorkommt und Überträger des Dengue*-Virus ist.

Stehbecken *n*: syn. Stehurinal. Der weiblichen Anatomie angepasstes Kunststoffbecken zum Wasserlassen im Stehen. Siehe Abb.

Indikationen:
– Schmerzen und Behinderungen im Hüft- oder Kniebereich
– postoperativ, z. B. nach Bandscheibenoperationen
– zur Sturzprävention
– zur Unterstützung des Toilettentrainings*.

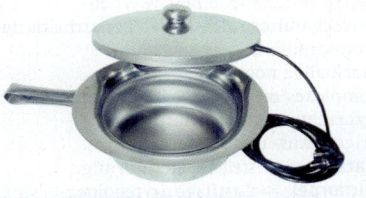

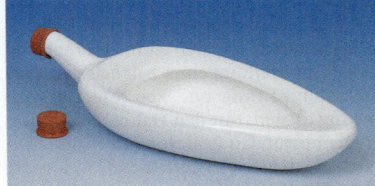

Steckbecken: Oben: rundes Steckbecken mit beheizbarem Deckel; unten: schmales Steckbecken aus Kunststoff.

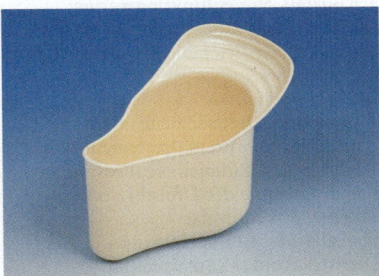

Stehbecken [158]

Stehfeldbestrahlung *f*: engl. *fixed-field radiation*. Form der Strahlentherapie* mit konstantem Bestrahlungsfeld und -winkel bei unbewegter Strahlenquelle. Unterschieden werden Einzel- und Mehrfeldbestrahlung, z. B. sog. Gegenfeldbestrahlung von 2 gegenüberliegenden Feldern zur homogenen Dosisverteilung im Tumorgebiet. Die Stehfeldbestrahlung wird z. B. bei Röntgenreizbestrahlung* angewandt.

Stehversuch → Schellong-Test
Stehwaage *f*: engl. *standing scale*. Instrument zur Erfassung des Körpergewichts* eines Patienten im Stehen.
Steigbügel → Stapes
Steigbügelmuskel → Musculus stapedius
Steiltyp → Lagetyp des Herzens
Steinberg-Zeichen → Marfan-Syndrom
Steinbildung → Cholelithiasis
Steinbildung → Konkrement
Steinbildung → Urolithiasis
Stein-Einklemmung *f*: Einklemmung eines Konkrements* in einen natürlichen Abgangsweg (Harnleiter, Harnröhre, Gallenwege). Die Folge sind Abflussbehinderung und Rückstau, die häufig zu Koliken* und Entzündungen führen. Die Therapie besteht in einer Sicherung des Abflusses durch Stenteinlage und Entfernung des Konkrements.

Steinextraktion *f*: engl. *stone extraction*. Chirurgische oder endoskopische Entfernung von Gallensteinen* oder Nierensteinen. Bei der endoskopischen Steinextraktion im Rahmen einer ERCP oder Ureterorenoskopie* wird dazu häufig ein Dormia*-Körbchen genutzt.

Steinlaus *f*: engl. *stone louse*; syn. Petrophaga lorioti. Kleinstes einheimisches Nagetier mit einer Größe von 0,3–3 mm aus der Familie der Lapivora (Erstbeschreibung 1983). Bei der Steinlaus handelt es sich um einen ubiquitär vorkommenden, in der Regel apathogenen und stimmungsaufhellenden Endoparasiten*. Siehe Abb.

Klinische Bedeutung:
– endemisches Vorkommen pathogener atypischer Varianten, u. a.: **1. Petrophaga lorioti parlamentarii:** I. Verursacher der elektiven Blaugelbblindheit (Tritanopie; Farbenfehlsichtigkeit*) II. Nachweis durch Quorum sensing (cave: geringe diagnostische Sensitivität*; sog. 5 %-Hürde) oder molekulargene-

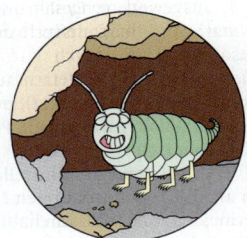

Steinlaus [106]

Stein-Leventhal-Syndrom

tisch (Mutation im GroKO-Gen; codiert für steinlausspezifische FTPase) **III.** Therapie: in der Regel selbstlimitierend **2.** Petrophaga lorioti prismi: **I.** Klinik: Syndrom des pfeifenden Gesichts (sog. whistle-blower; Dysplasia cranio-carpo-tarsalis) **II.** Diagnostik: systematische Auskultation* durch ärztliches Fachpersonal **III.** meldepflichtige Erkrankung mit Aussetzung des Datenschutzes* **IV.** cave: keine Anwendung von NSA(R) wegen Gefahr einer zentralen Hörstörung*
- therapeutische Anwendung im Rahmen der osteophytolytischen Steinlaustherapie unter Nutzung der gesteigerten litholytischen Kapazität von Steinlaus-Spezies mit infolge der Klimaerwärmung global erhöhter Basaltemperatur*
- Anwendung als Vektor* zur myozytären Gentherapie* (Petrophaga lorioti alipogenti parvoveci).

Stein-Leventhal-Syndrom → Ovarialsyndrom, polyzystisches

Steinmann-Zeichen *n pl*: engl. *Steinmann's sign*; syn. Steinmann-Test. Diagnostische Zeichen bei Verdacht auf Meniskusverletzung (Meniskusriss*).

Formen:
- **Steinmann I: 1.** Schmerzangabe an der Außenseite des Knies bei gebeugtem Kniegelenk und kräftiger Einwärtsdrehung des Unterschenkels spricht für Schädigung des lateralen Meniskus* **2.** Schmerzen an der Innenseite bei Flexion und Außenrotation sprechen für Schädigung des medialen Meniskus
- **Steinmann II:** bei medialer Meniskusläsion wandert der Druckschmerz bei Knieflexion von vorn nach hinten und bei Extension wieder nach vorn.

Steinmetaphylaxe *f*: engl. *lithometaphylaxis*. Maßnahmen zur Vermeidung erneuter Nierensteinbildung nach oder bei Nephrolithiasis. Diätetische oder pharmakologische Maßnahmen können Steinrezidive verhindern.

Formen:
- **Allgemeine Maßnahmen: 1.** reichliche Flüssigkeitszufuhr (Trinkmenge 2 l/d, ggf. zusätzlich mit Diuretika bei Herzinsuffizienz) **2.** körperliche Bewegung **3.** Stuhlregulierung **4.** ausgewogene Ernährung **5.** Vermeiden starker Flüssigkeitsverluste (Sauna, Dauerbesonnung).
- **spezielle Maßnahmen: 1.** Harnsäuresteine: Harnalkalisierung (Kaliumcitrat), purinarme Kost (einschließlich Verzicht auf Purinalkaloide), Arzneimittel (Allopurinol, Benzbromaron) **2.** Oxalatsteine: Einstellen einer schwach alkalischen bis neutralen Harnreaktion, Vermeiden von oxalsäurehaltiger Nahrung (z. B. Kakao, Spinat, Rhabarber, schwarzer Tee) und übermäßiger Zufuhr von Ascor-

binsäure **3.** Magnesiumammoniumphosphatsteine (sog. Infektsteine): Harnansäuerung mit Methionin, gezielte Antibiotikatherapie **4.** Xanthinsteine: Harnalkalisierung, purinarme Kost (auch keine Purinalkaloide) **5.** Cystinsteine: Trinkmenge erhöhen, Harnalkalisierung, methionin- und cystinarme Kost, ggf. D-Penicillamin oder Tiopronin.

Steinschnittlage *f*: engl. *lithotomy position*. Rückenlage des Patienten mit gespreizten und im Hüft- und Kniegelenk gebeugten Beinen (Hervorziehen des Gesäßes bis an den Rand der Unterlage) für diagnostische und therapeutische Eingriffe im Urogenital- und Anorektalbereich. Siehe Abb.

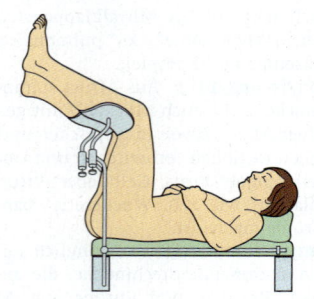

Steinschnittlage

Steinstraße *f*: Nicht abgehende Steinfragmente im Harnleiter nach extrakorporaler Stoßwellenlithotripsie* (ESWL). Die daraus folgenden Komplikationen wie Koliken*, Harnstauungsniere* oder Pyelonephritis* werden z. B. mittels Ureterschiene* oder ureterorenoskopisch behandelt Das Risiko einer Steinstraße nach ESWL beträgt ca. 15 % und steigt mit zunehmender Konkrementgröße.

Komplikationen:
- (Harnleiter-) Koliken
- Harnaufstau, Nierenfunktionsverlust
- Pyelonephritis, Pyonephrose*, Urosepsis*.

Therapie: Ziel der Therapie ist die Sicherung des Harnabflusses:
- ESWL der Steinstraße
- Einlegen einer Ureterschiene
- Steinextraktion mittels Ureterorenoskopie
- Anlage einer perkutanen Nephrostomie*
Siehe auch Therapie der Urolithiasis*.

Steißbein → Os coccygis
Steißbeinfistel → Pilonidalsinus
Steißbeinteratom → Steißteratom
Steiß-Fuß-Lage → Beckenendlage
Steißlage → Beckenendlage
Steißschmerz → Kokzygodynie
Steißteratom *n*: engl. *coccygeal teratoma*; syn. Kokzygealteratom. Am Steißbein lokalisiertes, meist benignes und solide wachsendes Tera-

tom*. Das Steißteratom ist der häufigste angeborene Tumor* im 1. Lebensjahr. Diagnostiziert wird pränatal sonografisch und postnatal zumeist klinisch. Komplikationen erfordern vorgeburtlich ein Eingreifen mittels Fetalchirurgie*, ansonsten wird der Tumor nach der Geburt operativ entfernt.

Komplikationen:
- Große, pränatal diagnostizierte Steißteratome machen eine vaginale Geburt* unmöglich. Behandlungsoptionen sind Kaiserschnitt* oder pränatale chirurgische Tumorentfernung.
- Bei stark durchbluteten Steißteratomen drohen pränatale Kreislaufdekompensation und Herzversagen. Behandlungsoption ist die Reduktion der Tumordurchblutung durch Koagulation* von Tumorblutgefäßen in einem fetalchirurgischen Eingriff.

Stella *f*: engl. *crucial bandage*. Stern- oder Kreuzverband, z. B. um Brust und Schulter. Sie wurde früher angewendet als Stella pectoris zur Aufrichtung der weiblichen Brust (Suspensorium mammae) oder als Stella dorsi bei Schlüsselbeinbrüchen. Inzwischen ist sie durch Rucksackverband* (redressierender Verband), Brusthalter, Mieder und Korsett abgelöst.

Stellatumblockade *f*: engl. *stellate block*. Ausschaltung des Ganglion cervicothoracicum (stellatum) zur Schmerztherapie*. Die Injektionsstelle liegt am medialen Rand des M. sternocleidomastoideus in Höhe der Cartilago cricoidea. Tritt ein Horner*-Syndrom ein, kann von einer erfolgreichen Injektion ausgegangen werden. Eine Stellatumblockade wird z. B. bei Schmerzzuständen im Kopf-Hals-Bereich eingesetzt.

Indikationen:
- Migräne
- halbseitiger Kopfschmerz
- postkommotionelle Beschwerden
- Osteochondrose der HWS, Periarthritis humeroscapularis
- Brachialgia nocturna
- komplexes regionales Schmerzsyndrom
- Hyperemesis gravidarum
- Trigeminus- und Zosterneuralgie.

stellatus: engl. *stellate*. Sternförmig.
Stellknorpel → Cartilago arytenoidea
Stellreflexe *m pl*: engl. *statotonic reflexes*. Vor allem auf Hirnstammebene integrierte Reflexe* oder Reflexketten, die der Aufrechterhaltung und Wiederherstellung einer balancierten Körper- und Kopfhaltung und koordinierten Augenstellung dienen. Mit den Haltereflexen sind sie Teil der posturalen Reaktion. Als frühkindliche Reflexe* sind sie physiologisch.

Beteiligte Strukturen:
- Afferenzen aus dem Vestibularapparat*
- Sensoren*, v. a. Druck-Sensoren der Körperoberfläche und Propriosensoren

- Auge
- Großhirnrinde*.

Bedeutung:
- physiologisch als frühkindlicher Reflex
- Persistenz als Zeichen einer zerebralen Schädigung und Störfaktor der weiteren Entwicklung
- pathologische Steigerung als sog. Streckkrämpfe*, v. a. bei vegetativem Status*.

Stellwag-Zeichen n: engl. *Stellwag's sign*. Langsamer und seltener Lidschlag. Dieses Symptom ist typisch für eine endokrine Orbitopathie.

Stellwehen f pl: engl. *early labour*. Heute kaum noch verwendete Bezeichnung für Vorwehen, die den vorangehenden Teil des Kindes vor der eigentlichen Geburt in den Beckeneingang bringen.

STEMI: Abk. für engl. ST-segment elevation myocardial infarction → Akutes Koronarsyndrom

STEMI: Abk. für engl. ST-segment elevation myocardial infarction → Herzinfarkt

Stemmer-Zeichen n: engl. *Stemmer's sign*. Wichtigstes klinisches Zeichen bei der Diagnostik eines Lymphödems. Dabei lässt sich die Haut über dem Grundgelenk der 2. und 3. Zehe nicht als Hautfalte abheben.

Stener-Läsion → Skidaumen
Stenger-Versuch → Audiometrie

stenök: engl. *stenoecious*. Bezeichnung für Organismen, die nur unter streng definierten, nicht wechselnden Umweltbedingungen (auch bezüglich nur eines einzelnen Umweltfaktors) leben können. Das Gegenteil von stenök ist euryök*.

Stenokorie → Miosis

Stenose f: engl. *stenosis*. Angeborene oder erworbene Verengung von Hohlorganen oder Gefäßen.

Stenosegeräusch → Gefäßgeräusch

Stenosekopfschmerz m: engl. *stenotic headache*. Kopfschmerz*, ausgelöst durch behinderten Abfluss von Nasensekret. Ursachen sind z. B. eine Septumdeviation*, eine akute Sinusitis* oder eine Polyposis* nasi et sinuum.

Stent → Bare Metal Stent
Stent → Koronarintervention, perkutane
Stent m: Gefäßstütze aus Metall oder Kunststoff zur Erhaltung des Lumens von Gefäßen oder Hohlorganen. Der Stent wird als Endoprothese* während endoskopischen oder interventionell-tansluminalen Eingriffen in das Zielgebiet vorgeschoben und dort eröffnet. Metallstents bestehen aus einem scherengitterartigen Metallgeflecht und sind ggf. ummantelt (gecovert).

Formen: Metallstents:
- Gefäßstents, z. B. bei pAVK, Arteria*-carotis-interna-Stenose, Aortenstenose: **1.** selbstentfaltend: Stent entfaltet sich nach Einbringen

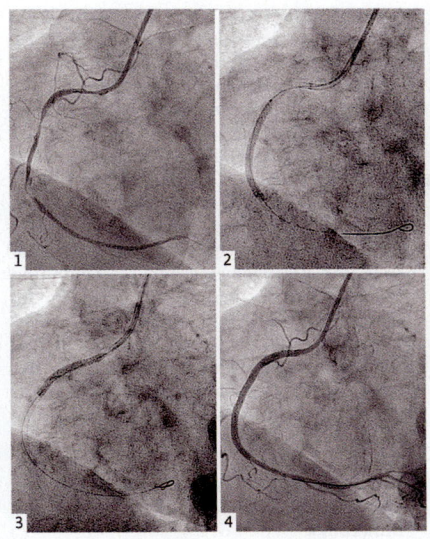

Stent Abb. 1: Koronarstent-Implantation nach Ballondilatation; 1: hochgradige Koronarstenosen (A. coronaria dextra; Koronarangiografie); 2: Ballondilatation der stenosierten A. coronaria dextra; 3: Implantation eines Stents in dilatierte A. coronaria dextra; 4: koronarangiografischer Befund nach Stentimplantation. [38]

in das Gefäß selbst **2.** Ballon-entfaltend: Stent wird durch Aufblasen eines Ballons entfaltet und behält danach die Form bei
- Koronarstent (siehe Abb. 1) bei koronarer Herzkrankheit*: PCI (percutaneous coronary intervention): **1.** konventioneller metallischer Koronarstent (bare metal stent*; Abk. BMS) **2.** Stent mit zusätzlicher Beschichtung (drug* eluting stent; Abk. DES) **3.** Stent aus bioabsorbierbarem Material (bioresorbable vascular scaffolds; Abk. BVS)
- transjugulärer intrahepatischer portosystemischer Shunt* (TIPS) bei portaler Hypertension
- Stent bei Stenose* und Obstruktion* in Hohlorganen, z. B. bei: **1.** Trachealstenose* (siehe Abb. 2) **2.** Ösophaguskarzinom*
- Stent zur Überbrückung einer Liquorpassagestörung bei Verschlusshydrozephalus im Rahmen einer endoskopischen Ventrikulostomie*

Kunststoffstents:
- Stent im Ductus* choledochus (DHC), z. B. bei Choledocholithiasis, cholangiozellulärem Karzinom mit Stenose, postoperativer DHC-Leckage
- Stent im Ductus pancreaticus, z. B. bei Pankreaskarzinom*.

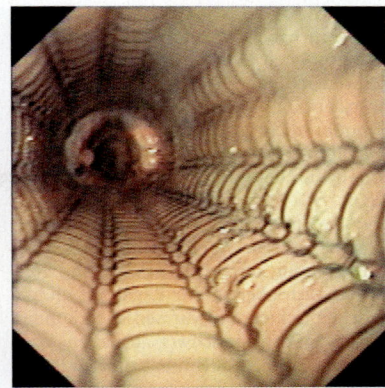

Stent Abb. 2: Implantierter Trachealstent. [131]

Stentangioplastie → Angioplastie

Stent-Masse m: engl. *Stent's mass*; syn. Stent. Nicht mehr gebräuchliche, thermoplastische Kompositionsmassen mit reversibel-starren Eigenschaften zur zahnärztlichen Abformung. Die Stent-Massen wurden nach dem britischen Zahnarzt C. Stent benannt, der die auf verschiedenen Harzen basierende Abformmasse um das Jahr 1860 entwickelt hatte.

Steppergang f: engl. *steppage gait*. Gangbild bei Fallfuß* infolge Peroneuslähmung*.

Steran → Steroide

Sterbebegleitung f: engl. *attendance in death*. Medizinische, pflegerische, psychosoziale und spirituelle Betreuung sterbender Menschen und ihrer Angehörigen in mitmenschlicher Zuwendung.

Sterbehilfe f: engl. *euthanasia*. Handeln, das bestimmt und geeignet ist, den erleichterten und schmerzgelinderten Tod (eines unheilbar schwerkranken) Menschen zu ermöglichen. Die häufig von Ärzten erbetene Beihilfe zur Lebensbeendigung (assistierter Suizid) wurde in Deutschland an enge Voraussetzungen geknüpft, im Februar 2020 aber durch ein BGH-Urteil im Wesentlichen straffrei gestellt.

Hinweis: Eine gesetzliche Neuregelung steht aus.

Sterben n: engl. *dying*. Enden des Lebens mit langsamem oder abruptem Erlöschen der lebenserhaltenden Körperfunktionen. Am Ende dieses Prozesses steht der Tod* als Zusammenbruch integrierender Organsysteme.

Sterbephasen f pl: engl. *phases of dying*. Bezeichnung für Phasen, die ein Mensch bis zu seinem Tod durchlaufen kann, nachdem ihm seine aussichtslose (infauste) Prognose mitgeteilt wurde. Die Phasen müssen nicht alle und auch nicht in der nachfolgend aufgeführten Reihenfolge durchlaufen werden, sondern können beliebig oft und abwechselnd auftreten.

Sterblichkeit

Phasen:
- Nicht-Wahrhaben-Wollen und Isolierung: Die Betroffenen können die Wahrheit nicht akzeptieren, sondern leugnen sie zu ihrem Selbstschutz. Aufklärung wird zu diesem Zeitpunkt nicht angenommen; stattdessen wird oft ein anderer Arzt in der Hoffnung aufgesucht, eine günstigere Prognose zu erhalten.
- Zorn: Die Emotionen* Angst und Trauer zeigen sich in Form von Zorn, der eigentlich die Bedrohung durch die Erkrankung zum Ziel hat, sich aber in der Regel auf andere Menschen richtet. Die Mitmenschen können diesen Zorn oft nur schwer aushalten, auch wenn sie eigentlich nicht gemeint sind.
- Verhandeln: Die Betroffenen versuchen, durch Wohlverhalten oder Kooperation mit dem therapeutischen Team das Unausweichliche abzuwenden oder auch nur Zeit zu gewinnen.
- Depression*: Die Niedergeschlagenheit über den bevorstehenden Verlust des Lebens einschließlich aller Zukunftserwartungen und aller Kontakte zu anderen nahestehenden Menschen bestimmt das Verhalten der Betroffenen.
- Zustimmung: Die Betroffenen akzeptieren das unausweichliche Ende und ergeben sich ihrem Schicksal.

Sterblichkeit → Letalität
Sterblichkeit → Mortalität
Sterc-: Wortteil mit der Bedeutung Kot.
Stercus *n*: engl. *feces*. Kot.
Stereoagnosie → Agnosie
Stereoanästhesie *f*: engl. *stereoanesthesia*. Störung der epikritischen und Tiefensensibilität mit der Unfähigkeit, Objekte durch Betasten zu erkennen.
Stereo-EEG *n*: engl. *stereoelectroencephalography*. Ableitung von Hirnstromwellen aus subkortikalen Strukturen mithilfe langer, dünner, in das Gehirn eingestochener Nadelelektroden bei meist gleichzeitiger Ableitung mit EEG-Oberflächenelektroden auf der Kopfhaut (Vergleich von Oberflächen- und Tiefenaktivität). Das Stereo-EEG dient der genauen Lokalisation eines Herdes bei fokaler Epilepsie vor einem epilepsiechirurgischen Eingriff.
Stereognosie *f*: engl. *stereognosis*. Fähigkeit, Gegenstände nur durch Betasten zu erkennen.
Stereoisomere *n pl*: Bezeichnung für Moleküle mit gleicher Summenformel und gleicher Verknüpfung, aber unterschiedlicher räumlicher Anordnung der Atome. Man unterscheidet Enantiomere* und die Diastereomere.
Stereoisomerie → Isomerie
Stereopsis → Sehen, stereoskopisches
stereoskopisches Tiefensehen → Raumwahrnehmung

Stereotaxierahmen *m*: engl. *stereotactiv frame*. Am Schädel verwendeter Rahmen für eine mechanisch geführte stereotaktische Operation*. Der Stereotaxierahmen erlaubt eine gezielte Sondierung von Hirnpunkten, Hirnbereichen und Krankheitsherden mit millimetergenauer Präzision (Stereotaxie) über Winkelkoordinaten oder 3-achsige lineare Koordinaten. Inzwischen wurde dieses Vorgehen teilweise durch computergestützte Neuronavigation* ersetzt.
Stereotyp *n*: engl. *stereotype*. Häufig vereinfachende und verallgemeinernde, wertende und emotional gefärbte Überzeugung bezüglich der Eigenschaften oder Verhaltensweisen von Personen oder gesellschaftlichen Gruppen. Stereotype spielen eine zentrale Rolle im Prozess der Urteilsfindung, da sie aus der Fülle der Informationen vermeintlich wichtige Aspekte identifizieren.

Beispiel:
- Arzt interessiert sich für Wein, Tennis und Theater, Hilfsarbeiter für Bier, Fußball und Bundesliga
- Arzt ist kühl und sachlich, Gesundheits- und Krankenpflegerin emotional
- Frau im weißen Kittel ist Krankenpflegerin, Mann im weißen Kittel Arzt.

Stereotypie *f*: engl. *stereotypy*. Störung der Psychomotorik* mit Bewegungen, Haltungen, Handlungen oder verbalen Äußerungen, die häufig über lange Zeit und in immer gleicher Weise ohne einen der Situation angemessenen Sinn wiederholt bzw. beibehalten werden. **Formen:**
- **Bewegungsstereotypie:** unwillkürliche, meist unmotiviert und mit gleichförmiger Wiederholung (Iteration) ablaufende Bewegung und Handlung, z. B. Wischen, Kratzen, Schaukeln, Reiben, Schlagen (z. B. Jactatio* capitis nocturna, Jactatio* corporis nocturna), z. T. auch komplizierte Bewegungsfolgen
- **Sprachstereotypie:** z. B. Palilalie, Verbigeration*, Logoklonie
- **Haltungsstereotypie:** z. B. Katalepsie* mit Flexibilitas* cerea
- **Befehlsstereotypie:** Durchführen einfacher Handlungen nach Aufforderung (Befehlsautomatismus*).

Vorkommen:
- katatone Schizophrenie
- hirnorganische Störungen (z. B. Demenz*, Aphasie*)
- Intelligenzminderung*
- Hospitalismus*
- Autismus*
- Verhaltensstörungen*
- u. a.

Stereozilien *f pl*: engl. *stereocilia*. Unbewegliche Fortsätze (besonders lange Mikrovilli* vom Typ Limbus penicillatus) am freien Zellende. Stereozilien stehen in Beziehung zur Sekretabsonderung und Resorption und finden sich u. a. im Nebenhodengang, Amnionepithel und in Haarzellen* des Innenohrs.

steril: engl. *sterile*. Frei von Mikroorganismen; infertil, unfruchtbar.

Sterilisation [Hygiene] *f*: Maßnahme zur Herstellung einer vollständigen Keimfreiheit (Sterilität*) durch Abtötung, irreversible Inaktivierung oder Entfernung aller pathogenen und apathogenen Mikroorganismen*. Zur Sterilisation werden Dampfsterilisation* (Autoklavierung), Ethylenoxidgassterilisation, Formaldehyd-Wasserdampf-Sterilisation, Plasmasterilisation* und energiereiche Strahlung eingesetzt.
Hintergrund: Zur Sterilisation mit energiereicher Strahlung werden Corpuskularstrahlen (Kathoden- oder Beta-Strahlen), Röntgenstrahlen und Gammastrahlen verwendet. Die Anwendung von Kathodenstrahlen* (Elektronen) und Gammastrahlen (^{60}Co-Quelle) erfolgt fast ausschließlich industriell zur Sterilisation* keimdicht verpackter Einwegartikel wie Katheter*, Kunststoffspritzen, Infusionsbestecke*, Nahtmaterialien u. ä. Die Letaldosis für Mikroorganismen beträgt $2,5 \times 10^4$ Gray (Gy).
Verlauf: Bei der thermischen Sterilisation ist zu beachten, dass die Betriebszeit die Anheizzeit, Ausgleichszeit, Einwirkungszeit und Abkühlzeit beinhaltet. Die Ausgleichszeit ist die Zeit, bis zu der die Sterilisationsbedingungen an der ungünstigsten Stelle im Sterilisiergut* eingetreten sind. Das Qualitätsmanagement* sieht vor, dass die erfassten Messwerte und Prozessparameter während der Aufbereitung mit Bezug auf die Chargennummer zu dokumentieren sind.

Sterilisation [Sexualmedizin] *f*: engl. *sterilization*. Herbeiführung der Unfruchtbarkeit eines Menschen (Sterilität*) durch chirurgischen Eingriff, wobei Ei- bzw. Samenleiter unterbrochen oder funktionsunfähig gemacht werden. Im Unterschied zur Kastration* bleiben die Gonaden und damit Libido und Fähigkeit zum Geschlechtsverkehr erhalten. Die Zeugungsfähigkeit erlischt erst nach Wochen.
Methode:
- Sterilisation des Mannes (Vasektomie*): Entfernen eines 2–3 cm langen Stücks der Samenleiter; dieser Eingriff ist einfacher und ungefährlicher als bei der Frau; ambulant in Lokalanästhesie durchführbar
- Sterilisation der Frau (Tubensterilisation*): operative Unterbrechung bzw. partielle oder vollständige Entfernung der Eileiter in Vollnarkose, meist unter Laparoskopie oder Pelviskopie.

Sterilisiergut *n*: Zur Sterilisation* vorbereitete noch unsterile Materialien und Geräte. Medizinprodukte* werden stets in einer Sterilgutverpackung sterilisiert, da unverpacktes Sterilgut nicht transport- und lagerfähig ist.

Sterilität f: engl. *sterility*. Begriff mit mehreren Bedeutungen: in der Hygiene Keimfreiheit, in der Reproduktionsmedizin Zustand der Unfruchtbarkeit bei Frauen bzw. der Zeugungsunfähigkeit bei Männern. Bei ungewollter Kinderlosigkeit ist eine Diagnostik bei Mann und Frau nötig. Eine Kinderwunschbehandlung* richtet sich nach den Ursachen. **Einteilung:** Sterilität bei Frauen:
- primäre Sterilität ohne bisherige Konzeption*
- sekundäre (erworbene) Sterilität nach bereits vorangegangener Schwangerschaft (Infertilität*).

Zu berücksichtigen ist die mit dem Alter abnehmende Fertilität (Fertilitätsrate). **Klinisch relevant** ist eine ungewollte Kinderlosigkeit von Paaren trotz regelmäßigen ungeschützten Koitus während 1–2 a. Ursächlich dafür ist zu ca. 45 % eine Sterilität der Frau, zu ca. 40 % eine Sterilität des Mannes, bei ca. 15 % bleibt die Ursache ungeklärt. **Ätiologie:** Frauen
- funktionell oder organisch: 1. ovariell bedingt: primäre oder sekundäre Ovarialinsuffizienz* 2. tubar bedingt: Tubenverschluss*, z. B. nach Salpingitis* oder Tubenverwachsungen, bei Endometriose* oder Motilitätsstörungen 3. uterin bedingt: Uterusfehlbildung*, Myoma uteri, intrauterine Adhäsionen*, hormonal bedingte Nidationsstörung 4. zervikal bedingt: pathologischer Zervixfaktor*, Zervizitis* oder anatomische Veränderungen wie Konisation, Emmet-Riss oder Spermienantikörper im Zervixschleim 5. vaginal bedingt: vaginale Fehlbildungen*, Kolpitis*
- extragenital: Diabetes* mellitus, Störungen der Schilddrüsenfunktion, Adipositas, Anorexia* nervosa, hypophysäre Störungen, Genussgifte wie Alkohol, Nikotin u. a.
- im weiteren Sinn auch sexuelle* Funktionsstörungen.

Männer
- gestörte Spermatogenese* durch Maldescensus* testis, Hodenhypoplasie, Zustand nach Hodenverletzung oder -infektion, Varikozele
- hormonale Störungen bei Hypothyreose*, hormonaktiven Nebennierenrindentumoren, Hypophysenvorderlappen-Insuffizienz
- Verlegung der Samenwege, meist entzündlich bedingt infolge Epididymitis*, Prostatitis*, Urethritis*
- evtl. Hypospadie* oder nach Vasoresektion
- im weiteren Sinn auch sexuelle* Funktionsstörungen.

In etwa einem Fünftel der ungeklärten Fälle spielen wahrscheinlich (Auto-)Antikörper eine ursächliche Rolle (Spermienantigene).

Diagnostik:
- bei **Frauen:** 1. Sexualanamnese, gynäkologische Untersuchung 2. zytologischer Abstrich, Kolposkopie*, bakteriologischer Abstrich 3. zur Prüfung der Ovarialfunktion Messung der Basaltemperatur*, Kolpozytologie*, Bestimmung von Zervixfaktor* und Reinheitsgrad der Scheidenflora 4. laborchemische Hormonuntersuchung, z. B. Anti-Müller-Hormon, Penetrations*-, Gestagen- und Östrogentest* 5. evtl. Endometriumbiopsie (Strichkürettage*) 6. Pelviskopie* mit Chromopertubation sowie Gonadotropinbestimmung zur Differenzialdiagnose zwischen primär ovariellen und primär zentralen Störungen (bei Frauen sollte keine invasive Untersuchung ausgeführt werden, bevor nicht die Zeugungsfähigkeit ihrer Partner festgestellt wurde)
- bei **Männern:** 1. Spermauntersuchung* 2. Bestimmung von FSH, LH, Testosteron* zur Unterscheidung einer primären und sekundären Hodenschädigung, evtl. Hodenbiopsie*.

Prozedere: Nach Ausschluss nicht beeinflussbarer Ursachen wie gonadale Störungen beim Turner- oder Klinefelter*-Syndrom sollte eine Beratung über das Konzeptionsoptimum* erfolgen sowie evtl. eine Insemination* bzw. In*-vitro-Fertilisation oder eine Adoption zur Erfüllung des Kinderwunsches in Erwägung gezogen werden.

Sterilitätsoperation f: engl. *infertility operation*. Operative Wiederherstellung der Fertilität nach erkrankungsbedingter oder operativ erzielter Sterilität*.

Vorgehen: Bei der Frau Wiederherstellung der Eileiterdurchgängigkeit z. B. durch:
- Ovariolyse*
- Fimbriolyse* und Salpingolyse*, Salpingotomie*, Fimbrioplastik, Salpingostomatoplastik (Tubenchirurgie*), End-zu-End-Anastomose, Tubenimplantation*; deutlich erhöhtes Risiko für Extrauteringravidität*.

Beim Mann Wiederherstellung der Samenleiterdurchgängigkeit durch:
- Vasovasostomie*
- Epididymovasostomie*
- transurethrale Resektion* des Colliculus seminalis bzw. des Ductus* ejaculatorius bei Obstruktion.

Sterkobilin → Bilirubin

Sterkobilinogen n: engl. *stercobilinogen*. Abbauprodukt von Bilirubin*, das im Darm durch bakterielle Reduktion aus Bilirubindiglucuronid oder Urobilinogen entsteht. Durch Darmbakterien des Kolons wird Sterkobilinogen weiter zu Sterkobilin reduziert und z. T. in Dipyrrole (Mesobilileukan, Bilileukan und Bilifuszin) umgesetzt und mit dem Kot (typische Farbe) ausgeschieden.

Sternalpunktion → Knochenmarkpunktion

Sternberg-Reed-Riesenzellen f pl: engl. *Sternberg-Reed cells*. Ein- oder mehrkernige dysplastische Blasten* mit Expression von CD15, CD30 und IRS4 bei Fehlen von B- oder T-Zell-Antigen-Expression und Immunglobulintranskription. Sie treten bei Hodgkin*-Lymphom auf.

Stern-Gang m: syn. Babinski-Weil-Stern-Gang. Klinischer Test zur Feststellung von Gleichgewichtsstörungen, bei dem der Patient mehrmals aus einer Grundstellung (aufrechter Stand) mit geschlossenen Augen 2 bis 3 Schritte nach vorn und wieder zurück macht. Bei Innenohr- oder Kleinhirnerkrankungen summieren sich Positionierungsfehler zu einer Rotation hin zur betroffenen Seite.

Sternheimer-Malbin-Zellen f pl: engl. *Sternheimer-Malbin cells*. Sonderform der Leukozyten im Harnsediment (Schilling-Zellen, Glitzerzellen), die auf eine Pyelonephritis hinweisen können.

Sternnävus → Naevus araneus

Sternotomie f: engl. *sternotomy*. Operative Durchtrennung des Brustbeins (Sternums*) zur Eröffnung der Brusthöhle.

Vorgehen:
- mediane Sternotomie: partielle oder totale (vom Jugulum bis zum Processus xiphoideus) Längsspaltung des Sternums mittels einer speziellen Stichsäge, Verschluss zumeist mit kräftigen Drahtcerclagen
- Kombination aus partieller medianer und querer Spaltung, z. B. als Zugang zu einer retrosternalen Struma
- quere Sternotomie mit bilateraler Thorakotomie* (Clamshell-Incision), selten durchgeführt.

Sternum n: Flacher, unpaarer Knochen*, der Teil des knöchernen Brustkorbs ist. Er besteht aus 3 Anteilen, die über im Alter verknöchernde Synchondrosen* miteinander verbunden sind: Manubrium sterni, Corpus sterni und Processus xiphoideus. Die ersten 10 Rippenpaare haben direkte Verbindung mit dem Sternum.

Steroiddiabetes m: engl. *steroid diabetes*. Entwicklung einer diabetischen Stoffwechsellage während der therapeutischen Behandlung mit Glukokortikoiden* (in bis zu 25 % der Fälle). Stärker betroffen sind Patienten mit Lebererkrankung oder beispielsweise vorbestehender Insulinresistenz*.

Steroide n pl: engl. *steroids*. Organische Verbindungen aus 18–30 C-Atomen mit dem Grundgerüst des Cyclopentanoperhydrophenanthrens (Trivialname Gonan, früher Steran). Mehr als 20 000 Steroide sind bekannt, ca. 2 % davon haben medizinische Bedeutung.

Einteilung:
- **Natürliche Steroide** sind Terpenoide, deren Biosynthese vom Isopren ausgeht: Sterole,

Steroidglykoside

Gallensäuren*, Steroidhormone*, Calciferole, Digitalisglykoside*, Pheromone*, Steroidalkaloide und Herzglykoside*.
- **Synthetische Steroide** sind Antirheumatika*, Antiphlogistika*, Ovulations*-Hemmer oder Anabolika*.

Steroidglykoside *n pl*: engl. *steroid glycosides*. Glykoside*, die neben einem oder mehreren Zuckern ein Aglykon mit Steroidstruktur besitzen, z. B. Digitalisglykoside*, Saponine.

Steroidhormone *n pl*: engl. *steroid hormones*. Als Hormone* wirkende Steroide*. Ihre Biosynthese wird in der Nebennierenrinde vom Hypothalamus*-Hypophysen-System durch positive und negative Rückkopplung reguliert. Intrazelluläre Hormon-Rezeptoren vermitteln die Wirkung an den Zielzellen. Steroidhormone werden in Mineralokortikoide*, Glukokortikoide* und Sexualhormone* eingeteilt.

Steroidkatarakt *f*: engl. *steroid cataract*. Katarakt*, die nach lang dauernder systemischer oder lokaler Anwendung von Glukokortikoiden* entsteht. Dabei handelt es sich um eine hintere, subkapsuläre Linsentrübung. Siehe Abb.

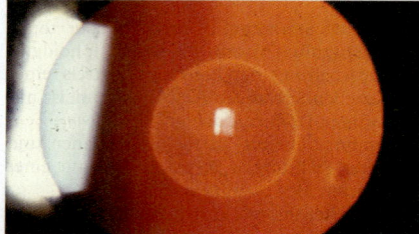

Steroidkatarakt [133]

Steroidmyopathie *f*: engl. *steroid myopathy*. Nekrotisierende Myopathie, z. T. mit selektivem Myosinfilament-Verlust als Komplikation einer Langzeittherapie mit Glukokortikoiden*. Klinisch zeigt sich progressive, proximal betonte Muskelschwäche. Erhöhte Kreatinkinasekonzentration im Serum, EMG und Muskelbiopsie führen zur Diagnose. Differenzialdiagnostisch ist eine regelhaft auftretende isolierte Atrophie von Typ-II-Muskelfasern unter Langzeittherapie mit Glukokortikoiden abzugrenzen.

Steroidosteoporose *f*: engl. *steroid-induced osteoporosis*. Häufigste Form der sekundären Osteoporose* infolge hochdosierter Langzeittherapie mit Glukokortikoiden*. Die Steroidosteoporose geht mit schweren Skelettveränderungen einher. Der Knochenmasseverlust ist in den ersten Behandlungsmonaten am größten. Um einer Steroidosteoporose vorzubeugen, sollte stets die niedrigste effektive Glukokortikoid-Dosis gewählt werden und eine Vitamin-D-Prophylaxe erfolgen.

Klinik:
- schwere Skelettveränderungen v. a. an Wirbelsäule, Rippen, Femur, Becken und Schädel
- gelegentlich akute Epiphysennekrose (Femurkopf).

Prophylaxe:
- niedrigste effektive Glukokortikoid-Dosis
- Kalzium, Calciferole, Bisphosphonate.

Steroid-Rezeptoren *m pl*: engl. *steroid receptors*. Nukleäre Rezeptoren*, die intrazellulär im Zytoplasma* vorliegen und deren Aktivierung über Steroidhormone* vermittelt wird. Nach Aktivierung wandern Steroid-Rezeptoren in den Zellkern und fungieren dort als Transkriptionsfaktoren*.

Steroidrosazea *f*: engl. *steroid rosacea*; syn. Steroidrosacea. Persistentes Gesichtserythem mit Teleangiektasien, Atrophie, evtl. Papeln und Pusteln nach lang dauernder Anwendung von halogenierten topischen Glukokortikosteroiden (Steroidhaut), meist aufgrund einer milden Acne vulgaris, Rosazea oder eines seborrhoischen Ekzems (periorale Dermatitis*). Behandelt wird blande mit feuchten oder gerbstoffhaltigen Umschlägen, ggf. systemisch mit Tetracyclinen.

Steroidulkus *n*: engl. *steroid ulcer*. Ulcus* ventriculi, das im Verlauf einer Therapie mit Glukokortikoiden* auftritt. Meist ist das Steroidulkus im Antrum lokalisiert.

Stertor *m*: Röchelndes inspiratorisches Atemgeräusch durch partielle Obstruktion der Luftwege oberhalb des Kehlkopfs und Vibrationen von Nasopharynx, Pharynx oder weichem Gaumen. Der Stertor tritt auf bei Schlaganfällen oder Tumoren mit Beeinträchtigung der lokalen Koordination, bei Schlafapnoe und bei lokalen Luftwegswiderständen durch Schleim oder Auswurf.

Stethoskop *n*: engl. *stethoscope*. Instrument zur Auskultation. Das Doppelkopfstethoskop hat eine Membranseite mit einer membrangedeckten, flachen Glocke zur bevorzugten Auskultation hoher Frequenzen. Die Trichterseite ermöglicht das Abhören tiefer Frequenzen. Neben den akustischen Instrumenten existieren elektronische Stethoskope, die Störgeräusche eliminieren.

Steuerungsunfähigkeit *f*: engl. *inability to control*. Aufhebung des Vermögens, eigene Handlungen zu steuern, bei eventuell vorhandener Einsicht in Rechtswidrigkeit bestimmter Taten. Die Steuerungsunfähigkeit bezieht sich auf die Verfassung bei einer bestimmten Tat.

Vorkommen: Die Steuerungsunfähigkeit kann aus Defiziten in folgenden Bereichen resultieren:
- Fähigkeit, die Konsequenzen eigenes Handelns zu antizipieren
- Vermögen, Handlungsalternativen zu entwerfen und abzuwägen
- Impulskontrolle*.

Sie kann als Folge unterschiedlicher psychischer Störungen* sowie in bestimmten Situationen bei Gesunden auftreten, z. B. bei schwerer Übermüdung.

Rechtliche Relevanz: Ob zum Tatzeitpunkt der Täter steuerungsunfähig war, entscheidet das Gericht nach Beratung durch einen psychiatrischen Sachverständigen. Steuerungsunfähigkeit sowie Einsichtsunfähigkeit führen zur Schuldunfähigkeit in Bezug auf die verhandelte Tat. Bei Steuerungsunfähigkeit kann keine Strafe verhängt werden, bei Wiederholungsgefahr werden aber Maßregeln der Besserung und Sicherung angeordnet. Die Steuerungsfähigkeit kann erhalten, aufgehoben oder erheblich vermindert sein. Erhebliche Verminderung der Steuerungsfähigkeit mindert das Strafmaß und kann ebenfalls zur Anordnung von Maßregeln führen.

Stevens-Johnson-Syndrom *n*: engl. *Stevens-Johnson's syndrome*; syn. (franz.) Ectodermose érosive pluriorificielle Fiessinger-Rendu; Abk. SJS. Schwere Hautreaktion mit stammbetontem Exanthem mit Übergang in Blasenbildung und Epidermisablösung von weniger als 10 % der Körperoberfläche. Meist besteht Schleimhautbefall. Auslöser sind Medikamente, seltener auch Infekte oder Tumoren. Die Behandlung ist schwierig.

Auslöser:
- Medikamente (eher bei Erwachsenen): 1. Allopurinol (häufigste Ursache!) 2. Antiepileptika (Carbamazepin, Lamotrigin, Phenobarbital, Phenytoin) 3. Antibiotika (Cotrimoxazol, Penicilline, Tetracycline) 4. HIV-Medikamente (Nevirapin) 5. NSAR (insbesondere Oxicam-Typ, Diclofenac)
- Infekte (eher bei Kindern): 1. bakteriell (z. B. Mycoplasmen, Yersinien, Chlamydien, Streptokokken) 2. viral (z. B. Enteroviren, Adenoviren, Masern, Mumps, Influenza-Viren) 3. Pilze (Coccidien, Histoplasmen)
- Tumoren.

Klinik:
- initial uncharakteristische Prodromi (Fieber, Schnupfen, Konjunktivitis)
- innerhalb weniger Tage dann akut auftretendes, schmerzhaftes Enanthem mit flächigen fibrinbedeckten Erosionen und Ulzerationen (z. B. Mundschleimhaut, Genitalschleimhaut, Konjunktiven), häufig mit blutigen Krusten an den Lippen (siehe Abb.)
- parallel an der Haut stammbetonte bzw. generalisierte Verteilung von atypischen flachen Kokarden* (kein tastbares Ödem bzw. keine Infiltration) und Maculae, die im Verlauf konfluieren und auf denen Blasen entstehen, welche dann zusammenfließen
- Lymphknotenschwellungen, Leber- und Milzvergrößerung sind möglich.

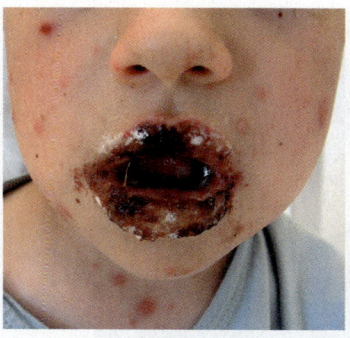

Stevens-Johnson-Syndrom: Target lesions und pluriorifizieller Befall beim Kind. [79]

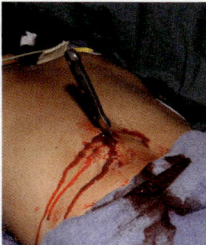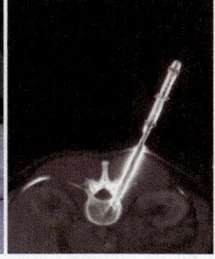

Stichverletzung: Messerstichverletzung der Wirbelsäule (klinisches Bild und CT). [93]

Therapie:
- sofortiges Identifizieren (Zeitstrahl erstellen) und Absetzen eines eventuellen medikamentösen Auslösers und lebenslanges Meiden (Allergiepass)
- frühzeitige intensivmedizinische Versorgung wie bei schwerer Verbrennung ist empfehlenswert
- Behandlung abhängig vom Schweregrad lokal antiseptisch
- ggf. synthetischer Hautersatz sowie frühzeitig systemische Glukokortikoide (initial 100–500 mg)
- ggf. Antibiotika, Analgetika
- bei schweren Verläufen ggf. Ciclosporin A.

ST-Hebungs-Infarkt → Akutes Koronarsyndrom

ST-Hebungs-Infarkt → Herzinfarkt

STH-Mangel → Wachstumshormonmangel

STI: Abk. für sexually transmitted infections → Krankheiten, sexuell übertragbare

Stichprobe *f*: engl. *sample*; syn. Sample [Statistik]. Teilmenge der Population*, über die eine Aussage gemacht werden soll. Stichprobenziehung bezeichnet die Auswahl einer Stichprobe. Sie wird so ausgewählt, dass möglichst repräsentative Aussagen über die Gesamtpopulation möglich sind. Die Stichprobe muss außerdem ausreichend groß sein, um valide Aussagen zu erhalten (siehe Standardfehler).

Stichverletzung *f*: engl. *stab injury*. Eindringen eines scharfen Gegenstands in den Körper mit Durchtrennung der Haut infolge direkter oder indirekter Gewalt (Fremdeinwirkung, suizidale Absicht). Hierzu gehören Messerstich- und -schnittverletzung, Glassplitter-, Nadelstichverletzung*, im weiteren Sinne auch Pfählungsverletzung*. Behandelt wird meist operativ.

Diagnostik:
- klinischer Befund
- Ultraschalldiagnostik
- (Kontrastmittel-)CT (siehe Abb.)
- Peritoneallavage.

Therapie:
- konservativ: nur bei gesicherter nichtpenetrierender oberflächlicher Verletzung (im Zweifelsfall immer operative Revision) mit engmaschigen Kontrollen
- operativ: bei abdominaler Stichverletzung mit evtl. Verletzung des Peritoneums explorative Laparotomie (selten Laparoskopie)
- bei thorakaler Stichverletzung Thoraxdrainage, evtl. Thorakotomie
- bei Verletzung von Leitstrukturen (Gefäße, Nerven) operative Revision obligat
- Psychotherapie bei Stichverletzung in suizidaler Absicht.

Stickhusten → Pertussis

Stickler-Syndrom *n*: engl. *Stickler syndrome*; syn. erbliche progressive Arthro-Ophthalmopathie. Autosomal-dominant vererbte Erkrankung mit Augen- und Gelenkveränderungen. Symptome sind hohe Myopie, Glaskörperverflüssigung, Netzhautablösung, später Katarakt, Keratopathien, chronische Uveitis, an den Gelenken epiphysäre Entwicklungsstörungen, degenerative Knorpel- und Bindegewebeveränderungen, Hypermotilität, Kleinwuchs und Mitralklappenprolaps.

Stickstoff *m*: engl. *nitrogen*; syn. Nitrogenium. Chemisches Element mit dem Symbol N (Nitrogenium). Stickstoff macht als Gas etwa 78 % der Luft aus und ist ein wichtiges Element vieler Biomoleküle. Der Mensch nimmt Stickstoff über die Nahrung auf. Medizinisch eingesetzt wird Stickstoff beispielsweise bei der Kryotherapie* zum Entfernen von Warzen.

Physiologische Bedeutung: Stickstoff ist ein wichtiger Bestandteil vieler Biomoleküle, vor allem von Proteinen* und Nukleinsäuren*. Der Mensch nimmt den für den Aufbau von Substanzen nötigen Stickstoff mit der Nahrung auf. Die Menge des aufgenommenen und vor allem als Harnstoff ausgeschiedenen Stickstoffs spiegelt die Stickstoff-Bilanz wider.

Medizinische Anwendung:
- flüssiger Stickstoff als Kryo-Therapeutikum zum Entfernen von Warzen
- zur Verdünnung von reinem Sauerstoff* und anderen aktiven Gasen
- (nuklearmedizinisch) Positronenstrahler ^{13}N (HWZ 9,96 Min.) als ^{13}N-Ammoniak zur Darstellung der (z. B. myokardialen) Perfusion (experimentell).

Stickstoffbakterien *f pl*: engl. *nitrogen bacteria*. Bakterien, die am Stickstoffkreislauf der Natur beteiligt sind, z. B. Azotobacter. Einerseits geschieht dies durch Assimilation von freiem Luftstickstoff, andererseits durch Mineralisierung von organisch gebundenem Stickstoff (Aminogruppen der Proteine) aus toter organischer Substanz zu Nitriten und Nitraten.

Stickstoffbilanz *f*: engl. *nitrogen balance*. Differenz zwischen Stickstoffaufnahme (Proteine*) und Stickstoffausscheidung (v. a. Harnstoff*). Je nachdem, ob die Stickstoffaufnahme oder die -ausscheidung überwiegt, unterscheidet man eine ausgeglichene, positive (z. B. kindliche Wachstumsphase, Schwangerschaft) oder negative (z. B. beim Fasten) Stickstoffbilanz.

Stickstoffgruppe *n pl*: engl. *pentels*; syn. Pentele. Gruppenbezeichnung für die Elemente der V. Hauptgruppe des Periodensystems der Elemente: Stickstoff*, Phosphor*, Arsen, Antimon, Bismut und Ununpentium.

Stickstoffmonoxid *n*: engl. *nitric oxide*; syn. Endothelium-Derived Relaxing Factor; Abk. NO. Farbloses, hoch reaktives nitroses Gas, das mit Sauerstoff Stickstoffdioxid (NO_2) bildet. NO ist biochemisch identisch mit EDRF. Die Biosynthese erfolgt aus Arginin durch Stickstoffmonoxid-Synthasen, die physiologisch z. B. durch L-Arginin, pathologisch durch bakterielle Endotoxine aktiviert werden können.

Wirkung:
- nach Aktivierung endothelialer cholinerger Rezeptoren Diffusion in angrenzende Muskelschicht und dadurch (über Steigerung der cGMP-Synthese) muskuläre Relaxation
- antioxidative Wirkung
- Beteiligung an Neurotransmissionsprozessen.

Anwendung: NO-freisetzende organische Nitrate* finden zur Behandlung von KHK Anwendung. Darüber hinaus wird NO inhalativ bei Atemnotsyndromen (z. B. bei ARDS; wegen sehr kurzer Halbwertszeit jedoch ausschließlich im Lungenkreislauf wirksam), bei verschiedenen Formen von pulmonaler Hypertonie sowie bei einer persistierenden primären pulmonalen Hypertonie bei Neugeborenen eingesetzt. Der Anteil von NO in der Atemluft beträgt 20 (selten 40–80) ppm.

Toxikologie: Reines NO ist giftig, besitzt jedoch keine Reizwirkung auf Haut oder Schleimhäute. Nach Resorption führt es zur Bildung von Methämoglobin (Methämoglobinbildner*). Ferner besitzt es Wirkung auf das ZNS. Die Therapie einer Intoxikation erfolgt durch Frischluft, Glukokortikoide (inhalativ), Flüssigkeitsrestriktion, Sauerstoff sowie Diuretika (z. B. Furosemid).

Stieda-Pellegrini-Köhler-Schatten *m*: engl. *Stieda-Pellegrini disease*; syn. Stieda-Pellegrini-Schatten. Im Röntgenbild sichtbare schalenförmige Verschattung in Höhe des medialen Femurepikondylus des Kniegelenks im Bereich des Ansatzes des inneren Kollateralbands. Hierbei handelt es sich nicht um ein knöchernes Fragment, sondern um die Verkalkung eines Hämatoms nach Gelenkeinblutung infolge einer traumatischen Läsion des Lig. collaterale mediale.

Stieldrehung *f*: engl. *torsion*. Torsion eines Gefäßstiels, die zur Drosselung des venösen Rückflusses, Blutüberfüllung (Stauung) und Nekrose* führen kann, beispielsweise Adnextorsion oder Hodentorsion*. Als häufigste Komplikation bei gestielten Tumoren (subseröses Myoma uteri oder Ovarialtumor*) birgt sie die Gefahr einer sekundären Infektion des Tumors und erfordert eine operative Revision.

Stiff-Man-Syndrom *n*: engl. *stiff-man syndrome*. Seltene androtrope Erkrankung, die sich im mittleren Lebensalter manifestiert und häufig mit Autoimmunkrankheiten*, einschließlich Diabetes* mellitus, oder Neoplasien* assoziiert ist. Sie ist möglicherweise eine Autoimmunkrankheit mit Ausfall zentraler inhibitorischer Neurone. Klinisch zeigt sich eine zunehmende Muskelsteife ohne Sensibilitätsstörungen*. Diagnostiziert wird mit EMG und Autoantikörpernachweis.

Stiftaufbau *m*: engl. *post and core*. Verfahren zum Wiederaufbau eines durch Karies zerstörten Zahnstumpfs, um die spätere Aufnahme einer Krone* zu ermöglichen. Hierzu wird im Rahmen einer endodontischen Behandlung* ein Stift in den Wurzelkanal implantiert.

Formen:
- direkt: Zementierung eines konfektionierten Wurzelstifts aus Metalllegierung (z. B. Titan), Glasfaser oder Zirkoniumdioxid in den aufbereiteten Wurzelkanal, Zahnstumpfaufbau um den Stift herum i. d. R. mit Kunststoff oder Kompositen, der anschließend für die Aufnahme der Krone beschliffen wird
- indirekt: im Dentallabor Angießen des Zahnstumpfaufbaus an den Stift aus Metalllegierung nach Abformung* der Mundsituation, Einzementieren des im Dentallabor gefertigten Aufbaus.

Stiftgliose → Syringomyelie

Stigma *n*: Stippchen, Wundmal, Merkmal, Kennzeichen.

Stilbene *n pl*: engl. *stilbenes*. Derivate des trans-α,α'-Diphenylethylens. Diese nichtsteroidalen organischen Verbindungen (Polyketide) wirken wie Östrogene*. Am bekanntesten ist das synthetische Stilben Diethylstilbestrol.

Stilbestrol-Syndrom *n*: engl. *stilbestrol syndrome*. Vor allem in den USA beobachtetes gleichzeitiges Vorkommen von Endometriose* und sog. Clear-Cell-Adenokarzinom der Scheide bei Mädchen, deren Mütter Diethylstilbestrol eingenommen hatten. Wegen der Strukturähnlichkeit könnte auch versehentlich in der Schwangerschaft eingenommenes Tamoxifen* zum Stilbestrol-Syndrom führen.

Stillen *n*: engl. *breast feeding*. Natürliche Säuglingsernährung mit Muttermilch* an der Brust der Mutter.

Klinische Bedeutung:
- Stillhindernisse: **1.** kindlich: z. B. unzureichende frühkindliche Reflexe* der Nahrungsaufnahme (v. a. Frühgeborene), bestimmte Fehlbildungen* (z. B. Lippen*-Kiefer-Gaumenspalte, Ankyloglossum*) und Stoffwechselanomalien (z. B. Galaktosämie*) **2.** maternal (sehr selten): z. B. HIV*-Erkrankung
- Störung der Milchsekretion: Agalaktie*, Hypogalaktie*.

Hinweis: Die WHO empfiehlt die ausschließliche Ernährung des Säuglings durch Stillen bis zum Ende des 6. Lebensmonats. **Vorteile** der Muttermilch:
- an die kindlichen Bedürfnisse angepasst und am besten verträglich für das Verdauungssystem (v. a. bei unreifen Frühgeborenen)
- Schutz vor Infektionen (z. B. Diarrhö, Mittelohrentzündung), atopischen Erkrankungen und Übergewicht des Kindes
- Förderung des Reifungsprozesses von Verdauungs- und Nervensystem durch Enzyme und Hormone
- Stillen fördert die Mutter-Kind-Beziehung und stärkt das Selbstwertgefühl der Mutter
- Stillen kann (z. T. in Abhängigkeit von der Stilldauer) für die Mutter u. a. das Risiko einer Erkrankung an Brust- und Eierstockkrebs senken.

Stillhindernis → Stillen

Stilling-Velhagen-Tafeln: engl. *Stilling's color plates*; syn. Velhagen-Tafeln. Von Stilling im 19. Jahrhundert eingeführte Tafeln zur Prüfung des Farbensehens. Sie wurden von Velhagen und Hertel weiterentwickelt und werden momentan von Broschmann und Kuchenbecker herausgegeben. Sie testen nicht nur das Rot-Grün-, sondern auch das Blau-Gelb-Sehen.

Stillkissen *n sg, pl*: engl. *nursing pillow*; syn. Stillrolle. Hilfsmittel zur Unterstützung der Lagerung von Mutter und Kind beim Stillen. Siehe Abb.

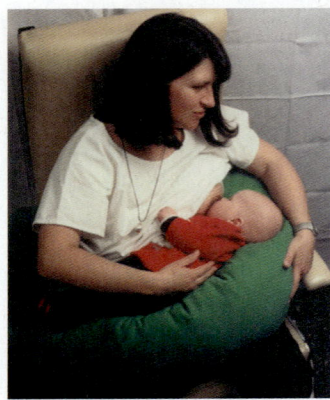

Stillkissen

Still-Syndrom *n*: engl. *Still-Chauffard syndrome*. Systemische juvenile idiopathische Arthritis* mit hoher entzündlicher Aktivität und extraartikulärer Organmanifestation. Die Erkrankung kommt bei beiden Geschlechtern in jedem Alter vor, gehäuft in den ersten 6 Lj. Behandelt wird wie bei systemischer juveniler idiopathischer Arthritis. Das Amyloidoserisiko beträgt 15 %, die Letalität 3,5 %.

Klinik:
- intermittierendes hohes Fieber (> 39 °C, in der Regel mit 1–2 Spitzen täglich) vom septischen Typ
- lachsfarbenes Exanthem, schwere Allgemeinsymptomatik mit Myalgien und Arthralgien
- stark beschleunigte BSG, Leukozytose (bis 50 000/ml), Dysproteinämie
- Hepatosplenomegalie, generalisierte Lymphadenopathie
- Wachstumsstillstand
- selten Pleuritis, Perikarditis; später häufig destruierende Arthritis (oft schwere Polyarthritis).

Therapie:
- anfangs häufig hohe Glukokortikoiddosen erforderlich
- Immunsuppressiva (Azathioprin, Methotrexat, Ciclosporin), TNF- oder IL-1-Blocker.

Still-Syndrom, adultes *n*: engl. *adult Still syndrome*; syn. adulter Morbus Still. Im Erwachsenenalter beginnendes Still*-Syndrom, das ähnlich der juvenilen Form verläuft, jedoch meist ohne Iridozyklitis* und Amyloidose* sowie mit besserer Prognose. Hauptsymptome sind Fieberschübe, Arthralgien* und ein lachsfarbenes Exanthem*. Anfangs besteht oft eine schmerzhafte Pharyngitis*. Behandelt wird mit Glukokortikoiden* und Antirheumatika*.

Stillwehen f pl: Sonderform der Nachwehen* (nach Geburt), die während des Stillens auftreten. Durch den Saugreiz an der Brustwarze kommt es zur endogenen Ausschüttung des wehenfördernden Hormons Oxytocin* aus der Hypophyse.

Stimmband n: engl. *vocal cord*; syn. Ligamentum vocale. Glottisnaher Abschnitt der Stimmfalten, der zwischen Processus vocalis der Cartilago* arytaenoidea und der Cartilago* cricoidea verläuft. Von mehrschichtigem unverhorntem Plattenepithel bedeckt, liegt es auf dem M. vocalis und dient der Stimmbildung. Eine einseitige Verletzung des Stimmbands führt zu einer Stimmbandparese.

Stimmbandgranulom n: syn. Stimmlippengranulom. Knötchenförmiger, häufig beidseitiger Pseudotumor im hinteren Stimmlippenbereich, der durch Druckschädigung bei Intubation verursacht wird. Heiserkeit tritt häufig 2–3 Wochen nach Extubation auf. Therapeutisch erfolgt eine mikrolaryngoskopische Abtragung mit anschließender Stimmschonung. Prophylaktisch können nach schwieriger Extubation Protonenpumpeninhibitoren, Prednisolon* und Cephalosporin* (z. B. Cefaclor*) gegeben werden.

Stimmbruch m: engl. *breaking of voice*; syn. Mutation [Medizin]. Stimmwechsel in der Pubertät* mit Änderung des Stimmregisters, Stimmumfangs* und Absinken der mittleren Sprechstimmlage (Jungen ca. 1 Oktave, Mädchen 1 Terz bis Quart). Ausbleiben des Stimmbruchs führt zur Mutationsstimmstörung* (Mutationsfistelstimme).

Hintergrund: In der Pubertät erfolgt eine allgemeine Akzeleration durch hormonelle Veränderungen, die auch Auswirkungen auf das Stimmlippenwachstum (Höhe und Breite) hat (bei Jungen ca. 1 cm, Mädchen 3–4 mm) und damit auf die Stimmlage (Tonhöhe).

Da in dieser Wachstumsphase die Stimmlippen z. T. ungleichmäßig wachsen und damit unregelmäßig schwingen, kippt die Stimme oft in verschiedene Tonhöhen, klingt dann rau, heiser, instabil und brüchig, weshalb diese Phase auch als Stimmbruch bezeichnet wird.

Stimme f: engl. *voice*. Lautbildung durch den Stimmapparat. Die Stimme kann gesprochen, gerufen, geflüstert (stimmlos) oder gesungen eingesetzt werden. Sie wird durch das Zusammenspiel von Atmung und Stimmlippenschwingung im Kehlkopf erzeugt und in den Ansatzräumen geformt. (Stimmgebung, siehe Phonation*). Die Stimme (der Stimmklang) jedes Menschen ist einzigartig.

– Schwingungen der Stimmlippen* verursachen einen Primärklang, der aus Grund- und Obertönen zusammengesetzt ist.
– Durch Resonanz im Ansatzrohr (Pharynx*, Mund- und Nasennebenhöhlen) erfolgt eine Verstärkung von Teiltönen, von deren Intensität die Stimmklang abhängig ist.
– Stimmklänge gleicher Klangfarbe werden als Stimmregister bezeichnet.
– Man unterscheidet eine tiefe Bruststimme von einer hohen Kopfstimme mit wenigen Obertönen.
– Bei Männern kommt oberhalb der Kopfstimme das sog. Falsett und unterhalb der Bruststimme die Bassstimme vor, bei Frauen schließt sich oberhalb der Bruststimme das sog. Flageolett an (Stimmumfang*).
– Eine **Störung** der Stimme wird als Dysphonie* bezeichnet (Singstimmstörung = Dysodie).

Funktion: Die menschliche Stimme dient zur Informationsvermittlung von Sprache und zum hörbaren Ausdruck von Gefühlsäußerungen, z. B. Lachen, Weinen, Schreien, Seufzen. Die Stimme (der Stimmklang) jedes Menschen ist einzigartig. Der Klang der Stimme transportiert neben der Nachricht (dem Inhalt) auch Gefühle und Absichten des Sprechers. Dementsprechend haben umgekehrt auch Einwirkungen z. B. psychischer, sozialer und emotionaler Art Auswirkungen auf die Stimme.

Stimmfeldmessung → Phonetographie
Stimmfremitus → Fremitus
Stimmgabelprüfungen → Hörprüfungen

Stimmlippen: engl. *vocal folds*; syn. Stimmfalten. Von der Rückfläche des Schildknorpels (Cartilago thyroidea) zum Processus vocalis des Stellknorpels (Cartilago* arytaenoidea) ziehende Falten, die Stimmband (Lig. vocale) und Stimmmuskel (M. vocalis) enthalten und der Stimmbildung (Phonation) dienen. Abhängig von Stellung und Spannung der Stimmlippen werden Töne mit unterschiedlichen Frequenzen erzeugt. Siehe Abb. 1 und Abb. 2.

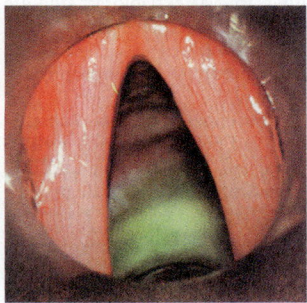

Stimmlippen Abb. 1: Laryngoskopischer Normalbefund. [102]

Stimmlippenknötchen n: engl. *vocal nodules*; syn. Phonationsknötchen. Meist symmetrische Schleimhautverdickung der Stimmlippen*

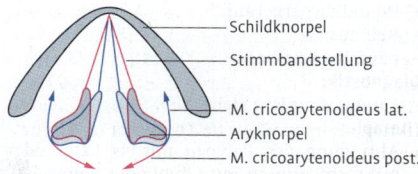

Stimmlippen Abb. 2: Stellung der Aryknorpel und Stimmbänder bei Postikuswirkung (rote Linien) und Lateraliswirkung (blaue Linien). [4]

durch chronische Stimmüberlastung, die zu Heiserkeit und einer verkürzten Tonhaltedauer führt. Stimmlippenknötchen kommen v. a. bei Kindern (sogenannte Schreiknötchen) und Berufsrednern vor. Therapeutische Maßnahmen sind Stimmschonung, Logopädie* oder die mikrochirurgische Entfernung.

Stimmlippenlähmung → Kehlkopflähmung
Stimmlippenödem → Reinke-Ödem
Stimmlippenpolyp m: engl. *laryngeal polyp*; syn. Kehlkopfpolyp. Häufigster gutartiger, meist einseitiger Stimmlippentumor. Die Ursache ist eine Überbeanspruchung der Stimmlippen, ein weiterer Risikofaktor ist das Rauchen. Klinisch finden sich Heiserkeit und andere Stimmstörungen. Therapie ist das Abtragen des Stimmlippenpolypen mit Mikro- oder Laserchirurgie.

Erkrankung: Vorkommen:
– einseitig an der Stimmlippe
– oft zwischen vorderem und mittlerem Drittel.

Ätiologie und Pathogenese: Hauptursache ist die übermäßige mechanische Beanspruchung der Stimmlippen (lautes Husten, Räuspern, Schreien). Wichtigster Risikofaktor ist das Rauchen.

Klinik:
– Heiserkeit
– Diplophonie*

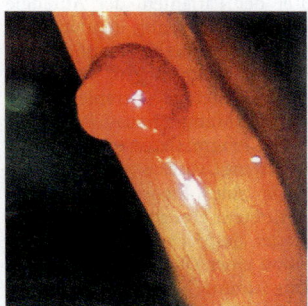

Stimmlippenpolyp: Angiomatöser Polyp des mittleren Drittels der rechten Stimmlippe; Laryngoskopie. [102]

Stimmlosigkeit

- Fremdkörpergefühl
- Reizhusten
- häufiges Räuspern.

Diagnostik:
- Laryngoskopie* : siehe Abb.

Therapie:
- Abtragung des Polypen mittels Laser oder mikrochirurgisch mit Löffel oder Zange
- histologische Untersuchung des abgetragenen Polypen zum Ausschluss eines Larynxkarzinoms.
- anschließende Logopädie, um den schonenden Einsatz der Stimmbänder zu erlernen.

Prognose: Die Prognose nach Resektion ist günstig. Bei fehlender Ursachenbehebung (Rauchen, falscher Stimmeinsatz) besteht jedoch ein hohes Rezidivrisiko.

Stimmlosigkeit → Aphonie

Stimmritze → Rima glottidis

Stimmritzenkrampf → Laryngospasmus

Stimmstörung → Dysphonie

Stimmstörungsindex m: Abk. SSI. Index zur subjektiven Eigenbeurteilung der Stimmbeeinträchtigung nach Nawka et al. (2002). Mit 4 Faktoren 1. negative Stimmerfahrung, 2. Selbstunsicherheit, 3. negative Emotionalität und 4. mangelnde Tragfähigkeit. Die Stimme wird anhand eines Fragebogens mit 12 Items eingeschätzt (gekürzte Form des Voice* Handicap Index VHI).

Stimmtherapie f: engl. *voice therapy*. Konservative Behandlung von organischen, funktionellen und psychogenen Stimmstörungen (Dysphonie*) zur Verbesserung und Wiederherstellung der stimmlichen Klangqualität, Leistungsfähigkeit und Belastbarkeit. Indikationen sind Störungen der Sprechstimme und der Singstimme (Dysodie).

Prinzip:
- Ziel ist die möglichst klangvolle, verspannungsfreie Phonation und Stimmleistungsfähigkeit, um Aktivität und Teilhabe in Beruf und Alltag zu gewährleisten, zu verbessern bzw. wiederherzustellen
- je nach Alter der Patienten, der Ätiologie und Form der Stimmstörung kommen verschiedene Methoden individuell auf den Patienten abgestimmt zum Einsatz
- beinhaltet in der Regel die Therapiebereiche (Körper-)Tonus, Atmung, Phonation und Artikulation sowie Pragmatik und Intention.

Stimmumfang m: engl. *vocal range*. Individueller Stimmbereich eines Menschen zwischen höchstem und tiefstem erzeugbarem Ton. Der Stimmumfang der gesprochenen Sprache beträgt meist bis zu einer Oktave, der der Singstimme vor dem Stimmbruch ca. 1,5 Oktaven, bei Erwachsenen ca. 2 bis 3 Oktaven, bei geübten Sängern bis zu 4 Oktaven.

Stimmumfangsprofilmessung → Phonetographie

Stimmung f: engl. *mood*. Länger anhaltende und alles Erleben prägende Gemütsverfassung, deren Ursache dem Betroffenen meist selbst nicht erklärbar ist, z. B. Heiterkeit, Gereiztheit. Stimmungen haben stets positive oder negative Wertigkeit, verglichen mit Emotionen sind sie diffus und schwächer. Daher bleiben sie meist im Hintergrund des kognitiven Geschehens.

Klinische Bedeutung: Stimmungen sind abhängig von der Persönlichkeit*, dem persönlichen Erleben, aber auch von organischen Faktoren. **Stimmungsschwankungen** sind normal. Eine inadäquate, d. h. nicht den äußeren Umständen angemessene Stimmung kann jedoch von klinischer Bedeutung sein:

- euphorische, gehobene Stimmung als Symptom einer manisch-depressiven Erkrankung oder Borderline*-Persönlichkeitsstörung
- niedergedrückte, depressive Stimmungslage als Symptom einer Depression*
- Stimmungsumschwung oder allgemeine Stimmungslabilität bei Frauen ca. 7–10 Tage vor bis zum Einsetzen der Menstruation* beim prämenstruellen* Syndrom und prämenstruellen Spannungen
- Stimmungsänderungen in den Wechseljahren der Frau und des Mannes.

Stimmungsinstabilität f: engl. *mood lability*. Rasche Änderung der Stimmung*, häufig auch unabhängig von äußeren Reizen.

Stimmungsschwankung f: engl. *mood swing*. Änderungen der Stimmung*, die durch die Betroffenen subjektiv als Muster wahrgenommen werden und relativ regelmäßig und von äußeren Reizen weitgehend unabhängig sind. Sie kommen z. B. als Tagesschwankungen der Stimmung mit Morgentief bei einer Depression* vor.

Beschreibung: Betrifft meist zirkadiane (z. B. Morgentief*, Abendtief), seltener saisonale Stimmungswechsel. Im Gegensatz zur Stimmungsinstabilität* und Affektlabilität* sind die Stimmungswechsel musterhaft und damit meist vorhersehbar.

Stimmungsstabilisierer → Phasenprophylaktika

Stimulanzien n pl: engl. *stimulants*. Substanzen, die anregend auf den Organismus wirken, auch im Rahmen von Bodybuilding und Doping*. Im engeren Sinn sind anregende psychotrope Substanzen* wie Analeptika*, Psychostimulanzien oder Halluzinogene* gemeint. Bei Anwendung sind Substanzstörungen* möglich. Im weiteren Sinn zählen auch Immunstimulanzien* oder Ovulationsstimulanzien wie Clomifen* dazu.

Beispiele:
- illegale Substanzen: Amphetamine, Kokain* sowie synthetische Halluzinogene*, die ein stimulierendes Wirkungsspektrum haben, z. B. Ecstasy

- legale Substanzen: z. B. Arzneimittel mit Ephedrin*, Koffein.

Stimulation → Elektrostimulation

Stimulation f: Anregung, Reizung, Erregung.

Stimulation, basale f: Heilpädagogisches Konzept, das den Kranken über die grundlegenden (basalen) Wahrnehmungsbereiche Körperwahrnehmung, Wahrnehmung der Lage des Körpers im Raum und Schwingungswahrnehmung anregt. Stimulation bedeutet eine auf den Körper bezogene Kommunikation durch sinnliche Angebote und individuelle Ansprache. Siehe Abb. 1 und Abb. 2.

Einsatz:
- als Lebensbegleitung in der Heilerziehungspflege* in Einrichtungen der Behinderten- und Altenhilfe
- bei der Gestaltung alltäglich wiederkehrender Pflegehandlungen im Umgang mit: 1. behinderten oder in ihrer Wahrnehmung beeinträchtigten Menschen 2. Frühgeborenen* 3. Menschen mit Demenz 4. Menschen im Wachkoma.

Maßnahmen: Eine Vielzahl verschiedener Möglichkeiten zur Anregung oder Ansprache steht zur Auswahl, z. B.

- **primär somatische Anregung** durch verschiedene Formen von z. B.: 1. belebenden, beruhigenden, entfaltenden, diametralen Waschungen 2. Atembegleitung 3. atemstimulierende Einreibung* (ASE) 4. großflächige Streichungen mit unterschiedlichen Materialien wie Frotteesocken oder Handschuhen verschiedener Beschaffenheit 5. Einreibungen 6. andere, die Körpergrenzen spürbar machende Angebote, z. B. Positionsunterstützung*, Kleidung, andere Lebewesen
- **primär vestibuläre Anregung** durch: 1. Drehung des Kopfes oder des ganzen Körpers, z. B. während des Lakenwechsels 2. Schaukeln in der Hängematte
- **primär vibratorische Anregung** zur Erfahrung des knöchernen Zusammenhalts des Körpers durch: 1. Aufstampfen der Beine im

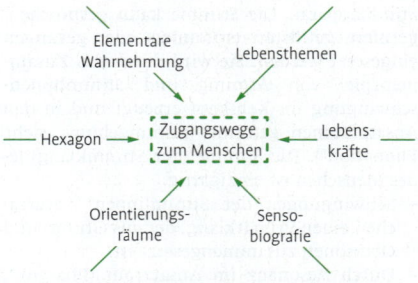

Stimulation, basale Abb. 1: Basale Stimulation. [23]

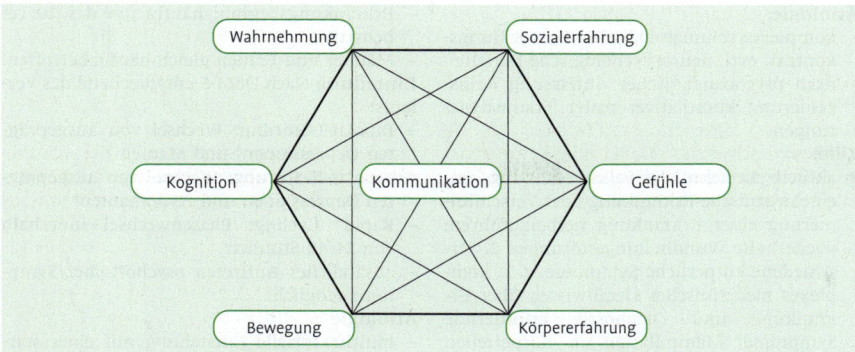

Stimulation, basale Abb. 2: Ganzheitlichkeit der Entwicklung des Menschen nach A. Fröhlich und U. Haupt (1993). [23]

Sitzen vor dem Aufstehen 2. Vibration mit Stimmgabel, Rasierapparat oder Spezialgeräten im Liegen
- **primär auditive Anregung** durch Anhören vertrauter, biografisch bezogener Musik, Stimmen oder Geräusche des Alltags
- **primär visuelle Anregung** durch: 1. gemeinsames Betrachten von Bildern 2. Aufhängen von Bildern im Blickfeld 3. vertraute Gegenstände
- **primär orale Anregung** durch eindeutiges und vorsichtiges Annähern an den Mundbereich mit bekannten Materialien zur Vorbereitung der Nahrungsaufnahme oder der Mundpflege*
- **primär gustatorische Anregung** durch das Anbieten bekannter, neuer oder gewohnter Speisen und Getränke
- **primär olfaktorische Anregung** durch Einsatz geruchlich vertrauter Pflegeutensilien, Nahrungs- oder Naturgerüchen oder Düften aus dem beruflichen Umfeld
- **primär taktil-haptische Anregung** durch Tasterfahrung mit Dingen, die im Alltag benutzt werden, bekannt oder vertraut sind.

Stimulationselektromyografie → Stimulations-EMG

Stimulations-EMG *f*: engl. *stimulation electromyography*; syn. repetitive Reizung. Elektrische Stimulation eines motorischen Nervs in rascher Folge und gleichzeitige Aufzeichnung der ausgelösten Muskelaktivität (Muskelaktionspotenzial) mittels EMG zum Nachweis neuromuskulärer Übertragungsstörungen.

Stimulus → Reiz

Stimuluskontrolle *f*: engl. *stimulus control*. Analyse und anschließende gezielte therapeutische Kontrolle von Reizen, die als Verstärkung* oder Bestrafung im Rahmen der operanten Konditionierung wirken. Hierzu gehören die Kontrolle externer sowie interner Reize, die bisher

Stimuluskontrolle: Beispiele für Instruktionen bei Insomnie (nach Bootzin, 1980).
Gehen Sie zu Bett, wenn Sie müde sind.
Benutzen Sie das Bett nur zum Schlafen, nicht zum Lesen, Trinken, Rauchen, Fernsehen (Ausnahme: sexuelle Aktivität).
Wenn Sie nach 10 Minuten noch wach sind, stehen Sie auf und gehen Sie in ein anderes Zimmer. Gehen Sie erst wieder ins Bett, wenn Sie sich müde fühlen.
Wenn Sie dann immer noch nicht einschlafen können, wiederholen Sie den vorhergehenden Schritt.
Stehen Sie jeden Morgen zur gleichen Zeit auf.
Schlafen Sie nicht tagsüber.

das problematische Verhalten auslösen, z. B. durch Gedankenstopp*.
Anwendung: U. a.
- im Rahmen der Therapie von Arbeitsstörungen wird die Arbeitssituation analysiert und gegebenenfalls modifiziert, um das gewünschte Verhalten anschließend möglichst effektiv verstärken zu können
- Behandlung primärer Insomnie* (siehe Tab.).

Stinknase → Ozäna

Stippchengallenblase *f*: engl. *stippled gall-bladder*; syn. Erdbeergallenblase. Bezeichnung für makroskopisch sichtbare gelbe Flecken in der Gallenblasenschleimhaut bei Cholesteatose*. Mikroskopisch erscheinen die Stippchen als Schaumzellaggregate in der Schleimhaut.

Stiripentol *n*: Antiepileptikum zur p. o. Anwendung. Der genaue Wirkmechanismus von Stiripentol ist unbekannt, vermutlich führt es zu einer Erhöhung der Konzentration des hemmenden Neurotransmitters GABA. Stiripentol wird eingesetzt in Kombination mit Clobazam* und Valproinsäure* als Zusatztherapie bei refraktären generalisierten tonisch-klonischen Anfällen beim Dravet-Syndrom.

Stirnbein → Os frontale

Stirnhirnabszess *m*: engl. *frontal lobe abscess*. Hirnabszess* im Lobus frontalis als Komplikation bei eitriger Sinusitis*, Bronchiektasen*, bakterieller Infektion des Gesichts oberhalb der Lippen und Schädelhirntrauma* mit frontorhinobasaler Fraktur.

Stirnhirnsyndrom → Frontalhirnsyndrom

Stirnhirnsyndrom → Syndrom, hirnlokales

Stirnhöhle → Nasennebenhöhlen

Stirnhöhle → Sinus frontalis

Stirnhöhlenoperation *f*: engl. *frontal sinus surgery*. Chirurgischer Eingriff am Sinus* frontalis. Eine Stirnhöhlenoperation wird beispielsweise durchgeführt bei Sinusitis*, Nasennebenhöhlentumoren*, Pneumosinus* dilatans und im Rahmen der operativen Versorgung bei frontobasaler Schädelbasisfraktur*.
Vorgehen:
- endonasale OP im Rahmen einer endoskopischen oder mikroskopischen Nasennebenhöhlenoperation*
- osteoplastische OP von außen durch temporäre Entnahme und Wiedereinsetzen eines Knochendeckels.

Stirnlage *f*: engl. *brow presentation*. Haltungsanomalie, in der der Kopf unter der Geburt mit der Stirn (Deflexionslage) in Führung bleibt. Diese Form tritt sehr selten auf (ca. 1 : 2000–3000 Geburten) und führt zu einer Verlängerung des Geburtsverlaufes.

Stirnlappen → Frontallappen

Stirnthermometer *n*: Infrarotthermometer zur schnellen und unproblematischen Ermittlung der Körpertemperatur* an der Schläfe, das besonders bei Säuglingen und Kleinkindern verwendet wird. Die Labormessgenauigkeit beträgt ca. 0,3 °C. Das Messgerät ist auch als kombiniertes Stirn- und Ohrthermometer* erhältlich.

St.-Louis-Enzephalitis *f*: engl. *St. Louis encephalitis*. Akute, hauptsächlich im Sommer und Frühherbst in Nord-, Mittel- und Südamerika auftretende, durch Culex-Mücken übertragene Infektion des ZNS mit dem SLE*-Virus, die meist asymptomatisch verläuft. Selten entwickelt sich eine milde Meningoenzephalitis bis hin zur schweren und unter Umständen letal verlaufenden Enzephalitis oder Enzephalomyelitis.

STNR: Abk. für → Nackenreflex, symmetrisch tonischer

Stocker-Linie *f*: Vertikale braune Linie in der Hornhaut, die durch Eisenablagerungen an der Kante von einem Pterygium* entsteht.

Stoeckel-Syndrom n: engl. *Stoeckel's syndrome*. Hormonell (im Wesentlichen durch Gestagene) bedingte Weitstellung der Hohlorgane (z. B. Darm, Harnblase, Ureteren, Uterus) in der Schwangerschaft durch Relaxierung der glatten Muskulatur. Hierdurch sind einige schwangerschaftsbedingte Symptome und Erkrankungen wie Obstipation oder gehäuft auftretende Harnwegsinfektionen zu erklären.

Störung, affektive f: engl. *affective disorder*; syn. Affektstörung. Psychische Störung mit krankhafter Veränderung von Stimmung (Affektivität*) und allgemeinem Aktivitätsniveau (Antrieb*), wobei die Stimmung gehoben (Manie*), gedrückt (Depression*) oder wechselhaft (bipolare affektive Störung*) ist. Die Behandlung erfolgt je nach Symptomatik mit Antidepressiva*, Stimmungsstabilisierern, Neuroleptika* und Sedativa*. Rezidive sind häufig.

Einteilung: Nach Phasen
- unipolar: nur eine Stimmungslage: 1. Manie: Stimmung gehoben 2. Depression: Stimmung gedrückt
- bipolar: Manie und Depression im Wechsel.

nach Ursachen
- exogen: als Reaktion auf psychosoziale Belastungen
- endogen: kein auslösendes Ereignis, neurobiologische Veränderungen im Vordergrund
- organisch: primäre oder sekundäre Hirnfunktionsstörungen.

bei anhaltenden affektiven Störungen
- Zyklothymie*: hypomanische und leichte depressive Stimmungen im Wechsel über mindestens zwei Jahre
- Dysthymie*: rezidivierende oder chronische Depression geringeren Ausmaßes über mindestens 2 Jahre.

Störung, artifizielle f: engl. *factitious disorder*; syn. vorgetäuschte Störung. Persönlichkeits- und Verhaltensstörung mit Vortäuschung, Exaggeration* und/oder künstlicher Induktion von Krankheitssymptomen, wodurch unmittelbar oder mittelbar eine objektivierbare, klinisch relevante Schädigung des Organismus eintritt. So verletzen sich Betroffene beispielsweise selbst, um eine Erkrankung zu provozieren oder zu verschlimmern.

Erkrankung: Vorkommen: Häufig in Kombination mit
- dissoziativer* Störung
- Borderline*-Persönlichkeitsstörung
- Essstörungen*
- Substanzstörungen
- narzisstischer Persönlichkeitsstörung
- histrionischer Persönlichkeitsstörung* oder dissozialer Persönlichkeitsstörung*.

Sonderformen:
- Münchhausen*-Syndrom
- Münchhausen-by-proxy-Syndrom.

Ätiologie:
- komplexer traumatologischer Entwicklungskontext, evtl. neuropsychologische Defizite
- nach psychoanalytischer Auffassung Reinszenierung kumulativer realer Traumatisierungen.

Klinik:
- aktuell: 1. heimliche Selbstverletzung, um eine organische Erkrankung oder Verschlimmerung einer Erkrankung herbeizuführen; wiederholte Wundheilungsstörungen 2. verschiedene körperliche Symptome, z. T. komplexes medizinisches Detailwissen über Erkrankung und Diagnostik erfordernde Symptome, Manipulation an Körperteilen und -funktionen 3. auffällige Bereitschaft, sich fortgesetzt invasiven diagnostischen und therapeutischen (stationären) Maßnahmen zu unterziehen, zum Teil suchtartiges Verlangen nach Diagnostik oder Krankenhausaufenthalten 4. vor geplanter Entlassung bei weitgehend unauffälligen diagnostischen Befunden häufig Symptomverstärkung 5. bei Aufdeckung der Manipulation meist Selbstentlassung
- anamnestisch: 1. zahlreiche Krankenhausaufenthalte und Operationen, widersprüchliche Angaben zu Untersuchungsergebnissen 2. häufig affektive Gleichgültigkeit gegenüber Krankheitsverlauf 3. konflikthafte Arzt*-Patient-Beziehung.

Therapie:
- Aufbau stabiler Arzt-Patient-Beziehung
- indirekte Konfrontationsarbeit und Erarbeitung eines differenzierten Krankheitsbildes
- evtl. Pharmakotherapie mit niedrigpotenten Neuroleptika* zur Spannungsreduktion oder Antidepressiva* bei depressiver Symptomatik.

Prognose:
- nur ein Teil der Betroffenen für therapeutische Maßnahmen zugänglich
- häufig rezidivierender oder chronischer ungünstiger Verlauf in Abhängigkeit von zugrunde liegender Pathologie, psychischer Störung und ggf. iatrogener Schädigung.

Störung, bipolare affektive f: engl. *bipolar affective disorder*; syn. bipolare Störung. Affektive Störung* mit zwei oder mehr depressiven Episoden* und mindestens einer manischen Episode*. Die Behandlung erfolgt mit Stimmungsstabilisierern, atypischen Neuroleptika*, Antidepressiva* und Psychotherapie*. Mit Zunahme der einzelnen Episoden werden symptomfreie Intervalle seltener und kürzer. Chronische Verläufe sind häufig.

Erkrankung: Epidemiologie
- Lebenszeitprävalenz: 1. für Bipolar-I-Störung 0,5–1,5 % 2. für Bipolar-II-Störung 3–5 %
- Erkrankungsbeginn: häufig um das 20. Lebensjahr
- Männer und Frauen gleich häufig betroffen.

Einteilung Nach DSM-5 entsprechend des Verlaufs:
- Bipolar-I-Störung: Wechsel von ausgeprägten Depressionen* und Manien*
- Bipolar-II-Störung: Wechsel von ausgeprägten Depressionen und Hypomanien*
- Rapid* Cycling: Phasenwechsel innerhalb von 24-48 Stunden
- zusätzliches Auftreten psychotischer Symptome möglich.

Ätiologie
- multifaktorielle Entstehung mit einer stärkeren Gewichtung der genetischen Faktoren (insgesamt ca. 80 %, polygen) als bei einer unipolaren Erkrankung (höhere Erkrankungsraten bei Verwandten 1. Grades, Konkordanzrate bei monozygoten Zwillingen > 70 %).
- vermutete Prädisposition u. a. auf den Genen Neurocan, CACNA1C, Neuregulin
- Korrelation bestimmter Persönlichkeitszüge (Hyperthymie*, Extraversion*) mit einem erhöhten Risiko
- psychisches Trauma* oder kritisches Lebensereignis* als Auslöser für depressive oder manische Episoden*.

Klinik:
- mindestens eine hypomane Episode oder manische Episode* mit gehobener oder gereizter Stimmung, Antriebssteigerung*, vermindertem Schlafbedürfnis, überhöhter Selbsteinschätzung oder Verlust sozialer Hemmungen
- in der Regel abrupter Beginn der manischen Episode, Dauer ca. 2 Wochen bis 4–5 Monate
- depressive Episoden mit gedrückter Stimmungslage, Antriebsmangel und Interessenverlust*
- Dauer der depressiven Episoden im Mittel 6 Monate
- zusätzlich psychotische Symptome möglich
- zwischen den Phasen teilweise komplette Remissionen, im Verlauf zunehmend häufiger übergangsloser Wechsel.

Therapie:
- initial bei ausgeprägter Symptomatik und/oder Suizidalität: Benzodiazepine* oder niederpotente Neuroleptika*
- initial bei deutlich psychotischen Symptomen: hochpotente Neuroleptika
- Stimmungsstabilisierer, v. a. Lithium*, Valproat oder seltener Carbamazepin* (Wirklatenz von etwa zwei Wochen)
- bei unzureichender Wirkung: Kombination mit atypischen Neuroleptika
- bei deutlicher depressiver Symptomatik: Kombination mit Antidepressiva möglich

- nach erster Besserung: Psychotherapie
- bei chronischen Verläufen: Soziotherapie*
- bei ausgeprägter Symptomatik: Klinikaufnahme
- bei akuter Eigengefährdung durch Suizidalität oder Realitätsverkennung: Erwägen einer Zwangseinweisung*.

Prophylaxe: Verringerte Episodenhäufigkeit und -dauer durch Stimmungsstabilisierer, teilweise als Dauertherapie.

Prognose: Die Prognose ist schlecht, die meisten bipolar affektiven Störungen gehen mit einer hohen Rezidivrate einher oder zeigen einen chronischen Verlauf mit zunehmender Beeinträchtigung des sozialen Funktionsniveaus. Etwa 10 % der Betroffenen erleben mehr als 10 Episoden. 15–20 % mit einer bipolaren affektiven Störung sterben durch Suizid.
- Missbrauch und Abhängigkeit von suchterzeugenden Substanzen
- Angststörungen*
- Impulskontrollstörungen*: ADHS* und Essstörungen*
- Persönlichkeitsstörungen*.

Störung des Sozialverhaltens f: engl. *conduct disorder*; syn. Sozialverhaltensstörung. Form der expansiven Verhaltensstörung als abnormes dissoziales, aggressives oder aufsässiges Verhalten (z. B. Schlagen, Betrügen, Stehlen oder Zerstören) bei Kindern oder Jugendlichen (v. a. bei Jungen), das unterkontrolliert bzw. nach außen gerichtet ist (externalisierende Störung) und wiederholt und anhaltend auftritt. Behandelt wird mit Verhaltenstherapie*.

Ätiologie:
- Kombination aus konstitutionellen und sozialen Faktoren
- geht häufig mit schwierigen familiären Bedingungen, dysfunktionalem Erziehungsstil* der Eltern, Lern- und Leistungsschwierigkeiten in der Schule und gestörten Beziehungen zu Gleichaltrigen einher
- kann u. a. mit Symptomen des ADHS* oder einer emotionalen Störung* kombiniert sein.

Störung, emotionale f: Häufige psychische Störung* im Kindesalter, bei der einzelne Entwicklungsschritte deutlich verstärkt sind. Wegweisendes Symptom ist die Angst vor einem bestimmten Objekt oder einer bestimmten Situation, die an sich ungefährlich ist. Die Behandlung erfolgt in der Regel psychotherapeutisch. Nur selten kommen Antidepressiva* zum Einsatz.

Störungen, rheologische f pl: engl. *rheological disorders*. Veränderung der Fließeigenschaften (Strömungseigenschaften, Viskosität) einer Flüssigkeit, im engeren Sinn der des Bluts.

Störung, hypochondrische f: engl. *hypochondriasis*. Störung mit starker und über 6 Monate anhaltender Angst oder Überzeugung, an einer oder mehreren ernsthaften Krankheiten zu leiden. Es besteht eine hohe Komorbidität u. a. mit Depression* und Angststörungen*. Eine somatische Erkrankung sowie wahnhafte Störungen müssen ausgeschlossen werden. Behandelt wird mit Verhaltenstherapie*.

Erkrankung: Häufigkeit: Prävalenz des Vollbilds 0,5–1 %. Bei Patienten somatisch-medizinischer Einrichtungen ist die Häufigkeit z. T. höher (bis 5 %). **Risikofaktoren:**
- selektive Körperaufmerksamkeit
- erhöhte Interozeption*, also Wahrnehmung innerer Reize wie der Herztätigkeit
- Fehlinterpretation körperlicher Missempfindungen oder Veränderungen als Krankheitszeichen
- katastrophisierender Denkstil
- belastende eigene Krankheitserfahrungen in der Kindheit, schwerere Krankheiten bei Familienmitgliedern.

Auslöser: akute psychische Belastungen. Störungsmodell: siehe Abb.

Klinik:
- zwanghaftes Gedankenkreisen um die Themen Krankheit und Gesundheit

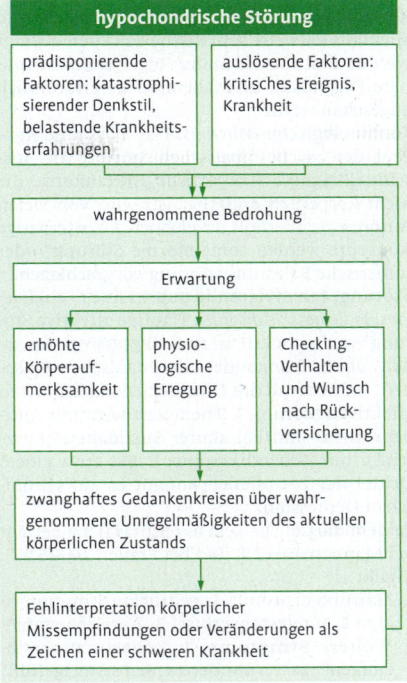

Störung, hypochondrische: Kognitiv-behaviorales Störungsmodell.

- unklare körperliche Symptome, die als Krankheitsindikatoren fehlinterpretiert werden
- repetitive Selbstbeobachtung und -überprüfung körperlicher Funktionen (Checking-Verhalten)
- häufige Arztbesuche und anhaltende Infragestellung der erhobenen unauffälligen körperlichen Befunde.

Die hypochondrische Störung kann sich bis zum hypochondrischen Wahn* steigern. Der Verlauf ist meist chronisch oder rezidivierend.

Therapie:
- Verhaltenstherapie*, v. a. kognitive Verfahren mit Fokus auf Fehlinterpretationen, Selbstbeobachtung und Sicherheitsverhalten, außerdem Konfrontationstherapie*
- ergänzende medikamentöse Behandlung mit selektiven Serotonin-Wiederaufnahme-Hemmern möglich.

Störung, körperdysmorphe: engl. *body dysmorphic disorder*; syn. Dysmorphophobie; Abk. KDS. Form der somatoformen Störung*, die gekennzeichnet ist durch die starke Überzeugung, körperlich entstellt zu sein, sowie die übermäßige Beschäftigung mit dem nicht existierenden oder stark übertriebenen Mangel. Die Ätiologie ist unbekannt, eine starke soziokulturelle Komponente wird angenommen. Behandelt wird verhaltenstherapeutisch und medikamentös.

Erkrankung: Auftreten:
- Beginn meist im frühen Erwachsenenalter
- Verlauf chronisch fluktuierend
- ca. 1 % der Bevölkerung betroffen
- übermäßig häufig im Rahmen von Essstörungen*, gilt als ein Symptom derselben.

Klinik:
- wahnhafte oder an Wahnvorstellungen grenzende Idee, hässlich zu sein oder ein missgestaltetes Körperteil (v. a. Kopf, Nase, Kinn, Brust, Hüfte, Penis) zu besitzen
- Missempfindungen im betroffenen Körperteil als Folge gesteigerter Zuwendung.

In der ICD-10 wird die Störung der hypochondrischen Störung* oder der anhaltenden wahnhaften Störung zugeordnet (wenn alle Kriterien einer solchen erfüllt sind).

Differenzialdiagnosen:
- Depression*.

Therapie:
- Verhaltenstherapie*, sofern die Symptomatik nicht wahnhaft ist, in der Regel ist Langzeittherapie erforderlich
- selektive Serotonin-Wiederaufnahme-Hemmer (je nach Symptomatik)
- bei wahnhafter Symptomatik ggf. Antipsychotika.

Störung, motivationale f: engl. *motivational disorder*. Psychische Störung mit herabgesetzter

Motivation und dadurch bedingter geringerer Handlungsbereitschaft, in gesteigerter Form als amotivationales Syndrom* beschrieben (z. B. bei Cannabis*- oder Alkoholmissbrauch).

Vorkommen:
- als ätiologischer Faktor z. B. bei ADHS* (mangelnde Hemmung von Handlungsimpulsen infolge motivationaler Störung) diskutiert
- Bestandteil anderer psychischer Störungen (z. B. Depression*)
- Folge von Erwartung der Unkontollierbarkeit (erlernte Hilflosigkeit, Depression).

Störung, organische psychische f: engl. *organic psychogenic disorder*. Psychische Störung* mit körperlich begründbarer Ursache. Beispiele sind Demenz* bei Alzheimer*-Krankheit oder anderen Erkrankungen (z. B. Pick*-Krankheit, Creutzfeldt*-Jakob-Krankheit, Chorea*, Parkinson*-Syndrom), organisch bedingte Psychose und organisch bedingte Persönlichkeitsstörung.

Störung, psychische f: engl. *psychic disorder*. Nach DSM-5 ein Syndrom, das klinisch bedeutsame Beeinträchtigungen im Denken, der Emotionsregulierung und im Verhalten umfasst.
Ätiologie: siehe Abb.
Therapie: Typischerweise störungsspezifische Psychotherapie und/oder Psychopharmakotherapie. Für die meisten Störungsbilder liegen evidenzbasierte Therapieempfehlungen vor.
Prognose: Die Verlaufs- und Behandlungsprognose psychischer Störungen ist abhängig vom spezifischen Störungsbild. Die besten Behandlungsprognosen bestehen für Angststörungen*, speziell Phobien*. Ungünstige Prognosen mit chronischen Verläufen bestehen insbesondere für tief greifende Entwicklungsstörungen (frühkindlicher Autismus*) und einzelne Formen schizophrener Erkrankungen (z. B. hebephrene Schizophrenie und Schizophrenia simplex).

Störung, psychische: Allgemeines Modell zur Verursachung psychischer Störungen durch das Zusammenwirken verschiedener ätiologischer Faktoren.

Störung, psychosomatische f: engl. *psychosomatic disorder*. Oberbegriff für Erkrankungen, für die angenommen wird, dass Symptomatik, Ätiologie, Aufrechterhaltung und Therapie der körperlichen Erkrankung durch psychische und allenfalls teilweise somatische Faktoren geprägt werden und für die in der Regel multidisziplinäre Diagnostik und Therapie als erforderlich angesehen werden.
Terminologischer Hinweis: Das klassische Konzept der psychosomatischen Störung als Ausschlussdiagnose (körperliche Erkrankung, die nicht körperlich erklärbar ist) wird von vielen Autoren als überholt bezeichnet. Als alternative Konzepte werden somatoforme Störung* oder somatische Belastungsstörung vorgeschlagen.

Störung, rezidivierende depressive f: engl. *relapsing depressive disorder*. Häufige affektive Störung* mit mindestens zwei depressiven Episoden* ohne Hypomanie* oder manischen Episoden* im Intervall (im Unterschied zur bipolaren affektiven Störung*). Therapiert wird mit Antidepressiva* und bei akuter Suizidalität* kurzfristig mit Benzodiazepinen*. Bei etwa einem Drittel der Betroffenen kommt es zur chronischen Depression.
Epidemiologie: Die Lebenszeitprävalenz beträgt bei Männern 5–12 % und bei Frauen 10–25 %.
Klinik:
- **Hauptsymptome:** 1. gedrückte Stimmungslage 2. Interessenverlust* 3. Antriebsarmut*
- **Weitere Symptome:** 1. Konzentrationsstörungen* 2. vermindertes Selbstwertgefühl* oder Selbstvertrauen 3. Schuldgefühle 4. Suizidalität* 5. verminderter oder gesteigerter Appetit 6. psychomotorische Agitiertheit oder Hemmung bis zum Stupor* 7. vegetative Symptome wie Schlafstörungen, Libidostörungen, unspezifische Schmerzen.

Therapie:
- initial bei ausgeprägter Symptomatik und/oder Suizidalität Benzodiazepine oder niederpotente Neuroleptika
- Antidepressiva nach Stufenschema (Wirkeintritt nach etwa vier Wochen)
- SSRI
- SNRI
- Trizyklika
- MAO-Hemmer
- Ketamin*
- bei unzureichender Wirkung Kombination mit atypischen Neuroleptika
- bei unzureichender Wirkung oder ausgeprägter Suizidalität Augmentation mit Lithium
- bei ausgeprägter Symptomatik Klinikaufnahme
- bei akuter Eigengefährdung durch Suizidalität Erwägen einer Zwangseinweisung
- nach erster Besserung Psychotherapie mit spezifischen Verfahren wie CBASP (Cognitive Behavioral Analysis System of Psychotherapy)
- Rehabilitation und Wiedereingliederung
- bei chronischen Verläufen Soziotherapie*
- spätestens nach der dritten Episode jahre- bis lebenslange Rezidivprophylaxe mit einem Antidepressivum.

Prognose:
- Das Risiko für Rezidive steigt mit jeder weiteren depressiven Episode: bei 70 % der Patienten mit zwei depressiven Episoden und 90 % mit drei depressiven Episoden treten weitere depressive Episoden auf.
- Bei einem Drittel der Betroffenen Übergang der rezidivierenden depressiven Störung mit symptomfreien Intervallen in eine chronische Depression.
- Suizide sind häufig: mindestens 50 % aller Suizide sind durch depressive Störungen bedingt oder mitbedingt. Bis zu 10 % der Patienten mit einer rezidivierenden depressiven Störung suizidieren sich.

Störung, schizoaffektive f: engl. *schizo-affective psychosis*; syn. schizoaffektive Psychose. Psychische Störung* mit Auftreten von affektiven Symptomen, die die Kriterien einer Manie* oder einer Depression* erfüllen zusammen mit Symptomen, die die Kriterien einer Schizophrenie* erfüllen, vor allem Wahn*, Halluzinationen* oder Ich*-Störungen. Behandelt wird mit Neuroleptika* und Antidepressiva* oder Stimmungsstabilisierern. Chronische Verläufe sind häufig.
Erkrankung: Epidemiologie: Die schizoaffektive Störung wird häufiger bei Frauen diagnostiziert und tritt in der Regel im frühen Erwachsenenalter auf. Wahrscheinlich ist sie seltener als die reinen Schizophrenien, die bei etwa 0,5–1 % der Bevölkerung vorkommen. **Formen:**
- **schizomanische Störung** (Schizomanie): Symptome einer Schizophrenie und einer Manie
- **schizodepressive Störung** (Schizodepression): Symptome einer Schizophrenie und einer Depression
- gemischte schizoaffektive Störung: Symptome einer Schizophrenie und einer bipolar-affektiven Störung mit manischen und depressiven Phasen.

Klinik:
- affektive Symptome: 1. deprimierte Affektlage, Antriebsminderung, Interessenverlust 2. a euphorische oder dysphorische Stimmung, Antriebssteigerung, Ideenflucht, vermindertes Schlafbedürfnis, überhöhte Selbsteinschätzung oder Verlust sozialer Hemmungen
- Symptome einer Schizophrenie wie Wahn, Halluzinationen, Ich-Störungen oder Negativsymptome.

Diagnostik: Die Diagnose wird erst im Langzeitverlauf gestellt bei deutlichem Überwiegen

von schizoaffektiven Episoden und kaum rein schizophrenen oder affektiven Phasen.
Therapie:
- initial hochpotente oder atypische Neuroleptika
- bei starker Unruhe Kombination mit niederpotenten Neuroleptika oder Benzodiazepinen*
- weitere Medikation abhängig vom Affekt: **1.** bei Schizomanie Lithium* oder Valproinsäure* und/oder atypische Neuroleptika **2.** bei Schizodepression zu Beginn Neuroleptikum und im Verlauf Kombination mit Antidepressivum **3.** gemischte Episoden: Lithium oder Valproinsäure evtl. in Kombination mit Neuroleptikum oder Antidepressivum abhängig vom vorherrschenden klinischen Befund.

Verlauf: Die schizoaffektiven Störungen beginnen häufig mit affektiven Symptomen, entweder deprimiert-ängstlich oder euphorisch-dysphorisch gereizt. Dann kommen rasch typische Symptome einer Schizophrenie dazu, meist paranoid-halluzinatorisch. Hohe Wahndynamik kommt vor allem bei schizomanischen Störungen vor. Schizodepressive Störungen verlaufen eher chronisch progredient.

Prognose:
- Die Prognose für schizoaffektive Störungen ist günstiger als bei Schizophrenie aber schlechter als bei rein affektiven Störungen. Chronische Verläufe sind häufig. Die Suizidrate liegt bei 10–20 %.
- Faktoren für eine ungünstige Prognose sind: **1.** schleichender Beginn **2.** Fehlen eines auslösenden Ereignisses **3.** Dominanz schizophrener Symptome **4.** Verlauf ohne Remission **5.** Schizophrenie in der Familie.

Störungsmodell *n*: engl. *model of a disorder*. Summe der kulturell und gesellschaftlich geprägten Vorstellungen und Erklärungsansätze bezüglich psychischer Störungen*, z. B. Diathese*-Stress-Modell, psychodynamisches Modell*. Das Störungsmodell beeinflusst die Art der eingeleiteten therapeutischen Maßnahmen. Unterschiedliche Störungsmodelle können sich ergänzen (behavioristisches Modell* und kognitives Modell*) oder ausschließen (behavioristisches und psychodynamisches Modell).

Störung, somatoforme *f*: engl. *somatoforme disorder*. Oberbegriff für psychische Störungen* mit körperlichen Symptomen, die eine somatische Erkrankung nahelegen, für die sich jedoch keine organische Ursache finden lässt oder bei denen tatsächlich vorhandene somatische Störungen nicht Art und Ausmaß der Symptomatik erklären. Behandelt wird psychotherapeutisch.

Einteilung:
- nach ICD-10 u. a.: **1.** Somatisierungsstörung* **2.** undifferenzierte somatoforme Störung **3.** hypochondrische Störung* und körperdysmorphe Störung* **4.** somatoforme autonome Funktionsstörung* **5.** anhaltende somatoforme Schmerzstörung*
- nach DSM-5: unter Kapitel Somatische Störungen
- nach Phänomenologie: **1.** Manifestation als Schmerz in unterschiedlichen Körperregionen **2.** funktionelle oder pseudoneurologische Organstörungen **3.** Beschwerden aus dem Formenkreis chronischer Erschöpfung und Müdigkeit.

Vorkommen: Tritt häufig zusammen mit anderen psychischen Störungen, z. B. Angststörung* oder Depression*, auf. **Epidemiologie:**
- Anteil der vorstelligen Patienten in Allgemeinarztpraxen oder Kliniken circa 15–30 %
- Lebenszeitprävalenz ca. 15 %, mehr Frauen betroffen
- Erkrankungsbeginn zwischen dem 16. und 50. Lebensjahr
- in manchen Kulturkreisen gehäuftes Auftreten, z. B. Lateinamerika.

Ätiologie: unbekannt; vermutlich
- minimale organische Veränderungen
- erhöhte Körperaufmerksamkeit
- Fehlbewertung der Symptome als Zeichen einer tatsächlichen Krankheit
- biologische oder durch Persönlichkeitsentwicklung erworbene Disposition.

Klinik:
- wiederholte Darbietung körperlicher Symptome in Verbindung mit hartnäckiger Forderung nach medizinischen Untersuchungen trotz wiederholter negativer Ergebnisse
- Leugnen psychischer Ursachen
- Annehmen von psychotherapeutischer Hilfe oft erst nach Chronifizierung der Symptomatik.

Diagnostik:
- Abklärung eventueller organischer Ursachen der Symptomatik
- keine unangemessene Diagnostik, da dieses die somatoforme Störung evtl. bestätigt.

Therapie:
- Psychotherapie* über meist längeren Zeitraum, sofern der Betroffene die Diagnose akzeptiert
- kognitive Verhaltenstherapie*
- ggf. Antidepressiva*.

Prognose: Häufig langwierige Verläufe mit sozialer Desintegration (Arbeitsplatzverlust, sozialer Rückzug), gescheiterten Behandlungs- und Rehabilitationsmaßnahmen und psychischer Komorbidität (v. a. Depression*, Abhängigkeitserkrankungen; Konsum psychotroper Substanzen*), aber auch sekundärem Krankheitsgewinn in Form verstärkter Zuwendung und Entpflichtung seitens der Umgebung.

Störvariable *f*: engl. *confounding variable*. Innerhalb eines Experiments die Operationalisierung eines Störfaktors*, wodurch dessen Einfluss messbar wird und kontrolliert werden kann. Alternativen hierzu sind die Konstanthaltung der Ausprägung einer Störvariablen, die systematische Variation über alle Zellen der Versuchsanlage und die Post-hoc-Quantifizierung des Einflusses der Störvariablen mit multivariaten statistischen Verfahren.

Stoffmengenkonzentration *f*: engl. *amount-of-substance concentration*; syn. Molarität. Bezeichnung für den Quotienten aus der Stoffmenge n des gelösten Stoffes X und dem Volumen V der Lösung: $c(X) = n(X)/V$. Die SI-Einheit ist $mol \times m^{-3}$, üblicherweise wird mol/l verwendet. molar (M) ist die veraltete Einheit für die Stoffmengenkonzentration.

Stoffwechselstörung *f*: syn. Stoffwechselanomalie. Hereditäre oder erworbene, oft durch Enzymmangel oder Rezeptordefekt verursachte Abweichungen der Stoffwechselvorgänge. Unterschieden werden Störungen im Fettstoffwechsel*, Proteinstoffwechsel*, Kohlenhydratstoffwechsel* und Mineralstoffwechsel. Dabei kann es zu einem Mangel oder zu einer Akkumulation und Speicherung von Stoffwechselprodukten (Thesaurismose) kommen sowie zur Produktion ungewöhnlicher Metabolite.

Stokes-Kragen *m*: engl. *Stokes' collar*. Erweiterung der Hautvenen der oberen Körperhälfte mit Zyanose*, Hautödem und Dickenzunahme des Halses bei oberer Einflussstauung*.

Stoma [Chirurgie] *n*: Operativ hergestellte Öffnung eines Hohlorgans nach außen, z. B. Enterostoma*, Gastrostoma*, Tracheostoma* oder Pouch*.

Einteilung:
- nach Lokalisation: Enterostoma* (siehe Enterostoma*, Abb. 1 dort), Urostoma*
- nach Dauer der Anlage: permanent oder temporär angelegtes Stoma
- nach Art der Anlage: endständiges (einläufiges) oder doppelläufiges Stoma.

Stomaberatung *f*: engl. *stoma counselling*. Beratung, Schulung und Anleitung von Patienten mit einem künstlichen Ausgang des Darms (Enterostoma*) oder der ableitenden Harnwege (Urostoma*) und ihren Angehörigen sowie Bezugspersonen. Ziel ist die Anleitung zur selbstbestimmten und selbstständigen Lebensführung.

Stomabeutel *m*: syn. Kolostomiebeutel. Kunststoffbeutel zum Auffangen von Stuhl und Gasen am künstlichen Darmausgang (Enterostoma*). Die Fixierung erfolgt durch Klebesysteme oder Ringverschluss. Es gibt geschlossene Beutel, die bei Füllung entsorgt, sowie offene, die entleert werden können.

Formen: Kohlefilter wirken geruchsbindend. Vliesbeschichtung auf der körperzugewandten Seite verbessert die Hautverträglichkeit.

Stomachus

- **Einteilige Systeme: 1.** verbinden die Hautschutzfläche mit dem Beutel, wobei die Öffnung für das Stoma individuell zurechtgeschnitten wird bzw. bei kreisrunder Stomaanlage in verschiedenen Durchmessern vorgestanzt angeboten wird **2.** bei täglich 1–2 Entleerungen überwiegend fest geformter Ausscheidungen und geringer Hautbeanspruchung fällt die Wahl auf dieses System
- **Zweiteilige Systeme: 1.** ermöglichen ein getrenntes Auswechseln von Hautschutz und Beutel **2.** der Beutel ist mit einem Rastring oder einer klebenden Fixierung auf der Basisplatte zur Stomaversorgung befestigt.

Die Wahl des Stomabeutels ist abhängig von der Lokalisation des Stomas bzw. entsprechender Stuhlkonsistenz, von den Fähigkeiten und Bedürfnissen des Patienten, vom Zustand der Haut und der das Stoma umgebenden Bauchdecke (z. B. topografische Veränderungen an der Bauchdecke wie Stomaprolaps, -retraktion, -stenose).

Stomachus → Magen

Stomaplatte f: engl. *stoma plate*; syn. Basisplatte. An der Haut haftende Basisplatte zur Befestigung des Stomabeutels mit Rastring oder Klebefläche als Teil des Stomaversorgungssystems.

Stomatitis f: Entzündung der Mundschleimhaut. In Verbindung mit einer Gingivitis* spricht man von Gingivostomatitis.

Ursachen:
- mangelnde Mundhygiene
- reduzierter Allgemeinzustand
- Immunsuppression*
- Infektion (z. B. Stomatitis epidemica bei Maul*- und Klauenseuche, Stomatitis mycotica bei Candidose* der Mundschleimhaut)
- Allergie (Stomatitis allergica, orale Manifestation einer Kontaktallergie)
- Intoxikation (Stomatitis mercurialis durch Quecksilberintoxikation, Stomatitis bismutica durch Wismutintoxikation)
- Noxen (Alkohol, Zigarettenrauch)
- Medikamente (Chemotherapeutika)
- Radiatio
- Reaktionen auf Zahnersatz.

Formen:
- Stomatitis simplex: im Anschluss an Infektion des Gastrointestinaltrakts auftretend
- Stomatitis aphthosa: Gingivostomatitis* herpetica
- Stomatitis ulcerosa mit Übergang in ulzerierende Entzündung: **1.** Symptome: starke Schmerzen, Fieber, Sialorrhö, Gewebedestruktion und Foetor ex ore **2.** Vorkommen insbesondere bei Sepsis*, Agranulozytose*, Immunsuppression
- Stomatitis gangraenosa: Noma
- Stomatitis aphthosa recurrens: Aphthe*.

Therapie: Findet ursachenbezogen statt. Zur Linderung der Symptome stehen medikamentöse Interventionen zur Verfügung, z. B. Spüllösungen, Tinkturen und Mundsalben.

Stomatitis angularis → Angulus infectiosus oris

Stomatitis candidomycetica → Candidose der Mundschleimhaut

Stomatologie f: engl. *stomatology*. Lehre von der Mundhöhle und ihren Erkrankungen. Diese alternative Bezeichnung für das Gebiet der Zahnheilkunde war vor allem in der ehemaligen DDR gebräuchlich.

Stomatoplastik f: Operativer Eingriff an einem Stoma* (Mund), z. B. operative Erweiterung einer verengten Mundspalte, Salpingostomatoplastik (Eileiterplastik) oder Eingriff am Muttermund.

Stomaversorgung f: Pflege einer operativ hergestellten Öffnung eines Hohlorgans nach außen, z. B. Enterostoma*, Urostoma*, Gastrostomie*. Die Stomaversorgung umfasst die Reinigung, die Anwendung von Stomaversorgungsprodukten sowie Prävention und ggf. Therapie von Komplikationen am Stoma und der peristomalen Haut, z. B. Stomaprolaps, peristomale Hernie, Stomaretraktion oder Stomastenose.

Stomaversorgungssystem n: engl. *stoma care system*. Materialien zur Stomaversorgung* (Stomabeutel*, Basisplatte zur Stomaversorgung).

Stop-Codon n: Folge von 3 Nucleotiden in der mRNA, die für keine Aminosäure codiert. Stop-Codons signalisieren während der Proteinbiosynthese* die Beendigung der Polypeptidsynthese und die Freisetzung des Polypeptids aus den Ribosomen*. Als Stop-Codons wirken die Sequenzen 5'-UAA, 5'-UAG und 5'-UGA.

Stoppa-Operation f: engl. *Stoppa operation*. Spannungsfreie Hernioplastik als Ausweichverfahren zur Therapie von beidseitigen Leistenhernien* mit großen Bruchlücken, von Skrotal- und Rezidivbrüchen. Aufgrund der transabdominellen präperitonealen Patch-Technik (TAPP), die das Prinzip der Stoppa-Operation laparoskopisch modifiziert hat, ist diese offene Operationstechnik zunehmend in den Hintergrund gedrängt worden.

Stopp-Start-Therapie f: engl. *stop and start method*. Methode zur Beeinflussung des Ejakulationsreflexes durch abwechselndes Unterbrechen und Wiederbeginnen sexueller Aktivität bei Sexualkontakt. Die Stopp-Start-Therapie wird angewendet im Rahmen der Sexualpsychotherapie* bei leichten Formen von Ejaculatio* praecox.

Storchenbiss → Nävus Unna-Politzer

Stoßwellenlithotripsie, extrakorporale f: engl. *extracorporeal shock-wave lithotripsy*; syn. extrakorporale Stoßwellentherapie; Abk. ESWL. Berührungsfreie Zertrümmerung von Konkrementen* durch Stoßwellen von außen, z. B. bei Sialolithiasis* oder Nephrolithiasis. Die Stoßwellen werden (je nach Behandlung) ca. 500–4000 Mal auf das Konkrement fokussiert appliziert, um dieses zu desintegrieren (zertrümmern).

Technik: Stoßwellengenerierung:
- elektromagnetisch: **1.** Stromfluss durch eine Spule **2.** elektromagnetisch ausgelöste Bewegung einer Membran erzeugt Stoßwellen **3.** Fokussierung auf das Konkrement
- piezoelektrisch (siehe piezoelektrischer Effekt): **1.** Verformung von Piezokristallen durch elektrische Spannung **2.** Erzeugung von Stoßwellen **3.** Fokussierung durch halbkreisförmige Anordnung der Kristalle
- elektrohydraulisch: **1.** Hochspannungsentladung in Wasser **2.** explosionsartige Verdampfung erzeugt Stoßwelle **3.** Fokussierung durch Reflexion an einem Ellipsoid.

Anwendung:
- Urolithiasis*, z. B. Nierensteine bis zu 2 cm Größe, proximale Harnleitersteine
- Gallensteine*, die mechanisch nicht zu bergen sind
- Sonderform **ESWT** (extrakorporale Stoßwellentherapie) zur Behandlung von Kalzifikationen von Haut oder Gelenken, z. B. Tendinitis* calcarea der Schulter oder Induratio* penis plastica.

Komplikationen:
- Schmerzen, Blutdruckanstieg
- Hämatome* z. B. im Bereich der Niere*
- Koliken* bei Abgang der Steinfragmente (siehe Steinstraße*)
- Verlegung von Harn- oder Gallenwegen: **1.** Harnstau, Hydronephrose*, ggf. Pyelonephritis* **2.** Cholestase*, Ikterus*, ggf. Cholangitis*.

Stottern n: engl. *stuttering*; syn. Balbuties. Sprechstörung mit Störung des Redeflusses, bei der gehäuft stottertypische Sprechunflüssigkeiten auftreten. Aufgrund der Irritation in der Kommunikation kann Stottern zu Stigmatisierung mit entsprechender Benachteiligung und psychosozialer Belastung führen. Es besteht ein Recht auf Nachteilsausgleich nach Art. 3 Abs. 3 Grundgesetz.

Formen: Stottern mit Entstehung in der Kindheit (originäres, neurogenes, nichtsyndromales Stottern):
- Häufigkeit: 5 % aller Kinder, fortbestehend bei ca. 1 % der Erwachsenen
- Geschlechterverteilung: initial m : w = 2 : 1, im Erwachsenenalter m : w = 4–5 : 1
- Beginn zu 50 % vor 4. Lj., sehr selten nach 12. Lj.
- Ursachen: multifaktorielle polygenische Störung, Ursachenzuschreibung an Eltern/psychische Störung obsolet

– Sonderform verdecktes Stottern: Vermeidung von Stottern mit einer Symptomhäufigkeit < 3 % und Auftreten als Flüssigsprecher, begleitet von starker Angst vor Aufdeckung.

Stottern in Verbindung mit einem Syndrom (originäres neurogenes syndromales Stottern):
– genetische Disposition im Rahmen von Syndromen wie Trisomie 21
– nicht stottertypische Unflüssigkeiten: häufiger als stottertypische, Ähnlichkeit mit Poltern.

Erworbenes Stottern (acquired stuttering, selten):
– erworbenes neurogenes Stottern: altersunabhängig nach Schlaganfällen, Hirnläsionen, SHT, MS und ähnlichen Erkrankungen, Nebenwirkung von Medikamenten, Drogenmissbrauch
– psychogenes Stottern: selten, fast nur im Erwachsenenalter, plötzliches Auftreten in Verbindung mit psychodynamischen Prozessen.

Therapie:
– Kinder: logopädische Therapie kombiniert mit Elternbeteiligung und -beratung ab 2 Lj. möglich zur Erhöhung der Remissionschancen bzw. zur Reduktion von Kern- und Vorbeugung von Begleitsymptomatik
– Jugendliche und Erwachsene: logopädische Therapie inkl. Alltagstraining zur Reduktion von Stotterhäufigkeit und Begleitsymptomatik.

Prognose:
– Remissionsrate (inkl. Therapie) bei Stottern, das in der Kindheit entsteht, zu Beginn der Störung ca. 70–80 %
– Reduktion der Remissionswahrscheinlichkeit mit zunehmender Störungsdauer
– fast keine Remission nach der Pubertät
– individuelle Prognose nicht möglich.

Strabismus *m*: engl. *squint*; syn. Schielen. Fehlstellung eines Auges. Das fixierende Auge ist auf das Sehobjekt gerichtet, das nicht fixierende (schielende) Auge weicht ab. **Einteilung:**
– als **unilateraler Strabismus** (Strabismus monocularis) bei Fixation mit immer dem gleichen Auge, im Kindesalter Gefahr einer Amblyopie*
– als **alternierender Strabismus** bei abwechselnder Fixierung und Schielstellung der Augen.

Ursache:
– meist idiopathisch
– akkommodativ (bei hoher Hyperopie)
– erbliche Disposition
– paretisch (Lähmung des N. oculomotorius, N. trochlearis oder N. abduzens)
– restriktiv
– sensorisch (durch herabgesetztes Sehvermögen eines Auges, z. B. infolge Linsentrübung, oder Schädigung des N. opticus).

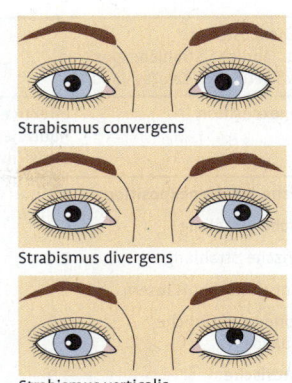

Strabismus Abb. 1: Rechtes Auge fixiert, linkes Auge schielt.

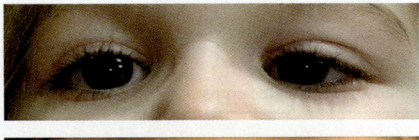

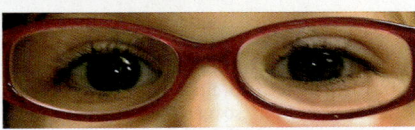

Strabismus Abb. 2: Akkommodative Esotropie; 1: ohne Brillenkorrektur, großer Schielwinkel; 2: mit Brillenkorrektur, Parallelstand. [162]

Formen: siehe Abb. 1.
– **Strabismus convergens** (Einwärtsschielen, Esotropie): 1. frühkindliche Esotropie 2. normosensorisches Spätschielen: Auftreten meist zwischen 2. und 4. Lj., wenn die sensorische Koordination beider Augen bereits erworben ist, ohne Therapie (z. B. baldige Augenmuskeloperation) droht Verlust des binokularen Sehens 3. akkommodativer Strabismus (syn. akkommodative Esotropie): der Schielwinkel nimmt bei Akkommodation zu; Brillenkorrektion einer Hyperopie verringert oder beseitigt den Strabismus (siehe Abb. 2)
– **Strabismus divergens** (Auswärtsschielen, Exotropie): Abweichen des schielenden Auges nach außen, oft nur intermittierend (Abb. 3)
– **Strabismus verticalis** (Höhenschielen): Abweichen des nicht fixierenden Auges nach oben oder unten, oft gemeinsam mit Horizontalschielen: **1. Hypertropie** oder positive Vertikaldivergenz: Höherstand des rechten

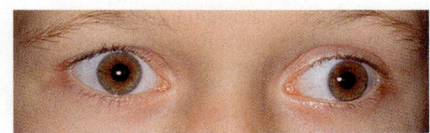

Strabismus Abb. 3: Exotropie; das rechte Auge fixiert, das linke weicht nach außen ab. [133]

gegenüber dem linken Auge **2. Hypotropie** oder negative Vertikaldivergenz: Tieferstand des rechten gegenüber dem linken Auge **3. Strabismus sursoadductorius** oder **Strabismus sursoabductorius** (schräges Höhenschielen, inkomitante Schielform): Höherstand des nicht fixierenden Auges in Ad- bzw. Abduktion sowie **Strabismus deorsoadductorius** oder **Strabismus deorsoabductorius**: Tieferstand des nicht fixierenden Auges in Ad- bzw. Abduktion **4. dissoziierte Vertikaldivergenz** (divergente Vertikaldeviation, DVD): Abweichung des nicht fixierenden Auges nach oben, d. h. Höherstand des linken Auges bei Rechtsfixation und umgekehrt
– **Zyklotropie** (Verrollungsschielen): nasale (Inzyklotropie) oder temporale (Exzyklotropie) Verrollungsabweichung des oberen Augenpols.

Sonderformen:
– **Mikrostrabismus:** Schielwinkel unter 5°, infolge Unauffälligkeit meist spät diagnostiziert, dann mit ausgeprägter Amblyopie*
– **latenter Strabismus:** siehe Heterophorie*
– **intermittierender Strabismus**
– **Strabismus paralyticus** (inkomitante Schielform): siehe Augenmuskellähmung*.

Diagnostik: Möglichst frühzeitige Abklärung, d. h. ab dem 3. Lebensmonat durch
– Abdecktest*
– Motilitätsprüfung
– Korrespondenzprüfung
– Schielwinkelbestimmung, z. B. mit Prismen.

Therapie:
– Korrektur von Refraktionsanomalien durch Brille, besonders bei akkommodativem Strabismus infolge Hyperopie
– Behandlung, besser Vermeidung einer Amblyopie* durch Okklusionstherapie*, Penalisation, Pleoptik
– später aktive Schulungsbehandlung (siehe Orthoptik*)
– ggf. Schieloperation mit Muskelrückverlagerung, -verkürzung und/oder -verlängerung
– Botulinumtoxin i. m., z. B. bei akuter Abduzenslähmung.

Strabismus incomitans *m*: engl. *incomitance*; syn. Inkomitanz. Schielen auf Grund einer Lähmung der Augenmuskeln (Strabismus* incomi-

tans). Betroffene leiden unter Doppelbildern oder Orientierungsstörungen. Bei älteren Patienten mit plötzlich auftretenden Doppelbildern müssen ein Schlaganfall* oder eine Tumorerkrankung ausgeschlossen werden. Diagnostik und Therapie richten sich nach der Ursache.
Therapie:
- Behandlung der Grunderkrankung
- Okklusionstherapie zur Vermeidung von Orientierungsstörungen bei Diplopie*
- Prismenbrillen*
- Ptosisbrille bei Okulomotoriusparese ohne Diplopie*
- operative Versorgung nach 6–12 Monaten, falls eine kausale Therapie nicht möglich ist und keine Spontanremission eingetreten ist.

Wegen des drohenden Verlustes des Binokularsehens bei Kindern sollten die Doppelbilder mit Prismenbrillen* ausgeglichen werden. Sollte keine spontane Erholung eintreten, ist eine Operation schon 6 Monate nach Beginn der Lähmung zu erwägen.

Stränge, amniotische *m pl*; *engl. amniotic bands*; syn. Simonart-Bänder. Verwachsungen des Amnions* mit der Haut des Fetus, oft infolge Fruchtwassermangels. Diese können zu Deformation und intrauteriner Amputation von Extremitäten sowie Einschnürungen führen (siehe ADAM-Komplex).

Straffälligkeit → Delinquenz
Strahlenbelastung → Strahlenexposition
Strahlendosis *f*; *engl. radiation dose.* Dosis an ionisierender Strahlung, die in der Einheit Gray (Gy) angegeben wird. $1\ Gy = 1\ J/kg = 1\ m^2/s^2$.

Strahlenenteropathie *f*; *engl. radiation enteropathy*; syn. Strahlenschäden am Darm. Akute oder chronische Schädigung der Darmwand nach therapeutischer Bestrahlung im Bauch- und Beckenbereich. Akute Beschwerden sind Diarrhöen und Malabsorption*, als Spätfolgen können noch Jahrzehnte nach Exposition Blutungsanämie, Fisteln oder Strikturen* auftreten. Therapiert wird symptomatisch, bei Spätfolgen häufig auch endoskopisch-interventionell oder chirurgisch.
Therapie:
- bei Krämpfen, Durchfall: Scopolamin*, Loperamid*, Opiumtropfen (nach Ausschluss einer Stenose)
- bei Blutungen: endoskopische Blutstillung
- bei Strikturen und Stenosen: evtl. endoskopische Bougierung
- bei Fisteln, Ileus, Perforation: chirurgische Therapie.

Strahlenerythem → Strahlenschäden
Strahlenexposition *f*; *engl. radiation exposure*; syn. Strahlenbelastung. Bezeichnung für das Ausgesetztsein gegenüber ionisierender Strahlung. Im engeren Sinne diejenige Dosis, die ein Mensch durch verschiedene, natürliche und zi-

Strahlenexposition: Mittlere jährliche Strahlenexposition der Bevölkerung in Deutschland.	
Strahlenexposition	effektive Äquivalentdosis (mSv)
natürliche Strahlenexposition	2,1
kosmische Strahlung	0,3
terrestrische Strahlung	0,4
Radoninhalation in Häusern	1,1
inkorporierte natürliche Radionuklide	0,3
zivilisatorische Strahlenexposition	1,9
Medizin	1,9
Forschung, Technik und Haushalt	< 0,01
Fallout	< 0,01
kerntechnische Anlagen	< 0,01
berufliche Strahlenexposition	0,77

vilisatorische (künstliche) Strahlungsquellen erhält. Auch unterhalb eines Grenzwerts ist die Strahlenexposition so gering wie möglich zu halten (ALARA-Prinzip). Siehe Tab.
Einteilung: **Natürliche Strahlenexposition:** Sie stammt aus natürlichen Quellen und besteht aus kosmischer, terrestrischer und durch den Zerfall radioaktiver Stoffe entstehender Strahlung, die mit Trinkwasser, Nahrung und Atemluft in den Körper aufgenommen wird. **Zivilisatorische Strahlenexposition, z. B.**
- medizinische Strahlenexposition durch Röntgendiagnostik, nuklearmedizinische Diagnostik und Therapie mit ionisierender Strahlung und offenen radioaktiven Stoffen (ca. 1,9 mSv/a)
- Strahlenexposition durch den Betrieb kerntechnischer Anlagen (< 0,01 mSv/a).

Berufliche Strahlenexposition. Sie erfolgt laut Strahlenschutzgesetz und Strahlenschutzverordnung dann, wenn Personen bei der Berufsausübung oder -ausbildung einer Strahlung ausgesetzt sind, bei der bestimmte Dosisgrenzwerte überschritten werden können. Sie erfordert Dokumentation, arbeitsmedizinische Vorsorgeuntersuchungen und verschiedene Verfahren zur Überwachung (Dosimetrie). Nach Strahlenschutzverordnung werden beruflich strahlenexponierte Personen eingeteilt in:
- **Kategorie A:** Personen, die einer beruflichen Strahlenexposition ausgesetzt sind, die im Kalenderjahr zu einer Körperdosis von mehr als 30 % der Dosisgrenzwerte nach StrSchV führen kann
- **Kategorie B:** Personen, die einer beruflichen Strahlenexposition ausgesetzt sind, die im Kalenderjahr zu einer Körperdosis von 5 bis 10 % und 30 % der Dosisgrenzwerte nach StrSchV führen kann.

Strahlenfibrose *f*; *engl. radiation fibrosis*. Gewebefibrosierung (bindegewebige Umwandlung und ggf. Verhärtung) nach Einwirkung ionisierender Strahlung im Sinne eines irreparablen Strahlenspätschadens. Hierzu zählen z. B. Lungenfibrose* und Schrumpfblase*.
Strahlenkaries *f*; *engl. radiation caries*. Erhöhte Zunahme von Zahnkaries* nach Strahlentherapie*. Ursachen sind Xerostomie* und veränderte Speichelzusammensetzung mit nachfolgender stärkerer Besiedelung der Mundhöhle mit Mikroorganismen. Sie ist z. T. durch Kariesprophylaxe* zu kompensieren.
Prävention: Um der damit einhergehenden Entkalkung der Zahnhartsubstanzen entgegenzuwirken bzw. diesen Effekt zu vermindern, wird die Anwendung einer sog. Strahlenschutzschiene (laborgefertigte Schienen für Ober- und Unterkiefer zur gezielten Applikation hochdosierter Fluoridpräparate) empfohlen.

Strahlenkatarakt *f*; *engl. radiation cataract*; syn. Strahlenstar. Strahlenspätschaden der Augenlinse durch ionisierende Strahlen (Röntgen) oder Infrarotstrahlung. Die Linsentrübung tritt nach einer Latenz auf, die sich invers zur Dosis verhält und teilweise mehrere Jahrzehnte beträgt. Ohne Behandlung droht die Erblindung. Therapie ist der operative Linsenaustausch (Kataraktoperation*).

Strahlenkater → Strahlenschäden
Strahlenkater *m*; *engl. radiation sickness*; syn. Röntgenkater. Umgangssprachliche Bezeichnung für ein geringgradig ausgeprägtes Strahlensyndrom*, wie es (meist frühzeitig) im Rahmen einer Strahlentherapie* oder bereits wenige Stunden nach einer Ganzkörperbestrahlung mit Dosen auch unterhalb 0,5 Gy beobachtet werden kann. Symptome sind z. B. Appetitstörung, Übelkeit, Erbrechen, Kopfschmerz und Schwindelgefühl.

Strahlenkörper → Ziliarkörper
Strahlenkrankheit → Strahlensyndrom
Strahlenkrebs → Kanzerogene
Strahlenmenolyse *f*; *engl. radiation menolysis*; syn. Radiomenolyse. Ausschaltung der ovariellen Hormonproduktion durch Bestrahlung.
Strahlenmyelopathie *f*; *engl. radiation myelopathy*. Durch ionisierende Strahlung verursachte Rückenmarkschädigung, z. B. als Folge einer Strahlentherapie* (insbesondere im Hals- und Mediastinalbereich). Klinische Symptome sind (unvollständige) Querschnittläsion* mit Sensi-

bilitätsstörungen sowie evtl. progrediente Para- oder Tetraparese.

Strahlennephropathie *f*: engl. *radiation nephritis*; syn. Strahlennephritis. Schädigung der Nieren durch Einwirkung ionisierender Strahlung (kritische Dosis 24 Gy) mit Nykturie, Proteinurie sowie Hypertonie, meist Nebenwirkung einer Strahlentherapie* in dieser Körperregion. Die Symptome setzen innerhalb von 12 Monaten nach Bestrahlung ein mit häufigem Übergang in eine schleichend voranschreitende Niereninsuffizienz.

Strahlenpilze *m pl*: engl. *ray fungi*. Historische Bezeichnung für Fadenbakterien mit echten Verzweigungen. Zu den Strahlenpilzen gehören im engeren Sinne Actinomycetales*, die eine taxonomische Ordnung grampositiver, unbeweglicher, fadenförmiger Bakterien* mit echten Verzweigungen bilden und 8 Familien umfassen.

Strahlenpneumonitis *f*: engl. *radiation pneumonitis*. Interstitielle Pneumonie*, die Wochen bis Monate nach großvolumiger Lungenbestrahlung mit ionisierender Strahlung bzw. Röntgenstrahlung auftritt (kritische Dosis 18 Gy). Im weiteren Verlauf heilt die Strahlenpneumonitis komplett aus oder es entwickelt sich eine Lungenfibrose* wegen fortschreitender Fibrosierung und Gefäßsklerosierung. Behandelt wird mit Glukokortikoiden.
Klinik:
- Husten
- Kurzatmigkeit
- geringer Auswurf und mäßiges Fieber.

Strahlenrisiko *n*: engl. *radiation hazard*. Wahrscheinlichkeit des Eintretens einer nachteiligen Strahlenwirkung* bei bestrahlten Individuen oder Populationen.
Hintergrund: Schätzungen des Strahlenrisikos auf Bevölkerungsebene sind in ihrer Gültigkeit umstritten, da sie auf Extrapolationen von höheren auf niedrigste Dosen beruhen. International weitestgehend anerkannt ist die Vermutung, dass im Bereich kleiner Dosen und Dosisleistungen das gesamte Strahlenkrebsrisiko 500 Fälle beträgt, wenn 100 000 Personen jeweils einer Strahlendosis von 0,1 Sv ausgesetzt waren (individuelles Risiko 5 %/Sv).

Strahlenschäden *m pl*: Pathologische Folgeerscheinungen nach Einwirkung ionisierender Strahlung. Spätschäden sind Veränderungen von Gefäßwänden und Bindegewebe (Lungenfibrosen, Nierenfunktionseinschränkungen, Gewebeschrumpfungen und Stenosen der Harnblase und im Darmbereich), vermehrtes Auftreten von Leukämien und Karzinomen (Brust, Schilddrüse, Lungen bei ca. 1 Gy). Als tödliche Dosis gelten 6–10 Gy.

Strahlenschutz *m*: engl. *radiation protection*. Schutz von Personen, Sachgütern und Umwelt vor schädigender Einwirkung radioaktiver Stoffe und durch biologisch hochwirksame Strahlung (Alpha-, Beta-, Gamma-, Röntgen-, Neutronen-, Teilchenbeschleunigerstrahlung).
Vorgehen: Die medizinische Anwendung ionisierender Strahlung muss therapeutisch gerechtfertigt sein und erfolgt nach dem Minimierungsprinzip (verwendete Dosis ist so gering wie möglich zu halten bzw. bei gleichwertigen Maßnahmen ist der weniger belastenden der Vorzug zu geben). Die rechtlichen Rahmen in Deutschland bilden
- Atomgesetz
- Strahlenschutzverordnung
- Röntgenverordnung
- Strahlenschutzvorsorgegesetz.

Technik: Als Faustregel gilt die **4A-Regel**:
- Aktivität möglichst gering
- Aufenthalt möglichst kurz
- Abschirmung möglichst dick
- Abstand möglichst groß.

Strahlenschutzbereich *m*: engl. *radiation protection area*. Gesetzlich festgelegter Bereich um eine Strahlenquelle oder einen Laborbereich zur Handhabung von radioaktiven Stoffen, die eine Strahlenexposition* bewirken. Die Festlegung dient der Eingrenzung und Kontrolle der Strahlenexposition.
Einteilung:
- Sperrbereich (sehr große Strahlenexposition, > 3 mSv/h)
- Kontrollbereich (geringe Strahlenexposition, > 3 µSv/h)
- Überwachungsbereich (geringe Strahlenexposition, < 0,5 µSv/h).

Strahlenschutzkleidung *f*: engl. *radioprotective clothing*. Bleihaltige Gummikleidung (Schürzen, Handschuhe, Gonadenschutzschilde), die das Personal sowie die nicht untersuchten Körperteile des Patienten vor Röntgenstrahlung, v. a. der Streustrahlung*, schützen sollen.

Strahlenschutzplakette → Filmdosimeter

Strahlensyndrom *n*: engl. *radiation syndrome*. Akut oder subakut auftretende Symptomatik nach Ganzkörper- oder (großvolumiger) Teilkörperbestrahlung mit bereits relativ kleinen Strahlendosen als Zeichen eines somatischen Frühschadens, dessen Schweregrad, klinischer Verlauf, Prognose und Letalität von Art und Dosis der ionisierenden Strahlung abhängt. Therapiert wird symptomatisch.
Klinik: Verlauf in Phasen:
- Prodromalphase: anfangs allgemeines Schwäche- und Krankheitsgefühl, Appetitlosigkeit, Übelkeit, Erbrechen
- Latenzphase: Periode relativen Wohlbefindens mit unterschiedlicher, der Strahlenexposition indirekt proportionaler Dauer
- folgende Tage bis Wochen: evtl. Fieber, Infektion, Diarrhö und Blutungen, Haarausfall, oropharyngeale Ulzeration und Hirnödem
- lange Rekonvaleszenzphase (bei nicht letalem Verlauf) mit graduellem Rückgang der Symptome
- evtl. spätere Manifestation chronischer Strahlenschäden*.

Strahlentherapie *f*: engl. *radiotherapy*; syn. Radiotherapie. Anwendung elektromagnetischer Wellen zu therapeutischen Zwecken (z. B. Mikrowellen, Infrarotstrahlung, sichtbares Licht), im engeren Sinn therapeutische Anwendung ionisierender Strahlung (elektromagnetischer Wellen* bzw. Teilchenstrahlung*) zur Behandlung maligner (selten auch benigner) Neoplasien, allein oder in Kombination mit chirurgischen (z. B. neoadjuvante Strahlentherapie*) und/oder chemotherapeutischen Maßnahmen (Radiochemotherapie).
Formen:
- perkutane Strahlentherapie; als sog. Stehfeldbestrahlung* mit unverändertem Einstrahlfeld oder als Bewegungsbestrahlung*; meist mit hochenergetischer (> 1 MeV) Photonen- oder Elektronenstrahlung* (sog. Hochenergie-, Hochvolt- oder Megavolt-Strahlentherapie)
- interstitielle Strahlentherapie mit Implantation von radionuklidhaltigen Nadeln oder Körnern (z. B. Gold* Seeds) in das Gewebe (sog. Spickmethode)
- intrakavitäre Strahlentherapie durch in Körperhöhlen mittels Applikatoren eingebrachte Radionuklide (Afterloading*-Verfahren)
- Röntgenreizbestrahlung: zur Behandlung gutartiger Prozesse, z. B. Arthrosen*.

Einteilung:
- energiereiche elektromagnetische Strahlung wie UV-, Röntgen- und Gammastrahlung, wobei die Tiefenwirkung mit zunehmender Energie (abnehmender Wellenlänge) zunimmt; so kann durch ultraharte Röntgenstrahlung die Dosis an einem tief liegenden Krankheitsherd erhöht werden, ohne dass die Haut zu stark belastet wird
- Korpuskularstrahlung wie Heliumkerne (Alphastrahlung), Elektronen (Betastrahlung), Protonen, Neutronen oder Ionen, wobei die Reichweite sowohl von der kinetischen Energie als auch von der Größe der Teilchen abhängt.

Strahlentherapie, neoadjuvante *f*: engl. *neoadjuvant radiotherapy*. Präoperative Strahlentherapie*, die bei malignen Tumoren einer geplanten OP vorausgeht. Indikationen sind z. B. eine Verkleinerung des Tumors, wodurch eventuell erst eine Operationsindikation erreicht wird (Downstaging) oder die Devitalisierung der Tumorzellen zur Minderung des Risikos intraoperativer Verschleppung von Tumorzellen.

Strahlentherapie, stereotaktische

Strahlentherapie, stereotaktische f: engl. *stereotactic radiotherapy*. Sammelbezeichnung für hochpräzise, durch bildgebende Verfahren und computergestützt geführte Verfahren der Strahlentherapie*.
Prinzip: Bestrahlung eines kleinen Zielvolumens mit vielen Strahlenbündeln niedriger Dosis aus unterschiedlichen Richtungen, die sich im Zielvolumen treffen. Die Methode ermöglicht die Schonung des umliegenden Gewebes und die Anpassung an unregelmäßig geformte Zielvolumina. Die Applikation der erforderlichen Dosis erfolgt in einer (Radiochirurgie*) oder mehreren (fraktionierte stereotaktische Strahlentherapie) Bestrahlungssitzungen.

Strahlenulkus n: engl. *radiation ulcer*. Nach Einwirkung ionisierender Strahlung akut auftretende Gewebenekrotisierung (Radiodermatitis*) oder bei chronischem Strahlenschaden der Haut entstehende Ulzeration (kritische Dosis 40–50 Gy, auch abhängig von der Zeit nach der Bestrahlung).

Strahlen, ultraharte m pl: engl. *ultrahard X-rays*. Röntgenstrahlung mit Photonengrenzenergie oberhalb 1000 keV. Ultraharte Strahlen werden mithilfe von Teilchenbeschleunigern zur Anwendung in der Strahlentherapie* erzeugt.

Strahlenwirkung f: engl. *radiation effect*. Bez. für die Wirkung ionisierender Strahlung beim Durchgang durch Materie.
– **direkte Strahlenwirkung:** Hydroxylierung, Decarboxylierung, Reduktion oder Oxidation der Moleküle führen durch Abspaltung von Teilen zur Zerstörung des Moleküls oder durch Veränderung der Sekundär- oder Tertiärstruktur von Makromolekülen (z. B. von Enzymen oder Hormonen) zum Verlust der biologischen Funktion
– **indirekte Strahlenwirkung** (größter Teil der biologischen Strahlenwirkung): Ionisierung intrazellulärer Wassermoleküle (70–80 % der Zellsubstanz) führt zu freien Hydroxyl- und Sauerstoffradikalen, die als freie* Radikale oder als stabilere (d. h. über weitere Distanz in der Zelle wirksame) reaktive Produkte (z. B. Wasserstoffperoxid) zu den gleichen chemischen Veränderungen an organischen Molekülen (infolge Verlusts von Bindungselektronen) führen können wie direkt absorbierte Strahlungsenergie.

Klinische Bedeutung:
– DNA-Schäden (Basenschäden, Einzelstrang- und Doppelstrangbrüche; siehe Abb.) können in Körperzellen mit onkogenen Effekten verbunden sein (Kanzerogenese*), zu zellulären Funktionsstörungen führen (Mutagenese), den Untergang der Zelle bewirken (Apoptose*) und in Keimzellen genetische Schäden bei den Nachkommen zur Folge haben; vgl. DNA*-Reparatur.

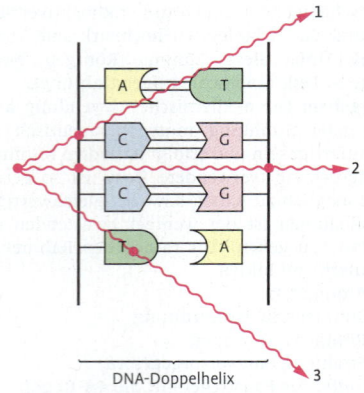

Strahlenwirkung: Wirkungen ionisierender Strahlung an der DNA; 1: Einzelstrangbruch; 2: Doppelstrangbruch; 3: Basenschaden; A, T, C, G: korrespondierende Purin- und Pyrimidinbasen der DNA.

– Veränderungen der Struktur und Funktion aller anderen Zellbestandteile (sog. somatische Strahlenschäden); führen zu Störungen bis zum Zelltod und machen sich v. a. bei der nächstfolgenden Zellteilung bemerkbar (größere Strahlensensibilität von Zellen mit schnellem Wachstum und hoher Teilungsrate gegenüber Zellen mit langsamer Proliferation und hohem Differenzierungsgrad).
vgl. Strahlenschaden; vgl. Äquivalentdosis*.

Strahler m: engl. *radiator*. Vorrichtung oder Materie, die Energie in Form von Wärme, Licht und ionisierender Strahlung abgibt, z. B. Röntgenstrahler* (Röntgenröhre mit Schutzgehäuse), Radionuklide (offen oder in umschlossener Form, d. h. mit inaktiver Umhüllung), Teilchenbeschleuniger* (zur Erzeugung von ultraharter Röntgenstrahlung oder Elektronenstrahlung) und Neutronengenerator.

Strahlungsmessgerät n: engl. *radiation measurement device*. Apparat zur Teilchenzählung (z. B. Messung der Aktivität*, Halbwertszeit*) und zur Bestimmung der Energie ionisierender Strahlung, u. a. auf Basis von Ionisations- oder Szintillationsmessung. Das Messgerät nutzt das Vermögen radioaktiver Strahlung zur Ionisation neutraler Moleküle.
Formen: Meist in Form von Strahlungsdetektoren und nachgeschalteten elektronischen Einrichtungen, die eine Registrierung und Weiterverarbeitung der vom Detektor gelieferten elektrischen Impulse gestatten, z. B.
– **gasgefüllte Zählrohre*: 1.** Ionisationskammer **2.** Proportionalzählrohr **3.** Geiger-Müller-Zählrohr (Auslösezählrohr)
– Szintillationszähler*
– Halbleiterdetektoren
– Neutronendetektoren.

Strahlungsmessgrößen f pl: engl. *radiation parameters*. Verschiedene Größen zur Charakterisierung von Strahlung. Es gibt die Energiedosis* in Gray (früher in Rad bzw. Röntgen), die Äquivalentdosis* in Sievert (früher in Rem) sowie die Aktivität* eines Radionuklids in Becquerel (früher in Curie).

Strangulation f: Äußere Kompression des Halses mit Reduzierung der arteriellen Blutzufuhr zum Gehirn durch Abdrücken der Aa. carotides und/oder Aa. vertebrales. In der Folge entwickelt sich ein Sauerstoffmangel des Gehirns, der schließlich zum Hirntod* führt. Je nach Form der Strangulation sind unterschiedliche Befunde festzustellen.

Strangulationsileus m: Form des mechanischen Ileus*, bedingt durch Briden*, Volvulus*, Invagination*, oder durch Inkarzeration* in einer Hernie*. Meist liegt ein kompletter Verschluss des Darmes vor mit Abschnürung der mesenterialen Gefäße und dadurch bedingter Minderdurchblutung des Darmes, ggf. mit konsekutiver Darmwandnekrose. Siehe Abb.

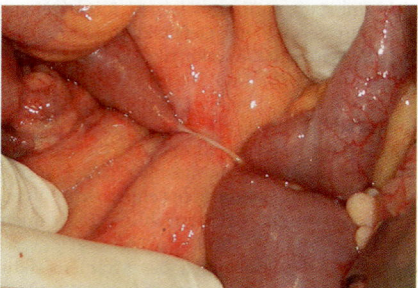

Strangulationsileus: Bridenileus; Operationssitus. [32]

Strassmann-Operation f: engl. *Strassmann operation*. Variante der Metroplastik*. Die Strassmann-Operation wird v. a. angewendet bei Uterus duplex oder Uterus bicornis (Uterusfehlbildungen).

Strassmann-Zeichen n: engl. *Strassmann's phenomenon*; syn. Telegraphenzeichen. Klinisches Zeichen zur Beurteilung der Plazentalösung. Bei noch nicht gelöster Plazenta wird ein leichtes Klopfen auf den Fundus uteri auf die Nabelschnur übertragen. Nach Lösung der Plazenta findet keine Übertragung mehr statt.

Strauß-Kanüle f: engl. *Strauss' cannula*. Mit einer Griffplatte versehene Kanüle zur Venenpunktion*.

Streckkrämpfe m pl: engl. *extension spasms*. Lang andauernde und intensive tonische* Muskelkrämpfe v. a. der Streckmuskulatur (Extensoren) infolge Dezerebration*, Hirndrucksteigerung*, Schädelhirntrauma*, Enzephalitis* oder toxischer Enzephalopathie.

Streckung *f*: engl. *extension*. Aktive (mithilfe der Streckmuskulatur durchgeführte) oder passive Streckbewegung eines Gelenks. Es handelt sich um die Gegenbewegung zur Beugung, wodurch eine Begradigung des betreffenden Körperteils möglich wird. Die Dorsalextension beschreibt eine Streckbewegung an Sprung- oder Handgelenk (Hebung der Finger- oder Fußspitze).

Streckverband → Extensionsmethoden
Streifenhügel → Corpus striatum
Streifenplastik → Patch-Plastik
Strepitus coriarius → Lederknarren
Streptobacillus *m*: Gattung gramnegativer, fakultativ anaerober, unbeweglicher, pleomorpher Stäbchenbakterien (Bakterienklassifikation*), die spontan L*-Formen bilden.
Klinische Bedeutung: Medizinisch relevante Spezies: Streptobacillus moniliformis
- Bestandteil der Mundhöhlenflora von Ratte, Maus und Katze
- verursacht nach Rattenbiss beim Menschen eine Form der Rattenbisskrankheit (sog. Haverhill-Fieber), mit Endokarditis*, Hirnabszess, Amnionitis*, Bronchitis*, Pneumonie, chronischer Arthritis*
- empfindlich gegenüber Penicillin*, Streptomycin*.

Streptococcus *m*: Gattung grampositiver, in der Regel unbeweglicher, runder bis länglichovaler Kokken der Familie Streptococcaceae. Sie ordnen sich in Paaren oder Ketten an und bilden keine Sporen. Siehe Abb. 1.
Kultur: Streptokokken wachsen fakultativ anaerob, haben hohe Nährbodenansprüche (Proteinzusatz in Form von Blut oder Serum; siehe Abb. 2) und sind Katalase-negativ auf hämfreien Nährböden.

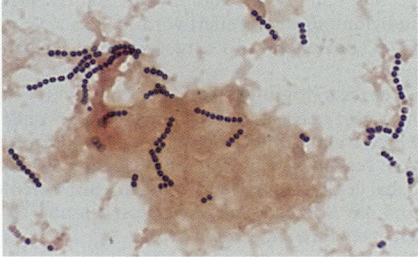

Streptococcus Abb. 1: Streptokokken in einer Blutkultur (Gram-Färbung). [185]

Streptococcus agalactiae *m*: Betahämolysierender Streptococcus* der Gruppe B. Streptococcus agalactiae sind sensitiv gegenüber Benzylpenicillin oder Ampicillin*. Gefährlich sind perinatale Infektionen.

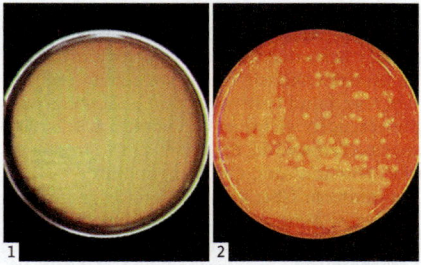

Streptococcus Abb. 2: 1: „Vergrünende" Streptokokken; 2: betahämolysierende Streptokokken auf Blutagar. [213]

Klinische Bedeutung: Bei Besiedlung des Genitaltrakts der Frau kann es zur subpartalen Übertragung (bei vaginaler Geburt) und kindlichen Besiedlung kommen. Eine neonatale Infektion in den ersten 7 postnatalen Lebenstagen äußert sich als frühe Form (early-onset) meist als Neugeborenensepsis* oder Pneumonie* mit foudroyantem Verlauf. Bei Infektion in der 2.–12. Lebenswoche tritt als Spätform (late-onset) häufig die Meningitis* auf. Bei Patienten > 65. Lj. und mit Immunsuppression ist Streptococcus agalactiae häufiger Erreger von Sepsis* und Arthritis*.

Streptococcus mutans *m*: Grampositives, fakultativ anaerobes Bakterium aus der Gattung der Streptokokken (Familie der Lactobazillen). Sie gelten aufgrund ihrer Eigenschaften (Anheftung an glatte Flächen, Zuckervergärung und Säurebildung) als Initiatoren für Zahnplaque* und Zahnkaries*. Sie werden im Speichel und mittels Plaquetest nachgewiesen.

Streptodermien *f pl*: engl. *streptodermias*. Durch Streptokokken verursachte eitrige Entzündung der Haut (Pyodermie*), z. B. Ecthyma* oder Erysipel*.

Streptokinase *f*: Fibrinolytikum, das von betahämolysierenden Streptokokken der Gruppe C gebildet wird. Als Plasminogenaktivator* induziert Streptokinase die Umwandlung von Plasminogen* in Plasmin* und leitet somit die Fibrinolyse* ein. Streptokinase wird intravasal* eingesetzt zur Thrombolyse*, z. B. bei akutem Herzinfarkt*, akuter Lungenembolie*, Phlebothrombose* und arteriellen Verschlusskrankheiten*.

Indikationen:
- systemische intravenöse Anwendung: **1.** akuter transmuraler Myokardinfarkt (nicht älter als 12 h) mit persistierender ST*-Streckenhebung oder kurz zurückliegendem Linksschenkelblock* **2.** tiefe Venenthrombosen* (nicht älter als 14 d) **3.** akute massive Lungenembolie **4.** akute und subakute Thrombosen* der peripheren Arterien **5.** chronische arterielle Verschlusskrankheiten (nicht älter als 6 Wo.) **6.** Verschlüsse der zentralen Arterien oder Venen des Auges (arterielle Verschlüsse nicht älter als 6 bis 8 h, venöse Verschlüsse nicht älter als 10 d)
- lokale intrakoronare, intraarterielle und intravenöse Anwendung: **1.** akuter Myokardinfarkt zur Rekanalisierung der Koronararterien (nicht älter als 12 h) **2.** akute, subakute und chronische Thrombosen sowie Embolien der peripheren venösen und arteriellen Gefäße.

Streptokokken → Streptococcus
Streptokokken-Antikörper *m sg, pl*: syn. Anti-Streptolysin O (Abk. ASL). Antikörper gegen Streptolysin O, Streptokokken-DNAse B oder Streptokokken-Hyaluronidase*. Die Bestimmung ist indiziert bei Verdacht auf Folgeerkrankungen nach Infektion mit A-Streptokokken wie beispielsweise Rheumatisches Fieber*, Arthritis*, Chorea* minor oder Glomerulonephritis*. Der Nachweis erfolgt im Serum* mittels Nephelometrie oder Agglutinationsreaktion*.

Referenzbereiche:
- Anti-Streptolysin O: **1.** Erwachsene < 200 E/ml, Grauzone 200–300 E/ml **2.** Kleinkinder < 150 E/ml
- Anti-Streptokokken-Hyaluronidase: < 300 E/ml
- Anti-Streptokokken-DNAse B: **1.** Erwachsene < 200 E/ml **2.** Kinder bis 3 Jahre < 74 E/ml.

Die angegebenen Referenzwerte sind Standardquellen der Literatur entnommen und können sich von den Referenzwerten des untersuchenden Labors unterscheiden.
Indikation zur Laborwertbestimmung: Verdacht auf Folgeerkrankungen nach Streptokokken-A-Infektion:
- Rheumatisches Fieber
- Arthritis
- Chorea minor
- Glomerulonephritis.

Material und Präanalytik: Serum.
Bewertung: Nach Hautinfektionen, z. B. nach Erysipel*, steigt vor allem die Anti-Streptokokken-DNAse B an.
Praxishinweise:
- ersetzt nicht den kulturellen Erregernachweis bei akuter Infektion
- Sensitivität* und Spezifität* steigen bei gleichzeitiger Bestimmung von zwei oder allen dieser Parameter.

Streptokokken-Folgeerkrankungen: Autoimmun-entzündliche Erkrankungen, die Wochen bis Monate nach einer akuten Racheninfektion mit β-hämolysierenden Streptokokken auftreten. Dazu zählen das akute rheumatische

Streptokokken-Infektion

Fieber*, die akute Glomerulonephritis* und die Chorea* minor. Betroffen sind v. a. Kinder und Jugendliche. Bei adäquater antibiotischer Therapie von Streptokokken-Infektionen werden diese Erkrankungen verhindert.

Streptokokken-Infektion f: engl. *Streptococcal Infections*. Infektion mit grampositiven, kugelförmigen, kettenbildenden Bakterien. Betroffene infizieren sich mit den Streptokokken über Tröpfchen-, Kontakt- oder Schmierinfektion und leiden je nach Spezies des Erregers an oberflächlichen oder tiefen eitrigen Infektionen, Scharlach* oder (Neugeborenen-)Sepsis. Diagnostiziert wird u. a. mittels Kultur und mikroskopisch, therapiert mit Antibiotika.

Klinik: β-hämolysierende Streptokokken
- Streptococcus pyogenes (Gruppe A): **1.** akute Infektionen des oberen Respirationstrakts (z. B. Tonsillitis, Pharyngitis, Otitis media, Scharlach) **2.** Haut- (Pyodermie, Erysipel, Phlegmone) und Weichteilinfektionen (nekrotisierende Fasziitis*) **3.** Sepsis **4.** toxinbedingte Erkrankungen: **I.** Scharlach* **II.** Streptokokken-Toxic-Shock-Syndrom (TSS, Weichteilnekrose, Niereninsuffizienz, Koagulopathie, Multiorganversagen) **5.** cave: Folgeerkrankungen: **I.** akutes rheumatisches Fieber* (vorwiegend nach Infektion des Respirationstrakts) **II.** akute Poststreptokokken-Glomerulonephritis*
- Streptococcus agalactiae (Gruppe B): **1.** Neugeboreneninfektionen: **I.** Neugeborenensepsis* **II.** Meningitis **2.** Puerperalinfektionen **3.** Meningitis **4.** Wund- und Harnwegsinfektionen **5.** Sepsis

α-hämolysierende Streptokokken
- Pneumokokken: **1.** Lobär- und Bronchopneumonie **2.** eitrige Meningits **3.** Perikarditis, Endokarditis **4.** Sepsis **5.** Sinusitis
- weitere vergrünende Streptokokken (z. B. Streptococcus bovis, sanguis oder mutans): **1.** Endocarditis lenta **2.** Karies.

Therapie: Therapie möglichst gezielt nach Antibiogramm*, Therapiedauer mindestens 7–10 Tage
- Benzylpenicillin oder Phenoxymethylpenicillin
- alternativ: Cephalosporine oder Makrolid-Antibiotika
- bei schweren Infektionen Kombination von Penicillin und Clindamycin
- bei Endocarditis lenta Penicillin in Kombination mit einem Aminoglykosid
- nach rheumatischem Fieber ggf. lebenslange Rezidivprophylaxe mit Penicillin.

Streptolysine n pl: engl. *streptolysins*. Von Bakterien der Gattung Streptococcus* gebildete Hämolysine*. Unterschieden werden Streptolysin-O und Streptolysin-S. Sie schädigen Zellmembranen.

Streptomyces m pl: Gattung grampositiver, nicht säurefester, aerober, zur Verzweigung neigender Bakterien der Familie Streptomycetaceae (Bakterienklassifikation*). Streptomyces bilden Myzel und Luftsporen durch Abschnürung. Sie erzeugen wichtige Antibiotika, z. B. Aureomycin, Tetracyclin, Erythromycin*, Streptomycin*, Nystatin* und Chloramphenicol*.
Vorkommen: Über 460 Spezies (einige humanpathogen; Aktinomyzetom) kommen ubiquitär in Erde, Staub und Getreide vor.

Streptomycin n: Aminoglykosid*-Antibiotikum aus Streptomyces griseus.
Wirkungsspektrum: Mycobacterium tuberculosis, Brucellen, Haemophilus ducreyi, z. T. atypische Mykobakterien, Streptokokken, Enterokokken, Staphylokokken, E. coli, Klebsiellen, Proteus-Spezies, Pseudomonas pyocyanea und Actinomyces israeli; resistent sind Clostridien, Bacteroides und Rickettsien, häufig sekundäre Resistenzentwicklung.
Indikationen: Kombinationsbehandlung von Tuberkulose und subakuter Endokarditis (bes. durch Enterokokken), Tularämie, Brucellosen.
Kontraindikationen: Schwere Niereninsuffizienz, Schwangerschaft, Schädigung des Vestibular- oder Cochlearorgans.
Nebenwirkungen: V. a. Oto- und Nephrotoxizität, allerg. Reaktionen, Neurotoxizität.

Stress m: Allgemeine Bezeichnung für die Reaktionen des Organismus auf physische oder psychische Beanspruchung durch Stressoren*.
Klinisches Bild: Durch erhöhte Aktivität des Sympathikus* und vermehrte Ausschüttung von Katecholaminen* kommt es u. a. zu Blutdrucksteigerung, Blutzuckererhöhung und gesteigertem emotionalem Erregungsniveau (Stressreaktion). **Formen:**
- nach Qualität (siehe Abb.): **1. Eustress:** positiver Stress, sog. gesunder Stress; kurzdauernde physiologische Anpassung an Anforderungen, die (geistig und körperlich) anregend und leistungssteigernd wirkt; Energiebereitstellung durch Glukoneogenese; mobilisiert und fördert die Nutzung der individuellen Ressourcen (Beispiel: Übernahme einer neuen angestrebten Position) **2. Disstress:** negativer Stress, sog. ungesunder Stress; versetzt den Körper langfristig in Dauerbereitschaft zu Kampf oder Flucht; Entstehung durch ungenügende Anpassung des Körpers an Belastungen oder infolge Diskrepanz zwischen Anforderungen und subjektiven Bewältigungsstrategien; kann zur Entstehung von Erkrankungen, besonders psychischen Störungen*, führen (Beispiel: berufliche Überforderung)
- nach zeitlichem Aspekt: **1. Kurzzeitstress:** vorübergehender Erregungszustand* im Sinne von akutem Stress mit klarem Anfangs- und Endmuster; wird meist als positiv erlebt (Beispiel: einmalige Prüfungssituation) **2. Langzeitstress:** kontinuierlicher Erregungszustand im Sinne von chronischem Stress; kann zu funktionellen Entgleisungen (u. a. vegetative Störungen), Allgemeinreaktionen im Sinne eines allgemeinen Anpassungssyndroms, Verringerung der Abwehrkräfte bis hin zu Folgekrankheiten (u. a. Hypertonie) führen (Beispiel: anhaltende Lärmbelästigung am Wohnort)
- nach Intensität: **1. Makrostress** (z. B. Scheidung, Todesfall, Arbeitsplatzverlust) **2. Mikrostress** (z. B. Partnerschaftskonflikt, hektisches Klima am Arbeitsplatz)
- nach Betroffenheit: **1. individueller Stress** (z. B. Gewalterleben im Rahmen eines Überfalls) **2. kollektiver Stress** (z. B. Beinaheabsturz eines Flugzeugs).

Hinweis: Die Bezeichnung Stress ist relativ unpräzise und bezieht sich entweder auf einen Stressor* oder auf eine Stressreaktion. Diese Dualität wird in interaktionistischen und transaktionalen Stresskonzeptionen berücksichtigt, indem Stress als Störung des Gleichgewichts zwischen den Anforderungen der Umgebung und den Reaktionsmöglichkeiten eines Individuums interpretiert wird.

Stressaufnahme → Röntgenaufnahme, gehaltene

Stressbewältigungstraining n: engl. *stress management training*. Sammelbezeichnung für alle Einzel- und Gruppenverfahren zum Erlernen von Techniken zur Stressbewältigung. Ziel ist dabei der konstruktive Umgang mit Stressoren* und das Erlernen einer angemessenen und begrenzten Stressreaktion.
Methoden:
- Entspannungsmethoden oder Meditation* zur Verringerung der (körperlichen) Anspannung
- kognitive Therapie* zur Umbewertung von Stressoren*

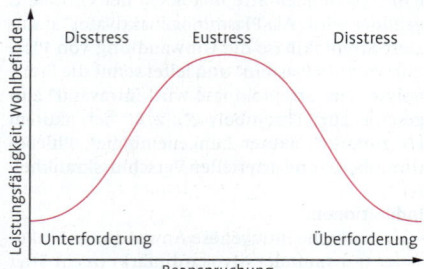

Stress: Zusammenhang zwischen Beanspruchung, Leistungsfähigkeit und Stressqualität.

- im Rahmen des Selbstmanagements* Zeitmanagement, Prioritätensetzung und Selbstreflexion
- unspezifische Maßnahmen, die eine gesunde Lebensführung fördern (Ernährung, Sport und ggf. Nikotinentwöhnung).

Stressechokardiografie *f*: engl. *stress echocardiography*; syn. Belastungsechokardiografie. Diagnostisches Verfahren mit transthorakaler Echokardiografie* unter Stimulation des Herzens durch körperliche oder pharmakologische Belastung. Eine Stressechokardiografie dient der weitergehenden Diagnostik bei KHK und Herzinfarkt* sowie bei pulmonaler Hypertonie*.

Formen:
- dynamische (Fahrrad-)Stressechokardiografie: körperliche (dynamische) Belastung des Patienten auf einer gekippten Liege (halbaufrecht) durch Ergometer* (Fahrradergometer) mit ansteigendem Widerstand (Belastungs*-EKG)
- pharmakologische Stressechokardiografie: (Belastung des Patienten in Ruhelage auf einer Liege durch) pharmakologisch induzierte Steigerung von Herzfrequenz und Schlagvolumen i. v. in steigender Dosierung (meist Dobutamin*) unter Defibrillationsbereitschaft wegen Gefahr von Herzrhythmusstörung* bis Kammerflimmern*.

Stressfaktoren → Stressoren

Stresshormone *n pl*: engl. *stress hormone*. Durch Stressreaktion vermehrt freigesetzte Hormone, u. a. Glukokortikoide*, Katecholamine* und Glukagon*. Die Regulation der Stressreaktion wird dabei durch die Hypothalamus*-Hypophysen-Nebennierenrinden-Achse kontrolliert.

Stressinkontinenz *f*: engl. *stress incontinence*. Nicht mehr gebräuchliche Bezeichnung für unwillkürlichen Harn- bzw. Stuhlabgang bei intraabdominaler Druckerhöhung oder bei Bewegung, siehe Belastungsinkontinenz*.

Stressmanagement → Stressbewältigungstraining

Stress-MRT → Magnetresonanztomografie

Stressoren *m pl*: engl. *stress factors*; syn. Stressfaktoren. Reize, die eine Stressreaktion auslösen, z. B. Krankheit, kritische und traumatische Lebensereignisse, belastende Umwelteinflüsse und emotionale Belastungen.

Stress, oxidativer *m*: engl. *oxidative stress*. Pathologische Bildung von Sauerstoff-Superoxidanionen (O_2^-) und weiteren hochreaktiven Sauerstoffderivaten, v. a. durch die NAD(P)H-abhängige Oxidase. Oxidativer Stress ist molekularbiologisch gesehen identisch mit dem sog. respiratory burst neutrophiler Granulozyten und Makrophagen nach mikrobieller Exposition.

Stressreduktion, achtsamkeitsbasierte *f*: engl. *mindfulness-based stress reduction*. Verfahren (J. Kabat-Zinn) zur Belastungsbewältigung mithilfe von Achtsamkeit*. Es handelt sich um eine Form der Mindfulness*-Therapie. Achtsamkeitsbasierte Stressreduktion wird eingesetzt bei verschiedenen psychischen Störungen wie Angststörungen* oder adjuvant bei chronischen körperlichen Erkrankungen wie Schmerzsyndromen oder zur Bewältigung von Krebserkrankungen.

Vorgehen:
- systematische Achtsamkeitsübungen* in 8 mit wöchentlichem Abstand stattfindenden Sitzungen, jeweils 2–2,5 h
- ausführliche therapeutische Hausaufgaben, jeweils ca. 45 min/d
- Informationsweitergabe zu Stress* und dessen Bewältigung (Coping*).

Wirksamkeit: Mehrere Metaanalysen (z. B. Baer, 2003; Grossman et al., 2004) zeigen bei einer Vielzahl von Störungen konsistente Effekte im mittleren Bereich, für Angststörungen und Depressionen wurden hohe Effektstärken gezeigt (Hofmann et al., 2010).

Stressulkus *n*: engl. *stress lesion*; syn. Stressläsion. Akut auftretende Schleimhautläsion (Erosion*, Ulkus*) des oberen Gastrointestinaltrakts im Rahmen kritischer Zustände wie Schock, Verbrennungen oder nach aufwendigen Operationen. Ursache sind Durchblutungsstörungen, vermehrte Magensäure und Gallereflux, als Symptom können gastrointestinale Blutungen* auftreten. Behandelt wird mit Protonenpumpenhemmern, auch präventiv als Stressulkus*-Prophylaxe.

Erkrankung: Epidemiologie:
- betrifft bis zu 15 % der Patienten einer Intensivstation
- häufigste Ursache für eine gastrointestinale Blutung bei schwerkranken Patienten.

Klinik:
- epigastrische Schmerzen
- Völlegefühl
- Übelkeit und Erbrechen
- manchmal auch asymptomatisch.

Das Stressulkus kann auch erst durch Komplikationen auffallen:
- gastrointestinale Blutung* aus dem Ulkus mit Hämatemesis* oder Meläna
- Perforation mit akutem* Abdomen.

Diagnostik: Verdacht bei Intensivpatienten mit Hämatemesis, Meläna oder Anämie*. Die Diagnose der Erkrankung erfolgt mittels Ösophagogastroduodenoskopie* (ÖGD).

Therapie: Bei Blutung siehe obere gastrointestinale Blutung*. Bei Vorliegen von Risikofaktoren (siehe oben) Stressulkus*-Prophylaxe mit PPI oder H_2-Blocker i. v.

Stressulkus-Prophylaxe *f*: engl. *stress ulcer prophylaxis*; Abk. SUP. Sammelbezeichnung für Maßnahmen zur Prävention einer Stressläsion, intensivmedizinisch indiziert bei Langzeitbeatmung und mindestens einem weiteren gleichzeitig bestehenden Risikofaktor. Zur SUP gehören allgemeine sowie pharmakologische Maßnahmen, z. B. Verabreichung von Protonenpumpen-Hemmern. SUP erhöht evtl. die Inzidenz für nosokomiale Pneumonie und Infektion durch Clostridium difficile.

Streustrahlung *f*: engl. *scattered radiation*. Röntgenstrahlung, die durch Wechselwirkung der primären Röntgenquanten im durchstrahlten Objekt entsteht. Sie ist verbunden mit Richtungsänderung und evtl. Energieverlust (Streuung*).

Hintergrund: Bei bildgebenden Verfahren wirkt Streustrahlung kontrastverschlechternd und muss deshalb möglichst weitgehend eliminiert werden (z. B. durch Streustrahlenraster). Streustrahlung bewirkt eine Strahlenexposition* des Patienten außerhalb des Nutzstrahlenbündels und macht in Patientennähe Strahlenschutzmaßnahmen beim Personal erforderlich (z. B. Strahlenschutzkleidung*).

Streuung *f*: engl. *dispersion*. Variabilität von Messwerten in einer Serie, ausgedrückt durch Streuungsmaße wie Varianz* oder Standardabweichung*. Die Streuung wird, im Falle zweidimensionaler Daten, als Streudiagramm (Scatter-Plot) dargestellt und ist Grundlage der Clusteranalyse.

Striae cutis atrophicae *f pl*: engl. *striae atrophicae*. Zunächst blaurötliche, später gelblich-weiße Streifen besonders an Bauch, Hüften und Mammae durch Überdehnung und Auseinanderreißen des Kollagen-Fasergerüsts der Haut v. a. nach Kortikoidbehandlung, bei Cushing-Syndrom und Adipositas sowie in Schwangerschaft (Striae gravidarum, Schwangerschaftsstreifen) und Pubertät. Eine Therapie ist nicht möglich.

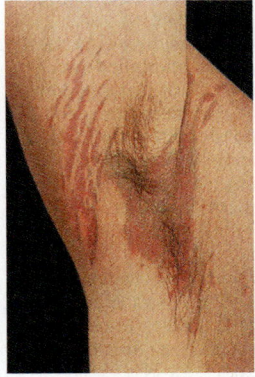

Striae cutis atrophicae: Typische Streifen nach Glukokortikoidbehandlung. [3]

Ursache: Schädigung der elastischen Fasern, meist unter dem Einfluss von Glukokortikoiden* (siehe Abb.).

Striae distensae → Striae cutis atrophicae
Striae gravidarum → Striae cutis atrophicae
Strichabrasio → Strichkürettage
Strichkürettage f: engl. *streak curettage*; syn. Strichabrasio. Entnahme je einer Gewebeprobe von Schleimhaut der Vorder- und Hinterwand des Uterus mit spezieller Kürette zur histologischen Beurteilung von Östrogen- und Gestagenwirkung im Endometrium.
Strictura → Striktur
Stridor m: Pfeifendes Atemgeräusch infolge partieller Verengung oder Verlegung der Atemwege.
Formen:
- **Inspiratorischer Stridor**, d. h. ein pfeifendes Atemgeräusch beim Einatmen, findet sich bei Beteiligung von Larynx, Trachea und Hauptbronchien wie beispielsweise beim Krupp*-Syndrom, bei einer Trachealstenose* oder als Stridor* congenitus.
- **Exspiratorischer Stridor**, d. h. ein pfeifendes Atemgeräusch beim Ausatmen, findet sich bei Beteiligung der Bronchien wie beispielsweise beim Asthma* bronchiale.

Stridor congenitus m: engl. *congenital laryngeal stridor*; syn. Stridor connatus, konnataler Stridor. Angeborener oder kurz nach Geburt auftretender inspiratorischer Stridor*, meist infolge abnormer Weichheit der Knorpelgerüsts des unreifen Larynx bei Laryngo- und Tracheomalazie, die sich in der Regel bis zum 2. Lj. zurückbildet. Andere Ursachen betreffen Larynx und Trachea.
Striktur f: engl. *stricture*. Hochgradige, meist narbige Verengung eines Hohlorgans. Beispiele sind Harnröhrenstriktur nach traumatisierendem Eingriff oder Gonorrhö*, Ösophagusstriktur nach Verätzung und Pylorusstriktur durch Ulkusnarben oder Karzinom*. Auch funktionell bedingte, spastische Strikturen sind möglich.
Stripping → Varizenstripping
Stroboskopie f: engl. *stroboscopy*. Verfahren zur Sichtbarmachung der Stimmlippenschwingungen im Rahmen einer Laryngoskopie*. Durch ein mit der Schwingungsfrequenz der Stimmlippen synchronsiertes Impulslicht (Stroboskop) können Standbilder und Zeitlupenbilder der Stimmlippenschwingung erzeugt werden, sodass komplexe Aussagen über die Stimmlippenfunktion möglich sind.
Indikationen:
- Dysphonie: Unterscheidung zwischen hypo- und hyperfunktioneller Dysphonie
- Larynxmalignome: 1. frühes Erkennen von Stimmlippenkarzinomen 2. Abschätzen der Tiefeninfiltration
- chronische Laryngitis
- während phonochirurgischer Eingriffe zur funktionellen Kontrolle
- Stimmlippenparese zur Einschätzung der Restinnervation.

Stroke → Schlaganfall
Stroke Unit: Behandlungseinrichtung in einem Krankenhaus, die räumlich, personell und materiell auf die Diagnostik und Therapie von Patienten mit Schlaganfall* in der Akutphase spezialisiert ist.
Stroma n: Bindegewebiges Gerüst für das Parenchym eines Organs oder Tumors. In vielen Organen bildet das Stroma Septen (für Gefäße und Nerven), die mit der bindegewebigen Kapsel kommunizieren und das Organ in Lappen oder Läppchen gliedern.
Stromahyperplasie [Ovar] f: engl. *stromal hyperplasia*. Hyperplastische Proliferation* der ovariellen Stromazellen mit knotiger Veränderung und Vergrößerung des betroffenen Ovars. Stromahyperplasien im Ovar kommen vor allem postmenopausal vor und finden sich bei bis zu 30 % der Frauen über 60 Jahren.
Stromatose f: engl. *stromatosis*. Herde von Endometriumstroma ohne Drüsenanteile im Myometrium*, teilweise mit Übergreifen auf die Serosa*. Eine Stromatose ist sehr selten, Differenzialdiagnose ist das endometriale Stromasarkom.
Stromatumor, gastrointestinaler m: engl. *gastrointestinal stromal tumor*; Abk. GIST. Mesenchymale Tumoren des Gastrointestinaltraktes. Diese am häufigsten in Magen* und Dünndarm* vorkommenden Sarkome* sind zunächst oft asymptomatisch, später machen sie mit Bauchschmerzen oder gastrointestinalen Blutungen auf sich aufmerksam. Diagnostiziert wird anhand bildgebender Verfahren und Nachweis des mutierten Gens, therapiert chirurgisch, evtl. zusätzlich mit Imatinib.
Erkrankung: Genetik:
- etwa 85 % aller GIST weisen eine Mutation des c-Kit-Gens auf
- 5–7 % haben eine Mutation des PDGFRA-Gens
- 10–15 % entsprechen dem sog. Wildtyp ohne Mutation
- meist sporadisches Auftreten, selten familiär gehäuft.

Pathologie: GIST entstehen aus pluripotenten mesenchymalen Stammzellen, möglicherweise aus den CD117-positiven, die Darmmotilität als Schrittmacher kontrollierenden Cajal*-Zellen. CD117 kann per Immunhistochemie detektiert werden, allerdings sind einige GIST CD117-negativ. In diesem Falle können ggf. Mutationen im PDGFRA-Gen nachgewiesen werden.
Klinik: GIST können asymptomatisch sein und als Zufallsbefund in der Endoskopie oder Bildgebung diagnostiziert werden. Oft verursachen sie unspezifische Symptome. Werden GIST symptomatisch, so treten folgende Symptome auf:
- offene oder okkulte gastrointestinale Blutung* (bei GIST im Magen in ca. 50 % der Fälle, bei GIST im Dünndarm in ca. 25 % der Fälle)
- Bauchbeschwerden oder Bauchschmerzen
- veränderter Rhythmus der Darmmotilität
- akutes* Abdomen
- tastbarer Tumor im Bauch.

Therapie:
- wenn möglich chirurgische Resektion des Tumors; Ziel ist eine R0*-Resektion, eine regionale Lymphadenektomie* ist nicht notwendig: 1. ggf. neoadjuvante Therapie* mit Imatinib, insbesondere bei großen Tumoren oder wenn die neoadjuvante Therapie den Tumor so verkleinern kann, dass eine weniger radikale Operationsmethode möglich ist 2. adjuvante Therapie mit Imatinib für 3 Jahre nach Resektion bei Hochrisikopatienten
- bei inoperablen Tumoren: Imatinib
- bei Progression des Tumors unter Imatinib ggf. Wechsel auf Sunitinib oder Regorafenib.

Zur Selektion von Hochrisikopatienten gibt es derzeit kein etabliertes Schema, deshalb muss jeder Fall individuell eingeschätzt werden. Dabei spielen die Größe des Tumors und seine Lokalisation sowie die Mitoserate und das Vorliegen von Rupturen des Tumors eine Rolle.

Nachsorge: Nachsorge nach Resektion
- bei Hochrisikopatienten: 1. CT- oder MRT-Kontrolle alle 6 Monate während adjuvanter Imatinib-Therapie 2. danach alle 3–4 Monate für 2 Jahre 3. dann halbjährlich für 5 Jahre 4. anschießend jährlich für 5 Jahre
- niedriges Risiko: 1. CT oder MRT alle 6–12 Monate für 5 Jahre 2. Nutzen der Nachsorge bei Niedrigrisikopatienten ist nicht gesichert.

Prognose: Langsam wachsende Tumoren < 2 cm Größe haben eine gute Prognose, in den meisten Fällen führt die Resektion zur Heilung. Die 5-Jahres-Überlebenszeit bei metastasierten GIST liegt zwischen 30 und 60 %.

Strom, galvanischer: engl. *galvanic current*. In der Elektrodiagnostik* und Elektrotherapie Bezeichnung für Gleichstrom.
Strommarke f: engl. *electric burn*. Hautveränderungen an der Kontaktstelle mit elektrischer Spannung. Ursache ist meist ein Unfall, selten Suizid, gelegentlich eine Tötung. Bei breitflächigem Kontakt (Tod in der Badewanne) können Strommarken fehlen, bei Hochspannung entwickeln sich ausgedehnte Verbrennungen. Strommarken erscheinen porzellanartig grauweiß bis gelblich mit zentral eingesunkener grau-bräunlicher Nekrose. Siehe Abb.

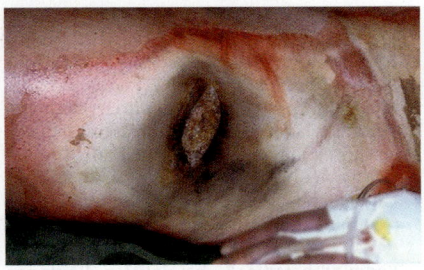

Strommarke: tiefe Strommarke mit Verbrennung 3. Grades am lateralen Oberschenkel. [93]

Stromunfall m: engl. *electrical accident*; syn. Elektrounfall. Unfall, bei dem der menschliche Körper den Stromkreis zwischen einer Stromquelle und der Erde schließt (sog. Körperschluss) und elektrischer Strom durch ihn hindurchfließt.
Hintergrund: Das Ausmaß der Schädigung ist abhängig von elektrischer Spannung, Stromstärke, Stromart, Leitfähigkeit bzw. Widerstand der Haut, Ausbreitung des Stroms im Körper, Stromweg, Stromeinwirkungsdauer sowie spezifischem Gewebewiderstand und -querschnitt.
Formen:
- Elektrounfall durch **Niederspannung** (elektrische Spannung < 1000 V), z. B. Haushaltsstrom (220 V): v. a. kardiale Erregungsleitungsstörung*, weniger thermische Wirkung
- Elektrounfall durch **Hochspannung** (elektrische Spannung > 1000 V; z. B. Lichtbogenverletzung durch Hochspannungsleitung mit elektrischer Spannung bis zu 380 kV): Strommarke* (Abb. dort) mit unterschiedlich ausgeprägter Nekrose, schwerste Verbrennung* (siehe Abb.), Muskelzerstörung, Schädigung der kardialen Erregungsleitung mit Herz*-Kreislauf-Stillstand (meist Kammerflimmern*), Reperfusionsschäden, die häufig zur Entwicklung von Kompartmentsyndrom* und Crush*-Syndrom führen, Hypovolämie, Multiorganversagen
- Elektrounfall durch Blitz: Blitzschlag*.

Therapie:
- Unterbrechung des Stromkontakts (cave: Eigenschutz)
- Reanimation* bei Kammerflimmern
- Volumenersatz
- Escharotomie* oder Dermatofasziotomie* der betroffenen Extremitäten
- Frühnekrosektomie
- nach intensivmedizinischer Stabilisierung definitive chirurgische Versorgung.

Strongyloides stercoralis m: Vor allem in den Tropen vorkommender Wurm (Nematodes*), der als Erreger der Strongyloidiasis* im Darm parasitiert. Der Mensch infiziert sich nach Eintritt von Larven über die Haut. Bei Immunsupprimierten kann die starke Vermehrung der Würmer Schock, Lungen- oder Nierenversagen auslösen.
Klinische Bedeutung:
- eosinophile Entzündung des Darms mit partieller Zottenatrophie*
- bei starkem Befall Diarrhö*, Störung der Absorption von Fett und Cobalamin sowie exsudative Enteropathie*
- Autoinfektion infolge Durchdringens der Darmwand oder perianalen Haut sowie Ingestion kann starke Vermehrung der Würmer auslösen (insbesondere bei HIV*-Erkrankung).

Strongyloidiasis f: syn. Strongyloides-stercoralis-Infektion. Befall des Darms mit Strongyloides* stercoralis-Würmern. Die Erkrankung ist verbreitet in tropischen Ländern, besonders Südamerika und Südostasien.

Stroop-Effekt m: engl. *Stroop's effect*. Phänomen aus der experimentellen Psychologie, das die Interferenz von automatisierten Handlungen und kontrollierten Handlungen beschreibt. Automatisch aktivierte Handlungen (z. B. Lesen eines Wortes) können schwerer unterbrochen werden als ungewohnte Handlungen, die eine stärkere kognitive Verarbeitung voraussetzen.
Versuchsanordnung: Die Druckfarbe eines visuell dargebotenen Wortes soll benannt werden, wobei der Inhalt des Wortes der Farbe widerspricht (Inkongruenz) oder übereinstimmen kann (Kongruenz), siehe Abb. Bei Inkongruenz von Farbe und Bedeutung kommt es im Vergleich zur neutralen Bedingung zu einer Verlängerung der Reaktionszeit*, bei Kongruenz zu einer Reaktionszeitbeschleunigung.

Strophulus → Prurigo simplex acuta
Strophulus → Prurigo simplex subacuta
Strümpell-Reflex m: syn. Strümpell-Zeichen. Supinationsbewegung des Fußes, wenn der auf

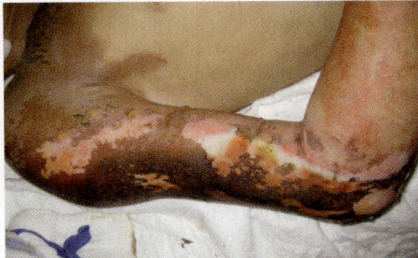

Stromunfall: Verbrennung 3. Grades des rechten Arms nach Lichtbogenverletzung an einem Transformator. [73]

grün orange blau rot
gelb blau orange grün
rot grün gelb orange

Kongruenz

rot grün orange gelb
blau orange grün rot
gelb rot blau orange

Inkongruenz

Stroop-Effekt: Kongruenz und Inkongruenz von Inhalt und Farbe des dargestellten Wortes; Aufgabe ist die Benennung der Farbe, in der die Wörter gedruckt sind.

dem Rücken liegende Patient versucht, sein Knie gegen den Widerstand des Untersuchers nach oben zu drücken. Das Strümpell-Zeichen ist ein unsicheres Pyramidenbahnzeichen, das gelegentlich auch bei Gesunden auslösbar ist.

Struktur f: engl. *structure*. Gegliederter Aufbau, Ordnung in komplexen Gefügen.

Strukturgen n: engl. *structural gene*. DNA-Sequenz innerhalb eines Gens, das die für die Bildung von spezifischen Proteinen codierenden Triplettcodons enthält. Strukturgen, Introns und regulatorische Sequenzen (Promotor, Enhancer) bilden zusammen ein Gen.

strukturiertes Risikomanagement → Patientensicherheit

Strukturisomerie → Isomerie

Strukturniveau n: engl. *structural level*. Psychoanalytische Stufeneinteilung der Persönlichkeit*, wobei die unter Belastung charakteristische Symptombildung für bestimmte Persönlichkeitsausprägungen dargestellt wird.
Einteilung: Nach M. Ermann
- **niederes** Strukturniveau: 1. gekennzeichnet durch erschwerte, aber im Gegensatz zur Psychose* erhaltene Realitätsprüfung, Spaltungsabwehr, Instabilität von Erleben und Bezügen sowie Impulsivität* 2. disponierend für die Borderline*-Persönlichkeitsstörung
- **mittleres** Strukturniveau: 1. gekennzeichnet durch Kränkbarkeit (Kränkung) bis hin zur schweren suizidalen Selbstwertkrise 2. disponierend für Narzissmus*
- **höheres** Strukturniveau: 1. gekennzeichnet durch die Möglichkeit der Person zu vernetzten Mehrpersonenbeziehungen 2. disponierend für eine reifere Neurose (z. B. Kon-

versionsstörung*, Zwangsstörung* oder Phobie*).

Strukturproteine n pl: engl. scleroproteins; syn. Gerüstproteine. Proteine* mit typischen, sich wiederholenden Aminosäuresequenzen*. Sie haben meist keine enzymatischen, sondern aufgrund ihrer Sekundärstruktur als Fasern und Filamente mechanische Funktionen, z. B. im Zytoskelett, oder sie bilden chemische Resistenz aus. Strukturproteine sind neben Proteoglykanen Hauptkomponenten der extrazellulären Matrix*. Beispiele sind Elastin*, Keratine, Kollagen*.

Struma f: engl. goiter. Jede Vergrößerung der Schilddrüse (SD). Die Struma ist weltweit die häufigste endokrine Erkrankung vielfältigster Ursachen und Morphologien. Der Begriff steht für die messbare Volumenvermehrung der Schilddrüse (Frauen > 18 ml, Männer > 25 ml) und für die sichtbare Vergrößerung (SD-Volumen > 40 ml).
Formen: Der Begriff Struma, im Volksmund auch Kropf genannt, sagt nichts aus über den Funktionszustand der Schilddrüse oder über die Ursachen ihrer Vergrößerung. **Einteilung:**
– nach **Größe** der Schilddrüse (WHO): siehe Tab.
– entsprechend **Funktionslage**: 1. euthyreote Struma (Euthyreose*), z. B. bei Jodmangelstruma 2. Struma mit thyroidaler Funktionsstörung: hyperthyreote (Hyperthyreose*) bzw. hypothyreote Struma (Hypothyreose*)
– nach **Topografie**: 1. eutope Struma (im Halsbereich, suprasternal; Eutopie) 2. dystope Struma (Schilddrüsendystopie*)
– nach **Morphologie**: 1. nodulär (Struma* nodosa oder Struma multi nodosa, Schilddrü-

senknoten*) 2. diffus (Struma* diffusa parenchymatosa)
– nach **Histologie**: 1. z. B. Struma* colloides oder Struma* fibrosa 2. entsprechend Dignität: benigne (sog. blande Struma*) oder maligne (Struma* maligna)
– nach **Patientenalter**, z. B.: 1. Struma* neonatorum 2. Pubertätsstruma.

Epidemiologie:
– endemisches Vorkommen in Deutschland wegen Jodmangel, rückläufig seit Verwendung von jodiertem Speisesalz
– weltweit Prävalenz insgesamt mindestens 30 % (zunehmend mit Lebensjahren), Jodmangel weiterhin häufige Ursache.

Ätiologie:
– alimentär: 1. v. a. Jodmangel (90 % aller Strumae; Jodmangelstruma*) 2. sehr selten Selen- oder Zinkmangel oder alimentäre strumigene Substanzen (z. B. Thiocyanat, Nitrat, Perchlorat)
– entzündlich: 1. Basedow*-Krankheit 2. Hashimoto*-Thyroiditis 3. Thyroiditis de Quervain 4. selten Riedel*-Struma
– endokrinologisch: 1. v. a. thyroidale Autonomie (Schilddrüsenhormone): disseminierte Schilddrüsenautonomie* oder fokale Autonomie (dekompensiertes autonomes Schilddrüsenadenom*, multifokale Schilddrüsenautonomie*) 2. selten vermehrte Produktion von TSH bzw. Substanzen mit TSH-ähnlichen Wirkungen (z. B. paraneoplastisches Syndrom* bei Hypophysenadenom*, Blasenmole*, Hodentumor, im Rahmen einer Akromegalie* oder bei peripherer Schilddrüsenhormonresistenz
– neoplastisch (Schilddrüsentumor*)
– pharmakologisch: z. B. bei: 1. Lithium-Therapie 2. Thyreostatika-Therapie
– hämorrhagisch: Blutung oder hämorrhagische Zystenbildung (Struma cystica), z. B. nach Trauma
– endogen: Jodmangel (selten), z. B. bei angeborenem Enzymdefekt (Jodfehlverwertung*)
– systemisch, z. B. Amyloidose* (selten)
– autoimmun: z. B. relativer Jodmangel bei Schwangerschaft.

Klinik:
– häufig asymptomatisch
– evtl. Globussymptom
– milde Dysphagie
– bei sehr großer Struma: 1. Dyspnoe (tracheale Obstruktion) 2. obere Einflussstauung 3. Stridor
– bei retrosternaler Struma: 1. Ösophagusstenose 2. Downhill-Varizen.

Therapie: Je nach Klinik, Pathologie und Allgemeinzustand des Patienten:
– bei benigner euthyreoter Struma primär pharmakologisch (Kaliumjodid und/oder Le-

vothyroxin-Natrium) zur: 1. Volumenverkleinerung (ca. 30 %) 2. Prophylaxe gegen Knotenbildung und Autonomie
– bei benigner Struma Grad III oder maligner Struma: 1. primär operativ durch Strumaresektion* (subtotale Schilddrüsenresektion, bei hyperthyreoter Struma auch als Alternative zur Radiojodtherapie) mit histologischer Untersuchung des Operationspräparats (Thyroidektomie bei Struma maligna) 2. alternativ (z. B. bei Kontraindikation zur OP): Radiojodtherapie 3. bei lokalen Befunden auch durch chemische (Alkoholinjektion) oder thermische Verfahren (Thermo- oder Radiofrequenzablation, Lasertherapie oder hochintensiven fokussierten Ultraschall, Abk. HFIU).

Struma basedowiana f: engl. Basedow's goiter. Für die Basedow*-Krankheit charakteristische Struma* diffusa parenchymatosa mit reichlicher Gefäßentwicklung (Struma* vasculosa), flüssigem Kolloid (Struma* colloides) und Epithelwucherung.

Struma, blande f: Frühere Bezeichnung für eine nichtentzündliche benigne* euthyreote Struma*.

Struma colloides f: engl. colloid goiter. Struma* mit deutlicher Kolloidvermehrung in großen (Struma colloides macrofollicularis) oder kleinen (Struma colloides microfollicularis) Schilddrüsenfollikeln, die als Struma* diffusa parenchymatosa oder Struma* nodosa auftreten kann.

Struma connata → Struma neonatorum

Struma diffusa parenchymatosa f: engl. diffuse goiter. Nichtknotige (diffuse) Struma* mit histologisch gleichmäßiger Drüsenwucherung. Eine Struma diffusa parenchymatosa kann beispielsweise in der Pubertät (Pubertätsstruma), bei der Basedow*-Krankheit (Struma basedowiana) und bei bestimmten Formen der Struma* colloides auftreten.

Struma, euthyreote f: engl. euthyroid goiter. Struma* mit normaler Schilddrüsenfunktion.

Struma fibrosa f: engl. fibrous goiter. Histologisch überwiegend aus Bindegewebe bestehende Struma*.

Struma maligna f: engl. thyroid carcinoma. Struma* durch invasiv wachsendes, evtl. metastasierendes autonomes Schilddrüsengewebe. Eine Struma maligna kann vom Bindegewebe ausgehen (Struma maligna sarcomatosa; meist spindel- oder polymorphzellig), häufiger ist jedoch eine epitheliale Herkunft (Struma maligna carcinomatosa; Schilddrüsenkarzinom*).

Struma mollis f: Weiche Struma*, die histologisch v. a. aus Schilddrüsenparenchymzellen besteht.

Struma multinodosa f: Form der Struma* nodosa mit mehreren Knoten in einem oder beiden Schilddrüsenlappen.

Struma:
Größenklassifikation (nach WHO).

Stadium	Größe
0	keine Struma
I	tastbare Struma
I a	tastbare, auch bei Reklination des Kopfes nicht sichtbare Struma oder kleiner Strumaknoten
I b	tastbare, nur bei Reklination des Kopfes sichtbare Struma
II	auch ohne Reklination des Kopfes sichtbare Struma
III	sehr große Struma, bereits aus größerer Entfernung sichtbar, mit lokalen Komplikationen (Behinderung von Blutzirkulation und Atmung) oder substernalem Strumaanteil

Struma neonatorum *f*: engl. *congenital goiter*; syn. Struma connata. Struma* beim Neugeborenen*. Bei ca. 50 % besteht eine hypothyreote Stoffwechsellage. Sie kommt endemisch mit Jodmangel verknüpft, nicht endemisch oder bei angeborenen Schilddrüsenhormonsynthesestörungen vor. Die Therapie erfolgt in erster Linie mit Jodid oder L-Thyroxin.

Struma nodosa *f*: engl. *nodular goiter*. Knotige Struma* (siehe auch Schilddrüsenknoten*). Man unterscheidet uninoduläre und multinoduläre Strumen. Die Diagnose erfolgt mittels Bestimmung von TSH (evtl. zusätzlich fT3 und fT4), Sonografie, Szintigrafie* und Feinnadelpunktion. Die Therapie richtet sich nach der zugrundeliegenden Pathologie und der Funktionslage der Schilddrüse*.

Struma ovarii *f*: Einkeimblättriges Teratom* aus Schilddrüsengewebe im Ovar*. Häufig wird anhand der Bildgebung von einem Ovarialkarzinom* ausgegangen, intraoperativ imponiert dann makroskopisch das Schilddrüsengewebe. Fast immer benigne, sehr selten thyroxinproduzierend mit thyreotoxischen Symptomen. Die Therapie besteht in der Exzision. Im Falle einer Malignität Therapie analog zum Schilddrüsenkarzinom*.

Struma postbranchialis → Hürthle-Tumor

Strumaresektion *f*: engl. *strumectomy*; syn. Strumektomie. Entfernung krankhaft veränderten Gewebes der Schilddrüse*. Im engeren Sinne morphologie- und funktionsgerechte Resektion des pathologisch veränderten Schilddrüsengewebes bei Struma* nodosa oder hyperthyreoter Struma und Morbus Basedow*.

Indikationen:
– Struma* nodosa
– Immunhyperthyreose (M. Basedow)
– funktionelle fokale, multifokale oder disseminierte Autonomie
– Schilddrüsenkarzinom*

Komplikationen:
– Nachblutung
– Wundheilungsstörung
– Recurrensparese (0,2 bis 2 %)
– dauerhafter Hypoparathyreoidismus (in Zentren < 0,5 %) durch versehentliche Entfernung der Epithelkörperchen im Rahmen einer Thyreoidektomie
– Thrombembolie
– HWS-Beschwerden (durch Lagerung verursacht).

Eine postoperative medikamentöse Substitutionstherapie ist lebenslang erforderlich.

Struma retrosternalis *f*: engl. *substernal goiter*. Hinter dem Sternum* bzw. den Claviculae* lokalisierte Struma*.

Struma vasculosa *f*: engl. *vascular goiter*. Sehr gefäßreiche, meist hyperthyreote Struma* (z. B. Struma* basedowiana), evtl. mit pulsierenden oder varikös erweiterten Gefäßen (Struma varicosa), auskultatorischem sog. Kropfgeräusch* und palpatorischem Schwirren* (vgl. Schilddrüsendiagnostik*).

Strumitis *f*: Entzündung einer vergrößerten Schilddrüse*, z. B. als Strumitis Hashimoto im Rahmen der Hashimoto*-Thyreoiditis.

Strumpfanzieher *m*: engl. *stocking aid*. Anziehhilfe, die das Überstreifen von Strümpfen erleichtert. Strumpfanzieher bestehen aus einem mit Bändern versehenen Kunststoffring oder einer Kunststoffschale mit Griff. Siehe Abb.

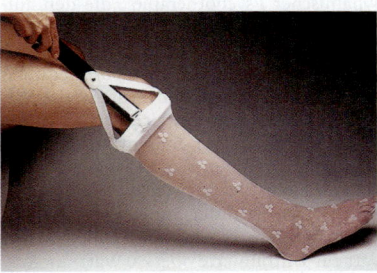

Strumpfanzieher

Struvit *n*: engl. *struvite*. Kristallines Magnesiumammoniumphosphat*. Struvit zeigt sich im Harnsediment als helle, stark lichtbrechende Kristalle. Struvitsteine kommen vor allem bei Harnwegsinfektionen* vor. Durch eine Alkalisierung des Harns durch Bakterien bilden sich Steine, oft als Ausgusssteine im Nierenbecken.

Strychnin-Vergiftung *f*: syn. Strychnismus. Intoxikation mit dem basischen Alkaloid Strychnin, das aus den Samen der Brechnuss (Strychnos nux vomica) gewonnen wird. Typische Symptome sind Streckkrämpfe. Zunächst werden etwaige Muskelkrämpfe behandelt mit Benzodiazepinen (Diazepam, Midazolam) oder Barbituraten. Nach Normalisierung der gesteigerten Reflexerregbarkeit wird mittels Magenspülung und Carbo activatus therapiert.

ST-Senkung *f*: engl. *ST-segment depression*; syn. ST-Strecken-Senkung. Senkung der ST*-Strecke im EKG unter die isoelektrische Linie (signifikant ab 0,1 mV), welche auf eine Minderdurchblutung des Myokards* hinweist. ST*-Streckensenkungen treten u. a. bei Schenkelblock*, Myokardischämie, Myokardhypertrophie, Hypokaliämie* und bei Herzglykosid*-Therapie auf. Man unterscheidet eine aszendierende*, horizontale und deszendierende* ST-Senkung.

Formen:
– aszendierende ST-Senkung: vegetative Dystonie*, Tachykardie*
– horizontale ST-Senkung: Digitalis-Therapie und ggf. Koronare Herzkrankheit*
– deszendierende ST-Senkung: Koronarinsuffizienz*, Hypertonie.

ST-Strecke *f*: engl. *ST segment*. Segment zwischen dem Ende des QRS*-Komplexes und dem Beginn der T*-Welle im EKG*.

ST-Streckenanalyse *f*: engl. *analysis of ST-segment*. Auswertung von Veränderungen der ST*-Strecke v. a. im Langzeit*-EKG zur Detektion myokardialer Ischämien.

Stuart-Prower-Defekt → Faktor-X-Mangel

Stubenfliege → Fliegen

Studie *f*: engl. *study*. Systematische Untersuchung einer Fragestellung. Im Rahmen der Studienplanung werden vor Beginn der Untersuchung die präzise Fragestellung, die relevanten Outcome*-Variablen und der konkrete Studienablaufplan festgelegt, zum Abschluss die Ergebnisse in einem Bericht zusammengefasst.

Formen: Man unterscheidet **Studientypen** auf Grund folgender Kriterien:
– Beobachtung (deskriptive Studie oder analytische Studie)
– Intervention (präventiv, diagnostisch oder therapeutisch)
– zeitliche Richtung der Betrachtung
– Dauer.

Je nach Ansatz gibt es weitere Formen von Studien, z. B. Fall-, Feld-, Labor- und Multimoment-Studien. In der Medizin werden viele Spezialfälle unterschieden.

Studie, epidemiologische *f*: engl. *epidemiological study*. Bevölkerungsbezogene, systematische Untersuchung der Epidemiologie* (Wissenschaftszweig, der sich mit der Verteilung von Krankheiten in der Bevölkerung befasst). Beispiele sind Beobachtungsstudien (deskriptive Studie, analytische Studie) und Interventionsstudien*.

Studie, experimentelle *f*: engl. *experimental study*. Studie, die in Form eines Experiments* durchgeführt wird.

Studie, klinische *f*: Interventionsstudie* mit klinischem Hintergrund, die als kontrollierte Studie* oder als randomisierte kontrollierte Studie* durchgeführt werden kann. Dabei werden Untersuchungen zur Wirksamkeit, Sicherheit und Unbedenklichkeit von Wirkstoffen und Arzneiformen an Versuchspersonen (meist im Krankenhaus) durchgeführt. Häufige Outcome*-Parameter sind Mortalität* und Morbidität*.

Grundlage: Der rechtliche und ethische Rahmen klinischer Prüfungen am Menschen ist durch das Arzneimittelgesetz, die Arzneimittelprüfrichtlinien, die Richtlinien für Good Clinical Practice (GCP) und die Deklaration von Helsinki festgelegt. Erst nach Einholung eines positiven Votums durch die zuständige Ethik-Kommission und Genehmigung durch die zuständige Bundesoberbehörde (BfArM) und der Meldung bei den zuständigen Kontrollbehörden kann eine klinische Studie erfolgen. Jede klinische Studie braucht einen Leiter und einen Prüfplan.

Studie, kontrollierte f: engl. *clinical trial*. Untersuchung, bei der dem zu prüfenden Gegenstand (z. B. Therapie, Verfahren) mindestens ein anderer (z. B. eine andere Therapie) gegenübergestellt wird. Durch den Vergleich ist ein klinischer Wirksamkeitsnachweis* möglich. Kontrollierte Studien sollten möglichst randomisiert durchgeführt werden, um die Aussagekraft der Ergebnisse zu erhöhen.

Studie, prognostische f: engl. *prognosis study*. Kohortenstudie*, bei der eine nach Prognosefaktoren stratifizierte Gruppe von Patienten mit einer bestimmten Krankheit oder in einem bestimmten Zustand (z. B. Tumorstadium bei Erstdiagnose) prospektiv beobachtet wird. Interessierende Outcomes* können Heilung, Krankheitsrezidiv oder Tod sein. Ein wichtiges statistisches Verfahren ist dabei die Überlebenszeitanalyse.

Studie, prospektive f: engl. *prospective study*. Eine in der Gegenwart mit der Rekrutierung von Probanden bzw. Patienten beginnende Kohortenstudie*. Die Teilnehmer werden im zeitlichen Verlauf zu einer bestimmten Fragestellung entweder beobachtet (prognostische Studie*) oder einer Intervention (randomisiert kontrollierte Studie*) zugeführt.

Studie, randomisierte kontrollierte f: engl. *randomised controlled trial*. Untersuchung, bei der eine definierte Grundgesamtheit nach frei festzulegenden Zielgrößen (Messvariable, Einflussgrößen, Erfassungsmethoden) nach dem Zufallsprinzip (Randomisierung*) in 2 oder mehr strukturgleiche Gruppen aufgeteilt wird, die unterschiedliche Interventionen erhalten. Sie ist eine Sonderform der Kohortenstudie* und gilt als der Goldstandard der evidenzbasierten Medizin*.

Studie, retrospektive f: Studie*, die nach Eintreten der Krankheit beginnt und auf die kausalen Faktoren zurückblickt. Sie betont die zeitliche Orientierung der Betrachtung. Meist werden nachträglich Rückschlüsse aus vorhandenem Datenmaterial (bereits durchgeführte Studien oder Behandlungsunterlagen) gezogen.

Beispiele:
– Fallkontrollstudie*: häufig, erfasst die Exposition im Nachhinein
– Kohortenstudie*: selten, mit zeitlich rückverlegtem Beginn (retrospektive Kohortenstudie).

Studie, unkontrollierte f: engl. *uncontrolled trial*; syn. Prä-Post-Studie. Studie* ohne Kontrollgruppe*, die einen möglichen Therapieerfolg nur als Vorher-Nachher-Aussage beschreiben kann. Ob eine Veränderung tatsächlich auf die Intervention zurückzuführen ist, kann mithilfe dieses Studientyps nicht abschließend beurteilt werden.

Stürzen → Fallen

Stützende Psychotherapie f: engl. *supportive psychotherapy*; syn. supportive Psychotherapie. Allgemeine Bezeichnung für einfühlsame, problemorientierte Gesprächsführung in wohlwollender Atmosphäre als Maßnahme der Psychotherapie*. Ziele sind Unterstützung des Patienten, Verringerung der Symptome, Wiederherstellung des seelischen Gleichgewichts und bessere Bewältigung psychischer Belastungen. Daneben bezeichnet der Begriff eine Form psychodynamischer Psychotherapie*, die den aufdeckenden Psychotherapien* gegenübergestellt wird.

Stufentest m: Verfahren zur sportmedizinischen Leistungsdiagnostik mit stufenweiser Belastungssteigerung idealerweise nach standardisiertem Protokoll. Der Stufentest wird beispielsweise im Rahmen der Ergometrie* oder zur Laktatdiagnostik angewendet.

Formen: Häufig wird der Stufentest der WHO für Fahrradergometrie verwendet (Beginn bei 25 Watt für Untrainierte oder 50 Watt für Ausdauertrainierte mit Steigerung um 25 Watt alle 2 min). Weitere häufig verwendete Stufentests: BAL-Schema (für Sportler), Bruce-Protokoll (Laufband).

Stuhl → Fäzes

Stuhldiagnostik f: engl. *stool test*; syn. Stuhlanalyse. Untersuchung von Stuhlproben zur Diagnostik von Magen-Darm-Erkrankungen. Im engeren Sinn wird darunter die mikrobiologische Untersuchung auf Bakterien*, Pilze und pH*-Wert verstanden (Stuhlkultur). Zur Stuhldiagnostik gehören aber auch die Untersuchung auf Blut, Viren*, Parasiten, Entzündungsparameter, Gallensäuren und Bauchspeicheldrüsenenzyme sowie die Beurteilung von Stuhlform, -farbe und -geruch.

Prinzip:
– Stuhlbetrachtung (im Krankenhaus z. B. direkt in der Toilette oder in der Bettpfanne, bei Säuglingen in der Windel oder anhand der abgegebenen Stuhlprobe)
– mikroskopische Untersuchung von Stuhlproben, z. B. bei der Enteritis*-Erreger-Labordiagnostik oder Untersuchung auf Wurmeier
– laborchemische Analyse von Stuhlproben, z. B. Bestimmung von Elastase* im Stuhl
– mikrobiologische Untersuchungen einer Stuhlkultur auf Bakterien, Pilze sowie Viren.

Stuhlbetrachtung: Bei der Stuhlbetrachtung werden Form und Farbe des Stuhls sowie sichtbare Stuhlbeimengungen und der Geruch beurteilt (siehe Tab.).

Spezielle Laboruntersuchungen: Beispiele für spezielle Stuhlanalysen:

– mikrobiologische Untersuchung auf pathogene Keime (Salmonellen, Amöben ect.) oder Parasiten* und Wurmeier
– Darmflora-Analyse (Untersuchung der anaeroben und aeroben Darmbakterien und Pilze) z. B. bei Reizdarmbeschwerden
– Lactoferrin und Calprotectin* (erhöht bei entzündlichen Darmerkrankungen
– immunologischer Stuhltest (i-FOBT) oder Guajak*-Probe (g-FOBT) zum Nachweis von okkultem Blut im Stuhl (Darmkrebsvorsorge)
– Viren-Nachweis per PCR (z. B. bei Noroviren-Infektion)
– Elastase* oder Chymotrypsin* (erniedigt bei chronischer Pankreatitis oder exokriner Pankreasinsuffizienz)
– Fette (Gallensäuremangel, Maldigestion*), Fettbestimmung nach van de Kamer, > 7 g/24 Std. v. a. bei Malassimilation.

M2-PK-Darmkrebstest (Kosten werden von den Krankenkassen nicht übernommen, Nutzen noch umstritten).

Stuhldrang, imperativer m: engl. *imperative fecal urgency*. Plötzlicher, heftiger und nicht unterdrückbarer Reiz zur Defäkation*, z. B. aufgrund verminderter Reservoirfunktion des Rektums, fortgeschrittener Colitis* ulcerosa, Reizdarmsyndrom* oder des obstruktiven Defäkationssyndroms*.

Stuhlinkontinenz f: engl. *fecal incontinence*; syn. sensorische Inkontinenz. Unvermögen, den Stuhl zurückzuhalten. Es gibt verschiedene Formen der Stuhlinkontinenz, die je nach Ursache und Stadium unterschiedlich behandelt werden. Therapeutisch zum Einsatz kommen z. B. Beckenbodentraining*, rekonstruktive Operationen, ein künstlicher Darmausgang (Enterostoma*) oder das Einsetzen eines Schrittmachers zur sakralen Nervenstimulation*.

Erkrankung: Einteilung in Stadien:
– Teilinkontinenz 1. Grades: Stuhlschmieren bei Belastung und Diarrhö*
– Teilinkontinenz 2. Grades: Inkontinenz für Winde und dünnen Stuhl
– Totalinkontinenz: völliger Kontrollverlust.

Formen:
– **primäre** Stuhlinkontinenz (sog. neurogene Inkontinenz): 1. angeboren bei Spina* bifida, Myelomeningozele oder kongenitalem Megakolon 2. traumatisch bei Bandscheibenvorfall oder Wirbelkörperfraktur mit Querschnittläsion 3. zerebral, z. B. bei Demenz* und Hirntumor* 4. spinal durch Multiple Sklerose*, Diabetes* mellitus u. a.
– **sensorische** Stuhlinkontinenz: Dysfunktion bzw. Verlust der Sensoren in Analkanal und Rektum mit fehlendem Stuhldrang, z. B. durch: 1. Hämorrhoiden* 2. Analprolaps* 3. Analatresie 4. nach gynäkologischer oder anorektaler Operation

Stuhldiagnostik:
Beispiele für Form-, Farb- und Geruchsveränderungen oder Stuhlbeimengungen und deren mögliche Ursachen.

Befund	Mögliche Ursache
Bleistiftstuhl	anatomische oder funktionelle Stenosen
Skybala (Schafkotstuhl)	spastische Obstipation, lokale Stenosen im Kolon
acholischer Stuhl (weiß bis weißgrau)	Cholestase, Gallengangsverschluss
Teerstuhl (Meläna)	– Blutung aus oberen Darmabschnitten – Eisenpräparate
Fettstuhl, glänzend grau und lehmartig	Störung der Fettverdauung
himbeergeleeartiger Stuhl	Amöbenruhr
Kindspech (Mekonium)	physiologischer Neugeborenenstuhl innerhalb des ersten Lebenstages
rötlicher bis roter Stuhl	Rote Beete, Blaubeeren, Brombeeren
Schleimauflagerung	Reizdarm
aufgelagertes hellrotes Blut	Fissuren, Adenome
Nahrungsmittelreste	Verdauungsstörungen, Enzymmangel
Wurmeier, Würmer	Wurminfektionen
Eiter	Divertikulitis, Tumoren
übler, fauliger Geruch	Fäulnisdyspepsie
scharfer Geruch	Gärungsdyspepsie

- **muskuläre** bzw. motorische oder myogene Stuhlinkontinenz durch: **1.** Schädigung des Sphinkters (Pfählungsverletzung, zahlreiche Geburten, Dammriss, Rektumprolaps, Tumor, Analfistel, gynäkologische oder proktologische Operation) **2.** Sphinkterschwäche im Alter
- **reservoirbedingte** Stuhlinkontinenz bei: **1.** Kurzdarmsyndrom* **2.** tiefer Rektumresektion **3.** ileoanaler Anastomose **4.** Strahlenschäden (Strahlenenteropathie*) in Rektum und Enddarm
- **Überlaufinkontinenz***
- **psychische** Stuhlinkontinenz infolge Kriegstrauma oder Psychose* (selten)
- **kindliche** Stuhlinkontinenz (siehe Enkopresis*) meist infolge Obstipation* mit Überlaufsymptomatik
- **symptomatische** Stuhlinkontinenz bei intaktem Kontinenzorgan (im Gegensatz zur Stuhlinkontinenz im engeren Sinne mit einer Störung des Kontinenzorgans), z. B. bei starker Diarrhö, als Medikamentennebenwirkung oder bei Hyperthyreose*; meist Teilinkontinenz 1. oder 2. Grades.

Therapie:
- Behebung der Grunderkrankung
- ggf. rekonstruktive operative Verfahren zur Wiederherstellung der sensorischen bzw. motorischen Kontinenz (siehe anale Sphinkterplastik*) mit postoperativem Sphinktertraining (u. a. Biofeedback, Beckenbodentraining*)
- evtl. Enterostoma*
- ggf. Implantation eines Schrittmachers (sakrale Nervenstimulation*).

Stuhlinkontinenz im Alter *f*: syn. Enddarmschwäche. Nachlassende oder aufgehobene Fähigkeit, den Stuhl oder Winde willkürlich zurückzuhalten. Stuhlinkontinenz ist im Alter häufig und verringert die Lebensqualität der Betroffenen nachhaltig. Behandelt wird mit Diät, Toilettentraining, spezialisiertem Schließmuskel- und Beckenbodentraining und Hilfsmitteln. In manchen Fällen sind Operationen bis hin zum künstlichen Darmausgang nötig.

Erkrankung: Epidemiologie:
- Etwa 3 % der Bevölkerung leidet an Stuhlinkontinenz, von den > 65-Jährigen sind etwa 10 % betroffen.
- In Pflegeheimen (Durchschnittsalter 85 Jahre) sind etwa 60 % der Bewohner stuhlinkontinent.
- Frauen sind aufgrund von Beckenboden- und Schließmuskelverletzungen bei Entbindung häufiger betroffen als Männer.

Therapie:
- Beckenbodentraining*
- Biofeedback

- Ernährung (siehe Obstipation* im Alter)
- Toilettentraining, evtl. mit Klysmen
- Versorgung mit saugfähigen Windeln, spezielle perianale Hautpflege
- medikamentöse Stuhlregulierung mit Quellmitteln, evtl. Loperamid*
- transanale* Irrigation
- implantierter Schrittmacher (sakrale Nervenstimulation*).

Operative Verfahren: Analprolaps*, Hämorrhoiden*, Fisteln und Sphinkterläsionen werden mit den jeweiligen speziellen Operationsverfahren behandelt (siehe dort). Die Anlage eines **Anus praeter** (doppelläufiges Sigmoidostoma) gilt als Ultima Ratio; die Betroffenen sind aber bei regelrechter Pflege des künstlichen Darmausgangs oft sehr zufrieden.

Stuhlprobe *f*: engl. *stool sample*. Kleine Menge Kot, die nach dem Stuhlgang mit einem Spatel entnommen, üblicherweise in ein Stuhlröhrchen überführt und zur labormedizinischen Untersuchung eingeschickt wird.

Indikationen:
- zum Nachweis von Enteritiserregern (z. B. Salmonellose, Escherichia-coli-Enteritis) oder Parasiten (z. B. Würmern)
- im Rahmen der Vorsorgeuntersuchung im Gesundheitswesen, der Gastronomie und im Lebensmittelbereich
- zur Früherkennung von Darmkrebs
- bei chronisch-entzündlichen Darmerkrankungen (Colitis ulcerosa, Enteritis regionalis Crohn).

Stuhlregulierung *f*: syn. Stuhl-Regulation. Beeinflussung der Konsistenz des Stuhls durch Nahrungsmittel oder Medikamente. Bei Verstopfung oder Erkrankungen des Analkanals (Analfissuren*) werden beispielsweise Karotten oder Birnen empfohlen, die harten Stuhl weicher machen und die Analpassage erleichtern. Bei Durchfall versucht man, den Stuhl mit Weißmehlprodukten oder Bananen zu festigen.

Stuhltransplantation *f*: engl. *fecal transplantation*. Wiederaufbau einer physiologischen Darmflora durch Gabe einer Fäzes-Suspension eines gesunden Spenders. Stuhl wird transplantiert bei chronisch rezidivierender Infektion mit Clostridium difficile, wenn die Infektion trotz wiederholter Antibiotikatherapie weiter besteht (≥ 3 Episoden bzw. 2 Rezidive mit stationärer Behandlung). Die Heilungsrate beträgt 91–98 %.

Applikation:
- über nasogastrale Sonde (Nahrungsaufnahme direkt im Anschluss möglich)
- koloskopisch: **1.** Applikation des Stuhles beim Rückzug **2.** mindestens 2/3 der Menge vorzugsweise im terminalen Ileum sowie im Colon ascendens **3.** Seitenlagerung für mehrere Stunden **4.** Bettruhe bis zum folgenden

Tag 5. Gabe von Loperamid direkt und 6 Stunden nach Eingriff.
Nachsorge: Regelmäßige klinische Kontrollen und Stuhluntersuchung auf Clostridium-difficile-Toxin nach 2 und 4 Wochen sowie nach 3 und 6 Monaten.
Komplikationen:
- nach Applikationsart z. B. Perforation, Blutung
- mikrobielle Translokation und Sepsis, besonders bei schwerer Kolitis.

Prognose: Die Heilungsrate einer Clostridium-difficile-Infektion nach Stuhltransplantation beträgt 91–98 %.

Stuhlverhalt f: engl. *stool retention*. Willentliches oder unwillentliches Unterdrücken der physiologischen Defäkation. Die Ursache ist meist funktionell, v. a. bei Kindern (angstbesetzte Defäkation erzeugt Vermeidungsverhalten). Stuhlverhalt ist die häufigste Ursache von Enkopresis*. Erwachsene mit Demenzerkrankungen, aber auch depressiven Störungen, entwickeln gelegentlich einen Stuhlverhalt, der bis zum Ileus führen kann.

Stuhlvolumen n: Interindividuell unterschiedliche Menge an täglich ausgeschiedenem Kot. Das tägliche Stuhlvolumen eines gesunden Menschen liegt zwischen 100–500 g. Konsistenz und Menge des Stuhlvolumens wird maßgeblich von der aufgenommenen Nahrung bestimmt, beispielsweise vergrößert eine ballaststoffreiche Ernährung das Stuhlvolumen.

stummer Zyklus → Kryptomenorrhö

Stummheit f: engl. *dumbness*; syn. Mutitas. Schwere Form der Sprachstörung* mit Unfähigkeit zur artikulierten Lautbildung. Mögliche Ursachen sind Taubheit (Taubstummheit*), kortikale Läsionen (z. B. bei bestimmten Formen und Schweregraden der Aphasie*) oder psychische Störungen (Mutismus*).

Stumpfschmerz m: engl. *stump pain*. Lokales Schmerzsyndrom im Stumpfbereich nach Amputation* evtl. mit Phantomempfinden*. Mögliche Auslöser von Stumpfschmerzen sind Prothesendruck, Durchblutungsstörungen und die Entwicklung eines Amputationsneuroms.
Therapie:
- Prothesenkorrektur
- Stumpfrevision (Neuromentfernung, Revision der Weichteile und/oder des Knochens).

Stupor m: Zustand deutlich reduzierter oder aufgehobener psychomotorischer Aktivität, ohne dass Schlaf* oder eine quantitative Bewusstseinsstörung*vorliegen. **Klinisches Bild:** Ein Stupor zeigt sich durch weitgehende Ausdrucksarmut bis hin zur Reglosigkeit, starre Mimik, Mutismus*, ausbleibende Reaktion auf äußere Stimulation. Vigilanz und Wahrnehmung der Umgebung sind in der Regel nicht beeinträchtigt, unter Umständen liegt eine extreme innere Anspannung vor. **Vorkommen:**
- Katatonie* (sog. Sperrung*)
- psychotische Depression*
- Epilepsie*
- Intoxikation*
- drogeninduziert (z. B. Halluzinogene*)
- dissoziative* Störung (z. B. im Kontext einer akuten posttraumatischen Reaktion)
- organische Erkrankungen des ZNS (z. B. Enzephalitis*)
- metabolische Entgleisungen
- u. a.

Stupor, dissoziativer m: engl. *dissociative stupor*. Zustand im Rahmen einer dissoziativen* Störung, bei dem willkürliche Bewegungen oder Reaktionen auf äußere Reize fehlen. Der dissoziative Stupor* führt bis zur Reglosigkeit. Anhaltspunkte für eine körperliche oder spezifische psychiatrische Störung fehlen. Auslöser sind vorangegangene belastende Ereignisse oder die Auseinandersetzung mit aktuellen Problemen.
Vorkommen: Im Rahmen dissoziativer* Störungen (Konversionsstörungen*) oder auch posttraumatischer* Belastungsstörung.
Abgrenzung: Der dissoziative Stupor ist vom schizophrenen und depressiven Stupor abzugrenzen, bei denen sich die Symptome meist langsamer entwickeln.

Sturge-Weber-Krabbe-Syndrom n: engl. *Sturge-Weber syndrome*; syn. Angiomatosis encephalofacialis. Meist sporadisch auftretende Phakomatose* mit kapillär-venöser, Gehirn und Auge einbeziehender Leptomeninx-Fehlbildung, portweinfarbigem Naevus* flammeus der ipsilateralen* Gesichtshälfte, teilweise Entwicklung einer fokalen Epilepsie* und Entwick-

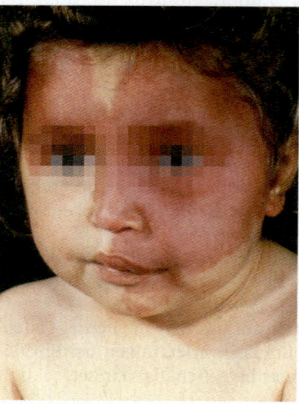

Sturge-Weber-Krabbe-Syndrom: Naevus flammeus im Bereich aller 3 Trigeminusäste. [183]

lungsretardierung. MRT mit Gadoliniumkontrast sichert die Diagnose. Behandelt wird symptomatisch mit Antiepileptika* sowie Glaukom*- und Laserbehandlung der Hauterscheinungen. Siehe Abb.

Sturmdorf-Bonney-Plastik f: engl. *Sturmdorf's operation*. Operationstechnik zur Zervixrekonstruktion mithilfe einer Spezialnaht. Die Sturmdorf-Bonney-Plastik wird angewendet beispielsweise nach Konisation* bzw. Portioamputation. Heute wird eine Elektro- bzw. Laserkoagulation des Wundkraters bevorzugt, da bei Sturmdorf-Bonney-Plastik durch die unphysiologische Einstülpung der Wundränder kolposkopische und zytologische Kontrollen der Zervix erschwert werden.

Sturzgeburt f: engl. *precipitate labor*. Ungewöhnlich schnelle Entbindung in unter zwei Stunden, insbesondere bei Müttern ab der 3. Geburt. Insbesondere die Presswehen* sind so kurz, dass die Mutter Kreißsaal oder Bett nicht erreicht, sondern während des Transports zum Krankenhaus gebärt, sodass das Kind aus dem Geburtskanal „zu Boden fällt".
Folgen: Beim Kind führt eine Sturzgeburt häufig zu Verletzungen. Stürzt das Kind zu Boden oder in die Toilette (dies geschieht, wenn die Geburt verborgen werden soll), kann die Nabelschnur abreißen oder der Kopf aufstoßen mit der Folge von Hirnblutungen. Auch Verletzungen des Rumpfes, der Arme und Beine sind möglich. In jedem Fall von Verletzung oder Tod des Neugeborenen ist zu klären, ob eine Misshandlung oder ein Kindstötungsdelikt durch die Mutter oder Dritte vorliegt.

Sturzneigung f: Neigung zum Hinfallen aus äußerlich geringfügigem Anlass, insbesondere im hohen Alter. Stürze sind ein häufiger Grund für Frakturen und Krankenhauseinweisung alter Menschen. Die Ursache ist multifaktoriell und reicht von Gangstörungen* über Demenz* bis zu Herz-Kreislauf-Erkrankungen. Eine geeignete Sturzprophylaxe* hilft Stürze zu verhindern.
Ursachen:
- Schwindel vor allem im hohen Alter, insbesondere bei Vestibularisschädigung
- Schlaf- und Sehstörungen
- Alkohol- und Arzneimittelkonsum
- psychogene Faktoren (Angst vor dem Stürzen!)
- Parkinson*-Syndrom
- Demenz
- Depression
- orthostatische Hypotonie
- Anämie*
- Herzrhythmusstörungen und Angina* pectoris
- Aortenstenose, Karotissinus-Syndrom und Synkope*

- Erkrankungen des Stütz- und Bewegungsapparats
- Hypoglykämie*
- Sturz- und Stolperfallen im Haushalt.

Epidemiologie:
- 1/3 der Menschen über 65 Jahren und jeder Zweite > 80 Jahren stürzt mindestens einmal pro Jahr.
- 135 000 Oberschenkelhalsfrakturen kommen jährlich in Deutschland vor.

Prophylaxe: siehe Sturzprophylaxe*.

Sturzprophylaxe f: engl. *prevention of falls*; syn. Sturzprävention. Vorbeugende Maßnahmen zur Minimierung des Sturzrisikos, der Sturzrate und der Sturzfolgen.

Maßnahmen: Am effektivsten sind kombinierte, ineinandergreifende sturzpräventive Maßnahmen, die alle Risikofaktoren der sturzgefährdeten Person erfassen. Zu einem solchen Programm gehören:
- Beurteilung der individuellen Sturzrisikofaktoren* mit Analyse eines erfolgten Sturzes (Sturzereignisprotokoll) und Minderung der Sturzangst
- Führen von Sturzprotokollen zur Identifikation von Ursachen und Risikofaktoren und zur Dokumentation der pflegerischen Sorgfalt
- Schulung von Patienten und Personal zur Standardisierung des Vorgehens
- Kontinuität in der Assistenz
- professionelle Umgebungsanpassung (z. B. Lichtverhältnisse, Entfernen von Stolperfallen)
- patientenbezogene Maßnahmen: **1.** Kraft- und Balancetraining, Mobilitätstraining, Gangschule* **2.** Verbesserung des Transfers und der Mobilität (auch unter Einsatz und/oder Anpassung von Hilfsmitteln, z. B. optimiertes Schuhwerk **3.** regelmäßige Kontrolle der Sehfähigkeit und ggf. Sehhilfe **4.** Therapie sturzassoziierter Erkrankungen (z. B. antiarrhythmische Therapie, Kataraktoperation, Herzschrittmacherimplantation) **5.** Neubewertung der Arzneimitteltherapie, insbesondere Reduktion von Psychopharmaka und Hypnotika **6.** Vorkehrung zur Minderung der Sturzangst **7.** ggf. Hüftprotektoren*.

Styloiditis radii f: Insertionstendopathie des M. brachioradialis mit isoliertem Druckschmerz am Processus styloideus radii ohne Ausstrahlung zum Daumen.

Stylokerato-hyoidales Syndrom n: engl. *styloid syndrome*; syn. Stylohyoid-Syndrom. Verlängerung des Processus styloideus ossis temporalis durch Kalzifizierung des Lig. stylohyoideum. Das Syndrom verursacht Dysphagie oder bewegungsabhängige Neuralgien durch Irritationen von Hirnnerven, A. carotis interna oder A. carotis externa. Der Styloidfortsatz lässt sich in der Tonsillenloge schmerzhaft palpieren. Therapiert wird mit Antiphlogistika oder operativ.

Stypsis → Blutstillung

Subakromiales Nebengelenk n: engl. *subacromial joint*; syn. Subacromialgelenk. Gelenkähnliches Gleitlager, welches der Scapula eine reibungslose Bewegung über den Humeruskopf (Caput humeri) ermöglicht. Das subakromiale Nebengelenk befindet sich zwischen dem Schulterdach und der Rotatorenmanschette* und besteht aus der Bursa* subdeltoidea sowie der Bursa* subacromialis.

Subakromialsyndrom n: Affektion im Subakromialraum (begrenzt von Akromion* und Processus coracoideus der Skapula, Ligamentum coracoacromiale und Humeruskopf), der die Rotatorenmanschette*, die lange Bizepssehne und die Bursa* subacromialis beinhaltet. Relative Enge im Subakromialraum führt zum subakromialen Impingement*-Syndrom.

Formen:
- Subakromialsyndrom simplex (Rotatorenmanschette und Beweglichkeit sind intakt)
- Subakromialsyndrom calcarea (Kalkeinlagerung in Rotatorenmanschette)
- Subakromialsyndrom destructiva (Rotatorenmanschettenruptur)
- Subakromialsyndrom adhäsiva (Bewegungseinschränkung aufgrund von Adhäsionen oder Verwachsungen).

Therapie: Je nach Form durch:
- Mobilisierung (langfristig, ggf. unter Analgesie)
- subakromiale Infiltration mit Lokalanästhetikum und/oder Kortikoid
- operativ mit Akromioplastik und Resektion der Bursa subacromialis
- Kalkherdentfernung (durch Punktion, arthroskoische Operation oder extrakorporale Stoßwellentherapie).

subakut: engl. *subacute*. Weniger akut, weniger heftig verlaufend.

subakute chronische Enzephalomyelitis → Slow-Virus-Infektionen

subakute Myelooptikoneuropathie → Subakute Myelooptikoneuropathie-Krankheit

Subakute Myelooptikoneuropathie-Krankheit f: engl. *SMON disease*; Abk. SMON-Krankheit. V. a. in Japan nach hochdosierter Einnahme von halogenierten Hydroxychinolinen (wie Clioquinol zur Therapie der Amöbiasis*) aufgetretene, akut bis subakut verlaufende Erkrankung mit Durchfall, Polyneuropathie* und Sehstörungen infolge Untergang bzw. Degeneration von Spinalganglienzellen und Vorderhornzellen, Hinterstrang, spinozerebellaren Bahnen, peripheren Nerven und des N. opticus.

Subakut kutaner Lupus erythematodes m: engl. *subacute cutaneous lupus erythematosus*;

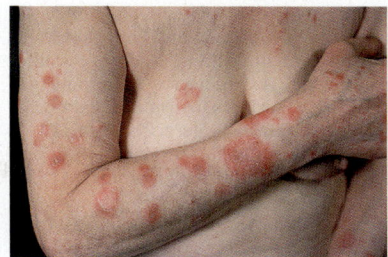

Subakut kutaner Lupus erythematodes: Anuläre Erytheme an Arm und Oberkörper.

syn. subaktuer kutaner Lupus erythematodes; Abk. SCLE. Seltene fotosensitive Unterform des kutanen Lupus* erythematodes. Es besteht eine hohe Korrelation mit dem Histokompatibilitätsantigen HLA-DR3 (siehe HLA*-System), Auslöser sind oft Medikamente. Therapiert wird mit Chloroquin*, lokalen und systemischen Glukokortikoiden*. Kommt es nicht zum Vollbild des systemischen Lupus* erythematodes, verläuft die Erkrankung selbstlimitierend.

Hintergrund: Epidemiologie:
- fast nur bei Frauen
- Manifestationsalter zwischen 20. und 50. Lebensjahr.

Ätiologie: Unbekannt.

Klinik:
- fotosensible, Psoriasis*-ähnliche anulär-polyzyklische oder papulosquamöse Erytheme (siehe Abb.), die im Gegensatz zum chronisch diskoiden Lupus* erythematodes nicht vernarben und meist symmetrisch und generalisiert auftreten
- außerdem allgemeine Krankheitszeichen wie Myalgie* und Arthralgie*.

subarachnoidal: engl. *subarachnoid*. Unter der Arachnoidea* mater liegend.

Subarachnoidalblutung f: engl. *subarachnoid hemorrhage* (Abk. SAH); Abk. SAB. Akute Blutung in den Subarachnoidalraum*, in der Regel intrakraniell, sehr selten spinal. Häufigste Ursache ist die Ruptur eines intrakraniellen Aneurysmas*. Klassische Symptome sind heftigster akuter Kopfschmerz, Meningismus und Bewusstseinsstörung.

Ursachen:
- spontan: **1.** intrakranielles Aneurysma (ca. 80 %) **2.** perimesencephale SAB ohne Aneurysmanachweis **3.** kortikale SAB (bei zerebraler Amyloidangiopathie, reversiblem cerebralen Vasokonsriktionssyndrom) **4.** seltenere Ursachen: arteriovenöse Malformation*, intrakranielle arterielle Dissektion*, venöse Thrombose, Arteriitis, Kokain.
- traumatisch.

Subarachnoidalraum

Klinik:
- intrakranielle SAB: **1.** akuter heftigster Kopfschmerz **2.** Meningismus* **3.** akute Bewusstseinsstörung* **4.** vegetative Symptome wie Erbrechen, Blutdruckanstieg **5.** fokal-neurologische Ausfälle **6.** epileptischer Anfall
- spinale SAB: plötzlicher starker Rückenschmerz und radikuläre Symptome.

Therapie:
- intensivmedizinische Überwachung: **1.** Kontrolle des neurologischen Status **2.** Blutdruckoptimierung **3.** Detektion von Herzrhythmusstörungen **4.** Anstreben von Normovolämie, Normothermie und Blutzucker- und Elektrolytoptimierung **5.** Vermeidung pressorischer Akte (ggf. Laxanzien, Antiemetika) **6.** Bettruhe **7.** ggf. Sedierung bei psychomotorischer Unruhe
- Ausschaltung der Blutungsquelle: Clipping oder Coiling
- Prophylaxe von Vasospasmen mit Nimodipin: **1.** Vasospasmen treten meist ab dem 3. Tag auf, Maximum nach 8–11 Tagen **2.** durch Vasospasmen besteht die Gefahr von ischämischen* Hirninfarkten
- spezifische Therapie der Komplikationen, z. B. Hydrozephalus*, epileptischer Anfall, Herzrhythmusstörungen.

Prognose: Letalität prähospital 15–20%, Prognose abhängig vom Hunt-und-Hess-Stadium.

Subarachnoidalraum *m*: engl. *subarachnoid space*; syn. Spatium subarachnoideum. Mit Liquor* cerebrospinalis gefüllter Raum zwischen Arachnoidea* mater und Pia* mater. Der Subarachnoidalraum wird von den oberflächlichen arteriellen und venösen Blutgefäßen des Gehirns und Rückenmarks durchzogen und weist an mehreren Stellen anatomische Erweiterungen auf, die sog. Zisternen (Cisternae subarachnoideae).

Subarachnoidalzyste → Arachnoidalzyste

Subazidität *f*: engl. *subacidity*; syn. Hypazidität. Verminderter Gehalt des Magensafts* an (freier) Salzsäure.

Subclavia: Abk. für → Arteria subclavia

Subclavian Flap → Waldhausen-Operation

Subclavian-Steal-Syndrom *n*: engl. *subclavian steal syndrome*. Anzapfsyndrom (Steal*-Phänomen) bei proximaler Stenose oder Verschluss der A. subclavia mit intermittierender zerebraler Minderperfusion. Das Subclavian-Steal-Syndrom tritt besonders auf bei Belastung des ipsilateralen Arms durch verminderten Blutfluss (bis Strömungsumkehr) in der gleichseitigen A. vertebralis (Perfusion via Circulus* arteriosus cerebri und A. basilaris).

Klinik:
- Schwindel
- plötzliches Hinfallen ohne Bewusstlosigkeit (drop attack)
- Ataxie

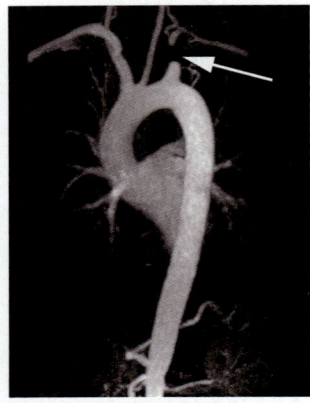

Subclavian-Steal-Syndrom: Verschluss der A. subclavia sinistra (Pfeil) mit Flussumkehr in ipsilateraler A. vertebralis. [71]

- schmerzhafte Bewegungseinschränkung der Armmuskulatur
- zentrale Parästhesie*.

Diagnostik:
- Pulsus* differens (ipsilaterale Pulsabschwächung) und seitendifferente Blutdruckwerte
- Stenosegeräusch bei Auskultation der A. subclavia
- positive Faustschlussprobe*
- Nachweis durch Ultraschalldiagnostik (Doppler-Sonografie) und Angiografie (siehe Abb.).

Differenzialdiagnose: Aortenbogensyndrom.

Therapie:
- Bypass*-Operation
- evtl. Angioplastie*.

subdural: Unter der Dura* mater, also zwischen Dura und Arachnoidea* mater, gelegen.

subdurale Blutung → Subduralhämatom

Subduralhämatom *n*: engl. *subdural hematoma*; syn. Hämatom, subdurales. Blutung im Schädel (intrakranielles Hämatom*), sehr selten auch Wirbelkanal (spinal), durch arterielle oder venöse Blutung zwischen Dura* mater und Arachnoidea* mater infolge eines Schädelhirntraumas (selten auch spontan z. B. bei Gerinnungsstörungen).

Formen:
- akutes Subduralhämatom (SDH): **1.** symptomatisch innerhalb von Minuten oder Stunden bis 3 Tagen nach Trauma **2.** Ursache: schweres Schädelhirntrauma*, meist mit Hirnkontusionen als Blutungsursache (hohe Letalität, 30–80%), selten auch bei Säuglingen nach Geburtstrauma*
- subakutes Subduralhämatom, Entwicklung innerhalb von 3 Wochen nach Trauma
- chronisches Subduralhämatom, Entwicklung zwischen 3 Wochen bis mehrere Monate nach Trauma: **1.** asymptomatisches Intervall nach initialer Bewusstseinsstörung, meist infolge leichten Traumas **2.** oder ohne anamnestisches Trauma (z. B. bei Gerinnungsstörung).

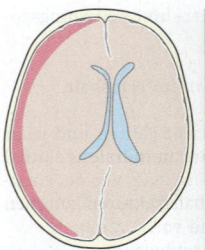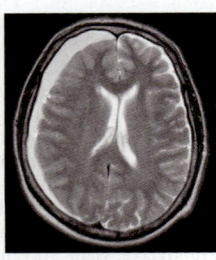

Subduralhämatom: Konvex-konkave Form (zerebralseitig konkav). [108]

Klinik:
- Kopfschmerz
- ipsi- oder kontralaterale Hemiparese
- Mydriasis (Pupillenerweiterung auf der Seite der Blutung)
- Bewusstseinsstörung bis Koma infolge Hirndrucksteigerung*.

Diagnostik:
- neurologische Untersuchung mit Glasgow* Coma Scale (Tab. dort)
- radiologischer Nachweis akut v. a. durch CCT (zerebralseitig konkave Form durch flächige Ausbreitung über der Hemisphäre, siehe Abb.)
- chronisches Epiduralhämatom durch MRT (auch für intraspinale Diagnostik sensitiver als CT).

Therapie:
- bei signifikanter Raumforderung neurochirurgische Entfernung
- Entleerung über Bohrlöcher bei flüssigem (chronischem) SDH
- sonst Trepanation* zur Hämatomausräumung und Blutstillung
- ggf. zusätzliche subdurale Drainage
- spezielle Therapie bei hämorrhagischer Diathese*.

subfebril: engl. *subfebrile*. Leicht fieberhaft; subfebrile Temperaturen* von 37,1–38,0 °C (axillar gemessen).

Subfebrile Temperatur *f*: syn. leicht erhöhte Körper-Temperatur. Leicht erhöhte Körpertemperatur, bei rektaler* Messung zwischen 37,5 und 38 °C, z. B. bei verschiedenen Infekten, als Nebenwirkung von Arzneimitteln, nach intensivem Sport, leichtem Hitzschlag oder ernsten Erkrankungen wie Tumoren, subakuter infektiöser Endokarditis* oder rheumatoider Arthritis*. Körpertemperaturen oberhalb 38 °C werden als Fieber* bezeichnet.

Subhämophilie f: engl. *subhemophilia*. Meist im Erwachsenenalter klinisch manifeste, leichte Form der Hämophilie* (z. B. im Rahmen einer OP). Der Begriff Subhämophilie wird international nicht mehr verwendet. Siehe Hämophilie* (Tab. dort).

Subileus m: syn. Präileus. Inkompletter Ileus* des Intestinums. In Abhängigkeit von der Genese kann es je nach Obstruktionsgrad zu einer langsam zunehmenden Klinik kommen oder auch ein chronisch-rezidivierender Verlauf resultieren. Ein Subileus kommt häufig vor bei peritonealen Adhäsionen*.

Subinvolutio uteri f: engl. *subinvolution of uterus*. Unzureichende Rückbildung der Gebärmutter im Wochenbett. Mögliche Ursachen sind Infektionen (Puerperalfieber*), Überdehnung der Gebärmutter in der Schwangerschaft (z. B. bei Mehrlingen, Polyhydramnion), Fehlbildungen der Gebärmutter, Myome sowie mangelnde hormonelle Stimulation, z. B. Oxytocinmangel beim Verzicht auf Stillen*.

Subjekt n: engl. *subject*. Das erkennende, mit Bewusstsein* ausgestattete, handelnde Ich.

Subklaviapunktion f: engl. *puncture of the subclavian vein*. Perkutane, infraklavikuläre Punktion der V. subclavia. Wie bei Jugularispunktion* wird zur Luftembolie-Prävention in Kopftieflage punktiert, der Kopf ist von der Punktionsrichtung weggedreht. Die Punktion geschieht unter der Klavikula (laterale Hälfte) in spitzem Winkel in Richtung Jugulum unter ständiger Aspiration (cave: Luftaspiration deutet auf Pneumothorax). Siehe Abb.

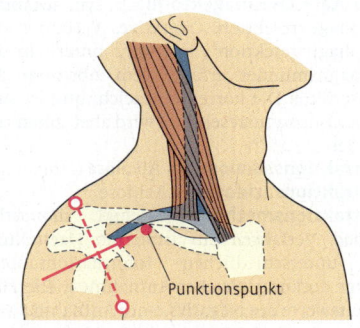

Subklaviapunktion: Orientierungslinien zur infraklavikulären Punktion: Die Punktionsrichtung verläuft senkrecht zur Mitte einer gedachten Linie von der vorderen Achselfalte zum lateralen Ende des Schlüsselbeins; der Punktionspunkt liegt vor der Kreuzung von Schlüsselbein und erster Rippe.

subkonjunktivale Blutung → Hyposphagma
Subkorakoid-Pectoralis-minor-Syndrom → Hyperabduktionssyndrom

subkortikal: engl. *subcortical*. Unterhalb der Gehirnrinde, im Marklager oder Hirnstamm gelegen.

Subkutane Immuntherapie f: engl. *subcutaneous immunotherapy*; Abk. SCIT. Subkutan applizierte Form der spezifischen Immuntherapie*.

Subkutanes Immunglobulin n: Abk. SCIG. Aus menschlichem Blutplasma gewonnene, gereinigte und angereicherte Immunglobuline*, d. h. Antikörper, zur s. c. Anwendung u. a. beim Antikörpermangelsyndrom, z. B. CVID.

Subkutannaht → Hautnaht

Subkutis f: engl. *subcutis*; syn. Hypodermis. Binde- und fettgewebshaltige Schicht der Haut* unterhalb der Kutis. Sie dient als Fettpolster und Verschiebeschicht und enthält viele epifasziale Leitungsbahnen (hauptsächlich Venae superficiales und Hautnerven*). Über querverlaufende Bindegewebsstränge (Retinacula cutis) wird die Kutis mit den tiefer liegenden Faszien* und dem Periost* verbunden.

subleukämisch: engl. *subleukemic*. Bezeichnung für das Vorkommen eines geringen Anteils von Leukämiezellen bei normaler oder erniedrigter Gesamtleukozytenzahl.

sublimis: Oberflächlich, erhaben.

Sublinguale Immuntherapie f: engl. *sublingual immunotherapy*; Abk. SLIT. In Form von Tropfen oder schnelllöslichen Tabletten sublingual applizierte Form der spezifischen Immuntherapie*.

Subluxatio lentis → Linsenektopie

Subluxation f: Unvollständige Luxation*, bei der die Gelenkflächen partiell (noch) in Berührung bleiben.

Submukosadissektion, endoskopische f: Abk. ESD. Verfahren zur kurativen Behandlung von gastrointestinalen Stromatumoren (GIST) und klar definierten Frühstadien des Ösophagus- und Magenkarzinoms mit Beschränkung auf die Mucosa (T1a N0 M0). Nach endoskopischer Markierung des Resektionsrands wird die betroffene Schleimhaut eleviert und in toto disseziert.

Subokzipitalpunktion f: engl. *cisternal puncture*. Nur noch selten durchgeführte Punktion der Cisterna cerebellomedullaris zur Gewinnung von Liquor* cerebrospinalis. Eingestochen wird in der Mitte der Verbindungslinie zwischen Protuberantia occipitalis externa und Dornfortsatz des Axis in Richtung Nasenwurzel. Eine Lumbalpunktion ist aufgrund möglicher schwerwiegender Komplikationen (Verletzung von Medulla oblongata, Gefäßverletzungen) vorzuziehen.

subpartal: engl. *during the delivery*; syn. sub partu. Unter bzw. während der Geburt*.

Subpartale ST-Strecken-Analyse f: Abk. STAN. Computerunterstützte Auswertung des direkt abgeleiteten fetalen EKGs unter der Ge-

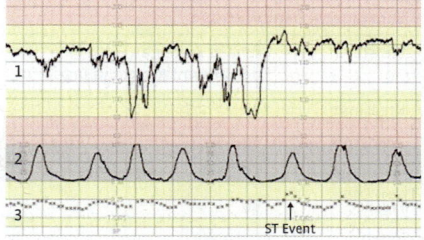

Subpartale ST-Strecken-Analyse: 1: fetale Herzfrequenz; 2: Tokografie; 3: T/QRS-Quotient. [168]

burt mit Analyse der ST*-Strecke. Die Auswertung ist ab der 37. SSW möglich.

Prinzip: Als Zeichen der beginnenden fetalen Hypoxie findet sich im fetalen EKG bei metabolischer Azidose ein Anstieg der Amplitude der T-Welle, bei zunehmender Hypoxie ein Anstieg des T/QRS-Quotienten und bei schwerer Hypoxie eine pathologische ST-Strecken-Anhebung (sog. ST-Event, siehe Abb.). Je nach geburtshilflicher Situation ist ggf. eine operative Beendigung der Geburt notwendig.

Subpektoralphlegmone f: engl. *subpectoral phlegmon*. Flächenhafte, entzündliche Infiltration der Pektoralisloge, zumeist als Fortleitung einer abszedierenden Infektion der axillären Lymphknoten. Behandelt wird mit operativer Eröffnung der Loge, ausgiebiger Drainage und hochdosierter Antibiose.

subserös: engl. *subserous*; syn. subserosus. Unter der Tunica serosa* befindlich.

Substantia f: engl. *matter*. Substanz.
Substantia adamantina → Zahnschmelz
Substantia compacta → Knochengewebe
Substantia nigra f: Melaninhaltige Nervenzellen enthaltender Kernkomplex zwischen Crus cerebri und Tegmentum des Mesenzephalons* als Teil des extrapyramidalen Systems. Klinisch bedeutsam ist die Substantia nigra z. B. beim Parkinson*-Syndrom.
Substantia reticulo-granulo-filamentosa → Retikulozyten
Substantia spongiosa → Knochengewebe

Substanzen, harnpflichtige f pl: engl. *urinary substances*. Stoffwechselprodukte (Harnstoff*, Kreatinin*, Harnsäure*) und anorganische Substanzen, die kontinuierlich über die Nieren ausgeschieden werden müssen. Bei Niereninsuffizienz, also bei Störungen oder Ausfall der exkretorischen Nierenfunktion, kommt es in unterschiedlichem Ausmaß zur Akkumulation der harnpflichtigen Substanzen. Siehe Tab.

Substanzen, lipotrope f pl: engl. *lipotropic substances*. Substanzen, die durch Beschleunigung der Lipolyse* einer Leberverfettung (im Tierversuch) entgegenwirken. Hierzu zählen Cholin*,

Substanzen, lithogene

Substanzen, harnpflichtige

Substanz	renaler Anteil an der Gesamtausscheidung in %
Kreatinin	95
Harnstoff	80
Harnsäure	65
Wasser	60
Ionen	
Ammonium	100
Protonen	100
Natrium	98
Chlorid	95
Kalium	92
Phosphat	65
Magnesium	40
Kalzium	30

verschiedene sog. Methyldonatoren (z. B. Methionin*) sowie Cobalamin in Kombination mit Folsäure*. Alipotrope Stoffe haben entgegengesetzte Wirkung. Zur Therapie der Fettleber werden lipotrope Substanzen nicht eingesetzt.

Substanzen, lithogene f pl: Stoffe im Urin, die die Bildung von Harnsteinen fördern. Dazu gehören Oxalsäure, Zystin, Kalzium*, Phosphat* und Harnsäure*. Wenn sich die Konzentration eines dieser Substanzen über seine Löslichkeitsgrenze bewegt, kann dies zur Kristallisation und folgend zu Harnsteinen führen. Das Kristallisationsrisiko lässt sich per Harnstein-Risikoprofil abschätzen.

Substanzen, psychotrope f pl: engl. psychotropic substances; syn. psychoaktive Substanzen. Pflanzliche, halbsynthetische oder synthetische Substanzen wie Alkohol, Nikotin und Opioide, welche die Psyche des Menschen in Hinblick auf Wahrnehmung, Denken, Fühlen und Handeln beeinflussen. Viele psychotrope Substanzen können zu Abhängigkeit führen und bei Überdosierung lebensgefährliche Auswirkungen haben (Atemstillstand*, Kreislaufversagen, Selbst- und Fremdgefährdung).
Wirkung: Breites Wirkungsspektrum:
- Analgesie
- Sedation
- Stimulation
- Euphorie
- Verstärkung von Sinnesreizen und Sinnestäuschungen
- bei chronischem Konsum Entwicklung von Substanzstörungen*.

Rechtslage: Die Substanzen sind teilweise nicht verkehrsfähig (Betäubungsmittelgesetz*, Anlage I) und werden illegal erworben, teilweise sind sie als Fertigarzneimittel entweder verschreibungspflichtig oder unterliegen den Bestimmungen des Betäubungsmittelgesetzes (Anlage III).

substanzinduzierte Störungen → Substanzstörungen

Substanzmissbrauch: engl. abuse; syn. Missbrauch. Form der Substanzstörungen* mit einem Konsummuster psychotroper Substanzen*, das zu körperlicher und/oder psychischer Gesundheitsschädigung führt und Abhängigkeit zur Folge haben kann. Die DSM-5 macht keinen Unterschied mehr zwischen „schädlichem Gebrauch" und „Abhängigkeitssyndrom*", sondern subsumiert beides unter „Substanzgebrauchsstörung" (je nach Ausprägung „moderat" oder „schwer").

Substanz P f: engl. substance P. Zu den Kininen* gehörendes Neuropeptid*, das in Neuronen und Leukozyten* synthetisiert wird. Es bindet als Ligand* an den Neurokinin-1-Rezeptor. Substanz P bewirkt erhöhten Speichelfluss, Stimulation der glatten Muskulatur des Dünndarmes, Vasodilatation* sowie erhöhte Gefäßpermeabilität*. Außerdem erhöht es die Sensitivität von Nozizeptoren.

Substanzstörungen: engl. mental and behavioral disorders due to psychoactive substance use (ICD-10); syn. Psychische und Verhaltensstörungen durch psychotrope Substanzen (ICD-10). Oberbegriff für alle akuten und chronischen Störungen im Zusammenhang mit einem Substanzkonsum; nach ICD-10 Kurzbezeichnung für psychische und Verhaltensstörungen durch psychotrope Substanzen*.
Einteilung: Formen u. a. (nach ICD-10):
- akute Intoxikation* (Rausch*)
- schädlicher Gebrauch
- Abhängigkeitssyndrom*
- Entzugssyndrom*
- Entzugssyndrom mit Delir*
- psychotische Störung (substanzinduzierte Psychose*)
- amnestisches Syndrom*
- Restzustand und verzögert auftretende psychotische Störung.

Störungsrelevante Substanzklassen:
- Alkohol*
- Opioide*
- Cannabinoide*
- Sedativa* oder Hypnotika
- Kokain*
- andere Stimulanzien* inklusive Koffein
- Halluzinogene*
- Tabak (Nikotin*)
- flüchtige Lösungsmittel (Inhalanzien)
- multipler/sonstiger Konsum.

Substitution → Substitutionstherapie

Substitutionstherapie f: engl. replacement therapy. Im weiteren Sinn Behandlung einer Erkrankung durch Verabreichung von fehlenden, normalerweise im Organismus vorkommenden Substanzen, z. B. Verdauungsenzymen* oder bestimmten Hormonen*; in der Suchtmedizin Einsatz von Drogenersatzstoffen zur Substitution bei opiatabhängigen Patienten (z. B. mit Methadon*) in Verbindung mit Psycho- und Soziotherapie (Methadon*-Substitution).

substitutiv: engl. substitutive. Ersetzend, unterstützend.

Substrat n: Ausgangsstoff einer durch ein Enzym* katalysierten, biochemischen Reaktion. Das Substrat wird im aktiven Zentrum des Enzyms gebunden, sodass ein Enzym-Substrat-Komplex entsteht. Dabei müssen die Substrate nach dem Schlüssel-Schloss-Prinzip zur räumlichen Struktur des aktiven Zentrums passen. Das Substrat des Enzyms Maltase ist beispielsweise die Maltose*.
Bedeutung in der Mikrobiologie: In der Mikrobiologie wird der Nährboden für Bakterien und Pilze als Substrat bezeichnet.

Substrataffinität f: Maß für die Bindungsstärke eines Enzyms an sein Substrat aufgrund struktureller Bedingungen.

Subthalamus m: engl. ventral thalamus. Teil des Dienzephalons*, der sich kaudal vom Thalamus* und okzipital vom Hypothalamus* befindet. Der Subthalamus besteht aus Nucleus subthalamicus, Nuclei campi perizonalis und Zona incerta. Vor allem der Nucleus subthalamus ist an der Ausführung von Bewegungen beteiligt. Sein Ausfall führt zu Hemiballismus*.

Subtotale Ösophagektomie f: syn. subtotale Ösophagusresektion. Operatives Verfahren der Ösophagusresektion*, mit kurz unterhalb des Ösophagusmundes erfolgendem Absetzen der Speiseröhre. Die korrekte Bezeichnung ist subtotale Ösophagusresektion, wird aber selten verwendet.

Subtraktionsalkalose → Alkalose

Subtraktionsazidose → Azidose

Subtraktionsmethode f: engl. subtraction method. Verfahren zur isolierten Darstellung des unterschiedlichen Informationsanteils zweier deckungsgleicher Aufnahmen. Die Helligkeitswerte des Negativs einer Aufnahme werden mit denen des Positivs der anderen Aufnahme verrechnet. Ein Beispiel ist die Röntgenleeraufnahme und Angiografie der gleichen Körperregion, wobei als Ergebnis nur die kontrastmittelgefüllten Gefäße dargestellt werden. Vgl. digitale* Subtraktionsangiografie (Abb. dort).

subumbilikaler Querschnitt → Schnittführung

Subunguales Hämatom n: Bluterguss unter dem Nagelbett nach Quetschtrauma. Klinisch zeigt sich anfänglich durch zunehmenden

Druck häufig eine schmerzhafte bläulich-livide Verfärbung des Nagelbettes. Behandelt wird konservativ (Kühlung), ggf. mit zusätzlicher Druck- bzw. Nagelbettentlastung durch Einstich einer erhitzten Kanüle von ventral durch den Nagel in das Hämatom.

Succimer → Dimercaptobutandisäure

Succinylcholinchlorid *n*: Depolarisierendes peripheres Muskelrelaxans (Cholinderivat) mit schnellem Wirkungseintritt und kurzer Wirkungsdauer, das innerhalb von 30 s nach i. v. Injektion anschlägt und dessen Wirkung für ca. 5 min anhält. Succinylcholinchlorid wird in der Anästhesiologie z. B. zur notfallmäßigen Muskelrelaxation angewendet.

Indikationen:
– im Rahmen der Narkose bei erhöhtem Aspirationsrisiko zur raschen kurzfristigen Muskelrelaxation (RSI, z. B. für Notsectio oder bei Ileus)
– zur Intubation bei Operationen und Dauerrelaxation bei kurzen Eingriffen
– Reposition von Luxationen und Frakturen
– notfallmäßige Muskelrelaxation bei Laryngospasmus*.

Succinyl-Coenzym A *n*: syn. $C_{25}H_{40}N_7O_{19}P_3S$. Energiereicher Thioester zwischen Bernsteinsäure und Coenzym* A. Succinyl-Coenzym A gehört zu den Ausgangsstoffen für die Synthese der Porphyrine Hämoglobin, Chlorophyll* und Vitamin B_{12} unter anderem aus Zwischenprodukten des Succinat-Glycin-Zyklus.

succulent: Saftig.

Suchreaktionen *f pl*: engl. *nontreponemal antigen tests*. Sammelbezeichnung für unspezifische Verfahren der Syphilisserologie zum Nachweis von IgG-Antikörpern, z. B. Venereal Diseases Research Laboratories Test (VDRL*-Test). Ein reaktiver Ausfall erfordert weitere spezielle Untersuchungen zur Beurteilung der Aktivität bzw. Behandlungsbedürftigkeit der Syphilis*.

Suchreflex *m*: engl. *rooting reflex*; syn. Rooting-Reflex. Frühkindlicher Reflex, der etwa bis zum 4. Lebensmonat auslösbar ist. Beim Bestreichen der Wange verzieht der Säugling den Mund und wendet den Kopf in Richtung des Reizes.

Sucht *f*: engl. *addiction*; syn. Abhängigkeit. Unüberwindbares, nicht mehr steuerbares Verlangen nach einer Substanz oder einem Verhalten. Nach WHO ist die Bezeichnung „Sucht" stigmatisierend und daher „Abhängigkeit" vorzuziehen. Eine Abhängigkeit von psychotropen Substanzen, die durch eine Beeinträchtigung in wichtigen Lebensbereichen und Leidensdruck gekennzeichnet ist, wird als Abhängigkeitssyndrom* (früher Suchterkrankung) bezeichnet.

Suchterkrankung → Sucht

Suchtgedächtnis *n*: engl. *addiction memory*. Theoretisches Konzept einer erlernten Verhaltensabhängigkeit bei häufiger, aktiver und freiwilliger Zufuhr eines potenziellen Suchtmittels, die durch suchttypisch konditioniertes Erleben und Verhalten die Belohnungssysteme des Gehirns aktiviert. Die Verhaltensabhängigkeit fixiert sich auf molekularer, neuronaler und psychischer Ebene, insbesondere bei vorübergehendem Substanzentzug.

Suchtmedizin *f*: engl. *addiction medicine*. Teilgebiet der Psychiatrie* und Psychotherapie*, das Maßnahmen zur Diagnostik, Therapie, Prävention, Rehabilitation und lebensbegleitenden Versorgung von Patienten mit Substanzstörungen* umfasst. Die Vielzahl psychotroper Substanzen* mit ihren spezifischen Auswirkungen erfordert breites Wissen über die Substanzen sowie differenzierte Behandlungsstrategien. Auch Komorbiditäten suchtkranker Patienten sind zu beachten.

Sucht, sexuelle *f*: engl. *non-paraphilic sexual addiction* (Abk. NPSA); syn. Sexsucht. Suchtähnliches sexuelles Handeln und Erleben von Sexualität mit gesteigertem sexuellem Verlangen und Zwangscharakter. Die Inhalte sind meist nichtparaphil. Sexuelle Sucht ähnelt Abhängigkeitserkrankungen, Zwangsstörungen*, Impulskontrollstörungen* und der progredienten Verlaufsform der Paraphilie*. Die Ursachen sexueller Sucht sind unklar, sie wird oft begleitet von Alkoholabhängigkeit* und Drogenabhängigkeit*.

Vorkommen: Vorwiegend (vermutlich ausschließlich) bei Männern.

Therapie: Bei Leidensdruck
– v. a. kognitive Verhaltenstherapie* mit dem Ziel wirksamer Eigenkontrolle
– ggf. zusätzlich Psychopharmaka (selektive Serotonin-Wiederaufnahme-Hemmer, Anaphrodisiaka*).

Suchtstörungen → Substanzstörungen

Suchtstoffe → Substanzen, psychotrope

Suchttheorien *f pl*: engl. *addiction theories*. Sammelbezeichnung für Theorien zur Entstehung und Aufrechterhaltung körperlicher und psychischer Abhängigkeit.

Sucus liquiritiae → Süßholz

Sudan-Blindheit → Onchozerkose

Sudden Infant Death Syndrome → Plötzlicher Kindstod

Sudor → Schweiß

Südafrikanische Teufelskralle → Teufelskralle, südafrikanische

südamerikanische Haut-Schleimhaut-Leishmaniase → Leishmaniasen

südamerikanische Trypanosomiasis → Chagas-Krankheit

Süßholz *n*: engl. *licorice*; syn. Glycyrrhiza glabra. Strauch aus der Familie der Schmetterlingsblütler, dessen Wurzel und Ausläufer (Liquiritiae radix) Glycyrrhetinsäure, Flavonoide*, Phytosterole* und Cumarine enthalten. Süßholz wird bei entzündlichen Erkältungskrankheiten, chronischer Gastritis* und gastroduodenalem Ulkus* sowie als Geschmackskorrigens angewendet.

Süßkraft *f*: Maß für das Süßungsvermögen. Die Süßkraft gibt an, wie viel Gramm Saccharose* in einem bestimmtem Volumen Wasser gelöst werden müssen, damit die Lösung gerade so süß schmeckt wie die Lösung von 1 g Testsubstanz im gleichen Volumen Wasser. Die Süßkraft von Saccharose entspricht 1.

Süßstoffe *m pl*: engl. *sweeteners*. Zuckerersatzstoffe* mit wesentlich stärkerer Süßkraft* als Saccharose und (zumeist) vernachlässigbar kleinem Nährwert*. Hierzu zählen z. B. Acesulfam, Aspartam, Saccharin, Cyclamate, Stevia und Thaumatin. Sie werden insbesondere bei Diabetes mellitus oder Übergewicht verwendet. Süßstoffe sind nicht kariogen. Wegen eventueller Langzeitschäden beim hochdosierten Verzehr bestehen Höchstmengenbeschränkungen.

Sufentanil *n*: Synthetisches Opioid* mit sehr hoher analgetischer Potenz und relativ kurzer Wirkungsdauer (ca. 30 min bei i. v. Applikation). Sufentanil ist ein reiner Agonist am μ-Rezeptor mit 5- bis 7-mal stärkerer Wirkung als Fentanyl* und unterliegt dem Betäubungsmittelgesetz*.

Indikationen:
– i. v. als Analgetikum im Rahmen von Narkose (Einleitung, Fortführung; TIVA) oder von intensivmedizinischer Beatmung (Analgosedierung*)
– epidural als adjuvantes Analgetikum zu epidural appliziertem Bupivacain (postoperativ, intrapartal).

suffizient: engl. *sufficient*. Genügend, z. B. in Bezug auf die Funktion eines Organs oder Organsystems.

Suffocatio → Ersticken

Sugammadex *n*: Modifiziertes Gamma-Cyclodextrin zur i. v. Anwendung (Bolusinjektion) als Antagonist der peripheren Muskelrelaxanzien Rocuroniumbromid und Vecuroniumbromid*. Einsatzgebiet ist die anästhesiologische Aufhebung der durch Rocuroniumbromid oder Vecuroniumbromid bedingten neuromuskulären Blockade entweder routinemäßig (niedrigdosiert) oder sofort und höherdosiert bei unerwartet schwierigen Atemwegen, beispielsweise in „cannot ventilate, cannot intubate"-Situation.

Indikationen:
– routinemäßige oder sofortige Aufhebung der durch Rocuroniumbromid oder Vecuroniumbromid induzierten neuromuskulären Blockade bei Erwachsenen
– routinemäßige Aufhebung einer durch Rocuroniumbromid induzierten Blockade bei Kindern und Jugendlichen im Alter von 2 bis 17 Jahren.

Suggestibilität *f*: engl. *suggestibility*. Beeinflussbarkeit durch Suggestion*, d. h. unkritische Übernahme von Gedanken, Gefühlen, Meinungen oder Wahrnehmungen anderer Personen. Die Suggestibilität kann gesteigert sein, z. B. bei Delir*.

Suggestion *f*: Beeinflussung des Erlebens, der Vorstellungen sowie der Denk- und Handlungsweisen einer Person unter Umgehung des rationalen, bewussten Urteils dieser Person. Die Suggestibilität (Beeinflussbarkeit durch Suggestion) hängt von Persönlichkeit, Geschlecht, Alter sowie der aktuellen Situation ab und ist z. B. oft gesteigert bei Drogen- oder Alkoholkonsum.

Formen:
- **Fremd-** oder **Heterosuggestion:** Beeinflussung durch eine andere Person (z. B. in Hypnose*) oder ein Medium wie z. B. Tonträger oder Video
- **Autosuggestion:** Beeinflussung durch die Person selbst, meist in Form einer internalen Verbalisierung (Leitsätze, Formeln) oder auch durch innere Bilder, z. B. bei Entspannungstechniken oder Meditation*; Autosuggestion kann sowohl zu Wunschdenken und Fehlverhalten als auch zu therapeutisch erwünschten psychischen und somatischen Veränderungen führen.

Bei beiden Formen wird zwischen direkter und indirekter Suggestion unterschieden.
- **direkte Suggestion:** Ein kurzer, eindeutig formulierter Satz erklärt das Suggestionsziel. Mit Formulierungen wie „Sie sind ganz ruhig" gibt der Hypnotiseur klare Anweisungen. Diese autoritäre Kommunikationsform erzeugt bei manchen Personen Widerstand – „ich bin gar nicht ruhig" – was den gewünschten Therapieeffekt negativ beeinflusst. Um diesen Widerstand zu umgehen, nutzt der Hypnotiseur häufig die Form der indirekten Suggestion für die Hypnosearbeit.
- **indirekte Suggestion:** Bei der indirekten Suggestion wird das Suggestionsziel nicht direkt angesprochen, sondern in einem Kontext vermittelt. Der Hypnotiseur erzählt z. B. eine Geschichte, die dem Klienten die Möglichkeit lässt, eigene Alternativen mithilfe des Unbewussten zu entwickeln. Die indirekte Suggestion gilt als die sanftere Methode und ist nicht autoritär, womit eine Ablehnung beim Klienten vermieden wird.

Klinische Bedeutung:
- **Fremdsuggestion:** Spezielle therapeutische Techniken ermöglichen eine Einflussnahme auf den Menschen und können zur Übernahme von Gedanken, Wünschen, Vorstellungen und Wahrnehmungen bewegen (Bewusstsein*). Es werden v. a. seelische, aber auch körperliche Vorgänge (z. B. Pulsfrequenz, Atemfrequenz) suggestiv mit Wissen und Willen des Patienten in einem therapeutischen Rahmen beeinflusst. Therapeutische Hypnose wird z. B. bei Allergien, Asthma und Angststörungen eingesetzt.
- **Autosuggestion:** Im medizinischen Bereich wird Autosuggestion angewendet zur Unterstützung von Heilungsprozessen (z. B. mit Visualisierungsübungen in der Krebstherapie nach C. Simonton), im Rahmen des Autogenen* Trainings zur Stressreduzierung, bei Schlafstörungen als Entspannungstechnik und zur Unterstützung des Lernverhaltens („Ich werde das Lernziel erreichen"). Das therapeutische Ziel und die Form der Selbstbeeinflussung sollten vorher im therapeutischen Gespräch festgelegt werden.

Sugillation *f*: Flächenhafte, bis etwa 3 cm große Hautblutung, insbesondere bei Koagulopathie*.

Sugita-Clip *m*: engl. *Sugita aneurysm clip*. Aneurysma-Clip (amagnetisch, MRT-fähig), Bügelschlossdesign, wird verwendet zum mikrochirurgischen Verschluss intrakranieller Aneurysmen (auch ggf. zuführender Arterien bei zerebralen AV-Angiomen) durch „Clipping": Verschiedene Längen der Sugita-Clips entsprechen dem Durchmesser des Aneurysma-Halses, denn das zu verschließende Gefäß soll innerhalb des inneren Drittels des Clips liegen.

Suizid *m*: engl. *suicide*. Absichtliche Selbsttötung als Reaktion auf eine Lebenskrise (z. B. sog. Bilanzsuizid*), als Ausdruck von Autoaggression* oder Sehnsucht nach Beendigung eines Leidenszustands. Häufig liegen psychische Störungen zugrunde, v. a. depressive Störungen, nichtorganische Psychose (z. B. Schizophrenie*) und Substanzabhängigkeit. **Sonderformen:**
- **erweiterter Suizid** (Mitnahmesuizid): Selbsttötung, der die Tötung meist naher Familienangehöriger (z. B. Kinder, Ehepartner) vorausgeht. Voraussetzung ist, dass der Entschluss zur Selbsttötung vor der Tötung des/der anderen gefasst wurde (ansonsten Tötung mit anschließendem Suizid)
- **gemeinsamer Suizid:** unter 2 (Doppelsuizid) oder mehr Personen (Massensuizid) verabredete Selbsttötungshandlung
- **indirekter** (protrahierter) **Suizid:** bei schwer kranken oder alten Menschen, die bewusst gegen Arzneimittelpläne verstoßen oder Operationen verweigern
- **verzögerte Selbsttötung** (u. a. nach K. Menninger, 1938): angenommen wird ein dem Betroffenen nicht bewusster Todeswunsch, es fehlt jedoch die aktive, bewusste Intention zu sterben sowie die auf einen kurzen Zeitraum begrenzte absichtliche Selbstschädigung (u. a. bei Alkohol-, Arzneimittel- und Drogenabhängigkeit*, Anorexia* nervosa sowie riskanten sportlichen Aktivitäten mit einem hohen Risiko für Leib und Leben des Betroffenen, z. B. Bergsteigen, Drachenfliegen, Skifahren, Autofahren)
- **assistierter Suizid:** aufgrund ethischer Fragen umstrittene Form des Suizids mittels aktiver Sterbehilfe bei tatsächlichem oder mutmaßlichem Wunsch einer Person (Tötung auf Verlangen), in Deutschland im Gegensatz zu anderen europäischen Ländern (z. B. Niederlande) verboten.

Methoden: siehe Suizidmethoden*.

Suizidabsicht *f*: engl. *suicidal intention*. Suizididee*, die noch nicht zu einer Suizidhandlung geführt hat, aber handlungsrelevante Anteile, z. B. antizipatorische Pläne zur Wahl der Art des Suizids* und der Suizidmethode*, umfasst.

Suizidalität *f*: engl. *suicidal tendency*. Oberbegriff für sämtliche Formen suizidalen Erlebens und Verhaltens, umfasst Suizididee*, Suizidversuch* und Suizid* als Konsequenz der Suizidalität. **Entwicklung:** Nach Ringel (1953) läuft die Entwicklung der Suizidalität in 3 Stadien ab (präsuizidales Syndrom)*:
- Einengung (u. a. von Denken und Gefühlen)
- Aggressionsstau und -umkehr
- Suizidfantasien.

Nach Pöldinger (1968) sind die wesentlichen Stadien:
- Erwägung
- Ambivalenz (hier werden häufig „Hilferufe" geäußert)
- Entschluss.

Formen:
- **latente Suizidaliät:** verborgene, nicht erkennbare Suizidneigung, die nicht objektiv festgestellt werden kann (entspricht den Phasen Erwägung und Ambivalenz nach Pöldinger)
- **akute Suizidalität:** die suizidale Absicht ist soweit fortgeschritten, dass der Betroffene nicht mehr distanzierungsfähig von seinen Absichten erscheint.

Suiziddrohung *f*: engl. *suicidal menace*. Verbale und mit indirekten und/oder andeutenden Hinweisen versehene Androhung eines Suizids*, die in der Regel zu entsprechenden Suizid verhindernden Interventionen der sozialen Umgebung führt (Suizidprophylaxe).

Suizident *m*: engl. *suicide person*; syn. Suizidant. Person, die eine Suizidhandlung unternimmt.

Suizidepidemie *f*: engl. *suicide epidemia*. Gehäuft auftretende Imitation des suizidalen Verhaltens eines Vorbildes.

Beschreibung: Grundlage ist eine suggestive Vorbildfunktion von realen Figuren (z. B. Musiker Kurt Cobain), fiktiven Figuren (z. B. Goethes junger Werther) oder Berichten in den Medien über Suizide*. Die Empfänglichkeit des Individuums für die Nachahmungstat kann durch seine (präsuizidale) Persönlichkeit, unzureichende soziale Ressourcen bei der Bewältigung von Lebenskrisen und dauerhafte soziale Belastungen oder eine hohe soziale Beeinflussbarkeit, besonders bei Jugendlichen, bedingt sein.

Suizidhemmung f: engl. *suicide inhibition*. Form der irreversiblen Enzymhemmung, bei der ein Analogon des natürlichen Substrats oder dessen Stoffwechselprodukts mit funktionellen Gruppen des Enzyms eine kovalente Bindung eingeht und das Enzym dauerhaft inaktiviert wird. Beispiele: Acetylsalicylsäure und Cyclooxigenase, Allopurinol und Xanthinoxidase. Fluoruracil inaktiviert nach Umwandlung zum Fluor-UMP die Thymidylatsynthase.

Suizididee f: engl. *suicidal concept*. Bezeichnung für ein Nachdenken über den Tod im Allgemeinen, den eigenen Tod und Todeswünsche im Speziellen, im engeren Sinne mit direkten Vorstellungen von der Suizidhandlung.

Suizidmethoden f pl: engl. *suicidal methods*. Verfahren zur Durchführung eines Suizids*, abhängig vom soziokulturellen Hintergrund. Häufigste Suizidmethode in den meisten europäischen Ländern ist Erhängen, im nordamerikanischen Raum Erschießen, im asiatischen Raum Vergiftung mit Pestiziden* und Rodentiziden.
Formen:
- **harte** Suizidmethoden (mehr von Männern verwendet): Methoden mit hoher Wahrscheinlichkeit eines tödlichen Ausgangs, z. B. Strangulation*, Erschießen, Sturz von großer Höhe, Sich-Überrollen-Lassen, Sich-Ertränken, Fön-in-die-Badewanne-Werfen
- **weiche** Suizidmethoden (mehr von Frauen verwendet): Methoden mit niedriger Wahrscheinlichkeit eines tödlichen Ausgangs, z. B. Intoxikationen mit Substanzen oder oberflächliches Ritzen an den Armen (wrist cutting)
- **bizarre Methoden**: z. B. Abhacken einer Extremität (v. a. bei akuten Psychosen).

Suizidprävention: engl. *suicide prevention*; syn. Suizidprophylaxe. Maßnahmen zur Verhinderung eines Suizids*, insbesondere umfassende Betreuung von Suizidgefährdeten, v. a. in Form möglichst ständig erreichbarer Ansprech- und Anlaufstellen (z. B. Telefonseelsorge, Beratungsstellen, Kriseninterventionsdienste).
Vorgehen: Schritte für jede (unmittelbare) präventive Aktivität (nach H. Wedler, 1994):
- Allesunternehmen, um den Tod oder eine bleibende Schädigung (psychisch oder physisch) zu verhüten, notfalls mit Zwangsmaßnahmen
- unmittelbare Behandlung für suizidgefährdete Menschen oder Menschen nach Suizidversuchen
- Aktivierung aller möglichen Ressourcen für kurz- und langfristige Unterstützung suizidaler Menschen.

6 Stufen für die Suizidprophylaxe mit allgemeinen Ansatzpunkten (nach WHO):
- Behandlung psychischer Störungen
- Kontrolle des Waffenbesitzes
- Detoxifizierung von Haushaltsgasen
- Detoxifizierung von Kraftfahrzeugabgasen
- Kontrolle verfügbarer toxischer Substanzen
- Beeinflussung von Medienberichten.

Formen:
- primäre Suizidprophylaxe: Bekämpfung von Ursachen späterer suizidalen Verhaltens
- sekundäre Suizidprophylaxe: Maßnahmen, um Suizidale vom Suizidversuch abzuhalten
- tertiäre Suizidprophylaxe: Maßnahmen zur Verhinderung einer erneuten Suizidhandlung nach erfolgtem Suizidversuch*.

Suizidversuch m: engl. *suicide attempt*; syn. Tentamen suicidii. Selbsttötungsversuch ohne tödlichen Ausgang. Laut Strafgesetzbuch stellt der Suizidversuch einen Unglücksfall mit daraus abzuleitender allgemeiner Hilfspflicht dar (Behandlungspflicht*, unter Umständen Zwangsbehandlung*). **Epidemiologie**: In Deutschland kommt es jährlich zu über 100 000 Suizidversuchen, wobei Frauen doppelt so häufig betroffen sind wie Männer und die Anzahl der Suizidversuche ca. 10-mal so hoch ist wie die der vollendeten Suizide. **Formen**:
- Appellativer Suizidversuch (häufig Verhaltensweisen mit Appellcharakter) und geringer suizidaler Intention (sog. Parasuizid*)
- Suizidversuch mit ausgeprägter Ambivalenz* (sog. Nicht-Leben- und Nicht-Sterben-Können)
- überlegter Suizidversuch mit hoher suizidaler Intention, der jedoch nur zufällig nicht tödlich ausgeht (z. B. durch insuffiziente Methode, rasche Rettungsmöglichkeit).

Alle Formen des Suizidversuchs sind gleichermaßen ernsthafte Gefährdungen für den Betroffenen. Dies betrifft auch die Suizidversuche mit geringer suizidaler Intention, da ohne Therapie des Betroffenen beim (nicht selten) wiederholten Suizidversuch häufig Methoden gewählt werden, die mit einer höheren Wahrscheinlichkeit zum Tod führen.

Suizidversuch, abgebrochener m: engl. *aborted suicide attempt*. Ereignis, bei dem die Ausführung eines Suizids* oder Suizidversuchs* ausbleibt, da die Betroffenen selbst den Suizid(versuch) abbrechen oder eine Person von außen den Vollzug des Suizid(versuches) verhindert, sodass keine Verletzungen entstehen.
Beschreibung: Die Intention zu sterben ist vergleichbar ausgeprägt wie bei Patienten mit Suizidversuchen* in der Vorgeschichte. Prospektiv besteht bei Patienten mit abgebrochenem Suizidversuch ein doppelt so hohes Risiko, einen Suizid* zu begehen, wie bei Patienten ohne abgebrochenen Suizidversuch. **Vorkommen**: Gehäuft bei psychiatrischen Patienten, v. a. auch Patienten mit Borderline*-Persönlichkeitsstörung.

Sukzessivreize m pl: engl. *successive stimuli*. Schnell aufeinanderfolgende Reize (z. B. mit einer Nadel) an einem Ort der Haut. Sie verschmelzen bei Funktionswandel* zu einem Dauerreiz.

Sulbactam n: Betalaktamase*-Inhibitor, das nur in Kombination mit einem Betalaktam*-Antibiotikum eingesetzt wird und so dessen Zerstörung durch Betalaktamasen verhindert. Das Wirkspektrum ist abhängig von der gewählten Antibiotikumkomponente. Im Handel sind fixe Arzneimittelkombinationen mit Ampicillin* sowie ein Monopräparat zur Kombination mit Mezlocillin, Piperacillin* oder Cefotaxim*.
Indikationen: Mittelschwere bis schwere bakterielle Infektionen in Kombination mit bestimmten Betalaktam-Antibiotika, wie Ampicillin, Mezlocillin, Piperacillin, Cefotaxim.

Sulci cerebri m pl: engl. *cerebral sulci*; syn. Hirnfurchen. Furchen am Gehirn*, die zwischen den Hirnwindungen liegen.

Sulcus m: engl. *groove*; syn. Sulci. Furche oder Rinne, z. B. an der Hirnoberfläche die Begrenzung der Hirnwindungen (Sulci cerebri, Kurzform: Sulci), als Knochenrinne Teil des Karpaltunnels (Sulcus carpi) oder am Herzen die Rinne zwischen Vorhöfen und Kammern (Sulcus coronarius).
Begriffsabgrenzung: Zahnmedizin: Furche zwischen Zahn und Zahnfleisch (Sulcus gingiva).

Sulcus-nervi-ulnaris-Syndrom n: engl. *groove for ulnar nerve syndrome*; syn. Kubitaltunnelsyndrom. Symptomenkomplex infolge Druckschädigung des Nervus* ulnaris in der Knochenrinne am Epikondylus* medialis humeri. Klinisch zeigen sich Schwäche oder Lähmung* der vom N. ulnaris versorgten Unterarm- und Handmuskeln und Sensibilitätsstörungen* in der ulnaren Unterarm- und Handhälfte. Therapiert wird symptomatisch und ggf. mit Neurolyse*.
Ätiologie:
- Fraktur* (auch als Spätfolge)
- Arthrose*
- Cubitus* valgus
- Tendenz zur Subluxation* des Nerven
- Druckschädigung (z. B. infolge falscher Lagerung des Ellenbogens bei lang dauernder OP oder Arbeiten mit aufgestütztem Ellenbogen)
- andere mechanische Belastung (z. B. häufige Flexion-Extensionsbewegung im Ellenbogengelenk).

Sulfadiazin n: Antiinfektivum aus der Gruppe der Sulfonamide mit mittlerer Wirkungsdauer.

Sulfasalazin

Sulfadiazin hemmt die Folsäuresynthese der Erreger und wirkt antiparasitär bzw. bakteriostatisch. In Deutschland sind nur noch äußerlich anzuwendende Sulfadiazin-Silbersalze sowie ein systemisch wirkendes Sulfadiazin-Präparat erhältlich. Dessen Zulassung ist auf die Toxoplasmosebehandlung (Kombination mit Pyrimethamin) beschränkt.

Sulfasalazin n: Prodrug aus 5-Aminosalicylsäure (Mesalazin*) und Sulfapyridin. Sulfasalazin wirkt antiinflammatorisch sowie antibakteriell und wird zur Behandlung von chronisch-entzündlichen Darmerkrankungen* und rheumatoider Arthritis verwendet. Kontraindikation ist eine schwere Leber- oder Niereninsuffizienz*.

Indikationen:
- chronisch-entzündliche Darmerkrankungen
- Strahlenkolitis, kollagene Kolitis*
- rheumatoide Arthritis*
- aktive juvenile idiopathische Polyarthritis.

Sulfatkristalle m pl: engl. sulfate crystals. Farblose lange Nadeln oder Prismen (Rosetten) aus Calciumsulfat. Sie sind selten und finden sich bei der Harnuntersuchung* im Harnsediment bei stark saurem Harn.

Sulfhämoglobin → Hämoglobin [Physiologie]

Sulfonamide n pl: engl. sulfonamides. Amide (Folsäure*-Antagonisten) der aromatischen Sulfonsäuren, die v.a. als antibakterielle Chemotherapeutika* (Sulfanilamidtyp, Sulfonamide im engeren Sinn), orale Antidiabetika (Sulfonylharnstoffe*), Diuretika* und Carboanhydrase*-Hemmer (Antiglaukomatosa) therapeutisch eingesetzt werden.

Wirkung: Sulfonamide wirken bakteriostatisch durch kompetitive Verdrängung der p*-Aminobenzoesäure bei der Folsäurebiosynthese der Mikroorganismen und hemmen die Zellatmung der Mikroorganismen. Sie sind gut wirksam gegen Pneumo-, Strepto- (außer Entero-) und Meningokokken, Escherichia coli, Haemophilus influenzae und Neisserien.

Wirkstoffe:
- Kurzzeit-Sulfonamide: Sulfacetamid, Sulfadimidin, Sulfafurazol, Sulfathiazol, Sulfisomidin, Sulfacarbamid, Sulfadiazin, Sulfaethidol, Sulfamethizol, Sulfathiourea
- Mittelzeit-Sulfonamide: Sulfamethoxazol, Sulfanilamid, Sulfametrol, Sulfamoxol, Sulfapyridin
- Langzeit-Sulfonamide: Sulfadoxin, Sulfamerazin, Sulfamethoxypyridazin, Sulfadimethoxin, Sulfalen, Sulfamethoxydiazin, Sulfaperin
- nicht resorbierbare Sulfonamide: Phthalylsulfathiazol, Sulfaguanol, Formosulfathiazol, Sulfaguanidin, Sulfaloxinsäure.

Indikationen:
- Harnwegs- und Gallenwegsinfektionen (v.a. Kombinationen mit Trimethoprim*)
- Meningitis
- Tonsillitis
- gastrointestinale Infektionen
- lokal bei Augeninfektionen
- als Mittel der Wahl bei Nocardiose
- gegen Toxoplasmose und chloroquinresistente Malaria in Kombination mit Pyrimethamin.

Nebenwirkungen:
- Nierenschäden infolge Auskristallisierens von schwer löslichen Metaboliten im sauren Harn, v.a. bei älteren Präparaten (große Flüssigkeitszufuhr)
- allergische Reaktionen
- gastrointestinale Störungen
- Stevens-Johnson-Syndrom (durch Infektion oder arzneimittelallergisch bedingte Hauterkrankung)
- Hyperbilirubinämie* mit Kernikterus bei Früh- und Neugeborenen, da die Bildung von Glucuroniden* und damit die Ausscheidung des Bilirubins durch die Sulfonamid-Metabolisierung behindert ist, außerdem wird Bilirubin aus Albuminbindungen verdrängt und freigesetzt
- Blutbildveränderungen durch Knochenmarkschäden, die bis zur Agranulozytose und aplastischen Anämie führen können, sind selten und treten nur bei langer Behandlungsdauer auf.

Kontraindikation: Virale Infekte.

Sulfonylharnstoffe m pl: engl. sulfonyl ureas. Orale Antidiabetika*, die durch Hemmung ATP-sensitiver Kaliumkanäle (K_{ATP}) an Langerhans*-Inseln zur verbesserten Insulinfreisetzung bei vorhandener Restsekretion (Diabetes* mellitus Typ 2) führen.

Vertreter: Im Handel sind Sulfonylharnstoffe der 2. und 3. Generation:
- Glibenclamid*
- Gliclazid
- Glimepirid
- Gliquidon.

Indikation: Diabetes mellitus Typ 2 (ohne Insulintherapie).

Sumatriptan n: Migränetherapeutikum aus der Gruppe der Triptane* mit besonders schnellem Wirkungseintritt (30 min bei oraler Einnahme, 15 min bei subkutaner Injektion). Sumatriptan wird oral, nasal und subkutan eingesetzt zur Akutbehandlung der Migräne* sowie bei Cluster*-Kopfschmerz. Häufige Nebenwirkungen sind Schwindel, Schläfrigkeit, Sensibilitätsstörungen, Magen-Darm-Störungen, Hypertonie und Dyspnoe*.

Indikationen:
- orale Anwendung: akute Behandlung von Migräneanfällen mit und ohne Aura bei Erwachsenen
- s.c. Anwendung: 1. akute Behandlung von Migräneanfällen mit und ohne Aura 2. Cluster-Kopfschmerz
- nasale Anwendung: akute Behandlung von Migräneanfällen mit und ohne Aura bei Erwachsenen und Jugendlichen ab 12 Jahren.

Summenaktionspotenzial n: engl. compound action potential; syn. Summenaktionspotential. Extrazellulär gemessene Summation der individuellen Aktionspotenziale* in Nerven- oder Muskelfasern.

Summerskill-Walshe-Tygstrup-Syndrom → Cholestase, benigne rezidivierende intrahepatische

Sumpffieber n: engl. swamp fever. Veraltete Bezeichnung für fiebrige Erkrankungen, deren Erreger oder Überträger in Sümpfen zu finden sind; z.B. Malaria* (Plasmodien), Gelbfieber* (Viren), Leptospirosen* (Spirochäten).

Sunderland-Einteilung → Nervenverletzung, periphere

SUNDS: Abk. für engl. sudden unexplained nocturnal death syndrome → Brugada-Syndrom

SUP: Abk. für → Stressulkus-Prophylaxe

Superantigene n pl: engl. superantigens. Unspezifische bakterielle oder virale Proteine (Enterotoxine* von Staphylococcus aureus, erythrogene Toxine A und C von Streptokokken der Gruppe A), die an eine spezifische Domäne der Klasse-II-Moleküle des HLA-Systems von Monozyten/Makrophagen, B-Lymphozyten und T-Zell-Antigen-Rezeptoren binden und eine starke Immunaktivierung und Sekretion von Zytokinen* induzieren.

Superazidität → Hyperchlorhydrie

Superfecundatio f: engl. superfecundation; syn. Überschwängerung. Befruchtung einer zweiten Eizelle im gleichen Menstruationszyklus durch erneuten Koitus. Eine Superfecundatio führt zu zweieiigen Zwillingen*.

Super Female Syndrome → Triple-X-Syndrom

Superfetatio f: engl. superfetation; syn. Doppelträchtigkeit. Befruchtung einer zweiten Eizelle aus einem erneuten Menstruationszyklus bei einer bereits bestehenden Schwangerschaft. Eine Superfetatio kommt beim Menschen praktisch nicht vor.

superficialis: syn. superfiziell. Oberflächlich, superfiziell; z.B. Venae* superficiales cerebri.

Superficial Musculoaponeurotic System: engl. superficial musculoaponeurotic system,; Abk. SMAS. Oberflächliches muskulär-aponeurotisches System. Es handelt sich um eine fibromuskuläre Gewebeschicht des Gesichtes, welche die mimischen Muskeln mit der Dermis verbindet und eine regional spezifische Anordnung von Muskelfasern, kollagenen und elastischen Fasern sowie Fettzellen aufweist. Die tiefe Schicht führt Aufzweigungen des N. facialis.

Klinische Bedeutung: Die Kenntnis der regionalspezifischen Architektur ist notwendig für gesichtsstraffende chirurgische Eingriffe.
Superficial Spreading Melanoma → Melanom, malignes
Superficies *f*: syn. Surface [engl.]. Oberfläche, Hülle.
Superhelix *f*: engl. *supertwist*; syn. Tripelhelix. In sich nochmals helical verdrillte Doppelhelix der DNA*, die auch als Tripelhelix bezeichnet wird. Die Struktur kommt auch in Polypeptidketten wie Keratinen, Kollagen* und Myosin* vor.
Superinfektion *f*: engl. *superinfection*. Im engeren Sinn der Virologie bei noch bestehender viraler Primärinfektion und unvollständiger Immunantwort die Zweit-/Koinfektion mit einem anderen Stamm des gleichen Virus oder die Koinfektion mit einem anderen Virus; im weiteren Sinne der klinischen Medizin eine (meist bakterielle) Infektion, welche unmittelbar auf eine Virusinfektion folgt.
superior Sinus petrosus inferior → Sinus durae matris
superior Sinus sagittalis inferior → Sinus durae matris
Superovulation *f*: Reifen mehrerer Tertiärfollikel innerhalb eines Ovarialzyklus, z. B. durch hormonale Ovulationsinduktion* zur In*-vitro-Fertilisation.
Superposition *f*: In der Radiologie Bezeichnung für die Darstellung dreidimensionaler Objekte als zweidimensionales Schattenbild (Summationsbild). Dabei kommt es zu Überlagerungen von Strukturen aus verschiedenen Objekttiefen (Superpositionsbilder).
Supervision *f*: Fachliche Begleitung und Beobachtung eines Prozesses mit dem Ziel der Optimierung des Ablaufs, der Qualitätssicherung und der Teamberatung, z. B. in psychosozialen Arbeitsbereichen mit hoher psychischer Belastung (Hospizarbeit, Onkologie, Psychiatrie, Sozialarbeit, Betreuungseinrichtungen) oder während der Ausbildung (Psychotherapie).
Superweichbett → Air-Fluidised-Bett
Superweichlagerung *f*: engl. *supersoft positioning*. Lagerungsmethode zur Druckentlastung bei dekubitusgefährdeten Patienten mit einer Superweichmatratze* oder Spezialbetten, z. B. Air*-Fluidised-Bett, Low-Flow-Bett.
Hinweis: Superweichlagerung beschränkt den Patienten in der Bereitschaft zu spontaner Eigenbewegung. Langfristige Anwendung der Superweichlagerung kann eine Störung der Körperwahrnehmung bewirken. Sie sollte nicht bei Vorhandensein eigener Bewegungsressourcen angewandt werden.
Superweichmatratze *f*: Lagerungsmittel aus extrem weichem Material (z. B. Soft Foam, Memory-Schaum) zur Superweichlagerung*. Eine uneingeschränkte Sauerstoffversorgung der gefährdeten Hautareale ist nur bei einem Auflagedruck gewährleistet, der unter dem individuell hohen Kapillardruck liegt. Als Grenzwert werden 32 mmHg angegeben.
Supination *f*: Auswärtsdrehung, z. B. Hebung des inneren Fußrands oder der Hand und des Vorderarms, sodass sich die Daumenseite nach außen und der Handrücken nach unten oder hinten dreht.
Supinationsfraktur → Knöchelfraktur
Supinations-Trauma *n*: Distorsion des Fußes mit Supination* des Mittel- und Rückfußes. Folge ist meist der Riss oder die Zerrung der Seitenbänder im Rahmen der Sprunggelenk*-Distorsion. Mögliche Begleitverletzugen sind MFK-5 Basisfrakturen oder Frakturen des Processus anterior calcanei. Meist erfolgt eine konservative Therapie mit kurzfristiger Orthesenbehandlung und Physiotherapie*.
Supinator *m*: Auswärtsdreher, z. B. M. supinator.
Supinatorsyndrom → Radialiskompressionssyndrom
Supplementation *f*: Anwendung eines zusätzlichen Verfahrens bzw. Wirkstoffs zur Wirkungsergänzung. Beispiele sind Opioid-supplementierte Inhalationsnarkose* oder Nahrungsergänzungsmittel.
Suppression [Genetik] *f*: Unterdrückung der phänotypischen Auswirkungen einer Mutation* durch sogenannte Suppressormutation desselben (intragenetische Suppression) oder eines anderen Genlocus (intergenetische Suppression).
Suppression [Ophthalmologie] *f*: Zentrale Unterdrückung der visuellen Information eines Auges, z. B. bei Amblyopie*.
Suppressionsszintigrafie *f*: engl. *suppression scintigraphy*; syn. Suppressionsszintigraphie. Nuklearmedizinisches Verfahren zur Untersuchung der Schilddrüsenfunktion nach Gabe von Schilddrüsenhormonen mit dem Ziel einer Supprimierung von TSH. Eine Indikation besteht zum Nachweis einer funktionellen, nicht oder gering relevanten Autonomie (TSH normal oder gering erniedrigt), die sich durch fehlende Supprimierbarkeit autonomer Areale im Szintigramm demarkiert. Siehe Abb.
Prinzip: Schilddrüsenszintigrafie* mit Bestimmung des Technetium-Thyroid-Uptake (TcTU) nach oraler Applikation von Liothyronin oder Levothyroxin über 1 bzw. 2 Wochen mit dem Ziel der max. TSH-Suppression. Physiologisch stellt sich das dem Regelkreis unterliegende Schilddrüsengewebe nicht oder nur angedeutet dar. Autonomes Gewebe nimmt das Radiopharmakon weiterhin auf.
Suppressorgene *n pl*: engl. *suppressor genes*. Gene, die die Auswirkungen anderer, mutierter Gene unterdrücken, z. B. Tumorsuppressorgene. Suppressorgene wirken beispielsweise über Hemmung der Genprodukte mutierter Gene.
Suppressorzellen *f pl*: T-Lymphozyten mit Rezeptoren für Histokompatibilitätsantigene der Klasse II (HLA*-System). Sie unterdrücken die Immunantwort anderer T- und B-Lymphozyten (Leukozyten*), entweder über direkten Zellkontakt oder, nach Antigenstimulation, über Sekretion von Lymphokinen (sog. Suppressorfaktoren). Möglicherweise haben sie eine Bedeutung für die immunologische Kontrolle der HIV-Infektion.
Supra-: Wortteil mit der Bedeutung oberhalb, über.
supraaortaler Arterienverschluss → Aortenbogensyndrom
supraaortaler Arterienverschluss → Periphere arterielle Verschlusskrankheit
Suprahyoidale Muskulatur *f*: engl. *suprahyoid muscles*; syn. obere Zungenbeinmuskeln. Zungenbeinmuskeln, die kranial am Os* hyoideum ansetzen. Sie bilden die muskuläre Grundlage des Mundbodens und spielen eine wichtige Rolle bei der Abduktion der Mandibula und beim Schluckakt*. Es werden vier Muskeln unterschieden: M. digastricus, M. geniohyoideus, M. mylohyoideus und M. stylohyoideus. Siehe Musculus* digastricus (Abb. dort).
Suprainguinalschnitt → Schnittführung
supraklavikulärer Gefäßzugang → Zentraler Venenkatheter
Supraleitung *f*: engl. *supraconductivity*. Eigenschaft einiger chemischer Elemente, Verbindungen und Legierungen (z. B. Zink, Zinn, Quecksilber, Niob-Titan), unterhalb einer kritischen Temperatur sprunghaft ihren elektrischen Widerstand zu verlieren. In einem geschlossenen Leiterkreis aus supraleitendem Material kann ein einmal eingespeister Strom ohne weitere Energiezufuhr von außen beliebig lange fließen.
Anwendung: In der Medizin v. a. zur Erzeugung starker Magnetfelder (z. B. für die MRT), wobei die erforderliche extrem niedrigen Temperatu-

Suppressionsszintigrafie: 1: autonomes Adenom der Schilddrüse vor, 2: nach Suppression. [45]

Supraskapularisblockade ren (ca. 5 bis 20 K ≙ −268 bis −253 °C) durch Kühlung mit Helium erreicht werden.

Supraskapularisblockade → Leitungsanästhesie

Supraspinatus-Outlet-Syndrom → Impingement-Syndrom, subakromiales

Supraspinatussehnensyndrom n: engl. *supraspinatus tendon syndrome*. Schmerzsyndrom im Bereich der Sehne des Musculus* supraspinatus, das u. a. durch die physiologische Enge zwischen Tuberculum majus und Akromion* begünstigt wird (siehe auch Impingement*-Syndrom). Im Röntgenbild ist häufig eine Sklerosezone und eine Aufrauung des Tuberculum majus sowie eine Verkalkung in der Umgebung sichtbar.
Klinik: Schmerz bei Abduktion des Arms zwischen 60° und 120° (painful* arc) sowie bei Druck auf die Supraspinatussehne unterhalb des Akromions und am Ansatz am Tuberculum majus.

Supraspinatussyndrom n: engl. *supraspinatus syndrome*. Symptomenkomplex bei meist ansatznaher Texturstörung der Sehnenplatte des M. supraspinatus mit plötzlich in den M. deltoideus ausstrahlendem Schmerz. Bei vollständiger Ruptur ist die aktive Abduktion* schmerzbedingt nicht mehr, die passive Abduktion fast schmerzfrei möglich. Bei einer Rotatorenmanschettenruptur* ist der M. supraspinatus meist mitbetroffen.

Supraspinatus-Test nach Jobe m: syn. Jobe-Test. Klinische Untersuchungsmethode zur Funktionsprüfung des Musculus* supraspinatus, bei welcher der gestreckte Arm des Patienten abduziert und nach innen rotiert wird. Kann der Patient diese Position selbstständig und gegen Widerstand des Untersuchers ohne Schmerzen halten, liegt keine Muskelläsion vor und der Test ist negativ.

supraventrikuläre Tachykardie → Tachykardie

supravital: Überlebend, über den Tod hinaus.

supravitale Reaktion → Leben, intermediäres

Suramin n: Antiprotozoenmittel und Zytostatikum. Suramin ist zur Behandlung des Frühstadiums einer Trypanosoma-brucei-rhodesiense-Infektion auf der WHO-Liste der unentbehrlichen Arzneimittel aufgeführt. In Deutschland ist Suramin nicht im Handel (Bezug über internationale Apotheken). Zur Vermeidung lebensbedrohlicher Schockzustände sollte vor Therapiebeginn eine Testdosis verabreicht werden.

Surditas → Taubheit [Sensibilitätsstörung]

Surditas psychica f: engl. *acoustic agnosia*. Auditive Störung des Erkennens (Agnosie*), auch als Seelentaubheit bezeichnet.

Surditas verbalis f: engl. *auditory aphasia*. Sensorische zentrale Sprachstörung (Aphasie*), auch als Worttaubheit bezeichnet.

Surdomutitas → Taubstummheit

Surfactant n: Von Nischenzellen* gebildetes, oberflächenaktives Gemisch aus Lipiden* und Proteinen*, das die Innenfläche der Lunge* belegt und die Oberflächenspannung des Flüssigkeitsfilms herabsetzt. Ein Mangel an Surfactant führt bei ausgeatmeter Lunge zum Kollaps der Alveolen*. In der Pädiatrie wird bei Surfactantmangelsyndrom bovines und porcines Surfactant eingesetzt.
Indikationen:
– prophylaktische Gabe bei sehr Frühgeborenen* (< 27 SSW) mit hohem Risiko für die Entwicklung eines Atemnotsyndroms* beim Neugeborenen zur Lungenreifeinduktion*
– Behandlung des Surfactantmangelsyndroms bei Frühgeborenen.

Surfactant/Albumin-Quotient → Lungenreifediagnostik, pränatale

Surrogat n: engl. *surrogate*. Ersatzstoff, Ersatzbildung.

Suspensorium n: engl. *suspensory*. Tragevorrichtung aus einem Körpergurt mit unterschiedlich großem Leinenbeutel für das Skrotum zum Schutz beim Sport oder zur Hochlagerung, z. B. bei einer Hernie oder nach Hodenoperationen.

Sustentaculum n: syn. Sustentacula. Horizontal verlaufender, dachförmiger Knochenvorsprung auf der Medialfläche des Fersenbeins (Kalkaneus). Auf diesem Vorsprung liegt die ventrale Gelenkfläche des Talus auf und darunter verläuft ein Sulcus für die Sehe des M. flexor hallucis longus.
Klinischer Hinweis: Durch z. B. Stürze aus großer Höhe kann es zu einer Fraktur des Sustentaculums kommen.

Suszeptibilität f: engl. *susceptibility*. Aufnahmefähigkeit; besondere Disposition, Empfänglichkeit oder Empfindlichkeit gegenüber Fremdstoffen; Zugänglichkeit für eine bestimmte Therapie.

Sutton-Nävus → Halonävus

Sutura plana f: engl. *plane suture*. Glatte Knochennaht. Die parallel verlaufenden Knochenränder sind durch kollagenes Bindegewebe miteinander verbunden. Suturae planae bilden funktionell unechte Gelenke (Synarthrosen*), z. B. Sutura palatina medianus des Oberkiefers (zum harten Gaumen gehörend) oder Sutura internasalis (als Verbindung der beiden Teile des Nasenbeins).

Sutura sagittalis f: engl. *sagittal suture*; syn. Pfeilnaht. Bindegewebige Nahtstelle zwischen beiden Scheitelbeinen (Ossa parietalia). Die Pfeilnaht ermöglicht die Verschieblichkeit der beiden Scheitelbeine gegeneinander und somit die Verformung des kindlichen Kopfes bei Durchtreten des Geburtskanals. Bei vorzeitiger Verknöcherung kann es zu einer Schädeldeformität, dem Skaphozephalus, kommen.

SV: Abk. für → Schlagvolumen

SVES: Abk. für supraventrikuläre Extrasystole → Extrasystole

SVI: Abk. für → Schlagvolumenindex

SVI: Abk. für → Slow-Virus-Infektionen

SVR: Abk. für engl. *systemic vascular resistance* → Widerstand, peripherer

SVRI: Abk. für engl. *systemic vascular resistance index* → Widerstand, peripherer

SVT: Abk. für Tachykardie, supraventrikuläre → Tachykardie

SVV: Abk. für → Small-Vessel-Vaskulitis

SW: Abk. für Sakralwirbel → Os sacrum

Swan-Ganz-Katheter → Pulmonaliskatheter

Swanson-Prothese f: Als Fingergelenkersatz verwendeter Platzhalter (sog. Spacer) aus Silikon.

Sweet-Syndrom n: engl. *Sweet's syndrome*; syn. Akute febrile neutrophile Dermatose. Seltene Erkrankung mit plötzlich einsetzendem Fieber, Neutrophilie* und einzelnen oder multiplen, scheibenförmigen, gelegentlich vesikulösen und pustulösen Plaques*, die schubweise ausschlagartig besonders an Gesicht und Oberarmstreckseiten auftreten. Oft zeigen sich zusätzlich Gelenkschmerzen. Behandelt wird mit Glukokortikoiden*. Spontanremissionen und Rezidive kommen vor.

Swinging Heart → Perikarderguss

Switch-Operation, arterielle f: engl. *arterial switch operation*; syn. Jatene-Operation. Verfahren zur operativen anatomischen Korrektur einer Transposition* der großen Arterien durch Austausch der oberhalb der Taschenklappen durchtrennten großen Arterien und Implantation der Koronararterien* in die neugebildete Aorta*. Durch die arterielle Switch-Operation wurde die Mustard*-Operation bzw. Senning*-Operation fast vollständig ersetzt.

Swyer-James-Syndrom n: engl. *Swyer-James syndrome*; syn. McLeod-Syndrom. Unilateral helle Lunge mit überblähten Alveolen und verminderter pulmonalarterieller Versorgung bei postinfektiöser Bronchiolitis obliterans, meist durch virale Infektion im Säuglingsalter wie Adenoviren, aber auch Mykoplasmen oder Masern. Häufige Folge sind ausgeprägte Bronchiektasen. Symptome sind anfangs meist gering. Die Diagnosestellung erfolgt radiologisch.

Sycosis → Follikulitis

Sydenham-Chorea → Chorea minor

Sydney-Klassifikation f: engl. *Sydney system for the classification of chronic gastritis*. Umfassende Klassifikation der Gastritis* nach Lokalisation, endoskopischem Befund, Ätiologie und feingeweblicher Einstufung.
Klassifikationen: Lokalisation:
– Pangastritis
– Korpusgastritis
– Antrumgastritis.

Endoskopischer Befund:
- erythematöse/exsudative Gastritis
- Gastritis mit flachen Erosionen
- Gastritis mit polypoiden Erosionen
- atrophische Gastritis
- hämorrhagische Gastritis
- Refluxgastritis
- Riesenfaltengastritis.

Ätiologie (ABCD-Klassifikation):
- Autoimmungastritis (Typ A)
- erregerinduzierte Gastritis (Typ B)
- chemisch-toxisch induzierte Gastritis (Typ C)
- Sonderformen (Typ D).

Feingewebliche Untersuchung:
- akute, chronische oder chronisch-aktive Entzündungsaktivität
- normaler, gering-, mittel- oder hochgradiger Schweregrad
- Vorhandensein von Atrophie* oder intestinaler Metaplasie.

Sylvius-Arterie → Arteria cerebri media
Sylvius-Leitung → Aqueductus cerebri
Symbiose f: engl. *symbiosis*. Zusammenleben artverschiedener Organismen zu gegenseitigem Nutzen, z. B. Mensch – Darmflora (Bereitstellung von Nahrung gegen Synthese von Vitamin K). Die Lebewesen, die in Symbiose miteinander leben, werden als Symbionten bezeichnet.
Symbioselenkung: Ältere Bezeichnung für eine mikrobiologische Therapie, d.h. den Versuch, eine gestörte Besiedlung der Darmschleimhaut gezielt zu normalisieren und damit z. B. gestörte Abwehrverhältnisse zu verbessern.

Vorgehen:
- mikrobiologische Therapie mit Probiotika (aktive oder gefriergetrocknete Bakterien, meist Laktobazillen, Bifidobakterien, Enterokokken oder E. coli)
- meist gefolgt von einer regelmäßigen Gabe von Präbiotika (Flohsamenschalen, Ballaststoffen, Inulin, resistente Stärke) begleitet von einer Ernährungsumstellung im Sinne einer Vollwertkost, um langfristig ein gesundes Darmmilieu aufrecht zu erhalten.

Indikationen:
- funktionelle Dyspepsie
- Reizdarmsyndrom*
- Allergien*
- atopisches Ekzem*
- rheumatoide Arthritis*
- Infektanfälligkeit
- Zustand nach Chemo- bzw. Strahlentherapie
- durch mikrobiologische Stuhlanalyse nachgewiesene Darmdysbiosen (Dysbiose).

Symblepharon n: Verwachsung des Augenlides mit der Bindehaut des Augapfels. Ursachen sind Verbrennungen und Verätzungen, ein okuläres

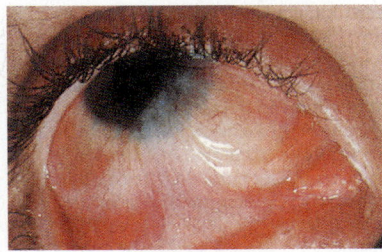

Symblepharon: Zustand nach Verätzung; Verwachsung und Narbenstränge zwischen Conjunctiva bulbi und Conjunctiva tarsi des Unterlids. [124]

vernarbendes Pemphigoid* und Trachom*. Siehe Abb.
Symbol n: Merkmal, Abzeichen, Sinnbild.
symmetrische Fettgewebssklerose → Adiponecrosis subcutanea neonatorum
Sympathektomie f: engl. *sympathectomy*; syn. Grenzstrangresektion. Partielle oder vollständige chirurgische Durchtrennung des Sympathikus* als offene oder endoskopische (thorakoskopische) thorakale Sympathektomie in Höhe Th 2–3 (Kux-Operation), lumbale Sympathektomie in Höhe L 3–5 oder periarterielle Sympathektomie (Leriche-Brüning-Operation). Hauptindikation zur Sympathektomie ist die Arterielle Verschlusskrankheit*.
Prinzip: Durch Sympathektomie wird eine Weitstellung der kleinsten Arterien, Senkung des peripheren Widerstands und Erhöhung der Hautdurchblutung erreicht. Eine präoperativ durchgeführte pharmakologische Grenzstrangblockade* erlaubt Aussagen zur Effektivität einer Sympathektomie und kann so vor einem möglichen Eingriff als Entscheidungshilfe für das weitere Prozedere dienen.

Indikationen:
- Arterielle Verschlusskrankheit*, auch als zusätzliche Maßnahme im Rahmen einer Gefäßrekonstruktion (sog. Triadenoperation mit aortofemoralem Bypass, Profundaplastik und Sympathektomie)
- evtl. bei Raynaud*-Syndrom, Hyperhidrose* und als Schmerztherapie bei CRPS I (siehe komplexes regionales Schmerzsyndrom).

Sympathikotomie → Sympathektomie
Sympathikotonie f: engl. *sympathicotonia*; syn. Ergotropie. Verschiebung des Gleichgewichts im vegetativen Nervensystem zwischen Sympathikus* und Parasympathikus* zugunsten des Ersteren. Das Überwiegen des Sympathikus oder seine erhöhte Erregbarkeit führen zu Tachykardie, Mydriasis, Hyperhidrose und verringerter Darmperistaltik. Das Gegenteil ist die Vagotonie*.

Sympathikus m: engl. *sympathetic nervous system*. Pars sympathica des vegetativen Nervensystems, die morphologisch aus dem Truncus* sympathicus mit den zugehörigen sympathischen Nerven, Geflechten und peripheren (prävertebralen) Ganglien besteht. Siehe Nervensystem*, vegetatives (Abb. dort).
Wirkung: Die Wirkung wird über adrenerge Rezeptoren vermittelt. Der Sympathikus ist verantwortlich für die Schmerzempfindung der Eingeweide (afferente viszerosensible Fasern) sowie für den Blutdruckanstieg, Tachykardie, Tachypnoe, Mydriasis, Piloarrektion, Hyperhidrose, Herabsetzung der Motilität des Gastrointestinaltrakts und für die Sekretion innerer Drüsen.

Sympathikusblockade f: engl. *sympathetic block*. Periphere Leitungsanästhesie* zur sympathischen Nervenblockade* im Rahmen der Schmerztherapie*. Eine Sympathikusblockade wird auch als prognostischer Test vor geplanter irreversibler Neurolyse* oder chirurgischer Sympathektomie* eingesetzt. Die sympathikolytische Wirkung zentraler Leitungsanästhesien* wird in der Praxis häufig als Sympathikusblockade bezeichnet.

Formen:
- Grenzstrangblockade*
- Splanchnikusblockade*
- früher: i. v. Sympathikusblockade mit Guanethidin im Bereich der oberen und unteren Extremität zur primären Abschätzung eines möglichen Blockadeerfolgs (RIS, regional intravascular sympathetic block).

Indikationen:
- Ischämieschmerzen bei pAVK
- komplexes regionales Schmerzsyndrom
- Spasmen glatter Muskulatur (Hohlorgane)
- Zosterneuralgie
- Tumorschmerzen (z. B. Pankreas- und Retroperitonealregion).

Sympathoblastom → Neuroblastom
Sympatholytika n pl: engl. *sympatholytics*; syn. Sympathikolytika. Substanzen, welche durch Blockade adrenerger Rezeptoren die Erregungsübertragung von den sympathischen Nervenendigungen zu den sympathischen Effektorzellen hemmen. Da Sympatholytika vasodilatatorisch wirken, werden sie v. a. bei Hypertonie eingesetzt (Antihypertensiva*).

Einteilung:
- Alpha*-Rezeptoren-Blocker (z. B. Prazosin*)
- Beta*-Rezeptoren-Blocker (z. B. Oxprenolol, Pindolol, Propranolol*, Sotalol*)
- Antisympathotonika* (z. B. Clonidin*).

Sympathomimetika n pl: engl. *sympathomimetics*; syn. Sympathikomimetika. Pharmaka, die an den synaptischen Erfolgsorganen die Wirkung des Sympathikus* nachahmen (vegetatives Nervensystem*). Unterschieden werden direkt wirkende Sympathomimetika, die entweder Alpha*-Rezeptoren oder Beta*-Rezeptoren erregen, und indirekt wirkende Sympathomimetika, die die Freisetzung von Noradrenalin* fördern und/oder dessen Aufnahme hemmen.

Wirkung: Direkt wirkende Sympathomimetika (Adrenozeptor-Agonisten):
- **Alpha-Sympathomimetika** (syn. Alpha-Agonisten, Alpha-Adrenozeptor-Agonisten): 1. wirken überwiegend auf postsynaptische Alpha-1 und Alpha-2-Rezeptoren, wodurch es zu einer Kontraktion der glatten Muskulatur und Skelettmuskulatur kommt sowie zu einer Steigerung der Glykogenolyse in der Leber 2. z. B. Phenylephrin, Etilefrin, Clonidin und Guanfacin (Antihypertensiva*; Imidazolin-Rezeptor-Agonisten)
- **Beta-Sympathomimetika** (syn. Beta-Agonisten, Beta-Adrenozeptor-Agonisten) wirken überwiegend auf Beta-Rezeptoren: 1. am Herzen (Beta-1-Rezeptoren) mit positiv chronotroper, dromotroper und inotroper Wirkung durch Zunahme des Kalziumeinstroms bei Steigerung des myokardialen Sauerstoffverbrauchs 2. vermehrte Reninfreisetzung in der Niere 3. Stimulierung der Beta-2-Rezeptoren hat u. a. eine Erschlaffung der glatten Muskulatur der Gefäße, des Uterus, der Bronchien, der Magen-Darm-Muskulatur, eine vermehrte Glykogenolyse in Leber und Skelettmuskulatur, eine gesteigerte Lipolyse in der Leber und eine vermehrte Insulinfreisetzung zur Folge.

Indirekt wirkende Sympathomimetika: führen zu einer Freisetzung von Noradrenalin aus den Vesikeln präsynaptischer adrenerger Nervenzellen (Neurone) und/oder hemmen die Wiederaufnahme von Noradrenalin aus dem synaptischen Spalt (Noradrenalinwiederaufnahme-Hemmer).

Indikationen:
- Alpha-Sympathomimetika: 1. topisch v. a. Imidazolinderivate (z. B. Naphazolin, Oxymetazolin, Xylometazolin*) bei Rhinitis* und Konjunktivitis* 2. als Mydriatika* (Phenylephrin) 3. Zusatz zu Lokalanästhetika (Noradrenalin* und Adrenalin*) 4. systemisch (z. B. Norfenefrin) bei Hypotonie*
- Beta-Sympathomimetika bei bradykarden Herzrhythmusstörungen*, z. B. Orciprenalin
- Beta-2-selektive Sympathomimetika als Bronchospasmolytika (Spasmolytika*) und Wehenhemmer, z. B. Fenoterol*, Salbutamol* und Terbutalin*
- indirekt wirkende Sympathomimetika: 1. als Appetitzügler* (z. B. Amfepramon) 2. als Psychostimulans bei ADHS* im Kindes- und Jugendalter sowie Narkolepsie* (Methylphenidat*, Dexamfetamin, Atomoxetin) 3. als Antidepressiva* (Reboxetin*, Duloxetin, Venlafaxin*, Bupropion*).

Nebenwirkungen:
- Hyperglykämie* (bei alpha-adrenerger Stimulation)
- ventrikuläre Herzrhythmusstörungen (bei Stimulation von Beta-1-Rezeptoren)
- hypertone Reaktionen, z. T. mit Kopfschmerz* und Tremor*
- Schwitzen sowie zusätzlich bei indirekt wirkenden Sympathomimetika zentrale Erregung
- Unruhe
- psychotische Reaktionen.

Symphyse f: engl. symphysis; syn. Schambeinfuge. Aus Faserknorpel bestehende Knochenfusion. Die Symphyse stellt eine Synarthrose* dar. Der Begriff wird im engeren Sinn als Synonym verwendet für Symphysis pubica. Siehe Abb.

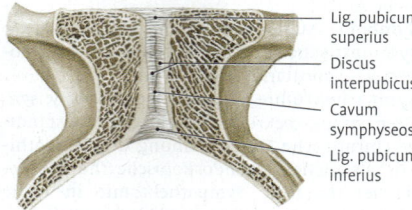

Symphyse: Frontalschnitt durch die Schambeinfuge (Symphysis pubica). Die Symphysis pubica stellt als Synarthrose ein unechtes Gelenk dar. Im Rahmen von Unfällen kann es hier zu einer Symphysensprengung kommen.

Symphysensprengung f: engl. fracture-separation of the symphysis pubis. Zerreißen der Symphyse (Schambeinfuge) unter der Geburt, was zur Instabilität des Beckenringes führt. Siehe Abb.

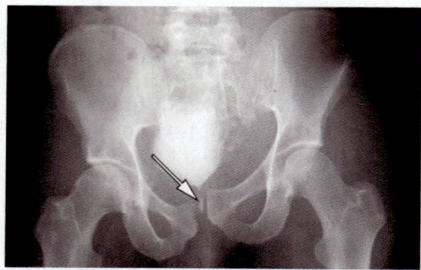

Symphysensprengung: Beckenringfraktur mit Symphysensprengung und vertikaler Instabilität. [108]

Symphysis pubica → Symphyse
Symphytum officinale → Beinwell
Symplasma n: engl. symplasm. Protoplasma* mit vielen Kernen als Folge von Kernteilungen ohne anschließende Zellteilung. Symplasma kommt z. B. bei Fremdkörperriesenzellen vor.

Symport → Transport
Symport m: Cotransport, bei dem 2 unterschiedliche Verbindungen oder Ionen in gleicher Richtung mithilfe eines Carriers durch Biomembranen transportiert werden. Ein Beispiel ist der Na^+-Glukose-Symport im Dünndarm.

Symptom n: Zusammen mit einer Erkrankung auftretende Erscheinung. Der Patient beobachtet das Symptom selbst (subjektives Symptom) oder der Arzt nimmt es wahr (objektives Symptom oder klinisches Zeichen). Im weiteren Sinne gehören auch durch weitergehende Untersuchungen festgestellte Veränderungen zu den Symptomen.

Arten:
- psychopathologische Symptome: Antriebsstörung, Hoffnungslosigkeit, Wahn
- somatische Symptome: Gewichtsabnahme, Herzrhythmusstörung, Hypertonie.

Im Englischen wird zwischen symptoms (vom Patienten subjektiv berichtete Beschwerden, z. B. Schwindelgefühl) und signs (objektiv erfassbare bzw. vom Arzt im Rahmen einer körperlichen Untersuchung festgestellte Anzeichen einer Störung oder Krankheit, z. B. erhöhter Blutdruck) unterschieden.

Symptomatik f: engl. symptoms. Gesamtheit der Symptome*, die zur Krankheit des Patienten gehören.

Symptomatische Therapie f: Behandlung, die im Gegensatz zur Kausaltherapie* nicht die Ursache beseitigt, sondern die Symptome unterdrückt, z. B. Fieber und Schmerzen. Die symptomatische Therapie kann mit der Kausaltherapie kombiniert werden, z. B. in dem Zeitraum, bis die Kausaltherapie wirkt.

Symptomatologie f: engl. symptomatology; syn. Semiotik. Lehre von den Krankheitszeichen (Symptomen).

Symptome, extrapyramidale n pl: engl. extrapyramidal symptoms. Symptome, die bei Erkrankungen des extrapyramidalen Systems auftreten und mit einer Störung automatischer Bewegungsabläufe und der Regulation des Muskeltonus einhergehen. Klinisch zeigen sich z. B. Hyper-, Hypo- oder Dyskinesien*, Tremor* oder Zungen*-Schlund-Krampf. Therapiert wird entsprechend der Grunderkrankung.

Hintergrund: Vorkommen:
- degenerative Systemerkrankungen des ZNS
- pathologische Ablagerung von Substanzen (z. B. bei Mukolipidosen, Zeroidlipofuszinose oder Wilson*-Krankheit)
- zerebrovaskuläre Insuffizienz
- gestörter Metabolismus oder Fehlen von Neurotransmittern
- Intoxikationen* (z. B. Mangan- oder Kohlenmonoxidintoxikation*)

- als UAW von Arzneimitteln (z. B. Neuroleptika*) u. a.

Klinik:
- Frühdyskinesie* mit Verkrampfung der Hals-, Kiefer-, Zungen-Schlund- und äußeren Augenmuskulatur als häufigste neuroleptikainduzierte Form
- Akathisie* (Sitz- und Stehunruhe)
- Parkinsonoid* (Rigor, kleinschrittiger Gang, Hypomimie* und Tremor)
- Parkinson-Tremor (auch als monosymptomatischer Ruhetremor)
- tardiver Tremor (3–5 Hertz, verstärkt v. a. bei Halteinnervation)
- Spätdyskinesie (orofaziale Hyperkinesien, dystone und choreatiforme Rumpf- und Extremitätenbewegungen).

Therapie:
- abhängig von der Grunderkrankung
- bei neuroleptikainduzierter Form ggf. Umstellung auf Clozapin*.

Symptomenkomplex, analer *m*: engl. *anal symptom complex*. Sammelbezeichnung für Symptome und Erkrankungen im Analbereich. Pruritus* ani, Brennen, Schmerzen, Nässen oder Blutungen gehen einher mit Analekzem*, Anal*- bzw. Rektumprolaps*, Analfistel*, Analfissur*, Analvenenthrombose oder perianalem Abszess, Condylomata* acuminata und Hämorrhoiden*, aber auch mit malignen Erkrankungen (Analkarzinom*, Morbus Bowen*). Kombinationen sind häufig. Oft besteht familiäre Disposition. Siehe Abb.

Diagnostik:
- digitale rektale Untersuchung
- Proktoskopie, je nach Befund ggf. gefolgt von Koloskopie , rektaler Endosonographie, MRT oder CT
- auszuschließen sind maligne Erkrankungen wie z. B. das Analkarzinom* oder das kolorektale Karzinom*.

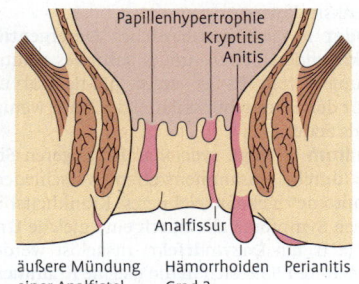

Symptomenkomplex, analer

Symptomenkomplex, spastischer *m*: engl. *spastic symptom complex*; Abk. Sym|ptomenkom|plex, spastischer. Sammelbezeichnung für Erkrankungen des ZNS mit spastischer Lähmung*, z. B. traumatisch, vaskulär oder neoplastisch bedingte Läsionen, frühkindlicher Hirnschaden oder Multiple Sklerose*.

Symptome, zerebellare *n pl*: engl. *cerebellar symptoms*. Bei Schädigungen des Cerebellums oder dessen afferenten* und efferenten Leitungsbahnen (z. B. Tractus cerebellothalamicus, Tractus olivocerebellaris) ipsilateral* auftretende Symptome, v. a. in Form von Koordinationsstörungen*.

Klinik:
- zerebellare Ataxie*
- zerebellare Dysarthrie*
- zerebellarer Tremor* als Intentionstremor oder Aktionstremor
- okulomotorische Symptome wie Blickdysmetrie, Sakkaden, Nystagmus*, oder fehlende Fixationssuppression des vestibulookulären Reflexes*

Symptomreduktion *f*: engl. *symptom reduction*. Rückgang der Intensität oder Häufigkeit krankheitsbestimmender Symptome*. Der Begriff wird häufig in Abgrenzung zu Heilung* (im Sinne von Ursachenbeseitigung) verwendet.

Symptomverschiebung *f*: engl. *shift of symptoms*. In der Psychotherapie Annahme, dass zwingend neue Probleme auftreten müssen, wenn bisherige Beschwerden infolge symptomreduzierender Therapie ohne Lösung des zugrunde liegenden Konflikts gelindert werden. Die Annahme ist empirisch widerlegt durch Therapieerfolge z. B. von Verhaltenstherapie* oder psychopharmakologischer Therapie ohne begleitende erhöhte Inzidenz anderer Probleme.

Synästhesie *f*: engl. *synesthesia*. Mitempfindung in einem Sinnesorgan bei Reizung eines anderen (z. B. Farbempfindung bei bestimmten Hörempfindungen), bei Halluzination* auch als trughafte Wahrnehmung mit mehreren Sinnen zugleich.

Synalgie *f*: engl. *synalgia*. Mitempfindung von Schmerzen in einem nicht erkrankten Körperteil fern vom Krankheitsherd.

Synapse *f*: Umschaltstelle für die diskontinuierliche Erregungsübertragung von einem Neuron auf ein anderes oder auf das Erfolgsorgan (Muskelzelle). Die Erregungsübertragung erfolgt v. a. biochemisch mittels Neurotransmittern, die durch den Erregungsimpuls aus den Endigungen des präsynaptischen Axons* freigesetzt werden und die Permeabilität der postsynaptischen Membran verändern. Siehe Abb.

Einteilung: Nach Erregungsübertragung:
- chemische Synapse: 1. häufigste Form 2. chemische Erregungsübertragung* mithilfe von Neurotransmittern, die durch den Erregungsimpuls aus den Endigungen des präsynaptischen Axons freigesetzt werden 3. Signalübertragung erfolgt mit unterschiedlicher Geschwindigkeit (z. B. Glutamat: schnell, Dopamin: langsam) und asymmetrisch (Informationsweiterleitung nur in eine Richtung)
- elektrische Synapse: 1. elektrische Erregungsübertragung über gap* junctions, deren Kanalproteine (Konnexone) es ermöglichen, dass Ionen von einer Zelle direkt in die andere diffundieren 2. Signalübertragung erfolgt sehr schnell und symmetrisch.

Nach Erregungsimpuls:
- inhibitorische (hemmende) Synapse: 1. Vorkommen nur bei chemischen Synapsen 2. Hemmung* tritt entweder durch verminderte Erregbarkeit von Nervenzellen als Folge vorausgegangener Erregung oder durch aktive Prozesse wie prä- und postsynaptische Hemmung auf
- exibitorische (erregende) Synapse: 1. Vorkommen: alle elektrischen Synapsen, auch bei chemischen Synapsen 2. Aktivierung einer exibitorischen chemischen Synapse löst in nachgeschalteter Zelle eine Depolarisation aus (EPSP), welche das Ruhepotenzial näher an oder über die Schwelle für ein Aktionspotenzial* positiviert.

Synaptischer Spalt *m*: engl. *synaptic gap*. Spalt zwischen präsynaptischer Membran und postsynaptischer Membran zweier angrenzender Neurone. Der synaptische Spalt ist 20 bis 30 nm breit und Teil der chemischen Synapse*. Bei Erregung werden Neurotransmitter* in den synaptischen Spalt abgegeben, die am empfangenden Neuron wieder in ein elektrisches Signal übersetzt werden.

Synaptischer Vesikel *n/f*: engl. *synaptic vesicle*; syn. präsynaptisches Vesikel. Neurotransmitter* speicherndes Bläschen, das Teil der präsynaptischen Endigung ist (siehe Synapse*). Synaptische Vesikel finden sich in Zytoplasma* und Zellmembran* der präsynaptischen Endigung. Bei Eintreffen eines Aktionspotenzials* entleeren sie Neurotransmitter über Exozytose* in

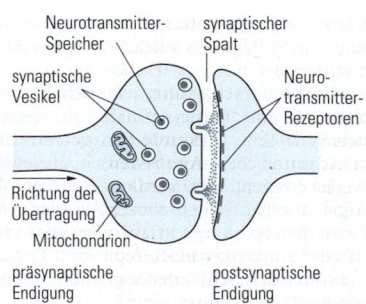

Synapse: Schematische Darstellung einer Synapse.

Synaptische Verschaltung

den synaptischen* Spalt. Die Neurotransmitter werden anschließend wieder aufgenommen und weiterverwendet.

Synaptische Verschaltung *f*: Umschalten von Axonen auf eine nachgeschaltete Nervenzelle mittels Synapsen*. Unterschieden werden dabei elektrische und chemische Synapsen, die jeweils entweder erregend oder hemmend wirken. Die häufigsten synaptischen Verschaltungen werden zwischen Axon und Perikaryon (**axosomatisch** oder **somatoaxonal**), Axon und Dendriten (**axodendritisch**) oder zwischen Axonen (**axoaxonal**) ausgebildet.

Synarthrose *f*: engl. *synarthrosis*. Unechtes Gelenk. Die beteiligten Knochen sind hier dauerhaft, meist bindegewebig oder knorpelig, und ohne Gelenkspalt miteinander verbunden. Im Unterschied zu den echten Gelenken sind Synarthrosen wenig bis gar nicht beweglich.

Synchisis corporis vitrei *f*: engl. *synchysis corporis vitrei*. Verflüssigung des Glaskörpers des Auges bei Glaskörperdestruktion*.

Synchisis scintillans *f*: syn. Synchisis albescens nivea. Ein- oder beidseitig auftretende goldfarbige Cholesterinkristalle im Glaskörper. Sie entstehen nach Glaskörperblutungen oder als Folge degenerativer Augenerkrankungen und rufen bei Patienten funkenartige Bilder hervor.

Synchondrose *f*: engl. *synchondrosis*. Verbindung zweier Knochen durch hyalinen Knorpel (unechtes Gelenk, siehe Synarthrose*), z. B. Rippenknorpel oder Epiphysenknorpel.

synchron: engl. *synchronous*. Gleichzeitig.

Synchronismus *m*: engl. *synchronism*. Gleichzeitige, stundengenaue Entwicklung der Malariaplasmodien im menschlichen Blut. In der Folge kommt es zum charakteristischen Wechselfieber bzw. zu regelmäßigen Fieberschüben (siehe Malaria*), insbesondere bei Malaria* tertiana und Malaria* quartana.

Synchrotron *n*: Kreisbeschleuniger, der über sog. Injektoren (Partikelvorbeschleuniger) Partikelstrahlen wie Protonen, Helium, Lithium und Kohlenstoffionen in Paketen mit hochenergetischen magnetischen Wechselfeldern auf ca. 70 % der Lichtgeschwindigkeit beschleunigen kann.
Klinische Bedeutung: Einsatz in der Strahlentherapie* über sog. fixed beams bzw. gantries (Tragarme, die einen Kreisbogen von 360° um den Patienten schlagen können, wobei der therapeutisch genutzte Strahl auf das Isozentrum ausgerichtet bleibt).

Syncretio *f*: syn. Concretio. Zusammenwachsen, z. B. Verwachsung der beiden Herzbeutelblätter bei Syncretio pericardii (auch Concretio* pericardii oder Perikardverwachsung genannt). Ursache einer Verwachsung sind meist chronische Entzündungen, im Fall der Syncretio pericardii z. B. eine chronische Perikarditis*.

Syncytium → Synzytium

Syndaktylie *f*: engl. *syndactyly*. Angeborene Entwicklungsstörung mit partieller oder totaler Nichttrennung von Finger- und Zehenanlagen bei kutaner oder ossärer Verwachsung. Gelegentlich ist eine Syndaktylie im Rahmen der Pränataldiagnostik* (Ultraschalldiagnostik) nachweisbar, insbesondere bei Fehlbildungssyndromen. Die Verwachsung wird meist vor dem 3. Lj. operativ getrennt.

Syndesmophyt *m*: engl. *syndesmophyte*. Zarte (wenig ausladende) in Körperlängsachse wachsende knöcherne Überbrückung des (meist nicht verschmälerten) Zwischenwirbelraumes oder peridiskal im subligamentären Bindegewebe. Syndesmophyten treten vor allem auf bei Spondylitis* ankylosans (sog. Bambusstabwirbelsäule).

Syndesmose *f*: engl. *syndesmosis*. Bandhafte Verbindung zweier Knochen durch kollagenes oder elastisches Bindegewebe (unechtes Gelenk, siehe Synarthrose*), z. B. Syndesmosis tibiofibularis und Ligg. flava.

Syndesmosenverletzung *f*: Distorsion mit massiver Außenrotation des Talus bis zur Sprengung der Malleolengabel. Es kommt zu einschießendem Schmerz, Schwellung sowie Bewegungseinschränkung. Die Diagnose wird mittels MRT gesichert. Die Therapie ist abhängig vom Verletzungsgrad.
Hintergrund: Die distale tibulofibuläre Syndesmose besteht aus den folgenden drei Bandstrukturen:
- Lig. tibiofibulare anterior inferior
- Lig. tibioifibulare posterior inferior
- Lig. tibiofibulare interosseum

Klinik:
- plötzlicher Schmerz
- Schwellung, Hämatom
- Instabilität im distalen Tibiofibulargelenk
- Bewegungseinschränkung

Einteilung:
- Grad I: Dehnung, Gehen schmerzfrei, stabiles OSG
- Grad II: Zerrung, Gehen schmerzhaft, stabiles OSG
- Grad III: Ruptur, Gehen unmöglich, OSG instabil (siehe Syndesmoseriss*).

Therapie: Akute Therapie nach dem PECH-Schema: **P**ause, **E**is, **C**ompression, **H**ochlagerung. Konservative Therapie erfolgt ab Grad III (vorher siehe Bänderzerrung* oberes Sprunggelenk):
- Immobilisierung z. B. im Aircast-Schuh mit Sohlenkontakt, zu Beginn Entlastung mit Unterarmgehstützen, dann Thromboseprophylaxe
- Entlastung je nach Fibula-Stabilität und Belastung 6–10 Wochen
- physiotherapeutische Behandlungen.

Operative Therapie (indiziert bei Dislokation der Fibula):
- offene oder geschlossene Reposition
- Schraubenfixation
- bei knöcherner Absprengung transossäre Fixation
- postoperativ Physiotherapie.

Prognose:
- bei frischen Rupturen gut
- Rückkehr in den Sport bei konservativer Therapie nach 6–8 Wochen, nach operativer Therapie nach 6–12 Wochen.

Syndesmoseriss: syn. Syndesmoseruptur. Riss von Teilen oder des gesamten Bandkomplexes zwischen distaler Tibia und Fibula, meist kombiniert mit weiteren Verletzungen im Sprunggelenk durch Distorsion des Fußes. Es resultiert eine Instabilität der Malleolengabel mit der Folge eines vorzeitigen Gelenkverschleißes. Die Therapie erfolgt je nach Verletzungsschwere konservativ oder operativ.
Therapie: Die Therapie hat v. a. die Wiederherstellung der Stabilität des Sprunggelenks zum Ziel, was Voraussetzung für die Belastungs- und Sportfähigkeit ist.
- konservativ: 1. bei stabiler Malleolengabel 2. meist wenn nur das vordere Band verletzt ist 3. Orthese oder Sporttape
- operativ: 1. bei instabiler Malleolengabel 2. Reposition, Naht der vorderen Bandanteile und Implantation von 2 Stellschrauben oder sonstiger Fixationstechniken (z.B. TightRope®, Fa. Arthrex) 3. Bandplastik mit Semitendinosussehne bei veralteten Rupturen.

Syndesmosis tibiofibularis *f*: engl. *tibiofibular syndesmosis*. Syndesmose* zwischen den distalen Enden von Tibia* und Fibula*, die zusätzlich über die Membrana* interossea cruris sowie das Lig. tibiofibulare anterius und das Lig. tibiofibulare posterius gesichert wird. Klinisch relevant ist die Syndesmosenruptur bei Sprunggelenksfrakturen.

Syndet *n*: syn. **syn**thetisches **D**et**e**rgentium (Abk. Syndet). Seifen- und alkalifreies Hautreinigungsmittel. Es ist meist pH-neutral und greift den Säureschutzmantel der Haut weniger an als Seife.

Syndrom *n*: engl. *syndrome*. Im engeren Sinn ein durch Zusammentreffen verschiedener Symptome* gekennzeichnetes Krankheitsbild, dessen Symptome alle durch eine gleiche Ursache (z. B. ein Enzymdefekt) ausgelöst werden; im weiteren Sinn sich in die gleiche Krankheitsrichtung entwickelnder Symptomenkomplex, den verschiedene Ursachen auslösen (z. B. Parkinson-Syndrom).

Syndrom, adrenogenitales *n*: engl. *congenital adrenal hyperplasia* (Abk. CAH); syn. kongenitale adrenale Hyperplasie; Abk. AGS. Autosomal-rezessiv erbliche Enzymopathie* mit gestörter Steroidhormonsynthese. Je nach Form sind v. a. ein bedrohlicher Salzverlust mit Erbrechen, Elektrolytverschiebungen und Exsikkose sowie die Virilisierung* des äußeren Genitales* klinisch bedeutsam. Die Diagnose erfolgt klinisch, laborchemisch und molekulargenetisch. Therapeutisch ist u. a. die Dauersubstitution mit Hydrocortison* notwendig.

Ursachen: Verschiedene Enzymdefekte:
- virilisierende AGS-Formen: **1.** 21β-Monooxygenasemangel (syn. 21-Hydroxylasemangel): > 90 % aller AGS; Häufigkeit ca. 1 : 10 000; *CYP21A2*-Gen auf dem Genlocus 6p21.33 **2.** 11β-Monooxygenasemangel **3.** 3β-Steroiddehydrogenase-Defekt
- nichtvirilisierende AGS-Form: 17alpha-Monooxygenasemangel.

Klinik:
- AGS mit Salzverlust durch gestörte Mineralokortikoidsynthese (sog. kompliziertes AGS): in der Neugeborenenperiode lebensbedrohliche Trinkschwäche, Erbrechen, Exsikkose, Hyponatriämie* und Hyperkaliämie* mit Gefahr von Herzrhythmusstörung* (vgl. Addison*-Krankheit)
- virilisierendes AGS: bei Mädchen pränatale Virilisierung des äußeren Genitales mit variablem Schweregrad und primäre Amenorrhö*, bei Jungen Pseudopubertas* praecox, später Hodenatrophie* mit Azoospermie*; schnelles Wachstum mit verminderter Körperendlänge infolge beschleunigter Knochenreifung
- late-onset AGS mit spätem Symptombeginn durch Enzymrestaktivität: **1.** durch mangelnde Glukokortikoidproduktion Müdigkeit, Apathie*, Hypoglykämie*, Infektneigung und Addison-ähnliche Krisen (siehe Addison*-Krise) **2.** bei Frauen unterschiedlich ausgeprägt Hirsutismus* und Zyklusstörung, z. B. Amenorrhö, anovulatorische Zyklen, bei Männern Oligo- bis Azoospermie
- bei Akkumulation blutdrucksteigernder Kortisol-Vorstufen arterielle Hypertonie* bei 11β- und 17alpha-Monooxygenasemangel
- kryptisches AGS, d. h. klinisch asymptomatische Genträger mit nachweisbaren biochemischen Veränderungen bei hoher Enzymrestaktivität.

Diagnostik:
- Steroide* und Metabolite im Serum, durch ACTH-Erhöhung in der Regel auf Normwerte kompensierter Kortisolmangel
- bei 21β-Monooxygenasemangel erhöhte Konzentration von 17alpha*-Hydroxyprogesteron, Bestimmung auch im Rahmen des Neugeborenen*-Screenings
- ACTH*-Stimulationstest
- molekulargenetischer Mutationsnachweis, ggf. auch pränatal.

Therapie:
- Dauersubstitution mit Hydrocortison, bei Erwachsenen Prednison* oder Dexamethason* zur Normalisierung der ACTH-Ausschüttung und somit Reduzierung der Androgenüberproduktion der Nebennierenrinde
- bei Salzverlustsyndrom Mineralokortikoide
- bei pränatal diagnostiziertem AGS Dexamethason-Substitution in der Frühschwangerschaft (6.–9. SSW) zur Verhinderung der Virilisierung
- operative Genitalkorrekturen meist im 1. Lj.
- ggf psychologische Unterstützung.

Prognose: Mögliche Krankheits- oder Therapiefolgen:
- Verlust an Knochendichte*
- Minderwuchs
- Adipositas*
- Addison*-Krisen
- kardiovaskuläre Risiken, insbesondere Insulinresistenz.

Syndrom, akinetisch-abulisches: engl. *akinetic-abulic syndrome*. Symptomkomplex aus Amimie*, Indolenz*, Antriebsarmut*, Intentionslosigkeit, Hypokinese* und evtl. Hyperkinese*.

Vorkommen:
- frontotemporale Demenz
- Läsionen u. a. im dorsomedialen präfrontalen Kortex
- schwere affektive Störungen*
- Schizophrenie* (v. a. bei Therapie mit typischen Neuroleptika*)
- Parkinson*-Syndrom
- u. a.

Syndrom, amnestisches *n*: engl. *amnestic syndrome*. Substanzstörungen* mit Gedächtnisstörung* infolge Substanzkonsum (beispielsweise Alkohol). Abstinenz ist anzustreben, behandelt wird mit Hirnleistungstraining sowie ggf. Aufnahme in eine betreute Wohnform. Bei Alkohol bleibt die Störung meist lebenslang bestehen mit lebensbedrohlichem Verlauf (geringe Symptombesserung bei 20 %); bei Sedativa ist vollständige Remission möglich.

Diagnostik:
- Nachweis von Gedächtnisstörungen* v. a. des Kurzzeitgedächtnisses, ggf. auch des Langzeitgedächtnisses
- kein Hinweis auf Störung des sensorischen Gedächtnisses (Immediatgedächtnis), des Wachbewusstseins oder allgemein kognitiver Funktionen (z. B. Aufmerksamkeitsstörungen oder intellektueller Verfall im Sinne einer Demenz)
- anamnestische oder objektive Beweise für chronischen, hochdosierten Konsum von Alkohol oder anderen psychotropen Substanzen.

Differenzialdiagnosen:
- organisch bedingtes amnestisches Syndrom ohne Substanzeinfluss
- sonstige hirnorganische Syndrome (z. B. Demenz oder Delir)
- depressive Störungen.

Syndrom, amotivationales: engl. *amotivational syndrome*. Symptomkomplex mit Apathie*, Adynamie*, Antriebsarmut* und Mangel an Zielgerichtetheit im Verhalten.

Vorkommen:
- chronischer Cannabismissbrauch
- Lösungsmittelkonsum
- Alkoholabhängigkeit* (mit Depravation)
- depressive Syndrome
- chronische Psychose* mit Negativsymptomatik* (schizophrenes Residuum*)
- u. a.

Syndrom, angiodysplastisches *n*: engl. *angiodysplasia*. Muköse und submuköse Gefäßmissbildung bzw. Gefäßüberschuss im Magen-Darm-Trakt. Klinisch äußert sich das angiodysplastische Syndrom in gastrointestinalen Blutungen und daraus resultierender Anämie* (Eisenmangelanämie*). Therapiert wird konservativ mit Thalidomid* oder chirurgisch mittels Resektion der betroffenen Region oder Verödung beispielsweise durch Argon*-Plasma-Koagulation.

Syndrom, anticholinerges zentrales *n*: engl. *anticholinergic central syndrome*; syn. Anticholinerges Syndrom. Symptomkomplex mit demenzähnlicher Symptomatik, der v. a. im Rahmen einer Therapie mit anticholinerg wirkenden Substanzen auftreten kann. Die Therapie erfolgt – nach Absetzen der auslösenden Substanzen – durch Gabe von Physostigmin*, ggf. unter intensivmedizinischer Überwachung.

Syndrom, aurikulotemporales *n*: engl. *auriculotemporal syndrome*; syn. Frey-Syndrom. Schweißabsonderung mit eventuell begleitender Hautrötung über der hinteren Wange. Unmittelbarer Auslöser ist ein gustatorischer oder Kaureiz. Ursache ist die Fehlinnervation der sympathisch innervierten Schweißdrüsen durch regenerierende sekretorische parasympathische Nervenfasern nach Verletzung oder Operation an der Glandula parotidea. Therapiert wird medikamentös oder chirurgisch.

Syndrom, cholinerges *n*: engl. *cholinergic syndrome*; syn. Cholinerge Krise. Durch Überstimulation des N. vagus (Parasympathikus) entstehender Symptomkomplex mit Steigerung der Motilität von Magen und Darm (Durchfall, Bauchschmerz), Bradykardie, vermehrter Speichel-, Bronchial und Schweißsekretion, Miosis, Benommenheit und Schwindel, welche als Zytostatika-Nebenwirkung sowie durch Pestizide

Syndrom, depressives

und Nervenkampfstoffe droht. Als Antidot steht Atropin zur Verfügung.

Syndrom, depressives n: engl. *depressive syndrome*; syn. depressives Affektsyndrom. Weniger als zwei Wochen andauernde affektive Störung* mit den typischen Symptomen einer Depression* wie gedrückte Stimmung, Antriebsmangel und Interessenverlust*. Zusätzlich können Konzentrationsstörungen*, Schlafstörungen* und vermindertes Selbstwertgefühl* auftreten. Häufig entwickelt sich daraus eine depressive Episode*. Erst dann ist eine Behandlung mit Psychotherapie* oder Antidepressiva* erforderlich.

Syndrom der abführenden Schlinge n: engl. *efferent loop syndrome*. Durch Abknickung und Anastomosenstenose nach Billroth-II-Magenteilresektion* oder seltener nach Gastrektomie* und Roux-Y-Rekonstruktion entstehende Abflussbehinderung des Speisebreis. Klinisch imponieren die Symptome des hohen mechanischen Ileus mit Völlegefühl, Inappetenz, Reflux und ggf. rezidivierendem Erbrechen.
Therapie: Zunächst endoskopisch interventionell durch pneumatische Bougierung oder endoskopische Narbeninzision mit einem Needle-Knife. Falls dies keinen Erfolg hat, muss eine Nachresektion und Neuanlage der Anastomose durchgeführt werden bzw. die Umwandlungsoperation des BII-Magens in eine Roux-Y-Rekonstruktion.

Syndrom der blinden Schlinge n: engl. *blind loop syndrome*; syn. Blindschlingensyndrom. Ausschaltung von Dünndarmanteilen aus der Darmpassage, wobei es zu Malabsorption und im Blindsack zur Stase mit (Fehl-)Besiedelung durch Darmbakterien kommt. Ursache sind z. B. eine entero-enterale Fistel bei Morbus Crohn oder eine chirurgisch angelegte Umgehungsanastomose. Die Behandlung erfolgt medikamentös, antibiotisch; bei Misserfolg chirurgisch resezierend.

Syndrom der dünnen Basalmembranen → Hämaturie, benigne familiäre

Syndrom der einseitig hellen Lunge → Swyer-James-Syndrom

Syndrom der inadäquaten ADH-Sekretion n: engl. *syndrome of inappropriate ADH secretion*; syn. Schwartz-Bartter-Syndrom; Abk. SIADH. Gesteigerte Sekretion von antidiuretischem Hormon (ADH) mit euvolämischer Hyponatriämie. Eine leichte Hyponatriämie kann symptomlos bleiben, eine stärkere Hyponatriämie (< 120 mmol/l) führt zu neurologischen Erscheinungen wie Verwirrtheit, Muskelkrämpfen und Krampfanfällen bis hin zum Koma.
Klinik:
- Euvolämie
- Natriurese bei Hyponatriämie (125–135 mmol/l)
- inadäquat erhöhte Urinosmolalität (> 300 mosmol/kg KG) trotz erniedrigter Serumosmolalität
- unspezifische Symptome: 1. Übelkeit 2. Erbrechen
- neurologische Symptome durch Hirnödem bei schwerer Hyponatriämie (< 120 mmol/l), z. B.: 1. Verwirrtheit 2. Krampfanfälle.

Therapie:
- kausale Maßnahmen: 1. Behandlung der Grunderkrankung 2. Absetzen verursachender Medikamente 3. Tumorsuche und -behandlung
- symptomatische Maßnahmen: 1. Flüssigkeitsrestriktion auf 800–1000 ml/d 2. Serum-Natriumspiegel sehr langsam anheben bis ca. 130 mmol/l: bei leichteren Symptomen um 0,5 mmol/l/Stunde, bei schweren neurologischen Symptomen um 1–2 mmol/l/Stunde (cave: zu schnelles Anheben des Serum-Natriums kann zu einer zentralen pontinen Myelinolyse führen!) 3. bei Therapieresistenz: Gabe eines ADH-Antagonisten (Tolvaptan).

Prognose: Falls kein Tumorleiden zugrunde liegt, ist die Prognose gut.

Syndrom der verbrühten Haut → Lyell-Syndrom

Syndrom der zuführenden Schlinge n: engl. *afferent loop syndrome*. Folgeerkrankung nach Billroth-II-Resektion (siehe Magenteilresektion*) ohne Anlage einer Braun*-Fußpunktanastomose. Durch Stase und bakterielle Besiedelung in einer zu lang gewählten oder im Anastomosenbereich stenotischen Schlinge kommt es zu klinischen Symptomen wie Inappetenz, Übelkeit, Völlegefühl und eruptivem Erbrechen von Galle.
Klinik:
- Symptomatik bei zu lang gewählter zuführender Schlinge: 1. Völlegefühl 2. Bauchschmerz 3. Erbrechen durch Fehlleitung und Aufstau des Chylus
- Symptomatik bei Stase von Duodenalsekret bedingt durch Stenose oder Verwachsung: 1. akut: Bauchschmerz, Erbrechen, ggf. Perforation, Schock 2. chronisch: Bauchschmerz, Ikterus, Syndrom* der blinden Schlinge.

Therapie: Endoskopische Bougierung oder Umwandlungsoperation im Sinne einer Rekonstruktion nach Billroth I, Y-Roux oder Anlage einer Braun*-Fußpunktanastomose (aufgrund des erhöhten Risikos für ein Magenstumpfkarzinom nur in ausgewählten Einzelfällen).

Syndrom des Flatus incarceratus in cerebro n: syn. Fiic-Syndrom. Durch anatomische Deviation des Ductus flatus und daraus resultierende chronisch rezidivierende Stenose verursachte, meist hemilaterale Zystenbildung im Bereich des Großhirns, dort überwiegend im Lobus flatus, wobei die Zysten mit einem Gas gefüllt sind, welches stark methanhaltig ist.
Klinik: In der Folge kommt es zu typischen Verhaltensänderungen bei zunehmender Einbuße der intersozialen Kompetenz, später auch ausgeprägten anterograden Amnesien mit Konfabulation (Vitamin-B$_1$-Mangelerkrankung, siehe Korsakow*-Syndrom).
Therapie: In der Regel rein symptombezogen. Vorübergehende Isolation der Patienten beugt einer Engravierung sowie Chronifizierung vor.
Diskussion: Das Syndrom wurde erstmals durch Vogelsang ausführlich untersucht und beschrieben, aber nachweislich bereits in der Antike bekannt. Die pathogenetischen Modelle sind bislang unvollständig, legen aber starke soziale, insbesondere berufsspezifische Prävalenz nahe. Der wegen der Methanhaltigkeit der Gase ursprünglich diskutierte cerebro-anale Shunt lässt sich nicht nachweisen. Da sich die Symptome nicht klar abgrenzen lassen, wird von einigen Autoren die Definition dieses Syndroms abgelehnt.

Syndrom des fragilen X-Chromosoms → Fragiles-X-Syndrom

Syndrom des kleinen Magens n: engl. *small stomach syndrome*. Folgeerscheinung einer Magenteilresektion* wegen zu geringer Reservoirfunktion des Restmagens für die übliche Menge der Mahlzeiten. Nach bariatrischen Eingriffen (Adipositaschirurgie) ist die Restriktion erwünscht. Symptome sind postprandiales Druck- und Völlegefühl und ggf. Schmerzen. Präventiv wird der Patient präoperativ aufgeklärt und erhält eine postoperative Ernährungsberatung.

Syndrom des toxischen Schocks → Schocksyndrom, toxisches

Syndrom des unzureichenden Schlafes → Schlafmangelsyndrom

Syndrome, funktionelle n pl: engl. *functional syndromes*. In der Allgemeinmedizin und Psychosomatik* üblicher Begriff für Beschwerden und Krankheitszeichen, die bekannten organischen, neurologischen und psychologischen Symptomen („Syndromen") ähneln, für die aber keine (ausreichende) organische Ursache identifizierbar ist. Die Abgrenzung zu einem organischen Krankheitsprozess ohne messbare Untersuchungsergebnisse im Frühstadium ist manchmal schwierig.

Beispiele:
- funktionelle Abdominalbeschwerden
- funktionelle Blindheit*
- funktionelle Dyspepsie*
- funktionelle Herzbeschwerden*
- funktionelle Kreislaufstörungen*
- Reizdarmsyndrom*
- Fibromyalgiesyndrom
- chronisches Müdigkeitssyndrom

- dissoziative Amnesie*
- funktionelle Urogenitalbeschwerden
- phobische Gangstörung.

Terminologischer Hinweis: Als funktionelle Störungen werden in der klinischen Medizin auch isolierte, meist leichtere Beschwerden von Organfunktionen im Sinne einer Befindlichkeitsstörung* beschrieben.

Syndrom, familiäres nephrotisches n: engl. *familial nephrotic syndrome.* Heterogene, autosomal-dominant oder -rezessiv erbliche Störung der glomerulären Proteinbarriere mit Entwicklung eines steroidresistenten, schweren nephrotischen Syndroms* bereits in den ersten Lebensmonaten. Behandelt wird mit Albuminsubstitution und hochkalorischer Kost, ggf. ACE-Hemmern und Indometacin, sonst Nephrektomie und Peritonealdialyse, schließlich Nierentransplantation.

Syndrom, hämolytisch-urämisches n: engl. *hemolytic uremic syndrome;* syn. Gasser-Syndrom; Abk. HUS. Thrombotische Mikroangiopathie, bei der es zur ischämischen Organschädigung kommt aufgrund von Mikrothromben in der Gefäßendstrombahn. Klinisch dominieren erhöhte Blutungsneigung aufgrund von Thrombozytopenie*, hämolytische Anämie* und schweres akutes* Nierenversagen. Behandelt wird vor allem mit Plasmaaustausch.

Epidemiologie: Das typische HUS tritt v. a. bei Kleinkindern unter 3 Jahren auf und ist die häufigste Ursache für das Entstehen eines akuten Nierenversagens. Jugendliche und Erwachsene hingegen sind seltener betroffen (Inzidenz bei ca 1:100 000).

Formen: Die Mikrothrombenbildung in der Endstrombahn ist entweder Folge einer primär gesteigerten Plättchenadhäsion oder wird durch Endothelläsionen provoziert. Abhängig von den Auslösern unterscheidet man 3 Formen:
- **typisches** bzw. **diarrhöassoziiertes (D⁺)** bzw. **enteropathisches HUS: 1.** ca. 90 % der Fälle **2.** entwickelt sich als Komplikation mit einer zeitlichen Latenz von ca. 7 Tagen nach einer Infektion mit Shigatoxin-bildenden Escherichia-coli-Stämmen (STEC) **3.** auch andere enteropathogene Erreger wie Shigellen können ein HUS induzieren **4.** Lumenverlegung der Gefäße infolge toxininduzierter Endothelschädigung mit nachfolgender Plättchenaggregation **5.** v. a. glomeruläre Kapillaren betroffen
- **atypisches** bzw. **nicht diarrhöassoziiertes (D⁻) HUS: 1.** keine Durchfallerkrankung vorausgehend **2.** dauerhaft erhöhte Aktivität des Komplementsystems infolge Verminderung von Faktoren, die eine unkontrollierte Komplementaktivierung hemmen **3.** genetisch bei angeborenem Faktor-H-Mangel oder Membrane-Cofactor-Protein-Mangel **4.** erworben bei Autoantikörperbildung gegen Faktor H
- **sekundäres HUS** bei: **1.** Erkrankungen wie maligne Hypertonie, HIV*-Erkrankung, systemischer Lupus* erythematodes, progressive systemische Sklerose, Vaskulitiden und Malignomen **2.** Medikamenten wie Calcineurininhibitoren, Kontrazeptiva*, Ticlopidin* und Interferon*-α **3.** Kokainmissbrauch **4.** Knochenmarktransplantation **5.** Puerperium*.

Klinik:
- hämolytische Anämie und Thrombozytopenie (< 150 000/µl)
- schweres akutes Nierenversagen und arterielle Hypertonie infolge bilateraler Nierenrindennekrose
- evtl. Verbrauchskoagulopathie
- selten Krampfanfälle.

Therapie:
- supportiv-symptomatische Behandlung ist entscheidend
- passagere Dialysebehandlung in ca. 2/3 der Fälle erforderlich
- Plasmapherese* mit Gabe von Frischplasma zur Toxinentfernung als Therapieversuch
- weitere Therapieoptionen: **1.** Glukokortikosteroide **2.** Rituximab* **3.** Splenektomie
- Eculizumab bei atypischem HUS ist vielversprechend
- cave: Antibiotika beim enteropathischen HUS wegen der Gefahr einer medikamentösinduzierten massiven Toxinfreisetzung umstritten.

Prognose: Bei früh einsetzender und konsequenter Behandlung meist vollständige Erholung der Nierenfunktion.

Syndrom, hepatoovarielles n: engl. *hepatoovarian syndrome.* Sammelbezeichnung für Menstruationsstörungen infolge Hyperöstrogenismus bei Leberfunktionsstörung mit gestörtem Metabolismus der Östrogene*. Die Erkrankung beginnt im (Prä-)Klimakterium* mit Dysmenorrhö* oder Hypermenorrhö*, verspäteter Menopause*, Endometriumhyperplasie* sowie manifesten oder latenten Leberfunktionsstörungen.

Syndrom, hepatopulmonales n: engl. *hepatopulmonary syndrome;* Abk. HPS. Störung des pulmonalen Gasaustausches mit Hypoxämie* und intrapulmonaler Gefäßdilatation bei chronischer Lebererkrankung*. Die Patienten zeigen Dyspnoe und Zyanose und ggf. Symptome der zugrundeliegenden Lebererkrankung. Neben der Langzeit-Sauerstoffgabe als symptomatische Therapie des HPS gilt heute die Lebertransplantation als einzige kurative Behandlungsmöglichkeit.

Klinik:
- Dyspnoe* mit Orthodeoxie (Sauerstoffsättigung nimmt ab bei Lagewechsel aus einer liegenden in die sitzende oder stehende Position)
- Symptomatik der vorliegenden Lebererkrankung.

Prognose: NaN. hohe Mortalitätsrate von ca. 40 % über einen Zeitraum von 3 Jahren unabhängig vom Ausmaß der Leberfunktion.
- Bei Manifestation des HPS Verschlechterung der Prognose der Lebererkrankung

Syndrom, hepatorenales n: engl. *hepatorenal syndrome;* syn. HRS. Schwere, aber prinzipiell reversible Nierenfunktionsstörung bei Leberzirrhose* oder alkoholischer Steatohepatitis. Leitbefunde sind Oligurie* (bis Anurie*), (refraktärer) Aszites* und laborchemisch Kreatininerhöhung. Die Behandlung ist schwierig. Falls keine Lebertransplantation* möglich ist, ist die Prognose in der Regel schlecht.

Pathogenese: Die Pathophysiologie des hepatorenalen Syndroms ist nicht vollständig geklärt. Mitbeteiligt ist immer eine Aktivierung des Renin-Angiotensin-Systems, die zu einem Volumenmangel sowie zur Minderperfusion der Nieren* führt. Auslösende Faktoren sind z. B.
- forcierte Diuretika-Therapie
- großvolumige Parazentese* ohne Substitution von Albumin
- Hypovolämie* (z. B. bei Diarrhö)
- gastrointestinale Blutung*
- Nephrotoxine.

Klinik:
- Zeichen der Leberinsuffizienz*: **1.** Ödeme* **2.** Aszites* **3.** arterielle Hypotonie* **4.** Azotämie
- zunehmende Oligurie*
- Einteilung: **1. Typ 1:** rasches Nierenversagen innerhalb < 2 Wochen mit Kreatinin > 2,5 mg/dl; unbehandelt medianes Überleben < 2 Wochen **2. Typ 2:** langsam progrediente Niereninsuffizienz, Kreatinin > 1,5 mg/dl bei noch relativ gut erhaltener Leberfunktion; unbehandelt medianes Überleben 3–6 Monate.

Therapie:
- Beseitigung auslösender Faktoren
- Typ 1: **1.** Albumininfusion 20–40 mg/d in Kombination mit Terlipressin* 2–4 mg/d (max. 8–12 mg/d) über mind. 3 d **2.** Anlage eines transjugulären intrahepatischen portosystemischen Shunts* (TIPS) erwägen **3.** Nierenersatztherapie* bei Vorliegen von Dialysekriterien zur Überbrückung bis zur Lebertransplantation
- Typ 2: **1.** Kochsalzrestriktion (40–80 mmol/d), Wasserrestriktion (1l/d, nur bei Hyponatriämie) **2.** Anlage eines TIPS erwägen **3.** Nierenersatztherapie bei Vorliegen von Dialysekriterien zur Überbrückung bis zur Lebertransplantation.

Syndrom, hirnlokales

Prognose: Das Überleben hängt davon ab, ob die ursächliche Lebererkrankung kuriert werden kann. Deshalb wird, wenn keine Kontraindikationen bestehen, die Lebertransplantationsmöglichkeit überprüft. Unbehandelt besteht eine äußerst schlechte Prognose. Bei reversiblem Nierenversagen richtet sich die Prognose nach der zugrunde liegenden Lebererkrankung.

Syndrom, hirnlokales n: engl. *organic brain syndrome*. Sammelbezeichnung für verschiedene Kombinationen von Symptomen, die aus umschriebener Schädigung des Gehirns, z. B. infolge Hirntumor*, Hirnabszess*, Hirnatrophie*, intrazerebraler Blutung* oder zerebraler Durchblutungsstörung* resultieren.

Formen: Z. B.
- Frontalhirnsyndrom
- Temporalhirnsyndrom
- Parietallappensyndrom*
- Okzipitallappensyndrom.

Syndrom, hypereosinophiles n: engl. *idiopathic hypereosinophilic syndrome*. Persistierende Eosinophilie mit > 1,5 x 10^9 eosinophilen Granulozyten im Blut oder Knochenmark ohne Vorliegen einer Grunderkrankung. Klinisch zeigen sich Organdysfunktionen (Lunge, Haut, Herz, Nervensystem). Therapeutisch kommen Glukokortikoide, Tyrosinkinaseinhibitoren, Hydroxyurea oder Interferon-alpha zum Einsatz. Die Prognose richtet sich nach der Organbeteiligung.

Syndrom, hyperglykämisches hyperosmolares n: Abk. HHS. Form des diabetischen Komas* v. a. bei älteren Patienten mit Typ-II-Diabetes, selten auch als Erstmanifestation. Ursache sind zumeist Diätfehler, Antidiabetika*-Unterdosierung oder Infekt. Infolge relativen Insulinmangels vermindert sich die periphere Glukoseverwertung, gleichzeitig steigert sich die hepatische Glukosefreisetzung. Die Folgen sind starke Glukosurie*, Dehydratation*, Bewusstseinseintrübung und Koma*.

Therapie:
- Rehydrierung mit physiologischer Kochsalzlösung* oder Ringerlösung (das durchschnittliche Flüssigkeitsdefizit beträgt 10 l)
- Normalinsulin i. v. nach initialem Bolus über Dosierpumpe
- Elektrolytausgleich (Kaliumsubstitution).

Syndrom, hyperkinetisch-hypotonisches n: engl. *hyperkinetic-hypotonic syndrome*. Kombination von Hyperkinesen* und muskulärer Hypotonie*, v. a. bei Chorea*.

Syndrom, kardiorenales n: engl. *cardiopulmonary syndrome*. Nierenfunktionsstörung im Rahmen einer Herzinsuffizienz*. Behandelt wird interdisziplinär kardiologisch, nephrologisch sowie intensivmedizinisch.

Syndrom, klimakterisches n: engl. *climacteric syndrome*; syn. Wechseljahresbeschwerden. Ty-

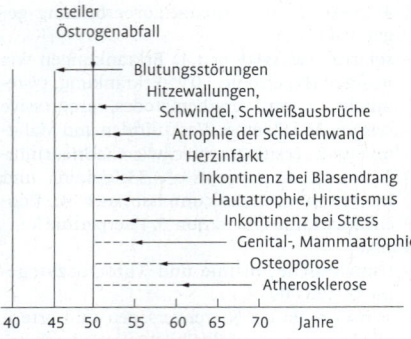

Syndrom, klimakterisches: Typische Beschwerden in Abhängigkeit vom Alter. [55]

pische Beschwerden während der Wechseljahre (Klimakterium*). Durch den steilen Östrogenabfall kommt es bei Frauen u. a. zu Hitzewallungen, Schweißausbrüchen und Schwindel in unterschiedlicher Ausprägung. Behandelt wird vor allem pflanzlich, bei starken Beschwerden auch mit einer Hormonersatztherapie*.

Klinik: Die Beschwerden während der Wechseljahre sind bei jeder Frau individuell ausgeprägt. Manche sind weniger davon betroffen, andere so stark, dass die Lebensqualität deutlich leidet. Symptome sind:
- Hitzewallungen
- Schweißausbrüche
- Schlafstörungen
- Libidomangel
- Atrophie der Scheidenhaut mit Schmerzen und Blutungen beim Geschlechtsverkehr
- psychische Symptome wie Reizbarkeit, Depression, Nervosität, Stimmungsschwankungen
- Gedächtnisstörungen und Konzentrationsschwäche
- Harninkontinenz
- Osteoporose
- Haarausfall und verstärkter Haarwuchs im Gesicht.

Diagnostik:
- FSH und LH erhöht
- Östradiol und Progesteron vermindert
- Testosteron und Prolaktin normwertig.

Therapie: Klimakterischen Beschwerden lässt sich zum einen mit einem gesunden Lebensstil entgegenwirken. Je nach Ausmaß der Symptome werden zudem pflanzliche Präparate oder Hormone eingesetzt.
- Sport, regelmäßige Bewegung
- Entspannungstechniken, Yoga
- Gewichtskontrolle (möglichst BMI < 25), gesunde Ernährung mit Vollwertkost
- **pflanzliche Präparate** wie Traubensilberkerze*, Rotklee, Schafgarbe* und Mönchspfeffer*, Johanniskraut bei depressiver Verstimmung
- Melatonin*
- **Hormonersatztherapie** in Form von Tabletten, Gels, Zäpfchen.

Nutzen und Schaden der Hormonersatztherapie sind umstritten, zwar können Östrogene* die Beschwerden sehr gut lindern, die Hormonersatztherapie birgt aber die Gefahr des erhöhten Auftretens von Brustkrebs und Herz-Kreislauf-Erkrankungen (Herzinfarkt, Schlaganfall). Siehe Abb.

Syndrom, lymphoproliferatives autoimmunes n: engl. *autoimmune lymphoproliferative syndrome*. Primäre Immundefekte* mit Störung der FAS-Rezeptor und -Liganden vermittelten Apoptose* insbesondere der Lymphozyten, einhergehend mit Lymphoproliferation und Autoimmunreaktionen. Es führen u. a. Laborchemie, Durchflusszytometrie, Immunhistologie und Molekulargenetik zur Diagnose. Die Therapie ist symptomatisch oder kurativ mittels Stammzelltransplantation*, die Prognose im Allgemeinen günstig.

Syndrom, malignes neuroleptisches n: engl. *malignant neuroleptic syndrome*. Lebensbedrohlicher Symptomenkomplex mit Rigor*, Stupor*, Hyperthermie* und vegetativer Entgleisung als Nebenwirkung von Neuroleptika*. Diese sind sofort abzusetzen. Zusätzlich wird mit Lorazepam*, Dantrolen und ggf. Bromocriptin* unter intensivmedizinischer Überwachung behandelt. Etwa 20 % der Fälle enden tödlich.

Klinik:
- Rigor
- Stupor
- Bewusstseinsstörungen*
- Fieber
- vegetative Entgleisung
- Entwicklung der Symptome in der Regel innerhalb von 72 h
- Komplikation: Rhabdomyolyse und nachfolgendes akutes* Nierenversagen.

Therapie:
- sofortiges Absetzen der Neuroleptika
- intensivmedizinische Überwachung mit Flüssigkeitssubstitution und Thromboseprophylaxe
- bei Unsicherheit im Hinblick auf das Vorliegen einer perniziösen Katatonie versuchsweise Behandlung mit Lorazepam* i. v.; Symptome klingen unter Lorazepam rasch ab
- zusätzlich Gabe von Dantrolen i. v. (Off*-Label-Use)
- evtl. in Kombination mit Bromocriptin oder Amantadin*
- bei schweren Fällen Elektrokonvulsionstherapie (EKT)

Prognose: Etwa 1/5 der Patienten verstirbt. Rezidive sind häufig, was die Fortführung einer neuroleptischen Medikation bei chronischer Schizophrenie erschwert, die eigentlich eine dauerhafte neuroleptische Behandlung erfordert.

Syndrom, manisches n: engl. *manic syndrome*. Symptomenkomplex, bei dem mehrere der folgenden Symptome gehäuft gemeinsam vorkommen: gehobene Stimmung, Antriebssteigerung mit vermehrten sozialen Kontakten, gesteigerte Gesprächigkeit und Aktivität mit Ruhe- und Distanzlosigkeit, erhöhte Ablenkbarkeit, vermindertes Schlafbedürfnis, gesteigerte Libido sowie unkritische Planung von Vorhaben.
Vorkommen:
– affektive Störungen (z. B. monopolare manische Episode*, bipolare affektive Störung*)
– schizoaffektive Psychose
– Konsum psychotroper Substanzen* (z. B. Kokain, Amphetamine)
– u. a.

Syndrom, metabolisches n: engl. *metabolic syndrome*. Kombination von abdominaler Adipositas*, Glukosetoleranzstörung oder Diabetes* mellitus Typ 2, Fettstoffwechselstörung und arterieller Hypertonie*. Das Metabolische Syndrom gilt als besonders hoher Risikofaktor für Arteriosklerose.
Diagnostik: Siehe Tab.
Klinische Bedeutung:
– häufig zusätzlich: erhöhte Konzentration labordiagnostischer Entzündungsparameter (v. a. CRP im Blut), Gerinnungsstörung im Sinne einer Thromboseneigung sowie Hyperurikämie*
– stark erhöhtes Risiko für Arteriosklerose, Fettleber, chronische Niereninsuffizienz
– Risikofaktor für psychische Störungen (v. a. Depression*, Schizophrenie*, Alzheimer*-Krankheit)

Syndrom, myelodysplastisches n: engl. *myelodysplastic syndrome*; syn. Myelodysplasie. Klonale Erkrankung der hämatopoetischen Stammzellen und konsekutive Störung von Proliferation, Differenzierung und Apoptose*. Klinisch imponieren Symptome der verminderten Hämatopoese*, die Diagnose erfolgt aus dem Knochenmarkspunktat. Therapie und Prognose richten sich nach dem Alter, Allgemeinzustand und Komorbiditäten des Patienten.
Epidemiologie: Die Inzidenz beträgt etwa 4 Fälle pro 100 000 pro Jahr. Das myelodysplastische Syndrom ist eine Erkrankung des älteren Menschen, ab 60 Jahren steigt die Inzidenz stark an.
Klinik: Initial ist die Erkrankung oft symptomarm und wird als Zufallsbefund detektiert. Im Verlauf zeigen sich Symptome der zunehmenden Zytopenien:
– Müdigkeit, Leistungsminderung, Blässe (Anämie*)
– Hämatome*, Epistaxis*, Blutungsneigung (Thrombopenie)
– rezidivierende Infektionen, Sepsis* (Granulozytopenie*).

Therapie: Die Therapie richtet sich nach dem Alter und vorliegenden Komorbiditäten des Patienten. Ein kurativer Therapieansatz mit Hochdosis-Chemotherapie* und nachfolgender allogener Stammzelltransplantation* kann für jüngere Patienten in gutem Allgemeinzustand gewählt werden. Ist das Therapieziel palliativ*, werden symptomatische und supportive Maßnahmen eingesetzt. Diese reichen von Erythrozyten- und Thrombozytensubstitution, Gabe von Wachstumsfaktoren bis zum Einsatz diverser Zytostatika.
Prognose: Je nach Risikogruppe variiert die mittlere Überlebenszeit zwischen 5 und 65 Monaten.

Syndrom, nephritisches n: engl. *nephritic syndrome*. Im Rahmen von glomerulären Erkrankungen auftretender entzündlicher Symptomenkomplex mit Hämaturie*, Proteinurie* und Erythrozytenzylindern. Fakultative Symptome sind Ödeme*, Hypertension*, eingeschränkte Nierenfunktion und Oligurie*.

Syndrom, nephrotisches n: engl. *nephrotic syndrome*. Symptomenkomplex mit Proteinurie > 3 g/d, Hypoproteinämie, Hyperlipidämie und Ödemen. Durch eine vermehrte Permeabilität der glomerulären Basalmembran kommt es zu einem Verlust an Albumin und nachfolgend zu einer Abnahme des kolloidosmostischen Drucks. Das wiederum führt zur Ödembildung und Hypovolämie.
Ursachen:
– membranöse Glomerulonephritis
– Minimal-Change-Glomerulonephritis
– fokal-segmentale Glomerulosklerose
– mesangioproliferative Glomerulonephritis
– mesangiokapilläre Glomerulonephritis
– Amyloidose
– diabetische Nephropathie
– Infektionen: Malaria, Hepatitis A u. a.
– Malignome: z. B. Lymphome, Leukämien
– systemischer Lupus erythematodes
– Purpura Schoenlein-Henoch
– Goodpasture-Syndrom.

Klinik:
– Proteinurie* (> 3 g/d, bei Kindern > 1 g/m²/d)
– Hypo- und Dysproteinämie mit Abnahme der Plasmaalbumine (< 2,5 g/dl) und Anstieg der Alpha-2- und Betaglobuline in der Serumelektrophorese
– Hyperlipoproteinämie* mit Hypercholesterinämie* sowie Lipidurie
– ausgeprägte Ödeme* (Leitsymptom): 1. bei Erwachsenen zuerst Unterschenkelödeme, bei schwerer Hypoproteinämie auch Aszites und Pleuraergüsse, Lungenödem 2. bei Kindern anfangs meist Lidödeme
– Hyperkoagulabilität und hohes Thromboembolierisiko durch Verlust von antikoagulatorischen Substanzen (Antithrombin III, Protein* C) über die Nieren und durch die Hypovolämie.

Therapie:
– Therapie der Grunderkrankung
– symptomatische Maßnahmen: 1. körperliche Schonung 2. eiweißarme und kochsalzarme Diät 3. Diuretika, z. B. Furosemid, zur Therapie der Ödeme unter Kontrolle von Kalium und Natrium im Serum 4. Heparin s. c. zur Thromboseprophylaxe 5. CSE-Hemmer bei Hypercholesterinämie 6. Therapie der Hypertonie 7. rechtzeitige Gabe von Antibiotika bei bakteriellen Infekten

Syndrom, paraneoplastisches n: engl. *paraneoplastic syndrome*; syn. Paraneoplasie. Sammelbezeichnung für Funktionsstörungen und Symptome als Begleiterscheinung maligner Neoplasien, die weder durch den Primärtumor selbst noch durch dessen Metastasen, durch eine Gewebeinteraktion oder mechanische und

Syndrom, metabolisches: Klinische Definition nach International Diabetes Foundation (ID, 2005).	
Diagnosekriterium	
Taillenumfang	
Frauen	≥ 80 cm
Männer	≥ 94 cm
Zusätzlich zwei der folgenden Kriterien:	
Triglyzeridkonzentration im Blut	> 150 mg/dl bzw. diesbezügliche Pharmakotherapie
HDL-Cholesterolkonzentration im Blut	
Frauen	< 50 mg/dl bzw. diesbezügliche Pharmakotherapie
Männer	< 40 mg/dl bzw. diesbezügliche Pharmakotherapie
Blutdruck	≥ 130 mmHg systolisch oder ≥ 85 mmHg diastolisch bzw. diesbezügliche Pharmakotherapie
Nüchternglukosekonzentration im Blut	≥ 100 mg/dl bzw. diesbezügliche Pharmakotherapie

infiltrative Prozesse erklärbar sind. Als Therapie wird die zugrunde liegende Tumorerkrankung behandelt.

Pathogenese: Im Rahmen einer Tumorerkrankung kommt es zur Bildung von Signalstoffen durch den Tumor. Dies können ektop produzierte Hormone, aber auch als Hormon wirkende Substanzen, Antigene oder Autoantikörper sein.

Formen:
- paraneoplastischen Allgemeinsymptome wie: 1. Kachexie 2. Leukozytose 3. Tumoranämie
- spezifischere paraneoplastische Erkrankungen, wie z. B.: 1. autoimmunhämolytische Anämie 2. Lambert*-Eaton Syndrom 3. Cushing Syndrom 4. Hemmkörperhämophilie 5. Syndrom der inadäquaten ADH-Sekretion.

Eine weitere Einteilung kann nach dem betroffenen Organsystem erfolgen:
- neurologisch: Lambert*-Eaton-Syndrom, Myopathien
- dermatologisch: Dermatomyositis, Hypertrichosis
- endokrinologisch: Syndrom der inadäquaten ADH-Sekretion
- hämatologisch: autoimmunhämolytische Anämie
- kardiologisch: abakterielle Endokarditis.

Syndrom, paranoid-halluzinatorisches n: engl. *paranoid-hallucinatory syndrome*. Syndromales Auftreten einer Positivsymptomatik*, wobei im Unterschied zum paranoiden Syndrom zusätzlich zu Wahn* auch Halluzinationen* (z. B. Stimmenhören) vorhanden sind.

Vorkommen:
- Schizophrenie*
- schizoaffektive Psychose
- organische oder substanzinduzierte psychotische Störungen.

Syndrom, postenzephalitisches n: engl. *postencephalitic syndrome*. Nach Enzephalitis* auftretender neurologisch-psychiatrischer Symptomenkomplex mit körperlichen Funktionsstörungen wie Rigor*, Tremor*, Gangstörungen und epileptischen Anfällen und/oder organisch bedingten psychischen Störungen wie Reizbarkeit, Gedächtnisstörung, Affektstörung und Wesensveränderung. Nach Encephalitis* lethargica ist auch eine Manifestation als Parkinson*-Syndrom möglich.

Syndrom, postkommotionelles n: engl. *postconcussional syndrome*. Allgemeinbeschwerden nach Commotio* cerebri, die einige Wochen anhalten können und sich allmählich zurückbilden.

Klinik:
- Apathie, diffuser Kopfschmerz, Schwindel, Übelkeit, rasche Ermüdbarkeit, vermehrtes Schwitzen und Reizbarkeit

- Persistenz der Symptome möglicherweise durch neurotische Fehlverarbeitung (sog. Kommotionsneurose) oder bewusste Ausgestaltung (sog. Rentenbegehren*).

Syndrom, postthrombotisches: engl. *postthrombotic syndrome*; Abk. PTS. Stauungssyndrom als Spätfolge einer Thrombose* der tiefen Bein- und/oder Beckenvenen, seltener der Armvenen. Bedingt durch venöse Hypertension kommt es zu Ödembildung, chronischen Schmerzen und Funktionsminderung der betroffenen Extremität, im Bereich der Beine droht als Endstadium ein Ulcus* cruris. Behandelt wird mit Kompressions- und Bewegungstherapie.

Erkrankung: Epidemiologie:
- in 20–50 % der Fälle nach tiefer Beinvenenthrombose* oder Beckenvenenthrombose*: 1. nur selten nach (isolierter) Unterschenkelvenenthrombose 2. keine Geschlechtspräferenz 3. Durchschnittsalter der Patienten 60 Jahre 4. linkes Bein häufiger betroffen als rechtes Bein (1,5 : 1)
- in 5 % der Fälle nach tiefer Armvenenthrombose.

Pathogenese:
- Phlebothrombose mit fehlender oder unvollständiger Thrombusauflösung
- Fibrosierung der Venenwand
- Schädigung der Venenklappen* mit Klappeninsuffizienz und venösem Rückfluss

Dadurch entsteht eine im Zentrum der Pathogenese stehende
- **venöse Hypertension** mit
- Erweiterung der Kapillaren* und
- Zunahme der Permeabilität* des Endothels* für Plasma*, Eiweiße und Erythrozyten*.

Letztlich ist die venöse Hypertension für alle klinischen Befunde des postthrombotischen Syndroms verantwortlich. **Risikofaktoren:** Für PTS der unteren Extremität:
- tiefe Venenthrombose der Iliakalvenen (Beckenvenen)
- Adipositas*
- hohes Lebensalter.

Klinik: Symptome:
- Schweregefühl und Spannungsschmerzen in der betroffenen Extremität
- Bewegungseinschränkung
- Parästhesien*
- Pruritus*
- nächtliche Fuß- und Wadenkrämpfe.

Klinische Befunde (oft erst Monate bis Jahre nach der Thrombose):
- Ödem* (Phlebödem)
- Venektasien
- Varizen*
- Stauungsekzem
- Hyperpigmentierung der Haut durch Einlagerung von Hämosiderin*

- Capillaritis* alba (Atrophie blanche)
- Dermatoliposklerose* mit den Folgen: 1. Spitzfuß 2. Versteifung des Sprunggelenks* 3. arthrogenes Stauungssyndrom
- Ulcus* cruris (Ulcus cruris postthromboticum).

Diagnostik:
- bei abgelaufener Phlebothrombose und typischem klinischen Befund sind keine weitere Untersuchungen zur Diagnose erforderlich
- bei unklaren Fällen (z. B. bei nicht bekannter Thrombose): 1. farbkodierte* Duplexsonografie (FKDS) 2. bei weiter unklarem Befund: CT-Phlebografie oder MR-Phlebografie.

Therapie:
- Therapieziele sind: 1. Linderung von Beschwerden 2. Verhinderung eines Ulcus cruris
- Kombination aus konsequenter Kompressions- und Bewegungstherapie: 1. Kompressionsstrumpf* oder -verband 2. intermittierende pneumatische Kompression 3. Gehtraining 4. Krankengymnastik
- unterstützende Maßnahmen: 1. Schmerztherapie* 2. manuelle Lymphdrainage 3. Kneipp*-Therapie
- bei Versagen der konservativen Therapie und erheblichen Beschwerden: 1. operative oder endovaskuläre Therapie, z. B.: I. Bypass*-Operation II. Klappenrekonstruktion III. Stent-Angioplastie*
- Behandlung des Ulcus* cruris siehe dort.

Prognose:
- nicht heilbar
- oft erhebliche Einschränkung der Lebensqualität
- Ulcus cruris oft therapieresistent
- konsequente und lebenslange Therapie entscheidend.

Syndrom, prämenstruelles → Prämenstruelles Syndrom

Syndrom, präsuizidales n: engl. *presuicidal syndrome*. Symptomkomplex, der einem Suizid* oder Suizidversuch* vorausgeht bzw. der Hinweise auf eine vorliegende Suizidgefährdung gibt. Die Entwicklung des präsuizidalen Syndroms kann langsam, aber auch sehr schnell erfolgen. Direkt vor dem Suizid können die Kennzeichen fehlen. **Phasen:**
- **Einengung:** 1. **situativ:** Gefühle von Ohnmacht und Hilflosigkeit, Gefühl des Ausgeliefertseins, durch das die Umwelt als überwältigend, übermächtig und nicht veränderbar erlebt wird (Tunnelblick) 2. **dynamisch:** Veränderung der Dynamik von Denken und Fühlen. Das Denken wird vom Tod und nicht vom Selbsterhaltungstrieb beherrscht. Die Empfindung ist bestimmt durch das Gefühl des Gedrängtwerdens, Getriebenwerdens in Richtung Sterben, oft gegen den ei-

genen Willen **3. zwischenmenschlich:** Rückzug mit Einschränkung von Beziehungen. Die soziale Isolation ist verbunden mit Überbewertung der verbleibenden Beziehungen und dem Gefühl von Verlassenheit **4. Wertewelt:** es tritt eine Störung der Wertbezogenheit auf, nichts hat mehr einen „Wert"; hieraus resultieren u. a. Interessenslosigkeit, Gleichgültigkeit und abnehmendes Selbstwertgefühl
- **Aggressionshemmung** und **Aggressionsumkehr:** die eigentlich gegen andere gerichtete Aggression* wird auf die eigene Person umgeleitet
- **Ankündigung** des Suizids* bzw. konkrete **Suizid-** oder **Todesfantasien:** der Fantasie, wie es ist, tot zu sein (besonders bei Kindern), folgen konkrete Durchführungsfantasien, die sich zum Zwang* entwickeln.

Die Erstbeschreibung bezieht sich auf eine Untersuchung von 745 Personen nach Suizidversuch (E. Ringel, 1953).

Syndrom, pseudoneurasthenisches *n*: engl. *pseudoneurasthenic syndrome*. Symptomenkomplex bei organischen Erkrankungen mit fluktuierender, gesteigerter Erregbarkeit und Affektlabilität* bzw. -durchlässigkeit, leichter Erschöpfbarkeit und Konzentrationsstörungen*, meist assoziiert mit vegetativen Störungen (z. B. Schlafstörung).

Beschreibung: Das pseudoneurathenische Syndrom ist die leichteste Ausprägung organisch bedingter Persönlichkeitsveränderungen, wobei die Abgrenzung zu funktionellen neurotischen oder neurasthenischen Entwicklungen (siehe Neurasthenie*) und somatoformen Störungen* häufig problematisch ist. **Vorkommen:**
- vaskuläre und neurodegenerative ZNS-Erkrankungen
- posttraumatische oder postenzephalitische ZNS-Schädigung
- Demenz* (Prodromalstadium)
- schwere Allgemeinerkrankungen
- Hypertonie
- u. a.

Syndrom, pulmorenales *n*: engl. *pulmorenal syndrome*. Lebensbedrohliches Krankheitsbild im Rahmen verschiedener systemischer Autoimmunerkrankungen mit Kombination aus akuter Glomerulonephritis* (meist rapid-progressive Glomerulonephritis*) und diffuser alveolärer Hämorrhagie. B*-Symptomatik, Husten mit Hämoptysen*, Ödeme* und Makrohämaturie führen in Verbindung mit speziellen Autoantikörpern (ANCA, Anti-GBM-Antikörper) zur Diagnose. Prognosebestimmung ist die rasche und intensive immunsuppressive Therapie.

Syndrom reaktionsloser Wachheit *n*: engl. *unresponsive wakefulness syndrome*. Von der European Task Force on Disorders of Consciousness vorgeschlagene Bezeichnung für einen Zustand mit neurologisch-verhaltensneurologischen Beeinträchtigungen infolge schwerster Hirnfunktionsstörungen unterschiedlicher Genese. Diese Bezeichnung soll die bisherigen Begriffe apallisches Syndrom (AS), Coma vigile und persistierenden vegetativen Zustand, englisch Persistent Vegetative State (PVS), ersetzen.

Syndrom, vegetatives *n*: engl. *vegetative syndrome*; syn. vegetative Dystonie. Von psychischen Beschwerden nur schwer abgrenzbare Regulationsstörung des vegetativen Nervensystems, insbesondere des kardiovaskulären und respiratorischen Systems. Der Symptomkomplex umfasst Nervosität, Schwindel, Palpitationen, Schweißausbrüche, thorakales Beklemmungsgefühl, flache Atmung, Kopfschmerzen und Schlafstörungen. Als Ursache wird eine Imbalance von Sympathikus* und Parasympathikus* diskutiert.

Vorkommen: Die Störung der durch das vegetative Nervensystem gesteuerten Funktionen tritt gehäuft auf bei Somatisierungsstörungen*, somatoformen und somatoformen autonomen Funktionsstörungen*. Die Diagnose ist allerdings schwierig und teilweise umstritten, da die körperlichen Beschwerden oft vermengt sind mit rein psychischen Symptomen wie Angst oder Unruhe.

Syndromwechsel *m*: engl. *syndrome-shift*. Übergang von einer Erkrankung in eine andere, z. B. Übergang von einer psychosomatischen oder somatischen Erkrankung in eine psychische Störung oder umgekehrt.

Syndrom X [Kardiologie] *n*: engl. *syndrome X*. Auftreten von Angina* pectoris und ischämietypischen EKG*-Veränderungen trotz unauffälliger Koronarangiografie*. Ursache sind mikrovaskuläre Funktionsstörungen mit verminderter vasodilatatorischer Kapazität. Diagnostiziert werden diese durch Messung von koronarer Flussreserve und Myokardperfusion. Neben körperlicher Aktivität und Behandlung kardiovaskulärer Risikofaktoren existiert keine gesicherte Therapie. Die Prognose ist gut.

Synechie *f*: engl. *synechia*. Verwachsung bzw. Verklebung von Geweben, die unter physiologischen Bedingungen voneinander getrennt sind.
Formen:
- gynäkologisch: 1. Synechie der Cavitas uteri: Verklebung der Uteruswände und Verwachsung bis hin zum kompletten Verschluss (siehe intrauterine Adhäsionen*) 2. Synechie der Labien mit Verlegung des Introitus vaginae bei Hormonmangelatrophie in Adoleszenz und Senium oder bei Vulvitis*
- ophthalmologisch: 1. vordere Synechie: Verwachsung der Iris mit der Hornhauthinterfläche, z. B. nach perforierender Verletzung oder perforiertem Hornhautulkus 2. hintere Synechie: Verwachsung der Iris mit der Linse infolge Iritis* (führt bei Pupillenerweiterung zur Entrundung; pharmakologische Sprengung meist nur kurzzeitig möglich).

Synergie *f*: engl. *synergy*; syn. Synergismus. Zusammenwirken, gegenseitige Beeinflussung mehrerer Muskeln, innersekretorischer Drüsen, pharmakologischer Wirkstoffe* (oder Gifte*) im Sinne einer additiven oder potenzierten Wirkung.

synklitisch: syn. synklitischer Verlauf. Bezeichnung für den physiologischen, achsengerechten Geburtsverlauf bei Schädellagen. Bei Abweichungen spricht man vom Asynklitismus. Die Pfeilnaht ist bei der vaginalen Untersuchung nach vorne oder hinten abgewichen (vordere oder hintere Scheitelbeineinstellung).

Synklitismus *m*: engl. *synclitism*. Bezeichnung für die regelrechte Einstellung des kindlichen Kopfes im Beckeneingang. Bei der vaginalen Untersuchung lässt sich die Pfeilnaht quer in der Mitte des Beckens (in der Führungslinie) ertasten.

Synkope *f*: engl. *fainting*. Plötzlich eintretende kurzzeitige, in der Regel wenige Sekunden, sehr selten wenige Minuten andauernde Bewusstlosigkeit* mit spontaner und vollständiger Erholung. Ursache ist eine transiente globale zerebrale Minderperfusion. Mögliche Prodromi sind Übelkeit und Schweißausbruch, unter Umständen besteht eine retrograde Amnesie* über die Bewusstlosigkeit hinaus.

Häufigkeit: Häufigste Synkope ist die vasovagale Synkope* durch Angst oder Schmerz, gefolgt von der kardialen Synkope durch Herzrhythmusstörung*.

Einteilung:
- reflektorische (vegetatives Nervensystem) Synkope (syn. Reflexsynkope): 1. vasovagale Synkope (klassische Ohnmacht): Form der funktionellen Kreislaufstörung* 2. situative Synkope, z. B. bei Husten, Lachen, Niesen, Defäkation*, Miktion* 3. neurokardiale Synkope nach langem Stehen 4. Synkope bei Karotissinus*-Syndrom 5. atypische Form
- Synkope durch orthostatische Hypotonie (siehe arterielle Hypotonie*)
- bei autonomer Dysfunktion, z. B. sekundär bei Diabetes* mellitus mit kardialer autonomer diabetischer Neuropathie (KADN)
- als unerwünschte Arzneimittelwirkung* (UAW), z. B. durch Vasodilatator
- bei Hypovolämie*, z. B. bei Diarrhö*
- kardiale Synkope (kardiogene oder kardiovaskuläre Synkope): 1. primär arrhythmogen bedingt: Synkope durch bradykarde (Adams*-Stokes-Anfall) oder tachykarde Herzrhythmusstörung* 2. durch strukturelle Veränderung kardial (z. B. Herzinfarkt*, Kardiomyo-

pathie*, Herzfehler*, Herztumor*) oder primär nicht kardial (z. B. Lungenembolie*, pulmonale Hypertonie*, Aortendissektion*).

Synkope, vasovagale *f*: engl. *vasovagal syncope*; syn. vagovasale Synkope. Häufigste Form der Synkope*, die durch eine überschießende Reaktion des Nervus* vagus (Vagotonie*) ausgelöst wird. Die vasovagale Synkope zählt zu den neurogenen Synkopen und betrifft besonders junge, gesunde Menschen. Sie hat meist keinen Krankheitswert. Typische Auslöser sind emotionale Stresssituationen und langes Stehen.

Ursachen:
- emotionale Stresssituationen als typischer Auslöser: 1. plötzliche Angst 2. Schmerz 3. überschwängliche Freude
- langes Stehen.

Pathologie:
- überschießende Reaktion des Nervus* vagus
- Überaktivität des Parasympathikus* führt zur Hypotension und Bradykardie*
- Unterschreitung der autoregulatorischen Schwelle des Blutdrucks im Gehirn, folglich kurzzeitige zerebrale Minderperfusion und Synkope*.

Klinik:
- Warnsignale: 1. Benommenheit 2. unscharfes Sehen 3. Übelkeit 4. Kaltschweißigkeit
- Bewusstlosigkeit für ca. 30–60 Sekunden.

Prävention:
- bei Einsetzen der Warnsignale: 1. sofortiges Hinlegen 2. Verschränken der Hände ineinander und anschließend kräftiges Auseinanderziehen (Jendrassik*-Handgriff) zur Reaktivierung des Sympathikus*
- bei langem Stehen: 1. Aktivieren der Muskelpumpe, beispielsweise durch Anspannen der Wadenmuskulatur 2. Stehtraining
- Vermeiden auslösender Situationen
- ausreichende Flüssigkeitszufuhr
- Alkoholkarenz
- Tragen von Stützstrümpfen.

Therapie: Nur bei unzureichender Wirkung der präventiven Maßnahmen und hoher Verletzungsgefahr: Gabe von Midodrin (3 x 5–20 mg/d).

Prognose:
- Prognosis quoad vitam (siehe Prognose*) gut
- Einschränkung durch Verletzungsgefahr bei: 1. nicht erkannten Warnzeichen 2. gefährlichen Berufen (z. B. Dachdecker, Gerüstarbeiter).

Synkope, vestibuläre *f*: syn. echte reflektorische vestibuläre Synkope. Stürze ohne Auslöser und ohne Vorwarnung bei erhaltenem Bewusstsein bei Patienten mit bekanntem M. Menière durch Druckschwankungen der Endolymphe (siehe Synkope*).

Synophthalmus → Zyklopie

Synopsis *f*: Zusammenfassende oder vergleichende Übersicht.

Synorchidie *f*: engl. *synorchism*. Extrem seltene angeborene Verschmelzung beider Hoden*.

Synostose *f*: engl. *synostosis*. Knöchernes Zusammenwachsen zweier oder mehrerer Knochen. Diese geht im kindlichen Wachstumsprozess aus einer Syndesmose oder Synchondrose hervor. Sie ist unbeweglich und gehört daher zu den unechten Gelenken (Synarthrose*). Ein Beispiel ist die Verschmelzung von Steiß- und Kreuzbeinwirbeln, die bereits vorgeburtlich erfolgt (angeborene Synostose).

Synovektomie *f*: engl. *synovectomy*; syn. Synovialektomie. Radikale Entfernung der erkrankten Synovialis eines Gelenks (Artikulosynovektomie), meist des Kniegelenks, oder der Sehnenscheiden (Tenosynovektomie). Eine Synovektomie wird arthroskopisch oder offen chirurgisch durchgeführt.

Indikationen:
- rheumatoide Arthritis*: 1. präventiv als Frühsynovektomie (Hinauszögern der arthritischen Gelenkdestruktion) vor radiologischem Nachweis erosiver Veränderungen 2. symptomatisch als Spätsynovektomie zur Schmerzminderung bei fortgeschrittener Erkrankung mit hoher, durch sonstige Therapiemaßnahmen unbeeinflussbarer lokaler entzündlicher Aktivität
- bakterielle Arthritis, die nicht innerhalb von 3–5 Tagen auf konservative Maßnahmen (Gelenkpunktion, systemische Antibiotikatherapie) anspricht.

Synovia *f*: engl. *synovial fluid*; syn. Gelenkschmiere. Von der Membrana synovialis* der Gelenkkapsel gebildete viskose, klare Flüssigkeit, die Phospholipide, Proteine, Hyaluronsäure und Lubricin und nur wenige Zellen wie Lymphozyten enthält. Sie dient der Schmierung des Gelenks und Ernährung des Gelenkknorpels.

Synovialhernie → Baker-Zyste

Synovialis *f*: engl. *synovial membrane*; syn. Stratum synoviale. Innenhaut der Gelenkkapsel*, welche die Synovialflüssigkeit produziert. Die Synovialis ähnelt einem Epithel und enthält makrophagenähnliche A-Synovialozyten und fibroblastenähnliche B-Synovialozyten. In einer subsynovialen, bindegewebigen Schicht zwischen Synovialozyten und Gelenkkapsel befinden sich zudem Blut- und Lymphgefäße, Fettzellen, sensible und vegetative Nerven sowie einzelne Sinnesrezeptoren.

Synovialitis, pigmentierte villonoduläre *f*: engl. *pigmented villonodular synovitis*; syn. benignes Synovialom. Artikuläre Proliferation der Synovialis* und subsynovialer Gewebe mit tumorähnlicher Zotten- und Knotenbildung unklarer Ätiologie. Diagnostiziert wird mittels MRT, Arthroskopie mit Biopsie und histopathologischer Untersuchung. Die Therapie besteht aus kompletter Synovektomie* (meist arthroskopisch) bei hoher Rezidivrate (10–20 %). Maligne Entartung ist möglich.

Synovialom *n*: engl. *synovioma*. Von der Synovialis* ausgehender Tumor, v. a. am Kniegelenk. Die Diagnose erfolgt mittels MRT, Arthrografie*, ggf. Angiografie* und Szintigrafie*. Die Therapie besteht aus Synovektomie, bei Knochenbeteiligung aus Resektion (unter Umständen Amputation) in Kombination mit Chemotherapie und Strahlentherapie.

Formen:
- **benigne:** pigmentierte villonoduläre Synovialitis*
- **maligne:** meist Entartung eines benignen Synovialoms mit frühzeitiger Metastasierung, z. B. Synovialsarkom.

Synovialozyt → Synovialis
Synovialsarkom → Synovialom
Synovitis *f*: syn. Synoviitis. Akute oder chronische Entzündung der Gelenkschleimhaut (Synovialis*) oder des Sehnenscheidengewebes (Tenosynovialitis*). Durch Freisetzung von Zytokinen* (insbesondere TNF-α) zu neutrophilen Leukozyten kommt es zu tumorartiger Proliferation* der Synoviozyten. Häufige Ursachen sind Überlastung und rheumatische Erkrankungen, insbesondere die rheumatoide Arthritis*. Akute Synoviitiden zeigen die klassischen Entzündungszeichen.

Formen:
- **akute Synovialitis:** vorwiegend granulozytäre Infiltration des Stratum synoviale und subsynoviale, Hyperämie, gesteigerte Gefäßpermeabilität mit Ödem der Synovialmembran und nachfolgendem Gelenkerguss*, Exsudation von Fibrin
- **chronische Synovialitis:** vorwiegend lymphomonozytäre und plasmazelluläre Infiltration, palisadenförmige, z. T. zottige (villöse) Proliferation der synovialen Deckzellen, Ausbildung von Pannusgewebe (v. a. bei rheumatoider Arthritis).

Ursachen:
- Überlastung (z. B. Fliesenleger, Leistungssportler)
- rheumatoide Arthritis
- Arthrose*
- Autoimmunerkrankungen, z. B. SLE
- Infektion z. B. durch eine Gelenkoperation.

Klinik: Das entzündete Gewebe zeigt, insbesondere bei akuter Entzündung, die klassischen Entzündungszeichen
- Rubor (Rötung)
- Calor (Hitze)
- Tumor (Schwellung)
- Dolor (Schmerz)
- Functio laesa (gestörte Funktion).

Therapie:
- Behandlung der Grunderkrankung
- konservative Therapie: **1.** Ruhigstellen **2.** Kühlen **3.** NSAR
- operative Therapie: **1.** Entfernung der Synovialwucherungen **2.** Ultima Ratio: Synovektomie*.

synthetisch: engl. *synthetic*. Vereinigt; bei Arzneimitteln: künstlich hergestellt.

Synthymie *f*: Kongruenz von Affekt und Grundstimmung im Gegensatz zur Parathymie*; in anderer Bedeutung Kongruenz von Grundstimmung und Wahninhalt (synthymer Wahn). Ein synthymer Wahn findet sich häufig bei affektiven Psychosen, z. B. Schuldwahn bei Depression*, Größenwahn bei Manie*, im Gegensatz zu schizophrenen Psychosen.

Synvinolin → Simvastatin

Synzytiotrophoblast *m*: syn. Trophoblast. Zellschicht an der Oberfläche der Chorionzotten. Mit der Implantation der Blastozyste* in die Uterusschleimhaut (Endometrium*) wandeln sich die Trophoblastzellen in Zytotrophoblastzellen um und tragen zur Bildung eines mehrkernigen Synzytiotrophoblasten durch permanente Fusion bei.

Synzytium *n*: engl. *syncytium*. Mehrkerniger Zellverband, der durch Verschmelzen von Einzelzellen oder durch Endomitose* entstanden ist und keine Zellgrenzen aufweist. Im menschlichen Organismus ist dieser Zellverband z. B. in Form des Synzytiotrophoblasten der Plazenta oder in der Skelettmuskelfaser vorzufinden.

Syphilid *n*: Flache, braunrote, gruppierte, plattenartige oder knotige Herde mit Neigung zu Ulzerationen, Narbenbildungen und Mutilationen an Haut und Schleimhäuten in der Frühsyphilis (siehe Syphilis*). Siehe Abb. 1 und Abb. 2.

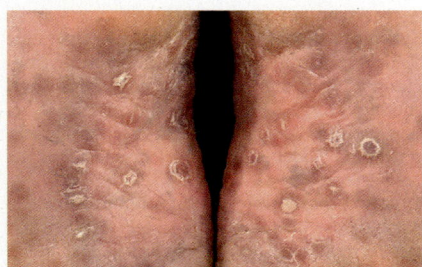

Syphilid Abb. 1: Plantarsyphilid. [183]

Syphilis *f*: syn. Lues. Durch Treponema* pallidum hervorgerufene und in der Regel beim Geschlechtsverkehr (nur ausnahmsweise indirekt) übertragene, meldepflichtige Geschlechtskrankheit mit typischen Manifestationen an Haut und Schleimhäuten sowie (unbehandelt) progredientem Verlauf.

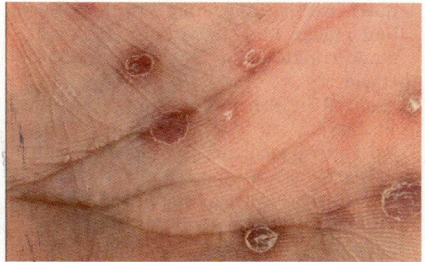

Syphilid Abb. 2: Palmarsyphilid. [183]

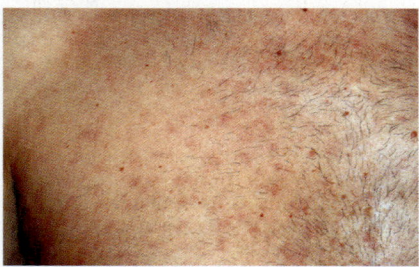

Syphilis Abb. 1: Roseola syphilitica. [183]

Formen:
- Syphilis acquisita (erworbene Syphilis): **1.** in der Regel beim Geschlechtsverkehr (nur ausnahmsweise indirekt) übertragen **2.** Einteilung in Früh- und Spätsyphilis
- Syphilis* connata.

Klinik:
- **Frühsyphilis: 1.** syphilitischer Primäraffekt (Kurzbezeichnung PA): **I.** etwa münzengroßes, derb induriertes (sog. harter Schanker), meist schmerzloses Primärulkus mit nichtunterminiertem Rand (Ulzeration kann auch fehlen) **II.** Vorkommen mit oder ohne Begleitödem **III.** entwickelt sich nach ca. 3 Wochen Inkubationszeit (Vorkommen von Erregern im Blut schon wenige Stunden post infectionem) an der Eintrittsstelle aus einer schnell zerfallenden Papel **IV.** Lokalisation meist (90 %) genital, seltener oral oder perianal (an jeder Körperstelle möglich, selten multipel) **V.** bei 40–60 % der Patienten in späteren Stadien anamnestisch oder klinisch (Narbe) nicht detektiert **2.** syphilitischer Primärkomplex* (innerhalb von 6 Wochen post infectionem): Anschwellen regionaler Lymphknoten (derb, schmerzlos, beweglich, deutlich voneinander abgrenzbar) **3.** ab der 8.–12. Wochen post infectionem: **I.** Allgemeinerscheinungen (Kopf- und Gliederschmerzen, BSG-Beschleunigung, Fieber, allgemeines Krankheitsgefühl) **II.** generalisierte Lymphknotenschwellung (Polyskleradeni-

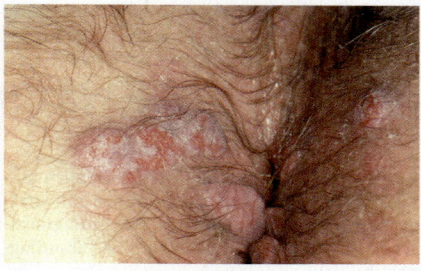

Syphilis Abb. 2: Analtrichter mit Condylomata lata. [183]

tis*) **III.** stammbetontes Exanthem (Roseola* syphilitica; siehe Abb. 1) **IV.** seltener Arteriitis*, Meningoenzephalitis* (dem Sekundärstadium zugehörige Form der Lues* cerebrospinalis), Periostitis*, Iritis* u. a. Augenerscheinungen, Icterus syphiliticus praecox **4.** späte Frühsyphilis (bis ca. 2 Jahre post infectionem): **I.** anfangs generalisierte, später eher umschriebene, makulo-papulöse, seltener makulo-squamöse (Rupia syphilitica) oder makulo-vesikopustulöse (Varicella syphilitica) Hautausschläge **II.** Palmoplantarsyphilid (fleckenförmiger psoriasiformer Ausschlag an Handtellern und Fußsohlen) **III.** perianal und -genital (hochkontagiöse) Condylomata* lata (siehe Abb. 2), Schleimhauteffloreszenzen (Plaques* muqueuses) **IV.** Angina syphilitica, Alopecia* specifica, syphilitisches Leukoderm (v. a. am Hals: sog. collier de Vénus)

- **Spätsyphilis:** Beginn ca. 5 Jahre post infectionem; sehr selten (Zufallsbefund); in der Regel stark positive serologische Reaktionen (Hyperergie); obwohl Treponemen z. T. in den granulomatösen Veränderungen nachweisbar bleiben, sind die Patienten nicht kontagiös: **1.** Haut-, Schleimhaut- und Organsymptome: **I.** Knotensyphilide an Haut, seltener Schleimhäuten (kutane bzw. subkutane Syphilide) mit Tendenz zu Ulzeration und narbiger Abheilung **II.** können als sog. Gummen (zu Einschmelzung und Defektbildung neigende Granulome) prinzipiell jedes innere Organ befallen, v. a. Knochen (Periostitis gummosa), Nasenseptum, harten und weichen Gaumen (Differenzialdiagnose: Tuberculosis* cutis) **III.** interstitielle fibröse Entzündung (Glossitis, chronische Laryngitis*, Orchitis u. a.) **2.** Neurosyphilis*: **I.** Lues* cerebrospinalis mit positiver Liquorserologie (mit neuropsychiatrischer Symptomatik oder asymptomatisch als sog. latente Neurosyphilis) **II.** im späten Verlauf (Jahre oder Jahrzehnte post infectionem) Befall des Rücken-

Syphilis connata

marks (Tabes* dorsalis) oder Untergang grauer Hirnsubstanz (progressive Paralyse*) **3. Mesaortitis luica: I.** Spätkomplikation ca. 30 Jahre post infectionem mit sich allmählich ausbildender Aortenektasie (Aneurysma*) und Rupturgefahr **II.** Lokalisation v. a. Aorta ascendens.

Diagnostik: Klinischer (ggf. einschließlich histopathologischer) Befund zusammen mit Erregernachweis, Serologie u. a. labordiagnostischem Befund (vgl. auch Syphilis-Labordiagnostik).

Therapie: Antibiotisch.
- **Frühsyphilis: 1.** ausreichend hoch dosierte einmalige i. m. Injektion eines Langzeitdepotpräparats (Benzylpenicillin-Benzathin) **2.** alternativ i. v. Ceftriaxon*-Kurzinfusion über 10 Tage **3.** bei Penicillinallergie p. o. über 14 Tage Doxycyclin* oder Erythromycin*
- **Syphilis latens und Spätsyphilis: 1.** 3-malige i. m. Injektion eines ausreichend hoch dosierten Langzeitdepotpräparats (Benzylpenicillin-Benzathin) in wöchentlichem Abstand **2.** bei Penicillinallergie p. o. über 28 Tage Doxycyclin oder Erythromycin
- **Neurosyphilis: 1.** hochdosierte i. v. Benzylpenicillin-Infusion über 14 (≥ 10) Tage (bei Nachweis oder Verdacht auf syphilitische Manifestation im ZNS hochdosiert Ceftriaxon i. v. über 10–14 Tage) **2.** alternativ (z. B. bei Penicillinallergie) ggf. Doxycyclin p. o. über 28 Tage
- Syphilis* connata (zur Therapie siehe dort).

Syphilis connata f: engl. *congenital syphilis*; syn. Lues connata. Unter der Geburt oder intrauterin* diaplazentar* auf den Fetus* übertragene, klinisch vielgestaltige Syphilis*. Diagnostiziert wird serologisch und durch Erregernachweis, behandelt wird antibiotisch. Bei intrauteriner Infektion kommt es in 30–40 % der Fälle zu Abort*, Frühgeburt*, Totgeburt* oder Tod kurz nach der Geburt.

Pathogenese: Plazenta*gängigkeit von Treponema* pallidum nach der 20. SSW.

Klinik:
- 50–70 % der infizierten Kinder bei der Geburt unauffällig
- **Lues connata präcox (Neugeborenen- und Säuglingssyphilis): 1.** wenn klinisch auffällig, v. a. Frühgeborene: **I.** Hepatosplenomegalie* **II.** Atemnotsyndrom* des Neugeborenen **III.** Ödeme*, Hydrops*, Hautveränderungen (Effloreszenzen*) **IV.** Anämie*, Thrombozytopenie* **V.** Ikterus* **VI.** Bednar-Parrot-Pseudoparalyse **2.** Symptome meist erst in folgenden 4–5 Monaten: **I.** Fieber, makulopapulöses oder vesikuläres Exanthem meist an Handinnenflächen und Fußsohlen **II.** oberflächliche weiße Narben durch narbige Abheilung krustöser Papeln und radiäre Einrisse perioral* **III.** nachlassende Trinkleistung

Therapie:
- neonatal*: Benzylpenicillin* i. v. über 14 Tage
- ggf. intensivmedizinische Therapie.

Prophylaxe: Bei Schwangeren mit erhöhtem Risiko: Serotests auch zu Beginn des 7. Schwangerschaftsmonats und bei Entbindung.

Syphilis, endemische f: engl. *endemic syphilis*; syn. Bejel. Durch Treponema* pallidum ssp. endemicum verursachte, nichtvenerische chronische Infektionskrankheit, die häufig bei Kindern in Trockengebieten des vorderen Orients, Afrikas und Zentralasiens vorkommt. Klinisch zeigen sich Schleimhautläsionen am Mund, später im Anogenitalbereich. Behandelt wird mit Penicillin*.

Klinik:
- meist keine Primärläsionen, Schleimhautläsionen am Mund, feuchte Effloreszenzen der Haut, später in der Anogenitalregion
- Sekundär- und Tertiärläsionen ähnlich wie bei Frambösie*
- als typische Spätfolgen Sattelnase und Säbelscheidentibia.

Syphiloid n: Abgeschwächte Form der endemischen Syphilis*.

Syphilom → Gumma

Syringektomie f: engl. *syringectomy*. Radikale Exzision einer Fistel* oder eines Fistelganges nach Sondierung* bzw. Darstellung mit einem Farbstoff oder Kontrastmittel. Indikationen sind Analfistel*, Pilonidalsinus*, enterokutane Fistel, Rektovaginalfistel* und ösophagotracheale Fistel.

Syringitis f: Entzündung der Ohrtrompete. Bei Menschen mit einer Immunschwäche (HIV-Infektion) können Herpesviren zu einer Syringitis führen.

Syringobulbie → Syringomyelie

Syringom n: engl. *syringoma*; syn. eruptives Hidradenom. Häufig auftretender benigner Tumor der Schweißdrüsenausführungsgänge. Die Erkrankung tritt meist im 2. Lebensjahrzehnt auf, insbesondere bei Frauen. Es zeigen sich hautfarbene Papeln besonders an den Unterlidern und am Hals, selten auch in den Axillen sowie im Brust- und Genitalbereich. Die Therapie erfolgt mittels (Laser-)Exzision.

Syringomyelie f: engl. *syringomyelia*. Höhlenbildung innerhalb der grauen Substanz, insbesondere zervikaler und thorakaler Rückenmarks-Abschnitte (z. B. Hydromyelie), z. T. auch im Bereich von Medulla oblongata und Pons* (Syringobulbie). Klinisch zeigen sich u. a. Schulter-Arm-Schmerz, Sensibilitätsstörungen*, gestörte Schweißsekretion, Skelettdeformationen und Lähmungen*. Nach bildgebender Diagnostik wird symptomatisch oder neurochirurgisch therapiert.

Hintergrund: Formen:
- mit dem 4. Ventrikel kommunizierende Syringomyelie bei spinalen oder zerebralen Fehlbildungen*
- nichtkommunizierende Syringomyelie bei spinalen Neoplasien*
- extrakanalikuläre Syringomyelie nach Entzündung, Trauma* oder Ischämie* des Myelons
- angeborene Malformation.

Klinik:
- diffuser Schulter-Arm-Schmerz
- dissoziierte Sensibilitätsstörungen infolge Läsion des Tractus spinothalamicus
- trophische und autonome Störungen der Haut
- gestörte Schweißsekretion
- Schwellung der Hand (sog. Tatzenhand, main succulente)
- Entkalkung der Knochen mit Arthropathie*, Frakturen*, Thoraxdeformität (Kahnthorax*) und Kyphoskoliose*
- Horner*-Syndrom, Anhidrose* und Morvan-Syndrom infolge Läsion des Sympathikus* im Seitenhorn des Rückenmarks
- Lähmungen und Inaktivitätsatrophie* der Muskulatur infolge Läsion der Vorderhörner
- bei **Syringobulbie** Nystagmus*, dissoziierte Sensibilitätsstörungen des Gesichts und Lähmungen der Hirnnerven.

Therapie:
- bei langsam-progredientem Verlauf zunächst symptomatische Therapie
- bei rascher Progression Laminektomie*, Dekompression zur physiologischen Liquorblockadeentfernung und evtl. neurochirurgische Drainage* (Shunt*) von Hohlräumen bei Querschnittssymptomen.

Syringotomie f: engl. *syringotomy*. Operative Spaltung einer Fistel*. Anders als bei der Syringektomie* wird die Fistel nicht radikal exzidiert, sondern nur gespalten und ausgekratzt, z. B. bei der Analfistel entlang einer vorher eingebrachten Sonde* oder eines eingelegten Fadens als Leitschiene.

System, disseminiertes neuroendokrines n: engl. *diffuse neuroendocrine system*. Gesamtheit der Zellen, die sich vom Neuroektoderm ableiten lassen und den peripheren endokrinen Anteil des Nervensystems bilden. Das System ist in Hypothalamus*, Hypophyse*, Epiphyse*, Nebenschilddrüse*, Plazenta, Magen-Darm-Schleimhaut, Lunge, Langerhans*-Inseln, Schilddrüse* (C*-Zellen), Nebennierenmark, Sympathikus* und Melanoblasten lokalisiert.

Eigenschaften: Derzeit sind etwa 40 Zellarten bekannt, die ein gemeinsames Merkmal auf-

weisen: Aufnahme und Decarboxylierung von Aminvorstufen. Sie sezernieren:
- direkt in eine Ganglienzelle (neurokrin)
- über Axone in den Blutstrom (neuroendokrin)
- direkt in die Blutbahn (endokrin)
- in die unmittelbare Nachbarschaft (parakrin).

Systemerkrankungen des Rückenmarks f pl: engl. *system diseases of the spinal cord*. Auf bestimmte Fasersysteme oder einen Abschnitt der grauen Substanz des Rückenmarks beschränkte degenerative Veränderungen des Nervengewebes unbekannter oder hereditärer Genese. Dazu zählen Systemerkrankungen mit überwiegendem Befall der Vorderhörner des Rückenmarks (amyotrophische Lateralsklerose* oder spinale Muskelatrophie), der Hinterstränge (Friedreich*-Ataxie) sowie der Pyramidenbahn (hereditäre spastische Spinalparalyse).

Systemerkrankungen, zerebellare f pl: engl. *cerebellar syndromes*. Hereditäre, idiopathische* oder symptomatische Degeneration insbesondere zerebellarer Strukturen, evtl. unter Einbeziehung auch anderer Teile des Nervensystems von Anfang an oder im Verlauf hinzutretend. Unterschiedlich stark ausgeprägte Kleinhirnatrophie* führt zu Ataxie*.

System, extrapyramidales n: engl. *extrapyramidal system*. Bezeichnung für alle motorischen Kerngebiete und Bahnen, welche ins Rückenmark* ziehen und nicht der Pyramidenbahn* angehören. Das extrapyramidale System umfasst den Tractus rubrospinalis, Tractus vestibulospinalis sowie Tractus reticulospinalis als absteigende Bahnen, die im Vorderseitenstrang des Rückenmarks verlaufen und es ist Teil des somatomotorischen Nervensystems.

Funktion:
- Steuerung der Stützmotorik (in enger Zusammenarbeit mit dem pyramidalmotorischen System)
- Regulierung des Muskeltonus und der unwillkürlichen Koordinationsbewegungen v. a. in proximalen Extremitätenabschnitten und im Rumpf.

System, extrinsisches n: engl. *extrinsic system*. Exogener Weg der Blutgerinnung. Siehe Blutgerinnung* (Abb. 1 dort).

System, intrinsisches n: engl. *intrinsic system*. Endogener Weg der Blutgerinnung. Siehe Blutgerinnung* (Abb. 1 dort).

systemisch: engl. *systemic*. Ein ganzes Organsystem (z. B. Blut, Muskulatur oder ZNS) bzw. den gesamten Organismus betreffend; auch im Sinne von generalisiert.

Systemische Candidiasis f: syn. System-Kandidose. Generalisierte oder mehrere Organsysteme betreffende Infektion durch Sprosspilze der Gattung Candida*. Die Letalität liegt trotz Therapie bei bis zu 50 %. Eine systemische Candidiasis betrifft meist immungeschwächte Patienten und geht mit Fieber einher. Diagnostiziert wird mittels direktem Erregernachweis (z. B. Nativpräparat, Blutkulturen), therapiert mit Antimykotika.

Klinik: Die häufigste Form der systemischen Candidiasis ist die **Candidämie**. Patienten leiden u. a. an
- Fieber und Schüttelfrost
- schwerem Krankheitsgefühl
- fehlendem Ansprechen der Symptome auf antibiotische Therapie
- im Verlauf **akute disseminierte Candidiasis** mit entsprechendem Organbefall.

Bei Neutropenie im Rahmen akuter Leukämien ist eine **chronisch disseminierte Candidiasis** möglich. Nach akuter Infektion kommt es zur sekundären fokalen Granulombildung v. a. in Leber und Milz.

Systemische Psychotherapie f: engl. *systemic psychotherapy*; syn. systemische Therapie. In der Einzelpsychotherapie*, Paarpsychotherapie*, Familientherapie* und Gruppenpsychotherapie* angewandte Behandlungsmethode, bei der die Index*-Person (Symptomträger, dessen Störung eine Dysfunktion des Systems widerspiegeln soll) als Teil eines Systems (z. B. Familie) aufgefasst und die Behandlung dieser Person über Veränderungen des Systems angestrebt wird.

Methode: Allen Behandlungsmethoden gemeinsam sind **Ressourcenaktivierung** und Problemlösen.

systemische Therapie → Systemische Psychotherapie

System, limbisches n: engl. *limbic system*. Phylogenetisch altes funktionelles System des ZNS, das kortikale (Hippocampus*, Indusium griseum, Gyrus parahippocampalis und Gyrus* cinguli, Corpus amygdaloideum, septale Kerne) und dienzephale Anteile (Corpus* mamillare, Nucleus habenularis, Nuclei anteriores thalami), Hirnstammanteile und die verbindenden Bahnsysteme (u. a. Fornix*) umfasst.

Funktion: Das limbische System ist die dem Hypothalamus* direkt übergeordnete Zentrale des endokrinen und vegetativ-nervösen Regulationssystems (visceral brain). Es löst zusammen mit anderen Gehirnbereichen angeborene Trieb- sowie Instinkthandlungen aus und beeinflusst diese. Das gesamte limbische System ist von wesentlicher Bedeutung für die affektive Tönung des Gesamtverhaltens sowie für emotionale Reaktionen wie Wut, Furcht oder Zuneigung und spielt wahrscheinlich auch eine Rolle für die Gedächtnis- und Lernfunktion des Gehirns*.

System, lymphatisches n: engl. *lymphatic system*; syn. Lymphsystem. Zusammenfassende Bezeichnung für das Lymphgefäßsystem und die lymphatischen Organe. Das lymphatische System ist Teil des Immunsystems und sorgt über Lymphgefäße* und Lymphknoten* für den Abfluss von Flüssigkeit aus dem Gewebe*.

Systemmykosen f pl: engl. *systemic mycoses*; syn. Systemische Mykosen. Generalisierte oder mehrere Organsysteme betreffende Pilzerkrankungen. Man unterscheidet Systemmykosen durch opportunistische Erreger bei geschwächter Immunabwehr (Letalität bis zu 50 %) von solchen durch primär pathogene dimorphe Pilze. Diagnostiziert wird mittels direktem Erregernachweis (z. B. Nativpräparat, Kultur), therapiert mit Antimykotika. **Pathophysiologie:** Systemmykosen manifestieren sich meist nach Dissemination der Erreger aus den Atemwegen.

Klinik: Abhängig von der Art des Erregers und der Form der Systemmykose sowie von der jeweiligen Grunderkrankung reicht die Spanne an möglichen Symptomen von asymptomatischen Erkrankungen über grippeähnliche Symptome bis hin zu hohem Fieber und septischem Schock.

Diagnostik:
- Nativpräparat und Kultur
- Antikörpernachweis
- Nachweis von Pilz-Antigenen.

Cave: Viele Systemmykosen bleiben zu Lebzeiten der Patienten undiagnostiziert. Daher sind bei Verdacht intensive diagnostische Bemühungen erforderlich.

Prävention: Prophylaktische Gabe von Antimykotika bei Hochrisikopatienten (z. B. bei Neutropenie im Rahmen einer hämatopoetischen Stammzelltransplantation oder zytotoxischer Therapie).

System, stomatognathes n: engl. *orofunctional system*. Funktionelles und anatomisches Zusammenwirken von Zähnen, Kieferknochen, Kaumuskulatur, Zunge und Kiefergelenken untereinander sowie als regionale Teilfunktion des Körpers unter Kontrolle des Zentralnervensystems. Bei Störung einzelner Komponenten (z. B. Zahnverlust, einseitige Muskelüberfunktion) sind Schmerzen und Fehlfunktionen (z. B. eingeschränkte Mundöffnung) des gesamten stomatognathen Systems möglich.

Systole f: Kontraktionsphase der Herzkammern im Rahmen des Herzzyklus*. Während der Systole wird das Blut aus den Herzkammern in die Aorta* und in die Lungenarterie getrieben. Die Segelklappen sind geschlossen, die Taschenklappen* öffnen sich. Es schließt sich die Diastole* an. Näheres siehe unter Herzzyklus*.

Systolic Anterior Movement: engl. *systolic anterior motion*; Abk. SAM. Echokardiografisch (z. B. im M-Mode) sichtbare mesosystolische Vorwärtsbewegung des vorderen Mitralklappensegels als typischer Befund bei hypertropher obstruktiver Kardiomyopathie* (HOCM). Siehe Kardiomyopathie* (Abb. 2 dort).

Systolikum → Herzgeräusch
systolisches Geräusch → Herzgeräusch
S-Zacke *f*: engl. *S wave*. Negative, einer positiven Zacke des QRS*-Komplexes nachfolgende Zacke im QRS-Komplex im EKG. Eine evtl. vorhandene zweite S-Zacke wird als S'-Zacke bezeichnet.
Szent-Györgyi-Quotient *m*: Empirischer Quotient, der die Wirkungen der wichtigsten Elektrolyte* auf die neuromuskuläre Erregbarkeit beschreibt. Eine Zunahme des Szent-Györgyi-Quotienten deutet hin auf Übererregbarkeit, unter Umständen Tetanie*, eine Abnahme auf Untererregbarkeit des Nervensystems, unter Umständen Lähmung*.

$$\frac{K^+ \cdot HPO_4^{2-} \cdot HCO_3^-}{Ca^{2+} \cdot Mg^{2+} \cdot H^+}$$

Szintigrafie *f*: engl. *scintigraphy*; syn. Szintigraphie. Bildgebendes Verfahren der Nuklearmedizin zur Funktionsdiagnostik (Transportfunktion, Stoffwechsel, Perfusion) von Organen oder Geweben, Tumordiagnostik und Bestimmung der Form und Aktivität von Organen (z. B. Schilddrüse). Eine Einteilung erfolgt nach Bildsequenz (statisch, dynamisch), nach zu untersuchendem Organ oder Gewebe oder dem Detektionssystem.
Technik: Detektionssysteme:
– planare Kamera
– SPECT
– SPECT-CT
– PET
– PET-CT.
Prinzip: Nach Inkorporation (parenteral, oral, per inhalationem) von Radiopharmaka* Aufzeichnung der räumlichen und/oder zeitlichen Verteilung (z. B. vermehrte oder verminderte Anreicherung) im Körper oder in Organen durch zeitabhängige Registrierung der räumlichen Aktivitätsverteilung der aus dem Körper emittierten Strahlung mit einer Gammakamera* oder einer PET-CT.
Szintigramm *n*: engl. *scintiscan*. Bild, das im Rahmen einer Szintigrafie* erstellt wird.
Szintillationskamera → Gammakamera
Szintillationszähler *m*: engl. *scintillation counter*. Nachweis- und Messgerät für ionisierende Strahlung. Ein Szintillationszähler ermöglicht die Messung der Radioaktivitätsmenge und zum Teil die Bestimmung der Energie schneller Elementarteilchen* und Gammaquanten.
SZT: Abk. für → Stammzelltransplantation

T

t: Abk. für die in °C gemessene Temperatur → Temperatur
T: Abk. für die in Kelvin gemessene Temperatur → Temperatur
T: Abk. für → Threonin
T: Abk. für → Thymidin
T: Abk. für → Thymin
TA: Abk. für → Terminologia Anatomica
TAA: Abk. für thorakales Aortenaneurysma → Aortenaneurysma
TAA: Abk. für Tachyarrhythmia absoluta → Arrhythmia absoluta
Tabak m: engl. tobacco. Getrocknete Blätter der Tabakpflanze (Nicotiana tabacum). Tabakrauch enthält N-Nitrosoverbindungen, polyzyklische und aromatische Kohlenwasserstoffverbindungen wie Formaldehyd, Blausäure, Cadmium u. a. Schwermetalle, Nikotin* sowie Kohlenmonoxid. Die psychotrope Substanz* besitzt ein ausgeprägtes Abhängigkeitspotenzial und gilt als starker Risikofaktor für verschiedene Folgekrankheiten.
Klinische Bedeutung: Tabak ist das quantitativ bedeutsamste Umweltgift. Tabakrauchen hat eine Vielzahl schädlicher Wirkungen:
– Beschleunigung der Arteriosklerose, erhöhtes Risiko für Herz-Kreislauf-Erkrankungen
– Entwicklung von Karzinomen durch verschiedene Kanzerogene* im Tabakteer: z. B. in Mundhöhle, Kehlkopf, Lunge (Lungenkarzinom*), Speiseröhre, Magen, Darm und Harnblase mit einer Latenzzeit von 15–20 Jahren
– erhöhter Grundumsatz mit möglichem Gewichtsverlust (oft allerdings auch erwünschte Wirkung, z. B. bei jüngeren Raucherinnen)
– Visusminderungen
– Schleimhautreizung durch Substanzen Formaldehyd, Phenole, Säuren und Ammoniak; bei chronischer Einwirkung u. a. Geschmacksstörungen, chronische Stomatitis und Bronchitis (sog. Raucherhusten), COPD und chronische Gastritis
– Herabsetzung der körperlichen Leistungsfähigkeit durch Kohlenmonoxid (im Rauch von Zigaretten 1–3 %, Pfeife 2 % und Zigarre bis 6 %; im Blut bei mäßigem Rauchen ca. 5 % CO-Hb, bei starkem Rauchen bis zu 15 %)
– Rauchen in der Schwangerschaft: erhöhtes Risiko für Frühgeburten und hohes Risiko für vermindertes Geburtsgewicht
– Schädigung der Spermiogenese beim Mann
– starke Gefährdung auch durch sog. Passivrauch*.

Tabakbeutelgesäß → Dystrophie
Tabakbeutelnaht → Nahtmethoden
Tabakmosaik-Virus n: engl. tobacco mosaic virus. RNA-haltiges pflanzenpathogenes Virus mit einer helikalen Struktur und einer Größe von 15× 300 nm. Tabakmosaik-Viren verursachen die Blattfleckkrankheit des Tabaks und anderer Pflanzen.
Tabanidae → Fliegen
Tabardillofieber → Fleckfieber, endemisches
Tabatière f: engl. snuff box; syn. Tabatiere. Dreieckige Vertiefung an der Hand*. Sie tritt bei gestrecktem und abduziertem Daumen distal des Processus styloideus des Radius* auf.
Begrenzung: Sie wird begrenzt durch die Sehnen des M. abductor pollicis longus, M. extensor pollicis brevis und die Sehne des M. extensor pollicis longus. Den Boden der Grube bilden der Processus styloideus des Radius und das Os scaphoideum. Dort ist auch der Puls der A. radialis tastbar.
Tabes → Tuberkulose
Tabes dorsalis f: engl. locomotor ataxia. Parenchymatöse Form der Neurosyphilis* im Spätstadium der Syphilis*, die in ca. 2–3 % der Fälle mit einer Latenzzeit von etwa 8–20 Jahren auftritt. Klinisch zeigen sich u. a. Pupillenstörungen, Sensibilitätsstörungen, Schmerzen und Hinterstrangsymptome*. Diagnostik und Therapie entsprechen der Grunderkrankung Syphilis.

Pathologie:
– Degeneration der Hinterstränge des Rückenmarks und von Hirnnerven
– granulomatöse Entzündung der Wurzeln der Rückenmarksnerven.

tabische Krise → Organkrisen, tabische
Tablette f: engl. tablet; syn. Compressi. Einzeldosierte feste, bikonvex gewölbte oder flache, facettierte Arzneiform zur überwiegend peroralen* Anwendung. Um eine handliche und schluckbare Größe zu erreichen und die Lagerfähigkeit zu gewährleisten, wird der Wirkstoff* mit Füll- und Hilfsstoffen kombiniert.
Hinweise:
– Vorsicht geboten ist bei Kindern und Patienten mit Schluckstörungen, da sich Tabletten durch den Speichel im Mund auflösen können.
– Die Verabreichung zusammen mit der Nahrung kann die Wirksamkeit und Verträglichkeit von Tabletten beeinflussen.
– Tabletten müssen vor Feuchtigkeit geschützt werden
– Teilbare Tabletten besitzen eine Bruchrille als Prädilektionsstelle zum Halbieren in zwei Tablettenteile mit gleich hoher Wirkstoffdosierung.

Taboparalyse f: engl. taboparesis. Veraltete Bezeichnung für gemeinsames Auftreten von Tabes* dorsalis und progressiver Paralyse*.
Tabula f: engl. table. Lat. Tafel. Tabula interna und externa bilden die beiden Platten des Schädeldachs. Die innere Tafel ist eine durchgehende Knochenschicht an der Innenseite des Schädeldachs („Tabula vitrea", gläserne Tafel wegen ihrer glasartig springenden Beschaffenheit). Die äußere Tafel ist eine kompakte Knochenschicht an der Schädeldachaußenseite.
Aufbau: Zwischen innerer und äußerer Tafel liegt ein schwammartiger, mit Venen durchzogener Knochenbezirk (Diploe).

Klinischer Hinweis: Teevan*-Fraktur: Fraktur des Schädeldachs mit Splitterbruch nur der Tabula interna.

TACE: Abk. für → Chemoembolisation, transarterielle

Tache mère → Pityriasis rosea

Tachyarrhythmie f: engl. *tachyarrhythmia*. Arrhythmische Tachykardie*, meist als Tachyarrhythmia absoluta bei Vorhofflimmern* (siehe auch Arrhythmia* absoluta).

Tachykardie f: engl. *tachycardia*. Herzrhythmusstörung* mit erhöhter Herzfrequenz* ($\geq$ 100/min bei Erwachsenen), die zu verkürzter Diastolendauer mit erniedrigtem Schlagvolumen* führt. Klinische Symptome sind abhängig von Frequenz, Entstehungsort und Dauer der Tachykardie sowie von bestehenden Vorerkrankungen. Die Diagnose erfolgt mittels EKG*. Bei hämodynamischer Instabilität ist Kardioversion* bzw. Defibrillation* erforderlich.

Einteilung: Nach Entstehungsort:
- supraventrikuläre Tachykardie (SVT): Erregungsbildungszentrum in atrialem Myokard* oder Erregungsleitungssystem* oberhalb der His-Bündel-Bifurkation; Herzfrequenz meist 130–220/min; EKG-Veränderungen (siehe Abb.) v. a. P*-Welle und PQ*-Zeit betreffend: 1. Sinustachykardie* 2. Sinusknoten*-Reentry-Tachykardie 3. Vorhoftachykardie* 4. Vorhofflattern* 5. Vorhofflimmern* 6. AV*-Knotentachykardie 7. AV-Reentry-Tachykardie (WPW*-Syndrom) 8. tachykarder AV*-Rhythmus
- ventrikuläre Tachykardie (VT): Erregungsbildungszentrum in ventrikulärem Myokard oder subjunktionalem Erregungsleitungssystem; EKG-Veränderungen v. a. den QRS*-Komplex betreffend: 1. Kammertachykardie* (Abk. VT für ventrikuläre Tachykardie im engeren Sinn; auch idiopathische ventrikuläre Tachykardie) 2. Kammerflattern* 3. Kammerflimmern* 4. akzelerierter idioventrikulärer Rhythmus*.

Klinische Einteilung:
- nicht anhaltend (< 30 Sekunden) und anhaltend ($\geq$ 30 Sekunden)
- chronisch-permanent (z. B. unaufhörliche ventrikuläre Tachykardie)
- paroxysmal (paroxysmale Tachykardie*)
- hämodynamisch stabil oder instabil (Bewusstseinsstörung, systolischer Blutdruck < 90 mmHg, Herzfrequenz < 40/min oder > 150/min, Linksherzinsuffizienz).

Klinik:
- abhängig von Frequenz, Entstehungsort und Dauer der Tachykardie sowie von bestehender Vorerkrankung (v. a. Herzinsuffizienz, z. B. evtl. Auslösen einer Angina* pectoris)
- asymptomatisch oder Palpitationen*
- bei hämodynamischer Wirksamkeit Schwindel, Dyspnoe*, Schwäche, Synkope*, kardiogener Schock* bis Herz-Kreislauf-Stillstand.

Therapie:
- Akuttherapie bei hämodynamischer Instabilität: Kardioversion* bzw. Defibrillation*
- bei hämodynamisch stabiler Tachykardie (je nach Form); z. B.: 1. bei Tachykardie mit regelmäßigen schmalen QRS-Komplexen: primäre Vagusreizung (Vagusstimulation*) und ggf. Adenosinbolus i. v. (Adenosin*; WPW*-Syndrom) unter EKG-Monitoring, bei Therapierefraktärität (vermutlich Vorhoftachykardie) Beta-Rezeptoren-Blocker oder Kalzium-Antagonist nach Expertenrat 2. bei Tachykardie mit unregelmäßigen schmalen QRS-Komplexen: primäre Frequenzkontrolle durch negativ dromotrope Substanzen (Kalzium*-Antagonist vom Nicht-Dihydropyridintyp oder Beta*-Rezeptoren-Blocker, bei Herzinsuffizienz Herzglykosid oder evtl. Amiodaron) 3. Tachykardie mit regelmäßigen breiten QRS-Komplexen: bei VT (oder Tachykardie ohne sichere Zuordnung zu supraventrikulärer oder ventrikulärer Tachykardie) Antiarrhythmika* (Amiodaron i. v.; Kammertachykardie*, Kammerflattern*), bei sicher supraventrikulärer Tachykardie Adenosinbolus i. v. 4. Tachykardie mit unregelmäßigen breiten QRS-Komplexen: meist Vorhofflimmern mit Schenkelblock; Expertenrat zur sicheren Differenzialdiagnose empfohlen
- ggf. Sekundärprävention (pharmakologisch, Katheterablation*, ICD*).

Tachykardie, fetale f: engl. *fetal tachycardia*. Erhöhte Herzfrequenz (Baseline) des Feten über 150 Schläge/min, über einen Zeitraum von zumindest 10 min andauernd.

Einteilung: Zu unterscheiden sind:
- leichte fetale Tachykardie* (suspekt): Basalfrequenz $\leq$ 170/min
- schwere fetale Tachykardie (pathologisch): Basalfrequenz > 170/min
- Frequenz > 200/min tritt meist nur bei einer fetalen Herzrhythmusstörung auf, z. B. als supraventrikuläre Tachykardie. In diesen Fällen kann eine pränatale Gabe von Digoxin oder Flecainid transplazentar erwogen werden.

Vorkommen: Mögliche Ursachen für eine fetale Tachykardie sind
- Amnioninfektionssyndrom*
- mütterliches Fieber
- fetale Hypoxämie* (in diesem Fall dann oft mit zusätzlicher Einschränkung der Bandbreite und Verlust der Akzelerationen)
- fetale Hyperaktivität
- fetomaternale Transfusion
- fetale Anämie.

Tachykardie, paroxysmale f: engl. *paroxysmal tachycardia*. Anfallartig auftretende, selbstlimitierende Tachykardie* mit akutem Beginn und spontaner Terminierung, z. B. beim Präexzitationssyndrom*. Diagnostik: siehe Tachykardie*.

Formen: Häufig AVNRT (AV*-Knotentachykardie), auch z. B. Vorhoftachykardie*, Vorhofflattern*, Vorhofflimmern* oder ventrikulär.

Tachykardiomyopathie → Posttachykardiesyndrom

Tachymyopathie → Posttachykardiesyndrom

Tachyphylaxie f: engl. *tachyphylaxis*. Toleranzentwicklung gegenüber einem Arzneimittel und damit einhergehend Wirkungsminderung. Tachyphylaxie tritt vor allem nach wiederholter, kurzfristiger Gabe von Arzneimitteln auf, deren Wirkung über (erschöpfliche) neurochemische Mechanismen vermittelt wird.

Tachypnoe f: engl. *tachypnea*. Beschleunigte Atmung mit mehr als 20 Atemzügen pro Minute beim Erwachsenen. Die Tachypnoe wird verursacht durch einen erhöhten arteriellen Kohlendioxidpartialdruck (Hyperkapnie*) bzw. verminderten arteriellen Sauerstoffpartialdruck

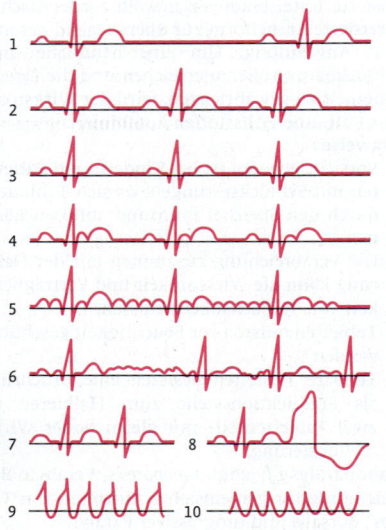

Tachykardie: Synopsis tachykarder Herzrhythmusstörungen: 1: normaler Sinusrhythmus; 2: Sinustachykardie; 3: Vorhoftachykardie; 4: Vorhoftachykardie mit AV-Block II. Grades (2 : 1-Überleitung); 5: Vorhofflattern; 6: Vorhofflimmern; 7: supraventrikuläre Extrasystole oder Tachykardie; 8: ventrikuläre Extrasystole; 9: ventrikuläre Tachykardie; 10: Kammerflattern; 11: Kammerflimmern.

(Hypoxie*), z. B. bei Fieber, bei körperlicher Belastung oder kompensatorisch bei nicht respiratorischer Azidose*.
Tachyzoiten → Toxoplasma gondii
Tacrolimus n: Aus Streptomyces tsukubaensis gewonnenes Makrolid mit starker immunsuppressiver Wirkung (Calcineurin*-Inhibitor) zur Anwendung bei Transplantatabstoßungen und atopischem Ekzem*. Tacrolimus hemmt die spezifische Bildung von zytotoxischen T*-Lymphozyten, indem es über Inhibition von Calcineurin* die Bildung von Interleukin-2, -3 und Interferon-γ verhindert.
Indikationen:
- systemisch: Prophylaxe und Therapie der Transplantatabstoßung bei Leber-, Nieren- oder Herztransplantation
- topisch: mittelschweres bis schweres atopisches Ekzem, wenn herkömmliche Therapien nicht ausreichend sind oder nicht vertragen werden.

Tadalafil n: Phosphodiesterase*-Hemmer (PDE5), der bei pulmonaler Hypertonie* und Erektionsstörungen eingesetzt wird. Es darf nicht mit organischen Nitraten* kombiniert oder bei schweren Herz-Kreislauf-Erkrankungen und Hypotonie* eingesetzt werden. Zu den Nebenwirkungen zählen Kopfschmerz, Schwindel, verstopfte Nase und Muskelschmerzen. Die Wirkungsdauer ist länger als bei Sildenafil*.
TAE: Abk. für transarterielle Embolisation → Embolisation, therapeutische
Taenia [Parasitologie] f: Gattung der Cestodes (Familie Taeniidae), die im Darm von Säugetieren parasitieren. Medizinisch relevante Arten sind Taenia saginata (Rinderbandwurm) und Taenia solium (Schweinebandwurm). Der Mensch infiziert sich durch den Verzehr von rohem, finnenhaltigen Fleisch (Taeniasis*) und ist der einzige Endwirt.
Diagnostik: Nachweis von Proglottiden im Stuhl (selten auch von Eiern).
Taeniae coli f pl: engl. taenia coli. Die in 3 Streifen angeordnete Längsmuskelschicht des Kolons. Siehe Abb.
Einteilung:
- Taenia libera: an der freien Oberfläche
- Taenia mesocolica: dem Ansatz des Mesokolons (am Colon transversum) entsprechend
- Taenia omentalis: der Anheftung des Omentum majus (am Colon transversum) entsprechend.

Taenia saginata f: engl. beef tapeworm. Zur Klasse der Cestodes gehörender, weltweit vorkommender Rinderfinnenbandwurm. Als Erreger der Taeniasis* ist Taenia saginata der häufigste Bandwurm des Menschen in Deutschland. Der Mensch infiziert sich durch den Verzehr von finnenhaltigem Rindfleisch.

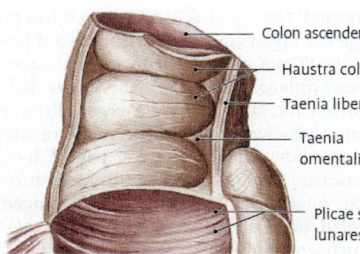

Taeniae coli: Abbildung der Taenia omentalis und der Tania libera (Taenia mesocolica fehlt). Sie stellen Verstärkungen der Längsmuskelschicht in der Wand des Dickdarmes dar. In der Chirurgie kommt ihnen eine wichtige Rolle bei der Appendektomie zu, da sich an ihrem proximalem Ende der Wurmfortsatz befindet. [4]

Taeniasis f: engl. teniasis; syn. Bandwurmbefall. Befall des Menschen durch den Rinderbandwurm Taenia* saginata oder den Schweinebandwurm Taenia* solium. Betroffene infizieren sich durch Verzehr rohen, finnenhaltigen Fleisches. Die Finne entwickelt sich im menschlichen Darm zum adulten Wurm.
Klinik:
- meist asymptomatisch
- Irritation durch den Abgang aktiver Proglottiden
- gelegentlich Bauchschmerzen.

Diagnostik:
- mikroskopischer Nachweis der Eier im Stuhl
- Identifikation der Proglottiden.

Therapie:
- Praziquantel
- Niclosamid.

Prophylaxe:
- Fleischbeschau
- kein rohes Fleisch verzehren.

Taenia solium f: engl. pork tapeworm. Zur Klasse der Cestodes gehörender Schweinefinnenbandwurm, der weltweit, aber hauptsächlich in Osteuropa, China, Madagaskar, Südafrika und Südamerika vorkommt. Taenia solium ist Erreger der Taeniasis* und der Zystizerkose*. Der Mensch infiziert sich durch den Verzehr von finnenhaltigem Schweinefleisch.
Taenifuga → Anthelminthika
Taenizida → Anthelminthika
Täterpersönlichkeit f: engl. profiling. Begriff mit doppelter Bedeutung: 1. Persönlichkeit* eines konkreten Täters, mit ihren verschiedenen Dimensionen und Bezügen, zu erfassen im Rahmen der psychiatrischen Begutachtung. 2. Persönlichkeitsprofil, das mit Straffälligkeit assoziiert wird, beispielsweise Psychopathie* nach Hare, welcher einen guten Prädikator für erneute Gewaltdelinquenz darstellt.

Tätigkeitsdrang m: engl. compulsory activity. Erhöhtes und gerichtetes Antriebspotenzial, das zu vermehrter Aktivität* und reduziertem Ruhe- und Erholungsbedürfnis führt.
Vorkommen: Als situativ bedingtes Verhaltensmerkmal ohne krankheitsrelevante Bedeutung, in gesteigerter, psychopathologischer Form u. a. bei:
- Hypomanie*
- Manie*
- ADHS*
- Anorexie*
- Bulimie*.

Tätowierung f: engl. tattooing. Akzidentielles oder gewolltes dauerhaftes Einbringen von Pigmenten* in die Haut. Bei Schmucktätowierung ist auf Hygiene zu achten, um keine Infektionskrankheiten (HIV, Hepatitis*) zu übertragen. Weitere Risiken sind Sekundärinfektionen oder Spätfolgen durch gesundheitsschädliche Farbstoffe in der Tattootinte.
Täuschungsphänomene, klinische n pl: engl. clinical deception phenomenon. Bewusste oder unbewusste irreführende Darstellung klinischer Symptome. In Abgrenzung zur Exaggeration sind die Beschwerden nicht organisch begründet.
Formen:
- Motivation und Symptombildung **unbewusst:** somatoforme Störung* im weiteren Sinn bzw. dissoziative* Störung
- Motivation und Symptombildung **bewusst:** Simulation*, Exaggeration*
- Motivation **unbewusst,** Symptombildung **bewusst:** artifizielle Störung*.

Abgrenzung: Im Gegensatz zur Exaggeration sind die Beschwerden bei der Simulation nicht organisch begründet: Hier kann z. B. ein Nachweis der erhaltenen Bewegungs- oder Wahrnehmungsfähigkeit in unerwarteten Kontexten oder die Feststellung höherer kognitiver Leistungsfähigkeit in speziellen Tests erfolgen. Derartige Prüfungen beweisen zwar, dass die Störung oder Einschränkung nicht organisch begründet ist, nicht jedoch, dass eine Simulation vorliegt.
Täuschung, visuelle f: engl. visual illusion; syn. optische Täuschung. Form der Wahrnehmungstäuschung mit Abweichung zwischen den physikalischen Eigenschaften eines visuellen Reizes und der subjektiven Wahrnehmung, insbesondere hinsichtlich Größe, Farbe, Form, Richtung oder Lage im Raum. Visuelle Täuschung beruht häufig auf einer fehlangewandten Korrektur durch das visuelle System.
Ursache: Häufig kommt es zu einer erfahrungsbasierten Korrektur des visuellen Perzepts im Rahmen der Top-down-Verarbeitung. Dabei wird z. T. auf erfahrungsbasierte Algorithmen wie Farb- oder Größenkonstanzmechanismus zurückgegriffen. Beispiele für visuelle Täu-

schungen sind Müller-Lyer-Täuschung, Craik-Cornsweet-Illusion, Ponzo-Illusion, Ebbinghaus-Täuschung oder Herman-Hering-Gitter.

Tagblindheit f: engl. *hemeralopia*; syn. Hemeralopie. Eingeschränkte Sehfähigkeit mit Lichtscheu im Hellen. Ursachen sind eine Minderfunktion der Zapfen sowie Störungen der Pupillen, Iris oder Linse. Tagblindheit kann angeboren sein und tritt auf bei Achromatopsie, Zapfendystrophie, Adie*-Syndrom, Aniridie*, Albinismus*, Zentralskotom, zentralem Katarakt* sowie Medikamentennebenwirkungen. Die Therapie richtet sich nach der Ursache.

Tagebuchmethode → Tagebuchverfahren

Tagebuchverfahren n: engl. *diary method*; syn. Tagebuchmethode. Methode der systematischen Datengewinnung durch zeitgeber- oder ereignisbezogene Selbstaufzeichnungen spezifischer Symptome sowie Erlebens- und Verhaltensmuster (z. B. Körperreaktionen, Aktivitäten, Gedanken, Gefühle) im Tagebuch.

Tagesklinik, psychiatrische f: engl. *psychiatric day hospital*. Teilstationäre Behandlungseinrichtung, die als Teil eines psychiatrischen Krankenhauses oder einer psychiatrischen Abteilung oder organisatorisch eigenständig psychiatrisch-psychotherapeutische Hilfen im Rahmen der Krankenversorgung des SGB V (bzw. der privaten Krankenversicherung) anbietet. In der Regel leitet ein Arzt das multiprofessionelle Behandlungsteam. Die Finanzierung erfolgt durch Krankenkassen.

Tageskurve f: engl. *day curve*. In einem Schaubild dargestellte, über einen Zeitraum von 24 Stunden ermittelte Parameter der Krankenbeobachtung* (z. B. Fieberkurve).

Tagespflege f: engl. *day care*. Teilstationäre Pflege in Form professioneller Tagesbetreuung Pflegebedürftiger in einer Pflegeeinrichtung zur Aktivierung des Patienten, Entlastung von Angehörigen und Vermeidung stationärer Pflege. Der Patient verbleibt in gewohntem Umfeld und erhält spezielle Beschäftigungsangebote und aktivierende Hilfen.

Hinweise: Der Patient hat entsprechend der Pflegeversicherung Anspruch auf Tagespflege, wenn die häuslichen Betreuungsmöglichkeiten nicht ausreichen, eine stationäre Versorgung aber nicht erforderlich oder nicht erwünscht ist. Tagespflege ist v. a. ein Betreuungsangebot in der psychiatrischen Pflege (siehe Tagesklinik, Tagesstätte*) und der Altenpflege (stationären Einrichtungen oder gesonderten Tagespflegestätten angegliedert).

Tagespflegeeinrichtung f: engl. *day care facility*. Einrichtung zur Tagespflege für pflegebedürftige Menschen, die tagsüber professionelle Pflege* und Betreuung benötigen. Tagespflege und Nachtpflege sind Formen der teilstationären Pflege.

Hintergrund: Nach § 41 SGB XI haben Pflegebedürftige der Pflegegrade 2–5 Anspruch auf teilstationäre Pflege in Einrichtungen der Tages- oder Nachtpflege, wenn häusliche Pflege nicht in ausreichendem Umfang sichergestellt werden kann oder wenn dies zur Ergänzung oder Stärkung der häuslichen Pflege erforderlich ist. Teilstationäre Tages- und Nachtpflege kann zusätzlich zu ambulanten Pflegesachleistungen, Pflegegeld oder der Kombinationsleistung in Anspruch genommen werden, ohne dass eine Anrechnung auf diese Ansprüche erfolgt. Die teilstationäre Pflege umfasst auch die notwendige Beförderung des Pflegebedürftigen von der Wohnung zur Einrichtung der Tagespflege oder der Nachtpflege und zurück.

Tagesprotokoll n: engl. *behavioral record*. Dokumentation der situationsabhängigen Variation von Verhaltensauffälligkeiten bezüglich Häufigkeit und Intensität. Ziele sind das Training der Selbstwahrnehmung* und die Darstellung von Verhaltensänderungen* im Therapieverlauf als Bestandteil der Therapieplanung*.

Einsatz: Im Rahmen der kognitiven Verhaltenstherapie*, z. B. in Form eines Symptomtagebuchs mit Eintrag von
– Auftrittszeitpunkt
– Intensität auf Skala von 1–10
– Stichwort zu Auslöser und Folgen.

Tagesrhythmus → Rhythmus, zirkadianer

Tagesschläfrigkeit f: engl. *daytime sleepiness*. Verstärkte Einschlafneigung, die zu ungewöhnlichen Zeiten oder in ungewöhnlichen Situationen auftritt und zum tatsächlichen Auftreten von Schlaf* am Tag führen kann. In der Regel ist sie nicht willentlich steuerbar.

Formen:
– plötzlich auftretende Schlafepisoden (z. B. imperative Schlafattacken) bei Narkolepsie*)
– Dauerschläfrigkeit (z. B. bei unbehandeltem obstruktivem Schlafapnoesyndrom* oder idiopathischer Hypersomnie*).

Tagesstätte f: engl. *day centre*. Teilstationäre Einrichtungen für seelisch behinderte und psychisch kranke Menschen. Tagesstätten erbringen in Deutschland Leistungen der Eingliederungshilfe*. Die tagesstrukturierenden, sozialpädagogischen und ergotherapeutischen Angebote haben die soziale Teilhabe zum Ziel.

T-Agglutinine → T-Antigen

TAH: Abk. für engl. total artificial heart → Kunstherz

Tahyña-Virus n: engl. *Tahyna virus*. Bunyavirus der Familie Bunyaviridae*, das durch Stechmücken (Aedimorphus vexans) übertragen wird. Tahyña-Viren kommen sporadisch vor in Europa und Asien. Eine Infektion durch Tahyña-Viren verursacht Fieber, Kopfschmerz, Erbrechen, Pharyngitis, Enzephalitis und seltener interstitielle Pneumonie.

Taille-Hüft-Quotient m: engl. *waist hip ratio* (Abk. WHR); syn. Taille-Hüft-Verhältnis (THV); Abk. THQ. Verhältnis von Taillenumfang zu Hüftumfang zur Beurteilung der Körperfettverteilung. Risikoreich für Komplikationen bei Adipositas* sind Werte von > 0,85 bei Frauen bzw. > 1,0 bei Männern.

Durchführung: Messen des Taillenumfangs:
– in der Mitte zwischen unterster Rippe und Crista* iliaca
– vor dem Frühstück, nüchtern
– stehend mit freiem Oberkörper
– in leichter Ausatmung.

Messen des Hüftumfangs: in Höhe der Trochanteren des Oberschenkel.

Klinische Bedeutung:
– erhöhtes kardiovaskuläres und metabolisches Risiko durch Zunahme des stoffwechselaktiven viszeralen Fettgewebes (abdominelle Adipositas, auch Apfeltyp genannt)
– Muster der Körperfettverteilung zur Risikoeinschätzung daher wichtiger als Übergewicht gemessen z. B. mit dem Body*-Mass-Index (BMI)
– zur Beurteilung der Körperfettverteilung geeignet: 1. Taille-Hüft-Quotient 2. alleinige Messung des Taillenumfangs (möglicherweise aussagekräftiger als die Taille-Hüft-Quotient).

Takayasu-Arteriitis f: engl. *Takayasu's arteritis*. Teils granulomatöse systemische Vaskulitis* mit Befall der Aorta* und der supraaortalen Arterien. Zu 90 % sind Frauen unter 40 betroffen. Diagnostiziert wird bildgebend (MRT, Angiographie*), behandelt mit Glukokortikoiden*, anderen Immunsuppressiva* wie Methotrexat*, Azathioprin* und Cyclophosphamid, ggf. mittels Revaskularisation* über PTCA, gefäßchirurgische Endoprothese oder Bypass*.

taktil: engl. *tactile*; syn. tactilis. Das Tasten, die Berührung, den Tastsinn* betreffend.

Talalgie f: engl. *talalgia*. Schmerz im Bereich des Talus (Sprungbein), der zu funktionellen Störungen führen kann. Mögliche Ursachen einer Talalgie sind u. a. statische Störungen (Senkfuß, Varus- oder Valgusstellung des Fußes), Arthrose*, Erkrankungen des rheumatischen Formenkreises mit peripherem Gelenkbefall (Spondylarthritis*), Lyme-Borreliose oder Gicht.

Talgdrüsen f pl: engl. *sebaceous glands*; syn. Glandulae sebaceae. Drüsen* vom holokrinen Sekretionstyp, die mehrheitlich in Haarfollikeln münden. Frei auf der Epitheloberfläche enden sie nur an wenigen Körperstellen, wie im Lippenrot, am Lidrand (Meibom*-Drüsen), an der Eichel oder den kleinen Schamlippen. Mit ihrem Sekret – dem Talg – schützen sie die Körperoberfläche vor dem Austrocknen.

Talgdrüsenadenom n: engl. *sebaceous adenoma*; syn. Adenoma sebaporum. Gutartiger Adnextumor mit Talgdrüsendifferenzierung (histologisch Drüsenläppchen) mit gelblich roten Papeln v. a. im Gesicht, an behaarter Kopfhaut und im Nacken, seltener am oberen Rumpf bei älteren Menschen. Bei kosmetischer Beeinträchtigung wird das Talgdrüsenadenom exzidiert. Multiple Talgdrüsenadenome in Kombination mit Innenorgankarzinomen sind verdächtig auf Muir-Torre-Syndrom.

Talgdrüsennävus → Naevus sebaceus

Talgretentionszyste f: engl. *steatocystoma*; syn. Follikelretentionszyste. In Hautmitte gelegener, manchmal bakteriell infizierter Knoten mit punktförmiger Follikelöffnung, v. a. im Gesicht, an Brustkorb, Rücken und Skrotum. Er unterscheidet sich histologisch von der Epidermalzyste* durch Fehlen der epidermalen Granularschicht.

Talus → Ossa tarsi

Talusfraktur f: engl. *talar fracture*; syn. Sprungbeinfraktur. Fraktur des Talus (Ossa* tarsi).
Therapie: Schraubenosteosynthese bei dislozierten Frakturen.

Talus-Luxation f: Ausrenkung des Sprungbeins, meist in Kombination mit Frakturen des Talus oder der übrigen Fußwurzel- und Mittelfußknochen. Es handelt sich um eine schwere Verletzung des Fußes mit Gefahr der Talusnekrose.
Therapie: Sofortige operative Therapie. Mitbestimmend ist auch die Weichteilsituation.
– geschlossene Reposition: Unterschenkelgips für 8 Wochen
– offene Reposition: Ruhigstellung im Fixateur externe für 6 Wochen, dann Mobilisation im Walker unter schrittweiser Aufbelastung.
Komplikationen:
– Talusnekrose
– OSG / USG Arthrose.

Talusnase → Sportschaden

Tamoxifen n: Synthetischer selektiver Östrogen-Rezeptor-Modulator (SERM), Antiöstrogen zur Anwendung als Zytostatikum bei der Langzeitbehandlung von Mammakarzinomen. Die Wirkung ist abhängig vom Gewebetyp: im Brustgewebe v. a. antiöstrogene, im Uterus östrogene Wirkung. Zu den häufigen Nebenwirkungen zählen gastrointestinale Beschwerden, Thrombosen, Endometriumsveränderungen und z. T. irreversible Sehstörungen.

Tampon m: Wattepressling, evtl. mit Mull- oder Netzumhüllung, zum Einlegen in Körper- und Wundhöhlen (Tamponade*) oder mit Zugfaden zur weiblichen Monatshygiene oder Therapie bei Inkontinenz sowie zur vaginalen (Vaginaltampon) oder analen (Rektaltampon) Applikation von Arzneimitteln.

Tamponade [Chirurgie] f: Dichte Gaze- oder Verbandfüllung von Körperhohlräumen, Hohlorganen, Wundhöhlen oder Wundkanälen, z. B. zur Blutstillung oder offenen Wundbehandlung bei sekundärer Wundheilung*.

Tamsulosin n: Selektiver α_1-Adrenozeptor-Antagonist, der zur Behandlung funktioneller Symptome (z. B. Harndrang*, Harnblasenentleerungsstörungen) bei benignem Prostatasyndrom* eingesetzt wird. Zu den Nebenwirkungen zählen Schwindel und Hypotonie.

Tangentiale Nekrektomie f: syn. tangentiale Nekrosektomie. Chirurgische Entfernung von Epidermis* und Corium bei Verbrennungen Grad 2 b. Zur Deckung wird Eigenhaut verwendet oder es wird ein temporärer Hautersatz vorgenommen, z. B. mit Fremdhaut (Xenograft), rein synthetischem (z. B. Suprathel®, Epigard®) oder biosynthetischem Hautersatz (Biobrane®).

Tangier-Krankheit f: Sehr seltene autosomal-rezessiv vererbte ABCA1-Mutation, einhergehend mit niedrigem Gesamtcholesterin (Hypocholesterinämie*) und insbesondere einem Mangel an HDL. Klinisch zeigen sich typisch gelb-orange verfärbte und vergrößerte Tonsillen*, Hepatosplenomegalie*, Polyneuropathie* und Muskelatrophie*. Die Erkrankung manifestiert sich meist zwischen dem 4.–6. Lebensjahrzehnt. Eine spezifische Therapie existiert nicht.

Tanner-Stadien n pl: engl. *Tanner's stages*. Einteilung der physischen Entwicklung von Kindern und Jugendlichen vor und während der Pubertät in verschiedene Stufen, gemessen an den externen primären und sekundären Geschlechtsmerkmalen Brust, Schambehaarung und männliches Genital. Siehe Abb.

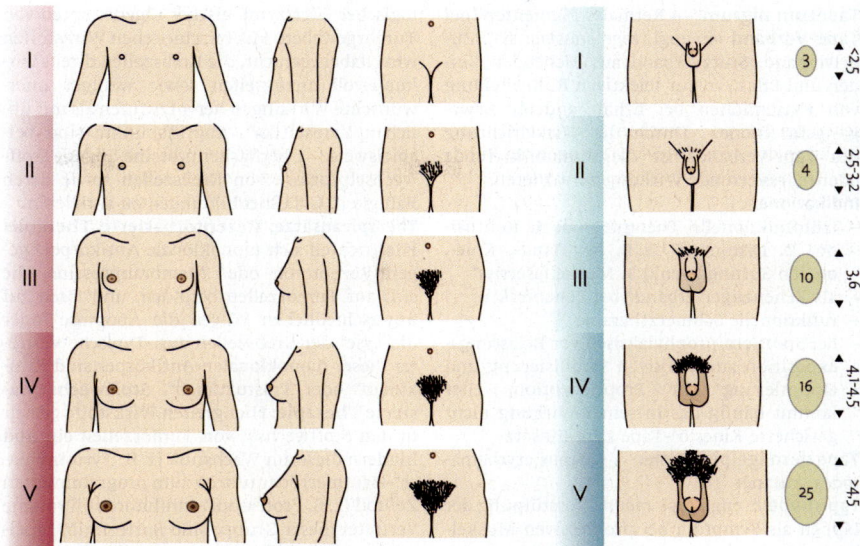

Tanner-Stadien: Tanner-Stadien bei Mädchen (links) und Jungen (rechts). [94]

Tannin n: engl. *tannic acid*; syn. Acidum tannicum. Gemisch aus Estern der D-Glukose mit Gallussäure. Gebräuchlich ist Tanninalbuminat, eine Gerbsäure-Eiweiß-Verbindung (Gerbsäuregehalt 50 %). Tannin wird verwendet zur Beize in der Färberei, in der Textilindustrie, in der Papierherstellung, zur Tintenfabrikation und zum Gerben. Die medizinische Nutzung ist heute obsolet.

T-Antigen n: engl. *T antigen*; syn. **T**homsen-Friedenreich-Antigen. Heterophiles Kryptantigen (subterminale Betagalaktose oder N-Acetyl-D-galaktosamin), das durch enzymatische Abspaltung endständiger Neuraminsäure (v. a. unter Einfluss bakterieller oder viraler Neuraminidasen) auf der Oberfläche von Erythrozyten freigelegt wird.
Beschreibung: Das T-Antigen kann in vivo durch regelmäßig im Erwachsenenserum vorkommendes heterophiles Anti-T (agglutinierende IgM-Antikörper) zur Polyagglutinabilität, in vitro zur Panagglutination führen (Hübener-Thomsen-Friedenreich-Phänomen). Die Agglutination der Erythrozyten mit bestimmten Lektinen ist möglich.

TAP: Abk. für transanuläre Patch-Plastik → Patch-Plastik

Tapentadol n: Opioid-Analgetikum, das zur Therapie starker, chronischer, v. a. neuropathischer Schmerzen eingesetzt wird. Tapentadol hemmt die Wiederaufnahme von Noradrenalin* und ist strukturell mit Tramadol* verwandt. Es hat eine analgetische Potenz von 0,4. Zusätzlich zu den opioidtypischen Nebenwirkungen wirkt es auch schwach anticholinerg.

Tapetum nigrum → Retinales Pigmentepithel

Tape-Verband *m*: engl. *tape dressing*; syn. Zügelverband. Stützverband aus klebenden Binden und Pflastern zur selektiven Ruhigstellung von Extremitäten bei Erhalt anderer Bewegungsfunktionen. Durch die Wickelrichtung des Tape-Verbands ist die immobilisierende oder redressierende Wirkung zu variieren.

Indikationen:
- frühfunktionelle Therapie von: **1.** Kontusion* **2.** Distorsion* (z. B. im Hand-, Knie-, oberen Sprunggelenk) **3.** Muskelfaserriss*
- als Zehenzügelverband* bei Zehenfraktur
- funktionelle Schmerztherapie
- bei Sportlern prophylaktisch vor Belastungsexposition zur additiven Stabilisierung und Optimierung der Propriozeption. Hier kommt häufig das in seiner Wirkung nicht gesicherte Kinesio*-Tape zum Einsatz.

Tapeziernagelphänomen → Lupus erythematodes, kutaner

Tapirlippe *f*: engl. *tapir mouth*. Vorstülpung der Lippen als Symptom bei progressiven Muskeldystrophien*.

TAPP: Abk. für transabdominale präperitoneale Hernioplastik → Hernioplastik

Taraxacum officinale → Löwenzahn

Tardieu-Flecken *m pl*: engl. *Tardieu spots*. Petechiale Blutungen in der Serosa z. B. von Lunge und Herz sowie im Bereich von Thymus und Mediastinum bei Tod durch Ersticken. Siehe Abb.

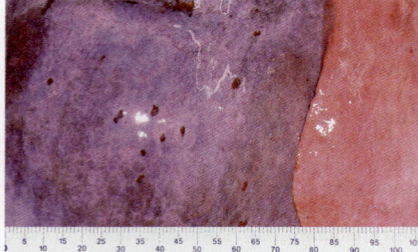

Tardieu-Flecken: Scharf abgrenzbare, subpleurale Petechien bei typischem Erhängen. [143]

tardus: syn. tardivus. Langsam oder später eintretend, z. B. Rachitis tarda.

Target [Radioaktivität] *n*: Bezeichnung für einen Bereich, der mit ionisierender Strahlung bestrahlt wird, um dort bestimmte (Kern-)Reaktionen auszulösen. Medizinisch bedeutsam sind Targetsysteme im Linearbeschleuniger und Zyklotron*, beispielsweise zur Erzeugung von Röntgenstrahlung und Radionukliden im Rahmen der Nuklearmedizin* und zur Herstellung von Positronenstrahlern für die PET.

Targeted Therapy: syn. Zielgerichtete Therapie. Zielgerichtete Behandlung bestimmter biologischer oder zytologischer Eigenschaften von Tumorgeweben. Mit verschiedenen Wirkstoffen wird dabei versucht, die Krebszellen direkt wirkungsvoll anzugreifen sowie weniger erwünschte Wirkungen hervorzurufen als mit üblichen Zytostatika*. Angriffspunkte sind beispielsweise Oberflächenproteine oder Stoffwechselprozesse von Krebszellen sowie deren Fähigkeit, Gefäßneubildungen zu aktivieren.

Therapieansätze: Rezeptorbasierte Therapie: Hier richten sich monoklonale Antikörper* gegen Rezeptoren oder Membranproteine, die sich auf Tumorzellen befinden, und lösen auf unterschiedlichen Wegen die Apoptose* oder die Lyse* der Krebszellen aus. Typische Vertreter dieser monoklonalen Antikörper sind Rituximab* oder Trastuzumab*. **Stoffwechselbasierte Therapie:** Hier greifen Wirkstoffe gezielt in den Stoffwechsel von Tumorzellen ein und hindern diese am Wachstum (z. B. Tyrosinkinase*-Hemmer) oder führen zum programmierten Zelltod (z. B. Proteasom*-Inhibitoren). Typische Vertreter dieser Gruppe sind Bortezimib, Imatinib und Erlotinib*. **Hemmung der Gefäßangiogenese:** Tumoren benötigen für ihr Wachstum ab einer bestimmten Größe ein eigenes Gefäßsystem, um ausreichend Nährstoffe und Sauerstoff zu erhalten. Deshalb sezernieren Tumorzellen den vascular endothelial growth factor, kurz VEGF, der das umliegende Gewebe aktiviert, die benötigten Gefäße zu bilden. Monoklonale Antikörper wie Bevacizumab* bindet an VEGF, damit dieser nicht mehr an seine Rezeptoren andocken und Wachstumssignale aussenden kann. Die Gefäßneubildung im Tumor wird dadurch reduziert bzw. unterbunden und die Versorgung des Krebsgewebes erschwert. **Weitere Zielansätze** befinden sich in der Forschung, z. B. die Aktivierung der Krebszellen zum programmierten Zelltod oder der direkte Angriff von Krebsstammzellen.

Voraussetzungen beim Patienten: Vor einer gezielten Therapie muss anhand von Biomarkern geprüft werden, ob ein Patient die entsprechenden Merkmale in bzw. auf seinen Zellen aufweist und eine solche zielgerichtete Therapie wirksam ist. Beispiele:
- nicht kleinzelliges Lungenkarzinom: Alectinib nur bei ALK-positiven Patienten (also Patienten, deren zelleigene anaplastische Lymphomkinase verändert ist)
- akute myeloische Leukämie: Midostaurin nur bei FLT3-Mutation
- Kolonkarzinom: Cetuximab*/Panitumumab nur bei RAS-Wildtyp, d. h., nur bei nicht mutiertem RAS-Gen
- Lungenkarzinom: Erlotinib*/Gefitinib nur bei mutiertem EGFR.

Targetzellen [Hämatologie] *f pl*: Dünne hypochrome Erythrozyten* mit erhöhter osmotischer Resistenz und abnormer Hämoglobinverteilung im Zentrum und Randbereich mit dazwischenliegendem blassem Ring. Targetzellen kommen v. a. bei Thalassämie* vor, finden sich aber auch bei anderen Hämoglobinopathien*, schwerer Eisenmangelanämie* und bestimmten Formen der hämolytischen Anämie*.

Targetzellen [Immunologie] *f pl*: engl. *target cells*; syn. Zielzellen. Zellen, die aufgrund spezifischer Oberflächeneigenschaften wie Rezeptoren oder Antigenen ein Angriffsziel darstellen für Viren, aktivierte immunkompetente Zellen (v. a. zytotoxische T*-Lymphozyten, Makrophagen und natürliche Killerzellen*) und Antikörper*.

Tarsalgie *f*: engl. *tarsalgia*. Schmerz im Bereich des Rückfußes, z. B. nach Trauma, bei Kalkaneussporn im Bereich der Fußsohle, Plantarfasziitis oder Spondylitis* ankylosans am Achillessehnenansatz.

Tarsaltunnelsyndrom *n*: engl. *tarsal tunnel syndrome*. Durch Kompression des N. tibialis unter dem Retinaculum musculi flexorum im Bereich des Innenknöchels entstehendes Engpasssyndrom (Nervenkompressionssyndrom*). Patienten berichten meist von nächtlichen Missempfindungen im Fußsohlenbereich und in die Ferse ausstrahlenden Schmerzen. Diagnostiziert wird mittels EMG, die Therapie besteht in der Dekompression des N. tibialis durch Spaltung des Retinaculums.

Ursachen:
- Tenosynovitis
- knöcherne Tumoren
- Ganglion des unteren Sprunggelenks
- Exostosen von Kalkaneus und Talus oder Synostosen.

Klinik:
- In die Ferse ausstrahlende Schmerzen im Bereich des Malleolus medialis
- nächtliche Dysästhesie im Fußsohlenbereich
- Paresen der Fußmuskulatur
- Druckschmerz im distalen Verlauf des N. tibialis.

Tarsorrhaphie *f*: engl. *blepharrorrhaphy*; syn. Blepharorrhaphie. Teilweise oder völlige Vernähung der Augenlider bei ungenügendem Lidschluss, um eine Schädigung der Hornhaut zu verhindern, z. B. bei einer Fazialisparese*.

Tarsus *m*: syn. Fußwurzel. Fußabschnitt aus den 7 Fußwurzelknochen Talus, Kalkaneus, Os naviculare, Os cuneiforme mediale, Os cuneiforme intermedium, Os cuneiforme laterale und Os cuboideum. Abzugrenzen ist der Tarsus* palpebrae, eine Bindegewebsplatte des Augenlids. Siehe Fuß* (Abb. 1 dort). Siehe Fuß* (Abb. 2 dort).

Tarsus palpebrae *m*: engl. *tarsus of eyelid*; syn. Tarsus. Bindegewebsplatte des Augenlids.

Taschenklappen f pl: engl. *semilunar valves*; syn. Semilunarklappen. Herzklappen zwischen linker Herzkammer* und Aorta* (Aortenklappe*) bzw. zwischen rechter Herzkammer und Truncus* pulmonalis (Pulmonalklappe*), die während der Diastole einen Blutrückstrom aus den großen Gefäßen in die Ventrikel verhindern. Durch den Schluss der Taschenklappen am Ende der Systole entsteht der 2.* Herzton.

Taschenmesserphänomen [Neurologie] n: engl. *clasp-knife phenomenon*. Im Verlauf der passiven Beugung einer Extremität nach anfänglich zunehmendem Widerstand plötzlich nachlassende spastische Tonusvermehrung bei spastischer (zentraler) Lähmung* und als Pyramidenbahnzeichen*.

Taschenmesserphänomen [Orthopädie] n: Abnorme Beugefähigkeit, z. B. des gestreckten Beins im Hüftgelenk beim liegenden Patienten, sodass die Extremität an die Klinge eines geschlossenen Taschenmessers erinnert. Das Taschenmesserphänomen kommt u. a. vor bei muskulärer Hypotonie oder Distorsion*.

Tasche, parodontale f: Entzündlich bedingter Attachementverlust mit Umwandlung des Saumepithels in Taschenepithel und Abbau des Kieferknochens (echte Tasche). Supraalveoläre Taschen entstehen bei horizontaler Atrophie, infraalveoläre bei vertikaler Atrophie. Der Begriff wird auch als Sammelbezeichnung für entzündliche Veränderungen des Parodontiums verwendet.

TA-Stapler: Abk. für tissue autosuture stapler → Klammernahtgerät

Tastblindheit f: engl. *anaphia*. Form der Störung des Erkennens (Agnosie*) mit dem Unvermögen, Gegenstände nur durch Tasten zu erkennen.

Tastempfindung f: Durch Mechanorezeptoren erfolgende Wahrnehmung von Berührung, Druck, Dehnung, Vibration und Scherung. Zu den wichtigsten Rezeptoren der Tast-Empfindung gehören die Merkel*-Zellen, Ruffini*-Körperchen, Vater*-Pacini-Lamellenkörperchen und Meissner*-Tastkörperchen.

Tasthalluzination → Halluzination, zönästhetische

Tastkörperchen n: engl. *tactile corpuscles*. Überbegriff für Mechanorezeptoren der Haut wie Meissner*-Tastkörperchen und Vater*-Pacini-Lamellenkörperchen.

Tastlähmung → Agnosie
Tastleisten → Hautleisten

Tastsinn m: engl. *tactile sense*. Durch Mechanosensoren* vermittelte Fähigkeit der Haut zur Wahrnehmung von Berührungen. Tast- und Druckreize werden über Mechanosensoren (besonders an Lippen, Fingerspitzen, Fußsohlen und Geschlechtsorganen) aufgenommen und weitergeleitet.

Tatzeitdiagnose f: Diagnose, die bei einem Täter retrospektiv für den Zeitpunkt der Straftat gestellt wird, beispielsweise Intoxikation oder Exazerbation einer akuten Psychose*. Die Tatzeitdiagnose ist für die Beurteilung der Schuldfähigkeit* während der Tat von größter Relevanz und wird im Rahmen einer psychiatrischen Begutachtung gestellt.

Tatzenhand → Syringomyelie
Taubenmilbenkrätze → Gamasidiose
Taubenzüchterkrankheit → Vogelzüchterlunge

Taubheit [HNO] f: engl. *deafness*; syn. Gehörlosigkeit. Fehlendes Hörvermögen (absolute Taubheit) oder fehlendes Sprachverständnis bei Wahrnehmung einzelner Töne oder Geräusche (praktische Taubheit). Ursachen sind ein Ausfall der Sinneszellen im Corti*-Organ der Schnecke oder ein Ausfall von Teilen der aufsteigenden Hörbahn*. Behandelt wird je nach Ursache mit Hörgerät* oder Cochlea*-Implantat.

Einteilung: Nach Ätiologie:
- **erworbene** Taubheit: 1. pränatal (z. B. durch Infektion der Mutter mit Röteln*, Arzneimittel mit Ototoxizität, Syphilis* connata, Toxoplasmose*) 2. perinatal (z. B. durch Hypoxie, mechanischen Geburtsschaden, Kernikterus) 3. postnatal (z. B. durch Meningitis, in das Innenohr übergehende Infektion, Masern, Mumps) 4. bei Erwachsenen durch unsachgemäßen Gebrauch von Aminoglykosid-Antibiotika, Diuretika (Furosemid), Zytostatika (Bleomycin, Cisplatin), Schädelbasisfraktur, vaskulären Schaden oder nach Hörsturz
- **angeborene/erbliche** Taubheit: 1. sporadisch bei der Geburt oder dominant bei progredienter Schwerhörigkeit (Manifestation nach dem Kindesalter; häufig in Kombination mit anderen Fehlbildungen) 2. z. B. durch Zunahme der Zellanzahl (Hyperplasie) des Innenohrs, angeborenes Fehlen (Aplasie) des Corti-Organs oder Rötelninfektion der Mutter in der Schwangerschaft.

Nach Manifestationszeitpunkt:
- **prälinguale** Taubheit vor der Sprachentwicklung* (führt zu Taubstummheit*)
- **perilinguale** Taubheit zur Zeit der Sprachentwicklung, jedoch vor dem 7. Lebensjahr (führt zu Taubstummheit)
- **postlinguale** Taubheit mit voll ausgebildeter Sprache (durch Schriftsprache fixiert).

Diagnostik:
- elektrische Reaktionsaudiometrie*
- otoakustische Emissionen*
- CT oder MRT zum Nachweis anatomischer Fehlbildungen.

Therapie:
- je nach Ursache Hörgerät oder Cochlea*-Implantat
- Gebärdensprache* als Verständigungsmittel

Taubheit [Sensibilitätsstörung] f: engl. *numbness*. Sensibilitätsstörung* im Sinne einer herabgesetzten Empfindung von Sinnesreizen (Hypästhesie) oder völligen Unempfindlichkeit gegenüber Sinnesreizen (Anästhesie) als erwünschtes Ergebnis einer Narkose*, Regional- oder Lokalanästhesie oder infolge einer Störung des peripheren oder zentralen Nervensystems.

Taubstummheit f: engl. *deaf-mutism*; syn. Surdomutitas. Stummheit* bei intaktem Sprechapparat infolge einer prä- oder perilingualen Taubheit* (vor 7. Lj.). Bei Früherkennung (Neugeborenen-Hörscreening) und Versorgung mit einem Cochlea*-Implantat ist ein regelhafter Spracherwerb möglich. Bei Späterkennung kann auf Grundlage der Gebärdensprache die Lautsprache mit visuellen Hilfen wie Mundbild erworben werden.

Taub-Training → Constraint-Induced-Movement-Therapy

Taucherkrankheit → Caisson-Krankheit
Tauchunfall → Caisson-Krankheit

Tauopathien f pl: engl. *tauopathies*. Durch die Ablagerung von Tau*-Protein in Nerven- und Gliazellen gekennzeichnete heterogene Gruppe neurodegenerativer Erkrankungen*. Hierzu zählen z. B. Alzheimer*-Krankheit, Steele*-Richardson-Olszewski-Syndrom, kortikobasalganglionäre Degeneration*, Pick*-Krankheit und Silberkörnchen*-Erkrankung.

Tau-Protein n: engl. *tau protein*; syn. Mikrotubulus-assoziiertes Protein (Abk. MAPT). Protein*, das mit Mikrotubuli assoziiert ist und das Zytoskelett stabilisiert. Es existieren 9 Isoformen (352-757 Aminosäuren lang). Zerebral finden sich intrazelluläre Aggregationen von häufig hyperphosphorylierten Tau-Proteinen in Form von Neurofibrillen* bei einigen neurodegenerativen Erkrankungen. Zu diesen Tauopathien* gehören Alzheimer- und Pick-Krankheit.

Taurin n: engl. *taurine*; syn. Aminoethansulfonsäure. Abbauprodukt von Cystein, das amidartig an Cholsäure (primäre Gallensäure*) gebunden und als Taurocholsäure ausgeschieden wird. Taurin wird als Cholagogum für medizinische Zwecke verwendet. Des Weiteren dient Taurin als Nährbodenzusatz.

Taurocholsäure → Taurin

Taurodontismus m: Radiologisch diagnostizierte, nicht pathologische Zahnanomalie der Molaren* und z. T. Prämolaren mit starker Vergrößerung der Pulpa* dentis coronaris (Kronenpulpa) gegenüber der Wurzelpulpa (Pulpa dentis radicularis). Die Zahnwurzel spaltet sich dabei erst weit apikal in Äste auf, die in Relation zum Gesamtzahn stark verkürzt erscheinen.

Klinische Bedeutung: Auftreten häufig in Zusammenhang mit Amelogenesis* imperfecta oder Dentinogenesis* imperfecta.

Tausendgüldenkraut *n*: syn. Centaurium erythraea. Pflanze aus der Familie der Enziangewächse (Gentianaceae), die in Europa, Nordafrika und dem westlichen Asien vorkommt. Wild lebende Populationen sind besonders geschützt (§ 1 Satz 1 Bundesartenschutzverordnung). Tausendgüldenkraut wirkt stimulierend auf die Magensaftsekretion und appetitanregend. Siehe Abb.
Verwendung: Zerkleinerte Droge für Infuse u. a. bitter schmeckende Zubereitungen zum Einnehmen: medizinisch/traditionell bei Appetitlosigkeit, dyspeptischen Beschwerden (Herbal Medicinal Products Committee, European Scientific Cooperative on Phytotherapy, Kommission E).

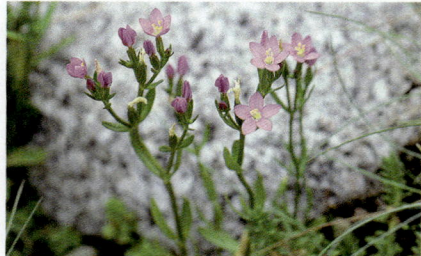

Tausendgüldenkraut: Blüte. [166]

Tautomerie *f*: engl. *tautomerism*. Spezialfall der Strukturisomerie. Die Tautomeren einer Verbindung sind 2 im Gleichgewicht stehende Moleküle mit verschiedenen chemischen und physikalischen Eigenschaften, die sich meist durch die verschiedene Anordnung eines H-Atoms im Molekül unterscheiden.
Taxane *n pl*: engl. *taxanes*. In der Eibe vorkommende Diterpene mit Wirksamkeit als Spindelgifte*, die medizinisch als Zytostatika* eingesetzt werden. Taxane verhindern als Mitosehemmstoffe die Depolymerisation des Spindelapparates*, indem sie an Mikrotubuli* binden, so die Mitose* stören und folglich Zellteilung und Tumorwachstum hemmen. Wirkstoffbeispiele sind Cabazitaxel, Docetaxel* und Paclitaxel*.
Taxis *f*: Begriff mit mehreren Bedeutungen. In der Biologie meint Taxis die gezielte Bewegung auf einen Reiz hin (z. B. Chemotaxis*), in der Chirurgie die manuelle Rückverlagerung (Reposition) des Bruchinhaltes äußerer Brüche (Hernien) in die Bauchhöhle.
Taxon *n*: Einheit in der biologischen Systematik, jeder beliebigen systematischen Kategorie, z. B. Art (species), Gattung (genus*), Familie (familia), Ordnung (ordo), Klasse (classis) oder Abteilung (divisio), die zur Klassifizierung der Lebewesen dient.

Taxonomie *f*: engl. *taxonomy*. Systematik der Biologie zur Beschreibung des phylogenetischen Systems und der Verwandtschaftsbeziehungen innerhalb der lebenden Natur.
TAZ: Abk. für Tafazzin codierendes Gen → Kardiomyopathie
Tazobactam *n*: Betalaktamase*-Inhibitor ohne relevante eigene antibakterielle Aktivität. Die Anwendung erfolgt als fixe Arzneimittelkombination mit Piperacillin* oder mit Ceftolozan, die so vor der Zerstörung durch Betalaktamasen geschützt werden.
Indikationen: Erweiterung des Wirkspektrums von Piperacillin oder Ceftolozan durch Aufhebung des Resistenzmechanismus durch Betalaktamasen (Siehe Piperacillin + Tazobactam oder Ceftolozan + Tazobactam).
Tbc: Abk. für → Tuberkulose
Tbc-Primär-Infektion *f*: syn. Tbc-Erst-Infektion. Meist pulmonal lokalisiertes erstes Stadium der Tuberkulose*. Nach Erregeraufnahme bildet sich eine lokale Entzündungsreaktion (Primäraffekt) mit regionaler Lymphadenopathie (Primärkomplex) und Granulombildung. In über 90 % der Fälle sistiert die Infektion in diesem Stadium (latente tuberkulöse Infektion).
TBPA: Abk. für thyroxinbindendes Präalbumin → Transthyretin
TC: Abk. für → Transcobalamin
TcB: Abk. für engl. *transcutaneous bilirubin* → Hyperbilirubinämie des Neugeborenen
TCD: Abk. für *transcranial doppler* → Doppler-Sonografie
TCGF: Abk. für engl. *T-cell growth factor* → Interleukine
TCPA: Abk. für totale cavopulmonale Anastomose → Fontan-Operation
tcPO₂: Abk. für transcutaner Sauerstoffpartialdruck → Sauerstoffdruckmessung, transkutane
T-CPR: Abk. für engl. *telephone cardiopulmonary resuscitation* → Telefonreanimation
TDE: Abk. für engl. *tissue doppler echocardiography* → Echokardiografie
TDI: Abk. für engl. *tolerable daily intake* → Acceptable Daily Intake
TDI: Abk. für engl. *tissue doppler imaging* → Echokardiografie
T-Drain *m*: T-förmiger Silikon- oder Gummischlauch zur postoperativen Drainage des Ductus* hepatocholedochus nach Choledochusrevision* bei Choledocholithiasis oder nach biliodigestiver Anastomose* zur Sicherung des Galleabflusses bei Gefahr der Stauung oder Schwellung vor der Papilla vateri, zur Prophylaxe einer Nahtinsuffizienz nach Choledochotomie und zur Verhinderung eines Opie*-Syndroms.
Teasing-Methode *f*: engl. *teasing method*. Wiederholte Stimulation des Penis bis zur Erektion mit anschließender Relaxation und erneuter Stimulation im Rahmen psychotherapeutischer Behandlung bei Erektionsstörungen. Varianten sind Selbststimulation oder Stimulation durch die Partnerin. Der Patient soll die Sicherheit wiedererlangen, dass sich eine abgeklungene Erektion durch adäquate Stimulation wieder einstellen kann.
Technetium-Thyroid-Uptake: Abk. TcTU. Prozentualer Anteil der gemessenen Schilddrüsenaktivität in Bezug auf die im Rahmen der Schilddrüsenszintigrafie* injizierte ^{99m}Technetium-Aktivität. Der Referenzbereich liegt zwischen 0,5 % und 3 %, abhängig von der regionalen Jodversorgung.
Klinische Bedeutung:
– Erhöht bei Hyperthyreose* (z. B. bei disseminierter Schilddrüsenautonomie* oder Basedow*-Krankheit) oder durch Jodmangel
– vermindert bei Hypothyreose* (z. B. bei Thyroiditis de Quervain, Hashimoto*-Thyroiditis) oder bei Jodkontamination der Schilddrüse (z. B. durch Kontrastmittel, siehe Schilddrüsenblockade*).
TEC-Vaporizer: Abk. für engl. *temperature compensated vaporizer* → Verdampfer
TEE: Abk. für engl. *transesophageal echocardiography* → Echokardiografie
Tee *m*: In Asien wachsender Strauch, aus dessen Blättern ein gleichnamiges Heißgetränk hergestellt wird. Tee enthält geringere Mengen Koffein (Tein) als Kaffee (20–60 mg pro Tasse). Aufgussgetränke aus anderen Pflanzen bezeichnet man als Kräuter- oder Früchtetee. Von verschiedenen Tees sind medizinische Wirkungen bekannt.
Wirkung: Da das Koffein im Tee an Gerbstoffe gebunden ist, tritt die anregende Wirkung auf das ZNS verzögert ein, hält jedoch länger. Die Gerbsäuren (Tannin) des Tees wirken bei Durchfallerkrankungen günstig (adstringend).
Teebaum, australischer *m*: syn. Melaleuca alternifolia. In Australien beheimateter Baum aus der Familie der Myrtengewächse (Myrtaceae), dessen ätherisches Öl antiinflammatorisch, antibakteriell, antimykotisch und virostatisch (Herpes-Viren) wirkt. Siehe Abb.
Verwendung: Reines ätherisches Öl oder Teebaumöl-Zubereitungen:
– medizinisch: äußerlich bei bakteriellen und pilzlichen Infektionen der Haut einschließlich Furunkulose, Tinea pedis (Fußpilz), Onychomykose (Nagelpilz), Kopfschuppen, Vaginalinfektionen und zur Bekämpfung klinisch erworbener MRSA-Keime (European Scientific Cooperative on Phytotherapy)
– volkstümlich: bei Warzen, leichten Verbrennungen, Erkältungskrankheiten, Muskelschmerzen und zur Wunddesinfektion.
Teersonnendermatitis → Lichtdermatose
Teerstuhl *m*: engl. *tarry stool*; syn. Pechstuhl. Schwärzlich gefärbter, oft klebriger Stuhl bei

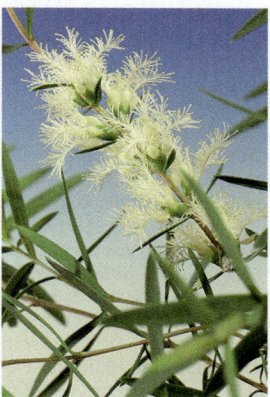

Teebaum, australischer: Blüte. [146]

Blutungen meist aus dem Magen oder oberen Darmabschnitten (z. B. blutende Magen- oder Zwölffingerdarmgeschwüre). Die dunkle Farbe entsteht durch den Abbau von Hämoglobin. Teerstuhl ist immer ein Alarmzeichen, das ärztlich abgeklärt werden muss.

Teerzyste → Schokoladenzyste

Teestrauch m: syn. Camellia sinensis. Strauch aus der Familie der Teestrauchgewächse (Theaceae), der in China, Japan, Java, Sri Lanka, Indien, Afrika, Kaukasus und Brasilien kultiviert wird. Die Droge wirkt zentral anregend, leicht diuretisch, antidiarrhoisch, kardiotonisch und antioxidativ. Bei äußerlicher Anwendung wirkt Teestrauch adstringierend und antiphlogistisch.

Verwendung: Zerkleinerte Droge für wässrige Infuse und Dekokte, volkstümlich:
– innerlich zur Anregung bei geistiger und körperlicher Ermüdung, bei unspezifischer Diarrhö, chronischer funktioneller Diarrhö, Urolithiasis und Arterioskleroseprophylaxe
– äußerlich bei nässender Dermatitis, subakutem und chronischem Ekzem und Sonnenbrand.

Für die genannten Anwendungen liegen Hinweise auf Wirksamkeit vor.

Teevan-Fraktur f: engl. Teevan's fracture. Fraktur des Schädeldachs mit Splitterbruch nur der inneren Knochenwand (tabula interna). Dadurch werden oft die Hirnhaut (Dura) und ggf. auch die Hirnrinde verletzt, während die äußere Knochenwand (tabula externa) intakt bleibt. Die Verletzung geschieht meist durch direkte Gewalteinwirkung.

TEG: Abk. für → Thrombelastografie

Tegmentum pontis → Pons

Teichonsäuren f pl: engl. teichoic acids. Bestandteile der Bakterienzellwand grampositiver Bakterien, die als exogene Pyrogene* auf den Menschen wirken. Über Phosphodiesterbindungen sind Ribitol oder Glycerol* zu Polymeren verbunden. An den freien Hydroxylgruppen dieser Alkohole sind N-Acetylglukosamin (glykosidisch) und D-Alanin (esterartig) gebunden.

Teichopsie → Flimmerskotom

Teicoplanin n: Glykopeptid-Antibiotikum, das aus Kulturen von Actinoplanes teichomyceticus gewonnen wird. Teicoplanin wirkt ausschließlich auf grampositive Erreger und wird intramuskulär, intravenös oder oral eingesetzt, häufig in Kombination mit anderen Antibiotika*. Anwendungsgebiete sind beispielsweise Pneumonie*, Endokarditis*, Harnwegsinfektionen und Peritonitis*. Zu beachten ist die potenzielle Nephrotoxizität* und Ototoxizität*.

Indikationen:
– parenterale Behandlung von: **1.** komplizierten Haut- und Weichteilinfektionen **2.** Knochen- und Gelenkinfektionen **3.** nosokomialen* Pneumonien, ambulant* erworbenen Pneumonien **4.** komplizierten Harnwegsinfektionen **5.** infektiöser Endokarditis **6.** Peritonitis, assoziiert mit kontinuierlicher ambulanter Peritonealdialyse* (CAPD) **7.** Bakteriämie*, die im Rahmen einer der oben genannten Indikationen auftritt
– orale Behandlung von durch Clostridium difficile verursachter Diarrhö* und Kolitis*.

Teilchenbeschleuniger m: engl. particle accelerator. Anlage zur Beschleunigung geladener Teilchen (z. B. Elementarteilchen*, Atomkerne, ionisierte Atome oder Moleküle) durch elektrische Felder auf hohe Geschwindigkeiten und damit hohe Energien.

Teilchenstrahlung: engl. particle radiation; syn. Korpuskularstrahlung. Aus geladenen oder ungeladenen Materieteilchen bestehende ionisierende Strahlung, deren Energie der kinetischen Energie der einzelnen Corpuskeln* entspricht und in Elektronvolt (Abk. eV) angegeben wird.

Klinische Bedeutung: Anwendung im Rahmen der Strahlentherapie*, z. B. Neutronen- und Protonenstrahlung (Protonentherapie*), Kohlenstoffionen sowie in best. Bereichen auch Alphastrahlung.

Teilkörperdosis → Organdosis

Teilprothese f: engl. removable partial denture. Herausnehmbare Prothese für das Lückengebiss*, bezeichnet als Überbegriff alle Arten von Ersatz des Lückengebisses: Immediatprothese*, Interimsprothese*, Modellgussprothese, Teleskopprothese, Hybridprothese*.

Teilremission → Remission

Teilwaschung f: engl. partial ablution; syn. Teilkörperwäsche (Abk. TKW). Wasseranwendung an einzelnen Körperteilen zur Reinigung oder zum Erreichen festgelegter Pflegeziele (z. B. belebende, schlaffördernde, beruhigende Wirkung).

Tektorialmembran f: engl. tectorial membrane of cochlear duct; syn. Membrana tectoria. Zellfreie, gallertige Membran, die das Corti*-Organ des Innenohrs* bedeckt. Fixiert ist die Tektorialmembran am Labium limbi vestibulare des Limbus spiralis. Längere Stereozilien* der äußeren Haarzellen* ragen in ihr freies Ende hinein. Schallwellen lenken beide gegeneinander ab, was schließlich den Nervus* cochlearis erregt.

Tela submucosa f: engl. submucosa; syn. Submucosa. Bindegewebsschicht zwischen Lamina* muscularis mucosae und Tunica* muscularis, z. B. im Gastrointestinaltrakt*. In der Tela submucosa (Submukosa) befinden sich Blutgefäße, Lymphgefäße* und ein Nervengeflecht (Plexus submucosus). Sie sorgt außerdem für die Verschieblichkeit der Mukosa gegenüber der Tunica muscularis.

Telbivudin n: Virostatikum (Nukleosidanalogon) aus der Gruppe der nukleosidischen Reverse*-Transkriptase-Inhibitoren, das p.o. zur Behandlung von chronischer Hepatitis B eingesetzt wird. Nach Phosphorylierung durch zelluläre Kinasen* hemmt Telbivudin die virale HBV-DNA*-Polymerase und somit die Virusreplikation, indem es statt des natürlichen Substrats Thymidin-Triphosphat in die Virus-DNA eingebaut wird.

Indikationen: Chronische Hepatitis B mit kompensierter Lebererkrankung.

Teleangiektasien f pl: engl. telangiectases. Makroskopisch erkennbare, irreversible Erweiterung kleiner, oberflächlicher Hautgefäße an Gesicht oder Nase. Teleangiektasien treten z. B. bei Sklerodermie* und in Folge von UV-Strahlung auf oder sind (selten) angeboren. An der Nase verursachen sie Nasenbluten. Behandelt wird mit abdeckenden Cremes, Feuchthalten der Nase, UV-Schutz oder auch durch Lasertherapie.

Teleangiektasie, retinale f: Meist einseitige Erweiterung und Schlängelung der Netzhautgefäße verbunden mit Exsudation. Es existieren mehrere Formen, u. a. die mutationsbedingte Coats*-Krankheit.

Telecobalttherapie → Telegammatherapie

Telefonreanimation f: engl. telephone reanimation. Telefonische Anleitung von Laien (Anrufer) durch Disponent der Rettungsleitstelle zur Reanimation* (Herzdruckmassage* oder Herzdruckmassage mit Atemspende*) bis zum Eintreffen des Rettungsdienstes*. Der Zielwert für die Zeitdauer zwischen Herz-Kreislauf-Stillstand und erster Thoraxkompression (Herzdruckmassage) beträgt ≤ 1–2 min.

Telegammatherapie f: engl. telegammatherapy. Sammelbezeichnung für (selten angewendete) Verfahren der Strahlentherapie*, bei denen der Abstand zwischen Strahler und Haut mindestens 50–80 cm beträgt. Die Verwendung von

v. a. ⁶⁰Cobalt (sog. Telecobalttherapie) wurde wegen der geringen Durchdringenergie, unscharfer Feldrandbegrenzung und relativer Dosisinhomogenität weitgehend ersetzt durch Teilchenbeschleuniger*.

Telegrafenzeichen → Strassmann-Zeichen
Telegrammstil → Agrammatismus
Telemedizin f: engl. telemedicine. Teilgebiet der Medizin bzw. von E-Health, das Informations- und Kommunikationstechnologien wie digitale Speicherung und Übertragung von medizinischen Daten (Texte, Bilder, Töne) zur Überwindung von räumlicher oder zeitlicher Distanz, z. B. zwischen verschiedenen ärztlichen Kollegen, Arzt und Patienten oder medizinisch-technischen Geräten, einsetzt.

Formen:
- Fernbehandlung*
- Teleradiologie*
- Telepathologie (z. B. intraoperative Diagnostik)
- Telechirurgie
- Telemonitoring.

Anwendung: Unter anderem zur Sicherstellung der medizinischen Versorgung in Krisengebieten oder Regionen mit niedriger Arztdichte, Expertenkommunikation im Netzwerk, zur haus- und fachärztlichen Konsultation und Versorgung von immobilen Patienten insbesondere in Heimen, Tumorkonferenz oder in der Raumfahrt.

Telencephalon n: Größter und am weitesten differenzierter Teil des Gehirns*.
Anatomie: Besteht aus den beiden Hemisphären (Großhirn), deren Oberfläche von der Großhirnrinde* (Isocortex und Allocortex) bedeckt und durch Furchen (Sulci) und Windungen (Gyri) geprägt und vergrößert wird, die durch die Fissura longitudinalis cerebri getrennt werden und jeweils aus dem Frontal-, Parietal-, Temporal- und Okzipitallappen sowie der Insula (Inselrinde) und dem Gyrus cinguli bestehen. In der Tiefe (subkortikal) liegen die beiden Seitenventrikel (siehe Hirnventrikel*) sowie die telenzephalen Kerne: Amygdala*, Claustrum*, Nucleus* caudatus, Nucleus* lentiformis (z. T. dienzephal), Corpus* striatum (Anteile der Basalganglien* und des limbischen Systems).

Telenzephalisation f: engl. telencephalization. Ausbildung des Telenzephalons* beim ungeborenen Kind (Beginn der willkürlichen Bewegungen). Das zweiblasige Telenzephalon entwickelt sich ab der 5. Embryonalwoche aus dem einblasigen Prosenzephalon und stellt die frühe Anlage des späteren Großhirns dar. Es unterteilt sich in Rinde und Mark.

Teleopsie → Metamorphopsie
Teleradiologie f: engl. teleradiology. Im ursprünglichen Sinne die digitale Fernübertragung von radiologischen Bildern und Untersuchungsbefunden. Im aktuellen Sinne beschreibt die Teleradiologie nach der Röntgenverordnung eine Untersuchung mit Röntgenstrahlung unter der Verantwortung eines Arztes, der sich nicht am Ort der technischen Durchführung befindet.

Teleskopkrone → Doppelkrone
Teleskop-Phänomen n: Komplikation nach Fundoplicatio*. Durch Dislokation der Manschette und Verlust der physiologischen Vorspannung der Ösophagusmuskulatur kommt es zur Verlagerung des Mageneingangs (Kardia) nach oral. Die Manschette umfasst nun nicht mehr den distalen Ösophagus und die Kardia, sondern Corpus- und Fundusanteile des Magens.

Tele-Strahlentherapie f: engl. teletherapy. Alle Formen der Strahlentherapie*, bei denen der Fokus-Haut-Abstand größer als 10 cm ist (z. B. bei der Tiefentherapie*).

Telethermografie → Thermografie
Telmisartan n: Antihypertensivum aus der Gruppe der AT$_1$-Rezeptor-Antagonisten (Sartane), das bei arterieller Hypertonie*, bei Arteriosklerose und bei Endorganschäden durch Diabetes* mellitus Typ 2 eingesetzt wird. Es darf nicht bei obstruktiven Gallenfunktionsstörungen eingesetzt werden. Wechselwirkungen bestehen mit kaliumsparenden Diuretika*, ACE-Hemmern, NSAR, Heparin* und Glukokortikoiden*.

Telomer n: engl. telomere. Endstruktur der Chromosomen* mit repetitiver DNA*-Sequenz (bei Wirbeltieren 5'-TTAGG-3', bei höheren Pflanzen 5'-TTTAGGG-3'), die sich bei jeder Zellteilung verkürzt. Das Telomer schützt und stabilisiert die Enden von Chromosomen. In bestimmten Zelltypen wirkt das Enzym Telomerase* der Telomer-Verkürzung entgegen.

Telomerase f: Matrizenhaltige reverse Transkriptase, welche die Enden der Chromosomen (Telomere*) repliziert. Das Ribonukleoprotein katalysiert die De-novo-Addition von Nukleotiden* (5'-TTAGG-3') an den Telomeren. In den meisten somatischen Zellen ist die Telomerase inaktiv in vivo nicht nachweisbar, aber aktiv in Keimbahn*-, Knochenmarks- und Embryonalzellen.

Hintergrund: Eine niedrige bzw. keine Aktivität der Telomerase wird v. a. im Rahmen der Alterung beobachtet. Da es nach jeder Replikation besonders an den Enden (Telomere) der Chromosomen zu einer Verkürzung des DNA*-Stranges kommt (unvollständige Replikation des diskontinuierlichen Folgestranges), büßt das Genom mit fortschreitendem Alter an Stabilität ein. Wird ein kritischer Punkt erreicht, geht die Zelle in Seneszenz (Ruhezustand, Wachstumsarrest) über, stirbt (Apoptose*) oder entartet.

Klinische Bedeutung: Besonders in Tumorzellen wurde eine erhöhte Aktivität der Telomerase nachgewiesen. Dies wiederum ermöglicht Tumorzellen, sich unendlich zu teilen und somit zu immortalisieren. Ziel einiger Forschungen ist es daher, die Telomeraseaktivität in Tumoren gezielt zu hemmen.

Telophase → Mitose
TEM: Abk. für → Mikrochirurgie, transanale endoskopische
Temozolomid n: Zytostatikum aus der Gruppe der Alkylanzien. Temozolomid überwindet die Blut*-Hirn-Schranke und eignet sich daher besonders zur Behandlung von Hirntumoren* wie Glioblastom* und Astrozytom*. Der Wirkstoff wird oral und i. v. verabreicht. Häufigste Nebenwirkungen sind Kopfschmerzen, Müdigkeit, Anorexie*, gastrointestinale Störungen, Alopezie* und Blutbildveränderungen.

Indikationen:
- erwachsene Patienten mit erstmalig diagnostiziertem Glioblastoma multiforme begleitend zur Strahlentherapie* und anschließend als Monotherapie
- Kinder ab 3 Jahre, Jugendliche und Erwachsene mit einem nach Standardtherapie rezidivierenden oder progredienten malignen Gliom*, wie Glioblastoma multiforme und anaplastischem Astrozytom.

Temperatur f: engl. temperature. Wärmezustand eines Körpers und Maß für die mittlere kinetische Energie der Materieteilchen, abhängig von Zu- oder Abfuhr von Wärmeenergie. Des Weiteren ist Temperatur eine SI-Basisgröße mit dem Formelzeichen t, wenn sie in Grad Celsius (°C) bzw. T, wenn sie in Kelvin (K) gemessen wird.

Temperaturmethode f: engl. temperature method. Methode der natürlichen Kontrazeption* durch Eigenbeobachtung der Basaltemperatur* der Frau zur Bestimmung der fruchtbaren und unfruchtbaren Tage innerhalb des Menstruationszyklus*.

Zuverlässigkeit: Siehe Pearl*-Index (Tab. dort).
Temperatursinn m: engl. temperature sense. Durch Thermosensoren* vermittelte Fähigkeit der Haut zur Unterscheidung von Temperaturen.

Temperatursonde, rektale f: engl. rectal temperature probe. Elektronisches Thermometer zur kontinuierlichen rektalen Körpertemperaturmessung* in der Intensivpflege* von Patienten mit lebensbedrohlich hoher Temperatur oder Unterkühlung. Ein Messfühler im After des Patienten misst die Werte und übermittelt sie an einen Überwachungsmonitor.

Hinweis: Aufgrund der Gefahr von Druckgeschwüren im Analbereich darf diese Messart nur bei strenger Indikation und zeitlich begrenzt durchgeführt werden.

Temperaturzentrum → Wärmezentren

temporär: engl. *temporary*. Nur eine gewisse Zeit dauernd, vorübergehend, zeitweise.

temporal: syn. temporalis. Anatomische Richtungsbezeichnung mit der Bedeutung schläfen-, zur Schläfe gehörend, schläfenwärts.

Temporalhirnsyndrom → Syndrom, hirnlokales

Temporalhirnsyndrom *n*: engl. *temporal cerebral syndrome*. Symptomenkomplex, resultierend aus umschriebener Schädigung des Temporallappens, z. B. infolge zerebraler Durchblutungsstörung*, intrazerebraler Blutung*, Hirnatrophie*, Hirntumor* oder Hirnabszess*. Klinisch zeigen sich Aphasie* (bei Lokalisation in dominanter Hemisphäre), epileptische Anfälle (insbesondere psychomotorische Anfälle; Temporallappenepilepsie*), homonyme Hemianopsie* zur kontralateralen Seite, Gedächtnisstörungen* und depressiv-hypochondrische Verstimmung (hypochondrische Störung*).

Temporalkortex *m*: engl. *temporal cortex*. Dem Temporallappen* (Lobus temporalis) zugehöriger Anteil der Großhirnrinde*. Der Temporalkortex beinhaltet das Hörzentrum, Bereiche für das deklarative Gedächtnis* und Arbeitsgedächtnis* sowie Assoziationsfelder*, welche auditive, visuelle und somatosensible Informationen integrieren.

Temporallappen *m*: engl. *temporal lobe*; syn. Lobus temporalis. Lappen des Großhirns. Der Temporallappen umfasst u. a. den Temporalkortex* und den medialen Temporallappen mit Hippocampus*, entorhinalem Kortex, perirhinalem und parahippocampalem Kortex* sowie Amygdala*. Er ist wesentlich beteiligt an der Verarbeitung von Erfahrungen und Emotionen*, an Konsolidierung und Abruf von Erinnerungen sowie am Lernen*.

Temporallappenepilepsie *f*: engl. *temporal lobe epilepsy*. Form der Epilepsie* (häufigste Form im Kindes- und Erwachsenenalter) mit epileptogenem Fokus im Temporalhirn, die zu fokalen epileptischen Anfällen führt und häufig mit Lernbehinderung* und Verhaltensstörungen* einhergeht. Sie wird ausgelöst durch Tumoren, vaskuläre Prozesse, Trauma oder Entzündung. Therapiert wird mit Antiepileptika* und ggf. chirurgisch.

Klinik:
- meist fokale epileptische Anfälle als psychomotorische Anfälle oder Anfälle mit Einschränkung von Bewusstsein oder Aufmerksamkeit
- mesiale Temporallappenanfälle: **1.** Fokus im Corpus amygdaloideum oder Hippocampus **2.** eingeleitet von epigastrischer Aura mit von der Magengegend zum Mund aufsteigendem Wärmegefühl **3.** nachfolgend Automatismen, häufig Kau- und Schmatzbewegungen, ggf. Sprachstörungen* bei Fokus in sprachdominanter Hemisphäre **4.** anschließend Reorientierung über Minuten
- laterale Temporallappenanfälle: **1.** Halluzinationen* (bei Unzinatusanfall* Geschmacks- bzw. Geruchshalluzinationen) **2.** Schwindel* **3.** Sprachstörungen.

Temporallappensyndrom → Temporalhirnsyndrom

TEN: Abk. für Nekrolyse, toxisch epidermale → Lyell-Syndrom

Tenalgia crepitans *f*: engl. *crepitant tenalgia*. Schmerzhaftes Sehnenknarren.

Tenazität [Mikrobiologie] *f*: engl. *tenacity*. Widerstandsfähigkeit bzw. Haftvermögen von Mikroorganismen.

Tenazität [Psychologie] *f*: Wenig gebräuchliche Bezeichnung für die Fähigkeit, die Aufmerksamkeit kontinuierlich auf einen Gegenstand oder ein Ziel zu richten, bzw. die Fähigkeit, eine durchgehende Sprechintention zu verfolgen.

Tenckhoff-Katheter *m*: engl. *Tenckhoff's catheter*. Für die Peritonealdialyse entwickelter, getunnelter Katheter aus gewebeverträglichem Kunststoff mit einer Dacron-Manschette, welche am Eintritt des Katheters durch die Haut abdichtet und so ein Eindringen von Bakterien in die Bauchhöhle verhindern soll.

Einsatz: Der Katheter verbleibt in der Bauchhöhle. Über ihn wird das Dialysat bei der Peritonealdialyse in die Bauchhöhle ein- und wieder rückgeführt.

Tendinitis → Tendopathie

Tendinitis calcarea *f*: Degenerative Einlagerung von Kalkherden in eine Sehne, häufig der Rotatorenmanschette, die zu Schmerzen und Schwellung führt. Gesichert wird die Diagnose mittels Röntgen. Die Therapie ist zunächst konservativ, bei Beschwerdepersistenz operativ.

Hintergrund: Die am häufigsten betroffenen Sehnen:
- Sehnen der Rotatorenmanschette (DD Impingement*-Syndrom)
- Sehnenansätze am Ellenbogengelenk
- Sehnenansätze am Trochanter major
- Achillessehne.

Klinik:
- progrediente Schmerzen bei Bewegung der betroffenen Muskulatur
- Schwellung
- Bewegungseinschränkung.

Diagnostik:
- klinische Untersuchung
- Röntgen zur Darstellung der Kalkdepots
- MRT.

Therapie: Konservativ:
- nichtsteroidale Antiphlogistika
- Kryotherapie
- Ultraschalltherapie, Stoßwellentherapie
- Physiotherapie.

Operativ:
- arthroskopische Entfernung der Kalkdepots
- postoperativ Physiotherapie.

Tendinose → Tendopathie

tendinosus: engl. *tendinous*. Wörtlich „sehnenreich"; in der Anatomie als Begriffsbestandteil verwendet, z. B. M. semitendinosus des Oberschenkels oder Anulus tendinosus des Zwerchfells.

Tendo calcaneus → Achillessehne

Tendopathie *f*: engl. *tendopathy*. Sammelbezeichnung für abakterielle Entzündung der Sehnen (Tendinitis) bzw. Sehnenscheiden (Tendovaginitis) in Ansatznähe (Insertionstendopathie*) und degenerative Veränderungen an Sehnenursprüngen und -ansätzen (Tendinose), häufig in Kombination mit einer Epikondylitis*. Mögliche Ursachen sind chronische Überlastung, Mikrotraumen sowie Stoffwechsel- oder Durchblutungsstörungen.

Therapie:
- physikalisch: Wärmetherapie, Kältetherapie, Iontophorese, Querfriktionen
- Antiphlogistika, ggf. Injektion (auch Glukokortikoide)
- evtl. Ruhigstellung im Gipsverband
- unter Umständen operative Desinsertion und Denervierung oder Spaltung des Sehnengleitgewebes.

Tendovaginitis → Tendopathie

Tendovaginitis crepitans *f*: engl. *crepitant tendovaginitis*. Akut oder chronisch auftretende Sehnenscheidenentzündung mit schmerzhaftem Knirschen oder Reiben der Sehne nach Überlastung oder stumpfem Trauma. Histologisch zeigen sich ödematöse Verquellung, Infiltration mit Leukozyten und Plasmazellen sowie Kapillarsprossung und Fibrinauflagerung. Therapeutische Maßnahmen sind Ruhigstellung, Wärme, nichtsteroidale Antiphlogistika und ggf. Injektion von Glukokortikoiden.

Tendovaginitis de Quervain *f*: Am ehesten degenerativ-, seltener primär-entzündliche Veränderung der Sehnenscheiden der Daumen-Strecksehnen mit Schmerzen bei Daumenextension und -abduktion. Die Diagnose wird durch die klinische Untersuchung, u. a. unter Anwendung des Finkelstein*-Tests, gestellt. Die Therapie erfolgt operativ und führt bei 80 % der Patienten zur Beschwerdefreiheit.

Klinik:
- Schmerzen bei Extension/Abduktion des Daumens
- Schmerzausstrahlung in Handgelenk und Unterarm
- Druckschmerz im Verlauf des Sehnenfaches.

Eine besondere Form ist der schnellende Finger bei Veränderung des Ringbandes.

Tendovaginitis hypertrophicans *f*: engl. *tenosynovitis hypertrophican*. Knotige Anschwellun-

Tendovaginitis stenosans

gen der Strecksehnen am Unterarm bei Radialislähmung (sog. Klavierspielerkrampf).

Tendovaginitis stenosans f: engl. *tenosynovitis stenosans*; syn. Quervain-Krankheit. Bezeichnung für verschiedene Veränderungen der Sehnen und Sehnenscheiden. Unterschieden werden Tendovaginitis stenosans de Quervain und Tendovaginitis stenosans der Beugesehnen.

- **Tendovaginitis stenosans de Quervain:** schmerzhafter entzündlicher Reizzustand des Sehnengleitgewebes im 1. Strecksehnenfach durch ungewohnt intensive Belastung des Daumens mit schmerzhafter Hemmung der Gleitfähigkeit der Sehnen des M. abductor pollicis longus und M. extensor pollicis brevis; Therapie: 1. im Anfangsstadium Ruhigstellung und Antiphlogistika; Infiltration der Sehnenscheide mit Glukokortikoiden 2. im chronischen Stadium operative Spaltung des 1. Strecksehnenfachs
- **Tendovaginitis stenosans der Beugesehnen:** typisches Schnappen oder Schnellen (sog. schnellender Finger) infolge Tendovaginitis oder knötchenartiger Verdickung der Beugesehnen meist in Höhe des 1. Ringbands mit Behinderung der Sehnengleitfähigkeit; Therapie: 1. Infiltration der Sehnenscheide mit Glukokortikoiden 2. operative Spaltung des Sehnenscheidenringbands 3. Tenosynovektomie 4. Sehnenknotenexstirpation.

Tenecteplase f: Rekombinanter, fibrinspezifischer Plasminogenaktivator; beim Erwachsenen eingesetzt wird zur Thrombolyse bei Verdacht auf akuten Herzinfarkt* mit andauernder ST*-Strecken-Hebung oder frischem Linksschenkelblock* innerhalb von 6 h nach Symptombeginn. Tenecteplase wird als intravenöser Einfach-Bolus verabreicht. Häufige Nebenwirkungen sind Herzrhythmusstörungen*, Blutungen* und Hypotonie*.

Tenesmus m: syn. Blasenkrampf. Schmerzhafter Stuhldrang (Tenesmus ani) oder Harndrang* (Tenesmus vesicae) bei geringer oder fehlender Entleerung. Ursächlich sind vor allem entzündliche Erkrankungen wie Gastroenteritiden, M. Chron, Zystitiden oder intravesikale Fremdkörper* (z. B. Ballonkatheter*). Die Therapie besteht in der Behandlung der Grunderkrankung.
Ursachen:
- **Tenesmus ani:** Krampf der Schließmuskeln bei entzündlicher Reizung, z. B.: 1. chronisch-entzündliche Darmerkrankungen 2. Proktitis* 3. Shigellose*, Amöbiasis* 4. Rektumkarzinom, infiltrierendes Prostatakarzinom*
- **Tenesmus vesicae:** Krampf der Harnblasenmuskulatur, z. B. bei Zystitis*, Prostatavergrößerung oder intravesikalem Fremdkörper* (Ballonkatheter, Ureterschiene*).

Ten-Horn-Zeichen n: engl. *ten Horn's sign*. Dehnungsschmerz im rechten Unterbauch bei Zug am rechten Funiculus spermaticus als eines der Psoaszeichen bei akuter Appendizitis*.

Tennisbein n: Ruptur des M. gastrocnemius bei Sprungsportarten wie Tennis, Basketball oder Volleyball. Es kommt zum akuten Schmerz in der Wade sowie zur Belastungsunfähigkeit beim Zehengang. Die Diagnose wird klinisch und mittels MRT gestellt. Die Therapie ist abhängig vom Rupturgrad.
Klinik:
- plötzlicher Schmerz in der Wade
- Belastung im Zehenspitzengang nicht möglich
- Hämatom.

Therapie: Akuttherapie: PECH-Schema, **P**ause, **E**is, **C**ompression, **H**ochlegen. Konservativ (bei kleinen bis mittleren Defekten):
- Kryotherapie, Schmerzmedikation
- Unterarmgehstützen (Thromboseprophylaxe)
- Physiotherapie, Kinesio-Tape
- unter Anleitung ins Training einsteigen ohne Sprungaktivitäten.

Operativ (Komplettruptur):
- Hämatomausräumung und Refixierung des Muskels
- postoperativ Physiotherapie.

Tennisellenbogen m: syn. Tennisarm. Sehnenansatzentzündung* am Epikondylus lateralis durch funktionelle Überbeanspruchung v. a. in Sport und Beruf (BK Nr. 2101) oder bei chronischer Muskelverkürzung. Diagnostiziert wird die Epikondylitis* durch klinische Untersuchung, ggf. mit MRT. Behandelt wird in der Regel konservativ, bei Persistenz operativ.
Klinik:
- Druckschmerz Epicondylus lateralis
- Schmerzausstrahlung in den Unterarm
- Kribbelparästhesien der Hand.

Therapie: Konservativ:
- Tape-Verbände (z. B. Kinesio*-Tape)
- Epikondylitisbandage/-spange
- nichtsteroidale Antiphlogistika
- Verband mit antiphlogistisch wirkenden Salben
- Infiltrationen mit Lokalanästhetika und/oder Glukokortikoiden
- Physiotherapie und physikalische Therapie mit: 1. Ultraschalltherapie 2. Elektrotherapie 3. Kryotherapie 4. Massage (Querfriktionen) 5. Bewegungstherapie 6. extrakorporale Stoßwellentherapie
- Aufklärung von Sportlern bezüglich korrekter Schlagtechnik
- Akupunktur.

Tenofovir n: Virostatikum (Adenosin-Nukleosidanalogon) und aktiver Metabolit von Tenofovirdisoproxilaus der Gruppe der nukleotidischen Reverse*-Transkriptase-Inhibitoren, das p. o. zur Behandlung von HIV- und Hepatitis-B-Infektionen eingesetzt wird. Zu den häufigsten Nebenwirkungen zählen gastrointestinale Beschwerden, Hautreaktionen, Kopfschmerzen, Schwindel und Hypophosphatämie.
Indikationen:
- HIV*-Erkrankung durch HIV-1 (Teil antiviraler Kombinationstherapie*)
- chronische Hepatitis* B.

Tenosynovitis → Tendopathie

TENS: Abk. für titan elastic nail system → Markraumschienung, dynamische

Tensio f: engl. *tension*. Spannung, Druck.

Tension → Augeninnendruck

Tension Headache → Spannungskopfschmerz

Tentamen n: Versuch.

Tentamen suicidii → Suizidversuch

Tentorium cerebelli n: engl. *cerebellar tentorium*. Duplikatur der Dura* mater über dem Cerebellum. Das Tentorium cerebelli liegt quer zwischen Kleinhirn und Okzipitallappen* des Großhirns und hält das Gehirn* in Position. In der Mitte bildet es mit der Incisura tentorii eine Aussparung für den Hirnstamm*.
Anatomie: Dorsal ist das Tentorium cerebelli an der Protuberantia occipitalis interna angeheftet. Die seitliche Fixierung befindet sich an den Sulcus sinus transversi, anterior ist es am Felsenbein* angeheftet. Ausläufer des Tentorium ziehen bis zum Processus clinoideus anterior und Processus clinoideus posterior.

Tentoriumriss m: engl. *tentorial tear*. Einriss des Tentorium* cerebelli oder der Falx* cerebri durch Verschiebung der Schädelknochen unter der Geburt* als Geburtsverletzung, z. B. bei vaginaler Geburt aus Beckenendlage*. Der Tentoriumriss kommt besonders bei Frühgeborenen* vor, die Prognose ist infolge von Blutungen ungünstig.

Tentoriumschlitz m: engl. *tentorial notch*; syn. Incisura tentorii. Rundliche Öffnung im Tentorium* cerebelli für den Durchtritt des Hirnstamms*.

Tentoriumschlitzeinklemmung → Einklemmung [Neurologie]

Ten-Twenty-System: syn. 10-20-System. Schema der Elektrodenanordnung für das EEG, wonach die Elektroden entlang gedachter Linien zwischen markanten Bezugspunkten auf der Kopfoberfläche platziert werden. Abstand benachbarter Elektroden beträgt jeweils 10 % oder 20 % der Gesamtstrecke. Daher ist der relative Abstand der Elektroden von der individuellen Kopfgröße unabhängig.
Vorgehen: Die Bezugspunkte sind
- Nasion (Nasenwurzel)
- Inion (Zentrum der Protuberantia occipitalis) sowie

– linker und rechter präaurikulärer Punkt, unmittelbar vor dem linken bzw. rechten Tragus.
TEP: Abk. für totale extraperitoneale Hernioplastik → Hernioplastik
TEP: Abk. für → Totalendoprothese
TEP-Technik *f*: syn. total extraperitoneale Technik. Minimal-invasive, jedoch vollständig außerhalb der Bauchhöhle im präperitonealen Raum durchgeführte Operationstechnik zur Versorgung einer Leistenhernie*.
Teratogenese *f*: engl. *teratogenesis*. Entstehungsvorgang für Fehlbildungen. Sie beschreibt biologische, chemische und physikalische Ursachen für Fehlbildungen.
Teratogenität *f*: engl. *teratogenicity*. Fähigkeit eines Agens bzw. einer Noxe, eine strukturelle (aber auch funktionelle) Abnormität auszulösen. Der Schweregrad der induzierten Anomalie hängt vom Zeitpunkt der Einwirkung (siehe Embryogenese*, Fetogenese*) auf das Entwicklungsfeld ab, nicht von der Dosis.
Teratokarzinom *n*: engl. *teratocarcinoma*; syn. Carcinoma embryonale. Malignes, entdifferenziertes Teratom, v. a. des Hodens.
Teratom *n*: engl. *teratoma*. Aus Derivaten eines (monodermales Teratom) oder mehrerer (bi- oder triphasisches Teratom) Keimblätter* bestehender Tumor, der in der Blastogenese* entsteht. Er kann Bestandteil gemischter Keimzelltumoren* sein und maligne Anteile (Teratom mit maligner Transformation) enthalten. V. a. Jugendliche (13.–21. Lj.) sind betroffen.
Hintergrund: Formen:
– reifes Teratom aus ausdifferenzierten Geweben
– unreifes Teratom aus wenig differenzierten embryonalen, häufig neuroektodermalen Strukturen.
Lokalisation:
– gonadal: Hoden und Ovar (siehe Ovarialtumoren*; Struma* ovarii)
– extragonadal: Retroperitoneum, Mediastinum, Nasopharynx, Palatum durum, Orbita, sakrokokzygeal (Steißteratom*), zerebral (Lokalisation v. a. Epiphyse und 3. Ventrikel; z. T. invasives Wachstum und leptomeningeale, spinale oder hämatogene Metastasierung; siehe Hirntumoren*).
Teratozoospermie *f*: engl. *teratozoospermia*. Prozentanteil der morphologisch normalen Spermatozoen unterhalb des unteren Referenzwertes. 44 % der Spermien zeigen normale Formen (bei einer 95-%-Perzentile).
Terbutalin *n*: Kurzwirksames Beta-Sympathomimetikum aus der Gruppe der Antiasthmatika* und Broncholytika. Durch Bindung an β2-Adrenorezeptoren wirkt Terbutalin bronchodilatatorisch, vasodilatatorisch und antiinflammatorisch. Es kommt zum Einsatz bei der Behandlung von Asthma* bronchiale und COPD.

Selten wird es auch zur Tokolyse* bei vorzeitigen Wehen* verwendet.
Indikationen:
– Asthma* bronchiale
– COPD
– Prophylaxe eines Belastungsasthmas.
teres: Länglich rund, rundlich; z. B. M. teres major.
Teresplastik *f*: engl. *ligamentum teres cardiopexy*. Verfahren zur Behandlung der Refluxösophagitis* durch Erhöhung der Längsspannung des Ösophagus. Das Lig. teres hepatis wird freipräpariert und am terminalen Ösophagus oder im His*-Winkel fixiert. Selten wird das Verfahren auch zur plastischen Rekonstruktion eines Defekts des Ductus* hepatocholedochus durch das Lig. teres hepatis angewendet.
Terlipressin *n*: Synthetisches Analogon* des antidiuretischen Hormons* mit hauptsächlich vasokonstriktorischer Wirkung. Terlipressin wird intravenös eingesetzt bei Ösophagusvarizenblutung* im Rahmen der Notfallversorgung und als Zusatztherapie zur endoskopischen Blutstillung*. Es bewirkt eine Kontraktion der glatten Muskulatur der Gefäße und des Gastrointestinaltrakts und folglich eine Kompression der Ösophagusvarizen.
terminal: syn. terminalis. Das Ende bzw. eine Grenze betreffend, endgültig, final, am Ende stehend.
terminale Strombahn → Endstrombahn
Terminalhaare *n pl*: syn. Langhaare. Dicke, deutlich pigmentierte Haare*, die neben Vellushaaren* einen Grundtyp der Körperbehaarung ausmachen. Zum Terminalhaar zählen die Haupthaare, Schamhaare*, Wimpern, Augenbrauen und Barthaare. Sie sind markhaltig und daher kräftiger als Vellushaare. Ihre Haarfollikel* enden nicht in der Dermis*, sondern reichen bis in die Subkutis*.
Terminalschlaf *m*: engl. *terminal sleep*. Schlafphase nach generalisiertem tonisch-klonischem Anfall.
Termination *f*: Kettenabbruch bei Transkription* oder Translation*.
Terminationscodon → Stop-Codon
Terminologia Anatomica *f*: engl. *International Anatomical Terminology*; Abk. TA. Seit 1998 gültige Benennung jeder anatomischen Struktur des menschlichen Körpers mit einem eigenen Namen.
Terminüberschreitung *f*: engl. *prolonged pregnancy*. Überschreitung des errechneten Geburtstermins (40+1. SSW post menstruationem), verbunden mit steigenden Risiken für Mutter und Kind. Überprüft und kontrolliert werden errechneter Geburtstermin, Fruchtwassermenge und kindliche Herztöne (mittels CTG). Anhand von Sonografie mit Fetometrie wird eine Retardierung oder Makrosomie ausgeschlossen.

Häufigkeit: Etwa 10 % aller Schwangerschaften in Deutschland, bei Erstgebärenden häufiger.
Komplikationen:
– mütterlich: höhere Rate an: 1. protrahierten Geburtsverläufen 2. operativen Entbindungen 3. Weichteilverletzungen 4. Infektionen
– kindlich: erhöhtes Risiko für: 1. Anpassungsstörungen 2. Fruchtwasseraspiration, Mekoniumaspiration 3. Nabelschnurkomplikationen, fetale Hypoxie 4. Schulterdystokie 5. fetale Infektion, Sepsis.
Mit zunehmender Überschreitung des Geburtstermins, vor allem ab dem 8. Tag, steigt die perinatale Mortalität exponentiell an.
Vorgehen: Siehe Tab.
terrestrische Strahlung → Strahlenexposition
Terrible Triad: engl. *lethal triad*. Trias* aus Hypokoagulabilität*, Azidose* und Hypothermie*. Sie gilt bei schwerstverletzten Patienten mit Polytrauma* als wesentlicher prognostischer Faktor in der Phase der Primärversorgung.
Territorial-Infarkt *m s*: Meist embolisch bedingte Durchblutungsstörung eines Gehirnareals, die einer Arterie oder ihrem Ast zugeordnet werden kann.
Terson-Syndrom *n*: engl. *Terson's syndrome*. Bei 15-45 % der Subarachnoidalblutungen auftretende Blutung in den Glaskörper.
tertiär: engl. *tertiary*. An dritter Stelle.
Tertiärfollikel → Follikelreifung
Tertiana → Malaria tertiana
Testerythrozyten *m pl*: Gewaschene und in geeigneten Stabilisatorlösungen (z. B. Rous-Lösung) konservierte, evtl. speziell präparierte (mit bestimmten Antigenen oder Antikörpern beladene, sensibilisierte oder enzymbehandelte) tierische oder menschliche Erythrozyten.
Verwendung: Als Indikatorzellen bei immunologisch-serologischen Tests; u. a. zur Suche nach irregulären Blutgruppenantikörpern (Testerythrozyten mit möglichst allen transfusionsmedizinisch relevanten, genotypisch am besten homozygoten Antigenen), bei der Blutgruppenbestimmung* (Nachweis von Isoagglutininen und Hämolysinen im Serum), im Rosettentest und in der Komplementbindungsreaktion*.
Testesagenesie *f*: engl. *testicular agenesis*. Angeborenes Fehlen der Hoden* bei chromosomal männlichem Geschlecht (= Anorchie*).
Testiculus → Hoden
Testierfähigkeit *f*: engl. *capacity to make a will*. Fähigkeit zur Errichtung eines rechtsgültigen Testaments. Eine Person ist in der Regel testierfähig, wenn sie das 16. Lebensjahr vollendet hat, § 2229 Bürgerliches Gesetzbuch (BGB). Zudem kann von einer Unterform der Geschäftsfähigkeit* ausgegangen werden, da die freie, autonome Willensbestimmung des Erblassers vorausgesetzt wird.

Terminüberschreitung: Maßnahmen.

Zeitpunkt (SSW)	Maßnahme
40 + 0 bis 40 + 6	alle 3 Tage Kontrolle von Fruchtwassermenge und CTG; Geburtseinleitung bei > 6 Tage über Termin auf Wunsch der Schwangeren oder bei Gefährdungshinweisen (z. B. späte oder variable Dezelerationen im CTG, Oligo- oder Anhydramnion)
41 + 0 bis 41 + 6	Empfehlung zur Geburtseinleitung oder Schnittentbindung
ab 42 + 0	Indikation zur Geburtseinleitung oder Schnittentbindung

Voraussetzung: Testierfähigkeit erfordert, dass der Erblasser
- weiß, dass er ein Testament errichtet
- den Inhalt der letztwilligen Verfügung kennt
- bei der Erstellung nicht dem Einfluss Dritter unterliegt
- seinen letzten Willen formulieren kann
- die Tragweite seiner Bestimmungen in wirtschaftlicher und persönlicher Hinsicht erfassen kann
- die sittliche Berechtigung seiner Verfügung beurteilen kann.

Testierunfähigkeit: Geschäftsunfähigkeit bedingt auch Testierunfähigkeit. Trotz einer Vollendung des 16. Lebensjahres kann die Testierfähigkeit bei einer mangelnden Einsichtsfähigkeit* über die Bedeutung der Willenserklärung als Folge krankhafter Störung der Geistestätigkeit, wegen Geistesschwäche oder Bewusstseinsstörung ausgeschlossen sein, §§ 104, 105 BGB. Ein Einwilligungsvorbehalt* eines Betreuten bedingt nicht automatisch Testierunfähigkeit. Die gleichen Störungen, die nach § 105 BGB zur Nichtigkeit einer Willenserklärung führen, bedingen auch **Testierunfähigkeit**. Diese kann weder partiell (nur einen Bereich betreffend) noch relativ (von der Schwierigkeit des Testaments abhängig) sein.

testikuläre Feminisierung → Androgenresistenz

Testis → Hoden

Testis mobilis → Gleithoden

Test, klinisch-psychologischer m: engl. *clinical psychological test*. Allgemeine Bezeichnung für nach psychometrischen Kriterien entwickeltes Testverfahren zur Erfassung therapierelevanter Information (z. B. interpersonelle Beziehungen) und Evaluation von Therapieverläufen (z. B. Erfolgskontrolle), das bei fast allen psychischen Störungen, v. a. affektiver Störung*, somatoformer Störung*, Schizophrenie*, Angststörungen* und akuten* sowie posttraumatischen* Belastungsstörungen angewendet wird.

Test, neuropsychologischer m: engl. *neuropsychological test*. Standardisierter Test (z. B. Mini*-Mental-State-Test) zur Erfassung psychologischer Funktionen, die in der Regel einer speziellen Gehirnstruktur zuzuordnen sind, wie z. B. kognitive Leistungsfähigkeit in den Bereichen Aufmerksamkeit, Gedächtnis, Sprache, exekutive Funktionen.

Anwendung: Im Rahmen der psychologischen Leistungsdiagnostik in der Forschung und bei neurologischen Erkrankungen wie z. oder Verletzungen, die neurokognitive Funktionen beeinträchtigen können.

Testosteron n: engl. *testosterone*; syn. 17β-Hydroxyandrost-4-en-3-on. Sexualhormon*, das vermehrt von Männern gebildet wird (Androgen). Testosteron wird in Hoden*, Nebennierenrinde, Ovar* und Plazenta* synthetisiert. Es fördert beispielsweise die Entwicklung männlicher Geschlechtsmerkmale*, die Spermienreifung und das Wachstum*. Die Bestimmung des Serumspiegels dient u. a. der Diagnostik von Pubertätsstörungen oder Keimdrüsen-Tumoren.

Physiologie: Wirkung:
- Entwicklung männlicher Geschlechtsmerkmale* und Aufrechterhaltung ihrer Funktion, Spermienreifung, Potenz und Libido*
- Förderung von Muskel- und Knochenaufbau
- Erythrozytopoese*
- Verhaltensbeeinflussung: Dominanz.

Indikation zur Laborwertbestimmung:
- Hypogonadismus* (Differenzialdiagnostik)
- Maldescensus* testis
- Pubertätsstörungen und sexuelle Differenzierungsstörung*
- sexuelle* Funktionsstörung des Mannes (z. B. Impotentia* coeundi)
- Virilisierung* der Frau: 1. adrenogenitales Syndrom* 2. kongenitale Nebennierenhyperplasie
- polyzystisches Ovarialsyndrom*
- chronisch anovulatorischer Zyklus
- Tumoren* von: 1. Nebennierenrinde 2. Hoden* 3. Ovarien.

Bewertung: Erhöhte Werte (Hyperandrogenämie*)
- Männer: 1. Hodentumoren* oder Nebennierenrindenkarzinom 2. Androgenresistenz* 3. Testosteron-Substitution
- Frauen: 1. Tumoren von Ovar oder Nebennierenrinde inklusive Nebennierenrindenhyperplasie* 2. polyzystische Ovarien* 3. Pubertas* praecox 4. adrenogenitales Syndrom*.

Erniedrigte Werte:
- Männer: 1. Hypogonadismus* (primär: gleichzeitig erhöhte Gonadotropine*; sekundär: gleichzeitig erniedrigte Gonadotropine) 2. Arzneimittel: androgene Anabolika*
- Frauen: 1. Ovarialinsuffizienz 2. Nebennierenrindeninsuffizienz* 3. Arzneimittel: Ovulations*-Hemmer, Östrogene*, Antiandrogene*
- beide: 1. Leberzirrhose* 2. Unterernährung* 3. Drogenabhängigkeit*.

Testosteronmangel im Alter m: syn. partielles Androgendefizit des alternden Mannes (Abk. PADAM). Abnahme des freien Testosteron-Spiegels beim Mann über die physiologische Altersreduktion (bis zum 70. Lebensjahr durchschnittlich 30 %) hinaus. Der pathologisch erniedrigte Testosteronspiegel ist Leitbefund des Altershypogonadismus*, Näheres siehe dort.

Laborwerte: Die Grenzwerte für einen Testosteronmangel sind abhängig vom Alter:
- Bei 50- bis 59-Jährigen besteht ein Testosteronmangel bei einem Gesamttestosteronwert < 11 nmol/l (1,7 % der Männer).
- Bei 60- bis 69-Jährigen sinkt diese Grenze auf einen Gesamttestosteronwert von < 8 nmol/l (4,1 % der Männer).
- Liegen bei diesen Werten klinische/sexuelle Symptome vor, spricht man von einem Altershypogonadismus.

Therapie: Bei Unterschreiten der genannten Grenzen besteht nach aktueller Studienlage ein deutlicher Nutzen der Testosteron-Substitution unter ärztlicher Überwachung ergänzt durch Ausdauersport und Ernährungsumstellung sowie Gewichtskontrolle.

Testovar → Ovotestis

Testpsychologie → Testtheorie

Testpsychologie f: engl. *test psychology*. Teilgebiet der differenziellen Psychologie, das sich mit der Entwicklung und Anwendung von Tests zur diagnostischen Erfassung von Unterschieden im Erleben und Verhalten zwischen einzelnen Menschen oder zwischen Gruppen von Menschen beschäftigt (siehe auch Testtheorie*, psychologische Diagnostik*, Psychometrie*).

Test, psychologischer m: engl. *psychological test*. Verfahren zur wissenschaftlichen Ermittlung von Leistungen, Fähigkeiten oder Eigenschaften von Personen im Vergleich zu normierter Population mit bekannter Testleistung (sog. Eich- oder Normstichprobe). Ein methodisch leistungsfähiger psychologischer Test ist vorwiegend standardisiert und erfüllt die Testgütekriterien Objektivität, Reliabilität* und Validität*.

Testserum *n*: engl. *test serum*. Mono- oder polyvalentes, homo- oder heterologes Antiserum* mit bekanntem Gehalt (Titer*) an spezifischen Antikörpern. Testseren werden für serologische (z. B. Blutgruppenbestimmung* mit Alloantiserum*), immunologische (z. B. Gewebetypisierung* mit Antilymphozytenserum) oder bakteriologische und virologische Untersuchungen (z. B. Bakterienagglutination, Komplementbindungsreaktion*, Neutralisationstest*) verwendet.

Test, statistischer *m*: engl. *statistical test*. Methode zur Entscheidungsfindung auf der Basis empirischer Daten, bei der eine Entscheidung zwischen 2 vorher aufgestellten Hypothesen angestrebt wird. Die Alternativhypothese beschreibt den zu testenden Effekt und ist daher die zu beweisende Hypothese, die Nullhypothese beschreibt das Nichtvorhandensein des zu testenden Effekts.

Irrtumswahrscheinlichkeit: Bei der Durchführung eines statistischen Tests gibt es 2 **Irrtumsmöglichkeiten:**
- Fehler erster Art (Alpha-Fehler): die Nullhypothese wird abgelehnt, obwohl sie zutrifft
- Fehler zweiter Art (Beta-Fehler): die Nullhypothese wird nicht abgelehnt, obwohl die Alternativhypothese zutrifft.

Beim statistischen Test wird der kritische Bereich so festgelegt, dass die Wahrscheinlichkeit des Fehlers erster Art eine bestimmte vorgegebene Irrtumswahrscheinlichkeit, das sog. Testoder **Signifikanzniveau** α (meist 5 %, 1 %, oder 0,1 %, auch Konsumenten- oder Patientenrisiko, test level, test size), nicht überschreitet. Der Fehler erster Art wird im statistischen Test daher streng kontrolliert. Die Wahrscheinlichkeit β des Fehlers zweiter Art (auch Produzentenrisiko genannt) ergibt sich automatisch aus der Festlegung des kritischen Bereichs. Da dieser Fehler nicht kontrolliert wird, kann die Nullhypothese nie angenommen (bewiesen), sondern nur nicht abgelehnt werden. α und β verhalten sich bei festem Stichprobenumfang gegenläufig: wird α kleiner (strenger) gewählt, wird β automatisch größer. Bei festem α lässt sich β nur verringern, wenn der Stichprobenumfang erhöht wird. Die Gegenwahrscheinlichkeit $1-\beta$ (Wahrscheinlichkeit eines signifikanten Testergebnisses bei Zutreffen der Alternativhypothese) heißt deshalb auch (Test-)Güte oder Trennschärfe (power) des Tests. Bei der Fallzahlplanung wird der zum Erreichen einer bestimmten Testgüte erforderliche Stichprobenumfang mathematisch bestimmt (sog. Power-Berechnung).

Teststreifen → Schnelltest

Testtheorie *f*: engl. *test theory*. Beschäftigt sich mit dem Zusammenhang zwischen dem beobachtbaren Antwortverhalten in einem psychologischen Test* und dem zu erfassenden psychischen Merkmal.

Testudo *f*: engl. *figure-of-eight bandage*. Achtförmig angelegter, dachziegelartiger Rollbindenverband für winklig stehende Gelenke, z. B. Testudo cubiti am Ellbogen oder Testudo genus am Kniegelenk*. Siehe Abb.

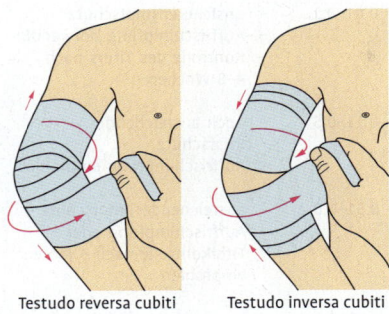

Testudo reversa cubiti   Testudo inversa cubiti

Testudo

Testverfahren, adaptive *n pl*: engl. *adaptive tests*. Leistungstests, die sich an im Test gezeigten Fähigkeiten des Probanden orientieren und die Schwierigkeit der Aufgaben daran anpassen.
Prinzip: Basieren auf einem Itempool (Sammlung von Items unterschiedlicher Schweregrads) und einem adaptiven Algorithmus, der die Vorgabe genau derjenigen Items, die dem Fähigkeitsniveau des Probanden entsprechen, ermöglicht.
Beispiele:
- Adaptives Intelligenz-Diagnostikum
- Frankfurter Adaptiver Konzentrationsleistungstest.

Test-Verfahren, statistische *n*: Methoden der inferentiellen Statistik, mit denen Entscheidungen über die Beibehaltung oder Verwerfung von Nullhypothesen (H_0) mithilfe von Stichprobenbefunden getroffen werden.

TET: Abk. für Triple-Embryo-Transfer → Embryotransfer

Tetanie *f*: engl. *tetany*. Anfallartige Störung der Motorik* und Sensibilität* als Zeichen einer neuromuskulären Übererregbarkeit. Klinisch zeigen sich zunächst Sensibilitätsstörungen*, Parästhesien* und Antriebsstörung*, später schmerzhafte tonische* Muskelkrämpfe, bei chronischem Verlauf auch Katarakt*, Migräne* und Konjunktivitis*. Nach Kalziumbestimmung wird im Akutfall mit i. v. Injektion von Kalzium*-Lösung therapiert.
Hintergrund: Einteilung: pathogenetisch in normo- und hypokalzämische Tetanie nach der Gesamtkalziumkonzentration im Blut. **Ursache:** siehe Tab.

Tetanie: Pathogenetische Einteilung.
hypokalzämische Tetanie
Hypoparathyroidismus
Rachitis
Cystinose
chronische Niereninsuffizienz
Kalziumresorptionsstörung
Malabsorptionssyndrom
Oxalatinjektion
Citratinjektion
Pankreatitis
normokalzämische Tetanie
Magnesium-Mangelsyndrom
Hyperventilationstetanie
idiopathische Tetanie
Hypochloridämie
Erbrechen
Schädelhirntrauma
Hirntumor

tetaniform: Tetanoid bzw. tetanusähnlich.

Tetanus *m*: Akute, schwere Infektionskrankheit durch das Toxin von Clostridium* tetani. Die Bakterien gelangen meist mit verunreinigter Erde in die Wunde und damit in den Körper. Patienten leiden unter Muskelkrämpfen, bis zu jeder fünfte stirbt. Aktive und passive Immunisierung stehen zur Verfügung.
Häufigkeit: Weltweit jährlich ca. 16 000 Fälle.
Inkubationszeit: 3–21 Tage, selten mehrere Monate.
Klinik:
- generalisierter Tetanus (meist): 1. tonischer Krampf zunächst der Kiefer- und Zungen-

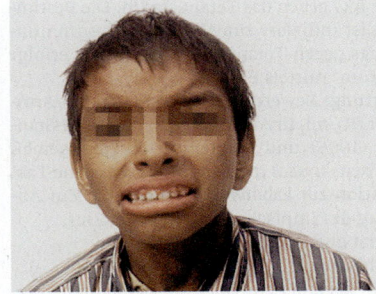

Tetanus: Risus sardonicus. [188]

muskeln (Trismus, Risus sardonicus, siehe Abb.) und der Nacken-, später auch der Rücken- (Opisthotonus) und Bauchmuskulatur **2.** intermittierend schmerzhafte klonische Muskelkrämpfe **3.** selten Streckung des Rumpfes nach der Seite (Pleurothotonus), nach vorn (Emprosthotonus) oder gerade (Orthotonus) **4.** Extremitäten häufig unbeteiligt
- bei lokalem Tetanus: **1.** auf Extremität der Eintrittspforte limitierte Symptome (muskuläre Steifigkeit, Muskelspasmen) **2.** bei Eintrittspforte im Bereich von Kopf-Nacken als zephaler Tetanus mit Manifestation z. B. durch Fazialisparese ipsilateral, Trismus, Risus sardonicus
- s. a. Tetanus* neonatorum.

Diagnostik:
- anamnestisch und klinisch mit Identifikation der möglichen Eintrittspforte
- Graduierung (Stadien) und Klassifikation: **1.** generalisiert **2.** lokal **3.** zephal **4.** neonatal
- Erhebung des Tetanus-Immunisationsstatus möglich (vgl. hierzu Tetanus*-Antikörper).

Therapie:
- humanes Tetanus-Immunglobulin zur Toxin-Neutralisierung und Immunisierung evtl. auch intrathekal
- aktive Immunisierung, injiziert entfernt von der Eintrittspforte
- chirurgische Sanierung der Eintrittspforte (Wundmanagement*)
- Überwachung der Atmung, gegebenenfalls Tracheotomie
- z. T. Antibiotika: **1.** bei Sekundärinfektion **2.** evtl. zur Eradikation von Clostridium tetani Metronidazol, Penicillin G, cave: GABA-Antagonismus
- symptomatische Therapie ggf. mit: **1.** Benzodiazepin i. v. **2.** Baclofen intrathekal o. a. **3.** neuromuskuläre Blockade (Vecuronium).

Prognose: Letalität (10 %), höher in Ländern mit geringem Einkommen.
Prävention: Siehe Tetanus*-Impfung.

Tetanus-Antikörper *m sg, pl*: syn. Wundstarrkrampf-Toxin-Antikörper. Antikörper* der Klasse IgG gegen das Tetanustoxin. Die Bestimmung ist indiziert zur Abklärung des Immunschutzes gegen Tetanus*. Der Nachweis erfolgt im Serum* mittels ELISA.
Bewertung: Bewertung der Tetanustoxin-Antikörper (IU/ml) in Anlehnung an die WHO-Standards (1996) und Impfempfehlungen gemäß des Arbeitskreises Immunprophylaxe siehe Tab.
Indikation zur Laborwertbestimmung: Zur Abklärung des Impfschutzes gegen Tetanus.
Material und Präanalytik: Serum.
Praxishinweise:
- nicht geeignet zur Diagnose der akuten Tetanus-Infektion

Tetanus-Antikörper

Titer (IU/ml)	Bewertung
< 0,01	- kein Impfschutz - Grundimmunisierung oder Auffrischimpfung notwendig - Kontrolle des Titers nach 4–8 Wochen
0,01–0,1	- unsicherer Impfschutz - Auffrischimpfung notwendig - Kontrolle des Titers nach 4–8 Wochen
0,11–0,5	- noch ausreichender Impfschutz - Auffrischimpfung empfohlen
0,51–1,0	- ausreichender Impfschutz - Auffrischimpfung oder Titerkontrolle nach 3 Jahren empfohlen
1,01–5,0	- langfristiger Impfschutz - Auffrischimpfung oder Titerkontrolle nach frühestens 5 Jahren empfohlen
5,01–10,0	- langfristiger Impfschutz - Auffrischimpfung oder Titerkontrolle nach frühestens 8 Jahren empfohlen

- Gefahr von unerwünschten Impfreaktionen erhöht, wenn Auffrischimpfung bei Titern > 0,5 IU/ml.

Tetanusbazillus → Clostridium tetani
Tetanus-Impfung *f*: syn. Tetanus-Schutz. Aktive Immunisierung* gegen das Toxin* von Clostridium* tetani (Erreger des Wundstarrkrampfes). Die Grundimmunisierung* bei Kindern beginnt ab dem vollendeten zweiten Lebensmonat (siehe Impfkalender*). Auffrischungsimpfungen bei Erwachsenen erfolgen alle 10 Jahre. Bei schweren Verletzungen und unzureichendem Impfschutz wird außerdem eine passive Immunisierung mit Tetanus-Immunglobulin durchgeführt.
Vorgehen: Kinder:
- Grundimmunisierung: in der Regel viermalige Impfung mit 6-fach-Impfstoff, der außerdem gegen Diphtherie*, Pertussis*, Poliomyelitis*, Haemophilus* influenzae Typ b und Hepatitis B wirksam ist (Diphtherie-Tetanus-Pertussis-Hepatitis B-Poliomyelitis-Haemophilus influenzae Typ b-Adsorbat-Impfstoff): **1.** erste Impfung ab vollendetem 2. Lebensmonat **2.** zweite Impfung mit vollendetem 3. Lebensmonat **3.** dritte Impfung ab vollendetem 4. Lebensmonat **4.** letzte Impfung zwischen 11. und 14. Lebensmonat
- Auffrischimpfung* mit 5 oder 6 Jahren.
Jugendliche:
- Auffrischimpfung zwischen 9 und 16 Jahren
- in der Regel mit 4-fach-Impfstoff, der zusätzlich gegen Diphtherie, Pertussis und Poliomyelitis wirksam ist (Diphtherie-Tetanus-Pertussis-Poliomyelitis-Adsorbat-Impfstoff).
Erwachsene (ab 18 Jahren):
- Auffrischimpfung alle 10 Jahre
- verschiedene Einzel- und Kombinationsimpfstoffe* stehen zur Verfügung
- erste Auffrischung nach dem 18. Lebensjahr soll kombiniert werden mit Diphtherie und Pertussis (Tdap-Impfung)
- bei manchen ist eine weitere Kombination mit Polio sinnvoll (Tdap-IPV-Impfung)
- bei jeder weiteren Auffrischungsimpfung gegen Tetanus (auch im Verletzungsfall) sollte die Indikation für eine Pertussis-Impfung geprüft und ggf. ein Kombinationsimpfstoff (Tdap bzw. Tdap-IPV) verwendet werden.
Nachholimpfung:
- insgesamt 3 Impfdosen: 2 Impfdosen im Abstand von 4–8 Wochen, 3. Impfdosis 6–12 Monate nach der 2. Impfung
- bei fehlender, unvollständiger oder ungeklärter Grundimmunisierung.
Personen mit Verletzungen: siehe Tab.
Impfstoffe: Einzelimpfstoff und Kombinationsimpfstoffe:
- Diphtherie-Tetanus-Adsorbat-Impfstoff
- Diphtherie-Tetanus-Pertussis-Adsorbat-Impfstoff
- Diphtherie-Tetanus-Poliomyelitis- Adsorbat-Impfstoff
- Diphtherie-Tetanus-Pertussis-Poliomyelitis-Adsorbat-Impfstoff
- Diphtherie-Tetanus-Pertussis-Poliomyelitis-Haemophilus influenzae Typ b-Konjugat-Impfstoff
- Diphtherie-Tetanus-Pertussis-Hepatitis B-Poliomyelitis-Haemophilus influenzae Typ b-Adsorbat-Impfstoff.
Kostenübernahme: Die von der STIKO empfohlene Impfung gegen Tetanus sowie bei entsprechender Indikation die passive Immunisierung mittels Tetanus-Immunglobulin werden von den gesetzlichen Krankenkassen übernommen.

Tetanus neonatorum *m*: engl. *neonatal tetanus*. Durch Infektion des Nabels mit Clostridium* tetani verursachte neonatale Form des Tetanus* mit sehr hoher Letalität. Die Erkrankung beginnt mit Allgemeinsymptomen wie Unruhe, Trinkunlust, gefolgt von typischen Symptomen des Tetanus. Bei ausreichendem mütterlichem Impfstatus ist das Kind bis zur eigenen Immunisierung geschützt.

Tetanus uteri → Wehen

Tetanus-Impfung:
Immunprophylaxe bei Verletzung nach den Empfehlungen der STIKO am Robert Koch-Institut (Stand: August 2018).

	Dokumentierter Tetanus-Impfstatus	Zeit seit letzter Impfung	DTaP/Tdap[2]	Tetanus-immun-globulin (TIG)[3]
Saubere geringfügige Wunden	ungeimpft oder unbekannt		ja	ja
	1–2 Impfdosen		ja[4]	nein
	≥ 3 Imfdosen	≥ 10 Jahre < 10 Jahre	ja nein	nein nein
Alle anderen Wunden[1]	< 3 Impfstoffdosen oder unbekannt		ja[4]	ja
	≥ 3 Impfstoffdosen	≥ 5 Jahre < 5 Jahre	Ja nein	nein nein

[1] Tiefe und/oder verschmutzte (mit Staub, Erde, Speichel, Stuhl kontaminierte) Wunden, Verletzungen mit Gewebszertrümmerung und reduzierter Sauerstoffversorgung oder Eindringen von Fremdkörpern (z. B. Quetsch-, Riss-, Biss-, Stich-, Schusswunden), schwere Verbrennungen und Erfrierungen, Gewebsnekrosen, septische Aborte.
[2] Kinder unter 6 Jahren erhalten einen Kombinationsimpfstoff mit TDaP, ältere Kinder und Jugendliche Tdap. Erwachsene erhalten ebenfalls Tdap, wenn sie noch keine Pertussis-Impfung im Erwachsenenalter (≥ 18 Jahre) erhalten haben oder sofern eine aktuelle Indikation für eine Pertussis-Impfung besteht.
[3] Im Allgemeinen werden 250 IE TIG verabreicht. TIG wird simultan mit dem TDaP- bzw. Tdap-Impfstoff kontralateral appliziert. Die TIG-Dosis kann auf 500 IE erhöht werden bei: (a) infizierten Wunden, bei denen eine angemessene chirurgische Behandlung nicht innerhalb von 24 h gewährleistet ist; (b) tiefen oder kontaminierten Wunden mit Gewebszertrümmerung und reduzierter Sauerstoffversorgung; (c) Eindringen von Fremdkörpern (z. B. Biss-, Stich- oder Schusswunden); (d) schweren Verbrennungen und Erfrierungen, Gewebsnekrosen und septischen Aborten.
[4] Im Falle von Patienten, bei denen die Grundimmunisierung begonnen, aber noch nicht abgeschlossen ist (z. B. Säuglinge), muss der Abstand zur letzten Dosis berücksichtigt werden. Eine postexpositionelle Impfung am Tag der Wundversorgung ist nur sinnvoll, wenn der Abstand zu der vorhergehenden Impfstoffdosis mindestens 28 Tage beträgt. Bezüglich des Abschlusses einer Grundimmunisierung gelten im Übrigen die Nachholimpfempfehlungen der STIKO.

Tethered Cord: Tiefstehender Conus medullaris durch gestörte Rückenmarksaszension, auch ggf. tiefstehende Kleinhirntonsillen und Hydrozephalus. Zur Behandlung wird die Fixierung operativ gelöst.

Tetraden f pl: engl. tetrades. Die vor der 1. Reifeteilung der Meiose* in je 2 Schwesterchromatiden längs gespaltenen, nebeneinander liegenden homologen Chromosomen.

Tetraethylammonium n: Abk. TEA. Quartäre Ammoniumbase, die zu den ganglienblockierenden Substanzen (Ganglien-Blocker) gehört. Tetraethylammonium führt (nur experimentell) u. a. zu Blutdrucksenkung, Verbesserung der peripheren Durchblutung, Atonie von Darm und Harnblase sowie zu Mydriasis.

Tetrahydrocannabinol: Farbloses, halluzinogenes Cannabinoid* aus Indischem Hanf, das bei Übelkeit, Schmerzen, Appetitlosigkeit und Multipler Sklerose eingesetzt wird. Von Bedeutung ist v. a. die psychotrope Substanz Delta-9-trans-Tetrahydrocannabinol (Δ9-Tetrahydrocannabinol). THC bindet an Cannabinoid*-Rezeptoren und wirkt dadurch antiemetisch, entzündungshemmend, dämpfend, schmerzlindernd, muskelrelaxierend, appetitstimulierend und psychotrop. Es unterliegt dem Betäubungsmittelgesetz.
Indikationen:
– als Fertigarzneimittel in Kombination mit Cannabidiol* zur Symptomverbesserung bei mittelschwerer bis schwerer Spastik aufgrund von Multipler Sklerose bei unzureichendem Therapieerfolg durch andere antispastische Maßnahmen
– Übelkeit
– Schmerzen
– zur Appetitsteigerung.

Tetrahydrofolsäure f: engl. tetrahydrofolic acid; syn. Tetrahydrofolat. Biologisch aktive Form der Folsäure*. Tetrahydrofolsäure ist als Coenzym* F an der Übertragung von C_1-Gruppen und der Synthese von Nukleinsäuren* beteiligt.

Tetralogie → Fallot-Tetralogie

Tetraparalyse → Tetraplegie

Tetraparese f: engl. tetraparesis. Inkomplette Lähmung* aller 4 Extremitäten, z. B. bei Querschnittläsion*.

Tetraplegie f: engl. tetraplegia. Komplette Lähmung* aller 4 Extremitäten, z. B. bei Querschnittläsion*.

Tetraploidie → Ploidiegrad

Tetrazykline n: Von Streptomyces*-aureofaciens-Stämmen gebildete, bakteriostatische Antibiotika* mit breitem Wirkspektrum. Tetrazyklin wird oral eingesetzt beispielsweise bei Mischinfektionen der Atemwege, des Urogenitaltraktes, der weiblichen Geschlechtsorgane und des Magen-Darm-Traktes sowie schweren Formen der Akne vulgaris und Rosacea*. Topisch angewendet wird es bei entzündlicher Akne*. Häufige Nebenwirkungen sind Magen-Darm-Störungen.
Indikationen: Oral:
– durch Tetrazyklin-empfindliche Erreger ausgelöste Infektionen: 1. der Atemwege, z. B. atypische Pneumonien durch Mykoplasmen, Rickettsien und Chlamydien* sowie akute Schübe chronischer Bronchitis* 2. des Urogenitaltraktes, z. B. Harnwegsinfektionen, nichtgonorrhoische Urethritis* durch Chlamydia* trachomatis oder Ureaplasma urealyticum*, Granuloma* inguinale sowie bei Kontraindikation von Penicillin* unkomplizierte Gonorrhö* und Syphilis* 3. der weiblichen Geschlechtsorgane 4. des Magen-Darm-Traktes, z. B. Cholera*, Yersinien- und Campylobacter*-Infektionen, Shigellose*)
– andere durch Tetrazyklin-empfindliche Erreger ausgelöste Infektionen: 1. Rickettsiosen* (z. B. Fleckfieber*) 2. Borreliosen* (z. B. Lyme*-Borreliose) 3. Brucellose* 4. Listeriose* 5. Melioidose 6. Pest* 7. Bartonellose 8. Tularämie* 9. Chlamydienkonjunktivitis 10. Trachom*
– infizierte schwere Formen der Akne vulgaris sowie Rosacea, wenn eine systemische antibiotische Therapie erforderlich ist
– Malabsorptionssyndrom* bei tropischer Sprue* und Morbus* Whipple.

Topisch: Akne, insbesondere entzündliche Formen.

Teufelskralle, südafrikanische f: syn. Harpagophytum procumbens. Pflanze aus der Familie der Sesamgewächse (Pedaliaceae), deren Inhaltsstoffe appetitanregend, choleretisch, antiphlogistisch, schwach analgetisch und antiödematös wirken. Medizinisch verwendet wird die knollige Sekundärspeicherwurzel (Harpagophyti radix) als Teeaufguss oder Extrakt* in Fertigarzneimitteln. Teufelskrallenwurzel wird vorrangig eingesetzt bei schmerzhaften und degenerativen Erkrankungen des Bewegungsapparates wie Osteoarthritis*. Siehe Abb.
Indikationen:
– medizinisch: 1. bei Appetitlosigkeit, dyspeptischen Beschwerden, zur adjuvanten Therapie bei degenerativen Erkrankungen des Be-

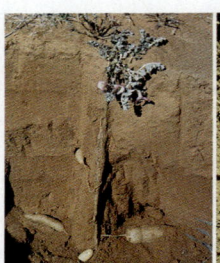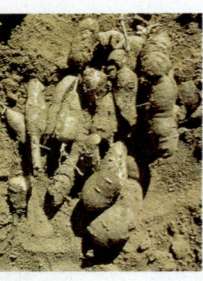

Teufelskralle, südafrikanische: Pflanze und Wurzel. [166]

wegungsapparats (European Scientific Cooperative on Phytotherapy, Kommission E) 2. zur Schmerzbehandlung bei Rückenschmerzen und Osteoarthritis (European Scientific Cooperative on Phytotherapy)
- traditionell innerlich bei Appetitlosigkeit, zur Besserung von Verdauungsstörungen (z. B. Blähungen) oder leichten Gliederschmerzen (Herbal Medicinal Products Committee).

Textus → Gewebe
TF: Abk. für engl. tissue factor → Gewebefaktor
Tf: Abk. für → Transferrin
TF: Abk. für → Transkriptionsfaktoren
TGA: Abk. für → Amnesie, transiente globale
TGA: Abk. für → Transposition der großen Arterien
TG-AK: Abk. für Thyreoglobulin-Antikörper → Schilddrüsenantikörper
TGFB: Abk. für TGF-β codierendes Gen ARVD → Transforming Growth Factor
TGFBR: Abk. für TGF-β-Rezeptor → Transforming Growth Factor
T-Graft → Bypass, aortokoronarer
Thalamotomie f: engl. thalamotomy. Stereotaktisch durchgeführte Gehirnoperation mit Elektro- oder Thermokoagulation von Kerngebieten des Thalamus*. Inzwischen ist dieser Eingriff auch ohne Schädelöffnung möglich als Hochintensive Fokussierte Ultraschall-Thalamotomie (HIFUS) direkt im MRT (mit MR-Thermometrie).
Thalamus m: Teil des Dienzephalons* ventral vom Hypothalamus* und lateral der Capsula* interna. Der Thalamus ist Teil des auditorischen und visuellen Funktionssystems sowie des limbischen Systems und kontrolliert den Motorkortex. Marklamellen unterteilen die über 50 Thalamuskerne* in 3 große Gruppen: Nuclei ventrales, Nuclei anteriores und Nuclei mediales.
Anatomie: Der Thalamus ist die größte graue Kernmasse des Dienzephalons*. Seine mediale Fläche bildet den oberen Teil der Seitenwand des 3. Ventrikels, die dorsale Fläche (Pulvinar) liegt frei. Hier schließt sich der Metathalamus mit den Corpora geniculata an.
Funktionen: Der Thalamus steht durch Fasersysteme mit anderen Teilen des ZNS in Verbindung, v. a. Großhirnrinde*, extrapyramidalem System*, Kleinhirn* und Rückenmark*. Er ist
- Umschaltstation für Teile der Sehbahn* und Hörbahn*
- zentrale subkortikale Sammel- und Umschaltstelle für fast alle der Großhirnrinde zufließenden sensibel-sensorischen Erregungen aus Umwelt und Innenwelt
- wichtiges selbstständiges Koordinationszentrum, in dem die exterozeptiven Empfindungen (Berührung, Schmerz, Temperatur) eine somatotopische Gliederung in spezifische Kerne aufweisen.

Thalamushand f: engl. thalamic hand. Haltungsanomalie der Hand mit Pronation* des Unterarms, Beugung der Hand und der Finger im Grundgelenk sowie Streckung der Finger in den übrigen Gelenken bei unwillkürlicher Bewegungsunruhe infolge Herabsetzung der Tiefensensibilität beim Thalamussyndrom*.
Thalamus-Infarkt m: Durchblutungsstörung im Bereich des Thalamus*. Dieser wird klassischerweise aus perforierenden Ästen der A. cerebri posterior und A. communicans posterior versorgt. Klinisch zeigt sich ein Thalamussyndrom* sowie darüber hinaus gehende fokal neurologische Defizite entsprechend der Gefäßversorgung der einzelnen Gefäßäste.
Thalamuskerne m pl: engl. nuclei of thalamus; syn. Nuclei thalami. Die über 50 Kerne des Thalamus*. Zu den wichtigsten Gruppen gehören die Nuclei anteriores thalami, Nuclei dorsales thalami, Nuclei intralaminares thalami, Nuclei ventrales thalami sowie der Nucleus centromedianus thalami und der Nucleus reticularis thalami.

Funktion:
- Nuclei anteriores thalami: wichtige Relaisstationen des limbischen Systems. Sie projizieren triebhafte und affektive Impulse zum Gyrus* cinguli.
- Nuclei dorsales thalami: Assoziationskerne der subkortikalen Sehrinde*. Sie haben Verbindungen zum Frontallappen*, Parietallappen* und Okzipitallappen*, zum Nucleus reticularis thalami und zum Putamen*.
- Nuclei ventrales thalami: 1. hintere und mittlere Kerngruppen: Schaltstationen für sensible und sensorische Bahnen aus der Peripherie, die als Tractus thalamocorticalis zum Gyrus* postcentralis fortgesetzt werden 2. vordere Kerngruppen: Sie erhalten Erregungen vom Pallidum, Kleinhirn* und Nucl. interstitialis, die an den motorischen Kortex weitergegeben werden.
- Nucleus centromedianus thalami: Verbindungen zum Corpus* striatum, den umgebenden Thalamuskernen und zum Globus pallidus.

Thalamussyndrom n: engl. thalamic syndrome. Krankheitsbild bei Schädigung des Thalamus*, v. a. infolge ischämischen Schlaganfalls* oder intrazerebraler Blutung*, seltener bei Hirntumoren* (Astrozytom* oder Oligodendrogliom*). Klinisch zeigen sich heftige, auf Analgetika* nicht ansprechende Schmerzen in der kontralateralen* Körperhälfte mit Sensibilitätsstörungen* (Hemianaesthesia dolorosa), Hyperkinese*, Hemiparese* sowie evtl. Thalamushand* und Hemianopsie*.
Thalassaemia major → Thalassämie
Thalassaemia minor → Thalassämie
Thalassämie f: engl. thalassemia. Autosomalrezessiv erbliche Störung der Hämoglobinsynthese mit resultierender hämolytischer Anämie*. Die Erkrankung ist besonders im Mittelmeerraum sowie Vorder- und Südostasien verbreitet und kann auch in Kombination mit verschiedenen Hämoglobinopathien* (HbS, HbC, HbE u. a.) auftreten. Man unterscheidet eine Minor- und eine Majorform der Thalassämie.
Pathogenese: Quantitative Störung der Globinsynthese, wobei Alpha- oder Betaketten in ungenügender Menge produziert wird. Am häufigsten ist die Betakette betroffen (Betathalassämie). In der Hämoglobinelektrophorese zeigt sich eine Verminderung von HbA ($\alpha_2\beta_2$), eine Vermehrung von HbF ($\alpha_2\gamma_2$) und ein variabler Anteil von HbA_2 ($\alpha_2\delta_2$).
Formen:
- Thalassaemia major (syn. Cooley-Anämie): 1. schwerer Verlauf mit ineffektiver Erythrozytopoese* und gesteigertem Erythrozytenabbau bei homozygoten Merkmalsträgern 2. Klinik: chronische hämolytische Anämie, Hepatosplenomegalie, Bürstenschädel* und Wachstumsverzögerung 3. im Blutausstrich: Anisozytose, Hypochromie und basophile Punktierung der Erythrozyten, Retikulozytose, Targetzellen* und Normoblasten 4. in der Hämoglobinelektrophorese: nahezu ausschließlich HbF bei fast völligem Fehlen von HbA
- Thalassaemia minor (syn. Rietti-Greppi-Micheli-Syndrom): 1. milder Verlauf bei heterozygoten Merkmalsträgern 2. Klinik: gesteigerte Hämolyse mit meist asymptomatischer, leichter hypochrom-mikrozytärer Anämie mit Targetzellen*, geringe Splenomegalie 3. in der Hämoglobinelektrophorese: gesteigerter HbA_2-Anteil (> 3,5 %).

Therapie: Bei Thalassaemia minor meist keine Therapie erforderlich, bei Thalassaemia major
- möglichst frühzeitig allogene Stammzelltransplantation* von HLA-identischen Geschwistern oder Fremdspendern

- Chelatbildner, z. B. Deferoxamin*, Deferasirox, Deferipron als Pharmakotherapie der Eisenüberladung (Hämosiderose*)
- bei steigendem Transfusionsbedarf evtl. Splenektomie*.

Prognose:
- nach Stammzelltransplantation deutliche Besserung bei ca. 90 %
- besonders bei Betathalassämie multiple Insuffizienz endokriner Organe (verzögerte Pubertät, Diabetes mellitus) und Tod infolge Organsiderose (Herz) im frühen Erwachsenenalter.

Thalidomid *n*: Immunsupressivum zur oralen First*-Line-Therapie des multiplen Myeloms bei Erwachsenen ≥ 65 Jahren und Patienten, für die eine hochdosierte Chemotherapie* nicht in Frage kommt. Thalidomid wird in Kombination mit Melphalan* und Prednisolon* eingesetzt und darf aufgrund der Teratogenität* nur auf einem Sonderrezept (T-Rezept*) verschrieben werden.

Indikationen:
- in Deutschland zugelassen für die First-Line-Therapie des unbehandelten multiplen Myeloms bei Erwachsenen ≥ 65 Jahren und Patienten, für die eine hochdosierte Chemotherapie nicht in Frage kommt
- in den USA zusätzlich zugelassen zur Behandlung schwerer Formen der Lepra* (Erythema nodosum leprosum)
- therapeutischer Nutzen auch bei myelodysplastischem Syndrom*, Morbus* Crohn und Aphten* bei HIV*-Erkrankung, jedoch keine Zulassung (off*-label-use).

Thalidomid-Embryopathie *f*: engl. *thalidomide embryopathy*; syn. Contergan-Syndrom. Embryopathisches Fehlbildungssyndrom mit schweren Extremitätenanomalien (Phokomelien) nach Einnahme von Thalidomid* in der Frühschwangerschaft und hoher frühkindlicher Letalität (Contergan-Skandal).

Klinik:
- Dysmelie* insbesondere im Bereich der oberen Extremitäten mit unterschiedlicher Lokalisation und Ausprägung (isolierte minimale Hypoplasie bis Amelie)
- Fehlbildungen im Kopfbereich: 1. Dysotie 2. Anotie* (häufig mit Taubheit) 3. Mikrophthalmie* 4. Kolobom*
- multiple Hirnnervenstörungen (III., IV., VI., VII. Hirnnerv*)
- Naevus* flammeus im Mittelgesicht
- Fehlbildungen innerer Organe
- geistige Entwicklung in der Regel unbeeinträchtigt.

Thanatologie *f*: engl. *thanatology*. Wissenschaft von den Ursachen und Umständen des Todes. Schwerpunkte der Thanatologie sind u. a. die Einstellung zum Tod, Todesvorstellungen, Vortoderfahrungen, Sterbeprozess (auch Suizid*) und Sterbebeistand, Interaktion mit Sterbenden, Trauer sowie Bestattungsformen.

Thaumatin → Süßstoffe

THC: Abk. für → Tetrahydrocannabinol

Thebain *n*: engl. *thebaine*. Paramorphin aus der Gruppe der Opiate, Hauptalkaloid des Armenischen Mohns (Papaver bracteatum). Thebain wirkt stärker stimulierend, aber weniger analgetisch als Morphin. In hohen Dosierungen führt es zu Strychnin-artigen Krämpfen (Krampfgift). Opium besteht zu 0,2–0,5 % aus Thebain, welches ebenfalls unter das Betäubungsmittelgesetz fällt.

Theca folliculi *f*: engl. *follicular theca*; syn. Theca interna. Bindegewebe, welches das Follikelepithel der Sekundärfollikel umgibt. Beim reifen Follikel (Follikelreifung*) wird es unterteilt in eine innere, zellreiche, östrogenproduzierende Schicht (Theca interna) und eine äußere, in das Ovarialstroma übergehende, fibröse Schicht (Theca externa).

Thekazellen *f pl*: engl. *theca cells*. Differenziertes Bindegewebe des Ovarialfollikels. Die Zellen der Theca* folliculi bilden sich während der Differenzierung vom Primärfollikel zum Sekundärfollikel heraus und umgeben diesen. Im Stadium des Tertiärfollikels erfolgt eine weitere Differenzierung zu Theca* interna-Zellen (siehe Testosteronsynthese) und Theca* externa-Zellen (kontraktile Eigenschaften).

Thekazelltumor *m*: engl. *theca cell tumor*; syn. Thekom. Seltener, östrogenbildender, häufig sehr großer Keimstrang-Stromatumor des Ovars*, der überwiegend in der Postmenopause* (> 80 % der Thekazelltumoren) auftritt. Häufige Symptome infolge von Östrogenproduktion sind postmenopausale Blutungsstörungen. Diagnostisch hilft die transvaginale Sonografie, therapiert wird mit Ovarektomie*.

Thekodontie *f*: engl. *thecodontia*. Zahnbefestigung durch Verankerung der Zahnwurzeln in den Alveolen mit Sharpey-Fasern (Gomphosis*), vorkommend bei Säugetieren (einschließlich des Menschen) und Krokodilen.

Thekom → Thekazelltumor

Thekomatose → Hyperthecosis ovarii

Thelalgie *f*: engl. *thelalgia*. Schmerzen in der Mamille.

Thelarche *f*: Entwicklung der weiblichen Brustknospen unter zunehmender Östrogeneinwirkung, in der Regel um das 11. Lebensjahr. Beginn etwa 2 Jahre vor Einsetzen der Menarche*.

T-Helferzellen *f pl*: engl. *helper cells*. Bezeichnung für CD4$^+$-T-Zellen. Sie bilden eine Subklasse der T*-Lymphozyten und tragen das spezifische Oberflächenantigen CD4 (59-kD-Glykoprotein, Rezeptor für HLA-Glykoproteine der Klasse II auf antigenpräsentierenden Zellen*).

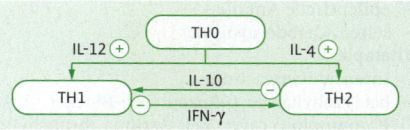

T-Helferzellen: TH1/TH2-Gleichgewicht.

T-Helferzellen entstehen als Vorläuferzellen (TH0-Zellen). Siehe Abb.

Referenzwert: Ca. 500–1200/μl.

Klinische Bedeutung:
- Verringerung der Anzahl von Helferzellen bei Immundefekten* (z. B. HIV*-Erkrankung) möglich
- unterhalb von 250/μl gehäuftes Auftreten von Erkrankungen an opportunistischen Erregern (z. B. Pneumocystis-Pneumonie).

Thelorrhagie *f*: engl. *thelorrhagia*. (Tropfenweise) Entleerung von Blut bzw. bluthaltiger Flüssigkeit aus der Mamille. Mögliche Ursachen sind v. a. zystische Mastopathie*, Milchgangpapillom oder Mammakarzinom* (besonders Komedokarzinom*). Eine differenzialdiagnostische Abklärung erfolgt durch Palpation, Mammazytologie*, Mammasonografie*, Mammografie*, Galaktografie* oder Milchgangexstirpation.

Thenar *m*: engl. *ball of thumb*; syn. Daumenballen. Muskelvorsprung der Handinnenfläche. Der Daumenballen wird von der Thenarmuskulatur gebildet und dient als Greifpolster der Hand.

Thenaratrophie → Karpaltunnelsyndrom

Theophyllin *n*: Xanthin*-Derivat aus der Gruppe der Broncholytika und Antiasthmatika*. Theophyllin wirkt bronchodilatatorisch, antiinflammatorisch und vasodilatatorisch und kommt zum Einsatz bei der Behandlung von Asthma* bronchiale und COPD.

Indikationen:
- Therapie und Prophylaxe von Atemnot durch Bronchokonstriktion und Bronchospasmus* bei Asthma bronchiale und COPD
- Kopfschmerz nach Lumbalpunktion

Theophyllinintoxikation *f*: engl. *theophylline poisoning*. Intoxikation mit Theophyllin*, z. B. im Rahmen einer medikamentösen Überdosierung. Akut kann es zu Herzkreislaufstörungen und epileptischen Anfällen kommen, bei chronischer Vergiftung (Plasmakonzentration > 40 mg/l) zu Tachykardie und Krämpfen. Bei schweren Vergiftungen ist eine Behandlung auf der Intensivstation nötig.

Klinik:
- Erbrechen
- Zittern und Unruhezustände
- Herzkreislaufstörungen: 1. vital bedrohliche Hypotonie 2. Tachykardie und ventrikuläre Arrhythmie

- epileptische Anfälle
- selten Rhabdomyolyse.

Therapie:
- Intensivüberwachung
- bei Tachykardie β-Rezeptoren-Blocker (z. B. Propranolol; cave: bei Asthma bronchiale Provokation eines Asthmaanfalls möglich)
- bei epileptischem Anfall Benzodiazepine oder Barbiturate
- bei Therapieresistenz oder Plasmakonzentration > 100 mg/l evtl. Hämoperfusion
- bei arterieller Hypotonie Volumenersatz
- ggf. Noradrenalin.

Theorie f: engl. *scientific theory*; syn. wissenschaftliche Theorie. System wissenschaftlich begründeter Aussagen, die sich aufgrund von (experimentellen) Forschungsergebnissen formulieren lassen. Eine wissenschaftliche Theorie ordnet, vergleicht, verknüpft und bündelt die Einzelerkenntnisse und erarbeitet zugrunde liegende Gesetzmäßigkeiten auf der Grundlage einer zuvor entwickelten Hypothese.

Theory of Mind: Abk. ToM. Kulturübergreifende Fähigkeit, sich in andere hineinzuversetzen, um deren Wahrnehmungen, Gedanken und Absichten zu verstehen.

Entwicklung: Theory of Mind (ToM) entwickelt sich bei Kindern zwischen dem 4. und 11. Lebensjahr und besteht aus 4 Aspekten:
1. Unterscheidung zwischen Belebtem und Unbelebtem
2. Repräsentation zielgerichteter Aktionen (anderer)
3. Abruf persönlicher Erfahrungen/Skripte
4. Entkopplung/Unterscheidung zwischen Selbst und anderen.

Lokalisation: Spindelzellen im Cortex cingularis anterior, einer besonderen Art von Neuronen (**Spiegelneuronen**), die es nur beim Menschen und einigen höheren Primaten gibt, scheinen in besonderem Maße mit ToM in Verbindung zu stehen. Verschiedene Tests zu ToM führen im fMRT zu Aktivierungen in medialem Präfrontalkortex, posteriorem Cingulum (cingulärer Kortex), Precuneus und bilateralen Übergangsregionen zwischen Temporal- und Parietalkortex. Diese Areale sind stark miteinander vernetzt (sog. **ToM-Netzwerk**). Im wachen Zustand ist das ToM-Netzwerk dauerhaft aktiv (automatisiert, vorbewusste und bewusste Interaktionswahrnehmung) und beteiligt u. a. an Prozessen der Bewertung anderer Personen, der Mentalisierung und Bildung von sozialen und zwischenmenschlichen Intentionen. Die Bestimmung erfolgt durch einen Test mit standardisierten Cartoons oder schriftlichen Vorlagen von Situationsbeschreibungen, in denen Handelnden Intentionen zugeschrieben werden müssen (z. B. Sally-Anne-Test).

Klinische Bedeutung: Defizite in der Hineinsetzungsgabe findet man bei:
- Autismus*
- Schizophrenie*
- frontotemporaler Demenz*
- Depression*
- bestimmten Persönlichkeitsstörungen.

therapeutisch: engl. *therapeutic*. Die Behandlung betreffend.

Therapeutische Immunadsorption f: engl. *therapeutic immunoadsorption*. Form der therapeutischen Hämapherese* mit (im Gegensatz zur konventionellen Plasmapherese*) selektiver Entfernung bestimmter Blutplasmabestandteile (häufig Antikörper) über spezifische (immunologische) Bindung, z. B. affinitätschromatografische Antigen*-Antikörper-Reaktion. Indiziert ist das Verfahren beispielsweise bei Hemmkörperhämophilie* oder systemischem Lupus* erythematodes.

therapeutischer Index → Breite, therapeutische

Therapeutisches Selbstmanagement n: syn. Selbstmanagement. Form der Verhaltenstherapie nach F. H. Kanfer (sog. humanistische Form der Verhaltenstherapie), welche die aktive Beteiligung der Patienten am therapeutischen Prozess in den Vordergrund stellt. Im weiteren Sinne bezeichnet der Begriff auch psychoedukative Verfahren, um Rückfälle (z. B. bei Psychosen) selbstständig zu vermeiden.

Therapeut-Patient-Beziehung → Beziehung, therapeutische

Therapie f: engl. *therapy*. Behandlung von Krankheiten, Behinderungen und Verletzungen mit dem Ziel der Heilung, der Beseitigung oder Linderung von Symptomen und der Wiederherstellung der körperlichen und psychischen Funktionen.

Therapie, achtsamkeitsbasierte kognitive f: engl. *mindfulness-based cognitive therapy*. Programm zur Rückfallprophylaxe bei rezidivierenden Depressionen*, das von Z. Segal, M. Williams und J. Teasdale entwickelt wurde. Es handelt sich um eine Form der Mindfulness*-Therapie.

Therapie, aktivierende f: engl. *activating therapy*. In der physikalischen Therapie und der Naturheilkunde* Bezeichnung für eine anregende körperl. Behandlung (z. B. Bewegungstherapie) mit psych. und sozialen Wirkungen, die Möglichkeit zu Eigenbehandlung und Förderung der Persönlichkeit des Patienten bietet.

Therapie, antihormonale f: engl. *contrahormonal therapy*. Behandlungsverfahren, das sich gegen die Produktion und Wirkung von Hormonen im Körper richtet.

Vorgehen:
- Blockierung der Hormonproduktion und -ausschüttung: 1. durch Hemmung der LH-Ausschüttung in der Hypophyse mittels Gabe von GnRH-ähnlichen Substanzen (LH für luteinisierendes Hormon, GnRH für Gonadotropin releasing hormone) 2. durch Gabe hormonähnlicher Substanzen (z. B. Cyproteronacetat) 3. durch Blockade der adrenalen Steroidsynthese (z. B. durch Ketoconazol) 4. durch selektive Hemmung der Androgenbiosynthese (z. B. durch Abirateron, Enzalutamid) 5. chirurgisch (z. B. Orchiektomie, Ovarektomie)
- Blockierung der Hormonwirkung am Rezeptor: 1. durch Antiandrogene* (Hemmung des Androgenrezeptors, z. B. durch Flutamid) 2. durch Antiöstrogene* (Hemmung des Östrogenrezeptors, z. B. durch Tamoxifen*).

Indikationen:
- Therapie von hormonsensiblen malignen Tumoren (insbesondere Mammakarzinom, Prostatakarzinom)
- Überfunktion endokriner Organe (z. B. Prolaktinom, Hyperthyreose)
- Transsexualität
- sog. hormonale Kastration von Sexualstraftätern.

Therapie, antiobstruktive f: engl. *anti-obstructive therapy*. Behandlung einer reversiblen Bronchialobstruktion bei obstruktiver Atemwegserkrankung*, Glottisödem oder Pseudokrupp. Zur antiobstruktiven Therapie werden eingesetzt Beta-2-selektive Betasympathomimetika*, Parasympatholytika*, Leukotrien-Rezeptor-Antagonisten (Montelukast*), Phosphodiesterase-Hemmer (Theophyllin*), Glukokortikoide*, Cromoglicinsäure* sowie Adrenalin*.

Therapiebegrenzung → Sterbehilfe

Therapie, dialektisch-behaviorale f: engl. *dialectic-behavioral therapy*. Von M. M. Linehan entwickeltes Verfahren, das Techniken aus dem Bereich der Verhaltenstherapie*, humanistisch (humanistische Therapie*) und psychodynamisch orientierter Verfahren (psychodynamische Psychotherapie*) und der Zen-Meditation (Meditation*) integriert. Eingesetzt wird dialektisch-behaviorale Therapie v. a. bei Borderline*-Persönlichkeitsstörungen, darüber hinaus auch bei anderen Störungen, z. B. Essstörungen*.

Therapie, emotionsfokussierte f: engl. *emotionally focused therapy*. Weiterentwicklung von Gestalttherapie* und Gesprächspsychotherapie* (u. a. Greenberg und Elliott 2004) mit Fokus auf die Bearbeitung von Emotionen*, die als wesentlich angesehen werden u. a. für Handeln und Selbstbild*.

Therapieerwartung f: engl. *therapy expectation*. Patientenvariable, die von den bisherigen Erfahrungen und dem subjektiven Krankheitsmodell (Laienätiologie) des Patienten geprägt ist. Die Therapieerwartung beeinflusst unabhängig von der Behandlungsmethode Therapieverlauf und -ergebnis. Vor allem in der Psychotherapie und Psychiatrie gilt eine positive subjektive Therapieerwartung als Prädiktor für den Therapieerfolg.

Therapiefreies Intervall *n*: Zeitraum, in dem keine gezielte Therapie erfolgt oder zwischen 2 Therapiezyklen.

Beispiele: In der klinischen Medizin bezeichnet das therapiefreie Intervall die Phase, in der die Therapie ausgesetzt wird, z. B. zwischen 2 Chemotherapiezyklen oder vor Operationen. In der Notfallmedizin ist es die Phase vom Eintritt des Ereignisses bis zum Eintreffen qualifizierter medizinischer Hilfe, in der Laien Sofort- und Erste*-Hilfe-Maßnahmen leisten.

Therapie, humanistische: engl. *humanistic therapy*; syn. humanistische Psychotherapie. Psychotherapeutischer Ansatz, der sich explizit als sog. dritter Weg von Psychoanalyse* und Verhaltenstherapie* abhebt, mit Einflüssen aus Humanismus und Existenzphilosophie sowie fernöstlicher Philosophie. Wichtige Therapieformen sind die Gesprächspsychotherapie* und Gestalttherapie*.

Wirksamkeit: Angesichts der Heterogenität der Gruppe der humanistischen Therapien ist ein übergreifender Wirksamkeitsnachweis kaum zu erbringen. Für die Gesprächstherapie liegen die umfangreichsten Nachweise vor. Für die Gestalttherapie oder andere Formen fehlen dagegen hinreichende Wirksamkeitsnachweise.

Therapie, kinetische *f*: engl. *kinetic therapy*. Lagerungstherapie mit kontinuierlicher lateraler Rotation mit einem Winkel von 40–60° zur Therapie und Prophylaxe schwerster respiratorischer Störungen. Die Lagerung erfolgt mit einem speziellen Drehbett*. Siehe Abb.

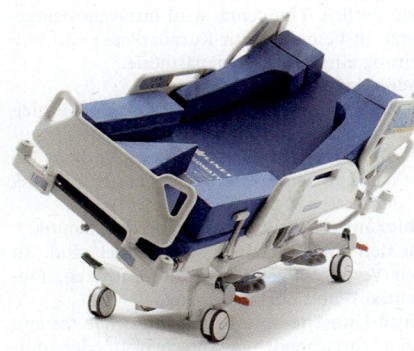

Therapie, kinetische [215]

Therapie, kognitive *f*: engl. *cognitive therapy*; syn. kognitive Psychotherapie. Sammelbezeichnung für Verfahren, die den Einfluss der Kognitionen* auf das emotionale Befinden und Verhalten betonen (in diesem Sinn synonym mit kognitiver Intervention). Kognitive Therapien werden meist mit Verhaltenstherapien verknüpft, z. B. kognitive Verhaltenstherapie*, Rollenspiel* oder therapeutische Hausaufgaben.

Therapie, manuelle *f*: engl. *manual therapy*; syn. Manualtherapie. Behandlung von Beschwerden des Halte- und Bewegungsapparats mithilfe der Hände im Rahmen von Osteopathie*, Kraniosakraltherapie, Chiropraktik* oder manueller Medizin*. Nach Befunderhebung wird durch gezielte Techniken auf Gelenke und periartikuläre Strukturen (u. a. Kapsel, Bänder, Muskulatur) eingewirkt.

Indikationen:
– Hypomobilität von Gelenken
– Weichteilveränderungen der gelenkumgebenden Strukturen
– Gelenkschmerzen.

Therapie, multisystemische *f*: engl. *multisystemic therapy*. Auf der Systemtheorie und sozialökologischen Verhaltensmodellen gründendes Verfahren, das sich an der systemischen Familientherapie* orientiert und den Zusammenhang verschiedener Teilsysteme bis hin zur Gemeinde berücksichtigen, insbesondere zur Stärkung sozialer Netzwerke. Eine Indikation besteht v. a. für dissoziale, an psychiatrischen Störungen und/oder Abhängigkeit leidende Jugendliche.

Therapie, neoadjuvante *f*: engl. *neoadjuvant therapy*. Unterstützende Therapie vor einer Operation, beispielsweise Strahlentherapie o. ä. Verfahren. Die neoadjuvante Therapie dient v. a. in der Onkologie zur Verkleinerung des Tumors, um eine schonende Operation mit vollständiger Entfernung desselben zu ermöglichen.

Therapie, neuropsychologische *f*: engl. *cognitive remediation*. Sammelbezeichnung für verschiedene kognitive Behandlungsverfahren zur Therapie* und Rehabilitation* verschiedener Störungen; im engeren Sinn Form der Psychotherapie* zur Behandlung organisch bedingter psychischer Störungen von Gedächtnis*, Aufmerksamkeit*, Wahrnehmung, Problemlösen und Planen, Motivation, Antrieb*, Affekt* und Stimmung*.

Therapie, periradikuläre *f*: engl. *periradicular therapy*. Verfahren zur Schmerztherapie* an der Wirbelsäule*. Die Wirkung beruht auf einem temporären partiellen Nervenwurzelausfall mit motorischer Schwäche und Hypästhesie für einige Stunden. Indikationen sind radikuläre Schmerzen, besonders bei Bandscheibenvorfall*, sowie dessen differenzialdiagnostische Abklärung zur präoperativen Lokalisation der betroffenen Höhe bzw. Bestätigung der Operationsindikation.

Therapieplanung *f*: engl. *therapy planning*. Erarbeiten eines auf die individuelle Problem- und Symptomkonstellation des Patienten zugeschnittenen Behandlungsplans, der Auswahl und zeitliche Abfolge der therapeutischen (Einzel-)Interventionen umfasst sowie manchmal das Einbeziehen anderer Bezugspersonen beinhaltet. Die Besprechung der Therapieplanung mit dem Patienten schafft Transparenz und fördert die Therapiemotivation durch Mitbeteiligung.

Therapiesitzung *f*: engl. *therapeutic session*. Lokal und zeitlich definiertes Zusammentreffen von Patienten oder Therapiegruppe und Therapeut. Eine Therapiesitzung dauert meist 50 min, dies entspricht den sozialrechtlichen Vergütungsregelungen. Spezifische Verfahren wie bestimmte Formen der Konfrontationstherapie* machen auch längere Sitzungen außerhalb der Klinik oder Praxis erforderlich (Setting).

Therapiestudie → Studie, klinische

Therapie, supportive *f*: engl. *supportive therapy*. Sammelbezeichnung für therapeutische Maßnahmen zur Unterstützung der Primärtherapie maligner Erkrankungen. Dazu zählen z. B. die Therapie von Infektionen durch Antibiotika und Antimykotika, die Gabe von hämatopoetischen Wachstumsfaktoren und Blutprodukten sowie die antiemetische Therapie und suffiziente Schmerztherapie. Diese Maßnahmen tragen entscheidend zum Therapieerfolg bei.

Therapievertrag → Vertrag, therapeutischer

Thermanästhesie *f*: engl. *thermanesthesia*. Verlust der Temperaturempfindung als Form der Sensibilitätsstörungen*.

thermische Prüfung → Gleichgewichtsprüfungen

Thermoablation → Katheterablation

Thermoaktinomyzeten *m pl*: engl. *thermoactinomyces*. Thermophile, sporenbildende Untergruppe der Gattung Actinomyces*, deren Sporen eine exogen-allergische Alveolitis* verursachen können.

Thermodilution *f*: Form der Indikatorverdünnungsmethode* mit Kälte (gekühlte Infusionslösung) oder Wärme bei neueren Verfahren (kontinuierliche cardiac output (CCO)-Messung) als Indikator. Es handelt sich um das klinisch am häufigsten verwendete Verfahren zur Bestimmung des Herzminutenvolumens mittels Pulmonaliskatheter* (pulmonalarterielle Thermodilution) oder durch transpulmonale Thermodilution (vgl. PiCCO-System).

Vorgehen:
– nach Bolusinjektion des Indikators kontinuierliche Temperaturmessung mit Thermistor distal des Injektionsorts
– Berechnung des Herzminutenvolumens über das Integral der Temperaturänderung.

Thermogenese *f*: engl. *non shivering*; syn. Heat Production. Wärmebildung durch Stoffwechselvorgänge zur Aufrechterhaltung der Körpertemperatur*. Zur Thermogenese tragen Verdauung (postprandiale Thermogenese*), Aktivität der Skelettmuskulatur, Energiestoffwechsel und die biochemische Thermogenese im braunen Fettgewebe des Säuglings bei. Eine verringerte bzw. gesteigerte Thermogenese ohne erkennbaren exogenen Einfluss kann auf eine Stoffwechselstörung hindeuten.

Klinische Bedeutung: Die Thermogenese wird beispielsweise beeinträchtigt durch Störungen des Hormonhaushaltes wie Hypo- und Hyperthyreose*, mangelnde Nahrungsaufnahme, Läsionen des Hypothalamus* und Medikamente.

Thermogenese, nahrungsinduzierte f: engl. *food induced thermogenesis*. Notwendige Stoffwechselsteigerung zur Assimilation* eines Nährstoffs (Resorption*, aktiver Transport*, Synthesereaktionen). Die Umwandlungsprozesse setzen einen Teil der Energie in Form von Wärme frei, die nur teilweise zur Aufrechterhaltung der Körpertemperatur nutzbar ist.

Thermografie f: engl. *thermography*. Wärmebild, also ein bildgebendes Verfahren, das die Wärmestrahlung von Körpern sichtbar macht. Dabei werden Absoluttemperatur und Temperaturverteilung auf der Hautoberfläche bis zu geringsten Differenzen (von ca. 0,08 °C) erfasst und registriert.

Thermokauter m: engl. *thermocauter*. Instrument für die Elektrochirurgie*, bei dem durch niederfrequenten Strom an Widerstand erhitzt und die Hitze auf den aktiven Teil des Instruments übertragen wird. Anwendung zur Durchtrennung von Gewebe mit gleichzeitiger Blutstillung.

Thermokoagulation f: engl. *thermocoagulation*. Zerstörung von Gewebe mit einer Thermosonde durch kontrollierte Temperaturerhöhung (75–85 °C).

Anwendung: V. a. in der Schmerztherapie*, z. B.
- selektive Thermokoagulation von C-Fasern bei perkutaner Thermorhizolyse* (Förster*-Operation)
- perkutan am Ganglion Gasseri bei Trigeminusneuralgie*
- perkutane Chordotomie*
- offene DREZ-Läsion (Dorsal Root Entry Zone Lesion)
- Thalamotomie*.

thermolabil: engl. *thermolabile*. Nicht wärmebeständig.

Thermometer n: syn. Temperaturmessgerät. Instrument zur Messung der Temperatur, in der Medizin und Pflege der Körpertemperatur* zur Feststellung von Fieber*. Der Messbereich von Fieberthermometern reicht meist von 35–42 °C (Ausnahme: Frühgeborenenthermometer mit 26–42 °C), ihre Genauigkeit beträgt mindestens 1/10 °C.

Formen:
- Digitalthermometer*
- Infrarotthermometer*
- Einmalfieberthermometer*
- Quecksilberthermometer (veraltet).

Nach Messort:
- Rektalthermometer
- Stirnthermometer (mit Messfühlern für die Stirn)
- Ohrthermometer*
- Frauenthermometer*
- Schnullerthermometer.

Thermophor m: Wärme speicherndes Utensil zur Wärmebehandlung, z. B. warme Kompresse oder Wärmflasche*.

Thermoregulation f: syn. Wärmeregulation. Steuerung des Wärmehaushalts* durch zentrale Wärmezentren* zur Erhaltung einer konstanten Körpertemperatur* (Isothermie). Wärmebildung erhöht die Körpertemperatur durch biochemische Reaktionen (beispielsweise kalorigener Effekt der Schilddrüsenhormone*) und mechanisch durch Muskelaktivität (Kältezittern). Wärmeabgabe geschieht physikalisch durch Strahlung, Leitung und Konvektion sowie Verdunstung von Schweiß* über die Haut.

Thermorezeptoren → Thermosensoren

Thermorhizolyse, perkutane f: engl. *thermorhizotomy*; syn. Thermorhizotomie. Perkutane (atraumatische) Teil-Thermokoagulation* (Demyelinisierung) v. a. von C-Fasern der Hinterwurzeln der Spinalnerven (Radix posterior), z. B. bei Meralgia* paraesthetica. Dieses neurodestruktive Verfahren wird nur noch selten angewendet, da häufig Rezidive mit Schmerzzunahme (Deafferenzierung) auftreten. Heute werden eher neuromodulative Verfahren verwendet.

Thermorhizotomie → Thermorhizolyse, perkutane

Thermosensoren m pl: engl. *thermosensors*. Sensoren* in Haut* und ZNS, welche die Temperatur* und die Geschwindigkeit von Temperaturänderungen registrieren. Freie Nervenendigungen* in der Haut messen als periphere Thermorezeptoren (Kälterezeptoren und Wärmerezeptoren) die Körperschalentemperatur. Spezialisierte Neuronen im Hypothalamus* überwachen als zentrale Thermorezeptoren die Körperkerntemperatur.

thermostabil: engl. *thermostable*. Wärmebeständig.

Thermotaxis f: Durch Wärme verursachte, gerichtete Bewegung.

Thesaurismosen → Speicherkrankheiten

Theta-Rhythmus m: Frequenzband der EEG im Bereich 4–7 Hz. Der Theta-Rhythmus ist bei gesunden Erwachsenen nur im tiefen Schlaf abzuleiten.

Thiamazol n: Thyreostatikum aus der Gruppe der Thioharnstoff-Derivate und aktiver Metabolit* von Carbimazol*. Thiamazol wird oral eingesetzt zur konservativen Behandlung bei Hyperthyreose* sowie zur Vorbereitung einer Thyreoidektomie* oder Radiojodtherapie*. Intravenös appliziert wird Thiamazol insbesondere bei thyreotoxischer Krise*. Häufigste Nebenwirkungen sind allergische Hautreaktionen wie Juckreiz und Urtikaria*.

Thiamin → Vitamin B_1

Thiazid → Diuretika

Thiazolidindione n pl: Klasse oraler Antidiabetika*, die als Insulinsensitizer* bei Diabetes* mellitus Typ 2 eingesetzt werden. Zu den Vertretern gehören beispielsweise Pioglitazon* und Rosiglitazon. Der Einsatz von Thiazolidindionen ist bei Diabetes mellitus Typ 1 sowie bei Leberinsuffizienz, Schwangerschaft und Stillzeit kontraindiziert.

Indikationen: Diabetes mellitus Typ 2.

Thibierge-Weißenbach-Syndrom → CREST-Syndrom

Thiobarbiturate n pl: engl. *thiobarbiturates*. Injektionsnarkotika*, die sich von den Barbituraten* durch ein Schwefelatom statt eines Sauerstoffatoms unterscheiden. Thiobarbiturate wirken hypnotisch, aber nicht analgetisch und nur gering muskelrelaxierend. Ihre Wirkung tritt sehr schnell ein, hält jedoch nur kurze Zeit an. Daher werden Thiobarbiturate zur Kurznarkose* eingesetzt. Wirkstoffbeispiel ist Thiopental*.

Thioguanin → Tioguanin

thioklastische Spaltung → Fettsäureabbau

Thiopental n: Injektionsnarkotikum aus der Gruppe der Barbiturate* mit sehr schnellem Wirkungseintritt und kurzer Wirkungsdauer. Thiopental wirkt sedativ-hypnotisch, aber nicht analgetisch, daher ist bei Verwendung zur Anästhesie* die zusätzliche Gabe eines Analgetikums erforderlich. Thiopental wird intravenös eingesetzt, insbesondere zur Kurznarkose* und Einleitung einer Allgemeinanästhesie.

Indikationen:
- hauptsächlich zur Kurznarkose und Einleitung einer Allgemeinanästhesie
- seltener zur Hirndrucksenkung und zur Behandlung eines Status* epilepticus (Mittel der letzten Wahl).

Thioxanthene n pl: Gruppe von Neuroleptika*, die den Phenothiazinen sehr ähnlich sind. Zu den Vertretern gehören Chlorprothixen, Flupentixol* und Zuclopenthixol.

Third-Line-Therapie f: engl. *third line therapy*. Bei unzureichendem Ansprechen auf oder kontraindizierter Second*-Line-Therapie indizierte Behandlung. Beispiel in der Onkologie ist die palliative Therapie bei metastasierter maligner Neoplasie.

Third Space m: Pathologisches transzelluläres Flüssigkeitskompartiment, das u. a. nach Verbrennungen, bei Ödemen*, Ileus*, Aszites* sowie bei Peritonitis* auftritt. Sie entsprechen den durch pathophysiologische Prozesse umverteilten Flüssigkeitsvolumina. Eine positive Wasser- und Natriumbilanz und gleichzeitig auftretende Zeichen des Volumenmangels (Hypovolämie*) deuten auf Flüssigkeitsansammlungen im third space hin.

Thomas-Handgriff m: engl. *Thomas test*. Orthopädische Untersuchungsmethode bezüglich Beugekontraktur im Hüftgelenk. Am liegenden Patienten führt die maximale passive Beugung eines Beins im Hüftgelenk zum Ausgleich der Lendenlordose. Normalerweise kann das andere Bein in der Hüfte gestreckt werden. Bei Vorliegen einer Beugekontraktur hebt sich der andere Oberschenkel von der Unterlage.

Thomas-Schiene f: engl. *Thomas splint*. Entlastende Orthese* für die gesamte untere Extremität distal des Trochanter major zur Anwendung nach Fraktur, Osteomyelitis und Osteonekrose distal des proximalen Femurdrittels, früher auch bei Perthes-Calvé-Legg-Krankheit.
Prinzip: Krafteinleitung über eine Schienenkonstruktion und einen Sitzring auf das Tuber ossis ischii mit freischwebendem Fuß und kontralateralem Längenausgleich durch Absatzerhöhung an anderem Schuh.

Thomsen-Phänomen → T-Antigen

Thomsen-Schiene → Hallux-valgus-Nachtschiene

Thomsen-Zeichen n: engl. *Thomsen's sign*. Orthopädischer Begriff, der verwendet wird für 2 klinisch-diagnostische Zeichen, zum einen bei einer Prüfung auf Ischiassyndrom, zum anderen bei Prüfung auf Epikondylitis*.
Formen:
- Das Anzupfen des bei passiver Beugung des Beins (90° im Hüftgelenk und stark im Kniegelenk) in der Kniekehle tastbaren N. ischiadicus verursacht bei Ischiassyndrom starke Schmerzen mit typischer Ausstrahlung.
- Die passive Dorsalextension der Hand bzw. Palmarflexion der geschlossenen Faust gegen den Widerstand des Patienten führt bei Epicondylitis humeri radialis (Epikondylitis*) zur Schmerzverstärkung am ulnaren bzw. radialen Epicondylus humeri.

Thoracic-Outlet-Syndrom n: engl. *thoracic outlet syndrome*; Abk. TOS. Sammelbegriff für verschiedene Engpasssyndrome im Bereich des Schultergürtels, meist verursacht durch knöcherne Strukturen. Oft sind Leistungssportler betroffen. Es kommt zu neurologischen und gefäßbedingten Ausfällen an Schultern und Armen. Diagnostiziert wird mittels Provokationstests, neurologisch und bildgebend. In schweren Fällen wird operativ behandelt.
Klinik:
- neurogenes TOS: Schmerzen im Bereich der Schulter und des betroffenen Armes, evtl. motorische und sensible Ausfälle am Thenar* oder Hypothenar*
- arterielles TOS: vorzeitige Ermüdung des Armes bei Belastung, mögliche Parästhesien und Armblässe bei Elevation des Armes
- venöses TOS: Schwellung und Zyanose des Armes nach starker Betätigung.

Nach der Lokalisation der Engstelle spricht man von Halsrippen-, Scalenus-anterior-, Pectoralis-minor-, Kostoklavikular- und Hyperabduktionssyndrom*.

thoracicus: engl. *thoracic*. Zum Brustkorb gehörend.

Thorakoplastik f: engl. *thoracoplasty*. Früher bei tuberkulöser Kaverne* und chronischem Pleuraempyem* verwendetes chirurgisches Verfahren. Unter Resektion mehrerer Rippen wurde ein partieller Lungenkollaps erzeugt, der zum „Einsturz" der Kaverne führte. Das Verfahren ist heute nicht mehr gebräuchlich und durch Resektion von Lungensegmenten ersetzt.

Thorakoschisis f: engl. *thoracoschisis*. Angeborene Spaltbildung im medialen Bereich der vorderen Thoraxwand.

Thorakoskopie f: engl. *thoracoscopy*. Minimalinvasive, endoskopische Methode zur Untersuchung des Brustraums, heute meist videounterstützt als VAT (Video-assisted Thoracoscopy). Das Verfahren bietet auch die Möglichkeit kleinerer thoraxchirurgischer Eingriffe wie Biopsien und wird dann als VATS (Video-assisted Thoracic Surgery) bezeichnet.

Thorakostoma n: engl. *open window thoracostomy* (Abk. OWT); syn. Thoraxfenster. Operativ angelegte Öffnung der Brustwand zur offenen Drainage von infizierten Thoraxhohlräumen bei sehr schlechtem Allgemeinzustand des Patienten, zumeist in Kombination mit VAC-Therapie. Indikationen sind z. B. chronisches Pleuraempyem*, infizierte Pneumonektomie-Resthöhle oder Post-Tuberkulose-Empyem. Nach Infektbereinigung ist manchmal ein sekundärer Verschluss mit Thorakoplastik* und Muskeltransfer möglich. Siehe Abb.

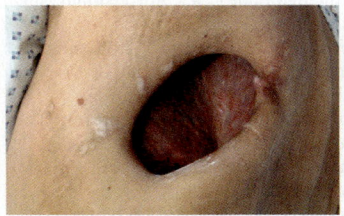

Thorakostoma: Thorakostoma (linke hintere Axillarlinie) mit Blick auf Perikard, Mediastinum und Wirbelsäule; Anlage bei Pleuraempyem nach Pneumonektomie. [192]

Thorakotomie f: engl. *thoracotomy*. Operative Eröffnung der Brusthöhle. Standardverfahren werden bezeichnet nach dem operativen Zugang als anteriore, laterale, posteriore, posterolaterale, anterolaterale, bilaterale und axilläre Thorakotomie, außerdem mediane Sternotomie* sowie Thorakosternotomie. Auf die Größe des Eingriffs verweist der Begriff Minithorakotomie*.

Thorakotomie, anterolaterale f: Gebräuchlicher Standardzugang für thoraxchirurgische Eingriffe.
Vorgehen:
- Lagerung des Patienten in Rückenlage mit Anhebung der zu operierenden Seite
- Beginn der Inzision am Unterrand des M. pectoralis major
- danach bogenförmiger Verlauf bis zur Axilla
- Eröffnung des geplanten Intercostalraumes.

Vorteile sind Rückenlage (Narkose) und geringes Weichteiltrauma, ein Nachteil ist die eingeschränkte Sicht auf den Lungenhilus.

Thorax m: Brustbereich des Rumpfes mit Leibeswand und den in der Thorax-Höhle (Cavitas thoracis) liegenden Organen. Der knöcherne Brustkorb (Cavea* thoracis) ist der von den Rippen umschlossene Rumpfabschnitt. Er wird nach oben durch die Apertura thoracis superior und nach unten durch die Apertura thoracis inferior begrenzt.

Thoraxdrainage f: engl. *chest tube*. Ableiten oder Absaugen von Luft oder pathologischen Flüssigkeit (Drainage*) aus der Pleurahöhle. Indikationen sind Pneumothorax* (bei Spannungspneumothorax notfallmäßig), Pleuraerguss* und thorakale OP.
Vorgehen:
- Eröffnung der Pleura parietalis durch Minithorakotomie* am Rippenoberrand (siehe Abb. 1); Zugang: **1.** in der Regel lateral (sog. Bülau-Position; siehe Abb. 2): 4.–5. Intercostalraum (ICR) der vorderen (bis mittleren) Axillarlinie (oberhalb bis maximal ca. Mamillenhöhe) bzw. der Pneumothoraxlokalisation entsprechend; ggf. sonografisch-kontrolliert (tiefster Punkt zur Ergussdrainage) **2.** anterior (sog. Monaldi-Position): 2.–3. ICR der Medioklavikularlinie zur präklinischen Thoraxdrainage im Notfall
- Einführung des Drainageschlauchs (aus Kunststoff) in die Pleurahöhle
- Konnektion des Drainageschlauchs mit dem Drainagesystem zur pleuralen Drainage (ggf. mit pleuraler Instillation* z. B. zur Pleurodese* oder Spülung mit physiologischer Kochsalzlösung* bei Pleuraempyem*): **1.** aktives (Unterdruck-)System: Thorax-Saugdrainage-System mit der Möglichkeit zur Erzeugung eines permanenten, regulierbaren Unterdrucks (meist 10–30 cm H_2O; Sogerzeugung

Thoraxinstabilität

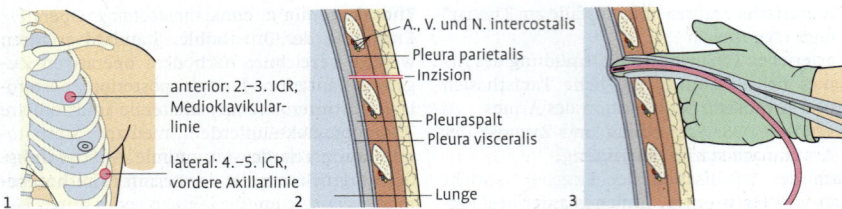

Thoraxdrainage Abb. 1: 1: Zugang lateral zur Minithorakotomie, unter Umständen anterior zur Notfallpunktion; 2: und 3: Minithorakotomie; Inzision dicht oberhalb der Rippe (2) zur Schonung der im Sulcus costae verlaufenden Aa., Vv. und Nn. intercostales; Vordringen interkostal unter digitaler Palpation (evtl. mit Tunnelung; cave: Verletzungsgefahr) und Einführung der Drainage in den Pleuraspalt durch die eröffnete Pleura parietalis (3).

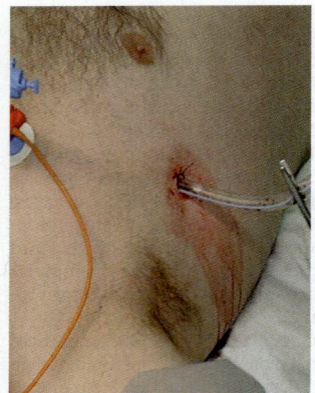

Thoraxdrainage Abb. 2: lateraler Zugang rechts (4. ICR vordere Axillarlinie) zur Pleurakuppeldrainage. [73]

z. B. durch Vakuumpumpe); häufig als Dreikammersystem **2.** passives System: Heberdrainage* (Bülau*-Drainage), erfordert die Mitarbeit (Husten) des Patienten
– röntgenologische Kontrolle.

Thoraxinstabilität f: engl. *flail chest*. Abnorme Beweglichkeit des (knöchernen) Thorax, v. a. nach Rippenserienfraktur*. Klinisch zeigen sich Thoraxschmerz, respiratorische Insuffizienz, palpatorisch instabile Thoraxwand und je nach Traumamechanismus ggf. Begleitverletzung, wie Lungenkontusion, Pneumothorax, Hämatothorax, Herzkontusion, Wirbelsäulenverletzung oder Polytrauma. Vgl. Atmung*, paradoxe (Abb. dort).

Thoraxmagen → Hiatushernie

Thoraxpumpe f: engl. *respiratory pump*. Saug- oder Pumpwirkung auf die Venen des Mediastinums durch die Atemdruckschwankungen im Thorax*. Sie fördert den Blutrückfluss zum Herzen und macht die kardiale Blutfüllung abhängig von der Atmung*. Reflektorisch sinkt so die Herzfrequenz* exspiratorisch und steigt inspiratorisch (sog. Pooling von Blut in den Lungengefäßen).

Thoraxrigidität f: engl. *chest wall rigidity*. Erhöhter Tonus der Thoraxmuskulatur bis hin zur Muskelsteife als UAW nach Einsatz eines Opioids*. Die Pathophysiologie ist nicht geklärt, vermutlich ist die Rigidität zentral bedingt. Sie beginnt 60–90 Sekunden nach i. v. Gabe des Opioids.
Klinik:
– erschwerte bis unmögliche Beatmung (Maskenbeatmung bei Narkoseeinleitung)
– bei abdominaler Rigidität ggf. ungünstige Operationsbedingung sowie erschwerte Beatmung.
Therapie: Bei unmöglicher Beatmung muss eine rasche Muskelrelaxierung erfolgen.
Prävention: Vorbeugend wirkt eine langsame i. v. Opioidapplikation, titriert nach Wirkung.

Thoraxschmerz m: engl. *thoracic pain*; syn. Brustschmerz. Schmerzen im Brustkorb als häufiges Symptom thorakaler, abdominaler oder psychosomatischer Erkrankungen. Akute Thoraxschmerzen stellen einen Notfall dar und können vital bedrohliche Ursachen haben wie akutes* Koronarsyndrom oder Lungenembolie*.
Vorkommen: Thorakale Ursachen:
– kardiovaskulär/kardial: **1.** akutes* Koronarsyndrom **2.** Herzinfarkt* **3.** Angina* pectoris **4.** Lungenembolie* **5.** Aortenaneurysma* **6.** Perikarditis*
– pulmonal: **1.** Pneumothorax* **2.** Pneumonie* **3.** Tumoren
– pleural: **1.** Pleuritis* **2.** Tumoren
– muskuloskelettal: **1.** Rippenfrakturen*/Thoraxtrauma* **2.** Myalgien*.
Gastrointestinale Ursachen:
– Ösophagusruptur
– gastroösophageale Refluxkrankheit*
– Ösophagitis*
– Gastritis*
– Ulkusperforation*
– Cholezystitis*.

Thoraxschublehre f: Rechtwinkliges Messinstrument zur Ermittlung des Referenzpunktes (Nullpunkt) bei der Messung des zentralen Venendrucks (Venendruckmessung*).
Vorgehen:
– Der untere Schenkel der Thoraxschublehre wird etwa in Herzhöhe unter den Oberkörper des flachliegenden Patienten geschoben, der obere auf die Brustwand gesenkt.
– Bei Lotrichtigkeit (Wasserwaage) wird durch Stahlstift zwischen den Schenkeln der Referenzpunkt angegeben.
– Der Punkt wird mit einem Stift am Körper des Patienten markiert.
– Auf diesen Nullpunkt wird die Messleiste bei künftigen Messungen ausgerichtet.

Thoraxtrauma n: engl. *chest trauma*. Stumpfe (90 %) oder penetrierende Verletzung des Brustkorbs, meist als (Verkehrs-)Unfallfolge (typische Lenkrad- oder Gurtverletzung) und häufig bei Patienten mit Polytrauma*.
Klinik:
– atemabhängige Schmerzen im Bereich des verletzten Brustkorbs
– Bluthusten
– Brustkorbprellung oder -quetschung
– Rippenserienfraktur*
– Sternumfraktur*
– Verletzung des Tracheobronchialsystems (z. B. Bronchusriss)
– Lungenkontusion*
– (Spannungs-)Pneumothorax*
– Hämatothorax*
– Herzkontusion*
– Aortenruptur*
– Perikardtamponade*
– evtl. Zwerchfellruptur*.
Therapie:
– konservativ bei Brustkorbprellung oder Rippenfraktur
– intensivmedizinische Versorgung ggf. mit Intubation und Beatmung bei Rippenserienfraktur, Lungenkontusion
– Thoraxdrainage bei Hämatothorax bzw. Pleuraerguss
– bei erheblicher Blutung oder penetrierendem Thoraxtrauma ggf. operativ.
Prognose: U. a. abhängig von (präklinischer) frühzeitiger Detektion prognostisch ungünstiger (vital bedrohlicher) Faktoren (sog. lethal six):
– Perikardtamponade*
– Verletzung bzw. Obstruktion der Atemwege*
– Spannungspneumothorax (siehe auch Pneumothorax*)
– offener Pneumothorax
– ausgeprägter Hämatothorax*
– Thoraxinstabilität*.

Thr: Abk. für → Threonin

Threonin n: engl. *threonine*; syn. L-Threonin; Abk. Thr. Essenzielle, proteinogene und glukoplastische Aminosäure* mit 2 asymmetrischen C-Atomen. Threonin wird zu CoA-aktivierter Propionsäure (Propionyl-CoA) oder durch Threonin-Aldolase zu Glycin* und Acetaldehyd* abgebaut. Threonin ist Bestandteil von Infusionslösungen.

Thrombagglutination → Thrombozytenagglutination

Thrombangiitis obliterans *f*: engl. *thromboangiitis obliterans*; syn. Endangiitis obliterans. Mit akuter systemischer Vaskulitis* assoziierte Erkrankung mit sekundärer okklusiver Thrombophlebitis* besonders der peripheren Gefäße. Die Ursache ist wahrscheinlich autoimmun, die Erkrankung wird durch Nikotinkonsum initiiert und aufrechterhalten. Typische Symptome sind Schmerzen und Zyanosen der Extremitäten. Behandelt wird durch Nikotinverzicht, Medikamente und bei Bedarf Amputation.
Erkrankung: Epidemiologie: Meist Männer (m : w = 10 : 1) zwischen 20. und 40. Lj. und starke Raucher. **Ätiologie:**
– autoimmun, initiiert durch Nikotinkonsum
– Assoziation mit HLA-A9 und HLA B5 (vgl. HLA*-System).

Klinik:
– Schmerzen und Zyanose bei schwerer akraler Minderdurchblutung
– typisch: Claudicatio* intermittens der unteren und/oder oberen Extremitäten
– bei Beteiligung der Digitalarterien sekundäres Raynaud*-Syndrom
– schubartiger Verlauf.

Komplikationen: Nekrose*, Gangrän*, stufenweise Amputation.
Therapie:
– Verzicht auf Nikotinkonsum
– pharmakologisch: Prostaglandin E1 (Alprostadil*), Prostazyklin-Analogon Iloprost (Fontaine-Stadium III oder IV), Acetylsalicylsäure*, Clopidogrel*
– ggf. Amputation (Fontaine-Stadium IV).

Prognose: Kein relevanter negativer Einfluß auf die Lebenserwartung, aber häufig sind Amputationen erforderlich (20–30 % der Fälle).

Thrombarteriitis *f*: engl. *thrombarteritis*. Zu einer Thrombose* führende oder als deren Folge auftretende Entzündung einer Arterie.

Thrombasthenie *f*: engl. *thrombasthenia*; syn. Glanzmann-Naegeli-Syndrom. Angeborene hämorrhagische Diathese* infolge gestörter Thrombozytenfunktion bei normaler Thrombozytenzahl. Klinisch zeigen sich petechiale bis flächenhafte Haut- und Schleimhautblutungen sowie spontane Hämatome*. Die Therapie erfolgt in der Regel symptomatisch.

Thrombasthenin *n*: engl. *thrombosthenin*; syn. Plättchenaktomyosin. Komplex kontraktiler Glykoproteine der Thrombozytenmembran, der für die Blutgerinnselretraktion* verantwortlich ist. Thrombasthenin ist bei Thrombasthenie* vermindert.

Thrombektomie *f*: engl. *thrombectomy*. Operative Entfernung eines arteriellen oder venösen Thrombus. Zur Anwendung kommen sowohl offen-chirurgische als auch minimal-invasive (interventionelle kathetergestützte) Verfahren.
Formen:
– Desobliteration mit intraluminalem Ballonkatheter: **1.** z. B. bei Bein- bzw. Beckenvenenthrombose: Freilegung der V. femoralis communis in der Leiste, Entfernung der Thromben durch Auswicklung des Beins in zentripetaler Richtung sowie mithilfe des Fogarty-Ballonkatheters, bei Beckenvenenthrombose evtl. Anlage eines Korbhenkelshunts (Palma*-Operation) **2.** zur Prophylaxe einer Lungenembolie* Anti-Trendelenburg-Lagerung (erhöhter Oberkörper), evtl. Blockade der V. cava inferior **3.** postoperative Bandagierung des Beins, Frühmobilisation, Antikoagulanzientherapie
– Rotationsthrombektomie: Nach Gefäßpunktion wird ein Führungsdraht bis in den Thrombus geschoben. Über diesen wird der Thrombektomiekatheter eingeführt. An dessen Spitze befindet sich eine schnell rotierende Helix (vergleichbar mit einem Bohrer), welche den Thrombus auflöst und gleichzeitig die Fragmente einsaugt und aus dem Gefäß entfernt.
– offene Thrombektomie, z. B. bei Thromben der Vorhöfe oder des linken Ventrikels.

Thrombelastografie *f*: engl. *thrombelastography*; Abk. TEG. Grafische Darstellung der gesamten Hämostase* zur Beurteilung des Ablaufs von Blutgerinnung* und Fibrinolyse*. Siehe Abb.

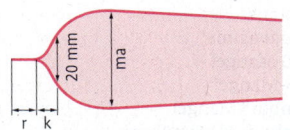
normales Thrombelastogramm:
r: Reaktionszeit; k: Thrombusbildungszeit; ma: Maximalamplitude

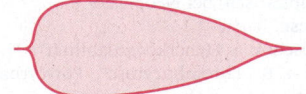
Thrombelastogramm bei leichter Hyperfibrinolyse

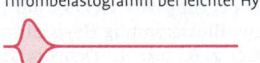
Thrombelastogramm bei schwerer Hyperfibrinolyse

Thrombelastografie

Prinzip: Bestimmung von
– Reaktionszeit bis zum Gerinnungseintritt (r; verlängert bei Hämophilie*, von*-Willebrand-Jürgens-Syndrom, durch Antikoagulanzien wie z. B. Heparin* oder durch Fibrinspaltprodukte)
– Bildungszeit des Thrombus* (Geschwindigkeit der Gerinnung, k; verlängert bei Mangel anderer Gerinnungsfaktoren oder durch Heparin)
– Elastizität des Thrombus* (Maximalamplitude, ma; vermindert bei Hyperfibrinolyse, Thrombozytopenie).

Thrombendangiitis obliterans → Thrombangiitis obliterans

Thrombendarteriektomie *f*: Abk. TEA. Intramurale Desobliteration* zur Ausschälung arteriosklerotischer Plaques unter Mitnahme der anhaftenden Gefäßinnenwand. Zur Vermeidung einer Rethrombosierung ist eine anschließende Antikoagulanzientherapie erforderlich.
Formen:
– direkte (offene) TEA nach Arteriotomie mit Fixierung der entstandenen Intimastufe durch Naht und Verschluss der eröffneten Arterie meist durch Patch*-Plastik
– indirekte (halbgeschlossene) TEA unter Verwendung von Spezialinstrumenten (z. B. Ringstripper*, Fogarty*-Ballonkatheter).

Indikationen:
– chronische arterielle Verschlusskrankheit* (v. a. Arteriosklerose); Anwendung v. a. an A. carotis, Leistenarterien, Beckenarterien
– chronische Lungenembolie.

Komplikationen:
– Arterienperforation und Blutung
– lokalisationsabhängige Komplikationen, z. B. Impotenz und Ureterverletzung bei Thrombendarteriektomie im Bereich der Beckenarterien.

Thrombin *n*: Aus Prothrombin* im Blutplasma durch Prothrombinaktivator* entstehende Endopeptidase (Proteasen*), die lösliches Fibrinogen* in Fibrin* überführt (Blutgerinnung*). Thrombin (Faktor IIa der Blutgerinnung*) löst die Thrombozytenaggregation und Freisetzung von Plättchenfaktoren aus und liegt im Blut fast ausschließlich in inhibierter Form als TAT-Komplex vor.
Anwendung:
– Hämostatikum zur lokalen Blutstillung, z. B. bei Flächen- und Sickerblutungen bei Operationen, Nachblutungen aus Extraktionswunden, nach kieferchirurgischen Eingriffen, äußeren Blutungen infolge Therapie mit Antikoagulanzien oder bei Hämophilie*
– cave: darf nicht injiziert werden!

Thrombin-Antithrombin-Komplex *m*: engl. *TAT complex*; Abk. TAT-Komplex. Komplex aus Thrombin* und seinem physiologischen Inhibi-

Thrombingenerierungstest

tor Antithrombin III (siehe Antithrombine*). Eine erhöhte Konzentration im Blut weist auf gesteigerte Thrombinbildung hin (bei Thrombose*, Thromboembolie*, Verbrauchskoagulopathie*, Herzinfarkt*, Entzündung* mit Akute*-Phase-Reaktion, Schwangerschaft* oder OP). Die Bestimmung mitels ELISA wurde durch die Bestimmung der D*-Dimere abgelöst.

Thrombingenerierungstest *m*: engl. *thrombin-generation test*; syn. Thrombinbildungstest. Diagnostisches Verfahren zur Messung der Bildung von Thrombin* im Blutplasma, die durch mit Gewebefaktor* beladene Mikropartikel induziert wird. Der Test wird in Studien als Parameter zur Beurteilung des Thrombose*-Rezidiv*-Risikos oder des Blutungsrisikos bei schwerer (hereditärer) hämorrhagischer Diathese angewendet.

Thrombinkoagulasezeit *f*: engl. *thrombin-coagulase time*. Parameter zur Differenzierung von Antithrombinen* und zum schnellen Nachweis gerinnungshemmender Fibrinopeptide*.

Thrombinzeit: engl. *thrombin time*; syn. Plasmathrombinzeit (Abk. PTZ); Abk. TZ. Blutgerinnungstest zur Untersuchung auf Fibrinogenmagel (Hypofibrinogenämie*). Die Thrombinzeit ist die Zeit ab der Zugabe von Thrombin* zum Patientenplasma bis zur Umwandlung von Fibrinogen* zu Fibrin* (Gerinnselbildung). Ein Fibrinogenmangel verlängert die Thrombinzeit. Mit ihr überwacht der Arzt beispielsweise eine Fibrinolytika- oder Heparin-Therapie.

Thromboembolie *f*: engl. *thromboembolism*. Akuter venöser oder arterieller Gefäßverschluss durch einen verschleppten Thrombus*. Es handelt sich um die häufigste Form der Embolie*.

Thromboembolieprophylaxe → Embolieprophylaxe

Thrombokinase → Prothrombinaktivator

Thrombolyse *f*: engl. *thrombolysis*. Therapeutische Auflösung eines Thrombus* oder Embolus*. Hierzu werden kurzzeitig intravasal Fibrinolytika systemisch appliziert oder mit Gefäß-

katheter (interventionell) direkt an der Verschlussstelle eingebracht, evtl. in Kombination mit Angioplastie*.

Indikationen:
- akute arterielle und venöse Thromboembolie
- Herzinfarkt* (koronare Thrombolyse*), Lungenembolie*, pAVK (siehe Abb.) u. a. arterielle Verschlusskrankheit* einschließlich ischämischem Schlaganfall*.

Thrombolyse, koronare *f*: engl. *coronary thrombolysis*. Thrombolyse* in Koronararterien* durch systemische oder intrakoronar interventionelle (im Rahmen der perkutanen Intervention; ohne Vorteil gegenüber systemischer koronarer Thrombolyse) Thrombolyse zur therapeutischen Revaskularisation* einer akut verschlossenen Koronararterie*. Indikation ist die Minimierung der myokardialen Nekroseausdehnung und damit Besserung der Kurz- und Langzeitprognose bei Herzinfarkt.

Thrombolysin → Plasmin

Thrombomodulin *n*: Spezifischer Thrombin-Rezeptor am Gefäßendothel. Thrombomodulin aktiviert als Cofaktor im Thrombin-Thrombomodulin-Komplex in Gegenwart von Ca^{2+} und Phospholipiden Protein* C zu aktiviertem Protein C (APC). Gleichzeitig wird Thrombin inaktiviert.

Thrombopathie → Thrombozytopathie

Thrombopenie → Thrombozytopenie

Thrombopenie-Hämangiom-Syndrom → Kasabach-Merritt-Syndrom

thrombophile Diathese → Thrombophilie

Thrombophilie *f*: engl. *thrombophilia*; syn. thrombophile Diathese. Erworbene oder angebore Neigung zur Thrombose*. Klinisch zeigen sich Thrombosen*, Embolien* und Aborte*. Es besteht eine Kontraindikation für östrogenhaltige hormonale Kontrazeptiva. Die Behandlung besteht in konsequenter Thromboseprophylaxe*. **Vorkommen**: U. a.
- APC-Resistenz
- Dysfibrinogenämie*
- Protein*-C-Mangel
- Protein*-S-Mangel
- Antithrombin*-Mangel
- Antiphospholipid*-Syndrom
- Homocysteinämie*
- Verbrauchskoagulopathie
- (paraneoplastisch) bei Neoplasie.

Pathogenese:
- plasmatisch: v. a. Hyperkoagulabilität*
- zellulär: z. B. Thrombozytose*, Polycythaemia* vera
- vaskulär: Veränderung von Gefäßwand (endothelial) bzw. Blutströmung (Hypozirkulation bis Stase) z. B. bei: 1. Dehydratation 2. chronisch-venöser Insuffizienz* 3. Adipositas 4. Immobilisation, z. B. bei Bettlägerigkeit oder auf längerer Reise, in hohem Le-

bensalter 5. Turbulenz, z. B. bei Varikose*, Aneurysma* mit verstärkter Thrombozytenadhäsion (z. B. bei Arteriosklerose).

Thrombophlebitis *f*: Akute Entzündung einer oberflächlichen, in der Haut oder im subkutanen Bindegewebe gelegenen Vene mit Ausbildung eines intravasalen Thrombus*. Am häufigsten entsteht eine Thrombophlebitis durch Mikrotraumen an Varizen* der V. saphena magna bzw. parva. Therapiert wird je nach Ausmaß mit Kühlung, Kompressionstherapie*, Stichinzision und Antikoagulation.

Erkrankung: Häufigkeit:
- Inzidenz etwa 3–10 : 100/Jahr
- zu 60–80 % V. saphena magna betroffen.

Formen und Ursachen:
- aseptische Thrombophlebitis: 1. mechanische Mikrotraumen durch Stoßverletzungen, vor allem bei varikösen Venen (auch Varikophlebitis* genannt) 2. mechanische Reize durch Venenverweilkanülen 3. chemische Reize durch: I. Injektions- und Infusionslösungen II. Medikamente wie Amphotericin B, Sklerosierungsmittel 4. immunologisch-allergische Erkrankungen wie Thrombangiitisobliterans
- septische Thrombophlebitis: 1. bakteriell kontaminierte Thrombophlebitis 2. i. v.-Drogenkonsum mit kontaminiertem Besteck
- Thrombophlebitis* migrans
- Thrombophlebitis saltans.

Risikofaktoren:
- Varizen*
- Gefäßerkrankungen, Vaskulitiden
- Malignome
- Kollagenosen*
- Gerinnungsstörungen*
- Rauchen
- höheres Alter.

Klinik:
- tastbarer harter Strang im Verlauf einer Vene
- Rötung über der Vene
- oberflächliche Schwellung direkt über der Vene, aber kein Ödem*
- Druckschmerz.

Komplikationen:
- Phlebothrombose* (bei Thrombophlebitis der V. saphena magna in 20 % der Fälle Übergriff auf die tiefen Beinvenen und Entwicklung einer Phlebothrombose
- Sepsis* (selten).

Diagnostik:
- Klinik
- Sonografie: 1. Ausmaß Gesamtausdehnung des Thrombus* 2. Ausschluss einer Phlebothrombose*
- bei unklarem Befund und/oder Verdacht auf Vaskulitis oder Kollagenose evtl. Probeexzision und histologische Untersuchung.

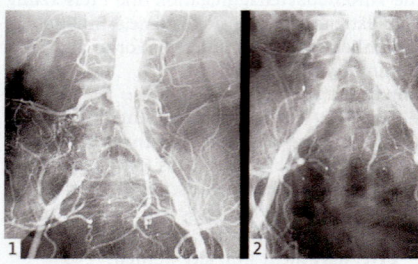

Thrombolyse: 1: kompletter Beckenarterienverschluss rechts; 2: Zustand nach systemischer Thrombolysetherapie mit Streptokinase. [31]

Therapie:
- Basistherapie (ausreichend bei kleinkalibrigen Venenastthrombosen): **1.** Kühlung **2.** Mobilisation **3.** Kompressionstherapie* über 3 Monate **4.** bei Schmerzen NSAR
- bei frischer (jünger als 7 Tage) ausgedehnter Thrombophlebitis: evtl. zusätzlich Stichinzision und Ausdrücken des Gerinnsels zur Schmerzlinderung
- bei Thromben > 5 cm Länge oder bettlägerigen Patienten: zusätzlich Antikoagulation, z. B. Fondaparinux* s. c. über 4–6 Wochen
- bei Thrombus näher als 3 cm an einer Mündungsklappe zum tiefen Venensystem: zusätzlich Antikoagulation wie bei Phlebothrombose* (siehe dort)
- bei infiziertem venösem Zugang am Arm: antiseptische Umschläge
- bei Fieber: Staphylokokken-wirksame Antibiotika, z. B. Flucloxacillin*.

Thrombophlebitis migrans f: engl. *migratory thrombophlebitis*. Oberflächliche Entzündung nicht varikös veränderter Venen (Thrombophlebitis*), die sich langsam entlang dem Venenverlauf nach distal oder proximal ausbreitet (sog. „wandernde" Venenentzündung). Weiteres siehe Thrombophlebitis migrans sive saltans.

Thromboplastine n pl: engl. *thromboplastin*. Sammelbezeichnung für Intermediärprodukte der Blutgerinnung*. Hierzu zählen Gewebefaktor*, Plasmathromboplastin (Komplex aus Faktor VIIIa, IXa, Ca^{2+} und Plättchenfaktor* 3, der Faktor X zu Xa aktiviert) und partielles Thromboplastin (prokoagulatorisches Phospholipid aus Thrombozyten* u. a. Zellen, die auf der Zellmembran Komplexe bilden, an die sich Gerinnungsfaktoren anlagern).

Thromboplastinzeit f: engl. *prothrombin time*; syn. Prothrombinzeit (Abk. PTZ); Abk. TPZ. Parameter zum Nachweis von Störungen im exogenen Weg der Blutgerinnung* (Gerinnungsfaktoren* II, V, VII, X). Die TPZ wird zur Überwachung einer Cumarintherapie bestimmt (in Deutschland ist die Verwendung des aus der TPZ abgeleiteten Quick-Werts oder der INR üblich).
Bestimmung: Messung der Zeit bis zur Fibrinbildung (Gerinnungszeit) nach Inkubation von Citratplasma mit Gewebefaktor* und Kalziumionen (sog. Quick-Test).
- **TPZ:** Angabe in Sekunden
- **Quick-Wert: 1.** Angabe in Prozent der Norm (Verdünnungsreihe eines Normalplasmapools) **2.** entspricht der Gerinnungsaktivität der erfassten Gerinnungsfaktoren
- **PR** (Prothrombin-time-Ratio): Angabe in Relation zur TPZ eines Normalplasmapools
- **INR** (International Normalized Ratio): PR korrigiert durch ISI (International Sensitivity Index), ein anhand WHO-Referenzthromboplastin ermittelter, gerätabhängiger, chargenspezifischer Korrekturfaktor.

Indikation zur Laborwertbestimmung:
- Therapie mit Cumarinderivat
- Leberparenchymschaden
- Vitamin-K-Mangel oder -Resorptionsstörung
- Hypofibrinogenämie.

Thromboplastinzeit, aktivierte partielle f: engl. *activated partial thromboplastin time*; syn. partielle Thromboplastinzeit (Abk. PTT); Abk. aPTT. Suchtest auf Störungen im endogenen Weg der Blutgerinnung*. Hierzu wird ungerinnbar gemachtes Patientenblut inkubiert mit Phospholipiden* (partiellem Thromboplastin*), Kalziumionen und einem Oberflächenaktivator. Die Zeit bis zur Bildung eines Fibrinklumpens entspricht der aPTT. Verlängert ist sie beispielsweise bei Einzelfaktormangel, Verbrauchskoagulopathie* oder bei Heparin*-Therapie.

Thrombopoese → Thrombozytopoese

Thrombopoetin n: engl. *thrombopoietin*. Im Blut zirkulierendes Glykoprotein, das überwiegend in der Leber synthetisiert wird. Thrombopoetin fördert gemeinsam mit anderen Wachstumsfaktoren (Interleukin-3 und -6, GM-CSF) die Bildung und Reifung von Megakaryozyten und frühen hämatopoetischen Vorläuferzellen.

Thrombose f: engl. *thrombosis*. Vollständiger oder partieller Verschluss von Arterien, Venen oder Herzhöhlen (Herzthrombose*) durch intravasale Blutgerinnung* mit Bildung von Blutkoageln aus Thrombozytenaggregaten und Fibrin.
Hintergrund: Formen:
- arterielle Thrombose: akuter oder subakuter Arterienverschluss
- venöse Thrombose: Thromboseentstehung im oberflächlichen (Thrombophlebitis*) bzw. tiefen (Phlebothrombose*) Venensystem
- Herzthrombose*: Thrombenbildung an Herzklappen oder in Ventrikel oder Vorhof des Herzens, am häufigsten im linken Herzohr.

Pathophysiologie: Entsprechend der Virchow-Trias (beschreibt die 3 Hauptfaktoren zur Entstehung von Thrombosen):
- Gefäßwandveränderungen (z. B. durch lokale Entzündungsreaktion, Gefäßsklerose, Trauma)
- Zirkulationsstörungen (herabgesetzte Blutströmungsgeschwindigkeit, z. B. bei Varizen*, Operation, Immobilisierung, Herzinsuffizienz*)
- Viskositätsveränderungen des Bluts/Koagulationsstörungen (z. B. Thrombozytose* oder Thrombophilie*).

Risikofaktoren:
- Nikotinkonsum
- erhöhter Cholesterinspiegel
- Lipidstoffwechselstörungen
- Hypertonie
- Adipositas* (BMI > 30) und Bewegungsmangel
- vorangegangene Venenthrombose oder Lungenembolie
- Immobilisierung (z. B. als Economy*-class-Syndrom, bei längerer Operation, Polytrauma*)
- paraneoplastisch bei Neoplasie*
- Thrombophilie*
- bestehende Varikose*
- hormonale Veränderung (Kontrazeptiva*, Schwangerschaft, Hormonersatztherapie*, Cushing*-Syndrom)
- Diabetes* mellitus
- Vena*-cava-inferior-Syndrom.

Thrombose, arterielle f: engl. *arterial thrombosis*. Verschluss eines arteriellen Gefäßes durch ein Blutgerinnsel, das sich meist auf dem Boden einer Arteriosklerose entwickelt. Je nach Lokalisation und Ausmaß drohen teils schwerwiegende Komplikationen wie Herzinfarkt und Schlaganfall. Therapeutische Optionen sind Antikoagulation, Thrombolyse*, Angioplastie* und Thrombektomie*.
Hintergrund: Pathogenese: Entwicklung eines Thrombus* durch Faktoren der Virchow-Trias:
- Gefäßwandschaden (meist Arteriosklerose, aber auch Entzündung oder Trauma)
- herabgesetzte Blutströmungsgeschwindigkeit (Stase und verminderte Zirkulation, z. B. bei Herzinsuffizienz* oder Vorhofflimmern*)
- veränderte Blutzusammensetzung (Hyperkoagulabilität*, Thrombophilie*, verstärkte Thrombozytenaggregation).

Beispiele:
- Koronarthrombose*
- Arteria-basilaris-Thrombose
- Mesenterialgefäßverschluss*.

Klinische Folgen: Sauerstoffmangel (Ischämie*) im Gewebe hinter dem Verschluss führt beispielsweise zu
- Angina* pectoris oder Herzinfarkt bei Koronarthrombose*
- Hirnnervenausfällen, Schwindel*, Blickparesen, Koma* bei Arteria-basilaris-Thrombose
- starken Schmerzen und Zeichen des paralytischen Ileus* bei akutem thrombotischem Mesenterialgefäßverschluss*.

Komplikationen: Absprengung und Verschleppung thrombotischen Materials aus einem arteriellen Thrombus (z. B. Vorhofthrombus*, Thromben in der Aorta* oder in der A. carotis) in die Peripherie (Thromboembolie*), z. B. bei
- Zentralarterienverschluss*
- ischämischem Schlaganfall*
- TIA
- Nierenembolie
- embolischem Mesenterialgefäßverschluss*

Thromboseprophylaxe

Prävention:
- Acetylsalicylsäure*
- Antikoagulation.

Thromboseprophylaxe f: engl. *thrombosis prevention*. Präventive Maßnahmen zur Verhinderung eines Verschlusses von Blutgefäßen durch Blutgerinnsel (Thrombose*).

Formen:
- pharmakologisch: 1. Antikoagulanzien (z. B. Low-Dose-Heparinisierung*) 2. Hämodilution* 3. Thrombozytenaggregations*-Hemmer
- physikalisch u. a.: 1. Kompressionsbehandlung mit medizinischen Thromboseprophylaxestrümpfen oder intermittierende pneumatische Kompression 2. Hochlagerung der Beine zur Förderung des venösen Rückflusses 3. frühe Mobilisation* 4. Ausstreichen der Venen 5. Beingymnastik zur Aktivierung der Muskelpumpe*, z. B. Fußkreisen, Zehenkrallen, Fuß strecken und anziehen oder Übungen mit elastischem Trainingsband 6. aktive Atemgymnastik
- allgemein: 1. Gewichtsreduktion 2. Vermeidung anderer beeinflussbarer Risikofaktoren, u. a. Hypovolämie und koagulatorische Arzneimittel.

Thromboseprophylaxestrumpf, medizinischer: engl. *anti-embolism stocking*; syn. ATS; Abk. MTS. Weißer komprimierender Kompressionsstrumpf* mit offener Spitze zur Thromboembolieprophylaxe bei Operationen, Immobilität sowie intra- und postpartal. Die Kompression beschleunigt den venösen Rückstrom und verbessert die Funktion der Venenklappen in den unteren Extremitäten.
Einsatz: MTPS verfügen über einen normierten Druckverlauf (im Gegensatz zum Stützstrumpf) und einen Fesseldruck von 18–20 mmHg. Die Kompressionskraft des Strumpfs nimmt vom Fuß zum Oberschenkel hin ab. Bei der Anwendung ist zu beachten:
- MTPS müssen von immobilen Patienten 24 Stunden am Tag getragen werden
- die Venen müssen vor dem Anziehen im Liegen ausgestrichen werden (siehe Abb.), spezielle Anziehhilfen erleichtern das Anziehen
- regelmäßige Kontrolle der Beine und MTS auf: 1. richtigen Sitz 2. Faltenfreiheit 3. ungehinderte Durchblutung 4. Einschnürungen und Druckstellen an den Extremitäten
- gute Hautpflege* wegen des verstärkten Schwitzens
- alle 2–3 Tage Strumpf aus hygienischen Gründen wechseln
- ausgeweitete Strümpfe (nach 10–12-maligem Waschen) sind wirkungslos.

Hinweis: MTS ist die empfohlene Bezeichnung gemäß den Leitlinien der Deutschen Gesellschaft für Phlebologie.

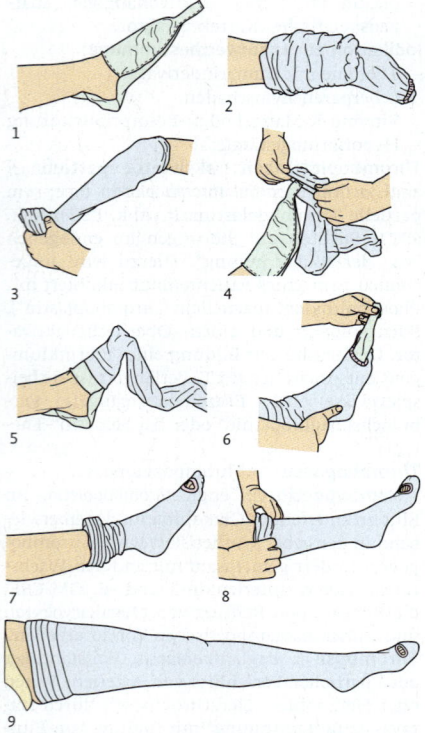

Thromboseprophylaxestrumpf, medizinischer:
Anziehen: 1: Überstreifen der Anzieh-Hilfe;
2: Strumpf nach links wenden; 3: vorderste Spitze des Strumpfs nicht nach links wenden; 4: vorderste Spitze des Strumpfs über die Zehen ziehen;
5: Strumpf Stück für Stück über dem Fuß ausrollen;
6: Anzieh-Hilfe herausziehen; 7: Fußteil glatt ziehen;
8: Strumpf zum Oberschenkel hin ausrollen;
9: Strumpf faltenlos, ohne Einschnürungen.

Thrombospondin n: Zu den Zelladhäsionsmolekülen* zählendes Glykoprotein (M_r 45 000) insbesondere in Thrombozyten, Endothel- und Bindegewebezellen. Thrombospondin bindet an Bestandteile der extrazellulären Matrix* (Kollagene, Integrine, Heparansulfat) sowie an Fibrinogen und beschleunigt die t-PA-katalysierte Plasminogenaktivierung in Abwesenheit von Fibrin.

Thromboxane n pl: engl. *thromboxanes*. Eikosanoide*, die v. a. in Thrombozyten*, aber auch in Mastzellen* aus Prostaglandin* H_2 gebildet werden. Thromboxan A_2 fördert die Thrombozytenaggregation* sowie die Kontraktion glatter Muskelzellen in Blutgefäßen und den Atemwegen*. Es hemmt als physiologischer Antagonist von Prostazyklin* den Anstieg der cAMP*-Konzentration in Thrombozyten.

Thrombozyten m pl: engl. *thrombocytes*. Von Megakaryozyten im Knochenmark gebildete kernlose, scheibenförmige, korpuskuläre Blutbestandteile mit einem Durchmesser von 2–3,5 μm und einer Dicke von 0,5–0,75 μm. Hauptfunktion ist die Thrombozytenaggregation* im Rahmen der primären Hämostase*.

Hintergrund: Histologie:
- zentral gelegenes Granulomer mit Alphagranula, elektronendichten Granula und Lysosomen
- das Granulomer wird vom Hyalomer umgeben.

Physiologie:
- enthalten Enzyme der Glykolyse*, des Pentosephoshatzyklus, des Citratzyklus* und der Atmungskette* sowie mehrere ATPasen* und biogene Amine* (z. B. Serotonin*)
- Plättchenfaktoren* 1 und 3 befinden sich membrangebunden in der Granulomerfraktion, 2 und 4 im Hyalomer
- Abbau der Thrombozyten in der Milz
- Lebensdauer 7–12 Tage.

Funktion:
- Hämostase*: 1. durch Einwirkung verschiedener Substanzen (u. a. Kollagen*, Thrombin*, Serotonin*, Thromboxan* A_2, Immunkomplexe) kommt es zur Thrombozytenaggregation 2. durch Degranulation im Rahmen der Thrombozytenaggregation sezernierte, u. a. die Blutgerinnung* aktivierende Substanzen 3. Bildung eines Thrombus*, der sich durch Aktivierung von Thrombasthenin* kontrahiert
- sind zur Phagozytose* von kolloidalen Partikeln befähigt.

Klinische Bedeutung:
- Thrombozytopenie*
- Thrombozytose*.

Thrombozytenagglutination f: engl. *platelet agglutination*; syn. Thrombagglutination. Verklumpung von Thrombozyten* durch agglutinierende, gegen Thrombozytenantigene gerichtete Antikörper*, z. B. durch Immunisierung nach Thrombozytentransfusion oder im Rahmen einer Allergie* oder Anaphylaxie*.

Thrombozytenaggregation f: engl. *platelet aggregation*. Intravasale Zusammenballung von Thrombozyten*. Thrombozytenaggregation ist ein wichtiges Element der Hämostase. Sie ist pathologisch erhöht bei Thrombose* und vermindert bei Thrombozytopenie*, Thrombozytopathie* sowie von*-Willebrand-Jürgens-Syndrom.

Thrombozytenaggregations-Hemmer m sg,pl: engl. *platelet aggregation inhibitor*. Durchblutungsfördernde Mittel und Hemmstoffe der irreversiblen Thrombozytenaggregation*. Thrombozytenaggregations-Hemmer eignen sich u. a.

zur Thromboseprophylaxe bei pAVK, akutem* Koronarsyndrom sowie nach koronarer Stentimplantation. Neben zahlreichen syntethischen Vertretern zum therapeutischen Einatz sind Heparin* und Prostazyklin* physiologische Hemmer der Thrombozytenaggregation.

Hintergrund: Die Thrombozytenaggregation* vollzieht sich in 2 wesentlichen Schritten:
- zunächst Thrombozytenaktivierung über ADP, Thrombin*, Thromboxan A_2, PAF, Vasopressin, Adernalin, Serotonin* oder das Kollagen* verletzter Gewebe
- anschließend Verknüpfung der einzelnen aktivierten Thrombozyten durch Fibrin* über deren Glykoprotein*-IIb-/-IIIa-Rezeptoren.

Wirkung:
- Hemmung der Thrombozytenaggregation: Die stärksten Thrombozytenaggregations-Hemmer sind Glykoprotein-IIb-/-IIIa-Rezeptor-Antagonisten. Medikamente aus dieser Gruppe blockieren den Glykoprotein*-IIb-/-IIIa-Rezeptor für Fibrin und verhindern somit direkt eine Thrombozytenaggregation. Beispiele sind Abciximab*, Eptifibatid, Tirofiban*.
- Hemmung der Thrombozytenaktivierung: 1. Cyclooxygenasehemmer: Acetylsalicylsäure* bewirkt eine irreversible Cyclooxygenasehemmung. Damit blockiert sie als einziges NSAR neben der Prostaglandinsynthese auch die Bildung von Thromboxan A_2. Entsprechend verhindert sie die Thromboxan-A_2-vermittelte Thrombozytenaktivierung und damit die Thrombozytenaggregation. Sie gilt als Thrombozytenaggregations-Hemmer der 1. Wahl. Nachteilig ist ihr Risiko für Magen-Darm-Ulzera. 2. ADP-Rezeptor-Antagonisten: Sie hemmen den P_2Y_{12}-Rezeptor und damit die ADP-vermittelte Thrombozytenaktivierung. Die Applikation erfolgt oral. Beispiele sind Ticlopidin*, Clopidogrel*, Ticagrelor* und Prasugrel*. 3. Dipyridamol: Dipyridamol verstärkt u. a. die aggregationshemmende Wirkung von Adenosin* sowie Prostaglandin* E_2 und hemmt die thrombozytäre Phosphodiesterase der Thrombozyten. Meistens wird es mit Antikoagulanzien oder Acetylsalicylsäure kombiniert.
- Ebenfalls zu den Thrombozytenaggregations-Hemmern zählen das i. v. oder inhalativ einsetzbare Prostazyklin-Analogon Iloprost und das i. v. zu verabreichende Prostazyklin Epoprostenol*.

Indikationen: Thrombozytenaggregations-Hemmer sind für folgende Indikationen zugelassen
- zur Prophylaxe arterieller Thrombosen, z. B.: 1. nach koronarer Stentimplantation 2. bei akutem Koronarsyndrom 3. bei pAVK 4. postoperativ 5. bei Thrombophlebitis* 6. zur Herzinfarktprophylaxe 7. zur Verminderung der Sterblichkeit bei Reinfarkt
- als Teil einer dualen Thrombozytenaggregations-Hemmung, z. B.: 1. nach koronarer Stentimplantation (Dauer bei BMS = bare metal stents geringer als bei DES = drug eluting stents) 2. bei KHK ohne akutes Koronarsyndrom 3. nach akutem Koronarsyndrom (vgl. percutaneous coronary intervention; Abk. PCI) 4. bei Therapie mit Acetylsalicylsäure und weiteren Risikofaktoren, wie einer begleitenden Kortikoidtherapie, wird zusätzlich eine Ulkusprophylaxe mit Protonenpumpen-Hemmern erforderlich.

Bei der dualen Thrombozytenaggregations-Hemmung wird üblicherweise Acetylsalicylsäure zusammen mit Clopidogrel, seltener auch mit Ticagrelor oder Prasugrel zusammen verabreicht. Die duale Thrombozytenaggregations-Hemmung mit Acetylsalicylsäure und Prasugrel hat dagegen eine kritische Nutzen-Risiko-Bewertung. Bei Acetylsalicylsäureunverträglichkeit eignet sich Ticlopidin.

Thrombozytenaktivierung: engl. *Platelet Activation*; syn. Blutplättchen-Aktivierung. Thrombozyten-Adhäsion, Thrombozyten-Aggregation (Zusammenlagerung mehrerer Thrombozyten) und Degranulation umfassender Prozess. Nach der Thrombozyten-Adhäsion führen beispielsweise ADP und Thrombin* zur Aktivierung der Thrombozyten*, welche ihre Form ändern (von flach zu kugelig mit Pseudopodien), Phosphatidylserin-Reste an die Zelloberfläche lokalisieren, Integrine und Gerinnungsfaktor*-Rezeptoren exprimieren und ihre Granula* freisetzen.

Thrombozytenantikörper *m sg, pl*; engl. *platelet antibodies*. Antikörper, die sich gegen verschiedene Oberflächenantigene auf Thrombozyten* richten, beispielsweise HLA-Antigene (siehe HLA*-System). Folge ist deren frühzeitiger Abbau und daraus resultierende Thrombozytopenie*. Thrombozytenantikörper werden u. a. bestimmt bei Verdacht auf Immunthrombozytopenien* oder neonatale und fetale Alloimmunthrombozytopenie*.

Thrombozytenfaktoren → Plättchenfaktoren
Thrombozytenfunktions-Hemmer → Thrombozytenaggregations-Hemmer

Thrombozytenkonzentrat *n*: Thrombozytenhaltige Blutkonserve, die einer Leukozytendepletion* unterzogen wird. Thrombozytenkonzentrat kommt i.v. zur Behandlung von Thrombozytopenie* mit manifester Blutung, zur Blutungsprophylaxe im Rahmen von Massivtransfusion sowie bei Zytostatikatherapie, präoperativ niedriger Thrombozytenkonzentration und pathologischer Thrombozytenfunktion (z. B. infolge pharmak. Thrombozytenaggregations-Hemmung; Thrombozytenaggregations*-Hemmer) zum Einsatz.

Thrombozyten-Release-Proteine *n pl*: engl. *platelet release proteins*. Bezeichnung für Betathromboglobulin und Plättchenfaktor 4, deren Konzentration im Serum infolge vermehrten Thrombozytenzerfalls im Rahmen thrombembolischer Erkrankungen erhöht ist.

Thrombozytenzahl *f*: engl. *platelet count*; syn. Thrombozytenzählung. Menge der Plättchen (Thrombozyten*) im Blut. Ermittelt wird die Thrombozytenzahl beispielsweise zur Diagnose oder Prognose bei Thromboembolie*, Leukämie*, Anämie*, Strahlen- und Zytostatika*-Therapie. Die Werte sind erniedrigt (Thrombozytopenie*) bei Bildungsstörungen oder erhöhtem Verbrauch. Erhöht sind die Werte (Thrombozytose*) z. B. bei myeloproliferativen Erkrankungen*.

Referenzbereich: 140 000–440 000/μl.

Indikation zur Laborwertbestimmung:
- im Rahmen eines Routine-Blutbilds*
- Thromboembolie*
- Verbrauchskoagulopathie*
- hämatologische Systemerkrankungen wie Leukämie oder Anämie
- Strahlentherapie* und Arzneimitteltherapie z. B. mit Zytostatika und initial* bei Heparin*-Gabe.

Material und Präanalytik:
- EDTA*-Blut
- Citratblut* bei Thrombozytopenie*, da EDTA eine Pseudothrombozytopenie* verursachen kann.

Bewertung: Erniedrigte Werte (Thrombozytopenie*):
- Bildungsstörung: 1. angeboren (z. B. Wiskott-Aldrich-Syndrom, Fanconi*-Anämie) 2. iatrogen (Strahlentherapie*, Behandlung mit Zytostatika) 3. Knochenmarkerkrankungen wie Multiples Myelom*, Leukämie*, idiopathische Myelofibrose* 4. Mangel an Folsäure* oder Cobalamin
- Verbrauch: 1. Blutung* 2. Infektionen* und Sepsis* (mit Verbrauchskoagulopathie*) 3. Thrombozytenantikörper* 4. medikamentös: heparininduzierte Thrombozytopenie* (HIT) 5. Hyperspleniesyndrom.

Erhöhte Werte (Thrombozytose*):
- myeloproliferative Erkrankungen wie Polycythaemia* vera oder chronisch-myeloische Leukämie*
- reaktiv: bei Entzündung, Infektion* (z. B. Tuberkulose*), chronischem Eisenmangel* oder Tumor, nach Blutung oder Splenektomie*.

Falsch-niedrige Werte: Pseudothrombozytopenie (das Antikoagulans, v. a. EDTA, löst eine Plättchenaggregation in der Probe aus). **Falsch-hohe Werte** bei körperlicher Anstrengung vor Blutuntersuchung.

Thrombozythämie → Thrombozytose

Thrombozytolyse f; engl. *thrombocytolysis*. Abbau von Thrombozyten*.

Thrombozytopathie f; engl. *thrombocytopathy*; syn. Thrombopathie. Im weiteren Sinn jede Veränderung der Thrombozyten*, im engeren Sinn Störung der Thrombozytenfunktion mit verlängerter Blutungszeit* in der Folge.

Ätiologie:
- hereditär: z. B.: 1. Thrombasthenie* 2. makrothrombozytäre Thrombozytopathie* 3. MYH9-assoziierte Makrothrombozytopenie
- erworben: z. B.: 1. chronische Niereninsuffizienz 2. Leberinsuffizienz* 3. Makroglobulinämie* 4. Thrombozytenfunktion hemmende Arzneimittel (Thrombozytenaggregations*-Hemmer, nichtsteroidale Antiphlogistika*, Valproinsäure*, Chinolone* u. a.).

Thrombozytopathie, makrothrombozytäre f; engl. *giant platelet syndrome*; syn. Bernard-Soulier-Syndrom. Sehr seltene hereditäre Thrombozytopathie* mit großen Thrombozyten* (Ø > 4,3 μm bei 80 % aller Thrombozyten) und gleichzeitig bestehender Thrombozytopenie* sowie Neigung zu petechialen Blutungen bei homozygoten* Merkmalsträgern.

Thrombozytopenie f; engl. *thrombocytopenia*; syn. Thrombopenie. Verminderte Konzentration der Thrombozyten* im Blut unter den Referenzbereich.

Ursachen:
- Bildungsstörungen im Knochenmark: 1. angeboren, z. B.: I. Wiskott-Aldrich-Syndrom II. TAR-Syndrom III. Fanconi*-Anämie IV. MYH9-assoziierte Makrothrombozytopenie 2. erworben, z. B.: I. Panmyelopathie II. proliferierende Knochenmarkerkrankung, z. B. Leukämie*, multiples Myelom* III. pharmakologisch-toxische (z. B. durch Zytostatika*) oder physikalische Knochenmarkschädigung (durch ionisierende Strahlung) IV. Reifungsstörung der Thrombozyten (mit ineffektiver Thrombozytopoese) bei Cobalamin- oder Folsäuremangel* V. akute Alkoholintoxikation
- verkürzte Thrombozytenlebensdauer durch Thrombozytenantikörper* (Immunthrombozytopenie): 1. Alloantikörper, z. B. bei posttransfusioneller Purpura* oder neonataler und fetaler Alloimmunthrombozytopenie 2. allergisch induzierte Antikörper (Arzneimittel, z. B. Diuretika*, Goldpräparate, Streptomycin*, Penicilline*) 3. Autoantikörper bei ITP; auch als Begleiterscheinung, z. B. bei CLL oder SLE 4. autoimmunologisch bei HIV*-Erkrankung, häufig in frühen Stadien
- verkürzte Thrombozytenlebensdauer durch verstärkte intravasale Blutgerinnung (Verbrauchskoagulopathie*, Gefäßanomalie) oder mechanische Thrombozytenschädigung (künstliche Herzklappen)
- Verteilungsstörung: vergrößerter Thrombozytenmilzpool bei Splenomegalie (Hypersplenismus*).

Klinik:
- bei Thrombozyten-Konzentration > 30 000/μl im Allgemeinen keine manifeste hämorrhagische Diathese*
- bei niedrigeren Werten Petechien*, Verletzungsblutungen, kleine Hämatome* und Schleimhautblutungen, verlängerte Blutungszeit*
- bei Werten < 10 000/μl gehäuft Spontanblutungen.

Thrombozytopenie, essentielle → Immunthrombozytopenie

Thrombozytopenie, heparininduzierte f; engl. *heparin-induced thrombocytopenia*; Abk. HIT. Verminderung der Thrombozytenzahl im Blut* als UAW einer Heparintherapie. Bei V. a. HIT wird Heparin* abgesetzt und mit alternativen Antikoagulanzien weiterbehandelt. Man unterscheidet zwischen HIT Typ I und Typ II. Bei Letzterem handelt es sich um eine gefürchtete Komplikation mit teils lebensbedrohlichen thromboembolischen Ereignissen.

Formen:
- **HIT Typ I:** 1. 1–5 Tage nach Beginn der Anwendung von Heparin* mäßige Thrombozytopenie (selten < 100 000/μl), die sich innerhalb weniger Tage nach Absetzen von Heparin wieder zurückbildet 2. in der Regel klinisch harmlos
- **HIT Typ II:** 1. 5–21 Tage nach Beginn der Anwendung von Heparin (bei Reexposition innerhalb der letzten 120 Tage auch sofort) Abfall der Thrombozytenkonzentration im Blut um mehr als 50 % (auf häufig <100 000/μl) 2. teilweise schwerwiegende und lebensbedrohliche Verläufe 3. Pathologie: Antikörper-vermittelte Thrombozytenaktivierung mit Immunkomplex-Bildung aus IgG, Plättchenfaktor* 4 (PF4) und Heparin*; dadurch über Thrombozytenagglutination*, Endothelläsion und Freisetzung von Gewebefaktor* Aktivierung der Blutgerinnung* 4. Komplikation: thromboembolische Gefäßverschlüsse.

Therapie:
- HIT Typ I: keine Therapie
- HIT Typ II: Heparin sofort absetzen, Ersatz durch Argatroban* (Mittel der Wahl) oder Danaparoid*.

Thrombozytopoese f; engl. *thrombocytopoiesis*; syn. Thrombopoese. Bildung und Entwicklung der Thrombozyten* im Rahmen der Hämatopoese* unter stimulierendem Einfluss u. a. von Thrombopoetin* und megakaryocytic stimulating factor (Abk. M-CSF, siehe Koloniestimulierender* Faktor, Abk. CSF).

Einteilung: Nach zeitlichem Ablauf:
- Differenzierung von determinierten CFU-Meg aus pluripotenten Knochenmarkstammzellen
- weitere Differenzierung zu Megakaryoblasten, DNA Replikation ohne Zell- oder Kernteilung
- durch mitotische Teilung Bildung von ebenfalls poliploiden Promegakaryozyten
- Bildung von reifen, hochpolyploiden Megakaryozyten (Ø 35–160 μm), die in den Knochenmarksinus 6 bis 8 Proplättchen abschnüren, welche zu ca. 1000 Plättchen (Thrombozyten) zerfallen und in das Blut abgegeben werden.

Thrombozytose f; engl. *thrombocytosis*. Über den Referenzbereich erhöhte Konzentration der Thrombozyten* im Blut. Bei länger anhaltender Thrombozytose kann entsprechend der Grunderkrankung der Einsatz von Thrombozytenaggregations-Hemmern (Acetylsalicylsäure*) indiziert sein (Cave: myeloproliferative Erkrankungen). Eine mittelschwere länger anhaltende Thrombozytose über 700 000/μl ist abklärungsbedürftig. Siehe Blutbild*, Tab. dort.

Formen:
- reaktiv (in > 95 % Werte unter 10^6/μl): 1. bei Infektion, aktiver Tumorerkrankung, nach großem Blutverlust, bei Pleuraempyem, Osteomyelitis, schwerer Eisenmangelanämie, nach Splenektomie* aus nicht hämatologischer Indikation 2. auch als sog. Rebound-Thrombozytose nach durch Zytostatika, Alkohol oder andere knochenmarktoxische Einflüsse verursachter Thrombozytopenie
- primär (auch: konstitutive Thrombozytose, Thrombozythämie) als Teil der hyperplastisch gestörten Knochenmarksregulation bei myeloproliferativen Erkrankungen*
- hereditär.

Thrombus m: Durch Blutgerinnung* in Gefäßen und an der Herzwand (z. B. als Vorhofthrombus*) intravital entstandenes Blutgerinnsel*. Je nach Entstehungsart und Zusammensetzung unterscheidet man Abscheidungsthromben, Gerinnungsthromben und gemischte Thromben.

Formen:
- **Abscheidungsthrombus** (weißer Thrombus): 1. entsteht durch Anlagerung von Thrombozyten an einen Endotheldefekt 2. besteht aus einem Gerüst von Thrombozytenbalken, die von Fibrin umgeben sind (durch den pulsierenden Blutstrom gerieftes Aussehen der Oberfläche) 3. sitzt der Gefäßwand fest an 4. kommt selten isoliert vor
- **Gerinnungsthrombus** (roter Thrombus, Schwanzthrombus): 1. entsteht durch Blut-

gerinnung bei zu langsam fließendem Blut bzw. Stase **2.** zwischen den zum Gefäß parallel verlaufenden Fibrinlamellen finden sich Erythrozyten und Leukozyten in derselben Verteilung wie im Blut **3.** füllt das Gefäßvolumen vollständig aus (Gefäßverschluss, Gefäßobliteration) **4.** haftet der Gefäßwand nicht an, daher können sich Stücke von ihm leicht ablösen (Emboliegefahr)
- **gemischter Thrombus:** kombinierter Thrombus, besteht aus einem Kopfteil (Abscheidungsthrombus) und einem Schwanzteil (Gerinnungsthrombus).

THT: Abk. für Tuberkulinhauttest → Tuberkulintest

Thymektomie *f*: engl. *thymectomy*. Operative Entfernung des Thymus*.
Vorgehen:
- Standardzugang über mediane Sternotomie*, bei sehr kleinen Thymomen auch Video*-Assisted Thoracic Surgery (VATS)
- Präparation der kaudalen Ausläufer des Thymus
- Präparation kranialer Anteile unter Mitnahme des gesamten umliegenden Fettgewebes (evtl. versprengte Thymusanteile)
- Ligatur und Durchtrennung der Thymusvenen
- Abschluss der Präparation am unteren Schilddrüsenpol.

Indikationen:
- Thymom*
- Myasthenia* gravis pseudoparalytica.

Komplikationen:
- Blutung
- Schädigung der Nn. phrenici und laryngei recurrentes.

Thymian *m*: engl. *thyme*; syn. Thymus vulgaris bzw. Thymus zygis. Halbstrauch aus der Familie der Lippenblütler (Lamiaceae), der im Mittelmeergebiet heimisch ist und oft kultiviert wird. Seine Laubblätter mit Blüten enthalten Kraut (Thymi herba) und die ätherischen Öle Thymol und Carvacrol. Thymian wird äußerlich und innerlich bei Erkältungskrankheiten und chronischer Bronchitis angewandt.

Thymidin *n*: engl. *thymidine*; syn. dT. Nukleosid* aus der Pyrimidinbase* Thymin* und der Pentose 2*-Desoxyribose. Thymidin ist ein Baustein der DNA*, in der RNA* ist Thymidin durch Uridin ersetzt. Thymidin ist im Zellkern* enthalten und ist z. B. für die Bildung der Erythrozyten* wichtig.

Thymidinkinase *f*: engl. *thymidine kinase*. Enzym*, das eine Phosphatgruppe auf Desoxythymidin überträgt, wodurch das für die DNA-Replikation notwendige Desoxythymidinphosphat (dTMP) entsteht. Bei Erkrankungen, die durch hohe Zellteilungsraten charakterisiert sind (z. B. Leukämien* oder Lymphomen*), kann die Enzymaktivität als Proliferationsmarker genutzt werden. Die Bestimmung erfolgt mittels RIA.

Biochemie:
- Die Aktivität der Thymidinkinase verändert sich im Laufe des Zellzyklus*, wobei das Enzym in der S-Phase (Synthesephase) am aktivsten ist.
- Die Konzentration an Thymidinkinase kann als Maß für die Teilungsaktivität von Zellen dienen. Stark proliferierende Zellen weisen erhöhte Enzymmengen auf, da sie erhebliche Mengen an dTMP für die DNA-Replikation benötigen.
- Die Thymidinkinase wird renal ausgeschieden.

Referenzbereiche: < 10 U/l.

Indikation zur Laborwertbestimmung: Therapiekontrolle und Prognose von
- Multiplem Myelom*
- Hodgkin*-Lymphom
- Non*-Hodgkin-Lymphom.

Bewertung:
- steigende Konzentration bei fortschreitender oder rezidivierender Erkrankung
- sinkende Konzentration bei erfolgreicher Behandlung
- initial niedrige Werte unter 10 U/l verbessern die Prognose
- erhöht auch bei: **1.** Leberzirrhose* **2.** eingeschränkter Nierenfunktion **3.** Virusinfektionen **4.** Autoimmunerkrankungen.

Thymin *n*: engl. *thymine*; syn. 5-Methyluracil. Pyrimidinbase*, die mit Ribose* das Nukleosid* Thymidin* bildet, und Bestandteil der DNA* ist. Thymin dimerisiert fotochemisch bei UV-Bestrahlung auch in DNA zu einer trizyklischen Verbindung (T-Dimer), es handelt sich dabei um eine DNA-Mutation. Die Umkehr der Reaktion ist durch Fotolyse möglich (Fotoreaktivierung, DNA*-Reparatur).

thymoleptisch: engl. *thymoleptic*. Stimmungshebend.

Thymom *n*: engl. *thymoma*. Seltener maligner Tumor im vorderen Mediastinum, äußert sich häufig durch lokale Probleme wie obere Einflussstauung oder Druckgefühl hinter dem Brustbein. Die Therapie ist abhängig vom Ausbreitungsgrad, gewöhnlich ist jedoch die chirurgische Resektion die Methode der Wahl. Die Prognose ist bei vollständiger Resektion gut.

Thymopoietin → Thymusfaktor

Thymozyten *m pl*: engl. *thymocytes*. Im Thymus* vorkommende, von pluripotenten hämatopoetischen Stammzellen* abstammende, unreife lymphoide Zellen (Prothymozyten, funktionell unreife Thymozyten). Sie differenzieren sich durch Thymusfaktoren* auf dem Weg von Thymusrinde zu Thymusmark zu immunkompetenten Subpopulationen der T*-Lymphozyten.

Thymus *m*: syn. Bries. Im vorderen Mediastinum* hinter dem Sternum* gelegenes lymphoepitheliales Organ. Als primäres Organ des lymphatischen Systems ist der Thymus von grundlegender Bedeutung für die immunologische Prägung der für die zellvermittelte Immunität* verantwortlichen (thymusabhängigen) T*-Lymphozyten, u. a. durch endokrinologische Bildung von Thymusfaktoren*.

Entwicklung:
- entsteht am Ende des ersten Embryonalmonats aus Epithel der 2. und 3. Kiemenspalte (Entoderm*)
- Wachstum in Kindesalter und Pubertät bis Eintritt der Geschlechtsreife
- dann Rückbildung (physiologische Involution) und partielle Umwandlung in Fettgewebe (retrosternaler Fettkörper).

Thymusaplasie *f*: engl. *thymus aplasia*. Trotz vorhandener Organanlage fehlende Thymusentwicklung, keine Bildung der Hassall-Körperchen und der Lymphozyten. Die Thymusaplasie ist häufig mit Immundefekten* verbunden und kommt vorz. B. beim DiGeorge-Syndrom, CHARGE-Syndrom u. a. Chromosomopathien sowie bei der Retinoid-Embryopathie.

Thymusfaktor *m*: engl. *thymic factor*. Sammelbezeichnung für von retikulären oder epithelialen Zellen des Thymus gebildete Polypeptide, z. B. Thymopoietin I und II sowie Thymosin. Diese stimulieren die Differenzierung von Thymozyten* zu T*-Lymphozyten. Der Nachweis erfolgt mittels Radio-Immunoassay.

Klinische Bedeutung: Mangel oder Fehlen von Thymusfaktor führt zu Immundefekten*. Bei Kindern mit schwerem kombiniertem Immundefekt (SCID) wird z. B. die Substitution mit synthetischen Thymuspräparaten therapeutisch erprobt.

Thymushyperplasie *f*: engl. *thymus hyperplasia*. Besonders im frühen Säuglingsalter auftretende, meist spontan zurückgehende (partielle) hyperplastische Vergrößerung des Thymus, selten mit mechanischen Verdrängungserscheinungen an benachbarten Organen (v. a. an Trachea und Bronchien) und dadurch auftretenden Symptomen wie Atemnot oder Stridor.

Thymuskarzinom → Thymom
Thymuslymphozyten → T-Lymphozyten
Thymustumoren → Thymom
Thyreocalcitonin → Kalzitonin

thyreogen: Durch Schilddrüsentätigkeit (Schilddrüse*) bedingt.

Thyreoglobulin *n*: engl. *thyroglobulin*. Vorläufer-Protein der Schilddrüsenhormone* Thyroxin (T_4) und Thrijodthyronin (T_3). Thyreoglobulin wird in der Schilddrüse* von Epithelzellen gebildet und in den Drüsenbläschen gespeichert. Der Thyreoglobulin-Serumwert ist ein Tumormarker* für differenzierte Schilddrüsenkarzinome* und ihre Metastasen* und hilft, den Erfolg einer totalen Thyreoidektomie* zu überprüfen.

Thyreoglobulin-Antikörper: syn. TAK im Serum. Labordiagnostische Bestimmung von Schilddrüsenantikörpern gegen Thyreoglobulin* (TAK). TAK treten reaktiv bei Prozessen auf, welche zur Schädigung des Schilddrüsengewebes und in Folge zur Freisetzung von Thyreoglobulin* führen, beispielsweise bei Autoimmunthyreoiditis oder Schilddrüsenkarzinom*.

Thyreoidektomie f: engl. *thyroidectomy*. Operative Entfernung der gesamten Schilddrüse*. Hauptindikation ist das Schilddrüsenkarzinom*, weitere Indikationen sind pathologisch vollständig gutartige Veränderungen des Organs wie Struma multinodosa oder diffuse hyperthyreote Struma.

Thyreoiditis f: syn. Thyroiditis. Entzündung der Schilddrüse*. Unterschieden werden je nach Pathogenese Autoimmunthyreoiditis und Thyreoiditis mit nicht autoimmuner Genese sowie je nach Erkrankungsverlauf akute, subakute und chronische Formen der Thyreoiditis.
Formen: Einteilung entsprechend klinischem Verlauf und Pathologie:
- akut (Tage bis Wochen): 1. nicht autoimmun bedingte eitrige oder nichteitrige Thyreoiditis 2. Ursachen: u.a. Infektion, Trauma, Strahlenexposition (auch iatrogen, z.B. nach Radiojodtherapie*)
- subakut (Wochen bis Monate): 1. (meist) nicht autoimmun bedingt: Thyreoiditis* de Quervain 2. Autoimmunthyreoiditis: I. Post-partum-Thyreoiditis II. Silent-Thyroiditis III. (iatrogen) pharmakologisch induzierte autoimmune Thyreoiditis (z.B. Amiodaron*, Lithium*, Interferon*)
- chronisch (Monate bis Jahre): 1. Autoimmunthyreoiditis: I. Hashimoto*-Thyreoiditis II. Basedow*-Krankheit III. atrophische Thyreoiditis (Verkleinerung der Schilddrüse); häufig terminale (sog. ausgebrannte) Hashimoto-Thyreoiditis mit Hypothyreose (z.T. ohne Schilddrüsenantikörper*), selten primär atrophisch; Diagnostik: serologisch, sonographisch 2. nicht autoimmun: I. Riedel*-Struma II. spezifische Thyreoiditis, z.B. bei Tuberkulose* (Schilddrüsentuberkulose*) oder Sarkoidose*.

Thyreoiditis de Quervain f: engl. *de Quervain's thyroiditis*; syn. Thyroiditis de Quervain. Vermutlich viral bedingte, subakute Thyreoiditis*. Mögliche Symptome sind Fieber, Halsschmerzen, Abgeschlagenheit und initial Zeichen der Hyperthyreose* (infolge Apoptose*). Nach dem Abklingen der Entzündung kommt es zu einer hypothyreoten Phase. Behandelt wird symptomatisch (z.B. mit Acetylsalicylsäure bzw. nicht-steroidalen Antirheumatika), in schweren Fällen mit Glukokortikoiden*.
Diagnostik:
- palpatorisch druckschmerzhafte Schilddrüse
- beschleunigte BSG
- passagere Erhöhung der Schilddrüsenhormone* mit erniedrigtem TSH
- Schilddrüsenantikörper* meist nicht nachweisbar
- verminderte Nuklidspeicherung in der Schilddrüsenszintigrafie*
- Riesenzellen in der Punktionszytologie.

Prognose:
- Spontanremission nach einigen Wochen
- häufig Rezidive.

Thyreoplastik → Kehlkopfoperation

Thyreostatika n pl: engl. *antithyroid drugs*. Substanzen, die die Biosynthese und -sekretion von Schilddrüsenhormonen* hemmen sowie die Iodid-Oxidation oder den Jodeinbau in biosynthetische Zwischenprodukte verhindern. Sie werden eingesetzt bei Schilddrüsenüberfunktion und vor Operationen der Schilddrüse. Verwendung finden Natriumperchlorat, Thioharnstoffderivate wie Carbimazol* und Iodide (z.B. Natriumiodid).
Einteilung:
- **Thioharnstoffderivate** (Thioamide). 1. Vertreter: Carbimazol*, Propylthiouracil, Thiamazol* 2. Wirkung: kompetitive Hemmung der Schilddrüsenperoxidase (Peroxidasen*) und folglich Verhinderung der Oxidation von Iodid zu Jod (sog. Jodisations-Hemmer), des Einbaus von Jod in Tyrosin* und der Verknüpfung von 2 Molekülen jodierten Tyrosins zu Thyronin und Thyroxin 3. Indikation: Hyperthyreose* (z.B. Basedow-Krankheit), vor und nach Radiojodtherapie*, präoperativ bei Hyperthyreose, thyreotoxischer Krise* 4. Kontraindikation: Leber- und Knochenmarkschäden, bestehende Blutbildveränderungen; Vorsicht in Schwangerschaft und Stillzeit 5. UAW: Ödeme, Agranulozytose*, Leukopenie*, Schilddrüsenvergrößerung, Hypothyreose*, Fettsucht, Erythem*, Urtikaria*, Gelenkschwellung, Gelenkschmerzen
- **Jodide** (Natrium- oder Kaliumjodid): 1. Wirkung: in hohen Dosen (> 6 mg Jod/d) vorübergehende Hemmung der Hormonsekretion aufgrund kurzfristiger Hemmung der Proteasen*, die aus Thyreoglobulin* Hormone freisetzen 2. Indikation: nur präoperativ in Kombination mit Thioharnstoffderivaten 3. Lithium: nicht zu den Thyreostatika* gehörende Substanz, die die Jodaufnahme aber hemmen kann; folglich Einsatz bei thyreotoxischer Krise infolge Jodintoxikation
- **Natriumperchlorat:** 1. Wirkung: kompetitive Hemmung des Ioditransports in die Schilddrüse* (sog. Jodinations-Hemmer) 2. Indikation: Iodidblockade der Schilddrüse bei szintigrafischen Untersuchungen anderer Organe 3. Hinweis: geringe therapeutische Breite.

Thyreotomie f: engl. *thyrotomy*. Spaltung des Schildknorpels (Cartilago* thyroidea) in der Medianlinie, um einen operativen Zugang zum inneren Kehlkopf (Larynx*) herzustellen.

Thyreotrope Achse: Achse des Hypothalamus-Hypophysen-Systems, welche die Bildung und Freisetzung von Schilddrüsenhormonen* reguliert. Im Hypophysenvorderlappen gebildetes TSH regt die Freisetzung von Schilddrüsenhormonen an, aus dem Hypothalamus* stammendes TRH die Freisetzung von TSH. Beide Stufen unterliegen dabei einer negativen Rückkopplung*.

Thyreotropinom n: engl. *TSH secreting pituitary adenoma*. Seltener TSH-produzierender Tumor des Hypophysenvorderlappens, der Hyperthyreose* verursacht.

Thyroidea → Schilddrüse

Thyroidea stimulierendes Hormon n: engl. *thyroid-stimulating hormone*; syn. Thyreotropes Hormon; Abk. TSH. Hormon* des Hypophysenvorderlappens, das die Hormonproduktion und Follikelwachstum der Schilddrüse* anregt. Die TSH-Freisetzung wird stimuliert durch Thyreotropin-Releasing-Hormon (TRH) und gehemmt durch frei zirkulierende Schilddrüsenhormone*. Labordiagnostisch dient der TSH-Parameter dem Schilddrüsenscreening: Er ist erhöht bei primärer Hypothyreose* und erniedrigt bei primärer Hyperthyreose*.
Physiologie: Wirkung: Stimuliert
- Jodaufnahme in die Schilddrüse*
- Jodoxidation
- Jodeinbau in Thyreoglobulin*
- Sekretion von Schilddrüsenhormonen* ins Blut.

Indikation zur Laborwertbestimmung:
- Screening auf Hyper- oder Hypothyreose
- Verlaufskontrolle einer L-Thyroxin*-Substitution bei Hypothyreose (ab der 3. oder 4. Therapie-Woche).

Bewertung:
- **normwertig:** 1. Ausschluss einer manifesten Störung der Schilddrüsenfunktion 2. Remission einer Hyperthyreose *nach Absetzen* des Thyreostatikums
- **erhöht:** 1. primäre Hypothyreose*: Trijodthyronin* (T_3) und Thyroxin* (T_4) sind erniedrigt 2. Jodmangelstruma* 3. sehr selten sekundäre Hyperthyreose durch TSH-sezernierenden Tumor oder Resistenz gegen Schilddrüsenhormone* (T_4 ist erhöht)
- **erniedrigt:** 1. primäre Hyperthyreose* (T_3 und T_4 sind im oberen Referenzbereich oder darüber) 2. sehr selten sekundäre Hypothyreose bei Hypophysenvorderlappen-Insuffi-

zienz (T_3 und T_4 sind erniedrigt) **3.** arzneimittelinduzierte Suppression (Glukokortikoide*, Dopamin*, Somatostatin*, Bromocriptin*, Diphenylhydantoin) **4.** Low-T_3-Syndrom* **5.** latente Hyperthyreose bei hypertropher Hashimoto*-Thyreoiditis im Frühstadium oder Basedow*-Krankheit (T_3 und T_4 sind normal) **6.** Schilddrüsenautonomie (T_3 und T_4 sind normal).

thyroideus: engl. *thyroid*. Schildförmig, z. B. Cartilago* thyroidea.

Thyroliberin → Thyrotropin-Releasing-Hormon

Thyrotropin → Thyroidea stimulierendes Hormon

Thyrotropin-Releasing-Hormon *n*: engl. *thyrotropin-releasing hormone*; syn. Thyreoliberin; Abk. TRH. Releasing*-Hormon, das v. a. die Freisetzung von TSH aus dem Hypophysenvorderlappen stimuliert. Es wird im Hypothalamus* gebildet, die Synthese wird über einen negativen Feedback-Mechanismus durch Schilddrüsenhormone* gehemmt. Noradrenalin* stimuliert die TRH-Sekretion, Serotonin* vermindert sie. Labordiagnostisch wird TRH zur Schilddrüsen- und Hypophysenfunktionsdiagnostik eingesetzt (siehe TRH*-Test).

Thyroxin *n*: syn. T_4; Abk. T_4. Schilddrüsenhormon* mit 4 gebundenen Jodatomen. Im Blut ist es größtenteils an Transportproteine gebunden (TBG, Albumin*, Transthyrethrin). Freies Thyroxin (fT_4) ist die ungebundene, aktive Form des Hormons und wird in der Labordiagnostik bei Verdacht auf Hyperthyreose* oder Hypothyreose* bestimmt. Zur Physiologie siehe Schilddrüsenhormone*.

Indikationen: Verdacht auf
- Hyperthyreose
- Hypothyreose.

Bewertung:
- erhöht bei Hyperthyreose
- erniedrigt bei Hypothyreose.

Thyroxin-bindendes Globulin: syn. TBG im Serum. Bestimmung des in der Leber* gebildeten Thyroxin*-bindenden Globulins (TBG), welches als Transportprotein für die Schilddrüsenhormone* fungiert. Der T_4/TBG-Quotient erlaubt Aussagen über die Schilddrüsenfunktion, da durch den Quotienten der Einfluss von TBG auf das Gesamt-T_4 im Serum* abgemildert wird.

TH-Zellen: Abk. für → T-Helferzellen

Tibia *f*: Bildet mit der schwächeren Fibula* den knöchernen Unterschenkel. Sie besteht aus dem Condylus medialis und dem Condylus lateralis mit der nach proximal aufgelagerten Facies articularis superior, dem Corpus tibiae und dem Malleolus* medialis distal. Die Syndesmosis* tibiofibularis verbindet Tibia* und Fibula*. Die Facies medialis des Tibiaschafts liegt breitflächig direkt unter der Haut. Condylus medialis und Condylus lateralis bilden das Tibiaplateau als distaler Bestandteil des Kniegelenks*.

Tibiafraktur *f*: engl. *tibial fracture*. Fraktur* der Tibia*. Siehe Abb.

Klinik:
- Frakturzeichen: Fehlstellung, Instabilität, aufgehobene Funktion, Schwellung, Hämatom
- ggf. offener Weichteilschaden.

Therapie:
- Konservativ: **1.** bei nichtdislozierter Tibiafraktur oder einfacher Schaftfraktur **2.** Immobilisierung nach Reposition durch Oberschenkelgips- oder -kunststoffverband **3.** bei Fraktur in Schaftmitte bis distales Drittel: Sarmiento-Brace möglich
- operativ: **1.** bei Gelenkfraktur mit relevanter Stufen- oder Spaltbildung, hoch instabiler oder grob dislozierter Tibiafraktur **2.** bei allen Tibiafrakturen mit revisionspflichtigem Weichteilschaden, wie (arthroskopisch assistierte) perkutane Reposition von Gelenkfrakturen mit perkutaner Osteosynthese*, gedeckte Verfahren am Schaft (Verriegelungsnagel, biologische Plattenosteosynthese), ORIF mit (winkelstabiler) Platte, Fixateur* externe **3.** bei Kindern dynamische Markraumschienung **4.** bei hochgradigen Weichteildefekten plastische Deckung erforderlich **5.** bei größerem Knochendefekt ggf. Kallusdistraktion*.

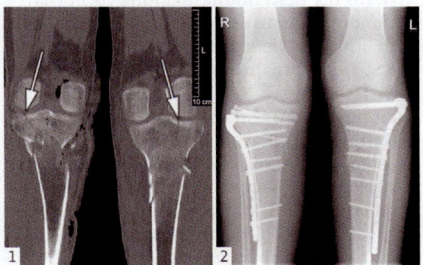

Tibiafraktur: Tibiakopffraktur mit Gelenkbeteiligung beidseitig; 1: präoperativ; 2: nach Versorgung mit winkelstabiler Plattenosteosynthese. [108]

Tibiakopffraktur *f*: engl. *fracture of the tibial head*. Bruch des gelenktragenden Teils der proximalen Tibia. Ursächlich sind meist Stürze aus großer Höhe oder osteoporotische Impressionsfrakturen. Für die definitive Versorgung ist in der Regel eine operative Behandlung mit Schrauben- und Plattenosteosynthese nötig. Als Folge entwickelt sich häufig eine posttraumatische Gonarthrose.

Tibialis-anterior-Syndrom *n*: engl. *anterior tibial syndrome*. Zu den Kompartmentsyndromen gehörendes Muskelkompressionssyndrom mit Ischämie* der prätibialen Muskulatur (vordere Muskelgruppe bzw. Extensorengruppe) durch Kompression der A. tibialis anterior innerhalb der Faszienloge.

Ursachen:
- Kontusion oder Fraktur des Unterschenkels
- Überbeanspruchung der Muskulatur (als funktionelles Tibialis-anterior-Syndrom bezeichnet).

Klinik:
- Ruhe- oder Belastungsschmerzen
- Schwellung am Schienbein
- Hypästhesie* am Fußrücken (1. Interdigitalraum autonomes Innervationsgebiet des N. peroneus profundus).

Therapie: Frühzeitige Faszienspaltung, bei funktionellem Tibialis-anterior-Syndrom elektive Faszienspaltung.

Tibialislähmung *f*: engl. *tibial nerve paralysis*. Lähmung der Waden- und Fußmuskulatur sowie Sensibilitätsstörungen* an distaler Unterschenkelbeugeseite und Fußsohle infolge Schädigung des Nervus* tibialis (4. lumbales bis 3. sacrales spinales Segment) durch Trauma (v. a. dislozierte Tibiafraktur*).

Tibiapseudarthrose → Crus varum

Tibiofibulargelenk: engl. *tibiofibular joint*; syn. Articulatio tibiofibularis. Proximale Verbindung zwischen Tibia* und Fibula*. Die Articulatio* tibiofibularis wird gebildet vom Caput fibulae* und der Facies articularis fibularis des Condylus lateralis tibiae*. Das Gelenk besitzt eine straffe Kapsel, die durch das Lig. capitis fibulae anterius und das Lig. capitis fibulae posterius verstärkt ist.

Tic *m*: Unwillkürliche kurzdauernde, plötzliche, schnelle und wiederholte, nicht rhythmische, stereotype Bewegung oder Vokalisation mit weiter Spannbreite von Erscheinungsformen und häufig Verstärkung durch emotionale Erregung (Ärger, Freude) sowie Abschwächung durch Konzentration, Entspannung oder Schlaf. **Vorkommen:**
- im Rahmen einer Tic*-Störung, z. B. im Rahmen des Tourette*-Syndroms
- passager im Kindesalter (Grundschulalter 8–10 %)
- im Erwachsenenalter 1 %.

Einteilung:
- nach Qualität (motorisch oder vokal)
- nach Komplexität: **1.** einfach, z. B. Blinzeln, Grimassieren, Schulterzucken bzw. Räuspern oder Bellen **2.** komplex, z. B. Hüpfen oder Springen **3.** seltene zwangartige Tics wie Koprolalie*, Kopropraxie, Echolalie* oder Echopraxie*.

Ätiologie:
- vermutlich Störung kortikostriataler-thalamokortikaler Verbindungen

- mangelnde neuronale Hemmung im motorischen Regelkreis durch genetische und/oder Umweltfaktoren (z. B. Infektion).

Differenzialdiagnosen:
- plötzlich einschießende Bewegungen bei Chorea* (minor)
- Augenrollen bei Epilepsie*
- Muskelzucken bei Myoklonus
- Bewegungsstörung* durch Neuroleptika*
- Imitation* der Tic-Bewegung.

Ticagrelor *n*: Oraler Thrombozytenaggregations*-Hemmer aus der Gruppe der selektiven P_2Y_{12}-Rezeptor-Antagonisten. In Kombination mit Acetylsalicylsäure dient Ticagrelor der Thrombose- und Embolieprophylaxe bei Erwachsenen mit akutem* Koronarsyndrom. Es hat ein hohes Wechselwirkungspotenzial mit Enzyminduktoren. Zu den Nebenwirkungen zählen Dyspnoe*, Hautausschlag und gastrointestinale Beschwerden.

Tic douloureux → Trigeminusneuralgie

Ticlopidin *n*: Thienopyridin (P_2Y_{12}-Rezeptor-Antagagonist), das als Thrombozytenaggregations*-Hemmer die ADP-induzierte Thrombozytenaktivierung* inhibiert und eingesetzt wird zur Schlaganfall*-Prophylaxe sowie bei Hämodialyse*-Patienten mit Shunt*-Komplikationen. Ticlopidin wird oral verabreicht v. a. bei Unverträglichkeit gegenüber Acetylsalicylsäure*. Bei Blutbildveränderungen und Blutungsneigung ist die Anwendung kontraindiziert.

Indikationen:
- Prophylaxe von thrombotischem Hirninfarkt bei Patienten nach transitorisch ischämischen Attacken*, reversiblem ischämischem neurologischem Defizit und zur Prophylaxe bei Patienten nach thrombotischem Hirninfarkt
- Hemmung der Thrombozytenaggregation bei Hämodialysepatienten mit Shuntkomplikationen
- evtl. alternativ zu Clopidogrel* (1. Wahl wegen geringeren Nebenwirkungen) in Kombination mit Acetylsalicylsäure bei akutem* Koronarsyndrom zur Sekundärprophylaxe.

Tic-Störung *f*: engl. *tic disorder*. Psychische Störung* mit dem Leitsymptom* des motorischen* und/oder vokalen Tics. Unterschieden werden transiente motorische oder vokale Tick-Störung (Dauer < 12 Monate), chronische motorische oder vokale Tick-Störung (Dauer > 12 Monate) sowie Tourette-Syndrom. Behandelt wird durch Aufklärung, Beratung und begleitende Beobachtung. Die Rückbildungsrate ist gut.

Hintergrund: Siehe Abb.

Tidalvolumen → Lungenvolumina

Tiefbiss → Überbiss

tiefe Hirnstimulation → Tiefenhirnstimulation

Tiefenblende → Röntgenstrahler

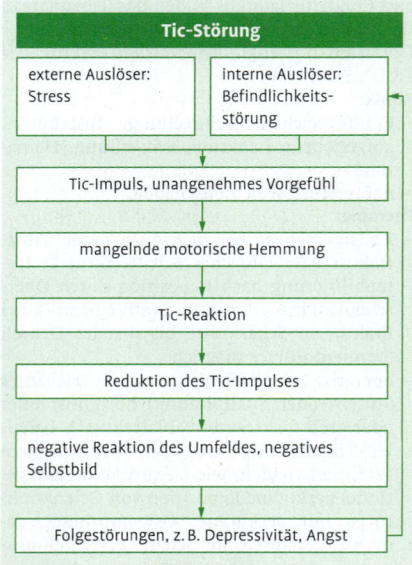

Tic-Störung: Funktionales Störungsmodell.

Tiefendosis *f*: engl. *depth dose*. V. a. in der Strahlentherapie* verwendeter Dosisbegriff. Er gibt die Energiedosis* in einer anzugebenden Tiefe des bestrahlten Objekts auf der Achse des Nutzstrahlenbündels (Zentralstrahl) an und wird für die Bestrahlungsplanung* benötigt.

Tiefendosis, relative *f*: engl. *relative depth dose*. Verhältnis der Tiefendosis* an einer anzugebenden Stelle innerhalb des bestrahlten Objekts zur Oberflächen- bzw. Maximaldosis im Nutzstrahlenbündel (Zentralstrahl).

Tiefenhirnstimulation *f*: engl. *deep brain stimulation* (Abk. *DBS*); syn. Hirnschrittmacher. Funktionelle Therapie für neurologische und psychiatrische Erkrankungen. Dabei werden Kerngebiete des Gehirns elektrisch stimuliert (z. B. Nucleus subthalamicus, Thalamus*, Globus* pallidus) über stereotaktische (stereotaktische Operation*) oder mit Neuronavigation eingebrachte Tiefenhirn-Elektroden (oft beidseits).

Indikationen:
- V. a. (pharmako-)therapieresistentes Parkinson*-Syndrom (Stimulation des Nucleus subthalamicus, Globus pallidus)
- essenzieller Tremor* (z. B. bei MS)
- Dystonie
- Tourette*-Syndrom
- Chorea* Huntington.

Nebenwirkungen: Oft nur temporär
- Sprechstörungen
- Gefühlstörungen
- Doppelbilder
- psychiatrische Symptome.

Tiefeninterview *n*: engl. *in-depth interview*. In der Regel qualitativ ausgewertetes, ca. 1–3 Stunden dauerndes, persönlich geführtes Interview*. Es kann offen oder strukturiert mithilfe eines Interviewleitfadens oder einer Themenliste durchgeführt werden. Die Interviewer richten sich weitgehend nach dem Gesprächsrhythmus der interviewten Person und üben eine gesprächsanimierende Funktion aus.

Tiefenpsychologie *f*: engl. *psychodynamic approaches*. Sammelbezeichnung für auf der Psychoanalyse* beruhende psychotherapeutische Verfahren, welche die Wirksamkeit des Unbewussten untersuchen und therapeutisch zu beeinflussen suchen. Sie zielen darauf ab, das Verhältnis bewusster und unbewusster Persönlichkeitsanteile so zu gestalten, dass eine Nachreifung der Gesamtpersönlichkeit möglich wird.

Tiefenpsychologisch fundierte Psychotherapie *f*: engl. *psychodynamic based therapy*. Form der psychodynamischen Psychotherapie*, bei der (in Abgrenzung zu Psychoanalyse und psychoanalytisch begründeter Psychotherapie) während der vergleichsweise kürzeren und niederfrequenten Behandlung der psychischen Störungen der aktuell wirksame Konflikt im Vordergrund steht. Dadurch sollen regressive Tendenzen des Patienten unterbunden und die vordergründige Problembearbeitung betont werden.

Tiefenrausch *m*: engl. *rapture of the deep*. Euphorische, dem Alkoholrausch ähnliche Verstimmung beim Tauchen mit Pressluftatemgerät in Tiefen > 30 m. Der Tiefenrausch ist eine zentralnervöse Stickstoffwirkung unter Überdruck (ab 400–500 kPa). Lebensgefährliche Fehlhandlungen sind möglich, bei kontrolliertem Auftauchen ist der Zustand vollkommen reversibel. Der Tiefenrausch kann in eine Stickstoffnarkose übergehen.

Tiefensensibilität → Propriozeption

Tiefentherapie *f*: engl. *deep therapy*. Form der Strahlentherapie* unter Verwendung ionisierender Strahlung mit einer Gewebe-Halbwertstiefe von 7 cm und mehr, wobei das Dosismaximum in die Körpertiefe verlagert wird. Die Tiefentherapie wird zur Behandlung intrakorporaler Tumoren angewandt.

Tiefertreten des Kopfes *n*: syn. Tiefertreten des kindlichen Kopfes. Beschreibung des Geburtsverlaufes in der Austreibungsphase. Die Position des Kopfes lässt sich bei der vaginalen Untersuchung bestimmen. Die groben Angaben „Kopf im Beckeneingang", „Kopf in Beckenmitte" und „Kopf am Beckenausgang" sollten durch Höhenangaben in cm ersetzt werden. Als Bezugsebene dient hier die Interspinalebene.

Tiefschlaf → Delta-Schlaf

Tiegel-Ventil *n*: engl. *Tiegel's valve*. Ventil zur Entlastung eines Spannungspneumothorax.

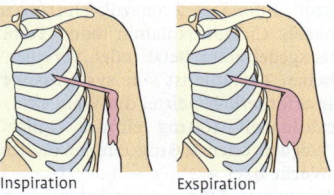

Tiegel-Ventil: Entlastungspunktion (2.–3. Interkostalraum, Medioklavikularlinie; Zugang nach Monaldi) bei Spannungspneumothorax mit initialer Druckentlastung über Tiegel-Ventil.

Das Tiegel-Ventil ermöglicht den freien Austritt von Luft aus dem Pleuraraum, ohne dass Luft von außen eindringen kann. Siehe Abb.

Tiemann-Katheter m: engl. Tiemann's catheter. Blasenkatheter* mit gebogener Spitze, zur Erleichterung der Einführung beim Mann durch die präbulbäre und prostatische Harnröhre. Tiemann-Katheter gibt es sowohl als Einmal- als auch als Dauerkatheter.

Tierfellnävus → Naevus pigmentosus et pilosus

Tierpocken → Poxviridae

Tierversuch m: engl. animal experiment. Experimenteller Einsatz von lebenden Tieren in Pharmakologie, Physiologie u. a. Disziplinen unter Beachtung des Tierschutzgesetzes. Ein Verfahren ist die Vivisektion als operativer Eingriff am lebenden Tier. Eingesetzt werden Tierversuche z. B. in der Arzneimittelprüfung und -herstellung, sofern keine Ersatzmethode zur Verfügung steht.

Tietze-Syndrom n: engl. Tietze's syndrome; syn. Chondropathia tuberosa. Schmerzhafte Verdickung der Rippenknorpel am Sternalansatz insbesondere der 2. und 3. Rippe mit unklarer Ursache. Behandelt wird mit NSAR und ggf. durch Infiltrationen mit Lokalanästhetika.

Tiffeneau-Index m: engl. Tiffeneau index; syn. relative Sekundenkapazität. Quotient aus FEV_1 (Sekundenkapazität*) und VC (Vitalkapazität*) bzw. FVC (forcierter Vitalkapazität). Der Tiffeneau-Index wird zur Einteilung in obstruktive bzw. restriktive Lungenkrankheit herangezogen. Er beträgt bei Gesunden > 75 %, bei älteren Menschen > 70 %. Siehe Lungenfunktionsprüfung*, Tab. dort.

Tiffeneau-Test m: engl. Tiffeneau test; syn. Atemstoßtest. Verfahren der Lungenfunktionsprüfung* zur Bestimmung der Sekundenkapazität*.

Tigerherz n: engl. tiger heart. Tigerfellartige Zeichnung des Myokards (besonders gut sichtbar an den Papillarmuskeln) mit quer zur Muskelfaserrichtung verlaufenden gelben (verfetteten) Streifen, die sich mit roten (nicht verfetteten) Streifen abwechseln. Es bildet sich bei rezidivierender myokardialer Infarzierung infolge von Sauerstoffmangelsituationen.

Tigermoskito → Mücken

Tight Junction f: syn. Zonula occludens. Bestandteil des Schlussleistenkomplexes* zwischen apikaler und basolateraler Zellmembran* benachbarter Zellen. Tight junctions bestehen aus Membranproteinen wie Occludin*, Claudin* und Tricellulin*. Sie haben Barrierefunktion in dichten Epithelien (distale Nierentubuli, Dickdarm) und Endothelien (Blut*-Hirn-Schranke) und dienen dem selektiven Transport in lecken Epithelien (proximale Nierentubuli, Dünndarm).

Tilia → Linde

Tilidin n: Opioid-Analgetikum zur oralen Behandlung starker Schmerzen. Tilidin hat eine analgetische Potenz von 0,1–0,2. Zum Schutz vor missbräuchlicher parenteraler Applikation ist es in Deutschland nur in fixer Kombination mit Naloxon* erhältlich.

Tilt-Test → Kipptisch-Untersuchung

TIM: Abk. für Topische Immunmodulatoren → Immunmodulatoren, topische

Timed-up-and-go-Test m: syn. alltags-relevanter Mobilitäts-Test. Einfacher Test zur Erfassung der Mobilität älterer Patienten. Es wird die Zeit gemessen, in der ein sitzender Patient aufsteht, 3 m geht, sich umdreht, zurückgeht und wieder hinsetzt. Bei auffälligem TUG-Ergebnis (> 20 s = eingeschränkte Mobilität, wahrscheinlich alltagsrelevant) kommen weitere Mobilitätstests zum Einsatz.

Time-Motion-Verfahren → Ultraschalldiagnostik

Time-out: Form der (indirekten) Bestrafung im Rahmen der Kindererziehung, bei der ein Kind aus der Umgebung, in der es ein unerwünschtes Verhalten gezeigt hat, herausgenommen wird und sich für einen festgelegten Zeitraum (wenige min) an einem festen (reizarmen, nicht ängstigenden) Ort aufhalten muss.
Anwendung: Time-out kann z. B. eingesetzt werden bei expansiven Verhaltensstörungen. Die Zeitspanne des Time-out verlängert sich, wenn das Kind auch im Time-out unerwünschtes Verhalten (z. B. Schreien, Toben) zeigt.

Time Resolved Imaging of Contrast Kinetics n: Abk. TRICKS. MR-Angiografie durch HDMR (high definition magnetic resonance) mit spezieller Zeitauflösung. Siehe Abb.

Timolol n: Antiglaukommittel aus der Gruppe der nicht-selektiven Beta*-Blocker. Es wird zur Behandlung der okulären Hypertonie, des chronischen Offenwinkelglaukoms und sekundärer Glaukome* in Form von Augentropfen angewendet. Systemische Nebenwirkungen sind gering, lediglich in Kombination mit Pilocarpin*

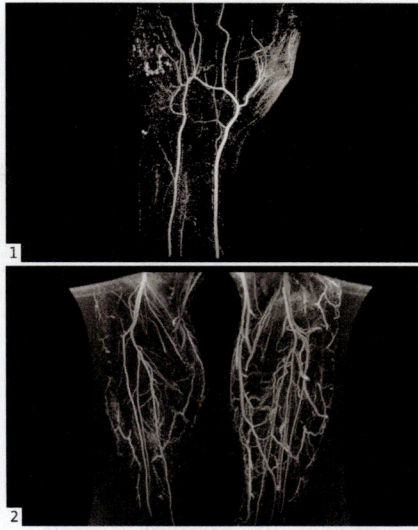

Time Resolved Imaging of Contrast Kinetics: MR-Angiografie als TRICKS in Subtraktionsmethode, 1: Gefäßanomalie Handgelenk links, 2: Arterienverschlüsse Unterschenkel links (und Saphenainsuffizienz).

kommt es verstärkt zu Bradykardien* und Hypotonie*.
Indikationen:
– okuläre Hypertonie
– chronisches Offenwinkelglaukom
– Sekundärglaukom nach Kataraktoperation (Aphakieglaukom)
– kindliches Glaukom*.

Timothy-Syndrom → Long-QT-Syndrom

TIN: Abk. für → Neoplasie, testikuläre intraepitheliale

Tinea f: engl. ringworm; syn. Dermatophytose. Mykose* der Haut oder Hautanhangsgebilde, verursacht durch Dermatophyten*. Das klinische Erscheinungsbild ist sehr variabel, Leitsymptome sind Hautrötungen und vermehrte Hautschuppung. Die Ansteckung erfolgt durch direkten oder indirekten Kontakt mit Sporen*. Begünstigende Faktoren sind z. B. Immunsuppression, Durchblutungsstörungen, Übergewicht, feucht-warmes Klima und gestörte Hautbarriere.
Hintergrund: Übertragung:
– durch Tiere (zoophile Infektion)
– von Mensch zu Mensch (anthropophile Infektion)
– durch Bodenkeime (geophile Infektion).
Einteilung: Nach betroffener Körperregion: ein Rückschluss auf den Erreger vom Ort des Auftretens ist nicht möglich. Beispiele sind

Tinea barbae

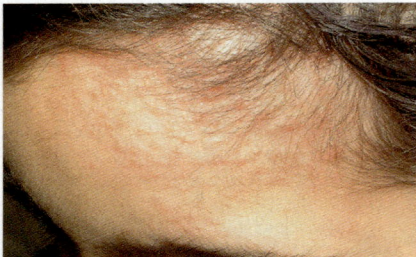

Tinea Abb. 1: Tinea capitis. [206]

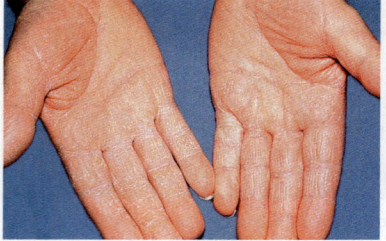

Tinea Abb. 2: Tinea manuum rechts mit feiner weißlicher Schuppung.

- Tinea* capitis (siehe Abb. 1)
- Tinea manuum (siehe Abb. 2)
- Tinea unguium (Onychomykose*).

Therapie: Antimykotika* topisch und/oder systemisch sowie evtl. zeitlich begrenzt Glukokortikoide* bei ausgeprägten Entzündungsreaktionen sowie evtl. antibiotische Therapie bei bakteriellen Superinfektionen. Die antimykotische Therapie muss über einen ausreichend langen Zeitraum erfolgen, auch über die klinische Erscheinungsfreiheit hinaus. Die Behandlungsdauer liegt meist im Rahmen von Wochen bis Monaten.
- topische Antimykotika: v. a. Azolantimykotika, Pyridone oder Allylamine
- systemische Antimykotika: hauptsächlich Azolantimykotika wie Itraconazol* und Fluconazol* sowie Terbinafin und Griseofulvin, welches auch für die Therapie von Kindern zugelassen ist.

Tinea barbae *f*: syn. Bartmykose. Hochentzündliche, meist profunde Dermatophytose* der Barthaare des männlichen Gesichts, gelegentlich mit allgemeinem Krankheitsgefühl, Fieber* und Lymphknotenschwellungen. Erreger sind meist zoophile Dermatophyten wie Trichophyton mentagrophytes (Hauptwirt: Nagetiere) oder Trichophyton verrucosum (Hauptwirt: Rinder). Diagnostiziert wird klinisch und durch Erregernachweis, therapiert wird lokal oder systemisch antimykotisch.

Tinea capitis *f*: syn. Tinea capitis superficialis. Durch Dermatophyten* hervorgerufene kontagiöse Mykose* der Kopfhaut. Als häufigste Erreger in Mitteleuropa gelten Microsporum canis, vorkommend bei Katzen und Meerschweinchen, sowie Trichophyton mentagrophytes und Trichophyton verrucosum. Diagnostiziert wird klinisch und durch Erregernachweis, therapiert wird mittels kombinierter lokaler und systemischer antimykotischer Therapie.

Tinea favosa → Favus

Tinea nigra *f*: engl. *cladosporiosis epidermica*. Tropische Mykose durch Hortaea werneckii (früher Exophiala werneckii) mit schwärzlicher Verfärbung der Haut, besonders an den Handinnenflächen.

Tinea pedis *f*: engl. *Athletés foot*; syn. Epidermomycosis pedis. Pilzinfektion der Füße, die häufigsten Auslöser sind Dermatophyten*. Oft ist die Tinea pedis vergesellschaftet mit einer Onychomykose*. Diagnostiziert wird klinisch und mittels Erregernachweis, therapiert wird lokal oder systemisch antimykotisch.

Klinik:
- **interdigitaler Typ:** 1. Mazeration* (weißlich-gräuliches Aufquellen) der Haut 2. Rhagaden* 3. Erosionen*, z. T. auch trocken mit weißlich feinlamellärer Schuppung der Interdigitalräume
- **vesikulös-dyshidrotischer Typ:** 1. kleinste Vesikel 2. Abheilen mit Schuppenkrusten an der Fußsohle (siehe Abb.) 3. Pruritus*
- **squamös-hyperkeratotischer Typ:** 1. scharf abgegrenzte herdförmige hyperkeratotische Schuppungen 2. z. T. Rhagaden* 3. Lokalisation: v. a. Ferse, Fußrand, Phalanx distalis.

Komplikationen:
- Bakterielle Sekundärinfektion
- Übergang in Tinea unguium (Onychomykose*).

Therapie: In der Regel genügt eine ausreichend lange **Lokaltherapie** über Wochen, beispielsweise mittels Präparaten mit Clotrimazol*, Mi-

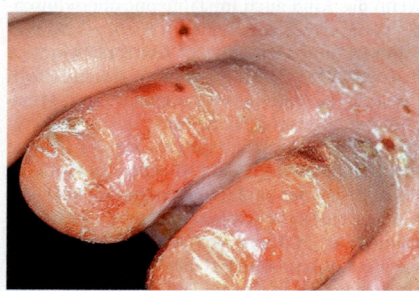

Tinea pedis [29]

conazol*, Bifonazol, Econazol, Flutrimazol, Tioconazol, Ciclopiroxolamin oder Terbinafin. Bei ausgedehntem Befall oder Versagen einer topischen Therapie ist eine **systemische Therapie** erforderlich. Mittel der Wahl sind:
- Itraconazol* 100 mg einmal täglich über 2 Wochen oder 200 mg einmal täglich über 1 Woche oder
- Fluconazol* 50 mg einmal täglich für 2–7 Wochen oder Terbinafin 250 mg einmal täglich für 2–6 Wochen.

Prognose: Bei adäquater Therapie vollständige Remission* (nicht selbstlimitierend).

Tinea superficialis *f*: syn. Trichophytia superficialis. Oberflächliche Hautinfektion der lanugobehaarten Haut an Gesicht, Hals, Stamm, Extremitäten unter Befall der Haarfollikel durch Dermatophyten* (Fadenpilze). Die Diagnose wird klinisch und durch Erregernachweis gestellt, therapiert wird lokal oder systemisch antimykotisch.

Klinik:
- Erythematöse und gering randbetont schuppende rundliche Läsionen mit zentrifugaler Ausbreitung und zentraler Abheilungstendenz
- die Infektion bleibt auf das Stratum corneum der Haut beschränkt und wird häufig von Pruritus* begleitet
- konfluierende Herde und landkartenähnliches Muster möglich
- betroffene Stellen sind meist haararm bis haarlos und weisen häufig typische abgebrochene Haare auf.

Diagnostik:
- klinisches Erscheinungsbild
- Erregernachweis (Nativpräparat und Kultur)
- im Einzelfall Inspektion des gesamten Integuments unter Wood-Licht
- evtl. histologische Untersuchung.

Therapie: In der Regel genügt eine ausreichend lange **Lokaltherapie** über Wochen, beispielsweise mittels Präparaten mit Clotrimazol*, Miconazol*, Bifonazol, Econazol, Flutrimazol, Tioconazol, Ciclopiroxolamin oder Terbinafin. Unbehandelt nimmt die Erkrankung meist einen chronischen Verlauf.

Tinel-Hoffmann-Zeichen → Hoffmann-Tinel-Zeichen

Tine-Test → Tuberkulintest

tingiert: engl. *tinged*. Gefärbt, z. B. blutig tingiert: mit geringer Blutbeimengung.

Tinnitus: syn. Ohrensausen. Akut oder chronisch auftretendes Ohrgeräusch. Tinnitus ist häufig mit Hörminderung* und Lärmempfindlichkeit kombiniert und kann die Lebensqualität des Betroffenen stark einschränken. Die Ursache bleibt oft unklar, manchmal steckt eine Ohren- oder Gefäßerkrankung dahinter. Behandelt wird mit Glukokortikoiden*, bei Chronifizierung u. a. mit Verhaltenstherapie* und Hörgerät*.

Hintergrund: Einteilungen:
- **Wahrnehmbarkeit:** subjektiver (nur vom Patienten wahrgenommen) oder objektiver (auch messtechnisch nachweisbar oder direkt am Ohr auskultierbarer) Tinnitus
- entsprechend dem **Verlauf:** 1. akut 2. chronisch (> 6 Monate)
- entsprechend dem **Charakter** des Ohrgeräusches: 1. nonpulsatiler Tinnitus: als Sausen, Brummen, Rauschen, Zischen, Pfeifen oder Klingen, z. B. bei Erkrankung des Innen- oder Mittelohrs 2. pulsatiler Tinnitus aurium: pulssynchrones Ohrgeräusch
- entsprechend dem **Schweregrad** und der psychischen und körperlichen Beeinträchtigung.

Ursachen:
- objektiver Tinnitus: 1. pulssynchron (pulsatil): meist vaskulärer Genese, bei Durchblutungsstörung (z. B. Stenose supraaortaler Gefäße, Aneurysma*, Angiom* oder arteriovenöse Fistel* intrakranieller Gefäße), Paragangliom*, arterieller Hypertonie* 2. Klickgeräusche: meist muskulärer Genese durch Kontrakturen der Mittelohrmuskeln oder Bewegung des Gaumensegels* (sehr selten)
- subjektiver Tinnitus: 1. idiopathisch 2. Erkrankungen des Ohres wie z. B. akute Otitis* media, Otosklerose*, Tubenkatarrh, Vestibularisschwannom*, Hörsturz*, Menière*-Krankheit, Lermoyez*-Syndrom, Presbyakusis*, akustisches Trauma*, als Nebenwirkung bei ototoxischen Arzneimitteln, z. B. Aminoglykoside (Streptomycin*), Platinderivaten 3. Hirntumoren, neurochirurgische Operationen 4. kraniomandibuläre Dysfunktion* 5. psychische Erkrankungen wie Depression*, Schizophrenie*.

Klinik:
- Ohrgeräusche wie Pfeifen, Summen, Brummen, Rauschen, Klingeln, pulsierend oder nicht-pulsierend
- evtl. Hörminderung
- Hyperakusis*
- Schwindel.

Therapie:
- akuter subjektiver Tinnitus: Therapie der zugrundeliegenden Erkrankung (siehe etwa Glukokortikoidtherapie bei Hörsturz*)
- chronischer Tinnitus: 1. Beratung und Aufklärung durch den Arzt, Beeinflussung der Wahrnehmung der Ohrgeräusche durch den Patienten (Tinnitus-Counselling) 2. kognitive Verhaltenstherapie*, bei Dekompensation des Tinnitus und psychiatrischer Komorbidität auch stationär 3. bei Hörminderung Hörgerät* 4. evtl. Psychotherapie bei Depressionen oder Angststörung*.

Therapieversuche außerhalb der Leitlinien:
- Tinnitus*-Retrainings-Therapie
- Tinnitusmasker: Gerät, das wie ein Hörgerät am Ohr sitzt und ein fest definiertes Rauschen produziert, wodurch der Patient seinen eigenen Tinnitus nicht mehr wahrnehmen soll
- hyperbare Sauerstofftherapie*
- Biofeedback*
- Musiktherapie: Therapiemodell des Deutschen Zentrum für Musiktherapie (DZM), bei dem die Patienten durch gezielte Übungen mit Musik lernen, bewusst Kontrolle über die Ohrtöne auszuüben.

Allgemeine Verhaltenstipps für Patienten mit chronischem Tinnitus:
- Stress meiden, Entspannungstechniken lernen
- Fokus weg vom Tinnitus lenken, z. B. mit Hintergrundgeräuschen ablenken (Zimmerbrunnen, tickende Uhr)
- Lärm meiden, z. B. mit individuell angepassten Hörstöpseln
- moderaten Ausdauersport betreiben
- Auslöser herausfinden und meiden, z. B. Alkohol, Rauchen, Kaffee.

Prognose:
- akuter Tinnitus: verschwindet über Monate bei etwa 2/3 der Patienten von selbst oder durch die Behandlung
- chronischer Tinnitus: Verminderung der Ohrgeräusche auch noch nach Jahren möglich.

Tinnitus-Retraining-Therapie *f*: engl. *tinnitus retraining therapy*; Abk. TRT. Behandlungsansatz nach Jastreboff und Hazell zur Therapie des Tinnitus*. Intensive Beratung und Psychotherapie* wird kombiniert mit einer Geräuschtherapie, z. B. mit vermehrter externer Geräuschstimulation. Betroffene erhalten einen Tinnitus-Noiser (Rauschgenerator). Laut Leitlinie ist der therapeutische Nutzen von Rauschgeneratoren nicht evident.

Tioguanin *n*: Zytostatikum (schwefelhaltiges Derivat der Purinbase Guanin, Purinanalogon; Antimetabolit), das Synthese und Verwertung von Purin-Nukleotiden hemmt. Tioguanin wirkt ausschließlich in der S-Phase des Zellzyklus, nicht bei ruhenden Zellen, und wird zur Behandlung akuter Leukämien eingesetzt. Zu den häufigen Nebenwirkungen zählen Myelosuppression, gastrointestinale Beschwerden und Lebertoxizität.

Tiotropiumbromid *n*: Bronchospasmolytikum und Anticholinergikum aus der Gruppe der langwirksamen Parasympatholytika*. Tiotropiumbromid wird inhalativ zur Dauertherapie von COPD und Asthma* bronchiale eingesetzt. Im Gegensatz zu Ipratropiumbromid* hält die Wirkung von Tiotropiumbromid über 24 h an.

Indikationen: Langzeittherapie von COPD und Asthma* bronchiale.

TIPS: Abk. für → Shunt, transjugulärer intrahepatischer portosystemischer

Tirofiban *n*: Nichtpeptidischer Thrombozytenaggregations*-Hemmer zur i. v. Anwendung. Tirofiban bindet als reversibler Glykoprotein-IIb/IIIa-Rezeptor-Antagonist spezifisch antagonistisch an die Glykoprotein*-IIb/IIIa-Rezeptoren der Thrombozyten*. Es wird in Kombination mit Acetylsalicylsäure* und Heparin* eingesetzt zur Herzinfarkt*-Prävention bei instabiler Angina* pectoris und NSTEMI (siehe akutes* Koronarsyndrom).

Tissue Factor → Gewebefaktor

Tissue Factor Pathway Inhibitor *m*: Abk. TFPI. In Endothelzellen synthetisiertes Plasmaprotein, wichtiger Inhibitor der Blutgerinnung*. Er bindet reversibel an Blutgerinnungsfaktor Xa. Der Xa-TFPI-Komplex inhibiert in der Folge den Faktor-VIIa-TF-Komplex. Nach Heparin-Injektion ist die TFPI-Plasmakonzentration erhöht. Nachgewiesen wird TFPI mittels ELISA.

Tissue Polypeptide Antigen *n*: Abk. TPA. Keratinantigen, das auf der Zellmembran* bestimmter Tumorzellen und als zirkulierendes Antigen* im Serum* nachweisbar ist. Es ist ein Marker für gesteigerte Zellproliferation. Eine erhöhte TPA-Konzentration findet sich bei Karzinomen, aber auch bei entzündlichen Erkrankungen. Die labordiagnostische Bestimmung dient der Verlaufsbeurteilung und Therapiekontrolle von Tumoren.

Referenzbereich: < 121 U/l.

Indikation zur Laborwertbestimmung: Verlaufskontrolle von Karzinomen*.

Bewertung:
- TPA ist ein unspezifischer, aber sensitiver Marker. Erhöhte Konzentrationen finden sich beispielsweise bei: 1. Ovarialkarzinom* 2. Mammakarzinom* 3. Prostatakarzinom* 4. Bronchialkarzinom 5. Harnblasenkarzinom 6. Karzinomen des Verdauungstraktes* – steigende Konzentrationen sprechen für ein Fortschreiten des Tumors
- erhöhte Konzentrationen finden sich bei Dialyse*, nach Operationen oder auch bei benignen Erkrankungen, z. B.: 1. Leberzirrhose* 2. Diabetes* mellitus 3. Entzündungen* (akut und chronisch) 4. Infektion von Atem- oder Gallenwegen
- falsch-hohe Ergebnisse sind nach Therapie mit monoklonalen Antikörpern oder Immunszintigraphie* möglich.

Titer *m*: Maß für die Stärke einer Antikörperreaktion bzw. für die Immunität* gegen eine bestimmte Erkrankung. Gemessen wird die Menge eines Antikörpers oder Antigens, die noch eine deutliche positive Reaktion mit dem Reaktionspartner bewirkt. Die Angabe erfolgt bezogen auf die Verdünnungsstufe der zu untersuchenden Lösung.

Tj[a]: Mit dem P*-Blutgruppensystem in Beziehung stehendes Blutgruppenantigen. Individuen mit Anti-Tj[a]-Antikörpern besitzen keine P-Antigene (Anti-Tj[a] entspricht Anti-P, Anti-P_1 und Anti-P[k]). Anti-Tj[a] gilt als mögliche Ursache für habituelle Aborte* (siehe Spontanabort*).

TK: Abk. für Totalkapazität der Lungen → Lungenvolumina

TK: Abk. für → Thrombozytenkonzentrat

T-Lagerung f: engl. T-positioning. Atemfördernde Lagerung zur Pneumonieprophylaxe*, teilweise auch zur Dekubitusprophylaxe*. 2 Kissen werden in Form eines „T" unter Wirbelsäule und Schultern gelegt, sodass der Rippenrand und die Schulterblattspitzen freiliegen und der Brustkorb gedehnt wird. Diese Lagerungsposition sollte mehrmals täglich für 10–20 Minuten eingenommen werden.

TLR: Abk. für engl. toll like receptor → Toll-like Rezeptoren

TLV: Abk. für engl. threshold limit values → Arbeitsplatzkonzentration, maximale

T-Lymphozyt-Aktivierung f: syn. T-Zell-Aktivierung. Durch Zusammenspiel aus Antigen-Präsentation, kostimulatorischen Molekülen (Kostimulation*) und Zytokinen* erfolgte Aktivierung von T*-Lymphozyten. Nach Aktivierung von T-Lymphozyten proliferieren und differenzieren sich diese zu Effektor*- oder Gedächtniszellen* oder aktivieren wiederum B*-Zellen.

Ablauf: Erkennt eine CD8-T-Zelle bzw. CD4-T-Zelle über ihren membranständigen T-Zell-Rezeptor ein über das MHC-Klasse-I- bzw. MHC-Klasse-II-Molekül präsentiertes Antigen, erhält die T-Zelle das erste Aktivierungssignal. Erfolgt dann über kostimulatorische Moleküle (CD28* auf T-Zelle und CD80*/CD86* auf APC) das zweite Aktivierungssignal, wird die T-Zelle vollständig aktiviert, bildet selbst kostimulatorische Moleküle (CD40L) und produziert Zytokine*.

T-Lymphozyten m pl: engl. T lymphocytes; syn. thymusabhängige Lymphozyten. Lymphozytenpopulation mit dem Leukozytenantigen CD3, die Träger der zellvermittelten Immunität* ist. Ihre Reifung und immunologische Differenzierung werden unter dem Einfluss des Thymus* in der Perinatalperiode und Kindheit geprägt. Nach ihrer Ausdifferenzierung (Thymuspassage) siedeln T-Lymphozyten sich in den sekundären lymphatischen Organen (Milz und Lymphknoten) an.

Hintergrund: T-Lymphozyten machen ca. 35 % der Blutlymphozyten aus und besitzen nach Ausdifferenzierung u. a. die Fähigkeit zur Erkennung von körpereigenen Strukturen als Selbst. In vivo werden sie durch Interleukine* und durch Kontakt mit Antigenen bzw. antigenpräsentierenden Zellen* aktiviert. In vitro erfolgt die Aktivierung durch Phythämagglutinine u. a. Mitogene unter Transformation zu Lymphoblasten*.

Einteilung:
– $CD4^+$-T-Lymphozyten
– $CD8^+$-T-Lymphozyten.

T-Lymphozyten, regulatorische m pl: engl. T-regulator lymphocytes. Natürlich vorkommende T-Lymphozyten der $CD4^+/CD25^+$-Subklasse, die den TH1- oder TH2-Zellen (T*-Helferzellen) angehören. Sie exprimieren $CD25^+$ (Alphakette von IL-2) und produzieren unter Aktivierung des T-Zell-Antigen-Rezeptors und HLA-Klasse-II-Molekülen IL-10 und TGF-β, die immunsuppressiv auf TH1- (zellvermittelte Immunität) und TH2-Zellen (Antikörperproduktion) sowie auf $CD8^+$-T-Lymphozyten wirken.

T-Lymphozyten-Reifung f: syn. Thymopoese. Im Thymus* ablaufende Differenzierung von T-Zell-Vorläufern aus dem Knochenmark. Diese durchlaufen im Thymus eine positive und negative Selektion, bei denen die Thymus-Epithelzellen mit ihrer Expression von MHC-Klasse-I- und MHC-Klasse-II-Molekülen eine entscheidende Rolle spielen.

TME: Abk. für → Exzision, totale mesorektale

TMF: Abk. für engl. trial master file → Studie, klinische

TMP: Abk. für Thymidinmonophosphat → Thymidin

TNF-Blocker m sg,pl: syn. Tumor-Nekrose-Faktor-Blocker. Rekombinant hergestellte Eiweißmoleküle, die den **T**umor-**N**ekrose-**F**aktor hemmen. Die wichtigsten medizinisch genutzten Vertreter sind anti-TNF-α-Antikörper wie Infliximab* (chimär monoklonal) und Adalimumab* (human monoklonal) sowie der lösliche Rezeptor von TNF-α (Etanercept*). TNF-Blocker werden zur Behandlung von Erkrankungen des rheumatischen Formenkreises eingesetzt, wie z. B. rheumatoide Arthritis*.

Nebenwirkungen:
– Erhöhung der Infektneigung: Ausschluss einer latenten Tuberkulose* vor Therapiebeginn
– Induktion antinukleärer Antikörper
– allergische Reaktionen
– lupusähnliches Syndrom.

TNM-Klassifikation f: engl. TNM Classification; syn. TNM-Klassifikation maligner Tumoren. Internationale Tumor-Klassifikation mit Beschreibung von Primärtumor* (T), Lymphknotenbefall (N) und Fernmetastasen* (M). Die Beschreibung dient der Zuordnung zu Stadien (Staging*) sowie der Vergleichbarkeit im Hinblick auf Prognose, Therapie, Leitlinienanwendung und Studienergebnisse. Für manche Tumore gibt es weitere Klassifikationssysteme.

TNM-Klassifikation

Parameter	Bedeutung
TNM-Klassifikation	
T	Primärtumor
T0	kein Anhalt für Primärtumor
Tis	präinvasives Karzinom (Carcinoma in situ)
T1, T2, T3, T4	zunehmende Größe und/oder lokale Ausdehnung des Primärtumors
TX	Primärtumor kann nicht beurteilt werden
N	regionäre Lymphknoten[1]
N0	keine regionären Lymphknotenmetastasen
N1, N2, N3	zunehmender Befall regionärer Lymphknoten
NX	regionäre Lymphknoten können nicht beurteilt werden
M	Fernmetastasen
M0	keine Fernmetastasen
M1	Fernmetastasen
pTNM-Klassifikation	
pT	Beurteilung des Primärtumors nach histologischer Untersuchung (pTis, pT0–pT4, pTX analog TNM-Klassifikation)
pN	Beurteilung regionärer Lymphknoten[2] nach histologischer Untersuchung (pN0, pN1–pN3, pNX analog TNM-Klassifikation)
pM	Beurteilung von Fernmetastasen nach histologischer Untersuchung (pM0[3], pM1 analog TNM-Klassifikation)

[1] Die Absiedelung des Tumors in einen Lymphknoten wird als Lymphknotenmetastase, die Absiedelung in einem anderen als den regionären Lymphknoten wird als Fernmetastase klassifiziert.
[2] mögliche zusätzliche Angaben: (mi) für Mikrometastasen ≤ 0,2 cm (sn) für Sentinel-Lymphknoten: pNX(sn), pN0(sn), pN1(sn)
[3] Angabe nur zulässig nach Autopsie
Quelle: verändert nach: Ch. Wittekind (Hrsg.): TNM: Klassifikation maligner Tumoren. 8. Auflage. Wiley-VCH, Weinheim 2017

Prinzip: Es werden 3 Hauptparameter beschrieben, deren Schweregrad mittels Zahlen beschrieben wird (siehe Tab.):
– T: Ausdehnung des Primärtumors anhand seiner Größe und Infiltrationstiefe

- N: Vorhandensein von Lymphknotenmetastasen
- M: Vorhandensein von Fernmetastasen.

Unterschiedliche Schweregradeinteilungen werden als TNM-Grade zusammengefasst und in ein Tumorart-spezifisches Stadium übersetzt, das für Prognose und Therapie herangezogen wird. Weitere Bezeichnungen dienen der detaillierteren Beschreibung:
- cTNM: klinische Klassifikation („clinical"): anhand der Ergebnisse klinischer, radiologischer, endoskopischer u. a. relevanter Untersuchungen sowie ggf. einer chirurgischen Exploration
- pTNM: pathologische oder postoperative Klassifikation: histologische Stadienbestimmung am Operationspräparat
- C-Faktor: Grad der Befundsicherheit („certainty"), Wert 1–5
- R-Klassifikation: Residual-/Resttumor nach Operation
- G: histologische Bestimmung des Malignitätsgrades*.

TNNI: Abk. für Troponin-I codierendes Gen → Kardiomyopathie

TNS: Abk. für transiente neurologische Symptome → Spinalanästhesie

tNSAR: Abk. für traditionelle nichtsteroidale Antirheumatika (NSAR) → Antiphlogistika, nichtsteroidale

Tobramycin n: Bakterizides, aus Kulturen von Streptomyces tenebrarius gewonnenes Aminoglykosid*-Antibiotikum mit Wirksamkeit gegen hauptsächlich gramnegative Bakterien wie Pseudomonas aeroginosa. Tobramycin wird intravenös, intramuskulär, inhalativ sowie lokal am Auge eingesetzt bei Infektionen der Harnwege, Atemwege, Haut- und Weichgewebe, Knochen, Augen sowie bei Sepsis*, Endokarditis* und intraabdominellen Infektionen.

TOCE: Abk. für transarterial oil chemoembolization → Chemoembolisation, transarterielle

Tochtergeschwulst → Metastase

Tocilizumab n: Monoklonaler Antikörper*, der gegen den Interleukin-6-Rezeptor gerichtet ist. Tocilizumab wird eingesetzt als Immunsuppressivum bei rheumatoider Arthritis* bei Erwachsenen, juveniler idiopathischer Arthritis* sowie bei Riesenzellarteriitis* bei Erwachsenen. Der Wirkstoff wird s. c. verabreicht und meist mit Methotrexat* kombiniert. Häufigste Nebenwirkungen sind Atemwegsinfektionen, Kopfschmerzen und Hypertonie.

Tocopherolacetat n: engl. *tocopherol acetate*. Tocopherolderivat.

Tod m: engl. *death*. Ende des Lebens eines Individuums, medizinisch beschrieben als irreversibler Hirnfunktionsausfall, festgestellt durch die Hirntoddiagnostik oder sichere Todeszeichen* nach irreversiblem Funktionsverlust des Atmungs-, Kreislauf- und Zentralnervensystems (z. B. Totenflecke*) oder eines mit dem Leben unvereinbaren Zustandes (z. B. Decapitation). Mit dem Tod endet die Rechtsfähigkeit des Menschen.

Einteilung: In Phasen:
- **Stillstand** von Atmung und Puls: völliger Kreislaufstillstand mit Fehlen von Karotispuls und Atmung, maximaler Pupillenerweiterung und blau-roter (zyanotischer) Verfärbung von Haut und Schleimhäuten (siehe unsichere Todeszeichen*) mit (durch Reanimation*) potenziell reversibler Aufhebung der Großhirnaktivität (siehe Wiederbelebungszeit*)
- **Hirntod:** Ausfall sämtlicher feststellbarer Hirnfunktionen bei evtl. noch aufrechterhaltener Kreislauffunktion und Atmung
- **biologischer** Tod: Erlöschen sämtlicher Organ-, Zell- und Körperfunktionen (alternativ: Erlöschen des Stoffwechsels in allen Organen und Zellen)
- **genetischer** Tod: Keine Körperzelle mit intaktem Zellkern vorhanden, aus dem ein Klon erstellt werden könnte
- **absoluter** Tod: Keine Körperzelle vorhanden, die auf die frühere Existenz des Lebewesens hinweisen könnte.

Scheintod: Irrige Todesanmutung, meist durch unsichere Todeszeichen, die als sichere Todeszeichen interpretiert wurden. Ursachen sind z. B. Schlafmittel- oder Kohlenmonoxidvergiftung, starke Unterkühlung, Blitzschlag oder Starkstromunfall.
- im Elektrokardiogramm (EKG*) oder Elektroenzephalogramm (EEG) ist elektrische Aktivität u. U. nachweisbar; es gibt Fälle, bei denen weder EKG noch EEG eine Aktivität zeigten und die Betroffenen sich wieder vollständig erholten
- minimale Ventilation und Durchblutung reichen aus, um den Mindestgrundumsatz der Zellen zu gewährleisten
- bei Einsetzen der Atmung (spontan oder induziert) ist in Abhängigkeit von der Wiederbelebungszeit vollständige Erholung des Scheintoten möglich.

Todani-Klassifikation → Choledochuszyste

Todd-Lähmung → Anfall, fokal-motorischer

Toddler's diarrhea: Sonderform der chronischen unspezifischen Diarrhö im späten Säuglings- bis Kleinkindalter (Toddler = Laufanfänger). Typisch sind 3 oder mehr Durchfall-Stühle nur tagsüber bei normalem Gedeihen und ohne weitere Beschwerden. Ursache soll eine verringerte Fruktosetransportkapazität sein. Bis spätestens zum Schulalter normalisieren sich die Stühle wieder.

Todesart f: engl. *manner of death*. Juristisch bedeutsame Angabe zu den Todesumständen im Rahmen der Leichenschau*.

- **natürlicher Tod:** aus inneren Ursachen, d. h. krankheits- oder altersbedingt eingetretener Tod ohne Hinzutreten eines rechtsrelevanten Ereignisses
- **nicht natürlicher Tod:** 1. Tötungsdelikt, aber auch Selbsttötung, tödlicher Unfall und unerwarteter Tod nach medizinischen Maßnahmen (z. B. tödliche Pneumonie nach Schenkelhalsfraktur als Folge eines Verkehrsunfalls) 2. der Arzt muss für das Todesermittlungsverfahren unverzüglich die Polizei benachrichtigen (auch bei ungeklärter Todesursache) 3. Sektionsergebnisse zeigen, dass in Deutschland jährlich ca. 2000 Tötungsdelikte unerkannt bleiben und die Todesursachenstatistik ca. 11 000 nicht natürliche Todesfälle als natürliche führt
- **ungeklärte oder ungewisse Todesursache:** 1. liegt vor, wenn unklar ist, ob der Todeseintritt auf ein natürliches oder nicht natürliches Ereignis zurückzuführen ist 2. Anhaltspunkte für nicht natürlichen Tod dürfen nicht vorliegen.

Todesbescheinigung f: engl. *certificate of death*; syn. Totenschein. Landesrechtlich, meist aufgrund der Bestattungsgesetze geregeltes Dokument, das nach ärztlicher Leichenschau* ausgestellt wird und Angaben zu Todeszeitpunkt*, Todesursache und Todesart* enthält.

Todesursachenstatistik f: engl. *cause of death statistics*. In Deutschland (seit 1892) auf der Basis der Todesbescheinigungen monokausal (Grundleiden der Gestorbenen) aufbereitete, vom Statistischen Bundesamt im Rahmen der Gesundheitsberichterstattung des Bundes jährlich veröffentlichte Statistik über Todesfälle und ihre Ursachen.

Vorgehen: Datenbasis für die epidemiologische Forschung. Datengrundlage sind die von den Ärzten ausgestellten Todesbescheinigungen sowie die von den Standesämtern ausgestellten Sterbefallzählkarten. Die Codierung der Todesursachen erfolgt auf Basis der ICD*-10.

Todeszeichen n sg,pl: engl. *signs of death*; syn. Signa mortis. Nach eingetretenem Hirntod* typische Veränderungen des Körpers. Unterschieden werden sichere und unsichere Todeszeichen.

Formen:
- **sichere** Todeszeichen: 1. Hirntod 2. kräftig ausgebildete konfluierende Totenflecke* 3. Totenstarre* 4. Fäulnis 5. mit dem Leben nicht vereinbare Verletzung
- **unsichere** Todeszeichen: 1. Blässe der Haut 2. Abkühlung besonders der Extremitäten 3. Areflexie 4. keine erkennbare Atmung 5. Radialispuls nicht tastbar, Herztöne auskultatorisch nicht wahrnehmbar.

Todeszeitpunkt m: engl. *time of death*. Medizinisch definiert als Zeitpunkt des Hirntodes*, der unter Umständen vor dem Aufhören von Atmung und Herzaktion (klinischer Tod) liegt. Bei Abschätzung des Todeszeitpunkts sind temperaturabhängige Leichenveränderungen besonders zu berücksichtigen. In der frühen Leichenzeit wird die Auskühlung hauptsächlich von Strahlung, Leitung, Verdunstung und Konvektion bestimmt.

Tötung auf Verlangen f: engl. *voluntary euthanasia*. Vorsätzliche Tötung, bei der sich der Täter von suizidähnlichem, ausdrücklich und ernstlich geäußertem Verlangen des Getöteten leiten lässt. Tötung auf Verlangen ist ein strafbares Tötungsdelikt gemäß § 216 StGB (mögliche Freiheitsstrafe 6 Monate bis 5 Jahre).
Abgrenzung: Tötung auf Verlangen ist strafrechtlich abzugrenzen vom Behandlungsabbruch im Sinne der Sterbehilfe* und Beihilfe zum Suizid*. Hierbei bleibt der letzte Tatbeitrag in der Hand des sich Tötenden, bei Tötung auf Verlangen gibt der Getötete den letzten Tatbeitrag aus der Hand. Behandlungsabbruch im Sinne der Sterbehilfe* und Beihilfe zum Suizid* bleiben jeweils straffrei.

Tötung, fahrlässige f: engl. *involuntary manslaughter*. Verursachung des Todes eines Menschen aufgrund von Fahrlässigkeit*, gemäß § 222 Strafgesetzbuch. Der Täter hat die im Verkehr erforderliche Sorgfalt, zu der er nach den Umständen und seinen persönlichen Fähigkeiten und Kenntnissen verpflichtet ist, außer Acht gelassen und infolgedessen den Tod des Opfers herbeigeführt.

Togaviridae f pl: syn. Togaviren. Familie kubischer RNA-Viren mit Hüllmembran (Ø 40–70 nm) und einzelsträngiger RNA. Togaviridae werden in 2 Genera eingeteilt: Alphavirus und Rubivirus (einziger Vertreter: Röteln*-Virus).

Toilettensitzerhöhung f: Plastikaufsatz für die Toilette zur Erhöhung der Sitzfläche. Sie erleichtert bewegungseingeschränkten Menschen (z. B. mit Hüft- oder Kniegelenkarthrose) das Aufstehen von der Toilette. Toilettensitzerhöhungen werden auch postoperativ z. B. nach Hüftoperationen eingesetzt. Siehe Abb.

Toilettenstützgestell n: engl. *adjustable toilet safety frame*. Höhenverstellbares Haltegestell aus Aluminium zur sicheren Benutzung der Toilette v. a. im häuslichen Gebrauch. Es wird um die Toilette herum positioniert. Die Armstützen erleichtern das Hinsetzen und Wiederaufrichten.

Toilettenstuhl m: engl. *toilet chair*; syn. Nachtstuhl. Fahrbarer Stuhl mit Loch in der Sitzfläche, unter das ein Steckbecken* oder ein Toiletteneimer geschoben wird. Er wird für gehbehinderte Patienten, die den Weg zur Toilette nicht schaffen, eingesetzt. Bei Benutzung sind die Rollen zu fixieren.

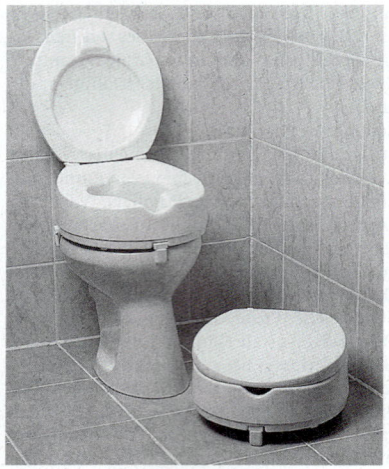

Toilettensitzerhöhung [191]

Toilettentraining n: engl. *toilet retraining*; syn. Inkontinenzbehandlung. Auf den Patienten zugeschnittenes Trainingsprogramm bei Harninkontinenz* oder Stuhlinkontinenz* zur Förderung der Kontinenz.
Komponenten:
– Blasentraining*, bei dem der Patient die kontrollierte Entleerung der Harnblase erlernt
– nach einem starren Schema festgelegte Entleerungszeiten, zu denen der Patient zur Toilette geführt wird
– Toilettengang nach Aufforderung zur Erinnerung des Patienten und Schulung seiner Aufmerksamkeit.

Token Economy: Form der Verstärkung* und zum Einsatz in geschlossenen Einrichtungen entwickeltes Verfahren der Verhaltenstherapie, bei der sog. Token (z. B. Gutschein, Wertmarke, Punkte) als generalisierte Verstärker eingesetzt werden. Token erhalten ihren Belohnungswert dadurch, dass sie von der belohnten Person in individuell bestimmbare Güter oder andere Belohnungsarten (z. B. ein gemeinsamer Kinobesuch, Ausgang) eingetauscht werden können.
Vorteil: Der Token kann unmittelbar nach einem gezeigten Verhalten eingesetzt und der Belohnungswert individuell angepasst werden.
Münzentzugs-System: Im Rahmen einer Token Economy ist auch Bestrafung möglich, indem die betroffene Person bei unerwünschtem Verhalten ein oder mehrere Token abgeben muss.

Token-Ökonomie → Token Economy
Token-Test → Aphasie
Tokografie f: engl. *tocometry*. Grafische Darstellung des Wehenverlaufes, meist im Rahmen eines CTG, vor der 24. SSW ggf. auch im alleinigen Tokogramm.
Vorgehen: Die Registrierung erfolgt durch:
– Externe Tokografie: mit Druckaufnehmer von der mütterlichen Bauchdecke, hierbei sind nur relative Druckwertänderung messbar
– interne Tokografie (heute nur noch sehr selten angewendet): durch einen intrauterinen Ballonkatheter (nach Blasensprung), hierbei können absolute Druckwerte registriert werden.

Tokolyse f: engl. *tocolysis*. Hemmung der Wehentätigkeit durch Gabe von Medikamenten, entweder als akute Tokolyse unter der Geburt oder längerfristig bei vorzeitigen Wehen.
Medikamente:
– Beta-2-Sympathomimetika (z. B. Fenoterol*) per infusionem (kontinuierlich) oder im Bolus i. v.
– Oxytocin-Antagonisten (Atosiban*) i. v.
– Kalzium-Antagonisten (z. B. Nifedipin*) oral; Off-Label-Use
– Prostaglandinsynthese-Hemmer (Indometacin) oral oder rektal, Off-Label-Use; sollte, wenn überhaupt, nur vor der 32. SSW angewendet werden
– NO-Donoren transdermal (Nitroglycerin-Pflaster) oder als Spray; Off-Label-Use.

Indikationen:
– längerfristige Tokolyse: während der Schwangerschaft (von der 24+0. SSW bis zur 34+0. SSW): **1.** vorzeitige zervixwirksame Wehen **2.** Operationen am Uterus (z. B. Cerclage*, Fetalchirurgie*) **3.** fetale Bluttransfusionen* (Chordozentese*)
– akute Tokolyse, meist unter der Geburt (in der Regel mit Fenoterol i. v.): **1.** Wehendystokie* **2.** intrauterine Reanimation* **3.** Legen eines Periduralkatheters zur Analgesie **4.** äußere Wendung bei Beckenendlage oder Querlage.

Tokolytika n pl: engl. *tocolytics*. Wehenhemmende Arzneimittel, z. B. Beta-2-Sympathomimetika* und Oxytocin*-Antagonisten, die zur Tokolyse* eingesetzt werden.

Tolbutamidtest m: engl. *tolbutamide tolerance test*. Obsoleter Provokationstest zur Diagnose eines Insulinoms*. Dabei wird dem nüchternen Patienten Tolbutamid (nicht mehr im Handel befindlicher Sulfonylharnstoff) infundiert. Bei Insulinom kommt es dann zu einer übernormalen Insulinsekretion und Hypoglykämie. Wegen häufiger hypoglykämischer Schocks* wurde die Untersuchung durch den Hungerversuch* ersetzt.

Toleranz [Pharmakokinetik] f: engl. *tolerance*. Vermindertes Ansprechen auf die Wirkung eines Arzneimittels. Toleranz erfordert eine Dosissteigerung, um die gleiche Wirkung zu erzie-

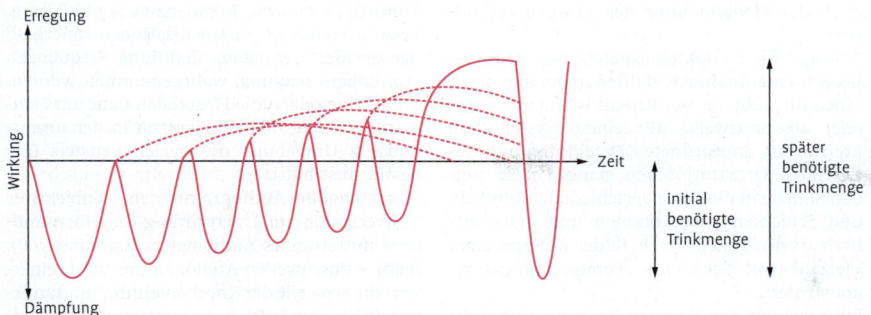

Toleranz [Pharmakokinetik]: Alkoholwirkung und Entwicklung von Toleranz (Beispiel: Trinkmenge).

len, oder führt bei gleichbleibender Dosis zu abnehmender Wirkung. Eine bestehende Toleranz ist grundsätzlich reversibel: Nach einem einnahmefreien Intervall kehrt die ursprüngliche Empfindlichkeit zurück. Siehe Abb.

Ursachen:
- beschleunigter metabolischer Abbau infolge von Enzyminduktion (pharmakokinetische Toleranz)
- herabgesetzte Ansprechbarkeit des Erfolgsorgans, z. B. durch Veränderung der Rezeptordichte oder -konformation (pharmakodynamische Toleranz)
- Entwicklung einer Resistenz.

Toleranz [Suchtmedizin] *f*: Eines der diagnostischen Kriterien für ein Abhängigkeitssyndrom* innerhalb der Substanzstörungen*. Kennzeichnend ist, dass die Dosis der zugeführten psychotropen Substanz erhöht werden muss, um den bisherigen Effekt zu erreichen, bzw. bei gleicher Dosis nur noch ein verminderter Effekt erreicht wird.

Toleranzdosis *f*: engl. *tolerance dose*. Dosisgrenzwert, bei dem im Rahmen einer Strahlentherapie* mit bestimmter Wahrscheinlichkeit bestrahlungsbedingte Spätschäden auftreten. Angegeben wird die Energiedosis*, bei der bestimmte Organe nach 5 Jahren bei Standardfraktionierung bei 5 % (5/5) bzw. 50 % (5/50) der exponierten Personen geschädigt sein können.

Beispiel: Toleranzdosis (TD) der Niere: TD (5/5) der Niere beträgt 24 Gy, was bedeutet, dass 5 Jahre nach Bestrahlung mit 24 Gy bei 5 % der Patienten eine Nierenschädigung auftreten kann.

Tollkirsche *f*: engl. *Atropa belladonna*; syn. Schlafkirsche. Pflanze aus der Familie der Nachtschattengewächse (Solanaceae), die in Europa verbreitet ist und bei Waldlichtungen sowie Kahlschlägen vorkommt. Ihre Blätter, Wurzeln und Früchte enthalten giftige Alkaloide* (L-Hyoscyamin, Atropin*, Scopolamin) mit parasympatholytischer, anticholinerger und spasmolytischer Wirkung. Für ein Kind können 3 Beeren tödlich sein.

Toll-like Rezeptoren *m pl*: engl. *toll like receptors*; Abk. TLR. Überwiegend auf Makrophagen* exprimierte Rezeptoren, die Bestandteile von Mikroorganismen (v. a. Lipopolysaccharide*) erkennen und die angeborene Immunabwehr aktivieren. Zu medizinischen Zwecken wurden TLR-bindende Medikamente entwickelt, z. B. Imiquimod*.

Tollwut *f*: engl. *rabies*; syn. Lyssa. Durch das Tollwut*-Virus verursachte Infektion v. a. des ZNS mit infauster Prognose. Betroffene infizieren sich durch den Biss eines infizierten Tieres oder Schleimhautkontakt. Die Erkrankung verläuft in 3 Stadien. Es existiert eine passive und aktive Impfung, eine spezifische Therapie der manifesten Erkrankung bisher nicht.

Erkrankung: Formen
- klassische (terrestrische) Tollwut: **1.** urbane Tollwut: v. a. durch Hundebiss übertragen **2.** silvatische Tollwut: durch Biss von Carnivoren, z. B. Fuchsarten, Wolf, Stinktier, Waschbär oder Katze übertragen
- Fledermaus-Tollwut: durch Fledermausbiss oder sehr selten durch Staubinhalation in Fledermaushöhlen übertragen

Erreger: Tollwut*-Virus.

Klinik: Die Erkrankung verläuft meist in 3 Phasen über einen Zeitraum von maximal 7 Tagen
- Prodromalstadium: **1.** initial Rötung der Bissnarbe (lokale Virusvermehrung) **2.** Kopfschmerz
- nachfolgend neurologisches Stadium: **1.** enzephalitische Phase mit Agitiertheit, ggf. Aggressivität, Depressivität, tonischen Krämpfen der Schlund-, Kehlkopf- und Atemmuskulatur mit Erstickungsgefühl, Atemnot, starkem Speichelfluss bei qualvollem Durst, ohne schlucken zu können (**Hydrophobie**) **2.** paralytische Phase mit schlaffen Paresen von Hirnnerven u. a. peripheren Nerven, Herzlähmung (im Gegensatz zu Tetanus Fehlen von Trismus und Fazialisparese)
- Tod in der Regel im Koma.

Therapie: Nach Biss oder Kontakt mit einem (potenziell) infizierten Tier sofortige postexpositionelle Prophylaxe, Wundbehandlung. Kommt es zur Erkrankung, verläuft diese meist tödlich. Therapiert wird
- symptomatisch, intensivmedizinische Versorgung
- eine spezifische Therapie existiert bis heute (2020) nicht, es sind lediglich Einzelfälle beschrieben, bei welchen eine experimentelle Therapie mit Virostatika erfolgreich verlief.

Prophylaxe: Aktive Immunisierung:
- mit Impfstoff aus chemisch inaktiviertem Virus fixe (Louis Pasteur, 1885), gezüchtet in humanen, diploiden Zellkulturen (HDC-Impfstoff) und Hühnerfibroblasten-Zellkulturen (PCEC-Impfstoff)
- Indikationsimpfung bei potenzieller beruflicher Exposition (z. B. Tierarzt, Jäger, Forstpersonal, Laborfachpersonal mit Expositionsrisiko gegenüber Tollwut-Viren)
- 3 Impfungen an Tag 0, 7 und 21–28, Auffrischimpfung je nach Titer oder alle 2–5 Jahre
- auch als Reiseimpfung (bei Aufenthalt in Region mit hoher Tollwutgefährdung).

Postexpositionell:
- kontaminierte Wunde sofort mit Wasser und Seifenlösung reinigen, exzidieren, tiefe Bisswunden mit Kathetern spülen
- Impfung möglichst frühzeitig nach Exposition, bei Bissverletzung Simultanimpfung* mit Tollwut-Immunglobulin (lokal um die Bissstelle und i. m.): **1.** beide Impfstoffe i. m. an Tag 0 **2.** aktive Immunisierung zusätzlich (nach Angaben des Herstellers), z. B. Rabipur an Tag 3, 7, 14 und 30
- zusätzliche Tetanusprophylaxe
- Einfangen, Isolieren und Beobachten des Tieres über einen Zeitraum von 10 Tagen (wenn keine Symptome auftreten, ist das Tier gesund).

Prognose: Infaust. Zwischen dem Auftreten der ersten Symptome und dem Tod liegen maximal 7 Tage.

Tollwut-Antikörper *m sg, pl*: syn. Tollwut-Virus-Antikörper. Antikörper* gegen das Tollwut*-Virus. Die Bestimmung ist indiziert zur Beurteilung des Impfschutzes nach Tollwutimpfung. Sie ist nicht geeignet zur Diagnose der akuten Tollwut-Infektion. Ab einem Titer* von 0,5 IE/ml ist die Immunität* gesichert. Der Nachweis erfolgt im Serum* mittels Neutralisationstest*.

Tollwut-Schutzimpfung *f*: syn. Tollwut-Impfung. Aktive Immunisierung* gegen Tollwut* mit einem inaktivierten Tollwut*-Virus (Totimpfstoff). Die Tollwut-Schutzimpfung wird von der Ständigen* Impfkommission empfohlen für Personen, die aus beruflichen oder anderen Gründen mit dem Tollwut-Virus in Kontakt kommen, bei Reisen in Risikogebiete und als Postexpositionsprophylaxe* bei Verdacht auf Tollwutinfektion.

Tollwut-Virus *n*: engl. *rabies virus*; syn. Rabies-Virus. Zur Familie der Rhabdoviridae* gehörendes RNA-Virus des Genus Lyssa-Virus, welches bei homoiothermen Organismen, insbesondere Carnivoren (silvatische Tollwut) und Haustieren (urbane Tollwut) vorkommt und Tollwut* verursacht. Der direkte oder indirekte Nachweis einer Tollwutinfektion ist nach § 7 IfSG meldepflichtig.

Übertragung: Tollwut-Viren werden v. a. durch Bisse übertragen und besitzen eine hohe Affinität zum Nervensystem (Ausbreitung entlang der Nervenbahnen, Zielorgan ZNS). Sie werden frühzeitig mit dem Speichel ausgeschieden.

Infektionsprophylaxe: Impfung: Als Straßenvirus (virus des rues) werden die von natürlichen infizierten Wirtstieren angezüchteten Virusstämme bezeichnet. Als virus fixe wird hingegen ein nach fortgesetzter Passage im Kaninchengehirn erhaltenes Virus bezeichnet, das als Vakzinevirus verwendet wird. Zur Impfung von (Wild-)Tieren wird attenuiertes Tollwut-Virus oder gentechnisch verändertes Vacciniavirus* eingesetzt (aktive Immunisierung). **Postexpositionsprophylaxe:** siehe Tollwut*.

Toluidinblau-Probe *f*: engl. *toluidine blue test*; syn. Collins-Test. Nativfärbemethode zur Lokalisation von Vulvaoberflächenveränderungen für nachfolgende Probeexzisionen, histologische Untersuchungen sowie zur Verlaufskontrolle. Eine 2%ige Toluidinblau-Lösung wird aufgetragen und nach 2–3 Minuten mit verdünnter Essigsäure abgewaschen. Eine Positiv-Reaktion (Blaufärbung) gilt als unspezifischer Hinweis auf Dyskeratose* und andere Epithelatypien.

ToM: Abk. für → Theory of Mind

Tomes-Fasern *f pl*: engl. *Tomes' fibres*. In die Tubuli* dentinales eingelagerte, stark verästelte Fortsätze der Odontoblasten*. Sie verleihen dem Dentin seine radiäre Streifung und können bis in den Zahnschmelz eintreten. Tomes-Fasern dienen dem Transport von Mineralstoffen und sind beteiligt an der Vermittlung von Zahnschmerzen z. B. bei Zahnkaries oder Hypersensitivität.

Tomes-Körnerschicht *f*: engl. *Tomes' granular layer*. Zone hypomineralisierten Dentins* im Bereich der Dentin-Zement-Grenze sowie der Schmelz-Zement-Grenze. Es handelt sich um einen Strukturfehler im Sinne einer Hypomineralisation des Interglobulardentins, der im Bereich des Manteldentins der Zahnwurzel auftritt.

Tomografie *f*: engl. *tomography*; syn. Planigrafie. Schichtaufnahmeverfahren in der diagnostischen Bildgebung. Der Patient wird vollständig oder abschnittweise mit einem System von kreisförmig angeordneten Detektoren oder rotierenden Detektorblöcken gemessen. So werden die Signale in räumlich verschiedenen Winkeln und Schichten aufgenommen und mathematisch als dreidimensionale Bilder in Form einer Vielzahl von Schichten (Tomogrammen) rekonstruiert.

Indikationen: Die Tomografie, heute durch die CT weitgehend ersetzt, hat den Wert einer ergänzenden Untersuchung.
- Thorax: Darstellung von Kavernen und kleinen Tumoren
- Infusionscholegrafie: Darstellung aller Abschnitte der extrahepatischen Gallengänge überlagerungsfrei
- Ausscheidungsurografie*: eindeutige Darstellung des Nierenhohlraumsystems
- Skelettdiagnostik: Darstellung destruierender Prozesse.

Tomotherapie *f*: engl. *tomotherapy*. Verfahren der Bewegungsbestrahlung*, bei dem die Strahlenquelle (in der Regel Linearbeschleuniger) wie in der CT ringförmig um den Patienten rotiert. Die Methode minimiert die Strahlenbelastung des umliegenden Gewebes, da die Strahlen von allen Seiten auf das Zielvolumen gerichtet werden können.

Tonaudiometrie → Audiometrie

Tonerde → Adsorbenzien

Tonika *n pl*: engl. *tonics*. Tonisierende, stärkende Mittel zur Kräftigung des Patienten bei Erschöpfungszuständen oder in der Rekonvaleszenz. Die therapeutische Wirksamkeit von Tonika ist umstritten, v. a. weil viele handelsübliche Tonika Alkohol enthalten. Zu den Vertretern gehören beispielsweise Amara, Glutaminsäure*, Lecithin*, Spurenelemente und Vitamine.

tonisch: engl. *tonic*. Stärkend, den Tonus betreffend.

tonischer Fazialiskrampf → Spasmus facialis

Tonnenkarzinom → Zervixhöhlenkarzinom

Tonometer *n*: Druckmesser, z. B. für die Messung des Augeninnendrucks* (Ophthalmotonometer) zur Diagnostik des Glaukoms*.

Tonometrie *f*: engl. *tonometry*. Druckmessung. Der Begriff hat unterschiedliche medizinische Bedeutungen. Er meint Messung bzw. fortlaufende Registrierung (Tonografie) des Augeninnendrucks* durch Aufsetzen eines Tonometers, z. B. Schiötz-Tonometer und Applanationstonometer*. Außerdem bezeichnet Tonometrie auch Blutdruckmessung und Messung des Spannungszustands von Muskeln.

Tonotopie *f*: syn. Frequenz-Orts-Abbildung. Feste Verteilung von Lokalisationen innerhalb der Cochlea*, an denen definierte Frequenzen (Tonhöhen) maximal wahrgenommen werden. Tiefe Töne reizen die Haarzellen nahe am Helicotrema*, hohe Töne diejenigen in der unmittelbaren Umgebung des ovalen Fensters (Fenestra* vestibuli).

Tonschwellen-Audiogramm *n*: Subjektives Testverfahren zur Überprüfung des Hörvermögens mittels eines Audiometers (Audiometrie*). Beim Tonschwellen-Audiogramm wird einerseits die Schwelle der Knochenleitung* und andererseits die der Luftleitung* untersucht, um beispielsweise eine Schallleitungsstörung von einer Schallempfindungsstörung zu unterscheiden.

Ablauf: Um den Patienten zunächst auf eine Schallleitungsstörung zu testen, bekommt er einen gewöhnlichen Kopfhörer aufgesetzt. Über diesen werden dann Töne einer bestimmten Frequenz vorgespielt, die nach jedem Test in ihrer Lautstärke zunehmen (meist in 5-Dezibel-Schritten). Nimmt der Patient einen Ton war, gibt er über einen Knopf ein entsprechendes Feedback. Dieser Test wird dann für Töne unterschiedlicher Frequenz wiederholt. Nach Abschluss des Tests erhält man eine Luftleitungskurve, aus der eine mögliche Mittelohrschwerhörigkeit* abgelesen werden kann (je nach Tonschwelle des ersten wahrgenommenen Tones). Die Punkte dieser Kurve entsprechen der Lautstärke (dB), bei der der Patient den Ton einer bestimmten Frequenz erstmals wahrgenommen hat. Im Anschluss wird der gleiche Test nur mit einem Knochenleitungshörer wiederholt, der auf dem Os* temporale (Schläfenbein) platziert wird. Über die entstehende Knochenleitungskurve kann dann auf eine mögliche Innenohrschwerhörigkeit* geschlossen werden. Liegt eine Schwerhörigkeit vor, verläuft die jeweilige Kurve niedriger im Vergleich zu der Kurve eines normal Hörenden. Dabei zeigt sich v. a. bei höher frequenten Tönen ein Einbruch der Kurve.

Tonschwellenaudiometrie → Audiometrie

Tonsilla cerebelli → Kleinhirntonsille

Tonsilla lingualis → Zungenmandel

Tonsilla palatina *f*: engl. *palatine tonsil*; syn. Gaumenmandel. Paariges lymphatisches Organ im hinteren Bereich der Mundhöhle*. Die Gaumenmandeln liegen zwischen dem vorderen (Arcus* palatoglossus) und hinteren Gaumenbogen (Arcus* palatopharyngeus) in der Fossa palatina und sind von einer bindegewebigen Kapsel umschlossen. Häufige Erkrankungen der Gaumenmandeln sind die Tonsillitis* sowie die Tonsillarödeme, z. B. nach Bienenstich.

Tonsilla pharyngea → Rachenmandel

Tonsille *f*: engl. *tonsil*; syn. Tonsilla. Lymphoretikuläres Gewebe im Bereich des Übergangs der

Mund- und Nasenhöhle in den Pharynx. Die Tonsillen bilden den lymphatischen Rachenring* am oberen Abschnitt des Pharynx und dienen als wichtiger Bestandteil des Immunsystems der Abwehr von mit der Nahrung oder Atemluft aufgenommenen Krankheitserregern bzw. Antigenen.

Einteilung:
- Tonsilla pharyngea (Rachenmandel): unpaarig, in der Schleimhaut des Epipharynx
- Tonsillae palatinae (Gaumenmandeln): paarig, im Bereich des Isthmus* faucium
- Tonsilla lingualis (Zungenmandel): unpaarig, in der Schleimhaut der Zungenwurzel im Bereich des Sulcus terminalis
- Tonsillae tubariae (Tubenmandeln): paarig, in der Schleimhaut des Torus tubarius (jeweils in der Nähe des Ostium pharyngeum tubae auditivae).

Klinische Bedeutung:
- Tonsillitis*, adenoide Vegetationen*
- Tonsillektomie*, Tonsillotomie*, Adenotomie*.

Tonsillektomie *f*: engl. *tonsillectomy*. Operative Entfernung der Gaumenmandeln, wegen immunologischer Funktion der Tonsillen heute seltener als in frühen Jahrzehnten und in der Regel erst nach dem 4. Lj. durchgeführt. Die Indikationsstellung erfolgt gemäß der aktuellen AWMF-S2k-Leitlinie. Kontraindikationen sind Agranulozytose, Immundefektzustände und relativ die offene Gaumenspalte und Pharyngitis sicca. Gefürchtet ist v. a. die postoperative Nachblutung.

Indikation: Rezidivierende eitrige Tonsillitis*. Gemäß aktueller Leitlinie ist eine Tonsillektomie im Kindesalter bei Vorliegen folgender Voraussetzungen indiziert:
- mindestens 6 Episoden einer antibiotisch behandelten Tonsillitis in den letzten 12 Monaten (und wenn bei weniger als 6, aber mindestens 3 Episoden weitere Episoden in naher Zukunft zu erwarten sind)
- bei erheblicher Hyperplasie mit Beeinträchtigung von Atmung und Nahrungsaufnahme – hier ist alternativ die Indikation zur Tonsillotomie* zu prüfen.

Komplikationen:
- postoperative Nachblutung bis zu 14 Tagen
- passagere Schmeckstörungen (Dysgeusie)
- Funktionsstörungen des Gaumensegels mit nasaler Regurgitation
- später evtl. Auftreten einer Seitenstrangangina*.

Tonsillenstein *m*: syn. Tonsillolith. Gelblichweißer Detritus in den Krypten der Gaumenmandeln. Nach Selbstinspektion berichten die Patienten häufig über eine vermeintliche Mandelentzündung oder sie klagen über Foetor ex ore. Eine Therapie ist nicht nötig. Ultima ratio bei erheblichem Leidensdruck ist eine Tonsillektomie*.

Tonsillitis *f*: syn. Angina tonsillaris. Entzündung der Gewebe des lymphatischen Rachenrings* (insbesondere Tonsilla palatina). Eine akute Tonsillitis wird antibiotisch, eine rezidivierende ggf. operativ mit Tonsillektomie behandelt.

Erkrankung: Formen:
- akute Tonsillitis: meist verursacht durch Viren (ca. 80 %; Adeno-, Parainfluenza-Viren) und betahämolysierende Streptokokken der Gruppe A (Streptococcus*), seltener durch Haemophilus* influenzae, sehr selten durch Staphylo- und Pneumokokken; auch als: 1. Begleittonsillitis bei Scharlach* oder Mononucleosis* infectiosa 2. Angina* agranulocytotica 3. Plaut-Vincent-Angina*
- rezidivierende Tonsillitis: meist verursacht durch Mischinfektion mit anaeroben und aeroben Erregern unter Beteiligung betahämolysierender Streptokokken der Gruppe A (durch verschiedene Serotypen eigentlich Neuinfektionen).

Pathologie:
- akute Tonsillitis: 1. pathologisch-anatomische Infiltration der Tonsillen mit Leukozyten 2. Mikroabszesse in Parenchym und Krypten 3. Austritt von fibrinösem Exsudat
- rezidivierende Tonsillitis: 1. pathologisch-anatomische Retention von Zelldetritus 2. Kryptenabszesse 3. Fibrosierung und Nekrose des Parenchyms 4. Beteiligung des peritonsillären Gewebes.

Klinik: Akute Tonsillitis:
- meist plötzlicher Beginn mit hohem Fieber (evtl. Schüttelfrost)
- Schluckschmerzen
- kloßige Sprache
- Druckschmerzhaftigkeit und Schwellung der submandibulären Lymphknoten, dabei Rötung und Schwellung der Tonsillen (Angina catarrhalis)
- häufig einzelne Beläge (sog. Stippchen) an Kryptenmündungen oder über Lymphfollikeln (Angina follicularis, siehe Abb.)

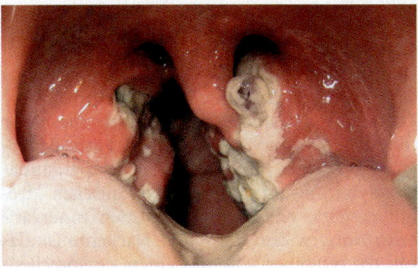

Tonsillitis: Angina follicularis. [22]

Rezidivierende Tonsillitis:
- anamnestisch häufig rezidivierende Angina
- geringe Beschwerden (sog. Halskratzen)
- vergrößerte zervikale Lymphknoten
- Foetor ex ore, dabei gerötete Tonsillen mit narbiger und zerklüfteter Oberfläche
- peritonsillärer Druckschmerz
- aufgehobene Luxierbarkeit der Tonsillen bei Spateldruck auf vorderen Gaumenbogen.

Therapie: Akute Tonsillitis:
- Analgetika
- ggf. Antibiotika (bei nicht konsequenter antibiotischer Streptokokken-Eradikation Gefahr durch akutes rheumatisches Fieber* und Poststreptokokken-Glomerulonephritis).

Rezidivierende Tonsillitis: Die konservative Behandlung ist unwirksam. Die Tonsillektomie* ist die Therapie der Wahl bei oder nach Komplikation und Folgeerkrankungen.

Tonsillitis lingualis acuta *f*: engl. *lingual tonsillitis*. Akute Entzündung der Zungenmandel mit Schluckbeschwerden, Fieber und allgemeinem Krankheitsgefühl, meist nach Tonsillektomie*. Komplikationen sind Abszessbildung und sekundäres Kehlkopfödem.

Tonsillitis-Virus-Antikörper *m sg, pl*: Laborchemischer Suchtest auf Antikörper gegen die häufigsten viralen Erreger der Tonsillitis*. Dazu gehören das Epstein*-Barr-Virus, das Zytomegalie*-Virus, Influenza-Viren, Parainfluenza-Viren, Adenoviren, das Respiratory* Syncytial Virus (RSV) und Coxsackie*-Viren sowie ECHO-Viren. Ihre Bestimmung ist im Rahmen einer Stufendiagnostik indiziert zur Erregerdiagnostik bei Tonsillitis oder Pharyngitis*.

tonsillogene Sepsis → Tonsillitis

Tonsillotomie *f*: engl. *tonsillotomy*. Operative Verkleinerung der Gaumenmandeln bei deren Hyperplasie. Indikation ist die symptomatische Hyperplasie der Gaumenmandeln mit nächtlichem Schnarchen und kindlicher obstruktiver Schlafapnoe. Die Nachblutung als Komplikation ist seltener als bei Tonsillektomie.

Tonus *m*: engl. *tone*. Grad der Anspannung eines Organs oder Organteils, z. B. von Muskeln (siehe Muskeltonus*), Gefäßen oder Nerven.

Tophus *m*: Entzündlicher Knoten, z. B. Tophus arthriticus (Gichtknoten).

topisch: engl. *topical*. Örtlich, äußerlich, lokal, z. B. topische Anwendung eines Heilmittels.

Topoisomerase-I-Hemmer *m sg, pl*: engl. *topoisomerase I inhibitor*; syn. Topoisomerase-I-Inhibitoren. Camptothecin-Derivate, die aus Camptotheca acuminata gewonnen werden. Die Wirkstoffe kommen als Zytostatika zum Einsatz bei der Behandlung eines Ovarialkarzinoms* und kolorektalen Karzinoms*. Topoisomerase-I-Hemmer blockieren die Topoisomerase I und verhindern damit die DNA-Replikati-

Topoisomerasen

on*. Zu den Vertretern gehören Irinotecan und Topotecan.
Hinweis: Topoisomerase-I-Hemmer wirken myelotoxisch.

Topoisomerasen *f pl*: engl. *topoisomerases*. Isomerasen* (EC 5.), die durch vorübergehendes Spalten und Wiederzusammenfügen der doppelhelikalen Stränge der DNA* das Ausmaß der Superhelixbildung regulieren und so die Tertiärstruktur der DNA bestimmen.

TORCH-Komplex *m*: engl. *TORCH complex*. Akronym aus den Anfangsbuchstaben wichtiger pränataler Infektionen. Dazu zählen **T**oxoplasmose, **o**ther (andere, z. B. Syphilis* connata, Listeriose*), **R**öteln, **C**ytomegalie (CMV, Zytomegalie*) sowie **H**erpes simplex.

Torf *m*: Mischung von zersetzten Pflanzenteilen (Torfmoose), die aus dem Moor gewonnen wird. Torf wird als sog. Badetorf medizinisch eingesetzt als Moorbad und Moorpackung und enthält neben Wasser insbesondere Huminsäuren, Gerbsäure, Substanzen mit Östrogen-ähnlicher Wirkung und Mineralsalze. Anwendungsgebiete sind beispielsweise rheumatische und degenerative Gelenk- und Muskelerkrankungen.
Indikationen:
- Erkrankungen des rheumatischen Formenkreises
- entzündliche und degenerative Gelenk- und Muskelerkrankungen
- stumpfe Traumata wie Quetschungen, Prellungen
- Wirbelsäulensyndrome
- Nervenschmerzen (Neuralgien*)
- Ohren-, Magen- und Nierenschmerzen
- Menstruationsbeschwerden
- Östrogenmangel
- Wetterfühligkeit.

torisch: engl. *toric*. Bezeichnung für Brillengläser*, Kontaktlinsen oder Linsen aufgrund ihrer Form. Ein Torus ist ein gebogener Zylinder. Daher spricht man auch von Zylindergläsern. Torische Sehhilfen korrigieren Astigmatismus* und werden durch Sphäre (sph), Achse (a) und Zylinder (cyl) definiert.

Torkildsen-Drainage → Ventrikeldrainage
Tornwaldt-Krankheit → Bursitis pharyngealis
torpid: Schlaff, träge, langsam.
Torsade de Pointes *f*: Oft spontan sistierende polymorphe Kammertachykardie* mit spindelförmigem EKG* und Gefahr durch Degeneration in Kammerflimmern*. Die Klinik ist variabel und reicht von Schwindelattacken über Synkopen* bis zum plötzlichen Herztod. Behandelt wird mit Magnesiumsulfat i. v. (Off*-Label-Use) und ggf. zusätzlich durch Frequenzanhebung sowie Korrektur von Elektrolytstörungen. Siehe Abb.

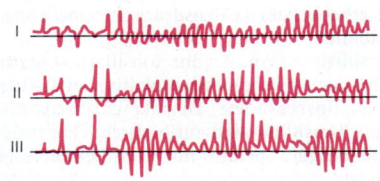

Torsade de Pointes: EKG mit spindelförmig zu- und abnehmender Amplitude und interponierten polymorphen ventrikulären Extrasystolen.

Hintergrund: Ursachen: Unter anderem
- Elektrolytstörung (Hypokaliämie*, Hypomagnesiämie*)
- UAW bzw. Intoxikation* (z. B. Antiarrhythmika*, Makrolid-Antibiotika, Kombination von Ketoconazol mit Terfenadin)
- kongenitales und erworbenes Long*-QT-Syndrom (LQTS), v. a. bei Bradykardie.

Pathophysiologie: Initiierung durch getriggerte Aktivität infolge früher Nachpotenziale (syn. Nachdepolarisation; **e**arly **a**fter**d**epolarization, EAD) und Aufrechterhaltung durch Reentry*-Mechanismus.

Torsion *f*: Drehung, Achsendrehung; z. B. Hodentorsion*.
Torsionsfraktur → Fraktur
Torticollis *m*: engl. *wryneck*; syn. muskulärer Schiefhals. Fixierte Fehlstellung des Kopfs in Seitenneigung zur kranken Seite mit leichter Drehung zur Gegenseite, häufig mit Gesichtsskoliose. Therapiert wird bei Neugeborenen zunächst konservativ, später operativ mit Tenotomie oder Totalextirpation des Musculus* sternocleidomastoideus sowie bei akutem Torticollis mit Antiphlogistika* und Muskelrelaxanzien*, evtl. Infiltration von Lokalanästhetika*.
Hintergrund: Ätiologie:
- einseitig verkürzter Musculus* sternocleidomastoideus infolge intrauteriner Fehlhaltung, Steißlage, Zangengeburt oder Einblutung sub partu
- evtl. auch genetisch bedingte Anlagestörung des Muskels.

Torticollis atlantoepistrophealis → Grisel-Syndrom
Torticollis ocularis *m*: engl. *ocular torticollis*. Schiefhaltung des Kopfs zur Vermeidung von Doppelbildern, z. B. bei Ausfall des M. obliquus superior durch eine Trochlearislähmung*.
Torticollis spasmodicus *m*: engl. *spasmodic torticollis*; syn. zervikale Dystonie. Form der fokalen Dystonie* im Sinne eines extrapyramidalen* Syndroms mit tonischen*, klonischen*, tremolierenden oder myokloniformen Innervationsstörungen der Hals- und Nackenmuskulatur, die typischerweise mit einem entsprechenden Hilfsgriff (sog. geste antagoniste) abzumildern sind. Therapiert wird mit verschiedenen Muskelrelaxanzien*.
Hintergrund: Vorkommen:
- als hereditäre Erkrankung (z. B. autosomal-dominant, Genlocus 9q32–q34)
- idiopathisch*
- assoziiert mit anderen Torsionsdystonien, hereditärem essentiellem Tremor* oder Schilddrüsenerkrankungen
- symptomatisch bei hepatolentikulärer Degeneration und anderen Basalganglienläsionen oder bei postenzephalitischem Syndrom*.

Formen:
- rotatorischer Torticollis spasmodicus: **1.** Drehung des Kopfs zu einer Seite **2.** Neigung zur Gegenseite **3.** Hebung der gleichseitigen Schulter
- Antecollis mit Nackenbeugung
- Retrocollis mit Nackenstreckung
- Laterocollis mit Kopfneigung zu einer Seite.

Therapie:
- lokale Injektion von Botulinumtoxin*
- Anticholinergika*
- Haloperidol*
- Baclofen*
- Diazepam* oder Clonazepam*.

Tossy-Einteilung → Akromioklavikulargelenkluxation
TOT: Abk. für engl. *trans-obturator tape* → Schlingenoperation
total: syn. totalis. Gänzlich, z. B. Totalprolaps.
Totalendoprothese *f*: engl. *total endoprosthesis*; syn. Hüftgelenksersatz. Alloplastische Endoprothese zum Ersatz beider Gelenkpartner (beispielsweise Hüftkopf und Hüftpfanne).
Formen:
- Schultertotalendoprothese
- Hüfttotalendoprothese
- Knietotalendoprothese
- Sprunggelenktotalendoprothese
- Ellbogentotalendoprothese.

Endoprothese* (Abb. dort).
Komplikationen: Bei Totalendoprothese des Hüftgelenks:
- tiefe Beinvenenthrombose*
- Lungenembolie*
- Läsion des N. femoralis oder N. ischiadicus
- Hüftgelenkluxation
- aseptische / septische Lockerung
- periprothetische Fraktur*
- heterotope Ossifikation des Gelenks.

totaler abdomineller Aortenverschluss → Leriche-Syndrom
Totalextirpation *f*: engl. *total extirpation*; syn. Ektomie. Operative Entfernung eines ganzen Organs oder Organsystems. Beispiele sind die Hysterektomie* oder Rektumexstirpation.
Totalkapazität *f*: engl. *total capacity*. Gasvolumen, das sich nach maximaler Einatmung in der Lunge befindet.

Totalprolaps → Prolapsus uteri et vaginae
Totalprothese *f*: engl. *complete denture*. Herausnehmbare, der Schleimhaut nur aufliegende Zahnprothese zum Ersatz aller Zähne des Kiefers bei vollständiger Zahnlosigkeit. Problematisch ist der Halt meist im Unterkiefer. Hier verbessern Implantate im unteren Frontzahnbereich Funktion und Halt erheblich (siehe Hybridprothese*).
Prinzip:
- größtmögliche Ausdehnung der Prothesenbasen durch Funktionsabformung (siehe Abformung*)
- Ermittlung des Bisses der Totalprothese über Kieferrelationsbestimmung sowohl in der Horizontalen als auch in der Vertikalen
- die Prothese erhält ihren festen Sitz durch eine Saugwirkung zwischen optimal gestaltetem Ventilrand und der mit Speichel überzogenen Mundschleimhaut; dies ist anatomisch bedingt vor allem im Unterkiefer oft schwierig.

Totenflecke *m*: engl. *postmortem lividity*; syn. Livores mortis. Zu den sicheren Todeszeichen* gehörende rötlich-zyanotische Flecke. Sie entstehen durch das Absinken des Blutes in die tiefer gelegenen Teile der Leiche (Hypostase). Ausgenommen sind die Aufliegeflächen (hoher Gegendruck). Siehe Abb.
Hintergrund: Totenflecke entstehen meist 1/2 bis 1 Stunde nach Todeseintritt und haben eine rot-bläuliche bis violette Färbung (abweichende Farbe bei Vergiftung, z. B. bei CO-Vergiftung mit hellroter Färbung). Totenflecke lassen sich in den ersten 6 Stunden wegdrücken. Nach ca. 12–24 Stunden ist jedoch der rote Blutfarbstoff aus den zerfallenden Erythrozyten frei geworden und in das Gewebe übergetreten, sodass die Totenflecke zusammenfließen und nicht mehr wegdrückbar sind. Ein Tod mit erheblichem Blutverlust führt zu evtl. nur geringfügiger Ausprägung von Totenflecken.

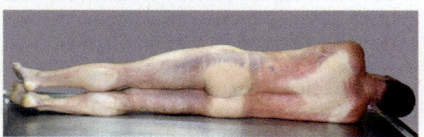

Totenflecke: Totenfleckenausbildung entsprechend einer Rückenlage der Leiche mit typischen symmetrischen blassen Aussparungen an den Aufliegeflächen. [143]

Totenlade *f*: Aussparung, die bei Nekrose eines Knochenstücks im Periost entsteht und den Sequester* aufnimmt.
Totenschein → Todesbescheinigung
Totenstarre *f*: engl. *postmortem rigidity*; syn. Rigor mortis. Sicheres Todeszeichen*, nach dem Tod einsetzendes allmähliches Starrwerden der quergestreiften und glatten Muskulatur nach vorheriger völliger Erschlaffung mit temperaturabhängigem zeitlichem Ablauf. Ursache ist der postmortale Abbau von ATP. Anhand der Ausprägung der Totenstarre lässt sich unter Berücksichtigung der Außentemperatur der Todeszeitpunkt bestimmen.
Klinik:
- Beginn meist 2 Stunden nach Todeseintritt an Unterkiefergelenken sowie Hals- und Nackenmuskulatur
- Ausbreitung am Körper nach unten hin
- völlige Totenstarre nach 6–8 Stunden erreicht
- nach durchschnittlich 76 Stunden Lösung des Starrezustands mit Eintritt der Fäulnis in derselben Reihenfolge
- Dauer des Prozesses 1–6 Tage, abhängig von Umgebungstemperaturen.

Sonderform: Kataleptische Totenstarre
- Auftreten der Totenstarre im Moment des Todes (umstritten, physiologisch nicht erklärbar)
- nach vorheriger extremer Erschöpfung (ATP-Mangel z. B. infolge Sports oder epileptischen Anfalls) oder nach Gehirn- und Rückenmarkschädigungen (besonders bei Läsionen der Umgebung des Nucleus ruber) beschleunigter Eintritt der Totenstarre (unter Umständen bereits 20 min postmortal) jedoch möglich.

Totgeburt *f*: engl. *stillbirth*. Nach § 31 Personenstandsverordnung Leibesfrucht mit Körpergewicht ≥ 500 g, bei der sich nach Trennung vom Mutterleib keines der für eine Lebendgeburt* maßgeblichen Kennzeichen (Herzschlag, natürliche Lungenatmung, Nabelschnurpulsation) gezeigt hat. Für Totgeborene besteht standesamtliche Meldepflicht, zudem kann das Kind in das Geburtenbuch eingetragen werden.

Totraum *m*: engl. *dead space*. Teil des Respirationstrakts, der belüftet wird, aber am Gasaustausch nicht teilnimmt. Bei der Atmung durch Schläuche oder Schnorchel wird der Totraum vergrößert, weil das Volumen der Schläuche hinzugerechnet werden muss.
Einteilung:
- **Anatomischer Totraum: 1.** oberer Respirationstrakt von Nase bzw. Mund bis zu den Terminalbronchiolen **2.** beträgt beim sitzenden Probanden typischerweise das Doppelte des Körpergewichts (in kg), angegeben in ml **3.** dient dem konvektiven Atemgastransport, der Reinigung, Erwärmung und Anfeuchtung der Atemluft sowie der Sprachbildung
- **Funktioneller Totraum** (auch totaler, physiologischer Totraum): **1.** entspricht beim Gesunden dem anatomischen Totraum **2.** umfasst bei bestimmten Erkrankungen (z. B. Lungenembolie, -ödem) auch den sog. alveolären Totraum
- **alveolärer Totraum** umfasst Alveolargebiete, die infolge Minderbelüftung, Minderdurchblutung oder Diffusionsstörung nicht am Gasaustausch teilnehmen.

Totraumventilation *f*: engl. *dead space ventilation*. Belüftung jener Anteile des Atemtraktes, die nicht am Gasaustausch* beteiligt sind. Die Totraumventilation errechnet sich als Differenz zwischen Atemminutenvolumen* und alveolärer Ventilation* bzw. als Produkt aus funktionellem Totraum × Atemfrequenz.
Klinische Bedeutung:
- früher künstliche Totraumvergrößerung zur vermehrten Totraumventilation und damit Stimulation des Atemantriebs* als therapeutischer Ansatz der Atemtherapie*, z. B. mit dem Giebel-Rohr
- heute ersetzt durch erschwerte Inspiration zur Kräftigung der Atemmuskeln (z. B. Training mit Atemtrainer*).

Touchieren: engl. *digital examination*; syn. digitale Austastung. Austasten von außen zugänglichen Körperhöhlen zu diagnostischen Zwecken (digitale Austastung), auch das Abätzen von Granulationen mit dem Ätzstift (Kauterisation).
Touraine-Solente-Golé-Syndrom → Osteoarthropathie, hypertrophe
Tourette-Syndrom *n*: engl. *Tourette's syndrome*; syn. Gilles-de-la-Tourette-Syndrom (Abk. GTS). Schwerste, bei Kindern und Jugendlichen auftretende Tic*-Störung unklarer Ursache mit multiplen, mindestens 2 motorischen Zuckungen und vokalen Tics wie Ausstoßen von Schreien oder Koprolalie* für mehr als ein Jahr Dauer. Die Diagnose wird klinisch gestellt. Behandelt wird symptomatisch mit Antipsychotika (Neuroleptika*) und Verhaltenstherapie*.
Häufigkeit: Prävalenz* von 1 % angenommen.
Vorkommen:
- unklare Ätiologie
- familiäre Häufung in 10 % der Fälle
- komplexes Vererbungsmuster mit Assoziation verschiedener Gene
- Androtropie* (4 : 1)
- Manifestation meist in Kindheit oder Jugend.

Klinik:
- plötzliche tic-artige Zuckungen (sog. motorische* Tics) im Sinne motorischer Automatismen*: **1.** v. a. im Bereich von Gesicht (Augenzwinkern, Mundverzerren, Zungenschnalzen, Grimassieren, siehe Abb.), Hals (ruckartige Kopfdrehungen) und Schultern **2.** häufig Dranggefühl vorausgehend **3.** kurzzeitig willkürlich unterdrückbar
- ferner Zwangshandlungen und vokale Tics wie: **1.** Grunzen **2.** Ausstoßen von Lauten oder Schreien **3.** gelegentlich Echopraxie* **4.** Koprolalie*.

Tourniquet

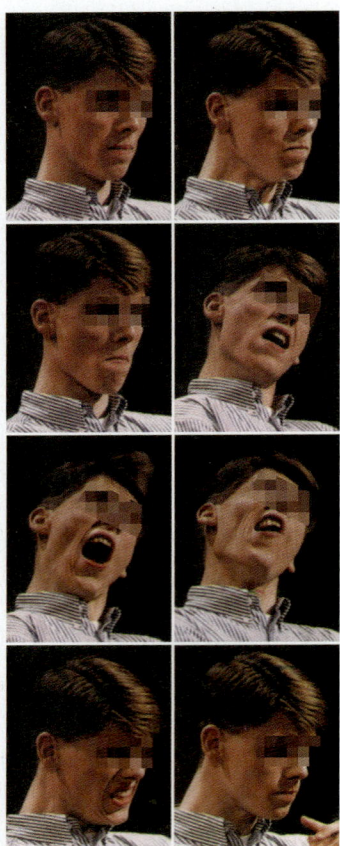

Tourette-Syndrom: Ablauf eines motorischen Tics.

Komorbiditäten:
- ADHS*
- Zwangsstörung*
- Ängste
- Störungen des Sozialverhaltens
- Autismus*-Spektrum-Störungen.

Therapie:
- Pharmakotherapie mit atypischen und typischen Antipsychotika, Dopaminspeicherentleerer (Tetrabenazin) und Antiepileptika* (Topiramat)
- Verhaltenstherapie*
- Versuch mit Tiefenhirnstimulation*
- Behandlung der Komorbiditäten
- Selbsthilfegruppen*.

Prognose:
- Erstmanifestation um das 7. Lj., Zuspitzung um das 12.–14. Lj., danach meist spontane Abnahme der Symptomatik
- selten lebenslange Betroffenheit.

Tourniquet *n*: Druckmanschette zur Abschnürung einer Extremität bzw. Gummizügel- oder Fadenumschlingung von Gefäßen zur temporären Kompression bei Gefäßoperationen. Beim Militär (und zunehmend im zivilen Rettungsdienst) findet es im Rahmen der Tactical Combat Casualty Care (TCCC) Verwendung, um große oder mehrfach penetrierende, stark blutende Wunden an Extremitäten zu stoppen.

Indikationen:
- präklinisch zur provisorischen Blutstillung* bei schwerer Blutung nach Extremitätentrauma, Gefäßverletzung
- zur Aufrechterhaltung einer Esmarch*-Blutleere bzw. Blutsperre* bei Operation.

Tourniquet-Syndrom *n*: engl. *tourniquet syndrome*; syn. Reperfusionssyndrom. Bezeichnung für typische Klinik und Komplikation durch Reperfusion im engeren Sinn nach Strangulation von Extremitäten, im weiteren Sinn auch durch andere Ursachen.

Vorkommen:
- Verschüttungstrauma (Extremitäten-Strangulation)
- Esmarch*-Blutleere
- nach Revaskularisationstherapie, z. B. Lysetherapie oder Embolektomie (im Rahmen der Therapie einer Thromboembolie)
- auch arterielle Durchblutungsstörung (z. B. Embolie, Leriche*-Syndrom).

Pathophysiologie:
- lang anhaltende (regionale) Ischämie*
- Anhäufung (und Einschwemmung in systemischen Kreislauf nach Reperfusion, z. B. durch Embolektomie*) von toxischen Metaboliten.

Klinik:
- muskuläres Ödem*
- nicht respiratorische Azidose*
- Hyperkaliämie*
- arterielle Hypotonie*
- Tachykardie*.

Komplikationen:
- Schock*
- Verbrauchskoagulopathie*.

Therapie:
- symptomatisch mit Volumen-, Elektrolyttherapie unter Monitoring von BGA
- abhängig von Schweregrad intensivmedizinisch (Crush*-Syndrom)
- ggf. pharmakologisch forcierte Diurese*
- Fasziotomie bei Kompartmentsyndrom*.

Touton-Riesenzelle *f*: engl. *Touton giant cell*. Große, mehrkernige Xanthomzelle*, die durch die Fusion fettbeladener Makrophagen* entsteht. Touton-Riesenzellen kommen vor bei der Hand*-Schüller-Christian-Krankheit, Xanthomen* und dem juvenilen Xanthogranulom*.

Toxämie *f*: engl. *toxemia*; syn. Toxikämie. Auftreten von bakteriellen Toxinen* im Blut (z. B. bei Diphtherie).

Toxascaris leonina *f*: Im Dünndarm von Hund, Katze u. a. Raubtieren parasitierender Spulwurm (Nematodes*). Die Larven gehören zu den Erregern der Larva migrans (visceralis) des Menschen.

Toxic shock-like Syndrom → Schocksyndrom, toxisches

Toxikämie → Toxämie

Toxikologie *f*: engl. *toxicology*. Lehre von den Giften, d. h. die Lehre von den schädlichen Wirkungen chemischer Substanzen auf lebende Organismen.

Toxikologische Labordiagnostik *f*: Diagnostische Verfahren der Toxikologie* zum Nachweis der Belastung mit giftigen Substanzen. Die toxikologische Labordiagnostik umfasst Drogen*-Suchtests im Urin, die Bestimmung von Medikamentenspiegeln bei Verdacht auf Medikamentenintoxikation (z. B. mit trizyklischen Antidepressiva) sowie die umweltmedizinische Labordiagnostik* bei Verdacht auf Belastungen aus der Umwelt.

Toxikomanie → Substanzen, psychotrope

Toxikose *f*: engl. *toxicosis*. Durch exogene oder endogene gebildete toxische Substanzen verursachte Erkrankung im Sinne einer Intoxikation* bzw. Autointoxikation*, z. B. Neurotoxikose, Thyreotoxikose (thyreotoxische Krise*) oder hypertensive Schwangerschaftserkrankungen* (Schwangerschaftstoxikose).

Toxikum → Gifte

Toxinämie → Toxämie

Toxine *n pl*: engl. *toxins*. Giftstoffe von Mikroorganismen, Pflanzen oder Tieren mit spezifischen Wirkungen, die nach unterschiedlichen Inkubationszeiten auftreten. Der Begriff Toxine bezeichnet auch Gifte im Allgemeinen. Bei den bakteriellen Giften unterscheidet man Exo-, Endo- und Enterotoxine.

- **Exotoxine: 1.** meist komplex zusammengesetzte thermolabile (bis maximal 60 °C stabile) Polypeptide oder Proteine*, die von lebenden Bakterien sezerniert werden **2.** Gene für diese Toxine können auf Plasmiden* oder dem Kernäquivalent lokalisiert sein und werden in der Regel durch das Genom eines temperenten Bakteriophagen codiert **3.** Exotoxine sind immunogen, die von ihnen ausgelösten Erkrankungen hinterlassen aber oft keine lang anhaltende Immunität **4.** Exotoxine können durch Wärme- oder Formalineinwirkung bei erhaltener Immunogenität in Toxoide überführt werden
- **Endotoxine: 1.** stammen aus der äußeren Zellmembran gramnegativer Bakterien, bestehen aus Lipopolysacchariden* und sind thermostabil **2.** toxische Komponente ist das Lipid A **3.** Antikörper gegen Endotoxine reagieren spezifisch mit der Polysaccharidseitenkette **4.** größere Mengen von Endotoxin

werden beim Absterben von gramnegativen Bakterien frei (siehe septischer Schock*; Jarisch*-Herxheimer-Reaktion)
- **Enterotoxine:** auf den Darm wirkende Exotoxine von Bakterien verschiedener Gattungen, z. B.: 1. Staphylococcus* 2. Vibrio 3. Shigella* 4. Pseudomonas* 5. Escherichia*.

Toxinschocksyndrom → Schocksyndrom, toxisches

toxisch: engl. *toxic*. Giftig.

toxisch epidermale Nekrolyse → Lyell-Syndrom

toxisches Inhalationstrauma → Reizgasintoxikation

Toxisches Kontaktekzem *n*: syn. Abnutzungs-Dermatose. Kontaktekzem* durch Hautkontakt mit toxischen oder irritativen Substanzen, akut z. B. durch Säuren oder Laugen, chronisch durch wiederholte Einwirkung unterschwellig irritierender Stoffe über einen längeren Zeitraum.

Toxizität *f*: engl. *toxicity*. Giftige, evtl. gesundheitsschädigende Eigenschaft und Wirkung von chemischen Substanzen und physikalischen Faktoren. Die Wirkung ist grundsätzlich von der Dosis abhängig. Angegeben wird die Toxizität bezogen auf Körpergewicht oder Körperoberfläche.

Toxocara *f*: Spulwurmgattung (Nematodes*). Die Larven des Hunde- und Katzenspulwurms (Toxocara canis und Toxocara cati) treten beim Menschen als Larva migrans (visceralis) auf oder lösen eine Toxocariasis aus.

Toxoplasma gondii *n*: Länglich ovale, sichelförmige Sporozoen (Größe $3 \times 5\,\mu m$) mit meist exzentrisch gelegenem Kern. Sie sind Erreger der Toxoplasmose*. Überträger sind hauptsächlich Katzen.
Übertragung: Infektion des Menschen durch:
- Aufnahme von Gewebezysten mit Nahrungsmitteln (rohes oder ungenügend erhitztes Fleisch)
- Oozysteninfektion mit Katzenkot
- pränatal (diaplazentar) bei Erstinfektion während der Schwangerschaft
- selten Organtransplantation (Herzmuskel).

Toxoplasmose *f*: engl. *toxoplasmosis*. Zoonose*, die durch Infektion mit Toxoplasma* gondii verursacht wird. Der Erreger wird beim Verzehr von rohem oder ungenügend gekochtem Fleisch übertragen (Vorsicht auch bei der Zubereitung), außerdem durch Katzenkot. Die Toxoplasmose ist v. a. für Schwangere bzw. Föten und Immunsupprimierte gefährlich.
Erkrankung: Vorkommen: hochgradige Durchseuchung der Bevölkerung weltweit mit starken regionalen Schwankungen serologisch nachgewiesen. **Pathologie:** Toxoplasma gondii ist ein intrazellulär lebender Erreger. Neben Einzelparasiten kommen auch Parasitenanhäufungen in

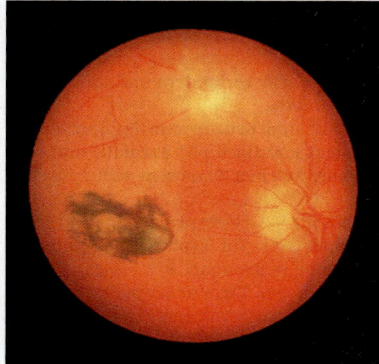

Toxoplasmose [133]

parasitophoren Vakuolen (Pseudozysten) vor, die umschriebene herdförmige Entzündungen und Nekrosen verursachen. Es besteht eine Affinität zum ZNS (zerebrale Form), besonders in der Fetogenese und im Kindesalter. Gehirnläsionen des Fetus können mit röntgenologisch nachweisbaren Verkalkungen ausheilen. **Inkubationszeit:** ca. 2–3 Wochen.
Klinik: Bei Immunsuppression: ggf. Reaktivierung einer latenten Toxoplasmose
- meist als Enzephalitis*
- seltener als generalisierte Toxoplasmose mit Erregernachweis in: 1. Leber 2. Lunge 3. Auge (Chorioretinitis, siehe Abb.) 4. Nebenniere 5. u. a. Organen.

Bei Schwangerschaft: diaplazentarer Erregerübertritt nur bei Erstinfektion während der Schwangerschaft, vorwiegend im 2. und 3. Trimenon, kann zu Fetopathia toxoplasmotica (mit Früh- oder Totgeburt) führen:
- konnatale Toxoplasmose: 1. Hydrozephalus* 2. Chorioretinitis* 3. zerebrale Verkalkungen 4. Ikterus* 5. Hepato- und Splenomegalie
- sog. latente konnatale Toxoplasmose: trotz hoher serologischer Titer bei der Geburt und Auftreten typischer Symptome erst nach Wochen und Monaten: 1. Chorioretinitis 2. leichter Hydrozephalus 3. epileptische Anfälle 4. Nystagmus* 5. Rigidität der Extremitäten 6. Athetosen* 7. Trinkfaulheit 8. Retardierung.

Diagnostik:
- Toxoplasmose*-Antikörper-Nachweis oder direkter Nachweis von Erreger oder Erreger-DNA, Toxoplasma* gondii
- ggf. Schädel-Röntgen, CT: 1. bei Enzephalitis bei Immunsuppression: ringförmige Kontrastmittelanreicherungen, DD: Lymphom* 2. bei konnataler Toxoplasmose: ggf. zerebrale Verkalkungen infolge ausgeheilter fetaler Gehirnläsionen

- Erstinfektion in der Schwangerschaft: Serokonversion oder spezifische IgM- oder IgG-Antikörper mit niedriger Avidität.

Therapie:
- außer während der Schwangerschaft und bei Immunsuppression keine Therapie empfohlen
- bei Immunsuppression: 1. Pyrimethamin in Kombination mit Sulfadiazin oder Clindamycin, evtl. Atovaquon 2. zusätzlich Dexamethason bei Enzephalitis (beschleunigt Symptomregression) 3. nach Abheilung Dauerbehandlung mit Pyrimethamin (evtl. in Kombination mit Clindamycin), um erneutes Auftreten der Läsionen zu verhindern
- bei Schwangerschaft: 1. bis Ende der 15. SSW zur Vermeidung einer fetalen Infektion Spiramycin 2. ab der 16. SSW Sulfadiazin in Kombination mit Pyrimethamin (zusammen mit Calciumfolinat) über 4 Wochen 3. danach PCR-Test des Fruchtwassers auf Toxoplasma gondii
- bei Nachweis fetaler Infektion: 1. Fortsetzung der Therapie bis zum Ende der Schwangerschaft: Zyklen von 4 Wochen (Kombination von Sulfadiazin mit Pyrimethamin und Calciumfolinat) 2. Unterbrechung durch Intervalle von 4 Wochen ohne Therapie oder mit Monotherapie (Spiramycin)
- bei Neugeborenen mit gesicherter Infektion: Kombination von Pyrimethamin, Sulfadiazin und Calciumfolinat.

Prävention:
- Zubereitung und Aufnahme von rohem oder ungenügend gekochtem Fleisch vermeiden
- Umgang mit Katzen, vor allem aber Katzenkot, vermeiden.

Toxoplasmose-Antikörper *m sg, pl*: syn. Toxoplasma gondii-Antikörper. Antikörper* gegen Toxoplasma* gondii. Eine Erstinfektion in der Schwangerschaft kann zu schweren Schäden beim Fetus führen, deswegen wird der Immunstatus* vor und bei Schwangerschaft geprüft. Der Nachweis erfolgt als IgG/IgM-Suchtest, als Avidität* von IgG oder als spezifischer Test auf IgM-Antikörper im Serum* mittels ELISA.
Indikation zur Laborwertbestimmung:
- Feststellen des Immunstatus gegenüber Toxoplasma gondii bei Frauen mit Kinderwunsch und bei Schwangeren
- Verdacht auf frische Toxoplasma-Infektion in der Schwangerschaft
- Diagnose einer pränatalen* Infektion bei Neugeborenen.

Material und Präanalytik: Serum.
Referenzbereiche:
- Suchtest (IgG oder IgG/IgM): negativ
- spezifisches IgM: negativ.

Bewertung:
- IgG-/IgM-Konstellation ermöglicht eine Einschätzung der Infektion, siehe Tab.

Toynbee-Versuch

Toxoplasmose-Antikörper		
IgM	IgG	Bewertung
niedrig	niedrig	keine relevante Infektion, inaktive Infektion
niedrig	hoch	abklingende Infektion
hoch	hoch	kürzliche Infektion
hoch	niedrig	aktive Infektion
negativ	positiv	Immunität vorhanden

- negativer Suchtest: **1.** schließt Infektion aus **2.** zeigt mangelnde Immunität an
- in der Schwangerschaft jeder positive IgM-Titer auffällig
- Rückschlüsse auf Infektionszeitpunkt über den IgG-Aviditäts-Index: **1.** < 0,20: geringe Avidität **2.** 0,20–0,29: mäßige Avidität **3.** > 0,29: hohe Avidität; schließt eine frische Infektion in den letzten 3 Monaten aus.

Praxishinweise:
- IgG-Avidität v. a. zur Festlegung des Infektionszeitpunktes in der Frühschwangerschaft sinnvoll
- Ergebnisse im Mutterpass* dokumentieren
- Beweis einer Infektion nur durch Direktnachweis des Erregers
- Labormeldepflicht: gemäß § 7 Infektionsschutzgesetz* (IfSG) nichtnamentliche Meldung des direkten oder indirekten Nachweises von Toxoplasma gondii bei konnatalen* Infektionen.

Toynbee-Versuch *m*: syn. Tuben-Manöver nach Toynbee. Otologischer Test zur Funktionsprüfung der Ohrtrompete* durch Schlucken bei zugehaltener Nase. Bei normaler Tubendurchgängigkeit entsteht eine Druckänderung im Mittelohr*, die mittels Otoskopie* oder Tympanometrie* nachweisbar ist.

Tp53 *n*: syn. P53. Tumorsuppressorgen*, das bei DNA-Schaden über das Protein p53 die Zell-Reparatur oder den programmierten Zelltod einleitet. Da es die genetische Integrität der Zelle schützt, wird es als „Wächter des Genoms" bezeichnet. Bei vielen Tumoren lassen sich tp-53-Mutationen nachweisen, z. B. bei Mammakarzinom* oder Lungenkarzinom*.

Klinische Bedeutung:
- Mutationen, die zum Funktionsverlust von p53 führen, begünstigen die Tumorentstehung. Sie sind in 50–60 % aller menschlichen Tumoren nachweisbar und stellen damit die häufigste genetische Veränderung in Tumorzellen dar. Der enge Zusammenhang zwischen dem Verlust der Tumorsuppressorfunktion von p53 und der Tumorentstehung wird bei einer sehr seltenen Erbkrankheit, dem Li*-Fraumeni Syndrom, deutlich.
- Weiterhin gibt es tumorinduzierende Viren (Onkoviren), die das Protein p53 hemmen oder abbauen, dadurch die Apoptose der befallenenen Zelle verhindern und ihre Proliferation fördern.
- Aflatoxin* und Benzopyren (im Tabakrauch enthalten) schädigen p53 ebenfalls und können daher zu einer Tumorentstehung beitragen.

t-PA: Abk. für → Gewebsplasminogenaktivator
TPE-Gruppe: Abk. für Typhus-Paratyphus-Enteritis-Gruppe → Salmonella
TPHA-Test *m*: syn. **T**reponema-**p**allidum-**H**ämagglutinationstest. Screening*-Test zum Nachweis einer Infektion mit Treponema* pallidum (Lues*-Labordiagnostik). Mithilfe einer Hämagglutination* wird bestimmt, ob das Serum* des Patienten Antikörper* gegen Treponema pallidum enthält. Im positiven Fall kommt es zur makroskopisch sichtbaren Agglutination* der mit Patientenserum (bzw. -liquor) zusammengebrachten Testerythrozyten durch angelagerte Treponemen.
TPO: Abk. für thyroid peroxidase → Schilddrüsenperoxidase
TPO: Abk. für → Thrombopoetin
TPO-AK: Abk. für Thyroid-Peroxidase-Antikörper → Schilddrüsenantikörper
TPR: Abk. für engl. total peripheral resistance → Widerstand, peripherer
TPZ: Abk. für → Thromboplastinzeit
Trabecula *f*: Bälkchenartige Struktur in verschiedenen Organen mit mechanischer Funktion. Sie besteht meist aus dichten, kollagenen Bindegewebssepten (z. B. in Milz und Lymphknoten), aber auch aus Muskelzellen (z. B. Trabeculae carneae: die Herzmuskelfaserstränge der Herzscheidewand) oder Knochen (Substantia spongiosa).
Trabekelblase → Balkenblase
Trabekulektomie *f*: engl. *trabeculectomy*. Operative Entfernung eines kleinen Teiles des Trabekelwerkes. Dadurch wird der Abfluss des Kammerwassers von der Augen-Vorderkammer in den subkonjuntivalen Raum ermöglicht. Der Eingriff erfolgt primär bei Glaukomen* in Kombination mit einer Iridektomie*. Siehe Abb.

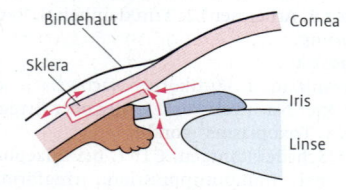

Trabekulektomie

Trabekulotomie *f*: engl. *Trabeculotomy*. Operation beim angeborenen und juvenilen Glaukom*, bei dem das Trabekelmaschenwerk des Auges geschlitzt wird, um den Kammerwasserabfluss zu ermöglichen.
Tracer *m*: engl. *Radiopharmakon*; syn. radioaktiver Indikator. Radioaktive Substanz oder Substanz mit radioaktiver Markierung*, die über die von dem Radionuklid ausgehende Strahlung verfolgt werden kann.

Anwendung:
- in vitro: mit radioaktiv markierten Substanzen (Antigen oder Antikörper), die eine Detektion ermöglichen; z. B. Radio-Immunoassay
- in vivo: Inkorporation eines Tracers oder Radiopharmakons im subphysiologischen Konzentrationsbereich (sodass keine pharmakodynamische Wirkung zu erwarten ist, welche die natürlichen Körperfunktionen beeinflusst; sog. Tracer-Prinzip) und Messung der Bioverteilung.

Tracer-Methode: Methode zur Verfolgung biochemischer Prozesse durch Verwendung geeigneter Tracer*.
Beschreibung: Die biochemischen Prozesse können in vitro anhand einer nachfolgenden Analyse der markierten Produkte bestimmt werden. Mit γ-emittierenden Radionukliden markierte Tracer ermöglichen die Untersuchung direkt im lebenden Organismus; PET. Grundsätzliche Voraussetzung ist die eindeutige Zuordnung der in vivo gemessenen Daten zu den untersuchten biochemischen Prozessen. Als wichtigstes radiopharmazeutisches Konzept wird dazu das des blocked metabolism verwendet; ermöglicht die Zuordnung des physikalischen PET-Signals zu dem untersuchten Stoffwechsel im Körper.

Trachea *f*: 10–12 cm langer Abschnitt der Atemwege*, der unterhalb des Ringknorpels beginnt und mit der Aufzweigung in die Hauptbronchien endet (Bifurcatio tracheae). Die Luftröhre besteht aus 16–20 knorpeligen Trachealspangen sowie einem bindegewebigen Anteil.

Trachealkanüle *f*: engl. *tracheostomy tube*. Starre Kanüle zum Freihalten der Atemwege nach der Anlage eines Tracheostomas*. Der Einsatz erfolgt zur Beatmung meist aus Kunststoff mit aufblasbarem Cuff*, vergleichbar dem Endotrachealtubus* sowie zur Phonation* durch spezielle Trachealkanülen (sog. Sprechkanüle).

Trachealrasseln *n*: engl. *tracheal rale*; syn. Todesrasseln. Aus der Entfernung hörbares, grobblasiges, durch retiniertes Trachealsekret verursachtes Atemgeräusch bei schwerstkranken oder sterbenden Menschen. Eine Linderung lässt sich erreichen z. B. durch Seitenlagerung, Anticholinergika* (Glykopyrroniumbromid, Scopolamin*, Butylscopolamin) und ggf. Verzicht auf parenterale Volumensubstitution.

Trachealruptur *f*: engl. *tracheal rupture*. Einriss oder Abriss der Luftröhre, häufig zusammen

mit Knorpelfrakturen, verursacht durch stumpfes oder penetrierendes Thoraxtrauma oder akzidentell-iatrogen bei Intubation.
Klinik: Je nach Lokalisation
- Mediastinalemphysem*
- Hautemphysem* (Hals, Gesicht, Oberkörper)
- Pneumothorax*
- Atelektase*
- Bronchusstenose
- unter Umständen Mediastinitis.

Diagnostik:
- Bronchoskopie
- CT.

Therapie:
- bei fehlendem Zeichen für Mediastinitis konservativ mit bronchoskopischer Intubation*
- bei Zeichen einer Mediastinitis: 1. sofortige thoraxchirurgische OP (operative Deckung, ggf. Stenteinlage).

Trachealstenose *f*: engl. *tracheal stenosis*. Einengung der Luftröhre aufgrund verschiedener Ursachen. Betroffene zeigen inspiratorischen Stridor*, Dyspnoe* und Reizhusten. Untersucht wird mittels (Tracheo-)Bronchoskopie* und Lungenfunktionsprüfung*. Die Stenose wird entweder operativ beseitigt (Tracheaquerresektion mit End-zu-Endanastomose) oder mittels endoluminaler Intervention (Stenteinlage, Lasertherapie).

Ursachen:
- angeboren (Knorpelfehlbildungen, Schleimhautfalten)
- erworben durch Druck von außen (z. B. Säbelscheidentrachea bei Schilddrüsenvergrößerung, Tumor)
- selten intraluminales Tumorwachstum (Chondrom, Papillom, Adenom)

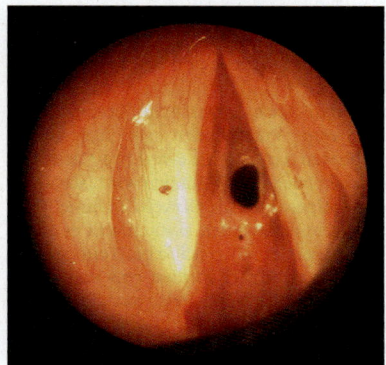

Trachealstenose: Narbige, knopflochartige Trachealstenose unterhalb der halb geöffneten Stimmlippen als Folge einer Langzeitbeatmung über einen Trachealtubus; Bronchoskopie. [95]

- Fremdkörper
- endotracheale Membranbildung: **1.** nach Verletzung **2.** als Intubationsfolge: häufig entsteht nach einer Langzeitbeatmung eine narbige Trachealstenose, z. B. die zirkuläre Cuff-Stenose (durch Dauerdruck der aufgeblasenen Manschette des Trachealtubus verursacht, siehe Abb.) **3.** anteriore Stomastenose nach Tracheotomie*.

Trachealtubus → Endotrachealtubus

Tracheitis *f*: Infektiös, allergisch oder chemisch-irritativ bedingte Luftröhrenentzündung. Die Tracheitis tritt selten isoliert auf. Meist geht sie mit einer Rhinitis*, Laryngitis* und Bronchitis* einher. Man unterscheidet akute und chronische Formen. Behandelt wird inhalativ mit beta-2-selektiven Betasympathomimetika*, Parasympatholytika* und Glukokortikoiden*, bei bakterieller Infektion ggf. mit Antibiotika*.

Trachelektomie *f*: engl. *trachelectomy*. Partielle Hysterektomie* mit Erhalt des Corpus uteri und 1/3 der Cervix uteri, wodurch die Gebärfähigkeit erhalten wird. Über einen vaginalen Zugang werden 2/3 der Cervix uteri und ca. die Hälfte der Parametrien entfernt. Zusätzlich werden die Lymphknoten laparoskopisch entnommen.
Indikation: Zervixkarzinom* FIGO-Stadium I A2 und I B1 (Plattenepithelkarzinom, Tumordurchmesser < 2 cm).
Komplikation: Bei Schwangerschaft nach Trachelektomie besteht ein erhöhtes Risiko für eine aufsteigende Infektion oder Zervixinsuffizienz* aufgrund der verkürzten Cervix uteri. Daher wird der Muttermund prophylaktisch total verschlossen und per Sectio entbunden.

Tracheobronchialsekret *n*: syn. **t**racheo**b**ronchiales **S**ekret; Abk. TBS. Von Drüsenzellen in Trachea* und Bronchien physiologisch sezerniertes Sekret, welches zur mikrobiologischen und zytologischen Diagnostik herangezogen werden kann.
Probegewinnung:
- durch Absaugen über liegenden Endotrachealtubus* mit sterilem Katheter (tief einführen) in ein angeschlossenes steriles Auffanggefäß (tracheobronchiales Aspirat)
- im Rahmen einer Bronchoskopie* aus tiefen Abschnitten des Bronchialsystems (terminale Bronchiolen) mit geringer oropharyngealer Kontaminationsrate (siehe broncho-alveoläre Lavage*).

Indikationen zur Untersuchung:
- Verdacht auf generalisierte parenchymatöse Lungenveränderung, z. B. Sarkoidose*, Lungenfibrose* oder exogen-allergische Alveolitis*
- Verdacht auf lokalisiertes (lappenbegrenztes) Lungeninfiltrat, z. B. Pneumonie*.

Tracheobronchitis *f*: Kombinierte akute oder chronische Entzündung der Luftröhre und der großen Bronchien. Zur Behandlung siehe Tracheitis und Bronchitis.

Tracheobronchopathia chondroosteoplastica *f*: Bildung von knöchernen oder knorpeligen Plaques auf der Schleimhaut der Luftröhre und der großen Bronchien. Klinisch zeigen sich Stridor und Dyspnoe. Typischerweise von Männern mittleren und höheren Alters betroffen. Die Plaques werden ggf. endoskopisch abgetragen. Siehe Abb.

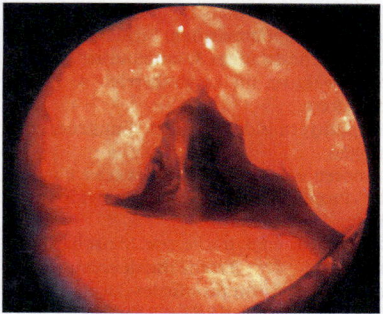

Tracheobronchopathia chondroosteoplastica: Typische Gewebezapfen (knöcherne oder knorpelige Plaques), Bronchoskopie. [95]

Tracheomalazie *f*: engl. *tracheomalacia*. Angeborener oder erworbener Stabilitätsverlust der Luftröhre durch Erweichung der Knorpelringe, Druck von außen, durch Struma oder Gefäße, oder Entzündung der Trachealwand, z. B. als Beatmungsfolge. Symptome sind v. a. Stridor und Husten. Die Diagnostik erfolgt durch Bildgebung, Bronchoskopie und Lungenfunktionsprüfung, therapeutisch ggf. Trachealplastik notwendig.

Tracheoösophagealfistel → Ösophagotrachealfistel

Tracheoskopie *f*: engl. *tracheoscopy*. Endoskopische Inspektion der Trachea*. Eine direkte Tracheoskopie wird durchgeführt im Rahmen einer Bronchoskopie*, eine indirekte Tracheoskopie der oberen Anteile der Luftröhre bei der indirekten Laryngoskopie*.

Tracheostoma *n*: Durch Tracheotomie* angelegte Öffnung der Luftröhre nach außen, in der Regel zum Einlegen einer Trachealkanüle*. Unterschieden wird ein passageres Tracheostoma von einem definitiven Tracheostoma (z. B. nach Laryngektomie). Die Anlage eines Tracheostomas erfolgt v. a. bei Patienten, die voraussichtlich länger als 21 Tage beatmet werden müssen.

Formen:
- epithelisiertes Tracheostoma
- nichtepithelisiertes Tracheostoma.

Tracheotomie

Tracheotomie f: engl. tracheotomy; syn. Tracheostomie. Eröffnung der Trachea zur Schaffung einer Atemöffnung und Einführung einer Trachealkanüle. Die resultierende Verbindung zwischen außen und Atemweg wird als Tracheostoma bezeichnet. Indikationen sind u. a. Langzeitbeatmung und Atemwegssicherung bei mechanischer Enge der oberen Atemwege (Verletzungen, Tumor, Entzündung, Narben, neurologische Erkrankungen).
Indikationen:
- Langzeitbeatmung (ab 8. Tag) zum Larynxschutz
- Notfalltracheotomie: 1. progrediente Dyspnoe mit inspiratorischem Stridor 2. Larynx- oder Trachealtrauma 3. entzündlich bedingte Schwellung im Larynxbereich 4. Rekurrensparese
- Totraumverminderung bei Lungenerkrankungen
- Tumoren von Larynx, Trachea oder Pharynx zur Prophylaxe einer sich entwickelnden akuten Dyspnoe.

Tracheozele f: engl. tracheocele. Meist harmlose Ausstülpung der Trachealschleimhaut aufgrund erhöhter intraluminaler Drücke. Eine Tracheozele ist lufthaltig und hat eine Verbindung zur Luftröhre. Oftmals ist sie ein Zufallsbefund im Rahmen einer Röntgen-Thorax oder CT-Thorax-Untersuchung.

Trachom n: engl. trachoma; syn. Conjunctivitis (granulosa) trachomatosa. Durch Chlamydia* trachomatis (Serotyp A–C) verursachte chronische Keratokonjunktivitis, die unbehandelt zur Erblindung führt. Sie ist die häufigste Augenkrankheit weltweit. Die Therapie erfolgt mit Antibiotika.
Klinik: Die Erstinfektion betrifft meist das Kindesalter und führt zu einer follikulären Keratokonjunktivitis*. Reinfektionen und bakterielle Superinfektionen verursachen Bindehautnarben der Augenlider und ein Entropium*. Die dadurch nach innen gebogenen Wimpern verursachen weitere Verletzungen und Infektionen der Hornhaut, wodurch es am Ende zur Erblindung kommt.

trachomatöse Einschlusskonjunktivitis → Trachom

Tractus m sg, pl: engl. tract. Zug, Strang, Bahn, besonders die Leitungsbahnen* des Gehirns und Rückenmarks; z. B. Tractus corticospinalis (Pyramidenbahn*).

Tractus corticospinalis → Pyramidenbahn

Tractus iliotibialis m: engl. iliotibial tract; syn. Maissiat-Streifen. Sehniger Verstärkungszug der Fascia* lata an der Außenseite des Oberschenkels* von der Crista* iliaca bis zum Condylus lateralis tibiae*; in ihn strahlen der M. tensor fasciae latae und der M. gluteus maximus ein. Er wirkt als Zuggurtung gegen die laterale Ausbiegungstendenz des Femurs*.
Anatomie: Im Bereich des Condylus lateralis tibiae* besteht eine Verbindung zum Retinaculum patellae laterale.

Tractus opticus m: engl. optic tract. Abschnitt der Sehbahn* zwischen Chiasma opticum und Corpus geniculatum laterale.

Tractus pyramidalis → Pyramidenbahn

Tractussyndrom → Bandsyndrom, iliotibiales

Traditionelle Chinesische Medizin f: Abk. TCM. In philosophische Weltbilder eingebettetes, über Jahrtausende entwickeltes chinesisches Medizinsystem. TCM beruht auf einem Gesundheits- und Krankheitsverständnis, in dem Wechselwirkungen zwischen Mensch und Umwelt, Makro- und Mikrokosmos sowie die Polarität zwischen Yin und Yang eine zentrale Rolle spielen.

Trägerelektrophorese → Elektrophorese

Trägergas n: engl. carrier gas. Gas, das verwendet wird als Vehikel für eine Substanz. Sauerstoff oder Luft sind als Trägergas für Inhalationsanästhetika* bei der Inhalationsnarkose* geeignet. Lachgas wird heutzutage nur noch selten eingesetzt.

Tränenapparat m: engl. lacrimal apparatus; syn. Apparatus lacrimalis. Zusammenfassende Bezeichnung für die Tränendrüse* und die Tränenwege*. Ihre Aufgabe ist das Befeuchten der Hornhaut und Bindehaut*. Dazu produzieren die Drüsen Tränenflüssigkeit*, welche sich mit dem Lidschlag auf dem Augapfel verteilt und schließlich über die Tränenpünktchen (Puncta lacrimalia) abfließt.

Tränenbein → Os lacrimale

Tränendrüse f: engl. lacrimal gland; syn. Glandula lacrimalis. Azinöse, seröse Drüse* des Auges in der Fossa glandulae lacrimalis des Stirnbeins. Die Tränendrüse wird durch die Sehne* des M. levator palpebrae superioris in eine Pars orbitalis sowie Pars palpebralis unterteilt und hat mehrere Ausführungsgänge. Sie bildet die Tränenflüssigkeit* als Teil des präkornealen Tränenfilms*.
Klinischer Hinweis: Stenosen* der ableitenden Tränenwege* oder eine Überproduktion von Tränenflüssigkeit führen zur Epiphora*, einem Überlaufen der Tränen über den Lidrand. Ursachen hierfür sind u. a. Infektionen* und Fremdkörper*.

Tränenersatzmittel: Augentropfen* oder -gele, die bei verminderter Tränenproduktion den natürlichen Tränenfilm ersetzen. Sie werden beim trockenen Auge* je nach Störung als lipidreiche oder wässrig-muzinöse Variante eingesetzt. Tränenergänzungsmittel ersetzen fehlende Anteile des Tränenfilms*, z. B. mit Liposomen*, um eine defekte Lipidphase zu stabilisieren.

Tränenfilm: Flüssigkeitsfilm am äußeren Augapfel, der das Austrocknen des Auges verhindert und die Hornhaut ernährt. Er setzt sich aus drei Schichten zusammen: Muzinen aus den Becherzellen* der Bindehaut*, einer wässrigen Schicht aus der Tränendrüse* und Lipiden* aus der Meibom*-Drüse.

Tränenfilm-Aufreißzeit f: syn. Break-up-Time. Zeit bis zum Aufreißen des Tränenfilms nach Lidschlag. Für die Untersuchung wird die Tränenflüssigkeit mit Fluorescein gefärbt und das Auge anschließend mit einer Spaltlampe mit Kobaltblaufilter betrachtet. Die Normale Aufreißzeit beträgt > 15 Sekunden, sicher pathologisch < 10 Sekunden.

Tränenflüssigkeit f: engl. tear fluid. Klare, alkalische, leicht salzige Flüssigkeit mit geringem Proteingehalt, die in den Tränendrüsen produziert und über Tränenkanäle in die Nase abgeleitet wird. Tränenflüssigkeit befeuchtet und reinigt Konjunktiva sowie Kornea und bewirkt die physiologische Quellung des Korneaepithels. In der Tränenflüssigkeit enthaltenes Lysozym* wirkt bakterizid.

Tränengas → Augenreizstoffe

Tränensekretionstest → Schirmer-Test

Tränenwege m pl: engl. tear passages. Abflusswege der Tränenflüssigkeit* am Auge*. Die Tränenflüssigkeit wird von der Tränendrüse* sezerniert und sammelt sich schließlich in Bindehautsack* und medialem Augenwinkel. Von dort aus gelangt sie über die Tränenkanälchen zum Tränensack* und über den Ductus nasolacrimalis in den unteren Nasengang.

Tränenwegsentzündung → Dakryozystitis

Träumen n: engl. dreaming. Veränderter Bewusstseinszustand hauptsächlich während der REM-Stadien (siehe Schlafstadien*) des Schlafs*, in dem der Schlafende intensive und von Emotionen* begleitete Bilder, Klangfolgen oder Geschichten erlebt. Die Funktion ist bislang ungeklärt. Angenommen wird, dass Träumen zur Ordnung der Eindrücke und Erlebnisse des Tages beiträgt.
Hintergrund: Auch fantastische Trauminhalte werden vom Träumenden als real erlebt. Traumphasen treten 3- bis 6-mal pro Nacht auf. Auch in den Nicht-REM-Stadien wird geträumt, jedoch weniger intensiv. Obwohl Träume* häufig nicht erinnert werden können, gilt es als sicher, dass alle Menschen träumen. Teilbewusste Träume (**Klarträume**) werden von den Schläfern mitverfolgt und teilweise gesteuert. **Albträume** sind Träume mit angstauslösenden Inhalten. Sie entstehen in den REM-Phasen, sind von Angst- und Panikgefühlen und entsprechenden körperlichen Symptomen begleitet und führen zum Erwachen. Albträume mit erneutem Erleben einer seelisch belastenden Situation (psychisches Trauma) treten auch im Rah-

men von posttraumatischen* Belastungsstörungen auf.

Trage *f*: engl. *trolley*. Auf Rollen fahrbare Liege zum Krankentransport*.

Tragusdruckschmerz *m*: engl. *tragus pain*. Schmerz bei Druck auf die knorpelige Erhebung vor dem Gehörgang (Tragus), z. B. bei Ohrfurunkel* und Otitis* externa diffusa.

Training *n*: Gezielter und geplanter Prozess zur Entwicklung, Erhaltung und Verbesserung der funktionellen und morphologischen Anpassungsfähigkeit des Organismus an allgemeine und spezifische Belastungen, meist durchgeführt mit strukturiertem Trainingsprogramm.

Inhalte: Bestandteil jeder Trainingsmaßnahme ist das aktive Üben durch wiederholtes Ausführen der zu erlernenden Fertigkeit. In der Psychotherapie existieren Trainingskonzepte für verschiedene Problem- und Kompetenzbereiche, z. B. Training sozialer Kompetenz, Problemlösungstraining* und Stressbewältigungstraining.

Trainingstherapie, medizinische *f*: engl. *medical training therapy*. Gerätegestütztes Training unter ärztlicher Aufsicht zur Verbesserung der allgemeinen und speziellen Leistungs- und Belastungsfähigkeit (insbesondere Kraft, Gleichgewicht, Koordination, Haltung, Flexibilität, Schnelligkeit und Ausdauer). Es handelt sich um eine Form der Bewegungstherapie. Eine Indikation besteht nach orthopädisch-traumatologischen Operationen und bei chronischen Erkrankungen des Bewegungsapparats.

Trait → Persönlichkeitsfaktoren

Trait → Persönlichkeitsmerkmale

Trajektorien *f pl*: engl. *trajectories*. Entlang von unsichtbaren Linien des größten Zugs (Zugtrabekel) und Drucks (Drucktrabekel) verlaufende Spongiosabälkchen (Spongiostrabekel) im Knochen. Die trajektorielle Ausrichtung der Trabekel entsteht erst bei Belastung und sorgt bei minimalem Materialaufwand für die maximale Stabilität gegenüber Druck-, Zug- und Torsionskräften.

TRAK → Schilddrüsenantikörper

Traktionsdivertikel → Ösophagusdivertikel

Traktionsreaktion *f*: engl. *traction response*; syn. Aufziehreaktion. Lagereaktion zur Prüfung der Koordination* bei Säuglingen. Ab der 6. Lebenswoche hält der Säugling seinen Kopf relativ stabil, wenn er in Rückenlage an seinen Händen hochgezogen wird.

Traktionszystozele → Zystozele

Traktotomie *f*: engl. *tractomy*. Durchtrennung von Nervenbahnen („tractus") in Gehirn oder Rückenmark, z. B. Kommissurotomie, Callosotomie; Durchtrennung des Tractus spinalis des N. trigeminus (nach SJÖQUIST) bei Trigeminusneuralgie und Gesichtsschmerzen. Man erreicht die unilaterale Aufhebung der Schmerz- und Temperaturempfindung. Traktotomien werden heute selten durchgeführt wegen der erheblichen Komplikationsgefahren.

Tramadol *n*: Niedrigpotentes Opioid-Analgetikum zur oralen, parenteralen und rektalen Behandlung mäßiger bis starker sowie neuropathischer Schmerzen. Tramadol wirkt antitussiv und analgetisch durch Bindung an Opioid*-Rezeptoren, wodurch die Wiederaufnahme von Serotonin und Noradrenalin verhindert wird.

Indikationen:
- mäßige bis starke akute oder prolongierte Schmerzen bei ungenügender Wirkung nichtopioider Analgetika
- neuropathische Schmerzen
- Fibromyalgiesyndrom
- cave: nicht zur Substitutionstherapie* geeignet.

TRAM-Lappen: Abk. für Transversus-rectus-abdominis-Muskellappen → Mammaplastik

Trance *f*: Vorübergehender schlafähnlicher Bewusstseinszustand mit stark eingeschränkten Sinneswahrnehmungen. Reize aus der Umgebung werden nicht mehr wahrgenommen, die Aufmerksamkeit wird von außen nach innen verlagert. Dabei kommt es zur fokussierten Konzentration auf einen Vorgang, Ausschaltung des logischen Denkens, und teilweisem oder ganzem Verlust des Ich-Bewusstseins*.

Hintergrund: Trance ist ein natürlicher Zustand, der auch alltäglich in verschiedenen Situationen auftritt, z. B. bei Kindern während konzentrierter Spielphasen. In diesem Zustand wird das Geschehen in der Umgebung ausgeblendet, sodass einzelne Denkprozesse in den Vordergrund rücken.

Trancephänomene: Alle Trancezustände sind durch spezifische Phänomene gekennzeichnet, wie z. B. fokussierte Aufmerksamkeit, assoziatives Denken, eingeschränkte Sinneswahrnehmungen und teilweises oder ganzes Ausschalten des Ich-Bewusstseins. Je nach Trancetiefe treten weitere Trancephänomene auf, die körperliche Veränderungen und Veränderungen in der Wahrnehmung oder in der Aufmerksamkeit auslösen:
- körperliche Veränderungen, z. B.: 1. Verringerung oder Erhöhung der Herzfrequenz 2. Verringerung oder Verstärkung der Hautdurchblutung 3. Änderung des Temperaturempfindens (in Abhängigkeit mit der Hautdurchblutung) 4. Änderung der Schmerzempfindung bis hin zur Analgesie 5. Änderung des Muskeltonus
- Veränderungen in der Wahrnehmung oder der Aufmerksamkeit, z. B.: 1. positive und negative Halluzinationen 2. Amnesie* 3. Hypermnesie* 4. verändertes Zeiterleben 5. Regression* oder Progression des Alters.

Formen:
- spirituelle Trance
- hypnotische Trance
- sportinduzierte Trance
- drogeninduzierte Trance
- traumatische Trance
- schmerzinduzierte Trance
- Übergangsformen wie Tagträume, Fantasiereisen oder kreativer Flow.

Hypnotische Trance: In der **Hypnotherapie*** wird ein Trancezustand gezielt erzeugt, um dem Patienten neue Denkmuster und Assoziationen zu ermöglichen, die ihm bei seiner Problemlösung helfen.

Trandolapril → ACE-Hemmer

Tranexamsäure *f*: Trans-4-Aminomethylcyclohexancarbonsäure, die als synthetischer Fibrinolyse*-Inhibitor eingesetzt wird zur Prophylaxe und Behandlung von Blutungen* aufgrund lokaler oder generalisierter Hyperfibrinolyse*. Tranexamsäure wird intravenös oder oral verabreicht bei Erwachsenen und Kindern ab dem 1. Lebensjahr. Häufige Nebenwirkungen sind Kopfschmerzen und gastrointestinale Störungen.

Indikationen: Intravenöse Anwendung:
- Blutungen aufgrund einer lokalen oder generalisierten Hyperfibrinolyse: 1. Menorrhagie* und Metrorrhagie* 2. gastrointestinale Blutungen 3. Blutungen bei Harnwegserkrankungen, nach Prostataoperationen oder Operationen am Harntrakt
- Hals-, Nasen-, Ohrenoperationen (Adenotomie*, Tonsillektomie*, Zahnextraktionen)
- gynäkologische Operationen oder geburtshilfliche Blutungen
- Operationen am Thorax und Bauchraum sowie andere größere chirurgische Eingriffe wie kardiovaskuläre Operationen
- Blutungen unter fibrinolytischer Therapie.

Orale Anwendung:
- Hypermenorrhoe*
- Behandlung und Prophylaxe von Blutungen aufgrund lokaler Hyperfibrinolyse bei: 1. rezidivierendem Nasenbluten, das durch andere therapeutische Maßnahmen nicht ausreichend zu behandeln ist, z. B. bei Osler-Rendu-Weber-Krankheit 2. zur Verhinderung von Rezidivblutungen nach traumatischem Hyphaema*
- Prophylaxe und Behandlung von Blutungen nach operativen Eingriffen aufgrund lokaler und generalisierter Hyperfibrinolyse, die durch andere therapeutische Maßnahmen nicht ausreichend zu behandeln sind, z. B. nach Prostatektomie, nach Konisation der Zervix
- Vorbeugung des Auftretens von Ödemen bei hereditärem Angioödem*
- Prophylaxe und Weiterbehandlung von Blutungen aufgrund lokaler und generalisierter

Tranquilizer

Hyperfibrinolyse, die durch andere therapeutische Maßnahmen nicht ausreichend zu behandeln sind, z. B. bei von* Willebrand-Jürgens-Syndrom, Hämophilie* A, Prostatakarzinom*, Promyelozytenleukämie*
- perorale Weiterbehandlung und Prophylaxe bei hyperfibrinolytisch bedingten Blutungen bei schwerstkranken Patienten, z. B.: 1. Hämoptoe bei zystischer Fibrose und Lungenkrebs 2. gastrointestinale Blutungen bei Patienten mit Leberzirrhose* bzw. im Endstadium einer renalen Erkrankung 3. Hämothorax bei malignem Mesotheliom*.

Tranquilizer *m sg,pl*: engl. *tranquillizer*; syn. Tranquillanzien. Chemisch heterogene Gruppe von Substanzen, die je nach Wirkstoff oder Dosierung eine beruhigende, anxiolytische, schlaffördernde, zentral muskelrelaxierende oder antikonvulsive Wirkung haben. Sie werden eingesetzt bei Angstzuständen, in der Notfallmedizin und im Rahmen der Anästhesie.

Vertreter:
- Benzodiazepine*
- niedrigpotente oder niederdosierte Neuroleptika* (z. B. Chlorprothixen, Melperon, Promethazin* und Fluspirilen)
- Antidepressiva* (z. B. Opipramol)
- Azapirone (z. B. Buspiron)
- seltener Carbaminsäurederivate (z. B. Meprobamat) und Diphenylmethanderivate (z. B. Hydroxyzin)
- bei objekt- und situationsbezogener Angst (z. B. Prüfungsangst) u. a. auch Beta*-Rezeptoren-Blocker
- im weiteren Sinn und zur Selbstmedikation auch sedativ wirksame Phytotherapeutika wie Baldrian oder das gegen Ängstlichkeit und Unruhe wirkende Lavendelöl Silexan.

Indikationen:
- Prämedikation im Rahmen der Analgosedierung*
- bei Angst-, Erregungs- und Spannungszuständen: 1. restriktiver Umgang und zeitlich begrenzte Therapie 2. möglichst unter begleitender Bearbeitung der zugrunde liegenden psychischen Störungen oder um die Grundlage für einen psychotherapeutischen Zugang zum Patienten zu schaffen
- zur symptomatischen Anxiolyse* und Sedierung* in psychiatrischen oder internistischen Notfallsituationen (z. B. Herzinfarkt)
- Schlafstörung oder Delirium.

Nebenwirkungen:
- Entwicklung von Toleranz* und Abhängigkeit
- cave: Rebound*-Phänomen [Pharmakologie].

Wechselwirkungen: Verstärkung der Wirkung von Alkohol, Schlafmitteln, Psychostimulanzien und Analgetika*.

Tranquilli-Leali-Plastik → V-Y-Plastik

transabdominale Transfusion → Bluttransfusion, fetale

transaktionale Modelle → Transaktionsmodelle

Transaktionsmodelle *n pl*: engl. *transactional models*. Modelle zur Definition eines in der Regel wechselseitigen Verhältnisses zwischen Person und Umwelt im Kontext psychischer Belastungen und Störungen.

Theorie: Grundannahme ist, dass mehrere Faktoren ursächlich an der Entstehung und Aufrechterhaltung der Persönlichkeitsstruktur beteiligt sind. Entscheidend ist, dass ein bedingender Faktor nicht nur auf die Person einwirkt, eine Störung auslöst und das Störungsbild beeinflusst, sondern auch die Person durch ihr Handeln auf die Ausprägung dieses Faktors einwirkt und seine Wirkung beeinflusst. Die **individuelle Bewertung** des möglichen Einflusses eines Faktors verändert damit seine Wirkung auf das Individuum.

Beispiel: Ätiologiemodelle* zur multikausalen Erklärung der Entstehung und Aufrechterhaltung psychischer Störungen und zur Ableitung entsprechender Behandlungsformen.

Klinische Bedeutung: Grundlage von Interventionen zur **Bewältigung von Stress*** (Coping*): im Rahmen von Stressbewältigungstrainings wird gelernt, Stressoren dadurch anders zu bewerten und mit ihnen umzugehen, indem verschiedene Strategien der Stressbewältigung eingeübt werden (z. B. Neubewertungen, aktive Problembewältigung).

Transaminasen *f pl*: engl. *transaminases*; syn. Aminotransferasen. Enzyme (EC 2., Transferasen*), die als Coenzym* Pyridoxalphosphat (PALP) verwenden und Reaktionen katalysieren, bei denen Aminogruppen meist auf Ketosäuren übertragen werden (Transaminierung).

Transanale Irrigation: Methode zur kontrollierten Darmentleerung bei Stuhlinkontinenz. Dabei wird der Darm über einen Rektalkatheter mit Wasser gespült, dadurch der natürliche Entleerungsreflex ausgelöst und Stuhl und Flüssigkeit in die Toilette abgeführt. Bei regelmäßiger Anwendung erreicht man eine ausscheidungsfreie Zeit von bis zu 48 Stunden.

Transanale totale mesorektale Exzision *f*: Abk. TaTME. Kombiniert laparoskopisch-transanales videoendoskopisch gestütztes Hybridverfahren zur Operation des tiefsitzenden Rektumkarzinoms. Dabei wird die radikale onkologisch notwendige totale mesorektale Exzision* (TME) des unteren Rektumdrittels über ein transanales Single-Port-System durchgeführt.

Transanal Minimally Invasive Surgery: syn. Transanale Endoskopische Mikrochirurgie (TEM); Abk. TAMIS. Minimalinvasives chirurgisches Verfahren zum kompletten Resektion eines Rektumtumors, der die komplette Exzision des Mesorektums erfordert.

Vorgehen: Im Gegensatz zur konventionellen TEM werden unter Luftinsufflation in der Handhabung wesentlich einfacher zu bedienende laparoskopische Instrumente über einen den Anus abdichtenden Single-Port eingebracht. Bei größeren tiefsitzenden Rektumtumoren erfolgt dies im Rendezvous-Verfahren mit der laparoskopischen Technik zur Gewährleistung einer kontinenzerhaltenden tiefen Anastomose (vgl. TaTME).

Transcobalamin *n*: Gruppe von Plasmaproteinen (Alpha-1- bis Beta-Fraktion), die von Granulozyten (TC I und TC III) oder von Gefäßendothelzellen (TC II) gebildet werden und für den Transport von Cobalamin verantwortlich sind.

Klinische Bedeutung: Der seltene kongenitale TC-II-Mangel (Genlocus 22q11.2-qter) führt zu Cobalamin-Mangelanämie mit Panzytopenie, Agammaglobulinämie und daraus folgender Infektionsanfälligkeit.

Transcortin *n*: syn. Corticosteroid-binding-Globulin (Abk. CBG). Alpha-1-Globulin mit hoher Affinität zu Kortisol* (unter physiologischen Bedingungen Bindung von 75 %). Kongenitaler Transcortinmangel (Genlocus 14q32.1) ist beschrieben.

Transdermales Pflaster *n*: Selbstklebendes Wirkstoffpflaster, das ein (lipidlösliches) transdermal resorbierbares Arzneimittel in einer Speichermatrix enthält und dieses kontinuierlich über mindestens 24 Stunden abgibt. Häufig transdermal applizierte Wirkstoffe sind Hormone, Schmerzmittel und Nitroglycerol*, aber auch Nikotin* im Rahmen einer Raucherentwöhnung*.

Indikationen:
- Raucherentwöhnung (Nikotin)
- Schmerztherapie (Fentanyl* und Buprenorphin*)
- Angina* pectoris, KHK (Nitroglycerin)
- Hormonersatztherapie (Östrogene*, Gestagene*, Testosteron*)
- Reisekrankheit (Scopolamin*)
- Morbus Parkinson* (Rotigotin*)
- Morbus Alzheimer* (Rivastigmin*).

transdermales System → Pflaster

Transducer: Abk. für engl. Drucktransducer → Druckaufnehmer

Transduktion [Physiologie] *f*: engl. *transduction*. Umwandlung eines aufgenommenen Reizes in eine Erregung (Aktionspotenzial*) oder Übermittlung eines chemischen Signals. Letztere Form der Transduktion findet z. B. bei Zell-Zell-Kommunikation statt, bei der es nach Bindung eines Liganden an einen Rezeptor zur Weiterleitung des Signals durch verschiedene Proteine oder Kinasen (second* messenger) kommt.

transduodenale Sphinkterotomie → Papillotomie

Transfer → Transformation

Transferasen *f pl*: engl. *transferases*. Enzyme*, die die Gruppe 2 des numerischen EC Klassifikationssystems bilden und die Reaktionen katalysieren, bei denen chemische Gruppen, wie Methyl-, Phosphat- oder Aminogruppen, übertragen werden. Zu ihnen gehören z. B. Aminotransferasen und Phosphat-übertragende Kinasen*.

Transfermetatarsalgie *f*: engl. *transfer metatarsalgia*. Schmerz und Druckempfindlichkeit im Bereich der Mittelfußköpfchen II–IV, oft mit Hyperkeratose (Schwielenbildung) und Bursitis. Eine Transfermetatarsalgie kann beispielsweise postoperativ nach Hueter*-Mayo-Operation oder Keller*-Brandes-Operation auftreten. Zur Therapie wird eine orthopädische Schuheinlage verschrieben, ggf. muss operativ behandelt werden.

Ätiologie: Übermäßige Druckbelastung der Mittelfußköpfchen I–IV infolge reduzierter Druckübertragung des 1. Strahls bei Statikveränderung des Fußes, z. B. bei Pes* transversus oder Hallux* valgus.

Therapie:
- orthopädische Schuheinlage mit retrokapitaler Abstützung
- ggf. operative Wiederherstellung der Belastbarkeit des I. Strahls, z. B. durch Arthrodese.

Transferrin *n*: Anti-Akute-Phase-Protein, das 2 Bindungsstellen für Eisen* besitzt und in der Leber synthetisiert wird. Es gilt als das Haupttransportprotein des Eisens im Blut von dessen Absorptionsstelle zu den Geweben. Eisen wird zellulär aufgenommen durch Bindung an den Transferrinrezeptor.

Transferrin-Rezeptor, löslicher *m*: engl. *soluble transferrin receptor*; syn. sTfR. Rezeptor in der Zellmembran* von Erythroblasten* und Retikulozyten*, der Eisen* in die Zelle transportiert. Die Konzentration des löslichen Transferrin-Rezeptors (sTfR) spiegelt den Eisenbedarf der Zellen wider. Die labordiagnostische Bestimmung dient der Abgrenzung zwischen Eisenmangelanämie* und Anämie* bei chronischen Erkrankungen, vorrangig in Form des Transferrin-Rezeptor-Ferritin-Indexes (TfR-F-Index).

Indikation zur Laborwertbestimmung:
- Beurteilung des Eisenstatus/Eisenhaushalts, beispielsweise bei V. a. Eisenmangelanämie
- Beurteilung der Erythropoese

Material und Präanalytik: Serum* oder Plasma*.

Bewertung: Zur Bewertung des Ergebnisses ist das klinische Erscheinungsbild des Patienten relevant. Der sTfR ist sowohl ein Marker für die Erythropoese als auch für den Eisenstatus. Erhöht bei:
- Eisenmangelanämie
- hyperproliferativen Anämien: **1.** Polyzythämie **2.** Thalassämie* **3.** hämolytische Anämie* **4.** hereditäre Sphärozytose* **5.** Sichelzellanämie
- ineffektiver Erythropoese: **1.** megaloblastäre Anämie* **2.** Myelodysplasie* **3.** Vitamin* B-12-Mangel
- Schwangerschaft.

Erniedrigt bei:
- aplastischer oder urämischer Anämie
- hypoproliferativer Anämie, beispielsweise renale Anämie*.

Transferrinsättigung *f*: engl. *transferrin saturation*. Rechnerisch ermittelter Wert aus Eisen* und Transferrin. Die Transferrinsättigung gibt den Beladungszustand von Transferrin mit Eisen an. Sie wird beeinflusst durch den zirkadianen Rhythmus des Serumeisengehalts, durch Proteinurie, Leberinsuffizienz oder eine Akute-Phase-Reaktion. Im Serum resultiert eine verminderte Transferrinkonzentration und reziprok eine erhöhte Transferrinsättigung.

Transfer-RNA: engl. *transfer ribonucleic acid*; syn. Transfer-Ribonukleinsäure; Abk. tRNA. RNA-Spezies mit 73–85 Nukleotiden* (speziesabhängig) und einer geringen M_r^* von 23–30 kDa. Die Transfer-RNA weist einen hohen Anteil an seltenen Nukleinsäurebestandteilen auf und hat eine kleeblattförmige Sekundärstruktur. Sie spielt eine wichtige Rolle bei der Proteinbiosynthese*. Siehe Abb.

Bedeutung: In der Proteinbiosynthese gibt es für jede der 20 proteinogenen Aminosäuren* 1–6 spezifische tRNAs. Die Aminosäure wird am freien 3'-OH-Ende der tRNA an Adenosin* gebunden. Diese Reaktion wird unabhängig von der Proteinbiosynthese von einer aminosäurespezifischen Aminoacyl-tRNA-Synthetase (tRNA-Ligase) katalysiert. Über die 3 Basen des Anticodons* der tRNA erfolgt die Bindung an das Codon* der mRNA. Bindet anschließend beim Verrutschen des ribosomalen Komplexes um 3 Basenpaare die nächste tRNA, kommt es zur Verknüpfung der beiden transportierten Aminosäuren. Somit erfolgt im Rahmen der Translation* die Übersetzung der mRNA in die entsprechende Aminosäuresequenz*.

Transformation *f*: Natürliche oder künstliche Übertragung von DNA auf Bakterien. Der Begriff Transformation beschreibt außerdem eine maligne Entartung eukaryotischer Zellen (in vitro und in vivo) durch Kanzerogene*. Hierbei kommt es zu unkontrolliertem Wachstum, Entdifferenzierung, Ablösen aus dem Zellverband bzw. Untergrund und Eindringen in andere Gewebe.

Transformationsdosis *f*: engl. *transformation dose*. Erforderliche Menge an Gestagenen zur Transformation* eines vollständig proliferierten Endometriums* mit nachfolgender menstruationsähnlicher Entzugsblutung, indiziert z. B. nach Kastration* zur Auslösung künstlicher Menstruationszyklen.

Transformationszone → Umwandlungszone

Transforming Growth Factor: Abk. TGF. Zu den Zytokinen zählender Wachstumsfaktor*.
- **TGF-α:** Mitglied der EGF-Superfamilie: **1.** wird v. a. von Makrophagen, Keratinozyten und auch von Tumorzellen sezerniert **2.** stimuliert Zellproliferation und Neovaskularisation
- **TGF-β-Superfamilie:** umfasst mehr als 23 Genotypen/Genprodukte, die sich auf 4 Unterfamilien aufteilen: **1.** TGF-β-Subfamilie (TGF-β1, TGF-β2, TGF-β3): TGF-β modulieren Zellwachstum und -phänotyp sowie Immunantwort; verstärken Bindegewebeneubildung und Wachstum neoplastischer Zellen **2.** Aktivin/Inhibin-Subfamilie (siehe Aktivine*, Inhibine) **3.** Decapentaplegic-Vg-related (DVR-)Subfamilie **4.** ca. 20 bone morphogenetic proteins (BMP).

Wirkung:
- TGF-α bindet an den EGF*-Rezeptor (Tyrosinkinase*-Rezeptor)
- TGF-β-Rezeptor ist ein Heterodimer aus 2 transmembranären Serin/Threonin-Kinasen, nach Ligandenbindung wird SMAD

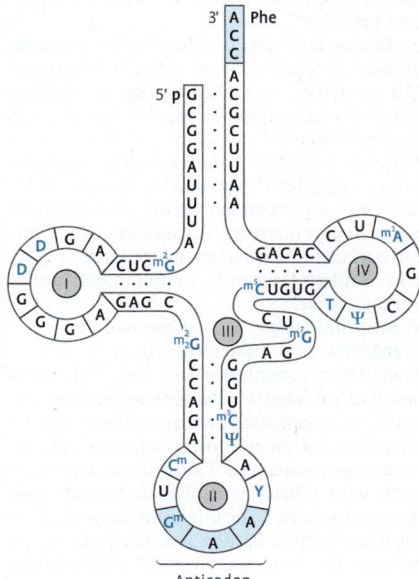

Transfer-RNA: Kleeblatt-Modell der Phenylalanin-spezifischen tRNA aus Hefe; seltene Nukleotide sind durch blaue Symbole bezeichnet.

(mammalisches Homolog der Drosophila-Mad- und Caenorhabditis-elegans-Sma-Proteine) phosphoryliert, nach Dimerisierung mit einem weiteren SMAD agiert es als Komplex (SMAD/coSMAD) im Zellkern als Transkriptionsfaktor*.

Transfrau f: Ein biologischer Mann, der sich als Frau erlebt (Mann-zu-Frau-Transsexualität). Der Begriff Transfrau ist im allgemeinen Sprachgebrauch nicht etabliert, wird von Betroffenen jedoch oft verwendet.

Transfusion → Bluttransfusion

Transfusion, fetomaternale f: engl. *fetomaternal transfusion*. Übertritt von kindlichem Blut in den mütterlichen Kreislauf in der Schwangerschaft oder unter der Geburt. In geringen Mengen (Mikrotransfusion*) ist dies physiologisch, bei größeren plazentaren Defekten können aber auch hämodynamisch wirksame Mengen übertreten mit Anämie und hypovolämischem Schock des Feten.

Transfusionsalkalose → Alkalose

Transfusionsazidose → Azidose

Transfusionshepatitis f: engl. *transfusion hepatitis*. Durch Transfusion von infiziertem Blut verursachte akute Hepatitis* mit häufig chronischem Verlauf. Erreger sind Hepatitis-Viren (ca. 90 % Hepatitis*-C-Virus). Aufgrund der strikten Spenderauswahl und der standardisierten Testung mit Serologie und Nukleinsäure-Amplifikationstechniken gibt es nur noch Einzelfälle in industriellen Ländern.

Transfusionsmedizin f: engl. *transfusion medicine*. Fachgebiet der Medizin, das sich mit allen medizinischen Maßnahmen befasst, die direkt oder indirekt mit der Bereitstellung, Lagerung, Konservierung und Übertragung menschlichen Blutes und seiner Bestandteile bzw. des Knochenmarks (einschließlich Vor- und Nachuntersuchungen bei Spendern und Empfängern) in Zusammenhang stehen.
Rechtliche Grundlagen: Arzneimittelrecht und Transfusionsgesetz.

Transfusionsreaktion → Transfusionszwischenfall

Transfusionssyndrom, fetofetales n: syn. Zwillingstransfusionssyndrom. Intrauteriner Blutaustausch von einem als Donor fungierenden Zwilling* zum anderen als Akzeptor mit Anämie bzw. Polyglobulie durch die ungleiche Blutverteilung. Die Diagnostik erfolgt sonographisch. Fetalchirurgische Therapie und Entlastungspunktionen sind therapeutische Maßnahmen.

Transfusionszwischenfall m: engl. *transfusion reaction*; syn. Transfusionsreaktion. Akute bis subakute pathophysiologische Reaktion, die durch eine Bluttransfusion* beim Empfänger verursacht wird. Ein Transfusionszwischenfall zeigt sich z. B. als anaphylaktischer Schock*, Herz-Kreislauf-Störung, akutes Nierenversagen oder Ikterus*.
Klinik:
- Fieber, Schüttelfrost, Blässe, kalter Schweiß
- brennende Schmerzen an der Einstichstelle
- Bauch-, Brust- und Rückenschmerzen
- Tachykardie, Hypotonie
- geringe oder fehlende Harnausscheidung, evtl. mit Blutbeimengungen.

Therapie: Sofortmaßnahmen:
- Transfusion beenden, venösen Zugang belassen
- Schockmaßnahmen, Intensivbehandlung und -überwachung
- Blutkonserve sicherstellen und aufbewahren (Laborkontrolle).

Transgender: Bezeichnung für Personen, die sich (ggf. auch nur vorübergehend) mit einem Gender (Geschlecht) identifizieren, das von ihrem eigenen biologischen Geschlecht abweicht.

transient: Kurz dauernd, vorübergehend, flüchtig, z. B. transiente globale Amnesie*.

Transiente Elastografie f: engl. *transient elastography*; syn. Fibroscan. Nichtinvasives diagnostisches Verfahren, bei dem ein Vibrationsgenerator niederfrequente Ultraschallwellen ins Lebergewebe sendet. Durch Ausbreitungsgeschwindigkeit und Muster der Vibrationswellen lassen sich Dichte und Steifheit des Lebergewebes erfassen. Das Verfahren eignet sich zur nichtinvasiven Primärdiagnose und Verlaufskontrolle von Leberfibrose* bzw. Leberzirrhose* und Fettleber*.
Verfahren: Das Verfahren liefert zwei Ergebnisgrößen: Einen Druckwert mit der Dimension kPa als Maß der Steifigkeit und den kontrollierten Abschwächungsparameter (CAP) in dB/m als Maß der Steatose.

Transiente Flora f: syn. transiente Haut-Flora. Mikroorganismen* (Bakterien*, Pilze und Viren*), welche von außen auf die Haut gelangen und sich dort meist nur vorübergehend (temporär) befinden. Sie gelangen durch direkten Kontakt (Haut zu Haut) oder indirekt über Vehikel auf die Hände.

Transillumination → Diaphanoskopie

Transition → Mutation [Biologie]

Transitionalzonenindex m: Abk. TZI. Index aus dem Volumen der Transitionalzone im Verhältnis zum gesamten Prostatavolumen, der zur Einschätzung einer Prostatavergrößerung herangezogen wird. Der Transitionalzonenindex (TZI) wird mittels transrektaler Prostatasonografie* ermittelt. Seine klinische Relevanz ist jedoch umstritten, da der TZI nicht signifikant mit den Beschwerden eines BPS (LUTS) korreliert. Siehe Prostata* (Abb. 1 dort).

transitorisch: engl. *transitory*. Vorübergehend (auftretend), z. B. transitorische ischämische Attacke* (TIA).

transitorische Ischämie → Schlaganfall

transitorische ischämische Attacke → Schlaganfall

transitorische Milch → Muttermilch

Transkatheter-Aortenklappenimplantation f: Interventioneller (minimal-invasiver) Aortenklappenersatz, im Gegensatz zum operativem Herzklappenersatz ohne Herz*-Lungen-Maschine und ohne Sternotomie durchgeführt. Die Indikation zum Eingriff ist bei valvulärer Aortenstenose gegeben, insbesondere bei STS-Score > 10 oder EuroScore > 20. siehe Abb.

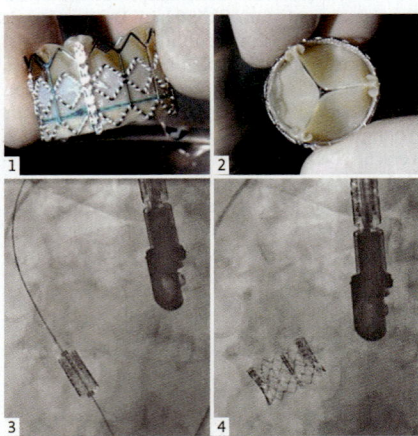

Transkatheter-Aortenklappenimplantation: 1: und 2: Ballon-expandierbare in Stent (Kobalt-Chrom-Legierung) integrierte xenogene künstliche Aortenklappe (Rinderperikard) zur transfemoralen oder transapikalen Implantation; 3: kathetergestützte interventionelle Implantation durch transapikalen Zugang; 4: Freisetzung der Aortenklappe. [76]

trans-Konfiguration → Isomerie

Transkriptase → RNA-Polymerase

Transkription f: engl. *transcription*. Übertragung von in der DNA* gespeicherten genetischen Informationen in RNA*, katalysiert durch DNA-abhängige RNA-Polymerase. Die Transkription findet bei Eukaryoten* im Zellkern statt, bei Prokaryoten* im Zytoplasma*. Bei der reversen Transkription in Retroviridae* wird mit reverser Transkriptase eine DNA-Kopie der RNA (cDNA*) synthetisiert.
Ablauf: Die Transkription verläuft ähnlich wie die Replikation* in 3 Teilschritten, welche sich bei Eukaryoten und Prokaryoten in einigen Punkten unterscheiden:
- **Initiation:** 1. Eukaryoten: Bildung eines Initiationskomplexes durch Bindung des TATA-Bindeproteins an die TATA-Box, Rekrutierung von Transkriptionsfaktoren und der RNA*-Polymerase an den Promotor, Entwin-

dung der DNA durch eine Helikase* und Spaltung durch eine Topoisomerase* in 2 Einzelstränge **2.** Prokaryoten: Bindung des Sigmafaktors an die Pribnow-Box, Anlagerung der RNA-Polymerase an den Promotor, Entwindung der DNA durch eine Helikase* und Spaltung durch eine Topoisomerase* in 2 Einzelstränge

- **Elongation: 1.** Eukaryoten: Die Transkription erfolgt am Antisense-Strang von 3'- in 5'-Richtung, wobei sich nach erfolgter Synthese eines RNA-Abschnitts der DNA-Doppelstrang wieder ausbildet. Zur Synthese benötigt die RNA-Polymerase freie Ribonukleosidtriphosphate **2.** Prokaryoten: Die Elongation verläuft analog zu der eukaryotischen
- **Termination: 1.** Eukaryoten: Erreicht die RNA-Polymerase eine Terminationssequenz (Terminator), löst sie sich ab und die prä-mRNA wird im Rahmen der mRNA*-Reifung prozessiert, bevor es zur Translation* kommt **2.** Prokaryoten: das Signal zur Ablösung der RNA-Polymerase und Freisetzung des Transkripts erfolgt entweder durch Erreichen einer Terminationssequenz oder durch Bindung des Rho-Faktors an einen Terminator

Transkriptionseinheit *f*: DNA-Abschnitt, der nicht nur Exons* und Introns*, sondern auch alle für die Genexpression* wichtigen Kontrollelemente umfasst.

Transkriptionsfaktoren *m pl*: engl. *transcription factors*. Proteine (Trans-Element), die durch Interaktion mit Regulatorsequenzen der DNA (Cis-Element, z. B. Promotor*, Enhancer*) oder anderen Transkriptionsfaktoren die Transkription* beeinflussen (aktivieren oder hemmen) und somit die differenzielle Genaktivität steuern.

Translation *f*: Übersetzung der durch Transkription* in mRNA umgeschriebenen genetischen Information in die Aminosäuresequenz des Proteins*. Die Translation findet im Rahmen der Proteinbiosynthese* an den Ribosomen* statt. Dabei wird jedes Codon* (genetischer Code*) der reifen mRNA mithilfe von tRNA in eine der 20 proteinogenen Aminosäuren* übersetzt.

Ablauf: Die Translation ist neben der Transkription ein wichtiger Teilschritt der Genexpression* und ebenfalls ein regulierter Prozess (z. B. RNA-Interferenz). Nach erfolgter mRNA*-Reifung läuft die Translation im Zytoplasma* in 3 Schritten ab, wobei sie sich bei Eukaryoten* und Prokaryoten* in einigen Punkten unterscheidet:

- **Initiation: 1.** Eukaryoten: Ribosomale 40S-Untereinheiten lagern an das 5'-Cap-Ende der mRNA an. Die 40S-Untereinheit hat zudem die Initiator-tRNA gebunden, die das Start*-Codon AUG erkennt, welches für die Aminosäure* Methionin* (met-tRNA$_i$) codiert. Dabei wird die Bindung der ribosomalen 40S-Untereinheit durch Initiationsfaktoren (eIFs) vermittelt. Der Komplex wandert dann in 3'-Richtung, bis das Start-Codon erkannt wird. Anschließend lagert sich die ribosomale 60S-Untereinheit an die mRNA an und der 80S-Initiationskomplex bildet sich aus. **2.** Prokaryoten: Zuerst erfolgt die Anlagerung der ribosomalen 30S-Untereinheiten an die Shine-Dalgarno-Sequenz am 5'-Cap-Ende der mRNA und Bindung der Initiator-tRNA an das Start-Codon AUG, welches für die Aminosäure Formylmethionin (fmet-tRNA$_i$) codiert. Dabei wird die Bindung der ribosomalen 30S-Untereinheit durch Initiationsfaktoren (IFs) vermittelt. Nach erfolgreicher Erkennung des Start-Codons lagert sich die ribosomale 50S-Untereinheit an die mRNA an und der 70S-Initiationskomplex bildet sich aus.
- **Elongation: 1.** Eukaryoten: Der 80S-Initiationskomplex besitzt 3 Bindungsstellen für tRNAs, die E-, P- und A-Stelle. An der P- und A-Stelle werden tRNAs gebunden und die Aminosäuren unter Ausbildung einer Peptidbindung (katalysiert durch eine Peptidyltransferase*) miteinander verknüpft. Dabei wird die entstehende Peptidkette auf von der tRNA der P-Stelle auf die tRNA der A-Stelle transferiert (notwendige Energie liefert GTP). Wandert der 80S-Initiationskomplex dann weiter in 3'-Richtung um je 3 Basenpaare, werden die tRNAs um je eine Bindungsstelle nach vorne verschoben. Dabei wird die tRNA, die sich dann in der E-Stelle befindet, aus dem Komplex freigesetzt und eine neue tRNA bindet an die A-Stelle. **2.** Prokaryoten: analog zu der eukaryotischen Elongation (siehe Abb.).

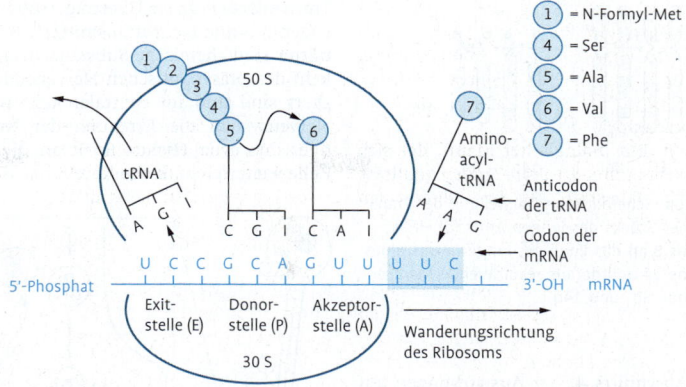

Translation: Peptidkettenverlängerung am Ribosom; Übertragung des Peptidylrestes 1–5 von der Peptidyl-tRNA an der P-Stelle auf die Aminoacyl-tRNA an der A-Stelle durch die Peptidyltransferase. [26]

- **Termination: 1.** Eukaryoten: Erreicht die A-Stelle ein Stop*-Codon, zu dem keine tRNA existiert, löst sich die Polypeptidkette von der tRNA in der P-Stelle ab und der 80S-Initiationskomplex dissoziiert. **2.** Prokaryoten: analog zu der eukaryotischen Termination.

Translokation *f*: engl. *translocation*. Strukturelle Chromosomenaberration* mit Austausch von Chromosomensegmenten zwischen nicht homologen Chromosomen*. Eine Translokation kann ohne Veränderung (balancierte Translokation) oder mit Veränderung (unbalancierte Translokation) der Gesamtmenge des genetischen Materials erfolgen.

Formen:

- **reziproke Translokation: 1.** Austausch zwischen 2 Chromosomen, bei denen beide Chromosomen an nur einer Stelle brechen und ihre Bruchstücke wechselseitig (reziprok) austauschen **2.** klinische Bedeutung: z. B. Entstehung des Philadelphia*-Chromosoms durch reziproke Translokation zwischen Chromosomen 9 und 22
- **balancierte Translokation: 1.** kann reziprok erfolgen oder durch Verlagerung eines Chromosomenstückes auf ein anderes Chromosom, wodurch die Chromosomenzahl und somit die Gesamtmenge des genetischen Materials erhalten bleibt (siehe Abb.) **2.** keine Auswirkungen auf den Phänotyp*
- **unbalancierte Translokation: 1.** entsteht beispielsweise bei der Gametogenese*, wenn bereits eine balancierte Translokation vorliegt **2.** es entstehen Eizellen bzw. Spermien, in denen genetisches Material eines Chromosoms fehlt oder überschüssig ist **3.** nach erfolgter Befruchtung kommt es dann zu einer Translokationstrisomie* bzw. Translokationsmonosomie des betreffenden chromoso-

Translokationstrisomie

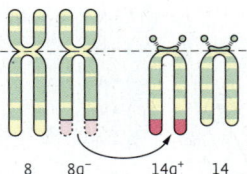

Translokation: Schematische Darstellung der Translokation eines Stücks des langen Arms (q) eines Chromosoms 8 an das Ende des langen Arms eines Chromosoms 14 und daraus resultierende Marker-Chromosomen 8q⁻ und 14q⁺.

malen Abschnitts 4. hat Auswirkungen auf den Phänotyp
- **Robertson-Translokation**: 1. Verschmelzung zweier akrozentrischer Chromosomen am Zentromer oder in dessen unmittelbarer Nähe 2. kann balanciert und unbalanciert sein 3. besonders häufig ist eine Translokation zwischen Chromosom 13 und 14.

Translokationstrisomie *f*: Pathogenetische Sonderform der Trisomie*, bei der das überzählige Chromosom* oder ein wesentliches Stück davon mit einem anderen verbunden ist (unbalancierte Translokation*). Translokationstrisomien treten meist familiär, jedoch mit nur wenigen betroffenen Individuen auf.
Ätiologie: Eine Translokationstrisomie entsteht zu 50% durch Neumutation während der Meiose* und zu 50% durch Vererbung einer balancierten Translokation*, z. B. der balancierten Robertson-Translokation.
Formen:
- Translokationstrisomie 13 (Pätau-Syndrom)
- Translokationstrisomie 14 (pränatal tödlich)
- Translokationstrisomie 15
- Translokationstrisomie 16 (pränatal tödlich)
- Translokationstrisomie 18 (Edwards-Syndrom)
- Translokationstrisomie 21 (Down*-Syndrom)
- Translokationstrisomie 22.

transluminal: Durch das Lumen hindurch, z. B. perkutane transluminale Ballondilatation.
Transmamillarschnitt → Schnittführung
Transmann *m*: Eine biologische Frau, die sich als Mann erlebt (Frau-zu-Mann Transsexualität).
Transmigration *f*: Auswandern von Blutzellen, besonders von Granulozyten*, aus den Gefäßen.
transmissible spongiforme Enzephalopathien → Prionkrankheiten
Transmission *f*: Übertragung, z. B. von Krankheitserregern.
Transmission, neuromuskuläre *f*: engl. *neuromuscular transmission*. Erregungsübertragung an der motorischen Endplatte*.

Transmitter *m sg, pl*: Übertragersubstanzen, im engeren Sinne Neurotransmitter*. Neurotransmitter sind chemische Substanzen, die in Vesikeln des präsynaptischen Nervenendes gespeichert sind und im zentralen und peripheren Nervensystem die Erregung der Nervenzelle über den synaptischen Spalt an die folgende Zelle weiterleiten. Siehe Abb.

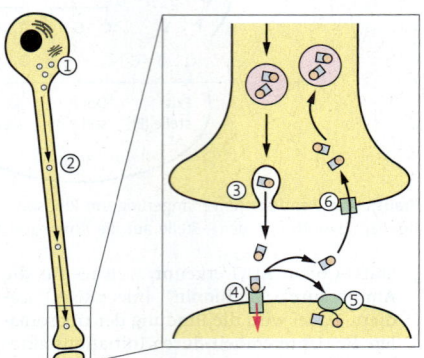

Transmitter: 1: Synthese und Speicherung in Vesikeln; 2: Transport der Vesikel entlang des Axons; 3: Freisetzung in den synaptischen Spalt; 4: Interaktion mit dem Rezeptor mit nachfolgender De- oder Hyperpolarisation der postsynaptischen Zelle; nach Separation vom Rezeptor enzymatischer Abbau (5) oder Wiederaufnahme in das präsynaptische Nervenende (6).

transmural: Durch die Wand hindurch, die ganze Wand erfassend, z. B. transmuraler Herzinfarkt*.
Transpiration → Schwitzen
Transpiration *f*: syn. Perspiratio. Abgabe von Wasserdampf über Körperoberflächen durch Perspiratio* sensibilis und Perspiratio* insensibilis.
Transplantat *n*: engl. *transplant*. Transplantiertes oder zu transplantierendes Organ oder Gewebe (Graft). Unterschieden werden z. B. Homograft bei homologer bzw. Xenograft bei xenogener Transplantation*.
Transplantation *f*: engl. *grafting*. Übertragung von Zellen, Geweben oder Organen (Transplantat*) auf ein anderes Individuum oder an eine andere Körperstelle zu therapeutischen Zwecken.
Einteilung:
- nach Grad der Übereinstimmung zwischen Spender und Empfänger in autogen*, syngen*, allogen* und xenogen*
- nach Beziehung zwischen Explantations- und Transplantationsort in isotop, orthotop* und heterotop*
- nach angestrebter Funktion des Transplantats: 1. allovital: volle Funktionstüchtigkeit und Vitalität sollen erhalten bleiben 2. allostatisch: mechanische oder zeitlich begrenzte Funktion wird angestrebt 3. auxiliär: Unterstützung eines funktionskranken Organs 4. substitutiv: Ersatz eines funktionsunfähigen Organs.

Beschreibung:
- Transplantatgewinnung, ggf. durch Explantation* mit Konservierung und Transport des Spenderorgans (kalte Ischämie) nach Zuweisung eines geeigneten Empfängers und operatives Einbringen in den Empfängerorganismus (warme Ischämie), bei substitutiver orthotoper Transplantation nach Explantation des zu ersetzenden Organs
- postoperativ bei allogener Transplantation therapeutische Immunsuppression* zur Prophylaxe und Therapie einer Abstoßungsreaktion
- Erfolg abhängig von Transplantatqualität sowie Art und Umfang der Immunreaktion des Empfängers, induziert durch (genetisch determinierte) Histokompatibilitätsantigene (HLA*-System) des Spendergewebes
- Unterschiede im Antigenmuster bei Spender und Empfänger rufen Immunantwort gegen das Transplantat hervor, da im Spendergewebe Antigene vorhanden sind, die vom Empfänger als fremd erkannt werden
- spezifisch sensibilisierte Lymphozyten* (zellvermittelte Immunität) wirken auf das Transplantat zytotoxisch.

Komplikationen:
- Abstoßungsreaktion*: 1. zu erwartendes Ausmaß bei bestimmter Spender-Empfänger-Kombination durch entsprechende Testverfahren (Gewebetypisierung*, Lymphozytenmischkultur*, Cross-match) nur zum Teil prüfbar 2. keine Abstoßungsreaktion zu erwarten nur bei genetischer Identität von Spender und Empfänger (bei Autotransplantation oder Transplantation zwischen eineiigen Zwillingen) oder bei Transplantation in einem Bereich des Organismus, in dem durch das Fehlen von Blutgefäßen der Kontakt zwischen Transplantat und Immunsystem des Empfängers erschwert ist (z. B. vordere Augenkammer)
- Immunreaktion immunkompetenter Spenderzellen gegen den Empfängerorganismus (Graft*-versus-Host-Reaktion).

Transplantationsantigene → HLA-System
Transplantationsgesetz *n*: engl. *Transplantation Law*. „Gesetz über die Spende, Entnahme und Übertragung von Organen und Geweben". Das Gesetz gilt für Spende und Entnahme menschlicher Organe oder Gewebe (verstorbener oder lebender Organspender*) zum Zweck der Transplantation* sowie für die Transplanta-

tion der Organe oder Gewebe einschließlich ihrer Vorbereitung.

Transplantatvaskulopathie f: engl. *transplant vasculopathy*. Diffuse Veränderungen der Koronararterien des Spenderherzens (u. a. infolge langjähriger Immunsuppression) nach Herztransplantation* mit konzentrischer Intimaproliferation (intravaskulärer Ultraschall, IVUS) und diffuser Stenosierung (diffuse Koronaropathie). Es handelt sich um eine Form der chronischen Abstoßungsreaktion*. Die Inzidenz beträgt 5–10 %. Siehe Intravaskulärer Ultraschall*, Abb. dort.

transplazentar → diaplazentar

Transport m: In der Medizin Stoffaustausch durch Zellmembranen*, transzellulär* und parazellulär* durch Epithelien, interzellulär in Zellverbänden und intrazellulär zwischen Zellorganellen einer Zelle.

Transport, intestinaler m: engl. *intestinal transport*. Stoffaustausch im Darm durch verschiedene Membranproteine (Kanäle und Carrier) der Enterozyten*. Im Dünndarm werden Monosaccharide, Aminosäuren*, Peptide* und Fettsäuren* aufgenommen, im Dickdarm v. a. Natrium* und Fettsäuren. Carrier können einzelne Partikel im Uniport* oder verschiedene Teilchen im Co-Transport als Symport* oder Antiport* befördern.

Transportstück → Sekretkomponente
Transporttrauma → Intensivtransport
Transportwirt → Zwischenwirt

Transposition f: Umstellung von genetischem Material innerhalb eines Chromosoms, Übertragung auf andere Chromosomen, von Plasmid zu Plasmid oder von Plasmid auf Chromosom. Bakterien besitzen transponierbare DNA-Elemente (Transposons*), die das häufige Auftreten neuartiger Resistenzkombinationen gegen Antibiotika bewirken.

Transposition der großen Arterien f: engl. *transposition of the great vessels*; Abk. TGA. Angeborener Herzfehler* infolge embryonaler Rotationsstörung mit ventrikuloarterieller Diskordanz*, d. h. Ursprung der Aorta aus dem rechten und der Pulmonalarterie aus dem linken Ventrikel.

Formen: Komplette TGA (auch dextro-TGA bzw. d-TGA; TGA im engeren Sinn): mit atrioventrikulärer Konkordanz* (siehe Abb.):
- häufigster zyanotischer Herzfehler im Säuglingsalter (ca. 5 % aller angeborenen Herzfehler, m : w = 2–3 : 1)
- Parallelschaltung von Lungen- und Körperkreislauf, wobei die aus dem rechten Ventrikel entspringende Aorta vor der dorsal aus der linken Herzkammer abgehenden Pulmonalarterie liegt
- **Klinik:** 1. Zyanose*, Ausprägung abhängig von (lebensnotwendigen) Shuntverbindungen (Septumdefekt*, Ductus* arteriosus apertus) sowie einer unter Umständen zusätzlichen Pulmonalstenose* 2. Tachykardie mit stark hebenden präkardialen Pulsationen, ggf. globale Herzinsuffizienz* mit Dyspnoe, Azidose und Schock in den ersten Lebenstagen
- **Therapie:** 1. möglichst primäre operative Korrektur v. a. durch arterielle Switch*-Operation 2. ggf. zuvor palliativ: Ballonatrioseptostomie*, Anlage eines aortopulmonalen Shunts, Pulmonalis*-Banding
- **Prognose:** 1. Letalität ohne Operation 50 % im 1. Lebensmonat, 70 % innerhalb des ersten Halbjahrs, 10 % überleben das 1. Lj. 2. nach OP > 90 % Überlebensrate.

Anatomisch korrigierte TGA (auch laevo-TGA bzw. l-TGA): mit atrioventrikulärer Diskordanz infolge zusätzlicher Ventrikelinversion (mit Inversion der AV-Klappen und des Erregungsleitungssystems)
- der rechte Vorhof ist mit dem anatomisch linken Ventrikel und der Pulmonalarterie, der linke Vorhof mit dem anatomisch rechten Ventrikel und der Aorta verbunden, wodurch es zu hämodynamisch normalen Verhältnissen kommt
- Kombination mit weiteren Herzfehlern (v. a. Ventrikelseptumdefekt, Pulmonalstenose) häufig
- **Klinik:** 1. häufig Herzrhythmusstörungen* (z. B. totaler AV*-Block), keine Zyanose 2. Symptome abhängig von zusätzlichen Anomalien
- **Prognose:** 1. variabel, abhängig von assoziierten Fehlbildungen und Herzrhythmusstörungen (v. a. AV-Block) 2. insgesamt ungünstiger als bei kompletter TGA.

Transpositionslobektomie → Bronchoplastik
Transpositio viscerum → Situs inversus viscerum

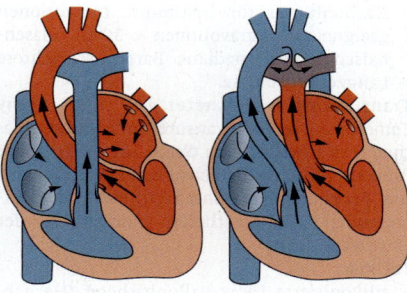

Herz (physiologisch)   komplette Transposition der großen Arterien

Transposition der großen Arterien: Die Parallelschaltung von Lungen- und Körperkreislauf ist ohne Shunt nicht mit dem Leben vereinbar.

Transposon n: Mobile genetische Elemente innerhalb des Genoms*, die über eine charakteristische Länge verfügen und mittels Transposition ihren Standort im Genom verändern können. Transposons werden je nach Funktionsprinzip in DNA*- und Retrotransposons eingeteilt.

Einteilung:
- **DNA-Transposons:** 1. arbeiten nach dem Prinzip „cut-and-paste" oder „copy-and-paste" (sog. Helitrons) 2. machen etwa 3 % des humanen Genoms aus, sind aber nicht mehr aktiv
- **Retrotransposons:** 1. arbeiten nach dem Prinzip „copy-and-paste" 2. werden von Long Terminal Repeats (LTRs) flankiert 3. werden in LTR-Retrotransposons und non-LTR-Retrotransposons eingeteilt, zu letzteren gehören die autonomen LINEs und nicht-autonomen SINEs 4. Ähnlichkeiten mit Retroviren 5. machen etwa 42 % des humanen Genoms aus und sind teilweise noch aktiv.

Transpulmonaler Druckgradient m: Rechnerische Differenz zwischen mittlerem Pulmonalarteriendruck (PAP) und Wedge-Druck.

Transrektalschnitt → Schnittführung

Transsexualität f: engl. *transsexuality*. Form der Geschlechtsidentitätsstörung* (Geschlechtsdysphorie), bei der Menschen mit somatisch eindeutig männlichem bzw. weiblichem Geschlecht (keine Intersexualität*) sich psychisch in jeder Hinsicht dem anderen Geschlecht zugehörig fühlen, ihr somatisches Geschlecht ablehnen und Leidensdruck besteht.

Beschreibung: Transsexualität kommt bei beiden Geschlechtern vor und ist von Homosexualität* und Transvestismus* zu unterscheiden. Transsexuelle empfinden in der Regel (aus Sicht ihres eigenen Geschlechtserlebens) heterosexuell (siehe Heterosexualität*), wesentlich seltener homosexuell oder asexuell. **Ätiologie** unklar, wahrscheinlich gibt es 2 Entwicklungswege:
- (häufig) erste Anzeichen bereits in früher Kindheit (Interessen und Verhalten entsprechend dem Gegengeschlecht), kontinuierliche Entwicklung zum Vollbild mit massiver Ablehnung der sich entwickelnden körperlichen Geschlechtsmerkmale in der Pubertät (Brust, Stimmbruch, Bartwuchs)
- (selten) transvestitische sog. Zwischenstufe in der Adoleszenz und Weiterentwicklung zur Transsexualität in den anschließenden Lebensjahren.

Diagnostik:
- Konstante, lebenslang anhaltende und vollständige Identifikation mit dem Gegenschlecht
- konstantes und starkes Unbehagen gegenüber den eigenen geschlechtsspezifischen biologischen Merkmalen

- drängender Wunsch nach Geschlechtswechsel
- nicht sexuell motiviertes Tragen der Kleidung des anderen Geschlechts (engl. cross dressing).

Therapie: Behandlungskette nach international akzeptierten Leitlinien empfohlen:
- Mehrmonatige Beobachtung, dabei kontinuierlich begleitende Psychotherapie durch spezialisierte Psychotherapeuten: **1.** Ziel: psychische Stabilität **2.** Klärung der Indikation geschlechtsangleichender Maßnahmen
- bei Fortbestehen des Wunsches nach chirurgischer Angleichung sog. Alltagstest: Auftreten in der angestrebten Geschlechtsrolle erproben
- gegengeschlechtliche Hormonbehandlung
- Transformationsoperation (operative Geschlechtsangleichung)
- medizinische und psychologische Nachbetreuung zur psychischen Stabilisierung und Lösung interpersoneller Konflikte.

Die Erfolgsrate beträgt ca. 75 % und ist empirisch überprüft. Durch das Transsexuellengesetz sind Namens- und Personenstandsänderung in Deutschland möglich.

Transsudat *n*: engl. *transudate*. Nicht entzündlicher Erguss in Körperhöhlen und Geweben aufgrund allgemeiner oder lokaler Stauungen infolge abnormer Durchlässigkeit der Kapillaren oder pathologischer Zusammensetzung des Bluts und der Körperkolloide. Transsudat enthält wenig Zellen und Eiweiße (< 3 %) und ist meist serös, selten bluthaltig (z. B. bei hämorrhagischer Diathese).

Transsudation → Lubrikation

Transsudation → Transsudat

Transthyretin: syn. Thyroxin bindendes Präalbumin. Labordiagnostische Bestimmung von Transthyretin, einem Transportprotein für Schilddrüsenhormone* und Retinolbindingsprotein*-4. Transthyretin wird in der Leber gebildet und wandert in der Elektrophorese* vor der Albuminfraktion. Da es bei chronisch-aktiven Entzündungen im Serum vermindert ist, wird es als negatives Akute*-Phase-Protein oder Anti-Akute-Phase-Protein bezeichnet.

Transureteroureterostomie → Ureterostomie

Transurethrale Inzision der Prostata *f*: Abk. TUIP. Einschnitt (Inzision*) in Vorsteherdrüse und Blasenhals* im Rahmen einer Urethrozystoskopie, um der Obstruktion* bei benignem Prostatasyndrom* zu vermindern. Die Prostata* wird bei 4 und 8 Uhr inzidiert. Die TUIP hat eine geringere Komplikationrate, jedoch schlechtere Langzeitergebnisse als die transurethrale Resektion*.

Bewertung:
- Vorteil gegenüber TUR-P (transurethrale Resektion*): seltener retrograde Ejakulation*, weniger Komplikationen
- Nachteil: nur für bestimmte Indikationen geeignet (Prostatavolumen < 30 ml, Blasenhalsenge und mediane Barre), schlechtere Langzeitergebnisse.

Transurethraler Katheter *m*: engl. *Urinary Catheterization*; syn. transurethraler Blasen-Katheter. Katheter, der durch die Harnröhre (transurethral) in die Harnblase eingelegt wird und der einmaligen (Einmalkatheter*) oder fortlaufenden (Dauerkatheter) Entleerung der Harnblase dient.

Technik:
- silikonisierte Latex-Ballonkatheter (Harnableitung bis zu 5 Tagen)
- Vollsilikon-Ballonkatheter (Harnableitung bis zu 6 Wochen)
- unterschiedliche Katheterspitzen (Tiemann, Nelaton)
- Fixation durch Ballon, gefüllt mit einem Glycerin-Wasser-Gemisch
- Spülkatheter (3-Wegekatheter)
- die Länge der Katheter wird in cm angegeben, der Durchmesser wird in Charrière angegeben (1 Ch = 1/3 mm Durchmesser).

Indikationen:
- Harnverhalt
- nicht therapiebarer Restharn mit konsekutiver Harnstauung der Nieren
- postoperativ (Spülkatheter)
- pflegerische Situation: **1.** Harninkontinenz **2.** Windeldermatitis **3.** Dekubitus.

Komplikationen:
- Harnwegsinfekte
- Schwierigkeiten beim Entblocken des Ballons
- Inkrustationen
- Schwierigkeiten bei der Systempflege (Hygiene des Genitale, Dauerkatheter, Katheterbeutel)
- Via falsa.

Transvaginaler Ultraschall → Vaginalsonografie

Transversalebene *f*: engl. *transverse plane*. Senkrecht zur Sagittal- und Frontalebene verlaufende, horizontale Ebene* des Körpers.

Transversion → Mutation [Biologie]

Transversosigmoideostomie *f*: engl. *transverso-sigmoidostomy*. Selten durchgeführte Form der operativen Anlage einer Anastomose zwischen Colon transversum und dem Colon sigmoideum nach Resektion des Colon descendens. Häufiger ist die Transverso-Rektostomie nach Hemikolektomie links aufgrund eines linksseitigen Kolonkarzinoms.

Transversostomie *f*: syn. Transversostoma. Doppelläufige oder endständige Anlage eines Enterostomas* im Bereich des Colon transversum.

Transversotomie *f*: engl. *transversotomy*. Operative Eröffnung des Processus transversus eines Wirbels mit Darstellung der A. vertebralis. Sie ist indiziert bei symptomatischer Durchblutungsstörung infolge zervikaler Kompression.

Transversumresektion → Kolonresektion

transversus: engl. *transverse*; syn. transversal. Quer verlaufend, z. B. Pes* transversus.

Transversuslähmung → Kehlkopflähmung

Transvestismus *m*: engl. *transvestism*. Sonderform des Fetischismus, bei der sexuelle Erregung oder Befriedigung durch das Tragen von Kleidung des Gegengeschlechts entsteht (Cross-Dressing). Eine Behandlung erfolgt bei subjektivem Leidensdruck oder Gefährdung anderer. Behandelt wird vor allem psychotherapeutisch in seltenen Fällen medikamentös mit Libidohemmenden Wirkstoffen.

Vorkommen: Es sind mehr Männer als Frauen betroffen. Transvestismus hat aber nur selten Krankheitswert.

Diagnostik: Folgende Kriterien sind Voraussetzung für eine Diagnose:
- Die Bedürfnisse, Fantasien oder sexuellen Verhaltensweisen müssen vorwiegend oder ausschließlich Inhalt sexuellen Interesses sein und seit mindestens 6 Monaten vorhanden sein.
- Es besteht ein Leidensdruck bei den Betroffenen, die den Drang als schwer kontrollierbar und unter Umständen persönlichkeitsfremd erleben.
- Das Verhalten führt zu Beeinträchtigungen im sozialen Umfeld mit Einschränkungen im Arbeits- und Lebensalltag.

Therapie: Bei subjektivem Leidensdruck oder Gefährdung bzw. Belästigung anderer Personen:
- mit Verhaltenstherapie* zur Erlangung ausreichender Selbstkontrolle
- unter Umständen Versuch mit Antidepressiva* zur Libidoreduktion, vor allem mit SSRI.

Prognose: Die Prognose ist eher ungünstig, häufig persistiert der Fetisch.

Recht: Transvestismus ist als eigener Tatbestand nicht strafbar.

Transvestitischer Fetischismus *m*: engl. *transvestic fetishism*. Form der Paraphilie mit sexuell erregenden Fantasien, sexuell dranghaften Bedürfnissen und/oder sexuellen Verhaltensweisen, die sich auf das Tragen von Kleidung des Gegengeschlechts beziehen. Eine behandlungsbedürftige Störung liegt nur bei Leidensdruck vor (eher selten, meist wird die Neigung nur diskret ausgelebt).

Transvestitismus → Transvestismus

transzellulär: engl. *transcellular*. Durch (apikale und basolaterale Zellmembran von epithelialen bzw. endothelialen) Zellen hindurch (Transzytose*).

Transzellulärraum: Der Teil des extravasalen Extrazellulärraums*, der durch ein Epithel* abgegrenzt ist. Dazu gehören z. B. das Lumen des Gastrointestinaltrakts* und die Liquorräume*.

Transzytose f: engl. *transcytosis*; syn. Vesikulartransport. Transepithelialer Transport* von Stoffen, die in Membranvesikel eingeschlossen sind (meist Makromoleküle). Bei dem rezeptorabhängigen Transport werden extrazelluläre Moleküle von einer Seite in eine Zelle durch Endozytose und Endosom-Bildung internalisiert, die Membranvesikel durch die Zelle hindurch transportiert und an der gegenüberliegenden Seite durch Exozytose wieder ausgeschleust.

Trapezektomie f: Operative Entfernung des Os trapezium (Handwurzelknochen) bei Rhizarthrose* (siehe Epping*-Plastik).

Trapeziuslähmung f: engl. *trapezius paralysis*. Lähmung* des Musculus* trapezius infolge Akzessoriuslähmung*.

Trapezmuskel → Musculus trapezius

Trapping → Aneurysma, intrakranielles

TRAP-Sequenz f: engl. *TRAP sequence*. Akronym für **T**win **R**eversed **A**rterial **P**erfusion, eine seltene, frühe, aber sehr schwere Form des fetofetalen Transfusionssyndroms*. Behandelt wird mittels Unterbrechung der Gefäßanastomosen durch fetoskopische Laserkoagulation. Die Mortalität des Akzeptors liegt bei nahezu 100 %, die des Donors ohne Therapie bei 50–75 %.

Trash Foot m: syn. distale Mikroembolie. Embolie* im Bereich der unteren Extremität durch Cholesterinkristalle (Cholesterinembolie), die spontan oder traumatisch bedingt von atheromatösen Plaques freigesetzt werden. Ein trash foot kann nach gefäßchirurgischem Eingriff oder Angioplastie* bzw. bei Beginn einer Therapie mit Antikoagulanzien auftreten. Es kommt zu Cutis* marmorata, Blue*-toe-Phänomen und Schmerzen.

Trastuzumab n: Monoklonaler Antikörper gegen den menschlichen epidermalen Wachstumsfaktorrezeptor 2 (HER2*) mit zytostatischer Wirkung. Trastuzumab wird bei HER2-überexprimierenden Tumoren (Mamma- und Magenkarzinome) eingesetzt. Häufige Nebenwirkungen sind Überempfindlichkeitsreaktionen, gastrointestinale Beschwerden, Hämatotoxizität sowie kardiale und pulmonale Komplikationen. Die vollständige Elimination dauert bis zu 7 Monate.

Traubenaneurysma → Aneurysma

Traubenkokken → Staphylococcus

Traubensilberkerze f: syn. Actaea racemosa. Staude aus der Familie der Hahnenfußgewächse (Ranunculaceae), die in Nordamerika und England vorkommt. Der Wurzelstock der Traubensilberkerze und anhängende Wurzeln enthalten Triterpenglykoside mit östrogenartiger Wirkung. In mehreren klinischen Studien wurde eine deutliche Besserung typischer klimakterischer Beschwerden gezeigt. Siehe Abb.

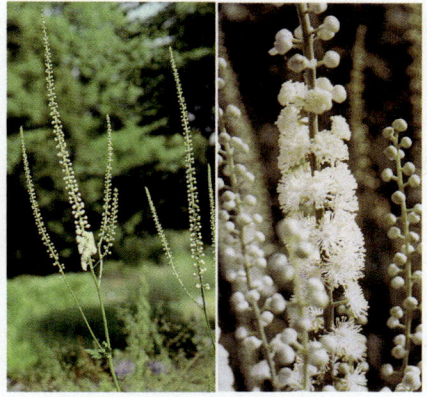

Traubensilberkerze: Pflanze und Blüte. [146]

Wirkung:
- Senkung der Serumkonzentration des luteinisierenden Hormons (LH)
- zentrale D_2-Rezeptor-vermittelte Wirkungen (Senkung der Körpertemperatur)
- Expression von Östrogen-Rezeptoren im Zentralnervensystem und im Knochen
- Hemmung des Stoffwechsels von Östrogenen.

Verwendung:
- medizinisch: 1. bei klimakterisch bedingten neurovegetativen Beschwerden, bei prämenstruellen und dysmenorrhoischen Beschwerden (European Scientific Cooperative on Phytotherapy, Kommission E) 2. bei Wechseljahresbeschwerden wie Hitzewallungen und Schweißausbrüchen (Herbal Medicinal Products Committee)
- volkstümlich auch als Sedativum, Antipyretikum, Antiphlogistikum und Antineuralgikum.

Traubenzucker → Glukose [Arzneimittel]

Trauer f: engl. *grief*. Schmerzhaftes Verlustgefühl und Kummer als Reaktion auf einen angekündigten oder aktuellen Verlust oder Tod. Kennzeichen sind körperliche und psychische Symptome wie z. B. Schmerzen und Depression*. Es werden normale und komplizierte (prolongierte, pathologische) Trauer unterschieden. Der psychische Bewältigungsprozess wird als Trauerarbeit bezeichnet.

Formen: Normale Trauer
- Kennzeichen normaler Trauer bei Erwachsenen sind z. B.: 1. Depression 2. Nervosität* 3. Schmerzen, z. B. Kopfschmerz 4. Magen-Darm-Beschwerden 5. Essstörungen*
- Kennzeichen normaler Trauer bei Kindern sind z. B.: 1. Schlafstörungen 2. schlechtere Schulleistungen 3. Trennungsangst 4. Wiederauftreten von z. B. Daumenlutschen, Bettnässen 5. große Angst um die lebenden Angehörigen 6. Übernahme der Aufgaben des Verstorbenen 7. kleinere Kinder äußern häufig keine Trauer, beim Verlust engster Bezugspersonen ggf. plötzlicher Verhaltenswechsel (z. B. zwischen Traurigkeit und Spiel, Spaß).

Komplizierte Trauer
- Kennzeichen: nach Monaten und Jahren nach dem belastenden Ereignis auftretende Trauer mit psychischer Fixierung auf Verlust und Erinnerung, Fehlanpassung an die Realität und Schuldgefühlen
- Maßnahmen: kognitive Verhaltenstherapie*, spezielle Trauertherapie, Imaginationsübungen*, ggf. selektiver Serotonin-Wiederaufnahme-Hemmer
- Im ICD 10 wird die pathologische Trauer als Anpassungsstörung klassifiziert, solange die Kriterien einer depressiven Episode* nicht erfüllt sind.

Trauerprozess m: engl. *grieving*. Aktives psychisches Geschehen zur Trauerbewältigung. Der Prozess des Trauerns (sog. Trauerarbeit) verläuft (individuell unterschiedlich ausgeprägt) in Phasen mit unterschiedlichen Trauerreaktionen und Traueraufgaben, die zu bewältigen sind. Die Phasen (je nach Modell 3-5) verlaufen nicht unbedingt zeitlich nacheinander, sondern können sich abwechseln und durchdringen.

1. **Phase 1:** Schock mit ausgeprägter Gefühlsreaktion (Schreien, Wutausbruch, Weinen, aber auch „versteinert sein") und kulturell unterschiedlich geprägtem Trauerverhalten, z. B. Versorgung des Toten, Aufbahrung, Totenklage, Vorbereitung der Bestattung
2. **Phase 2:** Rückzug (Regression) und intensive Beschäftigung mit dem eigenen Leiden durch Gespräche und Hinwendung zu einem Gegenüber (Partner, Mitmenschen, Gott) als Ausdruck und Reflexion von Schmerz
3. **Phase 3:** Anpassung an die Realität (Adaptation) durch Überwindung oder Änderung äußerer Strukturen.

Individuelle Ressourcen, Bewältigungsstrategien (Coping) sowie Kultur, Unterstützung und Akzeptanz durch das Umfeld geben den Phasen eine individuelle Ausprägung.

Traum m: engl. *dream*. Im Schlaf erlebter und durch Traumarbeit umgeformter (symbolischer) Ausdruck einer unbewussten Fantasie (Gedanken, Wünsche) oder Triebregung. Es handelt sich um ein lebhaftes, halluzinatorisches, meist visuelles Narrativ, das überwiegend (ca. 85 %) während des REM*-Schlafs auftritt und an das evtl. Erinnerung besteht.

Trauma [psychisch] n: Belastendes Ereignis, das durch Konfrontation mit drohendem oder tatsächlichem Tod, ernsthafter Verletzung oder

Trauma [somatisch]

Trauma [psychisch]: Einteilung nach Dauer und Ursache.	
Typ-I-Trauma	Typ-II-Trauma
einmaliges, kurzdauerndes Ereignis	mehrmalige oder anhaltende Ereignisse

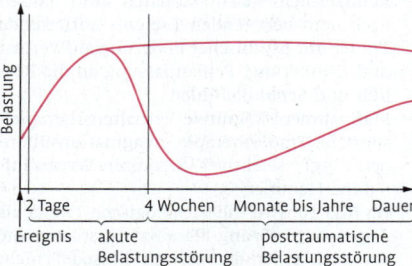

Trauma [psychisch]: Verlauf der Belastung nach akutem oder langandauerndem Trauma bei akuter und posttraumatischer Belastungsstörung.

Gefährdung der körperlichen Unversehrtheit (z.B. sexuelle Gewalt) der eigenen Person oder anderer Personen gekennzeichnet ist. Ein solches Trauma kann zu psychischen Problemen/Störungen führen.
Einteilung:
- entsprechend der Dauer: Typ-I- und Typ-II-Trauma (siehe Tab.)
- entsprechend der Ursache: akzidentelles und intentionales (durch Menschen willentlich herbeigeführt, z. B. Kindesmisshandlung*, sexueller Missbrauch, Mobbing*) Trauma
- nach medizinischem Status (Verletzungen, Schädigungen, Amputationen)
- nach mittelbarer oder unmittelbarer Betroffenheit
- entsprechend dem Ausmaß der ggf. resultierenden psychischen Störung: unvollständige oder vollständige, akute oder posttraumatische Belastungsstörung (PTBS), Anpassungsstörung.

Klinische Bedeutung: Auslöser bzw. notwendiges aber nicht hinreichendes Kriterium einer nachfolgenden akuten Belastungsstörung* oder posttraumatischen* Belastungsstörung; als prädisponierender bzw. auslösender Faktor bei einer Vielzahl psychischer Störungen belegt; Verlauf der Belastung bei posttraumatischen Störungen: siehe Abb.

Trauma [somatisch] *n*: Akut durch äußere Einflüsse (mechanisch, thermisch, chemisch, strahlenbedingt) entstandener körperlicher Schaden mit Zerstörung von Gewebestrukturen oder mit Funktionsstörung, z. B. Wunde*, Polytrauma* oder akustisches Trauma*.

Trauma, akustisches *n*: engl. *acoustic trauma*; syn. Schalltrauma. Schädigung der Sinneszellen des Corti-Organs, evtl. auch des Mittelohrs mit Hörminderung und/oder Tinnitus durch die Einwirkung hoher Schalldruckpegel.
Formen: Akutes akustisches Trauma: Einteilung nach Schalldruckpegel und Einwirkungszeit
- Knalltrauma (Schalleinwirkung < 2 ms mit hohem Schalldruck)
- Explosionstrauma (Schall- und Druckeinwirkung > 2 ms)
- akutes Lärmtrauma.

Chronisches akustisches Trauma: Lärmschwerhörigkeit* des Innenohrs durch länger dauernde Einwirkung von hohem Schalldruck (> 85 dB). Je nach Dauer der Einwirkung, Qualität des Lärms, Höhe der Schalldruckspitzen und individueller Lärmempfindlichkeit kommt es zu irreversiblen Gehörschäden.
Klinik: Akutes akustisches Trauma:
- kurzer stechender Ohrschmerz
- kontinuierlicher, nur langsam abklingender Tinnitus* aurium
- meist umschriebene, teils irreversible Hochtonschwerhörigkeit mit Maximum bei 4000 Hz (C^5-Senke der Tonschwellenaudiometrie)
- positives audiometrisches Recruitment im entsprechenden Frequenzbereich
- Explosionstrauma zusätzlich Trommelfellruptur*
- evtl. Blutung aus dem Ohr.

Chronisches akustisches Trauma:
- subjektiv Druckgefühl in Kopf und Ohren
- Tinnitus* aurium
- Hörminderung
- Sprachverständnisstörung.

Prophylaxe und Therapie: Akutes akustisches Trauma:
- systemisch Glukokortikoide
- evtl. rheologische Infusionstherapie
- ggf. Schienung der Trommelfellperforation.

Chronisches akustisches Trauma:
- technische Lärmverminderung
- individueller Gehörschutz
- zeitliche Begrenzung der Lärmexposition
- regelmäßige ärztliche Gehöruntersuchungen
- ggf. Versorgung mit Hörgeräten.

Trauma and Injury Severity Score: Abk. TRISS. International gebräuchlicher prognostischer (Trauma-)Score*, der die theoretische Überlebenswahrscheinlichkeit von Patienten mit Polytrauma* rechnerisch ermittelt (TRISS: max. 1, min. 0) unter Berücksichtigung von Injury Severity Score, Revised Trauma Score (RTS; Berechnung anhand Glasgow* Coma Scale, systolischer Blutdruck und Atemfrequenz), Lebensalter sowie Verletzungsart (stumpf oder penetrierend).

Trauma, sexuelles *n*: engl. *sexual trauma*. Durch eine aufgenötigte sexuelle Erfahrung (sexueller Missbrauch, Vergewaltigung*) ausgelöste psychische Belastung. Ein sexuelles Trauma kann zu schwerwiegenden psychischen Störungen und Beeinträchtigungen der sexuellen Aktivität führen.
Folgen:
- posttraumatische Belastungsstörung
- evtl. akute Belastungsreaktion
- fehlende sexuelle Appetenz
- Angst vor Ekel vor Sexualkontakten
- Schuld- und Schamgefühle
- negatives Selbstbild
- Partnerschaftskonflikte
- Depression*.

Traumatherapie *f*: engl. *trauma therapy*. Systematische Kombination spezieller Formen der Psychotherapie* zur Behandlung akuter und chronischer psychischer Traumata (z. B. Gewalterleben, Vergewaltigung, schwerer Unfall, Naturkatastrophen) mit dem Ziel, unmittelbare (akute Belastungsreaktion) und langfristige (posttraumatische* Belastungsstörung) traumabedingte Symptome zu lindern.

traumatische Epidermiszysten → Epithelzysten

traumatische Erfahrung → Trauma [psychisch]

Traumatologie → Unfallchirurgie

Traumphase → REM-Schlaf

Traumphase → Schlaf

Traumphase → Traum

Traverso-Longmire-Operation → Duodenopankreatektomie

Treitz-Hernie *f*: engl. *Treitz's hernia*; syn. Hernia retroperitonealis. Hernie* mit Verlagerung von Darmschlingen oder Netz in eine vergrößerte Bauchfelltasche im Bereich der Flexura duodenojejunalis.

Trema *n*: engl. *medial diastema*; syn. Diastema mediale. Zahnlücke (Diastema) zwischen den oberen mittleren Schneidezähnen.

Trematodeninfektion *f*: engl. *trematodiasis*. Befall durch Trematodes* (Saugwürmer, Egel), z. B. Schistosomiasis. Zur Infektion kommt es meist durch Verzehr roher tierischer oder pflanzlicher Nahrungsmittel, die Zwischenwirte oder Träger der Metazerkarien sind. Die Eier werden gewöhnlich mit dem Stuhl ausgeschieden. Prophylaktisch wirken allgemeine Hygiene und Lebensmittelhygiene.

Trematodes *f pl*: engl. *trematoda*. Parasitische Plathelminthes* mit 2 Saugnäpfen (siehe auch Helminthes*). Medizinisch relevante Gattungen sind Pärchenegel (Schistosoma*, siehe auch Schistosomiasis*), Leberegel (Fasciola, Dicrocoelium, Opisthorchis*, Clonorchis), Darmegel

(Fasciolopsis, Gastrodiscoides, Heterophyes*, Metagonimus, Echinostoma) und Lungenegel (Paragonimus)*.

Tremor *m*: syn. Muskelzittern. Unwillkürlich auftretende, weitgehend rhythmisch wechselnde Muskelkontraktionen von Agonisten* und Antagonisten*, die sich als Oszillation eines oder mehrerer Körperabschnitte äußern. Nach Diagnosestellung mit neurologischer Untersuchung und Labordiagnostik sowie ggf. EMG, ENG, Liquordiagnostik* und Bildgebung wird je nach Ursache pharmakologisch, z. B. mit Propranolol*, therapiert.

Klassifikation: Nach Aktivierungsbedingungen:
– **Ruhetremor: 1.** bei fehlender Willkürbewegung auftretend **2.** häufigster extrapyramidaler Tremor mit einer Frequenz von 4–6/s **3.** kann kurzfristig willkürlich unterdrückt werden und nimmt bei aktiver Innervation oder Intentionsbewegungen ab **4.** typisch ist der sog. **Pillendrehertremor** (ausgeprägter Finger-Tremor der antagonistischen Beuge- und Streckmuskeln von Daumen und Zeigefinger) **5.** Vorkommen v. a. bei Parkinson*-Syndrom **6.** Therapie mit dopaminerger Pharmakotherapie, ggf. Zusatzmedikation (z. B. Anticholinergika) und Tiefenhirnstimulation
– **Haltetremor: 1.** bei tonischer Innervation der betroffenen Muskeln, d. h. bei Aktivität gegen die Schwerkraft (z. B. bei vorgehaltenen Händen) **2.** verschwindet bei völliger Entspannung der Muskulatur **3.** Vorkommen z. B. als verstärkter physiologischer Tremor (Angst- oder Ermüdungszittern) oder bei Intoxikationen
– **Bewegungstremor** (kinetischer Tremor): **1. Aktionstremor: I.** tritt bei allgemeinen, nicht gezielten Bewegungen auf **II.** Vorkommen z. B. bei Parkinson-Syndrom, als hereditärer essenzieller Tremor oder in Zusammenhang mit zerebellaren Symptomen **2. Intentionstremor: I.** tritt v. a. bei Zielbewegungen auf mit der größten Amplitude unmittelbar vor dem Ziel **II.** typisch für Erkrankungen des zerebellaren Systems (zerebellare Symptome*).

Formen:
– **1. essenzieller Tremor: I.** gekennzeichnet durch eine Mischform aus Halte- und (in geringerer Ausprägung) Aktions- sowie Ruhetremor mittlerer Frequenz (4–8 Hertz), meist beidseitig, häufig asymmetrisch **II.** betrifft v. a. obere Extremitäten, seltener Kopf, untere Extremitäten, Stimme und Gesicht **III.** Besserung durch Alkohol in geringer Menge, Zunahme unter psychischer Anspannung **IV.** assoziierte motorische Symptome wie zerebelläre Symptome (Gangataxie, Gleichgewichtsstörung, Standunsicherheit) und Verlangsamung von Bewegungen (Gang, Feinmotorik) **V.** Therapie mit Pharmaka (Betablocker, Primidon*, bei unzureichender Wirkung auch Benzodiazepine, Gabapentin, Clozapin oder Topiramat), ggf. Botulinum-Toxin, Tiefenhirnstimulation oder Thalamotomie **2. aufgaben- und positionsspezifischer Tremor: I.** Tremor nur bei hochspezialisierten übertrainierten Tätigkeiten, z. B. primärer Schreibkrampf oder isolierter Stimmtremor (besonders bei professionellen Musikern) oder als Sportler-Tremor bei bestimmten Sportarten (z. B. Golf) **II.** dystoner Tremor oder fokale Form des essenziellen Tremors **III.** Therapie z. B. Propanolol **3. orthostatischer Tremor: I.** zentraler Tremor mit subjektiver Standunsicherheit und Fallneigung, selten auch beim Gehen **II.** Nachweis eines 14–18 Hz-EMG-Musters der Beinmuskeln im Stehen **III.** beidseits und synchrones Zittern der Beine, sonst nahezu unauffällig **IV.** Therapie z. B. Gabapentin*, in schweren Fällen Tiefenhirnstimulation **4. dystoner Tremor: I.** Tremor in einer Extremität oder einem Körperteil mit zumindest minimalen Dystoniezeichen (Dystonie*) **II.** fokal beginnend, häufig irreguläre Amplituden oder variable Frequenz unter 7 Hz, in der Regel Halte- oder Aktionstremor **III.** Therapie z. B. Propanolol, evtl. Tiefenhirnstimulation **5. seniler Tremor: I.** meist als Ruhetremor im Alter auftretend **II.** evtl. kombiniert mit Halte- oder Intentionstremor, v. a. an Kopf- (sog. „Ja"- oder „Nein"-Tremor) und Gesichtsmuskulatur **6. zerebellärer Tremor: I.** grobschlägiger, niederfrequenter kinetischer Tremor (besonders als Intentionstremor < 5 Hertz) der Arme mehr als der Beine, evtl. zusätzlicher Haltetremor von Kopf und Rumpf **II.** oft Assoziation mit weiteren zerebellären Symptomen (Dysmetrie, Ataxie) **III.** häufig bei Multipler Sklerose, auch bei Schlaganfall* und Wilson*-Krankheit **IV.** keine etablierte Pharmakotherapie, Therapieversuche z. B. mit Propranolol*, ggf. funktionell-neurochirurgisch und Hochfrequenzstimulation
– **psychogener Tremor: 1.** u. a. plötzlicher Beginn oder Remission **2.** unübliche Kombination von Ruhe-, Halte- und Intentionselementen und anamnestisch Hinweise auf Somatisierungstendenz **3.** Therapie je nach psychiatrischer Grunderkrankung.

Trendelenburg-Lagerung *f*: engl. *Trendelenburg's position*; syn. Kopftieflagerung. Schräglagerung des Patienten (ca. 20–30°), wobei Kopf und Oberkörper nach unten und das Becken nach oben gelagert werden.

Anwendung: Heute dient die Trendelenburg-Lagerung, z. B. bei laparoskopischer Appendektomie oder Hernioplastik, zur Verlagerung der Bauchorgane aus der Operationsregion und damit der verbesserten Sicht und des operativen Zugangswegs. Als Oberkörpertieflagerung dient sie auch der besseren Venenfüllung bei Jugularis- oder Subklaviapunktion, der Aspirationsverhütung während der Narkoseeinleitung oder der Autotransfusion* bei arterieller Hypotonie (Schocklagerung im engeren Sinn Oberkörperflachlagerung bei angehobenen Beinen).

Trendelenburg-Operation *f*: engl. *Trendelenburg's operation*. Pulmonale Embolektomie* nach medianer Sternotomie und Eröffnung des Pulmonalarterienhauptstamms bei schwerer Lungenembolie*. Die Trendelenburg-Operation wird heute in der Regel unter Anwendung der Herz*-Lungen-Maschine bei Kontraindikation für eine Thrombolyse*, bei Schockzustand oder Belastung des rechten Ventrikels durchgeführt.

Trendelenburg-Test *m*: syn. Brodie-Trendelenburg-Versuch. Klinische Untersuchungsmethode zum Nachweis insuffizienter Venenklappen* der oberflächlichen Stammvenen oder der Perforansvenen* bei Varikose*. Beim liegenden Patienten wird an das nach oben gestreckte Bein ein Stauschlauch angelegt. Der Patient steht auf, die Stauung wird geöffnet und die Wiederbefüllung der Varizen* beobachtet.

Interpretation: Normalbefund: Test negativ
– keine oder langsame Wiederbefüllung der epifaszialen Venen (> 30–35 Sekunden)
– suffiziente Venenklappen* ohne Blutrückfluss von den tiefen in die oberflächlichen Beinvenen

Pathologischer Befund: Test positiv
– Trendelenburg-Test I: **1.** rasche Wiederbefüllung der epifaszialen Venen (< 15–30 Sekunden) bei Stauung **2.** folglich insuffiziente Venenklappen der Perforansvenen*
– Trendelenburg-Test II: **1.** rasche retrograde Befüllung der Vena saphena magna nach Abnahme der Stauung **2.** folglich insuffiziente Klappen der oberflächlichen Venen und der Vena saphena magna.

Trendelenburg-Zeichen *n*: engl. *Trendelenburg's sign*. Absinken des kontralateralen Beckens (mit konsekutiver Beugung des Beins in Hüfte und Knie) beim Einbeinstand auf dem erkrankten Bein infolge Lähmung der Mm. gluteus medius und minimus. Ein positives Trendelenburg-Zeichen findet sich bei angeborener Hüftgelenkluxation, Coxa vara congenita, Coxa valga, Perthes-Calvé-Legg-Krankheit und evtl. Koxarthrose.

Trennschärfe [Statistik] *f*: engl. *discrimination*. Korrelation eines Items mit dem Gesamtergebnis eines Tests, ermöglicht die Einschätzung der Qualität eines Items und in welchem Maße es

Trennungsangststörung

z. B. zwischen 2 Zuständen oder Personen zu unterscheiden vermag. Trennschärfe ist das Gegenstück zur statistischen Power.

Trennungsangststörung *f*: engl. *separation anxiety disorder*. Form der emotionalen Störung* mit anhaltender und übermäßiger Angst* des Kindes, von Eltern oder anderen Bezugspersonen getrennt zu sein, oft einhergehend mit somatischen Beschwerden (Übelkeit, Bauch-, Kopfschmerzen)* sowie Abneigung oder Verweigerung des Schulbesuchs. Behandelt wird mit Verhaltenstherapie*, Elternberatung, Familientherapie* und pharmakologisch mit selektivem Serotonin-Wiederaufnahme-Hemmer.

Therapie:
- Verhaltenstherapie mit schrittweiser Annäherung an Trennungssituationen
- Elternberatung und/oder Familientherapie
- evtl. Pharmakotherapie mit selektivem Serotoninwiederaufnahme-Hemmer.

Trennungskostenbeihilfe → Mobilitätshilfen

Trepan *m*: Chirurgisches Instrument zur Anlage eines Schädelbohrlochs (Bohrloch-Trepanation*). Verwendet werden Handbohrer oder elektrisch-pneumatische Geräte, mit Kugelfräse oder selbstauskuppelndem Bohrer zur Vermeidung von Duraverletzungen.

Indikationen:
- zur Anlage eines einzelnen Bohrlochs
- zur Entnahme eines Knochendeckels durch Aussägen (Gigli-Drahtsäge, Sudeck-Fräse)
- zur Entnahme eines Trepanations-Knochendeckels am Schädeldach nach mehreren Bohrlöchern (heute meist nach nur einem Bohrloch mit rotierendem oder oszillierendem Kraniotom).

Trepanation *f*: Operatives Verfahren zur Eröffnung fest umschlossener Hohlräume, z. B. knöcherne Eröffnung der Schädelhöhle (Schädeltrepanation) oder der Zahnpulpa, früher auch Eingriff am Auge (Elliott-Trepanation bei Glaukom).

Indikationen:
- am Schädel als Zugang zum intrakraniellen Raum bei der neurochirurgischen Operation
- bei massiver, konservativ nicht beherrschbarer Hirndrucksteigerung* als (Dekompressions-)Trepanation, z. B. bei ausgeprägtem Hirnödem* oder Hirnschwellung nach schwerem Schädelhirntrauma* (mangels Dehnbarkeit der Dura* mater in der Regel zusammen mit Duraerweiterungsplastik*)
- am Zahn Eröffnung der Pulpahöhle z. B. zur Wurzelbehandlung.

Treponema *n*: Gattung gramnegativer, spiralförmiger, anaerober (mikroaerophiler) Stäbchenbakterien der Familie Spirochaetaceae* (Bakterienklassifikation*). Treponema kommen im Oral-, Intestinal- und Genitaltrakt von Mensch und Tier vor und werden durch direkten Kontakt von Mensch zu Mensch übertragen. Ein wichtiger Vertreter ist Treponema pallidum als Erreger der Syphilis*.

Vertreter: Humanpathogene Spezies:
- Treponema pallidum mit den Subspezies Treponema pallidum pallidum (Erreger der Syphilis*) und Treponema pallidum pertenue (Erreger der Frambösie*)
- Treponema carateum: Erreger der Pinta
- Treponema vincentii: gemeinsam mit Spezies der Gattung Fusobacterium Erreger der Plaut-Vincent-Angina*.

Treponema pallidum *n*: syn. T. p. subspec. pallidum. Erreger der Syphilis* mit sehr langer Generationszeit (ca. 30 h). Das Bakterium ist nicht kultivierbar, außerdem wirken Sauerstoff, Eintrocknung, Hitze, Kälte, Desinfizienzien, Detergenzien und Seifen toxisch. Der Mensch ist Infektionsquelle und die Übertragung geschieht überwiegend durch Geschlechtsverkehr.

Morphologie: 7–15 × 0,25 µm messender Keim mit 6–24 regelmäßigen, steilen Windungen (wie Zähne einer Säge) und typisch um die Längsachse rotierenden und abknickenden Bewegungen.

Treponema pertenue *n*: syn. Treponema pallidum subspec. pertenue. Erreger der Frambösie*. Eine morphologische und serologische Abgrenzung gegen Treponema* pallidum subspecies Pallidum ist nicht möglich.

Treponema phagedenis → Reiter-Spirochäte

Tretinoin *n*: Metabolit von Vitamin A$_1$, das systemisch als Zytostatikum wirkt (Remissionsinduktion bei Promyelozytenleukämie) und topisch als Dermatotherapeutikum (Keratolyse bei Akne) eingesetzt wird. Tretinoin gehört zur Gruppe der Retinoide* und ist physiologisch im Körper vorhanden. Eine systemische Anwendung während der Schwangerschaft kann zu schweren fetalen Missbildungen führen.

Indikationen:
- topisch: 1. Akne vulgaris bei Patienten > 12 Jahre, Akne comedonica und Akne papulopustulosa (in Kombination mit Antibiotika) 2. Hyper- und Dyskeratosen, Ichtyos (in Kombination mit Harnstoff) 3. melaninbedingte Hyperpigmentierungen (in Kombination mit Hydrochinon und Hydrocortison)
- systemisch: zur Remissionsinduktion bei akuter Promyelozytenleukämie* (APL).

Tretversuch → Unterberger-Tretversuch

T-Rezept: Abk. für Rezept zur Verschreibung teratogener Arzneimittel → Rezept

T-Rezept: Abk. für Rezept zur Verschreibung teratogener Arzneimittel → Thalidomid

TRH-Test *m*: engl. *thyrotropin releasing hormone*; syn. TRH-Stimulationstest. Methode zur funktionellen Beurteilung der Hypophysen-Schilddrüsen-Achse. Ermittelt wird der TSH-Wert vor und nach Gabe von TRH. Physiologischerweise stimuliert TRH die TSH-Produktion des Hypophysenvorderlappens, TSH wiederum induziert die T$_3$- und T$_4$-Produktion. Ein verminderter TSH-Anstieg spricht für Hyperthyreose* oder Schilddrüsenautonomie*, ein erhöhter Anstieg für eine Hypothyreose*.

Triacylglycerolbiosynthese → Fettbiosynthese

Triacylglycerole → Triglyceride

Triadenoperation → Sympathektomie

Triage *f*: Medizinische Erstbeurteilung von Notfallpatienten durch ersteintreffenden oder leitenden Notarzt* im Rettungsdienst* bei sehr hoher Anzahl von Patienten, z. B. bei Massenanfall* von Verletzten (MANV) sowie Entscheidung über die Priorität der medizinischen Versorgung der Patienten bei begrenzter Behandlungskapazität (z. B. bei Massenausbruch schwerer Infektionen bei Epidemien).

Prinzip:
- Ziel ist die Sicherstellung einer hohen Qualität der notfallmedizinischen Versorgung auch bei einer die Versorgungskapazität übersteigenden Anzahl von Notfallpatienten
- Dauer 1–2 min pro Patient bei erfahrenem Notarzt/Leitendem Notarzt*
- Durchführung der Sichtung direkt am Schadensort oder an Patientenablage in der Regel durch Leitenden Notarzt oder am Behandlungsplatz (BHP)
- primäre Behandlungsziele: 1. Sicherung der Vitalfunktionen* 2. Analgesie 3. Infektionsschutz (Wundversorgung).

Trial Master File → Studie, klinische

Triamteren *n*: Kaliumsparendes Diuretikum, das p. o. bei arterieller Hypertonie und Ödemen eingesetzt wird, Triamteren blockiert Aldosteron-Rezeptoren im spätdistalen Tubulus sowie Sammelrohr und erhöht dadurch die Natrium- und Wasser-Sekretion sowie die Kalium-Rückresorption, wodurch Gewebe entwässert, das Blutvolumen verringert und der Blutdruck gesenkt wird.

Indikationen: Hypertonie, Ödeme (nur als Kombipräparat).

Triangle of Safety → Thoraxdrainage

Triangulum *n*: engl. *triangle*. Dreieck, Trigonum.

Trias *f*: engl. *triad*. 3 Symptome, die eine Krankheit bzw. ein Syndrom kennzeichnen, z. B. Merseburger Trias bei Basedow*-Krankheit.

Triazolam *n*: Kurzwirksames Benzodiazepin*, das die Hemmwirkung von GABA steigert. Es wird als Schlafmittel* eingesetzt und unterliegt dem Betäubungsmittelgesetz*. Nebenwirkungen umfassen Schwindel, Verwirrheit, Ataxie* und Diplopie*.

Tribologie *f*: engl. *tribology*; syn. Reibungslehre. Wissenschaft und Technik von aufeinander wirkenden Oberflächen in Relativbewegung.

Klinische Bedeutung: Für Reibung, Verschleiß und Grenzflächenwechselwirkung bei der Entwicklung, Konstruktion und Fertigung von (Gelenk-)Endoprothesen*.

Triboluminescenz → Lumineszenz

Tric: Abk. für → Tricellulin

Tricalciumphosphat *n*: syn. Trikalziumphosphat; Abk. TCP. Weitgehend resorbierbares Keramikgranulat als alloplastisches Material zum Knochenersatz*. Es wird z. B. in der Mund-, Kiefer- und Gesichtschirurgie zum Auffüllen von Defekten und Hohlräumen angewendet.

Tricarbonsäurezyklus → Citratzyklus

Tricellulin *n*: syn. Marvel-Domäne enthaltendes Protein-2; Abk. Tric. An der Bildung insbesondere der trizellulären tight* junction beteiligtes, transmembranäres Protein (M_r ca. 64 000) der epithelialen Zellmembran. Tricelluline besitzen die gleiche Grundstruktur wie Claudine*. Derzeit sind 3 Isoformen bekannt, die aus alternativem Splicing der mRNA (mRNA*-Reifung) hervorgehen.

Klinische Bedeutung: (seltene) autosomal-rezessiv erbliche Taubheit* Typ 49 bei MARVELD2-Mutation (Genlocus 5q13.2).

triceps: Dreiköpfig; z. B. bei Muskeln (M. triceps brachii – umgangssprachlich auch „Trizeps").

Trichiasis *f*: Einwärtskehrung von Wimpern, die in der Folge auf der Hornhaut reiben. Ursachen sind Vernarbungen, z. B. nach Verbrennungen, die zu einem Entropium* führen, oder eine Distichiasis. Behandelt wird durch Entfernen der Wimpern oder eine operative Korrektur der Lidstellung.

Trichilemmalzyste *f*: engl. *trichilemmal cyst*; syn. Steatocystoma multiplex. Seltene follikuläre Epithelzyste, die vom infra-seboglandulären Anteil des Haarfollikels ausgeht. Trichilemmalzysten finden sich fast ausschließlich an der behaarten Kopfhaut und im Gesicht. Die Zyste wird ggf. inklusive Zystenwand chirurgisch entfernt.

Trichinella spiralis *f*: engl. *pork worm*. Weltweit bei Carnivoren verbreiteter, parasitärer Fadenwurm (Männchen 1,5 mm, Weibchen 4 mm lang, ⌀ 0,04–0,06 mm; Stamm: Nematodes*). Der Befall des Menschen führt zu Trichinellose*.

Trichinellose *f*: engl. *trichinellosis*; syn. Trichinose. Infektion durch Larven von Trichinella* spiralis, die sich in den Muskeln des Menschen einnisten. Der Parasit ist weltweit verbreitet, einschließlich der Arktis. Menschen infizieren sich durch befallenes, zu wenig erhitztes Schweinefleisch. Die Inkubationszeit beträgt 5–14 (max. 45) Tage. Die Therapie erfolgt medikamentös.

Erkrankung: Der vivipare Rundwurm Trichinella spiralis lebt im Darm. Die Larven durchdringen die Darmwand und wandern ins Muskelgewebe. Dort entwickeln sie sich zu Zysten, den Trichinen.

Klinik:
– Übelkeit und Koliken wegen Larven im Darm
– gelegentlich Exanthem
– Muskelschmerzen wegen Erregerbefall der Muskeln
– Fieber
– periorbitale Ödeme
– schließlich Gewichtsverlust und periphere Ödeme.

Therapie:
– Albendazol
– Mebendazol
– Prednison bei immunologischen Symptomen.

Prävention:
– Fleischbeschau
– ausreichendes Erhitzen des Fleisches.

Trichinen-Antikörper *m sg, pl*: Antikörper* gegen Trichinella* spiralis. Die Bestimmung ist indiziert bei Verdacht auf Trichinellose* nach Verzehr von rohem Trichinellen-haltigem Fleisch. Der Nachweis erfolgt im Serum* mittels ELISA oder Immunoblot.

Praxishinweis: Labormeldepflicht: gemäß § 7 Infektionsschutzgesetz* (IfSG) namentliche Meldung des direkten oder indirekten Nachweises von Trichinella spiralis, soweit er auf eine akute Infektion hinweist, durch den Leiter des diagnostizierenden Labors.

Trichinose → Trichinellose

Trichobezoar → Bezoar

Trichoepitheliom *n*: engl. *trichoepithelioma*. Benigner intradermaler Tumor mit Hornzysten. Er tritt solitär oder multipel besonders im Gesicht oder lumbosakral auf, ist hautfarben und bis zu 5 mm groß. Multiple Trichoepitheliome sind autosomal-dominant erblich.

Erkrankung: Histologische Formen:
– **Trichoepitheliom:** ausgereifter Tumor mit follikulärer und infundibulärer Differenzierung
– **desmoplastisches Trichoepitheliom:** oberflächlich gemischte, infundibuläre, duktale und talgdrüsenartige Differenzierung mit fibrosiertem Stroma, oft im Gesichtsbereich lokalisiert mit aggressivem Verlauf bei unvollständiger Exzision.

Trichomonas *f*: Gattung mehrgeißeliger, birnenförmiger Flagellaten (Protozoen*). In Körperhöhlen des Menschen kommen Trichomonas vaginalis, Trichomonas tenax und Trichomonas hominis vor. Medizinisch relevant ist Trichomonas vaginalis (syn. Trichomonas urogenitalis), der Erreger der Trichomoniasis. Behandelt wird mit Antiprotozoenmitteln. (siehe Abb.).

Trichomonas hominis *f*: engl. *Trichomonas intestinalis*. Apathogener Kommensale im Dickdarm von Mensch und Haustieren, der gelegentlich stark vermehrt bei Diarrhö bzw. Achlorhydrie im Magensaft (z. B. bei Magenkarzinom) auftritt. Trichomonas hominis lässt sich mikroskopisch im frischen Stuhl, im Hängenden Tropfen oder im Giemsa-Ausstrichpräparat nachweisen.

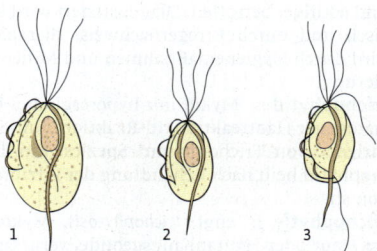

Trichomonas: Trichomonaden des Menschen; 1: Trichomonas vaginalis; 2: Trichomonas tenax; 3: Trichomonas hominis.

Morphologie:
– 2–5 × 15 µm mit Achsenstab und 3–5 freien Geißeln
– bildet keine Zysten aus.

Trichomonas vaginalis *f*: syn. Trichomonas urogenitalis. 8–12 × 15–30 µm großer Flagellat (Protozoen*) und Erreger der Trichomoniasis*. Die Übertragung erfolgt hauptsächlich beim Geschlechtsverkehr.

Trichomoniasis *f*: Urogenitale Erkrankung durch Infektion v. a. von Harnblase und Vagina mit Trichomonas* vaginalis. Die Übertragung erfolgt hauptsächlich durch Geschlechtsverkehr, aber auch durch Badewasser (z. B. gemeinsamer Gebrauch von Schwämmen). Die Inkubationszeit beträgt zwischen 4 Tagen und 3 Wochen.

Klinik:
– Beim Mann: **1.** Zystitis* **2.** Urethritis* **3.** Prostatitis* (häufig blander Verlauf)
– bei der Frau: **1.** v. a. Kolpitis* mit eitrigem, schaumigem, süßlich und überriechendem Fluor* genitalis und quälendem Juckreiz oder Brennen der Scheide **2.** Dyspareunie*.

Diagnostik: Direkter Erregernachweis oder kulturell.

Therapie:
– Imidazolderivate (v. a. Metronidazol*)
– wichtig ist die Mitbehandlung des Partners.

Trichomycosis palmellina *f*: engl. *trichomycosis axillaris*; syn. Trichobacteriosis axillaris. Besiedelung der Achselhaare oder seltener der Schamhaare mit zur residenten Hautflora gehörendem Corynebacterium* tenuis. Bei mangelnder Hygiene und Hyperhidrose* können sich Kolonien um die Haarschäfte bilden. Männer sind häufiger betroffen. Diagnostiziert wird klinisch und durch Erregernachweis, therapiert wird durch Hygienemaßnahmen und Milieusanierung.

Trichophytid n: Mykid mit hyperergischer hämatogener Hautreaktion (Id-Reaktion) auf Pilzantigene von Trichophyton* Spezies. Ein Trichophytid heilt nach Behandlung der Pilzinfektion ab.

Trichophytie f: engl. trichophytosis. Mykose* der Haut oder Hautanhangsgebilde, verursacht durch Pilze der Gattung Trichophyton*. Die Diagnose wird mittels Erregernachweis gestellt, therapiert wird lokal und/oder systemisch antimykotisch sowie symptomatisch mit topischen Glukokortikoiden. **Oberflächliche Trichophytie:**
- Sie kann überall am Körper, insbesondere auf der vellusbehaarten Haut auftreten.
- Es bilden sich ringförmige entzündliche Herde (engl. ringworm lesions, siehe Abb. 1).
- Das Haar wird ekto-endotrich befallen (Lanugo-, Bart- und Kopfhaar).

Tiefe Trichophytie:
- vorwiegend auf dem behaarten Kopf (siehe Abb. 1) und im Bartbereich (Tinea barbae, sog. Bartflechte)
- führt zu Knoten und Abszessen (siehe Abb. 2).

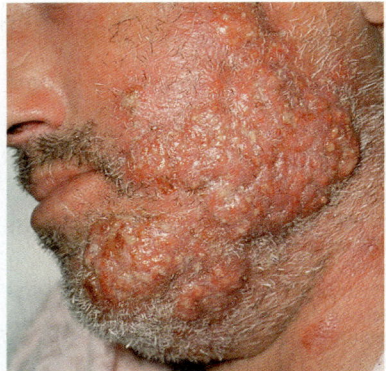

Trichophytie Abb. 2

Therapie:
- Antimykotika* topisch und/oder systemisch sowie
- evtl. zeitlich begrenzt Glukokortikoide* bei ausgeprägten Entzündungsreaktionen sowie
- antibiotische Therapie bei bakteriellen Superinfektionen.

Die antimykotische Therapie muss über einen ausreichend langen Zeitraum (Wochen bis Monate) erfolgen, auch über die klinische Erscheinungsfreiheit hinaus.

Trichophyton n: Gattung von Fungi* imperfecti, die mit den Askomyzeten verwandt ist. Trichophyton-Arten verursachen Trichophytie* und sind die häufigsten Erreger der Dermatophytose* (Befall v. a. von Haut, Haaren und Nägeln). Die wichtigsten Spezies sind Trichophyton mentagrophytes, Trichophyton rubrum, Trichophyton schoenleinii und Trichophyton tonsurans.

Trichose f: engl. trichosis. Bezeichnung für Veränderung der Haardichte (Hyper-, Hypotrichose, Atrichie). Siehe auch Haarveränderungen.

Trichosporon n: Gattung ubiquitärer Sprosspilze aus der Gruppe der Fungi* imperfecti, die mit den Basidiomycota (Fungi*) verwandt ist. Trichosporon-Spezies bilden Pseudomyzel und Myzel, das leicht in Arthrosporen zerfällt. Der Vertreter **Trichosporon cutaneum** ist Erreger der weißen Piedra am Barthaar.

Trichotillomanie f: engl. hair pulling. Impulskontrollstörung* mit zwanghaftem Ausreißen von Haaren an umschriebenen Stellen (z. B. Kopf, Genitalien, Wimpern, Augenbrauen) oder am ganzen Körper, ggf. verbunden mit dem Verschlucken der Haare (Trichophagie) und der Entstehung eines Trichobezoars (Bezoar*). Trichotillomanie kann eine spezielle Ausprägung einer Zwangsstörung* sein. Behandelt wird mit Verhaltenstherapie*.

Trichterbecken n: engl. funnel pelvis. Hohes Becken mit stark verkürztem queren Durchmesser des Beckenausgangs. Bei Frauen kann ein Trichterbecken unter Umständen zu Geburtskomplikationen führen.

Trichterbrust → Pectus excavatum

Trichuris trichiura f: engl. whipworm; syn. Peitschenwurm. Vor allem in den Tropen vorkommender Wurm (Nematodes*), der im Dickdarm und selten auch im Dünndarm des Menschen als Erreger der Trichuriasis parasitiert. Der Mensch infiziert sich peroral mit larvenhaltigen Eiern. Die Diagnose wird durch den Nachweis von Wurmeiern im Stuhl gestellt.

Trieb m: engl. drive. Drang, der Verhaltensweisen zur Befriedigung vitaler Bedürfnisse sowie zur Erhaltung und zum Schutz des Individuums auslöst, beispielsweise Hunger, Durst, Brutpflege, teilweise auch Sexualität und Schlaf. In der Psychoanalyse* bezeichnet Trieb eine energetisch besetzte Strebung, die Triebspannung erzeugt und ihren Ausdruck in körperlicher Erregung findet.

Triebhandlung f: engl. impulse act. Handlung, die Folge eines triebhaften und unbewussten Impulses ist (Impulshandlung). Sie dient dem Triebabbau und ist häufig auf ein sexuell definiertes Objekt bezogen. Sie zeichnet sich aus durch schnelle Aufeinanderfolge von Motiv und Handlung.

trifaszikulärer Block → Schenkelblock

Trifokallinse f: Intraokulare Multifokallinse*, die zusätzlich zum Brennpunkt in der Ferne und Nähe auch einen Brennpunkt im Intermediärbereich (ca. 80 cm Abstand) hat.

Trigeminie f: engl. trigeminy. Herzrhythmusstörung*, bei der mehrmals hintereinander auf eine normale Herzaktion regelmäßig ein Couplet* (meist ventrikulär) folgt.

Trigeminus: Abk. für → Nervus trigeminus

Trigeminus-Kerne m: syn. Trigeminus-Kern. Motorische und sensible Hirnnervenkerne, die für die Wahrnehmung und Motorik des Kopfes (v. a. des Mundraums) zuständig sind.

Einteilung:
- motorischer Kern: **Nucleus motorius nervi trigemini**, innerviert: 1. Kaummuskulatur 2. M. mylohyoideus 3. M. tensor tympani 4. M. tensor veli palatini 5. venter anterior des M. digastricus
- sensible Kerne: 1. **Nucleus principalis nervi trigemini**: empfängt Informationen zu Druck, Dehnung (Muskeln, Bänder, Kiefergelenkkapseln, Zahnhalteapparat) und Berührung 2. **Nucleus mesencephalicus nervi trigemini**: Teil des Ganglion trigeminale, der propriozeptive Afferenzen aus der Kau- und Gesichtsmuskulatur sowie der Augenmuskulatur empfängt 3. **Nucleus spinalis**

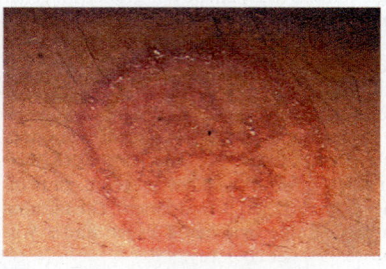

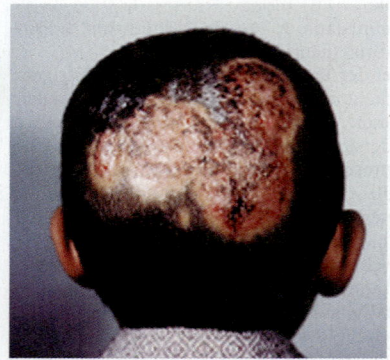

Trichophytie Abb. 1: Tinea mit typischer ringworm lesion (oben) und tiefe Trichophytie der behaarten Kopfhaut (unten).

nervi trigemini: empfängt Informationen zu Schmerz, Berührung und Temperatur.

Trigeminusneuralgie f: engl. *trigeminal neuralgia*. Anfallartige, meist einseitige Schmerzen im Versorgungsgebiet des Nervus* trigeminus, die meist nur wenige Sekunden, selten bis zu 2 Minuten anhalten und mit Kontraktionen der mimischen Muskulatur (sog. Tic douloureux), Rötung des Gesichts, Tränen- und Schweißsekretion einhergehen können. Therapiert wird v. a. mit Antiepileptika*.

Formen:
- **klassische Trigeminusneuralgie: 1.** betroffen sind v. a. Nervus* maxillaris (2. Trigeminusast, 18%) und Nervus* mandibularis (3. Trigeminusast, 15%) oder beide in Kombination (40%) **2.** spontan auftretende sekundenlange Schmerzattacken **3.** Auslösung durch verschiedene Reize wie Kälte, Sprechen, Niesen oder Berührung bestimmter Hautareale (sog. Trigger*-Zonen) **4.** schmerzfreie Intervalle zwischen den Attacken **5.** Hyperpathie* und evtl. Hyperästhesie*, Druckschmerzhaftigkeit der Nervenaustrittpunkte (siehe Abb.) **6.** Ursache meist Kompression des N. trigeminus an der Wurzeleintrittszone, in der Regel durch arterielles (am häufigsten Arteria cerebelli superior), selten venöses Gefäß
- **symptomatische Trigeminusneuralgie: 1.** z.B. bei Erkrankung der Augen (z. B. Glaukom) oder Zähne **2.** Schmerzattacken unter Umständen beidseitig und v. a. auch im Bereich des Nervus* ophthalmicus (1. Trigeminusast) **3.** Parästhesien* oder Dauerschmerz als dumpfes Schmerzgefühl bleiben auch zwischen den Schmerzattacken bestehen **4.** evtl. Sensibilitätsstörungen* und neurologische Ausfälle.

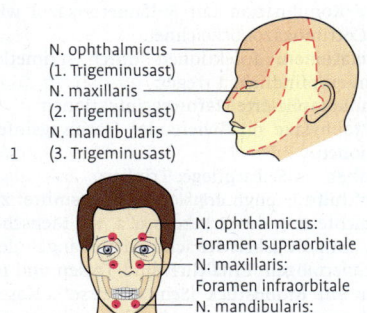

Trigeminusneuralgie: 1: die 3 Äste des Nervus trigeminus und ihr Versorgungsgebiet; 2: Nervenaustrittspunkte der Trigeminusäste; N: Nervus.

Trigger-Faktoren m pl: engl. *trigger factors*. Faktoren, die eine Krankheit oder ein Symptom auslösen können, z. B. Flackerlicht bei Epilepsie*, Rotwein bei Migräne*, Tageslichtmangel bei saisonaler Depression*.

Trigger-Finger → Tendovaginitis stenosans

Trigger-Punkt m: engl. *trigger point*. Reizpunkt, dessen Berührung oder Druckbelastung Schmerzen (auch vom Trigger-Punkt entfernt) auslöst oder zu Muskelverspannung führt.

Beschreibung: Druckdolenter Knoten im Strang eines Muskelhartspanns (im Gegensatz zu sog. tender points; siehe Fibromyalgiesyndrom), der bei mechanischer Stimulation eine typische Schmerzausbreitung (Referred Pain) und typische Reaktionen, z. B. Grimassieren bzw. Abwehrbewegung (sog. Jump Sign) oder unwillkürliches Muskelzucken (sog. Local Twich Response), auslöst.

Klinische Bedeutung:
- diagnostisch: typischer Trigger-Punkt u. a. bei myofaszialem Schmerzsyndrom
- therapeutisch: im Rahmen der Elektrostimulationsanalgesie und Massage* (Stimulationspunkte).

Trigger-Zone f: engl. *trigger area*. Von einem sensiblen Nerven innerviertes Hautareal, dessen Berührung eine schmerzhafte Reaktion auslösen kann, z. B. bei Trigeminusneuralgie*.

Triglyceride n pl: engl. *triglycerides*; syn. Triacylglycerole. Dreifache Ester des Glycerins mit meist 3 Fettsäuren (Triacylglycerole). Sie sind wichtige Energieträger des Fettgewebes. Triglyzeride werden intestinal hydrolysiert, resorbiert, in Mucosazellen reverestert und mittels Chylomikronen (Nahrungstriglyzeride) bzw. und VLDL (very low density lipoprotein, in der Leber de-novo-synthetisierte Triglyzeride) im Blut transportiert.

Triglyceride, mittelkettige n pl: engl. *middle chain triglycerides* (Abk. MCT); Abk. MKT. Sammelbezeichnung für Triglyceride* vorwiegend aus gesättigten Fettsäuren* mit einer Länge von 12–18 Kohlenstoffatomen. Sie werden im Darm leicht resorbiert (teils ohne Wirkung von Gallensäure und Lipase), was eine schnelle Mobilisation innerhalb des Fettstoffwechsels* ermöglicht.

Trigonum femorale n: engl. *femoral triangle*. Subkutane Vertiefung des Oberschenkels*. Das Trigonum femorale ist Teil der Regio femoris anterior.

Anatomie:
- Begrenzung: **1.** kranial: Lig. inguinale **2.** lateral: M. sartorius (medialer Rand) **3.** medial: M. adductor longus (Oberrand) **4.** dorsal: M. iliopsoas (lateral), M. pectineus (medial)
- Inhalt: **1.** N. femoralis **2.** A. femoralis **3.** V. femoralis.

Klinische Bedeutung: Bei Schenkelhernien* oder Femoralhernien wölbt sich der Bruchsack unter dem Lig. inguinale durch den Anulus femoralis in das Trigonum* femorale vor.

Trigonum inguinale n: engl. *inguinal triangle*; syn. Hesselbach-Dreieck. Dreieckiger Raum, der sich zwischen dem lateralen Rand des M. rectus abdominis, dem Lig. inguinale und der Plica umbilicalis lateralis aufspannt. Mit der Fossa* inguinalis medialis, der Fossa supravesicalis und dem Canalis femoralis sind hier 3 Schwachstellen der Bauchwand* lokalisiert, die für die Bildung von Hernien* prädisponiert sind.

Trigonum lumbale inferius n: engl. *inferior lumbar triangle*; syn. Trigonum lumbale Petiti. Muskelfreies Dreieck, das von den Rändern des M. obliquus externus abdominis, des M. latissimus dorsi sowie dem Darmbeinkamm begrenzt wird. In seltenen Fällen ist es Ausgangspunkt für eine erworbene Lumbalhernie.

Trigonum lumbale superius n: engl. *superior lumbar triangle*; syn. Grynfelt-Dreieck. Inkonstantes muskelfreies Dreieck, das von der 12. Rippe*, dem M. erector spinae und dem M. obliquus internus abdominis begrenzt wird. In seltenen Fällen ist es Ausgangspunkt für eine erworbene Lumbalhernie.

Trigonum lumbocostale → Bochdalek-Dreieck

Trihydroxypropan → Glycerol

Triiodthyronin n: Abk. T$_3$. Wirksamstes Schilddrüsenhormon* mit 3 gebundenen Jodatomen. Im Blut ist es größtenteils an Transportproteine (TBG, Albumin*, Transthyretrin) gebunden. Freies Triiodthyronin (fT$_3$) ist die ungebundene, aktive Form des Hormons und wird in der Labordiagnostik bei Verdacht auf Hyperthyreose* oder Hypothyreose* bestimmt. Zur Physiologie siehe Schilddrüsenhormone*.

Indikationen: Verdacht auf
- Hyperthyreose
- Hypothyreose.

Bewertung:
- erhöht bei Hyperthyreose
- erniedrigt bei Hypothyreose.

trikrot: engl. *tricrotic*. Dreischlägig.

Trikuspidalatresie f: engl. *tricuspid valve atresia*. Agenesie der Herzklappe zwischen rechtem Vorhof und rechter Herzkammer sowie persistierendes Foramen* ovale oder (seltener) Vorhofseptumdefekt (ca. 2% aller angeborenen Herzfehler*). Meist kommt es sofort nach der Geburt zu Zyanose* mit frühzeitiger Entwicklung von Trommelschlägelfingern und Uhrglasnägeln sowie verminderter körperlicher Leistungsfähigkeit infolge Hypoxämie.

Therapie:
- initial bei neonatal verminderter Lungendurchblutung Offenhalten des Ductus* arteriosus durch Prostaglandininfusion, anschließend
- später Glenn*-Operation und endgültige Palliation durch Fontan*-Operation
- Endokarditisprophylaxe (siehe Endokarditis*).

Trikuspidalklappe

Trikuspidalklappe f: engl. *right atrioventricular valve*; syn. Valva tricuspidalis. Atrioventrikularklappe* (Segelklappe) zwischen rechtem Vorhof und rechter Herzkammer*.

Trikuspidalklappeninsuffizienz f: engl. *tricuspid valve insufficiency*; syn. Trikuspidalinsuffizienz. Schlussunfähigkeit der Trikuspidalklappe* aufgrund valvulärer oder extravalvulärer Erkrankung. Sie führt zu Volumenbelastung und Dilatation* der rechtsseitigen Herzhöhlen*. Abhängig vom Schweregrad reicht das klinische Bild von Symptomfreiheit bis zu Rechtsherzinsuffizienz*. Die Diagnose wird echokardiografisch gestellt, Therapie und Prognose sind abhängig von Ursache, Schweregrad und Begleiterkrankungen.

Erkrankung: Pathophysiologie:
- Die primär oder sekundär bedingte Schlussunfähigkeit der Klappe führt zu systolischer Regurgitation von Blut aus dem rechten Ventrikel in den rechten Vorhof und die herznahen Venen.
- Dieses Pendelvolumen führt zur Volumenbelastung und Dilatation der rechtsseitigen Herzhöhlen, längerfristig kann dies eine Rechtsherzinsuffizienz zur Folge haben.

Klinik: Primäre Trikuspidalklappeninsuffizienz:
- bei normalen Druckverhältnissen im kleinen Kreislauf oft asymptomatisch mit normaler Belastbarkeit, wird auch längerfristig gut toleriert
- höhergradige Insuffizienz führt zu: 1. Pulsationen am Hals 2. Herzrhythmusstörungen* 3. Müdigkeit 4. Zeichen der Rechtsherzinsuffizienz* wie Völlegefühl, Übelkeit, Aufstoßen, Oberbauchdruck, Meteorismus*, periphere Ödeme*, Pleuraerguss*, Aszites*.

Sekundäre Trikuspidalklappeninsuffizienz:
- Symptome der Grunderkrankung und zentralvenöser Stauung stehen im Vordergrund, Trikuspidalklappeninsuffizienz selbst bleibt lange asymptomatisch
- mögliche klinische Befunde: 1. gestaute Halsvenen, Jugularvenenpuls, hepatojugulärer Reflux, evtl. Leberpuls 2. periphere Ödeme*, bei schwerer Insuffizienz: Aszites*, Anasarka* 3. Auskultation: holosystolisches Herzgeräusch mit Punctum* maximum über dem 4. Interkostalraum* parasternal links und epigastrisch, welches bei Inspiration lauter wird.

Therapie: Konservativ:
- bei dekompensierter Herzinsuffizienz Diuretika* und Flüssigkeitsrestriktion
- Rekompensation führt oft schon zur Rückbildung der Trikuspidalklappeninsuffizienz.

Operativ:
- bevorzugtes Verfahren: Herzklappenrekonstruktion mit Bioprothese
- die Operationsindikation ist abhängig von Symptomatik, Schweregrad, Komorbiditäten und echokardiografischen Parametern
- der richtige Zeitpunkt wird teils kontrovers diskutiert, sollte jedoch vor Entstehung einer irreversiblen rechtsventrikulären Funktionsstörung liegen.

Prognose:
- abhängig von der Grunderkrankung
- eine geringe Trikuspidalklappeninsuffizienz beim ansonsten Herzgesunden (physiologische Trikuspidalklappeninsuffizienz) hat keinen Krankheitswert
- eine schwere Trikuspidalklappeninsuffizienz geht mit erhöhter Gesamtmortalität einher.

Trikuspidalklappenstenose f: engl. *tricuspid valve stenosis*; syn. Trikuspidalstenose. Herzklappenfehler* mit unzureichender Öffnung der Trikuspidalklappe*, meist durch rheumatisches Fieber bedingt und mit Mitralklappenstenose* einhergehend. Eine Trikuspidalklappenstenose ist oft asymptomatisch, ansonsten führt sie zu Einflussstauung*, Stauungsleber*, Ödemen* und Aszites*. Die Diagnose wird echokardiografisch gestellt, die Therapie (operativ/konservativ) ist abhängig von Schweregrad und Begleiterkrankungen.

Erkrankung: Pathophysiologie Die Stenose führt zur rechtsatrialen Druckersteigerung, Dilatation* und einem diastolischen Druckgradienten zwischen rechtem Vorhof und rechter Kammer. Mit nachlassender Kontraktionskraft des Herzmuskels kommt es zur Erhöhung des zentralvenösen Drucks und Zeichen venöser Stauung.

Klinik:
- häufig lange asymptomatisch
- Symptome bei schwerer Stenose: 1. Einflussstauung* 2. Völlegefühl 3. Meteorismus* 4. Oberbauchdruck 5. periphere Ödeme 6. Aszites 7. Anasarka*
- Auskultation: 1. evtl. Trikuspidalöffnungston* 2. präsystolisches spindelförmiges Geräusch 3. Punctum* maximum im 4.–5. Interkostalraum* parasternal links 4. verstärkt in Rechtsseitenlage und bei Inspiration
- meist Symptome einer begleitenden Mitralklappenstenose* dominierend.

Therapie: Konservativ: Medikamentöse Behandlung mit Diuretika* zur Vorlastsenkung. Hierdurch bessern sich die Symptome der venösen Stauung. Limitiert wird ihr Einsatz jedoch durch eingeschränkte langfristige Wirksamkeit. **Operativ/interventionell*:**
- ab einem mittleren Druckgradienten von > 5 mmHg
- Indikation zudem abhängig von Komorbiditäten und klinischer Symptomatik
- mögliche Verfahren sind: 1. offene Komissurotomie 2. Ballonvalvuloplastie 3. Klappenersatz
- Auswahl des Verfahrens u. a. abhängig von Klappenanatomie und Komorbiditäten.

Endokarditisprophylaxe:
- bei Klappenprothese und 6 Monate nach operativer oder interventioneller Behandlung der Trikuspidalklappenstenose
- bevorzugt mit Amoxicillin.

Prognose: Die Prognose wird im Wesentlichen durch den Schweregrad der oftmals zusätzlich bestehenden Mitralklappenstenose bestimmt.

Trikuspidalöffnungston m: engl. *tricuspid opening snap*. Bei Trikuspidalklappenstenose* auftretender frühdiastolischer Extraton (Herztöne*), dessen Lautstärke inspiratorisch zunimmt.

Trimalleolar-Fraktur f: Form der Knöchelfraktur* mit Fraktur des Malleolus* medialis, der distalen Fibula* sowie des hinteren Teils der distalen Tibia* (Volkmann Dreieck). Meist handelt es sich um Luxationsfrakturen* mit der Notwendigkeit der sofortigen temporären Stabilisation im Fixateur* externe oder der endgültigen Versorgung durch Schrauben- und Plattenosteosynthese*.

Trimenon n: engl. *trimester*. Zeitraum von 3 Monaten. Die Schwangerschaft wird in 3 Trimester eingeteilt: erstes Trimenon bis zur 12. SSW, zweites Trimenon von der 13. bis zur 28. SSW, drittes Trimenon ab der 29. SSW bis zur Geburt (40. SSW).

Trimethoprim n: Bakteriostatisch wirkendes Breitband-Antibiotikum aus der Gruppe der Diaminobenzylpyrimidine, Folsäure*-Antagonist, der die Dihydrofolsäurereduktase blockiert. Empfindlich sind grampositive und gramnegative Keime, u. a. Escherichia coli, Klebsiellen und Proteus. Als Einzelsubstanz wird Trimethoprim hauptsächlich zur Behandlung von Harnwegsinfektionen eingesetzt. Die feste Kombination mit Sulfamethoxazol wird als Cotrimoxazol bezeichnet.

Indikationen: Infektionen durch Trimethoprim-empfindliche Erreger:
- unkomplizierte Harnwegsinfektionen
- Prophylaxe rezidivierender Harnwegsinfektionen.

Trinken → Selbstpflege: Trinken

Trinkhilfe f: engl. *drinking aid*. Hilfsmittel zur Erleichterung des Trinkens u. a. für Menschen mit Mundmuskelschwäche oder mangelndem Greifvermögen. Erhältlich sind Tassen und Becher mit Mundstück (Schnabeltasse*), Nasenauskerbung, gebogenem Rand oder besonders großem Griff. Lange, gebogene Strohhalme aktivieren die Lippen- und Gaumensegelfunktion. Siehe Abb.

Trinktraining n: engl. *drinking training*. Gezielte Versuche der Flüssigkeitsaufnahme durch den Mund bei Patienten mit Schluckstörung und Aspirationsgefahr. Ein Trinktraining kann erst

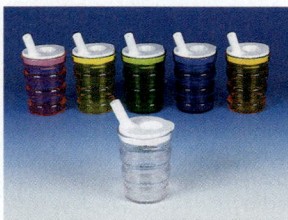
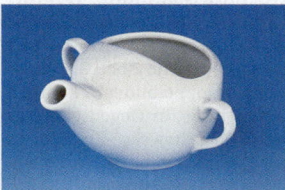
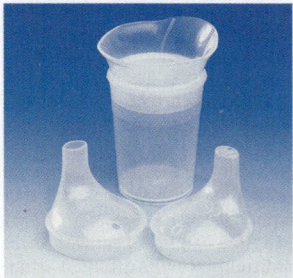
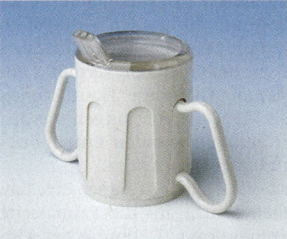

Trinkhilfe [158]

nach erfolgreichem Schlucktraining* beginnen, bei dem der Patient geübt hat, dickflüssige Nahrung komplikationslos zu schlucken.
Vorgehen: Flüssigkeit wird anfangs mit einer Pipette, später schluckweise über einen Strohhalm zugeführt. Um das Einatmen von Flüssigkeit (Aspiration) zu vermeiden, sollte der Patient nach dem Training ca. eine halbe Stunde aufrecht sitzen bleiben.
Trinkwasserfluoridierung → Fluoridierung
Triphosphopyridinnucleotid → Nicotinamid-Adenin-Dinucleotid-Phosphat
Triplane-Fraktur *f*: Form der Epiphysenfraktur* bei teilverschlossener Epiphysenfuge an der distalen Tibia*. Es handelt sich um eine sog. Übergangsfraktur* mit epi- und metaphysärer Beteiligung. Fugenlösung mit epiphysärem Frakturausläufer und zusätzlichem dorsalem metaphysären Keil.
Einteilung:
- Triplane I: dorsaler metaphysärer Keil reicht bis zur Wachstumsfuge
- Triplane II: dorsaler metaphysärer Keil reicht bis in das epiphysäre Fragment.

Therapie: Geschlossene Reposition und stufenfreie Osteosynthese, z. B. Schraubenosteosynthese mit kanülierten Schrauben.
Triple-H-Syndrom → Asphyxie
Triplet *n*: Bezeichnung für (Salve aus) 3 Extrasystolen* hintereinander.
Triple-Test *m*: Kaum noch verwendete Methode der Pränataldiagnostik zur Risikokalkulation für genetische Defekte des Ungeborenen durch Bestimmung von alpha-Fetoprotein, freiem Estriol und freiem ß-HCG im mütterlichen Serum in der 16.–20. SSW. Der Triple-Test ist weitgehend durch das Ersttrimester-Screening und die nichtinvasive Pränataldiagnostik (NIPD) abgelöst worden.
Triplett → Codon
Triple-X-Syndrom *n*: engl. *triple-X syndrome*; syn. Triplo-X-Syndrom. Numerische Chromosomenaberration mit Trisomie des X-Chromosoms infolge mütterlicher meiotischer Non*-disjunction. Die Frauen sind oft fertil oder es bestehen Hypogonadismus und Hypogenitalismus, weiterhin meist normale bis grenzwertige Intelligenz und relativer Hochwuchs zur Familie sowie geringfügig erhöhtes Risiko für Kinder mit gonosomalen Aneuploidien (< 1 %).
Tripod-Fraktur → Schädelfraktur
Tripper → Gonorrhö
Triptane *n pl*: engl. *triptans*. Serotonin-5-HT1-Agonisten, die an 5-HT1-Serotonin-Rezeptoren der Untergruppen 5-HT1B, 5-HT1D und 5-HT1F binden und vasokonstriktorisch wirken. Triptane werden eingesetzt zur frühzeitigen Therapie akuter Migräne*-Kopfschmerzen mit oder ohne Aura*. Wirkstoffvertreter sind Eletriptan, Frovatriptan*, Rizatriptan*, Zolmitriptan*, Sumatriptan*, Naratriptan* und Almotriptan*. Sumatriptan und Zolmitriptan werden außerdem beim Cluster*-Kopfschmerz eingesetzt.
Trisegmentektomie *f*: syn. Trisektorektomie. Entfernung von 3 anatomisch benachbarten Organsegmenten im Rahmen der Thorax- oder Leberchirurgie. Früher wurde der Begriff auch für die erweiterte Hemihepatektomie rechts unter Mitresektion des vierten Segments verwendet.
Formen:
- Thoraxchirurgie: Resektion von 3 benachbarten Lungensegmenten
- Leberchirurgie: Entfernung von 3 miteinander verbundenen Lebersegmenten.

Trismus *m*: engl. *lockjaw*. Tonischer Kaumuskelkrampf mit Kieferklemme*, z. B. bei Kälte, als Symptom bei Allgemeinerkrankungen wie Tetanus* oder Tetanie* und selten reflektorisch, z. B. bei Entzündungen im Bereich des Kiefergelenks wie Periostitis*, Parotitis* u. a.
Trisomie 21 → Down-Syndrom
Trisomie *f*: engl. *trisomy*. Genommutation, bei der im normalen diploiden Chromosomensatz ein (einfache Trisomie) oder mehrere (doppelte Trisomie) Chromosomen* dreifach vorhanden sind. Ursache ist die fehlerhafte Reifeteilung (Meiose*) der Eizelle bzw. des Spermiums (Non*-disjunction) oder die Translokation* eines Chromosoms bzw. Chromosomenstückes an ein anderes Chromosom während der Meiose.
Formen:
- **autosomale Trisomie:** 1. in der Regel Letalfaktor 2. prinzipiell mit dem Leben vereinbar sind z. B. Pätau-Syndrom (Trisomie* 13), Edwards-Syndrom (Trisomie* 18) und Down*-Syndrom (Trisomie 21)
- **gonosomale Trisomie:** z. B. Klinefelter*-Syndrom (Trisomie XXY), Trisomie X und XYY*-Syndrom.

Hinweis: Das Risiko der Entstehung einer Trisomie steigt bei Schwangerschaften ab dem 35. Lj. an. Daher wird eine Abklärung mittels Pränataldiagnostik* empfohlen.
Trisomie 13 *f*: engl. *trisomy 13*; syn. Pätau-Syndrom. Komplexes Fehlbildungssyndrom infolge einer numerischen Aberration des Chromosoms 13 durch Teilungsfehler in der Meiose. Symptome sind multiple Hirnfehlbildungen, z. B. Arhinenzephalie, Zyklopie, Gesichtsdysmorphien, Lippen-Kiefer-Gaumenspalte, Mikrophthalmie, Iriskolobom, Ohrmuscheldeformitäten, postaxiale Hexadaktylie, Herzfehler und Zystenniere.
Häufigkeit: Ca. 1 : 10 000 Lebendgeborene.
Prognose:
- Tod aller Jungen bis zum 5. Lj.
- Mädchen überleben zu 30 %, mit 10 Jahren leben noch 10 %.

Trisomie 18 *f*: engl. *trisomy 18*; syn. Edwards-Syndrom. Komplexes Fehlbildungssyndrom infolge autosomaler Trisomie* des Chromosoms 18 der Chromosomengruppe F, siehe Denver-Klassifikation. Wegen der außerordentlich großen Variabilität und Komplexität existieren keine konstanten diagnostischen Kriterien. Die Prognose ist infaust.
Häufigkeit: Ca. 1 : 5000 Lebendgeborene.
Klinik:
- häufig primordialer Kleinwuchs
- typische Gesichtsdysmorphie
- charakteristische Fingerhaltung mit Beugekontrakturen der Fingergelenke, wobei Dau-

Trisomie X

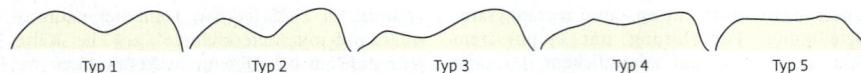

Trochleadysplasie: Einteilung nach radiologischem Befund (Hepp-Klassifikation).

men und Kleinfinger die anderen Finger kreuzen
– schwere psychomotorische Retardierung.
Prognose: Letalität im 1. Lj. ca. 90 % der Jungen und ca. 45 % der Mädchen, mit 5 Jahren leben noch 15 % der Mädchen.
Trisomie X → Triple-X-Syndrom
TRISS: Abk. für → Trauma and Injury Severity Score
Tritanomalie → Farbenfehlsichtigkeit
Tritanopie → Farbenfehlsichtigkeit
Tritium *n*: Schwerstes, einziges radioaktives Isotop des chemischen Elements Wasserstoff*. Der Atomkern enthält neben dem Proton 2 Neutronen. Es emittiert Betastrahlung und besitzt eine physikalische Halbwertszeit von 12,3 Jahre. Die effektive biologische Halbwertszeit bei einmaliger Aufnahme beträgt ca. 10 Tage.
Verwendung: Tritium wird insbesondere zur radioaktiven Markierung* von Arzneimitteln und Testsubstanzen in der biochemischen Forschung, zur Zellmarkierung und In-vitro-Diagnostik eingesetzt.
Trizeps → Musculus triceps brachii
Trizepssehnenreflex *m*: syn. Triceps-surae-Reflex; Abk. TSR. Durch einen Schlag knapp oberhalb des Olekranons ausgelöste Streckung im Ellenbogengelenk, am besten auszulösen bei um 90° angewinkeltem Ellenbogen (C7–C8). Der TSR ist ein Eigenreflex.
Trochlea *f*: Rollenförmiges Gebilde aus Knochen oder Knorpel. Manche Trochleae sind mit Knorpel überzogen und bilden eine Gelenkfläche aus, andere bestehen aus Knorpel und dienen als Umlenkrolle für Muskeln.
Beispiele:
– Trochlea humeri (Gelenkwalze am distalen Humerusende, die mit Ulna artikuliert)
– Trochlea tali (Talusrolle für Artikulation mit Tibia)
– Trochlea musculi obliqui superioris (Knorpelring in Orbita als Umlenkrolle für M. obliquus superior).
Trochleadysplasie *f*: engl. *femoral trochlear dysplasia*. Dysplasie des femoralen Gleitlagers der Patella.
Einteilung:
– nach radiologischem Befund bei 60° Flexion des Kniegelenks (siehe Abb.)
– nach CT-Befund (siehe Tab.).
Trochlea humeri *f*: Gelenkfläche am distalen Humerus, welche sich als Teil des Ellenbogen-

Trochleadysplasie: Einteilung auf Basis des CT-Befunds (Dejour-Klassifikation).

Typ	Befund
A	geringere Inklination der lateralen Trochlea
B	konkave Trochleaausbildung
C	mediale Kondylenhypertrophie mit Medialisierung der Trochleagrube
D	mediale Kondylenhypertrophie mit zentraler Osteophytenbildung

gelenks* in die Incisura trochlearis der Ulna* schiebt und so das Humeroulnargelenk formt. Gemeinsam mit dem lateral gelegenen Capitulum humeri gehört die Trochlea humeri zum Condylus humeri.
Trochleaplastik *f*: Plastische, multiplanare Korrekturosteotomie der Trochlea bei Trochleadysplasie und femoropatellarer* Instabilität. Die Plastik wird entweder in additiver Technik durch Anhebung der Trochleafacetten durchgeführt oder substraktiv durch Vertiefung der Trochleafurche. Zusätzlich ist eine mediolaterale Retinakulumanpassung notwendig.
Trochlearis: Abk. für → Nervus trochlearis
Trochlearislähmung *f*: engl. *trochlear nerve palsy*. Lähmung* des vom Nervus* trochlearis (IV. Hirnnerv*) versorgten M. obliquus superior mit typischen Augenabweichungen und Kopfneigung. Ursachen der isolierten Trochlearislähmung sind Trauma* und ischämische Neuropathie, der Trochlearislähmung in Kombination mit anderen Hirnnervenlähmungen Erkrankungen der Schädelbasis* und des Hirnstamms* (Kavernosussyndrom, Fissura*-orbitalis-superior-Syndrom, Tumor*, Meningitis*, Meningeosis* carcinomatosa).
Formen:
– **Einseitige Trochlearislähmung:** 1. Abweichung des paretischen Auges nach oben bei Adduktion* 2. Verrollungsabweichung nach außen (Exzyklotropie, siehe Abb.) 3. V-Inkomitanz 4. vertikale Doppelbilder 5. kompensatorische Kopfneigung zur Gegenseite (Torticollis* ocularis, Bielschowsky*-Zeichen positiv)
– **beidseitige Trochlearislähmung:** 1. alternierende Abweichung eines Auges nach oben (in Abhängigkeit von der horizontalen Blickposition) 2. starke Exzyklotropie und V-Inkomitanz 3. Bevorzugung des Aufblicks mit Neigung des Kopfes nach vorn.
Trockeneis *n*: engl. *dry ice*; syn. Kohlensäureschnee. Bezeichnung für festes Kohlenstoffdioxid. Trockeneis sublimiert, d. h. geht ohne zu schmelzen direkt in die Gasphase über, bei einer Sublimationstemperatur von -78 °C.
Trockenpinselung *f*: engl. *treatment with shake lotion*; syn. Schüttelmixtur. Auftragen einer Schüttelmixtur (Lotion) aus Flüssigkeit, Puder und die Austrocknung fördernden Wirkstoffen wie Zinkoxid auf die Haut. Nach Verdunstung der wässrigen Basis bleibt ein fein verteilter Puderbelag zurück, der nässende Hautläsionen austrocknen soll. Trockenpinselungen werden angewendet bei gering nässenden Entzündungen, Juckreiz und zum Hautschutz.
Trömner-Reflex *m*: syn. Trömner-Zeichen. Durch plötzlichen Schlag auf die Palmarseite des Mittelfingerendgliedes (Dehnung der Fin-

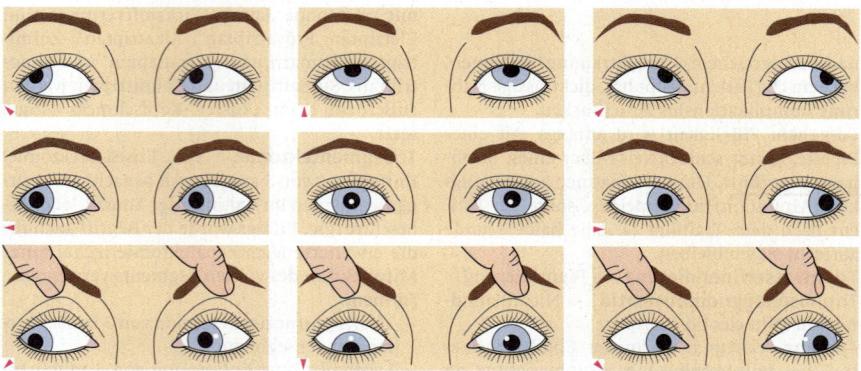

Trochlearislähmung: Untersuchung der 9 Blickrichtungen bei Trochlearislähmung links.

gerbeugermuskeln) auslösbare Beugung (Flexion) der Finger einschließlich des Daumens. Der Trömner-Reflex gilt bei nur einseitiger Ausprägung als unsicheres Pyramidenbahnzeichen. Oft ist er bei vegetativer und psychischer Übererregbarkeit seitengleich vorhanden und dann nicht verwertbar.

Tröpfcheninfektion → Infektion, aerogene

Tröpfcheninfektion *f*: engl. *aerosol infection*. Durch erregerhaltige, von Infizierten beim Husten oder Niesen ausgestoßene kleinste Tropfen übertragene Infektion* (Tröpfchenübertragung*). Dabei überwinden die Tropfen beim Niesen eine Distanz von bis zu 4 m und werden dann direkt oder indirekt (über Staubpartikel) inhaliert. Beispiele für diesen Übertragungsweg sind Erkältungen, Grippe und Covid-19.

Prophylaxe:
- häufige hygienische Händedesinfektion
- Redepause des Pflegenden während des Verbandwechsels bei offener Wunde, v. a. bei abwehrgeschwächten Patienten
- Mundschutz bei bekannter Infektion.

Tröpfchenübertragung *f*: engl. *droplet transmission*; syn. Tröpfcheninfektion. Übertragung infektiöser Erreger von erkrankten Personen über kurze Distanzen (1 bis 2 m) via Luftweg. Hierbei werden erregerhaltige Spritzer oder Tröpfchen von Körperflüssigkeiten einer infizierten oder kolonisierten Person auf Konjunktiven oder Mund-Nasen-Rachen-Schleimhaut einer anderen Person übertragen. Häufig sind hierbei Infektionen* nach Niesen* oder Husten*.

Prophylaxe: Ein Mundschutz verhindert die Übertragung. Die effektivsten Maßnahmen zum Schutz vor der Ansteckung mit Erregern, die durch Tröpfchenübertragung verbreitet werden, sind wie z. B. respiratorische Infektionen, eine gute Händehygiene, das häufige Händewaschen, Vermeiden von Händeschütteln in Zeiten erhöhter Infektionsgefahr sowie das Halten eines Abstandes von ca. 1,5 bis 2 m zu respiratorisch Erkrankten. Außerdem sollte man üben, sich im öffentlichen Raum insb. in Zeiten der Infektionsgefahr nicht ins Gesicht zu fassen, weil dadurch mögliche Kontaminationen von der Hand direkt in Eintrittspforten des Körpers gebracht werden können (Mund, Augen, Nase, gilt auch für Schmierinfektionen, Kontaktinfektionen). Weiter gehört hierzu das richtige Husten und Niesen. Die oft geübte Praxis des Hustens oder Niesens in die vorgehaltene Hand führt zu einer massiven Kontamination der Hände, die durch Händeschütteln oder gemeinsam genutzte Gegenstände (z. B. Türklinken, Haltegriffe in öffentlichen Verkehrsmitteln) weiter übertragen werden kann. Deshalb sollte man beim Husten oder Niesen einen Abstand von 1,5 bis 2 m von anderen Personen halten und sich wegdrehen und in ein Einwegtaschentuch niesen oder husten. Ist kein Taschentuch griffbereit, sollte man in die Armbeuge niesen. Nach dem Naseputzen sollte ein Waschen der Hände erfolgen.

Das Tragen eines Mund-Nasen-Schutzes (z. B. eines chirurgischen Mundschutzes) kann auch für die Allgemeinbevölkerung sinnvoll sein, wenn sich an akuten respiratorischen Infektionen Erkrankte im öffentlichen Raum bewegen müssen. Hierdurch wird das Risiko der Übertragung von infektiösen Tröpfchen verringert, die beim Husten und Niesen entstehen.

Für die Wirksamkeit des Tragens eines chirurgischen Mund-Nasen-Schutzes bezüglich einer Senkung des Risikos einer Ansteckung für gesunde Personen gibt es aber noch keine hinreichende Evidenz. Zum Schutz des Personals in medizinischen Einrichtungen, insb. Infektionsstationen, ist ein Mund-Nasenschutz (FFP 2 = maximal zulässige Leckage von 8 % bzw. FFP 3 = maximal zulässige Leckage von 2 %) zum Schutz vor Tröpfchenübertragung und aerogener Übertragung zweckmäßig.

Trokar *m*: engl. *trocar*. In einer Hülse steckender, runder, konisch zulaufender Dorn aus Stahl oder Kunststoff. Er wird verwendet in der minimal-invasiven Chirurgie*, um scharf oder stumpf Zugang zu einer Körperhöhle wie Brust- oder Bauchraum zu erlangen. Die Hülse hält anschließend den Zugang offen.

Einsatz: Ein Trokar wird häufig angewendet als Sicherheitstrokar:
- Nach Einstechen in eine Körperhöhle erfolgt sofortiges Vorschieben einer stumpfen Hülse über die messerscharfe Spitze, um Verletzungen zu vermeiden
- Anschließende wird die Hülse verwendet als Kanal zum Vorschieben einer Kamera oder von Instrumenten.

Trokarnadel *f*: engl. *trocar needle*; syn. Troicartnadel. Punktionskanüle*, die auf dem Prinzip des Trokars* beruht. Sie wird u. a. zum Punktieren von Körperhöhlen und zum Einführen von Kathetern verwendet.

Trombiculidae → Milben

Trombidiose *f*: engl. *trombidiosis*; syn. Erythema autumnale. Jahreszeitspezifischer (Spätsommer, Herbst) Befall mit Larven von ektoparasitisch lebenden Laufmilben mit persistierender Reaktion auf Stiche und ausgeprägtem Pruritus*. Die Diagnosestellung erfolgt klinisch und anamnestisch, therapiert wird symptomatisch.

Trommelbauch *m*: engl. *drum-belly*. Umgangssprachliche Bezeichnung für ein (z. B. infolge von Meteorismus*) geblähtes Abdomen* mit erhöhter Bauchdeckenspannung und tympanitischem Perkussionsschall*.

Trommelfell *n*: engl. *tympanic membrane*; syn. Rivinus-Membran. Zwischen äußerem Gehörgang (Meatus acusticus externus) und Paukenhöhle* (Cavitas tympani) gespannte Haut, die das Außenohr vom Mittelohr abgrenzt. Das Trommelfell wird in 4 Quadranten unterteilt und ist auf seiner Innenseite mit dem Hammer (Malleus*) verbunden (Hammergriff mittels Otoskopie* von außen sichtbar). Es dient der Schallleitung*. Siehe Otoskopie* (Abb. 2 dort).

Trommelfellentzündung → Myringitis

Trommelfellperforation *f*: engl. *eardrum perforation*. Durchbruch der Membrana tympanica. Sie kommt vor bei einer Mittelohrentzündung (Otitis* media) oder einer Verletzung (Trommelfellruptur*). Therapeutisch wird das Trommelfell bei der Parazentese* inzidiert, z. B. bei eitriger Mittelohrentzündung oder bei akutem Tubenkatarrh*.

Ätiologie:
- akute oder chronische Otitis* media (punkt- bis nierenförmiger, zentraler Trommelfelldefekt, siehe Abb.)
- Cholesteatom* (randständiger Defekt)
- traumatisch bedingt, z. B. durch perforierende Gegenstände, einreißende Narben beim Tieftauchen, Verbrennungen oder indirekt durch plötzliche Luftdruckänderungen (Explosion, Schlag aufs Ohr, Aufschlag aufs Wasser).

Klinik:
- Schallleitungsschwerhörigkeit
- evtl. Otorrhö*
- meist keine Schmerzen.

Komplikationen:
- Luxation oder Schädigung der Gehörknöchelchen*
- Sekundärinfektion mit nachfolgender Labyrinthitis* oder Meningitis*.

Diagnostik:
- Otoskopie*
- Audiometrie* (Schallleitungsschwerhörigkeit).

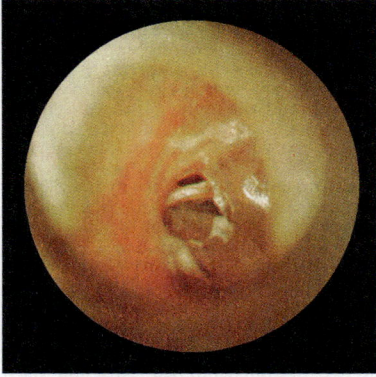

Trommelfellperforation: Durch die zentrale Perforation ist die Sehne des M. stapedius sichtbar.

Trommelfellreflex

Therapie:
- Trommelfellschienung bei akuter reizloser Trommelfellperforation, ggf. nach Auskrempelung der Perforationsränder
- bei akuter Entzündung abschwellende Nasentropfen, Ohrentropfen und ggf. Antibiotika*
- nach Abheilung der Entzündung Tympanoplastik*, falls kein spontaner Verschluss erfolgt
- Ohrspülung kontraindiziert bei V. a. Trommelfelldefekt.

Trommelfellreflex *m*: engl. *eardrum reflex*. Physiologischer, dreieckiger, heller Lichtreflex im vorderen unteren Quadranten des normal differenzierten Trommelfells bei der Otoskopie*. Ein fehlender Trommelfellreflex oder eine Veränderung von Lage oder Form deuten auf einen pathologischen Prozess hin.

Trommelfellruptur *f*: engl. *eardrum rupture*. Riss im Trommelfell*, z. B. infolge mechanischer Verletzung, starker Druckschwankungen oder Verbrühung* und Verätzung*. Kleine Defekte heilen in 1–2 Tagen meist von selbst, größere Risse werden operativ versorgt, z. B. mit einer Tympanoplastik*. Bei Infektionen erfolgt zusätzlich eine antibiotische Therapie.

Trommelschlägelfinger *m sg,pl*: engl. *drumstick fingers*; syn. Digiti hippocratici. Auftreibung der Fingerendglieder mit hochgradiger Weichteilverdickung, meist bei chronischer Hypoxämie* infolge kardialer oder pulmonaler Erkrankungen (Bronchiektasen*, interstitielle Lungenkrankheit*, Lungentuberkulose* oder Lungenkarzinom). Trommelschlägelfinger sind häufig vergesellschaftet mit Uhrglasnägeln. Einseitige Trommelschlägelfinger kommen vor bei Aneurysma* der großen Armarterien oder arteriovenösem Aneurysma der betreffenden Extremität. Siehe Abb.

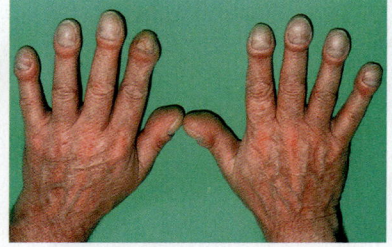

Trommelschlägelfinger: Trommelschlägelfinger mit Uhrglasnägeln. [95]

Trommlerlähmung *f*: engl. *drummer's palsy*. Ausfall der Daumenendglied-Extension nach Ruptur der Sehne des M. extensor pollicis longus (sog. Trommlersehne) infolge distaler Radiusfraktur* (durch Frakturfragmente oder dorsal auftragendes Osteosynthesematerial) oder degenerative Veränderung. Behandelt wird mittels Indicisplastik.

Tropenklima *n*: engl. *tropical climate*. Klima innerhalb der 20-°C-Jahresisotherme. Die Tagesschwankungen der Temperaturen sind größer als die jahreszeitlichen Schwankungen. Trocken- und Regenzeit wechseln sich ab. Von den 3 Klimatypen tropisch-humid, tropisch-arid und dem tropischen Höhenklima ist das tropisch-humide Tropenklima für den Organismus besonders belastend.

Tropenkrankheit *f*: engl. *tropical disease*. Krankheit, deren Erreger oder Überträger in tropischen Klimazonen vorkommt, nach traditionellem Verständnis aufgrund der dort herrschenden klimatischen, nach neuerem Verständnis auch aufgrund der dort (vielerorts) herrschenden sozio-ökonomischen Bedingungen. In der Alltagssprache werden auch weltweit verbreitete Parasitenerkrankungen zu den Tropenkrankheiten gezählt.

Tropenmedizin *f*: engl. *tropical medicine*. Fachgebiet der Medizin, das sich mit Tropenkrankheiten*, mit in den Tropen gehäuft vorkommenden Krankheiten und mit weltweit verbreiteten Parasitenerkrankungen beschäftigt. Reisemedizin betrifft die Beratung von Fernreisenden (Touristen, Entwicklungshelfer und sonst beruflich Reisende) in tropische Regionen vor der Ausreise und die Behandlung von Rückkehrern.

Tropentauglichkeit *f*: engl. *fitness for tropical climate*. Eignung eines Menschen aus gemäßigten Klimazonen, sich den zusätzlichen Gesundheitsbelastungen in den Tropen ohne größeres Risiko auszusetzen. Die Untersuchung bezieht körperliche und psychische Faktoren ein, um zu beurteilen, wie die Person mit gesundheitlichen und sozialen Herausforderungen in den Tropen umgehen kann.

Auslandstätigkeit: Bei Auslandstätigkeit erfolgt eine verbindliche arbeitsmedizinische Feststellung der Tropentauglichkeit durch entsprechend qualifizierten Arbeits-, Betriebs- oder Tropenmediziner im Rahmen der Erstuntersuchung nach dem berufsgenossenschaftlichen Grundsatz G 35 (BGG 904.35) gegenüber dem Unfallversicherungsträger.

Tropfen, dicker *m*: engl. *thick blood smear*. Leicht handhabbares Verfahren zur Konzentration und zum Nachweis von Blutparasiten (Plasmodien*, Trypanosomen, Borrelien) im mikroskopischen Präparat. Parasiten* sind im Vergleich zum Blutausstrich* 15- bis 60-fach angereichert und leichter zu detektieren. Siehe Abb.

Tropfenherz *n*: engl. *dropping heart*. Radiologische Bezeichnung für eine tropfenförmige kleine Herzform*, wobei das Herz* nicht wie normalerweise schräg, sondern senkrecht in der Mittellinie liegt und leicht verschieblich ist (sog. Cor pendulum), z. B. bei asthenischem Körperbau (sog. Cor asthenicum) oder Zwerchfelltiefstand* (z. B. bei Lungenemphysem*).

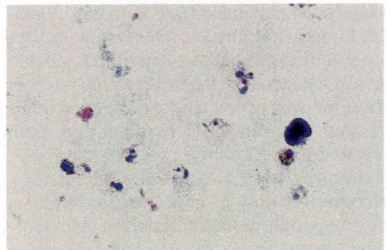

Tropfen, dicker: Plasmodium vivax; Trophozoiten und ein Mikrogametozyt (neben dem Leukozytenkern). [177]

Tropfenzähler *m*: engl. *drop counter*. An der Tropfkammer befestigtes technisches Hilfsmittel zur Überwachung der vorgegebenen Durchflussmenge bei einer Infusion*.

Tropfgeschwindigkeit → Infusionsgeschwindigkeit

Trophik *f*: engl. *trophic state*. Zustand eines Körpergewebes in Bezug auf Kriterien wie Volumen und Oberflächenstruktur, im weiteren Sinn auch der allgemeine Ernährungs- und Stoffwechselzustand eines Organismus, z. B. im Rahmen der medizinischen Allgemeinuntersuchung. Während die Eutrophie* einen optimalen Zustand beschreibt, werden Abweichungen als Hypertrophie*, Dystrophie* oder Atrophie* bezeichnet.

Trophoblasttumoren *m pl*: engl. *trophoblast tumors*. Sammelbezeichnung für seltene Tumoren, die aus Zellen des Synzytio- oder Zytotrophoblasten (Trophoblast) der Plazenta hervorgehen, sowie für Tumoren mit trophoblastärer Differenzierung.

Erkrankung: Vorkommen:
- gestationsbedingte Trophoblasttumoren häufiger als nicht gestationsbedingte
- Häufigkeit regional stark unterschiedlich (in Asien z. B. deutlich häufiger als in den USA oder Europa)
- Inzidenz bei Frauen > 40 Lj. erhöht.

Formen: Gestationsbedingte Trophoblasttumoren: Zytogenetisch und klinisch heterogene Erkrankung mit Fehldifferenzierung oder Proliferation des Trophoblastepithels.
- villös: durch Befruchtungsstörung entstandene, von villösem Trophoblasten abgeleitete Trophoblasttumoren mit charakteristischen chromosomalen Anomalien: 1. partielle Blasenmole* 2. komplette Blasenmole 3. Chorioadenoma* destruens

nichtvillös: **1.** Chorionkarzinom* **2.** Plazentabetttumor* (Abk. PSTT für engl. placental site trophoblastic tumor) **3.** epitheloider Trophoblasttumor* **4.** Plazentabettknoten* (Abk. PSN für engl. placental site nodule) **5.** hyperplastische Implantationsstelle* des Plazentabettes (Abk. EPS für engl. exaggerated placental site).

Nicht gestationsbedingte Trophoblasttumoren: gynäkologische Tumoren mit trophoblastärer Differenzierung
- Chorionkarzinom des Ovars (seltene Variante reiner oder mischdifferenzierter Keimzelltumoren)
- Adenokarzinom und maligner Müller*-Mischtumor des Endometriums mit trophoblastärer Differenzierung in Form eines Chorionkarzinoms oder PSTT (selten)
- primär trophoblastär differenzierte Tumoren anderer Lokalisation (sehr selten).

Trophoblasttumor, epitheloider *m*: engl. *epitheloid trophoblastic tumor* (Abk. ETT). Vom intermediären Trophoblasten ausgehender Tumor aus epitheloiden Zellen, der v. a. im Reproduktionsalter auftritt. Er ist in 25 % der Fälle maligne. Symptome sind dysfunktionelle Blutungen. Behandelt wird durch Hysterektomie und ggf. Polychemotherapie.

Trophologie *f*: Bezeichnung für die Ernährungswissenschaft.

Trophozoit *m*: engl. *trophozoite*. Vegetative Form der Protozoen*.

tropischer Phagedänismus → Ulcus tropicum

tropisches Ulkus → Ulcus tropicum

Tropismus *m*: engl. *tropism*. Krümmungsbewegung (Ausrichtung) bei Pflanzen, die durch einen äußeren Reiz hervorgerufen wird, wobei die Krümmungsrichtung bei Einwirkung zweier gleichartiger Reize durch den stärksten Reiz bestimmt wird. Es gibt sowohl positive (auf die Reizquelle zu) als auch negative (von der Reizquelle weg) Tropismen.

Einteilung: Nach der Reizursache:
- Fototropismus: Reaktion auf Licht
- Geotropismus: Reaktion auf Erdanziehung
- Skototropismus: Reaktion auf Schatten
- Chemotropismus: Reaktion auf chemische Substanzen
- Thigmotropismus: Reaktion auf Berührung.

Tropokollagen → Kollagen

Tropomyosin *n*: Protein*, das zusammen mit Troponin* als Regulatorprotein an der Muskelkontraktion beteiligt ist. Die heterodimeren Tropomyosin-Moleküle (Alpha- und Beta-Untereinheit) sind Bestandteil der dünnen Filamente der Myofibrillen* der quergestreiften Muskulatur und liegen (neben Troponin*) in der Furche der beiden verdrillten Ketten von F-Aktin.

Troponin *n*: Abk. Tn. Regulatorisches Muskelprotein, das aus 3 funktionell verschiedenen Komponenten (Troponin-C, Troponin-I, Troponin-T) besteht und an Tropomyosin* bindet. Troponin-C bindet Ca^{2+}-Ionen und leitet die Muskelkontraktion ein, indem es durch Konfigurationsänderung die von Tropomyosin blockierte Bindungsstelle von Myosin* an Aktin* freigibt.

Klinische Bedeutung:
- kardiales Troponin*-T (cTn-T) und kardiales Troponin*-I (cTn-I) als laborchemischer Parameter zur Frühdiagnose des Herzinfarkts* bzw. Akuten* Koronarsyndroms
- cave (Differenzialdiagnose): erhöhte Troponin-Konzentration im Blut auch bei Niereninsuffizienz*, Lungenembolie* oder hypertensiver Krise*.

Troponin I *n*: engl. *inhibitory troponin subunit*; syn. kardiales Troponin I; Abk. cTnI. Regulatorisches Protein in den Herzmuskelzellen und Bestandteil des Troponinkomplexes. Die Troponine liegen zu einem Teil gelöst und frei im Zytosol vor, sodass eine frühzeitige Liberation von kardialem Troponin aus geschädigtem Myokard laborchemisch nachweisbar ist.

Indikation zur Laborwertbestimmung:
- Diagnose und Verlaufskontrolle bei akutem Koronarsyndrom (instabile Angina pectoris, Myokardinfarkt)
- Beurteilung einer Thrombolysetherapie nach Koronararterienverschluss
- Nachweis von Herdnekrosen nach invasiv-kardiologischen Interventionen.

Bewertung: Erhöhte Werte:
- akuter Myokardinfarkt
- instabile Angina pectoris
- Lungenembolie
- kardiochirurgische Eingriffe
- Myopathien
- Niereninsuffizienz
- Contusio cordis.

Troponin T *n*: engl. *Tropomyosin-binding troponin*; syn. kardiales Troponin T. Kardiales myofibrilläres Protein mit regulatorischer Funktion. Der größte Anteil ist an die kontraktilen Strukturproteine gebunden und lediglich ein kleiner Anteil zwischen 3–8 % liegt zytosolisch gelöst vor. Dieser Anteil wird bei Herzischämie freigesetzt. Die kardialen Troponine sind herzspezifisch, nicht infarktspezifisch.

Referenzbereiche: Referenzbereich abhängig vom Testsystem (siehe Herstellerangaben).

Bewertung: Erhöhte Werte:
- akuter Myokardinfarkt
- instabile Angina pectoris
- Lungenembolie
- kardiochirurgische Eingriffe
- Myopathien
- Niereninsuffizienz
- Contusio cordis.

Trotz *m*: engl. *defiance*. Eigen- und starrsinnige, z. T. störrische Abwehr fremder Ansprüche oder Autoritäten, übermäßiges Beharren auf eigenen Wünschen oder Rechten. Die zugrundeliegende Motivation ist Reaktanz. Trotz ist therapeutisch relevant u. a. bei Widerstand* gegen Therapie und im Kindesalter bei Trotzphase* und Störung mit oppositionellem Trotzverhalten.

Trotzphase *f*: engl. *phase of defiance*. Bezeichnung (C. Bühler) für die normale, aber krisenhafte Veränderung der sozialen Beziehungen, die bei Kindern typischerweise (aber nicht immer) zwischen dem 2. und 4. Lj. auftritt und die sich u. a. in Ungehorsam, Nörgeln, Wutausbrüchen, Verweigerung und Rückzug äußern kann (sog. Trotzverhalten).

Umgang: Die zu erfüllende Entwicklungsaufgabe besteht darin, den zunehmend stärker entdeckten eigenen Willen des Kindes mit den Wünschen v. a. der Erwachsenen abzustimmen. Durch Übung der kindlichen Willensausübung um ihrer selbst willen kommt es zu Konflikten mit der Umwelt. Der Umgang mit kindlichem Trotzverhalten ist eine wichtige Kompetenz für Eltern und andere Erziehungspersonen, die bei Problemen in Elterntrainings* zur Prävention psychischer Störungen bei Kindern und Eltern verbessert werden kann.

Klinische Bedeutung: U. a. im Zusammenhang mit Regulationsstörung* im frühen Kindesalter, Familientherapie*, Kindesmisshandlung* bzw. häuslicher Gewalt.

Hinweis: Ältere Vorstellungen einer regelhaft auftretenden zweiten Trotzphase zwischen dem 12. und 15. Lj. gelten inzwischen als überholt (Pubertät*).

Trousseau-Zeichen *n*: engl. *Trousseau's sign*. Pfötchenstellung der Hand als Zeichen einer Tetanie*. Provoziert wird das Trousseau-Zeichen, indem die Blutdruckmanschette am Oberarm einige Minuten lang auf Werte oberhalb des systolischen Blutdrucks aufgepumpt wird. Verursacht wird die Tetanie durch eine gesteigerte neuromuskuläre Erregbarkeit, z. B. bei Hypokalzämie. Siehe Abb.

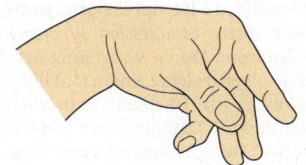

Trousseau-Zeichen: Geburtshelfer- oder Pfötchenstellung der Hand (Trousseau-Zeichen).

Trp: Abk. für → Tryptophan [Aminosäure]

TRPM: Abk. für engl. *transient receptor potential channel subfamily M* codierendes Gen → Herzblock, familiärer

TRT: Abk. für → Tinnitus-Retraining-Therapie
Tru-Cut-Nadel *f*: engl. *tru-cut-needle*. Instrument aus einer inneren soliden und einer äußeren Hohlnadel (Ø 1,4–2 mm) zur Feinnadelbiopsie* in Trokar-Technik. Sie wird z. B. zur Leberbiopsie* (Identifizierung und Diagnose raumfordernder Läsionen) verwendet.
Trümmerfraktur → Fraktur
Trugwahrnehmung → Sinnestäuschung
Truncus *m*: engl. *trunk*. Gemeinsamer Gefäß-, Lymph- oder Nervenstamm. Beispiele sind Truncus brachiocephalicus (gemeinsamer Gefäßstamm von A. subclavia und A. carotis communis) oder Truncus corporis callosi (Teil des Balkens, der die beiden Hirnhälften verbindet).
Truncus anterior *m*: Klinische Bezeichnung für die Arterie*, die einen Teil des rechten Oberlappens der Lunge* versorgt. Der Truncus anterior entspringt aus der A. pulmonalis dextra, verläuft ventral des Oberlappenbronchus und gibt dabei Äste zur arteriellen Versorgung der Lungensegmente* I (Segmentum apicale) und III (Segmentum anterius) ab.
Truncus arteriosus communis *m*: Seltener angeborener Herzfehler, bei dem aus den beiden Herzkammern nur ein gemeinsames Gefäß mit mindestens 2 Taschenklappen* über einem großen Ventrikelseptumdefekt entspringt.
Truncus brachiocephalicus *m*: engl. *brachiocephalic trunk*. Arterienstamm, der rechts aus dem Arcus aortae* entspringt und im Mediastinum superius verläuft. Der Truncus brachiocephalicus entlässt rechts die A. subclavia für die rechte Schulter und den rechten Arm, sowie die A. carotis communis dextra für die rechte Hälfte des Kopfes und des Halses.
Truncus cerebri → Hirnstamm
Truncus coeliacus *m*: engl. *celiac trunk*; syn. Arteria coeliaca. Kurzer gemeinsamer Arterienstamm für die Organe des Oberbauchs. Der Truncus coeliacus entspringt auf Höhe des zwölften Brustwirbelkörpers kurz nach dem Hiatus* aorticus aus der Aorta abdominalis und teilt sich in 3 Arterien*: A. gastrica sinistra, A. hepatica communis und A. splenica.
Truncus-coeliacus-Kompressionssyndrom *n*: engl. *celiac artery compression syndrome*; syn. Dunbar-Syndrom. Durch Verengung des Truncus* coeliacus verursachte Angina* abdominalis, die sich meist in Übelkeit, Erbrechen und Krämpfen äußert. Diagnostiziert wird mittels farbcodierter* Duplexsonografie oder Angiografie*, evtl. ein Strömungsgeräusche im Oberbauch auskultierbar. Abzugrenzen ist eine arteriosklerotisch bedingte Stenose. Therapeutisch werden die komprimierenden Strukturen durchtrennt.
Truncus corporis callosi → Corpus callosum [Neuroanatomie]

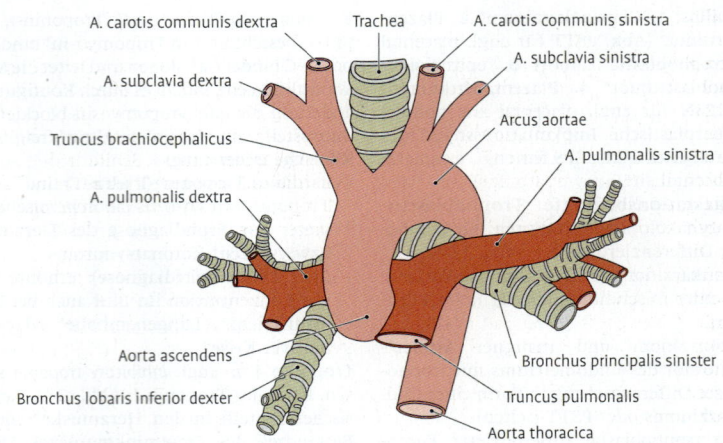

Truncus pulmonalis: Topografie der Trachea-Bifurkation, des Aortenbogens und des Truncus pulmonalis. [4]

Truncus costocervicalis *m*: engl. *costocervical trunk*. Gefäßstamm aus der A. subclavia, der hinter dem M. scalenus anterior entlangzieht. Der Truncus costocervicalis entlässt nach ventral die A. cervicalis profunda für die tiefen Halsmuskeln und nach dorsal die A. intercostalis suprema für die oberen 2 Interkostalräume.
Truncus lumbosacralis *m*: engl. *lumbosacral trunk*. Nervenast, der den Plexus* lumbalis mit dem Plexus* sacralis verbindet. Gebildet wird der Truncus lumbosacralis von einem Ast des Ramus anterior des Rückenmarksegments L4 sowie dem Ramus anterior von L5. Zusätzlich verbindet er sich mit den Rami anteriores von S1 und S2.
Truncus lymphaticus bronchomediastinalis *m*: engl. *bronchomediastinal trunk*. Paariger Lymphstamm, welcher die Lymphe* aus dem Mediastinum* und somit aus Thymus*, Lunge*, Herz*, Bronchien und Brustwand aufnimmt. Der linke Truncus lymphaticus bronchomediastinalis mündet in den Ductus* thoracicus, der rechte in den Ductus* lymphaticus dexter.
Truncus lymphaticus intestinalis *m*: engl. *intestinal lymphatic trunk*. Unpaarer Lymphstamm zwischen der Radix* mesenterii und der Cisterna chyli. Der Truncus lymphaticus intestinalis drainiert die Lymphe* des Darms* und der Oberbauchorgane, die vom Truncus* coeliacus versorgt werden.
Anatomie: Aus dem Darm*, der zum Versorgungsgebiet der Arteria mesenterica gehört, fließt die Lymphe über die Nodi lymphoidei mesenterici superiores zum Truncus lymphaticus intestinalis. Zuflüsse aus den Oberbauchorganen erreichen ihn über die Nodi lymphoidei coeliaci. Er mündet in die Cisterna chyli, welche er gemeinsam mit dem paarigen Truncus* lymphaticus lumbalis bildet.
Truncus lymphaticus jugularis *m*: engl. *jugular lymphatic trunk*. Lymphstamm, der entlang der V. jugularis interna verläuft und die Lymphe* aus dem Hals- und Kopfbereich sammelt. Der rechte Truncus jugularis mündet in den Ductus* lymphaticus dexter, der linke Truncus jugularis in den Ductus* thoracicus.
Truncus lymphaticus lumbalis *m*: engl. *lumbar lymphatic trunk*. Paariger Lymphstamm, der die Lymphe* der unteren Extremitäten, des Beckens, des Retroperitonealraums* und der unteren Bauchwand* sammelt. Die beiden Trunci lumbales vereinigen sich auf Höhe des 2. Lendenwirbels mit dem Truncus* lymphaticus intestinalis zur Cisterna chyli.
Truncus lymphaticus subclavius *m*: engl. *subclavian lymphatic trunk*; syn. Truncus subclavius. Lymphstamm, welcher die Lymphe* der Arme, Schultern und oberen Brust ableitet. Auf der linken Körperseite mündet der Truncus lymphaticus subclavius in den Ductus* thoracicus oder direkt in den linken Venenwinkel*, während er rechts häufig im Ductus lymphaticus dexter endet.
Truncus pulmonalis *m*: engl. *pulmonary trunk*. Stamm der Lungenarterien, der direkt aus der rechten Herzkammer entspringt. Der Truncus pulmonalis beginnt auf Höhe der 3. Rippe* und verläuft bis zur Bifurcatio trunci pulmonalis unterhalb des Arcus aortae*. Dort entlässt er die A. pulmonalis dextra und die A. pulmonalis sinistra. Siehe Abb.
Truncus sympathicus *m*: engl. *sympathetic trunk*. Neben der Wirbelsäule* (paravertebral) gelegene Kette vegetativer Ganglien, die zum

Sympathikus* zählen. Hier werden die meisten präganglionären sympathischen Fasern auf ein 2. Neuron umgeschaltet, während nur ein geringer Teil unverschaltet zu den Neuronen der prävertebralen Ganglien weiterzieht.

Anatomie: Der Truncus sympathicus wird in folgende 3 Abschnitte unterteilt:
- Halsabschnitt (Halssympathikus) mit den Ganglia cervicalia
- Brustabschnitt mit den Ganglia thoracica
- Bauch- und Beckenabschnitt mit den Ganglia lumbalia und Ganglia sacralia.

Halsabschnitt (Halssympathikus): 3 Ganglien versorgen Kopf, Hals, Arme und Herz
- Ganglion cervicale superius: **1.** oberstes Ganglion unter der Schädelbasis* im Spatium* lateropharyngeum **2.** entlässt Äste zum Kopf, die unter anderem über den Plexus carotis internus ziehen **3.** Schädigungen führen zum Ausfall des M. tarsalis superior, M. tarsalis inferior und M. dilatator pupillae und somit zum Horner*-Syndrom
- Ganglion cervicale medium: **1.** kleines Ganglion in Höhe des 6. Halswirbels, in der tiefen Halsfaszie **2.** entlässt u. a. den Nervus cardiacus cervicalis medius und einen Ramus communicans zum Plexus* cervicalis
- Ganglion cervicale inferius: **1.** häufig mit dem 1. Thorakalganglion verschmolzen (wird dann Ganglion cervicothoracicum oder Ganglion stellatum genannt) **2.** entlässt den Nervus vertebralis und Fasern für den Nervus* subclavius und den Nervus cardiacus cervicalis inferior.

Brustabschnitt: 11–12 Ganglien
- auf Höhe der Rippenköpfchen vor den Interkostalgefäßen
- versorgen das Herz* über den Plexus* cardiacus, den Ösophagus* über den Plexus oesophageus und die Lunge* über den Plexus pulmonalis
- aus den Ganglien 5 bis 9 entsteht der N. splanchnicus major, aus den Ganglien 10 und 11 der N. splanchnicus minor; beide enthalten präganglionäre Nervenfasern, welche im Plexus* coeliacus umgeschaltet werden und einen Großteil des Gastrointestinaltraktes* versorgen.

Bauch- und Beckenabschnitt: 8–10 Ganglien
- Ganglien der Bauchhöhle: **1.** innervieren die ableitenden Harnwege, die Geschlechtsorgane und die untere Extremität **2.** aus ihnen entstehen die Nn. splanchnici lumbales und Nn. splanchnici sacrales, welche sich mit parasympathischen Fasern zum Plexus* hypogastricus superior und Plexus* hypogastricus inferior vermischen
- Ganglion impar: **1.** liegt vor dem Steißbein (Os* coccygis) **2.** unpaares und letztes Ganglion des Truncus sympathicus.

Truncus thyrocervicalis *m*: engl. *thyrocervical trunk*. Gefäßast der A. subclavia, der am medialen Rand des M. scalenus anterior verläuft und die A. thyroidea inferior, A. cervicalis ascendens, A. suprascapularis, A. transversa cervicis und A. dorsalis scapulae (inkonstant) entlässt. Sein Versorgungsgebiet umfasst Schilddrüse*, Halsmuskeln und die Schultergürtelmuskeln.

Truncus vagalis anterior *m*: engl. *anterior vagal trunk*. Parasympathischer Ast des linken Nervus* vagus. Der Truncus vagalis anterior verläuft auf der Vorderfläche der Speiseröhre durch den Hiatus* oesophageus des Zwerchfells und zweigt sich auf der Vorderseite des Magens auf. Seine Fasern versorgen Leber*, Gallenwege, Magenvorderwand, Pylorus* und Duodenum*.

Truncus vagalis posterior *m*: engl. *posterior vagal trunk*. Parasymathischer Ast des rechten Nervus* vagus. Der Truncus vagalis posterior verläuft auf die Hinterfläche der Speiseröhre, tritt durch den Hiatus* oesophageus des Zwerchfells und zweigt sich auf der Magenrückseite auf. Seine Fasern versorgen die Magenhinterwand, den Darm* bis zur linken Kolonflexur sowie das Pankreas*.

TRUS: Abk. für transrektaler Ultraschall → Endosonografie

Trypanosoma *n*: Gattung schlanker, eingeißeliger Flagellaten (Protozoen*). Medizinisch relevante Vertreter sind Trypanosoma gambiense und Trypanosoma rhodesiense als Erreger der Schlafkrankheit* (Afrikanische Trypanosomiasis) sowie Trypanosoma cruzi als Erreger der Chagas*-Krankheit. Trypanosomen entziehen sich der Immunabwehr durch Wechsel der Oberflächenantigene, was zu rezidivierenden Krankheitsverläufen führt.

Entwicklung:
- liegen extrazellulär (im Blut und Liquor cerebrospinalis) als **trypomastigote Form** (Trypanosomaform, siehe Abb.) vor: Kinetoplast am Hinterende, Geißel mit langer undulierender Membran

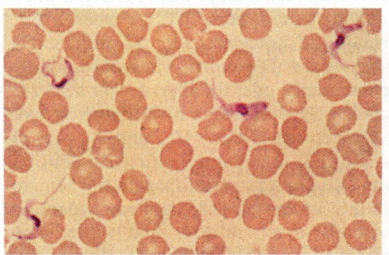

Trypanosoma: Blutausstrich (Pappenheim-Färbung); zwischen den Erythrozyten liegen Trypanosomen. [72]

- nach Eindringen in Zellen Verlust der Geißel: **amastigote Form** (Leishmaniaform bei Trypanosoma cruzi)
- im Überträger (Insekt) Umwandlung in die **promastigote Form** (Leptomonasform)
- anschließend Verlagerung des Kinetoplasten unmittelbar vor den Kern: **epimastigote Form** (Crithidiaform)
- Entwicklung mit Wirtswechsel (Insekten – gleichwarme bzw. auch wechselwarme Lebewesen; Ausnahme: Trypanosoma equiperdum)
- Vermehrung durch Längs- und Mehrfachteilung.

Trypanosoma brucei brucei *n*: engl. *Trypanosoma brucei*. Nicht humanpathogener Erreger einer Nagana genannten Erkrankung der Wiederkäuer und Pferde in Afrika. Die Übertragung erfolgt durch blutsaugende Tsetsefliegen (Glossinidae; siehe auch Fliegen*). Als Erregerreservoir dienen Antilopen.

Trypanosoma brucei gambiense *n*: engl. *Trypanosoma gambiense*. Erreger der Westafrikanischen Schlafkrankheit* des Menschen (Afrikanische Trypanosomiasis). Er wird übertragen durch waldbewohnende Fliegen der Gattung Glossinidae (Tsetsefliegen, besonders Glossina palpalis). Als Erregerreservoir dient der infizierte oder erkrankte Mensch.

Trypanosoma brucei rhodesiense *n*: engl. *Trypanosoma rhodesiense*. Erreger der Ostafrikanischen Schlafkrankheit* des Menschen (Afrikanische Trypanosomiasis). Er wird übertragen durch Savanne-bewohnende Glossinida-Arten, z. B. Glossina morsitans (Tsetsefliege; siehe auch Fliegen*). Als Erregerreservoir fungieren Hausrind und Kuhantilope.

Trypanosoma cruzi *n*: engl. *Trypanosoma triatomae*. Erreger der Chagas*-Krankheit in Mittel- und Südamerika (vgl. Trypanosoma*). Er wird übertragen durch den Kot von geflügelten, Blut saugenden Raubwanzen (besonders Gattung Triatoma, Panstrongylus und Rhodnius; vgl. Wanzen*). Als Erregerreservoir fungieren Gürteltier, Hund u. a. Säugetiere.

Trypanosomatidae *f pl*: Familie der Flagellaten (Protozoen*). Charakteristische Merkmale der Trypanosomatidae sind der Besitz eines Kinetoplasten sowie bei einigen Vertretern ein Formwechsel infolge einer Verlagerung von Kinetoplast und Geißelansatz. Die wichtigsten Gattungen sind Leishmania* und Trypanosoma*.

Trypsin *n*: In den exokrinen Azinuszellen des Pankreas gebildete Endopeptidase (Proteasen*) mit katalytisch aktivem Serinrest.
Physiologie: Seine Funktion besteht in der substratspezifischen Hydrolyse von Peptiden nach Arginin- und Lysinresten (pH-Optimum 7,5–8,5) sowie in der Mitwirkung bei der Freiset-

Trypsin-Inhibitoren

zung von Kininen*. Die max. Aktivität liegt bei pH 7–9. Bei pH 3 ist das Enzym am stabilsten, die Aktivität aber reversibel gehemmt.

Trypsin-Inhibitoren m pl: engl. *trypsin inhibitors*. Moleküle, die die Enzymaktivität der Endoprotease Trypsin* hemmen. Als natürlicher Trypsin-Inhibitor gilt das vor allem im Blutplasma vorkommende Protein Alpha*-1-Antitrypsin von ca. 50 kDa. Weitere Trypsin-Inhibitoren sind im Rinderserum (Aprotinin) und in Sojabohnen enthalten oder sind chemisch synthetisiert, wie das Diisopropylfluorphosphat.

Trypsinogen-Test m: syn. Immunreaktives-Trypsinogen-Test. Erste Stufe des Neugeborenen*-Screenings auf Mukoviszidose*. Bei Erkrankung ist das Trypsinogen durch zähen Schleim in den Bauchspeicheldrüsengängen zurückgestaut und gelangt in erhöhter Konzentration ins Blut. Der Nachweis der erhöhten Trypsinogenkonzentration erfolgt immunreaktiv mittels eines ELISA-Tests aus einer Trockenblutprobe. Die Diagnosesicherung erfordert ein mehrstufiges Verfahren.

Tryptophan [Aminosäure] n: Abk. Trp. Essenzielle, proteinogene, aromatische Aminosäure (Abk. W oder Trp), die als Ausgangssubstanz für die Biosynthese von Serotonin*, Melatonin* und Nikotinsäure dient. Tryptophan ist am Stoffwechsel der Vitamine* B_1, B_2 und B_6 beteiligt. Außerdem wird Tryptophan auch als Arzneimittel eingesetzt (Näheres zur Anwendung siehe Tryptophan* [Arzneimittel]).

Klinische Bedeutung: Eine Tryptophan-Resorptionsstörung liegt bei der Hartnup-Krankheit und dem Blue-Diaper-Syndrom vor.

Tryptophan [Arzneimittel] n: Essenzielle, proteinogene, aromatische Aminosäure*, die als Ausgangssubstanz für die Biosynthese von Serotonin*, Melatonin* und Nikotinsäure und am Vitamin-B-Stoffwechsel beteiligt ist (siehe auch Tryptophan* [Aminosäure]). Tryptophan wird als Arzneimittel bei Schlafstörungen* eingesetzt. Eine schwere Nebenwirkung ist das Eosinophilie-Myalgie-Syndrom.

Indikationen: Zur Förderung der Schlafbereitschaft und Erleichterung des Einschlafens.

Tryptophanreaktion → Tryptophan [Arzneimittel]

T-Score m: syn. T-Wert. Befund der Osteodensitometrie*, der als Zahl die Standardabweichungen der Knochendichte unterhalb des Mittelwerts gesunder junger Frauen angibt. Der Referenzbereich bemisst sich wie folgt: (DXA) T-Score von −1 bis −2,5: Osteopenie*; < −2,5: Osteoporose* (nach WHO).

Tsetsefliegen → Fliegen

TSH-basal n: syn. Thyroidea-stimulierendes Hormon basal. Bestimmung des Thyroidea*-stimulierenden Hormons aus dem Hypophysenvorderlappen, welches die Bildung und Freisetzung der Schilddrüsenhormone* anregt. Die TSH-Freisetzung wird stimuliert durch Thyreotropin-Releasing-Hormon (TRH) und gehemmt durch frei zirkulierende Schilddrüsenhormone. Die TSH-Bestimmung dient dem Schilddrüsenscreening: TSH ist erhöht bei primärer Hypothyreose* und erniedrigt bei primärer Hyperthyreose*.

TSH-basal:
Altersabhängige Referenzbereiche im Kindes- und Jugendalter (Beispiel).

Lebensalter	Referenzbereich (mU/l)
0–6 Tage	0,7–15,2
> 6 Tage bis 3 Monate	0,72–11
> 3–12 Monate	0,73–8,35
> 1–6 Jahre	0,7–5,97
> 6–11 Jahre	0,6–4,84
11–20 Jahre	0,51–4,3

Referenzbereiche:
- Erwachsene: 0,3–3,5 mU/l
- Kinder: siehe Tab.

Indikation zur Laborwertbestimmung:
- Screening auf Hyperthyreose oder Hypothyreose
- Verlaufskontrolle einer L-Thyroxin*-Substitution bei Hypothyreose (ab der 3. oder 4. Therapie-Woche)

Material und Präanalytik: Material: Serum* (selten Plasma*).

Bewertung:
- Konzentration im Referenzbereich: 1. Ausschluss einer manifesten Störung der Schilddrüsenfunktion 2. Remission einer Hyperthyreose nach Absetzen eines Thyreostatikums
- erhöhte Konzentration: 1. primäre Hypothyreose*: fT_3 im Serum* und fT_4 im Serum* sind erniedrigt 2. Jodmangelstruma* 3. sehr selten sekundäre Hyperthyreose durch TSH-sezernierenden Tumor oder Resistenz gegen Schilddrüsenhormone* (fT_4 ist erhöht)
- erniedrigte Konzentration: 1. primäre Hyperthyreose* (fT_3 und fT_4 sind im oberen Referenzbereich oder darüber) 2. sehr selten sekundäre Hypothyreose bei Hypophysenvorderlappen-Insuffizienz (fT_3 und fT_4 sind erniedrigt) 3. arzneimittelinduzierte Suppression (Glukokortikoide*, Dopamin*, Somatostatin*, Bromocriptin*, Diphenylhydantoin) 4. Low-T_3-Syndrom* 5. latente Hyperthyreose bei hypertropher Hashimoto*-Thyreoiditis im Frühstadium oder Basedow*-Krankheit (fT_3 und fT_4 sind normal) 6. Schilddrüsenautonomie* (fT_3 und fT_4 sind normal)

Praxishinweise:
- abweichende Werte sollten durch weiterführende Diagnostik abgeklärt werden: 1. Laborparameter wie Schilddrüsenhormone (fT_3 im Serum* und fT_4 im Serum*) sowie Schilddrüsenantikörper* (z. B. Thyreoglobulin*-Antikörper im Serum und Schilddrüsen*-Peroxidase-Antikörper) 2. bildgebende Verfahren (Sonografie und ggf. Szintigrafie*; siehe auch Schilddrüsendiagnostik*) 3. Punktionszytologie 4. TRH*-Test
- TSH unterliegt tageszeitlichen Schwankungen: 1. nachmittags niedrigste Konzentration 2. mitternachts höchste Konzentration

TSH-Rezeptor-Antikörper: syn. TRAK im Serum. Bei Verdacht auf Schilddrüsenüberfunktion erhobener Laborwert in der Schilddrüsen-Diagnostik. TRAK sind Antikörper* gegen den Rezeptor von TSH und pathognomonisch* für Morbus Basedow*. Da das Fettgewebe der Orbita* TSH-Rezeptoren aufweist, können TRAK auch eine endokrine Orbitopathie auslösen. Sie kommen außerdem bei postpartaler Thyreoiditis vor.

TSS: Abk. für engl. *toxic shock syndrome* → Schocksyndrom, toxisches

TSST: Abk. für → Tübinger Skalen zur Sexualtherapie

Tsuge-Sehnennaht → Sehnennaht

T_4/TBG-Quotient m: Quotient zwischen dem Schilddrüsenhormon* T_4 und dem Schilddrüsen-Bindungsprotein TBG, der Aussagen über die Schilddrüsenfunktion ermöglicht. Der Quotient eliminiert teilweise den Einfluss der Bindungsproteine auf die Bestimmung des Gesamt-T_4 im Serum*, im Regelfall sollten allerdings besser die freien Hormone (fT_3, fT_4) bestimmt werden.

Indikationen:
- Abklärung von nicht zum TSH oder zum klinischen Bild passenden T_4-Konzentrationen
- nicht erklärbarer Unterschied zwischen Gesamt-T_4 und fT_4.

Bewertung:
- Euthyreose*: 3,1–5,5
- Hypothyreose*: 0,2–2,0
- Hyperthyreose*: 7,6–14,8.

TTE: Abk. für transthorakale Echokardiografie → Echokardiografie

TTP: Abk. für → Purpura, thrombotisch-thrombozytopenische

TTS: Abk. für → Transdermales Pflaster

Tubarabort → Tubargravidität

tubarer Abort → Tubargravidität

Tubargravidität f: engl. *tubal pregnancy*. Häufigste Form der Extrauteringravidität* (EUG) mit Implantation im Eileiter (Tuba uterina). Unterschieden wird die ampulläre (in Nähe des Fibrientrichters), die isthmische (im mittleren Anteil der Tube) und die interstitielle (im innerhalb der Gebärmutter verlaufenden Anteil des Eileiters) Tubargravidität. Behandelt wird in der Regel operativ. Siehe Extrauteringravidität* (Abb. 3 dort).

Ätiologie: Eileiterschwangerschaften treten insbesondere auf nach abgelaufener Adnexitis* und Salpingitis*, bei liegender Spirale, bei Endometriose* oder nach chirurgischen Eingriffen im Bauchraum.

Klinik:
- vaginale Schmierblutung nach einer Amenorrhö von 6–8 Wochen
- plötzlich auftretende Unterbauch-Schmerzen (peritoneale Reizung)
- Akutes* Abdomen
- hämorrhagischer Schock.

Diagnostik: Die Diagnostik fußt auf der Sonografie und der Bestimmung des ß-HCG im mütterlichen Serum.

Therapie:
- in der Regel operativ mit tubenerhaltender laparoskopischer OP
- bei massiver Blutung oder Schock Laparotomie mit Salpingektomie
- bei beschwerdefreier Patientin alternativ auch eine systemische Gabe von Methotrexat möglich.

Prognose: Das Rezidivrisiko bei tubenerhaltender OP liegt bei etwa 25 %.

Tubarruptur → Tubargravidität

Tuba uterina → Eileiter

Tubenbelüftungsstörung *f*; engl. *Eustachian tube malfunction*; syn. Tubenventilationsstörung. Minderbelüftung des Mittelohrs* infolge einer Verengung oder Verlegung der Ohrtrompete*. Ursachen sind allergische oder entzündliche Schleimhautschwellungen oder eine Hyperplasie der Rachenmandeln (adenoide Vegetationen*). Symptome wie Schmerzen und Druckgefühl im Ohr treten verstärkt bei Druckschwankungen auf. Behandelt wird mit Nasentropfen oder Ballondilatation der Ohrtrompete.

Erkrankung: Ursachen: Alle Prozesse, die zu einer Verengung oder zum Verschluss der Tubenöffnung führen können wie z. B.
- adenoide Vegetationen
- Allergien
- Tubenkatarrh*
- Tumoren des Nasen-Rachen-Raums
- Nasenpolypen
- Septumdeviation*.

Klinik:
- vermindertes Hörempfinden
- Druckgefühl im Ohr
- Schwindel
- Tinnitus*
- Ohrenschmerzen.

Die Beschwerden sind bei Änderungen des Luftdrucks besonders stark ausgeprägt.

Therapie: Allgemeine Maßnahmen:
- Nasenduschen
- abschwellende Nasentropfen
- Stärkung des muskulären Tubenostiums durch regelmäßige Valsalva-Manöver
- Ballonaufblasen durch die Nase.

Kausale Therapie:
- Behandlung der zugrundeliegenden Erkrankung, z. B. Parazentese*, Paukenröhrchen, Entfernung der Rachenmandeln
- Ballondilatation der Ohrtrompete.

Tubenchirurgie *f*; engl. *tubal surgery*. Mikrochirurgische Rekonstruktion der Tubendurchgängigkeit zur Behandlung tubarer Sterilität* oder Tubargravidität* sowie zur Refertilisierung nach Tubensterilisation.

Formen:
- Adhäsiolyse (Ovariolyse, Salpingolyse): Durchtrennung bindegewebiger Verwachsungen
- Fimbrioplastik: Rekonstruktion des Fimbrientrichters bei partiell verschlossenem Tubenende
- Salpingostomatoplastik (syn. Salpingostomie): meist pelviskopisch durchführbare Entfernung des verschlossenen Tubenendes und Rekonstruktion eines neuen durch auskrempelnde Nähte
- Tubenanastomose nach Resektion des verschlossenen Tubenabschnitts oder Tubenimplantation
- bei Tubargravidität laparoskopischer Zugang zum Entfernen des Trophoblasten.

Tubendurchspülung → Pertubation

Tubenendoskopie: Methode zur visuellen Untersuchung der Ohrtrompete*. Dabei wird mit einem dünnen Katheter ein Mini-Endoskop über den Nasenrachenraum in die Ohrtrompete geschoben. Mithilfe des Katheters ist es auch möglich, Medikamente direkt in das Mittelohr einzubringen.

Tubenentzündung → Salpingitis

Tubenfaktor *m*; engl. *tubal factor*. Sammelbezeichnung für verschiedene Störungen der Tubenfunktion, z. B. proximaler oder distaler Tubenverschluss*, Mukosaschäden, Einziehung der Fimbrien, Hydro- und Saktosalpinx (Salpingitis*), Adhäsionen und Fixierungen des Genitales (sog. frozen pelvis).

Tubenimplantation *f*; engl. *tubal implantation*. Wiedereinpflanzung des Eileiters in das Cavitas uteri nach Resektion eines verschlossenen oder verengten Tubenanteils.

Tubenkatarrh *m*; engl. *inflammation of the auditory tube*; syn. Mittelohrkatarrh. Entzündung der Ohrschleimhaut in Folge einer Tubenbelüftungsstörung*. Durch Schleimhautschwellung und Sekrete entstehen Druckgefühle im Ohr, Schwerhörigkeit, manchmal auch Ohrenschmerzen. Otoskopie* und Tympanometrie* führen zur Diagnose. Therapeutisch kommen abschwellende Nasentropfen zum Einsatz. Bei chronischer Tubenbelüftungsstörung erfolgen Adenotomie* und Parazentese*, ggf. mit Paukenbelüftungsröhrchen*.

Erkrankung: Pathogenese:
- **akuter Tubenkatarrh:** Hörminderung durch: 1. Verlegung des pharyngealen Tubenostiums im Rahmen von akuten Infektionen der oberen Atemwege, z. B. bei Rhinitis*, Sinusitis*, Tonsillitis*, Pharyngitis* 2. mangelhafte Belüftung und Unterdruck im Mittelohr*, dadurch Retraktion des Trommelfells und schlechtere Beweglichkeit von Trommelfell und Gehörknöchelchen 3. zusätzliche Sekretbildung im Mittelohr
- **chronischer Tubenkatarrh:** chronischer Verlauf mit: 1. Seromukotympanon (Paukenerguss) mit Eindicken des Sekrets und Umwandlung der Mittelohrschleimhaut (Vermehrung der Becherzellen*) 2. Verkalkung von Trommelfell und Gehörknöchelchen 3. weiterer Verschlechterung des Hörvermögens.

Ursachen: Alle Formen der Tubenbelüftungsstörungen* wie
- Atemwegsinfektionen*
- Sinusitis*
- allergische Reaktionen
- adenoide Vegetationen*
- Tumoren in Nase oder Rachen.

Klinik:
- Druckgefühl im Ohr
- Tinnitus*, Ohrrauschen
- Schwerhörigkeit
- selten Ohrenschmerzen.

Diagnostik:
- klinische Untersuchung
- Otoskopie*: Retraktion des Trommelfells, Flüssigkeitsspiegel hinter dem Trommelfell, verdicktes und verkalktes Trommelfell, evtl. Einblutungen
- Tympanometrie*: flache Impedanzkurve
- Audiometrie*.

Therapie: Akuter Tubenkatarrh:
- abschwellende Nasentropfen
- Nasenduschen
- bei Ohrenschmerzen Analgetika*.

Chronischer Tubenkatarrh: Behebung der Tubenbelüftungsstörung z. B. durch
- Adenotomie* bei vergrößerten Rachenmandeln
- Parazentese* und/oder Tympanoplastik*
- Einlage eines Paukenbelüftungsröhrchens
- Ballondilatation der Ohrtrompete.

Prognose: Ein unbehandelter Paukenerguss (zumeist durch Tubenbelüftungsstörung) kann bei Kleinkindern zu anhaltender Schwerhörigkeit und dadurch zu schweren Sprachentwicklungsverzögerungen führen.

Tubenmanometrie: Nichtinvasive Methode zur Beurteilung der Funktion der Ohrtrompete*. Dabei werden Druckänderungen im Nasopharynx simuliert und die Reaktion der Ohrtube gemessen. Die Methode wird zur Diagnostik von Tubenbelüftungsstörungen* und Verlaufskontrolle z. B. nach Ballondilatation der Ohrtrompete eingesetzt.

Tubensterilisation f: engl. tubal sterilization. Sterilisation* durch operative Unterbrechung der Eileiter. Der Eingriff erfolgt v. a. mittels Laparoskopie* oder Pelviskopie*. Methoden sind Ligatur, Anbringen von Metall- (z. B. Filshie-Clip aus Titan) oder Plastikklemmen, Elektrokoagulation*, Teilexzision oder Totalexstirpation der Eileiter (Salpingektomie).

Tubenverschluss m: engl. uterine tube occlusion. Begriff mit mehreren Bedeutungen: entweder Verschluss der Ohrtrompete* (Tuba auditiva) oder Verschluss des Eileiters. Letzterer kommt angeboren oder erworben vor und wird mittels laparoskopischer Chromopertubation untersucht und operativ behandelt.

Tuber n: engl. tuberosity; syn. Tubera. Höcker, Vorsprung; in der Anatomie meist Bezeichnung eines knöchernen Ansatzpunkts für Muskulatur, z. B. Tuber ischiadicum (Sitzbeinhöcker) oder Tuber calcanei (Fersenbeinhöcker), in der Dermatologie Bezeichnung eines mehr als kirschkerngroßen Knotens (Primäreffloreszenz).

Tuber calcanei n: engl. calcaneal tuberosity. Mächtiges, dorso-kaudales Ende des Kalkaneus*. Am Übergang zur Unterfläche befinden sich 2 nach vorne gerichtete Fortsätze, der Processus lateralis tuberis und der Processus medialis tuberis. An der Rauhigkeit des Tuber calcanei inseriert die Achillessehne*. Vorne findet sich die Facies articularis cuboidea.

Tubercula Montgomery → Areola mammae

Tuberculosis cutis f: Tuberkulose* der Haut, die primär erworben oder hämatogen, lymphogen bzw. per continuitatem (über Fistelgänge) hervorgerufen wird. Es besteht Behandlungs- und Meldepflicht. Diagnostiziert wird mittels Quantiferontest und kulturellem und bioptischem Erregernachweis, therapiert wird mittels Antituberkulotika in Kombinationstherapie.

Tuberculosis urogenitalis → Genitaltuberkulose

Tuberculosis urogenitalis → Nierentuberkulose

Tuberculum n: engl. tubercle; syn. Tubercula. Höckerartige oder knötchenförmige Erhabenheit; in der Anatomie Bezeichnung kleinerer knöcherner Knochenvorsprünge, an denen Muskeln ansetzen, z. B. Tuberculum majus humeri und Tuberculum minus humeri am proximalen Oberarm.

Begriffsabgrenzung: In der Dermatologie und Pathologie Bezeichnung für knötchenförmige, bis linsengroße Veränderungen eines Gewebes (Tuberkel*).

Tuberculum anomale dentis n: engl. cusp of Carabelli; syn. Carabelli-Höcker. Akzessorischer Höcker der oberen 1. und (seltener) 2. Molaren* sowie Milchmolaren.

Tubergelenkwinkel m: engl. tuber angle; syn. Böhler-Winkel. Winkel zwischen Tuber calcanei und der Gelenkfläche des unteren Sprunggelenks (Verbindungslinie vom höchsten Punkt des Processus anterior calcanei zum höchsten Punkt der posterioren Facette) im seitlichen Röntgenbild von normalerweise 30–40°.

Klinische Bedeutung: Er ist verkleinert bei einer Kalkaneusfraktur* vom joint depression type und dient v. a. der radiologischen Therapiekontrolle (siehe Abb.).

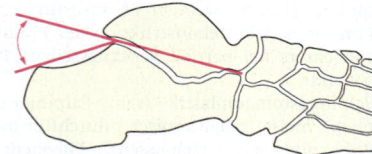

1 physiologisch

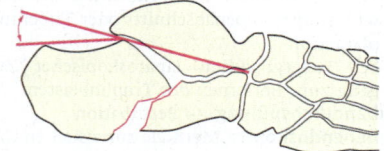

2 bei Kalkaneusfraktur

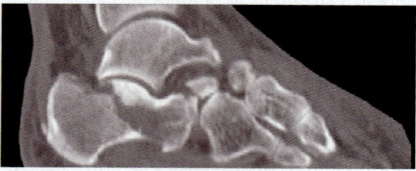

Tubergelenkwinkel: 1 und 2: Prinzip der Ausmessung; 3: T. von fast 0° bei Kalkaneusfraktur (CT, sagittale Rekonstruktion). [108]

Tuber ischiadicum n: engl. ischial tuberosity; syn. Sitzbeinhöcker. Paariger knöcherner Höcker des Os* ischii (Sitzbein), der als Ursprung der ischiocruralen Muskulatur dient.

Tuberkel m: Tuberkuloseherd, der sich histologisch als verkäsendes Granulom zeigt. Dieses entsteht aufgrund Phagozytose der Bakterien durch Makrophagen, die zu Riesenzellen verschmelzen. Je nach Abwehrlage bildet sich eine erregerfreie Narbe oder ein abgekapselter Knoten (Tuberkulom, enthält lebende Erreger). In letzterem Fall besteht die Gefahr der Reaktivierung.

Tuberkel [Tuberculum] m sg, pl: engl. tubercle. Lat. kleiner Höcker; in der Anatomie kleine Erhebungen von Zähnen oder Knochen; in der Dermatologie und Pathologie knötchenförmige, bis linsengroße Veränderungen eines Gewebes als granulomatöse Entzündungsform; im engeren Sinn örtliche, knötchenförmige Reaktion auf Tuberkelbakterien als Rundherd mit zentraler verkäsender Nekrose und fibröser Kapsel (Tuberkulom*).

Tuberkelbakterien → Mycobacterium tuberculosis

Tuberkulid n: engl. tuberculid. Seltene Id-Reaktion der Haut auf antigene Bestandteile von Tuberkelbakterien bei hyperergischer Reaktionslage des Organismus (stark positiver intrakutaner Tuberkulintest, kein Erregernachweis läsional) und durchgemachter oder zeitgleich manifester Organtuberkulose. Abheilen nach antituberkulöser Therapie.

Tuberkuline n pl: Gelöste Proteine aus der Zellwand von Mycobacterium* tuberculosis. Diese Zerfalls- und Stoffwechselprodukte kommen als Haptene im Tuberkulintest* zum Einsatz. Außerdem wird eine große Anzahl verschiedener Tuberkuline in der anthroposophischen/homöopathischen Heilkunde verwendet.

Tuberkulinreaktion f: engl. tuberculin reaction. Hautreaktion nach Tuberkulinapplikation mit Schwellung und Verhärtung, ausgelöst durch starke Infiltration mit mononukleären Zellen als zellvermittelte Überempfindlichkeitsreaktion vom verzögerten Typ (Typ IV der Allergie*). Evtl. bestehen zusätzlich Allgemeinreaktionen (Krankheitsgefühl und Fieber) und unter Umständen eine Reaktivierung bzw. Verstärkung einer lokalen tuberkulösen Infektion (Herdreaktion). Siehe Abb.

Vorkommen:
– Ca. 24 h nach (subkutaner) Injektion von Tuberkulinen*
– maximale Ausprägung 48–72 h nach Tuberkulinapplikation bei spezifisch sensibilisier-

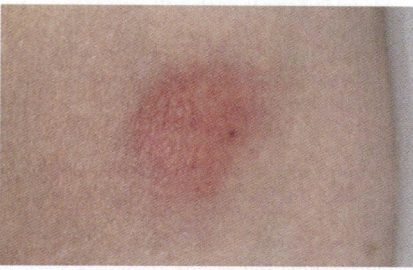

Tuberkulinreaktion: Positiver Tuberkulintest nach 72 Stunden (8 mm, gemessen senkrecht zur Längsachse des Arms). [206]

ten Menschen: 1. BCG-geimpft 2. akut oder in der Vergangenheit an Tuberkulose* erkrankt 3. subklinisch infiziert.
Histologie: Perivaskuläre, mononukleäre Zellinfiltration mit ca. 80 % Lymphozyten und 20 % Makrophagen.

Tuberkulinspritze *f*: syn. Mantoux-Spritze. Lange, dünne 1-ml-Spritze* mit 100 Teilstrichen zur Tuberkulinprüfung (Tuberkulintest*).

Tuberkulintest *m*: engl. *tuberculin skin test*; syn. Tuberkulinhauttest (Abk. THT). Streng intrakutane Applikation von Tuberkulinen* zur Diagnostik einer Infektion mit Tuberkulosebakterien. Eine Hautinduration > 5 mm zeigt eine wahrscheinliche Infektion mit Tuberkulosebakterien an. Der Test unterscheidet nicht zwischen einer latenten Infektion oder einer aktiven Erkrankung.

Tuberkulom *n*: engl. *tuberculoma*. Im Röntgenthorax als größerer, scharf begrenzter Rundherd erscheinender abgekapselter und meist verkalkter Tuberkuloseherd, der noch lebende Erreger (Mycobacterium tuberculosis) enthält. Im Gegensatz zum Sarkoidosegranulom ist der Kern meist verkäst, Einschmelzungen sind selten. Siehe Abb.

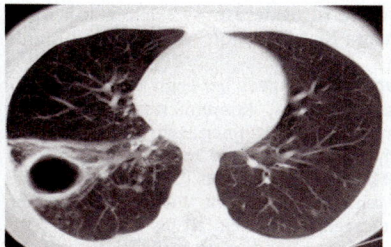

Tuberkulose: Große Kaverne im apikalen Unterlappensegment der rechten Lunge; CT. [95]

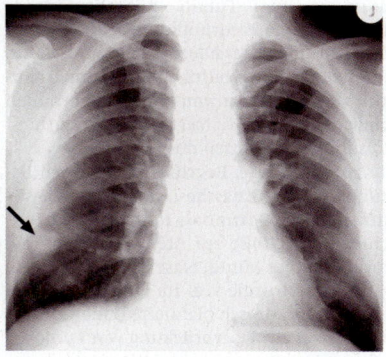

Tuberkulom: Rundherd im rechten Unterfeld (Pfeil). [95]

Tuberkulose *f*: engl. *tuberculosis*. Chronisch verlaufende, meldepflichtige, meist pulmonal lokalisierte, Mycobacterium*-tuberculosis-Infektion. Betroffene infizieren sich meist über Tröpfcheninfektion von Mensch zu Mensch. Die Klinik ist variabel und hängt ab von Erreger, Immunlage des Patienten sowie den befallenen Organen. Diagnostiziert wird mittels direktem Erregernachweis und immunologisch, behandelt mit Antituberkulotika*. Siehe Abb.
Hintergrund: Einteilung: Primär-Tbc:
– häufigste Form im Kindesalter
– ca. 90 % pulmonale Lokalisation (Lungentuberkulose*), seltener extrapulmonal in Halslymphknoten, Darm (Darmtuberkulose*) oder Haut (Tuberculosis* cutis)
– **Klinik:** 1. Beginn mit Primärkomplex (Primärherd, Lymphbahn und regionärer Lymphknoten) 2. Verlauf symptomarm mit über 3–4 Wochen bestehenden subfebrilen Temperaturen 3. manchmal Erythema* nodosum, Ermüdbarkeit, Appetitlosigkeit, Gewichtsabnahme, Schwitzneigung, BSG mittelmäßig beschleunigt 4. in > 90 % der Fälle Sistieren der Infektion in diesem Stadium (latente tuberkulöse Infektion, **LTBI**) 5. cave: bei geschwächter Immunabwehr kann die Primär-Tbc direkt übergehen u. a. in eine Meningitis, Sepsis (Landouzy) oder Miliartuberkulose.

Postprimär-Tbc (Reaktivierung):
– Durch Schwächung der Immunabwehr (z. B. HIV, Alkoholabusus, Diabetes mellitus) kommt es zur Reaktivierung von Tuberkelbakterien im Organismus aus frischem Primärkomplex oder älterem Herd (Tuberkulom, Simon-Herde).
– Bei reduziertem Immunstatus erfolgt oft eine starke Streuung (Generalisation), besonders bei Erstinfektion: 1. **Frühformen:** Miliartuberkulose*, tuberkulöse Meningitis*, tuberkulöse Pleuritis, Peritonitis* (häufig Durchwanderungsperitonitis) u. a. tuberkulöse Serositiden 2. **Spätformen** (z. T. Jahre zwischen Erstinfektion und Spätmanifestation): Knochentuberkulose*, Arthritis* tuberculosa, Genitaltuberkulose*, Nierentuberkulose* u. a. Organtuberkulosen.

Erreger: Bei den Erregern handelt es sich um säurefeste Stäbchenbakterien des Mycobacterium-tuberculosis-Komplexes, u. a.:
– Mycobacterium* tuberculosis (häufigster Erreger)
– Mycobacterium* bovis
– Mycobacterium africanum
– Mycobacterium microti
– Mycobacterium canetti
– Mycobacterium pinnipedii

Es besteht eine weltweite Zunahme resistenter Mykobakterienstämme. Je nach Resistenz der Erreger unterscheidet man folgende Sonderformen:
– **MDR-Tuberkulose** (multidrug resistant tuberculosis): 1. Resistenz mindestens gegenüber Isoniazid und Rifampicin 2. Vorkommen in Deutschland ca. 3 % (2015), Resistenzraten recht stabil, jedoch v. a. in Russland und den Nachfolgestaaten der ehemaligen Sowjetunion deutlich höher
– **XDR-Tuberkulose** (extensively drug resistant tuberculosis): 1. Resistenz gegenüber Isoniazid und Rifampicin sowie zusätzlich einem Fluorochinolon und mindestens einem i. v.-Antituberkulotikum 2. gehäuft in Gebieten mit hoher MDR-Tuberkulose-Rate.

Übertragung: Infektionsquelle ist v. a. der erkrankte Mensch. Erkrankte Rinder (Milch) oder infizierte Haustiere (Hund, Katze, Geflügel) sind epidemiologisch nicht von Bedeutung. Die Übertragung erfolgt meist aerogen (Tröpfcheninfektion bei der offenen Tuberkulose*), seltener oral (Milch), noch seltener über Haut und Augen. Die Inkubationszeit beträgt durchschnittlich 6–8 (4–12) Wochen (Infektion bis Tuberkulinreaktion*). **Pathologie:** Histologisch imponiert das sogenannte Tuberkulom* als zentral nekrotisches infektiöses Granulom* (tuberkulöse Verkäsung) mit peripher lokalisierten Epitheloidzellen und Riesenzellen (Langhans*-Zellen), das von lymphozytär durchsetztem Bindegewebe (ohne Plasmazellen und Gefäße) umgeben ist. Unter Umständen entsteht eine tuberkulöse Kaverne*. Im Abheilungsstadium (nach ca. 8–9 Monaten) kommt es zu beginnender Verkalkung im Zentrum des Tuberkuloms. Die Tbc-Bakterien sind darin über Jahre lebensfähig. Die bakterielle Ausbreitung erfolgt hämatogen, lymphogen oder kanalikulär (z. B. bronchogen).

Klinik:
– Primär-Tbc: 1. Verlauf symptomarm mit über 3–4 Wochen bestehenden subfebrilen Temperaturen, Kinder oft symptomlos 2. manchmal Erythema* nodosum, Ermüdbarkeit, Appetitlosigkeit, Gewichtsabnahme 3. cave: bei geschwächter Immunabwehr kann die Primär-Tbc durch hämato- oder lymphogene Generalisation direkt übergehen u. a. in eine Meningitis, Sepsis (Landouzy) oder Miliartuberkulose
– Postprimär-Tbc der Lunge (mit ca. 80 % die häufigste klinische Manifestation): 1. schweres Krankheitsgefühl 2. Fieber 3. Gewichtsverlust 4. Nachtschweiß 5. Dyspnoe 6. Husten 7. Hämoptysen 8. Pleuritis mit atemabhängigen schmerzen und Pleuraerguss 9. cave: Entwicklung einer offenen Tuberkulose*

Tuberkulose, offene

- urogenitale Tbc mit u. a. rezidivierenden Cystitiden
- Knochen-Tbc mit Skelettschmerzen
- Miliartuberkulose* (schwere Erkrankung mit hoher Letalität)
- Meningitis*
- Darm-Tbc: **1.** Übelkeit **2.** Diarrhö **3.** Bauchschmerzen **4.** Gewichtsverlust.

Therapie: Kombination von Antituberkulotika* in der Regel über 6 Monate (2 Monate Initial- und 4 Monate Kontinuitätsphase) mit folgenden Standardmedikamenten u. a.:
- Isoniazid über 6 Monate
- Rifampicin über 6 Monate
- Ethambutol über 2 Monate
- Pyrazinamid über 2 Monate
- alternativ sind u. a. folgende i. v. Antituberkulotika möglich: **1.** Streptomycin **2.** Amikacin **3.** Capreomycin **4.** Kanamycin
- bei Beteiligung der Meninges zusätzlich zu Antituberkulotika für 6–8 Wochen systemische Kortikosteroide.

Bei Unverträglichkeit, Komplikationen, Begleiterkrankung oder Resistenz beträgt die Behandlungsdauer 8, 12 oder ggf. 24 Monate.

Prävention:
- Expositionsprophylaxe durch Vermeidung von Kontakt mit möglichen Infektionsquellen
- Dispositionsprophylaxe durch hygienische Lebensbedingungen und Förderung der allgemeinen Abwehrlage (Ernährung)
- Chemoprophylaxe mit Isoniazid über mindestens 3 Monate bei Kindern, die noch nicht infiziert, jedoch einer Infektion ausgesetzt sind, oder bei Personen mit Tuberkulinkonversion ohne klinische Tbc-Manifestation.

Tuberkulose, offene *f*: syn. offene Tb. Infektiöse Tuberkulose* mit Ausscheidung von Mykobakterien über die Atemluft aufgrund einer Arrosion des Bronchialsystems bei Lungentuberkulose*. Durch die infektiösen Aerosole können die Erreger übertragen werden, weshalb Betroffene isoliert werden müssen. Diagnostiziert wird u. a. mittels direktem Erregernachweis und immunologisch, behandelt mit einer Kombination von Antituberkulotika*.

Tuberkulostatika → Antituberkulotika

Tuber maxillae *n*: engl. *maxillary tuberosity*. Vorwölbung im Bereich der Facies infratemporalis der Maxilla. Das Tuber maxillae bildet die ventrale Grenze der Fossa pterygopalatina und der Fossa infratemporalis. Die Kieferhöhle dehnt sich in der Regel bis in das Tuber maxillae hinein aus.

Klinische Bedeutung: Im hinteren oberen Bereich befindet sich an den Foramina alveolaria die Eintrittsstelle der Rr. alveolares superiores posteriores. Diese sind das Ziel der Tuberanästhesie.

tuberöse Hirnsklerose → Sklerose, tuberöse

Tubiana-Klassifikation → Dupuytren-Krankheit

Tuboovarialabszess *m*: engl. *tubo-ovarian abscess*; syn. TOA. Kombinierter Abszess* von Ovar* und Eileiter*. Er entsteht infolge unzureichender Therapie einer Infektion des unteren weiblichen Genitaltrakts. Das Krankheitsbild ist schwerwiegend mit Fieber und starken Schmerzen, im Extremfall bis zur Sepsis*. Behandelt wird kombiniert antibiotisch und chirurgisch (auch minimal-invasiv).

Tuboovarialzyste *f*: engl. *tubo-ovarian cyst*. Verschmelzung einer Ovarialzyste* mit dem entzündeten und meist verschlossenen Eileiter, wobei ein gemeinsamer zystischer Hohlraum entsteht. Ursache ist meist eine chronische Adnexitis*.

tubulär: engl. *tubular*; syn. tubulös. Schlauch- bzw. röhrenförmig.

Tubuli dentinales *m pl*: engl. *dentinal tubules*. Annähernd parallel zueinander verlaufende, das Dentin* radiär zur Schmelz-Dentin-Grenze hin durchziehende und zum Teil in den Schmelz eintretende Kanälchen (⌀ 1–3 µm). Sie enthalten Tomes*-Fasern und vereinzelt marklose Nervenfasern.

Tubuli mitochondriales → Mitochondrien

Tubuline *n pl*: engl. *tubulins*. Globuläre, meist dimere Proteine mit GTPase-Aktivität. Alpha- und Beta-Tubuline bilden Heterodimere, die sich zu polymeren Protofilamenten zusammenfügen, sowie mit weiteren Anlagerungen entstehen die Mikrotubuli*. Colchicinum, Vinca-Alkaloide und Paclitaxel binden spezifisch an Tubuline und hemmen so die Mitose.

Tubuli seminiferi *m pl*: engl. *seminiferous tubules*. Kanälchen im Hoden*, die an der Bildung und dem Transport der Spermien* beteiligt sind. Vgl. Hoden*, Abb. 2 dort.

Anatomie: Histologisch lassen sich zwei Arten von Tubuli seminiferi unterscheiden:
- Tubuli seminiferi contorti: **1.** sind gewunden und verlaufen in der Peripherie des Hodens **2.** bilden die Lobuli testis und somit Hauptbestandteil des Hodenparenchyms **3.** sind mit Keimepithel* ausgekleidet und für die Bildung der Spermien* zuständig
- Tubuli seminiferi recti: **1.** enthalten einschichtiges Epithel* anstatt eines Keimepithels **2.** sind nicht an der Bildung von Spermien beteiligt **3.** verbinden die Tubuli seminiferi contorti mit dem Rete* testis.

Klinischer Hinweis: Bei Erkrankungen der Tubuli seminiferi droht eine Hodenatrophie* mit Störung der Spermatogenese*.

Tubuli seminiferi contorti → Tubuli seminiferi

Tubuli seminiferi recti → Tubuli seminiferi

Tubuloglomeruläres Feedback *n*: Abk. TGF. Mechanismus zur Anpassung der glomerulären Filtrationsrate an die Resorption der Nierentubuli. Dabei messen spezialisierte Macula densa-Zellen die Flussrate und den NaCl-Gehalt des Harns.

Funktion: Bei erhöhten Werten führt die TGF zu einer Vasokontriktion des Vas afferens und somit zu Verringerung der glomerulären Filtrationsrate. Bei erniedrigten Werten ist die Wirkung entsprechend umgekehrt. Die TGF ermöglicht es somit die Filtration einzelner Nephrone zu regulieren.

Tubulopathie *f*: engl. *tubulopathy*. Meist angeborene Resorptionsstörungen der Nierentubuli ohne primäre Störung der glomerulären Filtration mit der Folge harmloser bis schwerer chronischer Azidosen, Hypokaliämien, Hyperaminoazidurien, Glukosurien und Hyperphosphaturien.

Formen: Beispiele für Tubulopathien:
- Diabetes* insipidus renalis
- Debré-Toni-Fanconi-Syndrom.

Erworbene Formen sind selten, z. B. bei
- Cystinose
- multiplem Myelom
- interstitieller Nephritis.

Tubulus *m*: syn. Tubuli. Röhrenförmige Struktur, z. B. Nierentubulus (Struktur- und Funktionselement der Niere als Bestandteil des Nephrons), Dentintubulus (Kanäle im Zahndentin, die den Zahn von innen nach außen durchziehen und z. T. Nerven enthalten) und Mikrotubuli (Bestandteil des Zytoskeletts).

Tubus *m*: engl. *tube*. Begriff mit mehreren Bedeutungen: in der Anästhesie anatomisch angepasstes, flexibles Beatmungsrohr (Schlauch) unterschiedlicher Größe zur Atemwegssicherung, einzuführen über Mund, Nase oder Tracheostoma*; in der Chirurgie v. a. im Ösophagus* verwendete, endoskopisch platzierte Endoprothese aus Kunststoff zur Überbrückung von Tumoren und Fisteln.

Formen in der Anästhesiologie:
- Freihalten pharyngealer Atemwege: Pharyngealtubus*
- Atemwegssicherung ohne sicheren Schutz vor Aspiration*: Larynxmaske*
- Atemwegssicherung mit Aspirationsschutz (Cuff*): **1.** Endotrachealtubus* **2.** Doppellumentubus* oder Endobronchialtubus **3.** Trachealkanüle*
- ösophagotrachealer Kombinationstubus*, Larynxtubus*.

Tübinger Hüft-Beugeschiene → Spreizschiene

Tübinger Skalen zur Sexualtherapie *f pl*: Selbstbeurteilungsverfahren zur Erfassung von sexuellem Erleben und Verhalten in Bezug auf die Partnerschaft. Die Skala wird bei Erwachse-

nen angewendet zur Diagnostik (z. B. sexuelle* Funktionsstörung) und zur Verlaufs- und Erfolgskontrolle im Rahmen von Psychotherapie* und Sexualtherapie*. Der Test dauert ca. 15 min.
Testdesign: 35 Items zur Beurteilung auf 6-stufiger Skala zu den folgenden Faktoren:
- Störungsausmaß
- Selbstbefriedigung
- Intensität der Erregung
- Verteilung sexueller Initiative
- Frequenz sexueller Interaktion
- Einflussverteilung in der Beziehung
- Achtung und Respekt
- Körperwahrnehmung
- kommunikative Ängste
- aversive Reaktionen.

Tüpfelnägel m pl: engl. *pitted nails*; syn. Grübchennägel. Substanzdefekte von ca. 1–2 mm Durchmesser an Finger- und Zehennägeln. Tüpfelnägel entstehen durch Verhornungsstörungen in der Nagelwurzel (Nagelmatrix), sie sind v. a. zu beobachten bei Psoriasis* und Alopecia* areata.

Türck-Säule → Pyramidenbahn
Türkensattel → Sella turcica
Türkische Gallen → Gallen [Phytotherapie]
Tufted Angioma → Hämangioendotheliom
Tuftsin n: Ein von der Milz produziertes und im Serum zirkulierendes Tetrapeptid (Thr-Lys-Pro-Arg), das die Phagozytosetätigkeit von Leukozyten* und Makrophagen* fördert.
Tularämie f: engl. *tularemia*; syn. Parinaud-Krankheit. Infektionskrankheit, die vom Tier (v. a. Hasen, Wildkaninchen) auf den Menschen übertragen wird. Der Erreger ist Francisella* tularensis. Sie äußert sich mit Fieber und Ulkus/Schwellung am Ort der Infektion oder Pneumonie. Behandelt wird mit Antibiotika.
Tularämie-Antikörper: Antikörper* gegen Francisella*tularensis. Die Bestimmung ist indiziert bei kutanen Ulzera mit Fieber* und Lymphknotenschwellung bei Personen mit Tierkontakten oder nach Verzehr von nicht ausreichend gegartem Hasenfleisch. Der Nachweis erfolgt im Serum* mittels ELISA, Westernblot oder Immunfluoreszenztest*.
Tuli-Klassifikation → Kondylenfraktur, okzipitale
Tullio-Phänomen n: engl. *Tullio phenomenon*. Schallinduzierte Gleichgewichtsstörungen* mit Schwindel*, Übelkeit und Erbrechen sowie Nystagmus*. Ursache ist meist eine entzündlich oder traumatisch bedingte knöcherne Bogengangsfistel (auch Labyrinthfistel oder Perilymphfistel genannt), die unter Einwirkung von lautem Schall eine Druckerhöhung im Gleichgewichtssystem bewirkt. Bei ausbleibendem Spontanverschluss der Fistel wird operativ behandelt.

Tumarkin-Anfall m: engl. *Tumarkin's otolithic crisis*; syn. Tumarkin-Krise. Sonderform eines Anfalls im Rahmen der Menière*-Krankheit mit plötzlichem Verlust des Strecktonus der von vestibulospinalen Bahnen versorgten Muskulatur. In der Folge kommt es zum Sturz und reißenden Kopfschmerzen, jedoch ohne Bewusstseinsstörung. Ein Tumarkin-Anfall wird ausgelöst durch eine plötzliche Funktionsstörung des Vestibularapparats*, speziell des Sacculus.
Tumeszenz f: engl. *tumescence*; syn. Tumescentia. Diffuse Anschwellung, z. B. von Geweben.
Tumor m: Örtlich umschriebene Zunahme des Gewebevolumens, im engeren Sinn gewebliche Neubildung, im weiteren Sinn jede lokalisierte Raumforderung.
Formen:
- gewebliche Neubildung: Geschwür, Blastom*, Neoplasma in Form eines spontanen, verschiedengradig enthemmten, autonomen und irreversiblen Überschusswachstums von körpereigenem Gewebe, das in der Regel mit unterschiedlich ausgeprägtem Verlust spezifischer Zell- und Gewebefunktionen verbunden ist
- jede lokalisierte Raumforderung: z. B. Schwellung durch Ödem oder Entzündung (auch eines gesamten Organs, z. B. als sog. Milztumor palpable Splenitis) oder aneurysmatische Erweiterung (pulsierender Tumor).

Tumor albus → Fungus articuli
Tumoranämie f: engl. *tumor associated anemia*. Veraltete Bezeichnung für eine Anämie* im Rahmen einer Tumorerkrankung oder infolge der Tumortherapie.
Tumorantigene n pl: engl. *tumor antigens*. Antigene, die im Zellkern, Zytoplasma oder auf der Oberfläche von Tumorzellen* neu auftreten, eine Immunantwort auslösen können und häufig ins Blut abgegeben werden (z. B. CA-125). Tumorantigene werden mit Immunoassay* und teilweise mit monoklonalen Antikörpern nachgewiesen.
Klinische Bedeutung:
- diagnostisch: im Serum auftretende, laboridagnostisch nachweisbare Tumorantigene
- therapeutisch: zellmembranständige Tumorantigene als Angriffsort der Immuntherapie bei Tumor (z. B. Mammakarzinom*: Trastuzumab* bei HER2*-Überexpression).

Tumor-assoziierte Antigene → Tumorantigene
Tumorchirurgie, fluoreszenzgestützte f: engl. *fluorescence-guided tumor surgery*; syn. fluoreszensgestützte Tumorchirurgie. Tumorresektion unter intraoperativer Tumormarkierung mit fluoreszierenden Porphyrinen, z. B. 5-Aminolävulinsäure. Sie werden im Tumorgewebe metabolisiert und akkumuliert. Dadurch erreicht man eine gezieltere und radikalere Resek-

tion. Angewendet wird das Verfahren z. B. bei der mikrochirurgischen Resektion von Astrozytomen.
Tumor, dysembryoplastischer neuroepithelialer m: engl. *dysembryoplastic neuroepithelial tumor*; Abk. DNT. Seltener benigner Tumor (WHO Grad I) mit glialer Komponente (Oligodendrozyten) und Neuronen in mukoider Matrix, häufig ohne oder mit nur geringer Wachstumstendenz. Bei supratentorieller Lokalisation leiden die Betroffenen meist unter (therapieresistenter) Epilepsie. Die Therapie besteht in der operativen Resektion.
Tumorendoprothese f: Sonderform der Endoprothese* zur Knochenrekonstruktion nach Resektion eines malignen Knochentumors*. Eingesetzt werden meist modulare Systeme mit unabhängig voneinander auswechselbaren Teilen für Defektüberbrückung, Knochenverankerung und Gelenkersatz; ggf. mit Silberbeschichtung (antibakterielle Wirkung). Siehe Abb.

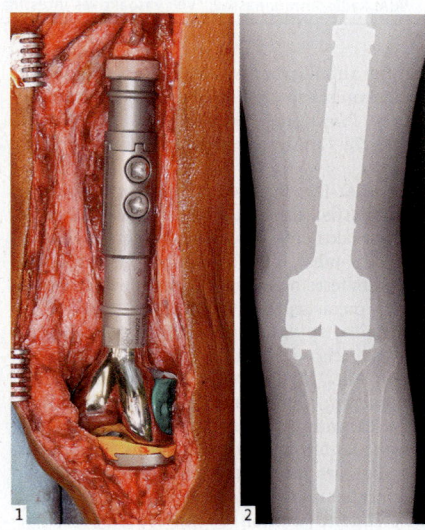

Tumorendoprothese: Implantation einer Tumorendoprothese bei Ewing-Sarkom; 1: Operationssitus; 2: Röntgenaufnahme.

Tumoren, neuroendokrine m pl: engl. *neurodocrine tumor*; Abk. NET. Von neuroendokrinen Zellen des Gastrointestinaltraktes oder Pankreas* ausgehende Tumoren (GEP-NET); selten auch in anderen Organen (z. B. Lunge) entstehend. Die Symptomatik der meist langsam wachsenden Tumoren entspricht der Wirkung der sezernierten Hormone. Die Behandlung ist entsprechend sehr verschieden; die Prognose ist abhängig vom Entstehungsort.
Klinik: Inaktive neuroendokrine Tumoren finden sich bei fehlender klinischer Symptomatik

Tumoren, spinale

Tumoren, neuroendokrine:
Klinische Merkmale, Diagnostik und Therapie wichtiger funktionell aktiver Tumoren.

produziertes Hormon (Tumor)	klinisches Syndrom/Leitsymptome	Diagnostik	Therapie
Gastrin (Gastrinom)	Zollinger-Ellison-Syndrom: peptische Ulzera, Diarrhö	Gastrin-RIA[1], ggf. mit Secretintest und Calcium-Infusionstest	Protonenpumpen-Hemmer; ggf. Gastrektomie
Glukagon (Glukagonom)	Diabetes mellitus, Hautsymptome	Glukagon-RIA	subtotale Pankreasresektion; Somatostatinanaloga, Interferon-α
Insulin (Insulinom)	neurovegetative Beschwerden, Hypoglykämie	Insulin-RIA, Hungertest, Tolbutamidtest	chirurgische Resektion des Primärtumors; ggf. Everolimus, Diazoxid, Somatostatinanaloga, Interferon-α
Serotonin	Karzinoidsyndrom: Diarrhö (beschleunigter intestinaler Transit), episodischer Flush, Endokardfibrose	Bestimmung von Serotonin im Serum oder 5-Hydroxyindolessigsäure im Harn, Somatostatin-Rezeptor-Szintigrafie, Serotonin-RIA	Somatostatinanaloga, Serotonin-Antagonisten; palliativ Resektion von Lebermetastasen
Somatostatin (Somatostatinom)	Diabetes mellitus, Cholelithiasis, Steatorrhö, Diarrhö, Anämie, Achlorhydrie	Somatostatin-RIA	chirurgische Resektion
VIP[2] (Vipom)	Verner-Morrison-Syndrom: wässrige Diarrhö, Achlorhydrie, Hypokaliämie	VIP-RIA, Bestimmung von GIP[3], Kalium und Chlorid im Serum	subtotale Pankreasresektion; Somatostatinanaloga, Interferon-α

[1]RIA: Radio-Immunoassay; [2]VIP: vasoaktives intestinales Polypeptid; [3]GIP: glukoseabhängiges insulinotropes Peptid

häufig zufällig bei Appendektomien oder bei endoskopischen Untersuchungen. Sind die Tumoren funktionell aktiv ist die Symptomatik abhängig von der sezernierten Substanz (siehe Tab.).
Prognose: Die Prognose der neuroendokrinen Tumoren ist abhängig von ihrer Lokalisation, Hormonaktivität, Größe und Metastasierung. Die Fünf-Jahres-Überlebensraten liegen für gut differenzierte neuroendokrine Tumoren bei ca. 65 % – metastasiert bei ca. 35 %.
Tumoren, spinale *m pl*: Tumoren im Bereich der Wirbelsäule und ihres Inhaltes (Rückenmark, Dura*, Nervenwurzeln). Patienten zeigen Schmerzen, Gefühlsstörungen sowie motorische Lähmungen bis zur kompletten Querschnittslähmung. Behandelt wird je nach Art des Tumors mit Operation, Bestrahlung und Chemotherapie evtl. in Kombination mit stabilisierender Operation (Spondylodese*).
Tumorgewebe *n*: engl. *tumor tissue*. Zellverband aus Tumorzellen* und weiteren Zellen, wie Bindegewebszellen, Endothelzellen, Immunzellen sowie umgebender tumorspezifischer Matrix. Die Einteilung erfolgt je nach Struktur, Dignität und Ursprungsgewebe.
Hintergrund: Einteilung nach Struktur:
- solide Tumoren
- hämatologische Neoplasien.

Einteilung nach Dignität bzw. Wachstum:
- benigne
- maligne.

Histologische Einteilung nach Ursprungsgewebe:
- epitheliale Tumoren (von Epithelzellen abgeleitet)
- mesenchymale Tumoren (von mesenchymalen Zellen abgeleitet)
- lympho-hämatopoetische Neoplasien (von lymphatischen Zellen und Blutzellen abgeleitet)
- neuroektodermale Tumoren (von Gliazellen und Melanozyten abgeleitet)
- Keimzelltumoren
- embryonale Tumoren (von embryonalem Gewebe abgeleitet).

Morphologie:
- unterschiedliche Zusammensetzung des Tumorgewebes je Tumorentität
- Tumorzellen treten im Tumorgewebe mit anderen Zellentitäten in Kontakt: **1.** Bindegewebszellen (Strukturbildung, Bildung extrazellulärer Matrix) **2.** Endothelzellen (Gefäßbildung) **3.** Immunzellen (anti-Tumor-Immunreaktion, z. T. tumorförderlich umprogrammiert)
- Zellen liegen im Tumorgewebe in eine Matrix eingebettet
- Zellen und Matrix zusammen bilden die Tumormikroumgebung (tumor microenvironment) mit tumorspezifischem Milieu (pH, Metabolite/Tumormetabolismus), welches Wachstum und Metastasierung des Tumors beeinflussen.

Tumorimmunologie *f*: engl. *tumor immunology*. Teilgebiet der Immunologie*, das sich mit den immunologischen Vorgängen befasst, die an Entstehung (z. B. primäre oder sekundäre Immundefekte), Verlauf (z. B. paraneoplastische Syndrome) und Abwehr bzw. Bekämpfung von malignen Erkrankungen beteiligt sind.

Einteilung:
- Immundiagnostik (Erfassung des sog. Immunstatus von Tumorpatienten)
- Immunprophylaxe
- Immuntherapie (v. a. unter Anwendung spezifischer Antikörper gegen Tumorantigene* sowie Immunstimulanzien*).

Tumorinfiltration *f*: engl. *tumor infiltration*; syn. Karzinom-Infiltration. Eindringen eines Tumors* in benachbartes Gewebe im Rahmen von invasivem bzw. infiltrierendem Wachstum. Tumorinfiltration ist typisch für maligne Tumoren. In der Tumorimmunologie* bezeichnet der Begriff das Eindringen von Immunzellen, z. B. tumor-infiltrierenden Lymphozyten (TIL), in Tumorgewebe*.

Tumorlyse-Syndrom *n*: engl. *tumor lysis syndrome*. Durch den raschen Zerfall großer Mengen von Tumorzellen (> 10^8) nach zytostatischer Therapie ausgelöstes, potenziell lebensbedrohliches klinisches Zustandsbild. Behandelt wird mit intensiver Flüssigkeitsgabe sowie bei akuter Hyperurikämie* durch Rasburicase*.
Klinik: Durch den massiven Zellzerfall kommt es zu Hyperurikämie, Hyperkaliämie*, Hyperkalziämie und Hyperphosphatämie* mit konsekutiver Gefahr der Azidose* und akutem* Nierenversagen. Eine weitere Komplikation sind Mikrozirkulationsstörungen* in vitalen Endorganen.
Prophylaxe: Vorbeugend können eine intensivierte intravenöse Flüssigkeitszufuhr und Allopurinol* angewandt werden. Außerdem zeigt sich bei langsamer Verabreichung der Zytostatika* ein geringerer Anteil an Tumorlysesyndromen.

Tumormarker

Tumormarker (Auswahl)	Vorkommen (Auswahl)	Indikationen und Bewertung
ACTH	Tumoren in Hypophysenvorderlappen, Lunge	Diagnosesicherung und Verlaufskontrolle; erhöhte Konzentration auch bei Addison*-Krankheit, adrenogenitalem Syndrom*
Alphafetoprotein	primäres Leberzellkarzinom*	Diagnosesicherung und Verlaufskontrolle; bei chronischer Hepatitis* bzw. Leberzirrhose* 2-mal jährlich zu kontrollieren
	Keimzelltumoren*	Diagnosesicherung, Verlaufskontrolle und Einschätzung der Prognose; bei Verdacht auf Hodentumor* zur Diagnosesicherung zusammen mit Beta-hCG zu bestimmen
Beta-2-Mikroglobulin	Lymphom*, multiples Myelom*, lymphatische Leukämie*	erhöhte Konzentration auch bei HIV*-Infektion o. a. viraler Erkrankung
Beta-hCG	Keimzelltumoren, Blasenmole*, Chorionepitheliom	Diagnosesicherung, Verlaufskontrolle und Einschätzung der Prognose; erhöhte Konzentration auch bei normaler Schwangerschaft, DD nach Geburt für Blasenmole
CA 15-3	Mammakarzinom*	Verlaufskontrolle und Einschätzung der Prognose in Kombination mit CEA
CA 19-9	Pankreaskarzinom*, Gallengangskarzinom und kolorektales Karzinom*	Diagnosesicherung, Verlaufskontrolle und Einschätzung der Prognose in Kombination mit CEA
CA 72-4	Magenkarzinom*	Verlaufskontrolle in Kombination mit CEA
	Ovarialkarzinom*	Verlaufskontrolle in Kombination mit CA 125
CA 125	Ovarialkarzinom	Verlaufskontrolle und Einschätzung der Prognose in Kombination mit CA 72-4; erhöhte Konzentration z. T. auch bei benignen gynäkologischen Tumoren
Calcitonin	C-Zell-Karzinom	Diagnosesicherung, Verlaufskontrolle und Einschätzung der Prognose
CEA	kolorektales Karzinom, Mammakarzinom, Lungenkarzinom*, Schilddrüsenkarzinom*	Verlaufskontrolle und Einschätzung der Prognose in Kombination mit CA 19-9; erhöhte Konzentration auch bei Rauchern, Leberzirrhose, entzündlichen Erkrankungen des Gastrointestinaltrakts und der Lunge
Chromogranin A	neuroendokriner Tumor*, kleinzelliges Lungenkarzinom	Verlaufskontrolle, bei kleinzelligem Lungenkarzinom in Kombination mit ProGRP
C*-Peptid	Insulinom*	Diagnosesicherung und Verlaufskontrolle; aufgrund längerer HWZ besser geeignet als Insulin
CYFRA* 21-1	Lungenkarzinome (Plattenepithel- und Adenokarzinom), Urothelkarzinom	Bestimmung in Kombination mit ProGRP und NSE im Rahmen der Diagnose eines kleinzelligen Lungenkarzinoms
Gastrin*	Gastrinom*	Diagnosesicherung und Verlaufskontrolle
HE4	Ovarialkarzinom	Diagnosesicherung und Verlaufskontrolle in Kombination mit CA 125, ROMA-Index zur Prognose
Immunglobulin-Leichtketten	multiples Myelom*	Diagnosesicherung und Verlaufskontrolle
Insulin	Insulinom	Diagnosesicherung im Rahmen eines Hungerversuchs*
freies Metanephrin und Normetanephrin	Phäochromozytom*, Paragangliom*	Diagnosesicherung und Verlaufskontrolle (auch im Harn; diagnostische Spezifität im Serum oder Plasma höher als im Harn)
ProGRP	kleinzelliges Lungenkarzinom	Diagnosesicherung und Verlaufskontrolle in Kombination mit NSE und CYFRA 21-1
NMP22	Urothelkarzinom*	Bestimmung im Harn zur Verlaufskontrolle; zur Früherkennung in Kombination mit der Urinzytologie*
NSE	kleinzelliges Lungenkarzinom	Diagnosesicherung und Verlaufskontrolle in Kombination mit ProGRP und CYFRA 21-1
PSA (gesamt und freies)	Prostatakarzinom	Verlaufskontrolle und Einschätzung der Prognose; erhöhte PSA-Konzentration auch bei benigner Prostataerkrankung; tumorspezifischer als Quotient aus freiem und gesamtem PSA ($< 0,15$)
S100*-Protein	malignes Melanom*	Verlaufskontrolle und Einschätzung der Prognose
SCC	Plattenepithelkarzinom des Uterus, der Lunge und im HNO-Bereich	Verlaufskontrolle in Kombination mit CEA
Serotonin*	Serotonin-sezernierender neuroendokriner Tumor (Karzinoidsyndrom*)	Diagnosesicherung in thrombozytenreichem Plasma
STH	Hypophysenadenom	Diagnosesicherung
Thymidinkinase*	Lymphom, Leukämie*, multiples Myelom	Verlaufskontrolle und Einschätzung der Prognose
Thyreoglobin	Schilddrüsenkarzinom	Verlaufskontrolle

Tumormarker *m sg, pl*: engl. *tumor markers*. Synthese- oder Stoffwechselprodukte und Zellbestandteile, die von malignen Tumoren vermehrt produziert werden und im Serum* oder anderen Körperflüssigkeiten nachweisbar sind. Tumormarker sind nicht spezifisch für malignes Wachstum und nur eingeschränkt organspezifisch. Der Nachweis ist indiziert zur Verlaufskontrolle und zum Therapiemonitoring bei markerproduzierenden Tumoren.

Einteilung:
- onkofetale bzw. -plazentare Antigene: z. B. CEA, Alphafetoprotein, Beta*-hCG
- Kohlenhydratantigene (carbohydrate antigens; Bezeichnung nach monoklonalem An-

tikörper zur Detektion): CA* 15-3, CA* 19-9, CA 72-4, CA* 125
- Differenzierungs- und Proliferationsantigene: z. B. neuronenspezifische Enolase*, PSA, Beta*-2-Mikroglobulin
- Hormone: z. B. ACTH, Calcitonin*, Insulin*, Katecholamine* (freies Metanephrin, Normetanephrin in Serum, Plasma, Harn)
- ektopisch synthetisierte Proteine: z. B. monoklonale Immunglobuline* (Paraproteine*), freie Immunglobulin-Leichtketten (Bence*-Jones-Proteinurie).

Referenzbereiche: Methodenabhängiger Cut-off.

Indikationen:
- Verlauf- und Therapiekontrolle bei bekanntem Tumor
- Rezidiv-Früherkennung
- Einschätzung der Prognose
- Indikationen einzelner Tumormarker siehe Tabelle 1.

Material und Präanalytik: Meist Serum, aber auch andere Körperflüssigkeiten wie z. B. Urin.

Bewertung:
- auch bei benignen Erkrankungen nachweisbar
- in der Rezidiv*-Früherkennung den bildgebenden Verfahren überlegen
- absolute Werte sind nur in Relation zu früheren Werten aussagekräftig, z. B. vor und nach Therapiebeginn
- vorübergehende therapiebedingte Erhöhungen unter Radiatio* oder Zytostatika*-Therapie möglich
- Bewertung einzelner Tumormarker siehe Tab.

Praxishinweise:
- Auswertung nur bei markerproduzierenden Tumoren möglich
- Kontrollintervalle richten sich nach der biologischen Halbwertszeit des Tumormarkers.

Tumor-Nachsorge *f:* Durchführung regelmäßiger Kontrolluntersuchungen nach erfolgter Therapie einer malignen Erkrankung. Ziel der Nachsorge ist meist die Früherkennung eines Rezidivtumors.

Tumorpromotoren *m pl:* engl. *co-cancerogen;* syn. Kokarzinogen Kokanzerogen. Substanzen und Faktoren, die selbst nicht kanzerogen* sind, aber wachstumsfördernd in der Promotionsphase der Kanzerogenese* wirken und den Effekt von Kanzerogenen* fördern. Hierbei greifen sie in zelluläre Signalwege ein und beeinflussen Genexpression*, Zellteilung* und Apoptose*.

Tumor-Remission *f:* Begriff für Größenabnahme eines Primärtumors und/oder seiner Metastasen. Eine Remission kann komplett oder partiell sein.

Tumor-Rezidiv *n:* Begriff für das Wiederauftreten einer malignen Erkrankung, nachdem diese bereits zumindest einmal eine Remission* erreicht hat.

Tumorschmerz *m:* engl. *tumor pain.* Schmerz, der durch den Tumor selbst (Infiltration der Tumorzellen), durch die Therapie (z. B. strahlen- oder chemotherapiebedingte Schleimhautentzündungen) oder durch vom Tumor ausgelöste Sekundärveränderungen (z. B. Herpes zoster, Gewebekompression) verursacht wird. Er tritt meist erst im späteren Krankheitsverlauf auf.

Klinik: Akuter und/oder chronischer Schmerz, häufig verbunden mit Furcht, Hoffnungs- und Hilflosigkeit, sozialem Rückzug, Erschöpfung, Depression.

Therapie:
- Behandlung der Grunderkrankung, **pharmakologische** Schmerztherapie nach den Empfehlungen der WHO: Näheres siehe WHO*-Stufenschema. Grundsätze der pharmakologischen **Tumorschmerztherapie:** 1. Dosierung der Analgetika nach individuellem Bedarf (therapieleitend ist das Ziel der Schmerzfreiheit); 2. regelmäßige Einnahme nach festem Zeitschema (kontinuierlicher Wirkspiegel der Analgetika); 3. Bevorzugung der oralen oder transdermalen Therapieform; 4. regelmäßige Kontrolle der Schmerzlinderung und ggf. Anpassung der Pharmakotherapie; 5. (prophylaktische) Behandlung von Nebenwirkungen (z. B. Übelkeit, Obstipation).
- zusätzlich ggf. **nichtpharmakologische** Schmerztherapie, psychoonkologische Gesprächsangebote für Patient und Familie, kurative oder palliative Behandlungen der Krebserkrankung; **psychotherapeutische** Maßnahmen: verhaltenstherapeutische Maßnahmen zur Schmerzverarbeitung und -bewältigung, Entspannungsmethoden, Hypnose, ggf. spezifische psychotherapeutische Behandlung der Depression.

Tumorsuppressorgene *n:* engl. *tumor suppressor gene.* Gen, dessen Genprodukt bei DNA-Schädigung eine Hemmung des Zellzyklus* bewirkt oder Apoptose* induziert und dadurch eine Entstehung unkontrolliert wachsender Tumorzellen verhindert. Dies erfolgt z. B. durch Hemmung des Übertritts von der G_1-Phase (in der DNA-Reparaturen möglich sind) in die S-Phase durch das p16-Gen.

Tumorsystematik *f:* engl. *tumor classification;* syn. Tumoreinteilung. Klassifikation und Unterteilung von Tumoren nach verschiedenen Gesichtspunkten wie Ursprung, biologischem Verhalten, histologischer Systematik oder Entwicklungsstadien.

Einteilung:
- **nach Ursprung:** 1. Tumoren eines soliden Organs 2. Tumoren des hämatopoetischen und lymphatischen Gewebes (Leukämien*, Lymphome*)
- **nach biologischem Verhalten:** 1. benigne Tumoren mit differenzierten Zellen und langsamem, lokal verdrängendem Wachstum 2. maligne Tumoren mit Zellkernpolymorphie, Zelldysplasie und infiltrierendem, meist raschem destruktivem Wachstum und Metastasierung 3. semimaligne Tumoren mit histologischen Kennzeichen maligner Tumoren und lokal infiltrierendem Wachstum, jedoch in der Regel ohne Metastasierung (z. B. Basalzellkarzinom*)
- **nach histologischer Systematik:** 1. epitheliale Tumoren (aus Ektoderm* und Entoderm*): I. benigne: z. B. Adenom*, Papillom*, Polypen* II. maligne: Karzinom* 2. mesenchymale Tumoren (aus Mesoderm*): I. benigne: z. B. Lipom*, Fibrom*, Osteom*, Myom*, Leiomyom*, Rhabdomyom*, Chondrom* II. maligne: Sarkom* 3. embryonale Tumoren aus undifferenziertem Gewebe: Nephroblastom*, Neuroblastom*, Medulloblastom*, Retinoblastom*, embryonales Rhabdomyosarkom*, Teratom* 4. neurogene Tumoren: I. benigne: Astrozytom* Grad I II. maligne: Glioblastom* 5. melanozytäre Tumoren: I. benigne: melanozytärer Nävus* II. maligne: Melanom*
- **nach klinischem sowie pathologischem Befund und Entwicklungsstadium,** u. a.: 1. TNM*-Klassifikation 2. Grading* 3. Laurén-Klassifikation (Magenkarzinom*) 4. REAL-Klassifikation (Lymphome*) 5. WHO-Klassifikation der Tumoren des hämatopoetischen und lymphatischen Gewebes.

Tumor, vaskulärer *m:* engl. *vascular tumor.* Tumoren* der Blut- oder Lymphgefäße. Histologisch liegt eine zelluläre, meist endotheliale Neoplasie vor. Beispiele sind das kapilläre Hämangiom*, das Hämangioendotheliom*, das Hämangiosarkom*, das Lymphangiosarkom, das Hämangioperizytom* und das Granuloma* pyogenicum.

Tumorviren → Viren, onkogene

Tumorvolumenverdopplungszeit *f:* engl. *tumor volume doubling time;* syn. Tumorverdopplungszeit; Abk. TVDT. Zeitraum, in dem sich das Tumorvolumen verdoppelt. Die TVDT variiert zwischen Tumorarten, kann Monate bis Jahre betragen und im konkreten Fall von der idealisierten Berechnung abweichen. Der Nachweis von Wachstum ist der beste nicht-invasive Prädikator der Malignität* und erfolgt anhand von CT- oder MRT-Aufnahmen.

Tumorzellen *f pl:* engl. *tumor cells.* Durch maligne Transformation entstandene neoplastische Zellen, gekennzeichnet durch ungehemmte Mitosen*, veränderte Apoptose* und Dedifferenzierung*. Sie werden u. a. nach Dignität* (be-

nigne/maligne) und nach Ursprungsgewebe eingeteilt. Molekulare Grundlage der Veränderungen sind u. a. Mutationen* in Onkogenen* und Tumorsuppressorgenen sowie epigenetische Veränderungen.
Pathohistologie: Histologische Kennzeichen im Unterschied zu Normalzellen:
- **morphologisch: 1.** Größen-/Formveränderung der Zellen **2.** Veränderung der Kern*-Plasma-Relation
- **genetisch: 1.** Chromosomenaberrationen*: **I.** Mutationen **II.** Deletionen* **III.** Translokationen* **2.** nummerische Chromosomenaberration (Aneuploidie*) **3.** Veränderung der Chromatinstruktur und Hyperchromasie
- **enzymatisch oder stoffwechselassoziiert: 1.** veränderte Expression von Oberflächenmolekülen **2.** Expression von Tumorantigenen **3.** veränderte Expression von Enzymen* und Stoffwechselprodukten **4.** hohe mitotische Aktivität.

Eigenschaften: Die Kennzeichen maligner Zellen wurden im Jahr 2011 in den sogenannten „Hallmarks of Cancer" (Kennzeichen von Krebs) detailliert beschrieben und zusammengefasst:
- Unabhängigkeit von Wachstumssignalen: **1.** Aktivierung von Onkogenen **2.** permanente Aktivierung von Wachstumssignalen **3.** autokrines Signalling
- Resistenz gegenüber wachstumshemmenden Signalen: **1.** Abschalten von Tumorsuppressorgenen **2.** Abschalten der Kontaktinhibition
- unbegrenzte Lebensfähigkeit: **1.** Immortalität **2.** Hochregulation der Telomerase* und somit keine Verkürzung der Telomere* je Zellzyklus* **3.** veränderte DNA-Reparaturmechanismen
- Ausschalten der Apoptose
- Fähigkeit zur Angiogenese*: verstärkte Bildung von Wachstumsfaktoren* (z. B. VEGF*)
- Stoffwechselveränderungen in Tumorzellen (Tumormetabolismus): **1.** „metabolic switch" **2.** Umstellung auf glykolytischen Stoffwechsel **3.** Fähigkeit zum Wachstum unter Hypoxie*
- Remodeling der extrazellulären Matrix*
- invasives Wachstum in umliegende Gewebe
- Ausschalten der Immunosurveillance
- Fähigkeit zur Metastasierung.

TUMT: Abk. für transurethrale Mikrowellenthermotherapie → Prostatasyndrom, benignes
TUNA: Abk. für transurethrale Nadelablation → Prostatasyndrom, benignes
Tunga penetrans → Flöhe
Tunica *f*: syn. Tunicae. Lat. Gewand, in der Anatomie Hülle, Haut, dünne Gewebeschicht(en). Blutgefäße etwa bestehen typischerweise aus Tunica adventitia, Tunica media und Tunica intima als umhüllende, kontraktile und auskleidende Gewebsschicht.
Beispiele: Dreischichtung der Gefäße:
- Tunica* adventitia (äußere Wandschicht): bestehend aus lockerem Bindegewebe; umhüllt das Gefäßsystem
- Tunica media (mittlere Wandschicht): meist aus glatten Muskelzellen bestehend, umgibt das Blutgefäßsystem und in geringer Ausprägung auch das Lymphgefäßsystem
- Tunica intima (innerste Wandschicht): mit Endothelzellen ausgekleidete, lumenseitige Schicht des Gefäßsystems.

Tunica conjunctiva (Bindehaut des Auges), Tunica* muscularis (Muskelschicht eines Organs), Tunica* albuginea (bindegewebige Hüllstruktur, z. B. in Eierstock, Hoden oder Milz).
Tunica adventitia: engl. *adventitia*. Äußere, mit der Umgebung verschieblich verbindende, lockere Bindegewebeschicht der Organ- (z. B. Ösophagus, Trachea, Ureter) oder Gefäßwand (Arterien* und Venen*).
Aufbau: Grundsätzlich besteht die Adventitia aus
- scherengitterartigen Kollagenfasern
- längs ausgerichteten elastischen Fasern
- Fibroblasten*
- Proteoglykanen.

In ihr verlaufen Blutgefäße, Nerven und Lymphgefäße, die die Gefäß- und Organwände versorgen. Des Weiteren finden sich in der Adventitia Immunzellen, Stammzellen* und Progenitorzellen.
Tunica albuginea *f*: engl. *albuginea*. In der Anatomie derbe Bindegewebskapsel aus straffem kollagenem Bindegewebe. Ihre weißliche Farbe erklärt sich durch die dicht gelagerten Bindegewebsfasern. Es gibt sie am Penis, an der Clitoris, am Hoden, bei den Eierstöcken und der Milz.
Tunica dartos *f*: engl. *dartos fascia*; syn. Tunica dartos scroti. Dünne Muskelhaut des Skrotums* aus glatten Muskelfasern, die über sympathische Fasern des Ramus genitalis des N. genitofemoralis innerviert wird. Bestreichen des Skrotums* oder der Umgebung kann den Skrotalreflex* auslösen.
Funktion: Die Tunica dartos dient gemeinsam mit dem M. cremaster der Wärmeregulierung des Hodens* und zieht sich bei Kälte zusammen. Der Hoden* rückt dadurch näher an den Rumpf und die Oberfläche des Skrotums* wird verkleinert, was dem Wärmeverlust entgegenwirkt.
Tunica interna bulbi → Retina
Tunica mucosa → Schleimhaut
Tunica muscularis *f*: engl. *muscular layer*; syn. Muscularis propria. Muskelschicht in der Wand von Hohlorganen. Die Tunica muscularis besteht aus glatten Muskelzellen (außer im oberen Drittel der Speiseröhre) und hat 2 Schichten: das Stratum circulare (innen, spiralig angeordnet) und das Stratum longitudinale (außen, longitudinal angeordnet).
Tunica serosa → Serosa
Tunica vaginalis testis *f*: Zweiblättrige, seröse Hülle des Hodens* und Nebenhodens. Sie ist ein obliterierter Rest des Processus vaginalis peritonei. Die Tunica vaginalis testis besteht aus einer Lamina visceralis (Epiorchium*) und einer Lamina parietalis (Periorchium*). Ihr Übergang wird Mesorchium oder Hodengekröse genannt, ihr Zwischenraum Cavum serosum scroti. Vgl. Hoden*, Abb. 1 dort.
Tunnelblick *m*: engl. *tunnel vision*. Periphere Einschränkung des Gesichtsfelds*, bei der nur Gegenstände in ungefährer Blickrichtung (zentrale Gesichtsfeldbereiche) wahrgenommen werden können (ähnlich wie beim Blick durch einen dunklen Tunnel), im übertragenen Sinne auch Einengung der Wahrnehmung auf Einzelaspekte unter Ausblendung der Umgebung oder unbewusste kognitive Verzerrungen in der Realitätswahrnehmung.
Vorkommen:
- Retinopathia* pigmentosa
- Alkoholkonsum
- Konversionsstörung*
- intendierte Aufmerksamkeitsfokussierung (z. B. im Wettkampfsport)
- u. a.

Tunnelkrankheit → Ankylostomiasis
Tupfer *m*: Wattebausch oder (rund) geformter Verbandmull, der nicht ausfranst, da die Schnittkanten innen liegen.
Formen:
- Krüllgaze-Tupfer: 20-fädig, pflaumengroß, locker
- Schlinggaze-Tupfer: 20-fädig, Zipfel verschlungen, fester, in 5 Größen
- Präparier-Tupfer: 24-fädig, sehr fest
- Spitz-Tupfer (Gehörgang-Tupfer): 17-fädig, klein, ohrangepasste Form.

Tupferklemme *f*: engl. *sponge-holding forceps*; syn. Tupferstiel. Gezahnte Klemme mit Schloss zum Festhalten eines Tupfers, z. B. bei der Mundpflege*.
TUR: Abk. für → Resektion, transurethrale
Turbantumor → Zylindrom
Turbinoplastik *f*: engl. *turbinoplastic*. Partielle operative Abtragung bzw. Formplastik der unteren Nasenmuschel (Os turbinale). Sie wird durchgeführt bei vergrößerten Nasenmuscheln, um die Atmung zu erleichtern.
Turcot-Syndrom *n*: engl. *Turcot syndrome*. Genetisch bedingte Erkrankung mit gemeinsamem Auftreten von Darmkrebs und primären Hirntumoren wie Glioblastom* oder Medulloblastom*. Molekulargenetisch liegt dem Turcot-Syndrom meist eine familiäre adenomatöse Polyposis (FAP) mit Mutationen im APC-Gen oder

Turgeszenz

ein hereditäres nicht-polypöses kolorektales Karzinom (HNPCC) mit Mutationen der Mismatch-Reparatur-Gene MLH1 und PMS2 zugrunde.

Turgeszenz *f*: engl. *turgescence*. Schwellung, Blutreichtum, Spannung des Gewebes infolge reichlichen Gehalts an Flüssigkeit.

Turgor *m*: Vom Flüssigkeitsgehalt abhängiger Spannungszustand des Gewebes, z. B. der Haut.

Turnbull-Operation → No-Touch-Isolation-Technik

Turnbull-Reaktion → Berliner-Blau-Reaktion

Turner-Syndrom *n*: engl. *Turner syndrome*; syn. Ullrich-Turner-Syndrom. Gonadendysgenesie* mit hypergonadotropem Hypogonadismus*, meist aufgrund einer gonosomalen Monosomie* (45,X0). Typische Symptome sind Lymphödeme, Kleinwuchs, primäre Amenorrhö* und verschiedene fakultative Fehlbildungen. Die Diagnosesicherung erfolgt durch Chromosomenanalyse, die Therapie mit STH und Sexualhormonen.

Formen:
- typisches Turner-Syndrom mit weiblichem Phänotyp; Ursache meist gonosomale Monosomie* (45,X0), Chromosomenmosaik (45,X0/46,XX) oder andere Chromosomenaberration
- Turner-Syndrom mit männlichem Phänotyp (gemischte Gonadendysgenesie); sehr selten bei entsprechenden Chromosomenmosaiken (45,X0/46,XY oder 45,X0/47,XYY), da das Y-Chromosom für männliche Geschlechtsmerkmale prägend ist (weitgehend normale Penisentwicklung bei leerem Skrotum)
- 95 % der 45,X0-Feten sterben intrauterin.

Häufigkeit: 1 : 2500–2700 Geburten.

Klinik:
- frühzeitig auftretende Lymphödeme an Hand- und Fußrücken bereits bei Geburt
- später Kleinwuchs*, unbehandelt mit einer Körperendgröße von ca. 146 cm
- meist fehlende Pubertätsentwicklung mit primärer Amenorrhö* und stark eingeschränkter Fertilität
- Pterygium colli, Schildthorax mit weit auseinander liegenden Mamillen, dysplastische Fingernägel, vermehrte Pigmentnävi, Cubita valga, Ptosis, gotischer Gaumen u. a. fakultativen Fehlbildungen, z. B. angeborene Herzfehler, besonders Aortenisthmusstenose, Hufeisennieren
- bei Vorhandensein von Ovarien fortschreitende Involution, meist jedoch nur als bindegewebige Stränge ausgebildet (engl. gonadal streaks)
- Prädisposition zu Autoimmunerkrankungen und metabolischen Erkrankungen.

Siehe Abb.

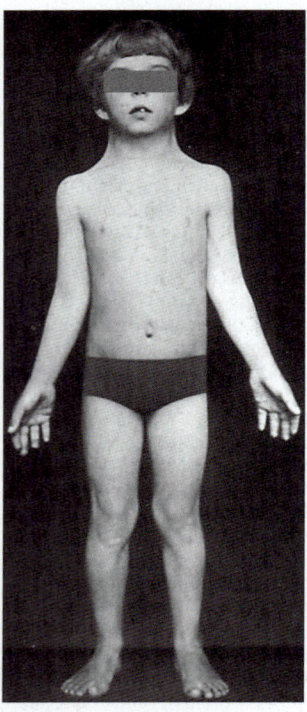

Turner-Syndrom: Historisches Foto der Patientin der Erstbeschreibung durch Prof. Otto Ullrich.

Diagnostik:
- Chromosomenanalyse (Karyogramm*)
- Echokardiografie, Abdomen-Sonografie, Screening auf Komorbiditäten, z. B. Autoimmunthyroiditis, Zöliakie, Hepatopathie, Dyslipidämie, Hörstörung.

Therapie:
- bei Kleinwuchs STH-Therapie, Beginn am besten möglichst früh ab 4 Jahren aufwärts
- bei ausbleibender Pubertätsentwicklung Substitution der Sexualhormone, spätestens mit 12 Jahren, falls bis dahin keine Pubertätsentwicklung bei altersentsprechendem Knochenalter eingesetzt hat
- u. a. spezifische Maßnahmen je nach klinischer Manifestation, z. B. Herzfehler, Autoimmunthyreoiditis, Zöliakie etc.

TUR-Syndrom *n*: engl. *TURP (transurethral resections of the prostate) syndrome*. Hypotone Hyperhydratation* als Komplikation bei trans**u**rethraler **R**esektion infolge Einschwemmung hypotoner Spülflüssigkeit in das Venensystem. In der Folge kommt es zu Herz-Kreislauf-Belastung bis hin zu akuter Rechtsherzinsuffizienz*. Therapiert wird mit Resektionsabbruch, Kreislaufentlastung, Ausgleich der Elektrolytverschiebung und Volumenkorrektur. Eine vergleichbare Komplikation ist bei operativer Hysteroskopie* möglich.

Turtle-Phänomen → Schulterdystokie

Tussilago farfara → Huflattich

Tussis convulsiva → Pertussis

Tussis hepatica *f*: engl. *hepatic tussis*. Hustenattacken bei Chilaiditi*-Syndrom.

TUVP: Abk. für transurethrale Elektrovaporisation der Prostata → Prostatasyndrom, benignes

TVP: Abk. für → Transplantatvaskulopathie

TVT: Abk. für tiefe Venenthrombose → Thrombose

T-Welle *f*: engl. *T wave*. Finale oder terminale Welle im EKG*, die der Erregungsrückbildung in den Herzkammern entspricht.

Tylektomie → Lumpektomie

Tylosis palmaris et plantaris → Palmoplantarkeratosen, hereditäre

Tympanie → Perkussionsschall

Tympanitischer Klopfschall: Paukentonartiger Perkussionsschall* über einem glattwandigen, luftgefüllten Hohlraum. Er ist physiologisch über luftgefüllten Abdominalorganen, wie Magen und Darmschlingen.

Tympanometrie *f*: engl. *tympanometry*. Pädaudiologische Untersuchungsmethode der Impedanzaudiometrie*, bei der die akustische Impedanz* des Trommelfells während einer künstlichen Druckänderung im äußeren Gehörgang gemessen und im Tympanogramm grafisch dargestellt wird. Unabhängig von der Kooperation des Patienten erfolgt die Messung nach Einführung einer abdichtenden Sonde in den äußeren Gehörgang.

Indikationen: Beurteilung
- der Trommelfellbeweglichkeit, z. B. bei Adhäsivprozessen und Trommelfellnarben
- der Tubenfunktion, z. B. bei Tubenkatarrh*
- des Mittelohrdrucks, z. B. bei Paukenerguss
- der Funktion der Gehörknöchelchen, z. B. bei Otosklerose*.

Tympanoplastik *f*: engl. *tympanoplasty*. Operatives Verfahren zur Beseitigung von Defekten des Trommelfells, der Gehörknöchelchenkette oder zur Wiederherstellung der Schallleitung zum Innenohr. Das Innenohr muss funktionstüchtig und die Tube durchgängig sein. Der Eingriff wird in Lokalanästhesie oder Intubationsnarkose durchgeführt. Der Zugang erfolgt über den äußeren Gehörgang oder von retroaurikulär.

Tympanosklerose → Paukensklerose

Tympanoskopie: Operativ- diagnostischer Eingriff am Mittelohr*, bei dem das Trommelfell* herausgelöst und zur Seite geklappt wird, um einen Überblick über den Zustand des Mittelohrs zu gewinnen, z. B. bei Otosklerose* oder Fremdkörperverdacht. Erfolgt in der gleichen

Sitzung eine therapeutische Sanierung, spricht man von Tympanoplastik*.

Tyndall-Effekt *m*: *engl. Tyndall effect.* An kleinen Schwebeteilchen gestreutes und so sichtbargemachtes Licht. In der Augenheilkunde spricht man von einem Tyndall-Phänomen, wenn bei der Spaltlampenuntersuchung das Licht durch Eiweiße im Kammerwasser* gestreut wird, z. B. bei einer Uveitis*.

Typhlitis *f*: *engl. cecitis.* Entzündliche Veränderung im Bereich des Zäkums* mit Druckgefühl und Schmerzsymptomatik im rechten Unterbauch. Eine Typhlitis tritt auf entweder im Rahmen einer spezifischen oder unspezifischen Colitis oder als Form einer aszendierenden Entzündung ausgehend von einer akuten Appendizitis*.

Typhlon → Zäkum

typhoid: Typhusähnlich.

Typhom *n*: *engl. typhoid nodule*; syn. Typhusgranulom. Granulome* bei Typhus* abdominalis, v. a. im Leberparenchym, in Milz, Lymphknoten, Gefäßwänden und Roseolen. Die Typhome bestehen aus mononukleären Zellen. Typhusbakterien (Salmonella typhi, Salmonella paratyphi) sind darin nachweisbar.

Typhus → Typhus abdominalis

Typhus abdominalis *m*: *engl. typhoid fever*; syn. Febris typhoides. Zyklische Infektionskrankheit durch Salmonella* enterica Serovar Typhi. Patienten leiden unter schweren Allgemein- und gastroenterologischen Symptomen. Schwerwiegende Komplikationen sind möglich. Behandelt wird symptomatisch und mit Antibiotika. Einer von 100 Patienten stirbt, bis zu einer von 25 wird zum Dauerausscheider*. Bereits der Krankheitsverdacht ist meldepflichtig.

Hintergrund: Übertragung: Menschen dienen als Erregerreservoir. Sie scheiden den Keim mit Stuhl oder Urin aus. Über kontaminierte Nahrungsmittel und Wasser gelangt der Erreger in den nächsten Wirt. Auch Schmierinfektionen sind möglich. Der Kontagionsindex* liegt bei 0,5. **Inkubationszeit:** in Abhängigkeit von der Infektionsdosis meist 8–14 Tage, seltener 3–60 Tage.

Klinik: Die Symptome gliedern sich nach dem Stadium:

- **Frühstadium (1. Woche):** 1. Allgemeinsymptomatik (Kopf- und Gliederschmerzen, Mattigkeit, Obstipation, ggf. Epistaxis) 2. treppenförmiger Temperaturanstieg (entspricht dem Generalisationsstadium/Bakteriämie)
- **Continua (2. Woche):** 1. hohes Fieber mit ca. 40°C (entspricht der Phase der Organmanifestation) 2. relative Bradykardie 3. starke Benommenheit 4. Typhuszunge (Zungenmitte grau-weiß belegt, Ränder und Spitze sind frei und rot) 5. Hepatosplenomegalie ggf. mit Ikterus 6. flüchtige Roseolen (Roseola typhosa) am Rumpf (mit Spatel wegdrückbar; Inhalt der Makulapapeln Salmonellen-haltig)
- **Vollbild (3. Woche):** 1. Verstärkung der Allgemeinsymptomatik 2. erbsbreiartige Durchfälle (Zerstörung der Peyerschen Platten) 3. Husten 4. Myalgie und selten Arthralgie
- **Rekonvaleszenz (4. Woche)** mit Fieberremission und allmählicher Entfieberung (amphiboles Stadium).

Geimpfte Patienten zeigen mildere Verläufe (Typhus levissimus).

Therapie: Bereits bei Krankheitsverdacht müssen Patienten im Krankenhaus isoliert werden.
- symptomatisch: 1. Glukokortikoide* bei Toxämie* 2. Elektrolyte und Flüssigkeit
- Antibiotikatherapie nach Antibiogramm: 1. bei Erwachsenen v. a. Gyrasehemmer Ciprofloxacin* (insbesondere bei Dauerausscheidern; dann 4 Wochen lang); Ceftriaxon* oder anderes Breitspektrum-Cephalosporin, Cotrimoxazol oder Amoxicillin* 2. bei Kindern Azithromycin 3. Kontrolluntersuchungen des Therapieerfolgs
- ggf. Cholezystektomie bei Dauerausscheider mit Gallensteinen (Persistenz der Salmonellen in der Galle).

Prognose:
- Letalität der antibiotisch Behandelten < 1 %
- Dauerausscheider bis zu 4 % der Erkrankten
- Rezidive bei 15–20 % der Erkrankten (mildere Verläufe, gut therapierbar)
- Immunität meist lebenslang.

Prophylaxe: Eine Impfung wird empfohlen bei Reisen in Endemiegebiete.
- **Stichimpfung:** 1. Totimpfstoff Vi-Antigen Polysaccharid-Impfstoff (spezifisch für Salmonella typhi) 2. einmalige Injektion 3. bietet Schutz für bis zu 3 Jahre 4. für Kinder über 2 Jahren anwendbar
- **Schluckimpfung:** 1. Lebendimpfstoff mit abgeschwächten Salmonella-Typhi-Bakterien 2. magensaftresistente Kapseln zur oralen Verabreichung 3. dreimalige Einnahme jeweils im Abstand von 2 Tagen 4. bietet Schutz für etwa 1 Jahr 5. für Kinder ab 6 Jahren anwendbar

Beide Impfungen bieten lediglich ca. 60 % Schutz. Es ist daher trotz der Impfung auf Hygiene zu achten. Beispielsweise sollte das Trinken von Leitungswasser und der Verzehr nicht ausreichend gegarter Speisen vermieden werden.

Typhusbakterien → Salmonella

Typhus exanthematicus → Fleckfieber, epidemisches

Typus inversus *m*: Umgekehrter Verlauf des Fiebers mit höherer Temperatur am Morgen als am Abend.

Tyr: Abk. für → Tyrosin

Tyrophagus casei → Milben

Tyrosin *n*: *engl. tyrosine*; Abk. Tyr. Proteinogene, aromatische und ketoplastische Aminosäure*. Tyrosin entsteht im Körper durch Hydroxylierung von Phenylalanin* und ist Vorstufe der Biosynthese von 3,4-Dihydroxyphenylalanin (DOPA*), Dopamin*, Adrenalin*, Noradrenalin*, Thyroxin (Schilddrüsenhormone*), Tyramin und der Melanine*.

Tyrosinkinase: syn. Y-Kinase. Proteinkinasen für wichtige Funktionen wie Proliferation oder Gewebereparaturen. Sie übertragen Phosphatgruppen auf die Aminosäure Tyrosin* anderer Proteine. Es gibt membrangebundene Tyrosinkinasen, wie EGF*-Rezeptor und Insulinrezeptor und nicht membrangebundene. Dysregulierte Tyrosinkinasen sind an Arteriosklerose, diabetischer Retinopathie* und Krebserkrankungen beteiligt. Tyrosinkinase*-Inhibitoren werden heute als Zytostatika* eingesetzt.

Tyrosinkinase-Inhibitoren *m pl*: *engl. tyrosine kinase inhibitors*; syn. Tyrosinkinase-Hemmer; Abk. TKI. Substanzklasse von Chinazolinderivaten, die mit ATP an den intrazellulären ATP-Bindungsstellen von Protein- bzw. Rezeptor-Tyrosinkinasen (Tyrosinkinase*-Rezeptor) konkurrieren und damit antiproliferativ wirken. Tyrosinkinase-Inhibitoren werden als Zytostatikum eingesetzt bei Tumorerkrankungen, z. B. bei Leukämie, Lungen-, Leberzell-, Mamma- und Nierenzellkarzinom.

Vertreter (beispielhaft): Auswahl der in der Krebstherapie eingesetzten Tyrosinkinase-Inhibitoren:
- Imatinib z. B. bei chronisch myeloischer Leukämie (CML) oder gastrointestinalen Stromatumoren*
- Gefitinib bei nichtkleinzelligem Bronchialkarzinom
- Lapatinib bei Brustkrebs
- Crizotinib bei nichtkleinzelligem Bronchialkarzinom
- Dasatinib* bei CML und akuter lymphatischer Leukämie*
- Cabozantinib bei Schilddrüsen-, Leberzell- und Nierenzellkarzinom
- Sorafenib* bei Nierenzell-, Leberzell- und Schilddrüsenkarzinom
- Erlotinib* bei Pankreaskarzinom* und nichtkleinzelligem Bronchialkarzinom.

Tyrosinkinase-Rezeptoren *m pl*: *engl. tyrosine kinase receptors*; syn. Rezeptor-Tyrosinkinasen. Sammelbezeichnung für integrale Membranproteine* mit zytosolischer Tyrosinkinase*-Domäne und extrazellulärer Bindungsdomäne. Nach Ligandenbindung kommt es zur Autophosphorylierung Rezeptor-spezifischer Tyrosinreste des Tyrosinkinase-Rezeptors und Phosphorylierung* intrazellulärer Targetproteine, wodurch die intrazelluläre Signaltransduktion* ausgelöst wird. Tyrosinkinase-Rezeptoren sind an der Zellproliferation und -differenzierung sowie der Entstehung maligner Erkrankungen beteiligt.

TZ: Abk. für → Thrombinzeit

T-Zellen: Abk. für → T-Lymphozyten

T-Zellen, allogene genetisch modifizierte *f pl*: Gentechnisch veränderte T*-Zellen zur Begleitbehandlung einer haploidentischen* Stammzelllentransplantation bei Hochrisiko-Leukämie*. Dafür werden die T-Zellen des Spenders vor der Stammzelltransplantation so verändert, dass eine sich entwickelnde Graft*-versus-Host-Reaktion (GvHD) abgemildert und die Überlebenschance verbessert wird. Das Wirkprinzip wurde 2018 als Zalmoxis® zugelassen.

T-Zell-Lymphom, Enteropathie-assoziiertes *n*: engl. *enteropathy-associated T-cell lymphoma*; Abk. EATZL. Aggressives, oft mit einer glutensensitiven Enteropathie (Zöliakie) assoziiertes Non*-Hodgkin Lymphom des Gastrointestinaltraktes*. Der Tumor entsteht aus intestinalen, intraepithelialen zytotoxischen T*-Zellen. Symptome sind Bauchschmerzen, Diarrhöen und Malabsorption, selten eine spontane Darmperforation. Die Diagnose erfolgt histologisch, behandelt wird chemotherapeutisch. Die Prognose ist schlecht.

Klinik:
- Abdominalschmerzen (häufigstes Symptom)
- Symptome der glutensensitiven Enteropathie wie Steatorrhö*, Blähungen, Gewichtsabnahme, Malabsorption*
- gastrointestinale Blutung*, Anämie*
- B*-Symptomatik
- intestinale Obstruktion* oder Darmperforation*.

Ein Großteil der Patienten stellt sich im Stadium IV der Erkrankung vor. Bei vielen Patienten wird die Diagnose glutensensitive Enteropathie erst gestellt, wenn auch das Enteropathie-assoziierte T-Zell-Lymphom diagnostiziert wird.

Therapie:
- konsequente glutenfreie Diät, evtl. Steroide bei Patienten mit EATZL Typ 1 und refraktären Symptomen der glutensensitiven Enteropathie
- Chemotherapie noch nicht standardisiert, Teilnahme im Rahmen von Studien empfohlen; üblicherweise CHOP-Schemas, ggf. mit einer zusätzlichen Gabe von Etoposid (bei Patienten unter 60)
- evtl. autologe Stammzelltransplantation*.

Prognose: Der Tumor ist aggressiv und streut häufig in Leber*, Milz*, Haut und andere Organe. Typische Komplikation ist die Darmperforation. Die mittlere Überlebensrate ab Diagnose beträgt 10 Monate.

T-Zell-Lymphom, subkutanes pannikulitisches *n*: syn. SPTCL. Kutanes Lymphom mit subkutanen nekrotischen Knötchen, die in Biopsien neoplastische Infiltrate durch T-Zellen zeigen. Bei 20 % der Patienten liegt eine Autoimmunerkrankung vor. Die Erkrankung hat eine gute Prognose und wird mit Kortikosteroiden und/oder Immunsuppressiva therapiert. Bei lokalisiertem Befall ist auch eine Radiotherapie möglich.

T-Zell-Lymphom, unspezifiziertes peripheres *n*: engl. *unspecified peripheral T-cell lymphoma*; syn. T-Zonen-Lymphom. Von reifen T-Zellen ausgehendes, aggressives Lymphom. Das periphere T-Zell-Lymphom (PTCL) ist für < 10 % der Non-Hodgkin-Lymphome verantwortlich. Eine Kuration ist bei vielen Subtypen möglich, Therapie und Prognose richten sich nach dem Subtyp und Allgemeinzustand des Patienten. Nur ein Teil der Patienten ist heilbar.

T-Zell-Non-Hodgkin-Lymphom *n*: syn. T-Zell-NHL. Sammelbegriff maligner Erkrankungen, die sich von T*-Lymphozyten ableiten. Die Erkrankung tritt meist in Lymphknoten*, aber auch in Knochenmark und Milz* auf. Unterschieden werden zahlreiche verschiedene Subtypen, die sich bezüglich Krankheitsverlauf, gewählter Therapiemodalität und Prognose grundsätzlich unterscheiden.

Epidemiologie: Bei ungefähr 15–20 % aller Non-Hodgkin-Lymphome handelt es sich um T-Zell-Lymphome.

Formen: Klinisch unterscheidet man die T-Zell-Non-Hodgkin-Lymphome (T-NHL) in:
- indolente T-Zell-Lymphome (kutane T-Zell-Lymphome): 1. Mycosis* fungoides (Sézary-Syndrom) 2. chronische adulte T-Zell-Leukämie/Leukämie
- aggressive Lymphome: 1. unspezifizierte T-Zell-Lymphome 2. angioimmunoblastisches T-Zell-Lymphom (AITL) 3. angiozentrisches T-Zell-Lymphom 4. intestinales T-Zell-Lymphom 5. anaplastisch-großzelliges Lymphom (ALCL) bzw. Null-Zell-Lymphom
- sehr aggressive Lymphome: 1. Vorläuferzell-T-lymphoblastisches Lymphom 2. adultes T-Zell-Lymphom/Leukämie.

Klinik: Als häufigstes Symptom tritt eine schmerzlose Lymphknotenvergrößerung auf. Andere lymphatische Organe (Mandeln, Milz, etc.) können ebenfalls betroffen sein. Allgemeinsymptome wie Abfall der Leistungsfähigkeit, Schwäche, Blässe, Infektneigung oder Blutungszeichen sind oft Vorboten der Erkrankung. Sehr häufig kommt es zum Auftreten von B*-Symptomatik:
- Fieber (über 38,5° C ohne Infekt)
- Gewichtsverlust (von über 10 % des Körpergewichts, ungewollt und ohne erkennbare andere Ursache)
- Nachtschweiß.

Therapie: Die Therapieoptionen variieren enorm zwischen den unterschiedlichen Subtypen und reichen von beobachtendem Verhalten bis zu intensiver Chemotherapie* und Bestrahlung. Da es bei den meisten Subtypen keinen etablierten Therapiestandard gibt, ist eine Behandlung der Patienten im Rahmen von Studien anzustreben.

U

U: Abk. für → Kinderfrüherkennungsuntersuchungen

U: Abk. für → Umwandlungszone

U: Abk. für → Uracil

UAW: Abk. für → Arzneimittelwirkung, unerwünschte

Ubg → Urobilinogen

ubiquitär: engl. *ubiquitous*. Überall verbreitet, allgegenwärtig, z. B. ubiquitäre Keime.

ubiquitäre Erythrozytenantigene → Antigene, ubiquitäre

Udine → Augenbadewanne

UDP-Galaktose *f*: engl. *UDP-galactose*. Nukleosiddiphosphatzucker, der bei der Aktivierung von Galaktose-1-phosphat mit Uridindiphosphat-Glukose entsteht. Die Aktivierung in der Leber ist Voraussetzung für die Epimerisierung an C-4 zu UDP-Glukose, die als Glukose-1-phosphat der Glykolyse* unterliegt. Die Reaktion ist im Rahmen der Biosynthese von Galaktose umkehrbar.

ÜAB: Abk. für → Blase, überaktive

Übelkeit *f*: engl. *sickness*; syn. Nausea. Übelkeitsgefühl mit Brechreiz, häufig verbunden mit Zunahme der Speichelproduktion, Würgereiz, Blässe, Schwitzen sowie allgemeinem Krankheitsgefühl. Die Therapie richtet sich nach der Ursache (Nahrungskarenz, Diät, Entgiftung, symptomatische Gabe von Antiemetika).

Ursachen:
- Drucksteigerung in Magen, Dünndarm oder Speiseröhre
- Erkrankungen von Magen und Darm: **1.** akute und chronische Magenschleimhautentzündung **2.** Magengeschwür **3.** Zwölffingerdarmgeschwür **4.** Darmverschluss **5.** Blinddarmentzündung
- Stoffwechselstörungen: **1.** Urämie **2.** Diabetes mellitus **3.** Erbrechen in der Schwangerschaft **4.** Hyperemesis* gravidarum
- Erkrankungen des ZNS: **1.** Kopfverletzungen **2.** Tumoren **3.** Hirnhautentzündung **4.** Migräne **5.** Reisekrankheit
- Intoxikationen: **1.** Alkohol **2.** Drogen **3.** Arzneimittel **4.** Lebensmittelvergiftung
- Kreislaufstörungen
- Psychogen: **1.** Angst **2.** Schmerz **3.** unangenehmer Geruch oder Geschmack **4.** Bulimia* nervosa
- UAW von Arzneimitteln, z. B.: **1.** Zytostatika **2.** Antibiotika **3.** Narkosemittel.

Überbefruchtung → Superfetatio

Überbein → Ganglion [Überbein]

Überbiss *m*: engl. *overbite*. Vertikales Überlappen der Schneidekanten der Frontzähne des Oberkiefers über die Schneidekanten der Frontzähne des Unterkiefers. Das physiologische Ausmaß beträgt 2–3 mm. Ein geringer oder fehlender Überbiss wird als offener Biss*, ein Ausmaß > 4 mm als Tiefbiss bezeichnet. Siehe Abb. 1 und Abb. 2.

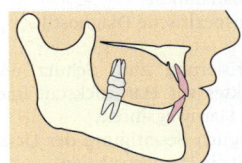

Überbiss Abb. 1

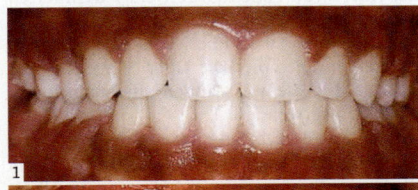
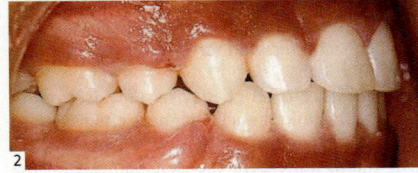

Überbiss Abb. 2: Physiologischer Überbiss: 1: Norma frontalis; 2: Norma lateralis. [136]

Überbrückungstransplantation → Bypass-Operation

Überbrückungstransplantation → Gefäßtransplantation

Überdosis *f*: engl. *overdose*. Umgangssprachliche Bezeichnung für in zu großer Menge oder zu häufig zugeführte Arzneimittel oder Drogen, die toxische Reaktionen bewirken, welche zum Koma oder Tod führen können.

Überdruckbeatmung → Beatmung

Überempfindlichkeitsreaktion → Allergie

Überempfindlichkeitsreaktion → Pseudoallergie

Übergangsbeihilfe → Mobilitätshilfen

Übergangsbereich, aerob-anaerober *m*: Bereich zwischen aerober Schwelle* und anaerober Schwelle* mit Energiegewinnung über aerobe und anaerobe Stoffwechselprozesse. Das anfallende Laktat* nimmt mit steigender Belastung zu, Laktatbildung und Laktatabbau stehen jedoch immer im Gleichgewicht.

Übergangseinrichtung *f*: engl. *halfway house*. Durch die Eingliederungshilfe finanzierte Einrichtung für psychisch kranke und behinderte Menschen, die im Anschluss an eine stationäre Behandlung die Rehabilitation unterstützt, die Fähigkeit zu einer eigenverantwortlichen Lebensführung (Wohnen, Alltagsbewältigung) außerhalb psychiatrischer Versorgungseinrichtungen fördert und die berufliche Integration in den Arbeitsmarkt zu ermöglicht.

Beschreibung: Übergangseinrichtungen verfügen in der Regel über kleine Wohngruppen, z. T. auch über dezentral organisierte Außenwohngruppen. So kann das Übergangswohnheim dienen als zeitlich begrenzte Form des Be-

Übergangsepithel → Epithel

Übergangsfraktur *f*: Fraktur des gelenknahen Teils der Röhrenknochen mit sich schließender Wachstumsfuge beim Adoleszenten. Meist ist der distale Teil der Tibia* betroffen. Bei dislozierter Fraktur ist eine operative Versorgung notwendig, da kein Korrekturpotenzial besteht.
Einteilung:
- Twoplane-Fraktur: Epiphysiolyse mit epiphysärem Frakturausläufer
- Triplane*-Fraktur: zusätzlicher dorsaler Keil (Volkmann-Dreieck): **1.** I: rein metaphysärer Keil **2.** II: metaphysärer Keil läuft bis in die dorsale Gelenkfläche aus
- Tillaux-Fraktur: knöcherner Ausriß der ventralen Syndesmose im Bereich des letzten offenen Fugenanteils ventrolateral.

Therapie:
- bei stabiler, nicht-dislozierter Fraktur konservativ: Ruhigstellung im Gips
- bei instabiler oder dislozierter Fraktur immer operativ, da kein Korrekturpotential; meist gelingt die geschlossene Reposition und Schraubenosteosynthese.

Übergewicht *n*: engl. *overweight*. Körpergewicht mit BMI ≥ 25 kg/m² (WHO, Erwachsene) bzw. > 90. alters- und geschlechtsspezifisches Perzentil (Kinder und Jugendliche). Übergewicht kann in Adipositas* übergehen und bei entsprechender Disposition zur Entwicklung von Begleiterkrankungen wie Hypercholesterinämie*, arterieller Hypertonie* und Diabetes* mellitus Typ 2 führen (siehe Metabolisches Syndrom*). Siehe Adipositas* (Abb. dort).

Überhang *m*: engl. *hangover*. Weiter andauernde zentral bzw. peripher atemlähmende Wirksamkeit von Opioiden* (Opioidüberhang) bzw. neuromuskulär blockierenden peripheren Muskelrelaxanzien (Relaxanzienüberhang) bei Ausleitung der Narkose* und danach. Bei dieser Narkosekomplikation besteht Gefahr der Atemlähmung bis hin zur Apnoe sowie der Aspiration* durch insuffiziente Schutzreflexe (Schluck- und Hustenreflex).

Therapie:
- Nachbeatmung (und ggf. Sedierung) bis zur Spontanatmung, dann Extubation
- in Ausnahmefällen: **1.** Opioid*-Antagonist (Naloxon) i. v.; cave: Schmerzen, ggf. Entzugssyndrom, bei nachlassender Wirkung evtl. erneute Atemdepression (Rebound) **2.** Antagonisierung der Muskelrelaxation durch i. v. Cholinesterase*-Hemmer (Neostigmin oder Pyridostigmin; sog. Decurarisierung) nach Gabe von Atropin* i. v.; cave: Rebound (sog. Recurarisierung; Präcurarisierung), Sugammadex*.

Über-Ich *n*: engl. *super-ego*. In der psychoanalytischen Theorie eine psychische Instanz, welche die Gesamtheit der erworbenen Wertvorstellungen, Gebote, Verbote und das Ich-Ideal umfasst. Als Vertreter moralischer Vorschriften erfüllt das Über-Ich gegenüber dem Ich die Funktion eines Zensors und entscheidet über Abwehr oder Zulassen primitiver Triebansprüche aus dem Es.

Überlappungssyndrom → Mischkollagenose

Überlaufinkontinenz [Darm] *f*: Unwillkürliche Kotentleerung bei hartnäckiger Obstipation*.

Überlaufinkontinenz [Harnblase] *f*: engl. *overflow incontinence*. Harnverlust bei chronischer Harnretention mit A- oder Hypokontraktilität des M. detrusor vesicae und/oder Verlegung der Harnröhre (Ischuria* paradoxa) z. B. bei benigner Prostatahyperplasie*. Es kommt zum tröpfelnden Urinabgang, wenn der Blasendruck der randvoll gefüllten Blase den Harnröhrenverschlussdruck übersteigt.

Klinik:
- unkontrollierter Urinverlust oft bei Belastung
- Restharngefühl
- rezidivierende Harnwegsinfekte
- erschwerte Miktion.

Diagnostik:
- Sonografie des Unterbauchs
- Uroflowmetrie
- Miktionsanamnese
- ursachenspezifische Diagnostik.

Therapie:
- Katheterisierung zum Schutz des oberen Harntraktes vor Harnrückstau und aufsteigendem Harnwegsinfekt
- falls möglich Beseitigung der Ursache (z. B. infravesikale Desobstruktion).

Überlebensrate *f*: engl. *survival rate*. Prozentualer Anteil von Patienten mit einer definierten Erkrankung, die ein bestimmtes Zeitintervall (z. B. 5 oder 10 Jahre) überleben, beispielsweise nach einer Therapie. Die Überlebensrate wird als Maß für die Wirksamkeit therapeutischer Strategien verwendet.

Prinzip: Zur Berechnung der krankheitsspezifischen Verringerung der Überlebenszeit wird die allgemeine Sterbetafel verwendet und die Überlebenszeit eines Jahres berechnet als Quotient aus beobachteter und erwarteter Überlebensrate.

Überlebenszeit: engl. *survival time*. Zeitraum, den ein Erkrankter nach Diagnose einer Erkrankung (und deren Therapie) noch lebt. Der Begriff meint außerdem die Zeitspanne vom Beginn einer Ischämie bis zum völligen Erlöschen der Organfunktion.

Überleitungskanüle *f*: engl. *connecting cannula*. Doppelseitig zugespitztes Kunststoffröhrchen mit mittigem Begrenzungsflügel zur Überleitung von sterilen Flüssigkeiten im geschlossenen System. Durch die Überleitungskanüle fließt das Lösungsmittel (z. B. Kochsalzlösung) aus einer Stechampulle in die Ampulle mit Trockensubstanz.

Überleitungspflege → Pflegeüberleitung

Überleitungsstörung → AV-Block

Überpelger → Pelger-Huët-Kernanomalie

Übersichtigkeit → Hyperopie

Überstimulationssyndrom *n*: engl. *ovarian hyperstimulation syndrome*. Im Rahmen assistierter Reproduktion* induzierte Komplikation der ovariellen Stimulation. Mögliche klinische Symptome sind u. a. Pleuraerguss*, Thromboembolie* und Ausbildung zystischer Ovarialtumoren*. Die Behandlung richtet sich nach dem klinischen Zustandsbild der Patientin.

Übertherapie *f*: engl. *overtherapy*. Medizinisch nicht gerechtfertigte medizinische Behandlungsmaßnahmen, die nur vordergründig indiziert und erwartbar nicht die patientenseitig gewünschte Heilung oder Besserung seiner Erkrankung oder Symptomlinderung erbringen, oder für die risikoärmere, schonendere oder preisgünstigere Alternativen verfügbar sind. Der Begriff wird ferner verwandt für Behandlungsmaßnahmen bei Störungen ohne Krankheitswert.

Hintergrund: Ursache für überflüssige, übertriebene oder unnötig kostenintensive Therapien sind oft finanzielle Interessenkonflikte auf Seiten des Arztes oder der Behandlungseinrichtung. Hierfür bestehen z. B. in Deutschland Fehlanreize durch die Honorierung nach diagnoseorientierten Fallpauschalen (DRG) im stationären Bereich und nach Leistungen in den Gebührenordnungen des ambulanten Bereichs (GOÄ bzw. EBM). Im Effekt stellt der behandelnde Arzt seine Interessen über die des Patienten und unterlässt die ethisch wie standesrechtlich gebotene kritische Nutzenbewertung seiner Therapiemaßnahme im Hinblick auf Lebensqualität und Sicherheit des sich ihm anvertrauenden Patienten. Analog wird auch von Überdiagnostik gesprochen im Sinne unnötiger, risikoreicher und kostenintensiver Diagnoseprozeduren ohne adäquaten Nutzen für den Patienten wie etwa viele Selbstzahlerleistungen für Schwangere, die von Krankenkassen und Expertenverbänden als überflüssig eingestuft werden. Vgl. auch IGeL*-Monitor.

Übertragung [Psychoanalyse] *f*: engl. *transference*. In der psychoanalytischen Theorie (Psychoanalyse*) als wichtiger Wirkungsmechanismus der Behandlung postuliertes Konzept, wonach vom Patienten unbewusste, positive oder negative Wünsche, Fantasien und Beziehungsmuster, die ursprünglich gegenüber wichtigen Bezugspersonen bestanden (z. B. Eltern), in Bezug zum Therapeuten gesetzt werden (auf ihn übertragen werden).

Übertragung [Schwangerschaft] *f*: engl. *prolonged gestation*. Schwangerschaftsdauer von mehr als 42 abgeschlossenen Wochen post menstruationem bzw. mehr als 14 Tagen über dem errechneten Geburtstermin. Dies betrifft in Deutschland etwa 1 % der Schwangerschaften.
Komplikationen: Ab dem 10. Tag der Terminüberschreitung steigt das Risiko deutlich an für
– einen intrauterinen Fruchttod*
– eine Mekoniumaspiration
– ein Atemnotsyndrom des Neugeborenen
– die perinatale Asphyxie*
– die fetale Makrosomie mit Schulterdystokie (dreifach erhöhte perinatale Mortalität)
– die maternale Morbidität.

Übertragung, aerogene *f*: engl. *airborne transmission*; syn. Luftübertragung. Indirekte Übertragung* einer Infektion*, wobei Krankheitserreger* mit flüssigen (Tröpfchenkerne) oder festen Schwebeteilchen (< 5 µm), die nur sehr langsam sedimentieren, mit der Luft über Distanzen von weit über 1 m verbreitet werden und beim Einatmen in die unteren Atemwege und Lungenalveolen* gelangen.
Hintergrund:
– Die Unterscheidung in aerogene Übertragung (Partikel < 5 µm) und Tröpfchenübertragung (Partikel > 5 µm) ist möglicherweise überholt. Neue Studien zu Covid-19 kommen zu dem Ergebnis, dass durch Atmen, Niesen oder Husten eine gemischte Gaswolke entsteht, die ein Spektrum verschieden großer Partikel enthält. Erregerhaltige Gaswolken bewegen sich turbulent und können Strecken von 7 bis 8 Metern zurücklegen. Die gaswolkenförmige Übertragung kommt wahrscheinlich vor bei vielen Infektionskrankheiten*, z. B. bei Infekten der oberen Luftwege, Masern*, Scharlach*, Tuberkulose* oder Legionellose*.
– Voraussetzungen für eine aerogene Übertragung ist, dass Mikroorganismen unter oben genannten Bedingungen über längere Zeit infektiös bleiben.
– Auch Schadstoffe* werden aerogen übertragen.
– Schutzmasken (FFP 2 und FFP 3) und Händehygiene beugen einer Übertragung vor.
– Von der aerogenen Übertragung unterschieden wird die Tröpfenübertragung.

Übertragungsmechanismen *m pl*: syn. Aufnahmemechanismen. Wege, durch welche die Erreger infektiöser Erkrankungen in den menschlichen Körper aufgenommen werden: perorale* Aufnahme, Inhalation*, Kontaktinfektion, Inokulation* und diaplazentare* Übertragung (Eintrittspforten*). Während es nur 5 Aufnahmemechanismen gibt, ist die Zahl der Übertragungsfaktoren (Vehikel) groß.

Übertragungszeichen → Runge-Zeichen

Übertraining *n*: engl. *overtraining*. Rückgang der Leistungsfähigkeit trotz unvermindert hoher Trainingsbelastung. Die Ursache liegt im Missverhältnis zwischen Belastungsintensität und Erholungsphase bzw. Erholungsfähigkeit. Mögliche Folge ist ein Übertrainingssyndrom*.

Übertrainingssyndrom *n*: engl. *overtraining syndrome*. Chronischer, reversibler Überlastungszustand bei Sportlern mit länger anhaltender Minderung der sportartspezifischen Leistungsfähigkeit trotz regelmäßigen Trainings. Es kommt zu verminderter Belastbarkeit, schnellerer Ermüdung sowie gestörter Koordination und Konzentration, außerdem besteht vermehrte Krankheits- und Verletzungsanfälligkeit. Puls und Atemfrequenz in Ruhe sind erhöht.
Ursachen: Multifaktoriell, z. B.
– sportspezifische Belastungsfaktoren
– berufliche oder private Belastungsfaktoren
– chronische Erkrankungen oder zu früher Trainingsbeginn
– Reduktion der Erholungsfaktoren.
Therapie:
– Anpassung von Belastungsintensität und -umfang
– aktive Erholung
– Entspannungsverfahren
– physikalische Therapie
– ggf. Therapie von Begleiterkrankungen.

Überwachungsbereich → Strahlenschutzbereich

überwertige Gedanken → Idee, überwertige

Übung *f*: engl. *practice*. Systematisches Wiederholen eines Verhaltens oder einer Tätigkeit mit dem Ziel der Leistungsverbesserung oder Verhaltensänderung.
Ziel: Psychotherapie: Je nach Art der durchgeführten Übung, z. B.
– Erlernen und Festigen von erwünschten Fertigkeiten (z. B. soziale Kompetenz)
– Gewöhnung und Auseinandersetzung mit Angst auslösenden Reizen (z. B. bei einer Konfrontation*)
– Lernen von Bewältigungsstrategien.
Anwendung: Häufig in der Verhaltenstherapie*. Viele verhaltenstherapeutische Strategien lassen sich nur über regelmäßige und konsequente Übung umsetzen. Der Patient wird daher angeleitet, zunehmend selbstständiger und selbstverantwortlich die Übungen durchzuführen (therapeutische Hausaufgaben). Mögliche Übungssituationen sind z. B. Rollenspiele*, Verhaltensübungen, Konfrontationen, kognitive Umstrukturierung.

Uhren-Test *m*: syn. Clock-Test. Test zur Früherkennung der Demenz* und anderer kognitiver Störungen. Der Proband soll in einen leeren Kreis die 12 Ziffern einer Uhr eintragen und die Zeiger auf 11:10 Uhr stellen. Je nach Abweichen von der „Normalleistung" kann man Rückschlüsse auf Kognition und Hirnfunktion ziehen.
Interpretation: Der Uhren-Test prüft die Problemlösungsfähigkeit, die im Frontallappen angesiedelt ist und die Visuokonstruktion (Fähigkeit, komplexe Formen bzw. Muster zu erkennen und zu reproduzieren, angesiedelt im Parietallappen).
– Je fortgeschrittener die kognitiven Störungen sind, desto unkenntlicher wird die gezeichnete Uhr.
– Werden Ziffern und Uhr richtig gezeichnet, aber die Minutenzeiger falsch gesetzt, kann das auf eine beginnende Demenz hinweisen.

Uhrglasnägel *m pl*: engl. *hippocratic nails*. Große, gewölbte Nägel, die häufig in Kombination mit Trommelschlägelfingern auftreten. Siehe Trommelschlägelfinger* (Abb. dort).

Uhrglasverband → Augenverband

Uhrglasverband *m*: engl. *glass bandage*. Luftdicht abschließender Augenverband mit einer durchsichtigen Kunststoffscheibe. Er wird bei fehlendem Lidschluss oder nach einer Augenoperation angelegt, um die Hornhaut vor Austrocknung zu schützen (Prinzip der feuchten Kammer). Siehe Abb.

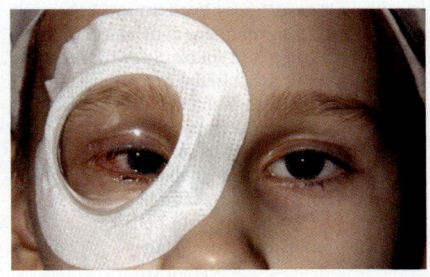

Uhrglasverband [174]

Uthoff-Phänomen *n*: engl. *Uthoff sign*. Neurophysiologisches Phänomen. Bei Körpererwärmung, beispielsweise durch Fieber, Saunagänge oder hohe Umgebungstemperaturen, kommt es zur vorübergehenden Symptomverschlechterung bei Neuritis* nervi optici und anderen entzündlich-neurologischen Erkrankungen, die mit vermehrter Wärmeempfindlichkeit oder ungenügender Kontrolle der Körpertemperatur einhergehen (z. B. Multiple Sklerose*).

UK: Abk. für → Kommunikation, unterstützte

Ulcus callosum *n*: engl. *callous ulcer*; syn. Ulkus callosum. Chronisches Ulcus* ventriculi oder

Ulcus corneae

Ulcus* duodeni mit narbiger Degeneration des Ulkuswalls und ggf. Störung der Motilität. Ein Ulcus callosum erscheint derb und ist bindegewebig organisiert.

Ulcus corneae n: engl. *corneal ulcer*. Hornhautgeschwür durch eine Schädigung des Hornhautstromas, häufig als Komplikation einer Keratitis*. Ursachen sind Infektionen, Verletzungen, eine unzureichende Befeuchtung und einige Grunderkrankungen. Symptome sind Schmerzen, Tränenfluss, Trübungen der Hornhaut sowie eine Gefäßinjektion. Die Therapie erfolgt entsprechend Ursache und Schwere. Siehe Abb.

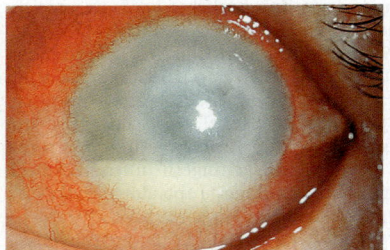

Ulcus corneae: Ulcus corneae mit Hypopyon. [133]

Ulcus cruris n: engl. *varicose ulcer*. Mindestens bis in die Dermis* reichender Substanzdefekt der Haut (Ulkus*), meist am distalen Unterschenkel infolge venöser oder arterieller Erkrankung, Tumor* oder Pyodermie*. Behandelt wird durch Sanierung der Grunderkrankung, Wundversorgung und lokale Stimulierung der Granulation mit anschließender plastischer Deckung und ggf. mit Biochirurgie*.

Erkrankung: Epidemiologie:
- vor dem 40. Lebensjahr selten
- ab dem 75. Lebensjahr deutlich zunehmend
- Gynäkotropie* (mehr Frauen als Männer betroffen)
- ca. 80 % venös bedingt

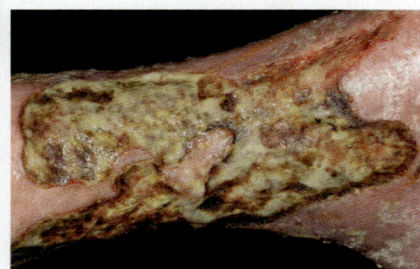

Ulcus cruris: Schmierig belegtes Ulkus mit Pseudomonas-Besiedlung. [183]

Ulcus cruris: Ursachen des Ulcus cruris arteriosum.
chronische periphere arterielle Verschlusskrankheit (Thrombangiitis obliterans oder Arteriosclerosis obliterans)
Polyarteriitis nodosa
diabetische Makroangiopathie
diabetische Mikroangiopathie
Vaskulitis
Necrobiosis lipoidica (diabeticorum)
Pernio
arterielle Hypertonie (Martorell-Syndrom)
arteriovenöse Anastomose
Aneurysma

- ca. 10 % durch arterielle Durchblutungsstörung.

Ätiologie
- vor allem chronisch-venöse Insuffizienz* (Ulcus cruris venosum; siehe Abb.)
- Varikose* (Ulcus cruris varicosum)
- postthrombotisches Syndrom* (Ulcus cruris postthromboticum)
- pAVK (Ulcus cruris arteriosum; siehe Tab.)
- exulzerierender Tumor (Ulcus cruris neoplasticum, z. B. Basalzellkarzinom* oder Plattenepithelkarzinom*)
- Infektionen (Ulcus cruris infectiosum)
- Unfall (Ulcus cruris traumaticum)
- Hypertonus (Ulcus cruris hypertonicum Martorell) u. a.

Therapie:
- Sanierung der Grunderkrankung
- lokale Stimulierung der Granulation: 1. mechanisch durch Wundexzision* 2. lokale stadiengerechte Wundversorgung 3. Vakuumversiegelung (Vakuumverband*)
- evtl. Magnetfeldbehandlung zur begleitenden Behandlung von venösen Ulzera
- ggf. Faszienspaltung zur Stauungsentlastung
- plastische Deckung
- biologisch mit Fliegenmaden (Madentherapie).

Ulcus Dieulafoy n: engl. *simple exulceration*; syn. Dieulafoy-Ulkus. Seltenes, auf dem Boden einer Gefäßanomalie in der Magenwand entstehendes Magengeschwür. Symptome sind Bluterbrechen, Teerstuhl*, evtl. Schock. Behandelt wird mit endoskopischer Hämostase (z. B. Gummibandligatur oder Clip), bei Rezidiven muss der betroffene Wandanteil operativ exzidiert werden. Bei schwerer Blutung beträgt die Letalität ca. 10 %.

Ulcus duodeni n: engl. *duodenal ulcer*; syn. Ulkus duodeni. Läsion der Schleimhaut meist im Bulbus* duodeni, die über die Lamina* muscularis mucosae bis in die Submukosa reicht. Die Diagnose wird mittels einer Ösophagogastroduodenoskopie gestellt. Die Therapie ist primär medikamentös (Säurehemmung bzw. Eradikation), bei Komplikationen ist ggf. auch eine endoskopische oder operative Intervention notwendig.

Ulcus durum n: engl. *chancre*. Primäraffekt der Syphilis*. Es handelt sich um ein Geschwür mit hartem Saum an der Eintrittsstelle des Erregers. Vgl. Syphilis*.

Ulcus mixtum n: engl. *mixed chancre*. Ulcus* molle bei gleichzeitig bestehendem Primäraffekt der Syphilis* (Ulcus* durum).

Ulcus molle n: engl. *chancroid*. Durch Haemophilus* ducreyi hervorgerufene, fast ausschließlich durch Geschlechtsverkehr übertragene Erkrankung. Sie kommt besonders in Afrika, Südostasien und Lateinamerika vor. Frauen sind meist nur symptomlose Träger. Die Inkubationszeit beträgt zwischen 1 und 5 (selten auch bis zu 30) Tagen. Behandelt wird mit Antibiotika.

Ulcus pepticum n: engl. *peptic ulcer*; syn. Ulkus pepticum. Bis in die Submukosa reichende Schädigung der Schleimhaut aufgrund der Einwirkung von Magensäure und Pepsin. Häufigster Auslöser ist eine Infektion mit Helicobacter* pylori oder die Einnahme von NSAR. Typische Lokalisationen sind die kleine Kurvatur des Magens präpylorisch sowie der Bulbus* duodeni.

Ulcus pepticum jejuni → Anastomosenulkus
Ulcus perforans → Ulkusperforation
Ulcus rodens → Basalzellkarzinom
Ulcus simplex vesicae n: engl. *simple vesical ulcer*. Kleines Geschwür in der sonst unveränderten Harnblase, das bis in die Blasenmuskulatur reicht. Betroffen sind v. a. Frauen bei unklarer Ätiologie. Klinisch kommt es zu Pollakisurie* und Strangurie sowie einem möglichen Übergang in interstitielle Zystitis*.

Klinik:
- Dysurie*
- Algurie
- Pollakisurie*
- Makrohämaturie
- Harnwegsinfektionen*.

Therapie:
- Elektrokoagulation
- Versuchstherapie mit Glukokortikoiden bei Rezidiven und heftigen Beschwerden.

Ulcus terebrans → Basalzellkarzinom
Ulcus tropicum n: engl. *tropical ulcer*; syn. phagedänisches Geschwür. Nekrotisches, schmerzhaftes Hautgeschwür, meist an den Füßen oder Unterschenkeln bei Patienten in den Tropen. Die Behandlung umfasst Wundpflege und Peni-

cillin, eventuell erfolgt eine Hauttransplantation.

Ulcus varicosum n: engl. *varicose ulcer*; syn. Ulcus cruris varicosum. Unterschenkelgeschwür (Ulcus* cruris venosum) im Rahmen einer Varikose*.

Ulcus vesicae n: engl. *vesical ulcer*. Harnblasengeschwür im Rahmen einer Tuberkulose oder als Ulcus* simplex vesicae.

Ulcus vulvae acutum Lipschütz n: engl. *Lipschütz's disease*; syn. Lipschütz-Ulkus. Solitär oder multipel, meist vor dem 25. Lj. auftretendes, sehr schmerzhaftes Geschwür v. a. an der Innenseite der kleinen Labien, oft mit Schüttelfrost und Fieber. Die Ätiologie ist ungeklärt, vermutet wird eine Aphthenkrankheit oder Herpesinfektion. Der Krankheitsverlauf ist rezidivierend.

Ulkus n: engl. *ulcer*; syn. Apostem. Substanzdefekt der Haut oder Schleimhaut und darüber hinausgehender Schichten, meist schlecht heilend und mit intensiver Entzündungsreaktion verbunden. Behandelt wird die jeweilige Grunderkrankung, außerdem wird ein angemessenes Wundmanagement durchgeführt.

Klinische Bedeutung:
- gastroenterologisch: 1. gastroduodenales Ulkus* 2. Anastomosenulkus* 3. Colitis* ulcerosa
- dermatologisch: 1. Ulcus* cruris 2. diabetischer Fuß
- ophthalmologisch: Ulcus* corneae
- angiochirurgisch: penetrierendes Aortenulkus*.

Ulkus, gastroduodenales n: engl. *gastroduodenal ulcer*; syn. Gastroduodenale Ulkuskrankheit. Schleimhautdefekt in Magen* (Ulcus ventriculi) oder Duodenum* (Ulcus duodeni) mit Blutungen oder Oberbauchschmerzen, manchmal auch asymptomatisch. Die Diagnose wird endoskopisch gestellt. Die Behandlung erfolgt mit Protonenpumpenhemmern sowie mit Antibiotika bei Helicobacter-pylori-Infektion. Im Falle von Komplikationen muss ggf. endoskopisch interveniert bzw. operiert werden.

Erkrankung: Ätiologie:
- Helicobacter-pylori-Infektion: 99 % der Ulcus-duodeni-Patienten sind mit H. pylori infiziert, bei Ulcus ventriculi sind es 75 % der Patienten. Eine durch H. pylori induzierte chronische Gastritis* führt zu einer Verminderung von Schutzfaktoren (z. B. weniger Magenschleim) und einer Verstärkung schädigender Faktoren (z. B. vermehrter Bildung von Magensäure).
- NSAR-Einnahme: NSAR erhöhen über eine Hemmung der Prostaglandin-Synthese das Risiko für ein Ulkus. Unter NSAR-Einnahme wird das Ulkus-Risiko durch weitere Faktoren zusätzlich erhöht: Einnahme von Kortikosteroiden, Antikoagulanzien oder Bisphosphonaten*, Alter sowie Komorbiditäten.
- Stressulkus*: durch Stressfaktoren verursachtes Ulkus, z. B. durch Polytrauma*, Langzeitbeatmung* oder Verbrennungen*.

Pathologie: Durch das Ungleichgewicht zwischen aggressiven (Magensäure, Pepsin) und schützenden Faktoren (Bikarbonat, Schleimschicht) kommt es zu einem Schleimhautdefekt, der die Lamina* muscularis mucosae durchbricht und bis in die Submukosa reicht. Das unterscheidet das Ulkus von einer Erosion, bei der nur die Lamina propia betroffen ist. Die Läsionen können mit weißlichem Fibrin* belegt sein. **Lokalisation:** Ein Ulcus ventriculi liegt meistens im Antrum* in der Nähe der kleinen Kurvatur. Ulcera an anderen Lokalisationen sind karzinomverdächtig. Ein Ulcus duodeni ist häufig am Ausgang des Bulbus* duodeni lokalisiert.

Klinik: Die Patienten sind meistens asymptomatisch, vor allem ältere Patienten und Patienten, die NSAR einnehmen. Bei symptomatischen Patienten können folgende Beschwerden auftreten:
- epigastrische Schmerzen: bei Ulcus duodeni eher Besserung nach dem Essen und Schmerzen zur Nacht (zwischen 23:00 Uhr und 2:00 Uhr), bei Ulcus ventriculi eher postprandiale Schmerzen
- Völlegefühl
- schnelles Sättigungsgefühl
- Übelkeit und Erbrechen.

Viele Patienten werden erst durch Komplikationen auffällig. Mögliche Komplikationen sind:
- gastrointestinale Blutung* aus dem Ulkus mit Hämatemesis* oder Meläna
- Perforation mit akutem Abdomen
- Fistelbildung in umliegende Organe
- Strikturen wie z. B. eine Magenausgangsstenose
- Ausbildung eines Magenkarzinoms*.

Therapie: Bei Helicobacter-pylori-Infektion: Eradikationstherapie mit Überprüfung des Therapieerfolges nach 4–8 Wochen. **Bei Helicobacter-pylori-Negativität:**
- Säureblocker wie Protonenpumpeninhibitoren oder H2-Blocker
- Weglassen von Noxen (NSAR, Glukokortikoide, Alkohol, Kaffee, Nikotin).

Komplikationen können die Indikation für eine Intervention oder Operation darstellen.
- bei Blutungen aus dem Ulkus: endoskopische Intervention; ist die Blutung endoskopisch nicht stillbar, Operation mit Umstechung des Ulkus und Ligatur der A. gastroduodenalis
- bei Perforation: Exzision und Übernähung des Ulkus mit Pyloroplastik*
- bei Karzinom: Resektion.

Prognose: Ca. 60 % der Ulcera heilen spontan aus, mit Eradikationstherapie beträgt die Heilungsrate über 90 %.

Ulkuskarzinom n: engl. *ulcer carcinoma*. Auf dem Boden eines Geschwürs entstandenes Karzinom*, z. B. Magenkarzinom*.

Ulkuskrankheit f: engl. *peptic ulcer disease*. Rezidivierendes, zyklisches Auftreten eines gastroduodenalen Ulkus*.

Ulkusnische → Ulkus ventriculi

Ulkusperforation f: engl. *ulcer perforation*. Durchbruch eines gastroduodenalen Ulkus* aufgrund vollständiger Andauung und Nekrose der Wand. Meist ist das präpylorische Antrum oder der Bulbus duodeni betroffen. Man unterscheidet die gedeckte Perforation mit Abdeckelung des Geschehens durch entzündliche Reaktion mit den umliegenden Strukturen von der freien abdominellen Perforation. Siehe Abb. 1.

Klinik:
- gedeckte Perforation: 1. Symptome möglicherweise sehr blande 2. leichter Druckschmerz im rechten Oberbauch 3. Nüchternschmerz 4. Völlegefühl 5. Inappetenz
- freie Perforation: 1. typischerweise Vernichtungsschmerz im rechten bis mittleren Oberbauch 2. Zeichen einer akuten Peritonitis*.

Diagnostik:
- klinische Untersuchung: bei freier Perforation bretthartes Abdomen aufgrund der vorliegenden Peritonitis
- Sonografie des Abdomens: freie Flüssigkeit
- Röntgenuntersuchung mit Abdomenübersicht (falls möglich im Stehen, ansonsten in Linksseitenlage): intraabdominelle freie Luft (siehe Abb. 2), in Thoraxaufnahme typischerweise Luftsichel unterhalb des rechten Zwerchfells.

Therapie:
- absolute Operationsindikation
- chirurgische Versorgung des Ulkus je nach Schweregrad durch: 1. quere Übernähung

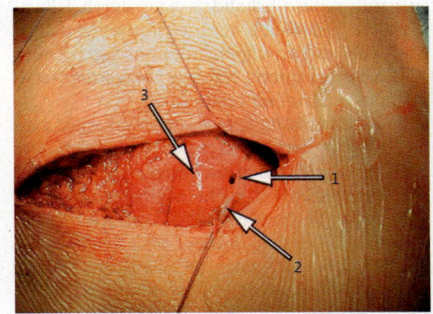

Ulkusperforation Abb. 1: Darstellung eines perforierten Ulcus ventriculi (1) der Magenvorderwand (2). [131]

Ulkus-Perforation, gedeckte

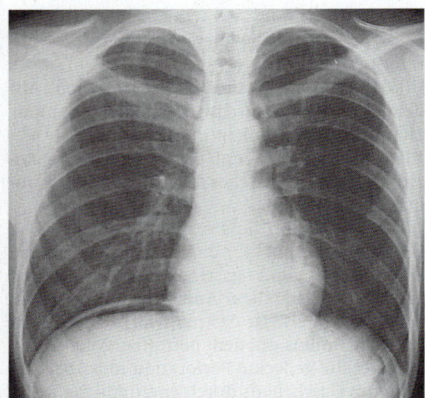

Ulkusperforation Abb. 2: Röntgenologisch (subdiaphragmal rechts) sichtbare freie intraabdominale Luft. [99]

zur Verhinderung einer Lumeneinengung 2. Ulkusexzision (Histologie und Helicobacter* pylori Nachweis) und quere Übernähung oder in ausgedehnten Fällen auch Magenteilresektion*
- anschließende ausgiebige Peritoneallavage und Drainage des Bauchraumes
- postoperativ sofortige Einleitung einer Eradikationstherapie.

Ulkus-Perforation, gedeckte f: syn. Ulkus-Penetration. Durchbruch eines gastroduodenalen Ulkus* aufgrund vollständiger Andauung und Nekrose der Magenwand, meist des präpylorischen Antrums und des Bulbus duodeni mit Abdeckung des Geschehens durch entzündliche Reaktion mit den umliegenden Strukturen.

Ulkus-Übernähung f: Chirurgische Versorgung bei Ulkusperforation*. Je nach Schweregrad wird die Perforationsstelle entweder durch eine quer zur Längsachse des Magens verlaufende Nahtreihe zur Verhinderung einer Magenausgangsstenose behandelt oder durch Ulkusexzision (Histologie und Helicobacter-pylori-Nachweis) mit anschließender durchgreifender adaptierender querer Naht in Einzelknopftechnik oder fortlaufend versorgt.

Ulkusumstechung f: Operative Versorgung eines Ulcus* ventriculi oder Ulcus* duodeni. Die Indikation zur Operation besteht entweder bei einer endoskopisch nicht stillbaren Blutung oder einer Perforation*. Die Operation kann heutzutage bei Lokalisation des Ulkus an der Vorderwand von Duodenum oder Magen häufig auch laparoskopisch durchgeführt werden.

Ulkus ventriculi n: engl. *gastric ulcer*. Läsion der Magenschleimhaut, bei der im Gegensatz zur Magenschleimhauterosion die Muscularis mucosae durchbrochen ist. Meist ist es im distalen Corpus und Antrum* lokalisiert. Die Diagnose erfolgt mittels Gastroskopie*. Die Therapie ist primär medikamentös, bei Komplikationen wird endoskopisch oder chirurgisch interveniert (Näheres siehe gastroduodenales Ulkus*).

Ullrich-Turner-Syndrom → Turner-Syndrom

Ulna f: Kleinfingerseitig gelegener länglicher Röhrenknochen des Unterarms. Die Ulna bildet proximal ein Teilgelenk (Art. humeroulnaris) des Ellenbogengelenks (Art. cubiti), distal ist sie über einen Discus* articularis mit dem Handgelenk* verbunden. Radius* und Ulna verlaufen parallel und sind über die Articulationes radioulnaris proximalis und distalis verbunden. Siehe Abb.

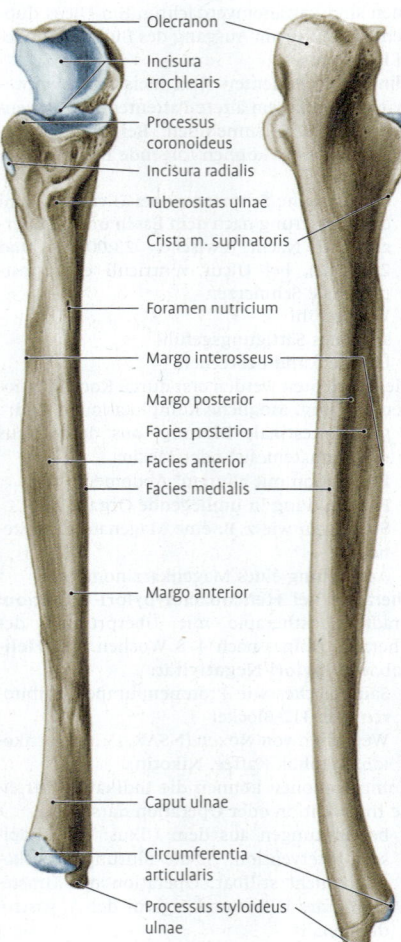

Ulna: Rechte Ulna von ventral (linke Abbildung) und dorsal (rechte Abbildung). [4]

Aufbau:
- Extremitas proximalis: 1. Olecranon* 2. Processus coronoideus ulnae (Ansatz für M. brachialis und Ursprung für M. flexor digitorum superficialis sowie M. pronator teres)
- Corpus ulnae (Ulnaschaft)
- Extremitas distalis: 1. Caput ulnae 2. Processus styloideus ulnae (Ansatz für Lig. collaterale carpi ulnare).

Ulnafraktur f: engl. *ulnar fracture*. Fraktur* der Ulna*, meist infolge direkter Gewalteinwirkung oder durch Aufschlagen des Arms auf eine scharfe Kante.

Formen:
- Ulnaschaftfraktur: 1. isoliert als Parierfraktur durch Schlag auf den zum Schutz des Kopfs erhobenen Arm 2. Kombinationsverletzung bei Monteggia*-Luxationsfraktur
- proximale gelenkbeteiligende Ulnafraktur: 1. Olekranonfraktur* 2. Fraktur des Processus coronoideus ulnae
- knöcherner Abriss der Trizepssehne am Olekranon
- Abriss des Processus styloideus ulnae als häufige Begleitverletzung bei der distalen Radiusfraktur*.

Therapie:
- konservative Therapie bei nichtdislozierter Ulnafraktur: 1. Immobilisierung zunächst im gespaltenen Gips- oder Kunststoffverband (Oberarm bis einschließlich Handgelenk) 2. nach Abschwellen geschlossener (zirkulär angelegter) Gips- oder Kunststoffverband
- operative Therapie bei instabiler, dislozierter, gelenkbeteiligender oder offener Ulnafraktur und bei Beteiligung von Leitstrukturen (z. B. N. ulnaris): 1. offene Reposition und Plattenosteosynthese (siehe Abb.) oder 2. dynamische Markraumschienung bei Schaftfraktur 3. ORIF mit Zuggurtung oder Plattenosteosynthese am Olekranon 4. Refixation des Processus coronoideus 5. ggf. An-

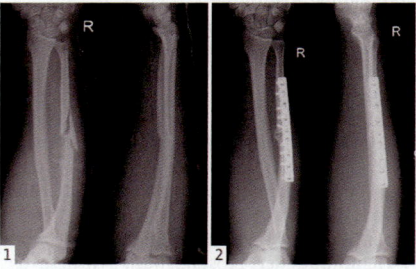

Ulnafraktur: 1: präoperativ; 2: nach Versorgung mit Plattenosteosynthese; Röntgenaufnahmen in 2 Ebenen. [108]

lage eines Bewegungsfixateurs bei Instabilität **6**. Anlage eines Fixateur externe bei komplexem Weichteilschaden.

Ulnardeviation *f*: engl. *ulnar deviation*. Abweichung der Finger zur Ellenseite mit Streck- und Greifinsuffizienz der Hand bei fortgeschrittener rheumatoider Arthritis*.

Ulnariskompressionssyndrom *n*: engl. *ulnar nerve compression syndrome*. Druckschädigung des Nervus* ulnaris im proximalen Bereich als Sulcus*-nervi-ulnaris-Syndrom und im distalen Bereich als Guyon*-Logensyndrom.

Ulnartunnelsyndrom → Guyon-Logensyndrom

Ultima Ratio *f*: engl. *last resort*. Letztes zur Verfügung stehendes Mittel zur Behandlung einer Krankheit.

Ultrafiltration *f*: Wassertransport, der durch die hydrostatische, osmotische bzw. onkotische Druckdifferenz zweier, durch eine semipermeable Membran* voneinander getrennter Flüssigkeiten bedingt wird. Ultrafiltration geschieht z. B. in der Niere bei der Bildung des Glomerulusfiltrats*, außerdem wird sie therapeutisch eingesetzt bei verschiedenen Blutreinigungsverfahren, insbesondere bei Hämofiltration*.

Prinzip: Der Lösungsmitteltransport erfolgt in Richtung des Flüssigkeitskompartiments mit dem niedrigeren hydrostatischen Druck. Abhängig vom Grad der Membrandurchlässigkeit werden neben dem Lösungsmittel auch gelöste Substanzen (konvektiv) transportiert. Bei Zunahme der treibenden Kräfte erreichen die Filtrationsraten ein Plateau.

Ultrarotabsorptionsschreiber → Ultrarotabsorptionsspektrometer

Ultrarotabsorptionsspektrometer *n sg, pl*: syn. **U**lt**r**a**r**otabsorptions**s**chreiber; Abk. URAS. Gerät zur Bestimmung der CO_2-Fraktion in Gasgemischen.

Ultraschall *m*: engl. *ultrasound*; Abk. US. Schwingungen mit einer Frequenz von 20 kHz bis 10 GHz (oberhalb der menschlichen Hörgrenze). In der Medizin wird der Begriff Ultraschall meist synonym für Ultraschalldiagnostik* bzw. Sonografie verwendet, ein bildgebendes Verfahren* bei dem Ultraschallwellen zur Untersuchung von organischem Gewebe genutzt werden.

Medizinische Anwendung:
- diagnostisch: zur Sichtbarmachung von Körperstrukturen unterschiedlicher Dichte mithilfe des umgekehrten piezoelektrischen Effekts* (siehe auch Ultraschalldiagnostik*)
- therapeutisch: Ultraschalltherapie: **1.** z. B. zur Mikromassage bei Erkrankungen des rheumatischen Formenkreises sowie bei Gelenkentzündungen, Neuralgien, Nervenentzündungen, bei bestimmten Hautleiden, Gefäßerkrankungen, Durchblutungsstörungen

2. cave: bei zu hoher Dosierung Gewebeschäden infolge Wärmeentwicklung möglich.

Ultraschalldiagnostik *f*: engl. *ultrasound diagnostics*. Diagnostisches Verfahren mit Anwendung von Ultraschall*. Die Ultraschalldiagnostik ersetzt zunehmend röntgendiagnostische Verfahren. Nach Art der Erzeugung des Ultraschalls werden Impulsecho- (Sonografie) und Dauerschallverfahren (Doppler*-Effekt) unterschieden. **Impulsechoverfahren:** ein piezoelektronischer Quarzkristall (Schallkopf, Transducer) wird mit elektrischer Hochfrequenzspannung zum Aussenden mechanisch gleichfrequenter Schwingungen angeregt (Sendefunktion) bzw. erzeugt selbst elektrische Wechselspannung, wenn er von einer (reflektierten) Schallwelle getroffen wird (Aufnahmefunktion). Die Zeitdifferenz zwischen ausgesandtem Impuls und empfangenen reflektierten Schallwellen (Echos) ist proportional zur Tiefenlage der reflektierenden Schicht. Die Darstellung der Echoimpulse erfolgt (verstärkt) auf einem Bildschirm:

- **A-Bild-Methode** (A-Scan, Amplituden-Scan, A-Mode): Verfahren mit eindimensionaler oszillografischer Darstellung. Die Amplitude ist abhängig von der Tiefe der reflektierenden Flächen. Die A-Bild-Methode wird angewendet z. B. bei der Orbitadiagnostik (Echoophthalmografie)
- **B*-Bild-Methode** (B-Scan, Brightness-Scan, Helligkeits-Scan, B-Mode, Ultraschalltomografie): Verfahren der Ultraschalldiagnostik* zur Darstellung zweidimensionaler Ultraschallbilder. Das zweidimensionale Bild entsteht durch das Bewegen des ausgesandten Schallstrahls entlang einer Linie (Abtasten einer Schnittfläche). Die Bildpunkte werden in einer Grauwert-Skala dargestellt (umso heller, je stärker das Echo).
- **Time-Motion-Verfahren** (M-Scan, M-Mode): Verfahren, bei dem ein ortsfester Schallkopf (Sende- und Aufnahmefunktion) die Echos sich bewegender Grenzflächen im Körper registriert. Die Bildpunkte werden in einer Grauwert-Skala in Form von Wellenlinien (Abstandsänderung der Grenzflächen in Abhängigkeit von der Zeit, x-Achse) dargestellt. Anwendung: v. a. zur Darstellung der Beweglichkeit von Herzwandabschnitten und Herzklappen im Rahmen der Echokardiografie* (Abb. 1 dort).

Doppler*-Sonografie. Darstellung von Strömungsrichtung und -geschwindigkeit durch unterschiedliche Farben (meist rot für Strömungsrichtung auf Schallkopf zu, blau für Strömungsrichtung vom Schallkopf weg).

Ultraschallechoverfahren: engl. *ultrasonography*. Impulsechoverfahren der Ultraschalldiagnostik*.

Ultraschall, endobronchialer *m*: engl. *endobronchial ultrasound*; Abk. EBUS. Endosonografie* zur Darstellung der Bronchuswand und angrenzender Strukturen im Rahmen einer Bronchoskopie*. Dieses Verfahren wird z. B. zur ultraschallgesteuerten transbronchialen Punktion von Lymphknoten oder Tumoren angewandt (TBNA – transbronchiale Nadelaspiration und TBB – transbronchiale Biopsie).

Ultraschall, intraduktaler *m*: Abk. IDUS. Endosonografie zur Darstellung der Gallengänge durch Positionierung eines Mini-Ultraschallkopfs während der endoskopischen retrograden Cholangiopankreatikografie (ERCP). Indikationen sind Stenosen unklarer Dignität, Cholelithiasis, Cholestase sowie lokoregionäres Tumorstaging. Siehe Abb.

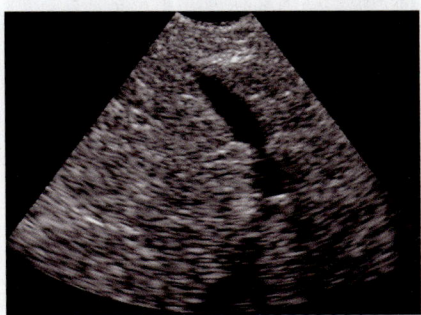

Ultraschall, intraduktaler: Cholestase. [187]

Ultraschall, intravaskulärer *m*: Abk. IVUS. Endosonografie* zur Darstellung der herzversorgenden Blutgefäße. Dadurch werden im Gegensatz zur Angiografie* nicht nur das Gefäßlumen, sondern auch die Struktur der Gefäßwand und arteriosklerotische Wandveränderungen (Beschaffenheit und Volumen von arteriosklerotischen Plaques) beurteilbar. Die Untersuchung erfolgt intrakoronar mit im Rahmen der Herzkatheterisierung* eingeführtem Mini-Ultraschallkopf. Siehe Abb.

Ultraschallkontrastmittel *n sg, pl*: engl. *ultrasound contrast media*; Abk. US-KM. Kontrastmittel* zur Anwendung im Rahmen der kontrastmittelgestützten Ultraschalldiagnostik* (Contrast-Enhanced Ultrasound). Ultraschallkontrastmittel sind gashaltige Mikrosphären* (Luft oder lipophile Gase wie Schwefelhexafluorid oder Perflutren) mit stabilisierender Hülle von definierter Größe (2–10 μm) zur intravenösen Applikation. Zu den Nebenwirkungen zählen allergische Reaktionen, Bradykardie* und arterielle Hypotonie*.

Wirkprinzip:
- Kontrastverstärkung des reflektierten Ultraschallsignals

Ultraschallvernebler

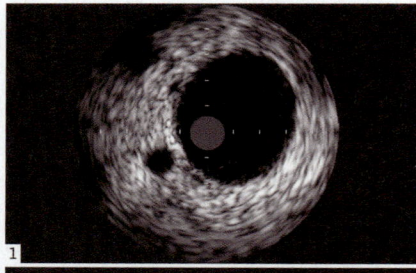

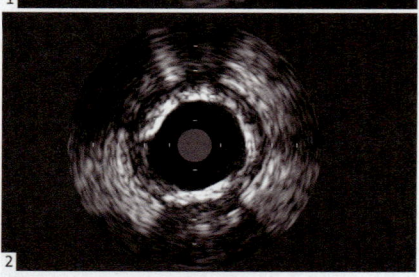

Ultraschall, intravaskulärer: Intravaskulärer Ultraschall der Koronararterien; 1: Normbefund mit Gefäßaufzweigung; 2: konzentrische Plaque im distalen Ramus interventricularis anterior, typisch für diffuse Koronaropathie, z. B. bei Transplantatvaskulopathie. [207]

– intravasal verbleibend und kapillargängig, dadurch Blutflussmessung (im Gegensatz zur konventionellen Doppler*-Sonografie) auch in kleinen Blutgefäßen einschließlich Kapillaren möglich
– Elimination: 1. pulmonale Abatmung der Gase 2. hepatische Metabolisierung der Hülle.

Ultraschallvernebler → Vernebler
Ultraviolettlicht → Ultraviolettstrahlung
Ultraviolettmikroskop n: engl. *ultraviolet microscope*. Mit ultraviolettem Licht arbeitendes Mikroskop, das mit Wellenlängen von ca. 200 nm noch eine Auflösung von 0,1 μm (100 nm) großen Partikeln erlaubt.
Anwendung: Z. B. zur lichtoptischen Darstellung (über Quarzlinsen und photografische Systeme) von Paramyxo- oder Herpes-Viren und kleineren Erregern; in der Histologie hauptsächlich in der Fluoreszenzmikroskopie*.
Ultraviolettphototherapie, selektive f: engl. *selective ultraviolet phototherapy*. Lichttherapie mit definiertem Spektrum der Ultraviolettstrahlung* im UV-A- und UV-B-Bereich, z. B. bei der Behandlung der Psoriasis*, der polymorphen Lichtdermatose* und Acne* vulgaris.
Ultraviolettstrahlung f: engl. *ultraviolet radiation*. Spektralbereich der elektromagnetischen Wellen*, der sich in Richtung kleinerer Wellenlängen (höherer Frequenzen) an den blau-violetten Bereich des sichtbaren Lichts anschließt.
Einteilung: Siehe Tab.
Physiologie: UV-Strahlung ist sowohl lebenswichtig als auch schädlich für den Körper. Sie fördert die Pigmentbildung in der Haut und ist notwendig zur Erzeugung von Vitamin* D aus dem Ergosterol der Haut. Durch zuviel UV-Exposition kann es zu Schäden an der DNA* durch Bildung von Thymidin-Dimeren oder zu einem Sonnenbrand* kommen.
Anwendung:
– als PUVA-Therapie in der Dermatologie, z. B. bei Psoriasis* und Neurodermitis
– Verwendung einer UV-Analysenlampe (Ph.Eur.8) zur Beobachtung von Substanzen im ultravioletten Licht (z. B. zum Sichtbarmachen von Proben)
– zur Keimzahlverminderung der Raumluft oder glatter Oberflächen.

Ultrazentrifuge f: engl. *ultracentrifuge*; Abk. UZ. Zentrifuge, in der mit extrem hoher Rotordrehzahl (ca. 70 000–100 000/min) die Auftrennung von Teilchen einer Dispersion (z. B. Lipoproteine) bzw. eines Homogenisats (z. B. Zellbestandteile, sog. Differentialzentrifugation) bei wesentl. Verkürzung der Sedimentationszeit erfolgt.
Ultzmann-Katheter m: engl. *Ultzmann's catheter*. Katheter mit Biegung und mehrfachen Öffnungen der Spitze. Der Katheter wurde entworfen zur Irrigation und Kauterisation der prostatischen Harnröhre und der Blase. Mithilfe einer Spritze konnten Arzneilösungen bei Gonorrhoea posterior oder Zystitis instilliert werden. Der Ultzmann-Katheter ist heute nicht mehr gebräuchlich.

Ultraviolettstrahlung: Wellenlängenbereiche und Wirkungen.

Wellenlängenbereich in nm	Bezeichnung	Wirkung
400–315	UV-A	durchdringt Glas, auch Bräunungsstrahlung genannt
315–280	UV-B	Dorno-Strahlung, erythemerzeugend, bewirkt Photosynthese von Vitamin D
280–200[1]	UV-C	mikrobiozid
200–100		ozonbildend

[1] Das Optimum des mikrobioziden Bereichs liegt bei 253.7 nm.

Ulzeration → Ulkus
Umbauzone → Looser-Umbauzone
Umbilicus → Nabel
Umgehungsplastik → Bypass-Operation
Umkehrextrasystole f: engl. *return extrasystole*. Extrasystole* infolge kreisender Erregung durch Reentry*-Mechanismus entlang einer anatomischen Kreisbahn bei sehr langsamem Grundrhythmus. Sie entspricht im EKG in der Regel einem unteren AV*-Rhythmus, wobei der negativen P-Welle (kurz hinter dem QRS-Komplex) nach normaler PQ-Zeit (AV-Überleitung) ein QRS-Komplex folgt.
Pathophysiologie: Ventrikuläre Erregung durch atrioventrikuläres Erregungsbildungszentrum mit anschließender ventrikuloatrialer (retrograder) Erregungsleitung zu den Vorhöfen und erneuter (atrioventrikulärer) Erregung der Kammern.
Umklammerungsreflex → Moro-Reflex
Umlagerung f: Positionsveränderung des Patienten innerhalb des Bettes oder zum Transfer von der Trage ins Krankenbett durch Anwendung verschiedener Lagerungstechniken und Hilfsmittel (z. B. Patientenlifter*, Lagerungshilfsmittel*).
Ziele:
– Druckentlastung einzelner Körperregionen (Dekubitusprophylaxe*)
– Kontrakturenprophylaxe*
– Pneumonieprophylaxe*
– Thromboseprophylaxe*
– Verbesserung der Körperwahrnehmung* und Orientierung*
– Anregung des Gleichgewichts (siehe kinetische Therapie*).

Umlauf → Paronychie
Umsatzrate f: engl. *turnover rate*. Parameter zur quantitativen Erfassung der Dynamik biologischer Vorgänge mit Hilfe von Radiopharmaka*. Die Umsatzrate wird berechnet als Masse dividiert durch Zeit, beispielsweise die Masse eines Radiopharmakons, die pro Zeiteinheit von einem Kompartiment zum anderen transportiert oder in einem Verteilungsraum metabolisiert, abgesondert oder ausgeschieden wird.
Hinweis: Da Verteilungsräume meist nicht streng und exakt definiert werden können, wird in der Nuklearmedizin häufig nur der Relativwert der Umsatzrate benutzt, d. h. der Prozentsatz der umgesetzten Nuklidmenge pro Zeit, angegeben als Zeit/Aktivitätskurve*.
Umschlag → Wickel
Umschlagpunkt, oberer m: Abk. OUP. Beginn der endgültigen Negativitätsbewegung des QRS*-Komplexes (R- oder R'-Zacke) im EKG*. Ein verzögerter OUP wird erfasst durch die Zeit vom Beginn der Q*-Zacke bis zum OUP. Der Referenzbereich beträgt rechtspräkordial (Brustwandableitung* V_1) ≤ 0,03 Sekunden, linksprä-

kordial (V_6) ≤ 0,055 Sekunden und ist bei intraventrikulärer Erregungsleitungsstörung* verlängert.

Umsetzhilfe → Patientenlifter

Umsetzhilfe → Umsetzhilfe für Rollstuhlfahrer

Umsetzhilfe für Rollstuhlfahrer f: engl. transfer device for wheelchair users; syn. Hebehilfe. An einem Stahlrohr befestigte Strickleiter oder ein Sprossengestell. Die Umsetzhilfe ermöglicht einem Rollstuhlfahrer mit frei beweglichem Oberkörper, sich selbstständig umzusetzen.

Umstellungsosteotomie f: engl. corrective osteotomy. Chirurgische Korrekturosteotomie* auf Grund posttraumatischer oder angeborener Fehlstellungen. Häufig sind hohe Tibiaosteotomien (HTO) oder distale Femurosteotomien (DFO) bei Genu valgum oder varum. Für die Therapie ist eine genaue präoperative Planung essenziell.

Umwandlungszone f: engl. transformation zone. Bereich der Portio, in dem eine ständige Umwandlung von Zylinderepithel der ektropionierten Zervixschleimhaut in nicht verhornendes Plattenepithel stattfindet. Die Umwandlungszone kann offen oder bei Überwachsen mit Plattenepithel geschlossen sein, wobei die Ausführungsgänge der Zervixdrüsen teilweise geschlossen sind und sich Retentionszysten ausbilden können (Ovula* Nabothi).

Klinische Bedeutung: Bei atypischer Umwandlungszone mit jodnegativen Arealen, Epithelverdickung, verschlossenen Drüsenausführungsgängen und unregelmäßigen Kapillarsprossen in der Kolposkopie* besteht Verdacht auf Plattenepithelkarzinom.

Umweltmedizin f: engl. environmental medicine. Interdisziplinäres Fachgebiet der Medizin, das sich mit der Erforschung, Behandlung und Prävention umweltbedingter Gesundheitsrisiken und Gesundheitsstörungen befasst. Umweltmedizin wird eingeteilt in präventive Umweltmedizin mit umwelthygienischen, epidemiologischen und präventivmedizinischen Schwerpunkten sowie klinische Umweltmedizin mit individualmedizinischer Ausrichtung.

Umwelttoxikologie f: engl. environmental toxicology. Wissenschaftszweig zur Beschreibung und Erforschung der Wirkungen von Schadstoffen in Luft, Gewässer und Erde, die das ökologische Gleichgewicht stören und Menschen, Tiere oder Pflanzen bedrohen; außerdem Bezeichnung für den Teilbereich der Toxikologie*, der sich mit der Einwirkung von Chemikalien auf die „natürliche Umwelt" befasst.

Beschreibung:
– Schadstoffe in der Außenluft stammen v. a. aus Rauch, Auspuffgasen und von Industrieanlagen (Smog*)
– Schadstoffe in der Innenluft stammen u. a. aus Tabakrauch, Anwendungen (Farben, Lacke, Kleber, Biozide) und Ausdünstungen schadstoffbelasteter Baustoffe oder Einrichtungsgegenstände (Sick*-building-Syndrom)
– Schadstoffe in Gewässern stammen aus der Anwendung von Pestiziden* in der Landwirtschaft, aus Industrieabwässern, aus Mülldeponien, aus der Grundwasserverschmutzung durch Heizöl oder Verschmutzung der Meere durch Rohöl und Hochseeverklappung giftiger Abfälle.

Von Bedeutung ist die Anreicherung der Schadstoffe in der Nahrungskette. Die Abgabe von Schadstoffen an eine Quelle, z. B. aus dem Schornstein, wird als Emission, die Einwirkung der Verunreinigung außerhalb des Emittenten auf belebte und unbelebte Umwelt als Immission bezeichnet.

Umzugskostenbeihilfe → Mobilitätshilfen

Uncommon Type Atrial Flutter → Vorhofflattern

Undercutting → Laminotomie

Undifferentiated Connective Tissue Disease: syn. undifferenzierte Kollagenose; Abk. UCTD. Undifferenzierte entzündliche Bindegewebeerkrankung, die symptomatisch an systemischen Lupus* erythematodes, Polymyositis* und Dermatomyositis, progressive systemische Sklerose*, Sjögren*-Syndrom oder Mischkollagenose* (MCTD) erinnert, aber deren diagnostische ARC-Kriterien zumindest initial noch nicht erfüllt sind. Behandelt wird symptomatisch, im Einzelfall immunsuppressiv. Spontane Rückbildungen sind möglich.

Hintergrund: Klinik:
– Raynaud*-Syndrom
– Polyarthritis*
– interstitielle Lungenkrankheit*
– Pleuritis*
– Perikarditis*
– Vaskulitis*.

Labor: Serologisch oft hohe Titer von ANA und Anti-U1-RNP-Antikörper.

Undine-Syndrom n: engl. Ondine's syndrome; syn. kongenitales alveoläres Hypoventilationssyndrom. Veraltet für kongenitales alveoläres Hypoventilationssyndrom im Schlaf. Charakteristisch ist der Ausfall der zentralen Atemregulation im Schlaf mit periodischer Atmung* oder Atemstillstand*, Zyanose*, Hypoxämie* und Somnolenz*. Die Ursache ist eine Mutation des PHOX2B-Gens. Die Störung wird bei bestimmten PHOX2B-Genotypen später, teils im Erwachsenenalter, manifest.

undulierend: engl. undulating. Wellenförmig verlaufend, auf- und absteigend; z. B. undulierendes Fieber bei Brucella melitensis.

Unfall m: engl. accident. In der GUV nach § 8 Absatz 1 SGB VII zeitlich begrenztes, von außen auf den Körper einwirkendes Ereignis, das zu einem Gesundheitsschaden oder zum Tod führt.

Hinweis:
– häufigste Todesursache im Kindesalter
– Verkehrsunfälle mit Personenschaden in Deutschland 2019: insgesamt 300 200, davon 3059 mit Todesfolge.

Unfallchirurgie f: engl. emergency surgery. Medizinisches Fachgebiet, das sich mit Erkennung, Auswirkung, Behandlung und Verhütung von Traumen (siehe Trauma*) befasst. Die Unfallchirurgie war früher integraler Bestandteil der allgemeinen Chirurgie*, inzwischen ist sie eine eigene Schwerpunktbezeichnung nach zusätzlicher Weiterbildung.

Unfallrente f: engl. accident benefit. Umgangssprachliche Bezeichnung für die Versichertenrente der GUV sowie Form der Invaliditätsleistung der PUV.

Unfallverhütung f: engl. accident prevention. Alle informationellen, technischen, rechtlichen, psychologischen und medizinischen Maßnahmen zur Vermeidung von Unfällen in allen Lebensbereichen, insbesondere am Arbeitsplatz. Im System der sozialen Sicherung ist es Aufgabe der GUV (Unfallversicherung), mit allen geeigneten Mitteln für die Verhütung von Arbeitsunfällen, Berufskrankheiten* und arbeitsbedingten Gesundheitsgefahren zu sorgen.

Unfallverhütungsvorschriften f pl: engl. safety rules; syn. DGUV-Vorschriften; Abk. UVV. Rechtsverbindliche Arbeitsschutzvorschriften der Träger der Deutschen Gesetzlichen Unfallversicherung (DGUV), z. B. Berufsgenossenschaften* oder Unfallkassen, für ihre Mitglieder (Unternehmer) und Versicherten (Arbeitnehmer). Daneben gibt es noch DGUV-Regeln, DGUV-Informationen sowie DGUV-Grundsätze.

Inhalte: In ihnen findet man u. a. Festlegungen zur arbeitsmedizinischen Vorsorge, zu Erster Hilfe am Arbeitsplatz, zu Einsatzzeiten und Aufgaben von Betriebsärzten und Fachkräften für Arbeitssicherheit, zur Vermeidung von Berufskrankheiten* und Arbeitsunfällen und vielen anderen Fragen.

Hintergrund:
– Informationen über die UVV der Unfallversicherungsträger können beim Arbeitgeber eingesehen werden oder sind vom zuständigen Unfallversicherungsträger zu beziehen.
– Die Einhaltung der UVV überwachen alle am Arbeits- und Gesundheitsschutz im Unternehmen Beteiligten, wie der Betriebsarzt, die Hygienefachkräfte, die Sicherheitsingenieure, das Gewerbeaufsichtsamt und Arbeitsschutzausschüsse.
– Verstöße gegen die UVV durch Unternehmer oder Arbeitgeber können als Ordnungswid-

rigkeiten mit Geldbuße geahndet werden (§ 209 SGB VII).
Unfallversicherung *f*: engl. *accident insurance*. Personenversicherung auf gesetzlicher oder freiwilliger (privater) Basis gegen Gesundheitsbeeinträchtigungen durch Unfallereignisse.
Unfruchtbarkeit → Infertilität
Unfruchtbarkeit → Sterilität
UNG-Defizienz → Hyper-IgM-Syndrom
Ungezieferbekämpfung → Entwesung
Unguentum → Salbe
Unguis → Nagel
Unguis hippocraticus → Uhrglasnägel
Unguis incarnatus → Nagel, eingewachsener
Unhappy Triad → Kreuzbandruptur
Unicuspidatus *m*: engl. *unicuspid*. Zahn mit nur einem Höcker (Eckzahn).
unidirektional: engl. *unidirectional*. In einer Richtung.
U-Niere → Nierenfehlbildung
unifaszikulärer Block → Schenkelblock
Unifokalisation → Pulmonalatresie
unilateral: syn. unilateralis. Einseitig, auf einer Seite, z. B. unilateraler Ausfall.
unilaterales Emphysem → Swyer-James-Syndrom
unipolar: Mit einem Pol, einpolig. In der Psychiatrie Bezeichnung für rezidivierende affektive Erkrankung, in deren Verlauf entweder nur Depressionen* oder nur Manien* auftreten.
Uniport *m*: Transport*, bei dem nur eine Substanz mithilfe eines Carriers durch Biomembranen transportiert wird. Der Transport erfolgt entweder durch erleichterte Diffusion oder aktiv. Ein Beispiel ist die Glukose-Permease in Erythrozyten.
Unit: Abk. U. Einheit der Enzymaktivität: 1 U ist diejenige Enzymmenge, die unter definierten Bedingungen 1 μMol Substrat pro Minute umsetzt. Sie wird heute meist durch die internationale katalytische Einheit Katal* (Symbol kat) ersetzt, wobei ein Katal ein Mol pro Sekunde (M s^{-1}) umsetzt.
univalente Antikörper → Antikörper, monovalente
Universalempfänger *m*: engl. *universal recipient*. Individuen mit der Blutgruppe AB, denen in akuten lebensbedrohlichen Notfällen Spenderblut der Blutgruppen A, B oder 0 transfundiert werden kann, da in ihrem Serum keine regulären Isoagglutinine* vorkommen.
Hinweis: Ihre Erythrozyten, die die Blutgruppenantigene A und B tragen, können jedoch durch im Spenderserum vorhandene Blutgruppenantikörper* agglutiniert oder hämolysiert werden. Daher erfolgt in der Regel die Transfusion von plasmaarmem Erythrozytensediment bzw. gewaschenen Erythrozyten.
Universalspender *m*: engl. *universal donor*. Blutspender mit der Blutgruppe 0 Rhesusfaktor negativ (cde/cde oder ccddee). Erythrozytenkonzentrate dieser Blutgruppe werden in akuten lebensbedrohlichen Notfällen zur Bluttransfusion* für Empfänger aller AB0-Blutgruppen verwendet. Cave:* Bei Immunisierungen der Empfänger gegen andere Blutgruppenantigene können auch bei Gabe von Erythrozytenkonzentraten dieser Blutgruppe Transfusionsreaktionen auftreten.
Beispiel: Transfusionsreaktionen treten beispielsweise auf bei Bildung eines Anti-c bei Rh-Formel CCD.ee des Empfängers.
Unkarthrose → Spondylosis uncovertebralis
Unkovertebralgelenk *n*: engl. *uncovertebral joint*. Sogenanntes Halbgelenk zwischen der unteren Abschlussplatte des einen Halswirbelkörpers und dem Processus uncinatus der Deckplatte des kaudal angrenzenden Halswirbelkörpers.
Unktion → Einreibung
Unresponsive Wakefulness Syndrome → Status, vegetativer
Unresponsive Wakefulness Syndrome → Syndrom reaktionsloser Wachheit
unspezifisch: engl. *unspecific*. Uncharakteristisch, untypisch, nicht spezifisch, z. B. unspezifische Entzündung: nicht für einen bestimmten Erreger typische Entzündung.
Unterarm *m*: engl. *forearm*; syn. Vorderarm. Distaler Teil der freien oberen Extremität (Unterarm), der über das Ellenbogengelenk* mit dem Oberarm (Brachium) und über das Handgelenk* mit der Hand* verbunden ist.
Unterarmfraktur *f*: engl. *forearm fracture*. Kombinierte Fraktur* von Ulna und Radius.
Diagnostik: Röntgen in 2 Ebenen. **Differenzialdiagnosen**:
– isolierte Ulnafraktur*
– isolierte distale Radiusfraktur*
– Monteggia*-Luxationsfraktur
– Galeazzi*-Luxationsfraktur.
Therapie: Beim Erwachsenen ist meist eine operative Behandlung (Plattenosteosynthese, siehe Abb.) erforderlich, da in der Regel eine instabile Fraktur vorliegt. Beim Kind erfolgt die dynamische Markraumschienung* bei dislozierter Fraktur oder bei nicht oder nur gering dislozierter Fraktur die konservative Behandlung im Oberarmgips mit Supinationsstellung des Unterarms.
Unterarm-Gehstütze *f*: engl. *elbow crutch*. Höhenverstellbare Gehhilfe zur Entlastung der unteren Extremität für Patienten ohne Einschränkung des Gleichgewichts, der Kraft und der Koordination. Sie besteht aus Aluminium und ist oben mit Handgriff oder Manschette und am unteren Ende mit Gummistopfen versehen. Siehe Abb.

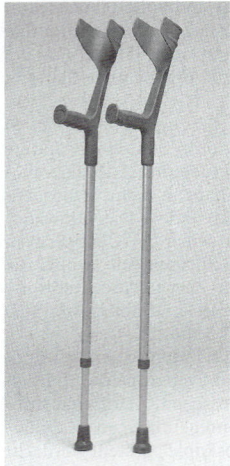

Unterarm-Gehstütze

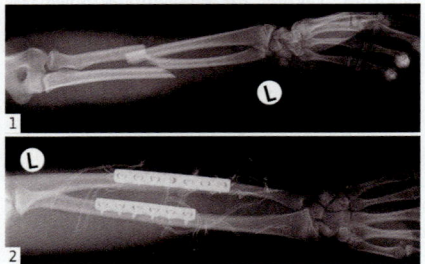

Unterarmfraktur: 1: präoperativ; 2: nach Versorgung mit Plattenosteosynthese. [108]

Unterarmknochen → Radius
Unterarmknochen → Ulna
Unterarmlappen, radialer *m*: engl. *radial forearm flap*. Fasziokutanes Gewebetransplantat aus radialer, distaler Unterarmhaut mit definierter Gefäßversorgung über die A. radialis und der mit ihr verlaufenden Venen. Ein radialer Unterarmlappen wird als freie Lappenplastik* in der plastischen Gesichtschirurgie eingesetzt und in der Rekonstruktionschirurgie der Extremitäten, am selben Arm auch als regionale Lappenplastik.
Unterbauchschmerz, chronischer *m*: engl. *chronic pelvic pain (Abk. CPP)*. Chronisches Schmerzsyndrom bei der Frau im unteren Abdomen, häufig zyklisch oder situationsgebunden auftretend und häufig verbunden mit Dyspareunie*, Dysmenorrhö*, Rückenschmerzen, spastischer Obstipation*, Blasenentleerungsstörungen und -schmerzen (sog. Bladder-Pain-Syndrom), evtl. Vulvodynie. Nicht selten überlagern sich somatische, psychosomatische und

> **Unterbauchschmerz, chronischer:**
> Häufige Ursachen.
>
> **gynäkologische Erkrankung**
> Endometriose
> Uterustumor, Ovarialtumor
> pelvic inflammatory disease
> intrauterine oder abdominale Adhäsionen
> Hämatometra
> Ovulationsschmerz
> genitale Fehlbildung (z. B. akzessorisches Ovar, Uterus duplex)
>
> **urologische Erkrankung**
> interstitielle Zystitis
> Urethralsyndrom
> Harnblasen-, Ureter- oder Urethratumor
> chronische Harnwegsinfektion
> Urolithiasis
>
> **gastrointestinale Erkrankung**
> Reizdarmsyndrom
> chronische Obstipation
> chronisch-entzündliche Darmerkrankung
> gastrointestinaler Tumor
> Dünndarm- oder Dickdarmstenose
> chronische intestinale Pseudoobstruktion
>
> **Muskel-Skelett-System**
> Fibromyalgiesyndrom, myofasziales Schmerzsyndrom
> Inguinal- oder Femoralhernie
>
> **psychische Störungen**
> somatoforme Störung
> Anpassungsstörung
> affektive Störung
> schizotypische oder schizophrene Persönlichkeitsstörung

psychosoziale Ursachen und Befunde. Die Behandlung ist schwierig.
Ursachen: Siehe Tab.
Diagnostik:
- Anamnese: 1. Schmerzlokalisation, -intensität, -dauer, -qualität und -zeitpunkt 2. Bezug zur Menstruation 3. auslösende Faktoren 4. Beeinträchtigung von Aktivitäten und Lebensqualität
- laborchemische Entzündungsparameter (Leukozyten, CRP)
- Urinstatus
- evtl. diagnostische Laparoskopie
- Zystoskopie
- Vaginalsonografie
- selten CT oder MRT.

Therapie: Individuell unter Einschluss psychosomatischer Ansätze

- evtl. Analgetika
- evtl. Antidepressiva (z. B. Amitriptylin, Gabapentin)
- ggf. Therapie der Grunderkrankung
- ggf. Adhäsiolyse
- ggf. Hysterektomie.

Unterbauchschmerzen *m pl*: syn. Unterleibs-Schmerz. Akute oder chronische Bauchschmerzen unterhalb des Bauchnabels, verursacht durch intestinale oder urogenitale Erkrankungen, bei chronischer Ausprägung nicht selten mit psychosomatischem Hintergrund (siehe chronische Unterbauchschmerz* der Frau).
Hintergrund: Ursachen:
- Bauchhöhle: Adhäsionen zwischen Darmschlingen oder Beckenorganen und Bauchhöhle, häufige Spätfolge von Abdominal- oder gynäkologischen Eingriffen
- Erkrankungen des Darms: 1. Appendizitis* 2. Divertikulitis* 3. Reizdarmsyndrom* 4. kolorektales Karzinom* 5. chronisch-entzündliche Darmerkrankung* 6. Ileus* 7. bei Demenz*, akuter oder chronischer Verwirrtheit: Obstipation*
- Erkrankungen der Harnwege: 1. Zystitis* 2. Urethritis* 3. Blasentumor* 4. Nephrolithiasis (Harnleiterkolik)
- Erkrankungen der Eierstöcke und Eileiter: 1. Adnexitis*: I. Salpingitis* II. Oophoritis* 2. Ovarialzysten*, Ovarialtumoren* 3. Extrauteringravidität*
- Erkrankungen der Gebärmutter: 1. Endometriose* 2. Dysmenorrhö* 3. Uterus* myomatosus 4. Uterustumoren*
- Erkrankungen der Prostata: 1. Prostatitis* 2. Prostatakarzinom*
- Erkrankungen der Hoden und Nebenhoden: 1. Orchitis* 2. Epididymitis* 3. Hodentorsion* 4. Hodentumoren*.

Unterberger-Tretversuch *m*: engl. *Unterberger's test*. Verfahren zur Prüfung von Koordination* und Gleichgewicht. Der Patient muss mit geschlossenen Augen 1 min lang auf der Stelle treten und dabei die Oberschenkel bis in die Horizontale heben.
Beurteilung:
- Eine reproduzierbare Richtungsabweichung nach links oder rechts ist sicher pathologisch und deutet auf eine Erkrankung des ipsilateralen Innenohrs oder Kleinhirns (Ataxie*).
- Eine Fallneigung nach vorne tritt z. B. beim Parkinson*-Syndrom auf.
- Bei einer Polyneuropathie* der Beine schwanken die Betroffenen ohne bevorzugte Richtung.

Unterbindung *f*: → Ligatur
Unterbringung *f*: engl. *institutionalisation*. Einweisung eines Menschen gegen oder ohne seinen Willen in eine geschlossene psychiatrische oder therapeutische Einrichtung, die aufgrund einer richterlichen Genehmigung (§ 1906 Absatz 4 in Verbindung mit Absatz 2 Bürgerliches Gesetzbuch) oder einen Beschluss sowie einer ärztlichen Begutachtung erfolgt.
Ziele:
- Vermeidung von Fremdgefährdung*
- Vermeidung von Selbstgefährdung*
- Beobachtung, z. B. für psychiatrische Begutachtung bei dringendem Tatverdacht oder zur Beurteilung der strafrechtlichen Verantwortlichkeit von Jugendlichen.

Ablauf: Das Gericht bzw. der Richter hat sich einen persönlichen, unmittelbaren Eindruck zu verschaffen. In der Regel wird der Betroffene persönlich angehört. Vor der Entscheidung wird ein Sachverständigengutachten eines Arztes für Psychiatrie oder in der Psychiatrie erfahrenen Arztes eingeholt. Gegen den Beschluss, der vom Landgericht eingeht, kann Beschwerde bzw. Einspruch erhoben werden. Wenn es für den Betroffenen erforderlich ist, wird für die Wahrnehmung seiner Interessen ein Verfahrenspfleger bestellt. Liegt keine Gefährdung mehr vor, ist die Unterbringung wieder aufzuheben.
Genehmigung:
- erforderlich, wenn bei einwilligungsunfähigen Betroffenen die Durchführung regelmäßig und auf Dauer angelegte freiheitsentziehende Maßnahmen vorsieht
- nicht erforderlich, wenn der Betreute: 1. einwilligt 2. objektiv seine Bewegungsfreiheit nicht mehr wahrnehmen kann 3. sich selbst oder andere gefährdet (rechtfertigender Notstand) 4. erkrankt ist und zum Behandlungserfolg zeitlich begrenzte Schutzmaßnahmen erforderlich sind, z. B. Seitenhalterungen am Bett.

Verfahren zur Genehmigung unterbringungsähnlicher Maßnahmen erfolgen gemäß § 1906 Absatz 4 BGB ist in den §§ 271 ff. FamFG.

Unterbringung mit besonderem Sicherungsbedarf *f*: syn. Unterbringung mit besonderem Sicherungsbedürfnis. Unterbringung eines besonders gefährlichen Straftäters. Der Personenkreis wird von den jeweiligen Bundesländern unterschiedlich definiert. Für Untergebrachte mit besonderem Sicherungsbedarf gelten zusätzliche Bestimmungen, u. a. bei der Erteilung von Lockerungen*.
Beispiel: In Bayern zählen zu Untergebrachten mit besonderem Sicherungsbedürfnis Straftäter, die folgende Delikte begangen haben oder zu vollbringen versuchten:
- Mord
- Totschlag
- Sexualdelikt
- schwere Körperverletzung.

Unterbringungsbefehl *m*: Richterliche Anordnung der einstweiligen* Unterbringung eines

Beschuldigten in einer Klinik für forensische Psychiatrie*. Ein Unterbringungsbefehl ergeht, wenn eine aufgehobene oder verminderte Schuldfähigkeit* und eine zukünftige Unterbringung im Maßregelvollzug anzunehmen sind.

Unterernährung f: engl. *undernutrition*; syn. Hypotrophie. Reduzierter Ernährungszustand eines Menschen mit einem Körpergewicht von weniger als 80 % des Normalgewichts (Body*-mass-Index).

Praxishinweis: In den Industrienationen sind besonders alte Menschen häufig von Unterernährung betroffen. Symptome der Unterernährung werden oft mit „Altersschwäche" verwechselt.

Kennzeichen: Mangel an Kalorien, Eiweiß, Vitaminen und Mineralstoffen; zeigt sich durch Magerkeit, Fehlen des subkutanen Fettpolsters, schlaffe Haut, eingefallene Wangen und schlechte Durchblutung sowie erhöhte Müdigkeit, Infektanfälligkeit und verringerte Leistungsfähigkeit. Bei extremer Unterernährung (Kachexie) kann es zum Eiweißmangelödem und bei Frauen zum Ausbleiben der Menstruation kommen.

unteres Uterinsegment → Uterus

Untergewicht n: engl. *underweight*. Nach der WHO-Definition ein Körpergewicht* mit einem BMI < 18,5 kg/m^2 (Erwachsene) bzw. unterhalb des 10. alters- und geschlechtsspezifischen Perzentils (Kinder und Jugendliche). Ursachen sind Erkrankungen mit erhöhtem Energiebedarf, psychische Störungen (Anorexie*) oder Mangelernährung*. Es drohen u. a. Muskelatrophie*, Infektanfälligkeit, Anämie*, Infertilität* und Osteoporose*.

Erkrankung: Epidemiologie: Die Prävalenz in Deutschland liegt bei 1,8 % der Gesamtbevölkerung, weltweit bei ca. 11 %. **Ätiologie:**
- psychische Ursachen: **1.** absichtlich herbeigeführtes schweres Untergewicht (BMI < 17,5 kg/m^2) als Leitsymptom der Anorexia* nervosa **2.** andere psychische Störungen mit Gewichtsverlust, z. B.: **I.** Depression* mit Appetitlosigkeit **II.** Schizophrenie* und verwandte Störungen mit Vergiftungswahn **III.** Zwangsstörungen* mit essensbezogenen Zwängen **3.** psychosoziale Belastungssituationen wie Trauer, Einsamkeit, soziale Isolation
- körperliche Ursachen: **1.** unzureichende Nährstoffzufuhr: **I.** soziale und wirtschaftliche Faktoren (Armut) **II.** Appetitlosigkeit in Folge von z. B. Strahlentherapie*, Medikamenteneinnahme, Schmerzen **III.** Abnahme des Geruchs- und Geschmackssinns **IV.** Erkrankungen im Bereich von Mund, Kiefer oder Rachen, die die Nahrungsaufnahme erschweren **V.** Darmverschluss **2.** Nährstoffverluste: **I.** Erkrankungen des Magen-Darm-Trakts wie z. B. M. Crohn oder (Teil-)Entfernung des Magens **II.** Eiweißverlust-Syndrom z. B. bei Lebererkrankungen* oder nephrotischem Syndrom* **3.** erhöhter Katabolismus*: **I.** konsumierende Erkrankungen: Tumoren, Infektionskrankheiten* **II.** Stoffwechselstörungen, z. B. Schilddrüsenüberfunktion, Nebennierenrindeninsuffizienz*.

Klinik:
- Allgemeinbefinden: zunehmende Schwäche und Gebrechlichkeit
- Haut: verzögerte Wundheilung*
- Herz: reduzierte Herzleistung*
- Immunsystem*: reduzierte Immunkompetenz
- Lunge: erhöhte Anfälligkeit für Pneumonien*
- Muskulatur: reduzierte Muskelmasse und Muskelkraft
- Urogenitaltrakt: erhöhte Anfälligkeit für Harnwegsinfekte, ausbleibende Menstruation*
- Psyche: Reizbarkeit*, Schwäche, Apathie*, depressive Verstimmung, Konzentrationsstörungen
- Skelett: verminderte Knochendichte*
- Verdauungstrakt: Durchfall

Komplikationen:
- Unterversorgung mit essenziellen Nährstoffen und/oder Spurenelementen*, v. a. Störung des Wasser- und Elektrolythaushalt
- verlangsamte Genesung nach akuten Erkrankungen
- erhöhtes Risiko für Komplikationen im Krankheitsverlauf
- verminderte Lebenserwartung
- bei Untergewicht in der Schwangerschaft: erhöhtes Säuglingssterblichkeitsrisiko, niedrigeres Geburtsgewicht des Neugeborenen
- Untergewicht bei Säuglingen und Kleinkindern: Wachstumsverzögerung mit Beeinträchtigung des Knochen- und Muskelaufbaus, ggf. geistige Retardierung, Infektanfälligkeit, erhöhtes Sterblichkeitsrisiko.

Unterhaut → Subkutis
Unterhautfettgewebe → Subkutis
Unterkiefer → Mandibula
Unterkieferdrüse → Glandula submandibularis
Unterkieferfraktur → Kieferfraktur
Unterkieferosteotomie f: engl. *mandibular osteotomy*. Korrekturosteotomie* mit Vor- oder Rückverlagerung (auch Seitenverlagerung) des zahntragenden Unterkiefers im Verhältnis zum Oberkiefer, oft zusammen mit Oberkieferosteotomie* durchgeführt (bimaxilläre Osteotomie). Die Schnittführung erfolgt meist als retromolare, sagittale Osteotomie.

Unterlassen n: engl. *omission*. Nicht-Ausführen einer Handlung, z. B. das Nicht-Anwenden einer Therapie. Das juristisch gerechtfertigte Unterlassen oder Beenden einer Therapie mit der vorhergesehenen Folge des Versterbens wird von Teilen der Ärzteschaft moralisch verurteilt. Das Unterlassen von Rettungsmaßnahmen bei einem geplanten (assistierten) Suizid* wird auch juristisch kontrovers beurteilt.

Recht: Im Rechtswesen besteht eine sehr entschiedene Trennung zwischen dem gerechtfertigten Unterlassen einer Therapie, sofern der Patient diese abgelehnt hat, und dem strafbaren Unterlassen einer Hilfeleistung zur Abwendung von Schaden oder Gefahr für Gesundheit und Leben, z. B. bei einem Unfallverletzten.

Unterschenkel m sg, pl: engl. *lower leg*; syn. Crus. Unterer Teil der unteren freien Extremität. Die Kontur des Unterschenkels ergibt sich durch Tibia (Schienbein) und außen liegende Fibula (Wadenbein). Der Unterschenkel ist über das Kniegelenk* (Articulatio genus) mit dem Oberschenkel* und über das Sprunggelenk* mit dem Fuß* verbunden.

Unterschenkelamputation f: engl. *transtibial amputation*. Amputation* des Unterschenkels mit Osteotomie von Tibia und Fibula.

Formen: Z. B. Burgess-Amputation (siehe Abb.).

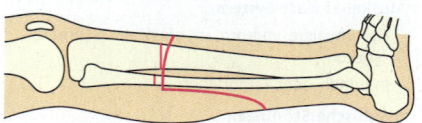

Unterschenkelamputation: Prinzip der Burgess-Amputation: vorderer Hautschnitt kurz unterhalb der vorgesehen Osteotomiehöhe, Bildung eines langen posterioren Hautlappens, Tibiaosteotomie im proximalen Drittel, Fibulaosteotomie knapp oberhalb der Tibiaosteotomie.

Unterschenkelfraktur f: engl. *lower leg fracture*. Kombinierte Fraktur* von Tibia und Fibula*. Es handelt sich um die häufigste Fraktur langer Röhrenknochen.

Ursache: Direkte oder indirekte Krafteinwirkung, Hochrasanzverletzung.

Therapie:
- konservativ: nicht disloziert und sehr hohes OP-Risiko
- operativ: Verriegelungsnagelosteosynthese (aufgebohrt und nicht aufgebohrt), winkelstabile Plattenosteosynthese (Siehe Abb.).

Unterschenkelgeschwür → Ulcus cruris
Unterschenkelknochen → Fibula
Unterschenkelknochen → Tibia
Unterspritzung, endoskopische f: engl. *endoscopic injection therapie*. Therapeutische Injektion von Substanzen in oder unter Schleimhäute

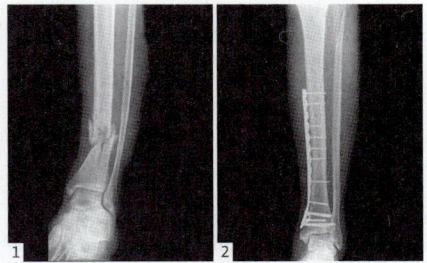

Unterschenkelfraktur: 1: Tibiafraktur im distalen Drittel (Röntgenaufnahme); 2. hohe Fibulafraktur, Tibiafraktur nach Versorgung mit winkelstabiler Platte (postoperative Röntgenaufnahme). [108]

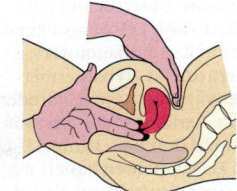

Untersuchung, bimanuelle [4]

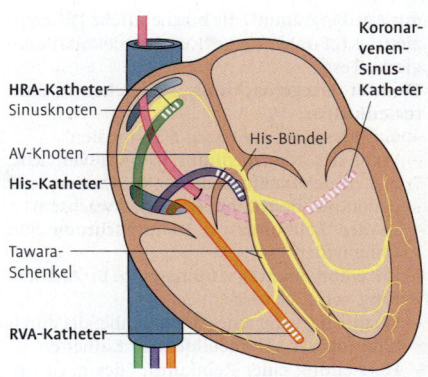

während einer Endoskopie*. Zur Stillung einer gastrointestinalen Blutung* wird beispielsweise verdünnte Adrenalinlösung gespritzt. Beim vesikoureteralen Reflux* spritzt man ein Glukose-Hyaluronsäure-Gemisch unter die Harnleitermündung, um diese aufzupolstern und den Harnrückfluss zu verhindern (ureterale Ostiumunterspritzung).

Unterstützen: engl. *supporting*; syn. Hilfe. Fördern des Wohlbefindens eines Menschen durch Anbieten von Hilfe, zuverlässiger Assistenz, Vertrauen, Kontaktzeit, Arbeit oder materiellen Dingen.
Maßnahmen: Unterstützung ist möglich bei
– der Aufrechterhaltung von Funktionen der Lebenserhaltung, z. B. Nahrung reichen, Beatmung*
– sozialen und kulturellen Aktivitäten, z. B. Hilfestellung beim Lesen (Brille suchen oder vorlesen)
– emotionalen und spirituellen Bedürfnissen, z. B. Unterstützung in der Sterbephase*, Zuwendung* oder Schweigen.

Untersuchung [Pflege] *f*: engl. *examination*. Systematische Befunderhebung neben der Pflegeanamnese* im Rahmen des Pflegeprozesses, die der Einordnung von Merkmalen und daran anschließenden Pflegemaßnahmen dient.
Prinzip: Die Statuserhebung (z. B. Dekubitusrisiko, Ernährungsstatus*, Orientierung*) erfolgt durch Beobachten, Betrachten und Betasten und kann im Rahmen der Pflegevisite oder bei der Aufnahme von Patienten durchgeführt werden. Es werden sowohl körperliche als auch psychische Faktoren in die Untersuchung einbezogen (Pflegediagnose*).

Untersuchung, bimanuelle *f*: engl. *bimanual examination*. Tastuntersuchung in der Gynäkologie* mit beiden Händen, bei der der in der Vagina* oder im Rektum* befindliche Finger Uterus* und Adnexe in Richtung Bauchdecke schiebt, wo die andere Hand Größe, Form, Konsistenz, Beweglichkeit und Druckempfindlichkeit von Uterus und Adnexe palpiert bzw. feststellt. Siehe Abb.

Untersuchung, digitale rektale: engl. *digital rectal examination*; syn. Rektaluntersuchung; Abk. DRU. Palpatorische Untersuchung des Rektums* und angrenzender Organe durch Einführen des Fingers, durchgeführt am liegenden (Seiten- oder Steinschnittlage*), stehenden oder in Knie*-Ellenbogen-Lage befindlichen Patienten unter Verwendung von Gleitmittel. Die DRU ist u. a. bei der Früherkennung des Prostatakarzinoms* von diagnostischer Bedeutung.
Prinzip:
– Prüfen äußerlicher Veränderungen im Analbereich (z. B. Analekzem* oder Hämorrhoiden*)
– Beurteilung von Sphinktertonus, Wandbeschaffenheit und Lumen des Rektums (kolorektales Karzinom*)
– bei der Frau Palpation von Douglas*-Raum und (bimanuelle Untersuchung*) von Ovarien und Uterus*
– beim Mann Palpation der Prostata* (Größe, Oberfläche, Konsistenz, evtl. Dolenz und lokale pathologische Veränderung einschließlich Verschieblichkeit und Abgrenzbarkeit zur Umgebung).

Untersuchung, elektrophysiologische *f*: Abk. EPU. Interventionelles diagnostisches Verfahren zur Beurteilung der elektrischen Herzaktivität.
Prinzip:
– intrakardiale EKG-Ableitungen über transvenös im Rahmen einer Herzkatheterisierung* intrakardial platzierte Elektrodenkatheter (siehe Abb.)
– Durchführung häufig mit nachfolgender Katheterablation* in gleicher Sitzung
– durch Elektrostimulation (Vorhofstimulation*, Ventrikelstimulation*) Beurteilung von Sinusknotenfunktion, Refraktärzeiten, Erregungsleitungen (atrioventrikulär und intraventrikulär durch Vorhofstimulation, ventrikuloatrial durch Ventrikelstimulation) u. a.

Untersuchung, körperliche *f*: engl. *physical examination*. Unmittelbare Untersuchung des Patienten zur (ersten) ärztlichen Befunderhebung (körperlicher Status) in Zusammenhang mit der Anamnese*, z. T. unter Anwendung von Hilfsmitteln (z. B. Stethoskop).
Prinzip: Die körperliche Untersuchung umfasst v. a. diagnostische Basistechniken wie Inspektion*, Palpation*, Perkussion* und Auskultation*. Zur Sicherung einer durch Anamnese und körperlichen Untersuchung gestellten klinischen (Verdachts-)Diagnose ist unter Umständen eine weiterführende Diagnostik* notwendig (z. B. apparative Untersuchungen wie Sonografie oder CT).

Untersuchung, elektrophysiologische: Platzierung der Elektrodenkatheter durch Rechtsherzkatheterisierung; hoch-rechtsatrial (Abk. HRA), im His-Bündel-Bereich, rechtsventrikulär-apikal (Abk. RVA), im Sinus coronarius (Kurzbezeichnung CS-Katheter); Elektrodenkatheter-Positionierung abhängig von ggf. geplanter Katheterablation, z. B. CS-Katheter zur linksseitigen Pulmonalvenenisolation, zur rechtsatrialen Ablation (typ. Vorhofflattern) Elektrodenkatheter sowohl rechtsatrial basal als auch rechtsatrial apikal.

Untersuchung, pädiatrische *f*: Strukturierte Ganzkörperuntersuchung eines Kindes. Der vollständige Untersuchungsgang erfordert Behutsamkeit und eine bestimmte Reihenfolge, um Abwehr und Angst des Kindes zu mindern. Zu Beginn erfolgen Herzauskultation und abdominelle Palpation. Die Ohr- und Racheninspektion zum Schluss erfordern das Festhalten von kleineren Kindern.

Untersuchungsmethoden, bakteriologische *f pl*: engl. *bacteriological examination methods*. Methoden zum direkten oder indirekten Nachweis sowie zur Identifizierung und Quantifizierung von Bakterien* aus Probenmaterial. Untersucht werden z. B. Blutproben, Abstrich*-Material, Wundsekrete, Gewebeproben oder Lebensmittel. Häufige Verfahren sind die Mikroskopie, die Kultur auf verschiedenen Nährmedien mit Antibiogramm*, die biochemische Differenzierung („Bunte* Reihe") und molekularbiologische Tests.

Direkter Erregernachweis: Anzüchtung/Bakterienkultur:
- auf flüssigen oder festen Nährmedien
- Wahl des Nährmediums je nach Verdacht, z. B. Selektivnährmedien (Nährböden, auf denen nur bestimmte Bakterien wachsen)
- in der Zellkultur* (z. B. Anzüchtung von Chlamydien*)
- im embryonierten Hühnerei (z. B. Anzüchtung von Rickettsia*)
- Quantifizierung eines Bakterienbefalls durch Zählung der koloniebildenden Einheiten
- Herstellung einer Reinkultur* des noch unbekannten Bakteriums.

Identifizierung:
- Mikroskopie: 1. Nativpräparat oder gefärbte Präparate 2. verschiedene Färbemethoden: z. B. Gramfärbung, Ziehl*-Neelsen-Färbung
- biochemische Verfahren: 1. Prüfen bestimmter Fähigkeiten, z. B. aktive Fortbewegung 2. Bunte Reihe: Prüfen verschiedener Stoffwechselleistungen auf speziellen Nährmedien 3. Antigen*-Nachweis mittels Agglutination*, Präzipitation, ELISA oder Western*-Blotting-Methode, z. B. die Serovar-Bestimmung bei Salmonellen
- molekularbiologische Verfahren: 1. Nachweis erregerspezifischer Nukleinsäuren* mittels Gensonden*, PCR, LCR, Klonierung mikrobieller DNA* oder DNA-/RNA-Sequenzierung 2. Nachweis der Klonalität* von Bakterienstämmen.

Indirekter Erregernachweis:
- Nachweis von Antikörpern in einem infizierten Organismus durch serologische Verfahren, z. B. ELISA
- Nachweis von Bakterien-Toxinen* durch serologische Verfahren oder im Tierversuch*.

Resistenztestung: Anfertigung eines Antibiogramms* z. B. mittels Agardiffusionstest oder Agardilutionstest.

Untersuchung, sportärztliche f: engl. physical examination. Vorsorgeuntersuchung zur Einschätzung sportlicher Belastbarkeit. Unterschieden werden allgemeine Basisuntersuchungen zur sportlichen Belastbarkeit und spezielle sportartabhängige Untersuchungen von Leistungssportlern.

Formen: Der Untersuchungsumfang ist abhängig von Alter, Sportart und individuellen Faktoren. Untersuchungsinhalte sind z.B.
- körperliche Untersuchung
- Ruhe-EKG
- fakultative weitere Untersuchungen wie Ergometrie, Echokardiographie, Spirometrie, Sonographie, Röntgen und Kernspintomographie
- laborchemische Untersuchungen
- sportmedizinische Leistungsdiagnostik (Spiroergometrie, Laktatdiagnostik)

Untertemperatur → Hypothermie

Unterwasserwägung f: syn. Hydrodensitometrie. Veraltetes Verfahren zur Bestimmung des Körperfettanteils durch Messung des Unterwassergewichts. Das Verfahren basiert auf den physikalischen Eigenschaften von Fett (leichter als Wasser) und Muskeln (schwerer als Wasser). Je höher der Körperfettanteil, umso ausgeprägter ist der Auftrieb und dementsprechend niedriger das Unterwassergewicht.

Unterzungendrüse → Glandula sublingualis

Unverträglichkeit → Inkompatibilität [Arzneimittel]

Unverträglichkeit f: engl. incompatibility. Nichtimmunologische, angeborene Überempfindlichkeit gegenüber bestimmten Stoffen, die bereits beim ersten Kontakt aufgrund eines Enzymdefekts (Idiosynkrasie*) auftritt. Im weiteren Sinne Bezeichnung für pharmakologische Unverträglichkeit von gleichzeitig oder als Gemisch verabreichten Arzneistoffen, die durch Interaktion entweder toxisch oder unwirksam werden.

Unzinatusanfall m: engl. uncinate epilepsy. Fokaler epileptischer Anfall mit Geschmacks- bzw. Geruchshalluzinationen bei Temporallappenepilepsie*.

u-PA: Abk. für engl. urokinase-like plasminogen activator → Urokinase

UPEC: Abk. für uropathogene Escherichia coli → Escherichia coli

Up-Regulation f: Erhöhung der Anzahl von Rezeptoren einer Zelle durch gesteigerte Genexpression* oder verminderten Abbau nach anhaltender fehlender Rezeptor-Stimulation bei Therapie mit Rezeptor-Antagonisten (Beispiel: Vermehrung von Beta*-Rezeptoren nach lang dauernder Anwendung von Beta-Rezeptoren-Blockern). Damit verbunden ist oft eine überschießende Reaktion nach Absetzen des Pharmakons (siehe Rebound*-Phänomen).

Upshaw-Schulman-Syndrom → Purpura, thrombotisch-thrombozytopenische

Upside-down Stomach → Hiatushernie

Uptake: Inkorporation* eines Radionuklids und dessen Anreicherung in bestimmten Organen oder Kompartimenten. Es handelt sich um eine Messgröße der nuklearmedizinischen Funktionsdiagnostik.

Urachus m: Verbindung der Allantois* zunächst mit der Kloake und nach Einwachsen des Septum urorectale nur noch mit dem Sinus* urogenitalis, aus welchem sich später die Harnblase* entwickelt. Sie ist embryonal als Allantoisgang ausgebildet und verödet ab der 8. Embryonalwoche zum Ligamentum umbilicale medianum.

Lokalisation: Der Urachus reicht vom Scheitel der Harnblase bis zum Nabel*.

Urachusanomalie f: syn. Urachus-Fehlbildungen. Störung des Urachusverschlusses. Es kommen verschiedene Formen von Urachusanomalien vor: persistierender Urachus, Urachuszyste* (Ausbildung einer zystischen Struktur im embryonalen Urachusverlauf), Urachussinus (blasennah verschlossen, nabelnah offen) und das Urachusdivertikel (blasennah offen, nabelnah verschlossen). Führen diese Obliterationsstörungen zu Symptomen, wird eine vollständige Exzision durchgeführt.

Diagnostik:
- körperliche Untersuchung (bei persistierendem Urachus Urinausfluss im Nabelbereich)
- Sonografie
- Zystografie*/Miktionszystourethrografie*
- schnittbildgebende Verfahren (MRT)
- Zystoskopie.

Urachusfistel f: syn. Vesikoumbilikalfistel. Persistenz des Urachus* als Fistel, wobei Harnblase und Nabel auch nach der Geburt weiterhin verbunden sind und Urin aus dem Bauchnabel austritt. Der Gang wird an der Harnblase abgesetzt und die Haut im Nabelbereich verschlossen.

Urachuszyste f: engl. urachal cyst; syn. Angeborene Urachuszyste. Eine Form des gestörten Verschlusses des Urharngangs (Urachusobliteration). Urachuszysten bleiben als flüssigkeitsgefüllte Reste im embryologischen Verlauf des Allantois*- und Urachusganges zurück. Sie können sich infizieren und zu Symptomen führen.

Diagnostik:
- körperliche Untersuchung
- Sonografie
- Zystografie*/Miktionszystourethrografie*
- schnittbildgebende Verfahren (MRT)
- Zystoskopie (zum Ausschluss anderer Pathologien im Harntrakt).

Therapie:
- bei Infektion der Zyste zunächst perkutane Drainage
- im infektfreien Intervall offen-chirurgische Exzision.

Uracil n: 2,4-Dioxopyrimidin; Pyrimidinbase, die mit D-Ribose und D-Desoxyribose die Nukleoside Uridin bzw. Desoxyuridin bildet.

Urämie f: engl. uremia; syn. Harnvergiftung. Akkumulation von Harnstoff*, Harnsäure* und weiteren harnpflichtigen Substanzen im Blut* bei dekompensierter Niereninsuffizienz*. Klinisch zeigt sich das Bild der „Harnvergiftung" mit Foetor* uraemicus, Oligo- und schließlich Anurie*, Ödemen*, Hyperkaliämie*, Hypokalziämie, metabolischer Azidose und Anämie*. Unbehandelt führt die Urämie zum urämischen Koma* und zum Tod*.

Formen:
- akute Urämie bei akutem* Nierenversagen
- chronische Urämie: Endzustand unter Umständen nach jahrelangen präurämischen Phasen bei chronischer progredienter Nierenerkrankung.

Klinik:
- Serum: **1.** hochgradige Azotämie **2.** starke Erhöhung von: **I.** Harnstoff **II.** Kreatinin* **III.** Harnsäure **IV.** organischen Säuren **V.** Kalium* **VI.** Magnesium* **VII.** Phosphat* **3.** Urämiegifte wie Guanidinderivate, Phenole*, Indole* und sogenannte Mittelmolekülen **4.** metabolische Azidose* **5.** Verminderung von Natrium*, Bikarbonat*, Kalzium*
- Haut: Pruritus*, typisch urämisches Kolorit (bräunlich gelb)
- Gastrointestinaltrakt: **1.** Nausea **2.** Erbrechen **3.** Diarrhö **4.** Foetor uraemicus **5.** Kachexie* **6.** urämische Peritonitis*
- hämatologisch: **1.** renale Anämie* **2.** Thrombozytopenie* **3.** komplexe Koagulopathie
- Herz-Kreislauf: **1.** Hyperhydratation* **2.** arterielle Hypertonie* **3.** renale Ödeme* **4.** fluid lung **5.** urämische Perikarditis*
- Skelettsystem: renale Osteopathie*
- Nervensystem: **1.** Polyneuropathie* **2.** Restless*-Legs-Syndrom **3.** Konzentrationsschwäche **4.** Wesensveränderung **5.** Verwirrtheitszustände **6.** epileptische Anfälle **7.** Bewusstlosigkeit (urämische Enzephalopathie* bis urämisches Koma)
- weitere Organsysteme: **1.** Störung des intermediären Stoffwechsels **2.** sekundäre Gicht* **3.** Polyendokrinopathie.

Therapie:
- Verbesserung der Nierenfunktion
- Dialysebehandlung*
- Diät mit strenger Bilanzierung von: **1.** Wasser **2.** Natrium **3.** Kalium **4.** Chlorid **5.** Phosphat
- Gabe von Ketoanaloga einiger Aminosäuren*, Calcitriol* und Erythropoetin*
- evtl. Nierentransplantation*.

Prognose:
- Prognose bei reversibler Ursache gut
- bei fortbestehender Urämie und Nierenversagen chronische Dialysebehandlung.

Urämietoxine *n pl*: Stickstoffhaltige Substanzen ursächlich für Urämie* bzw. Nephropathie*.
Prozedere: Beispiele für wichtige Urämietoxine sind:
- Harnstoff*
- Kreatinin*
- Indoxylsulfat
- Hippursäure
- Calcitrioltoxin
- Homocystein*.

Urämischer Juckreiz *m*: syn. urämischer Pruritus. Chronischer Juckreiz bei Dialysepatienten. Regelmäßiges Auftreten vor oder (seltener) nach einer Dialysebehandlung. Wenigstens 3 anhaltende Juckreizzustände innerhalb von 14 Tagen weisen auf die Diagnose eines urämischen Pruritus hin. Eine Heilung ist durch Nierentransplantation* möglich.
Ursachen: Folgen der Nierenerkrankung können zu Juckreiz führen:
- trockene Haut
- Anämie*
- Hypermagnesiämie*
- sekundärer Hyperparathyreoidismus.

Ferner sind bei Dialysepatienten Substanz* P (Neuropeptid) und die Mastzellzahl der Haut erhöht. Über Histaminfreisetzung einerseits und Stimulation von Opioidrezeptoren andererseits kommt es zu Juckreiz.
Prozedere: Verbesserung der Dialysequalität bzw. eine topische Behandlung (milde Seifen, ureahaltige Lotion, capsaicinhaltige Cremes) lindern die Beschwerden.

Uranoplastik *f*: engl. *uranoplasty*. Plastische Deckung eines Defekts des harten Gaumens.
Uranoschisis → Gaumenspalte
Urapidil *n*: Antihypertensivum aus der Gruppe der Alpha-1-Rezeptoren-Blocker, das intravenös zur kontrollierten Blutdrucksenkung bei einer hypertensiven Krise* verwendet wird. Es sollte aufgrund der nachhaltigen peripheren Vasodilatation* nicht bei Herzinsuffizienz* eingesetzt werden. Urapidil kann auch regelmäßig oral bei arterieller Hypertonie eingenommen werden.
Uratablagerungen → Gicht
Urate *n pl*: engl. *urates*. Salze der Harnsäure*, die als Endprodukte des Purinstoffwechsels entstehen. Harnsäure fällt in Form von meist gelben Kristallen (Wetzstein-, Tafel- oder Tonnenform) aus stark saurem Urin (pH < 5,5) aus. Lösung der Kristalle ist durch Wärme und Zusatz von Kalilauge möglich.
Vorkommen: Urate kommen im Harn als Mono- und Heminatriumurat neben freier Harnsäure vor.

Urat-Nephrolithiasis *f*: syn. Urat-Stein im Nieren-Becken. Auftreten von Harnsäuresteinen in der Niere. Ursache ist ein Mehranfall an Harnsäure im Urin. Leitsymptom sind kolikartige Flankenschmerzen mit Ausstrahlung in die Leiste. Im Urin findet sich häufig eine Erythrozyturie. Therapie der Wahl sind Analgesie, medikamentöse Unterstützung des Spontanabgangs, orale Chemolitholyse und interventionelle Verfahren.
Uratnephropathie → Gichtnephropathie
Urdarm *m*: engl. *primitive gut*; syn. Archenteron. Primitives Darmrohr von der Rachenmembran bis zur Kloakenmembran, das in der 4. Woche nach Abfaltung der dreiblättrigen Keimscheibe vom Dottersack* entsteht. Aus dem inneren Entoderm* des Embryos bildet sich der größte Teil des Epithels für den Verdauungstrakt* sowie Anlagen für Verdauungsdrüsen, Pharynx* und Respirationstrakt*.
Aufbau: Der Urdarm wird in Vorder-, Mittel*- und Hinterdarm unterteilt.
Urea → Harnstoff [Physiologie]
Urease *f*: Enzym (Hydrolase), das die Spaltung von Harnstoff* in Ammoniak und Kohlendioxid katalysiert und somit für den Stickstoffkreislauf unerlässlich ist. Urease kommt in Pflanzen (Sojabohne, amerikanische Jackbohne), Pilzen und Bakterien vor. Sie ist beispielsweise bei Helicobacter* pylori, Proteus* ssp. und Staphylococcus* saprophyticus ein wichtiger Virulenzfaktor.

Urease-Schnelltest *m*: engl. *urease rapid test*; syn. Helicobacter-Urease-Test (Abk. HUT). Verfahren zum Nachweis von Helicobacter* pylori in Biopsiematerial der Magenschleimhaut. Die Anwesenheit von Urease* wird durch die Verfärbung eines Indikators sichtbar.
Ureter *m*: syn. Harnleiter. Ca. 4 mm dicker und 30 cm langer paariger muskulöser Schlauch, der Nierenbecken* und Harnblase* verbindet und als Ausscheidungsweg für den Harn* dient. Der Ureter lässt sich in eine Pars abdominalis und eine Pars pelvica unterteilen und weist Engstellen auf, die klinische Probleme verursachen. Siehe Abb. 1
Anatomie: Der Harnleiter geht unter konischer Verjüngung aus dem Nierenbecken hervor (erste physiologische Engstelle, siehe Abb. 2). Er lässt sich unterteilen in eine
- Pars abdominalis: **1.** retroperitoneal* im Relief der hinteren Bauchwand auf dem M. psoas gelegen **2.** der rechte Ureter liegt weiter lateral, überkreuzt die A. iliaca externa und unterläuft die Radix* mesenterii **3.** der linke Urether läuft unter dem Ursprung des Meso-

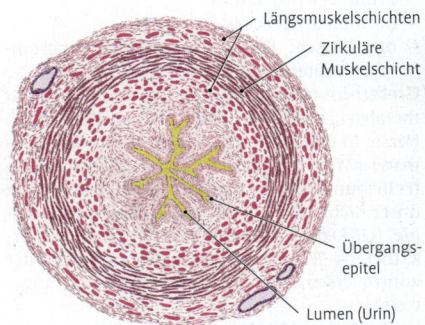

Ureter Abb. 1: Querschnitt durch den Ureter mit den 3 Muskelschichten. [4]

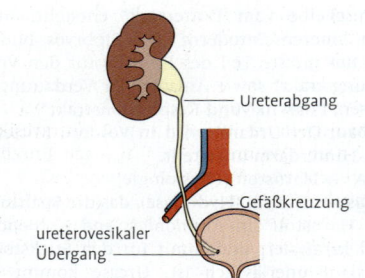

Ureter Abb. 2: Physiologische Engen.

colon sigmoideum und über die A. iliaca communis hinweg (diese bzw. die A. iliaca externa verursachen die zweite Enge)
- Pars pelvica: **1.** verläuft ausgehend von der Linea terminalis des Beckens entlang der seitlichen Beckenwand **2.** der Ureter unterkreuzt beim Mann den Ductus* deferens, bei der Frau in ca. 2 cm Entfernung vom Uterus* die A. uterina **3.** der Ureter liegt auf einer Länge von 2–3 cm innerhalb der Harnblasenwand und mündet mit dem Ostium ureteris (dritte physiologische Engstelle) in die Harnblase.

Ureteratonie f: engl. atony of the ureter. Seltene, segmentale oder komplette Parese* oder Paralyse* der Harnleitermuskulatur. Bei stark ausgeprägter Störung der Peristaltik*, kommt es zu einem Harnstau, da der Urin nicht weitertransportiert wird. Ursächlich sind Hormonstörungen, Infektionen* sowie neurogene und mechanische Störungen. Therapiert wird je nach Ursache, in den meisten Fällen ist die Ureteratonie reversibel.

Ursachen:
- infektiös: Pyelonephritis*
- neurogen bzw. myogen: z. B. Megaureter* bei kongenitalem Defekt der Ureterwand; Prune-belly-Syndrom
- hormonal: Stoeckel*-Syndrom
- mechanisch: Überdehnung infolge chronischer Ureterobstruktion; Harnleitersteine.

Ureterbürstenbiopsie f: engl. brush biopsy of the ureter. Einführen einer kleinen Kunststoffbürste in den Ureter* zur Gewinnung von Zellmaterial für histologische und zytologische Untersuchungen. Die Ureterbürstenbiopsie erfolgt unter Sicht im Rahmen einer Ureterorenoskopie* (URS) oder über einen einliegenden Ureterkatheter*. Das Verfahren wird aufgrund der kontroversen Studienlage nur noch selten angewendet.

Ureterdauerkatheter → Ureterschiene

Ureterektasie f: engl. ureterectasia. Erweiterung des Harnleiters durch obstruktive oder refluxive Störungen. Ursachen einer Ureterektasie sind z. B. Harnleitersteine, Strikturen, vesikoureteraler Reflux*, Harnleitertumoren, Ureterozelen* oder die Harnleiterkompression von außen. Therapiert wird je nach Ursache. Siehe auch Harnstauungsniere*.

Ureterektomie f: engl. ureterectomy; syn. Ureterresektion. Teilweise oder komplette operative Entfernung des Harnleiters. Indikationen* sind unter anderem Nierenbecken- bzw. Harnleiterkarzinome (siehe Nephroureterektomie*), Ureterstrikturen, Ureterduplikaturen sowie Harnleiterverletzungen. Bei langstreckiger Entnahme des Harnleiters wird die Harnableitung z. B. mittels Ileum-Interponat* zwischen Niere* und Harnblase* sichergestellt (Harnleiterersatz*).

Ureterektopie: engl. ectopic ureter; syn. Ektopie der Ureter-Mündung. Seltene angeborene Fehleinmündung des Harnleiters in den Harnblasenhals oder distale Strukturen des ehemaligen Wolff*-Gangs. Ureterektopien treten insbesondere bei Ureterduplikaturen auf. Sie zeigen sich durch Inkontinenz und rezidivierende Harnwegsinfekte. Diagnostisch werden Urografie*, CT und MRT eingesetzt. Nur bei symptomatischer Erkrankung wird operativ therapiert.

Ureterenkatheterisierung f: engl. catheterisation of the ureter. Einführen eines Ureterkatheters in einen oder beide Harnleiter. Über einen langen Ureterkatheter* wird Kontrastmittel* zur retrograden Pyelografie in den Harnleiter gespritzt. Kurze Ureterkatheter, sogenannte Ureterschienen*, dienen als Harnleiterweilkatheter zur Harnableitung, z. B. bei Harnleiterstenosen.

Ureterfehlbildungen f pl: engl. malformation of the ureter. Meist angeborene Fehlbildungen der Harnleiter. Die Symptome unterscheiden sich je nach Krankheitsbild. Diagnostiziert wird sonografisch (häufig schon pränatal) oder urografisch. Bei Harnabflussbehinderung* oder extravesikaler Harnleitermündung mit Harninkontinenz* wird operativ behandelt.

Formen:
- Ureteragenesie: fehlende Anlage des Ureters
- inkompletter, blind endender Ureter
- Ureterduplikatur
- Ureterektopie*
- Ureterozele*
- Megaureter*
- retrokavaler Ureter
- retroiliakaler Ureter
- Harnleiterabgangsenge
- vesikoureteraler Reflux*
- Ureterdivertikel
- Ureterobstruktion*
- Ureterklappen.

Ureterfistel → Urogenitalfistel

Ureterimplantation f: engl. ureter implantation. Operatives Einsetzen des Harnleiters in Harnblase*, Darm* oder Haut*, um den Harnabfluss sicherzustellen. Eine Ureterimplantation wird z. B. im Rahmen von Zystektomien* oder Antirefluxplastiken* durchgeführt.

Ureteritis f: Infektiöse oder reaktive Entzündung* des Harnleiters. Diese tritt z. B. bei Zystitis*, Pyelonephritis*, Urolithiasis* oder nach Manipulation* am Harnleiter auf. Klinisch zeigen sich die jeweiligen Symptome der Grunderkrankung. Ist der Harnabfluss behindert, wird mittels Ureterschiene* behandelt, bei infektiöser Ursache zusätzlich antibiotisch.

Ureteritis cystica f: engl. cystic ureteritis. Seltene Entzündung des Harnleiter-Urothels* mit multiplen kleinen Schleimhautzysten im Rahmen von Harnwegsinfekten oder mechanischen Irritationen. Patienten haben nur selten Beschwerden, z. B. Hämaturie* oder Flankenschmerzen. Urografisch zeigen sich die Zysten* als perlschnurartige Kontrastmittelaussparungen. Bei Beschwerden wird antibiotisch behandelt.

Ureterkatheter m: engl. ureteral catheter. Dünner Kunststoffkatheter zur Ureterenkatheterisierung (Länge ca. 80 cm, Ø 3–10 Charr) mit gerader oder gebogener Spitze und einem Draht-Mandrin zur besseren Führung. Ureterkatheter werden verwendet zur Drainage des oberen Harnweges oder zur Kontrastmitteldarstellung des oberen Harntraktes (retrograde Ureteropyelografie).

Uretermündungsdivertikel n: engl. parureteral diverticulum; syn. parureterales Divertikel. Sonderform des Blasendivertikels*, bei dem sich die Blasenschleimhaut neben dem Ureterostium entlang der Waldeyer-Faszie nach extravesikal ausstülpt (Pseudodivertikel). In der Regel besteht gleichzeitig ein vesikoureterorenaler Reflux*. In diesem Fall ist meist keine Spontanmaturation des Refluxes möglich. Siehe Abb.

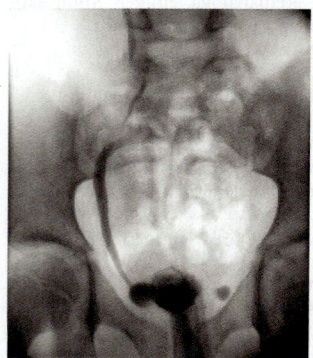

Uretermündungsdivertikel: Divertikel und vesikoureterorenaler Reflux rechts (Miktionszystourethrografie). [170]

Ureterobstruktion f: engl. ureteral obstruction; syn. Harnleiter-Obstruktion. Heterogenes Krankheitsbild mit Verlegung des Ureterlumens und konsekutivem* Harnstau. Man unterscheidet eine intrinsische (von innen) und extrinsische (von außen) Obstruktion*. Symptome sind rezidivierende Harnwegsinfektionen und kolikartige Flankenschmerzen. Nach Harnableitung mittels Ureterschiene* oder perkutaner Nephrostomie* wird je nach Grunderkrankung behandelt.

Ureteroenteroanastomose f: engl. ureteroenteroanastomosis. Operativ angelegte Verbindung zwischen Harnleiter und Darm* mit dem Ziel einer künstlichen Harnableitung. Eine Ureteroenteroanastomose wird z. B. im Rahmen von radikalen Zystektomien* durchgeführt, dabei sind verschiedene Formen wie Ileumconduit oder Neoblase möglich.

Formen:
- Ileum*-Conduit
- Kolon*-Conduit
- Mainz-Pouch*
- Neoblase (Dünndarmersatzblase*)
- Ureterosigmoideostomie.

Ureterokutaneostomie → Ureterostomie
Ureterolithotomie → Ureterotomie
Ureterolyse f: engl. ureterolysis; syn. Harnleiterfreilegung. Operative Freilegung und Lösen des Harnleiters aus dem umgebenden Gewebe. Ziel der Ureterolyse ist das Beheben von Harnabflussbehinderungen nach erfolgloser Harnleiterschienung, z. B. bei Retroperitonealfibrose*, Strahlenfibrose*, retrokavalem Ureter* oder Raumforderungen. Um Rezidive zu vermeiden wird der Harnleiterverlauf oft nach intraperitoneal verlagert.

Ureteropyelostomie f: engl. ureteropyelostomy; syn. Ureterabgangsplastik. Operative Reanastomosierung von Harnleiter und Nierenbecken*. Die Ureteropyelostomie wird unter anderem bei Operationen von Harnleiterabgangsstenosen* (siehe auch Nierenbeckenplastik*), Ureter duplex oder Ureterozelen* durchgeführt. Um einen möglichst ungestörten Harnabfluss zu gewährleisten, wird die Anastomose* Seit-zu-Seit- oder End-zu-End am tiefsten Punkt des Nierenbeckens hergestellt.

Ureterorenoskopie f: engl. ureterorenoscopy. Spiegelung des Harnleiters und des Nierenbeckens mit einem starren oder flexiblen Endoskop (Länge 70–80 cm, Ø 6–11 Charr). Die Ureterorenoskopie kann diagnostisch und therapeutisch eingesetzt werden.

Indikationen:
- diagnostisch: 1. Stein 2. Tumor 3. Striktur
- therapeutisch: 1. Steinextraktion, ggf. nach vorheriger Zertrümmerung (Laser, Stoßwelle) 2. Biopsie 3. Inzision einer Harnleiter- oder Nierenbeckenabgangsenge (Endopyelotomie*).

Ureterosigmoideostomie f: Künstlich angelegte Harnableitung, bei der der Harnleiter ins Colon sigmoideum implantiert wird. Die Ureterosigmoideostomie wird heute nur noch bei ausgewählten Patienten eingesetzt, denn der ständige Kontakt mit Darmkeimen führt zu hohen Komplikationsraten mit Störungen des Elektrolythaushaltes, Defäkationsproblemen und Infektionen des oberen Harntraktes.

Ureterostium-Anomalie m: engl. ureteral orifice defect; syn. Uretermündungsdefekt. Angeborene ein- oder beidseitige Anomalie der Harnleitereinmündung in die Blase. Häufig sind Betroffene völlig beschwerdefrei. Ein Sonderfall ist die Ostiuminsuffizienz, bei der ein vesikoureteraler Reflux* mit Harnstauungsniere* und Pyelonephritis* droht. Behandelt wird konservativ* oder operativ.

Ureterostomie f: engl. ureterostomy. Gruppe von chirurgischen Eingriffen zur Wiederherstellung des Harnabflusses. Eingesetzt wird die Ureterostomie z. B. in der Behandlung von Harnleiterobstruktionen oder Harnblasenkarzinomen. Die Verfahren unterscheiden sich je nach Indikation.

Ureterostomiebeutel m: engl. ureterostomy bag. Plastikbehälter zur künstlichen Ableitung von Harn nach Ureterostomie* oder Anlage eines Ureterkatheters.

Ureterotomie f: engl. ureterotomy. Operative Eröffnung des Ureters. Bei endoskopischer Ureterotomie wird z. B. eine Ureterstenose geschlitzt. Die nur noch selten angewendete offen-chirurgische Inzision dient z. B. zur Entfernung eines Uretersteins (Ureterolithotomie).

Ureterozele f: engl. ureterocele. Ein- oder beidseitige ballonförmige Erweiterung des intravesikalen submukösen Harnleiters. Ureterozelen sind angeboren* oder Folge einer Ostiumstenose. Klinisch zeigen sich wegen Harnstau Harnwegsinfekte, Urosepsis* und Urolithiasis*, selten bleibt die Erkrankung symptomlos. Diagnostiziert wird meist sonographisch. Ureterozelen werden endoskopisch oder offen operativ mit guter Prognose behandelt.

Erkrankung: Epidemiologie:
- Inzidenz ca. 1 : 5000–1 : 12 000
- Mädchen : Jungen 4–7 : 1
- 10 % bilateral*.

Einteilung:
- nach Ericsson: 1. orthotope* (intravesikale) Ureterozele: liegt komplett intravesikal 2. ektope Ureterozele: Prolaps* bis zum Blasenhals* oder in die Harnröhre
- nach Stephens: 1. stenotische Ureterozele: enges Ostium* innerhalb der Harnblase 2. sphinkterische Ureterozele: Ostium distal des Harnblasenhalses 3. spinkterostenotische Ureterozele: enges Ostium distal des Harnblasenhalses 4. Zäkoureterozele: Mündung in die Harnblase, submuköser Tunnel verläuft bis in die Urethra und wirkt obstruktiv.

Ätiologie:
- erworbene Ureterozele: 1. häufiger bei Erwachsenen als bei Kindern 2. intravesikal 3. nach Ostiumstenose, z. B. nach Entzündungen* oder distalem Harnleiterstein
- angeborene Ureterozele: 1. vorwiegend ektoper Typ 2. meist mit Ureter duplex bzw. Doppelniere assoziiert 3. in 80 % ist der Harnleiter dem oberen Pol einer Doppelnierenanlage zugeordnet 4. häufig auch Reflux* in den unteren Nierenanteil durch Kompression des unteren Ureters.

Klinik:
- orthotope Ureterozelen sind gelegentlich asymptomatisch*
- Symptome durch Harnstau und Urinstase bei refluxiven oder obstruktiven Ureterozelen: 1. Harnwegsinfekte, Pyelonephritis*, Urosepsis* 2. Nephrolithiasis, Ureterozelensteine
- Prolaps* aus der Urethra, Harnverhalt*
- Inkontinenz
- Hämaturie*
- Gedeihstörung bei Kindern.

Therapie:
- keine bei asymptomatischen Ureterozelen
- endoskopische Inzision*: meist erster Therapieversuch
- Ureteropyelostomie*: 1. nach erfolgloser Inzision und bei erhaltenswerter Doppelniere 2. End-zu-Seit Anastomose des oberen Harnleiters mit dem unteren Nierenbecken
- Ureterozystoneostomie*: Exzision* der Ureterozele und Neueinpflanzung des Harnleiters in die Blase
- Heminephrektomie mit partieller Ureterektomie*: bei schlechter Funktion einer Doppelniere.

Siehe Abb.

Ureterozystoneostomie f: engl. ureterocystoneostomy. (Neu-)Implantation des Ureters in die Harnblase. Indikationen sind Verletzung und Stenose des Ureters, Harnleiterfistel, Mündungsektopie, Blasenresektion mit Entfernen der Uretermündung, Exstirpation von Uretermündungsdivertikeln sowie Insuffizienz des Ureterostiums (vesikoureterorenaler Reflux*).

Ureter, retrokavaler m: engl. retrocaval ureter. Sehr seltener atypischer Verlauf des rechten Harnleiters dorsal der Vena* cava inferior. Durch die Kompression des Ureters kommt es zum Harnaufstau mit rechtsseitigen Flankenschmerzen* und Pyelonephritis*. Urografisch zeigt sich ein plötzlich nach medial* verlaufender rechter Ureter. Therapeutisch erfolgt die operative Verlagerung des Harnleiters.

Ureterschiene

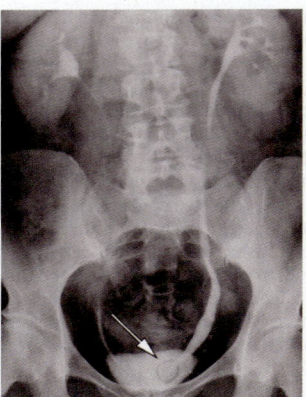

Ureterozele: Schlangenkopfphänomen bei Ureterozele links; Ausscheidungsurografie. [50]

Ureterschiene *f*: engl. *ureteral splint*; syn. Harnleiterschiene. Dünner Harnleiterverweilkatheter aus Kunststoff, der den Urin aus der Niere* in die Blase (innere Ureterschiene) oder nach außen (äußere Ureterschiene) drainiert. Die Ureterschiene wird unter Röntgenkontrolle eingelegt und dient der Harnableitung, beispielsweise bei Harnleitersteinen oder Harnleiter-Haut-Fisteln.

Formen:
– innere Ureterschienen: **1.** an beiden Enden J-förmig gebogen (Doppel-J-Katheter, DJ; siehe Abb.) **2.** Einlage bzw. Wechsel im Rahmen einer Zystoskopie* oder Ureterorenoskopie* unter Röntgenkontrolle

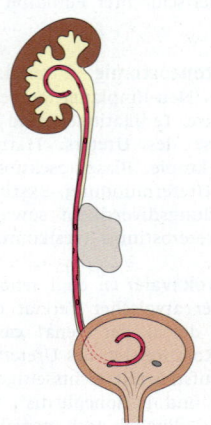

Ureterschiene: Gekrümmter Harnleiterverweilkatheter.

– äußere Harnleiterschienen: **1.** Ureterkatheter (UK): Spitze liegt im Ureter, Ende schaut aus der Harnröhre **2.** Mono-J-Katheter zur Harnableitung: ein J-förmiges Ende.

Ureterverletzung *f*: engl. *ureteral injury*. Iatrogene oder traumatische Verletzung der Harnleiter, z. B. Durchtrennung, Ligatur* oder Quetschung. Klinisch zeigen sich Flankenschmerzen*, Bauchschmerzen, Fieber* und Hämaturie*. Diagnostiziert wird mittels Urografie*, Ultraschalldiagnostik* und Computertomografie*. Je nach Ausmaß der Verletzung wird endoskopisch oder offen operativ therapiert.

Ureterzyste → Ureteritis cystica

Ureterzyste → Ureterozele

Urethra *f*: Ausscheidungsorgan für den Harn* bei der Harnblasenentleerung. Die Urethra verläuft von der inneren Harnröhrenmündung (Ostium urethrae internum) bis zur äußeren Harnröhrenmündung (Ostium urethrae externum), die auf der Glans penis (Mann) oder der Glans clitoridis (Frau) lokalisiert ist. Die Harnröhre des Mannes ist s-förmig gekrümmt.

Urethradruckprofil *n*: engl. *urethral pressure profile*. Verlauf der Werte des Urethraldrucks, die im Rahmen einer urodynamischen Untersuchung erhoben werden. Ein Urethradruckprofil wird eingesetzt z. B. zum Nachweis einer Insuffizienz des Harnröhrenverschlusses. **Messgrößen und Prinzip:**
– kontinuierlicher Durchzug des Messkatheters unter Perfusion durch die Harnröhre
– Druckmessung in Ruhe (sog. Ruheprofil) und unter Hustenstößen (sog. Stressprofil) in cmH$_2$O
– simultane Messung von Urethra- und Blasendruck
– Bestimmung des Urethraverschlussdruckes als Differenz von Urethra- und Blasendruck
– Bestimmung der funktionellen Urethralänge (in cm).

Urethrafehlbildung → Harnröhrenfehlbildungen

Urethralkarzinom *n*: engl. *urethral carcinoma*; syn. Harnröhrenkrebs. Seltenes Karzinom* der Harnröhre (v. a. Plattenepithelkarzinom), das sich oft in Divertikeln entwickelt. Häufig entsteht es durch Ausbreitung bei bekanntem Urothelkarzinom der Harnblase. Betroffen sind meist Frauen nach dem 50. Lj. Die Diagnose erfolgt mit Urethroskopie sowie Urin- und Lavagezytologie.

Klinik:
– Harnröhrenstriktur
– erschwerte Miktion bis zum Harnverhalt
– Urethritis
– Hämaturie
– im fortgeschrittenen Stadium unter Umständen Prolaps des Tumors durch das Ostium urethrae externum.

Therapie:
– bei Frauen: partielle oder komplette Uretherektomie
– bei Männern: ggf. Penisteilamputation mit Urethrotomie und vesikokutaner oder suprabubischer Harnableitung
– evtl. zusätzlich Strahlen- und Chemotherapie.

Urethralklappe *f*: engl. *urethral valve*. Angeborene Fehlbildung der Urethra masculina, die durch das Vorliegen von segelförmigen, obstruierenden Schleimhautfalten unterhalb des Colliculus seminalis verursacht wird. Sie führt zu urodynamisch wirksamen Harnabflussbehinderungen* mit oft schweren Auswirkungen auf die Harnblase und den oberen Harntrakt. Die Therapie erfolgt über chirurgische Resektion.

Diagnostik:
– Miktionszystourethrografie* (siehe Abb.)
– Urethrozystoskopie
– Pränataldiagnostik* durch Sonografie: **1.** konstant gefüllte Harnblase **2.** Dilatation des oberen Harntrakts **3.** Oligohydramnion (vor der 24. SSW prognostisch ungünstiger Faktor)
– diagnostische Urethroskopie.

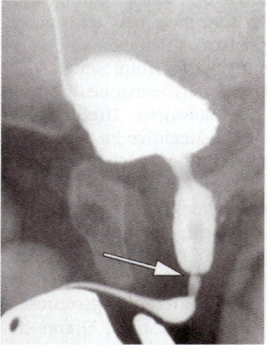

Urethralklappe: Dilatation der hinteren Harnröhre proximal der Klappe (Pfeil); Miktionszystourethrografie. [47]

Urethralpolyp → Harnröhrenpolyp

Urethralprolaps *m*: Schleimhautvorfall aus der äußeren Harnröhrenöffnung, der mit Blutungen aus Urethra und Miktionsbeschwerden einhergeht. Behandelt wird durch chirurgische Exzision unter Schonung der Harnröhrenstrukturen.

Urethralsyndrom *n*: engl. *urethral syndrome*. Krankheitsbild unklarer Ätiologie* mit Pollakisurie*, Dysurie*, retropubischen oder urethralen Schmerzen ohne Nachweis von Erregern. Das Urethralsyndrom tritt v. a. bei Frauen auf. Die Ursache ist nicht abschließend geklärt, vermutet wird ein multifaktorielles Geschehen. Therapiert wird u. a. mit Antibiotika*, Anticholinergika* und alternativen Heilverfahren.

Urethritis f: engl. inflammation of the urethra. Entzündung der Harnröhrenschleimhaut, ggf. auch der tieferen Schichten (Periurethritis, Kavernitis), häufig durch Autoinfektion mit Enddarm-Bakterien, Geschlechtsverkehr oder iatrogen (Katheterisierung) verursacht. Die Mitbeteiligung anderer Urogenitalorgane ist häufig. Die gonorrhoische (spezifische) Urethritis ist seltener als die nichtgonorrhoische Urethritis (unspezifische Urethritis). Bei bakterieller Ursache wird antibiotisch behandelt.

Einteilung: Nach betroffenem Harnröhrenabschnitt
- Urethritis anterior (auf die vorderen Abschnitte begrenzt) mit Dysurie und meist unkompliziertem Verlauf
- Urethritis posterior (v. a. die hinteren Abschnitte betreffend) mit urethraler Blutung (v. a. bei Kindern und Jugendlichen) und evtl. Harnverhalt, z. B. bei Prostatitis*, Gonorrhö*.

Klinik:
- Urethralschmerz
- Algurie
- Ausfluss aus der Harnröhre (insbesondere bei akuter Urethritis).

Diagnostik:
- Untersuchung des Morgenurins
- Urethralabstrich.

Therapie: Bei unklarer Ursache Chlamydien- und Gonokokken-wirksame Antibiose, sonst kausale Antibiotikawahl.

Urethritis gonorrhoica → Gonorrhö

Urethritis, nichtgonorrhoische f: engl. non-gonococcal urethritis (Abk. NGU); syn. Urethritis non gonorrhoica. Entzündung der Harnröhre, die nicht durch Gonokokken verursacht ist. Häufige Erreger sind Chlamydien. Es handelt sich um die häufigste sexuell übertragbare Erkrankung in Industrieländern. Klinisch zeigen sich Dysurie, Pollakisurie und gesteigerte Urethralsekretion. Behandelt wird mit erregerspezifischer Antibiose, meist Chlamydia-trachomatis-wirksame Medikamente.

Erreger:
- Überwiegend Chlamydien (Chlamydia* trachomatis), Chlamydia hominis und Ureaplasma urealyticum (Mycoplasma*)
- Trichomonas
- Pilze (z. B. Candidose*)
- Viren
- Streptokokken (Serogruppe A und B)
- gramnegative Bakterien (z. B. Enterobacteriaceae, Mimeae)

Die nichtgonorrhoische Urethritis tritt auch auf im Rahmen von Allgemeinerkrankungen (Diabetes mellitus, Reiter-Krankheit, Typhus abdominalis u. a.) sowie bei Allergie gegen bestimmte Nahrungs- oder Genussmittel.

Diagnostik: Die Diagnosestellung erfolgt durch Erregernachweis, Antigennachweis oder PCR.

Therapie:
- Primär Chlamydia-trachomatis-wirksame Medikation (z. B. Azithromycin 1g oral als Einzeldosis oder Doxycyclin 2-mal täglich 100 mg oral über 7 Tage)
- sonst entsprechend der Erregerbestimmung.

Urethritis, postgonorrhoische f: engl. postgonococcal urethritis (Abk. PGU). Nach Behandlung einer Gonorrhö* auftretende Urethritis* mit Algurie und Harnröhrenausfluss. Ursache ist wahrscheinlich eine Mischinfektion der vorgeschädigten Schleimhaut mit Chlamydia trachomatis und Neisseria gonorrhoeae. Diagnostiziert wird klinisch und durch Urinuntersuchungen. Nach Antibiotikatherapie, z. B. mit Tetrazyklinen, heilt die Urethritis meist folgenlos.

Urethrografie f: engl. urethrography; syn. Urethrographie. Röntgenkontrastuntersuchung der Harnröhre. Dabei wird wasserlösliches Röntgenkontrastmittel retrograd in die Harnröhre injiziert und zwar über eine olivenförmigen Aufsatz auf den Meatus urethrae.

Indikationen: Diagnostik von
- einer Harnröhrenstriktur (siehe Abb.)
- einem Extravasat (z. B. nach radikaler Prostatektomie oder nach Trauma)
- Fehlbildungen und Harnröhrenklappen.

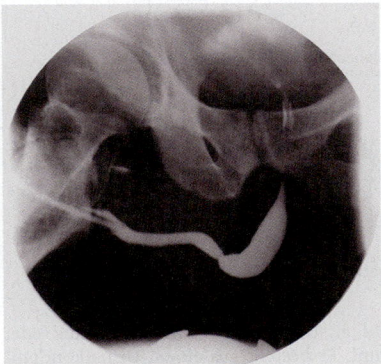

Urethrografie: Retrograde Urethrografie bei einem Mann mit Harnröhrenstriktur. [170]

urethro-okulo-synoviales Syndrom → Arthritis, reaktive

Urethroplastik f: engl. urethroplasty. Chirurgisch-plastische Wiederherstellung oder Verbesserung der Harnröhrenform oder -funktion, z. B. bei Harnröhrenfehlbildung*, -striktur, -fistel oder -divertikel. Angewendet werden u. a. verschiedene Lappenplastiken* unter Verwendung von Spalthaut- oder Mundschleimhauttransplantaten.

Urethroskopie f: engl. urethroscopy. Endoskopie* der Harnröhre, v. a. zur Diagnosesicherung bei Entzündungen, mechanischer Obstruktion und Biopsie bei Harnröhrentumor. Meist kombiniert mit der Zystoskopie.

Urethrostomie f: engl. urethrostomy. Operativ angelegte Harnröhrenfistel, meist an der Pars perinealis urethrae zur temporären oder dauernden künstlichen Harnableitung*. Indikationen sind Harnröhrenfehlbildungen, Harnrenstriktur und plastische Eingriffe.

Urethrotomia interna f: engl. internal urethrotomy. Endourethrale Harnröhrenschlitzung bei Harnröhrenstriktur. Die Durchführung erfolgt mit Skalpell unter optischer Kontrolle (Sachse-Urethrotomie), ohne Sicht (Otis-Urethrotomie, nur bei Meatus- oder vorderer Harnröhrenstriktur) oder mit Ho:YAG-Laser. Komplikationen sind Blutung, Harninfiltration* oder Rezidiv infolge Narbenbildung. Siehe Abb.

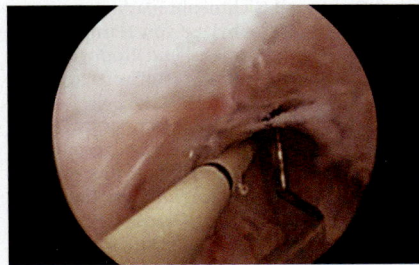

Urethrotomia interna: Katheter als Führungsschiene und ausgefahrenes Messer des Urethrotoms (Urethroskopie). [117]

Urethrozystografie f: engl. urethrocystography; syn. Urethrozystographie. Röntgenkontrastuntersuchung von Harnblase und Harnröhre. Die Injektion des Kontrastmittels erfolgt retrograde oder evtl. auch antegrade über einen suprapubischen Katheter. Die Röntgendarstellung von Harnblase und Harnröhre erfolgt meist unter Miktion (Miktionszystourethrografie*).

Urethrozystoskopie → Zystoskopie
Urethrozystozele → Descensus uteri et vaginae
Ureum → Harnstoff [Arzneimittel]
Urge-Inkontinenz → Dranginkontinenz
Urharngang → Urachus
Urikostatika n pl: engl. uricostatic agents. Die Harnsäure*-Bildung hemmende Arzneimittel. Urikostatika inhibieren das Enzym Xanthinoxidase, welches die Harnsäurebildung aus Xanthin* und Hypoxanthin katalysiert. Eingesetzt

Urikosurika

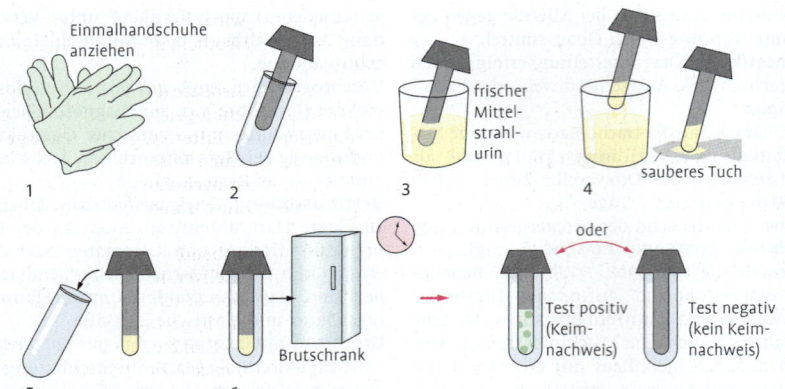

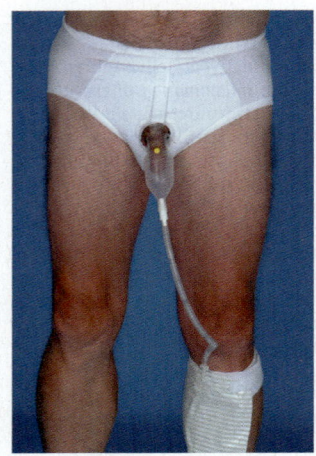
Urinalkondom [158]

Urikult-Test: Durchführung; 1: Einmalhandschuhe anziehen; 2: Nährbodenträger aus dem sterilen Röhrchen entnehmen; 3: Nährbodenträger in den Harn eintauchen; 4: überschüssigen Harn auf einem sauberen Tuch abtropfen lassen; 5: benetzten Nährbodenträger in das Röhrchen zurückstecken; 6: Urikult-Test 24 Stunden lang bei 37 °C im Brutschrank bebrüten lassen.

werden Urikostatika bei Hyperurikämie*, manifester Gicht* und Gichtnephropathie* sowie zur Auflösung und Prophylaxe von Harnsäuresteinen (Urat*-Nephrolithiasis) und Prophylaxe von Calciumoxalatsteinen. Wirkstoffvertreter sind Allopurinol* und Febuxostat.

Urikosurika n pl: engl. *uricosuric agents*. Die renale Harnsäure*-Ausscheidung steigernde Arzneimittel. Urikosurika hemmen die tubuläre Rückresorption* von Harnsäure und führen somit zu einer vermehrten Harnsäure-Ausscheidung. Zu beachten ist das Risiko der tubulären Harnsäureausfällung. Dieser wird durch einschleichende Dosierung, ausreichende Flüssigkeitszufuhr und Zufuhr alkalisierender Salze entgegengewirkt. Wirkstoffvertreter sind Benzbromaron und Probenecid.

Urikult-Test m: engl. *uricult test*; syn. Urinkultur. Gebrauchsfertig hergestelltes Diagnoseinstrument zum kulturellen Nachweis von Bakterien im Harn.

Vorgehen:
- Zur Untersuchung sollte ausschließlich Mittelstrahlurin*, Katheterurin oder Punktionsurin verwendet werden (siehe Uringewinnung*).
- Ein Nährboden (auf einem Nährbodenträger) wird in den frischen Harn getaucht und im Brutschrank gelagert.
- Nach individueller Inkubationszeit kann ggf. Bakterienwachstum auf dem Testmedium (sichtbare Verfärbung) festgestellt werden (siehe Abb.).

Hinweis: Beim Umgang mit dem Urikult-Test ist auf Keimarmut zu achten, um den Nährboden nicht mit Umgebungskeimen zu kontaminieren.

Urimeter n: Auffangbehälter zwischen Blasenkatheter und Urinbeutel zur stündlichen Messung der Harnmenge (Stundenurin). Das Urimeter fasst 250–500 ml und wird nach der Messung in den Urinbeutel entleert. Siehe Abb.

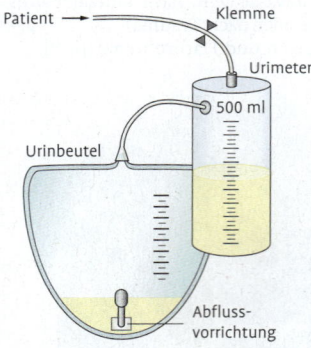
Urimeter

Urinal n: Urinauffangsystem aus Latex oder Gummi. Es besteht aus einem Urinalkondom* bei Männern (Kondomurinal) oder einem Urindeflektor (Tamponurinal) bei Frauen sowie einem Kunststoffschlauch zur Ableitung in einen Urinauffangbeutel*.

Urinalkondom n: engl. *condom urinal*; syn. Kondomurinal. Externe Harnableitung bei harninkontinenten Männern über ein Kondom* mit schlauchförmiger Öffnung an der Spitze. Die Öffnung des Urinalkondoms wird z. B. mit einem Beinbeutel verbunden, um den Urin aufzufangen. Siehe Abb.

Durchführung:
- vor Anlegen des Urinalkondoms: Rasur
- Befestigung am Penisschaft: doppelseitiges Haftband, separater Hautkleber oder selbsthaftend (Hautkleber ist bereits integriert)
- Anschluss des Urinalkondoms an Beinbeutel oder (größere) Nachtbeutel
- Wechsel nach ca. 24h.

Hinweis:
- passende Größe des Urinalkondoms nutzen
- Haut an der Auflagestelle mit einem Baumwollschutz vor Reibung schützen
- Penis* bei Befestigung nicht einschnüren
- keine Anwendung bei Männern mit verkürztem (retrahiertem) Penis
- Ausschluss einer Überlaufinkontinenz.

Urinauffangbeutel m: engl. *urine drainage bag*; syn. Beinbeutel. Geschlossenes Kunststoffbehältnis zur Sammlung von Harn aus einem Katheter oder Urinalkondom*. Es trägt eine Skalierung zur Erfassung der Harnmenge und ist evtl. auch mit einer Stundenurinmesskammer (Urimeter*) versehen. Urinauffangbeutel gibt es als Bettbeutel oder für mobile Patienten als Beinbeutel zur Befestigung am Oberschenkel. Siehe Abb.

Vorgehen:
- Urinauffangbeutel immer unter Harnblasenniveau befestigen, um das Aufsteigen von Keimen zu vermeiden
- Entleerung des Beutels über eine verschließbare Ableitung
- Ablassschlauch nach Entleerung immer in Befestigungsschlaufe stecken, kein Kontakt mit dem Boden
- beim Ablassen von Harn Handschuhe tragen.

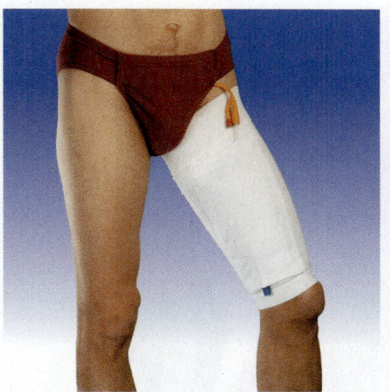

Urinauffangbeutel: Beinbeutel. [158]

Urinflasche *f*: Plastikgefäß zum Auffangen von Harn* bei bettlägerigen Patienten. Sie trägt meist eine Skalierung zur Feststellung der Harnmenge, hat einen Verschlussdeckel und lässt sich per Halterung am Krankenbett befestigen. Urinflaschen für Frauen haben eine breitere und flachere, Urinflaschen für Männer eine engere und langhalsige Öffnung.
Hinweise:
– Urinflasche zur Vermeidung von Keimbildungen und zur Wahrung der Intimsphäre des Patienten sofort entleeren und desinfizieren
– Urinflasche nie lange anlegen: 1. Vermeidung von Druckgeschwüren (Dekubitus*), Schleimhautverletzungen und Infektionen 2. Unerwünschter Gewöhnungseffekt, da der Patient den Harndrang nicht mehr beachtet, was eine Harninkontinenz* begünstigen kann.
Urininfiltration → Harninfiltration
Urinkultur *f*: syn. Uricult. Mikrobiologische Untersuchung zum Nachweis von Bakterien* und Pilzen in Urinproben. Eine möglichst steril* gewonnene Urinprobe (Mittelstrahl- oder Katheterurin*) wird auf verschiedene Nährböden aufgebracht. Nach Inkubation (meist über 24 h bei 37 °C) werden die Keime identifiziert und ein Antibiogramm* erstellt. Siehe auch Urikult*-Test.
Indikation: Indiziert ist eine Urinkultur u. a. zur Abklärung von Harnwegsinfekten.
Urinom → Harninfiltration
Urin, schäumender *m*: syn. schäumender Harn. Zeichen einer Nierenerkrankung. Schäumender Urin kann Frühzeichen einer beginnenden Nierenerkrankung sein und auf einen erhöhten Eiweißgehalt des Urins hinweisen.
Urinschnelltest *m*: engl. urine test; syn. Urinteststreifen. Urindiagnostik mittels Teststreifen zum schnellen Nachweis einer veränderten Urinzusammensetzung. Nach Eintauchen in den Urin reagieren die auf dem Teststreifen aufgebrachten Reagenzien und geben Auskünfte über Stoffwechselstörungen oder Erkrankungen. Urintests sind nur richtungsweisend, pathologische Werte müssen mit Labortests präzisiert werden.
Formen: Urinteststreifen können folgende Parameter qualitativ oder semiquantitativ nachweisen:
– Glukose* (z. B. bei Diabetes* mellitus)
– Ketone (z. B. bei Ketoazidose*)
– Eiweiß (Proteinurie*, z. B. bei Nierenschäden)
– Leukozyten* (z. B. bei Harnwegsinfekt)
– Erythrozyten*, Hämoglobin* (z. B. bei Nierenschäden)
– pH*-Wert
– Nitrit* (z. B. bei Harnwegsinfekten)
– Urobilinogen* (z. B. bei Lebererkrankungen).
Urinsediment: engl. *urinary sediment*; syn. Harnsediment. Aus frischem Mittelstrahlurin* durch Zentrifugieren oder auch nativ gewonnenes Untersuchungsmaterial.
Urinstatus → Harnuntersuchung
Urintrübung *f*: syn. Harntrübung. Makroskopische Trübung des Urins. Die Abklärung der Harntrübung erfolgt durch Schnelltestuntersuchung, Harnsediment und Bakterienkulturen*.
Formen:
– rötliche Färbung: 1. bei Hämaturie*, Hämoglobinurie*, Myoglobinurie*, Porphyrinurie* 2. verursacht durch Urolithiasis, Tumor, Nahrungsmittel, Medikamente
– gräulich-trübe Färbung durch Leukozyturie* (Harnwegsinfektion*), Lipide: 1. ohne pathologische Bedeutung sind die Ausscheidung amorpher Phosphate oder Urate (Ziegelmehl) 2. bleibt der Urin vor der Analyse lange stehen, verstärkt sich die Trübung durch Ausfällung
– gelb-bräunliche Färbung durch Ausscheidung von Bilirubin: der Urin zeigt eine Schaumbildung durch Schütteln
– rot-bräunliche Färbung durch Ausscheidung von Urobilin: Ursache sind Leberfunktionsstörungen
– grünliche Färbung durch Ausscheidung von Biliverdin oder Medikamente (Methylenblau, Triampteren)
– schwarze Färbung durch massive Hämolyse oder Ausscheidung von Melanin beim malignen Melanom*.
Urinzytologie *f*: Untersuchung der zellulären Bestandteile von Urinproben. Nach Zentrifugation der Probe werden die Zellen auf einen Objektträger aufgetragen, gefärbt, und auf Zellveränderungen- oder dysplasien untersucht. Die Urinzytologie wird in der Diagnostik* und Nachsorge des Urothelkarzinoms* eingesetzt.
Vorgehen:
– erhöhte Zellausbeute durch: 1. Lavagezytologie* 2. Bürstenbiopsie* 3. Zentrifuge (Zytozentrifuge) 4. Filtertechniken (Passage des Urins durch einen Filter)
– Färbung meist nach Papanicolaou.
Fehlerquellen: Einschränkung der Aussagekraft durch:
– geringe Zellausbeute
– entzündliche Zellveränderungen
– Zelldegeneration durch z. B. Fixationsmittel, Färbeverfahren, hypertonen Urin.
Urkeimzellen → Gametogenese
Urniere *f*: engl. *middle kidney*; syn. Mesonephros. Während der Embryogenese* (4.–5. Woche) gebildete Nierenanlage. Sie entwickelt sich kaudal im Anschluss der Vorniere (Pronephros). Durch Bildung von Lumina im mesonephrogenen Gewebe entstehen funktionelle Urnierenkanälchen mit Anschluss an den Vornierengang (Urnierengang, Wolff*-Gang). Die bleibende Nachniere (Metanephros) entwickelt sich weiter kaudal.
Urnierengang → Wolff-Gang
Urobilin [Physiologie] *n*: Abbauprodukt des Bilirubins*, das aus Urobilinogen* im Darm* entsteht. Es wird mit dem Stuhl ausgeschieden und ist gemeinsam mit Stercobilin für die Farbe des Kots verantwortlich. Die normale täglich über Kot und Urin ausgeschiedene Menge der Urobiline* beträgt etwa 150 mg.
Urobilinogen *n*: Abk. Ubg. Gallenfarbstoff*, den Darmbakterien aus Bilirubin* herstellen. Urobilinogen gelangt über die Darmschleimhaut ins Blut und so in die Leber (enterohepatischer Kreislauf*) oder wird zu Sterkobilin abgebaut. Geringe Urobilinogen-Mengen verlassen den Körper mit dem Harn. Gelbsucht mit erhöhter renaler Urobilinogen-Ausscheidung deutet auf Leberschädigung oder hämolytische Anämie*.
Urodilatin → Peptide, kardiale natriuretische
Urodynamik *f*: engl. *urodynamics*. Lehre von der normalen und gestörten Funktion des Harntrakts, speziell des Harntransports in Nierenbecken und Harnleiter, der Harnspeicherung in der Harnblase und der Harnentleerung über die Harnröhre.
Beschreibung: Die Evaluierung der Urodynamik erfolgt durch die **urodynamische Messung**:
– Zystomanometrie* (Messung des intravesikalen Drucks während der Blasenfüllung)
– Zystomanometrie unter Miktion
– Harnflussmessung
– Elektromyografie* des Beckenbodens
– Videourodynamik*
– Urethradruckprofil (Sphinkteromanometrie)

Uroflowmetrie

Indikationen für die urodynamische Messung:
- Klassifizierung und Verlaufskontrolle neurogener Blasenfunktionsstörungen
- Differenzierung verschiedener Inkontinenzformen bzw. Funktionsstörungen des unteren Harntraktes: 1. Belastungsinkontinenz 2. Dranginkontinenz (überaktive Blase) 3. neurogene Blasenentleerungsstörung 4. Detrusorhyperaktivität, Detrusorhypokontraktilität 5. Detrusor-Sphinkter-Dyssynergie.

Uroflowmetrie *f*: engl. *uroflowmetry*; syn. Uroflow. Nicht-invasive Messung des Harnflusses (ml/s), der Miktionsdauer und -menge durch Harnentleerung in einen speziellen Messtrichter. Die Uroflowmetrie dient zur Beurteilung von Blasenentleerungsstörungen, z. B. bei Prostatavergrößerungen oder Harnröhrenstrikturen. Da die gemessenen Parameter abhängig von der Blasenfüllung sind, sollte diese mindestens 150 ml betragen.

Prinzip: Während der Miktion in einen speziellen Messtrichter erfasst dieser die Harnflussrate (Q in ml/s) sowie die Miktionsdauer (in s) und das -volumen (in ml). Die Harnflussrate wird dabei grafisch als Flusskurve aufgezeichnet. Eine normale Flusskurve ist glockenförmig mit einem maximalen Harnfluss (Q_{max}) von ca. 15–50 ml/s. Bei obstruktiven Blasenentleerungsstörungen ist die Kurve abgeflacht mit einem verminderten maximalen Flow unter 12 ml/s (siehe Abb.).

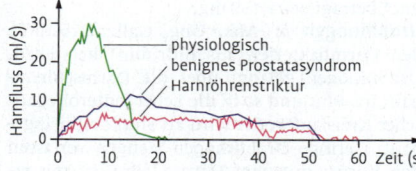

Uroflowmetrie: Typische Kurven.

urogenital: engl. *urinogenital*. Harnorgane und Genitale betreffend.

Urogenitalfistel *f*: engl. *urogenital fistula*. (Meist erworbene) Verbindung zwischen Harn- und Genitaltrakt bei Frauen. Bei vesiko-, urethro- oder ureterovaginaler Fistel leiden die Patienten unter Harninkontinenz* oder ständigem Harnträufeln. Spontanheilung ist (selten) möglich, ggf. erfolgt der operative Verschluss.

Formen:
- vesikozervikale oder -uterine Fistel (häufigste Form)
- vesikovaginale Fistel
- urethrovaginale Fistel mit (transsphinktär) oder ohne Harninkontinenz* (Fistel distal des Sphincter externus urethrae)
- ureterovaginale Fistel.

Siehe Abb.

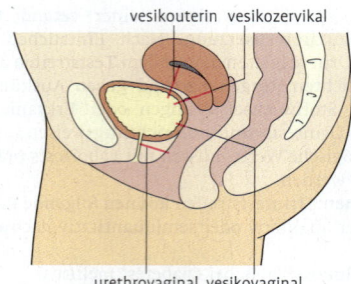

Urogenitalfistel: Formen.

Ursachen:
- 75 % postoperativ, v. a. nach vaginaler oder abdominaler Hysterektomie*
- traumatisch (z. B. Beckenfraktur, Pfählungsverletzung*)
- Perforation bei Tumor, Abszess, Harnröhrendivertikel oder nach (intrakavitärer) Strahlentherapie
- entzündlich (z. B. bei Tuberkulose*, Schistosomiasis*)
- Drucknekrose durch Scheidendiaphragma*
- selten Geburtsverletzung.

Klinik:
- meistens unkontrollierter, kontinuierlicher Urinabgang aus dem Genitaltrakt (Vagina)
- oft weitere Beschwerden wie: 1. Harnwegsinfekte 2. Hämaturie 3. Pneumaturie.

Therapie: Zunächst erfolgt die Herstellung von Niederdruckbedingungen zur Unterstützung des Heilungsprozesses. Nur wenige Fisteln verschließen sich spontan. Die Behandlung richtet sich nach Ursache und Lokalisation der Fistel, meistens kommt ein interdisziplinäres Behandlungskonzept zum Einsatz. Das Ziel ist die Wiederherstellung korrekter Anatomieverhältnisse.

Urogenitaltuberkulose → Genitaltuberkulose
Urogenitaltuberkulose → Nierentuberkulose
Urografie *f*: engl. *urography*; syn. Urographie. Röntgenkontrastuntersuchung der Nierenkelche*, des Nierenbeckens, der Ureteren und der Harnblase* nach Abdomenübersichtsaufnahme (Leeraufnahme).

Formen:
- Ausscheidungsurografie*
- retrograde Urografie: röntgenologische Darstellung der Harnleiter und des Nierenbeckenkelchsystems von der Harnblase aus
- anterograde Urografie: röntgenologische Darstellung von Nierenbeckenkelchsystem, Harnleiter und Harnblase über eine Nephrostomie, meist nach rekonstruktiven Eingriffen angewendet (siehe Abb.)
- MR-Urografie.

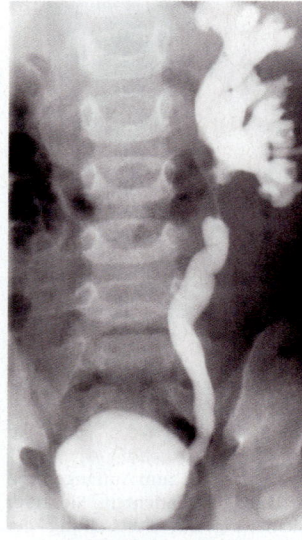

Urografie: Anterograde Urografie über die Nephrostomie nach Nierenbeckenplastik; postoperatives Ödem bedingt subpelvine Harnleiterengstellung. [170]

Urogramm, retrogrades *n*: Röntgenologische Darstellung von Harnblase*, Ureteren und Nierenbeckenkelchsystem durch deren Füllung mit Kontrastmittel* z. B. im Rahmen einer Ureterorenoskopie*. Mittels retrogradem Urogramm kann z. B. der Harnleiterverlauf dargestellt und ein Ureterkatheter* präzise in das Nierenbecken* eingelegt werden.

Einsatz:
- Darstellung der Harnblase: 1. Harnblasendivertikel (zusätzliches Lumen neben der Harnblase) 2. Harnblasensteine, Harnblasenkarzinome (Kontrastmittelaussparungen)
- Darstellung der Harnleiter: 1. Beurteilung des Verlaufs (z. B. plötzlicher Verlauf nach medial bei retrokavalem Ureter*) 2. Harnleitersteine oder -karzinome (Kontrastmittelaussparungen) 3. Harnleiterabriss (Kontrastmittelaustritt neben den Ureter)
- Darstellung des Nierenbeckenkelchsystems: 1. korrektes Einlegen eines Ureterkatheters in das Nierenbecken 2. bei Nierenbeckensteinen* Kontrastmittelaussparungen 3. bei Harnstauungsniere* verbreitertes Nierenbecken und ggf. Aufweitung der Kelche.

Urokinase *f*: Renaler Plasminogenaktivator*, der an der Auflösung von Fibrin-Gerinnseln im Harntrakt beteiligt ist. Aus menschlichem Urin gewonnene Urokinase wird als Fibrinolytikum eingesetzt bei peripherer arterieller Thrombose*, tiefer Phlebothrombose*, akuter Lungenembolie* sowie zur Wiedereröffnung thrombosierter therapeutischer arteriovenöser Shunts* und zentraler* Venenkatheter.

Urokinase-Typ Plasminogenaktivator/Plasminogenaktivator-Inhibitor-Test *m*: Abk. uPA/PAI-1-Test. Labortest zur Abschätzung des Rezidivrisikos bei nicht in Lymphknoten metastasiertem Mammakarzinom*. Durch ELISA wird die Konzentration von Urokinase-Typ Plasminogenaktivator (Abk. uPA) und Plasminogenaktivator*-Inhibitor 1 (Abk. PAI-1) im Tumorgewebe bestimmt. Die Höhe der uPA- und PAI-1-Konzentration korreliert mit dem Rezidivrisiko.

Urolith → Blasenstein
Urolith → Urolithiasis
Urolithiasis *f*: engl. *renal lithiasis*; syn. Nephrolithiasis. Konkrementbildung in den harnableitenden Organen. Die Erkrankung bleibt oft symptomlos, bis die Konkremente* unter Kolikschmerzen abgehen oder den Harnabfluss behindern. Diagnostiziert wird sonographisch oder mittels CT. Die Therapie erfolgt je nach Steingröße und -lage konservativ oder operativ. Gefürchtete Komplikationen sind Harnstauungsniere* und Urosepsis*.

Erkrankung: Lokalisation:
- Nephrolithiasis: Konkremente in der Niere*: 1. Randall*-Plaque in den Nierentubuli 2. Nierenkelchsteine 3. Nierenbeckensteine 4. Nierenbeckenausgusssteine
- Ureterolithiasis: Konkremente im Harnleiter
- Zystolithiasis: Steine in der Harnblase
- Urethralithiasis: Konkremente in der Harnröhre.

Epidemiologie:
- Männer : Frauen ca. 3–4 : 1
- Inzidenz in Europa und USA ca. 0,5 %
- gehäuftes Auftreten in Wohlstandsregionen auf Grund des Lebensstils (Ernährung, Bewegungsarmut).

Ätiologie:
- idiopathisch*
- genetisch (familiäre Häufung)
- Über-, Fehlernährung, Bewegungsmangel und zu geringe Trinkmenge
- Harnstau, z. B. durch Harnleiterabgangsenge
- Harnwegsinfekte (Veränderung des Urin-pH)
- Stoffwechselstörungen*, z. B. Hyperparathyreoidismus*.

Steinarten:
- Kalziumoxalatsteine (80–90 % aller Harnsteine): 1. Unterscheidung in Kalziumoxalatmonohydrat (Whewellit) und Kalziumoxalatdihydrat (Wheddelit) 2. Ursachen: Hyperkalzurie, Hyperoxalurie, Hypocitraturie, Hypomagnesiurie
- Harnsäuresteine (8–10 %): vermehrte Ausscheidung von Harnsäure (Hyperurikosurie) und saurer Urin-pH (< 6)

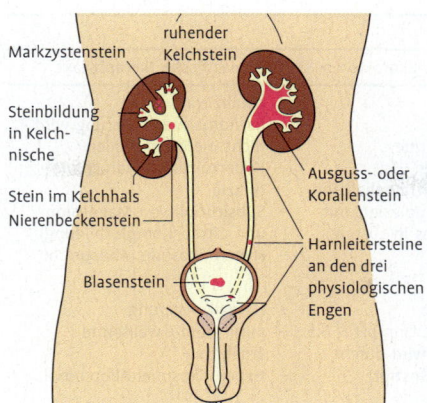

Urolithiasis: Häufige Lokalisationen der Steine.

- Struvit*steine = Infektsteine (5–7 %): 1. Zusammensetzung: Magnesium-Ammonium-Phosphat (MAP) 2. hohe Ammoniumkonzentration und dadurch alkalischer Urin-pH (> 7) begünstigt Steinbildung
- Kalziumphosphatsteine (4–7 %): Carbonapatit (CAP) oder Brushit (Kalziumhydrogenphosphat-Dihydrat)
- Zystinsteine (0,5–1 %): Zystinurie*.

Klinik: Ruhende Steine in Nierenparenchym, Nierenbecken* oder Harnblase* sind häufig symptomlos. Wenn Konkremente den Harnabfluss behindern und zu einem Harnstau führen, kommt es zum Leitsymptom Nierenkolik*:
- plötzlich eintretende, starke kolikartige Schmerzen
- ruhelose, umherwandernde Patienten
- oft begleitet von vegetativen Symptomen wie Übelkeit*, Erbrechen* oder reflektorischem Subileus*.

Projektion und Ausstrahlung der Schmerzen sind abhängig davon, in welchem Bereich der Stein lokalisiert ist (siehe Abb.):
- Nierenbecken und subpelviner Harnleiter: Flankenschmerzen mit Ausstrahlung in den medialen Unterbauch
- proximaler und mittlerer Harnleiter: Flankenschmerzen mit Ausstrahlung in die Leiste
- distaler und prävesikaler Harnleiter: Unterbauchschmerzen mit Ausstrahlung in Leiste und Schamlippen bzw. Skrotum* und Glans penis.

Weitere Symptome sind irritative Miktionsbeschwerden, z. B. Pollakisurie* oder Dysurie* sowie Mikro- oder Makrohämaturie.

Komplikationen:
- Harnstau, ggf. Infektion, Pyelonephritis* und Urosepsis*
- Bildung von Nierenabszessen

- Hydronephrose* mit Schädigung des Nierenparenchyms und konsekutiver Niereninsuffizienz*
- Fornixruptur*
- Makrohämaturie, Gefahr der Blasentamponade.

Therapie:
- Akuttherapie der Nierenkolik: 1. Spasmoanalgesie: Metamizol* 2. ggf. NSAR, z. B. Diclofenac* oder Opioide* wie Piritramid* 3. Antibiotika* bei Verdacht auf Harnwegsinfekt 4. Harnleiterschienung bei fieberhafter Harnstauungsniere, Urosepsis, therapieresistenten Koliken oder Fornixruptur*
- konservative Therapie von Harnleitersteinen: 1. bis 5 mm spontaner Abgang in 50 % der Fälle 2. Flüssigkeitszufuhr zur Steigerung der Diurese* 3. Bewegung, z. B. Treppensteigen 4. NSAR (z. B. Diclofenac) zur Verminderung der Harnleiterschwellung 5. bei starken Schmerzen zusätzlich Metamizol 6. ggf. Alpha-1-Blocker wie Tamsulosin* (off*-label-use)
- Ureterorenoskopie* (URS): 1. Konkremente in Ureter oder Nierenbeckenkelchsystem (NBKS) bis zu 15 mm Größe 2. kleine Steine werden mittels Zange oder Körbchen geborgen 3. große Steine werden mechanisch oder durch Laser zerkleinert und danach geborgen 4. Steinfreiheit von > 90 % nach Eingriff
- perkutane Nephrolithotomie* (PNL): 1. Steine im NBKS über 2 cm Größe 2. therapierefraktäre Steine nach ESWL 3. Steinfreiheit > 90 %
- extrakorporale Stoßwellenlithotripsie* (ESWL): 1. Steine im NBKS von 0,5 bis 2 cm Größe 2. Konkremente im oberen Harnleiterdrittel 3. Steinfreiheit ca. 73 % nach 3 Monaten
- offene Steinoperationen: z. B. Pyelolithotomie*, sehr selten bei endoskopisch nicht entfernbaren Konkrementen.

Metaphylaxe: Allgemeine Harnsteinmetaphylaxe:
- Flüssigkeitszufuhr > 2 l pro Tag
- Anpassung der Ernährung: weniger tierische Eiweiße, mehr Obst und Gemüse
- Normalisierung des Körpergewichtes, regelmäßig Bewegung.

Siehe Tab.

Prognose: Rezidivrisiko 50 % innerhalb von 10 Jahren.

Urolitholyse *f*: engl. *urolitholysis*; syn. Chemolitholyse. Auflösung von Harnsteinen durch eine oral oder lokal über einen Katheter applizierte Substanz. Die orale Urolitholyse ist nur bei Harnsäuresteinen indiziert. Die lokale oder Irrigations-Urolitholyse ist weitgehend durch die Lithotripsie abgelöst worden.

Formen:
- orale Urolitholyse: 1. nur bei Harnsäuresteinen 2. durch Einnahme von Arzneimitteln

Urologie

Urolithiasis

Steinart	Steinspezifische Risikofaktoren	Steinspezifische Metaphylaxe
Calciumoxalatsteine (ca. 75 %)	- Hyperkalzurie - Hyperoxalurie - Hyperphosphaturie - Hyperurikosurie - verminderter Citratgehalt im Urin (Citrat komplexiert mit Ca^{2+} und hält es in Lösung)	- Alkalizitrate - kalziumarme Ernährung wird nicht mehr empfohlen - Hyperkalzurie: Hydrochlorothiazid - Subsitution von Magnesium und Citrat (Komplexbildung) - Hyperurikosurie: Allopurinol
Harnsäuresteine (ca. 10 %)	- Hyperurikosurie - Säurestarre mit Urin-pH ≤ 5,5 (Kristallisation wird durch sauren pH begünstigt)	- Harnalkalisierung - purin- und eiweißarme Ernährung - Hyperurikosurie: Allopurinol
Magnesium-Ammonium-Steine (Struvit-Steine, ca. 5 %)	- Harnwegsinfektionen mit ureasebildenden Bakterien (z. B. Proteus mirabilis, Klebsiellen, Pseudomonas) - Urin-pH > 7 - niedriger Citratgehalt des Urins	- Harnansäuerung (L-Methionin) - Therapie der Harnwegsinfektion - Hyperurikosurie: Allopurinol - Steinentfernung Hinweis: Harnwegsinfekte und Steinleiden begünstigen sich gegenseitig. Daher immer gezielte Infektbehandlung und Steinentfernung anstreben
Calciumphosphatsteine (ca. 5 %)	- Hyperkalzurie - Hyperphosphaturie - Urin-pH > 7 - niedriger Citratgehalt des Urins	- Hyperparathyreoidismus: Op - renal-tubuläre Azidose: Alkalizitrate - Hyperkalzurie: Hydrochlorothiazid - Infekt: Antibiose
Zystinsteine (ca. 2 %)	- Zystinurie - Säurestarre mit Urin-pH ≤ 5,5 (Kristallisation wird durch sauren pH begünstigt)	- Alkalizitrate - Ascorbinsäure - α-Mercaptopropionylglycin (Tiopronin) - proteinarme Mischkost

(z. B. Alkalicitrate, Kontraindikation: Niereninsuffizienz), die eine Alkalisierung des Harns auf einen pH zwischen 7,0 und 7,2 bewirken **3.** auf ausreichende Diurese ist zu achten **4.** Kontraindikation sind unbehandelte Harnwegsinfekte
- Irrigationsurolitholyse: **1.** selten angewendet **2.** Platzierung eines Zu- und Ablaufkatheters am Konkrement **3.** anschließend Dauerspülung mit einer steinspezifischen Lösung.

Urologie *f*: engl. *urology*. Medizinisches Fachgebiet für die Erforschung, Diagnostik und Therapie von Erkrankungen der Nieren, ableitenden Harnwege und des männlichen Genitals. Überschneidungen bestehen mit Nephrologie*, Gynäkologie*, Onkologie*, Reproduktionsmedizin*, Chirurgie*, Dermatologie*, Neurologie* und Endokrinologie*.

Urologika *n pl*: engl. *urologics*. Mittel zur Behandlung von Harnorganerkrankungen. Dazu zählen Mittel bei Harnblasenatonie, Antibiotika* bei Harnwegsinfektionen*, Medikamente zur Behandlung von Miktionsbeschwerden, Prostatamittel sowie Substanzen zur Therapie von Nieren- und Harnblasensteinen.
Vertreter:
- Harnblasenatoniemittel, z. B. Distigminbromid u. a. Parasympathomimetika wie Terodilin
- Harnwegsinfektionstherapeutika, z. B. Nitrofurantoin*, Sulfonamide*, Methenamin und Enoxacin
- Mittel zur Behandlung von Miktionsbeschwerden, v. a. Spasmolytika*
- Prostatamittel: **1.** bei Prostatakarzinom z. B. Antiandrogene* und Östrogene* **2.** bei Prostatitis z. B. Spasmolytika und Antibiotika **3.** bei benignem Prostatasyndrom* z. B.: **I.** selektive Alpha-1-Rezeptoren-Blocker wie Alfuzosin*, Tamsulosin*, Doxazosinmesilat **II.** 5α-Reduktase-Hemmer wie Finasterid*, 17α-Estradiol **III.** Sitosterol **IV.** pflanzliche Wirkstoffe (empirisch), z. B. aus Epilobium- und Urtica-Arten sowie von Cucurbita pepo, Serenoa repens, Hypoxis rooperi, Prunus africana und aus Gräserpollen
- Mittel zur Behandlung von Nierensteinen und Blasensteinen*, z. B. Allopurinol* bei Urolithen oder Analgetika* und Spasmolytika bei Koliken.

Uropathie, obstruktive *f*: engl. *obstructive uropathy*. Harnabflussbehinderung* aufgrund einer Obstruktion* mit konsekutivem Harnstau, z. B. aufgrund von Harnleiterabgangsstenose*, Urolithiasis* oder Prostatahyperplasie. Diagnostiziert wird mittels Sonografie, CT, MRT oder Szintigrafie*. Die Behandlung erfolgt je nach Grad des Harnstaus endoskopisch oder offen-chirurgisch mit dem Ziel der Wiederherstellung eines ungestörten Harnabflusses.
Erkrankung: Zur detaillierten Beschreibung von Klinik, Diagnostik und Therapie siehe Harnabflussbehinderung*.

Uroporphyrine → Porphyrine
Uroporphyrine → Porphyrinurie

Urosepsis *f*: Von den Harnwegen ausgehende Sepsis*, meist durch gramnegative Erreger wie E. coli. Ursache ist eine akute Harnwegsinfektion*, die durch Keiminvasion in die Blutbahn zur Urosepsis führt. Behandelt wird mit Antibiotika i. v., die Prognose ist bei unkomplizierten Erregern meist gut.
Ursachen: Prädisponierende Faktoren sind u. a.
- Harnabflussbehinderungen*
- Blasen-Dauerkatheter
- Zystennieren
- Schwangerschaft
- Diabetes* mellitus.

Klinik:
- intermittierendes Fieber
- Schüttelfrost
- einseitiger Flankenschmerz
- Dysurie*, Oligurie.*

Diagnostik:
- Labor: **1.** Urinkultur **2.** Blutkultur mit Erregerbestimmung **3.** Kreatinin **4.** Elektrolyte **5.** Blutbild **6.** BSG und CRP: stark erhöht
- Sonografie.

Therapie:
- intravenöse Antibiotikatherapie, ggf. nach Antibiogramm Anpassung der Antibiotika
- Flüssigkeitssubstitution
- Heparin s. c.
- bei Harnabflussbehinderung Wiederherstellung des normalen Harnflusses.

Cave: Gefahr der Medikamentenüberdosierung bei sich entwickelnder oder bereits bestehender Niereninsuffizienz (ggf. Dosisanpassung nötig).

Prognose: Bei meist unkomplizierten Erregern ist die Prognose in aller Regel sehr gut.

Urostoma *n*: Ableitung des Urins durch eine operativ angelegte Öffnung in der Hautoberfläche z. B. nach radikaler Zystektomie*. Man unterscheidet dabei kontinente von inkontinenten Urostomata.

Indikationen:
- angeborene Fehlbildungen, z. B. Blasenekstrophie
- radikale Zystektomie bei Urothelkarzinom*
- radiogene oder interstitielle Zystitis*.

Formen:
- inkontinente Urostomata: 1. Ileum-Conduit, Kolon-Conduit: I. inkontinente künstliche Harnableitung* über ein ausgeschaltetes Dünn- oder Dickdarmsegment II. kein Verschlussmechanismus, kontinuierliche Entleerung in einen Auffangbeutel 2. Ureterokutaneostomie (Ureter-Haut-Fistel): I. Implantation des Harnleiter in die Haut II. oftmals anschließend Einlegen eines Ureterkatheters (muss bei dauerhaftem Verbleib regelmäßig gewechselt werden)
- kontinente Urostomata: 1. Mainz-Pouch*: I. Anlage eines Reservoirs aus ausgeschalteten Darmsegmenten II. Entleerung durch Einmalkatheterismus über eine Verbindung des Reservoirs zum Bauchnabel 2. Ileumneoblase: I. Rekonstruktion einer Harnblase aus ausgeschalteten Ileum-Segmenten II. Einnähen von Ureteren und Urethra (Ausscheidung ohne Stomaöffnung über die vorhandene Harnröhre) 3. Ureterosigmoideostomie: I. Anastomosieren der Ureteren mit dem Colon sigmoideum und nachfolgend Ausscheidung des Harns mit dem Darminhalt II. Kontinenz durch Musculus sphincter ani 4. Vorteil: Vermeidung einer Stomaanlage und dauerhaften Urostomiebeutel-Versorgung.

Komplikationen: Urostomata sind durch die Betroffenen häufig schwerer zu versorgen und weisen eine deutlich höhere Komplikationsrate auf als Ableitungen des Darmes (Enterostoma*), da der Harn permanent durch das Stoma ausgeschieden wird und kein ausscheidungsfreies Intervall für die Reinigung und Pflege während des Versorgungswechsels zur Verfügung steht. Es ist immer auf die absolut wasserdichte Anbringung der Versorgung zu achten, da sonst Leckagen auftreten können. Am häufigsten auftretende Komplikationen sind peristomale Hautkomplikationen mit Hautirritation durch die Ausscheidung, begleitende Infektionen durch Hefepilze oder Bakterien sowie die Irritation der Haut bei häufiger Leckage und somit chronischer Feuchtigkeit im peristomalen Bereich.

Hinweis: An den Ablasshahn des Urostomiebeutels können als ergänzende Auffangsysteme Beinbeutel und für die Nachtstunden zusätzliche Nachtbeutel angeschlossen werden, die ein größeres Fassungsvermögen haben und daher seltener entleert werden müssen als der Urostomiebeutel an der Bauchdecke.

Sozialmedizinische Bedeutung: Berufliche Einschränkungen bestehen u. a. für körperliche Arbeit mit Belastung der Bauchdecke und in ständiger Hitze.

Urostomie → Harnableitung, künstliche

Urothel *n*: engl. *urothelium*. Übergangsepithel als Sonderform eines mehrschichtigen Epithels, das den gesamten ableitenden Harnweg zwischen Nierenbecken und äußerer Harnröhrenmündung innen auskleidet.

Urothelkarzinom *n*: engl. *urothel carcinoma*; syn. Übergangszellkarzinom. Maligner Tumor*, der vom Urothel* in Harnblase* (ca. 90 %), Nierenbecken*, Ureteren oder Urethra* ausgeht. Risikofaktoren sind chronische Harnwegsinfekte, Nikotinmissbrauch, Einwirkung aromatischer Amine, Radiotherapie im kleinen Becken sowie einige Medikamente, z. B. Cyclophosphamid. Näheres unter Harnblasenkarzinom, Urothelkarzinom* des oberen Harntrakts, Urethralkarzinom*.

Urothelkarzinom des oberen Harntrakts *n*: engl. *urothelial carcinoma of the upper urinary tract* (Abk. UCUUT); syn. Uretertumor. Seltener, maligner Tumor, der von der Harnleiterschleimhaut ausgeht. Symptome* sind schmerzlose Hämaturie*, Koliken* und B*-Symptomatik. Diagnostiziert wird u. a. mit CT und Ureterorenoskopie*, ggf. mit Biopsien*. Karzinome* werden meist mittels Nephroureterektomie* behandelt. Die Prognose hängt entscheidend von einer frühzeitigen Diagnose und Behandlung ab.

Urotuberkulose *f*: engl. *urotuberculosis*. Häufig beschwerdefreie Nieren-, Harnleiter- und/oder Blasentuberkulose. Tuberkuloseerreger (Mycobacterium tuberculosis) werden dabei hämatogen zum Urogenitaltrakt übertragen. Aus den Primärherden (verkäsende Tuberkulome) entstehen im Verlauf Verkalkungen. Typische Beschwerden sind Dysurie, Flankenschmerzen, Hämaturie oder Pyurie. Therapiert wird üblicherweise 6 Monate mit einer 3-fach-Kombination (Rifampicin, Pyrazinamid und Isoniazid).

Ursodesoxycholsäure *f*: Gallensäure*-Analogon der Chenodesoxycholsäure*, welches die Ausscheidung von Gallensäure fördert, die Cholesterolsynthese in der Leber hemmt und die biliäre Cholesterol-Sekretion vermindert. Ursodesoxycholsäure wird p. o. als Cholelitholytikum u. a. bei primär biliärer Cholangitis* im Frühstadium, dyspeptischen Beschwerden und zur Auflösung cholesterolhaltiger Gallensteine* bei funktionsfähiger Gallenblase (Cholelitholyse*) angewendet.

Indikationen:
- zur Auflösung cholesterolhaltiger, nicht-verkalkter Gallensteine* bei funktionsfähiger Gallenblase (Cholelitholyse*)
- primär biliäre Cholangitis* im Frühstadium
- primär sklerosierende Cholangitis*
- dyspeptische Beschwerden verursacht durch Cholesterolgallensteine oder Störungen des Gallenflusses.

Urteilsvermögen *n*: engl. *judgement*. Fähigkeit, sich durch Sammlung relevanter Informationen eine Meinung zu einem Sachverhalt zu bilden. Das Urteilsvermögen bildet die Grundlage für das Entscheidungsvermögen.

Einteilung:
- **Vermögen** steht für Möglichkeit, Fähigkeit, Können und beinhaltet Realitätserkennung, Wertungsvermögen, Willensbildung und Willensumsetzung.
- **Urteil** bezeichnet die korrekte Beurteilung einer Situation oder eines Sachverhaltes und ist somit die Grundlage des nachfolgenden, auf Vernunft basierenden Handelns und Voraussetzung für die Handlungsfähigkeit.

Klinische Bedeutung: Mangelndes Urteilsvermögen beruht vielfach auf Einschränkungen der kognitiven Fähigkeiten, welche temporär und z. B. durch Krankheit oder drogeninduziert auftreten, aber auch als Folge von Verstandesschwäche oder Intelligenzminderung auftreten können und dazu führen, dass aus dem Wahrgenommenen nicht die richtigen Schlüsse und Beurteilungen gezogen werden können. Ebenso kann ein mangelndes Urteilsvermögen z. B. bei Demenz sowie bei Schizophrenie in einer manischen Phase. Auch bei einem normal Begabten kann im Einzelfall, bei schwierigen oder unklaren Sachverhalten, das erforderliche Urteilsvermögen fehlen. Entscheidend ist, ob der Betroffene im konkreten Fall zu einer vernünftigen Beurteilung in der Lage ist.

Urtica → Brennnessel

Urticaria e frigore → Kälteurtikaria

Urticaria factitia *f*: engl. *urticarial dermographism*; syn. dermografische Urtikaria. Juckreiz und Quaddeln (Urtikaria*) nach Freisetzung von Histamin* durch mechanische Auslöser (z. B. Scherkräfte bei scheuernder Kleidung). Sie ist die häufigste Form der physikalischen Urtikaria* und kann als urtikarieller Dermografismus provoziert werden. Die Urticaria factitia ist harmlos, falls nötig, wird mit Antihistaminika* therapiert. Siehe Abb.

Differentialdiagnosen:
- insbesondere Mastozytose
- Penicillinallergie*

Urticaria papulosa chronica

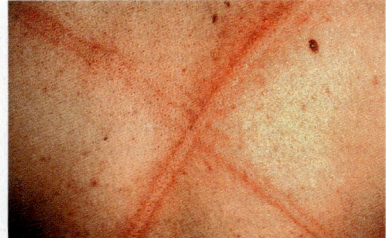

Urticaria factitia: Ödem mit umgebender Rötung nach scherendem kräftigem Druck auf die Haut. [70]

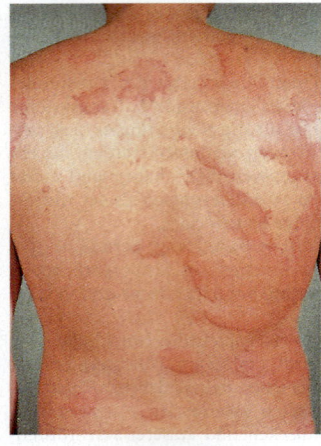

Urtika: Typische, ausgedehnte Quaddeln: Die Quaddeln entstehen meist als kleine Schwellung, die sich dann ringförmig oder in mehreren Kreisen innerhalb weniger Stunden mit Abflachung der vorher befallenen Areale ausbreitet. [75]

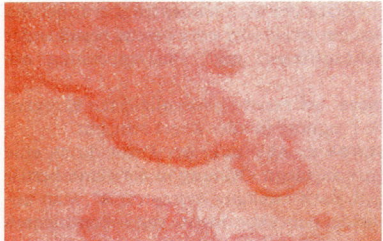

Urtikaria: Typische, unterschiedlich figurierte Quaddeln mit Rötung. [74]

- Hypereosinophilie-Syndrom
- parasitäre Erkrankungen
- bereits bestehende andere physikalische Urtikarien
- Ebenso abzugrenzen ist der physiologische Dermografismus von ca. 50 % der Bevölkerung mit fehlender urtikarieller Komponente.

Urticaria papulosa chronica → Prurigo simplex subacuta

Urticaria pigmentosa *f*: syn. kutane Mastozytose. Pathologische Akkumulation von Mastzellen in der Haut mit primär rötlich-braunen Makulae, Papeln oder Plaques unterschiedlicher Größe, die durch äußere Reize urtikariell aufschwellen können. Diagnostiziert wird klinisch in Kombination mit Hautbiopsie und Labor. Eine kausale Therapie existiert nicht. Die Spontanremissionsrate ist hoch.

Urticaria solaris → Lichturtikaria

Urtierchen → Protozoen

Urtika *f*: engl. *wheal*; syn. Quaddel. Zu den primären Effloreszenzen* zählendes akutes, meist flüchtiges Ödem* in der oberen Dermis*. Klinisch zeigt sich eine juckende Schwellung der Haut mit umgebendem Erythem* von unterschiedlicher Größe, selten auch blasig. Urtika verschwinden meist innerhalb von 24 Stunden, Ausnahmen sind verzögerte Druckurtikaria* und Urtikariavaskulitis*. Siehe Abb.

Formen: Nach Entstehung:
- allergische Urtika, z. B. durch Nahrungsmittel, Pollenallergie oder Medikamente wie Penicillin*
- pseudoallergische Urtika, z. B. durch Medikamente wie Röntgenkontrastmittel* und Acetylsalicylsäure*
- nichtallergische Urtika durch physikalische (Licht, Kälte) oder toxische Noxen (Insektengift, Brennnessel).

Pathophysiologie:
- Freisetzung von Mediatoren wie Histamin* durch allergische, pseudoallergische und nichtallergische Faktoren
- erhöhte Permeabilität der Kapillaren
- Ödem durch vermehrten Flüssigkeitsausstrom.

Histologie: Dermales Ödem mit Weitstellung kleiner Gefäße, Leukozyteninfiltrat sowie Endothelaktivierung.

Urtikaria *f*: engl. *urticaria*. Auftreten von juckenden Urticae* (Quaddeln) und/oder Angioödemen, verursacht durch Mastzellaktivierung mit Mediatorausschüttung (insbesondere Histamin), z. B. als Symptom im Rahmen einer allergischen Sofortreaktion (Typ-I-Allergie) oder als eigenständiges Krankheitsbild mit heterogener Klinik und Ätiologie.

Formen: Etwa 80 % der Urtikaria sind spontane und etwa 20 % chronische induzierbare Formen.

Klinik: Das klinische Erscheinungsbild ist, abhängig von der Urtikariaform, sehr variabel. Grundsätzlich sind Urticae mit starkem Juckreiz assoziiert, werden aber eher gerieben als gekratzt. Die einzelnen Urticae sind über das Hautniveau erhabene Erytheme, die stecknadelkopfgroß bis zu einem Durchmesser von mehreren Zentimetern groß sein können (siehe Abb.). Sie verschwinden spontan innerhalb weniger Minuten bis Stunden (< 24 h) und hinterlassen normal aussehende Haut. Angioödeme sind tiefer liegende Schwellungen, die eher drücken und schmerzen als jucken. Angioödeme treten bei mehr als der Hälfte der spontanen Urtikariaformen intermittierend auf, können aber auch isoliert ohne Urticae vorkommen. Allgemeinsymptome wie Enge- oder Globusgefühl, Luftnot, Blutdruckabfall sind möglich. Alle chronischen Urtikariaformen gehen mit einer starken Einschränkung der Lebensqualität einher.

Therapie: Bei Urtikaria als Symptom im Rahmen einer Anaphylaxie*: Behandlung siehe dort. Bei Urtikaria als eigenständiger Krankheit:
- Meiden von unspezifischen Triggerfaktoren wie enge Kleidung, nichtsteroidale Antirheumatika (insbesondere Acetylsalicylsäure; Paracetamol ist in der Regel unproblematisch) und Alkohol
- diätetische Maßnahmen (pseudoallergenarme Kost) nur bei entsprechenden Hinweisen und nur durch eine fachkompetente Ernährungsberatung
- bei induzierbarer Urtikaria Meiden des Auslösers, ggf. Toleranzinduktion
- symptomatische Therapie abhängig vom Urtikariasubtyp und dem Zulassungsstatus der Medikamente und bestehend vor allem aus modernen H1-Antihistaminika, meist in Dosiserhöhung (off-label, bis zu vierfach) und bei Nicht-Ansprechen aus Omalizumab* (Anti-IgE-Antikörper)
- systemische Glukokortikosteroide sollten nur kurzfristig über wenige Tage für akute Exazerbationen (generalisierte Urtikaria, bedrohliche Angioödeme, Kreislaufdysregulation) eingesetzt werden, aber keinesfalls als Dauertherapie.

Prognose: Die akute spontane Urtikaria ist sehr häufig, oft einmalig und besteht meist nur wenige Tage. Die chronischen Urtikariaformen sind seltener (bei bis zu 0,5 % der Bevölkerung), bestehen jedoch häufig für mehrere Jahre. Bei allen Urtikariaformen kommt es nach nicht prognostizierbarer Zeit zu einer Spontanremission.

Urtikaria, akute *f*: engl. *acute urticaria*. Nicht länger als ca. 6 Wochen anhaltende Urtikaria* (sonst: chronische Urtikaria*). Die Ursachen sind vielfältig und oft nicht sicher zu ermitteln.

Häufig besteht eine Assoziation mit akuten viralen Infekten der oberen Atemwege. Therapeutische Maßnahme ist vor allem das Meiden des Auslösers. Näheres unter Urtikaria*.

Ursachen: Zu den wichtigen Auslösern zählen u. a.:
- IgE-vermittelte Allergie auf u. a. Arzneimittel, Nahrungs- und Genussmittel, Inhalationsantigene, Insektenstiche
- Intoleranzreaktion auf Arzneimittel (z. B. nichtsteroidale Antirheumatika NSAR) oder andere Substanzen.

Urtikaria, aquagene f: engl. aquagenic urticaria; syn. Wasserurtikaria. Durch Einwirkung von Wasser (unabhängig von Temperatur oder sonstiger Beschaffenheit) lokal ausgelöste seltene Form der chronischen induzierbaren Urtikaria (CINDU) mit stecknadelkopfgroßen, flüchtigen Quaddeln, gehäuft am Oberkörper bei jungen Erwachsenen. Behandelt wird diese Form der physikalischen Urtikaria* symptomatisch mit H1-Antihistaminika, ggf. Hardening und PUVA-Therapie.

Ursache: Wahrscheinlich handelt es sich um eine Sensibilisierung gegen ein epidermales, wasserlösliches Antigen.

Urtikaria, cholinergische f: engl. cholinergic urticaria. Häufige chronische induzierbare Urtikaria, geschlechtsunabhängig vorwiegend Jugendliche oder junge Erwachsene betreffend, mit sehr flüchtigen, stecknadelkopfgroßen Urticae, insbesondere am oberen Rumpf, selten mit Allgemeinsymptomen. Die cholinergische Urtikaria wird durch Erhöhung der Körpertemperatur (z. B. durch körperliche oder psychische Anstrengung, heißes Bad) ausgelöst und symptomatisch behandelt.

Urtikaria, chronische f: engl. chronic urticaria. Länger als 6 Wochen auftretende juckende Quaddeln (Urtikaria*) mit oder ohne Angioödem*. Man unterscheidet zwischen der chronischen spontanen Urtikaria ohne spezifischen Auslöser und der selteneren chronisch induzierbaren Urtikaria, z. B. durch Druck oder Kälte. Therapiert wird mit Meiden eines evtl. Auslösers, Antihistaminika* und Glukokortikoiden*.

Hintergrund: Epidemiologie
- Prävalenz 1%
- Frauen häufiger betroffen als Männer.

Formen und Auslöser
- chronisch spontane Urtikaria (CSU), Auslöser unbekannt, erfolgt z. B. auf dem Boden von: **1.** Intoleranzreaktionen auf Arzneimittel (z. B. Acetylsalicylsäure) oder Nahrungsmittelzusatzstoffe (z. B. Tartrazin, Benzoesäure, Aromastoffe) **2.** IgE-vermittelte Allergie (z. B. auf mikrobielle Antigene, Nahrungs- und Arzneimittel, körpereigene Hormone) **3.** primäre oder sekundäre (noch unklar) Antikörperbildungen gegen hochaffine IgE-Rezeptoren oder IgE (sog. Autoimmunurtikaria) oder im Rahmen von Autoimmunkrankheiten (z. B. einer Thyroiditis)
- chronisch induzierbare Urtikaria (CINDU): **1.** Physikalische Urtikaria*: **I.** Urticaria* factitia **II.** Kälteurtikaria* **III.** Lichturtikaria* **IV.** Druckurtikaria* **V.** Vibrationsurtikaria **2.** Cholinergische Urtikaria* **3.** Kontakturtikaria* **4.** Aquagene Urtikaria*.

Differentialdiagnose: Urtikariavaskulitis*.

Urtikaria, physikalische f: engl. physical urticaria. Sammelbezeichnung für die physikalischen Unterformen der chronischen induzierbaren Urtikaria (CINDU), ausgelöst durch physikalische Einflüsse wie Druck (Druckurtikaria*), Licht (Lichturtikaria*), Kälte (Kälteurtikaria*), Wärme (Wärmeurtikaria) und Vibration (Vibrationsurtikaria). Meist tritt sie chronisch-rezidivierend auf und persistiert mehrere Jahre mit späterer Spontanremission. Behandelt wird symptomatisch mit H1-Antihistaminika.

Urtikariavaskulitis f: engl. urticarial vasculitis. Idiopathische oder mit Autoimmunerkrankungen assoziierte chronische Entzündung der Hautgefäße mit Urtikaria*-ähnlichem Exanthem*, evtl. Fieber, Arthralgien*, Lymphadenopathie*. Die Diagnosesicherung erfolgt durch Hautbiopsie mit Nachweis einer leukozytoklastischen Vaskulitis* mit Erythrozytenextravasaten. Lebensbedrohlich ist die systemische Verlaufsform mit Verminderung von Komplement. Behandelt wird mit Glukokortikoiden* und anderen Immunsuppressiva*.

Urvertrauen n: engl. primordial trust. Bezeichnung (nach Erik H. Erikson) aus der Entwicklungspsychologie für das sich im Säuglingsalter entwickelnde Vertrauen gegenüber dem sozialen Umfeld. Fehlendes Urvertrauen kann zu Misstrauen, Ängstlichkeit, Bindungsarmut und Depressivität führen.

Klinische Bedeutung: Urvertrauen ist Bedingung für eine gesunde psychische Entwicklung mit stabilem Selbstwertgefühl*, Liebesfähigkeit, Altruismus, Optimismus, Resilienz* und Kohärenzgefühl. Fehlendes Urvertrauen kann zu Misstrauen, Ängstlichkeit, Bindungsarmut und Depressivität (Depression*) führen.

US: Abk. für → Ultraschall

USG: Abk. für unteres Sprunggelenk → Sprunggelenk

Usninsäure f: engl. usnic acid. Aus Flechten (Lichenes) der Gattung Usnea isolierte, antibakterielle und antimykotisch wirkende Flechtensäure (Dibenzofuranderivat). Die medizinische Anwendung in Form von Salben, Pudern oder Sprays gegen Haut- und Schleimhauterkrankungen sowie Mykosen ist obsolet. Die gelben Kristalle sind in Wasser fast unlöslich, in Fetten und Ölen löslich.

U-Status → Harnuntersuchung

Usur f: engl. usure. Röntgenologisch feststellbarer Substanzverlust von Knochen- und Knorpelgewebe, z. B. als geringer Konturdefekt an artikulierenden Knochen. Es handelt sich um ein röntgenologisches Direktzeichen der Arthritis*.

usus m: engl. use. Gebrauch, Verwendung. Ad usum proprium: zu eigenem Gebrauch des Arztes.

Uta → Leishmaniasen

Uteringeräusch n: engl. uterine souffle. Bei der Auskultation über dem Uterus hörbares Strömungsgeräusch aus den weitgestellten Aa. uterinae, pulssynchron mit dem mütterlichen Puls. Das Uteringeräusch ist ab der 18.–20. SSW hörbar, heute jedoch ohne klinische Bedeutung.

Uteroferrin n: Purpurrote eisenhaltige saure Phosphatase (PAP für purple acid phosphatase), die von der Uterusschleimhaut sezerniert wird. Die Biosynthese wird von Progesteron* induziert. Uteroferrin dient vermutlich dem Eisentransport vom Uterus zum Fetus und stimuliert die Teilung und Differenzierung hämatopoetischer Knochenmarkzellen.

uteroplazentare Apoplexie → Couvelaire-Syndrom

Uterotomie → Hysterotomie

Uterus m: Rund 7 cm langes muskelstarkes, birnenförmiges, intraperitoneal gelegenes Organ zwischen Harnblase* und Rektum*, in dem sich befruchtete Eizellen als Blastozyste einnisten (Nidation*), als Embryo und Fetus über Plazenta* und Dezidua ernährt werden und bis zur Geburtsreife heranwachsen.

Anatomie: Der Gebärmutterkörper (Corpus uteri) hat eine Kuppel (Fundus uteri), die beidseitig die Eileiterabgänge überragt. Er ist gegen den Gebärmutterhals (Cervix* uteri) nach ventral abgeknickt (Anteflexion) (siehe Abb.). Der 0,6–1 cm lange Isthmus uteri ist das Verbindungsstück zum Gebärmutterhals (Cervix* uteri). Der gegen die Achse der Scheide (Vagina*) ebenfalls nach ventral geneigte Gebärmutterhals (Anteversion*) ragt mit seinem kaudalen Abschnitt (Portio vaginalis) zapfenartig in die Scheide hinein.

Histologie: Die Gebärmutter lässt sich in 3 Wandschichten unterteilen: Endometrium*, Myometrium* und Perimetrium*.

- Das Endometrium* bildet die Schleimhaut, die für die Bildung der Dezidua in der Schwangerschaft* verantwortlich ist und die bei der Menstruation* abgestoßen wird.
- Das Myometrium* ist die Muskelschicht des Uterus, die während der Schwangerschaft proliferiert und die Wehen verantwortet.
- Das Perimetrium ist die äußerste Schicht des Uterus*. Es besteht aus dem parietalen Blatt des Peritoneums*.

Klinische Hinweise: Neben zahlreiche Uterusanomalien, wie z. B. Uterusaplasie, Uterus bi-

Uterusagenesie

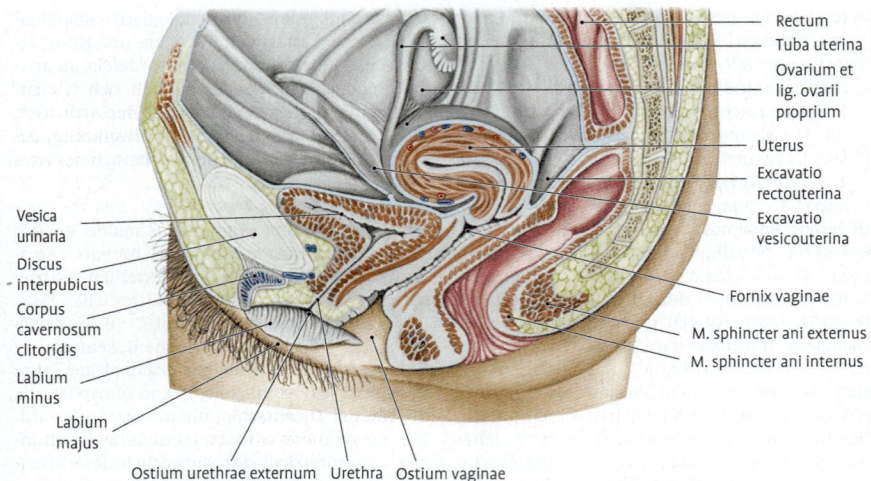

Uterus: Die weiblichen Geschlechtsorgane im Mediansagittalschnitt durch das Becken. [4]

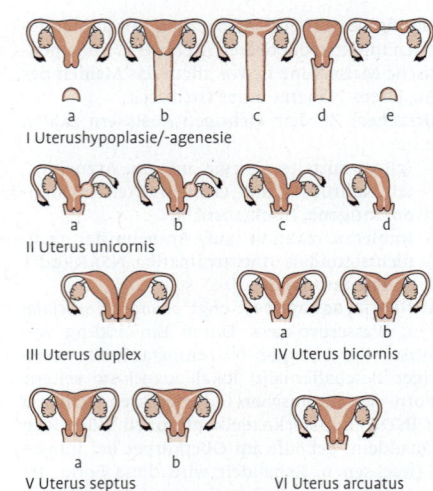

Uterusfehlbildung: Formen (nach American Fertility Association, Abk. AFS); I: Uterushypoplasie/-agenesie; a) vaginal; b) zervikal; c) fundal; d) tubal; e) kombiniert; II: Uterus unicornis; a) kommunizierendes Horn; b) nicht kommunizierendes Horn mit Endometrium; c) nicht kommunizierendes Horn ohne Endometrium; d) ohne rudimentäres Horn; III: Uterusduplex; IV: Uterus bicornis; a) komplett; b) partiell; V: Uterus septus; a) komplett; b) partiell; VI: Uterus arcuatus.

cornis, Uterus arcuatu, ist der Uterus von zahlreiche Erkrankungen betroffen, wie z. B.:
- Störungen der Menstruation*
- Myomen
- Endometriumkarzinom*
- Uterusatonie* nach der Geburt
- Uterusvorfall
- Uteruspolypen.

Klinisch wird der Uterus mittels bimanueller Palpation, Hysteroskopie*, bildgebenden und operativen Verfahren untersucht. Insbesondere nach Abschluss der Familienplanung besteht eine häufige Therapie bei Erkrankungen des Uterus in seiner operativen Entfernung (Hysterektomie*). Sie erfolgt meist über den vaginalen Zugang.

Uterusagenesie → Aplasia uteri
Uterusaplasie → Aplasia uteri
Uterusapoplexie → Apoplexia uteri
Uterusatonie *f*: engl. *uterine atony*; syn. Atonia uteri. Unzureichende Kontraktion der Gebärmuttermuskulatur (Myometrium) nach der Geburt und dadurch unzureichende Blutstillung mit erheblichem, z. T. akut lebensbedrohlichem Blutverlust (atonische Nachblutung). Prophylaktisch wirkt die Gabe von Oxytocin nach der Geburt des Kindes.
Vorkommen: Gehäuft auftretend bei Mehrlingsschwangerschaften, Mehrgebärenden, verzögerten Geburtsverläufen und Plazentationsstörungen (z. B. Plazenta accreta, percreta).
Klinik:
- schwallartige, deutlich über regelstarke, hellrote, vaginale Blutungen
- weicher, schlaffer Uterus
- Fundus uteri weit über dem Nabel tastbar.

Therapie:
- manuelle Stimulation des Uterus durch die Bauchdecke (sog. „Anreiben einer Wehe")
- Halten und Komprimieren des Uterus durch die Bauchdecke (Credé-Handgriff)
- Entleeren der Harnblase
- Kälteapplikation (Eisblase)
- Nachcurettage zur Entfernung eventueller Plazentareste
- Uterustamponade
- Gabe von Kontraktionsmitteln (Oxytocin, Prostaglandine)
- Uteruskompressionsnähte (B-Lynch-Naht, Pereira-Naht)
- Embolisation der A. uteri interna
- Hysterektomie* als Ultima Ratio.

Uterus, brettharter *m*: syn. Holzuterus. Maximal tonisierte, meist schmerzhafte Gebärmutter bei Palpation durch die Bauchdecke. Ursachen sind vorzeitige Plazentalösung mit intrauteriner Einblutung, Couvelaire-Syndrom bei vorzeitiger Plazentalösung mit Einblutung ins Myometrium oder Dauerkontraktion des Myometriums. Bei vorzeitiger Plazentalösung wird eine sofortige Notsectio durchgeführt, bei Dauerkontraktionen ggf. Tokolytika i. v. gegeben.

Uterusexstirpation → Hysterektomie
Uterusfehlbildung *f*: engl. *malformation of the uterus*. Hemmfehlbildung der Müller-Gänge, z. B. Doppelbildungen und Septierung des Uterus, gelegentlich kombiniert mit vaginaler Fehlbildung* u. a. Anomalien (z. B. von Harnorganen). Diagnostiziert wird sonografisch, radiologisch, endoskopisch und mit MRT. **Formen:** Siehe Abb.

Uterushypoplasie *f*: engl. *uterus hypoplasia*. Unterentwickelte derbe und hyperanteflektierte Gebärmutter (Uterus*) mit langem Gebärmutterhals (Cervix* uteri). Die Uterushypoplasie ist der auffälligste Tastbefund bei kongenitaler Ovarialinsuffizienz* und Hypogenitalismus*.

Uteruskarzinom *n*: engl. *uterus carcinoma*; syn. Carcinoma uteri. Gebärmutterkrebs epithelialer Herkunft. Mögliche Formen sind das Zervixkarzinom* und das Endometriumkarzinom*.

Uteruslagen *f pl*: engl. *positions of the uterus*. Lagebeschreibung bezüglich Stellung des Uterus im Becken (Positio* uteri), Kippung des Uterus (Versio* uteri) sowie Abknickung des Corpus gegenüber der Zervix (Flexio* uteri). Physiologisch besteht eine Anteversio und Anteflexio, als Normvariante bei 10–20 % aller Frauen jedoch eine Retroflexio oder Retroversio uteri.

Uterus myomatosus *n*: engl. *uterine myoma*; syn. Myoma uteri. Benigne Muskelgeschwulst des Uterus* mit östrogen- und gestagenabhängigem Wachstum. Nach dem Klimakterium* kommt es oft zu Wachstumsstillstand oder Spontanrückbildung. Betroffen sind 20–50 % aller Frauen nach dem 30. Lj., gehäuft in Kombination mit Endometriose.

Uterus myomatosus

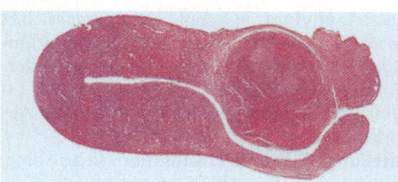

Uterus myomatosus Abb. 1: Histologischer Großflächenschnitt durch den Uterus und die Portio; in der Zervix ein kugelförmiger Leiomyomknoten, der die Zervixlichtung seitlich komprimiert und verdrängt. [181]

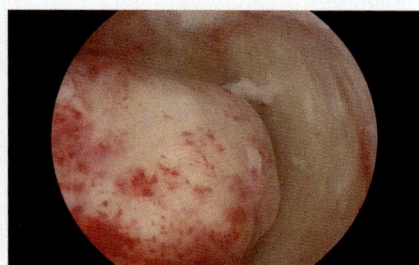

Uterus myomatosus Abb. 2: 4 cm großes, submuköses Myom; Hysteroskopie. [151]

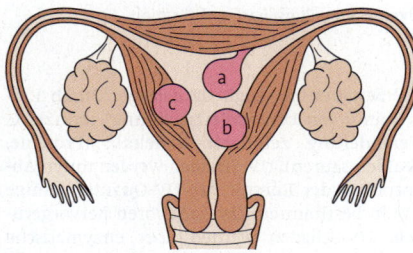

Uterus myomatosus Abb. 3: Gradeinteilung submuköser Myome nach European Society for Gynaecological Endoscopy (Abk. ESGE); a: kein intramuraler Anteil (Grad 0); b: intramuraler Anteil < 50 % (Grad 1); c: intramuraler Anteil > 50 % (Grad 2). [155]

Erkrankung: Lokalisation:
- meist Corpus
- seltener Zervix (siehe Abb. 1)
- häufig multipel auftretend (sog. Uterus myomatosus).

Pathologie:
- Leiomyom
- Fibromyom
- Adenomyom.

In ca. 30 % der Fälle kommt es zu sekundären benignen Veränderungen des Myomgewebes,

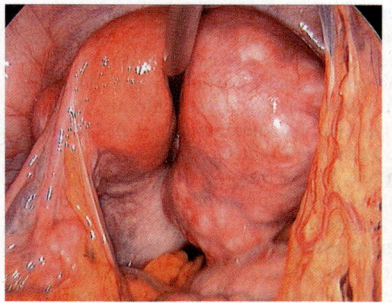

Uterus myomatosus Abb. 4: Subseröses Myom mit höckeriger Oberfläche; Laparoskopie. [186]

meist Erweichung (Durchsetzung mit kavernösen Bluträumen, ödematöse und myxomatöse Veränderungen, fettige Degeneration, Nekrose*), seltener Verhärtung (Verkalkung, Fibrosierung). **Einteilung** nach Wachstumsrichtung:
- intramural (innerhalb der Muskelwand)
- submukös (in Richtung Uterushöhle, siehe Abb. 2; Gradeinteilung: siehe Abb. 3)
- subserös (Außenschicht, unter der Serosa)
- intraligamentär (zwischen den beiden Blättern des Ligamentum* latum uteri).

Klinik:
- oft asymptomatisch
- z.T. verlängerte oder verstärkte Menstruation*
- unter Umständen Metrorrhagie* (Folge: sekundäre Anämie*)
- Dysmenorrhö*
- Symptome durch Druck auf Nachbarorgane: 1. Miktionsbeschwerden 2. Pollakisurie 3. Obstipation 4. selten Ileus
- Schmerzen (besonders bei submukösem Myom).

In der **Schwangerschaft** häufig
- vorübergehende Größenzunahme des Myoms
- erhöhte Neigung zu regressiven Veränderungen
- erhöhte Abortgefahr
- unter Umständen Geburtshindernis.

Komplikationen
- Stieldrehung* (bei subserösem Myom)
- septische Nekrose mit Fieber und eitrigem Fluor* genitalis (bei submukösem Myom)
- Übergang in Sarkom* (sehr selten)
- Myoma in statu nascendi: vollständige Austreibung eines gestielten intrakavitären Myoms aus dem Zervikalkanal mit Gefahr des Verblutens durch Abreißen des Myomstiels von der Uteruswand.

Diagnostik:
- bimanuelle Untersuchung
- Ultraschalldiagnostik*
- Hysteroskopie*
- Laparoskopie* (siehe Abb. 4)
- MRT.

Therapie: Bei Symptomfreiheit ist das Abwarten mit regelmäßigen Kontrolluntersuchungen alle 6 Monate möglich. Therapieindikation besteht bei Beschwerden, Fertilitätsstörung oder Sarkomverdacht. Je nach Ausmaß der Beschwerden, Größe, Lage und Anzahl der Myome, vorhandenem Kinderwunsch und individuellen Gegebenheiten stehen folgende Therapien zur Verfügung: **Medikamentöse Therapie:**
- myombedingte Schmerzen und Krämpfe: Diclofenac*, Ibuprofen* oder Acetylsalcylsäure
- GnRH-Analoga: senken Östrogen- und Progosteronspiegel und können dadurch die Myome verkleinern
- gestagenhaltiges Intrauterinpessar (Hormonspirale): wird in die Gebärmutter eingesetzt und hemmt durch Hormonabgabe den Aufbau der Gebärmutterschleimhaut; dadurch werden myombedingte Beschwerden wie Blutungsstörungen gelindert
- Progesteronrezeptormodulator **Ulipristalacetat**: verringert die Stärke der Blutungen und die Myome verkleinern sich; die Anwendung von Ulipristalacetat ist momentan (2018) nur über 3 Monate und in Vorbereitung einer Myom-Operation erlaubt.

Nichtoperative, gebärmuttererhaltende Myombehandlung:
- **Myomebolisation:** Therapeutische Embolisation* der A. uterina, Einbringen von Kunststoffperlen (sog. Embozene, ⌀ 500–900 μm) in A. uterina über einen Gefäßkatheter in der Leiste
- **fokussierter Ultraschall:** Ultraschalltherapie mit gezielter Denaturierung des Myomgewebes durch hochenergetischen Ultraschall (Abk. HIFUS für engl. high intensity focused ultrasound) unter MRT-Kontrolle (MRT-gesteuerte fokussierte Ultraschalltherapie; Abk. MRgFUS): 1. Anwendung in speziellen Zentren 2. nicht geeignet bei Myom > 8 cm Durchmesser oder ungünstiger Lokalisation (z.B. dicht an Endometrium oder Darmschlingen)
- **Radiofrequenzablation:** Myome werden über ein Metallröhrchen, das unter Narkose vaginal in die Gebärmutter eingebracht wird, verödet.

Operative Myom-Behandlung:
- nicht-gebärmuttererhaltend: **Hysterektomie:** 1. die Gebärmutter kann total oder nur als Korpus mittels verschiedener Verfahren über verschiedene Zugänge entfernt werden 2. vaginal, laparoskopisch oder laparotomisch über einen meist über dem Schambein liegenden Bauchschnitt (Bikini-Schnitt)

Uteruspolyp

gebärmuttererhaltend: **1. Myomenukleation***: chirurgische Entfernung der Myome entweder über die Vagina (transzervikale Myomresektion), laparoskopisch oder laparotomisch über einen Bauchschnitt **2. Myolyse:** Verödung der Myome durch Laser, Strom oder Kälte; dieses Verfahren wird bisher nur in speziellen Arbeitsgruppen verwendet und ist kein Standardverfahren **3. Verschluss der Gebärmutterarterie** über eine Bauchspiegelung (laparoscopic uterine artery occlusion; LUAO); auch dieses Verfahren ist noch nicht etabliert und wird nur in ausgewählten Fällen an wenigen Standorten in Deutschland durchgeführt.

Uteruspolyp → Korpuspolyp
Uteruspolyp → Zervixpolyp
Uterusruptur *f*: engl. *uterus rupture*. Riss der Gebärmuttermuskulatur, tritt in der Schwangerschaft (selten) oder unter der Geburt auf. Die Rissstelle ist häufig im unteren Uterinsegment, meist im Bereich einer alten Narbe nach Kaiserschnitt. Eine sofortige Schnittentbindung ist notwendig.
Formen:
– komplette Uterusruptur: Riss in Myometrium und Serosa
– inkomplette Uterusruptur: die Serosa ist noch intakt
– gedeckte Uterusruptur: Riss ist durch ein anderes Organ, in der Regel die Harnblase, abgedeckt
– stille Uterusruptur: Riss ohne klinische Zeichen, ohne wesentliche Schmerzen
Häufigkeit: Etwa 1 : 3000 Geburten, bei Zustand nach Sectio ist das Risiko bis zu 6-fach erhöht.
Klinik:
– drohende Ruptur: Schmerzen im unteren Uterinsegment, Aufsteigen des Bandl*-Kontraktionsringes, fetale Hypoxie
– akute Ruptur: plötzlicher Zerreißungsschmerz, Ausbleiben der Wehentätigkeit, massive Blutung, hypovolämischer Schock, Tasten von Kindsteilen direkt durch die Bauchdecke
– stille Ruptur: meist Zufallsbefund bei einer Re-Sectio.
Therapie:
– sofortige Laparotomie und Sectio caesarea
– ggf. Ausschneiden einer alten Narbe, Übernähen der Rissverletzung
– bei nicht stillbarer Blutung kann auch eine Hysterektomie notwendig werden.

Uterussarkom *n*: engl. *uterine sarcoma*. Vor allem von mesenchymalem Gewebe ausgehender seltener maligner Uterustumor. In 95 % treten abnorme vaginale Blutungen auf. Therapiert wird meist operativ (Hysterektomie, Adnexektomie, Lymphadenektomie), bei Bedarf möglicherweise mit Strahlen-, Chemo- oder Hormontherapie. Das 5-Jahres-Gesamtüberleben beträgt abhängig vom Tumorstadium 30–75 % mit hoher Rezidivneigung.
Uterustumoren *m pl*: Neoplasien der Gebärmutter. Es existieren verschiedene Formen von Uterustumoren: mesenchymale und epitheliale Uterustumoren sowie benigne Uterustumoren (v. a. Myoma uteri) und maligne Uterustumoren, z. B. Uteruskarzinom (Zervixkarzinom*, Endometriumkarzinom*) und Uterussarkom*.
Uterusvorfall → Prolapsus uteri et vaginae
Utriculus prostaticus *m*: engl. *prostatic utricle*. Im Colliculus seminalis zwischen den Einmündungen der Ductus ejaculatorii in die männliche Harnröhre gelegener Blindsack. Der Utriculus prostaticus ist ein Rudiment des Müller*-Gangs und Homolog der weiblichen Scheide.
UV: Abk. für Ultraviolett → Ultraviolettstrahlung
UV-A1-Therapie *f*: engl. *UV-A1 irradiation*. Selektive Lichttherapie* mit Ultraviolettstrahlung mit 340–400 Nanometer Wellenlänge. Vorteilhaft ist die geringe Erwärmung des Bestrahlungsfeldes. Typische Einsatzgebiete sind das atopische Ekzem* und sklerosierende Bindegewebserkrankungen, die Wirksamkeit ist – je nach Indikation, Dosierung und Anwendungsdauer – teilweise umstritten. Nebenwirkungen sind vorzeitige Hautalterung und ein erhöhtes Karzinomrisiko.
UV-B-Therapie *f*: engl. *UV-B irradiation*. Lichttherapie* mit Ultraviolettstrahlung* mit 290–320 Nanometer Wellenlänge. Typische Indikationen sind die Behandlung von atopischen Ekzemen* und anderen juckenden und entzündlichen Hauterkrankungen. Weiterhin wird sie eingesetzt zur Toleranzentwicklung bei durch Sonnenlicht ausgelöster Lichturtikaria*.
Anwendung: Die UV-B-Therapie wird oft kombiniert mit UV-A, Dithranol, Vitamin*-D-Derivaten und Solebädern.
Risiken: Bei einer Langzeittherapie besteht ein erhöhtes Risiko für Basalzellkarzinome* und Plattenepithelkarzinome*. Augenschutz mittels Schutzbrille ist sowohl für Patienten als auch Behandelnden während der Bestrahlung erforderlich.

Uvealstaphylom *n*: engl. *uveal staphyloma*. Vorwölbung der Uvea (mittlere Augenhaut) infolge Verdünnung der darüber liegenden Lederhaut des Auges (Sklera*).
Uveitis *f*: Entzündung der Uvea (mittlere Augenhaut).
Einteilung: U. a. nach Lokalisation (siehe Abb.):
– anteriore Uveitis (Iritis*, Iridozyklitis*)
– intermediäre Uveitis mit Beteiligung der Pars plana corporis ciliaris, der peripheren Retina und der Glaskörperbasis (Pars-planitis)
– posteriore Uveitis (Choroiditis*, Chororetinitis)
– Panuveitis.

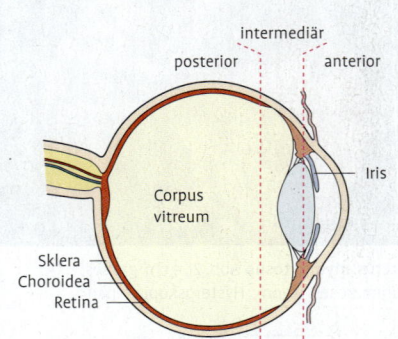

Uveitis: Einteilung nach Lokalisation.

UV-Schaden *m*: engl. *UV damage*. Durch Einwirkung von Ultraviolettstrahlung* induzierte Veränderung zellulärer Moleküle (Proteine, Nukleinsäuren). UV-Schäden werden durch Absorption* der Energie der UV-Quanten (einige eV) in bestimmten Chromophoren hervorgerufen. UV-Schäden werden über enzymatische DNA*-Reparatur behoben.
Uvula bifida *f*: engl. *bifid uvula*. Gespaltenes Gaumenzäpfchen (Uvula palatina). Sie ist Teil einer Gaumenspalte*, kann aber auch isoliert vorkommen.
Uvulaödem *n*: engl. *uvular edema*. Schwellung infolge Flüssigkeitsansammlung im Bereich des Gaumenzäpfchens (Uvula), z. B. bei Pharyngitis* oder Allergie*.
UVV: Abk. für → Unfallverhütungsvorschriften
U-Welle → Hypokaliämie
UZ: Abk. für → Ultrazentrifuge

V

V: Abk. für Visus → Sehschärfe
V: Abk. für → Valin
Vacciniavirus *n*: engl. *vaccinia virus*; syn. Vakzinevirus. In Deutschland bis 1979 zur Pockenschutzimpfung verwendetes Virus, das gegenüber dem Pockenvirus eine gekreuzte postinfektiöse Immunität hinterlässt. Die verfügbaren Stämme gehen vermutlich auf ein Kuhpockenvirus (Orthopoxvirus bovis) des 19. Jahrhunderts zurück, unterscheiden sich aber deutlich von diesem sowie anderen Vertretern des Genus Orthopoxvirus*.
Vaccinium myrtillus → Heidelbeere
VACTERL-Assoziation *f*: syn. VACTERL. Angeborener Komplex mehrerer schwerer Fehlbildungen* (V = vertebral; A = anal; C = cardial; T = tracheal; E = esophagial; L = limbs), die sporadisch mit einer Inzidenz von 1,6 : 10 000 auftreten.
Vacutainer-System *n*: engl. *Vacutainer system*. Handelsname für Blutentnahmeröhrchen, die mit spezifischen Zusatzstoffen versehen und deren Verschlusskappen zur Unterscheidung nach einem festen Farbcode markiert sind.
va-ECMO: Abk. für venoarterielle ECMO → Extrakorporale Membranoxygenierung
vagal: Den N. vagus betreffend.
Vagina *f*: syn. Scheide. 8–10 cm langer, mit Schleimhaut* ausgekleideter, stark dehnbarer Muskelschlauch, der den Uterus* mit dem Scheidenvorhof verbindet und durch ein saures Milieu die innen gelegenen Geschlechtsorgane vor aufsteigenden Keimen schützt. Bei der Geburt sind Verletzungen der Scheide häufig (Vaginalriss/Dammriss*). Abb. dort.
Funktionen:
– Der Schutz der inneren Geschlechtsorgane geschieht durch die dort ansässige Vaginalflora aus Laktobazillen (Döderlein*-Bakterien), die aus dem vom Vaginalepithel gebildeten Glykogen Milchsäure synthetisieren. Die Milchsäure senkt den pH-Wert auf ca. 4,0, was das Wachstum pathogener Keime weitgehend verhindert.
– Beim Koitus* nimmt sie den Penis* und das Ejakulat in sich auf.
– Bei der natürlichen Geburt* durchwandert das Kind während der Austreibungsperiode die Vagina.
Klinischer Hinweis: Außer durch Geburtsverletzungen ist die Vagina von zahlreiche weiteren Erkrankungen betroffen, so
– Kolpitis*, Vaginose
– Senkungszustände (Descensus* uteri et vaginae)
– Vaginalprolaps
– Vaginalkarzinom*
– Vaginismus.
vaginal: Die Scheide (Vagina*) betreffend, im Bereich der Scheide gelegen, zur Scheide gehörend.
Vaginalabstrich *m*: engl. *vaginal smear*; syn. Scheidenabstrich. Abstrich* von der Seitenwand des hinteren Scheidendrittels mit Entnahme von Zellmaterial und Vaginalsekret zur Beurteilung von Form und Färbbarkeit der Epithelzellen mit Bestimmung von Zyklusphase und hormonaler Aktivität, zur Diagnostik pathologischer Zellen, zum Nachweis von Infektionserregern und zur Gewinnung von Spermien und genetischen Spuren.
Diagnostik:
– hormonelle Aktivität
– Zyklusphase
– zytologische Gewebeveränderungen
– mikrobiologische Fehlbesiedlung (Bakterien, Pilze, Trichomonaden) mit pathogenem Erregernachweis, Kultur und Resistenzbestimmung
– Forensik mit Nachweis von Spermien oder genetischen Spuren.
Vaginalatresie → Fehlbildung, vaginale
Vaginalepithel *n*: engl. *vaginal epithelium*. Unverhorntes Epithel bestehend aus Stratum basale (Proliferation), Stratum parabasale (beginnende Differenzierung), Stratum intermedium und superficiale (höchste Differenzierung, Zellen mit reichlich Glykogen). Das mehrschichtige Epithel wird unterlagert von einer dünnen Lamina propria aus lockerem Bindegewebe mit kollagenen und elastischen Fasern.
Biologische Bedeutung: Die Differenzierung des Epithels erfolgt besonders unter dem Einfluss von Östrogen. Der Abbau des Glykogens durch Döderlein-Bakterien (Lactobacillus vaginalis) zu Milchsäure führt zu einem pH-Wert von 4,0. Dies dient zum Schutz vor Besiedlung mit pathogenen Mikroorganismen. Siehe Abb.
Vaginalfistel → Rektovaginalfistel
Vaginalfistel → Urogenitalfistel
Vaginalflora *f*: engl. *vaginal flora*; syn. Physiologische vaginale Mikrobiota. Physiologische Vaginalbesiedlung der fertilen Frau mit Mikroorganismen (überwiegend Bakterien) in unterschiedlichster Qualität und Quantität ohne Vorliegen von Beschwerden oder Symptomen oder Nachweis einer (manifesten) Erkrankung. Es gibt **keine einheitliche**, in Qualität und Quantität gleichartige physiologische vaginale Mikrobiota.
Hintergrund: Bei der **fertilen** Frau dominieren als Hauptbewohner meist Laktobazillen der Döderlein*-Flora. Daneben finden sich mindestens 20 (bis zu 250) weitere aerobe und anaerobe Bakterienarten in Balance (auch Mikroorganismen der physiologischen Haut- und Darmflora), Pilze sowie fakultativ und fraglich pathogene Mikroorganismen . Direkt nach der Geburt zeigen sich keine Bakterien, präpubertär und postmenopausal (hormonelle Ruhephase) findet sich bei physiologisch alkalischem Vaginal-pH überwiegend eine bakterielle „Mischflora", in der vereinzelt Laktobazillen nachweisbar sein können.
Physiologie: Die Zusammensetzung der physiologischen vaginalen Mikrobiota

Vaginalkarzinom

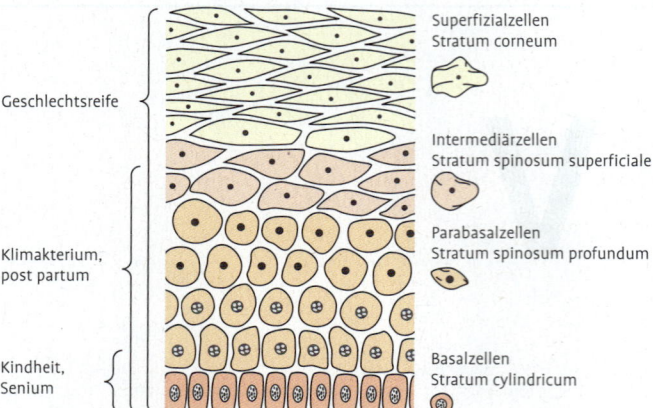

Vaginalepithel: Aufbau und Dicke in verschiedenen Lebensabschnitten.

- unterliegt äußeren, hormonellen und genetischen Einflussfaktoren
- variiert teils innerhalb von Tagen in Qualität und Quantität (individuell unterschiedlich stark ausgeprägt)
- kann (ohne Beschwerden zu verursachen oder zu einer Erkrankung zu führen) deutliche Abweichungen im Rahmen der Physiologie aufweisen: 1. komplettes Fehlen von Laktobazillen 2. höherer pH bis zu 5,2.

Pathophysiologie: Kommt es in Auseinandersetzung mit Umwelt und Immunsystem zur Instabilität der physiologischen Balance des mikrobiellen Systems, **kann** dies zu Beschwerden (z. B. bakterielle Vaginose) bis hin zu einer manifesten Erkrankung führen (z. B. genitale Mykose). Eine bestimmungsgemäße Anwendung von Tampons führt **nicht** zu einer pathologischen Veränderung des physiologischen vaginalen Mikrobioms und folglich **nicht** zu einer erhöhten Gefahr für eine vaginale (konsekutiv aufsteigende) Infektion.

Klinische Bedeutung: Bestandteil der lokalen vaginalen Schutzmechanismen vor (von vaginal nach abdominal) aufsteigender Infektion.

Vaginalkarzinom n: engl. *vaginal carcinoma*. Meist vom Scheidenepithel oder darunterliegenden Gewebeschichten ausgehendes Karzinom. Das Vaginalkarzinom ist abzugrenzen vom häufiger vorkommenden sekundären Tumorbefall der Vagina (sekundäres Vaginalkarzinom) bei Zervix-, Vulva-, Ovarial-, Rektum-, Harnblasen- oder Ureterkarzinom. Die 5-Jahres-Heilungsrate im FIGO-Stadium I beträgt ca. 63–90 %.

Klinik:
- blutiger Fluor* genitalis
- irreguläre vaginale Blutungen.

Therapie: Stadienadaptiert v. a. operativ (lokale Resektion, Kolpektomie, Hysterektomie u. a.) oder Strahlentherapie (primär oder adjuvant).

Prognose: 5-Jahres-Heilungsrate im FIGO-Stadium I ca. 63–90 %.

Vaginalkonus m: engl. *vaginal cone*. Konusförmiges Gewicht zum Einführen in die Scheide. Es dient dem Training der Beckenbodenmuskulatur zur Therapie und Prophylaxe der Belastungsinkontinenz* durch unwillkürliche Kontraktionen, um das Gewicht intravaginal zu halten.

Vaginalpolyp m: engl. *vaginal polyp*. Von geschichtetem Vaginalepithel überzogener benigner Polyp* mit ödematös aufgelockertem oder faserreichem Stroma, z. B. am Vaginalstumpf nach Hysterektomie*.

Vaginalsonografie f: engl. *vaginal sonography*; syn. transvaginaler Ultraschall. Endosonografie* des kleinen Beckens der Frau zur Darstellung von Uterus*, Ovarien, Eileiter*, Douglasraum und Harnblase* mit einer speziellen in die Scheide eingeführten stabförmigen Transvaginalsonde, u. a. zur Abklärung von Unterbauchbeschwerden, zur Lagekontrolle des Intrauterinpessars*, zur Schwangerschafts- und Tumordiagnostik sowie Zykluskontrolle.

Indikationen:
- differenzialdiagnostische Abklärung von Unterbauchbeschwerden oder auffälligem Palpationsbefund
- Lagekontrolle des Intrauterinpessars*
- Zyklusstörungen, z. B. bei polyzystischem Ovarialsyndrom,
- Schwangerschaftsdiagnostik, v. a. im 1. Trimenon (z. B. Extrauteringravidität*, Abb. 3 dort)
- Überwachung der normalen und pathologischen Schwangerschaft, z. B. Bestimmung der Zervixlänge
- Tumordiagnostik, z. B. Uterus myomatosus
- Fehlbildungsdiagnostik, z. B. Uterusfehlbildung*

- Zyklusmonitoring, z. B. bei Kinderwunschbehandlung* (siehe Ovulationstest*, Abb. dort).

Empfehlung: Vorherige Entleerung der Harnblase.

Vaginalsuppositorium n: engl. *vaginal suppository*; syn. Globulus vaginalis. Einzeln dosierte, fest-pastöse Arzneizubereitung zur lokalen Anwendung durch Einführen in die Vagina*. Grundmasse ist meist Glycerolgelatine, unter Umständen mit schaumbildenden Zusätzen. Enthaltene Wirkstoffe sind je nach Anwendungsindikation Milchsäurebakterien, Spermizide*, Hormone, antiphlogistische Substanzen oder Antibiotika.

Vaginaltablette f: engl. *vaginal tablet*. Gepresste, einzeln dosierte Arzneizubereitung zur lokalen Anwendung durch Einführen in die Vagina*. Füll- und Bindemittel ist meist Laktose, evtl. mit aufbrausenden oder schaumbildenden Zusätzen zur beschleunigten Wirkstofffreigabe. Enthaltene Wirkstoffe sind v. a. Spermizide*, Hormone (z. B. Prostaglandine* zur Geburtseinleitung) oder Antibiotika.

Vaginaltumor m: engl. *vaginal tumor*. Selten vorkommende, von der Scheide (Vagina)* ausgehende Neoplasie.

Formen:
- benigner Vaginaltumor: meist viral bedingt: 1. epithelial: Condylomata* acuminata, seltener Papillom 2. bindegewebig: Fibrom, Fibromyom
- maligner Vaginaltumor: 1. Vaginalkarzinom* 2. maligner mesenchymaler Vaginaltumor (Sarkom), Sonderform: v. a. im Kindesalter auftretendes embryonales Rhabdomyosarkom (Sarcoma* botryoides) 3. malignes Melanom* der Scheidenhaut (selten) 4. endodermaler Sinustumor* der Vagina (sehr selten).

Vaginalzytologie → Kolpozytologie
Vagina musculi recti abdominis → Rektusscheide
Vagina synovialis tendinis → Sehnenscheide
Vagina tendinis → Sehnenscheide
Vaginismus m: engl. *vaginism*. Sexuelle* Funktionsstörung, bei der eine starke Empfindlichkeit des Scheideneingangs gegenüber Berührung oder Einführen von Finger, Penis, Spekulum oder Tampon besteht. Es handelt sich um einen reflektorisch-muskulären Abwehrvorgang mit Kontraktion des M. bulbocavernosus und des M. levator ani kombiniert mit einer Innenrotation der Oberschenkel.

Ursachen:
- meist psychogen
- selten organisch (vaginistische Symptomatik, z. B. bei akuter Kolpitis*).

Therapie: Sexualpsychotherapie* mit körperlichen Übungen, z. B. Hegar-Stift-Training im Sinne einer systematischen Desensibilisierung in vivo.

Vaginitis → Kolpitis

Vaginose, bakterielle *f*: engl. *bacterial vaginosis*; Abk. BV. Kombination aus Veränderung des physiologischen vaginalen Mikrobioms (Dysbiose) und Ausbildung eines am Vaginal-Epithel haftenden Biofilmes. Eine bakterielle Vaginose führt häufig zu fischartig riechendem Fluor vaginalis. Mögliche Komplikationen sind aszendierende Genitalinfektionen. Die Diagnose erfolgt klinisch (Amsel-Kriterien), die Therapie antimikrobiell (systemisch oder lokal).

Ursachen: Geschlechtsverkehr (wahrscheinlich Hauptverursacher), weitere Risikofaktoren:
- psychosozialer Stress
- Parodontitis
- Rauchen
- in Diskussion: Vitamin-D-Mangel (v. a. in der Schwangerschaft).

Klinik:
- fischartiger Geruch (spontan auftretend oder durch Alkalisierung im Rahmen der Monatsblutung, nach Geschlechtsverkehr) als häufigstes Symptom
- grau-weiße Farbe (homogen)
- schaumige Konsistenz
- erhöhte Menge (verursacht Beschwerden am Introitus).

Beschwerden durch veränderten Fluor* vaginalis können, müssen aber nicht auftreten (**subjektiv** asymptomatisch). Klinische Entzündungszeichen im Sinne einer Kolpitis fehlen.

Komplikationen: Auf dem Boden einer BV steigt das Risiko der vaginalen Besiedlung mit pathogenen Keimen (v. a. auch für STD verursachende Mikroorganismen) und disponiert damit (wohl insbesondere bei liegendem IUP oder operativen Uteruseingriffen) zu aszendierenden Genital-Infektionen (Cystitis*, Endometritis*, Adnexitis*, Tuboovarialabszess*, PID). Besonders in der Schwangerschaft kann dies in Abort, Frühgeburtlichkeit und gesteigerter geburtshilflicher Infektmorbidität (Mutter und Neugeborenes) münden.

Therapie: Eine antimikrobielle Therapie soll die Anaerobier beseitigen, die im Biofilm* aber schwer zu erreichen sind (ca. 10 000-fach geringere Sensibilität). Auch der Biofilm selbst wird durch die Therapie **nicht** beseitigt. Eingesetzt werden:
- Metronidazol (oral oder vaginal) oder
- Clindamycin vaginal oder
- Dequaliniumchlorid vaginal oder
- Nifuratel vaginal (in Deutschland wegen erloschener Zulassung nicht mehr im Handel).

Es gibt bislang **keine** Empfehlung einer Partnerbehandlung.

Prognose: Auch wenn nach Therapie initial der klinische Eindruck einer Sanierung entsteht (Amsel-Kriterien negativ), besteht eine hohe Rezidivquote (nach sechs Monaten > 60 %), die vermutlich in der Persistenz des polymikrobiellen Biofilms begründet liegt.

Prävention: Von den Fachgesellschaften anerkannte Studien fehlen. Eine Senkung der Rezidivquote bzw. eine Verbesserung der Heilungsrate soll erreicht werden durch
- vaginale, den pH-Wert senkende Therapeutika (z. B. Vitamin C, Laktobazillen, Lactat)
- orale Probiotika
- Impfung mit Gynatren®, Lyseen®
- langfristige Einnahme von Metronidazol
- Eigenblut-Therapie.

Vagitus uterinus *m*: Historischer Begriff für hörbare Atemgeräusche (sog. Schreien) des Feten innerhalb der Geburtswege. Das Phänomen ist extrem selten und kann nur bei Eindringen von Luft in den Geburtskanal bei stark verzögerten Geburtsverläufen auftreten.

Vagolytika → Parasympatholytika

Vagotonie *f*: engl. *vagotonia*. Vom N. vagus abgeleitete Bezeichnung für die Verschiebung des Gleichgewichts im vegetativen Nervensystem* in Richtung des Parasympathikus*. Es entsteht ein Symptomenkomplex aus u. a. Bradykardie*, Hypotonie* mit kleiner Blutdruckamplitude, Bronchokonstriktion, Miosis* und Zunahme der Darmperistaltik.

vagotrop: engl. *vagotropic*. Auf den Vagus wirkend, den Vagus steuernd.

Vagus → Nervus vagus

Vagusdruckversuch → Karotissinus-Druckversuch

Vaguslähmung *f*: engl. *paralysis of the vagal nerve*. Ausfall des Nervus* vagus infolge Schädigung durch Neuritis* (insbesondere bei Diphtherie*), Polyneuropathie*, Frakturen* und Tumoren* im Bereich der Schädelbasis*, basale Impression* u. a. Klinisch zeigen sich Gaumensegelstand mit nasaler Sprache, leichtgradige Schluckstörung, seichte Tachykardie* sowie Heiserkeit und evtl. Luftnot bei beidseitiger Vaguslähmung.

Vaguspuls *m*: engl. *pressure pulse*; syn. Druckpuls. Pulsverlangsamung auf bis zu 20/min infolge Reizung des N. vagus bei Hirndrucksteigerung*.

Vagusstimulation [Kardiologie] *f*: engl. *vagal stimulation*. Manöver zur Stimulation des N. vagus durch Karotissinus*-Druckversuch, Valsalva*-Versuch oder Trinken von Eiswasser. Indikationen sind Tachykardie*-Terminierung und WPW*-Syndrom, eine Depression sowie therapieresistente Epilepsie* (besonders Frequenzsenkung generalisierter motorischer Anfälle ohne resezierbaren Fokus, vermutlich durch Suppression der Anfallspropagation). Siehe Abb.

Vagusstimulation [Neurologie] *f*: Behandlung der Epilepsie mit einem Vagusnerv-Stimulator, heute auch bei Depressionen (Vagusschrittmacher analog zu Herzschrittmacher). Der Stimu-

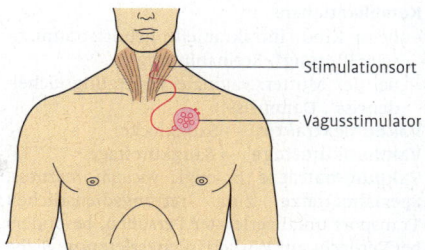

Vagusstimulation [Kardiologie]

lator wird unter der Haut (subkutan) implantiert über dem linken Schlüsselbein mit 2 Elektroden am N. vagus links am Hals. Stimulationsdauer und -intervall sind individuell einstellbar.

Indikationen:
- V. a. fokale Epilepsien
- weniger effektiv bei primär generalisierten Anfällen
- bei Depression (in Kombination mit Medikamenten)
- bei chronischen Kopfschmerzen wird die Anwendung kontrovers diskutiert.

Bei Epilepsien erreicht die Vagusstimulation selten Anfallsfreiheit, aber eine Redukion der Anfälle um > 50 % bei 30–50 % der Patienten. Außerdem sind die Anfälle unter Vagusstimulation weniger schwer.

Vakuole *f*: engl. *vacuole*. Von einer Membran umschlossener Hohlraum in Zellen (auch bei Phagozyten*, Einzellern und Pflanzenzellen) mit flüssigem Inhalt (Eiweiß, Fett, Partikel u. a.) zu Sekretions-, Exkretions-, Transport-, Speicherzwecken und/oder Nahrungsaufnahme. Vakuolen entstehen im Verlauf von Exo-, Endo- und Phagozytose*.

Vakuum-Dampf-Vakuum-Verfahren → Dampfdesinfektion

Vakuumextraktion *f*: engl. *vacuum extraction*. Geburtshilfliches Verfahren zur Entwicklung des kindlichen Kopfes mithilfe einer Saugglocke. Die Glocke wird auf den Kopf aufgesetzt und mittels Unterdruck (bis zu 0,8 bar) dort befestigt. Die kindliche Kopfhaut entwickelt dort ein Ödem (Geburtsgeschwulst), welches nach 24 h komplett wieder verschwunden ist.

Indikationen:
- fetale Hypoxie (pathologisches CTG, pathologische Fetalblutuntersuchung)
- Geburtsstillstand in der Austreibungsperiode oder protrahierte Austreibungsperiode
- mütterliche Erschöpfung
- mütterliche Erkrankung, die die Abkürzung der Austreibungsperiode erfordert (z. B. kardiopulmonale Beeinträchtigung).

Vakuumextraktor

Komplikationen:
- beim Kind: intrakranielle geburtstraumatische Blutung*, Retinablutung
- bei der Mutter: vaginale Verletzung (Scheidenriss*, Dammriss*).

Vakuumextraktor → Saugglocke
Vakuumkürettage → Saugkürettage
Vakuummatratze f: engl. *vacuum mattress*. Spezialmatratze zum rettungsdienstlichen Transport unfallverletzter Personen, besonders bei Verdacht auf Wirbelsäulenverletzung. Siehe Abb.

Prinzip: Die Füllung der Vakuummatratze besteht aus kleinen Styroporkügelchen, die sich den Körperkonturen des Patienten anpassen. Nach Anmodellierung der Vakuummatratze an den Patienten und Absaugung der Luft ergibt sich eine harte Schale, in der die betroffenen Körperpartien für die Dauer des Transportes stabilisiert werden.

Indikation: Vorteile gegenüber Spineboard:
- gute Immobilisation
- flexible Einsetzbarkeit
- Röntgendurchlässigkeit
- höherer Patientenkomfort.

Nachteile gegenüber Spineboard:
- höherer Zeitaufwand zur Immobilisation
- HWS-Stabilisierung nicht optimal
- Desinfektion aufwändig
- zum Tragen des Patienten (als Transportgerät) nicht geeignet.

Im OP kommt die Vakuummatratze zur Lagerung des Patienten auf dem OP-Tisch im Rahmen bestimmter Eingriffe (Seitenlage bei Thoraxeingriff, Kopftieflage bei Laparoskopie) zur Anwendung.

Vakuumphänomen n: engl. *vacuum phenomenon*; syn. Fick-Zeichen. Aufhellung im Bandscheibenfach posttraumatisch nach Wirbelkörperfraktur oder degenerativ bei Chondrosis* intervertebralis und in Gelenkbereichen bei Stellungen mit inkongruenten Gelenkflächen. Ursache ist z. B. eine Gasansammlung (Stickstoff) infolge eines Unterdrucks in der Bandscheibe.

Vakuumpumpe f: Hilfsmittel zur Induktion einer Erektion* durch Anlegen eines Vakuums an den Penis.

Vorgehen:
- Ein Plastikzylinder wird mit einem Gel zur Abdichtung eingerieben.
- Der Plastikzylinder wird über den Penis gestülpt und fest gegen den Körper gepresst.
- Mithilfe einer Pumpe wird in dem luftdicht abgeschlossenen Zylinder ein Vakuum erzeugt.
- Dadurch füllt sich der Penis passiv mit Blut und erigiert.

Vakuumverband m: syn. Vakuumversiegelung. Wundverband*, der eine beschleunigte Wundheilung* durch Erzeugung von kontrolliertem Unterdruck (Vakuum) an einer Wunde induziert. Gebräuchlich ist die Bezeichnung VAC (Vacuum-Assisted Closure). Zum Einsatz kommen unterschiedliche Schwämme, die mit Folie abgedeckt werden.

Technik:
- Platzierung eines aus Polyurethan- oder Polyvinylalkoholschwämmen bestehenden Wundabdeckungssystems im Bereich des Defekts
- luft- und wasserdichte Abdeckung (Versiegelung) mit steriler transparenter Folie
- Anlegen eines Sogs mit Drainage* (siehe Abb.)
- nach Induktion der Granulation (siehe Granulationsgewebe*) weiterführende Therapie (plastische Deckung), z. B. Meshgraft*, Lappenplastik*.

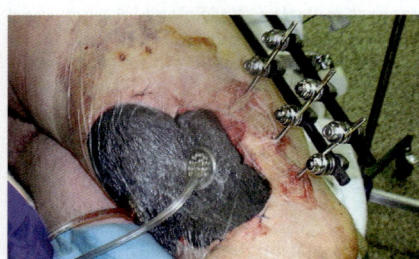

Vakuumverband: VAC-Therapie bei offener Femurfraktur nach Sprengverletzung. [73]

Indikationen:
- beim Abdomen apertum (z. B. Platzbauch*) mit Peritonitis als Abdominal-VAC
- großer traumatischer Weichteildefekt
- Weichteil- und Knocheninfektion, z. B. Dekubitus*, Osteomyelitis*
- Ulcus* cruris
- Verbrennung.

Vakuumverfahren → Dampfdesinfektion
Vakuumversiegelungstechnik: Wundkonditionierung* zur Behandlung schwer heilender Wunden wie z. B. Dekubitus*. Dabei wird die Wunde mit Polyvinylschaumstoff ausgekleidet und mit Polyurethanfolie abgedeckt. Eine ableitende Drainage sorgt für Unterdruck, der den Aufbau von Granulationsgewebe anregt und damit die Heilung fördert.

Vakzination f: engl. *vaccination*; syn. Vakzinierung. Ursprünglich Bezeichnung für die Kuhpockenimpfung (lateinisch vacca für Kuh) nach Edward Jenner. Heute wird der Begriff allgemein als Synonym für Schutzimpfung* verwendet.

Val: Abk. für → Valin

Valaciclovir n: Virostatikum, das ein Ester der natürlichen Aminosäure* Valin* und des Virostatikums Aciclovir* ist. Es wirkt als Prodrug und wird zur Behandlung von Infektionen mit Herpesviren (HSV-1, HSV-2, VZV und Epstein*-Barr-Virus) eingesetzt. Valaciclovir ist weniger nephrotoxisch und muss weniger häufig verabreicht werden als Aciclovir.

Indikationen:
- Herpes zoster*
- Herpes*-Simplex-Virus-Infektionen: 1. Herpes labialis 2. Herpes genitalis 3. Keratitis* und Zoster* ophthalmicus
- Zytomegalie*-Virus-Infektionen (CMV-Infektionen)
- Varicella*-Zoster-Virus-Infektionen (VZV-Infektionen).

Valeriana officinalis → Baldrian
Valgisierungsosteotomie f: engl. *valgus osteotomy*. Operative Herstellung einer stärkeren Valgusstellung*, z. B. bei Genu* varum.

valgus: Krumm, nach innen gewölbt, z. B. Hallux* valgus.

Valgusstellung f: engl. *valgus deformity*. Zur Körperachse hin gewandte Fehlstellung von Knochen oder Gelenken. Es ergibt sich eine nach lateral konkave Deformität. Klinisch relevant ist die Valgusstellung z. B. im Bereich der Hüfte (Coxa* valga) bei einem CCD-Winkel > 130°.

Validität f: engl. *validity*. Testgütekriterium, das anhand von Sensitivität* und Spezifität* beschreibt, wie gut ein Test den zu messenden Sachverhalt abbildet. Die Prüfung erfolgt durch Vergleiche mit Messungen anderer Merkmale am gleichen Individuum (kriteriumsbezogene Vali-

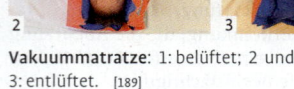

Vakuummatratze: 1: belüftet; 2 und 3: entlüftet. [189]

dierung) oder Prüfung der Vereinbarkeit der Messergebnisse mit dem zugrunde liegenden theoretischen Konstrukt (Konstruktvalidität).

Valin *n*: engl. *valine*; syn. L-Valin; Abk. Val. Proteinogene, glykoplastische und essenzielle Aminosäure*, die in fast allen Proteinen* vorkommt. Der Abbau der aliphatischen Aminosäure erfolgt über CoA-aktivierte Methylmalonsäure zu Succinyl-CoA. L-Valin ist Bestandteil von Penicillin* und ist in Infusionslösungen enthalten. Störung im Abbau der Aminosäure führt zur Ahornsirupkrankheit.

Vallecula epiglottica *f*: engl. *epiglottic vallecula*. Grube zwischen Zungengrund und Kehldeckel (Epiglottis*). Sie wird von derpaarigen Plica glossoepiglottica lateralis begrenzt und von der Plica glossoepiglottica mediana zweigeteilt. Bei Intubationen* ist die Vallecula epiglottica ein wichtiger Orientierungspunkt.

Valleix-Punkte *m pl*: engl. *Valleix's points*. Nervendruckpunkte zur Prüfung der Druckschmerzhaftigkeit des N. ischiadicus bei Ischiassyndrom bzw. nach Bandscheibenvorfall in den entsprechenden lumbalen Segmenten. Siehe Abb.

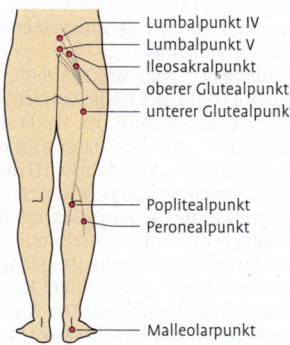

Valleix-Punkte

Valproinsäure *f*: Antiepileptikum und Neuroleptikum, das bei Epilepsie*, Manie* und zur Phasenprophylaxe bei bipolarer affektiver Störung* als Stimmungsstabilisator eingesetzt wird. Es bestehen zahlreiche Wechselwirkungen, u. a. mit weiteren Psychopharmaka*. Zu den Nebenwirkungen zählen Sedierung, gastrointestinale Störungen und Blutbildveränderungen. Bei gebärfähigen Patientinnen droht eine Antiepileptika-Embryofetopathie.

Valsalva-Sinus → Sinus aortae

Valsalva-Versuch [HNO] *m*: Otologischer Test zur Funktionsprüfung der Ohrtrompete* durch Erzeugung eines Überdrucks im Nasen-Rachen-Raum nach tiefer Inspiration* bei geschlossenem Mund und zugehaltener Nase. Bei normaler Tubendurchgängigkeit entweicht gewöhnlich Luft über die Ohrtrompete in die Paukenhöhle*, was bei der Otoskopie* als Vorwölbung des Trommelfells* sichtbar wird.

Durchführung:
– Nach tiefer Inspiration wird der Mund fest verschlossen und die Nase zugehalten.
– Unter Einsatz der Bauchpresse wird forciert gegen geschlossene Lippen und Nase ausgeatmet, wodurch ein Überdruck im Nasen-Rachen-Raum erzeugt wird.

Klinische Bedeutung:
– Ein negativer Valsalva-Versuch, d. h. eine ausbleibende Vorwölbung des Trommelfells, erfordert weitere Funktionsprüfungen (z. B. Politzer*-Verfahren).
– Das Verfahren kommt auch therapeutisch zum Einsatz: 1. zum Druckausgleich bei Flügen und beim Tauchen 2. bei Tubenkatarrh* und anderen Tubenbelüftungsstörungen*.

Valsalva-Versuch [Kardiologie] *m*: engl. *Valsalva's maneuvre*; syn. Pressdruckversuch. Einfaches diagnostisches Verfahren (vagales Manöver) zur Prüfung der Herz-Kreislauf-Funktion, insbesondere der autonomen (vegetativen) Herzfrequenz*- und Blutdruckregulation* (z. B. bei der Diagnostik des Karotissinus*-Syndroms) sowie auch diagnostisch und therapeutisch bei bestimmten paroxysmalen supraventrikulären tachykarden Herzrhythmusstörungen* (AV*-Knotentachykardie, WPW*-Syndrom).

Durchführung: Maximale Bauchpresse und Anspannung der Exspirationsmuskulatur für ca. 10 Sekunden bei geschlossener Glottis nach tiefer Inspiration.

Valsartan *n*: Antihypertensivum aus der Gruppe der AT_1-Rezeptor-Antagonisten (Sartane), das auch bei Herzinsuffizienz* (vor allem bei linksventrikulärer systolischer Dysfunktion) und nach einem Herzinfarkt* eingesetzt werden kann. Kontraindikationen sind schwere Leberinsuffizienz* und Gallenwegsobstruktion. Wechselwirkungen bestehen mit kaliumsparenden Diuretika* und Kaliumpräparaten (Risiko einer Hyperkaliämie*).

Valva bicuspidalis → bicuspidalis

Valva ileocaecalis → Bauhin-Klappe

Valvulae anales *f pl*: engl. *rectal valves*. Querfalten im Analkanal*, welche die Sinus* anales nach unten begrenzen und die Columnae anales quer miteinander verbinden.

valvulär: engl. *valvular*; syn. valvär. Die Klappe betreffend.

Valvulae venosae → Venenklappen

Valvuloplastie *f*: engl. *valvuloplasty*. Erweiterung einer Klappenverengung, z. B. einer Herzklappe (geschlossen endoluminal; Ballonvalvuloplastie*).

Valvuloplastik *f*: engl. *valvuloplasty*. Rekonstruktion einer anatomischen Klappe, z. B. Herzklappe (Herzklappenrekonstruktion*) oder Venenklappe.

Valvulotomie *f*: engl. *valvulotomy*. Operative Spaltung einer Herzklappe meist mit einem Spezialinstrument (Valvulotom). Eine weitere Bedeutung des Begriffs Valvulotomie ist die Spaltung von Venenklappen mit einem Spezialkatheter bei Anlage eines In*-situ-Bypass.

Van't-Hoff-Gesetz → Osmose

Vancomycin *n*: Reserveantibiotikum aus der Gruppe der Glykopeptide mit bakterizider Wirkung auf proliferierende Keime (Hemmung der Zellwandbiosynthese). Das schmale Wirkspektrum umfasst insbesondere grampositive aerobe und anaerobe Keime. Keine Wirkung besteht gegen Bacteroides, gramnegative Keime, Mykobakterien oder Pilze.

Vancomycin-intermediär sensibler Staphylococcus aureus *m*: engl. *vancomycin-intermediate staphylococcus aureus*; Abk. VISA. Bakterieller Erreger mit intermediärer Empfindlichkeit gegen das Glykopeptid-Antibiotikum Vancomycin*. Alternative für Vancomycin bei VISA ist u. a. das halbsynthetisch hergestellte Lipoglykopeptid Oritavancin.

Vancomycin-resistenter Enterokokkus *m pl*: engl. *vancomycin-resistant enterococci*; Abk. VRE. Enterokokken* mit Resistenz* gegen das Reserveantibiotikum Vancomycin*. Die genetische Information für die Glykopeptid*- bzw. Vancomycin-Resistenz kommt überwiegend bei E. faecium vor und kann auf andere grampositive Kokken übertragen werden, auch auf den Staphylococcus* aureus. Die VRE erzeugen in bestimmten Patientenkollektiven schwere Krankheitsbilder.

Verbreitung: Infektionsquelle ist der infizierte oder kolonisierte Mensch (Dickdarm, Mundhöhle, Vagina, Harnröhre). Die Erreger überleben lange auf trockenen Oberflächen, auch Textilien. VRE verbreiten sich durch Kontakt insbesondere über die Hände, kontaminierte Gegenstände bzw. patientennahe Flächen.

Prävention: Zur Verhütung der Weiterverbreitung der VRE sind konsequente Maßnahmen der Isolierung erforderlich. Betroffene werden im Einzelzimmer untergebracht, mehrere Patienten mit gleichem multiresistentem Erreger (MRE) können gemeinsam in einem Mehrbettzimmer untergebracht werden (Kohortenisolierung). VRE-Patienten dürfen nicht gemeinsam mit MRSA-Patienten untergebracht werden, um die Entstehung von Vancomycin-resistenten Staphylococcus aureus (VRSA) zu verhindern (siehe auch Krankenhaus-Infektions-Surveillance-System, Methicillin*-resistenter Staphylococcus aureus, Barrierepflege).

Vancomycin-resistenter Staphylococcus aureus *m*: engl. *vancomycin-resistant staphylococcus aureus*; Abk. VRSA. Bakterieller Erreger mit

Vancouver-Klassifikation

Resistenz* gegen Vancomycin*. Dieses Reserveantibiotikum wird gegen multiresistente Staphylokokken, insbesondere gegen HA-MRSA, eingesetzt, wenn andere Mittel aufgrund von Resistenzen* nicht mehr wirksam sind. VRSA-Resistenzen sind bisher nur sporadisch aufgetreten. Die Situation wird von Epidemiologen aber sorgfältig beobachtet.
Hintergrund: VRSA-Isolate besitzen das vanA-Vancomycin-Resistenzgen, das für die Glykopeptid-Resistenz codiert. Dieses Gen wird auch in Enterococcus spp. gefunden, die eine hochgradige Vancomycin-Resistenz aufweisen (VRE). Vancomycin-resistente Enterokokken*, die das vanA-Gen besitzen, werden oft bei Patienten mit MRSA isoliert.

Vancouver-Klassifikation → Fraktur, periprothetische

Van-der-Hoeve-Syndrom → Osteogenesis imperfecta

Vanillinmandelsäure *f*: engl. *vanillylmandelic acid*; syn. 3-Methoxy-4-hydroxy-mandelsäure; Abk. VMS. Hauptabbauprodukt der Katecholamine* Adrenalin und Noradrenalin. Über mehrere Stufen werden diese mit Monoaminoxidase und Catechol-O-Methyltransferase zu (Nor-)Metanephrin und schließlich zu VMS metabolisiert. Eine vermehrte Ausscheidung im Harn findet sich v. a. bei Neuroblastom* und Phäochromozytom*.
Labordiagnostik: Referenzbereich: Der genannte Referenzbereich ist stark methodenabhängig: Im 24-Stunden-Sammelurin bei Erwachsenen < 3 mmol/mol Kreatinin (< 5,5 mg/g Kreatinin). Indikation:
- Differenzialdiagnose der arteriellen Hypertonie
- Diagnose und Verlaufskontrolle katecholaminproduzierender Tumoren wie Phäochromozytom und Neuroblastom
- Blutdruckkrisen
- Verdacht auf MEN (multiple endokrine Neoplasie).

Vanzetti-Zeichen *n*: engl. *Vanzetti's sign*. Bezeichnung für die reflektorische Skoliose und das typischerweise nach rechts gerichtete Gangbild eines Patienten mit Ischiassyndrom.

VAP: Abk. für engl. *ventilator associated pneumonia* → Pneumonie, nosokomiale

Vapor *m*: engl. *steam*. Dampf.

Vaporizer → Verdampfer

Vaquez-Osler-Krankheit → Polycythaemia vera

Var.: Abk. für → Varietas

Variabilität → Variation

Variables Immundefektsyndrom *n*: engl. *common variable immune deficiency* (Abk. CVID); syn. gewöhnlicher variabler Immundefekt. Heterogene Gruppe primärer Immundefekte* mit Immunglobulinmangel* von IgG sowie IgA und/oder IgM, Manifestation jenseits des 4. Lj., schwacher Bildung spezifischer (Impf-)Antikörper und Ausschluss anderer definierter Immundefekte. Die Diagnose erfolgt laborchemisch, mit Durchflusszytometrie und ggf. molekulargenetisch, die Therapie durch Immunglobulinsubstitution und antibakterielle Behandlung.
Ätiologie: In ca. 80 % der Fälle keine definierbare molekulargenetische Ursache nachweisbar. In etwa 20 % Assoziation mit autosomal-dominant oder autosomal-rezessiv erblichen Mutationen in verschiedenen Genen.
Epidemiologie:
- häufigster symptomatischer Immundefekt
- geschätzte Inzidenz von 1 : 10 000 bis 1 : 50 000
- Manifestationsgipfel i. d. R. zwischen 4. und 20. Lj.

Klinik:
- chronisch rezidivierende respiratorische und gastrointestinale v. a. bakterielle Infektionen
- Autoimmunerkrankungen, insbesondere autoimmun bedingte Zytopenie
- Lymphoproliferation, Neoplasien lymphoretikulärer Organe.

Therapie:
- Immunglobulinsubstitution, z. B. IVIG, SCIG
- intensive antibakterielle Therapie und Prophylaxe
- Schutzimpfungen.

Prognose: Gute Langzeitprognose bei engmaschigem Monitoring zur Früherkennung und Therapie der klinischen Manifestationen.

Variantangina → Koronarspasmus

Variante → Varietas

Varianz *f*: engl. *variance*. Rechnerisch ermittelte Größe zur Charakterisierung der Streuung der Einzelwerte einer Messreihe um ihren Mittelwert (Streuungsmaß). Die (theoretische) Varianz einer Wahrscheinlichkeitsverteilung ist die erwartete quadratische Abweichung vom Erwartungswert. Der positive Wert ihrer Wurzel ist die Standardabweichung*. Die (empirische) Varianz einer Stichprobe schätzt die theoretische Varianz.

Variation *f*: syn. Variabilität. Durch Umwelteinflüsse bedingte (dann unter Umständen reversible) oder durch Mutation* hervorgerufene (dann meist konstante) Veränderung von Organismen. Die entstandene Variante heißt auch Modifikation, Dissoziation oder Standortvarietät (Varietas*).

Varicella → Varizellen

Varicella Zoster-Antikörper *m sg, pl*: syn. Herpes Zoster-Antikörper. Antikörper* gegen das Varicella*-Zoster-Virus, den Erreger der Windpocken und der Gürtelrose. Die Bestimmung ist indiziert zur Feststellung des Immunstatus bei Kindern und in der Schwangerschaft. Der Nachweis erfolgt mittels ELISA oder Komplementbindungsreaktion* (KBR) im Serum*.
Indikationen:
- Prüfung des Immunstatus bei Kindern und in der Schwangerschaft
- Diagnose der Windpocken und der reaktivierten Herpes-Zoster-Infektion.

Material und Präanalytik: Serum und Liquor.

Varicella-Zoster-Virus *n*: engl. *varicella-zoster virus*; syn. Varizella-Zoster-Virus. DNA-Virus aus der Alphasubfamilie der Herpesviridae*, gilt als Erreger der Varizellen* (Erstinfektion nicht immuner Personen) und des Zosters (endogene Reaktivierung des in Ganglienzellen persistierenden Virus bei Resistenzminderung). Es wird durch Tröpfchen- und Schmierinfektion übertragen. Zur Infektionsprophylaxe wird ein Lebendimpfstoff aus attenuierten Viren eingesetzt.

Varietas *f*: engl. *variety*; syn. Typ. Taxonomischer Begriff unterhalb der Art (Spezies*) zur Zuordnung von Organismen, die sich von einer Spezies durch geringe, aber weitgehend konstante Merkmale (z. B. Mycobacterium tuberculosis var. hominis) unterscheiden.

Varikektomie *f*: engl. *varicectomy*. Chirurgische Exstirpation von Varizen*.

varikös: engl. *varicose*. In Zusammenhang mit Krampfadern stehend.

Varikophlebitis *f*: engl. *varicophlebitis*. Entzündung einer Krampfader (siehe Varizen*).

Varikose *f*: engl. *varicosis*; syn. Varikosis. Degenerative Erkrankung mit knäuelartig erweiterten Venen (Varizen*), konstitutionell durch Bindegewebsschwäche bedingt (primäre Varikose) oder als epifasziale* Kollateralen infolge einer tiefen Beinvenenthrombose* (sekundäre Varikose). Wichtigste Untersuchung ist die farbcodierte* Duplexsonografie. Gefürchtete Komplikation ist das Ulcus* varicosum. Die Therapie erfolgt konservativ, minimal-invasiv (endovenös) oder operativ.
Erkrankung: Formen:
- **primäre (idiopathische) Varizen:** 1. meist konstitutionell bedingt als Folge einer allgemeinen angeborenen (familiären) Bindegewebeschwäche (Manifestation mit zunehmendem Alter häufiger) 2. prädisponierende Faktoren: stehende Tätigkeit, Adipositas*, weibliches Geschlecht, Schwangerschaft (Schwangerschaftsvarizen*) 3. im Kindes- und Jugendalter häufig durch angeborene Venenklappeninsuffizienz bzw. -agenesie oder Gefäßfehlbildungen (z. B. bei Klippel-Trénaunay-Syndrom oder infolge arteriovenöser Fisteln)
- **sekundäre Varizen:** 1. posttraumatisch nach direktem Trauma oder bei ausgedehnten Narbenfeldern 2. Folge anderer Venenerkrankungen mit Obliteration bzw. lokaler

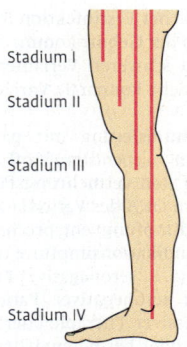

Varikose Abb. 1: Schematische Darstellung der Stadien einer Stammvarikose der V. saphena magna. [31]

Insuffizienz von Venenklappen (meist Phlebothrombose*, Insuffizienz der Vv. perforantes) 3. bei Klappeninsuffizienz tiefer Beinvenen erfolgt der hauptsächlich durch die sog. Muskelpumpe* bewirkte venöse Rückstrom (entgegen der physiologischen Strömungsrichtung) vermehrt über die durch Crossen und Vv. perforantes mit den tiefen Beinvenen in Verbindung stehenden oberflächlichen Venen (Kollateralkreislauf* über die Vv. saphenae).

Lokalisation:
– Venenhauptstämme (V. saphena magna (siehe Abb. 1) und V. saphena parva) (Stammvarikose)
– Nebenäste (Seitenastvarikose*)
– Perforansvenen* (Perforansvarikose)
– subkutane (retikuläre Varikose) und intrakutane Venengeflechte (Besenreiservarizen*)

Klinik:
– **Stadieneinteilung nach Marshall:** 1. Stadium I: keine Beschwerden 2. Stadium II: Parästhesien*, Juckreiz, Spannungsgefühl, leichte Schwellneigung, nächtliche Wadenkrämpfe 3. Stadium III: Hautinduration, Pigmentierung, Dermatitis*, Ekzem*, Narbe eines Ulcus* cruris, Varikophlebitis* 4. Stadium IV: florides Ulcus cruris venosum.

Diagnostik:
– klinisch: 1. Anamnese 2. Inspektion und Palpation: bis daumenkuppengroße Vorwölbung einer oberflächlichen Vene (siehe Abb. 2) mit darunterliegender palpatorischer rundlich-ovaler Faszienlücke als klinisches Zeichen einer Insuffizienz der Vv. perforantes (blow* out; siehe Varizen*, Abb. dort)
– apparativ: 1. Primärdiagnostik: I. farbcodierte Duplexsonografie II. Venenverschlussplethysmografie* und Photoplethysmografie*

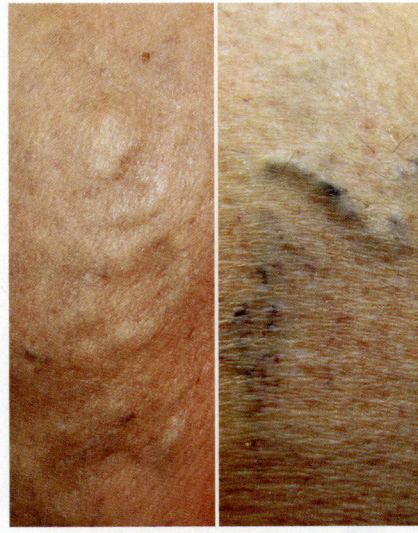

Varikose Abb. 2 [71]

2. bei speziellen Fragestellungen: I. Phlebografie (aszendierende Pressphlebografie nach Hach) II. CT- und MR-Phlebografie.

Therapie:
– **konservativ:** 1. konsequente Kompressionsbehandlung 2. physikalische Maßnahmen 3. medikamentöse Therapie: I. roter Weinlaub-Extrakt II. Rosskastanien*-Extrakt III. Oxerutin (Wirkstoff aus der Gruppe der Flavonoide*)
– **endovenös thermisch:** 1. endovenöse Lasertherapie (EVLT) = endovenöse Laserablation (EVLA) 2. endovenöse Radiofrequenztherapie (RFT) = endovenöse Radiofrequenzablation (RFA)
– **endovenös chemisch:** 1. Sklerotherapie* (alle Formen der Varikose) 2. Cyanoacrylatkleber (bei Stammvarikose) 3. Mechano-Chemische-Ablation (MOCA) (bei Stammvarikose)
– **operativ:** 1. stammvenenausschaltende Verfahren, z.B.: I. Crossektomie* II. Varizenstripping*, z.B. Babcock-Methode sowie zusätzlich Perforansligatur oder endoskopische subfasziale Perforansdissektion* III. Phlebektomie* 2. stammvenenerhaltende Verfahren (in Deutschland selten durchgeführt).

Variola *f:* engl. *smallpox*; syn. Pocken. Hochkontagiöse, durch das Variolavirus* verursachte, Infektionskrankheit (Kontagionsindex* 0,95). Betroffene infizieren sich von Mensch zu Mensch über Tröpfchen-, Schmier- oder Staubinfektion. Es entwickelt sich ein schweres Krankheitsbild mit hohem Fieber und einem Exanthem, das in Knötchen übergeht. Variola gilt als ausgerottet.

Erkrankung: Inkubationszeit: 12–14 (7–19) Tage. Während der Inkubationsperiode besteht keine Ansteckungsgefahr. **Formen:** Je nach Variante des Virus werden unterschiedliche klinische Formen der Erkrankung beobachtet:
– Variola major: 1. häufigste Form 2. Erreger: Orthopoxvirus variola 3. meist schwere Erkrankung mit hohem Fieber und knötchenförmigem Exanthem 4. Letalität 20–50 %
– Variola minor (Alastrim): 1. Erreger: Orthopoxvirus alastrim 2. im Vergleich zu Variola major abgeschwächte Verlaufsform 3. Letalität 1–5 %.

Klinik: Das klinische Erscheinungsbild unterscheidet sich je nach Virusvariante, am häufigsten kommt es zu einem biphasischen Verlauf
– Initialstadium (2–4 Tage): 1. mit hohem Fieber 2. Kopf-, Rücken- und Lendenschmerzen 3. Pharyngitis 4. treppenförmiger Temperaturabfall
– Eruptionsstadium (6–10 Tage): 1. mit erneutem Fieberanstieg auftretendes zentrifugales Exanthem, Reihenfolge: Makula → Papel → Vesikel → Pustel (mehrkammerig, trüber Inhalt) → Schorf 2. bei geimpften Personen oder nach durchgemachter Pockenerkrankung Blockierung der weiteren Entwicklung der Effloreszenzen (Variolois, Differenzialdiagnose Varizellen)
– Abfall der noch infektiösen Krusten nach 1–3 Wochen, Narbenbildung v. a. im Gesicht.

Therapie: Eine spezifische Therapie existiert nicht, ggf. Anwendung eines Virostatikums (z. B. Cidofovir). Wichtig ist deshalb die Prophylaxe in Form einer aktiven Immunisierung (von historischem Interesse, da seit Ausrottung der Pocken weltweit keine Impfpflicht mehr besteht) mittels des Vacciniavirus*.

Variolavirus *n:* engl. *variola virus;* syn. Borreliota variolae. Orthopoxvirus variola aus der Familie der Poxviridae*. Es gilt als Erreger der Pocken (Variola*) und wird durch Tröpfcheninfektion, seltener Schmier- und Staubinfektion sowie Fliegen übertragen. Das Virus wird schon vor dem Exanthem ausgeschieden, manchmal auch durch gesunde Virus-Träger mit ausreichendem Impfschutz.

Varisierungsosteotomie *f:* engl. *varus osteotomy.* Operative Herstellung einer vermehrten Varusstellung*, z. B. des Schenkelhalses bei Hüftdysplasie mit Coxa* valga.

Varix → Varizen

Varizellen *f pl:* engl. *varicella.* Mit einem schubweise auftretenden polymorphen Exanthem* einhergehende, hochkontagiöse Infektionskrankheit* durch Erstinfektion nichtimmuner Personen mit dem Varicella*-Zoster-Virus. Be-

Varizen

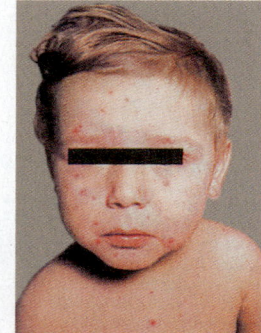

Varizellen Abb. 1: Exanthem. [188]

troffen sind meist Kinder. Die charakteristische Klinik und ggf. Virusdiagnostik führen zur Diagnose. Behandelt wird symptomatisch. Perinatalinfektionen* des Kindes verlaufen häufig tödlich. Die Schutzimpfung ist Bestandteil des Impfkalenders.

Übertragung:
- Nasen- und Rachensekret Varizellen- oder seltener Zoster-Erkrankter
- Tröpfchen- und Schmierinfektion.

Epidemiologie:
- Erkrankungsgipfel bereits im Kleinkindalter
- saisonal gehäuftes Auftreten im Winter und Frühjahr
- Kontagionsindex* nahe 1,0
- in der Regel lebenslange Immunität nach Erkrankung
- durch persistierende Erreger, insbesondere bei älteren, immungeschwächten Menschen, Erkrankung an Herpes zoster* (Gürtelrose).

Inkubationszeit:
- 14–16 Tage
- hohe Kontagiosität 1–2 Tage vor bis 5–7 Tage nach Auftreten des Exanthems.

Klinik:
- meist keine Prodromalerscheinungen
- mäßiges Fieber*
- meist leichter Verlauf bei gesunden Kindern, schwere Verlaufsformen bei Erwachsenen und Menschen unter Immunsuppression*
- schubweise auftretendes juckendes Exanthem: **1.** mit zentripetaler Verbreitung im Gesicht (siehe Abb. 1), an Kopfhaut und Rumpf siehe Abb. 2 **2.** Schleimhäute regelmäßig beteiligt **3.** Hände und Füße nicht betroffen **4.** polymorphes Bild (sog. Heubner-Sternenkarte): stecknadelkopfgroße Flecken, innerhalb von Stunden Papeln und Bläschen, später Pusteln mit gelb-bräunlichen, fest an der Haut haftenden und nach 2–3 Wochen abfallenden Krusten.

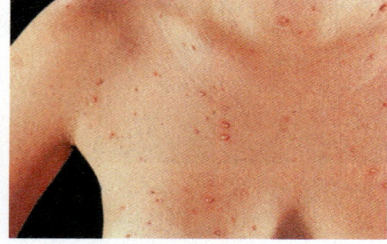

Varizellen Abb. 2: Windpockenexantheme.

Diagnostik:
- Klinik
- direkter Virus-Nachweis (über PCR der Varizella-Zoster-Virus-DNA) oder indirekten Nachweis (über Varizella-Zoster-Antikörper)
- meldepflichtige Krankheit bei Krankheitsverdacht, Erkrankung oder Tod.

Therapie:
- symptomatisch, Juckreizlinderung
- bei Impetiginisierung lokal Antibiotika*
- **cave:** bei Kindern keine Behandlung mit Salicylaten wie z. B. Acetylsalizylsäure* (ASS) wegen der Gefahr eines Reye*-Syndroms
- bei Immunsupprimierten Aciclovir*, Valaciclovir* oder Famciclovir*.

Komplikationen:
- Narbenbildung bei Impetiginisierung
- Otitis* media, nekrotisierende Fasziitis*, toxisches Schocksyndrom*, atypische Pneumonie*, Meningoenzephalitis*, cerebellare Ataxie, Reye*-Syndrom, akute Myelitis*, Myositis*, Nephritis
- bei Erkrankungen v. a. zwischen 8. und 21. SSW selten (ca. 1 %) Fehlbildungen des ungeborenen Kindes (z. B. Hautnarben, Extremitätenhypoplasie, Muskelatrophie, Katarakt*, Chororetinitis), siehe Varizellensyndrom
- bei mütterlicher Erstinfektion 5 Tage vor bis 2 Tage nach der Geburt kommt es bei Neugeborenen zu schweren Verläufen mit hoher Letalität*, siehe konnatale Varizellen.

Prophylaxe:
- aktive Immunisierung mit parenteral angewendetem Lebendimpfstoff aus abgeschwächten und vermehrungsfähigen Impfviren Stamm OKA des Varicella-Zoster-Virus: **1.** Standardimpfung entsprechend Impfkalender* **2.** Indikationsimpfung u. a. bei Seronegativität (z. B. seronegative* Frau mit Kinderwunsch; seronegativer Patient vor immunsuppressiver Therapie oder Organtransplantation) oder bei potenzieller beruflicher Exposition (z. B. seronegatives medizinisches Fachpersonal) **3.** postexpositionell: ggf. Inkubationsimpfung
- passive Immunisierung bei Schwangeren und abwehrgeschwächten Patienten mit Varicella-Zoster-Immunglobulin (innerhalb von 96 h nach Exposition), bei gefährdeten Neugeborenen zusätzlich Aciclovir*.

Prognose: Im Allgemeinen günstig mit narbenfreier Abheilung.

Varizen *f pl*: engl. *varices*. Unregelmäßig schlauchförmig erweiterte oder ampullär-knotenförmig ausgesackte und geschlängelte (oberflächliche) Venen. Zur Therapie werden u. a. sog. Venenmittel eingesetzt. Vgl. Varikose*. Siehe Abb.

Ursachen:
- Venenwandschwäche bzw. intravasale Druckerhöhung oder Venenklappeninsuffizienz (siehe Abb.)
- angeboren (primär) oder sekundär, z. B. nach Thrombose* oder bei Volumenüberlastung infolge einer Beteiligung an einem Kollateralkreislauf.

Lokalisation:
- untere Extremität (v. a. multipel, siehe Varikose*, Abb. 2 dort)
- Verdauungstrakt: **1.** Ösophagusvarizen* **2.** Downhill*-Varizen **3.** Fundusvarizen* **4.** Duodenal-, Choledochus- und Rektumvarizen
- Bauchdecke (Caput* medusae)
- Zunge (Zungenvarizen*).

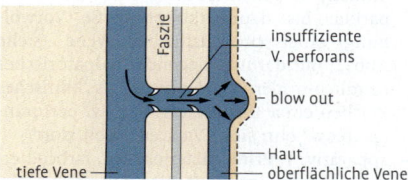

Varizen: Klappeninsuffizienz mit blow out.

Varizenstripping n: engl. varicose vein stripping. Operative Extraktion einer varikös veränderten Vene mit einer flexiblen Spezialsonde (sog. Venenstripper).
Formen: Unter anderem
- extraluminal mit Ringstripper*
- intraluminal: **1.** Babcock-Methode (siehe Abb.) **2.** Invaginations-Stripping: gewebeschonendes Verfahren mit geringem Blutverlust und postoperativer Schmerzlosigkeit: **I.** Vorschieben eines Drahtes von der Leiste durch die Stammvene bis zum distalen Insuffizienzpunkt **II.** Verknoten des Drahtendes in der Leiste mit dem Venenstumpf, sodass die Vene wie ein eingestülpter Strumpf mit Invagination nach distal herausgezogen werden kann **III.** abgehende Seitenäste werden durch Miniphlebektomie selektiv abgetrennt **IV.** ggf. Verwendung sog. PIN-Stripper (Perforanten-Invaginations-Stripping) **3.** Kryo-Stripping (bei Stammvarikose geringer Ausprägung): **I.** Leistenschnitt, nach Crossektomie* Einführen einer starren Kryosonde bis zum distalen Insuffizienzpunkt der Stammvene **II.** durch lokale Kälteapplikation (−85 °C) friert die Venenwand an der Sondenspitze an und kann retrograd durch Invagination entfernt werden.
Indikation:
- vollständige Entfernung von varikösen Subkutanvenen unter gleichzeitiger Ausschaltung von insuffizienten Venae perforantes bei primären Varizen*, insbesondere bei Stammvarikose
- bei sekundären Varizen strenge Indikation (ein ausreichender venöser Rückstrom über das tiefe Venensystem muss gewährleistet sein).

Varizenverödung → Sklerotherapie
Varusstellung f: engl. varus deformity. Nach lateral konvexe Stellung von Knochen und Gelenken, z. B. der Hüfte (Coxa* vara) bei einem CCD*-Winkel < 120°.
VAS: Abk. für visuelle Analogskala → Analogskala
Vas n: engl. vessel. Gefäß.
Vasa aberrantia n pl: Gefäße, die entgegen der anatomischen Norm abweichend, also aberrant, verlaufen. Beispiele sind gelegentlich auftretende Verbindungen zwischen Armarterien, Reste der kaudalen Urnierenkanälchen (Ductuli aberrantes) sowie ein Ductus aberrans superior am Nebenhodenkopf oder ein Ductus aberrans inferior am Nebenhodenschwanz.
Vas afferens n: engl. afferent glomerular arteriole of kidney; syn. Arteriola glomerularis afferens renis. Ast der A. interlobularis. Die Arteriola glomerularis afferens ist das zuführende Gefäß des Nierenglomerulums. Siehe Abb.

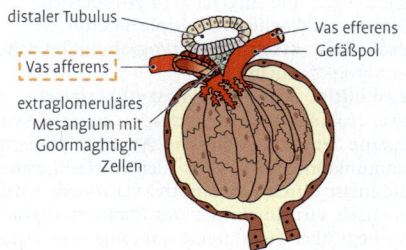

Vas afferens: Darstellung des Vas efferens am Gefäßpol; es reguliert gemeinsam mit dem Vas afferens die glomeruläre Filtrationsrate und den renalen Blutfluss. [4]

Vasa nervorum n pl: engl. vessels of nerves. Kleine Arterien zur Blutversorgung der peripheren Nerven; im Epineurium verlaufend. Vasa nervorum reagieren empfindlich auf mechanischen Druck. Die Reduktion des Blutflusses durch die Vasa nervorum ist beteiligt an der Entstehung der diabetischen Neuropathie*. Eine Entzündung der Vasa vasorum ist Ursache der Polyneuropathie*.
Vasa vasorum n pl: Gefäße der Gefäße; Netzwerk aus kleinsten Arterien und Venen in der Wand großer Blutgefäße (z. B. Aorta, Vena cava). Die Vasa vasorum versorgen die äußeren Schichten der großen Gefäße mit Nährstoffen und Sauerstoff, während die inneren Schichten direkt durch das Luminalblut versorgt werden.

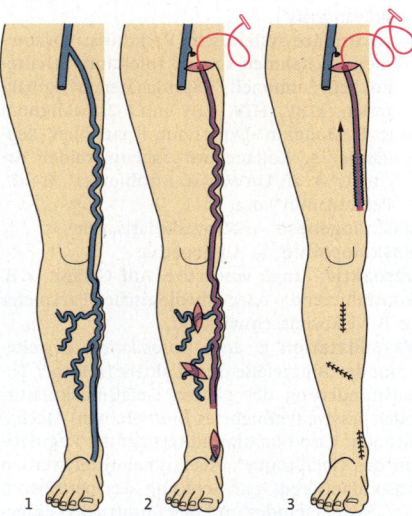

Varizenstripping: Babcock-Methode; 1: Varizenbildung der V. saphena magna; 2: Einführung eines Katheters; 3: Zug am Katheter mit Entfernung der Vene.

Vascular Endothelial Growth Factor: Abk. VEGF. Vaskulärer endothelialer Wachstumsfaktor*. Zu den Zytokinen* zählende Familie von Faktoren (VEGF-A, -B, -C, -D, -E; PLGF), die über 3 strukturell ähnliche VEGF-Rezeptoren (VEGFR-1-, -2-, -3-Tyrosinkinase*-Rezeptor) Gefäßbildung bewirken.
Klinische Bedeutung:
- pathologisch: u. a.: **1.** neoplastische Neovaskularisation **2.** exsudative altersabhängige Makuladegeneration* **3.** diabetische Retinopathie* **4.** Höhenreaktion* **5.** hereditäres Lymphödem*
- pharmakologisch: Wirkungsmechanismus bestimmter Angiogenese*-Hemmer: **1.** onkologisch: Bevacizumab*, Sorafenib*, Sunitinib **2.** ophthalmologisch: Ranibizumab, Pegaptanib, Aflibercept.

Vasculitis allergica profunda f: syn. Vasculitis nodosa. Vaskulitis besonders der in der Subkutis gelegenen Arterien, welche größere Gebiete versorgen, aufgrund vaskulärer Reaktionen gegen zirkulierende virale, bakterielle oder chemische (besonders Arzneimittel-)Antigene.
Klinik: Die Hautveränderungen sind ausgedehnter als bei der Vasculitis* allergica superficialis, asymmetrisch und monomorph. Meist zeigen sich einzelne, knoten- oder plattenförmige, hautfarbene bis blaurote, selten ulzerierende Infiltrate mit torpidem Verlauf.
Vasculitis allergica superficialis f: Allergische Vaskulitis von Hautgefäßen mit symmetrisch ausgebreiteten und polymorphen Effloreszenzen: urtikarielle, erythematopapulöse und vesikulöse Hautveränderungen, Hämorrhagien, Nekrosen besonders an den Beinen.
Vas deferens → Ductus deferens
Vasektomie f: Meist in Lokalanästhesie* durchgeführte, operative Durchtrennung der Samenleiter zur Sterilisation* des Mannes. Dabei werden die Hodenhüllen* eröffnet, die beiden Samenleiter durchtrennt und anschließend mittels Clips* oder Nähten verschlossen. Komplikationen wie Blutungen* oder Infektionen* sind selten. Um die Vasektomie umzukehren wird eine Vasovasostomie* durchgeführt.
Hintergrund: Die Sterilisation des Mannes durch Vasektomie ist die statistisch gesehen sicherste Methode der Empfängnisverhütung (siehe auch Pearl*-Index). Trotzdem sollten postoperativ Kontrolluntersuchungen des Ejakulats durchgeführt werden, um den Erfolg des Eingriffs langfristig garantieren zu können, da:
- sich unmittelbar nach der OP noch Spermien im oberen Anteil des Samenleiters befinden können
- es in sehr seltenen Fällen zu einer ungewollten Rekanalisation der Samenleiter kommen kann (meist innerhalb der ersten 3 Monate

postoperativ, danach äußerst unwahrscheinlich).

Vaselinoderm n: engl. *petrolatum dermatosis*. Hautveränderungen infolge längerer Anwendung von ungereinigter Vaseline. Die Symptomatik entspricht einer Akanthose und Hyperkeratose (planen Warzen ähnliche, konfluierende Knötchen) sowie Erscheinungen, die einem Chloasma, einer Teerakne und bei Sonnenexposition einer Teersonnendermatitis mit nachfolgender Melanose entsprechen (Photodermatitis vaselinogenica).

VA-Shunt: Abk. für ventrikuloatrialer Shunt → Ventrikeldrainage

vaskuläre Fehlbildung → Malformation, vaskuläre

vaskulärer Widerstand → Kreislaufwiderstand

Vaskularisation f: engl. *vascularization*. Gesamtheit der Gefäßversorgung eines Organs oder Gewebes sowie die Anbindung eines Organs an das Blutsystem. Auch der Prozess der Gefäßneubildung aus bestehenden Gefäßen, z. B. durch Sprossung (Angiogenese*) bei der Wundheilung oder beim Tumorwachstum, wird als Vaskularisation bezeichnet.

Abgrenzung:
– Neovaskularisation*: Prozess der Gefäßneubildung; im engeren Sinn pathologische, überschießende Gefäßproliferation z. B. beim Tumorwachstum
– Revaskularisation*: Durchblutungsverbesserung in einem nicht ausreichend durchbluteten Gewebe durch Wiedereinsprossung von Blutkapillaren oder interventionelle Maßnahmen
– Vaskulogenese: Neubildung von Gefäßen aus Endothelvorläuferzellen in der Embryonalentwicklung.

Vaskulitis f: engl. *vasculitis*. Sammelbezeichnung für entzündliche Reaktionen der Wand der Blutgefäße. Sie wird meist verursacht durch autoimmunologische Prozesse auf der Basis genetischer Faktoren in Kombination mit Umwelteinflüssen wie bakteriellen oder viralen Infektionen. Es drohen Nekrosen der versorgten Areale.

Einteilung: Siehe Tab.

Klinik:
– variabel entsprechend Ausmaß und Lokalisation der betroffenen Gefäße
– evtl. Ischämie und systemische Entzündungszeichen mit Fieber, Nachtschweiß und Gewichtsverlust
– Immunkomplexbildung typisch bei sekundärer systemischer Vaskulitis, z. B. bei Infektion (häufig Streptokokken, Salmonella*, Spirochäten, Mykobakterien, HBV, HIV, EBV), Malignomen (z. B. Hodgkin-Lymphom, Haarzellen-Leukämie), Kollagenosen, rheumatoider Arthritis oder arzneimittelinduziert (v. a. Antibiotika, Gold, Penicillamin)
– Sonderform: Takayasu*-Arteriitis.

Diagnostik: Meist schwierig zu stellende Diagnose, die sich aus der kombinierten Interpretation von klinischen Befunden, speziellen Laborbefunden und bildgebenden Verfahren ergibt. Für die Diagnosestellung ist meistens eine Zusammenarbeit zwischen Rheumatologen, Hautärzten, Gastroenterologen, Neurologen, Radiologen und Augenärzten erforderlich.

Differenzialdiagnose: Multiple Sklerose*.

Vaskulitis, essentielle kryoglobulinämische → Kryoglobulinämie

Vaskulitis, kutane leukozytoklastische f: engl. *cutaneous leukoclastic vasculitis*; syn. kutane leukozytoklastische Angiitis. Isolierte Immunkomplexvaskulitis kleiner Hautgefäße, die meist durch Arzneimittel verursacht wird, oft nach Virusinfektion. Das Manifestationsalter liegt über 16 Jahren. Symptome sind distal betonte palpable Purpura*, makulopapulöses Exanthem*, Arthralgie*, Myalgie* und selten Glomerulonephritis*. Behandelt wird durch Allergenkarenz, bei systemischer Manifestation mit Glukokortikoiden*. Chronifizierungen sind selten.

Vaskulitis, systemische f: engl. *systemic vasculitis*. Systemische Entzündung* der Blutgefäßwand (v. a. Arteriitis*), die zur Nekrose im versorgten Areal führen kann. Die Symptome entsprechen dem Befall und der Lokalisation des Versorgungsgebiets der betroffenen Arterien, evtl. mit Ischämie und systemischen Entzündungszeichen wie Fieber und Gewichtsverlust.

Einteilung:
– **primäre** systemische Vaskulitis (PSV): 1. Ätiologie unklar 2. Einteilung: I. nach Gefäßbefallsmuster in PSV großer (Großgefäßvaskulitis*), mittelgroßer (Polyarteriitis* nodosa, Kawasaki-Syndrom) und kleiner (Granulomatose* mit Polyangiitis, Churg-Strauss-Syndrom, mikroskopische Polyangiitis*, Purpura* Schoenlein-Henoch, kutane leukozytoklastische Vaskulitis*, essentielle kryoglobulinämische Vaskulitis; Kryoglobulinämie*) Blutgefäße und variabler Gefäßgrößen bei Morbus Behcet* II. nach Pathologie in granulomatöse Vaskulitis (Riesenzellarteriitis*, Takayasu*-Arteriitis), Immunkomplexvaskulitis (Purpura* Schoenlein-Henoch, Kawasaki-Syndrom, kutane leukozytoklastische Vaskulitis*, Polyarteriitis* nodosa, essentielle kryoglobulinämische Vaskulitis) und ANCA-assoziierte Vaskulitis (sog. pauciimmune Vaskulitis, ohne Immunkomplex-Nachweis, Granulomatose* mit Polyangiitis, Churg-Strauss-Syndrom, mikroskopische Polyangiitis*)
– **sekundäre** systemische Vaskulitis: Vorkommen im Rahmen von: 1. Infektion (Streptokokken, Salmonella*, Spirochäten, Mykobakterien, HBV, HIV, EBV u. a.) 2. Malignom (z. B. Hodgkin*-Lymphom, Haarzellen*-Leukämie) 3. Kollagenose*, rheumatoider Arthritis* 4. als UAW (v. a. Antibiotika*, Gold*, Penicillamin*) o. a.

Vaskulogenese → Neovaskularisation
Vaskulopathie → Angiopathie
vasoaktiv: engl. *vasoactive*. Auf Gefäße (z. B. kontrahierend) oder rheologische Parameter (z. B. Viskosität) einwirkend.

Vasodilatation f: engl. *vasodilation*. Erweiterung der Blutgefäße durch aktive (z. B. bei Tonusminderung der glatten Gefäßmuskulatur) oder passive (vermehrtes Blutvolumen) Mechanismen. Vasodilatation unterliegt der Regulation des Gefäßtonus*. Als Arzneimittel werden Vasodilatatoren* zur Senkung des peripheren Gefäßwiderstandes und des Blutdrucks* eingesetzt.

Aktivierung: Zentral:
– neural über vegetative Nervenfasern: 1. sympathisch über Noradrenalin* an ß$_2$-Adrenore-

Vaskulitis: Klassifikation von Vaskulitiden.		
Größe der Blutgefäße	Erkrankungen	Symptome und Beschwerden
Groß	Riesenzell-Arteriitis, Behçet-Krankheit, Takayasu-Arteriitis	Kopfschmerzen, Muskelschmerzen, Schaufensterkrankheit, ungleicher Blutdruck oder fehlender Puls an den Extremitäten, Schlaganfallsymptome (bei Hirnbeteiligung)
Mittel	Vaskulitis der Haut, Polyarteriitis nodosa	Muskelschmerzen, Nervenschmerzen, Bauchschmerzen (Mesenterialgefäße), hoher Blutdruck (Nierenbeteiligung), Ulcera, Knötchen, Livedo (bei Hautbefall)
Klein	Polyangiitis, Kryoglobulinämische Polyangiitis, IgA-assoziierte Vaskulitis, Vaskulitis der Haut	Infarkte betroffener Organe (z. B. Glomerulonephritis), Hautverfärbungen

zeptoren 2. nachlassende Sympathikusaktivität an Alpha$_1$-Adrenorezeptoren 3. parasympathisch durch Acetylcholin* an M$_3$-Rezeptoren
- hormonal über zirkulierende Katecholamine*: 1. Adrenalin* über ß$_2$-Rezeptoren 2. hohe Konzentration von Noradrenalin* an Alpha$_2$-Adrenorezeptoren.

Lokal:
- metabolisch: 1. Adenosin*, Laktat, ADP, AMP, K$^+$, H$^+$- und Zunahme des PCO$_2$ 2. Abnahme des PO$_2$
- chemisch: 1. NO 2. EDHF 3. Prostazyklin*
- gefäßaktive Hormone: 1. Bradykinin* 2. Histamin* 3. Prostaglandine*
- physikalisch: 1. Reizung von Nozizeptoren über CGRP 2. Temperaturerhöhung.

Vasodilatatoren *m pl*: engl. *vasodilative agents*. Heterogene Gruppe von Arzneistoffen (beispielsweise Hydralazin und ACE-Hemmer), die eine Erschlaffung der glatten Gefäßmuskulatur mit nachfolgender Abnahme des peripheren (Gefäß-)Widerstands und eine Senkung des arteriellen Blutdrucks bewirken. Durch die Vasodilatation soll gleichzeitig eine stärkere Durchblutung minderdurchbluteter Regionen erreicht werden (Steal*-Phänomen; durchblutungsfördernde Mittel).

vasogen: engl. *vasogenic*. Im Gefäß(system) entstanden.

Vasografie → Angiografie

Vasokonstriktion *f*: engl. *vasoconstriction*. Engstellung der Blutgefäße. Vasokonstriktion unterliegt der Regulation des Gefäßtonus*. Die zentrale Regulation erfolgt neural und hormonell mittels Adrenalin* und Noradrenalin* über Alpha1-Adrenorezeptoren. Die lokale Vasokonstriktion wird chemisch über Endothelin* durch Bindung an ET$_A$-Rezeptoren* ausgelöst. Der Bayliss*-Effekt sorgt für die Autoregulation in bestimmten Gefäßbereichen.

Vasokonstriktoren *m pl*: syn. Vasokonstringenzien. Gefäßverengende und somit blutdrucksteigernde Arzneimittel.

Vasoligatur *f*: engl. *vasoligature*. Unterbinden eines Gefäßes, z. B. des Ductus* deferens.

Vasomotoren *m pl*: engl. *vasomotor nerves*. Nerven des vegetativen Nervensystems. Vasomotoren verengen (Vasokonstriktoren) oder erweitern (Vasodilatatoren) Gefäße.

Vasomotorik *f*: syn. Vaso-Motion. Einstellung des Durchmessers von Blutgefäßen durch Konstriktion* oder Dilatation* der glatten Muskelzellen in den Blutgefäßwänden. Die Vasomotorik wird hauptsächlich nerval (v. a. durch Sympathikus) gesteuert, wird jedoch auch von vasoaktiven Substanzen wie Histamin*, Prostaglandinen* und Hormonen* beeinflusst.

Störungen: Vasomotorische Störungen treten meist bei Schäden des Gehirns, Rückenmarks, der Medulla* oblongata und peripherer Nerven auf oder können durch bestimmte Grunderkrankungen (z. B. Raynaud*-Syndrom) bedingt sein. Sie äußern sich in Kreislauf-Problemen, Kopfschmerzen (vasomotorischer Kopfschmerz), Hitze- und Kältegefühl sowie in Schweißausbrüchen.

vasomotorischer Kopfschmerz → Spannungskopfschmerz

vasoneurotisches Syndrom → Somatisierungsstörung

Vasopathie *f*: engl. *vasopathy*. Umschriebene (z. B. bei Osler-Rendu-Weber-Krankheit) oder diffuse (z. B. bei Purpura* Schoenlein-Henoch) Gefäßwandschädigung mit hämorrhagischer Diathese* zur Folge. Klinisch zeigen sich Petechien an Haut und Schleimhäuten. Ein positiver Rumpel*-Leede-Test gilt als diagnostisch beweisend.

Vasopressin → Hormon, antidiuretisches

Vasospasmus *m*: engl. *vasospasm*. Funktionell-reflektorisch oder durch lokale Einflüsse ausgelöste, anfallartig auftretende (maximale) Vasokonstriktion v. a. der Arteriolen. Vasospasmen kommen vor im Rahmen bestimmter Erkrankungen wie Prinzmetal-Angina (Koronarspasmus*), Raynaud*-Syndrom, Subarachnoidalblutung*, Migräne* oder iatrogen bedingt (Katheter, Arzneimittel, Kontrastmittel).

vasospastische Angina → Koronarspasmus

Vasotomie *f*: engl. *vasotomy*. Operative Eröffnung von Gefäßen (z. B. Arteriotomie*). In der Urologie bezeichnet die Vasotomie (Syn.: Vasektomie, Vasoresektion) die chirurgische Durchtrennung der Samenleiter zur Sterilisation*.

Vasovagalsyndrom *n*: engl. *vagal attack*. Selten gebrauchte Bezeichnung für ein gehäuftes Auftreten vasovagaler Synkopen*.

Vasovasostomie *f*: engl. *vasovasostomy*. Operative Refertilisierung nach Vasoresektion durch Zusammennähen beider Ductus-deferens-Stümpfe, überwiegend in mikrochirurgischer Technik. In 97 % der Fälle treten Spermien wieder auf, falls die Vasovasostomie innerhalb der ersten 3 Jahre nach Vasoresektion durchgeführt wird. Siehe Abb.

Prognose:
- Rekanalisation der Samenleiter und anschließendes Auftreten von Spermien im Ejakulat abhängig vom zeitlichen Abstand zur Vasoresektion und von der vorher bestehenden Qualität der Samenbildung
- mögliche Beeinträchtigung durch Spermatozoen-Antikörper, die sich bei der Vasoresektion durch Öffnen der Blutschranke bilden können.

Vaspin *n*: engl. *visceral adipose tissue-derived serine protease inhibitor*. Zu den Adipokinen* gehörendes Protein (Serinprotease-Inhibitor; Proteasen*).

Vater-Kind-Beziehung → Eltern-Kind-Beziehung

Vater-Kind-Interaktion → Eltern-Kind-Interaktion

Vater-Pacini-Lamellenkörperchen *n sg, pl*: engl. *Vater-Pacini corpuscles*; syn. Corpuscula lamellosa. Zwiebelschalenartig aufgebaute Mechanosensoren*, die der Wahrnehmung von Vibrationen dienen. Gehäuft kommen sie in der Subkutis* von Händen und Füßen vor, aber auch an weiteren Stellen wie dem Peritoneum* oder den Gelenkkapseln. In ihrem Zentrum befindet sich ein Axonende, umgeben von zahlreichen Schwann*-Zellen und Perineural-Zellen.

Vater-Papille → Papilla duodeni major

Vaterschaft *f*: engl. *paternity*. Soziale und rechtliche Beschreibung des Verhältnisses zwischen Vater und Kind.

Kriterien: Kriterien für die **Vaterschaftsbestimmung** nach § 1592 Bürgerliches Gesetzbuch (BGB) sind:
- bestehende Ehe mit der Mutter des Kindes zum Zeitpunkt der Geburt
- Anerkennung der Vaterschaft durch den Mann
- gerichtliche Feststellung der Vaterschaft nach § 1600d BGB, wenn nach den beiden erstgenannten Kriterien keine Vaterschaft besteht.

Vaterschaftsbestimmung *f*: engl. *filiation*. Bestimmung des Vaters eines Kindes nach § 1592 Bürgerliches Gesetzbuch (BGB). Vater ist demnach der Mann, der zum Zeitpunkt der Geburt mit der Mutter des Kindes verheiratet ist oder der die Vaterschaft anerkannt hat. Ansonsten wird die Vaterschaft nach § 1600d BGB gerichtlich festgestellt.

Vaterschaftsfeststellung → Vaterschaft

VAV: Abk. für → Verletzungsartenverfahren

VBR: Abk. für → Ventricle-to-Brain-Ratio

VCV: Abk. für engl. *volume controlled ventilation* → Beatmung

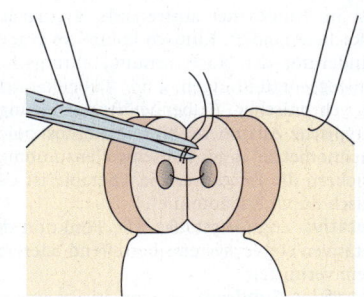

Vasovasostomie: Mikrochirurgische Vasovasostomie, innere Naht.

VDBP: Abk. für Vitamin-D-bindendes Protein → Gc-System

VDRL-Test m: engl. *Venereal Diseases Research Laboratories Test*. Unspezif. Syphilis-Test zum Nachweis von Antikörpern gegen Kardiolipin.
Prinzip: Mikroflockungsreaktion gegen aus Rinderherz gewonnene Antigene (Phospholipide der Mitochondrienmembran), das sog. Reagine, unspezif. Antikörper, erfasst.
Anwendung: In Diagn. und Beurteilung der Therapie von Syphilis*; cave: falsch positive Ergebnisse v. a. bei Erkr., die mit starken Veränderungen der Plasmaproteine einhergehen und bei Schwangerschaft.

VDV-Verfahren: Abk. für Vakuum-Dampf-Vakuum-Verfahren → Dampfdesinfektion

VE: Abk. für → Vakuumextraktion

Veau-Plastik f: engl. *Veau's operation*. Plastik* zum Lippenverschluss bei doppelseitiger Lippenspalte*. Das Lippenweiß-Lippenrot im Philtrum bleibt erhalten. Das Prolabium (Lippenwulst unterhalb des Philtrums) wird durch das Lippenrot der seitlichen Lippenstümpfe gebildet. Der M. orbicularis wird rekonstruiert.

Vecuroniumbromid n: Nichtdepolarisierendes peripheres Muskelrelaxans (monoquaternäres Aminosteroid) aus der Gruppe der Acetylcholin-Rezeptor*-Antagonisten zur i. v. Anwendung bei endotrachealer Intubation und chirurgischen Eingriffen, um die Muskelrelaxation zu erhalten. Vecuroniumbromid verfügt über keine klinisch signifikante parasympatholytische kardiale Wirkung.
Indikationen:
– endotracheale Intubation
– im Rahmen der Narkose zur Toleranz des Endotrachealtubus
– Verbesserung der Operationsbedingung, z. B. bei OP im Bauchraum.

VEE: Abk. für Versuchsleiter-Erwartungseffekt

vegan → Vegetarismus

Vegetarier m: engl. *vegetarian*. Person, die vorwiegend vegetabile (pflanzliche) Nahrung zu sich nimmt und als tierische Nahrungsmittel nur Eier- und Milchprodukte. In Deutschland ernähren sich rund 10 % der Bevölkerung vegetarisch. Wer ausschließlich pflanzliche Nahrungsmittel zu sich nimmt, wird Veganer genannt (ca. 1 % der Bevölkerung in Deutschland).

Vegetarismus m: engl. *vegetarianism*. Ernährung ausschließlich oder überwiegend durch pflanzliche Nahrung. Dadurch entsteht unter Umständen ein Vitaminmangel* (v. a. Cobalamin, Calciferole) oder Mangel an Spurenelementen* (Eisen, Kalzium und Zink).
Häufige Formen:
– Ovo-lakto-vegetarisch: Verzicht auf Fleisch und Fisch, Verzehr von Ei, Milch und Honig; in Deutschland praktiziert von rund 10 % der Bevölkerung
– lakto-vegetarisch: Verzicht auf Fleisch, Fisch und Ei, Verzehr von Milch
– ovo-vegetarisch: Verzicht auf Fleisch, Fisch und Milch, Verzehr von Ei
– vegan: Verzicht auf alle Produkte tierischen Ursprungs (Fleisch, Fisch, Ei, Milch, Honig); in Deutschland praktiziert von rund 1 % der Bevölkerung
– vegane Rohkost-Ernährung: wie vegan, zusätzlich Verzicht auf Zubereitung durch Erhitzung.

Ernährungsphysiologische Bewertung:
– ovo-lakto-vegetarische Form: **1.** als Dauerkost geeignet, unproblematisch bei ausreichendem Verzehr von Nüssen, Kernen und Milchprodukten **2.** günstig: hohe Zufuhr an Kohlenhydraten, Ballaststoffen*, antioxidativen Vitaminen und sekundären Pflanzenstoffen bei gleichzeitig niedriger Zufuhr an gesättigten Fettsäuren, Cholesterol und Purinen
– vegane Form: **1.** vorteilhaft: hohe Nährstoff- und geringere Energiedichte **2.** Bedarfsdeckung bei umfangreichem Ernährungswissen und geschickter Kostzusammenstellung möglich, evtl. Supplementierung erforderlich **3.** nachteilig: Bedarfsdeckung mit Vitamin D und Vitamin B_{12} ist schwierig **4.** cave: für Schwangere und Stillende nur unter ärztlicher Begleitung und Substitution kritischer Mikronährstoffe (Vitamin B2, Vitamin B12, Eisen, Kalzium, Jod); für Säuglinge und Kleinkinder ist eine vegane Kost nicht zu empfehlen, wird sie doch praktiziert, sind Mikronährstoffsubstitution sowie ärztliche Überwachung zwingend notwendig.
– vegane Rohkost-Ernährung: **1.** nicht als Dauerkost geeignet trotz der hohen Nährstoffdichte **2.** nachteilig: geringe Energiedichte und Defizite an bestimmten Nährstoffen (v. a. Vitamin* D, Vitamin B_{12}, bei jungen Frauen Eisen*).

Vegetationen, adenoide f pl: engl. *adenoids*. Meist im Kindesalter auftretende Hyperplasie der Rachenmandel*. Klinisch kommt es v. a. zu Behinderung der Nasenatmung, chronischen Atemwegsentzündungen und Tubenkatarrh* bzw. chronischer Tubenbelüftungsstörung*. Die typische Anamnese, hintere Rhinoskopie*, Tympanometrie* und Tonschwellenaudiometrie sichern die Diagnose. Die Therapie ist chirurgisch durch Adenotomie*.

vegetativ: engl. *vegetative*. Die Funktion des vegetativen Nervensystems betreffend oder von diesem vermittelt.

vegetatives Syndrom → Somatisierungsstörung

Vegetativum → Nervensystem, vegetatives

Veit-Smellie-Handgriff m: engl. *Veit-Smellie-Mauriceau maneuver*. Geburtshilflicher Handgriff zur Entwicklung des Kopfes im Rahmen einer Beckenendlagengeburt.
Durchführung: Eine Hand wird von der Bauchseite des Kindes bis zum Kopf vorgeschoben, sodass der Fet auf dem Unterarm des Geburtshelfers zum Liegen kommt. Der Zeigefinger (oder Mittelfinger) wird in den Mund des Kindes eingeführt und unterstützt damit die Flexion des Kopfes. Die zweite Hand greift über die Schultern des Kindes, danach erfolgt die Extraktion (siehe Abb.).

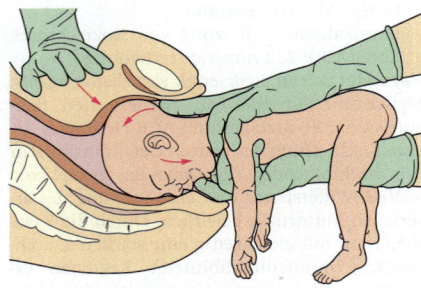

Veit-Smellie-Handgriff

Veitstanz m: engl. *St. Vitus' dance*; syn. Tanzwut. Neben der synonymen Bedeutung für die Bewegungsstörung Chorea*, ist Veitstanz auch eine historische Bezeichnung für die im Mittelalter mehrfach beschriebene epidemische sog. Tanzwut, die besonders nach der europäischen Pestepidemie des 14. Jahrhunderts an vielen Orten auftrat.
Hintergrund:
– Als Kennzeichen des Veitstanz galten ausgedehnte, z. T. orgiastische Tänze von (größeren) Menschengruppen mit Erregungszuständen, ggf. epileptischen Anfällen und illusionären Erlebnissen (Illusion*), z. T. gefolgt von Amnesie*.
– Als mögliche Erklärung wird eine Intoxikation mit Ergotamin* durch Pilzbefall von Kornähren angenommen.
– Namensgebend war der heilige Vitus (gestorben 305), der Legende nach ein Märtyrer zur Zeit des römischen Kaisers Diokletian, der als einer der 14 Nothelfer und insbesondere als Schutzpatron gegen Nervenkrankheiten gilt.

Vektion f: engl. *vection*. Eigenbewegungsillusion, die durch großflächige bewegte visuelle Reize (z. B. in Flugsimulatoren) ausgelöst wird. Es kommt zu einem physiologischen Reizschwindel mit elektrophysiologisch nachweisbarer neuronaler Erregung im Vestibulariskerngebiet.

Vektor [Genetik] *m*: Vehikel für den Gentransfer, z. B. Viren, Cosmide, Plasmide* oder den Plasmiden ähnliche künstliche Chromosomen mit größerer Aufnahmekapazität für Fremd-DNA, u. a. bacterial artificial chromosome (BAC) und yeast artificial chromosome (YAC).

Vektor [Infektiologie] *m*: Aktive Krankheitsüberträger, z. B. Tiere (meist Insekten u. a. Gliederfüßler).

Formen:
- mechanisch (mit Beinen, Saugrüssel oder Darminhalt) ohne Vermehrung bzw. Weiterentwicklung des Erregers im Vektor; z. B. Shigellen-Übertragung von Kot auf Nahrungsmittel mit den Beinen von Schmeißfliegen
- biologisch mit Vermehrung bzw. Weiterentwicklung des Erregers im Vektor, z. B. Pest-Übertragung durch Flöhe oder Malaria-Übertragung durch Anophelesmücken.

Vektor [Physik] *m*: engl. *vector*; syn. Vektor [Mechanik]. In der Physik eine gerichtete Größe, wie z. B. Kraft* oder Geschwindigkeit. Ein Vektor kann symbolisch durch einen Pfeil dargestellt werden. Vektoren sind durch Angriffspunkt, Richtung und Betrag festgelegt. Beispiele in der Medizin sind der Herzvektor* und das EKG*.

Vektorkardiografie *f*: engl. *vectorcardiography*; Abk. VKG. Klinisch nicht übliches EKG*-ergänzendes Verfahren zur räumlichen Darstellung des kardialen Erregungsablaufs. Siehe Abb.

Prinzip: Aus den einzelnen Vektoren der elektrischen Aktivität im Herzen wird ein Integralvektor (z. B. aus Frank-Ableitungen) errechnet und seine zeitliche Richtungsänderung auf die Transversal-, Frontal- und Sagittalebene als schleifenförmige Erregungsbewegung projiziert und meist auf einem Monitor dargestellt.

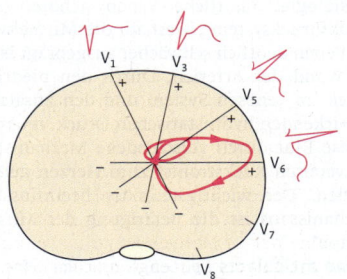

Vektorkardiografie

Vel-Blutgruppe *f*: engl. *Vel blood group*. Ubiquitär vorkommende Blutgruppe (Symbol Vel) mit Phänotypen Vel 1,−2 (Häufigkeit 0,05 %), Vel −1,2 (0,025 %) und Vel 1,2 (99,925 %), siehe ubiquitäre Antigene*.

Vellushaare *n pl*: engl. *vellus*; syn. Wollhaare. Kurze, dünne Flaumhaare, die wenig pigmentiert und marklos sind. Ihre Haarfollikel* enden in der Dermis. Vellushaare ersetzen die Lanugohaare* des Fetus* und bedecken bis zur Pubertät einen Großteil des Körpers. Danach werden sie bei Frauen teilweise, bei Männern fast vollständig ausgetauscht gegen die Terminalhaare*.

Velotractio *f*: Vorziehen des Gaumensegels* mit nasal eingeführten Gummischläuchen im Rahmen der hinteren Rhinoskopie*.

Velumspalte → Gaumenspalte

Vena → Venae

Vena axillaris *f*: engl. *axillary vein*; syn. V. axillaris. Vene, die aus den Vv. brachiales hervorgeht. Die V. axillaris zieht vom Unterrand des M. pectoralis major bis zur 1. Rippe und mündet in die V. subclavia. Sie drainiert Arm, seitliche Brustwand und Schulter.

Zuflüsse:
- V. subscapularis
- V. circumflexa scapulae
- V. thoracica lateralis
- Vv. thoracoepigastricae
- V. cephalica.

Vena azygos *f*: engl. *azygos vein*. Unpaare Vene, welche rechts der Wirbelsäule* den Thorax* durchzieht. Die Vena azygos entsteht auf Höhe des Zwerchfells* aus der Vena lumbalis ascendens dextra und mündet in die Vena* cava superior. Sie drainiert das Mediastinum posterius, die Thoraxorgane und die dorsale Rumpfwand.

Vena basilica *f*: engl. *basilic vein*; syn. V. basilica. Vene, die aus dem Rete venosum dorsale manus und dem Arcus venosus palmaris superficialis entsteht. Die V. basilica mündet in die Vv. brachiales und sammelt oberflächlich das Blut aus der ulnaren Seite von Hand* und Arm.

Verlauf:
- distal an der Ulna* zunächst oberhalb der Armfaszie
- tritt auf mittlerer Höhe des Sulcus bicipitalis medialis durch die Faszie* und verläuft schließlich unterhalb dieser als V. basilica antebrachii
- bildet über die V. mediana antebrachii und V. mediana cubiti Anastomosen* mit der V. cephalica aus.

Vena brachiocephalica *f*: engl. *brachiocephalic vein*; syn. V. brachiocephalica; Abk. V. brachiocephalica. Vene, die aus der V. jugularis interna und der V. subclavia entsteht. Sie sammelt das Blut aus Kopf, Hals, Armen, Brustorganen, vorderer Brust- und vorderer oberer Bauchwand. Die V. brachiocephalica dextra und sintra vereinigen sich hinter dem ersten rechten Rippenknorpel zur V. cava superior. Siehe Abb.

Vena-cava-Blockade *f*: engl. *vena cava block*. Blockade der infrarenalen V. cava als mechanischer Schutz bei rezidivierender Lungenembolie* infolge Bein- oder Beckenvenenthrombose* durch intraluminales Einbringen eines Schirmfilters (Cavafilter*).

Vena-cava-Filter → Cavafilter

Vena cava inferior *f*: engl. *inferior vena cava*; syn. untere Hohlvene. Vene, die aus den beiden zusammenfließenden Vv. iliacae communes entsteht. Die V. cava inferior verläuft neben der Aorta* und sammelt das Blut aus den unteren Extremitäten*, den Organen des Beckens und Retroperitonealraums*, der Leber*, der Wand der Bauchhöhle und der unteren Wirbelsäule*.

Vena-cava-inferior-Syndrom *n*: Thrombose der V. cava inferior als Komplikation bei beidseitiger Beckenvenenthrombose* und Beinvenenthrombose. In Abhängigkeit von der Ausdehnung zeigen sich klinisch u. a. Schmerzen in der Lendengegend, Ödem* der unteren Körperhälfte, Anurie* sowie Ausbildung von Kollateralkreisläufen. Siehe Abb.

Vena-cava-Katheter → Zentraler Venenkatheter

Vena-cava-Kompressionssyndrom *n*: engl. *inferior vena cava syndrome*; syn. Vena-cava-inferior-Syndrom. Akute, vorwiegend in Rückenlage der Schwangeren auftretende Schocksymptomatik mit Blässe, Schwitzen und Atemnot sowie häufig fetaler Bradykardie. Die leichte Form

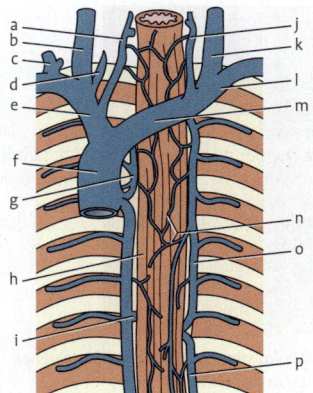

Vena brachiocephalica: Venöse Zuflüsse; a: V. thyroidea inferior dextra; b: V. jugularis interna dextra; c: V. jugularis externa dextra (Einmündung in V. subclavia dextra), d: V. vertebralis, e: V. brachiocephalica dextra, f: V. cava superior, g: V. intercostalis superior dextra, h: Ösophagus, i: V. hemiazygos, j: V. thyroidea inferior sinistra, k: V. jugularis interna sinistra, l: V. subclavia sinistra, m: V. brachiocephalica sinistra, n: Vv. oesophageales, o: V. hemiazygos accessoria, p: V. hemiazygos.

Vena cava superior

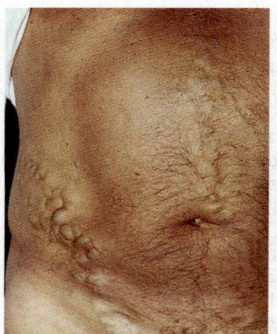

Vena-cava-inferior-Syndrom: Kollateralvenen der vorderen Bauchwand. [31]

betrifft 30–40 % der Schwangeren im letzten Trimenon. Die Therapie besteht im Einnehmen der linken Seitenlage.
Ursache: Durch eine Kompression der V. cava inferior durch den Uterus (besonders in Rückenlage) kommt es zu einer Reduzierung des venösen Blutrückstroms zum mütterlichen Herzen und damit auch des Herzminutenvolumens. Dabei kommt es zur Abnahme u. a. der Uterusdurchblutung sowie bei Unterschreiten kritischer Grenzwerte auch der Sauerstoffversorgung des Fetus mit Abnahme der fetalen Herzfrequenz.
Vena cava superior f: engl. *superior vena cava*; syn. obere Hohlvene. Vene, die aus den beiden zusammenfließenden Vv. brachiocephalicae entsteht. Die V. cava superior verläuft rechts neben der Pars ascendens aortae und sammelt das Blut* aus Kopf, Hals, Armen, oberen Teilen der Rumpfwand und Rückenmark*. Die V. azygos mündet in die V. cava superior.
Verlauf:
- entspringt am rechten Rand des Sternums* in Höhe des ersten Rippenknorpels aus den beiden Vv. brachiocephalicae
- verläuft im Mediastinum* neben der Pars ascendens aortae
- mündet in den rechten Vorhof des Herzens.

Vena-cava-superior-Syndrom n: engl. *superior vena cava syndrome*; syn. obere Einflussstauung; Abk. VCSS. Starke venöse Stauung im Bereich des Kopfes, Halses und der oberen Extremitäten (obere Einflussstauung*) infolge Kompression oder Thrombose der V. cava superior. Diagnostisch steht die Suche nach einem Lungen- bzw. Mediastinaltumor* mittels Röntgen/CT im Vordergrund. Die Therapie erfolgt mittels Angioplastie*, Stentimplantation, Radiotherapie und Chemotherapie*.
Vena centralis retinae f: engl. *central retinal vein*. Die A. centralis retinae begleitende Vene, welche die Netzhaut (Retina*) drainiert. Sie entsteht an der Sehnervenpapille*, verlässt den Augapfel (Bulbus* oculi) mit dem Nervus* opticus und mündet schließlich in die Vena* ophthalmica superior.
Vena cephalica f: engl. *cephalic vein*; Abk. V. cephalica. Große Armvene, die aus den Venen des Handrückens entsteht. Die V. cephalica zieht radial über Unterarm und Oberarm und mündet unter der Klavikula* in die V. axillaris. Sie drainiert die Oberfläche der Radialseite von Hand* und Arm. Mit der V. basilica bildet sie Anastomosen*.
Vena comitans: syn. Begleitvene; Abk. V. comitans. Im funktionellen Verbund mit der Arterie verlaufende (Begleit-)Vene. Größere Arterien (wie die A. femoralis) werden meist von 1 Vene und kleinere Extremitätenarterien typischerweise von 2 Venen begleitet.
Vena contracta f: engl. *contracted vein*. Bezeichnung für die Stelle eines Flüssigkeitsstroms mit dem geringsten Durchmesser und der höchsten Flussgeschwindigkeit. Bei Klappeninsuffizienzen des Herzens lässt sich durch Messung der Vena contracta mittels Dopplerechokardiografie der Insuffizienzgrad bestimmen. Die schmalste Stelle des Regurgitationsjets* repräsentiert die effektive Regurgitationsöffnung.
Vena cutanea: engl. *cutaneous vein*; syn. V. cutanea; Abk. V. cutanea. Hautvene mit subkutanem, meist arterienunabhängigem Verlauf. Sie ist an der Körperoberfläche als bläuliche Linie oder Erhebung sichtbar und kann an Arm und Hand zur Venenpunktion verwendet werden. Hautvenen dienen der Regulation der Körpertemperatur.
Venae: engl. *veins*; syn. Vena (V.); Abk. Vv. Blutgefäße, die das Blut* zum Herzen* führen. Sie transportieren im Körperkreislauf sauerstoffarmes, im Lungenkreislauf sauerstoffreiches Blut. Als Kapazitätsgefäße enthalten sie einen Großteil des im Kreislauf befindlichen Blutes. Hautvenen spielen eine wichtige Rolle bei der Thermoregulation*.
Histologie: Die Venenwand besteht von innen nach außen aus drei Schichten:
- Tunica interna (Intima) mit reichlich elastischen Fasern
- Tunica media (Media) mit locker gefügten Bündeln glatter* Muskulatur: 1. je nach Körperregion und abhängig vom hydrostatischen Druck unterschiedlich stark ausgeprägt 2. schwache Tunica media am Hals und im Bauchraum, starke Ausprägung in den Beinen
- Tunica externa (Adventitia) aus lockerem Bindegewebe.

Venenwand im Vergleich zu Arterien*:
- grundsätzlich gleicher Aufbau, Venen weisen allerdings eine dünnere Muskelschicht auf
- unscharfe Begrenzung der Schichten

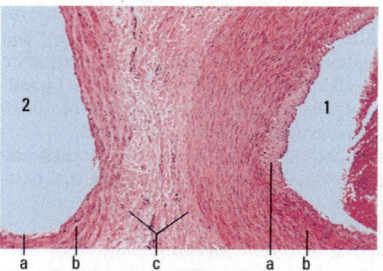

Venae: Histologischer Schnitt durch die dickwandige Arteria radialis (1) mit deutlich dreischichtigem Aufbau und die dünnwandige Vena radialis (2) mit undeutlichem Aufbau; a: Tunica interna; b: Tunica media; c: Tunica externa (Tunica adventitia).

- keine Membrana elastica interna
- weniger dehnbar (aufgrund von Kollagenfibrillen in der Venenwand)
- Venenklappen als Rückschlagventile
- stärkere Versorgung mit Vasa* vasorum
- geringere Innervation*.

Siehe Abb.
Einteilung der Venen: Nach Lokalisation:
- oberflächliche Venen (Venae superficiales)
- tiefe Venen (Venae* profundae)
- herznahe Venen
- herzferne Venen
- Begleitvenen (Venae comitantes)
- Perforansvenen (Venae perforantes)

Nach Größe:
- Venen
- Venolen*: 1. postkapilläre Venolen*: gehören zur Endstrombahn* und nehmen am Stoff- und Flüssigkeitsaustausch teil 2. muskuläre Venolen: Venolen mit ein- bis zweischichtigem Muskelmantel, nehmen nicht am Stoffaustausch teil.

Physiologie: Sämtliche Venen gehören zum Niederdrucksystem*, weshalb die Muskelwand der Venen deutlich schwächer ausgeprägt ist als die Wand der Arterien. Durch den niedrigen Druck im venösen System und den zusätzlich einwirkenden hydrostatischen Druck, muss das venöse Blut durch verschiedene Mechanismen des venösen Rückstroms* zum Herzen geleitet werden. Der wichtigste aktiv beeinflussbare Mechanismus ist die Betätigung der Muskelpumpe*.
Venae articulares f pl: engl. *articular veins*. Venen, die das Kiefergelenk* drainieren. Die Vv. articulares münden in den Plexus pterygoideus.
Venae basivertebrales → Venae columnae vertebralis
Venae Breschet → Diploevenen
Venae columnae vertebralis f pl: engl. *veins of vertebral column*. Venengeflechte in der Wirbel-

säule*, welche das Rückenmark*, die Rückenmarkshäute und den Spinalkanal* drainieren. Vor allem das innere Venengeflecht dient als eine Art Polster, welche das Rückenmark umhüllt und schützt.

Anatomie: Einteilung:
- Plexus venosus vertebralis externus anterior: Venengeflecht ventral der Wirbelkörper
- Plexus venosus vertebralis externus posterior: Venengeflecht dorsal der Wirbelbögen
- Plexus venosus vertebralis internus anterior: epidurales Venengeflecht dorsal der Wirbelkörper zwischen Dura* mater spinalis und Periost*
- Plexus venosus vertebralis internus posterior: epidurales Venengeflecht anterior der Wirbelbögen zwischen Dura und Periost.

Venae haemorrhoidales → Venae rectales inferiores

Venae haemorrhoidales → Venae rectales mediae

Venae haemorrhoidales → Vena rectalis superior

Venae hepaticae *f pl*: engl. *hepatic veins*. Die Leber* drainierende Venen, welche in die Vena* cava inferior münden. Unterschieden werden eine Vena hepatica dextra, Vena hepatica sinistra und Vena hepatica intermedia.

Venae jejunales *f pl*: engl. *jejunal veins*. Venen, die das Blut* aus dem Jejunum* sammeln. Die Vv. jejunales verlaufen im Mesenterium* und münden in der V. mesenterica superior.

Venae medullae spinalis → Venae columnae vertebralis

Venae oesophageales *f pl*: engl. *esophageal veins*. Den Ösophagus* drainierende Venen. Je nach Lage münden die Venae oesophageales in die Vena thyroidea inferior (zervikal*), in die Vena* azygos oder Vena* hemiazygos (thorakal) oder in die Vena* gastrica sinistra (abdominal*). Durch diese Verbindungen bestehen portokavale Anastomosen. Bei portaler Hypertension* können Ösophagusvarizen* entstehen.

Venae parietales → Venae superficiales cerebri

Venae portales hypophysiales → Emissarvenen

Venae profundae *f pl*: engl. *deep veins*. Tiefe, unter der Körperfaszie liegende Venen. Sie begleiten meist gleichnamige Arterien*, Ausnahmen sind die Venen von Leber*, Wirbelsäule* und Kopf. Die tiefen Venen transportieren den Hauptanteil des venösen Blutes* zum Herzen*.

Klinischer Hinweis: Der Verschluss einer großen tiefen Vene (z. B. bei einer Thrombose*) zieht lebensbedrohliche Konsequenzen nach sich, wenn sich größere Thromben lösen und die Lungenarterien verlegen (Lungenembolie*).

Venae rectales inferiores *f pl*: engl. *inferior rectal veins*. Aus dem Plexus* venosus rectalis hervorgehende Venen, welche den Analkanal* drainieren. Die Venae rectales inferiores münden in die Vena pudenda interna und gehören somit nicht zum Pfortadersystem. Durch eine Verbindung mit der Vena* rectalis superior besteht eine portokavale Anastomose.

Venae rectales mediae *f pl*: engl. *middle rectal veins*. Aus dem Plexus* venosus rectalis hervorgehende Venen, welche einen Teil des Rektums* drainieren. Die Venae rectales mediae münden in die Vena iliaca interna und gehören somit nicht zum Pfortadersystem. Durch eine Verbindung mit der Vena* rectalis superior besteht eine portokavale Anastomose.

Venae renales *f*: engl. *renal veins*. Begleitvenen der Arteria* renalis, welche die Nieren* drainieren. Die Venae renales münden in die Vena* cava inferior. Die linke Vena renalis verläuft vor Eintritt in die Cava zwischen der Arteria* mesenterica superior und der Aorta abdominalis. Dies kann zur Einklemmung der Vene führen (Nussknackersyndrom*).

Venae sectio *f*: Chirurgische Freilegung und Eröffnung einer subkutanen Vene mit Einlegen eines Katheters als venösem Gefäßzugang, z. B. zur Infusion* oder Transfusion. Die Methode ist weitestgehend durch Kathetereinlage mittels Punktion der V. jugularis oder V. subclavia oder Portimplantation ersetzt.

Venae spinales anteriores → Venae columnae vertebralis

Venae spinales posteriores → Venae columnae vertebralis

Venae superficiales cerebri *f pl*: engl. *superficial cerebral veins*. Oberflächliche Venen des Großhirns, welche den Kortex*, subkortikale* Regionen und das Marklager drainieren. Sie verlaufen innerhalb des Subarachnoidalraumes* und durchbrechen vor Eintritt in einen Sinus* durae matris als Brückenvenen die Dura* mater. Zwischen ihnen und den tiefen Venae profundae cerebri gibt es viele Anastomosen*.

Anatomie: Man unterscheidet 3 verschiedene Gruppen der oberflächlichen Hirnvenen:
- in Richtung Schädeldach gelegene Venae superiores cerebri
- eine lateral etwa in der Mitte des Kortex gelegene Vena media superficialis cerebri
- basal gelegene Venae inferiores cerebri.

Vena femoralis *f*: engl. *femoral vein*. Vene, die sich aus der V. poplitea fortsetzt. Die V. femoralis begleitet die A. femoralis vom Hiatus adductorius bis zum Lig. inguinale und mündet in die V. iliaca externa. Sie drainiert das Bein.

Verlauf:
- beginnt am Hiatus adductorius
- verläuft parallel zur A. femoralis durch den Canalis adductorius und das Trigonum* femorale
- zieht weiter bis zum Ligamentum inguinale.

Zuflüsse:
- V. profunda femoris
- V. saphena magna.

Vena gastrica dextra *f*: engl. *right gastric vein*. Vene, die die A. gastrica dextra begleitet. Die V. gastrica dextra drainiert das Blut* im Bereich der kleinen Magenkurvatur und mündet in die V. portae hepatis.

Vena gastrica sinistra *f*: engl. *left gastric vein*. Vene, die die A. gastrica sinistra begleitet. Die V. gastrica sinistra drainiert das Blut* im Bereich der kleinen Magenkurvatur und mündet in die V. portae hepatis.

Vena hemiazygos *f*: engl. *hemi-azygos vein*. An der linken Seite der Wirbelsäule* längs verlaufende, unpaare Vene. Die Vena hemiazygos nimmt die unteren Venae intercostales posteriores der linken Körperseite auf und drainiert das Mediastinum posterius, die Thoraxorgane und die hintere Rumpfwand. Sie mündet in die Vena* azygos.

Anatomie: Die Vena hemiazygos geht aus der Vena lumbalis ascendens hervor und tritt links der Aorta* durch das Zwerchfell*. Sie biegt in etwa auf Höhe des 8. Brustwirbels nach rechts um, wo sie in die Vena azygos mündet. Dabei überkreuzt sie den Ductus* thoracicus.

Vena hemiazygos accessoria *f*: engl. *accessory hemi-azygos vein*. Längs verlaufende, unpaare Vene links neben den Brustwirbelkörpern. Die Vena hemiazygos accessoria nimmt die oberen Venae intercostales posteriores der linken Seite auf. Sie mündet etwa auf Höhe des 7. Brustwirbels entweder in die Vena* hemiazygos oder in die Vena* azygos.

Vena iliaca communis *f*: engl. *common iliac vein*. Vene, die aus der Vereinigung von V. iliaca externa und V. iliaca interna hervorgeht und Bein, Becken*, Gesäß- und Lendengegend drainiert. Die V. iliaca communis zieht vom Iliosakralgelenk* bis zum 4. Lendenwirbel und geht schließlich in die V. cava inferior über.

Vena jugularis interna *f*: engl. *internal jugular vein*; syn. innere Drosselvene. Tiefe Halsvene, die am Foramen jugulare aus dem Schädel tritt und zum Venenwinkel (Angulus venosus) zieht. Sie setzt sich aus dem Sinus* sigmoideus und Sinus* petrosus inferior fort und mündet in die V. brachiocephalica. Sie drainiert Schädelhöhle, Gehirn*, Gesicht, Zunge*, Pharynx*, Larynx* und Schilddrüse*.

Verlauf:
- von der hinteren Abteilung des Foramen jugulare
- im Spatium* lateropharyngeum
- in der Vagina carotica
- bis zum Venenwinkel.

Vena lienalis → Vena splenica

Vena mediana cubiti *f*: engl. *median cubital vein*. Oberflächlich gelegene und quer in der El-

Vena mesenterica inferior

lenbeuge verlaufende Vene zwischen Vena* basilica und Vena* cephalica. Die Vena mediana cubiti wird gerne zur Blutentnahme* oder für einen venösen Zugang verwendet.

Vena mesenterica inferior f: engl. *inferior mesenteric vein*. Vene, die in die V. splenica mündet und Colon descendens, Colon sigmoideum sowie das obere Rektum* drainiert. Die V. mesenterica inferior nimmt in ihrem Verlauf die V. colica sinistra, Vv. sigmoideae und V. rectalis superior auf. Sie ist Teil der portokavalen Anastomosen.

Vena mesenterica superior f: engl. *superior mesenteric vein*. Vene, die in die Pfortader (Vena portae hepatis) mündet. Die V. mesenterica superior verläuft zwischen Pars ascendens duodeni und Pankreas* und drainiert Dünndarm*, Pankreas*, den Dickdarm* bis zur rechten Kolonflexur und den rechten Teil der großen Magenkurvatur.

Vena ophthalmica superior f: engl. *superior ophthalmic vein*. Am medialen Augenwinkel durch den Zusammenfluss von Vena angularis und Venae supratrochleares entstehende Vene. Sie verläuft am Dach der Orbita*, überkreuzt den Nervus* opticus unterhalb des Musculus* rectus superior und mündet über die Fissura orbitalis superior in den Sinus* cavernosus.

Vena poplitea f: engl. *popliteal vein*. Tiefe Vene der unteren Extremitäten*. Die V. poplitea zieht von der Vereinigung der Vv. tibiales anteriores und Vv. tibiales posteriores bis zum Hiatus adductorius und mündet in die V. femoralis. Zwischen A. poplitea und N. tibialis gelegen, drainiert sie Fuß*, Unterschenkel* und Kniegelenk*.

Zuflüsse:
- Vv. surales
- Vv. geniculares
- Vv. tibiales anteriores
- Vv. tibiales posteriores.

Vena rectalis superior f: engl. *superior rectal veins*. Zum Pfortadersystem gehörende Vene, welche den größten Teil des Rektums* drainiert und in die Vena* mesenterica inferior mündet. Die Vena rectalis superior ist mit den Venae* rectales mediae und Venae* rectales inferiores verbunden, wodurch eine portokavale Anastomose besteht.

Vena saphena parva f: engl. *small saphenous vein*. Beinvene, die die Haut* lateral und dorsal am Unterschenkel drainiert. Die V. saphena parva entsteht aus dem Arcus venosus dorsalis und dem Rete venosum dorsale pedis und zieht vom lateralen Fußrand mittig über die Unterschenkelrückseite. An der Kniekehle mündet sie in die V. poplitea.

Vena spinalis f: engl. *spinal vein*; syn. Ramus spinalis. Vene, die segmental das Blut* aus dem Rückenmark* und den Rückenmarkshäuten

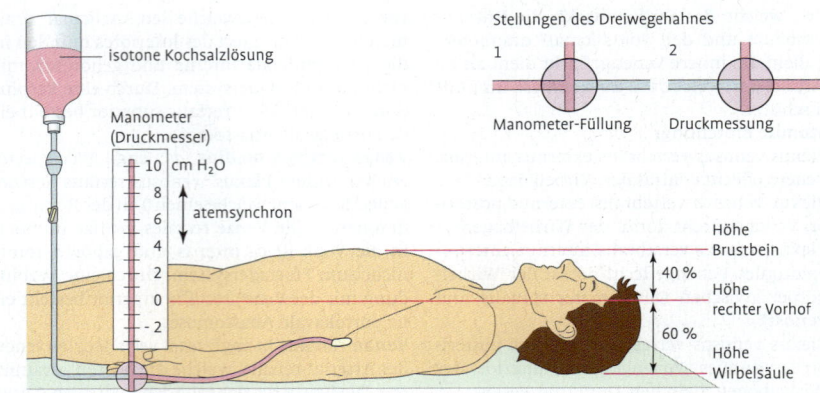

Venendruckmessung: Schema zur Ermittlung der rechtsatrialen Höhe beim liegenden Patienten zur ZVD-Messung.

sammelt. Die V. spinalis mündet in die Vv. intercostales posteriores.

Vena splenica f: engl. *splenic vein*; syn. V. lienalis. Zum Pfortadersystem gehörende Vene, welche Blut aus Milz*, Pankreas* und Magen* aufnimmt. Sie verläuft gemeinsam mit der Arteria splenica im Ligamentum splenorenale und mündet in die Vena portae. In die Vena splenica münden die Venae gastricae breves, Vena gastroomentalis sinistra und die Venae pancreaticae.

Vena subclavia f: engl. *subclavian vein*. Vene, die sich aus der V. axillaris fortsetzt und gemeinsam mit der V. jugularis interna in die V. brachiocephalica mündet (Venenwinkel*). Die V. subclavia drainiert Arm, Schulter und seitliche Brustwand.

Zuflüsse:
- Vv. pectorales
- V. scapularis dorsalis.

Klinische Bedeutung: Da die V. subclavia fest mit der Fascia clavipectoralis verbunden ist und somit konstant über ein weites Lumen verfügt, eignet sie sich gut für eine Punktion* (Subklaviapunktion*) und das Anlegen eines zentralen Venenkatheters.

Vena subscapularis f: engl. *subscapular vein*. Vene, die die A. subscapularis begleitet. Die V. subscapularis mündet in die V. axillaris.

Vena suprascapularis f: engl. *suprascapular vein*. Vene, die die A. suprascapularis begleitet und in die V. jugularis externa mündet. Die V. suprascapularis sammelt das Blut* aus der Umgebung des Schulterblatts.

Vena testicularis f: engl. *testicular vein*. Vene, welche das Blut aus dem Plexus* pampiniformis im Ductus* deferens abführt. Die Vena testicularis mündet auf der rechten Seite direkt in die Vena* cava inferior, auf der linken Seite in die Vena* renalis.

Anatomie: Die Mündung in die Vena renalis ist stark abgeknickt. Das Blut kann dadurch vermutlich schlechter abfließen, wodurch Varikozelen auf der linken Körperseite begünstigt werden.

Vena umbilicalis f: engl. *umbilical vein*; syn. Nabelvene. Vene, die das mit Sauerstoff* angereicherte Blut* aus der Plazenta* zum Fetus* leitet. Über den Ductus* venosus Arantii umgeht der Großteil des Blutes dabei die fetale Leber*. Nach der Geburt* verödet die V. umbilicalis zum Lig. teres hepatis.

Verlauf:
- im freien Rand des Lig. falciforme hepatis vom Nabel* zum Leberhilus*
- verbindet den Ramus sinister V. portae hepatis mit der V. cava inferior.

Vena vertebralis f: engl. *vertebral vein*. Vene, die meist als Geflecht die A. vertebralis begleitet und in die V. brachiocephalica mündet. Die V. vertebralis drainiert Rückenmark*, Rückenmarkskanal, Rückenmarkshäute und tiefe Halsmuskeln.

Zuflüsse:
- V. occipitalis
- V. vertebralis anterior
- V. vertebralis accessoria (inkonstant)
- Plexus venosus suboccipitalis.

Vene → Venae

Venektasie → Phlebektasie

Venen-Bypass → Bypass, aortokoronarer

Venen-Bypass → Gefäßtransplantation

Venendruckmessung f: engl. *measurement of venous pressure*. Messung des hydrostatischen Drucks (Füllungsdruck) in den Venen.

- **peripherer Venendruck:** hydrostatischer Druck in den herzfernen Venen (z.B. Arm- und Beinvenen), der beim liegenden Menschen ca. 3–7 cm H_2O über dem zentralen Ve-

nendruck liegt und stark von hydrostatischen Einflüssen, Muskelarbeit und Temperaturveränderungen abhängt
- **zentraler Venendruck (ZVD):** Druck des intrathorakalen Hohlvenensystems, der in etwa dem Füllungsdruck der rechten Herzkammer entspricht.

Klinische Bedeutung: Der zentrale Venendruck ist ein Maß für den Füllungszustand des venösen Kreislaufsystems (Volumendefizit bzw. Volumenüberlastung) und ist deshalb ein wichtiger Indikator bei der Kontrolle einer Infusionstherapie (Standardverfahren in der Intensivtherapie). Ein hoher ZVD kommt z. B. bei Rechtsherzinsuffizienz oder erhöhtem zirkulierendem Blutvolumen (Hypervolämie), ein niedriger ZVD z. B. bei erniedrigtem zirkulierendem Blutvolumen (Hypovolämie) vor.

Vorgehen: Die Messung erfolgt mit Flüssigkeits- oder Elektromanometrie über einen liegenden zentralen Venenverweilkatheter mit der Spitze im klappenlosen Anteil der oberen Hohlvene in Vorhofnähe. Der angenommene Nullpunkt (Lage der Katheterspitze) ist am flach liegenden Patienten bei etwa 2/5 der Thoraxhöhe (siehe Abb.). Der Referenzbereich liegt bei 2–12 cm H_2O, 1–9 mmHg.

Hinweis: Fehlerhafte Messwerte sind bei intrathorakaler Druckerhöhung trotz Hypovolämie (z. B. bei Pneumothorax*, Beatmung, Adipositas*, Aszites*, inkorrekter Lage der Katheterspitze) möglich.

Venendruck, peripherer *m*: engl. *peripheral venous pressure*; syn. periphervenöser Druck. Blutdruck* in peripheren (herzfernen) Venen, z. B. in Arm- und Beinvenen. Er ist stark abhängig von hydrostatischen Einflüssen, Muskelarbeit und Temperaturänderungen und steigt mit dem Abstand vom Herzen nach distal.

Referenzbereich:
- in Ruhe beim Liegenden ca. 2–5 mmHg (3–7 cm H_2O) über dem ZVD
- beim Stehenden in den Fußvenen ca. 90 mmHg (122 cm H_2O).

Venendruck, zentraler: engl. *central venous pressure*; syn. Zentralvenöser Druck; Abk. ZVD. Mittlerer Blutdruck im intrathorakalen zentralen Hohlvenensystem und im rechten Vorhof. Der ZVD wird manometrisch über einen Zentralvenenkatheter (ZVK) gemessen und beträgt beim liegenden Patienten ca. 2–8 mmHg. Er reagiert auf Drucksteigerung und -abfall im rechten Herzen* und Veränderungen des intrathorakalen (Atemabhängigkeit) und intraabdominalen Drucks. Siehe Venenpuls* (Abb. dort) siehe Blutdruck* (und Abb. dort).

Bestimmung:
- nichtinvasiv orientierend: **1.** Füllung der Halsvenen bei Oberkörperhochlagerung > 45° als Hinweis auf Erhöhung des ZVD

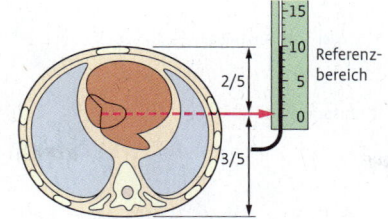

Venendruck, zentraler: Schema zur Ermittlung der Höhe des rechten Vorhofs bei liegendem Patienten zur ZVD-Messung.

2. Anheben des Handrückens mit gestrecktem Arm über Herzniveau; der Abstand der Höhe, auf der die Venen kollabieren, ermöglicht die Abschätzung des ZVD
- klinisch in der Regel über einen ZVK durch Elektromanometrie (pulsatorische Druckkurve), wobei ein extrakorporal befindlicher Membrandruckwandler an den ZVK angeschlossen ist (invasive Blutdruckmessung*)
- alternativ auch durch Flüssigkeitsmanometrie (Mitteldruck): Der Nullpunkt (rechter Vorhof) liegt in flacher Rückenlage des Patienten zwischen vorderem und mittlerem Thoraxdrittel in Höhe von 3/5 des Thoraxdurchmessers über der Unterlage (siehe Abb.)
- auch über Pulmonaliskatheter* möglich.

Einflussfaktoren:
- intrathorakaler Druck: **1.** physiologisch respiratorische ZVD-Schwankung **2.** hoher ZVD z. B. bei Spannungspneumothorax, Intrinsic*-PEEP, Beatmung* mit PEEP
- rechtsventrikuläre Funktion: hoher ZVD z. B. bei Rechtsherzinsuffizienz
- zirkulierendes Blutvolumen: niedriger ZVD z. B. bei Hypovolämie.

Der ZVD ist kein sicherer klinischer Verlaufsparameter für den Volumenstatus, z. B. während einer Volumenersatztherapie. Die Interpretation erfolgt immer im klinischen Kontext.

Venenentzündung → Thrombophlebitis
Venenfunktionsprüfungen *f pl*: engl. *examinations of venous competence*. Verfahren zur Untersuchung der Venen-, insbesondere der Venenklappenfunktion, z. B. Mahorner-Ochsner-Test, Perkussionsversuch*, Perthes*-Test, Pratt*-Test sowie Untersuchungen mit Doppler- und Duplexsonografie*, Phlebografie, Phlebodynamometrie und Venenverschlussplethysmografie*.
Venenklappen *f pl*: engl. *valves of veins*; syn. Valvulae venosae. Halbmondförmige Taschen der Tunica intima der Venenwand, v. a. in den Venen der unteren und oberen Extremitäten. Sie verhindern eine Umkehr des Blutflusses in vielen kleinen und mittelgroßen Venen (z. B. Beinvenen). Sie fehlen im Kopf, den Eingeweiden, im Wirbelkanal und in den herznahen, großen Venen.

Venenpatch → Patch-Plastik
Venenpuls *m*: engl. *venous pulse*. Insbesondere im rechten Vorhof entstehende herzschlagsynchrone Druck- und Volumenschwankungen (Pulswelle) mit Fortleitung der Herzaktionen in die intra- und extrathorakalen Venen. Die Ableitung erfolgt meist beim Liegenden an der V. jugularis.

Beschreibung: An der V. jugularis externa als
- physiologisch nicht sichtbarer (negativer) Jugularvenenpuls
- pathologisch sichtbarer (positiver) Jugularvenenpuls, z. B. bei Trikuspidalklappeninsuffizienz*, Shuntumkehr und arteriovenöser Fistel*.

Venenpulskurve → Venenpuls
Venenpunktion *f*: engl. *venepuncture*. Punktion* einer Vene zur Blutentnahme*, i. v. Injektion* bzw. Infusion* sowie zum Legen eines (zentralen oder peripheren) Venenkatheters oder einer -verweilkanüle. Die Blutabnahme und das Legen einer Verweilkanüle erfolgen nach Blutstauung.

Vorgehen: Nach Aufsuchen, insbesondere Tasten, einer geeigneten, möglichst distal liegenden Vene wird das Blut proximal mit einem Stauschlauch gestaut. Man desinfiziert die Haut und punktiert bei der Blutabnahme die Vene mit einer sterilen Kanüle, auf die die Blutentnahmeröhrchen aufgesetzt werden. Bei Unterdruck fließt das Blut in die Röhrchen. Je nach System aspiriert man das Blut auch durch Zurückziehen des Kolbens. Nach Lösen des Staus und Entfernung der Nadel wird die Punktionsstelle mit Tupfer oder Pflaster abgedeckt. Beim Legen einer Venenverweilkanüle* erfolgt die Punktion der Vene mit einer Stahlkanüle. Nach Zurückziehen der Nadel und Vorschieben des sich mit Blut füllenden Plastikröhrchens, fixiert man die Kanüle mit Pflastern.

Venenpunktionskanüle → Kanüle
Venensperre *f*: engl. *venous obstruction*; syn. Venensperre der oberen Extremität. Venöse Abflussbehinderung durch Thrombose*, Spasmus oder Kompression. Meist wird der Begriff verwendet für die nicht-thrombotisch bedingte Venensperre der oberen Extremität. Dabei handelt es sich um eine subakute bis akute Abflussbehinderung der V. axillaris oder V. subclavia, verursacht durch Spasmen oder anatomische Hindernisse (beispielsweise Halsrippe).

Venenstein → Phlebolith
Venenstern *m*: Vereinigung mehrerer epifaszialer* Venen der unteren Extremität mit der Vena* femoralis etwas kaudal des Ligamentum* inguinale. In den Venenstern münden regelhaft die Vena circumflexa ilium superficialis, die Ve-

na epigastrica superficialis, die Vena pudenda externa und die Vena saphena magna.
Venenstripping → Varizenstripping
Venenthrombose → Thrombose
Venenum → Gifte
Venenverödung → Sklerotherapie
Venenverschlussplethysmografie *f*: engl. *vein-occlusion plethysmography*; syn. Verschlussplethysmografie. Nicht-invasiver, einfacher Funktionstest der Venen insbesondere der Beine. Dabei wird während und nach supradiastolischer Stauung am Oberschenkel mit einem Quecksilber*-Dehnungsstreifen die Änderung des Unterschenkelumfangs gemessen. Die Untersuchung wird zur Diagnostik bei Varikose* und Phlebothrombose* sowie zur Überprüfung des Behandlungserfolges eingesetzt.
Beurteilung:
– venöse Kapazität bei Varikose erhöht
– venöse Drainage bei Phlebothrombose und beim postthrombotischen Syndrom* mit schlechter Rekanalisation vermindert.
Venenverweilkanüle *f*: syn. Venüle. Kanüle*, die nach der Punktion längerfristig in der Vene verbleibt und wiederholte Injektionen*, Infusionen* und Blutentnahmen ermöglicht. Zu Venenverweilkanülen gehören beispielsweise Metallkanülen mit Kunststoffflügeln (Flügelkanüle*) oder Plastikkanülen mit einem Mandrin* aus Metall, der nach der Venenpunktion entfernt wird.
Prinzip:
– Die Venenpunktion erfolgt über eine Stahlkanüle mit scharfem Schliff, die nach erfolgreicher Punktion herausgezogen wird und eine Kunststoffkanüle zurücklässt. Eine Teflonbeschichtung dient der Vermeidung von Thrombenbildung.
– Cave: Die stählerne Hohlnadel kann das Gefäß schon bei kleinster Bewegung verletzen.
– An der Kunststoffkanüle befindet sich ein Luer-Lock-Anschluss (Luer*-Lock-System) zur Verbindung mit Infusionssystemen und eine Zuspritzpforte (mit Verschlusskappe), über die Arzneimittel verabreicht werden können.
– Zwei seitliche Platten dienen der Fixierung der Kanüle (siehe Abb.).
Anwendung:
– Venenverweilkanülen gibt es in unterschiedlichen Längen (19–50 mm) und Größen mit farblicher Codierung gemäß ISO-Standard. Die Wahl der entsprechenden Verweilkanüle richtet sich nach den Venenverhältnissen, der voraussichtlichen Liegedauer und der erforderlichen Durchflussrate.
– Zur kurzzeitigen Infusion geringer Mengen an Lösung und bei schlechten Venenverhältnissen kann eine Flügelkanüle eingesetzt werden.

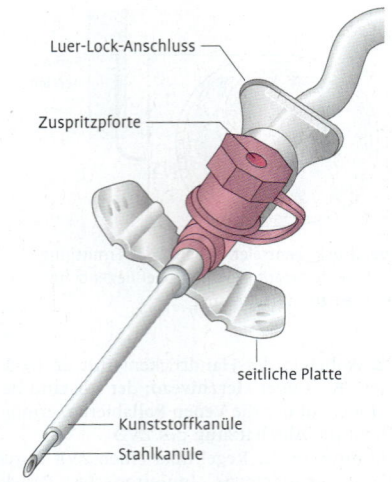

Venenverweilkanüle

– Bei hohem Risiko für Störungen, die eine schnelle parenterale Intervention notwendig machen (z. B. Schock, Herzrhythmusstörungen, akute Atemnot, Krampfanfall) kann eine Venenverweilkanüle prophylaktisch indiziert sein.
Venenwinkel *m sg, pl*: engl. *venous angle*. Zusammenfluss von Vena* subclavia und Vena* jugularis interna zur Vena* brachiocephalica und Mündungsort der großen Lymphgefäße. Der Venenwinkel liegt beidseits dorsal des proximalen Endes des Schlüsselbeins (Klavikula*). In den linken Venenwinkel mündet der Ductus* thoracicus, in den rechten Venenwinkel der Ductus* lymphaticus dexter.
Venerologie *f*: engl. *venerology*. Lehre von den venerischen, d. h. von den sexuell übertragbaren Krankheiten (STD).
Venlafaxin *n*: Antidepressivum aus der Gruppe der selektiven Serotonin-Noradrenalin-Wiederaufnahme-Hemmer (SNRI). Es wird peroral bei depressiven* Störungen und Angststörungen* eingesetzt. Venlafaxin hat keine sedierenden Effekte. Häufige Nebenwirkungen sind sexuelle* Funktionsstörungen, gastrointestinale Beschwerden und Schlafstörungen. Die gleichzeitige Einnahme von MAO-Hemmern ist wegen eines drohenden Serotonin-Syndroms kontraindiziert.
Indikationen:
– depressive Störungen mit oder ohne Angststörung
– generalisierte Angststörung*
– soziale Phobie*
– Panikstörung*, auch mit Agoraphobie*.
venöser Druck → Venendruck, peripherer

venöser Druck → Venendruck, zentraler
venöses Angiom → Malformation, venöse
Venografie → Angiografie
Venolen *f pl*: engl. *venules*; syn. Venulen. Kleinste venöse Gefäße. Zusammen mit den Arteriolen sind sie die feinsten, mit dem bloßen Auge noch erkennbaren Blutgefäße. Sie sammeln das Blut aus dem venösen Abschnitt des Kapillarbetts und vereinigen sich mit anderen Venolen zu Venen.
venosus: engl. *venous*; syn. venös. Venenreich, Venen-, z. B. Angulus venosus (Venenwinkel).
Ventilation → Atmung
Ventilation → Beatmung
Ventilation *f*: Belüftung der Lunge mit einer bestimmten Atemfrequenz* in einem bestimmten Atemrhythmus.
Ventilation, alveoläre *f*: engl. *alveolar ventilation*. Effektive Ventilation des Alveolarraums. Sie ist abhängig vom Lebensalter. Bei homogener Belüftung der Lungen entspricht die alveoläre Ventilation dem Atemzugvolumen minus dem (anatomischen) Totraum* multipliziert mit der Atemfrequenz*.
Ventilationsäquivalent → Atemäquivalent
Ventilationsgrößen → Lungenfunktionsprüfung
Ventilationskoeffizient *m*: engl. *ventilation coefficient*. Anteil des Alveolarvolumens, der pro Atemzug durch Frischluft ersetzt wird. Der Ventilationskoeffizient gilt als Maß für den Gaswechsel zwischen Alveolarraum und Außenluft und beträgt ca. 0,1–0,12 in Ruhe. Er vergrößert sich mit zunehmender Atemtiefe.
Berechnung: Differenz von Atemzugvolumen und (anatomischem) Totraum, geteilt durch die Summe aus Atemzugvolumen und Alveolarvolumen in Exspirationsstellung. Das Alveolarvolumen in Exspirationsstellung entspricht in Ruheatmung der funktionellen Residualkapazität.
Ventilations/Perfusions-Szintigrafie → Lungenperfusionsszintigrafie
Ventilations-Perfusions-Verhältnis *n*: engl. *ventilation-perfusion ratio*. Die Arterialisation* des Blutes beeinflussende Beziehung zwischen (regionaler) alveolärer Ventilation* und Lungendurchblutung. Regional inhomogen nimmt das Ventilations-Perfusions-Verhältnis im Stehen in der Regel von der Lungenspitze zur Lungenbasis hin ab und beträgt in Ruhe beim Gesunden 0,8–1. Der Euler*-Liljestrand-Reflex sorgt für eine regionale Optimierung.
Ventilation, spezifische *f*: engl. *specific ventilation*. Quantitatives Maß der Atemökonomie. Spezifische Ventilation beschreibt das Verhältnis des exspiratorischen Atemminutenvolumens (in ml/min) zur Sauerstoffaufnahme (in ml/min). Zur Aufnahme von 1 ml O_2 pro min sind in Ruhe normalerweise 23–33 ml/min exspiratorisches Atemminutenvolumen nötig.

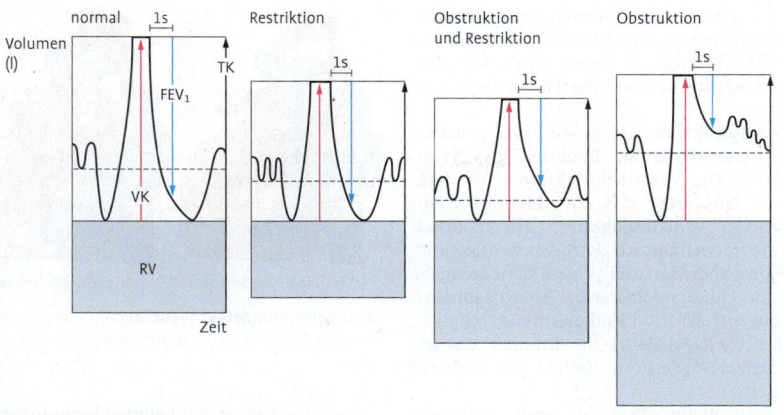

Ventilationsstörungen: Verschiedene Formen im Spirogramm; VK: Vitalkapazität; FEV$_1$: Sekundenkapazität; TK: totale Lungenkapazität; RV: Residualvolumen.

Ventilationsstörungen f pl: engl. *ventilation disorders*. Störungen der Lungenbelüftung. Unterschieden werden obstruktive Ventilationsstörungen, z. B. bei COPD, und (seltener) restriktive Ventilationsstörungen, z. B. bei Lungenfibrose*. Alle Ventilationsstörungen führen insbesondere unter körperlicher Belastung zu Atemnot (Belastungsdyspnoe*) und verminderter Leistungsfähigkeit.
Formen: Darstellbar mithilfe der Spirometrie* (siehe Abb.). **Obstruktive Ventilationsstörungen:** Folge von obstruktiven Atemwegserkrankungen* mit Erhöhung des Strömungswiderstands in den Atemwegen.
– kennzeichnend sind: **1.** inhomogene Belüftung der Alveolen **2.** zunehmende Lungenüberblähung* **3.** Bronchialkollaps* und verstärkte Atemarbeit gegen erhöhte viskose Widerstände **4.** in fortgeschrittenen Stadien Gasaustausch-Störungen
– Funktionsdiagnose: **1.** erhöhter Atemwegswiderstand* **2.** erniedrigte absolute und relative Sekundenkapazität* (< 70 %) **3.** erniedrigter Peak*-Flow (durch Obstruktion) **4.** Zunahme der funktionellen Residualkapazität und des Residualvolumens **5.** normale pulmonale Compliance* **6.** Vergrößerung des Quotienten aus Residualvolumen und Totalkapazität **7.** Verminderung der Vitalkapazität bei zunehmender mechanischer Schädigung des bronchopulmonalen Systems
– klinische Bedeutung: COPD, Asthma* bronchiale.
Restriktive Ventilationsstörungen: Behinderung der Lungenausdehnung durch Thoraxdeformitäten (Kyphoskoliose*, Trichterbrust u. a.), Pleuraschwarte oder verminderte Dehnbarkeit des Lungengewebes (Lungenfibrose)
– kennzeichnend sind: **1.** verminderte Alveolenbelüftung (evtl. mit Verteilungsstörungen) und Beeinträchtigung des Gasaustauschs **2.** verstärkte Atemarbeit gegen erhöhte elastische Widerstände
– Funktionsdiagnose: **1.** Abnahme der Vitalkapazität, teilweise auch der funktionellen Residualkapazität und des Residualvolumens **2.** erniedrigter Peak-Flow (durch geringeres Lungenvolumen) **3.** normale relative Sekundenkapazität **4.** normale Resistance **5.** erniedrigte pulmonale Compliance*.

Ventilationsszintigrafie → Lungenventilationsszintigrafie

Ventilationszahl f: engl. *ventilation number*. Zum Abatmen von 1 ml Kohlensäure ventiliertes Luftvolumen (normal 30–45 ml).

Ventilator → Respirator

Ventilimplantation, endobronchiale f: engl. *endobronchial valvular implantation*. Erstmals 2003 beschriebenes Verfahren zur endoskopischen Lungenvolumenreduktion* bei sorgfältig ausgesuchten Patienten mit fortgeschrittenem Lungenemphysem*. Durch das Einsetzen von Ventilen in die Mündung von Lappen- oder Segmentbronchien werden Effekte erzielt, die denen der Lungenlappenresektion* vergleichbar sind, ohne jedoch deren operationsbedingte Risiken oder Komplikationen zu verursachen. Siehe Abb.
Technik: Die Ventile verhindern den inspiratorischen Lufteinstrom, ermöglichen jedoch das Entweichen der Luft während der Exspiration, wodurch das Volumen des behandelten Lungenlappens abnimmt. Der maximale Effekt ist bei einer vollständigen lobären Atelektase* erreicht. Wichtigste Komplikation ist ein Pneumothorax*.

Ventilpneumothorax m: engl. *valvular pneumothorax*. Pneumothorax* mit Ventilmechanismus des pleuralen Lecks. In die Pleurahöhle inspiratorisch eindringende Luft kann exspiratorisch nicht entweichen. Es besteht die Gefahr des Spannungspneumothorax. Klinik und Therapie entsprechen dem Pneumothorax*. Cave: Beatmung mit hohem Beatmungsdruck.

Ventilstenose f: engl. *ventilatory stenosis*. Besonders bei der Exspiration auftretende Verlegung des Tracheobronchiallumens durch Tumoren, Lymphknoten oder Fremdkörper.

Ventilsystem für Hydrozephalus n: Ventile an liquorableitenden Schlauch-Ventil-Systemen (Shunt) zur Behandlung eines Hydrozephalus*. Die Ventile bei Shuntsystemen für Hydrozephalus dienen der Regulation des intrakraniellen Drucks (Hirndrucks). Inzwischen existieren magnetisch einstellbare Ventilsysteme, deren Einstellung nicht oder wenig durch MRT beeinträchtigt wird.

Ventricle-to-Brain-Ratio: Abk. VBR. Verhältnis der größten Ausdehnung des Ventrikelsystems zur korrespondierenden Gesamthirnfläche. Die VBR dient der Bestimmung des Ausmaßes pathologischer Veränderungen des Gehirnvolumens (z. B. bei Chorea* Huntington, Schizophrenie*).
Klinische Bedeutung: Ein im zeitlichen Verlauf oder im Gruppenverlauf größerer Koeffizient weist auf vergrößerte Ventrikel (und entsprechende funktionelle Verluste) hin. Früher verwendete Verfahren zur Bestimmung der VBR (z. B. Pneumoenzephalografie) sind heute weitgehend durch CT und MRT abgelöst.

Ventricular Assist Device → Assistenzsystem, ventrikuläres

Ventriculi cerebri → Hirnventrikel
Ventriculus → Hirnventrikel
Ventriculus → Magen
Ventriculus lateralis → Hirnventrikel
Ventriculus quartus → Hirnventrikel

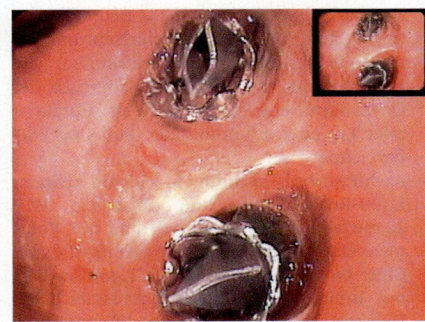

Ventilimplantation, endobronchiale: Endobronchiale Ventilimplantate. [217]

Ventriculus tertius → Hirnventrikel
Ventrikel → Hirnventrikel
Ventrikel → Magen
Ventrikelaneurysma → Herzwandaneurysma
Ventrikelblutung *f*: engl. *intraventricular hemorrhage* (Abk. IVH). Blutung in die Hirnventrikel* (Hirnkammern), evtl. zusammen mit intrazerebraler Blutung als Massenblutung* mit Einbruch in die Hirnventrikel, und/oder mit Subarachnoidalblutung*. Betroffene zeigen teilweise Hirndrucksymptomatik. Bei leichter Ventrikelblutung genügt abwartendes Beobachten, in schweren Fällen wird operiert.
Klinik: Je nach Ausmaß:
- Zeichen der Hirndrucksteigerung*: **1.** Kopfschmerz **2.** Erbrechen **3.** Bewusstseinstrübung bis zum Koma
- Gefahr der Einklemmung*
- Entwicklung eines Verschlusshydrozephalus (siehe Hydrozephalus*) mit entsprechenden Symptomen.

Therapie: Je nach Ausmaß:
- ohne wesentliche Raumforderung und Liquorzirkulationsstörung evtl. Verlaufskontrolle mit Therapie von Risikofaktoren (Hypertonus, Gerinnungsstörung)
- bei ausgeprägter Raumforderung operative Ausräumung
- bei Liquoraufstau (Liquorstopp) primär offene Ventrikeldrainage*
- bei Ventrikeltamponade prognoseabhängig evtl. operative Ausräumung (mikrochirurgisch; ggf. endoskopisch assistiert).

Ventrikeldrainage *f*: engl. *ventricular drainage*. Ableitung des Liquor* cerebrospinalis aus den Hirnventrikeln entweder nach außen (extern) oder intern mit Shunt in die große Zisterne occipital (Ventrikulo-Zisternostomie), in den rechten Herzvorhof (ventrikulo-atrialer Shunt) oder in den Bauchraum (ventrikulo-peritonealer Shunt). Auch ein lumbo-peritonealer Shunt vom lumbalen Durasack zum Bauchraum ist möglich.
Indikationen:
- äußere Ventrikeldrainage: zur temporären externen Ableitung, z. B.: **1.** nach Blutung **2.** bei Entzündung (Meningitis* mit Ventrikulitis*)
- interne Shunts bei Hydrozephalus*.

Komplikationen:
- Blutung
- Infektion (zur Senkung des Infektionsrisikos ggf. Einsatz von mit Silber oder Antibiotika antibakteriell imprägnierten Kathetern)
- bei Shuntableitung Katheterdysfunktion, Katheter-Aszension.

Ventrikeldruck *m*: engl. *ventricular pressure*; Abk. VP. Druck in den Herzkammern. Der enddiastolische Ventrikeldruck (EDP für enddiastolic pressure) wird auch als Füllungsdruck bezeichnet. Über- oder Unterschreiten eines bestimmten Ventrikeldrucks führt zum Schluss bzw. zur Öffnung von Herzklappen. Die Messung erfolgt im Rahmen der Herzkatheterisierung*.

Ventrikelpunktion *f*: engl. *ventricular puncture*. Hirnkammer-Punktion, Punktion des Hirnventrikels. Die Ventrikelpunktion wird diagnostisch eingesetzt z. B. zur Liquoruntersuchung oder Ventrikulografie*. Therapeutisch wird sie verwendet zur Hirndruckentlastung, zur intraventrikulären Medikamentengabe oder zur Liquorableitung bei Hydrozephalus. Der Eingriff ist in Lokalanästhesie möglich. Durch ein Schädel-Bohrloch wird meist das Seitenventrikel-Vorderhorn (selten Hinterhorn) punktiert.

Ventrikelseptumdefekt *m*: engl. *ventricular septal defect*; syn. Kammerseptumdefekt; Abk. VSD. Angeborener Herzfehler* mit Defekt im Septum interventriculare. Betroffene Säuglinge zeigen Gedeihstörungen mit Lungenbeschwerden und Symptomen einer Herzinsuffizienz*. Als Komplikation kann die Eisenmenger*-Reaktion auftreten. Die Behandlung erfolgt durch den operativen Verschluss des Defektes. Die Prognose ist abhängig von der Größe des Ventrikelseptumdefekts. **Vorkommen:** Es handelt sich um den häufigsten angeborenen Herzfehler, der isoliert ca. 31 % aller angeborenen Herzfehler betrifft. In 50 % besteht eine Kombination mit zusätzlichen Herzfehlern. **Ätiologie:** Verschiedene Genmutationen gelten als mögliche Ursache für nichtsyndromalen kongenitalen VSD (selten; bisher VSD-1, -2 und -3). **Einteilung:**
- nach **Lokalisation: 1.** (in 70–80 %) hoher VSD im bindegewebigen Anteil (Pars membranacea) des Ventrikelseptums; auch als infrakristaler Typ bezeichnet wegen der Lokalisation unterhalb der Crista supraventricularis **2.** (in ca. 10 %) VSD im ventrikulären Einflusstrakt, meist Teil des atrioventrikulären Septumdefekts*; auch als VSD vom AVSD-Typ bezeichnet **3.** (in ca. 10 %) tiefer VSD im muskulären Anteil des Ventrikelseptums (oft multiple Defekte); auch als muskulärer Typ bezeichnet **4.** (in 5–8 %) VSD oberhalb der Crista supraventricularis; auch als suprakristaler Typ oder infundibulärer (bulbärer) VSD bezeichnet
- nach **Pathophysiologie: 1.** VSD mit kleinem Links-Rechts-Shunt und normalem PAP **2.** mittelgroßer VSD (siehe Abb.) mit Volumenbelastung des Lungenkreislaufs und mäßiger pulmonaler Hypertonie **3.** großer VSD mit interventrikulärem Druckausgleich (ab Defektgröße ≥ 75 % des Aortendurchmessers) bei reinem Links-Rechts-Shunt in Abhängigkeit vom pulmonalvaskulären Widerstand **4.** großer VSD mit zunehmender pulmonaler Widerstandserhöhung und Eisenmenger*-Reaktion.

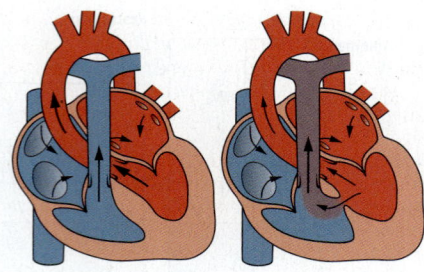

Ventrikelseptumdefekt: Ventrikulärer Links-Rechts-Shunt; pulmonale Hyperperfusion in der Folge.

Klinik: Abhängig von pathophysiologischem Schweregrad. Bei großem Shuntvolumen (großer VSD) im Säuglingsalter zeigen sich neben Gedeihstörungen mit rezidivierender Bronchitis und Pneumonie frühzeitig Symptome der Herzinsuffizienz* durch Abnahme des hohen Lungengefäßwiderstands in den ersten Lebenswochen bei paralleler Zunahme eines Links-Rechts-Shunts. Mit zunehmendem pulmonalvaskulärem Widerstand nimmt die klinische Symptomatik zunächst ab, dann kommt es zu Zyanose* und häufig zur Entwicklung eines Herzbuckels*. Komplikation ist eine frühzeitige Eisenmenger-Reaktion bereits im 2. Lj. bei großem VSD und damit Inoperabilität des VSD.
Therapie:
- möglichst frühzeitiger operativer Verschluss hämodynamisch wirksamer VSD durch Einzelnähte oder Einnähen eines Patchs aus Kunststoff bzw. Perikard (auch interventionell möglich)
- ggf. pharmakologische Behandlung der Herzinsuffizienz* und pulmonalen Hypertonie
- Endokarditisprophylaxe für 6 Monate nach Operation (Endokarditis*).

Prognose: Spontanverschluss innerhalb der ersten 2 Lj. bei kleinem VSD in über 70 % der Fälle, bei größeren Defekten in 5–10 %.

Ventrikel, singulärer *m*: engl. *single ventricle*; syn. Cor triloculare biatriatum. Seltene Herzfehlbildung (1,5 % der angeborenen Herzfehler*) mit fehlender oder rudimentärer Anlage des Ventrikelseptums, sodass nur eine Herzhöhle existiert, fast immer kombiniert mit Transposition* der großen Arterien und häufig Pulmonalstenose* u. a. kardialen Anomalien. Es entwickelt sich ein Pendel-Shunt. Behandelt wird chirurgisch.

Ventrikelstimulation *f*: engl. *ventricular stimulation*; syn. Kammerstimulation. Diagnostische myokardiale Elektrostimulation der Herzkam-

mer (meist über RVA-Katheter) im Rahmen der EPU zur Beurteilung der ventrikulären Refraktärzeiten, retrograden Erregungsleitung (ventrikuloatrial) und Auslösbarkeit kardialer Arrhythmien. Siehe Untersuchung, elektrophysiologische (Abb. dort).
Indikation: Untersuchung der Reproduzierbarkeit einer klinisch aufgetretenen ventrikulären Tachykardie* unter kontrollierten Bedingungen bzw. zur differenzialdiagnostischen Abklärung tachykarder Herzrhythmusstörungen*.

Ventrikeltamponade → Ventrikelblutung
Ventrikelthrombus → Herzthrombose
Ventrikelwandaneurysma → Herzwandaneurysma
ventrikulärer Druck → Ventrikeldruck
ventrikuläre Tachykardie → Kammertachykardie
Ventrikulitis *f*: engl. *ventriculitis*. Meist bakteriell bedingte, v. a. bei Patienten mit Ventrikeldrainage* auftretende Entzündung der Hirnventrikel bzw. des sie auskleidenden Ependyms (Ependymitis*).
Ventrikuloaurikulostomie → Ventrikeldrainage
Ventrikulografie *f*: engl. *ventriculography*. Darstellung der Herzventrikel im Rahmen der Herzkatheterisierung* (Koronarangiografie*) oder durch Szintigrafie (Radionuklidventrikulografie*).
Ventrikulostomie *f*: engl. *(endoscopic) third ventriculostomy (Abk. ETV)*. Therapeutische Ableitung der Hirnventrikel* durch eine Öffnung (Stoma) in den Subarachnoidalraum der basalen Zisterne(n). Meist wird die Lamina terminalis des III. Ventrikels (vor dem Corpus* mammillare) zur präpontinen Zisterne geöffnet (III. Ventrikulostomie).
Ventrikulozisternostomie → Ventrikulostomie
Venüle *f*: engl. *venule*. Kurzwort aus Vene und Kanüle. Die Venüle ist ein Röhrchen mit innenliegender Kanüle, z. B. zur keimfreien Blutentnahme* aus Venen für eine Blutkultur*.
Venushügel → Mons pubis
Verätzung *f*: engl. *chemical burn*. Gewebezerstörung von Haut oder Schleimhaut, v. a. durch Säure (Koagulationsnekrose, Nekrose*), Lauge (Kolliquationsnekrose) o. a. ätzende Chemikalie (z. B. in Abfluss- oder Grillreiniger). **Pathophysiologie:** Nekrose, Ödem, bei großflächiger Verätzung Hypovolämie (cave: Schock). **Vorkommen** z. B.:
- nach Ingestion: Ösophagusverätzung*, Magenverätzung*
- ophthalmologisch: Hornhautverätzung*, Kalkverätzung* am Auge.

Therapie:
- notfallmedizinisch initial Beseitigung der Ursache und gründliches Spülen mit handwarmem Wasser als lokale Erstmaßnahme (cave: kein induziertes Erbrechen bei Verätzung durch Ingestion) sowie Analgesie mit Ketamin, Opioid, ggf. Volumenersatz u. a.
- klinische Versorgung mit speziellen Maßnahmen je nach Lokalisation.

Verankerung, kieferorthopädische *f*: engl. *orthodontic anchorage*. Befestigung herausnehmbarer kieferorthopädischer Apparaturen an den Zahnbögen des Patienten mittels spezieller Haltevorrichtungen (z. B. gebogener Halteklammern) sowie Bezeichnung für Widerstand anatomischer Strukturen (z. B. Zähne, Knochen) gegen reaktive kieferorthopädische Kräfte, die bei Kraftapplikation auf die Zielstrukturen (z. B. Zähne) entstehen.

Verapamil *n*: Koronartherapeutikum aus der Gruppe der Kalzium*-Antagonisten, das eingesetzt wird als Antihypertensivum und Antiarrhythmikum. Häufige Nebenwirkungen sind Schwindel, Hypotonie*, Bradykardie* und periphere Ödeme*. Verapamil wird auch in Fixkombination mit Trandolapril, Hydrochlorothiazid* oder Chinidin* verabreicht (siehe Trandolapril und Verapamil; Verapamil und Hydrochlorothiazid; Verapamil und Chinidin).

Indikationen:
- symptomatische koronare Herzkrankheit*: 1. chronische stabile oder instabile Angina* pectoris 2. Koronarspasmus* 3. Angina pectoris bei Zustand nach Myokardinfarkt bei Patienten ohne Herzinsuffizienz*, wenn Beta*-Blocker nicht angezeigt sind
- Störungen der Herzschlagfolge bei: 1. paroxysmaler supraventrikulärer Tachykardie* 2. Vorhofflimmern*/Vorhofflattern* mit schneller AV-Überleitung (außer bei WPW*-Syndrom oder Lown-Ganong-Levine-Syndrom) 3. Hypertonie.

Verarbeitungs- und Wahrnehmungsstörung, auditive: engl. *central auditory processing disorders (Abk. CAPD)*; syn. Fehlhörigkeit. Störung in der Verarbeitung zentraler Prozesse des Hörens bei normalem Tonaudiogramm. Geräusche oder Töne werden zwar gehört, jedoch wird das Gehörte (insbesondere Sprache) nicht regelrecht verarbeitet. Die Störung liegt auf dem Niveau der Vorverarbeitung (Hirnstammniveau) oder der Wahrnehmung (kortikale Funktionen, höhere kognitive auditorische Funktionen).

Verarmungswahn *m*: engl. *delusion of poverty*. Form des Wahns, bei dem die Betroffenen der Überzeugung sind, zu verarmen oder zu wenig Geld zu haben, vorkommend z. B. bei psychotischer Depression als synthymer Wahn.

Verbalsuggestion → Suggestion

Verband *m*: engl. *bandage*. Textiler oder synthetischer Stoff, der prophylaktisch oder therapeutisch zum Schutz, zur Ruhigstellung oder zur Unterstützung der Heilung verletzter oder erkrankter Körperteile eingesetzt wird. Er kommt zur Anwendung als Wundauflage, Pflaster*, Roll- oder Gipsbinde oder als Hartschaumverband*.

Einsatz:
- Wundverband*
- Kompressionsverband*
- Okklusivverband*
- Verband zur Ruhigstellung, z. B. Gipsverband*, Hartschaumverband*, Kunststoffverband*, Desault*-Verband, Cuff*-and-collar-Verband
- funktioneller oder Stützverband (z. B. Tape*-Verband)
- Streckverband (Extensionsmethoden*).

Verbandschere *f*: engl. *bandage scissors*. Sterilisierbare Schere mit einer spitzen und einer abgerundeten Schneide zum Zuschneiden von Verbänden passend zur Wundgröße. Verbandscheren gibt es auch mit abgewinkelten Schneiden zur Vermeidung von Hautverletzungen beim Aufschneiden und Entfernen von Wundverbänden (Verbandschere* nach Lister).

Verbandschere nach Lister *f*: engl. *Lister bandage scissors*. Schere zum Entfernen von Verbänden mit nach oben abgewinkelten Scherblättern, die einen flachen Schneidewinkel ermöglichen. Das untere Scherblatt ist zum Schutz der Haut und zur besseren Führung unter dem Verband vorn abgeflacht.

Verbandwatte *f*: engl. *purified cotton*; syn. Gossypium depuratum. Saug- und Polstermaterial aus unterschiedlichen Stoffen, z. B. Baumwolle, Viskosefasern und Zellwolle, zum Einsatz in der Wundbehandlung und Hygiene.

Verbandwechsel *m*: engl. *change of dressing*. Auswechseln von Wundauflagen oder von Stützverbänden und Kompressionsverbänden. Durchführung und Technik des Verbandwechsels richten sich nach Art und Beschaffenheit der Wunde oder der Funktion des Verbandes. Nach Entfernung der Wundauflage erfolgt eine Inspektion und Beurteilung der Wunde, aus der sich die weitere Wundversorgung ergibt.

Verbandwechsel, aseptischer *m*: engl. *aseptic change of dressing*. Wundversorgung bei primär heilenden, nicht infizierten Wunden. Materialien, die mit der Wunde in Kontakt kommen, müssen steril sein.

Prinzip:
- aseptischer Verbandwechsel vor septischem Verbandwechsel*
- Wundreinigung immer von innen nach außen, keine routinemäßige Desinfektion
- nicht über der offenen Wunde sprechen (Infektionsgefahr durch Tröpfcheninfektion*), erkältete Pflegepersonen tragen eine Gesichtsmaske
- Wundversorgung nach ärztlicher Anordnung.

Verbandwechsel, septischer *m*: engl. *septic change of dressing*. Wundversorgung bei sekundär heilenden, infizierten Wunden. Zur Dokumentation des Heilungsverlaufs ggf. Foto anfertigen.
Maßnahmen:
- septischer Verbandwechsel erst nach der Versorgung aller aseptischen Wunden
- Schutzkittel und ggf. Gesichtsmaske, Handschuhe und Kopfhaube anlegen
- Entfernen der Wundauflage
- Inspektion und Beurteilung der Wunde
- Wunde immer von außen nach innen reinigen, um eine Keimverschleppung zu verhindern
- Wunde entsprechend ärztlicher Anordnung versorgen
- Arbeitsfläche anschließend desinfizieren.

Verbigeration *f*: engl. *cataphasia*. Sprachstereotypie mit mechanischer Wiederholung (Iteration) von Wörtern, unsinnigen Satzbruchstücken, Sätzen und unverständlichen sprachlichen Lautgebilden ohne Bindung an eine Stimmung oder kommunikative Bedeutung.
Vorkommen:
- Schizophrenie*
- Verhaltensstörungen*
- Intelligenzminderung*.

Verbindung *f*: engl. *compound*. Bezeichnung für einen Reinstoff, der aus mindestens 2 chemischen Elementen besteht. Die Mengenverhältnisse der beteiligten Elemente sind dabei stöchiometrisch festgelegt. Eine chemische Verbindung lässt sich mit einer Summen- oder Strukturformel darstellen.

Verblendkrone → Facette [Orthopädie]

Verblitzung *f*: → Keratoconjunctivitis photoelectrica

Verblutung *f*: engl. *fatal hemorrhage*; syn. Exsanguinatio. Bezeichnung für hämorrhagischen Schock mit letalem Ausgang infolge massiver äußerer oder innerer Blutung*.

Verbrauchsgüter *n pl*: engl. *consumer goods*. Wirtschaftsgüter, die in einem Krankenhaus oder Pflegeheim entweder konsumiert werden (z. B. Lebens- und Arzneimittel), nicht wiederverwertbar sind (z. B. Verbandmaterial) oder ausschließlich von einem Patienten genutzt werden. Sie verursachen Betriebskosten und werden von den Krankenversicherungen über Pflegesätze verhandelt und bezahlt.

Verbrauchskoagulopathie *f*: engl. *disseminated intravascular coagulation* (Abk. DIC); syn. Disseminierte intravasale Gerinnung. Ätiologisch heterogene, erworbene, dynamische (zunehmende) und vital bedrohliche Gerinnungsstörung*. Die Verbrauchskoagulopathie ist ein Notfall und erfordert eine rasche Therapie unter intensivmedizinischer Überwachung.

Verbrennung:
Einteilung nach Verbrennungstiefe.

Grad	Lokalisation der Schädigung (Verbrennungstiefe)	Klinik
1	Epidermis	Rötung (Glasspatelprobe positiv), Schwellung, Schmerz, Wundgrund trocken
		narbenlose Heilung (meist innerhalb 1 Woche)
2	zusätzlich Dermis	
2 a	oberflächlich	zusätzlich Epidermolysis und subepidermale Bulla, starke Schmerzen, Wundgrund rot und feucht
		narbenlose Heilung (meist innerhalb 2 Wochen)
2 b	tief	wie 2 a, aber Glasspatelprobe negativ und Wundgrund blass (Koagulation, Thrombose)
		Narbenheilung (meist nach ≥3 Wochen)
3	Haut vollständig (einschließlich Hautanhangsgebilde)	wie 2 b, aber schmerzlos (Nadelstichprobe) und Wundgrund weiß-braun (Koagulationsnekrose, Schorf)
		Narbenheilung, häufig Keloidbildung und Kontraktur
4	zusätzlich Tela subcutanea, Knochen, Sehnen, Muskeln, Gelenke	Karbonisation (Verkohlung)

Ätiologie:
- pathologische Aktivierung der Hämostase*, z. B. bei: 1. thrombotischer Mikroangiopathie 2. vaskulärer Anomalie 3. Fruchtwasserembolie* 4. Dead*-fetus-Syndrom 5. starker Blutung (z. B. Massivblutung im Rahmen eines Polytraumas* oder geburtshilflich, z. B. bei vorzeitiger Plazentalösung* oder retroplazentarem Hämatom*) 6. Sepsis (v. a. gramnegative Erreger) 7. anderer Ursache für die verschiedenen Schockformen
- auch im Rahmen bestimmter Grunderkrankungen, z. B. bei: 1. Infektionskrankheiten (fulminante Purpura* anaphylactoides, Waterhouse*-Friderichsen-Syndrom) 2. Kasabach*-Merritt-Syndrom 3. Malignom (Lunge, Prostata, akute Leukämie) 4. akuter Pankreatitis* 5. dekompensierter Leberzirrhose* 6. iatrogen (hämolytischer Transfusionszwischenfall*, Komplikation einer Thrombolyse*).

Pathogenese: Reihenfolge entsprechend zeitlicher Abfolge:
- gesteigerte Aktivierung der Gerinnungsfaktoren (Blutgerinnung* (Abb. 1 dort); auch Hyperkoagulabilität*)
- disseminierte intravasale Bildung von Mikrothromben (Mikrozirkulationsstörung*)
- Umsatzsteigerung und Missverhältnis zwischen Verbrauch und Produktion von Thrombozyten* und Faktoren der Blutgerinnung* (Tab. 1 dort)
- Hypokoagulabilität*: plasmatisch-thrombozytär bedingte hämorrhagische Diathese* und sekundäre Hyperfibrinolyse* mit Freisetzung von Fibrinspaltprodukten (Perpetuierung der Verbrauchskoagulopathie).

Klinik: Progrediente Blutungsneigung und (hypoxämisch bedingte) multiple organische Dysfunktionen (Multiorganversagen*).

Therapie:
- (kausal) Beseitigung der auslösenden Ursache
- (symptomatisch) intensivmedizinisch: 1. Sicherung der Vitalfunktionen 2. stadienabhängige Pharmakotherapie (Antithrombin* III, Heparin*, Protein* C) 3. ggf. Bluttransfusion* mit Substitution von Thrombozyten und Gerinnungsfaktoren* (insbesondere gefrorenes Frischplasma*, PPSB) 4. bei Hypokalzämie* < 0,9 mmol/l Kalziumsubstitution.

Verbrennung *f*: engl. *combustion*; syn. Brandverletzung. Schädigung und/oder Verlust äußerer oder tieferliegender Gewebeschichten der Körperoberfläche infolge von Hitzeeinwirkung. Patienten mit schweren Verbrennungen werden in speziellen Zentren für Brandverletzte behandelt. Die Prognose hängt ab vom Grad der Verbrennung, vorliegenden Begleiterkrankungen und dem Zeitintervall bis zur Erstversorgung.

Erkrankung: Ursachen:
- Hitzeeinwirkung durch Flüssigkeit bzw. Dampf (Verbrühung*; meist < 100 °C) oder direkte Flamme (ca. 900 °C)
- Explosion
- Elektrounfall
- Strahlung (z. B. akute Lichtdermatose* oder als thermische Strahlenwirkung*)

Verbrennungskrankheit

– Wärmeleitung über Metall oder Chemikalie (Verätzung*).
Häufigkeit: Die Inzidenz in Deutschland beträgt insgesamt ca. 20 000 meist leichtgradige Fälle pro Jahr. Verbrennungen bzw. Verbrühungen stellen die zweithäufigste Verletzung des Kleinkindes dar. **Pathophysiologie:**
– lokale Hyperämie* und (abhängig von Temperaturhöhe und Einwirkungszeit) Koagulationsnekrose
– Plasma- bzw. Proteinverlust über Wundfläche und ins Interstitium
– je nach Ausmaß der verbrannten Körperoberfläche* auch generalisiertes Ödem* (infolge Hypoproteinämie) mit Elektrolytstörung und Dehydratation bis zu Verbrennungsschock* und Verbrennungskrankheit* in der Folge.

Einteilung:
– entspr. Tiefenausdehnung in der Haut: siehe Tab.
– entspr. Ausdehnung der verbrannten Körperoberfläche (KOF); grobe initiale (präklinische) Schätzung meist anhand: **1.** Neunerregel nach Wallace: beim Erwachsenen entsprechen Kopf (einschließlich Hals), Arm, Unterschenkel, Oberschenkel, Thoraxvorderseite, -rückseite, Unterkörpervorderseite, -rückseite je ca. 9 % der Körperoberfläche (KOF), Genitale 1 %; modifiziert für Kinder (größere KOF in Relation zum Körpergewicht): siehe Abb. 1 **2.** Handflächenregel: Handfläche des Patienten entspricht (auch bei Kindern) ca. 1 % KOF **3.** später im Verbrennungsbad der aufnehmenden Klinik genauere Einschätzung durch spezielle Tabellen (z. B. nach Lund und Browder)
– in Schweregrade nach der Deutschen Gesellschaft für Verbrennungsmedizin.

Klinik:
– lokal (siehe Abb. 2) je nach Temperaturhöhe und Einwirkungszeit
– systemisch häufig bei Verbrennung > 10 % KOF (Erwachsene) bzw. > 5 % KOF (Kinder): hypovolämischer Schock*, nachfolgend Verbrennungskrankheit*
– ggf. Rauchgasintoxikation.

Therapie: Erstmaßnahmen und präklinische Versorgung:
– primäre Sicherung der Vitalfunktionen (ggf. Reanimation*) und Sauerstoffgabe
– Prävention weiterer thermischer Schädigung durch Beseitigung der Ursache (Hitzequelle; Rettung aus Gefahrenbereich; **cave:** Eigenschutz beachten)
– Detektion evtl. vorhandener zusätzlicher Verletzung mit vital dringlicher Therapieindikation (führendes Trauma) zur prioritätsorientierten Therapie

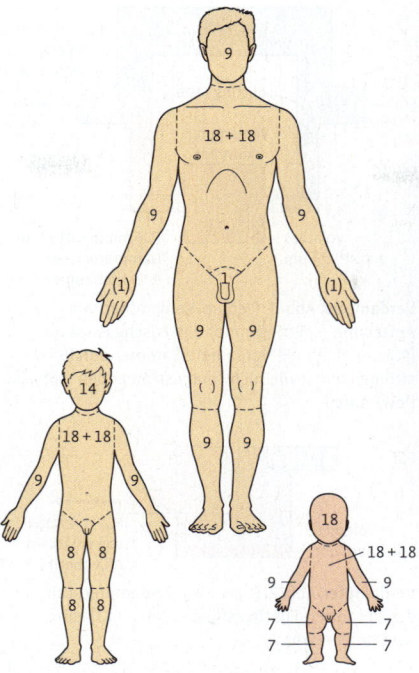

Verbrennung Abb. 1: Grobe Abschätzung der betroffenen Körperoberfläche in Prozent bei Erwachsenen, Kindern (5 Jahre) und Säuglingen; Neunerregel und Handflächenregel.

– Entfernung von erhitzter Kleidung, Schmuck u. a. (**cave:** festhaftende Kleidung präklinisch nicht entfernen, ggf. zunächst umschneiden)
– bei Verbrennungen < 10 % KOF initial schnellstmögliche (innerhalb der ersten 2 min nach Verbrennung) Kühlung mit fließendem Wasser (15–20 °C) für maximal 10 min, bei Frösteln beenden (**cave:** akzidentelle Hypothermie*, v. a. bei Verbrennungen ≥ 20 % KOF oder bei Kindern)
– anschließend Maßnahmen zum Wärmeerhalt (z. B. wärmende Aluminiumdecken, warme Infusionen)
– notfallmedizinische Wundversorgung durch lockeres Abdecken offener Wundflächen steril und trocken, ggf. mit speziell metallbeschichteter Folie (z. B. anti-adhäsiver aluminiumbedampfter Vliesstoff).

Klinische Versorgung:
– systemisch Analgetika* bzw. Analgosedierung*
– Volumenersatz*: **1.** in der Regel i. v. oder ggf. intraossäre Infusion* zur Prophylaxe und

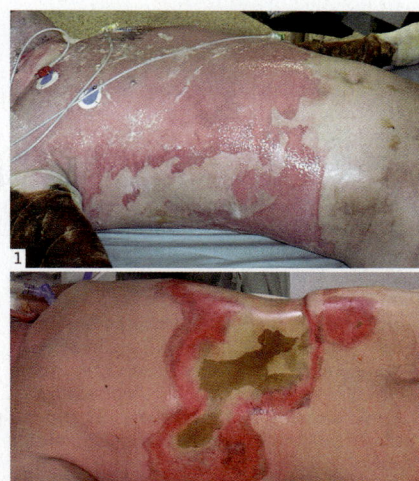

Verbrennung Abb. 2: 1: großflächige Verbrennung von Oberkörpervorderseite und Armen, Grad 2 a und 2 b; 2: großflächige Verbrennung des Rückens, zentral Grad 3. [73]

Therapie eines Schocks bei großflächiger Verbrennung (≥ 15 % bzw. bei Kindern ≥ 8 % KOF obligat; **cave:** reduzierte intravasale Verweildauer bei generalisiertem Ödem) **2.** anfangs v. a. Ringer-Lactat-Lösung bzw. balancierte kristalloide Infusionslösung (Vollelektrolytlösung) mit Acetat und ggf. zusätzlich Malat zur Prophylaxe einer Dilutionsazidose (siehe Azidose*) **3.** später (nach ca. 24 h) Humanalbumin (20%ig)
– klinische Wundversorgung* bei Grad ≤ 2 a konservativ, bei Grad ≥ 2 b operativ durch sukzessive Nekrosektomie* und Hauttransplantation (z. B. Meshgraft*) oder Transplantation von kultivierten Dermisäquivalenten (z. B. in vitro gezüchtete Hautzellen), ggf. Escharotomie*
– unter Umständen Amputation (ca. 20 %)
– Tetanusprophylaxe.

Verbrennungskrankheit f: engl. *burn disease*. Summe der mit vitaler Bedrohung für den Patienten einhergehenden systemischen Reaktionen, die bei einer schweren Verbrennung* auftreten. Die Patienten bedürfen oftmals einer langwierigen intensivmedizinischen Betreuung. Die Prognose hängt von mehreren Faktoren ab, u. a. vom Anteil der verbrannten Körperoberfläche.

Pathophysiologie:
– Immunsuppression
– Hypermetabolismus

Verbrennungsschock

- Anämie
- Elektrolyt- und Flüssigkeitsverschiebung durch Kapillarleckbildung
- Störung der Organfunktionen, u. a. von Niere, Leber, Darm, Lunge.

Klinik:
- Beginn ca. 48–72 h nach thermischem Trauma
- anfangs: **1.** akutes Nierenversagen* **2.** reflektorischer Ileus **3.** acute* respiratory distress syndrome (ARDS) oder Bronchopneumonie infolge eines Inhalationstraumas
- im Verlauf: **1.** Katabolismus* durch Reparationsvorgänge **2.** Gefahr der Wundinfektion bei fehlender Schutzfunktion der Haut **3.** systemic inflammatory response syndrome (SIRS) bzw. Sepsis* und septisches Multiorganversagen* **4.** Verbrauchskoagulopathie*.

Therapie: Oft langwierige intensivmedizinische Therapie, u. a.
- Nierenersatztherapie*
- lungenprotektive Beatmungstherapie
- (Früh-)Nekrektomie
- Antibiotikagabe nach Antibiogramm
- Ernährungstherapie
- Darmdekontamination.

Prognose: Abhängig von
- Anteil der verbrannten Körperoberfläche
- Vorhandensein eines Inhalationstraumas
- Alter und Risikofaktoren des Patienten.

Verbrennungsschock *m*: engl. *burn shock*. Hypovolämischer Schock* bei Verbrennung*. Es kommt zur hypotonen Kreislaufdysregulation im Rahmen der Verbrennungskrankheit, zum Volumenmangel (Volumenverlust) durch Verdunstung von Flüssigkeit über das geschädigte Integument und (begünstigt durch Plasmaproteinverlust und capillary leakage) zur Ödembildung. Cave: Multiorganversagen in der Folge ist möglich.

Verbrühung *f*: engl. *scald*. Thermische Gewebeschädigung durch heiße Flüssigkeit oder heißen Dampf. Ca. 80% aller kindlichen Verbrennungen sind Verbrühungen. Klinik und Therapie von Verbrühungen siehe Verbrennung*.

Verdampfer: engl. *vaporizer*. Apparat zur Überführung von Flüssigkeiten in Dampf (Vapor). Beispiele sind Narkoseapparat und Atemluftbefeuchter*.

Beispiele:
- Narkoseapparat: **1.** Verdunstung volatiler Inhalationsanästhetika* durch Wärmezufuhr oder Raumtemperatur **2.** dosierbare Zufuhr in die Inspirationsluft des Patienten unter Ausgleich von Druck- und Temperaturschwankungen **3.** meist sog. Plenum-Verdampfer (siehe Abb. 1) **4.** Draw-over-Verdampfer (siehe Abb. 2): ohne Gasversorgungsanlage funktionierender einfacher Verdampfer (Anwendung in Lazarett, Entwick-

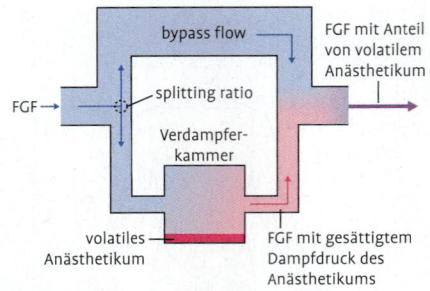

Verdampfer Abb. 1: Plenum-Verdampfer mit Aufteilung (splitting ratio) des Frischgasflusses (FGF) in einen die Verdampferkammer durchströmenden sowie nicht durchströmenden (bypass flow) Anteil.

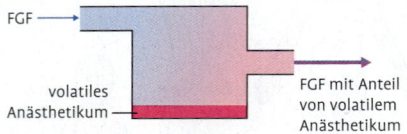

Verdampfer Abb. 2: Draw-over-Verdampfer; Leitung des gesamten Frischgasflusses (Abk. FGF) durch Verdampferkammer.

lungshilfe) mit Durchströmung des gesamten Frischgasflusses mit der Inspiration des Patienten durch die Verdampferkammer, daher geringer Widerstand bei Inspiration erforderlich
- Atemluftbefeuchter* (Sprudler): Verdunsten von Wasser durch Oberflächenvergrößerung infolge vorbeistreichender Luft.

Verdauung *f*: engl. *digestion*. Abbau von Nahrungsbestandteilen im Verdauungstrakt, sodass diese von Enterozyten* resorbiert und in Blut und Lymphe aufgenommen werden können. Diese Aufspaltung der Nährstoffe* erfolgt v. a. enzymatisch durch Speichel*, Magensaft*, Galle* und Pankreassekret* sowie im Dickdarm durch Darmbakterien*.

Verdauungsenzyme *n pl*: engl. *digestive enzymes*. Makromoleküle, die Nahrungsbestandteile in resorptionsfähige niedermolekulare Verbindungen überführen, v. a. Hydrolasen wie Proteasen*, Lipasen* und Glykosidasen. Verdauungsenzyme katalysieren die Hydrolyse der Peptid-, Ester- oder glykosidischen Bindungen der Nährstoffe und ermöglichen somit den Nahrungsmittelabbau und die Resorption in Form von Aminosäuren*, Fettsäuren* und Monosacchariden*.

Einteilung:
- Kohlenhydrate* spaltende Verdauungsenzyme: alpha*-Amylase, Disaccharidase (Sucrase, Maltase, Isomaltase, Laktase)
- Proteine* spaltende Verdauungsenzyme: Pepsin, Trypsin*, Chymotrypsin*, Elastase*, Carboxypeptidase A und B, Aminopeptidasen*
- Fette* spaltende Verdauungsenzyme: Phospholipase* A, Lipasen*
- Nukleinsäuren* spaltende Verdauungsenzyme: Ribonuklease, Desoxyribonuklease.

Verdauungsinsuffizienz → Malabsorption
Verdauungsinsuffizienz → Maldigestion
Verdauungsleukozytose *f*: engl. *digestive leucocytosis*. Bezeichnung für die physiologische passagere postprandiale Leukozytose* etwa 2 Stunden nach der Aufnahme von Triglyceriden*. Ähnliche Veränderungen im Blutbild gesunder Personen kommen nach körperlicher Anstrengung und Zigarettenrauchen vor.

Verdauungsstörung → Dyspepsie
Verdauungstrakt *m*: engl. *digestive tract*; syn. Digestionstrakt. Sammelbezeichnung für die anatomischen Strukturen zwischen Mundhöhle* und After, die der Aufnahme und Verdauung* von Nahrung dienen. Dazu zählen Pharynx*, Ösophagus*, Magen*, Dünndarm*, Dickdarm* und Rektum*. Alle Abschnitte sind mit einer Tunica mucosa ausgekleidet, die je nach Funktion einen spezifischen Aufbau hat.

Einteilung:
- Mundhöhle (Cavitas oris propria)
- Rachen (Pharynx): Mundhöhle und Rachen gehören auch zum Atmungstrakt
- Speiseröhre (Ösophagus): ca. 25 cm langer und 1 cm weiter, innen mit Schleimhaut überzogener Muskelschlauch (innere Ringmuskelschicht und äußere Längsmuskelschicht)
- Magen (Ventriculus, Gaster): besteht aus der Speiseröhreneinmündung (Kardia*), der Kuppel (Fundus), dem eigentlichen Körper (Corpus) und dem Pförtnerabschnitt (Pars pylorica) mit Pförtnerhöhle (Antrum pyloricum), Pförtnerkanal (Canalis pyloricus) und Pförtner (Pylorus*), der in das Duodenum mündet
- Dünndarm (Intestinum tenue): 3–5 m langer Darmabschnitt; besteht aus: **1.** Zwölffingerdarm (Duodenum*) **2.** Leerdarm (Jejunum*) **3.** Krummdarm (Ileum*)
- Dickdarm (Intestinum crassum): bildet einen ca. 1,5–2 m langen Rahmen um den Dünndarm; besteht aus: **1.** Blinddarm (Zäkum, Caecum) mit Wurmfortsatz (Appendix* vermiformis) **2.** Grimmdarm (Kolon*): aufsteigender Dickdarm (Colon ascendens), Querkolon (Colon transversum), absteigender Dickdarm (Colon descendens) und Sigmadarm (Colon sigmoideum)
- Mastdarm (Rektum): **1.** Ende des Verdauungstrakts **2.** besteht aus einer Ampulla* recti zur Kotaufnahme und einem Analkanal*

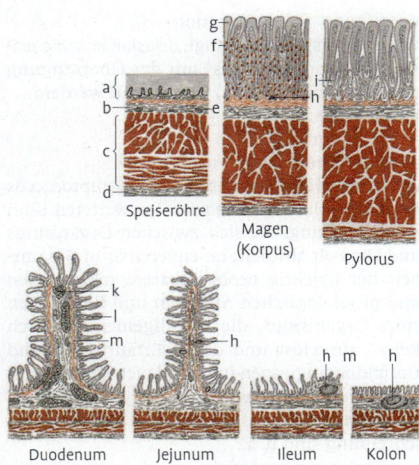

Verdauungstrakt: Wandaufbau der Abschnitte des Verdauungstrakts: a: Mucosa mit Epithelschicht (Lamina epithelialis) und Muskelschicht (Lamina muscularis mucosae); b: Submucosa; c: Muskelschicht mit Ring- und Längsmuskelschicht; d: Serosa; e: Glandula oesophagea; f: Glandula gastrica; g: Foveola gastrica; h: Lymphknötchen; i: Glandula pylorica; k: Glandula duodenalis; l: Zotte; m: Krypte. [4]

zur Defäkation* 3. der Analkanal* ist über einen inneren, unwillkürlich gesteuerten und einen willkürlich gesteuerten Sphinktermuskel ständig geschlossen.
Aufbau: Alle Abschnitte bestehen von innen nach außen aus
- Schleimhaut (Tunica mucosa)
- Unterschleimhautbindegewebe (Tela submucosa, Submukosa)
- Muskelschicht (Tunica* muscularis)
- Peritoneum* bzw. Adventitia.

Dabei hat die Schleimhaut je nach Funktion der einzelnen Abschnitte einen spezifischen Aufbau (siehe Abb.).
Funktion: Der Verdauungstrakt dient der
- Nahrungsaufnahme
- Zerkleinerung und Resorption* der Nahrung
- Abgabe der unverdaulichen Nahrungsbestandteile
- Sekretion* von Verdauungsenzymen*
- Hormonproduktion
- Steuerung von Verdauung und Stoffwechsel
- Immunabwehr*.

Die einzelnen Abschnitte des Verdauungstraktes nehmen dabei jeweils eine besondere Funktion bei der Verdauung wahr:
- Magen: Nahrungsspeicherung mit langsamer Abgabe in den Darm, Einleitung der Eiweißverdauung, Durchmischung der Nahrung sowie deren Desinfektion durch Salzsäure (Fassungsvermögen: bei Neugeborenen* ca. 30 ml, bei Erwachsenen 1600–2400 ml)
- Dünndarm: Aufspaltung und Resorption der meisten Nährstoffe über die Schleimhaut sowie Weitertransport des Darminhaltes
- Dickdarm: Wasserresorption* und Resorption von Elektrolyten*, Eindickung und Transport des Stuhls
- Rektum: Speicherung und Abgabe des Kots über den After.

Verdinikterus m: engl. *green jaundice*. Historische Bezeichnung für grüne Hautfarbe durch Biliverdin, das sich in den ableitenden Gallenwegen bei mechanisch verursachter Stauung bildet. Ein Verdinikterus tritt meist auf bei posthepatischem Ikterus*.
Verdoppelungszeit → Tumorvolumenverdopplungszeit
Verdrängung f: engl. *repression*. Abwehrmechanismus* (auf meist höherem Strukturniveau*), durch den bestimmte schmerzhafte oder traumatische Erinnerungen und schambesetzte Wünsche unbewusst unterdrückt und damit von der bewussten Wahrnehmung ausgeschlossen werden. Diese Form des Vergessens kann ein Überlebensmechanismus sein (Coping*).
Kritik: Während gewöhnliches „Vergessen" ohne Zutun im Lauf der Zeit geschieht, kann Verdrängung als aktive Form des Vergessen-Machens verstanden werden, welche psychischen Aufwand erfordert, die so genannte Verdrängungsarbeit. Dieser Ansatz ist jedoch strittig: Auch wenn z. B. dissoziative Störungen vereinbar erscheinen mit dem Konzept der Verdrängung von Gedächtnisinhalten, sind andere wie die Posttraumatische Belastungsstörungen geprägt von Symptomen wie Intrusionen oder Flashbacks, die sich nur aus dem Nicht-Vergessen-Können des Erlebten erklären lassen.
Verdünnungsanalyse f: engl. *dilution analysis*. Verfahren der Nuklearmedizin, insbesondere zur Volumenbestimmung (z. B. Blutvolumen). Nach Injektion einer radioaktiven Substanzmenge bekannter Aktivität* und völliger Durchmischung ist die Aktivität einer entnommenen Probe umgekehrt proportional zum Verhältnis der Volumina (ggf. mit Korrektur des Aktivitätsabfalls während der Mischungszeit).
Verdünnungsazidose → Azidose
Verdünnungstest → Antibiogramm
Verdunster → Verdampfer
Verdursten n: engl. *dying of thirst*. Tod durch Dehydratation* nach unzureichender Flüssigkeitszufuhr oder erhöhtem Wasserverlust.
Physiologie: Unter normalen Bedingungen (z. B. Temperatur, körperliche Aktivität) benötigt ein Erwachsener 1–2 l Wasser. Der Tod tritt ohne Flüssigkeitszufuhr nach 3–4 Tagen ein. Diese Zeitspanne verkürzt sich bei Krankheit, erhöhter Temperatur, niedriger Luftfeuchte und körperlicher Aktivität und verlängert sich bei kühler Temperatur und hoher Luftfeuchte ohne körperliche Aktivität auf maximal etwa 10 Tage.
Vereisung → Kryochirurgie
Vererbung f: engl. *heredity*; syn. Heredität. Bei allen Lebewesen ablaufende genetische Vorgänge, die eine Weitergabe der genetischen Information* ihrer Art (Spezies*) und ihres Typus (Varietas*) an alle oder einen Teil der Nachkommen ermöglichen (Chromosomentheorie der Vererbung). Der Grad der Weitergabe kann anhand der quantitativen Genetik* abgeschätzt werden (siehe genetische Beratung*).
Vererbung, geschlechtsgebundene f: engl. *sex-linked heredity*; syn. gonosomaler Erbgang. Rezessiver oder dominanter Erbgang eines Merkmals, dessen bestimmende Gene auf den Gonosomen* lokalisiert sind. Die geschlechtsgebundene Vererbung erfolgt als X-chromosomaler Erbgang (weibliche Individuen homozygot oder heterozygot, männliche Individuen hemizygot, z. B. Hämophilie) oder Y-chromosomaler Erbgang. X-chromosomaler Erbgang* (Abb. dort.
Veres-Nadel f: engl. *Veres' needle*; syn. Veres-Kanüle. Spezialkanüle zur initialen Insufflation von Gas (CO_2) in die Bauchhöhle vor einer Laparoskopie oder einem laparoskopischen Eingriff. Nach Durchstoßen der Bauchdecken schiebt sich automatisch ein stumpfer Mandrin aus der spitzen Kanüle vor, um Verletzungen der Bauchorgane zu vermeiden.
Verfahren, bildgebende: engl. *imaging methods*; syn. bildgebende Diagnostik. Apparative Untersuchungsverfahren, mit deren Hilfe Strukturen und Funktionen des menschlichen Organismus bildlich dargestellt werden können und die v.a. in der Diagnostik krankheitsbedingter morphologischer Veränderungen angewendet werden.
Verfahren, funktionelle n pl: engl. *functional psychotherapeutic interventions*. Psychotherapeutische Methoden mit dem expliziten Ziel, ihre Vorgehensweise an den Bedürfnissen, Motivationen und Interessen des Patienten vor dem Hintergrund einer starken Beziehungsorientierung bis hin zu einem körperpsychotherapeutischen Schwerpunkt auszurichten.
Formen:
- Funktional-analytische Psychotherapie
- Funktionale Familientherapie*
- Funktionelle Entspannung.

Hinweis: Funktionelle Verfahren sind abzugrenzen von funktionell bildgebenden Verfahren (die auch psychotherapeutisch induzierte Veränderungen im Gehirn darstellen können) und Verfahren, die verschiedene Ebenen des Erlebens und Verhaltens in den Mittelpunkt rücken.

Verfallsdatum *n*: engl. *expiration date*. Zeitpunkt, bis zu dem Arzneimittel*, Infusionen*, Sterilgut, Nahrungsmittel u. a. ohne nachteilige Wirkung und Einschränkung genutzt werden können. Der Hersteller haftet bis zu diesem Stichtag für die Qualität des Produkts.

Verfolgungswahn *m*: engl. *persecution complex*. Form des Wahns*, bei dem die Betroffenen überzeugt sind, von anderen Menschen, Mächten oder Institutionen bedroht und verfolgt zu werden. Zu Verfolgungswahn kommt es bei Schizophrenie*, wahnhafter Störung und Intoxikation (z. B. Alkoholpsychose*). Als häufigste Wahnform kann er zu sozialem Rückzug und Klaustrophilie* führen.

Vergenz → Blickbewegungen

Vergenz *f*: engl. *vergence*. Gegensinnige Bewegung beider Augen nach nasal (Konvergenz) oder temporal (Divergenz).

Vergessen *n*: engl. *to forget*. Nicht-erinnern-, Nicht-wiedererkennen- oder Nicht-reproduzieren-Können von bereits im Bewusstsein gespeicherter Information.

Formen: Es existieren verschiedene Erklärungsmodelle:
– **zeitbedingter Verfall:** Gespeicherte Information geht mit der Zeit verloren oder verblasst. Je größer der zeitliche Abstand vom Zeitpunkt der Informationsaneignung, umso kleiner ist die Gedächtniswirkung (sog. Vergessens- oder Behaltenskurve; siehe Gedächtnis*, Abb. dort).
– **Überlagerung** (Interferenz): Gedächtnisinhalt wird durch anderen ersetzt, überdeckt oder blockiert.
– **Störungen des Abrufs:** Information wird nicht an der richtigen Stelle gesucht und deshalb nicht gefunden (Einbettung der Abrufsignale in der Lernphase).
– **motiviertes Vergessen** (kognitive Vermeidung): Information wird vom Bewusstsein absichtlich, d. h. zweckgerichtet unterdrückt (z. B. Vergessen des Namens eines unsympathischen Menschen), sog. Verdrängung.
– **krankheitsbedingt:** Information geht auf Grund von hirnorganischen Veränderungen verloren, z. B. bei Schädelhirntrauma, Demenz, Ganser-Syndrom (Simulation) oder unter Einwirkung psychotroper Substanzen und psychogener Blockaden (Black out).

Vergewaltigung *f*: engl. *rape*. Erzwungene Durchführung von Geschlechtsverkehr bzw. sexuellen Handlungen, die mit Eindringen in den Körper verbunden sind. In jedem Fall ist der Körper ganz zu untersuchen und Verletzungen (auch Begleitverletzungen) sind ausführlich zu dokumentieren, Spuren sind zu sichern. Bei Be-

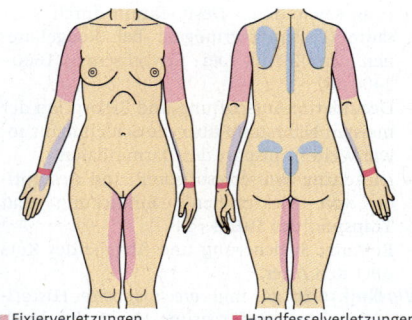

■ Fixierverletzungen ■ Handfesselverletzungen
■ Parier-, Abwehrverletzungen ■ Widerlagerverletzungen

Vergewaltigung: Typische Lokalisationen äußerlich sichtbarer physischer Verletzungen.

darf ist eine psychotherapeutische Behandlung einzuleiten.

Prozedere: Eine Notfallkontrazeption sowie eine Postexpositionsprophylaxe sexuell übertragbarer Krankheiten sind zu empfehlen.

Vorkommen:
– ca. 14 500 angezeigte Fälle pro Jahr (einschließlich sexueller Nötigung*)
– hohe Dunkelziffer
– bei über 80 % sind Täter und Opfer miteinander bekannt (z. B. Ehe-, Lebens- und Expartner, Freunde, Kollegen, Verwandte, Bekannte infolge einer Verabredung)
– Lebenszeitprävalenz bei Frauen ca. 13 % weltweit (6 % in Deutschland), in Kriegen deutlich höher.

Klinik:
– selten Genitalverletzungen
– Begleitverletzungen: bei Untersuchung der Geschädigten darauf achten (Bissverletzungen, Griffspuren, Hautverletzungen durch gewaltsames Entkleiden, Widerlagerverletzungen; siehe Abb.)
– mögliche psychische Folgen wie akute oder posttraumatische Belastungsstörung oder depressive Symptomatik.

Diagnostik:
– in jedem Fall Ganzkörperuntersuchung mit ausführlicher Verletzungsdokumentation
– Spurensicherung (Abstriche)
– ggf. Asservierung von Blut und Harn bei Verdacht auf Gabe sog. K.-o.-Tropfen
– keine Meldepflicht.

Therapie:
– **des Opfers: 1.** evtl. störungsspezifische psychotherapeutische Behandlung **2.** störungsübergreifende therapeutische Elemente wie Ressourcenaktivierung, insbesondere Einbeziehung sozialer Netzwerke und empathisches Eingehen auf das Erlebte
– **des Täters:** siehe Sexualstraftat*.

Vergiftung → Intoxikation

Vergiftungswahn *m*: engl. *delusion of being poisoned*. Form des Wahns* mit der Überzeugung der betroffenen Person, vergiftet zu werden.

Vorkommen:
– Schizophrenie*
– wahnhafte Störung, u. a.

vergrünende Streptokokken → Streptococcus

Verhalten *n*: engl. *behavior*. Im weiteren Sinn jede Handlung, die sich zwischen Organismus und Umwelt abspielt; im engeren Sinn Gesamtheit der objektiv beobachtbaren, motorischen und physiologischen Aktionen und Reaktionen eines Organismus, die im Allgemeinen durch Reize* ausgelöst und durch Erfahrungen und Umfeldbedingungen in komplexer Weise modifiziert werden (Behaviorismus).

Einteilung: Dimensionen zur Verhaltensbeschreibung sind u. a.:
– offen versus verdeckt
– bewusst versus unbewusst
– willkürlich versus unwillkürlich
– koordiniert versus unkoordiniert.

Vorherrschend ist die Unterteilung des **Drei-Ebenen-Ansatzes**, wonach die kognitiv-verbale, motorisch-behaviorale und physiologisch-humorale Verhaltensebene unterschieden werden. Problem dieses weiten Verhaltensbegriffs ist jedoch die Abgrenzung gegenüber dem Erleben.

verhaltener Abort → Missed Abortion

Verhalten, herausforderndes: engl. *challenging behaviour*. Verhaltensmuster bei Menschen mit Demenz* mit nicht situationsgerechtem, sozial unangepasstem, auffälligem Verhalten, z. B. Schreien, zielloses Herumlaufen, Aggressivität, Ablehnung, Verweigerung von Nahrung, Unruhe. Beruht häufig auf nicht erfüllten (und nicht verstandenen) Bedürfnissen. Es ist die größte Herausforderung bei der Versorgung von Menschen mit Demenz.

Terminologie: Diese Verhaltensmuster werden auch als Verhaltensprobleme, Demenzsymptome oder BPSD (behavioral and psychological symptoms of dementia) bezeichnet.

Verhalten, oppositionelles *n*: engl. *oppositional behavior*. Vorwiegend bei Kindern und Jugendlichen auftretendes Verhaltensmuster, das wichtige gesellschaftliche Normen, Regeln und grundlegende Rechte anderer verletzt. Es ist gekennzeichnet durch häufigen Streit mit Erwachsenen und Autoritäten, Zuwiderhandlungen bei Anweisungen und Regeln, absichtliche Verärgerung Anderer bei gleichzeitig empfindlicher, wütender und nachtragender Reaktion auf Kritik.

Klassifikation: In der ICD-10 unter F91 Störung des Sozialverhaltens als Symptom der Unterkategorie Störung des Sozialverhaltens mit oppositionellem, aufsässigem Verhalten geführt, im

DSM-5 als Störung mit oppositionellem Trotzverhalten (F91.3) eigenständig klassifiziert.

Verhaltensänderung f: engl. *change in behavior*. Sammelbegriff für verändertes Verhalten, z. B. durch Lernen*, Prägung, Reifung aber auch nach körperlichen Erkrankungen (z. B. Schädelhirntrauma*), bei psychischen Störungen (z. B. chronische Schizophrenie) oder therapeutisch induziert (Verhaltensmodifikation als zentrale Grundannahme der Verhaltenstherapie*).

Hintergrund:
- Im sozialmedizinischen Kontext ist die Verhaltensänderung z. B. von Bedeutung für Lebensstiländerungen, Reduktion von Risikofaktoren* oder Verbesserung der Compliance*.
- Im psychologischen und gesundheitswissenschaftlichen Bereich werden zunehmend differenzierte Modelle des Verhaltens bzw. der Verhaltensänderung als Basis bzw. Begründung geeigneter Interventionen herangezogen. Verhaltensänderung umfasst dabei auch die Änderung im Auftreten von Verhaltensweisen wie z. B. in Bezug auf Häufigkeit oder Situation.
- Psychotherapeutische Theorien, insbesondere die Verhaltenstherapie*, befassen sich explizit mit Erklärungen für und Veränderung von problematischen Verhaltensweisen durch psychotherapeutische Interventionen.

Verhaltensaufbau m: engl. *shaping of behavior*. In der Psychotherapie Bezeichnung für operante Methoden zum Aufbau neuer Verhaltensweisen, z. B. Shaping, Chaining, Prompting* und Fading*.

Verhaltensbiologie → Ethologie

Verhalten, selbstverletzendes n: engl. *self-injurious behaviour*. Selbst initiierte Aktivität mit der Absicht, den eigenen Körper zu verletzen oder zu schädigen, ohne sich durch diese Handlungen zu töten. Selbstverletzendes Verhalten ist eine Form der Autoaggression*.

Einteilung:
- **Offene** Selbstverletzung: Die Verursachung der Verletzung wird vom Patienten während der Behandlung mitgeteilt.
- **Heimliche** Selbstverletzung: Die Verursachung wird verschwiegen, z. B. bei artifizieller Störung (Münchhausen*-Syndrom).

Ursachen: Störungen in der kindlichen Entwicklung (z. B. häufige Verlust- und Trennungssituationen, Gewalterfahrung), häufig Borderline*-Persönlichkeitsstörung oder narzisstische Störung. Für den Patienten kann selbstverletzendes Verhalten eine Möglichkeit der Selbstfürsorge, ein Ventil innerer Anspannung, Selbststimulation oder -bestrafung (intrapsychisch) oder einen präverbalen Hilferuf darstellen.

Formen:
- Verletzung der Haut, der Blutgefäße der Haut (und der Hautanhangsgebilde) und evtl. tiefer liegender Gewebeschichten (auch Blutentnahme) durch Bisse, Schnitte, Verbrennungen, Verbrühungen, Verätzungen, Kratzen
- Aufreißen von Körpergewebe sowie Abbinden oder Abreißen von Gewebe
- Zufügen von Blutergüssen (Hämatomen) durch Schläge mit oder gegen Gegenstände
- Ausreißen von Haaren und Nägeln.

Wirkung: Das selbstverletzende Verhalten führt zu einer Endorphinausschüttung im ZNS mit emotionaler Beruhigung, verbesserter Schmerzwahrnehmung und Rücknahme dissoziativer Zustände. Dieser entspannende Effekt geht einher mit einem Gefühl gesteigerter oder wiedererlangter Selbstkontrolle.

Verhalten, selbstzerstörerisches n: engl. *self-destructive behavior*. Auf Destruktion bzw. Vernichtung der eigenen Person ausgerichtetes Verhalten als Ausdruck von Autoaggression*.

Vorkommen:
- Depression*
- Suizidalität*
- Depravation
- Wahn*
- Risikoverhalten*
- Selbstschädigung*.

Verhaltensgleichung f: engl. *behavioral equation*. Modell, das den Zusammenhang zwischen einem Verhalten und dessen Ursachen bzw. Bedingungen beschreibt.

Verhaltensmedizin f: engl. *behavioral medicine*. Zwischen Medizin, Psychologie, Soziologie und Physiologie angesiedeltes Forschungsgebiet, das die experimentelle Psychologie einschließlich der Lerntheorie zur Erklärung und Therapie von Krankheiten und Krankheitsverhalten verwendet. Verhaltensmedizin befasst sich mit den Wechselwirkungen zwischen Gesundheit*, Krankheit*, Gesundheitsverhalten und Krankheitsverhalten.

Sozialmedizinische Bedeutung: Die Umsetzung verhaltensmedizinischer Erkenntnisse in Prävention*, Kuration und Rehabilitation* dient u. a. der Erzielung bzw. Erhaltung nachhaltiger gesundheitlicher Stabilität und erfolgt z. B. in Form von verhaltenstherapeutisch orientierten Schulungsprogrammen zum Umgang mit den Auswirkungen einer bestimmten Erkrankung.

Verhaltensmodifikation f: engl. *behaviour modification*. Systematische Anwendung lernpsychologischer und anderer psychologischer Lerntechniken mit dem Ziel einer Verhaltensänderung, v. a. Förderung erwünschter und Reduktion problematischer Verhaltensweisen. Theoriegeleitete und lösungsorientierte Verhaltensmodifikation erfolgt in mehreren Therapie-

phasen. Die Verhaltensmodifikation ist mit anderen (psycho-)therapeutischen Verfahren kombinierbar.

Verhaltensmuster n: engl. *behavioral patterns*. Miteinander verknüpfte Reaktionen oder (vererbte oder erlernte) Verhaltensweisen, die in einer bestimmten vorhersehbaren Regelhaftigkeit und Reihenfolge auftreten.

Verhaltensregulationsstörung → Regulationsstörung im frühen Kindesalter

Verhaltensstörung f: engl. *behavior disorder*. Diagnostisch unscharfer Sammelbegriff für das andauernde oder häufig wiederholte Auftreten verschiedener sozial unangepasster bzw. nicht der Kulturnorm entsprechender Verhaltensweisen. Verhaltensstörungen kommen häufig in Verbindung mit psychischen Störungen vor. **Ursachen:** Man geht von einer multifaktoriellen Genese aus, wobei Kombinationen von genetischen, biografisch-psychischen, hirnorganischen, sozialen und anderen Bedingungen diskutiert werden, von denen jedoch nach heutigem Wissensstand keine die entscheidende Einzelbedingung darstellt. **Klinisches Bild:** Das klinische Bild ist je nach zugrunde liegender psychischer Störung sehr unterschiedlich und kann sich in vermehrter Aggressivität, mangelnder Frustrationstoleranz, Delinquenz, Verstoß gegen Lern- und Leistungsanforderungen (Schulversagen), abweichendem Sexualverhalten, mangelnder Impulskontrolle u. a. äußern.

Vorkommen:
- Hirnerkrankungen (Hirnläsionen oder -funktionsstörungen, z. B. Demenz*)
- Intelligenzminderung*
- Konsum psychotroper Substanzen*
- Verhaltensauffälligkeiten mit körperlichen Störungen (z. B. Essstörung*)
- Persönlichkeits- und Verhaltensstörungen (z. B. Borderline-Störung, Kleptomanie*, artifizielle Störung*)
- emotionale und Verhaltensstörungen mit Beginn im Kindesalter (z. B. ADHS*).

Verhaltenstherapie f: engl. *behavior therapy*. Auf empirischer Psychologie basierendes Psychotherapieverfahren, das sich auf Erkenntnisse der Psychologie, der Verhaltensforschung und der Lerntheorien (Lernen*) stützt und z. T. synonym mit Verhaltensmodifikation* und kognitiver Verhaltenstherapie* verwendet wird. Innerhalb der Verhaltenstherapie kommt eine Vielzahl von Methoden zum Einsatz, deren Wirksamkeit überwiegend nachgewiesen ist.

Prinzip: Die Verhaltenstherapie basiert auf der Grundannahme, dass abweichendes Verhalten schrittweise durch Lernprozesse erworben wird. Aufgrund von empirisch überprüftem Störungswissen und Veränderungswissen wird eine systematische Besserung der zu behandelnden Problematik angestrebt. Verhaltenstherapie

Verhaltenstherapie, kognitive

schließt kognitive Ansätze (innere Motivationen, Einstellungen und Emotionen) mit ein und wird daher meist als kognitive Verhaltenstherapie* bezeichnet. Verhaltenstherapie richtet sich an alle Altersgruppen (siehe auch Kinder*- und Jugendpsychotherapie).

Ziel: Dem Patienten sollen neue und angemessene Erlebens- und Verhaltensweisen ermöglicht werden, indem er gezielt „erlernt" und die prädisponierenden (empfänglich machenden), auslösenden und/oder aufrechterhaltenden Einflussfaktoren „verlernt".

Verfahren:
- Verfahren zur Entwicklung der **Basisfertigkeiten:** Methoden der Gestaltung der therapeutischen Beziehung*, Gesprächsführung* und des Motivationsaufbaus sowie der Verhaltensdiagnostik (u. a. Exploration*, funktionale Problemanalyse, Verhaltensanalyse, Zieldefinition)
- **störungsübergreifende** Verfahren: Konfrontationstherapie* (z. B. Flooding*, Habituationstraining*, Reaktionsverhinderung*, systematische Desensibilisierung), Selbstmanagement*, Habit Reversal Training, Biofeedback*, Rollenspiel*, Training sozialer Kompetenz, operante Methoden (z. B. positive Verstärkung, Extinktion, Response Cost, Time*-out, Token Economy), kognitive Intervention, Kommunikationstraining* und Konditionierung*
- **störungsspezifische** Verfahren: inzwischen für nahezu alle Indikationsbereiche entwickelt und überprüft, v. a. Angststörungen*, Depressionen*, Borderline*-Persönlichkeitsstörung, Schizophrenie-Rückfallprophylaxe, Essstörungen*, sexuelle* Funktionsstörungen, Partnerschaftsprobleme sowie Ausscheidungsstörungen, Hyperaktivität* und Aggressivität bei Kindern.

Verhaltenstherapie, kognitive *f*: engl. *cognitive-behavioral therapy* (Abk. CBT). Nach Integration der zunächst unabhängig voneinander entwickelten kognitiven Therapie* und der Verhaltenstherapie* seit den 1970er-Jahren verwendete Bezeichnung, die explizit die große Relevanz von Kognitionen* sowohl bei der Konzeptualisierung psychischer Störungen betonen soll, als auch bei psychotherapeutischen Interventionen (sog. kognitive Wende).

Prinzip: Gedanken, Gefühle, Verhalten und Vorstellungen (Imaginationen*) beeinflussen sich gegenseitig. Zudem wirken verhaltenstherapeutische Interventionen* auch ohne explizite Berücksichtigung von Kognitionen immer auch auf Informationsverarbeitungsprozesse, umgekehrt werden in kognitiven Therapien regelmäßig verhaltenstherapeutische Elemente eingesetzt. Obwohl inhaltlich angemessener, hat sich der Begriff gegenüber der traditionellen Bezeichnung Verhaltenstherapie nicht durchgesetzt und wird z. T. synonym mit kognitiver Therapie verwendet.

Indikationen: U. a. Depression*, Angststörung*, Zwangsstörung*, Binge*-Eating-Störung, Persönlichkeitsstörung* sowie Sozialverhaltensstörung.

Verhaltenstherapie, multimodale *f*: engl. *multimodal behavioral therapy*. Erweiterung der klassischen Verhaltenstherapie* auf alle für relevant erachteten Lebensbereiche (A. Lazarus, 1976). Heute wird multimodale Therapie nicht mehr als eigenständige Therapieform gesehen, sondern ist in der modernen Verhaltenstherapie aufgegangen.

Verhaltenstraining *n*: engl. *behavioral training*. Lerntheoretisch begründete Maßnahme zur Verhaltensänderung wie z. B. Entspannungstherapie, euthyme Therapie, Gesundheitstraining und Stressbewältigungstraining*.

Verhaltensweisen, parasuizidale *f pl*: engl. *para-suicidal behavior*. Ausdruck der unterschiedlichen Motive suizidalen Verhaltens.

Formen: Alle Formen parasuizidaler Verhaltensmuster zeigen eine hohe Wiederholungsrate (nach Feuerlein 1971):
- **parasuizidale Pause** mit Wunsch nach einer Zäsur: Nach Arzneimittel- und/oder Alkoholintoxikation (Suizidmethoden*) berichten Betroffene häufig, dass sie für immer schlafen oder einfach abschalten und ihre Ruhe haben wollten, ohne dass der Wunsch zu sterben von dem Betreffenden für sich selbst formuliert worden ist.
- **parasuizidale Geste** mit Appell an den Mitmenschen: Es handelt sich häufig um ein typisches Arrangement des Suizidversuchs* entweder direkt vor den Augen der Person, an die sich der Appell richtet (z. B. mit Tabletten), oder so, dass diese den Suizidenten mit großer Wahrscheinlichkeit findet (Vorkommen z. B. bei drohender Trennung vom Partner in dessen Wohnung und zu einem Zeitpunkt, zu dem der Suizident erwartet, noch rechtzeitig entdeckt zu werden).
- **parasuizidale Handlung** mit ausgesprochener Autoaggression (missglückter Suizid*): 1. Es besteht eine eindeutige Intention zu sterben. 2. Das Arrangement verhindert ein rechtzeitiges Auffinden. 3. Es wird eine „sichere" Suizidmethode angewendet.

Verhandlungsfähigkeit *f*: engl. *fitness to undergo trial*. Die Fähigkeit eines Verfahrensbeteiligten, an der mündlichen Verhandlung teilzunehmen. Schwere Erkrankungen, ausgeprägte Psychosyndrome oder durch die Hauptverhandlung verursachte erhebliche Gesundheitsrisiken können die Verhandlungsfähigkeit beschränken bzw. aufheben.

Recht:
- Sozialgerichtsbarkeit: fehlende Verhandlungsfähigkeit kann insbesondere Anlass sein zu Entscheidungen über die Verlegung/Vertagung des Termins zur mündlichen Verhandlung
- Strafverfahren: 1. endgültige **Verhandlungsunfähigkeit** ist ein Verfahrenshindernis und hat die Einstellung des Verfahrens zur Folge 2. bei vorsätzlich herbeigeführter Verhandlungsunfähigkeit kann die Verhandlung unter Umständen auch ohne den Angeklagten stattfinden.

Verifikation *f*: engl. *verification*. Wissenschaftsmethodisches Vorgehen zur Überprüfung einer Hypothese oder einer Gegebenheit der Realität mit logischem und empirischem Beleg- und Beweischarakter. Mit einer einzigen Verifikation kann nicht auf alle vergleichbaren Situationen geschlossen werden.

Verkalkung → Atherosklerose

Verkalkung → Mikroverkalkungen

Verkehrsmedizin *f*: engl. *traffic medicine*. Teilgebiet der Medizin, das sich beschäftigt mit Krankheiten und Körperschäden (z. B. Hypertonie, Sehstörungen), die durch Arzneimittel, Alkohol u. a. Rauschmittel* verursachten Veränderungen psychischer und körperlicher Funktionen, welche die Verkehrstüchtigkeit beeinträchtigen oder aufheben können, sowie mit Unfallrekonstruktion und -ursachenforschung.

Verkehrstüchtigkeit → Verkehrsmedizin

Verkleinerungswahn *m*: engl. *micromania*; syn. Kleinheitswahn. Form des Wahns* mit der Überzeugung der betroffenen Person von der eigenen Wertlosigkeit oder Nichtigkeit, häufig einhergehend mit Selbstbezichtigungen und Schuldwahn*, aber auch mit Vorstellungen körperlicher Unterentwicklung bzw. körperlich zu schrumpfen.

Vorkommen: U. a.
- wahnhafte Depression*
- im Rahmen eines Cotard*-Syndroms.

Verknöcherung → Ossifikation

Verkohlung → Verbrennung

Verlängerungsosteotomie *f*: engl. *lengthening osteotomy*. Operatives Verfahren zur Verlängerung einer Extremität, als Beinverlängerung bei Beinlängendifferenz* oder seltener als Armverlängerung v. a. zur Funktionsverbesserung bei angeborener Fehlbildung oder traumatischer Armverkürzung. Die Verlängerungsosteotomie kann u. a. als Kallusdistraktion* oder Chondrodiastase* durchgeführt werden.

verlangsamter Kolontransit → Obstipation

Verlangsamung *f*: engl. *deceleration*. Verringerung der Geschwindigkeit von Denkprozessen und Verhaltensweisen sowie eine verzögerte Reaktionsfähigkeit aufgrund von Erkrankungen mit Störungen der Hirnfunktion, Depression* oder als unerwünschte Arzneimittelwirkung*, z. B. bei bestimmten Psychopharmaka*, Antihistaminika* und Schmerzmitteln. Die Verlangsamung beeinträchtigt u. a. auch die Fahrtüchtigkeit und Handhabung von Maschinen.

Verlauf, abwendbar gefährlicher *m*: Abk. AGV. Gesundheitsgefährdende, evtl. lebensbedrohende Krankheitsentwicklung, die bei sorgfältiger und sachgemäßer medizinischer Befragung, Diagnostik und Begleitung des Patienten zu erkennen, zu vermeiden und von gleichartig erscheinenden ungefährlichen Befindungs- und Gesundheitsstörungen zu unterscheiden ist.
Klinische Bedeutung: Häufige Gesundheitsstörungen wie Bauchschmerzen und Übelkeit, Widerwillen gegen Fleisch oder leichte postkoitale Schmerzen sind zugleich Frühzeichen gefährlicher Erkrankungen wie Appendizitis, Magenkarzinom oder Zervixkarzinom. Letztere sind durch gezielte Diagnostik auszuschließen. Die Differenzierung zwischen banalen und gefährlichen Erkrankungen ist vor allem in der medizinischen Primärversorgung von großer Bedeutung.

Verletztenrente *f*: engl. *injury pension*. Versichertenrente der GUV.

Verletzung → Trauma [somatisch]

Verletzung → Wunde

Verletzung, diffuse axonale *f*: engl. *diffuse axonal injury*; syn. DAI. Schädigung von Axonen* durch auf das Gehirn einwirkende Rotations*- und Scherkräfte bei Schädelhirntraumata, meist nach Stürzen, Autounfällen und Shaken-Baby-Syndrom. Typisch ist eine Bewusstlosigkeit*, die länger als 6 Stunden anhält, diagnostiziert wird mittels CT oder MRT. Diffuse axonale Verletzungen verlaufen meist tödlich, eine kausale* Therapie ist nicht bekannt.

Verletzungsartenverfahren *n*: Verfahren, im Rahmen dessen die Landesverbände der gesetzlichen Unfallversicherung* besonders geeignete Krankenhäuser mit spezieller personeller, apparativer und räumlicher Ausstattung sowie mit der Bereitschaft zur Übernahme bestimmter Pflichten an der Behandlung Unfallverletzter mit bestimmten Verletzungen beteiligen (aufgeführt in sog. Verletzungsartenverzeichnis).
Rechtliche Grundlage: Geregelt von den Versicherungsträgern der gesetzlichen Unfallversicherung* und der Kassenärztlichen Bundesvereinigung im Vertrag gemäß § 34 Abs. 3 SGB VII (gültig ab 01.04.2008, zuletzt geändert am 01.01.2013).

Verleugnung *f*: engl. *denial*. Psychischer Abwehrmechanismus* (auf die Psychoanalyse nach S. Freud zurückgehend), bei dem der Betroffene bestimmte Aspekte der Wirklichkeit zwar wahrnimmt, aber nicht wahrhaben will. Verleugnung kann z. B. bei Patienten auftreten, die über eine schwerwiegende Erkrankung aufgeklärt wurden.

Verlusterfahrung *f*: engl. *experience of a loss*. Erleben der unfreiwilligen Einbuße einer Sache oder einer Person, die einhergeht mit einem erhöhten Risiko für depressive Syndrome, u. U. Suizidalität.

Vermännlichung → Virilisierung

Vermeidende Persönlichkeitsstörung → Ängstliche (-vermeidende) Persönlichkeitsstörung

Vermeidungslernen *n*: engl. *avoidance learning*. Erwerb von Vermeidungsverhalten* durch Lernen*. Vermeidungslernen wurde v. a. im Zusammenhang mit assoziativen Lernprozessen untersucht und ist von großer Bedeutung für klinische Phänomene wie Phobie*.
Prozess: Ein wesentlicher Mechanismus ist die negative Verstärkung* (Angstreduktion durch Vermeidung). Zusätzlich spielen biologische Randbedingungen wie Spezies-spezifische Abwehrreaktionen (engl. Species-Specific Defense Reactions, Abk. SSDR) eine moderierende Rolle: Vermeidungsreaktionen werden schneller erlernt, wenn sie mit den SSDR des Probanden ähnlich oder identisch sind.

Vermeidungsverhalten [Psychologie] *n*: engl. *avoiding behavior*. Vermeidendes Verhaltensmuster*, das sich auf Situationen, Auslösereize und Handlungen richtet, die als bedrohlich bewertet werden. Vermeidungsverhalten erfolgt bereits auf innere (Gefühle, Gedanken, Körperreaktionen, Vorstellungsbilder) oder äußere (bestimmte Situationen) Hinweisreize auf die vermeintlich bedrohliche Situation. Flucht hingegen ist eine Reaktion auf die unmittelbare Bedrohung.
Ursache: Nach der Zwei-Faktoren-Theorie der Angst ist der Hinweisreiz an die ursprüngliche Gefahrensituation gekoppelt (1. Faktor: klassische Konditionierung) und das Vermeidungsverhalten wird durch Verminderung von Angst* verstärkt (2. Faktor: Vermeidungslernen* als negative Verstärkung* im Rahmen operanter Konditionierung).
Klinische Bedeutung: Vermeidungsverhalten verhindert, dass der Erwartung von Bedrohung zuwiderlaufende korrigierende Erfahrungen gemacht werden können. Ausdehnung des Vermeidungsverhaltens auf ähnliche Situationen kann zur Generalisierung* und zur Entstehung und Aufrechterhaltung von Angstspektrumsstörungen führen, z. B. Panikstörungen, Agoraphobie, soziale Phobie, posttraumatische Belastungsstörung und Zwangsstörungen. Die systematische Reduktion von Vermeidungsverhalten ist zentrales Therapieziel der verhaltenstherapeutischen Konfrontationstherapien* zur Angstbehandlung.

Vermifuga → Anthelminthika

Vermis *m*: Wurm.

Vermizida → Anthelminthika

Vermüllungssyndrom *n*: engl. *hoarding*. Bezeichnung für pathologisches Horten und Sammeln z. T. wertloser Gegenstände (aktives Sammeln) und/oder die Unfähigkeit, sich davon zu trennen (passives Sammeln).
Beschreibung: Sammelobjekte sind z. B. Zeitungen, Zeitschriften, Bücher, Briefe, Aufzeichnungen, Kleidung, Taschen, Dosen, Lebensmittel, Unrat, Müll. Häuser bzw. Wohnungen von Betroffenen sind oftmals kaum begehbar, z. T. entstehen hygienische Probleme (z. B. beim Sammeln von Joghurtbechern). Neben der häuslichen ist oft – aber nicht immer – eine persönliche Verwahrlosung sowie sozialer Rückzug und Isolation zu verzeichnen. **Vorkommen:** Einem Vermüllungssyndrom können sehr unterschiedliche psychische Störungen zugrunde liegen, z. B.
– Persönlichkeitsstörungen*
– Zwangsstörung*
– Suchterkrankungen (z. B. Alkoholabhängigkeit)
– Schizophrenie*.

Vernebler → Inhalator

Vernebler *m sg, pl*: engl. *atomizer*. Gerät zur Erzeugung von Aerosolen* durch elektrische Kompression, Druckluft oder Ultraschall. Der Vernebler wird in der Aerosoltherapie* angewandt.

Vernehmungsfähigkeit *f*: engl. *fitness to undergo interrogation*. Fähigkeit, bei der Anhörung durch Ermittlungsbehörden oder Gericht den Sinn von Fragen zu verstehen und sinnvoll zu antworten. Im Strafverfahren bezieht sich die Vernehmungsfähigkeit auf Zeugen, Sachverständige und im Vor- und Zwischenverfahren auch auf Beschuldigte.

Verner-Morrison-Syndrom *n*: engl. *watery diarrhea hypokalemia achlorhydria syndrome*. Durch hormonbildenden, meist malignen neuroendokrinen Tumor* des Pankreas (VIPom) verursachte Erkrankung mit choleraähnlicher, wässriger Diarrhö*, schwerer Hypokaliämie*, Hypo- bzw. Achlorhydrie (siehe Anazidität*) und Azidose*. Das vom Tumor sezernierte, wirksame Hormon ist das sog. vasoaktive intestinale Polypeptid* (VIP), welches die intestinale und pankreatische Adenylzyklase stimuliert.
Therapie: Octreotid* (Somatostatinanalogon), wirkt lediglich symptomatisch.

Vernichtungsschmerz *m*: syn. Vernichtungsgefühl. Akut auftretender, stärkster Schmerz, typischerweise verbunden mit einem Gefühl der absoluten Hilflosigkeit oder Todesangst, z. B. beim Myokardinfarkt oder – zusammen mit Kreislaufschock und einem bretthartem Bauch – beim Vollbild des akuten Abdomens.
Hintergrund: Vorkommen als
– thorakaler Vernichtungsschmerz: 1. Myokardinfarkt 2. Lungenembolie* 3. Boerhaave*-Syndrom 4. Aortendissektion*

Vernichtungsstrahlung

- **abdominaler Vernichtungsschmerz:** 1. Harnleiter*-Kolik 2. Ruptur eines abdominalen Aortenaneurysmas
- **Vernichtungskopfschmerz:** 1. Subarachnoidalblutung* (am häufigsten) 2. Schlaganfall* 3. Meningitis* 4. Hirndruckveränderungen.

Vernichtungsstrahlung *f*: engl. *annihilation radiation*; syn. Annihilationsstrahlung. Beim Zusammentreffen von Materie und Antimaterie (Paarvernichtung) freiwerdende elektromagnetische Strahlung durch Umwandlung von Masse in Energie.

Verödung → Obliteration

Verödung → Sklerotherapie

Verordnung über apothekenpflichtige und freiverkäufliche Arzneimittel → Apothekenpflicht [Deutschland]

Verotoxin → Escherichia coli

Verrenkung → Luxation

Verriegelungsnagelung *f*: engl. *interlocking nailing*. Form der Osteosynthese mit intramedullärer Schienung (Marknagelosteosynthese*) und Querstabilisierung durch Verriegelungsschrauben. Dadurch wird eine Verkürzung und Rotationsfehlstellung verhindert. Die Verriegelungsnagelung wird angewendet etwa bei Fraktur* oder Pseudarthrose* langer Röhrenknochen, z. B. Femurfraktur* und Humerusfraktur.

Prinzip:
- Insertion des Marknagels, anschließend Fixation mit Verriegelungsschrauben proximal und distal der Kontinuitätsunterbrechung des Knochens (siehe Abb.)
- Verriegelungsnagelung: 1. statisch: der Nagel kann im Knochen nicht gleiten 2. dynamisch (sog. Kompressionsnagelung): Konfiguration der Verriegelungsschrauben erlaubt Kompression der Fraktur bei Belastung.

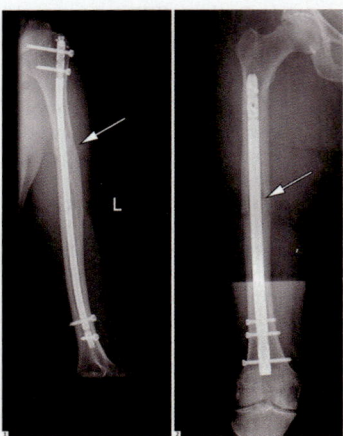

Verriegelungsnagelung: 1: konsolidierte Frakturen des Humerus, 2: des Femurs. [108]

Verruca *f*: engl. *wart*; syn. Warze. Benigne virusbedingte, infektiöse Epithelhyperplasie mit Akanthose*, Hyperkeratose* und Papillomatose, verursacht durch verschiedene Typen des humanen Papillomavirus*, allen voran durch die Typen 1, 2, 3, 4, 26, 29, 57.

Verrucae filiformes → Verruca vulgaris

Verrucae planae juveniles *f pl*: engl. *flat warts*; syn. plane juvenile Warzen. Zumeist selbstlimitierende Dermatose* mit Bildung flacher Warzen der Haut, verursacht durch eine Infektion mit humanen Papillomaviren (Typen 3, 10, 28, 29, 49). Die Diagnose wird klinisch gestellt, eine Therapie ist bei hoher Spontanremissionsrate nicht zwingend erforderlich und besteht zumeist in Anwendung lokaler Keratolytika.

Klinik:
- flache, epidermale, kaum palpable, rundliche bis polygonale, hautfarbene oder rötlichgelbliche bis bräunliche Papeln oder Plaques* (siehe Abb.) mit stumpfer Oberfläche
- Durchmesser 3–4 mm
- oft eruptiv und in großer Anzahl, insbesondere im Gesicht und an den Handrücken
- evtl. strichförmige Verteilung durch Autoinokulation beim Kratzen (Köbner*-Phänomen)
- gelegentlich Pruritus*.

Therapie:
- In der Regel nicht erforderlich bei hoher Spontanremissionsrate
- wenn kosmetisch störend, topische Anwendung von: 1. Vitamin-A-Säure 2. Salicylsäure* und 5-Fluorouracil*
- im Einzelfall fotodynamische* Therapie, Kryotherapie*, vorsichtige Abtragung mit dem scharfen Löffel oder Einsatz von Farbstofflaser oder Erbium:YAG-Laser.

Verrucae plantares *f pl*: syn. Stechwarzen. Verrucae vulgares an Fußsohlen. Ursache dieser Warzen ist eine Infektion mit bestimmten Typen des humanen Papillomavirus* (HPV), meist mit Typ 1, 2, 4, 60 oder 63. Verrucae plantares kommen hauptsächlich bei Kindern, Jugendlichen und jungen Erwachsenen vor. Diagnostiziert wird klinisch, therapiert zumeist lokal keratolytisch.

Formen:
- **Dornwarzen** (Myrmezien): 1. v. a. an Druckstellen 2. wachsen dornartig in die Tiefe und sind oft von einer Schwiele bedeckt 3. druckschmerzhaft
- **Mosaikwarzen:** 1. meist auf Hautniveau liegend 2. symptomlos.

Therapie:
- Fußbäder (Tannin*) und anschließendes Abhobeln der aufgeweichten keratotischen Massen
- keratolytische Therapie, z. B. mittels Salicylsäure*
- Tinktur mit Salicylsäure* und 5-Fluorouracil*
- Therapie mit CO_2-Laser oder Farbstofflaser bei sehr ausgedehntem Befall und funktionellen Einschränkungen.

Verrucae seniles → Alterswarzen

Verruca necrogenica → Tuberculosis cutis

Verruca vulgaris *f*: engl. *common wart*; syn. Viruswarze. Infektiöse, durch humane Papillomaviren verursachte benigne Epithelhyperplasie, häufigste virusbedingte Warzenart. Die Diagnose wird meist klinisch gestellt. Eine Therapie ist bei hoher Spontanremissionsrate nicht zwingend erforderlich und besteht zumeist in topischer Anwendung von Salicylsäurepräparaten.

Klinik:
- isoliert oder gruppiert stehende, hyperkeratotische, halbkugelige, derbe, hautfarbene oder grau-gelbliche Papeln mit zerklüfteter (verruköser) Oberfläche (siehe Abb.)
- z. T. angrenzende Satelliten durch Autoinokulation.

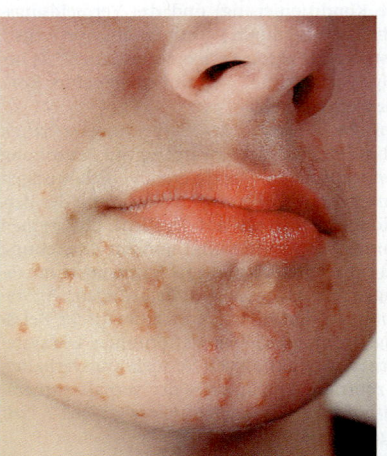

Verrucae planae juveniles: Flache hellbräunliche Papeln im Kinnbereich.

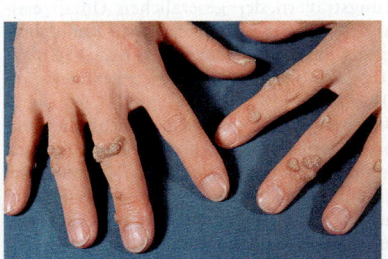

Verruca vulgaris: An den Händen.

Therapie:
- Salicylsäurepflaster
- Tinkturen mit Salicylsäure* und 5-Fluorouracil*
- Cremes mit Salicylsäure* und Dithranol
- Kryotherapie* (Narbenbildung häufig).

Prognose: Häufig Spontanremission mit narbenloser Abheilung.

verrucosus: engl. *verrucose*; syn. verrukös. Warzenförmig, z. B. Naevus verrucosus.

verruköses Hämangiom → Angiokeratoma circumscriptum

Versagensangst *f*: engl. *fear of failure*. Angst davor, gegenüber anderen Menschen oder in sozialen Situationen zu versagen, sich lächerlich zu machen oder peinlich zu verhalten. Sie ist häufig mit Scham* assoziiert und führt regelhaft zu Vermeidungsverhalten*. Sie kommt z. B. bei sozialer Phobie* und sexuellen* Funktionsstörungen (Sexualangst*) vor.

Verschiebung, parallaktische *f*: engl. *parallax shift*. Scheinbare Änderung der Lage und des optischen Winkels von 2 in unterschiedlicher Entfernung befindlichen Beobachtungspunkten bei abwechselnder Betrachtung mit dem rechten und linken Auge, aber auch bei ständiger ein- oder beidäugiger Betrachtung mit zusätzlicher Bewegung des Kopfes.

Verschleppte Querlage *f*: Sonderform der Querlage mit Armvorfall nach Blasensprung und Einkeilung der kindlichen Schulter im Beckeneingang. Es besteht eine erhebliche Gefahr der Uterusruptur und daher die Indikation zur sofortigen Sectio caesarea.

Verschlussazoospermie *f*: engl. *occlusive azoospermia*. Vollständiges Fehlen reifer Spermien und Zellen der Spermatogenese* im Ejakulat bei beidseitigem Samenwegsverschluss*. Bei Kinderwunsch können nach operativer Gewinnung von Spermien aus dem Hoden (testikuläre Spermienextraktion*, TESE) oder dem Nebenhoden (mikrochirurgische epididymale Spermienaspiration*, MESA) Methoden der artifiziellen Reproduktion (artificial* reproduction technology) angewendet werden.

Verschlussdruck → Lebervenen-Verschlussdruck

Verschlusshydrozephalus → Hydrozephalus

Verschlussikterus → Ikterus

Verschlusskrankheiten *f pl*: engl. *occlusive diseases*. Durch partielle oder vollständige Gefäßverschlüsse verursachte Erkrankungen, die zu Störungen von Organ- und Körperfunktionen führen. Verschlusskrankheiten können genetisch bedingt sein oder aufgrund eines ungesunden Lebensstils (Rauchen, fettreiche Kost) entstehen. Zu den Verschlusskrankheiten zählen periphere* arterielle Verschlusskrankheit, Phlebothrombose* und Thrombophlebitis*.

Verschlusskrankheiten, arterielle *f pl*: engl. *occlusive arterial diseases*. Verengung oder Verschluss von Arterien mit nachfolgenden ischämisch bedingten funktionellen und organischen Störungen. Je nach Lokalisation und Schwere des Verschlusses kommt es zu unterschiedlichen Krankheitsbildern, z. B. Schlaganfall*, KHK, pAVK, Augeninfarkt oder Stenosen in inneren Organen.

Hintergrund: Arterielle Verschlusskrankheiten können akut oder chronisch infolge Angiopathie*, Arteriosklerose, Vaskulitis* oder Kollagenosen* auftreten. Die Ausprägung und Folgen der arteriellen Verschlusskrankheit variieren je nach deren Lokalisation und Ausbildung von Kollateralen. Generell treten periphere Arterienverschlüsse in der Mehrzahl und über größere Strecken hinweg auf, wohingegen zentrale Arterienverschlüsse meist einzeln und auf eine Region begrenzt vorkommen.

Verschmelzungsniere → Nierenfehlbildung

Verschreibungsrecht *n*: engl. *right to prescribe*. Berechtigung, verschreibungspflichtige Arzneimittel verschreiben zu dürfen. Diese Berechtigung besitzen Ärzte, Tierärzte und Zahnärzte. Im Bereich der gesetzlichen Krankenversicherung meint Verschreibungsrecht die Berechtigung, Leistungen für die Versicherten zulasten der Krankenkassen verschreiben bzw. verordnen zu dürfen (u. a. Arzneimittel, Heilmittel, Hilfsmittel, häusliche Krankenpflege, Rehabilitationsleistungen).

Rechtsgrundlagen: Gemäß § 2 Abs. 1 der Arzneimittelverschreibungsverordnung muss die Verschreibung den Namen, Vornamen, die Berufsbezeichnung und Anschrift der Praxis oder Klinik der verschreibenden ärztlichen, tierärztlichen oder zahnärztlichen Person (verschreibende Person) enthalten. Daraus ergibt sich, dass lediglich die genannten Berufsgruppen das Recht zur Verschreibung von verschreibungspflichtigen Arzneimitteln besitzen. Besondere Anforderungen an die Verschreibung von Betäubungsmitteln sind in der Betäubungsmittel-Verschreibungsverordnung normiert. Im Rahmen der gesetzlichen Krankenversicherung regelt § 2 Bundesmantelvertrag – Ärzte den Umfang der vertragsärztlichen Versorgung, wonach u. a. die Verordnung verschiedener Leistungen für die Versicherten zulasten der Krankenkassen vorgesehen ist.

Verschuldungswahn *m*: engl. *delusion of guilt*. Form des Wahns* mit der Überzeugung, an fast allem Schuld zu haben, typisch im Rahmen psychotischer Depressionen*.

Verschwartung *f*: engl. *callosity*. Abheilung eines Pleuraergusses oder Pleuraempyems unter Bildung einer derb verwachsenen Narbe.

Verschwommensehen *n*: engl. *blurred vision*. Sehstörung* in Form unscharfen Sehens. Akutes Verschwommensehen ist ein ophthalmologischer Notfall. Mögliche Ursachen sind Presbyopie*, Migräne, Vergiftungen (z. B. Mutterkorn), Arzneimittelnebenwirkungen (z. B. Phenothiazin) sowie schwere Hypertonie. Nach klinisch-ophthalmologischer Untersuchung richtet sich die weitere Diagnostik und Therapie nach der Ursache.

Erkrankung: Plötzliches Verschwommensehen kann mit und ohne Schmerzen auftreten und ist ein ophthalmologischer Notfall. Mögliche Ursachen wie z. B. Netzhautablösung, Gefäßverschluss, akutes Winkelblockglaukom oder erhöhter intrakranieller Druck erfordern eine schnellstmögliche Abklärung und Behandlung, um bleibende Schäden zu verhindern oder zu begrenzen.

Versichertenstammdaten *f pl*: engl. *patient master data*. Personenbezogene Daten*, z. B. Name und Vorname, Geschlecht, Geburtsdatum, Anschrift und Kostenträger (Krankenkasse, Kassennummer, Versicherungsnummer, Versichertenstatus). Vgl. Gesundheitskarte, elektronische.

Versiegelung → Fissurenversiegelung

Versio uteri *f*: engl. *uterine version*. Neigung des Uterus, definiert durch den Winkel zwischen Uterus- und Scheidenachse oder (bei flektiertem Uterus) zwischen Zervix- und Scheidenachse. Physiologisch ist die Neigung nach vorn (Anteversio), selten nach hinten (Retroversio) oder zur Seite (Lateroversio, Dextro- bzw. Sinistroversio).

Versivanfall *m*: engl. *versive epilepsy*; syn. Adversivanfall. Fokaler epileptischer Anfall ohne Einschränkung von Bewusstsein oder Aufmerksamkeit mit steifen, meist langsamen, zeitlupenartigen, zwanghaften Wendebewegungen von Augen, Kopf und/oder Oberkörper.

Pathophysiologie:
- Wendung erfolgt von der Seite des epileptischen Herdes im Gehirn zur Gegenseite hin
- Lokalisation des Herdes meist präzentral im Frontallappen* gelegen (sog. Adversivfeld)
- einleitende auditive, vestibuläre oder visuelle Aura* weist auf Anfallsursprung parietal, temporal bzw. okzipital hin.

Versorgung, integrierte *f*: engl. *integrated care*. Medizinische Versorgungsform, die als Teil der besonderen Versorgung nach § 140 a SGB V eine verschiedene Leistungssektoren übergreifende oder eine interdisziplinär fachübergreifende Versorgung aufgrund eines freiwilligen Vertrages zwischen u. a. zugelassenen Leistungserbringern und gesetzlichen Kranken- und Pflegekassen ermöglicht.

Versorgungsärztlicher Dienst → Sozialmedizinischer Dienst

Versorgungsforschung *f*: engl. *health care research*. Interdisziplinäres Forschungsgebiet, das

Verspätung

sich mit der Krankheits- und Gesundheitsversorgung befasst. Inhalte sind Nutzenanalysen medizinischer Leistungen in Prävention (z. B. Impfungen), Diagnostik (z. B. Großgeräte) und Behandlung (z. B. Kuren) sowie Grundlagenfragestellungen (z. B. Entwicklung von Qualitätskriterien). Ziele sind die Optimierung der Versorgungsstrukturen und Politikberatung.

Verspätung → Umschlagpunkt, oberer

Verstärkerfolien f pl: engl. *intensifying screens*. Einseitig mit einer fluoreszierenden Substanz beschichtete Folien aus Kunststoff oder Pappe. Anstelle der früher $CaWO_4$-beschichteten werden heute Seltene-Erden-Folien verwendet.

Hintergrund: Die auftreffende Röntgenstrahlung wird in Fluoreszenzlicht umgewandelt, das zu 95 % zur Schwärzung (optische Dichte) des Röntgenfilms führt. Der Röntgenfilm (beidseitig beschichtet) befindet sich bei der Röntgenaufnahme zwischen Hinter- und Vorderfolie in der Röntgenfilmkassette. Durch die Ausnutzung des Fluoreszenzlichts zur Belichtung des Röntgenfilms wird die erforderliche Strahlendosis im Vergleich zum folienlosen Film stark reduziert, gleichzeitig sinkt jedoch die Zeichenschärfe.

Verstärkerphänomen → Booster-Effekt

Verstärkung f: engl. *reinforcement*. Mechanismus auf Grundlage der operanten Konditionierung, der durch Verstärker Verhalten beeinflusst und zu Aufbau und Stabilisierung des individuellen Verhaltensrepertoires beiträgt. Das Gegenteil von Verstärkung (Löschung) begünstigt das Verschwinden einer Verhaltensweise.

Verstauchung → Distorsion
Verstopfung → Obstipation
Verstümmelung → Mutilation

Versuchsleiter-Erwartungseffekt m: syn. Rosenthal-Effekt. Effekt, dass Erwartungen oder Hypothesen des Versuchsleiters das Verhalten der Probanden und die Ergebnisse der Studie beeinflussen können.

Versündigungswahn → Schuldwahn

Vertäubung f: engl. *masking*; syn. Verdeckung. Vorgang der Überdeckung eines Tones auf einem oder beiden Ohren. Vertäubung wird in der Logopädie* genutzt, beispielsweise zur Behandlung von Redeflussstörungen (Stottern), psychogener Aphonie* (Stimmlosigkeit) oder psychogener Dysphonie* (Stimmstörung)

Formen: In der Audiometrie wird differenziert zwischen:
- Vertäubung: wenn ein Geräusch auf dem einen und ein Ton auf dem anderen Ohr angeboten wird
- Verdeckung: wenn Geräusch und Ton dem gleichen Ohr gegeben werden.

Klinischer Einsatz: In der Logopädie (Diagnostik/Therapie) wird ggf. Vertäubung genutzt (mit Kopfhörern wird Geräusch bzw. weißes Rauschen auf beide Ohren gegeben, bis das Hören der eigenen Stimme übertönt wird bzw. eine verzögerte Hör-Sprech-Rückkoppelung entsteht). Bei einer Redeflussstörung (Stottern) führt dies meist zu flüssigem Sprechen; bei psychogener Aphonie (Stimmlosigkeit) oder psychogener Dysphonie (Stimmstörung) meist zu stimmhafter Phonation (Stimmgebung) bzw. normalem Stimmklang.

Vertebra f: syn. Spondylus. Der Wirbel, knöcherner Grundbaustein der Wirbelsäule*.

Aufbau: Wesentliche Bestandteile der Wirbel vom 3. Halswirbel bis zum 5. Lendenwirbel:
- Corpus vertebrae (Wirbelkörper)
- Arcus vertebrae (Wirbelbogen)
- Foramen vertebrale (Wirbelloch, durch Corpus und Arcus vertebrae begrenzt)
- Processus spinosus (vom Wirbelbogen nach hinten weisender Dornfortsatz)
- Processus transversus (zur Seite weisender, paariger Querfortsatz)
- Processus articularis superior und inferior mit Flächen für den gelenkigen Kontakt zu den Nachbarwirbeln
- die Incisurae vertebrales superior und inferior zweier übereinander liegender Wirbel begrenzen unten und oben das Foramen intervertebrale (Zwischenwirbelloch) für den Durchtritt eines Spinalnervs.

Vertebrae cervicales f pl: engl. *cervical vertebrae*. Wirbelkörper im Halsbereich der Wirbelsäule. Im Normalfall gibt es 7 Halswirbel (HWK I–VII).

Besonderheiten:
- Uncus corporis: prominenter, nach oben gezogener Seitenrand der Deckplatte des Wirbelkörpers; zwischen diesem und dem nächstoberen Wirbelkörper können degenerative Veränderungen auftreten, die sog. Uncarthrose oder Uncovertebralarthrose
- Foramen tranversarium: Loch im Querfortsatz für den Durchtritt der A. und V. vertebralis
- Vertebra* prominens: Wirbelkörper mit dem am stärksten vorstehenden Dornfortsatz (meist HWK VII).

Vertebrae lumbales f pl: engl. *lumbar vertebrae*; syn. Lendenwirbel. Wirbelkörper im Lendenbereich der Wirbelsäule. Im Normalfall gibt es 5 Lendenwirbel (LWK I–V). Sie bilden zusammen die Lendenwirbelsäule, den Wirbelsäulenabschnitt zwischen Brust und Becken.

Besonderheiten:
- **Processus accessorius** (rudimentärer ursprünglicher Querfortsatz)
- **Processus costiformis** (Querfortsatz, der einer rudimentären Rippe entspricht)
- **Processus mammillaris** (Fortsatz an der Außenfläche des oberen Gelenkfortsatzes).

Vertebrae thoracicae f pl: engl. *thoracic vertebrae*; syn. Brustwirbel. Wirbelkörper im Brustabschnitt der Wirbelsäule. Normalerweise gibt es 12 Brustwirbel (BWK I–XII). Außer den Gelenkfortsätzen zu angrenzenden Wirbeln haben sie auch lateralseitige Gelenkfortsätze zu den Rippen (Fovea costalis superior et inferior, Processus transversi) und bilden mit den Rippen die Rückwand des Brustkorbs.

Vertebra plana f: Auffällige Verdichtung eines hochgradig zusammengesunkenen, abgeplatteten Wirbelkörpers bei erhaltener Bandscheibe, meist im BWS-LWS-Übergang lokalisiert. Vertebrae planae kommen selten vor, meist im Kindesalter zwischen 4.–7. Lj.

Vertebra prominens f: Der Wirbelkörper mit dem am weitesten nach hinten weisenden Dornfortsatz am Übergang zwischen Hals- und Brustwirbelsäule. Mit 70 % ist dies am häufigsten der unterste, 7. Halswirbel. Daher wird er in der klinischen Untersuchung zur Höhenorientierung an der Wirbelsäule genutzt.

Vertebraten m pl: engl. *Vertebrata*; syn. Wirbeltiere. Unterstamm der Chordata* mit ca. 54 000 Arten (Fische, Amphibien, Reptilien, Vögel und Säugetiere).

Verteilung → Häufigkeitsverteilung
Verteilungsalkalose → Alkalose
Verteilungsazidose → Azidose

Verteilungskoeffizient m: engl. *partition coefficient*. Pharmakokinetisches charakteristisches Maß für die Diffusion eines Stoffs zwischen 2 nicht mischbaren Phasen (z. B. Öl/Wasser); Symbol V_k oder p. Es ist ein Maß für das Verteilungsgleichgewicht.

Bedeutung:
- bei Anwendung von Inhalationsanästhetika* (auch als Blut/Gas-Verteilungskoeffizient)
- auch bei der passiven Diffusion; erlaubt Rückschlüsse auf die Lipophilie* eines Stoffes und damit auf sein Verhalten im Körper (z. B. Passieren der Blut*-Hirn-Schranke).

Bestimmung: V. a. als Quotient der Sättigungskonzentrationen c im Zweiphasensystem Octan-1-ol/Wasser (bzw. Pufferlösung): $V_k = p_{O/W} = c_{\text{lipophile Phase}}/c_{\text{hydrophile Phase}}$ häufig in der logarithmierten Form (log$P$).

Verteilungsstörungen, pulmonale f pl: engl. *ventilation perfusion mismatches*. Missverhältnis zwischen alveolärer Ventilation* bzw. pulmonaler Diffusionskapazität* und der Lungendurchblutung. Bei einer pulmonalen Verteilungsstörung sinkt der arterielle pO_2, ist die Verteilungsstörung ausgeprägt, steigt auch der arterielle pCO_2 an.

Verteilungsvolumen n: engl. *volume of distribution*. Rechnerische Größe, die angibt, wie stark sich ein Arzneistoff aus dem Intravasalraum in den Geweben verteilt. Ein hohes Verteilungsvolumen (z. B. bei Neuroleptika*) bedeutet, dass sich der Stoff in anderen Geweben überproportional anreichert. Das Verteilungsvolumen ist zu beachten, wenn Arzneistoffe eine bestimmte Plasmakonzentration* erreichen sollen.

Vertex *m*: syn. Vertices. Scheitel, Wendepunkt, höchstgelegener Teil des Schädeldachs; in der Neuroanatomie Bezeichnung für die Scheitelfläche des Schädels. Diese besteht aus vier Knochen (zwei Ossa parietales, Os frontale und Os occipitale), welche über die Satura sagittalis, Sutura lamboidea und Satura coronalis miteinander verbunden sind.

verticalis: engl. *vertical*. Vertikal, senkrecht, z. B. Musculus verticalis linguae.

Vertical-Shear-Verletzung → Beckenringfraktur

vertiginös: engl. *vertiginous*; syn. vertiginosus. Schwindlig.

Vertigo → Schwindel

Vertigo auralis *f*: engl. *aural vertigo*; syn. Vertigo ab aure laesa. Otogener Schwindel* im Rahmen einer Labyrinthitis* oder der Menière*-Krankheit.

Vertigo epileptica *f*: engl. *epileptic vertigo*; syn. vestibulärer epileptischer Anfall. Fokaler epileptischer Anfall mit dem Gefühl des Fallens oder Sich-Drehens zur Gegenseite ohne Übelkeit, Brechreiz oder Nystagmus, mit oder ohne Einschränkung von Bewusstsein oder Aufmerksamkeit, verursacht durch epileptische Entladungen in den hinteren Anteilen des Gyrus temporalis superior als zentraler vestibulärer Struktur.

Vertigo ocularis *f*: engl. *ocular vertigo*. Okularer Schwindel* bei Augenmuskellähmung*.

Verträglichkeit → Breite, therapeutische

Vertragsarzt *m*: engl. *panel doctor*; syn. Kassenarzt. Zur haus- oder fachärztlichen Versorgung in der gesetzlichen Krankenversicherung (GKV) zugelassener Arzt* (früherer Name: Kassenarzt). Vertragsärzte und -ärztinnen sind freiberuflich in eigener Praxis oder in einem medizinischen Versorgungszentrum tätig. Seit 1.1.1999 werden auch Psychotherapeuten* zur vertragsärztlichen Versorgung in der GKV zugelassen.

Vertrag, therapeutischer *m*: engl. *therapeutic contract*; syn. Therapievertrag. Instrument der Verhaltenstherapie*, in dem Patient und Therapeut spezifische Verhaltensweisen als Ziele formulieren und Konsequenzen (Belohnung) sowie deren Kontingenzen (Kontingenzvertrag) festlegen. Das Konzept wird auch im Rahmen der Suizidprophylaxe als Antisuizid-Vertrag angewendet.

Verum *n*: Arzneimittel* mit Wirkstoff (im Gegensatz zum Placebo*).

Verumgruppe → Interventionsgruppe

verus: Echt, wahr.

Verwachsungsbauch *m*: engl. *abdominal adhesions*. Durch Voroperationen oder durch intraabdominelle Entzündungen entstehende Komplikation mit ausgedehnten narbigen, fibrinösen oder spiderartigen Verklebungen (Adhäsionen). Hierbei kommt es aufgrund der Schädigung des viszeralen Peritoneums* zur Aufhebung der Gleitfähigkeit der intraabdominalen Organe untereinander, insbesondere des Dünndarms, und somit gehäuft zum Bild eines Ileus*. Siehe Abb. 1 und Abb. 2.

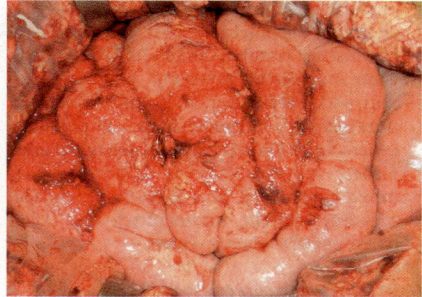

Verwachsungsbauch Abb. 1: Schwere interenterische Verwachsungen. [32]

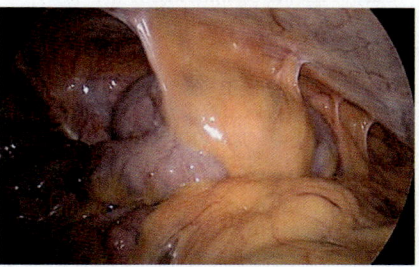

Verwachsungsbauch Abb. 2: Adhäsionen zum parietalen Peritoneum. [32]

Vorkommen: Gehäuft treten Verwachsungen nach einer diffusen Peritonitis* auf.
- spontan (ca. 28 %): durch eine Durchwanderung von Bakterien durch die Darmwand bei: 1. chronisch-entzündlichen Darmerkrankungen (Morbus* Crohn, Colitis* ulcerosa) 2. Ileus* 3. Minderperfusion von Hohlorganen 4. Hohlorganperforation
- traumatisch nach: 1. Voroperation 2. schwerem Bauchtrauma 3. Wundheilungsstörung nach Bauchoperationen.

Klinik:
- häufig symptomlos
- ansonsten Schmerzen, Meteorismus*, Obstipation* bis hin zum Ileus*.

Therapie:
- möglichst konservativ
- operative Adhäsiolyse* nur bei komplikativem Verlauf, da jede neue Operation wiederum zu Verwachsungen führen kann

- bei erforderlicher OP möglichst schonendes laparoskopisches Vergehen, jedoch äußerst schwierig; bei Verwachsungsbauch und bei drohender Darmverletzung häufig zur Konversion auf die offene Laparotomie führend
- intraabdominelle Instillation von Substanzen zur Prophylaxe erneuter Verwachsungen nach Adhäsiolyse möglich, bisher dadurch jedoch keine signifikante Senkung erneuter Verwachsungen.

Verwahrlosung *f*: engl. *(total) neglect*. Nicht einheitlich verwendete Bezeichnung für Verhalten* und Lebensumstände, die den Erwartungen der Gesellschaft, z. B. hinsichtlich Ordnung, Sauberkeit und Hygiene, widersprechen.

Vorkommen: Als Gefährdung für und Zeichen der Verwahrlosung gelten u. a. Armut (siehe Armutsniveau), Obdachlosigkeit, Folgen von Vernachlässigung bei chronischen Erkrankungen (z. B. bei psychischen Störungen*) und Mangel an Selbstpflegefähigkeit. Verwahrlosung setzt zumeist schleichend ein und kommt vor bei
- chronischer Schizophrenie*
- schwerer Depression*
- Abhängigkeitssyndrom* (z. B. bei Heroin*- oder Alkoholabhängigkeit*)
- fortgeschrittener Demenz*
- Zwangsstörung*
- Vermüllungssyndrom*
- Asozialität* sowie Folge sozialer Ausgrenzung
- Vernachlässigung von Kindern oder zu pflegenden Angehörigen
- u. a.

Maßnahmen: Zur Verhinderung von Verwahrlosungstendenzen bedarf es in der Regel einer Zusammenarbeit und Koordination von mehreren Diensten und Ämtern (z. B. Pflegedienst, Sozialdienst, Sozialamt, Jugendamt, Gesundheitsamt, Sozialpsychiatrischer Dienst).

Verweilkanüle → Venenverweilkanüle

Verweilkatheter *m*: Katheter für einen repetitiven oder kontinuierlichen Zugang, z. B. intravenös (Punktionskanüle*) oder zur Harnableitung (Blasenkatheter*).

Verweilsonde *f*: engl. *indwelling tube*. In den Gastrointestinaltrakt eingeführte und längere Zeit liegende Sonde*, z. B. zur Sondenernährung oder als nasobiliäre Verweilsonde zur Drainage des Gallesekrets.

Verwesung *f*: engl. *putrefaction*. Nach dem Tod eintretender Zerfall der komplex gebauten Stoffe des Körpers, zum größten Teil durch Bakterien (Saprophyten*). Sie bauen diese Stoffe ab in einfachste chemische Verbindungen (v. a. durch Oxidation und Nitrifikation). Bei Leichen: Vollständige Auflösung der Weichteile bei unter Umständen noch erhaltenem Skelett.

Verwirrtheit *f*: engl. *confusion*; syn. Verworrenheit. Qualitative Bewusstseinsstörung* im Sin-

Verwirrtheit, akute

ne einer Bewusstseinstrübung* mit Desorientierung in Bezug auf Ort, Zeit und Personen, ausgeprägter Inkohärenz, Halluzinationen, Wahn und Erinnerungsverfälschung sowie als Folge Unruhe, Sprunghaftigkeit. **Akute Verwirrtheit** hat zumeist Drogenkonsum oder Stoffwechselentgleisungen zur Ursache, **chronische Verwirrtheit** zumeist eine Demenz*.

Formen:
- akute Verwirrtheit: behandel- und umkehrbar, die rasche Ursachenfindung ist entscheidend
- chronische Verwirrtheit*: chronisch fortschreitend und kaum umkehrbar.

Vorkommen: Akute Verwirrtheit:
- Drogen wie Alkohol, Heroin, LSD und Kokain sowie Arzneimittelmissbrauch (z. B. Dimenhydrinat*)
- Dehydratation (v. a. bei schwerem Durchfall sowie betagten Patienten mit chronischem Trinkdefizit) und schwere Unterernährung (Marasmus)
- Hypoglykämie* und andere diabetische Stoffwechselstörungen
- akute Schizophrenie* (schizophrenes Delir)
- seltener: Schädelhirntrauma, Enzephalitis, postpartale Psychose, Hirntumoren, andere akute organisch bedingte Psychosen.

Chronische Verwirrtheit:
- demenzielle Erkrankungen
- seltener: chronische Schizophrenie und andere chronische psychische oder Stoffwechselerkrankungen.

Verwirrtheit, akute *f*: engl. *acute confusion*; syn. Delirium. Plötzlich auftretender Zustand mit qualitativer Bewusstseinsstörung* in Form von Bewusstseinstrübung*, Aufmerksamkeits-, Gedächtnis-, Orientierungs- und Wahrnehmungsstörungen sowie affektiven und vegetativen Symptomen. Dieser kann einige Stunden bis Tage anhalten und ist bei Behandlung der zugrunde liegenden Ursache in der Regel vollständig rückbildungsfähig (siehe delirantes Syndrom oder Durchgangssyndrom*).

Komplikationen:
- Koma infolge Kreislaufversagens
- epileptischer Anfall (bei Entzugsdelir)
- hohes Fieber
- Verletzungs- und Sturzgefahr
- Weglaufen
- Eintritt in Verwirrtheitspsychose.

Vorkommen:
- Stress, Krise, Reizüberflutung
- Veränderung der Lebensumstände (z. B. Krankenhausaufenthalt, Heimeintritt)
- Nahrungs- und Flüssigkeitsmangel (z. B. nach Operationen)
- Verständigungsprobleme (z. B. sprachliche, fehlendes Hörgerät oder Brille)
- physische Traumata, Narkosen, Operationen, starke Schmerzen
- psychische Traumata und Störungen (z. B. akute organische Psychose*)
- somatische Störungen (z. B. Infektionen wie Enzephalitis*, Hypoglykämie, Hypoxämie, Leber- und Nierenversagen, Hypovolämie, Fieber)
- Intoxikationen (z. B. trizyklische Antidepressiva, Drogen), Arzneimittel- und Alkoholentzug (Delirium tremens).

Therapie:
- Ursache ermitteln und beseitigen
- Zuwendung
- Orientierungshilfen einsetzen
- Milieugestaltung
- Fast Track bei Operationen
- medikamentöse Therapie.

Verwirrtheit, chronische *f*: engl. *chronic confusion*; syn. Verwirrtheit. Leitsymptom der (fortschreitenden) Demenz mit Orientierungslosigkeit (Ort, Zeit, zuletzt Personen) sowie Unfähigkeit zu zielgerichtetem Denken. Begleitend treten Unruhe, Irritierbarkeit, Unberechenbarkeit und Schlafstörungen hinzu. Betroffene sprechen verwaschen bis unverständlich und Gespräche sind nur reduziert oder gar nicht (mehr) möglich.

Differenzialdiagnosen: Dehydratation im hohen Lebensalter („der alte Mensch trinkt nicht gern") kann eine Demenz mit höhergradiger chronischer Verwirrtheit vortäuschen – ebenso wie **Substanzabhängigkeiten mit Dauerkonsum.** Beide Zustände sind aber nach Ausgleich des Flüssigkeitshaushalts bzw. Entzug rasch reversibel.

Very Low Density Lipoproteins: Abk. VLDL. Lipoproteine* sehr niedriger Dichte (0,950–1,006 g/ml), die den Präbetalipoproteinen* entsprechen. Synthetisiert in der Leber bestehen sie zu 85–90 % aus Lipiden und zu 10–15 % aus Apolipoproteinen*. Ihre Hauptfunktion ist der Triglycerid*-Transport. Nach Fettsäureabgabe gehen VLDL in IDL und LDL über.

verzögerte Plazentalösung → Plazentalösungsstörung

verzögerte Sprachentwicklung → Sprachentwicklungsstörung

Verzweigungsblock *m*: engl. *arborisation block*; syn. Arborisationsblock. Form der intraventrikulären Erregungsleitungsstörung* mit vollständiger Blockierung in der Peripherie der Faszikel, z. B. bei Herzinfarkt*. Im EKG sind eine periphere Niedervoltage* und breit gesplittete QRS*-Komplexe (in Brustwandableitungen* meist wie kompletter Schenkelblock*) zu sehen.

VES: Abk. für ventrikuläre Extrasystole → Extrasystole

Vesalius-Band → Ligamentum inguinale

Vesica *f*: engl. *bladder*. Blase, z. B. Vesica urinaria (Harnblase*).

Vesica biliaris → Gallenblase

Vesica urinaria → Harnblase

Vesicula *f*: engl. *vesicle*; syn. Bläschen. Zu den primären Effloreszenzen zählender Hohlraum unter 0,5 cm mit flüssigem Inhalt. Vesiculae liegen entweder im Hautniveau oder sind leicht erhaben. Bei einem Hohlraum über 0,5 cm spricht man von einer Bulla* (Blase). Weitere Informationen zu Ursachen und Formen siehe dort.

Vesicula optica *f*: engl. *optic vesicle*. Embryonale Anlage des Sehorgans als Ausstülpung des Dienzephalons*. Es bildet sich aus dem Sulcus opticus und wird später durch die ektodermale Abschnürung der Linsenplakode zum Augenbecher eingestülpt.

Vesicula seminalis → Samenblase

Vesikorektalfistel → Darmfistel

vesikorenaler Reflux → Reflux, vesikorenaler

Vesikotomie *f*: engl. *vesicotomy*. Inzision* einer Blase, im eigentlichen Sinne der Harnblase* (siehe Zystotomie*).

vesikoureteraler Reflux → Reflux, vesikorenaler

Vesikovaginalfistel → Urogenitalfistel

Vesikuläratmen *n*: engl. *vesicular breathing*; syn. Bläschenatmen. Über den Lungenfeldern eines Gesunden beim Einatmen auskultierbares leises Atemgeräusch.

Vesikulärer Monoamintransporter-2: Abk. VMAT2. Protein in der Vesikelmembran von Neuronen, Insulinzellen und im Uterus. VMAT2 dient dem Transport von Dopamin, Serotonin, Histamin, Noradrenalin und Insulin aus dem Zytosol über einen Protonen-Antiport in die Vesikel. Spezifische Hemmer des VMAT2 sind Reserpin und Tetrabenazin.

Vesikulartransport → Transzytose

Vesikulektomie *f*: engl. *vesiculectomy*. Operative Entfernung der Bläschendrüsen, meist im Rahmen einer radikalen Prostatektomie* oder Zystektomie* aufgrund von Malignomen.

Vesikulitis *f*: engl. *vesiculitis*; syn. Spermatozystitis. Entzündung der Bläschendrüsen, meist im Rahmen einer Prostatitis* oder Urethritis*. Klinisch zeigen sich die gleichen Symptome wie bei einer Prostatitis. Behandelt wird antibiotisch über mindestens 4 Wochen, in schweren Fällen mittels Punktion und Antibiotika-Instillation. Siehe auch Prostatitis*.

vestibulär: engl. *vestibular*. Zum Vestibularapparat* gehörend, den Vestibularapparat* betreffend; dem Mundvorhof (Vestibulum oris) zugewandt oder zugehörig.

vestibuläre Halluzination → Halluzination, zönästhetische

Vestibuläre Rehabilitation *f*: Therapie bei chronischem Schwindel*, mit deren Hilfe Betroffene unter Anleitung eines Physiotherapeuten das erkrankte Gleichgewichtsorgan trainie-

ren. Studien bestätigen die Wirksamkeit des Ansatzes.
Prinzip: Mittels komplexer Übungen, die Schwindel auslösen, lernt das Gehirn die fehlerhaften Informationen des Gleichgewichtsorgans mit visuellen und propriozeptiven Sinneseindrücken zu kompensieren (siehe Sehsinn und Propriozeption*). So wird das Gleichgewichtsorgan an den Schwindel gewöhnt (Habituation*), womit die Schwindelsymptome allmählich abnehmen und das Gleichgewichtsorgan wieder belastbarer wird. Die Therapie beinhaltet:
- Gleichgewichtsübungen im Liegen, Sitzen, Stehen und Gehen, z. B.: **1.** Übung im Stehen mit geschlossenen Augen: **I.** Schwierigkeitsgrad 1: Langsames Zusammenführen der Füße aus dem offenen Stand **II.** Schwierigkeitsgrad 2: Langsames Zusammenführen der Füße aus dem Tandemstand **III.** Schwierigkeitsgrad 3: Ausführen der Übung auf einer weichen Matte. Für Patienten mit beidseitigem Vestibularsyndrom ist dies häufig nicht mehr möglich **2.** Gehen mit geschlossenen Augen mit Führen durch eine Begleitperson
- Übungen, um den Blick zu stabilisieren: einem bewegten Gegenstand mit den Augen folgen
- Übungen zur Blickfolge und zu Blicksprüngen: schnelle Blickwechsel von einem auf den anderen Punkt, anschließend die Augen in alle Richtungen bewegen.

Kurze, mehrmals tägliche Übungseinheiten erhöhen die Effektivität.

vestibulärer epileptischer Anfall → Vertigo epileptica

Vestibularapparat *m*: engl. *vestibular apparatus*. Zum Gleichgewichtsorgan gehörende Anteile des Innenohrs*. Der Vestibularapparat ist im Felsenbein* lokalisiert und umfasst Bogengangapparat* sowie Sacculus und Utriculus. Während die Makulaorgane Sacculus und Utriculus Linearbeschleunigung und Gravitation messen, reagieren die Bogengänge auf Winkelbeschleunigungen.
Aufbau:
- Bogengangapparat: umfasst die 3 senkrecht aufeinander stehenden knöchernen Bogengänge (Canales semicirculares). Innerhalb dieser befinden sich die häutigen Bogengänge (Ductus semicirculares) mit den Cristae ampullares und dem eigentlichen Sinnesepithel
- Sacculus: vorderes Säckchen im Vestibulum* labyrinthi mit vertikal angeordneten Sinneszellen auf dem Epithel
- Utriculus: hinteres Säckchen im Vestibulum labyrinthi mit horizontal angeordneten Sinneszellen auf dem Epithel.

Funktion:
- Makulaorgane: Messung von Gravitation und Linearbeschleunigung über die Auslenkung von Stereovilli durch eine Membran mit Otolithen. Die Otolithenmembran übt immer dann Zug auf die Stereovilli aus, wenn sie sich unter Einfluss der Erdanziehung oder Beschleunigung verschiebt.
- Bogengänge: Wahrnehmung von Winkelbeschleunigungen über das Abbiegen von Stereovilli durch die Auslenkung der Crista ampullaris. Dies geschieht immer dann, wenn Rotationsbewegung durch die Trägheit der Endolymphe* zu Druckunterschieden in den Bogengängen führt.

vestibularis: engl. *vestibular*. Zum Vorhof gehörend.

Vestibularisschädigung *f*: engl. *vestibular damage*. Störung des Vestibularapparats* (akuter Labyrinthausfall*) oder des Nervus* vestibulocochlearis, entweder als **periphere Vestibularisschädigung** bzw. Störung zentraler vestibulärer Strukturen in Pons* (Vestibulariskerne) und Kleinhirn* (v. a. Flocculus und Nodulus) oder als **zentrale Vestibularisschädigung** mit Nystagmus, Schwindel, Gangstörungen, Übelkeit und Erbrechen.
Ursachen:
- Labyrinthitis*
- Meningitis*
- Schädelbasisfraktur*
- Kleinhirnbrückenwinkeltumor
- toxische Schädigung (Aminoglykoside oder Cisplatin*)
- Sarkoidose*
- Cogan*-Syndrom I
- Vaskulitis*
- bei bilateraler Vestibularisschädigung auch idiopathisch.

Vestibularisschwannom *n*: engl. *vestibular schwannoma*; syn. Vestibularisneurilemmom. Neurinom* des Nervus* vestibulocochlearis (VIII. Hirnnerv*), in der Regel vom Nervus* vestibularis ausgehend. Klinisch zeigen sich Hörsturz*, Hörminderung*, Tinnitus*, Schwindel* und Gleichgewichtsstörung*. Nach Diagnosesicherung mit MRT wird chirurgisch oder mit Strahlentherapie* behandelt. Die Prognose ist bei früher Diagnose meist gut.
Hintergrund: Vorkommen: z. B. bei Neurofibromatose* (bilaterales Vestibularisschwannom pathognomonisch für Neurofibromatose Typ II).
Lokalisation:
- initial Meatus acusticus internus (intrakanalikuläres Vestibularisschwannom)
- später Kleinhirnbrückenwinkel*.

Pathohistologie: Schwann-Zellen als Tumorursprungszellen, daher Bezeichnung als Schwannom bzw. Neurilemmom (klinisch verbreitete Bezeichnung Akustikusneurinom, Abk. AKN, berücksichtigt nicht die Terminologia* Anatomica).
Klinik:
- Hörsturz (auch rezidivierend) mit Tinnitus* aurium
- progrediente Hörminderung
- Schwindel
- Gleichgewichtsstörung
- Ausfall des Hirnnervs VIII, später VII, selten V, VI und IX
- homolaterale Kleinhirnhemisphärenzeichen (zerebellare Symptome*) nur bei extremer Ausdehnung.

Therapie: Je nach Größe und Hörvermögen
- operative Exstirpation*, v. a. bei Schwindel und Gleichgewichtsstörung
- stereotaktische Strahlentherapie (z. B. Gamma* Knife) als Alternative zur mikrochirurgischen Exstirpation bei kleinem Vestibularisschwannom (< 2 cm Durchmesser), z. B. bei multimorbiden Patienten.

Prognose: Bei frühzeitiger Erkennung und Therapie mit regelmäßigen MRT-Kontrollen gut.

Vestibularisschwindel → Schwindel

Vestibulocochlearis: Abk. für → Nervus vestibulocochlearis

Vestibulorektalfistel *f*: engl. *vestibulorectal fistula*. Durch unvollständige Ausbildung des Kloakenseptums angeborene Verbindung zwischen Vestibulum vaginae und Rektum (vgl. Urogenitalfistel*).

Vestibulum bursae omentalis *n*: engl. *vestibule of omental bursa*. Vorraum der Bursa* omentalis. Das Vestibulum bursae omentalis liegt direkt hinter dem Eingang in den Netzbeutel (Foramen* omentale) und wird durch die Plica gastropancreatica (mit der A. gastrica sinistra) von der übrigen Bursa omentalis getrennt.

Vestibulum labyrinthi *n*: engl. *vestibule of bony labyrinth*. Zentrale Höhle des knöchernen Labyrinths zwischen der Cochlea* und den Bogengängen (Canales semicirculares). Das Vestibulum labyrinthi beherbergt Sacculus und Utriculus. Medial entlässt es den Aquaeductus vestibuli, in dem der Ductus endolymphaticus verläuft. Das ovale Fenster (Fenestra* vestibuli) verbindet das Vestibulum mit der Paukenhöhle*.

Vestibulumplastik *f*: engl. *vestibulum extension*. Chirurgischer Eingriff zur Erweiterung des Vestibulum oris und zur Verbesserung der Kiefermorphologie vor zahnprothetischer Versorgung. Meist werden eine größere Auflagefläche der geplanten Prothese sowie ein besserer Schluss des Ventilrandes und die Beseitigung störender Schleimhautbänder angestrebt.

Vestibulum vaginae *n*: engl. *vestibule of vagina*. Von den kleinen Schamlippen umfasster Raum. Es ist Teil der Vulva* und enthält das Ostium* vaginae (evtl. mit Hymen*), die Mündungen der

Veteranenkrankheit

Glandulae vestibulares minores und der Bartholinischen* Drüsen.

Veteranenkrankheit → Legionärskrankheit

VF: Abk. für engl. ventricular fibrillation → Kammerflimmern

Via falsa f: engl. false passage. Falscher Weg, z. B. Perforation der hinteren Harnröhrenwand durch Katheterismus.

Via naturalis f: Der natürliche Weg. Per vias naturales: auf natürlichen Wegen, z. B. Abgehen eines verschluckten Fremdkörpers mit dem Stuhl.

Vibrationsempfindung f: engl. vibratory sensibility; syn. Pallästhesie. Durch Geschwindigkeitsänderungen von rhythmisch mechanischen Reizen hervorgerufener Sinneseindruck, vermittelt durch spezielle Mechanosensoren v. a. der Haut. Die Vibrationsempfindung wird mithilfe einer Stimmgabel geprüft (Schwingungsfrequenz 128 Hz).

Vibrationsschaden m: engl. vibration damage. Gesundheitsschaden durch Vibration, beispielsweise bandscheibenbedingte Erkrankungen der Lendenwirbelsäule durch langjährige, vorwiegend vertikale Ganzkörperschwingungen im Sitzen (Berufskrankheit* Nr. 2110), degenerative Gelenk- und Knochenschäden durch niederfrequente Druckluft-Werkzeuge (Berufskrankheit Nr. 2103) oder Durchblutungsstörungen der Hände (vibrationsbedingtes vasospastisches Syndrom) durch höherfrequente (20–1000 Hertz) Vibrationen (Berufskrankheit Nr. 2104).

Vibrio cholerae n: engl. Vibrio comma; syn. Vibrio Eltor. Kommaförmiges, bewegliches, gramnegatives Stäbchen und Erreger der Cholera*. V. cholerae wird an Hand von O-Antigenen in 200 Serotypen eingeteilt. Der Erreger kommt weltweit vor, Infektionsquelle ist der Mensch. Der Übertragungsweg ist fäkal-oral. Der Nachweis erfolgt in der Bakterienkultur mit Serovarbestimmung.

Erreger: Übertragung:
- Erregerreservoir: der erkrankte Mensch
- Übertragung: oral durch Verzehr kontaminierter Lebensmittel und infiziertem Wasser
- Infektiosität des Erregers ist gering, zumal der Erreger säureempfindlich ist und die Magenbarriere nur schwer überwinden kann.

Medizinische Relevanz: Bei der **Cholera** handelt es sich im eigentlichen Sinne nicht um eine Infektion. Der Erreger dringt nicht in die Dünndarmzellen ein und verursacht keine Entzündung bzw. Destruktion des Gewebes, sondern eine **Toxoinfektion**. Typische Symptome sind reiswasserartige Durchfälle mit einem Wasserverlust von bis zu 25 Litern mit Übelkeit und Erbrechen. Diese werden allein durch das **Enterotoxin** des Bakteriums ausgelöst. Unbehandelt beträgt die Letalität ca. 50 %, wobei die Patienten durch den hohen Flüssigkeitsverlust gefährdet sind.

Erreger-Empfindlichkeit: Als Antibiotika werden u. a. Chinolone* und Makrolide eingesetzt.

Vibrio fetus → Campylobacter

Vibrionen m pl: engl. Vibrio. Gattung gramnegativer, beweglicher, überwiegend polar monotrich begeißelter, gerader oder gekrümmter Stäbchenbakterien der Familie Vibrionaceae (Bakterienklassifikation*). Mehr als 20 Spezies kommen als Saprophyten in Küstengewässern oder im Oberflächenwasser des Binnenlandes vor. Pathogene Vibrionen sind beispielsweise Vibrio* cholerae, Vibrio* vulnificus und Vibrio* parahaemolyticus.

Vibrio parahaemolyticus m: Halophile Vibrionenart, die in warmen Küstengewässern vorkommt und bei Verzehr von kontaminierten Meeresfrüchten zu einer Lebensmittelvergiftung mit Bauchkrämpfen, Übelkeit und Erbrechen, wässriger oder schleimiger Diarrhö, Fieber und Schüttelfrost führt. Die Infektion verläuft meist selbstlimitierend. Behandelt wird symptomatisch.

Vibrio vulnificus m: In rohen Muscheln (besonders Austern) vorkommendes Bakterium. Vibrio vulnificus kann schwere Wundinfektionen auslösen und für Patienten mit geschwächtem Immunsystem lebensgefährlich werden.

Video-assisted Thoracic Surgery: engl. video-assisted thoracoscopic surgery; Abk. VATS. Video-assistierte thorakoskopische Chirurgie. VATS ist ein in der Regel in Vollnarkose durchgeführtes minimal-invasives Verfahren zur Diagnostik pleuraler (z. B. Pleurakarzinose*) und pulmonaler (z. B. Lungenfibrose*, unklare Rundherde*) Prozesse sowie zur Therapie (z. B. Pleurodese*, Bullektomie, Resektion peripher gelegener Rundherde, Lobektomie*).

Prinzip
- Einführung des Endoskops und der Instrumente über 3 kleine Inzisionen an der Brustwand
- Vorteile: geringe intraoperative Blutung, wenig postoperative Schmerzen, frühe Mobilisierung und kurze postoperative Verweildauer
- Nachteil: geringe Übersicht im Operationsfeld.

Video-assistierte mediastinale Lymphadenektomie f: Abk. VAMLA. Endoskopische, minimal-invasive Mediastinoskopie* zur Lymphadenektomie im vorderen Mediastinum* bei Lungenkarzinomen.

Video-assistierte Mediastinoskopie f: Abk. VAM. Endoskopische, minimal-invasive Exploration des vorderen Mediastinums* unter Verwendung eines Video-Mediastinoskops. Häufigste Indikationen sind das Staging bei Lungenkarzinomen (siehe video*-assistierte mediastinale Lymphadenektomie, Abk. VAMLA) und die Abklärung und Biopsie von Mediastinaltumoren*.

Videolaryngoskop n: engl. video laryngoscope. Spezielles Laryngoskop zur endotrachealen Intubation*. Eingesetzt wird es routinemäßig bei schwierigen Intubationsbedingungen. Eine am Laryngoskopiespatel integrierte Kamera überträgt das Bild in Echtzeit auf einen Monitor. Somit ist keine direkte Sicht von außen auf den Kehlkopfeingang notwendig.

Technik: Das integrierte Kameramodul befindet sich im Spatel des Videolaryngoskops. Das Bild erscheint auf einem integrierten Monitor (batteriebetrieben) oder auf einem externen Monitor. Auch im Rettungsdienst werden Videolaryngoskope verwendet. Durch die Videolaryngoskopie kann das Sichtfeld von 10° bis 15° bei der herkömmlichen Laryngoskopie auf 50° bis 60° erweitert werden.

Videourodynamik f: engl. video-urodynamics. Kombination von Zystomanometrie* und Miktion unter Durchleuchtung*. Es handelt sich um eine röntgenologische Ergänzung der Blasendruckmessung.

Indikationen: Die Videourodynamik soll Auskunft geben über:
- Vorliegen eines vesiko-uretero-renalen Refluxes*
- Konfiguration der Harnblase (neurogene, trabekulierte Konfiguration, „Christbaum")
- Öffnung des Blasenhalses
- subvesikale Obstruktion (zwiebelartige Konfiguration der Harnröhre)
- Tiefertreten der Harnblase (Beckenbodendescensus, Zystozele)
- Ureterozele.

Viehbremse → Fliegen

Vier-Augen-Prinzip n: engl. two-man rule. Allgemeine Bezeichnung für visuelle Gegenkontrolle zur Doppelkontrolle im eigentlichen Sinne (double* check). Im medizinischen Kontext meint Vier-Augen-Prinzip z. B. den sog. Bedside*-Test vor Bluttransfusion oder die visuelle Sicherheitskontrolle der Kennzeichnungen auf der Injektionsspritze. Das Vier-Augen-Prinzip dient der Patientensicherheit*.

Vierfeldertafel f: engl. fourfold table. Kontingenztafel mit 4 möglichen Faktor-Stufen-Kombinationen, welche die zweidimensionalen Häufigkeiten kategorialer Variablen enthält. Die Auswertung erfolgt z. B. mithilfe der Odds-Ratio oder des Chi-Quadrat-Tests. Siehe Abb.

Vierfingerfurche f: engl. four-finger crease. Quer verlaufende, durchgehende Hautfurche der Handinnenfläche. Sie wird gebildet aus den beiden Querfalten der Handfläche: Linea mensalis (distal) und Linea cephalica (medial). Die Vierfingerfurche kommt häufig vor bei Chromosomenaberrationen*. Siehe Abb.

	Merkmal positiv: a + c	Merkmal negativ: b + d
Testergebnis positiv: a + b	richtig positiv a	falsch positiv b
Testergebnis negativ: c + d	falsch negativ c	richtig negativ d

Vierfeldertafel: a, b, c, d: Fallzahlen.

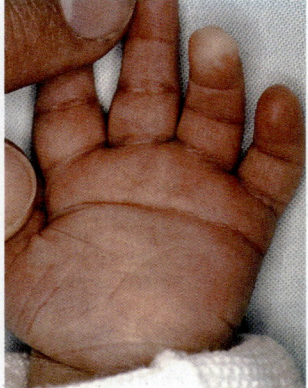

Vierfingerfurche [100]

Vorkommen:
- in der Normalbevölkerung bei etwa 4 % der Menschen einseitig und 1 % beidseitig
- bei Chromosomenstörungen sehr häufig vorhanden; bei Trisomien (z. B. Down-Syndrom; Edwards-Syndrom, Pätau-Syndrom) in ca. 75 % der Fälle.

Vierfüßlerstand *m*: Position der Gebärenden unter der Geburt in Knie-Ellenbogen-Lage. Hierbei erweitert sich der Beckenausgang, durch Umlagerung von der Rückenlage in den Vierfüßlerstand ändert sich die Stellung der Symphyse. Die Position wird beispielsweise bei Beckenendlagengeburten, als Gaskin-Manöver bei Schulterdystokie oder auch auf Wunsch der Gebärenden eingenommen.

Viergläserprobe *f*: engl. *four-glass test*. Fraktionierte Harngewinnung*, insbesondere zur Abklärung entzündlicher Prozesse der Prostata. Die Viergläserprobe wird eingesetzt zur Diagnostik einer chronischen Urethritis*, einer chronischen Prostatitis* und bakterieller Ursachen einer Prostatopathie sowie zur ungefähren Lokalisation einer Hämaturie* oder eines entzündlichen Prozesses.

Vorgehen: 4 Portionen der Harngewinnung:
- erste Portion: Urin aus der Harnröhre (Erststrahl)
- zweite Portion: Urin aus der Harnblase (Mittelstrahl)
- dritte Portion: Prostataexprimat
- vierte Portion: Urin nach Exprimat.

Auswertung :
- Anteil der Leukozyten, ggf. in Zählkammer
- mikrobiologische Untersuchung
- Zytologie*.

Vierlinge → Mehrlinge

Vigilanz *f*: engl. *vigilance*. Neurophysiologische und klinische Bezeichnung für bewusstes aufmerksames Erleben und Handeln. Vigilanz umfasst Vigilität* als speziell auf die Aufmerksamkeit* bezogenen Aspekt von Wachheit. Die Vigilanz kann pathologisch eingeschränkt (Vigilanzstörung*) oder gesteigert sein (Hypervigilanz*).

Vigilanzstörung *f*: engl. *vigilance disorder*. Graduelle Einschränkung des bewussten aufmerksamen Erlebens und Handelns, z. B. quantitative Bewusstseinsstörung*.

vigiles Koma → Status, vegetativer

Vigilität *f*: engl. *vigility of attention*. Fähigkeit, die Aufmerksamkeit* auf etwas Neues zu richten und Teilaspekt der Vigilanz*.

vikariierend: engl. *vicarious*; syn. vicarius. Stellvertretend.

Viktimisierung *f*: Das Werden oder das Machen zum Opfer. Viktimisierung erfolgt bei einer Straftat, einem Unfall oder einer Katastrophe durch die unmittelbar erfahrenen Verletzungen sowie infolge eines bestimmten gesellschaftlichen Umgangs mit dem Geschädigten. Erst in dem zweiten Prozess wird dem Geschädigten die Rolle des Opfers zugeschrieben.

Vilanterol *n*: Langwirksames Bronchospasmolytikum aus der Gruppe der Beta-2-Sympathomimetika. Es wird inhalativ in fixer Kombination mit Umeclidinium bei COPD bzw. mit Fluticason* bei Asthma* bronchiale oder COPD angewandt. Zu den Nebenwirkungen zählen z. B. Infektionen der oberen Atemwege und Hypokaliämie*. Wechselwirkungen bestehen u. a. mit Beta-Rezeptoren-Blockern.

Vildagliptin *n*: DPP*-4-Inhibitor zur Anwendung als orales Antidiabetikum zur Behandlung von Diabetes* mellitus Typ 2.

Indikation: Diabetes mellitus Typ 2, als Monotherapie (bei Patienten, die durch Diät und Bewegung allein nicht ausreichend therapiert sind und für die Metformin* aufgrund von Gegenanzeigen oder Unverträglichkeiten nicht geeignet ist) oder in Kombination mit Metformin, Sulfonylharnstoff, Glitazon oder Insulin*.

Villikinin *n*: engl. *villikinine*. Gewebshormon der Dünndarmschleimhaut, das Bewegungen der Zotten der Dünndarmschleimhaut auslöst. Durch die Kontraktionen wird der Darminhalt durchmischt und die Entleerung der zentral in den Zotten verlaufenden Lymphgefäße in größere Lymphgefäße tieferer Darmwandschichten gefördert.

villös: engl. *villous*; syn. villosus. Zottenreich.

Villus *m*: syn. Villi. Zotte, z. B. Villus inestinalis (Dünndarmzotte als Ausstülpung der Dünndarmschleimhaut). Im englischen Sprachgebrauch werden auch für Chorionzotten und Arachnoidalzotten die lateinischen Bezeichnungen verwendet: „chorionic villi", „arachnoidic villi". Zotten dienen der Oberflächenvergrößerung zur Verbesserung des Nährstoffaustausches.

Vinblastin *n*: Zytostatikum (Vinca*-Alkaloid, Mitosehemmstoff). Vinblastin bindet an Tubulin und stört die Reorganisation des mikrotubulären Netzwerks. Einsatzgebiete sind verschiedene Krebserkrankungen, z. B. Lymphome, Hoden- und Mammakarzinome. Möglich ist ausschließlich i. v. Applikation; die intrathekale Verabreichung ist tödlich. Zu den Nebenwirkungen gehören Knochenmarksdepression, gastrointestinale Beschwerden, pulmonale Toxizität und Infertilität.

Vinca-Alkaloide *n pl*: engl. *vinca alkaloids*. Iridoide Indolalkaloide. Gruppe von ca. 60 z. T. semisynthetisch veränderten Alkaloiden aus verschiedenen Immergrün-Arten. Vinca-Alkaloide hemmen die Zellteilung in der Metaphase und blockieren die DNA- und RNA-Synthese. Als Zytostatika in der Chemotherapie bei Krebspatienten werden z. B. die Mitosehemmstoffe Vinblastin und Vincristin eingesetzt.

Vincent-Angina → Angina Plaut-Vincent

Vincent-Symptom *n*: engl. *Vincent's symptom*. Sensibilitätsstörung (Parästhesie*, Hypästhesie*, Anästhesie*) im Versorgungsgebiet des N. alveolaris inferior.

Ursachen:
- nach Osteomyelitis des Unterkiefers
- Fraktur des Unterkiefers
- Unterkiefertumoren
- iatrogen (z. B. zahnärztlich chirurgischer Eingriff oder Überpressen chemischer Agenzien im Rahmen einer endodontischen Behandlung über die Zahnwurzel hinaus in den Mandibularkanal).

Vincristin *n*: Zytostatikum (Vinca*-Alkaloid, Mitosehemmstoff). Vincristin verhindert durch seine Bindung an Tubulin die Spindelformation und hemmt damit die Mitose in der Metaphase. Anwendungsgebiete sind maligne Tumoren wie Mamma- und Lungenkarzinome. Neuromuskuläre und gastrointestinale Nebenwirkungen sind häufig, eine irreversible Infertilität möglich. Die intrathekale Anwendung ist tödlich.

Vinylchlorid *n*: engl. *vinyl chloride*; syn. Chlorethylen. Toxisches und kanzerogenes Gas, das die sog. Vinylchlorid-Krankheit auslösen und kanzerogen* wirken kann. Es dient der Herstellung von Polyvinylchlorid. Die Vergiftung mit

Viren mit Hülle

DNA-Viren, Doppelstrang:

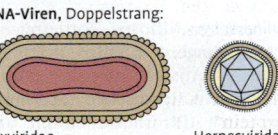

Poxviridae
(z. B. Pocken-Virus)

Herpesviridae
(z. B. Herpes-simplex-Virus)

Hepadnaviridae
(z. B. Hepatitis-B-Virus)

RNA-Viren, Einzelstrang:

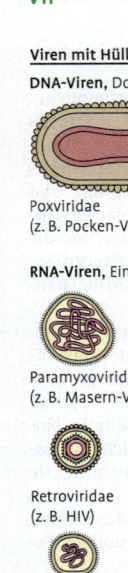

Paramyxoviridae
(z. B. Masern-Virus)

Orthomyxoviridae
(z. B. Influenza-Virus)

Rhabdoviridae
(z. B. Tollwut-Virus)

Retroviridae
(z. B. HIV)

Arenaviridae
(z. B. LCM-Virus)

Coronaviridae
(z. B. Coronavirus)

Bunyaviridae
(z. B. Bunyavirus)

Togaviridae
(z. B. Alphavirus)

Viren ohne Hülle

DNA-Viren
Doppelstrang:

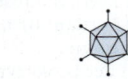

Papovaviridae
(z. B. Papillomavirus)

Adenoviridae
(z. B. humanes Adenovirus)

Einzelstrang:

Parvoviridae
(z. B. adeno-assoziiertes Virus)

RNA-Viren
Doppelstrang:

Reoviridae (z. B. Rotavirus)

Einzelstrang:

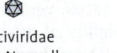

Caliciviridae
(z. B. Norwalk-Virus)

Picornaviridae
(z. B. Poliomyelitis-Virus)

Viren: Schematische Darstellung einiger tier- und humanpathogener Viren.

Vinylchlorid kann als Berufskrankheit anerkannt werden (BK Nr. 1302).

VIP: Abk. für Vasoaktives intestinales Polypeptid → Polypeptid, vasoaktives intestinales

Vipom → Verner-Morrison-Syndrom

Virämie f: engl. *viremia.* Viren im Blut, im engeren Sinn der Nachweis von Viren im Blut.

viral: Durch Viren* bedingt, in Bezug auf Viren.

Virchow-Drüse f: engl. *Virchow's node;* syn. Klavikulardrüse. Bezeichnung für vergrößerte Lymphknoten* in der linken Fossa supraclavicularis major, der letzten Station des Ductus* thoracicus. Ihr tastbares Anschwellen kann auf metastatische Einschwemmungen von Emboli aus Tumoren des Gastrointestinaltraktes, Thorax oder Becken hindeuten. Die häufigste Ursache ist ein metastasiertes Magenkarzinom*.

Virchow-Trias → Thrombose

Viren n pl: engl. *viruses.* Sammelbezeichnung für biologische Strukturen, meist Krankheitserreger. Viren enthalten als genetische Information entweder nur DNA oder RNA. Sie verfügen nicht über die für Wachstum und Teilung erforderlichen Enzyme, sondern benötigen dazu Wirtszellen, auf die sie häufig pathogen wirken. Bakterienspezifische Viren werden als Bakteriophagen* bezeichnet.

Klassifikation:
- historisch v. a. nach klinischen Kriterien
- heute v. a. nach ihrer Struktur und dem Aufbau der Nukleinsäuresequenz (genetische Ähnlichkeit, siehe Abb.) und nur ausnahmsweise nach klinischen oder epidemiologischen Merkmalen, z. B. Arboviren* und Hepatitis*-Viren
- unkonventionelle Viren: meist erheblich kleiner mit wenig bekannten Informationen zu deren Biozyklus (Viroid*)
- historisch bedingt werden auch Prionen* in das Fachgebiet der Virologie eingeschlossen.

Virusinfektion: Verschiedene Formen der zytopathologischen Wirkung werden unterschieden:
- Die Vermehrung der Viren blockiert die übrigen Synthesevorgänge der Zelle. Es tritt der Zelltod ein (zytozide Infektion unter Umständen mit Bildung von Synzytien oder Einschlusskörperchen*).
- Die Zelle überlebt, ist chronisch infiziert und produziert kontinuierlich geringe Virusmengen.
- Das Virusgenom führt zu ungehemmter Teilung der Wirtszelle (Expression von Onkogenen*, sog. Transformation).
- Das Virusgenom wird in das Genom der Wirtszelle eingebaut, ohne diese zunächst zu schädigen, und wird auf die Tochterzellen weitervererbt (temperente Infektion).

Die den Slow*-virus-Infektionen zugrunde liegenden Mechanismen sind bisher nur z. T. geklärt.

Viren, onkogene n pl: engl. *oncogenic viruses.* Viren mit der Fähigkeit, in vivo oder in vitro menschliche und tierische Zellen neoplastisch zu transformieren. Bisher sind über 100 verschiedene onkogene Viren bekannt, davon gehören alle zu Virusfamilien mit doppelsträngiger DNA oder zu Retroviridae* (Virusklassifikation*).

Klinische Bedeutung:
- humane Papillomaviren (Zervixkarzinom)
- Hepatitis*-B- und Hepatitis*-C-Virus (primäres Leberzellkarzinom)
- Retroviren (HTLV 1 und 2; humane T-Zell-Lymphome
- Epstein*-Barr-Virus (Burkitt-Tumor, Nasopharyngealkarzinom)
- Adenoviren (Adenoviridae*)
- eine onkogene Wirkung von Herpes*-simplex-Virus und Zytomegalie*-Virus ist nicht sicher erwiesen.

Neoplasien durch Viren entstehen häufig bei immuninkompetenten Organismen.

Virginische Zaubernuss → Zaubernuss, virginische

Virginität f: engl. *virginity.* Sexuelle Unberührtheit einer Frau, auch als Jungfräulichkeit bezeichnet. Form und Weite des Hymens* sind dafür nicht beweisend.

Virgo f: engl. *virgin.* Jungfrau.

Viridans-Streptokokken → Streptococcus

virilis: engl. *virile.* Männlich.

Virilisierung f: engl. *virilisation.* Nicht physiologisches Auftreten männlicher sekundärer Geschlechtsmerkmale infolge von Androgenisierung*. Es kommt z. B. vor bei adrenogenitalem Syndrom*, als Arzneimittelwirkung, bei Gonadendysgenesie*, Androblastom* und polyzystischem Ovarialsyndrom*.

Klinik:
- bei weiblichen Neugeborenen Störung der Geschlechtsentwicklung, z. B. Klitorishypertrophie*, später Hirsutismus*, Seborrhö*, Akne, androgenbedingte Alopezie*, Muskelhypertrophie, männliche Klangfarbe in der Sprech- und Singstimme, männliche Gesichtszüge, männlicher Habitus
- bei Männern prämature Virilisierung bei Pubertas* praecox.

Virion n: engl. *viral particle.* Vollständiges, aus Nukleokapsid und manchmal Envelope (Virushülle) bestehendes, für die jeweilige Wirtszelle infektiöses Virus.

Viroid n: syn. nacktes Mini-Virus. Infektiöses Agens, das 10^3–10^6-mal kleiner als bisher bekannte Viren ist. Viroide sind stäbchenförmig, ihr Genom besteht aus zirkulärer einzelsträngiger RNA (M_r 70 000–120 000) und codiert nicht für Proteine. Außerdem fehlen Kapsid und Hülle. Viroide wurden bisher nur bei Pflanzen beobachtet.

Virologie f: engl. *virology.* Lehre von den Viren*.

Virosen f pl: engl. *viroses.* Viruskrankheiten.

Virostatika n pl: engl. virostatic agents. Arzneimittel zur Hemmung der Virusvermehrung. Virostatika verhindern die Endozytose* des Virus, die virale Replikation und Reifung sowie die Produktion und Freisetzung neuer Viruspartikel. Neben- und Wechselwirkungen sind bei systemischer Gabe häufig, umfassen vitale Organsysteme (Niere, Blut, GIT, Nerven, Haut) und begrenzen den Einsatz.

Einteilung:
- Nukleosidanaloga*
- Nukleotidanaloga*
- Protease*-Hemmer
- nukleosidische Reverse*-Transkriptase-Inhibitoren
- nukleotidische Reverse*-Transkriptase-Inhibitoren
- nichtnukleosidische Reverse*-Transkriptase-Inhibitoren
- Entry*-Inhibitoren
- Integrase-Inhibitor (Raltegravir)
- Neuraminidase-Hemmer
- zyklische Amine als Penetrations-Inhibitoren: z. B. Amantadin, Tromantadin
- Pyrophosphatanaloga: z. B. Foscarnet-Natrium
- Zytokine*: z. B. Interferone* (IFN-α) oder TNF
- u. a. (z. B. Benzimidazole, Amidine).

Virozyten → Lymphoidzellen

Virulenz f: engl. virulence. Grad der Aggressivität von Mikroorganismen im Makroorganismus als quantitative Eigenschaft im Gegensatz zu Pathogenität*.

Virulenzfaktor m: engl. virulence factor. Ein von Mikroorganismen gebildeter Faktor, der die Infektiosität (Virulenz*) sichert oder steigert. Dazu gehören Adhäsine zur Adhärenz der Mikroorganismen an Gewebe oder Zellen, Invasine zum Eindringen der Mikroorganismen in die Wirtszellen und Kapselantigene zur Hemmung der Phagozytose*, außerdem auch Toxine.

Virus → Viren

Virusenteritis f: engl. viral enteritis. Entzündung des Gastrointestinaltrakts v. a. durch Viren des Genus Rotavirus* sowie Caliciviridae* (z. B. Norovirus*), seltener durch Adenoviridae* oder Coronaviridae*.

Virusenzephalitis → Enzephalitis

Virus fixe → Tollwut-Virus

Virusgrippe → Influenza

Virushepatitis f: engl. virus hepatitis. Hepatitis*, ausgelöst durch akute oder chronische Infektion mit primär hepatotropem Virus (z. B. Hepatitis-A- bis -E-Virus). Die akute Virushepatitis ist meldepflichtig bei Krankheitsverdacht, Erkrankung oder Tod.

Virusinfektion f: engl. viral infection. Durch Viren* verursachte Infektion.

Virusinterferenz f: engl. virus interference. Phänomen der Abschwächung oder Verhinderung der Infektion oder Immunisierung durch ein Virus bei nachfolgender oder vorheriger Infektion oder Schutzimpfung mit einem anderen (interferierenden) Virus. Für die Virusinterferenz werden Interferone* verantwortlich gemacht.

Viruskeratitis → Keratoconjunctivitis epidemica

Virusklassifikation f: engl. virus classification. Einteilung von Viren* nach verschiedenen Gesichtspunkten, z. B. nach dem Typ der Nukleinsäure (DNA, RNA), nach der Größe, nach dem Bauprinzip, nach dem Wirtsorganismus, in dem sie pathogen wirken können, oder aufgrund des Tropismus gegenüber Geweben oder Organsystemen, z. B. neurotrop.

Viruslast f: engl. viral load. Virusmenge im Blut (Blutserum, Blutplasma). Sie wird gemessen als Menge der Genom-Kopien/ml oder als Menge der Genom-Äquivalente/ml bei HIV*-Erkrankung, Hepatitis* B und C. Die Veränderung der Viruslast ist ein wichtiger Verlaufs- und Prognoseparameter und dient auch zur Quantifizierung des vom Infizierten ausgehenden Übertragungsrisikos (z. B. diaplazentar).

Virusmeningitis → Meningitis

Virusmyokarditis f: engl. viral myocarditis. Entzündliche Erkrankung des Herzmuskels durch Infektion mit Coxsackie-B- oder anderen kardiotropen Viren. Im Kindesalter ist die Letalität hoch, Erwachsene leiden an Rhythmusstörungen, Herzinsuffizienz und Perikarditis. Diagnostiziert wird serologisch und bioptisch. Behandelt wird mit Schonung, symptomatisch und virostatisch, siehe Myokarditis*.

Erreger: Z. B Coxsackie-, ECHO-, Poliomyelitis-, Influenza-, Parainfluenza-Virus, Adenoviren, Herpes-Viren (v. a. Epstein-Barr-Virus, Zytomegalie-Virus) oder HIV. Zu kardialer Mitbeteiligung kommt es bei ca. 1 % aller systemischen Virusinfektionen (bei Coxsackie-B-Virus bis zu 4 %).

Klinik:
- im Kindesalter fulminanter, fiebriger Verlauf mit Atemnot, Bronchospasmus, Zyanose, extremer Tachykardie oder Kreislaufschock und hoher Letalität
- im Erwachsenenalter in der Regel weniger dramatisch mit Pleuraschmerzen, kardialen Arrhythmien, Herzinsuffizienz sowie Pericarditis exsudativa (siehe Perikarditis*).

Virusoid n: Kleines RNA- oder DNA-Molekül, das für ein Protein codiert, mit dem es einen Komplex bildet, und dessen Replikation von der Präsenz eines Virus (meist eines Pflanzenvirus) abhängig ist. Virusoide kommen beim Menschen z. B. als Hepatitis*-D-Virus vor.

Viruspneumonie → Pneumonie, atypische

Virustatika → Virostatika

viruzid: engl. virucidal. Viren abtötend.

Vis f: Kraft.

Visceral Brain → System, limbisches

Viscerocranium n: syn. Gesichtsschädel. Gesichtsschädel, bestehend aus Augen-, Nasen- und Mundhöhle, Zungenbein und Gehörknöchelchen.

Visfatin n: Zu den Adipokinen* gehörendes 52 kD-Glykoprotein* (Proteinhormon), das wahrscheinlich vorrangig im viszeralen Fettgewebe* synthetisiert wird.

Visierlappenplastik f: engl. visor flap plasty. Operatives Verfahren der Nahlappen-Hautplastik mithilfe eines doppelt gestielten Brückenhautlappens. Die Visierlappenplastik wird sowohl bei rekonstruktiver Extremitätenchirurgie als auch in der plastischen Gesichtschirurgie angewendet.

Viskokanalostomie f: engl. viscocanalostomy. Operative Erweiterung des Schlemm-Kanals zur Verringerung des Abflusswiderstandes gegenüber dem Kammerwasser. Das Verfahren wird primär zur Glaukom*-Therapie verwendet.

Viskosität f: engl. viscosity. Temperaturabhängige Materialkonstante als Maß für die innere Reibung einer homogenen Flüssigkeit bei laminarer Strömung. Die Viskosität nimmt in der Regel mit steigender Temperatur ab und mit steigendem Druck zu. Die Blut-Viskosität ist erhöht bei Polycythaemia* vera sowie multiplem Myelom* und erniedrigt bei Anämie*.

visuell: engl. visual. Das Sehen betreffend, für das Auge sichtbar.

Visus m: engl. visual sense; syn. Sehschärfe. Gesichtssinn, das Sehen. Im engeren Sinne bezeichnet Visus das Auflösungs- oder Sehvermögen und beschreibt somit die Fähigkeit der Netzhaut, 2 Punkte eben noch als getrennt zu erkennen (Minimum separabile).

Visusminderung f: engl. diminution of visual sense. Ein- oder beidseitige Verminderung der Sehschärfe, die dauerhaft oder vorübergehend, plötzlich oder allmählich auftreten kann. Die Ursachen sind vielfältig (z. B. Neuritis* nervi optici, Netzhautablösung*, Makuladegeneration*, Katarakt*, Glaukom* oder Refraktionsanomalien*). Nach einer klinisch-ophthalmologischen Untersuchung richtet sich die weitere Diagnostik und Therapie nach der jeweiligen Ursache.

Erkrankung: Ätiologie:
- Refraktionsanomalien*
- Glaukom*
- Nystagmus*
- Erkrankungen am vorderen Augenabschnitt: 1. Katarakt* 2. Hornhautdystrophie* 3. akuter Keratokonus*
- Erkrankungen am hinteren Augenabschnitt: 1. Makuladegeneration* 2. Netzhautablösung* 3. Glaskörper- und Netzhautblutung
- Sehnerverkrankungen: 1. Neuritis* nervi optici 2. anteriore ischämische Optikusneuropathie*

Visusverlust

- vaskuläre Ursachen: 1. Gefäßverschlüsse (Zentralarterienverschluss*, Zentralvenenverschluss*) 2. Arteriitis temporalis
- Trauma*
- Retrobulbäranästhesie
- arteriovenöse Malformationen des Hirnstamms
- Tumoren (Optikusgliom*, Metastasen*)
- meningeale Karzinomatose
- Vergiftungen (Chinin*, Methylalkohol).

Begüstigende Faktoren bei Kindern: Zur kindlichen Visusminderung kann es bei Strabismus* im Rahmen einer Amblyopie*entwicklung oder auch bei einer progredienten Myopie* kommen, wobei folgende Faktoren eine Myopie begünstigen:
- früh beginnender Schulbesuch
- häufige und langandauernde Fokussierung auf den Nahbereich (Smartphones) mit permanenter Anspannung des Ziliarmuskels
- Lesen bei gelbfarbenem oder ungenügendem Licht
- weniger als 2 Stunden täglicher Aufenthalt im Tageslicht, also im Freien: 1. fallen ausreichend viele Lichtsignale ins Auge, werden vermehrt Dopamin* und andere Botenstoffe freigesetzt, die das Augenwachstum in Schach halten 2. UV-Lichtmangel bewirkt dagegen über die verminderte Freisetzung dieser Stoffe ein übermäßiges Längenwachstum des Auges
- nur gelegentliche Fokussierung auf die Ferne
- ungünstige Beleuchtungsverhältnisse in der Schulklasse oder am Arbeitsplatz wie geringer Tageslichtanteil, hoher Gelbanteil und geringe Leuchtstärke der Kunstlichtquellen
- Sehhilfe mit übermäßiger Negativkorrektur (also „zu starke" Gläser).

Visusverlust m: syn. Seh-Verschlechterung. Ein- oder beidseitiger kompletter Verlust der Sehschärfe* mit oder ohne Schmerzen. Die Ursachen sind vielfältig, z. B. Zentralarterien- oder Zentralvenenverschluss, Arteriitis temporalis, ischämische Optikusneuropathie* sowie Glaskörper- und Netzhautblutung. Ein akuter Visusverlust ist ein augenärztlicher Notfall. Eine frühe Behandlung verbessert die Prognose.

Viszeralbögen → Kiemenbögen

Viszeralchirurgie f: engl. visceral surgery. Spezialgebiet der Chirurgie, das Prävention, Diagnostik, chirurgische Therapie von Erkrankungen, Verletzungen und Fehlbildungen der inneren Organe einschließlich endoskopische und laparoskopische Verfahren umfasst, speziell die Chirurgie der Bauchorgane einschließlich Ösophagus, der endokrinen Drüsen (Schilddrüse, Nebenschilddrüsen, Nebennieren, Pankreas) und des Weichteile einschließlich onkologischer Chirurgie und Transplantationschirurgie.

Viszeralspalten → Kiemenspalten

viszeromotorisch: syn. Viszeroefferent. Bewegung (Motorik*) der unwillkürlichen Muskulatur oder der Muskulatur der Eingeweide (viszeral). Der Begriff dient der Klassifizierung von Faserqualitäten der Nerven.

Viszerothorax m: engl. viscerothorax. Verlagerung von Bauchorganen in den Thoraxraum.

Ursachen:
- traumatische Zwerchfellruptur bei stumpfem Abdominaltrauma
- angeborene oder erworbene Zwerchfellhernie.

Klinik: Durch die verlagerten Organe unter Umständen Kompression von Herz, Lunge und großen Blutgefäßen mit entsprechender Symptomatik (ggf. lebensbedrohlicher Notfall):
- kardiale Dekompensation
- respiratorische Insuffizienz
- hämodynamischer Schock
- zudem evtl. Ileus und Ruptur abdominaler Hohlorgane.

Prozedere:
- Diagnostik: 1. Auskultation 2. Röntgen-Thorax 3. CT 4. MRT
- Therapie: 1. Nahtverschluss 2. eventuell Verstärkung mit Kunststoffnetz (Patch-Plastik).

Viszerozeption → Interozeption

Vita f: engl. life. Leben.

vital: Das Leben betreffend, lebenstüchtig, lebendig.

Vitalexstirpation f: engl. vital extirpation. Entfernung lebender Pulpa* dentis unter Lokalanästhesie im Zuge einer endodontischen Behandlung*. Sie ist indiziert bei Pulpitis* sowie iatrogen oder traumatisch eröffneter Pulpa.

Vitalfunktionen f pl: engl. vital functions. Körperfunktionen zur Sicherung der Lebensvorgänge des Organismus. Im eigentlichen Sinne sind dies Atmung* und Herz-Kreislauf-Funktion, im weiteren Sinne auch die Hirnfunktion (Bewusstsein*) und als sog. Vitalfunktionen zweiter Ordnung u. a. der Wasser-Elektrolyt- und Säure*-Basen-Haushalt, die Nierenfunktion und der Wärmehaushalt.

Vitalindikation → Indikation

Vitalität f: engl. vitality. Lebenstüchtigkeit, Vermehrungsvermögen.

Vitalkapazität → Lungenvolumina

Vitalkapazität f: engl. vital capacity; Abk. VK. Volumen, das nach maximaler Einatmung (Inspiration) maximal ausgeatmet werden kann.

Vitalmikroskopie → Kapillarmikroskopie

Vitamin A2 → Vitamin A

Vitamin A n: syn. Vitamin A_2. Gruppe fettlöslicher Verbindungen, die wichtig sind für Nachtsehen, Reproduktion sowie Knochen- und Epithelstoffwechsel. Vitamin A wird mit der Nahrung aufgenommen und in der Leber gespeichert. Erniedrigte Blutwerte findet man bei Hepatopathie*, mangelnder Zufuhr oder chronisch-entzündlichen Darmerkrankungen. Überdosierung und chronische Niereninsuffizienz führen zu erhöhten Blutwerten.

Physiologie: Vorkommen
- tierische Nahrungsmittel: 1. besonders hohe Konzentrationen in Heilbuttleberöl und Fischleberöl (Lebertran) sowie in Leber, Eigelb, Milch und Milchprodukten 2. meist als Retinol und Retinylester
- pflanzliche Nahrungsmittel: 1. grüne Pflanzen, Gemüse und Früchte 2. in Form von Vorstufen (Carotinoide*).

Eigenschaften: fettlöslich, lichtempfindlich.

Täglicher Bedarf:
- Kinder 0,8 mg
- Erwachsene: 1. Frauen 0,8–1 mg Retinoläquivalent (RE); in Schwangerschaft erhöhter Bedarf 2. Männer 1,0 mg Retinoläquivalent.

Funktion:
- Reproduktion: 1. Spermatogenese* 2. Entwicklung der Plazenta* 3. fetale* Entwicklung 4. Testosteronproduktion
- Retinal: Beteiligung am Sehvorgang (prosthetische Gruppe des Rhodopsins*)
- Retinsäure: 1. Embryogenese* 2. Wachstum, Entwicklung und Differenzierung von Epithelgewebe und Knochen
- Retinylphosphat: Coenzym* bei der Glykoprotein-Synthese.

Indikationen:
- Verdacht auf Vitamin-A-Mangel (z. B. bei Nachtblindheit)
- chronische Resorptions- oder Verdauungsstörungen
- Substitutionskontrolle.

Bewertung: Erhöhte Werte: Ursachen:
- überdosierte Substitution (> 1000 µg/l)
- chronische Niereninsuffizienz.

Erniedrigte Werte: Ursachen:
- mangelnde Zufuhr (auch bei Alkoholismus)
- gestörte Maldigestion* und Malabsorption*
- erhöhter Verbrauch: z. B. bei chronischen Infektionen*
- gestörte Umwandlung und Speicherung: z. B. bei Hepatopathie*.

Vitamin-Antagonisten m pl: engl. antivitamins; syn. Antivitamine. Natürliche oder synthetische chemische Verbindungen, die infolge struktureller Ähnlichkeit unter Umständen Vitamine* an ihrem Wirkungsort im Stoffwechsel kompetitiv* hemmen, z. B. Vitamin-K-Antagonisten als Antikoagulanzien und Folsäure*-Antagonisten.

Vitamin-A-Säure → Tretinoin

Vitamin B_9 → Folsäure

Vitamin B_1 n: syn. Thiamin (INN). Wasserlösliches Vitamin, das der Körper insbesondere für Energiegewinnung und Nervenfunktionen benötigt. Vitamin B_1 wird mit der Nahrung (z. B. Vollkornprodukte) aufgenommen. Mangeler-

scheinungen entstehen durch Ernährungsfehler, gestörte Aufnahme (z. B. chronisch-entzündliche Darmerkrankungen) oder in Schwangerschaft* und Stillzeit. Es folgen Muskelschwäche, neurologische und kardiovaskuläre Beschwerden.
Physiologie:
- Vorkommen: in fast allen tierischen und pflanzlichen Lebensmitteln, besonders in Vollkorngetreide, Hefe, Hülsenfrüchten, Kartoffeln, Sonnenblumenkernen, Schweinefleisch, Innereien und Fisch
- Eigenschaften: 1. wasserlöslich, hitzeempfindlich. 2. gehört zum Vitamin*-B-Komplex
- täglicher Bedarf: 1. Männer: 1,2 mg/d 2. Frauen 1,0 mg/d
- Resorption: Dünndarm → Blut (hauptsächlich in Erythrozyten) → Leber, Muskulatur, Nieren, Gehirn
- biologisch aktive Form: Thiamindiphosphat
- Aufgaben: 1. Coenzym (TDP), z. B. von: Alphaketosäure-Dehydrogenasen, Pyruvatdehydrogenase und Transketolase 2. Hemmung der Glykosylierung* im ZNS.

Indikationen:
- V. a. Beriberi*
- Neuralgie*
- Neuritis*; alkoholische und toxische Polyneuritis*
- Depression*
- Insomnie*
- Magen- und Darmerkrankungen.

Bewertung: Erniedrigte Werte (Hypovitaminose): Ursachen:
- mangelnde Zufuhr (auch bei Alkoholismus)
- gestörte Maldigestion* und Malabsorption*: 1. Pankreasinsuffizienz* 2. Cholestase* 3. Zöliakie* 4. Colitis* ulcerosa; Morbus* Crohn 5. Kurzdarmsyndrom*
- erhöhter Verbrauch: 1. chronische Infektionen* 2. hohe körperliche Aktivität 3. Schwangerschaft* und Stillzeit.

Erhöhte Werte: Ursachen:
- Leukämie*
- Polycythaemia* vera
- Hodgkin*-Lymphom
- Substitution (sehr selten).

Vitamin B₁₂ *n*: syn. Cobalamin. Gruppe wasserlöslicher Vitamine*, die beteiligt sind an Zellteilung*, Erythropoese und Myelin*bildung. Ein Vitamin B₁₂-Mangel entsteht beispielsweise alimentär durch mangelnde Aufnahme mit der Nahrung, durch Intrinsic*-Faktor-Mangel oder Resorptionsstörungen und kann zu perniziöser Anämie* oder funikulärer Myelose* führen.
Biochemie und Physiologie: Vorkommen: Vitamin B₁₂ wird ausschließlich von Prokaryoten* (Bakterien, Blaualgen und Mykoplasmen) synthetisiert. Der Mensch nimmt Vitamin B₁₂ über folgende Nahrungsmittel auf:

- tierische Lebensmittel: 1. Leber 2. Niere 3. Muskeln 4. Fisch 5. Eier 6. Milch und Milchprodukte
- pflanzliche Nahrungsmittel nach bakterieller Gärung, z. B.: 1. Sauerkraut 2. Bier
- Pflanzen, die in Symbiose mit Bakterien leben, z. B. Hülsenfrüchte.

Aufnahme und Verteilung:
- Resorption im Ileum: gebunden an Intrinsic*-Faktor aus dem Magensaft
- Zirkulation im Blut und Aufnahme in die Zellen: gebunden an Transcobalamin* (dieser Komplex wird als Holotranscobalamin II bezeichnet).

Formen und Aufgaben: Die verschiedenen Formen des Vitamin B₁₂ werden nach dem Rest am zentralen Cobalt-Atom bezeichnet und haben unterschiedliche Funktionen:
- 5'-Desoxyadenosyl-Cobalamin: Coenzym* der Methylmalonyl-CoA-Mutase beim Abbau ungeradzahliger Fettsäuren* oder der Aminosäuren Methionin, Threonin* und Isoleucin*
- Methylcobalamin*: Coenzym der Methioninsynthase bei der Methylierung von Homocystein* zu Methionin, u. a. wichtig für die Biosynthese von Folsäure* im Zytosol*
- Cyanocobalamin: synthetisches Cobalamin, das im Organismus in die biologisch aktive Form umgewandelt wird
- Hydroxo-, Aquo-, Nitrocobalamin: natürlich vorkommende Speicherformen im Organismus.

Besonders wichtig ist Vitamin B₁₂ für die Reifung und Entwicklung der Erythrozyten* (Erythropoese). **Täglicher Bedarf:**
- Erwachsene: 3,0 μg/d
- Schwangere und Stillende: 3,5 μg/d bzw. 4,0 μg/d.

Therapeutische Anwendung:
- z. B. als Hydroxycobalamin und Aquacobalamin
- parenteral oder in sehr hohen Dosen oral (mindestens 300 μg/d; bei gleichzeitiger Verabreichung menschlichen Magensafts mit Intrinsic*-Faktor)
- bei perniziöser Anämie: meist 15–30 μg 1–2 x wöchentlich oder 5–10 μg/d.

Indikationen:
- megaloblastäre Anämie*, perniziöse Anämie*
- unklare Polyneuropathie*
- Malabsorptionssyndrom*
- Statuserhebung, z. B. bei Vegetariern.

Bewertung: Erhöhte Werte:
- Cobalamin-Zufuhr
- Leukämien*, Polycythaemia* vera
- Myelosklerose
- Lebermetastasen*, Hepatitis*.

Erniedrigte Werte:
- alimentärer Mangel: Vegetarier*/Veganer/ Anorexie*

- Intrinsic*-Faktor-Mangel durch (Teil-)Resektion des Magens oder chronisch atrophische Gastritis*
- Malabsorption*
- Verlust oder erhöhter Verbrauch: 1. chronische Nieren- oder Lebererkrankungen* 2. Dysbiose des Dünndarms 3. Diphyllobotriose (Befall mit Fischbandwurm)
- Arzneimittel: Omeprazol*, Metformin*.

Vitamin B₂ *n*: syn. Riboflavin (INN). Wasserlösliches Vitamin* des Vitamin*-B-Komplexes aus der Gruppe der Flavinnukleotide, das Cofaktor* vieler Enzyme* ist. Riboflavin wird zur Behandlung und Prophylaxe eines Vitamin-B₂-Mangels sowie bei Vitamin-B₂-Stoffwechselstörung eingesetzt. Der tägliche Bedarf, um eine Ariboflavinose (Riboflavin-Mangel) zu vermeiden, liegt zwischen 1,2 und 1,4 mg/d.

Indikationen:
- echte Ariboflavinose mit Bildung von Schrunden und gelblichen Borken an der Lippenschleimhaut der Mundwinkel sowie Rötung und Schuppung der Lippen
- Dermatosen*
- Muskel- und Wadenkrämpfe
- Konjunktivitis*
- Trübung der Kornea*
- Wachstumsstörungen des Säuglings.

Vitamin B₅ *n*: engl. *pantothenic acid*; syn. Pantothensäure. Hitzelabiles Vitamin des Vitamin*-B-Komplexes. Es ist vor allem enthalten in Hefe, Eigelb, Vollkornprodukten und Hülsenfrüchten. Als Bestandteil von Coenzym* A und Acyl-Carrier-Protein spielt es eine wichtige Rolle in der Fettsäurebiosynthese*.

Vitamin B₆ *n*: syn. Pyridoxin. Gruppe wasserlöslicher Vitamine*, die wichtig sind für den Aminosäurestoffwechsel* und die Häm*-Biosynthese. Vitamin B₆ wird mit der Nahrung aufgenommen, besonders mit Vollkorngetreide, Leber und Fisch. Mangelerscheinungen, wie dermatologische Beschwerden und sideroachrestische Anämie*, entstehen durch Fehlernährung, erhöhten Bedarf oder Arzneimittel.
Physiologie: Vorkommen: in fast allen tierischen und pflanzlichen Lebensmitteln enthalten; besonders in Hefe, Vollkorngetreide, grünem Gemüse, Hülsenfrüchten, Leber, Fleisch, Fisch und Eigelb. **Vetreter:**
- Pyridoxol
- Pyridoxal
- Pyridoxamin
- und ihre Phosphorsäureester.

Sie werden im Körper umgewandelt in das biologisch aktive Coenzym* Pyridoxalphosphat (PALP). **Eigenschaften:** wasserlöslich, licht- und hitzeempfindlich. **Funktion:** Coenzym* (Pyridoxalphosphat), v. a.

Vitamin B₇

- im Aminosäurestoffwechsel*
- Biosynthese von Häm*: Synthese des Zwischenprodukts Deltaaminolävulinsäure*.

Täglicher Bedarf: 1,2–1,6 mg (abhängig von der Proteinzufuhr).
Indikation: V. a. Vitamin-B₆-Mangel.
Bewertung: Erniedrigte Werte: Ursachen:
- Fehlernährung (auch bei Alkoholismus)
- Maldigestion* und Malabsorption*: z. B. bei Morbus* Crohn
- erhöhter Bedarf: **1.** Schwangerschaft und Stillzeit **2.** chronische Hämodialyse*
- Verlust: chronische Niereninsuffizienz
- Arzneimittel: hormonale Kontrazeptiva*, D-Penicillamin*, Isoniazid*.

Erhöhte Werte: Ursache: hochdosierte Substitution.

Vitamin B₇ *n*: Zyklisches Harnstoffderivat und Vitamin des Vitamin*-B-Komplexes, das nutritiv aufgenommen wird (meist in geringer Konzentration, v. a. in Leber, Eigelb, Hefe sowie in Pflanzen, wie Nüsse, Reis, Getreide) bzw. nach enteraler mikrobieller Biosynthese entsteht. Der tägliche Bedarf liegt zwischen 30–100 µg.
Indikationen:
- Seborrhö
- Dermatitis*, Akne*
- Furunkulose
- Haarausfall
- brüchige Nägel.

Vitamin-Bedarf *m*: engl. *vitamin requirement*. Für den regulären Stoffwechsel erforderliche Menge an Vitaminen*, so dass es zu keinen Funktionsstörungen kommt. Er beträgt je nach Vitamin zwischen 3 µg (Vitamin B₁₂) und 100 mg (Vitamin* C) pro Tag. Eine gestörte Vitaminaufnahme führt zu einer Vitaminose.
Klinische Bedeutung:
- Avitaminose*, vollständiges Fehlen eines Vitamins, z. B. durch Malabsorption
- Hypovitaminose*, mangelnde Zufuhr von Vitaminen, z. B. Skorbut* bei Vitamin-C-Mangel
- Hypervitaminose*, z. B. durch übermäßige Zufuhr von Vitaminen durch Vitaminpräparate oder Eisbärleber.

Vitamin-B-Komplex *m*: engl. *vitamin B complex*. Bezeichnung für die wasserlöslichen Vitamine Thiamin (Vitamin* B₁), Riboflavin (Vitamin* B₂), Niacin (Vitamin B₃), Pantothensäure (Vitamin* B₅), Pyridoxin (Vitamin* B₆), Biotin (Vitamin* B₇), Folsäure* (Vitamin B₉) und Cobalamin (Vitamin* B₁₂).

Vitamin-B₁₂-Mangel *m*: syn. Cobalamin-Mangel. Unterversorgung mit Vitamin-B₁₂ (Serumwert < 200 ng/l) aufgrund einer mangelnden Zufuhr, mangelnder Resorption oder eines erhöhten Bedarfs. Klinische Erstsymptome sind Abgeschlagenheit und Müdigkeit. Schwere Mangelerscheinungen zeigen sich in Form einer megaloblastäre Anämie*, einer funikulären Myelose* und einer Cobalaminmangel-Psychose. Therapiert wird mittels Vitamin-B₁₂-Substitution.

Erkrankung: Ätiologie:
- mangelnde Vitamin-B₁₂-Zufuhr durch Mangelernährung bei: **1.** chronischem Alkoholabusus **2.** Anorexie* **3.** veganer Ernährung
- mangelnde Vitamin-B₁₂-Aufnahme im GI-Trakt durch Malassimilation*: **1.** Mangel an Intrinsic*-Faktor, z. B. bei Typ-A-Gastritis* (siehe hierzu auch perniziöse Anämie*) oder nach Magenresektion* **2.** Malabsorption* im terminalen Ileum*, z. B. bei Zöliakie* und Morbus* Crohn **3.** Imerslund*-Gräsbeck-Syndrom
- erhöhter Bedarf an Cobalamin: **1.** Schwangerschaft* und Stillzeit **2.** Leukämie* **3.** Fischbandwurm-Befall **4.** Therapie mit Vitamin-B₁₂-Analoga.

Pathophysiologie: Vitamin-B₁₂-Mangel führt zur
- fehlenden Regeneration von Folsäure* in der Zellteilung: **1.** Ausfall der Methionin-Synthase, da Cobalamin essenzieller Kofaktor* ist **2.** folglich unzureichende Regeneration von Tetrahydrofolat **3.** Störung der DNA-Synthese und daraus folgende unzureichende Zellteilung **4.** verminderte Erythrozyten*-Zahl (ineffektive Erythropoese) **5.** ggf. Panzytopenie*, da alle Zellreihen betroffen sein können **6.** kompensatorische Vergrößerung von Erythrozyten* mit erhöhtem Hämoglobin*-Gehalt **7.** klinisches Bild einer makrozytärenhyperchromen Anämie
- Demyelinisierung von Nervenfasern: **1.** beginnend in den Hintersträngen und den Pyramidenseitensträngen von Brust- und Halswirbelsäule **2.** früh im Nervus* opticus **3.** im späteren Verlauf im gesamten peripheren und zentralen Nervensystem **4.** klinisches Bild einer funikulären Myelose*.

Klinik: Kurzanhaltender oder geringer Mangel:
- asymptomatisch, da der Vitamin-B₁₂-Speicher des Körpers (Leber und Muskelzelle) den Mangel ausgleicht
- bei erschöpftem Körperspeicher u. a.: **1.** Müdigkeit und Erschöpfung **2.** Stimmungsschwankungen **3.** Konzentrationsstörungen **4.** Haarausfall **5.** Kopfschmerzen **6.** Depression.

Langanhaltender oder starker Mangel:
- megaloblastäre Anämie* und perniziöse Anämie*: **1.** typische Anämie*-Symptome: Schwäche, Blässe, Müdigkeit **2.** Ikterus*
- funikuläre Myelose*: **1.** distale, symmetrische, aufsteigende Hypästhesien* **2.** spinale Ataxie* **3.** zentrale (spastische) Parese* mit positivem Pyramidenbahnzeichen* **4.** Visus*-Verschlechterung
- Cobalaminmangel-Psychose: **1.** depressive und paranoide Symptome **2.** im Verlauf: Demenz*
- Hunter-Glossitis*: **1.** Atrophie der Zungenschleimhaut **2.** brennende, glatte, rote Zunge (Lackzunge).

Therapie:
- Therapie der ursächlichen Erkrankung
- parenterale* oder enterale* Vitamin-B₁₂-Substitution: **1.** enterale Anwendung: im Vergleich zur intramuskulären Anwendung hohe Dosierungen (1 mg und 2 mg) notwendig um die gleiche Effektivität zu erreichen **2.** parenterale Anwendung: Verbleib von 15 % jeder 1000-µg-i. m.-Injektion im Körper, 85 % werden mit dem Urin ausgeschieden.

Vitamin C *f*: engl. *ascorbic acid*; syn. Ascorbinsäure. Wasserlösliches, leicht oxidierbares Vitamin, das L-Ascorbinsäure und deren Derivate mit gleicher biologischer Wirkung umfasst. Es ist u. a. für die Synthese des Kollagens (Bestandteil des Bindegewebes) sowie der Steroidhormone wichtig und dient als Radikalfänger. Mangelzustände führen zu Skorbut*.
Indikation: Labordiagnostik bei Verdacht auf Vitamin-C-Mangel, z. B. bei Anämie, verzögerter Wundheilung und Hautveränderungen.

Vitamin D *n*: Gruppe fettlöslicher steroidähnlicher Vitamine*. Vitamin D reguliert den Kalzium- und Phosphathaushalt und hat immunmodulatorische Eigenschaften. Nach enteraler Resorption von Vorstufen wird es teilweise in der Haut gespeichert und durch Sonnenbestrahlung in wirkaktive Formen überführt. Bei Vitamin-D-Mangel drohen Osteomalazie und Rachitis*.
Physiologie: Vertreter:
- Ergocalciferol (= Vitamin D₂): Umwandlung zu Cholecalciferol
- Cholecalciferol (= Colecalciferol oder Vitamin D₃): vermutlich doppelt so wirksam wie Vitamin D₂; Aktivierung zur Wirkform (Calcitriol*; Calcifediol).

Vorkommen: D-Vitamine sind in der Nahrung nur in minimaler Menge enthalten.
- Ergocalciferol: ausschließlich pflanzliche Nahrung (z. B. Avocado)
- Cholecalciferol: **1.** tierische Nahrung: z. B. Fischleberöl und Fisch, geringe Mengen in Fleisch, Eigelb, Milch(-produkten) **2.** Eigensynthese aus 7-Dehydrocholesterol unter Einwirkung von UV-Strahlung.

Umwandlung im Körper: Cholecalciferol wird zunächst in der Leber hydroxyliert zu Calcifediol (25-Hydroxycholecalciferol). Bei einer weiteren Hydroxylierung in der Niere entsteht das biologisch aktive Calcitriol (1,25-Dihydroxycholecalciferol). **Regulation:** sinkendes ionisiertes Kalzium → Parathormon steigt → ver-

mehrte Hydroxylierung des Calcifediols in der Niere → Calcitriol-Spiegel steigt → Steigerung der enteralen und renalen Kalzium-Resorption und Kalzium-Einbau in den Knochen und Negativ-Feedback an Parathormon → Parathormon sinkt. **Aufgaben:** u. a.
- Förderung der Kalziumresorption
- Mineralisation der Knochen
- Induktion der Reifung von Zellen wie Leukozyten* und Keratinozyten*.

Täglicher Bedarf:
- Lebensalter < 1 Jahr: 10 µg/d
- Lebensalter > 1 Jahr: 5 µg/d.

Indikationen für eine Substitution:
- geringe Tageslichtexposition
- prophylaktisch bei Neugeborenen* ab 5. Tag postnatal
- therapeutisch: Osteoporose*.

Indikationen:
- Hyperkalzämie* unklarer Genese (Calcitriol)
- V. a. Vitamin-D-Mangel (Cacifediol).

Bewertung: Erhöhte Werte: Ursachen:
- Substitution
- Calcifediol: **1.** hochdosierte Heparin*-Therapie **2.** übermäßige UV-Exposition
- Calcitriol: **1.** kompensatorisch bei geringem Vitamin-D-Mangel **2.** erhöhter Bedarf: Schwangerschaft; Wachstum/Kinder; Akromegalie* **3.** Sarkoidose* **4.** Tuberkulose* **5.** primärer Hyperparathyreoidismus* **6.** Hyperkalzämie* **7.** Hypothyreose* **8.** Pseudomangelrachitis Typ II: Rezeptor-Resistenz.

Erniedrigte Werte: Ursachen:
- mangelnde Cholecalciferol-Biosynthese: geringe Tageslichtexposition (z. B. im Winter)
- Fehlernährung
- Maldigestion* und Malabsorption*: z. B. bei chronisch-entzündlichen Darmerkrankungen
- Calcifediol: **1.** erhöhter Bedarf: Schwangerschaft und Stillzeit; Wachstum/Kindheit **2.** Verlust: nephrotisches Syndrom*; Peritonealdialyse* **3.** Arzneimittel: Barbiturate*, Phenytoin* **4.** primärer Hyperparathyreoidismus* **5.** mangelhafte Hydroxylierung: Leberzirrhose*
- Calcitriol: **1.** Verlust: Niereninsuffizienz*; nephrotisches Syndrom **2.** Hypoparathyreoidismus* und Pseudohypoparathyreoidismus* **3.** Hyperthyreose* **4.** Hypophosphatämie* **5.** Intoxikation: Cadmium **6.** Osteoporose*.

Vitamine n pl: engl. *vitamins*. Organische Verbindungen, die der Körper benötigt und die regelmäßig mit der Nahrung zugeführt werden müssen, da sie nicht oder nicht ausreichend synthetisiert werden können. Es werden fett- (E, D, K, A) und wasserlösliche Vitamine (B_1, B_2, B_6, B_{12}, C, Biotin, Folsäure, Pantothensäure, Nikotinsäure) unterschieden.

Vitamine:
Einteilung in fettlösliche und wasserlösliche Vitamine.

Name	Abk.	biologisch aktive Form
fettlösliche Vitamine		
Retinol, Retinal, Retinsäure	A	Retinol, Retinal, Retinsäure z. T.
Calciferole	D	1,25-Dihydroxycholecalciferol
Tocopherole	E	α-, β-, γ-, δ-Tocopherol
Phyllochinon	K_1	Difarnesylnaphthochinon
Menachinon, Farnochinon	K_2	Difarnesylnaphthochinon
wasserlösliche Vitamine		
Ascorbinsäure	C	Ascorbinsäure
Thiamin	B_1	Thiaminpyrophosphat
Riboflavin	B_2	FMN, FAD
Niacin	B_3	NAD, NADP
Pantothensäure	B_5	Coenzym A
Pyridoxin	B_6	Pyridoxalphosphat
Biotin	B_7	Carboxybiotin
Folsäure	B_9	Tetrahydrofolsäure
Cobalamin	B_{12}	5-Desoxy-adenosylcobalamin

Hintergrund: Vitamine gehören verschiedenen chemischen Gruppen an, z. B. Kohlenhydraten*, Purinen* und Sterolen. Sie werden von Pflanzen und Mikroorganismen synthetisiert und über die Nahrung oder durch Darmbakterien dem menschlichen Körper zugeführt. Einige Vitamine werden im Körper aus Vitaminvorstufen (Provitamine) gebildet, z. B. Vitamin A und Calciferole.

Einteilung: Neben der Nomenklatur anhand von Buchstaben sind heute die chemischen Substanznamen gebräuchlich (siehe Tab.).

Klinische Bedeutung: Fettlösliche Vitamine werden im Gegensatz zu wasserlöslichen gespeichert, was eine Überdosierung (Hypervitaminose*) ermöglicht. Mangelerscheinungen (Hypovitaminose*, Avitaminose*) entstehen infolge:
- falscher oder ungenügender Ernährung (in Europa selten)
- ungenügender intestinaler Resorption
- gestörter Darmflora (z. B. durch Antibiotika)
- Zufuhr von Vitamin-Antagonisten
- Leberschäden (Störung des Stoffwechsels, Depotverlust)
- Alkoholkrankheit (Leberschäden und Mangelernährung)
- Krankheit, Stress, Schwangerschaft und Stillzeit (erhöhter Bedarf).

Vitamin G → Vitamin B_2
Vitamin K n: Verschiedene fettlösliche Derivate des α-Naphthochinons, die mit der Nahrung aufgenommen oder von Darmbakterien produziert werden. Hauptaufgabe von Vitamin K ist die Förderung der Blutgerinnung*. Bei Vitamin*-K-Mangel drohen Gerinnungsstörungen* (v. a. im Säuglingsalter). Hypervitaminosen sind sehr selten.

Physiologie: Vorkommen: Getreide, Milch, Gemüse (v. a. grünes Blattgemüse) und Fleisch.
Kreislauf: Dünndarm → Lymphe → Blut → Leber → Ausscheidung mit Galle oder Urin oder Umwandlung in aktives Vitamin K. **Täglicher Bedarf:**
- Erwachsene: 60 µg/d (Frauen) bis 70 µg/d (Männer)
- Säuglinge: Vitamin-K-Prophylaxe empfohlen.

Funktionen: Vitamin K beteiligt sich als Coenzym an der Aktivierung verschiedener Proteine, indem es deren γ-Glutamylreste carboxyliert, z. B.
- Gerinnungsfaktoren*
- Osteocalcin*
- Growth-Arrest-Specific-Protein-6.

Indikationen:
- V. a. Vitamin*-K-Mangel
- Therapie mit Vitamin-K-Antagonisten
- parenterale Ernährung.

Bewertung: Erniedrigte Werte (Vitamin*-K-Mangel):
- Ursachen: **1.** verminderte Zufuhr **2.** verminderte Resorption: Malabsorptionssyndrome* **3.** Synthesestörungen: Hepathopathie*, Verschlussikterus **4.** Arzneimittel: Antibiotika*, Vitamin-K-Antagonisten (vgl. Cumarinderivate*) **5.** Alkoholismus
- Folgen: **1.** verlängerte Blutgerinnungszeit **2.** verlängerte Thromboplastinzeit* (INR) **3.** spontane Blutung in Gewebe und Organen (Hirnblutungen insbesondere bei Säuglingen).

Vitamin-K-Antagonisten → Cumarinderivate
Vitamin-K-Mangel m: engl. *Vitamin K Deficiency*; syn. Hypo-Vitaminose K. Mangel an fettlöslichem Vitamin* K. Symptome treten aufgrund der ungenügenden Bildung bestimmter Gerinnungsfaktoren auf (Faktor II, VII, IX, X, Protein C und S). Folgen sind eine verlängerte Blutgerinnungszeit und Blutungen.

Ursachen: Ein Vitamin K-Mangel bzw. ein Mangel an Vitamin K-abhängigen Gerinnungsfaktoren kann auftreten bei:

Vitamin-K-Prophylaxe

- Fehlernährung, Alkoholismus
- Synthesestörung der Leber bei Leberschaden
- Malabsorptionssyndrom bei chronischen Darmerkrankungen
- Gestörte Darmflora durch Antibiotika
- Verschlussikterus mit gestörter Fettresorption aufgrund Gallemangels
- Therapie mit Vitamin K-Antagonisten.

Morbus haemorrhagicus neonatorum: Vitamin-K-Mangel beim Neugeborenen: Da die normale Muttermilch* wenig Vitamin K enthält, haben gestillte Neugeborene ohne zusätzliche Vitamin-K-Prophylaxe ein Risiko von ungefähr 1:10 000, an Vitamin-K-Mangelblutungen zu erkranken, was in schweren Fällen zum Tode führen kann (z. B. durch plötzliche Hirnblutungen).

Vitamin-K-Prophylaxe → Morbus haemorrhagicus neonatorum

Vitamin-K-Zyklus *m*: engl. *vitamin K cycle*. Redoxreaktionen zur Regeneration von Vitamin* K zu seinem Hydrochinonderivat. Dabei kommt es zur Reduktion des bei γ-Carboxylierung von Glutamylresten entstandenen Epoxids zum Chinon bzw. Hydrochinon. Klinisch bedeutsam ist die Hemmung der Epoxidreduktion durch Cumarinderivate*.

Vitaminmangel *m*: engl. *vitamin deficiency*. Mangel an Vitaminen* mit (in der Regel reversiblen) typischen Mangelerscheinungen. Je nach Ausprägung handelt es sich um eine Hypovitaminose* oder Avitaminose*.

Ursachen:
- unzureichende Zufuhr mit der Nahrung (Malnutrition*), z. B. bei Beriberi*
- erhöhter Vitaminbedarf, z. B. in der Schwangerschaft, hier auch als relativer Vitaminmangel bezeichnet
- Störung der Aufnahme aus der Nahrung (Malassimilation*): **1.** Malabsorption* **2.** Maldigestion*
- funktioneller Vitaminmangel u. a. durch Störung der Umwandlung in die aktive Wirkform (z. B. Calciferol bei renaler Osteopathie*) oder bei Zufuhr von Vitamin*-Antagonisten.

Vitaminoide *n pl*: engl. *vitaminoids*. Vitaminähnliche Wirkstoffe, die essenziell für Zellstruktur und -funktion sind, jedoch keine Coenzymfunktion besitzen. Dazu gehören Carnitin*, essenzielle* Fettsäuren, myo-Inositol (Inositol), Flavonoide* und p*-Aminobenzoesäure.

Vita reducta → Scheintod
Vitellus *m*: engl. *yolk of an egg*. Eidotter.
Vitex agnus-castus → Mönchspfeffer
VITI: Abk. für vaginale intratubare Insemination → Insemination
Vitiligo *f*: syn. Leucopathia acquisita. Weiße, pigmentfreie Flecke der Haut in typischer Verteilung aufgrund untergegangener Melanozyten im Rahmen einer Autoimmunreaktion. Unterschieden werden fokale Vitiligo (solitäre Herde), regionale Vitiligo (entsprechend Dermatomen) sowie generalisierte Vitiligo (häufigster Typ). Histologisch imponieren fehlende Melanozyten und lymphozytäre Infiltrate im Randbereich sich ausbreitender Herde.

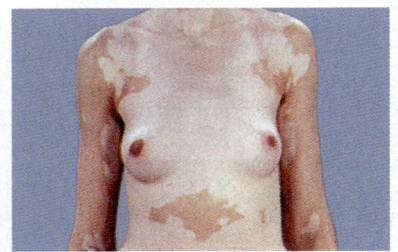

Vitiligo: Weitgehende Depigmentierung. [3]

Klinik: Depigmentierte, symmetrisch verteilte Flecke unterschiedlicher Größe, besonders um Körperöffnungen und an häufig traumatisierten Körperstellen (z. B. Fingerspitzen) mit frühem Befall der perianalen Region (diagnostisch bedeutsam), evtl. bei 30 % zusätzlich der Haare (Poliosis circumscripta), Augen, Schleimhäute und des Innenohrs. Der Verlauf ist variabel, schleichend mit langsamer peripherer Ausbreitung und Konfluenz der Herde. Sowohl die zwischenzeitliche Repigmentierung als auch völlige Depigmentierung sind möglich (Endstadium; siehe Abb.). Provozierende Faktoren wie UV-Licht und Stress beschleunigen den Verlauf.

Therapie:
- lokal Glukokortikoide
- PUVA-Therapie (Psoralene plus UV-A)
- UV-B-Licht, besonders Schmalband-UV-Therapie (311 nm)
- evtl. autogene Epidermis- oder Melanozytentransplantation
- kosmetische Abdeckung depigmentierter Herde oder Depigmentation pigmentierter Stellen
- depigmentierte Haut schützen (Sonnenbrand*).

Vitium *n*: engl. *fault*. Fehler.
Vitium cordis → Herzfehler
Vitrektomie *f*: engl. *vitrectomy*. Mikrochirurgische teilweise bis fast vollständige Entfernung des Glaskörpers des Auges (Corpus* vitreum). Bei der Pars-plana-Vitrektomie wird der Glaskörper mikrochirurgisch entfernt und das Auge mit einer Infusionslösung, Gas oder Silikonöl aufgefüllt. Hauptindikationen sind rhegmatogene (durch Netzhautrisse verursacht) Netzhautablösungen, proliferative Vitreoretinopathie, Glaskörperblutungen und Entzündungen des Augeninneren.

vitreus: engl. *vitreous*. Gläsern, glasig, z. B. Corpus* vitreum (Glaskörper des Auges).
Vitronektin *n*: engl. *vitronectin*. Adhäsives 75-kD-Glykoprotein (459 Aminosäuren), das im Blutplasma sowie in der extrazellulären Matrix* vorzufinden ist. Vitronektin enthält eine RGD-Domäne zur Bindung an membranständige Integrine. Zu den wichtigsten Aufgaben gehören die Zelladhäsion und die Hämostase (Thrombozytenadhäsion, Plasminogenaktivator-Inhibitor-1-Bindung und damit -Stabilisierung).
Vivisektion → Tierversuch
VK: Abk. für Vitalkapazität → Lungenvolumina
VK: Abk. für → Ventilationskoeffizient
VKB: Abk. für vorderes Kreuzband → Kreuzband
VKB-Ruptur: Abk. für die Ruptur des vorderen Kreuzbandes → Kreuzbandruptur
VKG: Abk. für → Vektorkardiografie
VKOF: Abk. für verbrannte Körperoberfläche → Verbrennung
VL: Abk. für → Plazentalösung, vorzeitige
V-Lagerung *f*: engl. *V-positioning*; syn. Schiffchenlage. Atemfördernde Lagerungsform mit Freilagerung* der Wirbelsäule zur Pneumonieprophylaxe*, bei Periduralkathetern oder Drainagen im Rückenbereich sowie teilweise zur Dekubitusprophylaxe*. Diese Lagerung wird mehrmals täglich für 10–20 Minuten durchgeführt. Siehe Abb.

Durchführung:
- Zwei schmale, weiche Kissen werden zu Schiffchen geformt und V-förmig so unter den Patienten gelegt, dass die Überschneidung der Kissen in Höhe des Gesäßes entsteht und Kopf und Hals frei liegen.
- Der Kopf wird dabei separat von einem kleinen Kissen unterstützt.
- Dadurch erfolgen eine Dehnung des Oberkörpers und eine vermehrte Belüftung der Lungenspitzen.
- Die V-Lagerung kann im Liegen und im Sitzen durchgeführt werden.

Hinweise:
- Die V-Lagerung ist nur zur Dekubitusprophylaxe* oder -therapie geeignet, wenn be-

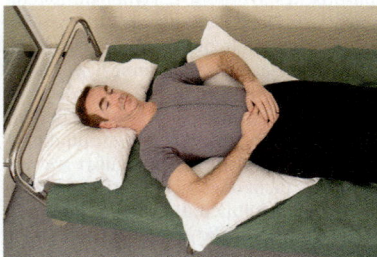

V-Lagerung [149]

sonders Druckfreiheit an den Dornfortsätzen der Wirbelsäule erreicht werden soll.
- Als Variante bei kachektischen Patienten werden die Kissen parallel gelegt.
- Diese Lagerungsposition sollte mehrmals täglich für 10-20 Minuten eingenommen und mit anderen Varianten (A-, T-, I-Lagerung) und Positionswechsel kombiniert werden.

VLBW: Abk. für engl. very low birthweight → Neugeborenes

VMS: Abk. für → Vanillinmandelsäure

VNS: Abk. für vegetatives Nervensystem → Nervensystem, vegetatives

Völker-Drainage f: Transduodenal oder transjejunal und perkutan durch die Bauchdecke ausgeleitete Drainage zur Schienung einer Anastomose der äußeren Gallengänge bzw. einer biliodigestiven Anastomose* zur Strikturprophylaxe und Vorbeugung einer Anastomosenleckage.

Völlegefühl n: Durch übermäßige Nahrungsaufnahme oder bei Erkrankungen des Magen-Darm-Traktes auftretendes Gefühl des „Vollseins", häufig begleitet von Übelkeit, Blähungen, Aufstoßen, Bauchschmerz, Durchfall oder Verstopfung. Diagnostisch werden Sonografie, Gastroskopie*, Koloskopie* und H_2-Atemtest eingesetzt. Die Therapie richtet sich nach der Grunderkrankung, die Behandlung des Reizdarmsyndroms* erfolgt symptomatisch.

Hintergrund: Ursachen:
- übermäßige Nahrungsaufnahme
- Erkrankungen des Magen-Darm-Traktes: 1. Reizdarmsyndrom* 2. exokrine Pankreasinsuffizienz* bei chronischer Pankreatitis 3. Zöliakie* 4. Laktoseintoleranz* 5. Fruktosemalabsorption 6. bakterielle Fehlbesiedlung des Dünndarms* 7. Darmatonie* 8. Gastroparese, z. B. bei autonomer diabetischer Neuropathie 9. Darminfektion mit Pilzen oder Giardia* lamblia
- Antibiotikatherapie
- Rechtsherzinsuffizienz*.

Therapie:
- kausale Therapie, z. B.: 1. glutenfreie Diät bei Zöliakie 2. Enzymsubstitution bei chronischer Pankreatitis 3. laktosefreie Ernährung bei Laktoseintoleranz
- symptomatische Therapie: 1. Meiden blähender Speisen 2. feuchte Wärme 3. Karminativa, z. B. Fenchel, Kümmel, Pfefferminze 4. Spasmolytika*, z. B. Butylscopolamin 5. Probiotika, z. B. Milchsäurebakterien, Hefen 6. Entspannungstherapie, Stressmanagement.

Vogelknöterich m: syn. Polygonum aviculare. Einjährige Pflanze aus der Familie der Knöterichgewächse (Polygonaceae), die adstringierend wirkt. Die zerkleinerte Droge für Dekokte und andere galenische Zubereitungen zum Einnehmen sowie zur lokalen Anwendung wird eingesetzt bei leichten Katarrhen der Atemwege sowie entzündlichen Veränderungen der Mund- und Rachenschleimhaut (Kommission E).

Vogelmilbenkrätze → Gamasidiose

Vogelzüchterlunge f: engl. bird-breeder's lung; syn. Taubenzüchterlunge. Häufigste Form der exogen-allergischen Alveolitis*, die durch Sensibilisierung gegen Kot- und Federstaub von Vögeln (v. a. Tauben und Wellensittiche) verursacht wird. Die Anerkennung als Berufskrankheit ist möglich (BK Nr. 4201).

Vogt-Syndrom → Status marmoratus

Voice Handicap Index m: Abk. VHI. Fragebogen zur Erfassung und subjektiven Bewertung stimmlicher Einschränkungen durch Selbsteinschätzung des Patienten bezüglich funktioneller, psychischer und emotionaler Aspekte auf einer Skala von 0 (nie) bis 4 (immer). Der Singing Voice Handicap Index (Abk. SVHI) dient der Bewertung von Einschränkungen der Singstimme.

Hintergrund:
- entwickelt von Jacobson (1997)
- deutsche Fassung von Nawka et al. 2003 (siehe Deutsche Gesellschaft für Phoniatrie und Pädaudiologie e.V., Abk. DGPP)
- norwegische Version voice-related quality of life (Abk. V-RQOL)

Vokalsprache f: engl. vocal speech. Schwerste Form der Dyslalie*, bei der die gesprochene Sprache weitestgehend aus Vokalen besteht. Behandelt wird mit logopädischer Übungsbehandlung zur Ergänzung des Phoneminventars.

volatil: engl. volatile; syn. volatilis. Verdunstend, flüchtig, beweglich, veränderlich.

Volkmann-Dreieck → Knöchelfraktur

Volkmann-Kanäle m pl: engl. Volkmann's canals. Zu den Osteonen transversal oder schräg verlaufende Kanälchen im Knochengewebe. Sie verbinden die Havers-Kanäle untereinander. Die Volkmann-Kanäle sind mit dem Periost oder der Markhöhle verbunden und von Endost ausgekleidet. Sie enthalten lockeres Bindegewebe mit Blutgefäßen und Nervenfasern.

Volkmann-Kontraktur → Kontraktur, ischämische

Volkmann-Schiene f: engl. Volkmann's splint. Kunststoffschiene für das Bein mit aufrechtem Blatt für den Fuß zur prä- und postoperativen Lagerung bei gestrecktem Kniegelenk, ggf. mit Unterstützung durch Polsterung. Siehe Abb.

Vollblut [Labordiagnostik] n: Sämtliche physiologischen Bestandteile enthaltende Blutproben oder Blutprodukte. Für hämatologische Untersuchungen werden dem Vollblut gerinnungshemmende Substanzen wie der Chelat-

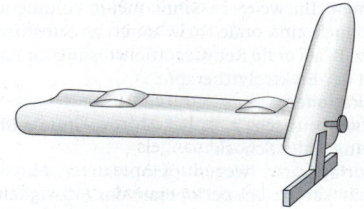

Volkmann-Schiene

bildner Ethylendiamintetraacetat (EDTA) oder Citrat zugesetzt. EDTA-Vollblut wird für die Beurteilung der Blutzellen und zur Bestimmung der Blutgruppe verwendet, Citratblut zur Bestimmung der Gerinnungsparameter.

Vollelektrolytlösung f: engl. isotonic electrolyte solution. (Plasmaähnliches) isotonisches und isoionisches kristalloides Volumenersatzmittel als Infusionslösung mit annähernd gleicher Elektrolytzusammensetzung wie die des Extrazellulärraums (Blutplasma; 270–300 mosmol/l) mit Natrium als Hauptelektrolyt (Na^+ > 120 mmol/l).

Vollhauttransplantat → Hauttransplantat

Vollheparinisierung → Heparinisierung

Vollkost f: engl. full diet; syn. Normalkost. Bezeichnung für eine vollwertige Ernährungsform, die den empfohlenen Bedarf an essenziellen Nährstoffen (Eiweiß, Vitamine, Mineralien usw.) auch im Energiebedarf vollumfänglich berücksichtigt sowie Erkenntnisse der Ernährungsmedizin zur Prävention* (z. B. ausreichende Ballaststoffe) beachtet.

Vollmondgesicht → Facies lunata

Vollnarkose → Narkose

Vollremission → Remission

Volumendosis → Integraldosis

Volumeneffekt → Plasmaersatzstoffe

Volumenelastizitätskoeffizient m: engl. volume-elasticity coefficient. Elastische Dehnbarkeit von Blutgefäßen und Lunge. Der Koeffizient ist der Kehrwert der Compliance* und ist abhängig von Druckdifferenz (ΔP) und Volumenänderung (ΔV). Er ist erhöht in Gefäßen bei Abnahme der elastischen Fasern im Alter und bei Atherosklerose* sowie in der Lunge bei restriktiven Ventilationsstörungen*.

Volumenersatz m: engl. volume replacement; syn. Volumensubstitution. Flüssigkeitszufuhr als therapeutische oder präventive Maßnahme zum Volumenausgleich. Volumenersatz geschieht durch Zufuhr von Blut oder Blutderivaten (Hämotherapie), Plasmaersatzstoffen* (kolloidaler Volumenersatz) bzw. Elektrolyttherapie* (kristalloider Volumenersatz). Klinisch ist die Bezeichnung in der Regel auf kolloidalen oder kristalloiden intravasalen Volumenersatz beschränkt.

Volumenleitung

Formen: Im weiteren Sinne meint Volumenersatz auch eine orale (bzw. enterale) Substitution, z. B. als orale Rehydratationslösung im Rahmen der Elektrolyttherapie*.
Indikationen:
- therapeutisch, z. B. bei Hypovolämie*, Blutung* oder Schock*
- perioperativ (wegen präoperativer Flüssigkeitskarenz bei perioperativem Flüssigkeitsverlust durch Perspiratio* insensibilis, Diurese, operativem Blutverlust, Exsudation u. a.)
- präventiv (patientenindividuell, verlustorientiert und bedarfsadaptiert zur Aufrechterhaltung der Normovolämie).

Volumenleitung *f*: engl. *volume conduction*. Passive Fortleitung der elektrischen Aktivität erregbarer Gewebe (Nerven, Muskeln) in umgebenden, elektrisch leitenden Geweben und Körperflüssigkeiten. Die Volumenleitung ermöglicht z. B. die extrazelluläre Ableitung von Aktionspotenzialen in der Elektroneurografie* und im EMG.
Volumenmangel → Hypovolämie
Volumenmangelschock → Schock, hypovolämischer
Volumen pulmonum auctum *n*: Akute, reversible Lungenüberblähung* mit Zwerchfelltiefstand und Atemmittellage in Inspirationsstellung. Das Volumen pulmonum auctum tritt v. a. beim Asthma* bronchiale auf. Durch die stärkere inspiratorische Vordehnung des Lungengewebes mit Erhöhung der elastischen Rückstellkräfte werden dabei die erhöhten exspiratorischen Strömungswiderstände vermindert.
Volumen-Rezeptoren → Volumensensoren
Volumensensoren *m pl*: engl. *volume sensors*. Dehnungsfühler in zentralen Bereichen des Niederdrucksystems, v. a. in den Vorhöfen (A-Sensoren für aktive Spannung, B-Sensoren für passive Dehnung). Volumensensoren sprechen auf vermehrte Füllung des Blutgefäßsystems an und dämpfen unter anderem die Freisetzung von ADH aus dem Hypothalamus.
Volvulus *m*: Stiel- oder Achsendrehung eines Teils des Gastrointestinaltraktes um die eigene mesenteriale Achse mit der Gefahr des Strangulationsileus bis hin zu Darmgangrän. Therapeutisches Ziel ist die operative Derotation und Fixierung in anatomisch korrekter Position.
Formen: Man unterscheidet nach der Lokalisation:
- Volvulus ventriculi: Magenvolvulus
- Volvulus intestini: **1.** meist als Dünndarmvolvulus bei Säuglingen auftretend, häufig in Kombination mit Darmlageanomalien, z. B. einer Malrotation* **2.** Dickdarmtorsion (selten bei Kleinkindern): meist als Ileozäkalvolvulus oder Sigmavolvulus.

Therapie:
- Notfalloperation, da sich schnell eine Gangrän des betroffenen Darmabschnitts entwickeln kann
- Derotation und Anheftung des betroffenen Organs in anatomisch korrekter Position
- bei vital geschädigtem Darm muss die Darmresektion erfolgen.

Vomitiva → Emetika
Vomitus → Erbrechen
Vomitus cruentus → Hämatemesis
Vomitus faeculentus → Miserere
Vomitus marinus → Seekrankheit
Vomitus matutinus → Emesis gravidarum
Von-Hippel-Lindau-Syndrom *n*: engl. *von Hippel-Lindau disease*; syn. Angiomatosis cerebelli et retinae. Zu den Phakomatosen* zählende, autosomal-dominant erbliche Erkrankung mit Mutationen im VHL-Tumorsuppressorgen auf dem Genlocus 3p25-26 mit multiplen kapillären Angiomen des Netzhaut und des Kleinhirns, evtl. des Rückenmarks und Stammhirns, sowie Zystenbildung in Pankreas, Nieren und Leber (Leberkavernome), Phäochromozytomen* und Nierenzellkarzinomen als häufigste Todesursache.
Klinik: Je nach Lokalisation des Angiome z. B. Sehstörungen, Hinterkopfschmerz, Schwindel, Erbrechen, Gangstörungen. **Komplikationen:** Blutungen und Erblindung durch Netzhautablösung.
Diagnostik:
- sorgfältige präventive Untersuchung des Augenhintergrunds (siehe Abb.)
- MRT des ZNS mit Kontrastmittel
- abdominale Ultraschalldiagnostik
- Bestimmung der Katecholamine.

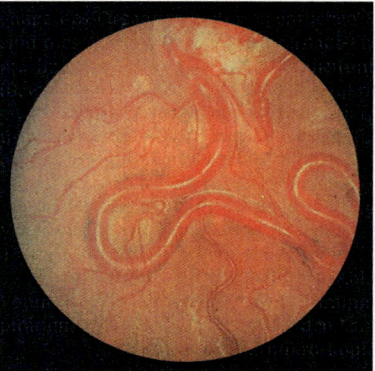

Von-Hippel-Lindau-Syndrom: Zystischer Gefäßtumor der Netzhaut bei 12–1 Uhr am Bildrand mit extrem erweiterten Gefäßen, daneben normale Gefäßkaliber. [124]

Von-Hochstetter-Dreieck *n*: syn. ventrogluteales Injektions-Feld. Dreieck zwischen Darmbeinkamm (Crista* iliaca), vorderem oberen Darmbeinstachel (Spina iliaca anterior superior) und großem Rollhügel (Trochanter major). In diesem Bereich liegt die bevorzugte Stelle für die intramuskuläre Injektion*, weil sich dort relativ wenige Blutgefäße und Nervenbahnen befinden.
Von-Meyenburg-Altherr-Uehlinger-Syndrom → Polychondritis, rezidivierende
Von-Meyenburg-Komplexe *m pl*: engl. *Meyenburg's complexes*. Adenom-artige Gallengangswucherungen (Hamartome*) in der Leber als Differenzialdiagnose zu primären Lebertumoren* oder Lebermetastasen*.
Von-Schrötter-Syndrom → Paget-von-Schroetter-Syndrom
Von-Willebrand-Faktor *m*: engl. *Willebrand factor*; syn. Faktor-VIII-assoziiertes Antigen; Abk. vWF. Akute*-Phase-Protein, das von Endothelzellen und Megakaryozyten gebildet wird und sich aus mehreren Untereinheiten zusammensetzt. Der von-Willebrand-Faktor aktiviert die Thrombozytenaggregation* und schützt den Gerinnungsfaktor VIIIa vor Proteolyse*. Ein von-Willebrand-Faktor-Mangel führt zu Hämostase*-Störungen wie hämorrhagische Diathese*.
Von-Willebrand-Jürgens-Syndrom *n*: engl. *von Willebrand-disease*; syn. von-Willebrand-Syndrom; Abk. vWS. Häufigste angeborene, autosomal dominant oder rezessiv erbliche, auch erworbene hämorrhagische Diathese* durch verminderte Aktivität des Faktor-VIII-Trägerproteins (Von-Willebrand-Faktor, vWF) mit stark variierender Penetranz* und Expressivität*. Klinisch imponieren verstärkte Blutungen, Petechien* und Hämaturie*. Behandelt wird meist mit Desmopressin* oder Faktor-VIII-Konzentrat.
Vorbewusstes *n*: engl. *preconsciousness*. Zwar noch unbewusste, sich jedoch dem Bewusstsein nähernde psychische Inhalte, die durch Reflexion oder Introspektion aufgerufen werden können.
Vorbild *n*: engl. *model*. Mensch, dessen Eigenschaft oder Handlungsweise beispielhaft und erstrebenswert und deswegen ein Modell, Muster oder Standard zur Orientierung ist. Das klinische Personal kann dem Patienten ein Vorbild sein, z. B. im Umgang mit Hygiene, gesundheitserhaltender Lebensführung oder Kommunikationsfähigkeit (vgl. Lernen* am Modell nach M. Bandura).
Vorblase *f*: Anteil der Fruchtblase*, der sich unter der Geburt vor dem vorangehenden Kindsteil (in der Regel dem Kopf) befindet. Eine Vorblase kann auch nach erfolgtem Blasensprung noch auftreten, wenn der Kopf im Becken entsprechend abdichtet.
Klinische Bedeutung: Geburtsmechanisch kann eine Vorblase wie ein Puffer die weitere Deh-

nung der Zervix durch den Kopf hemmen oder verlangsamen. In diesem Fall ist eine Amniotomie* (Eröffnen der Blase) sinnvoll.

Vorderarmzeichen *n*: engl. *Léri's sign*; syn. Léri-Vorderarmzeichen. Durch passive Beugung von Handgelenk und Fingern ausgelöste Mitbewegung des Ellenbogens. Eine Asymmetrie wird als pathologisch gewertet und deutet auf eine Schädigung der Pyramidenbahn.

Vorderhauptslage *f*: engl. *brow presentation*. Geringste Form der Deflektionslagen, bei der das Vorderhaupt mit der großen Fontanelle in die Führungslinie kommt. Dadurch vergrößert sich der geburtsmechanisch wichtige Kopfumfang. Deflektionslagen treten nahezu immer bei dorsoposteriorer Stellung auf (der Rücken des Kindes ist dabei nach hinten, zum Rücken der Mutter gerichtet).
Komplikationen: Meist verzögerter Geburtsverlauf und erhöhtes Risiko für Geburtsverletzungen, z. B. Dammrisse.

Vorderhornsyndrom *n*: engl. *anterior horn syndrome*. Durch Störungen der Vorderhörner des Rückenmarks verursachte Symptome, z. B. bei amyotrophischer Lateralsklerose*, Friedreich*-Ataxie, Poliomyelitis* oder spinaler Muskelatrophie. Klinisch zeigen sich schlaffe Lähmung der Muskulatur, Areflexie*, faszikuläre Zuckungen und Muskelatrophie*.

Vorderkammerblutung → Hyphaema
Vorderkammerlinse → Linsenimplantation
Vorderscheitelbeineinstellung → Asynklitismus

Vorderwandinfarkt *m*: engl. *anterior myocardial infarction*; Abk. VWI. Herzinfarkt* im Bereich der Vorderwand des linken Ventrikels durch Verschluss des Ramus* interventrikularis anterior. Leitsymptom sind retrosternale Schmerzen, diagnostiziert wird mittels Klinik, EKG und Labor. Therapieziel ist die schnellstmögliche Reperfusion. Die Prognose ist ernst und abhängig von Infarktgröße sowie linksventrikulärer Funktion.

vorgetäuschte Störung → Störung, artifizielle

Vorhersagewert *m*: engl. *predictive value*. Kennwert für die Güte diagnostischer Verfahren, der angibt, inwieweit eine Vorhersage aufgrund eines Verfahrens möglich ist (Beispiel: Vorhersage des Schulerfolgs aufgrund von Schuleintrittstests). Häufig wird die Güte mit Korrelationen ausgedrückt, sodass die Güte gemäß Interpretation der Höhe von Korrelationskoeffizienten entspricht.

Vorhofdruck → Herzzyklus

Vorhofflattern *n*: engl. *atrial flutter*. Im rechtsatrialen Myokard* entstehende Form der supraventrikulären Tachykardie* (Reentry*-Mechanismus) mit regelmäßigen Vorhofkontraktionen wie bei Vorhoftachykardie*, aber höherer Frequenz (≥ 250/min). Häufig besteht ein Übergangsstadium vom Sinusrhythmus* zum Vorhofflimmern*. Klinisch bestehen Minuten bis Tage andauernde paroxysmale Tachykardien*. Die Therapie erfolgt pharmakologisch und durch elektrische Kardioversion*.
Vorkommen:
– v. a. organische Herzerkrankung (meist mit rechtsatrialer Dilatation)
– nach operativer Korrektur eines Herzfehlers
– bei Hyperthyreose*.

Klinik: Paroxysmale Tachykardie* mit Symptomen je nach Kammerfrequenz (AV-Überleitung):
– Palpitationen* (belastungsabhängig)
– evtl. hämodynamische Wirksamkeit (v. a. bei kardialer Grunderkrankung) mit z. B. Angina* pectoris oder (selten) bei 1:1-Überleitung hoher Kammerfrequenz um 250/min (Kammertachykardie*).

Therapie:
– akut: 1. elektrisch: Kardioversion* mit sehr niedriger Energie bei hämodynamisch wirksamem Vorhofflattern (z. B. bei 1:1-Überleitung); alternativ therapeutische Vorhofstimulation* (Überstimulation) 2. pharmakologisch: Kammerfrequenzsenkung durch Verapamil* oder Beta*-Rezeptoren-Blocker (ggf. mit Herzglykosid*); danach evtl. Antiarrhythmika*
– Thromboembolieprophylaxe und Kardioversion: siehe Vorhofflimmern*.

Vorhofflimmern *n*: engl. *atrial fibrillation* (Abk. AF); syn. absolute Arrhythmie. Im atrialen Myokard* entstehende Herzrhythmusstörung*, die bei Patienten meist zu Unruhe, Leistungsschwäche oder Herzrasen führt und das Risiko für Thromboembolie* und Herzinsuffizienz* erhöht. Die Behandlung umfasst Thromboembolieprophylaxe, Frequenzkontrolle und elektrische oder pharmakologische Kardioversion*. Die Prognose ist abhängig von Krankheitsdauer, Begleiterkrankungen und Komplikationen.

Erkrankung: Vorkommen:
– als sekundäres Vorhofflimmern besonders in höherem Lebensalter, bei kardiovaskulärer Erkrankung (arterieller Hypertonie*, Herzinsuffizienz*, hypertensiver Herzkrankheit*, Cor* pulmonale, Mitralklappenstenose*, Mitralklappeninsuffizienz*, KHK, Herzinfarkt*, Kardiomyopathie*, Myokarditis*, Sick*-Sinus-Syndrom, selten WPW*-Syndrom u. a.), pharmakologisch (v. a. Digitalisintoxikation*), Hyperthyreose*, Schlafapnoesyndrom* u. a.
– als sog. Lone Atrial Fibrillation bei jüngeren Patienten (< 60 Lj.) ohne relevante Begleiterkrankung
– auch hereditäre Formen (familiäres Vorhofflimmern) bekannt (siehe Tab.).

Einteilung:
– klinische Klassifikation: 1. erstmals diagnostiziertes Vorhofflimmern 2. paroxysmales Vorhofflimmern: selbstlimitierend; spontane Konversion in der Regel innerhalb von 48 Stunden, max. innerhalb von 7 Tagen 3. persistierendes Vorhofflimmern: Dauer > 7 Tage oder therapeutisch induzierte Konversion (elektrische oder pharmakologische Kardioversion) erforderlich 4. lang anhaltendes Vorhofflimmern: Dauer ≥ 1 Jahr bei Entscheidung zur therapeutischen Rhythmuskontrolle (Konversion) 5. permanentes Vorhofflimmern: Konversion nicht möglich oder nicht (mehr) angestrebt, z. B. nicht aussichtsreich wegen sehr großen Vorhofs
– nach Kammerfrequenz (AV-Überleitung): 1. (meist) tachykardes Vorhofflimmern: Vorhofflimmern mit tachykarder Überleitung, Form der supraventrikulären Tachykardie* 2. normofrequentes Vorhofflimmern: Vorhofflimmern mit normfrequenter Überleitung 3. bradykardes Vorhofflimmern: Vorhofflimmern mit bradykarder Überleitung, Form der Bradykardie*.

Klinik: Im atrialen Myokard entstehen ungeordnete, elektrische Vorhoferregungen sehr hoher Frequenz (350–600/min) ohne hämodynamisch wirksame Vorhofkontraktion, mit absoluter Arrhythmie der Kammererregungen (Arrhythmia* absoluta). Pathophysiologisch besteht ein atrialer Reentry*-Mechanismus, häufig mit Trigger im Bereich der atrialen Mündung der Lungenvenen, sowie abnorme Automatie (Fokus). **Symptome:**
– Palpitationen
– Unruhe
– Angst
– Dyspnoe
– Schwindel
– Beklemmungsgefühl
– vermehrtes Schwitzen
– evtl. Synkope
– Angina* pectoris.

In Abhängigkeit von Vorerkrankung, Kammerfrequenz und Belastung ist die Symptomatik wenig (bei permanentem Vorhofflimmern) bis deutlich (bei paroxysmalem Vorhofflimmern, insbesondere bei Herzrhythmuswechsel) ausgeprägt oder als symptomatische Pause bis zum Wiedereinsetzen des Sinusrhythmus spürbar. Die Klassifikation erfolgt mittels EHRA-Score.

Komplikationen:
– vor allem Vorhofthrombus* (Abb. dort), besonders bei chronischem Vorhofflimmern mit vergrößertem Vorhof (Herzohr*), mit arteriellem Embolierisiko (Schlaganfallrisiko)
– Linksherzinsuffizienz infolge Tachyarrhythmie
– Posttachykardiesyndrom*.

Vorhofkammerblock

Vorhofflimmern:
Hereditäre Formen.

familiäres Vorhofflimmern	Genmutation	Genlocus	allelisch zu
Typ 1	dominant erbliche ATFB1-Mutation	10q22–q24	
Typ 2	dominant erbliche ATFB2-Mutation	6q14–q16	
Typ 3	dominant erbliche KCNQ1-Mutation	11p15.5–p15.4	Romano-Ward-Syndrom, Jervell-Lange-Nielsen-Syndrom, SQTS 2
Typ 4	KCNE2-Mutation	21q22.11	LQTS 6
Typ 5	Assoziation mit ATFB5-Sequenzvariante	4q25	
Typ 6	dominant erbliche NPPA-Mutation	1p36.22	
Typ 7	dominant erbliche KCNA5-Mutation	12p13.32	
Typ 8	Assoziation mit ATFB8-Sequenzvariante	16q22	
Typ 9	dominant erbliche KCNJ2-Mutation	17q24.3	LQTS 7, SQTS 3
Typ 10	dominant erbliche SCN5A-Mutation	3p22.2	LQTS 3, Brugada-Syndrom Typ 1, dilatative Kardiomyopathie Typ 1E, kongenitales Sick-Sinus-Syndrom Typ 1, nicht-progressiver familiärer Herzblock, Lenègre-Krankheit
Typ 11	dominant erbliche GJA5-Mutation	1q21.2	
Typ 12	dominant erbliche ABCC9-Mutation	12p12.1	dilatative Kardiomyopathie Typ 1O

LQTS: Abk. für Long-QT-Syndrom;
SQTS: Abk. für Short-QT-Syndrom

Therapie:
- ggf. Therapie der Grunderkrankung (siehe Vorkommen)
- pharmakologische Frequenzkontrolle (Normalisierung der Kammerfrequenz): Senkung v. a. durch Beta-Rezeptoren-Blocker, Herzglykosid oder Verapamil.

Thromboembolieprophylaxe durch Antikoagulans. **Kardioversion***: Die Durchführung erfolgt unter suffizienter pharmakologischer Thromboembolieprophylaxe.
- pharmakologisch (Antiarrhythmika*) oder elektrisch mit anschließender pharmakologischer Rezidivprophylaxe
- bei hämodynamischer Intoleranz nichtelektive (akute) elektrische Kardioversion.

Weitere therapeutische Maßnahmen:
- ggf. im Verlauf bei Lone Atrial Fibrillation oder Rezidiv unter antiarrhythmischer Pharmakotherapie **Katheterablation***
- operativ (Maze*-Operation) in der Regel in Kombination mit anderer Herz-OP (v. a. Herzklappen-OP).

Prognose: Die Prognose wird v. a. bestimmt durch arterielle Thromboembolie (Schlaganfall) und kardiale Grunderkrankung.
- Vorhofflimmern mit Dauer über 2 Jahre, hochgradiger atrialer Dilatation, chronischer Herzinsuffizienz oder Mitralvitium ist häufig refraktär gegenüber Konversionsversuchen und Katheterablation
- bei akutem Vorhofflimmern kommt es häufig zu spontaner Konversion*.

Vorhofkammerblock → AV-Block
Vorhofpfropfung f: engl. *atrioventricular fusion*. Hämodynamische Vorhofpfropfung: gänzliches oder teilweises Zusammenfallen der Vorhof- und Kammersystole bei sehr kurzer Diastole. Elektrische Vorhofpfropfung: Verschmelzung von P- und T-Welle infolge erheblicher Verlängerung der Überleitungszeit oder der QT-Zeit bei gleichzeitiger Tachykardie.
Vorkommen:
- Tachykardie mit Überschreitung der kritischen Frequenz von 180/min (bei Verlängerung der Überleitungszeit schon bei langsamerem Rhythmus)
- mittlerer AV-Rhythmus
- totaler AV-Block (vereinzelt).

Klinik:
- sog. Froschzeichen (siehe AV*-Knotentachykardie)
- Kanonenschlag mit positivem Jugularvenenpuls
- Pfropfungswelle anstelle der A-Welle durch atriale Kontraktion gegen geschlossene AV-Klappen und Einflussstauung.

Vorhofseptumdefekt → Atriumseptumdefekt
Vorhofsohr → Herzohr
Vorhofstimulation f: engl. *atrial stimulation*. Atriale Elektrostimulation im Rahmen der elektrophysiologischen Untersuchung des Herzens (EPU). Sie dient in der Regel diagnostischen Zwecken (meist HRA-Katheter) und wird nur selten therapeutisch angewandt, z. B. bei Vorhofflattern*. Siehe Untersuchung*, elektrophysiologische (Abb. dort).

Prinzip: Diagnostisch:
- schnelle Stimulation mit supraphysiologischer Frequenz (ca. 200/min, Überstimulation, Overdrive Pacing) und damit Unterdrückung der physiologischen Schrittmacheraktionen im Sinusknoten zur Sinusknotenfunktionsprüfung: Messung der Sinusknotenerholungszeit nach Ende der hochfrequenten Stimulierung (Zeit bis zum Beginn der nächsten normalen Sinuserregung, pathologisch verlängert beim Sick*-sinus-Syndrom)
- programmierte (vorzeitige) Vorhofstimulation: Stimulation mit vorzeitigem Einzelimpuls zur Bestimmung der Leitungszeiten (AV*-Überleitungszeit, starrfrequente Stimulation) und Refraktärzeiten (rechter Vorhof) sowie Untersuchung der Induzierbarkeit einer supraventrikulären Tachykardie*.

Vorhoftachykardie f: engl. *atrial tachycardia*; syn. atriale Tachykardie. Form der supraventrikulären Tachykardie* infolge Erregungsbildungsstörung*, Erregungsleitungsstörung* bzw. Reentry*-Mechanismus, die im atrialen Myokard* entsteht. Klinisch zeigen sich rezidivierende paroxysmale Tachykardien. Zur Prophylaxe von Komplikationen im Sinne eines Posttachykardiesyndroms ist eine pharmakologische Behandlung auch bei asymptomatischem Verlauf indiziert. Die Katheterablation* dient der dauerhaften Therapie.

Vorkommen:
- Herzgesunde
- bei kardialer Erkrankung (Herzinsuffizienz, Cor pulmonale).

Klinik: Meist rezidivierende paroxysmale Tachykardie (mehrmals am Tag für jeweils wenige Minuten), bei ektoper Vorhoftachykardie im

Gegensatz zur atrialen Reentry-Tachykardie mit Warming up und Cooling down.
Therapie: Bei symptomatischer Vorhoftachykardie, zur Prophylaxe eines Posttachykardiesyndroms auch bei asymptomatischer, häufig rezidivierender oder chronisch-permanenter Vorhoftachykardie:
- Akuttherapie: Verapamil oder Beta-Rezeptoren-Blocker zur Kammerfrequenzsenkung sowie danach Antiarrhythmika* (Klasse I oder III)
- Dauertherapie: Katheterablation*.

Vorhofthrombus *m*: engl. *atrial thrombus*. Im (meist linken) Vorhof gebildeter wandständiger Thrombus*, der häufig vom Herzohr* ausgeht. Als Ursache eines Vorhofthrombus kommen v. a. Mitralklappenstenose (mit Erweiterung des linken Vorhofs) und Vorhofflimmern* mit lokaler Strömungsverlangsamung (bis Stase) bzw. -turbulenz infrage. Behandelt wird durch Antikoagulation (Cumarinderivat), bei Kontraindikation operativ.
Diagnostik: Echokardiografie (siehe Abb.).
Komplikationen:
- Kugelthrombus*
- arterielle Embolie* (z. B. ischämischer Schlaganfall*).

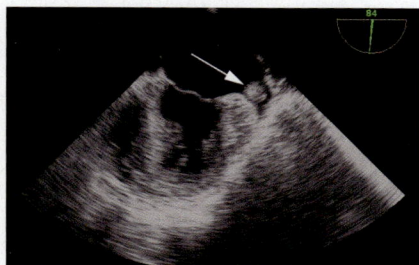

Vorhofthrombus: Vorhofthrombus lokalisiert im linken Herzohr (Pfeil); transösophageale Echokardiografie. [98]

Vorhofumkehr-Operation → Mustard-Operation

Vorhofumkehr-Operation → Senning-Operation

Voriconazol *n*: Breitspektrum-Antimykotikum zur oralen und parenteralen Anwendung bei Erwachsenen und Kindern ab 2 Jahren. Voriconazol ist ein Triazol, das die Pilzzellmembran-Bildung durch Hemmung der Ergosterol-Biosynthese unterdrückt. Es wird oral und parenteral eingesetzt bei schweren Mykosen*, insbesondere bei progressiven, lebensbedrohlichen Pilzinfektionen, beispielsweise bei invasiver Aspergillose*.
Indikationen:
- invasive Aspergillose
- Candidämie bei nicht neutropenischen Patienten
- Fluconazol*-resistente, schwere invasive Candida*-Infektionen (einschließlich durch Candida* krusei)
- schwere Pilzinfektionen, hervorgerufen durch Scedosporium- und Fusarium-Spezies
- Prophylaxe invasiver Pilzinfektionen bei Hochrisikopatienten mit allogener hämatopoetischer Stammzelltransplantation*.

Vorlagentest *m*: engl. *pad test*; syn. Pad-Test. Test zur Einschätzung des Schweregrades einer Harninkontinenz*. Beim Vorlagentest wird eine Inkontinenzeinlage nach verschiedenen körperlichen Aktivitäten der Patienten gewogen, um die Menge des ungewollt abgegangenen Urins zu quantifizieren.
Durchführung:
- Patient/in trinkt 500 ml Wasser
- trockene Vorlage wird gewogen und dann eingelegt
- nach 15 min folgen körperliche Belastungen (Dauer ca. 1 h): 1. Laufen 2. Treppensteigen 3. 10-mal aufstehen und wieder setzen 4. 10-mal husten 5. 5-mal bücken (z. B. um Gegenstände aufzuheben) 6. 1 min Hände unter fließendem Wasser waschen.
- Inkontinenzvorlage wird erneut gewogen und die Menge des Urinabgangs bestimmt.

Der Test kann auch modifiziert werden, indem die Vorlage über 24 Stunden getragen und dann gewogen wird.
Interpretation: Je nach Menge des ungewollt abgegangenen Urins teilt man die Inkontinenz in 4 Grade ein:
- Grad 1, sporadische Inkontinenz: bis 10 ml
- Grad 2, belastende Inkontinenz: 10–25 ml
- Grad 3, schwere Inkontinenz: 25–50 ml
- Grad 4, absolute Inkontinenz: > 50 ml.

Vorlast *f*: engl. *preload*. Enddiastolische Ventrikelspannung. Die Vorlast entspricht dem ventrikulären enddiastolischen Volumen (EDV) und damit dem Dehnungszustand bzw. der Länge der Herzmuskelfasern unmittelbar vor Beginn der Systole*. Das Ausmaß der Muskelfaserverkürzung in der nachfolgenden Kontraktion wird durch den Frank*-Starling-Mechanismus bestimmt.
Physiologie:
- Erhöhung der Vorlast führt nach dem Frank-Starling-Mechanismus zur Erhöhung des Schlagvolumens.
- Verminderung der Vorlast führt über die Erregung der Barorezeptoren* zur Aktivierung des Sympathikus*.

Klinische Bedeutung:
- stationäre, klinisch genutzte Vorlastparameter: 1. globales enddiastolisches Volumen (GEDV oder als Index GEDVI) 2. intrathorakales Blutvolumen (ITBV oder als Index ITBVI) 3. linksventrikuläre enddiastolische Fläche (LVEDA) oder rechtsventrikulärer enddiastolischer Volumenindex (RVEDVI; bestimmbar durch Pulmonaliskatheter*)
- dynamische Vorlastparameter: 1. Schlagvolumenvariation 2. Pulsdruckvariation.

Vormilch → Kolostrum

Vorniere *f*: engl. *forekidney*; syn. Pronephros. Erste Nierengeneration. Sie entwickelt sich in der 4. Woche im Bereich der Halssegmente als Zellhaufen. Ein Vornierengang breitet sich bis zur Kloake* aus und wird zum harnableitenden Gang nachfolgender Nierengenerationen (siehe Urnierengang), während die Vorniere funktionslos bleibt und degeneriert.

Vorpubertät *f*: engl. *prepuberty*; syn. Präpubertät. Erste Pubertätsphase nach dem Latenzalter (6.–10. Lj.) mit Wachstumsschub und Ausbildung der sekundären Geschlechtsmerkmale. Sie beginnt mit ca. 8 Jahren mit der Produktion von Hypothalamus-, Hypophysen- und ovariellen oder testikulären Hormonen und endet mit Menarche und erstem Samenerguss. Sie entspricht beim Mädchen der Prämenarche*.

Vorratsmilben → Milben

Vorsorgemedizin → Präventivmedizin

Vorsorgeuntersuchungen *f pl*: engl. *preventive examinations*. Der Verhütung und Früherkennung von Krankheiten dienende Untersuchungen, die Maßnahmen gegen Krankheitserreger und -ursachen, Erkrankungen und Krankheitsverschlimmerungen einleiten. **Vorsorgeuntersuchungen der gesetzlichen Krankenversicherung:**
- Schwangerenvorsorge nach § 196 RVO (Mutterschafts-Richtlinien)
- Leistungen nach §§ 25, 26 SGB V (Früherkennungsuntersuchungen*).

Arbeitsmedizinische Vorsorgeuntersuchungen:
- geregelt in der „Verordnung zur arbeitsmedizinischen Vorsorge" (ArbMedVV) vom 18.12.2008 (BGBl. I S. 2768), zuletzt geändert am 23.10.2013 (BGBl. I S. 3883)
- nach § 11 des Arbeitsschutzgesetzes* grundsätzliche Verpflichtung der Arbeitgeber zur Ermöglichung
- daneben für bestimmte berufliche Risikogruppen (nach Gefahrstoffverordnung, Druckluftverordnung, Strahlenschutzverordnung, Arbeitszeitgesetz u. a.) arbeitsmedizinische und für jugendliche Arbeitnehmer (Jugendarbeitsschutzgesetz) ärztliche Vorsorgeuntersuchungen gesetzlich vorgeschrieben.

Vorsorgevollmacht *f*: engl. *living will*. Formloses Dokument zur Bevollmächtigung einer Person des eigenen Vertrauens (Bevollmächtigter) zur Regelung der Angelegenheiten des Vollmachtgebers, z. B. Gesundheitssorge, Aufenthaltsbestimmung, Wohnungsangelegenheiten, Post- und

Vorsteherdrüse

Fernmeldewesen und/oder Vermögenssorge. Die Vorsorgevollmacht kann, muss aber nicht durch einen Notar ausgefertigt werden.
Vorsteherdrüse → Prostata
Vorstellungsübung → Imaginationsübung
Vortestwahrscheinlichkeit *f*: engl. *pretest probability*. Vor Durchführung und Vorliegen des Ergebnisses eines diagnostischen Tests bei einem Probanden bestehende Wahrscheinlichkeit für das Vorliegen einer Erkrankung oder Störung des untersuchten Merkmals.
Vortex *m*: engl. *whorl*. Wirbel, z. B. Vortex cordis (Herzwirbel).
Vorwasser *n*: engl. *forewaters*. Fruchtwasser-Anteil vor dem kindlichen Kopf am unteren Eipol (sog. Vorblase). Der Kopf dichtet den Geburtskanal ab, so dass weiteres in utero befindliches Fruchtwasser nicht abfließen kann.
Vorwehen → Wehen
vorzeitiger Samenerguss → Ejaculatio praecox
Vox *f*: engl. *voice*. Stimme.
Voyeurismus *m*: engl. *voyeurism*. Paraphilie*, bei der sexuelle Erregung oder Befriedigung durch heimliches Beobachten anderer bei Intimitäten wie Entkleiden oder sexuellen Aktivitäten entsteht. In der Regel kommt es nachfolgend zur Masturbation. Eine Behandlung erfolgt bei subjektivem Leidensdruck oder Gefährdung anderer. Behandelt wird psychotherapeutisch oder medikamentös mit Libido-hemmenden Wirkstoffen.
Vorkommen: Es sind mehr Männer als Frauen betroffen.
Diagnostik: Ein gewisses Maß an Voyeurismus ist normal und wird kommerziell genutzt oder durch Pornografie befriedigt. Folgende Kriterien sind Voraussetzung für eine Diagnose:
- Die betroffene Person ist mindestes 18 Jahren alt.
- Die Bedürfnisse, Fantasien oder sexuellen Verhaltensweisen müssen vorwiegend oder ausschließlich Inhalt sexuellen Interesses und seit mindestens 6 Monaten vorhanden sein.
- Es besteht ein Leidensdruck bei den Betroffenen, die den Drang als schwer kontrollierbar und unter Umständen persönlichkeitsfremd erleben.
- Das Verhalten führt zu Beeinträchtigungen im sozialen Umfeld mit Einschränkungen im Arbeits- und Lebensalltag.

Therapie: Bei subjektivem Leidensdruck oder Gefährdung bzw. Belästigung anderer Personen:
- mit Verhaltenstherapie* zur Erlangung ausreichender Selbstkontrolle
- unter Umständen Versuch mit Antidepressiva* zur Libidoreduktion, vor allem mit SSRI

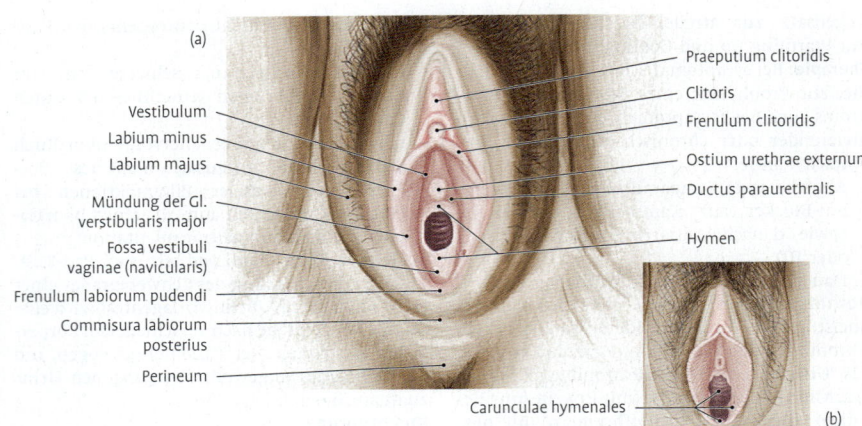

Vulva: Äußeres weibliches Genitale (Schamlippen gespreizt). a: Jungfrau mit Hymen intactus. b: Frau nach Geburt(en).

- in besonders schweren Fällen Verordnung von Cyproteron oder Leuprorelin, die den Testosteronspiegel senken.

Prognose: Die Prognose ist eher ungünstig. Häufig persistiert die Störung.
Recht: Voyeurismus ist das häufigste sexuelle Verhalten, bei dem es zu einer Strafverfolgung kommt, wenngleich es als eigener Tatbestand nicht strafbar ist. Falls der Betroffene Bilder seiner „Opfer" anfertigt und diese in Umlauf bringt, kann er gemäß § 201 StGB Verletzung des höchstpersönlichen Lebensbereichs durch Bildaufnahmen angeklagt werden. Voyeurismus selbst kann den Tatbestand der Beleidigung gemäß § 185 StGB erfüllen.
V-Phlegmone → Hohlhandphlegmone
V/P-Mismatch: Abk. für Ventilations/Perfusions-Mismatch → Lungenembolie
VP-Shunt: Abk. für ventrikuloperitonealer Shunt → Ventrikeldrainage
V/P-Szintigrafie: Abk. für Ventilations/Perfusions-Szintigrafie → Lungenperfusionsszintigrafie
Vrolik-Krankheit → Osteogenesis imperfecta
VSD: Abk. für → Ventrikelseptumdefekt
VT: Abk. für ventricular tachycardia → Kammertachykardie
VT: Abk. für → Verhaltenstherapie
VTE: Abk. für venöse Thromboembolie → Embolie
VTEC: Abk. für Verotoxin bildende enterohämorrhagische Escherichia coli → Escherichia coli
Vulnerabilität *f*: engl. *vulnerability*. Durch genetische, organisch-biologische, psychische und soziale Faktoren bedingte individuelle Disposition*, auf Belastung überdurchschnittlich stark zu reagieren und somit anfälliger für psychische Störungen* zu sein. Psychische Störungen werden durch das Zusammenwirken von Vulnerabilität und Stress* (Diathese*-Stress-Modell) und aufrechterhaltenden Störungsbedingungen (Drei*-Faktoren-Modell) erklärt.
Beispiel: Vulnerabilitätsfaktoren für Schizophrenie*:
- familiäre Belastung (biologische Familienangehörige mit derselben Störung)
- und/oder reduzierte affektiv-kognitive Belastbarkeit im Sinne einer Störung der Fähigkeit zu adäquater Informationsverarbeitung.

Vulnerabilitäts-Stress-Bewältigungsmodell → Drei-Faktoren-Modell [Krankheitslehre]
Vulnerabilitäts-Stress-Kompetenzmodell → Drei-Faktoren-Modell [Krankheitslehre]
Vulnerabilitäts-Stress-Modell → Diathese-Stress-Modell
Vulva *f*: syn. Cunnus. Gesamtheit des äußeren weiblichen Genitales mit Venushügel (Mons pubis), großen und kleinen Schamlippen (Labia majora et minora), Klitoris und Scheidenvorhof (Vestibulum vaginae). Siehe Abb.
Vulvakarzinom *n*: engl. *vulvar carcinoma*. Karzinom* der Vulva*, das meist bei älteren Frauen auftritt. Es wird mit einer HPV-Infektion assoziiert. Die Symptome sind unspezifisch. Behandelt wird chirurgisch (lokale Exzision, ggf. Vulvektomie), evtl. mit primärer oder neoadjuvanter Strahlen-, Chemo- oder Radiochemotherapie. Die 5-Jahres-Überlebensrate beträgt je nach Tumorstadium 80–15 %.
Erkrankung: Epidemiologie: Auftreten v. a. bei Patientinnen > 70 Jahre, zweiter Altersgipfel um 50. Lj. **Risikofaktoren:**

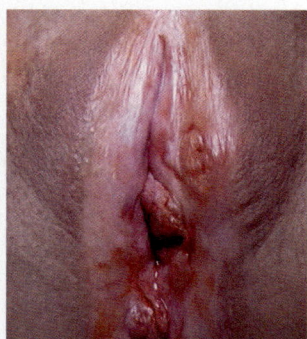

Vulvakarzinom [186]

- persistierende HPV-Infektion und damit assoziierte VIN (Präkanzerose*)
- andere anogenitale intraepitheliale Neoplasien oder Karzinome
- Herpes genitalis
- Syphilis
- Immundefekte (z. B. HIV-Erkrankung).

Lokalisation: Meist Labia majora (siehe Abb.), ferner Klitoris, Labia minora, Perineum, Periurethralregion, Bartholin-Drüsen. **Pathologie:**
- ca. 95 % Plattenepithelkarzinome (meist verhornend)
- ca. 5 % Basalzellkarzinome
- aufgrund reicher Versorgung der Vulva mit Lymphgefäßen frühzeitig lymphogene Metastasierung, besonders in inguinale Lymphknoten
- Sonderform: Condylomata* gigantea mit geringem Metastasierungspotenzial.

Einteilung: nach TNM Klassifikation und FIGO-Stadien.
Klinik: Frühsymptome unspezifisch, z. B.
- anhaltender schmerzhafter vulvärer Juckreiz
- vaginale Blutung, Ausfluss
- Dysurie
- vulväre Läsion (Knoten, Plaque, Ulzeration).

Therapie: OP (lokale Exzision, ggf. Vulvektomie), ggf. primäre oder neoadjuvante Strahlen-, Chemo- oder Radiochemotherapie.
Prognose: Abhängig v. a. von
- Tumorstadium (5-Jahres-Überlebensrate bei T1 ca. 80 %, T2 50 %, T3 45 %, T4 15 %)
- Lymphknotenmetastasierung (5-Jahres-Überlebensrate ohne Metastasierung ca. 80 %, bei > 2 Lymphknotenmetastasen ≤ 30 %).

Vulvektomie f: engl. *vulvectomy*. Operative Entfernung der großen und kleinen Schamlippen. Die Vulvektomie wird vor allem beim Vulvakarzinom* angewendet (meist erweiterte Vulvektomie mit Entfernung der inguinalen Lymphknoten), evtl. auch bei älteren Patientinnen mit VIN Grad III (VIN für vulväre intraepitheliale Neoplasie).

Vulvitis f: Entzündliche Veränderungen der Vulva* unterschiedlicher Ätiologie mit Rötung, Schwellung, Juckreiz (Pruritus vulvae) und brennenden Schmerzen, unter Umständen auch mit Schwellung der inguinalen Lymphknoten.
Formen:
- Selten **primäre** (exogene) Vulvitis: 1. allergisch bedingt: Seifen und Waschmittel, synthetische Fasern, Arzneimittel u. a. 2. infektiös bedingt: Herpes genitalis, Condylomata* acuminata, Candidose u. a.
- häufiger **sekundäre** (fortgeleitete oder endogene) Vulvitis: 1. Folge einer mit Fluor* genitalis einhergehenden genitalen Erkrankung (v. a. Kolpitis*) 2. Teilmanifestation hormonaler Veränderungen (z. B. aufgrund Östrogenmangels in der Postmenopause) 3. im Rahmen von Allgemeinerkrankungen dermatologischer (z. B. Psoriasis*), infektiöser (Syphilis*, bei Mädchen evtl. Enterobiasis*) oder stoffwechselbedingter (z. B. Diabetes* mellitus) Art.

Vulvodynie f: Chronische Missempfindungen wie Wundsein, Brennen, Juckreiz oder Schmerzen im Bereich der Vulva, für die keine Ursache wie z. B. ein Pilzbefall gefunden werden kann (Ausschlussdiagnose). Zur Behandlung werden Antidepressiva oder Antiepileptika empfohlen.

Vulvovaginalcandidose f: engl. *candidal vulvovaginitis*. V. a. durch Candida* albicans ausgelöste Candidose* von Vulva* und Vagina*. Klinisch zeigen sich prämenstrueller Juckreiz, Rötung und rasenartige grauweißliche Beläge im Bereich von Vulva und Vaginalwand sowie Fluor* genitalis. Nach mikroskopischem oder kulturellem Erregernachweis wird mit Antimykotika* behandelt.
Hintergrund: Vorkommen: v. a.
- im Säuglingsalter
- bei Schwangeren
- bei Patienten mit Diabetes* mellitus oder Immunsuppression
- nach Anwendung von Antibiotika* oder Hormonpräparaten (hormonale Kontrazeption*).

Klinik:
- prämenstrueller Juckreiz und Brennen
- Rötung und in der Regel rasenartige grauweißliche Beläge im Bereich von Vulva und Vaginalwand einschließlich Portio, bei deren Entfernung Blutungen auftreten können (siehe Abb.)
- Fluor genitalis.

Komplikation: Bei Vulvovaginalcandidose in der Schwangerschaft konnatale fetale Candidose und Candida-Amnionitis möglich (selten).
Diagnostik:
- mikroskopischer Erregernachweis in Vaginalflüssigkeit
- evtl. kultureller Nachweis.

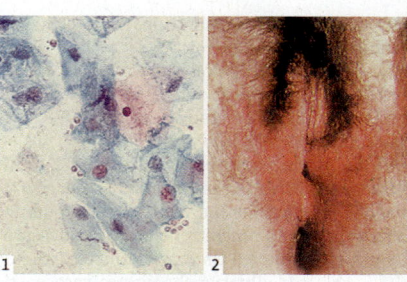

Vulvovaginalcandidose: 1: kolpozytologischer Befund mit kleinen, rundlichen, scharf berandeten Sprosszellen; 2: klinischer Befund einer Candida-Vulvitis, die auf Leistenbeugen und Perianalregion übergreift.

Therapie:
- Antimykotika (ggf. Partnerbehandlung): systemisch Fluconazol* (Einmalgabe) oder lokal Imidazolderivate (z. B. Clotrimazol*, Econazol oder Miconazol*)
- bei Schwangeren frühzeitige Behandlung auch bei asymptomatischer Vulvovaginalcandidose, um Infektion des Neugeborenen im Rahmen der Geburt zu vermeiden.

vulvovaginale Candida-Mykose → Vulvovaginalcandidose

Vulvovaginitis f: Akute oder chronische Entzündung von Vulva (Vulvitis*) und Vagina (Kolpitis*).

Vulvovaginitis gonorrhoica f: engl. *gonorrheal vulvovaginitis*. Infektion der Vaginalschleimhaut mit Neisseria* gonorrhoeae und sekundärer Beteiligung der Vulva. Die Vulvovaginitis gonorrhoica wird begünstigt durch die noch fehlende Östrogenstimulierung des Vaginalepithels bei Mädchen vor der Pubertät (Vulvovaginitis gonorrhoica infantum) oder durch altersbedingte Atrophie mit Verlust des Säureschutzes der Scheide (Vulvovaginitis gonorrhoica senilis).

Vulvovaginitis herpetica f: engl. *herpetic vulvovaginitis*. Durch Infektion mit Herpes genitalis (Herpes* simplex) hervorgerufene Vulvovaginitis* mit gruppenförmig angeordneten Bläschen, Erosionen und Ulzerationen an Vulva, Vagina und Portio. Es treten häufig Rezidive auf.
Hinweis: Bei Schwangeren mit Vulvovaginitis herpetica ist Schnittentbindung indiziert aufgrund der Gefahr der Infektion des Kindes sub partu (siehe Herpessepsis* des Neugeborenen).

Vulvovaginitis infantum f: engl. *vulvovaginitis of childhood*. Vulvovaginitis* mit Rötung von Vulva* und Vagina* bei Mädchen vor der Pubertät*, meist bakteriell, aber auch durch Candida* und Enterobius* vermicularis, manchmal eingebracht über Fremdkörper. Noch fehlende Östrogenstimulierung des Vaginalepithels bei gleichzeitig neutralem oder alkalischem Scheidenmi-

VUR → Reflux, vesikorenaler
Vv.: Abk. für → Venae
vv-ECMO: Abk. für venovenöse ECMO → Extrakorporale Membranoxygenierung
VVI: Kammergesteuerter, ventrikulär (QRS)-inhibierter künstlicher Herzschrittmacher, der als Demand*-Schrittmacher nur dann einen Impuls abgibt, wenn die kammereigene Frequenz den programmierten unteren Grenzwert unterschreitet.
VVS: Abk. für vibrationsbedingtes vasospastisches Syndrom → Vibrationsschaden

lieu begünstigt die Infektion. Eine Lokalbehandlung ist meist ausreichend.

V-Y-Plastik *f*: engl. *V-Y advancement flap*. Methode zur plastischen Deckung kleiner Hautdefekte. Daneben wird die V-Y-Plastik auch zur Behandlung einer länger zurückliegenden Achillessehnenruptur* eingesetzt.
Prinzip: V-förmige Lappenbildung, Defektdeckung durch Vorschieben und Y-förmiges Einnähen, bei Fingerspitzenverletzung (Tranquilli-Leali-Plastik) unter Erhalt von Gefäß- und Nervenanteilen (siehe Abb.).
V-Zellen → Pankreas
VZV: Abk. für → Varicella-Zoster-Virus

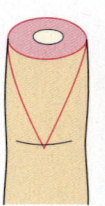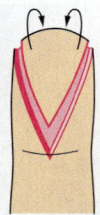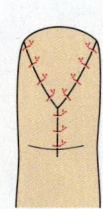

V-Y-Plastik: Verfahren bei Fingerkuppenverlust.

W

W → Tryptophan [Aminosäure]

Waagebalkenphänomen *n*: engl. *paradoxical diaphragm sign*. Absenkung der gesunden und Aufwärtsbewegung der gelähmten Zwerchfellhälfte bei Inspiration als röntgenologisches Zeichen einer Phrenikusparese*.

Wabenlunge *f*: engl. *honeycomb lung*; syn. Zystenlunge. Ersatz des normalen Lungengewebes durch dünnwandige Hohlräume (einkammerige und multiple Zysten), die im CT oder in Schichtaufnahmeverfahren als charakteristischer Ringschatten erkennbar werden. Siehe Abb.

Ursachen:
- kongenitale Anomalie
- häufiger auch Folgezustand verschiedener interstitieller Lungenkrankheiten (Lungenfibrose*, Lymphangioleiomyomatose*)
- Sekundärinfektionen mit narbiger Schrumpfung des Lungengewebes, die zur Überlastung des rechten Herzens und entsprechenden Folgezuständen (Cor* pulmonale) führen
- Einzelzysten ohne klinische Symptome (oft röntgenologischer Zufallsbefund).

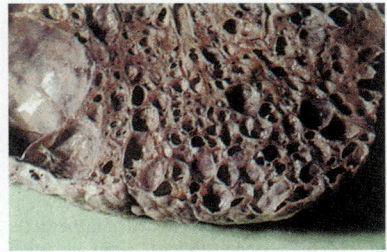

Wabenlunge

Wachanfall *m*: engl. *sleep paralysis*. Tonusverlust während des Erwachens oder Einschlafens bei Narkolepsie*.

Wachbewusstsein *n*: engl. *state of consciousness*. Normales Bewusstsein* im Wachzustand im Gegensatz zu als unterschiedlich angenommenen Bewusstseinszuständen wie Schlafbewusstsein oder Traumbewusstsein. Die Annahme qualitativ unterschiedlicher Bewusstseinszustände in Wach- und Schlafphasen wird in der empirischen Psychologie und Schlafforschung als unhaltbar angesehen.

Wachkoma → Status, vegetativer

Wachkraniotomie *f*: engl. *awake craniotomy*. Operation am Gehirn mit geöffnetem Schädel bei erhaltenem Bewusstsein. Eine Operation von Hirntumoren nahe eloquenter Zentren, z. B. der Sprachregion, oder eine Tiefenhirnstimulation* sind möglich als Wachkraniotomie. Dabei werden die erhaltenen Funktionen der operierten Hirnregion beim ansprechbaren Patienten intermittierend neurologisch geprüft. Das Gehirn ist schmerzunempfindlich.

Wacholder *m*: syn. Juniperus communis. Immergrüner Strauch aus der Familie der Zypressengewächse (Cupressaceae), dessen frische oder getrocknete reife Beerenzapfen (Wacholderbeeren) diuretisch, spasmolytisch, motilitäts- und sekretionsfördernd wirken. Wacholder wird z. B. bei Erkrankungen der Nieren und ableitenden Harnorgane sowie bei Verdauungsstörungen eingesetzt. Siehe Abb.

Verwendung:
- medizinisch: **1.** bei dyspeptischen Beschwerden (Kommission E) **2.** zur Durchspülungstherapie, bei dyspeptischen Beschwerden mit fehlendem Appetit (European Scientific Cooperative on Phytotherapy)
- traditionell bei dyspeptischen Beschwerden und Blähungen, zur Durchspülungstherapie (Herbal Medicinal Products Committee)
- volkstümlich zur Durchspülungstherapie bei bakteriellen und entzündlichen Erkrankungen der ableitenden Harnwege, außerdem bei rheumatischen Beschwerden und Muskelverspannungen (äußerliche Anwendung).

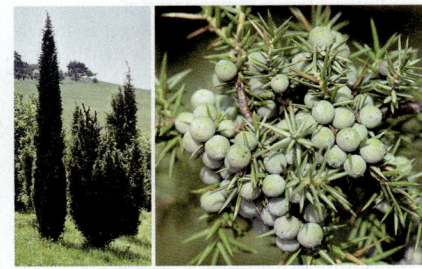

Wacholder: Pflanze und Frucht. [146]

Wachstation *f*: Bettenstation zur kontinuierlichen Überwachung schwerkranker (auch präoperativer) und frischoperierter Patienten. Die (peri-)operative Intermediate Care Station mit einer Überwachungseinheit je Patient erlaubt eine lückenlose Überwachung der Vitalfunktionen* und sofortige Ausführung lebensrettender Maßnahmen bei Komplikationen. Sie ist je nach Klinik als Intensivstation* und/ oder Aufwachraum* angelegt.

Wachstum *n*: engl. *growth*. Jede (auch pathologische) Vermehrung und Vergrößerung der Körperzellen, z. B. physiologisches Wachstum, verbunden mit der Zunahme der Knorpel- und Knochensubstanz im Kindes- und Jugendalter oder Wachstum verbunden mit der Zunahme des Körpergewichts und der Körperlänge sowie pathologisch Tumorwachstum (siehe Tumorvolumen-Verdoppelungszeit).

Wachstumsbeschleunigung → Akzeleration [Sozialpädiatrie]

Wachstumsbeschleunigung *f*: engl. *growth acceleration*. Individuell gesteigerte Wachstumsgeschwindigkeit in der Pubertät* und als Folge therapeutischer Maßnahmen wie der Gabe von rekombinantem humanem STH.

Wachstumsfaktoren

Wachstumsfaktoren *m pl*: engl. *growth factors*. Körpereigene Peptide oder Proteine, welche die Zellproliferation stimulieren. Mutierte Wachstumsfaktoren oder deren Rezeptoren spielen eine Rolle bei der Entstehung von Krebs und sind daher Ansatzpunkte verschiedener antitumoraler Therapien. Wachstumsfaktoren werden zudem missbräuchlich zur Leistungssteigerung im Sport eingesetzt.
Formen: Zu den wichtigsten Formen gehören Hormone (STH), mitogene Polypeptide (z. B. EGF, IGF, PDGF, VEGF*) sowie bestimmte Proteine (z. B. Lymphokine*, TGF, TNF).
Klinische Bedeutung: Die pharmakologische Unterbrechung der Signaltransduktion und damit die Hemmung der Wirkung von Wachstumsfaktoren wird vor allem in der Krebstherapie genutzt. Beispiele:
- Bevacizumab*, ein monoklonaler Antikörper gegen VEGF* (Vascular Endothelial Growth Factor), wird z. B. beim Mammakarzinom* oder Lungenkarzinom* zur Hemmung der Angiogenese eingesetzt.
- Cetuximab*, ein monoklonaler Antikörper gegen EGF (Epidermal Growth Factor), wird z. B. beim metastasierten Kolonkarzinom eingesetzt.

Wachstumsfuge → Epiphysenfuge
Wachstumshormon-Diagnostik *f*: Labordiagnostisches Verfahren zur Testung der somatotropen Achse*, einer Achse des Hypothalamus-Hypophysen-Systems. Wachstumshormon wird im Hypophysenvorderlappen gebildet. Die Bildung und Sekretion wird durch das Growth Hormone Releasing Hormone aus dem Hypothalamus* angeregt und durch Somatostatin* inhibiert.
Wachstumshormonmangel *m*: engl. *growth hormone deficiency*; syn. STH-Mangel. Ungenügende Sekretion von STH, bei Neugeborenen mit Hypotrophie und Hypoglykämien, später mit unterdurchschnittlicher Wachstumsgeschwindigkeit und proportioniertem Kleinwuchs* einhergehend. Die Diagnostik umfasst die Bestimmung der Wachstumsgeschwindigkeit, des Knochenalters, Laborchemie, Funktionstests und MRT des Schädels. Die Therapie erfolgt durch STH-Substitution.
Wachstumsperioden *f pl*: engl. *growth periods*. Sich abwechselnde Lebensabschnitte beim Kind, bei denen das körperliche Wachstum geprägt ist von der Zunahme des Körpergewichts* oder der Körperlänge. Im letzten Abschnitt finden Längen- und Massenzunahme gleichzeitig statt.
Einteilung:
- 1.–4. Jahr Massenwachstum (1. Fülle)
- 5.–7. Jahr Längenwachstum (1. Streckung)
- 8.–10. Jahr Massenwachstum (2. Fülle)
- 11.–15. Jahr Längenwachstum (2. Streckung)

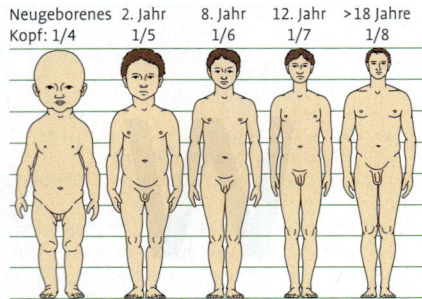

Wachstumsperioden: Proportionen des Körpers im Verlauf des Wachstums.

- 15.–20. Jahr Reifung (gleichzeitige Längen- und Gewichtszunahme, bei Mädchen früher als bei Jungen).

Entwicklung der Proportionen: Entwicklung des Verhältnisses von Kopf- zu Körperlänge: siehe Abb.
Wachstumsprognose *f*: engl. *height prediction*; syn. Endgrößenprognose. Annähernd zutreffende Voraussage der Erwachsenengröße aus Knochenalter* und Körperlänge nach dem 6. Lj. anhand von Prognosetabellen.
Wachstumsretardierung, intrauterine *f*: engl. *intrauterine growth retardation* (Abk. IUGR); syn. intrauterine Wachstumsrestriktion; Abk. IUWR. Verzögerte intrauterine Entwicklung des Feten. Die Quantifizierung der Entwicklungsstörung erfolgt anhand von Perzentilenkurven. Diagnostiziert wird sonografisch. Eine kausale Therapie ist meist nicht möglich. Kinder mit einer intrauterinen Retardierung haben auch postpartal ein erhöhtes Risiko für eine Entwicklungsverzögerung und eine erhöhte Morbidität.
Formen:
- symmetrische Hypotrophie: Körpergewicht und Körperlänge < 10. Perzentil
- asymmetrische Hypotrophie: Körpergewicht < 10. Perzentil, Körperlänge (und häufig auch Kopfumfang) normal.

Ursachen: Folgende Ursachen kommen u. a. für eine Entwicklungsstörung infrage:
- Plazentainsuffizienz* (in der Regel asymmetrische IUWR) mit intrauteriner Ernährungsstörung oder Sauerstoffmangel, z. B. bei hypertensiver Schwangerschaftserkrankung (schwangerschaftsinduzierte Hypertonie; Abk. SIH), Mehrlingen, Drogen- oder Nikotinkonsum
- pränatale Infektionen
- genetisch bedingt (meist symmetrische IUWR)
- konstitutionell bedingt, insbesondere bei anderer ethnischer Herkunft der Eltern.

Diagnostik: Die Diagnostik stützt sich vor allem auf die Sonografie:
- Fetometrie: ab dem 2. Trimenon Kontrollen der Wachstumsdynamik durch Verlaufskontrollen alle 2 Wochen
- Doppler-Sonografie der uteroplazentaren und umbilikalen Arterien zur Einschätzung der fetalen Versorgung
- ggf. Amniozentese zur Bestimmung des Karyotyps
- Ausschluss einer mütterlichen Infektion durch serologische Untersuchungen.

Therapie: Eine kausale Therapie ist selten möglich. Empfohlen werden Bettruhe, körperliche Schonung und regelmäßige Wachstumskontrollen.
Prophylaxe: Das Wiederholungsrisiko kann insbesondere bei SIH durch die orale Gabe von Acetylsalicylsäure deutlich gesenkt werden. Ein Beginn der Therapie vor der 16. SSW führt zu ca. 40 %, vor der 20. SSW zu ca. 10 % Risikoreduktion.

Wachstumsstörung *f*: engl. *growth disturbance*. Generalisierte oder auf umschriebene Skelettabschnitte, z. B. Epiphyse* oder Metaphyse*, beschränkte Störung des Knochenwachstums.
- **generalisierte Wachstumsstörung:** auffällige Abweichung von der Normalverteilung der altersgemäßen Körperlänge bei Kindern und Jugendlichen; beobachtungsbedürftig bei Abweichung von 2–3 Standardabweichungen (Körperlänge über dem 97. oder unter dem 3. Perzentil), diagnostisch abklärungsbedürftig bei Abweichung von > 3 Standardabweichungen; vgl. Hochwuchs; Kleinwuchs*
- **lokalisierte Wachstumsstörung:** 1. Epiphysenwachstumsstörung: Wachstumshemmung oder -steigerung durch Epiphysenfugenverletzung* 2. metaphysäre Wachstumsstörung: z. B. bei Skelettdysplasien.

Wachszylinder → Harnzylinder
Wachtherapie → Schlafentzug, therapeutischer
Wachtraum *m*: engl. *day dream*; syn. Tagtraum. Traum, in dem der Träumende weiß, dass er träumt und diesen Traum auch beeinflussen kann. Wachträume sind keine Träume im üblichen Sinne und ereignen sich auch nicht im Schlaf*; zutreffender ist der englische Begriff des „Mind Wandering" als phantasievolles, assoziatives und aufgabenunabhängiges Denken.
Hintergrund: Sie werden im Kontext der Medizin durch Hypnosetechniken induziert, etwa in der katathym-imaginativen Psychotherapie. Viele Menschen erleben Wachträume als angenehm, stimulierend und bewusstseinserweiternd. Auch gibt es etliche Zeugnisse von Dichtern, Erfindern und Wissenschaftlern vom Entstehen entscheidender Ideen, Erfindungen und Gedanken in tagtraum-ähnlichen Zuständen.

Wackelgelenk → Gelenk
Wackelgelenk → Schlottergelenk
Wackelknie → Schlottergelenk
WAD: Abk. für engl. whiplash-associated disorders → HWS-Distorsion
Wada-Test *m*: engl. *Wada test*. Diagnostisches Verfahren, insbesondere in der Epilepsiechirurgie*, zur Lokalisation zerebraler Funktionszentren (z. B. Sprache, Gedächtnis) durch funktionelle Testung. Dabei wird pharmakologisch ein kurzzeitiger (3–5 min) selektiver Funktionsausfall induziert, indem ein Barbiturat (Natrium-Amytal) in die versorgende Zerebralarterie injiziert wird (A. carotis oder selektive Katheterisierung kleinerer Arterien).
Indikation: Der Wada-Test wurde vor einer geplanten neurochirurgischen Behandlung (z. B. vor temporaler Resektion) eingesetzt, um in der getesteten Region das Ausfallrisiko zu beurteilen. Heute wird dieser Test seltener verwendet, da neuropsychologische Tests zusammen mit funktioneller Kernspintomografie (fMRT) diese invasive Untersuchung weitgehend ersetzen können.
Wadenbein → Fibula
Wadenkrampf → Muskelkrampf
Wadenschmerz *m*: engl. *calf pain*. Häufig krampfartiger Schmerz im Bereich der Wadenmuskulatur, z. B. bei Wadenkrampf (Muskelkrampf*), Thrombose* der tiefen Beinvenen, Thrombophlebitis*, arterieller Verschlusskrankheit*, Polyneuropathie*, Thrombangiitis* obliterans, Natriumverlustsyndrom*, Hypokalzämie*, epidemischer Pleurodynie, McArdle-Krankheit, Weil-Krankheit* und Cholera*.
Wadenwickel *m*: engl. *leg compress*. Verfahren der physikalischen Therapie mit Anwendung feuchter Kälte als Wickel* vom Knöchel über die Wade bis zum Knie. Wadenwickel unterstützen die Wärmeabgabe, sie wirken daher fiebersenkend, kühlend, beruhigend sowie entzündungshemmend. Anwendung finden Wadenwickel bei Fieber, Schlafstörungen, akuter Thrombophlebitis*, Lymphangitis* und traumatischem Ödem*.
Prinzip:
- in kühles Wasser getauchte Leinentücher werden zirkulär um die Unterschenkel gewickelt (anschließend nicht abdecken)
- 3–4 Wiederholungen (jeweils nach 15 min)
- bei Unruhe und bei Kindern alternativ feuchte Strümpfe verwenden.

Indikationen:
- Fiebersenkung (ab ca. 39 °C; bereits im Säuglingsalter möglich)
- Schlafstörungen (Wirkung kann durch Zusätze wie Pfefferminze, Zitronensaft oder Essig verstärkt werden)
- akute Thrombophlebitis
- Lymphangitis

- posttraumatische Ödeme (Verweildauer ca. 45 min).

Kontraindikationen:
- kalte Füße
- Schüttelfrost
- Hauterkrankungen
- arterielle Durchblutungsstörungen.

Wärmeäquivalent → Äquivalent, energetisches
Wärmeautoantikörper *m pl*: engl. *warm antibodies*; syn. Wärmeantikörper. Auto-Antikörper, deren Wirkungsoptimum oberhalb von +10 °C liegt. Hierzu zählen die meisten durch Immunisierung gebildeten Antikörper und Wärmeautoantikörper; sie verursachen autoimmunhämolytische Anämien.
Wärmebett *n*: engl. *thermobed*; syn. Heizbett. Bett mit Heizsystem unter der Matratze zur Pflege Frühgeborener* und schwerkranker Neugeborener mit ineffektiver Wärmeregulation.
Wärmeempfindung → Thermosensoren
Wärmehaushalt *m*: Durch Thermosensoren* (als Fühler) und Hypothalamus* (als Regelzentrum) kontrolliertes Gleichgewicht aus Wärmeproduktion und Wärmeabgabe. Die Einstellung des Soll-Wertes erfolgt dabei auf neuroendokrinem, autonom vegetativem oder somatomotorischem Weg. Die kontinuierliche Regelung des Wärmehaushalts ist elementar lebensnotwendig angesichts ständig wechselnder Außentemperaturen und körpereigener Wärmeproduktion.
Wärmeintoleranz *f*: engl. *heat intolerance*. Überempfindlichkeit gegen warme Umgebungstemperaturen, z. B. bei Hyperthyreose*.
Wärmelampe *f*: engl. *heat lamp*. Wärmequelle (300–1000 Watt) zur Bestrahlung der Augen, lokaler Entzündungen, schlecht heilender Wunden und Neugeborener. Bei der Anwendung muss der Sicherheitsabstand eingehalten und die Dauer und Intensität der Bestrahlung wegen der bestehenden Verbrennungsgefahr beachtet werden.
Wärmestauung *f*: engl. *heat accumulation*. Dekompensation der Wärmeregulation (im Gegensatz zu Fieber*) im normalen, aber angespannten Regelkreis.

Ursachen:
- hohe Umgebungstemperatur
- behinderte Wärmeabgabe des Körpers aus äußeren Gründen (Kleidung, Überwärmungsbad) oder endogen bei fehlender Schweißsekretion (z. B. bei Christ-Siemens-Touraine-Syndrom oder nach pharmakologischer Hemmung durch Parasympatholytika* als sog. Atropin-Fieber)
- auch bei überschießender Wärmebildung infolge exzessiver Muskelarbeit (Schwerarbeit, Leistungssport).

Klinik: Bei unkompensierter Wärmestauung unter Umständen Hitzschlag (siehe auch Hitzeschaden*).
Wärmewert → Äquivalent, energetisches
Wärmewert → Brennwert, physiologischer
Wärmezentren *n pl*: engl. *heat centers*. Insbesondere im vorderen Hypothalamus* lokalisierte Areale, die die Wärmeregulation koordinieren. Die Wärmezentren beeinflussen die Wärmebildung und -abgabe sowie verschiedene Verhaltensweisen, die für den Energiehaushalt relevant sind, wie die Nahrungsaufnahme.
Wärmflasche *f*: engl. *hot-water bottle*. Gefäß aus unterschiedlichem Material (meist Gummi), das zu drei Vierteln mit warmem Wasser (bis 60 °C) gefüllt wird und als Wärmequelle zur physikalischen Therapie dient. Die Wärmflasche wird heute vielfach durch temperaturflexible Wärme- oder Kältekissen ersetzt.
Indikationen: Förderung des Wohlbefindens, Aufwärmen der Füße bei Einschlafstörungen, Verspannungen oder als Auflage auf warme Wickel* und Packungen.
Kontraindikationen: Wärmflaschen sind nicht anzuwenden bei entzündlichen Erkrankungen, Bewusstlosigkeit, Sensibilitätsstörungen sowie bei Säuglingen.
Hinweise: Regelmäßig Dichtheit des Materials überprüfen, kein direkter Körperkontakt (Verbrennungsgefahr); alternativ eine Moorwärmflasche einsetzen, die bis zu 8 Stunden wärmt (ohne mögliche Verbrennung) und deren Temperatur nicht unter die Körpertemperatur sinkt.
Wäschedesinfektion → Desinfektion
Wagner-Nelson-Methode → Resorption [Arzneimittel]
Wahl-Zeichen *n*: engl. *Wahl's sign*. Bei normalgewichtigen Patienten durch die Bauchdecke sichtbare Darmsteifung und Meteorismus als Zeichen eines mechanischen Ileus*.
Wahn *m*: engl. *delusion*. Inhaltliche Denkstörung* im Sinne einer objektiv falschen, mit der Realität nicht zu vereinbarenden Überzeugung, die vernünftige Gegenargumente unzugänglich ist. Wahn ist ein wesentliches diagnostisches Kriterium bei Schizophrenie*, kommt aber auch isoliert als wahnhafte Störung vor oder kann organisch bedingt sein. Behandelt wird mit Neuroleptika*.
Erkrankung: Kriterien:
- subjektive Gewissheit
- Unkorrigierbarkeit
- Unmöglichkeit des Inhalts
- Inhalt wird nicht von der soziokulturellen Gemeinschaft geteilt.

Formen:
- Einteilung nach formalen Merkmalen:
1. Wahnstimmung: emotional aufgeladene Stimmung bevor ein Wahn entsteht; Erwartungsspannung in einer verändert erlebten

Wahn, depressiver

Welt oder einem verändert erlebten Selbst; Wahninhalt steht noch nicht fest **2. Wahneinfall***: neu aufgetretene wahnhafte Vorstellung **3. Wahnidee***: kleinste dauerhafte Einheit des Wahns **4. Wahnwahrnehmung***: wahnhafte Bewertung einer realen Begebenheit, meist bezogen auf die eigene Person **5. Wahngedanke***: aus Wahnwahrnehmungen oder Wahneinfällen entstandene feste wahnhafte Überzeugung **6. Wahnsystem***: ausgereiftes System mit einem hohen Maß der Verknüpfung einzelner Wahnsymptome – **Einteilung nach inhaltlichen Merkmalen**: **1.** Beeinträchtigungswahn* und Verfolgungswahn*: Überzeugung, verfolgt und beobachtet zu werden **2.** Vergiftungswahn*: Überzeugung, vergiftet zu werden **3.** Beziehungswahn*: Ereignisse werden stets auf die eigene Person bezogen **4.** depressiver Wahn*: Überzeugungen wie Schuldwahn* oder Verarmungswahn* **5.** Eifersuchtswahn*: Überzeugung, der/die Partner(in) habe ein Verhältnis **6.** Liebeswahn (Erotomanie*): unwiderstehliche Liebe zu einer meist unerreichbaren Person, die nicht auf Gegenseitigkeit beruht **7.** Größenwahn*: Überzeugung, eine Berühmtheit zu sein **8.** Abstammungswahn: Überzeugung, von einer Berühmtheit abzustammen **9.** hypochondrischer Wahn*: Überzeugung, an einer Krankheit zu leiden **10.** nihilistischer Wahn: Überzeugung, nicht zu existieren.
Zusätzliche Symptome: Der Wahn kann von starken Affekten begleitet sein. Dann spricht man von Wahndynamik: Je emotional aufgeladener ein Wahn ist, desto dynamischer ist er, z. B. Euphorie bei Abstammungswahn oder starke Angst bei Verfolgungswahn. Ein Wahn ist synthym (vgl. Synthymie*), wenn der Inhalt zur Stimmung passt, also z. B. Verarmungswahn bei Depression* oder Größenwahn in der Manie*. **Vorkommen:**
– Schizophrenie
– schizoaffektive Störung*
– affektive Störung mit psychotischen Symptomen
– organisch bedingte Psychose
– wahnhafte Störung.
Therapie: Die Behandlung eines Wahns erfolgt in der Regel mit Neuroleptika.
Prognose: Die Prognose ist sehr unterschiedlich. Wahn im Rahmen einer Schizophrenie spricht meist gut auf die Behandlung mit Neuroleptika an. Nach Absetzen der Medikamente kommt es häufig zu Rezidiven. Isolierte wahnhafte Störungen mit systematisiertem Wahn sprechen deutlich schlechter auf eine neuroleptische Behandlung an. Sie können lebenslang bestehen.

Wahn, depressiver *m*: engl. *depressive delusion*. Leitsymptom* bei psychotischen Depressionen mit Inhalten wie Schuld, Verarmung, Minderwertigkeitsgefühlen* und Hypochondrie*. Selten tritt ein nihilistischer Wahn* auf. Die Behandlung erfolgt mit Antidepressiva*, in schweren Fällen in Kombination mit Neuroleptika*. Chronische Verläufe sind häufig.

Wahneinfall *m*: engl. *delusion idea*. Inhaltliche Denkstörung* mit rein gedanklicher (ohne zugrunde liegende äußere Wahrnehmung), im Gegensatz zur Wahnidee* spontan auftretender, noch nicht weiter ausgeformter wahnhafter Vorstellung und Überzeugung.

Wahngedanke *m*: engl. *delusional thought*. Inhaltliche Denkstörung*, bei der mehrere Wahneinfälle oder Wahnwahrnehmungen* gedanklich ausgearbeitet werden, evtl. in einem in sich geschlossenen Wahnsystem*.

wahnhafte Depression → Depressive Episode mit psychotischen Symptomen

wahnhafte Überzeugung → Wahneinfall

wahnhafte Überzeugung → Wahngedanke

Wahn, hypochondrischer *m*: engl. *hypochondric delusion*. Wahn* mit der Überzeugung, an einer meist schweren Erkrankung zu leiden. Hypochondrischer Wahn kommt im Rahmen psychotischer Depression oder anderer psychotischer Erkrankungen, aber auch bei hypochondrischer Störung* vor. Die hypochondrischen Inhalte sind ins Wahnhafte gesteigert und erfüllen die Kriterien des Wahns.

Wahnidee *f*: engl. *delusion idea*. Ursprünglichste und kleinste, dauerhafte geistige Einheit eines Wahns* (im Gegensatz zum spontanen Wahneinfall*).

Wahnstruktur → Wahnsystem

Wahnsystem *n*: engl. *systematic delusion*; syn. Wahnstruktur. Bezeichnung für das sich aus der wahnhaften Verarbeitung und Verknüpfung verschiedener Wahnphänomene (Wahnwahrnehmungen*, Wahneinfälle, Wahngedanken*) ergebende Gedankengebäude (Wahngebäude).
Beschreibung: Der Grad der Systematisierung ist unterschiedlich. Bei geschlossenem, sehr systematisiertem Wahn* gibt es für den Betroffenen keine offenen Fragen mehr.

Wahn, systematisierter *m*: engl. *systematized delusion*. Form des Wahns* mit Verknüpfung einzelner Wahnphänomene, Sinnestäuschungen, Ich*-Störungen und nicht krankhaft veränderter Beobachtungen und Erlebnisse zu einem Wahnsystem*, in dem Wahninhalte für die Betroffenen ihren Beweis- oder Bestätigungsgrund finden, z. B. Versuch, Verfolgungsideen zu begründen und auf Ursachen zurückzuführen (Wahnarbeit).

Wahnwahrnehmung *f*: engl. *delusional perception*. Form des Wahns*, bei der eine reale Sinneswahrnehmung fehlinterpretiert wird und eine abnorme Bedeutung erhält. Meist wird die Wahrnehmung auf den Betroffenen selbst bezogen (Eigenbeziehung). Die Wahnwahrnehmung ist charakteristisch für Schizophrenie*.

Wahrnehmungsfeld *n*: engl. *perceptual field*. Umfeld eines Individuums, in dem enthaltene Reize der Wahrnehmung zugänglich gemacht werden können, z. B. Blickfeld*. In weiterem Sinne bezeichnet Wahrnehmungsfeld ein rezeptives Feld im Bereich einer Nervenzelle (Rezeptoroberfläche) sowie ein Rindenfeld mit der Funktion der Integration von Sinneswahrnehmungen, z. B. Sehrinde* oder Hörzentrum.

Wahrnehmungspsychologie *f*: engl. *perception psychology*. Teilgebiet der Allgemeinen Psychologie*, das die Informationsaufnahme und -verarbeitung von inneren und äußeren Reizen, die Verknüpfung verschiedener Wahrnehmungsleistungen mit dem – je nach individuellen und sozialen Gegebenheiten unterschiedlich modifizierendem – Einfluss auf die Steuerung von Verhalten und die Beziehung zu anderen psychologischen Prozessen untersucht.

Wahrnehmungsschulung *f*: engl. *awareness training*. Begriff für **Stimulationsformen** zur verbesserten Wahrnehmung und Orientierung*, besonders bei Patienten mit Hemiplegie*. Der Begriff wird auch verwendet für **Trainingseinheiten** in der Pflege- bzw. medizinischen Ausbildung zur differenzierten, sinnhaften und bewerteten Wahrnehmung visueller oder akustischer Informationen (z. B. EKG*, EEG, Wundstatus, Hautfärbung, Bewegungsbild).

Wahrnehmungsschwelle *f*: engl. *perception threshold*. Minimaler Wert der physikalischen Reizintensität, bei dem eine erlebbare Empfindung ausgelöst werden kann. Die Wahrnehmungsschwelle kann durch verschiedene Einflüsse erniedrigt (erhöhte Sensibilität) oder erhöht (bis zur Schmerzunempfindlichkeit) werden, z. B. durch Alkohol, Drogen oder Polyneuropathie*.
Hintergrund: Die Grenze zwischen erlebbar und nicht erlebbar kann individuell sehr verschieden sein. Der Übergangswert ist abhängig von verschiedenen Randbedingungen. So spielt die Aufmerksamkeit* ebenso eine Rolle wie die physiologische Situation am Sinnesorgan. Früher wurde von einer absoluten Wahrnehmungsschwelle ausgegangen, was bedeutet, dass der Wechsel von der Nicht-Wahrnehmung eines Reizes zur Wahrnehmung abrupt erfolgt. Da aber die Bedingungen während des Wahrnehmungsprozesses zu verschiedenen Zeitpunkten schwanken, ist der Übergang graduell.
Methoden: Im Rahmen der Psychophysik* existieren 3 Methoden zur Bestimmung der Wahrnehmungsschwelle für bestimmte Reizgrößen:

- **Grenzwertmethode:** Die Reizintensität wird in kleinen Schritten von deutlich unterschwelligen zu deutlich überschwelligen Werten (oder umgekehrt) verändert.
- **Konstanzmethode:** Verschiedene schwellennahe Reize werden mehrfach in zufälliger Reihenfolge dargeboten und die Probanden geben jeweils an, ob der Reiz wahrgenommen werden kann oder nicht.
- **Herstellungsmethode:** Sie wird angewendet bei Reizen, die gut von den Probanden selbst manipuliert werden können (z. B. die Intensität eines Lichtpunkts über einen Regler). Die Probanden stellen denjenigen Intensitätswert selbst ein, bei dem der Reiz eine eben merkliche Empfindung auslöst bzw. (bei absteigender Intensitätsvariation) gerade verschwindet. Aus dem berechneten Mittelwert mehrerer Versuchsreihen ergibt sich der Schwellenwert.

Wahrnehmungsstörung f: engl. *disorder of perception*; syn. Perzeptionsstörung. Organisch oder psychisch bedingte krankhaft veränderte bzw. gestörte Wahrnehmung, die prinzipiell alle Sinnesmodalitäten betreffen kann. Die Objektivierung erfolgt durch neuropsychologische Diagnostik. **Formen:**
- Ausfall oder Beeinträchtigung der Wahrnehmungsfunktion aus organischen oder psychischen Gründen (z. B. gestörte Funktion von Sinnesorganen oder Sensibilitätsstörungen*)
- Abnormitäten der Wahrnehmung: **1.** Intensitätsminderung oder -steigerung (Veränderungen im Wahrnehmungsfeld*, der Wahrnehmungsschwelle*, z. B. durch Drogen, Alkohol) **2.** veränderte Größen- und Gestaltwahrnehmung **3.** qualitative Abnormitäten der Wahrnehmung (z. B. Derealisation*, Gefühl der ungewöhnlichen Distanz oder Nähe) **4.** Änderung der Wahrnehmungscharaktere (z. B. Synästhesie*), vermeintliches Wiedererkennen oder Halluzination* und Illusion*.

Vorkommen: Häufig nach Hirnschädigung, die den den jeweiligen Sinnesmodalität zugeordneten Assoziationskortex betrifft, z. B.
- räumlich-perzeptive Störung (Defizite in der Verarbeitung basaler perzeptiver Leistungen in allen Sinnesmodalitäten, z. B. bei der Bestimmung von Größen- oder Längenrelationen)
- visuo-perzeptive Störung (Störung der visuellen Wahrnehmungsleistung, z. B. Gesichtsfeldstörungen, Farb- oder Kontrastsehen).

Wahrnehmungsstörung, visuelle f: Störung der kognitiven Verarbeitung und Integration von Sehreizen mit Auswirkung auf Gesamtentwicklung und Leistungsfähigkeit bei normaler Intelligenz und Sehvermögen. Ursachen sind prä- und perinatale Schädigungen, Traumen und entwicklungsbeeinträchtigende Erkrankungen. Die Diagnostik umfasst die Prüfung des Sehens, der Intelligenz und spezifischer, gezielt zu fördernder Wahrnehmungsfunktionen.
Ätiologie:
- Sauerstoffmangel und Atemstörungen
- definierte Läsionen, z. B. bei extrem Frühgeborenen*, nach Schädelhirntrauma*, Epilepsiechirurgie* oder kongenitalem Hydrozephalus*
- andere ursächliche Erkrankungen oder als Teil einer globalen Entwicklungsstörung.

Diagnostik:
- Screening-Tests zur Überprüfung der Sehschärfe (z. B. mit Landolt*-Ringen oder Snellen*-E-Haken), des stereoskopischen Sehens und des räumlichen Sehens
- Intelligenz-, Entwicklungs- und neurologische Diagnostik
- neuropsychologische Untersuchung sekundärer Wahrnehmungsleistungen.

Therapie: Interdisziplinär, individualisiert und auf die Alltagsanforderungen abgestimmt:
- verschiedene Lichtexpositionen, z. B. Schwarzlicht oder reflektierende Objekte und Materialien
- bei Störung der visuellen Raumorientierung: **1.** Feedback-orientiertes Training **2.** optogenetische Stimulation **3.** räumlich-konstruktives Training **4.** alltagsorientierte Therapien **5.** indirekte Reaktionsverkettung.

Wahrnehmungstraining n: engl. *perception training*. In der Psychotherapie die Schulung einer differenzierten Wahrnehmung der physiologischen, emotional-kognitiven und behavioralen Reaktionsebene sowie von Symptomschwankungen und ihrer situativen, kognitiven und emotionalen Auslöser und evtl. vorhandener, die Symptome aufrechterhaltender Bedingungen. Das Wahrnehmungstraining erfolgt in der Regel im Rahmen der frühen Therapiephasen.

Wahrscheinlichkeit f: engl. *probability* (Abk. p). Häufigkeit, mit der ein zufallsabhängiges Ereignis (Zufallsvariable) bei Beobachtung gleichartiger Elemente einer Gesamtheit oder wiederholter Beobachtung eines Elements auftritt. Die Wahrscheinlichkeit ist im Allgemeinen unbekannt (theoretischer Wert). Je mehr Beobachtungen stattfinden, desto geringer wird die Abweichung der tatsächlich beobachteten Häufigkeit von diesem theoretischen Wert.

WAIS: Abk. für engl. Wechsler Adult Intelligence Scale → Hamburg-Wechsler-Intelligenztest für Erwachsene

Waist Hip Ratio → Taille-Hüft-Quotient

Waldenström-Krankheit → Makroglobulinämie

Waldenström-Krankheit → Purpura hyperglobulinaemica

Walden-Umkehr f: engl. *Walden inversion*. Inversion der Konfiguration am asymmetrischen Kohlenstoffatom* bei einer S_N2-Reaktion (nucleophile Substitution).

Waldeyer-Rachenring → Rachenring, lymphatischer

Waldhausen-Operation f: engl. *subclavian flap operation*; syn. Waldhausen-Plastik. Operatives Verfahren mit plastischer Erweiterung einer Aortenisthmusstenose*. Dazu wird der proximale Abschnitt der nach distal hin abgesetzten, längs aufgeschnittenen und heruntergeklappten A. subclavia sinistra verwendet.

Wald- und Wiesenmücke → Aedes

Walker-Warburg-Syndrom → Muskeldystrophien, kongenitale

Walk-Through-Phänomen n: engl. *walk through phenomenon*. Typische belastungsabhängige Erscheinung bei Patienten mit Claudicatio* intermittens oder mit Angina pectoris. Bei pAVK an den unteren Extremität treten unter Belastung Schmerzen auf, die beim Weitergehen (teilweise) wieder verschwinden. Bei fortgeschrittener KHK verursacht fortgesetzte Belastung eine sog. Durchlaufangina, während die anfängliche Angina* pectoris verschwindet.

Wallenberg-Syndrom → Hirnstammsyndrome

Waller-Degeneration f: engl. *Waller degeneration*. Degeneration des distal gelegenen Anteils eines Nerven nach Durchtrennung (Neurotmesis*) mit Verlust von Erregbarkeit und Leitfähigkeit.

Wallungen → Syndrom, klimakterisches

Walzengelenk → Gelenk

Wandbewegungsstörung → Akinesie

Wandbewegungsstörung → Dyskinesie [Kardiologie]

Wandbewegungsstörung → Hypokinesie

Wanderdrang → Poriomanie

Wanderhoden → Pendelhoden

Wanderniere → Nephroptose

Wanderröte → Erythema migrans

Wanderzellen f pl: engl. *wandering cells*. Amöboid bewegliche Zellen, v. a. Leukozyten*, Monozyten* und Zellen des Monozyten-Makrophagen-Systems.

Wange → Bucca

Wangenbändchen → Lippenbändchen

Wangenplastik f: engl. *meloplasty*. Ersatz der Wangenhaut durch gestielten Lappen als Hals- oder Stirnhaut. Zur Deckung gleichzeitiger Schleimhautdefekte wird die Zungenschleimhaut, der harte Gaumen oder die noch erhaltene Wangenschleimhaut herangezogen.

Wangenspalte → Gesichtsspalten

Wantz-Operation f: engl. *Wantz operation*. Konventionell-operatives Ausweichverfahren bei Leisten- und Schenkelhernie, hauptsächlich bei Rezidiv sowie mehrfachen abdominalen

Wanzen

Voroperationen und ausgeprägten Verwachsungen. Ein Kunststoffnetz (15 × 15 cm) wird durch eine quere Hautinzision oberhalb der Leistenregion so auf dem Peritoneum vor den myopectinealen Öffnungen platziert, dass alle Bruchlücken abgedeckt sind.

Wanzen *f pl*: engl. *bugs*; syn. Heteroptera. Insekten (Arthropoden*) mit stechend-saugenden Mundwerkzeugen, von denen einige Arten Parasiten* des Menschen und Krankheitsüberträger*, sind.
Einteilung:
- **Bettwanzen** (Cimicidae): 1. gemeine Bettwanze (Cimex lectularius; siehe Abb.): Vorkommen kosmopolitisch, v. a. gemäßigte Zonen; verursacht Cimicosis 2. tropische Bettwanze (Cimex hemipterus): v. a. in den feuchten Tropen
- **Raubwanzen** (Reduviidae): 1. Blutsauger bei Mensch und Tier in Amerika 2. Unterfamilie Triatominae: Überträger (infektiöser Kot) von Trypanosoma* cruzi (Erreger der Chagas*-Krankheit) und dem apathogenen Trypanosoma rangeli

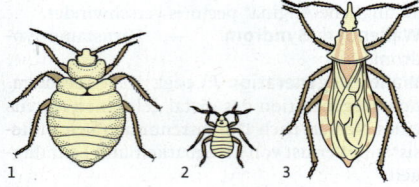

Wanzen: Cimex lectularius; 1: weibliche Wanze; 2: Larve; 3: Panstrongylus megistus.

Wanzenzecken → Zecken
Warburg-Dickens-Horecker-Abbauweg → Pentosephosphatweg
Warfarin *n*: Antikoagulans aus der Gruppe der Vitamin-K-Antagonisten (Cumarinderivate*), das p.o. zur Therapie und Prophylaxe von Thrombosen* und Embolien* eingesetzt wird. Warfarin ist chemisch mit Vitamin* K verwandt und antagonisiert dieses, wodurch es zu einer verminderten Gerinnungsfähigkeit des Blutes und gesteigerten Kapillardurchlässigkeit kommt.
Warfarinum natricum → Warfarin
Warfarinum natricum clathratum → Warfarin
Waring-Blendor-Syndrom *n*: engl. *Waring-Blendor syndrome*. Mechanische Schädigung der Erythrozyten an mit Kunststoffen operativ korrigierten Herzseptumdefekten. In der Folge verkürzt sich die Lebensdauer der Erythrozyten, die im Blutausstrich als Fragmentozyten* erscheinen.
Warmluftdecke *f*: engl. *forced air warming*. Spezielle Decke zur Prävention einer akzidentellen Hypothermie*, meist perioperativ eingesetzt. Die Decke wird durch ein Gebläse mit warmer, gefilterter Luft gefüllt und bedeckt den Patienten ganz oder teilweise. Warmluftdecken erhöhen weder den Keimgehalt der Raumluft noch behindern sie raumlufttechnische Anlagen.
Wartenberg-Syndrom → Radialiskompressionssyndrom
Warthin-Tumor → Speicheldrüsentumoren
Warze → Verruca
Warzenfortsatz → Processus mastoideus
Warzenvirus → Papillomavirus
WASB: Abk. für wach, antwortet, Schmerzreaktion, bewusstlos → AVPU-Schema
Waschen → Selbstpflege: Waschen
Waschfrauenhände → Waschhaut
Waschhaut *f*: Begriff mit mehreren Bedeutungen. Einmal meint Waschhaut infolge Entfettung oder Alkalisierung (z. B. durch übermäßiges Waschen) aufgequollene, weiße, gewellte Epidermis an Händen und Füßen, außerdem trockene und faltige Haut als Zeichen für Übertragung* bei Neugeborenen sowie schließlich faltige und gequollene Haut bei einer Wasserleiche*.
Waschungen, rituelle *f pl*: engl. *ritual washing*; syn. rituelle Waschung. Religiös verankertes Ritual, das der spirituellen Reinigung dient und in dem jeweiligen Kulturkreis anerkannt ist.
Beschreibung: Rituelle Waschungen können sich bis ins Zwanghafte steigern, wenn der Aufwand deutlich das kulturell übliche Maß übersteigt und der Betroffene übertriebene Furcht vor Sünde oder Bestrafung verspürt, die er durch Rituale abzuwehren versucht. **Vorkommen** (in pathologischem Ausmaß):
- Zwangsstörung*
- zwanghafte Persönlichkeitsstörung*
- Depression*
- Schizophrenie*
- u. a.

Waschzwang *m*: engl. *compulsion to wash*. Zwangshandlung* mit unüberwindlichem Selbstreinigungstrieb. Angst oder Ekel vor Verunreinigung oder Ansteckung zwingt Betroffene dazu, sich sofort nach jeder Berührung eines Menschen oder Gegenstandes (z. B. Türklinken) zu waschen. Häufig tritt ein erhebliches Vermeidungsverhalten* vor Situationen mit potenzieller Verschmutzung auf.
Vorkommen:
- Zwangsstörung*: Waschzwang ist Teil einer Zwangsstörung*, wenn die Symptomatik vom Betroffenen selbst als sinnlos und übertrieben erlebt wird, gegen inneren Widerstand ausgeführt wird und zu relevanter Beeinträchtigung oder Leidensdruck* führt
- zwanghafte Persönlichkeitsstörung*
- Schizophrenie*
- wahnhafte Störung*

Wasserbedarf *m*: engl. *water requirement*. Wassermenge, die täglich zur Erhaltung von Volumen und Elektrolytkonzentrationen der einzelnen Flüssigkeitskompartimente* des Körpers aufgenommen werden muss. Der Wasserbedarf ergibt sich aus Wasserverlusten durch Perspiration, Harn und Fäzes. Weiteres siehe Wasserhaushalt*.
Wasserbruch → Hydrozele
Wasserdiurese *f*: engl. *water diuresis*. Vermehrte Ausscheidung von wässrigem Urin über die Nieren als Reaktion auf massive Zufuhr von hypotoner Flüssigkeit (z. B. Wasser). Reaktiv sinkt die Freisetzung von ADH, sodass das zugeführte Volumen als hypoosmolarer Harn (< 30–100 mosmol/kg) bei geringstmöglichem Salzverlust wieder ausgeschieden werden kann.
Wasser, freies *n*: engl. *free water*. Bezeichnung für osmotisch nicht gebundenes Wasser.
Wassergeburt *f*: engl. *water birth*. Entbindung in einer speziellen Gebärbadewanne, bei der das Kind unter Wasser geboren wird. Die Wassergeburt fördert die Entspannung und geht oft mit einem rascheren Geburtsverlauf einher. Kontraindikationen sind mütterliche Infektionen (HIV, Hepatitis), Risikogeburten und Mehrlingsschwangerschaften.
Wasserhaushalt *m*: engl. *water balance*. Vorgänge der Wasseraufnahme, Wasserverteilung und Wasserabgabe des Organismus. Wasserhaushalt und Elektrolythaushalt* sind funktionell eng miteinander verknüpft, da im chemisch nichtgebundenen Körperwasser eine annähernd konstante Konzentration von Elektrolyten aufrechterhalten wird (Isotonie*).
Einteilung:
- **Wasseraufnahme:** Regulation durch Durst* entsprechend Wasserbedarf; erforderliche (relative) Flüssigkeitszufuhr bei Erwachsenen ca. 3–5 % des Körpergewichts, bei kleinen Kindern deutlich mehr (Säugling: 10–15 % des Körpergewichts; Frühgeborene ca. 20 % des Körpergewichts); siehe Volumenersatz*
- **Wasserverteilung** (Flüssigkeitskompartimente*): ca. 60–65 % des Körperwassers im Intrazellulärraum und ca. 35–40 % im Extrazellulärraum; Wasserverteilung zwischen den verschiedenen Räumen durch Konzentrationsverhältnisse von Ionen (Osmose*) und Makromolekülen (besonders Proteine; siehe kolloidosmotischer Druck*) in Plasma, Interstitium und Zellen
- **Wasserabgabe:** Gesamtwasserabgabe ca. 2000 ml/d (siehe Abb.), bestehend aus Wasserabgabe im Harn (1000 ml/d), Stuhl (100 ml/d) und durch sog. unmerkliche Verluste (Perspiratio* insensibilis: Haut 500 ml/d, Atmung 400 ml/d).

Regulation: Der Wasserhaushalt wird hormonell v. a. durch ADH, ANP (atriales natriureti-

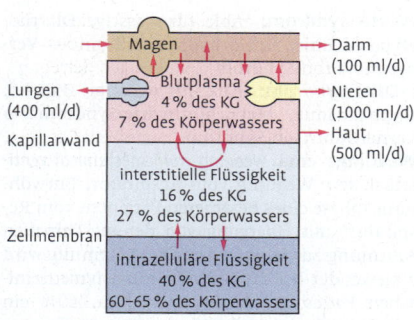

Wasserhaushalt: Flüssigkeitsräume und Wasseraustausch im Organismus; KG: Körpergewicht.

sches Peptid; siehe kardiale natriuretische Peptide*), Renin*-Angiotensin-Aldosteron-System, Mineralokortikoide der Nebenniere* sowie STH geregelt.

Klinische Bedeutung: Störungen im Wasserhaushalt:
- Wasserüberschuss durch primär renale Insuffizienz (akutes* Nierenversagen, Harnwegsverschluss) oder pathologisch erhöhte Aktivität des ADH (u. a. bei Herzinsuffizienz*, Leberinsuffizienz*, bestimmten Karzinomen, Hirnerkrankung)
- Wassermangel durch ungenügende Zufuhr (Entzug, Unmöglichkeit der Aufnahme), besonders bei gleichzeitig erhöhtem Wasserverlust (u. a. infolge von Fieber, Hitze, Hyperventilation*, Diabetes* insipidus, Diabetes* mellitus, Diarrhö*, Hypokaliämie*).

Wasserhaut → Amnion

Wasserintoxikation *f*: engl. *water intoxication*; syn. Wasservergiftung. Lebensgefährliche hypotone Hyperhydratation. Wasserintoxikation tritt u. a. auf bei Anorexia nervosa zur Simulierung höheren Körpergewichts oder Dämpfung von Hungergefühl. Zu den typischen Symptomen gehören Übelkeit, Erbrechen, epileptische Anfälle, Lungenödem mit Dyspnoe, akute Herzinsuffizienz (Volumenüberlastung), Oligo- bis Anurie und Koma.

Wasserkopf → Hydrozephalus

Wasserleiche *f*: engl. *waterlogged corpse*. Im Wasser (meist in Bauchlage) gefundene Leiche nach Tod durch Ertrinken*, Badetod* oder Tötung außerhalb des Wassers.

Diagnostik:
- Abgrenzung postmortaler Treibverletzungen (siehe Abb. 1) und Verletzungen durch Schiffsschrauben gegenüber defensiver Leichenzerstückelung, Verletzung durch Wassertiere und Bergungsverletzung
- Kriterien zur Abschätzung der Wasserliegezeit: **1.** Adipocire* (siehe Abb. 2) **2.** Wasch-

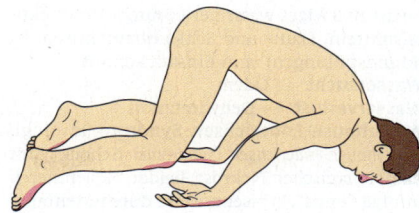

Wasserleiche Abb. 1: Typische Lokalisationen von Treibverletzungen.

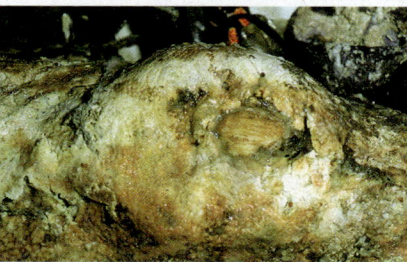

Wasserleiche Abb. 2: Knieregion einer Wasserleiche nach mehrwöchiger Wasserliegezeit und ausgeprägter Ausbildung von Adipocire; etwa über der Patella in Längsrichtung ein von Weichteilen freigeschliffenes Knochenareal durch Treiben der Leiche in typischer Position über den Grund eines fließenden Gewässers. [143]

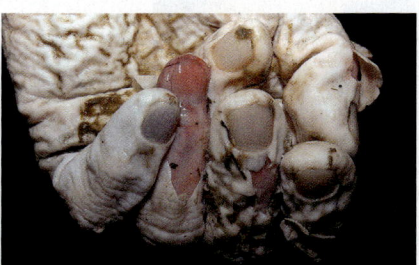

Wasserleiche Abb. 3: Ausgeprägte Waschhautbildung an der linken Hand nach mehrtägiger Wasserliegezeit im Sommer; weißliche Verquellung der Oberhaut mit Lockerung der Fingernägel und teilweiser Ablösung von darunterliegenden Gewebeschichten; Ausprägung ist temperaturabhängig. [143]

hautbildung an Händen (siehe Abb. 3) und Füßen **3.** Ablösung der Oberhaut einschließlich Hautanhangsgebilden **4.** Mazerationserscheinungen **5.** Fäulnis (Casper*-Regel).

Wasserresorption *f*: engl. *water absorption*. Wasseraufnahme aus den Lumina von Epithelien ins Blut, dabei folgt das Wasser den resorbierten Soluten bis zum osmotischen Ausgleich. Entscheidend sind die Resorption* aus dem Gastrointestinaltrakt, insbesondere Dünndarm (max. 15 ml/min), und die Resorption in den Nierentubuli zur Harnkonzentrierung (120 ml/min in Antidiurese*).

Wasserrettung *f*: engl. *maritime rescue service*. Unterstützung der Regelrettungsdienste durch speziell ausgebildetes (meist ehrenamtliches) Personal, z. B. Rettungsschwimmer (mit sanitätsdienstlicher Zusatzqualifikation), Rettungsbootsführer oder Bootsmann.

Wassersackniere → Hydronephrose

Wasserschloss *n*: Kammer mit destilliertem Wasser in einem luftdichten System (Zweikammersystem) zur Drainage* von Luft oder Sekret aus dem Thorax. Die Drainage erfolgt aufgrund der Schwerkraft oder mithilfe einer Saugpumpe.

Wasserstoff *m*: engl. *hydrogen*; syn. Hydrogenium. Chemisches Element aus der Gruppe der Alkalimetalle*. Molekular tritt es als H_2 auf. Das farb-, geruch- und geschmacklose, ungiftige Gas ist in Luft zu 5×10^{-5} Vol.% enthalten. Physiologisch wird es als Reduktionsäquivalente durch Pyridinnukleotid-Coenzyme übertragen.

Wasserstoff-Exhalationstest *m*: engl. *hydrogen breath test*; syn. Wasserstoffatemtest. Messung der Wasserstoffkonzentration in der Ausatemluft bei Verdacht auf Laktoseintoleranz*, Sorbitintoleranz, Fruktosemalabsorption oder bakterieller Fehlbesiedlung des Dünndarms sowie zur Bestimmung der Dünndarmpassagezeit. Der Test beruht auf der Verstoffwechselung nicht abgebauter Zucker im Dickdarm zu Wasserstoff, der ins Blut aufgenommen und mit der Atemluft abgeatmet wird.

Prinzip: Laktose-H_2-Atemtest:
- Gabe von Laktose* bei Verdacht auf Laktoseintoleranz.
- Physiologisch erfolgt im Dünndarm die Spaltung von Laktose in Galaktose und Glukose* mit anschließender Resorption.
- Bei Laktasemangel* kann Laktose nicht gespalten werden und gelangt in den Dickdarm.
- Da Laktose nur ungenügend bis überhaupt nicht resorbiert werden kann, wird sie durch anaerobe Bakterien in kurzkettige Fettsäuren, Kohlendioxid und Wasserstoff (H_2) fermentiert.
- Ein Anstieg der H_2-Konzentration in der Ausatemluft weist somit auf Laktoseintoleranz hin.

Fruktose-H_2-Atemtest:
- Gabe von Fruktose* bei Verdacht auf Fruktosemalabsorption.

Wasserstoffperoxid

- Bei ungenügender Fruktose-Absorption im Dünndarm gelangt diese in den Dickdarm und wird durch anaerobe Bakterien fermentiert, wobei Wasserstoff (H_2) entsteht.
- Ein Anstieg der H_2-Konzentration in der Ausatemluft weist somit auf Fruktosemalabsorption hin.

Lactulose-H_2-Atemtest:
- Gabe von nicht resorbierbarer Lactulose* zur Messung der orozökalen Passagezeit oder Ausschluß eines H_2-Non-Producer-Status.
- Lactulose wird im Dünndarm nicht resorbiert und daher vollständig im Dickdarm fermentiert.

Glukose-H_2-Atemtest:
- Gabe von beispielsweise Glukose* zur Erfassung einer bakteriellen Fehlbesiedlung des Dünndarms
- Glukose wird im Dünndarm nicht resorbiert, sondern von Bakterien unter H_2-Bildung verstoffwechselt

Weitere Atemtests nach ähnlichem Prinzip: Xylose (generelle Malabsorption), Sorbit und andere Zuckeralkohole (Polyole). **Vorbereitung und Durchführung** (am Beispiel des Laktose-H_2-Atemtests):
- Vorbereitung: **1.** ab 1 Woche vor Test keine Anwendung von Antibiotika*, darmreinigenden Arzneimitteln oder Laxanzien* **2.** einige Tage vor dem Test Vermeidung ballaststoffreicher Nahrung **3.** ca. 12 Stunden vor dem Test Nahrungs- und Flüssigkeitskarenz
- morgens nüchtern orale Gabe von 50 g Laktose in 300 ml Wasser innerhalb von 5 min
- Messung der H_2-Exhalation im Abstand von 15–20 Minuten über 3 Stunden (Referenzwert: nüchtern ca. 7 ppm, pathologisch: > 20 ppm).
- Diagnosesicherung durch Erfassung von gastrointestinalen Beschwerden wie Diarrhö, Bauchschmerz und Blähungen (Patienten ohne gastrointestinale Beschwerden nach Laktosegabe sind sicher nicht laktoseintolerant).

Für alle H_2-Atemtests gilt zu beachten: Bei knapp 10 % der Bevölkerung ist die Dickdarmflora nicht zur H_2-Bildung befähigt (sog. Non-H_2-Producer). Daher kann bei den Atemtests ein entsprechender H_2-Nachweis in der Ausatemluft ausbleiben, obwohl typische Beschwerden (Diarrhö, Bauchschmerz, Meteorismus) beklagt werden. Über einen Lactulose-H_2-Atemtest kann der H_2-Producer-Status überprüft werden. Da Lactulose nicht im Dünndarm resorbiert wird, kommt es regelhaft zu einem H_2-Anstieg in der Ausatemluft nach der Dünndarmpassage. Bei Non-H_2-Producern bleibt dieser Anstieg aus.

Wasserstoffperoxid *n*: Zytotoxisch wirkendes, starkes Oxidationsmittel, das in Bleichmitteln (meist in 3 %iger wässriger Lösung), Desinfektionsmitteln, Haut- und Schleimhautantiseptika (Mundspülungen) zum Einsatz kommt.

Wassersucht → Ödem
Wasserverlust → Dehydratation
Waterhouse-Friderichsen-Syndrom *n*: engl. *Waterhouse-Friderichsen syndrome*. Schock* mit hämorrhagischer Nekrose beider Nebennieren infolge Sepsis*, typischerweise durch Meningokokken (Neisseria meningitidis), heute evtl. häufiger durch betahämolysierende Streptokokken (Gruppe A), seltener durch Erreger wie Haemophilus* influenzae. Betroffen sind v. a. Kleinkinder; bei Meningokokken zudem gehäuft Jugendliche und junge Erwachsene. Die Letalität ist hoch.

Klinik:
- schlagartiger Beginn unter raschem Fieberanstieg mit Kollapszeichen (Blässe, Erbrechen, Diarrhö)
- foudroyanter Verlauf
- bei Meningokokkensepsis zahlreiche Hautblutungen (Petechien, Sugillationen; siehe Abb.) infolge Verbrauchskoagulopathie*.

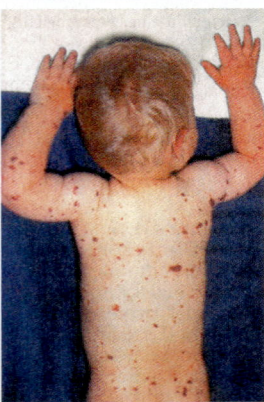

Waterhouse-Friderichsen-Syndrom: Hautblutungen bei Meningokokkensepsis. [84]

Waterston-Shunt → Blalock-Taussig-Operation
Watschelgang → Duchenne-Hinken
Watson-Crick-Form *f*: engl. *Watson-Crick helix*. Konfiguration doppelsträngiger DNA*.
Watson-Jones-Krankheit → Grisel-Syndrom
Watteverband *m*: engl. *cotton bandage*. Lockerer Verband* mit Wattepolsterung, der bei akutem Arterienverschluss zum Schutz vor Wärmeverlust und Verletzung der betroffenen Extremität eingesetzt wird. Er darf nicht einengen. Zur Therapie des Arterienverschlusses ist die sofortige Wiederherstellung des Durchflusses einzuleiten.

WDHA-Syndrom: Abk. für wässrige Diarrhö, Hypokaliämie, Achlorhydrie-Syndrom → Verner-Morrison-Syndrom
WDHH-Syndrom: Abk. für wässrige Diarrhö, Hypokaliämie, Hypochlorhydrie-Syndrom → Verner-Morrison-Syndrom
Weaning: engl. *weaning from mechanical ventilation*; syn. Weaning vom Respirator. Entwöhnungsphase eines beatmeten Patienten vom Respirator* mit Übergang von der maschinellen Beatmung zur Spontanatmung. Beatmung wird angewendet bei ca. 40 % der intensivmedizinischen Patienten, davon erleben ca. 40 % ein schwieriges oder prolongiertes Weaning.

Vorgehen:
- kontinuierliches Weaning mit schrittweiser Reduktion der FiO_2 und Überführung der kontrollierten Beatmung* (siehe auch dort) über Synchronized Intermittent Mandatory Ventilation (SIMV), Biphasic Positive Airway Pressure (BIPAP), assistierte Spontanbeatmung (ASB) und Continuous Positive Airway Pressure CPAP* (ggf. in Kombination, z. B. BIPAP-ASB) zur reinen Spontanatmung unter Mobilisation* des Patienten
- standardisierte protokollbasierte (schriftlich dokumentiert; Weaningprotokoll zusammen mit Sedierungsprotokoll) stufenweise Durchführung mit definierten Kriterien
- frühestmöglicher Beginn (möglichst kurze Beatmungsdauer Outcome-relevant) unter adäquater Analgosedierung* (im Rahmen des Weanings durch Analgetika und Sedativa mit kurzer kontextsensitiver Halbwertzeit)
- bei erfüllten Voraussetzungen (tägliche Prüfung der Spontanatmungskapazität: **1.** Durchführung (bei Erwachsenen) von diagnostischem Spontanatmungsversuch (Abk. SBT für Spontaneous Breathing Trial; Spontanatmungsversuch definierter Dauer mit definierten Abbruchkriterien nach erfolgreichem Aufwachversuch (Abk. SAT für engl. Spontanous Awakening Trial) **2.** sukzessive Reduktion der vom Respirator übernommenen Atemarbeit: **I.** intermittierende Spontanatmung zunehmender Dauer und Frequenz; bei invasiver Beatmung je nach Aspirationsrisiko ggf. mit entblocktem Cuff **II.** Beatmung zunehmend druckunterstützt (assistiert; ASB: vgl Beatmung*) bei Reduktion der kontrollierten Beatmungsphasen **3.** Reduktion der sukzessive zunehmenden Atemarbeit des Patienten: adäquate Therapie der Grunderkrankung, Analgesie, optimale Lagerung, Atmungstherapie u. a. **4.** Durchführung des Cuff-Leak-Tests vor geplanter Extubation zur Prädiktion von Stridor nach Extubation (Häufigkeit 2–16 %).

Weber-Christian-Krankheit → Panniculitis nodularis non suppurativa febrilis et recidivans

Weber-Deen-Probe → Guajak-Test

Weber-Einteilung → Knöchelfraktur

Weber-Fechner-Gesetz *n*: engl. *Weber's law*. Psychophysisches Grundgesetz, demzufolge die Intensität einer Empfindung* logarithmisch mit der Reizstärke (Reiz*) zunimmt.

Weber-Gesetz → Reizschwelle

Weber-Klassifikation *f*: Einteilung der lateralen Knöchelfraktur* (Fibulafraktur*) nach Frakturhöhe im Verhältnis zur Syndesmose*. Bei Weber A liegt die Fraktur unterhalb, bei Weber B auf Höhe und bei Weber C oberhalb der Syndesmose*. Diese Einteilung ermöglicht eine Beurteilung der Frakturstabilität und die Wahl der passenden Therapie.

Klassifikation:
- Weber A: 1. Querfraktur des Malleolus* lateralis unterhalb der Syndesmose* 2. intakte Syndesmose*
- Weber B: 1. Fraktur des Malleolus* lateralis (Fibulaspiralfraktur) in Höhe der Syndesmose* 2. meist Ruptur des vorderen Syndesmose*-Anteils 3. ohne Ruptur der Syndesmose* = stabile Weber-B-Fraktur
- Weber C: 1. Fibulafraktur oberhalb der Syndesmose* mit Einriss der Membrana interossea distal der Fraktur 2. Ruptur der gesamten Syndesmose* 3. häufige Begleitverletzungen: I. Ruptur des Ligamentum deltoideum II. Fraktur des Malleolus* medialis 4. Sonderform: Maisonneuve*-Fraktur.

Weber-Ramstedt-Operation → Pyloromyotomie

Weber-Syndrom I → Hirnstammsyndrome

Weber-Versuch → Hörprüfungen

Wechseldruckbeatmung → Positive Negative Pressure Ventilation

Wechseldruckmatratze *f*: engl. *positive-negative pressure mattress*. Luftgefüllte Matratzen oder Auflagen, die je nach Zweckbestimmung der Dekubitusprophylaxe und/oder der Dekubitustherapie sowie der Nachsorge dienen. Sie arbeiten nach dem Prinzip der intermittierenden Druckentlastung und werden in kleinzellige und großzellige Systeme unterteilt. Der Nutzen von Wechseldruckmatratzen wird teilweise in Frage gestellt.

Wechselfieber → Malaria

Wechselgebiss *n*: engl. *mixed dentition*. Gebiss im Übergang von persistierenden Milchzähnen zum bleibenden Gebiss (ca. 6.–12. Lj.), unterteilt in 2 Phasen. Die 1. Phase betrifft die Frontzähne, die 2. Phase die Backenzähne.

Wechseljahre → Klimakterium

Wechselschnitt *m*: engl. *gridiron incision*. Durchtrennung von Gewebeschichten mit schichtweise wechselnder Schnittführung. Die Wechselschnitt-Technik wurde vor der Ära der laparoskopischen Operationstechnik vorwiegend bei konventioneller offen-chirurgischer Appendektomie* angewendet. Hierbei werden die Haut entlang der Langer*-Linien und die schrägen Bauchmuskeln und Aponeurosen entsprechend ihres Faserverlaufs durchtrennt.

Wechselwirkung [Arzneimittel] *f*: engl. *interactions*; syn. Interferenz [Arzneimittel]. Wechselwirkung zwischen mindestens 2 Arzneimitteln aufgrund physikalisch-chemischer Reaktionen untereinander oder mit pharmazeutischen Grund- und Hilfsstoffen. Es kommt zu quantitativen oder qualitativen Wirkungsveränderungen. Dies kann erwünscht (Kombinationspräparate) oder unerwünscht (UAW) sein.

Wechsler Adult Intelligence Scale → Hamburg-Wechsler-Intelligenztest für Erwachsene

Wechsler Intelligence Scale for Children – Fifth Edition, deutsche Fassung *m*: engl. *Hamburg Wechsler Intelligence Scale for Children*; syn. Hamburg-Wechsler-Intelligenztest für Kinder (Abk. HAWIK); WISC-V. Deutschsprachige, adaptierte Version der Wechsler Intelligence Scale for Children (Abk. WISC) zur Erfassung von kognitiven Fähigkeiten/Intelligenz*, u. a. zur Untersuchung des allgemeinen geistigen Entwicklungsstands sowie zur Abklärung von Lernstörungen bei Kindern und Jugendlichen von 6–16 Jahren.

Wedge-Resektion → Keilresektion

Weeks-Bazillus → Haemophilus aegyptius

Wegener-Granulomatose → Granulomatose mit Polyangiitis

Wegeunfall → Arbeitsunfall

Wegeunfall *m*: engl. *travel accident*. Form des Arbeitsunfalls* beim Zurücklegen des mit der versicherten Tätigkeit zusammenhängenden unmittelbaren Weges vom und zum Tätigkeitsort (§ 8 Abs. 2 SGB VII).

Wehen *f pl*: engl. *labour*. Rhythmische Kontraktionen der Gebärmutter, oft schmerzhaft, mit einer Dauer von 20–40 Sekunden. Wehen können durch Tasten der Uterusmuskulatur durch die mütterliche Bauchdecke erkannt werden. Eine präzise Aufzeichnung erlaubt der Wehenschreiber (CTG) durch externe oder interne Tokografie.

Einteilung:
- Schwangerschaftswehen: mehr oder weniger regelmäßige, meist nicht schmerzhafte und nicht zervixwirksame Kontraktionen
- vorzeitige Wehen: regelmäßige, zervixwirksame Wehen vor der 37. Schwangerschaftswoche, Gefahr der Frühgeburt
- Vorwehen: unregelmäßig auftretende Wehen in den letzten Wochen vor der Geburt; hierzu gehören auch die Senkwehen und Stellwehen
- Geburtswehen*: 1. Eröffnungswehen 2. Austreibungswehen 3. Nachgeburtswehen
- Nachwehen zur weiteren Kontraktion und Verkleinerung der Gebärmutter

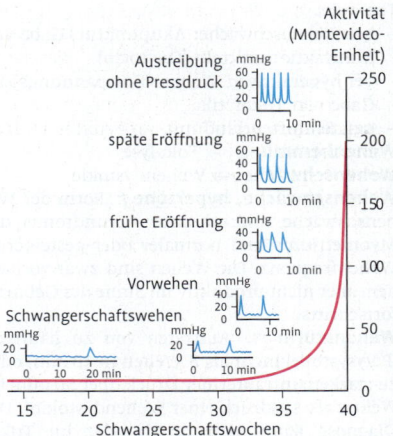

Wehen: Schema physiologischer Wehen.

- Stillwehen: durch Stillen des Neugeborenen kommt es zur körpereigenen Oxytocin-Ausschüttung mit nachfolgenden Kontraktionen des Uterus.

Siehe Abb.

Wehenauslösung *f*: Wehen einleitende Vorgänge oder Bedingungen. Die Physiologie des spontanen Wehenbeginns ist letztlich noch nicht umfassend erforscht. Zur Auslösung von Wehen kommen neben Medikamenten (Oxytocin*, Prostaglandine*) auch mechanische Maßnahmen infrage, wie das Eröffnen der Fruchtblase (Amniotomie*) oder eine Eipollösung.

Wehendystokie *f*: engl. *contraction anomalies*. Pathologischer, in der Regel verlängerter Geburtsverlauf in Folge einer Störung der Wehentätigkeit. Behandelt wird je nach Störung medikamentös oder in manchen Fällen mit Schnittentbindung.

Formen:
- primäre Wehenschwäche: von Beginn der Geburt an, gehäuft auftretend, z. B. bei Überdehnung des Myometriums (Mehrlinge, Hydramnion), bei Hypoplasie des Uterus oder auch bei Diabetes mellitus und Adipositas
- sekundäre Wehenschwäche: bei langen Geburtsverläufen, z. B. bei Beckendeformitäten, Zervixdystokie; sog. „Ermüdungswehen"
- hypertone Wehen: zu starker Druck ohne Erholung in der Wehenpause
- hyperfrequente Wehen (Tachysystolie): zu häufige Wehen (> 4 pro Minute); können auch zur uterinen Dauerkontraktion führen
- unkoordinierte Wehen: unterschiedlich frequente und unterschiedlich starke Wehen mit ineffektivem Wehenablauf und ohne wesentlichen Geburtsfortschritt.

Wehenhemmung

Therapie:
- bei Wehenschwäche: Akupunktur, Gabe von Kontraktionsmitteln (Oxytocin)
- bei hyperaktiven Wehen: Entspannungsbad, Gabe von Tokolytika
- ggf. Schnittentbindung.

Wehenhemmung → Tokolyse
Wehenschwäche → Wehendystokie
Wehenschwäche, hypertone *f*: Form der Wehenschwäche mit erhöhtem Grundtonus des Myometriums und normaler oder gesteigerter Wehenfrequenz. Die Wehen sind zwar vorhanden, aber nicht produktiv im Sinne des Geburtsfortschritts.
Wehensturm *m*: Auftreten von zu häufigen (Polysystolie, mehr als 5 Wehen in 10 min) oder zu starken (intrauteriner Druck über 50 mmHg) Wehen als Ausdruck einer Wehendystokie*. Die Diagnose kann palpatorisch oder im Tokogramm gestellt werden.
Ursachen:
- Lage- oder Haltungsanomalien
- fetale Makrosomie mit Missverhältnis
- Zervixdystokie*
- Überdehnung der Uterusmuskulatur, z. B. bei Mehrlingen oder Polyhydramnion
- Oxytocin-Überdosierung.

Komplikationen:
- fetale Hypoxie durch uterine Minderdurchblutung
- Uterusruptur.

Therapie:
- Akutmaßnahme durch Tokolyse (z. B. mit Fenoterol) und ggf. O_2-Gabe
- lässt sich die Ursache nicht beheben, ist eine Entbindung per Kaiserschnitt notwendig.

weicher Suizid → Suizidmethoden
Weichlagerung *f*: engl. *soft positioning*. Lagerungsmethode zur Verringerung des Auflagedrucks (Dekubitusprophylaxe*) mit geeigneten Hilfsmitteln, z. B. Antidekubitus-, Wasser- oder Superweichmatratze, Kissen oder Luftkissen (Luftkissensystem*).
Nachteile:
- erhöhter Kraftaufwand bei Bewegung
- reduzierte Bereitschaft zu Spontanbewegungen im Bett
- möglicher Verlust der Körperwahrnehmung.

Weichteile *n pl*: engl. *soft tissues*. Alle „weichen" Gewebe des Körpers wie Muskel-, Fett- und Bindegewebe, die nicht aus Knochen, Knorpel und Epithel bestehen oder innere Organe sind. Sie lassen sich verformen, aber kehren wieder in ihre Ursprungsform zurück. Die Weichteile umgeben, verbinden und unterstützen die anderen Organe und Körperteile.
Begriffsabgrenzung: Umgangssprachlich auch Bezeichnung für das männliche Genital.
Weichteilemphysem *n*: engl. *soft tissues emphysema*. Luft- oder Gasansammlung in Weich-

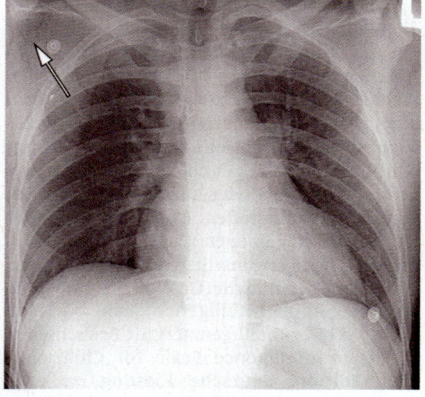

Weichteilemphysem: Weichteilemphysem im Bereich der rechten Schulter (Pfeil) als Komplikation einer ZVK-Anlage über Punktion der Vena subclavia. [99]

teilen*, einschließlich Hautemphysem*. Siehe Abb.
Weichteilrheumatismus *m*: engl. *soft tissue rheumatism*; syn. Weichteilrheuma. Sammelbegriff für entzündliche und nichtentzündliche, schmerzhafte und die Funktion beeinträchtigende Erkrankungen der Weichteile* des Bewegungsapparates (Sehnen, Bänder, Schleimbeutel, Muskulatur, Binde- und Fettgewebe). Weichteilrheumatismus tritt generalisiert und häufig assoziiert mit Begleitsymptomen (Fibromyalgiesyndrom) oder lokalisiert auf. Entsprechend vielfältig sind die Therapieoptionen (Physiotherapie*, Psychotherapie*, Analgetika*, multimodale Schmerztherapie*).
Vorkommen:
- generalisiert: Fibromyalgiesyndrom
- lokalisiert: 1. Myopathie* (Myositis*, Muskelhartspann*, Myogelosen*) 2. Tendopathie* wie Tendinitis, Tendovaginitis, Insertionstendopathie* (Enthesiopathie*) 3. Schleimbeutelreizung, Bursitis* 4. Pannikulose, Pannikulitis* 5. Periarthropathie, z. B. Periarthropathia humeroscapularis.

Ursachen:
- unbekannt (Fibromyalgiesyndrom): 1. psychische und psychosoziale Faktoren 2. genetische Prädisposition
- Überlastung, Fehlbelastung, Mikrotraumen.

Weichteilsarkom *n*: engl. *soft tissue sarcoma*. Sammelbezeichnung für von Weichteilen* ausgehenden malignen (v. a. mesenchymalen) Tumor großer biologischer und histologischer Heterogenität und frühzeitiger hämatogener Metastasierung. Neben Schmerzen durch Druck auf Nerven ist die Klinik häufig unauffällig, abhängig von der Lokalisation. Behandelt wird radikal chirurgisch sowie mit Strahlentherapie und Chemotherapie.
Hintergrund: Lokalisation: Betroffen ist in ca. 50 % eine Extremität. **Formen:** u. a.
- Liposarkom* (19 %)
- Fibrosarkom* (18 %)
- malignes fibröses Histiozytom (MFH; 11 %)
- Synovialsarkom (7 %)
- Leiomyosarkom* (7 %)
- gastrointestinaler Stromatumor*.

Diagnostik:
- CT, MRT, ggf. PET
- selektive Angiografie
- chirurgische Inzisionsbiopsie (falls möglich, Entfernen des gesamten Weichteilsarkoms mit Sicherheitsabstand) mit histologischem Nachweis (morphologisch und immunhistochemisch).

Therapie:
- radikale Resektion
- adjuvante oder palliative perioperative Zusatztherapie: 1. Bestrahlung 2. systemische bzw. regionale Kombinations-Chemotherapie (ggf. in Form der hyperthermen Extremitätenperfusion*).

Weichteiltumoren *m pl*: engl. *soft tissue tumors*. Sammelbezeichnung für Tumoren, die von nichtepithelialen, extraskelettalen Geweben ausgehen (mit Ausnahme des Monozyten-Makrophagen-Systems), oder von der Glia und den Stützgeweben der Organe.
Einteilung: WHO-Klassifikation mesenchymaler Tumoren
- nach Pathologie (Zelldifferenzierung): 1. lipomatöser (adipozytärer), (myo-)fibroblastischer, fibrohistiozytärer, glattmuskulärer, perizytischer (perivaskulärer), skelettmuskulärer, vaskulärer, chondroossärer Weichteiltumor 2. gastrointestinaler Stromatumor 3. Nervenscheidentumor 4. Weichteiltumor ungewisser Differenzierung 5. undifferenziertes Sarkom
- nach Dignität: 1. benigne (z. B. Lipom, Fibrom, Rhabdomyom, Neurofibrom) 2. intermediär maligne (lokal aggressiv, selten metastasierend, z. B. hochdifferenziertes Liposarkom, Dermatofibrosarcoma protuberans) 3. maligne (z. B. myxoides Liposarkom, Rhabdomyosarkom).

Weide *f*: syn. Salix. Holzpflanzen aus der Familie der Weidengewächse (Salicaceae). Die Inhaltsstoffe der Rinde wirken antipyretisch, antiphlogistisch und analgetisch. Die Silberweide (Salix alba), Purpurweide (Salix purpurea), Bruchweide (Salix fragilis) und andere Salix-Arten sind Stammpflanzen der Droge. Siehe Abb.
Verwendung: Flüssige und feste Darreichungsformen zur innerlichen Anwendung.
- medizinisch: 1. bei fieberhaften Erkrankungen, Kopfschmerz und rheumatischen Be-

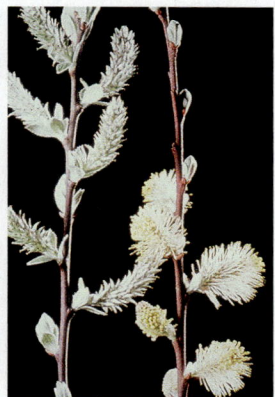

Weide: Pflanze. [146]

schwerden (Kommission E) **2.** zur Besserung leichter Rückenschmerzen sowie zur symptomatischen Behandlung leichter Gelenkarthrose und bei rheumatischen Beschwerden (European Scientific Cooperative on Phytotherapy) **3.** zur kurzzeitigen Behandlung leichter Rückenschmerzen (Herbal Medicinal Products Committee)
- traditionell bei leichten Gelenkschmerzen und bei Fieber im Zusammenhang mit Erkältungen und Kopfschmerz (Herbal Medicinal Products Committee)
- homöopathisch und anthroposophisch bei Unruhezuständen, Übererregung und Schlafstörungen sowie bei Schwindel und Verdauungsinsuffizienz.

Weill-Marchesani-Syndrom → Marchesani-Syndrom

Weil-Osteotomie → Pes transversus

Weinen *n*: engl. *crying*. Emotional gefärbte Antwort auf körperlichen (Krankheit, Verletzung) oder seelischen (beginnende Depression, Traurigkeit) Schmerz*, Angst* oder als Schreckreflex in Gefahrensituationen, seltener bei Freude. Kennzeichen sind Schluchzen oder Wimmern, meist verbunden mit Tränenfluss, Rötung der Gesichtshaut und einer laufenden Nase. Aus physiologischer Sicht: Selbstreinigungsprozess des Auges.

Klinische Bedeutung: Weinen wird häufig als Trauerhandlung mit ritueller Technik ausgeübt, die den „Gefühlsstau" löst. Die Einstellung zum Weinen ist von geschlechterspezifischen und kulturellen Normen abhängig.

Weisheitszahn *m*: engl. *wisdom teeth*; syn. Dens serotinus. Inkonstant ausgebildeter, hinterster (3.) Molar* im bleibenden Gebiss. Die Weisheitszähne brechen in der Regel erst nach dem 16. Lj. (häufig auch Jahrzehnte später) durch und können starke Beschwerden verursa-

chen (Dentitio* difficilis). Häufig weisen sie variable Kronen- und Wurzelformen sowie unterschiedliche Lagen im Kiefer auf. Siehe Gebiss* (Abb. dort).

Weißdorn, gemeiner *m*: engl. *quickthorn*; syn. Crataegus laevigata. Strauch aus der Familie der Rosengewächse, dessen Blätter, Blüten und Früchte Flavonoide (Hyperosid, Rutin) und oligomere Procyanidine (Epicatechin) enthalten. Aufgrund seiner positiv inotropen, chronotropen und dromotropen sowie negativ bathmotropen Wirkung führt der gemeine Weißdorn zur Zunahme der Koronar- und Myokarddurchblutung.

weiße Hirnsubstanz → Weiße Substanz

weiße Pocken → Variola

Weißer Senf → Senf, weißer

Weiße Substanz *f*: engl. *white matter*; syn. Substantia alba. Gewebe in Gehirn* und Rückenmark*, das zu großen Teilen aus markhaltigen Nervenfasern besteht und neuronale Informationen weiterleitet. Der hohe Gehalt an Myelin* verleiht der weißen Substanz ihre Farbe. Am Rückenmark liegt sie außen der grauen* Substanz an, im Gehirn verhält es sich umgekehrt.

Weißfingerkrankheit *f*: engl. *white finger disease*. Form des sekundären Raynaud*-Syndroms mit Schädigung der nervalen Versorgung von Blutgefäßen der Hand nach jahrelanger Arbeit mit Vibrationswerkzeugen (Motorsäge). Die Erkrankung ist als Berufskrankheit gelistet (BK Nr. 2104, vgl. Vibrationsschaden*).

Weißfleckenkrankheit *f*: engl. *white-spot disease*. In engerem Sinne Bezeichnung für Vitiligo* oder Piebaldismus*, in weiterm Sinne auch für Sclerodermia* circumscripta.

Weißfluss *m*: Bezeichnung für den ersten physiologischen Fluor* genitalis eines weiblichen Individuums zum Beginn der Pubertät mit makroskopisch überwiegend weißlichem Aspekt. Umgangssprachlich wird Weißfluss vom medizinischen Laien oft fälschlicherweise als Synonym für Fluor* albus oder pathologischen Fluor genitalis verwendet.

Hintergrund: Durch die zum Beginn der Pubertät einsetzende, azyklische Östrogenisierung des weiblichen Genitales kommt es zu vaginalen Veränderungen:
- Einwanderung von Laktobazillen
- Bildung von Milchsäure (Lactat) und Wasserstoffperoxid (H_2O_2)
- pH-Abfall von 6 auf < 4,5
- Proliferation des Vaginal-Epithels mit zunehmender Epithel-Abschilferung
- Einsetzen von vaginaler Transsudation und Zervixsekretbildung.

Hierdurch tritt physiologischer Fluor genitalis meist 1–2 Jahre vor der Menarche erstmalig in Erscheinung.

Weißnägel → Leukonychie

Weißschwielenkrankheit → Leukoplakie

Weitwinkelglaukom → Glaukom

Welch-Fraenkel-Gasbrandbazillus → Clostridium perfringens

Wellen, elektromagnetische *f pl*: engl. *electromagnetic waves*; syn. elektromagnetische Strahlung. Quanten- bzw. Photonenstrahlung, über die sich Energie über miteinander gekoppelte elektrische und magnetische Felder im Raum ausbreitet. Hierzu ist kein materieller Träger erforderlich (im Gegensatz zu mechanischen Wellen). Alle elektromagnetischen Wellen breiten sich im Vakuum mit Lichtgeschwindigkeit aus.

Einteilung: Nach Wellenlänge bzw. Frequenz; elektromagnetische Wellen umfassen einen großen Bereich mit sehr unterschiedlichen Eigenschaften, z.B. Rundfunkwellen, Wärmestrah-

Wellen, elektromagnetische: Wellenlängen- und Frequenzbereiche (Auswahl).			
Wellenlängenbereich	Frequenzbereich	Bezeichnung	Verwendung
17–0,02 m	20–16 000 Hz	hörbarer Frequenzbereich	Sprache und Musik
15–3×10^{-5} km	20 kHz–10 GHz	Ultraschall	Ultraschalldiagnostik
∞–30 km	0–10 kHz	Niederfrequenz	Niederfrequenztherapie (Reizstrom)
100–10 m	3–30 MHz	Kurzwellen	Kurzwellentherapie
300–0,3 mm	10^9–10^{12} Hz	Mikrowellen	Hochfrequenztherapie
1 mm–780 nm	3×10^{11}–$3,8 \times 10^{14}$ Hz	Infrarotstrahlung	Wärmetherapie, Thermografie
780–380 nm	$3,8 \times 10^{14}$–$7,9 \times 10^{14}$ Hz	sichtbares Licht	Optik, Laserlicht
380–100 nm	$7,9 \times 10^{14}$–3×10^{15} Hz	Ultraviolettstrahlung	UV-Strahlung

Weltgesundheitsorganisation

len, Licht, Röntgen- und Gammastrahlung (siehe Tab.).
Weltgesundheitsorganisation *f*; engl. *World Health Organization*; Abk. WHO. 1948 gegründete Sonderbehörde der Vereinten Nationen mit Sitz in Genf, die sich mit internationalen Gesundheitsfragen und der öffentlichen Gesundheit befasst. Ziel ist nach der Verfassung der WHO das Erreichen des höchstmöglichen Gesundheitsniveaus für alle Menschen der Welt.
Aufgabe: Internationale Zusammenarbeit auf dem Gebiet des Gesundheitswesens, insbesondere bei der Prävention* (Bekämpfung von Volkskrankheiten und Seuchen, Aufklärung, Durchführung von Impfprogrammen sowie die Verbesserung hygienischer Bedingungen für Menschen v. a. in Ländern mit niedrigem medizinischem Versorgungsgrad).
Organisation:
– Repräsentanten der 194 WHO-Mitgliedsstaaten bilden die Weltgesundheitsversammlung (World Health Assembly).
– 6 Regionalbüros der WHO legen eigene, auf die Gesundheitsbedürfnisse ihrer Mitgliedsländer abgestimmte Programme fest und setzen diese gemeinsam mit den Mitgliedsländern um.

Wenckebach-Periodik *f*; engl. *Wenckebach's heart block.* Sich zyklisch wiederholende, bis zum Ausfall eines QRS-Komplexes progrediente Zunahme der AV*-Überleitungszeit bei AV*-Block II. Grades Typ Wenckebach und beim sinuatrialen Block Typ Wenckebach.
Wendl-Tubus → Pharyngealtubus
Wendung *f*; engl. *version*. Geburtshilfliches Manöver zur Veränderung der Kindslage. Die Wendung kann bei Quer-, Schräg- oder Beckenendlage angewendet werden, um eine vaginale Geburt zu ermöglichen. Unterschieden werden äußere, innere und kombinierte Wendung.
Formen:
– Äußere Wendung: Unter i. v. Tokolyse und sonografischer Kontrolle wird durch Manipulation von der Bauchdecke her die Lage des Kindes geändert. Da es zur vorzeitigen Plazentalösung kommen kann, wird das Verfahren in Sectio-Bereitschaft durchgeführt. Bei Rh-negativer Mutter ist eine Anti-D-Prophylaxe obligat.
– Innere Wendung (sehr selten): Mit der Hand wird in den Uterus eingegangen und in der Regel ein Bein gefasst und eine sog. „Wendung auf den Fuß" mit nachfolgender Extraktion des Kindes durchgeführt; wird heute eigentlich nur beim zweiten Zwilling und akuter Hypoxie angewendet.
– Kombinierte Wendung.

Werferellenbogen → Epikondylitis
Werkzeugstörung *f*; engl. *impairment of higher cortical functions.* Störung der auch als höhere Hirnleistungen bezeichneten neuropsychologischen Funktionen.
Werlhof-Krankheit → Immunthrombozytopenie
Wernicke-Aphasie → Aphasie
Wernicke-Areal *n*; engl. *Wernicke's area*; syn. Wernicke-Zentrum. Sensorische Sprachregion, die für das Verständnis von Sprache* entscheidend ist. Das Wernicke-Zentrum befindet sich im hinteren Bereich des Gyrus temporalis superior der dominanten Hemisphäre des Gehirns*. Dies entspricht den Brodmann*-Arealen 22, 39 und 40. Ausfälle in diesem Gebiet verursachen eine sensorische Aphasie. Siehe Abb.

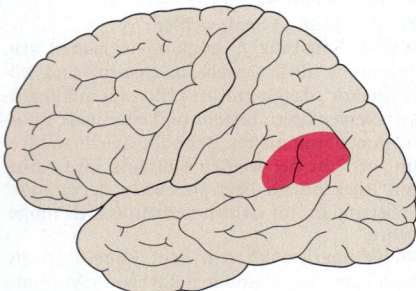

Wernicke-Areal: Schematische Darstellung des Gehirns von links-lateral. Markiert ist die Lage des Wernicke-Zentrums.

Wernicke-Enzephalopathie *f*; engl. *Wernicke's encephalopathy*; syn. Wernicke-Korsakow-Syndrom. Form der Enzephalopathie* im Erwachsenenalter infolge Mangel an Thiamin* durch verminderte Zufuhr oder Malabsorption* bei chronischer Alkoholabhängigkeit*, Magenkarzinom* oder nach Magenteilresektion. Klinisch zeigen sich gastrointestinale Symptome, Tachykardie* und evtl. Hyperthermie*, später u. a. Augenbewegungsstörungen, Ataxie* und Bewusstseinsstörungen*. Therapiert wird mit parenteraler Thiaminsubstitution.
Prognose: Ohne Therapie bzw. Alkoholkarenz schlecht.
Wernicke-Mann-Prädilektionstyp *m*; engl. *Wernicke-Mann hemiplegia.* Durch Kontrakturen fixierte Haltungsanomalie* der gelähmten Extremitäten bei schwerer spastischer Hemiplegie*. Der Arm wird bei Beugestellung des Unterarms, der Hand und der Finger in Adduktion* gehalten, das im Kniegelenk gestreckte Bein mit plantarflektiertem Fuß wird beim Gehen seitlich zirkumduziert. Siehe Abb.
Wernicke-Reaktion → Pupillenreaktion, hemianopische
Wertheim-Meigs-Operation *f*; engl. *Wertheim's operation.* Erweiterte Hysterektomie* bei

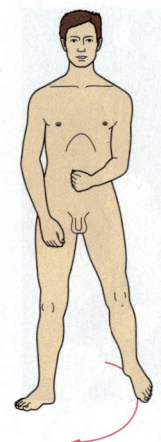

Wernicke-Mann-Prädilektionstyp

Zervixkarzinom*. Zusätzlich werden parametranes und paravaginales Gewebe, die Ligg. sacrouterina, eine größere Scheidenmanschette und pelvines und ggf. paraaortales Lymphknotenfettgewebe entfernt. Die Wertheim-Meigs-Operation wird konventionell mittels Laparotomie, aber auch laparoskopisch oder laparoskopisch-vaginal kombiniert durchgeführt.
Wertigkeit, biologische *f*; Maß für die Qualität eines Lebensmittels in Bezug auf den Proteingehalt, abhängig vom absoluten Gehalt und dem Verhältnis der essenziellen Aminosäuren* zueinander.
Definition: Klassische Definition aus der Tierernährung: Die biologische Wertigkeit gibt an, wie viel Gramm Körperprotein aus 100 g eines bestimmten resorbierten Nahrungsproteins synthetisiert werden können. D. h. ein Nahrungsprotein hat die Wertigkeit 100, wenn aus 100 g die gleiche Menge körpereigenes Protein aufgebaut werden kann.

$$\text{biologische Wertigkeit} = \frac{\text{retinierter Stickstoff} \times 100}{\text{resorbierter Stickstoff}}$$

Definition für die Ernährung* des Menschen: Die biologische Wertigkeit des Proteins von Vollei wird gleich 100 gesetzt. Alle anderen Lebensmittelproteine werden in Relation dazu bewertet.

$$\text{biologische Wertigkeit} = \frac{\text{Minimalbedarf an Vollprotein (g/kg KG/Tag)} \times 10}{\text{Minimalbedarf an Testprotein (g/kg KG/Tag)}}$$

Der Minimalbedarf wird experimentell bestimmt. Durch Kombination verschiedener Proteine entsteht ein sog. Aufwertungseffekt (Werte über 100 möglich, z. B. bei der Kartoffel-Ei-

Wertigkeit, biologische: Biologische Wertigkeit des Proteins ausgewählter Lebensmittel.	
Lebensmittel	biologische Wertigkeit
Hühnerei	100
Schweinefleisch	85
Sojaprotein	81
Rindfleisch	80
Geflügel	80
Roggenmehl (82 % Ausmahlung)	78
Kartoffeln	76
Kuhmilch	72
Bohnen	72
Mais	72
Reis	66
Weizenmehl (82 % Ausmahlung)	47
36 % Vollei + 64 % Kartoffeln	136
75 % Milch + 25 % Weizenmehl	125
60 % Vollei + 40 % Soja	124
68 % Vollei + 32 % Weizen	123
76 % Vollei + 24 % Milch	119
51 % Milch + 49 % Kartoffeln	114
88 % Vollei + 12 % Mais	114
52 % Bohnen + 48 % Mais	99

Diät). Weitere gute Proteinkombinationen sind z. B. Hülsenfrüchte und Getreide sowie Getreide und Milch (siehe Tab.).

Wertkonflikt → Dilemma, ethisches

Wertschätzung f: engl. *esteem*. Anerkennung, Achtung und Würdigung eines Menschen in dessen individueller Eigenart. Sie findet Ausdruck in Respekt gegenüber einem Menschen. Wertschätzung der eigenen Person beinhaltet das Bedürfnis nach Selbstanerkennung und Selbstwertschätzung. Beide Formen sind wesentliche Bedürfnisse eines Individuums. Wertschätzung bildet die therapeutische Grundhaltung.

Wesenszüge → Persönlichkeitsmerkmale

Wespengift n: engl. *wasp venom*. Gift der Familie der Vespidae (Hautflügler; Gattungen Vespa, Paravespula und Polistes). Wespengift kann eine IgE-vermittelte Allergie* vom Soforttyp (Typ I) auslösen (sog. Hymenopterengiftallergie). Bei nicht allergisch reagierenden Personen kann ab 50 Stichen bei Kindern und 100 Stichen bei Erwachsenen eine toxische Reaktion auftreten.

Inhaltsstoffe:
- Proteine (Phospholipasen*, Hyaluronidasen*, Antigen 5, Proteasen* u. a.)
- Peptide (Mastoparan, Kinine*)
- andere Mediatoren (Histamin*, Serotonin*, Leukotriene* B_4 und C_4, Dopamin*, Acetylcholin*, Noradrenalin*).

Western-Blotting-Methode f: engl. *western blot technique*; syn. Westernblot. Verfahren zum Nachweis von Proteinen* oder Antikörpern mit initialer elektrophoretischer Auftrennung und anschließender Antigen-Antikörper-Reaktion einzelner Proteine. Das Verfahren dient zur Diagnose von Infektionen, z. B. der HIV-Infektion (HIV*-Immunoblot), zur Suche von Tumormarkern und zum Nachweis von Autoantikörpern bei Autoimmunkrankheiten*.

Westphal-Bernhard-Syndrom n: engl. *Westphal-Bernhard syndrome*. Primäre Entzündung der Papilla* duodeni major (Vateri) unbekannter Ätiologie. In der Folge kommt es zu einer narbigen Stenose* der Papille mit konsekutiver Erweiterung der ableitenden Gallenwege (v. a. des Ductus* choledochus) sowie evtl. des Pankreasganges. Klinisch fällt insbesondere ein Ikterus* auf.

Westphal-Pilcz-Zeichen → Lidschlussreaktion

Westphal-Strümpell-Pseudosklerose → Wilson-Krankheit

Westphal-Zeichen → Erb-Westphal-Zeichen

Wet-Lung-Syndrom n: engl. *wet lung syndrome*; syn. transitorische Tachypnoe. Durch intralveoläre Flüssigkeitsretention verursachte transitorische Dys- oder Tachypnoe des Neugeborenen, v. a. bei Reifgeborenen oder relativ reifen Frühgeborenen und nach Kaiserschnitt, bei ca. 1 % aller Neugeborenen auftretend. Nach röntgenologischem Ausschluss anderer Erkrankungen ggf. Flüssigkeitstherapie und Sauerstoffgabe, meist spontane Besserung innerhalb von 24–48 h.

Wetzsteinkristalle m pl: engl. *whetstone crystals*. Harnsäurekristalle im Harnsediment. Sie zeigen in der mikroskopischen Untersuchung unterschiedliche Formen (Wetzstein, Rhomben, Drusen, Rosetten, Hanteln).

Ursachen:
- konzentrierter Urin, auf Zimmertemperatur abgekühlt
- Fieber
- Hyperurikämie, Gicht
- Zellzerfall, z. B. bei Leukosen, zytostatischer Chemotherapie.

Weyers-Syndrom I → Dysostosis acrofacialis

Weyers-Syndrom II → Oligodaktyliesyndrom

Wharton-Sulze f: engl. *Wharton's jelly*. Gallertiges Bindegewebe der Nabelschnur*. In die gelartige Grundsubstanz sind locker gebündelte Kollagenfasern und wenig retikuläre Fasern eingelagert. Wharton-Sulze umgibt die Nabelgefäße als prall-elastische Schutzschicht. Das gallertige Bindegewebe findet man auch in der jungen Zahnpulpa, wo es aber nicht als Wharton-Sulze bezeichnet wird.

Whiplash-Syndrom → HWS-Distorsion

Whipple-Operation → Duodenopankreatektomie

Whipple-Trias → Insulinom

White-Graft-Reaktion → Abstoßungsreaktion

White-Schema n: engl. *White's classification*. Heute nicht mehr verwendetes Schema zur Klassifikation der diabetischen Stoffwechselstörungen in der Schwangerschaft durch Bildung von 6 Klassen (A–F).

White-Tubus → Doppellumentubus

WHO: Abk. für engl. World Health Organization → Weltgesundheitsorganisation

WHO-Stufenschema n: engl. *WHO 3-step analgesic ladder*. 1986 von der WHO für die Therapie von Tumorschmerzen eingeführtes, dreistufiges Therapieschema für die schmerzadaptierte Anwendung von Analgetika. Ziele sind neben der Schmerzbekämpfung die Verhinderung der Ausbildung eines Schmerzgedächtnisses. Das WHO-Stufenschema kann – in umgekehrter Reihenfolge – auch auf die postoperative Schmerztherapie angewendet werden.

Anwendung:
- schritt- bzw. stufenweise und gezielte Eskalation der analgetischen Pharmakotherapie (siehe Tab.)
- Aufrechterhalten einer basalen Analgetika-Konzentration im Blut (bzw. am pharmakodynamischen Wirkort) durch Analgetikum der indizierten WHO-Stufe (z. B. systemisch in regelmäßigen Zeitintervallen appliziertes langwirksames Analgetikum)
- ggf. Ergänzung um Bedarfsdosis (kurzwirksames Analgetikum)
- bei Versagen medikamentöser Maßnahmen sind auch invasive (z. B. chirurgische) Maßnahmen zu erwägen, im Sinne einer Stufe 4 des Stufenschemas.

Wiberg-Klassifikation → Patelladysplasie

Wiberg-Winkel → CE-Winkel

Wiberg-Zeichen n: Periostale Knochenapposition am unteren Rand des Femurhalses als sekundäres Röntgenzeichen bei dezentriertem Hüftgelenk, z. B. bei Koxarthrose*.

Wickel m: engl. *pack*. Verfahren der physikalischen Therapie mit Zufuhr oder Entzug von Wärme mit heißem, warmem oder kaltem, nassfeuchtem Tuch, das mit einem Zwischen- und Außentuch umwickelt wird. Je nach Anwendungsdauer wirken Wickel wärmeentziehend, wärmestauend oder schweißtreibend. Zusätze wie Heublumen, Quark, Senfmehl* oder Peloide unterstützen die Wirkung.

WHO-Stufenschema

WHO-Stufe	Analgetika (Auswahl)
I	Nichtopioid-Analgetika[1]
	Paracetamol
	Metamizol, Acetylsalicylsäure, Diclofenac, Ibuprofen, Ketoprofen, Dexketoprofen, Indomethacin, Naproxen, Tiaprofen
	Meloxicam, Piroxicam
	Celecoxib, Etoricoxib, Parecoxib, Valdecoxib
	Flupirtin
II	schwach potente Opioid-Analgetika[1][2]
	Tramadol
	Tilidin[3]
	Codein
	Dihydrocodein
III	hochpotente Opioid-Analgetika[1][2]
	Fentanyl
	Morphin
	Oxycodon[3]
	Hydromorphon
	Piritramid

WHO-Stufe 1–3 entspricht der Schmerzintensität (3: maximal); Schmerzerfassung.
[1] ggf. in Kombination mit adjuvanter pharmakologischer Schmerztherapie (sog. Co-Analgetika, z. B. Antidepressivum, Gabapentin, Ketamin);
[2] in Kombination mit Analgetikum der WHO-Stufe 1;
[3] z. T. in fixer Kombination mit Naloxon

Abgrenzung: Bedeckt das Tuch nur einen Teil des Körperteils, handelt es sich um eine Auflage oder Kompresse.
Prinzip: Indikationen:
– Fiebersenkung: kalte Wickel
– Entspannung, Entkrampfung: feucht-warme oder feucht-heiße Wickel um Hals-, Brust-, Leber- und Nieren- sowie als Bauchwickel*
– Schmerzbekämpfung und Stoffwechselanregung: ebenfalls feuchte Wickel.
Anwendungsdauer:
– kalte Wickel max. 20 min
– wärmestauende Wickel 60–90 min
– schweißtreibende Wickel 90–120 min.
Wide Complex Tachycardia → Tachykardie
Widerstand [Psychologie] *m*: engl. *resistance*. Im Allgemeinen Bezeichnung für Verhalten und Einstellungen des Patienten, die sich bewusst oder unbewusst gegen psychotherapeutische oder therapeutische Maßnahmen, Anweisungen oder Intentionen richten.
Formen:
– in der Psychoanalyse* u. a. Abwehr des Bewusstwerdens unbewusster Konflikte
– in der Gesprächspsychotherapie* v. a. Vermeiden von Inhalten, insbesondere Emotionen
– in der Verhaltenstherapie* alle Verhaltensweisen und Einstellungen des Patienten, die sich bewusst oder unbewusst gegen das Fortschreiten der Therapie richten.
Ursachen:
– beim Patienten z. B.: **1.** Motivation zur Erhaltung eigener Freiheitsspielräume bei wahrgenommener Einengung (Reaktanz) **2.** Ambivalenz
– beim Therapeuten z. B.: **1.** Außerachtlassen wichtiger Motive oder Interaktionsmuster bei der Therapieplanung **2.** ungenügende Gestaltung der therapeutischen Beziehung*.
Widerstand, peripherer *m*: engl. *total peripheral resistance* (Abk. TPR); syn. systemischer Gefäßwiderstand. Kreislaufwiderstand* im großen Kreislauf. Der periphere Widerstand ist ein Maß für die linksventrikuläre Nachlast* und v. a. abhängig vom Zustand der präkapillaren Widerstandsgefäße. Er ist erniedrigt bei deren Vasodilatation* und erhöht bei Vasokonstriktion*.
Bestimmung:
– rechnerischer Quotient aus arteriovenöser Blutdruckdifferenz (Differenz zwischen aortalem Mitteldruck und mittlerem rechtsatrialen Druck) und Herzminutenvolumen* im Rahmen der Herzkatheterisierung*
– rechnerischer Quotient aus arteriovenöser Blutdruckdifferenz (Differenz zwischen mittlerem* Blutdruck und ZVD) und systemischem Blutfluss (Herzminutenvolumen*) im Rahmen der Intensivmedizin mit Pulmonaliskatheter* oder PiCCO-System (Thermodilutionskatheter mit Lumen für arterielle Druckmessung; zusätzlich zu ZVK).
Widerstandsgefäße → Hochdrucksystem
Widerstandshochdruck → Hypertonie, arterielle
Widerstandsstadium → Anpassungssyndrom, allgemeines
Wiedemann-Beckwith-Syndrom *n*: engl. *Beckwith-Wiedemann syndrome*; syn. Exomphalos-Makroglossie-Gigantismus-Syndrom (Abk. EMG-Syndrom). Metabolisches Dysplasiesyndrom aufgrund verschiedener genetischer Anomalien. Charakteristische Symptome sind konnatale oder postnatale Makrosomie* bei ausgeprägter Wachstums-, Knochenreifungs- und Dentitionsbeschleunigung sowie Splachnomegalie (Nieren, Leber, Pankreas), die sich im weiteren Verlauf zurückbilden, und u. a. eine Omphalozele*. Die Diagnosestellung erfolgt im Rahmen der Pränataldiagnostik*.
Wiederaufbereitung *f*: engl. *recycling*. Dekontamination, Reinigung, Sterilisation und Verpackung von gebrauchtem medizinischen Material zur Wiederverwertung. Gemäß Medizinproduktegesetz handelt es sich um ein Verfahren, das ein gebrauchtes Produkt in einen Zustand versetzt, der einem neuen Produkt entspricht und den grundlegenden Anforderungen genügt. Es ist nur unter strengen Maßstäben zulässig.
Wiederbelebung → Reanimation
Wiederbelebungszeit *f*: engl. *resuscitation time*. Zeitintervall zwischen Herz*-Kreislauf-Stillstand und Eintritt irreversibler Organschädigung infolge Sauerstoffmangels.
Prinzip: Bei sofortiger, erfolgreicher Reanimation* ist eine Organschädigung während der Wiederbelebungszeit initial reversibel. Mit fortschreitender Reanimationsdauer ist nur noch eine partielle Restitution möglich und letztendlich kommt es zur irreversiblen Organschädigung. Kritischstes Organ ist das Gehirn (siehe Hirntod*) mit der geringsten Ischämietoleranz* von ca. 3–5 Minuten, gefolgt vom Herzen (Ischämiezeit 15–30 Minuten). **Cave:** verlängerte Ischämiezeit bei erniedrigtem Sauerstoffverbrauch (z. B. Hypothermie*), Kindern, Säuglingen (siehe Scheintod*).
Wiedergebrauch *f*: engl. *reuse*. Wiederverwendung von medizinischen Einwegartikeln. Bei Wiederaufbereitung* trägt der Anwender die volle Verantwortung für Folgeschäden und Infektionen.
Wiederholungszwang [Psychoanalyse] *m*: Psychoanalytische Bezeichnung für zwanghaftes und wiederholtes, unbewusstes Aufsuchen und Wiederherstellen (sog. Reinszenierung) einer kritischen oder traumatischen, psychisch nicht verarbeiteten Situation.
Wiederholungszwang [Zwangsstörung] *m*: engl. *perseveration*. Zwangshandlung* mit Wiederholung bestimmter Handlungen, die oftmals so häufig stattfindet, bis sich ein Gefühl der Vollständigkeit oder Abgeschlossenheit der Handlung einstellt. Meist sind Wiederholungshandlungen mit anderen Zwangsformen, z. B. Kontrollzwang oder Zählzwang*, assoziiert.
Vorkommen:
– Zwangsstörung*
– zwanghafte Persönlichkeitsstörung*
– Autismus*
– u. a.
Wiegen *n*: engl. *to weigh*. Bestimmung und Kontrolle des Gewichts eines Menschen mit einer geeichten Waage (Stehwaage*, Sitzwaage, Bettwaage* oder Hängewaage*).

Hinweis: Zum exakten Vergleich ist die Einhaltung der gleichen Wiegezeit, die Benutzung derselben Waage und das Wiegen in der gleichen Bekleidung wichtig.

Wiesengräserdermatitis → Lichtdermatose
Wiesenschafgarbe → Schafgarbe
Wigand-Martin-Winckel-Handgriff *m*: engl. *Wigand's maneuver*. Geburtshilflicher Handgriff zur Rotation des kindlichen Köpfchens im Beckeneingang bei Beckenendlagegeburten. Der Wigand-Martin-Winckel-Handgriff wird heute nicht mehr angewendet. Siehe Abb.

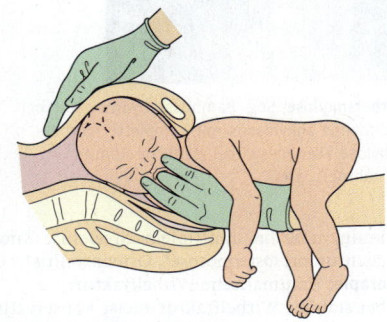

Wigand-Martin-Winckel-Handgriff [39]

Wilder Thymian → Feldthymian
wildes Fleisch → Caro luxurians
Wildtyp *m*: engl. *wild type*. Zustandsform eines Organismus bzw. dessen Genoms*, die wegen Evolutionsprozessen am häufigsten vorkommt. In der Genetik* heißt das in der Mehrzahl der Individuen einer Spezies* vorkommende, nicht mutierte Allel* eines Gens Wildtyp oder Referenzallel. Vom Wildtyp oder der Referenz abweichende Organismen oder Allele werden als Mutanten* bezeichnet.

Wilhelm-Operation *f*: Operative Denervierung* durch sensible Neurotomie auf verschiedenen Etagen der oberen Extremität zur Linderung chronischer Schmerzen. Bei korrekter Präparation bleiben Motorik, Oberflächen- und Tiefensensibilität erhalten.

Wilkie-Arterie → Arteria supraduodenalis
Willensfreiheit *f*: engl. *autonomy*. Annahme unbeeinflusster, freier Willensbildung und -entscheidung nach Bewertung aller Alternativen. Sie beruht auf einem traditionellen, vorwissenschaftlichen Selbstverständnis des Menschen von seiner Fähigkeit zu einer (willentlichen) Wahlfreiheit in nicht fremdbestimmten Entscheidungssituationen.

Kritik: Der Begriff wurde problematisiert einerseits durch die implizite Konnotation eines Forderungscharakters nach Freiheit von Fremdbestimmung (Autonomie), andererseits durch die philosophische, tiefenpsychologische und neurobiologische Diskussion um den Illusionscharakter der Freiheitsvorstellung.

Recht: Im juristischen Kontext ist die Willensfreiheit Voraussetzung für die schuldhafte Vorwerfbarkeit einer schädlichen Handlung und ihre Strafbarkeit.

Williams-Beuren-Syndrom *n*: engl. *Williams-Beuren syndrome*; syn. Chromosom-7q11.23-Deletionssyndrom. Kongenitales Fehlbildungssyndrom (Contiguous-Gene-Syndrom) mit verschiedenen Anomalien des Herzens und multiplen dysmorphen Stigmata. Behandelt wird chirurgisch. **Häufigkeit:** 1 : 10 000 Neugeborene. **Ätiologie:**
- sporadische, dominant erbliche Mikrodeletion des Elastin-Gens auf Chromosom 7q11.23, Nachweis mit Fluoreszenz-in-situ-Hybridisierung
- in der Folge bereits intrauterine Störung im Kalzium- und Calciferolstoffwechsel (infantile Form der idiopathischen Hyperkalzämie).

Klinik:
- Leitsymptom: supravalvuläre Aortenstenose
- periphere Pulmonalstenosen u. a. angeborene Herzfehler*
- kraniofaziale Dysmorphie (sog. Gnomen- oder Faunsgesicht): **1.** evertierte Unterlippe **2.** tiefer Ohransatz **3.** Mandelaugen, Iris stellata, Epikanthus **4.** langes Philtrum bei nach vorn gerichteten Nasenöffnungen, breiter Mund mit vollen Lippen **5.** Dentitionsanomalien
- Kleinwuchs
- Maldescensus testis
- psychomotorische Retardierung.

Therapie: U. a. Herzchirurgie*.

Willis-Nerv → Nervus accessorius
Willis-Ring → Circulus arteriosus cerebri
Wilms-Tumor → Nephroblastom
Wilson-Ableitungen → Brustwandableitungen
Wilson-Block *m*: engl. *Wilson's block*. Bezeichnung für einen kompletten Rechtsschenkelblock*, der im Gegensatz zum sog. klassischen Rechtsschenkelblock (mit plumper Verbreiterung der QRS-Komplexe) die typischen M-förmigen rSR'-konfigurierten QRS-Komplexe aufweist.

Wilson-Krankheit *f*: engl. *Wilson's disease*; syn. Westphal-Strümpell-Pseudosklerose. Autosomal-rezessiv erbliche Erkrankung mit Kupferüberladung durch verminderte biliäre Kupferausscheidung mit Zellschädigung v. a. der Leber und des ZNS. Typisch ist der Kayser*-Fleischer-Kornealring. Die Diagnostik umfasst Laborchemie, augenärztliche, neurologische und molekulargenetische Untersuchung sowie Leberbiopsie. Die Pharmakotherapie hat die Senkung der Kupferkonzentration im Körper zum Ziel.

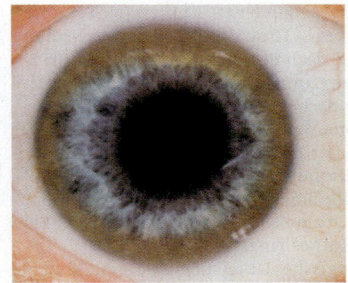

Wilson-Krankheit: Kayser-Fleischer-Kornealring. [187]

Häufigkeit: 1 : 30 000. **Ätiologie:** Mutationen des ATP-abhängigen, intrazellulären Kupfertransmembrantransporters ATP7B auf dem Genlocus 13q14.3, häufigste Mutation in Mitteleuropa p.H1069Q. **Pathologie:**
- kein Ausgleich der systemischen Kupferakkumulation durch vermehrte renale Elimination; führt zu kupfertoxischer Zellschädigung in Leber, ZNS und selten anderen Organen wie Niere, Herz, Knochen
- im ZNS Degeneration von Ganglienzellen und reaktive Vermehrung abnormer Gliazellen in den Basalganglien, v. a. im Corpus striatum, selten auch im Kortex, v. a. im Frontal- und Okzipitallappen.

Klinik:
- Leber: Steatose, chronische Hepatitis, Leberzirrhose* mit portaler Hypertension
- ZNS: extrapyramidale Störung der Motorik, Dysarthrie, Rigor, Tremor, Störung des Verhaltens
- Auge: Kayser*-Fleischer-Kornealring (siehe Abb.), Sonnenblumenkatarakt
- weitere, meist subklinische Manifestationen durch Beteiligung: **1.** der Nieren mit Glukosurie, Aminoazidurie, Phosphatdiabetes und renaler tubulärer Azidose **2.** des Blutes mit Hämolyse, Thrombozytopenie infolge Leberzirrhose und Splenomegalie **3.** des Herzens mit Herzrhythmusstörungen und Kardiomyopathie **4.** des Skelettsystems mit Osteomalazie* und Osteochondrose*.

Komplikationen:
- Folgen der Leberzirrhose, z. B. Dekompensation, Ösophagusvarizenblutung*
- Psychose
- Wilson-Krise, akutes Leberversagen und hämolytische Krise*, Indikation für dringliche Lebertransplantation*.

Diagnostik:
- Leipzig-Score zur Diagnostik unter Berücksichtigung der wichtigsten Merkmale
- labordiagnostisch: **1.** Caeruloplasmin im Serum < 20 mg/dl **2.** freies, nicht an Caerulo-

plasmin gebundenes Kupfer (NCP-Kupfer) im Serum > 10 µg/dl **3.** Kupferausscheidung vor und nach Penicillamin-Belastung im 24-Stunden-Sammelurin **4.** Coombs-negative hämolytische Anämie
- Leberbiopsie: **1.** Kupfergehalt der Leber > 250 µg/g Trockengewicht **2.** Rhodamin-positive Granula
- ophthalmologische Untersuchung mit Spaltlampe zum Nachweis eines Kayser*-Fleischer-Kornealrings
- neurologische Untersuchung, ggf. kraniale MRT bei Patienten mit neurologischen Symptomen
- ATP7B-Mutationsanalyse.

Therapie:
- lebenslange, die Kupferkonzentration senkende Pharmakotherapie mit Chelatbildnern, z. B. D-Penicillamin, Trientinen, die die Kupferausscheidung im Harn fördern, oder Zinksalzen, die die intestinale Kupferabsorption hemmen
- ggf. notfallmäßige Lebertransplantation bei akutem Leberversagen
- kupferarme Diät (Wertigkeit umstritten).

Prognose:
- unbehandelt tödlich
- unter Therapie gut
- stark abhängig von der Schwere, insbesondere der neurologischen Symptome, sowie der Compliance
- pharmakologische Therapie bei akutem Leberversagen kaum effektiv.

Wilson-Syndrom: Abk. für Kimmelstiel-Wilson-Syndrom → Nephropathie, diabetische
Wimperntierchen → Protozoen
Wimpernverlust → Madarosis
Windei → Windmole
Windkesselfunktion f: engl. *windkessel function*; syn. Windkesseleffekt. Teilweises Zurückhalten des vom linken Ventrikel ausgeworfenen Blutvolumens während der Systole* in den elastischen zentralen Arterien* (Aorta*) und nachfolgend kontinuierliche Abgabe während der Diastole*. Dies gewährleistet einen kontinuierlichen arteriellen Blutfluss in die Kreislaufperipherie. Im Alter und bei Aortensklerose oder Arteriosklerose nimmt die Windkesselfunktion ab.
Windmole f: engl. *blighted ovum*; syn. Windei. Anlagestörung in der Frühschwangerschaft mit Ausbildung des Trophoblasten und fehlenden embryonalen Strukturen. In der Sonografie zeigt sich eine leere Chorionhöhle.
Windpocken → Varizellen
Winiwarter-Buerger-Krankheit → Thrombangiitis obliterans
Winkelblock m: engl. *angle-closure glaucoma*. Glaukomanfall bei verschlossenem Kammerwinkel des Auges.

Winkelmann-Operation → Jaboulay-Winkelmann-Operation
winkelstabile Platte → Fixateur interne
Winslow-Band → Ligamentum popliteum obliquum
Winslow-Foramen → Foramen omentale
Winslow-Loch → Foramen omentale
Winter-Kohn-Mellmann-Wagner-Syndrom n: syn. aurourogenitales Syndrom. Sehr seltenes, komplexes, vermutlich hereditäres Fehlbildungssyndrom mit Gynäkotropie*. Zur Klinik gehören Anomalien des Mittelohrs (hochgradige Schallleitungsschwerhörigkeit), des Harntrakts (Hypo- oder Aplasie der Nieren sowie der Ureteren) und der Genitalorgane (Hypo- bzw. Aplasie der Vagina, des Uterus, der Tuben und der Gonaden).
Winterstein-Fraktur f: engl. *Winterstein's fracture*. Form der Mittelhandfraktur* mit basisnaher Querfraktur des Metacarpale I ohne Gelenkbeteiligung des Sattelgelenkes. Siehe Abb.

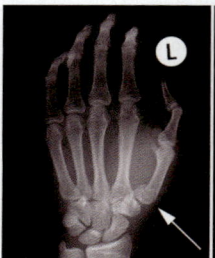

Winterstein-Fraktur [108]

Wirbel → Vertebra
Wirbelankylose f: engl. *ankylosing spondylitis*. Knöcherne Versteifung der Wirbelsäule aufgrund entzündlicher oder degenerativer Prozesse, wie Spondylosis* hyperostotica oder Spondylitis* ankylosans. Siehe Abb.
Wirbelbogenresektion → Laminektomie
Wirbelentzündung → Spondylitis
Wirbelfraktur f: engl. *vertebral fracture*. Bruch (Fraktur*) eines Wirbels, entweder traumatisch oder pathologisch, z. B. bei Osteoporose. Bei stabilen Frakturen wird konservativ behandelt, bei instabilen Wirbelfrakturen wird meist operiert.

Formen:
- traumatische Wirbelfraktur: Fraktur durch adäquates Trauma: **1.** Lokalisation: Halswirbelsäule, Brustwirbelsäule, thorakolumbaler Übergang, Lendenwirbelsäule, auch kraniozervikal (Dens*-axis-Fraktur, Jefferson*-Fraktur, Hanged*-Man-Fraktur) **2.** Einteilung: siehe Magerl*-Klassifikation
- pathologische Wirbelfraktur: Bruch durch verminderte Stabilität infolge Primärerkrankung, u.a. bei multiplem Myelom*, Knochentumor, Osteoporose*, Osteomyelitis*.

Therapie: Traumatische Wirbelfraktur:
- bei stabiler Wirbelfraktur meist konservativ und früh funktionell, ggf. Korsettbehandlung
- bei instabiler Wirbelfraktur operativ mit möglichst sofortiger Belastungsstabilität (Mobilisation); OP insbesondere bei inkompletter und kompletter Berstungsfraktur, Distraktions- oder Torsionsverletzung: **1.** mit (instrumentierter) Spondylodese* (z. B. Fixateur* interne dorsal, Cage*, kortikospongiöser Span, ventrale Plattenosteosynthese) **2.** ggf. additiv Vertebroplastie oder Kyphoplastie **3.** evtl. mit operativer Dekompression des Spinalkanals bzw. der Wurzelkanäle (Laminektomie*).
Pathologische Wirbelfraktur: zusätzlich Knochen- bzw. Tumorbiopsie.
Wirbelgleiten → Pseudospondylolisthesis
Wirbelgleiten → Spondylolisthesis
Wirbelhämangiom n: engl. *vertebral hemangioma*. Meist angeborenes, kapilläres oder kavernöses Hämangiom in einem Wirbelkörper. Häufige Lokalisationen sind mittlere BWS und obere LWS, multiples Vorkommen ist möglich. Mögliche Symptome sind lokale oder radikuläre Schmerzen sowie Rückenmarkkompression. Therapeutisch in Betracht kommen Strahlentherapie und ggf. Korsett oder operative Stabilisierung der Wirbelsäule.
Wirbelkanal → Spinalkanal
Wirbelkaries → Knochentuberkulose
Wirbelkörperfraktur → Wirbelfraktur
Wirbelkörperfusion f: engl. *spinal fusion*. Unphysiologische Verbindung von Wirbelkörpern. Sie ist angeboren im Rahmen einer frühembryo-

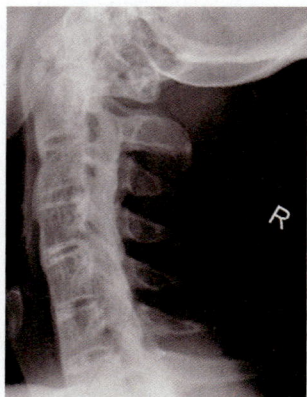

Wirbelankylose: Sog. Bambusstabwirbelsäule bei Spondylitis ankylosans mit kompletter Wirbelankylose aller Halswirbel (seitliche Röntgenaufnahme). [108]

nalen Entwicklungsstörung, v. a. im Bereich der Halswirbelsäule zwischen C II und C III (Blockwirbel*), oder wurde operativ angelegt (Spondylodese*).

Wirbelsäule f: engl. *spinal column*; syn. Columna vertebralis. Physiologisch gekrümmtes, doppel-S-förmiges, bewegliches Achsenskelett des Körpers, das aus Wirbeln, Bandscheiben* sowie Bändern besteht. Die Wirbelsäule trägt Kopf, Rumpf und obere Extremitäten und ermöglicht umfangreiche Beweglichkeit in der Frontal-, Sagittalebene und um die Longitudinalachse. Zusätzlich bildet sie den Spinalkanal* für das Rückenmark*. Siehe Abb.

Bauprinzip und Funktion: Doppel-S-förmige Baustruktur durch 2 aufeinander folgende Krümmungen
- Lordose* in Hals- und Lendenwirbelsäule
- Kyphose* in Brustwirbelsäule und Kreuzbein

Funktion:
- Stützgerüst
- Federung und Dämpfung von Stößen (z. B. beim Laufen oder Springen) zum Schutz des Gehirns
- Schutz des Rückenmarks

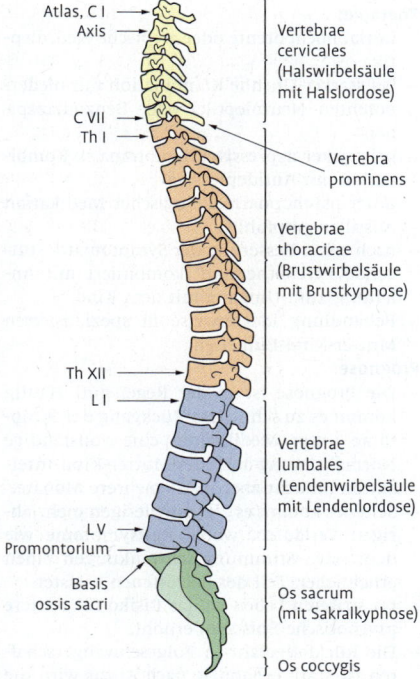

Wirbelsäule: Knöcherner Aufbau der Wirbelsäule mit 7 Halswirbeln, 12 Brustwirbeln, 5 Lendenwirbeln, den Kreuzbein (5 fusionierte Kreuzwirbel) und Steißbein (3-6 rudimentäre Steißwirbel).

- 3-Achsen-Beweglichkeit: **1.** Sagittalebene*: Beugung nach vorne und Streckung nach hinten (Ventralflexion und Dorsalextension) **2.** Frontalebene: Beugung zur Seite (Lateralflexion) **3.** Longitudinalachse: Rotation*.

Abschnitte: Zervikal: Halswirbelsäule (HWS):
- 7 Halswirbel (Vertebrae* cervicales)
- Atlas* als 1. und Axis* als 2. Halswirbel
- Eigenname des 7. Halswirbels als Vertebra* prominens durch seinen prominenten Dornfortsatz
- physiologische Lordose*
- hohe Beweglichkeit (nach Neutral*-Null-Methode): **1.** Extension/Flexion: 70/0/45° **2.** Lateralflexion: 45/0/45° **3.** Rotation: 80/0/80°
- Besonderheiten der Wirbel: **1.** würfelförmiger, kleiner Wirbelkörper **2.** großes, dreieckiges Foramen* vertebrale **3.** kurze Dornfortsätze (Ausnahme: 7. Halswirbel) **4.** um ca. 45° nach kranial geneigte Gelenkflächen (siehe Wirbelgelenk) **5.** Foramina transversaria: Öffnungen in den Querfortsätzen, durch welche die Arteria* vertebralis zum Schädel zieht **6.** Rippenrudiment: Tuberculum anterius vertebrae cervicalis **7.** Processus uncinati.

Thorakal: Brustwirbelsäule (BWS):
- 12 Brustwirbel (Vertebrae* thoracicae)
- physiologische Kyphose*
- mäßige Beweglichkeit (nach Neutral*-Null-Methode): **1.** Extension/Flexion: 25/0/35° **2.** Lateralflexion: 20/0/20° **3.** Rotation: 40/0/40°
- Besonderheiten der Wirbel: **1.** hufeisenförmige Wirbelkörper **2.** von kranial nach kaudal: breitere und höhere Wirbelkörper mit kleineren und runderen Foramina vertebralia **3.** lange, nach kaudal gerichtete und dachziegelartig übereinander liegende Dornfortsätze **4.** nach vertikal gerichtete Gelenkflächen **5.** Fovea costalis superior et inferior.

Lumbal: Lendenwirbelsäule (LWS):
- 5 Lendenwirbel (Vertebrae* lumbales)
- physiologische Lordose
- geringe Beweglichkeit (nach Neutral*-Null-Methode): **1.** Extension/Flexion: 30/0/50° **2.** Lateralflexion: 20/0/20° **3.** Rotation: 10/0/10°
- Besonderheiten der Wirbel: **1.** kräftiger, ovaler Wirbelkörper **2.** kleines, dreieckiges Foramen* vertebrale **3.** kräftige, seitlich abgeflachte Dornfortsätze **4.** nach sagittal gerichtete Gelenkflächen **5.** Processus accessorius **6.** Processus mammillaris **7.** Rippenrudiment: Processus costalis.

Sakral: Os* sacrum (Kreuzbein) mit 5 verschmolzenen (20.–25. Lj.) Kreuzwirbel (Vertebrae sacrales). **Os* coccygis** (Steißbein) mit 3–6 verschmolzenen Steißwirbeln (Vertebrae coccygeae).

Wirbelsäulenaffektionen f pl: engl. *spondylopathies*. Sammelbezeichnung für degenerative oder krankhafte Wirbelsäulenveränderungen. Die Behandlung richtet sich nach Art und Ursache der Veränderungen.

Ursachen:
- physiologisch: altersbedingte Degeneration (in der 5. Dekade bei ca. 60 % der Frauen und 80 % der Männer), mit: **1.** Bandscheibendegeneration **2.** Osteochondrose* **3.** Spondylarthrose
- anlagebedingt oder erworben: Verkrümmungen (Kyhose, Skoliose*)
- selten Differenzierungsstörungen der Bandscheiben- und Wirbelanlagen (Wirbelanomalien, z. B. Bogenspalt, Spina* bifida)
- lokale oder allgemeine Erkrankungen (Osteoporose, traumatisch, entzündlich, Tumoren etc.).

Wirbelsäulensyndrome n pl: engl. *spinal syndromes*. Sammelbegriff für überwiegend durch Muskulatur, Bandscheiben und/oder Wirbelgelenke ausgelöste, akute oder chronische Schmerzen (chronisches Schmerzsyndrom*), verbunden mit Funktionsstörungen im Bereich der Wirbelsäule und ggf. mit Beteiligung der Extremitäten, wie Zervikobrachial-Syndrom und Lumboischialgie.

Wirbelsäulenverkrümmung → Skoliose

Wirbelsäulenverletzung f: engl. *spinal column injury*. Verletzung von Strukturen der Wirbelsäule*; dabei können Knochen, Bandapparat und Bandscheiben betroffen sein. Behandlung und Prognose richten sich nach Art, Schwere und Ursache der Verletzung.

Einteilung: Nach betroffener Struktur:
- Bänderverletzung, z. B. Distorsion*, evtl. mit Fehlstellung; besonders betroffen Halswirbelsäule
- Bandscheibenschaden*, ggf. kombiniert mit Bänderverletzung (diskoligamentär)
- Wirbelfraktur*: Wirbelkörper-, Wirbelbogen- oder Gelenkfortsatzfraktur, Quer- und Dornfortsatzfraktur
- Wirbelluxation: meist Halswirbelsäule, in der Regel als Luxationsfraktur mit Bandscheibenzerreißung ventral und Gelenkfrakturen dorsal, ggf. Instabilität (oft Operationsindikation)
- kombinierte Verletzung, z. B. knöchern mit Luxation (Luxationsfraktur).

Nach Klinik:
- stabile Wirbelsäulenverletzung, z.B.: **1.** Bandscheibenverletzung **2.** einseitige Wirbelbogen- oder Gelenkfortsatzfraktur
- instabile Wirbelsäulenverletzung bei Verletzung der Wirbelkörperhinterkante, Diskuswand, Gelenkfortsätze, des Wirbelbogens und hinteren Bandkomplexes.

Wirbelsäulenversteifung

Nach Verletzungsmechanismus: z. B. nach der Magerl*-Klassifikation.
Therapie: Siehe Wirbelfraktur*.
- Stabilisierung
- operative Dekompression bei Querschnittsläsion, besonders bei inkompletter oder progredienter Wirbelfraktur
- Kortisontherapie, z. B. Methylprednisolon nach NASCIS-III-Schema, evtl. innerhalb 8 Stunden nach Trauma, aber Wirkung nicht gesichert
- Thromboseprophylaxe.

Wirbelsäulenversteifung → Spondylitis ankylosans
Wirbelsäulenversteifung → Spondylodese
Wirbelsäulenversteifung → Spondylosis hyperostotica
Wirbelsynchondrose → Bandscheibe
Wirbeltumor *m*: engl. *vertebral tumor*. Benigner oder maligner Tumor im Bereich der Wirbelsäule.
Formen:
- benigner Wirbeltumor: z. B. Chondrom, Osteochondrom, Chordom, Osteom, Osteoklastom, Osteoblastom, im weiteren Sinn auch Wirbelhämangiom*
- maligner Wirbeltumor: z. B. Metastasen extravertebraler maligner Tumoren, multiples Myelom*, Sarkom*, im weiteren Sinn auch tumorartige Absiedlungen in der Wirbelsäule bei Hodgkin*-Lymphom oder Leukämie*.

Wirkdosis → Dosis
Wirksamkeitsnachweis, klinischer *m*: Positiver Nachweis der Wirksamkeit einer medizinischen Maßnahme bzw. eines Arzneimittels nach wissenschaftlichen Kriterien.
Formen:
- kontrollierte Studie
- randomisierte klinische Studie
- Doppelblindversuch (siehe Blindversuch*).

Wirkstoff *m*: engl. *active agent*; syn. Arzneistoff. Nach Arzneimittelgesetz ein Stoff, der dazu bestimmt ist, bei der Herstellung von Arzneimitteln als arzneilich wirksamer Bestandteil verwendet zu werden.
Wirkung, systemische *f*: Wirkung eines Pharmakons nach Resorption* und Distribution im Organismus.
Wirsung-Gang → Ductus pancreaticus
Wirt, paratenischer *m*: engl. *paratenic host*. Tierspezies, in der die Larven von Helminthen überleben und infektiös bleiben, ohne sich weiterzuentwickeln. Hierzu zählen z. B. Raubfische, die sich mit Plerozerkoiden (Finne von Diphyllobothrium* latum) durch Verzehr von anderen Fischen infiziert haben.
Wirtswechsel *m*: engl. *host change*. Entwicklung oder Fortpflanzung von Parasiten* durch Wechsel zwischen einem Endwirt*, der die geschlechtsreife Form beherbergt, und einem Zwischenwirt* (1., 2. usw. Zwischenwirt), in dem jüngere Entwicklungsstufen oder asexuelle Fortpflanzungsformen leben.
WISC: Abk. für engl. Wechsler Intelligence Scale for Children → Wechsler Intelligence Scale for Children - Fifth Edition, deutsche Fassung
Witebsky-Substanzen *f pl*: engl. *Witebsky's substances*. Aus Pferde- oder Schweinemagen gewonnene (extrahierte) AB0-blutgruppenspezifische Substanzen (handelsübliche ABH-Substanzen) zur künstlichen Immunisierung (z. B. Gewinnung heterologen Antiserums*), evtl. als Zusatz zu Blut von sog. Universalspendern der Blutgruppe 0 zur Bindung von Anti-A, Anti-B und Anti-H und zum Einsatz bei Austauschtransfusion*.
Witzel-Fistel *f*: engl. *Witzel's gastrostomy*. Heute durch die perkutane endoskopische Gastrostomie* (PEG) weitgehend ersetztes Verfahren zur Sicherstellung der Ernährung durch operative Anlage einer äußeren Magenfistel*, z. B. bei inoperablem Ösophaguskarzinom*. Ein Katheter wird durch Gastrotomie* in den Magen eingebracht, kardiawärts durch Nähte getunnelt und aus der Bauchwand ausgeleitet.
Witzelsucht → Moria
Wnt-Signalweg *m*: syn. Wnt. In der Embryogenese* aktiver Signalweg, der an der Organanlage und der Ausbildung der Körperachsen beteiligt ist. Der Wnt-Signalweg ist unterbrochen, wenn β-Catenin durch einen Proteinkomplex stetig abgebaut wird. Eine pathologische Aktivierung des Wnt-Signalwegs ist mit einer Tumorentwicklung, Lungenfibrose*, Knochenkrankheiten und Nierenschäden assoziiert.
WOB: Abk. für engl. *work on breathing* → Atemarbeit
Wobble-Hypothese *f*: syn. Wobble-Theorie. Erklärung für die Beobachtung, dass nicht mehr als 41 verschiedene tRNAs in einer Zelle existieren. Die von Francis Crick formulierte Hypothese besagt, dass es für die Paarung der 3. Base eines Codons* mit der 1. Base des Anticodons eine gewisse sterische (räumliche) Freiheit gibt.
Wochenbett → Puerperium
Wochenbettfieber → Puerperalfieber
Wochenbettpsychose *f*: engl. *postpartum psychosis*; syn. Puerperalpsychose. Psychische Störung* in der 1.–8. Woche nach Entbindung mit Symptomen einer Schizophrenie* wie Wahn*, Halluzinationen* oder Ich-Störungen begleitet von affektiven und psychomotorischen Symptomen. Behandelt wird medikamentös mit Neuroleptika*. Das Rückfallrisiko in der nächsten Schwangerschaft ist erhöht.
Erkrankung: Epidemiologie: Schwere psychotische Episoden treten bei etwa 0,1–0,2 % der Wöchnerinnen auf. Das Risiko ist erhöht bei Patientinnen mit psychotischer Episode vor der Schwangerschaft und stark erhöht bei einer Wochenbettpsychose in der Vorgeschichte. **Ursachen:** Neben der genetischen Prädisposition und psychotischen Episoden in der Vorgeschichte (insbesondere in vorhergehenden Schwangerschaften), spielen die hormonelle Umstellung und die Belastung durch die Versorgung des Neugeborenen eine Rolle bei der Entstehung einer Wochenbettpsychose.
Klinik:
- abrupter Beginn innerhalb der ersten 2 Wochen spätestens bis zur 8. Woche nach Entbindung
- zu Beginn der Erkrankung sowohl hohe Suizidgefahr als auch hohe Gefahr von Kindesvernachlässigung, -misshandlung oder -tötung
- Symptomatik stark fluktuierend
- Positivsymptome wie Wahn, Halluzinationen oder Ich-Störungen
- psychomotorische Störungen mit Unruhe oder Stupor*
- affektive Störungen* wie Angst oder deprimierte Stimmungslage
- unspezifische Symptome wie desorganisierte Sprache, Denkstörungen* oder Schlafstörungen*.

Therapie:
- initial hochpotente oder atypische Neuroleptika
- bei starker Unruhe Kombination mit niederpotenten Neuroleptika oder Benzodiazepinen
- bei starker depressiver Symptomatik Kombination mit Antidepressiva*
- unter psychopharmakologischer Medikation Abstillen empfohlen
- nach erster Besserung der Symptomatik stützende Psychotherapie* kombiniert mit Anleitung zum Umgang mit dem Kind
- Behandlung idealerweise in spezialisierten Mutter-Kind-Einheiten.

Prognose:
- Die Prognose ist in der Regel gut. Häufig kommt es zu schnellem Rückgang der Symptome unter Medikation, eine vollständige Normalisierung auch der Mutter-Kind-Interaktion braucht aber meist mehrere Monate.
- Seltener kommt es zu langwierigen mehrjährigen Verläufen, wobei Restsymptome wie depressive Stimmungsschwankungen einen erheblichen Teil der Betroffenen belasten.
- Im späteren Leben ist das Risiko für weitere psychotische Episoden erhöht.
- Die Rückfallgefahr in Folgeschwangerschaften ist stark erhöht, je nach Autor wird die Wahrscheinlichkeit erneuter postpartaler psychotischer Ereignisse auf 30–70 % beziffert. Von Folgeschwangerschaften wird deshalb oft abgeraten.

Wochenfluss → Lochien

Wöchnerin *f*: engl. *woman in childbed*. Bezeichnung für eine Frau, die vor kurzer Zeit ein Kind geboren hat. Dies betrifft den Zeitraum von der Ausstoßung der Plazenta bis zur 6.–8. Woche nach der Geburt (Wochenbett).

Wohlfahrtia → Fliegen

Wohngemeinschaft, therapeutische *f*: engl. *sheltered housing*. Therapeutisch betreute Wohnform (betreutes* Wohnen) für das Zusammenleben mehrerer psychisch kranker oder suchtkranker Menschen (auch im Rahmen der Kinder- und Jugendhilfe, gerontopsychiatrischer Patienten oder Menschen mit körperlicher und/oder geistiger Behinderung, die bei wichtigen Alltagsfertigkeiten Unterstützung durch Sozialarbeiter, Sozialpädagogen, Psychologen und Pflegekräfte des Trägers erhalten.

Wohn- und Pflegeheim, psychiatrisches *n*: engl. *psychiatric residential accommodation and nursing home*. Zeitlich nicht begrenztes betreutes Wohnangebot für Menschen mit chronischen psychischen Störungen oder Intelligenzminderung. Die Bewohner erhalten Unterstützung zur Wiedergewinnung von Alltagsfertigkeiten und sozialen Kompetenzen sowie Hilfestellungen bei sozialen Kontakten, Alltags- und Freizeitgestaltung.

Wolff-Gang *m*: engl. *wolffian duct*; syn. Ductus mesonephricus. Ehemaliger Urnierengang nach dem Verschwinden der Vorniere. Bei beiden Geschlechtern entwickeln sich aus ihm die Sammelrohre der Niere, Nierenkelche*, Nierenbecken* und die Ureteren. Beim männlichen Geschlecht entwickelt er sich zu Nebenhodengang, Samenleiter und Bläschendrüse. Beim weiblichen Geschlecht bleibt er als Epoophoron und Gartner-Gang erhalten.

Wolff-Gesetz *n*: engl. *Wolff's law*. Gesetz der Transformation der Knochen, wonach ein Knochen entsprechend seiner Belastung (Zug und Druck) umgebaut wird. Knochenmasse wird dort aufgebaut, wo sie gebraucht wird, und dort resorbiert, wo sie nicht in Anspruch genommen wird.

Wolkenschädel *m*: engl. *cloudy skull*. Bezeichnung für Schädelveränderungen mit verstärkter Vertiefung der Impressiones digitatae infolge einer Kraniosynostose oder Hirndrucksteigerung. Der Wolkenschädel kommt z. B. vor bei Dysostosis craniofacialis.

Wollhaar → Lanugohaare

Woodbridge-Tubus → Endotrachealtubus

Wood-Licht *n*: engl. *Wood's light*; syn. Wood-Lampe. In der dermatologischen Diagnostik eingesetztes, durch Nickeloxid-Filter gefiltertes ultraviolettes Licht (Wellenlänge um 365 Nanometer) einer Quecksilberhochdrucklampe. Unter Wood-Licht zeigt sich bei bestimmten oberflächlichen Hautinfektionen (Erythrasma*, Mikrosporie*, Pityriasis* versicolor) ein fluoreszierendes Aufleuchten. Wood-Licht wird ferner auch zum Nachweis von Blut- oder Sperma eingesetzt.

Wood-Manöver *n*: engl. *Wood's maneuvre*. Geburtshilfliches Verfahren zur Behandlung der Schulterdystokie*. Hierbei wird mit der vaginal tastenden Hand die hintere Schulter des Kindes gedreht, um die vordere Schulter unter der Symphyse freizubekommen.
Prinzip: Von vaginal her wird mit der Hand von der Bauchseite des Kindes kommend die hintere Schulter aufgesucht und dann mit 2 Fingern Druck in Richtung des kindlichen Rückens aufgebaut bis es zu einer Rotation des gesamten Schultergürtels in den queren Durchmesser kommt (siehe Abb.).

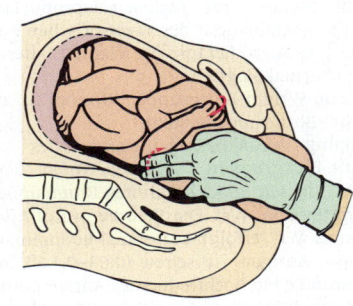

Wood-Manöver: Aufsuchen des ventralen Anteils der hinteren Schulter mit 2 Fingern; Druck ausüben (je nach Geburtsstellung im Uhrzeigersinn oder entgegengesetzt), bis die Schulterbreite im queren Durchmesser steht.

Wood-Werkmann-Reaktion → Carboxylierung

World Health Organization → Weltgesundheitsorganisation

Wortblindheit → Dyslexie

Wortfindungsstörung *f*: engl. *anomia*. Störung der Fähigkeit, ein bestimmtes Wort abzurufen, bei der es zu sog. Nullreaktionen, zu zeitlichen Verzögerungen oder fehlerhaftem Abruf (semantische oder phonemantische Paraphasie*) kommt.
Vorkommen:
– Sprachentwicklungsstörung*
– Aphasie*
– Demenz*.
Klinik:
– Das Sprachverständnis ist nicht gestört.
– Es kann durch sog. Umschreibungsstrategien kompensiert werden, wobei anstelle des spezifischen Begriffs u. a. Umschreibungen, allgemeine Floskeln, Gesten und Wiederholungen verwendet werden.
– Die kommunikative Intention bleibt in der Regel erhalten und erkennbar.
Diagnostik: Logopädische Prüfung der rezeptiven und produktiven semantisch-lexikalischen Fähigkeiten.
Therapie: Logopädische Übungsbehandlung.

Wortneubildung → Neologismus

Wortschatzdefizit *n*: engl. *limited vocabulary*. Bezeichnung für einen im Verhältnis zum Lebensalter geringen Wortschatz (mentales Lexikon). Das Wortschatzdefizit kommt beispielsweise bei zentraler Sprachstörung* (z. B. Aphasie) und Sprachentwicklungsstörung* vor. Wird im Rahmen einer logopädischen Prüfung der semantisch-lexikalischen Fähigkeiten ein Wortschatzdefizit diagnostiziert erfolgt die Therapie mittels logopädischer Übungsbehandlung.

Worttaubheit *f*: engl. *auditory agnosia*. Spezielle Form der akustischen Agnosie*, bei welcher der Betroffene bei normaler Intelligenz*, fehlender psychomotorischer Retardierung und normalem Gehör die Bedeutung der gehörten Wörter (größtenteils) nicht erfasst und weitgehend stumm ist. Ursächlich sind meist Läsionen im anterioren Temporallappen*.

W-Plastik *f*: engl. *W plasty*. Bezeichnung für eine mehrfache V*-Y-Plastik.

WPW-Syndrom *n*: engl. *Wolff-Parkinson-White syndrome*; syn. **Wolff-Parkinson-White-Syndrom**. Herzrhythmusstörung*, bei der es durch zusätzliche Leitungsbahnen zwischen Vorhof und Kammer zu Tachykardie* kommt. Das Präexzitationssyndrom* zeigt verkürzte PQ*-Zeit (< 0,12 Sekunden) und verbreiterten QRS*-Komplex (Präexzitation: Delta-Welle) im Ruhe-EKG bei Sinusrhythmus* sowie paroxysmalen Tachykardie-Episoden. Behandelt wird mit pharmakologischer Tachykardieprophylaxe und operativer Entfernung der zusätzlichen Leitungsbahn.

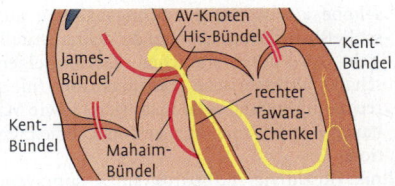

WPW-Syndrom Abb. 1: Akzessorische Leitungsbahnen bei WPW-Syndrom: meist Verbindung zwischen linkem Vorhof und linker Kammer (linksseitiges Kent-Bündel; Typ A: Delta-Welle positiv in V_1), auch zwischen rechtem Vorhof und rechter Kammer (rechtsseitiges Kent-Bündel; Typ B: Delta-Welle negativ in V_1) oder Mahaim-Bündel; im Gegensatz zum WPW-Syndrom fehlt beim LGL-Syndrom (AV-Knoten-Umgehung z. B. durch James-Bündel) immer die Delta-Welle.

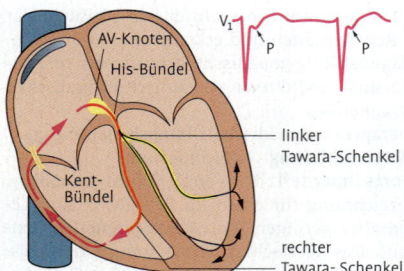

orthodrome AV-Reentry-Tachykardie

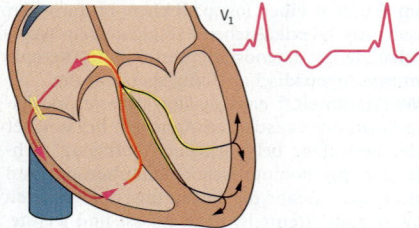

antidrome AV-Reentry-Tachykardie

WPW-Syndrom Abb. 2: Reentry-Mechanismus bei paroxysmaler Tachykardie (AV-Reentry-Tachykardie, Abk. AVRT) bei WPW-Syndrom mit rechtsseitiger akzessorischer Erregungsleitungsbahn (Kent-Bündel); oben: orthodrome AVRT; orthodrome Kammererregung über physiologisches Erregungsleitungssystem und retrograde Vorhoferregung (EKG: PR > RP) über Kent-Bündel; unten: antidrome AVRT: rechtsventrikuläre Erregung über orthodrome Leitung im Kent-Bündel (maximale Präexzitation; EKG: QRS-Komplex verbreitert) und antidrome Erregungsleitung im AV-Knoten.

Ätiologie:
- antegrade Leitung der akzessorischen Leitungsbahn (meist Kent-Bündel; siehe Abb. 1)
- seltene akzessorische Leitungsbahnen: ausschließlich retrograd leitende dekrementelle (mit AV-Knoten-ähnlicher Leitungseigenschaft) akzessorische Leitungsbahn (meist rechts-inferoparaseptal lokalisiert) sowie Mahaim*-Bündel mit nur geringer Präexzitation.

Klinik: (Rezidivierend) paroxysmale supraventrikuläre Tachykardie*.
- AV-Reentry-Tachykardie (AVRT; siehe Abb. 2): **1.** (meist) orthodrome AVRT: Reentry*-Mechanismus mit antegrader Leitung über das physiologische Erregungsleitungssystem und retrograde Leitung über die akzessorische Leitungsbahn (meist) zwischen Vorhof und Kammer; EKG: QRS-Komplex schmal, Herzfrequenz meist 150–220/min **2.** antidrome AVRT: Reentry mit retrograder Leitung im AV-Knoten und antegrader Leitung in der akzessorischen Leitungsbahn; EKG: QRS-Komplex verbreitert wie bei Schenkelblock (maximale Präexzitation); Vorkommen: Mahaim-Bündel (QRS-Komplex wie bei Linksschenkelblock*) oder mehrere akzessorische Bahnen
- Vorhofflattern*, Vorhofflimmern*.

Bedrohliche **Komplikation** ist das Auftreten von Kammerflimmern* bei Vorhofflimmern und kurzer Refraktärzeit der akzessorischen Bahn.

Therapie:
- akut bei Tachykardie: **1.** Vagusstimulation (z. B. Valsalva*-Versuch, Karotissinus*-Druckversuch) **2.** pharmakologisch (v. a. Adenosin* oder Ajmalin) **3.** ggf. elektrische Kardioversion
- Dauertherapie zur Tachykardieprophylaxe: **1.** Katheterablation* des akzessorischen Bündels (kurativ; Therapie der Wahl) **2.** alternativ pharmakologisch.

Wr: syn. Wright-Blutgruppen. Symbol für das Wright*-Blutgruppensystem.
Wrapping → Aneurysma, intrakranielles
Wright-Blutgruppen *f pl*: engl. *Wright blood groups*. Ein seit 1953 bekanntes Blutgruppensystem (Symbol Wr). Die Vererbung der Allele Wr^a und Wr^b erfolgt autosomal-kodominant. Das Wr^a-Antigen ist selten (0,03–0,1 %), das Wr^b-Antigen ist hochfrequentes Antigen. Anti-Wr^b kann häufig während Schwangerschaften passager nachgewiesen werden.

Klinische Bedeutung:
- Wr-Antikörper können Transfusionszwischenfälle und Morbus* haemolyticus neonatorum verursachen
- Wr^b-Autoantikörper wurden bei erworbenen hämolytischen Anämien beschrieben.

Wrisberg-Ganglion → Plexus cardiacus
Wrisberg-Nerv → Nervus facialis
WSA: Abk. für wiederholter Spontanabort → Abort, habitueller
Wuchereria bancrofti *f*: engl. *Filaria nocturna*; syn. Filaria bancrofti. Parasitärer Fadenwurm (Stamm: Nematodes*) im Lymphsystem des Menschen (Erreger der lymphatischen Filariose). Er wird übertragen von Mücken (Zwischenwirt) der Gattungen Culex, Aedes und Anopheles. Nach dem Stich dringen die Larven aktiv durch den Stichkanal in die Haut ein. Die Adultwürmer leben mehrere Jahre.
Würfelbein → Ossa tarsi
Würgemal → Strangulation
Würmer *m pl*: engl. *worms*; syn. Vermes. Sammelbezeichnung für Metazoen mit wurmförmigem Habitus, im engeren Sinn Helminthes* (parasitische Würmer wie Trematodes*, Cestodes, Nematodes* und Acanthocephala).
Wüstenrheumatismus → Kokzidioidomykose

Wundauflage → Auflage
Wundauflage *f*: Wundabdeckung zum Schutz der Wunde vor Verunreinigung durch Schmutz, Fremdkörper, Bakterien und vor mechanischer Belastung sowie zur Aufnahme von Blut und Wund-Exsudat*. Je nach Art, Größe, Beschaffenheit, Kontamination und Exsudatmenge werden verschiedene Formen von Wundauflagen eingesetzt, beispielsweise verschiedene Kompressen*, Inzisionsfolie, Hydrofaserauflagen oder Hydropolymere.
Wundballistik → Schusswunde
Wundbehandlung, offene *f*: syn. offene Wundversorgung. Wundbehandlung (z. B. bei sekundärer Wundheilung*) ohne Wundverschluss*. Sie wird oft der geschlossenen Wundbehandlung vorgeschaltet oder bei Scheitern des primären Wundverschlusses vorübergehend angewendet, wenn eine regelmäßige Reinigung und Spülung der Wunde erforderlich ist.
Wundbrand → Gangrän
Wunddrainage *f*: engl. *wound drainage*. Ableitung von Blut und Wundsekret aus einer Wunde* mit Kunststoff- oder Wellgummischlauch (Drain). Der Zeitpunkt des Beutel- bzw. Flaschenwechsels hängt von der Menge des geförderten Sekrets ab.
- **offene Wunddrainage:** offene Mündung des Drain
- **geschlossene Wunddrainage:** Mündung des Drain in entsprechende Beutel bzw. Flaschen, Ableitung des Sekrets wird durch Sogaufbau über eine Vakuumflasche verstärkt (Redondrains).

Vorgehen:
- Versorgung des Drain immer unter aseptischen Bedingungen
- aseptische Abdeckung der Austrittsstelle
- regelmäßige Prüfung der Ableitungen auf Funktionsfähigkeit
- Erfassung und Protokoll der Sekretmenge.

Wunde *f*: Unterbrechung des Zusammenhangs von Körpergeweben mit oder ohne Substanzverlust. Es werden einfache und kombinierte, akute und chronische Wunden unterschieden.
Formen: Nach Zeitverlauf und Ursache:
- **akute Wunde: 1.** mechanische Wunde durch äußere Gewalt, v. a. als Schnitt- und Stichwunde, Platz-, Riss- und Schürfwunde, Kratz- und Bisswunde und als Schusswunde **2.** thermische Wunde durch Hitze (Verbrennung*) oder Kälte (Erfrierung) **3.** strahlenbedingte Wunde durch Ultraviolettstrahlung oder ionisierende Strahlung **4.** chemische Wunde, v. a. durch Verätzung*
- **chronische Wunde**, z. B. durch: **1.** pAVK im Stadium IV: durch Ischämie bedingte Wunde unter anderem mit Gangrän, Ulcus cruris arteriosum **2.** Dekubitus* **3.** Ulcus* cruris.

Klinik:
- seröser, blutiger oder eitriger Ausfluss
- Rötung der Haut (Erythem) und Schwellung (Ödem) um die Wunde oder veränderte, entzündete und schmerzhafte Hautumgebung
- Bläschen
- erhöhte Hauttemperatur
- Wundgeruch
- rotes granuliertes Gewebe
- gelbe Fettgewebenekrose
- Wunde mit schwarzen Nekrosen.

Prozedere:
- Infektionsschutz
- Wundversorgung*
- Wundmanagement*.

Wunde, chirurgische *f*: engl. *surgical wound*. Einschnitt in das Gewebe durch ein scharfes chirurgisches Instrument zur Erzeugung eines Zugangs in den Körper oder in ein Organ, evtl. mit Legen einer Wunddrainage zur Ableitung von Wundsekret und Blut. Eine chirurgische Wunde* wird als nicht infiziert angesehen.

Wundernetz → Rete mirabile

Wundexzision *f*: engl. *wound excision*; syn. Wundausschneidung nach Friedrich. Wundanfrischung im Rahmen primärer Wundversorgung* durch keilförmiges Ausschneiden der Wundränder und des Wundgrunds im gesunden, gut durchbluteten Gewebe. Eine Anwendung bei gequetschtem, schlecht durchblutetem, zerfetztem und verschmutztem Gewebe reduziert die Gefahr einer Wundinfektion* und dient bei primärer Wundnaht der optimalen Annäherung (Adaptation) der Wundränder. Siehe Abb.

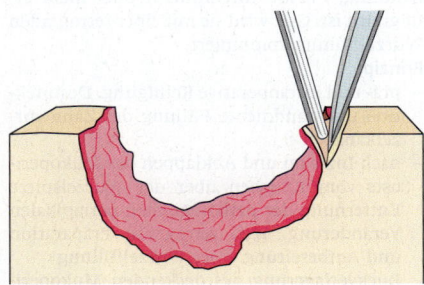

Wundexzision: Wundanfrischung durch Ausschneiden der Wundränder. [131]

Wundhaken *m*: engl. *retractor*. Chirurgisches Instrument zur Wundspreizung bzw. zum Aufhalten einer Operationswunde. Je nach Einsatzgebiet werden einzelne Wundhaken oder Systeme in verschiedenen Formen verwendet. Beispiele sind Roux-Haken, Fritsch-Haken, Rochard-Haken, Collin-Haken und Ricard-Haken.

Wundheilung *f*: engl. *wound healing*. Physiologische Vorgänge zur Regeneration zerstörten Gewebes, die insbesondere durch Neubildung von Bindegewebe* und Kapillaren* den Verschluss einer Wunde* bewirken.

Einteilung:
- **primäre Wundheilung** (Sanatio per primam intentionem, p. p.): rascher, komplikationsloser Verschluss und weitgehende Restitutio ad integrum infolge minimaler Bindegewebeneubildung zwischen gut durchbluteten und ggf. adaptierten Wundrändern einer sauberen Wunde
- **sekundäre Wundheilung** (Sanatio per secundam intentionem, p. s.): **1.** verzögerte Wundheilung infolge (a)bakterieller Entzündung bei Wunden mit weit auseinander liegenden (gequetschten oder nekrotischen) Wundrändern **2.** oder Wundinfektion* mit Auffüllung des Gewebedefekts mit Granulationsgewebe* und ausgedehnter Narbenbildung **3.** Epithelisierung* vom Rand her beendet die Wundheilung.

Phasen der Wundheilung:
- Latenzphase: **1.** exsudative Phase oder Reinigungsphase: Austritt von Flüssigkeit und Schorfbildung in den ersten Stunden **2.** resorptive Phase mit kataboler Autolyse: Abbau von geschädigtem Gewebe am 1.–3. Tag
- Proliferationsphase oder Granulationsphase: anabole Reparation mit Bildung von Kollagen durch Bindegewebezellen (Fibroblasten) am 4.–7. Tag
- Reparationsphase oder Epithelisierungsphase: Umwandlung des Granulationsgewebes in Narbengewebe ab dem 8. Tag.

Wundheilungsstörung im Alter *f*: Schwer oder nicht verheilende Wunde alter Patienten. Ursachen sind Wundinfektionen* infolge verschleppter Wundheilung durch degenerative Prozesse, Durchblutungsstörungen (oft Diabetes bedingt) sowie Mangelernährung und Immobilität. Phasengerechte Wundversorgung und Wundkonditionierung* helfen, schwer heilende Wunden zu schließen.

Erkrankung: Systemische Ursachen:
- Neben altersbedingter langsamer Heilung von Hautläsionen erschweren folgende Grunderkrankungen die Wundheilung: **1.** Tumoren **2.** Arteriosklerose, Venenerkrankungen, Lymphabflussstörung **3.** Diabetes* mellitus **4.** Immunschwäche, Autoimmunerkrankungen **5.** Unterernährung, Mangelernährung **6.** Anämien*
- Medikamente, die eine Wundheilung beeinträchtigen können, sind: **1.** Zytostatika* **2.** Immunsuppressiva* **3.** Antikoagulanzien **4.** Glukokortikoide*.

Therapie:
- Behandlung evtl. Grunderkrankungen
- phasengerechte Wundversorgung*
- spezifische Therapiemaßnahmen von Ulcus* cruris, Dekubitus* und diabetischem Fußsyndrom* (näheres siehe dort)
- Behandlung von Wundinfektionen (siehe auch Wundinfektion* im Alter)
- Verbesserung der Ernährung durch ausreichende Versorgung mit Natrium, Zink, Selen und Kupfer sowie mit den Vitaminen A, K und C.

Wundinfektion *f*: engl. *wound infection*. Bakterielle Infektion* einer Wunde* mit den klassischen Zeichen einer lokalen Entzündung (Rötung, Schmerz, Schwellung, Überwärmung und eingeschränkte Funktion), bei phlegmonöser (diffus entzündlicher) Ausbreitung evtl. zusätzlich mit Allgemeininfektion (Sepsis*), hohem Fieber und Schüttelfrost. Sonderformen der Wundinfektion sind Gangrän* und nekrotisierende Fasziitis*.

Therapie:
- operative Wundrevision
- Wundreinigung mit Entfernung von Hautnekrosen und Fremdkörpern
- Spülung und Wunddrainage zum Abfluss von Eiter und Wundsekret
- täglicher Wechsel antiseptischer Verbände (Wundmanagement*)
- bei phlegmonöser Wundinfektion Antibiotika (systemisch)
- Ruhigstellung.

Wundinfektion im Alter *f*: Lokale oder systemische Entzündungsreaktion durch Keimbesiedelung und -vermehrung in einer Wunde. Typische Zeichen sind Rötung, Schwellung, Überwärmung, Beläge und Nekrose. Wundinfektionen führen oft zu Wundheilungsstörungen, therapiert wird mit phasengerechter Wundversorgung*. Bei geriatrischen Patienten ist das Risiko der Besiedelung mit multiresistenten Erregern erhöht.

Wundkonditionierung *f*: Behandlung einer Wunde mit einem granulationsfördernden Reiz. Wundkonditionierung wird eingesetzt, um schlecht heilende Wunden wie z.B. einen Dekubitus* zur Abheilung zu bringen. Beispiele sind Polyurethan-Wundauflagen, die gepulste* elektrische Stimulation und die Vakuumversiegelungstechnik*.

Wundkontamination *f*: Unerwünschte Verunreinigung einer Wunde* mit Keimen, in der Regel mit Bakterien*.

Wundliegen → Dekubitus

Wundmanagement *n*: engl. *wound management*. Geplante, interdisziplinär durchgeführte und (auch im Bild) dokumentierte Wundbehandlung mit dem Ziel der schnellen und effektiven Wundheilung*. Wundmanagement ist insbesondere bei chronischen, infizierten und lebensbedrohlichen Wunden indiziert.

Wundrevision *f*: engl. *wound revision*. Entweder (primäre) Durchführung der erforderlichen

Wundrose

Wundversorgung* oder eine erneute chirurgische Behandlung einer bereits operativ versorgten Wunde* bei Infektion (z. B. Eröffnung, Débridement*) oder Nachdébridement (Second*-Look-Operation) von Nekrosen einer verunreinigten offenen Wunde.

Wundrose → Erysipel

Wundruptur *f*: syn. Wunddehiszenz. Aufreißen oder Zerreißen einer Wunde* durch mechanische Belastung oder bei einer Störung des Wundheilungsprozesses, z. B. durch eine Infektion oder ungenügende Gewebeneubildung.

Wundstarrkrampf → Tetanus

Wundstarrkrampf → Tetanus neonatorum

Wundverband *m*: engl. *dressing*. Verband* zur Abdeckung und Behandlung einer Wunde*. Je je nach vorrangigem Ziel in der Wundbehandlung werden meist heilungsfördernde Substanzen aufgebracht und verschiedene Abdeckungsmaterialien verwendet.

Wundverschluss *m*: Gewebevereinigung bei einer Haut- oder Gewebsverletzung bzw. Wunde*. Der Wundverschluss erfolgt z. B. durch eine chirurgische* Naht, mittels Klammernahtgerät*, Pflaster oder Klebstoff. Eine Sonderform ist der temporäre Wundverschluß durch Unterdruck-Wundtherapie (Vakuumtherapie) mittels einer Schwamm- oder Gazeauflage und luftdichten Folien (siehe Vakuumverband*).

Wundversorgung *f*: engl. *wound care*. Chirurgische Behandlung einer Wunde mit dem Ziel, eine Wundinfektion* zu verhindern und rasche und funktionsgerechte Wundheilung* zu gewährleisten. Dabei ist auch stets der Tetanus-Impfschutz zu kontrollieren und ggf. aufzufrischen.

Formen:
- **primäre Wundversorgung:** primärer Wundverschluss (sog. Primärnaht) meist nach Wundexzision* bei unkomplizierter Wunde* (max. 6–8 Stunden alt und keine Biss-, tiefe Stich- oder Schusswunde)
- **aufgeschobene Primärversorgung** bei Wunde mit schwerer Weichteilverletzung: nach sorgfältiger Wundexzision offene Wundversorgung mit desinfizierendem Verband bzw. Vakuumversiegelung und anschließendem Wundverschluss zwischen 4. und 7. Tag (verzögerte Primärnaht)
- **sekundäre Wundversorgung** bei stark verschmutzter oder infizierter oder > 12 Stunden alter Wunde: Wundreinigung und offene Wundversorgung bzw. Vakuumverband mit Wundverschluss der granulierten Wunde ab dem 8. Tag in der Reparationsphase (sog. Sekundärnaht); wegen reduzierter Gewebeverschieblichkeit infolge Retraktion der Wundränder Mobilisation der Haut oder Hautlappen* und ggf. plastische Deckung erforderlich
- **tertiäre Wundversorgung:** bei Vorliegen von sauberem Granulationsgewebe Deckung des Hautdefekts mittels Meshgraft.

Wundversorgung, phasengerechte *f*: Versorgung einer Wunde unter Berücksichtigung ihrer 3 Haupt-Heilungs-Phasen „Reinigung", „Granulation" und „Epithelisierung". Je nach Phase kommen verschiedene Maßnahmen (Debridement, Wundkonditionierung*), Auflagen und Verbände zum Einsatz. Die phasengerechte Wundversorgung hat ihre besondere Bedeutung bei der Versorgung schwer heilender chronischer Wunden wie Dekubitus* oder Ulcus* cruris.

Prinzip:
- **Reinigungsphase: 1.** schwarze, trockene Nekrose: I. Nach chirurgischem Debridement führt man Feuchtigkeit zu und weicht evtl. Restnekrosen auf. II. Passende Präparate sind Hydrogele plus Deckverband oder Feuchtverbände. **2.** grau-gelbe, feuchte Nekrose: I. Nach chirurgischem Debridement müssen die Beläge aufgelöst und absorbiert werden. II. Geeignet sind Hydrokolloide, Hydrogele plus Deckverband, Alginate und Polyurethanschäume. **3.** infizierte und belegte Wunden: Hier werden Wundsekrete, Eiter und Bakterien mit Aktivkohle-Silber-Auflagen, Alginaten, Polyurethanschäumen oder kristallinen Kochsalzverbänden aufgenommen.
- **Granulationsphase: 1.** blassrosa Wunde, schlechte Granulation: I. Zur Absorption von Wundsekret und Erhaltung des feuchten Wundmilieus eignen sich Alginate, Hydrokolloide und Kollagenschwämme. II. Durch Wundkonditionierung*, z. B. Polyurethanwundauflagen, gepulster* elektrischer Stimulation oder Vakuumversiegelungstechnik* kann man die Granulation anregen. **2.** rote, feste Granulation: I. Hier muss die Wunde vor Austrocknung geschützt und ein Verkleben verhindert werden. II. Geeignet sind Hydrokolloide, Hydrogel plus Deckverband, Hydropolymere, Kollagenschwämme oder Polyurethanschaumauflagen.
- **Epithelisierungsphase:** Für den mechanischen Schutz der heilenden Wunde und den Schutz vor Austrocknung und Verklebung werden dünne Hydrokolloidverbände, Hydrogel plus Deckverband oder Hydropolymere eingesetzt.

Wurmerkrankung → Helminthiasis
Wurmfortsatz → Appendix vermiformis
Wurm-Hefner-Operation → Cerclage
Wurmmittel → Anthelminthika
Wurzelbehandlung → Behandlung, endodontische
Wurzelblockade → Therapie, periradikuläre
Wurzelfüllung → Behandlung, endodontische
Wurzelfüßer → Protozoen
Wurzelgranulom → Zahngranulom
Wurzelhaut → Desmodont

Wurzelirritationssyndrom *n*: engl. *root irritation syndrome*. Reizung der Wurzeln der Spinalnerven, als zervikales oder lumbales Wurzelirritationssyndrom v. a. durch Bandscheibenvorfall*, als thorakales Wurzelirritationssyndrom v. a. durch Rückenmarktumoren* verursacht. Klinisch zeigen sich Schmerzen, Parästhesien und Sensibilitätsstörungen in einem oder mehreren Dermatomen.

Wurzelkanalbehandlung → Behandlung, endodontische

Wurzelkompressionssyndrom *n*: engl. *radicular compression syndrome*. Durch Kompression bedingte Schädigung von Spinalnervenwurzeln mit neurologischen Ausfallserscheinungen.

Wurzelneuritis → Radikulitis

Wurzelscheide *f*: syn. Hertwig-Wurzelscheide. Bereich der Umschlagfalte zwischen innerem und äußerem Schmelzepithel des Schmelzorgans. Durch Proliferation und Ausdifferenzierung des Schmelzorgans in diesem Bereich bilden sich die Zahnwurzeln.

Wurzelspitzenresektion *f*: engl. *apicectomy*. Abtragung der Zahnwurzelspitze (Apex radicis dentis). Sie wird hauptsächlich angewendet bei Entzündungen der Wurzelspitze, wenn eine Wurzelkanalbehandlung (endodontische Behandlung*) nicht durchführbar oder nicht erfolgreich ist. Ggf. wird sie mit einer retrograden Wurzelfüllung kombiniert.

Prinzip:
- prä- und intraoperative Reinigung, Desinfektion und randdichte Füllung des Zahnwurzelkanals
- nach Inzision und Abklappen des Mukoperiosts vom Knochen über der Wurzelspitze Entfernung der pathologischen periapikalen Veränderung, ggf. retrograde Präparation und Aufbereitung einer Wurzelfüllung
- Rückverlagerung des deckenden Mukoperiostlappens
- knöcherne Konsolidierung innerhalb von Monaten.

Indikationen: Periapikale Prozesse, z. B.
- Zahngranulom*
- Parodontitis* apicalis
- radikuläre Kieferzyste*.

Wurzelzyste *f*: engl. *radicular cyst*. Radikuläre Kieferzyste*.

X

xANCA: Abk. für engl. atypical (x) antineutrophil cytoplasmic antibodies → Anti-Neutrophilen-Zytoplasma-Antikörper

Xanth-: Wortteil mit der Bedeutung Gelb. von gr. ξανθός.

Xanthelasmen *n pl*: engl. *xanthelasmas*. Hellgelbe Platten im Bereich der Augenlider, hervorgerufen durch Ablagerungen von Cholesterol in Speicherzellen. Vor dem 30. Lebensjahr entwickeln sich Xanthelasmen meist als Folge einer Hyperlipoproteinämie* vom Typ II, in höherem Alter häufig idiopathisch, unabhängig von Fettstoffwechselstörungen. Bei Behandlung der Fettstoffwechselstörung besteht nur geringe Rückbildungstendenz. Siehe Abb. 1 und siehe Abb. 2.

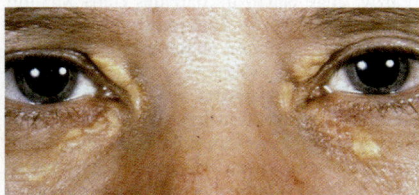

Xanthelasmen Abb. 1: Typische periokulare gelbe Herde. [133]

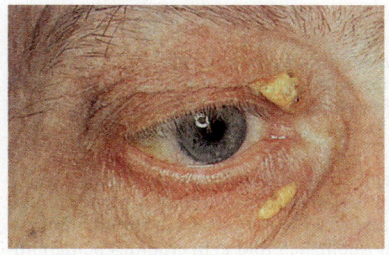

Xanthelasmen Abb. 2: Typische periokulare gelbe Herde. [3]

Therapie:
- suffiziente Einstellung der Blutfettwerte
- Kryo- oder Laserchirurgie*
- Kürettage*
- Entfernung mittels Elektrokaustik
- schmalspindelige Exzision*
- evtl. einmaliges Betupfen mit Trichloressigsäure.

Xanthin *n*: engl. *xanthine*; syn. 2,6-Dihydroxypurin. Zwischenprodukt im Purinstoffwechsel. Xanthin kommt natürlich in Blut, Muskeln, Leber, Harn sowie in vielen Pflanzen (Kaffeebohnen, Teeblättern, Kartoffeln) vor. Eine starke Anreicherung von Xanthin führt zu Xanthinsteinen (Nephrolithiasis, Urolithiasis*). Eine erhöhte Serumkonzentration tritt auf bei Nierenerkrankungen, akutem Leberversagen und Leukämie (Zellzerfall).

Bedeutung:
- Xanthin entsteht aus Guanin* durch Desaminierung und aus Hypoxanthin durch Oxidation. Es wird im Stoffwechsel durch Xanthinoxidase weiter zu Harnsäure* metabolisiert, die beim Menschen unverändert mit dem Urin ausgeschieden wird.
- Einige Xanthinderivate sind von physiologischer Bedeutung wie Methylxanthine oder Xanthinnukleotide.
- Xanthinablagerungen können zu Nephrolithiasis und Urolithiasis* führen.

Xanthinstein *m*: engl. *xanthic calculus*. Seltene Form der Nephrolithiasis. Xanthinsteine sind hart, bräunlich und nicht röntgendicht. Eine übermäßige Xanthin-Konzentration im Körper findet sich z.B. bei angeborenem Xanthinoxidasemangel, als Effekt einer Therapie mit Allopurinol* (das die Xanthinoxidase hemmt) sowie beim Lesch-Nyhan-Syndrom. Prophylaktisch empfehlen sich hohe Trinkmengen und purinarme* Ernährung.

Xanthinurie *f*: engl. *xanthinuria*. Vermehrte Ausscheidung von Xanthin* und Hypoxanthin im Urin aufgrund einer Störung des Purinstoffwechsels. Durch einen angeborenen Xanthinoxidasemangel werden die Purinmetaboliten Xanthin und Hypoxanthin nicht ausreichend zu Harnsäure umgewandelt. Da beide Metaboliten gut nierengängig sind, werden sie normalerweise über den Urin ausgeschieden.

Xanthochromie *f*: engl. *xanthochromia*. Gelbfärbung des zentrifugierten Liquor* cerebrospinalis. Eine Xanthochromie* kommt beispielsweise vor bei exzessiver Erhöhung des Liquoreiweißes, nach intrakranieller Blutung (Abbau des Häms* zu Bilirubin* durch Enzyme der Leukozyten) oder bei Störung der Blut*-Liquor-Schranke mit Übertritt von Gallenfarbstoffen in den Liquor.

Xanthogranulom, juveniles *n*: engl. *juvenile xanthogranuloma*; syn. Neavoxanthom. Bei Säuglingen und Kleinkindern symptomlose, isoliert oder multipel, kutan und extrakutan auftretende gelbe Knötchen. Sie sind in der Regel gutartig. Lagebedingte Komplikationen oder Uveabeteiligung erfordern Exzision oder Glukokortikoidtherapie.

Xanthom *n*: engl. *xanthoma*. Durch lokale Lipideinlagerungen bedingter gelber Knoten an der Haut mit spezifischen Symptomen von Hy-

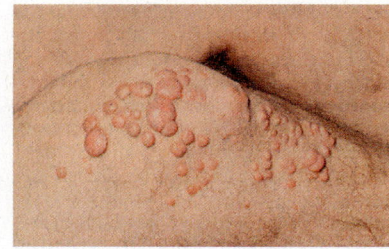

Xanthom: Tuberöses Xanthom am Knie bei Diabetes mellitus. [16]

Xanthomzellen

perlipoproteinämie*. Mit Normalisierung der Serumlipide kommt es z. T. zu spontaner Rückbildung (Rezidive sind möglich).

Erkrankung: Formen:
- eruptives Xanthom
- tuberöses Xanthom (siehe Abb.)
- planes Xanthom
- Sehnenxanthom (tendinöses Xanthom)
- subperiostales Xanthom
- intertriginöses Xanthom
- Schleimhautxanthom
- disseminiertes Xanthom

Xanthomzellen *f pl*: engl. *xanthoma cells*. Fettbeladene Makrophagen*, die in Xanthomen*, Xanthelasmen*, bei Lipidspeicherkrankheiten, chronischem Gewebeuntergang und vor allem im Rahmen der Atherosklerose* vorkommen. Sie zeichnen sich durch ein wabiges Plasma und die vermehrte Ablagerung von Fetten* bzw. Lipiden* aus.

Xanthophyll → Carotinoide

X-Bakterien *n pl*: engl. *OX strains*. Bestimmte geißellose Stämme (OX-2, OX-19 und OX-K) der Gattung Proteus* mit einer O-Antigenstruktur, die partiell gemeinsam ist mit der von Rickettsia-Spezies.

X-Bein → Genu valgum

X-Chromosom → Gonosomen

XDR-Tuberkulose → Tuberkulose

Xe → Xenon

Xenoantikörper → Antikörper, heterologe

xenogen: engl. *xenogenous*. Von Individuen verschiedener (artfremder) Spezies stammend.

Xenograft → Transplantat

Xenon *n*: Edelgas, das mit Sauerstoff eine Verbindung eingeht und als Inhalationsanästhetikum, auch bei Schwangeren und Kleinkindern, eingesetzt wird. Xenon wirkt hypnotisch und analgetisch, ist gut steuerbar, wird nicht metabolisiert und ist hämodynamisch stabil. In der Nuklearmedizin wird es zudem bei der Lungenventilationsszintigrafie* angewendet.

Xenoplastik → Plastik

Xenotransplantation → Heterotransplantation

Xeroderma pigmentosum *n*: syn. Melanosis lenticularis progressiva. Autosomal-rezessiv vererbte Lichtüberempfindlichkeit aufgrund von DNA*-Reparatur-Defekten mit in den ersten Lebensjahren durch Sonnenbestrahlung entstehenden Entzündungen sowie sommersprossenähnlichen Pigmentflecken und Teleangiektasien*, malignen Hauttumoren (Basalzellkarzinom*, Keratoakanthom*, malignes Melanom* oder Sarkom*) und neurologischen Störungen.

Therapie:
- strenger lebenslanger Lichtschutz, lebenslange engmaschige dermatologische Kontrollen
- Vermeiden anderer Kanzerogene*
- evtl. Gabe von Retinoiden* systemisch
- rechtzeitige Entfernung maligner Läsionen mittels Exzision*, Kürettage* oder Kryochirurgie*.

Prognose: Das Risiko für die Entwicklung maligner Hauttumoren ist 1000-fach erhöht, ebenso besteht ein erhöhtes Risiko für andere Neoplasien* wie ZNS-Tumoren, Sarkome*, Leukämien* und Lungentumoren.

Xerophthalmie *f*: engl. *xerophthalmia*. Durch Mangel von Vitamin* A verursachte Augenveränderungen. Klinisch fallen auf Nyktalopie, verdickte und trockene Bindehaut, Bitot*-Flecken, später oberflächliche Epithelläsionen, Hornhautgeschwüre, unter Umständen mit Einschmelzung bei fast reaktionslosem Auge (Keratomalazie). Therapeutisch erfolgt die Supplementation* von Vitamin A oral, auch lokal als Augensalbe. **Ursache:** Störung der Regeneration von Rhodopsin* und Untergang von Fotosensoren, Epithelstörungen an Bindehaut und Hornhaut. **Vorkommen:**
- Vor allem bei Kindern bis zum 6. Lj. mit Protein*-Energie-Mangelsyndromen
- in allen Altersstufen bei Malassimilation, z. B. Zöliakie*, zystischer Fibrose, alkoholischer Leberzirrhose*.

Xerosis cutis *f*: engl. *dryness of the skin*; syn. Hauttrockenheit. Durch geringen Körperflüssigkeitsgehalt (Dehydratation*) und verminderte Talgproduktion (Sebostase*) hervorgerufene Hauttrockenheit, die sich in einer verminderten Hautspannung (Turgor*) äußert. Die Haut ist schlaff, spröde, rau, rissig und schuppt. Typisch sind stehende Hautfalten bei der körperlichen Untersuchung. Therapiert wird die Grunderkrankung, ggf. finden Glukokortikoide* topisch Anwendung.

Xerostomie *f*: engl. *xerostomia*. Feuchtigkeitsmangel der Mundschleimhaut aufgrund verminderter oder fehlender Speichelsekretion (Hyposalivation, Aptyalismus*). Xerostomie tritt im Rahmen einer Allgemein- oder Systemerkrankung auf oder ist arzneimittelinduziert. Bei Chronifizierung drohen Pilzinfektionen (Candidose*), Karies und Parodontitis*. Speichelersatzprodukte, regelmäßige Flüssigkeitszufuhr, Kariesprophylaxe und ggf. direkte Parasympathomimetika* wie Pilocarpin* lindern die Symptome.

Ursachen:
- hohes Lebensalter (bis zu 30 % > 65 Jahre, bis zu 50 % > 80 Jahre)
- Dehydratation* (mangelnde Trinkmenge, Schwitzen, Fieber)
- Kachexie*
- vermehrte Mundatmung, Schnarchen
- arzneimittelinduziert, z. B. durch Diuretika*, Psychopharmaka* (insbesondere trizyklische Antidepressiva), Chemotherapeutika* oder Parasympatholytika*
- systemische Erkrankungen wie Diabetes* mellitus, Diabetes* insipidus, Sarkoidose (Heerfordt-Syndrom), Sjögren*-Syndrom oder HIV*-Erkrankung
- Entfernung der Speicheldrüsen
- Radiotherapie.

Klinik:
- trockene, atrophe, gerötete Mundschleimhaut
- Zungenbrennen*
- Foetor* ex ore
- Probleme beim Kauen, Sprechen, Schlucken
- Karies- und Parodontitis*-Neigung
- Gefahr der Candidainfektion (Mundsoor).

Therapie:
- viel und regelmäßig trinken
- Kaugummi, saure Drops
- Rauchverbot
- Speichelersatzmittel (künstlicher Speichel)
- Parasympathomimetika* wie Pilocarpin*, Cevimelin
- Mundhygiene und Zahnpflege, Kariesprophylaxe*.

X-Fuß → Pes valgus

Xg-Blutgruppensystem *n*: engl. *Xg blood group system*. Blutgruppensystem, das im Gegensatz zu den anderen bekannten Blutgruppen* X-chromosomal vererbt wird (Genlocus Xpter–p22.32).

Klinische Bedeutung:
- Vor allem in der Abstammungsbegutachtung
- für genetische Untersuchungen (u. a. zur Klärung gonosomaler Chromosomenaberration)
- als sog. Chromosomenmarker (Kopplung bzw. enge Nachbarschaft des Gens Xg^a mit den Genen für die X-chromosomal bedingte Ichthyose* und den okularen Albinismus*).

X-Hüfte → Coxa valga

Xipamid *n*: Diuretikum aus der Gruppe der Sulfonamide*, das mit den Benzothiadiazinderivaten wirkungsverwandt ist. Xipamid kommt zur p. o. Anwendung bei arterieller Hypertonie*, Aszites, Ödemen* und Nierenfunktionsstörungen.

Indikationen:
- Hypertonie
- renale, kardiale und hepatogene Ödeme sowie Lymphödeme
- Aszites
- Nierenfunktionsstörungen.

XX-Gonadendysgenesie *f*: engl. *pure gonadal dysgenesis*. Bezeichnung für Gonadendysgenesie* bei normalem weiblichen Karyotyp (46,XX) mit Ausbleiben der Pubertätsentwicklung bei normal- oder hochwüchsigen Mädchen (Leitsymptom) sowie hypoplastischem innerem und äußerem Genitale. Es bestehen keine extragenitalen Anomalien und kein erhöhtes Malignomrisiko. Behandelt wird mit einer Östrogen-Gestagen-Substitution als Sequenztherapie.

XX-Männer *m pl*: engl. *double-X men*. Personen mit 46,XX-Karyotyp*, aber männlichem Phänotyp* und psychosexuell männlichem Empfinden. Ursache ist meist eine Translokation eines Y-chromosomalen Segments in den kurzen Arm des X-Chromosoms, das für die Entwicklung der Hoden verantwortlich ist. Klinisch resultiert ein hypergonadotroper Hypogonadismus* (kleine Hoden, Aspermie*, Gynäkomastie*) bei normaler Intelligenz.
Differenzialdiagnose: Klinefelter*-Syndrom.
XXY-Syndrom → Klinefelter-Syndrom
Xylometazolin *n*: Sympathomimetikum aus der Gruppe der Imidazolderivate*, das vasokonstriktorisch und damit schleimhautabschwellend wirkt. Es wird zur symptomatischen Therapie von allergischer Konjunktivitis*, Rhinitis* und akuter Otitis* media verwendet.

Indikationen: Ophthalmologie:
– allergische Konjunktivitis*
– Augenreizungen.
HNO:
– entzündliche Schleimhautschwellung der Nase oder der Nasennebenhöhlen (z. B. Schnupfen oder Heuschnupfen)
– allergische Rhinitis*
– akute Otitis* media.

Xylose *f*: syn. Holzzucker. Monosaccharid mit 5 C-Atomen (Aldopentose), das Baustein von Polysacchariden (Xylanen) in pflanzlichen Zellwänden ist. Xylose ist nicht vom Menschen verwertbar. Sie ist ein wichtiger Nahrungsbestandteil besonders für Wiederkäuer. Xylose findet als Diagnostikum bei Malabsorption Anwendung.

Xylosebelastungstest *m*: engl. *xylose tolerance test*. Klinischer Belastungstest zur Prüfung der intestinalen Absorption von Kohlenhydraten. Der D-Xylose-Test wurde bei Verdacht auf Malabsorptionssyndrom* und anderen Darmerkrankungen durchgeführt, ist aber heute kaum noch gebräuchlich.
XYY-Syndrom *n*: engl. *XYY syndrome*. Häufige (1 : 1000 männliche Neugeborene) Chromosomenaberration* mit Hochwuchs, grenzwertig verminderter bis normaler Intelligenz, psycholabiler Persönlichkeit, normaler bis gering reduzierter Fertilität, Neigung zu Varikose* und Ulcera crurum. Ursache ist eine Non*-disjunction der Chromatiden des Y-Chromosoms in der 2. Reifeteilung der Meiose.

Y

Y: Abk. für → Tyrosin

Yacoub-Operation *f*: engl. *Yacoub's operation*. Klappenerhaltendes Verfahren mit Ersatz der Aorta ascendens und Rekonstruktion der Aortenklappe durch eine dreizungig zugeschnittene Gefäßprothese* und Reinsertion der Koronararterien in die Prothese. Indikationen für den Eingriff sind Aortenaneurysma* oder Aortendissektion* der proximalen Aorta ascendens mit Aortenklappeninsuffizienz durch Dilatation des Aortenrings.

Yaws → Frambösie

Yaşargil-Clip *m*: engl. *Yaşargil's aneurysm clip*. Gefäßclip (Titanlegierung, MRT-fähig) zum mikrochirurgischen Verschluss intrakranieller Aneurysmen und ggf. zuführender Arterien bei zerebralen AV-Angiomen. Zum Clipping werden Metallklammern verschiedener Länge ausgewählt entsprechend dem Durchmesser des Aneurysmahalses, denn das zu verschließende Gefäß soll für eine ausreichende Verschlusskraft innerhalb des inneren Drittels des Clips liegen.

Y-Bypass → Bypass-Operation

Y-Chromosom → Gonosomen

Yergason-Test → Schultergelenkuntersuchung, funktionelle

Yerkes-Dodson-Gesetz *n*: engl. *Yerkes-Dodson principle*. 1908 von R. Yerkes und J. Dodson erstmals beschriebener Zusammenhang zwischen Leistungsfähigkeit (Leistung*) und Motivation bzw. Arousal*.

Modell: Die beste Leistungsfähigkeit liegt bei mittlerer Motivation bzw. mittlerem Arousal vor, während sehr geringe oder sehr hohe Motivation und Arousal mit schlechterer Leistungsfähigkeit einhergehen (siehe Abb.). Dabei ist eine Festlegung **individueller Werte für hohe bzw. niedrige Motivation**, hohes bzw. niedriges Arousal und hohe bzw. niedrige Leistungsfähigkeit notwendig. Ein analoger Zusammenhang existiert zwischen Stresserleben und dem Ausmaß der Beanspruchung: Unterforderung

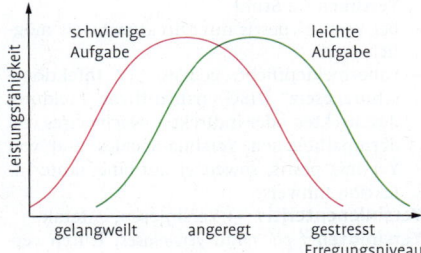

Yerkes-Dodson-Gesetz: Abhängigkeit der Leistungsfähigkeit von Erregungsniveau und Aufgabenschwierigkeit; die optimale Leistungsfähigkeit wird bei schwierigen Aufgaben schon bei geringerem Erregungsniveau erreicht als bei leichten Aufgaben, welche auch bei hohem Erregungsniveau noch bewältigt werden können.

führt ebenso wie Überforderung zu höherem Stresserleben (siehe Stress*, Abb. dort).

Yersinia *f*: Zu den Enterobacteriaceae* gehörende, pleomorphe, gramnegative Stäbchenbakterien, die in 18 Spezies unterteilt werden. Von humanmedizinischer Bedeutung sind Yersinia pestis, Yersinia enterocolitica und Yersinia pseudotuberculosis. Alle sind zoonotische Erreger, rufen jedoch klinisch äußerst unterschiedliche Infektionen hervor. Grundlage des Erregernachweises stellt die Kultur dar.

Erreger: Übertragung:
- Y. pestis: 1. befällt verschiedene Nagetiere, insbesondere Ratten 2. Übertragung auf den Menschen entweder von der Ratte auf den Menschen durch den Rattenfloh, Ektoparasiten (Beulenpest) oder aerogen von Mensch zu Mensch bei der Lungenpest
- Y. pseudotuberculosis: 1. Erregerreservoir: verschiedene Säugetiere (Schweine) und Vögel sowie ubiquitär in der Umwelt 2. Übertragung auf den Menschen oral über kontaminierte Lebensmittel
- Y. enterocolitica: 1. orale Infektion des Menschen, v. a. durch den Verzehr rohen Schweinefleisches (Mett, Hackepeter).

Medizinische Relevanz:
- **Yersinia pestis**: Erreger der Pest*: 1. 90 % der Infektionen verlaufen als **Beulenpest** (Letalität 50–60 %), begleitet von hohem Fieber, Schüttelfrost und Vernichtungsangst; bei Ausbreitung über die Blutbahn **Pestsepsis** und **sekundäre Lungenpest** 2. **primäre Lungenpest** bei aerogener Übertragung: sie führt fast immer (meistens innerhalb von 24 Stunden) zum Tod 3. die Pest ist nach § 6 und 7 IfSG meldepflichtig
- **Yersinia pseudotuberculosis** (Erreger der Pseudotuberkulose)
- Lymphadenitis mesenterialis, die sich zu 75 % als **Pseudoappendizitis** äußert, v. a. bei Kindern/Jugendlichen
- selten Septikämien
- Krankheitsfolgen: reaktive Arthritiden, Erythema nodosum
- dieser Erreger ist nach § 7 IfSG meldepflichtig
- **Yersinia enterocolitica:** 1. akute **Enteritis** mit Darmkoliken, ggf. mit begleitendem Fieber und Schwäche – in der Regel selbstlimitierend 2. bei Kindern pseudoappendizitischer Verlauf 3. Komplikationen: selten Sepsis mit metastatischen Absiedelungen: Endokarditis, Osteomyelitis 4. Folgekrankheiten: Arthritis, Erythema nodosum, Myokarditis 5. dieser Erreger ist nach § 7 IfSG meldepflichtig.

Erreger-Empfindlichkeit:
- Y. pestis: u. a. Chinolone*, Aminoglykoside, Cotrimoxazol
- Y. pseudotuberculosis/enterocolitica: z. B. Chinolone oder Cotrimoxazol

Yersinien-Antikörper

Yersinien-Antikörper m sg, pl: Antikörper* gegen Yersinia* enterocolitica oder Yersinia pseudotuberculosis. Die Bestimmung ist indiziert zur retrospektiven Diagnosesicherung nach akuter Yersiniose* oder zur Diagnose von Folgeerkrankungen. Der Nachweis erfolgt mittels ELISA oder Immunoblot. Der ELISA weist eine eingeschränkte Spezifität* auf.

Indikation zur Laborwertbestimmung:
- Diagnosesicherung nach akuter Yersiniose
- Diagnose von Folgeerkrankungen nach durchgemachter Yersiniose
- reaktive Arthritis*
- Erythema* nodosum
- Morbus Reiter
- Uveitis*
- Urtikaria*
- Guillain*-Barré-Syndrom.

Yersinien-Antikörper:
Yersinien-Antikörper im Serum.

Test	Ergebnis	Bewertung
ELISA IgG	< 20 U/ml	negativ
	20–30 U/ml	schwach positiv
	> 30 U/ml	positiv
ELISA IgM	< 10 U/ml	negativ
	10–15 U/ml	schwach positiv
	> 50 U/ml	positiv
Immuno-blot	keine spezifische Bande	negativ
	eine spezifische Bande	auffällig, Kontrolle in 3–4 Wochen
	zwei spezifische Banden	positiv
	isolierte 36 kD-Bande im IgG-Blot (YopD)	auffällig, Kontrolle in 3–4 Wochen
	isolierte 36 kD-Bande im IgA-Blot (YopD)	positiv

Material und Präanalytik: Serum.
Referenzbereiche: Siehe Tab. Die angegebenen Referenzwerte sind Standardquellen der Literatur entnommen und können sich von den Referenzwerten des untersuchenden Labors unterscheiden.
Bewertung:
- ELISA: eingeschränkte Spezifität durch Kreuzreaktionen mit Brucellen und Salmonellen
- erhöhte Titer* oder spezifische Banden im Immunoblot: durchgemachte Infektion
- bei ca. 90 % der Patienten mit Yersinien-Arthritis: 36 kD Bande im IgA-Blot
- lange persistierende IgA-Titer: Folgeerkrankung.

Praxishinweise:
- bei akuten Beschwerden Direktnachweis der Yersinien im Stuhl
- bei Yersinia pestis nur Direktnachweis möglich
- Labormeldepflicht: gemäß § 7 Infektionsschutzgesetz* (IfSG) namentliche Meldung des direkten oder indirekten Nachweises von darmpathogenen Yersinia-Spezies und von Yersinia pestis, soweit er auf eine akute Infektion hinweist.

Yersinienenteritis → Yersiniosen, enterale
Yersiniosen f pl: engl. yersinioses. Durch verschiedene Spezies gramnegativer Stäbchen der Gattung Yersinia* (humanpathogen sind Yersinia enterocolitica, pseudotuberculosis und pestis) verursachte Erkrankungen. Diese beinhalten die Pest* sowie enterale Yersiniosen*. Betroffene infizieren sich u. a. über Flöhe (Pest) oder über kontaminierte Lebensmittel (enterale Yersiniosen). Behandelt wird mit Antibiotika.
Yersiniosen, enterale f pl: engl. enteral yersinioses; syn. Yersinienenteritis. Infektiöse Durchfallerkrankung mit Bauchschmerz und Fieber, verursacht durch die Bakterien Yersinia* enterocolitica oder Yersinia pseudotuberculosis. Wirtstiere sind Haus- und Nutztiere, die Übertragung erfolgt beispielsweise durch rohes Schweinefleisch. Die Yersiniose kann einer Appendizitis* oder einem Morbus* Crohn ähneln und verläuft selbstlimitierend. Behandelt wird mit Antibiotika.

Y-Graft → Bypass, aortokoronarer
Y-Manschette → Bronchoplastik
Youssef-Syndrom n: engl. Youssef's syndrome. Uterovesikale Urogenitalfistel* infolge Schädigung der supraisthmischen Uteruswand bei Schnittentbindung mit nach einigen Wochen auftretender periodisch-zyklischer Hämaturie*, möglicher sekundärer Amenorrhö*, sekundärer Sterilität* und Abortneigung. Die radiologische Darstellung der Fistel* erfolgt durch Kontrastmittelinstillation in die Cavitas uteri. Die Therapie besteht aus Fistelexzision und operativer Rekonstruktion.
Y-Schlinge → Roux-Operation
Y-Stück → Bifurkationsprothese
Yt → Cartwright-Blutgruppensystem
Y-V-Plastik f: engl. YV plasty. Operatives Verfahren zur Gewebeverlängerung, z. B. zur Narbenkorrektur oder Operation an der Achillessehne. Früher wurde die Y-V-Plastik auch eingesetzt als urologische Erweiterungsplastik des Blasenhalses oder des Ureterabgangs bei Stenose (Foley-Plastik).
Anwendung: Siehe Abb. und vgl. Z*-Plastik (Abb. dort).

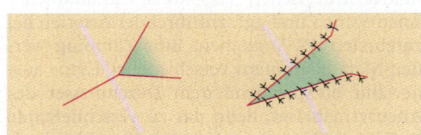

Y-V-Plastik: Verlängerung des V-förmigen Schnittes führt zur Bildung eines Lappens (Längengewinn auf Kosten der Breite).

Z

Zähigkeit → Viskosität

Zählritual *n*: engl. *counting ritual*. Vorgehen nach festgelegter Ordnung, bei dem die Betroffenen Gegenstände (z. B. Treppenstufen oder Streckenpfosten) zählen, wobei das Zählen einer Gewohnheit entsprechen und unterbrochen oder ausgesetzt werden kann und nicht unbedingt zwanghaften Charakter haben muss.
Vorkommen:
- bei Kindern (häufig wieder von allein sistierend)
- Zwangsstörung*
- zwanghafte Persönlichkeitsstörung*
- Schizophrenie*
- u. a.

Zählrohr: engl. *counter tube*. Detektor für Nachweis und Analyse von ionisierender Strahlung.
Anwendung: V. a. in der Strahlenschutz-Messtechnik; in der nuklearmedizinischen Messtechnik ersetzt durch den Szintillationszähler*.
Prinzip: In einem gasgefüllten Behälter mit einem elektrischen Feld zwischen 2 Elektroden werden die durch primäre oder sekundäre Ionisation beim Teilchen- oder Gammastrahleneinfall entstehenden Elektron-Ion-Paare gesammelt und ergeben Ladungsimpulse, die elektronisch registriert werden. vgl. Ionisationskammer; vgl. Geiger-Müller-Zählrohr.

Zählzwang *m*: engl. *counting compulsion*. Zwangshandlung* bzw. Zwangsimpuls, in Gedanken Zahlenreihen oder Rechenaufgaben wiederholt durchzugehen oder bestimmte Objekte immer wieder zu zählen (z. B. Bestecke), meist im Rahmen eines Kontrollzwangs oder anderer Rituale. Häufig besteht Zahlenrhythmik (feste Anzahl der Wiederholungen) oder Verbindung zum magischen Denken* (gute und schlechte Zahlen).
Vorkommen:
- Zwangsstörung*
- zwanghafte Persönlichkeitsstörung*
- Autismus*
- u. a.

Zähneknirschen → Bruxismus

Zäkum *n*: engl. *intestinum caecum*; syn. Caecum. 6 bis 8 cm langer, dünnwandiger, primärer Abschnitt des Dickdarms*, der intraperitoneal in der rechten Fossa* iliaca liegt. Das Zäkum beginnt weitlumig am Ostium ileale, entlässt medial die Appendix* vermiformis (Wurmfortsatz) und endet kaudal blind. Daher wird das Zäkum auch als Blinddarm bezeichnet.

Zäruloplasmin → Caeruloplasmin

Zahlen-Verbindungs-Test *m*: Abk. ZVT. Neuropsychologischer Test zur Messung der kognitiven und motorischen Leistung bzw. Geschwindigkeit für Patienten von 8 bis 95 Lj. Er kann als Einzel- und Gruppentest durchgeführt werden, z. B. zur Diagnostik von Hirnleistungsstörungen, zur schulischen Differenzialdiagnostik sowie in der Entwicklungs- und angewandten Psychologie.
Anwendung: Die auf einem A4-Blatt unregelmäßig verteilten Zahlen von 1–90 sollen so rasch wie möglich in aufsteigender Reihenfolge verbunden werden. Die gemessene Leistung (benötigte Zeit, Fehler) ist weitgehend unabhängig vom sozialen Umfeld. Motorische Behinderung kann allerdings kognitive Beeinträchtigung vortäuschen.

Zahn *m*: engl. *tooth*; syn. Dens. Knochenartiges Gebilde, das symmetrisch in einem Zahnfach (Alveole*) der Alveolarfortsätze des Ober- und Unterkiefers über den Zahnhalteapparat (Parodont) befestigt ist.
Einteilung:
- nach Zahngeneration (Diphyodontie*) und Zeitpunkt der Dentition* in 20 Milchzähne und 32 bleibende Zähne
- nach Funktion und Position im Gebiss* (Abb. dort)
- Darstellung der individuellen Anordnung und Status im Gebissschema*: **1.** Schneide-

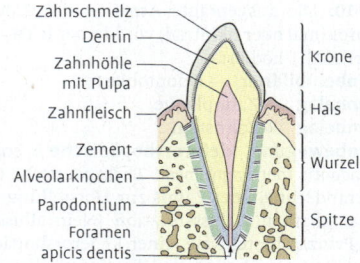

Zahn: Schematisierter Längsschnitt durch einen Schneidezahn mit Halteapparat. [4]

zahn* **2.** Eckzahn* **3.** Prämolar* **4.** Molar* (einschließlich Weisheitszahn).
Anatomie:
- Aufbau aus Krone, Zahnhals*, Wurzel und Wurzelspitze mit Öffnung für Gefäße und Nerven der Pulpa (siehe Abb.)
- in verschiedener Form vorkommend (Heterodontie*)
- morphologisch aus Zahnhartgeweben (Dentin*; im Kronenbereich von Zahnschmelz* und im Wurzelbereich von Zahnzement* überzogen) bzw. kristallinen Gefügen bestehend, welche die Pulpa* dentis enthaltende Zahnhöhle (Cavitas dentis) umgeben.

Klinische Bedeutung: Z. B. Zahnkaries*, Pulpitis*, Parodontalerkrankung*.

Zahnabrasion *f*: engl. *tooth abrasion*; syn. Abrasio dentium. Überbegriff für Zahnhartsubstanzverlust durch Reibung als physiologische Alterserscheinung oder im Kontext parafunktionaler, pathologisch erhöhter mechanischer Belastung der Zähne (z. B. bei Bruxismus*). Als Unterformen gelten Attrition und Demastikation*. Klinisch imponieren Schlifffacetten auf Kauflächen und Schneidekanten. Die Therapie besteht in einer vollständigen Restauration verlorener Zahnanteile.

Zahnattrition

Zahnattrition f: engl. *attrition*. Unterform der Zahnabrasion*. Kennzeichnend ist der Verlust von Zahnhartsubstanz durch vor allem nächtliches reflektorisches Berühren der Zähne untereinander.
Ursachen: Attrition tritt durch den direkten Kontakt der beiden Kiefer, vor allem an den Kauflächen der seitlichen Zähne auf. Dies geschieht oft nachts durch reflektorisches Berühren der Zähne wie etwa Zähnepressen oder Zähneknirschen. Zunächst ist nur der Zahnschmelz* betroffen, später jedoch auch das Zahnbein. Typischerweise sind die Zahnkronen der betroffenen Zähne kürzer, oft liegt auch das Zahnbein frei. Abhilfe verschaffen im Frühstadium nächtlich getragene Knirscher- oder Aufbissschienen. Ausgeprägte Defekte müssen vollständig restauriert werden.
ICD-10: Die ausgeprägte Attrition der Zähne (approximal oder okklusal) wird in der ICDF-10 unter K03.1 kodiert.
Zahnbeinbildner → Odontoblasten
Zahnbelag → Zahnplaque
Zahnbelag → Zahnstein
Zahnbewegung, kieferorthopädische f: engl. *orthodontic tooth movement*. Therapeutische Lageveränderung eines Zahns zur Herstellung einer eugnathen Gebisssituation (Neutralbiss*). Das Prinzip besteht aus einer kieferorthopädischen Kraftapplikation, welche eine sterile entzündliche Reaktion im Desmodont und Alveolarknochen induziert, die dann über Knochenresorption und -apposition zur Bewegung des Zahns führt. Siehe Abb.
Formen:
- (kontrollierte) Zahnkippung: sagittale oder transversale Positionsänderung der Zahnkrone unter Beibehaltung der Position der Zahnwurzel
- (kontrollierter) Wurzeltorque: sagittale oder transversale Positionsänderung der Zahnwurzel unter Beibehaltung der Position der Zahnkrone
- Translation: synchrone, gleichsinnige, sagittale oder transversale Positionsänderung von Zahnkrone und -wurzel
- Intrusion, Extrusion: vertikale Positionsänderung eines Zahns in den Alveolarknochen hinein oder heraus
- Rotationsbewegung: Drehbewegung um die vertikale Zahnachse.

Zahnbürste f: engl. *toothbrush*. Meist aus Kunststoff bestehendes Instrument zur Zahnreinigung, mit Bürstenkopf und Griff. Sie sind auch als elektrische rotierende oder oszillierende Zahnbürsten erhältlich. Die Zahnbürste sollte aus hygienischen Gründen nur von einer Person genutzt und regelmäßig (in der Regel nach 6–8 Wochen) ersetzt werden.
Zahnen → Dentition
Zahnentwicklungsstörung f: In der Zeit von embryonaler Anlage bis zum Durchbruch bleibender Zähne erfolgte, genetische oder erworbene Störung. Sie wirkt sich auf Zahnanzahl, -struktur, -form oder -größe aus.
Ursachen: Die Folgen dieser Entwicklungsstörungen werden meist erst beim Durchbruch der jeweiligen Zähne sichtbar. Da die auslösenden Ereignisse (Krankheiten, Fieber, Traumata) Jahre zurückliegen können, sind eindeutige Ursachen oft schwer oder gar nicht festzustellen:
- Folge multipler syndromaler Erkrankungen
- Folge eines Traumas
- Folge diverser Erkrankungen (z. B. febrile Infektionen während der Mineralisation der Zahnsubstanzen)
- Nebenwirkungen von Medikamenten (z. B. Zahnverfärbungen nach Tetracyclineinnahme bei Kindern)
- anlagebedingt.

Formen:
- Nichtanlage von Zähnen
- Oligodontie (partielle Anodontie; erblich bedingtes Fehlen einer Vielzahl von Zähnen)
- Hypo-/Hyperdontie (Zahnunter-/überzahl; von der Hypodontie sind vor allem die letzten Zähne einer Zahngruppe betroffen)
- Verlagerung von Zähnen
- Amalogenesis imperfecta (unvollständige Schmelzbildung)
- Dentinogenesis* imperfecta (unvollständige Dentinbildung)
- Dentitio* praecox/Dentitio* tarda (verfrühter/verspäteter Zahndurchbruch)
- Dysplasien (Zahnmissbildungen, Zahnverschmelzungen, Zwillingszahnbildungen)
- Zapfenzähne
- Hypo-/Hypermineralisation
- Fieberlinien
- Schmelzflecken.

Zahnerosion f: Säurebedingter Zahnhartsubstanzverlust ohne Beteiligung von Bakterien.
Ursachen:
- exogen: 1. häufiger Konsum säurehaltiger Nahrungsmittel (Fruchtsäfte, Limonaden, Essig) 2. säurehaltige Dämpfe (Arbeitsplätze der chemischen Industrie)
- endogen: häufiges Erbrechen des sauren Mageninhaltes (z. B. gastroösophagealer Reflux*, Essstörungen*, Alkoholismus, Schwangerschaft*).

Klinik: Erosionen imponieren meist als flache Mulden auf den Zahnoberflächen. Der Zahnschmelz erscheint glasig-transluzent. Häufig ist das Dentin bereits freigelegt und schimmert an die Oberfläche gelblich durch. Subgingival ist Schmelz in der Regel erhalten. Im Falle exogener Ursachen sind überwiegend die Labialflächen der Frontzähne betroffen. Erosionen an oralen Zahnflächen deuten hingegen auf endogene Ursachen hin.
Zahnextraktion f: engl. *tooth extraction*. Chirurgische Entfernung eines Zahnes. Sie wird in der Regel unter lokaler Betäubung durchgeführt. Die Indikation für die Extraktion kann absolut (Extraktion in jedem Fall sinnvoll, da Zahn nicht erhaltungswürdig) oder relativ (Zahnerhaltung und Wiederherstellung zu teuer) sein.
Prognose: Nach der (normalen und komplikationsfreien) Extraktion ist keine besondere Wundversorgung notwendig, ggf. muss die Wunde genäht werden. Bei gesunden Personen heilt die Wunde nach 1–2 Wochen reizlos ab.
Zahnfleisch → Gingiva
Zahnfleischentzündung → Gingivitis
Zahnfleischtasche f: engl. *gingival pocket*; syn. gingivale Tasche. Vertiefung des anatomischen Sulcus zwischen Zahn und Gingiva durch Tiefenproliferation sowie Umwandlung und Ablösung des Saumepithels. Sie ist meist Folge einer Parodontalerkrankung*, kann auch als Pseudotasche (intaktes Parodontium mit gesundem Saumepithel; Tasche entsteht aufgrund von Wucherung und Vergrößerung der Gingiva, z. B. als UAW) vorliegen.
Zahnformel → Gebissformel
Zahngranulom n: engl. *dental granuloma*; syn. Wurzelgranulom. Reaktive Bildung von Granulationsgewebe an der Wurzelspitze eines Zahns. Die gangränös zerfallene Pulpa unterhält durch das Foramen apicale eine chronische Entzündung des Kieferknochens und kann zu einer radikulären Kieferzyste* führen. Diagnostiziert wird radiologisch. Die Behandlung erfolgt endodontisch oder als Extraktion oder Wurzelspitzenresektion*.
Diagnostik: Radiologisch sichtbare linsen- bis erbsengroße Aufhellung (siehe Abb.).

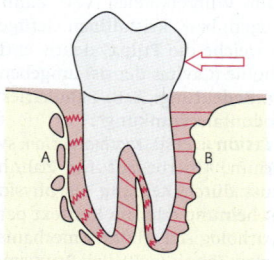

Zahnbewegung, kieferorthopädische: Bewegung des Zahns im Alveolarknochen durch kieferorthopädische Kraftapplikation (Pfeil); Knochenresorption im Bereich der Druckzonen (A) und Knochenapposition im Bereich der Zugzonen (B).

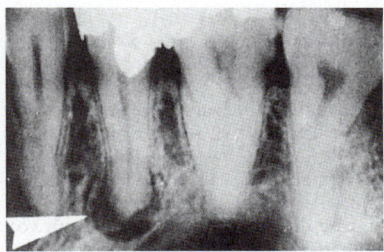
Zahngranulom [209]

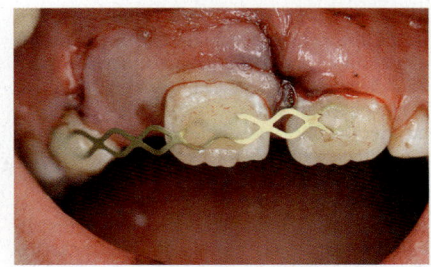
Zahnluxation: Luxierter oberer Schneidezahn, geschient. [42]

Zahnhals *m*: engl. *dental neck*; syn. Collum dentis. Primär von Gingiva* umgebener Teil des Zahns* zwischen Zahnkrone (Corona dentis) und Zahnwurzel (Radix dentis). Der Zahnhals besteht aus Dentin* und ist von einer dünnen Zementschicht (Cementum dentis) umgeben. Bei freiliegendem Zahnhals durch Zahnfleischschwund (Alter, Parodontitis*, mechanisches Trauma) drohen Überempfindlichkeit (Hyperästhesie*) und Zahnhalskaries. Siehe Zahn*. Abb. dort.

Zahnimplantat → Implantat, dentales

Zahn-Infarkt *m*: engl. *Zahn's infarct*. Bezeichnung für keilförmige, dunkelbraune Zone, die scharf vom normalen Lebergewebe abgegrenzt ist. Ein Zahn-Infarkt tritt auf bei intrahepatischer Pfortaderthrombose* und gleichzeitig reduziertem arteriellem Zufluss mit Ausweitung der Sinusoide und Atrophie der Leberzellen. Es handelt sich primär nicht um eine Leberzellnekrose.

Zahnkaries *f*: engl. *caries*; syn. Karies. Häufigste Zahnerkrankung mit Zerstörung der Zahnhartsubstanzen. Durch das Zusammenspiel von Mikroorganismen und pathogenen Faktoren (wie Zucker, Einwirkzeit, Mundflora) wird das lokale Gleichgewicht zwischen entkalkenden und remineralisierenden Komponenten im Speichel gestört.
Ätiologie: Zur Entstehung von Karies gibt es unterschiedliche Theorien. Die sogenannte chemoparasitäre Theorie (Miller 1898) ist die heute allgemein anerkannte. Karies ist eine Infektionserkrankung. Kariogene Mikroorganismen (z. B. Streptococcus* mutans) in der Zahnplaque* produzieren bei einem Überangebot an Substrat (v. a. niedermolekuläre Kohlenhydrate) organische Säuren. Bei ausreichender Wirkdauer auf die Zahnsubstanzen (Wirt) werden diese demineralisiert, was in der Folge zu Karies führt. Neben diesen Hauptfaktoren werden diverse sekundäre beeinflussende Faktoren diskutiert, z. B. genetische Prädisposition, Zahnstellung (sehr eng stehende Zähne), Zahnfehlbildungen, Speichelfluss und -zusammensetzung, Art und Dauer des Substratangebotes, Mundhygiene, kulturelle und soziale Faktoren etc.
Klinik: Wie bei anderen Erkrankungen existieren auch hier Phasen der Progression, Remission und Stagnation.
- Als Kariesvorstufe bilden sich Entkalkungsherde am Schmelz, die makroskopisch als weiße Flecke (white spots) erkennbar sind (**Schmelzkaries**). Durch Einlagerungen von Farbpigmenten aus der Nahrung werden diese Flecke oft dunkel (brown spots).
- Wird die Karies im Anfangsstadium nicht behandelt, dringt sie in das Zahnbein (Dentin) vor. **Dentinkaries** breitet sich aufgrund der Beschaffenheit des Dentins rascher aus als die Schmelzkaries und kann je nach Ausdehnung und Lage Zahnschmerzen verursachen.
- Infiziert die Karies die Pulpa und die Wurzelkanäle, so ist meist eine endodontische Intervention notwendig.

Therapie: Bei späteren Stadien von Karies, die meist mit einem Defekt (Kavität) einhergehen, muss die betroffene (erweichte) Zahnhartsubstanz ausgeräumt und der Zahn mit einem Füllungsmaterial versorgt werden.
Prävention: Kariesprophylaxe*.

Zahnkrone [Anatomie] *f*: engl. *crown of tooth*; syn. Corona dentis. Von Zahnschmelz* bedeckter, in der Mundhöhle* sichtbarer Teil des Zahnes*. Die anatomische Zahnkrone ist zu unterscheiden von einer künstlichen Krone*, die bei größeren Zahndefekten therapeutisch eingesetzt wird. Siehe Zahn* (Abb. dort).

Zahnleiste *f*: engl. *dental ridge*. Leistenförmige Verdickung des ektodermalen Mundepithels im 2. Embryonalmonat. Aus ihr wachsen Zahnknospen in das Mesenchym der zukünftigen Ober- und Unterkiefer ein. Aus dem ursprünglichen Ektoderm bilden sich später nach dem Zahnglockenstadium die Adamantoblasten und damit der Zahnschmelz*.

Zahnluxation *f*: engl. *dental luxation*. Traumatische Lageveränderung eines Zahnes im Bereich der Alveole. Die komplette Luxation aus der Alveole nennt man Avulsion. Bei Luxation wird der Zahn reponiert und geschient.
Therapie: Reposition und Schienung (siehe Abb.).

Zahnoberhäutchen → Schmelzoberhäutchen
Zahnpanoramaaufnahme → Orthopantomografie

Zahnpasta *f*: engl. *tooth paste*. Chemisches Pflegemittel zur Verbesserung der mechanischen Zahnreinigung. Zahnpasta besteht aus einem Gel bzw. einer Paste und ist in der Regel mit Fluoriden angereichert (maximal 0,15 %, bei Kinderzahnpasta 0,05 %). Der PCR-Wert (Abk. für engl. pellicle cleaning ratio) beschreibt die Reinigungsleistung einer Zahnpasta.

Zahnpflege *f*: engl. *dental care*. Systematische Zahnreinigung und Zahnzwischenraumreinigung zur Gesunderhaltung von Zähnen und Zahnfleisch als Bestandteil der täglichen Mundpflege*.
Ziele: Vermeidung von Zahnbelag, Ansiedelung von Bakterien, Karies, Gingivitis* und Parodontitis*.
Vorgehen:
- Zähneputzen mit einer Zahnbürste*: **1.** nach jeder Mahlzeit, mindestens 2-mal täglich **2.** 3 Minuten lang **3.** Druck von 150 g **4.** Putzrichtung von rot nach weiß (vom Zahnfleisch zum Zahn)
- Reinigung der Zahnzwischenräume mit Zahnseide* oder Zahnzwischenraumbürste*
- ggf. Mundspülung*
- Zahnbürste spätestens alle 6–8 Wochen wechseln.

Zahnplaque *f*: Strukturierter, filziger, zäher Zahnbelag (Biofilm) aus Nahrungsbestandteilen, Bakterienzellen und deren Stoffwechselprodukten sowie Bestandteilen des Speichels. Zahnplaque kann durch Einlagerung von Mineralien zu Zahnstein* verkalken. Sie kann zur Demineralisierung der Zahnhartsubstanzen und damit zu Zahnkaries* führen und ist Mitverursacher von Erkrankungen des Zahnhalteapparates (Gingivitis*, Parodontitis*).

Zahnprothese → Teilprothese
Zahnprothese → Totalprothese

Zahnprothesenpflege *f*: engl. *prosthesis care*; syn. Prothesenpflege. Reinigung eines herausnehmbaren Zahnersatzes mit Zahnpasta, Wasser und Prothesenpflegemitteln.
Hinweise: Zahnersatz ist ein Wertgegenstand. Verlust oder Beschädigung müssen dokumentiert und behoben werden. Liegt keine Aspirationsgefahr vor, sollte der Zahnersatz auch nachts getragen werden, um eine Verformung des Kiefers zu vermeiden.

Zahnpulpa → Pulpa dentis

Zahnputztechnik *f*: engl. *tooth brush technique*; syn. Zahnputzmethoden. Methode der mechanischen Zahnreinigung, entweder mit Handzahnbürste oder elektrischer Zahnbürste. Ziel ist die optimale Entfernung der Zahnbeläge auf den Zähnen, in den Zwischenräumen sowie am Zahnfleischrand unter schonender Behandlung der Umgebung (Zahnpflege*). Je nach Indikation oder Geschicklichkeit des Anwenders existieren unterschiedliche Techniken.

Hinweis: Sog. „Hin-und-her-Schrubben" auf den Innen- und Außenflächen der Zähne, zu harte und/oder abgenutzte Zahnbürsten und zu hoher Anpressdruck führen zu Zahnputzschäden (z. B. keilförmige Defekte an den Zähnen, Rückgang des Zahnfleisches).

Zahnradphänomen → Rigor

Zahnreplantation f: engl. *dental replantation*. Einsetzen eines Zahnes in seine Alveole nach traumatischer vollständiger Zahnluxation*. Der von intaktem Desmodont umgebene Zahn wird sofort reponiert, ggf. nach vorangegangener extrakorporaler Wurzelfüllung. Manchmal muss der Zahn kurzfristig aufbewahrt werden, möglichst in physiologischer Kochsalzlösung oder einem speziellen Nährmedium (in sog. Zahnrettungsbox).

Zahnretention f: engl. *dental retention*. Sicherung der posttherapeutischen Zahnstellung, -inklination und -rotation mittels kieferorthopädischem Retainer* zur Konsolidierung des Behandlungsergebnisses und Rezidivprophylaxe; im engeren Sinne Bezeichnung für das Persistieren eines Zahnes im Kiefer in annähernd normaler Position über den üblichen Zahndurchbruchzeitpunkt hinaus.

Ursache: Persistieren eines Zahnes im Kiefer infolge:
- Zahnfehlbildung
- Platzmangel
- Osteopathie
- genetischer Syndrome (z. B. Achondroplasie*, Osteogenesis* imperfecta)
- Hypothyreose*
- Induration der Gingiva
- Einnahme von Bisphosphonaten*.

Therapie: Bei Persistenz eines Zahnes im Kiefer erfolgt die Zahnfreilegung durch Osteotomie und kieferorthopädische Einordnung oder operative Zahnentfernung.

Zahnrettungsbox → Zahnreplantation

Zahnsäckchen n: engl. *dental sac*. Verdichtete Bindegewebelage um die Zahnanlage (Zahnglocke). Aus ihm entwickeln sich der Zahnhalteapparat und das Zement.

Zahnschaden m: engl. *erosion-related enamel defect*. Defekt an der Zahnhartsubstanz. Zu den chemisch verursachten Schäden zählen Zahnkaries und Zahnerosionen, zu den mechanischen alle Formen der Zahnabrasion. Berufsbedingte Zahnschäden werden teilweise als Berufskrankheit (BK) anerkannt, z. B. die Bäckerkaries (BK Nr. 1312).

Zahnschema → Gebissschema

Zahnschmelz m: engl. *dental enamel*; syn. Enamelum. Glasurartiger Überzug der Zahnkrone (Corona dentis), der von epithelialen Ameloblasten des Schmelzorgans gebildet wird und das weichere Dentin* vor Abnutzung schützt. Zahnschmelz ist das härteste Gewebe des menschlichen Organismus und besteht v. a. aus phosphorsaurem Kalk in Form von Hydroxylapatit*. Siehe Zahn*. Abb. dort.

Zahnseide f: engl. *dental floss*. Weicher Nylonfaden (gewachst oder ungewachst) zur Reinigung der Zahnzwischenräume. Ein ca. 20 cm langer Faden wird zwischen den Händen oder in einen speziellen Halter gespannt und durch Zugbewegung vorsichtig in den Zahnzwischenräumen bewegt (Verletzungsgefahr).

Zahnspange f: engl. *dental brace*. Klinische Bezeichnung für kieferorthopädische Apparatur zur Regulierung von Zahn- und Kieferfehlstellungen. Unterschieden werden herausnehmbare Zahnspangen (z. B. Plattenapparatur*, Bionator*, Fränkel*-Funktionsregler) und fest an den Zähnen angebrachte Zahnspangen (z. B. Brackets*, Multibandapparatur*).

Zahnstatus m: engl. *dental chart*. Feststellung des Zustands von Zähnen und Gebiss mit Angaben über Zahnbestand, Füllungen, Kronen, Stiftzähne, Brücken, Zahnersatz, Zahnstein, Karies. Die Dokumentation erfolgt im Gebissschema*.

Zahnstein m: engl. *dental calculus*. Ablagerung an Zähnen, bestehend aus mineralischen Substanzen, v. a. von Calciumphosphat aus dem Speichel, organischen Geweberesten und Mikroorganismen (kalzifizierte Plaque). Die Ausprägung ist von der Ernährung, der individuellen Speichelzusammensetzung und der persönlichen Mundhygiene abhängig. Zahnstein wird entfernt durch Scaling* und regelmäßige Prophylaxe.

Zahntransplantation f: engl. *dental transplantation*. Verpflanzung eines Zahnes in eine vorbereitete Alveole nach Zahnverlust, z. B. Ersatz eines Molaren durch Weisheitszahn. Ein schonend entfernter Zahn mit möglichst noch nicht abgeschlossenem Wurzelwachstum wird in ein optimal passendes neues Zahnfach zusammen mit dem Zahnsäckchen umgesetzt.

Zahntrauma n: Zahnverletzung, meist unfallbedingt durch Schlag, Sturz oder Stoß mit Verletzungen der Zahnhartsubstanzen und/oder des Parodontiums (Zahnhalteapparates). Die Oberkieferfrontzähne sind am häufigsten betroffen.

Klinik:
- Kronenfrakturen: **1.** unkompliziert: ohne Beteiligung der Pulpa **2.** kompliziert: mit Eröffnung der Pulpa
- Schmelzsprünge
- Kontusion
- Zahnlockerung
- Zahnluxation*, teilweise oder vollständige (Avulsion)
- Intrusion: Eindrücken des Zahnes in den Kieferknochen.

Diagnostik:
- gründliche Unfallanamnese, Ausschluss von (Kindes-)Misshandlung
- klinische und radiologische Diagnostik von Zahnhartgewebe, Pulpa und Parodontium sowie auch der Kiefer- und Schädelknochen und des perioralen Weichgewebes.

Therapie:
- Ersatz der verlorenen Zahnhartsubstanz v. a. durch Adhäsivkomposite
- ggf. Pulpa- oder Wurzelbehandlung
- bei Luxation Repositionierung bzw. Replantation mit nachfolgender Schienung (bei kompletter Luxation kurzfristiges Aufbewahren des Zahnes möglich in physiologischer Kochsalzlösung oder speziellem Nährmedium, sog. Zahnrettungsbox, siehe Zahnreplantation*)
- ggf. Zahnextraktion, insbesondere bei Milchzähnen.

Zahnungsstörung → Dentitio difficilis
Zahnungsstörung → Dentitio tarda
Zahnverfärbung f: engl. *tooth discoloration*. Veränderung der natürlichen Zahnfarbe mit extrinsischer oder intrinsischer Ursache. Extrinsische bedingte Zahnverfärbungen, beispielsweise durch häufigen Konsum von Rotwein oder Kaffee, lassen sich in der Regel mittels professioneller Zahnreinigung entfernen. Bei intrinsischen Ursachen wie Dentalfluorose* können invasivere Therapieschritte erforderlich werden (u. a. Bleichen, Zahnfüllung, Überkronung).

Ursachen: Extrinsische Ursachen:
- Nahrungs- und Genussmittel wie Rotwein, Kaffee oder Tabak
- Medikamente, z. B. Chlorhexidin-Mundspüllösung
- Metalle
- bakterielle Stoffwechselprodukte (Melanodontie).

Intrinsische Ursachen:
- medikamenteninduzierte Fehlbildung (z. B. Tetrazykline*)
- Dentalfluorose
- Nekrose* der Zahnpulpa.

Hinweis: Anhand der Zahnfarbe sind Rückschlüsse auf die Ursache der Verfärbung möglich (siehe Tab.).

Zahnwurzel f: engl. *root of tooth*; syn. Radix dentis. Im knöchernen Zahnfach des Kiefers (Alveolus* dentalis) liegender Teil des Zahnes*. Die Zahnwurzel verankert sich dort über den Zahnhalteapparat (Parodontium). Zum großen Teil

Zahnverfärbung: Typische Ursachen von Verfärbungen.

Farbe	Ursache
schwarz	Genussmittel, Metalle (Eisen, Silber), bakterielle Stoffwechselprodukte
grau	Pulpennekrose
grün	bakterielle Stoffwechselprodukte, Metalle (Kupfer, Nickel)
orange	bakterielle Stoffwechselprodukte, Metalle (Antimon)
dunkelgelb – gold	Metalle (Cadmium, Zinn)
braun	Mundspüllösung, medikamenteninduzierte Fehlbildung, **Karies!**
violett	Metalle (Kalium)

besteht sie aus Dentin*. Schneide- und Eckzähne haben meistens nur eine Wurzel, Backenzähne mehrere. Siehe Zahn* (Abb. dort).
Zahnzement n: engl. *dental cement*; syn. Cementum. Zahnhartgewebe, welches das Dentin* im Wurzelbereich der Zähne überzieht und funktioneller Bestandteil des Parodontiums (Zahnhalteapparat) ist.
Zahnzwischenraumbürste f: engl. *interdental brush*; syn. Interdentalbürste*. Zahnbürste* in verschiedenen Formen und Größen zum Reinigen von Zahnzwischenräumen (Interdentalräumen). Sie ist kein Ersatz für die Zahnbürste im klassischen Sinne, sondern eine Ergänzung für die optimale Zahnreinigung.
Zahorsky-Krankheit → Herpangina
Zaleplon n: Benzodiazepin*-Rezeptor-Agonist mit sehr kurzer Halbwertszeit* (1 h) zur Anwendung als Schlafmittel* bei Einschlafstörungen*. Nebenwirkungen umfassen leichte Kopfschmerzen, Schwäche, Amnesie*, Parästhesie* und Dysmenorrhö*.
Zanamivir n: Virostatikum aus der Gruppe der Neuraminidase-Hemmer zur Prophylaxe und Therapie einer Influenza A- und Influenza B-Infektion, wenn Influenza-Erkrankungen in der Region aufgetreten sind. Erfolgt die Einnahme von Zanamivir bis spätestens 48 h nach Symptombeginn, wird die Krankheitsdauer um 1–2 Tage verkürzt und die Erkrankung verläuft milder.
Zanca-Syndrom n: engl. *Zanca's syndrome*. Seltene Unterform der autosomal-dominant vererbten, familiären* adenomatösen Polyposis (FAP). Zusätzlich zu den in der Kindheit auftretenden multiplen Kolonpolypen entstehen bei den Patienten im 2.–3. Lebensjahrzehnt kartilaginäre Exostosen.

Zange → Geburtszange
Zangemeister-Handgriff m: engl. *Zangemeister's maneuver*. Geburtshilflicher Handgriff zur Diagnose eines fetomaternalen Missverhältnisses, auch als sog. 5. Leopold-Handgriff bezeichnet.
Prinzip: Eine Hand wird flach auf die Symphyse, die andere Hand auf den oberhalb der Symphyse stehenden Kopf gelegt. Liegen beide Hände in der gleichen Ebene oder überragt die auf dem Kopf platzierte Hand die andere, besteht der Verdacht auf ein Missverhältnis (siehe Abb.). Der Zangemeister-Handgriff ist nur unter regelmäßiger Wehentätigkeit aussagefähig.

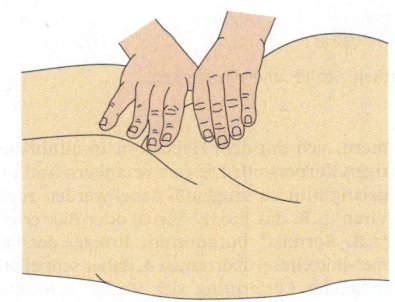

Zangemeister-Handgriff: Beide Hände liegen gleich hoch, Hinweis für ein evtl. Missverhältnis zwischen Kopf und Becken.

Zangenbiopsie, transbronchiale f: engl. *transbronchial forceps biopsy*. Form der Lungenbiopsie mit Entnahme von Lungengewebe durch die Bronchuswand im Rahmen einer Bronchoskopie*. Dazu wird eine spezielle Zange verwendet. Der Eingriff wird meist unter Röntgenkontrolle und in Lokal-, seltener in Allgemeinanästhesie durchgeführt.
Indikation: Zur histologischen Diagnostik insbesondere bei diffusen Lungenparenchymerkrankungen wie
– Sarkoidose*
– idiopathische interstitielle Pneumonie (IIP)
– Lymphangiosis* carcinomatosa.
Kontraindikationen:
– pulmonale Hypertonie
– schwere Lungenfunktionsstörungen
– Blutgerinnungsstörungen.
Komplikationen:
– Blutungen
– Pneumothorax* (transbronchiale Zangenbiopsie deshalb nicht in beiden Lungenflügeln während einer Sitzung).
Zangenbiss → Kopfbiss
Zangenextraktion f: engl. *forceps extraction*. Form der vaginal-operativen Geburt, bei der das Kind durch eine am Kopf angelegte Geburtszan-

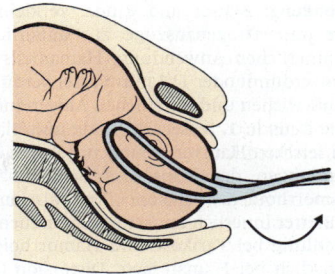

Zangenextraktion [39]

ge* extrahiert wird. Indikationen sind Geburtsstillstand in der Austreibungsperiode und drohende fetale Hypoxie. Mögliche Komplikationen bei der Mutter sind Verletzung der Vaginalwand, Dammriss und Scheidenriss*, beim Kind Gesichtsverletzungen, Hämatom und Nervenschäden.
Prinzip: Getrenntes Einführen und Anlegen der beiden Zangenlöffel (Hälften) zwischen mütterlicher Vaginalwand und kindlichem Kopf, dann Schließen der Zange und wehensynchrone Extraktion des Kindes (siehe Abb.).
Zapfen m pl: engl. *retinal cones*. Fotorezeptorzellen in der Retina* des Auges, die das Farbensehen (Tagsehen) durch die Umwandlung von Lichtreizen in elektrochemische Signale ermöglichen. Die kegelförmigen Zapfen verfügen über 3 unterschiedliche Opsine als Lichtsensoren, die durch die Absorption unterschiedlicher Lichtwellenlängen für die Blau-, Grün- oder Rotwahrnehmung verantwortlich sind.
Zapfenzahn → Dens emboliformis
ZAS: Abk. für zentrales anticholinerges Syndrom, → Syndrom, anticholinerges zentrales
Zaubernuss, virginische f: syn. Hamamelis virginiana. Sommergrüner Strauch aus der Familie der Hamamelisgewächse (Hamamelidaceae), der im atlantischen Nordamerika vorkommt. Virginische Zaubernuss wirkt adstringierend, antiinflammatorisch, lokal hämostatisch, juckreizstillend, antiviral und antioxidativ. Siehe Abb.

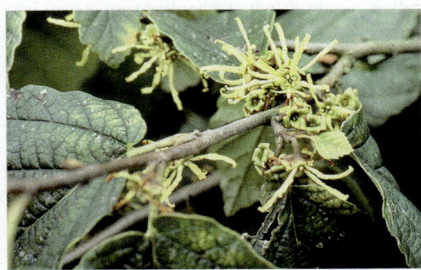

Zaubernuss, virginische: Blüte. [146]

Zecken

Verwendung: Blätter und Rinde: zerkleinerte Droge oder Drogenauszüge zur äußerlichen und innerlichen Anwendung; Hamameliswasser (unverdünnt oder 1:3 mit Wasser verdünnt) zur äußerlichen und innerlichen Anwendung:
- medizinisch: 1. äußerlich Rinde und Blätter bei leichten Hautverletzungen, lokalen Entzündungen der Haut und Schleimhäute, Hämorrhoiden, Varikose (Kommission E) 2. Blätter innerlich zur symptomatischen Behandlung bei Varikose und Hämorrhoiden, äußerlich bei Hämatomen, Distorsion (Verstauchung) und leichten Hautverletzungen, bei lokalen Entzündungen der Haut und Schleimhaut, bei Hämorrhoiden sowie zur Linderung der Symptome bei atopischem Ekzem und gegen schwere Beine (European Scientific Cooperative on Phytotherapy) 3. Rinde innerlich zur kurzzeitigen, symptomatischen Behandlung von Diarrhö, äußerlich bei Entzündungen der Mundschleimhaut und bei Beschwerden im Zusammenhang mit Varikose (European Scientific Cooperative on Phytotherapy) 4. Hamameliswasser äußerlich zur Behandlung von leichten Haut- und Schleimhautentzündungen, Hämatomen, Hämorrhoiden, Hautreizungen, Sonnenbrand und Insektenstichen (European Scientific Cooperative on Phytotherapy)
- traditionell (Herbal Medicinal Products Committee): 1. Rinde und Blätter äußerlich zur Linderung von leichten Hautentzündungen und trockener Haut, von Jucken und Brennen bei Hämorrhoiden, als Mundspülung bei leichten Entzündungen der Mundschleimhaut 2. Hamameliswasser äußerlich bei leichten Hautentzündungen und trockener Haut sowie zur Linderung von Augenbeschwerden, z. B. Augentrockenheit durch Wind und Sonne.

Zecken *f pl*: engl. *ticks*. Spinnentiere der Ordnung Acari (Milben*) mit Chitinskelett, Stechapparat und Saugrüssel (Hypostom). Zecken sind blutsaugende Parasiten* und wichtige Krankheitsüberträger bei homoiothermen Tierarten und dem Menschen (Zeckenborreliosen, FSME; meist aktive Übertragung beim Stich, selten passiv durch Zeckenkot und Koxaldrüsensekret).
Einteilung: Siehe Abb. **Schildzecken** (Ixodidae, Haftzecken, Holzböcke): schildförmiger Chitinrücken; Überträger von Francisella tularensis (1), verschiedenen Rickettsien (2), Borreliaarten (3), Enzephalitis- und Hämorrhagischem-Fieber-Viren (4), Babesia (5) und Theileria (6); Gattungen:
- Ixodes: 1. wichtigste Gattung in Mitteleuropa, Überträger von 1–5 2. häufigste Art Ixodes ricinus (Holzbock), lauert an Grashalmen und Gebüsch, um sich an Säuger zu klammern, sich mit dem Hypostom an dünnhäutigen Körperstellen fest zu verankern und tagelang Blut zu saugen 3. dabei werden auch Viren (z. B. das FSME*-Virus) oder Bakterien (z. B. Borrelia* burgdorferi, Erreger der Lyme*-Borreliose) übertragen 4. daher schnellstmögliche Entfernung der Zecke, z. B. Extraktion mit tief angesetzter Pinzette (oder Zeckenzange).
- Rhipicephalus: Überträger von 1, 2, 5 und 6
- Dermacentor: Überträger von 1, 2, 4–6
- Haemaphysalis: Überträger von 1, 2, 4–6
- Amblyomma: Überträger von 2.

Lederzecken (Argasidae, Laufzecken, Wanzenzecken): kein Rückenschild; medizinisch wichtige Gattungen:
- Argas (Geflügelzecken bei Tauben, Hühnern u. a. Vögeln): Stich kann zu lokaler Entzündung und allgemeiner Intoxikation mit Pulsbeschleunigung, Atemnot und Erbrechen führen
- Ornithodorus: Überträger von Borrelien durch Stich und herausträufelnde Koxalflüssigkeit (Borrelia*).

Zeckenbiss *m*: Stich mit den scherenartigen Mundwerkzeugen von Zecken*. Dabei ist eine Übertragung* von Viren*, insbesondere von Erregern der Frühsommer*-Meningoenzephalitis (FSME), sowie von Bakterien*, vor allem Borrelien möglich. Es gibt etwa 20 Zeckenarten, die in Deutschland vorkommen, die häufigste Art ist Ixodes ricinus (Gemeiner Holzbock).
Hintergrund: Zecken halten sich in Europa insbesondere in der bodenbedeckenden Laubschicht oder in dichtem Unterholz von Laub- und Mischwäldern bei einer hohen Luftfeuchte auf sowie in hohen Gräsern an Bach- und Wegrändern. An Waldrändern dringen sie einige Meter auch auf offene Flächen vor. Zecken ernähren sich durch das Blut von Wirbeltieren. Sie klettern auf exponierte Stellen wie Grashalme oder Gebüsch und warten, bis ein Tier oder ein Mensch vorbeikommt, an dem sie sich bei Kontakt innerhalb von Sekundenbruchteilen festhalten. Bei ihrem Stich penetrieren sie die Haut, um Blut zu saugen. Dabei ist eine Übertragung von FSME, Lyme*-Borreliose, selten Babesiose, Rickettsiose* oder humane granulozytäre Anaplasmose (siehe Ehrlichiose) möglich. Während die Übertragung der FSME-Viren relativ schnell nach dem Stich erfolgt, dauert es oft einen Tag und mehr bis Borrelien übertragen werden. Deshalb sollten Zecken sobald wie möglich herausgezogen werden. Hierzu kann man mit einer Pinzette oder einem speziellen Zeckenentfernungsinstrument, z. B. Zeckenkarte*, nahe der Hautoberfläche, d. h. an ihren Mundwerkzeugen (nicht am vollgesogenen Körper!) die Zecke langsam und gerade aus der Haut ziehen. Die Zecke soll nicht gedreht und niemals mit Öl oder Klebstoff beträufelt werden, hierdurch werden Speichel* und damit mögliche Infektionserreger schneller abgegeben. Anschließend wird eine Desinfektion* der Wunde* empfohlen.
Prophylaxe: Bei Aufenthalt im Unterholz, hohem Gras und Gebüschen bieten das Tragen von geschlossener Kleidung (feste Schuhe, lange Hosen, lange Ärmel) sowie Repellenzien einen gewissen Schutz. Nach einem Aufenthalt im Freien empfiehlt sich, den Körper (insbesondere von Kindern) nach Zecken abzusuchen. Waschen der Kleidung bei 60 °C tötet die Zecken ab. Eine Schutzimpfung* gegen FSME wird nur für Personen empfohlen, die in entsprechenden Risikogebieten, z. B. im süddeutschen Raum, leben oder beruflich speziell exponiert sind, wie Forstarbeiter. Obwohl auch in diesen Gebieten nur wenige (< 5 %) der Zecken mit dem FSME-Virus infiziert sind, ist die Ableitung eines Risikos nach erfolgtem Zeckenstich im Einzelfall nicht möglich. Nach einer Infektion* entwickeln bis zu 30 % der betroffenen Personen Symptome einer FSME.

Zeckenbissfieber *n*: engl. *tick-borne fever*; syn. Zeckenfleckfieber. Gruppe akuter fieberhafter Erkrankungen, verursacht durch Rickettsien, die von verschiedenen Zecken übertragen werden. Therapiert wird mit Doxycyclin*.
Formen:
- Rocky-Mountain-Fleckfieber: Rickettsia rickettsii in Nordamerika
- Boutonneuse-Fieber: Rickettsia conorii im Mittelmeerraum, Asien, Afrika
- Queensland-Zeckenfieber: Rickettsia australis in Australien.

Diagnostik:
- serologischer Antikörpernachweis
- PCR

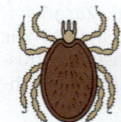
Ixodex ricinus (♂)
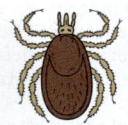
Ixodex ricinus (♀)
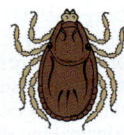
Rhiphicephalus sanguineus (♀)

Schildzecken

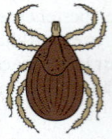
Dermacentor anderso (♂)
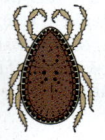
Argas persicus
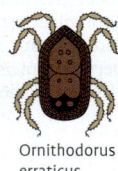
Ornithodorus erraticus

Lederzecken

Zecken: Schild- und Lederzecken.

– gelegentlich Nekrose (Eschar/„Tache noire") am Ort des Zeckenbisses.

Zeckenenzephalitis *f*: *engl.* tick-borne encephalitis. Durch Zecken (Ixodes, Dermacentor) übertragene und durch Flaviviren ausgelöste Enzephalitis* mit saisonal gehäuftem Auftreten. Unterschieden werden Frühsommer*-Meningoenzephalitis (FSME), Russian-Spring-Summer-Enzephalitis (RSSE), Springseuche* und Powassan-Enzephalitis.

Zeckenfleckfieber → Zeckenbissfieber

Zeckenkarte *f*: Hilfsmittel in der Größe einer Kreditkarte, womit Zecken aus der Haut entfernt (ausgehebelt) werden. Sie besteht meist aus Kunststoff, mit einer schwalbenschwanzartigen Ausbuchtung und kleinem folgendem Schlitz.

Zeckenrückfallfieber → Rückfallfieber

Zedernholzöl *n*: *engl.* cedar oil. Das ätherische Öl aus dem Holz von Juniperus virginiana (Rote Zeder). Zedernholzöl wird zur Ölimmersion und als Bestandteil in Kosmetika verwendet.

ZEEP: Abk. für *engl.* zero endexpiratory pressure → Intermittent Positive Pressure Ventilation

Zehe → Ossa digitorum pedis

Zehenamputation *f*: *engl.* toe amputation. (Teil-)Amputation einer Zehe. Dies geschieht entweder als Endgliedamputation oder Zehenexartikulation im Grundgelenk. Siehe Abb.

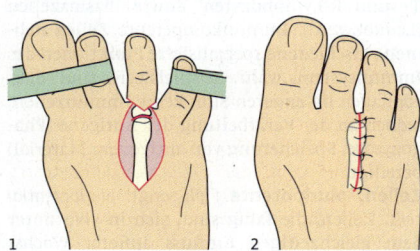

Zehenamputation: Zehenexartikulation im Grundgelenk.

Zehenfraktur *f*: *engl.* fracture of the toe. Fraktur* der Groß- oder Kleinzehenknochen durch direkte Gewalt- oder Stoßeinwirkung, dem sog. Anpralltrauma.

Klinik:
– Schwellung
– Hämatom
– Druckschmerz
– Funktionseinschränkung.

Therapie:
– in der Regel konservativ: **1.** nichtsteroidale Antiphlogistika* **2.** Kühlung **3.** Dachziegelverband* **4.** bei nichtdislozierter Großzehenfraktur Unterschenkelgehgips
– operativ bei dislozierter Fraktur oder Gelenkbeteiligung: **1.** Osteosynthese*, z. B. geschlossene Reposition oder Spickdrahtosteosynthese **2.** ORIF mit Miniimplantaten

– in der Akutphase Vorfußentlastungsschuh, im Verlauf Carbonsohle.

Zehengelenkprothese *f*: *engl.* interphalangeal joint endoprothesis. Endoprothese* eines Zehengelenks, z. B. des Großzehengrundgelenks bei Hallux* rigidus oder Hallux* valgus. Vgl. Hallux* rigidus (Abb. dort).

Zehengrundgelenk *n*: *engl.* metatarsophangeal joint; *syn.* Articulatio metatarsophalangea. Kugelgelenk zwischen den konvexen Köpfen der Metatarsalknochen und konkaven Basen der proximalen Phalangen. Zwischen den Gelenkkapseln befindet sich das Lig. metatarsale transversum profundum. Die Ligg. plantaria articulationis dienen als plantare Verstärkung, die Ligg. collateralia als seitliche. Die Articulatio metatarsophalangealis I wird auch Großzehengrundgelenk genannt.

Anatomie: Plantar des Großzehengrundgelenks befinden sich 2 Sesambeine*, die in die Sehnen des M. abductor hallucis und M. adductor hallucis eingelagert sind.

Funktion: Es gibt 2 Bewegungsachsen, die eine Flexion und Extension einerseits und eine geringe Abduktion andererseits ermöglichen.

Zehenknochen → Ossa digitorum pedis

Zehenrolle → Abrollhilfe

Zehenzügelverband *m*: *syn.* Body-Taping. Verband, der einen gebrochenen Zeh durch Fixierung an einen oder mehrere benachbarte(n) Zeh(en) schient.

Zeichnen → Geburt

Zeichnungsblutung *f*: Häufig unter der Geburt auftretende leichte, meist hellrote vaginale Blutung. Ursache ist die Ablösung des Schleimpfropfes aus dem Gebärmutterhals (Zervix) und die zunehmende Eröffnung des Gebärmutterhalses. Differenzialdiagnostisch ist an plazentare Blutungen bei vorzeitiger Plazentalösung oder a Plazenta praevia zu denken.

Zeigarnik-Effekt *m*: *engl.* Zeigarnik's effect. Erinnerungseffekt, nach dem nicht fertiggestellte oder unerledigte Aufgaben besser behalten werden als abgeschlossene. Dieser Effekt wird z. B. in der Gestalttherapie* (sog. unfinished business) genutzt.

Zeis-Drüsen *f pl*: *engl.* glands of Zeis; *syn.* Glandulae sebaceae palpebrarum. Talgdrüsen*, die am vorderen Rand des Augenlids in die Haarfollikel* der Wimpern münden.

Zeiss-Schlinge *f*: *engl.* Zeiss' loop. Katheter, dessen Ende sich durch Zug an einem Kunststofffaden zu einer Schlinge schließt.

Indikationen:
– Die Schlinge dient zur Steinentfernung aus z. B. Ureter*, Ductus choledochus.
– Im Harnleiter ist sie nur zur Extraktion eines distalen Steines indiziert, da sonst hohe Verletzungsgefahr des Ureters.

– Die Schlingenextraktion wurde mittlerweile weitgehend durch die endoskopische Steinentfernung ersetzt (Ureterorenoskopie*).

Zeit/Aktivitätskurve *f*: *engl.* time-activity curve. Grafische Darstellung der in einem Organ oder Verteilungsraum gemessenen zeitlichen Änderung der Konzentration (Aktivität*) von Radiopharmaka*. Anwendungsgebiete sind u. a. kardiologische Untersuchungen der Hämodynamik* (Kreislaufzeiten, Herzminutenvolumen) sowie die Nierenfunktionsdiagnostik (Radioisotopennephrografie*).

Zelladhäsionsmoleküle *n pl*: *engl.* cell adhesion molecules (Abk. CAMs); *syn.* Adhäsionsproteine. Rezeptoren* (meist Glykoproteine) der Zellmembran, die Zell-Zell- und Zell-Matrix-Kontakte (extrazelluläre Matrix*) vermitteln. Zudem stehen Zelladhäsionsmoleküle in Kontakt mit dem Zytoskelett und spielen eine entscheidende Rolle bei der Ausbildung organisierter Gewebe. Zelladhäsionsmoleküle werden in 5 Hauptklassen eingeteilt: Cadherine*, Integrine, CAMs der Immunglobulin*-Superfamilie, Selektine* und Mucine (Proteoglykane).

Zellatmung → Atmung

Zellatypie → Kernatypie

Zelle *f*: *engl.* cell. Kleinste Bau- und (isoliert noch lebensfähige) Funktionseinheit von Organismen mit Fähigkeit zu Stoffwechselleistungen, Reizbeantwortung, Motilität und Reduplikation.

Einteilung: Alle lebenden Organismen werden gemäß ihrem Zelltyp eingeteilt in Prokaryoten* und Eukaryoten*:
– **prokaryotische Zelle: 1.** Bakterien und Blaualgen, die für diesen Zelltyp charakteristische ringförmige, histonfreie DNA* besitzen, die mit Proteinen verbunden sind **2.** DNA liegt frei im Zytoplasma (Protoplasma*) vor, d. h. nicht durch Membranen abgetrennt **3.** spezielle Ribosomen*, ein spezieller RNA- und Proteinbiosyntheseapparat und fehlende Mitose* **4.** für Eukaryoten typische Kompartimentierung in Zellorganellen fehlt, obgleich eine funktionelle Zellgliederung erkennbar ist; die zeigt sich im Auftreten der als Kernäquivalente geltenden Nucleotide, der Mesosomen und der Fotosynthesemembran autotropher Formen **5.** als Strukturen der Fotosynthese* fungieren die Thylakoide und die Chromatophoren* **6.** in den Mukopeptiden der Zellwand ist Muraminsäure ein charakteristischer Bestandteil **7.** Prokaryoten sind morphologisch primitiv, biochemisch aber außerordentlich anpassungsfähig
– **eukaryotische Zelle: 1.** alle übrigen Lebewesen, dazu zählen einzellige Urpflanzen und Urtiere (z. B. einzellige Geißelalgen und Wimpertierchen), sowie alle vielzelligen Pilze, Pflanzen und Tiere; deren morpholo-

Zellen, antigenpräsentierende

Zelle	
Struktur	Elemente
Protoplasma	gesamte Zellsubstanz innerhalb der Zellmembran
Karyoplasma	Zellkernsubstanz innerhalb der Zellkernmembran mit Karyolymphe, Chromosomen, Nucleolus
Zytoplasma	sog. Zellleib; kolloidales Medium außerhalb des Zellkerns
Zellorganellen	membranöse: endoplasmatisches Retikulum, Golgi-Apparat, Lysosomen, Peroxisomen, Mitochondrien
	nichtmembranöse: Filamente, Mikrotubuli, Ribosomen, Zentriol
Paraplasma	zytoplasmatische Ablagerung von Proteinen, Kohlenhydraten (v. a. Glykogen), Lipiden u. a.
Metaplasma	Myofibrillen, Tonofibrillen, Neurofibrillen

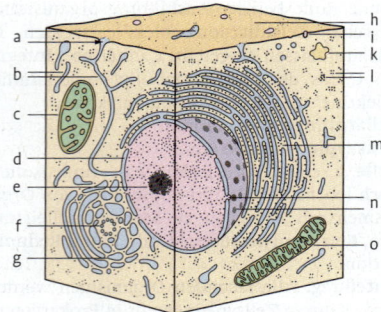

Zelle: Feinstruktur: a: Einstülpungen der Zellmembran in das Zellinnere; b: Kanalsystem des glatten endoplasmatischen Retikulums; c: Mitochondrium vom Tubulus-Typ; d: die beiden Membranen der Kernhülle; e: Nucleolus; f: Zentralkörperchen; g: Golgi-Komplex; h: Zelloberfläche; i: Pinozytose-Bläschen; k: Liposomen; l: Ribosomen; m: granuläres (= raues) endoplasmatisches Retikulum; n: Poren der Kernhülle; o: Mitochondrium vom Crista-Typ.

gisch-funktionale Höherentwicklung ist an eukaryotische Zellen mit ihrem größeren genetischen Informationsbestand gebunden 2. charakteristisch für eukaryotische Zellen ist v. a. ein echter Zellkern* mit Chromosomen* und damit die Fähigkeit zur Zellteilung durch Mitose* und Meiose* sowie die Kompartimentierung durch Zellorganellen*, u. a. Mitochondrien*, Ribosomen*, Lysosomen*, Golgi*-Apparat, endoplasmatisches Retikulum* und bei Pflanzen Plastiden und Vakuolen* 3. in den Mukopeptiden eukaryotischer Zellen ist Sialsäure und nicht Muraminsäure enthalten 4. eukaryotische Zellen werden von einer Zellmembran* umgeben, pflanzliche Zellen zusätzlich von einer Zellwand* 5. gesamtes Zellmaterial einschließlich des Zellkerns heißt Protoplasma*, der außerhalb des Zellkerns befindliche Raum wird Zytoplasma genannt.
Aufbau: Die Zellen von Eukaryoten enthalten immer einen Zellkern* und den Zellkörper (Zytoplasma*) mit einer unterschiedlichen Menge an Zellorganellen* (siehe Tab.). Die äußere Begrenzung der Zelle ist die Zellmembran* (siehe Abb.). Die meisten menschlichen und tierischen Zellen haben eine Größe von 20–30 μm. Extreme Größen erreichen Bakterien u. a. Prokaryoten (1 μm), Erythrozyten (7,4 μm) sowie Eizellen von Menschen (200 μm) und Vögeln (mehrere cm).

Zellen, antigenpräsentierende f pl: engl. antigen presenting cells (Abk. APC); Abk. APZ. Spezialisierte Zellen mit der Funktion, T*-Lymphozyten Antigene zu präsentieren. Dadurch werden diese aktiviert, sie produzieren aktivierende Zytokine (CD4⁺-T*-Helferzellen) oder lytische Substanzen (CD8⁺-Killerzellen*), was zur Lyse der antigenpräsentierenden Zelle führt.

Zellen, dendritische f pl: engl. dendritic cells; syn. DZ. Gruppe von antigenpräsentierenden Zellen*, die Antigene an Oberflächen-Epithelien aufnehmen. Dendritische Zellen sind essenziell für die Immunantwort*, die Immuntoleranz* und die T*-Zell-Aktivierung. Historisch wurden dendritische Zellen morphologisch definiert durch ihre langen, baumartigen und verzweigten Zellfortsätze.
Anatomie und Funktion: Dendritische Zellen (DZ) kommen besonders zahlreich in Geweben vor, die mit der Außenwelt Kontakt haben: Pharynx*, Haut*, Cervix* uteri sowie die Schleimhäute des Darmes* und der Atemwege*. Sie können ihre Fortsätze durch die Tight* junctions der Epithelien nach außen ausstrecken, um dort Antigene aufzunehmen. Diese werden phagozytiert und über den MHC-II-Rezeptor präsentiert. Nach Phagozytose* wandern die Zellen in die nächste lymphatische Region: aus peripheren Geweben in die Lymphknoten*, aus dem Blut in die Milz*, aus den Schleimhäuten in die Tonsillen* oder Peyer*-Plaques. Dort migrieren sie in die T-Zone, wo sie zahlreiche T*-Lymphozyten aktivieren.
Formen:
- Interdigitierende DZ
- Langerhanszellen
- Plasmazytoide DZ
- Follikuläre DZ

Zellen, enterochromaffine f pl: engl. enterochromaffin cells; syn. gelbe Zellen. Zum neuroendokrinen disseminierten System* gehörende (basalgekörnte) Zellen. Enterochromaffine Zellen treten einzeln oder in Zellgruppen im Epithelzellverband des Gastrointestinaltrakts auf. Sie enthalten u. a. Serotonin*, erhöhen die Peristaltik* und regulieren die lokale Vasokonstriktion*.

Zellen, helle f pl: engl. clear cells. Zellen des disseminierten neuroendokrinen Systems.

Zellen, immunkompetente f pl: engl. immunocompetent cells; syn. Abwehrzellen. Zellen, die zu immunologischen Reaktionen fähig sind, z. B. T- und B-Lymphozyten* sowie Plasmazellen (Leukozyten*). Immunkompetente Zellen nehmen verschiedene spezialisierte Funktionen des Immunsystems wahr. Beispielsweise sind Makrophagen im engeren Sinn keine Immunzellen, jedoch an der Verarbeitung der Antigene (Phagozytose, Speicherung von antigenem Material) beteiligt.

Zellen, pluripotente f pl: engl. pluripotential cells. Zellen, die fähig sind, sich in vivo unter dem gleichzeitigen Einfluss äußerer Wachstumsfaktoren* aufgrund verschiedener innerer Faktoren in unterschiedliche Richtungen zu differenzieren (siehe auch Stammzellen*).

Zellen, somatische f pl: Differenzierte, meist diploide (2.n) Zellen*, aus denen sich Gewebe vielzelliger Pflanzen und Tiere zusammensetzen. Zu den somatischen Zellen gehören alle Zellen eines höheren Organismus, die nicht Geschlechtszellen (Gameten*) sind.

Zellhybriden f pl: engl. cell hybrids. Zellen, die durch Membranfusion zweier oder mehrerer somatischer (oder auch geschlechtlicher) Parentalzellen mit unterschiedlichem Genotyp entstehen. Zellhybriden können in speziellen Nährmedien selektiert werden, wenn als Parentalzellen Mangelmutanten* verwendet werden. Der anfängliche doppelte Chromosomensatz wird durch spontanen Chromosomenverlust reduziert.
Anwendung:
- nach Klonierung zur Produktion monoklonaler Antikörper* (Hybridom)

– früher zur Lokalisation von Genen auf bestimmten Chromosomen.

Zellkern *m*: engl. *cell nucleus*; syn. Karyon. Größte lichtmikroskopisch wahrnehmbare Zellorganelle, die von einer Doppelmembran (Kernmembran*) umgeben ist und im Karyoplasma Chromatin* und Nucleoli enthält. Eukaryotische Zellen besitzen in der Regel nur einen Zellkern. Normale Erythrozyten haben keinen Zellkern; in Hepatozyten, Osteoklasten, Fremdkörper-Riesenzellen und Tumorzellen sind 2 oder mehr Zellkerne enthalten.

Zellklon → Klon

Zellkultur *f*: engl. *cell culture*. Verfahren zur Vermehrung von Zellen in Nährmedien, beispielsweise zur Vermehrung von Viren und einigen Bakterien (z. B. Chlamydien). Daneben dienen Zellkulturen der Herstellung von Transplantaten, beispielsweise hämatopoetische Stammzellen zur Therapie der Leukämie oder myokardiale Stammzellen zur Behandlung des Herzinfarkts.

Zelllinie *f*: engl. *cell line*. Bezeichnung für Zellen, die spontan oder induziert unbegrenzte Lebensfähigkeit (Immortalität) erlangt haben und kloniert wurden, z. B. HeLa-Zellen, HEK-Zellen. Zelllinien werden für Forschungs- und Entwicklungszwecke verwendet.

Zellmarker *m pl*: engl. *cell markers*. Für bestimmte Zellen und ihre Subtypen spezifische antigene Oberflächenstrukturen. Zu Zellmarkern gehören z. B. membranständige Immunglobuline, Rezeptoren u. a. antigene Determinanten (v. a. Glykoproteine) auf der Zellmembran von Lymphozyten. Sie können mithilfe von monoklonalen Antikörpern (Flowzytometrie) nachgewiesen werden.

Klinische Bedeutung: Zellmarker ermöglichen eine Differenzierung von Lymphoblasten, B- und T-Lymphozyten sowie deren Subpopulationen. Dies spielt in der heutigen Diagnostik von Immundefekten und Leukämien eine große Rolle sowie für die Therapieplanung bei bestimmten immunologischen Erkrankungen.

Zellmembran *f*: engl. *cell membrane*; syn. Plasmamembran. Die Zelle* umgebende, selektiv permeable Biomembran aus polaren Lipiden* in Form einer Doppelschicht (phospholipid bilayer) mit integralen und peripheren Membranproteinen. Sie dient dem Kontakt zu benachbarten Zellen, dem Stoffaustausch sowie der Reizübertragung, Oberflächenspannung und Zellbewegung.

Aufbau:
– ca. 8 nm Dicke
– aus 2 Lipidmolekülschichten (sog. Fluid-Mosaic-Modell) mit verschiedenen ein- oder aufgelagerten Membranproteinen (siehe Abb.).

Zellmigration *f*: engl. *migration of cells*. Wanderung von Zellen, z. B. bedingt durch Chemotaxis* bei Immunzellen.

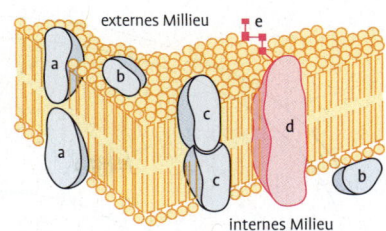

Zellmembran: Modellvorstellung über die Zellmembran im Querschnitt; a: intrinsische (integrale) Membranproteine; b: extrinsische (periphere) Membranproteine; c: die Membran durchdringende Proteine mit hydrophoben Wechselwirkungen im Inneren der Membran; d: die Membran durchspannendes Glykoprotein; e: Oligosaccharid.

Zellorganellen *f pl*: engl. *organelles*; syn. Organellen. Im engeren Sinne von Biomembranen umgebene, intrazytoplasmatische Strukturen der Zelle* als Kompartimente* für spezifische Stoffwechselleistungen. Mitochondrien und Plastiden (in Pflanzen) sind von 2 Membranen umgeben.

Formen: Die verschiedenen Organellen lassen sich nach ihrem spezifischen Gewicht mit der Ultrazentrifuge isolieren und chemisch als auch funktionell analysieren. Zu den Organellen gehören Zellkern*, endoplasmatisches Retikulum*, Golgi*-Apparat, Lysosomen*, Peroxisomen*, Mitochondrien*, im weiteren Sinne als größter Reaktionsraum das Zytosol selbst, in dem eine Vielzahl an Stoffwechselwegen ablaufen. Daneben werden auch nichtmembranöse Zellpartikel zu den Zellorganellen gezählt: Ribosomen*, Zentriolen*, Mikrotubuli*, Zilien*, Filamente*.

Funktion: Siehe Tab.

Zellplasma → Protoplasma
Zellplasma → Zytoplasma

Zellpolymorphie *f*: engl. *polymorphism of cells*. Ausgeprägte Variation von Zellgröße und Zellform in einem Gewebe. Besonders Tumorzellen* zeichnen sich durch Zellpolymorphie aus.

Zellreaktion *f*: engl. *cell reaction*. Zelluläre Veränderungen im Gewebe als Zeichen innerhalb des Lebens abgelaufener (vitaler) Vorgänge, z. B. bei Leukozyten intravasale Randstellung, Durch- und Auswanderung sowie demarkierende Entzündung. Die Zellreaktion ist ein wichtiges Unterscheidungsmerkmal zur Abgrenzung von postmortalen Veränderungen.

Zellstoff *m*: engl. *cellulose*. Faserprodukt, das aus feinen Fasern von α-Zellulose* besteht und aus Holz oder anderen zellulosehaltigen Pflanzenteilen wie Stroh, Schilf oder anderen Gräsern gewonnen und v. a. zur Produktion von Papier, Textilien, Kunstseide sowie Verbandzellstoff verwendet wird.

Zellstoffwechsel → Primärstoffwechsel
Zellteilung → Mitose
Zellteilung → Zellzyklus

Zellteilung *f*: syn. Zytokinese. Bei Eukaryoten in der späten Phase der Mitose* oder Meiose* stattfindende Teilung der Zelle* in 2 gleiche Teile.

Formen:
– Prokaryotische Zellen* teilen sich zentripetal durch Einwachsen der Zellwand* vom Rand her und Durchschnürung der Zellmembran. Die Spindelfasern werden durchteilt.
– Bei den höheren Pflanzen wird eine Zellplatte ausgebildet, die zentrifugal nach außen wächst.
– Bei tierischen Zellen erfolgt die Zellteilung durch Bildung eines kontraktilen Ringes. Die Zellmembran* wird zwischen den beiden Tochterzellen nach innen gezogen.

Zelltod → Nekrose

Zellorganellen:
Zellorganellen und ihre wichtigsten Funktionen.

Kompartiment	Wichtigste Funktion
Zytosol	Metabolische Stoffwechselwege; Proteinbiosynthese, intrazelluläre Bewegung
Endoplasmatisches Retikulum (ER)	Synthese von Membran-, Export- und Lysosomenproteinen, Lipidsynthese, Kalziumspeicher
Golgi-Apparat	Modifizieren, Sortieren und Verpacken der Proteine und Lipide für die Sekretion oder den Transport zur Zellmembran sowie zu anderen Organellen, Oligo- und Polysaccharidsynthese
Endosomen	Sortieren des endocytierten Materials
Microbodies (Peroxisomen)	Spezialaufgaben (Oxidation toxischer Verbindungen)
Lysosomen	Intrazellulärer Abbau
Mitochondrien	Zellatmung, β-Oxidation, Citratzyklus
Zellkern	Replikation, Transkription

Zellulasen

Zellulasen f pl: engl. *cellulases*. Zu den Glykosidasen gehörende Enzyme*, die Zellulose* (Beta-1,4-glycosidisch verbundene Glukose) bis zu Zellobiose abbauen. Die bei Menschen fehlenden Zellulasen sind weit verbreitet in Darmbakterien (bei Wiederkäuern im Pansen), Pilzen und Insekten. Zellulasen sind in Verdauungsenzympräparaten zur Therapie von Magen- oder Darmverschlüssen enthalten.

Zellulose f: Polysaccharid* aus 2000–15 000 Glukose*einheiten, das beta-1,4-glykosidisch zu linearen Ketten verbunden ist. Zellulose ist Strukturelement in Pflanzenzellwänden, sowie in einigen Tieren (Manteltiere; siehe Chordata*). Klinisch wird Zellulose eingesetzt als Zellstoff*, Verbandwatte* und Ballaststoffpräparat. Pharmazeutisch wird Zellulose zur Tablettierung und Kapselabfüllung verwendet (mikrokristalline Zellulose).

Zellwand f: engl. *cell wall*. Zellulosehaltige Hülle der Pflanzenzellen bzw. mureinhaltige Hülle der Bakterien. Die Zellwand liegt außen der Zellmembran* an.

Aufbau:
– Pflanzen: besteht hauptsächlich aus Zellulose* (bei Pilzen aus Chitin*), die mit anderen Polysacchariden*, Lignin* oder anderen Substanzen (z. B. Kieselsäure) fest verbunden ist
– Bakterien*: besteht meist aus Polysacchariden, die aus N-Acetyl-D-glukosamin und N-Acetylmuraminsäure aufgebaut sind.

Zellzählung → Durchflusszytometrie

Zellzyklus m: engl. *cell cycle*. Abfolge von Phasen der Zellreifung und -teilung. Ein Zyklus reicht von der Mitose* (M-Phase) über die G_1-Phase, S-Phase und G_2-Phase bis zur nächsten Mitose.

Einteilung:
– G_1-Phase: 1. postmitotische Wachstumsphase, Präsynthesephase 2. Zeitraum nach der Mitose* mit kontinuierlicher Erhöhung der RNA- und Proteinsynthese und Teilung der Zentriolen 3. eine G_1-Phase ohne nachfolgende S-Phase wird als G_0- oder **Ruhephase** bezeichnet (der in der Ruhephase befindliche Zellkern als **Ruhekern**); die Zellen nehmen am Zellzyklus nicht mehr teil, bleiben aber unter bestimmten Voraussetzungen zu erneuter Proliferation fähig
– **S-Phase**: 1. Synthesephase 2. Replikation* der DNA; aus einem Chromatid werden wieder 2 (Schwesterchromatiden oder Zweichromatidchromosomen), die am Zentromer* verbunden sind
– G_2-Phase: 1. prämitotische Vorbereitungsphase, Postsynthesephase 2. relativ kurze Periode vor der nachfolgenden Teilung
– **M-Phase**: 1. in der Mitose halbiert die Zelle ihren Chromatingehalt 2. es entstehen wieder 2 diploide Tochterzellen mit Einchromatidchromosomen.

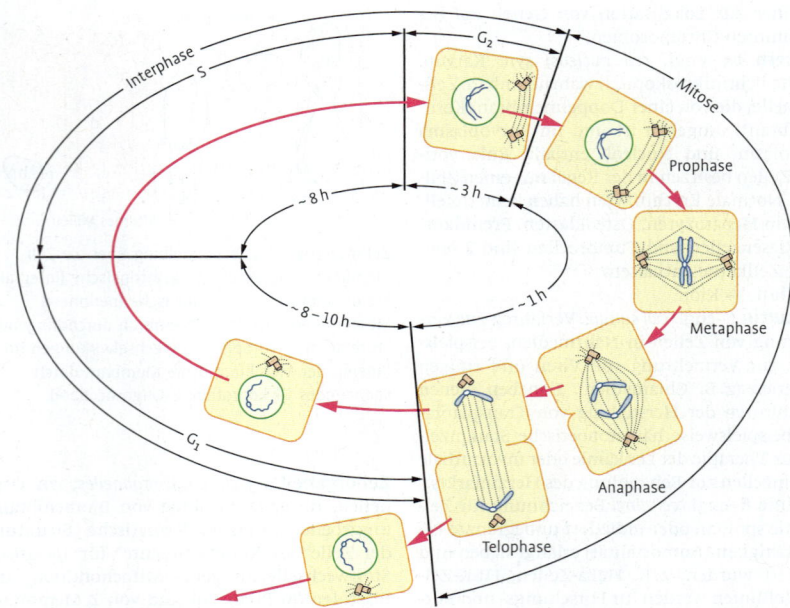

Zellzyklus: Nach der Mitose (M-Phase) treten die Zellen entweder in eine neue G_1-Phase ein oder bleiben in der G_0-Phase.

Grundlagen:
– In den beiden G-Phasen erfolgen Synthese und Translation* der mRNA, d. h. Proteinbiosynthese*, während in der S-Phase (Synthese-Phase) die gesamte Zell-DNA* repliziert wird.
– Ausdifferenzierte, nicht mehr teilungsfähige Zellen verbleiben nach der Mitose in der G_1-Phase, die dann als G_0-Phase bezeichnet wird.
– Der Zeitraum zwischen 2 Mitosen (G_1-, S- und G_2-Phase), in der sich die Zelle in der stoffwechselaktiven Arbeitsform befindet, wird **Interphase** genannt (siehe Abb.).
– Die Dauer eines Zellzyklus wird als **Generationszeit** bezeichnet. Für bestimmte Formen der Tumortherapie ist die Synchronisation der Zellzyklen (insbesondere der Tumorzellen) von Bedeutung.

Zementoblasten m pl: engl. *cementoblasts*. Den Osteoblasten* ähnliche mesenchymale Zellen. Sie sezernieren Proteoglykane und Glykoproteine, aus denen nach sekundärer Mineralisation Zahnwurzelzement gebildet wird.

Zementozyten m pl: engl. *cementocytes*. Stoffwechselaktive Zellen mit langen, zytoplasmatischen Fortsätze, mit denen sie untereinander und mit der Zahnzementoberfläche in Kontakt stehen. Sie differenzieren sich aus Zementoblasten, die von mineralisiertem Zahnwurzelzement eingeschlossen sind.

Zenker-Divertikel n: engl. *Zenker's diverticulum*; syn. Hypopharynxdivertikel. Aussackung submuköser und muköser Wandschichten des Hypopharynx* an einer Schwachstelle der Tunica muscularis (Pseudodivertikel). Symptome sind Dysphagie* bis hin zur Regurgitation* mit nachfolgender Aspiration*. Endoskopie* und Röntgenkontrastuntersuchung* dienen der Diagnosestellung. Therapiert wird chirurgisch.

Erkrankung: Lokalisation: Meist linksseitig im muskelschwachen Kilian-Dreieck, welches sich zwischen Pars obliqua und Pars fundiformis des M. constricor pharyngis inferior befindet (siehe Abb.). **Ätiologie:** Die Muskelschwäche des Kilian-Dreiecks und gestörte Funktion des oberen Ösophagussphinkters bewirken beim Schlucken eine Druckerhöhung im Pharynx. Dies führt schließlich zu der beschriebenen Ausstülpung an der Prädilektionsstelle.

Klinik: Die Ausprägung der Symptomatik hängt vom Stadium (Größe und Form) des Divertikels ab:
– Dysphagie (zunächst lediglich bei fester, im Verlauf auch bei weicher bis flüssiger Nahrung)
– Regurgitation unverdauter Speisen
– Foetor ex ore

Zentraler Venenkatheter

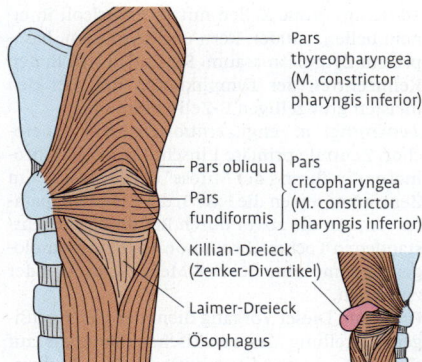

Zenker-Divertikel: Lokalisation.

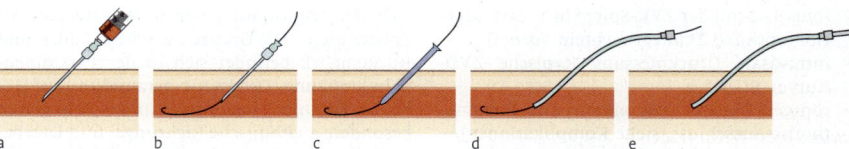

Zentraler Venenkatheter: Prinzip der Seldinger-Methode zur ZVK-Anlage (Jugularispunktion); a: Punktion der Vena jugularis interna, b: (nach Entfernung der Spritze bei manuell fixierter Punktionskanüle) Einführen des Katheterdrahts (Seldinger-Draht) über liegende Punktionskanüle, c: (nach Entfernung der Punktionskanüle über den liegenden Draht und ggf. Stichinzision) Dilatation der Punktionsstelle mit dem über den liegenden Draht eingebrachten Dilatator aus Plastik, d: (nach Entfernung der Dilatators) über den liegenden Draht ZVK-Einführung, e: Drahtentfernung durch liegenden ZVK.

- Fremdkörpergefühl im Halsbereich
- Aspirationspneumonie.

Therapie: Offen chirurgisch:
- Durchtrennung des Musculus cricopharyngeus (Myotomie)
- vollständige Entfernung des Divertikels von außen.

Endoskopisch: Transorale Mukomyotomie der Muskelbrücke zwischen Ösophagus und Divertikel zur Reintegration des Divertikels in die Speiseröhre
- Vorteile: weniger Komplikationen aufgrund der geringen Invasivität (daher günstig insbesondere bei multimorbiden geriatrischen Patienten)
- Nachteil: hohe Rezidivrate.

Zenker-Muskeldegeneration f: engl. *Zenker's degeneration*. Wachsige Degeneration der kontraktilen Anteile einer Muskelfaser bei Infektionskrankheiten wie z. B. Weil-Krankheit, Tetanus, Influenza oder Typhus. Die Muskelfaser selbst bleibt erhalten.

zentral: engl. *central*. Den Mittelpunkt bildend.

Zentralarterienverschluss m: engl. *central retinal artery occlusion*; Abk. ZAV. Plötzliche einseitige, schmerzlose Sehverschlechterung bis Erblindung durch den Verschluss der A. centralis retinae. Ursache ist meist eine Embolie* bei arteriosklerotischer Karotis oder Vorhofthromben. Die Notfalltherapie mit Augendrucksenkung, Hämodilution* und evtl. Thrombolyse* kann nur in etwa 15 % der Fälle den Visus wieder verbessern. Siehe Abb.

Erkrankung: Ursachen:
- Embolus aus A. carotis oder Herzklappen
- Thrombose
- Aneurysma dissecans
- Gefäßspasmus, Gerinnungsstörungen*
- Schock*, Blutdruckabfall
- Arteriitis temporalis (1–4 % der ZAV).

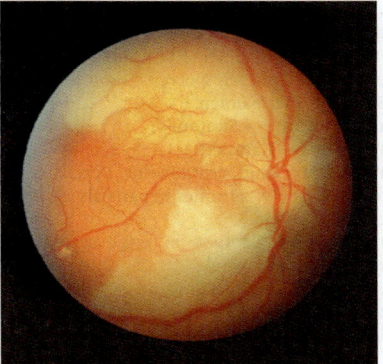

Zentralarterienverschluss: Verschluss der A. centralis retinae, ischämisches Netzhautödem mit kirschrotem Fleck in der Makula. [133]

Formen:
- Verschluss der A. centralis retinae mit komplettem Sehverlust
- Verschluss einer der Äste der A. centralis retinae mit Gesichtsfeldverlust im dazugehörigen Netzhautbereich
- Amaurosis* fugax.

Klinik:
- akuter schmerzloser einseitiger Sehverlust bis Erblindung
- bei Verschluss eines Astes: schwarzer Balken, Gesichtsfeldverlust.

Therapie:
- Bulbusmassage und Azetazolamid* zur notfallmäßigen Augendrucksenkung (jedoch nur selten Verbesserung der ungünstigen Prognose zu erwarten)
- evtl. isovolämische Hämodilution*
- selektive intraarterielle Thrombolysebehandlung der A. ophthalmica
- bei Verdacht auf Arteriitis temporalis 1 mg/kg KG Prednisolon* oral, Ausschleichen nach Verlauf der Akute*-Phase-Proteine.

Prognose: Schlecht:
- ohne Therapie: nur 8 % der unbehandelten Patienten erreichen eine Sehschärfe von 0,1 oder besser
- mit Therapie: bei etwa 15 % der Patienten besserer Visus als beim Spontanverlauf.

Zentrale Notaufnahme → Notaufnahme, zentrale

Zentrale Plazentalösung f: syn. Schulze-Plazenta-Lösungsmodus. Form der Plazentalösung, bei der sich die Plazenta zentral von der Uteruswand löst. In der Regel ist eine wesentliche Lösungsblutung dabei nicht zu sehen.

Zentrale pontine Myelinolyse f: engl. *central pontine myelinolysis*; syn. zentrale pontine Myelinoklasie. Entmarkung von Nervenzellen im Hirnstamm* im Bereich des Pons*, zunächst mit Bewusstseinsstörungen*, danach Tetraspastik, Schluckstörungen, Augenmotilitätsstörungen und Hirnstammsyndromen*. Ursache für die Demyelinisierung ist eine osmotisch bedingte akute zerebrale Dehydratation durch zu schnellen Ausgleich eines Natriummangels. Eine Therapie ist nicht bekannt, behandelt wird symptomatisch.

Zentraler Venenkatheter m: engl. *central venous catheter*; Abk. ZVK. Flexibler, ein- oder mehrlumiger Kunststoffkatheter, der nach der Seldinger*-Methode über eine punktierte Vene unter aseptischen Kautelen eingeführt und in die V. cava herznah vorgeschoben wird.

Vorgehen: Durchführung der Punktion (siehe Jugularispunktion*, Abb. 2 dort) unter sonografischer Kontrolle (und zur besseren Venenfüllung und Luftembolieprävention nach Möglichkeit in Trendelenburg*-Lagerung) über hohen transmuskulären Zugang: Jugularispunktion*. Anschließend **Kontrolle** der Lokalisation der Katheterspitze (sog. Lagekontrolle):
- während der Katheterisierung durch EKG-Ableitung an der ZVK-Spitze über den nach der Seldinger-Methode (siehe Abb.) eingeführten Führungsdraht (im ZVK): hohe, zeltförmige P-Welle bei intraatrialer ZVK-Spitze, normal hohe P-Welle nach Zurückziehen

zentrales Höhlengrau

(plus 1–2 cm) der ZVK-Spitze in V. cava superior (optimal: 2 cm vor rechtem Vorhof)
- intravasale Druckmessung (typische ZVD-Kurve), BGA u. a.
- röntgenologisch (zusammen mit Pneumothorax-Ausschluss, siehe Komplikationen).

Durchführung der Punktion zur Katheterisierung der V. subclavia (siehe Subklaviapunktion)*, der Vena jugularis externa (siehe Jugularispunktion)* (Abb. 3 dort)). Nachteil des ZVK-Zugangs über die V. jugularis externa: gelegentlich längerer und großlumiger ZVK nicht in die V. cava vorschiebbar wegen anatomischen Verlaufs der V. jugularis externa (z. T. Einmündung in die V. subclavia im 90° Winkel, dadurch ZVK hier rechtwinklig an Gefäßwand anstoßend).

Indikationen: V. a.
- parenterale Ernährung (vgl. künstliche Ernährung*)
- i. v. Applikation vasoaktiver oder venenwandreizender Arzneimittel (z. B. Katecholamine*) bzw. Lösungen (z. B. hyperosmolar oder mit unphysiologischem pH-Wert)
- Monitoring (ZVD, zentralvenöse Sauerstoffsättigung*).

zentrales Höhlengrau → Grau, periaquäduktales

Zentrales Hörorgan n: Zentraler Anteil des Gehörorgans* und der Hörbahn*. Das zentrale Hörorgan beginnt mit dem Nervus* vestibulocochlearis, der das periphere Hörorgan (äußeres Ohr, Mittelohr* und Innenohr*) mit Kerngebieten im Gehirn verbindet. Die Kerngebiete sind wiederum mit dem Hörzentrum verschaltet, dem Endorgan der Hörwahrnehmung.

zentraleuropäische Enzephalitis → Frühsommer-Meningoenzephalitis

Zentralgrübchen → Fovea centralis

Zentralisation → Kreislaufzentralisation

Zentralkanal → Canalis centralis medullae spinalis

Zentralkörperchen → Zentriol

Zentralnervensystem n: engl. central nervous system; syn. Systema nervosum centrale. Zentraler Teil des Nervensystems, der von Rückenmark* und Gehirn* gebildet wird. Das Zentralnervensystem (ZNS) verarbeitet sensorische Reize* aus der Peripherie, steuert Motorik* und Körperfunktionen und ermöglicht das Denken*. Es besteht mikroskopisch aus Nervengewebe*, makroskopisch aus grauer* Substanz und weißer* Substanz.

Anatomie: Das ZNS wird als essenzieller und sensibler Körperteil besonders geschützt. Es ist von einer knöchernen Hülle umgeben: Das Gehirn liegt im Neurocranium, das Rückenmark im Canalis vertebralis. Gehirn und Rückenmark werden zusätzlich von den Hirnhäuten* umhüllt. Zwischen Hirnhäuten und ZNS befindet sich der Liquorraum, der unter anderem als Polster dient. Die Grenze zwischen Gehirn und Rückenmark befindet sich in der Pyramidenbahnkreuzung (Decussatio pyramidum) auf Höhe des Foramen* magnum. Für das ZNS gelten besondere anatomische Richtungs- und Lagebezeichnungen, die durch die Forel*-Achse und Meynert-Achse definiert sind. **Funktion:** Das ZNS empfängt Afferenzen von Sinnesorganen, Rezeptoren* und Sensoren, die die Außenwelt (Exterozeption*) und Prozesse innerhalb des Körpers (Interozeption* und Propriozeption*) wahrnehmen. Diese Informationen werden im ZNS verarbeitet, miteinander in Beziehung gesetzt und mit anderen Informationen assoziiert, z. B. dem Gedächtnis* und den Emotionen*. Anschließend verlassen Efferenzen* zur Steuerung des Körpers das ZNS. Die Kommunikation zwischen dem peripheren Nervensystem und dem ZNS erfolgt über Nerven.

Zentralskotom → Skotom

Zentralstar → Katarakt

Zentralvene f: engl. central veins. Bezeichnung sowohl für die Vv. centrales hepatis als auch die V. centralis retinae.

Zentralvenenverschluss m: engl. central vein occlusion. Abflussstörung der V. centralis retinae, meist infolge einer Thrombose*. Betroffene zeigen eine schmerzlose Visusminderung*, Schleiersehen und Erblindung. Bilden sich wegen Minderdurchblutung neue Gefäße (Neovaskularisation*), drohen Blutungen und Glaukom*. Eine weitere Komplikation ist das Makulaödem*. Therapiert wird durch panretinale Laserkoagulation* und isovolämische Hämodilution*.

Zentralwert → Mittelwert

zentrifugal: engl. centrifugal. Vom Zentrum, Mittelpunkt fortgehend.

Zentrik → Okklusion [Medizin]

Zentriol n: engl. centriole; syn. Zentrosom. In Zellen meist doppelt vorhandene Zellorganelle mit steuernder Funktion für die Zellteilung und die Ausbildung von Kinozilien*. Das Zentriol ist ein Hohlzylinder aus 9 Bündeln von je 3 schräg gestellten Mikrotubuli, der sich in der Interphase des Zellzyklus* verdoppelt. **Funktion:** Im Anschluss an die Interphase wandern die beiden Zentriolen (bzw. Zentriolenpaare) in der Mitose* zu den 2 entgegengesetzten Zellpolen und sind dort an der Bildung des MTOC (microtubule-organizing center) beteiligt, das während der Zellteilung (Mitose und Meiose*) die polaren Mikrotubuli des Spindelapparats* (Spindelfasern) ausbildet.

zentripetal: engl. centripetal. Zum Zentrum hinführend.

zentroazinäre Zellen → Pankreas

Zentroblasten m pl: engl. centroblasts. Unreife Vorstufe der B-Zellreihe. Zentroblasten sind 10–12 μm große Zellen mit 1–3 Nucleoli in einem hellen, runden Kern und schmalem, basophilem Zytoplasmasaum. Sie finden sich in den Keimzentren der Lymphknoten und bei den meisten großzelligen B-Zell-Lymphomen.

Zentromer n: engl. centromere; syn. Kinetochor. Zentrale primäre Einschnürung am Chromosom* während der Mitose* oder Meiose*. Am Zentromer setzen die Fasern des Spindelapparates* an, um die zuvor durch Reduplikation entstandenen Tochterchromosomen (bzw. homologen Chromosome bei der Meiose) auseinander zu ziehen. **Funktion:** Dieser Vorgang dient der gleichmäßigen Verteilung des genetischen Materials auf die beiden durch Mitose entstehenden Tochterzellen.

Zentroplasma n: engl. centrosphere; syn. Zytozentrum. Plasmazone, in deren Mittelpunkt das Zentriol* liegt.

Zentrosom n: Tubuläres Gebilde, das stets in tierischen Zellen* und begeißelten Zellen anderer Organismengruppen vorkommt, jedoch in der Regel außerhalb der Kernhülle liegt. Das Zentrosom besteht aus 2 Zentriolen* und dem diese umgebendem Zentroplasma.

Zentrosphäre f: engl. centrosphere. Obligater, besonders färbbarer Zellraum, der Zentriol* und Golgi*-Apparat enthält und in dem die Stoffwechselarbeit stattfindet (z. B. bei Normoblasten).

Zentrozyten m pl: engl. centrocytes. Die aus Zentroblasten* hervorgehenden mittelgroßen B-Lymphozyten mit eingekerbtem Zellkern und schmalem Zytoplasmasaum. Zentrozyten sind in den Keimzentren der Lymphknoten lokalisiert.

Zephalgie → Kopfschmerz

Zeramide → Ceramid

Zerebellitis f: engl. cerebellitis. Entzündung des Zerebellums.

Zerebellum → Kleinhirn

zerebrale Blutung → Blutung, intrakranielle geburtstraumatische

zerebrale Blutung → Blutung, intrazerebrale

zerebrale Blutung → Ventrikelblutung

zerebrale Kinderlähmung → Infantile Zerebralparesen

Zerebrospinale Otorrhö f: engl. cerebrospinal fluid otorrhea (Abk. CSF); syn. Oto-Liquorrhoe. Ausfließen von Liquor* cerebrospinalis aus dem Ohr, z. B. wenn es nach Frakturen des Felsenbeins* und Einriss der Hirnhaut zu einer Kommunikation zwischen den Liquorräumen und dem Gehörgang kommt. Häufig besteht eine begleitende Blutung aus dem Gehörgang.

Zerfallsgesetz n: engl. decay law. Gesetz zur Beschreibung des radioaktiven Zerfalls und der Abnahme der Radioaktivität.

Physik: Die Abnahme der Aktivität* einer radioaktiven Substanz wird durch eine e-Funktion (e = Eulerzahl = 2,718..) beschrieben. Mit der nuklidspezifischen Halbwertzeit T gilt für den zeitlichen Zusammenhang:

$$A(t) = A(0) \cdot e^{-\frac{\ln 2}{T} t}$$

A(0) und A(t): Aktivitäten zum Anfangszeitpunkt 0 bzw. zu einem späteren Zeitpunkt t.

Zerfallskonstante f: engl. *decay constant*. Symbol Λ, Maß für die Wahrscheinlichkeit des radioaktiven Zerfalls (Zerfallsgesetz*).

Zerfallsreihe f: engl. *decay sequence*. Die sich ergebende Folge von Radionukliden, die durch radioaktiven Zerfall einer langlebigen Muttersubstanz (Mutternuklid) schrittweise nacheinander entstehen (radioaktive Familie). Alle natürlichen Zerfallsreihen enden bei einem stabilen Blei- bzw. Wismut-Isotop. Die einzelnen Radionuklide der Zerfallsreihen können unterschiedliche Zerfallsarten und Halbwertzeiten besitzen. Es gibt 3 große **natürliche Zerfallsreihen:**
- die Uran-Radium-Zerfallsreihe
- die Uran-Actinium-Zerfallsreihe
- die Thorium-Zerfallsreihe.

Daneben ist die **künstliche** Plutonium-Neptunium-Zerfallsreihe von Bedeutung. vgl. Radionuklidgenerator.*

Zerkarien f pl: engl. *cercaria*. Larven der Trematodes*, die aus Sporozysten* oder Redien im 1. Zwischenwirt (Schnecke) entstehen. Sie dringen perkutan in den Endwirt ein und entwickeln sich dort zum Adultwurm oder enzystieren sich an oder im 2. Zwischenwirt zur Metazerkarie. Siehe Abb.

Zerklage → Cerclage
Zerrung → Distorsion
Zerrung → Muskelzerrung
Zerstreuungslinse → Linse [Optik]

Zertation f: engl. *certation*. Nach der Ejakulation stattfindende Bewegung der Spermien* im weiblichen Genitaltrakt, wobei die kleineren, Y-Chromosomen enthaltenden Spermien aufgrund ihrer besseren Beweglichkeit die Eizelle schneller erreichen.

Zerumen n: engl. *earwax*; syn. Cerumen. Sekret der Talg- und Schweißdrüsen* (Glandulae ceruminosae) des äußeren Gehörgangs. Zerumen dient dem Abtransport abgeschilferter Epithelien, Haare und Schmutzpartikel. Es wirkt bakterizid und fungizid. Gehörgangsverlegung durch einen Zeruminalpropf geht mit dumpfem oder schmerzhaftem Gefühl und Schwerhörigkeit* einher. Therapiert wird instrumentell, mit Ohrenspülung* und Cerumenolytika.

Pathogenese: Entstehung eines Zeruminalpfropfes bei gestörtem Selbstreinigungsmechanismus
- zu enger oder zu großer Gehörgang
- Haarwuchs oder Exostosen im Gehörgang
- übermäßige Produktion
- Konsistenzänderung (Alter).

Therapie:
- bei unklarem Trommelfellbefund oder auffälliger Vorgeschichte stets Reinigung durch HNO-Arzt
- Mittel zur Auflockerung: **1.** Olivenöl **2.** Wasserstoffperoxid **3.** hypertonische Meerwasserlösung **4.** Fertigarzneimittel: Zerumenolytika
- Spülung mit Ohrspülgeräten: **1.** nur bei bekanntem unauffälligen Trommelfellbefund **2.** körperwarm temperiertes Wasser (sonst Schwindelauslösung) **3.** Wasserstrahl nicht direkt auf Trommelfell (Verletzungsgefahr) **4.** nach Reinigung Kontrolle von Trommelfell und Gehörgang
- instrumentell: Häkchen, Sauger, Zangen stets unter mikroskopischer Sicht.

zervikal: engl. *cervical*; syn. cervicalis. Den Nacken, den Hals oder den Gebärmutterhals (Cervix* uteri) betreffend.

Zervikalatresie → Gynatresie
zervikale Dystonie → Torticollis spasmodicus
zervikales Vertebralsyndrom → Zervikobrachialsyndrom

Zervikalkanal m: engl. *cervical canal (of uterus)*; syn. Canalis cervicis uteri. Kanal zwischen äußerem und innerem Muttermund* innerhalb der Cervix* uteri. Der Zervixkanal ist während der Schwangerschaft* durch einen Schleimpfropf verschlossen, der das ungeborene Kind vor aszendierenden Keimen schützt. Bei Zervixinsuffizienz* öffnen sich Muttermund* und Zervikalkanal auch ohne Wehentätigkeit und es droht eine Frühgeburt.

Zervikalorthese f: engl. *cervical orthosis*; syn. Halsorthese. Orthese* (äußere stabilisierende Stütze) für die Anwendung an der Halswirbelsäule, teilweise einschließlich des Übergangs zum Kopf (Atlantookzipitalgelenk). Es gibt starre und weiche Zervikalorthesen. Starre Zervikalorthesen werden z. B. im Rettungsdienst eingesetzt, weiche nach Operationen.

Formen:
- starre Zervikalorthese (stiff neck): **1.** zur temporären Stabilisierung der Halswirbelsäule, z. B. zum Transport im Rettungsdienst **2.** auch zur konservativen Therapie instabiler HWS-Frakturen, z. B. Densfraktur (cave: weniger sichere Fixierung als durch Fixateur* externe)
- weiche Zervikalorthese (cervical collar): **1.** z. T. zur temporären Ruhigstellung oder Bewegungseinschränkung bei Zervikobrachialsyndrom* **2.** nach Operationen an der Halswirbelsäule ohne verbleibende Instabilität **3.** cave: bei längerer Anwendung Schwächung der stabilisierenden dorsalen Halsmuskulatur.

Zervikalsyndrom → Zervikobrachialsyndrom
Zervikobrachialsyndrom → Wirbelsäulensyndrome

Zervikobrachialsyndrom n: engl. *cervicobrachial syndrome*; syn. Schulter-Arm-Syndrom. Schmerzen im Bereich des Halses, des Schultergürtels und der Arme (Brachialgie*), evtl. mit sensiblen und motorischen Ausfällen, vegetativ-trophischen Störungen infolge Distorsion der Halswirbelsäule, Bandscheibenschaden etc. mit Irritation oder Kompression von Wurzeln zervikaler Spinalnerven.

Ursachen:
- degenerativ durch Bandscheibendegeneration (Protrusion, Prolaps; disko-ligamentäre Störung)
- Rotatorenmanschettenruptur*
- knöchern-degenerative Veränderungen der Halswirbelsäule (Spondylarthrose)
- evtl. Foramenstenose durch Spondylophyten* oder osteochondrotische Randkanten (sog. harter Vorfall, englisch hard disc), häufig in Kombination
- posttraumatisch (z. B. nach HWS*-Distorsion).

Therapie:
- konservativ: **1.** funktionell (Physiotherapie: initial isometrisch-distrahierende Übungen und Rückenschule*) **2.** Antiphlogistika **3.** ggf. Infiltrationen

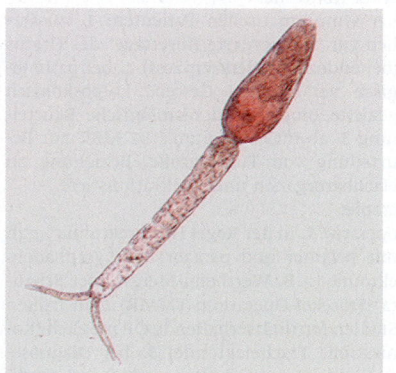

Zerkarien: Zerkarien sind Larven von Saugwürmern wie Leberegel, Pärchenegel, Lungenwurm und Riesendarmegel. Sie entwickeln sich zumeist in Wasserschnecken, die mit Abwasser in Kontakt kommen. Typisch ist der ovale Körper und der kräftige, runde Schwanz. Dieser wird abgeworfen, wenn die Zerkarie die Wasserschnecke verlässt und sich zur Metazerkarie wandelt. Metazerkarien werden von Mensch oder Tier aufgenommen, z. B. beim Baden, und entwickeln sich dort zum geschlechtsreifen Wurm.

Zervixdystokie

- bei Instabilität, neurologischen Störungen evtl. operativ mit: 1. Bandscheiben-OP (Nukleotomie*) mit Spondylodese* (z. B. Cage* oder künstliche Bandscheibe ggf. in Kombination mit Plattenosteosynthese) 2. Foraminotomie oder Foraminoplastie 3. ggf. Facettektomie* bei Foramenstenose.

Zervixdystokie f: engl. *cervical dystocia*. Geburtsstillstand oder -verzögerung durch mangelnde Eröffnung der Zervix. Eine Zervixdystokie kann organische Ursachen haben, wie z. B. narbige Strikturen nach einer Operation, oder funktionell bestehen, z. B. bei hyperaktiver Wehentätigkeit im Sinne eines Zervixspasmus.

Zervixektopie f: engl. *ectopia cervicis*; syn. Ektopia cervicis. Vorkommen von Zylinderepithel auf der Portiooberfläche infolge Ektropionierung* der Umwandlungszone*.

Zervixfaktor m: engl. *cervical factor*. Gesamtheit der funktionellen zyklischen Veränderungen an Zervix und Zervixschleim*. Endokrine oder immunologische Störungen des Zervixfaktors (fehlende Kapazitation*, Bildung von Spermaantikörpern) erschweren die Konzeption bei Sterilität*. Morphologisch-pathologische Veränderungen erschweren die Austragung der Schwangerschaft bei Infertilität*.

Zervixgravidität → Extrauteringravidität

Zervixhöhlenkarzinom n: engl. *endocervical carcinoma*. Sonderform des Zervixkarzinoms*, die infolge der intrazervikalen Entwicklung im Frühstadium häufig nicht diagnostiziert wird (Portio makroskopisch unauffällig, kein pathologischer Portioabstrich). Später entsteht evtl. eine tonnenförmige Auftreibung der Cervix (sog. Tonnenkarzinom). Das Zervixhöhlenkarzinom kommt meist in höherem Lebensalter vor. Histologisch entspricht es häufig einem Adenokarzinom*.

Zervixinsuffizienz f: engl. *incompetent cervix*. Vorzeitige Verkürzung und/oder Eröffnung der Zervix uteri in der Schwangerschaft. Die Ursache ist häufig eine Infektion. Diagnostiziert wird klinisch und sonografisch. Die Behandlung richtet sich nach der Ursache.

Ätiologie:
- Auslöser meist lokale Infektion (Zervizitis, Kolpitis); Erreger sind Streptokokken oder Enterokokken
- auch bei Mehrlingen, Hydramnion und damit verbundener Uterusüberdehnung
- selten bei Zustand nach einer Zervixoperation (Konisation)

Diagnostik:
- klinisch: vaginale Palpation und Klassifikation nach dem Bishop*-Score
- Vaginalsonografie: Zervixlängenmessung in cm, Feststellen einer Trichterbildung am inneren Muttermund (siehe Abb.).

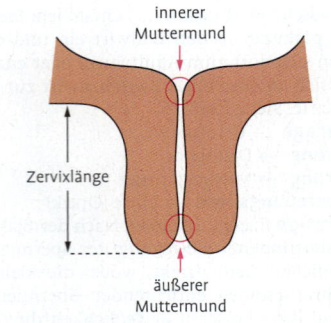
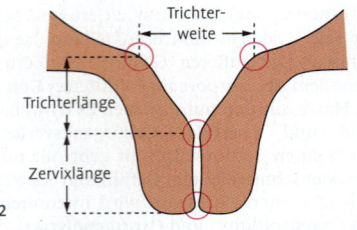

Zervixinsuffizienz: 1.: unauffälliger Zervixbefund; 2: Zervixinsuffizienz mit innerer Trichterbildung und verkürzter Zervixlänge.

Therapie: Die Therapie richtet sich nach der Ursache. Infrage kommen:
- Antibiotika
- Cerclage
- totaler operativer Muttermundverschluss
- körperliche Schonung der Schwangeren, Bettruhe.

Zervixkarzinom n: engl. *cervical carcinoma*; syn. Kollumkarzinom. Karzinom* des Gebärmutterhalses (Cervix* uteri). Es wird mit einer HPV-Infektion assoziiert. Nach einem asymptomatischen Vorstadium treten unregelmäßige vaginale Blutungen auf. Behandelt wird chirurgisch, evtl. mit Strahlen-, Chemo- oder Radiochemotherapie. Die 5-Jahres-Überlebensrate beträgt fast 100 % (Stadium I) bis 8 % (Stadium IV).

Erkrankung: Ätiologie: Vor allem Infektion mit bestimmten Typen des Papillomavirus; Übertragung durch Geschlechtsverkehr. **Epidemiologie:**
- Inzidenz in Deutschland ca. 6500 pro Jahr
- Mortalität ca. 30 %
- zweigipfelige Altersverteilung (35.–54. Lj. und > 65. Lj.).

Einteilung: Klinisch in Portiokarzinom und Zervixhöhlenkarzinom*. TNM-Klassifikation und FIGO-Stadien (siehe Tab.). **Pathologie:**
- meist Plattenepithelkarzinom* (ca. 90 %)
- selten Adenokarzinom* (ca. 5 %)
- Mischformen und vom Gartner-Gang ausgehende Karzinome (ca. 5 %)
- Tumorwachstum v. a. entlang der Gewebestrukturen, aus denen der Tumor embryonal hervorgegangen ist.

Klinik: Nach asymptomatischem Vorstadium (zervikale intraepitheliale Neoplasie*) größenabhängig und v. a. bei Ulzeration des Primärtumors:
- unregelmäßige vaginale Blutung, fleischwasserfarben-blutiger Fluor* genitalis, Kontaktblutung
- Schmerzen in der Regel erst bei Überschreiten der Organgrenzen und Einbruch in Nachbarorgane (Harnblase, Rektum, Ureteren, Beckengefäße und -nerven)
- relativ frühzeitige lymphogene Metastasierung (Parametrium, Beckenlymphknoten), oft mit Ummauerung und Stenosierung der Ureteren, Hydronephrose*, chronischer Niereninsuffizienz* und Urämie* (häufige Todesursache)
- hämatogene Metastasen (Leber, Lungen, Becken, Wirbelsäule) relativ spät und selten.

Diagnostik:
- bei asymptomatischen Patienten: 1. jährliche Krebsfrüherkennungsuntersuchung* ab dem 20. Lj. mit Inspektion von Vagina und Portio uteri durch Spiegeleinstellung und möglichst Kolposkopie* 2. bimanuelle vaginale und rektovaginale Untersuchung 3. zytologische Abstrichentnahme (Papanicolaou*-Abstrich) getrennt von Portiooberfläche und Zervikalkanal, möglichst unter kolposkopischer Kontrolle
- bei symptomatischen Patienten: 1. zusätzlich ggf. fraktionierte Kürettage* des Uterus (bei endozervikalem Prozess) 2. bei pathologisch verändertem Gewebe kolposkopisch gezielte Biopsie und histologische Beurteilung 3. ab FIGO-Stadium I B2 MRT zur Beurteilung von Tumorgröße, Beziehung zu Nachbarorganen und Infiltrationstiefe.

Therapie:
- operativ: 1. in der Regel Hysterektomie*, ggf. mit pelviner und paraaortaler Lymphadenektomie (z. B. Wertheim-Meigs- oder Schauta*-Stoeckel-Operation; TMMR) 2. in frühen Stadien fertilitätserhaltende OP möglich (Konisation, Trachelektomie) 3. bei Diagnosestellung in der Schwangerschaft bei Stadium I A1 Konisation (vaginale Entbindung möglich, danach Kontrollen), bei Stadium I B bis II A in der Frühschwangerschaft Schwangerschaftsabbruch und stadienentsprechende operative Therapie, bei fortgeschrittener Schwangerschaft baldige Schnittentbindung und radikale Hysterektomie
- ggf. Radiochemotherapie (adjuvant oder neoadjuvant).

Bei Chemotherapie angewendete **Zytostatika:**
- v. a. Cisplatin, auch Ifosfamid, Topotecan

Zervixkarzinom:
TNM-Klassifikation und FIGO-Stadien (Kurzfassung).

Kategorie (TNM)[1]	FIGO-Stadium	Beschreibung
Tis	—	Carcinoma in situ (präinvasives Karzinom)
T1	I	Zervixkarzinom begrenzt auf den Uterus (die Ausdehnung auf das Corpus uteri sollte dabei unbeachtet bleiben)
T1 a	I A	invasives Karzinom, ausschließlich durch Mikroskopie diagnostiziert. Alle makroskopisch sichtbaren Läsionen – sogar mit oberflächlicher Invasion – werden als T1b/Stadium IB klassifiziert
T1 a1	I A1	Tumor mit einer Stromainvasion von 3,0 mm oder weniger und 7,0 mm oder weniger in größter horizontaler Ausdehnung
T1 a2	I A2	Tumor mit einer Stromainvasion von mehr als 3,0 mm, aber nicht mehr als 5,0 mm und 7,0 mm oder weniger in größter horizontaler Ausdehnung
T1 b	I B	klinisch (makroskopisch) sichtbare Läsion, auf die Zervix beschränkt, oder mikroskopische Läsion > T1a2/IA2
T1 b1	I B1	klinisch (makroskopisch) sichtbare Läsion 4,0 cm oder weniger in größter Ausdehnung
T1 b2	I B2	klinisch (makroskopisch) sichtbare Läsion von mehr als 4,0 cm in größter Ausdehnung
T2	II	Zervixkarzinom infiltriert jenseits des Uterus, aber nicht bis zur Beckenwand und nicht bis zum unteren Drittel der Vagina
T2 a	II A	ohne Infiltration des Parametriums
T2 a1	II A1	klinisch sichtbare Läsion, bis 4 cm oder weniger in größter Ausdehnung
T2 a2	II A2	klinisch sichtbare Läsion, mehr als 4 cm in größter Ausdehnung
T2 b	II B	mit Infiltration des Parametriums
T3	III	Zervixkarzinom breitet sich bis zur Beckenwand aus und/oder befällt das untere Drittel der Vagina und/oder verursacht Hydronephrose oder stumme Niere
T3 a	III A	Tumor befällt unteres Drittel der Vagina, keine Ausbreitung zur Beckenwand
T3 b	III B	Tumor breitet sich bis zur Beckenwand aus und/oder verursacht Hydronephrose oder stumme Niere
T4	IV A	Tumor infiltriert Schleimhaut von Blase oder Rektum und/oder überschreitet die Grenzen des kleinen Beckens
M1	IV B	Fernmetastasen

T: Primärtumor; N: regionäre Lymphknoten; M: Fernmetastasen
[1] für alle Tumoren einheitlich definierte Kategorien (z. B. T0: Kein Anhalt für Primärtumor; TX: Primärtumor kann nicht beurteilt werden; Tis: Carcinoma in situ; N0: Keine regionären Lymphknotenmetastasen; NX: Regionäre Lymphknoten können nicht beurteilt werden; M0: Keine Fernmetastasen; M1: Fernmetastasen): TNM*-Klassifikation
Quelle: Ch. Wittekind (Hrsg.): TNM: Klassifikation maligner Tumoren. 8. Auflage. Wiley-VCH, Weinheim 2017

- ggf. in Kombination mit Anthrazyklinen, Mitomycin, Bleomycin, Taxanen
- cave: keine Anwendung von Carboplatin wegen schlechterer klinischer Ergebnisse und höherer Myelotoxizität.

Prävention:
- Vermeiden der HPV-Infektion durch Schutzimpfung*
- Verwendung von Präservativen.

Zervixkonisation → Konisation

Zervixpolyp *m*: engl. *cervical polyp*. Meist benigne Hyperplasie der Zervixschleimhaut, die in Aufbau und Entstehung dem Corpuspolyp* entspricht. Bei Lokalisation im unteren Zervikalkanal oder im Bereich ektropionierter Zervixschleimhaut gelangt der Zervixpolyp teilweise oder ganz auf die Portiooberfläche, wird sekundär von geschichtetem Plattenepithel überhäutet und dann als Portiopolyp bezeichnet.

Klinik:
- Schleimiger, evtl. eitriger Fluor* genitalis
- Schmierblutungen.

Therapie:
- Abtragung und histologische Untersuchung
- ab der Postmenopause (oft Koinzidenz mit Corpuspolyp) zusätzlich Hysteroskopie* und ggf. fraktionierte Kürettage*.

Zervixpriming *n*: Medikamentöse Reifung der Zervix uteri mit Prostaglandinen zur Geburtseinleitung. Die Applikation kann als Tablette, Gel oder mithilfe eines speziellen Intravaginalpessars erfolgen. Die Wahl der Methode ist abhängig vom Bishop*-Score.

Weitere Indikationen: Auch vor einer Kürettage bei Abort oder Schwangerschaftsabbruch kann ein Zervixpriming durchgeführt werden.

Zervixriss *m*: engl. *cervical laceration*. Geburtsverletzung mit Einreißen des Gebärmutterhalses (Cervix uteri). Ein Zervixriss entsteht meist bei zu frühem, aktivem Mitpressen, wenn der Muttermund noch nicht vollständig eröffnet ist.

Zervixsarkom → Uterussarkom

Zervixschleim *m*: engl. *cervical mucus*. Von Drüsen der Cervix* uteri abgesondertes, leicht alkalisches Sekret, dessen Konsistenz und Menge sich entsprechend der hormonalen Veränderungen während des Menstruationszyklus* verändert. Es enthält u. a. das Glykoprotein Muzin*, Aminosäuren, Zucker, Enzyme und Elektrolyte sowie einen Wassergehalt bis zu 90 %.

Wirkung: Barriere gegen das Eindringen von Keimen und Spermien in den Uterus (v. a. als hochvisköser Zervixschleim). Er verschließt als Schleimpropf den Zervikalkanal. Enthält der Zervixschleim Spermatozoenantikörper, so ist das eine Ursache für Fertilitätsstörungen*.

Regulation:
- Einfluss von Östrogen in 1. Phase des Menstruationszyklus*: **1.** Zervixschleim dünnflüssig, zu Fäden ausziehbar, spinnbar (Spinnbarkeitstest) **2.** größte Spinnbarkeit in präovulatorischer Phase*: 6–15 cm Fadenlänge und maximale Durchgängigkeit für Spermien **3.** Farnkrautphänomen* positiv
- Einfluss von Gestagen in 2. Zyklusphase: **1.** verminderte Bildung von nicht fadenziehendem Sekret (Farnkrautphänomen negativ) **2.** Penetrationsfähigkeit der Spermien stark herabgesetzt bzw. aufgehoben.

Zervixschleimmethode → Billings-Ovulationsmethode

Zervix-Score nach Insler: engl. *Cervix-Score*; syn. Insler-Score. Bewertung der funktionellen Veränderungen an Zervix und Zervixschleim* (siehe Zervixfaktor*) zur indirekten Erfassung des Ovulationszeitpunkts. Beurteilt werden

Zervixsekret

Zervix-Score nach Insler

Kriterium	Punkte			
	0	1	2	3
Menge des Schleims	keiner	sehr wenig	sichtbarer Schleimtropfen	viel, ständig fließend
Spinnbarkeit	nicht spinnbar	1–4 cm	5–8 cm	9–15 cm
Arborisation (Farnkrauttest)	amorpher Schleim	linear, wenig Kristallisation	partiale Arborisation, wenige Verzweigungen	komplettes Farnkrautphänomen*
Muttermundweite	geschlossen	langsame Öffnung	1–2 mm	klaffend
Beurteilung: Vergabe von jeweils 3 Bewertungspunkten (maximal 12 Punkte); höchster Wert kurz vor Ovulation				

Menge und Spinnbarkeit des Zervixschleims, Farnkrautphänomen* und Weite des Muttermunds. Siehe Tab.
Zervixsekret → Zervixschleim
Zervixumschlingung → Cerclage
Zervizitis f: engl. cervicitis; syn. Endometritis cervicis uteri. Entzündung der Schleimhaut des Zervikalkanals, die mit zervikalem Fluor* genitalis einhergeht. Eine Zervizitis ist häufig Ausgangspunkt aszendierender Infektionen, Keimreservoir für rezidivierende Infektionen sowie mögliche Ursache für eine Zervixinsuffizienz* und vorzeitige Wehentätigkeit in der Schwangerschaft.
Vorkommen:
- bei Gonorrhö*
- bei Chlamydieninfektion
- als aszendierte Kolpitis*
- nach Entbindung oder Abort*
- durch Intrauterinpessare* verursacht.

Zestoden → Cestoda
Zeugungsfähigkeit → Potentia generandi
Zeugungsunfähigkeit → Sterilität
Ziegelmehlsediment n: engl. latericeous sediment; syn. Sedimentum laterium. Im sauren Urin makroskopisch erkennbarer rötlich-brauner Niederschlag von Uraten*. Als Urate bezeichnet man die Salze der Harnsäure (Natriumurat).
Beschreibung:
- Mikroskopisch finden sich Krümel, die teils zu Konglomeraten und Pseudozylindern zusammengelagert sind (amorphe Urate).
- Der Nachweis von Uraten im konzentrierten Urin ist meist ohne pathologische Bedeutung.
- Eine vermehrte Ausscheidung von Harnsäure im Urin kann auftreten bei: 1. Gichtnephropathie* 2. Urolithiasis* 3. Medikamenten.

Ziegenmilchanämie f: engl. goat's milk anemia; syn. Jaksch-Hayem-Syndrom. Megaloblastäre Anämie* bei Säuglingen, die ausschließlich mit Ziegenmilch ernährt werden. Ursache ist wahrscheinlich ein Mangel an Cobalamin und Folsäure*. Häufig besteht zusätzlich eine Splenomegalie. Therapiert wird durch Umstellung auf Kuhmilchernährung und orale Zufuhr von Cobalamin, Folsäure und evtl. Ascorbinsäure.
Ziegenpeter → Mumps
Ziehl-Neelsen-Färbung f: engl. Ziehl-Neelsen staining. Kontrastfärbung für säurefeste Bakterien*, z. B. Mycobacterium* tuberculosis oder Nokardien. Diese erscheinen aufgrund besonderer Zellwandlipide rot auf zartblauem Untergrund, während Begleitbakterien blau erscheinen. Zunächst wird das Präparat luftgetrocknet und hitzefixiert, anschließend mit Karbolfuchsinlösung bedeckt, erhitzt und mit HCl-Alkohol entfärbt. Schließlich wird mit Methylenblau nachgefärbt.
Zielke-Operation → Spondylodese
Zielkonflikt m: engl. goal conflict. Spannungsverhältnis zwischen 2 oder mehr verschiedenen Zielen, die nicht gleichzeitig und im selben Umfang erfüllt werden können, weil sie sich ausschließen. Dem Zielkonflikt steht die Zielharmonie gegenüber.
Klinische Bedeutung: Der Therapeut kann z. B. in einer Vierfeldertafel* kurz- und langfristige Konsequenzen von Verhaltensweisen und in der kognitiven Verhaltenstherapie* gemeinsam mit dem Patienten erarbeitete therapeutische Ziele zusammentragen, um Zielkonflikte zu lösen. Wenn Therapeut und Patient verschiedene Ziele anstreben, muss ebenfalls eine Klärung erfolgen, bei deren Scheitern die Psychotherapie frühzeitig beendet bzw. der Patient weiterverwiesen werden muss. Die **Klärung solcher Ziel- und Wertekonflikte** ist bereits eine wesentliche Therapieintervention.
Beispiel:
- innerhalb einer Person: z. B. ehrgeiziges Karriereziel konkurriert mit dem Wunsch, mehr Zeit für die Familie zu haben
- zwischen Patient und Therapeut: z. B. anorektischer Patient mit dem Ziel, sein Untergewicht zu optimieren, konkurriert mit dem Ziel einer Vollremission des Untergewichts seitens des Therapeuten.

Zielvolumen n: engl. target volume. Bezeichnung für das zu bestrahlende Gewebevolumen im Patienten, das eine möglichst homogene Dosis erhalten soll.
Zieve-Syndrom n: engl. Zieve syndrome. Trias aus Fettleberhepatitis*, akuter hämolytischer Anämie* und Hyperlipoproteinämie* (Typ V). Ein Zieve-Syndrom tritt auf bei Alkoholabhängigkeit*, evtl. mit Leberzirrhose* und akuter Pankreatitis. Betroffene leiden an Oberbauchsymptomen mit Schmerzen, Übelkeit, Erbrechen und Diarrhö. Behandelt wird mit Alkoholkarenz, enteraler Ernährung und ggf. Prednisolon* (Indikation schwere alkoholische Steatohepatitis).
Diagnostik: Labordiagnostisch:
- erhöhte Transaminasen, Triglyceride, alkalische Phosphatase
- Hyperbilirubinämie
- Hämolysezeichen: 1. erniedrigtes Haptoglobin 2. erhöhtes LDH 3. erhöhtes indirektes Bilirubin 4. Retikulozytose.

Zigeunerlauch → Allium ursinum
Zikavirus n: Flavivirus*, das zu Fieber und makulopapulärem Ausschlag führen kann. Es gehört zur Gruppe der Spondweni-Viren. Bekannt ist es in Südamerika (v. a. Brasilien), Ostasien und Afrika. Eine Infektion während der Schwangerschaft kann zu Mikrozephalie* beim Fetus* führen.
Übertragung: Affen gelten als Reservoir für das Virus in Afrika und Ostasien. Aedes-Mücken übertragen das Virus. Sexuelle Übertragung kommt selten vor. 2015 wurden in Brasilien gehäufte Mikrozephalie-Fälle von Neugeborenen beobachtet und mit einer Zunahme von Zikavirus-Infektionen während der Schwangerschaft in Verbindung gebracht.
Diagnostik: Virusnachweis mit PCR zu Beginn der Erkrankung.
Klinik:
- Fieber
- Kopfschmerzen
- Konjunktivitis*
- makulopapulöser Ausschlag.

Die Infektion verläuft häufig asymptomatisch. Sie kann aber zum Guillain*-Barré-Syndrom führen.
Therapie: Die Therapie erfolgt symptomatisch mit fiebersenkenden Medikamenten und Antihistaminika*.
Prophylaxe: Es gibt keine Impfung. Wichtigste Prophylaxemaßnahme ist der Schutz vor Mücken.
Ziliarisneuralgie → Nasoziliarisneuralgie

Ziliarkörper *m sg; pl*: engl. *ciliary body*. Abschnitt der Uvea zwischen Ora serrata und Basis der Iris*. Der Ziliarkörper besteht aus dem posterioren, flachen Orbiculus ciliaris sowie der anterioren, faltigen Corona ciliaris. Er trägt das Ziliarepithel für die Produktion von Kammerwasser* und Hyaluronsäure* und beherbergt den Musculus* ciliaris für die Akkommodation*.
Anatomie: Aufbau:
- Pars plana = der posteriore, flache Orbiculus ciliaris; gefäßarm
- Pars plicata = die anteriore Corona ciliaris mit ihren Falten (Plicae ciliares) und Fortsätzen (Processus ciliares) für die Zonulafasern* sowie dem Musculus ciliaris; gefäßreich
- Ziliarepithel = die Pars ciliaris retinae; liegt innen auf dem Ziliarkörper; Teil der lichtunempfindlichen Pars caeca retinae.

Histologie: Feingeweblich lässt sich der Ziliarkörper unterteilen in:
- das zweischichtige Ziliarepithel mit: **1.** vorderer Basallamina **2.** unpigmentiertem Epithel* als Produktionsstätte des Kammerwassers **3.** pigmentiertem Epithel **4.** hinterer Basallamina
- das Stroma corporis ciliaris aus lockerem Bindegewebe* für den Stoffaustausch
- den M. ciliaris.

Ziliarkörperentzündung → Zyklitis
Ziliarmuskel → Musculus ciliaris
Ziliarnerven *m pl*: engl. *ciliary nerves*. Sensible Nerven, welche aus dem N. nasociliaris des N. ophthalmicus hervorgehen und den Ziliarkörper* innervieren.
Anatomie: Die Ziliarnerven unterteilen sich in Nn. ciliares longi und Nn. ciliares breves. Die Nn. ciliares breves entspringen aus dem Ganglion* ciliare. Die Ziliarnerven versorgen neben dem Ziliarkörper auch die Kornea*, Konjunktiva, Iris* und Choroidea*. In den Nn. ciliares longi verlaufen auch die sympathischen, postganglionären Fasern zur Innervation des M. dilatator pupillae. Die sympathischen Fasern stammen aus dem Plexus* caroticus internus und lagern sich über eine Anastomose zum N. ophthalmicus dem N. nasociliaris an.

Ziliaten → Protozoen
Zilien *f pl*: engl. *cilia*. Haarähnliche Organellen, die sich auf der Oberfläche von niederen pflanzlichen Zellen* sowie von vielen tierischen Zellen befinden, z. B. auf der Bronchialschleimhaut.
Formen:
- Flimmerhärchen (auch Wimpern, Wimperhärchen): Zellorganellen des Flimmerepithels* (siehe auch Kinozilien*, Stereozilien*)
- Zellfortsätze zur Fortbewegung bestimmter Protozoen* (siehe auch Geißeln*).

Funktion: Transport von Flüssigkeit oder Partikeln über die Zelloberfläche oder Bewegung einzelner Zellen durch ein flüssiges Medium.

Ziliendyskinesie *f*: engl. *cilia dyskinesia*. Funktionsstörung der Kinozilien eines Flimmerepithels*. Der Zilienschlag wird ineffektiv, dadurch wird der Sekrettransport behindert. Die Ziliendyskinesie führt zum gehäuften Auftreten von Polyposis* an Nase und Nasennebenhöhlen (Polyposis* nasi et sinuum). Der Nachweis wird mittels Saccharin-Test, Vitalmikroskopie oder Elektronenmikroskopie erbracht.

Zimmerpflege → Gruppenpflege
Zingiber officinale → Ingwer
Zink *n*: engl. *zinc*. Essenzielles Spurenelement*. Als Bestandteil zahlreicher Enzyme* (wie Carboanhydrase, DNA*-Polymerase) und Proteine* ist Zink wichtig für Wachstum, Stoffwechsel- und Apoptose*regulation. Aufgenommen wird Zink über den oberen Dünndarm*. Bei chronischen gastrointestinalen Erkrankungen entsteht ein Mangel, der beispielsweise zu Wundheilungsstörungen und Dermatitis* führt.

Physiologie: Vorkommen:
- im Körper: 2–3 g verteilen sich v. a. auf Knochen, Skelettmuskulatur, Haut, Haare und Nägel
- in Nahrungsmitteln: besonders in roten Fleischsorten, Käse, Vollkornprodukten, Pilzen und Walnüssen.

Stoffwechsel:
- Resorption im oberen Dünndarm*
- Verteilung im Organismus: **1.** im Blut: v. a. gebunden an Plasmaproteine* (z. B. Albumin*, alpha*-2-Makroglobulin, Transferrin* und Aminosäuren*); in geringen Konzentrationen als freie Zink-Ionen **2.** intrazellulär: in geringen Konzentrationen
- Ausscheidung: hauptsächlich biliär; geringgradig renal.

Funktionen:
- Stabilisierung der Zellmembranen*
- apoptotische und antiapoptotische Wirkungen
- Aktivator oder Cofaktor* von Enzymen (z. B. Arginase, Enolase, Peptidasen, Carboanhydrase)
- Bestandteil DNA-bindender Zinkfinger-Proteine (vgl. Zinkfinger-Domäne)
- Bestandteil der Insulinspeicherform in den Betazellen* des Pankreas (Speicherung als Zink-Komplex)
- Beteiligung am Geschmacks- und Geruchssinn.

Diskutiert wird die Beteiligung von Zink am:
- Stoffwechsel verschiedener Hormone* (Insulin*, Wachstums- und Sexualhormone*)
- Erhalt des lymphoiden Gewebes und Thymus* (Bereitstellung von T*-Lymphozyten)
- Schutz bestimmter Moleküle vor oxidativen oder peroxidativen Schäden.

Täglicher Bedarf:
- Frauen ca. 7 mg/d
- Männer ca. 10 mg/d.

Indikationen: Statuserhebung bei
- Akrodermatitis enteropathica
- Wundheilungsstörungen
- langfristiger parenteraler Ernährung
- chronisch-entzündlichen Darmerkrankungen wie Colitis* ulcerosa
- Leberzirrhose
- nephrotischem Syndrom*
- V. a. Unterversorgung
- Immunschwäche.

Bewertung: Erhöhte Werte – Ursachen:
- iatrogen
- Selbstmedikation.

Erhöhte Werte (Zinkvergiftung) – Folgen:
- Schleimhautreizungen
- gastrointestinale Störungen
- Erbrechen.

Erniedrigte Werte – Ursachen:
- Resorptionsstörung
- Verlust: **1.** Nephropathie*; nephrotisches Syndrom* **2.** Diabetes* mellitus **3.** Verbrennungen **4.** Diarrhö*
- Speicherstörung: Sichelzellanämie
- Verteilungsstörung: **1.** chirurgische Eingriffe **2.** Stress* **3.** Herzinfarkt* **4.** Leberzirrhose* **5.** Infektionen* **6.** primäres Leberzellkarzinom*
- alimentär: **1.** langfristige parenterale Ernährung **2.** Alkoholismus.

Erniedrigte Werte – Folgen:
- Wachstums-, Geschmacks- und Wundheilungsstörungen
- Dermatitis*; Exanthem*
- erhöhte Krankheitsanfälligkeit
- verschlechterte Glukosetoleranz, Appetitlosigkeit
- mentale Lethargie und andere psychische Störungen.

Zinkleimverband *m*: engl. *Unna's boot*. Unelastischer, erhärtender, halbstarrer Dauerverband zur Kompressionstherapie aus eingesiegeltem Mullgewebe. Letzteres ist hauch und mit Zinkleim imprägniert. Ein Zinkleimverband wird angewendet bei Folgezuständen der chronisch-venösen Insuffizienz* und Ulcus* cruris in der Abheilungsphase.

Zinn-Arterie → Arteria centralis retinae
Zinnkraut → Schachtelhalm
Zinn-Zonula → Zonulafasern
Zinsser-Cole-Engman-Syndrom → Dyskeratosis congenita
Zirbeldrüse → Epiphyse
zirkadian: engl. *circadian*. Tagesrhythmisch, den biologischen 24-Stunden-Rhythmus betreffend, über den ganzen Tag verteilt.
zirkadiane Rhythmusstörung → Schlafrhythmusstörung, zirkadiane
zirkulär: engl. *circular*. Kreisförmig.
zirkuläre Läsion → Pulmonalvenenisolation

Zirkulationsstörungen

Zirkulationsstörungen → Durchblutungsstörung

Zirkulationsstörungen → Kreislaufstörungen, funktionelle

Zirkulationsstörungen → Mikrozirkulationsstörungen

Zirkulationsstörungen → Störungen, rheologische

zirkumskripte Sklerodermie → Sclerodermia circumscripta

Zirkumzision *f*: engl. *circumcision*. Resektion der Penisvorhaut durch einen zirkulären Schnitt. Indikationen* sind Phimose*, Paraphimose*, Balanitiden oder Präkanzerosen* sowie Karzinome* von Vorhaut oder Glans penis. Teilweise wird die Zirkumzision auch aus kulturellen, religiösen oder hygienischen Gründen durchgeführt. Komplikationen sind u. a. Rezidivphimosen, Narbenbildung, Meatusstenose* und Sensibilitätsstörungen der Eichel.

Formen:
- komplette Entfernung der gesamten Vorhaut (siehe Abb. 1)
- inkomplette Zirkumzision (siehe Abb. 2).

Prinzip: Siehe Abb. 3.

Komplikationen: Selten, u. a.
- Nachblutung bzw. Hämatom*
- Wundinfektion*
- Meatusstenose*

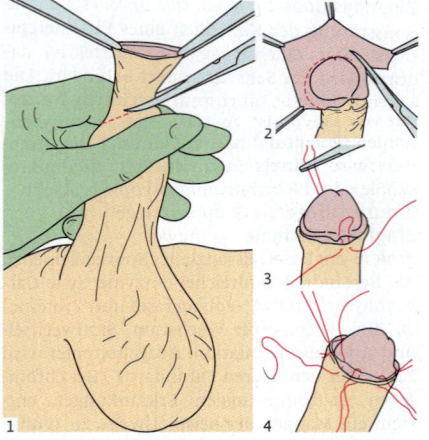

Zirkumzision Abb. 3: 1: Zirkuläre Umschneidung des äußeren Vorhautblatts; 2: semizirkuläre Durchtrennung des inneren Vorhautblatts; 3: primäre Readaptation der Haut bei 12 und 6 Uhr, jeweils mit U-Naht (damit keine Verschiebungen auftreten können und die Raphe auf der Unterseite im Bereich des ehemaligen Frenulums zu liegen kommt); 4: Readaptation der Penisschafthaut im Bereich des Sulcus coronarius.

- Harnröhrenfistel
- Narbenbildung, kosmetische Beeinträchtigung
- Sensibilitätsstörungen der Glans
- Rezidivphimose bei inkompletter Zirkumzision.

Zirrhose *f*: engl. *cirrhosis*. Umwandlung von Gewebe mit Verhärtung und Aufhebung der normalen Struktur des Organs. Zunächst entwickelt sich eine chronisch-interstitielle Entzündung oder Nekrose*, anschließend kommt es zur Bindegewebswucherung und schließlich zur narbigen Schrumpfung mit Regeneratknoten.

Zirrhose, biliäre *f*: engl. *biliary cirrhosis*. Von einer Gallengangserkrankung verursachte Leberzirrhose*. Sie führt nur selten und erst spät zur Dekompensation des Pfortaderkreislaufs mit Ausbildung einer portalen Hypertension*.

Formen:
- **primäre biliäre Zirrhose:** in der aktuellen Nomenklatur korrekterweise als **primäre biliäre Cholangitis (PBC)** bezeichnete nicht eitrige, chronisch-destruierende Entzündung im Bereich der kleinen Gallengänge mit intrahepatischer Cholestase*: 1. wahrscheinlich autoimmunologisch bedingt 2. Vorkommen fast ausschließlich bei Frauen im mittleren Alter (35.–70. Lj.) 3. hoher diagnostischer Stellenwert der antimitochondrialen* Antikörper Typ M2 (AMA-M2) 4. große Gallengänge bleiben unbeteiligt (im Gegensatz zur sekundären biliären Zirrhose)
- **sekundäre biliäre Zirrhose:** Leberzirrhose auf dem Boden einer chronifizierten Cholangitis als Folge wiederholter aszendierender Cholangitiden im Rahmen eines Gallensteinleidens, einer schweren kritischen Krankheit (critical illness cholangiopathy) oder einer gestörten Perfusion der Gallengangarterien (postoperativ, posttraumatisch)

Klinik:
- primäre biliäre Zirrhose: 1. frühzeitig hartnäckiger Pruritus 2. Lethargie 3. Xanthelasmen 4. Ikterus 5. Arthralgie 6. Melanose der lichtexponierten Haut 7. der Verlauf reicht von langfristig asymptomatisch bis zu rasch progredient 8. es sind auch Überlappungssyndrome mit autoimmuner Hepatitis* möglich
- sekundäre biliäre Zirrhose: 1. Ikterus 2. Fieberschübe 3. Schüttelfrost 4. Pruritus.

Diagnostik: Primäre biliäre Cholangitis: Labordiagnostisch:
- Erhöhung von alkalischer Phosphatase, Gamma-Glutamyl-Transferase (GGT), Bilirubin, Cholesterin und IgM
- beweisend: Nachweis antimitochondrialer* Antikörper (Subtyp AMA-M2 in ca. 95 %).

Sekundäre biliäre Leberzirrhose: Erhöhung von alkalischer Phosphatase, GGT und Bilirubin im Serum sowie beschleunigte BSG.

Therapie: Bei **primärer biliärer Cholangitis:**
- Ursodesoxycholsäure (ab Diagnosestellung lebenslang, um Fortschreiten zu verhindern), Glukokortikoide nur bei Überlappungssyndrom mit autoimmuner Hepatitis (AIH)
- im fortgeschrittenen Stadium Lebertransplantation.

Prognose: Bei frühzeitiger Diagnosestellung und ggf. rechtzeitiger Transplantation der **primären biliären Cholangitis** besteht meist eine normale Lebenserwartung.

Zisternenpunktion → Subokzipitalpunktion

Zitronengras → Lemongras

Zitronenmelisse *f*: syn. Melissa officinalis. Staude aus der Familie der Lippenblütler (Lamiaceae), die im Mittelmeergebiet heimisch ist und vielfach kultiviert wird, z. B. im Ebro-Delta (Spanien) und auch in Deutschland. Die Inhaltsstoffe der Blätter wirken antiviral, spasmolytisch, karminativ und beruhigend. Siehe Melisse*, Abb. dort.

Verwendung: Geschnittene Droge als Teezubereitung, Drogenpulver, Flüssigextrakt, Trockenextrakt für Infuse u. a. galenische Zubereitungen:
- medizinisch: 1. innerlich bei nervös bedingten Einschlafstörungen, funktionellen Ma-

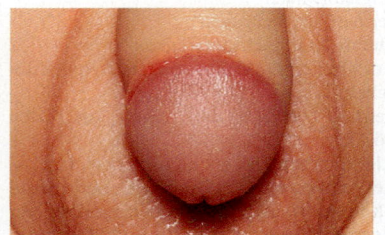

Zirkumzision Abb. 1: Postoperativer Befund nach kompletter Zirkumzision. [50]

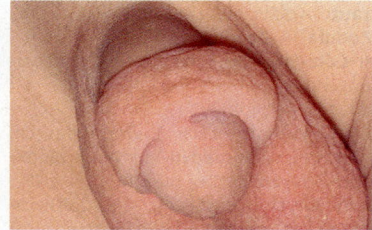

Zirkumzision Abb. 2: Postoperativer Befund nach inkompletter Zirkumzision mit wulstiger Auftreibung der Restvorhaut. [50]

gen-Darm-Beschwerden 2. äußerlich als Extrakt* bei Herpex-simplex-Infektionen (European Scientific Cooperative on Phytotherapy, Kommission E)
- traditionell zur Besserung stressbedingter Symptome, als Einschlafhilfe sowie bei leichten krampfartigen Beschwerden im Magen-Darm-Bereich (Herbal Medicinal Products Committee).

Zitronensäurezyklus → Citratzyklus
Zittern → Tremor
Zn → Zink
ZNA: Abk. für Zentrale Notaufnahme → Notaufnahme, zentrale
ZNS: Abk. für → Zentralnervensystem
ZNS-Lymphom, primäres *n*: engl. *primary CNS lymphoma*. Neoplastisches Lymphom* mit primär ausschließlich zerebraler, meningealer und/oder spinaler Manifestation, einschließlich okulärer ZNS-Anteile. Klinisch zeigen sich z. B. hirnorganisches Psychosyndrom*, fokale neurologische Symptome oder epileptische Anfälle. Nach umfangreicher Diagnostik u. a. mit MRT und Liquordiagnostik* wird mit Chemotherapie* und/oder Strahlentherapie* sowie ggf. chirurgisch behandelt.
Therapie: Die Therapie ist möglichst rasch einzuleiten und möglichst im Rahmen einer Therapiestudie durchzuführen. Zusätzlich sollte bei Hirndrucksteigerung ggf. ein Glukokortikoid angewendet werden, jedoch möglichst nicht vor der histopathologischen Diagnostik. Therapeutische Optionen sind u. a.
- antineoplastische Chemotherapie: **1.** z. B. (≥ 6 Zyklen alle 2 Wochen) mit hochdosiertem i. v. Methotrexat **2.** z. T. initialer Chemotherapiezyklus mit Dexamethason* (zeitlich limitierte Remission)
- Strahlentherapie als Ganzhirnbestrahlung
- ggf. Eskalation mit HDMTX-basierter Polychemotherapie (z. B. mit HDAra-C, hochdosiert Thiotepa, Carmustin, Ifosfamid* als ZNS-gängige Zytostatika) sowie autogener Stammzelltransplantation* und abschließend fakultativer Ganzhirnbestrahlung (cave: neurotoxische Nebenwirkungen)
- bei unifokaler Manifestation unter Umständen operative Resektion.

Zökum → Zäkum
Zöliakie *f*: engl. *celiac disease*; syn. einheimische Sprue. Gluteninduzierte, immunologisch vermittelte chronisch entzündliche Enteropathie* mit Durchfällen, Abdominalschmerzen, Meteorismus* und bei Kindern Gedeihstörung. Die Symptomatik variiert stark („Chamäleon" der Gastroenterologie). Diagnostiziert wird anhand von Antikörpern im Blut und Dünndarmbiopsie. Eine glutenfreie Ernährung ist lebenslang und strikt einzuhalten.

Häufigkeit: Prävalenz 0,5–1 %.
Vorkommen: Meist frühes Kleinkindalter und Erwachsenenalter. Häufig Assoziation mit folgenden Erkrankungen:
- Diabetes* mellitus Typ 1
- Down*-Syndrom
- selektiver IgA*-Mangel
- William*-Beuren-Syndrom
- Ullrich-Turner-Syndrom
- Autoimmunthyreoiditis (Hashimoto*-Thyreoiditis)
- Morbus Basedow*
- Autoimmunhepatitis
- IgA*-Nephropathie.

Patienten mit diesen Erkrankungen oder erstgradig Verwandte von Zöliakiepatienten sollten gezielt hinsichtlich einer Zöliakie gescreent werden.

Ätiopathogenese: Aufgrund genetischer Disposition (HLA-DQ2 und -DQ8) und entsprechendem Auslöser (Verzehr glutenhaltiger Nahrungsmittel: Weizen, Roggen, Gerste, Dinkel) entsteht eine immunologisch vermittelte chronisch entzündliche Dünndarmerkrankung mit Bildung serologisch nachweisbarer Antikörper gegen Gliadin*, Autoantikörper gegen Endomysium und Gewebetransglutaminase-AK (IgA-anti-TG2-Antikörper). Ist IgA-Mangel ausgeschlossen, ist der Nachweis von TG2-Autoantikörpern am spezifischsten für die Diagnose. In der Folge kommt es zu charakteristischen Veränderungen in der Dünndarm-/Duodenumbiopsie (vermehrt nachweisbare intraepitheliale Lymphozyten, Kryptenhyperplasie, evtl. Zottenatrophie).

Pathologie: Durch Prolamine wie Gliadin*, Hordein, Secalin, potenziell Avenin der oben genannten Getreidesorten induzierte, T-Zell-vermittelte Zytotoxizität der Enterozyten mit Autoantikörperbildung gegen TG2. Es kommt zur Schädigung der Dünndarmschleimhaut (entzündliches Infiltrat, Kryptenhyperplasie, evtl. Zottenatrophie). In der Folge droht ein Malabsorptionssyndrom*.

Formen: Bisherige, teilweise noch gebrauchte Formenbezeichnungen:
- **typische Sprue:** typische Klinik; Histologie und Serologie positiv
- **atypische Sprue:** primär extraintestinales Erscheinungsbild; Histologie und Serologie positiv
- **silente Sprue:** fehlende Klinik; Histologie und Serologie positiv
- **potenzielle Sprue:** genetische und serologische Sprue-Konstellation; keine Mukosaschädigung; keine Klinik
- **latente Sprue:** früher Zöliakie; unter glutenhaltiger Kost keine eindeutige Histologie/Serologie; im Verlauf jedoch erneute Zöliakie

- **transiente Sprue:** als Kind eindeutig Zöliakie; im Verlauf unter glutenfreier Ernährung Besserung; unter Glutenreexposition unauffällige Serologie/Histologie
- **refraktäre Sprue:** Malabsorption, evtl. unspezifische Symptome, genetisch, serologisch und histologisch positiv, trotz 12-monatiger strikter glutenfreier Diät persistierende oder wieder neu auftretende Symptome und Zottenatrophie.

Extraintestinale Manifestation: Folgende extraintestinalen Manifestationen können gegenüber der gastrointestinalen Symptomatik im Vordergrund stehen und sprechen gut auf eine glutenfreie Diät an:
- Dermatitis* herpetiformis Duhring
- Temporallappenepilepsie*
- IgA*-Nephropathie
- periphere Neuropathie*
- zerebelläre Ataxie
- Depression
- Gelenkbeschwerden
- Lungenhämosiderose*
- Kopfschmerzen/Migräne
- Hepatopathien.

Klinik: Klinische Symptome einer Zöliakie sind:
- Fatigue (82 %)
- abdominales Unwohlsein (77 %)
- Blähungen/Flatulenz (73 %)
- Anämie (63 %)
- Gewichtsverlust (55 %)
- Diarrhö (52 %)
- Depression, Dysphorie (46 %)
- Nausea, Erbrechen (46 %).

Eine „typische" Symptomatik aus Durchfall, Malabsorptionssyndrom mit Gedeihstörung oder Gewichtsverlust findet sich eher selten. Häufiger sind oligosymptomatische oder atypische Formen.

Komplikationen:
- Malabsorption (z. B. Eisenmangelanämie, Vitamin-B_{12}-Mangel)
- Enteropathie-assoziiertes T*-Zell-Lymphom (EATL): v. a. bei unbehandelter oder refraktärer Zöliakie
- Osteoporose oder Osteomalazie
- Fertilitätsstörung, SGA-Kinder (SGA für small for gestational age), Frühgeburtlichkeit
- Entwicklungsstörung bei Kindern (Retardierung)
- periphere Neuropathie, zerebelläre Ataxie
- erhöhte Mortalität.

Diagnostik:
- Anamnese und Klinik
- serologisch: Nachweis von Autoantikörpern im Blut als Screening und zur Verlaufskontrolle gegen TG2 oder Endomysium (EmA) wegen höchster Spezifität, initial Bestim-

Zöliakie-Labordiagnostik

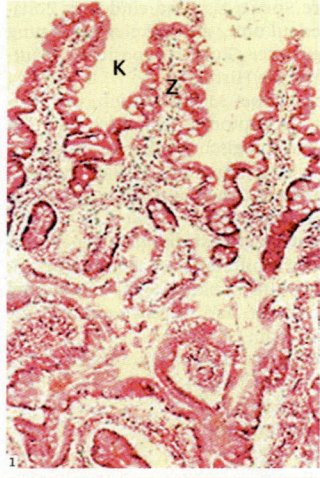

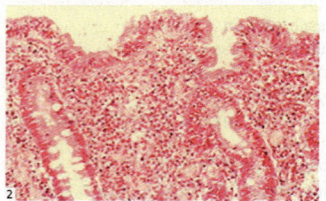

Zöliakie: Mikroskopischer Befund; 1: normale Dünndarmschleimhaut mit regelrechter Zotten-Krypten-Relation von 3 : 1; Z: Zotte; K: Krypte; 2: Dünndarmschleimhaut bei Zöliakie mit subtotaler Zottenatrophie und starker Reduzierung der Zotten-Krypten-Relation auf etwa 1 : 1. [139]

- mung von tTG-IgA; bei IgA-Mangel Bestimmung von Gliadin-IgG-Antikörper
- histologisch: Dünndarmschleimhautbiopsien mit Stadium Marsh II oder Marsh III (siehe Abb.)
- Nachweis der Genvarianten HLA-DQ2 und -DQ8, bei Negativität ist eine Zöliakie ausgeschlossen.

Cave: Screening und Ausschluss von HLA-DQ2 und HLA-DQ8 bei asymptomatischen Risiko-Patienten (s. o.).

Therapie:
- Ernährungsberatung und lebenslange strikte glutenfreie Diät (siehe Tab.)
- ggf. Anbindung an Deutsche Zöliakie Gesellschaft
- ggf. Supplementation essenzieller Nährstoffe (z. B. Eisen, Calciferol, Kalzium, Vitamin B_{12})
- bei refraktärer Zöliakie Typ I (intraepitheliale Lymphozyten CD3 und CD8 positiv): therapeutische Immunsuppression* (Prednisolon, Budesonid, Azathioprin)

Zöliakie: Einteilung der Nahrungsmittel nach Glutengehalt (Auswahl).

glutenfrei[1]

Kartoffel
Reis
Mais
Hirse
Buchweizen
Amaranth
Quinoa
Soja
Maniok

glutenhaltig

Weizen
Dinkel
Roggen
Hafer (glutenkontaminiert)
Gerste
Grünkern
Triticale
Emmer
Einkorn

[1] Glutengehalt < 20 mg/kg

- bei refraktärer Zöliakie Typ II (intraepitheliale Lymphozyten CD3 positiv, CD8 negativ → hohes Risiko für T-Zell-Lymphom): Prednisolon, Budesonid, zytostatische Therapie (Cladribin, CHOP-Schema), autologe Stammzelltransplantation
- Ausblick auf derzeit untersuchte Therapieansätze: Adhäsionsmoleküle oder Anti-Zytokin-Therapie, Enzymtherapie (Glutenasen) zur Glutenverdauung, T-Zell immunsuppressive Therapie, Transglutaminase-Inhibitoren, HLA-DQ-Blocker, genetisches Engeneering von Getreidesorten, Tight-Junction-Verstärkung.

Differenzialdiagnosen und Behandlung:
- Nicht-Zöliakie-Nicht-Weizenallergie-Weizensensitivität (kurz Weizensensitivität): DBPC-Belastung, HLA-DQ2/8 negativ, normale Dünndarmbiopsie, Besserung unter glutenfreier Diät
- Weizen-Allergie: IgE gegen Weizen (RAST-Test), glutenfreie Diät
- Histamin-Intoleranz: Diaminoxidase-Mangel, histaminarme Diät
- FODMAP-Intoleranz: DBPC-Belastung, Low-FODMAP-Diät
- Colon irritabile: ca. 1/3 der Patienten sprechen auf glutenarme Diät an.

Cave: Die nicht zöliakiebedingte Weizensensitivität erfordert vor Empfehlung einer glutenfreien Diät eine doppelblinde, plazebokontrollierte Glutenbelastung (DBPC-Belastung).

Zöliakie-Labordiagnostik *f*: Verschiedene Laborverfahren zum Screening und zur Diagnose einer Zöliakie*. Zu den serologischen Markern zählen Gewebe-Transglutaminase-Antikörper, Endomysium-Antikörper und Antikörper gegen deamidierte Gliadin-Peptide. Über die Bestimmung der beiden humanen Leukozytenantigene* HLA-DQ2 und -DQ8 ist der Nachweis einer genetischen Disposition möglich. Beweisend ist der Befund der Dünndarmbiopsie.

Zöliakiesyndrome *n pl*: engl. *celiac diseases*. Früher zusammenfassende Bezeichnung für verschiedene chronische Enteropathien mit Malabsorptionssyndrom. Im Gegensatz zur Zöliakie zählen hierzu auch nicht gluteninduzierte Darmerkrankungen.

Einteilung:
- glutenduzierte Enteropathie: Zöliakie*
- nicht glutenduzierte Enteropathien: **1.** exsudative Enteropathie* **2.** Abeta*-Lipoproteinämie **3.** infektiöse Enteropathie (Enteritis*, Giardiasis* u. a.).

Zöliakografie *f*; engl. *celiac angiography*; syn. Coeliakografie. Röntgenkontrastuntersuchung des Truncus coeliacus und der von dort ausgehenden Gefäße. Wird die A. mesenterica superior mituntersucht, spricht man von einer Zöliakomesenterikografie. Die Zöliakografie wird v. a. zum Nachweis von Verschlüssen der Mesenterialgefäße oder im Rahmen einer (präoperativen) Angiografie* der Lebergefäße eingesetzt.

Zölom *n*: engl. *coelom*; syn. Coeloma. Vertiefung bzw. flüssigkeitsgefüllter Hohlraum. In der Embryologie wird ein intra- und extraembryonales Zölom unterschieden. Abkömmlinge des intraembryonalen Zöloms sind die Perikard-, Pleura- und Peritonealhöhlen. Das extraembryonale Zölom verschwindet allmählich nach der Abfaltung der dreiblättrigen* Keimscheibe zum Embryo bei gleichzeitiger Ausdehnung der Amnionhöhle.

Zönästhesie → Gürtelgefühl

Zönästhesie *f*; engl. *cenesthesia*; syn. Leibhallzination. Sinnestäuschung* mit qualitativ abnormen Leibessensationen (z. B. Gefühl, dass sich das Gehirn im Kopf dreht). Schwere Zönästhesien werden als zönästhetische Halluzinationen* (Körperhalluzinationen) bezeichnet und kommen v. a. bei Schizophrenie* vor.

Zöpfel-Ödem → Pankreasödem
Zöruloplasmin → Caeruloplasmin
Zofenopril → ACE-Hemmer
Zohlen-Zeichen *n*: engl. *Zohlen's sign*. Auslösung eines Schmerzes bei Anspannung des

M. quadriceps im Bereich der nach kaudal fixierten Patella durch Druck in ihr Gleitlager. Das Zohlen-Zeichen weist hin auf Erkrankungen des patellaren Gleitlagers, z. B. Chondropathia* patellae.

Zollinger-Ellison-Syndrom n: engl. *Zollinger-Ellison syndrome*. Hypergastrinämie mit Magen-Darm-Ulzera und Diarrhöen durch einen meist in Pankreas oder Duodenum sitzenden, gastrinproduzierenden neuroendokrinen Tumor* (Gastrinom*). Der Tumor kann benigne oder maligne sein. Die Diagnose erfolgt durch den Nachweis erhöhter Gastrinspiegel nüchtern sowie bei Sekretin-Test. Behandelt wird mit Protonenpumpeninhibitoren und ggf. einer Resektion.

Klinik: Häufige Symptome:
– chronischer Durchfall, Fettstühle
– Bauchschmerzen
– epigastrische Beschwerden durch gastroösophagealen Reflux*.

Gewichtsverlust und gastrointestinale Blutungen* können vorkommen, sind aber seltener.

Zolmitriptan n: Migränetherapeutikum aus der Gruppe der Triptane. Zolmitripan wird oral und nasal eingesetzt zur Akutbehandlung der Migräne* mit und ohne Aura* bei Erwachsenen. Nasal wird Zolmitriptan auch beim Cluster*-Kopfschmerz sowie zur Migräne-Behandlung bei Jugendlichen ab 12 Jahren verwendet. Der Wirkstoff zählt zu den verträglichsten Triptanen.

Zolpidem n: Benzodiazepin-Rezeptor-Agonist, der zur Kurzzeitbehandlung (in der Regel < 10 Tage) von Schlafstörungen* angewendet wird. Zu den Nebenwirkungen gehören u. a. Abhängigkeit (Zolpidem unterliegt mit Ausnahmen dem Betäubungsmittelgesetz*), Schwindel und Tagesmüdigkeit. Aber sollten zwischen Einnahme und dem Bedienen von Maschinen oder Fahrzeugen mindestens 8 h vergehen.

Zona f: syn. Zone. Gürtel, Bezirk.
Zona fasciculata → Nebenniere
Zona glomerulosa → Nebenniere
Zona pellucida f: engl. *pellucid zone*. Membran aus extrazellulären Glykoproteinen. Die Zona pellucida wird von Follikelzellen des Ovars gebildet, umgibt die Eizelle* und bleibt bis zur Nidation der Blastozyste erhalten. Kleine fingerartige Fortsätze der Follikelepithelzellen ziehen durch die Zona pellucida und schieben sich in das Zytoplasma der Eizelle vor.
Zona reticularis → Nebenniere
Zona terminalis → Lissauer-Zone
Zonen, erogene f pl: engl. *erogenous zones*. Lokalisierte Bereiche des Körpers, deren Reizung zu sexueller Erregung führen kann. Die Ansprechbarkeit ist individuell unterschiedlich ausgeprägt. Betroffen sind insbesondere Genital- und Analregion, Mamma und Mamillen, Gesäß, Oberschenkelinnenseiten, Rücken, Hals, Mund, Lippen, Ohren und Zunge.

Zonula adhaerens → Adherens Junction
Zonula ciliaris → Zonulafasern
Zonulafasern f pl: engl. *zonular fibres*; syn. Fibrae zonulares. Vom Ziliarkörper* ausgehende Bindegewebefasern, die am Äquator und an Vorder- und Rückfläche der Augenlinse enden. Sie dienen der Aufhängung der Linse und spielen eine wichtige Rolle bei der Akkommodation*.

Zonula occludens → Schlussleistenkomplex
Zonula occludens → Tight Junction
Zonulolyse f: engl. *zonulolysis*. Partielle Lösung des Linsenaufhängeapparates, die zur Linsenluxation führen kann. Eine Zonulolyse tritt im Rahmen von Systemerkrankungen auf, außerdem traumatisch und selten kongenital bedingt oder operativ induziert. Früher wurde die Zonulolyse bei intrakapsulären Kataraktextraktionen (siehe Kataraktoperation*) auch enzymatisch verursacht.

Zooanthroponosen → Zoonosen
Zoon-Krankheit → Balanitis plasmacellularis Zoon
Zoonosen f pl: engl. *zoonoses*. Krankheiten und Infektionen, die auf natürliche Weise zwischen Tieren und Menschen (in beide Richtungen) übertragen werden können. Man unterscheidet zwischen Zooanthroponosen (Infektionsübertragung nur von Tier auf Mensch), Anthropozoonosen* (Infektionsübertragung beinahe ausschließlich von Mensch auf Tier) und Amphixenosen (Infektionsübertragung in beide Richtungen).

Formen: Die in Mitteleuropa zurzeit wichtigsten Zoonosen sind:
– Borreliosen*
– Brucellosen*
– (Enteritis-)Salmonellosen*
– Leptospirosen*
– Milzbrand*
– Q-Fieber
– Tollwut*
– Toxoplasmose*
– Yersiniosen*.

Zoonotische Influenza f: Über Orthomyxoviren von Tieren auf Menschen übertragene Influenza* mit Atemwegssymptomatik und Fieber. Die Infektion erfolgt zumeist durch Kontakt zu infizierten Vögeln oder Schweinen. Die Schweinegrippe verläuft häufig mild, bei der Vogelgrippe drohen lebensbedrohliche Lungenentzündungen. Verdacht, Erkrankung und Tod sind bei einer zoonotischen Influenza meldepflichtig.

Zoophilie f: engl. *zoophilia*; syn. Sodomie. Paraphilie, bei der Erregung oder Befriedigung durch den sexuellen Kontakt mit Tieren entsteht. Eine Behandlung erfolgt bei subjektivem Leidensdruck oder Gefährdung anderer. Behandelt wird vor allem psychotherapeutisch oder medikamentös mit Libido-hemmenden Wirkstoffen.

Vorkommen: Es sind mehr Männer als Frauen betroffen.

Diagnostik: Folgende Kriterien sind Voraussetzung für eine Diagnose:
– Die Bedürfnisse, Fantasien oder sexuellen Verhaltensweisen müssen vorwiegend oder ausschließlich Inhalt sexuellen Interesses sein und seit mindestens 6 Monaten vorhanden sein.
– Es besteht ein Leidensdruck bei den Betroffenen, die den Drang als schwer kontrollierbar und unter Umständen persönlichkeitsfremd erleben.
– Das Verhalten führt zu Beeinträchtigungen im sozialen Umfeld mit Einschränkungen im Arbeits- und Lebensalltag.

Im ICD-10 ist diese Störung nicht einzeln klassifiziert, sondern wird als F 65.8 Sonstige Störungen der Sexualpräferenz verschlüsselt.

Therapie: Bei subjektivem Leidensdruck oder Gefährdung bzw. Belästigung anderer Personen:
– mit Verhaltenstherapie* zur Erlangung ausreichender Selbstkontrolle
– unter Umständen Versuch mit Antidepressiva* zur Libidoreduktion, vor allem mit SSRI
– in besonders schweren Fällen: Verordnung von Cyproteron oder Leuprorelin, die den Testosteronspiegel senken.

Prognose: Die Prognose ist eher ungünstig und die Störung nur schwer therapierbar.

Recht: Seit 1969 sind sexuelle Kontakte zwischen Mensch und Tier nicht mehr im Strafgesetzbuch aufgeführt. Tiermisshandlungen regelt das Tierschutzgesetz. Bei fremden Tieren kann der Tatbestand einer Sachbeschädigung § 303 StGB erfüllt sein. Seit 2013 werden sexuelle Kontakte zwischen Mensch und Tier als Ordnungswidrigkeit geahndet.

Zootoxine → Gifte
Zopiclon n: Benzodiazepin-Rezeptor-Agonist, der zur Kurzzeitbehandlung (in der Regel < 10 Tage) von Schlafstörungen*, v. a. Durchschlafstörungen, angewendet wird. Zopiclon darf nicht beim schweren Schlafapnoe-Syndrom und bei Myasthenia* gravis eingesetzt werden. Zu den Nebenwirkungen gehören u. a. Abhängigkeit, Schwindel, Kopfschmerzen und Müdigkeit beim Erwachen.

Zoster m: engl. *shingles*. Neurotrope Viruskrankheit durch endogene Reaktivierung des Varicella*-zoster-Virus, das in den Spinalganglien persistiert (meist nach Varizellen-Infektion in der Kindheit). Die Reaktivierung tritt ein bei Resistenzminderung des Organismus. Patienten zeigen ein typisches, vesikuläres Exanthem*

Zoster gangraenosus

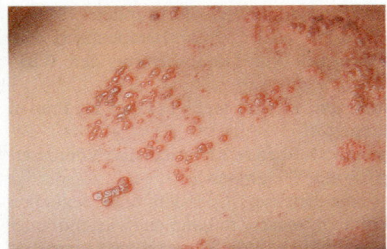

Zoster Abb. 1: Gruppiert und disseminiert angeordnete Bläschen.

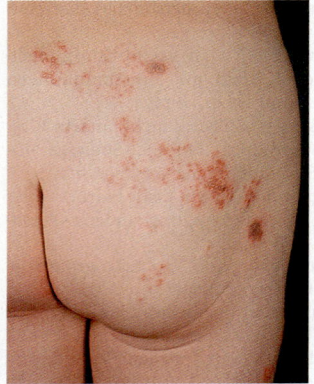

Zoster Abb. 2: Auf erythematöser Haut gruppierte Bläschen mit Befall der Segmente L 5/S 1 rechts.

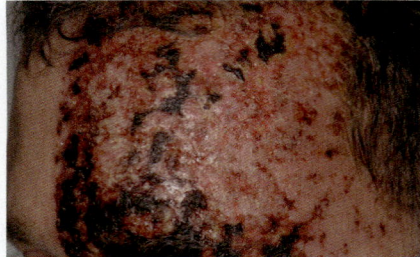

Zoster Abb. 3: Befall im Versorgungsgebiet des N. ophthalmicus; Nekrosenbildung. [183]

auf einem Dermatom. Behandelt wird lokal und symptomatisch, manchmal systemisch mit Virostatika*.
Erkrankung: Betroffene sind meist über 60 Jahre alt. Die auslösende Resistenzminderung tritt ein z. B. durch:
- örtliche Provokation (Zoster traumaticus)
- Röntgen- und UV-Strahlung (Urlaub)
- toxische Substanzen
- Infektion
- Störung der Immunabwehr, z. B.: **1.** HIV-Erkrankung **2.** immunsuppressive Therapie **3.** chronischer Stress.

Klinik:
- Prodromalstadium mit Abgeschlagenheit und leichtem Fieber
- akutes Auftreten eines Exanthems, in der Regel halbseitig, selten bilateral lokalisiert, in 50 % thorakal (Zoster intercostalis), bandförmig, zunächst makulo-papulös, später vesikulär-pustulös (siehe Abb. 1) im Innervationsgebiet eines (Zoster segmentalis) oder mehrerer (Zoster multiplex unilateralis bzw. Zoster multiplex bilateralis, siehe Abb. 2) sensorischer Spinalganglien bzw. deren Homologen im Kopfbereich (Zoster* oticus, Zoster* ophthalmicus, siehe Abb. 3)
- zum Teil sehr heftige, brennende Schmerzen, den Hautveränderungen vorausgehend, begleitend oder längere Zeit überdauernd (postzosterische Neuralgie)
- regionale Lymphknoten regelmäßig beteiligt.

Komplikation:
- postherpetische Neuralgie (Post-Zoster-Neuralgie): Neuropathische Schmerzen im Bereich des betroffenen Dermatoms, die Monate oder Jahre nach Abheilung der Vesikel weiter bestehen
- Hyperästhesien
- Neuralgien und Lähmungserscheinungen bei Beteiligung des N. oculomotorius und des N. facialis
- Nekrosen
- Eruptionen im Bereich der Mundschleimhaut beim Zoster des 2. und 3. Trigeminusasts
- Organschädigung bei Zoster ophthalmicus und Zoster oticus
- Meningitis (Zoster meningealis)
- Zosterenzephalitis
- Zoster* generalisatus.

Therapie:
- austrocknende, desinfizierende Lokalbehandlung
- Analgetika
- ggf. systemisch zu Beginn Virostatika (z. B. Aciclovir, Valaciclovir, Famciclovir)
- Kortikosteroide verringern wahrscheinlich das Risiko postherpetischer Neuralgie.

Prävention: Impfung von der Stiko empfohlen für Personen > 60 Lj. (Zostavax®)
Prognose: Ein Zoster ohne Hämorrhagie, Ulzerationen oder Nekrose heilt innerhalb 2–3 Wochen ab. In der Regel besteht danach lebenslange Immunität, zum Teil kommt es zu Rezidiven.

Zoster gangraenosus *m*: Mit Nekrosen einhergehende Komplikation des Zoster* (endogenes Rezidiv der Varicella-Zoster-Virus-Infektion) durch bakterielle Superinfektion. Betroffene leiden an einem halbseitigen, meist am Rücken lokalisierten Exanthem, das im Verlauf Nekrosen bildet und unter Narbenbildung abheilt. Therapiert wird symptomatisch und ggf. lokal oder systemisch mit Virostatika und Antibiotika.

Zoster generalisatus *m*: engl. *generalized herpes zoster*; syn. generalisierter Zoster. Schwere Form des Zosters mit Bläschen unterschiedlicher Ausprägung am ganzen Körper. Es kommt zu einem varizellenähnlichen Bild. Diese Form entsteht besonders bei Immunsuppression und Immundefizienz (z. B. bei Immundefekten*, HIV*-Erkrankung, atopischem Ekzem*), Schwangeren und Neugeborenen. Behandelt wird mit Aciclovir, Famciclovir oder Valaciclovir.

Zoster ophthalmicus *m*: engl. *ophthalmic zoster*. Zoster* (sog. Gürtelrose) im Bereich des 1. Trigeminusastes. Bei Augenbeteiligung resultieren Konjunktivitis*, Keratitis* mit Ulkusbildung, Iritis*, Sekundärglaukom und selten Augenmuskellähmung.

Zoster oticus *m*: engl. *herpes zoster auricularis*. Zoster* im sensiblen Versorgungsgebiet des N. facialis mit Beteiligung der Ohrmuschel und des äußeren Gehörgangs sowie Funktionsstörung der im inneren Gehörgang verlaufenden Nerven (N. vestibulocochlearis, N. facialis). Klinisch zeigen sich u. a. Ohrenschmerzen, Rötung und Bläschenbildung. Behandelt wird durch rheologische Infusionstherapie, Glukokortikoide* und Virostatika*.

Zoster-Virus → Varicella-Zoster-Virus
Zotten *f pl*: engl. *villi*. Ausstülpung eines Gewebes in Kegel-, Finger- oder Fadenform. Zotten dienen der Oberflächenvergrößerung und teilweise als Stoffwechselschranken. Beispiele sind Dünndarmzotten (Villi intestinales), Synovialzotten (Villi synovialis) und Chorionzotten (Plazentazotten).

Zottenatrophie *f*: engl. *villous atrophy*. Abflachung des Zottenreliefs in der Darmschleimhaut. Die Zottenatrophie führt durch Verringerung der resorbierenden Darmoberfläche zu Diarrhö* und/oder Malabsorption*. Sie wird häufig im Rahmen einer endoskopischen Untersuchung sichtbar, der definitive Nachweis erfolgt mithilfe von Biopsien. Typische Ursache ist eine Zöliakie*.

Zottengelenk *n*: engl. *villonodular joint*. Verlängerung und Ausziehung der Gelenkzotten bei chronischer Entzündung oder Arthrosis deformans.

Zottenhaut → Chorion
Zottenherz → Perikarditis
Zottenpolyp *m*: engl. *villous polyp*. Villöser Polyp, der v. a. im Dickdarm vorkommt. Die zu

dieser Gruppe gehörigen kolorektalen Polypen (auch villöse Adenome) haben ein hohes Entartungsrisiko.

Z-Plastik f: engl. *Z plasty*. Chirurgische Methode, bei der durch Z-förmige Schnittführung gebildete Hautlappen* so umgelagert werden, dass dies eine Verlängerung auf Kosten der Breite oder das Aufbrechen eines eine Kontraktur verursachenden Längsschnitts bewirkt. Siehe Abb. vgl. Y-V*-Plastik (und Abb. dort).

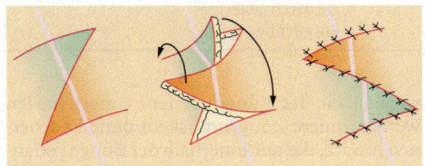

Z-Plastik

ZSAS: Abk. für zentrales Schlafapnoesyndrom → Schlafapnoesyndrom

Z-Streifen → Myofibrillen

Zucker m: engl. *sugar*. Im engeren Sinne Kurzbezeichnung für Rohr- oder Rübenzucker (Saccharose*). Im weiteren Sinne bezeichnet der Begriff Kohlenhydrate*, v. a. Mono- und Oligosaccharide*.

Zuckeralkohole m pl: engl. *sugar alcohols*. Mehrwertige Alkohole*, die durch Reduktion von Monosacchariden* entstehen. Zur Bezeichnung wird die Endung -ose des entsprechenden Monosaccharids durch -itol ersetzt, z. B. die Hexitole (6-wertige Zuckeralkohole) Mannitol* und Sorbitol*, zyklisches Hexitol Inositol sowie die Pentitole (5-wertige Zuckeralkohole) Ribitol und Xylitol.

Zuckeraustauschstoffe m pl: engl. *sugar substitutes*. Insulinunabhängig metabolisierte energiehaltige Zuckerersatzstoffe*, deren Süßkraft* mit der von Saccharose* vergleichbar ist. Unterschieden werden Fruktose* und Zuckeralkohole, v. a. Sorbitol*, Mannitol*, Xylitol und Maltitol.

Zuckerersatzstoffe f pl: engl. *sugar substituents*. Natürliche oder synthetische chemische Verbindungen als Ersatzstoffe v. a. für Saccharose* und Glukose* in Lebensmitteln. Unterschieden werden Süßstoffe* und Zuckeraustauschstoffe*.

Zuckergussdarm m: engl. *iced intestine*. Zuckergussartige, flächenhafte, weißliche Verdickungen der Darmserosa und des Peritoneums infolge chronischer Entzündung*.

Zuckergusswirbelsäule f: engl. *sugar-icing spine*. Röntgenbefund der Wirbelsäule (HWS, BWS) bei Spondylosis* hyperostotica mit Knochenbrücken, die von den Vorder- und Seitenflächen der Wirbelkörper über die unveränderten Bandscheiben nach kaudal reichen.

Zuckerkandl-Operation → Prostatektomie, radikale

Zuckerkrankheit → Diabetes mellitus

Zuckervergärung → Gärung

Zuckungsgesetz → Pflüger-Gesetz

Zügelverband → Tape-Verband

Zuelzer-Wilson-Syndrom n: engl. *Zuelzer-Wilson syndrome*. Sonderform der Hirschsprung-Krankheit mit Aganglionose* des gesamten Kolons, evtl. mit Beteiligung des Dünndarms.

Zufallsvariable f: engl. *random variable*. Veränderliche Größe, deren Wert vom Zufall abhängig ist. Der Zufall besteht dabei aus einer Zuordnungsvorschrift mit bestimmter Wahrscheinlichkeitsverteilung.

Zuggurtungsosteosynthese f: engl. *tension banding*. Form der Osteosynthese*, basierend auf der Umwandlung von Zugkräften in Druckkräfte.

Anwendung:
– Olecranonfraktur
– Patellafraktur* (Abb. 2 dort)
– Fibulaköpfchenfraktur
– Innenknöchelfraktur
– Fraktur der Basis des 5. Mittelfußknochens.

Zugschraubenosteosynthese f: engl. *compression screw*; syn. Kompressionsschraubenosteosynthese. Form der Osteosynthese*, bei der die Frakturfragmente durch eine die Fraktur kreuzende Schraube komprimiert werden. Sie wird z. B. angewendet bei Torsionsfraktur und Abrissfraktur gelenknaher knöcherner Fragmente.

Zuhören n: engl. *listening*. Aufnahmefähigkeit für verbal Geäußertes als Bestandteil der Kommunikation aufseiten des Empfängers einer Botschaft.

Komplikationen:
– Schwerhörigkeit*, Gehörlosigkeit
– Sprachstörungen
– fehlende Bereitschaft, Zeitmangel
– Störungen auf der Beziehungsebene.

Zuhören, aktives n: engl. *active listening*. Aufmerksames Beachten verbaler und nonverbaler Mitteilungen und Wiedergabe des Gefühls- und/oder Sachinhalts des Gehörten in eigenen Worten als Signal für den Sprecher, dass der Zuhörer ihn verstanden hat (Spiegeln). Im therapeutischen Kontext geht die Technik auf Carl Rogers zurück.

zumutbare Arbeit → Zumutbarkeit

zumutbare Beschäftigung → Zumutbarkeit

Zumutbarkeit f: engl. *reasonability*. Angemessenheit einer Anforderung an eine Person unter Berücksichtigung ihrer Fähigkeiten und Möglichkeiten. Im sozialmedizinischen Kontext bezieht sich Zumutbarkeit u. a. auf berufliche Tätigkeiten bzw. Arbeiten, auf die eine Person vom Leistungsträger zur Abwendung einer beantragten Sozialleistung verwiesen werden kann.

Zunge f: engl. *tongue*; syn. Lingua. Von Schleimhaut* überzogenes muskulöses Organ, das bei offenem Mund auf dem Boden der Mundhöhle* liegt und bei geschlossenen Kiefern nahezu die gesamte Mundhöhle ausfüllt. Die bewegliche Zunge ermöglicht durch Geschmacksknospen* das Schmecken* und dient als Indikator für unterschiedliche Erkrankung (z. B. Lackzunge).

Aufbau: Die Zunge gliedert sich in eine frei bewegliche Zungenspitze (Apex linguae), das Corpus* linguae und den vom Sulcus terminalis bis zur Epiglottis* reichenden Zungengrund (Radix linguae). Sie besteht aus quergestreiften Muskelfasern und hat zahlreiche Nerven und Blutgefäße. Die Binnenmuskeln sind in einem dreidimensionalen Komplex angeordnet und

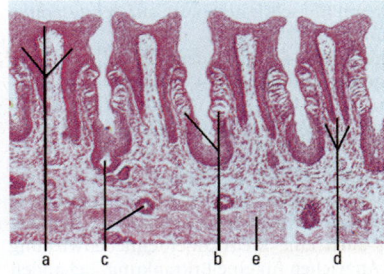

Zunge Abb. 1: Histologischer Schnitt durch den Zungenrücken (Hämatoxylin-Eosin-Färbung) mit Papillae foliatae; a: mehrschichtiges unverhorntes Plattenepithel der Papillae foliatae; b: Geschmacksknospen; c: Querschnitte von Epitheleinsenkungen; d: primäre und sekundäre Bindegewebepapillen; e: angeschnittene, quergestreifte Zungenmuskulatur.

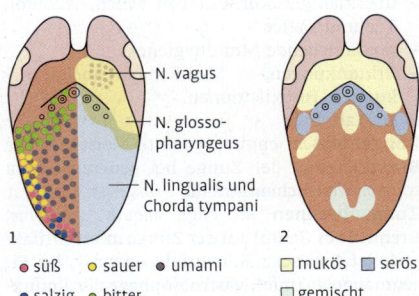

Zunge Abb. 2: 1: Darstellung der Areale mit hoher Rezeptorkonzentration für die verschiedenen Geschmacksempfindungen und sensible Versorgung; 2: Verteilung der Drüsenarten. [4]

ermöglichen dadurch eine große Eigenbeweglichkeit und Verformung. Die Skelettmuskeln ziehen von Unterkiefer, Zungenbein und Schädelbasis* in die Zunge und ermöglichen ihre hohe Mobilität. Der Zungenrücken (Dorsum linguae) ist gewölbt und mit vielen Speicheldrüsen* und Zungenpapillen (Papillae vallatae, Papillae foliatae und Papillae fungiformes mit Geschmacksknospen, siehe Abb. 1 und Abb. 2) versehen.

Funktion: Die Zunge ermöglicht durch die Geschmacksknospen und die Geschmacksnerven* (Geschmacksfasern der vorderen 2/3 der Zunge) das Schmecken von 5 Geschmacksqualitäten:
- sauer: v. a. am hinteren seitlichen Zungenrand
- süß: v. a. an der Zungenspitze
- salzig: v. a. an der Zungenspitze und dem vorderen seitlichen Zungenrand
- bitter: v. a. am Zungengrund
- umami (fleischig-herzhaft): auf der gesamten Zunge.

Zungenbein → Os hyoideum

Zungenbeinmuskeln → Suprahyoidale Muskulatur

Zungenbelag *m*: engl. *coating of the tongue*. Sichtbarer Belag auf der Zunge. Er entsteht meist durch fehlende Reibung aufgrund mangelhaften Kauens oder durch unzureichende Mundhygiene. In manchen Fällen ist Zungenbelag auch eine Medikamentennebenwirkung oder Anzeichen für eine Erkrankung. Behandelt wird mit Mundpflege, Zungenbürsten und Therapie einer evtl. zugrunde liegenden Erkrankung.

Hintergrund: Zusammensetzung: Zungenbelag besteht in der Regel aus verhornten Plattenepithelien, Papillenspitzen, Speiseresten, Mikroorganismen und Schleim. **Ursachen:**
- fehlende Reibung durch fehlendes Kauen, z. B. bei flüssiger Ernährung und hastigem Schlingen
- übermäßiger Konsum von Milch, Alkohol, Tee und Kaffee
- unzureichende Mundhygiene
- Erkrankungen, Medikamentennebenwirkungen, Intoxikationen.

Siehe Tab.

Zungenbiss *m*: engl. *tongue bite*. Meist seitliche Bissverletzung der Zunge bei generalisiertem tonisch-klonischem Anfall.

Zungenbrennen *n*: engl. *mouth syndrome*. Brennendes Gefühl auf der Zunge mit multifaktorieller Genese, z. B. neurodegenerativ, bei Eisenmangelanämie*, gastroösophagealer Refluxkrankheit*, Burning*-Mouth-Syndrom, Hunter-Glossitis, Paterson-Kelly-Syndrom oder Zungenvarizen*. Nur in Ausnahmefällen ist Zungenbrennen Folge einer Reaktion auf dentale Werkstoffe.

Zungenbelag: Beispiele für Zungenbelag.

Aussehen	Ursache	Therapie/Maßnahme
weißlich-grau	Detritusmassen durch verlängerte Zungenpapillen, z. B. fehlende Reibung durch fehlendes Kauen	Mundpflege, Zungenbürsten, evtl. Vitamin-C-Lutschtabletten, Spülung mit 3 % H_2O_2-Lsg.
weiß	Candidose*	Therapie der Grunderkrankung
grau	Gastritis*, Ulcus* ventriculi	Therapie der Grunderkrankung
schwarze Haarzunge	Rauchen, scharfes Mundwasser, Bakterien, Pilze, Niacinmangel, Antibiotika, Kortikosteroide	Beseitigung des Auslösers, mehrfach täglich Zunge bürsten, Vitamin C-Lutschtabletten
gelblich-grau	Intoxikation	Entgiftung

Zungenfliegen → Fliegen

Zungengrundstruma *f*: engl. *lingual goiter*. Schilddrüsendystopie* mit ektopem Schilddrüsengewebe an der Zungenbasis im Bereich des Foramen caecum linguae, häufig in Kombination mit Schilddrüsendysgenesie. Sämtliche Schilddrüsenerkrankungen (siehe Schilddrüse*) sind möglich, v. a. die Neugeborenenhypothyreose infolge ungenügender Hormonproduktion.

Zungenkarzinom *n*: engl. *tongue carcinoma*. Plattenepithelkarzinom* der Zunge, meist exulzerierend mit wallartigem Rand. Eine mögliche Ursache ist Nikotinabusus. Betroffen sind überwiegend Männer. Beschwerden fehlen anfangs oft. Behandelt wird zunächst chirurgisch oder mit Radiochemotherapie.

Erkrankung: Ursachen:
- Alkohol- und Tabakmissbrauch
- nachrangige synkanzerogene Faktoren: 1. mangelnde Mundpflege 2. chronische mechanische Läsionen (durch Gebissschäden).

Vorkommen:
- Männer : Frauen = 7 : 3
- Altersgipfel in der 6.–7. Lebensdekade.

Klinik:
- anfangs keine Schmerzen
- später Schluckbeschwerden, Zungen- und Mundbrennen
- Otalgie (bei Läsion des N. lingualis).

Therapie:
- chirurgische Resektion (bei regionären Lymphknotenmetastasen zusätzlich neck* dissection), meist kombiniert mit Strahlentherapie
- bei Mittellinienüberschreitung primäre simultane Radiochemotherapie.

Zungenkrampf → Glossospasmus

Zungenlähmung → Hypoglossuslähmung

Zungenmandel *f*: engl. *lingual tonsil*; syn. Tonsilla lingualis. Am Zungengrund gelegenes lymphatisches Organ als Teil des lymphatischen Rachenrings.

Zungenmuskulatur *f*: syn. Zungenmuskeln. Skelettmuskeln, die der Verformung und Beweglichkeit der Zunge dienen. Unterschieden werden innere Zungenmuskeln ohne knöchernen Ansatz, die nur innerhalb der Zunge verlaufen und äußere Zungenmuskeln, die an den umgebenden Knochen wie dem Zungenbein inserieren. Innerviert werden die Zungenmuskeln durch den Nervus* hypoglossus.

Anatomie: Innere Zungenmuskulatur:
- M. transversus linguae
- M. verticalis linguae
- M. longitudinalis superior linguae
- M. longitudinalis inferior linguae.

Äußere Zungenmuskulatur:
- M. genioglossus
- M. hyoglossus
- M. styloglossus.

Zungenphänomen *n*: engl. *tongue phenomenon*. Myotonische Reaktion* der Zungenmuskulatur mit umschriebener Dellenbildung nach Perkussion der Zunge, die z. B. bei Tetanie* und Myotonia congenita auftreten kann.

Zungen-Schlund-Krampf *m*: engl. *glosso-pharyngospasm*. Frühdyskinesie, bei der es zu vom Betroffenen nicht unterdrückbaren, krampfartigem Bewegen und Herausstrecken der Zunge kommt sowie zu einem Schlundkrampf, der das Schlucken beeinträchtigt und zur Atemnot führen kann. Ursache ist meist eine (gerade begonnene oder höherdosierte) Neuroleptikatherapie. Akut wird i. v. mit Biperiden* behandelt.

Zungenspalte → Spaltzunge

Zungenvarizen *f pl*: engl. *tongue varices*; syn. Sublinguale Varikose. Gewundene, erweiterte Venen auf der Zungenunterseite ohne Krankheitswert. Zungenvarizen kommen vor bei arterieller Hypertonie* und oberer Einflussstauung* sowie in hohem Lebensalter. Symptome umfassen Zungenbrennen und Schweregefühl, die beim Kauen infolge Entleerung der Varizen aufhören.

Zusatzbezeichnung *f*: engl. *additional qualification*. In der (Muster-)Weiterbildungsordnung für Ärzte aufgeführte Bezeichnung, die von der zuständigen Landesärztekammer verliehen wird, wenn die in einer Zusatz-Weiterbildung vorgeschriebenen Weiterbildungsinhalte und -zeiten abgeleistet und die erforderliche fachliche Kompetenz in einer Prüfung nachgewiesen wurde. Häufig geführte Zusatzbezeichnungen sind Naturheilverfahren und Palliativmedizin.

Zusatzstoffe → Lebensmittelzusatzstoff

Zusatzstoff-Zulassungsverordnung → Lebensmittelzusatzstoff

Zustandsdiagnostik des Neugeborenen *f*: engl. *neonatal assessment*. Klinische und Laboruntersuchung des Neugeborenen* unmittelbar nach der Geburt. Sie umfasst Apgar*-Schema, Säure*-Basen-Status in Nabelarterie und -vene (Nabelarterien*-pH-Wert), Beurteilung der Reifezeichen* des Neugeborenen, Inspektion auf Geburtstrauma* und Fehlbildung* bei der Kinderfrüherkennungsuntersuchung* U1, evtl. Körpertemperatur rektal, Pulsoxymetrie* und CRIB (**c**linical **r**isk **i**ndex for **b**abies).

Zuwendung *f*: engl. *attention*; syn. Betreuung. Verdeutlichung eines aufmerksamen, bewussten Interesses an einer Person, z. B. durch Sich-Zeit-Nehmen, aktives Zuhören*, Fürsorge (Sorge), Empathie*, Wertschätzung*, Anteilnahme. Zuwendung ist ein wesentliches Qualitätsmerkmal der pflegerischen und therapeutischen Beziehung und ein Kernelement der Behandlung von Patienten in Psychiatrie* und Psychotherapie*.

ZVT: Abk. für → Zahlen-Verbindungs-Test

Zwang *m*: engl. *compulsion*. Sammelbezeichnung für Zwangsgedanken* und Zwangshandlungen* als Symptome verschiedener psychischer, auch neurologischer Störungen. Zwangsphänomene werden wiederholt, stereotyp oder impulsartig auch gegen den eigenen Willen (Ich-fremd) ausgeführt und von den Betroffenen, im Gegensatz zu Wahnvorstellungen, als von sich selbst kommend und nicht von außen gemacht empfunden.

Vorkommen:
- Zwangsstörung*
- zwanghafte Persönlichkeitsstörung*
- Schizophrenie*
- depressives Syndrom*
- schizotypische Störung
- neurologische Erkrankungen (z. B. Tourette*-Syndrom)
- u. a.

Zwanghafte Persönlichkeitsstörung → Persönlichkeitsstörung, anakastische

Zwangsabstinenz *f*: Ein erzwungenes Nichtnachgehen einer Sucht*, vornehmlich unter freiheitsentziehenden Maßnahmen. Die Zwangsabstinenz kann mit schweren Entzugserscheinungen einhergehen.

Zwangsaffekt *m*: engl. *compulsive affection*. Neurologische Störung der Mimik und des Ausdrucks, bei der scheinbar affektive Äußerungen unfreiwillig und ohne zugrunde liegenden Affekt auftreten (Zwangsmimik). Möglich sind Zwangslachen oder Zwangsweinen. Zwangsaffekte kommen vor bei organischen Hirnerkrankungen, z. B. postenzephalitisches Syndrom* und Pseudobulbärparalyse*.

Formen:
- Zwangslachen (Lachzwang, auch Lachkrampf oder -anfall): vom Betroffenen selbst als unpassend und wesensfremd empfundenes pathologisches Lachen
- Zwangsweinen: ohne Anlass auftretendes pathologisches Weinen.

Zwangsbehandlung *f*: engl. *compulsory treatment*. Ärztliche Maßnahme, die aufgrund besonderer gesetzlicher Bestimmungen entgegen dem individuellen Selbstbestimmungsrecht und somit gegen den Willen oder ohne Einwilligung* des Betroffenen im Interesse der Allgemeinheit zulässig ist.

Zwangseinweisung *f*: engl. *compulsory admission*. Gegen den Willen des Betroffenen durchgeführte rechtlich vollzogene Unterbringung* eines Menschen mit psychischen Auffälligkeiten oder Störungen in einer geschlossenen Abteilung einer psychiatrischen Klinik. Die Anordnung freiheitsentziehender Unterbringung erfolgt auf Rechtsgrundlage der Freiheitsentziehungsgesetze oder Unterbringungsgesetze und der Psychischkrankengesetze der Bundesländer.

Zwangsernährung *f*: engl. *force-feeding*. Ohne oder gegen den Willen des Betroffenen durchgeführte künstliche Ernährung* mit Sonde oder parenteral, z. B. bei hungerstreikenden Häftlingen oder Suizidpatienten, die nicht mehr selbst verantwortlich sind, d. h. die Herrschaft über das Geschehen durch ihre eigene Handlungsweise verloren haben.

Zwangsgedanken *m pl*: engl. *compulsive ideas*. Unbeherrschbarer Drang bestimmte Ideen, Vorstellungen oder Impulse zu wiederholen, die fast immer als quälend und sinnlos, jedoch (im Gegensatz zu Wahngedanken*) stets als eigene Gedanken erlebt werden. Sie äußern sich als Kontaminationsängste, sexuelle oder aggressive Vorstellungen und sind wie Zwangshandlungen* charakteristisch für Zwangsstörungen*.

Formen:
- **Zwangsideen und -befürchtungen:** Befürchtung, im Job nicht richtig gearbeitet zu haben, oder Ängste, dass der Tochter etwas Schlimmes zustoßen könnte
- **aggressive Zwangsgedanken:** Impulse, jemandem schaden zu wollen, sexuell verwerfliche Dinge zu tun, etwa Kinder anzufassen oder sich zu entblößen, oder jemanden zu beleidigen oder zu schlagen
- **Grübelzwang:** Bestimmte Themen wie die mögliche Kündigung des Jobs werden wieder und wieder „durchgekaut"; es gelingt dabei nicht, zu einem Entschluss oder zu einer Lösung zu kommen
- **Zweifel:** Unsicherheit des Kfz-Mechanikers, Fahrzeuge nicht richtig gewartet und wesentliche Mängel übersehen zu haben; Unsicherheit einer Mutter, die Kinder falsch verstanden, ihnen Unrecht angetan oder notwendige Hilfe unterlassen zu haben
- **Zählzwang** (Arithmomanie): wiederkehrender Impuls, in Gedanken bestimmte Zählrituale auszuführen, z. B. das Zählen von vorbeifahrenden Autos und Pflastersteinen; auch zu berechnende Zahlenfolgen gehören dazu, die der Betroffene durchgehen muss, wie etwa 3+7=10, 10+7=17, 17+7=24, 24+7=31 usw.

Vorkommen:
- Zwangsstörung*
- Schizophrenie*
- Depression*.

Zwangsgrübeln *n*: engl. *obsessive thinking*. Quälendes, stark fokussiertes, wiederholtes Grübeln über emotional belastende Sachverhalte, z. B. Schuld, persönliche Fehler, Versagen oder Versündigung. Im Gegensatz zum einfachen Grübeln wird das Zwangsgrübeln als unsinnig erlebt.

Zwangshandlung *f*: engl. *compulsive act*. Zwanghaft sich aufdrängende, stereotyp oder ritualhaft wiederholte Verhaltensweise, die ihre ursprüngliche Funktion verloren hat und als unsinnig und Ich-fremd erlebt wird. Zwangshandlungen sind wie Zwangsgedanken* charakteristisch für Zwangsstörungen*, kommen aber auch bei anderen psychischen Störungen vor.

Beschreibung: Zwangshandlungen werden meist in der Absicht ausgeführt, Unannehmlichkeiten oder befürchtete Katastrophen zu verhindern und dienen der Reduktion von Angst* oder Unbehagen. Bei versuchter Unterlassung treten starke Anspannung und Angst oder Ekel auf. Zwangshandlungen nehmen typischerweise viel Zeit in Anspruch. **Formen:**
- Kontrollzwang
- Putzzwang
- Waschzwang*
- Symmetriezwang
- Ordnungszwang*
- Wiederholungszwang*
- Zählzwang*
- u. a.

Vorkommen:
- Zwangsstörung
- zwanghafte Persönlichkeitsstörung*
- schizotypische Persönlichkeitsstörung
- psychotische Depression
- Schizophrenie*
- Autismus*
- u. a.

Zwangslachen → Zwangsaffekt

Zwangspolyurie f: engl. *forced polyuria*. Zwanghafte, vermehrte Diurese (Polyurie*) eines wenig konzentrierten Urins. Die Zwangspolyurie kommt vor z. B. bei dekompensierter Niereninsuffizienz* oder nach Schock im Rahmen der polyurischen Phase (polyurische* Erholungsphase).

Zwangsrituale n pl: engl. *compulsive rituals*. Sich unwillkürlich aufdrängende, repetitive und meist stereotype Kombination von Zwangshandlungen*. Sie kommen meist im Rahmen einer Zwangsstörung* vor und bauen Angst*, Anspannung, Schuld, Ekel oder Zweifel ab. Zwangsrituale werden in bestimmten Situationen unabhängig von der Sinnhaftigkeit in immer gleicher Abfolge durchgeführt.

Zwangssterilisation f: engl. *compulsory sterilisation*. Sterilisation im Sinne von Unfruchtbarmachen ohne Einwilligung der Betroffenen, die in Deutschland grundsätzlich nach den Artikeln 1 und 2 GG unzulässig ist. Ausnahme ist nach § 1905 BGB die gerichtlich genehmigungspflichtige (Zwangs-)Sterilisation unter Betreuung stehender Erwachsener, deren Wohl anderweitig, beispielsweise durch Schwangerschaft gefährdet ist.

Zwangsstörung f: engl. *obsessive-compulsive disorder* (Abk. OCD). Störung mit Zwangsgedanken* und Zwangshandlungen*, die ich-synton sind, jedoch als unangenehm und übertrieben empfunden werden und gegen die erfolglos Widerstand geleistet wird. Behandelt wird psychotherapeutisch und medikamentös. Meist ist nur eine Symptomreduktion möglich. Die Erkrankung verläuft häufig chronisch und kann den Alltag einschränken.

Erkrankung:
- **Zwangsstörung mit Zwangshandlungen**, z. B. Waschzwang*, Kontrollzwang, Zählzwang*, Ordnungszwang*, Putzzwang, Wiederholungszwang*: stark ritualisierte Zwangshandlungen bestimmen und beeinträchtigen das psychosoziale Leben der Betroffenen und/oder ihrer Angehörigen
- **Zwangsstörung mit Zwangsgedanken**: typische kognitive Verzerrungen mit den typischen Themen Aggression* (Auto- oder Fremdaggression), Verschmutzung, Sexualität (z. B. Pädophilie*), Sammeln, Aufbewahren, religiöse oder philosophische Themen (magisches Denken*) oder Symmetrie
- **Zwangsstörung mit Zwangshandlungen und Zwangsgedanken** (häufigste Form)
- Sonderform: **Vermüllungssyndrom*** mit Sammelzwang.

Epidemiologie:
- Lebenszeitprävalenz ca. 1–3 %, m : w = 1 : 1–1,5
- einzelne Zwangssymptome finden sich bei bis zu 8 % der Normalbevölkerung
- Beginn meist zwischen 20. und 25. Lebensjahr, über 90 % vor 40. Lebensjahr
- hohe Komorbiditätsraten mit Depression* und Angststörung*, z. B. soziale Phobie*, Panikstörung*.

Ätiologie: Multifaktoriell.
- psychologische sowie biologische Ursachen:
  1. neuroanatomische und Neurotransmitterhypothese, insbesondere aufgrund der ausgeprägten Spezifität des therapeutischen Ansprechens auf serotonerge Arzneimittel
  2. ggf. primäre Störung des orbitofronto-zingulostriatalen Projektionssystems sowie Funktionsstörungen der Orbitalregion und des Nucleus* caudatus
- familiär bedingt, jedoch eher ein geringer Einfluss genetischer Faktoren
- somatische Ursachen: z. B. rheumatisches Fieber, Chorea* minor, Chorea* Sydenham oder Infektionen mit β-hämolysierenden Streptokokken
- negative Verstärkung durch gefühlte Erleichterung nach Ausführen der Zwangshandlung (Angstreduktion, Stressreduktion).

Klinik:
- Symptome über mindestens 2 Wochen
- Beeinflussung des sozialen Lebens
- Angst, Anspannung, Unruhe, Schuld oder Zweifel, wenn die Zwänge unterdrückt werden
- häufig ausgeprägtes Vermeidungsverhalten*
- Verheimlichungstendenz wegen starker Schamgefühle
- organische Folgeschäden (z. B. Ekzeme beim Waschzwang) möglich.

Therapie: Der Therapiebedarf ergibt sich aus dem Leidensdruck und der Beeinträchtigung im Alltag (Indikator: Zeitaufwand von > 1 Stunde)
- kognitive Verhaltenstherapie*, v. a. Konfrontationstherapie* mit Reaktionsverhinderung*; D-Cycloserin
- je nach Klinik und Begleitumständen auch Familientherapie, Angehörigenarbeit, Training sozialer Kompetenz, Körpertherapie und bei schwerer therapieresistenter Zwangsstörung Tiefenhirnstimulation*
- bei akuten Beschwerden zusätzlich oder alternativ Pharmakotherapie, v. a. Antidepressiva* wie selektive Serotonin-Wiederaufnahme-Hemmer, Clomipramin*, insbesondere bei vorherrschenden Zwangsgedanken oder Depression.

Prognose:
- selten Spontanremissionen
- Therapie prognostisch entscheidend: meist deutliche Symptomreduktion möglich, komplette Remissionen jedoch selten
- unbehandelt oder erfolglos behandelt: Neigung zur Chronifizierung und Generalisierung, bei schweren Verläufen erhebliche Beeinträchtigung aller Lebensbereiche mit sozialem Rückzug.

Zwangssyndrom n: engl. *obsessive-compulsive syndrome*. Früher verwendeter Begriff für Symptomenkomplexe wie Zwangsgedanken*, Zwangsideen, Grübelzwang oder Zweifel, Zwangshandlungen* oder Zwangsimpulse, wobei die formalen Kriterien der Zwangsstörung* (nach ICD-10 oder DSM-5) nicht erfüllt sind. Beispielsweise sind Beeinträchtigungsschwere oder -dauer der Symptomatik nicht ausgeprägt genug, um der Definition einer Zwangsstörung zu entsprechen.

Hinweise: Zwangssyndrome als solche sind noch nicht therapiebedürftig, da sie lediglich eine Anhäufung von Symptomen darstellen. Auch sind sie – mehr oder minder vorübergehend – eine Lebenserfahrung vieler Menschen; beschrieben etwa in Shakespeares Lady Macbeth. Der Therapiebedarf ergibt sich in der Praxis jedoch mit übergeordneten Erkrankungen, wie z. B. der Zwangsstörung*.

Zwangsvorstellung f: engl. *obsession*. Bezeichnung für sich aufdrängende Bilder oder Handlungsimpulse häufig gewalttätigen Inhalts mit entsprechenden Befürchtungen und Ängsten. Zu Zwangsvorstellungen kommt es im Rahmen von Zwangsstörung*, Depression* und Schizophrenie*.

Beschreibung: Zwangsvorstellungen werden durch das Treffen von präventiven Maßnahmen oder Vermeidungsverhalten* handlungsrelevant und sind meist Teil einer komplexen Zwangssymptomatik. Formal besteht Nähe zu Zwangsimpulsen. Zwangsgedanken* hingegen haben nicht unbedingt impulshaften bzw. Besorgnis und Angst auslösenden Charakter.

Zwangsweinen → Zwangsaffekt

Zweidrittelelektrolytlösung → Elektrolyttherapie

Zweieiige Zwillinge m pl: engl. *Dizygotic Twins*; syn. dizygote Zwillinge. Aus 2 befruchteten Eizellen (dizygot) entstandene Geminigravidität. Die Kinder können gleich- oder verschiedengeschlechtlich sein. Die Häufigkeit beträgt etwa 70 % der spontan eingetretenen Zwillingsschwangerschaften.

Zweifel-Handgriff m: engl. *Zweifel's maneuver*. Geburtshilflicher Handgriff zur Kompression des Uterus bei postpartaler Atonie. Das Corpus uteri wird durch die Bauchdecke komprimiert, die Zervix durch die vaginal tastende Hand. Außerdem werden Corpus und Zervix zusätzlich gegeneinander gedrückt.

Zweigläserprobe f: engl. *two-glass test*. Getrenntes Auffangen von Urinportionen während der Miktion* in zwei Gläsern. Eine Trübung der Harnportion im 1. Glas (ca. 10 ml) weist auf eine Urethritis* anterior z. B. bei Gonorrhö* hin, eine Trübung im 2. Glas (ca. 200 ml Harn) auf eine Zystitis*.

Zweikammerschrittmacher → Herzschrittmacher

Zweiphasenpräparate → Kontrazeption, hormonale

Zweitabstoßungsreaktion → Abstoßungsreaktion

Zweiterkrankung *f*: Erkrankung, die neben einer anderen Erkrankung auftritt, ohne mit dieser in einem Zusammenhang zu stehen. Bei Diabetikern kann evtl. eine Stoffwechselumstellung bzw. eine Neueinstellung der Insulintherapie* erforderlich sein.

Zweitmeinung *f*: engl. *second opinion*. Zweite ärztliche Beurteilung einer Diagnose und der damit verbundenen Therapiemöglichkeiten nach aktuellen medizinischen Erkenntnissen. Eine Zweitmeinung kann sowohl vom Patienten als auch vom behandelnden Arzt veranlasst werden.

Zweizeitige Milzruptur *f*: Sekundärer Milzkapseleinriss nach initialer Parenchymverletzung mit klinisch symptomfreiem Intervall. Durch Entwicklung eines intrakapsulären Hämatoms kommt es zu einem verzögerten Riss der Kapsel mit Blutung in die freie Bauchhöhle. Die Inzidenz beträgt ca. 1 %, das posttraumatische Risiko besteht länger als eine Woche.

Zwerchfell *n*: engl. *diaphragm*; syn. Diaphragma. Zweikupplige Scheidewand zwischen Brusthöhle und Bauchhöhle. Sie besteht aus einem dreigeteilten muskulösen sowie einem sehnigen Anteil (Centrum tendineum) und verfügt über mehrere Öffnungen für den Durchtritt anatomischer Strukturen. Das Zwerchfell ist der wichtigste Atemmuskel. Es wird innerviert vom N. phrenicus. siehe Abb.

Funktion:
– Verlagerung nach unten bei Inspiration*, nach oben bei Expiration
– Kontraktion des Zwerchfells bewirkt: **1.** Volumenzunahme oder -abnahme im Brustraum aufgrund Kuppelform des Zwerchfells **2.** Auslösen der Bauchpresse* durch erhöhten intraabdominalen Druck.

Ursprung:
– **Pars lumbalis** mit Crus dextrum und Crus sinistrum: **1.** mediale Teile: 1. bis 3. Wirbelkörper, 2. und 3. Zwischenwirbelscheibe, Lig. longitudinale anterius **2.** laterale Teile: Sehnenbogen der Psoasarkade (Lig. arcuatum mediale) vom 2. Lendenwirbelkörper bis zum dazugehörigen Rippenfortsatz, Sehnenbogen der Quadratusarkade (Lig. arcuatum laterale), vom Rippenfortsatz des 2. Lendenwirbelkörpers zur Spitze der 12. Rippe

– **Pars costalis:** von den jeweils untersten Rippen* (7. bis 12.)
– **Pars sternalis:** vom Brustbein.

Ansatz: Alle drei Teile enden in einer gemeinsamen Sehnenplatte (Centrum tendineum), die aus den miteinander verflochtenen Sehnenfasern besteht.

Durchtrittsstellen:
– Trigonum sternocostale: Vasa epigastrica superiora
– Hiatus* aorticus: Aorta*, Ductus* thoracicus
– Hiatus* oesophageus: Ösophagus*, Truncus* vagalis anterior und Truncus* vagalis posterior, R. phrenicoabdominalis des linken N. phrenicus
– Foramen* venae cavae: V. cava inferior, R. phrenicoabdominalis des rechten N. phrenicus
– kleinere Lücken für die V. azygos, V. hemiazygos, N. splanchnicus major, Truncus* sympathicus und N. splanchnicus minor.

Zwerchfellatmung *f*: engl. *diaphragmatic breathing*; syn. Bauchatmung. Form der Atmung*, bei der die Erweiterung des Brustraums durch Absenkung des Zwerchfells* zustande kommt. Dabei werden die Bauchorgane nach unten verschoben und die Bauchwand wölbt sich vor. Bauchatmung kann als Atemtechnik erlernt und gezielt eingesetzt werden, um eine ruhige, vertiefte Atmung zu erreichen.

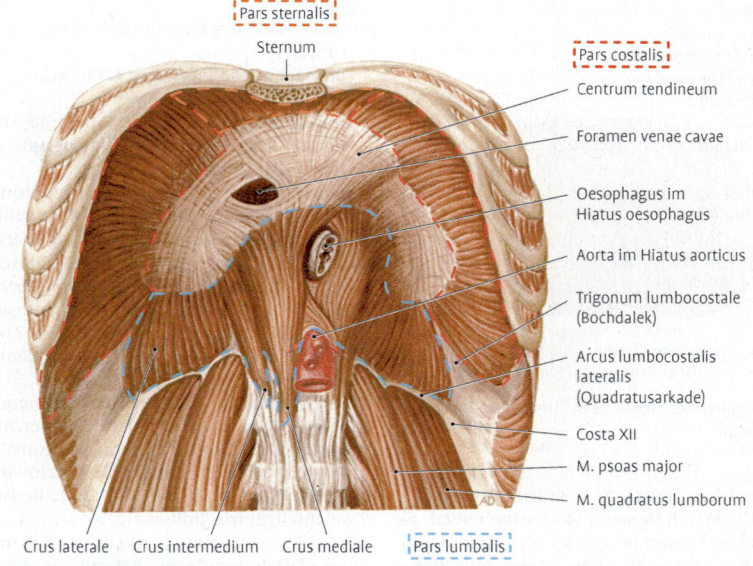

Zwerchfell: Das Zwerchfell, von kaudal und ventral gesehen, ist der zentrale Atemmuskel und trennt die Thorax- und die Abdominalhöhle vollständig voneinander. Es wird in 3 große Teile unterteilt (Pars sternalis, Pars costalis und Pars lumbalis), welche farblich gekennzeichnet sind.

Vorkommen:
– normale, ruhige Atmungsform v. a. in Ruhe (Sitzen, Schlafen)
– insbesondere bei Säuglingen und Kleinkindern, in hohem Lebensalter, häufiger bei Männern
– pathologisch als Schonatmung bei Thoraxverletzungen.

Zwerchfellbewegung, paradoxe *f*: engl. *Kienböck's phenomenon*; syn. Kienböck-Zeichen. Emporsteigen des Zwerchfells bei Einatmung, Senkung bei Ausatmung. Diese im Gegensatz zur normalen Atembewegung* des Zwerchfells paradoxe Bewegung entsteht bei einseitigen Lungen- und Pleuraerkrankungen. Sie kommt aber auch bei geburtstraumatisch oder operativ bedingten sowie tumorbedingten Phrenikusparesen* vor.

Zwerchfellhernie *f*: engl. *diaphragmatic hernia*; syn. Hernia diaphragmatica. Sammelbegriff für Hernien* des Diaphragmas mit Verlagerung von Baucheingeweiden in den Thorax. Zwerchfellhernien können angeboren (bzw. genetisch bedingt) oder erworben sein.

Hintergrund: Ursachen: echter diaphragmaler Defekt oder muskuläre bzw. bindegewebige Schwachstelle des Zwerchfells als Bruchpforte (siehe Abb.). **Vorkommen:**
– genetisch bedingt: **1.** meist pleuroperitoneale Defekte (Aplasie* bzw. Hypoplasie* des

Zwerchfellhochstand

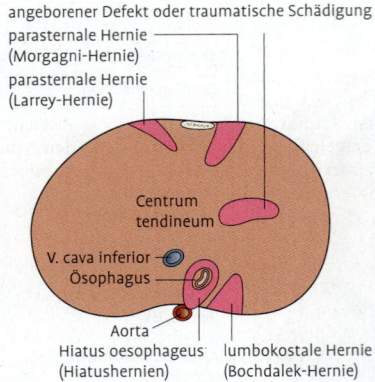

Zwerchfellhernie: Mögliche Bruchpforten; Ansicht von kaudal.

Zwerchfells, 65 %) **2.** 3–4 : 10 000 Geburten **3.** 80–90 % linksseitig **4.** posterolateral als Bochdalek*-Hernie (25 %) **5.** sternokostal als Larrey*-Hernie oder Morgagni*-Hernie (zusammen ca. 5 %)
– bei Erwachsenen vorwiegend erworben als Hiatushernie*, seltener traumatisch (bei meist linksseitiger Zwerchfellruptur*).

Therapie: Operative Rekonstruktion des Zwerchfells, ggf. mit Kunststoffnetz nach Reposition der Bauchorgane.
Prognose: Bei Neugeborenen korreliert das Überleben mit der Menge der nach intrathorakal verlagerten Bauchorgane.

Zwerchfellhochstand *m*: engl. *diaphragmatic elevation*. Ein- oder beidseitige Anhebung des Zwerchfells, z. B. bei Lungen- und Lebererkrankungen sowie Tumoren im Bauchraum.
Vorkommen:
– einseitig: **1.** bei Erkrankungen der Lunge (Pneumonie, Infarkt, Atelektase) oder der Pleura (Pleuritis) **2.** bei Zwerchfellrelaxation, -parese, -paralyse (angeborene Fehlbildung des N. phrenicus; erworbene Schädigung mit Phrenikusparese* durch Thoraxtrauma, Tumor oder Neuropathie)
– rechtsseitig bei Lebervergrößerung (Zirrhose, Abszess, Zyste, Metastasen), Chilaiditi*-Syndrom
– linksseitig bei Gasblähung des Magens oder der linken Kolonflexur, bei Milzvergrößerung (Leukämie, Zyste)
– beidseitig bei intraabdominaler Raumforderung (Aszites, große Tumoren, Schwangerschaft), Meteorismus, Zöliakie*.

Zwerchfellparese *f*: engl. *diaphragmatic paralysis*; syn. Zwerchfelllähmung. Ein- oder beidseitige Lähmung des Zwerchfells infolge Phrenikusparese*.

Ursachen:
– Infiltration des N. phrenicus durch Lungentumoren
– iatrogene Schädigungen: **1.** Punktion **2.** Operation **3.** Chiropraxis
– idiopathisch (eine virale Ätiologie ist klinisch nicht zu belegen, gilt aber als wahrscheinliche Ursache).

Diagnostik: Bei Röntgen-Durchleuchtung besteht ein ein- oder beidseitiger Zwerchfellhochstand sowie eine geminderte Verschieblichkeit.
Therapie: Bei asymptomatischer, einseitiger Zwerchfellparese ist keine Therapie erforderlich. Eine ausgeprägte respiratorische Insuffizienz (Auxiliaratmung) bei beidseitiger Zwerchfellparese erfordert eventuell die Implantation eines Zwerchfellschrittmachers.

Zwerchfellruptur *f*: engl. *diaphragmatic rupture*; syn. Zwerchfellriss. Riss des Zwerchfells*, meist durch stumpfes Abdominaltrauma*, insbesondere bei breitflächiger Gewalteinwirkung auf das Abdomen. In ca. 90 % der Fälle ist eine Zwerchfellruptur linksseitig lokalisiert. Diagnostiziert wird röntgenologisch, mit möglichem falsch-negativem Befund direkt nach Trauma. Bei nicht rechtzeitiger operativer Versorgung ist die Letalität hoch.

Zwerchfellspalten → Larrey-Spalte

Zwerchfelltiefstand *m*: engl. *phrenoptosis*. Pathologische Verlagerung des Zwerchfells nach unten, meist bei Lungenerkrankungen.
Vorkommen:
– einseitig bei Spannungspneumothorax (Pneumothorax*), infolge funktionell exspiratorischer Ventilstenose im Bereich eines großen Bronchialasts (nach Fremdkörperaspiration, bei Lungenkarzinom*)
– beidseitig bei Enteroptose, Asthma* bronchiale, Lungenemphysem*.

Zwergdarmegel → Heterophyes heterophyes
Zwergfadenwurm → Strongyloides stercoralis
Zwillinge *m pl*: engl. *twins*; syn. Gemini. 2 gleichzeitig intrauterin entwickelte Kinder einer Mutter. Die Kinder werden in der Regel kurz nacheinander geboren. Es werden nach Anzahl befruchteter Eizellen und der Chorion*-, Amnion*- und Plazentaverhältnisse verschiedene Zwillingsvarianten unterschieden. Siehe Abb.
Einteilung nach Anzahl befruchteter Eizellen:
– eineiige Zwillinge (Abk. EZ): **1.** erbgleiche (monozygote) Zwillinge **2.** entstehen durch Teilung einer befruchteten Eizelle in 2 gleiche Embryonalanlagen **3.** immer gleichgeschlechtlich
– siamesische Zwillinge: **1.** erbgleiche (monozygote) Zwillinge durch unvollständige Teilung des Embryoblasten* der Blastozyste* **2.** je nach Verwachsungsort werden sie u.a. als Thoracopagus, Ischiopagus*, Kephalopagus, Omphalopagus etc. beschrieben
– (häufiger) zweieiige* Zwillinge (Abk. ZZ): **1.** erbungleiche Zwillinge, d. h. aus der Befruchtung zweier Eizellen hervorgegangene Zwillinge **2.** gleich- oder verschiedengeschlechtlich.

Einteilung nach Chorion-, Amnion- und Plazentaverhältnissen: Geburtshilflich relevant wegen möglicher Schwangerschafts- und Geburtskomplikationen (siehe Zwillingsschwangerschaft*).
– monochorial: **1.** Zwillinge mit gemeinsamem Chorion* und Gefäßverbindungen der Plazenta **2.** stets eineiig **3.** können monochorial-diamniotisch (2 Amnionhöhlen; ca. 26 % aller Zwillingsschwangerschaften) oder monochorial-monamniotisch (beide Zwillinge in einer Amnionhöhle; ca. 1 %) sein
– dichorial (ca. 72 % aller Zwillingsschwangerschaften): **1.** Zwillinge mit 2 Chorion- und 2 Amnionhöhlen **2.** mit gleichem Geschlecht (ein- oder zweieiig) oder ungleichem Geschlecht (zweieiig).

Zwillingsdisruptionssequenz *f*: engl. *twin disruption sequence*. Embolien in das Kreislaufsystem eines Zwillings-Feten nach intrauterinem Fruchttod* des anderen Zwillings. Eine Zwillingsdisruptionssequenz tritt nur im Rahmen einer eineiigen Zwillingsschwangerschaft mit gemeinsamer Plazenta auf. Mögliche Folge ist eine gestörte Entwicklung des Großhirns und der inneren Organe.
Komplikationen: Durch den Verschluss einzelner Arterien mit anschließender Nekrose der davon abhängigen Organe kann es zu Mikrozephalie (ggf. Porenzephalie*) mit Tetraplegien und meist schwerer Intelligenzminderung, Dünndarmatresie, Nieren-, Leber- und Milzzysten kommen.

Zwillingsforschung *f*: engl. *gemellology*. Forschungsansatz der Psychologie und Humangenetik, bei dem eineiige und zweieiige Zwillingspaare bezüglich der Übereinstimmung eines Merkmals untersucht werden.
Prinzip: In Zwillingsstudien erfolgt die Untersuchung ohne Einbezug von genetischen Markern zur Unterscheidung genetischer und nichtgenetischer Faktoren (Umwelt) der familiären Ähnlichkeit von Merkmalen. Eineiige Zwillinge sind genetisch zu 100 % identisch, zweieiige Zwillinge zu 50 %. Die Übereinstimmung zwischen Paaren von eineiigen und zweieiigen Zwillingen kann zur Abschätzung des Einflusses der Heredität herangezogen werden.

Zwillingsschwangerschaft *f*: engl. *twin pregnancy*; syn. Geminigravidität. Schwangerschaft mit 2 Embryonen. Eine Zwillingsschwangerschaft gilt per se als Risikogravidität. Die Frage nach der Ein- (monozygot, etwa 1/3) oder Zwei-

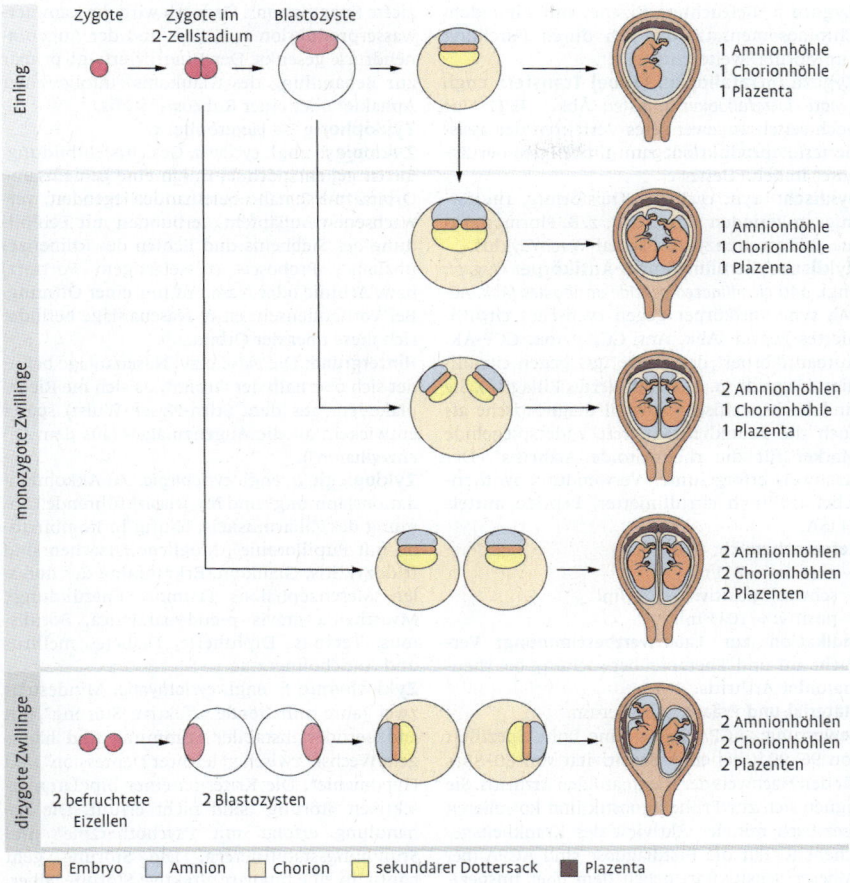

Zwillinge: Einteilung.

eiigkeit (dizygot, etwa 2/3) lässt sich häufig nicht sicher beantworten, nur bei verschiedengeschlechtlichen Kindern liegt eindeutig eine Zweieiigkeit vor.
Häufigkeit: Etwa 1 : 85 Geburten (Hellin*-Regel) bzw. 1,2 %. Die relative und absolute Zahl der Zwillingsschwangerschaften in Deutschland ist in den letzten Jahren aufgrund der Maßnahmen der Reproduktionsmedizin angestiegen.
Klinische Bedeutung: Die perinatale Mortalität ist etwa 6-fach höher als bei Einlingen. Folgende Risiken können auftreten:
- intrauterine Wachstumsretardierung
- diskordantes Wachstum der Kinder
- Frühgeburtlichkeit (Häufigkeit ca. 60 %, mittlere Schwangerschaftsdauer 36 SSW)
- vorzeitige Plazentalösung
- fetofetales Transfusionssyndrom bei monochorialen Zwillingen
- schwangerschaftsinduzierte Hypertonie (SIH), ca. 30 %
- postpartale Atonie.

Die Entbindung sollte in einem Perinatalzentrum erfolgen, bei Schwangerschaften > 35. SSW ist eine vaginale Geburt in der Regel möglich.
Zwillingsstudie → Zwillingsforschung
Zwillingstransfusionssyndrom → Transfusionssyndrom, fetofetales
Zwillingszellen → Riesenzellen
Zwischenbeatmung → Narkose
Zwischenblutung *f*; engl. *intermenstrual bleeding*; syn. Zusatzblutung. Bezeichnung für alle Blutungen im Verlauf eines Menstruationszyklus* außerhalb der Menstruation*. Hierzu zählen die prämenstruelle Blutung*, postmenstruelle Blutung* und die Schmierblutung*.
Zwischenhirn → Diencephalon
Zwischenkiefer → Os incisivum
Zwischenkieferbein → Os incisivum
Zwischenwirbelgelenk *n*: syn. Wirbelgelenk. Kleine, paarige Gelenke zwischen den Gelenkfortsätzen benachbarter Wirbel, die die Beweglichkeit der Wirbelsäule ermöglichen als auch deren Stabilität unterstützten. Die Zwischenwirbelgelenke bilden zusammen mit den Bandscheiben und den die Wirbelsäule umgebenden Bandstrukturen eine funktionelle Einheit.
Zwischenwirbelscheibe → Bandscheibe
Zwischenwirt *m*: engl. *intermediate host*; syn. Transportwirt. Spezies (Tiere, Menschen), die bestimmte Jugendstadien von Parasiten* beherbergen und ohne die der Entwicklungszyklus der Parasiten nicht ablaufen kann. Man unterscheidet aktive und passive Zwischenwirte.
Einteilung:
- aktiver Zwischenwirt (Krankheitsüberträger): **1.** blutsaugende Arthropoden* **2.** auf den Endwirt* übertragende Parasiten
- passiver Zwischenwirt: **1.** Säugetiere, Fische, Schnecken, Krebse **2.** infizieren den Endwirt, wenn dieser den Zwischenwirt oder Teile dessen verzehrt.

Zwitterbildung → Differenzierungsstörung, sexuelle
Zwitterbildung → Hermaphroditismus
Zwölffingerdarm → Duodenum
Zyanopsie *f*: engl. *cyanopsia*. Form der Chromopsie*, bei der alles bläulich gesehen wird. Sie tritt als vorübergehendes Symptom nach Kataraktoperationen auf sowie als unerwünschte Nebenwirkung von Sildenafil*.
Zyanose *f*: engl. *cyanosis*. Livide Verfärbung von Haut und Schleimhäuten (Lippen) infolge überhöhter Konzentration desoxygenierten Hämoglobins* im Blut (> 30–50 g/l Kapillarblut). Daher besteht keine Zyanose bei Hypoxämie* mit schwerer Anämie*, dagegen eine deutliche Zyanose bei Hypoxämie mit Polyglobulie*. Betroffene leiden unter Atemnot, Müdigkeit, Leistungsknick und Kopfschmerz.
Einteilung: Nach **Lokalisation:**
- generalisierte Zyanose, hochgradig bei angeborenem Herzfehler* (Morbus caeruleus; sog. blue baby)
- Akrozyanose* ist beschränkt auf Hände, Füße, Nase und Ohren.

Nach **Ätiologie:**
- periphere Zyanose (Ausschöpfungszyanose): Vergrößerung der peripheren Sauerstoffutilisation* mit konsekutiv erhöhter arteriovenöser Sauerstoffdifferenz* (bei normaler arterieller Sauerstoffsättigung und Zunahme der Konzentration von desoxygeniertem Hb in kapillärem und venösem Blut) durch erhöhten peripheren O_2-Verbrauch oder verlangsamte Zirkulation, z. B. bei Herzklappenstenose mit verringertem Schlagvolumen, Herzinsuffizienz, Schock, Kälte

- zentrale Zyanose: Zunahme der Konzentration von desoxygeniertem Hb auch in arteriellem Blut (auf > 15 g/l) und sichtbare Zyanose auch an Wangenschleimhaut und Zunge:
1. kardiovaskulär (kardiale Zyanose, Mischungszyanose*): angeborener Herzfehler* mit primärem oder sekundärem Rechts-Links-Shunt (Shunt bei normalem Hb-Gehalt > 40 % des Herzminutenvolumens), persistierende fetale Kreislaufverhältnisse bei Neugeborenen 2. pulmonal (hypoxische Zyanose): Sauerstoffmangel in der Einatmungsluft, Behinderung des alveolären Gasaustauschs durch Lungenkrankheit oder Hypoventilation* (bei zentralnervöser Schädigung).

Bei Veränderungen des Hb, die zu einem Verlust der O_2-Übertragungsfähigkeit führen (z. B. Methämoglobinämie, Sulfhämoglobinämie), kommt es zur Zyanose unabhängig von der Konzentration des desoxygenierten Hb im Blut (Zyanose im weiteren Sinn).

Klinik:
- Atemnot
- Müdigkeit
- eingeschränkte Leistungsfähigkeit und Konzentrationsschwäche
- evtl. Kopfschmerz.

Zygomatizitis *f*: engl. *zygomaticitis*. Entzündung des Jochbogens bis hin zur Knocheneinschmelzung. Sie tritt typischerweise als Komplikation bei einer Mastoiditis* auf. Klinisch zeigen sich eine schmerzhafte Schwellung im Bereich von Ohr und Schläfengegend und ein Lidödem. Behandelt wird operativ mittels Mastoidektomie* und intravenöser Antibiose.

Zygomykosen *f pl*: engl. *zygomycoses*. Veraltete Bezeichnung für eine Gruppe systemischer, häufig letal verlaufender Pilzinfektionen. Sie werden meist durch Mucorales-Arten, seltener durch Entomophthorales-Arten (Mucor*-Mykosen, Entomophthoro-Mykosen) verursacht. Betroffene leiden meist an schweren, immunsupprimierenden Grunderkrankungen. Am häufigsten ist die Infektion rhinozerebral lokalisiert. Diagnostiziert wird u. a. mittels Erregerkultur, behandelt mit Antimykotika.

Zygomyzeten *m pl*: engl. *zygomycetes*. Klasse der Zygomycota (Fungi*), die nach der jochförmigen Sporangienbildung bezeichnet wird. In der Ordnung Mucorales innerhalb der Zygomyzeten sind 4 fakultativ humanpathogene Gattungen von Schimmelpilzen zu finden: Mucor, Rhizopus, Rhizomucor und Absidia. Die Ordnung Entomophthorales beinhaltet u. a. die Gattungen Basidiobolus und Entomophthora.

Zygotän *n*: engl. *zygotene*. Stadium in der Prophase der ersten meiotischen Teilung (siehe Meiose*), in der die homologen Chromosomen beginnen sich paarweise anzuordnen.

Zygote *f*: Befruchtete Eizelle* mit diploidem Chromosomensatz, die sich durch Furchung zur Morula* weiterentwickelt.

Zygote Intrafallopian (Tube) Transfer: engl. *zygote intrafallopian transfer*; Abk. ZIFT. Nur noch selten angewendetes Verfahren der assistierten Reproduktion* zum Einbringen der Zygote* in den Eileiter*.

zyklisch: syn. cyclisch. Kreisförmig, ringförmig, in Perioden auftretend, z. B. Hormonzyklus, Jahreszeitenzyklus, Schlaf-Wach-Zyklus.

Zyklische Citrullin Peptid-Antikörper *m sg, pl*: engl. *anti citrullinated peptide antibodies* (Abk. ACPA); syn. Antikörper gegen zyklisches citrulliniertes Peptid (Abk. Anti-CCP); Abk. CCP-AK. Autoantikörper* der Klasse IgG gegen citrullinierte Peptide (u. a. citrulliniertes Fillagrin). Sie sind hochspezifische sowohl diagnostische als auch die Krankheitsaktivität widerspiegelnde Marker für die rheumatoide Arthritis*. Der Nachweis erfolgt unter Verwendung synthetischer (zyklisch citrullinierter) Peptide mittels ELISA.

Referenzbereich: ELISA
- negativ: < 7 U/ml
- schwach positiv: 7–10 U/ml
- positiv: > 10 U/ml.

Indikation zur Laborwertbestimmung: Verdacht auf und Therapieüberwachung bei rheumatoider Arthritis.

Material und Präanalytik: Serum.

Bewertung: ACPA haben eine hohe Spezifität von 96–99 % bei einer Sensitivität von 60–88 % für den Nachweis der rheumatoiden Arthritis. Sie eignen sich zur Frühdiagnostik und korrelieren spezifisch mit der Aktivität des Krankheitsgeschehens. Für die Erstdiagnose sind ACPA (bei höherer Sensitivität) neben dem eher unspezifisch reagierenden Rheumafaktor* ein diagnostisches Kriterium zur Feststellung der rheumatoiden Arthritis gemäß den ACR-Kriterien. Als Frühindikator reagiert ACPA bereits Jahre vor dem tatsächlichen Krankheitsausbruch.

Praxishinweise: Raucher haben aufgrund einer höheren Aktivität der Peptidylarginin-Desaminase in der Lunge generell höhere Anti-CCP-Titer.

Zyklitis *f*: engl. *cyclitis*. Entzündung des Ziliarkörpers (Strahlenkörper des Auges), meist als Iridozyklitis*.

Zyklodialyse *f*: engl. *cyclodialysis*. Ziliarkörperablösung. Sie kann traumatisch bedingt sein oder operativ erfolgen, um beim Glaukom* eine Kammerwasserableitung aus der vorderen Augenkammer zu ermöglichen. Die Methode wird angewandt, wenn eine Trabekulektomie* nicht die gewünschten Ergebnisse bringt, z. B. bei Aphakie* und frühkindlichem Glaukom*.

Zyklofotokoagulation *f*: engl. *cyclophoto therapy*; syn. Zyklophotokoagulation. Teilweise Destruktion des Ziliarkörpers durch Laser induzierte Koagulation*. Dadurch wird die Kammerwasserproduktion reduziert und der Augeninnendruck gesenkt. Der Eingriff erfolgt primär zur Behandlung des Glaukoms* infolge einer Aphakie* oder einer Rubeosis* iridis.

Zyklophorie → Heterophorie

Zyklopie *f*: engl. *cyclopia*. Gesichtsfehlbildung. Sie ist gekennzeichnet durch eine gemeinsame Orbita mit 2 nahe beieinanderliegenden, verwachsenen Augäpfeln, verbunden mit Fehlbildung des Siebbeins und Fehlen des Rhinenzephalons*, Proboscis (rüsselartigem Fortsatz) bzw. Arhinie oder Nase mit nur einer Öffnung. Bei Vorhandensein einer Nasenanlage befindet sich diese über der Orbita.

Hintergrund: Die Nase bzw. Nasenanlage befindet sich oberhalb der Orbita*, da sich die Riechplakoden (aus dem Stirn-Nasen-Wulst) später entwickeln als die Augenanlagen (aus dem Dienzephalon*).

Zykloplegie *f*: engl. *cycloplegia*. Zu Akkommodationslähmung* und Mydriasis* führende Lähmung des Ziliarmuskels, häufig in Kombination mit Pupillotonie*. Mögliche Ursachen sind Iridozyklitis, Glaukom, Erkrankung des dorsalen Mesenzephalons (Tumor, Entzündung), Myasthenia gravis pseudoparalytica, Botulismus, Tetanus, Diphtherie, Diabetes mellitus und Anticholinergika.

Zyklothymie *f*: engl. *cyclothymia*. Mindestens zwei Jahre anhaltende affektive Störung* mit andauernder instabiler Stimmung und häufigem Wechsel zwischen leichter Depression* und Hypomanie*. Die Kriterien einer bipolaren affektiven Störung* sind nicht erfüllt. Die Behandlung erfolgt mit Psychotherapie* und Stimmungsstabilisierern. Die Störung geht häufig in eine bipolare affektive Störung* über.

Zyklotron *n*: engl. *cyclotron*. Teilchenbeschleuniger* zur Beschleunigung von Ionen* auf sehr hohe Energie, wobei die so erzielbare Energie die angelegte Spannung um ein Vielfaches übersteigen kann.

Anwendung:
- für In-vivo-Aktivierungsanalysen (induzierte Gammaaktivität lässt Aussagen über Organfunktionen zu)
- zur Strahlentherapie* (Nutzung der hohen Dosisleistung von 30–50 Gy/min).

Zyklus, anovulatorischer *m*: engl. *anovulatory cycle*; syn. monophasischer Zyklus. Menstruationszyklus* ohne Ovulation* und Gelbkörperbildung mit fehlender zweiter Zyklusphase und periodischer Abbruchblutung* bei kurz dauernder Follikelpersistenz* (Pseudomenstruation*). Er kommt vor bei Sterilität*, in den ersten Jahren nach der Menarche*, beim ersten Menstruationszyklus postpartal* und den letzten Menstruationszyklen im Klimakterium*. Diagnostiziert wird anhand des Progesteronspiegels.

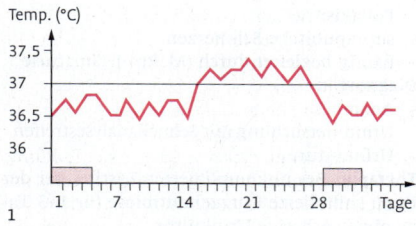

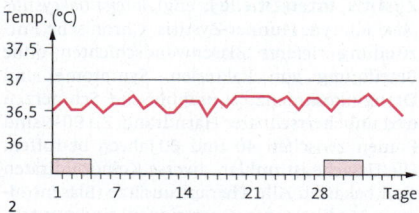

Zyklus, anovulatorischer: Basaltemperaturkurve; 1: normaler Verlauf; 2: Verlauf bei anovulatorischem Zyklus.

Diagnostik:
- monophasisch verlaufende Basaltemperaturkurve (siehe Abb.)
- Progesteronspiegel im Plasma < 15 nmol/l
- keine Progesteronwirkung im Vaginalabstrich nachweisbar.

Zyklus, biphasischer *m*: engl. *biphasic cycle*. Normaler, ovulatorischer Menstruationszyklus*.

Zykluscomputer *m*: Elektronischer Mini-Computer mit Thermofühler zur vaginalen Messung der Basaltemperatur* als Methode der natürlichen Kontrazeption. Die Sicherheit der Methode erhöht sich durch zusätzliche Hormonmessung (LH und Östrogen-3-Glucuronid) im Harn (Double-Check-Methode oder symptothermale Methode).

Zyklusstörungen *f pl*: engl. *menstruation disorders*. Veränderung von Blutungsfrequenz, -dauer, -stärke oder -zeitpunkt des weiblichen Menstruationszyklus*. Meist sind Zyklusstörungen Ausdruck anatomischer Veränderungen der Gebärmutter oder hormoneller Unregelmäßigkeiten.

Formen:
- Änderung der Blutungsfrequenz: 1. Polymenorrhö*: Zyklus < 21–25 Tage 2. Oligomenorrhö*: Zyklus > 31–33 Tage 3. primäre Amenorrhö*: keine Menarche* nach dem 16. Geburtstag 4. sekundäre Amenorrhö*: > 3 Monate keine Periodenblutung ohne Schwangerschaft
- Änderung von Blutungsdauer und Blutungsstärke: 1. Hypomenorrhö*: verringerte Blutung 2. Hypermenorrhö*: vermehrte Blutung 3. Menorrhagie*: verlängerte Blutung (> 7 bis max. 10 Tage)
- Änderung des Zeitpunkts: 1. Metrorrhagie*: dysfunktionelle Zusatzblutung (unregelmäßig und/oder länger als 10 Tage anhaltend) 2. Menometrorrhagie*: verlängerte und verstärkte Blutung außerhalb des normalen Menstruationszyklus
- schmerzhafte Periodenblutung: Dysmenorrhö*.

Zylindergläser *n pl*: engl. *cylindrical lenses*. Gläser zur Korrektur von Astigmatismus*. Sie haben 2 unterschiedliche Brechwerte* und brechen die Lichtstrahlen nur in einer Achse. Sie werden auch als torische* Gläser bzw. Kontaktlinsen/Linsen bezeichnet.

Zylindroide *n pl*: engl. *cylindroids*. Im Harnsediment nachweisbare, bandförmige Schleimfäden mit streifiger Zeichnung und spitzem Verlauf an den Enden. Sie kommen sowohl bei Gesunden als auch bei Nierenkranken vor. Ihre Ätiologie und Pathogenese ist nicht abschließend geklärt.

Zylindrom *n*: engl. *cylindroma*; syn. Spiegler-Tumor. Benigner, vermutlich apokriner Tumor mit infiltrierendem Wachstum, bestehend aus netzförmig verzweigten Epithelsträngen, basaloiden Zellnestern und Ablagerungen von PAS-reaktivem Hyalin. Das Zylindrom kann selten maligne entarten und wird chirurgisch exstirpiert. Differenzialdiagnosen sind das Neurofibrom* und Atherom*.

Zylindrurie *f*: engl. *cylindruria*. Auftreten von Zylindern im Urin. Die Zylinder werden nach den in ihnen eingeschlossenen Inhalten unterschieden.

Formen:
- hyaline Zylinder (kommen auch beim Nierengesunden vor)
- Erythrozytenzylinder (vaskuläre und parenchymatöse Nierenerkrankung)
- Leukozytenzylinder (interstitielle Nephritis)
- Fettzylinder (nephrotisches Syndrom, diabetische Nephropathie)
- granulierte Zylinder (akute und chronische Nephritis)
- Wachszylinder (chronische Nephritis)
- Epithelzylinder (akutes Nierenversagen).

Zymogene → Proenzyme

Zymogenkörnchen *n pl*: engl. *zymogen granules*; syn. Zymogengranula. Granula* in den exkretorischen Azinuszellen des Pankreas*, die mit Proenzymen* gefüllt sind und während des Verdauungsprozesses durch Exozytose* freigesetzt werden.

Zymonema dermatitidis → Blastomyces dermatitidis

Zystadenolymphoma papilliferum → Speicheldrüsentumoren

Zyste *f*: engl. *cyst*. Ein- oder mehrkammeriger, durch eine Kapsel abgeschlossener, sackartiger Tumor mit dünn- oder dickflüssigem Inhalt. Unterschieden werden echte Zysten, die mit Epithel ausgekleidet sind, und Pseudozysten, die nur von Bindegewebe umgeben sind.

Einteilung:
- echte Zyste: 1. Exsudations- und Extravasationszyste: Hydro-, Hämatozele, Hygrom, Blut- und Lymphzyste 2. Retentionszyste: Zystenbildung infolge Abflussbehinderung von flüssigkeitserzeugenden oder -enthaltenden Hohlräumen, u. a. Atherom*, Follikelzyste, Mukozele, Ranula, Bohn-Knötchen, Spermatozele
- Pseudozyste: 1. Erweichungszyste: Zystenbildung nach ischämischer Gehirnerweichung, Ganglion u. a. 2. parasitäre Zyste im Entwicklungszyklus von Amöben*, Echinococcus*, Zystizerkus.*

Zystektomie *f*: engl. *cystectomy*. Operative Entfernung einer Zyste im Allgemeinen, z. B. Kieferzyste. Speziell gemeint ist die operative Entfernung der Harnblase.

Formen:
- totale Zystektomie: vollständige Entfernung der Harnblase mit künstlicher Harnableitung durch Ureteroenteroanastomose* oder Ureterokutaneostomie (Ureterostomie*)
- erweiterte Zystektomie: 1. beim Mann: zusätzliche Entfernung von Prostata und Bläschendrüsen 2. bei der Frau: zusätzliche Entfernung von Uterus und 2/3 der Urethra mit anliegendem Abschnitt der vorderen Vaginalwand.

Zystenleber *f*: engl. *cystic liver*. Angeborene polyzystische Fehlbildung der Leber, häufig zusammen mit kongenitalen Zysten in anderen Organen.

Zystenlunge → Wabenlunge

Zystenmamma *f*: engl. *cystic breast*. Begriff mit mehreren Bedeutungen: entweder seltene kongenitale Fehlbildung oder Bezeichnung für eine zystische Mastopathie*.

Zystenniere → Nierenerkrankung, zystische

Zystikus *m*: Abk. für → Ductus cysticus

Zystikusstein *m*: engl. *calculus in the cystic duct*. Gallenstein* im Ductus* cysticus, meist mit Ektasie der Gallenblase.

Zystinurie: engl. *cystinuria*; syn. Cystinurie. Autosomal-rezessiv vererbte Stoffwechselerkrankung mit Transportstörung dibasischer Aminosäuren im proximalen Nierentubulus und Darmepithel, häufig assoziiert mit zerebraler Dysfunktion (z. B. Ataxie, Tremor, Apraxie, kognitive Störung). Betroffene leiden unter Nierensteinen, deren Entstehung man diätetisch und medikamentös zu verhindern versucht.

Zystische Echinokokkose *f*: syn. Hydatiden-Krankheit. Erkrankung durch Larven (Hydatiden-Zysten) des Hundebandwurms (Echinococcus* granulosus), meist in der Leber gelegen.

Zystische Fettgewebsnekrose der Mamma

Die zystische Echinokokkose ist verbreitet in Europa, Lateinamerika und Asien.
Erkrankung: Infizierte Hunde scheiden die Eier des Bandwurms aus, die nach oraler Aufnahme durch Huftiere (Zwischenwirt) und Menschen in deren Leber oder selten andere Organe wandern. Dort bilden sie abgeschlossenen Zysten, die sich zu Bandwürmern entwickeln, wenn ein Hund als neuer Endwirt sie frisst.
Klinik: Die Hydatiden-Zysten führen zu:
- Hepatomegalie
- Oberbauchschmerzen
- gelegentlich Verschlussikterus
- Hustenreiz bei Lungenbefall
- fokalen Symptomen im Zentralnervensystem
- Gefahr einer anaphylaktischen Reaktion beim Platzen einer Zyste.

Therapie:
- chirurgische Exzision der Zyste(n)
- langdauernde Behandlung mit Albendazol bei inoperablen Zysten.

Es besteht Meldepflicht nach § 7 Infektionsschutzgesetz.

Zystische Fettgewebsnekrose der Mamma *f*: engl. *cystic fatty necrosis of the mamma*; syn. zystische Fettnekrose der Mamma. Meist bei adipösen Frauen posttraumatisch auftretende gerötete Knoten, die im Inneren als Folge einer aseptischen Fettgewebenekrose dünnflüssiges Fett enthalten. Behandelt wird durch die chirurgische Exzision des nekrotischen Gewebes. Differenzialdiagnostisch muss ein Mammakarzinom* ausgeschlossen werden.

Zystitis *f*: engl. *cystitis*; syn. untere Harnwegsinfektion. Entzündung der Blasenschleimhaut oder der ganzen Blasenwand mit Dysurie und Pollakisurie, v.a. bei Frauen. In der Regel handelt es sich um eine aszendierende Infektion über die Harnröhre, seltener deszendierend von den Nieren und oberen Harnwegen. Rezidive sind häufig. **Prädisponierende Faktoren:**
- weibliches Geschlecht: Keimaszension durch kurze Harnröhre; bei älteren Patienten postmenopausal sinkende Östrogenkonzentration und Urethraostiuminsuffizienz
- Schwangerschaft (oft als Pyelonephritis* gravidarum)
- Diabetes mellitus
- Katheterisierung
- Geschlechtsverkehr („Honeymoon-Zystitis")
- neurogene Blasenentleerungsstörungen (z.B. bei Querschnitt, Polyneuropathie oder Multipler Sklerose)
- Fehlbildung oder Obstruktion der Harnwege.

Erreger:
- meist Escherichia coli
- grampositive Kokken
- Klebsiella
- Proteus
- Enterokokken.

Leitsymptome:
- Pollakisurie
- Dysurie
- streng riechender, evtl. trüber oder sichtbar blutiger Urin.

Weitere Symptome:
- Harninkontinenz (Wieder-Einnässen bei schon „trockenen" Kindern)
- retropubischer Druckschmerz
- Makrohämaturie (hämorrhagische Zystitis).

Diagnostik:
- klinisches Bild
- Leukozyturie, signifikante Bakteriurie
- Urinkultur mit Antibiogramm (bei unkompliziertem Harnwegsinfekt bei jungen Frauen nicht unbedingt erforderlich)
- bei rezidivierenden Zystitiden bildgebende Verfahren: 1. Ausscheidungsurografie 2. Miktionszystourethrografie 3. Harnstrahlmessung 4. Restharnbestimmung, ggf. Zystoskopie
- bei Männern Inspektion der Urethra, im höheren Lebensalter rektale Untersuchung zum Ausschluss einer Prostatavergrößerung.

Therapie: Allgemeinmaßnahmen. Erhöhung der Trinkmenge (3–4 Liter), auch Blasentees und lokale Wärmeanwendung durch Wärmflasche sind oft hilfreich.
- gesunde Frauen: kurzzeitige orale Antibiotikatherapie, z.B. mit Fosfomycin oder Nitrofurantoin; postmenopausal auch Pivmecillinam
- Schwangere: Fosfomycin als Einmalgabe, Pivmecillinam oder orale Cephalosporine der Gruppe 2 oder 3
- Diabetes mellitus: bei ansonsten stabiler Stoffwechsellage Therapie wie bei Patienten ohne Diabetes mellitus
- bei Rezidiven nach Antibiogramm, da Resistenzentwicklungen vorkommen (besonders in stationären Einrichtungen).

Bei Rezidiven (≥ 4 pro Jahr) ist eine pharmakologische Langzeit-Prophylaxe (z.B. mit Nitrofurantoin) oder Stand-by-Prophylaxe durch den Patienten (Einnahme etwa vor Geschlechtsverkehr) oder Immunkonditionierung mit abgetöteten, standardisierten E.-coli-Fragmenten zu erwägen.

Zystitis der Frau, akute unkomplizierte *f*: Bakterielle Infektion der Harnblasenschleimhaut. Meistens sind von der Harnröhre aufsteigende E. coli die Ursache. Die akute unkomplizierte Zystitis der Frau ist die häufigste Harnwegsinfektion* und betrifft besonders Frauen zwischen dem 20.–45. Lj. Eine Behandlung ist durch antibiotische Kurzzeittherapie möglich.

Klinik:
- Dysurie*
- Algurie
- Pollakisurie*
- suprapubische Schmerzen
- häufig begleitet durch (Makro-)Hämaturie*.

Diagnostik:
- Anamnese
- Urinuntersuchung mit Schnellanalysestreifen
- Urinkultur.

Therapie: Bei unkomplizierter Zystitis bei der Frau: kalkulierte Kurzzeitantibiose für 1–3 Tage ohne vorherige Urinkultur.

Zystitis, interstitielle *f*: engl. *interstitial cystitis* (Abk. IC); syn. Hunner-Zystitis. Chronische Entzündung tieferer Blasenwandschichten ohne Beteiligung von Bakterien. Symptome sind Dranginkontinenz, suprapubische Schmerzen und unbeherrschbarer Harndrang. Zu 90 % sind Frauen zwischen 40 und 60 Jahren betroffen. Die Ursache ist unklar, diverse Komorbiditäten sind bekannt. Alle Therapieansätze (Blasentraining, Medikamente, Operationen) sind nur teilweise erfolgreich.

Pathogenese: Die Pathogenese ist unklar. Möglicherweise besteht ein Zusammenhang mit früheren Blasenentzündungen, einer verminderten Schutzfunktion der Blasenschleimhaut gegenüber Bakterien oder mit Schadstoffbelastungen, neurologischen, hormonellen oder gefäßbedingten Störungen sowie mit allergischen und/oder immunologischen Ursachen. Die interstitielle Zystitis gilt im Gegensatz zu früheren Annahmen nicht mehr als psychosomatische Erkrankung.

Klinik:
- funktionelle Reduktion der Kapazität der Harnblase
- Symptomentrias (frequency, urgency and pain): 1. häufige Miktion (inklusive Nykturie) 2. Harndrang 3. Algurie
- zusätzlich Schmerzen im Genitalbereich (suprapubisch, vaginal, bei Miktion und Ejakulation).

Diagnostik:
- Urethrozystoskopie: im Frühstadium petechiale Blutungen, Schleimhautrupturen und Blutungen bei Kontakt des Zystoskops mit der Schleimhaut, selten auch ausgeprägte Ulzera (Hunner-Ulzera)
- Miktionsprotokoll
- Schmerzprotokoll
- Urinkultur: Ausschluss einer Harnwegsinfektion
- Videozystomanometrie: reduzierte Blasenkapazität, früher imperativer Harndrang
- Kaliumsensibilitätstest nach Parsons (nach intravesikaler Gabe einer 0,2- oder 0,4-molaren kaliumhaltigen Lösung spürbare Schmerz- und Harndrangzunahme)
- ggf. Biopsie der Blasenwand.

Therapie: Bislang nur symptomatische Behandlung möglich. Im Moment existiert keine deut-

sche Leitlinie. Die Therapie sollte individuell angepasst werden. Unter anderem werden eingesetzt:
- Analgetika
- Antidepressiva: Amitriptylin
- Natriumpentosanpolysulfat
- Blasendehnung mit Wasser unter Narkose
- intravesikale Applikation von Heparin, Lidocain oder Botox
- operative Maßnahmen
- Blasenerweiterungsplastik oder orthotoper Blasenersatz.

Zystitis, radiogene *f*: Durch Radiationstherapie im kleinen Becken verursachte (oft hämorrhagische) Zystitis. Die Bestrahlung führt zu einem reduzierten Regenerationspotenzial des bestrahlten Gewebes und zu Endarteritiden. Zum Schutz des Urothelis kann Hyaluronsäure intravesikal appliziert werden. Des Weiteren wird symptomatisch therapiert.

Zystizerkoid *n*: engl. *cysticercoid*. In Evertebraten vorkommendes, dem Zystizerkus* entsprechendes Entwicklungsstadium bei Bandwürmern (Cestodes) der Gattungen Hymenolepis, Dipylidium und Raillietina. Der Skolex eines Zystizerkoids ist nicht eingestülpt, weist einen Schwanzanhang auf und ist von einer Blase ohne Flüssigkeit umgeben.

Zystizerkose *f*: engl. *cysticercosis*. Befall des Menschen mit Larven (Zystizerken) des Schweinebandwurms (Taenia* solium) nach oraler Aufnahme von Eiern. Bei leichtem Befall zeigen sich kaum Beschwerden, ansonsten richten sich die Symptome nach dem Ort des Befalls, am häufigsten ist Epilepsie bei Befall des Gehirns. Behandelt wird mit Anthelmintika.

Zystizerkus *m*: engl. *cysticercus*. Ausschließlich in Wirbeltieren vorkommendes Jugendstadium von Bandwürmern (Cestodes) der Gattung Taenia*, bestehend aus einer mit Flüssigkeit gefüllten Blase und einem eingestülpten, entwicklungsfähigen Skolex.

Zystografie *f*: engl. *cystography*; syn. Zystographie. Röntgenkontrastuntersuchung der Harnblase. Das Kontrastmittel wird über einen Katheter in die zuvor entleerte Harnblase eingebracht.
Indikationen:
- Blasendivertikel
- Beckenbodendescensus, Zystozele*
- Schrumpfblase*
- Blasentumor.

Zystojejunostomie → Pankreatojejunostomie
Zystom → Kystadenom
Zystomanometrie *f*: engl. *cystomanometry*. Messung des intravesikalen Druckes bei kontinuierlicher Blasenfüllung, als Teil einer urodynamischen Untersuchung (Urodynamik*).
Vorgehen:
- Messung des intravesikalen Druckes über einen transurethralen Messkatheter, in cmH$_2$O
- Messung des intraabdominalen Druckes über einen rektalen Messkatheter
- Bestimmung der Differenz zwischen Blasen- und Abdominaldruck, entspricht dem Detrusordruck und nicht einer intraabdominalen, physiologischen Druckerhöhung.

Erweiterung der Untersuchung durch:
- Zystomanometrie* unter Miktion
- Harnflussmessung
- Elektromyografie* des Beckenbodens
- Videourodynamik*
- Urethradruckprofil* (Sphinktermanometrie).

Indikationen:
- Klassifizierung und Verlaufskontrolle neurogener Blasenfunktionsstörungen
- Differenzierung verschiedener Inkontinenzformen: 1. Belastungsinkontinenz 2. Dranginkontinenz (überaktive Blase) 3. neurogene Blasenentleerungsstörung 4. Detrusorhyperaktivität, Detrusorhypokontraktilität 5. Detrusor-Sphinkter-Dyssynergie.

Zysto-Perizystektomie *f*: Im Rahmen einer Echinokokkose* angewendete Operationsverfahren zur Entfernung von Echinokokkuszysten* aus der Leber.
Technik: Die Verfahren im Einzelnen:
- Zystektomie: komplikationsarme, meist nicht komplett mögliche, vollständige Ausschälung der Zyste aus der Wirtskapsel nach Absaugen der Zyste über einen eingestochenen Trokar und anschließende Instillation von Silbernitrat (0,5 %) zur Abtötung der restlichen Parasiten
- Perizystektomie: Exstirpation der Zystenwand und der Wirtskapsel mit einem Parenchymsaum der Leber, wobei die Komplikationen der Leberresektion resultieren.

Zystopyelonephritis *f*: engl. *cystopyelonephritis*. Entzündung der Harnblase, des Nierenbeckens und der Niere, in der Regel aufgrund bakterieller Infektion.

Zystoskopie *f*: engl. *cystoscopy*. Endoskopische Untersuchung der mit steriler Flüssigkeit gefüllten Harnblase mit einem starren oder flexiblen Endoskop (Zystoskop). Die Anwendung erfolgt meist als Urethrozystoskopie mit unterschiedlicher Optik und verschiedenen Blickwinkeln, ggf. mit Entnahme einer Biopsie.
Indikationen:
- diagnostisch: 1. bei Erkrankungen der Harnblase (z. B. Differenzialdiagnose entzündliche Veränderung, Blasentumor), ggf. mit Biopsie* 2. Katheterisierung der Ureteren unter Sichtkontrolle (z. B. zur Gewinnung von Nierenbeckenurin, zum Einbringen von Röntgenkontrastmittel)
- therapeutisch unter Verwendung von sog. Operationszystoskopen größeren Durchmesser: 1. endovesikale Koagulation von Tumoren 2. Lithotripsie von Blasensteinen 3. transurethrale Resektion* von Blasen- und Prostatatumoren.

Zystostomie *f*: engl. *cystostomy*. Begriff mit mehreren Bedeutungen, in der Urologie operative Anlage einer suprapubischen Blasenfistel zur künstlichen Harnableitung*, in der Kieferchirurgie Eröffnung einer Kieferzyste* zur Mundhöhle, wobei der Eingang zum Zystenhohlraum mit einem Obturator offengehalten wird, bis durch Knochenregeneration eine Verkleinerung und Abflachung der Zyste eingetreten ist.

Zystotomie *f*: engl. *cystotomy*. Operative Eröffnung einer Zyste* oder der Harnblase (auch Vesikotomie, Sectio* alta).

Zystotonometrie → Zystomanometrie
Zystourethrografie → Miktionszystourethrografie

Zystozele *f*: engl. *cystocele*. Vorwölbung der Harnblase* in Richtung Beckenboden* und Scheide bei Descensus vaginae. Ursachen für die meist kombinierte Insuffizienz von Beckenboden und Haltesystem sind Schwangerschaft*, Geburt*, körperliche Arbeit, Adipositas*, Hormonmangel sowie familiäre Prädisposition. Therapiert wird wie bei Descensus* uteri et vaginae.
Formen:
- **Pulsionszystozele:** 1. Tiefertreten der vorderen Scheidenwand durch zentrale Ruptur der Fascia endopelvina 2. Aufhängung am Arcus tendineus intakt, Rugae vaginales verstrichen
- **Traktionszystozele** (sog. Lateraldefekt): 1. Tiefertreten der vorderen Scheidenwand durch Ruptur der Fascia endopelvina am Arcus tendineus 2. Rugae vaginales sind erhalten

Ätiologie: Beckenbodeninsuffizienz*, z. B. nach Hysterektomie*.
Klinik:
- Druckgefühl im Bereich der Vagina*
- manchmal Inkontinenz
- Vorwölbung bis über den Introitus vaginae hinaus, z. B. beim Husten.

Diagnostik:
- Inspektion und Palpation der Vaginalwand während Pressen und Husten: Vorwölbung der Harnblase
- bei unklarem Befund ggf. zusätzlich Sonografie

Therapie:
- Beckenbodengymnastik
- Pessare* (aufgrund der Gefahr von Druckulzerationen nur vorübergehend bis zur Operation)
- Operation.

Zytoblastom *n*: engl. *cytoblastoma*; syn. Meristom. Maligner Tumor aus unreifen Zellen, der histologisch weder den Sarkomen* noch den Karzinomen* zugeordnet werden kann.

Zytodiagnostik

Zytodiagnostik f: engl. *cytodiagnosis*. Herstellung und Beurteilung gefärbter Ausstriche und mikroskopische Untersuchung von aus dem Gewebeverband gelösten Einzelzellen. Das Verfahren dient der Diagnose von Entzündungen* und der Früherkennung von Tumoren* (Dysplasie* bereits im Vor- oder Frühstadium der Karzinomentstehung). Mittels Immunzytologie sind Antigene im Präparat anfärbbar.

Einteilung:
- Feinnadelbiopsie*, z. B. bei Raumforderung in Speicheldrüse*, Schilddrüse*, Lunge* oder Mediastinum*
- Exfoliativzytologie*: 1. spontan entleerte Sekrete (Sputumzytologie*, Harnzytologie*) 2. Körperhöhlenflüssigkeit (Liquor* cerebrospinalis, Synovialflüssigkeit) 3. durch direkte Abstrichentnahme einer Schleimhautoberfläche (Zervix*, Portio*, Papanicolaou*-Abstrich), Vagina* (Kolpozytologie*), oberer Respirationstrakt 4. auch durch Bürstenbiopsie* (Abrasionszytologie*) 5. oder durch Spülflüssigkeit (Lavagezytologie*), evtl. nach Zellanreicherung (Zentrifugation, Mikrofilterung).

Zytofluorometrie f: engl. *cytofluorometry*. Methode zur Zellzählung und -differenzierung oder zur Bestimmung intrazellulärer Substanzen mit Fluoreszenzfotometrie.

Zytofotometrie f: engl. *cytophotometry*; syn. Zytophotometrie. Analyse von Zellen und Zellinhaltsstoffen mit Mikrospektrofotometrie*.

Zytogenetik f: engl. *cytogenetics*; syn. Zellgenetik. Teilgebiet der Humangenetik* und Genetik* zur Erkennung und Analyse von (mikroskopisch sichtbaren) Veränderungen genetischen Materials. Hierzu gehören numerische (Monosomie* oder Trisomie*) und strukturelle chromosomale Veränderungen wie Inversion, Translokation, Deletion oder Duplikation. Als Untersuchungsmaterial dienen beispielsweise peripheres Blut, Knochenmarkpunktat, Fruchtwasser, Chorionzotten- oder Tumorgewebeproben (Tumorzytogenetik).

Zytohistologie f: engl. *cytohistology*. Mikroskopische Untersuchung von Zellen nach den Methoden der Histologie*. Nach Entnahme des Untersuchungsmaterials wird das zentrifugierte Zellsediment mit Formalin fixiert, eingebettet und anschließend geschnitten und gefärbt.

Zytokine n pl: engl. *cytokines*. Körpereigene Signalmoleküle (Peptide*), die von vielen Zellarten (z. B. T*-Lymphozyten) gebildet und sezerniert werden, häufig im Rahmen der natürlichen und spezifischen Immunantwort*. Zytokine beeinflussen Verhalten und Eigenschaften anderer Zellen para- sowie autokrin und wirken als interzelluläre Mediatoren* und Wachstumsfaktoren*.

Formen:
- Interferone*
- Interleukine* (IL-1 bis IL-36)
- Chemokine*
- koloniestimulierende Faktoren (CSF)
- Monokine
- Wachstumsfaktoren*.

Zytokinese → Mitose
Zytokinese → Zellteilung
Zytokinetik f: engl. *cytokinetics*. Wachstumsverhalten einer Zellpopulation, die sich aus proliferierenden Zellen und ruhenden (sog. G_0-)Zellen zusammensetzt (siehe Zellzyklus*). Die Verdopplungszeit einer bestimmten Zellzahl resultiert aus der Generationszeit und dem Prozentsatz proliferierender Zellen sowie der Zellverlustrate. Der Mitoseindex und besonders der ^{3}H-Thymidin-Markierungsindex geben Hinweise auf das zytokinetische Verhalten.

Zytokin-Freisetzungs-Syndrom n: engl. *cytokine-release syndrome*; Abk. CRS. Unerwünschte Nebenwirkung einer Chemo- oder Strahlentherapie. Durch den massiven Zerfall von Krebszellen freigesetzte Zytokine* führen zu Reaktionen wie Fieber, Übelkeit, Blutdruckabfall oder Dyspnoe*. Diese können mäßig und behandelbar ausfallen, aber auch lebensbedrohlich mit Todesfolge sein. Typische auslösende Medikamente sind beispielsweise Rituximab*, Blinatumomab oder Lenalidomid.

Einteilung: Die CRS wird in 5 Schweregrade eingeteilt:
- Grad 1, nur symptomatische Therapie nötig
- Grad 2, mäßige intensive Therapie nötig
- Grad 3, aggressive Therapie nötig
- Grad 4, lebensbedrohlich
- Grad 5, mit Todesfolge.

Der sogenannte Zytokinsturm* ist eine Sonderform des Zytokin-Freisetzungs-Syndroms, die bei verschiedenen Erkrankungen auftreten kann und ebenfalls durch massive Freisetzung von Zytokinen entsteht (siehe Zytokinsturm*).

Typische Reaktionen: Zu den typischen körperlichen Reaktionen eines Zytokin-Freisetzungs-Syndroms gehören:
- Fieber
- Schüttelfrost
- Exanthem*
- Dyspnoe*
- Übelkeit
- Asthenie*
- Tachykardie*
- Blutdruckabfall
- Kopfschmerzen.

Häufige Auslöser:
- CAR-T-Zell-Therapie
- monoklonale Antikörper* wie Rituximab*, Alemtuzumab*, Blinatumomab, Tocilizumab*, Basiliximab, Muromonab-CD3
- Antithymozytenglobulin*
- Lenalidomid.

Therapie: Die Behandlung erfolgt je nach Schwere und Symptomen, z. T. auch mit Immunsuppressiva*. In den USA wurde 2017 der Interleukin 6-Hemmer Tocilizumab* zur Behandlung des Zytokin-Freisetzungs-Syndroms zugelassen.

Zytokinsturm: syn. Hyperzytokinämie. Überreaktion des Immunsystems mit massiver Freisetzung von Zytokinen*. Folgen sind Fieber, Übelkeit bis zum Organversagen. Es ist möglich bei Graft*-versus-host-Reaktion, Sepsis, Ebolafieber, aber auch durch Wirkstoffe wie Rituximab* oder Blinatumomab als Zytokin*-Freisetzungs-Syndrom. Therapiert wird symptomatisch, seit 2017 USA auch mit dem Interleukin 6-Hemmer Tocilizumab*.

Zytologie f: engl. *cytology*. Lehre vom Bau und den Funktionen der Zellen; im klinischen Kontext häufig auch gleichbedeutend verwendet mit Zytodiagnostik*.

zytologisch → Zytologie
Zytolysin → Perforin
Zytomegalie f: engl. *cytomegaly*. Infektion mit dem Zytomegalie-Virus (CMV, siehe Herpes-Viren) und häufigste prä- und perinatale Virusinfektion. Je nach Alter und Zustand des Patienten behandelt man symptomatisch, mit Virostatika und manchmal Immunglobulinen.

Inkubation: 20–60 Tage (Primärinfektion).
Klinik: Primärinfektionen verlaufen eher schwerer als reaktivierte Infektionen. Immunkompetente Patienten zeigen keine Symptome oder selten eine lokalisierte Symptomatik. Bei Neugeborenen und abwehrgeschwächten Personen verläuft die Infektion zum Teil schwer (auch letal) und generalisiert.

Diagnostik:
- Nachweis viraler Antigene (pp65) im Blut mit monoklonalen Antikörpern sowie viraler Nukleinsäure mit PCR
- serologischer Antikörpernachweis mit Aviditätsbestimmung
- Virusanzucht in Gewebekulturen (Kurzzeitkultur z. B. aus Harn)
- ophthalmologische Beurteilung der Retina (siehe Zytomegalie*-Retinitis, Abb. dort)
- Hörtest, ggf. akustisch evozierte Potenziale bei Neugeborenen und Säuglingen
- früher auch Zytologie (Harn, bei Säuglingen auch Speichel: Einschlusskörperchen in Epithelzellen, sog. Eulenaugenzellen).

Prävention und Therapie:
- bei seronegativen Patienten nur Verwendung von Blut und Organen seronegativer Spender, sonst antivirale Prophylaxe notwendig
- ggf. Abschwächung des klinischen Verlaufs und Reduzierung der Mortalität durch hochdosierte spezifische Immunglobuline*

- bei Knochenmarktransplantation prophylaktische Gabe von Ganciclovir*
- bei Retinitis oder gastrointestinaler Manifestation Ganciclovir, Cidofovir* oder Foscarnet-Natrium
- Resistenztestung bei Langzeittherapie mit Virostatika
- für sehr unreife Frühgeborene CMV-seropositiver Mütter nur pasteurisierte Muttermilch
- bei konnatal infizierten Neugeborenen ggf. Ganciclovir oder Valganciclovir.

Zytomegalie-Retinitis f: engl. *cytomegalovirus retinitis.* Schwere progressive Entzündung der Netzhaut durch Zytomegalie*-Virus, die unbehandelt zur Erblindung führt. Betroffen sind häufig Patienten mit Immunsuppression, HIV*-Erkrankung oder AIDS. Behandelt wird mit Ganciclovir* und Foscarnet-Natrium. Siehe Abb.

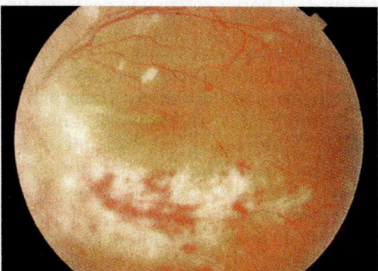

Zytomegalie-Retinitis: Befund bei AIDS. [216]

Zytomegalie-Virus n: engl. *cytomegalovirus;* Abk. CMV. Zu den Herpesviridae* gehörendes, umhülltes DNA-Virus, das die Zytomegalie* verursacht. Das Zytomegalie-Virus wird der β-Subfamilie der Herpesviren zugeordnet und wird über Körperflüssigkeiten (Speichel, Samenflüssigkeit, Blut, Vaginalsekret, Muttermilch), diaplazentar* und iatrogen* übertragen. Behandelt wird mit Virostatika* wie Ganciclovir*.
Pathogenese: Das Zytomegalie-Virus befällt v. a. Epithelzellen der Speicheldrüsen, in denen es dann zur Bildung von Einschlusskörperchen (Eulenaugenzellen) kommt. Durch Aktivierung der humoralen* Immunität und Schwächung der zellulären Immunität* kommt es in nahezu allen Organen zu einer interstitiellen* Entzündung.

Zytomegalie-Virus-Antikörper m sg, pl: syn. Cytomegalie-Virus-Antikörper. Antikörper* gegen das Zytomegalie*-Virus im Serum*. Indikation für die Bestimmung ist der Verdacht auf eine Zytomegalie* bei Schwangeren, Neugeborenen oder immunsupprimierten Personen. Der

Zytomegalie-Virus-Antikörper: Zytomegalie-Virus-Antikörper im ELISA.		
Test	Testergebnis	Bewertung
IgG	< 0,7 U/ml	negativ
	0,7–1,2 U/ml	schwach positiv
	> 1,2 U/ml	positiv
IgM	< 100 U/ml	negativ
	100–150 U/ml	schwach positiv
	> 150 U/ml	positiv

Nachweis erfolgt mittels ELISA oder Immunfluoreszenztest*.
Indikation zur Laborwertbestimmung: Verdacht auf Zytomegalie* bei:
- Schwangeren
- Neugeborenen
- immunsupprimierten Personen (z. B. bei AIDS oder nach Knochenmark- oder Organtransplantation)
- unklaren Erkrankungen nach Bluttransfusion*.

Material und Präanalytik: Serum.
Referenzbereiche: Siehe Tab.
Die angegebenen Referenzwerte sind Standardquellen der Literatur entnommen und können sich von den Referenzwerten des untersuchenden Labors unterscheiden.
Bewertung:
- IgG: 1. nach durchgemachter Infektion lebenslang nachweisbar 2. positiv bei 50 % der jungen Erwachsenen aufgrund einer früheren Zytomegalie-Infektion
- sicher neu aufgetretene IgG: beweisend für eine Primärinfektion*
- ansteigende IgG-Titer: Primärinfektion oder Reaktivierung*
- IgM: bei einer Primärinfektion früher als IgG positiv.

Praxishinweis: Nicht geeignet zum Monitoring* von gefährdeten Personen oder als Marker für den Therapieerfolg.
Zytometrie f: engl. *cytometry.* Messung von Zellbestandteilen oder -inhaltsstoffen (siehe Durchflusszytometrie*). Früher wurde die Zellgröße gemessen mit einem Messokular, das mit einer Skaleneinteilung versehen ist.
Zytopempsis → Transzytose
Zytopenie f: engl. *cytopenia.* Verminderung der Zellzahl, im Blut, z. B. als Erythro-, Leuko- oder Thrombozytopenie.
Zytoplasma n: engl. *cytoplasm;* syn. Zellplasma. Von einer Zellmembran* umschlossenes Plasma der Zelle*. Zytoplasma besteht zu 75–95 % aus Wasser, der restliche Anteil setzt sich zusammen aus darin gelösten Proteinen, Lipiden, Kohlenhydraten, Mineralsalzen und Spurenelementen sowie einer Vielzahl kleinerer und größerer Einschlüsse (Granula, Vesikel, Zellorganellen*).
Zytoskelett n: engl. *cytoskeleton.* Unlösliches, dynamisches und dreidimensionales Gerüst von Filamenten* im Zytoplasma*, das eukaryotischen Zellen ihre Form und Bewegungsfähigkeit verleiht.
Aufbau: Das Zytoskelett besteht aus 3 Faserarten:
- Mikrofilamente aus Aktin*
- Intermediärfilamente (Tonofibrillen, Neurofibrillen, Gliafilamente) aus Bausteinen verschiedener Proteinfamilien, z. B. Zytokeratine, Desmin und Vimentin
- Mikrotubuli*.

Zytosol n: engl. *cytosol;* syn. Hyaloplasma. Sehr proteinreiches Grundplasma der Zelle mit löslichen Bestandteilen ohne Zytoskelett* und Zellorganellen*. Die Zusammensetzung des Zytosols kann je nach Region der Zelle stark schwanken.
Zytosomen n pl: engl. *cytosomes.* Zytoplasmatische, membranumgrenzte Einschlüsse, die verschiedene Enzyme enthalten können. Hierzu gehören z. B. Lysosomen und Mikrosomen.
Zytostatika n pl: engl. *cytostatic agents.* Chemisch heterogene Gruppe zytotoxischer Substanzen, die das Zellwachstum, insbesondere die Zellteilung, verhindern oder erheblich verzögern. Wegen der immunsuppressiven Wirkung finden sie neben der Tumortherapie auch Anwendung bei chronischen, nicht malignen Erkrankungen sowie zur Unterdrückung von Abstoßungsreaktionen nach Organtransplantationen.
Wirkprinzip: Zytostatika wirken ausschließlich auf proliferierende Zellen, nicht auf Zellen, die sich in der Ruhephase (= G_0-Phase des Zellzyklus) befinden.
Einteilung: Nach Wirkmechanismus
- Alkylanzien: 1. Chlorambucil 2. Cyclophosphamid 3. Dacarbazin 4. Mitomycin 5. Procarbazin 6. Busulfan 7. Fotemustin 8. Thiotepa 9. Cisplatin 10. Carboplatin
- Antimetabolite: 1. Folsäure*-Antagonisten (Methotrexat*) 2. Nucleosid-Analoga: I. Pyrimidinanaloga (Fluoruracil, Capecitabin, Cytarabin, Gemcitabin) II. Purinanaloga (Azathioprin, Mercaptopurin, Cladribin, Fludarabin)
- Topoisomerase*-I-Inhibitoren: 1. Irinotecan 2. Topotecan
- Mitosehemmstoffe: 1. Vinca*-Alkaloide und deren Derivate (Vinflunin) 2. Taxane* (Paclitaxel*) 3. Lignane wie Podophyllotoxinderivate (Podophyllin) 4. Eribulin
- Antibiotika* mit hemmender Wirkung auf die DNA-abhängige RNA*-Polymerase: Anthrazykline*: 1. Bleomycin 2. Doxorubicin 3. Daunorubicin 4. Mitomycin C 5. Idarubicin

- Enzyme: L-Asparaginase
- Hormone* bei hormonabhängigen Tumoren*: **1.** Kortikosteroide **2.** Androgene* und Antiandrogene* **3.** Östrogene* und Antiöstrogene* **4.** Gestagene* **5.** hormonartig wirkende, nichtsteroidale Stoffe wie Bicalutamid als Antiandrogen
- Hormon-Antagonisten: **1.** Abarelix **2.** Degarelix
- TNF: selektive Lyse von Tumorzellen
- Tyrosinkinase*-Inhibitoren
- Angiogenese*-Hemmer
- Aromatase*-Hemmer
- andere Zytostatika: **1.** Hydroxycarbamid **2.** Miltefosin* **3.** Mistelextrakte (Viscum album).

Anwendung:
- meist systemische Anwendung
- lokale Anwendung: **1.** HIPEC **2.** intravesikale Instillationszytostatikatherapie.

Wegen der unspezifischen Wirkung erfolgt die Anwendung meist kombiniert bzw. sequenziell in Form einer Polychemotherapie, wodurch weniger Nebenwirkungen auftreten als bei einer Monotherapie.

Indikationen: Anwendung in der Tumortherapie, da Tumorzellen nicht der physiologischen Wachstumsregulation unterliegen und eine höhere Zellteilungsrate als physiologische Körperzellen haben. Hierzu gibt es folgende Einsatzmöglichkeiten:
- zur primären antineoplastischen Therapie generalisierter maligner Erkrankungen (Hämoblastosen*)
- zur adjuvanten Therapie bei radikal operierten soliden Malignomen ohne Metastasen
- zur palliativen Therapie bei: **1.** Metastasen **2.** inoperablen Tumoren **3.** Tumorrezidiven.

Außerdem werden Zytokine zur Immunsuppression bei chronischen, nicht bösartigen Erkrankungen wie rheumatoider Arthritis und Gicht, sowie zur Unterdrückung einer Abstoßungsreaktion* nach der Transplantation* von Organen eingesetzt.

Nebenwirkungen:
- Schäden an rasch proliferierenden Geweben: **1.** blutbildendes System: Störungen der Erythro-, Leuko- und Thrombopoese **2.** Epithelien der Schleimhäute: gastrointestinale Störungen mit schwerer Übelkeit und Erbrechen **3.** Gonaden: irreversible Störung der Spermatogenese oder Anovulation, teratogene Wirkung **4.** Haut und Hautanhangsgebilde: Haarausfall
- häufig Infektionen infolge immunsuppressiver Wirkung
- Hyperurikämie* und unter Umständen akutes Nierenversagen
- toxische, substanzspezifische Wirkung auf: **1.** Herz **2.** Lungen **3.** Leber **4.** Nervensystem
- Knochenmarkdepression*
- Fatigue*-Syndrom
- selten Überempfindlichkeitsreaktionen.

Kontraindikationen: Schwangerschaft und Stillzeit.

Praxishinweise:
- Zytostatika sind mutagen und damit potenziell kanzerogen und teratogen
- Prophylaxe und Therapie der Übelkeit mit hochwirksamen Antiemetika*: **1.** Serotonin-5-HT$_3$-Antagonisten **2.** Neurokinin-NK$_1$-Rezeptor-Antagonisten.

Zytostatika-induziertes Erbrechen *n*: engl. *Chemotherapy-induced nausea and vomiting* (Abk. *CINV*); syn. Zytostatika-Erbrechen. Durch Chemotherapeutika verursachtes Erbrechen. Zytostatika besitzen ein unterschiedliches emetogenes Potenzial, hoch emetogene Chemotherapeutika sind Cisplatin, Carmustin oder Dacarbazin. Bereits prophylaktisch kommen verschiedene antiemetisch wirkende Arzneimittel zum Einsatz wie 5-HT$_3$-Rezeptor-Antagonisten, NK$_1$-Rezeptor-Antagonisten und Kortikosteroide.

zytotoxisch: Zellschädigend. Es handelt sich um eine Eigenschaft z.B. von Zellen der Immunabwehr, von Medikamenten oder Viren, Zellen zu schädigen oder zu zerstören.

Zytotrophoblast *m*: engl. *cytotrophoblast*. Ehemaliger Trophoblast. Aus dem Trophoblasten der Blastozyste* entwickeln sich während der Implantation der Zytotrophoblast und der Synzytiotrophoblast. Er ist verantwortlich für das Wachstum der Chorionzotten und des Synzytiotrophoblasten*.

Zytotropismus *m*: engl. *cytotropism*. Eigenschaft von Bakterien (Rickettsiales und Chlamydiales, Treponema pallidum, Mycobacterium leprae, Spirillum minus) und Viren, sich nicht in künstlichen Nährmedien, sondern nur in bestimmten lebenden Zellen bzw. Zellkulturen zu vermehren.

Zytozentrum → Zentroplasma

zytozid: engl. *cytocide*. Zelltötend, z.B. verschiedene Antibiotika und Chemotherapeutika (bakterizide, fungizide, viruzide Verbindungen) oder allgemeine Zellgifte (z.B. Schwermetalle).

Anhang

Quellen der Abbildungen

[1] Aikele, P.; Dresden
[2] Air Products Medical GmbH; Bochum
[3] Albrecht, G.; Berlin
[4] Anderhuber, F.; Pera, F.; Streicher, J.: Waldeyer Anatomie des Menschen. 19. Aufl. Berlin: de Gruyter, 2012
[5] Baier, M.; Jena
[6] Banzer, D.; Berlin
[7] Bauer, H.; München
[8] Bayer HealthCare AG; Leverkusen
[9] Bayer HealthCare AG; Leverkusen, Schrage, R.; Tübingen
[10] Bayer HealthCare AG; Leverkusen, Winkler, H.; Fotografie Albus, J.; Tübingen
[11] Beck, A.; Freiburg
[12] Becker, H.; Hamburg
[13] Besinger, A.; Hamburg
[14] Bialojan, A.; Pritzwalk
[15] Bitterlich, R.; Berlin
[16] Bloom, A.; Ireland, J.: Farbatlas Diabetes. Berlin: de Gruyter, 1984
[17] Bonfig, W.; München
[18] Braun, J.; Berlin
[19] Brendel, M.; München
[20] Breter, H.; Berlin
[21] Brokmeier, U.; Oberhausen
[22] Brunnengräber, T.; Mainz
[23] Buchholz, T.; Malsch, Sulzbach
[24] Buck-Gramcko, D.; Hamburg
[25] Buddecke, E.: Grundriß der Biochemie. 9. Aufl. Berlin: de Gruyter, 1994
[26] nach Buddecke, E.: Grundriß der Biochemie. 9. Aufl. Berlin: de Gruyter, 1994; Rochester, Minnesota
[27] Buettner, H.; Rochester, Minnesota
[28] Christen, H.; Göttingen
[29] Cremer, H.; Heidelberg
[30] Dancygier, H.; Offenbach
[31] Diehm, C.; Bühl
[32] Diermann, J.; Berlin
[33] Dietel, M.; Berlin
[34] Dietel, M.; Berlin, Dallenbach-Hellweg, G.; Mannheim
[35] Dörner, T.; Berlin
[36] Dressler, F.; Berlin
[37] Drews, T.; Berlin
[38] Dreysse, S.; Berlin
[39] nach Dudenhausen, J. W.: Praktische Geburtshilfe mit geburtshilflichen Operationen. 21. Aufl. Berlin: de Gruyter, 2011
[40] Engelcke, G.; Hannover, Kinderkrankenhaus auf der Bult; Hannover

[41] Engelhardt, A.; Oldenburg
[42] Fanghänel, J.; Regensburg
[43] Fanghänel, J.; Regensburg, Kocher, T.; Greifswald
[44] Feist, E.; Berlin
[45] Feldkamp, J.; Düsseldorf
[46] Felix, R.; Berlin
[47] Fisch, M.; Hamburg
[48] Fitzsche, J.; Freiburg
[49] Fortmann, E.; Hamburg, Voigt, S.; Hamburg
[50] Frankenschmidt, A.; Freiburg
[51] Freesmeyer, M.; Jena
[52] Frost, H.; München
[53] Gaab, M.; Hannover
[54] Gerhardt, H.; Berlin
[55] Göretzlehner, G.; Lauritzen, C.; Römer, T.; Rossmanith, W.: Praktische Hormontherapie in der Gynäkologie. 6. Aufl. Berlin: de Gruyter 2012
[56] Göretzlehner, G.; Römer, T.; Göretzlehner, U.: Blutungsstörungen. Berlin: de Gruyter, 2010
[57] Goerz, G.; Düsseldorf
[58] Golan, I.; Zollikon
[59] Golan, I.; Zollikon, Müßig, D.; Regensburg
[60] Gossrau, R.; Berlin, Merker, J.; Berlin
[61] Grönefeld, G.; Hamburg
[62] Gross-Fengels, W.; Hamburg
[63] Gruber, O.; Göttingen
[64] Grüters, A.; Berlin
[65] Guski, H.; Berlin
[66] Hahn, H.; Berlin
[67] Hanefeld, F.; Göttingen
[68] Hasan, A.; Göttingen
[69] Haupt, S.; Dresden
[70] Hautklinik der Medizinischen Universität zu Lübeck
[71] Heise, M.; Bielefeld
[72] Hellriegel, K.; Berlin
[73] Hentsch, S.; Koblenz
[74] Henz, B.; Berlin
[75] Henz, B. M. et al.: Dermatologie und Venerologie. 2. Aufl. Berlin: de Gruyter, 1998; Berlin
[76] Hetzer, R.; Berlin
[77] Höfler, W.; Tübingen
[78] Hoppe-Wolfram, E.; Berlin, Hoppe, D.
[79] Horneff, G.; St. Augustin
[80] Janke, S.; Hamburg
[81] Kayser, T.; Ludwigsburg
[82] KCI Medizinprodukte GmbH; Wiesbaden

[83] Kessel, L.; Boundy, U.: Farbatlas Klinische Orthopädie. Berlin: de Gruyter, 1984
[84] Kinderklinik und Poliklinik Kaiserin-Auguste-Victoria-Haus; Berlin
[85] Kinderklinik und Poliklinik Kaiserin-Auguste-Victoria-Haus; Berlin, Albrecht, G.; Berlin
[86] Kinderkrankenhaus auf der Bult; Hannover
[87] Kirschneck, C.; Regensburg
[88] Kivelitz, D.; Hamburg
[89] Knobloch, J.; Tübingen
[90] Kocher, T.; Greifswald
[91] Koch, H.; Berlin
[92] Körner, U.; Sigmaringen
[93] Kollig, E.; Koblenz
[94] Komorniczak, M.
[95] Konietzko, N.; Essen
[96] Krause, B.; Grabow, D.: Vaginalsonographie in der Gynäkologie. Berlin: de Gruyter, 1999
[97] Krause, B.; Münster
[98] Kukucka, M.; Berlin
[99] Kulke, H. M.: Röntgendiagnostik von Thoraxerkrankungen. Von der Deskription zur Diagnose. Berlin: de Gruyter, 2013; Remscheid
[100] Kunze, J.; Halle (Saale)
[101] Lange, U.; Hamburg
[102] Lehmann, W.; Pidoux, J.-M.; Widmann, J.-J.: Larynx. Cadempino: Inpharzam Medical Publications, 1981 (mit freundl. Genehmigung der Fa. Zambon Schweiz AG)
[103] Leiber, C.; Freiburg
[104] Lieske, H.; Hamburg
[105] Linzer, J.; Hamburg
[106] Loriot: Möpse und Menschen. Eine Art Biographie. Zürich: Diogenes, 1983; Köln
[107] Lüdi, M.; Bern, Stüber, F.; Bern, Venetz, P.; Bern
[108] Lülsdorf, P.; Koblenz
[109] Lülsdorf, P.; Koblenz, Hentsch, S.; Koblenz
[110] Lülsdorf, P.; Koblenz, Hentsch, S.; Koblenz, Kollig, E.; Koblenz
[111] Maier, W.; Bonn
[112] Malzfeldt, E.; Hamburg
[113] Mangold, N.; Hamburg
[114] Marseille-Kliniken AG; Hamburg
[115] medi GmbH; Bayreuth
[116] Merkle, F.; Berlin
[117] Miernik, A.; Freiburg

Quellen der Abbildungen

[118] Moecke, H.; Hamburg
[119] Morgenroth, K.; Bochum
[120] Müllegger, R.; Wiener Neustadt
[121] Nikolaou, K.; München
[122] Nikol, S.; Hamburg
[123] Ohlinger, R.; Grunwald, S.: Duktoskopie. Berlin: de Gruyter, 2009
[124] Oppel, O.; Wuppertal
[125] Oppermann, S.; Hamburg
[126] Orthopädische Klinik und Poliklinik der Freien Universität Berlin; Wuppertal
[127] Paetsch, I.; Berlin
[128] Parlowski, A.; Rostock, Straube, W.; Rostock
[129] Pasic, M.; Berlin
[130] Pesch, H.; Erlangen
[131] Pfitzmann, R.; Berlin
[132] Plauth, M.; Dessau-Roßlau
[133] Pleyer, U.; Berlin
[134] Pleyer, U.; Berlin, Albrecht, G.; Berlin
[135] Prager, M.; Berlin
[136] Proff, P.; Regensburg
[137] Pschyrembel Therapie. 4. Aufl. Berlin: de Gruyter, 2009
[138] PWS PräzisionsWaagen Schoutz; Mönchengladbach
[139] Radke, M.; Potsdam
[140] Radke, R.; Berlin, Stach, W.; Rostock
[141] Radlanski, R.; Berlin
[142] Rahmanzadeh, R.; Berlin
[143] Rechtsmedizin Universitätsklinikum Köln
[144] Reicheneder, C.; Regensburg
[145] Reichert, T.; Regensburg
[146] Reichling, J.; Heidelberg
[147] Reisinger, I.; Berlin
[148] Ringe, J.; Leverkusen
[149] Röhl, J.; Berlin
[150] Rölke Pharma GmbH; Hamburg
[151] Römer, T.; Köln
[152] Römer, Th.; Mallmann, P.; Straube, W.: Pschyrembel Wörterbuch Therapie in Gynäkologie und Geburtshilfe. Berlin: de Gruyter, 2001
[153] Römer, Th.; Schleußner, E.; Straube, W.; Pschyrembel Gynäkologie und Geburtshilfe. 3. Aufl. Berlin: de Gruyter, 2012
[154] Römer, Th.: Hysteroskopischer Wegweiser für Gynäkologen. 2. Aufl. Berlin: de Gruyter, 2008
[155] Römer, Th.: Operative Hysteroskopie. 2. Aufl. Berlin: de Gruyter, 2009
[156] Römer, Th.: Uterusfehlbildungen. Berlin: de Gruyter, 2011
[157] Rüther, K.; Berlin
[158] RUSSKA Ludwig Bertram; Laatzen
[159] RUSSKA Ludwig Bertram; Laatzen, Behrend home care, W.; Isernhagen
[160] RUSSKA Ludwig Bertram; Laatzen, wissner-bosserhoff GmbH; Wickede
[161] Sackmann, M.; Bamberg
[162] Salchow, D.; Berlin
[163] Sauer, P.; Heidelberg
[164] Scheffler, K.; Basel
[165] Scherbaum, W.; Düsseldorf
[166] Schilcher, H.; Immenstadt im Allgäu
[167] Schild, R.; Hannover
[168] Schleußner, E.; Jena
[169] Schmidt, R.; Sankt Augustin
[170] Schönberger, B.; Berlin
[171] School of Tropical Medicine, Bangkok, Thailand (mit freundl. Unterstützung durch P. Schelp, Berlin)
[172] Schrage, R.; Tübingen
[173] Schwardt, M.; Freiburg
[174] Schwarz, E.; Berlin
[175] Schwenzer, N.; Tübingen
[176] Scott, Th. A.; Mercer, E. I. (Hrsg.): Concise Encyclopedia of Biochemistry and Molecular Biology. 3. Aufl., Berlin: de Gruyter, 1997
[177] Seitz, H.; Bonn
[178] servoprax GmbH; Wesel
[179] Splieth, C.; Greifswald
[180] Steil, S.; Koblenz
[181] Stein, F.; Berlin
[182] Stein, F.; Berlin, Dancygier, H.; Offenbach
[183] Sterry, W.; Berlin
[184] Stöver, B.; Berlin
[185] Straube, E.; Rostock
[186] Straube, W.; Rostock
[187] Stremmel, W.; Heidelberg
[188] Stück, B.; Berlin
[189] Thiele, J.; Hamburg
[190] Tholen, P.; Hamburg
[191] Thomas Hilfen für Körperbehinderte GmbH & Co. Medico KG; Bremervörde
[192] Tönnies, M.; Berlin
[193] Tolnay, M.; Basel
[194] Uhlemann, C.; Jena
[195] Uhlemann, M.; Rostock
[196] Ulrichs, T.; Berlin
[197] Unterlagen der Berlin-Chemie AG; Berlin
[198] Voit, C.; Berlin, Sterry, W.; Berlin
[199] Volkheimer, G.; Berlin
[200] vom Dahl, S.; Köln
[201] von Baeyer, H.; Berlin
[202] Wagener, P.; Hannover
[203] Wagner, J.; Berlin
[204] Waldfahrer, F.; Erlangen
[205] Weber, C.; Berlin
[206] Wedi, B.; Hannover
[207] Wellnhofer, E.; Berlin
[208] Wessel, K.; Lübeck
[209] Weyers, H.; Hamburg
[210] Wiech, T.; Hamburg
[211] Wieland, E.; Stuttgart
[212] Willburger, R.; Bochum
[213] Winkler, H.; Fotografie Albus, J.; Tübingen
[214] Wink, M.; Heidelberg
[215] wissner-bosserhoff GmbH; Wickede
[216] Witschel, H.; Freiburg
[217] Witt, C.; Berlin
[218] Witt, H.; Freising
[219] Zach, A.; Greifswald

PSCHYREMBEL STRUKTURIERT DAS FACHWISSEN

PFLEGEKAMMERN STRUKTURIEREN DEN BERUFSSTAND

Die Landespflegekammer Rheinland-Pfalz wurde 2016 als erste berufsständische Vertretung für Pflegende in Deutschland errichtet. Als Sprachrohr und Stimme der über 40.000 Pflegenden in Rheinland-Pfalz vertreten wir deren beruflichen, wirtschaftlichen und sozialen Belange.

www.pflegekammer-rlp.de

LANDESPFLEGEKAMMER
RHEINLAND-PFALZ

INTELLIGENT BIOMEDICAL DATA ANALYSIS

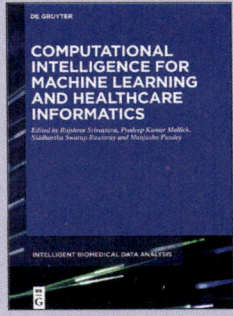

Rajshree Srivastava, Pradeep Kumar Mallick, Siddhartha Swarup Rautaray, Manjusha Pandey (Eds.)
COMPUTATIONAL INTELLIGENCE FOR MACHINE LEARNING AND HEALTHCARE INFORMATICS
2020. 331 pages
HC* € 109,95 [D]
ISBN 978-3-11-064782-2

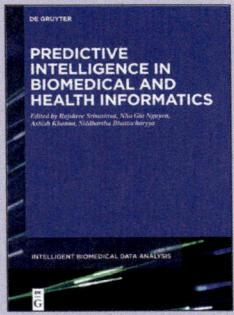

Rajshree Srivastava, Nhu Gia Nguyen, Ashish Khanna, Siddhartha Bhattacharyya (Eds.)
PREDICTIVE INTELLIGENCE IN BIOMEDICAL AND HEALTH INFORMATICS
2020. 180 pages
HC* € 109,95 [D]
ISBN 978-3-11-067608-2

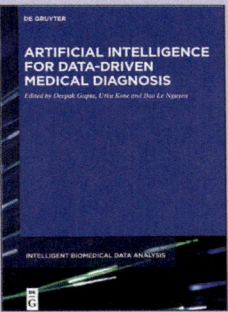

Deepak Gupta, Utku Kose, Bao Le Nguyen, Siddhartha Bhattacharyya (Eds.)
ARTIFICIAL INTELLIGENCE FOR DATA-DRIVEN MEDICAL DIAGNOSIS
2021. 400 pages
HC* € 109,95 [D]
ISBN 978-3-11-066781-3

FORTHCOMING

Aditya Khamparia, Ashish Khanna, Nhu Gia Nguyen et al. (Eds.)
NATURE INSPIRED OPTIMIZATION ALGORITHMS
2021. 250 pages
HC* € 109,95 [D]
ISBN 978-3-11-067606-8

Aditya Khamparia, Rubaiyat Hossain Mondal, Prajoy Podder et al. (Eds.)
COMPUTATIONAL INTELLIGENCE FOR MANAGING PANDEMICS
2021. 280 pages
HC* € 124,95 [D]
ISBN 978-3-11-070020-6

Vishal Jain, Jyotir Moy Chatterjee, Hadi Hedayati et al.
DEEP LEARNING FOR PERSONALISED HEALTHCARE SERVICES
2022. 230 pages
HC* € 119,95 [D]
ISBN 978-3-11-070800-4

degruyter.com

*Also available as eBook (PDF and EPUB).

GYNÄKOLOGIE KOMPAKT

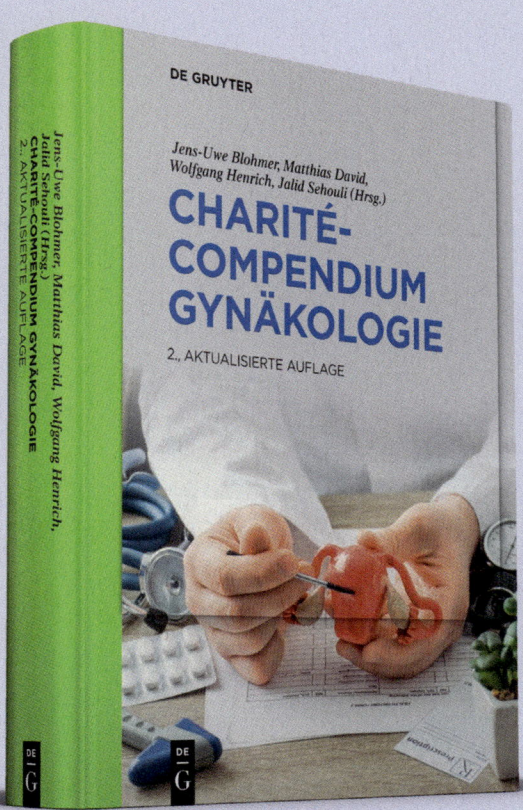

Jens-Uwe Blohmer, Matthias David, Wolfgang Henrich, Jalid Sehouli (Hrsg.)
CHARITÉ-COMPENDIUM GYNÄKOLOGIE
2. Auflage 2020. XVIII, 357 Seiten
Gebunden* € 69,95 [D]
ISBN 978-3-11-069280-8

Dieses Buches behandelt kompakt, anschaulich und praxisnah alle relevanten Themengebiete der Gynäkologie. Neu in der 2. Auflage sind Grundlagen der Sexualmedizin, Psychosomatik und Kindergynäkologie. Studierende und Assistenzärzte in der Weiterbildung finden prüfungsrelevante Lerninhalte in kurzen, stichpunktartigen Sätzen, jedes Kapitel enthält zahlreiche Grafiken, Merk-Kästchen, praktische Tipps und Definitionen.

*Ebenfalls erhältlich als eBook (PDF und EPUB).

DIABETES IN DER SCHWANGERSCHAFT

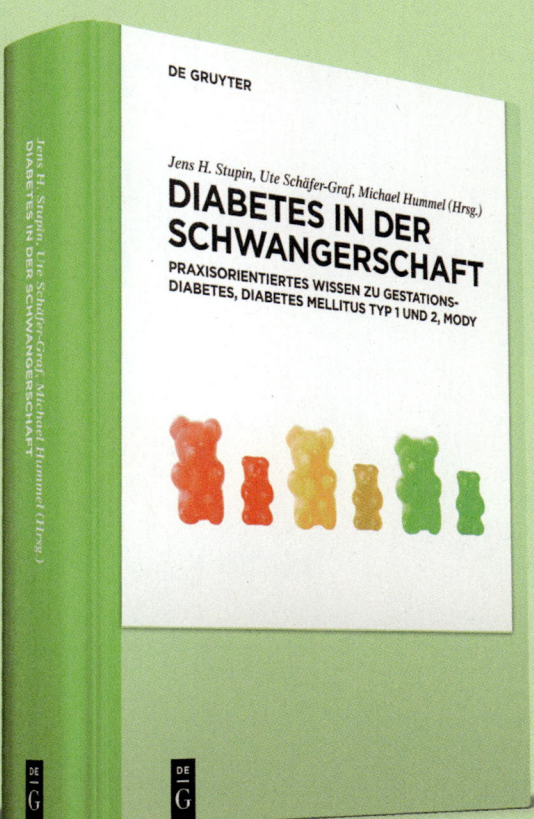

Jens H. Stupin, Ute Schäfer-Graf, Michael Hummel (Hrsg.)
DIABETES IN DER SCHWANGERSCHAFT

2020. XX, 363 Seiten
Gebunden* € 79,95 [D]
ISBN 978-3-11-056861-5

Wie kann dem zunehmenden Problem von Diabetes in der Schwangerschaft praxisnah begegnet werden? Diese Darstellung aus diabetologischer, geburtsmedizinischer und neonatologischer Sicht, die sowohl theoretische Grundlagen als auch praxisrelevante Therapiestrategien und -standards sowie Fallbeispiele erläutert, ist ein praxisorientierter Leitfaden für Geburtsmediziner, Neonatologen, Hebammen, Diabetologen und Diabetes-Berater.

degruyter.com

*Ebenfalls erhältlich als eBook (PDF und EPUB).

PRAXISWISSEN GERONTOLOGIE UND GERIATRIE KOMPAKT

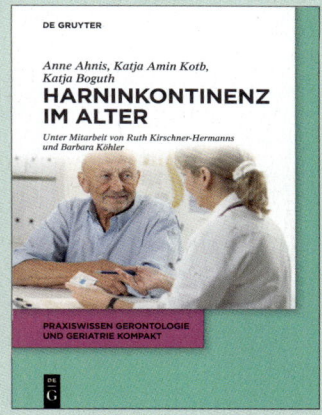

2021 | **Br.*** 34,95 € [D] | ISBN 978-3-11-037731-6

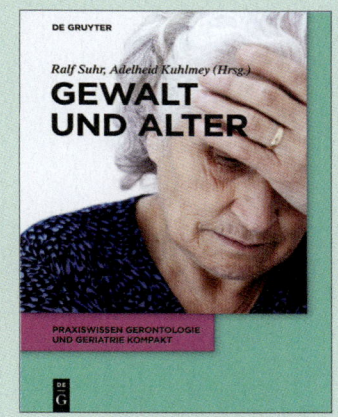

2020 | **Br.*** 34,95 € [D] | ISBN 978-3-11-065002-0

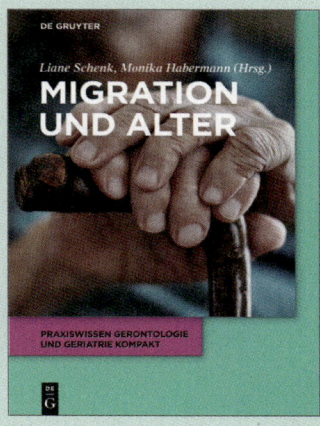

2020 | **Br.*** 34,95 € [D] | ISBN 978-3-11-056093-0

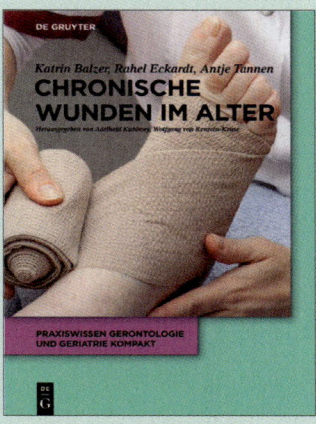

2018 | **Br.*** 34,95 € [D] | ISBN 978-3-11-050123-0

degruyter.com

*Ebenfalls erhältlich als eBook (PDF und EPUB).

GLOBAL HEALTH

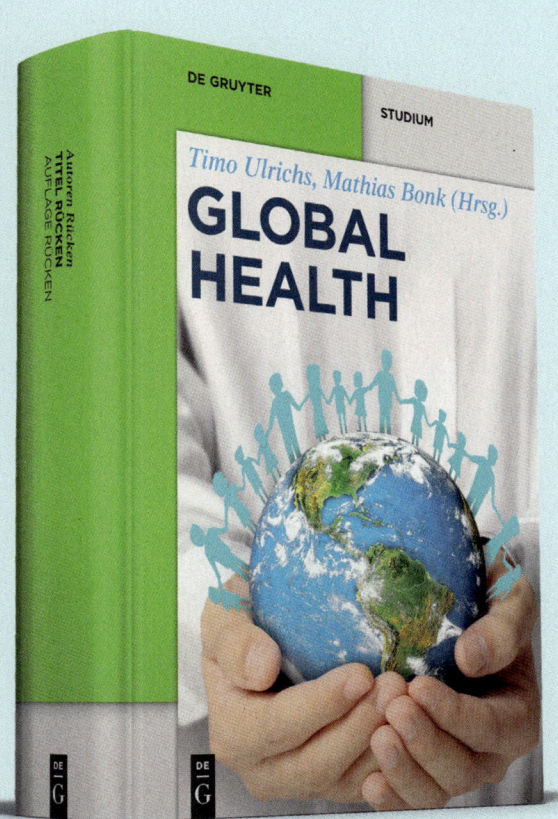

Timo Ulrichs, Mathias Bonk (Hrsg.)
GLOBAL HEALTH

2020. XII, 564 Seiten
Gebunden* € 49,95 [D]
ISBN 978-3-11-044553-4

Dieses praktische Lehrbuch und Nachschlagewerk gibt allen Interessierten, nicht nur Studierenden und Aktiven aus dem Gesundheitssektor, einen Einblick in das sich schnell entwickelnde, multidisziplinäre Feld der globalen Gesundheit. Es stellt anschaulich die wesentlichen Grundlagen, Herausforderungen und Lösungsansätze heraus und animiert zum Weiterlesen und Weiterdenken.

*Ebenfalls erhältlich als eBook (PDF und EPUB).

INTERVENTIONELLE SCHMERZTHERAPIE

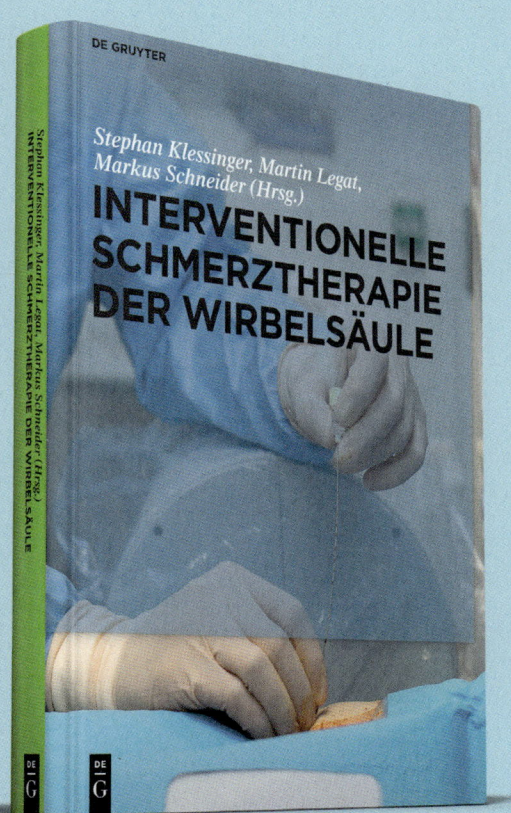

Stephan Klessinger, Martin Legat, Markus Schneider (Hrsg.)
INTERVENTIONELLE SCHMERZTHERAPIE DER WIRBELSÄULE

2020. XI, 171 Seiten
Gebunden* € 79,95 [D]
ISBN 978-3-11-055908-8

Dieses Manual unterstützt beim gesamten therapeutischen Prozess: von der Anamnese über die Diagnostik bis zur detaillierten Beschreibung der einzelnen Pathologie und Injektionstechniken in der Hals-, Brust- und Lendenwirbelsäule sowie am Iliosakralgelenk, mit oder ohne Ultraschall. Röntgenanatomie und Physiologie werden ebenso beschrieben wie Notfallmanagement und rechtliche Grundlagen. Plus: Abrechnung in Deutschland, Österreich und der Schweiz.

*Ebenfalls erhältlich als eBook (PDF und EPUB).

NOTFALL- UND AKUTSITUATION IM GRIFF

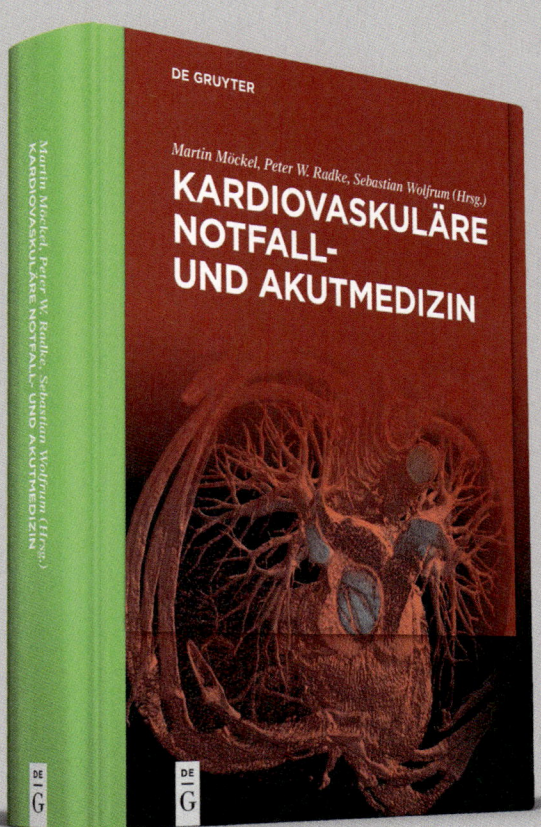

Martin Möckel, Peter W. Radke, Sebastian Wolfrum (Hrsg.)
KARDIOVASKULÄRE NOTFALL- UND AKUTMEDIZIN

2020. XVIII, 414 Seiten
Gebunden* € 69,95 [D]
ISBN 978-3-11-059631-1

Diagnostische und therapeutische Maßnahmen entwickeln sich auf Basis der notfallmäßigen Primärpräsentation des Patienten. Dabei werden Kriterien für die Entscheidung zur Überwachung, ambulanter oder stationärer Weiterbehandlung, diagnostischer Sequenzen und zeitlicher Dringlichkeit einzelner Schritte des Versorgungsprozesses besonders berücksichtigt. Praxisorientiert durch Fallvignetten, diagnostische Flowcharts, Take-Home-Botschaften.

degruyter.com

*Ebenfalls erhältlich als eBook (PDF und EPUB).

LERNEN AUS DER CORONA-PANDEMIE

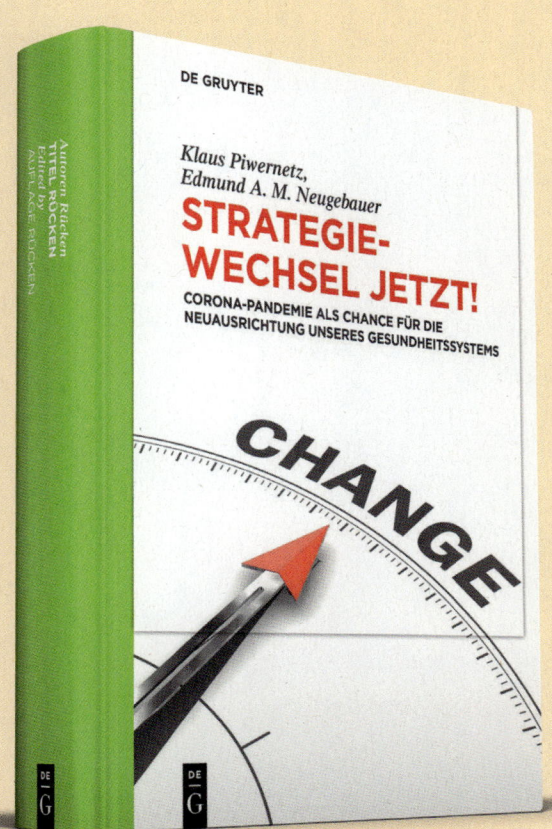

Klaus Piwernetz, Edmund A. M. Neugebauer (Hrsg.)
STRATEGIEWECHSEL JETZT!
Corona-Pandemie als Chance für die Neuausrichtung unseres Gesundheitssystems

2020. XX, 310 Seiten
Gebunden* € 79,95 [D]
ISBN 978-3-11-070674-1

Nur wenn Gesundheits- und Versorgungsziele definiert wurden, können wir sagen, wie gut unser Gesundheitssystem wirklich ist. Dieses Buch zeigt Konstruktionsprinzipien für eine Erneuerung unseres Gesundheitssystems auf, das mit Krisen wie der aktuellen Corona-Pandemie zielorientiert, evidenzbasiert und patientenorientiert. Das Modell leitet aus der aktuellen Pandemie Lernbotschaften ab, um die nächste Krise deutlich besser bewältigen zu können.

degruyter.com

*Ebenfalls erhältlich als eBook (PDF und EPUB).